GOLDMAN-CECIL
MEDICINA

Volume 2

O GEN | Grupo Editorial Nacional – maior plataforma editorial brasileira no segmento científico, técnico e profissional – publica conteúdos nas áreas de ciências da saúde, exatas, humanas, jurídicas e sociais aplicadas, além de prover serviços direcionados à educação continuada e à preparação para concursos.

As editoras que integram o GEN, das mais respeitadas no mercado editorial, construíram catálogos inigualáveis, com obras decisivas para a formação acadêmica e o aperfeiçoamento de várias gerações de profissionais e estudantes, tendo se tornado sinônimo de qualidade e seriedade.

A missão do GEN e dos núcleos de conteúdo que o compõem é prover a melhor informação científica e distribuí-la de maneira flexível e conveniente, a preços justos, gerando benefícios e servindo a autores, docentes, livreiros, funcionários, colaboradores e acionistas.

Nosso comportamento ético incondicional e nossa responsabilidade social e ambiental são reforçados pela natureza educacional de nossa atividade e dão sustentabilidade ao crescimento contínuo e à rentabilidade do grupo.

GOLDMAN-CECIL
MEDICINA

Volume 2

EDITADO POR

LEE GOLDMAN, MD

Harold and Margaret Hatch Professor
Chief Executive, Columbia University Irving Medical Center
Dean of the Faculties of Health Sciences and Medicine
Columbia University
New York, New York

ANDREW I. SCHAFER, MD

Professor of Medicine
Director, Richard T. Silver Center for Myeloproliferative Neoplasms
Weill Cornell Medical College
New York, New York

26ª edição

gen | GUANABARA KOOGAN

- Data do fechamento do livro: 31/03/2022

- **Atendimento ao cliente: (11) 5080-0751 | faleconosco@grupogen.com.br**

- Adaptação de capa: Bruno Gomes

- Editoração eletrônica: Anthares

Nota

Este livro foi produzido pelo GEN | Grupo Editorial Nacional, sob sua exclusiva responsabilidade. Profissionais da área da Saúde devem fundamentar-se em sua própria experiência e em seu conhecimento para avaliar quaisquer informações, métodos, substâncias ou experimentos descritos nesta publicação antes de empregá-los. O rápido avanço nas Ciências da Saúde requer que diagnósticos e posologias de fármacos, em especial, sejam confirmados em outras fontes confiáveis. Para todos os efeitos legais, a Elsevier, os autores, os editores ou colaboradores relacionados a esta obra não podem ser responsabilizados por qualquer dano ou prejuízo causado a pessoas físicas ou jurídicas em decorrência de produtos, recomendações, instruções ou aplicações de métodos, procedimentos ou ideias contidos neste livro.

- Ficha catalográfica

CIP-BRASIL. CATALOGAÇÃO NA PUBLICAÇÃO
SINDICATO NACIONAL DOS EDITORES DE LIVROS, RJ

G26. ed.
26. ed.
v. 2

Goldman, Lee.
Goldman Cecil Medicina / Lee Goldman, Andrew I. Schafer ; tradução Denise Costa Rodrigues... [et al.]. - 26. ed. - Rio de Janeiro : GEN | Grupo Editorial Nacional S.A. Publicado pelo selo Editora Guanabara Koogan Ltda., 2022.
il. ; 28 cm.

Tradução de: Goldman Cecil Medicine 26th edition
Apêndice
Inclui bibliografia e índice
Material suplementar
ISBN 978-85-9515-893-1

1. Medicina interna. I. Cecil, Russell L. (Russell La Fayette), 1881-1965. II. Schafer, Andrew I. III. Rodrigues, Denise Costa. IV. Título.

22-76480

CDD: 616
CDU: 616

Gabriela Faray Ferreira Lopes - Bibliotecária - CRB-7/6643

REVISÃO TÉCNICA E TRADUÇÃO

REVISÃO TÉCNICA

Carlos Alberto Mourão Júnior (Capítulos 157-161, 167, 211, 230-234, 262-274, 290, 293, 297, 312, 323-359, 366, Parte 28)
Professor Associado de Biofísica e Fisiologia da Universidade Federal de Juiz de Fora (UFJF). Médico Endocrinologista e Clínico Geral. Mestre em Ciências Biológicas pela UFJF. Doutor em Ciências (Medicina) pela Escola Paulista de Medicina da Universidade Federal de São Paulo (EPM-UNIFESP). Autor dos livros *Biofísica Conceitual* e *Fisiologia Humana*.

Denis Bernardi Bichuetti (Capítulos 368-380, 388, 392-394)
Graduação em Medicina pela Faculdade de Ciências Médicas da Santa Casa de São Paulo. Residência Médica em Neurologia pela Universidade Federal de São Paulo (UNIFESP). Doutorado em Ciências pela UNIFESP. Treinamento Especializado em Esclerose Múltipla no Centro de Esclerose Múltipla da Catalunha (Barcelona, Espanha) e MBA de Economia e Gestão em Saúde. Atuou como Médico Assistente e Chefe de Plantão do Pronto-Socorro de Neurologia do Hospital São Paulo/UNIFESP (2007 a 2013). Professor Associado da Disciplina de Neurologia da UNIFESP. Chefe do Departamento de Neurologia e Neurocirurgia e assistente do setor de neuroimunologia e doenças desmielinizantes da UNIFESP. Membro da Academia Brasileira de Neurologia, Academia Americana de Neurologia e Academia Europeia de Neurologia e faz parte do comitê científico da Guthy Jackson Charitable Foundation.

Enedina Maria Lobato de Oliveira (Capítulos 381-394)
Neurologista da Disciplina de Neurologia da Escola Paulista de Medicina da Universidade Federal de São Paulo (EPM-UNIFESP). Doutorado em Ciências Médicas pela EPM-UNIFESP. Especialização em Epidemiologia pelo Global Clinical Scholars Research Training Program da Harvard Medical School.

Guilherme Orfali (Capítulos 238, 239, 261, 289, 291, 292, 294-296, 298-311, 313-322)
Médico Especialista em Clínica Médica e Anestesiologia pela Escola Paulista de Medicina da Universidade Federal de São Paulo (EPM-UNIFESP). Preceptor das residências de Clínica Médica e Anestesiologia da EPM-UNIFESP. *Fellow* da disciplina de Dor da EPM-UNIFESP. Chefe de Plantão do Pronto-Socorro da Clínica Médica do Hospital São Paulo (HU-UNIFESP).

Maria de Fátima Azevedo (Partes 1, 2, 3, 4, 5, 6, 7, 8, 9, 10, 11, 12, 13, 14, 16, 17, 18, 20, 27, 29 e Caps. 147-156, 162-166, 168, 208-210, 212-223, 229, 235-237, 240, 249, 275-288, 360-365 e 367)
Clínica Geral. Formada pela Faculdade de Ciências Médicas da Universidade do Estado do Rio de Janeiro (UERJ). Pós-graduada pela Sociedade Brasileira de Medicina Interna (Hospital da Santa Casa da Misericórdia do Rio de Janeiro). Médica concursada do Ministério da Saúde e do Município do Rio de Janeiro. Médica do Trabalho (FPGMCC-Unirio). Membro da Comissão de Ética do CMS João Barros Barreto.

Priscila Dias Cardoso Ribeiro (Capítulos 241-248, 250-260)
Graduação e Residência Médica em Clínica Médica e em Reumatologia pela Escola Paulista de Medicina da Universidade Federal de São Paulo (EPM-UNIFESP). Atual pós-graduanda em Ciências da Saúde aplicadas à Reumatologia pela EPM-UNIFESP.

TRADUÇÃO

Denise Costa Rodrigues (Partes 13 e 27 e Caps. 70 a 76)
Dilza Campos (Partes 6, 7 e 8)
Julia Lucietto (Capítulo 69)
Maiza Ritomy Ide (Partes 4, 10 e 23)
Patricia Lydie Voeux (Partes 14, 15, 17, 19, 22 e 24)
Renata J. Medeiros (Partes 1, 2, 3, 5, 11, 18 e Caps. 229 a 234)
Sueli Toledo Basile (Parte 20 e Caps. 368 a 387)
Sylvia Elgg (Parte 16)
Tatiana Ferreira Robaina (Partes 12, 25, 28 e 29 e Caps. 388 a 394)
Maria de Fátima Azevedo (Capítulo 342A)

EDITORES ASSOCIADOS

Mary K. Crow, MD
Joseph P. Routh Professor of Rheumatic Diseases in Medicine
Weill Cornell Medical College
Physician-in-Chief and Benjamin M. Rosen Chair in Immunology and Inflammation Research
Hospital for Special Surgery
New York, New York

Nancy E. Davidson, MD
Professor of Medicine and Raisbeck Endowed Chair
President
Seattle Cancer Care Alliance
Senior Vice President and Director, Clinical Research Division
Fred Hutchinson Cancer Research Center
Chief
Division of Medical Oncology
University of Washington School of Medicine
Seattle, Washington

Jeffrey M. Drazen, MD
Distinguished Parker B. Francis Professor of Medicine
Harvard Medical School
Senior Physician
Department of Medicine
Brigham and Women's Hospital
Boston, Massachusetts

Robert C. Griggs, MD
Professor of Neurology, Medicine, Pediatrics, Pathology & Laboratory Medicine
University of Rochester School of Medicine & Dentistry
Rochester, New York

Donald W. Landry, MD, PhD
Samuel Bard Professor and Chair
Department of Medicine
Columbia University Vagelos College of Physicians and Surgeons
Physician-in-Chief
Columbia University Irving Medical Center
New York, New York

Wendy Levinson, MD
Professor of Medicine
Chair Emeritus
Department of Medicine
University of Toronto
Toronto, Ontario, Canada

Anil K. Rustgi, MD
Irving Professor of Medicine
Director
Herbert Irving Comprehensive Cancer Center
Chief
NewYork-Presbyterian Hospital/Columbia University Irving Medical Center Cancer Service
Columbia University Vagelos College of Physicians and Surgeons
New York, New York

W. Michael Scheld, MD
Bayer-Gerald L. Mandell Professor of Infectious Diseases
Professor of Medicine
Clinical Professor of Neurosurgery
David A. Harrison Distinguished Educator
University of Virginia Health System
Charlottesville, Virginia

Allen M. Spiegel, MD
Dean Emeritus
Professor of Medicine
Albert Einstein College of Medicine
Bronx, New York

COLABORADORES

Charles S. Abrams, MD
Francis C. Wood Professor of Medicine, University of Pennsylvania Perelman School of Medicine, Philadelphia, Pennsylvania
Thrombocytopenia

Ronald S. Adler, MD, PhD
Professor of Radiology, New York University School of Medicine; NYU Langone Health, New York, New York
Imaging Studies in the Rheumatic Diseases

Cem Akin, MD, PhD
Professor of Medicine, Internal Medicine, University of Michigan Medical School, Ann Arbor, Michigan
Mastocytosis

Allen J. Aksamit, Jr., MD
Professor of Neurology, Mayo Clinic College of Medicine and Science, Rochester, Minnesota
Acute Viral Encephalitis

Qais Al-Awqati, MB ChB
Robert F. Loeb Professor, Medicine, and Physiology & Cellular Biophysics, Columbia University Vagelos College of Physicians & Surgeons, New York, New York
Structure and Function of the Kidneys; Disorders of Sodium and Water

Ban Mishu Allos, MD
Associate Professor of Medicine, Division of Infectious Diseases, Vanderbilt University School of Medicine, Nashville, Tennessee
Campylobacter *Infections*

Jeffrey L. Anderson, MD
Professor of Medicine, Division of Cardiovascular Medicine, University of Utah School of Medicine; Distinguished Clinical and Research Physician, Intermountain Medical Center Heart Institute, Salt Lake City, Utah
ST Elevation Acute Myocardial Infarction and Complications of Myocardial Infarction

Derek C. Angus, MD, MPH
Professor and Mitchell P. Fink Endowed Chair, Department of Critical Care Medicine, University of Pittsburgh School of Medicine, Pittsburgh, Pennsylvania
Approach to the Patient with Shock

Gerald B. Appel, MD
Professor of Medicine and Director, Glomerular Center, Columbia University Irving Medical Center, New York, New York
Glomerular Disorders and Nephrotic Syndromes

Frederick R. Appelbaum, MD
Professor of Medicine, University of Washington School of Medicine; Executive Senior VP and Deputy Director, Clinical Research Division, Fred Hutchinson Cancer Research Center, Seattle, Washington
The Acute Leukemias

James O. Armitage, MD
Professor of Internal Medicine, University of Nebraska Medical Center College of Medicine, Omaha, Nebraska
Non-Hodgkin Lymphomas

Deborah K. Armstrong, MD
Professor of Gynecology and Obstetrics, Johns Hopkins University School of Medicine, Baltimore, Maryland
Gynecologic Cancers

M. Amin Arnaout, MD
Professor of Medicine, Chief Emeritus, Division of Nephrology, Department of Medicine, Massachusetts General Hospital and Harvard Medical School, Boston, Massachusetts
Cystic Kidney Diseases

Robert M. Arnold, MD
Distinguished Service Professor, Chief, Section of Palliative Care and Medical Ethics, University of Pittsburgh School of Medicine; Chief Medical Officer, UPMC Palliative and Supportive Institute, UPMC Health Plan, Pittsburgh, Pennsylvania
Palliative Care

David Atkins, MD, MPH
Director, Health Services Research and Development, Office of Research and Development, Dept. of Veterans Affairs (10P9H), Washington, D.C.
The Periodic Health Examination

John P. Atkinson, MD
Professor of Medicine, Division of Rheumatology, Washington University School of Medicine in St. Louis, St. Louis, Missouri
Complement System in Disease

John Z. Ayanian, MD, MPP
Alice Hamilton Professor of Medicine; Director, Institute for Healthcare Policy and Innovation, University of Michigan Medical School, Ann Arbor, Michigan
Disparities in Health and Health Care

Larry M. Baddour, MD
Professor of Medicine, Mayo Clinic College of Medicine and Science, Rochester, Minnesota
Infective Endocarditis

Grover C. Bagby, MD
Professor of Medicine, Molecular and Medical Genetics, Oregon Health & Science University, Portland, Oregon
Aplastic Anemia and Related Bone Marrow Failure States

Barbara J. Bain, MBBS
Professor in Diagnostic Haematology, Haematology, St Mary's Hospital Campus of Imperial College London, London, United Kingdom
The Peripheral Blood Smear

Dean F. Bajorin, MD
Attending Physician and Member, Memorial Sloan Kettering Cancer Center; Professor of Medicine, Weill Cornell Medical College, New York, New York
Tumors of the Kidney, Bladder, Ureters, and Renal Pelvis

Robert W. Baloh, MD
Professor of Neurology, David Geffen School of Medicine at UCLA, Los Angeles, California
Neuro-Ophthalmology; Smell and Taste; Hearing and Equilibrium

Charles R.M. Bangham, BM BCh
Professor of Medicine, Faculty of Medicine, Imperial College London School of Medicine, London, United Kingdom
Retroviruses Other Than Human Immunodeficiency Virus

Jonathan Barasch, MD, PhD
Samuel W Lambert Professor of Medicine, Professor of Pathology and Cell Biology, Columbia University Vagelos College of Physicians & Surgeons, New York, New York
Structure and Function of the Kidneys

Richard L. Barbano, MD, PhD
Professor of Neurology and Chief of the Movement Disorders Division, University of Rochester School of Medicine & Dentistry, Rochester, New York
Mechanical and Other Lesions of the Spine, Nerve Roots, and Spinal Cord

Bruce Barrett, MD, PhD
Professor, Department of Family Medicine and Community Health, University of Wisconsin School of Medicine and Public Health, Madison, Wisconsin
The Common Cold

John R. Bartholomew, MD
Professor of Medicine and Section Head Vascular Medicine, Cleveland Clinic Lerner College of Medicine, Cleveland, Ohio
Other Peripheral Arterial Diseases

J.D. Bartleson, MD
Professor of Neurology, Mayo Clinic College of Medicine and Science, Rochester, Minnesota
Mechanical and Other Lesions of the Spine, Nerve Roots, and Spinal Cord

Mary Barton, MD, MPP
Vice President, Performance Measurement, National Committee for Quality Assurance, Washington, D.C.
The Periodic Health Examination

Robert C. Basner, MD
Professor of Medicine, Columbia University Vagelos College of Physicians and Surgeons, New York, New York
Sleep Disorders

Anne R. Bass, MD
Professor of Clinical Medicine, Weill Cornell Medical College; Attending Physician, Hospital for Special Surgery, New York, New York
Immunomodulatory Drugs

Stephen G. Baum, MD
Professor of Medicine and of Microbiology and Immunology, Albert Einstein College of Medicine, Bronx, New York
Mycoplasma *Infections*

Julie E. Bauman, MD, MPH
Professor of Medicine, University of Arizona Cancer Center, Tucson, Arizona
Head and Neck Cancer

Daniel G. Bausch, MD, MPH&TM
Director, United Kingdom Public Health Rapid Support Team, Public Health England/London School of Hygiene and Tropical Medicine, London, United Kingdom
Viral Hemorrhagic Fevers

Arnold S. Bayer, MD
Distinguished Professor of Medicine, David Geffen School of Medicine at UCLA; Senior Investigator-LA Biomedical Research Institute At Harbor-UCLA, Los Angeles, California
Infective Endocarditis

Hasan Bazari, MD
Associate Professor of Medicine, Massachusetts General Hospital and Harvard Medical School, Boston, Massachusetts
Approach to the Patient with Renal Disease

Jeffrey J. Bazarian, MD, MPH
Professor of Emergency Medicine, University of Rochester School of Medicine & Dentistry, Rochester, New York
Traumatic Brain Injury and Spinal Cord Injury

John H. Beigel, MD
Associate Director for Clinical Research, Division of Microbiology and Infectious Diseases, National Institute of Allergy and Infectious Diseases, National Institutes of Health, Bethesda, Maryland
Antiviral Therapy (Non-HIV)

Elisabeth H. Bel, MD, PhD
Professor and Head of the Department of Respiratory Medicine, Amsterdam University Medical Center, University of Amsterdam, The Netherlands
Asthma

George A. Beller, MD
Emeritus Professor of Cardiology, Department of Medicine, University of Virginia Health System, Charlottesville, Virginia
Noninvasive Cardiac Imaging

Joseph R. Berger, MD
Professor of Neurology, University of Pennsylvania Perelman School of Medicine, Philadelphia, Pennsylvania
Cytomegalovirus, Epstein-Barr Virus, and Slow Virus Infections of the Central Nervous System; Brain Abscess and Parameningeal Infections

Paul D. Berk, MD
Professor of Medicine, Columbia University Vagelos College of Physicians & Surgeons, New York, New York
Approach to the Patient with Jaundice or Abnormal Liver Tests

Nancy Berliner, MD
H. Franklin Bunn Professor of Medicine; Chief, Division of Hematology, Brigham and Women's Hospital and Harvard Medical School, Boston, Massachusetts
Leukocytosis and Leukopenia; Histiocytoses

James L. Bernat, MD
Professor of Neurology and Medicine, Geisel School of Medicine at Dartmouth, Hanover, New Hampshire and Dartmouth-Hitchcock Medical Center, Lebanon, New Hampshire
Coma, Vegetative State, and Brain Death

Philip J. Bierman, MD
Professor of Internal Medicine, University of Nebraska Medical Center College of Medicine, Omaha, Nebraska
Non-Hodgkin Lymphomas

Leslie G. Biesecker, MD
Chief, Medical Genomics and Metabolic Genetics Branch, National Human Genome Research Institute, National Institutes of Health, Bethesda, Maryland
Clinical Genomics—Genome Structure and Variation

Michael R. Bishop, MD
Professor of Medicine and Director of the Cellular Therapy Program, Section of Hematology and Oncology, University of Chicago Pritzker School of Medicine, Chicago, Illinois
Hematopoietic Stem Cell Transplantation

Joseph J. Biundo, MD
Clinical Professor of Medicine, Tulane Medical Center, New Orleans, Louisiana
Bursitis, Tendinitis, and Other Periarticular Disorders and Sports Medicine

Joel N. Blankson, MD, PhD
Professor of Medicine, Johns Hopkins University School of Medicine, Baltimore, Maryland
Immunopathogenesis of Human Immunodeficiency Virus Infection

William A. Blattner, MD
Chief Executive Officer, Salt Run Global Health and Research, Saint Augustine, Florida
Retroviruses Other Than Human Immunodeficiency Virus

Thomas P. Bleck, MD
Professor of Neurology, Northwestern University Feinberg School of Medicine; Professor Emeritus of Neurological Sciences, Neurosurgery, Medicine, and Anesthesiology, Rush Medical College, Chicago, Illinois
Arboviruses Affecting the Central Nervous System

Karen C. Bloch, MD, MPH
Associate Professor of Medicine (Infectious Diseases) and Health Policy, Vanderbilt University School of Medicine, Nashville, Tennessee
Tularemia and Other Francisella *Infections*

Henk J. Blom, PhD
Professor of Biochemistry of Inherited Metabolic Disease, Department of Clinical Genetics, Center for Lysosomal and Metabolic Diseases, Erasmus MC, Rotterdam, The Netherlands
Homocystinuria and Hyperhomocysteinemia

Olaf A. Bodamer, MD, PhD
Park Gerald Chair of Genetics and Genomics, Department of Medicine, Boston Children's Hospital and Harvard Medical School, Boston, Massachusetts
Approach to Inborn Errors of Metabolism

William E. Boden, MD
Professor of Medicine, Boston University School of Medicine; Lecturer in Medicine, Harvard Medical School; Scientific Director, Clinical Trials Network, Department of Medicine, VA Boston Healthcare System, Boston, Massachusetts
Angina Pectoris and Stable Ischemic Heart Disease

Guy Boivin, MD
Professor of Microbiology, Immunology and Infectiology, CHU de Québec-Laval University, Quebec City, Quebec, Canada
Cytomegalovirus

Jean Bolognia, MD
Professor of Dermatology, Yale University School of Medicine, New Haven, Connecticut
Infections, Hyperpigmentation and Hypopigmentation, Regional Dermatology, and Distinctive Lesions in Black Skin

William Bonnez, MD
Professor Emeritus of Medicine, University of Rochester School of Medicine & Dentistry, Rochester, New York
Papillomavirus

Robert A. Bonomo, MD
Professor of Medicine, Case Western Reserve University School of Medicine; Chief of Medicine, Cleveland VA Hospital, Cleveland, Ohio
Diseases Caused by Acinetobacter *and* Stenotrophomonas *Species*

Sarah L. Booth, PhD
Professor of Nutrition, Tufts University; Director, USDA Human Nutrition Research Center on Aging; Director, Vitamin K Laboratory, USDA Human Nutrition Research Center on Aging, Boston, Massachusetts
Vitamins, Trace Minerals, and Other Micronutrients

Patrick J. Bosque, MD
Associate Professor of Neurology, University of Colorado School of Medicine; Chief, Neurology Division, Department of Medicine, Denver Health Medical Center, Denver, Colorado
Prion Diseases

Lucy Breakwell, PhD, MSc
Epidemiologist, Global Immunization Division, Centers for Disease Control and Prevention, Atlanta, Georgia
Diphtheria and Other Corynebacterium *Infections*

David J. Brenner, PhD, DSc
Higgins Professor of Radiation Biophysics, Center for Radiological Research, Columbia University Irving Medical Center, New York, New York
Radiation Injury

Laurent Brochard, MD
Keenan Chair in Critical Care and Respiratory Medicine and Professor of Medicine and Interdepartmental Division Director for Critical Care, University of Toronto Faculty of Medicine; Division of Critical Care, Saint Michael's Hospital, Toronto, Ontario, Canada
Mechanical Ventilation

Itzhak Brook, MD
Professor of Pediatrics, Georgetown University School of Medicine, Washington, D.C.
Diseases Caused by Non–Spore-Forming Anaerobic Bacteria; Actinomycosis

Enrico Brunetti, MD
Associate Professor, Department of Clinical, Surgical, Diagnostic and Pediatric Sciences and Staff Physician, Department of Infectious and Tropical Diseases, San Matteo Hospital Foundation, University of Pavia, Pavia, Italy
Cestodes

Amy E. Bryant, PhD
Associate Professor of Medicine, University of Washington School of Medicine, Seattle, Washington and Research Career Scientist, Infectious Diseases Section, VA Medical Center, Boise, Idaho
Nonpneumococcal Streptococcal Infections and Rheumatic Fever

David M. Buchner, MD, MPH
Professor Emeritus, Department of Kinesiology & Community Health, University of Illinois Urbana Champaign, Champaign, Illinois
Physical Activity

Pierre A. Buffet, MD, PhD
Professor of Cell Biology, Faculty of Medicine, Paris University and Consultant Physician, Institut Pasteur Medical Center, Paris, France
Leishmaniasis

David A. Bushinsky, MD
John J. Kuiper Distinguished Professor of Medicine and of Pharmacology and Physiology, University of Rochester School of Medicine & Dentistry, Rochester, New York
Nephrolithiasis

Vivian P. Bykerk, MD
Associate Professor of Medicine, Weill Cornell Medical College; Associate Attending Physician, Hospital for Special Surgery, New York, New York
Approach to the Patient with Rheumatic Disease

John C. Byrd, MD
Distinguished University Professor, Ohio State University, Columbus, Ohio
Chronic Lymphocytic Leukemia

Peter A. Calabresi, MD
Professor of Neurology and Neuroscience, Director of the Richard T Johnson Division of Neuroimmunology and Neuroinfectious Diseases; Director of the Multiple Sclerosis Center, Johns Hopkins University School of Medicine, Baltimore, Maryland
Multiple Sclerosis and Demyelinating Conditions of the Central Nervous System

David P. Calfee, MD, MS
Professor of Medicine and of Health Policy & Research, Weill Cornell Medical College; Chief Hospital Epidemiologist, NewYork-Presbyterian Hospital/Weill Cornell, New York, New York
Prevention and Control of Health Care–Associated Infections

Clara Camaschella, MD
Professor of Medicine, Division of Genetics and Cell Biology, San Raffaele Scientific Institute, Milano, Italy
Microcytic and Hypochromic Anemias

Michael Camilleri, MD
Atherton and Winifred W. Bean Professor of Medicine, Pharmacology, and Physiology, Mayo Clinic College of Medicine and Science; Consultant, Division of Gastroenterology and Hepatology, Department of Medicine, Mayo Clinic, Rochester, Minnesota
Disorders of Gastrointestinal Motility

Maria Domenica Cappellini, MD
Professor of Internal Medicine, Department of Clinical Sciences and Community Health, University of Milan; and Ca' Granda Foundation-Policlinico Hospital, Milan, Italy
The Thalassemias

Blase A. Carabello, MD
Professor of Cardiovascular Sciences and Chief, Division of Cardiology, East Carolina University Brody School of Medicine, Greenville, North Carolina
Valvular Heart Disease

Edgar M. Carvalho, MD, PhD
Professor de Medicina, Universidade Federal da Bahia, Fundação Oswaldo Cruz (Fiocruz), Instituto de Pesquisa Gonçalo Moniz (IGM), Salvador-Bahia, Brasil
Trematode Infections

William H. Catherino, MD, PhD
Professor and Chair-Research Division, Department of Obstetrics and Gynecology, Uniformed Services University of the Health Sciences, Bethesda, Maryland
Ovaries and Pubertal Development; Reproductive Endocrinology and Infertility

Jane A. Cauley, DrPH
Distinguished Professor of Epidemiology, Graduate School of Public Health, University of Pittsburgh, Pittsburgh, Pennsylvania
Epidemiology of Aging: Implications of an Aging Society

Naga P. Chalasani, MD
David W. Crabb Professor and Director, Division of Gastroenterology and Hepatology, Indiana University School of Medicine, Indianapolis, Indiana
Alcoholic and Nonalcoholic Steatohepatitis

Henry F. Chambers, MD
Professor of Medicine and Director, Clinical Research Services, Clinical Translational Science Institute, University of California, San Francisco, School of Medicine, San Francisco, California
Staphylococcal Infections

Larry W. Chang, MD, MPH
Associate Professor of Medicine, Epidemiology, and International Health, Johns Hopkins University School of Medicine and Bloomberg School of Public Health, Baltimore, Maryland
Epidemiology and Diagnosis of Human Immunodeficiency Virus Infection and Acquired Immunodeficiency Syndrome

Lin H. Chen, MD
Associate Professor of Medicine, Harvard Medical School, Boston, Massachusetts and Director of the Travel Medicine Center, Division of Infectious Diseases and Travel Medicine, Mount Auburn Hospital, Cambridge, Massachusetts
Approach to the Patient before and after Travel

Sharon C-A Chen, MB, PhD
Professor of Medicine, University of Sydney and Centre for Infectious Diseases and Microbiology, ICPMR and Westmead Hospital, New South Wales, Australia
Cryptococcosis

William P. Cheshire, Jr., MD
Professor of Neurology, Mayo Clinic College of Medicine and Science, Jacksonville, Florida
Autonomic Disorders and Their Management

Arun Chockalingam, PhD
Professor of Epidemiology, Medicine and Global Health, Dalla Lana School of Public Health, University of Toronto, Toronto, Ontario, Canada
Global Health

David C. Christiani, MD
Professor of Medicine, Harvard Medical School; Physician, Pulmonary and Critical Care, Massachusetts General Hospital; Elkan Blout Professor of Environmental Genetics, Environmental Health, Harvard School of Public Health, Boston, Massachusetts
Physical and Chemical Injuries of the Lung

Edward Chu, MD, MMS
Professor and Chief, Division of Hematology-Oncology, Deputy Director, UPMC Hillman Cancer Center, University of Pittsburgh School of Medicine, Pittsburgh, Pennsylvania
Neoplasms of the Small and Large Intestine

Theodore J. Cieslak, MD, MPH
Associate Professor of Epidemiology, Co-Medical Director, Nebraska Biocontainment Unit, College of Public Health, University of Nebraska, Omaha, Nebraska
Bioterrorism

George A. Cioffi, MD
Edward S. Harkness Professor and Chair, Jean and Richard Deems Professor of Ophthalmology, Columbia University Vagelos College of Physicians and Surgeons, New York, New York
Diseases of the Visual System

Carolyn M. Clancy, MD
Clinical Associate Professor of Internal Medicine, George Washington University School of Medicine; Assistant Deputy Undersecretary for Health, Quality, Safety and Value, Veterans Administration, Washington, D.C.
Measuring Health and Health Care

Heather E. Clauss, MD
Associate Professor of Medicine, Section of Infectious Diseases, Lewis Katz School of Medicine at Temple University, Philadelphia, Pennsylvania
Listeriosis

Daniel J. Clauw, MD
Professor of Anesthesiology, Medicine (Rheumatology) and Psychiatry, Director, Chronic Pain and Fatigue Research Center, University of Michigan Medical School, Ann Arbor, Michigan
Fibromyalgia, Chronic Fatigue Syndrome, and Myofascial Pain

David R. Clemmons, MD
Kenan Professor of Medicine, University of North Carolina School of Medicine; Attending Physician, Medicine, UNC Hospitals, Chapel Hill, North Carolina
Approach to the Patient with Endocrine Disease

David Cohen, MD
Professor of Medicine, Columbia University Vagelos College of Physicians and Surgeons, New York, New York
Treatment of Irreversible Renal Failure

Jeffrey Cohen, MD
Chief, Laboratory of Infectious Diseases, National Institute of Allergy and Infectious Diseases, National Institutes of Health, Bethesda, Maryland
Varicella-Zoster Virus (Chickenpox, Shingles)

Myron S. Cohen, MD
Yeargan-Bates Eminent Professor of Medicine, Microbiology and Epidemiology, Associate Vice Chancellor for Global Health; Director, Institute of Global Health and Infectious Diseases, University of North Carolina School of Medicine, Chapel Hill, North Carolina
Approach to the Patient with a Sexually Transmitted Infection; Prevention of Human Immunodeficiency Virus Infection

Steven P. Cohen, MD
Professor of Anesthesiology & Critical Care Medicine, Neurology and Physical Medicine & Rehabilitation and Chief, Pain Medicine Division, Johns Hopkins School of Medicine; Director of Pain Research and Professor of Anesthesiology and Physical Medicine & Rehabilitation, Walter Reed National Military Medical Center, Uniformed Services University of the Health Sciences, Baltimore, Maryland
Pain

Steven L. Cohn, MD
Professor Emeritus, Department of Medicine, University of Miami Miller School of Medicine, Miami, Florida; Clinical Professor of Medicine Emeritus, SUNY Downstate, Brooklyn, New York
Preoperative Evaluation

Joseph M. Connors, MD
Emeritus Professor, BC Cancer Centre for Lymphoid Cancer and the University of British Columbia, Vancouver, British Columbia, Canada
Hodgkin Lymphoma

Deborah J. Cook, MD, MSc
Professor of Medicine, Clinical Epidemiology & Biostatistics, McMaster University Michael G. DeGroote School of Medicine, Hamilton, Ontario, Canada
Approach to the Patient in a Critical Care Setting

David S. Cooper, MD
Professor of Medicine, Division of Endocrinology and Metabolism, The Johns Hopkins University School of Medicine, Baltimore, Maryland
Thyroid

Joseph Craft, MD
Paul B. Beeson Professor of Medicine and Professor of Immunobiology, Departments of Internal Medicine and Immunobiology, Yale University, New Haven, Connecticut
The Adaptive Immune System

Jill P. Crandall, MD
Professor of Medicine and Chief, Division of Endocrinology, Albert Einstein College of Medicine, Bronx, New York
Diabetes Mellitus

Simon L. Croft, PhD
Professor of Parasitology, Faculty of Infectious and Tropical Diseases, London School of Hygiene & Tropical Medicine, London, United Kingdom
Leishmaniasis

Mary K. Crow, MD
Joseph P. Routh Professor of Rheumatic Diseases in Medicine, Weill Cornell Medical College; Physician-in-Chief and Benjamin M. Rosen Chair in Immunology and Inflammation Research, Hospital for Special Surgery, New York, New York
The Innate Immune System; Approach to the Patient with Rheumatic Disease; Systemic Lupus Erythematosus

John A. Crump, MB ChB, MD, DTM&H
McKinlay Professor of Global Health, Centre for International Health, University of Otago, Dunedin, Otago; Adjunct Professor of Medicine, Pathology, and Global Health, Division of Infectious Diseases and International Health, Duke University Medical Center, Durham, North Carolina
Salmonella *Infections (Including Enteric Fever)*

Merit E. Cudkowicz, MD
Professor of Neurology, Harvard Medical School and Chair of Neurology, Massachusetts General Hospital, Boston, Massachusetts
Amyotrophic Lateral Sclerosis and Other Motor Neuron Diseases

Mark R. Cullen, MD
Professor of Medicine, Stanford University School of Medicine, Stanford, California
Principles of Occupational and Environmental Medicine

Charlotte Cunningham-Rundles, MD, PhD
David S Gottesman Professor of Medicine, Icahn School of Medicine at Mount Sinai, New York, New York
Primary Immunodeficiency Diseases

Inger K. Damon, MD, PhD
Director, Division of High Consequence Pathogens and Pathology, Centers for Disease Control and Prevention, Atlanta, Georgia
Smallpox, Monkeypox, and Other Poxvirus Infections

Troy E. Daniels, DDS, MS
Professor Emeritus of Oral Pathology & Pathology, University of California, San Francisco, School of Medicine, San Francisco, California
Diseases of the Mouth and Salivary Glands

Richard Dart, MD, PhD
Professor of Emergency Medicine, University of Colorado School of Medicine and Director, Rocky Mountain Poison and Drug Center, Denver Health and Hospital Authority, Denver, Colorado
Envenomation, Bites, and Stings

Nancy E. Davidson, MD
Professor of Medicine and Raisbeck Endowed Chair; President, Seattle Cancer Care Alliance; Senior Vice President and Director, Clinical Research Division, Fred Hutchinson Cancer Research Center; Chief, Division of Medical Oncology, University of Washington School of Medicine, Seattle, Washington
Breast Cancer and Benign Breast Disorders

Lisa M. DeAngelis, MD
Lillian Rojtman Chair in Honor of Jerome B Posner, Acting Physician-in-Chief, Memorial Hospital, Chair, Department of Neurology, Memorial Sloan-Kettering Cancer Center, New York, New York
Tumors of the Central Nervous System

Malcolm M. DeCamp, MD
Professor of Surgery and Chair, Division of Cardiothoracic Surgery, K. Craig Kent Chair in Strategic Leadership, University of Wisconsin School of Medicine and Public Health, Madison, Wisconsin
Interventional and Surgical Approaches to Lung Disease

Carlos Del Rio, MD
Hubert Professor and Chair, Hubert Department of Global Health, Rollins School of Public Health of Emory University; Professor, Department of Medicine, Emory University School of Medicine, Atlanta, Georgia
Prevention of Human Immunodeficiency Virus Infection

Gabriele C. DeLuca, MD, DPhil
Associate Professor, Nuffield Department of Clinical Neurosciences, University of Oxford, Oxford, Oxfordshire, United Kingdom
Approach to the Patient with Neurologic Disease

David W. Denning, MBBS
Professor of Infectious Diseases in Global Health and Director of the National Aspergillosis Centre, University of Manchester and Wythenshawe Hospital, Manchester, United Kingdom
Systemic Antifungal Agents

Patricia A. Deuster, PhD, MPH
Professor and Director, Department of Military and Emergency Medicine, Director, Consortium for Health and Military Performance, Uniformed Services University, Bethesda, Maryland
Rhabdomyolysis

Robert B. Diasio, MD
William J and Charles H Mayo Professor of Molecular Pharmacology and Experimental Therapeutics, Mayo Clinic College of Medicine and Science, Rochester, Minnesota
Principles of Drug Therapy

David J. Diemert, MD
Associate Professor, Departments of Medicine and Microbiology, Immunology and Tropical Medicine, George Washington University School of Medicine and Health Sciences, Washington, D.C.
Nematode Infections

Kathleen B. Digre, MD
Professor of Neurology and Ophthalmology, University of Utah School of Medicine, Salt Lake City, Utah
Headaches and Other Head Pain

James. H. Doroshow, MD
Deputy Director for Clinical and Translational Research, Director, Division of Cancer Treatment and Diagnosis, National Cancer Institute, National Institutes of Health, Bethesda, Maryland
Approach to the Patient with Cancer

John M. Douglas, Jr., MD
Executive Director, Tri-County Health Department, Greenwood Village, Colorado
Papillomavirus

Jeffrey M. Drazen, MD
Distinguished Parker B. Francis Professor of Medicine, Harvard Medical School and Senior Physician, Department of Medicine, Brigham and Women's Hospital, Boston, Massachusetts
Asthma

Dimitri Drekonja, MD, MS
Associate Professor of Medicine, University of Minnesota and Chief, Infectious Diseases Section, Minneapolis VA Health Care System, Minneapolis, Minnesota
Approach to the Patient with Urinary Tract Infection

Stephen C. Dreskin, MD, PhD
Professor of Medicine and Immunology, University of Colorado School of Medicine, Aurora, Colorado
Urticaria and Angioedema

W. Lawrence Drew, MD, PhD
Professor Emeritus of Laboratory Medicine and Medicine, University of California, San Francisco, School of Medicine, San Francisco, California
Cytomegalovirus

George L. Drusano, MD
Professor of Medicine and Director, Institute for Therapeutic Innovation, University of Florida College of Medicine, Orlando, Florida
Antibacterial Chemotherapy

Thomas D. DuBose, Jr., MD
Professor Emeritus of Medicine, Wake Forest School of Medicine, Winston-Salem, North Carolina; Visiting Professor of Medicine, University of Virginia School of Medicine, Charlottesville, Virginia
Vascular Disorders of the Kidney

J. Stephen Dumler, MD
Professor and Chairperson, Joint Departments of Pathology, Uniformed Services University, Walter Reed National Military Medical Center, and Joint Pathology Center, Bethesda, Maryland
Zoonoses

Herbert L. DuPont, MD
Professor of Infectious Diseases, University of Texas School of Public Health, Mary W. Kelsey Chair, University of Texas McGovern Medical School, Houston, Texas
Approach to the Patient with Suspected Enteric Infection

Madeleine Duvic, MD
Professor and Deputy Chairman, Department of Dermatology, University Texas MD Anderson Cancer Center, Houston, Texas
Urticaria, Drug Hypersensitivity Rashes, Nodules and Tumors, and Atrophic Diseases

Kathryn M. Edwards, MD
Sarah H. Sell and Cornelius Vanderbilt Chair in Pediatrics, Vanderbilt University School of Medicine, Nashville, Tennessee
Parainfluenza Viral Disease

N. Lawrence Edwards, MD
Professor and Vice Chairman, Department of Medicine, University of Florida College of Medicine; Chief, Section of Rheumatology Medicine, Malcolm Randall Veterans Administration Medical Center, Gainesville, Florida
Crystal Deposition Diseases

Lawrence H. Einhorn, MD
Distinguished Professor of Medicine, Indiana University School of Medicine, Indianapolis, Indiana
Testicular Cancer

George M. Eliopoulos, MD
Professor of Medicine, Harvard Medical School; Physician, Beth Israel Deaconess Medical Center, Boston, Massachusetts
Principles of Anti-Infective Therapy

Perry M. Elliott, MBBS, MD
Professor of Cardiovascular Medicine, Institute of Cardiovascular Science, University College London & St. Bartholomew's Hospital, London, United Kingdom
Diseases of the Myocardium and Endocardium

Jerrold J. Ellner, MD
Professor of Medicine, Rutgers-New Jersey Medical School; Director of Research Innovations, Center for Emerging Pathogens, Newark, New Jersey
Tuberculosis

Ezekiel J. Emanuel, MD, PhD
Vice Provost for Global Initiatives, Office of the Provost; Chair, Department of Medical Ethics and Health Policy, University of Pennsylvania, Philadelphia, Pennsylvania
Bioethics in the Practice of Medicine

Joel D. Ernst, MD
Professor and Chief, Division of Experimental Medicine, University of California, San Francisco, School of Medicine, San Francisco, California
Leprosy (Hansen Disease)

Gregory T. Everson, MD
Professor of Medicine, University of Colorado Denver; Director of Hepatology, Hepatology and Transplant Center, University of Colorado Hospital, Aurora, Colorado
Hepatic Failure and Liver Transplantation

Amelia Evoli, MD
Associate Professor of Neurology, Institute of Neurology, Catholic University, Roma, Italy
Disorders of Neuromuscular Transmission

Matthew E. Falagas, MD, MSc, DSc
Director, Alfa Institute of Biomedical Sciences and Chief, Department of Medicine, Henry Dunant Hospital Center, Athens, Greece; Adjunct Associate Professor of Medicine, Tufts University School of Medicine, Boston, Massachusetts
Pseudomonas *and Related Gram-Negative Bacillary Infections*

Gary W. Falk, MD, MS
Professor of Medicine, University of Pennsylvania Perelman School of Medicine, Philadelphia, Pennsylvania
Diseases of the Esophagus

James C. Fang, MD
Professor of Medicine, University of Utah School of Medicine; Executive Director, Cardiovascular Service Line, University of Utah Health Sciences, Salt Lake City, Utah
ST Elevation Acute Myocardial Infarction and Complications of Myocardial Infarction

Gene Feder, MBBS, MD
Professor, Centre for Academic Primary Care, Population Health Sciences, Bristol Medical School, University of Bristol; General Practitioner, Helios Medical Centre, Bristol, United Kingdom
Intimate Partner Violence

David J. Feller-Kopman, MD
Professor of Medicine, Anesthesiology, Otolaryngology-Head & Neck Surgery and Director, Bronchoscopy & Interventional Pulmonology, Johns Hopkins University School of Medicine, Baltimore, Maryland
Interventional and Surgical Approaches to Lung Disease

Thomas McDonald File, Jr., MD, MSc
Professor and Chair, Infectious Disease Section, Northeast Ohio Medical University, Rootstown, Ohio; Chair, Infectious Disease Division, Summa Health, Akron, Ohio
Streptococcus Pneumoniae *Infections*

Gary S. Firestein, MD
Professor of Medicine, Dean, and Associate Vice Chancellor of Clinical and Translational Research, University of California, San Diego, School of Medicine, La Jolla, California
Mechanisms of Inflammation and Tissue Repair

Glenn I. Fishman, MD
William Goldring Professor of Medicine and Director, Leon H. Charney Division of Cardiology, New York University School of Medicine, New York, New York
Principles of Electrophysiology

Lee A. Fleisher, MD
Robert D. Dripps Professor and Chair, Anesthesiology and Critical Care; Professor of Medicine, University of Pennsylvania Perelman School of Medicine, Philadelphia, Pennsylvania
Overview of Anesthesia

Paul W. Flint, MD
Professor and Chair of Otolaryngology-Head & Neck Surgery, Oregon Health & Science University, Portland, Oregon
Throat Disorders

Evan L. Fogel, MD, MSc
Professor of Medicine, Indiana University School of Medicine, Indianapolis, Indiana
Diseases of the Gallbladder and Bile Ducts

Chris E. Forsmark, MD
Professor of Medicine, University of Florida College of Medicine, Gainesville, Florida
Pancreatitis

Pierre-Edouard Fournier, MD, PhD
Professor of Medical Bacteriology-Virology and Hygiene, Faculté de Médecine, Aix-Marseille Université and Institut Hospitalo-Universitaire Méditerranée-Infection, Marseille, France
Rickettsial Infections

Vance G. Fowler, Jr., MD, MHS
Professor of Medicine and of Molecular Genetics and Microbiology, Duke University School of Medicine, Durham, North Carolina
Infective Endocarditis

Manuel A. Franco, MD, PhD
Professor, Instituto de Genética Humana, Facultad de Medicina, Pontificia Universidad Javeriana, Bogotá, Colombia
Rotaviruses, Noroviruses, and Other Gastrointestinal Viruses

David O. Freedman, MD
Professor Emeritus of Infectious Diseases, University of Alabama at Birmingham School of Medicine; Medical Director, Shoreland Travax, Birmingham, Alabama
Approach to the Patient before and after Travel

Martyn A. French, MB ChB, MD
Emeritus Professor in Clinical Immunology, University of Western Australia Medical School and School of Biomedical Sciences, Faculty of Health and Medical Sciences, Perth, Australia
Immune Reconstitution Inflammatory Syndrome in HIV/AIDS

Karen M. Freund, MD, MPH
Professor of Medicine and Vice Chair for Faculty Affairs and Quality Improvement, Tufts University School of Medicine, Boston, Massachusetts
Approach to Women's Health

John N. Galgiani, MD
Professor of Medicine and Director, Valley Fever Center for Excellence, University of Arizona College of Medicine; Chief Medical Officer, Valley Fever Solutions, Tucson, Arizona
Endemic Mycoses

Patrick G. Gallagher, MD
Professor of Pediatrics, Pathology and Genetics, Yale University School of Medicine, New Haven, Connecticut
Hemolytic Anemias: Red Blood Cell Membrane and Metabolic Defects

Leonard Ganz, MD
Director of Cardiac Electrophysiology, Heart and Vascular Center, Heritage Valley Health System, Beaver, Pennsylvania
Electrocardiography

Hasan Garan, MD, MS
Dickinson W. Richards, Jr. Professor of Medicine, Director, Cardiac Electrophysiology, Columbia University Vagelos College of Physicians and Surgeons, New York, New York
Ventricular Arrhythmias

Guadalupe Garcia-Tsao, MD
Professor of Medicine, Yale University School of Medicine, New Haven, Connecticut; Chief of Digestive Diseases, School of Medicine, VA-CT Healthcare System, West Haven, Connecticut
Cirrhosis and Its Sequelae

William M. Geisler, MD, MPH
Professor of Medicine, University of Alabama at Birmingham School of Medicine, Birmingham, Alabama
Diseases Caused by Chlamydiae

Tony P. George, MD
Professor of Psychiatry and Director, Division of Brain and Therapeutics, University of Toronto; Chief, Addictions Division, Centre for Addiction and Mental Health, Toronto, Ontario, Canada
Nicotine and Tobacco

Lior Gepstein, MD, PhD
Sohnis Family Professor in Medicine, Technion - Israel Institute of Technology; Director, Cardiology Department, Rambam Health Care Campus, Haifa, Israel
Regenerative Medicine, Cell, and Gene Therapies

Susan I. Gerber, MD
Chief, Respiratory Viruses Branch, Division of Viral Diseases, National Center for Immunization and Respiratory Diseases, Centers for Disease Control and Prevention, Atlanta, Georgia
Coronaviruses

Dale N. Gerding, MD
Professor (retired) of Medicine, Loyola University Chicago Stritch School of Medicine, Maywood, Illinois; Research Physician, Medicine, Edward Hines Jr. VA Hospital, Hines, Illinois
Clostridial Infections

Morie A. Gertz, MD
Roland Seidler Jr. Professor of the Art of Medicine and Chair Emeritus, Internal Medicine, Mayo Clinic College of Medicine and Science, Rochester, Minnesota
Amyloidosis

Khalil G. Ghanem, MD, PhD
Associate Professor of Medicine, Johns Hopkins University School of Medicine, Baltimore, Maryland
Granuloma Inguinale (Donovanosis); Syphilis; Nonsyphilitic Treponematoses

Christopher J. Gill, MD, MS
Associate Professor of Global Health, Boston University School of Public Health, Boston, Massachusetts
Whooping Cough and Other Bordetella *Infections*

Jeffrey S. Ginsberg, MD
Professor of Medicine, McMaster University Michael G. DeGroote School of Medicine, Hamilton, Ontario, Canada
Venous Thrombosis and Embolism

Geoffrey S. Ginsburg, MD, PhD
Professor of Medicine and Pathology and Director, Duke Center for Applied Genomics & Precision Medicine, Duke University, Durham, North Carolina
Applications of Molecular Technologies to Clinical Medicine

Marshall J. Glesby, MD, PhD
Professor of Medicine, Weill Cornell Medical College, New York, New York
Systemic Manifestations of HIV/AIDS

John W. Gnann, Jr., MD
Professor of Medicine, Medical University of South Carolina, Charleston, South Carolina
Mumps; Herpes Simplex Virus Infections

Matthew R. Golden, MD, MPH
Professor of Medicine, University of Washington School of Medicine; Director, HIV/STD Program, Public Health - Seattle & King County, Seattle, Washington
Neisseria gonorrhoeae *Infections*

David L. Goldman, MD
Associate Professor of Pediatrics, Microbiology and Immunology, Children's Hospital at Montefiore/Albert Einstein College of Medicine, Bronx, New York
Mycoplasma *Infections*

Lee Goldman, MD
Harold and Margaret Hatch Professor, Chief Executive, Columbia University Irving Medical Center, Dean of the Faculties of Health Sciences and Medicine, Columbia University, New York, New York
Approach to Medicine, the Patient, and the Medical Profession: Medicine as a Learned and Humane Profession; Approach to the Patient with Possible Cardiovascular Disease

Larry B. Goldstein, MD
Ruth L Works Professor and Chairman, Department of Neurology, University of Kentucky College of Medicine; Co-Director, Kentucky Neuroscience Institute, Lexington, Kentucky
Approach to Cerebrovascular Diseases; Ischemic Cerebrovascular Disease

Richard M. Gore, MD
Professor of Radiology, University of Chicago Pritzker School of Medicine; Chief, Section of Gastrointestinal Radiology, NorthShore University HealthSystem, Evanston, Illinois
Diagnostic Imaging Procedures in Gastroenterology

Jason Gotlib, MD, MS
Professor of Medicine, Stanford University School of Medicine, Stanford Cancer Institute, Stanford, California
Polycythemia Vera, Essential Thrombocythemia, and Primary Myelofibrosis

Eduardo Gotuzzo, MD
Professor Emeritus, Alexander von Humboldt Tropical Medicine Institute, Universidad Peruana Cayetano Heredia; Principal Professor of Medicine and Tropical Diseases, National Hospital Cayetano Heredia, Lima, Peru
Cholera and Other Vibrio *Infections; Trematode Infections*

Leslie C. Grammer, MD
Professor of Medicine, Northwestern University Feinberg School of Medicine, Chicago, Illinois
Drug Allergy

Hartmut Grasemann, MD, PhD
Professor of Pediatrics, The Hospital for Sick Children and University of Toronto, Toronto, Ontario, Canada
Cystic Fibrosis

M. Lindsay Grayson, MBBS, MD, MS
Professor of Medicine, University of Melbourne, Director, Infectious Diseases & Microbiology, Austin Health, Melbourne, Victoria, Australia
Principles of Anti-Infective Therapy

Harry B. Greenberg, MD
Professor of Medicine and of Microbiology and Immunology, Stanford University School of Medicine, Stanford, California
Rotaviruses, Noroviruses, and Other Gastrointestinal Viruses

Steven A. Greenberg, MD
Professor of Neurology, Brigham and Women's Hospital and Harvard Medical School, Boston, Massachusetts
Inflammatory Myopathies

David M. Greer, MD, MA
Professor and Chair of Neurology, Boston University School of Medicine, Boston, Massachusetts
Coma, Vegetative State, and Brain Death

Robert C. Griggs, MD
Professor of Neurology, Medicine, Pediatrics, Pathology & Laboratory Medicine, University of Rochester School of Medicine & Dentistry, Rochester, New York
Approach to the Patient with Neurologic Disease

Lev M. Grinberg, MD, PhD
Professor and Chair, Department of Pathology, Ural State Medical University, Ekaterinburg, Russia
Anthrax

Daniel Grossman, MD
Professor of Obstetrics, Gynecology and Reproductive Sciences, University of California, San Francisco, School of Medicine, San Francisco, California
Contraception

Lisa M. Guay-Woodford, MD
Richard L. Hudson Professor of Pediatrics, George Washington University School of Medicine and Health Science and Director, Center for Translational Research, Children's National Medical Center, Washington D.C.
Hereditary Nephropathies and Developmental Abnormalities of the Urinary Tract

Roy M. Gulick, MD, MPH
Professor of Medicine, Weill Cornell Medical School; Attending Physician, NewYork-Presbyterian Hospital, New York, New York
Antiretroviral Therapy for Human Immunodeficiency Virus and Acquired Immunodeficiency Syndrome

Rajesh Gupta, MD, MEd
Associate Professor of Medicine, University of Toronto; General Internist, Medicine, St. Michael's Hospital, Toronto, Ontario, Canada
Medical Consultation in Psychiatry

Colleen Hadigan, MD, MPH
Staff Clinician, National Institutes of Health, Laboratory of Immunoregulation, NIAID, Bethesda, Maryland
Microbial Complications in Patients Infected with Human Immunodeficiency Virus

Melissa M. Hagman, MD
Associate Professor of Medicine, Program Director, Internal Medicine Residency-Boise, University of Washington, Boise, Idaho
Nonpneumococcal Streptococcal Infections and Rheumatic Fever

Klaus D. Hagspiel, MD
Professor of Radiology, Medicine (Cardiology) and Pediatrics; Chief, Division of Noninvasive Cardiovascular Imaging, Department of Radiology and Medical Imaging, University of Virginia School of Medicine, Charlottesville, Virginia
Noninvasive Cardiac Imaging

H. Hunter Handsfield, MD
Professor of Medicine Emeritus, University of Washington School of Medicine, Seattle, Washington
Neisseria Gonorrhoeae *Infections*

Raymond C. Harris, MD
Anne and Roscoe R. Robinson Chair and Professor of Medicine and Associate Chair, Division of Nephrology, Medicine, Vanderbilt University School of Medicine, Nashville, Tennessee
Diabetes and the Kidney

Frederick G. Hayden, MD
Stuart S. Richardson Professor Emeritus of Clinical Virology and Professor Emeritus of Medicine, Department of Medicine, University of Virginia School of Medicine, Charlottesville, Virginia
Influenza

Frederick M. Hecht, MD
Professor of Medicine, University of California, San Francisco, School of Medicine, San Francisco, California
Complementary, Alternative, and Integrative Medicine

Douglas C. Heimburger, MD, MS
Professor of Medicine, Vanderbilt University School of Medicine; Associate Director for Education & Training, Vanderbilt Institute for Global Health, Vanderbilt University, Nashville, Tennessee
Nutrition's Interface with Health and Disease

Donald D. Hensrud, MD, MPH
Associate Professor of Preventive Medicine and Nutrition, Mayo Clinic College of Medicine and Science, Rochester, Minnesota
Nutrition's Interface with Health and Disease

Erik L. Hewlett, MD
Professor of Medicine, Microbiology, Immunology and Cancer Biology, University of Virginia School of Medicine, Charlottesville, Virginia
Whooping Cough and Other Bordetella *Infections*

Richard J. Hift, MMed(Med), PhD
Professor of Medicine, University of KwaZulu-Natal, Durban, KwaZulu-Natal, South Africa
The Porphyrias

David R. Hill, MD, DTM&H
Professor of Medical Sciences, Director, Global Public Health, Quinnipiac University Frank H Netter MD School of Medicine, Hamden, Connecticut
Giardiasis

Nicholas S. Hill, MD
Professor of Medicine, Tufts University School of Medicine; Chief, Division of Pulmonary, Critical Care and Sleep Medicine, Tufts Medical Center, Boston, Massachusetts
Respiratory Monitoring in Critical Care

Christopher D. Hillyer, MD
President and Chief Executive Officer, New York Blood Center; Professor of Medicine, Weill Cornell Medical College, New York, New York
Transfusion Medicine

Brian D. Hoit, MD
Professor of Medicine, Physiology and Biophysics, Case Western Reserve University School of Medicine; Director of Echocardiography, Harrington Heart & Vascular Center, University Hospital Cleveland Medical Center, Cleveland, Ohio
Pericardial Diseases

Steven M. Holland, MD
Director, Division of Intramural Research, Chief, Immunopathogenesis Section, National Institute of Allergy and Infectious Diseases, NIH, Bethesda, Maryland
The Nontuberculous Mycobacteria

Steven M. Hollenberg, MD
Professor of Medicine, Cooper Medical School of Rowan University; Director, Coronary Care Unit, Cooper University Hospital, Camden, New Jersey
Cardiogenic Shock

Edward W. Hook, III, MD
Professor of Medicine and Director, Division of Infectious Diseases, University of Alabama at Birmingham School of Medicine, Birmingham, Alabama
Granuloma Inguinale (Donovanosis); Syphilis; Nonsyphilitic Treponematoses

Jo Howard, MB BChir
Consultant Haematologist and Lead Clinician, Haematology, Guy's and St Thomas' National Health Service Foundation Trust; Honorary Reader, King's College London, London, United Kingdom
Sickle Cell Disease and Other Hemoglobinopathies

David J. Hunter, MBBS, MPH, ScD
Richard Doll Professor of Epidemiology and Medicine, Nuffield Department of Population Health, University of Oxford, Oxford, United Kingdom
Epidemiology of Cancer

Khalid Hussain, MB ChB, MD, MSc
Professor of Pediatrics, Weill Cornell Medicine-Qatar; Division Chief-Endocrinology, Vice Chair for Research, Program Director-Research, Sidra Medicine, OPC, Doha, Qatar
Hypoglycemia and Pancreatic Islet Cell Disorders

Michael C. Iannuzzi, MD, MBA
Professor and Chairman, Department of Internal Medicine, Northwell-Staten Island University Hospital and Donald and Barbara Zucker School of Medicine at Hofstra/Northwell, New York
Sarcoidosis

Robert D. Inman, MD
Professor of Medicine and Immunology, University of Toronto and Kremil Research Institute, University Health Network, Toronto, Ontario, Canada
The Spondyloarthropathies

Sharon K. Inouye, MD, MPH
Professor of Medicine, Harvard Medical School; Director, Aging Brain Center, Marcus Institute for Aging Research-Hebrew SeniorLife, Boston, Massachusetts
Neuropsychiatric Aspects of Aging; Delirium in the Older Patient

Michael G. Ison, MD, MS
Professor of Medicine (Infectious Diseases) and Surgery (Organ Transplantation), Northwestern University Feinberg School of Medicine, Chicago, Illinois
Influenza; Adenovirus Diseases

Karen R. Jacobson, MD, MPH
Assistant Professor of Medicine, Medical Director, Boston Tuberculosis Clinic, Boston University School of Medicine, Boston, Massachusetts
Tuberculosis

Michael R. Jaff, DO
Professor of Medicine, Harvard Medical School, Boston, Massachusetts; President, Newton-Wellesley Hospital, Newton, Massachusetts
Other Peripheral Arterial Diseases

Joanna C. Jen, MD, PhD
Professor of Neurology, David Geffen School of Medicine at UCLA, Los Angeles, California
Neuro-Ophthalmology; Smell and Taste; Hearing and Equilibrium

Dennis M. Jensen, MD
Professor of Medicine, David Geffen School of Medicine at UCLA; Staff Physician, Medicine-GI, VA Greater Los Angeles Healthcare System; Director, Human Studies Core & GI Hemostasis Research Unit, CURE Digestive Diseases Research Center, Los Angeles, California
Gastrointestinal Hemorrhage

Michael D. Jensen, MD
Professor of Medicine, Mayo Clinic College of Medicine and Science, Rochester, Minnesota
Obesity

Robert T. Jensen, MD
Chief, Cell Biology Section, Digestive Diseases Branch, National Institute of Diabetes and Digestive and Kidney Diseases, National Institutes of Health, Bethesda, Maryland
Neuroendocrine Tumors

Alain Joffe, MD, MPH
Retired. Most recently, Associate Professor of Pediatrics, Johns Hopkins University School of Medicine and Director, Student Health and Wellness Center, Johns Hopkins University, Baltimore, Maryland
Adolescent Medicine

Stuart Johnson, MD
Professor of Medicine/Infectious Disease, Loyola University Chicago Stritch School of Medicine, Maywood, Illinois; Physician Researcher, Research Service, Hines VA Hospital, Hines, Illinois
Clostridial Infections

Robin L. Jones, MD, BSc, MB
Consultant Medical Oncologist, Royal Marsden Hospital and Institute of Cancer Research, London, United Kingdom
Malignant Tumors of Bone, Sarcomas, and Other Soft Tissue Neoplasms

Sian Jones, MD
Associate Professor of Clinical Medicine, Weill Cornell Medical College, New York, New York
Systemic Manifestations of HIV/AIDS

Jacqueline Jonklaas, MD, PhD
Professor of Medicine, Georgetown University School of Medicine, Washington, D.C.
Thyroid

Richard C. Jordan, DDS, PhD
Professor of Pathology, Oral Pathology & Radiation Oncology, University of California, San Francisco, School of Medicine, San Francisco, California
Diseases of the Mouth and Salivary Glands

Charles J. Kahi, MD, MS
Professor of Clinical Medicine, Indiana University School of Medicine; GI Section Chief, Richard L. Roudebush VAMC, Indianapolis, Indiana
Vascular Diseases of the Gastrointestinal Tract

Moses R. Kamya, MB ChB, MMed, MPH, PhD
Professor of Medicine, Makerere University School of Medicine, Kampala, Uganda
Malaria

Louise W. Kao, MD
Associate Professor of Clinical Emergency Medicine and Director, Medical Toxicology Fellowship Program, Indiana University School of Medicine, Indianapolis, Indiana
Chronic Poisoning: Trace Metals and Others

Steven A. Kaplan, MD
Professor of Urology, Icahn School of Medicine at Mount Sinai; Director, Men's Health Program, Mount Sinai Health System, New York, New York
Benign Prostatic Hyperplasia and Prostatitis

Daniel L. Kastner, MD, PhD
Scientific Director, Division of Intramural Research, National Human Genome Research Institute, National Institutes of Health, Bethesda, Maryland
The Systemic Autoinflammatory Diseases

David A. Katzka, MD
Professor of Medicine, Mayo Clinic College of Medicine and Science, Rochester, Minnesota
Diseases of the Esophagus

Debra K. Katzman, MD
Professor of Pediatrics, The Hospital for Sick Children and University of Toronto; Senior Associate Scientist, Research Institute; Director, Health Science Research, Faculty of Medicine, University of Toronto, Toronto, Ontario, Canada
Adolescent Medicine

Carol A. Kauffman, MD
Professor of Internal Medicine and Chief, Infectious Diseases, Veterans Affairs Ann Arbor Healthcare System, University of Michigan Medical School, Ann Arbor, Michigan
Endemic Mycoses; Cryptococcosis; Candidiasis

Kenneth Kaushansky, MD
Professor of Medicine, Senior Vice President for Health Sciences, and Dean, Stony Brook University School of Medicine, Stony Brook, New York
Hematopoiesis and Hematopoietic Growth Factors

Keith S. Kaye, MD, MPH
Professor of Medicine, University of Michigan Medical School, Ann Arbor, Michigan
Diseases Caused by Acinetobacter *and* Stenotrophomonas *Species*

Armand Keating, MD
Professor of Medicine and Professor, Institute of Biomaterials and Biomedical Engineering, University of Toronto, Toronto, Canada
Hematopoietic Stem Cell Transplantation

Robin K. Kelley, MD
Associate Professor of Clinical Medicine, University of California, San Francisco, School of Medicine, San Francisco, California
Liver and Biliary Tract Cancers

Morton J. Kern, MD
Professor of Medicine and Associate Chief of Cardiology, University of California, Irvine, Orange, California; Chief of Medicine, Long Beach Veterans Health Care System, Long Beach, California
Catheterization and Angiography

Gerald T. Keusch, MD
Professor of Medicine, Boston University School of Medicine, Boston, Massachusetts
Shigellosis

Fadlo R. Khuri, MD
President and Professor of Hematology and Medical Oncology, American University of Beirut; Adjunct Professor of Medicine, Pharmacology and Otolaryngology, Emory University School of Medicine, Atlanta, Georgia
Lung Cancer and Other Pulmonary Neoplasms

Louis V. Kirchhoff, MD, MPH
Professor of Internal Medicine (Infectious Diseases), Psychiatry, and Epidemiology, University of Iowa Carver College of Medicine and College of Public Health, Iowa City, Iowa
Chagas Disease

Ajay J. Kirtane, MD
Associate Professor of Medicine, Columbia University Vagelos College of Physicians and Surgeons; Chief Academic Officer, Center for Interventional Vascular Therapy; Director, Columbia University Irving Medical Center Cardiac Catheterization Laboratories, New York New York
Catheterization and Angiography

Amy D. Klion, MD
Senior Clinical Investigator, Laboratory of Parasitic Diseases, National Institute of Allergy and Infectious Diseases, National Institutes of Health, Bethesda, Maryland
Eosinophilic Syndromes

David S. Knopman, MD
Professor of Neurology, Mayo Clinic College of Medicine and Science, Rochester, Minnesota
Regional Cerebral Dysfunction: Higher Mental Functions; Cognitive Impairment and Dementia

Christine J. Ko, MD
Professor of Dermatology and Pathology, Yale University School of Medicine, New Haven, Connecticut
Approach to Skin Diseases

Dimitrios P. Kontoyiannis, MD, ScD
Texas 4000 Distinguished Endowed Professor For Cancer Research, Deputy Head, Division of Internal Medicine, University of Texas MD Anderson Cancer Center, Houston, Texas
Mucormycosis; Mycetoma and Dematiaceous Fungal Infections

Barbara S. Koppel, MD
Chief of Neurology, Metropolitan Hospital, New York, New York and Professor of Clinical Neurology, New York Medical College, Valhalla, New York
Nutritional and Alcohol-Related Neurologic Disorders

Kevin M. Korenblat, MD
Professor of Medicine, Washington University School of Medicine in St. Louis, St. Louis, Missouri
Approach to the Patient with Jaundice or Abnormal Liver Tests

Bruce R. Korf, MD, PhD
Professor of Genetics, University of Alabama at Birmingham and Chief Genomics Officer, UAB Medicine, Birmingham, Alabama
Principles of Genetics

Mark G. Kortepeter, MD, MPH
Professor of Epidemiology, College of Public Health, University of Nebraska, Omaha, Nebraska; Adjunct Professor of Preventive Medicine and Medicine, Uniformed Services University of the Health Sciences, Bethesda, Maryland
Bioterrorism

Shyamasundaran Kottilil, MD, PhD
Professor of Medicine and Associate Chief of Infectious Diseases at the Institute of Human Virology, University of Maryland School of Medicine, Baltimore, Maryland
Antiviral Therapy (Non-HIV)

Joseph A. Kovacs, MD
Senior Investigator, Critical Care Medicine Department, National Institutes of Health Clinical Center, Bethesda, Maryland
Pneumocystis *Pneumonia*

Thomas O. Kovacs, MD
Professor of Medicine, David Geffen School of Medicine at UCLA, Los Angeles, California
Gastrointestinal Hemorrhage

Kris V. Kowdley, MD
Director, Liver Care Network and Organ Care Research, Swedish Medical Center; Clinical Professor of Medicine, Washington State University, Elson S. Floyd College of Medicine, Seattle, Washington
Iron Overload (Hemochromatosis)

Monica Kraft, MD
Robert and Irene Flinn Professor and Chair, Department of Medicine, Deputy Director, Asthma and Airway Disease Research Center, University of Arizona Health Sciences, Tucson, Arizona
Approach to the Patient with Respiratory Disease

Christopher M. Kramer, MD
Ruth C. Heede Professor of Cardiology and Professor of Radiology, University of Virginia School of Medicine, Charlottesville, Virginia
Noninvasive Cardiac Imaging

Donna M. Krasnewich, MD, PhD
Program Director, NIGMS, National Institutes of Health, Bethesda, Maryland
Lysosomal Storage Diseases

Alexander Kratz, MD, PhD, MPH
Professor of Clinical Pathology and Cell Biology, Columbia University Vagelos College of Physicians and Surgeons; Director, Automated Core Laboratory and Point of Care Testing Service, Columbia University Irving Medical Center and NewYork-Presbyterian Hospital, New York, New York
Reference Intervals and Laboratory Values

Virginia Byers Kraus, MD, PhD
Professor of Medicine, Adjunct Professor of Pathology and Orthopaedic Surgery, Duke University School of Medicine, Duke Molecular Physiology Institute, Durham, North Carolina
Osteoarthritis

William E. Kraus, MD
Richard and Pat Johnson Distinguished University Professor, Duke University School of Medicine, Durham, North Carolina
Physical Activity

Peter J. Krause, MD
Senior Research Scientist, Yale University School of Public Health, Yale University School of Medicine, New Haven, Connecticut
Babesiosis and Other Protozoan Diseases

Daniela Kroshinsky, MD, MPH
Associate Professor of Dermatology, Massachusetts General Hospital, Harvard Medical School, Boston, Massachusetts
Macular, Papular, Purpuric, Vesicobullous, and Pustular Diseases

John F. Kuemmerle, MD
Charles M. Caravati Professor of Medicine, Chair, Division of Gastroenterology, Hepatology and Nutrition, Medical College of Virginia, Virginia Commonwealth University, Richmond, Virginia
Inflammatory and Anatomic Diseases of the Intestine, Peritoneum, Mesentery, and Omentum

Ernst J. Kuipers, MD, PhD
Professor of Medicine, Erasmus MC University Medical Center, Rotterdam, Netherlands
Acid Peptic Disease

Daniel Laheru, MD
Ian T. MacMillan Professorship in Clinical Pancreatic Research, Johns Hopkins University School of Medicine, Baltimore, Maryland
Pancreatic Cancer

Donald W. Landry, MD, PhD
Samuel Bard Professor and Chair, Department of Medicine, Columbia University Vagelos College of Physicians and Surgeons and Physician-in-Chief, Columbia University Irving Medical Center, New York, New York
Approach to the Patient with Renal Disease

Anthony E. Lang, MD
Jack Clark Chair in Parkinson's Disease Research and Director, Division of Neurology, University of Toronto; Director, Morton and Gloria Shulman Movement Disorders Clinic and Edmond J Safra Program in Parkinson's Disease, University Health Network, Toronto Western Hospital, Toronto, Ontario, Canada
Parkinsonism; Other Movement Disorders

Richard A. Lange, MD, MBA
Rick and Ginger Francis Endowed Professor and President, Texas Tech University Health Sciences Center, El Paso; Dean, Paul L. Foster School of Medicine, El Paso, Texas
Acute Coronary Syndrome: Unstable Angina and Non–ST Elevation Myocardial Infarction

Frank A. Lederle, MD[†]
Formerly Professor of Medicine, University of Minnesota School of Medicine; Director of the Minneapolis Veterans Administration Center for Epidemiological and Clinical Research, Minneapolis, Minnesota
Diseases of the Aorta

William M. Lee, MD
Meredith Mosle Chair in Liver Disease and Professor of Internal Medicine, University of Texas Southwestern Medical Center at Dallas, Dallas, Texas
Toxin- and Drug-Induced Liver Disease

James E. Leggett, MD
Department of Medical Education, Providence Portland Medical Center; Associate Professor of Medicine Emeritus, Division of Infectious Diseases, Oregon Health & Science University, Portland, Oregon
Approach to Fever or Suspected Infection in the Normal Host

Glenn N. Levine, MD
Professor of Medicine, Baylor College of Medicine; Director, Cardiac Care Unit, Michael E. DeBakey VA Medical Center, Houston, Texas
Antithrombotic and Antiplatelet Therapy

[†]Falecido.

Marc S. Levine, MD
Emeritus Professor of Radiology, University of Pennsylvania Perelman School of Medicine, Philadelphia, Pennsylvania
Diagnostic Imaging Procedures in Gastroenterology

Stephanie M. Levine, MD
Professor of Medicine, University of Texas Health San Antonio, San Antonio, Texas
Alveolar Filling Disorders

Gary R. Lichtenstein, MD
Professor of Medicine, University of Pennsylvania Perelman School of Medicine; Director, Center for Inflammatory Bowel Disease, Department of Medicine, Hospital of the University of Pennsylvania, Philadelphia, Pennsylvania
Inflammatory Bowel Disease

Jeffrey M. Liebmann, MD
Shirlee and Bernard Brown Professor and Vice Chair, Department of Ophthalmology, Columbia University Vagelos College of Physicians and Surgeons, New York, New York
Diseases of the Visual System

Henry W. Lim, MD
Chairman and C.S. Livingood Chair Emeritus of Dermatology, Henry Ford Hospital; Senior Vice President for Academic Affairs, Henry Ford Health System, Detroit, Michigan
Eczemas, Photodermatoses, Papulosquamous (Including Fungal) Diseases, and Figurate Erythemas

Aldo A.M. Lima, MD, PhD
Professor, Instituto de Biomedicina, Universidade Federal do Ceará, Fortaleza, Ceará, Brasil
Cryptosporidiosis; Trematode Infections

Geoffrey S.F. Ling, MD, PhD
Professor of Neurology, Johns Hopkins University School of Medicine, Baltimore, Maryland
Traumatic Brain Injury and Spinal Cord Injury

Mark S. Link, MD
Professor of Medicine, University of Texas Southwestern Medical Center, Dallas, Texas
Electrocardiography

Donald M. Lloyd-Jones, MD, ScM
Chair and Eileen M. Foell Professor of Preventive Medicine, Senior Associate Dean for Clinical & Translational Research, Northwestern University Feinberg School of Medicine, Chicago, Illinois
Epidemiology of Cardiovascular Disease

Bennett Lorber, MD, DSc
Thomas M. Durant Professor of Medicine and Professor of Microbiology and Immunology, Lewis Katz School of Medicine at Temple University, Philadelphia, Pennsylvania
Listeriosis

Arnold Louie, MD
Professor of Medicine, Molecular Genetics and Microbiology and Associate Director, Institute for Therapeutic Innovation, University of Florida College of Medicine, Orlando, Florida
Antibacterial Chemotherapy

Daniel R. Lucey, MD, MPH
Adjunct Professor, Department of Medicine/Infectious Diseases, Georgetown University Medical Center, Washington, D.C.
Anthrax

Jeffrey M. Lyness, MD
Professor of Psychiatry & Neurology and Senior Associate Dean for Academic Affairs, University of Rochester School of Medicine & Dentistry, Rochester, New York
Psychiatric Disorders in Medical Practice

C. Ronald MacKenzie, MD
C. Ronald MacKenzie Chair in Ethics and Medicine, Hospital for Special Surgery; Professor of Clinical Medicine and Medical Ethics, Weill Cornell Medical College, New York, New York
Surgical Treatment of Joint Diseases

Harriet L. MacMillan, CM, MD, MSc
Chedoke Health Chair in Child Psychiatry and Professor of Psychiatry & Behavioural Neurosciences and of Pediatrics, Offord Centre for Child Studies, McMaster University Michael G. DeGroote School of Medicine, Hamilton, Ontario, Canada
Intimate Partner Violence

Robert D. Madoff, MD
Professor of Surgery, University of Minnesota, Minneapolis, Minnesota
Diseases of the Rectum and Anus

Frank Maldarelli, MD, PhD
Head, Clinical Retrovirology Section, HIV Dynamics and Replication Program, NCI-Frederick, Frederick, Maryland
Biology of Human Immunodeficiency Viruses

Atul Malhotra, MD
Kenneth M. Moser Professor of Medicine, Chief of Pulmonary and Critical Care Medicine, Director of Sleep Medicine, University of California, San Diego, School of Medicine, La Jolla, California
Disorders of Ventilatory Control

Mark J. Manary, MD
Helene B. Roberson Professor of Pediatrics, Washington University School of Medicine in St. Louis, St. Louis, Missouri; Senior Lecturer, Department of Community Health, University of Malawi College of Medicine, Blantyre, Malawi
Protein-Energy Malnutrition

Peter Manu, MD
Professor of Medicine and Psychiatry, Donald and Barbara Zucker School of Medicine at Hofstra/Northwell, Hempstead, New York; Director of Medical Services, South Oaks Hospital, Amityville, New York
Medical Consultation in Psychiatry

Luis A. Marcos, MD, MPH
Associate Professor of Clinical Medicine, School of Medicine, Stony Brook University, Stony Brook, New York
Trematode Infections

Ariane J. Marelli, MD, MPH
Professor of Medicine and Director, McGill Adult Unit for Congenital Heart Disease, McGill University Health Centre, Montreal, Quebec, Canada
Congenital Heart Disease in Adults

Xavier Mariette, MD, PhD
Professor of Rheumatology, Université Paris-Sud, AP-HP, Le Kremlin Bicêtre, France
Sjögren Syndrome

Andrew R. Marks, MD
Wu Professor and Chair, Department of Physiology and Cellular Biophysics, Director, Helen and Clyde Wu Center for Molecular Cardiology, Columbia University Vagelos College of Physicians & Surgeons, New York, New York
Cardiac and Circulatory Function

Kieren A. Marr, MD
Professor of Medicine and Oncology and Director, Transplant and Oncology Infectious Diseases, John Hopkins University School of Medicine, Baltimore, Maryland
Approach to Fever and Suspected Infection in the Immunocompromised Host

Thomas J. Marrie, MD
Professor of Medicine and Dean Emeritus, Faculty of Medicine, Dalhousie University, Halifax, Nova Scotia, Canada
Legionella *Infections*

Paul Martin, MD
Professor of Medicine and Chief, Division of Gastroenterology and Hepatology, University of Miami Miller School of Medicine, Miami, Florida
Approach to the Patient with Liver Disease

Fernando J. Martinez, MD, MS
Bruce Webster Professor of Internal Medicine and Chief, Division of Pulmonary and Critical Care Medicine, Weill Cornell Medical College, New York, New York
Interstitial Lung Disease

Joel B. Mason, MD
Professor of Medicine and Nutrition, Tufts University School of Medicine; Director, Vitamins & Carcinogenesis Laboratory, U.S.D.A. Human Nutrition Research Center at Tufts University, Boston, Massachusetts
Vitamins, Trace Minerals, and Other Micronutrients

Henry Masur, MD
Chief, Critical Care Medicine Department, Clinical Center, National Institutes of Health, Bethesda, Maryland
Microbial Complications in Patients Infected with Human Immunodeficiency Virus

Amy J. Mathers, MD
Associate Professor of Medicine and Pathology, Associate Director of Clinical Microbiology, Medical Director Antimicrobial Stewardship, University of Virginia School of Medicine, Charlottesville, Virginia
Infections Due to Other Members of the Enterobacteriaceae, Including Management of Multidrug-Resistant Strains

Eric L. Matteson, MD, MPH
Professor of Medicine, Mayo Clinic College of Medicine and Science, Rochester, Minnesota
Infections of Bursae, Joints, and Bones

Michael A. Matthay, MD
Professor of Medicine and Anesthesia, University of California, San Francisco, San Francisco, California
Acute Respiratory Failure

Emeran A. Mayer, MD
Professor of Medicine and Psychiatry, Executive Director G. Oppenheimer Center for Neurobiology of Stress and Resilience, David Geffen School of Medicine at UCLA, Los Angeles, California
Functional Gastrointestinal Disorders: Irritable Bowel Syndrome, Dyspepsia, Esophageal Chest Pain, and Heartburn

Stephan A. Mayer, MD
William T. Gossett Endowed Chair of Neurology, Henry Ford Health System, Professor of Neurology, Wayne State University School of Medicine, Detroit, Michigan
Hemorrhagic Cerebrovascular Disease

F. Dennis McCool, MD
Professor of Medicine, Warren Alpert Medical School of Brown University, Providence, Rhode Island; Memorial Hospital of Rhode Island, Pawtucket, Rhode Island
Diseases of the Diaphragm, Chest Wall, Pleura, and Mediastinum

Iain McInnes, PhD
Professor of Experimental Medicine and Director, Institute of Infection, Immunity and Inflammation, University of Glasgow, Glasgow, United Kingdom
Rheumatoid Arthritis

William J. McKenna, MD
Emeritus Professor of Cardiology, Institute of Cardiovascular Science, University College London, London, United Kingdom
Diseases of the Myocardium and Endocardium

Vallerie McLaughlin, MD
Professor of Medicine, University of Michigan Medical School; Director, Pulmonary Hypertension Program, Ann Arbor, Michigan
Pulmonary Hypertension

John J.V. McMurray, BSc, MB ChB, MD
Professor of Medical Cardiology, British Heart Foundation Cardiovascular Research Centre, University of Glasgow; Honorary Consultant Cardiologist, Queen Elizabeth University Hospital Glasgow, Glasgow, Scotland, United Kingdom
Heart Failure: Management and Prognosis

Kenneth R. McQuaid, MD
Professor of Clinical Medicine and Vice-Chair, Department of Medicine, University of California, San Francisco, School of Medicine; Chief of Gastroenterology and of the Medical Service, San Francisco Veterans, Affairs Medical Center, San Francisco, California
Approach to the Patient with Gastrointestinal Disease

Paul S. Mead, MD, MPH
Chief, Bacterial Diseases Branch, Division of Vector-Borne Diseases, Centers for Disease Control and Prevention, Fort Collins, Colorado
Plague and Other Yersinia *Infections*

Robert T. Means, Jr., MD
Professor of Internal Medicine, East Tennessee State University James H. Quillen College of Medicine, Johnson City, Tennessee
Approach to the Anemias

Graeme Meintjes, MB ChB, MPH, PhD
Professor of Medicine, University of Cape Town, Cape Town, South Africa
Immune Reconstitution Inflammatory Syndrome in HIV/AIDS

Genevieve B. Melton-Meaux, MD, PhD
Professor of Surgery, University of Minnesota Medical School, Minneapolis, Minnesota
Diseases of the Rectum and Anus

Samuel T. Merrick, MD
Professor of Clinical Medicine, Weill Cornell Medical College, New York, New York
Systemic Manifestations of HIV/AIDS

Marc Michel, MD
Professor and Head of the Unit of Internal Medicine, Henri Mondor University Hospital, Assistance Publique Hopitaux de Paris, Université Paris-Est Créteil, Creteil, France
Autoimmune and Intravascular Hemolytic Anemias

Jonathan W. Mink, MD, PhD
Professor of Neurology, University of Rochester School of Medicine & Dentistry, Rochester, New York
Congenital, Developmental, and Neurocutaneous Disorders

William E. Mitch, MD
Professor of Medicine, Baylor College of Medicine, Houston, Texas
Chronic Kidney Disease

Bruce A. Molitoris, MD
Distinguished Professor of Medicine, Indiana University School of Medicine, Indianapolis, Indiana
Acute Kidney Injury

José G. Montoya, MD
Professor of Medicine, Division of Infectious Diseases and Geographic Medicine, Stanford University School of Medicine, Stanford, California; Director, Palo Alto Medical Foundation Toxoplasma Serology Laboratory, National Reference Center for the Study and Diagnosis of Toxoplasmosis, Palo Alto, California
Toxoplasmosis

Ernest Moy, MD, MPH
Executive Director, Office of Health Equity, Veterans Health Administration, Washington, D.C.
Measuring Health and Health Care

Debabrata Mukherjee, MD, MS
Professor and Chairman, Department of Internal Medicine, Chief, Cardiovascular Medicine, Texas Tech University Health Sciences Center, El Paso, Texas
Acute Coronary Syndrome: Unstable Angina and Non–ST Elevation Myocardial Infarction

Andrew H. Murr, MD
Professor and Chairman, Department of Otolaryngology-Head and Neck Surgery, University of California, San Francisco, School of Medicine, San Francisco, California
Approach to the Patient with Nose, Sinus, and Ear Disorders

Daniel M. Musher, MD
Distinguished Service Professor of Medicine and Professor of Molecular Virology and Microbiology, Baylor College of Medicine; Staff Physician, Infectious Disease Section, Michael E. DeBakey VA Medical Center, Houston, Texas
Overview of Pneumonia

Robert J. Myerburg, MD
Professor of Medicine and Physiology, Department of Medicine, University of Miami Miller School of Medicine, Miami, Florida
Approach to Cardiac Arrest and Life-Threatening Arrhythmias

Kari C. Nadeau, MD, PhD
Naddisy Family Foundation Professor of Allergy and Director, Sean N. Parker Center for Allergy and Asthma Research at Stanford University, Stanford, California
Approach to the Patient with Allergic or Immunologic Disease

Stanley J. Naides, MD
President, Stanley J. Naides, M.D., P.C., Dana Point, California
Arboviruses Causing Fever and Rash Syndromes

Theodore E. Nash, MD
Principal Investigator, Clinical Parasitology Section, National Institutes of Allergy and Infectious Diseases, National Institutes of Health, Bethesda, Maryland
Giardiasis

Avindra Nath, MD
Chief, Section of Infections of the Nervous System, National Institutes of Neurological Diseases and Stroke, National Institutes of Health, Bethesda, Maryland
Cytomegalovirus, Epstein-Barr Virus, and Slow Virus Infections of the Central Nervous System; Meningitis: Bacterial, Viral, and Other; Brain Abscess and Parameningeal Infections

Genevieve Neal-Perry, MD, PhD
Professor of Obstetrics and Gynecology and Director of the Reproductive Endocrinology and Infertility Center, University of Washington School of Medicine, Seattle, Washington
Menopause

Anne T. Neff, MD
Professor of Medicine, Hematology/Medical Oncology, Cleveland Clinic Lerner College of Medicine; Staff Physician, Cleveland Clinic Foundation, Cleveland, Ohio
Von Willebrand Disease and Hemorrhagic Abnormalities of Platelet and Vascular Function

Eric G. Neilson, MD
Vice President for Medical Affairs and Lewis Landsberg Dean and Professor of Medicine and of Cell and Developmental Biology, Northwestern University Feinberg School of Medicine, Chicago, Illinois
Tubulointerstitial Diseases

Christina A. Nelson, MD, MPH
Medical Officer, Bacterial Diseases Branch, Division of Vector-Borne Diseases, Centers for Disease Control and Prevention, Fort Collins, Colorado
Plague and Other Yersinia *Infections*

Lewis S. Nelson, MD
Professor and Chair, Department of Emergency Medicine; Director, Division of Medical Toxicology, Rutgers New Jersey Medical School, Newark, New Jersey
Acute Poisoning

Eric J. Nestler, MD, PhD
Nash Family Professor of Neuroscience, Director, Friedman Brain Institute, Icahn School of Medicine at Mount Sinai, New York, New York
Biology of Addiction

Anne B. Newman, MD, MPH
Distinguished Professor and Chair, Department of Epidemiology, Katherine M. Detre Endowed Chair of Population Health Sciences; Director, Center for Aging and Population Health, Professor of Medicine, and Clinical and Translational Science Graduate School of Public Health, University of Pittsburgh; Clinical Director, Aging Institute of UPMC and Pitt, Pittsburgh, Pennsylvania
Epidemiology of Aging: Implications of an Aging Society

Lindsay E. Nicolle, MD
Professor Emeritus, Department of Internal Medicine, University of Manitoba, Winnipeg, Manitoba, Canada
Approach to the Patient with Urinary Tract Infection

Lynnette K. Nieman, MD
Senior Investigator, Diabetes, Endocrinology and Obesity Branch, NIDDK/NIH, Bethesda, Maryland
Approach to the Patient with Endocrine Disease; Adrenal Cortex; Polyglandular Disorders

Gaetane Nocturne, MD, PhD
Associate Professor of Rheumatology, Université Paris-Sud, AP-HP, Le Kremlin Bicêtre, France
Sjögren Syndrome

Christopher M. O'Connor, MD
Adjunct Professor of Medicine, Duke University School of Medicine, Durham, North Carolina; CEO, Inova Heart and Vascular Institute, Fairfax, Virginia
Heart Failure: Pathophysiology and Diagnosis

Francis G. O'Connor, MD, MPH
Professor and Medical Director, Consortium for Health and Military Performance, Uniformed Services University of the Health Sciences, Bethesda, Maryland
Disorders Due to Heat and Cold; Rhabdomyolysis

Patrick G. O'Connor, MD, MPH
Dan Adams and Amanda Adams Professor and Chief, General Internal Medicine, Yale University School of Medicine, New Haven, Connecticut
Alcohol Use Disorders

James R. O'Dell, MD
Bruce Professor and Vice Chair of Internal Medicine, University of Nebraska Medical Center College of Medicine; Chief of Rheumatology, Medicine, Omaha VA, Omaha, Nebraska
Rheumatoid Arthritis

Anne E. O'Donnell, MD
The Nehemiah and Naomi Cohen Chair in Pulmonary Disease Research, Chief, Division of Pulmonary, Critical Care and Sleep Medicine, Georgetown University Medical Center, Washington, D.C.
Bronchiectasis, Atelectasis, Cysts, and Localized Lung Disorders

Jae K. Oh, MD
Professor of Medicine, Mayo Clinic College of Medicine and Science, Rochester, Minnesota; Director, Heart Vascular Stroke Institute, Samsung Medical Center, Seoul, Gangnam, South Korea
Pericardial Diseases

Pablo C. Okhuysen, MD
Professor of Infectious Diseases, Infection Control and Employee Health, University of Texas MD Anderson Cancer Center; Adjunct Professor of Infectious Diseases, Baylor College of Medicine; Adjunct Professor of Epidemiology, Human Genetics and Environmental Health, University of Texas School of Public Health; Adjunct Professor of Infectious Diseases, McGovern Medical School at the University of Texas Health Science Center at Houston, Houston, Texas
Approach to the Patient with Suspected Enteric Infection

Michael S. Okun, MD
Professor and Chair of Neurology, Fixel Institute for Neurological Diseases, University of Florida College of Medicine, Gainesville, Florida
Parkinsonism; Other Movement Disorders

Jeffrey E. Olgin, MD
Gallo-Chatterjee Distinguished Professor and Chief of Cardiology, University of California, San Francisco, School of Medicine, San Francisco, California
Approach to the Patient with Suspected Arrhythmia

Nancy J. Olsen, MD
Professor of Medicine, Penn State Milton S. Hershey Medical Center, Hershey, Pennsylvania
Biologic Agents and Signaling Inhibitors

Walter A. Orenstein, MD, DSc
Professor of Medicine, Pediatrics, Epidemiology & Global Health, Emory University School of Medicine; Associate Director, Emory Vaccine Center, Atlanta, Georgia
Immunization

John J. O'Shea, MD
Scientific Director, National Institute of Arthritis and Musculoskeletal and Skin Diseases, National Institutes of Health, Bethesda, Maryland
Biologic Agents and Signaling Inhibitors

Douglas R. Osmon, MD
Professor of Medicine, Mayo Clinic College of Medicine and Science; Consultant, Division Infectious Disease, Mayo Clinic, Rochester, Minnesota
Infections of Bursae, Joints, and Bones

Catherine M. Otto, MD
J. Ward Kennedy-Hamilton Endowed Chair in Cardiology and Professor of Medicine, University of Washington School of Medicine; Director, Heart Valve Clinic, Associate Director, Echocardiography, University of Washington Medical Center, Seattle, Washington
Echocardiography

Martin G. Ottolini, MD
Professor of Pediatrics and Director, Capstone Student Research Program, Uniformed Services University of the Health Sciences; Consultant, Pediatric Infectious Diseases, Pediatrics, Walter Reed National Military Medical Center, Bethesda, Maryland
Measles

Peter G. Pappas, MD
Professor of Medicine, University of Alabama at Birmingham School of Medicine, Birmingham, Alabama
Candidiasis; Mycetoma and Dematiaceous Fungal Infections

Ben Ho Park, MD, PhD
The Donna S. Hall Professor of Medicine, Vanderbilt University School of Medicine; Co-Leader Breast Cancer Research; Director of Precision Oncology; Associate Director for Translational Research, Vanderbilt-Ingram Cancer Center, Nashville, Tennessee
Cancer Biology and Genetics

Pankaj Jay Pasricha, MD
Professor of Medicine and Neuroscience, Johns Hopkins University School of Medicine, Baltimore, Maryland
Gastrointestinal Endoscopy

Manisha Patel, MD, MS
Measles, Mumps, Rubella, Herpesvirus, and Domestic Polio Epidemiology Team Lead, National Center for Immunization and Respiratory Diseases, Centers for Disease Control and Prevention, Atlanta, Georgia
Mumps

Robin Patel, MD
Elizabeth P. and Robert E. Allen Professor of Individualized Medicine and Professor of Medicine and of Microbiology; Chair, Division of Clinical Microbiology; Consultant, Divisions of Clinical Microbiology and Infectious Diseases; Director, Infectious Diseases Research Laboratory, Mayo Clinic College of Medicine and Science, Rochester, Minnesota
Introduction to Microbial Disease: Pathophysiology and Diagnostics

David L. Paterson, MBBS, PhD
Professor of Medicine and Director, Centre for Clinical Research, University of Queensland, Herston, Queensland; Consultant Infectious Diseases Physician, Department of Infectious Diseases, Royal Brisbane and Women's Hospital, Brisbane, Australia
Infections Due to Other Members of the Enterobacteriaceae, Including Management of Multidrug-Resistant Strains

Jean-Michel Pawlotsky, MD, PhD
Professor, Department of Virology, Henri Mondor University Hospital, Creteil, France
Acute Viral Hepatitis; Chronic Viral and Autoimmune Hepatitis

Thomas H. Payne, MD
Professor of Medicine, University of Washington School of Medicine; Medical Director, Information Technology Services, UW Medicine, Seattle, Washington
Statistical Interpretation of Data and Using Data for Clinical Decisions

Richard D. Pearson, MD
Professor Emeritus of Medicine, University of Virginia School of Medicine, Charlottesville, Virginia
Antiparasitic Therapy

Trish M. Perl, MD, MSc
Jay Sanford Professor of Medicine and Chief of Infectious Diseases and Geographic Medicine, University of Texas Southwestern Medical Center Dallas, Texas
Enterococcal Infections

Michael A. Pesce, PhD
Professor Emeritus of Pathology and Cell Biology, Columbia University Vagelos College of Physicians and Surgeons, New York, New York
Reference Intervals and Laboratory Values

Brett W. Petersen, MD, MPH
Epidemiology Team Lead, Poxvirus and Rabies Branch, Centers for Disease Control and Prevention, Atlanta, Georgia
Smallpox, Monkeypox, and Other Poxvirus Infections

William A. Petri, Jr., MD, PhD
Wade Hampton Frost Professor of Epidemiology and Vice Chair for Research, Department of Medicine, University of Virginia School of Medicine, Charlottesville, Virginia
Relapsing Fever and Other Borrelia *Infections; African Sleeping Sickness; Amebiasis*

Marc A. Pfeffer, MD, PhD
Dzau Professor of Medicine, Harvard Medical School; Senior Physician, Brigham and Women's Hospital, Boston, Massachusetts
Heart Failure: Management and Prognosis

David S. Pisetsky, MD, PhD
Professor of Medicine and Immunology, Duke University School of Medicine, Chief, Rheumatology, VA Medical Center, Durham, North Carolina
Laboratory Testing in the Rheumatic Diseases

Frank Powell, PhD
Professor of Medicine, University of California, San Diego, School of Medicine, La Jolla, California
Disorders of Ventilatory Control

Reed E. Pyeritz, MD, PhD
Professor of Medicine, University of Pennsylvania Perelman School of Medicine, Philadelphia, Pennsylvania
Inherited Diseases of Connective Tissue

Thomas C. Quinn, MD, MSc
Professor of Medicine and Pathology, Director, Center for Global Health, Johns Hopkins University School of Medicine; Associate Director, National Institute of Allergy and Infectious Diseases, National Institutes of Health, Baltimore, Maryland
Epidemiology and Diagnosis of Human Immunodeficiency Virus Infection and Acquired Immunodeficiency Syndrome

Vincent R. Racaniello, PhD
Higgins Professor of Microbiology and Immunology, Vagelos College of Physicians ans Surgeons, Columbia University Irving Medical Center, New York, New York
Severe Acute Respiratory Syndrome Coronavirus 2

Jai Radhakrishnan, MD, MS
Professor of Medicine, Columbia University Vagelos College of Physicians and Surgeons; Clinical Chief, Division of Nephrology, Columbia University Irving Medical Center, New York, New York
Glomerular Disorders and Nephrotic Syndromes

Jerald Radich, MD
Associate Professor of Medical Oncology, Clinical Research Division, Fred Hutchinson Cancer Research Center and University of Washington School of Medicine, Seattle, Washington
Chronic Myeloid Leukemia

Petros I. Rafailidis, MD, PhD, MSc
Assistant Professor Internal Medicine-Infectious Diseases, Democritus University of Thrace; Beta University Department of Internal Medicine, University General Hospital of Greece, Alexandroupolis, Greece; Senior Researcher, Alfa Institute of Biomedical Sciences, Athens, Greece
Pseudomonas *and Related Gram-Negative Bacillary Infections*

Ganesh Raghu, MD
Professor of Medicine and Laboratory Medicine (adjunct), University of Washington School of Medicine; Director, Center for Interstitial Lung Diseases, UW Medicine; Co-Director, Scleroderma Clinic, University of Washington Medical Center, Seattle, Washington
Interstitial Lung Disease

Margaret V. Ragni, MD, MPH
Professor of Medicine, and Clinical Translational Science, University of Pittsburgh School of Medicine; Director, Hemophilia Center of Western Pennsylvania, Pittsburgh, Pennsylvania
Hemorrhagic Disorders: Coagulation Factor Deficiencies

Srinivasa N. Raja, MD
Professor of Anesthesiology, Critical Care Medicine, and Neurology; Director of Pain Research, Division of Pain Medicine, Johns Hopkins University School of Medicine, Baltimore, Maryland
Pain

S. Vincent Rajkumar, MD
Edward W. and Betty Knight Scripps Professor of Medicine, Mayo Clinic College of Medicine and Science, Rochester, Minnesota
Plasma Cell Disorders

James D. Ralston, MD, MPH
Senior Investigator, Kaiser Permanente Washington Health Research Institute, Seattle, Washington
Comprehensive Chronic Disease Management

Stuart H. Ralston, MB ChB
Professor of Rheumatology, University of Edinburgh, Edinburgh, United Kingdom
Paget Disease of Bone

Didier Raoult, MD, PhD
Professor, Aix-Marseille Université, Faculté de Médecine, Chief, Institut Hospitalo-Universitaire Méditerranée-Infection, Marseille, France
Bartonella *Infections; Rickettsial Infections*

Adam J. Ratner, MD, MPH
Associate Professor of Pediatrics and Microbiology and Chief, Division of Pediatric Infectious Diseases, New York University School of Medicine, New York, New York
Haemophilus *and* Moraxella *Infections*

Annette C. Reboli, MD
Dean and Professor of Medicine, Cooper Medical School of Rowan University and Cooper University Hospital, Camden, New Jersey
Erysipelothrix *Infections*

K. Rajender Reddy, MD
Ruimy Family President's Distinguished Professor of Internal Medicine, University of Pennsylvania Perelman School of Medicine, Philadelphia, Pennsylvania
Bacterial, Parasitic, Fungal, and Granulomatous Liver Diseases

Donald A. Redelmeier, MD
Professor of Medicine, University of Toronto; Canada Research Chair, Medical Decision Science; Senior Scientist, Evaluative Clinical Sciences, Sunnybrook Research Institute; Staff Physician, Sunnybrook Health Sciences Centre, Toronto, Ontario, Canada
Postoperative Care and Complications

Susan E. Reef, MD
Medical Epidemiologist, Global Immunization Division, Centers for Disease Control and Prevention, Atlanta, Georgia
Rubella (German Measles)

John Reilly, MD
Richard D. Krugman Endowed Chair and Dean, School of Medicine, and Vice Chancellor for Health Affairs, University of Colorado School of Medicine, Aurora, Colorado
Chronic Obstructive Pulmonary Disease

Megan E. Reller, MD, PhD
Associate Professor of Medicine, Duke University School of Medicine, Durham, North Carolina
Zoonoses

Neil M. Resnick, MD
Thomas Detre Professor of Medicine and Chief, Division of Geriatric Medicine and Gerontology, University of Pittsburgh Medical Center, Pittsburgh, Pennsylvania
Urinary Incontinence

David B. Reuben, MD
Archstone Professor and Chief, Division of Geriatrics, David Geffen School of Medicine at UCLA, Los Angeles, California
Geriatric Assessment

Jennifer G. Robinson, MD, MPH
Professor of Epidemiology and Medicine, Director, Prevention Intervention Center, Department of Epidemiology, University of Iowa Carver College of Medicine, Iowa City, Iowa
Disorders of Lipid Metabolism

Inez Rogatsky, PhD
Professor of Microbiology and Immunology, Weill Cornell Medical College; Senior Scientist, Arthritis and Tissue Degeneration Program, Hospital for Special Surgery, New York, New York
Immunomodulatory Drugs

Joseph G. Rogers, MD
Professor of Medicine, Duke University School of Medicine, Durham, North Carolina
Heart Failure: Pathophysiology and Diagnosis

Jean-Marc Rolain, PharmD, PhD
Professor, Aix-Marseille Université and Institut Hospitalo-Universitaire Méditerranée Infection, Marseille, France
Bartonella *Infections*

Barrett J. Rollins, MD, PhD
Linde Family Professor of Medicine, Dana-Farber Cancer Institute, Brigham & Women's Hospital and Harvard Medical School, Boston, Massachusetts
Histiocytoses

José R. Romero, MD
Horace C. Cabe Professor of Infectious Diseases, Department of Pediatrics, University of Arkansas for Medical Sciences; Director, Pediatric Infectious Diseases Section, Arkansas Children's Hospital; Director, Clinical Trials Research, Arkansas Children's Research Institute, Little Rock, Arkansas
Enteroviruses

Karen Rosene-Montella, MD
President, Karen Rosene, LLC; Senior Consultant the Levinson Institute; Professor Emerita of Medicine, Warren Alpert Medical School at Brown University, Providence, Rhode Island
Common Medical Problems in Pregnancy

Philip J. Rosenthal, MD
Professor of Medicine, University of California, San Francisco, School of Medicine, San Francisco, California
Malaria

James A. Russell, MD
Professor of Medicine, University of British Columbia, Vancouver, British Columbia
Shock Syndromes Related to Sepsis

Anil K. Rustgi, MD
Irving Professor of Medicine, Director, Herbert Irving Comprehensive Cancer Center; Chief, NewYork-Presbyterian Hospital/Columbia University Irving Medical Center Cancer Service, Columbia University Vagelos College of Physicians and Surgeons, New York, New York
Neoplasms of the Esophagus and Stomach

Daniel E. Rusyniak, MD
Professor of Emergency Medicine, Indiana University School of Medicine, Indianapolis, Indiana
Chronic Poisoning: Trace Metals and Others

George Sakoulas, MD
Associate Adjunct Professor, Division of Host-Microbe Systems & Therapeutics, University of California, San Diego, School of Medicine, La Jolla, California; Infectious Disease Consultant, Sharp Healthcare, San Diego, California
Staphylococcal Infections

Robert A. Salata, MD
STERIS Chair of Excellence in Medicine, Professor and Chairman, Department of Medicine, Case Western Reserve University School of Medicine; Physician-in-Chief, Master Clinician in Infectious Diseases, University Hospitals Cleveland Medical Center, Cleveland, Ohio
Brucellosis

Jane E. Salmon, MD
Collette Kean Research Chair, Hospital for Special Surgery; Professor of Medicine, Weill Cornell Medical College, New York, New York
Mechanisms of Immune-Mediated Tissue Injury

Edsel Maurice T. Salvana, MD, DTM&H
Associate Professor of Medicine and Director, Institute of Molecular Biology and Biotechnology, National Institutes of Health, University of the Philippines College of Medicine, Manila, Philippines
Brucellosis

Nanette Santoro, MD
Professor and E. Stewart Taylor Chair, Department of Obstetrics and Gynecology, University of Colorado School of Medicine, Aurora, Colorado
Menopause

Renato M. Santos, MD
Assistant Professor of Medicine, Emory University School of Medicine, Emory Heart and Vascular Center, John's Creek, Georgia
Vascular Disorders of the Kidney

Peter A. Santucci, MD
Professor of Medicine, Loyola University Medical Center, Maywood, Illinois
Electrophysiologic Interventional Procedures and Surgery

Patrice Savard, MD, MSc
Assistant Professor of Microbiology and Immunology, Université de Montréal; Director, Unité de Prévention, Centre Hospitalier de l'Université de Montréal, Québec, Canada
Enterococcal Infections

Michael N. Sawka, PhD
Professor, School of Biological Sciences, Georgia Institute of Technology, Atlanta, Georgia
Disorders Due to Heat and Cold

Paul D. Scanlon, MD
Professor of Medicine, Mayo Clinic College of Medicine and Science, Rochester, Minnesota
Respiratory Testing and Function

Andrew I. Schafer, MD
Professor of Medicine, Director, Richard T. Silver Center for Myeloproliferative Neoplasms, Weill Cornell Medical College, New York, New York
Approach to Medicine, the Patient, and the Medical Profession: Medicine as a Learned and Humane Profession; Thrombotic Disorders: Hypercoagulable States; Approach to the Patient with Bleeding and Thrombosis; Hemorrhagic Disorders: Disseminated Intravascular Coagulation, Liver Failure, and Vitamin K Deficiency

William Schaffner, MD
Professor of Preventive Medicine, Vanderbilt University School of Medicine, Nashville, Tennessee
Tularemia and Other Francisella *Infections*

W. Michael Scheld, MD
Bayer-Gerald L. Mandell Professor of Infectious Diseases; Professor of Medicine; Clinical Professor of Neurosurgery; David A. Harrison Distinguished Educator, University of Virginia Health System, Charlottesville, Virginia
Introduction to Microbial Disease: Pathophysiology and Diagnostics

Manuel Schiff, MD, PhD
Associate Professor of Pediatrics and Head of Metabolic Unit, Reference Center for Inborn Errors of Metabolism, Robert Debré University Hospital, Paris, France
Homocystinuria and Hyperhomocysteinemia

Michael L. Schilsky, MD
Professor of Medicine and Surgery, Yale University School of Medicine, New Haven, Connecticut
Wilson Disease

Robert T. Schooley, MD
Professor of Medicine, University of California, San Diego, School of Medicine, San Diego, California
Epstein-Barr Virus Infection

David L. Schriger, MD, MPH
Professor of Emergency Medicine, David Geffen School of Medicine at UCLA, Los Angeles, California
Approach to the Patient with Abnormal Vital Signs

Lynn M. Schuchter, MD
Professor of Medicine, C. Willard Robinson Professor and Chair of the Division of Hematology-Oncology, University of Pennsylvania Perelman School of Medicine, Philadelphia, Pennsylvania
Melanoma and Nonmelanoma Skin Cancers

Sam Schulman, MD, PhD
Professor of Medicine, McMaster University Michael G. DeGroote School of Medicine, Hamilton, Ontario, Canada
Antithrombotic and Antiplatelet Therapy

Lawrence B. Schwartz, MD, PhD
Charles and Evelyn Thomas Professor of Medicine, Medical College of Virginia, Virginia Commonwealth University, Richmond, Virginia
Systemic Anaphylaxis, Food Allergy, and Insect Sting Allergy

Carlos Seas, MD, MSc
Associate Professor of Medicine, Universidad Peruana Cayetano Heredia; Vice Director, Alexander von Humboldt Tropical Medicine Institute, Attending Physician, Infectious and Tropical Medicine, Hospital Nacional Cayetano Heredia, Lima, Peru
Cholera and Other Vibrio *Infections*

Steven A. Seifert, MD
Professor of Emergency Medicine, University of New Mexico School of Medicine; Medical Director, New Mexico Poison and Drug Information Center, Albuquerque, New Mexico
Envenomation, Bites, and Stings

Julian Lawrence Seifter, MD
James G. Haidas Distinguished Chair in Medicine, Brigham and Women's Hospital and Harvard Medical School, Boston, Massachusetts
Potassium Disorders; Acid-Base Disorders

Duygu Selcen, MD
Professor of Neurology and Pediatrics, Mayo Clinic College of Medicine and Science, Rochester, Minnesota
Muscle Diseases

Carol E. Semrad, MD
Professor of Medicine, University of Chicago Pritzker School of Medicine, Chicago, Illinois
Approach to the Patient with Diarrhea and Malabsorption

Harry Shamoon, MD
Professor of Medicine and Senior Associate Dean for Clinical & Translational Research, Albert Einstein College of Medicine; Director, Harold and Muriel Block Institute for Clinical and Translational Research at Einstein and Montefiore, Bronx, New York
Diabetes Mellitus

Pamela J. Shaw, DBE, MBBS, MD
Professor of Neurology, Sheffield Institute for Translational Neuroscience, University of Sheffield, Sheffield, United Kingdom
Amyotrophic Lateral Sclerosis and Other Motor Neuron Diseases

Beth H. Shaz, MD
Chief Medical and Scientific Officer, New York Blood Center; Adjunct Assistant Professor, Department of Pathology and Cell Biology, Columbia University Vagelos College of Physicians and Surgeons, New York, New York
Transfusion Medicine

Robert L. Sheridan, MD
Professor of Surgery, Harvard Medical School and Massachusetts General Hospital, COL (ret), U.S. Army, Boston, Massachusetts
Medical Aspects of Trauma and Burns

Stuart Sherman, MD
Glen A. Lehman Professor of Gastroenterology and Professor of Medicine and Radiology; Clinical Director of Gastroenterology and Hepatology, Indiana University School of Medicine, Indianapolis, Indiana
Diseases of the Gallbladder and Bile Ducts

Wun-Ju Shieh, MD, MPH, PhD
Deputy Chief/Medical Officer, Infectious Diseases Pathology Branch, Centers for Disease Control and Prevention, Atlanta, Georgia
Leptospirosis

Michael E. Shy, MD
Professor of Neurology and Pediatrics, University of Iowa Carver College of Medicine, Iowa City, Iowa
Peripheral Neuropathies

Ellen Sidransky, MD
Chief, Section of Molecular Neurogenetics, Medical Genetics Branch, NHGRI, National Institutes of Health, Bethesda, Maryland
Lysosomal Storage Diseases

Richard M. Siegel, MD, PhD
Clinical Director and Chief, Autoimmunity Branch, National Institute of Arthritis and Musculoskeletal and Skin Diseases, National Institutes of Health, Bethesda, Maryland
The Systemic Autoinflammatory Diseases

Costi D. Sifri, MD
Professor of Medicine and Medical Director, Immunocompromised Infectious Diseases Program, University of Virginia Health System, Charlottesville, Virginia
Approach to Fever and Suspected Infection in the Immunocompromised Host

Robert F. Siliciano, MD, PhD
Professor of Medicine, Johns Hopkins University School of Medicine; Investigator, Howard Hughes Medical Institute, Baltimore, Maryland
Immunopathogenesis of Human Immunodeficiency Virus Infection

Michael S. Simberkoff, MD
Professor of Medicine, New York University School of Medicine and Chief of Staff, VA New York Harbor Healthcare System, New York, New York
Haemophilus *and* Moraxella *Infections*

David L. Simel, MD, MHS
Professor of Medicine, Duke University School of Medicine; Chief of Medical Service, Durham Veterans Affairs Medical Center, Durham, North Carolina
Approach to the Patient: History and Physical Examination

Karl Skorecki, MD
Professor and Dean, Azriel Faculty of Medicine, Bar-Ilan University, Ramat Gan, Israel
Regenerative Medicine, Cell, and Gene Therapies

Arthur S. Slutsky, CM, MD
Professor of Medicine, Director, Interdepartmental Division of Critical Care Medicine, University of Toronto; Vice President (Research), St Michael's Hospital; Keenan Research Centre, Li Ka Shing Knowledge Institute, Toronto, Ontario, Canada
Mechanical Ventilation

Eric J. Small, MD
Professor of Medicine, Deputy Director and Chief Scientific Officer, UCSF Helen Diller Family Comprehensive Cancer Center, University of California, San Francisco, School of Medicine, San Francisco, California
Prostate Cancer

Gerald W. Smetana, MD
Professor of Medicine, Harvard Medical School and Physician, Division of General Medicine and Primary Care, Beth Israel Deaconess Medical Center, Boston, Massachusetts
Principles of Medical Consultation

Gordon Smith, MD
Professor and Chair of Neurology, Medical College of Virginia, Virginia Commonwealth University, Richmond, Virginia
Peripheral Neuropathies

Magdalena E. Sobieszczyk, MD, MPH
Associate Professor of Medicine, Vagelos College of Physicians and Surgeons, Columbia University Irving Medical Center, New York, New York
Severe Acute Respiratory Syndrome Coronavirus 2

Frederick S. Southwick, MD
Professor of Medicine, University of Florida College of Medicine, Gainesville, Florida
Nocardiosis

Allen M. Spiegel, MD
Dean Emeritus and Professor of Medicine, Albert Einstein College of Medicine, Bronx, New York
Principles of Endocrinology; Polyglandular Disorders

Robert Spiera, MD
Professor of Clinical Medicine, Weill Cornell Medical College; Director, Scleroderma, Vasculitis, & Myositis Center, Hospital for Special Surgery, New York, New York
Giant Cell Arteritis and Polymyalgia Rheumatica

Stanley M. Spinola, MD
Professor of Medicine, Microbiology and Immunology, Pathology and Laboratory Medicine and Chair, Microbiology and Immunology, Indiana University School of Medicine, Indianapolis, Indiana
Chancroid

Sally P. Stabler, MD
Professor of Medicine and Cleo Scott & Mitchell Vincent Allen Chair in Hematology Research, University of Colorado School of Medicine, Aurora, Colorado
Megaloblastic Anemias

Stephanie M. Stanford, PhD
Assistant Professor of Medicine, University of California, San Diego, School of Medicine, La Jolla, California
Mechanisms of Inflammation and Tissue Repair

Paul Stark, MD
Professor Emeritus of Radiology, University of California, San Diego, School of Medicine; Chief of Cardiothoracic Radiology, VA San Diego Healthcare System, La Jolla, California
Imaging in Pulmonary Disease

David P. Steensma, MD
Associate Professor of Medicine, Harvard Medical School and Physician, Dana-Farber Cancer Institute, Boston, Massachusetts
Myelodysplastic Syndromes

Theodore S. Steiner, MD
Professor and Associate Head, Division of Infectious Diseases, University of British Columbia, Vancouver, British Columbia, Canada
Escherichia Coli *Enteric Infections*

David S. Stephens, MD
Stephen W. Schwarzmann Distinguished Professor of Medicine and Chair, Department of Medicine, Emory University School of Medicine, Atlanta, Georgia
Neisseria Meningitidis *Infections*

David A. Stevens, MD
Professor of Medicine, Stanford University School of Medicine, Stanford, California; President and Principal Investigator, Infectious Diseases Research Laboratory, California Institute for Medical Research, San Jose, California
Systemic Antifungal Agents

Dennis L. Stevens, PhD, MD
Professor of Medicine, University of Washington School of Medicine, Seattle, Washington; Research & Development Service, Veterans Affairs Medical Center, Boise, Idaho
Nonpneumococcal Streptococcal Infections and Rheumatic Fever

James K. Stoller, MD, MS
Professor and Chairman, Education Institute, Jean Wall Bennett Professor of Medicine, Samson Global Leadership Endowed Chair, Cleveland Clinic Lerner College of Medicine, Cleveland Clinic, Cleveland, Ohio
Respiratory Monitoring in Critical Care

John H. Stone, MD, MPH
Professor of Medicine, Harvard Medical School, Director, Clinical Rheumatology, Massachusetts General Hospital, Boston, Massachusetts
The Systemic Vasculitides

Richard M. Stone, MD
Professor of Medicine, Harvard Medical School; Chief of the Medical Staff, Dana-Farber Cancer Institute, Boston, Massachusetts
Myelodysplastic Syndromes

Raymond A. Strikas, MD, MPH
Medical Officer, Immunization Services Division, Centers for Disease Control and Prevention, Atlanta, Georgia
Immunization

Edwin P. Su, MD
Associate Professor of Clinical Orthopaedics, Weill Cornell Medical College; Associate Attending Orthopaedic Surgeon, Hospital for Special Surgery, New York, New York
Surgical Treatment of Joint Diseases

Roland W. Sutter, MD, MPH&TM
Special Adviser to Director, Polio Eradication Department, World Health Organization, Geneva, Switzerland
Diphtheria and Other Corynebacterium *Infections*

Ronald S. Swerdloff, MD
Professor of Medicine, David Geffen School of Medicine at UCLA, Los Angeles, California; Chief, Division of Endocrinology, Metabolism and Nutrition, Harbor-UCLA Medical Center, Senior Investigator, Los Angeles Biomedical Research Institute, Torrance, California
The Testis and Male Hypogonadism, Infertility, and Sexual Dysfunction

Heidi Swygard, MD, MPH
Professor of Medicine, University of North Carolina at Chapel Hill, Chapel Hill, North Carolina
Approach to the Patient with a Sexually Transmitted Infection

Megan Sykes, MD
Michael J. Friedlander Professor of Medicine, Director, Columbia Center for Translational Immunology, Columbia University Vagelos College of Physicians and Surgeons, New York, New York
Transplantation Immunology

H. Keipp Talbot, MD, MPH
Associate Professor of Medicine, Vanderbilt University School of Medicine, Nashville, Tennessee
Respiratory Syncytial Virus

Marian Tanofsky-Kraff, PhD
Professor of Medical and Clinical Psychology and of Medicine, Uniformed Services University of the Health Sciences, Bethesda, Maryland
Eating Disorders

Susan M. Tarlo, MBBS
Professor of Medicine, University of Toronto; Respiratory Physician, University Health Network, Toronto, Ontario, Canada
Occupational Lung Disease

Paul S. Teirstein, MD
Chief of Cardiology; Director, Interventional Cardiology, Scripps Clinic, La Jolla, California
Interventional and Surgical Treatment of Coronary Artery Disease

Sam R. Telford, III, ScD
Professor of Infectious Disease and Global Health, Tufts University School of Veterinary Medicine, North Grafton, Massachusetts
Babesiosis and Other Protozoan Diseases

Rajesh V. Thakker, MD
May Professor of Medicine, Radcliffe Department of Medicine, University of Oxford, Oxford, United Kingdom
The Parathyroid Glands, Hypercalcemia, and Hypocalcemia

Judith Therrien, MD
Professor of Medicine, Jewish General Hospital, Montreal, Quebec, Canada
Congenital Heart Disease in Adults

George R. Thompson, III, MD
Associate Professor of Clinical Medicine, University of California, Davis School of Medicine, Davis, California
Endemic Mycoses

Antonella Tosti, MD
Fredric Brandt Endowed Professor of Dermatology, Dr. Phillip Frost Department of Dermatology and Cutaneous Surgery, University of Miami Miller School of Medicine, Miami, Florida
Diseases of Hair and Nails

Indi Trehan, MD, MPH, DTM&H
Associate Professor of Pediatrics, Washington University School of Medicine in St. Louis, St. Louis, Missouri; Executive Director and Medical Director, Lao Friends Hospital for Children, Luang Prabang, Lao People's Democratic Republic
Protein-Energy Malnutrition

Ronald B. Turner, MD
Professor of Pediatrics, University of Virginia School of Medicine, Charlottesville, Virginia
The Common Cold

Anthony Michael Valeri, MD
Associate Professor of Medicine, Vagelos College of Physicians and Surgeons; Medical Director, Hemodialysis, Columbia University Irving Medical Center, New York, New York
Treatment of Irreversible Renal Failure

John Varga, MD
John and Nancy Hughes Distinguished Professor of Medicine, Northwestern University Feinberg School of Medicine, Chicago, Illinois
Systemic Sclerosis (Scleroderma)

Bradley V. Vaughn, MD
Professor of Neurology, University of North Carolina, Chapel Hill, North Carolina
Sleep Disorders

Alan P. Venook, MD
Professor of Clinical Medicine, University of California, San Francisco, School of Medicine, San Francisco, California
Liver and Biliary Tract Cancers

Joseph G. Verbalis, MD
Professor of Medicine, Georgetown University; Chief, Endocrinology and Metabolism, Georgetown University Hospital, Washington, D.C.
Posterior Pituitary

Ronald G. Victor, MD[†]
Formerly Burns & Allen Professor of Medicine, Smidt Heart Institute, Cedars-Sinai Medical Center, Los Angeles, California
Arterial Hypertension

Angela Vincent, MBBS, MSc
Emeritus Professor, Nuffield Department of Clinical Neurosciences, University of Oxford, Oxford, United Kingdom
Disorders of Neuromuscular Transmission

Tonia L. Vincent, PhD
Professor of Musculoskeletal Biology, Arthritis Research UK Senior Fellow and Consultant Rheumatologist; Director, Arthritis Research UK Centre for Osteoarthritis Pathogenesis, University of Oxford, Oxford, England
Osteoarthritis

Robert M. Wachter, MD
Holly Smith Professor and Chairman, Department of Medicine, University of California, San Francisco, School of Medicine, San Francisco, California
Quality, Safety, and Value

Edward H. Wagner, MD, MPH
Director Emeritus, MacColl Center for Health Care Innovation, Group Health Research Institute, Seattle, Washington
Comprehensive Chronic Disease Management

Edward E. Walsh, MD
Professor of Medicine, University of Rochester School of Medicine & Dentistry; Unit Chief, Infectious Diseases, Rochester General Hospital, Rochester, New York
Respiratory Syncytial Virus

Thomas J. Walsh, MD
Professor of Medicine, Pediatrics, Microbiology & Immunology and Chief, Infectious Diseases Translational Research Laboratory, Weill Cornell Medical College, New York, New York; Adjunct Professor of Pathology, Johns Hopkins University School of Medicine; Adjunct Professor of Medicine, University of Maryland School of Medicine, Baltimore, Maryland
Aspergillosis

Jeremy D. Walston, MD
Raymond and Anna Lublin Professor of Geriatric Medicine, Johns Hopkins University School of Medicine, Baltimore, Maryland
Common Clinical Sequelae of Aging

Roland B. Walter, MD, PhD, MS
Associate Professor of Medicine, University of Washington School of Medicine and Associate Member, Clinical Research Division, Fred Hutchinson Cancer Research Center, Seattle, Washington
The Acute Leukemias

Christina Wang, MD
Professor of Medicine, David Geffen School of Medicine at UCLA, Los Angeles, California; Clinical and Translational Science Institute, Los Angeles Biomedical Research Institute and Division of Endocrinology, Department of Medicine, Harbor-UCLA Medical Center, Torrance, California
The Testis and Male Hypogonadism, Infertility, and Sexual Dysfunction

Lorraine B. Ware, MD
Professor of Medicine, Pathology, Microbiology, and Immunology, Vanderbilt University School of Medicine, Nashville, Tennessee
Acute Respiratory Failure

Cirle A. Warren, MD
Associate Professor of Medicine, University of Virginia School of Medicine, Charlottesville, Virginia
Cryptosporidiosis

John T. Watson, MD, MSc
Respiratory Viruses Branch, Division of Viral Diseases, Centers for Disease Control and Prevention, Atlanta, Georgia
Coronaviruses

Thomas J. Weber, MD
Associate Professor of Medicine, Duke University School of Medicine, Durham, North Carolina
Approach to the Patient with Metabolic Bone Disease; Osteoporosis

Geoffrey A. Weinberg, MD
Professor of Pediatrics, University of Rochester School of Medicine & Dentistry; Director, Clinical Pediatric Infectious Diseases & Pediatric HIV Program, Golisano Children's Hospital, University of Rochester Medical Center, Rochester, New York
Parainfluenza Viral Disease

David A. Weinstein, MD, MMSc
Professor of Pediatrics, University of Connecticut School of Medicine, Farmington, Connecticut; Director, Glycogen Storage Disease Program, Connecticut Children's Medical Center, Hartford, Connecticut
Glycogen Storage Diseases

Robert S. Weinstein, MD
Professor of Medicine, University of Arkansas for Medical Sciences; Staff Endocrinologist, Central Arkansas Veterans Health Care System, Little Rock, Arkansas
Osteomalacia and Rickets

Roger D. Weiss, MD
Professor of Psychiatry, Harvard Medical School, Boston, Massachusetts; Chief, Division of Alcohol and Drug Abuse, McLean Hospital, Belmont, Massachusetts
Drugs of Abuse

Roy E. Weiss, MD, PhD
Kathleen & Stanley Glaser Distinguished Chair and Chairman, Department of Medicine, University of Miami Miller School of Medicine, Miami, Florida; Esformes Professor Emeritus, Department of Medicine, University of Chicago Pritzker School of Medicine, Chicago, Illinois
Neuroendocrinology and the Neuroendocrine System; Anterior Pituitary

Jeffrey I. Weitz, MD
Professor of Medicine & Biochemistry, McMaster University Michael G. DeGroote School of Medicine; Executive Director, Thrombosis & Atherosclerosis Research Institute, Hamilton, Ontario, Canada
Venous Thrombosis and Embolism

Richard P. Wenzel, MD, MSc
Professor and Former Chairman, Internal Medicine, Medical College of Virginia, Virginia Commonwealth University, Richmond, Virginia
Acute Bronchitis and Tracheitis

Victoria P. Werth, MD
Professor of Dermatology, University of Pennsylvania Perelman School of Medicine; Chief of Dermatology, Corporal Michael J. Crescenz VAMC, Philadelphia, Pennsylvania
Principles of Therapy of Skin Diseases

Sterling G. West, MD
Professor of Medicine, University of Colorado School of Medicine, Aurora, Colorado
Systemic Diseases in Which Arthritis Is a Feature

[†]Falecido.

A. Clinton White, Jr., MD
Professor of Internal Medicine, University of Texas Medical Branch, Galveston, Texas
Cestodes

Christopher J. White, MD
Chairman and Professor of Medicine, Ochsner Clinical School of the University of Queensland, Ochsner Medical Institutions, New Orleans, Louisiana
Atherosclerotic Peripheral Arterial Disease

Julian White, MBBS, MD
Professor and Head, Toxinology Department, Women's & Children's Hospital, North Adelaide, South Australia, Australia
Envenomation, Bites, and Stings

Perrin C. White, MD
Professor of Pediatrics, University of Texas Southwestern Medical Center; Chief of Endocrinology, Children's Medical Center, Dallas, Texas
Sexual Development and Identity

Richard J. Whitley, MD
Distinguished Professor of Pediatrics, Loeb Eminent Scholar Chair in Pediatrics, Professor of Microbiology, Medicine, and Neurosurgery, Pediatrics, University of Alabama at Birmingham School of Medicine, Birmingham, Alabama
Herpes Simplex Virus Infections

Michael P. Whyte, MD
Professor of Medicine, Pediatrics, and Genetics, Washington University School of Medicine in St. Louis; Medical-Scientific Director, Center for Metabolic Bone Disease and Molecular Research, Shriners Hospital for Children, St. Louis, Missouri
Osteonecrosis, Osteosclerosis/Hyperostosis, and Other Disorders of Bone

Samuel Wiebe, MD, MSc
Professor of Clinical Neurosciences, Community Health Sciences and Pediatrics, University of Calgary Cumming School of Medicine, Calgary, Alberta, Canada
The Epilepsies

Jeanine P. Wiener-Kronish, MD
Henry Isaiah Dorr Professor of Research and Teaching in Anaesthesia, Department of Anesthesia, Critical Care and Pain Medicine, Harvard Medical School; Anesthestist-in-Chief, Massachusetts General Hospital, Boston, Massachusetts
Overview of Anesthesia

David J. Wilber, MD
George M Eisenberg Professor of Medicine, Loyola University Chicago Stritch School of Medicine; Director, Division of Cardiology, Loyola University Medical Center, Maywood, Illinois
Electrophysiologic Interventional Procedures and Surgery

Beverly Winikoff, MD, MPH
President, Gynuity Health Projects; Professor of Clinical Population and Family Health, Population and Family Health, Columbia University Mailman School of Public Health, New York, New York
Contraception

Jane N. Winter, MD
Professor of Medicine, Robert H Lurie Comprehensive Cancer Center and the Department of Medicine, Northwestern University Feinberg School of Medicine, Chicago, Illinois
Approach to the Patient with Lymphadenopathy and Splenomegaly

Edward M. Wolin, MD
Professor of Medicine, Albert Einstein College of Medicine; Director, Neuroendocrine Tumor Program, Department of Medical Oncology, Montefiore Einstein Center for Cancer Care, Bronx, New York
Neuroendocrine Tumors

Gary P. Wormser, MD
Professor of Medicine and of Microbiology and Immunology and Pharmacology, New York Medical College; Chief, Division of Infectious Diseases, Valhalla, New York
Lyme Disease

Neal S. Young, MD
Chief, Hematology Branch, NHLBI, National Heart, Lung, and Blood Institute, Bethesda, Maryland
Parvovirus

Vincent B. Young, MD, PhD
William Henry Fitzbutler Professor of Internal Medicine/Infectious Diseases, Professor of Microbiology & Immunology, University of Michigan Medical School, Ann Arbor, Michigan
The Human Microbiome

William F. Young, Jr., MD, MSc
Professor of Medicine, Tyson Family Endocrinology Clinical Professor, Mayo Clinic College of Medicine and Science, Rochester, Minnesota
Adrenal Medulla, Catecholamines, and Pheochromocytoma

Alan S.L. Yu, MB BChir
Harry Statland and Solon Summerfield Professor, University of Kansas Medical Center; Director, The Kidney Institute, University of Kansas Medical Center, Kansas City, Kansas
Disorders of Magnesium and Phosphorus

Anita K. M. Zaidi, MBBS, SM
Director, Enteric and Diarrheal Diseases; and Vaccine Development and Surveillance, Bill and Melinda Gates Foundation, Seattle, Washington
Shigellosis

Sherif Zaki, MD, PhD
Chief, Infectious Diseases Pathology Branch, Centers for Disease Control and Prevention, Atlanta, Georgia
Leptospirosis

Thomas R. Ziegler, MD
Department of Medicine, Division of Endocrinology, Metabolism and Lipids, Emory University School of Medicine, Atlanta, Georgia
Malnutrition: Assessment and Support

Peter Zimetbaum, MD
Richard and Susan Smith Professor of Cardiovascular Medicine, Harvard Medical School; Associate Chief and Director of Clinical Cardiology, Medicine, Beth Israel Deaconess Medical Center, Boston, Massachusetts
Supraventricular Cardiac Arrhythmias

MATERIAL SUPLEMENTAR

Este livro conta com o seguinte material suplementar:

- Vídeos
- Referências bibliográficas
- Questões de revisão
- Apêndice
- Trechos complementares de capítulos*
- Atualização constante dos capítulos
- E-figuras
- E-tabelas.

O acesso ao material suplementar é gratuito. Basta que o leitor se cadastre e faça seu *login* em nosso *site* (www.grupogen.com.br), clique no menu superior do lado direito e, após, em Ambiente de aprendizagem. Em seguida, clique no menu retrátil (☰) e insira o código (PIN) de acesso localizado na primeira capa interna deste livro.

O acesso ao material suplementar online fica disponível até seis meses após a edição do livro ser retirada do mercado.

Caso haja alguma mudança no sistema ou dificuldade de acesso, entre em contato conosco (gendigital@grupogen.com.br).

*Este ícone, disposto ao longo do texto, indica a que assuntos os trechos complementares se referem.

PREFÁCIO

Nos mais de 90 anos que se passaram desde a publicação da primeira edição do *Goldman-Cecil Medicina*, quase tudo o que sabemos sobre medicina interna mudou. O progresso na ciência médica ocorre agora em um ritmo cada vez mais rápido, com mudanças transformadoras na prática clínica e na prestação de cuidados de saúde nos níveis individual, social e global. Este livro e seus produtos eletrônicos associados incorporam o mais recente conhecimento médico em vários formatos que devem atrair estudantes e profissionais experientes, independentemente de como eles preferem acessar essas informações que mudam rapidamente.

No entanto, mesmo que as informações específicas de *Cecil* tenham mudado, permanecemos fiéis à tradição de um livro abrangente de medicina que explica cuidadosamente o *porquê* (a genética, a genômica e a biopatologia subjacentes às doença) e o *como* (agora espera-se que seja baseada em evidências encontradas em ensaios controlados randomizados e metanálises). As descrições de fisiologia e fisiopatologia incluem os mais recentes avanços genéticos em um formato prático, que se esforça para ser útil para o não especialista, de modo que o cuidado possa ser realmente o mais preciso e personalizado possível.

A medicina entrou em uma era em que a acuidade da doença e o tempo limitado disponível para avaliar um paciente diminuíram a capacidade dos médicos de satisfazer sua curiosidade intelectual. Como resultado, a aquisição de informações, facilmente alcançada nesta época, é muitas vezes confundida com conhecimento. Tentamos abordar esse dilema com um livro-texto que não apenas informa, mas também estimula novas questões e dá um vislumbre do caminho futuro para um novo conhecimento. Evidências de grau A são especificamente destacadas na obra e referenciadas no final de cada capítulo. Além das informações fornecidas no livro didático, o material suplementar *online* fornece conteúdo e funcionalidade ampliados. Em muitos casos, os artigos completos referenciados em cada capítulo podem ser acessados neste material. Além disso, são disponibilizadas atualizações constantes de capítulos.

As partes para cada sistema de órgãos começam com um capítulo que resume uma abordagem para pacientes com sintomas, sinais ou anomalias laboratoriais principais associadas à disfunção desse sistema orgânico. Conforme resumido na e-Tabela 1.1, o texto fornece especificamente informações claras e concisas sobre como o médico deve abordar mais de 100 sintomas, sinais e anormalidades laboratoriais comuns, geralmente com um fluxograma, uma tabela ou ambos para fácil referência. Desse modo, *Cecil* permanece um texto abrangente para orientar o diagnóstico e a terapia, não apenas para pacientes com doenças suspeitas ou conhecidas, mas também para pacientes que podem ter sintomas ou sinais não diagnosticados que exigem avaliação inicial.

Assim como cada edição traz novos autores, também nos faz lembrar com gratidão dos editores e autores anteriores. Os editores anteriores do *Cecil* incluem um grupo pequeno, mas notavelmente distinto, de líderes da medicina norte-americana: Russell Cecil, Paul Beeson, Walsh McDermott, James Wyngaarden, Lloyd H. Smith, Jr., Fred Plum, J. Claude Bennett e Dennis Ausiello. Ao darmos as boas-vindas a uma nova editora associada – Nancy Davidson –, também expressamos nossa gratidão a James Doroshow e a outros editores associados das edições anteriores sobre as quais construímos nossas fundações. Nossos editores associados que retornaram – Mary K. Crow, Jeff Rey M. Drazen, Robert C. Griggs, Donald W. Landry, Wendy Levinson, Anil Rustgi, W. Michael Scheld e Allen M. Spiegel – continuam a fazer contribuições críticas para a seleção de autores e a revisão e a aprovação de todos os manuscritos. Os editores, entretanto, são totalmente responsáveis pelo livro, bem como pela integração entre os capítulos.

A tradição do *Cecil* é que todos os capítulos sejam escritos por especialistas renomados em cada campo. Dois desses autores, Frank A. Lederle, autor do capítulo *Doenças da Aorta*, e Ronald Victor, autor do capítulo *Hipertensão Arterial*, faleceram após entregarem seus textos, e lamentamos sua morte.

Também somos muito gratos pela assistência editorial em Nova York de Timothy Gahr, Maribel Lim, Eva Allen e Magdalena Fuentes. Esses indivíduos e outros em nossos escritórios têm demonstrado dedicação e equanimidade extraordinárias ao trabalhar com autores e editores para gerenciar o fluxo interminável de manuscritos, figuras e permissões.

Esta edição do *Goldman-Cecil Medicina* inclui muitos novos autores. Gostaríamos também de agradecer a eles, que muitas vezes forneceram figuras que estão nesta edição, bem como tabelas que foram incluídas ou modificadas para esta edição. Além disso, por causa do formato padronizado e da edição extensa que são característicos da obra, alguns novos capítulos incorporam princípios, conceitos e aspectos organizacionais desses capítulos anteriores, frequentemente revisados significativamente antes da publicação. Entre os autores anteriores que merecem nosso apreço, na ordem numérica de seus capítulos, estão Victoria M. Taylor, Steven A. Schroeder, Thomas B. Newman, Charles E. McCulloch, Thomas H. Lee, F. Daniel Duffy, Lawrence S. Neinstein, Steven E. Hyman, Grant W. Cannon, Cem Gabay, Carlo Patrono, Jack Hirsh, Adam Perlman, Sandesh C.S. Nagamani, Paweł Stankiewicz, James R. Lupski, Sekar Kathiresan, David Altshuler, Göran K. Hansson, Anders Hamsten, L. David Hillis, Bruce W. Lytle, William C. Little, Donna Mancini, Yoshifumi Naka, Dennis E. Niewoehner, Frank J. Accurso, Emanuel P. Rivers, Marsha D. Ford, Geoffrey K. Isbister, Itzchak Slotki, Mark L. Zeidel, David H. Kim, Perry J. Pickhardt, Martin J. Blaser, Stephen Crane Hauser, H. Franklin Bunn, Gordon D. Ginder, Martin H. Steinberg, Aśok C. Antony, Ayalew Tefferi, Michael Glogauer, Marc E. Rothenberg, William L. Nichols, Lawrence T. Goodnough, Adrian R. Black, Kenneth H. Cowan, Susan O'Brien, Elias Jabbour, Marshall R. Posner, Charles D. Blanke, Douglas O. Faigel, David Spriggs, John D. Hainsworth, F. Anthony Greco, Clay F. Semenkovich, Stephen G. Kaler, Bruce R. Bacon, Bruce R. Bistrian, Stephen A. McClave, Mark E. Molitch, Matthew Kim, Paul W. Ladenson, Kenneth R. Hande, Robert W. Rebar, Deborah Grady, Elizabeth Barrett-Connor, Samuel A. Wells, Jr., Stephen I. Wasserman, Larry Borish, Suneel S. Apte, Joel A. Block, Carla Scanzello, Robert M. Bennett, Ilseung Cho, S. Ragnar Norrby, Lionel A. Mandell, Donald E. Low, Kenneth L. Gage, Atis Muehlenbachs, Stuart Levin, Kamaljit Singh, Richard L. Guerrant, Dirk M. Elston, Larry J. Anderson, Martin Weisse, Mark Papania, Letha M. Healey, Tamsin A. Knox, Christine Wanke, Kristina Crothers, Alison Morris, Toby A. Maurer, Thomas S. Uldrick, Robert Yarchoan, Robert Colebunders, Ralph F. Józefowicz, Michael Aminoff, Eelco F.M. Wijdicks, Myron Yanoff, Douglas Cameron, David H. Chu, James C. Shaw, Neil J. Korman e Ronald J. Elin. Agradecemos também a Michael G. House, que contribuiu para o capítulo *Doenças da Vesícula Biliar e dos Ductos Biliares*, e Anna Louise Beavis, que contribuiu para o capítulo *Cânceres Ginecológicos*. Os capítulos escritos por funcionários públicos refletem as recomendações e conclusões dos autores e não refletem, necessariamente, a posição oficial da entidade para a qual trabalham.

Da Elsevier, somos muito gratos a Dolores Meloni e Laura Schmidt e também agradecemos a Lucia Gunzel, Dan Fitzgerald e Maggie Reid, que foram essenciais para o planejamento e a produção.

Convivemos com médicos notáveis ao longo de nossas vidas e gostaríamos de agradecer a orientação e o apoio de vários daqueles que exemplificam esse paradigma – Eugene Braunwald, o falecido Lloyd H. Smith, Jr., Frank Gardner e William Castle. Por fim, gostaríamos de agradecer à família Goldman – Jill, Jeff, Abigail, Mira, Samuel, Daniel, Morgan, Robyn, Tobin, Dashel e Alden – e à família Schafer – Pauline, Eric, Melissa, Nathaniel, Caroline, Pam, John, Evan, Samantha, Kate, Sean, Patrick e Meghan – por sua compreensão do tempo e do foco necessários para editar um livro que se esforça para sustentar a tradição de nossos predecessores e atender às necessidades do médico atual.

LEE GOLDMAN, MD
ANDREW I. SCHAFER, MD

CONTEÚDOS DOS VÍDEOS

Este ícone aparece ao longo do livro para indicar vídeos disponíveis *online* no GEN-IO, nosso ambiente virtual de aprendizagem.

Sinal de Lasègue
Capítulo 372, Vídeo 4 – J.D. Bartleson e Richard L. Barbano

Elevação da perna reta contralateral
Capítulo 372, Vídeo 5 – J.D. Bartleson e Richard L. Barbano

Elevação da perna reta sentada
Capítulo 372, Vídeo 6 – J.D. Bartleson e Richard L. Barbano

Discectomia
Capítulo 372, Vídeo 7 – J.D. Bartleson e Richard L. Barbano

Crise de ausência típica em uma mulher de 19 anos (convulsão de ausência generalizada)
Capítulo 375, Vídeo 1 – Samuel Wiebe

Epilepsia rolândica motora esquerda evoluindo para convulsão tônico-clônica bilateral em uma mulher com epilepsia pós-traumática (convulsão motora focal esquerda para tônico-clônica bilateral)
Capítulo 375, Vídeo 2 – Samuel Wiebe

Convulsão de consciência prejudicada do foco temporal esquerdo
Capítulo 375, Vídeo 3 – Samuel Wiebe

Comprometimento da conscientização focal temporal esquerda – confusão pós-ictal
Capítulo 375, Vídeo 4 – Samuel Wiebe

Comprometimento da conscientização focal temporal esquerda, evoluindo para tônico-clônico bilateral
Capítulo 375, Vídeo 5 – Samuel Wiebe

Convulsão sensorial-motora suplementar focal direita em um paciente com RM normal (focal motora consciente)
Capítulo 375, Vídeo 6 – Samuel Wiebe

Convulsão temporal posterior direita – semiologia hipercinética dramática
Capítulo 375, Vídeo 7 – Samuel Wiebe

Convulsão hipercinética frontal mesial direita
Capítulo 375, Vídeo 8 – Samuel Wiebe

Estado de mal epiléptico generalizado não convulsivo
Capítulo 375, Vídeo 9 – Samuel Wiebe

Convulsão tônico-clônica generalizada, fase tônica
Capítulo 375, Vídeo 10 – Samuel Wiebe

Convulsão tônico-clônica generalizada, fase clônica
Capítulo 375, Vídeo 11 – Samuel Wiebe

Convulsão mioclônica generalizada envolvendo o rosto de um paciente com epilepsia mioclônica juvenil
Capítulo 375, Vídeo 12 – Samuel Wiebe

Convulsão tônica em um paciente com síndrome de Lennox-Gastaut (crise tônica generalizada, também poderia ser classificada como espasmo epiléptico)
Capítulo 375, Vídeo 13 – Samuel Wiebe

Convulsão atônica em um paciente com síndrome de Lennox-Gastaut (convulsão atônica generalizada)
Capítulo 375, Vídeo 14 – Samuel Wiebe

Convulsão auditiva reflexa em um paciente com RM normal (comprometimento da conscientização reflexa focal)
Capítulo 375, Vídeo 15 – Samuel Wiebe

Doença de Parkinson precoce
Capítulo 381, Vídeo 1 – Michael S. Okun e Anthony E. Lang

Congelamento da marcha na doença de Parkinson
Capítulo 381, Vídeo 2 – Michael S. Okun e Anthony E. Lang

"Andar do pistoleiro" na paralisia supranuclear progressiva
Capítulo 381, Vídeo 3 – Michael S. Okun e Anthony E. Lang

Paralisia do olhar supranuclear na paralisia supranuclear progressiva
Capítulo 381, Vídeo 4 – Michael S. Okun e Anthony E. Lang

Sinal do aplauso na paralisia supranuclear progressiva
Capítulo 381, Vídeo 5 – Michael S. Okun e Anthony E. Lang

Apraxia da abertura da pálpebra em paralisia supranuclear progressiva
Capítulo 381, Vídeo 6 – Michael S. Okun e Anthony E. Lang

Distonia craniana na atrofia de múltiplos sistemas
Capítulo 381, Vídeo 7 – Michael S. Okun e Anthony E. Lang

Distronia cervical na atrofia de múltiplos sistemas
Capítulo 381, Vídeo 8 – Michael S. Okun e Anthony E. Lang

Estridor em atrofia de múltiplos sistemas
Capítulo 381, Vídeo 9 – Michael S. Okun e Anthony E. Lang

Fenômeno de membro alienígena na síndrome corticobasal
Capítulo 381, Vídeo 10 – Michael S. Okun e Anthony E. Lang

Mioclonia na síndrome corticobasal
Capítulo 381, Vídeo 11 – Michael S. Okun e Anthony E. Lang

Discinesia induzida por levodopa na doença de Parkinson
Capítulo 381, Vídeo 12 – Michael S. Okun e Anthony E. Lang

Tremor essencial
Capítulo 382, Vídeo 1 – Michael S. Okun e Anthony E. Lang

Doença de Huntington
Capítulo 382, Vídeo 2 – Michael S. Okun e Anthony E. Lang

Hemibalismo
Capítulo 382, Vídeo 3 – Michael S. Okun e Anthony E. Lang

Blefarospasmo
Capítulo 382, Vídeo 4 – Michael S. Okun e Anthony E. Lang

Distonia oromandibular
Capítulo 382, Vídeo 5 – Michael S. Okun e Anthony E. Lang

Distonia cervical
Capítulo 382, Vídeo 6 – Michael S. Okun e Anthony E. Lang

Câibra do escritor
Capítulo 382, Vídeo 7 – Michael S. Okun e Anthony E. Lang

Distonia na embocadura de instrumentistas
Capítulo 382, Vídeo 8 – Michael S. Okun e Anthony E. Lang

Truque sensorial (gesto antagonista) na distonia cervical
Capítulo 382, Vídeo 9 – Michael S. Okun e Anthony E. Lang

Distonia generalizada
Capítulo 382, Vídeo 10 – Michael S. Okun e Anthony E. Lang

Tiques
Capítulo 382, Vídeo 11 – Michael S. Okun e Anthony E. Lang

Discinesia tardia
Capítulo 382, Vídeo 12 – Michael S. Okun e Anthony E. Lang

Espasmo hemifacial
Capítulo 382, Vídeo 13 – Michael S. Okun e Anthony E. Lang

Movimentos oculares da encefalopatia de Wernicke: antes da tiamina
Capítulo 388, Vídeo 1 – Barbara S. Koppel

Movimentos oculares da encefalopatia de Wernicke: depois da tiamina
Capítulo 388, Vídeo 2 – Barbara S. Koppel

Mielinólise da ponte central: homem com movimentos oculares lentos e desconjugados
Capítulo 388, Vídeo 3 – Barbara S. Koppel

Sintomas e sinais de membros na ELA
Capítulo 391, Vídeo 1 – Pamela J. Shaw

Sintomas e sinais bulbares na ELA
Capítulo 391, Vídeo 2 – Pamela J. Shaw

Videofluoroscopia da deglutição normal e da deglutição em paciente com ELA com disfunção bulbar
Capítulo 391, Vídeo 3 – Pamela J. Shaw

Exame e caminhada para a doença de Charcot-Marie-Tooth
Capítulo 392, Vídeo 1 – Gordon Smith e Michael E. Shy

DOENÇAS DOS OLHOS, DAS ORELHAS, DO NARIZ E DA GARGANTA

Teste cutâneo
Capítulo 398, Vídeo 1 – Larry Borish

Endoscopia nasal
Capítulo 398, Vídeo 2 – Larry Borish

GUIA PARA ABORDAGEM DE SINAIS/SINTOMAS E ANORMALIDADES LABORATORIAIS COMUNS

	CAPÍTULO	TABELAS OU FIGURAS ESPECÍFICAS
SINTOMAS		
Sistêmicos		
Febre	264, 265	Figuras 265.1, 265.2; Tabelas 264.1 a 264.8
Fadiga	258	e.Tabela 258.1
Inapetência	123	Tabela 123.1
Perda ponderal	123, 206	Figura 123.4; Tabelas 123.4, 206.1, 206.2
Obesidade	207	Figura 207.1
Transtornos do sono, ressonar	377	Tabela 377.6
Cabeça, olhos, orelhas, nariz, garganta		
Cefaleia	370	Tabelas 370.1, 370.2
Perda visual, transitória	395, 396	Tabelas 395.2, 396.1
Otalgia	398	Tabela 398.3
Perda auditiva	400	Figura 400.1
Tinido	400	Figura 400.2
Vertigem	400	Figura 400.3
Congestão nasal, rinite ou espirros	398	
Perda do paladar ou do olfato	399	Tabela 399.1
Xerostomia	397	Tabela 397.7
Dor de garganta	401	Figura 401.2; Tabela 401.1
Rouquidão	401	
Cardiopulmonares		
Dor torácica	45, 128	Tabelas 45.2, 128.5, 128.6
Bronquite	90	
Dispneia	45, 77	Figura 77.3
Palpitações	45, 56	Figura 56.1; Tabelas 45.4, 56.5
Tontura	45, 56, 400	Figura 56.1; Tabela 400.1
Síncope	56	Figura 56.1; Tabelas 56.1, 56.2, 56.4
Parada cardíaca	57	Figuras 57.2, 57.3
Tosse	77	Figura 77.1; Tabelas 77.2, 77.3
Hemoptise	77	Tabelas 77.6, 77.7
Gastrintestinais		
Náuseas e vômitos	123	Figura 123.5; Tabela 123.5
Disfagia, odinofagia	123, 129	Tabela 123.1
Hematêmese	126, 144	Figura 126.3; Tabela 126.1
Pirose/dispepsia	123, 128 a 130	Figuras 123.6, 129.2; Tabelas 128.3, 128.4, 130.1
Dor abdominal		
Aguda	123, 133	Figuras 123.1, 123.2; Tabelas 123.2, 123.3, 133.1
Crônica	123, 128	Figura 123.3; Tabelas 123.2, 129.1
Diarreia	128, 131	Figuras 128.1, 131.1 a 131.4
Melena	126	Figuras 126.3, 126.4, 126.6; Tabela 126.4
Constipação intestinal	127, 128	Figuras 127.3, 128.1; Tabela 127.2
Incontinência fecal	136	Figura 136.5
Dor anal	136	
Geniturinários		
Disuria	268, 269	Tabelas 268.3, 268.5, 269.2
Polaciuria	268	Tabela 268.3
Incontinência	23	Tabelas 23.1 a 23.3
Cólica renal	117	Figura 117.1
Corrimento vaginal	269	
Irregularidades menstruais	223	Figura 223.3; Tabelas 223.3, 223.4
Infertilidade feminina	223, 227	Tabela 223.5
Fogachos	227	Tabela 227.1
Disfunção erétil	221	Figura 221.10
Infertilidade masculina	221	Figuras 221.8, 221.9; Tabela 221.7
Massa escrotal	190	Figura 190.1
Verrugas ou úlceras genitais	269	Tabela 269.1

GUIA PARA ABORDAGEM DE SINAIS/SINTOMAS E ANORMALIDADES LABORATORIAIS COMUNS *(continuação)*

	CAPÍTULO	TABELAS OU FIGURAS ESPECÍFICAS
Musculoesqueléticos		
Dor no pescoço ou no dorso	372	Figuras 372.4, 372.5, 372.6; Tabelas 372.3 a 372.5
Artralgia	241	Figura 241.1; Tabelas 241.1, 241.3
Membros		
Edema de pés, tornozelos ou pernas		
Bilateral	45	Figura 45.8
Unilateral	74	Figura 74.2; Tabela 74.2
Claudicação	71	Tabela 71.3
Isquemia aguda de membro	71	Figura 71.4; Tabela 71.2
Neurológicos		
Fraqueza	368, 392 a 394	Tabelas 368.1, 392.2, 393.2, 393.4
Perda sensorial	368, 392	Figura 392.1; Tabelas 392.1, 392.3 a 392.5
Perda de memória	374	Figuras 374.1, 374.2; Tabelas 374.1 a 374.6
Marcha anormal	368	Tabela 368.2
Convulsões	375	Tabelas 375.1 a 375.6
Tegumentares		
Sangramento anormal	162	Tabela 162.1
Erupção cutânea	407, 412	Figura 407.1; Tabelas 407.1 a 407.6, 412.5
Urticária	237, 411	Figura 237.2; Tabelas 237.1, 411.1, 411.2
Pigmentação anormal	412	Tabela 412.2
Alopecia e hirsutismo	413	Tabelas 413.1, 413.3
Distúrbios ungueais	413	Tabela 413.4
SINAIS		
Sinais vitais		
Febre	264, 265	Figura 265.1; Tabelas 264.1 a 264.8, 265.2
Doenças causadas pelo calor/hipertermia	101	Tabelas 101.1 a 101.3
Hipotermia	7, 101	Tabelas 101.4 a 101.6
Taquicardia/bradicardia	7, 56, 58, 59	Figuras 56.2, 56.3; Tabelas 58.4, 59.2
Hipertensão arterial	70	Tabelas 70.3, 70.7 a 70.11
Hipotensão/choque	7, 98	Figuras 98.3, 100.1; Tabelas 98.1, 99.1, 99.2
Alteração da respiração	7, 80, 96	Tabelas 80.1, 80.2, 96.2
Cabeça, olhos, orelhas, nariz, garganta		
Dor ocular	395	Tabela 395.3
Hiperemia conjuntival	395	Tabelas 395.4, 395.6
Midríase	396	Figura 396.4
Nistagmo	396	Tabela 396.4
Papiledema	396	Tabela 396.2
Estrabismo	396	Figura 396.6
Icterícia	138	Figura 138.2; Tabelas 138.1 a 138.3
Rinite	398	Tabela 398.3
Sinusite	398	Tabelas 398.1, 398.2, 398.4, 398.5
Úlceras e alteração da coloração na cavidade oral	397	Tabelas 397.1 a 397.4
Aumento das glândulas salivares	397	Tabela 397.6
Pescoço		
Massa no pescoço	181	Figura 181.3
Linfadenopatia	159	Tabelas 159.1 a 159.4
Nódulo na tireoide	213	Figura 213.5
Tireomegalia/bócio	213	Figuras 213.2, 213.3
Mamas		
Massa na mama	188	
Pulmões		
Sibilos	77	Tabela 77.4
Cardíacos		
Sopro cardíaco ou bulhas extras	45	Figura 45.5; Tabelas 45.7, 45.8
Distensão venosa jugular	45	Tabela 45.6
Anormalidades no pulso carotídeo	45	Figura 45.4

GUIA PARA ABORDAGEM DE SINAIS/SINTOMAS E ANORMALIDADES LABORATORIAIS COMUNS (*continuação*)

	CAPÍTULO	TABELAS OU FIGURAS ESPECÍFICAS
Abdome		
Hepatomegalia	137	Figura 137.5
Esplenomegalia	159	Tabela 159.5
Abdome agudo	133, 134	Figura 134.1; Tabela 133.1
Aumento da circunferência abdominal/ascite	133, 144	Tabela 144.3
Sangramento retal/Pesquisa de sangue oculto nas fezes positiva	126, 184	Figuras 126.3, 126.4, 126.6; Tabela 126.4
Hemorroidas	136	Tabela 136.1
Musculoesqueléticos/membros		
Artrite	241	Figura 241.1
Edema	45	Figura 45.7
Cianose	45	
Baqueteamento digital	45	
Neurológicos		
Delirium	25	Figura 25.1; Tabelas 25.1, 25.2
Transtornos psiquiátricos	369	Tabelas 369.1 a 369.4, 369.6 a 369.8, 369.10, 369.11, 369.13, 369.14
Coma	376	Tabelas 376.1 a 376.4
Acidente vascular encefálico	379, 380	Figura 379.1; Tabelas 379.2, 379.3, 379.5, 379.6, 380.5, 380.6
Transtornos do movimento	381, 382	Tabelas 381.4, 382.1 a 382.8
Neuropatia	392	Tabelas 392.1 a 392.4, 392.6
Pele e unhas		
Nevo suspeito	193	Tabela 193.1
Doenças ungueais	413	Tabela 413.4
ANORMALIDADES LABORATORIAIS COMUNS		
Hematologia/Exame de urina		
Anemia	149	Tabelas 149.2 a 149.6
Policitemia	157	Tabela 157.4
Leucocitose	158	Figura 158.4; Tabela 158.1
Linfocitose	158	Tabela 158.3
Monocitose	158	Tabela 158.2
Eosinofilia	161	Figura 161.1; Tabela 161.1
Neutropenia	158	Figura 158.7; Tabelas 158.4, 158.5
Neutropenia com febre	265	Figura 265.1
Trombocitose	157	Tabela 157.5
Trombocitopenia	163	Figura 163.1; Tabelas 163.1, 163.3
TP ou TTP prolongado	162	Figura 162.4
Exame de urina	106, 112	Tabelas 106.2, 112.6
Bioquímica		
Enzimas hepáticas anormais	138	Figuras 138.1 a 138.3
Ureia/creatinina elevada Aguda Crônica	 112 121	 Figura 112.1; Tabelas 112.1 a 112.5 Tabela 121.1
Hiperglicemia	216	Tabelas 216.1, 216.2
Hipoglicemia	217	Tabelas 217.1 , 217.2
Anormalidades eletrolíticas	108, 109	Figuras 108.3, 108.4; Tabelas 108.7, 109.3
Distúrbios ácido-básicos	110	Figuras 110.1 a 110.3; Tabelas 110.1 a 110.7
Hipercalcemia	232	Figura 232.3; Tabelas 232.2 a 232.4
Hipocalcemia	232	Figura 232.4; Tabela 232.6
Hipofosfatemia e hiperfosfatemia	111	Tabelas 111.2, 111.3
Deficiência de magnésio	111	Tabela 111.1
Pco_2	80	Figura 80.2
Radiografia de tórax/ECG		
Nódulo pulmonar solitário	182	Figura 182.2
Derrame (efusão) pleural	92	Tabelas 92.3 a 92.5
Anormalidades do ECG	48	Tabelas 48.2 a 48.5

ECG = eletrocardiograma; TP = tempo de protrombina; TTP = tempo de tromboplastina parcial.

SUMÁRIO

VOLUME 1

SEÇÃO 1: ASPECTOS ÉTICOS E SOCIAIS EM MEDICINA

SEÇÃO 2: PRINCÍPIOS DA AVALIAÇÃO E MANEJO

SEÇÃO 3: QUESTÕES RELACIONADAS À PREVENÇÃO E AO AMBIENTE

SEÇÃO 4: ENVELHECIMENTO E MEDICINA GERIÁTRICA

SEÇÃO 5: FARMACOLOGIA CLÍNICA

SEÇÃO 6: GENÉTICA

SEÇÃO 7: PRINCÍPIOS DE IMUNOLOGIA E DE INFLAMAÇÃO

SEÇÃO 8: DOENÇAS CARDIOVASCULARES

SEÇÃO 9: MEDICINA VASCULAR

SEÇÃO 10: DOENÇAS RESPIRATÓRIAS

SEÇÃO 11: MEDICINA INTENSIVA

SEÇÃO 12: DOENÇAS RENAIS E GENITURINÁRIAS

SEÇÃO 13: DOENÇAS GASTRINTESTINAIS

SEÇÃO 14: DOENÇAS DO FÍGADO, DA VESÍCULA BILIAR E DOS DUCTOS BILIARES

SEÇÃO 15: DOENÇAS HEMATOLÓGICAS

SEÇÃO 16: ONCOLOGIA

VOLUME 2

SEÇÃO 17: DOENÇAS METABÓLICAS

SEÇÃO 18: DOENÇAS NUTRICIONAIS

SEÇÃO 19: DOENÇAS ENDÓCRINAS

SEÇÃO 20: SAÚDE DAS MULHERES

SEÇÃO 21: DOENÇAS DO METABOLISMO ÓSSEO E MINERAL

SEÇÃO 22: DOENÇAS ALÉRGICAS E IMUNOLOGIA CLÍNICA

SEÇÃO 23: DOENÇAS REUMÁTICAS

SEÇÃO 24: DOENÇAS INFECCIOSAS

SEÇÃO 25: HIV E SÍNDROME DA IMUNODEFICIÊNCIA ADQUIRIDA

SEÇÃO 26: NEUROLOGIA

SEÇÃO 27: DOENÇAS DOS OLHOS, OUVIDOS, NARIZ E GARGANTA

SEÇÃO 28: CONSULTORIA MÉDICA

SEÇÃO 29: DOENÇAS CUTÂNEAS

SEÇÃO 17

DOENÇAS METABÓLICAS

194 ABORDAGEM AOS ERROS INATOS DO METABOLISMO

OLAF A. BODAMER

DEFINIÇÃO

O termo *metabolismo* (do grego *metabolé*, "mudança") refere-se à rede de reações químicas que sustentam o organismo humano por meio da digestão, da absorção, do transporte e da utilização de nutrientes.

Os erros inatos do metabolismo (EIM) são distúrbios genéticos, que afetam as vias metabólicas intrínsecas por meio de deficiências de enzimas, proteínas transportadoras de membrana, peptídios de sinalização ou proteínas estruturais. O fenótipo clínico resultante segue um espectro de manifestações orgânicas diferentes, que podem ser de natureza progressiva, flutuante ou estacionária e que podem surgir em qualquer idade. Qualquer EIM pode manifestar-se principalmente na adolescência e/ou na vida adulta, embora as apresentações mais graves sejam tipicamente reconhecidas nos primeiros anos de vida.[1] Um número cada vez maior de pacientes com EIM, que eram diagnosticados durante os primeiros anos de vida, agora alcançam a idade adulta, graças aos avanços no manejo e ao advento de novos tratamentos.

Archibald Garrod, em 1902, foi o pioneiro no campo dos EIM após reconhecer a alcaptonúria como uma das primeiras condições metabólicas produzidas pela homozigosidade de alelos mutantes. Ele reconheceu a herança autossômica recessiva de outros EIM, incluindo a cistinúria, a pentosúria e o albinismo, e especulou sobre a "individualidade química" como uma das forças motrizes da seleção e da evolução. Entretanto, somente a partir do início dos anos 1950 é que a deficiência de homogentisato 1,2-dioxigenase (HGD) foi reconhecida como a causa subjacente da alcaptonúria, e foram necessários muitos anos mais para a identificação de mutações patogênicas no gene *HGD*.

O advento de novas técnicas analíticas levou à caracterização molecular e bioquímica de EIM conhecidos e ao delineamento e reconhecimento de novos fenótipos clínicos; alguns dos quais não eram anteriormente considerados como decorrentes da EIM. A conclusão do primeiro genoma humano, em 2001, e a revolução "genômica" que a seguiu estabeleceram os alicerces para a identificação sucessiva de muitas outras condições por meio de sequenciamento de nova geração, elevando o número total de EIM catalogados a cerca de 1.000.

EPIDEMIOLOGIA

Os erros inatos do metabolismo ocorrem em todas as populações, porém suas taxas de incidência e de prevalência podem variar de modo considerável, em decorrência das diferenças nas taxas de portadores. Essas variações são facilmente explicadas por mutações fundadoras, por exemplo, em indivíduos de ascendência judia asquenaze ou amish, ou por aumento da taxa de consanguinidade parental, que leva a aumento relativo na frequência do alelo mutante (Tabela 194.1). O conhecimento das frequências aumentadas de portadores é fundamental para o aconselhamento genético antes da concepção e o rastreamento dirigido de portadores.

BIOPATOLOGIA

A complexidade do metabolismo humano e a sua relação espacial com o proteoma, o genoma e o metiloma humanos são pouco compreendidas. A ocorrência natural de variantes em sequências de nucleotídios humanos pode ou não resultar em variação das sequências de aminoácidos em peptídios e proteínas. Atualmente, está bem estabelecido, por meio do sequenciamento completo do exoma e do genoma, que os indivíduos podem apresentar um excesso de 10.000 variantes de nucleotídios, cuja grande maioria é silenciosa, constituindo as *variantes polimórficas de nucleotídios isoladas*. Até 4% das variantes podem ser patogênicas em genes recessivos ou dominantes.[2] Essas variantes, em particular, levam a alterações funcionais em proteínas, que podem tornar o indivíduo afetado suscetível à doença, aumentar o risco de efeitos colaterais indesejáveis no tratamento com determinados fármacos ou aumentar o risco de condições genéticas em futuras gerações.

Os erros inatos do metabolismo são condições monogênicas que seguem padrões de herança autossômica recessiva ou dominante, recessiva/dominante ligada ao X ou mitocondrial. Convém assinalar a existência modificadores genéticos e/ou ambientais, que contribuem para a variabilidade interindividual e intrafamiliar da expressão fenotípica, embora, para a maior parte dos erros inatos do metabolismo, esses modificadores permaneçam elusivos. No caso da herança mitocondrial, a heteroplasmia (a distribuição e a expressão aleatórias de mutações mitocondriais em diferentes órgãos), pode explicar por si só a notável variabilidade dos sintomas clínicos nas condições mitocondriais.

Fisiopatologia

A gravidade de qualquer EIM depende do grau da deficiência enzimática e da interação complexa das mutações patogênicas subjacentes, dos modificadores genéticos e do ambiente. As mutações hipomórficas podem não levar à doença manifesta até a idade adulta, enquanto mutações graves no mesmo gene podem levar à doença de início na infância, associada a morbidade e mortalidade significativas. Os mecanismos fisiopatológicos subjacentes podem contribuir de maneira individual ou em associação ao estado patológico (Tabela 194.2). O bloqueio completo de uma via catabólica pode resultar em acúmulo de substratos tóxicos, em ativação de vias menores secundárias e/ou em escassez relativa dos produtos finais. Em consequência, diferentes órgãos podem ser afetados pelo mesmo defeito metabólico.

MANIFESTAÇÕES CLÍNICAS

Tipicamente, os erros inatos do metabolismo afetam múltiplos órgãos, e, em mais de 50% dos casos, o sistema nervoso central e/ou periférico

Tabela 194.1 Incidência de erros inatos do metabolismo selecionados.

DISTÚRBIO	GENE	INCIDÊNCIA*	TAXA DE PORTADORES	POPULAÇÃO
Hipercolesterolemia familiar	*LDLR*	1:500	1:500	EUA
Fenilcetonúria	*PAH*	1:4.000 < 1:120.000 1:15.000	1:32 < 1:173 1:61	Irlanda Finlândia, Japão EUA
Doença de Gaucher	*GBA*	1:20.000 1:450	1:71 1:11	EUA† Judeus asquenazes
Doença de Canavan	*ASPA*	Desconhecida 1:6.000	Desconhecida 1:39	EUA Judeus asquenazes
Doença de depósito de glicogênio 1a	*G6PC*	1:100.000 1:1.225	1:158 1:18	EUA Judeus asquenazes
Mucolipidose IV	*MCOLN1*	Desconhecida 1:3.000	Desconhecida 1:27	EUA Judeus asquenazes
Doença de Niemann-Pick A	*SMPD1*	< 1:250.000 1:40.000	< 1:250 1:100	EUA Judeus asquenazes
Doença de Tay-Sachs	*HEXA*	1:300.000 1:3.500	1:274 1:30	EUA Judeus asquenazes

*Por nascidos vivos. †Inclui judeus asquenazes.

e/ou os músculos. O fenótipo clínico pode ser dominado por uma ou mais manifestações orgânicas, embora possam ocorrer casos oligossintomáticos. O fenótipo clínico representa um espectro clínico contínuo, que se estende desde a extremidade grave, que se manifesta durante a lactância, até a extremidade leve do espectro, que se manifesta durante a adolescência e/ou idade adulta. Alguns indivíduos afetados podem nunca procurar assistência médica, por ausência quase completa de sintomas ou em decorrência de apresentação atípica. Dados recentes de programas de rastreamento de recém-nascidos sugerem taxas de incidência muito mais altas para alguns EIM, em consequência da detecção de uma elevada taxa de casos leves que podem nunca desenvolver sinais ou sintomas relacionados com a doença. Alguns sinais clínicos são patognomônicos de EIM, enquanto outros devem levantar suspeita de um EIM (Tabela 194.3).

Classificação

Os erros inatos do metabolismo podem ser classificados com base no mecanismo patológico subjacente (ver Tabela 194.2), na natureza e/ou na localização da proteína envolvida ou no fenótipo clínico (ver Tabela 194.3). Recentemente, foi proposta uma nova nosologia para os EIM.[3]

ERROS INATOS DO METABOLISMO SELECIONADOS

Distúrbios do metabolismo das proteínas

Essas condições são causadas por deficiências de enzimas ou proteínas de transporte do citosol ou das mitocôndrias (Tabela 194.4 e Tabela 194.5).

Tabela 194.2 Mecanismos fisiopatológicos em erros inatos do metabolismo.

MECANISMO	DISTÚRBIO
Acúmulo de substâncias tóxicos por meio de bloqueio primário da via catabólica	Acidopatias orgânicas (AMM, AP) DUXB, tirosinemia do tipo I
Acúmulo de macromoléculas atóxicas por meio de bloqueio da via catabólica	Distúrbios de depósito lisossômico (MPS)
Falha de energia por meio de bloqueio primário da via relevante para a síntese de ATP	Defeitos da oxidação de ácidos graxos Distúrbios de depósito de glicogênio dos tipos I e III Deficiências das enzimas da cadeia respiratória
Comprometimento da glicosilação pós-traducional	Distúrbios congênitos da glicosilação
Deficiência do produto final por meio de bloqueio primário da via anabólica	Albinismo, acidúria orótica, escorbuto, distúrbios do metabolismo da creatina
Falta de destoxificação por meio de bloqueio primário da via catabólica	Defeitos do ciclo da ureia

ATP = adenosina trifosfato; AMM = acidúria metilmalônica; MPS = mucopolissacaridoses; DUXB = doença da urina em xarope de bordo; PA = acidúria propiônica.

Tabela 194.3 Sinais característicos de erros inatos do metabolismo.

ÓRGÃO	SINAL CLÍNICO	DISTÚRBIO
Olho (córnea)	Córnea *verticillata*	Doença de Fabry
Sistema esquelético	Ocronose, urina preta	Alcaptonúria
Tecido conjuntivo	Síndrome do túnel do carpo	MPS I, II, VI e VII
Sistema nervoso central	Ataxia	Deficiência das enzimas da cadeia respiratória
Músculo	Hipotonia	Doença de Pompe, DDG V Distúrbios do metabolismo da creatina
Fígado	Hepato(espleno) megalia Fibrose, cirrose	MPS I, II, VI e VII DDG I, III DDG IV, IXb/c, deficiência de LAL
Rim	Insuficiência renal	Cistinose, doença de Fabry
Pele	Angioceratomas	Doença de Fabry

DDG = doença de depósito de glicogênio; LAL = lipase ácida lisossômica; MPS = mucopolissacaridose.

Segue uma lista dos erros inatos do metabolismo das proteínas selecionados e mais frequentes, embora a lista não seja completa em decorrência das limitações de espaço.

FENILCETONÚRIA

A fenilalanina é um aminoácido essencial importante para o crescimento e a produção de hormônio tireoidiano, de neurotransmissores e da melanina. A fenilcetonúria (PKU) é causada por deficiência da fenilalanina hidroxilase dependente de tetra-hidrobiopterina (BH4), que catalisa a conversão da fenilalanina em tirosina. A PKU também pode ser causada por deficiência de enzimas que são necessárias para a síntese da BH4. A PKU é um dos EIM "tradicionais" e o primeiro a ser incluído em programas de rastreamento de recém-nascidos há mais de 50 anos, demonstrando que o diagnóstico precoce e a terapia continuada levam consistentemente a desenvolvimento intelectual normal.[4] O advento de novas terapias, mais recentemente a fenilalanina amônia liase recombinante peguilada (PEG-PAL), proporcionou uma opção efetiva à terapia dietética, com a possibilidade de normalizar os níveis de fenilalanina, até mesmo quando os indivíduos com PKU permanecem em uma dieta normal.A1,A2

Distúrbios do ciclo da ureia

O papel do ciclo da ureia consiste em converter o amônio como subproduto do metabolismo de aminoácidos em ureia atóxica, que é rapidamente excretada na urina, e em sintetizar arginina e ornitina.[5] A arginina é um precursor importante na via do óxido nítrico e um substrato para a síntese de creatina/creatinofosfato. São necessárias diversas enzimas mitocondriais e citosólicas, bem como transportadores para a função do ciclo da ureia. Os indivíduos com qualquer um dos distúrbios do ciclo da ureia correm risco de hiperamonemia durante episódios catabólicos, quando há um aumento na taxa de degradação das proteínas. Todas as condições são herdadas como um traço autossômico recessivo, com exceção da deficiência de ornitina transcarbamilase (DOTC), que é herdada como traço recessivo ligado ao X (ver Tabela 194.4). Tipicamente, as mulheres com DOTC relatam uma aversão à ingestão elevada de proteínas, que leva ao desenvolvimento de sintomas neurológicos, incluindo enxaqueca. O estabelecimento do diagnóstico no momento apropriado e a instituição do tratamento após a obtenção de história dietética e história familiar detalhadas para identificar outros membros da família com risco constituem importantes determinantes para um desfecho satisfatório.[6]

Acidúrias orgânicas

As acidúrias orgânicas são distúrbios causados por deficiências de enzimas mitocondriais e pelo acúmulo de substratos potencialmente tóxicos, ativação de vias alternativas e falta de produtos finais. Embora a apresentação clínica típica seja observada durante os primeiros anos de vida, foram relatados casos em adultos com sintomas leves ou atípicos na literatura médica. Embora os indivíduos com acidúrias orgânicas corram risco de descompensação metabólica durante episódios catabólicos, esse risco é ligeiramente menor na vida adulta (ver Tabela 194.5).

Distúrbios de depósito lisossômico

Os distúrbios de armazenamento lisossômico compreendem um grupo heterogêneo de mais de 50 distúrbios distintos, decorrentes de defeitos genéticos nas enzimas lisossômicas e proteínas ou transportadores de membrana, resultando em acúmulo lisossômico de substratos específicos.[7] O acúmulo em tecidos e órgãos é progressivo, causando finalmente a deterioração da função celular e tecidual. Muitos distúrbios lisossômicos afetam o sistema nervoso central, e a maior parte dos pacientes apresenta diminuição significativa da sobrevida e da morbidade. Os distúrbios de armazenamento lisossômico podem ser classificados com base no tipo de substrato armazenado. Os distúrbios do metabolismo dos glicosaminoglicanos incluem as mucopolissacaridoses (MPS): MPS I, síndrome de Hurler, síndrome de Scheie; MPS II, síndrome de Hunter; MPS III a–d, síndrome de Sanfilippo A–D; MPS IVa, IVb, síndrome de Morquio A e B; MPS VI, síndrome de Maroteaux-Lamy; MPS VII, síndrome de Sly. Os distúrbios do metabolismo de gangliosídios incluem doença de Fabry, doença de Gaucher, doença de Niemann-Pick, doença de Tay-Sachs, doença de células I, fucosidose, manosidose, sialidose e aspartilglicosaminúria. As doenças de Danon e Pompe são dois distúrbios de depósito lisossômico, que resultam em armazenamento de glicogênio em diferentes tipos de células musculares.[8]

DIAGNÓSTICO

Exames bioquímicos e moleculares

O diagnóstico de um erro inato do metabolismo começa com a anamnese bem como avaliação clínica detalhada. A maioria dos erros inatos do metabolismo pode ser diagnosticada por meio de análise de pequenas moléculas (metabólitos, peptídios e hormônios), em líquidos orgânicos apropriados (soro, sangue total, urina e líquido cerebrospinal [LCS]), seguida por testes enzimáticos em tecidos (sangue total seco, linfócitos, leucócitos, fibroblastos e tecido muscular). Em alguns casos, as biopsias de tecido para histologia e histoquímica ainda têm utilidade. Os testes metabólicos selecionados para o diagnóstico de EIM incluem análise de aminoácidos no plasma, amostras de sangue seco em papel (DBS), urina e LCS; análise de espécies de acilcarnitina no plasma e em DBS; análise de carnitina total e livre no plasma e na urina; análise de succinilacetona em DBS e urina; e análise do ácido orótico no plasma e na urina.

A confirmação molecular é justificada pela predição do fenótipo e como pré-requisito para o planejamento familiar, incluindo diagnóstico pré-implantação, exame pré-natal e teste de portador para o parceiro (Tabela 194.6). Além disso, o sequenciamento de nova geração (NGS) está sendo cada vez mais utilizado como exame de primeira linha.

Sequenciamento de nova geração

O sequenciamento de nova geração (NGS) possibilita o sequenciamento rápido e acurado de genomas humanos completos e/ou exomas, que representam 1 a 2% do genoma traduzido em proteínas. O contínuo aprimoramento das tecnologias de NGS levou a rápida queda de seu custo, facilitando, assim o sequenciamento de dezenas de milhares de indivíduos nos contextos tanto clínico quanto de pesquisa. O NGS não tem sido restrito a seres humanos e desempenha um papel cada vez maior na definição de outras espécies, incluindo microrganismos, o que pode nos ajudar a compreender a funcionalidade do microbioma intestinal e possibilitar o desenvolvimento de novos tratamentos anti-infecciosos.

Os painéis de genes clínicos e o sequenciamento do exoma ou genoma completo em laboratórios credenciados podem ajudar no diagnóstico de doenças mendelianas raras, incluindo EIM, contanto que todas as outras possibilidades diagnósticas tenham sido esgotadas. Embora o sequenciamento possa ser relativamente direto e barato, ainda existem desafios analíticos.[9,10]

Tabela 194.4 Distúrbios do metabolismo das proteínas.

DISTÚRBIO	DEFEITO ENZIMÁTICO	METABÓLITO(S)	FENÓTIPO CLÍNICO
Acidúria argininossuccínica	Argininossuccinato liase	Argininossuccinato*	Hiperamonemia, cirrose hepática
Argininemia	Arginase	Arginina	Hiperamonemia, doença neurológica
Citrulinemia	Argininossuccinato sintetase	Citrulina, ácido orótico*	Hiperamonemia, cirrose hepática
Deficiência de ornitina transcarbamilase	Ornitina transcarbamilase	Ácido orótico,* ornitina, arginina	Hiperamonemia grave, herança ligada ao X
Doença da urina em xarope de bordo	Complexo da desidrogenase de α-cetoácidos de cadeia ramificada	Aloisoleucina,* leucina, valina, isoleucina	Encefalopatia, ataxia, descompensação metabólica
Fenilcetonúria	Fenilalanina hidroxilase	Fenilalanina	Disfunção intelectual,† crises convulsivas†
Homocistinúria	Cistationina β-sintase	Homocisteína, metionina	Biotipo marfanoide, disfunção intelectual, descolamento da lente
Tirosinemia do tipo I	Fumaril acetoacetato	Succinilacetona,* tirosina	Insuficiência hepática aguda, tubulopatia
Tirosinemia do tipo II	Tirosina aminotransferase	Tirosina, fenilalanina	Lesões de córnea, hiperqueratose da pele, disfunção intelectual leve

*Composto diagnóstico. †Se não for tratada(s).

Tabela 194.5 Acidúrias orgânicas.

DISTÚRBIO	DEFEITO ENZIMÁTICO	HERANÇA	METABÓLITOS URINÁRIOS
Acidúria glutárica do tipo I	Glutaril-CoA desidrogenase	Autossômica recessiva	Ácido 3-hidroxiglutárico, ácido glutárico
Acidúria isobutírica	Isobutiril-CoA desidrogenase	Autossômica recessiva	Ácido isobutírico
Acidúria isovalérica	Isovaleril-CoA desidrogenase	Autossômica recessiva	Ácido isovalérico
Acidúria metilmalônica	Metilmalonil-CoA desidrogenase	Autossômica recessiva	Ácido metilmalônico
Acidúria mevalônica	Mevalonato quinase	Autossômica recessiva	Ácido mevalônico
Acidúria propiônica	Propionil-CoA carboxilase	Autossômica recessiva	3-Metilcitrato, ácido propiônico, ácido 3-hidroxipropiônico
Deficiência de holocarboxilase sintetase	Holocarboxilase sintetase	Autossômica recessiva	Ácido β-hidroxi-isovalérico, β-metilcrotonilglicina, ácido β-hidroxipropiônico, 3-metilcitrato

Tabela 194.6 Exames diagnósticos para erros inatos do metabolismo.

METABÓLITO	MATRIZ BIOLÓGICA	MÉTODO	DISTÚRBIO
Aminoácidos	Plasma, urina, LCS	HPLC, MS-MS	Distúrbios do metabolismo de aminoácidos, incluindo PKU, DUXB, tirosinemia, defeitos do ciclo da ureia, intolerância proteica lisinúrica
Ácidos orgânicos	Urina, LCS	GC-MS	Acidopatias orgânicas, incluindo AMM, AP, AIV Acidose láctica, distúrbios mitocondriais, incluindo distúrbios do ciclo de Krebs, enzimas da cadeia respiratória, defeitos de oxidação de ácidos graxos
Espécies de acilcarnitina	Plasma, DBS	MS-MS	Defeitos de oxidação de ácidos graxos, acidopatias orgânicas
Carnitina total/livre	Plasma, DBS, urina	MS-MS	Deficiência do transportador de carnitina, deficiências de CPT I/II (em associação com espécies de acilcarnitina), deficiência secundária de carnitina
Ácido orótico	Plasma, urina	GC-MS, MS-MS	Acidúria orótica, deficiência de OTC, citrulinemia do tipo I
Succinilacetona	Plasma, DBS, urina	GC-MS	Tirosinemia do tipo I
Glicosaminoglicanos	Urina	TLC, MS-MS	Mucopolissacaridoses

CPT I/II = carnitina palmitoiltransferase I/II; LCS = líquido cerebrospinal; DBS = sangue seco em papel; GC-MS = cromatografia gasosa–espectrometria de massa; HPLC = cromatografia líquida de alta pressão; AIV = acidúria isovalérica; AMM = acidúria metilmalônica; MS-MS = espectrometria de massa em *tandem*; DUXB = doença da urina em xarope de bordo; PKU = fenilcetonúria; OTC = ornitina transcarbamilase; AP = acidúria propiônica; TLC = cromatografia em camada fina.

TRATAMENTO

A estratégia de tratamento individual segue os princípios gerais de (1) aumento da atividade enzimática por meio da administração de cofatores, (2) estabilização da estrutura enzimática por meio de terapia com chaperonas, (3) terapia de reposição enzimática, (4) redução do substrato por meio de intervenção dietética, (5) inibição de substrato por meio de bloqueio da reação enzimática reversa, (6) substituição do órgão afetado (p. ex., fígado) ou (7) transplante e/ou terapia de células-tronco.[11] Outras abordagens terapêuticas, incluindo terapias *read-through*, mRNA, modificação de genes (CRISPR) e gênica, estão em desenvolvimento pré-clínico ou já estão em fase de ensaios clínicos (Tabela 194.7).

A escolha da terapia é guiada pelo diagnóstico subjacente, porém outros fatores merecem consideração. Uma abordagem curativa pode ser preferida sempre que possível, embora isso raramente possa ser uma opção em adultos com EIM, como no caso de transplante de medula óssea ou de células-tronco na leucodistrofia metacromática ou na adrenoleucodistrofia ligada ao X. Os agentes terapêuticos direcionados para as manifestações do sistema nervoso central precisam atravessar a barreira hematencefálica para serem efetivos, limitando, assim o uso de moléculas maiores, incluindo enzimas, no tratamento das manifestações neurológicas.

Os indivíduos com EIM sempre devem ser tratados por uma equipe multiprofissional de geneticistas bioquímicos, clínicos gerais e conselheiros genéticos em um centro terciário com experiência considerável no manejo de erros inatos do metabolismo. De maneira ideal, deve haver no local um laboratório de bioquímica genética para facilitar a realização imediata de testes em amostras.

Aconselhamento genético

O aconselhamento genético por conselheiros genéticos certificados constitui parte integrante da avaliação e do manejo de pacientes com qualquer condição genética, incluindo os EIM complexos. Uma história familiar até a terceira geração e uma anamnese detalhada são os pré-requisitos para uma avaliação clínica e diagnóstica focada. O conselheiro genético comunica as limitações e implicações dos testes genéticos e dos resultados associados ao paciente e à família em geral.

Terapia enzimática

A meta da terapia enzimática é aumentar a atividade endógena das enzimas. Os indivíduos com deficiências enzimáticas que respondem aos cofatores (vitaminas) podem se beneficiar de doses suprafisiológicas da respectiva vitamina. Um exemplo é a PKU responsiva à tetra-hidrobiopterina (BH4), decorrente de mutações no gene *PAH* que afetam o local de ligação da fenilalanina hidroxilase (PAH). Neste caso, a administração de 20 mg/kg de BH4 resultará em estabilização da PAH por meio de um efeito tipo chaperona e, em consequência, em aumento da atividade da PAH. Os pacientes com PKU responsiva à BH4 apresentam melhora da tolerância à fenilalanina e controle metabólico quando recebem suplementação com BH4.

A terapia de reposição enzimática está disponível para o tratamento da doença de Gaucher há mais de 15 anos. Inicialmente a glicocerebrosidase, a enzima deficiente na doença de Gaucher, foi purificada a partir de placentas humanas e administrada por via intravenosa a pacientes afetados. Mais recentemente, a glicocerebrosidase foi hiperexpressa em células de ovário de *hamster* chinês e produzida em grandes quantidades em biorreatores. As terapias de reposição com enzimas recombinantes estão agora disponíveis para a doença de Pompe (α-glicosidase), a doença de Fabry (α-galactosidase), a mucopolissacaridose tipo I (α-iduronidase), a mucopolissacaridose tipo II (α-iduronato sulfatase), a mucopolissacaridose tipo IVa (galactosaminase-6-sulfatase) e a mucopolissacaridose tipo VI (arilsulfatase B). Outras terapias enzimáticas estão atualmente em diferentes fases de ensaios clínicos (ver Tabela 194.7).

Terapia nutricional

A meta terapêutica da terapia nutricional é a correção do desequilíbrio metabólico por meio de redução do acúmulo de substrato, promoção da síntese de proteínas por meio de anabolismo e prevenção de episódios de descompensação metabólica. Além disso, pode ser necessária suplementação de um produto reduzido. Um exemplo é o tratamento para a PKU. A base dessa terapia consiste na redução da ingestão de fenilalanina por meio de consumo de alimentos com baixo teor proteico e suplementação simultânea de aminoácidos sem fenilalanina para sustentar o crescimento e o desenvolvimento. Esse regime reduz os níveis de fenilalanina no plasma e, o mais importante, no encéfalo para níveis atóxicos quase normais, que facilitam o desenvolvimento intelectual apropriado para a idade.[12] Em determinadas ocasiões, é necessária suplementação com tirosina quando os níveis de tirosina estão baixos. Estratégias nutricionais semelhantes aplicam-se a outros distúrbios do metabolismo dos aminoácidos e a acidopatias orgânicas, embora a restrição proteica natural possa ser mais pronunciada para diminuir o risco de descompensação metabólica durante um episódio catabólico (doença intercorrente).

Outra abordagem para reduzir o acúmulo de substrato consiste na inibição da reação enzimática reversa que leva à síntese de substrato. Esse conceito demonstrou ser efetivo na redução da glicosilceramida na doença de Gaucher do tipo I leve a moderada.

Os indivíduos com EIM que correm risco de descompensação metabólica, como distúrbios do ciclo da ureia, acidopatias orgânicas e distúrbios da oxidação dos ácidos graxos, sempre devem carregar um "aviso de emergência" com descrição do diagnóstico, dos sintomas de descompensação, do tratamento de emergência e da informação de contato com um centro metabólico terciário.

Tabela 194.7 Exemplos de estratégias terapêuticas para erros inatos do metabolismo.

NÍVEL	ABORDAGEM TERAPÊUTICA	DISTÚRBIO
Gene	Transplante de órgão sólido	Defeitos do ciclo da ureia, DUXB, tirosinemia do tipo I
	Transplante de células-tronco	Adrenoleucodistrofia, MPS I
	Terapia gênica	MPS I e II, doença de Pompe (ensaio clínico de fase I/II)
	Terapia *read-through*	Distrofia muscular de Duchenne (fase III), fibrose cística (fase III)
Enzima	Infusão de enzima recombinante	Doenças de Gaucher, Pompe, Fabry, MPS I, II, IVa, VI Fenilcetonúria
	Chaperona	Doenças de Fabry e Pompe
Substrato	Redução de substrato	Fenilcetonúria, doença da urina em xarope de bordo
	Inibição do substrato	Doença de Gaucher, doença de Tay-Sachs, tipo Niemann-Pick C

MPS = mucopolissacaridose; DUXB, doença da urina em xarope de bordo.

Terapia com vitaminas

Vários EIM afetam o transporte e o metabolismo das vitaminas. Normalmente, essas condições beneficiam-se de doses suprafisiológicas de vitaminas. Um exemplo é a anemia megaloblástica responsiva à tiamina, que é causada por mutações no gene do transportador de tiamina *SLC19A2*. Os indivíduos afetados desenvolvem surdez neurossensorial, perda da visão, diabetes melito e anemia megaloblástica. O diabetes melito e a anemia respondem a altas doses de tiamina. Outros exemplos incluem distúrbios de absorção, transporte e metabolismo da vitamina B_{12} (cobalamina) e distúrbios do metabolismo da biotina e do ácido fólico.

Transplante de órgãos, de medula óssea e de células-tronco

O transplante de fígado tem sido realizado em pacientes com tirosinemia do tipo I, defeitos do ciclo da ureia, acidúria metilmalônica, acidúria propiônica, deficiência de lipase lisossômica e doenças de depósito do glicogênio que afetam o fígado. O efeito do transplante de fígado nessas condições é duplo. Em primeiro lugar, o controle metabólico será melhorado quando o comprometimento hepático for o principal contribuinte para a falta global de controle metabólico suficiente. Entretanto, o defeito intrínseco não será corrigido em outros locais após o transplante hepático, e, por exemplo, um indivíduo afetado pode continuar a ter doença neurológica significativa na acidúria metilmalônica. Em segundo lugar, a função hepática será restaurada nas condições que levam à doença hepática crônica, incluindo fibrose e/ou cirrose hepáticas, ou em doenças nas quais existe risco significativo de transformação maligna. O transplante renal pode ser necessário em condições que afetam a função renal, como no caso da acidúria metilmalônica ou cistinose.

O transplante de medula óssea e/ou de células-tronco tem efeitos benéficos limitados em pacientes com EIM. Os exemplos incluem o transplante de medula óssea e/ou de células-tronco pré-sintomático na mucopolissacaridose tipo I grave, na leucodistrofia metacromática e na adrenoleucodistrofia ligada ao X. A terapia com células-tronco está atualmente em fase de pesquisa para a doença de depósito de glicogênio do tipo I.

Grau A Recomendações de grau A

A1. Thomas J, Levy H, Amato S, et al. Pegvaliase for the treatment of phenylketonuria: results of a long-term phase 3 clinical trial program (PRISM). *Mol Genet Metab.* 2018;124:27-38.
A2. Harding CO, Amato RS, Stuy M, et al. Pegvaliase for the treatment of phenylketonuria: a pivotal, double-blind randomized discontinuation phase 3 clinical trial. *Mol Genet Metab.* 2018;124:20-26.

REFERÊNCIAS BIBLIOGRÁFICAS

As referências bibliográficas, bem como os outros materiais suplementares deste livro, encontram-se no GEN-IO, nosso ambiente virtual de aprendizagem.

195 DISTÚRBIOS DO METABOLISMO DOS LIPÍDIOS

JENNIFER G. ROBINSON

Os distúrbios do metabolismo dos lipídios são uma consequência cada vez mais comum do moderno estilo de vida industrial.[1] Com a crescente prosperidade, a difusão das dietas de estilo ocidental e o estabelecimento de hábitos sedentários estão resultando em aumentos dramáticos da obesidade em países ao redor do mundo. Hábitos de vida inadequados somados a uma predisposição genética frequentemente levam ao desenvolvimento de dislipidemia, caracterizada por níveis mais elevados da apolipoproteína (apo) B-100 aterogênica, rica em colesterol e triglicerídios, de lipoproteínas, níveis maiores de lipoproteínas apo B-48 ricas em triglicerídios e níveis mais baixos de lipoproteínas apo A. No ambiente do consultório, essas apolipoproteínas refletem-se nos níveis de colesterol ligado a lipoproteínas de baixa densidade (LDL-C), triglicerídios (TG), colesterol ligado a lipoproteínas de alta densidade (HDL-C) e não HDL-C.

A manifestação clínica mais comum dos distúrbios dos lipídios é a doença cardiovascular aterosclerótica (DCVAS), que resulta dos níveis elevados de lipoproteínas apo B-100.[2,3] O papel das lipoproteínas apo A no desenvolvimento (ou na proteção) da DCVAS não está tão bem elucidado. A hipertrigliceridemia grave está principalmente associada ao aumento do risco de pancreatite.

METABOLISMO DOS LIPÍDIOS

BIOPATOLOGIA

Colesterol e triglicerídios

O colesterol é um componente essencial de todas as membranas celulares nos animais e atua como precursor das vitaminas lipossolúveis e de hormônios esteroides, como cortisol, estradiol, progestinas e testosterona. As plantas utilizam esteróis em vez de colesterol como componente estrutura da membrana celular. Os TG são compostos de três cadeias de ácidos graxos ligadas a uma molécula de glicerol. Os TG constituem uma fonte de energia, sobretudo no estado de jejum. Tanto o colesterol quanto os TG são insolúveis em água, exigindo o seu transporte em partículas de lipoproteína no plasma (Figura 195.1). As apolipoproteínas são moléculas anfipáticas localizadas na superfície da partícula de lipoproteína, que atuam como chaves bioquímicas para receptores ou sítios de ligação específicos, que possibilitam os processos de fornecimento, entrada ou modificação. A e-Figura 195.1 fornece uma visão geral do metabolismo do colesterol, dos triglicerídios e das lipoproteínas, com os locais de ação dos fármacos na modificação dos lipídios.

O colesterol e os TG são sintetizados ou absorvidos pelo intestino. Os adultos sintetizam cerca de 100 mg de colesterol por dia. O fígado sintetiza cerca de 25% do colesterol; o encéfalo, os órgãos reprodutivos, as glândulas suprarrenais e o intestino também apresentam taxas mais altas de síntese de colesterol. O colesterol é sintetizado por meio de múltiplas etapas a partir da acetil-CoA e acetoacetil-CoA. A etapa limitante de velocidade na síntese de colesterol é a redução a mevalonato pela 3-hidroxi-3-metil-glutaril-CoA (HMG-CoA) redutase, que constitui o alvo das estatinas. Os metabólitos do mevalonato a jusante incluem várias moléculas bioativas, que foram implicadas em alguns efeitos adversos das estatinas.

A dieta fornece 300 a 500 mg de colesterol por dia. Os ácidos biliares fornecem cerca de dois terços do colesterol diário (800 a 1.200 mg), e as células intestinais descamadas, cerca de 300 mg. O colesterol não esterificado é secretado pelo fígado nos ácidos biliares, que são armazenados na vesícula biliar e secretados no intestino delgado, onde solubilizam as gorduras da dieta e aumentam a absorção de ácidos graxos, lipídios e vitaminas lipossolúveis. Os ácidos biliares são reabsorvidos, em grande parte, pela parte distal do íleo e transportados de volta ao fígado pela circulação êntero-hepática.

As gorduras e os produtos de origem animal da dieta são degradados no intestino, e os constituintes são então transportados nos enterócitos, onde são reesterificados em ésteres de colesterol e TG. O colesterol é absorvido pelo intestino por meio do receptor Niemann-Pick C1-*Like* 1 (NPC1L1), que pode ser inibido pelo ezetimiba.

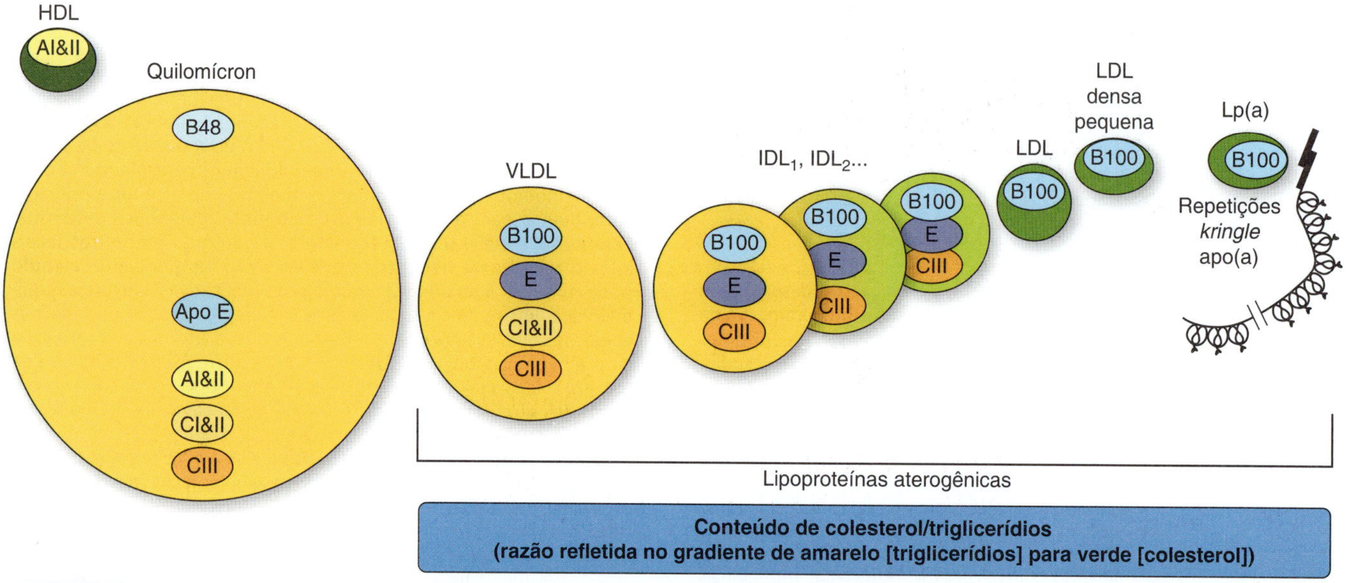

FIGURA 195.1 Tamanho relativo (não está em escala), triglicerídios e composição do colesterol, principais apolipoproteínas e aterogenicidade das lipoproteínas da circulação. (Adaptada de Robinson J. *Clinical Lipid Management.* 1st ed. West Islip, NY: Professional Communications, Inc; 2016.)

Quilomícrons

No enterócito, os TG e o colesterol são acondicionados com apo B48, bem como apo CII e CIII e outras apolipoproteínas para secreção no sangue, na forma de quilomícrons ricos em triglicerídios (Figura 195.1). Os quilomícrons sofrem hidrólise progressiva dos triglicerídios em ácidos graxos pela lipoproteína lipase no endotélio dos capilares, que liga a apo CII, bem como outras apolipoproteínas. Os ácidos graxos podem ser armazenados no tecido adiposo, ou podem ser utilizados como fonte de energia pelo tecido muscular. Os quilomícrons são convertidos em resquícios de quilomícrons, que são relativamente enriquecidos em ésteres de colesterol. Os quilomícrons são as maiores lipoproteínas, e acredita-se que seja improvável que contribuam para a aterosclerose. Não são solúveis no plasma e conferem um aspecto de "sopa de tomate" ao plasma recém-coletado, subindo até a parte superior do soro depois de uma noite de refrigeração, produzindo uma camada "cremosa". Os resquícios de quilomícrons menores conseguem penetrar no espaço subendotelial, onde são captados por macrófagos, e podem constituir o mecanismo por meio do qual a hipertrigliceridemia pós-prandial contribui para a aterogênese.

Os quilomícrons e os resquícios de quilomícrons também são captados pelo fígado pela proteína relacionada ao receptor de LDL, que interage com a apo E e, em menor grau, pelo receptor de LDL e glicosaminoglicanos de superfície celular. O fígado decompõe as partículas de quilomícrons, que podem ser armazenadas na forma de ésteres de colesterol e triglicerídios, reunidos em partículas de lipoproteína de densidade muito baixa (VLDL) para secreção no sangue, ou os ésteres de colesterol podem ser incorporados em ácidos biliares para sua secreção no intestino.

VLDL, IDL, LDL

O fígado procede à montagem de uma partícula de VLDL a partir de uma molécula de apolipoproteína B100, ésteres de colesterol, triglicerídios e várias outras apolipoproteínas e lipídios. Os TG constituem a etapa limitante de velocidade na síntese das VLDL. A proteína de transferência microssomal (MTP) transfere triglicerídios para o peptídio apo B em crescimento. Por conseguinte, os fármacos que inibem a MTP podem causar acúmulo intra-hepático de triglicerídios.

A VLDL nascente é secretada no sangue, onde adquire apo E, apo CII e apo CIII. À semelhança dos quilomícrons, a apo CII ativa a lipoproteína lipase para hidrolisar triglicerídios em ácidos graxos para transporte nos tecidos. À medida que a VLDL continua fornecendo colesterol e triglicerídios aos tecidos, ela é transformada em lipoproteína de densidade intermediária (IDL) cada vez mais rica em colesterol e, por fim, em lipoproteína de baixa densidade (LDL) (Figura 195.1). As LDL constituem a maior fração das lipoproteínas circulantes e contêm cerca de 60 a 70% do colesterol total na circulação.

A LDL é removida do sangue predominantemente pelo receptor de LDL. A expressão dos receptores de LDL é regulada pela pró-proteína convertase sublisina/kexina tipo 9 (PCSK9). Em resposta à diminuição dos níveis intracelulares de colesterol, as proteínas de ligação do elemento regulador de esterol (SREBP) 1 e 2 suprarregulam a síntese hepática dos receptores de LDL e da PCSK9. Os receptores de LDL seguem o seu trajeto até a superfície da célula, onde se ligam a partículas de LDL do sangue. O complexo partícula de LDL-receptor de LDL é então capturado dentro de vesículas, onde a partícula de LDL sofre degradação, enquanto o seu receptor permanece intacto. Em seguida, o receptor de LDL retorna, em sua forma intacta, à superfície celular para continuar a remover partículas de LDL do sangue.

Enquanto o receptor de LDL segue o seu trajeto até a superfície celular, a molécula de PCSK9 é secretada no sangue, onde se liga ao complexo LDL-receptor de LDL, marcando tanto o receptor quanto a partícula de LDL para degradação. Assim, a inibição ou a redução dos níveis de PCSK9 permitem maior circulação do receptor de LDL e maior remoção de partículas de LDL da circulação.

A aterogenicidade das grandes partículas de VLDL não está esclarecida. As partículas menores de VLDL, as IDL e as LDL são claramente aterogênicas.

Lp(a)

O fígado é responsável pela montagem da lipoproteína(a) (Lp[a]) a partir de uma apo(a) conectada à apo B de uma partícula semelhante à LDL (Figura 195.1). As isoformas de apo(a) são muito variáveis, em virtude do número de repetições *kringle* determinado pelo gene da apo(a). O tamanho da apo(a) é inversamente relacionado com a concentração de Lp(a), e acredita-se que resulte do maior tempo de montagem de uma isoforma de apo(a) com um grande número de repetições *kringle*. O fígado remove a Lp(a) da circulação. Esse processo e a remoção da Lp(a) não estão bem elucidados. A Lp(a) parece ser aterogênica. Não se sabe se a redução farmacológica da Lp(a) diminui os eventos cardiovasculares.[3b]

HDL

A lipoproteína de alta densidade (HDL) é a menor e mais densa das lipoproteínas circulantes (Figura 195.1). A HDL transporta as apo AI e AII, em lugar de apo B100 ou apo B48. A HDL é sintetizada no fígado a partir da apo AI, apo AII e fosfolipídios, formando a HDL nascente ou pré-β HDL (e-Figura 195.2). À medida que essa partícula circula pelo corpo e interage com células periféricas, ela adquire colesterol e fosfolipídios adicionais por meio de ligação à proteína cassete de ligação de trifosfato (ABC1), por um processo denominado *transporte reverso do colesterol*.

A HDL transporta cerca de 30% do colesterol do sangue. No interior da partícula de HDL, o colesterol não esterificado é esterificado pela lecitina colesterol acil transferase (LCAT). O colesterol esterificado pode ser removido das HDL por meio do receptor de depuração B1 (SR-B1) no fígado. No sangue, o colesterol esterificado pode ser trocado por triglicerídios a partir das lipoproteínas apo B por meio da proteína de transferência de ésteres de colesterol (CETP) no plasma. A proteína de transferência de fosfolipídios transfere fosfolipídios das lipoproteínas apo B para a HDL. A lipoproteína lipase hidrolisa triglicerídios das VLDL e quilomícrons para HDL. A lipase hepática remove os triglicerídios das HDL.

Nos estudos epidemiológicos, os baixos níveis de HDL, HDL-colesterol (HDL-C) e apo I estão associados a aumento do risco cardiovascular. Não se sabe ao certo se os baixos níveis de HDL-C, que frequentemente são acompanhados de níveis elevados de TG, causam DCV ou se constituem simplesmente um marcador de comprometimento do metabolismo da glicose e resistência à insulina. Estudos de randomização mendeliana não conseguiram identificar uma associação entre os genes de elevação do HDL-C e o risco cardiovascular. Em ensaios clínicos randomizados, os fármacos que elevam o HDL-C não diminuíram o risco cardiovascular além de seus efeitos sobre LDL-C ou não HDL-C (p. ex., niacina e inibidores da proteína de transferência de ésteres de colesterol [CETP]). Com efeito, existem vários polimorfismos genéticos que aumentam acentuadamente os níveis de HDL-C que estão associados ao aumento do risco cardiovascular. Já foram propostos diversos mecanismos para esse aumento do risco, incluindo conversão de HDL em um estado mais pró-inflamatório ou comprometimento do transporte reverso do colesterol.

A funcionalidade da HDL, quando medida por ensaios do colesterol reverso *in vitro*, tem sido associada à redução do risco cardiovascular, independente dos níveis de HDL-C. Uma mutação de apo AI incomum, apo AI-Milano, provoca baixos níveis de HDL-C e está associada à redução do risco cardiovascular, que se acredita ser mediada por transporte reverso mais eficiente do colesterol. A apo AII está associada ao aumento do risco cardiovascular por meio de mecanismos desconhecidos.

DIAGNÓSTICO

Lipidograma

No laboratório clínico, as partículas de lipoproteínas em geral não são medidas diretamente, mas por meio de ultracentrifugação de densidade, que as separa em bandas, com base no conteúdo de colesterol e triglicerídios. Assim, os níveis mais comumente relatados incluem triglicerídios, colesterol total, LDL-colesterol (LDL-C) e HDL-colesterol (HDL-C). Os pacientes com níveis elevados de TG apresentam um número aumentado de quilomícrons, resquícios de quilomícrons ou VLDL ou têm conteúdo aumentado de TG nas VLDL. É preciso entender que os níveis de TG refletem o conteúdo de TG das partículas de lipoproteínas e que eles não existem como entidades independentes no sangue. (Seriam insolúveis, mesmo se existissem dessa forma.) Os pacientes com níveis elevados de colesterol apresentam números aumentados de partículas de LDL, VLDL, IDL ou Lp(a) ou aumento do conteúdo de colesterol nessas partículas.

Em amostras de sangue em jejum (≥ 8 h), o LDL-colesterol (LDL-C) é calculado pela equação de Friedewald, quando o nível de triglicerídios é inferior a 400 mg/dℓ:

LDL-C = Colesterol total – HDL-C – triglicerídios/5

O LDL-C calculado não é acurado quando existe hiperlipidemia do tipo III (ver adiante), ou quando são utilizados inibidores da CETP.

Em amostras sem jejum ou com jejum, quando os TG são superiores a 500 mg/dℓ, o não HDL-C pode ser calculado da seguinte maneira:

Não HDL-C = Colesterol total – HDL-C

por conseguinte, o não HDL-C representa o componente lipídio aterogênico (ver Figura 195.1). O não HDL-C é, em geral, cerca de 30 mg/dℓ superior ao LDL-C. Um método mais elaborado para calcular o LDL-C quando os TG estão elevados foi desenvolvido, porém não foi validado em diversas populações.

Os níveis de LDL-C também podem ser medidos diretamente, e os valores obtidos são acurados quando os triglicerídios alcançam 1.000 mg/dℓ. Os níveis de LDL-C diretos são 5 a 10 mg/dℓ mais baixos do que os níveis calculados, em parte porque não medem a lipoproteína(a) (Lp[a]).

A determinação da Lp(a) tem sido problemática, em razão de uma variação interindividual no número de *kringles* na apo(a). Atualmente, não existe método padronizado, e as grandes variações dependentes da raça sustentam a necessidade de elaborar faixas de referência específicas da raça.

O perfil lipídico avançado consegue medir diretamente a apo B e a apo A, porém apenas a medição da apo B foi padronizada. Outras técnicas conseguem medir o número de partículas de LDL, IDL e VLDL e seu tamanho utilizando vários métodos, porém nenhum desses métodos foi padronizado e a variabilidade entre um teste e a repetição do teste é, com frequência, elevada. A utilidade clínica do perfil lipídico avançado não está claramente estabelecida. É possível tratar a maioria dos pacientes com níveis calculados de LDL-C ou não HDL-C, que é o método de menor custo e amplamente disponível. A medição da apo B pode ser útil em alguns pacientes com hipertrigliceridemia.

Lipoproteínas apo B, colesterol e aterogênese

Um extenso corpo de evidências epidemiológicas, genéticas e de ensaios clínicos de mais de 50 anos mostrou a existência de uma relação direta e causal entre os níveis de colesterol no sangue e a DCVAS (ver também Capítulo 46). Evidências mais recentes mostraram que é o acúmulo de colesterol e de lipoproteínas apo B ricas em TG no subendotélio arterial que constitui o fator histopatológico iniciador no desenvolvimento da placa aterosclerótica (Capítulo 46 e Figura 195.2). As apolipoproteínas com até cerca de 70 nm de diâmetro (LDL, IDL, VLDL menores, partículas de resquícios de quilomícrons e Lp[a]) atravessam mais eficientemente o endotélio. As concentrações plasmáticas elevadas aumentam a probabilidade de entrada dessas partículas no espaço subendotelial da artéria. Essa limitação de tamanho explica provavelmente por que níveis plasmáticos muito elevados de grandes quilomícrons apo B48 na deficiência de lipoproteína lipase não causam aterosclerose.

Normalmente, poucas lipoproteínas apo B são retidas no subendotélio e retornam à circulação. Quando existe placa aterosclerótica, o endotélio torna-se anormalmente permeável às lipoproteínas apo B. O tratamento da hiperlipidemia resulta em rápida diminuição da permeabilidade e aumento da degradação fracional das LDL que entram na placa. Entretanto, o fator iniciador fundamental da aterogênese é a retenção subendotelial de lipoproteínas apo B. A aterosclerose desenvolve-se preferencialmente em locais específicos da árvore arterial. O comprometimento do fluxo laminar nesses locais provoca proliferação da matriz na parede arterial adjacente. Nos estágios mais iniciais da aterogênese, os proteoglicanos de carga elétrica negativa na matriz extracelular da íntima arterial capturam a apo B100 e a apo B48 de carga elétrica positiva. Outras características da molécula de LDL podem afetar a aterogenicidade ao influenciar a ligação da apo B ou as interações de proteoglicanos, como a composição de lipídios da superfície ou a composição lipídica do cerne. A apo E medeia a ligação aos glicosaminoglicanos arteriais, mas também facilita a eliminação hepática de lipoproteínas apo B. Por outro lado, a apo CIII aumenta a afinidade da LDL pelos proteoglicanos da parede arterial e diminui a captação hepática de lipoproteínas apo B, promovendo, assim, a retenção do colesterol e de lipoproteínas apo B ricas em triglicerídios.

Após retenção na parede arterial, as lipoproteínas apo B sofrem outras modificações enzimáticas, que promovem a agregação e aceleram o acúmulo. Essas agregações liberam subprodutos biologicamente ativos, que recrutam maior número de macrófagos e células T imunorreguladoras na lesão em desenvolvimento. Curiosamente, a composição da dieta pode alterar a agregação das LDL: as gorduras saturadas e a sacarose a

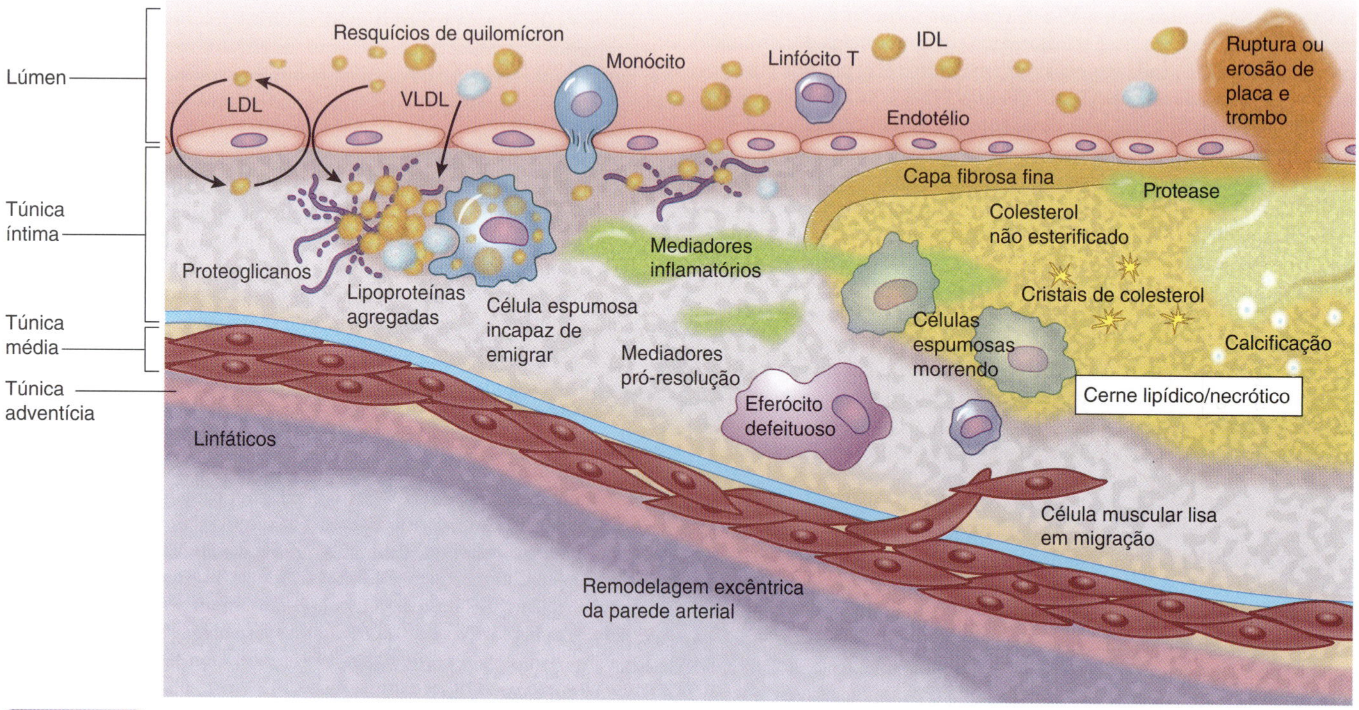

FIGURA 195.2 **Modelo de resposta à retenção de lipoproteína apo B para a iniciação e progressão da aterosclerose.** As concentrações plasmáticas elevadas de lipoproteínas apo B (LDL, IDL, VLDL, resquícios de quilomícrons, Lp[a]) aumentam a entrada na túnica íntima e retenção. As lipoproteínas apo B ligam-se aos proteoglicanos e começam a sofrer agregação, um processo que se acelera com o início da formação da placa. A retenção é influenciada pela composição das partículas e pela dieta. A retenção leva a uma resposta celular mal adaptativa, resultando em aumento de inflamação, fibrose e necrose. Ocorre formação do cerne lipídico/necrótico quando os processos normais de fagocitose e eferocitose são sobrepujados pela retenção e acúmulo continuados de lipoproteínas apo B "tóxicas". A ruptura ou erosão da placa pode levar à formação de trombo sobrejacente, que pode precipitar um evento clínico agudo. Apo = apolipoproteína; IDL = lipoproteína intermediária; LDL = lipoproteína de baixa densidade; Lp(a) = lipoproteína (a); VLDL = lipoproteína de densidade muito baixa. (De Robinson JG, Williams KJ, Gidding S, et al. Eradicating the burden of atherosclerotic cardiovascular disease by lowering apolipoprotein B lipoproteins earlier in life. *J Am Heart Assoc.* 2018;7:1-12.)

aumentam, enquanto as gorduras poli-insaturadas e as fibras a diminuem. As lipoproteínas apo B agregadas são avidamente captadas por células musculares lisas vasculares e macrófagos, iniciando a sua transformação em células espumosas carregadas de colesterol. Esse processo resulta em uma resposta mal adaptativa, que acelera ainda mais a aterogênese. Ocorre liberação de enzimas pró-aterogênicas e moléculas de sinalização, induzindo a síntese de mais proteoglicanos com afinidade aumentada pelas lipoproteínas apo B, outros fatores que potencializam a retenção e enzimas proteolíticas. As proteases podem enfraquecer a camada fibrosa sobrejacente, o que favorece a ruptura da placa e a liberação do conteúdo subendotelial trombogênico. Em modelos de animais, as injeções de HDL, a hiperexpressão de apo AI e o aumento das HDL atuam para inibir a formação da placa e promover a sua estabilização e regressão.

A aterogênese começa na infância e pode progredir para a placa avançada no final da adolescência ou início da idade adulta, um processo que é acelerado na presença de outros fatores de risco cardiovascular e predisposição genética. A maior parte dos adultos apresenta placa avançada nas décadas de 40 a 50 anos e começam a sofrer eventos clínicos de DCVAS, como infarto do miocárdio e outras síndromes coronarianas agudas, acidente vascular encefálico (AVE), doença arterial periférica e morte. As lipoproteínas apo B, medidas pelos níveis totais, LDL-C e não HDL-C, fornecem uma previsão do risco de DCVAS em todas as idades, sexo, raças/etnias e regiões. O aumento no risco relativo de DCVAS por aumento dos níveis de colesterol total ou LDL-C depende da idade e do nível e duração da exposição (Figura 195.3). Os níveis elevados de colesterol continuam sendo um fator de risco na idade avançada, embora a contribuição relativa para o risco seja atenuada.[4] O nível de Lp(a) parece aumentar o risco de DCVAS além daquele esperado pelo nível de LDL-C.

Regressão da aterosclerose

A redução dos níveis de LDL e outras lipoproteínas apo B consegue regredir o ateroma. A redução acentuada dos níveis de lipoproteína apo B resulta em diminuição da captação e retenção subendoteliais e redução do recrutamento de monócitos e macrófagos (e-Figura 195.3). A redução da entrada possibilita que os mecanismos de depuração e fagocitose normais

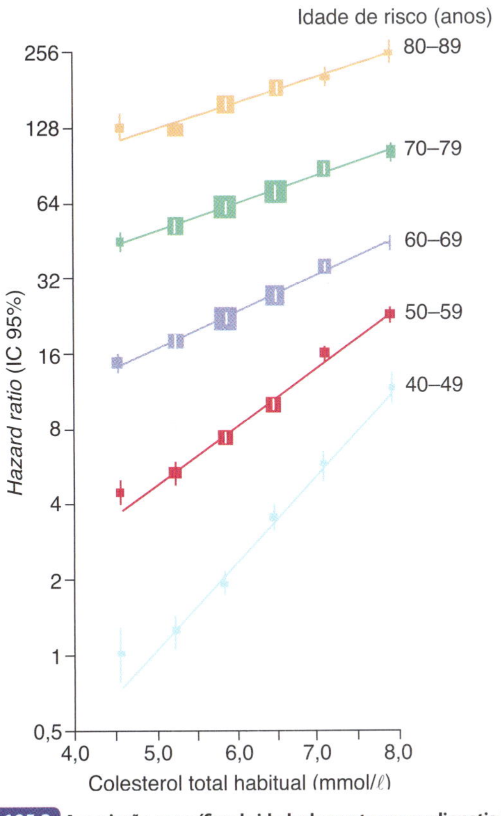

FIGURA 195.3 Associação específica da idade da morte por cardiopatia isquêmica aterosclerótica e nível de colesterol total. (De Prospective Studies Collaboration; Lewington S, Whitlock G, Clarke R, et al. Blood cholesterol and vascular mortality by age, sex, and blood pressure: a meta-analysis of individual data from 61 prospective studies with 55,000 vascular deaths. *Lancet*. 2007;370:1829-1839.)

eliminem a sobrecarga de lipoproteína apo B. Os mecanismos de transporte reverso do colesterol mobilizam o colesterol para fora das células espumosas. As células espumosas diminuem em virtude de sua emigração nos linfáticos da adventícia e transmigração no lúmen. A eferocitose mais efetiva elimina as células apoptóticas e o cerne necrótico. As células inflamatórias migram para fora e as células musculares lisas migram para dentro do subendotélio, a síntese de colágeno diminui e ocorre resolução da fibrose. Em modelos de animais, foi constatado que níveis muito baixos de LDL-C, de menos de 20 a 40 mg/dℓ, levam a regressão completa do ateroma inicial e normalização da função vascular. No ateroma mais avançado, pode ocorrer regressão substancial, porém a placa estabilizada residual persiste.

Até o momento, apenas os fármacos modificadores dos lipídios, que reduzem os níveis de LDL-C ou não HDL-C, comprovadamente estabilizam ou regridem a placa aterosclerótica e reduzem os eventos cardiovasculares. Estudos de randomização mendeliana verificaram de maneira consistente que os polimorfismos genéticos que aumentam os níveis de LDL-C ou não HDL-C elevam o risco cardiovascular, e que o inverso é válido para os que produzem níveis mais baixos de LDL-C ou HDL-C.[5,6] Os polimorfismos que produzem níveis muito elevados de Lp(a) também estão associados a aumento do risco cardiovascular. Em concordância com um papel causal das lipoproteínas apo B na aterosclerose, os únicos polimorfismos hipertrigliceridêmicos que influenciam o risco cardiovascular são os que influenciam os níveis de VLDL. Por outro lado, estudos de randomização mendeliana observaram pouca associação entre os polimorfismos que elevam os níveis de HDL-C e o risco cardiovascular, um achado compatível com os de ensaios clínicos randomizados de elevação farmacológica dos níveis de HDL-C.

DISTÚRBIOS CLÍNICOS DO METABOLISMO DOS LIPÍDIOS

Causas secundárias de hiperlipidemia

Todos os pacientes com primeira determinação dos níveis de LDL-C de 160 mg/dℓ ou mais ou triglicerídios de 500 mg/dℓ ou mais devem ser avaliados à procura de causas secundárias de hiperlipidemia (Tabela 195.1). As causas mais comuns de hipercolesterolemia secundária consistem em obesidade, alta ingestão de gorduras saturadas ou *trans* e glicocorticoides. As causas mais comuns de hipertrigliceridemia incluem diabetes melito inadequadamente controlado, obesidade e alto consumo de carboidratos refinados, álcool ou gordura. Após tratamento ou estabilização das causas secundárias, pode-se repetir o painel lipídico em jejum para orientar o tratamento.

Distúrbios genéticos dos lipídios

Os níveis sanguíneos de LDL-C, não HDL-C, triglicerídios e HDL-C são influenciados pela genética, pelo estilo de vida, pelo uso de medicamentos e por condições clínicas. As causas secundárias de hiperlipidemia devem ser identificadas e tratadas. As elevações primárias significativas dos níveis de LDL-C (≥ 190 mg/dℓ), não HDL-C (≥ 220 mg/dℓ) ou triglicerídios (≥ 1.000 mg/dℓ) quase sempre ocorrem no contexto de um distúrbio genético significativo. Entretanto, as abordagens ao tratamento são guiadas pelo LDL-C ou não HDL-C como elevação primária ou triglicerídios acima de 1.000 mg/dℓ.

Nos EUA, os indivíduos com níveis de LDL-C acima de 190 mg/dℓ correm risco cumulativo cinco vezes maior de DCVAS, enquanto aqueles com hipercolesterolemia familiar (HF) apresentam um risco cumulativo de DCVAS 20 vezes maior. Na Holanda, onde esforços nacionais para a identificação de pacientes com HF resultaram em tratamento mais precoce, os pacientes portadores de HF que recebem tratamento com estatinas apresentam um risco de DCVAS semelhante ao da população sem HF. Por conseguinte, todos os pacientes com mais de 20 anos que apresentam elevação primária dos níveis de LDL-C acima de 190 mg/dℓ devem receber tratamento com estatinas de alta intensidade, a não ser que exista alguma contraindicação.

Hipercolesterolemia familiar

EPIDEMIOLOGIA

A HF é o distúrbio genético mais comum, que afeta cerca de 1 em 250 pessoas em populações ao redor do mundo. A HF é mais comum em algumas populações, como judeus asquenazes, alguns grupos

Tabela 195.1 Causas secundárias de hiperlipidemia.

CAUSA SECUNDÁRIA	NÍVEL ELEVADO DE LDL-C OU NÃO HDL-C	NÍVEL ELEVADO DE TRIGLICERÍDIOS
Dieta	**<u>Gorduras saturadas ou *trans*</u>**, **<u>alto ganho de peso</u>**, anorexia	**<u>Alto ganho de peso</u>**, <u>alta ingestão de gorduras</u>, **<u>alta ingestão de carboidratos refinados</u>**, **<u>consumo excessivo de álcool etílico</u>**, dietas com teor muito baixo de gordura se forem ricas em carboidratos refinados
Fármacos	**Glicocorticoides**, ciclosporina, anticonvulsivantes, contraceptivos orais, esteroides anabólicos, diuréticos, sirolimo, amiodarona	**Glicocorticoides**, estrogênios orais, esteroides anabólicos, sequestradores de ácidos biliares, terapia antirretroviral altamente ativa, ácido retinoico (isotretinoína), sirolimo, tacrolimo, raloxifeno, tamoxifeno, betabloqueadores (não o carvedilol), tiazídicos, ciclofosfamida, L-asparaginase, antipsicóticos de segunda geração (clozapina e olanzapina)
Doenças	Obstrução biliar, síndrome nefrótica, gamopatia monoclonal	**Proteinúria**, síndrome nefrótica, insuficiência renal crônica, glomerulonefrite, síndrome de Cushing, HIV, lipodistrofias, gamopatia monoclonal, lúpus eritematoso sistêmico, quilomicronemia autoimune, urticária idiopática crônica
Distúrbios e estados alterados do metabolismo	**Obesidade**, hipotireoidismo, gravidez*	**<u>Diabetes melito (inadequadamente controlado)</u>**, **<u>obesidade</u>**, lipodistrofia, hipotireoidismo, gravidez,* síndrome do ovário policístico

* Os níveis de colesterol e triglicerídios aumentam progressivamente durante a gravidez.

Causas comuns de hiperlipidemia secundária (as causas mais comuns estão em **negrito**; as causas principais estão **<u>sublinhadas</u>**).

As causas secundárias de hiperlipidemia devem ser avaliadas em pacientes com:

- Identificação recente de LDL-C ≥ 160 mg/dℓ ou não HDL-C ≥ 190 mg/dℓ
- Identificação recente de triglicerídios ≥ 500 mg/dℓ
- Agravamento dos níveis de LDL-C, não HDL-C ou triglicerídios, apesar da adesão ao estilo de vida e ao tratamento farmacológico.

Os exames laboratoriais iniciais devem incluir:

- Glicose em jejum ou hemoglobina A1C (HbA1C)
- Hormônio tireoestimulante (TSH)
- Fosfatase alcalina, bilirrubina e alanina aminotransferase (ALT)
- Creatinina/taxa de filtração glomerular (TFG)
- Albumina urinária.

Outros exames incluem:

- Proteína total
- Mulheres em idade fértil – betagonadotropina coriônica humana (βhCG).

Utilizada com autorização do autor: Robinson JG. *Clinical Lipid Management*. West Islip, NY: Professional Communications Inc; 2015.

libaneses e franco-canadenses. A incidência de HF homozigota ou HF heterozigota composta é de cerca de 1 em 500.000 adultos.

BIOPATOLOGIA

A HF heterozigota caracteriza-se por níveis de LDL-C superiores a 190 mg/dℓ e por história familiar de extrema elevação dos níveis de LDL-C ou doença cardiovascular prematura e/ou mutação genética de HF.[7] A testagem genética é mais comum em países da Europa. Cerca de 60 a 75% dos indivíduos heterozigotos para HF apresentam mutação autossômica dominante monogenética, enquanto o restante tem um distúrbio poligênico. As mutações mais comuns de HF resultam em perda da função do receptor de LDL. As mutações incomuns incluem mutações com ganho de função em *PCSK9*, que resultam em degradação mais rápida dos receptores de LDL, e mutações que alteram o sítio de ligação do receptor de apo B LDL.

MANIFESTAÇÕES CLÍNICAS

Homens e mulheres heterozigotos para HF correm risco cumulativo 20 vezes maior de DCVAS e morte resultante de distúrbio genético. A HF constitui uma causa comum de cardiopatia isquêmica aterosclerótica prematura em homens na quarta e quinta décadas de vida e em mulheres nas quinta e sexta décadas de vida. A apresentação inicial consiste frequentemente em morte súbita em adultos mais jovens, não deixando oportunidade para prevenção. A DCVAS clínica é acentuadamente acelerada em tabagistas com HF, e não é rara a ocorrência de morte nas décadas de 20 a 30 anos. A HF homozigota manifesta-se por eventos de DCVAS na infância.

DIAGNÓSTICO

Rastreamento

Como a HF heterozigota é um distúrbio genético comum e totalmente reversível se for tratado precocemente, recomenda-se o rastreamento universal com perfil lipídico em jejum ou sem jejum entre 8 e 11 anos. O rastreamento deve ser efetuado em uma idade ainda mais jovem se houver história familiar de LDL-C superior a 190 mg/dℓ ou início prematuro de DCVAS (antes dos 55 anos em parente de primeiro grau do sexo masculino ou 65 anos em parente de primeiro grau do sexo feminino). Em todos os adultos, o rastreamento deve ser realizado até 20 anos.

TRATAMENTO E PREVENÇÃO DA HF

Rastreamento em cascata

Uma vez identificado um caso índice de HF, todos os parentes de primeiro grau devem ser submetidos a rastreamento com perfil lipídico em jejum. Por ser um distúrbio genético autossômico dominante, 50% dos parentes de primeiro grau provavelmente apresentam HF e beneficiam-se do tratamento precoce.

Tratamento da HF

Evitar o tabagismo e controlar os fatores de risco são obrigatórios em pacientes com HF. Todos os pacientes com HF devem aderir a estilos de vida saudáveis, porém quase todos necessitarão de tratamento com estatinas, em razão da remoção prejudicada do LDL-C do sangue. Recomenda-se o tratamento com estatinas de intensidade moderada em crianças e adolescentes com LDL-C superior a 160 mg/dℓ após tentativa de mudança do estilo de vida para hábitos saudáveis. O tratamento com estatinas de alta intensidade é recomendado para adultos depois dos 20 anos com níveis acima de 190 mg/dℓ. Alguns indivíduos apresentam casos mais leves de HF, com níveis de LDL-C de 160 a 189 mg/dℓ. Esses pacientes também se beneficiam do tratamento mais precoce com estatinas, particularmente na presença de fatores de risco.

Uma estatina de alta intensidade reduz, em média, os níveis de LDL-C em cerca de 50%. Muitos pacientes com HF conseguem obter níveis de LDL-C de cerca de 100 mg/dℓ com estatina de alta intensidade e ezetimiba, além de hábitos de vida saudáveis. Para a prevenção primária de pacientes mais jovens com HF, esse nível de LDL-C e níveis de não HDL-C de cerca de 130 mg/dℓ provavelmente são suficientes para impedir a progressão significativa da aterosclerose. Entretanto, pacientes com HF mais grave ou aqueles com DCVAS clinicamente evidente podem se beneficiar de um acréscimo do inibidor da PCSK9 (ver mais adiante). Os agentes sequestradores de ácidos biliares e a niacina raramente são utilizados em pacientes com HF, em razão de problemas de tolerabilidade e à sua eficácia apenas modesta. A aférese das LDL, sob orientação de um especialista, é uma opção para pacientes com HF intolerantes ou que não respondem às estatinas.

Gravidez e lactação

As estatinas, os anticorpos monoclonais anti-PCSK9 e a niacina estão contraindicados durante a gravidez e a lactação, em razão de seus efeitos potenciais sobre o feto e o lactente. Por conseguinte, o tratamento precoce pode ser útil em mulheres com HF, visto que elas podem suspender de maneira mais confortável o tratamento com estatinas quando contemplam uma gravidez e lactação e, posteriormente, retomar o tratamento após conclusão da lactação.

Hipercolesterolemia familiar combinada

A hipercolesterolemia familiar combinada (HFC) é um distúrbio do colesterol poligênico relativamente comum que, com frequência, acomete famílias, exibindo, todavia, um padrão menos distinto do que a HF autossômica dominante. A predisposição genética à HFC é expressa com o avanço da idade e o aumento da adiposidade. Mais tipicamente, o nível de não HDL-C ultrapassa 220 mg/dℓ e é acompanhado por níveis elevados de triglicerídios de 200 a 600 mg/dℓ. A HFC também pode ser expressa como elevações exclusivas de LDL-C ou triglicerídios. O início da DCVAS clínica é discretamente mais tardio do que na HF, e a sua apresentação clínica é observada em homens na década dos 50 anos e em mulheres na década dos 60 anos. O rastreamento e o tratamento são iguais aos da HF, com ênfase no estilo de vida, no controle do peso corporal e no tratamento com estatinas. Se os triglicerídios permanecerem elevados, acima de 1.000 mg/dℓ, após mudança do estilo de vida e tratamento máximo com estatinas, os triglicerídios devem ser tratados conforme descrito na seção sobre Hipertrigliceridemia.

Disbetalipoproteinemia familiar

A disbetalipoproteinemia familiar é um distúrbio genético incomum (1 em 10.000), porém com risco extremamente alto para doença da artéria coronária prematura.[8] Esses pacientes apresentam duas cópias de apo E2, resultando em comprometimento da depuração das VLDL por meio do receptor de VLDL. Entretanto, duas cópias de apo E2 não são suficientes para causar hiperlipidemia grave na ausência de condições que reduzam a depuração das VLDL, como obesidade, diabetes melito ou hipotireoidismo. Em geral, os níveis de LDL-C estão acima de 190 mg/dℓ, e os níveis de não HDL-C ultrapassam 220 mg/dℓ. Níveis de triglicerídios superiores a 500 mg/dℓ são comuns e são produzidos pelo comprometimento da lipólise dos resquícios de VLDL, além dos níveis mais elevados de VLDL circulante. Os pacientes com disbelipoproteinemia familiar respondem de modo satisfatório aos fibratos, porém é necessário acrescentar uma estatina para reduzir ainda mais o risco de DCVAS.

Outros distúrbios lipídicos monogenéticos raros

Baixos níveis de LDL-C

Os indivíduos monozigotos para mutações no gene que codifica a proteína de transferência de triglicerídios microssomal (MTP) podem apresentar abetalipoproteinemia, uma doença rara caracterizada pela ausência de apo B, VLDL-C, IDL-C e LDL-C na circulação. As vitaminas lipossolúveis (vitaminas A, D, E, K) não podem ser transportadas na ausência de apo B, e os pacientes com abetalipoproteinemia apresentam múltiplos distúrbios graves, incluindo disfunção neurológica grave e retinopatia que surge no início da vida.

Os indivíduos homozigotos para mutações que resultam em síntese anormal ou diminuída de apo B apresentam hipobetalipoproteinemia com níveis baixos, porém não ausentes, de apo B circulante, VLDL-C, IDL-C e LDL-C. Esses indivíduos têm aspecto saudável.

As mutações de *PCSK-9* com perda de função resultam em ausência de degradação dos receptores de LDL e maior remoção de LDL do sangue. Dependendo do grau de perda de função, os heterozigotos apresentam níveis de LDL-C abaixo da média e redução do risco de doença cardiovascular.[8b] Os homozigotos apresentam níveis de LDL-C de 10 a 15 mg/dℓ e têm aspecto saudável.

Baixos níveis de HDL-C

Os níveis de HDL-C apresentam associação com mortalidade em formato de U. Estudos recentes constataram que níveis extremamente altos de HDL-C (> 115 mg/dℓ em homens e > 135 mg/dℓ em mulheres) estão associados a aumento da taxa de mortalidade. O mecanismo envolvido não está esclarecido, porém é compatível com a falta de benefício observada em ensaios clínicos de fármacos inibidores de CETP.

Sitosterolemia

A betassitosterolemia resulta do aumento da absorção intestinal de esteróis vegetais, que normalmente são excretados de volta no intestino por ABCG5 e ABCG8.

Hipertrigliceridemia grave

A hipertrigliceridemia grave (> 1.000 mg/dℓ) é devida decorrente de distúrbios lipídicos monogenéticos raros, que normalmente se manifestam na presença de causas secundárias de hipertrigliceridemia (Tabela 195.1). O tratamento da hipertrigliceridemia é descrito na seção sobre Hipertrigliceridemia.

PREVENÇÃO DA DCVAS

Apesar dos enormes avanços realizados no tratamento agudo e dos progressos no abandono do tabagismo e no controle dos fatores de risco, a DCVAS continua sendo a principal causa de morte em quase todos os países do mundo.[9] Os fármacos modificadores dos níveis de lipídios, que predominantemente reduzem os níveis de LDL-C e/ou não HDL-C, constituem a abordagem de primeira linha para reduzir o risco de um primeiro evento cardiovascular ou de evento recorrente.[A1-A5] Não foi constatado que a elevação do HDL-C reduza os eventos cardiovasculares após considerar a redução dos níveis de LDL-C ou não HDL-C.[A6] Em pacientes selecionados, a redução dos níveis elevados de triglicerídios também pode ser benéfica.[10]

O estilo de vida constitui a base de todos os esforços envidados para a redução do risco cardiovascular. Entretanto, os indivíduos em sua maioria correm risco aumentado de eventos cardiovasculares durante a vida, em virtude de predisposição genética, hábitos de vida não saudáveis ou ambos. As estatinas constituem majoritariamente o tratamento de primeira escolha na prevenção cardiovascular, e mais de 25 ensaios clínicos randomizados demonstraram redução do risco cardiovascular com excelente margem de segurança em uma ampla variedade de populações ao redor do mundo. Alguns pacientes permanecem com alto risco após tratamento máximo com estatinas e podem se beneficiar do acréscimo de um tratamento de redução do colesterol com fármacos diferentes das estatinas para reduzir ainda mais o risco cardiovascular.[10b]

As evidências de ensaios clínicos randomizados que sustentaram a 2018 AHA/ACC Multispecialty Guideline on the Management of Blood Cholesterol[11,11b] fornecem a base para a discussão a seguir. As recomendações de outras organizações podem diferir daquelas das diretrizes da AHA/ACC de 2018. As diretrizes da U.S. Preventive Services Task Force[12] e dos National Institutes for Clinical Excellence, entre outras, adotaram uma abordagem semelhante à da diretriz da AHA/ACC de 2018, tendo como foco o tratamento com estatinas de grupos de pacientes com mais probabilidade de obter benefícios. Outros grupos formados por especialistas e as diretrizes da European Society of Cardiology continuaram recomendando a titulação das doses de estatinas tendo como alvo o LDL-C.

As diretrizes para colesterol da AHA/ACC de 2018 recomendam o monitoramento periódico dos níveis de LDL-C após iniciar o tratamento com estatinas com o objetivo de avaliar a resposta e a adesão ao tratamento. Segue as diretrizes da ACC/AHA de 2013 de afastar-se das abordagens de tratamento para alvos específicos por vários motivos. Não há evidências de ensaios clínicos de que a titulação para meta específica de colesterol melhore os desfechos. Tampouco a titulação para meta explica o potencial de benefício efetivo de um tratamento adicional, que é uma função tanto do benefício de redução do risco quando dos danos do tratamento acrescentado. Os danos incluem não apenas a possibilidade de efeitos adversos do fármaco, mas também a adesão diminuída à terapia baseada em evidências e custos aumentados para o paciente. Estar "na meta" pode significar que um paciente não receba terapia com estatinas baseada em evidências, ou receba uma estatina de intensidade subótima. O tratamento dirigido para metas também significa que um paciente com colesterol discretamente acima da meta seja tratado, enquanto aquele com nível discretamente abaixo da meta não receba tratamento, apesar de um risco cardiovascular idêntico.

As diretrizes da AHA/ACC de 2018 utilizam os níveis de LDL-C (ou de não HDL-C) como limiares para levar à consideração do possível benefício efetivo da terapia adicionada. Isso depende do risco absoluto de DCVAS do paciente, da redução do risco relativo obtido com o acréscimo da terapia e o potencial de dano.[13,14]

Estilo de vida

Os hábitos de vida saudáveis durante a vida estão associados a menor risco cardiovascular, e o estilo de vida ainda é a base de todos os esforços envidados para a redução do risco cardiovascular. Infelizmente, ao alcançar a idade adulta, menos de 5 a 10% dos indivíduos nas sociedades industrializadas mantêm um estado de saúde cardiovascular ideal, caracterizado por dieta saudável, atividade física regular, abstinência do tabagismo e níveis desejáveis de colesterol, pressão arterial e glicemia.[15]

As modificações no estilo de vida conseguem reduzir os níveis de LDL-C em cerca de 10 mg/dℓ (Tabela 195.2). O encaminhamento para um nutricionista pode ser útil para pacientes motivados que procuram melhorar seus hábitos alimentares. Convém assinalar que foram realizados ensaios clínicos de fármacos para redução do colesterol com base no aconselhamento de dietas saudáveis.

Tratamento farmacológico

Várias classes de fármacos demonstraram reduzir os eventos cardiovasculares quando utilizados como monoterapia.[15b] Com base em um extenso conjunto de evidências de ensaios clínicos randomizados, as estatinas constituem majoritariamente o tratamento de primeira escolha para reduzir os eventos de DCVAS, morte cardiovascular e morte por todas as causas. Dispõe-se de dados mais limitados de ensaios clínicos de desfechos cardiovasculares em populações altamente selecionadas para outros agentes modificadores dos lipídios. Foi constatado que os agentes de redução dos níveis de LDL-C, ezetimiba A7 e anticorpos monoclonais PCSK9, A8,A9 reduzem os eventos cardiovasculares ainda mais quando acrescentados ao tratamento com estatinas em populações de pacientes com risco muito elevado. A redução relativa do risco de DCVAS com o uso de todos esses fármacos é proporcional à magnitude da redução dos níveis de LDL-C ou não HDL-C. A10

TRATAMENTO COM ESTATINAS

As estatinas comprovadamente reduzem os eventos cardiovasculares fatais e não fatais, bem como a mortalidade global, em populações de prevenção primária e prevenção secundária por períodos de tratamento de 2 a 7 anos. Os pacientes que receberam tratamento com estatinas de alta intensidade tiveram maiores reduções do risco relativo, em comparação com os que receberam tratamento com estatinas de intensidade moderada. Na metanálise de níveis individuais de 28 ensaios clínicos com estatinas, realizada por Cholesterol Treatment Trialists, cada redução de 39 mg/dℓ (1 mmol/ℓ) nos níveis de LDL-C foi associada a uma redução de 22% dos eventos cardiovasculares. Com exceção dos pacientes com insuficiência cardíaca de classes II a IV ou daqueles submetidos à hemodiálise, todos os subgrupos de pacientes nos ensaios clínicos beneficiaram-se do tratamento com estatinas. A11

Tabela 195.2 Recomendações sobre o estilo de vida de ACC/AHA de 2013.

	CLASSE/ NÍVEL DE EVIDÊNCIA
DIETA	
Ter um padrão alimentar que: • Enfatize consumo de vegetais, frutas e grãos integrais • Inclua laticínios com baixo teor de gordura, aves domésticas, peixes, leguminosas, óleos vegetais não tropicais e nozes • Limite a ingestão de doces, bebidas adoçadas com açúcar e carnes vermelhas • Esteja adaptada às necessidades de calorias adequadas, com preferências alimentares pessoais e culturais, e terapia nutricional para outras condições clínicas (incluindo diabetes melito) • Siga planos como a dieta DASH, o padrão de alimentação USDA e a dieta da AHA	IA
Ter como meta um padrão alimentar que forneça 5 a 6% de calorias de gordura saturada	IA
Reduzir a porcentagem de calorias de gordura saturada	IA
Reduzir a porcentagem de calorias de gordura *trans*	IA
ATIVIDADE FÍSICA	
Em geral, aconselhar os adultos a praticar atividade física aeróbica para reduzir os níveis de LDL-C e não HDL-C • 3 a 4 sessões por semana • Duração média de 40 min por sessão • Envolvendo atividade física moderada a vigorosa	IIaA

De Stone NJ, Robinson JG, Lichtenstein AH, et al. 2013 ACC/AHA guideline on the treatment of blood cholesterol to reduce atherosclerotic cardiovascular risk in adults: a report of the American College of Cardiology/American Heart Association Task Force on Practice Guidelines. *J Am Coll Cardiol.* 2014;63(25 Pt B):2889-2934. ACC/AHA = American College of Cardiology/American Heart Association; DASH = Dietary Approaches to Stop Hypertension; HDL-C = colesterol ligado à lipoproteína de alta densidade; LDL-C = colesterol ligado à lipoproteína de baixa densidade.

As diretrizes para colesterol da AHA/ACC de 2018 identificaram quatro grupos de pacientes para tratamento com estatinas de alta intensidade (a não ser que haja preocupação quanto à segurança) e uma redução de pelo menos 50% dos níveis de LDL-C (Figura 195.4):

1. DCVAS clínica.
2. Nível de LDL-C superior a 190 mg/dℓ.
3. Diabetes melito de maior risco (características de alto risco ou risco de DCVAS em 10 anos de ≥ 7,5%).
4. Prevenção primária com risco de DCVAS em 10 anos de pelo menos 20%.

Com base em um alto nível de evidências de ensaios clínicos, foram identificados dois grupos de pacientes para tratamento com estatinas de intensidade moderada após uma discussão entre médico e paciente:

1. Diabetes melito de menor risco (ausência de fatores de risco ou risco de DCVAS em 10 anos inferior a 7,5%).
2. Prevenção primária com risco de DCVAS em 10 anos de 7,5 a menos de 20%.

Como a margem de benefício pode ser menor, recomenda-se uma discussão entre médico e paciente para considerar o possível benefício da redução do risco de DCVAS, o potencial de efeitos adversos e as preferências do paciente.

Há também evidências moderadas, obtidas em um ensaio clínico, do benefício das estatinas na prevenção primária de pacientes com risco de DCVAS em 10 anos de 5 a menos de 7,5%.

Com base em extensas evidências de ensaios clínicos de que as estatinas de alta intensidade reduzem os eventos cardiovasculares mais do que as estatinas de intensidade moderada, e de que a redução relativa do risco cardiovascular é proporcional à magnitude da redução dos níveis de LDL-C, recomenda-se o uso de estatinas de alta intensidade em pacientes com maior risco. As estatinas de intensidade moderada são recomendadas para pacientes de menor risco, pacientes com mais de 75 anos ou aqueles que representam uma preocupação quanto à segurança, como a possibilidade de interações medicamentosas. A12 As estatinas são classificadas pela sua intensidade na Tabela 195.3. O principal efeito das estatinas é observado sobre os níveis de LDL-C e de não HDL-C.

Em pacientes com insuficiência cardíaca com redução da fração de ejeção (FE) atribuível à cardiopatia isquêmica, que apresentam expectativa de vida razoável e que não estão recebendo estatina em razão de DCVAS, o médico pode considerar a instituição de tratamento com estatinas de intensidade moderada para reduzir a ocorrência de eventos de DCVAS. Em pacientes que necessitam de hemodiálise, a administração inicial de estatinas não é recomendada, porém esses fármacos podem ser continuados se o tratamento já tiver sido iniciado.

Estimativa de risco para prevenção primária com tratamento com estatinas

A calculadora de risco da DCVAS desenvolvida como parte do processo de diretrizes da AHA/ACC de 2018 pode ser utilizada para a estimativa do risco de DCVAS em 10 anos. A calculadora para DCVAS pode ser encontrada *online* ou é possível baixá-la em aplicativo (http://tools.acc.org/ascvd-risk-estimator-plus/#!/calculate/estimate/). A calculadora de DCVAS estima o risco de um infarto do miocárdio fatal ou não fatal ou AVE incidente ao longo de 10 anos. Tem bom desempenho na população geral dos EUA de homens e mulheres brancos não hispânicos e afro-americanos. Entretanto, é possível ajustar a estimativa do risco para cima ou para baixo, com base em outras características (Tabela 195.4). A estimativa do risco em populações fora dos EUA deve utilizar calculadoras de risco desenvolvidas no país em questão. Por exemplo, na Europa são recomendadas as equações SCORE (https://www.escardio.org/Education/Practice-Tools/CVD-prevention-toolbox/SCORE-Risk-Charts) e, no Reino Unido, são recomendadas as equações QRISK (https://www.qrisk.org/).

O estilo de vida é a base para a redução de risco de DCVAS

DCVAS clínica LDL-C ≥ 190 mg/dℓ **Maior risco de diabetes melito** Risco de DCVAS em 10 anos de ≥ 7,5%/fatores de risco **Prevenção primária** Risco de DCVAS em 10 anos de ≥ 20%	**Estatina de alta intensidade** (exceto para indivíduos de > 75 anos ou preocupação quanto à segurança)
Menor risco de diabetes melito Risco de DCVAS em 10 anos de < 7,5%/nenhum fator de risco **Prevenção primária** Risco de DCVAS em 10 anos de ≥ 7,5 a < 20%*†	**Estatina de intensidade moderada**
Prevenção primária Risco de DCVAS em 10 anos de 5 a < 7,5%*	**Estatina de intensidade moderada**

*Estatina preferível quando existem potencializadores de risco. †Se houver relutância em iniciar a estatina, considerar CAC.

A

Tratamento com estatina com tolerância máxima	
DCVAS clínica de risco muito alto e LDL-C ≥ 70 mg/dℓ	Considerar o potencial de benefício e o custo de acrescentar ezetimiba ou inibidor da PCSK9
LDL-C ≥ 190 mg/dℓ, 40 a 75 anos ou hipercolesterolemia familiar 40 a 75 anos e LDL-C ≥ 100 mg/dℓ	Acrescentar ezetimiba, inibidor da PCSK9 ou sequestrador de ácidos biliares

B

FIGURA 195.4 **Resumo das recomendações para colesterol da ACC/AHA de 2018 para tratamento com estatinas e com fármacos diferentes das estatinas.** A cor do fundo indica a classe e o nível de evidência: verde = recomendação de Classe I (forte); amarelo = recomendação de Classe IIa (razoável); azul = nível de evidência de Grau A (alto); laranja = nível de evidência de Grau B (moderado); CAC = calcificação das artérias coronárias.

Tabela 195.3 Tratamento com estatinas de alta intensidade, de intensidade moderada e de baixa intensidade.

	DOSE DIÁRIA		
TRATAMENTO COM ESTATINAS	**ALTA INTENSIDADE† ↓ LDL-C ≥ 50%**	**INTENSIDADE MODERADA‡ ↓ LDL-C 30 A < 50%**	**BAIXA INTENSIDADE§ ↓ LDL-C < 30%**
Atorvastatina	**(40‖) a 80 mg**	**10** (*20*) **mg**	
Rosuvastatina	**20** (*40*) **mg**	(*5*) **10 mg**	
Sinvastatina		**20 a 40 mg¶**	*10 mg*
Pravastatina		**40** (*80*) **mg**	**10 a 20 mg**
Lovastatina		**40 mg**	**20 mg**
Fluvastatina		*80 mg (fluvastatina XL)*	*20 a* **40 mg**
Fluvastatina		**40 mg****	
Pitavastatina		**2 a 4 mg**	*1 mg*

FDA = Food and Drug Administration; LDL-C = colesterol de lipoproteína de baixa densidade; XL = liberação prolongada. *As respostas individuais ao tratamento com estatinas variaram em ensaios clínicos controlados randomizados e variam na prática clínica. Uma resposta abaixo da média pode ter uma base biológica. As estatinas e doses em negrito foram reduzidas em eventos cardiovasculares significativos em ensaios clínicos controlados randomizados. As estatinas e doses em itálico foram aprovadas pela FDA, porém não foram testadas em ensaios clínicos controlados randomizados. †A dose diária diminui os níveis de LDL-C em média de ≥ 50%. ‡A dose diária diminui os níveis de LDL-C em média de 30 a < 50%. §A dose diária diminui os níveis de LDL-C em média de < 30%. ‖Evidência de apenas um ensaio clínico controlado randomizado; reduzir a dose se o paciente for incapaz de tolerar a atorvastatina, 80 mg. ¶Embora a sinvastatina, 80 mg, tenha sido avaliada em ensaios clínicos controlados randomizados, a FDA não recomenda a instituição da sinvastatina nem aumento para 80 mg, em razão do risco aumentado de miopatia de rabdomiólise. **Duas vezes/dia. Reimpressa com autorização dos autores: Stone NJ, Robinson JG, Lichtenstein AH, et al. 2013 ACC/AHA Guideline on the Treatment of Blood Cholesterol to Reduce Atherosclerotic Cardiovascular Risk in Adults: A Report of the American College of Cardiology/American Heart Association Task Force on Practice Guidelines. *J Am Coll Cardiol.* 2014;63(25, Part B):2889-2934.

Tabela 195.4 Fatores potencializadores de risco que favorecem o início do tratamento com estatinas.

Três características podem levar a um aumento do risco de DCVAS decorrente de fatores de risco cardiometabólicos genéticos ou adversos:
História familiar de DCVAS prematura (homens, < 55 anos; mulheres < 65 anos)
Síndrome metabólica
DRC (TFGe de 15 a 59 mℓ/min/1,73 m² ± albuminúria; sem diálise ou transplante)
Condições inflamatórias crônicas (p. ex., psoríase, artrite reumatoide, HIV/AIDS)
Menopausa prematura (antes dos 40 anos)
Condições associadas à gravidez que aumentam o risco posterior de DCVAS (p. ex., pré-eclâmpsia)
Raça/etnia de alto risco (p. ex., ascendência do sul da Ásia)
Índice tornozelo-braquial < 0,9
LDL-C de 160 a 189 mg/dℓ (4,1 a 4,8 mmol/ℓ)
Não HDL-C de 190 a 219 mg/dℓ (4,9 a 5,6 mmol/ℓ)
Hipertrigliceridemia primária, persistentemente elevada (≥ 175 mg/dℓ)
Lp(a) ≥ 50 mg/dℓ ou ≥ 125 nmol/ℓ
Apo B ≥ 130 mg/dℓ
PCR-as ≥ 2,0 mg/ℓ

2019 AHA/ACC Chol GL.

Em pacientes que continuem relutantes em iniciar o tratamento com estatinas para prevenção primária após a estimativa do risco de DCVAS, e considerando os fatores potencializadores de risco, pode-se medir a calcificação das artérias coronárias em pacientes selecionados. A calcificação das artérias coronárias não deve ser medida em tabagistas ou pacientes que apresentam diabetes melito, história familiar prematura de DCVAS ou níveis de LDL-C iguais ou superiores a 130 mg/dℓ, visto que esses pacientes correm risco aumentado de DCVAS, independentemente da presença de cálcio nas artérias coronárias. Em pacientes que não apresentam essas características, uma pontuação de cálcio de zero indica menor risco de DCVAS.

Segurança das estatinas

As estatinas demonstraram uma excelente margem de segurança em todas as populações dos ensaios clínicos, incluindo ensaios clínicos em populações com insuficiência cardíaca e submetidas a hemodiálise, com taxas semelhantes de eventos adversos, incluindo eventos adversos musculares, nos braços de placebo/controle e estatinas de baixa intensidade, intensidade moderada e alta intensidade.[16,A13] As estatinas estão contraindicadas durante a gravidez e a lactação, e as mulheres com possibilidade de engravidar devem ser adequadamente aconselhadas.

As estatinas de intensidade moderada aumentam discretamente o risco de diabetes melito em indivíduos que já correm risco de diabetes, enquanto as estatinas de alta intensidade aumentam moderadamente esse risco. Entretanto, isso não deve gerar nenhuma preocupação, visto que o diagnóstico é apenas acelerado em cerca de 2 meses. Os pacientes tratados com estatinas devem ser incentivados a aderir a hábitos de vida saudáveis. Aqueles com fatores de risco para diabetes melito ou intolerância à glicose devem ser aconselhados a perder peso e a realizar uma atividade física regular, de modo a prevenir a progressão para o diabetes melito.

As estatinas não têm nenhum efeito hepatotóxico. Se os níveis basais de aminotransferase hepática forem inferiores a duas vezes o limite superior do normal, não há necessidade de monitoramento complementar após o início das estatinas. Tampouco se recomenda o monitoramento de rotina da creatinoquinase.

Na metanálise de 26 ensaios clínicos com estatina realizada pelo Cholesterol Treatment Trialists, a rabdomiólise, a miopatia grave e eventos de AVE hemorrágico foram raros. O benefício das estatinas em relação à redução do risco cardiovascular ultrapassa de longe o risco desses eventos raros (e-Figura 195.4).

Sintomas musculares ou outros sintomas durante o tratamento com estatinas

Muitos pacientes apresentam sintomas durante a terapia com estatinas. O desafio é determinar se os sintomas são provocados pela estatina. Ensaios clínicos randomizados recentes, duplos-cegos e controlados por placebo constataram que cerca de 75 a 80% dos pacientes que relatam intolerância a duas ou mais estatinas conseguem tolerar a atorvastatina, 20 mg, quando administrada como terapia cega. Por conseguinte, a expectativa de efeitos adversos do paciente, isto é, o efeito "nocebo", pode desempenhar um grande papel em indivíduos que relatam sintomas durante o tratamento com estatinas.

A conduta mais direta em pacientes com sintomas leves a moderados é interromper a estatina, aguardar a resolução dos sintomas e reiniciar o tratamento com a mesma estatina em uma dose menor ou com outra estatina, pelo menos 1 vez/semana, dependendo da preferência do paciente após ser informado sobre os benefícios desses fármacos (redução de ataque cardíaco, AVE e morte) (Tabela 195.5). Se não houver resolução dos sintomas nos primeiros 2 meses, a estatina não é a causa. Outras etiologias devem ser investigadas e tratadas. Uma vez tratados os sintomas, a estatina pode ser reiniciada. Após a estatina ter sido tolerada por 3 meses, é desejável aumentar a dose. Entretanto, até mesmo a rosuvastatina, 10 mg 1 vez/semana, produz redução dos níveis de LDL-C de cerca de 25%, em média.

Os pacientes com dor muscular intensa, fraqueza muscular ou colúria devem ser avaliados quanto à possibilidade de rabdomiólise. A ocorrência de rabdomiólise é indicada por elevações sintomáticas da creatinoquinase (CK) de mais de 10 vezes o limite superior do normal, níveis elevados de creatinina e mioglobinúria. A estatina deve ser interrompida, e o paciente deve ser internado para hidratação, observação rigorosa e avaliação de outras causas de dano muscular grave. Após tratamento de quaisquer condições predisponentes, é preciso considerar cuidadosamente a segurança e os benefícios potenciais do reinício da terapia com estatina. Aconselha-se o encaminhamento do paciente para um endocrinologista.

As estatinas não têm efeitos hepatotóxicos. Se os níveis de transaminases forem duas a três vezes acima do limite superior do normal, pode-se medir novamente a alanina aminotransferase (ALT) após 3 meses como confirmação da segurança continuada das estatinas. Em pacientes cujos níveis de transaminases são mais de três vezes o limite superior do normal, é preciso investigar outras causas de hepatotoxicidade ou infecção antes de iniciar a estatina, e é necessário reavaliar o benefício potencial e a segurança da terapia com estatinas. Se houver desenvolvimento de sintomas de hepatite durante o tratamento com estatinas, ou se os níveis de transaminases de mais de cinco vezes o limite superior do normal persistirem ao repetir o exame, a estatina deve ser interrompida até que a condição do paciente melhore.

Foi relatada a ocorrência de comprometimento cognitivo de modo informal durante o tratamento com estatinas. A estatina pode ser interrompida e reiniciada, conforme descrito anteriormente. Os sintomas cognitivos persistentes devem ser avaliados.

Tabela 195.5 Abordagem de pacientes com sintomas durante o tratamento com estatinas.

Sintomas leves a moderados	1. Interromper a estatina 2. Aguardar até a resolução dos sintomas 3. Reiniciar com uma dose mais baixa da mesma estatina ou administrar outra estatina, de acordo com a preferência do paciente 4. Aumentar a dose/intervalo da estatina, de acordo com a tolerância
Dor muscular intensa ou fraqueza	1. Interromper a estatina 2. Verificar a creatinoquinase (CK), a creatinina/taxa de filtração glomerular (TFG), a mioglobina urinária 3. Internar o paciente e hidratar cuidadosamente se CK > 10 × LSN e elevação/agravamento da creatinina ou mioglobinúria 4. Avaliar fatores de predisposição e tratar 5. Se for considerar o reinício da estatina, encaminhar para endocrinologista
Icterícia ou transaminases hepáticas > 5× persistentes	1. Interromper a estatina 2. Avaliar outras causas de hepatite 3. Considerar o reinício da estatina após resolução do distúrbio
Diabetes melito	1. Continuar a estatina 2. Incentivar a perda de peso e a atividade física regular 3. Tratar o diabetes melito

LSN = limite superior do normal.

Populações especiais

Muitos grupos de pacientes foram excluídos dos ensaios clínicos randomizados, em razão de preocupações quanto a segurança ou potencial de benefício. Dispõe-se de poucas evidências de ensaios clínicos sobre a prevenção primária de pacientes com mais de 75 anos. A instituição da terapia com estatinas deve ser individualizada na prevenção primária de pacientes com mais de 75 anos, com base na preferência do paciente e na gravidade de outras comorbidades.

Os pacientes com condições inflamatórias ou infecções crônicas podem apresentar aumento do risco cardiovascular e podem beneficiar-se de modo considerável da terapia com estatinas. Entretanto, esses pacientes também correm risco aumentado de interações medicamentosas, em decorrência de terapia imunossupressora ou antiviral.

Monitoramento da terapia com estatinas

As diretrizes para colesterol do AHA/ACC de 2018 recomendam o monitoramento periódico dos níveis de LDL-C após iniciar a terapia com estatinas, de modo a avaliar a resposta ao tratamento e a adesão do paciente à mudança do estilo de vida e ao tratamento farmacológico.

TRATAMENTO COM FÁRMACOS DIFERENTES DAS ESTATINAS

Foi constatado que dois anticorpos monoclonais anti-PCSK9, alirocumabe e evolocumabe, bem como ezetimiba, reduzem ainda mais o risco de DCVAS quando acrescentados ao tratamento de base com estatinas em pacientes com alto risco de DCVAS. Embora ensaios clínicos da niacina e do fenofibrato tenham mostrado redução dos eventos cardiovasculares como monoterapia, não foi constatado benefício e foram observadas algumas evidências de dano quando esses fármacos foram acrescentados ao tratamento de base. A colestiramina (uma resina sequestradora de ácidos biliares) e a genfibrozila (um fibrato) reduziram efetivamente os eventos cardiovasculares em populações selecionadas de homens. Nenhum ensaio clínico avaliou os sequestradores de ácidos biliares acrescentados à terapia de base com estatinas. A genfibrozila está contraindicada para uso em associação ao tratamento com estatinas, em razão de um aumento de mais de 30 vezes no risco de miopatia.

Ezetimiba

Ezetimiba atua no intestino delgado, bloqueando a captação de colesterol pelo receptor Niemann-Pick C1-*Like* 1. A consequente redução do nível de colesterol intra-hepático estimula a síntese de receptores de LDL-C. Ezetimiba em uma dose diária de 10 mg reduz os níveis de LDL-C em 15 a 20% como monoterapia e em 20 a 25% quando acrescentada à terapia com estatinas, com uma porcentagem semelhante de redução dos níveis de não HDL-C.

No ensaio clínico IMPROVE-IT (Improved Reduction of Outcomes: Vytorin Efficacy International Trial), ezetimiba reduziu ainda mais os eventos cardiovasculares quando acrescentada ao tratamento com estatinas de intensidade moderada em pacientes com síndromes coronarianas agudas e pelo menos uma característica adicional de alto risco.[A14] Os níveis médios de LDL-C foram de 70 mg/dℓ no grupo tratado com 40 a 80 mg de sinvastatina e de 54 mg/dℓ no grupo tratado com ezetimiba e 40 mg de sinvastatina. Foi observada uma redução modesta de 10% dos eventos de DCVAS ao longo do tratamento de 6 anos, em média. As maiores reduções no risco foram observadas nos pacientes que tinham diabetes melito, DCVAS polivascular, múltiplas características de alto risco e idade acima de 75 anos.[A14b]

Ezetimiba não apresenta efeitos adversos significativos conhecidos. O fármaco deve ser evitado durante a gravidez e a lactação.

Anticorpos monoclonais anti-PCSK9

Os anticorpos monoclonais anti-PCSK9 inativam a PCSK9, que possibilita a recirculação do receptor de LDL até a superfície celular para continuar a retirada de LDL do sangue. Dois anticorpos monoclonais anti-PCSK9 foram aprovados pela FDA: o alirocumabe e o evolocumabe. Esses fármacos são injetados SC a cada 2 a 4 semanas. O alirocumabe, na dose de 75 a 150 mg, a cada 2 semanas, ou 300 mg, a cada 4 semanas, reduz os níveis de LDL-C em 45 a 65% como monoterapia ou acrescentado à terapia de base com estatinas. O evolocumabe, na dose de 140 mg, a cada 2 semanas, ou 320 mg, a cada 4 semanas, reduz os níveis de LDL-C em 50 a 70%. São observadas reduções razoavelmente semelhantes nos níveis de não HDL-C. Esses fármacos também reduzem os níveis de Lp(a) em 25 a 30%, porém a sua importância não está bem esclarecida.

No ensaio clínico FOURIER (Further Cardiovascular Outcomes Research with PCSK9 Inhibition in Subjects with Elevated Risk), o evolocumabe reduziu ainda mais o risco de DCVAS quando acrescentado à terapia com estatinas de alta intensidade ou de intensidade moderada em mais de 27.000 pacientes com doença cardiovascular e características de alto risco adicionais.[A15] Os níveis de LDL-C foram de 92 mg/dℓ no grupo tratado com estatina-placebo e de 30 mg/dℓ no grupo tratado com estatina-evolocumabe. Os eventos de DCVAS foram reduzidos em 20% ao longo do período médio de tratamento de 2,2 anos. Essa magnitude de redução do risco relativo foi discretamente menor do que a esperada para a redução de 62 mg/dℓ (1,6 mmol/ℓ) dos níveis de LDL-C, em comparação com a redução de 22% observada para a redução de 39 mg/dℓ (1 mmol/ℓ) dos níveis de LDL-C nos ensaios clínicos com estatina. No ensaio clínico ODYSSEY OUTCOMES, foi constatado que o alirocumabe reduziu ainda mais os eventos cardiovasculares em pacientes com síndromes coronarianas agudas tratados com estatinas de alta intensidade ou de intensidade moderada.[A16,A16b] Ocorreu redução das taxas de mortalidade total e houve a maior parte da redução do risco de DCVAS em pacientes com níveis basais de LDL-C iguais ou superiores a 100 mg/dℓ.

Com base em dados anteriores de ensaios clínicos do evolocumabe e alirocumabe de 11 a 18 meses de duração, foram constatadas reduções de 50% do risco relativo com reduções dos níveis de LDL-C de aproximadamente 70 mg/dℓ. Diferentemente da população do ensaio clínico FOURIER, as populações nesses ensaios clínicos apresentavam níveis basais médios de LDL-C de aproximadamente 120 mg/dℓ, um valor semelhante ao nível médio na metanálise do Cholesterol Treatment Trialists, em que cada redução de 39 mg/dℓ nos níveis de LDL-C foi associada a uma redução de 22% nos eventos cardiovasculares. Metanálise subsequente de ensaios clínicos de redução dos níveis de LDL-C constatou que, quando os níveis basais de LDL-C eram inferiores a 100 mg/dℓ, não foi observada nenhuma redução da mortalidade total ou cardiovascular. Quando os níveis basais de LDL-C foram superiores a 100 mg/dℓ, ocorreram reduções maiores da mortalidade total e mortalidade cardiovascular com o aumento dos níveis basais de LDL-C. Esses dados sugerem diminuição dos resultados com maior redução dos níveis de LDL-C de menos de 100 mg/dℓ e obtenção de níveis muito baixos de LDL-C.[A17]

Os anticorpos monoclonais anti-PCSK9 foram bem tolerados ao longo de um período de até 3 anos. O efeito adverso mais comum consistiu em reações transitórias e leves no local de injeção, que ocorreram em menos de 5% dos pacientes. Não foram observados eventos adversos excessivos no ensaio clínico FOURIER ou nos ensaios clínicos ODYSSEY OUTCOMES de modo geral, e as taxas de eventos adversos foram semelhantes nos níveis alcançados de LDL-C, incluindo os que permaneceram abaixo de 25 mg/dℓ. Os anticorpos monoclonais anti-PCSK9 são muito seletivos para a PCSK9, e os complexos antígeno-anticorpo são metabolizados pelo sistema reticuloendotelial. O evolocumabe e o alirocumabe não têm interações medicamentosas. Esses dois anticorpos estão contraindicados durante a gravidez e a lactação.

O preço dos anticorpos monoclonais anti-PCSK9 limitou o seu uso.[17] As diretrizes para colesterol da AHA/ACC de 2018 recomendaram o uso de anticorpos monoclonais anti-PCSK9 apenas para pacientes com risco muito alto de DCVAS, cujos níveis de LDL-C permanecem superiores a 70 mg/dℓ, apesar da terapia máxima com estatinas e ezetimiba. Os pacientes de risco muito elevado incluem pacientes com DCVAS portadores de HF heterozigota ou com várias características adicionais de alto risco, incluindo idade de 65 anos ou mais, revascularização miocárdica prévia, diabetes melito, hipertensão arterial sistêmica, insuficiência renal (taxa de filtração glomerular estimada [TFGe] de 15 a 59 mg/mℓ/min/1,73 m^2), tabagismo, nível de LDL-C de 100 mg/dℓ ou mais, apesar da terapia máxima com estatinas ou história pregressa de insuficiência cardíaca congestiva.

Outras terapias com fármacos diferentes das estatinas

Agentes sequestradores de ácidos biliares

A colestiramina, o colestipol e o colesevelam ligam-se aos ácidos biliares no lúmen intestinal, interrompendo a recirculação êntero-hepática dos ácidos biliares ricos em colesterol. A diminuição dos níveis intracelulares de colesterol suprarregula a síntese de receptores de LDL-C, aumentando, assim, a retirada das LDL do sangue. Os agentes sequestradores de ácidos biliares não são absorvidos e são excretados nas fezes. Em razão de problemas de tolerabilidade e dos efeitos modestos de redução dos níveis de LDL-C, os agentes de ligação de ácidos biliares têm uso clínico limitado.

O colesevelam é uma resina de ligação de ânions com maior afinidade pelos ácidos biliares de carga elétrica negativa, em comparação com a colestiramina e o colestipol. Em consequência, o colesevelam é mais bem tolerado e tem menos interações medicamentosas. Nas doses totais recomendadas, os três agentes sequestradores de ácidos biliares apresentam eficácia semelhante, reduzindo o nível de LDL-C em 15 a 20%, à semelhança da ezetimiba, na dose de 10 mg, utilizada como monoterapia. No ensaio clínico Lipid Research Clinics realizado em homens com hipercolesterolemia, a colestiramina reduziu os eventos cardiovasculares em 19% ao longo de um período de 7 anos.

O uso de agentes sequestradores de ácidos biliares é limitado pelo seu volume e pelos efeitos adversos gastrintestinais significativos, incluindo constipação intestinal grave. Além disso, podem exacerbar acentuadamente a hipertrigliceridemia subjacente, e seu uso deve ser evitado quando os níveis de triglicerídios forem superiores a 300 mg/dℓ. Esses fármacos podem causar deficiências das vitaminas lipossolúveis. O seu uso durante a gravidez ou a lactação exige que o seu possível benefício seja avaliado contra o potencial de danos.

Niacina

A niacina ou ácido nicotínico apresenta efeitos benéficos em todos os parâmetros lipídicos, com elevação do HDL-C, redução dos níveis de LDL-C ou não HDL-C, triglicerídios e Lp(a) de modo dose-dependente. O mecanismo de ação da niacina não foi claramente elucidado. Em razão de problemas de tolerabilidade e de benefícios cardiovasculares modestos, se houver algum, a niacina raramente é utilizada na prática clínica.

A niacina foi um dos primeiros fármacos de redução do colesterol a ser testada em ensaios clínicos. Um ensaio clínico da niacina realizado na era pré-estatina constatou um benefício modesto da administração de niacina de liberação imediata, na dose diária de 2 g, na redução de eventos coronarianos não fatais em homens com cardiopatia isquêmica, e foi constatado um benefício sobre a mortalidade total durante o acompanhamento a longo prazo. Entretanto, o entusiasmo pela niacina diminuiu após os resultados dos ensaios clínicos AIM-HIGH A18,A19 e HPS2-THRIVE, A20 realizados no contexto da terapia com estatinas. No ensaio clínico AIM-HIGH, em que ambos os grupos de tratamento foram tratados para níveis semelhantes de LDL-C, o aumento adicional dos níveis de HDL-C, a redução dos triglicerídios, do não HDL-C e de Lp(a) com a administração de niacina de liberação prolongada, 1,5 a 2 gramas, não reduziram os eventos cardiovasculares. No ensaio clínico HPS2-THRIVE, a niacina de liberação prolongada, na dose de 2 gramas, combinada com laropipranto (um agente para combater a ruborização induzida pela niacina) não provocou redução adicional dos eventos cardiovasculares. Além disso, o grupo tratado com niacina/laropipranto apresentou eventos adversos mais graves, incluindo distúrbios no controle do diabetes melito, aumento da incidência de diabetes e eventos adversos cutâneos, gastrintestinais, hemorrágicos, musculoesqueléticos e infecciosos.

Outros fármacos

O *ácido bempedoico* é um profármaco experimental administrado por via oral, 1 vez/dia, que é ativado no fígado e que inibe a ATP citrato liase, uma enzima a montante da HMG-CoA redutase. Em um ensaio clínico randomizado, esse fármaco reduziu ainda mais o colesterol das LDL em 12%. A20b O *mipomerseno* e a *lomitapida* são fármacos órfãos com hepatotoxicidade significativa, que foram aprovados pela FDA para uso apenas em pacientes com hipercolesterolemia familiar homozigótica. Esses fármacos só devem ser utilizados sob orientação de um endocrinologista.

Como determinar o momento de acréscimo de terapia com fármacos diferentes das estatinas

Uma vez otimizado o tratamento com estatinas, assim como o estilo de vida, pacientes de alto risco selecionados podem se beneficiar de terapia para redução adicional dos níveis de LDL-C. À semelhança da prevenção primária em pacientes não diabéticos com níveis de LDL-C inferiores a 190 mg/dℓ, em que a margem de benefício pode ser menor, e as preferências do paciente são importantes, recomenda-se uma discussão entre médico e paciente.

Em pacientes de risco muito elevado, com risco de DCVAS em 10 anos de aproximadamente 30%, como aqueles com doença cardiovascular e hipercolesterolemia familiar, diabetes melito ou doença polivascular, o acréscimo de ezetimiba resultaria em número necessário para tratar (NNT) de mais de 50, a não ser que os níveis de LDL-C sejam superiores a 130 mg/dℓ (e-Figura 195.5). O acréscimo de um anticorpo monoclonal anti-PCSK9 tem pouca probabilidade de ser custo-efetivo, a não ser que os níveis de LDL-C estejam acima de 100 a 130 mg/dℓ, dependendo do nível de desconto.

Em pacientes de alto risco com risco de DCVAS em 10 anos de aproximadamente 20%, como aqueles com doença cardiovascular e fatores de risco bem controlados, ou pacientes de prevenção primária com hipercolesterolemia familiar heterozigota, o acréscimo de ezetimiba resultaria em NNT de mais de 50, a não ser que os níveis de LDL-C estejam acima de 190 mg/dℓ (e-Figura 195.5). O acréscimo de um anticorpo monoclonal anti-PCSK9 tem pouca probabilidade de ser custo-efetivo, a não ser que os níveis de LDL-C estejam acima de 130 a 160 mg/dℓ, dependendo do nível de desconto no preço da medicação.[17]

HIPERTRIGLICERIDEMIA

Os níveis de triglicerídios relatados pelo laboratório refletem os triglicerídios existentes nas lipoproteínas ricas em triglicerídios e seus resquícios, predominantemente quilomícrons, VLDL, IDL e, em certo grau, LDL (Figura 195.1). Como tanto o colesterol quanto os TG são transportados em lipoproteínas contendo apolipoproteína B, as variantes genéticas associadas a níveis sanguíneos elevados de TG em decorrência de elevação das lipoproteínas ricas em TG estão vinculadas a aumento do risco de DCVAS, e esse risco pode ser diminuído por meio de redução dos níveis de triglicerídios. A20c Por conseguinte, o aumento do risco não é causado pelos níveis de TG em si.[18] Todavia, o aumento do risco cardiovascular provém das lipoproteínas ricas em colesterol, em vez dos níveis de triglicerídios. Assim, os esforços envidados na redução do risco cardiovascular devem concentrar-se principalmente na redução dos níveis de LDL-C, e não de não HDL-C. Entretanto, ocorre aumento do risco de pancreatite quando os níveis de TG ultrapassam 1.000 mg/dℓ, sugerindo que esses pacientes poderiam se beneficiar da terapia direcionada especificamente para a redução dos triglicerídios.

A hipertrigliceridemia leve a moderada (150 a 499 mg/dℓ) é comum em pacientes com fatores de risco cardiovasculares, diabetes melito ou doença cardiovascular.[19] Pequenos efeitos de diversas variantes genéticas comuns e raras contribuem para níveis de triglicerídios de 175 a 899 mg/dℓ. Em geral, os níveis de triglicerídios superiores a 900 mg/dℓ resultam de um distúrbio monogenético de efeito significativo. A expressão gênica da hipertrigliceridemia é modificada por estímulos provenientes da dieta, excesso de adiposidade, atividade física, fármacos e outros fatores. Como a hipertrigliceridemia ocorre em famílias, em decorrência de estímulos genéticos e ambientais compartilhados, recomendam-se o rastreamento e o aconselhamento dos membros da família uma vez identificada hipertrigliceridemia grave (> 500 mg/dℓ).

TRATAMENTO

Os pacientes devem efetuar um novo exame depois de pelo menos 12 h de jejum para confirmar a hipertrigliceridemia de jejum. A redução dos níveis elevados de triglicerídios provavelmente beneficia pacientes selecionados,[20] e a abordagem ao tratamento é igual para quase todos os pacientes com hipertrigliceridemia.

Estilo de vida

A modificação bem-sucedida do estilo de vida frequentemente tem efeitos notáveis. Todos os pacientes com níveis de TG acima de 150 mg/dℓ devem ser aconselhados a ter uma dieta saudável, com ênfase na necessidade de evitar carboidratos refinados e alimentos processados, bem como alta ingestão de gordura saturada, *trans* e total. O aumento da ingestão de peixes ricos em ômega-3 também pode ser benéfico. A atividade física regular e a perda modesta de peso também são úteis. Deve-se evitar o consumo de álcool etílico. Os pacientes cujos níveis de TG permanecem acima de 1.000 mg/dℓ devem ser encaminhados a um nutricionista para aconselhamento sobre uma dieta com teor muito baixo de gordura.

Exclusão de causas secundárias

Quando os níveis de triglicerídios permanecem elevados acima de 500 mg/dℓ, causas secundárias devem ser investigadas e tratadas (Tabela 195.1). A causa secundária mais comum de hipertrigliceridemia é o diabetes melito não diagnosticado ou inadequadamente tratado (Capítulo 216). Outras causas comuns incluem grande ganho de peso, consumo excessivo de álcool etílico ou açúcar, fármacos (estrogênio, glicocorticoides, inibidores da protease, ácido retinoico), gravidez e doença renal.

Estatinas para redução do risco de DCVAS

Muitos pacientes com hipertrigliceridemia correm risco cardiovascular aumentado ou apresentam elevações concomitantes nos níveis de LDL-C ou não HDL-C. Para esses pacientes, recomenda-se o tratamento com estatinas para reduzir o risco de DCVAS. Pode-se obter medição direta dos níveis de LDL-C quando os níveis de TG ultrapassam 500 mg/dℓ.

Foi constatado que a genfibrozila e o fenofibrato, quando utilizados como monoterapia, reduzem os eventos cardiovasculares em populações selecionadas. Análises de subgrupos sugerem que o fenofibrato possa reduzir o risco cardiovascular em pacientes diabéticos com baixos níveis de HDL-C e níveis elevados de triglicerídios com uso de estatina de intensidade moderada. Entretanto, as reduções relativas do risco cardiovascular observadas nessas análises foram aquelas esperadas com reduções dos níveis de não HDL-C. Por conseguinte, as estatinas continuam sendo a terapia de primeira linha para redução do risco cardiovascular, com base na extensa evidência do benefício e da segurança desses fármacos em todos os subgrupos com níveis de triglicerídios e HDL-C.

Terapia farmacológica para redução dos triglicerídios

Com base em dados observacionais, os pacientes com níveis de TG superiores a 1.000 mg/dℓ ou com história pregressa de pancreatite hipertrigliceridêmica podem se beneficiar de terapia farmacológica adicional para reduzir os níveis de triglicerídios, de modo a diminuir o risco de pancreatite. A e-Tabela 195.1 mostra a eficácia de vários fármacos com efeitos de redução dos triglicerídios. A terapia com estatinas de intensidade baixa a moderada deve ser intensificada, visto que as estatinas de alta intensidade reduzem ainda mais os triglicerídios em cerca de 25%.

Fibratos

Se houver necessidade de maior redução dos níveis de triglicerídios, o fenofibrato constitui a opção mais conveniente, visto que reduz os triglicerídios em 15 a 35%. Entretanto, o fenofibrato aumenta em cinco vezes o risco de miopatia grave em pacientes tratados com estatinas de intensidade moderada, e dispõe-se de poucos dados de segurança sobre o uso desse fármaco associado a estatinas de alta intensidade. Além disso, o fenofibrato pode elevar os níveis de LDL-C em alguns pacientes, o que provavelmente não é benéfico. Pode aumentar também os níveis de creatinina, sem afetar a função renal, e há necessidade de ajuste da dose quando a taxa de filtração glomerular (TFG) é inferior a 60 mℓ/min/1,73 m^2. A genfibrozila aumenta o risco de miopatia grave e rabdomiólise em 30 vezes em pacientes tratados com estatinas e, portanto, deve ser evitada.

Ácidos graxos ômega-3 marinhos

Em pacientes medicados com estatinas de alta intensidade, é provavelmente mais seguro acrescentar ácidos graxos ômega-3 com pelo menos 3,4 mg de ácido docosa-hexanoico (DHA) ou ácido eicosapentaenoico (EPA). Essa dose de DHA/EPA pode ser obtida com 4 cápsulas contendo 850 mg de DHA/EPA por cápsula de 1.000 mg de óleo marinho, que podem ser tomadas em doses fracionadas. Doses menores (1.000 mg/dia) conseguem reduzir o risco de infarto do miocárdio, mas não o risco de todos os principais eventos cardiovasculares.[A21] No ensaio clínico REDUCE-IT, o icosapente etil, um éster do ácido eicosapentaenoico altamente purificado (4 gramas ao dia), reduziu os eventos cardiovasculares em pacientes com risco muito alto de DCVAS com níveis de triglicerídios de 135 a 499 mg/dℓ. Ocorreu redução de 25% no risco de eventos cardiovasculares significativos no curso de um período médio de 5 anos de tratamento.[A22] Não está esclarecido se esse benefício foi decorrente da redução dos triglicerídios em si ou se foi um efeito do EPA. A fibrilação atrial, o edema periférico e eventos adversos de sangramento foram mais comuns no grupo tratado com icosapente etil.

Outros fármacos hipolipêmicos

A niacina apresenta efeitos modestos na redução dos triglicerídios, porém pode exacerbar a hiperglicemia e, juntamente com seus outros efeitos adversos, tem valor limitado. A ezetimiba e os anticorpos monoclonais anti-PCSK9 não têm efeitos significativos sobre a redução dos níveis de triglicerídios. Os agentes sequestradores de ácidos biliares devem ser evitados quando os triglicerídios ultrapassam 300 mg/dℓ, visto que comprovadamente provocam pancreatite hipertrigliceridêmica.

Volanesorsena[a] é um fármaco órfão aprovado pela FDA para tratamento de pacientes com síndrome de quilomicronemia familiar e lipodistrofia parcial familiar, que são distúrbios autossômicos recessivos graves dos triglicerídios, com morbidade significativa. Nesses pacientes, a volanesorsena pode reduzir os níveis de triglicerídios para menos de 750 mg/dℓ em cerca de 75% dos pacientes tratados.[A22b]

Nas gestantes, os benefícios da terapia com fenofibrato e genfibrozila devem ser cuidadosamente avaliados contra os riscos, e os fibratos não devem ser utilizados por lactantes.

Grau A Recomendações de grau A

A1. Fulcher J, O'Connell R, Voysey M, et al. Efficacy and safety of LDL-lowering therapy among men and women: meta-analysis of individual data from 174,000 participants in 27 randomised trials. *Lancet*. 2015;385:1397-1405.

A2. Sabatine MS, Wiviott SD, Im K, et al. Efficacy and safety of further lowering of low-density lipoprotein cholesterol in patients starting with very low levels: a meta-analysis. *JAMA Cardiol*. 2018;3:823-828.

A3. Koskinas KC, Siontis GCM, Piccolo R, et al. Effect of statins and non-statin LDL-lowering medications on cardiovascular outcomes in secondary prevention: a meta-analysis of randomized trials. *Eur Heart J*. 2018;39:1172-1180.

A4. Mills EJ, O'Regan C, Eyawo O, et al. Intensive statin therapy compared with moderate dosing for prevention of cardiovascular events: a meta-analysis of >40 000 patients. *Eur Heart J*. 2011;32:1409-1415.

A5. Chou R, Dana T, Blazina I, et al. Statins for prevention of cardiovascular disease in adults: evidence report and systematic review for the US Preventive Services Task Force. *JAMA*. 2016;316: 2008-2024.

A6. Bowman L, Hopewell JC, Chen F, et al. Effects of anacetrapib in patients with atherosclerotic vascular disease. *N Engl J Med*. 2017;377:1217-1227.

A7. Zhan S, Tang M, Liu F, et al. Ezetimibe for the prevention of cardiovascular disease and all-cause mortality events. *Cochrane Database Syst Rev*. 2018;11:CD012502.

A8. Sabatine MS, Giugliano RP, Wiviott SD, et al. Efficacy and safety of evolocumab in reducing lipids and cardiovascular events. *N Engl J Med*. 2015;372:1500-1509.

A9. Schwartz GG, Steg PG, Szarek M, et al. Alirocumab and cardiovascular outcomes after acute coronary syndrome. *N Engl J Med*. 2018;379:2097-2107.

A10. Silverman MG, Ference BA, Im K, et al. Association between lowering LDL-C and cardiovascular risk reduction among different therapeutic interventions: a systematic review and meta-analysis. *JAMA*. 2016;316:1289-1297.

A11. Baigent C, Blackwell L, Emberson J, et al. Efficacy and safety of more intensive lowering of LDL cholesterol: a meta-analysis of data from 170,000 participants in 26 randomised trials. *Lancet*. 2010;376:1670-1681.

A12. Cholesterol Treatment Center Trialists' Collaboration. Efficacy and safety of statin therapy in older people: a meta-analysis of individual participant data from 28 randomised controlled trials. *Lancet*. 2019;393:407-415.

[a]N.R.T.: Volanesorsena é um oligonucleotídio antissentido, que tem como alvo o RNA mensageiro da apo CIII.

A13. He Y, Li X, Gasevic D, et al. Statins and multiple noncardiovascular outcomes: umbrella review of meta-analyses of observational studies and randomized controlled trials. *Ann Intern Med*. 2018;169:543-553.

A14. Cannon CP, Blazing MA, Giugliano RP, et al. Ezetimibe added to statin therapy after acute coronary syndromes. *N Engl J Med*. 2015;372:2387-2397.

A14b. Bach RG, Cannon CP, Giugliano RP, et al. Effect of simvastatin-ezetimibe compared with simvastatin monotherapy after acute coronary syndrome among patients 75 years or older: a secondary analysis of a randomized clinical trial. *JAMA Cardiol*. 2019;4:846-854.

A15. Giugliano RP, Pedersen TR, Park JG, et al. Clinical efficacy and safety of achieving very low LDL-cholesterol concentrations with the PCSK9 inhibitor evolocumab: a prespecified secondary analysis of the FOURIER trial. *Lancet*. 2017;390:1962-1971.

A16. Steg PG, Szarek M, Bhatt DL, et al. Effect of alirocumab on mortality after acute coronary syndromes: an analysis of the ODYSSEY OUTCOMES randomized clinical trial. *Circulation*. 2019;140: 103-112.

A16b. Steg PG, Szarek M, Bhatt DL, et al. Effect of alirocumab on mortality after acute coronary syndromes. *Circulation*. 2019;140:103-112.

A17. Navarese EP, Robinson JG, Kowalewski M, et al. Association between baseline LDL-C level and total and cardiovascular mortality after LDL-C lowering: a systematic review and meta-analysis. *JAMA*. 2018;319:1566-1579.

A18. Boden WE, Probstfield JL, Anderson T, et al. Niacin in patients with low HDL cholesterol levels receiving intensive statin therapy. *N Engl J Med*. 2011;365:2255-2267.

A19. Probstfield JL, Boden WE, Anderson T, et al. Cardiovascular outcomes during extended follow-up of the AIM-HIGH trial cohort. *J Clin Lipidol*. 2018;12:1413-1419.

A20. HPS2-THRIVE randomized placebo-controlled trial in 25 673 high-risk patients of ER niacin/laropiprant: trial design, pre-specified muscle and liver outcomes, and reasons for stopping study treatment. *Eur Heart J*. 2013;34:1279-1291.

A20b. Goldberg AC, Leiter LA, Stroes ESG, et al. Effect of bempedoic acid vs placebo added to maximally tolerated statins on low-density lipoprotein cholesterol in patients at high risk for cardiovascular disease: the CLEAR wisdom randomized clinical trial. *JAMA*. 2019;322: 1780-1788.

A20c. Marston NA, Giugliano RP, Im K, et al. Association between triglyceride lowering and reduction of cardiovascular risk across multiple lipid-lowering therapeutic classes: a systematic review and meta-regression analysis of randomized controlled trials. *Circulation*. 2019;140: 1308-1317.

A21. Manson JE, Cook NR, Lee IM, et al. Marine n-3 fatty acids and prevention of cardiovascular disease and cancer. *N Engl J Med*. 2019;380:23-32.

A22. Bhatt DL, Steg PG, Miller M, et al. Cardiovascular risk reduction with icosapent ethyl for hypertriglyceridemia. *N Engl J Med*. 2019;380:11-22.

A22b. Witztum JL, Gaudet D, Freedman SD, et al. Volanesorsen and triglyceride levels in familial chylomicronemia syndrome. *N Engl J Med*. 2019;381:531-542.

REFERÊNCIAS BIBLIOGRÁFICAS

As referências bibliográficas, bem como os outros materiais suplementares deste livro, encontram-se no GEN-IO, nosso ambiente virtual de aprendizagem.

196 DOENÇAS DE DEPÓSITO DO GLICOGÊNIO

DAVID A. WEINSTEIN

DEFINIÇÃO

O glicogênio, um polímero de glicose altamente ramificado, é a forma de armazenamento da glicose nos mamíferos. Os principais locais de deposição do glicogênio são o músculo esquelético e o fígado. Vários outros tecidos e órgãos, incluindo o coração, o músculo liso, o rim e o intestino, são locais de síntese de glicogênio, que podem ser afetados nas doenças de depósito do glicogênio (DDG).[1]

EPIDEMIOLOGIA

A frequência global das DDG é de aproximadamente 1 caso por 20.000 a 25.000 nascidos vivos. Já foram identificados 16 tipos distintos, que são designados pela enzima deficiente ou por um sistema de numeração, que reflete a sequência histórica de sua descrição. Todos esses tipos são incomuns, e alguns deles são extremamente raros. Seis tipos respondem por aproximadamente 97% dos casos de DDG: DDG I (25%), DDG II (15%), DDG III (24%), DDG IV (3%) e DDG VI e IX (30%). Entretanto, é provável que as formas leves de DDG sejam pouco reconhecidas, e a DDG IX é a causa identificável mais comum de hipoglicemia recorrente (Capítulo 217) em homens.

BIOPATOLOGIA

O transportador de glicose tipo 2 (GLUT2) predomina no fígado (e nas células β do pâncreas) e apresenta um valor de K_m elevado (cerca de 15 a 20 mmol/ℓ); em consequência, a concentração de glicose livre nos hepatócitos aumenta de modo diretamente proporcional à elevação da concentração plasmática de glicose. A glicose sofre rápida fosforilação pela glicoquinase, com formação de glicose 6-fosfato, que é convertida em glicose 1-fosfato, isto é, o ponto de partida para a síntese do glicogênio (Figura 196.1). A enzima hepática glicogênio sintase catalisa a formação de ligações α-1,4 que alongam as cadeias de moléculas de glicose. Uma enzima ramificadora leva à formação de ligações α-1,6 nos pontos de ramificação ao longo da cadeia. A concentração de GLUT4 na membrana plasmática do músculo esquelético aumenta acentuadamente após a exposição à insulina e em resposta ao exercício, resultando em aumento do transporte da glicose no músculo esquelético onde é oxidada para fornecer energia na contração muscular ou convertida em glicogênio.

Nos intervalos entre as refeições e durante o jejum noturno, uma cascata de reações enzimáticas (incluindo a adenilato ciclase, a fosforilase *b* quinase e a proteinoquinase dependente de monofosfato de adenosina cíclico) ativa a glicogênio fosforilase hepática, que é a enzima limitadora de velocidade na glicogenólise, levando à formação de glicose 6-fosfato. A glicose 6-fosfatase catalisa a reação terminal tanto da glicogenólise quanto da gliconeogênese, a hidrólise de glicose 6-fosfato, possibilitando, assim, a liberação de glicose do fígado para a circulação sistêmica. Esse processo é de importância fundamental para a manutenção da homeostasia da glicose. Como o músculo carece de glicose 6-fosfatase, ele não é capaz de liberar a glicose para uso sistêmico. O glicogênio do músculo é utilizado para suprir as necessidades energéticas do músculo em contração e constitui uma fonte de lactato, piruvato e alanina para a gliconeogênese precoce na inanição. A taxa de glicogenólise no músculo é mais rápida durante os primeiros 5 a 10 minutos de exercício. À medida que o exercício prossegue e o fluxo sanguíneo para o músculo aumenta, os substratos transportados pelo sangue (glicose e ácidos graxos livres) tornam-se fontes cada vez mais importantes de energia.

As DDG ou glicogenoses compreendem vários distúrbios hereditários da síntese ou degradação do glicogênio. Todas são autossômicas recessivas, com exceção de um subtipo da DDG tipo IX, que é ligado ao X. As DDG são causadas por mutações nos genes que codificam as enzimas envolvidas na síntese ou na degradação do glicogênio e podem envolver o fígado, o músculo esquelético e os rins. Todas se caracterizam por concentração tecidual ou estrutura anormais (ou ambas) da molécula de glicogênio.

MANIFESTAÇÕES CLÍNICAS E DIAGNÓSTICO

Hepatomegalia e hipoglicemia constituem as principais manifestações clínicas das glicogenoses hepáticas, enquanto cãibras musculares, intolerância ao exercício, fatigabilidade fácil e fraqueza progressiva são as principais manifestações das glicogenoses musculares. A Tabela 196.1 apresenta as características das DDG mais comuns. Para estabelecer o diagnóstico de todas as formas comuns de DDG, utiliza-se o teste genético molecular realizado em DNA extraído do sangue ou da saliva.

TRATAMENTO

A meta do tratamento das formas hepáticas de DDG é evitar a hipoglicemia e a contrarregulação da glicose. Os detalhes específicos da terapia dependem principalmente da possível ocorrência ou não de gliconeogênese normal. Na DDG I, a atividade anormal da glicose 6-fosfatase compromete tanto a glicogenólise quanto a gliconeogênese. Por outro lado, a gliconeogênese está intacta nas outras formas hepáticas de DDG, possibilitando o uso de proteína como substrato para produção endógena de glicose. A oxidação de ácidos graxos também está intacta em todos os tipos de DDG, com exceção da DDG I, resultando em formação de cetonas durante períodos de hipoglicemia.[2]

O tratamento da DDG I consiste em fornecer uma fonte dietética contínua de glicose para manter níveis de glicemia em 75 a 90 mg/dℓ antes das refeições e durante a noite. As concentrações de glicose precisam ser mantidas acima de 70 mg/dℓ para evitar a contrarregulação, que provoca desvio da glicose 6-fosfato para vias alternativas, resultando em hiperlactacidemia, hiperuricemia e hipertrigliceridemia. Nos lactentes, pode-se fornecer glicose de modo contínuo por meio de alimentações durante o

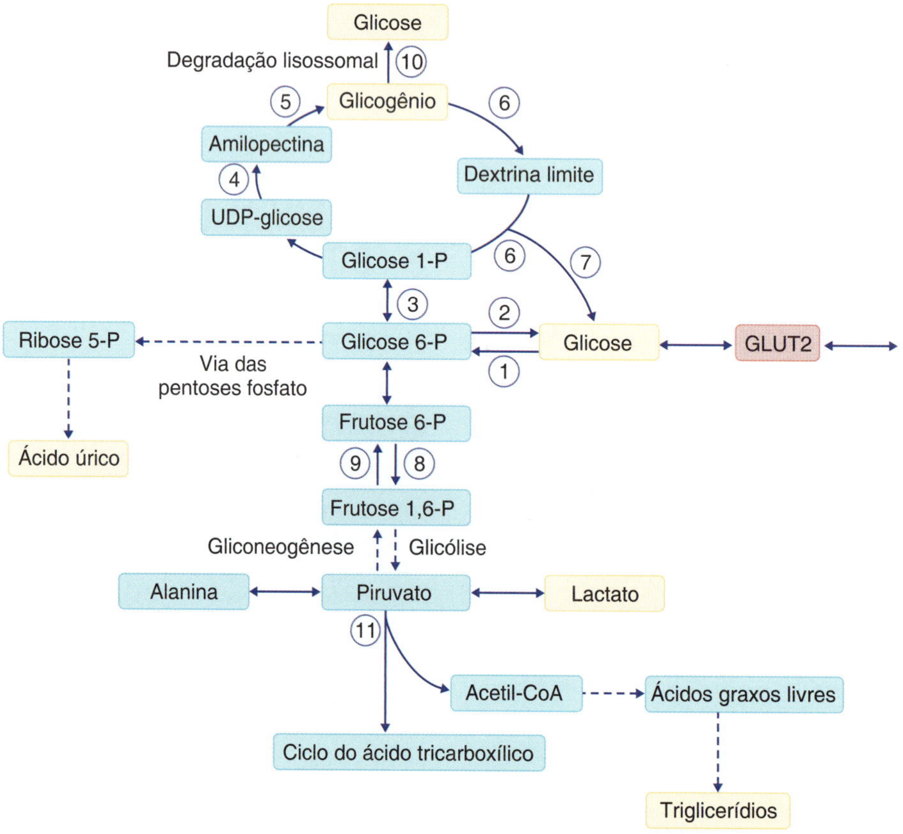

FIGURA 196.1 Esquema simplificado da síntese e da degradação do glicogênio no fígado. Observe que, no músculo esquelético, o transportador de glicose tipo 4 (GLUT4) transporta a glicose através da membrana celular, e a glicose 6-fosfatase está ausente. CoA = coenzima A; UDP-glicose = uridina difosfoglicose; 1, hexoquinase/glicoquinase; 2, glicose 6-fosfatase; 3, fosfoglicomutase; 4, glicogênio sintase; 5, enzima ramificadora; 6, glicogênio fosforilase; 7, enzima desramificadora; 8, fosfofrutoquinase; 9, frutose 1,6-bifosfatase; 10, maltase ácida; 11, piruvato desidrogenase.

Tabela 196.1 Principais características das doenças de depósito do glicogênio de ocorrência comum.

TIPO E ENZIMA DEFEITUOSA	CARACTERÍSTICAS CLÍNICAS	POPULAÇÕES DE ALTO RISCO	TRATAMENTO
0 *Glicogênio sintase hepática*	Fígado de tamanho pequeno ou normal, hipoglicemia cetótica em jejum, hiperglicemia e hiperlactatemia pós-prandiais	Canadenses franceses Italianos	AMC, particularmente ao deitar, com dieta rica em proteína
Ia *Glicose 6-fosfatase* *Doença de von Gierke*	Hepatomegalia, atraso do desenvolvimento, retardo de crescimento, hipoglicemia grave, acidose láctica, hiperuricemia, hiperlipidemia	Judeus asquenazes Mexicanos Chineses Japoneses	AMC durante o dia e à noite ou alimentação intragástrica contínua durante a noite
Ib *Transportador de glicose 6-fosfato*	Iguais ao tipo Ia, além disso, neutropenia, infecções bacterianas recorrentes e doença inflamatória intestinal	Americanos nativos Judeus iranianos Italianos	AMC, como na doença de depósito do glicogênio Ia; fator de estimulação de colônias de granulócitos, mesalazina
II *Maltase ácida lisossomal (alfaglicosidase)* *Doença de Pompe*	A forma infantil caracteriza-se por hipotonia generalizada grave, fraqueza muscular e miocardiopatia hipertrófica, levando à insuficiência cardiorrespiratória habitualmente com 1 ano A miopatia esquelética com fraqueza muscular lentamente progressiva é a principal manifestação clínica das formas de início juvenil e no adulto Aumento acentuado no nível sérico de creatinoquinase	Nenhuma	Reposição enzimática intravenosa com alfaglicosidase humana recombinante
III *Enzima desramificadora* *Doença de Forbes ou de Cori*	Hepatomegalia, hipoglicemia cetótica moderada a grave, fraqueza e perda muscular, miocardiopatia hipertrófica (IIIa); aumento das transaminases; sem comprometimento muscular (IIIb)	Habitantes das Ilhas Faroé População indígena do Canadá Subcontinente indiano	Dieta hiperproteica com baixa dose de suplementação de AMC
IV *Enzima ramificadora do glicogênio* *Doença de Anderson*	Distúrbio clinicamente heterogêneo A apresentação típica consiste em doença hepática nos primeiros anos de vida, progredindo para a cirrose letal A apresentação neuromuscular, menos comum, é distinguida pela idade de início em quatro grupos: perinatal, congênita, da infância e do adulto	Nenhuma	Dieta hiperproteica com restrição de carboidratos O transplante de fígado resultou em diminuição do armazenamento de glicogênio no coração e no músculo esquelético
V *Glicogênio fosforilase muscular* *Doença de McArdle*	Os sinais/sintomas começam habitualmente na adolescência ou no início da vida adulta, com intolerância ao exercício, fadiga, mialgia, cãibras musculares e edema muscular. Pode ocorrer mioglobinúria transitória, decorrente de rabdomiólise, após exercício físico. A mioglobinúria grave pode levar à insuficiência renal aguda Posteriormente na vida adulta, ocorrem fraqueza e atrofia musculares persistentes e progressivas, com substituição de ácidos graxos. Aumento do nível sérico de creatinoquinase	Nenhuma	Dieta hiperproteica (50% de carboidratos e 25 a 30% de proteínas) A sacarose VO antes de exercício aeróbico sustentado pode ser benéfica
VI *Glicogênio fosforilase hepática* *Doença de Hers*	Hepatomegalia; retardo do crescimento; hipoglicemia cetótica moderada; aumento dos níveis séricos de transaminases, colesterol e triglicerídios	Menonitas escoceses	AMC com dose calculada para prevenir a hipoglicemia e a cetose
VII *Fosfofrutoquinase muscular* *Doença de Tarui*	Manifesta-se na infância com fadiga, cãibras musculares, intolerância ao exercício; rabdomiólise e mioglobinúria com esforço extenuante; aumento dos níveis séricos de creatinoquinase; podem ocorrer anemia hemolítica e hiperbilirrubinemia leves; hiperuricemia	Nenhuma	Nenhum tratamento específico; evitar o exercício extenuante
IX *Fosforilase b quinase*	Hepatomegalia, hipoglicemia cetótica leve, retardo do crescimento, aumento dos níveis séricos de transaminases, hipercolesterolemia, hipertrigliceridemia Pode ser ligada ao X ou autossômica recessiva	Nenhuma	AMC com dose calculada para prevenir hipoglicemia e cetose; dieta hiperproteica para normalizar a pré-albumina

AMC = amido de milho cru.

dia e, à noite, alimentação intragástrica contínua por tubo nasogástrico ou gastrostomia. A partir de 6 a 12 meses, pode-se utilizar o amido de milho cru (AMC), que é lentamente digerido e absorvido na circulação como glicose e que constitui um método alternativo de fornecimento contínuo de glicose. Inicialmente, o AMC é administrado a cada 3 horas. À medida que as crianças crescem, e de acordo com os resultados do monitoramento periódico dos níveis de glicemia e lactato, o intervalo entre as alimentações é finalmente aumentado para 4 a 5 horas. Uma preparação de amido de milho de liberação prolongada possibilita que muitos pacientes de mais idade durmam durante toda a noite sem acordar, porém o seu uso não é recomendado para crianças com menos de 5 anos.[3] Galactose e frutose precisam ser restritas, porque não podem ser convertidas em glicose, e o seu consumo em grandes quantidades exacerba os distúrbios bioquímicos. Os cuidados apropriados habitualmente melhoram todas as anormalidades bioquímicas; entretanto, se o manejo dietético ótimo não reduzir os níveis séricos de ácido úrico e de triglicerídios para valores aceitáveis, indica-se o tratamento com alopurinol e genfibrozila, respectivamente. A neutropenia (Capítulo 158) no tipo Ib responde de modo satisfatório à terapia com baixas doses de fator de estimulação de colônias de granulócitos (G-CSF); entretanto, os efeitos indesejáveis do G-CSF podem incluir esplenomegalia e casos muito raros de leucemia.[4] Por conseguinte, a dose inicial recomendada (2,5 μg/kg/dia) é menor do que em outras condições, e utiliza-se a menor dose possível capaz de prevenir infecções. A suplementação com vitamina E pode melhorar a sobrevida dos neutrófilos e possibilita a redução das doses de G-CSF.[5] Na DDG do tipo Ib, ocorre enterocolite que se assemelha à doença de Crohn (Capítulo 132) quase universalmente, e a mesalazina constitui a terapia de primeira linha, visto que predomina o acometimento do intestino delgado.

Os pacientes com outras formas de DDG utilizam uma dieta rica em proteína (2 ou 3 g/kg) suplementada com carboidratos complexos e AMC, que normalmente é administrado a cada 6 a 8 horas para manter as concentrações de glicose acima de 75 mg/dℓ. Como pode ocorrer betaoxidação de ácidos graxos nessas formas de DDG, a cetose pode se desenvolver rapidamente, e as doses de AMC são ajustadas para manter a concentração sanguínea normal de cetona (< 0,3 mmol/ℓ). A dose de proteínas visa normalizar as concentrações de proteínas totais e pré-albumina. Não é necessária abstinência total de frutose e sacarose; entretanto, a ingestão de açúcares simples é desencorajada para evitar armazenamento excessivo de glicogênio. Isso é particularmente importante na DDG III, visto que o armazenamento excessivo de glicogênio tem sido associado ao agravamento da miocardiopatia hipertrófica associada.

O tratamento das glicogenoses musculares é apresentado na Tabela 196.1. Na doença de Pompe, a terapia de reposição enzimática em adultos melhora os sintomas em mais de 90% dos pacientes, e cerca de 50% apresentam melhora persistente em 10 anos.[5b]

Prevenção das complicações

As complicações a longo prazo eram antigamente comuns nas DDG I e III. Entretanto, há evidências cada vez mais numerosas de que as complicações podem ser adiadas ou até mesmo prevenidas com um controle metabólico ótimo.[6] Adenomas hepáticos podem desenvolver-se em pacientes com DDG I durante a adolescência ou no início da idade adulta; esses adenomas aumentam de modo gradual, podem sofrer transformação maligna ou pode ocorrer hemorragia na cavidade peritoneal. A nefrocalcinose e a nefrolitíase, que são causadas pela hipocitratúria, também são comuns e podem ser evitadas pela suplementação oral com citrato. A manutenção de um controle metabólico ótimo consegue evitar o desenvolvimento de adenomas hepáticos, disfunção tubular renal, glomerulosclerose segmentar focal, anemia, gota e osteoporose.

Na DDG do tipo III, pode haver desenvolvimento de miocardiopatia hipertrófica. A doença cardíaca parece ser causada pelo armazenamento excessivo de glicogênio, e a restrição de açúcares simples e carboidratos levou à normalização da função cardíaca. Adenomas hepáticos ocorrem em 10% dos pacientes, porém o câncer hepatocelular é raro. A maioria dos pacientes com tipo III não apresenta sintomas miopáticos na infância e no início da vida adulta. Pode haver desenvolvimento de miopatia progressiva no início da adolescência, podendo se tornar debilitante. Uma dieta muito rica em proteínas (3 ou 4 g/kg) pode retardar a progressão da doença muscular.[7]

Baixa estatura e osteoporose são as únicas complicações comuns das DDG 0, VI e IX, porém elas podem ser prevenidas pela manutenção de um controle metabólico ótimo e evitando o desenvolvimento de cetose. Cirrose hepática foi descrita como complicação em pacientes com DDG IX sem tratamento, porém a formação de fibrose pode ser evitada com tratamento.

PROGNÓSTICO

O prognóstico atual de todas as DDG hepáticas é excelente. Quase todas as complicações podem ser retardadas ou prevenidas por meio de controle metabólico ótimo. Os pacientes chegam até a vida adulta, e a gravidez tornou-se agora uma rotina. O transplante de fígado deve ser considerado como tratamento de último recurso, particularmente pelo fato de que a terapia gênica poderá se tornar disponível no futuro para esses distúrbios. A terapia gênica tem sido utilizada com sucesso em modelos animais de DDG I e II, e, recentemente, foram iniciados ensaios clínicos de terapia gênica em seres humanos para a DDG.

O *website* da Association for Glycogen Storage Disease (http://www.agsdus.org) fornece informações básicas sobre as DDG com o objetivo de serem aproveitadas por indivíduos afetados com uma das DDG, suas famílias e outros interessados. Existem organizações semelhantes no Reino Unido, na França, na Espanha, na Holanda, na Alemanha, na Itália, na Suécia, nas Ilhas Faroé, na Rússia, na Polônia, no Brasil e no México, bem como uma organização para todos os países da América do Sul.

REFERÊNCIAS BIBLIOGRÁFICAS

As referências bibliográficas, bem como os outros materiais suplementares deste livro, encontram-se no GEN-IO, nosso ambiente virtual de aprendizagem.

197 DOENÇAS LISOSSÔMICAS DE DEPÓSITO

DONNA M. KRASNEWICH E ELLEN SIDRANSKY

As doenças lisossômicas de depósito (DLDs) abrangem um grupo de mais de 50 distúrbios hereditários diferentes, em que todos compartilham um defeito da função lisossômica. Os lisossomos são organelas ácidas delimitadas por membrana, que estão localizadas no citoplasma e que contêm enzimas que degradam macromoléculas. As DLDs ocorrem quando uma ou mais das enzimas hidrolíticas são deficientes, ou quando transportadores lisossômicos, receptores, cofatores ou proteínas de proteção essenciais são defeituosos ou não existem. Tipicamente, macromoléculas complexas, incluindo glicolipídios, mucopolissacarídeos e glicoproteínas, são transportadas até os lisossomos, onde sofrem modificação sequencial por várias hidrolases. Uma deficiência enzimática torna-se clinicamente importante quando ocorre acúmulo de macromoléculas em consequência de degradação inadequada. Nas DLDs são encontradas diferentes categorias de defeitos, resultando em disfunção lisossômica. A Tabela 197.1 apresenta exemplos de cada tipo.

Embora as DLDs sejam, em sua maioria, raras, a sua frequência como grupo é estimada em 1 por 7.000 a 8.000 nascidos vivos. Trata-se de uma subestimativa, visto que as formas mais leves ou atenuadas desses distúrbios frequentemente não são identificadas. Cada um dos distúrbios apresenta um padrão de herança autossômico recessivo, com exceção da doença de Fabry e da síndrome de Hunter (mucopolissacaridose II), que são recessivas ligadas ao X, e da doença de Danon, que é causada por mutações na proteína de membrana 2 associada aos lisossomos (LAMP-2), que é herdada de modo dominante ligada ao X. Todos as doenças lisossômicas de depósito caracterizam-se por um amplo espectro de manifestações, que, algumas vezes, faz com que essas doenças escapem ao diagnóstico. Tradicionalmente, muitas foram classificadas em tipos infantil, juvenil e adulto, com base na idade de início das manifestações, porém essas distinções são complicadas por apresentações atípicas. Entre os fatores que contribuem para essa diversidade fenotípica, destacam-se a

Tabela 197.1 Classificação das DLDs com base no tipo de defeito.*

ESFINGOLIPIDOSES
Doença de Fabry (α-galactosidase)
Doença de Farber (ceramidase)
Gangliosidose GM_1/Doença de Landing (β-galactosidase)
Gangliosidose GM_2/Doença de Tay-Sachs
Doença de Sandhoff (α-hexosaminidases A e B)
Doença de Gaucher (glicocerebrosidase)
Doença de Niemann-Pick, tipos A e B (esfingomielinase)
Leucodistrofia metacromática (arilsulfatase A)
Doença de Krabbe (β-galactocerebrosidase)
DISTÚRBIOS DE DEPÓSITO DE LIPÍDIOS
Doença de Wolman (lipase ácida)
Lipofuscinose ceroide, tipo adulto, doença de Kufs/Parry (CLN4, heterogênea)
MUCOPOLISSACARIDOSES
Tipo I/doença de Hurler (α-L-iduronidase)
Tipo II/doença de Hunter (iduronato-2-sulfatase)
Tipo III/doença de Sanfilippo (quatro enzimas diferentes na degradação do sulfato de heparana que definem os tipos A-D)
Tipo VI/doença de Maroteaux-Lamy (*N*-acetilgalactosamina-4-sulfatase)
Tipo VII/doença de Sly (α-glicuronidase)
OLIGOSSACARIDOSES
Aspartilglicosaminúria (aspartilglicosaminidase)
Fucosidose (α-fucosidase)
α-Manosidose (α-manosidase)
Doença de Schindler (α-*N*-acetilgalactosaminidase)
Sialidose I (sialidase)
Sialidose II/mucolipidose I (sialidase)
MUCOLIPIDOSES
Mucolipidose II/doença da célula I (*N*-acetilglicosaminilfosfotransferase)
Mucolipidose III/pseudo-Hurler (*N*-acetilglicosaminilfosfotransferase)
Mucolipidose IV (mutação de *MCOLN1*)
DOENÇAS LISOSSÔMICAS DE DEPÓSITO DE GLICOGÊNIO
Glicogenose do tipo II/doença de Pompe (α-1,4-glicosidase)
DISTÚRBIOS DE TRANSPORTE LISOSSÔMICO
Doença de depósito do ácido siálico/doença de Salla (sialina/SLC17A5)
Cistinose (transportador de cistina)
Doença de Niemann-Pick, tipo C (transporte intracelular de colesterol)
MÚLTIPLOS DISTÚRBIOS DE DEFICIÊNCIA ENZIMÁTICA
Galactossialidose (β-galactosidase e sialidase)
Deficiência múltipla de sulfatases/doença de Austin (sulfatases)

*Capítulos completos que descrevem cada um desses distúrbios estão disponíveis em Valle D, Beaud AL, Vogelstein B, et al., eds. The Online Metabolic and Molecular Bases of Inherited Disease. http://www.ommbid.com/OMMBID.

quantidade de atividade enzimática residual, a localização celular da enzima, o genótipo e a base genética do indivíduo afetado, bem como outras influências genéticas, ambientais e epigenéticas.[1]

Com o advento de novos tratamentos para algumas das doenças lisossômicas de depósito, o estabelecimento precoce do diagnóstico é de suma importância. Os achados clínicos sugestivos incluem traços faciais grosseiros; organomegalia; achados oculares específicos, incluindo opacificação da córnea ou mancha vermelho-cereja (da mácula); citopenia e anormalidades esqueléticas, notavelmente disostose múltipla. Os distúrbios associados a cada um desses achados estão listados na Tabela 197.2. É necessário maior índice de suspeita quando essas manifestações ocorrem em conjunto, quando os achados são progressivos, nos casos em que ocorre regressão do desenvolvimento ou quando o indivíduo afetado parece diferente dos outros membros da família.

A avaliação diagnóstica inclui anamnese detalhada com análise do heredograma e avaliação dos marcos de desenvolvimento na infância e na adolescência. Uma história familiar de consanguinidade, outros irmãos afetados, múltiplos abortos ou casos de morte precoce podem ajudar no estabelecimento do diagnóstico. A etnia pode ser um indício útil, visto que alguns dos distúrbios lisossomais ocorrem com maior incidência em populações específicas, como judeus asquenazes (doença de Gaucher do tipo 1, doença de Tay-Sachs, mucolipidose do tipo IV) e escandinavos (manosidose, aspartilglicosaminúria, doença de Salla, doença de Gaucher do tipo 3). Ao exame físico, deve-se dispensar atenção especial para o perímetro cefálico (micro ou macrocefalia), a aparência facial (traços grosseiros), o aumento da língua, a hepatoesplenomegalia, as manifestações esqueléticas (incluindo cifose), o alargamento dos ossos longos e a rigidez das articulações. O exame da pele pode revelar angioceratoma, particularmente ao redor do umbigo e em dobras da pele. A avaliação ocular deve incluir fundoscopia e exame com lâmpada de fenda para rastreamento de material de depósito na retina (manchas vermelho-cereja), bem como avaliação à procura de movimentos oculares atípicos, que podem ser patognomônicos de determinados distúrbios, como doença de Gaucher neuronopática e doença de Niemann-Pick do tipo C. Miocardiopatia inexplicada e AVE criptogênico podem ser a manifestação inicial da doença de Fabry. Uma avaliação neurológica e cognitiva detalhada pode ser proveitosa, visto que estas últimas apresentações incluem demência ou manifestações psiquiátricas em vários desses distúrbios. A regressão dos marcos de desenvolvimento pode fornecer uma pista precoce para o diagnóstico. Os exames clínicos preliminares para o estabelecimento do diagnóstico incluem amostra de urina para cromatografia em camada fina, contagem de células sanguíneas com esfregaço para a pesquisa de leucócitos vacuolados, radiografia dos ossos e exame oftalmológico.

Na maioria dos casos, o diagnóstico de um distúrbio específico de depósito lisossômico é estabelecido pela análise da atividade enzimática em uma amostra de sangue ou por meio de linhagem celular dos fibroblastos. Um painel lisossômico, que avalia a atividade de múltiplas enzimas lisossomais na mesma amostra, tem sido historicamente o exame de primeira linha. Se houver suspeita de distúrbio de depósito lisossômico, pode-se considerar uma biopsia de tecido, mais frequentemente de medula óssea ou do fígado, embora seja raramente indicada. Foi identificada a maioria dos genes que codificam as enzimas lisossomais, e a análise de mutações é comumente realizada quando já foi identificada mutação em uma família, ou quando mutações específicas são reconhecidamente comuns em determinado grupo étnico. Está sendo desenvolvido um exame diagnóstico baseado no sequenciamento de DNA de painéis de genes implicados nas doenças lisossômica de depósito.

A melhora dos cuidados e as novas modalidades terapêuticas transformaram a história natural de vários desses distúrbios. Com o aumento da longevidade dos pacientes, as doenças que outrora eram diagnosticadas apenas por pediatras agora chegaram aos consultórios de internistas. Além disso, muitas das complicações clássicas agora são evitadas por meio de intervenções terapêuticas precoces, como terapia de reposição enzimática.[2] Todavia, em alguns casos, a longevidade prolongada tem revelado manifestações clínicas inesperadas. Além disso, o advento do sequenciamento do DNA de nova geração dos indivíduos afetados com diagnósticos desconhecidos levou à identificação de doenças lisossômicas de depósito em indivíduos que carecem das manifestações clássicas da doença. A maior conscientização dos médicos sobre a variedade de manifestações e apresentações dos distúrbios lisossômicos pode diminuir o longo atraso que frequentemente ocorre no estabelecimento do diagnóstico desses pacientes. À medida que a patogenia de muitos desses distúrbios continua sendo pesquisada, alguns temas comuns estão emergindo, incluindo a atuação da rede CLEAR (expressão e regulação lisossomais coordenadas), que une autofagia, lisossomos e organelas semelhantes aos lisossomos, em resposta à disponibilidade de nutrientes e eventos inflamatórios a jusante. Os distúrbios lisossômicos encontrados em pacientes adultos são discutidos aqui, com foco na doença de Gaucher e na doença de Fabry. Foi também incluída uma descrição sucinta de distúrbios específicos frequentemente diagnosticados na idade adulta, bem como distúrbios lisossômicos de início na infância que persistem até a idade adulta.

DOENÇA DE GAUCHER

BIOPATOLOGIA

A doença de Gaucher, que consiste na deficiência da enzima lisossômica glicocerebrosidase de herança autossômica recessiva, é um distúrbio que

Tabela 197.2 Manifestações encontradas em diferentes DLDs.

ACHADO	DISTÚRBIO
Hepatoesplenomegalia	Gangliosidose GM_1, doença de Niemann-Pick, doença de Gaucher, doença de Wolman, deficiência de lipase ácida lisossômica, fucosidose, doença de Pompe, manosidose, deficiência múltipla de sulfatases, sialidose, galactossialidose, várias mucopolissacaridoses, cistinose
Fácies grosseira	Gangliosidose GM_1, fucosidose, doença de Pompe, manosidose, deficiência múltipla de sulfatases, doença da célula I, várias mucopolissacaridoses, mucolipidose II, doença de depósito de ácido siálico, aspartilglicosaminúria
Achados esqueléticos	Gangliosidose GM_1, doença de Gaucher, fucosidose, manosidose, sialidose, galactossialidose, várias mucopolissacaridoses, doença da célula I, mucolipidose III
Mancha vermelho-cereja (retina)	Formas infantis de gangliosidose GM_1, doença de Sandoff, doença de Tay-Sachs, doença de Niemann-Pick, sialidose, galactossialidose, doença da célula I
Opacificação da córnea	Gangliosidose GM_1, várias mucopolissacaridoses, manosidose, doença da célula I, mucolipidoses III e IV, deficiência de múltiplas sulfatases, galactossialidose
Comprometimento cognitivo	Gangliosidose GM_1, doença de Sandoff, doença de Tay-Sachs, doença de Niemann-Pick, doença de Gaucher do tipo 2, doença de Wolman, fucosidose, manosidose, deficiência múltipla de sulfatases, sialidose, galactossialidose, várias mucopolissacaridoses, doença de depósito de ácido siálico, aspartilglicosaminúria, doença da célula I, mucolipidoses III e IV, doença de Krabbe, leucodistrofia metacromática, lipofuscinose ceroide neuronal
Hematológicos:	
Células espumosas	Gangliosidose GM_1, doença de Niemann-Pick, doença de Gaucher, deficiência de lipase ácida, fucosidose
Leucócitos granulados ou vacuolados	Várias mucopolissacaridoses, sialidose, galactossialidose, lipofuscinose ceroide neuronal, doença de Niemann-Pick, doença de Wolman, fucosidose, manosidose, aspartilglicosaminúria, doença da célula I, mucolipidose III, deficiência múltipla de sulfatases
Manifestações psiquiátricas ou comportamentais	Várias mucopolissacaridoses (particularmente Sanfilippo), sialidose, galactossialidose, doença de Fabry, manosidose, lipofuscinose ceroide neuronal, leucodistrofia metacromática, doença de Tay-Sachs, doença de Niemann-Pick do tipo C
Apresentações em recém-nascidos	Doença de Gaucher do tipo 2, gangliosidose GM_1, doença de Krabbe, doença de Niemann-Pick dos tipos A e C, mucopolissacaridose I, IVA e VII, doença de Pompe, sialidose dos tipos I e II, mucolipidose dos tipos I e II, doença de Schindler, doença de Wolman, doença de depósito de ácido siálico infantil, sialúria, doença de Salla, galactossialidose, deficiência múltipla de sulfatases, deficiência de prosaposina

acomete principalmente o sistema reticuloendotelial.[3] Os lisossomos no interior dos macrófagos tornam-se ingurgitados com o substrato glicocerebrosídio, dando origem às células de Gaucher características, que têm uma aparência de papel amassado, em consequência do depósito de substrato intracitoplasmático. O glicolipídio acumulado, o glicocerebrosídio, deriva da degradação de leucócitos senescentes ou de membranas eritrocitárias.

MANIFESTAÇÕES CLÍNICAS

Do ponto de vista clínico, a doença de Gaucher foi dividida em três tipos, com base na existência ou não de comprometimento neurológico e sua taxa de progressão. O tipo 1, a forma não neuronopática, é o tipo mais comum e pode se manifestar em qualquer idade. O tipo 2, a forma neuronopática aguda, manifesta-se antes ou pouco depois do nascimento e apresenta uma evolução rápida e progressiva. O tipo 3 é a forma neuronopática subaguda. O espectro de manifestações observadas nesse distúrbio abrange desde octogenários assintomáticos até lactentes que morrem no útero. Alguns pacientes desafiam a classificação em um dos três tipos. Trata-se de um distúrbio pan-étnico, embora a doença de Gaucher do tipo 1 seja a mais frequente nos judeus asquenazes, nos quais a frequência do estado de portador é de cerca de 1 em 16; por outro lado, a frequência aproximada do estado de portador na população em geral é de 1 em 100.

O gene que codifica a glicocerebrosidase, *GBA1*, está localizado no cromossomo 1q21. Foram identificadas mais de 300 mutações diferentes em pacientes, várias das quais são encontradas com frequência aumentada na doença de Gaucher tipo 1; por exemplo, nos judeus asquenazes, a mutação de N370S é o alelo mais comum. Entretanto, as mutações identificadas não exibem uma correlação adequada com a variedade de manifestações observadas.

Nesses últimos anos, foi relatada uma associação entre a doença de Gaucher e o parkinsonismo (Capítulo 381). Tanto os pacientes com doença de Gaucher quanto os portadores de mutações em *GBA1* apresentam maior incidência da doença de Parkinson e distúrbios dos corpúsculos de Lewy. Estudos realizados em coortes de pacientes com doença de Parkinson em todo o mundo demonstram que eles apresentam um aumento de mais de cinco vezes na frequência de mutações de *GBA1*, constituindo o fator de risco genético mais comum para o parkinsonismo identificado até hoje. Entretanto, a maioria dos indivíduos afetados e portadores não desenvolve doença de Parkinson.

Os sinais/sintomas mais comuns observados em todos os tipos de doença de Gaucher incluem fragilidade capilar, hepatomegalia, esplenomegalia, fadiga crônica, dor óssea ou fraturas patológicas. Os achados laboratoriais consistem em anemia, trombocitopenia e elevações dos níveis de ferritina, fosfatase ácida, enzima conversora de angiotensina e, algumas vezes, enzimas hepáticas. Esplenomegalia indolor é a manifestação mais comum em pacientes com doença de Gaucher do tipo 1, e o aumento do baço pode ser maciço. Alguns pacientes apresentam comprometimento pulmonar ou hipertensão pulmonar. O comprometimento ósseo constitui uma causa significativa de morbidade e pode manifestar-se com dor óssea intensa ou fraturas patológicas. A maioria dos pacientes apresenta evidências radiológicas de comprometimento esquelético, incluindo a deformidade clássica em frasco de Erlenmeyer da extremidade distal do fêmur e osteopenia (Figura 197.1A). Podem ocorrer fraturas patológicas (sobretudo da cabeça do fêmur, das costelas ou da coluna vertebral), lesões ósseas líticas e osteoporose. As crises ósseas dolorosas, episódios de infartos ósseos, podem durar várias semanas e exigir tratamento agressivo para alívio da dor. Foi relatada a ocorrência de alteração da função dos macrófagos, processamento do complemento e aumento do risco de mieloma múltiplo (Capítulo 178).

A doença do tipo 2, que é rara, caracteriza-se por rápida evolução neurodegenerativa, com extenso comprometimento visceral, e associada a atraso do desenvolvimento, laringospasmo, estrabismo e crises convulsivas. Em geral, a morte ocorre nos primeiros 3 anos de vida.

A doença do tipo 3 é clinicamente variável e, com frequência, é observada na infância. Além da organomegalia e do comprometimento ósseo, os pacientes apresentam movimentos oculares horizontais anormais, e alguns desenvolvem epilepsia mioclônica ou neurodegeneração. Um subgrupo de pacientes apresenta calcificações cardíacas, hidrocefalia e outras manifestações atípicas. Todos são portadores da mutação D409H no gene *GBA1*.

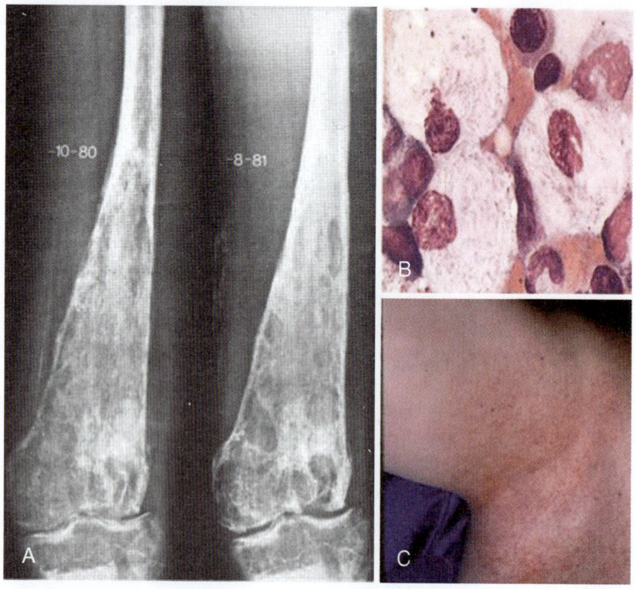

FIGURA 197.1 **A. Radiografia mostrando a deformidade em frasco de Erlenmeyer na doença de Gaucher.** Ocorrem adelgaçamento e alargamento corticais da cavidade medular da metáfise e diáfise adjacente. **B.** Células de Gaucher – células reticuloendoteliais que armazenam quantidades anormais de lipídios. **C.** Angioceratomas, a lesão cutânea puntiforme que não empalidece à pressão na doença de Fabry.

DIAGNÓSTICO

Deve-se considerar a doença de Gaucher no diagnóstico diferencial de pacientes de todas as idades com organomegalia inexplicável, ocorrência fácil de equimoses ou dor óssea (Tabela 197.3). O diagnóstico pode ser estabelecido pela demonstração de atividade deficiente da glicocerebrosidase nos leucócitos ou em células cultivadas. Em algumas populações, sobretudo judeus asquenazes, a análise de mutações pode ser diagnóstica, visto que a mutação N370S é responsável por cerca de 70% dos alelos mutantes. Entretanto, uma sequência de pseudogene altamente homólogo de localização próxima pode complicar a análise molecular. As biopsias de medula óssea e de fígado revelam alterações histopatológicas (Figura 197.1B), porém não estão indicadas para o diagnóstico. A identificação do estado de portador é mais bem realizada por meio de teste de DNA quando o alelo mutante é conhecido. O diagnóstico pré-natal é possível pela determinação da atividade enzimática ou de mutações específicas nas vilosidades coriônicas ou em cultura de células do líquido amniótico.

TRATAMENTO

Duas abordagens de tratamento têm sido utilizadas para diminuir o acúmulo patológico de glicocerebrosídios na doença de Gaucher: a terapia de reposição enzimática e a terapia de redução de substrato. A reposição enzimática com glicocerebrosidase recombinante está disponível para o tratamento de pacientes sintomáticos com doença de Gaucher do tipo 1 (Tabela 197.4). Os estudos realizados mostram que a anemia, a trombocitopenia e organomegalia são revertidas nos primeiros 12 a 36 meses com doses de enzima entre 15 e 60 UI/kg administradas a cada 2 semanas. O tratamento é contínuo, administrado por via intravenosa e muito caro. Os adultos assintomáticos e levemente sintomáticos nem sempre necessitam de tratamento. Atualmente, várias empresas comercializam diferentes formas de enzima recombinante. A enzima não atravessa a barreira hematencefálica e não altera a progressão neurológica de pacientes com formas neuronopáticas de doença de Gaucher, porém pode ser útil no alívio das manifestações viscerais. A reposição enzimática não impede o desenvolvimento de parkinsonismo. Todos os esforços também estão sendo envidados para o desenvolvimento de terapias alternativas, incluindo a terapia de redução de substrato, chaperonas químicas e terapia gênica. O eliglustate, que é um análogo de ceramida, constitui uma terapia de redução de substrato mais nova.[4] Trata-se de um potente inibidor específico da glicosilceramida sintase, que reduz a produção de glicosilceramida para compensar a sua taxa reduzida de degradação. O eliglustate é administrado por via oral e melhora significativamente o volume esplênico e hepático, o nível de hemoglobina e a contagem de plaquetas. Entretanto, é

Tabela 197.3 Características diagnósticas sugestivas da doença de Gaucher e da doença de Fabry na idade adulta.

DOENÇA DE GAUCHER	DOENÇA DE FABRY
Familiar com doença de Gaucher Hepatomegalia, esplenomegalia (algumas vezes maciça) Epistaxe frequente Equimoses fáceis Movimentos oculares sacádicos anormais Trombocitopenia ou anemia Crise óssea dolorosa Deformidade em frasco de Erlenmeyer da parte distal do fêmur, necrose asséptica da cabeça do fêmur Fraturas patológicas, fratura de costela inexplicada Mieloma múltiplo Parkinsonismo Elevação dos níveis séricos de ferritina, enzima conversora da angiotensina ou fosfatase ácida resistente ao tartarato	História familiar de doença de Fabry Lesões cutâneas dos capilares (angioceratoma) Hipo-hidrose ou intolerância ao calor Episódios intermitentes de dor intensa nas extremidades (acroparestesias) Hipertrofia ventricular esquerda de etiologia desconhecida na idade adulta jovem Acidente vascular encefálico de etiologia desconhecida na idade adulta jovem Doença renal crônica de etiologia desconhecida na idade adulta jovem Múltiplos cistos do seio renal descobertos de modo incidental As portadoras apresentam sinais/sintomas mais variáveis e menos graves com início mais tardio

Tabela 197.4 Terapia de reposição enzimática (TRE) para doença de Gaucher e doença de Fabry.

DOENÇA DE GAUCHER	DOENÇA DE FABRY
A TRE é administrada por via intravenosa, é de alto custo, porém efetiva, geralmente administrada a cada 2 semanas durante toda a vida No primeiro ano de tratamento, devem-se esperar diminuição dos volumes esplênico e hepático e aumento dos níveis de hemoglobina e das contagens de plaquetas Os adultos assintomáticos e levemente sintomáticos nem sempre necessitam de tratamento A TRE não atravessa a barreira hematencefálica e não corrige as manifestações neurológicas das formas neuropáticas da doença de Gaucher A TRE não impede o desenvolvimento de parkinsonismo	A TRE é cara, e não há recomendações uniformes para a sua utilização Com base em alguns ensaios atuais, os homens hemizigotos com níveis baixos ou indetectáveis de α-galactosidase A devem receber TRE, independentemente da existência ou não de manifestações clínicas Com base nos ensaios atuais, as portadoras e os pacientes do sexo masculino atipicamente afetados com manifestações clínicas de doença de Fabry (renais, neurológicas, cardiovasculares) devem receber TRE Outros ensaios clínicos sugerem que pacientes com DRET decorrente de doença de Fabry devem ser tratados com TRE para reduzir potencialmente o comprometimento de outros órgãos

DRET = doença renal em estágio terminal.

necessária comparação a longo prazo com a terapia de reposição enzimática tradicional.[A1,A2]

As terapias de suporte úteis incluem bifosfonatos para a osteoporose, cirurgia ortopédica para fraturas ósseas e terapia paliativa e hidratação para as crises ósseas. A esplenectomia total ou parcial, outrora comumente realizada em pacientes com doença de Gaucher, hoje está raramente indicada. O transplante de células-tronco hematopoéticas (Capítulo 168) tem melhorado as manifestações sistêmicas, mas não as neurológicas.

DOENÇA DE FABRY

BIOPATOLOGIA

A doença de Fabry, que consiste em deficiência hereditária ligada ao X da enzima lisossômica alfagalactosidase A, tem penetrância intermediária no sexo feminino e é considerada um distúrbio vascular sistêmico. Esse defeito na clivagem hidrolítica da molécula terminal de galactose a partir de glicolipídios provoca acúmulo lisossômico de globotriaosilceramida e galabiosilceramida em muitos tipos de células. As inclusões lisossômicas ou os depósitos lipídicos podem ser observados nas células vasculares, incluindo células tanto endoteliais quanto células musculares lisas; células cardíacas, como as células endocárdicas, cardiomiócitos e valvas cardíacas; células epiteliais renais, incluindo células tubulares e glomerulares e podócitos; e células neuronais, incluindo gânglios da raiz posterior e alguns neurônios do sistema nervoso central.

O gene que codifica a alfagalactosidase, *GLA*, está localizado no cromossomo Xq22.1. Já foram descritas mais de 400 mutações, incluindo mutações de sentido incorreto (*missense*)/sem sentido (*nonsense*), deleções pequenas, deleções grandes, defeitos de *splicing* e rearranjos complexos. A maioria dos indivíduos afetados apresenta 2 a 25% de atividade enzimática residual, porém a forma mais grave da doença de Fabry tem sido correlacionada com ausência completa de atividade da alfagalactosidase A.

MANIFESTAÇÕES CLÍNICAS

Do ponto de vista clínico, podem ocorrer angioceratomas (lesões cutâneas puntiformes, preto-azuladas, que não empalidecem à pressão), dor debilitante e opacidades da córnea na infância, podendo levar ao estabelecimento do diagnóstico. Se o diagnóstico não for omitido, a doença pode resultar em deterioração renal e cardíaca progressiva. Os adultos afetados têm propensão a sofrer acidente vascular encefálico (AVE) isquêmico, algumas vezes na segunda década de vida, porém com mais frequência na quarta e na quinta décadas de vida. À semelhança de muitos distúrbios metabólicos, há um espectro de apresentações, que podem simular distúrbios mais comuns, e muitos pacientes não são diagnosticados.

Tipicamente, a doença de Fabry manifesta-se na infância nos homens classicamente afetados, com episódios de dor nas extremidades. Observa-se o desenvolvimento de angioceratomas na adolescência, seguidos de doença renal avançada durante a vida adulta. O comprometimento cardíaco e vascular encefálico progressivo é responsável pela maior parte das mortes associadas à doença de Fabry na idade adulta. A inativação ligada ao X e a penetrância desse distúrbio ligado ao X refletem-se no fato de que cerca de 90% das mulheres portadoras dessa mutação apresentam sintomas, embora frequentemente não sejam diagnosticadas. Entretanto, os homens afetados exibem manifestações clínicas mais significativas em uma idade mais jovem do que os indivíduos do sexo feminino heterozigotos.

Embora sejam variáveis, as manifestações clínicas da doença de Fabry ocorrem em uma sequência previsível: acroparestesia, angioceratomas, proteinúria, poliúria, polidipsia, intolerância ao calor, frio e exercício, hipo ou hiper-hidrose, linfadenopatia, dor abdominal e diarreia, com risco crescente, na idade adulta, de comprometimento cardíaco e do sistema nervoso central progressivo.

A maioria dos pacientes apresenta acroparestesia ou "crise de Fabry", que se caracteriza por dor excruciante em queimação, que pode ser contínua ou episódica. Trata-se, com frequência, da manifestação clínica inicial. Tipicamente, a dor afeta os pés em primeiro lugar, seguida das mãos, e pode ser desencadeada por exercício físico, estresse e extremos de temperaturas ambientais. Pode ocorrer dor abdominal ou no flanco, simulando a cólica renal.

Com frequência, angioceratomas (Figura 197.1C) constituem um sinal precoce de doença de Fabry e podem ser acompanhados de hipo-hidrose. Essas lesões cutâneas clássicas aumentam em número e tamanho com o passar do tempo e, tipicamente, são mais densas entre o umbigo e os joelhos; entretanto, podem ocorrer em qualquer local, incluindo a mucosa bucal. Os achados oftalmológicos incluem tortuosidade conjuntival e da retina e opacidades da córnea (córnea *verticillata*). As lesões lenticulares características são observadas durante o exame com lâmpada de fenda e são encontradas em homens afetados e mulheres heterozigotas. Pode ocorrer também perda auditiva progressiva.

Ocorre comprometimento renal em cerca de 50% dos homens afetados em torno dos 35 anos e em 20% das mulheres afetadas; inicialmente manifesta-se na forma de proteinúria, seguida por insuficiência renal progressiva, com "cruzes de Malta" birrefringentes algumas vezes observadas no sedimento urinário. A doença renal crônica faz parte da história natural, e pode haver desenvolvimento de doença renal em estágio terminal (DRET) na segunda a quarta décadas de vida. Deve-se considerar a possibilidade de doença de Fabry quando são identificados múltiplos cistos do seio renal em um exame de imagem. À medida que os homens e as mulheres afetados envelhecem, os achados cardiovasculares podem incluir hipertrofia ventricular, defeitos de condução, DAC, insuficiência da valva aórtica e valva mitral e dilatação da raiz da aorta. Além disso, a doença de Fabry atípica pode se manifestar com hipertrofia ventricular esquerda concêntrica e nenhum outro achado histopatológico. O comprometimento vascular encefálico, que leva a ataques isquêmicos transitórios (AITs) e AVE, ocorre em cerca de 25% dos pacientes, com idade média de início de 40 anos.

As portadoras desse distúrbio ligado ao X tendem a apresentar sintomas mais variáveis e menos graves, com início mais tardio. As mulheres afetadas podem não ter proteinúria, até mesmo quando há comprometimento renal pronunciado, e, em quase 40%, o AVE é a manifestação inicial. Enquanto os angioceratomas normalmente não são observados em mulheres afetadas, metade apresenta hipo-hidrose e intolerância ao calor. O início da miocardiopatia em mulheres afetadas é, em geral, 10 anos mais tarde do que a apresentação clássica em homens e pode constituir a única manifestação da doença de Fabry.

DIAGNÓSTICO

Deve-se considerar a possibilidade de doença de Fabry em indivíduos com acroparestesia, angioceratoma e lesões da córnea, bem como em pacientes com AVE criptogênico, miocardiopatia idiopática ou doença renal (Tabela 197.3). Os homens e as mulheres com hipertrofia ventricular esquerda sem outra explicação ou com história familiar de distúrbios renais, cardiovasculares, vasculares encefálicos ou cutâneos devem ser submetidos a rastreamento para a doença de Fabry. O angioceratoma deve ser diferenciado da doença de Fordyce, dos angioceratomas benignos do escroto e angioceratoma circunscrito. Além disso, são também observados angioceratomas em outros distúrbios lisossômicos, incluindo manosidose, fucosidose, sialidose e deficiência de betagalactosidase e betahexosaminidase. As anormalidades da córnea assemelham-se àquelas observadas em consequência do uso de cloroquina ou amiodarona. A exposição ao pó de silicone pode resultar em achados renais semelhantes.

Um diagnóstico presumido pode ser confirmado por uma baixa atividade de alfagalactosidase em leucócitos do sangue periférico ou em cultura de fibroblastos da pele. Níveis abaixo de 20% do normal são considerados diagnósticos enquanto níveis até 35% do normal devem ser considerados sugestivos. Dispõe-se de uma análise da mutação do *GLA*, que é fundamental para confirmação em homens com apresentação atípica e em mulheres heterozigotas, visto que a inativação aleatória do cromossomo X pode levar a atividade enzimática apenas levemente reduzida ou normal. O maior reconhecimento da doença de Fabry, estudos pilotos de rastreamento de recém-nascidos e a implementação de estratégias de sequenciamento de nova geração na doença cardiovascular levaram à constatação de que a doença de Fabry é mais comum do que se acreditava anteriormente. Mutações associadas às características clássicas da doença de Fabry são observadas em aproximadamente 1:22.000 a 1:40.000 homens, enquanto mutações associadas a apresentações atípicas estão em cerca de 1:1.000 a 1:3.000 homens e 1:6.000 a 1:40.000 mulheres. Até 3 a 12% dos adultos com miocardiopatia hipertrófica têm doença de Fabry.

TRATAMENTO

O tratamento sintomático das manifestações clínicas da doença de Fabry deve seguir o cuidado clínico padrão.[5] Os agentes antiplaquetários, como o clopidogrel e o ácido acetilsalicílico (AAS) ou o dipiridamol de ação longa devem ser utilizados para a prevenção de AVEs. Os inibidores da enzima conversora da angiotensina e os bloqueadores dos receptores de angiotensina são adequados para o manejo da hipertensão e para a preservação da função renal. O transplante renal mostra-se efetivo em indivíduos com doença renal em estágio terminal. A dor neuropática pode ser tratada com doses relativamente baixas de fármacos antiepilépticos, antidepressivos, anestésicos tópicos ou analgésicos. Deve-se evitar o uso de agentes anti-inflamatórios não esteroides, em razão de seu potencial de nefrotoxicidade.

A terapia de reposição enzimática está disponível desde 2001, e os ensaios clínicos realizados sugerem um benefício modesto na modificação da evolução natural da doença.[A3] Embora não haja recomendações uniformes, concorda-se, em geral, como fato de que essa terapia seja apropriada para homens classicamente afetados, mulheres sintomáticas e homens com doença atípica (Tabela 197.4). Estudos recentes revelaram a eficácia potencial do cloridrato de migalastate, uma chaperona farmacológica oral, em indivíduos afetados com mutações apropriadas específicas em *GLA*.[A4]

OUTROS DISTÚRBIOS LISOSSÔMICOS OBSERVADOS EM ADULTOS

A *leucodistrofia metacromática*, a deficiência de arilsulfatase A, resulta em acúmulo de sulfatídios nos sistemas nervosos central e periférico, levando à desmielinização dos axônios e dos nervos periféricos. Caracteriza-se por um espectro de manifestações, divididas em variantes infantil, juvenil e do adulto.[6] A neuropatia periférica constitui frequentemente a manifestação inicial, e também ocorrem distúrbio da marcha e regressão cognitiva. Tipicamente, a forma adulta apresenta demência e transtornos comportamentais, que, com frequência, levam a um diagnóstico incorreto de psicose. A leucodistrofia metacromática é uma causa subjacente reconhecida de doença psiquiátrica em adultos, e as características proeminentes consiste em alucinações auditivas, delírios bizarros, alterações comportamentais, alterações da personalidade, desinibição e desorganização na vida diária e postura catatônica. Nesses indivíduos, o diagnóstico pode ser particularmente difícil. Outros sinais neurológicos, como disartria e espasticidade, manifestam-se posteriormente com a progressão da doença. Deve-se considerar a possibilidade de leucodistrofia metacromática em indivíduos com achados combinados de redução da velocidade de condução nervosa e níveis elevados de proteínas do líquido cerebrospinal. O diagnóstico é estabelecido pela demonstração de baixa atividade de arilsulfatase A. Entretanto, como pode haver pseudodeficiência, ela precisa ser confirmada por meio de diagnóstico molecular ou pela demonstração da excreção de sulfatídios na urina. Não existe terapia específica atualmente. Uma série de casos sugere que a terapia gênica com células-tronco hematopoéticas pode evitar potencialmente o início dos sintomas em crianças pré-sintomáticas e pode reduzir ou até mesmo interromper a progressão da doença.[7]

A *doença de Tay-Sachs*, causada pela deficiência de betahexosaminidase A, caracteriza-se por acúmulo excessivo nos neurônios do gangliosídio GM_2, um derivado de ácido graxo. Existem três variantes clínicas, com base na idade de início: o tipo 1, aguda infantil; o tipo 2, subaguda (2 a 18 anos); e tipo 3, de início tardio.[8] As principais características da doença consistem em deterioração neurológica e cognitiva, bem como cegueira, mancha vermelho-cereja macular e surdez. Em pacientes com gangliosidose GM_2 de início tardio, há normalmente uma história de problemas motores sutis. Em alguns pacientes, os sinais psiquiátricos podem manifestar-se vários anos antes do aparecimento de achados motores significativos. Os sinais psiquiátricos mis comuns consistem em psicose aguda, mania e depressão sem psicose. Podem ocorrer psicose progressiva recorrente, compatível com esquizofrenia hebefrênica, ou depressão maior, seguida de características psicóticas. Disartria e perda progressiva da fala também são comuns. O distúrbio é diagnosticado pela medição da atividade da betahexosaminidase A no soro ou nos leucócitos, na presença da atividade normal ou elevada da isoenzima betahexosaminidase B. Nas gestantes ou em usuárias de contraceptivos orais, o exame só deve ser realizado em leucócitos. Esforços de rastreamento em comunidades na população de judeus asquenazes de alto risco diminuíram bastante a incidência desse distúrbio.

A *doença de Niemann-Pick* do tipo C resulta de um erro no tráfego celular de colesterol exógeno, levando ao acúmulo lisossomal de colesterol não esterificado, e tem sido associada a mutações nos genes *NPC1* (95% dos casos) e *NPC2* (5% dos casos). Os indivíduos afetados apresentam um espectro de características que incluem desde fenótipo neonatal rapidamente progressivo e fatal até evolução neurodegenerativa crônica de início no adulto. Os glicoesfingolipídios e colesterol acumulam-se em diferentes tecidos, como fígado, baço, medula óssea e encéfalo. Nos adultos, a apresentação pode incluir ataxia progressiva, oftalmoplegia supranuclear vertical e distonia. A demência, a depressão, os sintomas bipolares ou a esquizofrenia podem ser as manifestações iniciais. Hepatoesplenomegalia pode ocorrer e preceder a deterioração neurológica. O diagnóstico é estabelecido pela demonstração de comprometimento da esterificação do colesterol em cultura de fibroblastos da pele, um exame denominado teste de Filipina (citoquímico). Dispõe-se de uma testagem genético molecular para as mutações. Nos ensaios clínicos realizados, o miglustate (*N*-butildesoxinojirimicina) demonstrou estabilizar, mas não prevenir nem reverter, os achados neurológicos principais. As decisões sobre o início desse tratamento normalmente envolvem a equipe médica, os pais e cuidadores do indivíduo afetado. Um ensaio clínico utilizando a 2-hidroxipropil-β-ciclodextrina intratecal foi iniciado em 2017.[9]

A *aspartilglicosaminúria*, um distúrbio mais comum na Finlândia do que em outras partes do mundo, é um defeito autossômico recessivo na degradação de glicoproteínas, com armazenamento lisossômico subsequente dos compostos não degradados. Em geral, os indivíduos afetados apresentam retardo lento ou progressivo do desenvolvimento. O retardo da fala e os defeitos motores são frequentemente acompanhados de infecções repetidas das vias respiratórias superiores. Tipicamente, os pacientes alcançam a competência em termos de desenvolvimento de uma criança de 5 a 6 anos em torno da puberdade; posteriormente, apresentam deterioração progressiva, resultando no grave comprometimento cognitivo observado na idade adulta. Os traços faciais grosseiros e característicos, a calvária espessa e a osteoporose resultam da transformação leve do tecido conjuntivo. Cerca de 20% dos pacientes apresentam crises convulsivas durante os estágios mais avançados da doença, principalmente em consequência de anormalidades na diferenciação entre as substâncias branca e cinzenta e mielinização retardada. O diagnóstico é estabelecido pela detecção de excreção urinária elevada de oligossacarídeos e atividade deficiente da aspartilglicosaminidase nos leucócitos.

As *lipofuscinoses ceroides neuronais* foram historicamente divididas em quatro grupos principais – infantil, infantil tardia clássica, juvenil e do adulto – que refletem a idade de início dos sinais/sintomas e o aparecimento de lipopigmentos ceroides autofluorescente no encéfalo e em outros tecidos. Até o momento, foram identificadas mutações que causam lipofuscinose ceroide neuronal em 13 genes humanos, complicando a análise genética. Os sinais/sintomas resultam de deficiências na palmitoil-proteína tioesterase 1, catepsina D e tripeptidil-peptidase 1. Essas doenças, quando identificadas em crianças e adolescentes, caracterizam-se por comprometimento visual que leva à cegueira, anormalidades da marcha, crises convulsivas e morte precoce. Nos adultos, os dois fenótipos clínicos principais são: (1) a epilepsia mioclônica progressiva, com demência, ataxia e sintomas parkinsonianos de ocorrência tardia, ou (2) alterações comportamentais e demência, com disfunção motora, ataxia, comprometimento extrapiramidal e do tronco encefálico. O diagnóstico baseia-se na atividade diminuída da enzima, na testagem genética molecular e, em alguns casos, nos achados clínicos e na microscopia eletrônica de amostras de tecido obtidas por biopsia. A distinção entre os fenótipos clínicos é um desafio, em virtude da ampla variação tanto na idade de início quanto na progressão da doença. Por conseguinte, pode haver necessidade de testagem molecular para uma classificação ótima do distúrbio. A terapia de reposição com tripeptidil peptidase 1 humana recombinante intratecal retarda o declínio da função motora e da linguagem.[10]

A *deficiência de lipase ácida lipossomal* (D-LAL ou doença de Wolman em lactentes) é uma doença de depósito autossômica recessiva que é causada por mutações no gene *LIPA*. As manifestações clínicas são causadas pelo acúmulo lisossomal de ésteres de colesteril e triglicerídios, resultando em diminuição da geração de colesterol livre, produção aumentada de lipoproteínas que contêm apolipoproteína B e redução da formação de colesterol das lipoproteínas de alta densidade. Nos lactentes, a progressão da doença é rápida e, tipicamente, ocorre nos primeiros 6 meses de vida. As manifestações clínicas da D-LAL são diversas.[11,12] As manifestações mais comuns, especificamente dislipidemia, hepatomegalia e lesão dos hepatócitos, elevação das transaminases séricas e progressão para a fibrose e cirrose, são compartilhadas com outras doenças cardiovasculares, hepáticas e metabólicas comuns. A D-LAL é uma condição subdiagnosticada, e muitos indivíduos afetados não são diagnosticados ou recebem os diagnósticos incorretos de hipercolesterolemia familiar heterozigota, hiperlipidemia combinada familiar, esteato-hepatite não alcoólica ou doença hepática gordurosa não alcoólica. A reposição enzimática por meio de terapia com sebelipase-alfa foi aprovada pela FDA para reduzir as anormalidades hepáticas e lipídicas em crianças e adultos com D-LAL.[A5]

A *doença de Pompe* é discutida nos Capítulos 196 e 393.

As *mucopolissacaridoses* (MPS) formam um grupo de distúrbios que resultam da degradação lisossômica e armazenamento defeituosos de glicosaminoglicanos. Esses distúrbios progressivos e crônicos de depósito apresentam manifestações clínicas que variam de acordo com o tipo. Os achados podem incluir comprometimento do crescimento, traços faciais grosseiros, disostose múltipla, organomegalia e manifestações neurológicas com regressão. Os indivíduos afetados desenvolvem complicações oftalmológicas, cardiovasculares, musculoesqueléticas, neurológicas, gastrintestinais e auditivas. Todos os tipos são herdados como padrão autossômico recessivo, com exceção da MPS II (síndrome de Hunter),[13] que é ligada ao X. As mucopolissacaridoses eram tipicamente consideradas doenças pediátricas; entretanto, com o advento da terapia de reposição enzimática, melhores estratégias de manejo e o reconhecimento de formas mais leves, um número muito maior de pacientes estão sendo cuidados em clínicas de adultos.[14] As características clínicas de cada tipo têm semelhanças e distinções. Por exemplo, pacientes com MPS tipo IS (síndrome de Hurler) apresentam estatura normal a baixa, inteligência normal, dor articular degenerativa, opacidade da córnea e lesões de valvas cardíacas. Entretanto, pacientes com MPS II compartilham os sintomas da MPS I, exceto pelo fato de que o comprometimento das vias respiratórias pode ser mais significativo nos indivíduos com MPS II, e as córneas são claras. Os pacientes com MPS III (Sanfilippo) apresentam manifestações principalmente do SNC, com comprometimento somático leve. Desenvolvem comprometimento progressivo da fala, bem como transtornos graves do comportamento e do sono. Posteriormente, apresentam perda inexorável das habilidades e deterioração até um estado vegetativo, com morte na terceira década. Os indivíduos com MPS IV apresentam displasia esquelética grave, com inteligência normal no tipo A e evolução degenerativa no tipo B. O tratamento clínico é específico do tipo. Em geral, a atenção deve concentrar-se na necessidade de melhorar ao máximo mobilidade e função articulares por meio de fisioterapia e manejo do comprometimento das vias respiratórias resultante do armazenamento progressivo nos tecidos moles das vias respiratórias superiores. Os pacientes com MPS I, II e VI devem ser monitorados para o desenvolvimento de mielopatia cervical, em razão de espessamento dural, o que pode ter impacto sobre a resistência antes de a paralisia ascendente se tornar aparente. Dispõe-se de tratamento na forma de terapia de reposição enzimática para a MPS IS, a MPS II e a MPS IVA e VI, enquanto a terapia enzimática para outras formas encontra-se em fase de desenvolvimento. É interessante assinalar que a terapia gênica diretamente no SNC parece ser promissora em um modelo murino de síndrome de Hunter.

A *cistinose* é uma DLD com três fenótipos clínicos: a forma infantil ou nefropática mais comum, uma forma intermediária ou de início juvenil e uma forma benigna tipicamente observada em adultos e que afeta primariamente os olhos. O acúmulo de cistina lisossomal resulta de mutações no gene *CTNS*, que codifica a cistinosina, uma proteína transportadora lisossômica. Os indivíduos com a forma nefropática apresentam acúmulo lisossômico de cistina, levando ao comprometimento de múltiplos sistemas de órgãos, incluindo doença renal progressiva, cristais na córnea e efeitos sobre a tireoide, as gônadas, o pâncreas, o músculo e o SNC. Na forma adulta há apenas cristais nas córneas. O tratamento é de suporte e deve incluir cisteamina, que é medicação oral que diminui o acúmulo de cistina. As gotas oftálmicas de cloridrato de cisteamina dissolvem os cristais da córnea e aliviam a fotofobia.

Grau A Recomendações de grau A

A1. Mistry PK, Lukina E, Ben Turkia H, et al. Effect of oral eliglustat on splenomegaly in patients with Gaucher disease type 1: the ENGAGE randomized clinical trial. *JAMA*. 2015;313:695-706.

A2. Mistry PK, Lukina E, Ben Turkia H, et al. Outcomes after 18 months of eliglustat therapy in treatment-naive adults with Gaucher disease type 1: the phase 3 ENGAGE trial. *Am J Hematol*. 2017;92:1170-1176.

A3. El Dib RP, Nascimento P, Pastores GM. Enzyme replacement therapy for Anderson-Fabry disease. *Cochrane Database Syst Rev*. 2013;2:CD006663.

A4. Hughes DA, Nicholls K, Shankar SP, et al. Oral pharmacological chaperone migalastat compared with enzyme replacement therapy in Fabry disease: 18-month results from the randomized phase III ATTRACT study. *J Med Genet*. 2017;54:288-296.

A5. Burton BK, Balwani M, Feillet F, et al. A phase 3 trial of sebelipase alfa in lysosomal acid lipase deficiency. *N Engl J Med*. 2015;373:1010-1020.

REFERÊNCIAS BIBLIOGRÁFICAS

As referências bibliográficas, bem como os outros materiais suplementares deste livro, encontram-se no GEN-IO, nosso ambiente virtual de aprendizagem.

198

HOMOCISTINÚRIA E HIPER-HOMOCISTEINEMIA

MANUEL SCHIFF E HENK J. BLOM

DEFINIÇÃO

A homocisteína é um aminoácido não proteico e um metabólito de ponto de ramificação essencial entre as vias de transulfuração e remetilação do metabolismo da metionina. As numerosas condições associadas a níveis elevados de homocisteína compreendem uma ampla gama de manifestações clínicas.[1] O nível plasmático normal de homocisteína total (tHcy) é inferior a 15 μM. Entretanto, o limiar da tHcy acima do qual se deve suspeitar de um distúrbio do metabolismo da homocisteína e acima do qual se deve iniciar um tratamento específico é de cerca de 50 μM. Essas condições metabólicas incluem principalmente distúrbios genéticos do metabolismo da homocisteína de herança recessiva, mas também deficiências nutricionais graves adquiridas de cobalamina (cbl, vitamina B_{12}) ou folato. Os distúrbios hereditários do metabolismo da homocisteína (Figuras 198.1 e 198.2) compreendem *distúrbios da via de transulfuração* com deficiência de cistationina betassintase (CBS) (ou homocistinúria clássica) e *distúrbios de remetilação* da homocisteína a metionina. Estes últimos incluem a deficiência de 5,10-metilenotetra-hidrofolato redutase [MTHFR] e distúrbios hereditários da absorção, do transporte e do metabolismo intracelular da cbl, bem como o distúrbio muito raro de má absorção congênita de folato. Os defeitos intracelulares da remetilação incluem distúrbios que compartilham uma síntese defeituosa de metionina: a deficiência de MTHFR compromete a síntese de 5-metiltetra-hidrofolato (5-metilTHF), a liberação lisossomal defeituosa de cobalamina (cblF e cblJ) e defeitos na redução e transporte citosólico da hidroxocobalamina (cblC e cblD) comprometem a síntese de metil e adenosilcobalamina. As deficiências isoladas da metionina sintase (cblE e cblG) estão associadas à síntese defeituosa de metilcobalamina, bem como à variante cblD-Hcy.

Na deficiência de CBS, além das elevações acentuadas da tHcy, o nível plasmático de metionina também está elevado. Por outro lado, nos distúrbios de remetilação, o aumento da tHcy está associado a um nível baixo (ou normal baixo) de metionina no plasma, decorrente da conversão ineficaz (remetilação) da homocisteína em metionina. Entre os distúrbios de remetilação, o defeito de cblC (o distúrbio hereditário mais frequente do metabolismo intracelular da cbl) e a deficiência de MTHFR são, de longe, os mais frequentes.

Dessa maneira, este capítulo concentra-se na deficiência de CBS, no defeito da cblC e na deficiência de MTHFR.

EPIDEMIOLOGIA

Prevalência e incidência

A prevalência mundial da deficiência de CBS foi relatada em 1 em 344.000. As estimativas mínimas da incidência da deficiência de CBS em programas de rastreamento de recém-nascidos variam de 1 em 60.000 a 1 em 300.000 nascidos vivos, variando de acordo com a população e o método de rastreamento. As estimativas de sua incidência na Europa têm sido na faixa de 1 em 40.000 nascidos vivos, o que corresponde a uma frequência de portadores (heterozigotos) de cerca de 1%; entretanto, os estudos de rastreamento para mutações conhecidas sugerem que a incidência pode

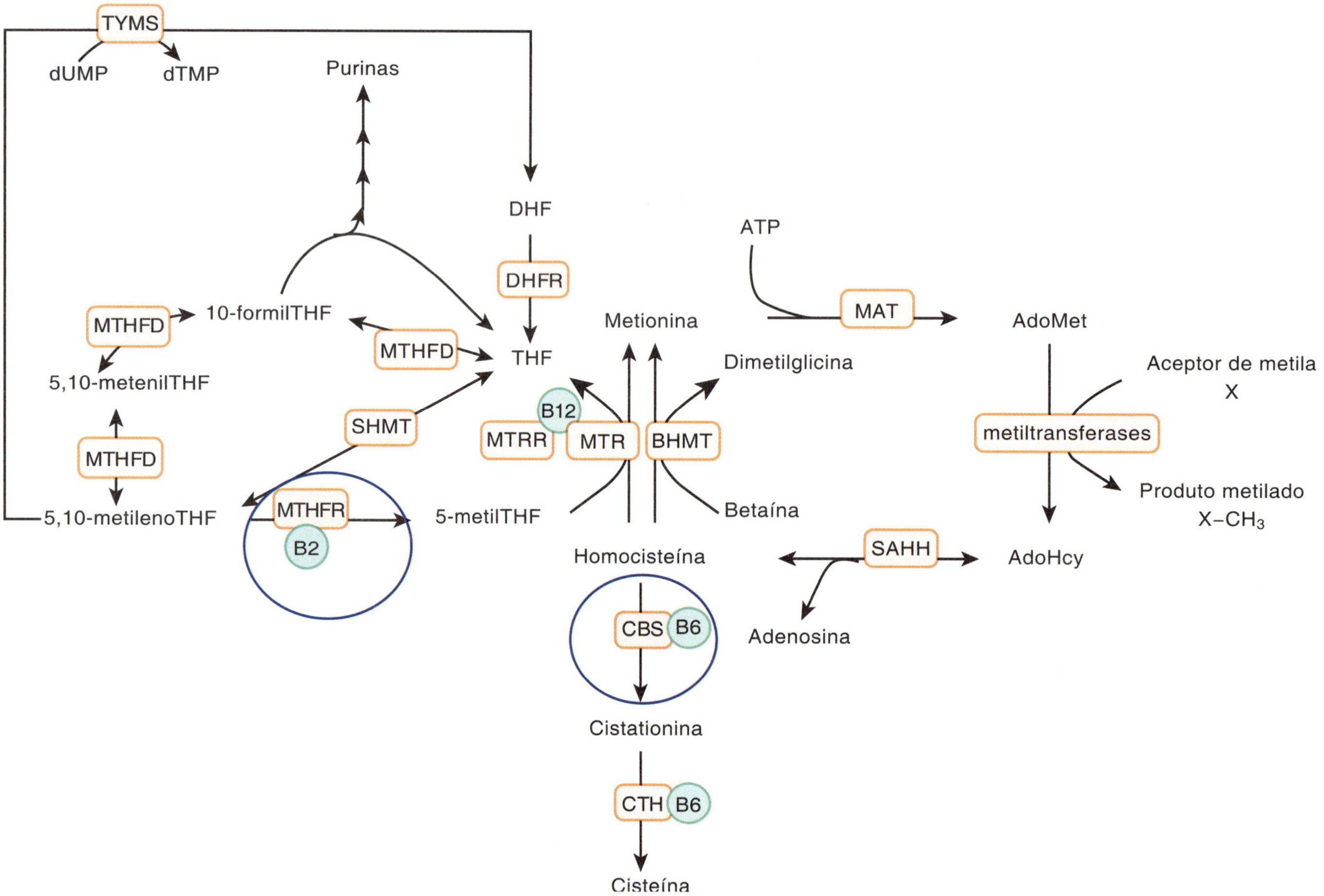

FIGURA 198.1 Metabolismo da homocisteína e ciclo do folato. AdoHcy = S-adenosil-homocisteína; AdoMet = S-adenosilmetionina; AICAR = 5-aminoimidazol-4-carboxamida ribonucleotídio; SAHH = S-adenosil-homocisteína hidrolase; ATP = adenosina trifosfato; BHMT = betaína-homocisteína metiltransferase; CBS = cistationina betassintase; CTH = cistationina gamaliase; DHF = di-hidrofolato; DHFR = di-hidrofolato redutase; dUMP = desoxiuridina monofosfato; dTMP = desoxitimidina monofosfato; FAICAR = formil-AICAR; MAT = metionina-adenosiltransferase; MTHFD = metilenotetra-hidrofolato desidrogenase/meteniltetra-hidrofolato ciclo-hidrolase/formiltetra-hidrofolato sintetase; MTHFR = metilenotetra-hidrofolato redutase; MTR = metionina sintase; MTRR = metionina sintase redutase; SHMT = serina-hidroximetiltransferase; THF = tetra-hidrofolato; TYMS = timidilato sintase. As duas condições que levam ao acúmulo de homocisteína (CBS e MTHFR) são circundadas por um círculo azul.

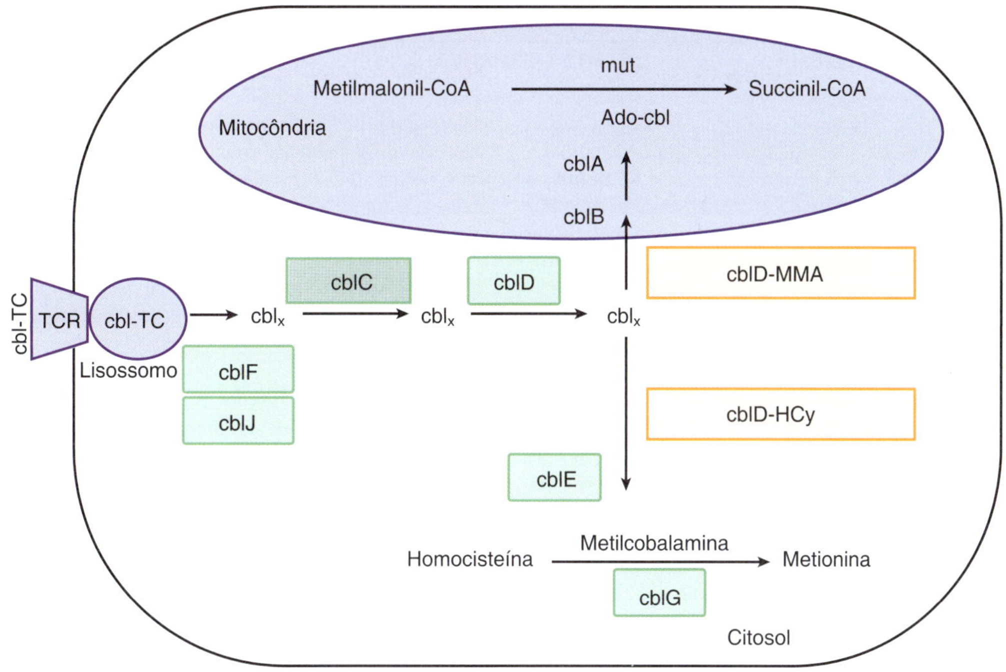

FIGURA 198.2 **Via do metabolismo intracelular da cobalamina e seus defeitos.** Até o momento, já foram descritos 10 defeitos de complementação de grupo da via da cobalamina. Após ligação ao receptor de transcobalamina (TCR), a cobalamina ligada à TC entra na célula por meio de endocitose mediada por lisossomos e é liberada através de proteólise. A exportação do lisossomo para o interior do citoplasma está defeituosa em pacientes com o defeito cblF e defeitos cblJ recentemente descritos. As etapas no citosol após liberação lisossômica são definidas pelos grupos de complementação cblC e cblD. A forma exata da cobalamina nesse estágio não está bem esclarecida (conforme indicado por "cbl_x"). No citosol, a cobalamina é metilada por redução por meio da metionina sintase redutase (cblE) a metilcobalamina, o cofator da metionina sintase (cblG). Após o seu transporte para dentro da mitocôndria, a cobalamina é convertida em adenosilcobalamina, o cofator para a metilmalonil-coenzima A (CoA) mutase (mut), pela cobalamina adenosiltransferase (cblB). O defeito de cblD pode causar acidúria metilmalônica isolada (grupo de complementação cblD-MMA), homocistinúria isolada (cblD-HCy) ou ambas (cblD). Em todas as condições anteriormente mencionadas com remetilação defeituosa (deficiência de TC e de TC-R, defeitos de cblF, cblJ, cblC, cblD, cblD-HCy, cblE e cblG), ocorre acúmulo de homocisteína em decorrência da disfunção da síntese de metionina.

ser mais do que o dobro dessa taxa. Os estudos de países da Arábia Saudita mostraram taxas de incidência altas, de até 1 em 1.800 nascidos vivos. A incidência de defeitos graves da remetilação da homocisteína nunca foi avaliada, mas pode ser inferior a 1 em 500.000 nascidos vivos.

BIOPATOLOGIA

A homocisteína que se acumula tanto na deficiência de CBS quanto nos defeitos de remetilação é um agente tóxico multissistêmico bem conhecido. A homocisteína exerce seus efeitos direta ou indiretamente por meio de sua conversão em S-adenosilmetionina (AdoHcy) (Figura 198.1), que inibe potencialmente muitas metiltransferases essenciais. A toxicidade celular direta da homocisteína é observada na lesão endotelial e morte celular neuronal. Os efeitos da homocisteína sobre o endotélio vascular predispõem à trombose, que pode ocorrer em qualquer idade e afetar artérias e/ou veias de qualquer calibre. Especificamente na deficiência de CBS, o acúmulo de homocisteína e/ou a deficiência de cisteína induzem a modificação de proteínas do tecido conjuntivo, causando, possivelmente, as manifestações esqueléticas e oculares da doença. Esses efeitos provavelmente estão relacionados com a fibrilina, que é um componente da matriz do periósteo e do pericôndrio, o principal componente das fibras zonulares da lente, e uma proteína singularmente rica em cisteína. A estrutura da fibrilina pode ser afetada pela ligação da homocisteína à cisteína; em consequência, algumas características clínicas da homocistinúria sobrepõem-se às das mutações da fibrilina (síndrome de Marfan; Capítulo 244).

Os defeitos da remetilação (cblC e MTHFR) não apenas resultam em graves elevações da homocisteína, como também na depleção da metionina, que necessária para a síntese proteínas e de AdoMet. Esta última causa, por meio desta via, redução na capacidade de metilação celular, além do acúmulo AdoHcy, particularmente no sistema nervoso central (SNC). O defeito da cblC é um erro inato do metabolismo intracelular da cobalamina, decorrente de mutação em *MMACHC*, o gene que codifica a acidúria metilmalônica e a proteína da homocistinúria tipo C. Após ingestão dietética normal, absorção intestinal, transporte no sangue e captação celular, a cobalamina alcança o citosol, onde se liga à MMACHC. Foi demonstrado que essa proteína catalisa a desalquilação das alquilcobalaminas, como a adenosilcobalamina (Ado-cbl) e a metilcobalamina (Me-cbl), bem como a descianação da cianocobalamina. Na ausência de MMACHC normal, nem a Me-cbl (o cofator da metionina sintase) nem a Ado-cbl (o cofator da metilmalonil-CoA mutase) são funcionais, levando a defeitos secundários subsequentes da metionina sintase (defeito de remetilação) e da metilmalonil-CoA mutase (acúmulo de ácido metilmalônico [MMA]), respectivamente (Figura 198.2). Na deficiência de MTHFR, o doador de metila, 5-metilTHF, não pode ser produzido, o que reduz secundariamente a função da metionina sintase e a remetilação subsequente (Figura 198.2). A patogenia da deficiência de MTHFR pode ser atribuída à toxicidade da homocisteína, juntamente com a depleção de metionina celular. Além disso, a formação de 5-metilTHF (a forma circulante de folato) é dificultada, causando, em particular, deficiência de folato cerebral. A fisiopatologia do outro distúrbio de remetilação, o defeito de cblC, permanece incompletamente compreendido. Um mecanismo singular no defeito de cblC é a retenção de 5-metilTHF, decorrente da disfunção da metionina sintase. Como a atividade de MTHFR é irreversível, isso provoca acúmulo de 5-metilTHF. Como essa forma de folato não está disponível para o metabolismo no defeito de cblC, isso resulta em deficiência de folato celular. O acúmulo tóxico de MMA no defeito de cblC pode desempenhar um papel adicional, embora seja considerado menor.

Todos esses distúrbios são herdados de maneira autossômica recessiva (Tabela 198.1).

MANIFESTAÇÕES CLÍNICAS

Deficiência de cistationina betassintase (CBS)

Visão geral da apresentação clínica

Por ser um distúrbio autossômico recessivo, a deficiência de CBS pode afetar clinicamente indivíduos homozigotos ou heterozigotos compostos. Os indivíduos afetados são normais por ocasião do nascimento, após uma gravidez e parto sem intercorrências. Se não forem tratados, desenvolvem progressivamente os sintomas clínicos principais da deficiência de CBS,[2,3] que envolvem quatro sistemas principais de órgãos.

Sistema nervoso central. O atraso do desenvolvimento e a deficiência intelectual afetam cerca de 60% dos pacientes em grau variável de gravidade. Foi também relatada a ocorrência de crises convulsivas, anormalidades do eletroencefalograma (EEG) e transtornos psiquiátricos em aproximadamente

Tabela 198.1 Defeitos genéticos associados à homocistinúria.

DEFEITO FUNCIONAL	NOME COMUM	DEFEITO ENZIMÁTICO	GENE	*LOCUS* CROMOSSÔMICO
Transulfuração	Homocistinúria "clássica"	Cistationina β-sintase	*CBS*	21q22.3
Remetilação	Homocistinúria dependente de folato	Metilenotetra-hidrofolato redutase	*MTHFR*	1p36.3
	cblE	Metiltransferase redutase	*MTRR*	5p15.2-p15.3
	cblG	Metionina sintase	*MTR*	1q43
Transporte de cobalamina	TC-II	Transcobalamina	*TCN2*	22q11.2-qter
	cblF	Vitamina B_{12} translocase lisossômica	*LMBRD1*	6q13
Processamento da cobalamina	cblC	Chaperona intracelular de cobalamina?	*MMACHC*	1p34.1
	cblD	Cobalamina redutase?	*MMADHC*	2q23.2
	cblJ	Processamento da cobalamina?	*ABCD4*	14q24.3

metade dos casos. Os sinais neurológicos focais podem ser uma consequência de acidentes vasculares encefálicos (AVE).

Olho. O deslocamento do cristalino (ectopia do cristalino), a miopia e o glaucoma constituem complicações frequentes, graves e características. Por fim, podem aparecer descolamento e degeneração da retina, atrofia óptica e cataratas. A miopia frequentemente precede o deslocamento do cristalino. Ectopia do cristalino é detectada na maioria dos pacientes não tratados entre 5 e 10 anos e em quase todos os pacientes não tratados no final da quarta década de vida. Em crianças e adultos, é frequentemente o indício diagnóstico. Em geral, o deslocamento é para baixo, enquanto é habitualmente para cima na síndrome de Marfan. Entretanto, pode ocorrer também deslocamento da lente para cima na deficiência de CBS. Após a ocorrência de ectopia do cristalino, pode-se observar um tremor peculiar da íris (iridodonese) após o movimento do olho ou da cabeça.

Esqueleto. A osteoporose é quase invariavelmente detectada, pelo menos após a infância. As consequências frequentes consistem em escoliose e tendência a fraturas patológicas e colapso vertebral. Os pacientes com homocistinúria tendem a ser altos, com adelgaçamento e alongamento (dolicostenomelia) dos ossos longos perto da puberdade, aumento das metáfises e epífises (particularmente nos joelhos) e aracnodactilia, presente em cerca de 50% dos pacientes. Outras deformidades ósseas incluem joelho valgo, pé cavo, tórax carinado e tórax escavado. A restrição da mobilidade articular, sobretudo nos membros, contrasta com a frouxidão articular observada na síndrome de Marfan.

Sistema vascular. As complicações tromboembólicas, que ocorrem nas artérias e nas veias[4] de todas as partes do corpo, são a principal causa de morbidade e mortalidade em qualquer idade. São reconhecidas duas variantes fenotípicas, a homocistinúria responsiva à vitamina B_6 e a homocistinúria não responsiva à vitamina B_6. Em geral, a homocistinúria responsiva à vitamina B_6 é mais leve do que a variante não responsiva.

Apresentação clínica de início na idade adulta

O início de todos os sinais/sintomas clínicos é extremamente variável e pode ocorrer durante a infância, mas também na idade adulta, mesmo até os 60 anos. Com frequência, os indivíduos são altos e magros, com biotipo marfanoide e tendência à osteoporose. A principal manifestação aguda na idade adulta é a doença tromboembólica. Em todas as formas de homocistinúrias isoladas, a doença oclusiva arterial e venosa isolada pode se manifestar em qualquer idade. O tromboembolismo constitui a principal causa de morte e morbidade precoces. Os adultos podem apresentar rápida perda isolada de dioptria, que é o sintoma mais comum antes do estabelecimento do diagnóstico.

O quociente de inteligência (QI) de indivíduos com homocistinúria não tratada varia amplamente, de 10 a 138. Nos indivíduos não tratados que respondem à vitamina B_6 (piridoxina), o QI médio é de 79 *versus* 57 para aqueles que não respondem à B_6.

As manifestações neuropsiquiátricas (como esquizofrenia ou características semelhantes ao autismo) podem permanecer aparentemente isoladas, porém uma anamnese e um exame físico detalhados frequentemente revelam características associadas, como biotipo marfanoide, anormalidades esqueléticas e deslocamento do cristalino.

Distúrbios da remetilação: defeito da cblC e deficiência de MTHFR

Os sinais clínicos dos defeitos de remetilação são principalmente neurológicos. Os pacientes neonatais e com início precoce da doença exibem alterações neurológicas agudas. Na infância, os pacientes apresentam atraso do desenvolvimento inespecífico, frequentemente associado à microcefalia adquirida. Sem tratamento apropriado, os pacientes com defeitos da remetilação podem desenvolver deterioração neurológica aguda ou rapidamente progressiva, levando algumas vezes à morte. Depois de um período de desenvolvimento normal ou de atraso leve do desenvolvimento, os adolescentes e adultos apresentam rápida deterioração mental ou psiquiátrica. Tipicamente, esses pacientes exibem sinais de degeneração combinada subaguda da medula espinal. Além disso, os adultos podem ser assintomáticos ou podem apresentar AVE isolado.

Na doença de cblC, ocorre acúmulo de 5-metilTHF em decorrência do bloqueio na metionina sintase (a armadilha do 5-metilTHF), causando deficiência celular funcional de folato (Figura 198.1). Isso explica os sinais hematológicos (medula óssea megaloblástica, levando a anemia macrocítica ou pancitopenia), que não estão presentes na deficiência de MTHFR. No defeito de cblC, pode ocorrer deterioração multissistêmica grave (e, em certas ocasiões, fatal). Isso inclui a síndrome hemolítico-urêmica (SHU),[5] miocardiopatia e pneumonia intersticial, que compartilham, todas elas, uma característica patológica idêntica (*i. e.*, microangiopatia trombótica) (Capítulo 163). Foi também relatada a ocorrência de hipertensão pulmonar. Além disso, uma retinopatia peculiar e pouco elucidada com nistagmo é observada com frequência, particularmente nas apresentações graves de início precoce.

Apresentação clínica na idade adulta

A doença de cblC de início na idade adulta é menos frequente do que aquela de início na infância e é dominada por manifestações neuropsiquiátricas, como ataxia, comprometimento cognitivo e psicose.[6] Além disso, pode-se observar SHU (mesmo isolada) (Capítulo 163).

Na deficiência de MTHFR, a apresentação neuropsiquiátrica é semelhante e pode ser sutil. Os pacientes podem permanecer assintomáticos ou podem apresentar AVE isolado.

Em ambos os defeitos de remetilação, o distúrbio neurológico resulta em muitos sinais semelhantes ao estágio tardio observado na infância. Antigamente, a maior parte desses pacientes não apresentava retardo do desenvolvimento ou exibia apenas leve retardo, e uma característica notável é a rápida deterioração mental que ocorre na segunda década de vida, acompanhada de crises de letargia inexplicada e distúrbio cerebral, mielopático e neuropático progressivo, com resultados variáveis na investigação neurofisiológica.

Em ambos os grupos de homocistinúrias hereditárias, pode ocorrer doença oclusiva arterial e venosa isolada em qualquer idade. Em virtude da incidência muito baixa de arteriosclerose e trombose em crianças e adolescentes, as homocistinúrias devem ser, portanto, excluídas em qualquer caso nessa faixa etária que apresentar doença oclusiva arterial ou venosa.

DIAGNÓSTICO

Se houver suspeita clínica de homocistinúria, deve-se determinar o nível plasmático de homocisteína total (tHcy). Se a tHcy (valores normais de 5 a 15 μM) for superior a 50 μM, justifica-se a determinação dos níveis séricos de vitamina B_{12}, juntamente com o nível de folato no soro e nos eritrócitos, aminoácidos plasmáticos e ácidos orgânicos urinários (e/ou ácido metilmalônico plasmático). Se a tHcy for inferior a 50 μM, a probabilidade de um distúrbio do metabolismo da homocistinúria é muito baixa, porém não é excluída. Se a metionina estiver elevada ou normal alta, com baixo nível de cisteína, isso indica uma deficiência de CBS, enquanto níveis diminuídos ou normais baixos de metionina e nível elevado de tHcy apontam para defeitos da remetilação. Na doença de cblC, são observadas anormalidades hematológicas com insuficiência da medula óssea megaloblástica, juntamente com níveis sanguíneos normais de vitamina B_{12} e folato. As deficiências nutricionais de vitamina B_{12} ou de folato e outras causas genéticas do metabolismo da cobalamina ou do folato também devem ser consideradas como outras causas possíveis de defeitos de remetilação. É preciso ter em mente que a deficiência de CBS pode causar deficiência secundária de vitamina B_{12} e de folato, enquanto os defeitos de remetilação podem causar deficiência secundária de folato. Na deficiência de MTHFR, os níveis de folato (eritrócitos e/ou soro, LCS) são habitualmente baixos. A contagem de eritrócitos com esfregaço de sangue (à procura de características de deficiência de vitamina B_{12}/folato) (Capítulo 155), o estado das vitaminas no sangue e os biomarcadores metabólicos (tHcy, metionina e MMA) são habitualmente suficientes para distinguir as diferentes formas de homocistinúrias (Tabela 198.2). O diagnóstico definitivo pode ser confirmado em nível molecular por meio de análise sequencial do suposto gene ou sequenciamento direto de painel de homocistinúrias (Tabela 198.1); se os estudos moleculares não forem conclusivos, pode-se efetuar uma avaliação funcional em fibroblastos ou linfócitos.

TRATAMENTO

No contexto do consórcio European network and registry for homocystinurias and methylation defects (E-HOD) (http://www.e-hod.org), dispõe-se atualmente das diretrizes de tratamento publicadas. Nenhuma das opções de tratamento é baseada em evidências em virtude da raridade desses distúrbios (grau D).[7]

Metas terapêuticas

A meta terapêutica geral consiste em reduzir o acúmulo de tHcy e, nos distúrbios de remetilação, contornar o defeito de remetilação, mantendo, assim, concentrações normais de metionina e de folato. Isso deve corrigir as anomalias hematológicas e assegurar o desenvolvimento neurológico normal ou prevenir qualquer deterioração neurológica adicional. Em ambas as condições, a normalização dos níveis plasmáticos de tHcy seria a meta ideal; entretanto, na prática, isso é difícil, se não impossível, de alcançar. Entretanto, a experiência com pacientes que apresentam deficiência de CBS mostrou que o tratamento evita a ocorrência de eventos tromboembólicos posteriores, mesmo quando os níveis de tHcy permanecem claramente acima da faixa normal. Por conseguinte, a diminuição da tHcy para 50 a 70 μM seria um objetivo mais razoável em muitos pacientes com deficiência de CBS ou com distúrbios da remetilação.

Opções disponíveis de tratamento

Até o momento, todos os distúrbios de remetilação são tratados de modo semelhante, com suplementação combinada de vitamina B_{12}, vitamina B_9 (folato), vitamina B_6, betaína e metionina, embora a dose e a via de administração possam variar de acordo com o tipo de defeito.

Na deficiência de CBS, a terapia é mais padronizada com a disponibilidade de uma experiência mais longa. Baseia-se no (1) aumento da atividade residual da CBS com o uso de vitamina B_6 (em pacientes que respondem à B_6); (2) na diminuição da carga na via afetada e substituição dos produtos deficientes por uma dieta pobre em metionina, limitação de proteínas naturais, mistura de aminoácidos sem metionina, alimentos especiais pobres em proteínas e suplementação de cistina para aumentar a cisteína; e (3) no aumento da remetilação a metionina com folato, vitamina B_{12} e betaína para reduzir o acúmulo de tHcy.

Vitamina B_{12}

A vitamina B_{12} é o cofator da metionina sintase. Sua forma natural, a hidroxocobalamina (OHcbl), é mais efetiva do que a forma sintética, cianocobalamina (CNcbl). Na deficiência de CBS, a OHcbl pode ser administrada por via oral (1 mg/dia a 1 mg/semana), de acordo com os níveis séricos de vitamina B_{12} para prevenir a deficiência de cbl (Capítulo 155).

Nos distúrbios de remetilação, o tratamento inicial inclui a administração parenteral diária de OHcbl (1 mg/dia). Se a deficiência de MTHFR for confirmada, a mudança para hidroxocobalamina oral (1 mg/dia a 1 mg/semana) ou até mesmo a interrupção da suplementação com hidroxocobalamina podem merecer uma discussão. Por outro lado, no defeito de cblC, há necessidade de injeções intramusculares de hidroxocobalamina em altas doses durante toda a vida. O intervalo ideal entre as injeções intramusculares ainda não foi determinado.

Folato

O folato (vitamina B_9) está disponível em três formas diferentes. O ácido fólico, uma forma sintética estável da vitamina utilizada, por exemplo, no enriquecimento dos alimentos; o ácido folínico (5-formilTHF), a forma mais estável da vitamina reduzida e ativa; e o 5-metilTHF (CH3-THF), a principal forma natural e circulante da vitamina (Capítulo 155). Dispõe-se de uma formulação de ácido folínico para administração parenteral no tratamento de emergência, enquanto as outras formas estão apenas disponíveis para uso oral. Qualquer que seja o distúrbio, o ácido folínico é mais apropriado, visto que se trata da forma reduzida mais estável, enquanto o ácido fólico pode exacerbar a deficiência de CH3-THF cerebral, sobretudo na deficiência de MTHFR. Na deficiência de CBS, o ácido folínico deve ser administrado por via oral (1 a 5 mg/dia) para evitar a depleção de folato. Além disso, pode ser necessária a reposição de folato para permitir uma resposta à piridoxina (vitamina B_6), o que significa que a responsividade à piridoxina deve ser sempre testada após a correção da depleção de folato. No defeito de cblC, acrescenta-se suplementação com ácido folínico oral em altas doses, a longo prazo, para compensar a armadilha do metilfolato e corrigir as anormalidades hematológicas. A dose diária varia de 5 a 30 mg. As mesmas doses de ácido folínico devem ser utilizadas na deficiência de MTHFR.

Vitamina B_6

A vitamina B_6 (ou piridoxina), por meio de sua ação como cofator da CBS, é administrada por via oral em doses farmacológicas a pacientes com deficiência de CBS, de modo a detectar possíveis indivíduos responsivos à vitamina B_6. Não existe consenso em relação à dose e à duração da vitamina B_6, que habitualmente é administrada em doses de 100 a 500 a 1.000 mg/dia durante um período de várias semanas, quando então se

Tabela 198.2 Características clínicas das homocistinúrias.

	CARACTERÍSTICAS BIOQUÍMICAS			*CARACTERÍSTICAS CLÍNICAS*	
CLASSE	**tHcy**	**METH**	**MMA**	**SISTEMA**	**SINAIS**
Deficiência de CBS	↑	↑	–	Ocular Esquelético Vascular Neurológico	Ectopia do cristalino, miopia, glaucoma, atrofia óptica, descolamento da retina Ossos alongados e finos, aracnodactilia, joelho valgo, malformação do tórax, escoliose Eventos tromboembólicos (arteriais ou venosos) Retardo mental em casos não tratados, tromboses vasculares encefálicas, crises convulsivas Transtornos psiquiátricos, transtorno de personalidade
Deficiência de MTHFR	↑	↓	–	Vascular Neurológico	Tromboses Variáveis: psiquiátricos a neurológicos graves
Transcobalamina	↑	–/↓	+	Hematológico	Pancitopenia de início precoce, macrocitose
cblF, cblJ	↑	–/↓	+	Pansistêmico	MMA, macrocitose, estomatite, defeitos cardíacos congênitos
cblC, cblD	↑	↓	+	Hematológico Neuropsiquiátrico Sistêmico (cblC)	Pancitopenia SHU
cblE, cblG	↑	↓	–	Vascular Hematológico Neurológico Ocular	Tromboses Pancitopenia Retinopatia (comprometimento macular) na cblC de início precoce

cbl = cobalamina; SHU = síndrome hemolítico-urêmica; tHcy = homocisteína plasmática total; Meth = metionina plasmática; MMA = ácido metilmalônico na urina ou no plasma.

determina o nível de tHcy para avaliar se a vitamina B_6 foi efetiva na redução (ou até mesmo na normalização) da tHcy. Conforme discutido anteriormente, a vitamina B_6 sempre deve ser combinada com ácido folínico. Em pacientes que respondem à vitamina B_6, a terapia a longo prazo com piridoxina e folato evita a deterioração posterior. Nos distúrbios de remetilação, a vitamina B_6 pode, teoricamente, aumentar a remoção da homocisteína e pode ser administrada em uma dose baixa (50 a 100 mg/dia).

Em pacientes com deficiência de CBS que respondem à piridoxina, esta deve ser mantida na menor dose capaz de produzir controle metabólico adequado. Em razão da toxicidade relatada da piridoxina em alta dose no sistema nervoso, as doses diárias acima de 400 a 500 mg/dia em crianças e adultos provavelmente devem ser evitadas no tratamento a longo prazo. Nos pacientes não responsivos à piridoxina, pode-se acrescentar ao tratamento uma dose diária de 50 a 100 mg de piridoxina.

Betaína

A betaína é derivada da colina e é um substrato da enzima betaína-homocisteína metiltransferase e, por conseguinte, atua como doador de metila (Figura 198.1). A suplementação com betaína oral diminui os níveis de homocisteína. Apesar do amplo uso, existe pouco consenso na dosagem e na frequência de administração da betaína. Estudos de casos e dados da literatura anterior mostram o uso de doses de 150 a 250 mg/kg/dia em crianças e de 5 a 10 g/dia em adultos; em geral, são administradas 2 ou 3 vezes/dia. Esses dados iniciais foram confirmados por estudos farmacocinéticos, que mostraram que, acima de 200 mg/kg/dia em duas a três doses fracionadas, não há benefício óbvio na redução da tHcy (em estudos realizados em pacientes com deficiência de CBS).

Na deficiência de CBS, o uso de betaína é habitualmente seguido por elevação dos níveis de metionina plasmática e queda do nível plasmático de tHcy. Os níveis de metionina devem ser mantidos abaixo de 1.000 μM, visto que existe um grave risco de edema cerebral com níveis de metionina superiores a 1.000 μM. Em pacientes tratados precocemente e não responsivos à vitamina B_6, uma dieta pobre em metionina isolada pode ser altamente bem-sucedida, com desfechos a longo prazo satisfatórios, contanto que a adesão do paciente durante toda a vida seja boa. Por conseguinte, os benefícios clínicos da betaína são questionáveis em pacientes que aderem a uma dieta pobre em metionina. Todavia, em alguns pacientes (particularmente quando a adesão à dieta é inadequada), a betaína tem sido benéfica e pode permitir um aumento da ingestão natural de proteínas, com consequente melhora do estado nutricional.

Nos distúrbios de remetilação, a betaína aumenta os níveis sistêmicos de metionina e, provavelmente também, a disponibilidade de metionina para o SNC, em particular nos pacientes com deficiência de MTHFR. No defeito de cblC, existem alguns dados que relatam uma ação sinérgica da OHcbl com a betaína no que diz respeito à diminuição dos níveis de tHcy.

Metionina oral

A metionina oral também pode ser promissora, por vários motivos, como medida terapêutica adicional nos defeitos de remetilação. A depleção de metionina cerebral constitui um fator patogênico fundamental. A metionina adicionada pode atuar de modo sinérgico com a betaína por meio de suprimento intracelular de metionina, e a sobrecarga aguda de metionina não leva ao acúmulo adicional de homocisteína (com seu risco associado de tromboembolismo). Como um todo, qualquer que seja o defeito de remetilação, a depleção de metionina raramente é corrigida apenas pela terapia com betaína, enquanto a associação de metionina e betaína habitualmente corrige a depleção de metionina.

PREVENÇÃO

É prudente adotar medidas para evitar o risco adicional de trombose, como o uso a longo prazo de ácido acetilsalicílico ou dipiridamol em baixa dose na deficiência de CBS e evitar o tabagismo e o uso de contraceptivos orais em todas as homocistinúrias. Nos distúrbios de remetilação, o óxido nítrico está contraindicado, visto que ele inibe a metionina sintase. Na deficiência de CBS, a cirurgia representa um grave risco e deve ser evitada, se possível, particularmente quando o nível de tHcy for superior a 50 μM. Entretanto, pode ser realizada com segurança se o nível de tHcy for inferior a 50 μM (ou tiver sido reduzido para esses valores depois de algumas semanas de regime dietético de emergência), contanto que seja dispensada a devida atenção para a hidratação do paciente (1,5 vez a manutenção IV) e o estado de coagulação. Pode-se administrar heparina de baixo peso molecular.

PROGNÓSTICO

Na deficiência de CBS, a responsividade à piridoxina em geral correlaciona-se a maior atividade enzimática residual, e o desfecho é significativamente melhor do que nos casos não responsivos, com ou sem tratamento. Os riscos esqueléticos, oculares, vasculares e neurológicos são todos reduzidos pelo tratamento bem-sucedido. Sem a instituição precoce do tratamento, o QI mediano em um grande estudo de desfechos foi de 57 para pacientes não responsivos e de 78 para os responsivos. Com o tratamento precoce, os pacientes que não respondem à piridoxina apresentam QI mediano quase normal. Nos pacientes que respondem e que aderem ao tratamento, o prognóstico para o desenvolvimento intelectual é muito bom, particularmente com dieta apenas. Entretanto, nos casos de adesão inadequada ao tratamento, as elevações significativas nos níveis de tHcy geralmente persistem, e é provável que permaneça algum risco aumentado para complicações vasculares.

Nos poucos pacientes com deficiência de MTHFR tratados no período neonatal, o desfecho é satisfatório no tocante aos primeiros anos de desenvolvimento neurológico, apesar do controle metabólico subótimo. Se não forem diagnosticados ou se não forem tratados ou receberem tratamento tardio, esses pacientes apresentam desfecho muito reservado, com grave comprometimento. Apesar de alguma semelhança patogênica (depleção de metionina intracelular em consequência de comprometimento da remetilação), os pacientes com defeito da cblC de início precoce em geral apresentam um desfecho a longo prazo particularmente precário, com comprometimento multissistêmico, microangiopatia trombótica e retinopatia.

REFERÊNCIAS BIBLIOGRÁFICAS

As referências bibliográficas, bem como os outros materiais suplementares deste livro, encontram-se no GEN-IO, nosso ambiente virtual de aprendizagem.

199 PORFIRIAS

RICHARD J. HIFT

DEFINIÇÃO

As porfirias formam um grupo de doenças que se originam a partir de distúrbios da biossíntese do heme e que se caracterizam pelo acúmulo de porfirinas ou seus precursores, os metabólitos intermediários, na via de biossíntese do heme. As porfirias são, em sua maioria, genéticas e hereditárias, com exceção da forma esporádica da porfiria cutânea tardia e de raros casos de porfiria que surgem a partir de mutações somáticas adquiridas.

CLASSIFICAÇÃO

Cerca de 90% da biossíntese do heme ocorrem no eritrônio, levando à produção do heme para incorporação à hemoglobina. O restante é sintetizado em todas as outras células nucleadas do corpo, produzindo heme para a sua incorporação a hemoproteínas. O fígado é o local predominante de síntese de heme não eritroide, sendo a maior parte do produto incorporada em enzimas do sistema do citocromo P450 (CYP).

Por conseguinte, as porfirias podem ser classificadas em duas categorias: as porfirias eritropoéticas e as porfirias hepáticas.[1] Os distúrbios na biossíntese do heme eritroide dão origem à porfiria eritropoética congênita (PEC) e a duas formas de protoporfiria: a protoporfiria eritropoética (PPE) e a protoporfiria ligada ao X (PPLX). Recentemente, foi descrita uma terceira forma possível de protoporfiria, relacionada com mutações no gene *CLPX*.[2] Os distúrbios na biossíntese do heme não eritroide dão origem a cinco formas de porfiria hepática: a porfiria aguda intermitente (PAI), a porfiria variegada (PV), a porfiria cutânea tardia (PCT), a coproporfiria hereditária (CPH) e a porfiria ALA desidratase (PALAD)

Uma classificação clínica divide as porfirias em outros dois grupos justapostos (Tabela 199.1). As porfirias hepáticas agudas (PHA) são aquelas que se caracterizam pela possibilidade de desenvolvimento de episódio agudo potencialmente fatal (PAI, PV, CPH e PALAD), enquanto as porfirias não agudas apresentam apenas manifestações cutâneas (PCT, PEC, PPE e PPLX).

Tabela 199.1 Resumo das porfirias.

PORFIRIA	ENZIMA	CARACTERÍSTICAS CLÍNICAS FUNDAMENTAIS E COMPLICAÇÕES A LONGO PRAZO	HERANÇA
PORFIRIAS AGUDAS			
Mais comuns			
Porfiria aguda intermitente (PAI)	Hidroximetilbilano sintase (HMBS)	Episódios agudos Hipertensão arterial sistêmica Doença renal crônica Carcinoma hepatocelular	Autossômica dominante
Porfiria variegada (PV)	Protoporfirinogênio oxidase (PPOX)	Doença cutânea vesiculoerosiva Episódios agudos Carcinoma hepatocelular	Autossômica dominante
Menos comuns			
Coproporfiria hereditária (CPH)	Coproporfirinogênio oxidase (CPOX)	Doença cutânea vesiculoerosiva Episódios agudos	Autossômica dominante
Rara			
Porfiria da ALA desidratase (PALAD)	Porfobilinogênio sintase (PBGS)	Episódios agudos Neuropatia	Autossômica recessiva
PORFIRIAS NÃO AGUDAS			
Mais comuns			
Porfiria cutânea tardia (PCT)	Uroporfirinogênio descarboxilase (UROD)	Doença cutânea vesiculoerosiva Associada a sobrecarga de ferro, doença hepática alcoólica, hepatite C, infecção pelo HIV, insuficiência renal e outros distúrbios	Adquirida, algumas vezes em uma base de mutação herdada
Protoporfiria eritropoética (PPE)*	Ferroquelatase (FECH)	Fotossensibilidade imediata Colelitíase, doença hepática	Autossômica recessiva; com frequência, em associação a um polimorfismo comum no gene da ferroquelatase
Protoporfiria ligada ao X (PPLX)*	5-Aminolevulinato sintase (ALAS)	Fotossensibilidade imediata Colelitíase, doença hepática	Ligada ao X
Rara			
Porfiria eritropoética congênita*	Uroporfirinogênio III sintase (UROS)	Doença cutânea vesiculoerosiva Fotomutilação grave	Autossômica recessiva

*As três formas de porfiria eritropoética. As restantes são classificadas como porfirias hepáticas. Recentemente, foram descritos raros casos de PEC fenotípica em associação a mutações *GATA1* e de PPE com mutações de *CLPX*, que exige investigação e descrição mais detalhadas.

EPIDEMIOLOGIA

Cada porfiria tem uma prevalência que varia entre populações. A avaliação da prevalência é complicada por penetrância incompleta, reconhecimento subótimo de casos e pela acurácia irregular do diagnóstico bioquímico realizado por diferentes laboratórios. A prevalência relatada na Europa é de 9,2 por milhão para a PPE, de 5,9 por milhão para a PAI e de 3,2 por milhão para a PV. Acredita-se que os valores para a América do Norte sejam semelhantes. A prevalência de mutações potencialmente patogênicas pode ser mais alta que a sugerida por esses números, possivelmente de até 560 casos por milhão, porém com baixa penetrância de aproximadamente 1%.[3] Na Europa, a incidência de PCT é estimada em 40 a 120 por milhão. A CPH tem prevalência menor, enquanto a PEC e a PALAD são muito raras, e a experiência limita-se a pequenas séries de casos e relatos de casos. Os efeitos do fundador levaram a uma alta prevalência da PAI no norte da Suécia, de 23 por milhão, e de PV entre a população imigrante de ascendência holandesa para a África do Sul, de 1,2 por 1.000 da população branca.

BIOPATOLOGIA

A biopatologia das porfirias é facilmente compreendida pela referência à via de biossíntese do heme (Figura 199.1). Existem pequenas diferenças na síntese de heme eritroide e não eritroide. A etapa inicial da via é a síntese de 5-aminolevulinato (ALA) que é catalisada pela enzima 5-aminolevulinato sintase (ALAS). A enzima não eritroide, a ALAS1, é fortemente expressa no fígado e codificada pelo gene *ALAS1*. A forma eritroide, a ALAS2, é codificada pelo gene *ALAS2* no cromossomo X. Os dois genes compartilham homogeneidade de 73%. Os genes remanescentes são comuns aos dois sistemas.

Regulação da biossíntese do heme

Em circunstâncias normais, a síntese de ALA é a etapa limitante de velocidade da via. ALAS1 e ALAS2 são reguladas por diferentes mecanismos, conforme descrito mais adiante. A importância dos elementos reguladores e das proteínas associadas ao controle da síntese do heme é, hoje, cada vez mais reconhecida.[4] Podem ser responsáveis, em parte, pela modulação da expressão fenotípica das porfirias, e, em alguns casos, os distúrbios podem manifestar-se fenotipicamente como porfiria, até mesmo na ausência de um defeito primário nas enzimas da via de biossíntese do heme. Constituem alvos potenciais de intervenção terapêutica.

Biossíntese hepática do heme

A transcrição de *ALAS1* é suprarregulada em resposta a uma redução do heme no interior do hepatócito e, em contrapartida, é suprimida pelo reabastecimento do heme. Os mecanismos não estão tão bem elucidados quanto aqueles relacionados com a síntese de heme eritroide.

Biossíntese eritroide do heme

ALAS2 não está sujeita à repressão pela hemina exógena e tampouco é induzida por fatores responsáveis pela indução de ALAS1 hepática. A redução parece ser exercida em vários níveis, incluindo ALAS2, HMB sintase e ferroquelatase (FECH). É principalmente regulada pela disponibilidade de ferro. Quando o reservatório de ferro intracelular se encontra reduzido, as proteínas reguladoras do ferro, a IRP1 e IRP2, ligam-se a um elemento responsivo ao ferro (IRE) na região 5′ do mRNA do *ALAS2*, impedindo a tradução, com consequente bloqueio da síntese de ALAS2. Foi também demonstrado que a eritropoetina afeta diretamente a síntese do heme, acoplando, assim, a produção de heme com a eritropoese.

Via de biossíntese do heme

A e-Figura 199.1 mostra a estrutura dos intermediários bioquímicos da biossíntese do heme, bem como os produtos catabólicos do heme, a biliverdina e a bilirrubina. Após a síntese mediada por ALAS, o ALA é convertido em porfobilinogênio (PBG), que apresenta uma estrutura em anel monopirrólica. Em seguida, quatro moléculas de PBG combinam-se para formar o tetrapirrol linear, o hidroximetilbilano, que é, em seguida, enzimaticamente ciclizado pela enzima uroporfirinogênio III sintase,

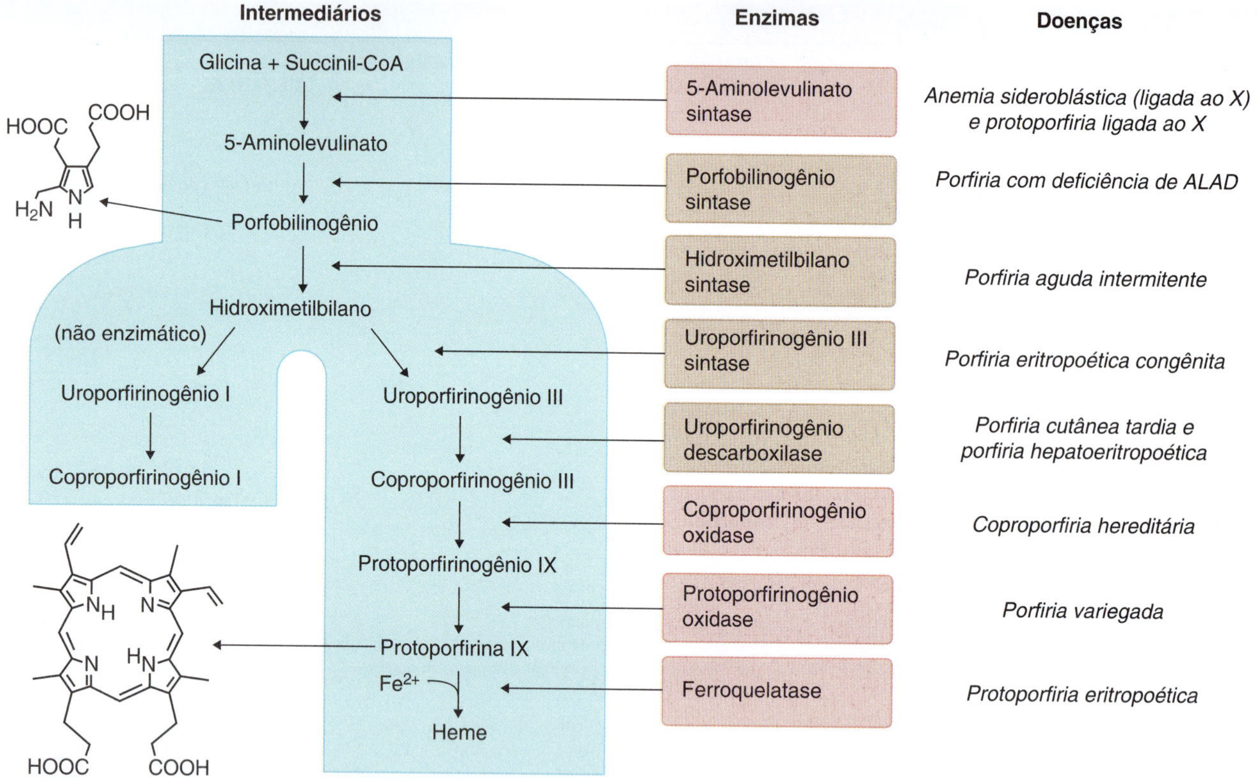

FIGURA 199.1 **Via de biossíntese do heme.** O heme é sintetizado por meio de uma série de precursores e intermediários das porfirinas, catalisado pelas enzimas listadas *à esquerda* da figura. A forma de porfiria associada à função enzimática anormal é mostrada *à direita*.

resultando no macrociclo tetrapirrólico, o uroporfirinogênio III. A modificação sequencial das cadeias laterais de porfirinogênio do uroporfirinogênio III resulta na produção de uma sequência de porfirinogênios e seus correspondentes oxidados, as porfirinas. Na etapa final, o ferro é incorporado no macrociclo tetrapirrólico, resultando na molécula de heme funcional. As enzimas ALAS, coproporfirinogênio oxidase, protoporfirinogênio oxidase e ferroquelatase são todas mitocondriais, enquanto as enzimas remanescentes são citosólicas. Por conseguinte, a síntese do heme começa e termina na mitocôndria, enquanto o metabolismo intermediário ocorre no citoplasma.

Características das porfirinas

O ALA e o PBG são classificados como precursores das porfirinas, enquanto as estruturas tetrapirrólicas subsequentes são conhecidas como porfirinas. A distinção entre precursores das porfirinas e porfirinas é importante no diagnóstico e na previsão da apresentação clínica de cada forma de porfiria. Os precursores porfirínicos e as porfirinas iniciais na via (ALA, PBG, uroporfirina e coproporfirina) são hidrossolúveis, circulam livremente no plasma e são excretados, em grande parte, na urina. A protoporfirina é hidrofóbica, pode ligar-se à proteína no plasma e está sujeita a excreção biliar, sendo finalmente excretada nas fezes. A coproporfirina apresenta hidrossolubilidade intermediária e é encontrada tanto na urina quanto nas fezes. O padrão de acúmulo e excreção dos precursores e das porfirinas é explorado no diagnóstico bioquímico das porfirias e, em última análise, está na base das apresentações variáveis das porfirias agudas e não agudas. O episódio agudo está sempre associado a elevações dos precursores na urina e no plasma, enquanto o acometimento cutâneo é característico dos distúrbios nos quais ocorre acúmulo de quantidades substanciais de porfirina no plasma e na pele e, de modo variável, na urina e nas fezes.

Etiologia

Porfirias hepáticas agudas

A PAI, a PV e a CPH são herdadas como distúrbios autossômicos dominantes. A PALAD é autossômica recessiva e rara. As porfirias dominantes caracterizam-se por numerosas mutações em diferentes famílias. A penetrância clínica em cada uma delas é baixa; por conseguinte, a prevalência de portadores assintomáticos ultrapassa a dos pacientes clinicamente afetados.[5] Já foram descritos raros casos de PAI, PV e CPH homozigotas. Esses pacientes são gravemente afetados e apresentam anormalidades de desenvolvimento esquelético e neurológico.

Porfirias não agudas

Em cerca de 75% dos pacientes com PCT, o gene *UROD* é normal, e os sinais/sintomas resultam da inibição da atividade enzimática da UROD pelo uroporfometeno, um produto oxidativo do substrato normal da uroporfirina. A PCT está associada a sobrecarga hepática de ferro, consumo de álcool, infecção pelo vírus da hepatite C (HCV), infecção pelo HIV, tratamento com estrogênio, insuficiência renal, linfoma, lúpus eritematoso sistêmico (LES) e exposição a toxinas, como hexaclorobenzeno. Nos outros 25%, ocorre mutação herdada, resultando em redução da atividade da UROD (PCT familiar). Como isso não é por si só suficiente para provocar sinais/sintomas, os pacientes com expressão clínica apresentam uma ou mais das associações listadas anteriormente.

A sobrecarga de ferro pode ser secundária a causas conhecidas (Capítulo 201). Assim, a mutação C282Y no gene *HFE*, que é comumente encontrada em pacientes brancos com hemocromatose hereditária, está representada em excesso na PCT. Em outros casos, o motivo da sobrecarga de ferro não é conhecido. O álcool, as toxinas e a infecção pelo HCV podem induzir PCT por meio de infrarregulação da hepcidina e estresse oxidativo. Foram descritos raros casos de PCT homozigota. Essa condição é conhecida como porfiria hepatoeritropoética (PHE) e manifesta-se, clinicamente, por fotomutilação grave que lembra aquela observada na PEC.

A PPE é um distúrbio recessivo associado a mutações da ferroquelatase. Cerca de 5% dos casos são homozigotos, resultando em redução da atividade da ferroquelatase suficiente para que a doença se torne clinicamente manifesta.[6] O restante é portador de mutação associada a doença em apenas um alelo, porém herdou um polimorfismo *FECH**IVS3-48C no outro alelo. Esse alelo está sujeito a *splicing* aberrante e diminuição da estabilidade do transcrito, resultando em baixa expressão. O efeito somatório da mutação específica da família e do alelo de baixa expressão é suficiente para reduzir as atividades da ferroquelatase a um nível abaixo de aproximadamente 35%, um estágio em que pode haver desenvolvimento da síndrome clínica. A prevalência do polimorfismo na população varia de 1% na África Ocidental a 12% em populações da Europa e 47% no Japão. Em consequência da alta prevalência do polimorfismo, a PPE manifesta-se clinicamente com mais frequência do que o esperado de um distúrbio recessivo, e a sua herança foi descrita como "pseudodominante".

A PEC é um distúrbio autossômico recessivo associado a homozigosidade ou heterozigosidade composta para mutações do gene *UROS*. As mutações subjacentes à PEC estão associadas, em sua maioria, a um enovelamento anormal da proteína UROS e consequente instabilidade termodinâmica. Foi constatado que vários pacientes com PEC apresentam *UROS* normal, porém são portadores de mutação no gene ligado ao X que codifica o fator de transcrição GATA1. Foi formulada a hipótese de que a mutação de *GATA1* pode comprometer o promotor do gene *UROS*, causando redução da expressão gênica e proporcionando um mecanismo alternativo da PEC.[7] Foi relatado que vários fatores coerdados atuam como genes modificadores, incluindo mutação com ganho de função de *ALAS2*, uma coerança em que um paciente com mutação de *UROS* homozigota expressou um fenótipo acentuadamente grave.

Mutações somáticas que resultam em porfiria adquirida

Muito raramente, mutações não germinativas e específicas de tecido podem resultar em porfiria manifesta. Foram descritos casos de PEC, PPE e PV em condições neoplásicas e paraneoplásicas, como mielodisplasia (Capítulo 172), distúrbios mieloproliferativos (Capítulo 157) e carcinoma hepatocelular (Capítulo 186).

Patogenia

Deficiência de heme

A produção reduzida de heme não parece resultar em qualquer efeito clínico adverso direto em pacientes com porfiria. Embora pacientes com PEC, PPE e PPLX possam apresentar anemia leve, ela é, em parte, secundária à hemólise na PEC e à deficiência de ferro na PPLX. Nas porfirias agudas, as hemoproteínas, como CYP e triptofano pirrolase, e os citocromos da cadeia respiratória podem revelar evidências de dessaturação do heme, sem consequências clínicas óbvias. Uma possível exceção pode ser representada pelas formas homozigotas da porfiria hepática aguda, que são acompanhadas de uma variedade de anormalidades do desenvolvimento, que possivelmente podem ser dependentes do heme. A principal consequência da deficiência de heme nas porfirias hepáticas é a indução de *ALAS1*. Isso suprarregula a biossíntese do heme, com consequente aumento no fluxo de porfirinas através da via. Se esse aumento ultrapassar a capacidade de uma etapa secundária limitante de velocidade a jusante (na maioria dos casos, uma enzima mutante ou inibida em etapas posteriores da via), ocorrerá acúmulo de porfirinas, seus precursores ou ambos, precipitando potencialmente sintomas. Esse mecanismo é fundamental para compreender as porfirias.

Fotossensibilidade

Nas porfirias associadas à doença cutânea, as porfirinas são encontradas em altas concentrações no plasma, na pele e no líquido de bolhas. As porfirinas são fluorescentes. A estimulação pela luz resulta em excitação das moléculas de porfirina, promoção de elétrons a um estado energético mais elevado e produção de oxigênio singleto. O relaxamento do estado basal é acompanhado de perda de energia, que se manifesta como radiação de luz vermelha. Na pele, essa energia pode ser transferida para moléculas biológicas, resultando em oxidação de lipídios de membrana, polipeptídios e ácidos nucleicos, com dano cutâneo fototóxico. Os comprimentos de onda mais potentes para a excitação das porfirinas situam-se no espectro ultravioleta, na banda de Soret, entre 400 e 410 nm. Quatro outras bandas de absorção estão presentes na faixa de 500 a 700 nm; por conseguinte, mesmo a luz visível, contra a qual a maior parte dos filtros solares tópicos é ineficaz, é prejudicial à pele de indivíduos com porfiria cutânea. O exame patológico revela bolhas epidérmicas, duplicação das membranas basais e depósito de material hialino, que parece estar associado ao fibrinogênio, imunoglobulinas e complemento no interior e ao redor dos vasos sanguíneos da derme, sugerindo que esses vasos podem constituir o principal alvo da lesão fotoinduzida.

Episódio agudo

Os pacientes durante o episódio agudo apresentam sempre concentrações elevadas dos precursores do heme, ALA e PBG, e a remissão é comumente acompanhada de redução dessas concentrações. O desenvolvimento do episódio agudo está fortemente associado à hiperindução de *ALAS1*. Em pacientes com PAI, a HMBS torna-se limitante de velocidade, resultando em aumento das concentrações de ALA e de PBG e em sintomas agudos. Na PV e na CPH, o acúmulo de coproporfirinogênio e protoporfirinogênio inibe secundariamente a HMBS com as mesmas consequências, explicando, assim, a ocorrência concomitante de episódios agudos e acometimento cutâneo.

Muitos fármacos induzem a ALAS1 como parte de seu metabolismo. Esses fármacos são denominados *porfirogênicos*, e a exposição a medicamentos porfirogênicos é uma causa comum de episódio agudo. Os compostos mais poderosamente porfirogênicos incluem indutores multifuncionais, que induzem múltiplas enzimas autossômicas microssomais hepáticas, aqueles que induzem as subclasses de CYP3A e CYP2C9 e os que estão associados à inibição irreversível de CYP baseada no mecanismo. Essa inibição resulta em descrição da enzima e liberação do heme, que é então catabolizado pela heme oxigenase, levando a uma redução do reservatório de heme livre e, consequentemente, à indução de *ALAS1*. Esses processos são mediados por receptores nucleares, particularmente pelo receptor constitutivamente ativo (CHR) e pelo receptor xenobiótico de pregnano (PXR). Com a atual compreensão desses mecanismos, é possível prever com muita acurácia que fármacos têm maior tendência a serem porfirogênicos. Os pacientes portadores de um gene para porfiria aguda não respondem de maneira uniforme nem previsível à exposição a fármacos. O motivo dessa suscetibilidade variável ainda não foi elucidado. Sabe-se que a privação calórica induz a síntese de porfirina e, potencialmente, o episódio agudo, enquanto a administração de glicose tem efeito supressor. Esse processo é mediado pelo coativador transcricional, o coativador gama receptor ativado por proliferador peroxissomal 1-alfa (PGC-1α), que é suprarregulado quando o fígado deixa de usar glicose como substrato energético e faz uso de oxidação de ácidos graxos β, induzindo a transcrição de *ALAS1* e aumentando a síntese de heme.

As mulheres com PAI podem exibir um padrão de episódios recorrentes regulares associados à fase lútea do ciclo menstrual. A produção hormonal endógena é suficiente para induzir a ALAS e causar um episódio agudo. Tabagismo, estresse e infecção foram listados como possíveis indutores de episódio agudo, embora as evidências disso sejam fracas. O mecanismo pode envolver a indução da proteína de fase aguda, a heme oxigenase 1, resultando em aumento do catabolismo do heme.

Várias linhas de evidências indicam que o ALA desempenha um papel direto na produção dos sinais/sintomas do episódio agudo. O ALA assemelha-se, do ponto de vista estrutural, a neurotransmissores como a glutamina e o ácido gama-aminobutírico (GABA). Os pacientes com tirosinemia hereditária e com envenenamento pelo chumbo – condições nas quais a ALAD é inibida e o ALA está elevado – podem apresentar sintomas neurológicos que se assemelham ao episódio agudo da porfiria. O transplante de fígado cura a PAI e a PV; em contrapartida, receptores sem porfiria que receberam o fígado porfírico explantado como parte de um transplante dominó desenvolveram episódios agudos. Estudos do fígado explantado sugeriram que, embora haja expressão elevada de *ALAS1* e elevação acentuada dos níveis hepáticos de ALA e PBG, não existe, aparentemente, deficiência hepática generalizada de heme. Entretanto, há evidências sugerindo que, no estado hiperinduzido, ocorrem defeitos manifestos nos complexos hepáticos da cadeia respiratória não heme mitocondrial ligados à retirada da succinil-CoA do ciclo do ácido tricarboxílico, bem como deficiências da esteroidogênese suprarrenal.

Dano neuronal

O dano neuronal caracteriza-se por perda axonal, embora possa haver algum grau de desmielinização segmentar. Pode haver uma redução na densidade das fibras nervosas intradérmicas na biopsia de pele. O músculo esquelético pode apresentar atrofia neurogênica. Os estudos de condução nervosa exibem um padrão característico de necrose axonal, com pouca evidência de desmielinização. Os membros superiores podem ser afetados mais do que os inferiores. Os nervos sensitivos podem ser afetados de maneira variável. Inicialmente, a eletromiografia revela um padrão de denervação, com fibrilação disseminada, substituído, mais tarde, por um padrão de reinervação caracterizado por potenciais de unidade motora polifásicos com aumento da amplitude e da duração.

MANIFESTAÇÕES CLÍNICAS

Os pacientes com PEC e PPE e aqueles com as formas homozigotas das porfirias agudas manifestam habitualmente a doença na infância, embora alguns pacientes com expressão mais leve possam apresentar a doença na vida adulta. Em geral, as porfirias dominantes manifestam-se clinicamente depois da puberdade.

Episódio agudo

A manifestação fundamental das porfirias hepáticas agudas é o episódio agudo. Com frequência, há um breve pródromo de transtorno comportamental leve, ansiedade e inquietação, seguido por um quadro característico de dor abdominal intensa e generalizada, que afeta todo o abdome e, algumas vezes, a região lombar, as nádegas e as coxas. A dor é intensa e exige o uso de opioides para alívio. Não está associada a sinais de peritonite e, tipicamente, o exame abdominal é normal. Pode ocorrer hiperatividade autônoma na forma de hipertensão arterial sistêmica, taquicardia e disfunção gastrintestinal, vômitos e constipação intestinal. Em certas ocasiões, a hiperatividade autônoma é tão intensa que ela se assemelha a uma crise de feocromocitoma. Hiponatremia é comum e pode levar a crises convulsivas e alteração da consciência. Embora seja frequentemente atribuído à síndrome de secreção inapropriada de hormônio antidiurético (SIADH), o padrão de excreção dos eletrólitos sugere, com frequência, perda de sal renal, algumas vezes associada a acentuada perda urinária de potássio, cálcio e magnésio. Tipicamente, a urina escurece em repouso. Isso se deve à conversão não enzimática do PBG em moléculas coloridas de porfobilina e uroporfirina I na urina.

Um episódio agudo grave pode ser complicado por neuropatia motora de início rápido, que habitualmente se desenvolve nas primeiras 24 horas ou mais após o início da dor abdominal. Raramente, o paciente apresenta neuropatia de início agudo, com história de dor abdominal mínima ou ausente. A neuropatia é tipicamente simétrica e afeta os músculos proximais de modo predominante; pode progredir para quadriparesia e paralisia respiratória, exigindo ventilação. Apesar do predomínio de sinais motores, pode haver algum comprometimento sensitivo em uma distribuição central "em maiô". Uma vez estabelecida, a recuperação da função motora é normalmente lenta; todavia, em geral, é quase completa. Em certas ocasiões, observa-se um comprometimento de nervos cranianos ou do cerebelo. Os pacientes com episódios agudos graves podem desenvolver a síndrome de encefalopatia reversível posterior (SERP), com evidências de isquemia cerebral reversível (Capítulo 265) nos exames de imagem. Já foi descrita rabdomiólise (Capítulo 105) como complicação do episódio agudo, assim como insuficiência renal aguda e arritmias cardíacas potencialmente fatais.

Alguns pacientes apresentam um episódio psicótico de curta duração, que sofre reversão completa com a remissão do episódio de porfiria. Entretanto, existe uma percepção incorreta disseminada de que as manifestações psiquiátricas representam uma parte proeminente da sintomatologia das porfirias agudas. As descrições de que figuras históricas com o Rei George III da Inglaterra e Vincent van Gogh tivessem porfiria não são sustentadas por nenhuma evidência. Uma associação estatística com ansiedade crônica e depressão em pacientes com PAI foi demonstrada, mas pode não diferir daquela encontrada em outros distúrbios crônicos. Dados nacionais da Suécia sugeriram uma associação estatística entre a porfiria, a esquizofrenia e o transtorno bipolar em pacientes com PAI e seus parentes de primeiro grau. Essa conclusão é provisória; atualmente, há uma aceitação geral por especialistas em porfiria de que a ligação entre porfiria e doença psicótica crônica tem sido enormemente exagerada.

O episódio agudo é mais comum em mulheres do que em homens, é raro antes da puberdade e torna-se incomum a partir da sexta década de vida. Os episódios agudos são mais prevalentes em pacientes com PAI e têm mais tendência a estar associados a fatores hormonais do que a PV. Em certas ocasiões, a gravidez pode precipitar um episódio agudo. O distúrbio laboratorial mais característico é a hiponatremia (Capítulo 108), que pode estar presente em até 40% dos casos. Pode ser grave e pode estar associada a encefalopatia, crises convulsivas e coma. Pode-se observar uma ligeira elevação da ureia, refletindo, provavelmente, desidratação e, em poucas ocasiões, hipocalcemia e hipomagnesemia em associação com hiponatremia, refletindo uma disfunção tubular renal. Os parâmetros hematológicos estão habitualmente normais.

Características da fase crônica das porfirias hepáticas agudas

Episódios recorrentes

Cerca de 3 a 5% dos pacientes, tipicamente mulheres jovens com PAI, podem apresentar episódios agudos recorrentes.[8] Em algumas dessas mulheres, há uma relação clara com os ciclos menstruais. Nos casos restantes, essa associação não é óbvia. Os pacientes mais gravemente afetados tornam-se debilitados e apresentam caquexia e evidências de dano neuronal cumulativo, têm baixa qualidade de vida[9] e acabam morrendo.

Neuropatia sensitiva crônica

Os pacientes que sofreram episódios graves ou recorrentes podem desenvolver neuropatia de pequenas fibras persistente, que se manifesta como disestesia generalizada e hiperalgesia. Essa condição é, hoje, cada vez mais reconhecida, em particular pelo fato de que pode ser difícil diferenciar um episódio agudo recorrente de uma exacerbação da dor neuropática localizada no abdome. Essa dor pode até mesmo parecer cíclica. Os fatores que determinam a intensidade e a frequência dessa dor não foram elucidados.

Hipertensão e doença renal crônica

Pelo menos 40% dos pacientes com PAI irão desenvolver hipertensão crônica, possivelmente em decorrência, em parte, da ativação crônica do sistema nervoso simpático. Muitos pacientes com PAI sintomática desenvolvem doença renal crônica. Não constitui uma característica de doença latente e é independente da hipertensão. Manifesta-se na forma de nefropatia tubulointersticial crônica ou atrofia cortical focal. Acredita-se que o mecanismo consista em morte das células tubulares e lesão tubulointersticial em consequência da reabsorção de ALA. A gravidade desse processo varia com a variação genética do transportador peptídico 2 (PEP2) que medeia a reabsorção de ALA no túbulo proximal.[10] A doença é lentamente progressiva e pode resultar em doença renal terminal, exigindo diálise ou transplante renal.

Carcinoma hepatocelular

Em vários países, foi relatada uma forte associação entre a PAI e a PV e o carcinoma hepatocelular não cirrótico (Capítulo 186). Na Suécia, foi constatado que pacientes de mais de 50 anos com PAI apresentam um aumento de 86 vezes no risco de carcinoma hepatocelular. O risco é significativamente maior nas mulheres. Há também evidências de aumento do risco na PV, embora, de maneira surpreendente, essa associação não tenha sido observada na África do Sul, apesar da frequência da PV nessa população. O mecanismo é desconhecido, mas pode incluir mutagênese estimulada por um elevado estado oxidativo dentro dos hepatócitos, em resposta à elevação crônica dos níveis de ALA. Em alguns casos, foi constatada inativação gênica bialélica, com presença de mutação somática no tecido tumoral em transformação para a mutação herdada. Um estudo populacional amplo na Noruega sugeriu associação entre as porfirias hepáticas agudas e os cânceres renais e de endométrio; é necessário ter uma confirmação dessa associação.

Episódios agudos em crianças

Tipicamente, as três porfirias agudas de herança dominante manifestam-se depois da puberdade, mais comumente na terceira década de vida. A apresentação clínica em crianças pré-puberais é extremamente rara. A apresentação nas crianças afetadas é igual àquela descrita no episódio agudo em adultos, porém os pacientes tendem a ser do sexo masculino, tendem a sofrer episódios graves e apresentam complicações, como crises convulsivas e, em certas ocasiões, déficits neurológicos irreversíveis. A apresentação pré-puberal da PV é ainda menos comum.

Doença cutânea vesiculoerosiva

A doença cutânea vesiculoerosiva da PV, CPH, PCT e PEC manifesta-se como bolhas e erosões, tipicamente em resposta a traumatismo cutâneo menor, em áreas expostas ao sol, particularmente no dorso das mãos e nos antebraços, na face e na nuca. Não há fotossensibilidade imediata, e as alterações desenvolvem-se de maneira insidiosa. Por conseguinte, os pacientes com frequência não conseguem reconhecer a associação entre a exposição ao sol e a lesão cutânea. As lesões cicatrizam lentamente, com fibrose e áreas de hipopigmentação ou de hiperpigmentação (Figura 199.2). Milia podem surgir, sobretudo no dorso das mãos e nos espaços interdigitais. O acometimento cutâneo mais grave caracteriza-se por fotomutilação, incluindo perda de nariz, orelhas e lábios. Isso é observado na PEC e na PHE. Os pacientes com PV homozigota e CPH exibem alterações menos acentuadas.

A PCT manifesta-se habitualmente na meia-idade e em indivíduos de idade mais avançada, que desenvolvem lesões cutâneas vesiculoerosivas características nas áreas expostas ao sol.[11] Pode ocorrer espessamento da pele dos dedos e das mãos (as denominadas alterações pseudoescleroder-moides), podendo levar a um diagnóstico incorreto de esclerodermia. Outras características comuns incluem hipertricose facial, escurecimento da pele e alopecia. Com frequência, há evidências do aumento de armazenamento do ferro, disfunção hepática, abuso de álcool ou disfunção renal.

A PEC é habitualmente mutilante.[12] Tipicamente, os pacientes apresentam cicatrizes; perda dos apêndices cutâneos, como orelhas, nariz e lábios; perda das unhas e dedos das mãos; ceratite ulcerativa e cicatriz da córnea (Figura 199.3). Os pacientes podem revelar eritrodontia, osteodistrofia, medula óssea hipercelular, anemia hemolítica e esplenomegalia. A pele deteriora-se progressivamente com o aumento da idade. O impacto sobre a qualidade de vida e as consequências psicossociais podem ser graves. Foram descritos casos pré-natais que se manifestam *in utero* com anemia grave associada à hidropisia fetal. Existe uma correlação variável entre genótipo e fenótipo, e alguns pacientes são menos gravemente afetados. Foi sugerida uma interação com genes modificadores, incluindo *ALAS2* e *GATA1*, em que a gravidade do fenótipo é modulada por variantes nesses genes. As características mais previsíveis de uma erupção grave incluem início em uma idade precoce e presença de complicações hematológicas, particularmente anemia grave e trombocitopenia.

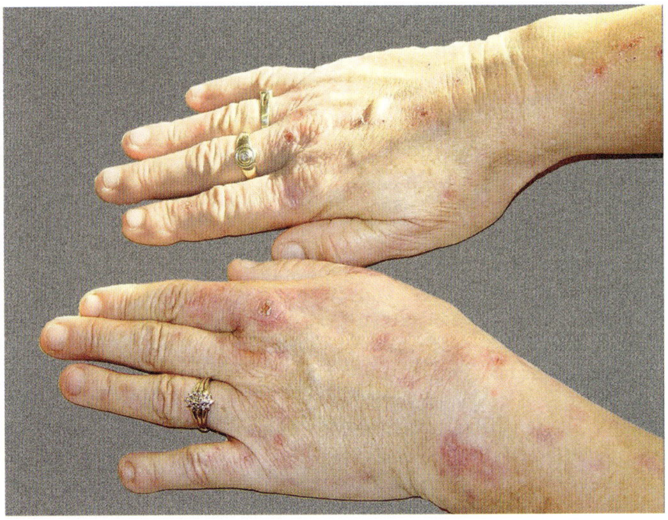

FIGURA 199.2 **Mãos na porfiria variegada.** As lesões característica consistem em bolhas, erosões superficiais que desenvolvem crostas e cicatrizam lentamente, deixando áreas de hipopigmentação e hiperpigmentação. A doença cutânea da porfiria cutânea tardia e da coproporfiria hereditária é semelhante.

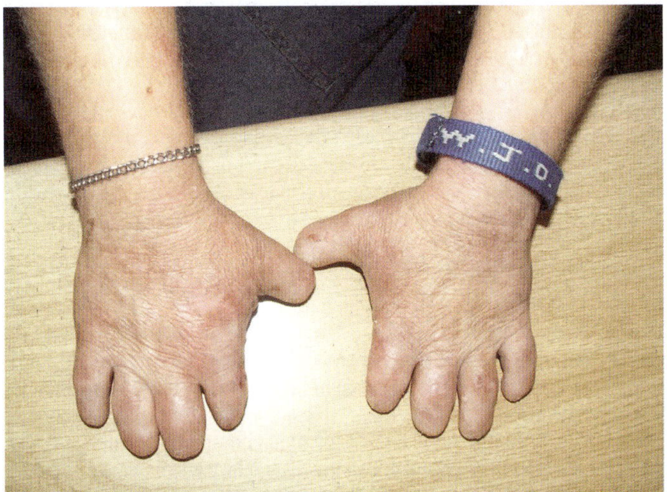

FIGURA 199.3 **Mãos de paciente com uma forma homozigota da porfiria variegada.** Além das lesões vesiculoerosivas características, há braquidactilia acentuada, representando tanto a foto-osteólise quanto um defeito esquelético de desenvolvimento.

Doença cutânea associada à fotossensibilidade imediata

Protoporfiria

Os pacientes com PPE, PPLX e a síndrome semelhante à PPE recém-descrita associada a mutações de *CLPX* não manifestam o padrão vesiculoerosivo da doença cutânea descrito anteriormente, porém desenvolvem o padrão característico e fotossensibilidade imediata. Os pacientes relatam que, depois de um curto período de exposição ao sol, eles desenvolvem desconforto e dor intensa nas áreas expostas ao sol. Isso pode estar associado à ocorrência de eritema e edema, ou pode não haver sinais visíveis objetivos de lesão. O desconforto pode levar 24 a 48 horas para desaparecer após a cessação da exposição solar. Com frequência, a fotossensibilidade é grave o suficiente para comprometer acentuadamente a qualidade de vida e limitar as escolhas de ocupação e atividade recreativa do paciente.

Com frequência, o início da doença é observado na infância; entretanto, há normalmente uma demora de meses ou anos para o estabelecimento do diagnóstico. As alterações cutâneas crônicas são mínimas e, em geral, limitam-se ao desenvolvimento de um espessamento céreo e formação de sulcos na pele, normalmente na ponte do nariz e sobre as articulações metacarpofalângicas (Figura 199.4). Os pacientes que são homozigotos ou heterozigotos compostos para mutações da ferroquelatase podem apresentar ceratodermia palmar sazonal. Pode-se observar a presença de anemia microcítica hipocrômica leve. É comum a ocorrência de colelitíase associada a cálculos pigmentares no trato biliar. Cerca de 1 a 3% dos pacientes com PPE desenvolvem doença hepática potencialmente fatal, secundária ao acúmulo maciço de protoporfirina no interior dos hepatócitos.

Protoporfiria ligada ao X

A PPLX e a PPE não podem, para finalidades práticas, ser clinicamente distinguidas. A PPLX tende a apresentar maior penetrância, bem como um padrão de herança típico ligado ao X. Alguns pacientes relatam relação entre a deficiência de ferro e a gravidade dos sintomas. Os pacientes com PPLX, em particular do sexo masculino, tendem a exibir níveis mais elevados de protoporfirina do que pacientes com PPE e parecem correr maior risco de hepatopatia.

Fotossensibilidade imediata em outros contextos

Em certas ocasiões, observa-se fotossensibilidade aguda imediata e transitória em pacientes com PV à medida que emergem de um episódio agudo. Isso está algumas vezes associado à perda aguda das unhas dos dedos das mãos. Os pacientes com PEC podem manifestar fotossensibilidade imediata, além da resposta cutânea vesiculoerosiva característica. A fotossensibilidade imediata é observada em pacientes tratados com ALA ou análogos sintéticos da porfirina como parte da terapia fotodinâmica para o câncer.

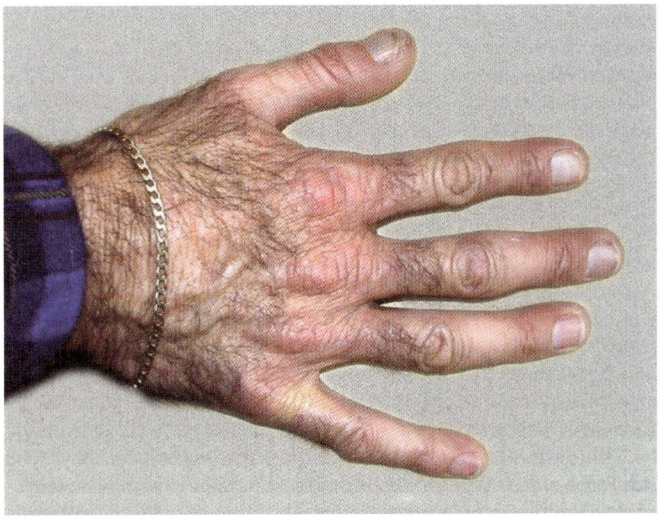

FIGURA 199.4 **Mãos na protoporfiria eritropoética.** Ocorrem espessamento e formação de sulcos da pele sobre as articulações metacarpofalângicas.

Porfirias hepáticas agudas homozigotas

A porfiria com deficiência de ALA desidratase é uma doença recessiva extremamente rara, que pode se manifestar na infância ou na idade adulta, dependendo da gravidade do fenótipo, normalmente com neuropatia crônica, outros sintomas neurológicos e episódios agudos.

Os pacientes com PAI homozigota apresentam anormalidades graves do neurodesenvolvimento, incluindo porencefalia, atraso psicomotor e do desenvolvimento, ataxia, epilepsia, cataratas e várias outras manifestações neurológicas. Em geral, essa condição é fatal na infância. Recentemente, foi descrita uma família em que uma leucoencefalopatia acompanhada de déficits neurológicos progressivos, incluindo paraparesia espástica lentamente progressiva, ataxia cerebelar, neuropatia periférica, atrofia óptica, nistagmo e paralisias do olhar com início na infância persistiu até a meia-idade. Foi constatado que os indivíduos afetados eram heterozigotos compostos para mutações de HMBS bialélicas previamente relatadas em associação à PAI sintomática.[13]

A doença cutânea da PV homozigota caracteriza-se por doença vesiculoerosiva, alopecia, dismorfismo esquelético, reabsorção dos dedos, nistagmo, crises convulsivas, neuropatia sensitiva e comprometimento cognitivo. Já foi descrita uma associação com desmielinização cerebral, detectável na ressonância magnética. Apesar da gravidade dos sinais/sintomas, não há mortalidade precoce apreciável e, por motivos ainda desconhecidos, episódios agudos não constituem uma característica da PV homozigota.

A CPH homozigota assume duas formas: a primeira assemelha-se à PV homozigota, com baixa estatura, fotossensibilidade, atraso psicomotor e defeitos neurológicos; a segunda manifesta-se por ocasião do nascimento com anemia hemolítica e icterícia grave. Essa variante, conhecida como harderoporfiria, está associada a mutações específicas no gene *CPOX*, que bloqueia um estágio intermediário na oxidação do coproporfirinogênio, resultando em acúmulo de um intermediário harderoporfirinogênio tricarboxílico.

DIAGNÓSTICO

O estabelecimento tardio do diagnóstico pode resultar em comprometimento desnecessário da qualidade de vida e, possivelmente, episódio agudo fatal. Por outro lado, não é raro que pacientes sejam incorretamente diagnosticados como portadores de porfiria, e é essencial realizar um diagnóstico laboratorial acurado. Os médicos precisam reconhecer precocemente o episódio agudo e devem estar particularmente atentos quanto à presença de hiponatremia, urina escura ou fraqueza muscular no paciente com dor abdominal intensa.

Exames bioquímicos

A análise bioquímica é a primeira etapa essencial no diagnóstico e na avaliação das porfirias. É altamente recomendado que os exames diagnósticos para a porfiria sejam restritos a laboratórios de referência nacionais que analisam casos suficientes pra adquirir experiência e que cooperam em uma rede de melhoria da qualidade.[14]

Normalmente, a análise das porfirinas é realizada com uma técnica de separação por cromatografia líquida de alto desempenho com detecção fluorométrica das porfirinas. A variabilidade da hidrossolubilidade dos precursores e das porfirinas leva a padrões diferenciais de acúmulo na urina, nas fezes e no plasma, enquanto as porfirias eritropoéticas são diagnosticadas com mais segurança pela medição das concentrações eritrocitárias de porfirina. Por conseguinte, o exame deve ser efetuado em amostras de urina, fezes e sangue. O exame de urina apenas pode levar a diagnóstico e classificação incorretos da porfiria. As séries de isômeros I e III podem ser distinguidas, e a concentração de cada espécie individual de porfirina é quantificada com referência às amostras padrão. A diferenciação dos isômeros é particularmente importante na identificação da CPH. Os ensaios enzimáticos não são mais recomendados, em virtude da falta de acurácia.

A coproporfirinúria refere-se à elevação da coproporfirina urinária que é comum em pacientes com doença hepática. Resulta de um desvio da excreção de coproporfirina da bile para a urina. Não está relacionada com nenhum distúrbio na biossíntese do heme e é essencialmente irrelevante; todavia, os pacientes com coproporfirinúria frequentemente têm sido diagnosticados de maneira incorreta como portadores de porfiria.

O rastreamento com fluorescência no plasma constitui um teste de rastreamento inicial útil, que é apropriado na maioria dos laboratórios. A emissão de fluorescência máxima varia entre diferentes porfirinas e com a extensão de sua ligação às proteínas. Quando submetida à luz ultravioleta, uma amostra de plasma normalmente demonstra um pico de emissão em cerca de 630 nm na PPE, 625 nm na PV e 619 nm na PAI, na CPH e na PCT. O pico de emissão de fluorescência na PAI pode ser transitório, de modo que a obtenção de um resultado negativo não exclui o diagnóstico.

O episódio agudo está sempre associado à elevação dos precursores da porfirina, ALA e PBG. Por conseguinte, é essencial obter uma amostra de urina com solicitação específica para determinação da concentração de PBG, de modo a confirmar o episódio agudo. Na situação aguda, a excreção urinária de porfirina tem pouca utilidade, visto que não confirma a ocorrência de um episódio agudo. No contexto clínico apropriado, os níveis elevados são altamente confirmatórios; por outro lado, quando a concentração de PBG está normal, é altamente improvável que haja um episódio agudo. Recomenda-se um resultado quantitativo. Uma amostra muito diluída pode produzir resultados falso-negativos; por conseguinte, a concentração de PBG deve ser expressa como razão entre a concentração urinária de creatinina, que corrige a concentração ou diluição. Como o diagnóstico precoce do episódio agudo é essencial, a amostra deve ser examinada em um laboratório que possa fornecer um resultado em 24 horas. Para uso imediato no contexto de emergência, foram desenvolvidos *kits* de testes semiquantitativos, que possibilitam a identificação de concentrações urinárias elevadas de PBG sem o uso de equipamento especializado. Recomenda-se que cada serviço de emergência tenha acesso imediato a esses *kits*.

Pode ser difícil confirmar um episódio agudo recorrente em um paciente que apresenta PAI sintomática, visto que o PBG pode permanecer elevado na PAI em remissão. Com frequência, decidir se o paciente com PAI diagnosticada que se queixa de dor abdominal está apresentando ou não um episódio agudo depende do julgamento clínico, visto que não existe nenhum limiar diagnóstico definido para diferenciar de maneira confiável a PAI na fase aguda da PAI em remissão.

Testes genéticos

Uma vez estabelecido o diagnóstico bioquímico de porfiria, deve-se identificar a mutação subjacente. O rastreamento de membros da família para essa mutação irá então determinar o estado de portador. Isso é particularmente importante no caso das porfirias hepáticas agudas, de modo que os membros da família ainda não afetados possam evitar os riscos. Nos locais em que há uma prevalência muito alta de uma única mutação como resultado de um efeito de fundador, o rastreamento para essa mutação pode ser útil na avaliação preliminar. Este é o caso da África do Sul, onde uma única mutação de *PPOX*, a mutação R59W, é responsável por mais de 95% de todos os casos de PV.

Como as várias porfirias resultam de mutações em diferentes genes e tendo em vista que, dentro de cada porfiria, numerosas mutações específicas de família podem dar origem ao fenótipo característico, o diagnóstico molecular não é muito apropriado para a avaliação primária de um paciente. Nenhum exame diagnóstico específico para mutações irá excluir qualquer forma de porfiria, além daquela especificamente associada àquele gene e àquela mutação. Por outro lado, a detecção de mutação no gene para uma ou mais enzimas de biossíntese do heme não estabelece o diagnóstico, visto que pode representar um polimorfismo incidental. Provar que determinada mutação está, de fato, associada a uma doença clínica exige experiência e habilidade. O teste genético, diferentemente do exame bioquímico, não fornece nenhuma informação sobre o grau de atividade da porfiria no momento de sua realização.

Diagnóstico diferencial

Episódio agudo

O diagnóstico diferencial de um episódio agudo inclui qualquer causa de dor abdominal intensa. Cerca de 40% das crianças com tirosinemia hereditária do tipo I podem desenvolver uma síndrome muito semelhante a um episódio agudo; isso é mediado pelo acúmulo de succinilacetona, que é um potente inibidor da ALAD. O envenenamento por chumbo também pode ser acompanhado de crise abdominal aguda, e ambas essas condições podem ser distinguidas pela demonstração de elevação isolada de ALA, com concentração normal de PBG. Quando os pacientes apresentam uma neuropatia motora ou quadriparesia, devem-se considerar outras causas de neuropatia de início agudo, como síndrome de Guillain-Barré. A anamnese detalhada pode revelar uma história de dor abdominal (embora, muito ocasionalmente, essa dor esteja ausente), e o exame neurofisiológico na porfiria aguda irá revelar um padrão de necrose axonal, em vez de desmielinização. A análise bioquímica para porfiria confirmará o diagnóstico correto.

Doença cutânea

O diagnóstico diferencial de uma porfiria vesiculoerosiva típica é limitado. Outras doenças bolhosas crônicas precisam ser excluídas (Capítulo 410). A epidermólise bolhosa não é restrita a áreas expostas ao sol. A pseudoporfiria é uma condição associada à porfiria semelhante à doença vesiculoerosiva, porém não há nenhum defeito enzimático ou genético subjacente, e os níveis plasmáticos de porfirina estão normais. A pseudoporfiria está associada à doença renal ou hepática terminal, ao uso de bronzeamento artificial ou a uma classe de reações cutâneas induzidas por fármacos, particularmente em resposta a agentes anti-inflamatórios não esteroides, ácido nalidíxico ou tetraciclina, diuréticos que contêm enxofre, retinoides sistêmicos, ciclosporina e dapsona. O mecanismo patogenético permanece desconhecido.

TRATAMENTO

Episódio agudo

Os pacientes devem ser tratados por um médico ou devem procurar o parecer de um médico com experiência em porfirias. A dor é intensa e exige analgesia com opioides em doses suficientes para aliviá-la. Os médicos e os enfermeiros com pouca experiência frequentemente não prescrevem opioides na frequência e nas doses necessárias; podem ser enganados pela ausência de sinais abdominais e podem suspeitar incorretamente de que o paciente esteja exagerando os sintomas ou tenha adicção de opioides. A morfina e os opioides mais novos devem ser preferidos à meperidina, em virtude de seu potencial aditivo. É essencial que todos os fármacos porfirogênicos e outros fatores precipitantes potenciais sejam interrompidos, e nenhuma medicação deve ser administrada ao paciente, a não ser que a sua segurança na porfiria tenha sido verificada. Os pacientes podem necessitar de antieméticos. Embora os betabloqueadores possam auxiliar no alentecimento do pulso e na redução da pressão arterial, eles raramente estão elevados o suficiente para exigir tratamento.

O equilíbrio eletrolítico requer monitoramento cuidadoso. Embora se tenha constatado que a carga de carboidratos exerça um efeito supressor sobre a síntese de porfirinas, seu efeito é mínimo em comparação com o da terapia com hemina. A administração de glicose por via enteral é mais efetiva e mais segura do que a sua administração intravenosa, visto que as infusões de líquidos hipotônicos contendo glicose podem agravar a hiponatremia.

Terapia específica

A administração de heme exógeno (na forma de hemina, uma variante de heme, em que o ferro se encontra no estado férrico, com um ligante de cloreto de coordenação) resulta em inibição da ALAS1 por retroalimentação negativa, levando a uma rápida redução na síntese de porfirina. Essa terapia constitui agora o padrão de tratamento do episódio agudo. Ela reduz a duração dos sintomas, possibilita a alta mais precoce do paciente e evita a ocorrência de complicações graves, como encefalopatia e neuropatia motora.

A hemina humana é comercializada em duas formas.[1] Ambas são igualmente eficazes. A hemina humana liofilizada é licenciada para uso nos EUA. É apresentada na forma de pó, que é reconstituído com água estéril para injeção e infundido por via intravenosa, em uma dose de 1 a 4 mg por quilograma por dia. O arginato de heme é um composto mais recente, em que o heme é complexado com arginina. Não está atualmente licenciado para uso nos EUA, porém agora está amplamente aprovado na Europa e em outras áreas. É administrado por via intravenosa, em uma dose de 3 mg/kg/dia, durante 4 dias. O fabricante recomenda que a dose seja reconstituída em 100 mℓ de uma solução de cloreto de sódio a 0,9% e infundida em uma veia de grande calibre durante pelo menos 30 minutos. Entretanto, a prática comum é administrar o arginato de heme em albumina sérica humana, visto que esta apresenta um efeito de tamponamento, o que pode reduzir a incidência de flebite no local da infusão e pode facilitar a captação hepática.

Tipicamente, a administração de hemina resulta em melhora clínica nas primeiras 24 horas. Após a terceira ou quarta dose, o paciente habitualmente não apresenta mais sintomas e pode receber alta. É fundamental que a hemina seja administrada precocemente, visto que ela previne a neuropatia, porém não reverte quando esta já está estabelecida. O tratamento de crianças e gestantes é seguro.

Raramente, os pacientes podem apresentar uma síndrome de hipertensão acelerada grave, taquicardia e complicações cerebrais, que podem incluir coma, crises convulsivas e a síndrome de encefalopatia reversível posterior. A administração de sulfato de magnésio IV em associação com bloqueio α e β combinado é útil no controle da hiperatividade autônoma, enquanto o episódio é abortado com hemina. Em geral, a recuperação é rápida e completa.

Episódios recorrentes

Episódios agudos recorrentes são manifestação incomum das porfirias agudas, afetando cerca de 3 a 5% de todos os pacientes sintomáticos. É preciso rever os medicamentos e interromper a medicação potencialmente porfirogênica. O tabagismo e o etilismo devem ser desencorajados.

Os pacientes que apresentam episódios recorrentes precisam dos cuidados de um médico ou equipe especializados. São necessárias disposições antecipadas para assegurar a disponibilidade imediata de hemina quando for necessária. É aconselhável que os pacientes sejam internados diretamente em uma enfermaria onde sejam conhecidos e com uma equipe habituada com a terapia, em vez de serem encaminhados a um serviço de emergência.

Uso profilático de hemina

Alguns pacientes com história de episódios agudos recorrentes receberam hemina profilática a intervalos agendados ou mediante pedido aos primeiros sinais de início dos sintomas, com relato de benefícios. O uso domiciliar tem sido praticado no Reino Unido. A administração frequente está associada a uma elevada incidência de tromboflebite, e, usualmente, é necessário utilizar um cateter venoso central permanente. A administração regular de hemina profilática não é desprovida de risco. A administração frequente de hemina pode induzir a heme oxigenase, levando ao rápido catabolismo do heme, iniciando, assim, um ciclo vicioso de redução dos níveis de heme regulador livre dos hepatócitos, indução da ALAS1 e aumento da síntese dos precursores, o que promove o desenvolvimento de outro episódio. A hemina contém 9% de ferro por peso, e os pacientes submetidos a cursos frequentes de tratamento podem desenvolver sobrecarga de ferro. A ferritina deve ser medida a intervalos regulares e, se houver necessidade, deve-se efetuar uma flebotomia. A givosirana (um agente terapêutico de interferência do RNA em fase de investigação, que inibe a síntese hepática da ácido delta aminolevulínico sintase 1), em injeções administradas uma vez por mês, constitui uma terapia experimental para reduzir as taxas de episódios em pacientes com porfiria intermitente aguda.[15]

Manejo da dor crônica

É difícil manejar o problema da dor neuropática crônica após episódios agudos recorrentes. A evolução pode ser recidivante/remitente, que pode ser difícil de distinguir de episódios agudos recorrentes de porfiria. Essa dor não responde à hemina, mas pode responder a fármacos utilizados no alívio da dor neuropática, como anticonvulsivantes e antidepressivos. Devem-se procurar os conselhos de um neurologista ou de um especialista no tratamento da dor.

Episódios menstruais

Algumas pacientes tiveram um padrão de episódios menstruais tratados com sucesso por meio de combinações de estrogênio-gestagênio em baixa dose, enquanto outras tiveram episódios precipitados por esse tratamento. Algumas pacientes responderam de modo satisfatório à terapia com hemina profilática administrada imediatamente antes da fase lútea do ciclo menstrual. A ooforectomia não é apropriada. Pode-se tentar a supressão gonadal com o uso de agonistas do hormônio de liberação das gonadotropinas, como gonadorrelina, gosserrelina, busserrelina, leuprorrelina, triptorrelina, histrelina ou nafarrelina. Esse tratamento é eficaz para abortar o padrão de episódios recorrentes em cerca da metade das pacientes tratadas.[16] O tratamento deve ser iniciado nos primeiros 3 dias do ciclo, visto que a sua administração mais tarde pode precipitar um episódio. A terapia resulta em deficiência de estrogênio, que habitualmente é sintomática e acompanhada de desmineralização óssea. Isso pode ser neutralizado pela administração de estrogênio em baixa dose, de preferência na forma de adesivo cutâneo. O acréscimo de gestagênio suplementar frequentemente precipita um episódio.

Transplante ortotópico de fígado

O transplante ortotópico de fígado evita episódios agudos posteriores tanto na PAI quanto na PV. Deve ser aventado para qualquer paciente que desenvolva um padrão de episódios agudos repetitivos graves, sobretudo quando há recuperação incompleta entre os episódios, incapacidade progressiva ou grave comprometimento da qualidade de vida. O transplante combinado de fígado e rim pode ser necessário quando a PAI é acompanhada de doença renal crônica.

Doença cutânea

Não existe nenhuma terapia específica para a doença cutânea vesiculoerosiva. É fundamental evitar a exposição ao sol no seu manejo. Isso pode exigir modificação comportamental, bem como uma atenção cuidadosa para o vestuário, utilizando roupas não transparentes para reduzir a exposição da pele aos raios ultravioleta. O traumatismo das áreas expostas deve ser minimizado. Os protetores solares precisam impedir a transmissão dos comprimentos de onda ultravioleta (UV) A, UVB e visíveis. O óxido de zinco é mais efetivo do que o dióxido de titânio. Embora os protetores solares que contêm óxido de zinco ou dióxido de titânio micronizado sejam translucentes e esteticamente mais aceitáveis, eles refletem menos luz e, portanto, proporcionam apenas proteção parcial. As lesões estabelecidas devem ser cuidadosamente limpas com antissépticos não adstringentes. Na nossa experiência, a punção asséptica das bolhas pode acelerar a resolução. Quando se observa infecção secundária, indica-se o uso de antibióticos tópicos ou sistêmicos.

Porfiria cutânea tardia

Ocorre remissão da PCT após a remoção dos fatores precipitantes. O consumo de álcool deve ser rigorosamente restrito. A hepatite C deve ser tratada. É necessário reduzir as reservas elevadas de ferro (Capítulo 201). Um esquema comum consiste na realização de flebotomia de 500 mℓ a cada 2 semanas até que os níveis séricos de ferritina estejam na faixa normal baixa; normalmente, isso requer cerca de 8 a 12 sessões. A terapia com quelantes de ferro é efetiva, embora seja menos eficiente do que a flebotomia. Os pacientes que apresentam anemia, como aqueles com insuficiência renal, podem necessitar da administração concomitante de eritropoetina para manter concentração de hemoglobina adequada, além de mobilizar o ferro hepático.

A cloroquina é tão efetiva quanto a flebotomia na indução da remissão da PCT. Ao quebrar a estrutura lisossômica, ela possibilita a liberação de porfirinas armazenadas no fígado para o plasma, a partir do qual são depuradas pelos rins. Com frequência, a instituição da terapia com cloroquina provoca aumento inicial transitório das porfirinas plasmáticas e agravamento da doença cutânea. A cloroquina precisa ser utilizada em doses baixas, normalmente 125 mg, 2 vezes/semana, visto que o uso de doses maiores pode resultar em transaminite grave.

O tratamento específico da infecção pelo HCV induz remissão na PCT. Os agentes antivirais de ação direta são preferíveis à alfainterferona e à ribavirina, visto que foi relatado que esses fármacos induzem uma exacerbação inicial na gravidade da doença cutânea da PCT. Entretanto, tendo em vista os efeitos deletérios da sobrecarga de ferro, parece prudente combinar o tratamento com agentes antivirais ou cloroquina com terapia de redução do ferro, em decorrência da observação de sobrecarga de ferro associada. A remissão da PCT, uma vez alcançada, é habitualmente mantida por muitos anos, embora, em certas ocasiões, possa ser necessário o retratamento.

Protoporfirias

A redução da exposição ao sol exige uma mudança de comportamento, atenção para o vestuário e uso de protetores solares de amplo espectro. Alguns pacientes parecem responder de maneira positiva à administração de betacaroteno em doses grandes o suficiente para induzir carotenodermia, embora a eficácia não tenha sido comprovada de modo convincente. Em alguns casos, a fototerapia com UVB de banda estreita tem resultado em aumento da fototolerância.

O tratamento com afamelanotide demonstrou ser efetivo em ensaios clínicos controlados.[A1] Trata-se de um análogo sintético do hormônio de estimulação dos melanócitos, administrado na forma de implante subcutâneo de liberação lenta, com duração de ação mais longa que a do hormônio natural. Esse fármaco induz a síntese de feomelanina e eumelanina, que absorvem e refletem a radiação por um amplo espectro de luz. A síntese de eumelanina não depende de exposição UV. O afamelanotide foi agora licenciado na Europa para uso na PPE e encontra-se em estudo nos EUA. O tratamento não apresenta efeitos adversos graves, e seu uso pode ser agora recomendado como padrão de cuidados.

A anemia e a deficiência de ferro são comuns em pacientes com PPE e PPLX. É conveniente administrar terapia de reposição com ferro, com monitoramento cuidadoso tanto da resposta clínica quanto dos níveis plasmáticos de protoporfirinogênio, visto que alguns pacientes, porém nem todos, demonstraram ter uma resposta favorável.

Foi sustentado o benefício de várias intervenções em termos de sua utilidade na redução da dor aguda na PPE, incluindo loções, esteroides, anestésicos locais, anti-histamínicos, imersão em água e aplicações de gelo. Embora pacientes individuais possam perceber que essas medidas os ajudaram de algum modo, não foi demonstrado nenhum benefício consistente para nenhuma intervenção isolada. Um método não invasivo de medição dinâmica dos níveis de protoporfirina na pele mostrou que os níveis de porfirina nos eritrócitos e na pele exibem uma estreita correlação com a fotossensibilidade na PPE e oferece, assim, um possível método para o monitoramento desses pacientes, de modo a determinar a fotossensibilidade e avaliar a resposta ao tratamento.

A hepatopatia associada à protoporfiria não está bem compreendida. Certos grupos correm risco elevado: pacientes com homozigosidade, PPE, PPLX ou história familiar de doença hepática e aqueles com níveis eritrocitários elevados de protoporfirinogênio. Esses pacientes necessitam dos cuidados de um hepatologista com experiência. A sensibilidade dos exames bioquímicos hepáticos no fornecimento de um sinal precoce de comprometimento hepático não foi estabelecida, e tampouco há recomendações baseadas em evidências para orientar o tratamento. A administração de absorventes orais, como carvão ativado, colestiramina e colestipol, que interrompem a reciclagem hepática de porfirinas, produziu resultados inconsistentes. A hipertransfusão e a administração de hemina podem suprimir a síntese de porfirinas, porém não são apropriadas para uso a longo prazo. Os pacientes gravemente afetados são candidatos ao transplante ortotópico de fígado. Tendo em vista que as vísceras estão carregadas de porfirinas e sujeitas à necrose grave induzida por luz, é necessária uma preparação cuidadosa do paciente, e a cirurgia precisa ser efetuada com luzes operatórias filtradas. A neuropatia motora grave demonstrou ser uma complicação inesperada do transplante de fígado em pacientes com protoporfiria. Após o transplante, ocorre reacúmulo de protoporfirina no fígado. Por conseguinte, pode-se considerar a realização de transplante combinado de medula óssea e de fígado.

Porfiria eritropoética congênita

É essencial evitar exposição à luz, com proteção tanto da pele quanto dos olhos. Quando o acometimento cutâneo é grave, como na PEC, pode-se considerar a substituição da luz fluorescente por outras formas de iluminação com emissão de luz de comprimento de onda mais curto, bem como a aplicação de filme transparente às janelas, óculos e para-brisas para excluir os comprimentos de onda relevantes. O afamelanotide demonstrou ser benéfico em um único caso. Alguns pacientes necessitam de transfusão crônica para a anemia e podem se beneficiar da esplenectomia. O transplante de células-tronco autólogo precoce previne a futura desfiguração e as consequências psicossociais inevitáveis em indivíduos gravemente afetados. Há um consenso atual de que os indivíduos jovens com PEC grave devem ser submetidos a transplante de células-tronco antes que a doença mutilante se torne estabelecida. O fenótipo da PEC é extremamente variável. Recomenda-se que o transplante de medula óssea seja reservado para pacientes com mutação comprovadamente associada a um fenótipo grave e para aqueles com apresentação no primeiro ano de vida ou com anemia hemolítica grave ou trombocitopenia.

Terapias investigacionais para as porfirias

Porfirias hepáticas agudas

Embora a administração de hemina seja efetiva, esse fármaco apresenta limitações que justificam a pesquisa de tratamentos melhores. Essas limitações incluem início de ação relativamente lento, frequência de flebite, exigindo a sua administração por meio de acesso venoso central em pacientes com episódios recorrentes e tolerância ao uso repetido.

A administração intravenosa de proteína HMBS recombinante a pacientes com PAI foi estudada em uma pequena série. Embora o tratamento tenha reduzido os níveis plasmáticos de PBG, os níveis de ALA permaneceram elevados, e os sinais/sintomas não foram afetados, presumivelmente em razão do acesso limitado dessa preparação ao hepatócito. A substituição gênica para a PAI, por meio do uso de uma variedade de vetores, encontra-se em fase de desenvolvimento ativo e demonstrou ser promissora em estudos de laboratório. Em um estudo clínico de pequeno porte, foi agora investigada a administração de um vetor associado a adenovírus recombinante, que expressa a HMBS. Não houve nenhuma alteração dos níveis dos precursores, porém foi relatada uma aparente tendência a melhora da evolução clínica. Outros estudos estão em andamento. O transplante de hepatócitos tem sido experimentalmente promissor no tratamento da PAI e teria vantagens sobre o transplante ortotópico de fígado.

Como a ALAS1 ocupa uma posição central na patogenia do episódio agudo, sua infrarregulação é considerada como principal alvo de intervenção terapêutica. Foram identificados vários locais possíveis: regulação transcricional e pós-transcricional, modulação da taxa de entrada da enzima precursora do citosol para dentro da mitocôndria, inibição enzimática e infrarregulação de LON1P, uma protease que controla a renovação das proteínas da matriz mitocondrial. O efeito da hemina exógena é mediado pelo menos por três desses mecanismos. O silenciamento gênico dirigido para o mRNA de *ALAS1* para bloquear a indução da ALAS1 parece ser encorajador nas porfirias hepáticas agudas. Os pacientes com PAI apresentam níveis mais elevados de mRNA de *ALAS1*, em comparação com controles. Foi relatado que o uso de givosirana, que é um nucleotídio *antisense* de *ALAS1* (sequência do RNA de interferência pequeno, siRNA1) complexado com N-acetilgalactosamina para promover a captação pelos hepatócitos, é seguro e efetivo na redução dos níveis de ALA e de PBG, bem como na redução dos episódios recorrentes em pacientes com PAI.[17] São necessários mais estudos para determinar o seu papel no tratamento clínico.

Protoporfiria eritropoética congênita

Estudos em animais forneceram resultados alentadores da terapia gênica, incluindo reengenharia de células-tronco pluripotentes induzidas. Quando o efeito da mutação consiste em reduzir a estabilidade da proteína, as intervenções para melhorar a estabilidade podem levar à melhora da concentração e da atividade da enzima. Estudos *in vitro* sugerem que a administração de um inibidor dos proteassomos pode melhorar a função da UROS, quando a deficiência enzimática resulta de uma proteína instável.

Protoporfiria eritropoética

Um estudo mostrou que um oligonucleotídio *antisense* dirigido para o local *splicing* críptico de FECH, codificado pelo polimorfismo de baixa expressão comum, aumenta o uso do local de *splicing* de tipo selvagem, levando a aumento dos níveis de mRNA e da atividade da FECH e diminuição do acúmulo de protoporfirina *in vitro*. Esse agente tem valor terapêutico potencial.

PREVENÇÃO

Prevenção primária

Tendo em vista que a maior parte das porfirias é geneticamente determinada, não existe, no momento atual, nenhuma maneira prática de prevenir essas doenças. O aconselhamento genético e a orientação do paciente e da família, bem como o acesso a recursos de literatura apropriados para suporte do paciente, são importantes. É possível estabelecer o diagnóstico *in utero* por meio de métodos moleculares para identificar a presença de mutações específicas da família. O aborto seletivo não é apropriado, visto que uma proporção muito alta de portadores não apresentará expressão da doença ou terá sintomas facilmente controlados. As condições que mais provavelmente resultam em grave comprometimento da qualidade de vida são a PEC e as porfirias agudas homozigotas. Essas doenças são extremamente raras e, em muitos casos, os genitores não foram previamente reconhecidos como portadores dos genes, impedindo, assim, o diagnóstico pré-natal. Entretanto, o teste pré-natal pode ser apropriado em casos de consanguinidade conhecida, em que há aumento da possibilidade de herança recessiva.

Prevenção secundária

Porfirias hepáticas aguda

É necessária a prevenção dos episódios agudos. Os pacientes precisam evitar súbitas reduções do aporte calórico e não devem ser expostos a medicação porfirogênica. Todos os portadores de genes, independentemente da expressão ou não da doença, e os profissionais de saúde que cuidam deles precisam entender a importância de consultar uma base de dados sobre a segurança dos fármacos antes de tomar ou prescrever qualquer agente medicinal. Recomendamos o uso da base de dados europeia *The Drug Database for Porphyria* (http://www.drugs-porphyria.org), mantida pelo Norwegian Porphyria Centre. As recomendações nessa base de dados baseiam-se no seu destino metabólico e porfirogenicidade prevista. A experiência mostrou que essas previsões são confiáveis e evitam muitas das desvantagens das listas mais antigas baseadas, em grande parte, na experiência clínica ou em animais.

A anestesia é segura em pacientes com porfiria hepática aguda, contanto que sejam utilizados agentes anestésicos e fármacos auxiliares não porfirogênicos. A gravidez raramente é problemática. Algumas pacientes apresentam episódios mais frequentes durante a gravidez. A administração de hemina é segura durante a gravidez. Observa-se um leve aumento do risco de perda fetal em pacientes que sofreram episódios recorrentes. É necessário proceder a rastreamento, a intervalos regulares, para hipertensão arterial sistêmica, doença renal crônica e carcinoma hepatocelular.

Porfirias cutâneas

As crianças com risco de porfirias cutâneas, incluindo aquelas que herdaram um gene para PV ou CPH, devem ser incentivadas a desenvolver hábitos saudáveis, como evitar a exposição ao sol e proteger-se dele, antes do aparecimento dos sintomas. Os pacientes com doença estabelecida precisam modificar o seu comportamento e vestuário, de modo a limitar a exposição ao sol. Nos casos de fotossensibilidade extrema, a filtração da luz natural e artificial pode ser benéfica.

Os pacientes com PCT devem ser rastreados para mutações associadas à hemocromatose (Capítulo 201). Uma vez alcançada a remissão, devem-se evitar os fatores precipitantes da PCT anteriormente descritos. Deve-se proceder a um rastreamento anual nesses pacientes para concentrações urinárias de porfirina e níveis de ferritina e, se necessário, deve-se iniciar um curso repetido de flebotomia. Algumas autoridades recomendam o monitoramento para diabetes melito e carcinoma hepatocelular, particularmente em pacientes com hepatite C ou cirrose alcoólica.

PROGNÓSTICO

Com poucas exceções, o prognóstico das porfirias é favorável.

Porfirias hepáticas agudas

Os pacientes têm expectativa de vida normal, contanto que os episódios agudos sejam evitados e, caso ocorram, sejam efetivamente tratados. O prognóstico para o episódio isolado é satisfatório se o paciente for tratado, habitualmente com hemina, antes do aparecimento da neuropatia. Até mesmo quando o paciente já desenvolveu quadriparesia, o prognóstico de recuperação final é satisfatório, contanto que o paciente receba cuidados de alta qualidade, incluindo ventilação assistida, se necessário. Tipicamente, o paciente pode ser desmamado do ventilador nos primeiros 4 meses e, em 8 meses, apresenta habitualmente deambulação e independência totais. O paciente pode apresentar pé caído e punho caído residuais leves, porém a recuperação é, em geral, quase completa em 12 meses. É importante evitar outros episódios agudos durante o período da convalescença e, se necessário, tratá-los de maneira adequada e efetiva, de modo a prevenir a recidiva da neuropatia.

Nas últimas 5 décadas, houve redução acentuada da incidência de episódios agudos, provavelmente em consequência de maior reconhecimento, rastreamento precoce, melhor orientação e mudança dos hábitos na prescrição de medicamentos. Em mãos experientes, a morte é, agora, extremamente rara. Contudo, em países onde, historicamente, as porfirias agudas não foram previamente reconhecidas, como a Índia, a proliferação de relatos recentes de casos e pequenas séries indicam aumento na frequência de diagnóstico de pacientes que sofrem episódio agudo, tipicamente em uma fase avançada, com alta incidência de complicações graves e taxa de mortalidade significativa.

O prognóstico é menos benigno em pacientes que apresentam episódios agudos recorrentes que não respondem de modo adequado à terapia. Com frequência, a evolução consiste em deterioração lenta ao longo de vários anos, podendo ser finalmente fatal. Esses pacientes devem ser avaliados quanto à possibilidade de transplante ortotópico de fígado. Os pacientes com PAI homozigota têm propensão a graves anormalidades do desenvolvimento e podem morrer na infância. Por outro lado, parece não haver morte precoce de pacientes com PV homozigota, embora a fotomutilação e os efeitos sobre o neurodesenvolvimento tenham consequências psicossociais e educacionais.

Porfirias cutâneas

O acometimento cutâneo da porfiria não é potencialmente fatal. Os pacientes com PEC estão sujeitos à fotomutilação grave, com sérias consequências psicossociais, e devem ser avaliados para transplante de células-tronco alogênicas. A PCT é passível de tratamento, e espera-se remissão após a correção dos fatores precipitantes, incluindo sobrecarga de ferro. Uma pequena proporção de pacientes com protoporfirina apresenta hepatopatia, que pode ser fatal. Entretanto, a maioria desses pacientes tem expectativa de sobrevida normal.

Grau A — Recomendação de grau A

A1. Langendonk JG, Balwani M, Anderson KE, et al. Afamelanotide for erythropoietic protoporphyria. *N Engl J Med*. 2015;373:48-59.

REFERÊNCIAS BIBLIOGRÁFICAS

As referências bibliográficas, bem como os outros materiais suplementares deste livro, encontram-se no GEN-IO, nosso ambiente virtual de aprendizagem.

200

DOENÇA DE WILSON

MICHAEL L. SCHILSKY

DEFINIÇÃO

A doença de Wilson é um distúrbio autossômico recessivo do transporte de cobre. Os indivíduos afetados acumulam níveis anormais de cobre no fígado e, posteriormente, no encéfalo, como consequência de mutações nos dois alelos do gene da doença de Wilson (*ATP7B*). O gene codifica uma ATPase transportadora de cobre expressa principalmente nos hepatócitos do fígado, onde a sua principal função consiste na excreção de cobre hepático para as vias biliares. A condição clínica da degeneração hepatolenticular com cirrose associada foi descrita pela primeira vez, em 1912, por S. A. K. Wilson. Existem grandes diferenças entre pacientes quanto à idade de apresentação e ao espectro de manifestações.

EPIDEMIOLOGIA

A incidência da doença de Wilson, definida como a ocorrência de novos casos, é de cerca de 1 em 30.000 a 40.000 nascidos vivos. Em populações especiais nas quais a consanguinidade é comum, a incidência é maior. Na população em geral, a prevalência de portadores heterozigotos do gene (definida como a razão entre todos os indivíduos com alelo *ATP7B* mutante e a população como um todo) é estimada em 1:90 a 1:180. Alguns consideram essa incidência uma subestimativa com base nos dados populacionais da frequência da mutação *ATP7B* no Reino Unido.

BIOPATOLOGIA

Normalmente, os indivíduos consomem de 1 a 3 mg de cobre por dia na alimentação, dos quais 50% são absorvidos pelo sistema digestório. A maior parte das dietas contém quantidades adequadas de cobre, e certos alimentos (p. ex., mariscos, fígado, cogumelos, chocolate, nozes) contêm quantidades maiores. Na homeostasia normal, o cobre é absorvido pelo estômago e duodeno, onde a absorção na superfície apical do enterócito é mediada por um transportador específico de cobre, o hCTR1. O gene *ATP7A*, que codifica a proteína ATPase transportadora de cobre com alta homologia para aquela codificada pelo *ATP7B*, transporta o cobre das células epiteliais intestinais para a corrente sanguínea, onde se liga a albumina ou aminoácidos, é transportado até o fígado e outros órgãos ou tecidos ou excretado pelo rim. A excreção renal de cobre representa uma via menor, e os adultos normalmente excretam apenas 40 μg de cobre por dia na urina.

No fígado, o cobre pode ser (1) incorporado na ceruloplasmina, uma enzima α_2-glicoproteína multifuncional, de 132 kDa, que contém seis ou sete átomos de cobre por molécula; (2) utilizado na síntese de outras enzimas que necessitam de cobre; (3) ligado à metalotioneína, uma proteína rica em cisteína, de baixo peso molecular, que proporciona um depósito de reserva e destoxificação do cobre e de outros elementos metálicos; ou (4) excretado na bile. O *ATP7B*, o gene mutado na doença de Wilson, é expresso principalmente no fígado e codifica outra proteína transportadora de cobre, que facilita a remoção do cobre hepático em excesso através da bile.[1,2] O cobre biliar não sofre recirculação êntero-hepática, e, portanto, a perda fecal de cobre normalmente representa uma importante via de excreção de cobre.

Na doença de Wilson, a excreção de cobre está afetada, em decorrência do transportador de cobre ATPase anormal codificado pelo gene *ATP7B* mutante, produzindo, assim, uma sobrecarga hepática maciça de cobre quando a condição não é reconhecida e não é tratada.[3] Na sobrecarga hepática de cobre não tratada, o excesso de cobre entra na circulação e, subsequentemente, o cobre deposita-se em outros tecidos, incluindo o encéfalo, que é particularmente sensível a perturbações na homeostasia dos metais. Como o cobre acumula-se inicialmente no fígado antes de outros órgãos, a doença hepática tende a preceder o início da lesão de outros órgãos pelo cobre, mais notavelmente o encéfalo.

Na doença de Wilson, a aquisição de cobre pela ceruloplasmina está habitualmente reduzida, refletindo o comprometimento do transporte de cobre para dentro do compartimento trans-Golgi, onde ocorrem o processamento da glicoproteína e a incorporação de cobre pela apoceruloplasmina. Isso resulta em baixos níveis circulantes de holoceruloplasmina (a proteína com o seu complemento integral de cobre), decorrentes da instabilidade da apoproteína 9 (sem cobre) na população. Como o cobre na ceruloplasmina representa 90% do cobre circulante, o nível sérico de cobre total está baixo na maioria dos pacientes com doença de Wilson.

MANIFESTAÇÕES CLÍNICAS

As características clínicas da apresentação da doença de Wilson consistem em acometimento hepático inespecífico (Figura 200.1), anormalidades neurológicas, doença psiquiátrica, anemia hemolítica, síndrome tubular renal de Fanconi e várias anormalidades esqueléticas.[4]

Existe uma considerável variação na apresentação clínica e no fenótipo da doença de Wilson.[5] As apresentações específicas diferem com a idade; a doença hepática manifesta-se, com mais frequência, em indivíduos com menos de 30 anos, algumas vezes até mesmo na primeira ou segunda décadas de vida. Por outro lado, os que apresentam sinais neurológicos ou psiquiátricos apresentam tipicamente a doença depois dos 20 anos; entretanto, os relatos mostram uma faixa etária que se estende da primeira até a oitava década de vida. Independentemente da apresentação clínica, observa-se sempre algum grau de doença hepática.[6] Em uma série mais antiga de 400 pacientes adultos com doença de Wilson, cerca de 50% apresentaram sintomas neurológicos e psiquiátricos, 20% apresentaram sintomas neurológicos e hepáticos e 20%, sintomas puramente hepáticos.

Nas apresentações hepáticas, os sinais e sintomas consistem em fadiga, icterícia, hepatomegalia, edema e ascite. Os efeitos endócrinos secundários da doença hepática podem incluir puberdade tardia e amenorreia. Hepatite viral e hepatite autoimune são, com frequência, considerações diagnósticas iniciais em indivíduos com doença de Wilson. Raros pacientes apresentam doença de Wilson concomitante com outro distúrbio hepático, e, em consequência, o diagnóstico de doença de Wilson é frequentemente atrasado nesses indivíduos.

Em pacientes com apresentações neurológicas, as anormalidades consistem em dificuldade da fala (disartria), distonia, rigidez, tremor ou movimentos coreiformes, marcha anormal, falta de coordenação na escrita e (raramente) neuropatia motora e sensitiva periférica combinada.[7–10] A doença de Wilson pode ser adequadamente classificada como distúrbio do movimento. Os sinais e sintomas neurológicos refletem uma predileção pelo comprometimento dos núcleos da base (p. ex., caudado, putame) no encéfalo desses indivíduos. A doença de Parkinson ou outros distúrbios do movimento podem ser diagnosticados incorretamente.

Nas apresentações psiquiátricas,[11] as alterações na personalidade (irritabilidade, raiva, falta de autocontrole), a depressão e a ansiedade são

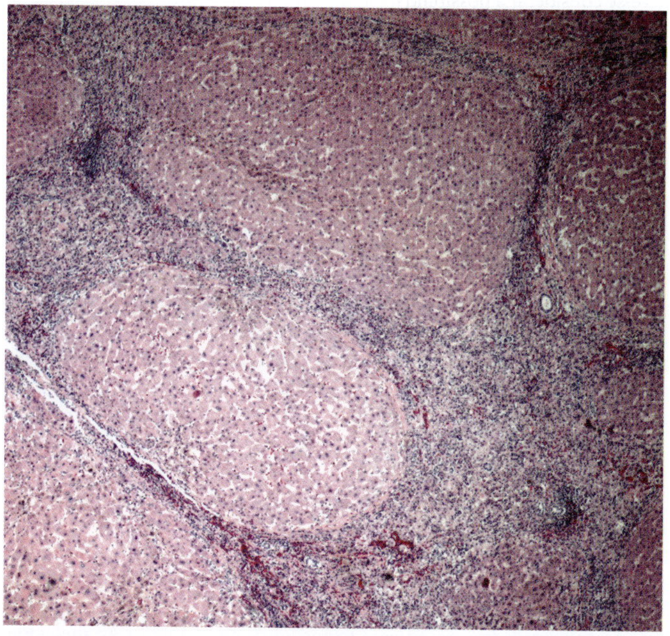

FIGURA 200.1 **Cirrose hepática na doença de Wilson.** (Imagem cortesia da Dra. Kisha A. Mitchell.)

sintomas comuns. Além disso, podem ocorrer psicose ou transtorno bipolar. Os pacientes que apresentam sintomas psiquiátricos tipicamente estão no final da adolescência ou no início da terceira década de vida, um período durante o qual o abuso de substâncias e a esquizofrenia também constituem as principais considerações diagnósticas. A possibilidade de doença de Wilson deve ser aventada e formalmente excluída em todos os adultos jovens com sintomas psiquiátricos de início recente, particularmente se os resultados das provas de função hepática forem anormais, ou se houver história familiar de doença de Wilson.

Além do encéfalo e do fígado, o olho constitui um local de deposição de cobre na doença de Wilson, produzindo um sinal benigno, porém característico, conhecido como anel de Kayser-Fleischer (Figura 200.2). O anel de Kayser-Fleischer consiste na deposição circular de cobre na periferia da córnea. Esse importante sinal diagnóstico aparece pela primeira vez como crescente superior de cor dourada; em seguida, desenvolve-se inferiormente e, por fim, torna-se circunferencial. São necessários exames com lâmpada de fenda para detectar anéis em seu estágio inicial de formação. O cobre também pode se acumular no cristalino e produzir cataratas em "girassol".

Cerca de 95% dos pacientes com sinais neurológicos ou psiquiátricos apresentam anéis de Kayser-Fleischer, em comparação com cerca de 50 a 65% daqueles que têm apresentações hepáticas. A terapia de quelação do cobre, o tratamento com zinco e o transplante de fígado promovem atenuação e desaparecimento do cobre da córnea com o passar do tempo.

Na doença de Wilson ocorre anemia hemolítica em consequência dos efeitos tóxicos diretos do cobre sobre as membranas dos eritrócitos. Isso está habitualmente associado à liberação de quantidades maciças de cobre hepático na circulação, um fenômeno que pode ser súbito e catastrófico, em decorrência do desenvolvimento de insuficiência hepática aguda (fulminante).[12] Em certas ocasiões, pode ocorrer anemia hemolítica sem insuficiência hepática.

A disfunção renal na doença de Wilson é de natureza tubular e leva a perdas anormais de aminoácidos, eletrólitos, cálcio, fósforo, ácido úrico e glicose. Esse efeito está presumivelmente relacionado com a toxicidade direta do cobre nos túbulos renais ou a toxicidade de complexos de cobre com metalotioneína. O tratamento com quelação do cobre frequentemente melhora os distúrbios renais.

Pode ocorrer comprometimento esquelético na doença de Wilson, incluindo osteoporose e raquitismo; esses efeitos podem ser atribuíveis, em parte, às perdas renais de cálcio e de fósforo. A osteoartrite que afeta principalmente os joelhos e os punhos também ocorre em pacientes com doença de Wilson e pode envolver a deposição excessiva de cobre no osso e na cartilagem.

DIAGNÓSTICO

Deve-se considerar a possibilidade de doença de Wilson em pacientes com doença hepática sem etiologia clara; em pacientes que apresentam insuficiência hepática aguda com hemólise associada; em pacientes com doença neurológica e psiquiátrica, particularmente se houver doença hepática concomitante; e em parentes de primeiro grau de pacientes identificados.[13]

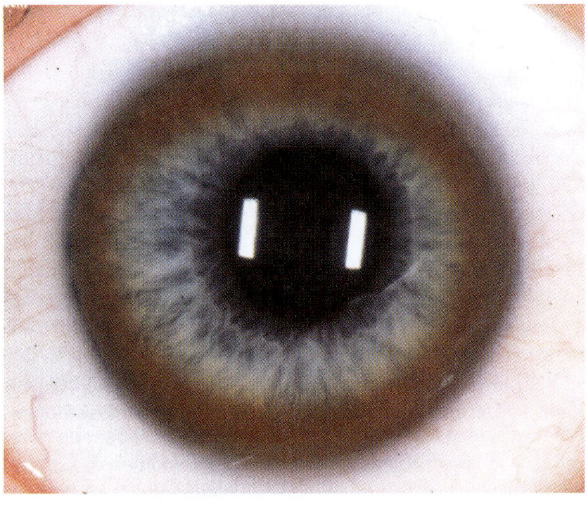

FIGURA 200.2 **Anel de Kayser-Fleischer em um paciente recém-diagnosticado com doença de Wilson.**

Os achados laboratoriais que sustentam o diagnóstico incluem baixos níveis séricos de cobre e de ceruloplasmina, excreção urinária elevada de cobre (> 100 μg/24 h), níveis elevados de transaminases hepáticas, baixo nível de albumina sérica, aumento do tempo de protrombina (razão normalizada internacional), aminoacidúria, baixos níveis de ácido úrico e anemia hemolítica com teste de antiglobulina direto (Coombs) negativo. O exame de amostras de biopsias hepáticas à procura de características histológicas e conteúdo de cobre também pode ajudar no diagnóstico (ver adiante). Os sinais clínicos da doença incluem os estigmas da doença hepática crônica, sinais e sintomas neurológicos e anéis de Kayser-Fleischer (cuja detecção exige, com frequência, exame com lâmpada de fenda). Foi desenvolvido um sistema de pontuação por especialistas, que utiliza dados bioquímicos, clínicos e de genética molecular que fornece uma pontuação cumulativa que possibilita o estabelecimento do diagnóstico, sugere a necessidade de mais avaliação ou proporciona a exclusão do diagnóstico. Esse sistema tem sido utilizado em um algoritmo diagnóstico elaborado pela European Association for the Study of the Liver.

O diagnóstico molecular para mutações de *ATP7B* tem sido de grande utilidade, sobretudo para os casos de difícil diagnóstico e no rastreamento de famílias, em que pode ser utilizado como teste de primeira linha se as mutações no probando tiverem sido identificadas.[14] Existem mais de 500 mutações específicas da doença conhecidas, e a maioria dos pacientes apresenta mutações diferentes em cada alelo.

A incorporação de um radioisótopo estável, ^{64}Cu, à ceruloplasmina sérica fornece um exame diagnóstico altamente específico; os pacientes com doença de Wilson incorporam muito pouco o ^{64}Cu na ceruloplasmina. Esse exame é particularmente útil quando há suspeita de doença de Wilson, apesar dos níveis normais de ceruloplasmina. Entretanto, a sua disponibilidade clínica é limitada.

O aumento da excreção urinária de cobre (> 100 μg/24 horas) é outro exame diagnóstico para essa doença. É necessário utilizar recipientes de coleta sem cobre. Uma variação que envolve medições seriadas do cobre urinário consiste no teste de "carga" com penicilamina, em que são administrados 500 mg de penicilamina VO e, mais uma vez, depois de 12 horas durante a coleta de urina de 24 horas. Um aumento de mais de 10 vezes na excreção de cobre é altamente sugestivo de doença de Wilson, embora o uso de um ponto de corte de excreção urinária de cobre basal de 40 μg/24 horas seja igualmente sensível para a detecção de pacientes.

A biopsia hepática com agulha percutânea para a medição quantitativa do cobre hepático ainda é útil para o diagnóstico da doença de Wilson. Valores hepáticos de cobre superiores a 250 μg/g de peso seco (normal, 20 a 50 μg/g de peso seco) são característicos da doença de Wilson, embora raros pacientes apresentem níveis tão baixos quanto 75 μg/g de fígado seco. A quantificação do cobre por espectrometria de massas com plasma indutivamente acoplado ou por espectrometria de absorção atômica em amostras secas e digeridas é preferível às amostras embebidas em parafina, embora estas últimas possam ser utilizadas quando o diagnóstico é considerado de modo retrospectivo e quando tiver sido obtida uma amostra adequada de tecido. A coloração histoquímica de uma amostra de biopsia de fígado para cobre por rodanina sugere doença de Wilson, porém é menos confiável.

Em resumo, na ausência de evidências moleculares formais, deve-se considerar o diagnóstico de doença de Wilson quando se verifica a presença de pelo menos dois dos seguintes critérios: história familiar positiva, anéis de Kayser-Fleischer, anemia hemolítica Coombs-negativa, baixos níveis séricos de cobre e de ceruloplasmina, conteúdo hepático elevado de cobre, aumento da excreção de cobre na urina de 24 horas ou resultado positivo no teste de "carga" com penicilamina. Os portadores heterozigotos da doença de Wilson não necessitam de tratamento.

TRATAMENTO

A d-penicilamina liga-se ao cobre e aumenta acentuadamente a sua excreção urinária, impedindo, assim, a sobrecarga de cobre e seus efeitos. A adesão ao tratamento com penicilamina oral proporcionou uma boa saúde a milhares de pacientes com doença de Wilson no mundo inteiro nesses últimos 50 anos.[15–17] Deve-se prescrever concomitantemente piridoxina (vitamina B_6) para combater a deficiência de vitamina B_6 que pode se desenvolver com a administração de d-penicilamina a longo prazo.

Cerca de 20% dos pacientes são intolerantes à d-penicilamina. Os efeitos colaterais significativos incluem hipersensibilidade; nefrotoxicidade; anormalidades hematológicas e erupção cutânea distinta, a elastose perfurante serpiginosa, que frequentemente acomete o pescoço e as axilas. Além disso, em alguns pacientes com apresentações neurológicas, o tratamento com d-penicilamina induz agravamento paradoxal da doença neurológica.

Embora a d-penicilamina seja o tratamento com maior tempo de experiência, dispõe-se de outros agentes farmacológicos, que podem ser utilizados como fármacos de primeira linha. Por exemplo, o acetato de zinco e o dicloridrato de trietilenotetramina (trientina) são agentes alternativos apropriados, com perfis de efeitos colaterais um pouco menos significativos.[18]

O acetato de zinco VO também provou ser altamente efetivo como terapia de manutenção na doença de Wilson. O mecanismo envolve a diminuição da absorção de cobre pelo intestino no interior da corrente sanguínea por meio de indução da proteína de armazenamento do cobre, a metalotioneína, nas células epiteliais intestinais. A monoterapia com zinco é especialmente valiosa para pacientes jovens pré-sintomáticos e para gestantes em razão dos possíveis efeitos teratogênicos fetais de outros compostos. Embora a maioria dos pacientes responda de modo satisfatório à terapia com zinco, 10 a 20% apresentam dispepsia, e foi observada incidência maior de descompensação hepática com a terapia com zinco a longo prazo, em comparação com a terapia de quelação. Outra desvantagem do zinco é o tempo relativamente longo (4 a 6 meses) necessário para restaurar o equilíbrio adequado do cobre se a monoterapia com zinco for utilizada como tratamento inicial.

O tetratiomolibdato (TTM) continua em fase experimental para o tratamento da doença de Wilson, e existem ensaios clínicos em andamento de uma forma estabilizada desse composto. O TTM forma complexos tripartidos estáveis com a albumina e o cobre e promove a excreção biliar de cobre. É de ação rápida e pode restaurar o equilíbrio normal do cobre em várias semanas, em comparação com os vários meses necessários com outros quelantes do cobre ou com zinco. O TTM pode ser particularmente adequado para o tratamento inicial de pacientes com apresentações neurológicas, com base em um ensaio clínico de fase 2 concluído.[A1]

Independentemente do esquema específico escolhido, o tratamento da doença de Wilson é permanente. A não adesão do paciente ao tratamento finalmente leva à doença sintomática ou à insuficiência hepática.

O transplante de fígado para a doença de Wilson é curativo, porém só deve ser considerado para pacientes que apresentam insuficiência hepática aguda decorrente de doença de Wilson ou para aqueles com doença hepática em estágio terminal, com lesão hepática irreversível que tenha pouca probabilidade de responder ao tratamento clínico. Os desfechos a longo prazo após transplante na doença de Wilson são excelentes, e a doença não sofre recorrência no órgão transplantado.[19]

Além dos medicamentos, existem várias outras considerações importantes no tratamento da doença de Wilson. Incluem restrição dietética de alimentos que contenham cobre, particularmente mariscos, fígado e chocolate, que são ricos em cobre. As principais fontes de água potável dos pacientes devem ser testadas para a concentração de cobre, e seu consumo deve ser evitado se os níveis se aproximarem de 1,3 mg/ℓ, que é o nível contaminante máximo atual estabelecido pela U.S. Environmental Protection Agency.

Em pacientes recém-diagnosticados com manifestações neurológicas, existe frequentemente a necessidade de fonoterapia e fisioterapia ou terapia ocupacional e, para outros, aconselhamento psicológico e genético.

PROGNÓSTICO

O prognóstico na doença de Wilson é, em geral, favorável. As abordagens terapêuticas atuais conseguem prevenir, estabilizar ou reverter a maioria dos sinais e sintomas clínicos significativos, incluindo os anéis de Kayser-Fleischer. Entretanto, se o tratamento for interrompido, ocorrem inevitavelmente recidiva dos sintomas e lesão hepática potencialmente fatal.

NO FUTURO

O tratamento com metanobactina, um peptídio produzido por *Methylosinus trichosporium* OB3b e que apresenta afinidade excepcionalmente elevada pelo cobre, pode eliminar o excesso de cobre das mitocôndrias dos hepatócitos, bem como prevenir a morte subsequente dos hepatócitos e a insuficiência hepática em ratos, porém ainda não foi testado em seres humanos.[21] A terapia gênica para a doença de Wilson também é uma possibilidade. Como o transportador de cobre de Wilson é expresso de maneira mais proeminente e funciona de forma mais crítica no fígado, esse órgão pode constituir especialmente o alvo para o uso de vetores adenovirais ou adenoassociados (p. ex., AAV8). Isso foi obtido em um modelo animal da doença de Wilson, e poderão ser realizados ensaios clínicos em seres humanos em um futuro próximo. O transplante de hepatócitos, que representa uma alternativa para a terapia gênica, também pode ser aplicável para distúrbios metabólicos específicos do fígado por meio de repopulação hepática terapêutica.

Grau A Recomendação de grau A

A1. Weiss KH, Askari FH, Czlonkowska A, et al. Phase 2 study of WTX101 (bis-choline tetrathiomolybdate) in patients with Wilson disease. *Lancet.* 2017;2:869-876.

REFERÊNCIAS BIBLIOGRÁFICAS

As referências bibliográficas, bem como os outros materiais suplementares deste livro, encontram-se no GEN-IO, nosso ambiente virtual de aprendizagem.

201 SOBRECARGA DE FERRO (HEMOCROMATOSE)

KRIS V. KOWDLEY

DEFINIÇÃO

Os distúrbios de sobrecarga de ferro (Tabela 201.1) representam condições crônicas que resultam do excesso de acúmulo de ferro em vários tecidos e órgãos, podendo levar a lesão, fibrose e falência orgânica. O distúrbio genético mais comum de sobrecarga de ferro é a hemocromatose hereditária.[1] Convém assinalar que a absorção excessiva de ferro dietético pode resultar de outras condições, incluindo anemias crônicas associadas à eritropoese inefetiva (p. ex., talassemia; Capítulo 153) ou hepatite crônica (Capítulo 140).[2]

EPIDEMIOLOGIA

Já foram descritas três mutações de *HFE* comuns, C282Y, H63D e S65C. A frequência do portador de alelo de C282Y é de mais de 10% na população geral da Irlanda e de 5 a 10% em outros países do norte da Europa. A homozigosidade para mutação C282Y na população dos EUA foi estimada em 0,26%, enquanto a heterozigosidade composta para C282Y/H63D ocorre em aproximadamente 2%. Existem diferenças raciais significativas na distribuição da mutação C282Y e, portanto, na prevalência global da hemocromatose hereditária. A prevalência da hemocromatose hereditária é seis vezes maior em brancos do que em afro-americanos. Estima-se que a prevalência de homozigotos C282Y seja significativamente maior em indivíduos brancos não hispânicos do que em outras populações, como americanos nativos, hispânicos, afro-americanos, nativos das ilhas do Pacífico ou asiáticos.

BIOPATOLOGIA

A absorção de ferro alimentar é regulada pelas necessidades corporais de ferro.[3,4] Em circunstâncias de deficiência de ferro, ocorre aumento da absorção de ferro até que as reservas corporais estejam repletas, quando então a absorção de ferro diminui para níveis basais. O ferro dietético é absorvido na parte proximal do duodeno, na forma de ferro inorgânico ou ferro do heme, como mostra a Figura 201.1. Nos seres humanos, o equilíbrio do ferro é regulado principalmente em nível da absorção intestinal, visto que o organismo não dispõe de um mecanismo de excreção de ferro, a não ser pela perda fisiológica de células descamadas ou pela menstruação. A hepcidina é um peptídio de 25 aminoácidos, que é sintetizada principalmente no fígado e secretada no sangue; é considerada como o principal regulador hormonal da homeostasia do ferro.[5] A hepcidina atua ao bloquear a absorção do ferro do intestino e ao bloquear também a liberação de ferro dos locais de armazenamento nas células reticuloendoteliais, principalmente no fígado. A presença de níveis inapropriadamente baixos de hepcidina constitui a causa de muitos distúrbios de sobrecarga do ferro.[6] Os distúrbios

Tabela 201.1 Classificação das síndromes de sobrecarga de ferro.

HEMOCROMATOSE HEREDITÁRIA
Relacionada com o gene *HFE*
C282Y/C282Y C282Y/H63D C282Y/S65C Outras mutações
Não relacionada com *HFE*
Mutações de hemojuvelina (*HJV*) (autossômicas recessivas) Mutações de hepcidina (*HAMP*) (autossômicas recessivas) Mutações de ferroportina (*SLC40A1*) (autossômicas dominantes) Mutações do receptor de transferrina 2 (*TFR2*) (autossômicas recessivas) Mutações do transportador de metal divalente 1 (*SLC11A2*) (raras) Mutações reguladoras de ferritina (raras)
Diversas
Sobrecarga de ferro africana Sobrecarga de ferro neonatal (rara)
SOBRECARGA DE FERRO SECUNDÁRIA
Anemia causada por eritropoese inefetiva
Talassemia maior Anemias sideroblásticas Anemias diseritropoéticas congênitas Atransferrinemia congênita
Doença hepática
Doença hepática alcoólica Hepatites virais crônicas B e C Porfiria cutânea tardia Esteato-hepatite não alcoólica Após derivação porto-cava
Diversas
Sobrecarga de ferro transfusional Administração parenteral excessiva de ferro

De Bruce R. Bacon. Chapter 212. Iron overload (hemochromatosis). *Goldman-Cecil Medicine.* 25th ed. Philadelphia: Elsevier; 2016.

primários de sobrecarga de ferro são causados por mutações em genes reguladores do ferro, cujo efeito final consiste em hiperabsorção continuada de ferro dietético durante toda a vida do indivíduo. Como o corpo humano não tem um mecanismo fisiológico para a excreção do ferro em excesso, a sobrecarga progressiva de ferro em vários órgãos pode finalmente causar as formas características de dano orgânico observadas nos estados avançados de sobrecarga de ferro.

A absorção de ambas as formas de ferro está aumentada na hemocromatose hereditária. A absorção de ferro inorgânico segue um processo coordenado, que começa com a conversão do ferro férrico em forma ferrosa pela redutase férrica relacionada ao citocromo b duodenal (dcytb), que está presente na superfície luminal dos enterócitos duodenais. Em seguida, o ferro ferroso atravessa a membrana apical dos enterócitos por meio do transportador de metal divalente 1 (DMT1). O ferro absorvido pode ser utilizado em processos intracelulares, pode ser armazenado como ferritina nos enterócitos ou pode ser convertido de volta em forma férrica pela hefaestina, possibilitando, assim, a sua transferência através da membrana basolateral dos enterócitos para o plasma circulante por meio da proteína de exportação do ferro, a ferroportina. O ferro liga-se à transferrina no receptor de transferrina (TfR1) na circulação. As células parenquimatosas no fígado (hepatócitos) captam o ferro ligado à transferrina por meio dos receptores TfR1 e, possivelmente, TfR2, bem como por mecanismos não mediados por receptores. Os hepatócitos também podem absorver o ferro livre presente na circulação quando a transferrina se torna altamente saturada. Por outro lado, as células do sistema reticuloendotelial (SRE) (células de Kupffer do fígado) captam o ferro principalmente por meio de fagocitose dos eritrócitos senescentes e, possivelmente, hepatócitos apoptóticos. Além disso, podem sequestrar o ferro ligado à transferrina por meio do TfR1. A hepcidina, um peptídio circulante, é produzida pelos hepatócitos em resposta ao estado das reservas corporais de ferro e regula o metabolismo do ferro pela redução de sua absorção por meio de ligação à ferroportina. Em seguida, a ferroportina é internalizada e degradada, resultando em diminuição da exportação de ferro dos enterócitos e das células reticuloendoteliais, com consequente diminuição da absorção intestinal de ferro. As mutações nos genes *HFE*, *TfR2* e *HJV* resultam em acentuada depressão dos níveis de hepcidina, possibilitando,

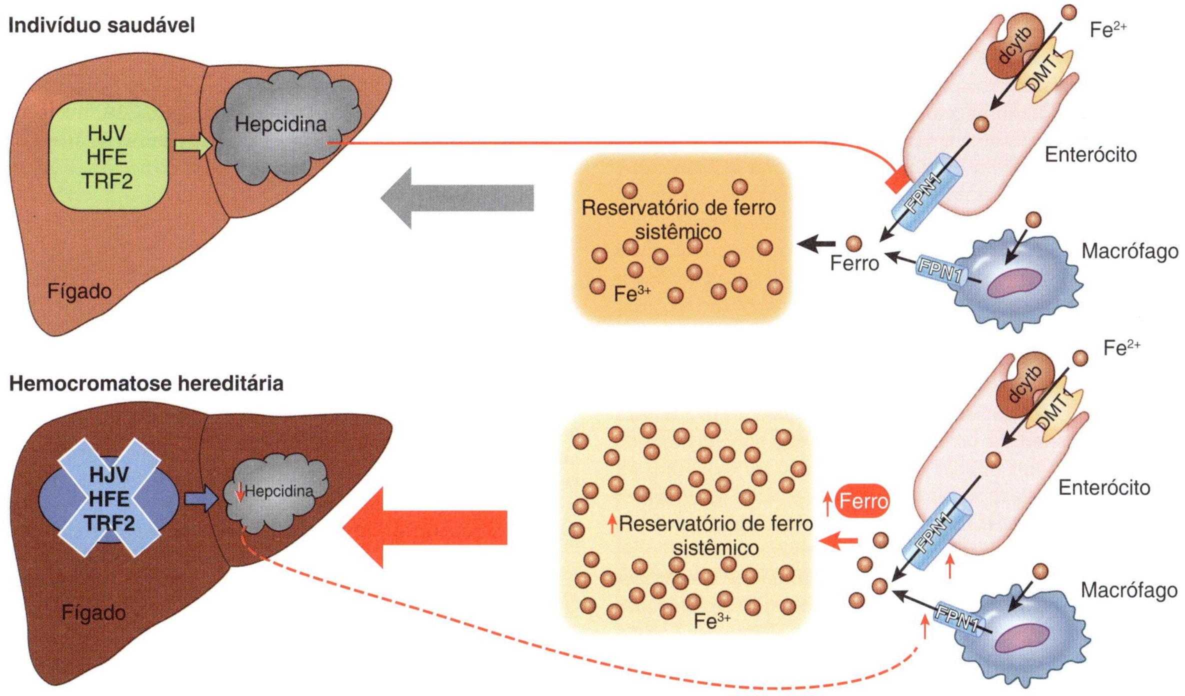

FIGURA 201.1 **Regulação da homeostasia do ferro em indivíduos sadios e em indivíduos com hemocromatose hereditária.** O ferro não heme é reduzido da forma férrica (Fe^{3+}) à forma ferrosa (Fe^{2+}) pelo citocromo b duodenal (dcytb) que está presente na superfície apical dos enterócitos. O Fe^{2+} é captado no interior das células pelo transportador de metal divalente 1 (DMT1). Nos indivíduos sadios, a saturação da transferrina plasmática controla a expressão da hepcidina hepática por meio de uma via de sinalização induzida por *HFE*, *TFR2* e *HJV*. A hepcidina é secretada no sangue, onde se liga à ferroportina (FPN) nos enterócitos do intestino e macrófagos, induzindo a internalização e degradação da FPN, com redução da absorção intestinal de ferro e reciclagem pelos macrófagos para manter a saturação de transferrina plasmática. Em indivíduos com mutação em *HFE*, *HJV* ou *TFR2*, a síntese de hepcidina está comprometida e resulta em redução dos níveis de hepcidina no sangue, levando, por sua vez, a aumento dos níveis/da atividade da FPN e aumento da liberação de ferro das células intestinais e macrófagos, com elevação da saturação da transferrina plasmática e promoção do acúmulo de ferro no fígado e em outros tecidos.

assim, um aumento persistente da absorção de ferro de uma dieta normal. De modo semelhante, mutações no gene *HAMP* (hepcidina) podem levar a níveis inapropriadamente baixos de hepcidina, resultando, assim, em sobrecarga de ferro. A sobrecarga de ferro parenquimatoso também pode ser causada por mutações no gene da ferroportina.

Cerca de 85 a 90% dos pacientes de ascendência branca com hemocromatose fenotípica são homozigotos para a mutação C282Y do gene *HFE*. Nesses últimos anos, a maior compreensão da biologia e biopatologia do ferro levou à identificação de várias outras formas genéticas de hemocromatose.[8,9] Essas outras formas são raras, mas podem ser identificadas por apresentações clínicas distintas.

A nova classificação na Online Mendelian Inheritance in Man (OMIM) da hemocromatose hereditária define agora a hemocromatose clássica (hemocromatose *HFE*) como tipo 1. Outros tipos de hemocromatose hereditária são agora classificados como tipos 2 a 4. A hemocromatose juvenil, uma forma grave de hemocromatose associada à sobrecarga de ferro grave, que se manifesta na segunda à terceira década de vida, consiste nas formas tipo 2A e tipo 2B. O tipo 2A é causado por mutação no gene da hemojuvelina (*HJV*) localizado no cromossomo 1, que codifica a proteína hemojuvelina. O tipo 2B é causado por mutação no gene da proteína antimicrobiana hepática (*HAMP*), que codifica a hepcidina. O tipo 3 deve-se a uma mutação no gene do receptor de transferrina 2 (*TFR2*), que está localizado no braço longo do cromossomo 7; *TFR2* assemelha-se ao *TFR1*, porém é expresso predominantemente no fígado e é atualmente reconhecido como envolvido na homeostasia do ferro. Em geral, o tipo 4 está associado a uma rara mutação autossômica dominante no gene da ferroportina (*SLC40A1*), que codifica a proteína ferroportina, localizado no cromossomo 2. O tipo 4 também foi denominado "doença da ferroportina", visto que as características clínicas, bioquímicas e histológicas são muito diferentes de outras formas de hemocromatose hereditária.

MANIFESTAÇÕES CLÍNICAS

Nossa compreensão das características clínicas da hemocromatose hereditária progrediu de maneira substancial desde a descrição original do "diabetes bronzeado". Antes da identificação do gene *HFE*, o distúrbio era identificado pelo fenótipo de sobrecarga de ferro e, em certas ocasiões, em irmãos de um probando por haplotipagem HLA A e B. Subsequentemente, foi constatada a presença da mutação homozigota C282Y na maioria dos pacientes brancos que expressam o fenótipo da hemocromatose hereditária. Atualmente, é evidente que muitos pacientes portadores de mutações *HFE*, sejam heterozigotos ou homozigotos, não expressam o fenótipo clínico da doença de sobrecarga de ferro (Tabelas 201.2 e 201.3) nem mesmo evidências bioquímicas de sobrecarga de ferro (aumento da saturação de ferro da transferrina sérica, ferritina). Esse achado indica que as mutações C282Y, bem como H63D, do gene *HFE* apresentam baixa penetrância.[10] Foi estimado que cerca de 50% das mulheres e 25% dos homens adultos homozigotos para mutação C282Y apresentam níveis séricos normais de ferritina e nunca irão necessitar de terapia com flebotomia.[11] Até mesmo os homozigotos que apresentam elevação modesta dos níveis de ferritina não evoluem necessariamente para a sobrecarga de ferro clínica. Com base nessas descobertas, a hemocromatose hereditária pode ser classificada em três estágios clínicos, que são os seguintes:

- Estágio 1: predisposição genética para a hemocromatose hereditária, sem evidências de aumento das reservas de ferro (estudos do ferro sérico normais)
- Estágio 2: predisposição genética para a hemocromatose hereditária e algumas características fenotípicas de sobrecarga de ferro na ausência de dano orgânico
- Estágio 3: predisposição genética para a hemocromatose hereditária, acompanhada por evidências de sobrecarga de ferro, com lesão tecidual ou dano orgânico.

Sinais e sintomas associados à hemocromatose hereditária

Artropatia

Ocorre artropatia em 20 a 60% dos pacientes com hemocromatose hereditária.[12] A segunda e a terceira articulações metacarpofalângicas e os joelhos são mais comumente afetados, porém outras articulações podem ser acometidas, causando artrite monoarticular ou poliarticular. O esqueleto axial pode estar afetado, com deformidades associadas. Acredita-se que o mecanismo envolvido seja a deposição de cristais de pirofosfato de cálcio nos espaços articulares, levando a inflamação, estreitamento do espaço articular, condrocalcinose, formação de cistos subcondrais e osteopenia. As características da artrite associada à hemocromatose hereditária podem sobrepor-se àquelas da osteoartrite e da doença de depósito de pirofosfato de cálcio. O sinal físico característico é a "dor ao aperto de mão", refletindo as alterações inflamatórias das segunda e terceira articulações metacarpofalângicas. A radiografia simples consegue diferenciar a artrite associada à hemocromatose hereditária da doença de depósito de pirofosfato de cálcio pelo achado de comprometimento específico das segunda e terceira articulações metacarpofalângicas e osteófitos em "formato de gancho" das cabeças dos ossos metacarpais. Infelizmente, a depleção de ferro por meio de flebotomia não melhora de forma confiável os sinais/sintomas articulares, e os pacientes devem ser avisados sobre isso.

Fadiga

A fadiga é um sintoma inespecífico que pode ocorrer em até 60% dos pacientes com hemocromatose hereditária. Em um estudo, foi constatado

Tabela 201.2 Sinais/sintomas em pacientes com hemocromatose hereditária.

ASSINTOMÁTICA
Anormalidades dos estudos do ferro sérico em painel bioquímico de rastreamento de rotina
Resultados anormais das provas de função hepática
Identificação por rastreamento familiar
Identificação por rastreamento populacional
SINTOMAS SISTÊMICOS INESPECÍFICOS
Fraqueza
Fadiga
Letargia
Apatia
Perda de peso
SINTOMAS RELACIONADOS COM ÓRGÃOS ESPECÍFICOS
Dor abdominal (hepatomegalia)
Artralgias (artrite)
Sinais/sintomas de diabetes melito (pâncreas)
Amenorreia (cirrose)
Perda da libido, disfunção erétil (hipófise, cirrose)
Sinais/sintomas de insuficiência cardíaca congênita (coração)
Arritmias (coração)

De Bacon BR. Chapter 212. Iron overload (hemochromatosis). *Goldman-Cecil Medicine.* 25th ed. Philadelphia: Elsevier; 2016.

Tabela 201.3 Achados físicos em pacientes com hemocromatose hereditária.

ASSINTOMÁTICA
Nenhum achado físico
Hepatomegalia
SINTOMÁTICA
Fígado
Hepatomegalia
Estigmas cutâneos de doença hepática crônica
Esplenomegalia
Sinais de insuficiência hepática: ascite, encefalopatia
Articulações
Artrite
Edema articular
Coração
Miocardiopatia dilatada
Insuficiência cardíaca congestiva
Pele
Aumento da pigmentação
Endócrinos
Atrofia testicular
Hipogonadismo
Hipotireoidismo

De Bacon BR. Chapter 212. Iron overload (hemochromatosis). *Goldman-Cecil Medicine.* 25th ed. Philadelphia: Elsevier; 2016.

que os pacientes com hemocromatose hereditária tiveram uma tendência significativamente maior a relatar fadiga, em comparação com colegas de trabalho. A fadiga melhora com a depleção de ferro.

Doença hepática

O fígado, como principal local de armazenamento de ferro, sempre é comprometido em pacientes com sobrecarga de ferro significativa na hemocromatose hereditária, e a doença hepática é a causa mais comum de mortalidade na hemocromatose hereditária associada ao *HFE*.[13] Com frequência, existe hepatomegalia, que pode ser assintomática ou que pode estar associada a dor no quadrante superior direito do abdome em razão da distensão da cápsula hepática. O acúmulo progressivo de ferro no fígado pode levar a fibrose e cirrose hepáticas. Podem ocorrer fibrose avançada e até mesmo cirrose na ausência de inflamação; por conseguinte, os níveis séricos de aminotransferase não são úteis para identificar pacientes com fibrose hepática avançada. Doença hepática concomitante, particularmente esteato-hepatite (alcoólica ou não alcoólica) e hepatite C crônica, agrava a sobrecarga hepática de ferro e aumenta a probabilidade de cirrose em pacientes com hemocromatose hereditária. Pacientes com cirrose correm risco consideravelmente aumentado de carcinoma hepatocelular, sobretudo quando existe outra doença hepática. Pode-se observar o desenvolvimento de carcinoma hepatocelular em pacientes com hemocromatose hereditária na ausência de cirrose; todavia, na maioria dos casos, o carcinoma hepatocelular desenvolve-se quando há cirrose subjacente. Os pacientes com doença hepática avançada de outra causa, particularmente hepatites C e alcoólica, podem apresentar aumento da saturação de transferrina sérica e dos níveis de ferritina, além do conteúdo hepático aumentado de ferro, mesmo na ausência de hemocromatose hereditária. Por conseguinte, a genotipagem de *HFE* é necessária para estabelecer o diagnóstico nessa situação, embora o teste genético não seja útil em pacientes com hemocromatose hereditária não HFE (tipos 2 a 4).

Doença cardíaca

As manifestações cardíacas da hemocromatose hereditária são incomuns, porém constituem a segunda causa principal de morte relacionada com a doença. A sobrecarga de ferro cardíaca na hemocromatose hereditária está associada a defeitos de condução, que podem levar a arritmias ou bloqueio atrioventricular (BAV). Os pacientes inicialmente podem apresentar dispneia aos esforços, decorrente da disfunção diastólica que cria uma hemodinâmica restritiva e pressões de enchimento elevadas. As manifestações de miocardiopatia dilatada e disfunção sistólica ventricular esquerda ocorrem tardiamente.[14]

Diabetes melito

A relação entre diabetes melito e hemocromatose hereditária foi mais bem estudada na hemocromatose hereditária do tipo 1. A prevalência foi estimada em cerca de 13 a 23%, porém foi relatada uma incidência maior na hemocromatose hereditária juvenil (tipo 2) e, possivelmente, do tipo 4. Os supostos mecanismos incluem dano direto às células β do pâncreas pelo ferro, com algum componente de resistência à insulina no fígado, decorrente da sobrecarga de ferro do órgão.[15]

Hipogonadismo e doença da tireoide

O hipogonadismo hipogonadotrópico na hemocromatose hereditária deve-se ao depósito de ferro na adeno-hipófise. Constitui a segunda complicação endócrina mais comum da hemocromatose hereditária depois do diabetes melito. Apresenta uma característica predominante de hemocromatose hereditária juvenil (tipo 2). As manifestações clínicas em homens consistem em perda da libido, impotência e osteoporose precoce. As mulheres apresentam amenorreia, perda da libido ou menopausa prematura. A prevalência do hipotireoidismo é 80 vezes maior na hemocromatose hereditária do que na população geral.

Pigmentação da pele

A hiperpigmentação da pele na hemocromatose hereditária deve-se, em sua maior parte, à insuficiência suprarrenal primária, que leva a aumento da produção de melanina, resultando na tonalidade cinza metálica ou de ardósia característica, comumente descrita como bronzeamento. A hiperpigmentação é mais pronunciada na face, no pescoço e nas extremidades. Foi também relatado aumento da pigmentação do palato duro e da retina, bem como atrofia da epiderme e da derme.

Infecção e imunidade

A sobrecarga de ferro está associada à redução da função das células imunes. Também associou-se à alteração da regulação dos linfócitos T CD8 tanto de pacientes com *HFE* quanto de camundongos nulos para *Hfe*. Os micróbios siderofílicos crescem rapidamente em nichos onde há maior disponibilidade de ferro, e esses microrganismos podem causar infecções graves em pacientes com sobrecarga de ferro.[16] Possivelmente como resultado disso, há aumento do risco de infecções por *Listeria monocytogenes*, *Yersinia enterocolitica*, *Aeromonas hydrophila*, *Cunninghamella bertholletiae* e *Vibrio vulnificus* na hemocromatose hereditária.

DIAGNÓSTICO

A ampla disponibilidade de análise das mutações comuns na HFE revolucionou o diagnóstico da hemocromatose hereditária.[17] O teste genético para mutações de *HFE* eliminou a necessidade de testes baseados no fenótipo, como biopsia de fígado, para confirmar o diagnóstico. Todavia, é importante lembrar que o teste genético clínico se limita às mutações C282Y, H63D e S65C. Além disso, como a mutação C282Y é encontrada principalmente em populações brancas, o teste para gene *HFE* tem menos probabilidade de ser positivo em indivíduos de ascendência não branca. Além disso, pacientes que não homozigotos para C282Y têm mais probabilidade a ter uma explicação adicional para sobrecarga hepática de ferro em comparação com homozigotos C282Y. Um estudo de 182 pacientes norte-americanos com hemocromatose hereditária fenotípica mostrou que os pacientes com a mutação heterozigota composta C282Y/H63D e outros genótipos de *HFE* tiveram mais tendência a apresentar inflamação e esteatose portal ou lobular na biopsia hepática do que homozigotos C282Y, sugerindo que os pacientes com genótipos *HFE* devem ser investigados quanto à doença hepática concomitante como hepatite ou esteatose hepática.

Indica-se o rastreamento de parentes de primeiro grau de pacientes com hemocromatose hereditária genotipicamente confirmada. Além da análise de mutações *HFE*, as medições da saturação de transferrina e da ferritina devem constituir parte do rastreamento básico. Os parentes de pacientes com hemocromatose hereditária relacionada com *HFE*, que são negativos para mutações de *HFE*, não necessitam de outros exames, enquanto aqueles que são positivos devem ser monitorados anualmente com níveis séricos de ferritina, e deve-se iniciar flebotomia se for constatado o aparecimento de sobrecarga clínica de ferro.

A Figura 201.2 apresenta um algoritmo para a avaliação de pacientes com suspeita de sobrecarga de ferro. Os exames iniciais para rastreamento da hemocromatose hereditária devem incluir ferro sérico (Fe), capacidade total de ligação do ferro (TIBC), cálculo da saturação de ferro da transferrina (Fe/TIBC×100) e ferritina sérica.[18] Uma saturação de ferro da transferrina de mais de 45% deve exigir investigação complementar, que deve incluir o gene *HFE* e a determinação da ferritina sérica. Pode-se confirmar a hemocromatose hereditária em pacientes que sejam homozigotos para C282Y.

A próxima etapa consiste em avaliar o grau de sobrecarga de ferro hepática, a possibilidade de fibrose hepática avançada e as manifestações extra-hepáticas. Outras medições para avaliar o grau de fibrose hepática incluem níveis séricos de ácido hialurônico, elastografia transitória ou elastografia por ressonância magnética.[19] Os pacientes com nível sérico de ferritina superior a 1.000 ng/mℓ correm risco de até 40% de fibrose ou cirrose hepática avançada e devem ser avaliados para fibrose hepática avançada. A ressonância magnética (RM) (imagens ponderadas em T2*) é a modalidade de imagem mais sensível e mais específica, que está prontamente disponível nos grandes centros médicos para o diagnóstico e a quantificação da sobrecarga de ferro em pacientes com hemocromatose hereditária. A biopsia de fígado tem sido o padrão de referência para confirmar o diagnóstico de hemocromatose hereditária e para medição bioquímica da concentração hepática de ferro (CHF) e cálculo do índice hepático de ferro (IHF), bem como determinação do grau de fibrose hepática. A biopsia de fígado pode estabelecer o diagnóstico fenotípico de hemocromatose hereditária quando a genotipagem de *HFE* for negativa. Na sobrecarga de ferro secundária (p. ex., sobrecarga de ferro transfusional), o padrão de distribuição do ferro no fígado assemelha-se ao observado na hemocromatose hereditária do tipo 4, com depósito de ferro principalmente nas células de Kupffer do SRE, escassez de ferro nos hepatócitos e ausência de gradiente de ferro periporta-pericentral.

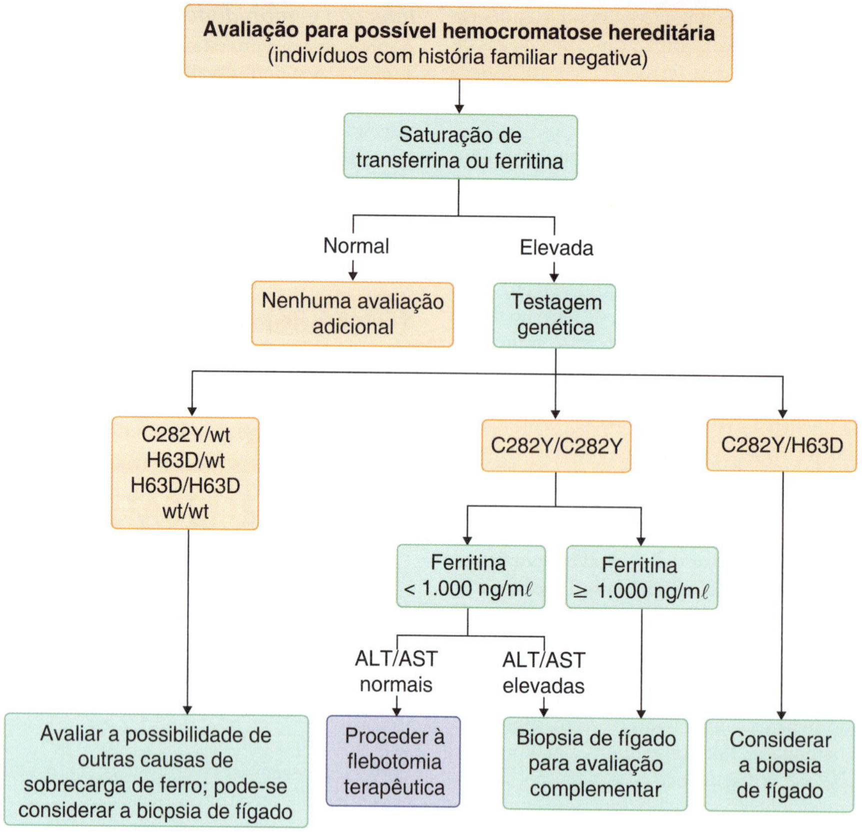

FIGURA 201.2 **Algoritmo proposto para o diagnóstico e manejo da hemocromatose hereditária.** ALT = alanina aminotransferase; AST = aspartato aminotransferase; wt = tipo selvagem (normal).

Nesses últimos anos, os métodos não invasivos ganharam popularidade para a avaliação da fibrose hepática avançada, e seu uso pode ser considerado particularmente quando o diagnóstico de hemocromatose hereditária for confirmado por genotipagem *HFE*. Esses métodos incluem marcadores séricos, bem como elastografia transitória e elastografia por RM. Os biomarcadores séricos para fibrose incluem o escore do European Liver Fibrosis Group e o ácido hialurônico. A elastografia transitória controlada por vibração é um procedimento rápido e não invasivo para a detecção de fibrose hepática pela medição da rigidez do fígado.

Em pacientes com evidências clínicas ou laboratoriais de sobrecarga de ferro, que não apresentam mutação do gene *HFE* associado à hemocromatose hereditária clássica (tipo 1), deve-se considerar uma das formas não *HFE* de hemocromatose hereditária. A análise fenotípica de hemocromatose hereditária causada por uma das 70 mutações diferentes identificadas até hoje nos genótipos *HJV*, *HAMP* e *TFR2* mostrou que esses pacientes apresentam início em uma idade mais precoce e evolução clínica mais grave do que a hemocromatose hereditária *HFE*, com miocardiopatia e hipogonadismo particularmente prevalentes.[20]

TRATAMENTO

A base da terapia da hemocromatose hereditária tem sido a flebotomia, com remoção de uma unidade de sangue a intervalos regulares, com meta de redução da ferritina sérica para menos de 100 ng/mℓ.[21] Cada unidade de sangue total (450 a 500 mℓ) contém cerca de 200 a 250 mg de ferro. A maioria dos pacientes tolera flebotomias frequentes (1 vez/semana ou a cada 15 dias) até ocorrer depleção das reservas corporais totais de ferro. A eritrocitaférese remove seletivamente os eritrócitos e é mais eficiente e leva a depleção de ferro mais rápido do que a flebotomia simples, porém exige equipamento de aférese e especialização. É importante monitorar os níveis séricos de ferritina e de hemoglobina durante o tratamento, visto que a taxa de mobilização do ferro pode variar entre pacientes.[22] Embora haja pouca controvérsia sobre a necessidade de instituir a terapia com flebotomia em pacientes com hemocromatose hereditária que apresentem níveis séricos de ferritina superiores a 1.000 ng/mℓ, alguns defenderam uma "conduta expectante" para os que apresentam apenas hiperferritinemia modesta. Entretanto, um ensaio clínico randomizado, controlado e de participantes cegos de eritrocitaférese *versus* tratamento simulado com plasmaférese em pacientes com hemocromatose hereditária que apresentavam elevação moderada dos níveis séricos de ferritina (300 a 1.000 ng/mℓ) e saturação elevada da TF constatou que a depleção de ferro levou a melhora considerável de qualidade de vida, medida pelos escores da Modified Fatigue Impact Scale relatados pelos pacientes (cegos, ou seja, não sabiam qual terapia receberam).[A1]

Os níveis de hemoglobina são verificados rotineiramente antes de cada flebotomia, e a flebotomia é interrompida ou o esquema é modificado se houver uma queda para menos de 11 g/dℓ. Após alcançar o nível-alvo de ferritina sérica de 50 a 100 ng/mℓ institui-se a flebotomia de manutenção (a cada 2 a 4 meses), decorrente da hiperabsorção e do reacúmulo contínuos de ferro.[23] Outras opções terapêuticas incluem quelantes do ferro VO ou parenteral, que podem estar indicados para pacientes com sobrecarga de ferro e anemia que não podem ser submetidos à flebotomia terapêutica.[24] Estudos recentes sugerem que os inibidores da bomba de prótons (IBP) reduzem a absorção de ferro e a necessidade de flebotomia,[A2] embora a administração terapêutica de IBP para esse propósito não seja atualmente recomendada. O futuro desenvolvimento de agonistas da hepcidina é promissor.

O transplante de fígado tem sido realizado para a doença hepática em estágio terminal ou o carcinoma hepatocelular, em razão da hemocromatose hereditária. Há dados que sugerem que os pacientes com hemocromatose hereditária podem correr risco aumentado de complicações infecciosas ou cardíacas após transplante de fígado, e deve-se dispensar atenção cuidadosa para o grau de sobrecarga cardíaca de ferro e tentativas de depleção de ferro antes do transplante de fígado.

Grau A Recomendações de grau A

A1. Ong SY, Gurrin LC, Dolling L, et al. Reduction of body iron in HFE-related haemochromatosis and moderate iron overload (Mi-Iron): a multicentre, participant-blinded, randomised controlled trial. *Lancet Haematol*. 2017;4:e607-e614.

A2. Vanclooster A, van Deursen C, Jaspers R, et al. Proton pump inhibitors decrease phlebotomy need in HFE hemochromatosis: double-blind randomized placebo-controlled trial. *Gastroenterology*. 2017;153:678-680.

REFERÊNCIAS BIBLIOGRÁFICAS

As referências bibliográficas, bem como os outros materiais suplementares deste livro, encontram-se no GEN-IO, nosso ambiente virtual de aprendizagem.

SEÇÃO 18

DOENÇAS NUTRICIONAIS

202 INTERFACE DA NUTRIÇÃO COM SAÚDE E DOENÇA

DONALD D. HENSRUD E DOUGLAS C. HEIMBURGER

VELHOS E NOVOS PARADIGMAS NA CIÊNCIA DA NUTRIÇÃO

A ciência da nutrição foi caracterizada por duas fases principais no século XX. Durante a primeira fase, os cientistas da nutrição descobriram, caracterizaram e sintetizaram os nutrientes essenciais e descreveram em detalhes suas síndromes de deficiência. As necessidades dietéticas desses nutrientes foram estimadas e atualizadas periodicamente conforme as quotas dietéticas recomendadas (QDRs). As QDRs são o nível médio diário de ingestão suficiente para atender às necessidades de nutrientes de quase todas (97 a 98%) as pessoas saudáveis. A partir de 1997, as QDRs foram reformuladas em uma série de volumes contendo os valores da ingestão dietética de referência (IDR). Além das QDRs, as IDRs incluem as ingestões adequadas (IAs), que são determinadas quando há informações inadequadas para determinar uma QDR, e nível superior tolerável de ingestão, que são os níveis de ingestão mais elevados que provavelmente não representam riscos adversos à saúde.

Mais fundamentalmente, as IDRs levam em consideração as evidências acumuladas sobre as relações entre dieta e estado nutricional e doenças crônicas, como cardiopatia isquêmica, câncer, diabetes melito (DM) e outras principais causas de morte.[1] As IDRs recomendam níveis de ingestão que não apenas previnem deficiências, mas também podem promover a saúde e a prevenção de doenças a longo prazo.

Junto com isso, as pesquisas em dieta e nutrição e as diretrizes dietéticas se expandiram, passando do foco na prevenção de deficiências por meio de nutrientes isolados para a prevenção de doenças crônicas e padrões dietéticos que podem ajudar a realizar isso. A importância desta abordagem é enfatizada pelo fato de que cerca de metade de todos os adultos americanos têm uma ou mais doenças crônicas evitáveis, e dois terços dos adultos e um terço das crianças estão com sobrepeso ou obesos. As *2015-2020 Dietary Guidelines for Americans* refletem essas mudanças na prevenção de doenças crônicas por meio de padrões alimentares saudáveis.

INFLUÊNCIA DA NUTRIÇÃO NA MORTALIDADE E NA MORBIDADE

Evidências de conexões entre dieta e doença

As condições de deficiência de nutrientes específicos já foram bem documentadas. Estabelecer relações conclusivas entre dieta e doenças crônicas pode ser muito mais difícil. Os estudos *in vitro* e em animais têm relevância limitada para seres humanos. Os estudos epidemiológicos são suscetíveis às variáveis de confusão não reconhecidas e não conseguem inferir causalidade. As dificuldades no isolamento das variáveis nutricionais impedem a realização de ensaios clínicos randomizados que conectem fatores dietéticos e doenças crônicas. Submeter as pessoas a uma intervenção dietética para prevenir um câncer específico, por exemplo, não é viável em razão do tempo, do custo e da mudança de comportamentos envolvidos.

No entanto, ao considerar a totalidade das evidências, correlações surgiram. Em alguns casos, grandes estudos populacionais relataram resultados consistentes que foram posteriormente apoiados por metanálises. Os ensaios clínicos randomizados conduzidos em indivíduos em risco relataram resultados ainda mais significativos. Embora controvérsias permaneçam em algumas áreas específicas, as características dos padrões alimentares que promovem a saúde ideal são mais aparentes do que nunca. Pesquisas adicionais devem continuar a ser construídas sobre este corpo de evidências de maneira evolucionária, mas provavelmente não irão substituí-lo por novas afirmações revolucionárias.

A dieta não deve ser considerada isoladamente, porque outros fatores do estilo de vida também influenciam o risco de doenças crônicas. Os maiores problemas nutricionais de saúde pública nos EUA e em muitas outras partes do mundo são o sobrepeso e a obesidade e suas comorbidades associadas. O peso corporal é, em última análise, determinado pelo equilíbrio entre o aporte de energia por meio da dieta e o gasto energético por meio da atividade física. As recomendações para promoção da saúde e prevenção de doenças devem incluir dieta, atividade física e outros fatores de estilo de vida.

Doenças influenciadas pela nutrição

A Tabela 202.1 lista as 10 principais causas de morte nos EUA.[2] Seis das principais causas de morte estão relacionadas à dieta, quatro ao uso excessivo de álcool e seis à obesidade. A tabela também lista outras condições médicas importantes associadas à dieta e nutrição. A Tabela 202.2 resume as *2015-2020 Dietary Guidelines for Americans.* Deve-se observar que o público principal dessas diretrizes dietéticas é composto por legisladores, assim como profissionais de nutrição e saúde, e não o público em geral. As diretrizes dietéticas são uma ferramenta crítica para os profissionais ajudarem os americanos a fazer escolhas saudáveis. A Tabela 202.3 compara as recomendações dietéticas promulgadas por sociedades profissionais para redução de risco e/ou gerenciamento das principais doenças crônicas. O acordo estreito entre essas recomendações aumenta sua credibilidade.

Doença cardíaca coronariana

As influências nutricionais na principal causa de morte nos EUA, a cardiopatia isquêmica, têm sido objeto de muitas pesquisas. Dos sete principais fatores de risco para cardiopatia isquêmica, quatro estão relacionados à dieta: hipercolesterolemia, hipertensão arterial, obesidade e DM. Níveis plasmáticos elevados de colesterol ligado às lipoproteínas de baixa densidade (LDL-colesterol) são um forte fator de risco para cardiopatia isquêmica e aumentam com o incremento do consumo de gordura saturada e gordura *trans*. A gordura *trans* também reduz o colesterol ligado à lipoproteína de alta densidade (HDL-colesterol). A gordura saturada é encontrada na carne, nos laticínios integrais e nos óleos tropicais. A gordura *trans* provém quase inteiramente de óleos parcialmente hidrogenados e não tem benefícios para a saúde, o que levou a Food and Drug Administration (FDA) dos EUA a exigir que os fabricantes de alimentos removessem essas gorduras dos alimentos processados até junho de 2018. Recentemente, menos ênfase está sendo dada à limitação do colesterol da dieta porque este exerce um efeito menor sobre os níveis de LDL-colesterol do que a gordura saturada e é frequentemente encontrado nos mesmos alimentos. Limitar os alimentos que contêm gordura saturada também limita o colesterol da dieta. Os níveis de LDL-colesterol podem ser reduzidos substituindo a gordura saturada por gorduras insaturadas mais saudáveis (óleos poli-insaturados ou monoinsaturados) ou carboidratos (de preferência grãos integrais). O nível de LDL-colesterol também pode

Tabela 202.1 Principais causas de morte (2017) e morbidade nos EUA relacionadas a fatores alimentares.

CAUSA DA MORTE	NÚMERO	%
1. Doença cardíaca*†	647.000	23
2. Câncer*†‡	599.000	21
3. Acidentes‡	169.000	6
4. Doenças respiratórias crônicas†	160.000	6
5. Doenças cerebrovasculares*†‡	146.000	5
6. Alzheimer*†	121.000	4
7. Diabetes melito*†	84.000	3
8. Pneumonia/*influenza*	56.000	2
9. Doença renal*	51.000	2
10. Suicídio‡	47.000	2
MORBIDADE		
1. Obesidade		
2. Doença hepática crônica e cirrose hepática		
3. Hipertensão arterial sistêmica		
4. Diverticulite e constipação intestinal		
5. Osteoporose		

*Relacionado à dieta alimentar.
†Relacionado à obesidade.
‡Relacionado ao consumo excessivo de álcool etílico.

Tabela 202.2 *Dietary Guidelines for Americans, 2015-2020* e principais recomendações.

DIRETRIZES DIETÉTICAS

1. Seguir um padrão de alimentação saudável ao longo da vida
2. Concentrar-se na variedade, na densidade de nutrientes e nas porções
3. Limitar as calorias provenientes de açúcares e gorduras saturadas adicionados e reduzir a ingestão de sódio
4. Mudar para opções de alimentos e bebidas mais saudáveis
5. Apoiar padrões de alimentação saudáveis para todos

PRINCIPAIS RECOMENDAÇÕES

Consumir um padrão de alimentação saudável que corresponda a todos os alimentos e bebidas dentro de um nível calórico adequado.

Um padrão alimentar saudável inclui:

- Um tipo de vegetal de cada um dos subgrupos – verde-escuro, vermelho e laranja, legumes (feijão e ervilha), amiláceo e outros
- Frutas, especialmente frutas inteiras
- Grãos, pelo menos metade dos quais são grãos integrais
- Laticínios sem gordura ou com baixo teor de gordura, incluindo leite, iogurte, queijo e/ou bebidas fortificadas de soja
- Uma variedade de alimentos proteicos, incluindo frutos do mar, carnes magras e aves, ovos, legumes (feijão e ervilha), oleaginosas (nozes, castanhas, amêndoas), sementes e produtos de soja
- Óleos

Um padrão alimentar saudável limita:

- Gorduras saturadas e gorduras *trans*, açúcares adicionados e sódio

Recomendações-chave quantitativas são fornecidas para vários componentes da dieta que devem ser limitados. Esses componentes são de particular interesse para a saúde pública nos EUA, e os limites especificados podem ajudar os indivíduos a alcançar padrões de alimentação saudáveis dentro dos limites de calorias:

- Consumir menos de 10% das calorias por dia de açúcares adicionados
- Consumir menos de 10% das calorias por dia de gorduras saturadas
- Consumir menos de 2.300 mg de sódio por dia
- Se álcool etílico for consumido, isso deve ser feito com moderação – até um drinque por dia para mulheres e até dois drinques por dia para homens – e somente por maiores de idade

Em consonância com as recomendações acima, americanos de todas as idades – crianças, adolescentes, adultos e adultos mais velhos – devem cumprir as *Physical Activity Guidelines for Americans* para ajudar a promover a saúde e reduzir o risco de doenças crônicas. Os americanos devem ter como meta atingir e manter um peso corporal saudável. A relação entre dieta e atividade física contribui para o equilíbrio calórico e o controle do peso corporal. Como tal, as diretrizes dietéticas incluem uma recomendação fundamental para:

- Cumprir as *Physical Activity Guidelines for Americans*

ser reduzido modestamente pelo aumento da ingestão de fibra solúvel e fitosteróis de leguminosas, frutas, vegetais e sementes de linhaça, bem como pelo consumo de proteínas e isoflavonas de alimentos à base de soja.

Nas últimas décadas, ficou claro que a dieta pode influenciar o risco de cardiopatia isquêmica por meio de muitos mecanismos diferentes, independentes dos níveis de LDL-colesterol e dos fatores de risco tradicionais, como inflamação, estresse oxidativo, função endotelial, sensibilidade à insulina e outros.[3,4] No entanto, a identificação e a caracterização dos mecanismos precisos não são necessárias quando existem evidências consistentes da influência de determinados alimentos e padrões dietéticos no risco de cardiopatia isquêmica. Boas evidências de metanálises de grandes estudos de coorte mostraram diminuição das taxas de mortalidade cardiovascular e total com o aumento do consumo de frutos e vegetais,[5] grãos integrais[6] e oleaginosas e diminuição da incidência de cardiopatia isquêmica e mortalidade total a partir de peixes e azeite de oliva.[7,8] Ensaios clínicos randomizados geralmente são consistentes com estudos de coorte, e um padrão alimentar mediterrâneo composto por muitos desses grupos de alimentos produziu efeitos favoráveis sobre os fatores de risco cardiovascular.[A1] O ensaio *Prevención con Dieta Mediterránea* (*PREDIMED*), conduzido na Espanha, randomizou indivíduos com alto risco de doença cardíaca para uma dieta controle *versus* uma dieta mediterrânea suplementada com azeite de oliva ou oleaginosas.[A2] Os indivíduos que seguiram ambas as dietas suplementadas experimentaram 30% menos de doença cardiovascular (DCV) do que aqueles na dieta de controle.

A dieta *Optimal Macronutrient Intake Trial for Heart Health* (Omni-Heart) elaborada com base na *Dietary Approaches to Stop Hypertension* (DASH) (ver Hipertensão) comparou três dietas diferentes em um ensaio randomizado com um núcleo comum construído em torno da dieta DASH: alto teor de carboidratos (semelhante ao DASH), alto teor de gordura insaturada e alto teor de proteína. A dieta com alto teor de carboidratos reduziu o risco de cardiopatia isquêmica em homens em 20%, enquanto as dietas com alto teor de gordura insaturada e proteína reduziram o risco em 30%. O índice nutricional prognóstico[a] (INP), um parâmetro bem aceito do estado nutricional, calculado com base no nível de albumina sérica e contagem de linfócitos, foi considerado um fator prognóstico independente de morte em pacientes submetidos à cirurgia de revascularização do miocárdio (CRM).[9]

O consumo moderado de álcool etílico, definido como não mais do que um drinque por dia para mulheres e dois para homens, foi associado à redução do risco de cardiopatia isquêmica, primariamente por aumentar os níveis de HDL-colesterol, inibir a agregação plaquetária e estimular a atividade fibrinolítica. Dados do *National Health and Nutrition Examination Survey* (NHANES) relataram que o açúcar adicionado estava associado ao aumento da mortalidade por DCV. Além disso, o consumo de carne vermelha e principalmente de carne processada tem sido associado ao aumento da DCV e da taxa de mortalidade total.[10]

Câncer

Estima-se consistentemente que um terço dos cânceres se deve a hábitos inadequados da dieta, atividade física e controle do peso corporal. Como o câncer consiste em muitas condições diferentes que compartilham uma característica comum de divisão celular anormal não controlada, os fatores de risco, incluindo a dieta, variam entre os diferentes tipos de câncer. Nutrientes, constituintes da dieta não nutritivos e estado nutricional influenciam o risco de câncer por meio de muitos mecanismos diferentes, como eliminação de radicais livres e reparo do DNA. A suplementação de nutrientes individuais teve sucesso limitado na prevenção e no tratamento do câncer. Portanto, como acontece com as doenças cardíacas, o enfoque nos alimentos e nos padrões dietéticos fornece a melhor abordagem nutricional para prevenir o câncer. Nas últimas décadas, a obesidade emergiu como um importante fator de risco para pelo menos 11 cânceres, talvez por elevar os níveis séricos de insulina e leptina, induzir a resistência à insulina e criar um estado inflamatório crônico (Capítulo 169). O consumo excessivo de álcool etílico também aumenta o risco de muitos tipos de câncer, incluindo fígado, mama e todo o sistema digestório. O World Cancer Research Fund International conduziu uma extensa revisão dos fatores de risco da dieta e estilo de vida para vários tipos de câncer e continua a atualizar a literatura em uma base contínua.[11]

Câncer de pulmão

Embora o fator causal mais importante do câncer mais letal, ou seja, o câncer de pulmão (Capítulo 182), seja o tabagismo, o consumo de frutas está inversamente associado ao risco de câncer de pulmão em fumantes e não fumantes. Dois grandes estudos randomizados de suplementação com betacaroteno relataram aumento da taxa de mortalidade por câncer

---

[a]N.R.T: O índice nutricional prognóstico (IPN) é calculado usando a seguinte fórmula: 10 × valor sérico de albumina (g/dℓ) + 0,005 × contagem total de linfócitos no sangue periférico (por mm^3).

Tabela 202.3 Diretrizes alimentares promulgadas pelas organizações norte-americanas.*

	DEPARTMENT OF AGRICULTURE E DEPARTMENT OF HEALTH AND HUMAN SERVICES: DIETARY GUIDELINES FOR AMERICANS (2015-2020)	AMERICAN HEART ASSOCIATION (2013 e 2016)	AMERICAN CANCER SOCIETY (2012)	NATIONAL HIGH BLOOD PRESSURE EDUCATION PROGRAM/JOINT NATIONAL COMMITTEE: 7 DIETARY APPROACHES TO STOP HYPERTENSION (DASH; 2006)	AMERICAN DIABETES ASSOCIATION (2014 e 2017)
Indicação ou objetivo	***Promoção geral da saúde e prevenção de doenças***	***Prevenção de doença cardíaca***	***Prevenção do câncer***	***Pré-hipertensão e hipertensão arterial (2000 – nível de calorias)***	***Prevenção e tratamento de diabetes melito***
NUTRIENTE/GRUPO DE ALIMENTOS					
Energia total	Alcançar e manter peso corporal saudável	Alcançar e manter peso saudável	Alcançar e manter peso saudável por toda a vida. Escolher alimentos e bebidas em quantidades que ajudem a alcançar e manter um peso saudável	Reduzir o aporte energético para perder peso em caso de sobrepeso	Perda de peso modesta alcançável pela combinação da redução da ingestão de calorias e modificação do estilo de vida em adultos com sobrepeso e obesos com DM2 e pré-diabetes
Frutas e vegetais	Incluir 2 xícaras de frutas, especialmente frutas inteiras e 2,5 xícaras de um tipo de vegetal de todos os subgrupos diariamente	Enfatizar vegetais e frutas	Consumir dieta saudável, com ênfase em alimentos de origem vegetal. Comer pelo menos 2,5 xícaras de vegetais e frutas por dia	4 a 5 porções/dia de vegetais e 4 a 5 porções/dia de frutas	
Carne	Escolher um tipo de alimento proteico, incluindo 150 g de equivalentes de frutos do mar, carnes magras e aves, ovos, leguminosas (feijão e ervilha), oleaginosas, sementes e produtos de soja	Limitar a carne vermelha, usar fontes magras	Limitar o consumo de carnes processadas e vermelhas	≤ 170 g/dia de carne magra, aves ou peixes	
Laticínios	3 xícaras de equivalentes diários de produtos lácteos sem gordura ou com baixo teor de gordura, incluindo leite, iogurte, queijo e/ou bebidas de soja fortificadas	Incluir laticínios sem e com baixo teor de gordura		2 a 3 porções/dia de produtos lácteos sem gordura ou com baixo teor de gordura	
Grãos, fibra	Consumir 170 g de equivalentes diariamente com pelo menos metade de grãos integrais	Enfatizar grãos integrais, 28 a 30 g/dia de fibra	Escolher grãos integrais em vez de produtos com grãos refinados	6 a 8 porções/dia de grãos integrais e produtos com grãos integrais, 30 g/dia de fibra	Alcançar as recomendações das *U.S. Dietary Guidelines*
Gordura	Incluir 27 g/dia de PUFA e óleos MUFA Limitar as gorduras saturadas e gorduras *trans*		A totalidade das evidências não apoia uma correlação entre a ingestão total de gordura e risco de câncer	27% de calorias	Individualizar a combinação de carboidratos, proteínas e gorduras
Gorduras saturadas	< 10% das calorias diárias, por substituição delas por MUFA e PUFA	Limitar a 5 a 6% das calorias		6% das calorias	Alcançar as recomendações das *U.S. Dietary Guidelines*
Gorduras poli-insaturadas	Substituir as gorduras sólidas por PUFA	Incluir óleos vegetais não tropicais[b]			
Gorduras monoinsaturadas	Substituir as gorduras sólidas por MUFA				Enfatizar dieta mediterrânea
Gorduras *trans*	Manter o teor mais baixo possível	Evitar			Evitar
Colesterol				150 mg/dia	
Carboidratos				55% das calorias	Substituir carboidratos refinados e açúcares adicionados por grãos integrais, legumes, vegetais e frutas. Individualizar a mistura de carboidratos, proteínas e gorduras
Açúcar	< 10% das calorias	Limitar os açúcares adicionados a não mais que 100 calorias/dia para mulheres e 150 calorias/dia para homens	Limitar bebidas adoçadas com açúcar e alimentos com alto teor de açúcar	≤ 5 porções/semana	Pessoas com DM2 ou em risco de DM2 devem evitar bebidas adoçadas com açúcar e minimizar os açúcares adicionados
Proteína	Escolher um tipo de alimento proteico, incluindo ovos, feijão e ervilha, produtos de soja e oleaginosas e sementes sem sal (para mais, ver Carne)	Incluir peixes, aves, oleaginosas e feijão		18% das calorias de carne magra, aves, peixes e 4 a 5 porções/semana de oleaginosas, sementes, feijão e ervilhas	Individualizar a mistura de carboidratos, proteínas e gordura. Selecionar fontes de proteína magra

Tabela 202.3 Diretrizes alimentares promulgadas pelas organizações norte-americanas.* (*continuação*)

	DEPARTMENT OF AGRICULTURE E DEPARTMENT OF HEALTH AND HUMAN SERVICES: DIETARY GUIDELINES FOR AMERICANS (2015-2020)	AMERICAN HEART ASSOCIATION (2013 e 2016)	AMERICAN CANCER SOCIETY (2012)	NATIONAL HIGH BLOOD PRESSURE EDUCATION PROGRAM/JOINT NATIONAL COMMITTEE: 7 DIETARY APPROACHES TO STOP HYPERTENSION (DASH; 2006)	AMERICAN DIABETES ASSOCIATION (2014 e 2017)
Indicação ou objetivo	***Promoção geral da saúde e prevenção de doenças***	***Prevenção de doença cardíaca***	***Prevenção do câncer***	***Pré-hipertensão e hipertensão arterial (2000 – nível de calorias)***	***Prevenção e tratamento de diabetes melito***
Álcool etílico	Até 2 drinques/dia para homens e até 1 drinque/dia para mulheres; pessoas em circunstâncias especiais (p. ex., gravidez, histórico de alcoolismo) devem se abster	Se a pessoa for etilista, o consumo deve ser moderado. Não mais que 1 drinque/dia para mulheres e 2 drinques/dia para homens	Não mais que 1 drinque/dia para mulheres e 2 drinques/dia para homens	< 2 drinques/dia para homens e < 1 drinque/dia para mulheres	Se os indivíduos com DM2 optarem por beber, limitar a 2 drinques/dia para homens e 1 drinque/dia para mulheres e tomar precauções extras para prevenir a hipoglicemia
Sódio	Reduzir a ingestão diária de sódio para menos de 2.300 mg e reduzir a ingestão para 1.500 mg quando as pessoas tiverem pré-hipertensão ou hipertensão arterial	Não consumir mais do que 2.300 mg/dia de sódio; reduzir a ingestão de sódio para 1.500 mg/dia é desejável		1.500 a 2.300 mg/dia	< 2.300 mg/dia
Potássio				4.700 mg/dia	

*Para obter mais detalhes, consulte os *sites* listados neste capítulo.
DM2 = diabetes melito do tipo 2; LDL = lipoproteína de baixa densidade; MUFA = ácido graxo monoinsaturado; PUFA = ácido graxo poli-insaturado.
Adaptada de Heimburger DC, Ard JD, eds. *Handbook of Clinical Nutrition*, 4th ed. Philadelphia: Elsevier; 2006.

de pulmão e todas as causas, primariamente em fumantes e ex-fumantes; portanto, a suplementação de betacaroteno deve ser evitada.

Câncer de mama
A segunda causa de mortes por câncer em mulheres é o câncer de mama (Capítulo 188). O câncer de mama após a menopausa apresenta associação positiva com obesidade, sobretudo quando o excesso de adiposidade está localizado predominantemente no abdome. Paradoxalmente, o risco de câncer de mama antes da menopausa diminui com a obesidade. O consumo de álcool etílico aumenta e a lactação provavelmente diminui o risco de ambos os tipos de câncer de mama.

Câncer colorretal
O câncer colorretal (Capítulo 184) é a terceira principal causa de morte por câncer em homens e mulheres. O risco de câncer colorretal se correlaciona positivamente com a ingestão de carnes vermelhas e processadas, obesidade e álcool. A Organização Mundial da Saúde classificou a carne processada como carcinógeno e a carne vermelha como provável carcinógeno com base na monografia da International Agency for Research on Cancer sobre o assunto.[12] Alimentos ricos em fibra (em oposição à fibra em si), laticínios e cálcio diminuem o risco.[13]

Câncer de próstata
Embora estudos tenham avaliado diferentes fatores dietéticos sobre o risco de câncer de próstata, o fator de risco mais claro é a obesidade.

Câncer de fígado
O fator de risco mais forte para câncer de fígado é o álcool etílico; a obesidade também aumenta o risco. As aflatoxinas são um forte fator de risco, principalmente fora dos EUA, onde são mais prevalentes no abastecimento de alimentos. O café protege contra o câncer de fígado.

Câncer de pâncreas
Existem associações entre o câncer de pâncreas e vários fatores dietéticos, mas a causalidade não é clara, exceto para a obesidade, que aumenta o risco.

Resumo
Embora existam diferenças entre os riscos dietéticos para diferentes tipos de câncer, as *American Cancer Society Guidelines for Cancer Prevention* são geralmente semelhantes a outras diretrizes dietéticas importantes: consumir uma dieta baseada em vegetais, atividade física regular e manutenção de peso corporal saudável. A ingestão de álcool etílico é a principal diferença entre as diretrizes para prevenir doenças cardíacas, nas quais o consumo moderado é benéfico, e orientações para prevenir o câncer, em que o consumo mesmo em níveis baixos para alguns tipos de câncer, como mama, aumenta o risco. Os ensaios clínicos randomizados com nutrientes isolados, incluindo carotenoides, vitaminas C e E,[A3] ácido fólico,[A4] selênio[A5,A6] e fibra[A7] não se mostraram benéficos no tocante ao risco de câncer. Alimentos vegetais integrais contêm centenas de diferentes vitaminas, nutrientes e outros fitoquímicos que coletivamente reduzem mais o risco de câncer do que nutrientes específicos.

Hipertensão
A pressão arterial elevada (Capítulo 70) é um importante fator de risco para acidente vascular encefálico, cardiopatia isquêmica, insuficiência cardíaca, doença vascular periférica e doença renal. Existem cinco fatores de estilo de vida que reduzem a pressão arterial: perda de peso em caso de sobrepeso ou obesidade, dieta DASH, aumento da atividade física, restrição de sódio e restrição de álcool. A obesidade, especialmente a abdominal, está associada à hipertensão arterial sistêmica, e a redução de peso é a mudança mais forte no estilo de vida que diminui a pressão arterial. A dieta DASH é baseada em vegetais e tem sido muito estudada, originalmente por seu efeito sobre a pressão arterial, porque reduz os níveis tensionais tanto quanto o tratamento medicamentoso (11,6/5,3 mmHg), em pessoas com hipertensão.[A8] O ensaio DASH-sódio descobriu que a restrição de sódio proporcionou benefício adicional quando adicionada à dieta DASH.

Diabetes melito
O diabetes melito do tipo 2 (DM2) (Capítulo 216) está fortemente associado à obesidade, especialmente à obesidade abdominal; portanto, a manutenção de um peso corporal desejável ao longo da vida é de grande importância na prevenção e no tratamento do DM2. O consumo de açúcar

---
[b]N.R.T.: Os óleos vegetais não tropicais contêm menos de 25% de gordura saturada e são uma mistura de gorduras monoinsaturadas e poli-insaturadas. São exemplos: azeite, óleo de milho, óleo de amendoim, óleo de girassol e óleo de soja.

não leva ao diabetes, exceto na medida em que promove aumento do peso corporal. No entanto, há evidências de que as bebidas adoçadas com açúcar contribuem para o ganho de peso e o aumento do risco de DM2. Uma dieta com alto índice glicêmico (medida da elevação da glicemia por um alimento) também aumenta o risco. O consumo de carnes vermelhas e, sobretudo, de carnes processadas, aumenta o risco de DM2. A ingestão de café diminui o risco de DM de maneira dose-dependente. De modo semelhante à população em geral, diferentes proporções de macronutrientes podem ser usadas para tratar o DM, e isso possibilita a individualização das práticas alimentares. Já foi demonstrado que um padrão dietético mediterrâneo com alto teor de gordura saudável leva ao controle da glicose discretamente melhor do que uma dieta rica em carboidratos.[A9] No entanto, uma dieta rica em carboidratos ainda pode ser utilizada, desde que as calorias sejam controladas e, de preferência, sejam incluídos grãos integrais. Um padrão geral de alimentação saudável ajuda a reduzir o risco de DCV, a principal causa de morte de pessoas com DM.

Osteoporose

A ingestão adequada de cálcio, vitamina D e proteína na infância é importante para atingir a massa óssea máxima ideal na idade adulta e prevenir osteoporose (Capítulo 230) mais tarde na vida. Os produtos lácteos são a fonte primária de cálcio para a maioria das crianças. Os adultos devem tentar atingir a QDR de cálcio (1.000 mg/dia até os 50 anos para mulheres e 70 anos para os homens, depois 1.200 mg/dia), primariamente por meio da dieta com suplementação de cálcio conforme necessário. A ingestão ideal e o nível sanguíneo de vitamina D são controversos. Embora existam dados sugestivos de benefícios de saúde mais amplos com o aumento do nível de vitamina D, isso depende da interpretação dos dados. Portanto, a maioria dos adultos deve tentar obter uma ingestão de vitamina D no nível da QDR (600 UI/dia até os 70 anos, depois 800 UI/dia). A ingestão de frutas e vegetais está associada ao aumento da densidade óssea por meio de vários mecanismos. Vitamina K, magnésio e zinco estão envolvidos no metabolismo ósseo, mas a suplementação não demonstrou ser benéfica para a saúde óssea. A suplementação excessiva de vitamina A aumenta o risco de fratura, assim como o consumo excessivo de álcool etílico.

Outras condições

Obesidade

As causas e efeitos sobre a saúde da obesidade, o distúrbio nutricional mais prevalente nos EUA, são revisados no Capítulo 207. A síndrome metabólica, que inclui obesidade com grande circunferência da cintura; glicose sérica, triglicerídios séricos e pressão arterial elevados; e HDL-colesterol reduzido é notavelmente prevalente nos EUA e é um importante fator de risco para cardiopatia isquêmica, câncer, DM2 e hipertensão arterial sistêmica (Capítulo 70).

Doença diverticular intestinal

A baixa ingestão de fibra dietética causa constipação intestinal e acredita-se que seja a causa da doença diverticular intestinal.

Demência

Embora a atividade física seja o fator de estilo de vida mais forte para prevenir o declínio cognitivo, os fatores dietéticos também são importantes. As dietas mediterrânea e DASH têm algumas evidências que apoiam seu valor na preservação da função cognitiva. Indivíduos que seguiram a dieta *Mediterranean-DASH Intervention for Neurodegenerative Delay* (MIND) apresentaram menos declínio cognitivo ao longo do tempo em comparação com a dieta mediterrânea ou DASH.[14] Esse padrão dietético é um híbrido de ambas as dietas e enfatiza 10 grupos de alimentos saudáveis que têm algumas evidências que apoiam a proteção cognitiva (p. ex., vegetais de folhas verdes, frutas vermelhas, peixes, oleaginosas, azeite de oliva) e limitando cinco grupos de alimentos menos saudáveis (p. ex., carnes vermelhas, doces e produtos de pastelaria).

Defeitos congênitos do tubo neural

A ingestão inadequada de ácido fólico materno foi definitivamente comprovada como um importante fator de risco para defeitos congênitos do tubo neural, como espinha bífida e mielomeningocele. Por esse motivo, os produtos de cereais e grãos são enriquecidos com ácido fólico nos EUA desde 1998, e a suplementação com ácido fólico é recomendada para todas as mulheres em idade fértil.[15]

Suplementos alimentares

Relativamente poucos suplementos dietéticos demonstraram benefícios na prevenção de doenças. Metanálises de ensaios clínicos randomizados e controlados de antioxidantes relataram aumento da taxa de mortalidade total com vitamina A, vitamina E e betacaroteno.[A10] A vitamina D e o cálcio são necessários para a saúde óssea adequada, e a vitamina D pode ter outros benefícios à saúde, embora as interpretações das evidências subjacentes e da dose ideal de vitamina D sejam controversas. Um grande ensaio randomizado recente não mostrou redução das taxas de câncer, de doenças cardiovasculares ou de mortalidade com a suplementação de vitamina D em homens com mais de 50 anos ou mulheres com mais de 55 anos.[A11] Embora as multivitaminas sejam um dos suplementos dietéticos mais amplamente usados, com mais de um terço dos americanos tomando-os, há poucas evidências de que previnam doenças cardiovasculares ou câncer. O consumo de peixes está associado à diminuição da DCV, mas estudos randomizados não encontraram benefícios da suplementação de ômega-3.[A12] Uma condição que comprovadamente melhorou com os suplementos dietéticos é a degeneração macular precoce. O segundo ensaio *Age Related Eye Disease Study* (*AREDS2*) demonstrou que a combinação mais efetiva de suplementos para prevenir a progressão da degeneração macular precoce continha vitaminas C e E, zinco, cobre, luteína e zeaxantina.[A13]

TRADUÇÃO DE EVIDÊNCIAS EM MUDANÇAS DIETÉTICAS

Há fortes evidências de que os hábitos alimentares possam influenciar a incidência e a gravidade de muitas doenças incapacitantes ou letais.[16,17] Não existe justificativa para a crença de que a modificação da dieta "usual" americana seja desnecessária ou fútil. A seguinte declaração do Scientific Report of the 2015 Dietary Guidelines Advisory Committee descreve concisamente o padrão alimentar ideal com base nas evidências atuais: "O corpo geral de evidências examinado pelo 2015 Dietary Guidelines Advisory Committee identifica que um padrão alimentar saudável é rico em vegetais, frutas, grãos integrais, laticínios com pouca ou nenhuma gordura, frutos do mar, legumes e oleaginosas; tem consumo moderado de álcool etílico (entre adultos); teor menor de carnes vermelhas e processadas; e baixo teor de alimentos e bebidas adoçados com açúcar e grãos refinados."[18] Várias organizações forneceram recomendações dietéticas geralmente consistentes com esta declaração (ver Tabela 202.3). O U.S. Department of Agriculture e o U.S. Department of Health and Human Services desenvolveram e revisaram periodicamente as *Dietary Guidelines for Americans* (ver Tabela 202.2). Essas diretrizes dietéticas listam três padrões de alimentação que são consistentes com as diretrizes e as pessoas podem usar como um modelo prático a seguir: a dieta DASH, a dieta mediterrânea e a dieta vegetariana.[19] Um sistema de orientação alimentar, agora denominado MyPlate (Figura 202.1), faz parte de uma iniciativa de comunicação mais ampla para ajudar os consumidores

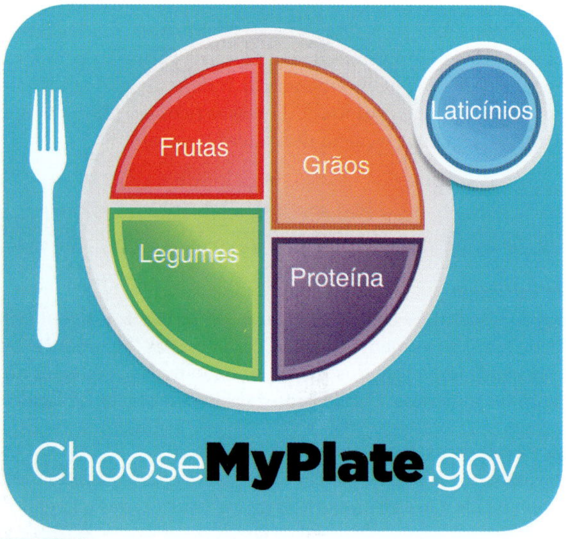

FIGURA 202.1 MyPlate do Departamento de Agricultura dos EUA. MyPlate ilustra que uma proporção substancial da ingestão alimentar deve consistir em vegetais, frutas e grãos, em contraste com a expectativa de muitos americanos de que as fontes de proteína devem dominar. Para obter mais informações, consultar www.ChooseMyPlate.gov.

a fazer melhores escolhas alimentares. Embora as aplicações práticas da genômica nutricional e do microbioma ainda não estejam prontas para a prática clínica de rotina, eles representam importantes ciências emergentes que podem no futuro ser aplicadas a testes nutrigenéticos para fornecer aconselhamento dietético.

Os médicos podem influenciar a saúde de seus pacientes, incentivando-os a otimizar seus hábitos alimentares e fornecendo-lhes materiais instrucionais, assistência de nutricionistas ou aconselhamento comportamental, especialmente em pacientes com sobrepeso, obesidade ou outros fatores de risco cardiovascular. Uma barreira significativa para intervenções nutricionais práticas poderia ser removida se as seguradoras de saúde expandissem a cobertura dos serviços aos nutricionistas.

Grau A Recomendações de grau A

A1. Rees K, Takeda A, Martin N, et al. Mediterranean-style diet for the primary and secondary prevention of cardiovascular disease. *Cochrane Database Syst Rev*. 2019;3:CD009825.

A2. Druesne-Pecollo N, Latino-Martel P, Norat T, et al. Beta-carotene supplementation and cancer risk: a systematic review and metaanalysis of randomized controlled trials. *Int J Cancer*. 2010;127:172-184.

A3. Estruch R, Ros E, Salas-Salvadó J, et al. Primary prevention of cardiovascular disease with a Mediterranean diet. *N Engl J Med*. 2018;378:e34.1-e34.14.

A4. Wang L, Sesso HD, Glynn RJ, et al. Vitamin E and C supplementation and risk of cancer in men: posttrial follow-up in the Physicians' Health Study II randomized trial. *Am J Clin Nutr*. 2014;100:915-923.

A5. Vollset SE, Clarke R, Lewington S, et al. Effects of folic acid supplementation on overall and site-specific cancer incidence during the randomised trials: meta-analyses of data on 50,000 individuals. *Lancet*. 2013;381:1029-1036.

A6. Vinceti M, Filippini T, Del Giovane C, et al. Selenium for preventing cancer. *Cochrane Database Syst Rev*. 2018;1:CD005195.

A7. Yao Y, Suo T, Andersson R, et al. Dietary fibre for the prevention of recurrent colorectal adenomas and carcinomas. *Cochrane Database Syst Rev*. 2017;1:CD003430.

A8. Saneei P, Salehi-Abargouei A, Esmaillzadeh A, et al. Influence of dietary approaches to stop hypertension (DASH) diet on blood pressure: a systematic review and meta-analysis on randomized controlled trials. *Nutr Metab Cardiovasc Dis*. 2014;24:1253-1261.

A9. Ajala O, English P, Pinkney J. Systematic review and meta-analysis of different dietary approaches to the management of type 2 diabetes. *Am J Clin Nutr*. 2013;97:505-516.

A10. Bjelakovic G, Nikolova D, Gluud LL, et al. Antioxidant supplements for prevention of mortality in healthy participants and patients with various diseases. *Cochrane Database Syst Rev*. 2012;3:CD007176.

A11. Manson JE, Cook NR, Lee IM, et al. Vitamin D supplements and prevention of cancer and cardiovascular disease. *N Engl J Med*. 2019;380:33-44.

A12. Manson JE, Cook NR, Lee IM, et al. Marine n-3 fatty acids and prevention of cardiovascular disease and cancer. *N Engl J Med*. 2019;380:23-32.

A13. Writing group for the AREDS2 research group. Effect of long-chain ω-3 fatty acids and lutein + zeaxanthin supplements on cardiovascular outcomes: results of the Age-Related Eye Disease Study 2 (AREDS2) randomized clinical trial. *JAMA Intern Med*. 2014;174:763-771.

REFERÊNCIAS BIBLIOGRÁFICAS

As referências bibliográficas, bem como os outros materiais suplementares deste livro, encontram-se no GEN-IO, nosso ambiente virtual de aprendizagem.

203 DESNUTRIÇÃO PROTEICO-CALÓRICA

MARK J. MANARY E INDI TREHAN

DEFINIÇÃO

O termo *desnutrição energético-proteica* ou *desnutrição proteico-calórica*[a] abrange pelo menos três síndromes clínicas distintas. A primeira e mais comum, o *comprometimento do crescimento (stunting)*, ocorre em todo o mundo em desenvolvimento. É uma consequência da deficiência crônica de macronutrientes e micronutrientes no período pré-natal e durante a primeira infância e se manifesta como baixo peso ao nascer e déficit cognitivo e físico irreversível, incluindo peso abaixo do normal e baixa estatura nos primeiros anos de vida.[1] Uma segunda manifestação assume a forma de *desnutrição aguda*, uma deficiência principalmente de macronutrientes que também pode ocorrer em adultos. Em suas formas mais graves, inclui kwashiorkor, marasmo (emaciação) e kwashiorkor marasmático. A terceira síndrome é baixo peso para a altura (déficit ponderal) que ocorre em consequência de doenças clínicas ou cirúrgicas subjacentes agudas ou crônicas.

[a]N.R.T.: Ver Temas da Atualidade em Nutrologia Pediátrica, 2021, da Sociedade Brasileira de Pediatria, em www.sbp.com.br/fileadmin/user_upload/Manual_de_atualidades_em_Nutrologia_2021_-_SBP_SITE.pdf e Manual de Suporte Nutricional da Sociedade Brasileira de Pediatria, 2ª edição, 2020, em https://www.sbp.com.br/fileadmin/user_upload/2ª_Edicao_-_jan2021-Manual_Suporte_Nutricional_.pdf.

EPIDEMIOLOGIA

As taxas globais de comprometimento do crescimento e desnutrição aguda são difíceis de quantificar com precisão, dadas as populações principalmente rurais onde ocorrem mais.[2] Quase 23% das crianças menores de 5 anos apresentam comprometimento do crescimento em todo o mundo e outros 8% sofrem de déficit ponderal.[3] O número de crianças com kwashiorkor é desconhecido e subnotificado em decorrência dos dados mínimos de vigilância de alta qualidade; mais da metade das crianças com desnutrição aguda grave no sul da África têm kwashiorkor. Estima-se que cerca de 15% da taxa de mortalidade mundial de menores de 5 anos sejam atribuíveis ao comprometimento do crescimento e outros 12% ao déficit ponderal.

As taxas de desnutrição energético-proteica secundária entre aqueles com doenças médicas e cirúrgicas variam amplamente e são uma função dos processos de doença subjacentes, comorbidades, estado nutricional antes da doença e nível de recursos financeiros e apoio social. Não é incomum que taxas de desnutrição de 25 a 60% entre pacientes hospitalizados sejam relatadas na literatura (Capítulo 204).

BIOPATOLOGIA

A maior parte do comprometimento do crescimento em crianças ocorre durante a janela crítica de "1.000 dias" entre a concepção e os 2 anos.[4] A desnutrição materna contribui para o baixo peso ao nascer, que persiste como baixo peso, baixa estatura e déficit cognitivo. O comprometimento do crescimento também coloca as crianças em risco elevado de desnutrição aguda quando desafiadas por escassez de alimentos ou infecções agudas. Mesmo as crianças sem déficit nutricional pré-natal correm alto risco de comprometimento do crescimento e desnutrição aguda quando criadas em ambientes pobres.[5] Infecção e exposição ao HIV, diarreia, pneumonia, sarampo e malária levam à anorexia com diminuição da ingestão alimentar, aumento do gasto energético e má absorção de nutrientes, colocando a criança em risco de retardo do crescimento e desnutrição aguda. O fim da amamentação exclusiva (seja prematuramente ou aos 6 meses recomendados) e a introdução da alimentação complementar também representam um período de alto risco, porque a criança ingere vários patógenos ambientais e, muitas vezes, sofre perda relativa de proteínas, lipídios e micronutrientes de qualidade.

Além da insegurança alimentar crônica e infecções gastrintestinais repetidas, dois fatores biopatológicos importantes foram recentemente avaliados como contribuintes significativos para o desenvolvimento da desnutrição energético-proteica em crianças. A primeira é a disfunção entérica ambiental (DEE), endêmica em crianças e adultos em todo o mundo em desenvolvimento.[6] A DEE é caracterizada por vilosidades intestinais embotadas e atrofiadas, hiperplasia das criptas e infiltração linfocítica da lâmina própria, histologicamente semelhante em muitos aspectos à doença celíaca. O efeito final da DEE é o aumento na permeabilidade intestinal com translocação de bactérias e de toxina em decorrência da perda de integridade das zônulas de oclusão, disfunção imune e má absorção. A DEE é geralmente subclínica, predispondo as crianças a distúrbios de crescimento e mais suscetíveis ao desenvolvimento de desnutrição aguda. Um segundo fator de risco relacionado ao desenvolvimento de desnutrição aguda é a configuração alterada do microbioma intestinal.[7]

A desnutrição energético-proteica secundária que ocorre no contexto de uma doença subjacente geralmente resulta de uma tríade de ingestão reduzida de energia, má absorção e estressores catabólicos. Praticamente qualquer doença crônica e/ou crítica pode precipitar a desnutrição energético-proteica, mas entre as mais comuns estão câncer,[8] HIV/AIDS, tuberculose (TB), doença inflamatória intestinal, doença renal crônica (DRC), doença hepática crônica e doenças reumatológicas. O paciente se encontra em um estado de balanço energético efetivo negativo manifestado por diminuição do peso corporal e da taxa metabólica, acompanhado por graus variáveis de perda muscular, depleção das reservas de gordura, capacidade cardiorrespiratória reduzida, adelgaçamento da pele com formação fácil de soluções de continuidade e ulceração, hipotermia, imunodeficiência com comprometimento da cicatrização e apatia.

As etiologias biopatológicas e os fatores de risco específicos para o desenvolvimento da desnutrição energético-proteica secundária são numerosos. O principal deles é a ingestão dietética insuficiente em decorrência de náuseas, anorexia, depressão, dentição deficiente e fraqueza motora oral que acompanha a doença subjacente. Mesmo os nutrientes ingeridos podem não ser absorvidos, por exemplo, em razão da secreção reduzida de sais biliares, levando a esteatorreia, insuficiência pancreática e danos à mucosa intestinal na doença de Crohn. Inflamação sistêmica e estresse oxidativo são comuns em doenças críticas, cirrose, pacientes com HIV/AIDS, TB, outras infecções e pacientes em hemodiálise, contribuindo para um estado catabólico. Em pacientes com DRC, a homeostase de aminoácidos alterada pelo rim, a resistência ao hormônio do crescimento e ao fator-1 de crescimento semelhante à insulina, baixos níveis de testosterona, resistência à insulina e alteração da sinalização da insulina são fatores importantes na desnutrição energético-proteica.[9] Os pacientes com doença hepática crônica frequentemente sofrem de desnutrição energético-proteica decorrente de uma combinação de motilidade intestinal alterada, dispepsia, colestase com má absorção de vitaminas lipossolúveis, crescimento excessivo de bactérias no intestino delgado, estado hipermetabólico, síntese inadequada de proteínas hepáticas, falta de reservas de glicogênio e perda de sangue a partir de varizes e do lúmen intestinal.

MANIFESTAÇÕES CLÍNICAS

O comprometimento do crescimento se manifesta simplesmente como baixa estatura e baixo peso para a idade. O desenvolvimento do cérebro e, portanto, da circunferência craniana, também pode ser pequeno para a idade, embora seja relativamente proporcional para o tamanho total do corpo.

A desnutrição aguda se manifesta pelo menos de três maneiras diferentes. As crianças e os adultos com desnutrição aguda estão emaciados e fracos, tendo sofrido perda de peso significativa em um período relativamente curto.[10] A desnutrição aguda costuma se manifestar primeiro na axila e na região inguinal, progredindo para as coxas e nádegas, e acaba se tornando evidente no rosto, assumindo o aspecto de "velhice". A desnutrição pode ser leve, moderada ou grave ("marasmo") (Figura 203.1).

A segunda forma de desnutrição aguda, a desnutrição edematosa ou kwashiorkor,[11] foi classicamente descrita como ocorrendo quando uma criança foi desmamada rapidamente da fonte de proteína de alta qualidade que é o leite materno,[12] embora crianças mais velhas e adultos também possam desenvolver esse quadro clínico, sobretudo no contexto de TB

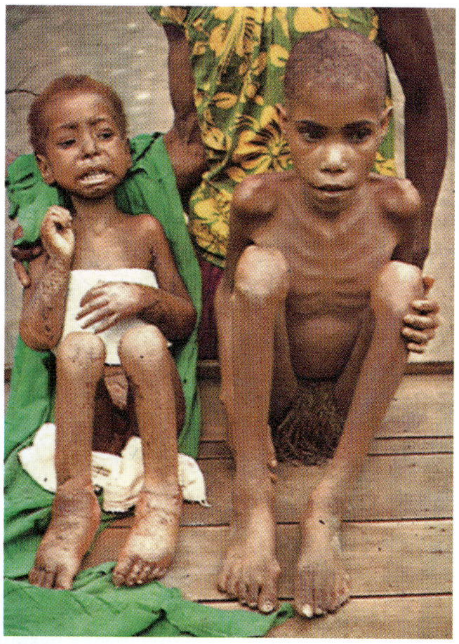

FIGURA 203.1 Kwashiorkor e marasmo em irmãos. O irmão mais novo, à esquerda, tem kwashiorkor com edema generalizado, alterações na pele, cabelo amarelo-avermelhado pálido e expressão infeliz. A criança mais velha, à direita, apresenta marasmo, com desnutrição generalizada, braços e pernas delgados e expressão apática. (Extraída de Peters W, Pasvol G, eds. *Tropical Medicine and Parasitology*, 5th ed. London: Mosby; 2002, Figura 986.)

extrapulmonar. O edema periférico bilateral começa nas áreas mais baixas do corpo e progride no sentido cefálico à medida que piora. Apesar de o edema poder ser relativamente profundo, os pacientes geralmente não têm ascite e sua doença não é resultado de insuficiência hepática ou hipoalbuminemia. A pele pode apresentar áreas irregulares de despigmentação (como "pintura descascada"), comumente com áreas de soluções de continuidade e infecção resultante (Figura 203.2).

A desnutrição energético-proteica em pacientes com doença subjacente grave ou crônica geralmente se apresenta como índice de massa corporal (IMC) baixo ou com perda de peso progressiva.

Praticamente todos os sistemas de órgãos e tipos de tecidos sofrem de carência de energia em todas as formas de desnutrição energético-proteica, resultando em um impulso homeostático para se adaptar à diminuição da energia disponível. A gordura é cada vez mais usada como a principal fonte de energia do corpo em poucos dias, substituindo a glicose, e cetose se desenvolve rapidamente. No geral, as mudanças marcantes na produção de glicose e na degradação de proteínas estão associadas a diminuição da produção de ureia e perdas urinárias. A taxa metabólica basal diminui, acompanhada por hipotermia e fadiga fácil. À medida que a inanição persiste, quase todas as reservas de gordura do corpo são esgotadas e o tecido muscular magro pode ser reduzido em 50%. A hipopotassemia leva à fadiga muscular rápida. O músculo cardíaco não é poupado e as alterações metabólicas podem levar a bradicardia, diminuição do volume sistólico, hipotensão e má perfusão tecidual. O volume intravascular pode ser diminuído ao mesmo tempo que aumenta o extravasamento celular e capilar, resultando em edema generalizado, sobretudo em pacientes com kwashiorkor.

A capacidade pulmonar é afetada adversamente pela diminuição da massa muscular respiratória e pelos distúrbios eletrolíticos. A pele e os pelos e fios de cabelo frequentemente atrofiam, despigmentam e se rompem, deixando o paciente suscetível a infecções cutâneas. Os níveis de insulina e hormônio tireoidiano diminuem e as concentrações de cortisol aumentam. Um estado de imunodeficiência se desenvolve à medida que os tecidos linfoides atrofiam e a imunidade mediada por células é comprometida, colocando o paciente desnutrido em alto risco de infecções oportunistas. A pancitopenia pode ocorrer em virtude da supressão da medula óssea, às vezes em razão da transformação gelatinosa da medula. A desnutrição prolongada leva à deterioração de todas as porções do sistema digestório, incluindo atrofia e embotamento das vilosidades intestinais (complicando assim a alimentação terapêutica), função pancreática exócrina prejudicada e diminuição das secreções gástricas e biliares. Hepatomegalia e infiltração gordurosa no fígado são observadas. Exceto quando a patologia renal é a via desencadeadora, a função renal está relativamente bem preservada até o final do curso. Embora o cérebro seja preservado por mais tempo do que outros órgãos, atrofia cerebral é observada na desnutrição aguda e (frequentemente de modo permanente) o atraso no desenvolvimento cognitivo é uma complicação profunda com consequências ao longo da vida entre os sobreviventes.

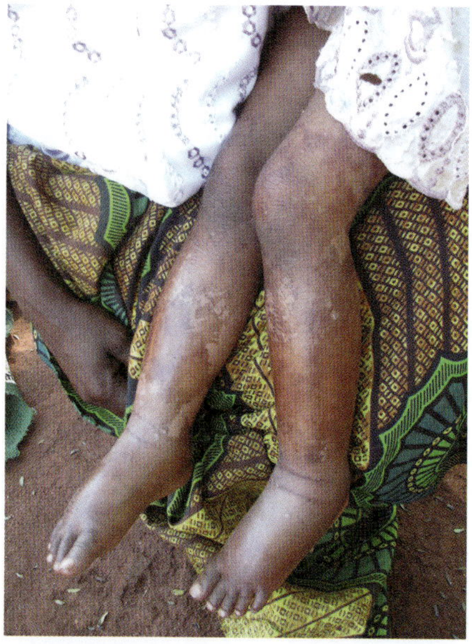

FIGURA 203.2 **Desnutrição edematosa ou kwashiorkor.**

DIAGNÓSTICO

Antropometria cuidadosa tem de ser conduzida para avaliar com acurácia qualquer indivíduo quanto à desnutrição energético-proteica. No caso de crianças, pode ser particularmente desafiador obter sua cooperação para a antropometria. Medidas de altura (com precisão de 0,5 cm ou menos), peso (com precisão de 100 g ou menos), circunferência da parte média do braço (com precisão de 2 mm ou menos) e avaliação do edema depressível periférico devem ser realizadas. Os padrões de crescimento da Organização Mundial da Saúde devem ser usados para diagnóstico e classificação.

As crianças e adultos são considerados com *déficit nutricional* quando o escore Z de altura para idade (HAZ) é 2 ou mais desvios padrão (DP) abaixo da mediana.[13] Baixa estatura familiar, hipotireoidismo, deficiência de hormônio do crescimento (GH) e deficiência de micronutrientes estão todos no diagnóstico diferencial de uma criança com baixa estatura, embora sejam relativamente raros em comparação com a déficit nutricional (*stunting*) no contexto epidemiológico relevante.

Marasmo pode ser diagnosticado com base em um escore Z de peso para altura (WHZ) ou escore Z de IMC para idade (BMIZ) mais de 2 DP abaixo da mediana. A circunferência da parte média do braço também pode ser usada para diagnosticar marasmo em crianças menores de 5 anos, em gestantes e em adultos. Cardiopatia congênita, diarreia grave e desidratação, síndromes disabsortivas decorrentes de parasitas intestinais, malária, HIV/AIDS, TB e malignidade devem ser considerados no diagnóstico diferencial de um paciente que apresenta emaciação.

Edema no contexto epidemiológico apropriado, independentemente de outros parâmetros antropométricos, deve levar a consideração séria do diagnóstico de kwashiorkor. O edema é mais facilmente detectado no dorso dos pés e é classificado como 1+ se confinado aos membros inferiores, 2+ se também houver edema nos membros superiores e 3+ caso se estenda para o rosto. As causas fisiológicas usuais de edema, incluindo doenças cardíacas, hepáticas e renais subjacentes, devem ser consideradas no diagnóstico diferencial. Em populações rurais empobrecidas, onde kwashiorkor é uma doença endêmica, os cuidados de saúde de rotina também são geralmente limitados; portanto, as possibilidades de doença cardíaca congênita ou reumática, glomerulonefrite proliferativa aguda (pós-infecciosa ou pós-estreptocócica), anemia profunda (por deficiência de ferro primária, malária grave ou ancilostomíase, entre outras causas) e TB devem ser consideradas. No entanto, para a maioria das crianças que apresentam edema nessas populações, kwashiorkor continua sendo o diagnóstico principal (e-Figura 203.1).

A desnutrição secundária decorrente da doença subjacente também exige antropometria cuidadosa, com IMC inferior a 18,5 kg/m^2 representando desnutrição moderada e IMC inferior a 15 kg/m^2 representando desnutrição proteico-energética grave. Mesmo sem um IMC tão baixo, qualquer perda de peso significativa, especialmente se associada à perda de massa muscular magra, além da depleção das reservas de gordura, deve levar à consideração de desnutrição energético-proteica e exige investigação de doença subjacente, caso não tenha sido identificada anteriormente. Não há exames complementares confiáveis para identificar desnutrição energético-proteica porque marcadores séricos, como albumina, pré-albumina e proteína C reativa, são, eles próprios, reagentes de fase aguda e inespecíficos para esse propósito. A diminuição da força de preensão é talvez a melhor medida clínica isolada para avaliar o grau de desnutrição neste contexto.

TRATAMENTO

Relativamente pouco pode ser feito para reverter o retardo de crescimento, porque a diminuição do crescimento físico e cognitivo sofrido nos primeiros "1.000 dias" é decorrente de uma confluência de fatores ambientais provavelmente não passíveis de tratamentos médicos. Essas crianças permanecem em alto risco de retardo do crescimento durante a infância, embora algum grau de recuperação do crescimento seja possível na segunda infância e na adolescência. A atenção deve ser direcionada para melhoria geral na qualidade e diversidade da dieta, particularmente no que diz respeito ao aumento da ingestão de proteínas completas. A amamentação exclusiva até os 6 meses e a continuação da amamentação com alimentos suplementares apropriados até pelo menos 2 anos devem ser incentivadas sempre que possível, com considerações especiais no caso de mãe infectada pelo HIV.[14] Os cuidados de saúde de rotina, incluindo imunizações, suplementação de vitamina A e administração periódica de anti-helmínticos, devem ser garantidos. O teste para HIV e tratamento devem ser solicitados. As melhorias nas condições sanitárias de vida são provavelmente os maiores benefícios.

As crianças com desnutrição aguda grave *não complicada* podem ser tratadas ambulatorialmente com alimento terapêutico pronto para uso, na maioria das vezes uma pasta de amendoim fortificada, se conseguirem ingerir com sucesso aproximadamente 30 g de alimento terapêutico pronto para uso sob terapia diretamente observada (TDO) (ver e-Figura 203.1). Elas podem então ser tratadas em casa com 1 a 2 semanas de 175 kcal/kg/dia de alimentos terapêuticos prontos para uso, retornando para reavaliações regulares até atingirem os desfechos antropométricos e terapêuticos. A inclusão de 1 semana de antibioticoterapia oral empírica diminui a taxa de mortalidade e melhora a recuperação nutricional.[A1,A2] As crianças com desnutrição aguda grave *complicada* devem ser internadas, com atenção inicial focada urgentemente nas infecções, hipoglicemia, hipotermia e desidratação que levam à morte precoce. Se a criança for incapaz de consumir inicialmente alimentos terapêuticos prontos para uso, então a reabilitação nutricional pode começar com uma fórmula láctea conhecida como F-75 antes da transição para um alimento mais denso em nutrientes (Tabela 203.1).

Os desfechos de mortalidade e recuperação nutricional dos programas baseados na comunidade são geralmente superiores aos alcançados pelo atendimento hospitalar, tornando-se o padrão internacional atual de atendimento e relegando o atendimento hospitalar apenas para crianças que têm anorexia ou complicações clínicas ou que estejam em uma área onde alimentos terapêuticos prontos para uso não estão disponíveis.

Os pacientes com desnutrição energético-proteica secundária devem, em primeiro lugar, ter sua doença subjacente tratada, porque é mais provável que isso leve à recuperação a longo prazo de seu estado nutricional. Concomitantemente, a reabilitação nutricional deve ser realizada para prevenir perdas adicionais de energia e possibilitar a recuperação de vias orgânicas danificadas. Os desequilíbrios hidreletrolítico e ácido-básico devem ser corrigidos com cautela. Em geral, a nutrição enteral (Capítulo 204) é preferível à parenteral, desde que o sistema digestório esteja funcionando adequadamente. Podem ser necessárias pequenas alimentações frequentes ou infusão por gotejamento lento. Nutrição enteral ou parenteral agressiva deve ser evitada nos estágios iniciais da reabilitação, porque a síndrome da realimentação é um perigo real em pacientes desnutridos. Hipofosfatemia, hipopotassemia, hipomagnesemia, hiperglicemia, sobrecarga hídrica, fraqueza muscular, arritmias cardíacas e diarreia são riscos associados à realimentação agressiva. A hidratação, a glicemia e os níveis de eletrólitos devem ser monitorados atentamente durante a realimentação.[15] Os estudos são limitados no que diz respeito à efetividade do suporte nutricional durante a doença aguda,[A3] mas muitos dos benefícios provavelmente serão observados a longo prazo, além da duração da maioria dos estudos clínicos. Os alimentos que ajudam a repor a microbiota intestinal normal podem ajudar a restaurar a nutrição.[15b]

Tabela 203.1 Composição nutricional de alimentos terapêuticos para desnutrição aguda grave.

	F-75® (100 mℓ)	F-100® (100 mℓ)	RUTF® (100 mg)
Energia (kcal)	75	100	543
Proteína (g)	0,9	2,9	13,6
Lactose (g)	1,3	4,2	
Potássio (mg)	156	246	1.111
Sódio (mg)	14	44	189
Magnésio (mg)	10,5	17,7	92
Zinco (mg)	2	2,3	14
Cobre (mg)	0,25	0,25	1,78
Osmolaridade (mOsm/ℓ)	413	419	
% de energia total a partir de proteínas	5	12	10/12
% de energia total a partir de gorduras	36	53	45 a 60

RUTF = alimento terapêutico pronto para uso (*Ready to Use Therapeutic Food*).

PREVENÇÃO

A prevenção do déficit nutricional e da desnutrição aguda continua sendo uma das metas mais desafiadoras e difíceis na saúde global, especialmente dados os efeitos intergeracionais da desnutrição materna. Fornecer às gestantes suplementação nutricional, tratamento intermitente da malária, atendimento oportuno para infecções sexualmente transmissíveis e atendimento pré-natal abrangente mostra algum sucesso em melhorar o peso ao nascer e reduzir partos prematuros. A adesão às recomendações de amamentação exclusiva nos primeiros 6 meses e amamentação contínua durante pelo menos 2 anos também mostra benefícios significativos.[16] O diagnóstico precoce e o tratamento do HIV em mães e recém-nascidos/lactentes também são benéficos. No entanto, as crianças pobres continuam em alto risco de retardo do crescimento e desnutrição aguda em razão da relativa falta de saneamento, altas taxas de insegurança alimentar, cobertura vacinal irregular e acesso limitado a cuidados médicos. Abordar esses fatores sociais subjacentes e intervenções dietéticas para melhorar a ingestão completa de proteínas[A4] pode fornecer o maior benefício para diminuir a desnutrição energético-proteica na infância e suas consequências para os adultos.

É necessária muita atenção ao estado nutricional de pacientes com condições clínicas e cirúrgicas, com estratificação de risco com base no IMC e na trajetória do peso, para limitar o risco de desnutrição energético-proteica nesses pacientes enquanto são tratados para suas doenças subjacentes. A otimização do estado nutricional ajudará na recuperação de suas condições primárias e, da mesma maneira, a recuperação da condição primária melhorará os benefícios para o estado nutricional geral. Os esforços para fornecer empiricamente proteínas, calorias e micronutrientes extras durante períodos de estresse oxidativo e catabolismo específicos ajudarão a limitar a perda de peso e seus efeitos adversos.

PROGNÓSTICO

De modo geral, o prognóstico para crianças com comprometimento nutricional permanece ruim porque os déficits físicos e cognitivos que sofrem são carregados com elas ao longo da vida. As crianças que se recuperam de um episódio de desnutrição aguda grave permanecem mais suscetíveis a novos episódios nos meses seguintes do que seus pares; aqueles com doenças subjacentes, como HIV ou TB, permanecem em risco significativamente elevado. As melhores taxas de recuperação em programas de tratamento de desnutrição aguda grave chegam a aproximadamente 90%, com taxas de mortalidade de cerca de 4 a 5%. As taxas de mortalidade são substancialmente mais altas, cerca de 35%, em crianças que precisam de hospitalização.[17] Episódios não tratados de marasmo grave apresentam um risco de morte estimado de 10 a 20% por mês. Embora muitas crianças se recuperem espontaneamente, a maioria nunca voltará ao estado nutricional inicial e terá desenvolvimento pleno.

Mais relevante para o clínico geral é o entendimento de que a desnutrição energético-proteica na primeira infância está associada a um risco aumentado de síndrome metabólica na idade adulta, contribuindo para a dupla epidemia de desnutrição infantil e obesidade adulta cada vez mais observada em todo o mundo.[18] Assim, embora o ônus predominante da desnutrição energético-proteica ocorra na primeira infância, seus efeitos intergeracionais e consequências ao longo da vida tornam a avaliação dos desafios nutricionais durante a infância e adolescência uma consideração importante ao cuidar de qualquer paciente adulto com história pregressa vulnerável.

Grau A Recomendações de grau A

A1. Trehan I, Goldbach HS, LaGrone LN, et al. Antibiotics as part of the management of severe acute malnutrition. *N Engl J Med*. 2013;368:425-435.

A2. Isanaka S, Langendorf C, Berthé F, et al. Routine amoxicillin for uncomplicated severe acute malnutrition in children. *N Engl J Med*. 2016;374:444-453.

A3. Bally MR, Blaser Yildirim PZ, Bounoure L, et al. Nutritional support and outcomes in malnourished medical inpatients: a systematic review and meta-analysis. *JAMA Intern Med*. 2016;176:43-53.

A4. Iannotti LL, Lutter CK, Stewart CP, et al. Eggs in early complementary feeding and child growth: a randomized controlled trial. *Pediatrics*. 2017;140:1-8.

REFERÊNCIAS BIBLIOGRÁFICAS

As referências bibliográficas, bem como os outros materiais suplementares deste livro, encontram-se no GEN-IO, nosso ambiente virtual de aprendizagem.

204 DESNUTRIÇÃO: AVALIAÇÃO E SUPORTE

THOMAS R. ZIEGLER

A avaliação nutricional é projetada para identificar e tratar uma possível desnutrição ou sobrepeso/obesidade. A desnutrição energético-proteica (ou desnutrição proteico-calórica), que é o foco deste capítulo, ocorre quando um paciente perdeu involuntariamente mais de 4,5 kg ou 5% do peso corporal ou desenvolveu hipoalbuminemia (não em decorrência de sobrecarga hídrica ou inflamação/infecção, que não são causas nutricionais de hipoalbuminemia). Está comumente associada a deficiências dietéticas específicas, que são revisadas com mais detalhes no Capítulo 205. A obesidade é discutida no Capítulo 207.

EPIDEMIOLOGIA

A desnutrição energético-proteica e a depleção de micronutrientes específicos são comuns em pacientes adultos com doenças crônicas e naqueles que requerem internação hospitalar para cuidados agudos (Tabela 204.1), com uma prevalência típica de 20 a 40%. As condições crônicas comuns associadas incluem insuficiência cardíaca, depressão e doença pulmonar, renal ou hepática crônica. Os pacientes com infecções crônicas, como HIV, ou distúrbios gastrintestinais (variando de má absorção a síndrome do intestino curto, para parasitas intestinais) também ficam desnutridos. Os transtornos alimentares (Capítulo 206) representam um desafio específico que vai além da própria desnutrição. A hospitalização pode piorar ou até precipitar a desnutrição porque os pacientes geralmente consomem ou recebem cotas inadequadas de calorias, proteínas, vitaminas e minerais durante a internação.

Os pacientes com doenças agudas e crônicas normalmente passam por vários dias a várias semanas ou meses de diminuição contínua ou intermitente da ingestão de alimentos em decorrência de anorexia, sintomas gastrintestinais, depressão/ansiedade e outros fatores clínicos. Eles também podem ter tido ingestão alimentar restrita em decorrência de intervenção cirúrgica ou procedimento diagnóstico/terapêutico e sua recuperação

Tabela 204.1 Causas comuns de desnutrição energético-proteica e depleção de micronutrientes em pacientes clínicos com doenças agudas crônicas.

- Diminuição da ingestão espontânea de alimentos decorrente de anorexia por doença crônica ou aguda, sinais/sintomas gastrintestinais (p. ex., náuseas, vômitos, dor abdominal), depressão/ansiedade
- Restrição da ingestão de alimentos necessária para cirurgias ou procedimentos diagnósticos/terapêuticos e consequente disfunção gastrintestinal
- Perdas anormais de macronutrientes e micronutrientes do corpo decorrentes de má absorção (p. ex., espru celíaco, síndrome do intestino curto, doença inflamatória intestinal, fibrose cística, diarreia), má digestão (p. ex., pancreatite), êmese, poliúria (p. ex., no diabetes melito), drenagem de feridas ou terapia de substituição renal
- Períodos de aumento do gasto de energia (necessidades calóricas), necessidades de proteínas e necessidades de micronutrientes (p. ex., doença crítica, aumento da inflamação)
- Efeitos catabólicos de hormônios contrarreguladores (p. ex., cortisol, catecolaminas, glucagon), liberação de citocinas pró-inflamatórias de células imunes estimuladas e células endoteliais e epiteliais (interleucinas 1, 6 e 8 e fator de necrose tumoral-α), e resistência do tecido periférico aos hormônios anabólicos insulina e fator-I de crescimento semelhante à insulina
- Repouso na cama, diminuição da deambulação e paralisia química durante a ventilação mecânica (perda de músculo esquelético decorrente de comprometimento da síntese de proteínas)
- Administração de fármacos que induzem a destruição do músculo esquelético, lesão gastrintestinal ou perda de eletrólitos e vitaminas hidrossolúveis (p, ex., corticosteroides, quimioterápicos, diuréticos e esquemas imunossupressores
- Privação socioeconômica, cuidadores inadequados, dificuldades de locomoção no ambiente doméstico
- Aporte inadequado de calorias, proteínas e micronutrientes essenciais (vitaminas, minerais e oligoelementos) durante a hospitalização

subsequente. Alguns pacientes tornam-se deficientes em nutrientes em razão de diarreia, vômito, poliúria, drenagem de feridas, diálise e outras causas. Medicamentos, incluindo corticosteroides, quimioterápicos, imunossupressores e diuréticos, estão associados a destruição do músculo esquelético, lesão gastrintestinal e perdas de eletrólitos ou vitaminas hidrossolúveis.[1] O repouso completo na cama ou deambulação limitada são comuns em ambientes ambulatoriais e de hospitalares e estão associados a perda de músculo esquelético e comprometimento das respostas anabólicas musculares.

BIOPATOLOGIA

As doenças catabólicas e críticas estão associadas a concentrações sanguíneas concomitantemente aumentadas de hormônios catabólicos (cortisol, catecolaminas, glucagon), liberação de citocinas pró-inflamatórias de células estimuladas imunes, endoteliais e epiteliais (interleucinas [p. ex., IL-1, IL-6, IL-8] e fator-α de necrose tumoral [TNF-α]) e resistência do tecido periférico aos hormônios anabólicos (insulina e fator-I de crescimento semelhante à insulina [IGF-I]). Essas alterações hormonais e das citocinas aumentam a disponibilidade de substratos metabólicos endógenos essenciais para as funções celular e orgânica, cicatrização de feridas e sobrevida do hospedeiro (p. ex., glicose via glicogenólise e gliconeogênese, aminoácidos via degradação do músculo esquelético e ácidos graxos livres via lipólise). Esta combinação comum de diminuição da ingestão de nutrientes e aumento das perdas de nutrientes nos tecidos, juntamente com o aumento das necessidades de energia (calorias), proteínas e micronutrientes decorrentes de inflamação, infecção, citocinemia e semelhantes, são responsáveis por perda e depleção de micronutrientes comuns em pacientes com doenças clínicas agudas e crônicas.

MANIFESTAÇÕES CLÍNICAS E DIAGNÓSTICO

A erosão significativa da massa corporal magra ou a deficiência de vitaminas e minerais específicos está associada a fraqueza e fadiga, aumento das taxas de infecção, dificuldade de cicatrização de feridas e convalescença retardada. Essa relação é especialmente evidente em pacientes com desnutrição energético-proteica crônica e perda de peso corporal associada a doenças.

O índice de massa corporal (IMC; peso em quilogramas dividido pela altura em metros quadrados) pode quantificar a desnutrição. Deve-se suspeitar de desnutrição em pacientes (a) com perda involuntária de 5 a 10% ou mais de seu peso corporal normal nas semanas ou meses anteriores, (b) com peso inferior a 90% de seu peso corporal ideal, ou (c) ter um IMC inferior a 18,5 kg/m^2. Os paquímetros para dobras cutâneas podem ser usados para medir a espessura da dobra tricipital como estimativa da gordura corporal; espessura abaixo do percentil 50 ajustado para a idade (geralmente uma dobra cutânea ≤ 5 mm em homens ou 12 a 13 em mulheres deve levantar uma suspeita de desnutrição [e-Tabela 204.1]). Outra abordagem é medir a circunferência do músculo do braço: medida abaixo de 24 cm nos homens ou 19 cm nas mulheres sugere desnutrição. Em pacientes ambulatoriais, as ferramentas como o *Mini Nutricional Assessment Score* (https://www.nestle.com/assetlibrary/documents/library/events/2010-malnutrition-in-older-people/mna_mini_english.pdf) podem identificar pacientes que precisam de avaliação formal por nutricionista.[2,3]

AVALIAÇÃO NUTRICIONAL

A avaliação precisa do estado nutricional é essencial para detectar o esgotamento preexistente da proteína corporal, reserva de energia e micronutrientes, identificar fatores de risco para desnutrição e definir etapas para prevenir deficiências nutricionais, esgotamento da massa magra corporal e perda de músculo esquelético. As concentrações sanguíneas de micronutrientes específicos (p. ex., cobre, tiamina, 25-hidroxivitamina D, vitamina B_6, folato, vitamina B_{12}) e eletrólitos (p. ex., magnésio, potássio, fósforo) são importantes para orientar as necessidades e respostas de reposição. Infelizmente, não existe um teste prático e simples que possa ser usado como um índice do estado nutricional energético-proteico geral. A avaliação nutricional envolve a integração de vários fatores, incluindo história patológica pregressa (clínica/cirúrgica), tipo e gravidade da doença subjacente aguda/crônica e evolução clínica e cirúrgica prevista, locais e volume de líquido drenado, achados do exame físico, relato de alteração de peso corporal (magnitude e período de tempo), padrão de ingestão alimentar, uso de suplementos nutricionais, incluindo administração prévia de nutrição enteral especializada ou nutrição parenteral, avaliação da função do órgão e volemia atuais, e determinação das concentrações sanguíneas de determinados minerais, vitaminas e eletrólitos (Tabela 204.2).[4] Na unidade de terapia intensiva (UTI), o peso corporal reflete tipicamente a infusão IV recente de soluções e, em geral, é muito maior do que o peso "seco" mais recente, ou peso pré-operatório, que é o melhor parâmetro a ser usado.[5]

Em pacientes hospitalizados, especialmente aqueles em UTI, as concentrações circulantes de proteínas (p. ex., albumina, pré-albumina, transferrina) estão geralmente muito baixas e não são úteis como biomarcadores do estado nutricional de proteínas em razão de sua falta de especificidade. As concentrações plasmáticas durante a inflamação/infecção ativa, doença crítica e semelhantes são marcadamente afetadas por fatores não nutricionais, incluindo volemia, extravasamento capilar, estado do ferro (ferritina), comprometimento da função hepática de síntese de proteínas ou a depuração anormal de proteína do sangue. Em razão da longa meia-vida de circulação da albumina (18 a 21 dias), os níveis no sangue permanecem baixos apesar da alimentação adequada e demoram a responder à reposição nutricional, independentemente dos outros fatores de confusão observados anteriormente. A pré-albumina tem meia-vida circulante muito mais curta do que a albumina (vários dias), e níveis séricos seriados podem ser usados como indicador aproximado do balanço da proteína em pacientes ambulatoriais estáveis clinicamente.

TRATAMENTO

Requisitos nutricionais

As necessidades de energia podem ser estimadas usando métodos padrão. Isso inclui a equação de Harris-Benedict, que incorpora a idade, sexo, peso e altura do paciente para determinar o gasto energético basal em quilocalorias (kcal) por 24 horas. A equação de Harris-Benedict para estimar o gasto energético basal (GEB) para homens e mulheres é a seguinte:

Homens (kcal por 24 horas): 66 + (13,7 × kg de peso corporal) + (5,0 × altura em cm) – (6,8 × idade em anos)

Mulheres (kcal por 24 horas): 655+ (9,6 × kg de peso corporal) + (1,8 × altura em cm) – (4,7 × idade em anos)

A necessidade de energia de manutenção estimada é de aproximadamente 1,3 vez o GEB em indivíduos ambulatoriais. Um método simples e relativamente acurado para estimar as necessidades de energia é simplesmente usar 20 a 25 kcal/kg/dia utilizando o peso corporal ideal na maioria dos pacientes. Isso pressupõe que o peso corporal usado não reflete a infusão IV de soluções ou síndromes de extravasamento capilar (ver anteriormente). Em pacientes de UTI, até mesmo doses calóricas mais baixas (equivalente a 15 a 20 kcal/kg de peso seco/dia) têm sido defendidas por alguns, com base em complicações conhecidas de superalimentação (ver adiante) e dados de desfechos clínicos limitados em função da dose de energia. Em indivíduos obesos (definidos para esses cálculos como aqueles com 20 a 25% acima do peso corporal ideal), o cálculo das necessidades de energia e proteína deve ser baseado no peso corporal ajustado da seguinte maneira:

Peso corporal ajustado = peso atual – peso corporal ideal (a partir de tabelas padrão ou equações) × 0,25 + peso corporal ideal

As diretrizes para a administração de proteínas/aminoácidos são mostradas na Tabela 204.3. Na maioria dos pacientes catabólicos que precisam de alimentação especializada, a dose de proteína geralmente recomendada

Tabela 204.2 Avaliação nutricional abrangente de pacientes com distúrbios clínicos.

- **Revisar a história patológica pregressa (clínica e cirúrgica) e a história da doença atual**
- **Obter histórico de peso corporal**
- Determinar o padrão de ingestão alimentar em relação às necessidades de nutrientes
- Realizar um exame físico detalhado (considerar perda de músculo esquelético, alterações na pele e nos pelos/cabelo e lesões na língua sugestivas de deficiência de micronutrientes)
- Avaliar a função do sistema digestório
- Determinar o estado funcional físico e mental
- Avaliar os marcadores bioquímicos padrão da função dos órgãos e determinar os níveis sanguíneos de micronutrientes, conforme indicado pelo estado clínico (p. ex., zinco, cobre, tiamina)
- Solicitar avaliação da equipe de apoio nutricional multidisciplinar

Tabela 204.3 Demandas estimadas de proteínas em pacientes adultos com condições clínicas.

CONDIÇÃO CLÍNICA	DOSE DE PROTEÍNA/ AMINOÁCIDO (G/KG/DIA)
Bem nutrido com doença aguda	1,2 a 1,5
Desnutrido e/ou estresse catabólico grave	1,5 a 2,0
Pós-operatório	1,2 a 1,5
Insuficiência hepática	0,6 a 1,0 (com base na função hepática estimada)
Encefalopatia aguda	0 a 0,6
Insuficiência renal aguda, não está em terapia de substituição renal	0,6 a 1,0 (com base na função renal estimada/azotemia)
Insuficiência renal, em terapia de substituição renal	1,2 a 2,0

é de 1,5 g/kg/dia em indivíduos com função renal normal. Isso é cerca de duas vezes a quota dietética recomendada (QDR) para adultos saudáveis, que é de 0,8 g/kg/dia. A dose de proteína administrada deve ser ajustada para baixo em função do grau e da taxa de azotemia (sem diálise) e hiperbilirrubinemia.

SUPORTE NUTRICIONAL

O suporte nutricional além da alimentação oral usual deve ser considerado quando os pacientes apresentam evidências de desnutrição energético-proteica ou uma condição clínica que possa resultar em desnutrição.[A1] As principais indicações para nutrição oral ou enteral especializada ou nutrição parenteral são mostradas na Tabela 204.4.

Suporte nutricional oral

A suplementação nutricional oral inclui o fornecimento de dietas orais balanceadas de alimentos usuais suplementados com produtos nutritivos líquidos (ou sólidos) completos, suplementos proteicos (p. ex., soro de leite hidrolisado ou pó de caseína que podem ser misturados com bebidas dietéticas), suplementos multivitamínico-minerais de alta potência, ou micronutrientes específicos necessários para tratar uma deficiência diagnosticada (p. ex., zinco, cobre, vitaminas B_6, B_{12} ou D). Os suplementos especiais projetados para pacientes com insuficiência renal crônica com calorias concentradas e baixas quantidades de proteínas e eletrólitos estão disponíveis, assim como várias formulações elaboradas para outras categorias específicas de doenças. Vários estudos mostram que a convalescença é aumentada com a adição de um ou dois recipientes por dia de suplementos de nutrientes líquidos completos às refeições após estresses, como a substituição total do quadril. É prudente colocar os pacientes que podem tolerar medicamentos orais em uma preparação multivitamínico-mineral oral potente, pelo menos por vários meses, sobretudo para aqueles que apresentam ou estão em risco de desnutrição, embora isso não seja especificamente comprovado.

Nutrição enteral

Os pacientes com a função gastrintestinal (GI) intacta podem ser incapazes de consumir dieta adequada VO em decorrência de condições clínicas ou cirúrgicas (p. ex., pacientes ventilados mecanicamente, aqueles com pancreatite, demência, disfagia e após traumatismo ou queimaduras). Embora a nutrição parenteral seja comumente administrada nessas situações, essa prática não é baseada em evidências. As diretrizes atuais sugerem fortemente que suplementos nutricionais orais ou nutrição enteral devem ser usados se o suporte nutricional especializado for indicado em pacientes com um trato gastrintestinal funcional.[6] A subalimentação permissiva (que fornece 80% das necessidades calóricas) e a alimentação trófica (que fornece apenas 25% das necessidades calóricas) podem ser tão boas quanto a alimentação plena para adultos em estado crítico durante 1 ou 2 semanas de hospitalização – com a ressalva de que, na falta de bons dados, a desnutrição energético-proteica existente antes da hospitalização pode ser a exceção no que diz respeito à necessidade de fornecer suporte nutricional inicial mais adequado durante esse período inicial de internação.[A2-A4]

A nutrição enteral está associada a melhora da função da barreira intestinal, diminuição das complicações infecciosas, menos hipermetabolismo e diminuição das taxas de morbidade e mortalidade, em comparação com a nutrição parenteral.[7] Quando administrada em volumes recomendados, a infusão de líquido por via enteral fornece nutrição completa para a maioria dos pacientes, embora alguns pacientes de UTI e pacientes com má absorção tenham necessidades especiais.

A alimentação pode ser fornecida por tubos nasogástricos convencionais no estômago, tubos nasogástricos ou nasojejunais de pequeno calibre, gastrostomia endoscópica percutânea (PEG) ou tubos de jejunostomia, ou tubos de gastrojejunostomia percutânea (nos quais o acesso gástrico pode ser usado para aspiração e o acesso jejunal para alimentação).[8] A alimentação gástrica pode ser contínua ou em *bolus*, enquanto a alimentação pelo intestino delgado deve ser lenta e contínua usando uma bomba de infusão para evitar diarreia (Tabela 204.5). A nutrição enteral deve ser iniciada lentamente (p. ex., 10 a 20 mℓ/h) por 8 a 24 horas, e a velocidade de infusão é aumentada aos poucos em intervalos de 8 a 24 horas para fornecer as necessidades calóricas e proteicas calculadas nas 24 a 48 horas seguintes, dependendo da tolerância clínica e das condições clínicas. As diretrizes recentes enfatizam a colocação de pacientes recebendo nutrição enteral em decúbito dorsal com elevação da cabeceira da cama), o aumento cuidadoso do volume infundido (com avaliação seriada de diarreia,

Tabela 204.4 Algumas indicações clínicas para o suporte nutricional oral/enteral ou parenteral especializado.

- Evidências de desnutrição proteica ou energético-proteica moderada a grave ou evidências de deficiência específica de um ou mais micronutrientes essenciais
- Perda involuntária de 5 a 10% ou mais do peso corporal normal
- A ingestão de alimentos provavelmente será < 50% das necessidades por mais de 5 a 10 dias
- Estresse catabólico grave (p. ex., cuidados na UTI, infecção grave, operação importante), disfunção gastrintestinal prolongada (> 5 a 10 dias) ou insuficiência intestinal (p. ex., síndrome do intestino curto)
- Doença pulmonar obstrutiva crônica, infecção crônica e outras doenças inflamatórias ou catabólicas crônicas com ingestão insuficiente de nutrientes documentada e perda de peso recente

Tabela 204.5 Nutrição enteral (protocolo para alimentação nasogástrica).

1. Elevar a cabeceira da cama em 30 a 45° em todos os momentos
2. Examinar e corrigir as anormalidades eletrolíticas (sobretudo K^+, Ca^{2+}, Mg^{2+} e fósforo)
3. Colocar o freio nasal
   - Introduzir o tubo nasogástrico (12 French) até o estômago
   - Fixar o tubo NG ao freio
   - Confirmar a posição por radiografia abdominal
4. Iniciar a nutrição enteral (NE) com fórmula contendo peptídios pequenos/triglicerídios de cadeia média (TCM) com concentração total de 10 a 25 mℓ/h
   - Aumentar o volume infundido em 10 a 25 mℓ/h a cada 8 a 12 h conforme tolerado até ser atingida a meta
   - Estabelecer a meta de alimentação em kcal/dia e a velocidade de infusão desejada em mℓ/h
5. Prescrever enxaguatório bucal com clorexidina com cuidados de enfermagem para boa higiene oral 2 vezes/dia
6. Verificar o volume residual gástrico (VRG) a cada 4 h
   - Devolver todo o conteúdo < 500 mℓ ao paciente
7. Se o VRG for > 400 mℓ, iniciar o seguinte:
   - Manter a NE na taxa atual
   - Colocar o paciente em decúbito lateral direito, se possível, por 30 min
   - Iniciar metoclopramida 10 mg IV a cada 6 h (se o paciente estiver recebendo narcóticos opioides)
   - Iniciar naloxona, 8 mg em 10 mℓ de solução salina via tubo NG a cada 6 h
   - Verificar novamente o VRG em 4 h
8. Se o segundo VRG 4 h depois for > 400 mℓ, interromper a NE
   - Verificar novamente o VRG a cada 2 h e reiniciar a NE quando o VRG for < 400 mℓ
   - Se não houver outros sinais de intolerância, reiniciar na mesma velocidade de infusão
   - Se houver outras evidências de intolerância, considerar a redução da velocidade de infusão em 25 mℓ/h quando VRG < 400 mℓ (ou para o valor basal de 25 mℓ/h)
9. Se o tubo estiver no intestino delgado e VRG > 50 mℓ, verificar novamente a posição do tubo por radiografia abdominal. Considere trocar para tubo nasojejunal de aspiração/alimentação

náuseas, vômitos, distensão abdominal, resíduos gástricos significativos) e o uso de procinéticos ou alimentação pós-pilórica quando a alimentação gástrica não for bem tolerada. Os dados recentes sugerem que volumes mais elevados de resíduos gástricos (p. ex., > 250 mℓ) são geralmente bem tolerados; volumes residuais mais baixos comumente usados como ponto de corte (*cutoff*) para a descontinuação temporária da alimentação (p. ex., > 100 a 125 mℓ) podem não ser necessários se os procedimentos de segurança mencionados forem mantidos.

A maioria dos pacientes ambulatoriais e dos pacientes internados em UTI e em enfermaria/quarto tolera fórmulas entéricas padrão e baratas administradas por via gástrica ou intestinal que fornecem entre 1,0 e 1,5 kcal/ml. Uma grande variedade de produtos para nutrição enteral está disponível para uso clínico. O produto específico escolhido deve ser baseado nas condições clínicas e nas funções subjacentes dos órgãos, com o auxílio de um nutricionista ou outro profissional de suporte nutricional.

A diarreia é comum em pacientes hospitalizados que recebem nutrição enteral, mas geralmente é decorrente de fatores independentes da alimentação, incluindo administração de antibióticos, medicamentos contendo sorbitol ou hipertônicos (p. ex., elixir de paracetamol) e infecções. A diarreia decorrente de nutrição enteral em si resulta da administração rápida da fórmula, em pacientes com doença da mucosa intestinal subjacente e naqueles com hipoalbuminemia grave que causa edema da parede intestinal. O uso de uma fórmula enteral contendo fibras é, às vezes, útil para diminuir a diarreia. Outras complicações da nutrição enteral incluem a aspiração da fórmula enteral para o pulmão, problemas mecânicos com o tubo de alimentação por via nasal, incluindo desconforto, sinusite, erosão da mucosa faríngea ou esofágica em decorrência de traumatismo local com o tubo e, no caso de tubo de alimentação percutâneo, extravasamento no local de entrada, ruptura da pele, celulite e dor. As complicações metabólicas da nutrição enteral incluem desequilíbrios hídricos, hiperglicemia, anormalidades eletrolíticas, azotemia e, ocasionalmente, síndrome de realimentação. Em geral, se a alimentação enteral for considerada necessária por mais de 4 a 6 semanas, um tubo de alimentação percutâneo deve ser colocado.

Em pacientes que estão recebendo nutrição enteral e insulina subcutânea ou intravenosa para controlar a hiperglicemia, pode ocorrer hipoglicemia significativa em virtude de ações contínuas da insulina quando a nutrição enteral é descontinuada inadvertidamente ou para exames complementares ou intervenções terapêuticas. Uma abordagem prudente é ter uma ordem permanente no prontuário do paciente para iniciar hidratação venosa contendo glicose (p. ex., glicose a 10% em NaCl a 0,45% a 42 mℓ/h) se a nutrição enteral for interrompida por mais de 2 horas em pacientes que não estão consumindo dieta oral.

Os pacientes em hospitais que recebem nutrição enteral geralmente devem ter a glicose sanguínea monitorada diariamente (com a frequência indicada) e eletrólitos do sangue (incluindo magnésio e fósforo) e monitoramento da função renal várias vezes por semana (geralmente 1 vez/dia na UTI). Outros exames de sangue devem ser determinadas pelo menos 1 vez/semana. Isso deve ser acompanhado por um monitoramento próximo do balanço hídrico (incluindo urina, fezes e líquido drenado), tolerância gastrintestinal, sinais vitais, alterações no exame físico e revisão dos prontuários e comunicação com médicos do atendimento primário para alterações recentes ou antecipadas no curso do quadro clínico. Quando os pacientes são capazes de consumir alimentos VO, a nutrição enteral deve ser diminuída e, em seguida, interrompida quando a ingestão oral for claramente estabelecida (p. ex., com contagens diárias de calorias por um nutricionista).

Nutrição parenteral

O suporte nutricional parenteral inclui a administração de misturas padrão completas de nutrientes, que contêm glicose, L-aminoácidos, emulsão lipídica, eletrólitos, vitaminas e minerais (e certos medicamentos conforme indicado, como insulina ou octreotida) administrados por veia periférica ou central. A nutrição parenteral também inclui tecnicamente a administração parenteral de micronutrientes específicos ou combinações de micronutrientes para suprir uma deficiência (p. ex., tiamina, cobre, eletrólitos). A administração da terapia nutricional parenteral completa em pacientes com disfunção do sistema digestório tornou-se um padrão de atendimento na maioria dos hospitais e UTIs em todo o mundo, embora o uso individualmente nas instituições varie amplamente. A nutrição parenteral salva vidas de pacientes com insuficiência intestinal (p. ex., síndrome do intestino curto); infelizmente, em subgrupos de pacientes com graus menores de insuficiência intestinal, poucos dados objetivos de estudos grandes, randomizados e controlados estão disponíveis para determinar a verdadeira eficácia e as indicações ideais para a nutrição parenteral. A nutrição enteral[A5] é pelo menos tão boa quanto a nutrição parenteral em pacientes que podem tolerar a primeira.[A6,A7] Em pacientes que não toleram a nutrição enteral, a nutrição parenteral precoce não é melhor do que atrasar sua instituição em 3 a 4 dias.[A8]

Como resultado, o princípio básico ao se considerar a nutrição parenteral é que o paciente tem de ser incapaz de obter a ingestão adequada de nutrientes por via enteral.[9] Em comparação com a nutrição parenteral, a nutrição enteral é menos cara, provavelmente mantém melhor a estrutura e a função da mucosa intestinal, é mais segura em termos de complicações mecânicas e metabólicas (ver adiante) e está associada a taxas reduzidas de infecções hospitalares. Assim, a via enteral de alimentação deve ser utilizada e avançada sempre que possível e o volume de nutrição parenteral infundido correspondentemente reduzido. As indicações geralmente reconhecidas para a nutrição parenteral incluem:

1. Pacientes com síndrome do intestino curto ou outras condições que causam insuficiência intestinal que proíbam a ingestão ou absorção adequada de nutrientes entéricos (p. ex., distúrbios de motilidade, obstrução, íleo paralítico grave, doença inflamatória intestinal grave), especialmente naqueles com desnutrição preexistente;
2. Pacientes clinicamente estáveis nos quais a nutrição enteral adequada (p. ex., > 50% das necessidades) seja improvável por 7 a 10 dias em decorrência de qualquer doença subjacente;
3. Pacientes com estresse catabólico grave que precisam de cuidados na UTI, nos quais a ingestão adequada de nutrientes entéricos é improvável por mais de 3 a 5 dias.

As contraindicações geralmente aceitas para nutrição parenteral incluem (1) incapacidade de tolerar o líquido intravenoso extra que pode ser necessário para atender às necessidades de nutrientes por meio da nutrição parenteral; (2) hiperglicemia grave ou anormalidades eletrolíticas no momento do início da nutrição parenteral; (3) coexistência de infecção não controlada da corrente sanguínea ou instabilidade hemodinâmica grave; ou (4) riscos indevidos decorrentes da inserção de um novo acesso intravenoso apenas para fins da nutrição parenteral.

A nutrição parenteral pode ser infundida por acesso venoso periférico ou central. Para minimizar o possível desenvolvimento de flebite, soluções típicas para nutrição parenteral via acesso venoso periférico fornecem baixas concentrações de glicose (5%; fornece 3,4 kcal/g) e aminoácidos (< 3,5%; fornece 4 kcal/g). Uma grande porcentagem de energia é fornecida como emulsão de gordura (50 a 60% do total de calorias). Como a restrição hídrica ou disfunção orgânica frequentemente impede a infusão de grandes volumes de líquidos para a nutrição parenteral, a nutrição parenteral por acesso venoso periférico é geralmente evitada em pacientes de UTI ou pacientes com sobrecarga hídrica ou insuficiência renal, hepática ou cardíaca. Essas soluções são mais úteis em pacientes estáveis que possam tolerar os grandes volumes de líquido necessários para atender às metas de aminoácidos e energia (geralmente 2,5 a 3 ℓ/dia) sem fornecer lipídios excessivos.

As emulsões lipídicas intravenosas (tipicamente adicionadas à nutrição parenteral como uma solução à base de óleo de soja a 20%) fornecem ácidos graxos linoleico e alfalinolênico essenciais e energia (10 kcal/g); geralmente são infundidos durante um período de 24 horas na bolsa de administração da nutrição parenteral completa.[10,11] A velocidade máxima recomendada de infusão de emulsão de gordura é de aproximadamente 1,0 g/kg/dia. A maioria dos pacientes elimina bem os triglicerídios da emulsão de gordura intravenosa do plasma. Uma nova emulsão lipídica intravenosa para uso na nutrição parenteral contendo uma combinação de óleo de soja, triglicerídios de cadeia média (TCM), óleo de peixe e azeite foi aprovada para uso clínico nos EUA. Os produtos lipídicos intravenosos adicionais contendo TCM ou azeite com óleo de soja e óleo de peixe estão clinicamente disponíveis em todo o mundo, inclusive recentemente nos EUA. É importante monitorar os níveis de triglicerídios séricos no início da infusão IV de emulsões lipídicas e, a seguir, semanalmente ou com a frequência indicada para determinar a remoção da gordura intravenosa. Os níveis de triglicerídios devem ser mantidos abaixo de 400 a 500 mg/dℓ para reduzir o risco de pancreatite ou comprometimento da capacidade de difusão pulmonar em indivíduos com doença pulmonar obstrutiva crônica (DPOC) grave.

A administração venosa central da nutrição parenteral permite que maiores concentrações de glicose e aminoácidos sejam entregues como soluções hipertônicas e, portanto, quantidades menores de emulsão de gordura são necessárias para atingir as metas calóricas. As necessidades de potássio, magnésio e fósforo são tipicamente maiores com a nutrição parenteral por veia central em comparação com a nutrição parenteral por veia periférica em decorrência do aumento da dextrose fornecida (deslocamento de eletrólito intracelular mediado pela insulina) e das necessidades relacionadas ao aumento do metabolismo da glicose e produção de ATP. As maiores concentrações de glicose e aminoácidos possibilitam que a maioria dos pacientes atinja as metas calóricas e de aminoácidos com apenas 1 a 1,5 ℓ de nutrição parenteral/dia. Na nutrição parenteral por acesso venoso central, as prescrições iniciais geralmente são 60 a 70% das calorias de não aminoácidos como glicose e 30 a 40% das calorias de não aminoácidos como emulsão de gordura. Essas porcentagens são ajustadas conforme indicado com base nos níveis sanguíneos de glicose e triglicerídios, respectivamente. Com base em dados abrangentes que associam a hiperglicemia com morbidade e mortalidade hospitalares, painéis de especialistas agora recomendam que a glicemia em UTI e enfermarias gerais seja mantida entre 80 e 180 mg/dℓ e o monitoramento atento da glicemia. A dose de glicose na veia central na nutrição parenteral deve ser reduzida ou insulina regular adicionada à bolsa de nutrição parenteral para manter a glicemia dentro da faixa desejada. Infusões IV de insulina separadas podem ser necessárias em alguns pacientes de UTI para manter o controle adequado da glicemia.

As demandas de oligoelementos e vitaminas intravenosos não foram rigorosamente determinadas; portanto, o tratamento segue as doses recomendadas publicadas que visam manter os níveis sanguíneos dentro dos limites normais na maioria dos pacientes estáveis com o uso de preparações intravenosas padronizadas.

A complicação mais comum da nutrição parenteral por acesso venoso periférico é a flebite local decorrente de cateter (uma pequena dose de hidrocortisona e heparina é geralmente adicionada a essas soluções). As alterações nos eletrólitos sanguíneos podem ser tratadas com ajuste da concentração na prescrição da nutrição parenteral periférica. A hipertrigliceridemia geralmente responde bem à redução da dose total de lipídios da nutrição parenteral. A nutrição parenteral por acesso venoso central está associada a uma taxa muito maior de complicações mecânicas, metabólicas e infecciosas do que a nutrição parenteral por acesso venoso periférico.[12] As complicações mecânicas incluem aquelas relacionadas à inserção do cateter venoso central (p. ex., pneumotórax, hemotórax, mau posicionamento do cateter e trombose). As complicações infecciosas incluem infecções na corrente sanguínea relacionadas ao cateter e infecções não relacionadas ao cateter por bactérias e espécies fúngicas, que, em alguns casos, são consequentes à translocação bacteriana endógena do lúmen intestinal. O risco para essas infecções parece ser aumentado com o uso de acesso venoso central diferente da veia subclávia (p. ex., jugular, femoral) e cateteres de uso múltiplo com acessos (*ports*) para nutrição parenteral não exclusivos que são usados para fins adicionais, como coleta de sangue ou administração de medicamentos. A glicemia mal controlada não é incomum em pacientes que precisam de nutrição parenteral por acesso venoso central e está associada a risco aumentado de infecção hospitalar. Os fatores que contribuem para o desenvolvimento da hiperglicemia são (1) controle insuficiente da glicose no início da nutrição parenteral; (2) administração de altas concentrações de glicose (> 10%) durante o início da nutrição parenteral ou aumento excessivamente rápido na carga total de glicose; (3) dosagem inadequada de insulina exógena; (4) monitoramento inadequado da glicemia durante a administração da nutrição parenteral via acesso venoso central; ou (5) administração de corticosteroides e agentes pressores como a norepinefrina (que estimulam a gliconeogênese e causam resistência à insulina).

A superalimentação pode induzir complicações metabólicas graves, incluindo superprodução de dióxido de carbono, azotemia, hiperglicemia, alterações eletrolíticas e esteatose e lesão hepáticas (Tabela 204.6). As doses de glicose e lipídios na nutrição parenteral devem ser aumentadas ao longo de vários dias após o início, e os níveis sanguíneos de glicose, eletrólitos, triglicerídios, as provas de função orgânicas, o balanço hídrico e a evolução clínica devem ser monitorados atentamente. A síndrome da realimentação[13] com a administração da nutrição parenteral na veia central pode ocorrer particularmente em pacientes em risco, incluindo aqueles com desnutrição preexistente, depleção de eletrólitos, alcoolismo ou após períodos prolongados de terapia de hidratação intravenosa (p. ex., soro glicosado a 5%) sem suporte nutricional, todas que são comuns em pacientes hospitalares. A síndrome da realimentação é causada por infusão intravenosa de dextrose excessiva (> 150 a 250 g, tal como administrada em 1 ℓ de nutrição parenteral com 15 a 25% de glicose). Glicose induz substancialmente a liberação de insulina, que reduz rapidamente as concentrações sanguíneas de potássio, magnésio e, especialmente, fósforo como resultado de desvio intracelular e do consumo das vias metabólicas dos carboidratos. A administração de altas doses de carboidratos também utiliza tiamina, que é necessária como cofator para o metabolismo de carboidratos e pode precipitar sinais/sintomas de deficiência de tiamina. A hiperinsulinemia também pode levar à retenção de sódio e de líquidos no nível do rim. A combinação de retenção de líquido e sódio, queda dos níveis sanguíneos de eletrólitos (que podem causar arritmias) e hipermetabolismo decorrente do aporte excessivo de calorias podem levar à insuficiência cardíaca, sobretudo em pessoas com doença cardíaca preexistente e atrofia do músculo cardíaco em decorrência de desnutrição energético-proteica prolongada. A prevenção da síndrome da realimentação exige monitoramento cuidadoso para identificar os pacientes em risco especial, início da infusão parenteral de glicose em concentrações relativamente baixas e suplementação empírica com doses mais altas de potássio, magnésio e fósforo, com base nos níveis sanguíneos atuais e nas provas de função renal, e a adição de tiamina (100 mg/dia durante 3 a 5 dias).

Tabela 204.6 Complicações metabólicas comuns da nutrição parenteral.

NUTRIÇÃO PARENTERAL PROBLEMA DE PRESCRIÇÃO	CONSEQUÊNCIAS METABÓLICAS/CLÍNICAS
Excesso de kcal, CHO, gordura	Testes da função hepática anormais
Excesso de kcal, CHO, gordura	Esteatose hepática
Excesso de CHO	Hipercapnia
Excesso de líquido, kcal, CHO, gordura	Insuficiência respiratória
Excesso de aminoácidos	Azotemia
Excesso de sódio e líquido	Retenção de sódio e líquido
Excesso de CHO, insulina inadequada	Disfunção de células imunes mediada por hiperglicemia, infecção
Eletrólitos inadequados ou excessivos	Níveis sanguíneos anormais de eletrólitos
Excesso de líquido, kcal, sódio, CHO, eletrólitos inadequados	Insuficiência cardíaca, arritmias
Excesso de CHO, eletrólitos inadequados, tiamina	Síndrome da realimentação

CHO = carboidratos; kcal = calorias.

Para pacientes nos quais a nutrição parenteral domiciliar é indicada, os médicos devem consultar profissionais de serviço social para identificar empresas de atendimento domiciliar e profissionais de apoio nutricional adequados para avaliar o acesso aos acessos intravenosos, o estado metabólico e o pedido de nutrição parenteral domiciliar e para providenciar acompanhamento e monitoramento da nutrição parenteral.[14] É importante não providenciar alta hospitalar rápida em pacientes que iniciaram recentemente a nutrição parenteral; a obtenção de acesso venoso adequado e o monitoramento do equilíbrio hidreletrolítico por um período de 2 a 3 dias são aspectos importantes do cuidado para a maioria dos pacientes que iniciaram a nutrição parenteral e são imperativos para aqueles com desnutrição grave e aqueles em risco de síndrome da realimentação.

NO FUTURO

O campo da desnutrição, avaliação nutricional e suporte nutricional devem ser significativamente avançados no futuro, com avanços como os arrolados a seguir:

- Níveis ideais de vitaminas e oligoelementos (p. ex., vitamina D, zinco) e outros micronutrientes serão mais bem definidos, tornando, assim, mais claras as circunstâncias em que devem ser medidos e fornecidos
- Melhores evidências serão geradas nos níveis-alvo de glicose no sangue que alcançam o benefício ideal em comparação com as consequências adversas em pacientes hospitalizados com doenças agudas e vários distúrbios

- Métodos melhores para avaliar com acurácia o estado nutricional subjacente em pacientes hospitalizados serão desenvolvidos (p. ex., uso de metabolômica).

Grau A Recomendações de grau A

A1. Schuetz P, Fehr R, Baechli V, et al. Individualised nutritional support in medical inpatients at nutritional risk: a randomised clinical trial. *Lancet*. 2019;393:2312-2321.

A2. Arabi YM, Aldawood AS, Al-Dorzi HM, et al. Permissive underfeeding or standard enteral feeding in high- and low-nutritional-risk critically ill adults. Post hoc analysis of the PermiT trial. *Am J Respir Crit Care Med*. 2017;195:652-662.

A3. Arabi YM, Aldawood AS, Haddad SH, et al. Permissive underfeeding or standard enteral feeding in critically ill adults. *N Engl J Med*. 2015;372:2398-2408.

A4. Rice TW, Wheeler AP, Thompson BT, et al. Initial trophic vs full enteral feeding in patients with acute lung injury: the EDEN randomized trial. *JAMA*. 2012;307:795-803.

A5. Bally MR, Blaser Yildirim PZ, Bounoure L, et al. Nutritional support and outcomes in malnourished medical inpatients: a systematic review and meta-analysis. *JAMA Intern Med*. 2016;176:43-53.

A6. Harvey SE, Parrott F, Harrison DA, et al. Trial of the route of early nutritional support in critically ill adults. *N Engl J Med*. 2014;371:1673-1684.

A7. Lewis SR, Schofield-Robinson OJ, Alderson P, et al. Enteral versus parenteral nutrition and enteral versus a combination of enteral and parenteral nutrition for adults in the intensive care unit. *Cochrane Database Syst Rev*. 2018;6:CD012276.

A8. Casaer MP, Mesotten D, Hermans G, et al. Early versus late parenteral nutrition in critically ill adults. *N Engl J Med*. 2011;365:506-517.

REFERÊNCIAS BIBLIOGRÁFICAS

As referências bibliográficas, bem como os outros materiais suplementares deste livro, encontram-se no GEN-IO, nosso ambiente virtual de aprendizagem.

205 VITAMINAS, OLIGOELEMENTOS E OUTROS MICRONUTRIENTES

JOEL B. MASON E SARAH L. BOOTH

MICRONUTRIENTES NA CIÊNCIA NUTRICIONAL

Necessidades dietéticas

Os micronutrientes são um conjunto diversificado de componentes dietéticos necessários para manter a saúde. Os papéis fisiológicos dos micronutrientes são tão variados quanto sua composição. Alguns micronutrientes são utilizados em enzimas como coenzimas ou grupos protéticos, outros como substratos bioquímicos ou hormônios; em alguns casos, as funções não estão bem definidas. Em circunstâncias normais, a ingestão diária média necessária para manter as funções fisiológicas normais de cada micronutriente é medida em miligramas ou quantidades menores. Dessa maneira, os micronutrientes são diferenciados a partir dos macronutrientes, que englobam carboidratos, gorduras e proteínas, assim como os macrominerais como cálcio, magnésio, fósforo, sódio, potássio e cloreto.

Ingestão ideal

Para que a homeostase ordenada prossiga, a maioria dos nutrientes dietéticos tem de ser ingerida em porções que não sejam nem muito pequenas nem muito grandes. Os distúrbios podem surgir, portanto, quando a ingestão regular está fora dessa janela fisiológica. As dimensões dessa janela fisiológica variam para cada micronutriente e devem ser levadas em conta, principalmente nesta era em que a administração de grandes doses de determinados micronutrientes é cada vez mais explorada para possíveis implicações terapêuticas. A necessidade dietética de determinado micronutriente é definida por muitos fatores, apenas um dos quais é a quota necessária para sustentar as funções fisiológicas para as quais é usado (Tabela 205.1). O U.S. Institute of Medicine of the National Academies Food and Nutrition Board atualiza regularmente as diretrizes dietéticas que definem a quota de cada micronutriente que é "adequada para atender às necessidades nutricionais conhecidas de praticamente todas as pessoas saudáveis". Essas *quotas dietéticas recomendadas* (QDRs) foram revisadas pela última vez entre 1998 e 2001 (os valores de vitamina D e cálcio foram atualizados em 2010), e os valores para adultos constam das Tabelas 205.2 e 205.3. Também foram estabelecidos pela primeira vez para cada micronutriente os *limites superiores toleráveis* (LSTs), que são os "níveis máximos diários de ingestão oral que provavelmente não representam riscos adversos à saúde". A *ingestão adequada*, a quota necessária para prevenir um estado de deficiência, não é necessariamente sinônimo de *ingestão ideal*.

TIPOS E FUNÇÕES DOS MICRONUTRIENTES

Vitaminas

As vitaminas são categorizadas como lipossolúveis (A, D, E, K) ou hidrossolúveis (todas as outras), conforme mostrado na Tabela 205.2. Esta categorização permanece fisiologicamente significativa. As vitaminas lipossolúveis raramente servem como coenzimas, enquanto a maioria das funções das vitaminas hidrossolúveis é atuar como coenzimas. A absorção intestinal das vitaminas lipossolúveis ocorre principalmente por meio de uma fase micelar, e as condições fisiopatológicas associadas à má absorção de gordura frequentemente estão associadas a deficiências seletivas das vitaminas lipossolúveis. Em contrapartida, as vitaminas hidrossolúveis não são absorvidas pela fase lipofílica no intestino.

Oligoelementos

Quinze oligoelementos já foram identificados como essenciais para a saúde: ferro, zinco, cobre, cromo, selênio, iodo, flúor, manganês, molibdênio, cobalto, níquel, estanho, silício, vanádio e arsênio (ver Tabela 205.3), mas apenas para os primeiros 10 deles há evidências convincentes de que sejam nutrientes essenciais em humanos. O cobalto parece ser essencial apenas como um componente da vitamina B_{12}, mas deficiência isolada nunca foi descrita. As síndromes de deficiência para vários dos oligoelementos essenciais não foram reconhecidas até recentemente em razão de seus requisitos extremamente pequenos e pela natureza onipresente desses elementos nos alimentos. Apenas em circunstâncias excepcionais, como dependência a longo prazo da nutrição parenteral total sem esses elementos, algumas das síndromes de deficiência foram observadas.

As funções bioquímicas dos oligoelementos parecem ser componentes de grupos protéticos ou cofatores enzimáticos. A determinação dos níveis do oligoelemento essencial é problemática, com exceção do ferro. As baixas concentrações desses elementos nos líquidos e tecidos corporais, a descoberta de que os níveis sanguíneos frequentemente não se correlacionam bem com os níveis nos tecidos-alvo e o fato de que os testes funcionais não podem ser planejados até que suas funções bioquímicas sejam melhor compreendidas impede um método laboratorial preciso de avaliação da adequação da maioria dos oligoelementos.

Compostos adicionais com relevância nutricional

As evidências indicam que os seres humanos também têm necessidade absoluta do componente dietético colina, que é um precursor necessário para a acetilcolina e os fosfolipídios e é necessário para manter os níveis

Tabela 205.1 Fatores que determinam a demanda alimentar de um micronutriente.

FATORES FISIOLÓGICOS
Biodisponibilidade: a proporção de um micronutriente ingerido que consegue ser assimilada e usada para propósitos fisiológicos
Porção necessária para cumprir funções fisiológicas
O quanto o corpo consegue reutilizar o micronutriente
Distribuição de nutrientes no organismo: compartimentos de armazenamento
Sexo
Fase do ciclo de vida: desenvolvimento intrauterino, infância, idade adulta, adultos mais velhos, gravidez e lactação
FATORES FISIOPATOLÓGICOS E FARMACOLÓGICOS
Erros inatos do metabolismo: afetam de maneira variada a assimilação, a utilização ou a excreção de micronutrientes
Doenças adquiridas que alteram as porções necessárias para sustentar a homeostase (p. ex., má absorção, má digestão, estados que aumentam o uso)
Hábitos de estilo de vida: tabagismo, etilismo
Medicamentos: podem alterar a disponibilidade ou utilização

Tabela 205.2 Vitaminas e suas funções.

	BIOQUÍMICA E FISIOLOGIA	DEFICIÊNCIA [QDR*]	TOXIDADE [LST†]	BIOMARCADORES
VITAMINAS LIPOSSOLÚVEIS				
Vitamina A	Família de compostos retinoides, cada membro com atividade biológica qualitativamente semelhante ao retinol. Os carotenoides são estruturalmente relacionados aos retinoides. Alguns carotenoides, mais notavelmente o betacaroteno, são metabolizados em compostos com atividade da vitamina A e, portanto, são considerados compostos provitamina A. A vitamina A é um componente integral da rodopsina e das iodopsinas, proteínas sensíveis à luz nos bastonetes e cones da retina. *Funções adicionais*: indução e manutenção da diferenciação celular em certos tecidos; sinalização da apropriada no embrião em desenvolvimento; manutenção da imunidade mediada por células. 1 μg de retinol = 3,33 UI de vitamina A	Hiperqueratose folicular e cegueira noturna são indicadores precoces. Xerose conjuntival, degeneração da córnea (ceratomalacia) e desdiferenciação de epitélios de proliferação rápida são indícios posteriores de deficiência. As *manchas de Bitot* (áreas focais da conjuntiva ou córnea com aparência espumosa) são uma indicação de xerose. A cegueira, decorrente de destruição da córnea e disfunção retiniana, ocorre se não for corrigida. O aumento da suscetibilidade à infecção também é uma consequência. [Mulheres: 700 μg; homens: 900 μg]	Em adultos, > 150.000 μg podem causar toxicidade *aguda*: hipertensão intracraniana fatal, esfoliação da pele e necrose hepatocelular. Pode ocorrer intoxicação *crônica* com ingestão diária habitual de > 10.000 μg: alopecia, ataxia, dor óssea e muscular, dermatite, queilite, conjuntivite, pseudotumor cerebral, necrose hepatocelular, hiperlipidemia e hiperostose são comuns. Doses grandes e únicas de vitamina A (30.000 μg) ou a ingestão habitual de > 4.500 μg/dia no início da gravidez podem ser teratogênicas. A ingestão excessiva de carotenoides causa uma condição benigna caracterizada por descoloração amarelada da pele. [3.000 μg]	A concentração de retinol no plasma e as concentrações de vitamina A no leite e nas lágrimas são medidas razoavelmente acuradas de equilíbrio. A toxicidade é mais bem avaliada por níveis plasmáticos elevados de ésteres retinílicos. A medida quantitativa de adaptação ao escuro para visão noturna e eletrorretinografia são exames funcionais úteis
Vitamina D	Grupo de compostos de esterol cuja estrutura original é o colecalciferol (vitamina D_3). O colecalciferol é formado na pele a partir do 7-desidrocolesterol (provitamina D_3) pela exposição à radiação UVB. Um esterol vegetal, o ergocalciferol (provitamina D_2), pode ser convertido de modo semelhante em vitamina D_2 e tem a atividade semelhante à da vitamina D. A vitamina sofre hidroxilações sequenciais no fígado e rins nas posições 25 e 1, respectivamente, produzindo a forma mais bioativa da vitamina, 1,25-di-hidroxivitamina D. A vitamina D mantém as concentrações intracelulares e extracelulares de cálcio e fosfato, aumentando a absorção intestinal dos dois íons e, em conjunto com o PTH, promovendo sua mobilização a partir do mineral ósseo. Ela retarda a proliferação e promove a diferenciação em certos epitélios. As supostas ações da vitamina D como agente antidiabético, anti-inflamatório e preventivo do câncer permanecem controversas e estão sob investigação. 1 μg = 40 UI	A deficiência resulta na diminuição da mineralização do osso recém-formado denominado *raquitismo* na infância e *osteomalacia* em adultos. A deficiência também contribui para a osteoporose e aumenta o risco de fratura na velhice. Comumente aparece após gastroplastia com derivação intestinal. A expansão das lâminas de crescimento epifisiais e a substituição do osso normal por matriz óssea não mineralizada são as características cardinais do raquitismo; essa última característica também caracteriza a osteomalacia. Ocorrem deformidade óssea e fraturas patológicas. Pode ocorrer diminuição das concentrações séricas de cálcio e fosfato. [15 μg, idades de 19 a 70 anos; 20 μg, idade > 70 anos]	O excesso resulta em concentrações séricas anormalmente altas de cálcio e fosfato; calcificações metastáticas, dano renal e alteração mental podem ocorrer. [100 μg para idades ≥ 9 anos]	A concentração sérica do principal metabólito circulante, 25-hidroxivitamina D, é o melhor biomarcador sistêmico, exceto na doença renal avançada (estágios 4 e 5), em que o comprometimento da 1-hidroxilação renal resulta na dissociação das concentrações de mono- e di-hidroxivitamina. A dosagem da concentração sérica de 1,25-di-hidroxivitamina D é então necessária
Vitamina E	Um grupo de pelo menos 8 compostos que ocorrem naturalmente, alguns dos quais são tocoferóis e alguns dos quais são tocotrienóis. Atualmente, a única forma dietética considerada biologicamente ativa em humanos é o alfatocoferol. A vitamina E atua como antioxidante e eliminador de radicais livres em ambientes lipofílicos, principalmente nas membranas celulares. Ela atua em conjunto com outros antioxidantes, como o selênio	A deficiência decorrente da inadequação da dieta é rara. Geralmente é observada em recém-nascidos prematuros, indivíduos com má absorção de gordura e indivíduos com abetalipoproteinemia. A fragilidade dos eritrócitos ocorre e pode provocar anemia hemolítica. A degeneração neuronal provoca neuropatias periféricas, oftalmoplegia e destruição das colunas posteriores de medula espinal. A doença neurológica é frequentemente irreversível se a deficiência não for corrigida precocemente. Pode contribuir para a anemia hemolítica e fibroplasia retrolenticular (retinopatia da prematuridade) observada em recém-nascidos prematuros. Há relatos de supressão da imunidade mediada por células. [15 mg]	Níveis deprimidos de pró-coagulantes dependentes de vitamina K e potencialização de anticoagulantes orais foram relatados, assim como comprometimento da função leucocitária. Foi relatado que doses de 800 mg/dia aumentaram discretamente a incidência de AVE hemorrágico. [1.000 mg]	A concentração plasmática ou sérica de alfatocoferol é a mais comumente usada. Acurácia adicional é obtida expressando este valor por miligrama de lipídio plasmático total. O teste de hemólise com peróxido não é totalmente específico, mas é uma medida funcional útil do potencial antioxidante das membranas celulares

Tabela 205.2 Vitaminas e suas funções *(continuação)*.

	BIOQUÍMICA E FISIOLOGIA	DEFICIÊNCIA [QDR*]	TOXICIDADE [LST†]	BIOMARCADORES
Vitamina K	Família de compostos com atividade biológica semelhante à naftoquinona. A filoquinona (vitamina K_1) é derivada de plantas; várias menaquinonas (vitamina K_2) são derivadas de fontes bacterianas e animais. A vitamina K atua como um cofator essencial na gamacarboxilação pós-tradução de resíduos de ácido glutâmico em muitas proteínas. Essas proteínas incluem vários pró-coagulantes e anticoagulantes circulantes, bem como proteínas em uma variedade de tecidos	A síndrome da deficiência é incomum, exceto em recém-nascidos em aleitamento materno, nos quais pode causar "doença hemorrágica do recém-nascido", sobretudo quando os genitores recusam a administração profilática de vitamina K ao nascimento. Também ocorre em adultos com má absorção de gordura ou que estão tomando medicamentos que interfiram com o metabolismo da vitamina K (p. ex., cumarina, fenitoína, antibióticos de amplo espectro); e em indivíduos que tomam grandes doses de vitamina E e anticoagulantes. A hemorragia excessiva é a manifestação usual. [Mulheres: 90 μg; homens: 120 μg]	A infusão intravenosa rápida de vitamina K_1 raramente foi associada a dispneia, rubor e colapso cardiovascular; isso provavelmente está relacionado aos agentes dispersantes na solução. A suplementação pode interferir na anticoagulação à base de cumarina. As gestantes que tomam altas doses da provitamina menadiona podem ter filhos com anemia hemolítica, hiperbilirrubinemia e *kernicterus*. [Nenhum LST estabelecido]	O tempo de protrombina é tipicamente usado como biomarcador funcional da vitamina K; não é sensível nem específico para deficiência de vitamina K. A determinação da vitamina K plasmática em jejum é biomarcador acurado. A protrombina plasmática subcarboxilada também é um exame acurado, mas apenas para detectar deficiência, e está menos disponível do que a vitamina K plasmática
VITAMINAS HIDROSSOLÚVEIS				
Tiamina (vitamina B_1)	Um composto hidrossolúvel contendo anéis de pirimidina e tiazol substituídos e uma cadeia lateral de hidroxietil. A forma da coenzima é o pirofosfato de tiamina (TPP). A tiamina atua como coenzima em muitas reações de descarboxilação e transcetolação do alfacetoácido. A disponibilidade inadequada de tiamina leva ao comprometimento dessas reações, resultando em síntese inadequada de trifosfato de adenosina e metabolismo anormal de carboidratos, respectivamente. Pode ter um papel adicional na condução neuronal independente das ações mencionadas	A síndrome de deficiência clássica (beribéri) permanece endêmica em populações asiáticas que consomem uma dieta com arroz polido. Globalmente, o alcoolismo, a diálise renal crônica e náuseas e vômitos persistentes após a cirurgia bariátrica também são precipitantes comuns. A alta ingestão de carboidratos aumenta a necessidade de B_1. *Deficiência leve*: irritabilidade, fadiga e cefaleia. *Deficiência mais grave*: combinações de neuropatia periférica, disfunção cardiovascular e disfunção cerebral. Envolvimento cardiovascular (beribéri úmido): insuficiência cardíaca congestiva e baixa resistência vascular periférica. Doença cerebral: nistagmo, oftalmoplegia e ataxia (encefalopatia de Wernicke); alucinações, memória a curto prazo prejudicada e confabulação (psicose de Korsakoff). A síndrome de deficiência responde em 24 h à tiamina parenteral, mas é parcial ou totalmente irreversível após determinado estágio. [Mulheres: 1,1 mg; homens: 1,2 mg]	O excesso de ingestão é amplamente excretado na urina, embora as doses parenterais > 400 mg/dia sejam relatadas como causadoras de letargia, ataxia e redução do tônus do trato gastrintestinal. [LST não estabelecido]	O biomarcador mais efetivo da vitamina B_1 é o coeficiente da atividade da transcetolase eritrocitária, que mede a atividade da enzima antes e depois da adição de TPP exógeno; os eritrócitos de um indivíduo deficiente expressam aumento substancial na atividade enzimática com a adição de TPP. As concentrações de tiamina no sangue ou na urina também são usadas
Riboflavina (vitamina B_2)	Consiste em um anel de isoaloxazina substituído com uma cadeia lateral de ribitol. A riboflavina atua como coenzima para uma ampla gama de reações bioquímicas. As formas coenzimáticas primárias são o mononucleotídio de flavina e o dinucleotídio de flavina-adenina. As holoenzimas de riboflavina participam de reações de oxidação-redução em inúmeras vias metabólicas	A deficiência é geralmente vista em conjunto com deficiências de outras vitaminas B. A deficiência isolada de riboflavina provoca hiperemia e edema da mucosa nasofaríngea, queilose, estomatite angular, glossite, dermatite seborreica e anemia normocrômica normocítica. [Mulheres: 1,1; homens: 1,3]	A toxicidade não é relatada em seres humanos. [LST não estabelecido]	O método mais comum de avaliação é o coeficiente de atividade da glutationa redutase eritrocitária (o teste é inválido para indivíduos com deficiência de glicose-6-fosfato desidrogenase). As medições das concentrações no sangue e urina são métodos menos desejáveis

Tabela 205.2 Vitaminas e suas funções *(continuação)*.

	BIOQUÍMICA E FISIOLOGIA	DEFICIÊNCIA [QDR*]	TOXICIDADE [LST†]	BIOMARCADORES
Niacina (vitamina B_3)	Refere-se ao ácido nicotínico e à amida correspondente, nicotinamida. As formas coenzimáticas ativas são compostas pela nicotinamida fixada ao dinucleotídio adenina, formando NAD ou NADP. Mais de 200 apoenzimas usam esses compostos como receptores de elétrons ou doadores de hidrogênio, seja como coenzima ou como cossubstrato. O aminoácido essencial triptofano é um precursor da niacina; 60 mg de triptofano dietético rendem aproximadamente 1 mg de niacina. As necessidades dietéticas, portanto, dependem parcialmente da ingestão de triptofano. A necessidade é frequentemente determinada com base na ingestão de calorias (ou seja, equivalentes de niacina/1.000 kcal). Grandes doses de ácido nicotínico (1,5 a 3 g/dia) reduzem efetivamente o LDL-colesterol e aumentam o HDL-colesterol	*Pelagra* é a síndrome de deficiência clássica e é frequentemente vista em populações nas quais o milho é a principal fonte de energia; ainda é endêmico em partes da China, África e Índia. Diarreia, demência (ou sintomas associados de ansiedade ou insônia) e dermatite pigmentada que se desenvolve em áreas expostas ao sol são características típicas. Glossite, estomatite, vaginite, vertigem e disestesias em caráter de queimação são os primeiros sinais. É relatada ocasionalmente na síndrome carcinoide porque o triptofano é desviado para outras vias sintéticas. [Mulheres: 14 mg; homens: 16 mg]	A toxicidade humana é amplamente conhecida por meio de estudos que examinam os efeitos hipolipemiantes. Inclui fenômeno vasomotor (rubor), hiperglicemia, lesão hepática do parênquima e hiperuricemia. [35 mg]	A avaliação é problemática; os níveis sanguíneos da vitamina não são confiáveis. A medição da excreção urinária dos metabólitos da niacina *N*-metilnicotinamida e 2-piridona é considerada o método de avaliação mais efetivo no momento
Vitamina B_6	Refere-se a vários derivados de piridina, incluindo piridoxina, piridoxal e piridoxamina, que são intercambiáveis no corpo. As formas coenzimáticas são piridoxal-5-fosfato (PLP) e piridoxamina-5-fosfato. Como uma coenzima, B_6 é envolvida em muitas reações de transaminação (e, portanto, em gliconeogênese), na síntese da niacina a partir do triptofano, na síntese de vários neurotransmissores e na síntese do ácido delta-aminolevulínico (e, portanto, na síntese do heme). Ela também tem funções não relacionadas à atividade coenzimática: o piridoxal e o PLP se ligam à hemoglobina e alteram a afinidade pelo oxigênio; o PLP também se liga a receptores de esteroides, inibindo a afinidade do receptor para o DNA e, assim, modulando a atividade de esteroides	A deficiência geralmente é observada em conjunto com outras deficiências de vitaminas hidrossolúveis. Estomatite, queilose angular, glossite, irritabilidade, depressão e confusão ocorrem na depleção moderada a grave; anemia normocrômica normocítica foi relatada em deficiências graves. Anormalidades no eletroencefalograma e, em bebês, convulsões também foram observadas. Algumas anemias sideroblásticas respondem à administração de vitamina B_6. Isoniazida, ciclosserina, penicilamina, etanol e teofilina podem inibir o metabolismo da vitamina B_6. [Idades 19 a 50 anos: 1,3 mg; > 50 anos: 1,5 mg para mulheres, 1,7 mg para homens]	Uso prolongado de doses superiores a 200 mg/dia (em adultos) provoca neuropatias periféricas e fotossensibilidade. [100 mg]	Existem muitos métodos laboratoriais úteis de avaliação. Os níveis plasmáticos ou eritrocitários de PLP são os mais comuns. A excreção urinária de ácido xanturênico após uma carga oral de triptofano e os índices de atividade da alanina eritrocitária ou aspartato transaminase são medidas funcionais da atividade das enzimas vitamina B_6-dependentes
Folato	Um grupo de compostos de pterina relacionados. Mais de 35 formas da vitamina são encontradas naturalmente. A forma totalmente oxidada, o ácido fólico, não é encontrada na natureza, mas é a forma farmacológica da vitamina usada em suplementos e programas de fortificação. Todas as funções do folato estão relacionadas à sua capacidade de transferir grupos de um carbono. É essencial na síntese de novo de nucleotídios e no metabolismo de vários aminoácidos; é um componente integral para a regeneração do doador "universal" de metila, *S*-adenosilmetionina. A inibição do metabolismo do folato bacteriano e de células cancerosas é a base dos antibióticos sulfonamidas e dos agentes quimioterápicos, como metotrexato e 5-fluoruracila, respectivamente	Mulheres em idade fértil têm maior probabilidade de apresentar deficiência. *Síndrome da deficiência clássica*: anemia megaloblástica, diarreia. As células hematopoéticas da medula óssea aumentam de tamanho e apresentam núcleos imaturos, refletindo a síntese ineficaz de DNA. O esfregaço de sangue periférico demonstra macro-ovalócitos e leucócitos polimorfonucleares com média de mais de 3,5 lobos nucleares. As alterações megaloblásticas também ocorrem em outros epitélios que proliferam rapidamente (p. ex., mucosa oral e sistema digestório, provocando glossite e diarreia, respectivamente). A sulfassalazina e a difenitoína inibem a absorção e predispõem à deficiência. [400 μg de equivalentes de folato na dieta (DFE); 1 DFE = 1 μg de folato alimentar = 0,6 μg de ácido fólico]	Doses > 1.000 μg/dia podem corrigir parcialmente a anemia por deficiência de B_{12} e podem, portanto, mascarar (e, talvez, exacerbar) a neuropatia associada. Grandes doses também são relatadas para diminuir o limiar convulsivo em indivíduos com tendência a convulsões. Raramente é relatado que a administração parenteral cause fenômenos alérgicos, que provavelmente se devem aos agentes de dispersão. [1.000 μg]	O folato sérico mede o equilíbrio do folato a curto prazo, enquanto o folato nos eritrócitos é um biomarcador melhor nos tecidos. A homocisteína sérica aumenta precocemente na deficiência, mas não é específica porque a deficiência de B_{12} ou B_6, insuficiência renal e idade avançada também podem causar elevações

Tabela 205.2 Vitaminas e suas funções *(continuação)*.

	BIOQUÍMICA E FISIOLOGIA	DEFICIÊNCIA [QDR*]	TOXICIDADE [LST†]	BIOMARCADORES
Vitamina C (ácido ascórbico e desidroascórbico)	O ácido ascórbico oxida prontamente em ácido desidroascórbico em solução aquosa. O ácido desidroascórbico pode ser reduzido *in vivo*, por isso apresenta atividade da vitamina C. A vitamina C total é, portanto, a soma do conteúdo de ácido ascórbico e desidroascórbico. A vitamina C serve principalmente como um antioxidante biológico em ambientes aquosos. A biossíntese de colágeno, carnitina, ácidos biliares e norepinefrina, bem como o funcionamento adequado do sistema de oxigenase de função mista hepática, dependem dessa propriedade. A vitamina C nos alimentos aumenta a absorção intestinal de ferro não heme	Deficiência franca é incomum em países desenvolvidos. A síndrome de deficiência clássica é o *escorbuto*: fadiga, depressão e anormalidades generalizadas nos tecidos conjuntivos, como gengivas inflamadas, petéquias, hemorragias perifoliculares, cicatrização prejudicada de feridas, cabelos encaracolados, hiperqueratose e sangramento nas cavidades corporais. Em bebês, defeitos na ossificação e no crescimento ósseo podem ocorrer. O tabagismo reduz os níveis plasmáticos e leucocitários de vitamina C. [Mulheres: 75 mg; homens: 90 mg; aumentar a necessidade para fumantes de cigarros em 35 mg/dia]	≥ 500 mg/dia (em adultos) podem causar náuseas e diarreia. > 1 g/dia aumenta modestamente o risco de cálculos renais de oxalato. A suplementação pode interferir com os testes de laboratório com base no potencial redox (p. ex., pesquisa de sangue oculto nas fezes, colesterol sérico e glicose). A retirada da ingestão crônica de altas doses de suplementos de vitamina C deve ser feita gradualmente porque a acomodação parece ocorrer, levantando uma preocupação de "escorbuto de rebote". [2 g]	A concentração plasmática de ácido ascórbico reflete a ingestão alimentar recente, enquanto os níveis em leucócitos refletem melhor as reservas teciduais. Os níveis plasmáticos das mulheres são aproximadamente 20% mais altos do que os dos homens para qualquer ingestão dietética
Vitamina B_{12}	Grupo de compostos de cobalamina intimamente relacionados, constituídos por um anel corrina (com um átomo de cobalto em seu centro) conectado a um ribonucleotídio por uma ponte de aminopropanol. Os microrganismos são a fonte final de todos as B_{12} que ocorrem naturalmente. As duas formas de coenzima ativas são desoxiadenosilcobalamina e metilcobalamina. Essas coenzimas são necessárias para a síntese da succinil CoA, essencial no metabolismo de lipídios e carboidratos, e para a síntese da metionina. A síntese da metionina é essencial para o metabolismo de aminoácidos, para a síntese de purinas e pirimidinas, para muitas reações de metilação e para a retenção intracelular de folatos	A inadequação da dieta é uma causa rara de deficiência, exceto em vegetarianos estritos. A maioria das deficiências surge da perda de absorção intestinal, que pode ocorrer com anemia perniciosa, insuficiência pancreática, gastrite atrófica, supercrescimento bacteriano no intestino delgado ou doença ileal. A anemia megaloblástica e as alterações megaloblásticas no epitélio (ver Folato) são o resultado da depleção prolongada. Pode ocorrer desmielinização de nervos periféricos, colunas posterior e lateral da medula espinal e nervos no cérebro. Ocorrem atividade mental alterada, depressão e psicoses. As complicações hematológicas e neurológicas podem ocorrer independentemente. A suplementação de folato, em doses de 1.000 μg/dia, pode corrigir parcialmente a anemia, mascarando (ou talvez exacerbando) a complicação neuropática. [2,4 μg]	Algumas reações alérgicas foram relatadas a preparações com B_{12} cristalinas e provavelmente são decorrentes de impurezas, não de vitamina. [LST não estabelecido]	As concentrações séricas ou plasmáticas são geralmente acuradas. A deficiência sutil com complicações neurológicas, conforme descrito na coluna Deficiência, pode ser melhor estabelecida medindo-se simultaneamente a concentração de vitamina B_{12} no plasma e o ácido metilmalônico sérico, que é um indicador sensível de deficiência celular. Essa deficiência sutil tem sido cada vez mais reconhecida nas populações de idosos
Biotina	Um composto bicíclico que consiste em um anel ureido fundido a um anel tetra-hidrotiofeno substituído. A síntese endógena pela flora intestinal pode contribuir significativamente para a nutrição da biotina. A maior parte da biotina da dieta está ligada à lisina, um composto denominado biotinil lisina ou biocitina. A lisina precisa ser hidrolisada por uma enzima intestinal chamada biotinidase para ser absorvida no intestino. A biotina atua principalmente como coenzima para várias carboxilases; cada holoenzima catalisa uma transferência de dióxido de carbono dependente de adenosina trifosfato. As carboxilases são enzimas críticas no metabolismo de carboidratos e lipídios	A deficiência isolada é rara. A deficiência em humanos foi produzida por nutrição parenteral total prolongada sem vitamina e pela ingestão de grandes quantidades de clara de ovo crua, que contém avidina, uma proteína que se liga à biotina com afinidade tão alta que a torna biodisponível. Ocorrem alterações no estado mental, mialgias, hiperestesias e anorexia. Mais tarde, surgem dermatite seborreica e alopecia. A deficiência é geralmente acompanhada por acidose láctica e acidúria orgânica. [30 μg]	Não foi relatada toxicidade em humanos com doses tão altas quanto 60 mg/dia em crianças. [LST não estabelecido]	As concentrações de biotina no plasma e na urina estão diminuídas na deficiência de biotina. Concentrações urinárias elevadas de citrato de metila, 3-metilcrotonilglicina e 3-hidroxi-isovalerato também são encontradas na deficiência
Ácido pantotênico	Consiste em ácido pantoico ligado a beta-alanina por meio de uma ligação amida. O ácido pantotênico é um componente essencial da CoA e fosfopanteteína, que são essenciais para a síntese e betaoxidação de ácidos graxos, bem como para a síntese de colesterol, hormônios esteroides, vitaminas A e D e outros derivados isoprenoides. A CoA também está envolvida na síntese de vários aminoácidos e o ácido delta-aminolevulínico, um precursor do anel corrina da vitamina B_{12}, do anel porfirínico do heme e dos citocromos. A CoA também é necessária para a acetilação e acilação de ácidos graxos de uma variedade de proteínas	A deficiência é rara; foi relatada apenas como resultado de dietas semissintéticas ou do consumo de um antagonista como o homopantotenato de cálcio (que tem sido usado para tratar a doença de Alzheimer). A deficiência experimental e isolada em seres humanos provoca fadiga, dor abdominal, vômito, insônia e parestesias nos membros. [5 mg]	Em doses de 10 g/dia, é relatada a ocorrência de diarreia. [LST não estabelecido]	As concentrações de pantotenato no sangue total e na urina são biomarcadores; os níveis séricos não são considerados acurados

AVE = acidente vascular encefálico; CoA = coenzima A; NAD = nicotinamida adenina dinucleótido; NADP = nicotinamida adenina dinucleótido fosfato; PTH = paratormônio; UVB = ultravioleta B.
*Quotas dietéticas recomendadas (QDR) estabelecidas para adultos do sexo feminino (F) e do sexo masculino (M) pelo U.S. Food and Nutrition Board, 1999-2001 (atualizado em 2010 para vitamina D e cálcio). Em alguns casos, existem dados insuficientes para estabelecer uma QDR; nesses casos, a ingestão adequada (IA) estabelecida pelo conselho é listada.
†Limite superior tolerável (LST) estabelecido para adultos pelo U.S. Food and Nutrition Board, 1999-2001.

Tabela 205.3 Oligoelementos nutricionais e suas implicações clínicas.

	BIOQUÍMICA E FISIOLOGIA	DEFICIÊNCIA [QDR*]	TOXICIDADE [LST†]	BIOMARCADORES
Cromo	O cromo dietético consiste em formas inorgânicas e orgânicas. Sua função primária em humanos é potencializar a ação da insulina. Ele cumpre essa função como um complexo circulante chamado *fator de tolerância à glicose* afetando o metabolismo de carboidratos, gorduras e proteínas	A deficiência em seres humanos foi descrita apenas em pacientes com nutrição parenteral total (NPT) a longo prazo que receberam cromo insuficiente. Ocorre hiperglicemia ou tolerância à glicose diminuída. As concentrações plasmáticas elevadas de ácidos graxos livres, neuropatia, encefalopatia e anormalidades no metabolismo do nitrogênio também são relatadas. Se a suplementação de cromo pode melhorar a tolerância à glicose em indivíduos intolerantes à glicose, permanece motivo de controvérsia. [Mulheres: 25 μg; homens: 35 μg]	A toxicidade após a ingestão oral é incomum e parece confinada à irritação gástrica. A exposição transportada pelo ar pode causar dermatite de contato, eczema, úlceras de pele e carcinoma broncogênico. [Nenhum LST estabelecido]	A concentração plasmática ou sérica de cromo é um biomarcador não refinado; parece ser significativo quando o valor está muito acima ou abaixo da faixa normal
Cobre	O cobre é absorvido por um mecanismo de transporte intestinal específico. É transportado para o fígado, onde se liga à ceruloplasmina, que circula sistemicamente e entrega o cobre aos tecidos-alvo do corpo. A excreção do cobre ocorre principalmente pela bile e, em seguida, pelas fezes. Os processos absortivos e excretores variam com os níveis de cobre na dieta, fornecendo um meio de homeostase do cobre. O cobre serve como componente de muitas enzimas, incluindo amina oxidases, ferroxidases, citocromo *c* oxidase, dopamina beta-hidroxilase, superóxido dismutase e tirosinase	A deficiência alimentar é rara; foi observada em bebês prematuros e com baixo peso ao nascer alimentados exclusivamente com dieta de leite de vaca e em indivíduos com NPT a longo prazo sem cobre. Também foi descrita após a cirurgia de redução do estômago e com suplementação crônica de zinco. As manifestações clínicas incluem despigmentação da pele e do cabelo, mielopatia e outras lesões neurológicas, leucopenia, anemia e anormalidades esqueléticas. A anemia surge da utilização prejudicada do ferro e, portanto, frequentemente se manifesta como anemia sideroblástica. O esfregaço periférico e a medula óssea podem mimetizar uma mielodisplasia. Uma síndrome de deficiência também é observada na doença de Menkes, uma condição hereditária rara associada à utilização prejudicada do cobre. [900 μg]	A toxicidade aguda do cobre foi descrita após ingestão excessiva e com absorção de sais de cobre aplicados na pele queimada. As manifestações mais leves incluem náuseas, vômitos, dor epigástrica e diarreia; coma e necrose hepática podem ocorrer em casos graves. A toxicidade pode ser observada com doses tão baixas quanto 70 μg/kg/dia. A toxicidade crônica também é descrita. A doença de Wilson é uma doença hereditária rara associada a níveis anormalmente baixos de ceruloplasmina e acúmulo de cobre no fígado e no cérebro, levando a danos nesses dois órgãos. [10 mg]	Métodos práticos para detectar a deficiência marginal não estão disponíveis. A deficiência marcada é detectada com segurança pela diminuição das concentrações séricas de cobre e ceruloplasmina, bem como pela baixa atividade da superóxido dismutase eritrocitária
Flúor	Conhecido mais comumente por sua forma iônica, o flúor. O flúor é incorporado na estrutura cristalina do osso, alterando, assim, suas características físicas. A fluoretação da água reduziu a incidência de cárie em comunidades com programas de fluoretação	A ingestão de < 0,1 mg/dia em bebês e < 0,5 mg/dia em crianças está associada a aumento da incidência de cárie dentária. A ingestão ótima em adultos está entre 1,5 e 4 mg/dia. [M: 3 mg; H: 4 mg]	A ingestão aguda de > 30 mg/kg de peso corporal pode causar a morte. A ingestão crônica excessiva (0,1 mg/kg/dia) causa manchas nos dentes (fluorose dentária), calcificação dos tendões e ligamentos e exostoses, podendo aumentar a fragilidade dos ossos. [10 mg]	As estimativas de ingestão e avaliação clínica são usadas porque não existe um bom exame laboratorial
Iodo	O iodo é prontamente absorvido na dieta, concentrado na tireoide e integrado aos hormônios tireoidianos tiroxina e tri-iodotironina. Esses hormônios circulam amplamente ligados à globulina ligante de tiroxina. Eles modulam o gasto de energia em repouso e no desenvolvimento humano, o crescimento e o desenvolvimento	Na ausência de suplementação, as populações que dependem principalmente de alimentos de solos com baixo teor de iodo têm deficiência endêmica de iodo. A deficiência materna de iodo leva à deficiência fetal, que provoca abortos espontâneos, natimortos, hipotireoidismo, cretinismo e nanismo. Os déficits cognitivos permanentes podem resultar da deficiência de iodo durante os primeiros 2 anos de vida. No adulto, a hipertrofia compensatória da tireoide (bócio) ocorre junto com vários graus de hipotireoidismo. [150 μg]	Doses grandes (> 2 mg/dia em adultos) podem induzir o hipotireoidismo, bloqueando a síntese do hormônio tireoidiano. A suplementação com > 100 mg/dia para um indivíduo que era anteriormente deficiente ocasionalmente induz o hipertireoidismo. [1,1 mg]	A concentração de iodo de uma população pode ser estimada pela prevalência de bócio. A excreção urinária de iodo é um meio de avaliação laboratorial efetivo. O nível sanguíneo do hormônio tireoestimulante é um meio de avaliação indireto e, portanto, não totalmente específico
Ferro	Transmite a capacidade de participar de reações redox a uma série de metaloproteínas, como hemoglobina, mioglobina, enzimas citocromo e muitas oxidases e oxigenases. A principal forma de armazenamento de ferro é a ferritina e, em menor grau, a hemossiderina. A absorção intestinal é de 15 a 20% para o ferro "heme" e 1 a 8% para o ferro contido nos vegetais. A absorção da última forma é aumentada pelo ácido ascórbico nos alimentos; por aves, peixes ou carne; e por deficiência de ferro. É diminuído por fitato e taninos	A deficiência de ferro é a deficiência mais comum de micronutrientes no mundo. As mulheres em idade fértil são o grupo de maior risco em razão das perdas de sangue menstrual, gravidez e lactação. A síndrome de deficiência clássica é a anemia hipocrômica e microcítica. Glossite e coiloníquia também são observadas. A fadiga fácil costuma ser um sintoma precoce, antes que a anemia apareça. Em crianças, uma deficiência leve de gravidade insuficiente para causar a anemia está associada a distúrbios comportamentais e baixo desempenho escolar. [Homens e mulheres após a menopausa: 8 mg; mulheres antes da menopausa: 18 mg]	A sobrecarga de ferro geralmente ocorre quando a ingestão alimentar habitual é extremamente alta, a absorção intestinal é excessiva, ocorre administração parenteral repetida ou existe uma combinação desses fatores. Os estoques excessivos de ferro geralmente se acumulam nos tecidos reticuloendoteliais e causam poucos danos (hemossiderose). Se a sobrecarga continuar, o ferro acaba se acumulando em tecidos como o parênquima hepático, o pâncreas, o coração e a sinóvia, causando hemocromatose (Capítulo 201). A hemocromatose hereditária resulta da homozigosidade de um traço recessivo comum. Absorção intestinal excessiva de ferro é observada em homozigotos. [45 mg]	O balanço negativo de ferro inicialmente leva à depleção das reservas de ferro na medula óssea; a biopsia da medula óssea e a concentração de ferritina sérica são indicadores precisos de depleção precoce. Conforme a gravidade da deficiência prossegue, o ferro sérico diminui e a capacidade total de ligação do ferro (CTLF) aumenta; a saturação de ferro (ferro sérico/CTLF) < 16% sugere deficiência de ferro. Seguem-se microcitose, hipocromia e anemia. Níveis elevados de ferritina sérica ou uma saturação de ferro > 60% sugere sobrecarga de ferro, embora a inflamação sistêmica eleve a ferritina sérica, independentemente do nível de ferro

Tabela 205.3 Oligoelementos nutricionais e suas implicações clínicas. *(continuação)*

	BIOQUÍMICA E FISIOLOGIA	DEFICIÊNCIA [QDR*]	TOXICIDADE [LST†]	BIOMARCADORES
Manganês	Um componente de várias metaloenzimas. A maior parte do manganês está nas mitocôndrias, onde é um componente da superóxido dismutase dependente de manganês	A deficiência de manganês no ser humano não foi conclusivamente demonstrada. Diz-se que causa hipocolesterolemia, perda de peso, alterações dos pelos/cabelo e das unhas, dermatite e síntese prejudicada de proteínas dependentes da vitamina K. [Mulheres: 1,8 mg; homens: 2,3 mg	A toxicidade por ingestão oral é desconhecida em seres humanos. A inalação tóxica causa alucinações, outras alterações mentais e distúrbios do movimento extrapiramidal. [11 mg]	Até que a síndrome de deficiência seja mais bem definida, será difícil desenvolver uma medida apropriada do *status*
Molibdênio	Um cofator em várias enzimas, mais proeminentemente na xantina oxidase e na sulfito oxidase	Um caso provável de deficiência humana é descrito como sendo secundária à administração parenteral de sulfito e resultou em hiperoxipurinemia, hipouricemia e baixa excreção de sulfato. [45 μg]	A toxicidade não é bem descrita em seres humanos, embora possa interferir no metabolismo do cobre em altas doses. [2 mg]	Os meios laboratoriais de avaliação não são significativos até que a síndrome de deficiência seja mais bem descrita
Selênio	A maior parte do selênio da dieta está na forma de um complexo de aminoácidos. Ocorre absorção quase completa de tais formas. A homeostase é amplamente realizada pelo rim, que regula a excreção urinária em função do nível de selênio. O selênio é um componente de várias enzimas, principalmente a glutationa peroxidase e a superóxido dismutase. Essas enzimas protegem contra danos oxidativos e radicais livres de várias estruturas celulares. A proteção antioxidante transmitida pelo selênio aparentemente opera em conjunto com a vitamina E porque a deficiência de um parece potencializar o dano induzido pela deficiência do outro. O selênio também participa da conversão enzimática da tiroxina em seu metabólito mais ativo, a tri-iodotironina	A deficiência é rara na América do Norte, mas foi observada em indivíduos com NPT a longo prazo sem selênio. Tais indivíduos têm mialgias ou miocardiopatias. Populações em algumas regiões do mundo, principalmente em algumas partes da China, têm ingestão marginal de selênio. Nessas regiões, a doença de Keshan, uma condição caracterizada por miocardiopatia, é endêmica; pode ser prevenida (mas não tratada) pela suplementação de selênio. [55 μg]	A toxicidade está associada a náuseas, diarreia, alterações do estado mental, neuropatia periférica e perda de pelos/cabelo e unhas; tais sinais/sintomas foram observados em adultos que consumiram inadvertidamente 27 a 2.400 mg. [400 μg]	A atividade da glutationa peroxidase eritrocitária e as concentrações de selênio no plasma ou no sangue total são os métodos de avaliação mais comumente usados. Eles são biomarcadores moderadamente acurados
Zinco	A absorção intestinal ocorre por um processo específico que é intensificado pela gravidez e pelos corticosteroides e diminuído pela combinação de fitatos, fosfatos, ferro, cobre, chumbo ou cálcio. A ingestão diminuída de zinco leva a um aumento da eficiência da absorção e diminuição da excreção fecal, fornecendo um meio de homeostase do zinco. O zinco é um componente de mais de 100 enzimas, entre as quais estão a DNA polimerase, a RNA polimerase e a RNA sintetase de transferência	A deficiência de zinco tem seu efeito mais profundo em tecidos de proliferação rápida. *Deficiência leve*: retardo de crescimento em crianças. *Deficiência mais grave*: parada do crescimento, teratogenicidade, hipogonadismo e infertilidade, disgeusia, má cicatrização de feridas, diarreia, dermatite nos membros e ao redor dos orifícios, glossite, alopecia, opacificação da córnea, perda de adaptação ao escuro e mudanças comportamentais. Observa-se imunidade celular diminuída. Perdas excessivas de secreções gastrintestinais por diarreia crônica e fístulas podem precipitar a deficiência. A acrodermatite enteropática é uma doença rara, hereditária recessiva, na qual a absorção intestinal de zinco é prejudicada. [Mulheres: 8 mg; homens: 11 mg]	A toxicidade aguda do zinco geralmente pode ser induzida pela ingestão de > 200 mg de zinco em um único dia (em adultos). É manifestada por dor epigástrica, náuseas, vômitos e diarreia. Hiperpneia, diaforese e fraqueza podem ocorrer após a inalação de vapores de zinco. O cobre e o zinco competem pela absorção intestinal: a ingestão a longo prazo de > 25 mg/dia de zinco pode levar à deficiência de cobre. Foi relatado que a ingestão a longo prazo de > 150 mg/dia causa erosões gástricas, níveis baixos de colesterol de lipoproteína de alta densidade e imunidade celular prejudicada. [40 mg]	Não existem biomarcadores acurados para uso clínico de rotina. As concentrações de zinco no plasma, nos eritrócitos e no cabelo costumam ser enganosas. A doença aguda, em particular, é conhecida por diminuir os níveis de zinco no plasma, em parte induzindo mudança de zinco para fora do compartimento plasmático e para o fígado. Os testes funcionais que determinam a adaptação ao escuro, acuidade gustativa e taxa de cicatrização de feridas carecem de especificidade

*Quotas dietéticas recomendadas (QDR) para adultos do sexo feminino (F) e do sexo masculino (M) pelo U.S. Food and Nutrition Board, 1999-2001. Em alguns casos, não existem dados suficientes para estabelecer a QDR; portanto, a ingestão adequada (IA) estabelecida pelo conselho é listada.
†Limite superior tolerável (LST) estabelecido para adultos pelo U.S. Food and Nutrition Board, 1999-2001.

normais de metilação biológica. Até o momento, o efeito adverso mais significativo da inadequação alimentar tem sido a inflamação hepática. No entanto, acredita-se que a deficiência seja extremamente rara, embora a gravidez e, particularmente, a lactação aumentem a necessidade aparente. Os indivíduos cujas necessidades nutricionais a longo prazo derivam exclusivamente da nutrição parenteral total parecem ser suscetíveis à deficiência de colina. Tanto uma quota dietética recomendada (425 mg, mulheres; 550 mg, homens) como um LST (3,5 g) foram agora estabelecidos.

A L-carnitina é um componente dietético que facilita o transporte de ácidos graxos para as mitocôndrias e, portanto, a deficiência limita a betaoxidação de ácidos graxos que ocorre nessas organelas. Embora não existam evidências de uma necessidade alimentar em crianças ou adultos saudáveis, os indivíduos submetidos à hemodiálise crônica desenvolvem níveis plasmáticos e musculares reduzidos. Ensaios clínicos controlados em pacientes em hemodiálise que sofrem de cardiomiopatia, hipotensão intradialítica ou anemia refratária à eritropoetina mostraram melhorias nesses parâmetros com suplementação parenteral intermitente. Os recém-nascidos prematuros[A1] também têm reservas muito baixas de carnitina no músculo esquelético, embora em ensaios clínicos a suplementação parenteral não tenha geralmente melhorado os desfechos clínicos.

Da mesma maneira, foi sugerido que indivíduos com nutrição parenteral total a longo prazo também podem ser suscetíveis às consequências clínicas da depleção de L-carnitina, mas faltam evidências convincentes.

A luteína e a zeaxantina são dois carotenoides que não são precursores da vitamina A, mas parecem desempenhar um papel na degeneração macular relacionada à idade. As baixas concentrações plasmáticas de luteína e zeaxantina ou reduzida ingestão alimentar estão associadas a baixa densidade de pigmento macular e aumento do risco de degeneração macular. O estudo AREDS2 indicou que um suplemento de combinação que incluía luteína e zeaxantina (além de vitaminas C e E, óxido de zinco e óxido cúprico) diminuiu significativamente a progressão da degeneração macular.A2

CONDIÇÕES QUE AUMENTAM A INGESTÃO DIETÉTICA NECESSÁRIA

Muitos fatores fisiológicos, fisiopatológicos e farmacológicos aumentam as necessidades dietéticas de micronutrientes (ver Tabela 205.1), elevando, assim, o risco de desenvolvimento de um estado de deficiência.

Fatores fisiológicos

Os estágios do ciclo de vida frequentemente têm um impacto significativo nas necessidades de nutrientes. As fases de rápido crescimento e desenvolvimento, como desenvolvimento intrauterino, infância, adolescência e gravidez, estão associadas a aumentos na utilização de certos micronutrientes por quilograma.

Gravidez

As demandas da maioria dos micronutrientes aumentam na gravidez,[1] mas, proporcionalmente, os aumentos observados nas necessidades maternas de ferro e folato são particularmente grandes e estão relacionados à rápida proliferação dos tecidos placentário e fetal. Os períodos de lactação estão igualmente associados a aumentos notáveis nas necessidades; as lactantes têm aumentos desproporcionalmente grandes em suas necessidades de zinco e vitaminas A, E e C para atender às demandas metabólicas impostas pela produção de leite, além das necessidades anteriormente mencionadas observadas na gravidez.

Além de seu papel geral em apoiar a rápida proliferação dos tecidos placentários e fetais, o folato desempenha um papel específico na prevenção de defeitos congênitos específicos. Uma redução de 20 a 85% em partos complicados por defeitos do tubo neural (DTNs, ou seja, espinha bífida e anencefalia) foi alcançada fornecendo às mulheres em idade fértil um suplemento diário de ácido fólico na forma de suplementos ou alimentos fortificados. A maioria das mulheres não recebe a ingestão diária recomendada de folato apenas com a dieta. A dose ideal não está bem definida, mas a U.S. Preventive Services Task Force reavaliou recentemente o equilíbrio dos benefícios e danos da suplementação de folato em mulheres em idade fértil, determinou que o benefício líquido é substancial e recomendou que todas as mulheres planejando ou que possam engravidar tomem um suplemento diário de 0,4 a 0,8 mg (400 a 800 microgramas) de folato.[2] As populações com alta taxa básica de nascimentos com DTN apresentam as maiores reduções nos DTNs com folato suplementar. No entanto, como o tubo neural nascente fecha por volta do 20º dia após a concepção, o folato adicional deve ser fornecido antes desse período para ser efetivo.

Primeiro ano de vida

O primeiro ano de vida apresenta vulnerabilidades específicas a inadequações de micronutrientes específicos. Os recém-nascidos saudáveis nos EUA são tipicamente suplementados com vitamina K ao nascer e com ferro e vitamina D durante o primeiro ano de vida em razão de sua suscetibilidade particular às deficiências desses nutrientes. Houve aumento recente na recusa dos pais à profilaxia com vitamina K ao nascimento, principalmente casais que dão à luz em centros de parto e que planejam aleitamento materno exclusivo e que recusam vacinações, aumentando a probabilidade de doença hemorrágica do recém-nascido.

Mulheres em idade fértil

A capacidade de manter níveis adequados de ferro a partir da menarca até a menopausa é comprometida nas mulheres pelas perdas adicionais impostas pela menstruação, pela gravidez e pela lactação. Portanto, não é surpreendente que o subconjunto da população que quase invariavelmente exibe a maior taxa de deficiência de ferro seja o de mulheres em idade reprodutiva.

Pessoas idosas

As recomendações dietéticas específicas para idosos foram formalmente incorporadas às quotas dietéticas recomendadas (QDR) porque o envelhecimento tem um impacto na necessidade de certos micronutrientes.[3] Os níveis da vitamina B_{12} diminuem significativamente com o envelhecimento, em grande parte em razão da alta prevalência de gastrite atrófica e seu comprometimento associado da absorção da vitamina B_{12} ligada às proteínas.[4] As estimativas sugerem que 10 a 20% da população idosa está em risco de deficiência de vitamina B_{12} clinicamente significativa. Consequentemente, os idosos devem consumir parte de suas necessidades de vitamina B_{12} na forma cristalina, em vez de apenas nas formas naturais ligadas a proteínas encontradas nos alimentos, porque a absorção da forma cristalina não é prejudicada pela gastrite atrófica. Os idosos também precisam de maiores doses de vitaminas B_6 e D para manter a saúde em comparação com os adultos mais jovens, conforme refletido nas novas quotas dietéticas recomendadas (ver Tabela 205.2). O aumento da necessidade de vitamina D parece resultar de menor consumo de vitamina D, diminuição da síntese cutânea da vitamina pela pele senil e diminuição da exposição ao sol, um fator particularmente importante em idosos que residem em instituições. A necessidade de vitamina B_{12} cristalina e de uma quantidade de vitamina D difícil de atingir sem recorrer a um suplemento sugere que o uso universal de um suplemento diário contendo esses nutrientes beneficiaria os idosos. O uso generalizado de um multivitamínico que contenha um amplo espectro de micronutrientes é mais controverso, em parte em razão de preocupações com a toxicidade sutil. Por exemplo, idosos com insuficiência renal crônica parecem ter vulnerabilidade à toxicidade da vitamina A, sugerindo que o uso de suplementos contendo essa vitamina seja contraindicado.

FATORES FISIOPATOLÓGICOS E FARMACOLÓGICOS

Doenças do sistema digestório

A má absorção e a má digestão predispõem a múltiplas deficiências de micronutrientes. Os micronutrientes hidrossolúveis e lipossolúveis (exceto a vitamina B_{12}) são absorvidos predominantemente na parte proximal do intestino delgado. Portanto, as doenças difusas da mucosa que afetam a porção proximal do sistema digestório provavelmente resultam em deficiências. Mesmo na ausência de doença da mucosa do intestino delgado proximal, doença ileal extensa, supercrescimento bacteriano do intestino delgado e colestase crônica podem interferir na manutenção de concentrações adequadas de ácido biliar conjugado intraluminal e, assim, prejudicar a absorção de vitaminas lipossolúveis. A má digestão geralmente é resultado de pancreatite crônica. Se não for tratada, frequentemente causa má absorção e deficiências de vitaminas lipossolúveis. A má absorção de vitamina B_{12} pode frequentemente ser demonstrada nesta configuração, um resultado da digestão inadequada da proteína R, mas a deficiência clínica de vitamina B_{12} raramente é relatada.

Erros inatos do metabolismo

Inúmeros erros inatos raros do metabolismo já foram descritos para vitaminas e minerais que prejudicam a capacidade de um indivíduo de assimilar, usar ou reter um micronutriente específico (Capítulo 194). Esses defeitos são geralmente parciais e muitas vezes podem ser superados, até certo ponto, pela administração de doses do nutriente que são várias ordens de magnitude maiores do que o normalmente necessário. A suspeita de tais defeitos deve ser considerada se um defeito conhecido existir na família, uma síndrome de deficiência surgir no nascimento ou durante o primeiro ano de vida, ou houver uma síndrome de deficiência apesar da ingestão alimentar adequada e da ausência de qualquer doença que prejudique a capacidade de assimilar o nutriente.

Medicamentos

A administração prolongada de muitos medicamentos pode afetar adversamente os níveis dos micronutrientes. A maneira pela qual ocorrem as interações nutriente-medicamento varia; alguns dos mecanismos mais comuns são descritos na Tabela 205.4. Alguns medicamentos exercem seus efeitos terapêuticos inibindo especificamente as ações de um micronutriente. Os exemplos incluem cumarina, que inibe as reações de gamacarboxilação mediadas pela vitamina K, e metotrexato,

Tabela 205.4 Efeitos dos micronutrientes fármaco-mediados: exemplos.

MEDICAMENTO	NUTRIENTE	MECANISMO DE INTERAÇÃO
Dextroanfetamina, fenfluramina, levodopa	Potencialmente todos os micronutrientes	Induz anorexia
Colestiramina	Vitamina D, folato	Absorve nutrientes, diminui a absorção
Omeprazol	Vitamina B_{12}	Supercrescimento bacteriano modesto, diminui o ácido gástrico, prejudica a absorção
Sulfassalazina	Folato	Prejudica a absorção e inibe as enzimas dependentes de folato
Isoniazida	Piridoxina	Impede a utilização da B_6
Anti-inflamatórios não esteroides	Ferro	Perda de sangue gastrintestinal
Penicilamina	Zinco	Aumenta a excreção renal

que se liga fortemente à di-hidrofolato redutase, inibindo, assim, o metabolismo do folato.

Toxinas

O tabagismo altera o metabolismo de várias vitaminas, incluindo folato e vitaminas C e E. Em grandes pesquisas, níveis plasmáticos diminuídos de folato e ácido ascórbico foram observados em fumantes crônicos. Fumar também está associado a níveis diminuídos de folato nas células da mucosa oral, níveis diminuídos de ácido ascórbico em leucócitos e concentrações diminuídas de vitamina E no fluido alveolar, indicando que o efeito não representa simplesmente a migração desses micronutrientes do compartimento plasmático.

AVANÇOS NA CIÊNCIA NUTRICIONAL

Novas fronteiras nos estados marginais de deficiência de micronutrientes

A ingestão ideal de micronutrientes otimiza a saúde?

A atualização da definição de deficiência de micronutriente e o estabelecimento de doses diárias recomendadas consistentes com as evidências mais recentes têm se mostrado difíceis por vários motivos. Em alguns casos, um novo papel bioquímico ou fisiológico para um nutriente foi identificado, mas a questão que se coloca é se a otimização de tais funções se traduz em otimização da saúde. Por exemplo, o fornecimento de vitamina E suplementar a idosos cujo nível de vitamina E esteja dentro dos padrões normativos aumenta a capacidade de resposta dos linfócitos T; no entanto, não está claro se isso se traduz em taxas de infecção diminuídas. Outra dificuldade diz respeito ao uso de micronutrientes em doses suprafisiológicas para obter um efeito farmacológico. A ingestão de gramas de niacina para reduzir os níveis de LDL-colesterol é um exemplo. Esses efeitos fisiológicos não são observados em níveis mais convencionais de ingestão.[5] Portanto, a determinação da ingestão ideal de nutrientes é extremamente dependente de qual efeito fisiológico é buscado. Além disso, se apenas um segmento da população se beneficiará das doses suprafisiológicas de um nutriente, as diretrizes dietéticas para o restante da população devem ser estabelecidas de acordo com esse efeito?

Definir um nível desejável de ingestão também implica a existência de um meio de medir o estado dos nutrientes. Ao buscar a medida apropriada do estado nutricional, a diversidade de funções muitas vezes torna difícil decidir qual medida é a mais pertinente. Fumar tabaco, por exemplo, diminui os níveis de vitamina E no fluido alveolar, mas não no soro. Assim, os conceitos de deficiências nutricionais localizadas e requisitos específicos do tecido adicionam um nível adicional de complexidade à determinação do estado nutricional.

Redefinição das necessidades nutricionais. Um exemplo contemporâneo: folato e vitamina B_{12}

Exemplos das complexidades que surgiram na redefinição dos critérios para deficiências de vitaminas e necessidades de vitaminas são as vitaminas hidrossolúveis folato e vitamina B_{12}.

No passado, as orientações sobre a ingestão necessária de folato eram diretas porque se baseavam exclusivamente na prevenção da anemia megaloblástica. A medição das concentrações de folato sérico e eritrocitário foi o meio mais comum de avaliar o estado, e manter esses níveis dentro dos intervalos normativos aceitos garantiu que o estado de folato fosse adequado para prevenir a anemia. No entanto, graus de deficiência que são insuficientes para causar anemia podem ainda perturbar a homeostase bioquímica e fisiológica normal e, em alguns casos, causar doença clínica. Os ensaios clínicos demonstraram que as mulheres que tomam suplementos de ácido fólico no momento da concepção têm uma chance significativamente menor de ter um recém-nascido com DTN em comparação com mulheres que não recebem suplementação de folato, mas cujo nível de folato está dentro de uma faixa convencionalmente aceita (ver "Gravidez").

A ingestão insuficiente de folato também é evidenciada pela elevação do nível sérico de homocisteína, um aminoácido que normalmente é metabolizado por uma via dependente de folato. Antes da fortificação da farinha determinada pelo governo federal norte-americano, a ingestão média de folato dos adultos era a metade da quota dietética recomendada atual, e uma minoria substancial de americanos tinha níveis séricos de homocisteína significativamente elevados. A homocisteína elevada (Capítulo 198) está associada ao desenvolvimento de doença vascular oclusiva e declínio cognitivo acelerado. Em ensaios clínicos randomizados, entretanto, a suplementação com folato, vitamina B_{12} e vitamina B_6 não mostrou efeitos benéficos contra doenças cardiovasculares, apesar de sua capacidade de reduzir os níveis de homocisteína. A3 Essa suplementação também não tem benefício claro para a função cognitiva, exceto talvez em pacientes com níveis basais de folato baixos.

Um conjunto convincente de observações em seres humanos e animais demonstrou que o consumo habitualmente baixo de folato aumenta substancialmente o risco de câncer colorretal[6] e talvez câncer de outros órgãos, como os de mama e pâncreas. Essa correlação inversa é observada mesmo quando a ingestão de folato na dieta está dentro da faixa de valores normativos convencionalmente aceitos. Essa correlação complicou ainda mais a determinação do que constitui uma ingestão ideal de folato porque os dados epidemiológicos recentes sugerem que cerca de 500 μg constituem a ingestão diária ideal para suprimir o risco de câncer de cólon. A questão é ainda mais confundida por observações, embora controversas, que sugerem que doses excepcionalmente altas de ácido fólico suplementar por indivíduos que, sem saber, têm lesões pré-cancerosas ou cancerosas podem paradoxalmente acelerar a progressão dessas neoplasias, ressaltando, assim, o potencial dano provocado pela ingestão de um nutriente fora de sua janela fisiológica.

Nos EUA a atualização mais recente da quota dietética recomendada de folato elevou o valor de 200 para 400 μg/dia, citando a prevenção da anemia e a otimização da homocisteína sérica como critérios, e recomendou que mulheres em idade fértil consumissem 400 μg adicionais/dia na forma de suplementos ou alimentos fortificados. As questões em torno da prevenção de doenças cardiovasculares, câncer e declínio cognitivo não foram incorporadas à determinação de 1998 porque os dados existentes na época eram inconclusivos. No entanto, as revisões futuras das quotas dietéticas recomendadas podem integrar alguns desses novos conhecimentos. O potencial de toxicidade, cujo critério estava principalmente ligado à sua capacidade de mascarar a deficiência de vitamina B_{12}, foi abordado por meio da definição do limite superior tolerável em 1.000 μg/dia de ácido fólico obtido de suplementos e alimentos fortificados adicionalmente ao obtido de fontes naturais de alimentos (ver Tabela 205.2).

Como o folato, as métricas pelas quais avaliamos a vitamina B_{12} também estão evoluindo. As concentrações plasmáticas de vitamina B_{12} eram anteriormente consideradas uma indicação acurada do equilíbrio da vitamina B_{12} (consultar o Capítulo 155 para uma discussão completa da deficiência de B_{12} e folato). Valores acima de 150 μg/mℓ excluem a deficiência de vitamina B_{12} como causa de síndromes neurológicas ou psiquiátricas.[7] Observações recentes indicam agora que 7 a 10% dos idosos com valores plasmáticos de vitamina B_{12} entre 150 e 400 μg/mℓ desenvolvem complicações neuropsiquiátricas da deficiência de vitamina B_{12} na ausência de quaisquer indicações de anemia megaloblástica. Esses indivíduos podem ser identificados pela demonstração de um nível sanguíneo elevado de ácido metilmalônico, que diminui para níveis normais com a reposição de vitamina B_{12} parenteral. Uma elevação no ácido metilmalônico sérico é um indicador sensível e específico de deficiência celular de vitamina B_{12}. Uma abordagem alternativa é administrar injeções parenterais de vitamina B_{12} a um indivíduo que tem uma síndrome neuropsiquiátrica inexplicada e cujo nível plasmático de vitamina B_{12} está na faixa de 150 a 400 μg/mℓ e acompanhar a resposta clínica. A conscientização desse fenômeno é particularmente importante porque ficou claro que a gastrite atrófica, uma condição assintomática que afeta aproximadamente 30% da população idosa, frequentemente provoca diminuição modesta da vitamina B_{12}; da mesma maneira, o uso prolongado de inibidores da bomba de prótons inibe a absorção e também aumenta o risco de deficiência clinicamente significativa.[8]

Novas funções bioquímicas das vitaminas estão sendo cada vez mais reconhecidas. À medida que a importância clínica de cada um desses novos papéis é definida e as doses de cada vitamina necessárias para otimizar essas funções são determinadas, é provável que ocorra a redefinição da faixa desejável das vitaminas. Esforços futuros para refinar as metas dietéticas adequadas para cada micronutriente, no entanto, precisarão levar em conta um tema importante enfatizado pela discussão anterior: o nível de consumo de determinado micronutriente que traz benefícios à saúde para um segmento da população não é necessariamente benéfico, ou mesmo adequado, para todos os segmentos da sociedade.

A suplementação multivitamínica e multimineral de rotina é benéfica?

Em uma grande pesquisa nacionalmente representativa de adultos nos EUA, o uso de suplementos, incluindo vitaminas e minerais, permaneceu estável de 1999 a 2012, com 52% dos adultos relatando seu uso nos 30 dias anteriores; as tendências variaram para suplementos individuais e entre idade, sexo, raça/etnia e escolaridade.[9] Uma dúvida comum dos pacientes é se o uso regular de um suplemento multivitamínico ou multimineral é seguro e eficaz na manutenção da saúde. Embora não haja um consenso unânime sobre a resposta "correta" a esta pergunta, o peso das evidências disponíveis indica que para a população adulta norte-americana em geral, a suplementação oferece pouco ou nenhum benefício no que diz respeito à prevenção de doenças crônicas degenerativas comuns, como doença vascular, câncer e demência.[A4,A5] Esta falta de eficácia aparente foi notavelmente contradita por dois ensaios clínicos conduzidos em países industrializados ocidentais nos quais os homens que ingerem multivitamínicos obtiveram reduções modestas da incidência de câncer, mas tais benefícios não foram comprovados por outras investigações.

Embora a suplementação diária nos níveis encontrados na maioria das preparações multivitamínicas provavelmente não apresente risco de dano, efeitos adversos à saúde foram observados em vários ensaios clínicos rigorosamente realizados nos quais foi examinada a suplementação prolongada com micronutrientes em níveis muito superiores à quota dietética recomendada (ou níveis convencionais de ingestão alimentar). Por exemplo, um aumento da incidência de câncer de próstata foi observado no ensaio SELECT, no qual a vitamina E foi administrada em uma dose de 400 UI/dia,[A6] e a suplementação de betacaroteno resultou em aumento da incidência de câncer de pulmão em fumantes pesados (mais de 20 cigarros por dia) no ATBC e ensaios CARET em doses de 20 a 30 mg/dia.

Isso não quer dizer que benefícios à saúde não possam ser obtidos com a suplementação em determinados grupos de indivíduos, embora seja necessário determinar quais segmentos da população devem ser visados e quais nutrientes específicos devem ser administrados. Obviamente, os benefícios para a saúde são prováveis em indivíduos cuja ingestão alimentar é cronicamente inadequada ou em pacientes cujas condições clínicas são previsivelmente complicadas por deficiências de micronutrientes, como aqueles em diálise renal crônica ou com má absorção intestinal controlada marginalmente. Os idosos frequentemente não conseguem atingir a ingestão recomendada de vitamina D e cálcio para otimizar a saúde óssea apenas com a dieta e, portanto, a suplementação direcionada desses nutrientes é frequentemente indicada. Os benefícios extraesqueléticos adicionais da suplementação de vitamina D permanecem uma questão controversa, e metanálise recente de mais de 50.000 pacientes não mostrou efeitos benéficos da vitamina D para a saúde musculoesquelética.[A7] Embora uma revisão sistemática de 2014 de ensaios clínicos randomizados em idosos tenha identificado uma pequena (7%), mas significativa diminuição da taxa de mortalidade por todas as causas com a suplementação de vitamina D, o ensaio de suplementação de vitamina D mais definitivo até o momento, que foi posterior à revisão sistemática, não observou diminuição da incidência de câncer ou de eventos cardiovasculares em mais de 25.000 participantes inscritos.[A8] Além dos adultos mais velhos, determinados subgrupos raciais e étnicos e obesos podem ter necessidades aumentadas de algumas vitaminas. Padrões alimentares mais insatisfatórios de pessoas com nível socioeconômico mais baixo e de determinados grupos raciais/étnicos também foram relatados. Antes que os suplementos dietéticos sejam considerados categoricamente não benéficos, eles precisam ser mais bem estudados nos subgrupos populacionais com maior probabilidade de se beneficiar deles.

Além disso, em muitas regiões do mundo, continua a haver uma alta prevalência de déficit marginal de micronutrientes na população adulta em geral e, nessas áreas, a suplementação generalizada está indicada.

Grau A Recomendações de grau A

A1. Higuchi T, Abe M, Yamazaki T, et al. Levocarnitine improves cardiac function in hemodialysis patients with left ventricular hypertrophy: a randomized controlled trial. *Am J Kidney Dis.* 2016;67:260-270.

A2. Age-Related Eye Disease Study 2 Research Group. Lutein + zeaxanthin and omega-3 fatty acids for age-related macular degeneration: the Age-Related Eye Disease Study 2 (AREDS2) randomized clinical trial. *JAMA.* 2013;309:2005-2015.

A3. Clarke R, Halsey J, Lewington S, et al. Effects of lowering homocysteine levels with B vitamins on cardiovascular disease, cancer, and cause-specific mortality: meta-analysis of 8 randomized trials involving 37,485 individuals. *Arch Intern Med.* 2010;170:1622-1631.

A4. Fortmann S, Burda B, Senger C, et al. Vitamin and mineral supplements in the primary prevention of cardiovascular disease and cancer: an updated systematic evidence review for the U.S. Preventive Services Task Force. *Ann Intern Med.* 2013;159:824-834.

A5. Lamas G, Roineau R, Goertz C, et al. Oral high-dose multivitamins and minerals after myocardial infarction: a randomized trial. *Ann Intern Med.* 2013;159:797-805.

A6. Klein EA, Thompson IM Jr, Tangen CM, et al. Vitamin E and the risk of prostate cancer: the Selenium and Vitamin E Cancer Prevention Trial (SELECT). *JAMA.* 2011;306:1549-1556.

A7. Bolland MJ, Grey A, Avenell A. Effects of vitamin D supplementation on musculoskeletal health: a systematic review, meta-analysis, and trial sequential analysis. *Lancet Diabetes Endocrinol.* 2018;6:847-858.

A8. Manson JE, Cook N, Lee I-M, et al. Vitamin D supplements and prevention of cancer and cardiovascular disease. *New Engl J Med.* 2019;380:33-44.

REFERÊNCIAS BIBLIOGRÁFICAS

As referências bibliográficas, bem como os outros materiais suplementares deste livro, encontram-se no GEN-IO, nosso ambiente virtual de aprendizagem.

206 TRANSTORNOS ALIMENTARES

MARIAN TANOFSK-KRAFF

DEFINIÇÃO

Os transtornos alimentares (TAs) são definidos como síndromes "caracterizadas por um distúrbio persistente da alimentação ou comportamento relacionado à alimentação que resulta no consumo ou absorção alterada de alimentos e que prejudica significativamente a saúde física ou o funcionamento psicossocial".[1] O *Diagnostic and Statistical Manual of Mental Disorders* , 5ª edição (DSM-5), define a anorexia nervosa, a bulimia nervosa e o transtorno de compulsão alimentar periódica como diagnósticos primários em adolescentes e adultos. Todos os outros diagnósticos são identificados como transtornos alimentares não especificados (TANEs) e representam apresentações que não atendem aos critérios para os transtornos alimentares primários, mas ainda assim causam sofrimento e comprometimento significativos. A gravidade de cada transtorno também é especificada como leve, moderada, grave ou extrema.

Anorexia nervosa

A anorexia nervosa (AN) envolve restrição da "ingestão de energia em relação às necessidades, levando a um peso corporal significativamente baixo no contexto de idade, sexo, trajetória de desenvolvimento e saúde física". Os indivíduos com AN sentem um medo intenso de ganhar peso ou engordar, têm uma preocupação excessiva com o peso ou a forma e, muitas vezes, podem não reconhecer a gravidade de seu baixo peso corporal. A AN tem dois subtipos: a restrição e a compulsão alimentar/purga. Os critérios do DSM-5 para AN estão listados na Tabela 206.1.

Bulimia nervosa

Um diagnóstico de bulimia nervosa (BN) exige episódios recorrentes de compulsão alimentar (ou seja, o consumo de uma grande quantidade inequívoca de comida dado o contexto, acompanhado por sensação de perda de controle sobre a alimentação). Os episódios de compulsão alimentar se acompanham de comportamentos destinados a compensar a energia consumida e prevenir o ganho de peso, como vômito autoinduzido e jejum. A compulsão alimentar e os comportamentos compensatórios devem ocorrer, em média, pelo menos 1 vez/semana durante 3 meses. A autoestima de indivíduos com BN é excessivamente influenciada pelo peso e pelo formato do corpo. Os critérios do DSM-5 para BN são descritos na Tabela 206.2.

Transtorno de compulsão alimentar

O transtorno da compulsão alimentar (TCA)[2] periódica é caracterizado por episódios recorrentes de compulsão alimentar sem comportamentos compensatórios regulares observados na BN. Os episódios de compulsão alimentar periódica são diferenciados por pelo menos três características associadas: comer rapidamente, comer até sentir plenitude desconfortável e sentir nojo e culpa em relação aos episódios. Os indivíduos sofrem muito em razão dos episódios de compulsão alimentar, e esses devem ocorrer, em média, pelo menos 1 vez/semana durante 3 meses. Os critérios do DSM-5 para o TCA estão listados na Tabela 206.3.

Tabela 206.1 Critérios de diagnóstico para anorexia nervosa do DSM-5.*

A. Restrição da ingestão de energia em relação às necessidades, levando a um peso corporal significativamente baixo no contexto de idade, sexo, trajetória de desenvolvimento e saúde física. Peso *significativamente baixo* é definido como um peso inferior ao minimamente normal ou, para crianças e adolescentes, inferior ao minimamente esperado.
B. Medo intenso de ganhar peso ou ficar gordo, ou comportamentos persistentes que interferem no ganho de peso, mesmo em peso significativamente baixo.
C. Percepção distorcida do peso ou do formato corporal, influência indevida do peso corporal ou do formato do corpo na autoavaliação ou falta persistente de reconhecimento da seriedade do baixo peso corporal atual.

Especificar se:

Tipo restritivo/evitativo: Durante os últimos 3 meses, o indivíduo não teve episódios recorrentes de compulsão alimentar ou comportamento purgativo (ou seja, vômito autoinduzido ou uso indevido de laxantes, diuréticos ou enemas). Este subtipo descreve apresentações nas quais a perda de peso é obtida principalmente por meio de dieta, jejum e/ou exercícios excessivos.

Tipo compulsão alimentar/purgação: Durante os últimos 3 meses, o indivíduo teve episódios recorrentes de compulsão alimentar ou comportamento purgativo (ou seja, vômito autoinduzido ou uso indevido de laxantes, diuréticos ou enemas).

**Diagnostic and Statistical Manual of Mental Disorders.* 5th ed. Washington, DC: American Psychiatric Association; 2013.

Tabela 206.2 Critérios de diagnóstico para bulimia nervosa do DSM-5.*

A. Episódios recorrentes de compulsão alimentar. Um episódio de compulsão alimentar é caracterizado por ambos os seguintes:
   1. Comer, em um período definido de tempo (p. ex., durante um período de 2 h), um volume de comida que é definitivamente maior do que a maioria das pessoas comeria durante um período de tempo semelhante e em circunstâncias semelhantes.
   2. Sensação de falta de controle sobre a alimentação durante os episódios (p. ex., não consegue parar de comer ou controlar o que ou quanto se está comendo).
B. Comportamento compensatório inadequado recorrente para evitar ganho de peso, como vômito autoinduzido; uso indevido de laxantes, diuréticos, enemas ou outros medicamentos; jejum ou exercício excessivo.
C. A compulsão alimentar e os comportamentos compensatórios inadequados ocorrem, em média, pelo menos 1 vez/semana durante 3 meses.
D. A autoavaliação é indevidamente influenciada pelo formato e pelo peso corporais.
E. O distúrbio não ocorre exclusivamente durante episódios de anorexia nervosa.

**Diagnostic and Statistical Manual of Mental Disorders.* 5th ed. Washington, DC: American Psychiatric Association; 2013.

EPIDEMIOLOGIA

A prevalência da AN ao longo da vida é de aproximadamente 0,6%, com taxas mais elevadas nas mulheres (0,9%) em comparação com os homens (0,3%). A prevalência da BN ao longo da vida parece ser de cerca de 1%, com taxas mais altas nas mulheres (1,5%) do que nos homens (0,5%). A prevalência da TCA ao longo da vida é estimada em 3,5% para mulheres e 2,0% para homens. Nos adolescentes, as estimativas de prevalência ao longo da vida de AN, BN e TCA foram relatadas em 0,3%,0,9% e 1,6%, respectivamente. Ao contrário da visão de que os transtornos alimentares afetam apenas mulheres brancas não hispânicas, ricas, indivíduos de todas as raças, etnias e culturas apresentam esses diagnósticos.

BIOPATOLOGIA

Várias regiões do cérebro estão envolvidas, e potencialmente interagem, nas manifestações de todos os transtornos alimentares. Com relação à *neurobiologia estrutural*, os TAs estão associados a atrofia cerebral geral e dilatação dos ventrículos. Em termos de *neurobiologia funcional*, indivíduos com TAs parecem ter alterações da função cerebral nos circuitos de controle emocional/límbico, de recompensa e cognitivo. As redes de circuitos do medo envolvendo a amígdala, o córtex cingulado anterior, o hipocampo, a ínsula, o corpo estriado e o córtex pré-frontal demonstraram ativação diferencial nos indivíduos com TAs em comparação com controles. Especificamente, tende a haver hiper-responsividade no circuito límbico em resposta a sinais potencialmente ameaçadores, como comida e sobre o peso/forma corporal.

Também parece haver alterações na função de recompensa em pacientes com AN, mas a direção não é clara. Por outro lado, os indivíduos com BN e TCA demonstram consistentemente hiper-responsividade nas regiões de recompensa e somatossensoriais após a exposição a imagens de alimentos. Os indivíduos com transtornos alimentares podem ter redes neurais cognitivas corticais frontais desreguladas, agindo em conjunto com os sistemas regionais de recompensa. Os indivíduos com transtornos alimentares têm demonstrado flexibilidade cognitiva prejudicada. Especificamente na BN, a impulsividade e o controle inibitório fraco também foram relatados.

Os indivíduos com AN parecem ter a sinalização dopaminérgica prejudicada, particularmente em circuitos estriados, o que pode contribuir para recompensa e afeto, tomada de decisão e controle executivo alterados, bem como compulsividade e diminuição da ingestão alimentar. O aumento da atividade dopaminérgica do estriado dorsal está associado a maior ansiedade na AN, sugerindo que a liberação de dopamina endógena possa ter efeito ansiogênico que leva à restrição da ingestão alimentar.[3] O aumento da conectividade funcional entre o estriado dorsal e o córtex pré-frontal dorsolateral para alimentos com baixo teor de gordura e alto

Tabela 206.3 Critérios de diagnóstico para o transtorno de compulsão alimentar periódica do DSM-5.*

A. Episódios recorrentes de compulsão alimentar. Um episódio de compulsão alimentar é caracterizado por ambos dos seguintes:
   1. Comer, em um período de tempo definido (p. ex., durante um período de 2 h), um volume de comida que é definitivamente maior do que a maioria das pessoas comeria durante um período de tempo semelhante e em circunstâncias semelhantes.
   2. Sensação de falta de controle sobre a alimentação durante os episódios (p. ex., não consegue parar de comer ou controlar o que ou o quanto está comendo).
B. Os episódios de compulsão alimentar estão associados a três (ou mais) dos seguintes:
   1. Comer muito mais rápido do que o normal.
   2. Comer até a sensação de plenitude desconfortável.
   3. Comer grandes volumes de comida quando não estiver com fome física.
   4. Comer sozinho por sentir-se constrangido com o volume de comida.
   5. Sentir-se enojado consigo mesmo, deprimido ou muito culpado depois.
C. Sofrimento intenso em relação à compulsão alimentar.
D. A compulsão alimentar ocorre, em média, pelo menos 1 vez/semana durante 3 meses.
E. A compulsão alimentar não está associada ao comportamento compensatório inadequado como na bulimia nervosa e não ocorre exclusivamente durante a bulimia nervosa ou a anorexia nervosa.

**Diagnostic and Statistical Manual of Mental Disorders.* 5th ed. Washington, DC: American Psychiatric Association; 2013.

teor de gordura e suas associações com a diminuição da ingestão alimentar em indivíduos com AN destaca o papel dos circuitos frontoestriatais na biopatologia da AN. As anormalidades da dopamina estriatal podem existir em indivíduos com BN e TCA. Como os receptores da serotonina 1A e 2A e o transportador da serotonina podem desempenhar um papel nos sintomas dos transtornos alimentares, como controle de impulso e sintomas de humor associados, é provável que as interações dos sistemas serotoninérgico e dopaminérgico contribuam para os transtornos alimentares. Além disso, a microbiota intestinal atípica também contribui para a alteração da homeostase energética e do comportamento nos transtornos alimentares por meio do eixo cérebro-intestino.[4]

Fatores de risco

Os transtornos alimentares se desenvolvem como resultado de vários fatores biológicos, psicológicos e socioculturais. AN, BN e TCA apresentam agregação familiar com estimativas a partir de estudos em gêmeos sugerindo que 40 a 60% da vulnerabilidade para TAs é genética. Embora os estudos de ligação e associação genética tenham implicado vários *loci* de suscetibilidade para AN, BN e TCA, genes específicos que consistentemente conferem vulnerabilidade a transtornos alimentares são menos conclusivos.

Sexo feminino, idade, ocorrência de transtornos alimentares em irmãos e comorbidades em membros da família, sobrepeso pediátrico, preocupações com o aumento do peso corporal e com o formato do corpo, abuso sexual, trauma e transtornos do humor foram identificados como fatores de risco para transtornos alimentares.[5] Variáveis relacionadas à personalidade, como impulsividade e perfeccionismo, parecem estar ligadas a transtornos alimentares. A internalização do "ideal magro" (ênfase sociocultural no peso e no formato do corpo e preferência marcada por um biotipo magro) e as preocupações resultantes com o peso e o formato do corpo têm sido propostas como contribuintes para o desenvolvimento dos transtornos alimentares, sobretudo em adolescentes que estão sob forte influência de seus amigos/colegas e ambientes familiares. Por exemplo, a preocupação excessiva dos pais com alimentação, formato e peso corporais, bem como provocações relacionadas ao peso por parte de membros da família, conferem risco de transtornos alimentares. Especificamente para o TCA, maus-tratos, incluindo provocação e *bullying*, e estresse percebido são fatores de risco para tal transtorno.

MANIFESTAÇÕES CLÍNICAS

Sintomas e sinais

Para a AN, os sinais e sintomas físicos podem incluir amenorreia, constipação intestinal, intolerância ao frio, anemia e lanugem. A densidade óssea reduzida é preditiva de aparecimento de osteopenia e osteoporose prematuras. Os problemas de saúde associados à desnutrição afetam os sistemas circulatório, digestório, genital, hematológico e endócrino.[6] Muitas das complicações clínicas da AN são potencialmente reversíveis com realimentação e melhor nutrição. Bradicardia sinusal causada pelo aumento do tônus vagal associado à perda de peso é um achado característico. No entanto, os pacientes com AN também podem desenvolver arritmias, prolongamento do intervalo QTc no eletrocardiograma, morte súbita cardíaca e alterações estruturais no coração, como atrofia ventricular esquerda e fibrose cardíaca. Os pacientes com AN podem ter diminuição acentuada do esvaziamento gástrico, manifestada por saciedade precoce, náuseas, dor abdominal e distensão abdominal. A síndrome da artéria mesentérica superior, resultando em obstrução duodenal aguda ou intermitente crônica (que pode ser completa ou parcial), pode resultar da perda de tecido adiposo que normalmente mantém o ângulo entre a artéria mesentérica superior e a aorta, levando à compressão extrínseca do duodeno pela artéria mesentérica superior. Elevações transitórias das transaminases hepáticas são comuns. O hipogonadismo, com amenorreia em mulheres, e anormalidades transitórias da função tireoidiana são manifestações endócrinas comuns da AN. Na AN avançada, a pancitopenia pode se desenvolver como resultado da transformação gelatinosa da medula óssea.

Indivíduos com AN frequentemente apresentam comorbidades psiquiátricas, incluindo transtornos de humor e ansiedade (ou seja, fobia social, fobias específicas, transtorno de estresse pós-traumático), bem como altas taxas de ideação e comportamento suicida.

Indivíduos com BN apresentam sinais e sintomas mais comumente associados ao comportamento purgativo. Estes incluem erosão do esmalte dentário secundária a vômitos, sinais/sintomas gastrintestinais, incluindo refluxo de ácido gástrico resultando em dispepsia e exposição repetida ao ácido gástrico com disfagia, hipertrofia das glândulas salivares e distúrbios eletrolíticos. As anormalidades eletrolíticas e as mudanças no equilíbrio ácido-básico podem ter consequências perigosas. Os pacientes com BN correm risco de doenças cardiometabólicas (ou seja, diabetes melito, acidente vascular encefálico), bem como dor crônica. A acidose metabólica também pode ocorrer em pacientes que abusam de laxantes como resultado da perda intestinal de bicarbonato (Capítulo 110). A síndrome do cólon catártico é causada por danos permanentes ao plexo de Auerbach no cólon pelo abuso crônico de laxantes. Embora as ações terapêuticas agudas dos laxantes estimulem esses plexos nervosos a promover o peristaltismo, seu uso crônico incapacita a capacidade do cólon de propagar a matéria fecal e leva à constipação intestinal grave.

Edema não inflamatório das glândulas salivares é manifestação clínica comum da BN. As comorbidades psiquiátricas mais comuns na BN são transtorno depressivo maior, transtornos de ansiedade, transtornos por uso de substâncias psicoativas e transtornos comportamentais disruptivos.

Os indivíduos com TCA estão frequentemente com sobrepeso ou obesidade. No entanto, os adultos com TCA são propensos a relatar o desenvolvimento de diagnósticos de componentes da síndrome metabólica (ou seja, dislipidemia, hipertensão arterial, diabetes melito do tipo 2) após levar em conta a contribuição do peso corporal. O TCA pode impactar o desfecho da cirurgia bariátrica (Capítulo 207), resultando em menos perda de peso ou mais recuperação de peso, mas este não é um achado consistente. No entanto, a "perda de controle" alimentar após a cirurgia prediz consistentemente menos perda de peso ou maior recuperação de peso. Em comparação com adultos obesos sem TCA, aqueles com o transtorno apresentam prejuízo significativo em vários domínios do funcionamento psicossocial, incluindo pior qualidade de vida e funcionamento mais prejudicado em sua vida familiar e social. Os indivíduos com TCA geralmente apresentam níveis mais altos de incapacidade, problemas de saúde e comprometimento da produtividade no trabalho em comparação com controles obesos e saudáveis sem compulsão alimentar. Com relação aos diagnósticos psiquiátricos concomitantes (Capítulo 406), adultos com TCA apresentam transtornos psiquiátricos do Eixo I em uma taxa comparável a (ou superior a) indivíduos com AN ou BN, incluindo transtorno depressivo maior, transtornos de ansiedade, transtornos por uso de substâncias e transtornos comportamentais perturbadores.

História natural

A AN se manifesta, tipicamente, durante a adolescência, embora o distúrbio possa se desenvolver antes da puberdade. A BN frequentemente se desenvolve durante o final da adolescência ou início da idade adulta. O TCA se manifesta, com frequência, na idade adulta, mas os adolescentes também apresentam o transtorno. Vários estudos retrospectivos e prospectivos relatam que a compulsão alimentar e a ingestão "descontrolada" são relatadas até em crianças com 6 a 12 anos.

Os dados sobre a evolução natural dos transtornos alimentares na ausência evidente de tratamento são limitados. Os transtornos alimentares tendem a apresentar evolução natural de remissão e recidiva ao longo da vida, e parece haver altas taxas de alternância de diagnóstico. Os dados dos desfechos terapêuticos indicam que a AN tende a fazer a transição para BN ou TANE e aqueles com BN e TCA tendem a migrar de um para o outro.

DIAGNÓSTICO

Existem várias avaliações estruturadas e bem validadas para o diagnóstico dos transtornos alimentares. Estas incluem, mas não estão limitadas a, Entrevista Clínica Estruturada para o DSM, Exame de Transtorno Alimentar e Avaliação de Transtornos Alimentares para DSM-5 (EDA-5). No entanto, os transtornos alimentares são tipicamente diagnosticados pela revisão da anamnese, dos sintomas e dos comportamentos do paciente em formato de entrevista. A avaliação de transtornos psiquiátricos concomitantes, mais notavelmente humor, ansiedade, transtornos por uso de substâncias psicoativas e transtornos comportamentais perturbadores também é necessária. Devem ser coletadas informações sobre relacionamentos interpessoais, história de abuso sexual e físico, automutilação e ideação ou comportamento suicida. O envolvimento da família é crucial, principalmente para pacientes pediátricos. Um exame físico completo é recomendado para todos os pacientes para avaliar composição corporal, sinais vitais, função cardiovascular, avaliação hematológica e análises químicas do sangue.

TRATAMENTO

Anorexia nervosa

Há evidências limitadas sobre os tratamentos efetivos para AN, sem nenhum medicamento aprovado pela FDA atualmente disponível.[7,8] Para os pacientes muito abaixo do peso ideal, o monitoramento clínico hospitalar e a reabilitação nutricional supervisionada são necessários. O cenário ideal (internação *versus* tratamento ambulatorial) ainda é motivo de debate[9] e a avaliação dos custos do tratamento para AN é importante na determinação do tratamento. No entanto, para pacientes pediátricos, a psicoterapia baseada na família, sobretudo durante as fases iniciais do transtorno, tem efetividade comprovada.[A1] A terapia de Maudsley baseada na família envolve sessões familiares conjuntas e intervenção simultânea, mas independente, do paciente/família. Os antidepressivos (p. ex., inibidores seletivos da recaptação da serotonina [ISRSs]) estão associados a altas taxas de abandono e não foram encontradas evidências convincentes de efeitos benéficos. O uso de medicamentos antipsicóticos tem sido explorado, mas os resultados sobre sua eficácia permanecem indefinidos. Além disso, o potencial de tratamento de técnicas neuromoduladoras, como estimulação transcraniana por corrente contínua (ETCC), estimulação magnética transcraniana repetitiva (EMTr) e estimulação cerebral profunda (ECP), está sendo explorado atualmente.[10][A2]

Bulimia nervosa

A terapia cognitivo-comportamental (TCC) tem sido reconhecida como o tratamento de escolha para a BN.[A3] A psicoterapia interpessoal (PIP) também é efetiva para a BN, principalmente para aqueles que não respondem à TCC.[11] Há um apoio crescente de que a farmacoterapia pode ser útil para alguns pacientes com BN. Os antidepressivos, especialmente os ISRSs, são modestamente efetivos para reduzir a compulsão alimentar na BN a curto e longo prazos, com fluoxetina aprovada pela FDA para o tratamento da BN.[12] O topiramato tem mostrado consistentemente diminuir a compulsão alimentar na BN, mas os efeitos colaterais podem limitar sua utilidade. Não está claro se a terapia combinada pode ser necessária para desfechos ideais.

Transtorno de compulsão alimentar

O tratamento psicológico para TCA visa reduzir a compulsão alimentar, reduzir as preocupações com o peso e o formato do corpo e prevenir o sobrepeso e/ou induzir perda modesta de peso. As psicoterapias mais avaliadas em ensaios clínicos incluem TCC, PIP, perda de peso comportamental e abordagens de autoajuda guiadas pela TCC (TCCgsh). TCC e PIP são opções de primeira linha. Dada a sua custo-efetividade, a TCCgsh pode ser uma opção de tratamento ideal quando o atendimento especializado não está disponível. A TCC presencial leva a reduções mais rápidas e maiores no número de dias objetivos de episódios de compulsão alimentar, melhores taxas de abstinência e melhores achados psicopatológicos de transtorno alimentar e, geralmente, é melhor opção de tratamento inicial do que a autoajuda guiada pela Internet.[A4] Com relação ao tratamento farmacológico na TCA, três medicamentos ou classes de medicamentos foram estudados em dois ou mais ensaios controlados com placebo. ISRS, sibutramina e topiramato provocam reduções na frequência de episódios de compulsão alimentar em relação ao placebo em ensaios a curto prazo. No entanto, a sibutramina foi retirada do mercado e o topiramato está frequentemente associado a efeitos cognitivos problemáticos, limitando, assim, a sua utilidade clínica. A lisdexanfetamina demonstrou reduzir os episódios de compulsão alimentar nos ensaios clínicos controlados e randomizados e é atualmente o único medicamento aprovado pela FDA para TCA em adultos.[A5]

PREVENÇÃO

Em geral, os dados sugerem que as intervenções de orientação pela mídia são efetivas para a prevenção universal e as abordagens baseadas em cognição são efetivas para a prevenção seletiva de transtornos alimentares.[13] No entanto, a maioria das iniciativas ambientais de saúde pública no nível macro (ou seja, campanhas contra dieta na mídia e sanções sobre práticas publicitárias que propaguem um ideal de extrema magreza) não foi avaliada empiricamente. Existem mais dados sobre intervenções individuais em nível micro destinadas a reduzir os fatores de risco para transtornos alimentares proximais, bem como patologias alimentares atuais e distais. Programas selecionados, interativos e com múltiplas sessões para adolescentes do sexo feminino são mais efetivos do que programas universais, didáticos, de amostragem heterogênea e de sessão única na redução dos fatores de risco para sinais/sintomas de TA. Por exemplo, um programa baseado em dissonância que visa reduzir os fatores de risco de TA em meninas adolescentes demonstrou efetividade.[14]

PROGNÓSTICO

Anorexia nervosa

As taxas de remissão variam amplamente para a AN. Taxas de remissão mais baixas (29%) foram observadas, sobretudo em estudos com acompanhamento mais curto, e taxas de remissão relativamente mais altas (40%) foram observadas no acompanhamento mais prolongado (20 anos). No entanto, a maioria dos indivíduos com AN (aproximadamente 76%) tratados ambulatorialmente apresentará remissão nos 5 anos após o início do tratamento. A maioria dos indivíduos que não atingem a remissão da AN durante os períodos de acompanhamento passa a apresentar BN ou TANE, que provavelmente inclui uma síndrome parcial de AN, embora a transição para TCA ou obesidade seja menos provável. Entre os diagnósticos psiquiátricos, a AN tem consistentemente uma das maiores taxas de mortalidade em virtude de suicídio, déficits nutricionais, complicações cardíacas e abuso de substâncias psicoativas. A taxa bruta de mortalidade cumulativa é de 2,8%, com maior duração da doença antes de receber o tratamento e a necessidade de internação como indicadores de prognóstico negativos para AN. Os preditores de recaída incluem desejar um peso menor no fim do tratamento e receber tratamento em uma clínica geral (*versus* especializada), com o maior risco de recaída durante o primeiro ano após o tratamento.[15]

Bulimia nervosa

Como a AN, a maioria dos indivíduos com BN (70% ou mais) que recebem tratamento apresenta remissão total quando avaliados 5 a 20 anos depois, com taxas de remissão muito mais baixas (27 a 28%) no acompanhamento de 1 ano. Se os indivíduos com BN não atingirem a remissão em 5 anos, no entanto, eles provavelmente apresentarão evolução crônica da doença. As taxas de mortalidade para BN variam entre 0 e 2%. A passagem (*crossover*) de BN para AN é relativamente rara. Ainda assim, há passagem frequente de BN para TCA, sugerindo possíveis processos psicológicos e/ou biológicos compartilhados. Os indicadores prognósticos negativos para BN incluem reconhecimento de comorbidade psiquiátrica, múltiplos comportamentos impulsivos (p. ex., automutilação, transtorno por uso de substâncias psicoativas) e história familiar de consumo abusivo de álcool etílico. Os indivíduos que recebem tratamento hospitalar ou têm baixa motivação para iniciar o tratamento têm maior probabilidade de recaída.

Transtorno de compulsão alimentar periódica

Existem poucos dados sobre os desfechos a longo prazo para pacientes com TCA periódica. Existem dados que sugerem que em 1 ano após o tratamento ambulatorial, mais de 80% dos pacientes apresentam remissão. Em um ensaio clínico que examinou os desfechos de 4 anos, entre 52 e 76% dos indivíduos que receberam tratamento psicológico para TCA demonstraram remissão da compulsão alimentar. Esses dados preliminares sugerem que a trajetória prognóstica pode ser semelhante à BN. A passagem (*crossover*) de TCA para BN é alta, enquanto a passagem para AN é relativamente rara. Embora o exame dos indicadores prognósticos para TCA esteja em seus estágios iniciais, os pacientes que relatam uma influência indevida do formato ou do peso corporal na autoavaliação têm menos probabilidade de ter remissão da compulsão alimentar em 12 meses de acompanhamento. A remissão rápida da compulsão alimentar periódica também se mostrou um indicador de prognóstico positivo para a remissão da compulsão alimentar.

Grau A — Recomendações de grau A

A1. Lock J, Le Grange D, Agras WS, et al. Randomized clinical trial comparing family-based treatment with adolescent-focused individual therapy for adolescents with anorexia nervosa. *Arch Gen Psychiatry*. 2010;67:1025-1032.

A2. Lipsman N, Lam E, Volpini M, et al. Deep brain stimulation of the subcallosal cingulate for treatment-refractory anorexia nervosa: 1 year follow up of an open-label trial. *Lancet Psychiatry*. 2017;4:285-294.

A3. Poulsen S, Lunn S, Daniel SI, et al. A randomized controlled trial of psychoanalytic psychotherapy or cognitive-behavioral therapy for bulimia nervosa. *Am J Psychiatry*. 2014;171:109-116.
A4. de Zwaan M, Herpertz S, Zipfel S, et al. Effect of internet-based guided self-help vs individual face-to-face treatment on full or subsyndromal binge eating disorder in overweight or obese patients: the INTERBED randomized clinical trial. *JAMA Psychiatry*. 2017;74:987-995.
A5. Hudson JI, McElroy SL, Ferreira-Cornwell MC, et al. Efficacy of lisdexamfetamine in adults with moderate to severe binge-eating disorder: a randomized clinical trial. *JAMA Psychiatry*. 2017;74:903-910.

REFERÊNCIAS BIBLIOGRÁFICAS

As referências bibliográficas, bem como os outros materiais suplementares deste livro, encontram-se no GEN-IO, nosso ambiente virtual de aprendizagem.

207 OBESIDADE

MICHAEL D. JENSEN

A obesidade é o distúrbio nutricional mais comum nos EUA e responde direta ou indiretamente por uma parte significativa das despesas relacionadas à saúde. As abordagens terapêuticas mais seguras (mudança abrangente de estilo de vida com modificação de comportamento) não são comumente empregadas por médicos e demandam treinamento e tempo para serem implementadas. A *Guideline for the Management of Overweight and Obesity in Adults* fornece orientações para os médicos no tratamento da obesidade.

DEFINIÇÃO

A *Guideline for the Management of Overweight and Obesity in Adults*, produzida pelos National Institutes of Health e pelo National Heart, Lung, and Blood Institute (NHLBI) e divulgada pelo American College of Cardiology (ACC), American Heart Association (AHA) e The Obesity Society (TOS), fornece recomendações baseadas em evidências científicas sobre avaliação e tratamento do sobrepeso e da obesidade.

O índice de massa corporal (IMC) continua a ser a abordagem recomendada para categorizar o peso em relação à altura para adultos. O IMC é calculado como o peso (em quilogramas) dividido pela altura elevada ao quadrado (em metros):

$$IMC = \frac{\text{peso (kg)}}{\text{altura}^2\,(\text{m}^2)}$$

Para calcular o IMC com libras e polegadas, a fórmula é modificada da seguinte maneira:

$$BMI = \frac{\text{peso (libras)}}{\text{altura}^2\,(\text{polegadas}^2)} \times 703$$

A diretriz não recomendou mudanças nas classificações de peso por IMC, que estão resumidas na Tabela 207.1. Os indivíduos com sobrepeso (IMC de 25,0 a 29,9) nem sempre têm excesso de gordura – alguns adultos "acima do peso" têm massa muscular aumentada, o que é uma observação clínica direta. Embora, em geral, o risco de desenvolvimento de problemas de saúde relacionados à adiposidade aumente continuamente à medida que o IMC excede 25, a nova diretriz recomenda que os profissionais de saúde usem medidas da circunferência da cintura para discriminar entre os pacientes os que podem exigir mais testes. Os pacientes com sobrepeso e obesos de classe I com circunferência da cintura na categoria de alto risco merecem uma discussão sobre questões de estilo de vida relacionadas à saúde e perda de peso. Alguns indivíduos com IMC de 27 a 29,9 desenvolvem complicações metabólicas graves que melhoram com a perda ponderal e são candidatos a uma abordagem mais agressiva, incluindo farmacoterapia, se for o caso. As populações asiáticas, em particular, correm o risco de complicações metabólicas típicas da obesidade com IMC e circunferências da cintura menores do que os dos brancos, hispânicos, negros e polinésios; a diretriz para IMC de risco em populações asiáticas é de 23 a 24.

Tabela 207.1 Classificação de sobrepeso e obesidade por índice de massa corporal (IMC).

	CLASSE DE OBESIDADE	IMC (KG/M²)
Abaixo do peso		< 18,5
Normal		18,5 a 24,9
Sobrepeso		25,0 a 29,9
Obesidade	I	30,0 a 34,9
Obesidade	II	35,0 a 39,9
Obesidade extrema	III	≥ 40

De Jensen MD, Ryan DH, Apovian CM, et al. 2013 AHA/ACC/TOS guideline for the management of overweight and obesity in adults: a report of the American College of Cardiology/American Heart Association Task Force on Practice Guidelines and The Obesity Society. *J Am Coll Cardiol*.2014;63:2985-3023.

A prevalência de comorbidades e o risco de futuras morbidades aumentam consideravelmente com um IMC acima de 30, o ponto de corte para obesidade. A obesidade é dividida em três classes, também dependendo do IMC (ver Tabela 207.1). As abordagens de tratamento são diferentes para pessoas com sobrepeso e para as diferentes classes de obesidade. As diretrizes atuais da Food and Drug Administration (FDA) dos EUA indicam que a farmacoterapia pode ser adjuvante para qualquer classe de obesidade, mesmo se não houver complicações clínicas. A familiaridade com as diretrizes é importante. O serviço público de saúde e planos de saúde usam essas diretrizes para determinar quem tem direito aos benefícios do tratamento. A obesidade de classe III (IMC > 40) é um achado que levaria à consideração de um paciente para cirurgia bariátrica quando os tratamentos clínicos não são bem-sucedidos. Os pacientes com obesidade de classe II (IMC de 35,0 a 39,9) podem ser considerados para cirurgia bariátrica se os tratamentos clínicos fracassarem e se houver complicações graves potencialmente fatais.

As medidas da circunferência da cintura são recomendadas como uma ferramenta de avaliação no consultório para ajudar no processo de tomada de decisão terapêutica. As diretrizes concordam que os pontos de corte da circunferência da cintura de mais de 102 cm para homens e mais de 88 cm para mulheres são indicadores de risco metabólico aumentado. As relações entre o risco de doença e a circunferência da cintura são contínuas e progressivas, sem pontos de corte óbvios. A recomendação é medir a circunferência da cintura de adultos com sobrepeso e com obesidade de grau I. Aqueles adultos com circunferências da cintura acima dos pontos de corte merecem uma avaliação mais aprofundada para detectar outros fatores de risco para doenças cardiovasculares. Os adultos com obesidade de classe II ou classe III correm um risco suficientemente alto e as informações da circunferência da cintura não adicionem informações valiosas. Essas definições de sobrepeso e obesidade e de circunferência da cintura de alto risco são geralmente aplicáveis aos descendentes de europeus e africanos, mas valores mais baixos são recomendados para os descendentes de asiáticos. Os riscos de anormalidades metabólicas ocorrem com IMC mais baixo e circunferência da cintura menor nessas populações.

EPIDEMIOLOGIA

Prevalência da obesidade

Estima-se que um total de 107,7 milhões de crianças/adolescentes (< 20 anos) e 603,7 milhões de adultos eram obesos em todo o mundo em 2015. Usando os dados e métodos do estudo *Global Burden of Disease*, o excesso de peso corporal foi responsável por cerca de 4 milhões de mortes e 120 milhões de anos de vida ajustados por incapacidade em todo o mundo em 2015.[1] A prevalência de adultos com sobrepeso e obesidade nos EUA aumentou substancialmente entre as décadas de 1980 e 2000, mas o aumento da prevalência agora está se estabilizando. A prevalência da obesidade era de 36,5% (38,3% para mulheres e 34,3% para homens) dos adultos nos EUA entre 2011 e 2014. Aproximadamente 60% dos homens e 51% das mulheres nos EUA têm sobrepeso ou obesidade. De 2013 a 2016, houve diferenças na prevalência de obesidade e obesidade grave por idade, raça e origem hispânica e escolaridade familiar, e a obesidade grave foi inversamente associada à urbanização.[2] Houve uma prevalência significativamente maior de obesidade e obesidade grave em adultos que vivem em áreas não metropolitanas em comparação com grandes áreas estatísticas metropolitanas.[3] Existem diferenças substanciais na prevalência de obesidade por idade, raça e nível socioeconômico. A prevalência de obesidade em adultos tende a aumentar continuamente dos 20 aos 60 anos, diminuindo posteriormente. Estima-se que quase 75% dos homens com idade entre 60 e 69 anos nos EUA tenham um IMC maior que 25.

Como os adultos jovens acumularão maior exposição a danos metabólicos e mecânicos por sobrepeso ou obesidade ao longo de suas vidas, eles correm risco aumentado de doenças crônicas, como cardiopatia isquêmica e diabetes melito do tipo 2 (DM2).[4] Em comparação, o aumento do IMC médio com a idade, embora deletério, não é tão ameaçador para a saúde da população quanto um aumento semelhante do IMC de populações mais jovens. Um estudo envolvendo 62.565 homens dinamarqueses cujos pesos e alturas foram medidos aos 7 e 13 anos e no início da idade adulta (idades de 17 a 26) descobriu que o sobrepeso na infância aos 7 anos estava associado ao risco aumentado de DM2 na vida adulta apenas se tivesse continuado até a puberdade ou idades posteriores.[5]

As taxas de mortalidade mais baixas para adultos jovens têm sido historicamente associadas a um IMC na faixa normal (20,0 a 24,9),[6] enquanto o IMC associado às taxas de mortalidade mais baixas é um pouco acima de 25 kg/m^2 para aqueles na faixa dos 60 e 70 anos. Os dados também sugerem que o IMC ideal pode estar evoluindo à medida que vivemos mais. Por exemplo, um grande estudo dinamarquês recente encontrou um aumento gradual no IMC ideal de 23,7 para 27,0 do final dos anos 1970 até o século XXI.[7] Em razão disso, os médicos devem basear suas recomendações de peso para pacientes individuais com base na existência de consequências adversas à saúde associadas à obesidade.

As diferenças de sobrepeso e obesidade entre americanos descendentes de africanos, mexicanos e europeus não são sutis. Mulheres afro-americanas e mexicanos-americanos de ambos os sexos têm as taxas mais altas de sobrepeso e obesidade nos EUA. Ao interpretar esses dados, no entanto, é importante ter em mente que existe uma relação inversa entre nível socioeconômico e obesidade, especialmente entre as mulheres (Capítulo 4). É muito mais provável que mulheres das classes socioeconômicas mais baixas sejam obesas do que aquelas de classes socioeconômicas mais altas. Essa associação reduz, mas não elimina, as diferenças raciais na prevalência da obesidade. Ainda não se sabe se as diferenças raciais restantes na prevalência da obesidade são decorrentes de fatores genéticos, constitucionais ou sociais.

BIOPATOLOGIA

Etiologia

A suscetibilidade genética e constitucional à obesidade é fortemente influenciada pelo meio ambiente. Estudos de gêmeos adotados por famílias diferentes indicam que, em determinado ambiente, uma parte significativa da variação de peso é genética.[8] Portanto, o notável aumento na prevalência da obesidade nos EUA durante as últimas três décadas não pode ser explicado por mudanças na composição genética dos americanos.

Aspectos genéticos da obesidade humana

Embora a suscetibilidade à obesidade seja uma condição poligênica clássica, também existem várias síndromes de obesidade sindrômicas e monogênicas. Os defeitos genéticos que resultam em obesidade incluem as síndromes de Prader-Willi e Laurence-Moon-Biedl. Formas monogênicas raras de obesidade humana podem ser decorrentes de mutações no gene da leptina, no gene do receptor da leptina e nos genes do sistema de sinalização da melanocortina.[9] Essas mutações genéticas estão associadas ao aumento do apetite, e não à redução do gasto de energia. Estudos de associação ampla do genoma (GWAS) revelaram vários genes associados a IMC mais alto. Aqueles que parecem ser preditivos da maior variância no IMC incluem o gene associado a massa gorda e obesidade (*FTO*) e o gene do receptor de melanocortina-4 (*MC4R*). Outros genes que foram associados à obesidade incluem *TMEM18*, *KCTD15*, *GNPDA2*, *SH2B1*, *MTCH2* e *NEGR1*. Juntos, entretanto, os efeitos combinados de todas as contribuições genéticas identificadas respondem por menos de 1% da variância no IMC. Isso enfatiza os enormes efeitos ambientais e a natureza poligênica da suscetibilidade à obesidade.[10]

Influências constitucionais na obesidade

Os fatores ambientais podem resultar em efeitos epigenéticos a longo prazo que afetam a regulação do peso corporal e a suscetibilidade a distúrbios de saúde relacionados à obesidade. Esses efeitos epigenéticos são atribuídos a mudanças na metilação, acetilação e remodelação da cromatina do DNA. O efeito do ambiente intrauterino e do período perinatal sobre o peso e a saúde subsequentes é mais bem estudado. A desnutrição no último trimestre da gravidez e no início do período pós-natal diminui o risco de obesidade adulta, embora o baixo peso ao nascer associado à desnutrição (ou tabagismo) no da gravidez também aumente o risco de hipertensão arterial sistêmica na idade adulta, tolerância anormal à glicose e doença cardiovascular. Por outro lado, a desnutrição limitada aos primeiros dois trimestres da gravidez está associada a aumento da probabilidade de obesidade adulta. Os filhos de mulheres diabéticas tendem a ser mais gordos do que os de mulheres não diabéticas, e os filhos de diabéticas têm maior prevalência de obesidade na faixa dos 5 aos 19 anos, independentemente de a mãe ser obesa. Finalmente, a exposição intrauterina ao diabetes melito resulta em risco aumentado de diabetes melito e obesidade na prole. Assim, a questão dos genes *versus* o meio ambiente em relação à obesidade e às complicações metabólicas da obesidade é obscura nos intervalos de tempo intrauterino e perinatal. Aspectos preocupantes desses efeitos metabólicos são os efeitos a longo prazo na regulação do peso e na saúde do indivíduo e a probabilidade de que essas características possam ser transmitidas às gerações futuras.

Contribuintes ambientais para a obesidade humana

As mudanças dramáticas no meio ambiente dos países ocidentais nos últimos 50 anos incluem a redução da demanda por atividade física e alterações no suprimento de alimentos. Essas mudanças no fornecimento de alimentos parecem ter aumentado ou impedido a diminuição esperada na ingestão de energia que seria necessária para corresponder ao gasto energético reduzido com a atividade física.

Alimento

Alguns dos fatores ambientais que influenciam a ingestão de alimentos estão listados na Tabela 207.2. O consumo de alimentos com alto teor de energia resulta em maior ingestão de energia porque os adultos tendem a responder ao volume dos alimentos em vez do conteúdo energético. Esse fator provavelmente é responsável pela associação entre dietas ricas em gordura e excesso de peso corporal; muitos alimentos ricos em gordura também têm alta densidade energética. Quando os seres humanos consomem dietas ricas em gordura, mas com baixa densidade energética, a ingestão energética não é maior do que seria esperado com base na densidade energética dos alimentos. Há evidências de que o consumo de bebidas adoçadas com açúcar, como refrigerantes e sucos de frutas, não é acompanhado por diminuição na ingestão de alimentos para compensar a ingestão de energia extra. A implicação é que alguns tipos de bebidas aumentam a ingestão de energia e promovem o ganho de peso. O tamanho maior da porção de comida também aumenta a ingestão de alimentos. A tendência de servir porções maiores de alimentos e bebidas nos EUA poderia contribuir para maior risco de obesidade. A variedade de alimentos também pode afetar a ingestão de energia. Maior variedade de entradas, doces, lanches e carboidratos na dieta está associada a aumento da gordura corporal e da ingestão de alimentos. Em contrapartida, o aumento na variedade de vegetais disponíveis não parece aumentar a ingestão de energia e não está associado ao aumento da gordura corporal. Outros fatores que podem ter amplos efeitos populacionais nos EUA incluem custos reduzidos de alimentos, maior disponibilidade e palatabilidade.

Tabela 207.2 Fatores ambientais que promovem a obesidade.

DIETA	ATIVIDADE
↑Densidade energética de alimentos	↑ Comportamento sedentário
↑Tamanho da porção	↓ Atividades da vida diária
↑Variedade*	↓ Atividade física relacionada ao trabalho
↑ Palatabilidade	
↑ Disponibilidade	
↓ Custo	
↑ Bebidas calóricas (bebidas adoçadas com açúcar)	

*Variedade de doces, lanches e entradas.

Fatores psicológicos, como restrição alimentar ou desinibição, bem como o contexto social em que o alimento está presente, podem influenciar o modo como as propriedades do alimento afetam a ingestão energética.

Atividade física

A atividade física pode ser dividida em três categorias: (1) exercícios (atividades físicas e esportivas); (2) atividade física relacionada ao trabalho e (3) atividade (espontânea) sem exercício e sem trabalho. Existem recursos *online* que possibilitam calcular o gasto energético com base no peso corporal, no tipo e na duração do exercício físico. Apenas cerca de 20 a 30% dos americanos praticam exercícios na frequência, na intensidade ou na duração recomendadas que poderiam reduzir substancialmente as chances de desenvolver obesidade e problemas de saúde relacionados, mas isso não parece ter mudado nas últimas décadas. O tempo gasto em atividades sedentárias (p. ex., assistindo televisão, usando o computador) é um preditor independente de anormalidades metabólicas associadas à obesidade, além dos efeitos do exercício. Assim, na medida em que a redução da atividade física está contribuindo para a epidemia de obesidade, é provável que seja a redução da atividade física espontânea e relacionada ao trabalho que está mudando.

Embora esteja se tornando mais fácil para os indivíduos medirem o gasto energético em atividades sem exercícios com contadores de passos e sensores eletrônicos de movimento, existem dados longitudinais limitados com base na população que quantificam as mudanças nessa atividade. Certamente, a atividade física relacionada ao trabalho diminuiu com o advento de sistemas mais automatizados no local de trabalho. A análise de dados do U.S. Bureau of Labor Statistics indica que, desde 1960, a atividade física relacionada ao trabalho diminuiu o suficiente para reduzir o gasto energético diário médio em mais de 100 calorias/dia.

A energia que os americanos gastam realizando as atividades da vida diária (AVDs) provavelmente foi reduzida por conveniências que economizam trabalho (p. ex., *drive-through* de alimentos e bancos, escadas rolantes, controles remotos, *e-mail*, compras *online*). Existem poucos dados concretos para avaliar o quanto de mudança realmente ocorreu; contudo, foram documentadas redução nas viagens diárias a pé e aumento nas viagens diárias de automóvel.

Há muitas informações sobre como as diferenças na atividade sedentária (assistir à televisão, *videogames* e uso de computador) se relacionam à obesidade e às complicações da obesidade. As evidências indicam que mais tempo gasto em atividades sedentárias está associado a risco aumentado de sobrepeso e obesidade. O aspecto surpreendente desses estudos é que o efeito adverso das atividades sedentárias é independente da participação em atividades físicas tradicionais.

Os profissionais de saúde que estão cientes da diminuição da atividade física relacionada ao trabalho e das atividades da vida diária, bem como do aumento do comportamento sedentário, podem ajudar seus pacientes a descobrir padrões que podem estar relacionados ao ganho de peso. Da mesma maneira, os profissionais que entendem os efeitos dos fatores ambientais podem ajudar melhor seus pacientes obesos a identificar os fatores ambientais que estão contribuindo para o problema e, assim, ajudá-los a desenvolver planos de intervenção. Nesse sentido, os pacientes que usam regularmente contadores de passos ou outros tipos de dispositivos de monitoramento de atividade serão mais capazes de se identificar e modificar seu comportamento para obter atividade física suficiente.

Regulação do peso corporal e equilíbrio energético

A regulação do peso corporal de um adulto é um processo bem equilibrado. O adulto típico dos EUA absorverá e gastará aproximadamente 2.000 a 3.000 kcal/dia. Erros consistentes de até 1% no consumo excessivo de alimentos podem resultar em ganho de gordura corporal de 11,3 a 13,6 kg em 10 anos, supondo que não haja alteração no gasto energético. Conclui-se que muitos adultos regulam seu balanço energético médio com mais de 1% de precisão. Parece haver regulação tanto da ingestão de energia quanto do gasto de energia por meio de processos conscientes e inconscientes.

O excesso de energia consumido por adultos geralmente é armazenado como triglicerídios nos adipócitos. Os seres humanos recrutam continuamente novos adipócitos de um grande agrupamento de pré-adipócitos para substituir os adipócitos que estão morrendo. Embora o principal meio pelo qual a massa de tecido adiposo abdominal se expanda seja por aumento do tamanho das células de gordura (hipertrofia dos adipócitos), esse processo consegue armazenar apenas uma quantidade limitada de gordura. Os adultos que ganham gordura nos membros inferiores acumulam mais do que adipócitos maiores em média, resultando em um aumento real do número de adipócitos à medida que mais adipócitos novos são criados do que o necessário para substituir as células mortas. Alguns adultos parecem recrutar novos adipócitos mais prontamente do que outros e, se ganharem gordura corporal, o farão mais por hiperplasia de adipócitos (aumento do número de células adiposas) do que por hipertrofia. Aqueles que ganham gordura com adipócitos grandes têm maior probabilidade de serem resistentes à insulina.

A leptina é um hormônio secretado pelos adipócitos. Como tal, a leptina é uma das mais importantes das assim chamadas adipocinas.[11] Baixa leptina, como é observada na deficiência de leptina ou perda extrema de gordura corporal, resulta em fome extrema, que pode ser reduzida pela administração de leptina. A leptina também tem outras funções hipotálamo-hipofisárias e é proposto que tenha diversas ações fisiológicas periféricas. O modelo animal de obesidade com deficiência de leptina, o camundongo *ob/ob*, tem obesidade mórbida, hiperfagia, hipometabolismo, imaturidade sexual e baixos níveis de atividade espontânea; a administração de leptina corrige todos esses defeitos. Alguns seres humanos com deficiência de leptina (em decorrência de mutações no gene da leptina) já foram identificados. Essas crianças com obesidade mórbida tinham concentrações plasmáticas de leptina muito baixas e hiperfagia e responderam à administração de leptina exógena com substancial perda ponderal, redução da ingestão de alimentos e maturação acelerada do eixo hipofisário-gonadal. Os seres humanos obesos quase nunca têm deficiência de leptina e, de fato, têm altas concentrações de leptina plasmática, a menos que estejam em uma situação de balanço energético negativo importante. O rastreamento de deficiência de leptina não é justificado, exceto na obesidade hiperfágica grave que começa na primeira infância, é acompanhada por imaturidade sexual e não tem outras causas conhecidas (p. ex., síndrome de Prader-Willi).

Alguns modelos animais de obesidade genética (o camundongo *db/db* e o rato *fa/fa*) têm receptores de leptina defeituosos, tornando-os não responsivos à leptina. Existem casos muito raros de seres humanos obesos com genes do receptor de leptina defeituosos. O rastreamento clínico de mutações do receptor de leptina não é justificado, visto que não existe tratamento.

Aporte energético

Muito do que foi aprendido sobre a regulação biológica da ingestão de alimentos veio do estudo de modelos animais. Esses sinais influenciam diferentes aspectos do comportamento alimentar. Eles podem influenciar a *fome*, a necessidade urgente ou o desejo por comida; a *saciedade*, o estado de estar satisfeito e incapaz de consumir mais; ou a *plenitude pós-prandial*, a sensação de não estar mais com fome, um conjunto complexo de eventos após a alimentação que afetam o intervalo para a próxima refeição ou a quantidade consumida na próxima refeição. Alguns dos sinais alteram apenas um aspecto do comportamento alimentar e outros afetam vários aspectos. Por exemplo, a grelina, um peptídio produzido pelo estômago, aumenta a fome, mas não parece afetar a saciedade ou a plenitude pós-prandial. A colecistocinina causa saciedade, mas não tem efeito sobre a sensação de plenitude pós-prandial. A leptina parece atuar em várias vias; a deficiência de leptina está associada ao aumento da fome e redução da saciedade e da plenitude pós-prandial.

Os sinais periféricos de plenitude pós-prandial inibem a ingestão adicional de alimentos em algum ponto durante o consumo das refeições. Alguns dos sinais chegam ao cérebro por meio do nervo vago e outros pela circulação sistêmica. Exemplos dos fatores que se acredita modularem o apetite estão listados na Tabela 207.3. Os compostos variam de hormônios derivados do intestino (grelina, colecistocinina, peptídio 1 semelhante ao glucagon) e derivados do pâncreas (insulina e amilina) até peptídios como apolipoproteína A-IV, que é secretada com quilomícrons. Acredita-se que os sinais sejam disparados tanto por estímulos mecânicos (p. ex., a distensão do estômago cheio) quanto pela presença de nutrientes no jejuno e íleo.

A regulação pelo sistema nervoso central (SNC) da ingestão de alimentos, do gasto energético e do metabolismo periférico (ou o chamado eixo intestino-cérebro) está se tornando mais bem compreendida.[12] Vários neuropeptídios, derivados lipídicos e monoaminas têm propriedades anabólicas (aumento da ingestão de alimentos com ou sem diminuição do gasto energético) ou catabólicas (diminuição da ingestão de alimentos com ou sem aumento do gasto energético). Uma lista dessas moléculas é fornecida na Tabela 207.4. Muitos desses compostos têm mais de uma função, como regulação da secreção de hormônios (hormônio liberador de tireotropina e hormônio liberador de corticotropina), vigília (norepinefrina) e sistemas de reforço de comportamento (endocanabinoides).

Gasto energético

Existe uma grande variação de gasto energético diário em adultos, de menos de 1.400 kcal/dia a mais de 5.000 kcal/dia, com indivíduos maiores e mais ativos fisicamente tendo as maiores necessidades energéticas. Tipicamente, o gasto energético diário é dividido em taxa metabólica de repouso (ou basal), efeito térmico dos alimentos e gasto energético de atividade física.

Taxa metabólica basal

A taxa metabólica basal (TMB) é o gasto de energia de permanecer deitado em repouso, acordado, no estado pós-absortivo noturno. A taxa metabólica de repouso (TMR) é definida de modo semelhante, mas não é necessariamente medida antes de a pessoa levantar da cama. Para a maioria dos americanos adultos sedentários, a TMR representa a maior parte da energia gasta durante o dia e pode variar de menos de 1.200 a mais de 3.000 kcal/dia. A maior parte (cerca de 80%) da variabilidade na TMB pode ser explicada pela quantidade de tecido magro e gordo que um indivíduo tem. Além disso, a TMB é discretamente mais baixa em mulheres do que em homens e em mais velhos do que em adultos jovens, mesmo depois de contabilizar a quantidade de tecido magro e gordo. Há evidências de fatores hereditários ou familiares que influenciam a TMB, respondendo por até 10% das diferenças interindividuais. Existem componentes obrigatórios e facultativos para a TMR. Com uma dieta restrita em energia, reduções significativas na TMB em relação à massa livre de gordura ocorrem. Acredita-se que as reduções na produção de tri-iodotironina (T3) a partir da tiroxina (T4) e o impulso do sistema nervoso simpático contribuam para esse fenômeno. Do mesmo modo, durante breves períodos de superalimentação, a TMR aumenta discretamente acima do que seria esperado para o tecido magro presente. Existem várias fórmulas que podem ser usadas para estimar a TMB. A fórmula de Harris-Benedict (disponível em várias calculadoras *online*) prediz a TMB com base em altura, peso, idade e sexo e tem uma acurácia de 10% em aproximadamente 90% dos adultos com IMC de 18,5 a 45 kg/m^2.

Em contraste com o que se pensa tipicamente, o músculo é responsável por apenas 25% da TMR, mas durante o exercício o músculo pode ser responsável por 80 a 90% do gasto energético. O tecido adiposo é um contribuinte menor para o gasto energético diário, sendo consumidos apenas cerca de 3 kcal/kg de gordura corporal por dia.

A gordura marrom é o tecido adiposo que expressa grandes quantidades de proteína desacopladora-1, uma proteína que possibilita o extravasamento de prótons da membrana mitocondrial, resultando na liberação de calor em oposição ao trabalho químico de adenosina trifosfato – "desacoplamento" da oxidação do substrato do trabalho químico ou mecânico. Acreditava-se que esse tecido termogênico existisse apenas em lactentes humanos, mas é encontrado em pequenas quantidades em adultos. Em razão de alta atividade metabólica do tecido adiposo marrom e seu papel potencial na estimulação do gasto energético (ou seja, gasto energético em repouso e possivelmente termogênese), é um alvo atraente para intervenções para reduzir a adiposidade.[13] Os métodos usados para detectar a gordura marrom dependem amplamente da PET com ^{18}F-fluorodeoxiglicose em seres humanos expostos ao frio.

A medição da TMB é, às vezes, útil na avaliação de pacientes que insistem que não conseguem perder peso enquanto seguem dietas com menos de 1.000 kcal/dia. Quase sempre, se a TMB for medida com um instrumento confiável, é substancialmente maior do que a ingestão alimentar relatada. Isso ressalta o fato de que a maioria dos adultos não é confiável ao avaliar sua própria ingestão de alimentos.

Efeito térmico dos alimentos

Em média, 10% do conteúdo energético dos alimentos é gasto no processo de digestão, absorção e metabolismo dos nutrientes. Há uma variabilidade interindividual significativa neste valor, no entanto, desde um mínimo de cerca de 3% a um máximo de cerca de 15% das calorias da refeição que são "desperdiçadas" no intervalo pós-prandial.

Causas secundárias da obesidade

Medicamentos

Vários medicamentos causam aumento de peso em alguns ou na maioria dos pacientes para os quais são prescritos. O conhecimento dos medicamentos que têm esse potencial facilita o tratamento para perda de peso em alguns pacientes. A Tabela 207.5 relaciona vários medicamentos associados ao ganho de peso, bem como abordagens alternativas de tratamento, se houver, para a condição subjacente.

Doenças

Menos de 1% dos pacientes obesos têm uma doença subjacente que pode explicar o desenvolvimento de sua obesidade. As endocrinopatias são a causa secundária mais comum de obesidade. Essas endocrinopatias incluem síndrome de Cushing (Capítulo 214), dano hipotalâmico resultando em alimentação excessiva (mais comumente após cirurgia hipofisária), insulinoma (Capítulo 217) e hipotireoidismo (Capítulo 213). A distribuição de gordura semelhante à da síndrome de Cushing é comum; portanto, outros achados físicos ou laboratoriais são os melhores indícios para investigar essa condição. Isso inclui as clássicas estrias roxas, pele fina, fragilidade capilar, fraqueza muscular proximal e anormalidades eletrolíticas. A correção da síndrome de Cushing geralmente resulta em perda substancial do excesso de gordura corporal. O insulinoma é um tumor raro e apenas uma pequena parte dos pacientes com insulinoma desenvolve obesidade. O ganho ponderal associado ao hipotireoidismo é em grande parte decorrente da retenção de líquido e é corrigido pela reposição do hormônio tireoidiano. Infelizmente, não existe tratamento bem-sucedido para hiperfagia secundária a dano hipotalâmico. Os pacientes adultos com deficiência de hormônio do crescimento (GH), mais comumente após hipofisectomia, perdem o excesso de gordura corporal com a terapia de reposição de GH.

Aspectos psicossociais da obesidade

O abuso sexual, físico e emocional, especialmente em mulheres, pode resultar em consequências adversas a longo prazo, incluindo obesidade. Os efeitos do abuso tendem a ser mais profundos se ocorrer na infância e na

Tabela 207.3 Moduladores biológicos sugeridos da ingestão de alimentos.

SINAL PERIFÉRICO	EFEITO PROPOSTO NA INGESTÃO DE ALIMENTOS
Vagal	–
Colecistocinina	–
Apolipoproteína A-IV	–
Insulina	–
Amilina	–
Peptídio $YY_{3\text{-}36}$	–
Peptídio 1 semelhante ao glucagon	–
Oxintomodulina	–
Leptina	+ quando a leptina ↓↓
Grelina	+
Obestatina	–

Tabela 207.4 Moduladores do sistema nervoso central do equilíbrio de energia.

ANABÓLICO CENTRAL (↑ INGESTÃO)	CATABÓLICO CENTRAL (↓ INGESTÃO)
Neuropeptídio Y	Hormônio estimulador de melanócitos α
Proteína relacionada a agouti (AGRP)	Hormônio liberador de corticotropina
Hormônio concentrador de melanina	Hormônio liberador de tireotropina
Hipocretinas e orexinas	Transcrição regulada por cocaína e anfetamina
Galanina	Interleucina-1β
Norepinefrina	Urocortina
Endocanabinoides endógenos (anandamida e 2-araquidonoilglicerol)	Ocitocina
	Neurotensina
	Serotonina

Tabela 207.5 Influências farmacológicas no ganho de peso e tratamentos alternativos.

FÁRMACOS QUE PODEM PROMOVER GANHO PONDERAL	TRATAMENTOS ALTERNATIVOS: PESO NEUTRO OU PERDA PONDERAL
MEDICAMENTOS PSIQUIÁTRICOS E NEUROLÓGICOS Antipsicóticos: olanzapina, clozapina, risperidona, quetiapina, aripiprazol Antidepressivos Tricíclicos: imipramina, amitriptilina Triazolopiridinas: trazodona Inibidores da recaptação da serotonina: paroxetina, fluoxetina, citalopram Tetracíclicos: mirtazapina Inibidores da monoamina oxidase (IMAO) Medicamentos antiepilépticos: gabapentina (doses mais altas), ácido valproico, carbamazepina, divalproato Estabilizadores do humor: lítio, carbamazepina, lamotrigina, gabapentina (doses mais altas)	**MEDICAMENTOS PSIQUIÁTRICOS E NEUROLÓGICOS ALTERNATIVOS** Ziprasidona Nortriptilina, bupropiona, nefazodona, fluvoxamina, sertralina, duloxetina Topiramato, zonisamida (perda de peso), lamotrigina (menor ganho de peso)
HORMÔNIOS ESTEROIDES Esteroides progestacionais Corticosteroides Contraceptivos hormonais	**ALTERNATIVAS PARA HORMÔNIOS ESTEROIDES** Métodos de barreira, dispositivo intrauterino (DIU) Anti-inflamatórios não esteroides (AINEs)
HIPOGLICEMIANTES Insulina (maioria das formas) Sulfonilureias Tiazolidinedionas	**OUTROS HIPOGLICEMIANTES** Metformina Acarbose, miglitol Exenatida Inibidores da dipeptidil peptidase 4 Liraglutida Inibidores do cotransportador de sódio e glicose do tipo 2
ANTI-HISTAMÍNICOS Comumente relatado com agentes mais velhos; também oxatomida, loratadina e azelastina	**ALTERNATIVAS PARA ANTI-HISTAMÍNICOS** Descongestionantes, estabilizadores de mastócitos, antagonistas de mediadores endógenos de inflamação
AGENTES ANTI-HIPERTENSIVOS Bloqueadores de receptores alfa-adrenérgicos e beta-adrenérgicos Bloqueadores dos canais de cálcio: nisoldipino	**OUTROS AGENTES ANTI-HIPERTENSIVOS** Inibidores da enzima conversora da angiotensina (IECAs) Bloqueadores do receptor da angiotensina (BRAs) Bloqueadores do canal de cálcio: a maioria dos outros agentes Diuréticos
TERAPIA ANTIRRETROVIRAL ALTAMENTE ATIVA	

adolescência. Essas mulheres podem ser gravemente obesas, sofrer de depressão crônica e apresentar uma série de sintomas psicossomáticos, especialmente desconforto gastrintestinal crônico. Identificar esses problemas antes do início dos programas de perda de peso é importante porque a perda de peso bem-sucedida pode, na verdade, agravar a angústia vivida por essas mulheres. Além disso, o encaminhamento apropriado para ajuda psiquiátrica pode ser necessário antes do início do tratamento para obesidade.

FISIOPATOLOGIA

Complicações metabólicas da obesidade

Uma distribuição de gordura corporal central ou superior é mais preditiva do que a massa de gordura total das complicações metabólicas da obesidade. A liberação de ácidos graxos livres (AGLs) e glicerol no tecido adiposo na circulação por meio da lipólise fornece de 50 a 100% das necessidades energéticas diárias. A lipólise do tecido adiposo é regulada principalmente por insulina (inibição) e catecolaminas (estimulação), embora o hormônio do crescimento, o cortisol e o peptídio natriurético atrial também estimulem a lipólise. A obesidade da parte superior do corpo está associada a várias anormalidades da lipólise, mais notavelmente com maiores concentrações e liberação pós-prandial de AGL; essa anormalidade é particularmente evidente no diabetes melito tipo 2. As concentrações anormalmente altas de AGL podem contribuir para várias complicações metabólicas da obesidade.

Resistência à insulina

O termo *resistência à insulina* é, tipicamente, usado para se referir à capacidade da insulina de promover a captação de glicose e de inibir a liberação de glicose na circulação. O principal local de captação, oxidação e armazenamento de glicose estimulada pela insulina é o músculo esquelético. O principal local de produção de glicose é o fígado. A resistência à insulina inicialmente leva à hiperinsulinemia e, por fim, ao desenvolvimento de diabetes melito do tipo 2 (DM2) se ocorrer exaustão das células β pancreáticas (Capítulo 216).

A capacidade da insulina de promover a captação, a oxidação e o armazenamento de glicose no músculo e de suprimir as concentrações plasmáticas de AGL está reduzida na obesidade da parte superior do corpo. As altas concentrações plasmáticas de AGL podem induzir um estado de resistência à insulina tanto no músculo (captação de glicose) quanto no fígado (liberação de glicose), independentemente da obesidade. Essa regulação anormal da exportação de AGL do tecido adiposo é um componente significativo do desenvolvimento da resistência à insulina. É a hipótese de que o excesso de AGLs induz resistência à insulina muscular, promovendo aumento da síntese de diacilgliceróis e ceramidas, os quais podem interferir na via normal de sinalização da insulina.

Acredita-se que a produção desregulada de vários hormônios derivados do tecido adiposo, também chamados de adipocinas, contribua para a resistência à insulina e para as complicações metabólicas da obesidade. A adiponectina, um hormônio derivado dos adipócitos que melhora a ação da insulina, é secretada em taxas reduzidas na obesidade e no diabetes. O aumento da produção de resistina, interleucina-6 (IL-6) e fator de necrose tumoral (TNF) pelo tecido adiposo foi associado à resistência à insulina em modelos animais. Atualmente não temos evidências experimentais de estudos em humanos para saber qual papel as adipocinas desempenham nas complicações metabólicas da obesidade.

Insuficiência celular das ilhotas pancreáticas e DM2

O DM2 geralmente resulta de defeitos na secreção e na ação da insulina (Capítulo 216). Muitos indivíduos obesos são resistentes à insulina, mas apenas um subgrupo desenvolverá diabetes melito. Conclui-se que os pacientes com DM2 desenvolvem descompensação das células β pancreáticas com subsequente hiperglicemia. Os estudos em animais (roedores) sugeriram que um processo conhecido como lipotoxicidade está envolvido na falha das células β pancreáticas. Neste modelo, o aumento de AGLs é proposto como contribuinte para as anormalidades secretoras de insulina vistas na obesidade e, em última instância, para levar à falha das células β. Há algumas evidências de que AGLs elevados tenham efeitos adversos na função das células β das ilhotas em seres humanos.

Hipertensão arterial sistêmica

A pressão arterial pode ser aumentada por vários mecanismos (Capítulo 70). Volume sanguíneo circulante aumentado, vasoconstrição anormal, relaxamento vascular diminuído e débito cardíaco aumentado contribuem para a hipertensão arterial na obesidade. A hiperinsulinemia aumenta a absorção renal de sódio e, assim, contribui para a hipertensão arterial por meio do aumento do volume de sangue circulante. As anormalidades da resistência vascular também contribuem para o processo fisiopatológico da hipertensão relacionada à obesidade. Em algumas condições experimentais, descobriu-se que os AGL elevados causam vasoconstrição aumentada e redução do relaxamento vascular mediado pelo óxido nítrico, semelhante ao observado na síndrome metabólica. Alguns adultos obesos apresentam aumento da atividade do sistema nervoso simpático, o que pode contribuir para a hipertensão arterial associada à obesidade. Finalmente, o angiotensinogênio (também produzido pelos adipócitos) é um precursor do vasoconstritor angiotensina II e é proposto como contribuindo para a elevação da pressão arterial.

Dislipidemia

A obesidade da parte superior do corpo e o DM2 estão associados a níveis séricos aumentados de triglicerídios, diminuição dos níveis séricos do HDL-colesterol e uma alta proporção de partículas pequenas de lipoproteína de baixa densidade (LDL) (Capítulo 195). Essa dislipidemia contribui para o aumento do risco cardiovascular observado na síndrome metabólica. A hipertrigliceridemia em jejum é causada pelo aumento da secreção hepática de lipoproteína de densidade muito baixa (VLDL), que pode ser impulsionada pelo aumento do aporte de AGLs ao fígado provenientes da gordura visceral e da gordura subcutânea da parte superior do corpo. As concentrações reduzidas de HDL-colesterol e as concentrações aumentadas de partículas pequenas e densas de LDL associadas à obesidade na parte superior do corpo são provavelmente uma consequência indireta dos níveis elevados de VLDL rico em triglicerídios. A atividade aumentada da proteína de transferência de éster de colesterol e a atividade da lipase hepática podem, teoricamente, explicar os desvios aterogênicos dos triglicerídios e do colesterol entre as lipoproteínas. Influências genéticas têm participação significativa na expressão dessas anormalidades lipídicas. Os polimorfismos nos genes para apolipoproteína E, lipoproteína lipase, apolipoproteína B-100 e apolipoproteína A-II estão correlacionados com níveis aumentados de triglicerídios e níveis diminuídos de HDL.

Manifestações endócrinas da obesidade

A obesidade está associada a anormalidades do sistema endócrino, sendo uma das mais comuns a síndrome dos ovários policísticos (SOP). Essa síndrome (Capítulo 223) é caracterizada por hirsutismo leve e menstruação irregular ou amenorreia com ciclos anovulatórios. É mais comumente associada à obesidade e frequentemente melhora com a perda de peso e outros tratamentos que melhoram a resistência à insulina.

A resistência à insulina associada à obesidade pode desencadear o desenvolvimento da SOP em mulheres suscetíveis. Embora a superprodução de androgênio leve a moderada seja uma característica da obesidade da parte superior do corpo em mulheres, os homens obesos podem sofrer de hipogonadismo hipotalâmico leve a grave. Essa deficiência de androgênio melhora com a perda de peso e as tentativas de tratar essa condição com reposição de testosterona oferecem pouco benefício clínico. Tem havido alguma preocupação de que o tratamento com testosterona em homens obesos possa aumentar o risco de apneia obstrutiva do sono e talvez até eventos cardiovasculares. Embora os estrogênios não sejam elevados em mulheres obesas antes da menopausa, eles permanecem um pouco acima dos níveis em mulheres obesas após a menopausa. As concentrações séricas do GH são, frequentemente, baixas em adultos obesos, mas as concentrações do fator de crescimento semelhante à insulina I são frequentemente normais, e as concentrações do GH aumentam com a perda de peso. Foi relatado que o tratamento desses pacientes com GH piora a resistência à insulina e a intolerância à glicose e não pode ser justificado, considerando os custos e a baixa razão risco-benefício.

Complicações mecânicas da obesidade

Acredita-se que o excesso de peso corporal associado à obesidade seja responsável pelo aumento da prevalência de doenças articulares degenerativas dos membros inferiores. A obesidade extrema pode resultar em doença articular degenerativa prematura e isso é especialmente difícil de tratar cirurgicamente, em razão do maior estresse nas próteses articulares. Os indivíduos com formas graves de obesidade também podem ter distúrbios consequentes à estase venosa, que ocasionalmente é agravada pela insuficiência cardíaca direita (ver mais adiante).

Apneia obstrutiva do sono e restrição do sono

A apneia do sono (Capítulo 377) é comum em pacientes com formas graves de obesidade, tendendo a ser mais prevalente em homens e mulheres com obesidade visceral/parte superior do corpo. A apneia do sono é mais provavelmente explicada pelo aumento do tecido mole das vias respiratórias superiores, resultando no colapso das vias respiratórias superiores com a inspiração durante o sono. A obstrução provoca apneias, com hipoxemia, hipercarbia e altos níveis de catecolaminas e endotelinas. Os frequentes despertares para restaurar a ventilação resultam em má qualidade do sono. A apneia do sono está associada a risco aumentado de hipertensão arterial e, se a apneia do sono for grave, pode causar insuficiência cardíaca direita e morte súbita. O relato de hipersonolência diurna, ronco alto, sono agitado ou cefaleia matinal é sugestivo de apneia obstrutiva do sono. O tratamento da apneia do sono é importante para melhorar o risco cardiovascular, e a falha em reconhecer e tratar essa complicação pode tornar as estratégias de intervenção para perda de peso muito menos bem-sucedidas.

Estudos epidemiológicos relacionaram a curta duração do sono e as interrupções do ritmo circadiano com risco aumentado de síndrome metabólica e diabetes melito. A restrição do sono induzida experimentalmente combinada com a interrupção circadiana em humanos levou à diminuição da TMR e à elevação pós-prandial dos níveis de glicose plasmática em decorrência da secreção inadequada de insulina.

Câncer

O risco de câncer de mama e câncer endometrial é aumentado em mulheres obesas (Capítulo 170). Pensa-se que isso possa ser decorrente dos níveis elevados de estrogênio associados à obesidade em mulheres após a menopausa. Os homens obesos também apresentam maior risco de morte por câncer de próstata e cólon. As razões para esta associação são desconhecidas. A International Agency for Research on Cancer Working Group identificou os seguintes cânceres adicionais para os quais agora há evidências suficientes de que a ausência de gordura corporal reduz o risco de câncer: esofágico, cárdia gástrica, colorretal, fígado, vesícula biliar, pâncreas, ovário, células renais, meningioma, tireoide e mieloma múltiplo.[14]

Distúrbios gastrintestinais

Doença do refluxo gastresofágico (DRGE) e litíase biliar são mais prevalentes em pacientes obesos. Do mesmo modo, esteatose hepática e esteato-hepatite não alcoólica (Capítulo 143) estão fortemente associadas a sobrepeso, obesidade e síndrome metabólica.[15] A esteato-hepatite não alcoólica pode acabar evoluindo para cirrose hepática potencialmente fatal. Já foi demonstrado que a perda ponderal e as intervenções que melhoram a sensibilidade à insulina melhoram a esteatose hepática e a esteato-hepatite não alcoólica.

DIAGNÓSTICO

Avaliação da obesidade

No consultório, a aferição da altura e do peso possibilita o cálculo do IMC. Para pacientes com IMC acima de 25 e abaixo de 35, uma segunda informação – a circunferência da cintura – fornece um indicador adicional para saber se o paciente corre maior risco de consequências adversas (ver anteriormente). A aferição da pressão arterial (que pode exigir uma braçadeira grande) fornece um terceiro dado de saúde quase sem custo. A existência ou não de dislipidemia (HDL-colesterol HDL < 45 mg/dℓ para mulheres, HDL-colesterol HDL < 35 mg/dℓ para homens ou triglicerídios > 150 mg/dℓ), hipertensão arterial sistêmica, intolerância à glicose e diabetes melito e hiperuricemia devem ser documentados. Um relato sugestivo de apneia do sono deve levar ao encaminhamento para oximetria noturna ou avaliação de transtorno do sono.

Uma revisão do estilo de vida do paciente, incluindo uma avaliação do nível de atividade física e hábitos alimentares, ajuda a obter informações sobre a obesidade do paciente. Uma história familiar de obesidade, ou obesidade de longa data, fornece evidências contra uma causa secundária da obesidade. Uma história medicamentosa cuidadosa, incluindo substâncias de venda livre, e a história social ajudam o médico a identificar fatores precipitantes que possam ser modificados. Ao enfatizar o papel dos fatores de estilo de vida modificáveis que predispõem ao risco de doenças, em vez de focar apenas no peso do paciente, torna-se possível iniciar uma conversa sobre o controle do peso/doença de maneira menos ameaçadora a partir da perspectiva do paciente.

Antes de um paciente entrar em um programa de controle de peso, é útil garantir que esteja interessado e disposto a fazer mudanças do estilo de vida e que tenha metas e expectativas realistas. Os pacientes que esperam perder muito peso em um curto espaço de tempo estão virtualmente fadados ao desapontamento. Os programas de tratamento clínico, mesmo que incluam fármacos, lutam para atingir rotineiramente uma perda de peso sustentada de mais de 10%. Embora esta perda de peso seja suficiente para reduzir significativamente as complicações clínicas da obesidade, a decepção com "apenas" 10% de perda de peso pode fazer com que os pacientes abandonem um programa clínico bem-sucedido. Ajudar o paciente a aceitar que as mudanças no estilo de vida que resultem em uma perda de peso alcançável (10%) constituem meta inicial razoável pode ser um desafio para o médico.

Às vezes, é necessário adiar a entrada em qualquer programa de tratamento se o paciente não estiver pronto para fazer mudanças no estilo de vida. Cada forma de tratamento atualmente disponível demanda algum grau de modificação do estilo de vida, e aqueles que não estão interessados em fazê-lo devem ser orientados a reconsiderar suas metas em uma data posterior. Uma estratégia razoável é lembrar periodicamente o paciente dos benefícios para a saúde decorrentes da melhoria dos hábitos de atividade e alimentação e reconsiderar os esforços assim que a vontade de fazer mudanças for aparente.

TRATAMENTO

A obesidade representa a resposta de um indivíduo ao ambiente com base na genética e no comportamento aprendido e é mais bem encarada como uma doença crônica. Portanto, o tratamento tem de ser considerado a longo prazo, assim como diabetes melito, hipertensão arterial ou dislipidemia. A perda substancial de peso pode ser induzida por meio de substancial restrição calórica na dieta, mas sem abordagens para garantir mudanças comportamentais, a gordura corporal é invariavelmente recuperada. Na medida em que os fatores ambientais contribuem para o excesso de peso do paciente, e na medida em que é improvável que o macroambiente mude, os pacientes precisam aprender como fazer mudanças permanentes no estilo de vida (comportamento alimentar e de atividade) para ter esperança de perda ponderal permanente. As abordagens de modificação de comportamento,[16] que podem ajudar os pacientes a reconhecer e contornar pistas ambientais para comportamento sedentário e alimentação excessiva, aumentam a probabilidade de os pacientes realizarem essas mudanças no estilo de vida.[A1] Um estudo randomizado mostrou que a intervenção intensiva no estilo de vida (comparada apenas com suporte e orientação) está associada a menos hospitalizações, menos medicamentos e menores custos de saúde em adultos com sobrepeso ou obesos com DM2.[A2]

A redução do aporte de energia é o meio mais eficiente e efetivo de perder peso.[17] Por exemplo, a criação de um déficit de 500 kcal/dia por meio da redução da ingestão de alimentos resultará teoricamente na perda de 500 g de gordura por semana. É mais difícil aumentar o gasto energético em 500 kcal/dia por meio de exercícios. O aumento da atividade física pode prevenir o ganho de peso (ou ganho de peso após a perda ponderal). Alguns pacientes conseguem mudar seus hábitos alimentares e de atividade por conta própria, com as informações adequadas, enquanto outros precisam de intervenções formais ou informais de modificação de comportamento (ver mais adiante) para ajudar a fazer essas mudanças. Em alguns casos, farmacoterapia, tratamentos endoscópicos da obesidade ou cirurgia bariátrica podem ser necessários para a obesidade. Um diagrama de fluxo sobre como avaliar e manejar pacientes com sobrepeso e obesidade é apresentado na Figura 207.1.

Dieta

As mudanças nos hábitos alimentares têm de ser permanentes para que a perda ponderal seja mantida. Um(a) nutricionista experiente pode ser útil na avaliação dos hábitos alimentares do paciente e será capaz de fornecer a orientação necessária. A história nutricional possibilita identificar comportamentos alimentares que resultam em ingestão excessiva de energia. Embora seja importante abordar comportamentos alimentares adversos específicos, os pacientes precisam entender alguns princípios gerais relacionados à dieta. A redução da densidade energética dos alimentos (mais comumente realizada pela redução da gordura) possibilita que os pacientes se sintam saciados enquanto consomem menos calorias. Uma recomendação de consenso é que os nutricionistas prescrevam 1.200 a 1.500 kcal/dia para mulheres e 1.500 a 1.800 kcal/dia para homens.[18] Uma opção é prescrever dietas que produzam déficit energético de 500 a 750 kcal/dia. Como parece não haver superioridade clara de uma dieta sobre a outra (p. ex., baixo teor de carboidratos em comparação com baixo teor de gordura) com relação à perda de peso,[A3] é recomendado que os nutricionistas prescrevam uma das dietas baseadas em evidências que restrinja os tipos de alimentos selecionados (p. ex., alimentos com alto teor de carboidratos, alimentos com baixo teor de fibra ou alimentos com alto teor de gordura) para criar um déficit de energia pela redução da ingestão de alimentos, bem como para resolver distúrbios como dislipidemia, diabetes melito e hipertensão arterial. Os pacientes devem ser informados de que o consumo de alimentos ricos em água e fibras (frutas, vegetais, legumes e sopas) pode proporcionar saciedade sem excesso de calorias. Os pacientes também devem ser aconselhados a reduzir a ingestão de bebidas que contenham calorias substanciais, geralmente bebidas adoçadas com açúcar. Finalmente, um padrão regular de alimentação deve ser encorajado.

Os programas comerciais de perda de peso (Vigilantes do Peso, Jenny Craig, Nutrisystem) geralmente resultam em 2 a 4% a mais de perda de peso do que a orientação e o aconselhamento habituais.[A4] Contrariamente às expectativas, no entanto, a oportunidade de escolher qual dieta seguir não melhora necessariamente a perda ponderal.

Novas dietas estão continuamente sendo promovidas com a promessa de fácil perda de peso. Uma característica comum dessas dietas é a alegação de que as propriedades especiais de determinados alimentos ajudam as pessoas a perder peso ou são a causa da obesidade. Se seguidas, a maioria dessas dietas resulta em perda de peso em virtude da redução do aporte energético. A ingestão reduzida pode frequentemente ser explicada pela monotonia da dieta, e nenhuma dieta foi identificada que faça com que as pessoas percam peso em desacordo com os princípios fisiológicos. Embora várias abordagens dietéticas possam ter sucesso na promoção da perda de peso, se não houver evidências revisadas por pares para a segurança e o sucesso de novas dietas, uma revisão por um nutricionista para a segurança nutricional é garantida. A diretriz de obesidade do NHLBI/AHA/ACC/TOS concluiu que muitos tipos de dietas ajudam os pacientes a alcançar uma perda ponderal significativa do ponto de vista clínico a longo prazo. Assim, pode ser menos importante que tipo específico de dieta (dieta DASH, dieta mediterrânea, dieta rica em carboidratos/baixa gordura ou rica em gordura/pobre em carboidratos) é recomendado do que o paciente descobrir que a adesão à dieta é relativamente fácil. Uma intervenção abrangente no estilo de vida que inclua uma intervenção comportamental de alta intensidade no local fornece os melhores resultados.

Dietas muito hipocalóricas (< 800 calorias por dia) ainda são usadas para promover perda ponderal acelerada. Como os resultados a longo prazo dessas dietas não são melhores e, às vezes, são piores do que os resultados da dieta hipocalórica padrão combinada com a modificação de comportamento, essas dietas não são comumente usadas. O caro monitoramento laboratorial necessário para dietas extremamente hipocalóricas sem um desfecho melhorado a longo prazo levanta questões sobre os custos e benefícios dessa abordagem.

Atividade física

Um aumento a longo prazo na atividade física, seja por meio das atividades da vida diária ou por meio de exercícios regulares, é crucial para prevenir a recuperação do peso, aumentando, assim, a perda de peso bem-sucedida a longo prazo.[A5] Infelizmente, muitos pacientes com sobrepeso e obesos não têm condicionamento físico e não conseguem caminhar nem 1,6 km continuamente. Não é possível para a maioria dos adultos gastar muita energia com exercícios. Por exemplo, apenas cerca de 100 kcal são gastas por um adulto de 70 kg caminhando cerca de 1,6 km. Perder peso apenas aumentando o exercício é impraticável para a maioria dos pacientes. No entanto, aumentar a atividade física como meio de manter a perda de peso é meta alcançável para a maioria dos pacientes.

A manutenção bem-sucedida da perda ponderal geralmente envolve a manutenção de um gasto energético diário de aproximadamente 80 a 90% acima da TMR. Este é um aumento considerável para a maioria dos pacientes. Por exemplo, alguém com TMR de 1.500 kcal/dia precisaria gastar cerca de 1.000 kcal/dia em atividades físicas para atingir essa meta. Outras atividades além dos exercícios são meios importantes para atingir esse objetivo. A abordagem mais comumente aplicável é aumentar a caminhada feita ao longo do dia.

Os benefícios para a saúde da atividade física regular, além dos efeitos sobre o peso, incluem redução da taxa de mortalidade cardiovascular e por todas as causas, bem como melhora do humor e da cognição. As opções para aumentar a atividade física incluem exercícios (esportes ou atividades físicas) e o uso de abordagens de estilo de vida.

Os dois métodos conseguem melhorar o condicionamento físico e possibilitam a estabilidade do peso. Em um estudo randomizado envolvendo 160 adultos mais velhos obesos, um programa combinado de exercícios aeróbicos e de resistência com controle de peso foi mais efetivo na melhora do estado funcional do que programas apenas aeróbicos ou apenas de resistência combinados com controle de peso.[A6] Persuadir pacientes obesos

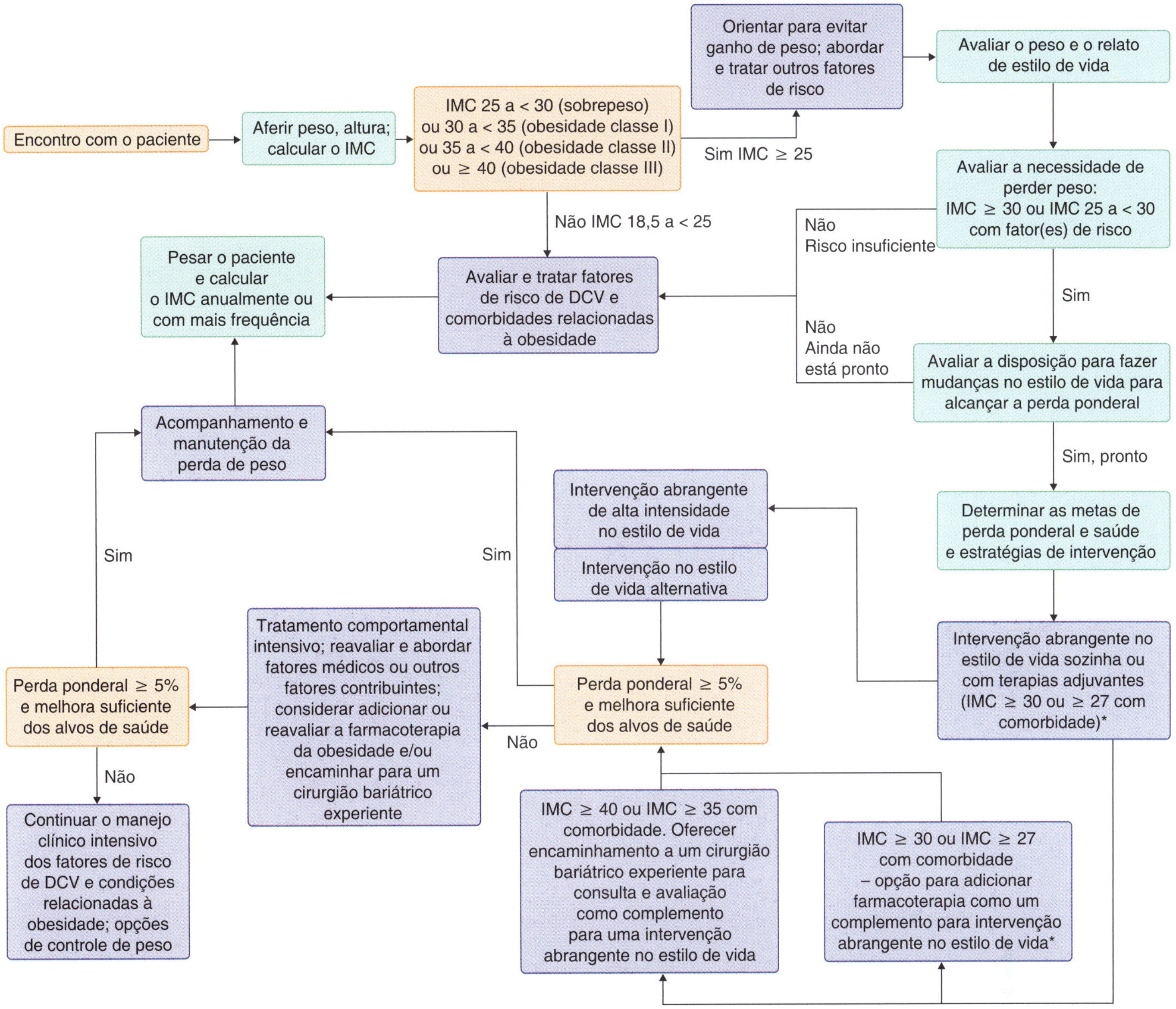

FIGURA 207.1 **Diagrama de fluxo para avaliação e tratamento do sobrepeso e obesidade.** IMC = índice de massa corporal; DCV = doença cardiovascular. *Ponto de corte do IMC determinado pela Food and Drug Administration (FDA) dos EUA e listado nas bulas de medicamentos para obesidade aprovados pela FDA. (Modificada de Jensen MD, Ryan DH, Apovian CM, et al. 2013 AHA/ACC/TOS guideline for the management of overweight and obesity in adults: a report of the American College of Cardiology/American Heart Association Task Force on Practice Guidelines and The Obesity Society. *J Am Coll Cardiol.* 2014;63:2985-3023.)

a se tornarem mais ativos não é fácil. Os médicos podem começar perguntando aos pacientes sobre seus hábitos de atividade atuais e passados, bem como quais barreiras eles veem para aumentar a atividade física. Isso cumpre a meta de estimular os pacientes a pensar sobre o assunto de maneira diplomática. Pode ajudar perguntar ao paciente quais benefícios pessoais são imaginados como resultado do aumento do nível de atividade. Se os pacientes concordarem em começar um programa de exercícios ou atividade física, eles precisarão definir metas para o exercício a ser realizado e para monitorar sua atividade. A pronta disponibilidade de contadores de passos e dispositivos eletrônicos de monitoramento de atividade integrados em muitos *smartphones* oferece meios práticos para os pacientes rastrearem a atividade física ao longo do dia e avaliarem os efeitos das mudanças no estilo de vida em seu nível de atividade. Os pacientes devem ser aconselhados a usar dispositivos que contem com acurácia os passos. O automonitoramento de quantos passos são dados por dia durante 1 a 2 semanas pode dar aos pacientes uma boa noção de seu nível de atividade basal. Muitos americanos dão apenas 4.000 a 5.000 passos por dia, enquanto 15.000 a 17.000 passos por dia podem ajudar aqueles com perda ponderal significativa a manter esse peso mais baixo. O aumento gradual do número de passos dados regularmente durante o dia por meio de algumas mudanças nos hábitos (p. ex., estacionar o carro mais longe, caminhar durante os intervalos do trabalho) tem mais probabilidade de resultar em sucesso a longo prazo para a maioria das pessoas do que reservar 2 h ou mais para uma caminhada contínua.

Modificação comportamental

Os pacientes que não conseguem fazer mudanças nos hábitos alimentares por conta própria ou com orientação informal podem se beneficiar do encaminhamento a um intervencionista treinado em terapia comportamental. Os objetivos são ajudar os pacientes a modificar seus hábitos alimentares, de atividade e de pensamento que predispõem à obesidade e se concentram em caminhos específicos para atingir os objetivos. Essas vias podem incluir identificação e remoção de barreiras ao desenvolvimento de melhores hábitos alimentares ou de atividade física. São encorajadas mudanças pequenas, incrementais e consistentes no comportamento. O automonitoramento da alimentação e da atividade física é considerado uma característica fundamental para o sucesso porque a maioria dos pacientes obesos subestima a ingestão de alimentos e superestima os exercícios físicos. A reestruturação cognitiva foi introduzida como uma forma de ajudar a superar os processos de pensamento que podem levar ao fracasso de um programa de controle de peso. Os pacientes são ensinados a identificar, desafiar e corrigir pensamentos autodestrutivos.

Os melhores resultados de perda ponderais são fornecidos por intervenções comportamentais abrangentes de alta intensidade (≥ 14 sessões em 6 meses) presenciais, com perda ponderal média de 8 kg (5 a 10% do peso corporal) em 6 meses. Abordagens que fornecem aconselhamento eletronicamente (telefone ou Internet), incluindo alguns programas comerciais, também podem levar à perda ponderal, mas geralmente menos do que abordagens presenciais. Os programas comerciais que publicaram seus resultados em periódicos revisados por pares são preferidos. Os médicos que encaminham pacientes para programas que oferecem intervenções intensivas e abrangentes no estilo de vida são incentivados a obter dados dos desfechos desses programas.

Farmacoterapia

Vários medicamentos estão disponíveis para ajudar os pacientes a perder peso.[19,20] Todos os principais estudos sobre medicamentos para obesidade os usam em conjunto com uma intervenção abrangente no estilo de vida por profissionais experientes; a prescrição desses medicamentos sem esse suporte provavelmente resultará em menor sucesso. Nem todos os pacientes com sobrepeso ou obesidade são candidatos ao tratamento farmacológico da obesidade. A Tabela 207.6 fornece critérios que devem ajudar a selecionar pacientes para tratamento farmacológico. Como o tratamento farmacológico da obesidade expõe os pacientes a alguns riscos e despesas, é razoável exigir um benefício objetivo. Um argumento racional pode ser feito de que a prioridade deve ser dada àqueles com uma ou mais complicações médicas ou condições que possam melhorar com a perda de peso. Ao prescrever medicamentos antiobesidade, é importante estabelecer metas claras com relação à perda ponderal e aos benefícios para a saúde.

Medicamentos atualmente disponíveis

Os medicamentos atualmente disponíveis para uso a longo prazo agem por meio da redução do apetite ou da inibição da lipase pancreática, o que resulta em má digestão de gordura. Todos são melhores do que o placebo para alcançar a perda de peso.[A7]

A fentermina[a] é aprovada pela FDA apenas para uso a curto prazo (3 meses). Outros medicamentos aprovados pela FDA para o tratamento crônico da obesidade incluem lorcasserina, um agonista seletivo do receptor 2C da serotonina; a combinação de topiramato e fentermina (ver mais adiante); uma combinação de bupropiona com naltrexona e liraglutida. Como o peso perdido com a farmacoterapia geralmente é recuperado quando a medicação é descontinuada, os agentes aprovados para uso a longo prazo pela FDA são as melhores opções terapêuticas.

O orlistate na dose típica de 120 mg 3 vezes/dia com as refeições causa má absorção de cerca de 30% da gordura da dieta. Como esperado, efeitos colaterais gastrintestinais adversos, como incontinência anal, dor abdominal, flatos em excesso, urgência fecal e fezes gordurosas ou oleosas, não são incomuns. Esses efeitos colaterais diminuem com o tempo, e o uso concomitante de laxantes formadores de volume (p. ex., *Psyllium*, metilcelulose) pode reduzir esses sintomas. Um multivitamínico diário é recomendado para aqueles que recebem terapia a longo prazo com orlistate. Não é necessário tomar orlistate se uma refeição sem gordura for consumida. O orlistate agora está disponível como medicamento de venda livre, tanto nos EUA como no Brasil. O orlistate melhora os resultados dos programas de tratamento clínico que incluem dieta, exercícios e modificação de comportamento, resultando em quase o dobro de pacientes atingindo a perda ponderal desejada (10% do peso corporal).

A combinação de fentermina e topiramato em uma cápsula de liberação prolongada é aprovada pela FDA para o tratamento crônico da obesidade. A dose mais elevada (15 mg de fentermina/92 mg de topiramato de liberação controlada) resultou em perda ponderal média de cerca de 10% em 2 anos (8% a mais do que com placebo), com pouco mais de 50% dos pacientes atingindo 10% de perda ponderal e 15% dos pacientes atingindo 20% de perda de peso.[A8] Como os dois componentes deste medicamento foram previamente aprovados pela FDA (topiramato para convulsões e prevenção da enxaqueca), os efeitos colaterais são um tanto previsíveis. Os efeitos colaterais mais comuns são constipação intestinal, parestesia, sinusite e xerostomia; a incidência de efeitos adversos individuais diminui significativamente após o primeiro ano.

A lorcasserina inibe a via da serotonina de modo semelhante à fenfluramina, mas sem os efeitos da valvopatia cardíaca. Os pacientes que tomaram lorcasserina (10 mg/dia) por 1 ano perderam em média 5,8 kg em comparação com 2,2 kg com placebo. Em 1 ano, 47% dos pacientes tratados com lorcasserina perderam 5% ou mais do peso corporal em comparação com 20% do grupo de placebo.[A9] A lorcasserina consegue manter a perda de peso sem efeitos cardiovasculares adversos, embora com um risco discretamente maior de hipoglicemia em comparação com o placebo.[A10]

A combinação de bupropiona e naltrexona foi desenvolvida para abordar a questão da gratificação induzida pela dopamina e do comportamento viciante; promove perda ponderal média comparável a outros fármacos aprovados pela FDA, com poucos efeitos colaterais e nenhum potencial de abuso e provavelmente sem risco aumentado de eventos cardiovasculares importantes.[A11]

A liraglutida é aprovada pela FDA para o tratamento da obesidade em pacientes com IMC maior ou igual a 30 ou IMC maior ou igual a 27 em associação com dislipidemia ou hipertensão arterial. Administrada como injeção subcutânea 1 vez/dia na dose de 3 mg, consegue reduzir o peso em cerca de 8% (em comparação com cerca de 3% para o placebo) quando usada como adjuvante de dieta e exercícios.[A12]

Sucesso do tratamento clínico

Estima-se que mais de 95% das pessoas que iniciam dietas de *motu proprio* ou dietas da moda não conseguem manter perda de peso significativa por um tempo que teria benefícios significativos para a saúde. Os resultados publicados de dois programas comerciais se mostraram melhores. Essas intervenções comerciais de perda de peso forneceram uma intervenção abrangente apresentada em indivíduos resultando em uma perda de peso média de 4,8 a 6,6 kg em 6 meses em ensaios nos quais alimentos convencionais foram consumidos e 6,6 a 10,1 kg em 12 meses em ensaios nos quais comida preparada foi fornecida. Programas abrangentes de controle de peso oferecidos em centros médicos acadêmicos que empregam modificação de comportamento, instrução dietética e atividade física podem alcançar resultados iguais ou mais impressionantes. A perda ponderal média em 1 ano de cerca de 10% pode ser alcançada e mantida por 1 a 2 anos, dependendo da intensidade do acompanhamento. Há evidências adicionais de que intervenções intensas no estilo de vida podem fornecer benefícios a longo prazo, vindas de grupos controle de estudos que compararam a cirurgia bariátrica ao estilo de vida para diabetes tipo 2. Mesmo depois de 5 anos (3 dos quais praticamente sem suporte comportamental), os grupos de controle mantiveram 8 a 10% de perda de peso. A adição de medicamentos, quando indicada (ver anteriormente), pode promover perda ponderal ainda maior.

Tratamento endoscópico da obesidade

Três tipos diferentes de balões gástricos foram aprovados pela FDA para o tratamento da obesidade, assim como um dispositivo de aspiração gástrica. Foi documentado que os balões gástricos resultam em perda de peso significativamente maior do que o placebo em 6 meses (quando precisam ser removidos). O ganho de peso ocorre após a remoção do dispositivo, apesar dos esforços para fornecer suporte comportamental. O dispositivo de aspiração gástrica proporcionou perda de peso significativamente maior do que o estilo de vida sozinho em 1 ano e foi aprovado para até 5 anos de uso pela FDA. Ainda não está claro onde esses dispositivos se encaixam no número crescente de opções para o tratamento da obesidade. Um sistema de estimulação elétrica que fornece estímulos elétricos de baixo nível ao nervo vago foi aprovado pela FDA com a meta de bloquear a atividade nervosa entre o cérebro e o estômago, reduzindo, assim, a ingestão de alimentos. Embora este dispositivo seja colocado no abdome por via cirúrgica, em vez de endoscópica, conceitualmente está mais próximo dos tratamentos endoscópicos do que da cirurgia bariátrica. A perda ponderal obtida com esse tratamento é, na melhor das hipóteses, modesta.

Cirurgia bariátrica

O tratamento cirúrgico promove mais perda de peso do que medicamentos para as classes II e III (ver Tabela 207.1) de pacientes obesos com complicações clínicas que provavelmente vão melhorar com a perda de peso bem-sucedida, como diabetes melito do tipo 2,[21] presumindo que tentativas anteriores de tratamento clínico não tenham sido bem-sucedidas. Os pacientes com IMC de 35 a 40 com complicações com risco à vida

Tabela 207.6 Indicações para o tratamento farmacológico da obesidade.[b]

Índice de massa corporal > 27 kg/m²
Uma ou mais complicações ou condições que possam melhorar com a perda de peso
Fracasso anterior do tratamento conservador com intervenção comportamental, dieta e exercício
Concordar com 2 a 4 semanas de reorientação da dieta e prática de exercícios físicos antes de começar farmacoterapia
Concordar em continuar o tratamento com dieta, exercícios e modificação comportamental enquanto estiver recebendo tratamento farmacológico
Concordar com o acompanhamento periódico
Mulheres em idade fértil têm de usar alguma forma de contracepção
Considerar teste de gravidez no início do tratamento se houver qualquer possibilidade de gravidez
Sem contraindicações para o medicamento específico usado para tratamento farmacológico

[a]N.R.T.: No Brasil, a Resolução de Diretoria Colegiada – RDC nº 473, de 24 de fevereiro de 2021, dispõe sobre a atualização do Anexo I (Listas de Substâncias Entorpecentes, Psicotrópicas, Precursoras e Outras sob Controle Especial) da Portaria SVS/MS nº 344, de 12 de maio de 1998. A fentermina está incluída na Lista B2.

[b]N.R.T.: No Brasil, ver Diretrizes Brasileiras de Obesidade 2016, da ABESO, em https://abeso.org.br/wp-content/uploads/2019/12/Diretrizes-Download-Diretrizes-Brasileiras-de-Obesidade-2016.pdf.

podem ser considerados; contudo, mais tipicamente pacientes com IMC superior a 40 e várias complicações são candidatos à cirurgia. Como os riscos e custos do tratamento cirúrgico são maiores do que os do tratamento clínico, a seleção de pacientes que podem obter mais benefícios potenciais da cirurgia deve otimizar a razão risco/benefício. Nos pacientes com obesidade grave acompanhados por média de 6,5 anos, a cirurgia bariátrica em comparação com o tratamento médico foi associada a aumento do risco clinicamente importante de complicações (depressão de início recente, tratamento com opioides, necessidade de procedimento cirúrgico adicional), mas menores riscos de comorbidades[A13] relacionadas à obesidade. As contraindicações para a cirurgia incluem abuso de substância psicoativa, comprovação de não colaborar com os cuidados médicos e esquizofrenia, transtorno de personalidade limítrofe ou depressão não controlada.

Uma equipe multiprofissional, incluindo médico, nutricionista, psicólogo ou psiquiatra com experiência nesta área e cirurgião com experiência em procedimentos bariátricos, é importante para um desfecho ótimo. A definição de expectativas realistas é uma parte importante do processo de avaliação. Os pacientes submetidos à cirurgia bariátrica provavelmente não terão seu peso reduzido ao peso corporal ideal. A perda de peso bem-sucedida é tipicamente definida como a perda média de 50 a 60% do excesso de peso corporal, o que é um critério difícil de explicar aos pacientes. Uma explicação mais fácil é que os pacientes mais bem-sucedidos atingirão perdas de peso de 25 a 35% do peso corporal. O acompanhamento para apoiar as mudanças necessárias no comportamento a longo prazo é recomendado para otimizar os desfechos da perda de peso.

Vários procedimentos cirúrgicos bariátricos têm sido realizados.[c] Os procedimentos que apenas modificam a capacidade do estômago (banda gástrica laparoscópica) são muito menos efetivos do que a gastroplastia com derivação intestinal em Y de Roux em termos de perda de peso a longo prazo. Os procedimentos que reduzem o tamanho do estômago e modificam outras propriedades do estômago (gastrectomia vertical) são um pouco menos efetivos do que a gastroplastia com derivação intestinal em Y de Roux em termos de perda de peso a longo prazo e sucesso cirúrgico total. O acompanhamento 12 anos após a gastroplastia com derivação intestinal em Y de Roux em um grande estudo prospectivo confirmou a durabilidade do procedimento de perda de peso e prevenção de diabetes melito do tipo 2, hipertensão arterial e dislipidemia.[A14] As vantagens da compensação incluem a ausência de qualquer má absorção de nutrientes. A derivação biliopancreática parcial, a gastroplastia com derivação intestinal em Y de Roux com alça biliopancreática muito longa e o desvio duodenal (*duodenal switch*) criam má absorção que resulta em maior perda de peso do que a gastroplastia com derivação intestinal em Y de Roux padrão. Infelizmente, a incidência de deficiências de vitaminas e minerais graves e até fatais (Capítulo 205) é muito maior com esses procedimentos. As abordagens laparoscópicas são rotineiramente empregadas para cirurgia bariátrica porque reduzem o tempo de hospitalização e reduzem o risco de hérnias incisionais em comparação com procedimentos abertos. O Swiss Multicenter Bypass or Sleeve Study em pacientes com obesidade mórbida não relatou nenhuma diferença significativa de perda de IMC nos pacientes randomizados entre gastrectomia vertical laparoscópica e gastroplastia com derivação intestinal em Y de Roux por via laparoscópica em 5 anos de acompanhamento.[A15] Também em 5 anos de acompanhamento, o estudo randomizado SLEEVEPASS relatou perda de excesso de peso estatisticamente insignificante no grupo da gastroplastia.[A16]

Após a cirurgia, quase toda a perda de peso ocorrerá durante os primeiros 1 a 2 anos. As taxas de sucesso a longo prazo (> 5 anos) são excelentes em bons programas. Praticamente todos os pacientes com perda de peso bem-sucedida terão melhoras substanciais das complicações clínicas da obesidade, tornando a cirurgia bariátrica um tratamento importante para a obesidade grave e com complicações clínicas.

Os resultados da gastroplastia com derivação intestinal em Y de Roux (Capella) para o tratamento da obesidade mórbida têm sido favoráveis. Aproximadamente 70% dos pacientes obtêm sucesso conforme definido anteriormente com este procedimento. As taxas de mortalidade e morbidade (p. ex., infecção, extravasamento anastomótico, deiscência da ferida) deste procedimento são baixas em centros com experiência, apesar da população de alto risco. A banda gástrica laparoscópica é menos usada em razão dos resultados inferiores em termos de perda de peso a longo prazo e complicações tardias de deslizamento da banda, erosão e recuperação de peso. Após qualquer um dos procedimentos disabsortivos, os pacientes precisam de acompanhamento permanente especificamente para consequências nutricionais adversas.

O acompanhamento a longo prazo dos pacientes submetidos à cirurgia de redução do estômago é necessário para garantir a nutrição adequada de proteínas, calorias, vitaminas e minerais. Vitamina B_{12}, ferro e cálcio suplementares são rotineiramente adicionados aos multivitamínicos habituais. As consequências nutricionais mais comuns dos procedimentos bariátricos disabsortivos são distúrbios do metabolismo do cálcio e da vitamina D, embora muitos pacientes com obesidade mórbida já tenham níveis baixos de vitamina D mesmo antes da cirurgia (Capítulo 231). A elevação dos níveis de fosfatase alcalina óssea pode sinalizar deficiência de cálcio ou vitamina D. Baixos níveis plasmáticos de vitamina D e baixa excreção urinária de cálcio devem levar à terapia de reposição agressiva. Já foram descritas deficiências de ferro, deficiências de outras vitaminas lipossolúveis e deficiência de cobre ocorrendo mais de 5 a 10 anos após a cirurgia. Também houve casos de hipoglicemia pancreatogênica após procedimentos cirúrgicos bariátricos. Os sinais/sintomas são principalmente pós-prandiais e podem ser bastante graves. O manejo clínico por especialistas neste campo é a melhor abordagem para esses pacientes.

[c]N.R.T.: Ver técnicas cirúrgicas bariátricas no *site* da Sociedade Brasileira de Cirurgia Bariátrica e Metabólica (https://www.sbcbm.org.br/tecnicas-cirurgicas-bariatrica/).

PREVENÇÃO

O aumento significativo da prevalência de obesidade nas últimas décadas sugere fortemente que estratégias preventivas são necessárias. As abordagens de saúde pública que enfatizam a orientação têm sido quase uniformemente malsucedidas na prevenção do ganho de peso ou na promoção de perda de peso. As estratégias de saúde pública que virtualmente impõem mudanças de comportamento são mais bem-sucedidas nesse aspecto. A menos que esforços generalizados sejam feitos para abordar a questão da obesidade, é provável que sua prevalência e suas complicações se tornem um problema de saúde cada vez maior.

Grau A Recomendações de grau A

A1. LeBlanc ES, Patnode CD, Webber EM, et al. Behavioral and pharmacotherapy weight loss interventions to prevent obesity-related morbidity and mortality in adults: updated evidence report and systematic review for the US Preventive Services Task Force. *JAMA*. 2018;320:1172-1191.

A2. Espeland MA, Glick HA, Bertoni A, et al. Impact of an intensive lifestyle intervention on use and cost of medical services among overweight and obese adults with type 2 diabetes: the action for health in diabetes. *Diabetes Care*. 2014;37:2548-2556.

A3. Gardner CD, Trepanowski JF, Del Gobbo LC, et al. Effect of low-fat vs low-carbohydrate diet on 12-month weight loss in overweight adults and the association with genotype pattern or insulin secretion: the DIETFITS Randomized Clinical Trial. *JAMA*. 2018;319:667-679.

A4. Johnston BC, Kanters S, Bandayrel K, et al. Comparison of weight loss among named diet programs in overweight and obese adults: a meta-analysis. *JAMA*. 2014;312:923-933.

A5. Schwingshackl L, Dias S, Hoffmann G. Impact of long-term lifestyle programmes on weight loss and cardiovascular risk factors in overweight/obese participants: a systematic review and network metaanalysis. *Syst Rev*. 2014;3:130.

A6. Villareal DT, Aguirre L, Gurney AB, et al. Aerobic or resistance exercise, or both, in dieting obese older adults. *N Engl J Med*. 2017;376:1943-1955.

A7. Khera R, Murad MH, Chandar AK, et al. Association of pharmacological treatments for obesity with weight loss and adverse events: a systematic review and meta-analysis. *JAMA*. 2016;315:2424-2434.

A8. Garvey WT, Ryan DH, Look M, et al. Two-year sustained weight loss and metabolic benefits with controlled-release phentermine/topiramate in obese and overweight adults (SEQUEL): a randomized, placebo-controlled, phase 3 extension study. *Am J Clin Nutr*. 2012;95:297-308.

A9. Smith SR, Weissman NJ, Anderson CM, et al. Behavioral Modification and Lorcaserin for Overweight and Obesity Management (BLOOM) Study Group. Multicenter, placebo-controlled trial of lorcaserin for weight management. *N Engl J Med*. 2010;363:245-256.

A10. Bohula EA, Wiviott SD, McGuire DK, et al. Cardiovascular safety of lorcaserin in overweight or obese patients. *N Engl J Med*. 2018;379:1107-1117.

A11. Nissen SE, Wolski KE, Prcela L, et al. Effect of naltrexone-bupropion on major adverse cardiovascular events in overweight and obese patients with cardiovascular risk factors: a randomized clinical trial. *JAMA*. 2016;315:990-1004.

A12. Pi-Sunyer X, Astrup A, Fujioka K, et al. A randomized, controlled trial of 3.0 mg of liraglutide in weight management. *N Engl J Med*. 2015;373:11-22.

A13. Jakobsen GS, Smastuen MC, Sandbu R, et al. Association of bariatric surgery vs medical obesity treatment with long-term medical complications and obesity-related comorbidities. *JAMA*. 2018;319:291-301.

A14. Adams TD, Davidson LE, Litwin SE, et al. Weight and metabolic outcomes 12 years after gastric bypass. *N Engl J Med*. 2017;377:1143-1155.

A15. Peterli R, Wölnerhanssen BK, Peters T, et al. Effect of laparoscopic sleeve gastrectomy vs laparoscopic Roux-en-Y gastric bypass on weight loss in patients with morbid obesity: the SM-BOSS randomized clinical trial. *JAMA*. 2018;319:255-265.

A16. Salminen P, Helmiö M, Ovaska J, et al. Effect of laparoscopic sleeve gastrectomy vs laparoscopic Roux-en-Y gastric bypass on weight loss at 5 years among patients with morbid obesity: the SLEEVEPASS randomized clinical trial. *JAMA*. 2018;319:241-254.

REFERÊNCIAS BIBLIOGRÁFICAS

As referências bibliográficas, bem como os outros materiais suplementares deste livro, encontram-se no GEN-IO, nosso ambiente virtual de aprendizagem.

SEÇÃO 19

DOENÇAS ENDÓCRINAS

208 ABORDAGEM AO PACIENTE COM DOENÇA ENDÓCRINA

DAVID R. CLEMMONS E LYNNETTE K. NIEMAN

Os distúrbios endócrinos são causados, em sua maioria, por excesso ou por deficiência de um hormônio transportado na circulação, levando, assim, a manifestações em múltiplos órgãos. Os pacientes raramente apresentam um único conjunto isolado de sinais/sintomas atribuídos a apenas um sistema de órgãos. É comum a ocorrência de sintomas inespecíficos generalizados, como fraqueza, dificuldade de concentração, falta de energia e alteração do apetite. Com frequência, é necessário um conjunto de sinais/sintomas para apontar para o diagnóstico correto, e sintomas individuais, quando avaliados de modo isolado, raramente são úteis, mesmo quando se considera um diagnóstico diferencial exaustivo (Tabela 208.1). Em consequência, é fundamental obter uma boa anamnese longitudinal.[a] A duração do excesso ou da deficiência de um hormônio frequentemente determina a gravidade dos sinais/sintomas, e a caracterização da evolução dos sintomas com o passar do tempo pode ser de grande utilidade na seleção dos exames diagnósticos, além de respaldar a necessidade de tratamento ou auxiliar na seleção do tratamento ideal. O exame físico ajuda a confirmar a probabilidade de um diagnóstico. Por exemplo, o aumento simétrico da glândula tireoide indica que a doença de Graves é a causa mais provável de hipertireoidismo. Mesmo quando os distúrbios endócrinos são diagnosticados por meio de rastreamento bioquímico, na ausência de sinais ou sintomas de doença manifesta (p. ex., hiperparatireoidismo), é ainda importante efetuar uma anamnese detalhada e um exame físico completo, visto que estabelecem se o paciente está realmente na fase assintomática da doença e se há necessidade de tratamento ou observação. Um histórico cronológico cuidadoso de uma alteração sintomática também ajuda no diagnóstico diferencial – por exemplo, se massa da tireoide resulta de um cisto hemorrágico (*i. e.*, de ocorrência súbita), ou se um adenoma evoluiu ao longo de um período prolongado. Uma anamnese meticulosa e um exame físico completo identificam doenças associadas a anormalidades endocrinológicas, como cânceres com secreção ectópica de hormônios.

À medida que a testagem genética se torna cada vez mais disponível para estabelecer a etiologia das síndromes endócrinas, a obtenção de uma história familiar acurada pode indicar a necessidade de testagem genética ou rastreamento familiar. É também obrigatório efetuar uma avaliação meticulosa de uso de medicamentos. Alguns fármacos podem mascarar os sinais/sintomas de doença endócrina franca, como os betabloqueadores no hipertireoidismo, enquanto outros podem exacerbar os achados, como o uso de diuréticos tiazídicos no hiperparatireoidismo. Os medicamentos também podem confundir a avaliação laboratorial, como os diuréticos em pacientes com hiperaldosteronismo ou o paracetamol em pacientes submetidos a rastreamento para feocromocitoma. A interrupção do medicamento pode ser necessária antes da realização do teste. Por fim, pode ser difícil obter uma história acurada de certas queixas. Por exemplo, na avaliação da disfunção sexual masculina, pode ser necessário obter um relato da parceira.

SINAIS/SINTOMAS COMUNS DA DOENÇA ENDOCRINOLÓGICA

Diversos sinais e sintomas são comuns a muitos distúrbios endócrinos e à população geral sem distúrbios endócrinos. Incluem fraqueza e fadiga, função menstrual anormal, constipação intestinal ou diarreia, queda generalizada do cabelo ou calvície de padrão masculino, cefaleias recorrentes ou episódicas, alteração da libido, poliúria e noctúria, ganho ou perda de peso, depressão, alteração do humor, acne, pele seca e vitiligo. Por outro lado, dor não é comum e acompanha habitualmente uma emergência endócrina aguda, como cetoacidose diabética ou crise suprarrenal, embora dor óssea crônica ocorra no hiperparatireoidismo e na osteomalacia. Outros sinais não são tão comuns na população geral e sugerem mais especificamente um distúrbio endócrino. Incluem estrias, pletora, formação fácil de equimoses, acantose *nigricans* e hiperpigmentação.

É improvável que qualquer sintoma isolado leve ao diagnóstico correto. Entretanto, combinações desses sintomas (p. ex., ganho de peso, constipação intestinal, intolerância ao frio e pele seca no hipotireoidismo) mais provavelmente sugerem um diagnóstico.

Tabela 208.1 Constelações de sinais/sintomas que sugerem distúrbios endócrinos específicos.

CONJUNTO DE SINAIS/SINTOMAS	DIAGNÓSTICO
Fraqueza, fadiga, anorexia, perda do apetite, hipotensão postural	Insuficiência suprarrenal
Intolerância ao frio, pele ressecada, constipação intestinal, ganho de peso	Hipotireoidismo
Fadiga, equimoses fáceis, estrias, fraqueza muscular proximal, obesidade, hipertensão arterial sistêmica, acne	Síndrome de Cushing
Perda de peso, aumento do apetite, palpitações, tremor, labilidade emocional, adelgaçamento difuso do cabelo	Hipertireoidismo
Galactorreia, amenorreia, cefaleia	Prolactinoma
Perda de peso, anorexia, perda dos pelos púbicos e axilares	Hipopituitarismo
Palpitações episódicas, tremor, ansiedade, cefaleias, sudorese, perda de peso	Feocromocitoma
Rubor episódico, palpitações, cólica abdominal e diarreia	Síndrome carcinoide

EXAME FÍSICO

O exame físico pode confirmar ou refutar os achados encontrados na anamnese (Tabela 208.2). Com frequência, suspeita-se inicialmente de doença da tireoide com base no exame físico.[1]

As endocrinopatias provocam alterações cutâneas, que podem ocorrer no início da doença e evoluir com o passar do tempo, podendo ajudar na identificação do diagnóstico.[2]

Por outro lado, são encontrados diversos sinais/sintomas em vários distúrbios endócrinos, como hipertensão arterial sistêmica, hipercalcemia, hiperparatireoidismo, acromegalia, síndrome de Cushing,[3] diabetes melito, feocromocitoma, obesidade e aldosteronismo primário.

Edema é um sinal inicial de tumores produtores de hormônios que resultam em retenção de sal, incluindo síndrome de Cushing e hiperaldosteronismo. A medição da relação entre segmentos superior e inferior e da envergadura é útil para estabelecer a cronologia e o início da puberdade em distúrbios gonadais primários.

O exame pélvico é de grande ajuda no diagnóstico diferencial de distúrbios ovarianos. A palpação pode identificar ovários policísticos e sugerir a ausência de tecido ovariano. A ausência do útero é importante no diagnóstico diferencial de pseudo-hermafroditismo, e a avaliação dos órgãos genitais externos pode ser importante para confirmar hiperplasia suprarrenal congênita. O ressecamento vaginal constitui um sinal de deficiência grave de estrogênios, assim como a atrofia das mamas.

Com frequência, ocorrem alterações mentais na hipercalcemia extrema, síndrome de Cushing e hipertireoidismo. Muitos distúrbios endócrinos primários estão associados a manifestações psiquiátricas características.[4]

AVALIAÇÃO LABORATORIAL

As doenças endocrinológicas são frequentemente diagnosticadas em pacientes assintomáticos, em razão de anormalidades radiológicas ou nos testes hormonais.

Os dilemas radiológicos mais comuns são o achado incidental de pequenas massas hipofisárias, da tireoide ou suprarrenais, os chamados incidentalomas. Em geral, é necessário investigar tumor funcionalmente ativo, embora apenas uma minoria seja positiva. No caso dos tumores hipofisários, a avaliação inclui a determinação dos níveis séricos basais de prolactina e, quando existem sintomas sugestivos, cortisol na urina de 24 horas

[a]N.R.T.: Vale a pena ler a tese sobre anmnese longitudinal dos pacientes em https://dc.uwm.edu/cgi/viewcontent.cgi?article=2258&context=etdc (Longitudinal Patient Records: A Re-Examination of the Possibility, Zeanab Hassan Bassi, University of Wisconsin-Milwaukee, August 2016).

Tabela 208.2 Sinais físicos sugestivos de distúrbios endócrinos específicos.

Hiperpigmentação das palmas, superfícies extensoras e mucosa bucal	Insuficiência suprarrenal
Pletora facial, face de lua cheia, estrias, púrpura, fraqueza muscular proximal	Síndrome de Cushing
Acrocórdones, aumento acral, prognatismo, ortodontia, cardiomegalia, aumento de tamanho de mãos/pés/língua	Acromegalia
Proptose, retardo palpebral, aumento simétrico difuso da tireoide, movimentos extraoculares anormais	Doença de Graves
Hiper-reflexia, pele úmida, cabelos finos, taquicardia, pressão diferencial ampla, sopro de fluxo, sopro sobre a tireoide, tremor	Hipertireoidismo
Hiperqueratose, mixedema, hiporreflexia, pelos grosseiros	Hipotireoidismo
Microaneurismas da retina, edema macular, defeito neural motor, incapacidade de detectar a sensação de monofilamento ou vibratória	Retinopatia/neuropatia diabética
Baixa estatura, pescoço alado, perda das lágrimas, coarctação da aorta	Síndrome de Turner
Tórax em formato de escudo, quarta vértebra curta	Insuficiência ovariana primária
Arqueamento dos membros inferiores	Raquitismo hipofosfatêmico
Pressão arterial ortostática	Feocromocitoma
Galactorreia	Hiperprolactinemia
Rubor de tonalidade arroxeada	Carcinoide de intestino médio

e hormônio de crescimento (GH) após supressão da glicose. Em pacientes com massas suprarrenais encontradas de maneira incidental ("incidentalomas"),[5,6,6b] é preciso avaliar a heterogeneidade, o tamanho (> 4 cm) e a densidade do tumor, a existência ou não de hipertensão arterial sistêmica ou hipopotassemia e sinais e sintomas da síndrome de Cushing. Se houver qualquer um desses sinais, deve-se investigar síndrome de Cushing, hiperaldosteronismo e feocromocitoma.[7]

As dosagens do hormônio ativo no sangue, na urina ou na saliva geralmente são suficientes. Em certas ocasiões, a medição de um metabólito (como o 25-hidroxicolecalciferol, um metabólito da vitamina D) é mais confiável. A determinação de hormônios com meia-vida plasmática muito longa (p. ex., tiroxina) pode ser efetuada a qualquer momento do dia. Entretanto, outros hormônios (p. ex., GH) são secretados de modo episódico, e, portanto, a medição estática pode ou não ser indicativa de excesso ou de deficiência hormonal. Nesses casos, utiliza-se o teste de supressão ou de estimulação para confirmar o diagnóstico. Em geral, administra-se uma substância exógena (p. ex., hormônio adrenocorticotrófico [ACTH]) VO ou intravenosa, e a produção do hormônio (p. ex., cortisol) pela glândula é estimulada ou suprimida.

Muitos hormônios circulam graças a proteínas ligadoras, o que pode causar problemas na interpretação. Medicamentos ou doenças concomitantes podem resultar em alteração significativa na concentração da proteína ligadora, que, por sua vez, altera a concentração total de hormônios. Esse problema pode ser evitado pela medição da própria proteína ligadora ou pela determinação direta do hormônio livre, como a dosagem da tiroxina livre.[8]

As medições estáticas dos hormônios são utilizadas, com frequência, para fins de rastreamento – por exemplo, o cortisol matinal para o hipoadrenalismo. Em seguida, utiliza-se o teste de estimulação ou de supressão para confirmar o diagnóstico. Em alguns casos, as determinações no plasma são muito menos confiáveis do que o teste na urina (p. ex., uma única determinação do nível de cortisol pela manhã para identificar a síndrome de Cushing).[9] Nesses casos, a medição do hormônio na urina de 24 horas é frequentemente necessária para documentar superprodução. Os ensaios na urina têm a vantagem de fornecer uma avaliação integrativa durante 24 horas e, portanto, têm menos probabilidade de serem suscetíveis a erros, em razão da secreção hormonal episódica. Em certas ocasiões, as medições de outras substâncias, como eletrólitos ou metabólitos, também fornecem informações para confirmar o diagnóstico. Por exemplo, a medição do cálcio na urina de 24 horas pode ser importante no diagnóstico diferencial de hipercalcemia. Os metabólitos na urina podem ser extremamente importantes na avaliação de distúrbios suprarrenais, bem como na documentação de feocromocitoma e síndrome carcinoide. As determinações simultâneas de duas substâncias são extremamente úteis no diagnóstico de alguns distúrbios. A medição simultânea dos níveis séricos de cálcio sérico e de paratormônio (PTH) é importante para confirmar a presença de hiperparatireoidismo. De modo semelhante, a medição simultânea da glicemia e da insulina é necessária para o rastreamento de tumor produtor de insulina. A determinação indireta do estado hormonal também pode ser importante; por exemplo, o fator de crescimento semelhante à insulina (IGF)-I, que é induzível pelo GH, reflete a secreção integrada de GH, e a hemoglobina A_{1c} é a medição integrativa do controle da glicemia a longo prazo no diabetes melito.

Os exames de imagem são comumente utilizados no diagnóstico endócrino. Ressonância magnética e tomografia computadorizada são úteis na avaliação de massas hipofisárias e suprarrenais. A capacidade da glândula tireoide de captar iodo radioativo é utilizada para avaliar o seu estado funcional e a etiologia dos nódulos. A densitometria mineral óssea é utilizada para documentar a osteoporose e avaliar síndromes estabelecidas de fraturas. O exame de imagem pode ser combinado com dosagens hormonais. Especificamente, o cateterismo venoso pode confirmar a presença de aldosteronoma ou a localização de tumores secretores de PTH. De modo semelhante, a medição intraoperatória de hormônios que sofrem rápida mudança, como o PTH intraoperatório, pode ajudar a determinar se a retirada cirúrgica do tumor secretor de hormônio foi adequada. O uso primário de biopsia no diagnóstico endocrinológico é a aspiração por agulha fina da glândula tireoide guiada por ultrassonografia em ambiente ambulatorial. Pode determinar se há necessidade de investigação diagnóstica complementar ou intervenção terapêutica.

AVALIAÇÃO GENÉTICA

A utilização de testagem genética no diagnóstico endocrinológico é comum. A amplificação do RNA obtido de células do sangue periférico pela reação em cadeia da polimerase é frequentemente utilizada para determinar a existência de um distúrbio específico. Isso tem sido extremamente útil no diagnóstico diferencial, na determinação do prognóstico e na tomada de decisão sobre a necessidade ou não de rastreamento familiar (p. ex., na neoplasia endócrina múltipla).

AVALIAÇÃO DA RESPOSTA DE UMA DOENÇA ENDÓCRINA AO TRATAMENTO

As síndromes de excesso hormonal são, em sua maioria, tratadas cirurgicamente pela retirada da glândula endócrina ou do tumor que está secretando o hormônio em excesso.[10] Entretanto, o acompanhamento apropriado desses pacientes exige que (1) seja estabelecido que a doença foi efetivamente curada pela ressecção ou se existe doença residual, e (2) se o paciente não foi curado, determinar se a repetição da cirurgia provavelmente resultará em remissão, ou se é necessário instituir alguma forma de tratamento. Essas decisões geralmente são tomadas com conjunto com cirurgiões e radioterapeutas.

Se houver deficiência endócrina, a terapia de reposição hormonal é utilizada, com mais frequência, para corrigir o distúrbio. A normalização dos sinais e dos sintomas e a realização de exames laboratoriais e testes indiretos (p. ex., potássio, ureia sanguínea e creatinina no caso da insuficiência suprarrenal) em conjunto são necessárias para determinar a adequação da terapia de reposição. Algumas vezes, a eficácia da terapia de reposição pode ser avaliada por meio de exames laboratoriais, como a medição do hormônio tireoestimulante (TSH) durante a reposição de tiroxina (T_4). A compreensão da farmacologia do hormônio sintético específico utilizado é importante para a terapia de reposição adequada. Por exemplo, a meia-vida dos glicocorticoides sintéticos é muito variável, de modo que a posologia e a cronologia da administração são aspectos importantes em pacientes medicados com esses hormônios. Alguns pacientes, como os que apresentam hipopituitarismo, necessitam de reposição de diversos hormônios, e, com frequência, esses hormônios interagem e precisam ser coordenados.

Os hormônios também são utilizados em todas as áreas da medicina para o tratamento de outros distúrbios, e, algumas vezes, esses tratamentos resultam em uma síndrome de excesso hormonal. O exemplo mais comum é a administração de altas doses de glicocorticoides para promover imunossupressão, resultando na síndrome de Cushing. De modo semelhante, o GH pode ser administrado a crianças com baixa estatura que não apresentam deficiência do mesmo. O conhecimento abrangente das ações desses hormônios e a compreensão do efeito não fisiológico desejado possibilitam o uso racional e apropriado desses agentes no tratamento de distúrbios não endócrinos.

REFERÊNCIAS BIBLIOGRÁFICAS

As referências bibliográficas, bem como os outros materiais suplementares deste livro, encontram-se no GEN-IO, nosso ambiente virtual de aprendizagem.

209 PRINCÍPIOS DE ENDOCRINOLOGIA

ALLEN M. SPIEGEL

INTRODUÇÃO

A principal manifestação da maioria das doenças endócrinas consiste na hiper ou hipossecreção de um ou mais hormônios, porém as causas das doenças endócrinas não são exclusivas da endocrinologia como subespecialidade da medicina. A proliferação benigna ou maligna de células endócrinas, a destruição de células endócrinas por processos autoimunes, infecciosos ou outros processos infiltrativos, as mutações em genes expressos por células endócrinas e as alterações na função das células endócrinas causadas por anormalidades metabólicas ou por fármacos constituem importantes causas de doença endócrina compartilhadas com doenças de outros sistemas de órgãos. Embora as causas da doença endócrina não sejam exclusivas, existem, entretanto, alguns princípios gerais de endocrinologia que a definem como subespecialidade da medicina. Esses princípios derivam do estudo dos hormônios. A endocrinologia nasceu com o reconhecimento de que certas células secretam entidades químicas específicas – os hormônios – diretamente na circulação sanguínea para atuar em alvos específicos distantes. Isso suscitou imediatamente uma série de questões: como são reguladas a síntese e a secreção dos hormônios, como os hormônios são transportados e metabolizados, e como eles exercem suas ações sobre tecidos-alvo específicos. Este capítulo fornece uma visão geral das respostas a cada uma dessas perguntas e mostra como elas fornecem informações sobre a nossa abordagem atual ao diagnóstico e tratamento das doenças endócrinas.

O QUE É UM HORMÔNIO?

A definição inicial de um hormônio foi baseada mais na fisiologia do que na química. Sua ação sobre as células-alvo alcançadas por meio da circulação sanguínea era o princípio operacional. O primeiro exemplo foi a secretina, atualmente conhecida por ser um hormônio peptídico secretado pelas células enteroendócrinas do revestimento gastrintestinal, que atua sobre as células exócrinas do pâncreas.[1] Ao contrário das células enteroendócrinas dispersas com outros tipos de células no revestimento intestinal, as glândulas endócrinas, como as suprarrenais, as gônadas, a tireoide e as paratireoides, que consistem em conjuntos distintos de células secretoras de hormônios, foram logo identificadas, e suas secreções hormonais foram caracterizadas quimicamente. Atualmente, sabemos que os peptídios, os esteroides e muitas outras substâncias químicas preenchem a definição de hormônio.

A *ação endócrina*, um hormônio secretado na circulação sanguínea que atua a distância, foi contrastada com a *ação parácrina*, um fator de crescimento ou outra molécula de sinalização secretados por uma célula, que atuam sobre células adjacentes, e com a *ação autócrina*, uma célula que secreta uma molécula de sinalização que atua sobre a mesma célula. A distinção entre ações endócrina, parácrina e autócrina não é clara. Em alguns casos, um fator, como o peptídio relacionado com o paratormônio (PTHrP) que atua fisiologicamente de forma parácrina durante o desenvolvimento ósseo normal, pode atuar como fator endócrino na síndrome de hipercalcemia humoral de neoplasias malignas. A definição daquilo que constitui uma glândula endócrina também era confusa. Em primeiro lugar, veio a descoberta de que neurônios especializados eram capazes de sintetizar e secretar hormônios diretamente na circulação sanguínea, constituindo a denominada ação neuroendócrina, exemplificada pela secreção de vasopressina por células da neuro-hipófise. Isso contrasta com a secreção neuronal clássica de neurotransmissores na fenda sináptica. Com o reconhecimento crescente de que muitos tecidos secretam hormônios (p. ex., a eritropoetina pelos rins e a leptina e outras adipocinas pelos adipócitos), o papel das glândulas endócrinas como as fornecedoras exclusivas de secreções hormonais diminuiu. Essa indefinição dos limites entre a endocrinologia e outras especialidades médicas é um fenômeno geral, em que o estudo dos hormônios forneceu informações para campos aparentemente diferentes. O radioimunoensaio, o conceito dos receptores e outros princípios da transdução de sinais, elucidados pela primeira vez durante o estudo da ação dos hormônios, são agora amplamente aplicados em todos os campos da medicina.

REGULAÇÃO DA SÍNTESE E DA SECREÇÃO DOS HORMÔNIOS

Existem duas amplas categorias de síntese hormonal: (1) a responsável pela síntese de hormônios peptídicos e (2) aquela responsável pela síntese de esteroides, incluindo a forma ativa da vitamina D, os hormônios da tireoide, as catecolaminas e outros hormônios não peptídicos. Na primeira categoria, a estrutura do hormônio é codificada geneticamente. A tradução do mRNA produz um precursor proteico (pré-pró-hormônio), que geralmente é clivado por meio de sucessivas etapas para dar origem ao produto secretado maduro. Alguns precursores proteicos, como a pró-opiomelanocortina, contêm, em seu interior, diversos produtos hormonais, que, nesse exemplo, são o hormônio adrenocorticotrófico (ACTH), o hormônio estimulante dos melanócitos (MSH) e endorfinas. Em determinadas condições patológicas, ocorre secreção inapropriada do hormônio imaturo (p. ex., secreção excessiva de proinsulina por insulinomas). Ocorrem modificações pós-traducionais no caso de alguns hormônios, como a formação de ponte de dissulfeto na vasopressina e insulina, a clivagem do peptídio C na insulina e a glicosilação dos hormônios glicoproteicos da hipófise, o hormônio tireoestimulante (TSH), o hormônio foliculoestimulante (FSH) e o hormônio luteinizante (LH). A ocorrência de mutações em genes que codificam os hormônios peptídicos pode levar à interrupção da síntese ou secreção normais do hormônio, constituindo uma causa rara de deficiência hormonal. Tipicamente, os hormônios peptídicos são armazenados em grânulos secretores e são secretados por exocitose, um processo regulado pelo cálcio (Ca^{2+}) e por outros fatores. No que concerne aos esteroides e outros hormônios não peptídicos, a síntese hormonal é realizada por meio de uma série de etapas enzimáticas que atuam sobre precursores (o colesterol para os hormônios esteroides; aminoácidos aromáticos para os hormônios tireoidianos, catecolaminas e compostos relacionados). As mutações em genes que codificam enzimas responsáveis por uma ou mais etapas da síntese de hormônios podem levar à deficiência do hormônio.

A regulação por retroalimentação negativa constitui o princípio geral que rege a síntese e a secreção normais dos hormônios. No caso das glândulas endócrinas cujo crescimento e secreção hormonal são estimulados pelos hormônios tróficos da hipófise (gônadas, córtex suprarrenal, tireoide), o hormônio secretado pela glândula atua diretamente sobre as respectivas células tróficas da hipófise (p. ex., o cortisol que atua sobre corticotrofos hipofisários secretores de ACTH) para suprimir a secreção hormonal (Figura 209.1).[2] Por outro lado, a redução fisiologicamente significativa da secreção hormonal da glândula-alvo leva a um aumento na síntese do hormônio trófico da hipófise. Em muitos casos, a regulação por retroalimentação negativa opera sem a hipófise como intermediário (p. ex., a secreção de PTH pelas glândulas paratireoides regula a homeostasia do Ca^{2+} extracelular, e o Ca^{2+} exerce retroalimentação direta sobre as células das glândulas paratireoides para regular a secreção de PTH). A deficiência crônica de hormônio, com consequente perda da retroalimentação negativa, pode levar à hipersecreção do respectivo hormônio trófico e até mesmo à proliferação neoplásica das células secretoras do hormônio trófico. Os exemplos incluem a síndrome de Nelson, em que ocorre formação de tumores corticotróficos secundariamente à suprarrenalectomia, e o hiperparatireoidismo terciário, no qual ocorrem

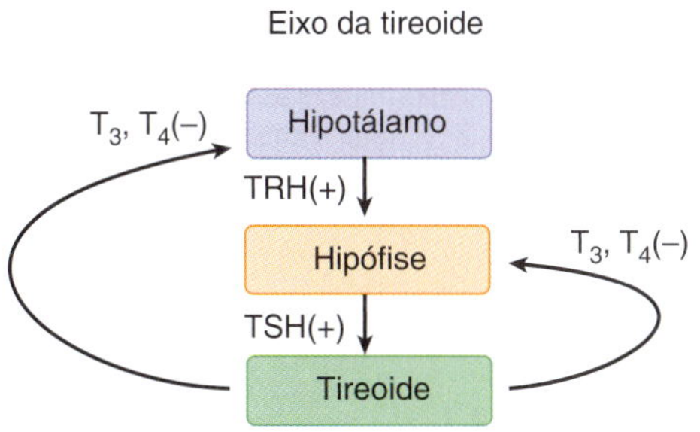

FIGURA 209.1 **Eixo hipotálamo-hipófise-tireoide ilustrando a regulação por retroalimentação negativa.** Após secreção do hormônio tireoestimulante (TSH) pela hipófise, a glândula tireoide secreta tri-iodotironina (T_3) e tiroxina (T_4), que exercem uma ação de retroalimentação sobre o hipotálamo e a hipófise para suprimir aumentos adicionais na secreção de hormônio de liberação da tireotropina (TRH) e TSH.

adenomas das paratireoides no contexto da hipocalcemia crônica. Em alguns distúrbios do córtex suprarrenal, a deficiência hormonal que leva à perda da retroalimentação negativa da secreção do hormônio trófico provoca hipersecreção patológica de hormônios esteroides alternativos. As diversas formas de hiperplasia da suprarrenal congênita são causadas por mutações em uma das várias enzimas envolvidas na via de biossíntese do cortisol. A deficiência de 21-hidroxilase, que é a mais comum, pode levar à virilização em lactentes do sexo feminino, com secreção excessiva de androgênios suprarrenais causada pela estimulação do ACTH, diante da incapacidade de sintetizar cortisol. A inibição de etapas enzimáticas envolvidas na síntese de hormônios – como inibidores da aromatase para diminuir a formação de estrogênio em tipos de câncer de mama positivos para receptores de estrogênio – pode constituir um importante alvo terapêutico.

As síndromes de hipersecreção hormonal, em que a secreção hormonal excessiva ocorre na presença de níveis "normais" do fator que normalmente suprime o respectivo hormônio, são, por definição, causadas por algum defeito intrínseco na supressão da retroalimentação negativa. Isso pode ser causado pela proliferação neoplásica de células secretoras de hormônios, de modo que a secreção "basal" do hormônio pela massa aumentada de células ultrapassa os níveis fisiológicos. Isso também pode decorrer de alterações no "ponto de regulagem" intrínseco da supressão por retroalimentação negativa da secreção hormonal. Na prática, pode ser impossível diferenciar esses dois mecanismos, que não são mutuamente exclusivos.

A secreção hormonal está sujeita a muitas outras formas de regulação, além da simples supressão por retroalimentação negativa. Esses mecanismos incluem estímulos metabólicos, neurais e outros estímulos internos e ambientais. O padrão temporal da secreção hormonal frequentemente está relacionado com ritmos diurnos, conforme observado classicamente com o cortisol, e também com a pulsatilidade. As alterações na secreção de gonadotropinas durante o ciclo menstrual e na época da puberdade fornecem exemplos notáveis da complexa regulação dos padrões temporais da secreção hormonal.

TRANSPORTE E METABOLISMO DOS HORMÔNIOS

Os hormônios peptídicos circulam, em sua maioria, como peptídios livres; entretanto, o fator de crescimento semelhante à insulina 1 (IGF-1) liga-se exclusivamente a diversas proteínas de ligação especializadas.[2b] Os hormônios esteroides e tireoidianos são moléculas lipofílicas, que circulam, em grande parte, na sua forma ligada a proteínas. As proteínas de ligação especializadas para o cortisol, os androgênios, os estrogênios e os hormônios tireoidianos são seletivos em relação a seu respectivo hormônio. A concentração circulante do hormônio livre representa apenas uma pequena fração do hormônio total medido por métodos analíticos de rotina. Podem ocorrer anormalidades das proteínas de ligação na doença hepática, visto que a maioria é sintetizada pelo fígado. Por conseguinte, a determinação da concentração plasmática do hormônio livre, em contraposição à sua concentração total, pode ser fundamental para o diagnóstico acurado em determinadas condições clínicas.

O metabolismo dos hormônios é outro determinante crítico da ação de alguns hormônios. No caso da testosterona, da tiroxina e da vitamina D, a conversão enzimática em hormônios mais potentes – formação de di-hidrotestosterona nos tecidos-alvo, como a pele, pela 5α-redutase, conversão da tiroxina (T_4) em tri-iodotironina (T_3) pelas desiodinases e formação da 1,25-di-hidroxivitamina D por hidroxilações sequenciais no fígado e no rim – é de importância crítica para a ação hormonal normal. A ocorrência de defeitos nessas etapas metabólicas leva ao comprometimento da ação hormonal. Até mesmo alguns hormônios peptídicos, como a angiotensina, precisam sofrer conversão enzimática a partir da forma precursora secretada para gerar o hormônio ativo.

MECANISMO DA AÇÃO HORMONAL

A questão central da ação hormonal é estabelecer como um hormônio que circula na corrente sanguínea em concentrações mínimas reconhece suas células-alvo específicas e regula processos fisiológicos dentro delas. As pesquisas concentradas nessa questão no decorrer das últimas quatro décadas definiram os receptores, que anteriormente eram um conceito puramente teórico, em termos moleculares. Os receptores são moléculas altamente seletivas, que se ligam a seus respectivos hormônios com altas afinidade e especificidade. Foram identificadas duas grandes classes de receptores: (1) os receptores de superfície celular, que normalmente atravessam uma ou mais vezes a membrana plasmática (Figura 209.2) e (2) os denominados receptores nucleares, localizados no núcleo ou no citoplasma, com translocação subsequente para o núcleo[3] (Figura 209.3).

Os hormônios regulam processos fisiológicos celulares, como a secreção de hormônios, enzimas e outros compostos, a contração muscular, o crescimento e a proliferação. A *transdução de sinal* é um termo geral empregado para referir-se às etapas bioquímicas entre a ligação do hormônio ao receptor e as alterações que ocorrem na fisiologia celular.[3b] Os hormônios peptídicos e proteicos (p. ex., insulina, hormônio de crescimento, ACTH) ligam-se, em sua maioria, a receptores de superfície celular,

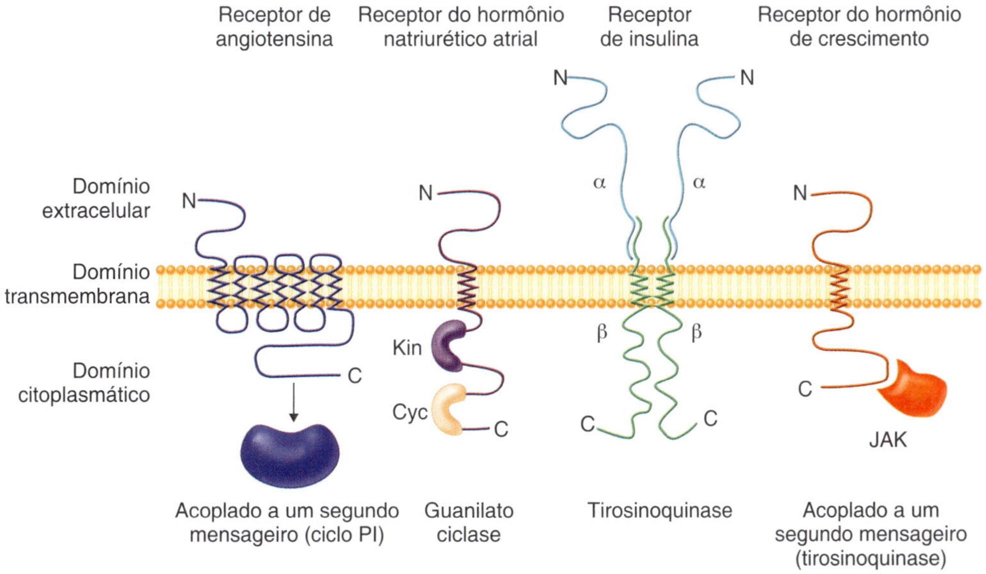

FIGURA 209.2 **Estruturas de diferentes tipos de receptores de hormônios peptídicos.** PI = fosfoinositídio.

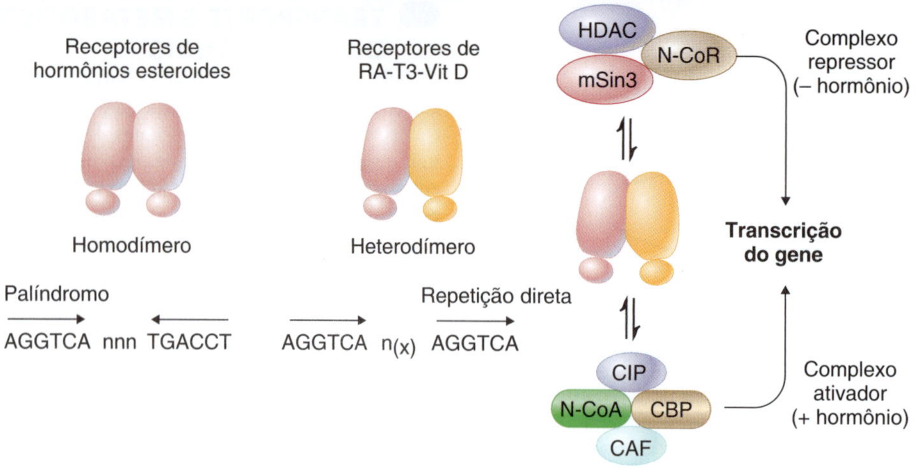

FIGURA 209.3 Mecanismo de funcionamento dos receptores de hormônios esteroides. *À esquerda*, **os membros da família do receptor de glicocorticoides ligam-se como homodímeros a locais palindrômicos do DNA. Os membros da família do receptor de hormônios tireoidianos ligam-se principalmente como heterodímeros com o receptor X retinoide a repetições diretas de locais de DNA separadas por números variáveis de pares de bases.** *À direita*, **em consequência da ligação hormonal, os complexos repressores dissociam-se, e os complexos ativadores ligam-se aos receptores nucleares. Os complexos repressores contêm histona desacetilase (HDAC), enquanto os complexos ativadores contêm histona acetilase (CAF). CBP = proteína de ligação à CREB (CREB = proteína de ligação ao elemento de resposta ao cAMP); CIP = proteína de interação da quinase dependente de ciclina; mSin3 = homólogo de mamífero do gene *SIN3* de levedura; N-CoA = proteína coativadora do receptor nuclear; N-CoR = proteína correpressora do receptor nuclear; RA-T3-Vit D = ácido retinoico-tri-iodotironina-vitamina D.**

que podem ser classificados de acordo com o mecanismo de transdução de sinal ao qual estão acoplados (p. ex., receptor tirosinoquinase ou serinoquinase acoplado à proteína G,[4,5] acoplado ao JAK/STAT; ver Figura 209.2). Os receptores de superfície celular podem gerar *segundos mensageiros*, os quais, por sua vez, regulam uma cascata de quinases. A ativação do receptor pode ter efeitos rápidos, como a exocitose de grânulos secretórios, porém as ações a longo prazo que envolvem a regulação gênica também podem ser uma consequência do segundo mensageiro ou da ativação da cascata de quinases. Os hormônios esteroides e tireoidianos e a vitamina D ligam-se a membros da família dos receptores nucleares. Estes últimos atuam como fatores de transcrição *regulados por ligantes* para regular a expressão gênica (ver Figura 209.3).

A seletividade da ligação do hormônio aos receptores não é absoluta. A "especificidade por transbordamento" (*specificity spillover*) é um fenômeno clinicamente importante, em que as concentrações suprafisiológicas de determinado hormônio levam à ligação e à ativação de um receptor distinto para um hormônio estreitamente relacionado. Os exemplos incluem a hipoglicemia observada em tumores não de células das ilhotas que secretam IGF-II, o qual se liga aos receptores de insulina;[6] a hiperpigmentação cutânea em indivíduos com doença de Addison, nos quais a secreção excessiva de ACTH ativa os receptores de melanocortina dos melanócitos, que normalmente são regulados pelo MSH; e o hipertireoidismo em mulheres grávidas com concentrações elevadas de gonadotrofina coriônica humana (hCG), que ativam o receptor de TSH.

As doenças endócrinas genéticas incluem aquelas causadas por mutações em um componente de uma via de transdução de sinal, levando à "resistência" hormonal ou à ativação independente de hormônio (Tabelas 209.1 e 209.2). No primeiro caso, os indivíduos apresentam deficiência hormonal aparente, porém a medição direta do hormônio revela altas concentrações do hormônio bioativo, que é incapaz de atuar em virtude da resistência do órgão-alvo. No segundo caso, os pacientes apresentam hiperfunção endócrina aparente, porém a medição direta revela uma concentração suprimida de hormônio, decorrente da retroalimentação negativa intacta. Já foram identificadas mutações de perda de função nos receptores e nos intermediários da sinalização, como as proteínas G, em pacientes com resistência hormonal. Por outro lado, foram identificadas mutações que ativam de maneira constitutiva os receptores ou componentes de sinalização[7] a jusante em doenças de hiperatividade endócrina, como a puberdade precoce masculina familiar e o hipertireoidismo não autoimune familiar. Já foram identificadas mutações inativadoras de receptores que levam a doenças por resistência hormonal, como as mutações dos receptores de androgênios responsáveis por graus variáveis de insensibilidade à testosterona,[8] em receptores tanto de superfície celular quanto nucleares. Mutações em

Tabela 209.1 Doenças causadas por mutações de perda de função em receptores acoplados à proteína G.

RECEPTOR	DOENÇA	HERANÇA
V2 da vasopressina	Diabetes insípido nefrogênico	Ligada ao X
ACTH	Resistência ao ACTH familiar	Autossômica recessiva
GHRH	Deficiência de GH familiar	Autossômica recessiva
GnRH	Hipogonadismo hipogonadotrópico	Autossômica recessiva
GPR54	Hipogonadismo hipogonadotrópico	Autossômica recessiva
Receptor de procineticina 2	Hipogonadismo hipogonadotrópico	Autossômica dominante*
FSH	Disgenesia ovariana hipergonadotrópica	Autossômica recessiva
LH	Pseudo-hermafroditismo masculino	Autossômica recessiva
TSH	Hipotireoidismo familiar	Autossômica recessiva
Sensor de Ca^{2+}	Hipercalcemia hipocalciúrica familiar, hiperparatireoidismo primário neonatal grave	Autossômica dominante Autossômica recessiva
Melanocortina 4	Obesidade	Autossômica recessiva
PTH/PTHrP	Condrodisplasia de Blomstrand	Autossômica recessiva

*Com penetrância incompleta. ACTH = hormônio adrenocorticotrófico; Ca^{2+} = cálcio; FSH = hormônio foliculoestimulante; GH = hormônio de crescimento; GHRH = hormônio de liberação do hormônio de crescimento; GnRH = hormônio de liberação das gonadotropinas; LH = hormônio luteinizante; PTH = paratormônio; PTHrP = proteína relacionada com o paratormônio; TSH = hormônio tireoestimulante.

Tabela 209.2 Doenças causadas por mutações de ganho de função em receptores acoplados à proteína G.

RECEPTOR	DOENÇA	HERANÇA
LH	Puberdade precoce masculina familiar	Autossômica dominante
TSH	Nódulos tireoidianos hiperfuncionantes esporádicos	Não herdados (somáticos)
TSH	Hipertireoidismo não autoimune familiar	Autossômica dominante
Sensor de Ca^{2+}	Hipercalciúria hipocalcêmica familiar	Autossômica dominante
PTH/PTHrP	Condrodisplasia metafisária de Jansen	Autossômica dominante
V2 da vasopressina	Antidiurese inapropriada nefrogênica	Autossômica dominante

Ca^{2+} = cálcio; LH = hormônio luteinizante; PTH = paratormônio; PTHrP = proteína relacionada com o paratormônio; TSH = hormônio tireoestimulante.

genes que codificam proteínas, como correpressores que formam parte do complexo de receptores nucleares, também podem causar resistência hormonal (p. ex., hipotireoidismo central causado por mutações de TBL1X).[9]

REFERÊNCIAS BIBLIOGRÁFICAS

As referências bibliográficas, bem como os outros materiais suplementares deste livro, encontram-se no GEN-IO, nosso ambiente virtual de aprendizagem.

210 NEUROENDOCRINOLOGIA E SISTEMA NEUROENDÓCRINO

ROY E. WEISS

REGULAÇÃO NEUROENDÓCRINA

A neuroendocrinologia trata das interações do sistema nervoso com as atividades metabólicas e homeostáticas hormonais do sistema endócrino. Uma das funções do sistema nervoso é conectar o ambiente com o corpo. Os fatores ambientais mais importantes são a temperatura e a luz, que flutuam diariamente de maneira previsível. Os seres humanos têm um relógio circadiano que assegura que a fisiologia e o comportamento estejam sintonizados com o momento do dia. O sistema nervoso percebe a temperatura e a luz e as utiliza para orientar a ingestão de alimentos, a atividade, o sono e outras funções essenciais da vida. Os neurônios neuro-hipofisários originam-se dos núcleos paraventriculares e supraópticos e atravessam a haste hipotalâmico-hipofisária até alcançar a neuro-hipófise, onde as terminações nervosas liberam vasopressina e ocitocina. Os neurônios hipofisiotrópicos estão localizados em núcleos hipotalâmicos específicos, a partir dos quais projetam seus axônios até a eminência mediana, onde secretam hormônios, os quais, por sua vez, estimulam ou inibem a liberação de peptídios e bioaminas nos vasos hipotalâmico-hipofisários proximais (Figura 210.1). A irrigação da eminência mediana provém da artéria hipofisária superior, e seus leitos capilares ricamente arborizados, que se estendem na eminência mediana e, em seguida, coalescem para formar as veias porta que atravessam a haste hipofisária e terminam na hipófise. O sistema neuroendócrino depende de uma série de alças de retroalimentação, que regulam os hormônios hipofisários, bem como os níveis de hormônios dos órgãos-alvo. Os hormônios dos órgãos-alvo regulam tanto o hipotálamo quanto a hipófise, completando a alça de retroalimentação. Perturbações nas alças de retroalimentação podem ser alteradas por fatores como ritmos circadianos (periodicidade circadiana), estresse, estado nutricional e resposta à doença sistêmica.

Hormônios hipofisiotrópicos

Os hormônios hipofisiotrópicos regulam os hormônios hipofisários por meio da liberação de vários hormônios que afetam a secreção dos hormônios hipofisários. Algumas alças de retroalimentação são redundantes, de modo que alguns hormônios hipofisiotrópicos exercem efeitos sobre mais de um hormônio hipofisário. Além disso, os próprios hormônios hipofisiotrópicos são regulados por sinais de centros superiores no encéfalo, como o tálamo e os relógios moleculares.

Hormônio de liberação da tireotropina

A principal função neuroendócrina do hormônio de liberação da tireotropina (TRH) consiste em estimular a síntese e a liberação do hormônio tireoestimulante (TSH) e da prolactina. O TRH é sintetizado a partir do precursor pré-pró-TRH e, em seguida, processado no TRH biologicamente ativo. Os tanicitos que revestem o terceiro ventrículo contêm uma enzima, a piroglutamil peptidase II, que degrada o TRH para regular a quantidade de TRH transportada para a parte distal da adeno-hipófise. No hipotireoidismo, o aumento da síntese de TRH e da ligação aos receptores de TRH dos tireócitos resulta em níveis elevados de TSH e de prolactina. A correção

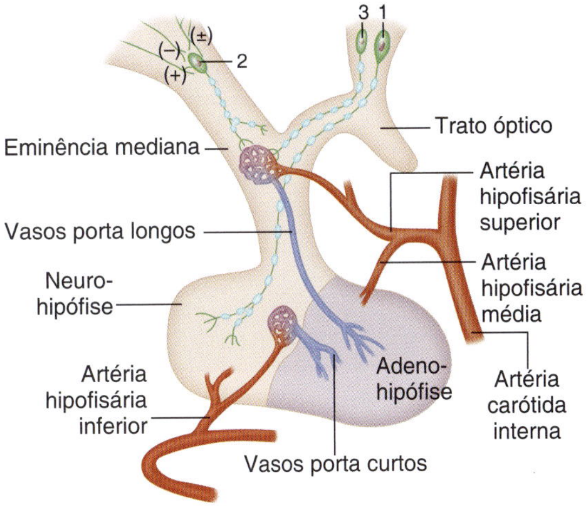

FIGURA 210.1 Organização neuroendócrina do hipotálamo e da hipófise. A neuro-hipófise é nutrida pela artéria hipofisária inferior, e o hipotálamo é suprido pela artéria hipofisária superior, que são ramos da artéria carótida interna. A maior parte do suprimento sanguíneo da adeno-hipófise é venosa por meio dos vasos porta longos, que conectam os leitos capilares porta na eminência mediana com os sinusoides venosos na adeno-hipófise. São mostrados o neurônio hipofisiotrópico 3 na divisão parvocelular do núcleo paraventricular e o neurônio 2 no núcleo arqueado, que terminam na eminência mediana nos capilares porta. Esses neurônios do sistema tuberoinfundibular secretam hormônios de liberação e de inibição hipotalâmicos nas veias porta para o seu transporte até a adeno-hipófise. O neurônio 2 é inervado por neurônios monoaminérgicos. Observe que os múltiplos impulsos para esses neurônios, utilizando o neurônio 2 como exemplo, podem ser estimuladores, inibidores ou neuromoduladores, em que outro neurônio pode afetar a liberação de neurotransmissores. O neurônio 1 é peptidérgico, origina-se na divisão magnocelular do núcleo paraventricular ou núcleo supraóptico e se projeta diretamente para a neuro-hipófise por meio do trato hipotálamo-neuro-hipofisário. (De Gay VL. The hypothalamus: physiology and clinical use of releasing factors. *Fertil Steril*. 1972;23:50-63, com autorização da American Society for Reproductive Medicine.)

do hipotireoidismo por meio de reposição com hormônio tireoidiano diminui os níveis elevados de TSH e de prolactina. Por outro lado, no hipertireoidismo primário, os níveis de TSH estão acentuadamente suprimidos, em razão de um efeito direto do hormônio tireoidiano sobre a expressão de TRH pelo mRNA no núcleo paraventricular (Figura 210.2). Enquanto o TRH é o principal regulador da síntese e da secreção de TSH, o seu papel na regulação do fator de liberação da prolactina não está bem elucidado.

Hormônio de liberação das gonadotropinas

O hormônio de liberação das gonadotropinas (GnRH) é um peptídio de 10 aminoácidos; seus neurônios originam-se fora do sistema nervoso central, no epitélio da parte medial do placoide olfatório. Essa origem dos neurônios produtores de GnRH a partir do epitélio olfatório é de interesse clínico em relação à entidade da síndrome de Kallmann (Capítulo 220), em que a deficiência de GnRH está associada à agenesia congênita dos bulbos olfatórios. Uma de suas formas genéticas é causada por perda de anosmina, uma proteína que facilita a migração embriológica desses neurônios produtores de GnRH.

A principal função do GnRH consiste em controlar o eixo reprodutivo. O GnRH, que é liberado de modo pulsátil na circulação porta hipotálamo-hipofisária, alcança subsequentemente a adeno-hipófise, onde estimula a secreção do hormônio luteinizante (LH) e do hormônio foliculoestimulante (FSH). Nos seres humanos, foram identificadas duas formas diferentes de GnRH: o GnRH-1 e o GnRH-2. A função deste último não está bem elucidada, visto que ele não regula a secreção de LH e de FSH.

Após a migração do neurônio de GnRH para o hipotálamo, um gerador de pulsos de GnRH é ativado. No início da vida pós-natal, a secreção de GnRH aumenta, levando, assim, a uma ativação temporária da produção de hormônios gonadais, designada como "minipuberdade". Durante a infância, as gônadas respondem à estimulação exógena de LH e de FSH, porém permanecem quiescentes, visto que a liberação pulsátil de GnRH endógeno é suprimida até a puberdade. O processo que causa os períodos quiescentes na infância e pré-puberal não estão elucidados.

O GnRH resulta na secreção diferencial de LH e FSH, decorrente da sensibilidade variável da alça de retroalimentação para os hormônios esteroides e peptídicos, bem como da sensibilidade variável ao GnRH.

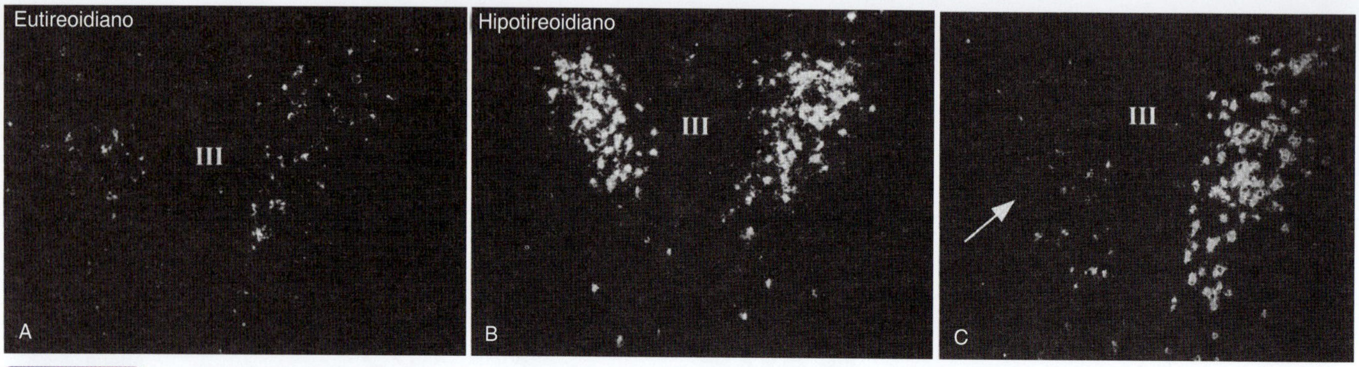

FIGURA 210.2 **Autorradiografias com hibridização *in situ* do mRNA do pró-THR no núcleo paraventricular de ratos (A) eutireoidianos e (B) com hipotireoidismo. Observe o acentuado aumento do sinal de hibridização em (B). C mostra o efeito da colocação estereotáxica de um implante de hormônio tireoidiano adjacente a um lado do núcleo paraventricular em um animal hipotireoidiano. A acentuada assimetria do sinal de hibridização é evidente, com sinal diminuído no lado do implante (*seta* III, terceiro ventrículo). (De Lechan, RM and Hollenberg A. Thyrotopin releasing hormone [TRH]. In: Henry H, Norman AW. *Encyclopedia of Hormones*. Academic Press: Amsterdam; 2003:519.)**

A secreção pulsátil de GnRH aumenta diretamente o seu próprio receptor, enquanto a administração contínua de GnRH está associada à diminuição. Nas mulheres, a regulação positiva e negativa da retroalimentação dos hormônios esteroides no eixo hipotálamo-hipófise-gonadal ocorre nos níveis tanto hipotalâmico quanto hipofisário. Os efeitos hipotalâmicos dependem da amplitude e da frequência dos pulsos de liberação de GnRH, enquanto os efeitos hipofisários são modulados pela resposta das gonadotropinas ao GnRH. Nos homens, a testosterona diminui a secreção pulsátil de GnRH, com consequente redução na amplitude e na frequência dos pulsos de gonadotropinas, bem como redução da resposta das gonadotropinas ao GnRH endógeno.

Além da pulsatilidade e da regulação dos receptores de GnRH, a kisspeptina pode estimular indiretamente a liberação de LH e de FSH por meio da estimulação dos neurônios de GnRH. Os níveis de kisspeptina aumentam imediatamente antes da puberdade. Mutações no gene da kisspeptina foram associadas ao hipogonadismo hipotalâmico e ao comprometimento do desenvolvimento puberal, demonstrando, assim, o seu papel no eixo reprodutivo.

Os efeitos de retroalimentação negativa da inibina, um peptídio produzido pelas células de Sertoli dos testículos e pelas células da granulosa dos ovários, são observados predominantemente sobre o FSH na hipófise, onde a inibina provoca diminuição da sensibilidade dos gonadotrofos ao GnRH. A proteína ovariana relacionada, denominada activina, estimula a síntese e a liberação de FSH pela hipófise em condições basais e após estimulação do GnRH; entretanto, seu principal efeito consiste em promover a resposta das células da granulosa do ovário ao FSH. Outro peptídio gonadal, a folistatina, inibe a elevação induzida pelo GnRH do FSH que ocorre após ooforectomia, principalmente pela sua ligação à activina. Esses peptídios ovarianos também são encontrados na hipófise; por conseguinte, podem exercer outros efeitos locais sobre a secreção de gonadotropinas.

A administração pulsátil de GnRH exógeno é bem-sucedida na restauração da função sexual normal e da fertilidade em pacientes com hipogonadismo hipogonadotrópico (Capítulo 221) secundário à deficiência de GnRH. Os agonistas do GnRH de ação longa também são úteis para infrarregular os receptores de GnRH e a secreção de gonadotropinas em várias condições, incluindo puberdade precoce (Capítulo 220), câncer de próstata (Capítulo 191), câncer de mama (Capítulo 188), fibroides uterinos (Capítulo 189) e endometriose (Capítulo 223). Os antagonistas diretos do GnRH, que se ligam competitivamente ao receptor de GnRH, são utilizados para o tratamento de condições semelhantes.

Somatostatina

A somatostatina (também conhecida como fator inibidor da liberação de somatotropina) inibe a secreção do hormônio de crescimento (GH). As interações da somatostatina com o hormônio de liberação do hormônio de crescimento (GHRH) e seus efeitos sobre a secreção de GH são complexas. Os episódios secretores de GH estão associados a aumento da secreção de GHRH, frequentemente acompanhado de baixos níveis de somatostatina. Em contrapartida, os níveis basais ou mínimos de GH estão associados a níveis mais baixos de GHRH e níveis mais elevados de somatostatina. A somatostatina também inibe a secreção tanto basal quanto estimulada de TSH. Entretanto, o GH é cerca de 10 vezes mais sensível do que o TSH à inibição pela somatostatina, sugerindo, assim, que o papel fisiológico da somatostatina na inibição da secreção de TSH seja limitado. Outros tecidos com somatostatina incluem a mucosa intestinal, as células D das ilhotas pancreáticas e o plexo neural mioentérico. Por meio de suas ações parácrinas e endócrinas, a somatostatina suprime a secreção de insulina, glucagon, gastrina, secretina, colecistocinina, polipeptídio intestinal vasoativo (VIP) e outros hormônios gastrintestinais, que, por sua vez, regulam funções como a secreção de ácido gástrico, o esvaziamento gástrico, a contração da vesícula biliar e o fluxo sanguíneo esplâncnico. São utilizados análogos da somatostatina para o tratamento da acromegalia (Capítulo 211), tumores carcinoides (Capítulo 219), tumores secretores de VIP (Capítulo 219), tumores hipofisários secretores de TSH (Capítulo 211) e tumores de células das ilhotas (Capítulo 217).

Hormônio de liberação da corticotropina

O hormônio de liberação da corticotropina (CRH) estimula a liberação de quantidades equimolares de hormônio adrenocorticotrófico (ACTH), betaendorfina, betalipotropina, hormônio estimulante dos melanócitos (MSH) e outros peptídios que são produzidos a partir da pró-opiomelanocortina. O CRH e a vasopressina exercem efeitos sinérgicos sobre a liberação de ACTH. Por exemplo, a liberação do ACTH em resposta ao estresse é mediada 75% pelo CRH e 25% pela vasopressina. Entretanto, como a liberação de CRH e a da vasopressina nem sempre estão coordenadas, o estresse pode ativar seletivamente o subgrupo de neurônios de CRH que contêm vasopressina. Em uma alça de retroalimentação, o cortisol diminui a secreção de ACTH no nível tanto hipotalâmico quanto hipofisário. ACTH e betaendorfina também exercem retroalimentação negativa, diminuindo a liberação de CRH pelo hipotálamo. As bioaminas centrais, os opioides e os peptídios também influenciam a secreção de CRH. As monocinas inflamatórias, incluindo as interleucinas (IL)-1, a IL-6 e o fator de necrose tumoral (TNF)-α, estimulam a síntese e a liberação de CRH e de vasopressina pelo hipotálamo. A consequente elevação do cortisol reduz, em seguida, a intensidade da resposta inflamatória e a liberação relacionada de monocinas, completando, assim, a alça de retroalimentação. Os receptores de CRH, que exibem ampla distribuição no encéfalo, são ativados pelo sistema nervoso simpático e suprimidos pelo sistema nervoso parassimpático. O CRH também pode ajudar a regular o peso corporal, visto que a ingestão excessiva de alimento aumenta os níveis de leptina, que estimula o CRH, o qual, por sua vez, inibe o apetite e aumenta o consumo de energia.

O CRH humano biossintético é útil para diferenciar a doença de Cushing da síndrome do ACTH ectópico, em que pacientes com doença de Cushing respondem com um aumento de mais de 35%, em comparação com os que apresentam secreção ectópica de ACTH, cuja resposta é menor. Se os resultados não forem elucidadores, o teste com CRH durante o cateterismo bilateral do seio petroso inferior para ACTH frequentemente fornece informações adicionais para discriminação.

Hormônio de liberação do hormônio de crescimento

O GHRH estimula a secreção de GH de maneira dependente da dose. A administração repetida de GHRH pode liberar uma quantidade de GH suficiente em crianças com deficiência de GHRH para aumentar os níveis de fator do crescimento semelhante à insulina (IGF)-I e acelerar o crescimento. A retroalimentação negativa do IGF-I e do GH sobre a secreção do GH diminui o GHRH e aumenta a somatostatina. Esse efeito de retroalimentação é clinicamente importante, conforme evidenciado pelos níveis circulantes elevados de GH nos estados de deficiência de IGF-I, como a insuficiência renal (Capítulo 121) e a cirrose (Capítulo 144). Em crianças em que mutações do receptor do GH resultam em ausência de resposta ao GH (também conhecida como nanismo tipo Laron), os níveis de IGF-I estão muito baixos, enquanto os níveis de GH estão correspondentemente elevados.

Fator inibitório da prolactina

O componente inibitório da regulação hipotalâmica da secreção de prolactina predomina sobre o componente estimulador. A dopamina constitui o principal fator que inibe a prolactina na maioria das circunstâncias fisiológicas (p. ex., lactação), como nos casos em que a elevação dos níveis de prolactina é acompanhada de queda simultânea da dopamina, bem como elevação dos fatores de liberação da prolactina, como o VIP. Quando os receptores de dopamina endógena são bloqueados por fármacos, como agentes antipsicóticos, ocorre elevação dos níveis de prolactina. As lesões que interrompem as vias neuronais hipotalâmicas basais que transportam a dopamina para a eminência mediana ou que interrompem o fluxo sanguíneo porta (p. ex., craniofaringiomas ou outras lesões expansivas grandes) diminuem a quantidade de dopamina que alcança a hipófise e podem causar hiperprolactinemia.

Fator de liberação da prolactina

Outros peptídios hipotalâmicos diferentes do TRH, que apresentam atividade do fator de liberação da prolactina, incluem o VIP, que estimula a síntese e a liberação de prolactina no sangue porta hipotalâmico-hipofisário. No precursor do VIP, existe outro peptídio de tamanho semelhante (o peptídio histidina-metionina), que também apresenta atividade de fator de liberação da prolactina.

Peptídios opioides endógenos

Os peptídios opioides endógenos, que têm uma sequência comum de cinco aminoácidos em sua extremidade aminoterminal (Tyr-Gly-Gly-Phe-Met [ou Leu]), ligam-se aos receptores de opioides endógenos. O receptor opioide μ medeia a maior parte dos efeitos endócrinos e analgesia dos opioides (Capítulo 27). O seu principal ligante peptídico é a betaendorfina, que deriva da pró-opiomelanocortina. No caso do receptor δ de opioides, que medeia efeitos comportamentais, analgésicos e endócrinos, os principais ligantes peptídicos são as met-encefalinas e leu-encefalinas, que derivam da pró-encefalina A. A naloxona não é tão efetiva para bloqueio do receptor δ quanto para o bloqueio do receptor μ. O receptor κ, que medeia a sedação e a ataxia, liga-se principalmente à dinorfina e às neoendorfinas. Um quarto receptor, que é em parte homólogo ao receptor δ, liga-se à nocicepção, um peptídio endógeno de 17 aminoácidos.

A pró-opiomelanocortina, que é um peptídio precursor de 31 kDa, contém ACTH, betalipotropina e betaendorfina. Na adeno-hipófise, seus principais produtos de clivagem são o ACTH e a betalipotropina, e grande parte desta última é, em seguida, processada em betaendorfina. No lobo intermediário da hipófise, os principais produtos consistem em hormônio estimulante dos melanócitos α (α-MSH), peptídio intermediário semelhante à corticotropina, betaendorfina e gamalipotropina. Entretanto, no encéfalo, a pró-opiomelanocortina é processada principalmente em betaendorfina, gamalipotropina e ACTH, e a maior parte deste último é, então, processada no peptídio intermediário semelhante à corticotropina e no α-MSH. As encefalinas, que consistem em pentapeptídios, originam-se do precursor de 28 kDa, a pró-encefalina A. Os pericários neuronais que contêm as encefalinas estão amplamente distribuídos no cérebro. A dinorfina é um peptídio de 17 aminoácidos, derivado de um precursor de 28 kDa, denominado pró-encefalina B ou pró-dinorfina. Esse peptídio, bem como peptídios mais curtos, denominados alfaneoendorfina (com 10 aminoácidos) e betaneoendorfina (com 9 aminoácidos), reagem quase exclusivamente com o receptor κ. A nociceptina, que é um peptídio de 17 aminoácidos derivado de um precursor κ, denominado pró-nociceptina, e seu receptor, que também é encontrado no hipotálamo, bem como em outras áreas do encéfalo, constituem fontes de neurotransmissores monoamínicos. A nociceptina parece exercer um efeito antiopioide ou antinociceptivo. Os peptídios opioides que influenciam a secreção hormonal na adeno-hipófise são produzidos pela modulação de bioaminas hipotalâmicas e fatores hipofisiotrópicos.

As funções específicas dos vários peptídios opioides e seus receptores ainda não estão totalmente elucidadas, porém as evidências os associam a diversas funções orgânicas, incluindo estresse, doença mental, tolerância e dependência de narcóticos, gravidez, ingestão de alimentos e líquidos, função gastrintestinal, aprendizagem, memória, recompensa, respostas cardiovasculares, respiração, termorregulação, atividade locomotora, crises convulsivas, atividade elétrica cerebral e atividade neuroimune. Os opioides endógenos inibem a secreção de gonadotropinas por meio de sua ação sobre a secreção de GnRH. A administração exógena de análogos da betaendorfina ou da encefalina aumenta os níveis séricos de GH e de prolactina, porém o bloqueio das vias dos opioides endógenos com naloxona não altera os níveis basais ou estimulados de GH ou da prolactina. Os opioides exercem uma retroalimentação negativa sobre a secreção de ACTH e de betaendorfina, e a naloxona aumenta os níveis basais e estimulados de ACTH. De modo global, os efeitos dos opioides endógenos sobre a regulação fisiológica normal dos vários hormônios hipofisários nos seres humanos são mínimos. Entretanto, os opioides exógenos em doses farmacológicas podem comprometer a secreção de GnRH e de gonadotropinas, causando, assim, hipogonadismo (redução da libido, função sexual e fertilidade) e insuficiência suprarrenal (ao comprometer a secreção de CRH e de ACTH).

Ritmos do sistema nervoso central e função neuroendócrina

Os hormônios hipofisários são secretados de maneira pulsátil, porém no contexto de ritmos subjacentes. A amplitude dos pulsos de determinado hormônio hipofisário reflete a quantidade de hormônio de liberação, bem como fatores capazes de alterar a sensibilidade da hipófise a esse hormônio de liberação. Por conseguinte, a amplitude dos pulsos será reduzida por fatores inibitórios (p. ex., GHRH *versus* somatostatina), retroalimentação de hormônios dos órgãos-alvo, fatores nutricionais e estimulação anterior, que podem causar depleção do reservatório de hormônio liberável. A frequência dos pulsos é impulsionada pela frequência de liberação do fator hipofisiotrópico, que, por sua vez, é regulado pelo sistema gerador de pulsos do hipotálamo.

A hipófise apresenta um ritmo intrínseco de pequena amplitude, em uma frequência a cada 2 a 10 minutos. A liberação pulsátil dos fatores de liberação hipofisiotrópicos sobrepõe-se a esse ritmo intrínseco, com ou sem a retirada de um fator inibitório correspondente. Os ritmos ultradianos são de menos de 1 dia, os ritmos circadianos apresentam periodicidade de cerca de 24 horas (sincronizados por um sinal ambiental, como o ciclo de luz-escuridão), e os ritmos infradianos têm uma periodicidade de mais de 24 horas. O núcleo supraquiasmático atua como marca-passo circadiano e recebe impulsos elétricos induzidos pela luz a partir da retina e, em seguida, os transmite à glândula pineal, onde são convertidos em sinais hormonais. Os ritmos infradianos incluem a influência gravitacional da lua, que guia o ciclo menstrual.

Os ritmos circadianos e infradianos são modulados pelo ciclo de sono-vigília. Por exemplo, as secreções de GH, prolactina, ACTH e LH puberal estão ligadas mais ao ciclo de sono-vigília do que ao ciclo de escuridão-luz (e-Figura 210.1). Cada um desses hormônios aumenta até alcançar o seu nível máximo após o início do sono. A acentuada variação diurna do ACTH e do cortisol constitui frequentemente uma indicação do funcionamento normal desse sistema (e-Figura 210.2). Ocorre perda desse ritmo diurno quando a regulação do CRH é anormal, o que pode ocorrer na depressão, no consumo excessivo de álcool ou na secreção autônoma de ACTH na doença de Cushing (Capítulo 214). Com efeito, um teste diagnóstico para a síndrome de Cushing consiste no ritmo diurno do cortisol.

Ocorrem mudanças interessantes na secreção de gonadotropinas à medida que a criança passa da puberdade para a idade adulta. No início da puberdade, a amplitude dos pulsos aumenta durante o sono noturno, particularmente do LH; entretanto, essa elevação noturna é perdida no adulto. Em pacientes com anorexia nervosa (Capítulo 206), o padrão de secreção das gonadotropinas frequentemente retorna a esse padrão puberal. Esse fenômeno sugere que a composição corporal pode influenciar a secreção pulsátil de gonadotropinas. A porcentagem de gordura corporal também pode influenciar o momento de início da puberdade. Estudos recentes implicaram os níveis de leptina como sinal indicador de mudanças na composição corporal.

O eixo hipotálamo-hipófise também sofre alterações com o envelhecimento. Não se sabe se a causa dos padrões anormais de sono no idoso representa o resultado das alterações no ritmo circadiano. Entretanto, foi descrito que os eixos hipotalâmico-hipofisários são amortecidos com o envelhecimento (e-Figura 210.3). Além disso, alterações no ambiente hormonal associadas a privação do sono e disfunção dos eixos resultam em sequelas metabólicas significativas, como hipertensão arterial sistêmica e comprometimento da tolerância à glicose.

DOENÇA NEUROENDÓCRINA

Doenças do hipotálamo

As doenças que causam alterações hipotalâmicas localizadas incluem doenças generalizadas do sistema nervoso central (p. ex., neurossarcoidose [Capítulo 89]) e processos (p. ex., hidrocefalia) (Tabela 210.1). As doenças sistêmicas também podem alterar a regulação hipotalâmica e provocar doenças sistêmicas.

Os axônios que se projetam para a eminência mediana contêm os vários fatores hipofisiotrópicos, que estão concentrados na porção basal do hipotálamo. Por conseguinte, as lesões localizadas nessa via comum final podem diminuir a secreção de alguns dos hormônios hipofisários ou de todos eles. Com exceção da prolactina, que pode aumentar, visto que a sua inibição tônica pela dopamina é eliminada. Pode ocorrer também diabetes insípido (Capítulo 212). Os sinais/sintomas de disfunção hipotalâmica também apresentam correlação com o tamanho da lesão, a área acometida do hipotálamo e a velocidade com que a lesão aumenta. As lesões de crescimento lento normalmente causam desregulação hormonal gradual, em vez de sintomas súbitos. Entretanto, as lesões de crescimento lento, porém grandes, também podem causar sinais/sintomas agudos, se um discreto aumento do crescimento eliminar os vestígios de secreção de vasopressina ou de ACTH. A melhor maneira para diagnosticar lesões hipotalâmicas é a ressonância magnética (RM) com realce com gadolínio, embora a tomografia computadorizada (TC) com meio de contraste intravenoso também seja efetiva. O teste dos campos visuais pode detectar compressão do quiasma e nervos ópticos por lesões hipotalâmicas. A avaliação detalhada da função hipotalâmico-hipofisária pode revelar comprometimento hipotalâmico funcional, que não é clinicamente evidente nos demais aspectos.

DISTÚRBIOS EMBRIOPÁTICOS CONGÊNITOS

Os distúrbios embriopáticos mais comuns que afetam o hipotálamo consistem nas síndromes de fendas na linha mediana do corpo, que causam defeitos variáveis das estruturas da linha mediana, sobretudo os tratos óptico e olfatório, o septo pelúcido, o corpo caloso, a comissura anterior, o hipotálamo e a hipófise. As manifestações clínicas dos defeitos da linha mediana variam desde a ciclopia até a fenda labial e desde defeitos isolados dos hormônios hipotalâmicos até o pan-hipopituitarismo.

A hipoplasia do nervo óptico é um distúrbio congênito comum, porém complexo, de causa desconhecida. Envolve um espectro de malformações anatômicas e manifestações clínicas, que incluem desde hipoplasia isolada de um ou de ambos os nervos ópticos, com grau variável de comprometimento visual, até malformações extensas do encéfalo, disfunção hipotalâmico-hipofisária, incapacidade neurocognitiva e transtornos do espectro autista (Capítulo 389). Trata-se da segunda causa principal de comprometimento visual congênito, suplantada apenas pelo comprometimento visual cortical. Estudos mais recentes e de maior porte demonstraram que a hipoplasia do nervo óptico é um fator de risco independente para a disfunção hipotalâmico-hipofisária. As anormalidades do septo pelúcido não têm valor prognóstico independente, porém a combinação de ausência do septo pelúcido com hipoplasia do nervo óptico (denominada displasia septo-óptica) está associada a anormalidades das estruturas hipotalâmicas e de outras estruturas diencefálicas. Alguns desses pacientes apresentam puberdade precoce (Capítulo 220), presumivelmente em decorrência da ausência de outras influências inibitórias, porém mantêm a integridade das estruturas produtoras de GnRH.[1]

É mais provável que crianças com fendas discretas na linha mediana do corpo (p. ex., fenda labial e/ou fenda palatina) apresentem deficiências do GH e de outros hormônios hipofisários. Quase 50% dos pacientes com deficiência "idiopática" do GH apresentarão ausência do infundíbulo detectável na RM.

Tabela 210.1 Etiologia da doença hipotalâmica.

RECÉM-NASCIDOS
Distúrbios embriopáticos congênitos: agenesia de corpo caloso, fenda palatina (*HESX1*)
Distúrbios congênitos: mutações isoladas de hormônios e receptores, deficiência combinada de hormônios hipofisários (*PIT1, PROP1*), síndromes de Laurence-Moon-Bardet-Biedl e de Prader-Labhart-Willi
Tumores: glioma, hemangioma
Traumatismo
Hidrocefalia, hidroanencefalia, *kernicterus*
1 MÊS A 2 ANOS
Tumores: glioma, particularmente glioma óptico, hemangiomas
Doença infiltrativa: histiocitose de células de Langerhans, meningite
Hidrocefalia
2 A 10 ANOS
Tumores: craniofaringioma, glioma, disgerminoma, hamartoma, leucemia, ganglioneuroma, ependimoma, meduloblastoma
Doença infiltrativa: histiocitose de células de Langerhans, meningite, tuberculose, encefalite
Irradiação: para tumores nasofaríngeos, tumores intracranianos, leucemia
Funcional: privação psicossocial
10 A 25 ANOS
Distúrbios congênitos: síndrome de Kallmann, defeitos do receptor do hormônio de liberação das gonadotropinas
Tumores: craniofaringioma, tumores hipofisários, glioma, hamartoma, disgerminoma, dermoide, lipoma, neuroblastoma
Traumatismo: hemorragia subaracnóidea, aneurisma vascular, malformação arteriovenosa
Doenças infiltrativas: histiocitose de células de Langerhans, sarcoidose, tuberculose, meningite, encefalite, leucemia
Hidrocefalia crônica ou aumento da pressão intracraniana
Funcional: hipogonadismo hipogonadotrópico associado à perda de peso, exercício físico
25 A 50 ANOS
Tumores: tumores hipofisários, meningioma, craniofaringioma, cisto da fenda de Rathke, glioma, linfoma, angioma, cistos coloides, ependimoma
Doenças infiltrativas: sarcoidose, histiocitose de células de Langerhans, tuberculose, encefalite viral
Hemorragia subaracnóidea, aneurisma vascular, malformação arteriovenosa
Irradiação: para adenoma hipofisário, tumores nasofaríngeos, tumores intracranianos
Nutricional: doença de Wernicke
Funcional: hipogonadismo hipogonadotrópico associado à perda de peso, exercício físico
50 ANOS OU MAIS
Tumores: tumores hipofisários, meningioma, craniofaringioma, sarcoma, glioblastoma, linfoma, cisto coloide, ependimoma
Vascular: infarto, hemorragia subaracnóidea, apoplexia hipofisária, aneurisma
Irradiação: para adenoma hipofisário, tumores nasofaríngeos, tumores intracranianos
Doenças infiltrativas: encefalite, sarcoidose, meningite
Nutricional: doença de Wernicke

Modificada de Plum F, Van Uitert R. Non-endocrine diseases of the hypothalamus. In: Reichlin S, Baldessarini RJ, Martin JB, eds. *The Hypothalamus*. New York: Raven Press; 1978:415.

TUMORES

Os tumores mais comuns que afetam o hipotálamo são os adenomas hipofisários com extensão suprasselar significativa. Tipicamente, esses tumores causam graus variáveis de hipopituitarismo e hiperprolactinemia, visto que comprometem a haste hipofisária e a parte mediobasal do hipotálamo, ou em razão da compressão da hipófise normal. O achado de níveis normais ou elevados de prolactina indica que o hipotálamo ou a haste hipofisária constituem o local da lesão, e a função hipofisária frequentemente se normaliza após o tratamento. De maneira surpreendente, os adenomas hipofisários raramente causam diabetes insípido (Capítulo 212).

Os craniofaringiomas, que se originam de remanescentes da bolsa de Rathke, afetam o hipotálamo e constituem os tumores mais comuns depois dos adenomas hipofisários.[2,2b] Ao exame microscópico, os craniofaringiomas consistem em cistos que alternam com epitélio escamoso estratificado. Esses cistos são revestidos por epitélio cuboide (em contraste com o epitélio escamoso) e o líquido é habitualmente branco e mucoide. Os craniofaringiomas surgem mais comumente na infância, mas podem ocorrer em adultos e até mesmo em indivíduos idosos.

Os tumores causam sinais/sintomas em virtude de seus efeitos expansivos, que provocam cefaleia, vômitos, distúrbios visuais, crises convulsivas, hipopituitarismo e poliúria. Alguns pacientes apresentam galactorreia, amenorreia e hiperprolactinemia, sugerindo um prolactinoma. A avaliação endócrina cuidadosa revela graus variáveis de hipopituitarismo em 50 a 75% dos casos, hiperprolactinemia moderada em 25 a 50% e, com frequência, diabetes insípido. A retirada cirúrgica dos craniofaringiomas geralmente agrava a função hipofisária e, com frequência, resulta em pan-hipopituitarismo completo e diabetes insípido, podendo, além disso, causar dano aos centros hipotalâmicos que regulam a sede, a temperatura corporal e a ingestão de alimento, resultando em obesidade grave. A cirurgia com preservação do hipotálamo pode causar menos obesidade, sem aumentar as taxas de recorrência. Pode ser difícil remover por completo os craniofaringiomas; entretanto, a irradiação pós-operatória diminui o risco de recorrência. Os cistos da fenda de Rathke têm menos tendência a sofrer recorrência.

Os disgerminomas suprasselares originam-se de células germinativas primitivas, que são, do ponto de vista estrutural, idênticos aos tumores de células germinativas e que migraram durante o desenvolvimento fetal. Os tumores ocorrem, com mais frequência, em crianças, nas quais provocam diminuição do crescimento em razão do hipopituitarismo, bem como diabetes insípido e problemas visuais. Ocorre hiperprolactinemia em mais de 50% das crianças afetadas, e 10% apresentam puberdade precoce decorrente da produção de gonadotropina coriônica humana (hCG) pelo tumor. O achado de níveis elevados de hCG no líquido cerebrospinal pode ser diagnóstico. Em comparação com os craniofaringiomas, esses tumores são muito radiossensíveis, de modo que a radioterapia combinada com quimioterapia constitui o tratamento preferido.

O hamartoma hipotalâmico é um nódulo de neurônios hipotalâmicos, glia e feixes de fibras. Está ligado ao hipotálamo por um pedículo, entre o túber cinéreo e os corpos mamilares, estendendo-se na cisterna basal.[3] Podem ser identificados hamartomas assintomáticos em até 20% das necropsias de rotina. Essas lesões raramente podem aumentar de tamanho e comprometer a função hipotalâmica, em razão da compressão dos tecidos adjacentes. Menos comumente, podem causar crises convulsivas, particularmente crises gelásticas. Alguns hamartomas podem estar associados a outras anomalias congênitas e a mutações no gene do fator de transcrição *GLI3*. O coristoma (ou gangliocitoma) é uma variante hamartomatosa, constituída de tecido semelhante na adeno-hipófise, porém sem fixação ao hipotálamo. Esses tumores neuronais causam puberdade precoce, acromegalia, síndrome de Cushing quando produzem GnRH. A cirurgia pode ser perigosa. O tratamento com análogo do GnRH de ação longa pode ser utilizado para suprimir a secreção de gonadotropinas e pode ser preferido se o hamartoma não causar efeitos expansivos.

Outros tumores e lesões expansivas que ocorrem na área suprasselar incluem cistos aracnoides, meningiomas (Capítulo 180), gliomas (Capítulo 180), astrocitomas, cordomas, infundibulomas, colestomas (Capítulo 400), neurofibromas (Capítulo 389) lipomas e câncer metastático (particularmente da mama e do pulmão). Essas lesões podem causar graus variáveis de hipopituitarismo, diabetes insípido e hiperprolactinemia. Infelizmente, o tratamento cirúrgico frequentemente agrava o déficit hormonal e pode causar outro dano hipotalâmico.

DISTÚRBIOS INFLAMATÓRIOS E INFILTRATIVOS

A sarcoidose (Capítulo 89) afeta clinicamente o sistema nervoso central (SNC) em 1 a 5% dos pacientes e em até 16% dos casos na necropsia. Entretanto, a sarcoidose isolada do SNC é incomum. Quando a sarcoidose afeta o SNC, ocorre comprometimento do hipotálamo em 10 a 20% dos casos. Podem ser observados granulomas sarcoides no hipotálamo, na hipófise ou na haste hipofisária como processo infiltrativo ou como lesão expansiva.[4] As sequelas endocrinológicas mais comuns consistem em graus variáveis de hipopituitarismo, diabetes insípido e hiperprolactinemia. A obesidade também pode resultar de comprometimento do hipotálamo pela sarcoidose. Em geral, o exame do líquido cerebrospinal revela pleocitose, níveis elevados de proteínas, baixos níveis de glicose e elevações variáveis da enzima conversora de angiotensina. Em um paciente com sarcoidose isolada do SNC, pode ser extremamente difícil estabelecer o diagnóstico, e, com frequência, há necessidade de biopsia. A terapia com corticosteroides pode, pelo menos em parte, reverter os distúrbios da sede, porém os déficits dos hormônios adeno-hipofisários habitualmente não melhoram.

A histiocitose de células de Langerhans (Capítulo 160) do hipotálamo pode causar diabetes insípido, graus variáveis de hipopituitarismo e hiperprolactinemia.[5] Trata-se da causa mais comum de diabetes insípido em crianças. Em geral, essa infiltração provoca espessamento da haste hipofisária, mas pode causar uma lesão expansiva do hipotálamo ou da hipófise (Figura 210.3). Lesões osteolíticas são observadas em radiografias da mandíbula ou do processo mastoide. O tratamento consiste em cirurgia, irradiação focal ou quimioterapia com agentes alquilantes e corticosteroides em altas doses.

Outras doenças infiltrativas que podem causar alteração progressiva na regulação hipotalâmica da secreção de hormônios hipofisários incluem tuberculose (Capítulo 308), linfomas (Capítulos 176 e 177) e doenças fúngicas (e-Figura 210.4).

DOENÇA VASCULAR

Um aneurisma que aumenta de tamanho (Capítulo 380) pode manifestar-se como lesão expansiva da área hipotalâmico-hipofisária, podendo causar defeitos do campo visual e hipopituitarismo. Pode-se observar também a coexistência de tumores e aneurismas, de modo que a avaliação cuidadosa com RM é fundamental. O infarto vascular muito raramente provoca doença hipotalâmica, porém quase 50% dos casos de hemorragia subaracnóidea (Capítulo 380) podem estar associados a graus variáveis de hipopituitarismo. O diabetes insípido é uma complicação incomum.

TRAUMATISMO

A lesão do traumatismo cranioencefálico (Capítulo 371) pode causar várias alterações hormonais, que incluem desde deficiência isolada de ACTH até o desenvolvimento de pan-hipopituitarismo com diabetes insípido. Nas lesões frontais, o encéfalo é empurrado para trás, porém a hipófise não pode se mover; em consequência, ocorre avulsão da haste hipofisária, com interrupção dos vasos porta. Os núcleos paraventriculares e supraópticos e a eminência mediana são particularmente afetados com micro-hemorragias, explicando a alta frequência do pan-hipopituitarismo com diabetes insípido. Os pacientes com lesão cranioencefálica apresentam, em sua maioria, hiperprolactinemia, que confirma clinicamente que o hipotálamo ou a haste hipofisária constituem o local primário de lesão. Os níveis sanguíneos de GH, ACTH, TSH, LH e prolactina podem estar efetivamente elevados. Subsequentemente, esses níveis caem, e a função hipofisária pode se normalizar, ou pode haver desenvolvimento de

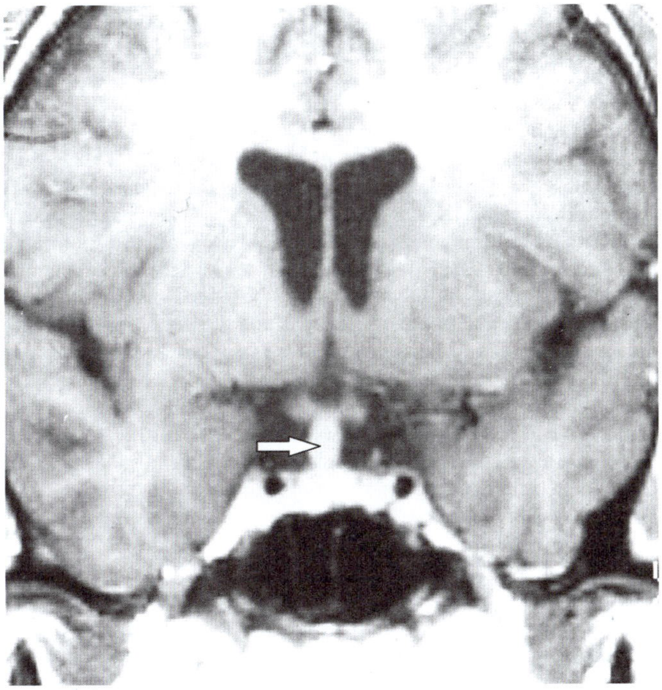

FIGURA 210.3 **Espessamento da haste hipofisária na histiocitose de células de Langerhans.** Ressonância magnética de uma paciente com histiocitose de células de Langerhans, que se manifestou inicialmente com amenorreia, galactorreia e diabetes insípido. A *seta* aponta para a haste hipofisária espessada. (Reproduzida, com autorização, de Purdy LP, Molitch ME. Sudden onset of diabetes insipidus in an adolescent. *Endocr Trends.* 1998;5:1-7.).

hipopituitarismo.[6] De modo geral, cerca de 25% dos pacientes que sobrevivem desenvolvem hipopituitarismo após lesão cerebral traumática grave, porém observa-se a ocorrência de dano significativo do hipotálamo, da haste hipofisária ou da adeno-hipófise em cerca de 85% dos casos fatais. A deficiência de ACTH (e, consequentemente, de cortisol) pode comportar risco de vida, de modo que é necessário proceder a um cuidadoso monitoramento dos níveis de cortisol durante as horas e dias após traumatismo cranioencefálico significativo.[7] O hipercortisolismo precisa ser tratado com doses de estresse de glicocorticoides (Capítulo 32). Entretanto, o hipopituitarismo não deve ser confundido com alterações endócrinas relacionadas com estresse prolongado.

IRRADIAÇÃO

A irradiação de todo o cérebro frequentemente provoca disfunção hipotalâmica, com consequentes anormalidades endócrinas e alterações do comportamento. A perda da função hipofisária é tão frequente que todos os pacientes que foram submetidos à irradiação das áreas hipofisária e hipotalâmica precisam ser monitorados de maneira periódica para detectar a anormalidade mais comum, que consiste em hiperprolactinemia, bem como hipopituitarismo, que ocorre particularmente quando a radioterapia é dirigida para a área do hipotálamo.[8] Entretanto, essas deficiências podem surgir vários anos mais tarde, de modo que se recomenda a realização de exames anuais por até 20 anos. A irradiação estereotáxica com bisturi gama e a radioterapia de feixe externo de tumores hipofisários e outros tumores parasselares parecem estar associadas a um risco semelhante de hipopituitarismo subsequente.

Efeitos da doença hipotalâmica sobre a função hipofisária

A doença hipotalâmica pode causar tanto hiperfunção quanto hipofunção da hipófise, com graus variáveis de gravidade. Embora a doença grave possa causar deficiências absolutas dos vários hormônios, a doença mais leve pode produzir alterações mais sutis, como perda dos ciclos menstruais e amenorreia "hipotalâmica" subsequente (Capítulo 223). Além disso, esses defeitos hipotalâmicos podem estar inter-relacionados. Um fenômeno bastante comum é quando a hiperprolactinemia, em consequência de disfunção hipotalâmica, provoca hipogonadismo hipogonadotrópico, que pode ser revertido quando os níveis elevados de prolactina são normalizados. Com frequência, a RM não revela lesão estrutural, de modo que um defeito funcional está presumivelmente relacionado com alteração da regulação dos neurotransmissores.

HORMÔNIO DE CRESCIMENTO

A perda da secreção normal de GH constitui o defeito hormonal mais comum causado por doença hipotalâmica estrutural. Cerca de 75% dos pacientes com deficiência idiopática congênita de GH apresentam uma resposta normal ao GHRH exógeno, implicando, assim, que o problema esteja provavelmente relacionado com uma alteração da regulação hipotalâmica. Uma forma rara de deficiência de GH é causada por mutação no receptor de GHRH. A deficiência idiopática reversível de GH, que pode ser causada por cuidados e afeto inadequados dos pais, é denominada síndrome de privação emocional ou nanismo psicossocial (p. ex., doença inflamatória intestinal [Capítulo 132]). O distúrbio na regulação do GH é provavelmente causado por alterações psicogênicas no equilíbrio dos neurotransmissores necessários para a secreção normal de GHRH e de somatostatina. A restauração dos cuidados apropriados normaliza rapidamente a secreção de GH e o consequente crescimento. O tratamento de doenças sistêmicas que também podem diminuir a secreção de GH corrigirá a anormalidade do crescimento. O tratamento de crianças e adultos com deficiência de GH é discutido no Capítulo 211.

GONADOTROPINAS

Hipogonadismo hipotalâmico

O defeito primário no hipogonadismo hipotalâmico consiste na secreção diminuída de GnRH, com consequente comprometimento da secreção de gonadotropinas hipofisárias e da função gonadal.[9] A causa pode ser congênita ou adquirida. Dependendo da idade de início, essas condições podem se manifestar como desenvolvimento tardio ou perda da função gonadal no adulto. As deficiências hormonais podem limitar-se ao GnRH ou também podem acometer outros hormônios. A deficiência primária de GH constitui a causa mais comum; alguns casos são idiopáticos, porém podem ocorrer mutações no receptor de GnRH. O dano estrutural ao hipotálamo é a segunda causa mais comum, porém uma parte substancial desses defeitos é causada por hiperprolactinemia, e o processo é reversível se a hiperprolactinemia for corrigida.

Em crianças com distúrbios isolados do GnRH e das gonadotropinas, o crescimento e o desenvolvimento são normais até a puberdade, quando não ocorre o estirão do crescimento esperado. Cerca de 50% dos homens com deficiência de GnRH apresentam criptorquidia, provavelmente em consequência da ausência de gonadotropinas durante o desenvolvimento fetal. A lesão congênita mais comum que causa deficiência pré-puberal de GnRH é a síndrome de Kallmann, que afeta 50% dos indivíduos do sexo masculino e 37% dos indivíduos do sexo feminino com deficiência isolada de gonadotropinas (ver anteriormente). Em pacientes com deficiência de GnRH, a reposição de GnRH SC, a cada 2 horas, com bomba portátil aumenta rapidamente os níveis de FSH e de LH, de modo que ocorre normalização dos níveis de testosterona, com consequente espermatogênese normal. Abordagens semelhantes em mulheres restauram os ciclos ovulatórios em 80% dos casos. Nos homens, podem ser obtidos resultados comparáveis com a administração mais prática de gonadotropinas exógenas, 3 vezes/semana. Em pacientes com mutações do receptor de GnRH, a terapia com GnRH não tem sucesso. A reposição com testosterona isoladamente induz androgenização adequada, porém não aumenta o tamanho dos testículos nem leva à espermatogênese.

A perda adquirida da secreção previamente normal de GnRH em adultos pode ser causada por dano hipotalâmico estrutural (p. ex., tumor), alteração funcional sem lesão anatômica detectável ou hiperprolactinemia. A TC ou a RM estão indicadas para avaliar a possibilidade de doença estrutural. A maioria dos casos de hipogonadismo hipogonadotrópico ocorre em mulheres, particularmente relacionado com perda de peso, exercício físico excessivo com redução da gordura corporal, mesmo quando não há alteração do peso corporal, estresse psicogênico ou doença sistêmica; entretanto, são também observadas formas idiopáticas. Em geral, há perda da secreção pulsátil de gonadotropinas, porém a resposta das gonadotropinas à injeção de GnRH apresenta-se normal. O aumento do peso corporal e a redução do exercício podem restaurar a função gonadal normal. Além disso, a administração de leptina também pode restaurar a secreção pulsátil normal de gonadotropinas e a ovulação subsequente, confirmando, assim, que a leptina exerce uma influência mediadora fundamental sobre a função reprodutiva. A hiperprolactinemia que ocorre após a puberdade também pode diminuir o GnRH, bem como a secreção pulsátil de LH e de FSH, resultando, assim, em anovulação com oligomenorreia e amenorreia em mulheres e impotência e infertilidade nos homens.

Na forma idiopática, não ocorre resolução espontânea. O tratamento da amenorreia hipogonadotrópica funcional idiopática concentra-se na restauração de um estado estrogênico normal para promover bem-estar, evitar o desenvolvimento de osteoporose e facilitar a ovulação.[10] Os dois primeiros objetivos podem ser alcançados com o uso cíclico de estrogênio e progesterona (Capítulo 223), enquanto o último pode exigir terapia com clomifeno, GnRH ou gonadotropinas. Nos homens, é possível alcançar metas semelhantes com testosterona, GnRH ou gonadotropinas.

Hipergonadismo hipotalâmico (puberdade precoce)

A puberdade precoce é definida quando o início da puberdade ocorre antes dos 8 anos nas meninas ou 9 anos nos meninos. A puberdade precoce central (dependente de GnRH) caracteriza-se por alterações hormonais semelhantes às que ocorrem na época da puberdade normal – isto é, aumento da liberação pulsátil de LH, aumento da resposta das gonadotropinas ao GnRH e aumento da secreção de esteroides gonadais. A pseudopuberdade precoce resulta de causas periféricas (gonadais ou suprarrenais).

A base molecular da puberdade precoce não está bem definida. Alguns pacientes apresentam mutações ativadoras de *KISS1* e *KISSR1*, e mutação de perda de função na proteína do dedo anular macorina 3 (MKRN3) também pode resultar em puberdade precoce.[11] A puberdade precoce dependente de GnRH pode estar relacionada com a ativação prematura do gerador de pulsos de GnRH por várias lesões, ou também pode ser idiopática.

Apenas cerca de 10% dos casos de puberdade precoce central ocorrem em meninos; todavia, esses pacientes frequentemente apresentam causas subjacentes mais graves. Por exemplo, os hamartomas hipotalâmicos representam cerca de 40% dos casos de puberdade precoce central dependente de GnRH em meninos, 30% são causados por lesões do sistema nervoso central, a doença familiar representa cerca de 25% dos casos, e o restante consiste em casos idiopáticos. O quadro é muito diferente em meninas, nas quais os hamartomas hipotalâmicos representam apenas cerca de 15% dos casos, outras lesões do sistema nervoso central, 14%, e síndrome de McCune-Albright (displasia fibrosa poliostótica [Capítulo 218]), 6%, enquanto o restante, ou seja, 65%, consiste em casos idiopáticos.

O tratamento da puberdade precoce central dependente de GnRH ressalta a necessidade de remoção cirúrgica do tumor ou tratamento clínico com análogo do GnRH de ação longa, na forma de injeções mensais ou implantes anuais. Quando o tratamento é interrompido por ocasião da puberdade normal, ocorre elevação dos níveis de esteroides sexuais, aparecem novamente as características sexuais secundárias, o crescimento é acelerado e os ciclos menstruais regulares aparecem de maneira espontânea.

PROLACTINA

Hiperprolactinemia hipotalâmica

As lesões estruturais ou infiltrativas do hipotálamo podem diminuir a quantidade de dopamina que chega aos lactotrofos, com consequente desenvolvimento de hiperprolactinemia modesta (habitualmente < 100 ng/mℓ).[12] Um adenoma hipofisário não secretor com acentuada extensão suprasselar pode causar elevação dos níveis de prolactina, e essa condição precisa ser diferenciada de um adenoma secretor de prolactina, que habitualmente aumenta 5 a 50 vezes os níveis de prolactina. Em pacientes com tumores muito grandes, o nível de prolactina deve ser medido sem diluição e em uma diluição de 1:100 para evitar achados espúrios. Diversos medicamentos, particularmente agentes antipsicóticos, podem causar hiperprolactinemia, principalmente ao interferir nas catecolaminas centrais.

HORMÔNIO TIREOESTIMULANTE

O hipotireoidismo hipotalâmico (Capítulo 213) é causado por uma lesão central que compromete a secreção de TRH, habitualmente em associação com perda de outros hormônios.[13] É consideravelmente menos comum do que as deficiências hipotalâmicas de GH e das gonadotropinas. As causas moleculares do hipotireoidismo central incluem mutações no receptor de TRH e no gene do TSH beta, que codifica a betaglicoproteína do TSH. Nesses pacientes, o TSH é menos ativo biologicamente do que o normal, de modo que ele não se liga tão bem ao receptor de TSH.

O rastreamento pré-natal com TSH apenas (conforme realizado em partes dos EUA e na Inglaterra) não detecta crianças em um momento suficientemente precoce para evitar sequelas neuropsiquiátricas do hipotireoidismo. O rastreamento com T_4 e TSH, como é realizado na Holanda, tem a capacidade de diagnosticar essas crianças precocemente e, talvez, identificar outros recém-nascidos com deficiências hipofisárias potencialmente fatais.

O tratamento consiste em levotiroxina (Capítulo 213), e os pacientes devem ser monitorados com determinação dos níveis de tiroxina livre (T_4), e não dos níveis de TSH.

HORMÔNIO ADRENOCORTICOTRÓFICO

As lesões do hipotálamo raramente causam deficiência de ACTH. A deficiência de ACTH pode constituir uma anormalidade isolada ou pode ser acompanhada de deficiência de outros hormônios hipofisários. A causa mais comum consiste em supressão por glicocorticoides exógenos ou endógenos, porém traumatismo cranioencefálico ou distúrbio hipofisário autoimune também podem causar deficiência de ACTH. Indica-se o tratamento com glicocorticoides, mas não com mineralocorticoides.

Efeitos da doença hipotalâmica sobre outras funções neurometabólicas

Outras funções que são reguladas, pelo menos em parte, pelo hipotálamo incluem ingestão de alimentos, metabolismo dos carboidratos, controle da temperatura, sono e comportamento.

ALTERAÇÕES NA INGESTÃO DE ALIMENTO

Obesidade hipotalâmica

A destruição da parte mediobasal do hipotálamo pode suprimir o fenômeno da saciedade, resultando em hiperfagia e obesidade hipotalâmica.[14] Em razão da localização das lesões, a coexistência de hipopituitarismo e diabetes insípido é frequente. Não há provas de que a obesidade observada em raros pacientes com síndromes de Prader-Willi (Capítulo 220) e de Laurence-Moon-Biedl-Bardet (Capítulo 220) seja causada por disfunção hipotalâmica.

Anorexia hipotalâmica

Lesões bilaterais muito raras da parte lateral do hipotálamo destroem as fibras dopaminérgicas nigroestriatais que passam por essa área, provocam supressão do apetite, aumentam a renovação da norepinefrina periférica e elevam o metabolismo. Por outro lado, as alterações hormonais observadas em pacientes com anorexia nervosa (Capítulo 206) resultam da perda de peso, e não há evidências de que haja um distúrbio hipotalâmico primário preexistente.

HIPERGLICEMIA

A resposta do hipotálamo ao estresse pode liberar GH, ACTH e prolactina, que estimulam, por sua vez, a gliconeogênese, a lipólise e a resistência à insulina, com consequente elevação dos níveis de glicemia. Essa resposta hipotalâmica também ativa o sistema nervoso simpático, que libera catecolaminas que inibem a secreção de insulina e que estimulam a glicogenólise.

REGULAÇÃO DA TEMPERATURA

Embora o impulso relacionado com a temperatura corporal provenha de uma variedade de sinais de retroalimentação, esses sinais parecem convergir para um conjunto comum de neurônios na área pré-óptica do hipotálamo. O hipotálamo anterior e a área pré-óptica contêm neurônios sensíveis à temperatura, que respondem a mudanças internas da temperatura ao desencadear as respostas termorreguladoras necessárias para restaurar a temperatura constante. As medidas que dissipam o calor incluem vasodilatação cutânea, sudorese e respiração ofegante, enquanto as medidas que aumentam o calor corporal incluem aumento da produção de calor metabólico, tremores e vasoconstrição cutânea.

Raramente, pacientes com lesões hipotalâmicas anteriores desenvolvem hipotermia ou hipertermia paroxística ou sustentada, em decorrência da falha dessas atividades termorreguladoras. Alguns pacientes respondem aos medicamentos anticonvulsivantes, sugerindo, assim, que as alterações de temperatura sejam causadas por descargas semelhantes às crises convulsivas.

A poiquilotermia resulta da incapacidade de dissipar ou de gerar calor para manter a temperatura corporal constante quando há variações da temperatura ambiental. Essa condição resulta de lesões bilaterais do hipotálamo posterior e do mesencéfalo rostral, que são as áreas responsáveis pela integração final dos eferentes neurais termorreguladores. Os pacientes com essa condição não sentem desconforto com mudanças da temperatura e tipicamente não têm consciência de que têm esse problema. Dependendo da temperatura ambiente, apresentam hipotermia ou hipertermia potencialmente fatais.

REFERÊNCIAS BIBLIOGRÁFICAS

As referências bibliográficas, bem como os outros materiais suplementares deste livro, encontram-se no GEN-IO, nosso ambiente virtual de aprendizagem.

211 ADENO-HIPÓFISE

ROY E. WEISS

ANATOMIA E EMBRIOLOGIA

A hipófise está localizada na sela turca, que faz parte do osso esfenoide do crânio. Está fixada à base do encéfalo por um pedículo, conhecido como infundíbulo, e está contida em uma cápsula contínua com a duramáter, de modo que, tecnicamente, ela se localiza fora da barreira hematencefálica. A glândula em si é constituída de duas partes: a adeno-hipófise (hipófise anterior) e a neuro-hipófise (hipófise posterior). A adeno-hipófise apresenta três componentes anatômicos: a parte distal (onde estão situadas as células que secretam hormônios); a parte tuberal (que envolve o infundíbulo); e, nas crianças, uma terceira estrutura entre as duas, conhecida como parte intermédia, que essencialmente está ausente na idade adulta. O infundíbulo tem fibras neurais diretas, que se conectam com a neuro-hipófise, e, em uma rede de vasos sanguíneos, comunica-se com a adeno-hipófise. A borda inferior da hipófise repousa sobre o assoalho da sela turca, enquanto a borda superior está localizada imediatamente sob o quiasma óptico. O crescimento da hipófise em direção inferior pode levar à erosão do assoalho da sela turca e à invasão do esfenoide e do seio esfenoidal, enquanto o seio cavernoso e as artérias carótidas são encontrados lateralmente. O crescimento superior anormal da hipófise explica os problemas visuais observados quando ocorre aumento da hipófise em consequência de tumor, sangramento ou infiltração.

É necessário ter compreensão do suprimento vascular e da drenagem da hipófise para o diagnóstico e o tratamento das doenças hipofisárias (Figura 211.1). As artérias hipofisárias superior e inferior fornecem o principal suprimento arterial para a adeno-hipófise e a neuro-hipófise, respectivamente. Esses vasos são ramos das artérias carótidas internas. A artéria hipofisária superior forma o plexo primário do sistema porta-hipofisário na origem do infundíbulo. O sangue proveniente desse plexo flui para os vasos porta. A parte distal recebe uma quantidade muito pequena de sangue da artéria carótida interna e, por outro lado, é irrigada principalmente pelo sistema venoso – longas veias porta do plexo e da neuro-hipófise por meio de vasos porta curtos. Essa anatomia possibilita a exposição da parte distal aos hormônios do hipotálamo, da neuro-hipófise e da circulação sanguínea geral. A falta de suprimento arterial direto da parte distal a torna vulnerável à isquemia em consequência de hipovolemia e hipotensão. A drenagem venosa da adeno-hipófise ocorre pelas veias hipofisárias e a da neuro-hipófise pelas veias porta curtas e veias hipofisárias para o seio cavernoso. O seio cavernoso drena nos seios petrosos inferiores e, em seguida, na veia jugular interna. Com frequência, a lateralização (tumor do lado esquerdo ou direito) de um pequeno tumor secretor da adeno-hipófise pode ser detectada pela medição das concentrações dos hormônios no sangue dos seios petrosos inferiores.

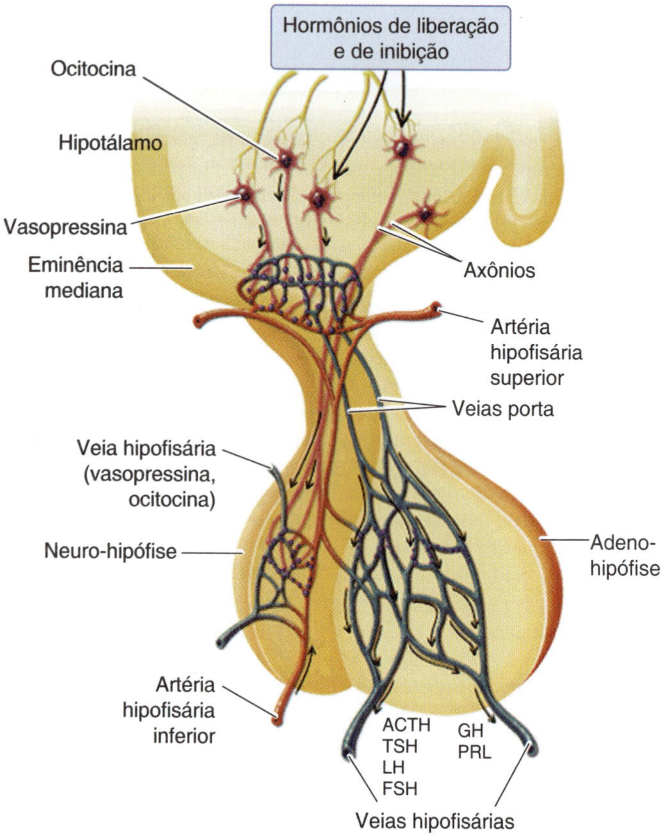

FIGURA 211.1 **As relações estruturais-funcionais, humorais, endócrinas e neuroendócrinas na unidade hipotálamo-hipófise enfatizam a interdependência singular e íntima das estruturas neurais e da secreção hormonal com a circulação.** Os corpos dos neurônios de ocitocina e de vasopressina no hipotálamo emitem axônios através da haste hipofisária, que terminam na neuro-hipófise, onde liberam ocitocina e vasopressina nos vasos sanguíneos da neuro-hipófise. Os neurônios hipotalâmicos que produzem o hormônio de liberação do hormônio de crescimento, o hormônio de liberação da corticotrofina, tireotrofina, gonadotrofina etc., enviam seus axônios por meio da eminência mediana para terminar na circulação porta hipofisária, onde liberam seus hormônios. Essa rede de vasos sanguíneos está localizada na eminência mediana, que circunda a haste hipofisária e penetra no lobo anterior da hipófise. Esses neuro-hormônios hipotalâmicos estimulam as células responsivas da adeno-hipófise para secretar o hormônio de crescimento (GH), o hormônio adrenocorticotrófico (ACTH), o hormônio tireoestimulante (TSH), o hormônio luteinizante (LH) e o hormônio foliculoestimulante (FSH), respectivamente. Os neurônios dopaminérgicos que alcançam a eminência mediana são responsáveis pela inibição tônica da secreção de prolactina (PRL) pela adeno-hipófise, enquanto a somatostatina liberada pelos neurônios somatostatinérgicos inibe a liberação de GH e de TRH. (De Melmed S. *The Pituitary*. 3rd ed. London: Elsevier; 2011.)

EXAME DE IMAGEM DA HIPÓFISE

A indicação de exame de imagem da hipófise baseia-se habitualmente na anamnese, no exame físico e na avaliação laboratorial do paciente. Há suspeita de lesão na hipófise quando existem evidências de secreção excessiva ou deficiente de um ou mais dos hormônios hipofisários ou de distúrbio visual compatível com ruptura do quiasma óptico. Todavia, em certas ocasiões, não há suspeita de qualquer anormalidade prévia da hipófise ou hormonal; entretanto, o exame de imagem é obtido por outra razão (p. ex., acidente de veículo motorizado, cefaleia ou efeito expansivo intracerebral não hipofisário), de modo que a identificação de microadenoma hipofisário ou de sela vazia constituem um achado incidental. Esses achados são designados como "incidentalomas", cuja detecção clínica não teria sido de outro modo feita, visto que são silenciosos ou subclínicos.[2]

A ressonância magnética (RM) é o método radiológico preferido para a definição anatômica da hipófise e suas estruturas adjacentes.[3] A hipófise normal mede menos de 1 cm de altura, e um tumor pequeno (microadenoma) pode medir apenas 1 mm, de modo que é necessário que a imagem seja de alta qualidade. As imagens sagital e coronal são as de maior utilidade (Figura 211.2). A qualidade e a resolução de uma imagem dependem (1) da espessura dos cortes obtidos, geralmente de 2 mm; (2) da granulação da imagem, que está relacionada com a força do campo magnético; e (3) do tempo de aquisição. Quanto mais longo o tempo de aquisição, melhor a qualidade da imagem, porém maior a probabilidade de ser influenciada pelo artefato de movimento.

As imagens da RM são habitualmente obtidas como imagens ponderadas em T1 ou T2. T1 (tempo de relaxamento longitudinal) é o tempo que os prótons levam para se realinhar no tecido quando estimulados pela ruptura do campo magnético por uma radiofrequência externa. T2 (tempo de relaxamento transversal) é quando os prótons saem da fase entre si. Diferentes tecidos apresentam propriedades distintas com T1 ou T2. Por exemplo, o líquido cerebrospinal é de cor preta em imagens ponderadas em T1 e é branco nas imagens T2. Para realçar as imagens, pode-se administrar meio de contraste intravenoso como *bolus* e, em seguida, obter diretamente a imagem, visto que a hipófise normal geralmente tem maior realce do que os tumores. Quando o uso de um agente de contraste não é recomendado, as imagens ponderadas em T2 podem ser úteis para diferenciar a hipófise normal de um tumor (Figura 211.3).

O exame de imagem funcional da hipófise ainda está em fase de desenvolvimento e não é recomendado como ferramenta radiológica de rotina. Entretanto, existem várias modalidades de grande utilidade quando um tumor secreta ativamente um hormônio. Essas modalidades incluem tomografia por emissão de pósitrons (PET), tomografia computadorizada por emissão de fóton único (SPECT) e espectroscopia por ressonância magnética (ERM). A PET baseia-se na utilização de glicose pelo tumor (^{18}F-fluorodesoxiglicose, FDG) ou de metionina (^{11}C L-metionina) marcadas radioativamente, combinada com TC simultânea para criar uma imagem tridimensional do local onde a captação isotópica está em relação aos pontos de referência anatômicos. A ERM possibilita a análise espectral acoplada com a RM para identificar alterações nos picos de N-acetilaspartato com o uso de ^{1}H.

REGULAÇÃO DO EIXO HIPOFISÁRIO

Tendo em vista os numerosos efeitos que os hormônios da hipófise exercem sobre a fisiologia e o metabolismo de todo o corpo, o controle complexo da secreção hormonal é regulado por múltiplas alças de retroalimentação e outros estímulos provenientes do hipotálamo ou de centros superiores no encéfalo ou do meio ambiente. Os hormônios hipofisários são

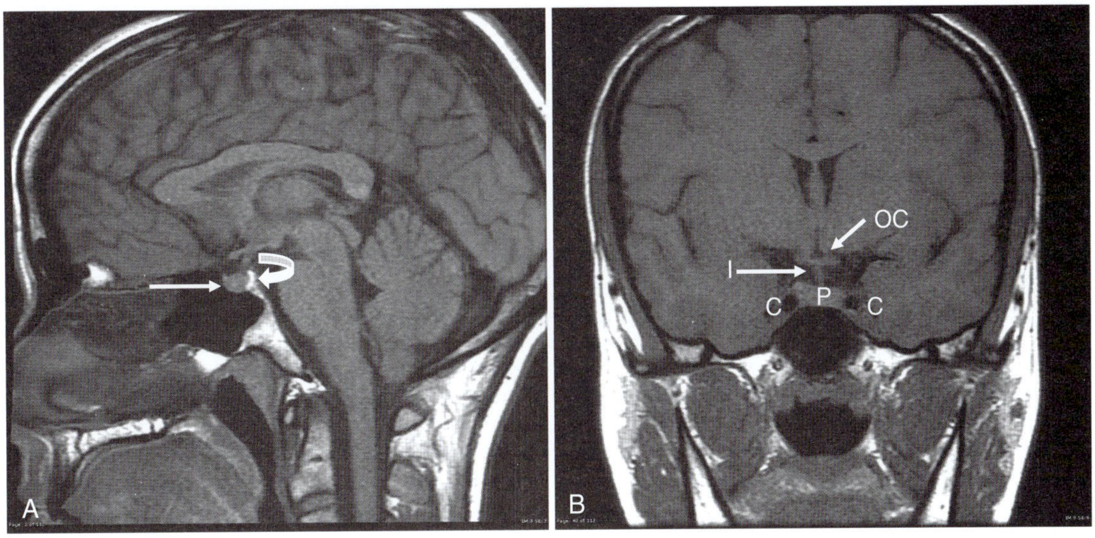

FIGURA 211.2 **Imagem de ressonância magnética da hipófise normal. A.** Imagem sagital pós-contraste. Adeno-hipófise (*seta longa*) e neuro-hipófise (*seta curva*) normais. **B.** A imagem coronal pós-contraste mostra a glândula (P) e a haste (I) com realce homogêneo. Observe as artérias carótidas (C), facilmente visualizadas pelo seu fluxo. O quiasma óptico (OC) é o nervo craniano dentro dos seios cavernosos.

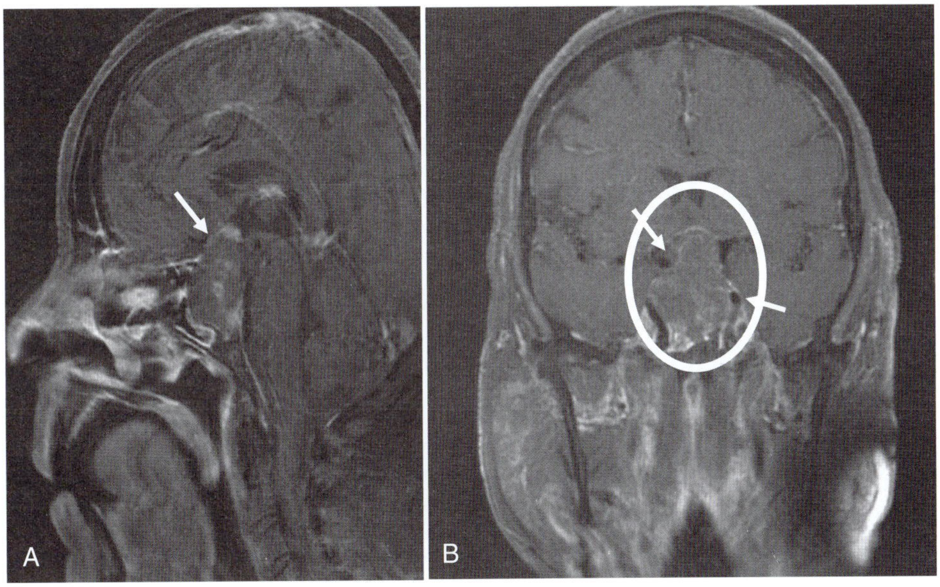

FIGURA 211.3 **Imagem de ressonância magnética de um grande macroadenoma hipofisário. A.** Imagem sagital pós-contraste. Observe a extensão do tumor (*seta*) abaixo e acima da sela turca. **B.** Imagem coronal pós-contraste. O grande tumor está dentro do círculo, com deslocamento das artérias carótidas (*seta*), erosão do assoalho da sela turca e extensão nos seios.

regulados e secretados com variação diurna altamente reproduzível e com secreção episódica superposta ao longo do dia e da noite, influenciados pelo sono e pela vigília (Capítulo 210). Por conseguinte, a medição dos níveis hormonais precisa levar em consideração a secreção episódica dos hormônios, e um único momento isolado no tempo pode não refletir a atividade global do eixo. Por exemplo, o estresse e a dor (embora mínima) da própria flebotomia podem ser suficientes para causar aumento nos níveis de prolactina e de cortisol.

Um exemplo de regulação do eixo é a liberação de hormônio tireoidiano pela glândula tireoide, sob controle do TSH secretado pelos tireotrofos da hipófise. Quanto mais o TSH estimula os receptores de TSH nas células da tireoide (tireócitos), maior é a liberação de hormônio tireoidiano. Em seguida, o hormônio tireoidiano exerce um efeito de retroalimentação sobre a hipófise para infrarregular a secreção de TSH, o que, por sua vez, interrompe a liberação de hormônio tireoidiano pelos tireócitos. Sobreposto a esse processo está o hipotálamo, que secreta TRH (hormônio de liberação da tireotropina) e que estimula a liberação de TSH. Entretanto, o hormônio tireoidiano também exerce um efeito de retroalimentação sobre o hipotálamo e, independentemente do TSH, interrompe a secreção de TRH. Por conseguinte, os tireotrofos da hipófise precisam integrar a estimulação positiva do TRH e, ao mesmo tempo, a inibição pelos níveis de hormônio tireoidiano para modular o nível de liberação de TSH. A história ainda não está completa, visto que a dopamina e outros neurotransmissores dos centros no encéfalo, acima do hipotálamo, podem estimular e inibir o TRH, proporcionando, assim, um nível adicional de controle sobre a secreção do hormônio tireoidiano. Mecanismos de controle por retroalimentação semelhantes, de múltiplos níveis, podem ser descritos para o cortisol da glândula suprarrenal, bem como para outros hormônios hipofisários, como as gonadotropinas, a prolactina e o hormônio de crescimento. É fundamental compreender a base da regulação do eixo hipotálamo-hipófise-glândula endócrina-alvo para estabelecer o diagnóstico de anormalidades em níveis específicos do eixo, com base na interpretação de testes de estimulação e supressão utilizados clinicamente na avaliação dos eixos hipofisários.

HIPOPITUITARISMO

BIOPATOLOGIA

O hipopituitarismo é uma condição em que há deficiência de um ou mais hormônios hipofisários.[4] A prevalência situa-se entre 290 e 455 casos por milhão, com incidência de 42 casos por milhão por ano. É conveniente classificar o hipopituitarismo em duas categorias principais: o hipopituitarismo congênito (com causas genéticas conhecidas e desconhecidas) e o hipopituitarismo adquirido (Tabela 211.1). Embora os

Tabela 211.1 Causas congênitas e adquiridas de hipopituitarismo.

DEFEITOS EMBRIOPÁTICOS CONGÊNITOS
Anencefalia
Defeitos da linha média: displasia septo-óptica, encefalocele basal, lábio leporino e fenda palatina
Aplasia hipofisária
Síndrome de Kallmann (defeito do GnRH[a] com a anosmia)
DEFEITOS ADQUIRIDOS
Tumores: adenomas hipofisários, craniofaringiomas, disgerminomas, meningiomas, gliomas, tumores metastáticos, hamartomas, cistos da bolsa de Rathke
Irradiação
Traumatismo: cirurgia, traumatismo contuso externo
Síndrome da sela vazia
Vasculares
Apoplexia hipofisária
Síndrome de Sheehan
Aneurisma da carótida interna
Vasculite
Hemorragia subaracnóidea
Doenças inflamatórias e infiltrativas
Sarcoidose
Histiocitose de células de Langerhans (histiocitose X, granuloma eosinofílico)
Tuberculose, sífilis
Meningite
Hipofisite linfocítica, infundíbulo-hipofisite
Defeitos metabólicos
Hemocromatose
Amiloidose
Doença crítica
Desnutrição
Anorexia nervosa
Privação psicossocial
Idiopático

GnRH = hormônio de liberação das gonadotropinas.
[a]N.R.T.: o GnRH também é conhecido como LHRH.

tipos congênitos possam envolver a deficiência de um único ou de vários hormônios hipofisários, os tipos adquiridos de hipopituitarismo habitualmente envolvem mais de um dos hormônios hipofisários simultaneamente. O pan-hipopituitarismo refere-se a um defeito em todos os hormônios hipofisários. Além dos defeitos congênitos e adquiridos, o hipopituitarismo pode resultar de um distúrbio hipotalâmico. As manifestações clínicas do diabetes insípido e do hipopituitarismo habitualmente sugerem defeitos hipotalâmicos e hipofisários combinados. Além disso, a hiperprolactinemia sugere uma interrupção da inibição dopaminérgica hipotalâmica da prolactina e pode resultar de defeitos hipotalâmicos.

Os defeitos congênitos são habitualmente observados logo após o nascimento, quando as consequências da ausência de um hormônio hipofisário tornam-se evidentes, em decorrência de retardo do crescimento ou falha de desenvolvimento. O hipopituitarismo adquirido manifesta-se habitualmente mais cedo em mulheres em idade reprodutiva, visto que qualquer perturbação no ambiente hipotalâmico-hipofisário provavelmente resultará em anormalidade nos ciclos menstruais. A menstruação normal exige a coordenação de múltiplos hormônios, que são muito sensíveis a alterações dos hormônios hipofisários. Os homens de todas as idades e as mulheres na pós-menopausa habitualmente apresentam hipopituitarismo por vários anos antes do estabelecimento do diagnóstico. Nesses pacientes, os sintomas podem ser indefinidos e não percebidos durante muitos anos após o início do hipopituitarismo.

Nos parágrafos que se seguem, pode-se encontrar uma descrição clínica da deficiência de cada hormônio. Embora a deficiência de hormônio de crescimento possa ocorrer em até 60% dos pacientes com hipopituitarismo, em um adulto, essa deficiência não tende a causar os mesmos sintomas notáveis, em comparação com a baixa estatura observada em crianças. Na deficiência de múltiplos hormônios, as manifestações na idade adulta podem ser sutis, como alterações cutâneas, diminuição da função sexual, redução da massa muscular e aumento da massa adiposa.

Foram relatados defeitos genéticos em todos os níveis do eixo hipotálamo-hipófise, incluindo defeitos nos fatores hipotalâmicos, nos receptores dos fatores hipotalâmicos e nos genes dos hormônios hipofisários. Esses pacientes apresentam deficiência congênita de uma função específica da hipófise e manifestam defeitos do crescimento de início precoce, puberdade tardia ou hipotireoidismo. Os defeitos nos genes que codificam o hormônio específico quase sempre resultam em baixa concentração sérica desse hormônio, e fatores como os genes *PIT1* e *PROP1* podem comprometer a diferenciação celular da hipófise. Além disso, o receptor de hormônios hipofisários nas respectivas glândulas pode estar defeituoso, resultando, assim, em resistência à ação dos hormônios hipofisários. Por fim, defeitos genéticos no gene que codifica o hormônio ou seu receptor podem causar deficiência hormonal profunda.

Os defeitos adquiridos, como tumor, especificamente macroadenoma na sela turca, constituem a causa mais comum de hipopituitarismo. O aumento do tumor dentro dos limites da sela turca pode comprimir as células hipofisárias normais, com consequente falha de sua função. A irradiação da hipófise, o infarto hipofisário, a lesão cirúrgica e a doença infiltrativa podem comprometer o funcionamento normal da hipófise. Além do dano estrutural às células, pode ocorrer disfunção na presença de desnutrição, doença crítica e transtornos psiquiátricos.

O diagnóstico de hipopituitarismo em pacientes com massas hipofisárias secretoras ou não secretoras envolve habitualmente uma combinação de exames de sangue estáticos e de estimulação (Tabela 211.2). Embora se disponha de múltiplos testes, cada um deles tem suas vantagens e desvantagens, e a escolha do exame pode depender da idade do paciente e do contexto clínico. Algumas vezes, podem ser realizados múltiplos exames caso os resultados de um deles sejam equivocados. O tratamento consiste em reposição dos hormônios deficientes (Tabela 211.3).[5]

Hipofisite

A inflamação da hipófise é conhecida como hipofisite e pode ser clinicamente classificada como hipofisite primária, quando a inflamação isolada da hipófise não está associada a outras condições inflamatórias, infecções ou uso de medicamentos. Do ponto de vista histológico, a hipofisite linfocítica é a forma mais comum e acomete as mulheres com frequência três vezes maior, normalmente na quarta década de vida. Antigamente, acreditava-se que a hipofisite inflamatória linfocítica estivesse predominantemente relacionada com o final da gestação ou os primeiros meses após o parto; entretanto, foram descritos raros casos em homens e mulheres. Os outros tipos histológicos, a hipofisite granulomatosa e xantomatosa, não estão associados à gravidez, embora sejam mais comuns em mulheres. A forma menos comum, a hipofisite plasmocítica ou relacionada à IgG4, ocorre em homens, em uma razão de 2:1, e manifesta-se em geral na sétima década de vida. Além disso, os casos de hipofisite relacionados com IgG4 habitualmente apresentam comprometimento de outros órgãos. A etiologia de qualquer uma das formas de hipofisite não é conhecida, e ainda é necessário identificar claramente um autoantígeno na hipófise.[6]

Os pacientes com hipofisite habitualmente apresentam cefaleias e múltiplas deficiências de hormônios da adeno-hipófise. O diabetes insípido (Capítulo 212) é relatado em metade dos pacientes, e a maioria apresenta hiperprolactinemia leve associada. Tipicamente, o diagnóstico não pode ser confirmado apenas por exames de imagem. A RM não é capaz de diferenciar de modo confiável a hipofisite de um adenoma hipofisário; entretanto, a hipofisite habitualmente provoca aumento difuso da hipófise, com tamanho normal da sela turca e espessamento da haste na linha média. O diagnóstico pode ser estabelecido com base nas características radiológicas e clínicas durante ou imediatamente após uma gravidez ou se houver uma história próxima de uso de agentes anti-CTLA-4 vários meses antes do aparecimento dos sintomas (cefaleias e fraqueza). Entretanto, o diagnóstico definitivo é habitualmente estabelecido por biopsia. A cirurgia pode estar indicada quando houver necessidade de biopsia para o diagnóstico, quando a história não estiver bem definida, ou se houver um efeito expansivo. É obrigatório efetuar uma cuidadosa prova de função hipofisária, mesmo em pacientes que não se submetem à cirurgia, visto que eles podem, de outro modo, morrer em consequência de insuficiência adrenocortical não diagnosticada. O prognóstico não está bem definido; todavia, em certas ocasiões, pode ocorrer resolução espontânea das anormalidades tanto estruturais quanto funcionais. Os glicocorticoides em doses fisiológicas podem ter efeito direto sobre a invasão dos linfócitos na hipofisite linfocítica, porém não foram realizados ensaios clínicos prospectivos sobre o tratamento dessa condição bastante rara.

Tabela 211.2 Testes para insuficiência hipofisária.

HORMÔNIO	TESTE	INTERPRETAÇÃO
Hormônio de crescimento (GH)	*Teste de tolerância à insulina:* administra-se insulina regular (0,05 a 0,15 U/kg) IV e são coletadas amostras de sangue aos –30, 0, 30, 45, 60 e 90 min para determinação da glicose e do GH	Se ocorrer hipoglicemia (glicose < 40 mg/dℓ), o GH deve aumentar para > 5 μg/ℓ*
	Teste com arginina-GHRH: bolus de 1 μg/kg de GHRH IV, seguido de infusão de 30 min de L-arginina (0,5 g/kg até 30 g)	A resposta normal consiste em GH > 4,1 μg/kg
	Teste com glucagon: 1 mg IM com determinação do GH aos 0, 60, 90, 120, 150 e 180 min	A resposta normal consiste em GH > 3 μg/kg
	Teste com arginina-L-DOPA: 500 mg de L-DOPA VO no início de infusão IV de 30 g de arginina em solução a 10% durante 30 min, com coleta de amostras de sangue aos 30, 60, 90, 120 min	A resposta normal consiste em GH > 1,5 μg/kg
Hormônio adrenocorticotrófico (ACTH)	*Teste de tolerância à insulina:* administra-se insulina regular (0,05 a 0,15 U/kg) IV e são coletadas amostras de sangue aos –30, 0, 30, 45, 60 e 90 min para determinação da glicose e do cortisol	Se ocorrer hipoglicemia (glicose < 40 mg/dℓ), o cortisol deve aumentar em > 7 μg/dℓ ou até > 20 μg/dℓ
	Teste do CRH: 1 μg/kg de CRH ovino IV às 8 h, com coleta de amostras de sangue aos 0, 15, 30, 60, 90 e 120 min para determinação do ACTH e do cortisol	Na maioria dos indivíduos normais, o nível basal de ACTH aumenta duas a quatro vezes e alcança um pico (20 a 100 pg/mℓ). A resposta do ACTH pode ser tardia em casos de disfunção hipotalâmica. Em geral, os níveis de cortisol alcançam 20 a 25 μg/dℓ
	Teste de estimulação com ACTH: $ACTH_{1\text{-}24}$ (cosintropina), 0,25 mg IM ou IV. Determinação do cortisol aos 0, 30 e 60 min	Uma resposta normal consiste em nível de cortisol > 18 μg/dℓ. Nos casos de suspeita de deficiência hipotalâmico-hipofisária, um teste com baixa dose (1 μg) pode ser mais sensível
Hormônio tireoestimulante (TSH)	*Provas de função da tireoide em condições basais:* T_4 livre, T_3 livre, TSH	Baixos níveis de hormônio tireoidiano livre na existência de níveis de TSH que não estão apropriadamente elevados
Hormônio luteinizante (LH), hormônio foliculoestimulante (FSH)	*Níveis basais de LH, FSH, testosterona, estrogênio*	Os níveis basais de LH e de FSH devem estar aumentados em mulheres na pós-menopausa. Baixos níveis de testosterona em associação a níveis baixos ou normais baixos de LH e de FSH são compatíveis com deficiência de gonadotropina

*Os valores são com ensaios policlonais. CRH = hormônio de liberação da corticotropina; GHRH = hormônio de liberação do hormônio de crescimento; IM = via intramuscular; IV = via intravenosa; VO = via oral; T_3 = tri-iodotironina; T_4 = tiroxina.

Tabela 211.3 Terapia de reposição hormonal no hipopituitarismo.*

EIXO HIPOFISÁRIO	REPOSIÇÃO HORMONAL
Hormônio de crescimento (GH)	Em crianças, GH (0,25 mg/kg) SC, diariamente. Nos adultos, GH (0,3 a 1,2 mg) SC diariamente. Titular a dose para alcançar níveis de IGF-1 na parte média a superior da faixa normal. As mulheres em uso de estrogênios orais necessitam de doses mais altas
Prolactina	Nenhuma
Hormônio adrenocorticotrófico-cortisol	Hidrocortisona (10 a 15 mg VO pela manhã; 5 a 10 mg VO à noite) ou prednisona (2,5 mg VO pela manhã; 2,5 mg VO à noite). A dose é ajustada com base nos achados clínicos. Dose de estresse: 50 a 75 mg de hidrocortisona IV a cada 8 h
Hormônio tireoestimulante-tireoide	L-tiroxina (0,075 a 0,15 mg) VO ao dia
Gonadotropinas-gônadas	O FSH e o LH (ou a hCG) podem ser utilizados para induzir ovulação em mulheres. A hCG isoladamente ou com FSH pode ser utilizada para induzir espermatogênese nos homens Em homens, enantato de testosterona (100 a 300 mg) IM, a cada 1 a 3 semanas, ou ciclopentilpropionato de testosterona (100 a 300 mg) IM, a cada 1 a 3 semanas. Podem ser utilizados discos transdérmicos de testosterona (5 mg/dia). Gel de testosterona, 5 a 10 g ao dia Em mulheres, estrogênios conjugados (0,625 a 1,25 mg) VO nos dias 1 a 25 de cada mês, associados a acetato de medroxiprogesterona (5 a 10 mg) VO nos dias 15 a 25 de cada mês. Podem ser também utilizados contraceptivos orais em baixa dose Dispõe-se também de discos transdérmicos contendo estrogênio
Neuro-hipófise	Desmopressina, 0,05 a 0,2 mℓ (5 a 20 μg) por via intranasal, 1 ou 2 vezes/dia, ou comprimidos (0,1 a 0,4 mg a cada 8 a 12 h) ou 0,5 mℓ (2 μg) SC

*A terapia de reposição é determinada pelos tipos de deficiências hormonais e pelas circunstâncias clínicas. Em cada caso, as preparações e as doses recomendadas são representativas, porém precisam ser ajustadas para cada paciente. Dispõe-se também de outras preparações hormonais. FSH = hormônio foliculoestimulante; GnRH = hormônio de liberação das gonadotropinas; hCG = gonadotropina coriônica humana; IGF-I = fator de crescimento semelhante à insulina I; IM = via intramuscular; LH = hormônio luteinizante; VO = via oral; SC = via subcutânea.

Apoplexia hipofisária

O comprometimento da hipófise pode ocorrer na forma de hemorragia, infarto ou ambos. Quando ocorre infarto hemorrágico abrupto e, algumas vezes, catastrófico na hipófise, a condição é definida como apoplexia. A constelação de cefaleia, vômitos, comprometimento visual e alteração da consciência com instabilidade hemodinâmica não é específica da apoplexia hipofisária, porém levanta a suspeita do diagnóstico (Tabela 211.4). Com frequência, essa apresentação dramática é o primeiro momento em que o paciente se torna consciente de um possível tumor hipofisário. Podem ocorrer hemorragia e infarto assintomáticos em um tumor hipofisário em 10 a 25% dos pacientes, porém a apoplexia verdadeira é observada em apenas 2 a 10% dos pacientes com tumores hipofisários.

A cefaleia, que constitui a queixa inicial mais comum, pode variar desde cefaleia retro-orbital até cefaleias temporais unilaterais ou bilaterais durante

Tabela 211.4 Sinais e sintomas de apoplexia hipofisária.

SINTOMA	INCIDÊNCIA
Cefaleia	95%
Vômitos	70%
Defeitos visuais:	
Defeito dos campos visuais	64%
Diminuição da acuidade visual	52%
Diplopia (NC III, IV, V e VI)	
Hemiplegia	Rara
Meningismo	Rara
Hipotensão (colapso cardiovascular)	95%

NC = nervos cranianos.

a fase aguda da apoplexia. Com a resolução do infarto hemorrágico, o paciente frequentemente apresenta hipopituitarismo.

Certas condições predispõem o paciente à apoplexia hipofisária (Tabela 211.5). Embora todos os tumores hipofisários corram risco de infarto hemorrágico, alguns tumores hipofisários funcionais podem exibir propensão particular, como aqueles na doença de Cushing ou na acromegalia. Quase 25% de todos os pacientes com apoplexia apresentam hipertensão inadequadamente tratada.

Os principais sintomas e consequências da apoplexia devem-se à pressão elevada existente nas paredes ósseas da sela turca, onde reside a hipófise. Um súbito aumento do conteúdo selar, em razão da existência de sangue e edema, resulta em elevação da pressão. A pressão elevada e a irritação meníngea são responsáveis pelos sintomas neurológicos descritos na Tabela 211.4, incluindo pressão elevada no seio cavernoso e paralisias de nervos cranianos, bem como hemianopsia bitemporal. O extravasamento de sangue no espaço subaracnóideo provoca irritação meníngea.

DIAGNÓSTICO

É necessário o reconhecimento imediato de pacientes que apresentam a tríade de cefaleia, vômitos e distúrbios visuais para evitar a ocorrência de morte ou comprometimento neurológico irreversível. A avaliação clínica do paciente deve começar com uma anamnese detalhada do paciente, se ele estiver consciente o suficiente, ou de um dos membros da família. Uma história de tumor hipofisário deve levantar a suspeita de apoplexia. Anormalidades mais sutis associadas à disfunção da hipófise (hiperfuncionamento da glândula tireoide, das glândulas suprarrenais ou das gônadas) podem ser úteis. A base para o diagnóstico consiste em uma avaliação radiológica de urgência. A RM com imagens ponderadas em T2 constitui o exame de escolha e deve ser realizada como emergência em todos os pacientes com sintomas visuais. A TC pode ser útil quando a RM não estiver disponível, ou sua realização não for possível. As medições de urgência da bioquímica do sangue podem ser úteis e incluem determinação dos eletrólitos, função renal, função hepática, hemograma completo com plaquetas e tempo de protrombina. Como mais de 80% dos pacientes apresentam disfunção endócrina, as medições de urgência da T_4 livre, do TSH, da prolactina e do cortisol aleatório podem ser úteis. As dosagens de outros hormônios hipofisários, como LH, FSH, estradiol ou testosterona, hormônio de crescimento e IGF-1 estão menos rapidamente disponíveis são menos úteis (e também menos importantes no diagnóstico e manejo iniciais do paciente). O exame do líquido cerebrospinal (LCS) habitualmente não é diagnóstico e não é necessário se o diagnóstico de apoplexia for definido. Entretanto, se houver sangramento no LCS em consequência de apoplexia, pode-se constatar a existência de hemácias (eritrócitos), bem como níveis elevados de proteína e xantocromia.

O diagnóstico diferencial de apoplexia hipofisária deve incluir outras condições que resultam nos sintomas de cefaleia, vômitos, distúrbios visuais e instabilidade hemodinâmica, como infecção (meningite [Capítulo 384]), trombose do seio cavernoso (Capítulo 385), enxaqueca (Capítulo 370), hemorragia de cistos da bolsa de Rathke (Capítulo 380) e hiperêmese gravídica (Capítulo 226). Cada uma dessas condições constitui em si uma emergência médica, que exige tratamento específico.

Tabela 211.5 Condições predisponentes associadas à apoplexia hipofisária.

Tumor hipofisário
- Macroadenoma hipofisário não funcionante
- Certos tumores funcionais

Hipertensão e/ou hipotensão

Cirurgia
- Cirurgia cardíaca (*bypass* coração-pulmão; enxerto de artéria coronária)
- Procedimentos ortopédicos importantes

Fármacos
- Cabergolina
- Bromocriptina
- Testes de estimulação endócrinos (estimulação do hormônio de liberação da tireotropina; teste de tolerância à insulina)
- Anticoagulantes
- Estrogênio

Traumatismo cranioencefálico

Gravidez e parto (quando ocorrem hemorragia significativa e hipovolemia, uma condição denominada síndrome de Sheehan)

Infecções
- Febre da dengue
- Hipofisite

Radioterapia

Diabetes melito, inadequadamente controlado

Anemia falciforme

TRATAMENTO E PROGNÓSTICO

O manejo inicial consiste em estabilização do estado hemodinâmico com *bolus* de NaCl 0,9% IV para manter a perfusão tecidual normal, geralmente acompanhado de glicocorticoides em altas doses por via parenteral (100 mg de hidrocortisona a cada 8 horas IV). Embora 80% dos pacientes tenham hipopituitarismo residual após a apoplexia (com ou sem descompressão cirúrgica), alguns pacientes não exibem evidências imediatas de hipopituitarismo. Além disso, foi relatada a ocorrência de apoplexia recorrente. Deve-se obter uma RM da hipófise a intervalos de 3 a 6 meses, até que a anatomia esteja estabilizada e, em seguida, uma vez por ano, durante 5 anos. Um mês após receber alta hospitalar, com recuperação do evento agudo, os pacientes devem repetir os exames endócrinos para determinar se o defeito endócrino persiste. A repetição dos exames confirmará se o paciente precisa manter a terapia de reposição hormonal durante toda a vida.

Síndrome da sela vazia

A síndrome da sela vazia é um diagnóstico radiológico, que se refere à observação da existência de LCS na sela turca, acompanhada de achatamento da hipófise (Figura 211.4). Em geral, é observada como achado incidental, quando uma RM ou uma TC de crânio é realizada, em virtude de problemas não relacionados com a hipófise. Pode ser primária ou adquirida quando um defeito no diafragma da sela possibilita a herniação da membrana aracnoide dentro da sela. Se a herniação já estiver presente há anos, ocorre aumento da sela turca, provavelmente em decorrência da exposição persistente à pressão intracraniana. A sela vazia primária é mais frequente em mulheres e pode ser acompanhada de hipertensão intracraniana benigna (Capítulos 180 e 370). A função hipofisária habitualmente está normal, porém cerca de 10% dos pacientes também apresentam hiperprolactinemia leve, provavelmente em razão do estiramento da haste hipofisária. Os pacientes com sela vazia adquirida podem fornecer uma história pregressa de infarto, cirurgia ou radiação da hipófise. Após o estabelecimento do diagnóstico de sela vazia, e se o paciente estiver assintomático, não há necessidade de determinar os níveis hormonais, a não ser que haja suspeita de alguma anormalidade clínica relacionada com a hipófise. Como a função hipofisária está habitualmente normal, não há necessidade de tratamento específico. Entretanto, se houver qualquer preocupação quanto à possibilidade de hipopituitarismo, deve-se efetuar uma investigação, conforme delineado anteriormente.

Outras causas de hipopituitarismo

Podem-se observar causas funcionais de deficiência da função hipofisária na desnutrição grave (Capítulo 203). Essa privação nutricional pode ocorrer em pacientes em estado crítico, que apresentam grave privação calórica, ou na anorexia nervosa (Capítulo 206). Em ambos os exemplos, existem provavelmente mecanismos centrais (hipotalâmicos e superiores) e mediadores moleculares (p. ex., caquexinas e fator de necrose tumoral), que inibem a liberação de hormônio hipofisário. Em geral, essa forma de hipopituitarismo é reversível quando a situação calórica melhora. A deposição e a infiltração de proteína amiloide na amiloidose (Capítulo 179) ou de ferro na hemocromatose (Capítulo 201) podem resultar em hipopituitarismo.

TUMORES HIPOFISÁRIOS

BIOPATOLOGIA

A proliferação clonal dos diferentes tipos de células na hipófise resulta em formação de tumores. Embora a base molecular dessa proliferação clonal não esteja bem elucidada, os tumores hipofisários são clinicamente classificados como "funcionantes", para indicar que eles produzem um ou mais hormônios em excesso, ou "não funcionantes", para indicar que eles não produzem hormônio em excesso no sangue.[7] Como os tumores funcionantes não apresentam, em sua maioria, um mecanismo de retroalimentação fisiológica apropriada em virtude de sua natureza oncológica,

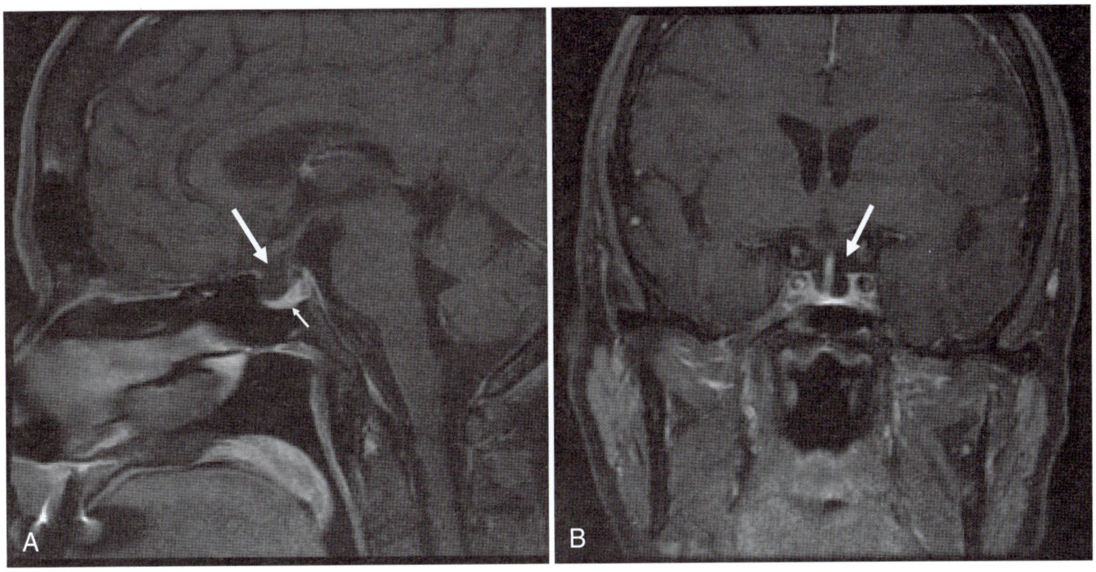

FIGURA 211.4 **Imagem de ressonância magnética de sela vazia. A.** Corte sagital após contraste. Observe o vazio na sela (*seta grande*) com compressão da hipófise normal contra a sela turca (*seta pequena e fina*). **B.** Corte coronal após contraste. A sela preenchida com líquido cerebrospinal aparece como vazia.

eles habitualmente secretam hormônio(s) em excesso, causando uma variedade de síndromes clínicas. Não raramente, a confirmação da natureza secretora do tumor hipofisário é feita por ocasião de sua remoção quando o cirurgião patologista, com base em dados de imunoquímica, demonstra a imunorreatividade de um ou mais hormônios no tumor. Entretanto, nem todos os tumores imuno-histoquimicamente positivos resultam em excesso dos níveis sanguíneos do hormônio. A razão exata disso não é conhecida, porém pode ocorrer quando um defeito no processamento intracelular do hormônio inibe sua liberação. No entanto, um tumor hipofisário funcionante é um diagnóstico clínico e baseado em testes provocativos, conforme discutido adiante. Os cinco tipos de células levam ao desenvolvimento de diferentes adenomas hipofisários. As prevalências relatadas diferem entre grandes séries cirúrgicas, que representam apenas pacientes submetidos à cirurgia, em vez de tratados clinicamente.

Os prolactinomas, que podem responder por até 50% dos tumores hipofisários, são provavelmente causados quando a proliferação do lactotrofo resulta em excesso de prolactina e ocorrência subsequente de galactorreia e hipogonadismo. Os somatotrofos, que produzem hormônio de crescimento; os corticotrofos, que produzem ACTH; e os gonadotrofos, que sintetizam LH e FSH, são, em seu conjunto, responsáveis por 10 a 20% dos adenomas. Os tumores não funcionantes, que causam principalmente efeito expansivo ou hipopituitarismo, respondem por 10 a 25%. O tamanho do tumor é habitualmente proporcional à quantidade de hormônio que ele produz quando ativo. Dependendo da gravidade da perturbação clínica provocada, certos tumores são habitualmente diagnosticados mais precocemente e, portanto, são, em geral, menores do que outros por ocasião do diagnóstico. Assim, por exemplo, os gonadotropinomas são habitualmente diagnosticados como macroadenomas, visto que os sintomas que eles produzem são, em geral, mais sutis do que aqueles dos tumores secretores de TSH, cujos sintomas aparecem precocemente, e os tumores são habitualmente menores no momento do diagnóstico. Além de sua classificação como funcionantes e não funcionantes, os tumores também são classificados pela sua anatomia, com base nos exames de imagem: os microadenomas têm menos de 10 mm de diâmetro, enquanto os macroadenomas medem mais de 10 mm de diâmetro (e, normalmente, com extensão extrasselar).

Os adenomas hipofisários são monoclonais e podem ser localmente invasivos, porém raramente são malignos. As mutações somáticas que causam a maioria dos tumores hipofisários permanecem desconhecidas, e o ambiente hormonal também pode afetar a velocidade de crescimento do tumor (p. ex., o crescimento de tumores secretores de ACTH após suprarrenalectomia bilateral, conforme observado na síndrome de Nelson).

São reconhecidos pelo menos seis tipos de predisposição hereditária ao desenvolvimento de tumores hipofisários (Tabela 211.6). Quando são identificados macroadenomas em crianças ou quando existe uma história familiar de adenomas hipofisários, justifica-se a realização de uma testagem genética (Tabela 211.6), de modo que se possa efetuar o monitoramento apropriado antes do aparecimento de sintomas no paciente.[8]

MANIFESTAÇÕES CLÍNICAS

As manifestações clínicas dos tumores hipofisários dependem, em grande parte, de serem ou não funcionais e de seu tamanho comprometer a função normal da hipófise, resultando, assim, em sintomas clínicos de hipopituitarismo.[9] Em geral, o diagnóstico de um tumor decorrente de excesso ou redução da secreção de hormônio representa maior desafio clínico. Historicamente, os tumores hipofisários têm sido diagnosticados com mais frequência em mulheres em idade reprodutiva, visto que até mesmo uma discreta perturbação do ambiente hormonal afeta as múltiplas interações hormonais necessárias para que o ciclo menstrual seja normal. Nos homens ou em mulheres na pós-menopausa, a ocorrência de perturbações leves dos níveis hormonais (excesso ou deficiência) habitualmente não é percebida durante vários anos. Mais recentemente, o diagnóstico de adenomas hipofisários é, em geral, um achado incidental em um exame de imagem

Tabela 211.6 Síndromes hereditárias de adenomas hipofisários.

SÍNDROME	TUMOR HIPOFISÁRIO	PATOGENIA MOLECULAR	MODO DE HERANÇA	OUTRAS MANIFESTAÇÕES
McCune Albright	F/NF	*Gsα SU*	Mutação somática	Disfunção ovariana, óssea e da tireoide
Neoplasias endócrinas múltiplas*	F (30% PRL)/NF	Menina (*MEN1*) e MEN4 (*CDKN1B*)	AD	Tumores de paratireoides e de pâncreas
Síndrome de adenoma hipofisário isolado familiar (AHIF)*	F/NF	Proteína de interação com o receptor de aril-hidrocarboneto (*AIP*)⁺	AD com penetrância variável	Nenhuma
Complexo de Carney (com ou sem PPNAD)	1/3 com Cushing	Subunidade reguladora da proteinoquinase A tipo 1A (*PRKARIA*)	AD	Mixomas atriais, pigmentação cutânea com manchas/schwannomas
Doença adrenocortical nodular pigmentada primária (PPNAD)	Cushing	Subunidade da succinato desidrogenase (*SDH*)	AD	Feocromocitomas, paragangliomas
Gigantismo infantil precoce	GH	*CD40LG, ARHGEF6, RBMX, GPR101*	Ligado ao X	Gigantismo

*Os tumores são geralmente mais agressivos e ocorrem em uma idade mais jovem. ⁺Cerca de 15% dos casos de AHIF e 50% dos casos de acromegalia familiar. AD = autossômico dominante; F = funcionante; GH = hormônio de crescimento; NF = não funcionante; PPNAD = doença adrenocortical nodular pigmentada primária; PRL = prolactina.

obtido por outras razões. Até mesmo uma avaliação endócrina cuidadosa de pacientes com tumores incidentais revela hiper ou hipossecreção de hormônios hipofisários em apenas uma pequena porcentagem, e esses tumores incidentais habitualmente não aumentam de tamanho com o passar do tempo.

Além dos efeitos hormonais, os motivos que levam à suspeita de tumor hipofisário consistem em cefaleias e anormalidades dos campos visuais. Foi relatado que 33 a 72% dos pacientes com lesão hipofisária apresentam cefaleia, uma porcentagem superior aos 22% de mulheres e 11% dos homens na população geral que se queixam de cefaleias (Capítulo 370). O efeito expansivo da dura-máter inervada é uma explicação para as cefaleias, porém é um desafio discernir quais são os pacientes que apresentam cefaleia em consequência de lesão hipofisária e quais apresentam uma causa não relacionada para a cefaleia. As cefaleias causadas por lesões hipofisárias são mais comuns em mulheres e em pacientes com cistos da bolsa de Rathke e apoplexia. O efeito expansivo do tumor também é responsável pelos problemas dos campos visuais temporais associados a macroadenomas que sofrem expansão na região suprasselar e exercem pressão contra o quiasma óptico. Os campos visuais superior e temporal são mais afetados, e o grave comprometimento dos campos visuais pode ser revelado na campimetria por confrontação. O grau de perda dos campos visuais depende de como a hipófise está fixada à sela turca, do modo de expansão e do grau de crescimento. Se houver qualquer evidência na RM de que o tumor esteja próximo ao quiasma ou exerça pressão, deve-se efetuar uma campimetria formal. Em geral, quanto mais cedo for iniciado o tratamento para descompressão do quiasma óptico (com cirurgia ou, em caso de prolactinoma que responda ao tratamento clínico, com medicação apropriada), maior é a probabilidade de restauração da visão; entretanto, pode-se observar uma melhora visual mesmo depois de meses de comprometimento dos campos visuais.

O diagnóstico dos adenomas hipofisários que secretam ativamente um hormônio baseia-se em testes provocativos (Tabela 211.7).

TRATAMENTO

Cirurgia

A cirurgia constitui o tratamento de primeira linha dos tumores hipofisários que exigem tratamento (Vídeo 211.1). A principal exceção é representada pelos prolactinomas (mesmo aqueles que são macroadenomas e resultam em cortes dos campos visuais, cefaleias e sinais de hipopituitarismo selecionado), para os quais a terapia clínica constitui a principal forma de tratamento. As indicações para cirurgia incluem descompressão dos efeitos expansivos, prevenção de maior expansão do tumor e normalização dos níveis hormonais. A via de acesso transesfenoidal endoscópica é o padrão para descompressão ou extirpação. A craniotomia subfrontal é reservada para tumores que exigem extensa exploração extrasselar. A cirurgia transesfenoidal é efetiva, com uma taxa de complicação inferior a 5% e taxa de mortalidade de 1% em centros especializados, porém as possíveis sequelas incluem sinusite, hemorragia, extravasamento de LCS, hipopituitarismo e lesão do nervo óptico. Cerca de 5% dos pacientes desenvolvem diabetes insípido transitório no pós-operatório, que raramente persiste. Cerca de 80 a 90% dos microadenomas e apenas 30 a 60% dos macroadenomas são curados completamente por meio de hipofisectomia transesfenoidal; todavia, a maioria dos outros pacientes apresenta considerável melhora em termos dos níveis hormonais. Mesmo após uma aparente cura cirúrgica, há recorrência de 10 a 20% dos tumores em vários anos, que se manifesta por hipersecreção dos hormônios, sendo a recorrência mais provável quando o tumor se estende no espaço suprasselar ou é fragmentado por ocasião de sua retirada.

Radioterapia

A irradiação (normalmente 45 Gy) pode ser administrada como terapia adjuvante após a cirurgia ou utilizada em combinação com a terapia clínica. A radioterapia estereotáxica com CyberKnife® pode fornecer a mesma dose total em um tratamento, como seria fornecida pela radioterapia de feixe externo tradicional durante 5 semanas. A terapia com o sistema CyberKnife® preserva as estruturas radiossensíveis críticas, porém a resposta pode levar

Tabela 211.7 Exames selecionados para hiperfunção hipofisária.

HORMÔNIO	EXAME	INTERPRETAÇÃO
Hormônio de crescimento (GH)	*IGF-1 basal*	A elevação dos níveis de IGF-1 é compatível com acromegalia, quando interpretada no contexto da idade e do estado nutricional
	Teste de supressão com glicose oral: após uma carga de glicose de 75 mg, o GH é determinado aos –30, 0, 30, 60, 90, 120 min	Deve ocorrer supressão do GH para < 1 μg/ℓ nos indivíduos normais com radioimunoensaios policlonais; < 0,4 μg/ℓ com ensaios monoclonais de dois sítios. O GH pode aumentar paradoxalmente na acromegalia
Prolactina	*Níveis basais de prolactina*	A elevação dos níveis de prolactina (> 200 μg/ℓ) é compatível com um prolactinoma. Quando os níveis de prolactina estão situados entre 20 e 200 μg/ℓ, devem-se considerar outras causas de hiperprolactinemia
Hormônio adrenocorticotrófico (ACTH)	*Determinação do cortisol livre na urina de 24 h*	A elevação dos níveis sugere síndrome de Cushing, porém também apresenta várias outras causas
	Cortisol salivar à meia-noite: dispõe-se de tubos especiais com chumaço de algodão para a coleta de saliva das 23 h à meia-noite	Nos indivíduos normais, o cortisol salivar à meia-noite é muito baixo, em virtude da variação diurna normal. Em pacientes com síndrome de Cushing, o cortisol salivar está elevado
	Teste de supressão com dexametasona à noite: administração de dexametasona (1 mg) VO à meia-noite, seguida de determinação dos níveis plasmáticos de cortisol às 8 h	Nos indivíduos normais, os níveis de cortisol pela manhã devem estar suprimidos para < 5 μg/dℓ. A obtenção de um teste normal exclui a possibilidade de síndrome de Cushing. Outros distúrbios podem resultar em ausência de supressão normal
	Teste com CRH: administração de CRH ovino (1 μg/kg) IV e coleta de amostras para determinação do ACTH e do cortisol aos –15, 0, 15, 30, 60, 90 e 120 min	Na doença de Cushing, habitualmente há um aumento de 50% nos níveis de ACTH e um aumento de 20% no cortisol. O adenoma suprarrenal está associado à supressão do ACTH. O ACTH ectópico está associado a níveis basais elevados de ACTH e cortisol, que não são afetados pelo CRH
	Cateterismo do seio petroso para ACTH: cateterismo do seio petroso inferior bilateralmente e comparação dos níveis plasmáticos de ACTH com amostras periféricas obtidas de modo simultâneo. O cateterismo pode ser efetuado juntamente com estimulação com CRH	Na doença de Cushing, a razão entre ACTH do seio petroso e ACTH da periferia é de pelo menos 2 em condições basais e de pelo menos 3 após a administração de CRH. Na existência de ACTH ectópico, a razão entre o seio petroso e os níveis periféricos é < 1,5
Hormônio tireoestimulante (TSH)	*Provas de função da tireoide em condições basais*	A observação de níveis normais ou elevados inapropriados de TSH na existência de níveis aumentados de hormônio tireoidiano livre é compatível com tumor produtor de TSH ou outras causas de secreção inapropriada de TSH
	Nível da subunidade α livre	Níveis elevados associados a níveis inapropriadamente elevados de TSH sugerem um tumor produtor de TSH
Hormônio foliculoestimulante (FSH), hormônio luteinizante (LH)	*FSH, LH e testosterona em condições basais*	Os níveis aumentados de LH e de testosterona em indivíduos do sexo masculino são compatíveis com tumores secretores de LH. A elevação do FSH e os níveis normais baixos de testosterona são sugestivos de tumor produtor de FSH se não houver insuficiência gonadal primária. Em indivíduos do sexo feminino, é difícil avaliar a secreção excessiva de hormônio, resultante de alterações que ocorrem durante o ciclo menstrual e na menopausa

CRH = hormônio de liberação da corticotropina; IGF = fator de crescimento semelhante à insulina; TRH = hormônio de liberação da tireotropina.

meses até vários anos.[10] A radioterapia com feixes de prótons pode ser realizada para as lesões intrasselares, porém não está amplamente disponível. A irradiação produz remissão completa e tem maior utilidade nos macroadenomas não funcionantes e em pacientes que apresentam algum tumor residual no pós-operatório ou tumor visível. Em geral, as complicações estão relacionadas com a dose e incluem hipopituitarismo parcial ou completo (50 a 70% dos pacientes), segundo os tumores no campo de irradiação (cerca de 2% dos pacientes no decorrer de um período de 20 anos), disfunção cognitiva, dano ao nervo óptico e acidente vascular encefálico. A radioterapia estereotáxica parece causar taxas de complicações semelhantes de hipopituitarismo, porém com menos frequência de acidente vascular encefálico em comparação com a radioterapia de feixe externo convencional.

Terapia clínica

A bromocriptina e a cabergolina, que são agonistas da dopamina, constituem atualmente os principais tratamentos para prolactinomas. Esses agentes diminuem o tamanho do tumor e induzem um rápido declínio dos níveis de prolactina. Além disso, podem tratar a acromegalia, porém a redução do tamanho do tumor e dos níveis de hormônio de crescimento é menos pronunciada que a dos prolactinomas e, em geral, atuam melhor se o tumor for secretor de prolactina, bem como de hormônio de crescimento. Os análogos da somatostatina (octreotida, lanreotida e pasireotida) – que suprimem a secreção de hormônio de crescimento, TSH e ACTH – podem ser utilizados no tratamento da acromegalia, síndrome de Cushing e tumores produtores de TSH. Outros medicamentos (cetoconazol, metirapona, etomidato ou mitotano) utilizados na doença de Cushing inibem a biossíntese de esteroides, porém esses agentes apresentam efeitos colaterais que afetam adversamente a adesão do paciente ao tratamento. Além disso, como não é possível controlar a maioria dos tumores com esses fármacos, eles são utilizados principalmente para reduzir os níveis pré-operatórios de cortisol ou como terapia adjuvante no pós-operatório.

Os efeitos hormonais dos tumores hipofisários funcionantes também podem ser tratados por meio de bloqueadores dos receptores. Por exemplo, o pegvisomanto, que é um análogo do hormônio de crescimento, liga-se competitivamente ao receptor do hormônio de crescimento e pode ser utilizado no tratamento da acromegalia. A mifepristona bloqueia a interação do cortisol com seu receptor e mostra-se útil no tratamento da síndrome de Cushing, especificamente no controle da glicose. Entretanto, esses fármacos não afetam o tamanho nem o crescimento do tumor, mas apenas o efeito biológico de seu hormônio nos tecidos periféricos.

HORMÔNIO DE CRESCIMENTO

BIOPATOLOGIA

O hormônio de crescimento é o principal regulador do crescimento dos ossos e de outros tecidos. O gene do hormônio de crescimento humano, juntamente com quatro outros genes relacionados, está localizado no *locus* do hormônio de crescimento no cromossomo 17, no qual, por meio de duplicação gênica, esses genes estão intercalados na mesma orientação transcricional. Os cinco genes não apenas exibem alto grau de identidade de sequência, como também existem como múltiplas isoformas com base no *splicing* variável. A variante expressa nos somatotrofos da hipófise dá origem a duas isoformas. O crescimento pode ocorrer no feto e no estado pós-natal inicial independentemente do hormônio de crescimento; entretanto, logo após o nascimento, esse hormônio passa a controlar o crescimento, e a sua deficiência resulta em nanismo.

Os efeitos metabólicos do hormônio de crescimento são diretos e por meio de interação com seus receptores teciduais, bem como mediados por um fator sérico secretado pelo fígado (somatomedina ou fator de crescimento semelhante à insulina-I [IGF-I]). Por sua vez, o IGF-I atua sobre uma variedade de tecidos para estimular o crescimento do corpo. O IGF-I também é produzido por uma variedade de tecidos, incluindo músculo liso, pele, pulmão, osso e cartilagem. Todavia, além da produção de IGF-I pelos vários tecidos, o hormônio de crescimento provoca hidrólise dos triglicerídeos no tecido adiposo. No músculo esquelético, o hormônio de crescimento aumenta a captação de aminoácidos e a retenção de nitrogênio, de modo semelhante ao que seria esperado no músculo em atividade. O hormônio de crescimento também estimula a glicogenólise e a gliconeogênese.

Deficiência de hormônio de crescimento

BIOPATOLOGIA

A deficiência de hormônio de crescimento em crianças pode resultar de defeitos hipotalâmicos na produção, na liberação ou na detecção do hormônio de liberação do hormônio de crescimento (GHRH). A deficiência também pode ser causada por qualquer distúrbio congênito do desenvolvimento da hipófise ou por defeitos do sistema nervoso central, como tumores (craniofaringioma, germinoma, ependimoma, adenoma hipofisário, meningioma, meduloblastoma, glioma, cisto da bolsa de Rathke e cisto aracnóideo). A ruptura pós-cirúrgica do eixo hipotálamo-hipófise, a ocorrência de traumatismo, a irradiação ou a infiltração também podem causar deficiência de hormônio de crescimento. A deficiência isolada desse hormônio, que constitui a forma mais comum de deficiência não familiar, é responsável pela maioria dos casos de hipopituitarismo em crianças. A deficiência de hormônio de crescimento também pode ocorrer em combinação com outros defeitos dos hormônios hipofisários, conforme discutido anteriormente.

MANIFESTAÇÕES CLÍNICAS

Nas crianças, a deficiência do hormônio de crescimento manifesta-se principalmente por crescimento lento. A criança pode apresentar baixa estatura (> 2 desvios padrão abaixo do normal) ou uma altura que cruze o percentil na tabela de crescimento. Em razão da redundância de outros hormônios e fatores sobre o crescimento, as crianças habitualmente não são pequenas para a idade gestacional por ocasião do nascimento, porém podem manifestar hipoglicemia, decorrente de efeito contrarregulador do hormônio de crescimento. Observa-se aumento da gordura corporal, que pode levar a uma aparência da criança mais jovem do que a sua idade declarada, e pode-se observar a existência variável de hipogonadismo ou genitália pequena. Em geral, as crianças são diagnosticadas quando se constata que elas são mais baixas do que as crianças da mesma idade – em consultas de puericultura, quando ingressam na escola ou na puberdade. Na síndrome do nanismo de Laron, os níveis de hormônio de crescimento estão elevados, em razão da falta de estimulação do IGF-I em consequência de mutações no receptor do hormônio de crescimento.

DIAGNÓSTICO

Nas crianças, o diagnóstico de deficiência isolada do hormônio de crescimento é estabelecido de modo mais confiável por meio de cuidadosas medidas do crescimento, por uma história clínica completa, de modo a excluir outras causas de deficiência do crescimento (acidose tubular renal [Capítulo 110], doença da tireoide [Capítulo 213], síndrome de Turner em meninas ou outra doença crônica) ou deficiências combinadas de hormônios. Em virtude da secreção episódica do hormônio de crescimento, as determinações dos níveis séricos desse hormônio, IGF-I e proteína de ligação do fator de crescimento semelhante à insulina-3 (IGFBP-3) também são úteis para confirmar o diagnóstico.

Em geral, são necessários testes provocativos para o diagnóstico de deficiência de hormônio de crescimento em crianças (Tabela 221.2), e podem ser aplicados critérios diagnósticos semelhantes para a deficiência desse hormônio de início no adulto.[10b] As crianças com diagnóstico de deficiência idiopática de hormônio de crescimento devem repetir os testes quando alcançarem a idade adulta, caso tenham sido inadequadamente diagnosticadas ou se tiveram uma forma leve que regrediu na idade adulta. Se um adulto apresentar deficiência de três hormônios hipofisários e tiver um nível de IGF-I abaixo do limite inferior da faixa normal, não há necessidade de teste provocativo.

TRATAMENTO

O tratamento da deficiência isolada de hormônio de crescimento na infância consiste na reposição com hormônio de crescimento recombinante humano, 0,3 mg/kg/por semana em 6 ou 7 doses fracionadas. O crescimento médio é de 9 a 10 cm no primeiro ano de tratamento; em seguida, a velocidade de crescimento começa a diminuir para 6 a 7 cm por ano nos próximos 2 anos. Por ocasião da puberdade, alguns endocrinologistas pediatras aumentam a dose para 0,7 mg/kg/semana em doses fracionadas, enquanto são monitorados os níveis séricos de IGF-I e IGFBP-3 para assegurar que não haja mais do que dois desvios padrão acima do limite superior do normal. Se a velocidade de crescimento diminuir, deve-se verificar a função da tireoide, em razão do desenvolvimento de hipotireoidismo em algumas crianças tratadas com hormônio de crescimento.

O tratamento da deficiência de hormônio de crescimento de início no adulto consiste em hormônio de crescimento recombinante humano, na dose de 0,2 mg/dia nos homens e 0,3 mg/dia nas mulheres, porém de

0,1 mg/dia em indivíduos idosos. A dose é habitualmente administrada à noite para reproduzir a variação diurna da secreção de hormônio de crescimento em seu estado fisiológico. A avaliação da gordura e da massa muscular, bem como uma avaliação objetiva da qualidade de vida, pode ser útil no monitoramento do tratamento. Apesar de ser geralmente seguro, as complicações do tratamento incluem retenção hídrica (resultando em edema dos membros inferiores ou síndrome do túnel do carpo) e leve intolerância à glicose. As contraindicações para o tratamento incluem neoplasia maligna conhecida, hipertensão intracraniana e retinopatia proliferativa.

Excesso do hormônio de crescimento: acromegalia e gigantismo

A acromegalia é uma doença caracterizada por excesso de crescimento e alterações metabólicas causadas pela proliferação de somatotrofos hipofisários e secreção excessiva do hormônio de crescimento. Se não for tratada, a acromegalia resulta em desfiguração acral e facial visível, doença cardíaca, câncer, anormalidades metabólicas, incluindo diabetes melito e aumento da mortalidade.

BIOPATOLOGIA

Existem múltiplos níveis de controle normal da síntese e liberação de hormônio de crescimento. O fator hipotalâmico, denominado fator inibidor da liberação de somatotropina, inibe a liberação de hormônio de crescimento, enquanto o hormônio de liberação do hormônio de crescimento estimula tanto a sua síntese quanto liberação. Outros secretagogos do hormônio de crescimento, como a grelina no trato gastrintestinal, ligam-se diretamente aos receptores de estimulação do hormônio de crescimento no hipotálamo e induzem a liberação do hormônio. Além disso, a ação do hormônio de crescimento é mediada pelo IGF-I hepático, que inibe a síntese do hormônio por meio da estimulação do fator inibidor da liberação de somatotropina no hipotálamo e na hipófise. Por conseguinte, a acromegalia pode ser causada por adenomas hipofisários, que produzem quantidades excessivas e descontroladas do hormônio de crescimento, pela produção ectópica do hormônio de crescimento por tumores de células das ilhotas (Capítulo 217) ou linfomas (Capítulos 176 e 177) ou pela produção ectópica de hormônio de liberação do hormônio de crescimento nos tumores carcinoides brônquicos (Capítulo 182), câncer de pequenas células do pulmão (Capítulo 182), câncer medular de tireoide (Capítulo 213) ou feocromocitomas (Capítulo 215).

MANIFESTAÇÕES CLÍNICAS

Quando se encontra pela primeira vez um paciente com excesso do hormônio de crescimento, o aperto com uma grande mão úmida e envolvente acompanhado de uma voz surda e ressoante que diz "Bom dia, doutor" podem fornecer as primeiras dicas de acromegalia. Os sintomas associados à hipersecreção do hormônio de crescimento, com frequência, não são reconhecidos por um período de 10 anos ou mais após seu início frequentemente sutil. Os clássicos traços faciais grosseiros em geral não são imediatamente evidentes, porém são reconhecidos de modo retrospectivo, após olhar antigas fotografias (Figura 211.5). Como esses tumores hipofisários, em geral, são diagnosticados apenas vários anos após o aparecimento dos sintomas,[11] são habitualmente macroadenomas por ocasião de sua apresentação (75%). A cefaleia constitui um sintoma inicial em até 60% dos pacientes, e 10% apresentam a hemianopsia temporal clássica. A estatura alta pode estar presente, dependendo do momento em que começou a ocorrer excesso de hormônio de crescimento, e seu início em uma idade mais jovem correlaciona-se com a estatura mais alta.

Os efeitos são mais aparentes nos ossos e nos tecidos moles, com observação frequente de crescimento ósseo excessivo, especificamente protrusão da mandíbula, aumento do espaço entre os dentes, má oclusão,

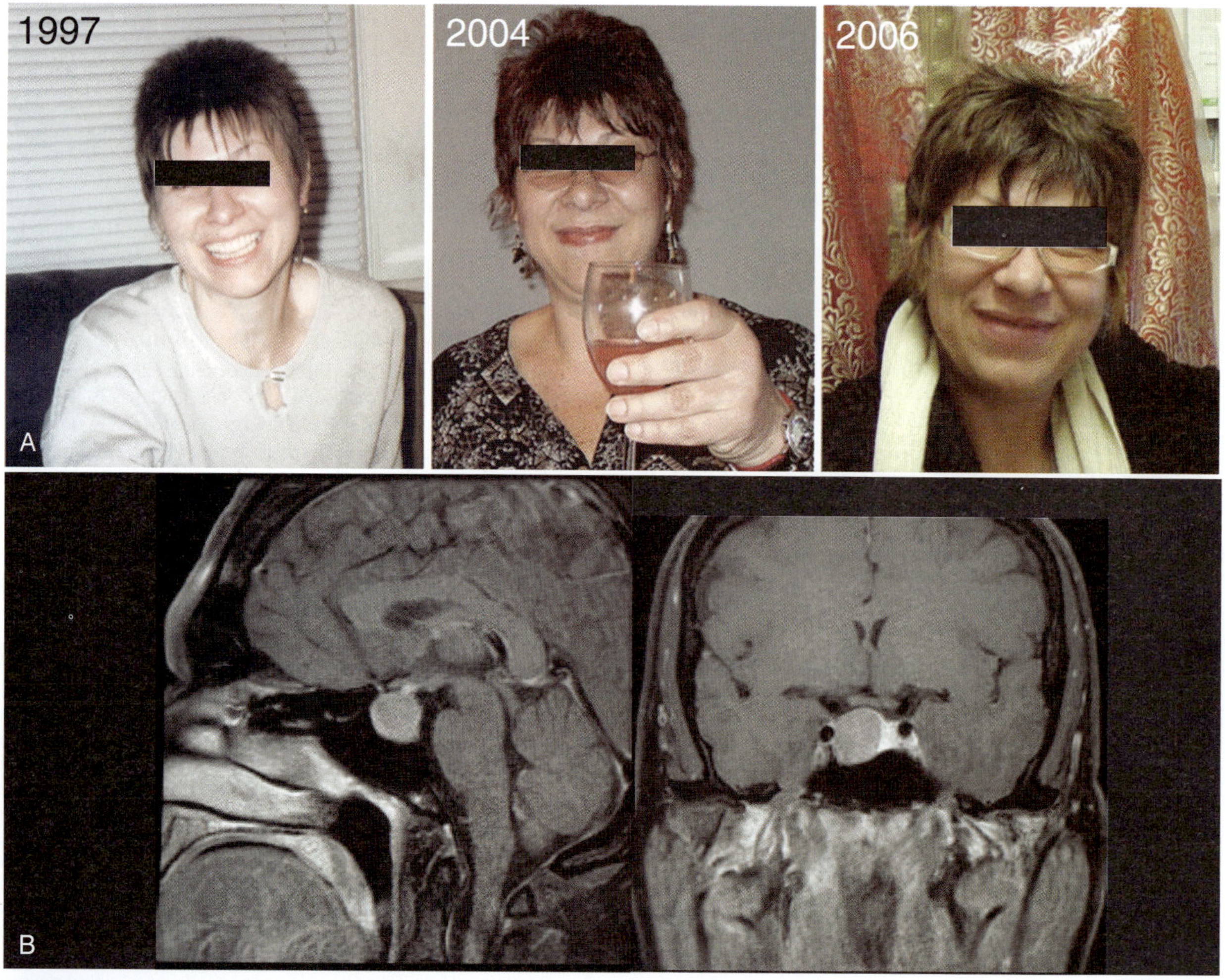

FIGURA 211.5 **Manifestações clínicas da acromegalia. A.** Série de fotografias de mulher com acromegalia. No decorrer de um período de 9 anos, os traços faciais tornaram-se progressivamente mais grosseiros, incluindo aumento do nariz e dos lábios e desenvolvimento de prognatismo. A paciente também apresentou hipertensão, artropatia e aumento de tamanho das mãos. **B.** RM do adenoma hipofisário da paciente por ocasião da apresentação.

sobremordida e macroglossia. O crescimento excessivo dos tecidos moles da faringe pode resultar em apneia do sono. O aumento do nariz e dos ossos faciais resulta em bossa frontal. De modo semelhante, o aumento dos ossos e tecidos moles é responsável pelas alterações que os pacientes podem observar no tamanho dos anéis, no número dos calçados e tamanho dos chapéus. O crescimento do tecido mole, incluindo múltiplas acrocórdones, está frequentemente associado a pólipos colônicos pré-malignos e a câncer de cólon (Capítulo 184). A hiperidrose em repouso é muito comum. A neuropatia, como a síndrome do túnel do carpo (Capítulo 392), pode ser observada secundariamente à compressão de nervos.

A acromegalia provoca aumento da taxa de mortalidade em duas a três vezes, sendo o aumento principalmente atribuído a complicações cardiovasculares e vasculares cerebrais. Esse risco pode ser explicado, em parte, pela alta frequência de hipertensão (25 a 35%) e diabetes melito (10 a 25%). Na maioria dos pacientes, observa-se o desenvolvimento de hipertrofia miocárdica, que, com frequência, está associada, em última análise, a cardiopatia isquêmica sintomática e insuficiência cardíaca. A apneia do sono (Capítulo 377) pode contribuir para as arritmias cardíacas. As diversas consequências estéticas, metabólicas e cardíacas, bem como outras consequências, da acromegalia enfatizam a importância do estabelecimento precoce do diagnóstico e da instituição de terapia apropriada.

DIAGNÓSTICO

Em razão da secreção pulsátil do hormônio de crescimento, com grandes amplitudes (> 50 ng/mℓ), as medições aleatórias não são muito úteis para estabelecer o diagnóstico ou excluir a possibilidade de acromegalia. Como o estresse, o exercício e o sono causam aumentos fisiológicos dos níveis séricos do hormônio de crescimento, a medição do nível de IGF-I (que apresenta uma boa correlação com a secreção diária do hormônio de crescimento e com a atividade da doença), após um teste de tolerância à glicose oral de 75 g de 2 h (Tabela 211.7), fornece melhor índice integrado da produção do hormônio de crescimento e constitui maneira mais útil de proceder ao rastreamento para acromegalia. Na acromegalia, a administração de glicose não irá suprimir os níveis do hormônio de crescimento para valores inferiores a 1 ng/mℓ por um imunoensaio de anticorpo policlonal ou abaixo de 0,4 ng/mℓ por um ensaio imunorradiométrico quimioluminescente. A resposta a uma carga de glicose também é útil para determinar a eficácia da terapia, visto que ela deve se normalizar rapidamente após a normalização dos níveis do hormônio de crescimento. Deve-se medir a secreção concomitante de prolactina, visto que uma porcentagem considerável de tumores cossecretam hormônio de crescimento e prolactina, e esses achados apresentam implicações no tratamento clínico com agonistas da dopamina.

Uma vez estabelecido o diagnóstico de acromegalia com base em uma avaliação endocrinológica completa, deve-se obter uma RM para definir a extensão do crescimento do tumor. Embora 90% dos pacientes tenham um adenoma hipofisário visível na RM, 10% apresentam sela vazia. As causas não hipofisárias raras de acromegalia incluem tumores hipotalâmicos, que produzem hormônio de liberação do hormônio de crescimento em excesso, ou tumores não endócrinos, que secretam hormônio de crescimento ectópico. Em algumas ocasiões, o cateterismo venoso seletivo nos leitos tumorais identificados em radiografias pode estabelecer as fontes de IGF-I ou compostos semelhantes secretados.

TRATAMENTO

Os objetivos do tratamento consistem em reduzir o tamanho do tumor, prevenir seus efeitos expansivos e eliminar sua função, reduzindo a morbidade e a mortalidade a longo prazo, que resultam da produção excessiva do hormônio de crescimento. Em geral, o tratamento é bem-sucedido, visto que é capaz de reverter muitas anormalidades dos tecidos moles, bem como o diabetes melito e outros distúrbios metabólicos. Entretanto, as alterações acrais são habitualmente interrompidas, de modo que é possível prevenir a desfiguração física, em vez de corrigi-la. Embora qualquer redução nos níveis de hormônio de crescimento possa melhorar os sintomas, a meta é normalizar os níveis do hormônio de crescimento e de IGF-I, prevenir a recrudescência do tumor e evitar precipitar o hipopituitarismo. Em geral, a cura é definida pela normalização dos níveis sanguíneos de amostras aleatórias, bem como dos níveis após a realização de teste provocativo, como teste de tolerância à glicose oral.

A cirurgia transesfenoidal pode reduzir os níveis do hormônio de crescimento para valores abaixo de 25 ng/mℓ em 80 a 90% dos microadenomas. Os macroadenomas apresentam taxas de cura do tumor inferiores a 30%, porém o nível do hormônio de crescimento é habitualmente reduzido de modo substancial.

O tratamento clínico para a acromegalia inclui análogos da somatostatina (octreotida, lanreotida e pasireotida), agonistas da dopamina (p. ex., cabergolina) e um agonista do receptor do hormônio de crescimento (pegvisomanto). Os análogos da somatostatina podem ser utilizados como terapia adjuvante quando a cirurgia ou a radioterapia não curam o tumor, ou como terapia primária quando a cura cirúrgica não é possível, como nos casos em que o tumor invadiu o seio cavernoso. A octreotida, a lanreotida e, em particular, a pasireotida administradas por via intramuscular, a cada 4 semanas, quase sempre reduzem os níveis do hormônio de crescimento e de IGF-I e normalizam os níveis de IGF-I em cerca de 50 a 60% dos casos. A pasireotida LAR (40 ou 60 mg administrados uma vez a cada 28 dias, durante 24 semanas) demonstra eficácia superior em comparação com a octreotida e a lanreotida e está se tornando o novo fármaco padrão em pacientes cuja acromegalia não é adequadamente controlada por um análogo da somatostatina de primeira geração.[A1,A2,A3] O tamanho do tumor é reduzido modestamente em cerca de 50% dos casos, e cerca de 10 a 20% dos pacientes que obtêm níveis normais do hormônio de crescimento e de IGF-I podem finalmente interromper com sucesso o tratamento depois de vários anos. Os efeitos colaterais dos análogos da somatostatina incluem diarreia e colelitíase, porém a colecistite e a colecistectomia subsequente são raras. Alguns pacientes obtêm benefício aditivo quando duas classes de medicamentos são combinadas em baixas doses para evitar os efeitos colaterais.

Embora a cabergolina frequentemente possa reduzir os níveis do hormônio de crescimento e de IGF-I, os níveis só se normalizam em cerca de 30% dos pacientes. O pegvisomanto, que é um análogo biossintético do hormônio de crescimento, impede a ligação do hormônio de crescimento a seu receptor. Quando administrado por injeção subcutânea diária, pode normalizar os níveis de IGF-I em mais de 90% dos pacientes, porém não afeta o tamanho do tumor. Seu uso pode ser reservado para pacientes que não respondem a outras terapias; além disso, pode ser utilizado como tratamento clínico inicial para pequenos tumores ou pode ser combinado com análogos da somatostatina. O efeito adverso mais comum do pegvisomanto consiste em elevação dos níveis das enzimas hepáticas.

A radioterapia não constitui um tratamento primário efetivo, visto que só reduzirá os níveis do hormônio de crescimento dentro de 5 a 10 anos e está associada a um elevado risco de hipopituitarismo e outras complicações. A radioterapia adjuvante, particularmente a radioterapia estereotáxica, pode beneficiar os pacientes cujos macroadenomas persistem apesar da cirurgia transesfenoidal e do tratamento clínico.

Dados mostram que os pacientes com acromegalia apresentam mortalidade semelhante à da população geral se conseguirem obter supressão do hormônio de crescimento para menos de 1 ng/mℓ durante o teste de tolerância à glicose oral e níveis normais de IGF-I, particularmente com o uso contínuo de análogos da somatostatina como terapia adjuvante. Entretanto, o aumento da expectativa de vida tem sido associado a maior número de mortes por câncer.

PROLACTINA

Tanto a prolactina quanto o hormônio de crescimento apresentam sequências de aminoácidos semelhantes e estão presentes em todos os vertebrados. Durante a gravidez, as concentrações de prolactina aumentam e, com os outros hormônios da gravidez, estimulam a produção de leite pelo epitélio mamário. Os lactotrofos, que são as células que secretam prolactina, representam 20 a 50% da população de células da adeno-hipófise e são as que têm mais tendência a dar origem a tumores hipofisários. A prolactina está agora implicada não apenas na lactação, mas também na inibição da função reprodutiva (por meio de supressão das gonadotropinas) e suporte do comportamento materno. A função da prolactina não está tão bem definida quando ela é expressa fora da hipófise, incluindo na glândula mamária e na decídua uterina. Uma variante da prolactina, a "prolactina grande" ou macroprolactina, é uma variante de alto peso molecular, em virtude da tendência da prolactina a agregar-se e a formar pontes de dissulfeto intermoleculares espontaneamente ou com IgG. Apesar de sua imunorreatividade, essas variantes de prolactina habitualmente apresentam atividade biológica diminuída.

A prolactina liga-se ao receptor de prolactina, um membro da família de receptores de citocinas tipo 1. A Janus quinase-2 é uma proteinoquinase associada ao receptor de prolactina, que medeia o efeito do hormônio nas células-alvo por mecanismos que ainda não estão totalmente elucidados. O receptor de prolactina também é o receptor dos lactogênios placentários, que são hormônios sintetizados durante a gravidez, que também resultam da duplicação do gene da prolactina ou do hormônio de crescimento.

A regulação da secreção de prolactina pelos lactotrofos é determinada principalmente pela inibição da dopamina, que atua por meio dos receptores tipo D_2 nos lactotrofos. A inibição da dopamina ("inibindo o inibidor") resulta em liberação de prolactina, como a observada em tumores hipofisários não secretores ou em traumatismos que causam ruptura da haste hipofisária, impedindo, assim, a inibição da liberação de prolactina pela dopamina. O estrogênio é um potente estimulador da proliferação de lactotrofos, e isso levanta a possibilidade de que o estrogênio exógeno possa aumentar o crescimento de prolactinomas, embora as evidências clínicas sugiram que esse fenômeno só possa ser verdadeiro no caso dos macroprolactinomas. O hormônio de liberação da tireotropina (TRH) e o peptídio intestinal vasoativo (VIP) também estimulam a liberação de prolactina, de modo que, quando o hipotireoidismo aumenta a liberação de TRH pelo hipotálamo, ele provoca hiperprolactinemia. Além do controle hipotalâmico, a secreção de prolactina é induzida pelo sono, pelo estresse, pela estimulação da parede torácica e pela gravidez. Durante a gravidez, os níveis elevados de estrogênio e de progesterona inibem a lactação, e seu declínio após o parto possibilita a lactação, acompanhada da secreção de ocitocina em resposta à sucção.

Deficiência de prolactina

A concentração normal de prolactina é inferior a 15 a 20 pg/mℓ em mulheres e inferior a 10 a 15 pg/mℓ nos homens. As consequências dos baixos níveis de prolactina e dos limites inferiores dos valores normais não estão bem compreendidas, porém o limite de detecção da prolactina na maioria dos ensaios clínicos é inferior a 1 pg/mℓ. Podem-se observar baixos níveis séricos de prolactina no hipertireoidismo, decorrentes da supressão do TRH. Os baixos níveis de prolactina podem impedir a lactação adequada em mães que amamentam e pode constituir um marcador confiável de hipopituitarismo quando a sua existência é observada com a deficiência de outro hormônio hipofisário. A lactação não está totalmente ausente, visto que a estimulação dos mamilos pode ser suficiente para iniciar a produção de leite. Não foi relatado nenhum caso de deficiência isolada de prolactina nos homens.

Hiperprolactinemia

BIOPATOLOGIA

Entre as causas de elevação dos níveis de prolactina (Tabela 211.8), destacam-se os medicamentos que antagonizam a ação da dopamina ou que aumentam a atividade das endorfinas ou da serotonina. Esses mecanismos resultam em hiperprolactinemia leve (< 100 pg/mℓ), porém o prolactinoma constitui a causa mais comum de hiperprolactinemia com níveis de prolactina superiores a 100 pg/mℓ.

MANIFESTAÇÕES CLÍNICAS

Em mulheres adultas na pré-menopausa, a apresentação típica consiste em galactorreia e oligomenorreia. Como a galactorreia é ativada pelo estrogênio, as mulheres na pós-menopausa, que geralmente apresentam deficiência de estrogênio, não desenvolvem galactorreia, apesar dos níveis elevados de prolactina. A prolactina também pode suprimir o GnRH e, portanto, o LH e FSH e, por sua vez, o estrogênio. Em consequência, os sintomas de hiperprolactinemia também podem constituir manifestações dos baixos níveis de estrogênio, como infertilidade, diminuição da libido e ressecamento vaginal. Os contraceptivos orais (Capítulo 225) podem superar as perturbações do GnRH e induzir uma menstruação normal, mesmo na ocorrência de níveis elevados de prolactina. A osteopenia (Capítulo 230) pode constituir um efeito direto do nível elevado de prolactina sobre o osso, bem como seus efeitos indiretos sobre o estrogênio. Se o prolactinoma alcançar um tamanho grande o suficiente, podem surgir sintomas neurológicos (p. ex., alterações da visão e cefaleias), mesmo antes das manifestações endócrinas.

Nos homens adultos, os prolactinomas são, em geral, detectados tardiamente, visto que é necessária a existência de uma grande massa para causar manifestações neurológicas ou endócrinas. Entretanto, o excesso de prolactina inibe o GnRH, reduzindo, assim, os níveis de testosterona e resultando em diminuição da libido, impotência, redução da massa muscular e aumento da massa adiposa. Em raras situações, quando os homens apresentam níveis elevados de estrogênio (p. ex., cirrose), os elevados níveis de prolactina podem induzir ginecomastia e até mesmo galactorreia. Em homens com osteopenia (Capítulo 230), deve-se determinar o nível de prolactina, visto que sua elevação diminui os níveis de testosterona e os osteoblastos.

DIAGNÓSTICO

O diagnóstico de hiperprolactinemia baseia-se na medição direta dos níveis sanguíneos elevados de prolactina por imunoensaio. Quando um macroprolactinoma ocasional provoca níveis de prolactina acima de 1.000 pg/mℓ, podem ser registrados valores falsamente baixos, visto que o nível elevado "sobrecarrega" o anticorpo e reduz artificialmente o valor medido. Por outro lado, a prolactina pode sofrer dimerização (prolactina grande) ou formar um complexo com a IgG circulante (prolactina grande grande), resultando em complexos de "macroprolactina", que são biologicamente ativos, mas que podem resultar em elevação dos valores da prolactina em alguns imunoensaios.

Os níveis de prolactina ligeiramente acima do normal, porém inferiores a 70 pg/mℓ, são habitualmente causados por fármacos. As causas não farmacológicas incluem síndrome da parede torácica, gravidez, lactação e insuficiência renal, bem como adenomas secretores de prolactina. Como a dopamina inibe a prolactina, os tumores hipofisários ou hipotalâmicos não secretores de prolactina, que exercem compressão sobre a haste hipofisária, também podem causar elevação da prolactina ao interromper o

Tabela 211.8 Causas de hiperprolactinemia.

CAUSAS FARMACOLÓGICAS	EXEMPLOS	MECANISMO	FAIXA DOS NÍVEIS SÉRICOS DE PRL (pg/mℓ)
Antieméticos	Metoclopramida, domperidona, proclorperazina	Bloqueio do receptor de dopamina	
Antipsicóticos	De primeira geração: flufenazina; haloperidol, outros De segunda geração: paliperidona; risperidona	Bloqueio do receptor de dopamina	20 a 70
Antidepressivos cíclicos	Clomipramina	Desconhecido	20 a 70
Narcóticos	Metadona, morfina, outros	Efeito indireto da ativação do receptor mu de opioides	20 a 70
Estrogênio	Contraceptivos orais	Estimula a PRL na transcrição	20 a 70
CAUSAS NÃO FARMACOLÓGICAS			
Estresse		Hipotalâmico	20 a 70
Gravidez		Estrogênio	20 a 500
Adenoma hipofisário			Macro: 200 a > 10 mil Micro: 20 a 250
Hipotireoidismo		Aumento do TRH	Moderado; < 100
Insuficiência renal crônica, cirrose		Diminuição da depuração e efeito central	Moderado; < 100
Lesão da parede torácica, estimulação dos mamilos		Desconhecido	20 a 70

PRL = prolactina; TRH = hormônio de liberação da tireotropina.

fluxo de dopamina para os lactotrofos. Como ocorre na maioria dos adenomas funcionais, em que tumores de maior tamanho geralmente produzem mais hormônios, os macroadenomas podem estar associados a níveis superiores a 1.000 pg/mℓ, enquanto os microadenomas podem elevar apenas discretamente os níveis de prolactina. Em pacientes com elevação leve dos níveis de prolactina (< 100 pg/mℓ), porém sem tumor na RM, a causa pode consistir em macroprolactina, um microadenoma demasiado pequeno para ser identificado na RM, ou hiperprolactina idiopática, em decorrência da disfunção hipotalâmica.

TRATAMENTO

O tratamento tem por objetivo restaurar a função gonadal normal.[12] Outra meta é reduzir o tamanho do tumor para aliviar quaisquer efeitos expansivos anatômicos ou neurológicos. Os agonistas da dopamina, que ativam os receptores de dopamina localizados no tumor, constituem a terapia de escolha em pacientes com prolactinomas. A cabergolina (0,5 mg VO, 2 vezes/semana) é o medicamento mais popular, visto que é efetivo e relativamente bem tolerado (Figura 211.6). A cabergolina é habitualmente preferida à bromocriptina, visto que apresenta menos efeitos colaterais e tem maior eficácia na redução do tamanho do tumor. Deve-se prescrever a menor dose capaz de reduzir os níveis séricos de prolactina para menos 10 pg/mℓ. Em geral, os pacientes com macroprolactinomas necessitam de doses mais altas, habitualmente superiores a 2 mg/semana. Cerca de 80 a 90% dos pacientes com macroprolactinomas conseguem uma redução de mais de 50% no tamanho do tumor, e pode-se observar melhora dos campos visuais na primeira semana. Os pacientes que não conseguem tolerar a cabergolina, em razão da ocorrência de náuseas e tontura, podem responder melhor à bromocriptina, que pode ser inserida por via vaginal em mulheres. Uma paciente que parece ser resistente aos agonistas da dopamina pode não estar aderindo ao tratamento, pode ser incapaz de tolerar os efeitos colaterais ou pode apresentar uma verdadeira resistência a esses fármacos. Devido à preocupação de que esses agentes possam causar dano às valvas cardíacas, é razoável efetuar um ecocardiograma anualmente em pacientes com cardiopatia valvar conhecida ou que necessitam de terapia a longo prazo com doses acima de 5 mg/semana.

Os pacientes que respondem bem – com supressão dos níveis de prolactina, desaparecimento do tumor e resolução dos sintomas no decorrer de pelo menos 1 ano – devem reduzir a dose ou interromper o medicamento por completo. Os níveis de prolactina e a RM devem ser solicitados 3 meses após a interrupção da medicação; em seguida, com 6 meses e, por fim, anualmente, até que se tenha certeza de que não haja recorrência. Os macroprolactinomas têm mais tendência a sofrer recorrência do que os microprolactinomas. Se for reiniciada, a cabergolina deve ser prescrita na menor dose necessária para manter os níveis séricos de prolactina abaixo de 10 pg/mℓ.

Como segunda opção definida, e apenas para pacientes nos quais a intervenção farmacológica não é bem-sucedida, recomenda-se a ressecção transesfenoidal do tumor. Embora as taxas de cura não sejam tão impressionantes quanto aquelas associadas aos medicamentos, ocorre normalização da prolactina em 65 a 85% dos microadenomas e em 30 a 40% dos macroadenomas, com taxas de recorrência de 20% ao longo de 10 anos. A radioterapia raramente é utilizada.

HORMÔNIO ADRENOCORTICOTRÓFICO (ACTH)

Introdução

O ACTH é um peptídio de 39 aminoácidos, sintetizado como parte de um polipeptídio precursor, a pró-opiomelanocortina (POMC; 241 aminoácidos).

Nos tumores extra-hipofisários, o processamento da POMC é variável, e são produzidos diversos intermediários. Por conseguinte, os tumores que produzem ACTH ectópico são habitualmente acompanhados de níveis sanguíneos detectáveis de outros intermediários da POMC, que não são observados quando um adenoma hipofisário provoca excesso de ACTH.

Os níveis sanguíneos equilibrados de ACTH e, portanto, os níveis de cortisol exigem vários níveis de controle da secreção de ACTH pela hipófise. O fator estimulador mais importante da secreção de ACTH é o hormônio de liberação da corticotropina (CRH) hipotalâmico. A estimulação crônica do CRH provoca hiperplasia dos corticotrofos, o que raramente pode ser observado em tumores neuroendócrinos que secretam CRH. Entretanto, outros neurotransmissores e peptídios cerebrais (incluindo várias citocinas que atuam de modo sinérgico com os hormônios hipotalâmicos, o fator inibidor da leucemia e o CRH) também atravessam o eixo hipotalâmico-porta e estimulam a liberação de ACTH pelos corticotrofos. Além disso, a hipoglicemia, o estresse (em consequência de sepse, cirurgia ou doença aguda) e a depressão podem estimular as citocinas periféricas e hipotalâmicas que ativam o eixo hipotálamo-hipófise-suprarrenal. O cortisol inibe a liberação de ACTH, atenua a resposta do ACTH ao CRH e inibe a produção de CRH. Após administração prolongada de glicocorticoides exógenos e consequente supressão do eixo hipotálamo-hipófise-suprarrenal, a recuperação da secreção endógena de CRH, que parece constituir a etapa limitadora de velocidade para a normalização da função, pode levar vários meses.

O ACTH é liberado de modo pulsátil ultradiano, com 10 a 12 pulsos por dia, resultando em níveis plasmáticos inferiores a 10 a 80 pg/mℓ. Os valores são mais altos em torno de 8 horas da manhã e alcançam um pico com as refeições. O nível mínimo ocorre habitualmente em torno de 1 a 2 horas da manhã. Até mesmo o estresse de uma punção venosa pode aumentar as concentrações plasmáticas de ACTH. A liberação pulsátil,

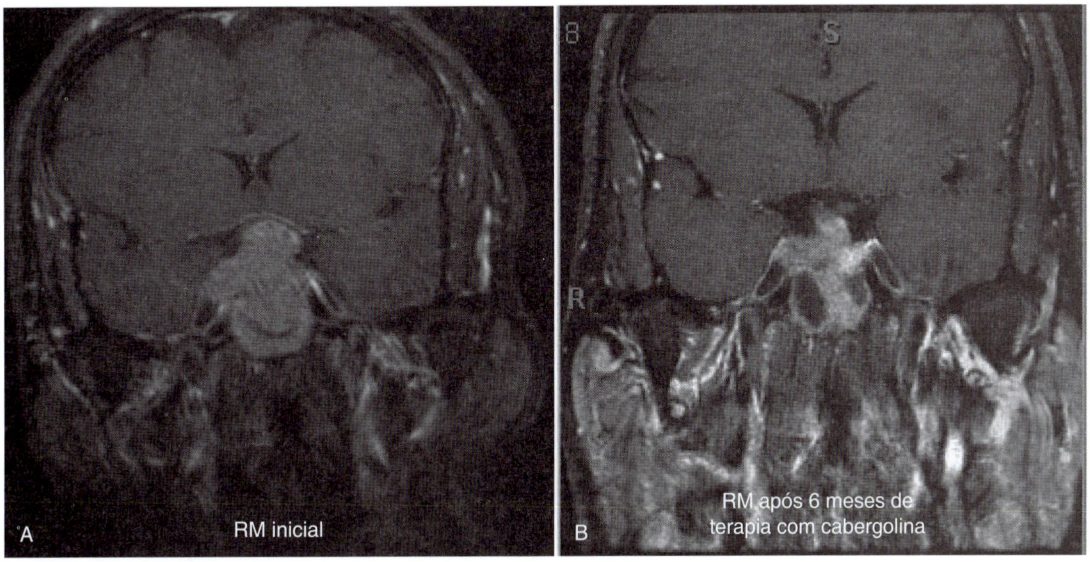

FIGURA 211.6 Ressonância magnética de um macroprolactinoma antes (A) e depois (B) do início da terapia com cabergolina. Homem de 43 anos que apresentou cefaleia durante 4 semanas e visão normal. A RM revelou a existência de uma grande massa. O nível de prolactina na apresentação foi de 8 mil ng/dℓ (normal < 20). Depois de 2 doses de cabergolina (0,5 mg VO à noite, o nível sérico de prolactina caiu para 2.086; depois de 6 meses de tratamento, o nível de prolactina foi de 15 ng/dℓ, e a RM repetida mostrou uma redução significativa no tamanho do tumor.

combinada com a meia-vida curta (minutos), explica por que a medição aleatória do ACTH geralmente não tem utilidade, exceto quando o nível aleatório está muito elevado, como é possível observar na insuficiência suprarrenal primária (baixos níveis de cortisol). Concentrações plasmáticas de ACTH quase indetectáveis na existência de hipercortisolismo sugerem uma fonte suprarrenal primária (adenoma suprarrenal secretor de cortisol ou hiperplasia suprarrenal congênita).

A hipoglicemia induzida por insulina proporciona um mecanismo para avaliar a integridade do eixo hipotálamo-hipófise-suprarrenal (Tabela 211.2). O traumatismo e a infecção aumentam a secreção de CRH e ACTH e, em consequência, os níveis de cortisol. São necessários ajustes análogos nas doses de terapia de reposição de cortisol em pacientes em estado crítico.

Deficiência de hormônio adrenocorticotrófico: hipocortisolismo secundário

A insuficiência suprarrenal secundária refere-se a estados de baixo cortisolismo, em virtude de níveis inapropriadamente baixos de CRH ou de ACTH. Qualquer doença congênita ou adquirida que comprometa a função hipofisária normal pode afetar a formação e a liberação de ACTH. Os sintomas de febre, náuseas, vômitos, fraqueza e fadiga normalmente são acompanhados de hipotensão relativa ou absoluta. Os achados anormais nos exames de laboratório podem incluir hipoglicemia, hiponatremia e eosinofilia. A insuficiência suprarrenal primária (Capítulo 214) provoca habitualmente deficiência de cortisol mais grave e deficiência associada de mineralocorticoides, enquanto a insuficiência suprarrenal secundária não é, com frequência, tão grave e não é acompanhada de deficiência de mineralocorticoides, visto que estes últimos são controlados principalmente pelo sistema renina-angiotensina, em vez de mecanismos dependentes de ACTH. Em consequência, a depleção de volume é menos pronunciada na deficiência de ACTH, e a hiperpotassemia não constitui parte da síndrome clínica. Outra característica diferencial é o fato de que os níveis de MSH estão baixos quando os níveis de ACTH estão baixos, de modo que a hiperpigmentação não constitui uma característica da insuficiência suprarrenal primária. Nas mulheres, a redução dos androgênios suprarrenais pode reduzir a libido e levar à queda dos pelos axilares e púbicos.

Com mais frequência, a deficiência de ACTH é causada quando o tratamento com glicocorticoides exógenos suprime o eixo hipotálamo-hipófise-suprarrenal. Devido à ausência de estimulação do ACTH, a súbita interrupção dos glicocorticoides exógenos ou uma necessidade aumentada deles, porém não suprida, devido a um estresse grave, podem causar sinais e sintomas de deficiência de glicocorticoides. Quando ocorre deficiência de ACTH em adultos, ela quase sempre é acompanhada de deficiência de outros hormônios hipofisários, particularmente em mulheres que apresentam hipofisite linfocítica. A deficiência de ACTH primária isolada é rara,[13] porém pode ser observada em defeitos de fatores de transcrição (T-Box19 e fator de transcrição restrito da hipófise), da expressão da pró-opiomelanocortina ou da expressão do gene do CRH.

Em geral, a reserva de ACTH é avaliada pela indução controlada de hipoglicemia com insulina IV em um teste de tolerância à insulina, que avalia diretamente o eixo hipotálamo-hipófise-suprarrenal ao estimular a liberação de citocinas e de CRH pelo cérebro, os quais, por sua vez, estimulam a liberação de ACTH. O teste de tolerância à insulina é realizado depois de uma noite de jejum com a administração de 0,1 U de insulina/kg de peso corporal IV (ou 0,05 U se houver alta suspeita de deficiência de ACTH) utilizando NaCl a 0,9% para manter o acesso IV. O nível de glicemia é medido a cada 15 minutos para monitoramento de um nível de glicose abaixo de 40 mg/dℓ ou quando surgirem sintomas de hipoglicemia (o que ocorrer em primeiro lugar). Os pacientes com deficiência de ACTH podem não se recuperar da hipoglicemia e podem necessitar de 50 mℓ de solução de glicose a 50% para normalizar o nível de glicemia. Um teste normal consiste em um nível de cortisol superior a 18 μg/dℓ logo após confirmação da hipoglicemia. O teste de tolerância à insulina deve ser realizado com cautela em pacientes com distúrbios convulsivos, visto que a hipoglicemia pode baixar o limiar de convulsão.

Outra maneira de determinar a reserva de ACTH quando há suspeita de deficiência de ACTH consiste na administração intravenosa de CRH (1 μg/kg) no tempo "zero", com determinações do cortisol aos 5, 10, 15 e 30 minutos após a injeção. Esse teste, que não está tão bem padronizado quanto o teste de tolerância à insulina, desconsidera o hipotálamo. O teste de metirapona, que com frequência é pouco tolerado e cuja realização pode ser difícil, é agora raramente utilizado.

A deficiência de ACTH responde à reposição de glicocorticoides. Em geral, a deficiência isolada de ACTH exige apenas a administração de hidrocortisona, habitualmente 20 mg pela manhã e 10 mg à tarde, de modo a simular o perfil fisiológico de liberação do cortisol. Em geral, são utilizadas doses em dobro durante situações de estresse leve a moderado. *Kits* de emergência de injeções de hidrocortisona são úteis nos casos em que os vômitos impedem sua administração oral. São necessárias doses de estresse de esteroides (p. ex., 50 a 75 mg a cada 8 horas para estresse grave) na doença aguda. Os pacientes que tomaram glicocorticoides potentes de ação longa (p. ex., prednisona) durante meses para doenças inflamatórias crônicas (p. ex., asma [Capítulo 81], lúpus eritematoso sistêmico [Capítulo 250] ou doença intestinal inflamatória [Capítulo 132]) podem ser liberados do uso crônico de glicocorticoides se o eixo hipotálamo-hipófise-suprarrenal for estimulado por meio de mudança para glicocorticoides de ação mais curta (p. ex., hidrocortisona) com redução gradual das doses, muitas vezes com titulação lenta no decorrer de muitos meses. Entretanto, se a doença subjacente que foi tratada com esteroides ainda estiver ativa, eles precisam ser substituídos por outros agentes imunossupressores, visto que, caso contrário, ocorrerá exacerbação da doença subjacente.

Doença de Cushing

A síndrome de Cushing é uma síndrome clínica que reflete a exposição excessiva dos tecidos aos glicocorticoides. O diagnóstico depende da suspeita e de exames laboratoriais definitivos. A síndrome pode ser dependente e independente de ACTH, porém a causa mais comum consiste na produção de cortisol em excesso pela liberação persistente de ACTH por um adenoma hipofisário. O termo *doença* de Cushing é reservado para essa causa específica de *síndrome* de Cushing. Outras causas de síndrome de Cushing dependente de ACTH incluem secreção ectópica de ACTH, secreção ectópica de CRH e administração exógena de ACTH. As causas de síndrome de Cushing independentes de ACTH incluem adenomas suprarrenais, carcinomas suprarrenais, doença suprarrenal nodular pigmentada primária, hiperplasia macronodular bilateral independente de ACTH (Capítulo 214) e administração exógena de glicocorticoides.

BIOPATOLOGIA

Cerca de 60 a 70% dos casos de síndrome de Cushing consistem em doença de Cushing causada por adenoma solitário de corticotrofos, embora raros casos sejam causados por hiperplasia dos corticotrofos ou até mesmo mais raramente por carcinoma de corticotrofos. A doença de Cushing é 8 a 10 vezes mais frequente nas mulheres do que nos homens. Embora os tumores sejam, em sua maioria, pequenos quando identificados, em virtude dos efeitos biológicos profundos do excesso de cortisol, 10 a 15% manifestam-se como macroadenomas. A patologia molecular da maioria dos adenomas corticotróficos não é conhecida, visto que os oncogenes habituais e os genes supressores de tumor não parecem estar comumente envolvidos. Em pacientes com síndromes de tumores endócrinos familiares, os adenomas secretores são mais raros do que os adenomas não secretores ou adenomas que secretam hormônio de crescimento ou prolactina.

MANIFESTAÇÕES CLÍNICAS

A existência de receptores de glicocorticoides na maioria das células do corpo explica a razão pela qual a produção excessiva de ACTH tem múltiplas manifestações. Os sintomas que levam a maioria dos pacientes a procurar assistência médica consistem em ganho de peso, transtornos do sono, labilidade emocional e alterações físicas típicas associadas ao excesso de glicocorticoides. A maioria dos pacientes apresenta depressão, e alguns deles têm até mesmo ideação suicida se não forem tratados. Em mulheres com ciclos menstruais, as primeiras perturbações podem consistir em oligomenorreia e amenorreia. Os pacientes também podem perceber fraqueza muscular proximal quando entram ou saem de um automóvel ou até mesmo quando escovam os cabelos. Alguns pacientes queixam-se de cefaleias e perda da visão, dependendo do tamanho do adenoma hipofisário. As mulheres também podem apresentar hirsutismo e agravamento da acne. Em virtude de seu estado imunocomprometido, a apresentação inicial também pode consistir em infecções e sepse que comportam risco à vida. O estado de hipercoagulabilidade associado pode resultar em trombose venosa profunda ou embolia pulmonar (Capítulo 74).

Os achados comuns ao exame físico consistem em obesidade central, devido à perda da massa muscular. São observadas estrias grandes, largas e violáceas no abdome, sob as mamas, nas axilas e na face interna das coxas. Quando comparadas com as da gravidez, as estrias de Cushing são habitualmente mais largas do que a largura de um dedo, de cor violácea e podem exibir sangramento subcutâneo, contribuindo para a sua pigmentação. O tecido adiposo anormal é habitualmente observado entre as escápulas ("giba de búfalo") ou no espaço supraclavicular. Na face, o depósito de gordura causa "fácies de lua cheia", e o aumento do hematócrito contribui para a pletora facial (bochechas vermelhas) (Tabela 211.9). Há aumento do crescimento dos cabelos em uma distribuição dependente de estrogênio, e, nas mulheres, ocorre calvície de padrão masculino (Figura 211.7). Múltiplas equimoses no tronco e nos membros podem ser observadas, devido à contusão da fragilidade capilar.

Os pacientes podem apresentar leve intolerância à glicose ou diabetes melito flagrante, dependendo da elevação absoluta do nível de cortisol, bem como de sua cronicidade. Os níveis elevados relativamente constantes de cortisol não seguem a variação diurna fisiológica. Outro achado na doença de Cushing dependente de ACTH consiste na hiperpigmentação, devido ao hormônio estimulante dos melanócitos (MSH), que é secretado juntamente com o ACTH pelo adenoma. Embora a hiperpigmentação não seja tão pronunciada quanto aquela observada na doença de Addison (em que os níveis de ACTH são habitualmente 10 a 100 vezes mais altos) nem no hipercortisolismo ectópico, ela é certamente mais acentuada do que aquela que ocorre nas causas de síndrome de Cushing independentes de ACTH. A hipertensão, que é comum, é causada pela capacidade direta do ACTH de estimular a secreção de mineralocorticoides pelo córtex suprarrenal, bem como pelo excesso de glicocorticoides. O excesso de mineralocorticoides também leva frequentemente a caliurese e hipopotassemia.

DIAGNÓSTICO

A maioria dos pacientes com obesidade, hipertensão e intolerância à glicose ou diabetes não apresentam síndrome de Cushing, porém há achados físicos clássicos, que podem sugerir a necessidade de maior investigação. Não existe nenhum exame complementar único que possa confirmar o diagnóstico de doença de Cushing, porém um conjunto de resultados de exames habitualmente determina a sua existência. O primeiro passo, que frequentemente é o mais difícil, consiste em documentar o hipercortisolismo.

Medição do nível sérico de cortisol

A confirmação do hipercortisolismo pela determinação de um nível sérico de cortisol aleatório representa um desafio, visto que o 80% do cortisol sérico estão ligados à globulina de ligação do cortisol, 10% estão ligados à albumina, e apenas 10% estão livres. Por conseguinte, as alterações na globulina de ligação do cortisol (p. ex., durante a gravidez) e na albumina podem afetar a medição do cortisol. Embora a cromatografia líquida acoplada à espectrometria de massas em *tandem* (LC-MS/MS) tenha altas sensibilidade analítica e especificidade, um nível sérico aleatório raramente é considerado diagnóstico, em virtude da secreção episódica de cortisol.

Tabela 211.9 Características clínicas da doença de Cushing.

GERAIS
Obesidade (de distribuição centrípeta) "Fácies de lua cheia" e proptose leve Aumento da gordura supraclavicular e "giba de búfalo" Hipertensão arterial
PELE
Hiperpigmentação Pletora facial Hirsutismo Estrias violáceas e pele fina Fragilidade capilar e equimoses espontâneas de ocorrência fácil Acne Edema Calvície feminina
MUSCULOESQUELÉTICAS
Fraqueza muscular (proximal) Osteoporose e dor lombar
REPRODUTIVAS
Diminuição da libido Oligomenorreia e amenorreia
NEUROPSIQUIÁTRICAS
Depressão Instabilidade e labilidade emocional Psicose Transtorno do sono
METABÓLICAS
Hipopotassemia e alcalose Hipercalciúria e cálculos renais Intolerância à glicose ou diabetes melito Cicatrização de feridas deficiente Comprometimento da resistência à infecção Granulocitose e linfopenia Estado de hipercoagulabilidade – embolia pulmonar, trombose venosa profunda
EFEITOS EXPANSIVOS DE TUMORES
Cefaleia Perda dos campos visuais Hipopituitarismo e efeito expansivo do tumor

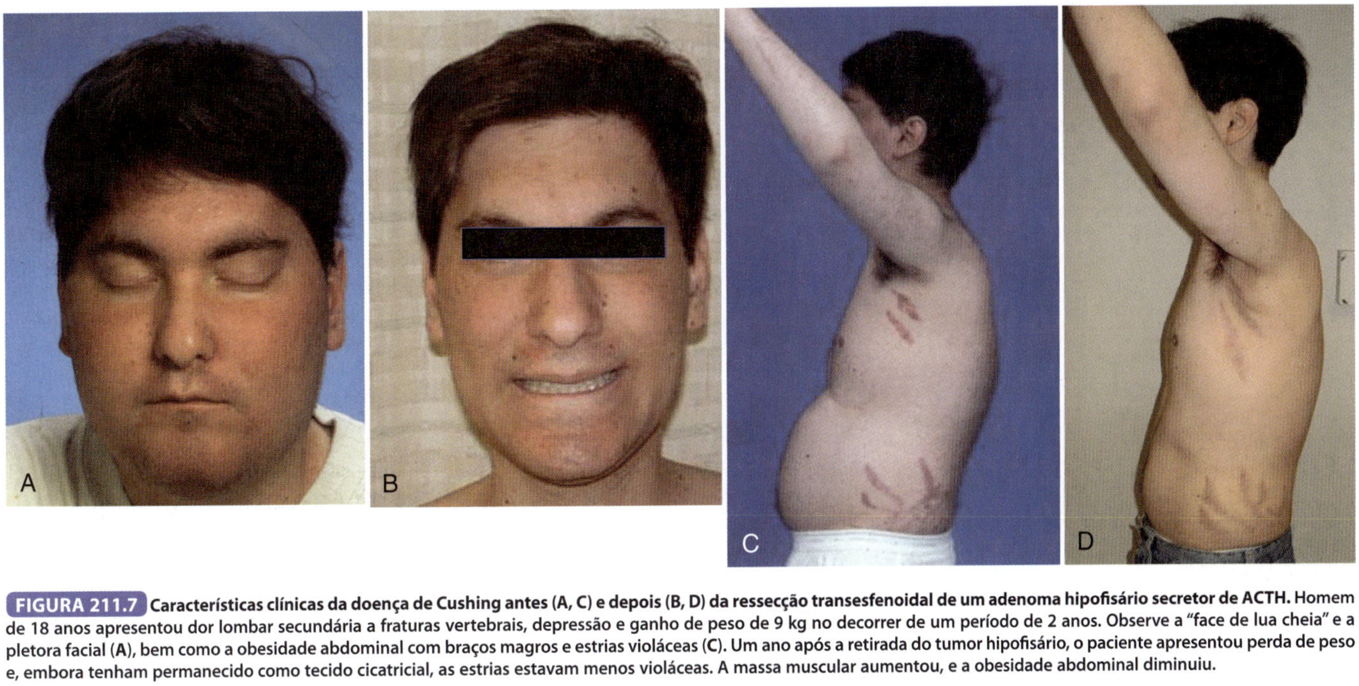

FIGURA 211.7 **Características clínicas da doença de Cushing antes (A, C) e depois (B, D) da ressecção transesfenoidal de um adenoma hipofisário secretor de ACTH.** Homem de 18 anos apresentou dor lombar secundária a fraturas vertebrais, depressão e ganho de peso de 9 kg no decorrer de um período de 2 anos. Observe a "face de lua cheia" e a pletora facial (A), bem como a obesidade abdominal com braços magros e estrias violáceas (C). Um ano após a retirada do tumor hipofisário, o paciente apresentou perda de peso e, embora tenham permanecido como tecido cicatricial, as estrias estavam menos violáceas. A massa muscular aumentou, e a obesidade abdominal diminuiu.

Medição do cortisol livre na urina de 24 horas

Uma amostra de urina de 24 horas adequadamente coletada para determinação do cortisol livre urinário evita as flutuações que tornam os níveis séricos de cortisol pouco confiáveis e é segura o suficiente, de modo que a obtenção de um nível elevado de cortisol livre na urina em um paciente não estressado com função normal é, em geral, suficiente para estabelecer o diagnóstico de síndrome de Cushing. Por outro lado, um resultado normal fornece uma forte evidência contra esse diagnóstico. Entretanto, devido a variações biológicas, bem como a problemas relacionados com a coleta excessiva ou insuficiente de urina, esse teste não é ideal para o rastreamento inicial da síndrome de Cushing.

Medição do cortisol salivar à noite

O teste do cortisol salivar à noite (23h a 0h) está sendo cada vez mais utilizado como exame inicial para avaliar pacientes com suspeita clínica de síndrome de Cushing. A sensibilidade diagnóstica desse teste é alta (80 a 90%), porém sua especificidade é mais baixa (70 a 90%). Entretanto, trata-se de um exame de rastreamento satisfatório em virtude de sua excelente sensibilidade.

Determinação do ACTH plasmático

As medições do ACTH, embora estejam sujeitas à mesma variabilidade circadiana dos níveis de cortisol, não dependem dos efeitos da globulina de ligação do cortisol. Níveis de ACTH superiores a 100 pg/mℓ são sugestivos de insuficiência suprarrenal primária, enquanto valores acima de 500 pg/mℓ são diagnósticos. A baixa concentração plasmática de ACTH não é diagnóstica, exceto para os níveis indetectáveis observados nos adenomas suprarrenais produtores de cortisol. A concentração plasmática de ACTH também está baixa em pacientes em uso de esteroides exógenos.

Teste de supressão com dexametasona

Foram descritas pelo menos cinco variações do teste de supressão com dexametasona. Todas as versões exigem a administração de dexametasona pelo paciente em horas inconvenientes do dia (23h) ou até 4 vezes/dia. As amostras exigem a coleta de urina de 24 horas ou a ida ao consultório do médico ou laboratório às 8h da manhã para múltiplas coletas de sangue.

Uma opção popular consiste em uma dose única de 1 mg de dexametasona administrada às 23h, com obtenção de uma amostra de sangue na manhã seguinte, às 8h. A resposta normal consiste em concentração sérica de cortisol inferior a 1,8 μg/dℓ. Um ponto de corte alternativo, inferior a 5 μg/dℓ, é mais específico, porém menos sensível. Se o nível de cortisol ultrapassar 10 μg/dℓ, a probabilidade de hipercortisolismo é alta. Pacientes com macroadenomas secretores de corticotropina ou com tumores muito ativos podem apresentar níveis de cortisol livre na urina superiores a 1.000 μg/dℓ e necessitarão de doses mais altas de dexametasona para confirmar a supressão e excluir a possibilidade de produção ectópica de ACTH.

Teste de estimulação com CRH

O teste de estimulação com CRH é um dos mais sensíveis para determinar a existência de alguma anormalidade no eixo hipotálamo-hipófise-suprarrenal e para diagnosticar a etiologia do hipercortisolismo na síndrome de Cushing dependente de ACTH. As concentrações médias de ACTH 15 e 30 minutos após a administração de CRH devem aumentar em pelo menos 35% acima do valor basal médio em pacientes com doença de Cushing, mas não naqueles com secreção ectópica de ACTH. Essa medida proporciona as melhores sensibilidade (93%) e especificidade (100%).

RM

O próximo passo mais adequado na avaliação de pacientes com hipercortisolismo documentado (*i. e.*, ausência de supressão com dexametasona em baixa dose e hiperestimulação com CRH) consiste na realização de RM para confirmar a existência de massa hipofisária. Infelizmente, 10% de todos os indivíduos normais podem exibir pequenas anormalidades da hipófise na RM, e muitos pacientes com doença de Cushing podem apresentar tumores muito pequenos para serem detectados na RM. Entretanto, submeter um paciente a uma exploração cirúrgica da hipófise na ausência de massa demonstrável tende a levar a uma cirurgia sem sucesso.

Cateterismo do seio petroso inferior

Se a supressão com dexametasona e o teste com CRH forem equívocos, deve-se efetuar o cateterismo do seio petroso inferior para confirmar a fonte hipofisária de ACTH. Embora esse exame seja menos confiável na lateralização da fonte de ACTH (*i. e.*, esquerda *versus* direita) do que na confirmação de que o ACTH é de origem central, ele pode excluir a possibilidade de produção ectópica de ACTH por um tumor. Todavia, ele habitualmente não consegue distinguir um tumor secretor de CRH ectópico de uma doença de Cushing verdadeira.

TRATAMENTO

A cirurgia transesfenoidal oferece a melhor chance de cura de um adenoma secretor de ACTH (Figura 211.7).[14] São observadas recorrências em 7% dos casos, quando o nível plasmático de cortisol no pós-operatório imediato é inferior a 3 μg/dℓ, em comparação com 100% quando o nível de cortisol pós-operatório é de 3 a 8 μg/dℓ. Em pacientes com doença de Cushing e macroadenomas, apenas cerca de um terço apresenta remissão a longo prazo. Quando a cirurgia inicial não tem sucesso, a realização de uma segunda cirurgia de hipófise apresenta uma taxa de sucesso de apenas cerca de 50%.

A radiação da hipófise ou a suprarrenalectomia bilateral podem ser recomendadas em pacientes que apresentam recorrência, nos quais a cirurgia esteja contraindicada (grande tumor com invasão do seio cavernoso), ou quando não se dispõe de um neurocirurgião experiente. A radiação da hipófise pode levar até 2 a 5 anos para ser efetiva e, em geral, resulta em pan-hipopituitarismo. Se não for possível demonstrar com certeza a existência de tumor hipofisário, a suprarrenalectomia laparoscópica bilateral cura o hipercortisolismo, sendo necessária, então, a reposição pós-operatória de esteroides durante toda a vida do paciente.

O tratamento clínico para inibir a liberação de ACTH do corticotrofo, para bloquear a síntese de cortisol pelas glândulas suprarrenais ou para inibir a ação do cortisol em nível tecidual não é particularmente bem tolerada nem fácil de monitorar. A mifepristona, que é um antagonista dos receptores de glicocorticoides, e alguns análogos mais recentes mostram-se efetivos contra a hiperglicemia e podem melhorar a qualidade de vida; entretanto, os pacientes podem desenvolver insuficiência suprarrenal grave devido ao bloqueio dos receptores, apesar dos níveis muito elevados de cortisol e de ACTH. Nos tumores com cossecreção de prolactina e ACTH, a cabergolina pode ter algum efeito limitado. A pasireotida, um análogo da somatostatina, pode normalizar os níveis de cortisol em cerca de 20% dos pacientes, porém agrava a hiperglicemia em cerca de 75%. A suprarrenalectomia química com cetoconazol, mitotano, metirapona ou etomidato é pouco tolerada e difícil de titular para uma função suprarrenal normal.

Síndrome de Nelson

A síndrome de Nelson é uma rara condição de crescimento descontrolado de adenoma hipofisário secretor de ACTH, habitualmente nos primeiros 3 anos após a realização de suprarrenalectomia bilateral para tratamento da doença de Cushing. A incidência da síndrome de Nelson após suprarrenalectomia bilateral pode ser alta, de até 43% em pacientes com macroadenomas, concentrações plasmáticas elevadas de ACTH e tumores hipofisários visíveis antes da suprarrenalectomia. Outros fatores de risco para síndrome de Nelson incluem maior duração da doença de Cushing antes do diagnóstico e do tratamento, pacientes mais jovens, reposição inadequada de glicocorticoides e tumores com índices mitóticos mais elevados.

Todos os pacientes apresentam níveis plasmáticos elevados de ACTH após suprarrenalectomia bilateral, até mesmo aqueles sem doença de Cushing prévia. Nesses pacientes, é necessário determinar os hormônios antes da administração da dose de esteroide pela manhã ou 1 hora depois. Alguns especialistas recomendam um acompanhamento com RM a cada 6 meses, durante vários anos, em pacientes que foram submetidos à suprarrenalectomia bilateral após fracasso da adenomectomia hipofisária transesfenoidal. Em geral, o tratamento da síndrome de Nelson segue as mesmas modalidades utilizadas nos adenomas hipofisários secretores de ACTH.[15]

GONADOTROPINAS (HORMÔNIO FOLICULOESTIMULANTE E HORMÔNIO LUTEINIZANTE)

BIOPATOLOGIA

Os três hormônios glicoproteicos da hipófise – FSH, LH e TSH – apresentam uma subunidade α comum e uma subunidade β específica de cada hormônio, que se combinam para formar o hormônio. A gonadotropina coriônica (hCG), que é, do ponto de vista estrutural, muito semelhante ao LH, é produzida na placenta. A proteína é glicosilada no aparelho de Golgi, e essa glicosilação é responsável pela síntese e transporte adequados da molécula da hipófise para o sangue. Esses peptídios interagem com seus receptores localizados na membrana celular das células-alvo. Classicamente, esses receptores transmembranares apresentam domínio extracelular que se liga ao hormônio, domínio intramembranar e domínio intracelular, que transduz o sinal do hormônio para a célula. Mutações nos domínios extracelular ou intracelular podem causar ativação constitutiva do receptor, mesmo na ausência do ligante. O resultado é o aparecimento de um estado rico em hormônio na ausência do próprio hormônio (p. ex., puberdade precoce devido à ativação constitutiva do receptor de FSH). De modo semelhante, mutações no receptor podem torná-lo insensível ao ligante, de modo que até mesmo níveis elevados de hormônio não são reconhecidos pelo receptor. Por fim, em virtude da semelhança da subunidade α entre esses hormônios glicoproteicos, pode-se observar alguma promiscuidade de estimulação dos ligantes, quando os níveis de ligantes estão elevados. Por exemplo, durante a gravidez, os níveis de hCG estão muito elevados e podem estimular o receptor de TSH como se o TSH estivesse presente.

As gonadotropinas regulam a diferenciação sexual, a produção de esteroides sexuais e gametogênese. Nos homens, os receptores de FSH estão localizados nas células de Sertoli e nos túbulos seminíferos, onde estimulam a maturação dos espermatozoides, enquanto os receptores de LH nas células de Leydig dos testículos estimulam a produção de androgênio. Juntos, o FSH e o LH induzem a espermatogênese (Capítulo 221). Nas mulheres, os receptores ovarianos de FSH nas células da granulosa induzem a biossíntese de estrogênio, enquanto os receptores de LH nas células da teca estimulam a síntese de androgênios ovarianos e precursores esteroides, que são aromatizados a estrogênios pelas células da granulosa. A secreção de FSH e de LH regula o ciclo menstrual (Capítulos 222 e 223).

Hipogonadismo hipogonadotrófico

MANIFESTAÇÕES CLÍNICAS E DIAGNÓSTICO

O hipogonadismo hipogonadotrófico ou hipogonadismo secundário é definido como a deficiência de função gonadal, devido a anormalidades hipofisárias ou hipotalâmicas que resultam em reduções adquiridas ou congênitas do LH, do FSH ou do GnRH.[16] As formas adquiridas podem ser causadas por um tumor que interfere na produção normal de LH ou de FSH, como cistos da bolsa de Rathke, craniofaringiomas ou outros tumores cerebrais. A deficiência funcional de gonadotropinas pode ser transitória, conforme observado na doença crônica, inanição, síndrome de Cushing, anorexia nervosa (Capítulo 206) ou alcoolismo (Capítulo 30). Outras causas de hipogonadismo hipogonadotrófico adquirido incluem infecção (tuberculose [Capítulo 308], HIV [Capítulo 366], sífilis [Capítulo 303]), traumatismo, doenças infiltrativas (p. ex., hemocromatose [Capítulo 201] e sarcoidose [Capítulo 89]), e certos medicamentos, como opioides e esteroides anabólicos. As formas congênitas de hipogonadismo hipogonadotrófico podem resultar de pelo menos 18 genes diferentes envolvidos na migração dos neurônios de GnRH e na estimulação da sinalização do GnRH.

A apresentação clínica do hipogonadismo hipogonadotrófico depende do início (adquirido ou congênito), da gravidade do defeito e de quaisquer condições associadas. Classicamente, as manifestações surgem na segunda ou terceira décadas de vida, com características sexuais deficientes ou ausentes, falha da puberdade e amenorreia primária ou infertilidade. O diagnóstico endócrino do hipogonadismo hipogonadotrófico é bastante direto quando há baixos níveis de testosterona nos homens ou de estradiol nas mulheres, na ocorrência de níveis baixos ou normais de gonadotropinas. A deficiência seletiva de LH ou de FSH raramente pode resultar de mutações inativadoras da subunidade β.

Em certas ocasiões, é necessário efetuar um teste provocativo para confirmar o hipogonadismo hipogonadotrófico e distinguir a doença hipotalâmica da doença hipofisária. Nesses casos, administra-se leuprorrelina (10 μg/kg SC) e, em seguida, são medidos os níveis de LH e de FSH aos −10, 0, 30, 60, 90, 180, 240 e 1.440 minutos, devendo-se também determinar o estradiol (ou testosterona) em condições basais e aos 1.440 minutos.

TRATAMENTO

Em geral, o melhor tratamento consiste em reposição dos hormônios gonadais. Nos indivíduos do sexo feminino que ainda não iniciaram a puberdade, deve-se administrar estrogênio em baixas doses para promover o desenvolvimento das mamas. Quando ocorrer sangramento inesperado cerca de 6 meses depois, pode-se iniciar a terapia cíclica pelo acréscimo de progestógeno, aumentando gradualmente as doses de estrogênio no decorrer de um período de 2 a 3 anos. Deve-se administrar também vitamina D. O Capítulo 223 fornece orientação sobre a indução de ovulação em mulheres que desejam engravidar.

Nos homens, pode-se proceder à reposição de testosterona com injeções intramusculares a intervalos de 2 a 4 semanas (p. ex., cipionato de testosterona, 200 mg a cada 2 semanas). As doses e os intervalos entre as injeções devem ser ajustados com base nos níveis máximos e mínimos de testosterona (uma semana depois e imediatamente antes da próxima dose) e libido relatada pelo paciente. Os androgênios orais podem causar hepatotoxicidade e devem ser evitados; entretanto, a testosterona transdérmica é efetiva na manutenção de níveis estáveis.

Tumores produtores de hormônio foliculoestimulante e hormônio luteinizante

BIOPATOLOGIA

Do ponto de vista clínico, os tumores hipofisários são, em sua maioria, classificados como adenomas não secretores ou não funcionais. Entretanto, com uma investigação mais detalhada, a maioria (70 a 80%) secreta pequenas quantidades da subunidade α ou da subunidade β do LH ou do FSH (que não produziriam nenhuma manifestação clínica) ou, raramente, de LH ou FSH completos com subunidades α e β. O FSH é mais comum do que o LH, e as subunidades α livres são mais comuns do que as subunidades β. Pouco se sabe sobre a base molecular desses tumores.

MANIFESTAÇÕES CLÍNICAS

Os tumores produtores de gonadotropinas são, em sua maioria, clinicamente silenciosos, exceto quando seu tamanho resulta em achados neurológicos, como problemas de campo visual ou cefaleias. Em geral, os pacientes apresentam hipogonadismo, visto que as gonadotropinas secretadas são ineficazes na estimulação das gônadas. As mulheres na pré-menopausa podem apresentar cistos ovarianos e distúrbios menstruais. Os homens geralmente apresentam hipogonadismo, devido aos baixos níveis de testosterona, mas também desenvolvem aumento dos testículos em consequência de tumores secretores de FSH. Em raros tumores que secretam LH, os homens apresentam níveis elevados de testosterona e de hemoglobina.

DIAGNÓSTICO

Não existe nenhuma síndrome clínica exclusivamente associada a esses tumores. Alguns pacientes podem apresentar elevações moderadas inespecíficas dos níveis de prolactina, porém quase todos os casos são diagnosticados no pós-operatório, quando se analisa a peça cirúrgica.

TRATAMENTO

Como os principais sintomas dos tumores produtores de gonadotropinas ou dos adenomas não funcionantes estão relacionados com efeitos expansivos locais e extensão extrasselar, a meta do tratamento consiste em reduzir o tamanho do tumor. Em geral, a cirurgia transesfenoidal pode reverter por completo ou parcialmente qualquer hipopituitarismo e comprometimento dos campos visuais, porém é raramente curativa, devido ao grande tamanho dos tumores. A radioterapia pós-operatória pode beneficiar os pacientes que apresentam tumor residual mínimo. Se não for observado nenhum tumor na RM do pós-operatório, indica-se um monitoramento anual com campimetria mais TC ou RM. Os marcadores tumorais também podem monitorar a atividade do tumor. Nos tumores que crescem, indicam-se a cirurgia repetida, a radioterapia ou ambas. O tratamento clínico (p. ex., agonistas da dopamina e análogos da somatostatina) habitualmente não é útil.

HORMÔNIO TIREOESTIMULANTE

BIOPATOLOGIA

A função (Capítulo 213) e o crescimento da tireoide são controlados pela ação do TSH. À semelhança do LH e do FSH, o TSH é composto de uma subunidade α comum e uma subunidade β específica, que é exclusiva dos tireotrofos. A regulação da secreção de TSH é efetuada pelo TSH hipotalâmico e pelo próprio hormônio tireoidiano. A retroalimentação pelo hormônio tireoidiano depende dos receptores intranucleares de hormônio tireoidiano, que se ligam à T_3.

O TSH é secretado de modo pulsátil, com variação diurna; todavia, diferentemente de outros hormônios hipofisários, as medições aleatórias dos níveis séricos de TSH pela manhã são consistentes o suficiente para que a medição do TSH seja clinicamente útil para determinar a extensão da produção dos hormônios tireoidianos. Apesar de a variação dos níveis de TSH na população normal estar geralmente situada entre 0,4 e 4 mU/ℓ, cada indivíduo apresenta um "termostato tireoidiano" individual, ajustado em um nível específico. Essa variabilidade significa que um indivíduo que normalmente apresenta níveis de TSH de 2 poderia apresentar hipertireoidismo quando o TSH caísse para 0,5; por outro lado, um indivíduo com nível de TSH normal de 0,5 poderia ser relativamente hipotireóideo quando o TSH fosse para 2, embora ambos os valores estejam na faixa normal para a população. Em geral, o rastreamento para doença da tireoide é mais bem efetuado pela medição dos níveis de TSH; se estiverem fora da faixa normal, existe uma alta probabilidade de disfunção da tireoide (Capítulo 213). Quando a produção de hormônio tireoidiano é baixa, devido a um defeito na hormonogênese da tireoide, os níveis de hormônios tireoidianos estão baixos, enquanto os níveis de TSH estão altos e vice-versa. Entretanto, quando os níveis de hormônios tireoidianos estão baixos e o nível de TSH está normal ou baixo, existe hipotireoidismo secundário ou central. Como alternativa, quando os níveis de hormônios tireoidianos estão elevados e o nível de TSH não é suprimido, é provável a existência de hipotireoidismo secundário, em que adenomas hipofisários secretores de TSH estão incluídos no diagnóstico diferencial (ver adiante).

Hipotireoidismo central

A incapacidade da hipófise de produzir TSH em resposta a baixos níveis de hormônio tireoidiano é compatível com hipotireoidismo central ou secundário. Um defeito isolado do TSH é relativamente raro e, em geral, está relacionado com um fator genético necessário para a diferenciação dos tireotrofos. Os tumores hipofisários que comprimem os tireotrofos causariam incapacidade de produzir quantidades suficientes de TSH na ocorrência de baixos níveis de hormônio tireoidiano. Outra causa da constelação de testes da tireoide compatíveis com hipotireoidismo central seria a síndrome do eutireoidiano doente (Capítulo 213) ou doença não tireoidiana. Em pacientes com estado crítico concomitante, as citocinas inibem a liberação dos hormônios hipotalâmicos e hipofisários. Esse achado é mais notável em pacientes que apresentam baixos níveis de T_4, T_3 e TSH. Além disso, a síndrome do eutireoidiano doente caracteriza-se por um aumento do nível sérico de T_3 reversa, que é formada por 5' desiodação de T_4 e que não é biologicamente ativa. A conversão da T_3 reversa inativa ocorre nos tecidos, e acredita-se que preserve as demandas metabólicas durante o estado crítico. Os mesmos resultados são observados na inanição, devido à ativação da desiodinase. Outras causas de baixos níveis de hormônio tireoidiano e nível inapropriadamente normal de TSH estão listadas na Tabela 211.10.

O tratamento do hipotireoidismo secundário é direto, uma vez estabelecido o diagnóstico. Uma dose de reposição fisiológica de T_4 (p. ex., levotiroxina) tem por objetivo manter os níveis séricos de T_4 na extremidade superior da faixa normal, se não estiverem ligeiramente elevados. O TSH não é um marcador útil, como em outras formas de hipotireoidismo, visto que os tireotrofos não são responsivos à concentração de hormônio tireoidiano. Como a deficiência isolada de TSH é rara, o médico precisa ter certeza de que não há necessidade de reposição de outros hormônios.

Tumores secretores de hormônio tireoestimulante

Raramente, adenomas hipofisários conhecidos como TSHomas ou adenomas hipofisários secretores de TSH podem produzir o hormônio TSH. Esses tumores representam menos de 1% de todos os casos de hipertireoidismo. Além dos achados clássicos de hipertireoidismo, os achados clínicos no TSHoma incluem bócio difuso, defeitos dos campos visuais, cefaleia e, nas mulheres, irregularidades menstruais. Em certas ocasiões, os pacientes não apresentam sintomas de hipertireoidismo, provavelmente em razão de uma habituação às concentrações ligeiramente elevadas de hormônio.

Tabela 211.10 Causas de testes discordantes da tireoide.

BAIXOS NÍVEIS DE TH E NÍVEIS NORMAIS OU BAIXOS DE TSH
Hipotireoidismo secundário
Disfunção hipofisária
Mutação de TRH
Mutação de TSH
Baixos níveis de TBG ou de outras proteínas de ligação (a T_4 livre estaria normal)
Doença não tireoidiana
Medicamentos
NÍVEIS ELEVADOS DE TH E NÍVEIS NORMAIS OU ELEVADOS DE TSH
TSHoma
Resistência do receptor β de hormônio tireoidiano ao hormônio tireoidiano
Elevação das proteínas de ligação (p. ex., nível elevado de TBG, hipertiroxinemia disalbuminêmica) familiar
Habituação ao hormônio tireoidiano
Síndrome de deficiência de selenocisteína (incapacidade de conversão da T_4 em T_3)

TBG = globulina de ligação da tireoide; TH = hormônio tireoidiano; TRH = hormônio de liberação da tireotropina; TSH = hormônio tireoestimulante.

Deve-se considerar um diagnóstico de TSHoma quando um paciente apresenta níveis séricos elevados de tiroxina e tri-iodotironina totais e livres. Em alguns casos, podem ser observados níveis séricos elevados da subunidade alfa da molécula de TSH e TSH não suprimido. Outras causas de elevação da T_4 e da T_3 na existência de TSH não suprimido estão relacionadas na Tabela 211.10. O diagnóstico raramente é direto. O diagnóstico pode ser confirmado por uma combinação de testes (p. ex., testes repetidos da tireoide em outro laboratório, determinação da subunidade α, medição de outros hormônios hipofisários), porém não existe nenhum teste que seja diagnóstico. Na ausência de qualquer história ou teste sugestivo de adenoma hipofisário, e tendo em vista a dificuldade de distinguir pacientes com tumores secretores de TSH de uma resistência ao hormônio tireoidiano, deve-se considerar a realização de uma análise (quando disponível) para mutações do gene do receptor β do hormônio tireoidiano em pacientes com níveis elevados de T_4 e T_3 livres, TSH não suprimido e nível sérico normal de subunidade α.

TRATAMENTO

O tratamento tem por objetivo reduzir o tamanho do tumor. Os tratamentos e o prognóstico assemelham-se aos dos adenomas produtores de gonadotropinas (ver anteriormente).

Pode-se administrar um betabloqueador como propranolol (80 a 160 mg/dia) ou atenolol (25 a 50 mg/dia) para melhorar alguns dos sinais e sintomas de hipertireoidismo (Capítulo 213). O tratamento com medicamentos antitireoidianos a longo prazo ou a ablação da tireoide ou iodo radioativo ou cirurgia não estão indicados, visto que a redução sustentada na secreção de hormônios tireoidianos deve aumentar a secreção de TSH e, assim, estimular o crescimento do tumor. Entretanto, se não for possível obter um estado de eutireoidismo com análogos da somatostatina ou agonistas da dopamina, é necessária a administração de uma tionamida a curto prazo para restaurar o eutireoidismo antes de uma neurocirurgia.

ADENOMAS HIPOFISÁRIOS NÃO FUNCIONANTES

Os adenomas hipofisários não funcionantes não causam excesso hormonal,[17] embora possa ocorrer hiperprolactinemia se houver compressão suficiente da haste hipofisária. Em consequência, esses tumores são habitualmente detectados quando o seu tamanho provoca sintomas neurológicos, particularmente anormalidades dos campos visuais, cefaleias e oftalmoplegia. Os níveis elevados de prolactina em consequência da compressão da haste hipofisária são muito menores que aqueles observados no macroprolactinoma. Com frequência, um adenoma hipofisário não funcionante é descoberto de modo incidental, quando se constata a existência de um tumor hipofisário em um paciente que realizou um exame de imagem do cérebro por alguma razão não relacionada. A avaliação (Tabela 211.7) não revela qualquer excesso de hormônio. Os adenomas hipofisários não funcionantes que causam sintomas neurológicos exigem remoção cirúrgica, porém os adenomas assintomáticos podem ser monitorados por meio de testes hormonais, de modo a assegurar que não haja desenvolvimento de anormalidades, bem como por RM para avaliar o possível crescimento do tumor.

CARCINOMAS DE HIPÓFISE

Com poucas exceções, os tumores hipofisários são adenomas que podem crescer ao redor da sela turca e invadir as carótidas e os seios esfenoidais, mas que não metastatizam. O termo *carcinoma de hipófise* limita-se a 0,1 a 0,2% dos tumores hipofisários, que metastatizam além da vizinhança imediata da sela turca para a região cranioespinal ou sistemicamente. Um índice de proliferação de Ki-67 de mais de 3% pode ser útil como guia para sugerir a existência de um tumor hipofisário mais agressivo. Cerca de 50% desses tumores produzem ACTH ou prolactina, enquanto o restante consiste em tumores não secretores. A cirurgia de citorredução constitui o tratamento padrão, porém a radioterapia e a quimioterapia com temozolomida também têm sido utilizadas, visto que os tumores hipofisários podem sofrer diversas recorrências e são resistentes aos tratamentos convencionais. Em geral, esses tumores agressivos apresentam elevada taxa de mortalidade (mais de 50%), com expectativa de vida mediana de cerca de 10 meses após o estabelecimento do diagnóstico (Figura 211.8).

Grau A Recomendações de grau A

A1. Gadelha MR, Bronstein MD, Brue T, et al. Pasireotide versus continued treatment with octreotide or lanreotide in patients with inadequately controlled acromegaly (PAOLA): a randomised, phase 3 trial. *Lancet Diabetes Endocrinol.* 2014;2:875-884.
A2. Sheppard M, Bronstein MD, Freda P, et al. Pasireotide LAR maintains inhibition of GH and IGF-1 in patients with acromegaly for up to 25 months: results from the blinded extension phase of a randomized, double-blind, multicenter, phase III study. *Pituitary.* 2015;18:385-394.
A3. Tahara S, Murakami M, Kaneko T, Shimatsu A. Efficacy and safety of long-acting pasireotide in Japanese patients with acromegaly or pituitary gigantism: results from a multicenter, open-label, randomized, phase 2 study. *Endocr J.* 2017;64:735-747.

REFERÊNCIAS BIBLIOGRÁFICAS

As referências bibliográficas, bem como os outros materiais suplementares deste livro, encontram-se no GEN-IO, nosso ambiente virtual de aprendizagem.

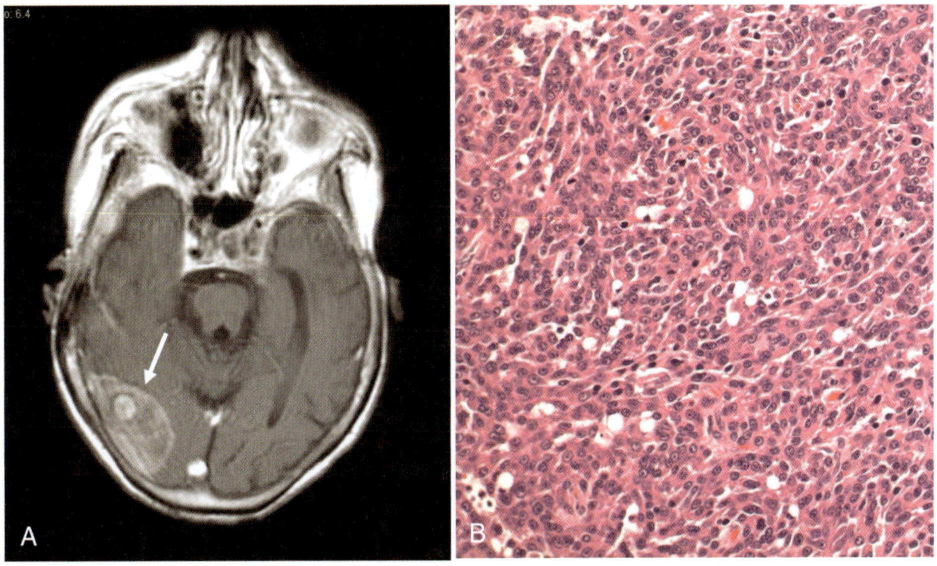

FIGURA 211.8 **Carcinoma de hipófise.** Ressonância magnética de um tumor cerebral em um paciente de 43 anos com adenoma agressivo secretor de TSH (**A**). O paciente apresentou crises convulsivas. A biopsia da lesão cerebral revelou bainhas de células hipofisárias desorganizadas (**B**).

212 NEURO-HIPÓFISE

JOSEPH G. VERBALIS

ANATOMIA E SÍNTESE HORMONAL

Os hormônios da neuro-hipófise, a vasopressina e a ocitocina, são sintetizados em neurônios especializados do hipotálamo, os neurônios neuro-hipofisários. Esses neurônios, que são notáveis pelo seu grande tamanho, são denominados *neurônios magnocelulares*. No hipotálamo, os neurônios magnocelulares estão agrupados nos pares de núcleos paraventriculares e supraópticos (Figura 212.1). A vasopressina e a ocitocina também são sintetizadas nos neurônios parvocelulares (*i. e.*, pequenas células) dos núcleos paraventriculares,[1,2] e a vasopressina (mas não a ocitocina) também é sintetizada no núcleo supraquiasmático.

A transcrição do RNA mensageiro da vasopressina e da ocitocina e a tradução dos pró-hormônios da vasopressina e da ocitocina ocorrem totalmente nos corpos celulares dos neurônios neuro-hipofisários. Os pró-hormônios, a pró-vasopressina e a pró-ocitocina, são acondicionados, juntamente com enzimas de processamento, nos grânulos neurossecretores que são transportados para fora do pericário dos neurônios neuro-hipofisários por meio de microtúbulos e percorrendo os axônios longos que formam o trato supraóptico hipofisário, que termina na neuro-hipófise. Durante o transporte, as enzimas de processamento clivam a pró-vasopressina em vasopressina (9 aminoácidos), em vasopressina-neurofisina (95 aminoácidos) e glicopeptídio de vasopressina ou copeptina (39 aminoácidos). De modo semelhante, a pró-ocitocina é clivada em ocitocina (que difere da vasopressina em apenas dois dos nove aminoácidos) e ocitocina-neurofisina. As neurofisinas formam complexos de neurofisina-hormônio, que estabilizam os hormônios. Os terminais neurotransmissores estimuladores (p. ex., glutamatérgicos, colinérgicos e de angiotensina) e inibitórios (p. ex., ácido gama-aminobutírico e noradrenérgicos) controlam a liberação de vasopressina por meio da atividade de contatos sinápticos nos corpos celulares da neuro-hipófise. A liberação fisiológica de vasopressina ou de ocitocina na circulação geral ocorre no nível da neuro-hipófise, onde, em resposta um potencial de ação, o cálcio intracelular aumenta e induz a fusão dos grânulos neurossecretórios com a membrana axonal, liberando, assim, cada hormônio na circulação geral. Embora cada um dos outros fragmentos de pró-hormônios seja liberado na circulação, a vasopressina e a ocitocina são os únicos componentes

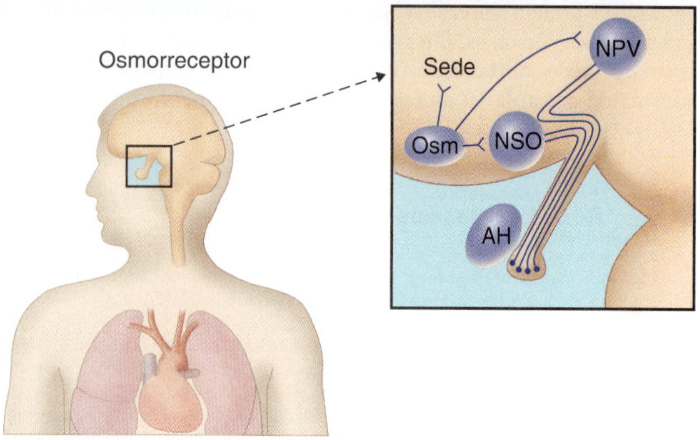

FIGURA 212.1 **Vista sagital da cabeça, mostrando a posição da neuro-hipófise.** Os neurônios magnocelulares estão agrupados em dois núcleos paraventriculares (NPV) e dois núcleos supraópticos (NSO). Apenas um núcleo de cada par é ilustrado. Os núcleos supraópticos são laterais à borda do quiasma óptico, enquanto os núcleos paraventriculares são centrais, ao longo da parede do terceiro ventrículo. Os axônios dos quatro núcleos combinam-se para formar o trato supraóptico hipofisário à medida que seguem o seu trajeto pela haste hipofisária até os terminais de armazenamento na neuro-hipófise. O osmostato (Osm) encontra-se no hipotálamo, anterior ao terceiro ventrículo; o centro da sede (Sede) está distribuído em diferentes áreas do cérebro. AH = adeno-hipófise. (De Buonocore CM, Robinson AG. Diagnosis and management of diabetes insipidus during medical emergencies. *Endocrinol Metab Clin North Am.* 1993;22: 411-423.)

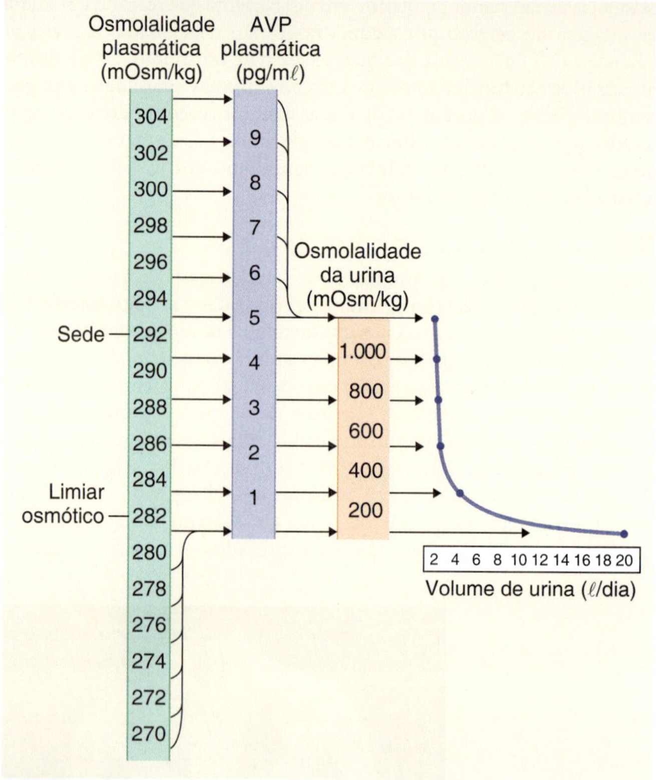

FIGURA 212.2 **Esquema idealizado das relações fisiológicas normais entre a osmolalidade plasmática, a vasopressina plasmática (AVP), a osmolalidade urinária e o volume de urina.** Toda a faixa fisiológica da osmolalidade da urina ocorre com níveis plasmáticos de vasopressina de 0 a 5 pg/mℓ. Aumentos da osmolalidade plasmática acima de aproximadamente 290 a 295 mOsm/kg H_2O resultam em elevações da vasopressina plasmática, porém sem concentração adicional de urina, que é limitada pela osmolalidade máxima na medula interna. A relação de volume (calculada com base em uma carga osmolar constante) é inversamente exponencial aos outros parâmetros. Em virtude dessa relação, o volume de urina não se modifica de maneira substancial até que haja secreção quase ausente de vasopressina, quando então o volume de urina aumenta acentuadamente. (Calculada a partir das fórmulas apresentadas em Robertson GL, Shelton RL, Athar S. The osmoregulation of vasopressin. *Kidney Int.* 1976;10:25-37. Figura desenhada por J. G. Verbalis, Georgetown University, Washington, DC.)

biologicamente ativos conhecidos dos pró-hormônios. Os fatores que estimulam a liberação de hormônios neuro-hipofisários também estimulam a sua síntese. Como a síntese é retardada, a manutenção de uma grande reserva de hormônio na neuro-hipófise é essencial para possibilitar a liberação instantânea de cada hormônio, que é necessária após hemorragia aguda (vasopressina) ou durante o parto (ocitocina). Na maioria das espécies, ocorre armazenamento de vasopressina suficiente na neuro-hipófise para sustentar antidiurese máxima por vários dias e para manter níveis basais de antidiurese durante várias semanas.

Vasopressina

Vasopressina e regulação da osmolalidade

A ação fisiológica primária da vasopressina consiste na sua função como hormônio de retenção de água. O sistema sensor central (osmostato) para o controle da liberação de vasopressina é anatomicamente distinto, localizado em uma pequena área do hipotálamo, imediatamente anterior ao terceiro ventrículo (ver Figura 212.1). O osmostato controla a liberação de vasopressina para possibilitar a retenção da água e também estimula a sede para reposição da água.

A regulação osmótica da liberação de vasopressina e a regulação osmótica da sede são, em geral, estreitamente acopladas, porém podem ser dissociadas em condições patológicas. O principal osmólito extracelular ao qual o osmorreceptor responde é o sódio. Em condições fisiológicas normais, a glicose e a ureia atravessam as membranas celulares dos neurônios e não estimulam a liberação de vasopressina. Embora a osmolalidade basal em indivíduos normais varie entre 280 e 295 mOsm/kg H_2O, a osmolalidade do líquido extracelular de cada indivíduo é mantida em uma faixa estreita. Aumentos pequenos da osmolalidade plasmática, de apenas 1 a 2%, são suficientes para estimular a liberação de vasopressina. Em geral, os níveis plasmáticos basais de vasopressina são de 0,5 a 2 pg/mℓ, o que mantém a osmolalidade urinária acima da osmolalidade plasmática e o volume urinário na faixa de 1 a 3 ℓ/dia. Quando os níveis de vasopressina são suprimidos para menos de 0,5 pg/mℓ, a osmolalidade urinária máxima diminui para menos de 100 mOsm/kg H_2O, e ocorre diurese de água livre em níveis que se aproximam de 800 a 1.000 mℓ/hora (18 a 24 ℓ/dia). Os aumentos da osmolalidade plasmática provocam elevação linear da vasopressina plasmática e aumento linear correspondente da osmolalidade urinária. Na ocorrência de osmolalidade plasmática de cerca de 295 mOsm/kg H_2O, a osmolalidade urinária é maximamente concentrada em 1.000 a 1.200 mOsm/kg H_2O. Por conseguinte, toda a faixa fisiológica da osmolalidade urinária é obtida por meio de alterações relativamente pequenas nos níveis plasmáticos de vasopressina de 0 a 5 pg/mℓ (Figura 212.2).

Para manter o equilíbrio hídrico, a água não precisa ser apenas conservada, mas também consumida para repor as perdas hídricas insensíveis e o débito urinário obrigatório. A sede não é estimulada até que seja alcançada osmolalidade plasmática ligeiramente mais alta (5 a 10 mOsm/kg H_2O) acima do limiar para a liberação de vasopressina. Os seres humanos obtêm, em sua maioria, água suficiente a partir da ingestão habitual de líquido e catabolismo dos alimentos, de modo a manter a osmolalidade plasmática abaixo do limiar que ativa a sede. Por conseguinte, em condições fisiológicas normais, o equilíbrio hídrico (e, portanto, a osmolalidade plasmática) é regulado mais pela secreção de vasopressina do que pela sede. Entretanto, na ocorrência de graus intensos de desidratação, a sede é fundamental para restaurar os déficits de água corporal.

A vasopressina atua sobre os receptores de vasopressina do subtipo V_2 nas células principais do ducto coletor do rim, provocando retenção de água ou antidiurese. Os receptores V_2 de vasopressina são receptores acoplados à proteína G, que ativam a adenilato ciclase, com aumento subsequente dos níveis intracelulares de monofosfato de adenosina cíclico (cAMP) com a ativação do receptor pelo ligante. O aumento do cAMP inicia o movimento dos canais de água de aquaporina-2 (AQP2) para a membrana apical (luminal) das células dos ductos coletores. Esses canais possibilitam o transporte rápido facilitado da água do lúmen do ducto coletor para a célula principal, ao longo de gradientes osmóticos. Em seguida, a água deixa a célula através da membrana basolateral e entra na circulação medular renal através de canais de água de aquaporina-3 e aquaporina-4 constitutivamente expressos. Esse processo é denominado *antidiurese*. Na ausência da vasopressina, os canais de AQP2 são reinternalizados a partir da membrana apical para dentro de vesículas subapicais. Isso impede a reabsorção ativa de água a partir do lúmen do ducto coletor, resultando em diurese. Além dessa rápida "transferência" dos canais de

AQP2 para regular a reabsorção de água de minuto a minuto, a vasopressina também atua por meio dos receptores V_2 para regular as reservas a longo prazo de AQP2 – isto é, o aumento da vasopressina estimula a síntese de AQP2, enquanto a sua ausência resulta em síntese diminuída de AQP2. O interstício medular hipertônico constitui o determinante da concentração máxima de urina, que está em equilíbrio com a osmolalidade da medula interna do rim, em condições de antidiurese máxima (Capítulo 107).

Vasopressina e regulação da pressão e do volume

Os barorreceptores de alta pressão estão localizados na aorta e no seio carótico, enquanto os barorreceptores de baixa pressão estão localizados nos átrios direito e esquerdo. As reduções da pressão arterial ou do volume intravascular estimulam a liberação de vasopressina, enquanto as situações que aumentam o volume sanguíneo ou a pressão atrial esquerda (p. ex., respiração com pressão negativa) diminuem a secreção de vasopressina.[2] A liberação de vasopressina em resposta a mudanças de volume ou de pressão é muito menos sensível do que a liberação em resposta aos osmorreceptores; em geral, é necessária uma redução de 10 a 15% do volume sanguíneo ou da pressão arterial para estimular a liberação de vasopressina. Entretanto, quando a pressão arterial cai abaixo desse limiar, a resposta estimulada é exponencial, resultando em níveis plasmáticos de vasopressina que são acentuadamente maiores do que os que resultam de estimulação osmótica.

Os efeitos pressores da vasopressina são mediados por um subtipo distinto do receptor de vasopressina, o receptor V_{1a}, localizado no músculo liso vascular. A regulação relativamente insensível da secreção de vasopressina por alterações do volume e da pressão e o papel modesto da vasopressina na regulação da pressão arterial são consistentes com a noção de que a regulação da homeostasia do sódio pelo sistema renina-angiotensina-aldosterona (Capítulo 214) é mais importante no controle do volume extracelular e do volume sanguíneo do que a regulação da homeostasia da água. Entretanto, os efeitos pressores da ação da vasopressina sobre a elevação da pressão arterial podem tornar-se proeminentes quando outros sistemas reguladores da pressão arterial estiverem deficientes (p. ex., neuropatia autonômica ou bloqueio do sistema renina-angiotensina-aldosterona) ou em estados de vasodilatação patológica (p. ex., cirrose hepática, choque séptico).

Vasopressina e hormônio adrenocorticotrófico

A vasopressina estimula a secreção do hormônio adrenocorticotrófico (ACTH) por meio da estimulação dos receptores de vasopressina do subtipo V_{1b}, que estão localizados nas células corticotrópicas da adeno-hipófise. Embora o principal regulador da secreção de ACTH seja o hormônio de liberação da corticotropina (Capítulo 211), a vasopressina ativa um sistema de transdução de sinal diferente nos corticotrofos, de modo que esses hormônios têm efeitos sinérgicos sobre a secreção de ACTH.

Interação da regulação osmótica e de volume

O sistema da vasopressina evoluiu para otimizar a homeostasia da água nos mamíferos. A água é consumida de acordo com a sua disponibilidade na ausência de sede estimulada e a secreção de vasopressina regula, então, a excreção de água para manter a osmolalidade plasmática. A sede serve como um mecanismo de segurança se a desidratação se tornar excessiva. Como a regulação da pressão-volume pela vasopressina é menos sensível, alterações modestas da pressão ou do volume, que são exacerbadas pela posição ortostática, não interferem na regulação da osmolalidade. Contudo, o efeito pressor de níveis elevados de vasopressina atuam para manter a pressão arterial se a depleção de volume ou a hipotensão se tornarem excessivas. Em geral, a regulação fisiológica da osmolalidade e a da pressão-volume são sinérgicas. A desidratação provoca aumento da osmolalidade plasmática e redução do volume sanguíneo, ambos os quais estimulam a liberação de vasopressina. Por outro lado, a administração excessiva de líquidos provoca redução da osmolalidade plasmática e expansão do volume sanguíneo, ambos os quais inibem a secreção de vasopressina.

Outros fatores também podem modular a liberação osmótica e a ação da vasopressina. Com a expansão do volume, os fatores natriuréticos, como o peptídio natriurético atrial e o peptídio natriurético cerebral, são liberados pelos miócitos atriais e atuam sobre o rim, induzindo natriurese. O peptídio natriurético cerebral também é sintetizado pelo hipotálamo, onde pode atuar ao diminuir a secreção de vasopressina. Durante a gravidez, há redução da osmolalidade plasmática de aproximadamente 10 mOsm/kg H_2O, em consequência de reajuste do osmostato para a secreção de vasopressina, e o osmostato da sede é reajustado para baixo paralelamente. Esses efeitos parecem ser mediados pelo hormônio placentário, a relaxina.

As anormalidades no equilíbrio hidreletrolítico são comuns no indivíduo idoso. Isso se deve, em parte, às alterações relacionadas com a idade no volume corporal (ocorre redução de até 50% da água corporal total em indivíduos com mais de 75 anos) e da função renal. Os indivíduos idosos também têm redução da sensação de sede. Embora a capacidade de secretar vasopressina seja normal ou até mesmo aumentada com a idade, existe redução da capacidade de obter concentração urinária máxima para a retenção de água ou diluição máxima da urina para a excreção de água. Em consequência, os indivíduos idosos são particularmente propensos à hipernatremia e à hiponatremia quando têm doenças que afetam o equilíbrio hídrico, ou em razão dos fármacos utilizados no tratamento de várias doenças.

Ocitocina

A prolactina é o principal hormônio necessário para a produção de leite, porém a ocitocina é essencial para a sua secreção. A sucção estimula os receptores táteis do mamilo, produzindo um sinal aferente para o hipotálamo, que provoca a liberação sincronizada de ocitocina da neuro-hipófise. A ocitocina liga-se aos receptores de ocitocina na mama e induz a contração das células mioepiteliais ao redor dos alvéolos e dúctulos para a ejeção do leite. Além disso, a suprarregulação dos receptores de ocitocina uterinos aumenta acentuadamente as contrações do músculo liso uterino em resposta à secreção de ocitocina no final da gestação. A maior liberação de ocitocina ocorre durante o parto, e não antes, provavelmente em consequência do estiramento da parede vaginal. Como fêmeas de camundongos transgênicos que carecem de ocitocina ou de seus receptores têm partos normais, a liberação de ocitocina pode ser mais importante para induzir a contração uterina, de modo a inibir a perda de sangue após o parto, mais do que para a iniciação do parto. Ainda não foi definida nenhuma síndrome patológica de aumento ou de diminuição da secreção de ocitocina, porém os estudos experimentais implicaram a ocitocina no comportamento materno e de afiliação, bem como na formação óssea.[3] Entretanto, em decorrência da semelhança estrutural entre a vasopressina e a ocitocina, a ocitocina em níveis plasmáticos elevados pode ativar os receptores da vasopressina, enquanto a vasopressina pode ativar os receptores da ocitocina, e ambos os processos podem ter consequências patológicas.

SÍNDROME DE SECREÇÃO INAPROPRIADA DO HORMÔNIO ANTIDIURÉTICO

A secreção excessiva de vasopressina pode ser causada pela secreção anormalmente regulada da neuro-hipófise ou pela síntese e secreção ectópicas de vasopressina por tumores. A secreção osmoticamente inapropriada de vasopressina causa retenção renal de água e expansão do volume dos líquidos corporais, com consequente hiponatremia dilucional. Esse distúrbio é denominado síndrome de secreção inapropriada do hormônio antidiurético (SIADH) e é discutido no Capítulo 108.

DIABETES INSÍPIDO

DEFINIÇÃO

O diabetes insípido caracteriza-se pela excreção de um grande volume de urina hipotônica insípida (sem gosto) e manifesta-se habitualmente por poliúria (aumento da micção) e polidipsia (aumento da sede).[4,5] O grande volume de urina, habitualmente de mais de 50 a 60 mℓ/kg/dia, precisa ser diferenciado da frequência aumentada de eliminação de pequenos volumes de urina e de grandes volumes de urina isotônica ou hipertônica, ambos com importância clínica diferente.

BIOPATOLOGIA

É necessário considerar cinco mecanismos fisiopatológicos no diagnóstico diferencial do diabetes insípido.

1. O diabetes insípido central (DIC) é causado pela incapacidade do hipotálamo e da neuro-hipófise de secretar (e, em geral, de sintetizar) vasopressina em resposta a um aumento da osmolalidade.[6] Não ocorre concentração do filtrado glomerular diluído no ducto coletor renal, e, em consequência, há excreção de um grande volume de urina hipotônica (*i. e.*, diluída). Isso provoca aumento secundário da osmolalidade

sérica, com estimulação da sede e polidipsia secundária. Os níveis plasmáticos de vasopressina não são mensuráveis ou estão inadequadamente baixos para a osmolalidade plasmática.

2. O diabetes insípido nefrogênico (DIN) é causado pela incapacidade de um rim normal nos demais aspectos de responder à vasopressina. À semelhança do diabetes insípido hipotalâmico (central), o filtrado glomerular diluído que entra no ducto coletor é excretado como um grande volume de urina hipotônica. A elevação da osmolalidade plasmática que ocorre estimula a sede e produz polidipsia. Entretanto, ao contrário do DIC, os níveis plasmáticos medidos de vasopressina estão elevados ou apropriados para a osmolalidade plasmática.
3. O diabetes insípido gestacional[7] é uma condição rara produzida por aumento dos níveis ou da atividade da cistina aminopeptidase (ocitoquinase ou vasopressinase) placentária durante a gravidez. A rápida destruição da vasopressina produz diabetes insípido, com poliúria e estimulação secundária da sede com polidipsia. Em razão da vasopressinase circulante, os níveis plasmáticos de vasopressina habitualmente não podem ser medidos.
4. A polidipsia primária é um distúrbio de excesso de ingestão de líquidos, e não da secreção ou atividade da vasopressina. O excesso de água ingerida provoca leve redução da osmolalidade plasmática, que bloqueia a secreção de vasopressina. Na ausência da ação da vasopressina sobre o rim, a urina não se torna concentrada, e ocorre excreção de um grande volume de urina hipotônica. A concentração de vasopressina no plasma não é mensurável ou está baixa, porém é apropriada para a baixa osmolalidade plasmática.
5. A disfunção dos osmorreceptores é uma variante do diabetes insípido central, em que a neuro-hipófise está intacta, porém as células osmorreceptoras na parte anterior do hipotálamo estão danificadas (ver Figura 212.1). Como as células osmorreceptoras são necessárias para a secreção de vasopressina osmoticamente estimulada, o paciente manifesta poliúria. Entretanto, como as células osmorreceptoras também controlam a sede, esses pacientes não apresentam polidipsia. Em consequência, caracterizam-se por elevação dos níveis séricos de sódio e da osmolalidade plasmática. Por isso, esse distúrbio também foi denominado hipernatremia essencial e diabetes insípido adípsico, com reconhecimento dos déficits profundos de sede encontrados na maioria dos pacientes afetados.[8]

Embora os mecanismos fisiopatológicos de cada um desses cinco distúrbios sejam distintos, os pacientes nas primeiras quatro categorias manifestam habitualmente poliúria e polidipsia, e o nível sérico de sódio está, em geral, normal, visto que o mecanismo intacto da sede é sensível o suficiente para manter a homeostasia da água nos primeiros três distúrbios, e o rim normal tem capacidade suficiente para excretar o excesso de carga hídrica no quarto distúrbio. A quinta categoria de disfunção dos osmorreceptores representa a exceção, em razão do mecanismo defeituoso da sede, que leva à hipernatremia.

MANIFESTAÇÕES CLÍNICAS

Diabetes insípido central

O súbito aparecimento de poliúria hipotônica após cirurgia transcraniana na área do hipotálamo ou após traumatismo cranioencefálico (TCE) com fratura da base do crânio e lesão hipotalâmica sugere fortemente o diagnóstico de DIC.[9] Nessas situações, se o paciente estiver inconsciente ou se for incapaz de reconhecer a sede, o distúrbio é comumente acompanhado de hipernatremia. Todavia, até mesmo em pacientes com progressão mais insidiosa de uma doença específica ou em pacientes com diabetes insípido central idiopático, o início da poliúria é, com frequência, relativamente abrupto e ocorre em vários dias ou semanas. A maioria dos pacientes não percebe a poliúria até que o volume de urina ultrapasse 3 a 4 ℓ/dia, e, conforme ilustrado na Figura 212.2, o volume de urina não ultrapassa 4 ℓ/dia até que a capacidade de concentração da urina esteja muito limitada, e a vasopressina plasmática esteja quase ausente. Apenas 10 a 15% do número normal de neurônios vasopressinérgicos no hipotálamo são suficientes para manter um volume urinário assintomático, porém a perda adicional de apenas um pequeno número desses neurônios provoca rápido aumento do volume urinário e poliúria sintomática. O volume de urina raramente ultrapassa o volume de líquido diluído que chega ao ducto coletor (cerca de 18 a 24 ℓ nos seres humanos); em muitos casos, o volume de urina é significativamente menor, visto que os pacientes restringem de modo voluntário a ingestão de líquido, o que provoca contração leve de volume e aumento na reabsorção tubular proximal de líquido. Com frequência, os pacientes demonstram preferência por líquidos frios, que são mais efetivos para aliviar a sede. Tanto a sede quanto o aumento do débito urinário persistem durante a noite, prejudicando o sono. Os pacientes com DIC parcial apresentam alguma capacidade de secretar a vasopressina, porém essa secreção está acentuadamente atenuada se houver níveis normais de osmolalidade plasmática. Por conseguinte, esses pacientes com frequência apresentam um volume de urina e sintomas semelhantes aos de pacientes com DIC completo. Como a maioria dos pacientes com DIC sente sede suficiente para ingerir líquidos, de modo a igualar o débito urinário, são observadas poucas anormalidades laboratoriais por ocasião da avaliação inicial. O nível sérico de sódio pode estar dentro da faixa normal alta, enquanto o nível sanguíneo de ureia pode estar baixo, em consequência do grande volume de urina. O ácido úrico está relativamente elevado, em decorrência da contração modesta do volume intravascular e da ausência de ação da vasopressina sobre os receptores V_{1a} no rim, que estimulam a depuração de ácido úrico. Níveis de ácido úrico acima de 5 mg/dℓ podem ajudar a diferenciar o diabetes insípido da polidipsia primária.

O DIC pode ser herdado como doença autossômica dominante, que normalmente se caracteriza por lactância assintomática e início mais tardio na infância. Os defeitos genéticos encontram-se, em sua maioria, no peptídio sinal do pré-pró-hormônio ou na parte de neurofisina do pró-hormônio.[10] As mutações que afetam a sequência da própria vasopressina são poucas. Acredita-se que a maioria dos casos seja o resultado de ruptura da clivagem do peptídio sinal ou enovelamento anormal da neurofisina, de modo que o deslocamento do pró-hormônio mutante se torna lento através do retículo endoplasmático, levando a disfunção ou morte da célula neuronal. Como se trata de um processo cumulativo, isso explica o início mais tardio do DIC nesses tipos de mutação.

Tanto o mixedema quanto a insuficiência suprarrenal comprometem a capacidade de excreção de água livre pelos mecanismos renais. A ocorrência simultânea dessas doenças com DIC (como a que pode ser observada em caso de tumor do hipotálamo ou da hipófise) pode diminuir um débito urinário grande nos demais aspectos, mascarando, assim, os sintomas de diabetes insípido. O tratamento de reposição da deficiência adeno-hipofisária, particularmente glicocorticoides, pode então provocar a excreção súbita e maciça de urina diluída. De modo semelhante, o início de hipotireoidismo ou de insuficiência suprarrenal durante o curso do diabetes insípido pode diminuir a necessidade de reposição de vasopressina e, em alguns casos, pode até mesmo causar hiponatremia. O DIC ocorre comumente em pacientes com isquemia cerebral grave e, com frequência, indica morte encefálica. Nesses casos, o tratamento do diabetes insípido, juntamente com qualquer deficiência coexistente de hormônios da adeno-hipófise, pode ser utilizado para preservar doadores de órgãos nesses casos.

Disfunção dos osmorreceptores

A síndrome de disfunção dos osmorreceptores é uma variante do DIC. As manobras fisiológicas demonstram que, quando esses pacientes são euvolêmicos, a elevação da osmolalidade plasmática não produz secreção de vasopressina nem sensação de sede. Entretanto, a vasopressina é ainda sintetizada pelo hipotálamo e armazenada na neuro-hipófise, visto que a estimulação dos barorreceptores pela hipovolemia ou pela hipotensão resulta em secreção imediata de vasopressina; o rim responde, visto que a liberação de vasopressina pela estimulação dos receptores de volume provoca concentração da urina. Como os pacientes não têm sede, eles apresentam desidratação crônica, frequentemente com aumento acentuado dos níveis séricos de sódio (hipernatremia hipovolêmica). Entretanto, é a depleção de volume induzida pela desidratação, e não o aumento da osmolalidade, que finalmente estimula a secreção de vasopressina. O volume do débito urinário depende do grau de secreção de vasopressina induzida pela desidratação. Se for efetuada reposição suficiente de líquido, com normalização do volume de líquido extracelular, esses pacientes são incapazes de regular a vasopressina pela osmolalidade e, mais uma vez, apresentam poliúria, manifestando, assim, o diabetes insípido central subjacente. As lesões que causam disfunção dos osmorreceptores assemelham-se àquelas que podem causar DIC; todavia, ao contrário do DIC, essas lesões em geral ocorrem mais rostralmente no hipotálamo, de modo consistente com a localização das principais células osmorreceptoras na parte anterior do hipotálamo (ver Figura 212.1). Uma lesão singular nesse distúrbio consiste no aneurisma da artéria comunicante anterior, particularmente após ressecção do aneurisma.

Diabetes insípido nefrogênico

O DIN é causado por mutações do receptor V_2 de vasopressina ou do canal de água induzido pela vasopressina, AQP2, ou pelo comprometimento do sistema de transdução de sinal que liga a ativação do receptor V_2 e a inserção da AQP2 na membrana. O diabetes insípido nefrogênico familiar é uma doença rara, e a maioria dos casos (> 90%) resulta de mutações do receptor V_2.[11] Foram descritas mais de 100 mutações diferentes do receptor V_2, que podem ser classificadas em várias categorias gerais distintas, com base em diferenças no transporte do receptor mutante até a superfície celular e na ligação da vasopressina ou na estimulação da adenilato ciclase. Como o gene para o receptor V_2 está localizado no cromossomo X, trata-se de uma doença recessiva ligada ao X. Os sintomas são observados apenas em indivíduos do sexo masculino, que frequentemente apresentam vômitos, constipação intestinal, ausência de crescimento, febre e poliúria durante a primeira semana de vida. Normalmente, observa-se hipernatremia com urina hipotônica. Em menos de 10% dos pacientes, o fenótipo é semelhante, com mutações do canal de água AQP2; entretanto, como o gene da AQP2 está localizado no cromossomo 12, as mutações provocam doença autossômica recessiva; em consequência, a consanguinidade e uma história familiar da doença em homens e mulheres são comuns, e deve-se suspeitar desse distúrbio quando o probando for do sexo feminino.

O DIN também pode ser adquirido durante o tratamento com certos fármacos, como demeclociclina (que pode ser utilizada no tratamento da secreção inapropriada de vasopressina), carbonato de lítio (utilizado no tratamento dos transtornos bipolares) e fluoreto (anteriormente usado em anestésicos fluorocarbonados) e em razão de anormalidades eletrolíticas, como hipopotassemia e hipercalcemia graves. Todas as causas de diabetes insípido nefrogênico adquirido têm em comum a redução da síntese e da função da AQP2, decorrente do comprometimento da sinalização da vasopressina a partir da ligação e ativação do receptor V_2. Outras doenças do rim podem provocar poliúria e incapacidade de concentração da urina em consequência de alteração do fluxo sanguíneo medular ou de outros distúrbios que inibem a manutenção do gradiente de concentração hiperosmolar na medula interna. As manifestações renais desses distúrbios (p. ex., doença falciforme, sarcoidose, pielonefrite, mieloma múltiplo, nefropatia por analgésicos) são discutidas no Capítulo 113.

Diabetes insípido gestacional

Durante a gravidez, ocorre aumento do metabolismo da vasopressina, em virtude da cistina aminopeptidase (ocitoquinase ou vasopressinase), uma enzima que degrada a ocitocina e impede as contrações uterinas prematuras. Normalmente, isso é compensado por aumento na síntese e na secreção de vasopressina. Raramente, as mulheres com regulação normal da vasopressina desenvolvem diabetes insípido decorrente de níveis acentuadamente elevados de vasopressinase. Algumas dessas pacientes apresentam pré-eclâmpsia, esteatose hepática aguda e coagulopatias concomitantes, porém não foi identificada nenhuma relação causal entre o diabetes insípido e essas anormalidades. Em geral, o diabetes insípido não persiste após o término da gestação e não sofre recorrência em gestações normais subsequentes.

Pode ocorrer também poliúria em pacientes que apresentam reserva limitada de vasopressina (DIC parcial) ou que respondem inadequadamente à ação da vasopressina (DIN compensado). O tratamento pode ser necessário apenas durante a gravidez e, com frequência, a paciente retorna à sua função basal prévia, sem a necessidade de tratamento, quando a gravidez termina. Com menos frequência, o DIC de outra causa torna-se sintomático pela primeira vez durante a gravidez e, em seguida, persiste posteriormente, seguindo o curso habitual do diabetes insípido.

Poliúria primária

A ingestão excessiva de líquidos também provoca poliúria hipotônica e, por definição, polidipsia. Esse distúrbio precisa ser diferenciado das diversas causas de diabetes insípido. Apesar da função normal da hipófise e do rim, os pacientes com esse distúrbio compartilham muitas das características tanto do DIC (a secreção de vasopressina é suprimida em consequência da diminuição da osmolalidade plasmática) quanto do DIN (a expressão renal da AQP2 está diminuída, em consequência dos níveis plasmáticos suprimidos de vasopressina). Muitos nomes diferentes foram utilizados para referir-se a essa ingestão excessiva de líquido, porém a polidipsia primária continua sendo o melhor descritor para evitar confundir esse distúrbio com o diabetes insípido classicamente definido.[12]

A polidipsia primária é algumas vezes causada por doença mental grave, como esquizofrenia, mania ou transtorno obsessivo-compulsivo, casos em que é denominada polidipsia psicogênica. Em geral, esses pacientes negam sede verdadeira e atribuem sua polidipsia a motivos bizarros, como necessidade de limpar o corpo de venenos. A incidência em hospitais psiquiátricos pode ser alta, alcançando 40%, e não existe explicação óbvia para a polidipsia. A polidipsia primária também pode ser causada por uma anormalidade no controle osmorregulador da sede, caso em que é denominada diabetes insípido dipsogênico. Esses pacientes não apresentam doença psiquiátrica manifesta e sempre atribuem a sua polidipsia a uma sede quase constante. Em geral, o diabetes insípido dipsogênico é idiopático, mas também pode ser secundário a lesões estruturais orgânicas no hipotálamo, idênticas às que causam diabetes insípido central, como neurossarcoidose do hipotálamo, meningite tuberculosa, esclerose múltipla ou traumatismo. Em consequência, todos os pacientes com polidipsia devem ser avaliados por RM do cérebro antes de concluir que o excesso de ingestão de água se deve a uma causa idiopática ou psiquiátrica. A polidipsia primária também pode ser produzida por doenças ou por fármacos que provocam secura da boca ou por qualquer outro distúrbio periférico capaz de causar elevações acentuadas da renina ou da angiotensina II.

Por fim, a polidipsia primária é algumas vezes causada por médicos, enfermeiros, praticantes leigos ou autores de artigos sobre saúde que recomendam elevada ingestão de líquido por motivos de saúde válidos (p. ex., nefrolitíase recorrente) ou infundados. Esses pacientes não têm sinais francos de doença mental, mas também negam a sede e habitualmente atribuem a polidipsia a hábitos adquiridos por anos de adesão a um esquema de ingestão de água. Nesses pacientes, os exames laboratoriais geralmente são normais, porém a concentração sérica de sódio algumas vezes está na extremidade inferior da faixa normal, e o nível de ácido úrico geralmente está mais baixo do que em pacientes com outras formas de diabetes insípido.

DIAGNÓSTICO

Diagnóstico fisiológico

A possibilidade de diabetes insípido deve ser considerada em todos os pacientes que apresentam poliúria significativa, definida como débito urinário de mais de 50 mℓ/kg/dia. Embora diurese osmótica secundária à hiperglicemia, a agentes de contraste intravenosos ou à lesão renal constitua uma causa clínica mais comum de poliúria, a história clínica, a osmolalidade urinária isotônica e os exames laboratoriais clínicos de rotina geralmente diferenciam esses distúrbios do diabetes insípido. Pode-se estabelecer o diagnóstico de diabetes insípido quando a osmolalidade urinária encontra-se inadequadamente baixa e a osmolalidade plasmática está elevada, em consequência de aumento da concentração sérica de sódio.[13] Esses critérios são algumas vezes preenchidos no exame inicial, particularmente nos casos de diabetes insípido agudo que ocorrem após traumatismo ou cirurgia, com reposição inadequada de líquidos. Nesses pacientes com hipernatremia e osmolalidade urinária hipotônica com função renal normal, é necessário apenas administrar um agonista da vasopressina para diferenciar o DIC, no qual ocorrem resposta renal com diminuição do volume de urina e aumento da osmolalidade urinária, do diabetes insípido nefrogênico, no qual se observa uma resposta renal subnormal. Algumas vezes, no estado pós-operatório, ocorre diurese aquosa em consequência da retenção hídrica durante o procedimento cirúrgico. A vasopressina é normalmente secretada em resposta ao estresse cirúrgico, causando a retenção do líquido administrado por via intravenosa durante o procedimento. Durante a recuperação, os níveis de vasopressina caem e ocorre diurese do líquido retido. Nesse caso, o nível sérico de sódio quase sempre está normal; entretanto, se forem administrados líquidos adicionais para igualar o débito urinário, a poliúria persistente pode ser confundida com diabetes insípido. Nessa situação, o médico deve reduzir a velocidade de administração de líquido e acompanhar o débito urinário e o nível sérico de sódio. Se o débito urinário diminuir e o nível sérico de sódio permanecer normal, não há necessidade de tratamento; se houver elevação do sódio sérico acima da faixa normal e a urina permanecer hipotônica, diabetes insípido é provável, e a resposta a um agonista da vasopressina pode determinar o tipo (central *versus* nefrogênico).

Os pacientes ambulatoriais com diabetes insípido em sua maioria não apresentam hipernatremia, visto que a polidipsia produzida por resposta normal à sede é, em geral, suficiente para manter a homeostasia da água. Em contrapartida, apresentam poliúria, polidipsia e nível normal de sódio. Nesses pacientes, é necessário realizar exames complementares para aumentem a osmolalidade sérica e, em seguida, medir o nível plasmático de vasopressina ou a resposta urinária à administração de um agonista da vasopressina. O melhor teste descrito é o teste de privação de água (Figura 212.3), que deve ser realizado sob observação controlada no hospital ou em uma área ambulatorial adequadamente equipada. A cronologia exata do teste depende dos sinais/sintomas do paciente. Se o paciente tiver poliúria acentuada durante a noite, é melhor iniciar o teste durante o dia, visto que o paciente pode se tornar acentuadamente desidratado durante a noite. Todavia, se o paciente só apresentar dois ou três episódios de noctúria a cada noite, é melhor iniciar o teste à noite, de modo que a maior parte da desidratação ocorra quando o paciente estiver adormecido. Em cada caso, deve-se pesar o paciente no início do teste, e todos os líquidos subsequentes são suspensos. O volume e a osmolalidade de toda a urina excretada são medidos e o paciente é mais uma vez pesado após cada litro de débito urinário. Quando três amostras consecutivas de urina apresentarem osmolalidade com diferença inferior a 10% e o paciente tiver perdido pelo menos 2% do peso corporal, obtém-se uma amostra de sangue para a medição da osmolalidade sérica, sódio e vasopressina plasmática. Em seguida, são administrados 2 μg de desmopressina IV ou subcutânea, e o paciente é observado por mais 2 horas.

Os adultos com secreção normal de vasopressina concentram a urina acima de 800 mOsm/kg H_2O e têm um aumento de menos de 10% da osmolalidade urinária em resposta à administração de desmopressina. Os pacientes com DIC completo apresentam concentração mínima da urina com desidratação e aumento acentuado da osmolalidade urinária (habitualmente > 50%) em resposta à desmopressina administrada. Em geral, os pacientes com DIN não apresentam aumento da concentração de urina em resposta à administração de desmopressina, embora, em alguns casos de diabetes insípido nefrogênico adquirido, possa ocorrer algum aumento da concentração urinária (porém geralmente < 10%). O DIN é mais bem diferenciado do diabetes insípido central pela determinação da vasopressina plasmática; os níveis plasmáticos de vasopressina estão elevados nos casos de diabetes insípido nefrogênico, particularmente após desidratação.

Em pacientes com DIC parcial e naqueles com polidipsia primária, a urina é, com frequência, ligeiramente concentrada em resposta à desidratação, mas não alcança o valor máximo de um indivíduo normal. O nível de vasopressina cronicamente reduzido infrarregula a síntese dos canais de água AQP2, e o grande volume de urina, independente da causa, elimina o gradiente osmótico medular que constitui o fator determinante da concentração urinária máxima. Quando se administra desmopressina, os

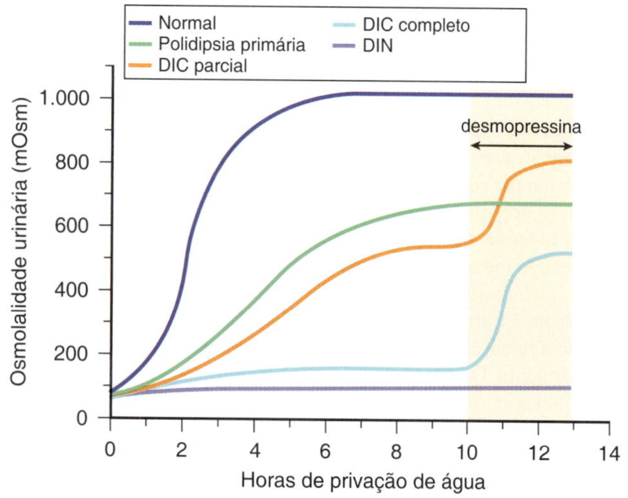

FIGURA 212.3 **Respostas ao teste de privação de água para diferenciar os vários tipos de diabetes insípido (DI) e polidipsia primária (conforme descrito por Miller M, Dalakos T, Moses AM, et al.** Recognition of partial defects in antidiuretic hormone secretion. *Ann Intern Med.* 1970;73:721-729). A resposta à desidratação alcança um platô, e a mudança subsequente na osmolalidade da urina em resposta à administração de desmopressina é ilustrada. Ver a discussão no texto. DIC = diabetes insípido central; DIN = diabetes insípido nefrogênico.

pacientes com DIC parcial apresentam um aumento adicional (habitualmente > 10%, porém < 50%) da osmolalidade urinária, enquanto a maioria dos pacientes com polidipsia primária não exibe aumento adicional (*i. e.*, < 10%). Entretanto, a confiabilidade na diferenciação desses dois distúrbios pelo teste privação de água é subótima. Alguns pacientes com polidipsia primária podem não apresentar desidratação suficiente para uma secreção máxima de vasopressina e, portanto, apresentam aumento da osmolalidade urinária em resposta à desmopressina administrada. Como alternativa, alguns pacientes com diabetes insípido central parcial podem apresentar desidratação suficiente para que a concentração máxima de urina seja alcançada durante o teste, e nenhuma concentração adicional é então observada com a desmopressina administrada. Os níveis plasmáticos de vasopressina no final da desidratação são mais adequados na discriminação entre esses dois distúrbios, porém apenas com concentrações séricas elevadas de sódio (*i. e.*, > 145 mmol/ℓ). Em consequência, alguns pesquisadores recomendam infusão limitada de solução hipertônica de cloreto de sódio (3%) para que esses níveis elevados sejam alcançados, se não forem obtidos pela própria privação de água. Em razão da dificuldade na medição do nível de vasopressina no plasma, estudos recentes sugeriram que o fragmento C-terminal do pró-hormônio da vasopressina, a copeptina, possa constituir medida substituta confiável e mais conveniente da secreção de vasopressina.[14] Um teste alternativo como estratégia potencial utiliza a medição da copeptina estimulada pela arginina. Em um estudo, níveis inferiores a 3,5 pM em 60 minutos tiveram sensibilidade de 93% e especificidade de 92% para discriminar o diabetes insípido de adultos saudáveis ou da polidipsia primária.[14b]

Diagnóstico etiológico

Se o teste de privação de água confirmar que a secreção inadequada de vasopressina é responsável pela poliúria, é preciso determinar a causa subjacente. A RM da área hipotalâmico-hipofisária constitui a ferramenta diagnóstica mais importante nesses casos. As três áreas de interesse são a região suprasselar imediata do hipotálamo, a haste hipofisária e a neuro-hipófise na sela turca (ver discussão anterior da anatomia). A maioria dos tumores de crescimento lento confinados à sela turca não causa diabetes insípido. Para causar DIC, os tumores na área hipotalâmica imediatamente acima da sela turca precisam ser grandes o suficientemente para destruir 80 a 90% das células de vasopressina ou devem estar localizados onde as vias dos quatro grupos nucleares convergem, na origem da haste hipofisária, imediatamente acima do diafragma da sela turca. Os tumores primários, particularmente o craniofaringioma e o germinoma suprasselar, os tumores metastáticos e as doenças infiltrativas também podem causar diabetes insípido por meio de comprometimento da haste hipofisária, que exibe espessamento (*i. e.*, > 2 mm) na RM. Na imagem ponderada em T1 da RM, a vasopressina e a ocitocina armazenadas em grânulos neurossecretórios da neuro-hipófise são visualizadas na forma de mancha brilhante na sela turca. A maioria dos indivíduos normais, mas não todos, exibe essa mancha brilhante (que está ausente com mais frequência em indivíduos idosos e pacientes desidratados); na maioria dos pacientes com diabetes insípido central, essa mancha brilhante está ausente. O espessamento da haste hipofisária e a ausência da mancha brilhante são, portanto, particularmente sugestivos de processo patológico hipotalâmico.[15]

O TCE (Capítulo 371), particularmente quando grave, também pode causar diabetes insípido. Em particular, as lesões por desaceleração podem causar cisalhamento da haste hipofisária no nível do diafragma da sela turca. Os pacientes com fraturas da base do crânio sempre devem ser avaliados quanto à possibilidade de diabetes insípido associado.

Os tumores que provocam DIC são, com mais frequência, tumores intracranianos primários benignos, como o craniofaringioma, o ependimoma (germinoma suprasselar) e o pinealoma, que se originam no terceiro ventrículo. Os tumores primários da adeno-hipófise (Capítulo 211) causam diabetes insípido somente quando há extensão suprasselar substancial. Entretanto, as lesões intrasselares de rápido crescimento, como metástases de carcinomas de pulmão, mama e melanoma, ou a hemorragia no interior de adenomas hipofisários podem provocar diabetes insípido, visto que não há tempo suficiente para que os axônios de vasopressina possam se adaptar, liberando vasopressina do hipotálamo. As metástases para o hipotálamo também podem destruir o trato supraóptico hipofisial e produzir diabetes insípido.

As doenças granulomatosas, como a histiocitose de células de Langerhans, a sarcoidose, a tuberculose e os infiltrados leucêmicos e linfomas do hipotálamo podem causar diabetes insípido pela destruição das células de vasopressina. Nesses pacientes, suspeita-se habitualmente do diagnóstico com base nas manifestações periféricas das respectivas doenças. A infundibuloneuro-hipofisite linfocítica é uma doença autoimune, semelhante à hipofisite linfocítica da adeno-hipófise (Capítulo 211), em que os linfócitos infiltram a neuro-hipófise, produzindo diabetes insípido. As características desse processo consistem em espessamento da haste hipofisária e ausência da mancha brilhante hipofisária em um paciente com início abrupto de poliúria e polidipsia, particularmente em mulher após o parto. O diagnóstico era originalmente demonstrado por meio de biopsia da hipófise; entretanto, hoje é mais comumente estabelecido pela regressão do espessamento da haste hipofisária por meio de acompanhamento contínuo por RM. Quando não se identifica uma causa específica, o diagnóstico de exclusão é de diabetes insípido idiopático; entretanto, esses casos são, em sua maioria, provavelmente produzidos por uma doença autoimune, e, com frequência, outras doenças autoimunes, incluindo hipofisite anterior,[16] são reconhecidas nos pacientes afetados. Quando há suspeita de doença do sistema nervoso central, porém o seu diagnóstico não é estabelecido por RM ou exame físico geral, o líquido cerebrospinal obtido por meio de punção lombar pode ser útil na identificação de células tumorais, marcadores de tumores ou processos inflamatórios (p. ex., níveis elevados da enzima conversora de angiotensina na neurossarcoidose, níveis elevados de β-hCG nos germinomas).

Deve-se investigar uma história familiar sugestiva de diabetes insípido com testes genéticos para mutações herdadas nos genes da vasopressina ou de seus receptores, dependendo do local do defeito.[17]

TRATAMENTO

Como a excreção excessiva de água é a principal manifestação do diabetes insípido, a reposição hídrica em volumes adequados evita as complicações metabólicas de todas as formas dessa doença. Entretanto, a administração oral ou intravenosa do volume de líquido necessário para repor as perdas urinárias frequentemente grandes no diabetes insípido é difícil e inconveniente. Por conseguinte, o objetivo do tratamento é reduzir a poliúria e a polidipsia para um nível tolerável, enquanto se evita o tratamento excessivo, que pode produzir retenção hídrica e hiponatremia.

Diabetes insípido central

A desmopressina, um agonista da vasopressina, é o melhor agente para o tratamento do diabetes insípido central. A desmopressina é diferente da vasopressina, visto que o grupo amino do resíduo de cisteína N-terminal foi removido para prolongar a duração de ação, e a D-arginina foi substituída por L-arginina na posição oito para reduzir os efeitos vasopressores. Em doses terapêuticas, esse agente atua principalmente sobre os receptores V_2 ou antidiuréticos, com atividade mínima sobre receptores V_{1a} ou pressores. A desmopressina está disponível em comprimidos de 0,1 ou 0,2 mg para administração oral e em um frasco de *spray* que libera uma dose fixa de 10 μg em 100 μℓ ou em frasco com cateter nasal, que pode liberar 50 a 200 μℓ (5 a 20 μg) para administração intranasal. Quando se inicia o tratamento, é geralmente melhor começar com uma dose baixa (p. ex., metade de um comprimido de 0,1 mg, 5 μg por tubo nasal ou um único *spray* de 100 μℓ de 10 μg) ao deitar, de modo que o paciente possa dormir durante toda a noite e, em seguida, determinar a duração da ação pela quantificação da poliúria no dia seguinte. A duração de ação de uma única dose varia de 6 a 24 horas; entretanto, na maioria dos pacientes, pode-se obter uma boa resposta terapêutica com um esquema a cada 12 horas para o *spray* nasal ou com esquema de 8 a 12 horas para os comprimidos. A desmopressina também está disponível para uso parenteral em frascos de 1 mℓ de 4 μg/mℓ. A administração parenteral é particularmente útil no pós-operatório ou quando o paciente é incapaz de utilizar a preparação nasal. Em pacientes hospitalizados, alguns médicos acrescentam a vasopressina diretamente a uma solução cristaloide para infundir doses que variam de 0,25 a 2,7 mUI/kg/hora para produzir concentração urinária modesta, porém persistente, como tratamento do diabetes insípido. Com a administração de qualquer forma de desmopressina, os níveis séricos de sódio devem ser monitorados regularmente, de modo a evitar o desenvolvimento de hiponatremia.[18]

Disfunção dos osmorreceptores

Como o diabetes insípido de pacientes com disfunção dos osmorreceptores é central, eles respondem à desmopressina como o fazem pacientes com diabetes insípido central. Todavia, em virtude de seu defeito na sede, isso habitualmente não é suficiente para manter a osmolalidade plasmática normal. Em consequência, precisam receber uma "prescrição" do volume de líquido a ser consumido a cada 24 horas, de modo a manter os níveis séricos de sódio e a osmolalidade plasmática normais. Esse volume deve ser específico para cada paciente, visto que o consumo excessivo de líquidos somado à administração de desmopressina pode provocar hiponatremia grave. A determinação do peso corporal com o uso de uma balança acurada é útil como guia para a prevenção de hidratação deficiente ou excessiva; entretanto, o controle frequente dos níveis séricos de sódio também é habitualmente necessário.

Diabetes insípido nefrogênico

Embora a maioria dos pacientes com DIN não responda à desmopressina, um pequeno número tem uma resposta parcial a doses mais altas (p. ex., 10 a 20 μg SC ou intranasal).[19] Na maioria dos pacientes que não respondem à desmopressina, alguns agentes farmacológicos administrados por via oral também são úteis. A clorotiazida, a amilorida e os inibidores da prostaglandina sintase podem ser utilizados para reduzir a poliúria no diabetes insípido nefrogênico. O DIN sintomático é habitualmente tratado com um diurético tiazídico, que é intensificado pela coadministração de amilorida, um diurético poupador de potássio. Os diuréticos tiazídicos provocam depleção de sódio e concentração do volume e diminuem o volume urinário por meio de aumento da reabsorção tubular proximal do filtrado glomerular. Os inibidores da prostaglandina sintase (p. ex., indometacina) bloqueiam a ação da prostaglandina E, inibindo a ação da vasopressina sobre o rim. Entretanto, nenhum desses agentes foi aprovado pela FDA para tratamento do diabetes insípido; por conseguinte, o médico que prescreve deve estar ciente das possíveis toxicidades e efeitos colaterais. Quando são utilizados diuréticos no tratamento do diabetes insípido nefrogênico, deve-se dispensar uma atenção especial para a possibilidade de que a desidratação induzida possa aumentar a concentração de outros fármacos. Nos casos de DIN induzido por fármacos, o tratamento mais direto consiste na interrupção do agente agressor, se possível. A amilorida pode ser particularmente benéfica nos casos de DIN induzido por lítio, visto que o fármaco diminui a entrada do lítio nas células do túbulo distal.

Diabetes insípido gestacional

Durante a gravidez, a vasopressinase aumenta o metabolismo da vasopressina, mas não da desmopressina, de modo que esta última constitui o fármaco de escolha nessas pacientes. A atividade da vasopressinase diminui algumas semanas após o parto, e as pacientes com início de diabetes insípido parcial durante a gravidez podem se tornar assintomáticas após o parto. Outra vantagem da desmopressina é que ela exerce pouca ação sobre os receptores de ocitocina do útero. Durante a gravidez, o sódio sérico normal diminui em aproximadamente 10 mOsm/kg H_2O em decorrência de um reajuste do osmostato, de modo que as gestantes com diabetes insípido necessitam apenas de desmopressina suficiente para manter a osmolalidade plasmática nesse nível mais baixo.

Correção da hiperosmolalidade

Algumas situações exigem atenção especial durante o tratamento. Raramente, se pacientes com diabetes insípido forem incapazes de ingerir líquido, ou se receberem uma solução hipertônica, pode-se observar o desenvolvimento agudo de hipernatremia grave. O equilíbrio osmótico com a água intracelular dos neurônios e da glia produz retração do cérebro. O cérebro encontra-se em um compartimento fechado (*i. e.*, o crânio), e quando ocorre retração do cérebro, a tração exercida sobre a vascularização do sistema nervoso central pode causar ruptura dos vasos sanguíneos e hemorragia subaracnóidea ou intracerebral. Se a hipernatremia persistir por mais tempo, os neurônios acomodam-se pela produção de osmólitos orgânicos (anteriormente denominados osmóis idiogênicos) que limitam o grau de retração do cérebro. Uma vez ocorrida essa adaptação, a redução demasiado rápida da osmolalidade do líquido extracelular produzirá deslocamento da água para dentro do cérebro, causando edema cerebral. Essa situação é particularmente preocupante em crianças, nas quais a reidratação excessivamente rápida pode provocar convulsões. Nessa situação, pode-se administrar desmopressina para promover antidiurese constante, e o volume de água oferecido pode ser regulado para diminuir a osmolalidade em não mais do que aproximadamente, 12 mEq/ℓ a cada 24 horas. No pós-operatório ou após TCE, o diabetes insípido pode ser transitório (ver Prognóstico), e a necessidade de terapia de manutenção a longo prazo não pode ser imediatamente estabelecida.

PROGNÓSTICO

O prognóstico do diabetes insípido adequadamente tratado é excelente. Se o DIN for diagnosticado e tratado precocemente, não haverá calcificação intracraniana nem deficiência intelectual. Quando o diabetes insípido é secundário a um processo patológico reconhecido, essa doença determina geralmente o prognóstico final. Em algumas situações clínicas específicas, o curso é diferente e característico. O desenvolvimento de diabetes insípido após lesão cirúrgica ou traumática da neuro-hipófise pode seguir qualquer um de vários padrões bem definidos (Figura 212.4). Em alguns pacientes observa-se o desenvolvimento de poliúria em 1 a 4 dias após a lesão, com resolução espontânea. Com menos frequência o diabetes insípido é permanente e continua indefinidamente. Curiosamente, pode-se observar uma resposta "trifásica", que foi bem descrita após transecção da haste hipofisária. A primeira fase do diabetes insípido deve-se ao choque axonal e à ausência de função dos neurônios lesionados. Essa fase, cuja duração é de várias horas a vários dias, é seguida de uma segunda fase antidiurética, decorrente da liberação descontrolada de vasopressina pela neuro-hipófise desconectada e em degeneração ou dos neurônios seccionados remanescentes. A administração muito agressiva de líquidos durante essa segunda fase não suprime a liberação descontrolada de vasopressina pela neuro-hipófise lesionada e pode levar à hiponatremia. A antidiurese pode durar 2 a 14 dias, quando então o diabetes insípido sofre recorrência após depleção da vasopressina da neuro-hipófise em degeneração (terceira fase). Foi relatada a ocorrência de hiponatremia transitória sem diabetes insípido precedente ou subsequente com frequência surpreendentemente alta após cirurgia transesfenoidal para microadenomas hipofisários e constitui uma causa comum de reinternação após cirurgia da hipófise.[20]

Quando a deficiência da secreção de vasopressina persiste por mais de algumas semanas, ela raramente melhora, mesmo se for eliminada a causa subjacente da destruição da neuro-hipófise. A principal exceção é observada no diabetes insípido pós-operatório, em que a resolução espontânea é a regra. Embora a recuperação do diabetes insípido que persiste por mais de várias semanas no pós-operatório seja menos comum e rara depois de 1 ano de diabetes insípido continuado, já foram relatados casos bem documentados de recuperação por até 10 anos após o evento desencadeante. O possível retorno da função é uma razão para a suspensão ocasional e transitória da terapia (*i. e.*, uma dose a cada 1 a 2 semanas) durante o tratamento a longo prazo. O diabetes insípido após lesão cerebral

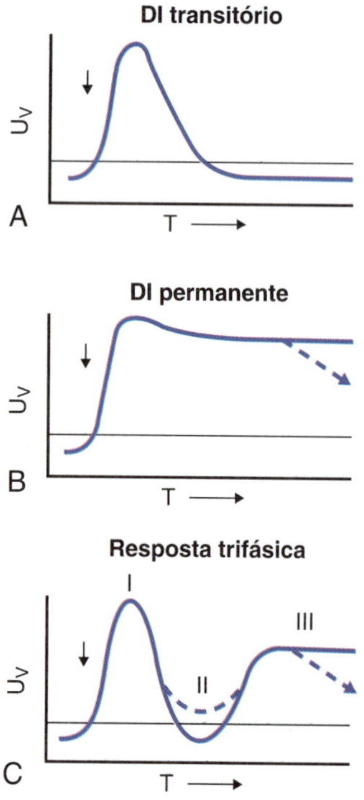

FIGURA 212.4 A a C, resumo diagramático dos principais padrões de diabetes insípido (DI) pós-operatório e pós-traumático. A abscissa representa o tempo (T) após a ocorrência da lesão inicial (*seta*); a ordenada representa o volume urinário (U_v) em relação a um débito urinário "normal" hipotético de 2 a 3 ℓ/24 horas (*linha contínua*). Ver a discussão no texto. Durante a resposta trifásica (**C**), a liberação descontrolada de vasopressina pela neuro-hipófise desconectada ou danificada provoca antidiurese, que pode levar à retenção de água e à hiponatremia dilucional. O diabetes insípido retorna como terceira fase após a depleção do hormônio armazenado na neuro-hipófise. (De Verbalis JG, Robinson AG, Moses AM. Postoperative and post-traumatic diabetes insipidus. In: Czernichow AP, Robinson A, eds. *Diabetes Insipidus in Man: Frontiers of Hormone Research.* Basel: S Karger; 1985:247.)

traumática está associado a elevada taxa de mortalidade, porém ocorre habitualmente resolução em alguns dias a algumas semanas. Na minoria dos casos em que ele é permanente, o tratamento assemelha-se ao do diabetes insípido central não traumático.

O diabetes insípido não deve ser considerado idiopático até pelo menos 4 anos de acompanhamento. Durante esse intervalo, indica-se a realização de TC ou RM anualmente à procura de tumor ou de processo infiltrativo que pode não ter sido detectado no exame inicial.

REFERÊNCIAS BIBLIOGRÁFICAS

As referências bibliográficas, bem como os outros materiais suplementares deste livro, encontram-se no GEN-IO, nosso ambiente virtual de aprendizagem.

213 TIREOIDE

JACQUELINE JONKLAAS E DAVID S. COOPER

A função da glândula tireoide consiste em secretar os hormônios tireoidianos: a 3,5,3',5'-l-tetraiodotironina (tiroxina, T_4) e uma quantidade menor de 3,5,3'-l-tri-iodotironina (T_3). A principal fonte de T_3 circulante provém da desiodação extratireoidiana subsequente da T_4 nos tecidos periféricos. Nos tecidos que respondem aos hormônios tireoidianos, a T_3 interage com receptores nucleares de T_3, que se ligam a regiões promotoras de genes que são regulados de maneira positiva ou negativa pelo hormônio tireoidiano. Os hormônios tireoidianos são de importância fundamental no crescimento e no desenvolvimento do feto e da criança; eles regulam a frequência cardíaca e a função contrátil; afetam a motilidade gastrintestinal, a função respiratória e a depuração renal de água; e também modulam o gasto energético do corpo, a produção de calor, o peso e o metabolismo dos lipídios. Além disso, a glândula tireoide contém células parafoliculares ou C, que produzem calcitonina, um polipeptídio de 32 aminoácidos que inibe a reabsorção óssea, mas que não desempenha nenhuma função fisiológica aparente nos seres humanos. Entretanto, a calcitonina é clinicamente importante como marcador tumoral produzido pelo câncer medular de tireoide que se origina dessas células.

In utero, a glândula tireoide desenvolve-se na base da língua e desce pelo forame cego até alcançar a sua posição normal ao longo da parte anterior da traqueia, no ponto médio entre a cartilagem tireóidea e a incisura supraesternal. A glândula tireoide do adulto tem a forma de uma borboleta e é constituída por dois lobos conectados por um istmo. Cada lobo tem aproximadamente o tamanho de uma colher de chá (5 cm^3) e cerca de 4 cm de comprimento, 2 cm de largura e 1 cm de profundidade. Tecido tireoidiano ectópico pode ser encontrado em qualquer ponto ao longo do trajeto de sua descida embriológica, começando na base da língua ("tireoide lingual") e descendo até o mediastino. Resquícios do trajeto podem formar "cistos do ducto tireoglosso" ou podem persistir na forma de um lobo tireoidiano piramidal, que, à palpação, pode estar aumentado na doença difusa da tireoide (p. ex., tireoidite autoimune e doença de Graves).

Quando aumenta de tamanho, a glândula tireoide pode estender-se lateral, posterior e inferiormente até o mediastino superior, causando desvio e compressão da traqueia, das veias no desfiladeiro torácico e do esôfago. Estruturas importantes ao redor da tireoide também podem ser comprometidas durante a cirurgia de tireoide: as glândulas paratireoides, que habitualmente estão situadas atrás dos polos superior e inferior da glândula tireoide; e os nervos laríngeos recorrentes, que ascendem através do sulco traqueoesofágico e, em seguida, ramificam-se atrás de cada lobo da tireoide.

Do ponto de vista histológico, o tecido tireoidiano é composto de folículos esféricos agrupados, revestidos, cada um deles, por uma única camada de tireócitos epiteliais, que, por sua vez, circundam um lúmen contendo coloide. A tireoglobulina, que é o principal componente do coloide, constitui a forma de armazenamento dos hormônios tireoidianos. As células C parafoliculares produtoras de calcitonina, que se originam da crista neural, estão distribuídas entre os folículos.

FISIOLOGIA

Síntese e secreção dos hormônios tireoidianos

O iodo da dieta (iodeto I^- ou iodato IO_3^-) é absorvido e, em seguida, distribuído no líquido extracelular. Nos EUA, a ingestão diária de iodo rotineiramente ultrapassa a demanda diária recomendada (150 μg), em razão do uso disseminado do sal iodado e conservantes à base de iodato em produtos de panificação. O transporte ativo do iodo circulante no tireócito é facilitado por um simportador de sódio-iodeto, localizado em sua membrana basolateral. Após translocação do iodeto para a membrana apical, seu efluxo é mediado por três canais apicais de iodeto. A pendrina, a anoctamina 1 e o canal de cloreto 5 foram identificados como transportadores de iodeto candidatos envolvidos no efluxo de iodo. Existe um sistema de geração de H_2O_2 na superfície apical do tireócito, em que ocorre produção de H_2O_2 pela enzima dual oxidase 2. As moléculas da enzima peroxidase tireoidiana, que também são encontradas na superfície apical do tireócito, são ativadas pelo H_2O_2. A peroxidase tireoidiana oxidada pode então oxidar, por sua vez, o iodeto. Em seguida, o íon iodínio reativo assim produzido liga-se de modo covalente a resíduos de tirosila na tireoglobulina, onde gera resíduos de monoiodotirosina e di-iodotirosina por organificação. A peroxidase tireoidiana também catalisa a formação de tiroxina (T_4) e de tri-iodotironina (T_3) pelo acoplamento dos resíduos de monoiodotirosina e di-iodotirosina.

Em seguida, a tireoglobulina sofre pinocitose na membrana apical, e a T_4 e T_3 são secretadas após proteólise da tireoglobulina. A proteólise da tireoglobulina também libera monoiodotirosina e di-iodotirosina, e esses compostos sofrem desiodação, de modo que o iodeto possa ser reciclado. A liberação de T_4 e de T_3 da membrana basolateral do tireócito é mediada por transportadores de hormônios tireoidianos, incluindo o transportador monocarboxilato 8 (e-Figura 213.1). Cerca de 100 μg de T_4 e 5 μg de T_3 são normalmente liberados por dia na circulação. A própria tireoglobulina também pode ser medida na circulação. Quantidades farmacológicas de iodo inibem a captação e a organificação do iodeto, bem como a liberação dos hormônios tireoidianos. A liberação do hormônio tireoidiano também pode ser bloqueada pelo lítio.

Transporte e metabolismo dos hormônios tireoidianos

Mais de 99% da T_4 e da T_3 circulantes estão ligados a três classes de proteínas plasmáticas. A globulina de ligação da tiroxina atua como principal proteína transportadora, enquanto a pré-albumina de ligação da tiroxina (também conhecida como transtirretina) e a albumina contribuem, em menor grau, para o transporte de T_4 e de T_3 no sangue. Doses farmacológicas de estrogênios, a gravidez, a hepatite e alguns medicamentos (p. ex., 5-fluoruracila, tamoxifeno e metadona) aumentam os níveis séricos de globulina de ligação da tiroxina, e pode-se observar também a ocorrência de um excesso familiar de globulina de ligação da tiroxina. Em contrapartida, ocorre diminuição dos níveis de globulina de ligação da tiroxina na insuficiência hepática (Capítulo 145), na doença sistêmica grave, na síndrome nefrótica (Capítulo 113) e com o uso de alguns medicamentos (p. ex., androgênios, glicocorticoides e ácido nicotínico de liberação lenta). Embora haja alterações dos níveis totais de T_4 e T_3 com mudanças da globulina de ligação da tiroxina, os níveis séricos dos hormônios livres permanecem constantes. A hipertiroxinemia disalbuminêmica familiar é um distúrbio autossômico dominante, que se caracteriza pela produção de uma molécula de albumina que se liga à T_4 com afinidade maior do que o normal. Os indivíduos afetados podem apresentar níveis elevados de T_4 total, com nível de hormônio tireoestimulante (TSH) inapropriadamente normal e com níveis normais de T_4 livre quando medidos por diálise de equilíbrio.

A T_3 é o ligante preferido dos receptores de hormônios tireoidianos. Mais de 80% da T_3 presente nos tecidos alvo provêm da T_4 por meio da ação das enzimas desiodinases, que removem um anel externo de iodo, convertendo a T_4 em T_3, gerando o reservatório de T_3 nos tecidos-alvo e contribuindo para a T_3 na circulação. A desiodinase tipo 2 é encontrada na hipófise e no encéfalo, enquanto a desiodinase tipo 1 predomina em outros tecidos periféricos, como o fígado e o rim. A atividade dessas desiodinases pode ser inibida por compostos que contêm iodeto (p. ex., amiodarona, agentes de contraste radiológico), terapia com glicocorticoides, doença sistêmica e deficiência de selênio. A T_4 também pode ser convertida em T_3 reversa (rT_3) biologicamente inativa quando o seu anel interno é desiodado pela desiodinase tipo 1 e por uma desiodinase tipo 3 presente nas células gliais do sistema nervoso central. A desiodinase tipo 3, que também é expressa na placenta, constitui um dos vários fatores que levam ao aumento das necessidades de doses de tiroxina em mulheres grávidas. Tanto a T_3 quanto a rT_3 podem ser convertidas pela ação de desiodinases em di-iodotironina (T_2) inativa.

Controle da função tireoidiana

O hipotálamo e a hipófise controlam o crescimento do tecido tireoidiano e a produção dos hormônios tireoidianos. O hormônio de liberação da tireotropina (TRH), que é um tripeptídio sintetizado no hipotálamo, é transportado até a hipófise pelo sistema porta hipotalâmico-hipofisário (Capítulo 211). Em seguida, liga-se a receptores nas células tireotróficas, onde estimula a síntese e a secreção de TSH (tireotropina). O TSH é uma glicoproteína heterodimérica composta por uma subunidade α (que é idêntica àquela do hormônio foliculoestimulante, do hormônio luteinizante e da gonadotropina coriônica humana) acoplada a uma subunidade β única. Após ser transportado pela circulação até a glândula tireoide, liga-se até o receptor de TSH dos tireócitos, onde estimula o crescimento, bem como a síntese e a secreção de hormônio tireoidiano. A T_3 e a T_4 circulantes exercem retroalimentação negativa, que inibe a síntese e a secreção de TRH no hipotálamo e de TSH na hipófise (Figura 213.1).

Ação do hormônio tireoidiano

Embora os níveis circulantes de hormônios tireoidianos sejam determinados pelo eixo hipotalâmico-hipofisário, os níveis intracelulares e o impacto da T_3 são regulados por vários fatores distintos. Esses fatores incluem transportadores de hormônios tireoidianos, enzimas desiodinases, receptores de hormônios tireoidianos específicos de tecidos e correguladores.[1] Os receptores de hormônios tireoidianos que se ligam à T_3 são membros da superfamília de receptores nucleares, e existem pelo menos três isoformas distintas: α_1, β_1 e β_2. Na presença de T_3, as várias isoformas dos receptores de hormônio tireoidiano ligam-se a sequências específicas do DNA, conhecidas como elementos de resposta ao hormônio tireoidiano. A regulação dos genes-alvo é obtida por meio do recrutamento e da liberação de correpressores e coativadores, que interagem com a maquinaria transcricional.[2] A visão clássica da ação dos hormônios tireoidianos é de regulação positiva da expressão gênica. Por exemplo, no fígado, a T_3 aumenta a expressão do receptor de lipoproteína de baixa densidade (LDL), acelerando, assim, a depuração do colesterol LDL. No miocárdio, a T_3 aumenta a contratilidade dos miócitos ao promover a expressão da cadeia pesada da miosina alfa e o relaxamento ao promover a adenosina trifosfatase (ATPase) do retículo sarcoplasmático. A T_3 aumenta a frequência cardíaca ao acelerar a despolarização e a repolarização do nó sinoatrial. O hormônio tireoidiano também aumenta a taxa metabólica basal, a termogênese,[3] o impulso ventilatório, a motilidade gastrintestinal, a agilidade mental e a renovação óssea. Durante o desenvolvimento fetal, o hormônio tireoidiano é de importância crítica na maturação esquelética e no desenvolvimento do encéfalo. Curiosamente, embora a T_3 suprarregule a expressão de muitos genes, esse hormônio também infrarregula a expressão de outros genes, como os que codificam a subunidade beta do TSH. A regulação negativa ocorre no hipotálamo, na hipófise e no fígado.

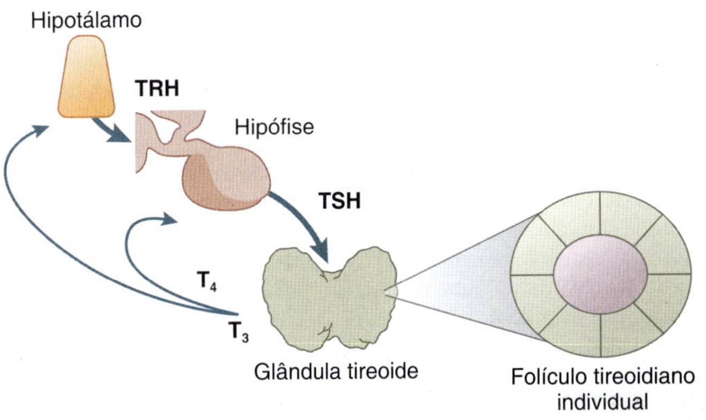

FIGURA 213.1 Representação esquemática do controle da glândula tireoide. T_3 = tri-iodotironina; T_4 = tiroxina; TRH = hormônio de liberação da tireotropina; TSH = hormônio tireoestimulante.

Embora a T_4 seja classicamente considerada como pró-hormônio, que exige a sua conversão em T_3 para ter atividade biológica, em certas circunstâncias, a T_4 também pode ligar-se aos receptores de hormônio tireoidiano. A capacidade da T_4 de ligar-se ao receptor de hormônio tireoidiano parece ser determinada por alterações no complemento celular de correpressores e coativadores. Além disso, a capacidade do receptor de hormônio tireoidiano de responder à T_4 parece diferir, de acordo com a isoforma do receptor. Por conseguinte, a T_4 pode atuar diretamente como hormônio em situações fisiológicas específicas que ainda precisam ser definidas.

DIAGNÓSTICO

Exame físico

O exame físico da tireoide começa com a inspeção da parte anteroinferior do pescoço para verificar a ocorrência de aumento difuso ou assimétrico da glândula, desvio da traqueia e linfadenopatia ou distensão venosa jugular. A palpação pode ser realizada por uma abordagem anterior ou posterior. A palpação anterior é feita com um polegar para localizar o istmo da glândula inferior à cartilagem cricóidea. O lobo direito da tireoide pode ser então palpado, colocando-se o polegar direito ao longo do lado esquerdo da traqueia, deslocando, assim, o lobo contralateral. Em seguida, colocando-se as pontas dos dedos da mão esquerda, medialmente ao músculo esternocleidomastóideo direito, no istmo da tireoide, as polpas dos dedos da mão direita são utilizadas para definir o tamanho, a consistência, o contorno, as características de superfície e uma possível hipersensibilidade, bem como possíveis nódulos palpáveis nesse lobo da tireoide durante a deglutição do paciente. A manobra é invertida para examinar o lobo esquerdo. A tireoide normal é apenas ligeiramente palpável, visto que apresenta superfície lisa e consistência levemente elástica. O aumento de tamanho da tireoide é denominado bócio. O bócio pode ser difuso ou nodular, e o aumento da tireoide pode ser simétrico ou assimétrico. Outros aspectos do exame físico incluem desvio da traqueia decorrente de uma grande massa da tireoide, adenopatia cervical e lobo piramidal palpável. Um frêmito palpável é frequentemente observado sobre a tireoide na doença de Graves, em razão do aumento da vascularização, que também pode ser documentado por um sopro à ausculta na glândula.

Achados laboratoriais

Níveis de TSH e de hormônio tireoidiano

O nível sérico de TSH, que é um indicador sensível de disfunção primária da glândula tireoide, deve ser medido sempre que houver suspeita de disfunção da tireoide;[4] entretanto, o rastreamento rotineiro de disfunção da tireoide não tem valor comprovado em mulheres assintomáticas não grávidas. De fato, a relação inversa notavelmente sensível entre os níveis de hormônio tireoidiano e a secreção de TSH, que é logarítmica, resulta em níveis séricos de TSH anormais, até mesmo quando os níveis de hormônio tireoidiano do paciente permanecem dentro da faixa de referência. Ocorre hipotireoidismo subclínico quando o nível sérico de T_4 livre está normal e os níveis séricos de TSH estão elevados (habitualmente entre 5 e 10 mU/ℓ), enquanto há tireotoxicose subclínica quando o nível sérico de T_4 livre está normal, porém o nível sérico de TSH está abaixo da faixa de referência. Nessas circunstâncias, o nível sérico de T_4 livre está "normal", porém tornou-se mais baixo ou mais alto em comparação com o "ponto de ajuste" individual do paciente. Uma única dosagem do nível de TSH classifica de maneira acurada a função da tireoide, exceto quando a deficiência de TSH é causada por doença hipotalâmica ou hipofisária, por perturbações temporárias do eixo hipotálamo-hipófise-tireoide ou por problemas analíticos que afetam o imunoensaio do TSH. Aparentemente, o envelhecimento normal também está associado a um aumento dos níveis séricos de TSH, sem qualquer modificação dos níveis de T_4 livre, sugerindo, assim, que a elevação dos níveis de TSH em muitos indivíduos idosos seja causada por alterações relacionadas com a idade no ponto de ajuste do TSH ou por uma redução da bioatividade do TSH, e não por doença real da tireoide.

As determinações concomitantes dos níveis séricos de T_4 livre podem confirmar o significado clínico de um nível anormal de TSH, definir a gravidade de qualquer disfunção da tireoide e (juntamente com um nível sérico de T_3 em um paciente tireotóxico) sugerir uma causa subjacente. Os ensaios para determinação dos níveis totais de T_4 e T_3 são acurados, porém não são capazes de distinguir as grandes frações ligadas às proteínas plasmáticas (> 99,5%) das frações livres muito menores (< 0,5%) de cada hormônio. Os distúrbios congênitos e adquiridos da globulina de ligação da tiroxina (e, menos comumente, da transtirretina e da albumina), que alteram os níveis de T_4 e T_3 totais, mas não livres, serão diagnosticados incorretamente como disfunção da tireoide, a não ser que o nível de TSH seja medido (Tabelas 213.1 e 213.2). Atualmente, dispõe-se amplamente de imunoensaios para T_4 livre, que fornecem resultados confiáveis em condições comuns que alteram os níveis das proteínas plasmáticas, como excesso de globulina de ligação da tiroxina induzido por estrogênios. A medição da T_4 livre após diálise de equilíbrio do soro constitui a abordagem mais acurada, porém é tecnicamente complexa e não está prontamente disponível. Em razão das pequenas quantidades circulantes de T_3 livre, os ensaios para o nível sérico de T_3 livre não são tão confiáveis quanto os ensaios de T_4 livre, de modo que alguns especialistas recomendam ensaios da T_3 total, reconhecendo o potencial de interpretação incorreta durante a gravidez e quando os níveis de globulina de ligação da tiroxina estão elevados. As determinações dos níveis séricos de T_3 são úteis em pacientes com várias formas de tireotoxicose, nos quais os níveis de T_3 estão habitualmente elevados. Como a T_3 é secretada de preferência na doença de Graves e no bócio multinodular tóxico, os níveis séricos de T_3 estão, com frequência, elevados acima da faixa de referência da T_3 em maior grau do que os níveis séricos de T_4 ou de T_4 livre. Por outro lado, os níveis séricos de T_4 e de T_4 livre estão elevados em maior grau do que a T_3 sérica em diversas formas de tireoidite, visto que a tireotoxicose é decorrente do vazamento das reservas de hormônio tireoidiano na circulação e uma quantidade muito maior de T_4 do que de T_3 é armazenada dentro da glândula tireoide.

Tabela 213.1 Causas de hipertiroxinemia eutireóidea (aumento da T_4 total, TSH e T_4 livre normais).

Aumento da síntese de globulina de ligação da tiroxina
Gravidez
Hepatite
Porfiria intermitente aguda
Fármacos
Estrogênios
Tamoxifeno
Raloxifeno
Metadona
5-Fluoruracila
Aumento da ligação do hormônio tireoidiano à albumina
Hipertiroxinemia disalbuminêmica familiar
Aumento da ligação do hormônio tireoidiano à transtirretina
Variantes hereditárias

T_4 = tiroxina; TSH = hormônio tireoestimulante.

Tabela 213.2 Causas de hipotiroxinemia eutireóidea (diminuição da T_4 total, TSH e T_4 livre normais).

Aumento do metabolismo do hormônio tireoidiano
Fármacos
Fenitoína
Fenobarbital
Carbamazepina
Rifampicina
Diminuição da síntese de globulina de ligação da tiroxina
Doença hepática grave
Desnutrição
Fármacos
Androgênios
Danazol
L-Asparaginase
Aumento da depuração da globulina de ligação da tiroxina
Síndrome nefrótica
Enteropatia perdedora de proteína
Diminuição da ligação do hormônio tireoidiano à globulina de ligação da tiroxina
Fármacos
Salicilatos (em altas doses)
Fenitoína (em altas doses)
Furosemida (IV)

T_4 = tiroxina; TSH = hormônio tireoestimulante.

Outros exames laboratoriais

Os títulos de autoanticorpos antitireoidianos podem ajudar na avaliação da disfunção da tireoide. Os títulos de anticorpos antiperoxidase tireoidiana e antitireoglobulina podem confirmar o diagnóstico de tireoidite autoimune. A ligação do receptor de TSH e a estimulação dos níveis de imunoglobulinas podem ser utilizadas para confirmar o diagnóstico de doença de Graves. A velocidade de hemossedimentação (VHS) pode ser útil no diagnóstico da tireoidite subaguda. Os níveis séricos de tireoglobulina e calcitonina são utilizados como marcadores tumorais quando se observam pacientes tratados para câncer diferenciado e medular da tireoide, respectivamente.

Exames de imagem

Imagens anatômicas

A ultrassonografia (US) consegue avaliar as dimensões, a textura, a vascularização, a simetria e as anormalidades estruturais da glândula tireoide, incluindo cistos simples, nódulos sólidos e nódulos císticos.[5] A heterogeneidade difusa na US sugere tireoidite autoimune. Algumas características dos nódulos – incluindo seu número, ecogenicidade, regularidade capsular, vascularização e padrões de calcificação – alteram a probabilidade de neoplasia maligna, porém raramente confirmam ou excluem com certeza o câncer de tireoide. O exame de imagem das estruturas circundantes identifica linfadenopatia cervical não detectável ao exame físico.

A tomografia computadorizada (TC) e a ressonância magnética (RM) conseguem detectar estreitamento ou desvio traqueal e determinar a extensão subesternal da tireoide no mediastino. A TC cervical também consegue detectar linfadenopatia regional. A tomografia por emissão de pósitrons (PET) pode ajudar a identificar locais metastáticos de câncer de tireoide.

Exames de medicina nuclear

A cintilografia com iodo radioativo 123 (^{123}I) mostra o padrão de captação na glândula tireoide. A cintilografia tem a capacidade de determinar se um nódulo é hipocaptante ou hipofuncionante (frio), hipercaptante ou hiperfuncionante (quente) ou apresenta função aparentemente equivalente à tireoide extranodular circundante. A cintilografia também consegue identificar tecido tireoidiano ectópico na base da língua (tireoide lingual), em teratomas de ovário (*struma ovarii*) ou em metástases a distância de câncer de tireoide. Entretanto, a cintilografia foi essencialmente substituída pela ultrassonografia e biopsia aspirativa por agulha fina (ver seção sobre Nódulos tireoidianos) na avaliação de nódulos da tireoide.

A fração da dose administrada de iodo radioativo ou de tecnécio que é captada e retida pela glândula tireoide durante um período definido constitui um indicador de atividade da glândula. A captação normal do pertecnetato de tecnécio em 20 minutos varia de 0,5 a 3%, enquanto a captação de iodo radioativo varia de 8 a 28% em 24 horas. Essa captação de radionuclídeos está elevada na doença de Graves, nos nódulos tóxicos e no bócio multinodular tóxico, porém baixa na tireoidite. Embora as medições da captação de iodo radioativo raramente sejam indicadas para o estabelecimento desses diagnósticos, elas continuam tendo valor no cálculo da dose de ^{131}I necessária para o tratamento do hipertireoidismo e do câncer de tireoide.

HIPOTIREOIDISMO

DEFINIÇÃO

O hipotireoidismo primário, que é denominado *mixedema* quando grave, refere-se à deficiência hormonal causada quando a disfunção intrínseca da glândula tireoide reduz a síntese e a secreção de T_4 e T_3 (Tabela 213.3). No hipotireoidismo primário clinicamente manifesto, o nível de TSH está elevado (habitualmente > 10 mU/ℓ), juntamente com um nível de T_4 livre abaixo do limite inferior da faixa de referência. No hipotireoidismo subclínico, o nível de TSH está apenas modestamente elevado; o nível de T_4 livre permanece na faixa normal baixa a normal.

Ocorre desenvolvimento de hipotireoidismo secundário ou central quando a hipófise não estimula adequadamente a glândula tireoide com TSH. A causa pode consistir em distúrbio hipofisário ou hipotalâmico congênito ou adquirido, de modo que o nível de TSH é baixo ou o TSH não tem integridade funcional (Capítulo 211).

EPIDEMIOLOGIA

A incidência do hipotireoidismo primário ao longo da vida é de cerca de 5%. Até 15% dos adultos de idade mais avançada podem desenvolver hipotireoidismo leve, dependendo do modo pelo qual se define o hipotireoidismo subclínico (ver Hipotireoidismo subclínico e leve, mais adiante). O hipotireoidismo é mais comum em mulheres, em indivíduos brancos e em latino-americanos. Mais de 99% de todos os casos de hipotireoidismo refletem uma disfunção primária da glândula tireoide.

Tabela 213.3 Etiologias do hipotireoidismo.

HIPOTIREOIDISMO PRIMÁRIO
Funcionamento insuficiente do tecido tireoidiano
Ausência congênita de tecido tireoidiano
Destruição autoimune do tecido da tireoide (tireoidite de Hashimoto)
Remoção cirúrgica de tecido tireoidiano
Radioablação de tecido tireoidiano por iodo radioativo ou radiação com feixe externo
Destruição infiltrativa do tecido da tireoide
Hemocromatose
Esclerodermia
Amiloidose
Comprometimento da síntese de hormônio tireoidiano
Deficiência de iodo
Defeitos enzimáticos congênitos que interrompem a síntese de hormônios tireoidianos
Inibição da produção e liberação de hormônios tireoidianos mediada por fármacos
Tionamidas
Amiodarona
Lítio
Bexaroteno
Certos inibidores da tirosinoquinase (p. ex., sunitinibe)
Alteração do metabolismo do hormônio tireoidiano
Hipotireoidismo consumptivo
Fármacos que alteram o metabolismo dos hormônios tireoidianos
HIPOTIREOIDISMO SECUNDÁRIO
Secreção insuficiente de TRH ou de TSH
Distúrbios hipotalâmicos
Tumor (linfoma, germinoma, glioma)
Irradiação
Inflamação (sarcoidose, vasculite)
Hipopituitarismo
Lesões expansivas
Cirurgia de hipófise
Irradiação da hipófise
Apoplexia hemorrágica (síndrome de Sheehan)
Infiltração (hemocromatose, tuberculose, infecção fúngica)
Hipofisite linfocítica
Síndrome de resistência aos hormônios tireoidianos

BIOPATOLOGIA

A deficiência dietética de iodo constitui uma causa de hipotireoidismo primário nas regiões do mundo onde a deficiência desse micronutriente existe e não é corrigida pela suplementação de iodo. Entretanto, nos países desenvolvidos, o hipotireoidismo primário é mais comumente uma doença autoimune (tireoidite de Hashimoto), em que a alteração da imunidade mediada por células T leva a um infiltrado linfocítico, inflamação e fibrose, e os estudos de ligação sugerem predisposição genética poligênica. Em alguns pacientes, a tireoidite autoimune é acompanhada de outros distúrbios autoimunes endócrinos e não endócrinos (p. ex., síndrome autoimune poliglandular tipo 2 com insuficiência suprarrenal e diabetes melito tipo 1 ou síndrome autoimune tipo 1 com insuficiência suprarrenal, hipoparatireoidismo e candidíase mucocutânea crônica [Capítulo 218]). Outras condições autoimunes não endócrinas associadas incluem gastrite atrófica, anemia perniciosa (Capítulo 155), doença celíaca (Capítulo 131), síndrome de Sjögren (Capítulo 252), esclerose sistêmica e vitiligo (Capítulo 412). O tratamento com alfainterferona também pode causar tireoidite autoimune transitória ou permanente.

A ressecção cirúrgica da glândula tireoide leva previsivelmente ao hipotireoidismo. A terapia com iodo radioativo para o tratamento do hipertireoidismo em geral destrói uma quantidade de tecido tireoidiano suficiente para provocar hipotireoidismo pós-ablativo. A radioterapia com feixe externo para o câncer de cabeça e pescoço também pode provocar insuficiência tireoidiana. A exposição a agentes farmacológicos e de contraste radiológico que contenham grandes quantidades de iodo (p. ex., amiodarona, corantes de contraste radioativos, alguns expectorantes e alguns desinfetantes tópicos) pode interromper a produção de hormônios tireoidianos, com consequente desenvolvimento de hipotireoidismo. O lítio inibe a secreção de T_4 e de T_3, levando ao hipotireoidismo em 10% dos pacientes tratados. Outros agentes farmacológicos relatados que causam hipotireoidismo incluem estavudina, talidomida, lenalidomida, imatinibe, sunitinibe, sorafenibe, motesanibe, bexaroteno, ipilimumabe e aminoglutetimida. Curiosamente, o ipilimumabe e o nivolumabe estão associados ao hipotireoidismo tanto primário quanto secundário.[6,6b]

Outras causas raras de hipotireoidismo primário (ver Tabela 213.3) incluem agenesia da glândula tireoide, distúrbios infiltrativos (p. ex., hemocromatose [Capítulo 201], amiloidose [Capítulo 179], esclerose sistêmica [Capítulo 251] e tireoidite fibrosa invasiva [tireoidite de Riedel]). A tireoidite subaguda e a tireoidite indolor (pós-parto) também podem resultar em hipotireoidismo transitório. Pode ocorrer hipotireoidismo consumptivo na existência de hemangiomas ou tumores estromais gastrintestinais que expressam a desiodinase tipo 3, que converte a T_4 em T_3 reversa biologicamente inativa.

O hipotireoidismo central ou secundário pode ser observado em distúrbios que comprometem o controle normal da glândula tireoide pelo hipotálamo ou pela hipófise (Capítulo 211). Os distúrbios hipotalâmicos infiltrativos incluem sarcoidose (Capítulo 89), hemocromatose (Capítulo 201) e histiocitose (Capítulo 160). A compressão das células tireotróficas por adenomas hipofisários e outras massas pode inibir a síntese e a secreção de TSH, assim como a radioterapia ou a cirurgia utilizadas no tratamento de adenomas. Outros distúrbios que podem causar hipotireoidismo secundário incluem hipofisite linfocítica, hipofisite causada por inibidores dos pontos de verificação imunes (p. ex., ipilimumabe, nivolumabe), tumores metastáticos, infarto hipofisário e lesão cerebral traumática (Capítulo 371).

MANIFESTAÇÕES CLÍNICAS

Os sintomas de hipotireoidismo consistem em letargia, fadiga, fraqueza, mialgia, diminuição da tolerância ao exercício, intolerância ao frio, humor deprimido, ganho de peso apesar da falta de apetite, rouquidão, constipação intestinal, artralgias, parestesias, pele seca e queda dos cabelos.[7] Quando grave, as mulheres podem desenvolver amenorreia, menorragia e galactorreia. As alterações cognitivas podem variar desde leves lapsos de memória até *delirium*, demência, crises convulsivas e até mesmo coma mixedematoso. Como esses sintomas são inespecíficos, e tendo em vista que o início do hipotireoidismo é, com frequência, insidioso, ele pode não ser reconhecido em todos os casos, particularmente em indivíduos idosos.

Os achados físicos variam de acordo com a idade e a gravidade da doença. As crianças podem apresentar atraso do crescimento, apesar do ganho de peso, puberdade tardia ou precoce e pseudo-hipertrofia muscular. Os adultos podem apresentar hipotermia leve, bradicardia e hipertensão diastólica. As bulhas cardíacas podem ser abafadas por derrame pericárdico. A pele pode ser seca, áspera, amarelada e fria ao toque, em decorrência de vasoconstrição periférica. Os cabelos são finos, algumas vezes acompanhados de adelgaçamento da parte lateral das sobrancelhas. As unhas podem ficar quebradiças. Na tireoidite autoimune, a glândula pode estar difusamente aumentada, de tamanho normal ou atrófica, sendo difícil a sua detecção à palpação. A glândula pode ser macia e lisa ou firme e irregular, e a sua textura pode ser lobular ou nodular. O edema difuso e sem cacifo das extremidades pode resultar do depósito de glicosaminoglicanos. A fase de relaxamento terminal dos reflexos tendíneos profundos pode estar acentuadamente tardia. A fala e o estado mental podem estar comprometidos no hipotireoidismo grave.

Outras anormalidades nos exames de rotina

As anormalidades laboratoriais típicas podem incluir anemia macrocítica (Capítulo 155), hiponatremia (Capítulo 108), hipoglicemia (Capítulo 217) e níveis sanguíneos elevados de creatinofosfoquinase, colesterol total e colesterol LDL, triglicerídios, homocisteína e prolactina.[8] Na eletrocardiografia, os achados típicos consistem em bradicardia sinusal e baixa voltagem nas derivações dos membros. A radiografia de tórax pode revelar alargamento da silhueta cardíaca, que pode ser confirmado como derrame pericárdico na ecocardiografia.

DIAGNÓSTICO

A suspeita de hipotireoidismo primário é confirmada por níveis elevados de TSH (Figura 213.2). As faixas de referência estabelecidas para os níveis de TSH estendem-se normalmente de 0,5 a 4,5 mU/ℓ. Entretanto, a distribuição dos valores dentro dessa faixa é desviada para a metade inferior, de modo que o nível médio de TSH em adultos é de 1,5 mU/ℓ. A dosagem do nível de T_4 livre confirma o diagnóstico de hipotireoidismo primário e caracteriza a sua gravidade. Um baixo nível de T_4 livre em associação à elevação persistente dos níveis de TSH estabelece o diagnóstico de hipotireoidismo primário manifesto, enquanto um nível de T_4 livre normal baixo com nível elevado de TSH é denominado *hipotireoidismo primário leve* ou *subclínico*. Outras causas incomuns de elevação isolada do TSH devem ser consideradas em contextos apropriados, incluindo recuperação de doença sistêmica grave, insuficiência renal e insuficiência suprarrenal. Em geral, a causa subjacente do hipotireoidismo primário é clinicamente evidente e não há necessidade de exames laboratoriais na maioria dos casos. Quando a confirmação é útil (p. ex., para melhorar a compreensão do paciente sobre a etiologia do distúrbio, ou em mulher que deseje engravidar), os anticorpos antitireoidianos séricos podem ser avaliados. A medição dos anticorpos antiperoxidase tireoidiana constitui um teste mais sensível do que o anticorpo antitireoglobulina para esse propósito. Entretanto, 10% dos pacientes com tireoidite autoimune documentada por exame histológico não apresentam anticorpos antitireoidianos circulantes.

Se a existência de massa selar, cirurgia ou irradiação prévias da hipófise sugerirem a possibilidade de hipotireoidismo secundário, o nível de TSH não pode ser utilizado de maneira confiável para fornecer um índice acurado da função tireoidiana. Todavia, o diagnóstico é confirmado por um nível de T_4 livre baixo ou até mesmo normal baixo.

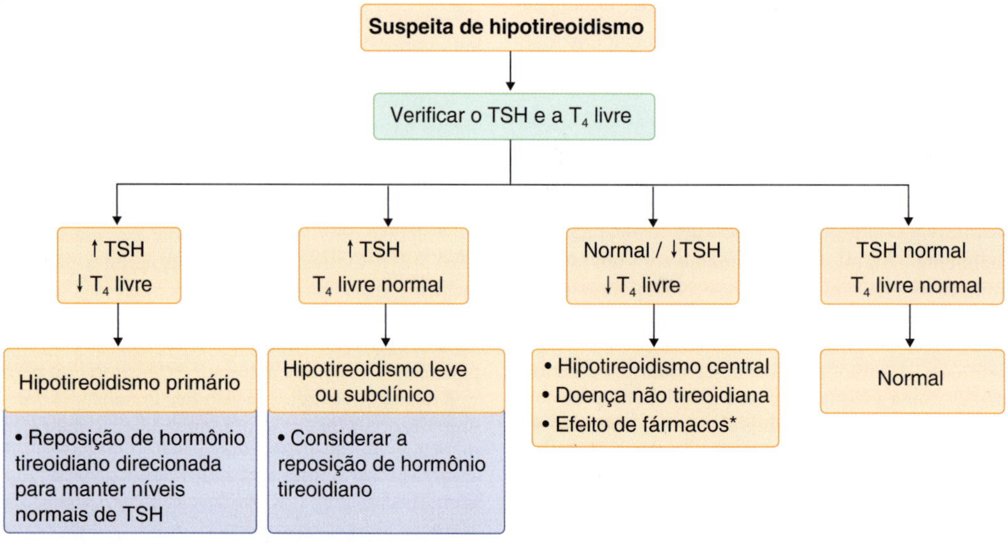

FIGURA 213.2 **Avaliação laboratorial de hipotireoidismo suspeito.** *Por exemplo, supressão do TSH pela dopamina, redução do nível de T_4 livre decorrente de aumento do metabolismo por medicamentos anticonvulsivantes. TSH = hormônio tireoestimulante.

TRATAMENTO

A levotiroxina sódica (tiroxina T_4) é o hormônio de reposição preferido, e a sua dose deve ser determinada para restaurar os níveis normais de TSH e de hormônio tireoidiano. A tiroxina é bem absorvida, com meia-vida de 7 dias, que permite a posologia diária. Embora a T_3 seja o hormônio tireoidiano ativo no receptor de hormônio tireoidiano, a T_4 (que é convertida em T_3 por desiodinases presentes nos tecidos periféricos) proporciona níveis circulantes contínuos de T_3. Por outro lado, é mais difícil utilizar a T_3 terapeuticamente, visto que a sua meia-vida de 1 dia está associada a níveis flutuantes de T_3.

Entretanto, até mesmo a tiroxina apresenta um índice terapêutico relativamente estreito e exige cuidadosa titulação para evitar a tireotoxicose iatrogênica. A biodisponibilidade de diferentes preparações pode variar em até 12%, talvez em decorrência de vários ingredientes inertes que afetam a absorção da preparação. Em consequência, cada paciente deve tomar uma única formulação de tiroxina consistentemente identificável (*i. e.*, a mesma formulação genérica ou de marca comercial).

A dose ideal de tiroxina é de cerca de 1,6 a 1,8 μg/kg, porém é, com frequência, mais baixa em indivíduos idosos (p. ex., 1 μg/kg/dia), possivelmente em virtude da depuração metabólica mais lenta do fármaco. A dose necessária é frequentemente mais alta em pacientes sem função tireoidiana residual (p. ex., hipotireoidismo pós-cirúrgico ou pós-ablação) do que em pacientes com tireoidite autoimune, nos quais a glândula pode conservar alguma função residual. A má absorção pode interferir na absorção intestinal de tiroxina, assim como alimentos que contêm soja e alguns medicamentos (p. ex., comprimidos de ferro orais, carbonato de cálcio, hidróxido de alumínio, sucralfato, colestiramina) (Tabela 213.4). Em consequência, a tiroxina deve ser administrada 4 horas ou mais antes ou depois desses medicamentos.

As necessidades de tiroxina podem aumentar em até 75% em muitas mulheres grávidas, em decorrência da produção aumentada de globulina de ligação da tiroxina causada pelos níveis elevados de estrogênio, a maior depuração do hormônio tireoidiano pela atividade da desiodinase placentária e aumento do volume plasmático.[9] Os pacientes que apresentam síndrome nefrótica (Capítulo 113) ou doenças sistêmicas, bem como aqueles tratados com alguns medicamentos (p. ex., fenitoína, carbamazepina, fenobarbital ou rifampicina), podem necessitar de doses diárias mais altas.

A maioria dos adultos *sem* doença cardíaca conhecida ou suspeita pode começar imediatamente com uma dose de reposição integral, com medição dos níveis de TSH dentro de 4 a 6 semanas. Normalmente, a meta do nível de TSH é a metade inferior da faixa normal (*i. e.*, 0,5 a 2,0 mU/ℓ). Uma vez estabelecida a dose apropriada, o nível de TSH deve ser verificado anualmente, a não ser que haja alterações substanciais do peso, uso de novos medicamentos passíveis de interferir, sintomas de hipertireoidismo ou hipotireoidismo ou gravidez, indicando a necessidade de monitoramento mais frequente. No hipotireoidismo secundário, o nível sérico de T_4 livre deve ser verificado 2 a 4 semanas após o início da tiroxina ou ajustado, tendo como meta um nível de T_4 livre na metade superior da faixa de referência.

Medidas para evitar efeitos adversos

As complicações da terapia com tiroxina limitam-se à tireotoxicose iatrogênica e, raramente, aos efeitos adversos da restauração do eutireoidismo. Em geral, graus significativos de tratamento em excesso são acompanhados de sinais e sintomas típicos de tireotoxicose. Entretanto, mesmo uma dose de tiroxina modestamente excessiva pode induzir perda mineral óssea, particularmente em mulheres na pós-menopausa, e pode aumentar o risco de fibrilação atrial em indivíduos idosos. Em pacientes com doença da artéria coronária subjacente, os efeitos cronotrópicos e inotrópicos positivos da tiroxina podem exacerbar a isquemia miocárdica. Em consequência, os adultos com doença cardíaca isquêmica conhecida ou suspeita devem iniciar o tratamento com uma dose baixa, que é progressivamente aumentada em pequenos incrementos, uma vez assegurada a tolerância (p. ex., iniciar com 25 μg ao dia; em seguida, aumentar a dose em 12,5 a 25 μg, a cada 4 a 6 semanas). Em alguns casos, pode ser necessário intensificar a terapia com betabloqueadores para contrapor a indução de isquemia miocárdica. Entretanto, deve-se evitar uma dosagem subótima deliberada de tiroxina. Se necessário, a revascularização coronariana pode ser exigida antes que se possa restabelecer por completo o eutireoidismo.[10] A insuficiência suprarrenal, associada ao hipopituitarismo ou à síndrome autoimune poliglandular do tipo 2, pode ser desmascarada quando a depuração de cortisol é acelerada e a sua necessidade aumenta com o retorno ao estado eutireoidiano. Até mesmo uma dose modestamente excessiva de tiroxina pode causar perda da mineralização óssea, particularmente em mulheres na pós-menopausa. Outros efeitos adversos infrequentes incluem queda transitória dos cabelos e sintomas simpaticomiméticos.

Cerca de 15% dos pacientes com hipotireoidismo continuam se queixando de sintomas desagradáveis, apesar das evidências bioquímicas de reposição adequada dos hormônios tireoidianos. Diversos ensaios clínicos randomizados refutaram a hipótese de que as combinações de tiroxina/liotironina sejam superiores à reposição de tiroxina isoladamente. Mesmo a terapia de combinação que utiliza tireoide dessecada não melhora o desempenho nem as medidas cognitivas, embora um paciente possa preferir a tireoide dessecada, em parte pela sua capacidade de aumentar modestamente a perda de peso.[A1]

Hipotireoidismo subclínico e leve

Os indivíduos com hipotireoidismo subclínico (*i. e.*, nível de T_4 livre dentro da faixa normal, porém com nível elevado de TSH) podem se beneficiar da terapia com tiroxina se os níveis de TSH forem superiores a 10 mU/ℓ, porém provavelmente não se beneficiam se os níveis de TSH forem acima de 7 mU/ℓ e têm muito menos probabilidade de se beneficiar se os valores de TSH estiverem situados entre 4,5 e 7 mU/ℓ.[11,11b] Por exemplo, em um ensaio clínico randomizado de administração de tiroxina a pacientes com mais de 65 anos com nível médio de TSH de 6,4 mU/ℓ, não foi constatada nenhuma melhora dos sintomas de hipotireoidismo, e a terapia com hormônio tireoidiano não melhora a qualidade geral de vida nem os sintomas relacionados com a tireoide em pacientes com hipotireoidismo subclínico,[A2,A3] incluindo pacientes com mais de 80 anos.[A3b] Outro ensaio clínico randomizado constatou que o tratamento do hipotireoidismo subclínico em mulheres entre 8 e 20 semanas de gestação não levou a um desfecho cognitivo significativamente melhor de seus filhos até 5 anos.[A4] Na prática, muitos médicos podem tentar a terapia com tiroxina em pacientes jovens ou de meia-idade sintomáticos, com hipotireoidismo leve, que apresentem hipercolesterolemia subjacente ou que tenham alta probabilidade de progressão para o hipotireoidismo franco. Os indicadores de falência tireoidiana progressiva incluem idade acima de 65 anos, níveis de TSH superiores a 10 mU/ℓ e existência de autoanticorpos antitireoidianos circulantes, indicando tireoidite autoimune subjacente.

Coma mixedematoso

O como mixedematoso é manifestação rara e potencialmente fatal do hipotireoidismo grave. Caracteriza-se por hipotensão, bradicardia, hipotermia, alteração do estado mental e falência de múltiplos órgãos e sistemas. Os fatores de risco para o mixedema podem incluir idade avançada, acesso precário aos cuidados de saúde, clima frio e doenças subjacentes graves. A maioria dos pacientes apresenta deficiência de hormônio tireoidiano grave e de longa duração, porém a exposição a agentes de contraste contendo iodo ou a outras fontes de iodo pode desencadear um grave declínio na liberação de hormônio tireoidiano. O tratamento consiste em tiroxina parenteral (1,8 μg/kg/dia após uma dose de ataque de 200 a 400 μg), porém alguns especialistas defendem a coadministração de liotironina (dose de ataque de 5 a 20 μg, seguida de 2,5 a 10 μg, a cada 8 horas) para compensar a conversão periférica temporariamente comprometida de T_4 em T_3. Com frequência, recomenda-se a administração

Tabela 213.4 Interferência na terapia de reposição com tiroxina.

FATORES QUE CONTRIBUEM PARA A REPOSIÇÃO INSUFICIENTE
Dose prescrita inadequada
Adesão limitada ao tratamento
Absorção diminuída em razão da ingestão de agentes que se ligam à tiroxina
Sulfato ferroso
Carbonato de cálcio
Hidróxido de alumínio
Sucralfato
Colestiramina
Proteína de soja
Aumento do metabolismo da tiroxina
Gravidez
Fármacos
Fenitoína
Fenobarbital
Carbamazepina
Rifampicina
Diminuição da função tireoidiana residual
Mudança de formulações
FATORES QUE CONTRIBUEM PARA A REPOSIÇÃO EXCESSIVA
Dose prescrita excessiva
Ingestão factícia de doses adicionais
Diminuição do metabolismo da tiroxina em razão do envelhecimento
Aumento da função tireoidiana residual
Mudança das formulações

intravenosa, em decorrência de possível coexistência de disfunção gastrintestinal; entretanto, o coma mixedematoso é tratado com sucesso pela administração de tiroxina por sonda alimentar em países onde não se dispõe de preparações intravenosas. Recomenda-se o uso de doses de estresse de glicocorticoides (Capítulo 214) até obter o resultado de um teste de estimulação com cosintropina, que é realizado antes do tratamento para verificar a existência concomitante de insuficiência suprarrenal (Capítulo 214). A hipotermia deve ser tratada por meio de aquecimento externo passivo, de modo a reduzir o risco associado à vasodilatação periférica que leva ao colapso circulatório. Deve-se evitar o uso de agentes sedativos ou analgésicos. A idade avançada do paciente, a necessidade de ventilação mecânica, os vasopressores e escores desfavoráveis na Escala de Coma de Glasgow estão associados a taxas mais elevadas de mortalidade, que podem se aproximar de 30 a 50%.

Doença não tireoidiana

Em pacientes com doença não tireoidiana grave, os resultados das provas de função tireoidiana podem sugerir hipotireoidismo central, porém são compatíveis com a denominada "síndrome do eutireoidiano doente" (ver Figura 213.2).[12] Em geral, o nível de T_3 declina e é acompanhado de aumento das concentrações de T_3 reversa (rT_3). A atividade reduzida da desiodinase tipo 1 e o aumento de atividade da desiodinase tipo 3 são, pelo menos parcialmente, responsáveis por essas alterações. Com o aumento da gravidade da doença, os níveis de T_4 total e de T_4 livre declinam progressivamente. Em geral, os níveis de TSH estão normais baixos ou baixos. Durante a recuperação do paciente, os níveis de TSH podem aumentar acima do valor normal, simulando, assim, o hipotireoidismo primário. É essencial uma correlação clínica (p. ex., história de doença tireoidiana ou hipofisária preexistente, existência de bócio ou características que sugiram outros elementos do hipotireoidismo) para determinar se existe verdadeiramente uma doença da tireoide que exija tratamento em pacientes em estado grave. Na ausência de doença tireoidiana, a abordagem preferida consiste em observação, com novos exames realizados 6 a 8 semanas após a recuperação, visto que a reposição de hormônio tireoidiano não tem nenhum benefício em pacientes com doença não tireoidiana.

TIREOTOXICOSE

DEFINIÇÃO E EPIDEMIOLOGIA

A tireotoxicose é uma síndrome clínica, que resulta da exposição dos tecidos a níveis circulantes excessivos de hormônios tireoidianos (Tabela 213.5).[13] Sua prevalência é de 1 em cada 2.000 adultos, afetando 2% das mulheres durante a sua vida.

BIOPATOLOGIA

A tireotoxicose refere-se a qualquer condição em que os níveis de hormônio tireoidiano estão elevados, em decorrência da secreção pela própria glândula tireoide ou de qualquer outro meio (p. ex., ingestão de hormônio tireoidiano exógeno). Em comparação, o hipertireoidismo é o termo utilizado para referir-se à tireotoxicose causada quando a própria glândula tireoide produz hormônio tireoidiano em excesso, em decorrência de um estímulo tireotrópico ou da secreção autônoma de hormônio (ver Tabela 213.5). A doença de Graves, que constitui a causa mais comum de hipertireoidismo, ocorre quando o receptor de TSH é ativado por autoanticorpos que se ligam a ele. O TSH em excesso provoca hipertireoidismo em pacientes com adenomas hipofisários raros secretores de TSH (Capítulo 211). A gonadotropina coriônica humana (hCG), uma glicoproteína com alto grau de homologia com o TSH, pode causar hipertireoidismo gestacional transitório durante a gravidez se os níveis de hCG forem excessivos, conforme observado na hiperêmese gravídica ou no coriocarcinoma. Como alternativa, receptores de TSH mutantes podem ligar-se com maior afinidade ao hCG, como ocorre em uma síndrome rara de tireotoxicose gestacional familiar.

Ocorre produção autônoma de hormônio tireoidiano quando os tireócitos funcionam independentemente da ativação pelo receptor de TSH. Esse fenômeno é observado na existência de adenoma de tireoide funcionante benigno ou crescimento de múltiplos nódulos de atividade autônoma em um bócio tóxico multinodular. Em casos raros, um câncer de tireoide bem diferenciado apresenta metástases funcionantes. Em alguns adenomas tóxicos, mutações somáticas com ganho de função no gene do receptor de TSH e, com menos frequência, mutações ativadoras no gene alfa Gs levam a uma ativação constitutiva. Em pacientes cujas glândulas tireoides têm o potencial de função autônoma, a exposição a doses excessivas de iodo, na forma de amiodarona ou de agentes de contraste iodados, pode provocar hipertireoidismo (constituindo o denominado "fenômeno de Jod-Basedow").

Tabela 213.5 Etiologias da tireotoxicose.

HIPERTIREOIDISMO
Estimulação do tecido da tireoide mediada por anticorpos
Doença de Graves
Tecido da tireoide de funcionamento autônomo
Bócio multinodular tóxico
Adenoma tóxico
Exposição ao iodo (em um paciente com nódulos da tireoide)
Tecido tireoidiano heterotópico de funcionamento autônomo
Struma ovarii
Câncer de tireoide diferenciado metastático
Secreção excessiva de TSH
Adenoma hipofisário secretor de TSH
TIREOTOXICOSE SEM HIPERTIREOIDISMO
Ingestão de hormônio tireoidiano exógeno
Farmacológico
Levotiroxina
Liotironina
Preparações de combinação
Não farmacológico
Suplementos dietéticos
Produtos com carne inadequadamente processada
Inflamação que causa liberação de hormônio tireoidiano endógeno
Tireoidite subaguda (de Quervain)
Tireoidite silenciosa ou indolor
Tireoidite induzida por amiodarona

TSH = hormônio tireoestimulante.

A tireoidite transitória em suas várias formas é a causa mais comum de tireotoxicose sem hipertireoidismo verdadeiro. Nessas condições, a inflamação da tireoide provoca a liberação de quantidades excessivas de hormônio tireoidiano armazenado (ver seção sobre Tireoidite mais adiante). Os exemplos incluem a tireoidite subaguda (que pode ser desencadeada por infecção viral), a tireoidite aguda ou supurativa (provocada por infecção bacteriana ou fúngica), a tireoidite induzida por radiação e a tireoidite farmacológica (que pode ser causada pela amiodarona). Normalmente, ocorre tireoidite após o parto, e, neste caso, é denominada "tireoidite pós-parto"; quando ocorre em homens ou mulheres que não deram à luz, é denominada tireoidite silenciosa ou indolor. Raramente, o hormônio tireoidiano também pode ser secretado em excesso por tecido tireoidiano ectópico, que pode estar localizado em qualquer ponto desde o mediastino até a base da língua, ou por tecido tireoidiano heterotópico presente em teratoma ovariano (uma condição conhecida como *struma ovarii*).

A tireotoxicose também pode ser causada pela ingestão de quantidades excessivas de hormônio tireoidiano. Com mais frequência, isso resulta da prescrição de doses excessivas de preparações farmacológicas de hormônio tireoidiano, porém raramente pode ser decorrente da ingestão sub-reptícia ou acidental. Um exemplo de ingestão acidental é a inclusão de hormônios tireoidianos em suplementos de venda livre.

MANIFESTAÇÕES CLÍNICAS

Sinais e sintomas

Os sintomas clássicos da tireotoxicose consistem em ansiedade, irritabilidade, insônia, fraqueza, perda de peso apesar da hiperfagia, intolerância ao calor, tremor, palpitações e aumento da frequência de evacuações de fezes formadas. Alguns pacientes apresentam dor torácica, dispneia ao esforço e até mesmo paralisia periódica (Capítulo 393).

Os sinais de tireotoxicose incluem taquicardia de repouso, hipertensão sistólica com pressão do pulso alargada, pele úmida e quente com textura aveludada, onicólise (separação das unhas do leito ungueal) e olhar fixo com retardo palpebral (a esclera é visível entre a pálpebra superior e a margem superior da íris no olhar fixo para baixo). Com frequência, um sopro de fluxo sistólico é audível, e o impulso apical pode ser proeminente e acompanhado de fase ascendente vigorosa da carótida. Os achados neurológicos podem incluir comportamento inquieto e impaciente, fala oprimida, tremor das mãos, fraqueza dos músculos proximais e reflexos tendíneos profundos vigorosos. Os pacientes idosos podem apresentar "tireotoxicose apática", caracterizada por perda de peso ou fibrilação atrial na ausência de sinais e sintomas adrenérgicos.

Vários achados clínicos são sugestivos de uma causa subjacente específica. Na doença de Graves, a glândula apresenta aumento de tamanho difuso, com contorno liso ou ligeiramente lobulado, e pode estar associada a um frêmito palpável ou sopro audível. A orbitopatia (oftalmopatia) e a dermopatia tireoidianas também são exclusivas da doença de Graves. Na existência de bócio nodular tóxico, podem ser observados um ou mais nódulos distintos. Em comparação, na tireoidite subaguda, a glândula apresenta-se extremamente hipersensível, de consistência firme e, em geral, modestamente aumentada. Uma história de gravidez recente sugere a possibilidade de tireoidite indolor. A exposição à amiodarona, a outros compostos contendo iodo, à interferona α, ao sorafenibe, um inibidor da tirosinoquinase ou a preparações farmacológicas de hormônio tireoidiano sugere tireotoxicose desencadeada por esses agentes.

DIAGNÓSTICO

Achados laboratoriais

Em certas ocasiões, os pacientes apresentam poucos sinais ou sintomas de tireotoxicose, e os exames laboratoriais de rotina fornecem a primeira sugestão de tireotoxicose. Os pacientes tireotóxicos podem apresentar hipercalcemia ou hipercalciúria, aumento dos níveis de fosfatase alcalina, elevação modesta dos níveis de aminotransferase e níveis baixos ou em declínio do colesterol total e colesterol LDL. Os níveis de globulina de ligação dos hormônios sexuais, de ferritina e da enzima conversora de angiotensina estão frequentemente elevados. Normalmente, a eletrocardiografia revela taquicardia sinusal de repouso ou outra taquiarritmia atrial, em particular fibrilação atrial (Capítulo 58) com frequência ventricular rápida. Na tireotoxicose grave, a radiografia de tórax pode revelar cardiomegalia e insuficiência cardíaca de alto débito.

O diagnóstico é estabelecido por níveis elevados de T_4 livre em associação a um baixo nível de TSH (Figura 213.3). Entretanto, pacientes com tumores hipofisários secretores de TSH ou resistência isolada da hipófise ao hormônio tireoidiano não apresentarão níveis suprimidos de TSH. Os níveis de T_4 livre e T_3 definem a gravidade da tireotoxicose e podem sugerir a sua causa subjacente. Se apenas um hormônio (a T_4 livre ou a T_3) estiver elevado, são utilizados os termos toxicose por T_4 ou toxicose por T_3. Se o nível de TSH estiver suprimido, porém os níveis de T_4 livre e de T_3 estiverem normais, o paciente apresenta tireotoxicose leve ou subclínica.

Causas específicas de tireotoxicose

DOENÇA DE GRAVES

A doença de Graves é uma forma autoimune de hipertireoidismo, associada a oftalmopatia em cerca de 30% dos pacientes, dermopatia (também denominada "mixedema pré-tibial" em 1 a 3% dos pacientes) e hipocratismo digital (baqueteamento digital, em cerca de 0,1% dos pacientes).[14] A doença de Graves é três a quatro vezes mais comum em mulheres do que em homens, e até 1 em cada 50 mulheres desenvolve doença de Graves durante a vida. A doença de Graves pode se manifestar em qualquer idade, porém o início é mais comumente observado entre 30 e 60 anos.

BIOPATOLOGIA

O hipertireoidismo na doença de Graves resulta na produção de imunoglobulinas estimuladoras da tireoide, que se ligam ao receptor de TSH e o ativam, promovendo, assim, o crescimento da glândula tireoide, bem como a síntese e a secreção de hormônios tireoidianos. Os anticorpos estimuladores dos receptores de TSH estão presentes em mais de 95% dos pacientes, enquanto são encontrados anticorpos antiperoxidase tireoidiana e anticorpos antitireoglobulina em cerca de 50% dos casos. Embora a causa subjacente seja desconhecida, a maior incidência observada em gêmeos monozigóticos e em parentes de primeiro grau indicam uma predisposição genética. Os fatores potencialmente implicados no desencadeamento da doença de Graves incluem sexo feminino, tabagismo, alta ingestão dietética de iodo, eventos da vida estressantes e infecção, particularmente por *Yersinia enterocolitica* (Capítulo 296).

MANIFESTAÇÕES CLÍNICAS

Além da tireotoxicose, os pacientes normalmente apresentam aumento difuso da glândula que está lisa e de consistência semelhante à borracha, com lobo piramidal definível e frêmito palpável ou sopro audível. A oftalmopatia tireoidiana desenvolve-se habitualmente nos primeiros 6 meses antes ou após o diagnóstico de hipertireoidismo, porém pode surgir muito tempo antes ou depois da apresentação inicial. Raramente, os pacientes podem apresentar achados típicos de doença oftalmológica tireoidiana, sem hipertireoidismo bioquímico ("doença de Graves eutireoidiana").

Orbitopatia de Graves

A oftalmopatia de Graves caracteriza-se por proptose (também denominada exoftalmia; Capítulo 395), com inflamação e edema da gordura orbital e músculos extraoculares, retração palpebral, edema periorbital, edema conjuntival e congestão vascular episcleral.[15] A oftalmopatia é mais comum quando a doença de Graves é de duração mais longa e em pacientes tabagistas. Os indivíduos afetados normalmente percebem mudança na aparência de seus olhos, com ressecamento e irritação oculares, sensação de corpo estranho e, ironicamente, lacrimejamento excessivo. A doença mais grave pode causar ceratite de exposição com ulceração da córnea, diplopia e visão turva. Ao exame físico, os pacientes podem apresentar olhar fixo, borda da esclera visível entre a pálpebra superior e a margem superior da íris durante o olhar fixo para baixo (retardo palpebral), inflamação conjuntival, edema periorbital e anormalidades da visão para cores, acuidade visual e até mesmo olhar conjugado (Figura 213.4). Os pacientes podem desenvolver diplopia e, raramente, compressão do nervo óptico, que pode ameaçar a visão e que constitui uma emergência oftalmológica.

O grau preciso de proptose pode ser medido com um exoftalmômetro. Foram desenvolvidas ferramentas clínicas, como o "escore de atividade clínica" para especificar e quantificar a extensão e a atividade da doença.

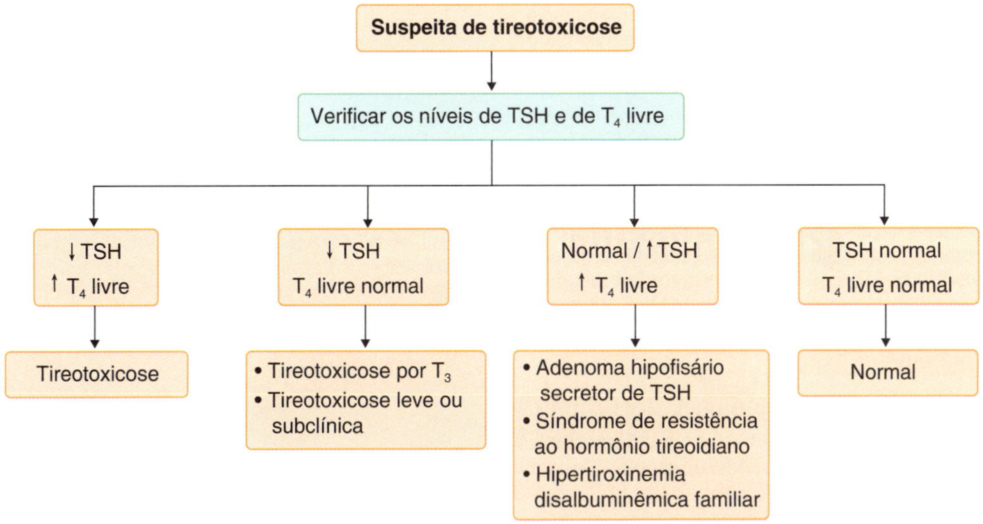

FIGURA 213.3 **Avaliação laboratorial de suspeita de tireotoxicose.** TSH = hormônio tireoestimulante.

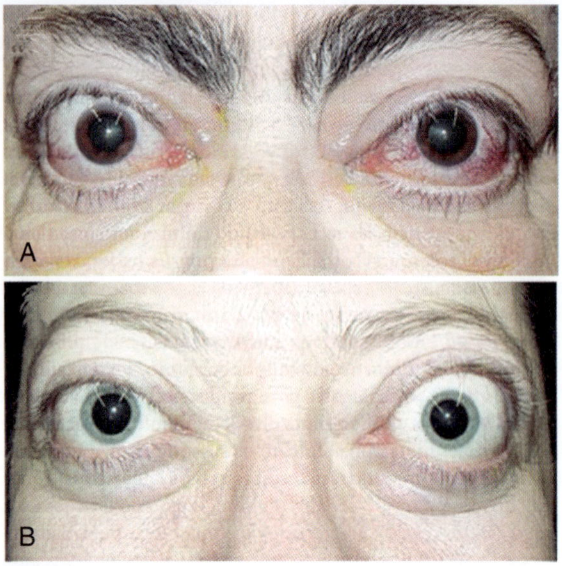

FIGURA 213.4 **Oftalmopatia de Graves. A.** Mulher de 59 anos com excesso de proptose, edema moderado das pálpebras e eritema com retração moderada da pálpebra, afetando todas as pálpebras. A quemose conjuntival (edema) e o eritema com edema bilateral das carúnculas, com prolapso da carúncula direita, são evidentes. **B.** Mulher de 40 anos com excesso de proptose, congestão bilateral mínima e quemose com eritema leve das pálpebras. Ao exame com lâmpada de fenda, ela também apresentou evidências de ceratoconjuntivite límbica superior moderada. (De Bahn RS. Graves' ophthalmopathy. *N Engl J Med.* 2010;362:726-738. Copyright 2010, Massachusetts Medical Society. Todos os direitos reservados.)

A TC, a RM ou a ultrassonografia das órbitas podem confirmar o diagnóstico e diferenciá-la de outras causas de proptose bilateral e unilateral, incluindo miose e tumores orbitais, respectivamente.

Dermopatia e hipocratismo digital de Graves

A dermopatia infiltrativa ou mixedema pré-tibial, que normalmente é sem cacifo, é um achado físico incomum, causado pela deposição de glicosaminoglicanos na derme e proliferação associada de fibroblastos. Os indivíduos afetados, que quase sempre exibem oftalmopatia concomitante, apresentam espessamento levemente pruriginoso da pele, semelhante a uma casca de laranja, que é mais proeminente ao longo das faces anteriores das tíbias e em outras áreas de traumatismo repetido e aumento da pressão intradérmica, incluindo as faces dorsais dos pés e dedos das mãos e face extensora dos cotovelos. O diagnóstico pode ser confirmado por biopsia da pele. Do ponto de vista clínico, o hipocratismo digital tireoidiano parece semelhante ao baqueteamento digital observado na doença cardiopulmonar.

PROGNÓSTICO

A doença de Graves sem tratamento é persistente e progressiva, porém até 25% dos pacientes apresentam remissões espontâneas. A probabilidade de remissão parece estar ligada a um declínio do título de anticorpos estimuladores dos receptores de TSH.

ADENOMA TÓXICO

O adenoma tóxico é uma neoplasia quase sempre benigna da tireoide, que sintetiza de maneira autônoma e secreta quantidades excessivas de hormônio tireoidiano, independente da estimulação do TSH. Os adenomas são, em sua maioria, palpáveis no momento em que produzem tireotoxicose manifesta. Alguns são causados por mutações de genes somáticos, que ativam de maneira constitutiva o receptor de TSH. Sem tratamento, o hipertireoidismo persiste, exceto em raros casos de infarto hemorrágico espontâneo.

BÓCIO MULTINODULAR TÓXICO

O bócio multinodular tóxico é composto de múltiplos nódulos que sintetizam de maneira autônoma e secretam quantidades excessivas de hormônio tireoidiano. Normalmente, o bócio é percebido com múltiplos nódulos tireoidianos palpáveis, porém pode ser difícil avaliar o tamanho do bócio, em razão da extensão subesternal. Os bócios multinodulares tóxicos tornam-se mais comuns com o avanço da idade. Em alguns pacientes eutireoidianos com bócios multinodulares preexistentes, o material de contraste radiológico contendo iodo pode induzir o hiperfuncionamento de nódulos previamente quiescentes, causando tireotoxicose.

ADENOMA HIPOFISÁRIO SECRETOR DE TSH

Os adenomas hipofisários secretores de TSH representam menos de 1% do todos os tumores hipofisários funcionantes (Capítulo 211). Os pacientes apresentam as manifestações clínicas típicas da tireotoxicose, porém também apresentam habitualmente sinais e sintomas de secreção excessiva de outros hormônios adeno-hipofisários (hormônio de crescimento, prolactina ou ACTH) ou de pan-hipopituitarismo. A chave para a suspeita dessa condição consiste, em geral, na identificação de um nível de TSH inapropriadamente não suprimido em um paciente com tireotoxicose. O diagnóstico pode ser confirmado por níveis elevados da subunidade α da glicoproteína da hipófise associada a massa selar no exame de imagem da hipófise.

DIAGNÓSTICO DIFERENCIAL DA TIREOTOXICOSE

O tratamento da tireotoxicose é orientado pela sua causa específica.[16] A razão normal entre os níveis séricos de T_3 e de T_4 livre apresenta-se elevada na doença de Graves e no bócio nodular tóxico, em decorrência de aumento na secreção relativa de T_3 pela tireoide. Por outro lado, a razão entre T_3 e T_4 livre é mais baixa do que o normal em várias formas de tireoidite, visto que os níveis hormonais circulantes refletem a liberação das reservas de hormônios tireoidianos, que contêm maior proporção de T_4 em relação à T_3. O hipertireoidismo induzido por iodo também está associado a uma razão mais baixa entre T_3 e T_4 livre.

Os anticorpos estimuladores do receptor de TSH são patognomônicos da doença de Graves, e a sua existência exclui outras etiologias. Não é necessário medir esses anticorpos em pacientes com estigmas óbvios da doença de Graves (*i. e.*, orbitopatia, dermopatia); entretanto, podem ser muito úteis quando o diagnóstico não é clinicamente aparente.

A ultrassonografia da tireoide pode detectar nódulos tireoidianos solitários ou múltiplos. No Doppler, o fluxo sanguíneo pela tireoide está aumentado na doença de Graves e normal na tireoidite. Na cintilografia, a captação do marcador radioativo e a sua distribuição podem estabelecer um diagnóstico definitivo (Tabela 213.6). A radiografia e a TC do tórax podem ajudar a delinear a existência de bócio subesternal.

Tabela 213.6 Avaliação radiográfica da tireotoxicose suspeita.

ETIOLOGIA	CAPTAÇÃO DE IODO RADIOATIVO FRACIONADA EM 24 HORAS (%)	ASPECTO NA CINTILOGRAFIA DA TIREOIDE
Doença de Graves	35 a 95	Captação homogênea difusa e aumentada; lobo piramidal visível que se estende a partir do istmo
Adenoma tóxico	20 a 60	Foco solitário de captação intensa; supressão da captação no restante da tireoide
Bócio multinodular tóxico	20 a 60	Foco heterogêneo irregular de captação aumentada intercalado com regiões de captação diminuída
Tireoidite subaguda	0 a 2	Captação mínima a ausente
Tireoidite autoimune	0 a 2	Captação mínima a ausente; captação heterogênea irregular durante a recuperação
Hipertireoidismo induzido por iodo	0 a 2	Captação mínima a ausente
Intoxicação por hormônio tireoidiano exógeno	0 a 2	Captação mínima a ausente
Câncer de tireoide diferenciado metastático	0 a 5	Captação focal nas metástases
Adenoma hipofisário secretor de TSH	30 a 80	Captação homogênea difusa e aumentada

TSH = hormônio tireoestimulante.

TRATAMENTO

A seleção do tratamento mais efetivo para a tireotoxicose exige uma compreensão do processo fisiopatológico subjacente e da história natural.[17] Por exemplo, o bócio multinodular tóxico não sofre remissão e, em geral, exige tratamento definitivo com iodo radioativo ou cirurgia; a tireoidite silenciosa subaguda desaparece espontaneamente e só exige tratamento sintomático paliativo (ver adiante). Na doença de Graves, a terapia sintomática proporciona melhora temporária enquanto os pacientes recebem tratamento primário com agentes antitireoidianos, iodo radioativo ou tireoidectomia cirúrgica total (Tabela 213.7).

Tratamento sintomático: betabloqueadores

Os betabloqueadores, que ajudam a aliviar as manifestações simpaticomiméticas da tireotoxicose, independentemente da causa subjacente, conseguem, com frequência, proporcionar controle imediato do tremor, da ansiedade e das palpitações. Entretanto, outras características clínicas da tireotoxicose não respondem aos betabloqueadores (incluindo, fadiga, perda de peso e intolerância ao calor). Nos pacientes com tireotoxicose que apresentam taquicardia sinusal acentuada ou fibrilação atrial com rápida taxa de resposta ventricular, os betabloqueadores podem ser utilizados com agentes de controle da frequência. O propranolol em altas doses também inibe parcialmente a conversão extratireoidiana de T_4 em T_3, de modo que o seu uso pode ser particularmente benéfico em pacientes com tireotoxicose grave.

O propranolol pode ser iniciado em uma dose de 20 a 40 mg a cada 8 horas e, em seguida, aumentado até alcançar uma dose diária máxima de 240 mg, de acordo com as necessidades para controlar os sintomas. O propranolol de liberação sustentada ou os betabloqueadores de ação mais longa, como o metoprolol e o atenolol, também podem ser utilizados. Os betabloqueadores devem ser usados com cautela em pacientes com asma (Capítulo 81), doença pulmonar obstrutiva crônica (Capítulo 82), fenômeno de Raynaud (Capítulo 72) ou insuficiência cardíaca (Capítulo 53). O esmolol é uma opção parenteral de ação curta se o controle da frequência cardíaca for urgente em pacientes com insuficiência cardíaca tireotóxica. Os bloqueadores dos canais de cálcio, como o diltiazem, podem ser utilizados para controlar a frequência cardíaca em pacientes para os quais os betabloqueadores estão contraindicados.

Na tireotoxicose transitória (tireoidite subaguda, tireoidite silenciosa ou intoxicação por hormônio tireoidiano exógeno), a administração de um betabloqueador pode ser o único tratamento necessário. Entretanto, na doença de Graves e no bócio nodular tóxico, o alívio inicial imediato proporcionado pelos betabloqueadores deve ser considerado como medida temporária até que o tratamento definitivo (p. ex., medicamentos antitireoidianos, terapia com iodo radioativo ou cirurgia curativa) reduza os níveis de hormônios tireoidianos.

Medicamentos antitireoidianos

O metimazol, o carbimazol e a propiltiouracila inibem a biossíntese de hormônio tireoidiano por meio de inibição competitiva da organificação do iodo e acoplamento da iodotirosina. A propiltiouracila, mas não o metimazol nem o carbimazol, inibe a conversão da T_4 em T_3 nos tecidos periféricos. Esses agentes são utilizados no tratamento da tireotoxicose causada pela superprodução de hormônios tireoidianos. Como as tionamidas bloqueiam apenas a nova síntese de hormônios tireoidianos, as reservas glandulares de hormônio tireoidiano preexistente precisam ser exauridas antes que sejam totalmente efetivas. Isso pode exigir 3 a 8 semanas em pacientes com doença de Graves ou com bócio multinodular tóxico. Embora os medicamentos antitireoidianos possam proporcionar um controle a longo prazo do hipertireoidismo, eles são utilizados de modo mais apropriado quando existe a possibilidade de remissão da condição subjacente, como na doença de Graves, ou quando a tireotoxicose precisa ser atenuada antes do tratamento com iodo radioativo ou cirurgia.

Tabela 213.7 Tratamento da doença de Graves.

TRATAMENTO	DESFECHO
Medicamentos antitireoidianos: metimazol, carbimazol, propiltiouracila	Taxa de remissão de cerca de 50%; hipotireoidismo de ocorrência incomum
Iodo radioativo (^{131}I)	Taxa de cura de cerca de 75% (eutireoidismo ou hipotireoidismo) depois de uma dose; risco de até 80% de hipotireoidismo em 1 ano
Tireoidectomia total cirúrgica	Cura definitiva e hipotireoidismo universal, exceto em casos muito raros de tecido tireoidiano ectópico

O metimazol é o agente antitireoidiano mais amplamente usado. No hipertireoidismo leve a moderado, o metimazol é habitualmente iniciado em uma dose de 5 a 10 mg/dia, se o nível de T_4 livre for 1 a 1,5 vez o limite superior do normal; na dose de 10 a 20 mg/dia, se o nível de T_4 livre for 1,5 a 2 vezes o limite superior do normal; e uma dose de 30 a 40 mg/dia, se o nível de T_4 livre for 2 a 3 vezes o limite superior do normal. A dose pode ser aumentada até 120 mg/dia, se necessário. A propiltiouracila, que constitui o tratamento de segunda linha em virtude de sua hepatotoxicidade, pode ser utilizada no primeiro trimestre em mulheres grávidas com doença de Graves, na tempestade tireoidiana, em razão de sua capacidade de bloquear a conversão de T_4 em T_3, ou quando o metimazol não for tolerado.

O tratamento médico crônico é reservado, em geral, para pacientes que têm mais probabilidade de obter uma remissão (definida como a manutenção de um estado de eutireoidismo por 1 ano sem o uso de metimazol): pacientes com hipertireoidismo bioquímico leve, glândula tireoide pequena, baixos níveis de anticorpos estimuladores do receptor de TSH e ausência de oftalmopatia ativa.

Em pacientes em uso de medicamentos antitireoidianos, a função da tireoide deve ser monitorada a cada 3 a 12 semanas, enquanto a dose estiver sendo ajustada. Os efeitos colaterais menores (febre, exantema, prurido e artralgia) são comuns. Observa-se o desenvolvimento de agranulocitose (Capítulo 158) em cerca de 0,2% dos pacientes, tipicamente nos primeiros 90 dias. A hepatotoxicidade induzida por fármacos (1/1.000 a 1/10.000 pacientes) pode exigir transplante de fígado. Como essas reações adversas graves são imprevisíveis e de início relativamente súbito, não se recomenda habitualmente o monitoramento das contagens hematológicas e provas de função hepática. Entretanto, os pacientes devem ser avisados, de preferência por escrito, sobre a necessidade de procurar assistência médica caso desenvolvam febre alta, faringite, icterícia ou dor abdominal.

Iodo radioativo

Após administração oral, o iodo radioativo (^{131}I) concentra-se na glândula tireoide, onde destrói o tecido tireoidiano, podendo controlar de maneira efetiva a tireotoxicose, habitualmente nos primeiros 1 a 2 meses. Embora a dose possa ser calculada com base na captação fracionada de iodo radioativo no exame de imagem e no tamanho da glândula tireoide, uma dose fixa proporciona uma taxa de cura semelhante de cerca de 75%.

O efeito adverso mais comum do iodo radioativo consiste em exacerbação transitória da tireotoxicose, que pode ocorrer nas primeiras semanas após o tratamento, em consequência de tireoidite por radiação, e em 1 a 3 meses após o tratamento, em razão do agravamento da doença de Graves causado por aumento nos níveis de anticorpos estimuladores dos receptores de TSH. Após terapia com iodo radioativo, a função da tireoide deve ser avaliada a cada 4 a 8 semanas. Alguns pacientes podem apresentar hipotireoidismo leve a transitório, seguida de retorno do hipertireoidismo. Observa-se o desenvolvimento de hipotireoidismo pós-ablativo em cerca de 50% dos pacientes nos primeiros 6 a 12 meses. O monitoramento da função da tireoide durante toda a vida do paciente é necessário, visto que os pacientes que permanecem eutireoidianos ou com hipertireoidismo leve após o primeiro ano desenvolvem subsequentemente hipotireoidismo pós-ablativo em uma taxa de cerca de 3% por ano. O risco de hipotireoidismo pós-ablativo é muito menor em pacientes com nódulos autônomos solitários ou com bócio nodular tóxico, visto que o tecido normal paranodular não concentra o iodo radioativo, em virtude da supressão dos níveis de TSH. Um nível de FT_4 abaixo da faixa normal, acompanhado de valor persistentemente baixo de TSH, também indica o desenvolvimento de hipotireoidismo, visto que a recuperação dos tireotrofos do hipertireoidismo prévio pode ser tardia. O tratamento imediato do hipotireoidismo pode limitar o agravamento da orbitopatia de Graves.

Na doença de Graves, a terapia com iodo radioativo pode agravar a oftalmopatia tireoidiana preexistente, de modo que o iodo radioativo está contraindicado para paciente que apresentam oftalmopatia moderada a grave ativa. Em pacientes com comprometimento ocular mais leve, é possível prevenir exacerbações por meio de terapia com glicocorticoides (p. ex., prednisona, 40 mg/dia) no momento do tratamento, com redução gradual da dose ao longo de 2 a 3 meses.

Os pacientes tratados com iodo radioativo não apresentam risco aumentado de câncer de tireoide, infertilidade, aborto espontâneo ou filhos com defeitos congênitos; entretanto, podem correr um risco ligeiramente aumentado de outras neoplasias malignas.[17b] Todavia, as mulheres devem evitar a gravidez até confirmação do eutireoidismo 3 a 6 meses após o tratamento.

Outros medicamentos

O iodeto de potássio inibe transitoriamente a síntese e a liberação de hormônio tireoidiano pela glândula e raramente é utilizado para acelerar a recuperação após tratamento com iodo radioativo, para preparar pacientes para a tireoidectomia e para intensificar outros tratamentos utilizados no controle da tireotoxicose grave (ver mais adiante). O iodeto de potássio também pode controlar temporariamente o hipertireoidismo quando alergias graves impedem o uso de outros medicamentos.

Cirurgia

Nos EUA, a tireoidectomia total raramente é indicada para a doença de Graves com hipertireoidismo, exceto quando terapia com iodo radioativo é contraindicada, quando há suspeita de neoplasia maligna em um nódulo da tireoide, ou quando a existência concomitante de hiperparatireoidismo também exige intervenção cirúrgica. Entretanto, pode constituir o tratamento de primeira linha se mulher com doença de Graves desejar engravidar e evitar o uso de medicamentos antitireoidianos durante a gravidez. A tireoidectomia é o tratamento de escolha para bócios multinodulares tóxicos que provoquem desfiguração estética ou sintomas compressivos. Antes da cirurgia, os pacientes devem alcançar um estado de eutireoidismo com metimazol.

Situações específicas de tratamento

Tratamento da oftalmopatia e dermopatia de Graves

A doença oftalmológica tireoidiana leve pode ser tratada com pomadas ou gotas hidratantes, óculos ou até mesmo fechando as pálpebras com fita adesiva para dormir. Nos casos mais graves, a terapia sistêmica com glicocorticoides em altas doses pode diminuir suficientemente a inflamação orbital, de modo que a irradiação orbital, que era recomendada no passado, não tem nenhum benefício complementar.A5 O teprotumumabe, um anticorpo monoclonal humanizado que inibe o receptor do fator de crescimento semelhante à insulina 1, também reduz a proptose na oftalmopatia ativa.A6 Em certas ocasiões, a cirurgia para descompressão das órbitas pode ser necessária para complicações persistentes da córnea, compressão do nervo óptico ou razões estéticas. A dermopatia infiltrativa pode responder aos glicocorticoides tópicos, porém os glicocorticoides intradérmicos ou sistêmicos, os análogos da somatostatina de ação longa e a cirurgia foram tentados nos casos de doença avançada.

Gravidez

Em pacientes grávidas, a doença de Graves constitui quase sempre a causa subjacente do hipertireoidismo.[18] O diagnóstico exige uma cuidadosa avaliação dos sintomas, particularmente intolerância ao calor, palpitações e vômitos, que também ocorrem durante a gestação normal. Na gravidez, os níveis de T_4 total estão elevados, em decorrência do aumento da globulina de ligação da tiroxina, e o nível de TSH pode estar suprimido no primeiro trimestre, em consequência da estimulação da tireoide mediada pela hCG. Se o hipertireoidismo for confirmado, os betabloqueadores só devem ser utilizados de modo transitório para os sintomas graves. A propiltiouracila pode causar malformações congênitas, porém constitui o medicamento preferido no primeiro trimestre, visto que o metimazol tem sido associado a defeitos congênitos mais graves. Entretanto, o metimazol é preferido depois do primeiro trimestre, em razão de seu melhor perfil de efeitos colaterais. Quando a doença de Graves é bem controlada com metimazol em doses baixas, o medicamento pode ser interrompido com monitoramento cuidadoso antes da concepção, com o objetivo de evitar o seu uso durante a gravidez. Como a doença de Graves muitas vezes sofre remissão no final da gravidez, a dose do medicamento antitireoidiano frequentemente pode ser reduzida. Os níveis de anticorpos estimuladores do receptor de TSH podem ser utilizados para estimar a probabilidade de desenvolvimento de doença de Graves neonatal no lactente.

Hipertireoidismo subclínico e leve

Os pacientes que apresentam hipertireoidismo leve ou subclínico (*i. e.*, nível de TSH suprimido, com níveis normais de T_4 livre e T_3) podem apresentar sintomas, particularmente perda mineral óssea (Capítulo 230) ou fibrilação atrial (Capítulo 58), podendo justificar a necessidade de tratamento. Entretanto, é menos claro se pacientes assintomáticos mais jovens com níveis de TSH modestamente suprimidos (p. ex., 0,1 a 0,5 mU/ℓ) necessitam de qualquer manejo além de monitoramento periódico.[19]

Crise tireotóxica

A crise tireotóxica (tempestade tireoidiana) é uma sequela rara, porém potencialmente fatal, de tireotoxicose sustentada e grave.[20] O maior risco é observado em pacientes que apresentam doença de Graves inadequadamente tratada, nos quais pode ser precipitada pela suspensão dos medicamentos, doença intercorrente, traumatismo, infecção, cirurgia, parto, meio de contraste radiológico ou tratamento com iodo radioativo. Os achados clínicos incluem febre, taquiarritmias atriais, insuficiência cardíaca, náuseas, vômitos, diarreia e crises convulsivas. Observa-se a ocorrência de agitação, psicose, *delirium* e até mesmo coma. A identificação e o tratamento imediatos em contexto monitorado são cruciais. O tratamento deve incluir paracetamol, resfriamento externo, betabloqueadores, tionamidas, iodeto de potássio de glicocorticoides, bem como rápida avaliação e tratamento agressivo de quaisquer problemas clínicos subjacentes. O acréscimo de sequestradores de ácidos biliares pode reduzir os níveis de T_4 livre mais rapidamente do que os medicamentos antitireoidianos isolados. Os salicilatos estão contraindicados, visto que podem aumentar os níveis séricos de T_4 livre e T_3 ao deslocar os hormônios tireoidianos das proteínas de ligação. A plasmaférese também tem sido utilizada em pacientes em estado crítico que não respondem às terapias farmacológicas tradicionais.

TIREOIDITE

Tireoidite subaguda (de Quervain)

BIOPATOLOGIA

A liberação descontrolada de hormônio tireoidiano por uma glândula tireoide inflamada ou lesionada pode causar tireotoxicose transitória, que sofre resolução espontânea no decorrer de 2 a 8 semanas, quando já foi liberado o suprimento de hormônios armazenados. Em seguida, ocorre hipotireoidismo durante cerca de 1 mês, quando então há retorno da função normal da tireoide na maioria dos pacientes.

MANIFESTAÇÕES CLÍNICAS

Em geral, os pacientes apresentam dor localizada na glândula tireoide, embora possa se irradiar para a garganta, as orelhas ou a mandíbula. Os sintomas sistêmicos, incluindo febre, calafrios, sudorese e mal-estar, são comuns e, em certas ocasiões, podem dominar o quadro clínico. Normalmente, os pacientes apresentam sintomas de tireotoxicose transitória, seguida de hipotireoidismo transitório. Muitos pacientes relatam uma infecção respiratória superior antecedente. Ao exame, a glândula tireoide normalmente apresenta extrema sensibilidade, aumento modesto de tamanho e consistência lenhosa ou dura à palpação.

DIAGNÓSTICO

Diagnóstico diferencial

O diagnóstico diferencial inclui tireoidite aguda (supurativa), hemorragia em um nódulo tireoidiano existente e rápido crescimento de câncer anaplásico ou infiltrativo de tireoide ou linfoma da tireoide.

Achados laboratoriais

No início, os exames laboratoriais revelam evidências de tireotoxicose manifesta, com níveis de T_4 proporcionalmente mais elevados do que os níveis de T_3. A velocidade de hemossedimentação está elevada durante a fase aguda. Na cintilografia, a captação fracionada de iodo radioativo é de menos de 2% em 24 horas (ver Tabela 213.6).

TRATAMENTO

O ácido acetilsalicílico em altas doses ou os anti-inflamatórios não esteroides (AINE) podem tratar a dor da tireoide e os sintomas inflamatórios sistêmicos, enquanto os glicocorticoides são reservados para pacientes que não respondem (devendo a sua dose ser reduzida de maneira gradual ao longo de várias semanas para prevenir recidiva). Os sintomas transitórios de tireotoxicose respondem depois de 1 a 3 semanas de tratamento com betabloqueadores. O hipotireoidismo sintomático subsequente pode exigir tiroxina a curto prazo, porém geralmente não há necessidade de reposição de hormônio tireoidiano a longo prazo.

Tireoidite silenciosa

EPIDEMIOLOGIA

A tireoidite silenciosa (também conhecida como tireoidite indolor ou linfocítica) ocorre mais comumente em mulheres do que em homens, com pico de incidência aos 30 a 40 anos. Parece ser mais prevalente em áreas de alta captação de iodo.

BIOPATOLOGIA

Essa inflamação indolor da glândula tireoide caracteriza-se por infiltração linfocítica difusa. Com base nesse achado e na existência de anticorpos antiperoxidase tireoidiana em cerca de 50% dos pacientes, acredita-se que essa condição seja autoimune. Tipicamente, a tireoidite silenciosa segue o mesmo curso trifásico da tireoidite subaguda com tireotoxicose transitória seguida de hipotireoidismo transitório e retorno final ao eutireoidismo. A fase tireotóxica pode ser reconhecida com menos frequência do que a fase de hipotireoidismo. Em certas ocasiões, o hipotireoidismo pode persistir. Cada uma dessas fases de disfunção tireoidiana pode ter duração variável de semanas a meses.

MANIFESTAÇÕES CLÍNICAS E DIAGNÓSTICO

Pode-se suspeitar do diagnóstico de tireoidite silenciosa quando um paciente apresenta sintomas de hipotireoidismo precedidos de sintomas de hipertireoidismo. A glândula tireoide é de tamanho normal ou está modestamente aumentada, porém sem hipersensibilidade. O diagnóstico de tireoidite silenciosa pode ser estabelecido pelo achado de níveis de TSH suprimidos durante a fase tireotóxica, porém com níveis elevados na fase de hipotireoidismo. A captação fracionada de iodo radioativo é muito baixa ou ausente durante a fase tireotóxica e, em seguida, normaliza-se com a recuperação da glândula (ver Tabela 213.6).

TRATAMENTO

Com frequência, a tireoidite silenciosa pode ser tratada por meio de observação e tranquilização do paciente. Os sintomas de hipertireoidismo podem ser tratados com um ciclo de betabloqueadores, enquanto o hipotireoidismo manifesto necessita de reposição de tiroxina a curto prazo.

PROGNÓSTICO

A maioria dos pacientes com tireoidite silenciosa retorna a um estado de eutireoidismo, porém 10 a 20% desenvolvem hipotireoidismo persistente. Podem ocorrer recidivas da tireoidite silenciosa em 5 a 10% dos pacientes.

Tireoidite pós-parto

EPIDEMIOLOGIA

A tireoidite pós-parte é definida com desenvolvimento de disfunção tireoidiana em mulher com estado prévio de eutireoidismo nos primeiros 12 meses após uma gravidez. Afeta 8 a 11% das mulheres nos primeiros 2 a 12 meses após o parto ou após um aborto. Os fatores predisponentes incluem história de episódios prévios de tireoidite pós-parto, diabetes melito tipo 1 e autoanticorpos antitireoidianos circulantes.

BIOPATOLOGIA

A tireoidite pós-parto, que é uma condição autoimune caracterizada por infiltração linfocítica da glândula tireoide, é provavelmente uma forma de tireoidite silenciosa especificamente relacionada com a gravidez. A inflamação da glândula tireoide é indolor, mas pode causar tireotoxicose transitória, seguida de hipotireoidismo transitório ou persistente. Entretanto, o padrão de disfunção da tireoide pode ser muito variável, e algumas pacientes exibem o padrão trifásico clássico, enquanto outras apresentam apenas hipertireoidismo ou hipotireoidismo.

MANIFESTAÇÕES CLÍNICAS E DIAGNÓSTICO

O diagnóstico de tireoidite pós-parto com frequência passa despercebido, visto que os sintomas tireotóxicos inespecíficos (p. ex., perda de peso, insônia, ansiedade) ou os sintomas de hipotireoidismo (p. ex., fadiga, depressão) são atribuídos ao estado pós-parto. A maioria das pacientes apresenta um pequeno bócio indolor. O diagnóstico pode ser confirmado ou excluído por nível de TSH suprimido durante a fase tireotóxica, seguido de níveis elevados de TSH durante a fase de hipotireoidismo. O tempo mediano de início das fases tireotóxica e de hipotireoidismo é de cerca de 13 e 19 meses após o parto, respectivamente. Cerca de 80% das pacientes apresentam anticorpos antiperoxidase tireoidiana, e essa condição precisa ser diferenciada da doença de Graves pós-parto, que pode ocorrer aproximadamente ao mesmo tempo, mas que está associada a anticorpos estimuladores dos receptores de TSH. A captação fracionada de iodo radioativo está ausente ou muito baixa no contexto da tireoidite pós-parto, enquanto está aumentada na doença de Graves ativa (ver Tabela 213.6).

TRATAMENTO

Em geral, a tireoidite pós-parto pode ser tratada por meio de observação e tranquilização da paciente. Pode-se utilizar um ciclo de terapia com betabloqueadores para a tireotoxicose sintomática. O hipotireoidismo manifesto pode exigir reposição de tiroxina a curto prazo. O monitoramento da função da tireoide após recuperação é essencial, visto que pode haver necessidade de terapia com tiroxina se uma gravidez subsequente também for afetada por tireoidite pós-parto ou se ocorrer hipotireoidismo permanente.

PROGNÓSTICO

Embora a maioria das pacientes se recupere do hipotireoidismo, estudos a longo prazo mostraram que cerca de 15 a 50% das pacientes com tireoidite pós-parto finalmente desenvolvem hipotireoidismo permanente. Além disso, as pacientes correm risco de 70% de tireoidite pós-parto recorrente após uma gravidez subsequente.

Tireoidite aguda (supurativa)

A infecção da glândula tireoide é uma condição rara, que normalmente se manifesta com dor intensa da tireoide, febre e outras manifestações sistêmicas de infecção. A infecção bacteriana pode resultar da disseminação direta de bactérias da pele ou seio piriforme, ou de disseminação hematogênica (bactérias, micobactérias, fungos ou parasitas, particularmente *Pneumocystis jiroveci*) em indivíduos imunocomprometidos.

Ao exame físico, a febre está associada a eritema localizado e edema assimétrico da glândula tireoide que está hipersensível, quente e até mesmo flutuante. A ultrassonografia da glândula tireoide pode revelar a existência de abscesso, que pode ser aspirado para identificar o patógeno. Pode ser necessário que a antibioticoterapia imediata, guiada pela coloração de Gram e cultura do aspirado, seja acompanhada de drenagem cirúrgica de quaisquer abscessos.

Outras formas de tireoidite

A amiodarona pode causar tireoidite indolor, que pode estar associada à tireotoxicose ou que pode levar à tireotoxicose induzida por iodo. A primeira deve ser tratada com glicocorticoides, enquanto a segunda exige fármacos antitireoidianos.[21] A alfainterferona pode causar tireoidite indolor e tireotoxicose transitória, que precisa ser diferenciada da doença de Graves induzida por alfainterferona, visto que a primeira é tratada com betabloqueadores, enquanto a segunda exige medicamentos antitireoidianos.

A tireoidite ou *struma* de Riedel consiste em substituição fibrótica do tecido tireoidiano. A tireoide torna-se substancialmente aumentada, endurecida e fixa. A aderência e a infiltração das estruturas adjacentes podem causar sintomas compressivos locais. Alguns pacientes também apresentam fibrose mediastinal ou retroperitoneal (Capítulo 259), colangite esclerosante (Capítulo 146) ou pseudotumor orbital como parte do espectro de doenças relacionadas com a IgG4, que se caracterizam por fibroinflamação linfoplasmocítica (Capítulo 259). O diagnóstico exige biopsia aberta. Os glicocorticoides constituem a terapia de primeira linha, enquanto o tamoxifeno e o rituximabe são agentes de segunda linha. Infelizmente, a remoção cirúrgica é difícil ou impossível.

BÓCIO

DEFINIÇÃO

O bócio pode ser difuso ou nodular, atóxico ou tóxico (*i. e.*, associado à superprodução de hormônio tireoidiano) e benigno ou maligno.[22] Pode resultar da proliferação de tireócitos estimulados pelo TSH circulante ou por autoanticorpos estimuladores da tireoide, infiltração por células inflamatórias ou malignas ou neoplasia benigna ou maligna.

EPIDEMIOLOGIA

Em todo o mundo, a deficiência de iodo constitui a causa mais comum de bócio. Nos EUA, esses bócios são encontrados apenas em imigrantes de regiões com deficiência de iodo. Em pacientes mais jovens, o bócio diminuirá se for fornecida suplementação adequada de iodo, enquanto a suplementação de iodo em indivíduos de mais idade com bócios multinodulares deficientes em iodo não diminuirá o tamanho, mas pode provocar tireotoxicose.

BIOPATOLOGIA

As mutações nos genes da tireoglobulina, da peroxidase tireoidiana, das dual oxidases (DuOx, também chamadas oxidases tireóideas [ThOx]) e da pendrina podem causar bócios multinodulares benignos ou adenomas. Os fármacos (p. ex., carbonato de lítio) que inibem a síntese de hormônio tireoidiano também podem levar ao bócio, porém a causa subjacente habitualmente não é conhecida em pacientes com suplementação normal de iodo.

A tireoidite autoimune pode causar bócio modesto, em decorrência da infiltração glandular com linfócitos, inflamação e fibrose. A tireoidite autoimune com hipotireoidismo resulta em aumento dos níveis de TSH, o que estimula ainda mais o aumento da glândula. Na doença de Graves, o aumento difuso da tireoide é estimulado por imunoglobulinas estimuladoras da tireoide. Outros tipos de tireoidite e neoplasias malignas também podem causar o desenvolvimento de bócio.

MANIFESTAÇÕES CLÍNICAS E DIAGNÓSTICO

Exame clínico

O aumento verdadeiro da glândula tireoide é confirmado por palpação, porém a realização de ultrassonografia pode ajudar a resolver qualquer incerteza. O histórico do paciente pode fornecer indícios sobre a deficiência de iodo. Os sintomas de hipotireoidismo sugerem tireoidite autoimune, enquanto a tireotoxicose sugere a existência de bócio multinodular tóxico ou doença de Graves. Os achados clínicos podem levar à identificação de uma das várias formas de tireoidite (p. ex., dor na tireoidite subaguda ou pós-parto na tireoidite linfocítica).

Ao exame físico, a glândula deve ser medida, e deve-se avaliar qualquer evidência de desvio traqueal, linfadenopatia cervical ou distensão venosa. O aumento difuso é compatível com doença de Graves, tireoidite ou neoplasia difusamente infiltrativa. A nodularidade sugere um bócio multinodular benigno ou uma neoplasia maligna. A obstrução subtotal da abertura torácica pode ser diagnosticada se forem observados sinais de pletora facial e distensão venosa cervical quando o paciente eleva as mãos acima da cabeça com as mãos juntas (manobra de Pemberton).

Achados laboratoriais

O nível de TSH determina a existência de hipotireoidismo primário ou de tireotoxicose. Os títulos elevados de anticorpos antiperoxidase tireoidiana podem confirmar a suspeita de tireoidite autoimune. Outros exames de sangue (p. ex., VHS para a tireoidite subaguda ou calcitonina para o câncer medular de tireoide) podem ser úteis quando o exame clínico sugere diagnósticos específicos.

Exame de imagem

A US determina de maneira acurada se um bócio é difuso ou nodular, se está comprimindo outras estruturas cervicais ou se está associado a linfadenopatia. A US também é essencial para guiar a aspiração por agulha fina para o diagnóstico citológico. Quando o bócio se estende posteriormente ou abaixo da incisura esternal, a TC ou a RM podem ser necessárias para avaliação. Deve-se evitar o uso de meios de contraste radiológicos contendo iodo, visto que a carga de iodeto pode induzir hipertireoidismo em pacientes com bócios nodulares. A cintilografia com ^{123}I consegue determinar o estado funcional da glândula, a causa do bócio e se massa mediastinal consiste realmente em tecido tireoidiano. Recomenda-se radiografia de tórax com esôfago contrastado (bário) em pacientes com sintomas de deglutição, e as provas de função pulmonar (Capítulo 79) estão indicadas se houver suspeita de compressão traqueal. A laringoscopia pode avaliar a função das pregas vocais se houver suspeita de comprometimento do nervo laríngeo recorrente.

TRATAMENTO

Quando é possível excluir a possibilidade de disfunção tireoidiana e doença maligna, os bócios assintomáticos podem ser observados e monitorados com US periódica. A supressão dos níveis de TSH com terapia com tiroxina diminui apenas minoria dos bócios e está associada aos riscos de tireotoxicose sintomática, fibrilação atrial e perda da mineralização óssea.

Com frequência, a cirurgia é preferida quando o bócio provoca complicações compressivas, particularmente se houver extensão subesternal do bócio ou agravamento agudo dos sintomas. Se a cirurgia for contraindicada, a terapia com iodo radioativo consegue reduzir as dimensões do bócio em 50%, em média, ao longo de 12 a 24 meses.

NÓDULOS TIREOIDIANOS

Os nódulos tireoidianos são detectados por palpação em cerca de 6% das mulheres e em 2% dos homens,[23,24] porém a US de alta resolução identifica nódulo tireoidiano em até 75% de todos os adultos, particularmente mulheres. Embora a maioria represente pequenos nódulos adenomatoides benignos ou cistos, 5 a 10% dos nódulos tireoidianos são malignos. Com menos frequência, os nódulos tireoidianos representam problemas clínicos, visto que são hiperfuncionantes ou provocam sintomas compressivos locais ou insatisfação estética.

DIAGNÓSTICO

Manifestações clínicas

Um nódulo tireoidiano assintomático pode ser observado pelo paciente ou descoberto em um exame físico, mas também pode ser detectado de modo incidental em uma ultrassonografia de artéria carótida ou TC ou RM da coluna cervical. Sinais/sintomas locais de compressão ou invasão sugerem neoplasia maligna. Os exemplos incluem dor na parte inferior e anterior do pescoço, tosse ou dispneia (em razão da compressão traqueal), hemoptise (decorrente da invasão traqueal), disfonia (causada pelo encarceramento do nervo laríngeo recorrente) e disfagia ou odinofagia (decorrente da compressão esofágica). Deve-se suspeitar de adenoma tóxico se o paciente tiver evidências de tireotoxicose, enquanto sinais e sintomas de hipotireoidismo sugerem tireoidite autoimune. Os sinais e sintomas relacionados com metástases de câncer de tireoide incluem dor torácica, dispneia, dor óssea e achados neurológicos. Nódulos tireoidianos raros podem representar a disseminação metastática de um câncer primário de rim (Capítulo 187), cólon (Capítulo 184) ou de mama (Capítulo 188).

A história pregressa de irradiação do pescoço aumenta acentuadamente o risco de câncer papilífero de tireoide. Os cânceres medular e papilífero de tireoide têm forte predisposição familiar. Deve-se considerar a possibilidade de câncer medular de tireoide se houver história pessoal ou familiar de síndromes de neoplasia endócrina múltipla do tipo 2 (NEM 2) diagnosticadas ou possíveis, incluindo hiperparatireoidismo e feocromocitoma (Capítulo 218). Outras síndromes genéticas associadas ao câncer de tireoide incluem a síndrome de Cowden e a polipose adenomatosa familiar (síndrome de Gardner; Capítulo 184).

Exame físico

O exame físico de um nódulo tireoidiano deve definir se há dor à palpação, dimensões, consistência, textura de superfície e mobilidade. Textura dura, fixação, adenopatia ipsilateral ou paresia das pregas vocais sugerem neoplasia maligna. A multinodularidade indica um bócio nodular benigno, porém não é diagnóstica o suficiente para dispensar uma avaliação complementar. Além disso, o risco de um paciente apresentar câncer de tireoide é apenas marginalmente mais baixo quando existem múltiplos nódulos em comparação com um nódulo solitário.

Achados laboratoriais

Os níveis de TSH conseguem identificar hipertireoidismo ou hipotireoidismo. Se o nível de TSH estiver baixo ou indetectável, a cintilografia da tireoide consegue diagnosticar um adenoma tóxico autônomo benigno ou múltiplos nódulos funcionantes (ver Tabela 213.6). Se o nível de TSH estiver elevado, os títulos de anticorpos antiperoxidase (anti-TPO) tireoidiana conseguem diagnosticar tireoidite autoimune. Se for considerada a possibilidade de NEM 2 ou câncer medular de tireoide familiar, deve-se determinar o nível de calcitonina.

Exames de imagem

A ultrassonografia (US) da tireoide é de importância crítica para confirmar se a massa é um nódulo tireoidiano e, em seguida, definir suas dimensões, sua natureza cística ou sólida e a existência de mais de um nódulo.[25] Os nódulos que são mais de 50% císticos ou que apresentam aparência "espongiformes" raramente são malignos. Por outro lado, hipoecogenicidade, microcalcificações, irregularidade das margens dos nódulos, orientação "mais vertical do que larga" e adenopatia cervical sugerem a necessidade de avaliação complementar com biopsia aspirativa por agulha fina (Figura 213.5A).

A cintilografia, utilizando iodo radioativo ou pertecnetato de tecnécio, é apenas útil se o nível de TSH estiver suprimido. Nessa situação, a cintilografia pode determinar se o nódulo é hiperfuncionante (hipercaptante) e, nesse caso, habitualmente não se faz biopsia.

Avaliação invasiva

Biopsia aspirativa por agulha fina

A punção aspirativa por agulha fina (PAAF) guiada por ultrassom constitui o método mais acurado para confirmar ou excluir uma neoplasia maligna quando um nódulo é acompanhado de níveis normais de TSH (Figura 213.5B). O tamanho do nódulo é relevante, porém menos importante do que suas características ultrassonográficas. Em geral, os nódulos com menos de 1 cm de diâmetro não necessitam de biopsia (ver Tabela 213.8).

Uma amostra de biopsia adequada pode ser acuradamente classificada em benigna, atípica, suspeita para neoplasia folicular, suspeita para neoplasia maligna ou maligna (Tabela 213.9). Uma classificação benigna é altamente acurada, com taxa de resultados falso-negativos de menos de 3% em amostras de biopsia guiadas por ultrassonografia. Além disso, o diagnóstico de neoplasia maligna por biopsia tipicamente tem uma taxa de resultados verdadeiro-positivos de 98%. Se uma biopsia for considerada suspeita para neoplasia maligna, cerca de 70% dos casos consistem em cânceres de tireoide quando se procede à ressecção.

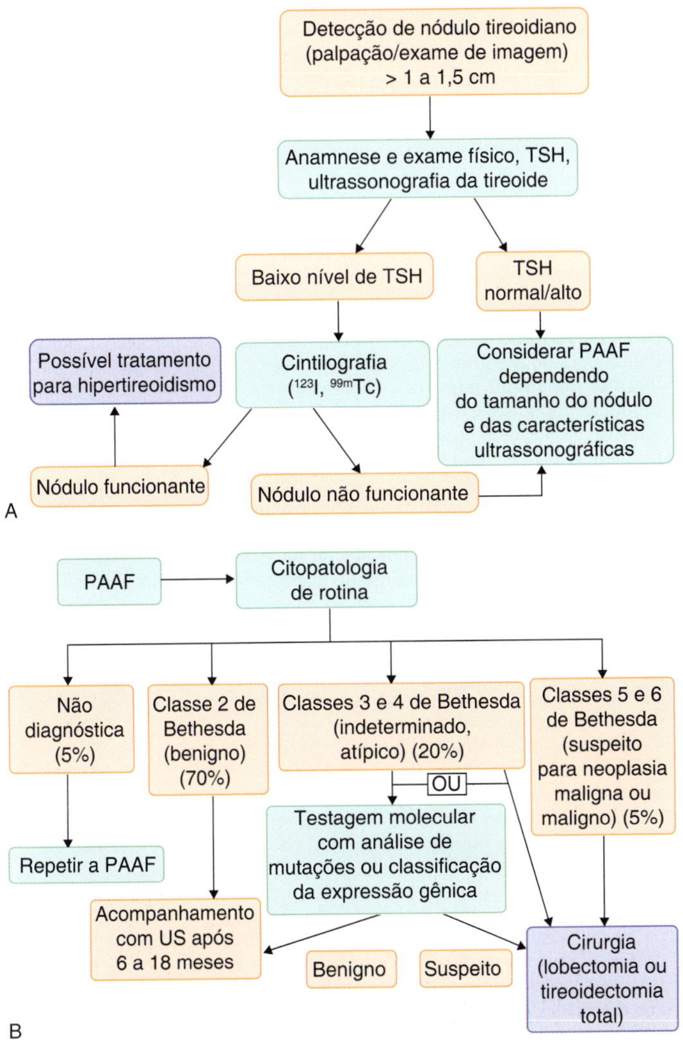

FIGURA 213.5 **A. Avaliação inicial de nódulo tireoidiano. TSH = hormônio tireoestimulante; US = ultrassonografia; ^{123}I = iodo radioativo 123; ^{99m}Tc = tecnécio 99m. B. Algoritmo para a avaliação de um nódulo tireoidiano por meio de biopsia aspirativa por agulha fina (PAAF). Nos nódulos indeterminados (classes 3 e 4 do sistema de Bethesda), as possíveis estratégias consistem em cirurgia, tipicamente lobectomia diagnóstica, ou testagem molecular.**

Tabela 213.8 Limiares de tamanho para a punção aspirativa por agulha fina (PAAF) de nódulos da tireoide com base nas características da ultrassonografia.

CARACTERÍSTICAS ULTRASSONOGRÁFICAS DOS NÓDULOS	TAMANHO LIMIAR RECOMENDADO DOS NÓDULOS PARA PAAF
Alta suspeita: Hipoecoico E microcalcificações, configuração mais alta do que larga, margens irregulares	≥ 1 cm
Suspeita intermediária: Hipoecoico sem e com outras características suspeitas	≥ 1 cm
Baixa suspeita: Iso ou hiperecoico sem quaisquer características suspeitas	≥ 1,5 cm
Suspeita muito baixa: Espongiforme ou parcialmente cístico, sem nenhuma característica suspeita	> 2 cm ou considerar a não realização de PAAF
Benigno (cisto puro)	Não necessária

Dados de Haugen BR, Alexander EK, Bible KC, et al. 2015 American Thyroid Association Management Guidelines for Adult Patients with Thyroid Nodules and Differentiated Thyroid Cancer: The American Thyroid Association Guidelines Task Force on Thyroid Nodules and Differentiated Thyroid Cancer. *Thyroid*. 2016;26:1-133.

Tabela 213.9 Sistema de Bethesda para relatório citopatológico.

CLASSE DE BETHESDA	DIAGNÓSTICO CITOLÓGICO	RISCO DE NEOPLASIA MALIGNA*
2	Benigno	0 a 3% (1 a 10%)
3	Atipia de significado indeterminado	14% (6 a 48%)
4	Suspeito para neoplasia folicular	25% (14 a 34%)
5	Suspeito para neoplasia maligna	70% (53 a 97%)
6	Maligno	99% (94 a 100%)

Categorias diagnósticas associadas ao risco de neoplasia maligna. Adaptada de Bongiovanni M, Spitale A, Faquin WC, et al. The Bethesda System for Reporting Thyroid Cytopathology: a meta-analysis. *Acta Cytol*. 2012;56:333-339. *O risco de neoplasia maligna é menor do que aquele apresentado para as Classes 3, 4 e 5, agora que a variante folicular encapsulada não invasiva de câncer papilífero de tireoide é considerada "não maligna" (ver texto). (Strickland KC, Howitt BE, Marqusee E, et al. The impact of noninvasive follicular variant of papillary thyroid carcinoma on rates of malignancy for fine-needle aspiration diagnostic categories. *Thyroid*. 2015;25:987-92.)

Cerca de 20% das biopsias fornecem material citológico adequado, porém indeterminado para diagnóstico. Embora os nódulos indeterminados sejam, em sua maioria, benignos, cerca de 15 a 25% consistem em carcinomas de tireoide. A repetição do exame possibilita o estabelecimento de um diagnóstico mais específico.

No caso de nódulos citologicamente indeterminados, dos quais cerca de 75% são histopatologicamente benignos,[26] os testes de diagnóstico molecular são úteis.[27] Em um nódulo citologicamente indeterminado típico com probabilidade de câncer de tireoide de 20 a 35%, o valor preditivo negativo do teste oncogênico e do perfil de expressão gênica é de 90 a 95%. Em pacientes que não apresentam características clínicas de neoplasia maligna, particularmente mulheres de meia-idade ou idosas com glândulas multinodulares, nas quais a prevalência de neoplasia maligna é de 5% ou menos, a observação vigilante com ultrassonografia seriada constitui uma alternativa para o teste molecular.

TRATAMENTO E PROGNÓSTICO

A maioria dos nódulos tireoidianos assintomáticos e benignos na ultrassonografia ou citologia não cresce no decorrer dos 5 anos subsequentes, e raramente há desenvolvimento de câncer de tireoide. Em consequência, pode-se recomendar uma observação conservadora, com reavaliação periódica por ultrassonografia. A ocorrência de aumento adicional durante a observação (*i. e.*, > 20% de aumento em duas de três dimensões) deve levar à repetição imediata da biopsia. Deve-se proceder à ressecção cirúrgica de um nódulo citologicamente benigno apenas se causar sinais/sintomas compressivos ou desfiguração estética.

O diagnóstico definitivo de um nódulo suspeito frequentemente exige ressecção cirúrgica para exame histopatológico. A lobectomia unilateral, que resulta em menos complicações cirúrgicas e menor risco de hipotireoidismo pós-operatório, em comparação com a tireoidectomia completa, é tipicamente recomendada para diagnóstico definitivo e tratamento do nódulo. Em geral, a tireoidectomia total só é necessária quando se estabelece o diagnóstico de câncer de maior risco.

CÂNCER DE TIREOIDE

Os cânceres da glândula tireoide variam desde microcarcinomas incidentais e inconsequentes até tumores anaplásicos agressivos e virtualmente intratáveis.[28,29] A U.S. Preventive Services Task Force recomenda que o rastreamento não seja feito para o câncer de tireoide.[30,31] Em geral, os cânceres de tireoide manifestam-se como nódulos tireoidianos assintomáticos, embora possam apresentar sintomas locais, ou com adenopatia cervical. Raramente, apresentam sinais ou sintomas metastáticos, como massa pulmonar ou dor óssea.

Carcinomas papilífero e folicular (epiteliais ou diferenciados) de tireoide

Os cânceres papilífero e folicular de tireoide, que se originam do epitélio folicular, frequentemente conservam as características de tireócitos normais, incluindo capacidade de resposta ao TSH, produção de tireoglobulina e concentração de iodeto. Distinguem-se pelo seu aspecto histopatológico e pelos padrões característicos de progressão. O carcinoma de células de Hürthle é composto de tireócitos com citoplasma abundante repleto de mitocôndrias e comporta-se como um câncer folicular de tireoide, embora tipicamente não tenha capacidade de concentrar o iodo.

EPIDEMIOLOGIA

Nos EUA, são diagnosticados cerca de 50.000 a 60.000 novos casos de câncer de tireoide a cada ano. O câncer de tireoide é três vezes mais comum em mulheres do que em homens (cerca de 21 *versus* 7 por 100.000), e a idade mediana por ocasião do diagnóstico é de 51 anos. A incidência do câncer de tireoide aumentou tanto nas mulheres quanto nos homens desde 2004, embora as taxas de incidência agora pareçam estar estabilizadas, com cerca de 52.000 novos casos por ano. Diversos fatores, incluindo agressividade no diagnóstico, podem explicar essa mudança na incidência do câncer de tireoide (e-Tabela 213.1). Os microcarcinomas papilíferos também constituem um achado patológico incidental comum e são observados em 10% das glândulas excisadas por outros medicamentos ou examinadas na necropsia. As taxas de mortalidade por câncer de tireoide (cerca de 0,5 por 100.000) são semelhantes em homens e mulheres, porém a porcentagem de mortes por câncer de tireoide aumenta com a idade e é mais elevada entre os 75 a 84 anos.

BIOPATOLOGIA

A irradiação da glândula tireoide na infância e a exposição ao iodo radioativo após incidentes nucleares constituem fatores de risco para o câncer de tireoide. As mutações gênicas em *RET/PTC*, *RAS* e *BRAF* ativam as vias de sinalização da MAP quinase e estão implicadas na patogenia e na progressão do câncer papilífero de tireoide.

MANIFESTAÇÕES CLÍNICAS

O carcinoma papilífero de tireoide, que constitui a forma mais comum, responde por 90% dos casos. Na maioria dos casos, o carcinoma papilífero de tireoide é de crescimento lento, permanece confinado à glândula tireoide ou dissemina-se para linfonodos cervicais locais. Entretanto, os carcinomas papilíferos de tireoide podem ser mais agressivos, com extensão nos tecidos adjacentes, acometimento nodal extenso e disseminação metastática a distância, mais comumente para os pulmões. Os tumores agressivos são mais comuns em pacientes idosos e quando existem mutações gênicas específicas, como mutações *BRAF* e *TERT* combinadas.

Os carcinomas foliculares e de células de Hürthle da tireoide representam 9% dos casos de câncer de tireoide. A variante folicular encapsulada não invasiva do câncer papilífero de tireoide é agora considerada uma lesão não maligna. Quando esses tumores invadem apenas a cápsula, são *minimamente invasivos* e, em geral, comportam-se como carcinomas papilíferos de tireoide. Entretanto, se os carcinomas foliculares e de células de Hürthle invadirem a vasculatura, é mais provável a ocorrência de metástases, comumente para os pulmões e os ossos.

TRATAMENTO

O tratamento do câncer de tireoide diferenciado exige cirurgia, seguida, seletivamente, de ablação do tecido tireoidiano remanescente com iodo radioativo.[32] A tireoidectomia total ou quase total, com ou sem ressecção seletiva dos linfonodos com compartimento central, é, com frequência, o procedimento cirúrgico inicial apropriado. Entretanto, a lobectomia pode ser considerada em pacientes com tumores de menos de 4 cm confinados a um lobo da glândula tireoide e sem outros indicadores de prognóstico negativos, como acometimento dos linfonodos cervicais ou extensão extratireoidiana. A cirurgia de tireoide pode ser complicada por hipoparatireoidismo ou lesão do nervo laríngeo recorrente, que provoca rouquidão, se for unilateral, e obstrução das vias respiratórias, se for bilateral. Tradicionalmente, a justificativa para a cirurgia bilateral consiste na ocorrência frequente de doença bilateral no câncer papilífero de tireoide e no menor risco de recorrência após remoção bilateral da glândula, de acordo com alguns estudos, mas nem todos eles. Além disso, pode-se obter maior acurácia na detecção de doença residual após a erradicação de todo o tecido tireoidiano normal remanescente. Diretrizes recentes sugeriram que a seleção da cirurgia inicial (tireoidectomia *versus* lobectomia) pode ser considerada de caso a caso, levando-se em consideração a extensão suspeita da doença, com base na ultrassonografia da tireoide e no mapeamento pré-operatório dos linfonodos cervicais, e probabilidade de realização de tratamento com iodo radioativo. O uso da ultrassonografia cervical pós-operatória e o acompanhamento dos níveis de tireoglobulina fornecem instrumentos sensíveis para a vigilância desses pacientes que podem não ter sido submetidos à tireoidectomia total ou que podem não ter recebido terapia com iodo radioativo.

Acompanhamento

Uma vez realizada a cirurgia, a terapia adjuvante com iodo radioativo aproveita as propriedades que as células do câncer de tireoide compartilham com o tecido tireoidiano normal, ou seja, a capacidade de acumular iodo e de responder à estimulação do TSH. No pós-operatório, a administração de ^{131}I após estimulação com TSH pode ser utilizada para a ablação da pequena quantidade de tecido tireoidiano normal que habitualmente permanece após tireoidectomia total. A tireoglobulina é um marcador tumoral mais específico, com nível basal essencialmente zero se tiver sido feita ablação de todo o tecido tireoidiano normal remanescente. Entretanto, a ablação remanescente não melhora a taxa de mortalidade na doença de baixo risco, que se aproxima de zero, e tampouco diminui as taxas de recorrência em indivíduos com câncer de tireoide de baixo risco. Por conseguinte, a terapia com iodo radioativo não é recomendada na maioria de pacientes com câncer de tireoide que apresentam baixo risco de doença. Embora o paciente possa ter níveis circulantes detectáveis de tireoglobulina e tecido tireoidiano residual detectável na ultrassonografia, essas medidas podem ser seguidas de alterações em seus respectivos valores basais. De modo semelhante, em pacientes para os quais foi escolhida a lobectomia isolada, o acompanhamento depende da avaliação dos níveis de tireoglobulina e da ultrassonografia dos linfonodos cervicais ipsilaterais e do tecido remanescente da tireoide. Ensaios clínicos controlados, mas não randomizados, mostraram que o tratamento com iodo radioativo está associado a menor taxa de recorrência do tumor em pacientes com doença avançada (estágios III e IV) na apresentação (ver adiante). Estudos de algumas coortes também mostraram um aumento da sobrevida. A estimulação do tecido tireoidiano residual com TSH, que é essencial para uma terapia efetiva com iodo radioativo, pode ser obtida por meio de suspensão temporária da terapia com hormônio tireoidiano para promover a produção endógena de TSH ou, com mais frequência, pela administração de tireotropina humana recombinante, que evita a morbidade do hipotireoidismo.

A terapia com tiroxina é necessária para todos os pacientes que foram submetidos à tireoidectomia total. Além da reposição de hormônio tireoidiano, a tiroxina pode ser ajustada para suprimir os níveis circulantes de TSH do paciente para a faixa baixa ou normal baixa, de modo a reduzir a probabilidade de recorrência do tumor. Na determinação do grau de supressão do nível de TSH, o risco de recorrência do câncer do paciente precisa ser ponderado contra as possíveis complicações tireotóxicas, como perda mineral óssea em mulheres após a menopausa e fibrilação atrial em pacientes idosos. Quando os pacientes foram submetidos à lobectomia, pode não haver necessidade de reposição com tiroxina, visto que muitos pacientes apresentarão níveis séricos de TSH dentro da faixa apropriada (0,5 a 2 mU/ℓ).

O exame de imagem com iodo radioativo é útil na fase pós-operatória inicial em pacientes para os quais se considera a terapia com iodo radioativo, visto que pode revelar a existência de doença metastática em linfonodos cervicais ou a distância. O exame de imagem com iodo radioativo após tratamento é sempre realizado para documentar áreas de afinidade pelo iodo radioativo. Os pacientes que foram submetidos à terapia com iodo radioativo habitualmente devem realizar pelo menos uma cintilografia diagnóstica adicional com iodo radioativo em 6 a 12 meses para documentar a ablação de regiões prévias de concentração de iodo radioativo. O monitoramento dos pacientes a longo prazo exige avaliação clínica periódica, determinação dos níveis séricos de tireoglobulina e ultrassonografia cervical. Clinicamente, os pacientes devem ser avaliados à procura de sintomas cervicais locais ou massas cervicais recorrentes, bem como para otimização da terapia com hormônio tireoidiano. Em pacientes tratados com iodo radioativo, que apresentam cintilografia diagnóstica negativa e valores de tireoglobulina estimulada no acompanhamento inicial e níveis indetectáveis de tireoglobulina subsequentemente com terapia supressora de TSH com hormônio tireoidiano, não há necessidade de exame adicional com iodo radioativo.

A maioria das "recorrências" de câncer de tireoide diferenciado representa, na realidade, uma doença persistente, normalmente nos linfonodos cervicais ou no leito tireoidiano. A ultrassonografia é particularmente útil no monitoramento pós-operatório de pacientes que apresentavam doença cervical extensa ou que apresentam níveis séricos de tireoglobulina persistentemente detectáveis. Se for efetuado um exame de imagem adicional de acompanhamento com iodo radioativo para identificar a possibilidade de recorrência da doença, quando esse exame for negativo, ele oferece pouca ou nenhuma vantagem em relação à medição dos níveis de tireoglobulina ou outro exame de imagem. As tendências nos níveis de tireoglobulina, avaliadas por meio do tempo de duplicação da tireoglobulina, são úteis para prever a progressão da doença, de modo análogo ao uso do tempo de duplicação da calcitonina para o monitoramento do câncer medular de tireoide (ver mais adiante). Infelizmente, o teste com tireoglobulina não é confiável nos 15 a 20% dos pacientes que apresentam autoanticorpos de tireoglobulina circulantes, que interferem no imunoensaio para tireoglobulina. Nesses pacientes, a tendência dos níveis de autoanticorpos de tireoglobulina pode ser informativa. A TC do tórax consegue detectar doença intratorácica se houver suspeita de recorrência fora do pescoço. Em pacientes com níveis substanciais detectáveis de tireoglobulina (> 10 ng/mℓ) e achados negativos em exames padrões de imagem, a PET-FDG consegue localizar doença residual em mais de 50% dos pacientes.

A doença cervical recorrente constitui habitualmente uma indicação para dissecção abrangente do compartimento cervical. As metástases a distância e não ressecáveis que exibem afinidade pelo iodo podem ser tratadas com doses repetidas de ^{131}I. A irradiação com feixe externo pode proporcionar alívio sintomático nas metástases dos linfonodos hilares e ósseas. A cirurgia pode ser útil para locais isolados de doença metastática.

A quimioterapia convencional é de uso limitado no câncer de tireoide diferenciado metastático, porém os agentes direcionados especificamente para vias moleculares relevantes são promissores.[33] O sorafenibe e o lenvatinibe foram aprovados pela FDA para pacientes com câncer de tireoide diferenciado progressivo, que não responde aos tratamentos habituais, incluindo ^{131}I. O sorafenibe (um inibidor oral dos receptores de fator de crescimento do endotélio vascular, dos receptores do fator de crescimento derivado das plaquetas, RET e KIT) pode duplicar a sobrevida sem progressão para quase 11 meses em pacientes com câncer de tireoide metastático.[A7] O lenvatinibe (um inibidor oral dos receptores do fator de crescimento do endotélio vascular, dos receptores do fator de crescimento dos fibroblastos, dos receptores do fator de crescimento derivado das plaquetas, RET e KIT), em dose diária de 24 mg em ciclos de 28 dias, promove uma resposta pelo menos parcial em 65% dos pacientes e prolonga a sobrevida mediana sem progressão de 3,6 meses para 18,3 meses.[A8] Os inibidores de múltiplas quinases apresentam efeitos adversos significativos, incluindo hipertensão arterial sistêmica, diarreia, anorexia, náuseas, perda de peso e fadiga. Como são apenas tumoristáticos, a sua interrupção está associada à retomada do crescimento tumoral. Por conseguinte, as dimensões e o local das lesões metastáticas, a possibilidade de medidas terapêuticas locais e a idade e as comorbidades do paciente precisam ser considerados cuidadosamente antes de iniciar o tratamento.

PROGNÓSTICO

O sistema de estadiamento TNM (tumor, linfonodo, metástase) é comumente utilizado para prever a sobrevida de pacientes com câncer de tireoide diferenciado. O tamanho do tumor, a extensão extratireoidiana, a extensão do acometimento dos linfonodos, a existência de doença metastática a distância e a idade dos pacientes constituem preditores importantes do desfecho (e-Tabela 213.2, e-Tabela 213.3). As taxas de sobrevida em 10 anos para pacientes com doença em estágio 1 e estágio 2 são, agora, de 99 e de mais de 95%, respectivamente. Entretanto, os tumores sofrem recorrência em até 5% dos pacientes com câncer de tireoide de baixo risco, de modo que é preciso monitorar todos os pacientes.

Carcinoma medular de tireoide

Ao contrário do câncer de tireoide diferenciado, o câncer medular de tireoide origina-se das células parafoliculares ou C, que produzem calcitonina. Trata-se de uma neoplasia maligna rara, que representa cerca de 2% de todas as neoplasias malignas de tireoide. A idade média por ocasião do diagnóstico é de aproximadamente 50 anos. O câncer medular de tireoide pode ser hereditário ou não hereditário. O câncer medular de tireoide hereditário, que representa cerca de 25% dos casos, está associado à síndrome de neoplasia endócrina múltipla do tipo 2 (NEM2A e NEM2B; Capítulo 218) e a mutações no proto-oncogene *RET*. Tende a ser bilateral e multifocal. Os outros 75% de cânceres medulares de tireoide resultam de mutações esporádicas, que podem ocorrer no gene *RET*, e tipicamente estão associados a lesão unilateral.

Os pacientes com síndromes de neoplasia endócrina múltipla familiar (Capítulo 218) são frequentemente diagnosticados por meio de teste genético na fase pré-clínica da doença. Na síndrome de NEM2A mais comum, o câncer medular de tireoide normalmente ocorre na terceira década de vida, em comparação com a primeira década de vida em pacientes que apresentam a síndrome de NEM2B menos comum. A NEM2A pode ser acompanhada de feocromocitoma (Capítulo 215), doença de Hirschsprung (Capítulo 127) e hiperparatireoidismo (Capítulo 232), enquanto a NEM2B é acompanhada de feocromocitoma, neuromas mucosos, ganglioneuromas intestinais e biotipo marfanoide (Capítulo 244). Tipicamente, os pacientes com câncer medular de tireoide não hereditário apresentam um nódulo tireoidiano e adenopatia cervical. Podem ocorrer sinais/sintomas de ruborização, diarreia e prurido quando os níveis circulantes de calcitonina estão acentuadamente elevados. Na apresentação, aproximadamente 35% dos tumores já se disseminaram para linfonodos cervicais, e 13% têm metástases a distância.

Uma vez diagnosticado o câncer medular de tireoide esporádico, o tratamento consiste em tireoidectomia total e dissecção de linfonodos do compartimento central. Pode-se considerar a dissecção dos compartimentos cervicais laterais, dependendo dos níveis de calcitonina. Em geral, recomenda-se a tireoidectomia antes dos 5 anos em pacientes com NEM2A e antes de 1 ano na NEM2B, embora essas recomendações possam ser modificadas, com base na mutação específica identificada. As concentrações séricas de calcitonina são utilizadas para monitoramento dos pacientes no pós-operatório, e o tempo de duplicação da calcitonina sérica proporciona um valioso indicador prognóstico de sobrevida. A elevação dos níveis de calcitonina deve levar à realização de exame de imagem do pescoço, tórax e abdome. A doença recorrente ou persistente é mais bem tratada com cirurgia. Entretanto, as opções de tratamento para doença não ressecável ou avançada incluem radioterapia e terapia sistêmica com inibidores de multiquinase. Tanto o vandetanibe quanto o cabozantinibe são agentes aprovados para o tratamento do câncer medular de tireoide progressivo. O diagnóstico precoce é fundamental para o tratamento bem-sucedido do câncer medular de tireoide: a sobrevida em 10 anos é de 100% para a doença em estágio I, em comparação com aproximadamente 20% no estágio IV.

Carcinoma anaplásico de tireoide

O carcinoma anaplásico de tireoide é uma neoplasia maligna rara, histologicamente indiferenciada e, do ponto de vista clínico, agressiva, que surge tipicamente em pacientes idosos, dos quais cerca de 25% tiveram um câncer de tireoide diferenciado anterior. Esse câncer manifesta-se normalmente como massa de crescimento rápido na parte anterior ou lateral do pescoço, associada a dor, dor à palpação e sinais/sintomas compressivos, incluindo disfagia, disfonia e dispneia com estridor. A biopsia por punção aspirativa por agulha fina (PAAF) da massa fornece habitualmente grandes células pleomórficas indiferenciadas, porém a biopsia cirúrgica aberta é algumas vezes necessária para confirmar o diagnóstico.

Na maioria dos casos, o câncer anaplásico de tireoide não pode ser totalmente ressecado, visto que já invadiu outras estruturas cervicais quando é diagnosticado. A cirurgia tem por objetivo a preservação das vias respiratórias. No caso de invasão esofágica, um tubo de gastrostomia percutânea é frequentemente necessário para assegurar nutrição adequada. Tipicamente, os pacientes sofrem recidiva em alguns meses e morrem em um período mediano de 3 a 7 meses.[34] Entretanto, foi relatada sobrevida global de 22 meses com terapia trimodal, incluindo cirurgia, radioterapia (RT) e quimioterapia (incluindo potencialmente terapia com alvo molecular e imunoterapia), em comparação com 6,5 meses com RT e quimioterapia apenas.

Linfoma primário de tireoide

O linfoma (Capítulo 176), que raramente surge na glândula tireoide, representa, entretanto, 1 a 5% de todas as neoplasias malignas de tireoide. Tipicamente, ocorre em indivíduos idosos, com idade média de 66 anos por ocasião do diagnóstico. A tireoidite de Hashimoto constitui o fator de risco mais forte para o linfoma primário de tireoide.

Tipicamente, o linfoma de tireoide manifesta-se como bócio difuso de rápido crescimento, com sinais/sintomas compressivos. Em geral, a biopsia aspirativa por agulha fina revela linfócitos abundantes, e a citometria de fluxo pode identificar linfócitos monoclonais, habitualmente células B. A biopsia cirúrgica é algumas vezes necessária para estabelecer o diagnóstico.

A maioria dos tumores responde à quimioterapia e à radioterapia com feixe externo (Capítulo 176). A cirurgia raramente está indicada, porém a compressão traqueal algumas vezes exige traqueostomia eletiva. As taxas de sobrevida sem doença variam, mas a doença em estágio inicial localizada na glândula tireoide está associada a uma taxa de sobrevida em 5 anos de mais de 85%.

Grau A Recomendações de grau A

A1. Hoang TD, Olsen CH, Mai VQ, et al. Desiccated thyroid extract compared with levothyroxine in the treatment of hypothyroidism: a randomized, double-blind, crossover study. *J Clin Endocrinol Metab*. 2013;98:1982-1990.

A2. Stott DJ, Rodondi N, Kearney PM, et al. Thyroid hormone therapy for older adults with subclinical hypothyroidism. *N Engl J Med*. 2017;376:2534-2544.

A3. Feller M, Snel M, Moutzouri E, et al. Association of thyroid hormone therapy with quality of life and thyroid-related symptoms in patients with subclinical hypothyroidism: a systematic review and meta-analysis. *JAMA*. 2018;320:1349-1359.

A3b. Mooijaart SP, Du Puy RS, Stott DJ, et al. Association between levothyroxine treatment and thyroid-related symptoms among adults aged 80 years and older with subclinical hypothyroidism. *JAMA*. 2019;1-11.

A4. Casey BM, Thom EA, Peaceman AM, et al. Treatment of subclinical hypothyroidism or hypothyroxinemia in pregnancy. *N Engl J Med*. 2017;376:815-825.

A5. Rajendram R, Taylor PN, Wilson VJ, et al. Combined immunosuppression and radiotherapy in thyroid eye disease (CIRTED): a multicentre, 2 x 2 factorial, double-blind, randomised controlled trial. *Lancet Diabetes Endocrinol*. 2018;6:299-309.

A6. Smith TJ, Kahaly GJ, Ezra DG, et al. Teprotumumab for thyroid-associated ophthalmopathy. *N Engl J Med*. 2017;376:1748-1761.

A7. Brose MS, Nutting CM, Jarzab B, et al. Sorafenib in radioactive iodine-refractory, locally advanced or metastatic differentiated thyroid cancer: a randomised, double-blind, phase 3 trial. *Lancet*. 2014;384:319-328.

A8. Schlumberger M, Tahara M, Wirth LJ, et al. Lenvatinib versus placebo in radioiodine-refractory thyroid cancer. *N Engl J Med*. 2015;372:621-630.

REFERÊNCIAS BIBLIOGRÁFICAS

As referências bibliográficas, bem como os outros materiais suplementares deste livro, encontram-se no GEN-IO, nosso ambiente virtual de aprendizagem.

214 CÓRTEX SUPRARRENAL

LYNNETTE K. NIEMAN

As glândulas suprarrenais pesam 6 a 8 g nos adultos (Figura 214.1). Cada uma contém um córtex, que produz hormônios esteroides, e uma medula, que sintetiza catecolaminas. As doenças da medula suprarrenal são discutidas no Capítulo 215. No córtex suprarrenal, a produção das três classes principais de esteroides ocorre em zonas específicas: (1) a camada mais externa, a zona glomerulosa, produz mineralocorticoides, principalmente aldosterona; (2) a camada intermediária, a zona fasciculada, produz glicocorticoides, principalmente cortisol; e (3) a camada mais interna, a zona reticular, produz "androgênios" suprarrenais, principalmente desidroepiandrosterona (DHEA) e seu conjugado sulfatado (DHEA-S) (Figura 214.2). Essa divisão reflete o fato de que certas enzimas fundamentais são restritas a zonas específicas, resultando na capacidade ou incapacidade em sintetizar os produtos finais específicos.

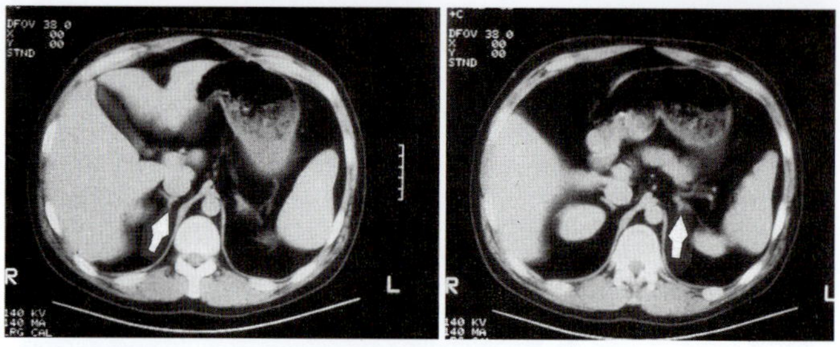

FIGURA 214.1 Imagens de ressonância magnética do abdome, mostrando a posição e o tamanho relativo das glândulas suprarrenais normais.

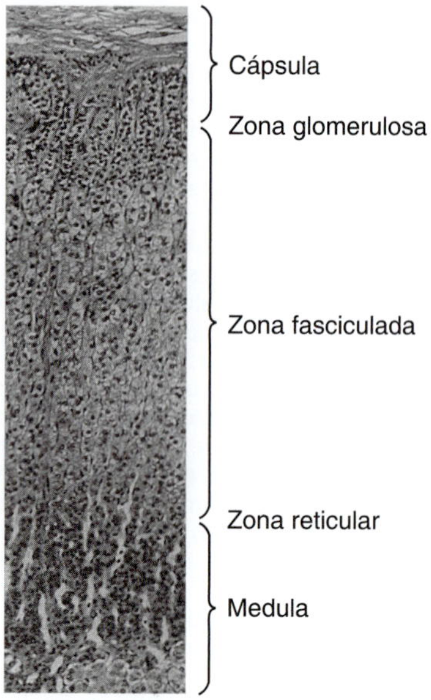

FIGURA 214.2 Corte histológico através de uma glândula suprarrenal normal adulta, mostrando a progressão (de fora para dentro) da zona glomerulosa, zona fasciculada, zona reticular e medula.

FUNÇÃO

As ações e a regulação dessas classes de esteroides diferem. Os mineralocorticoides atuam por meio do receptor de mineralocorticoide renal[1] para promover a reabsorção de sódio e a secreção de potássio. Além dessa ação clássica, os mineralocorticoides exercem uma ação importante sobre o sistema vascular e podem exacerbar a síndrome metabólica. A secreção de aldosterona é estimulada principalmente pela hiperpotassemia e pela angiotensina II (que, por sua vez, é estimulada pela hipovolemia e pelo excesso de renina). Esses agentes aumentam a produção de aldosterona sintase para restaurar a homeostasia por meio dessa alça de retroalimentação. A produção de aldosterona é estimulada em grau muito menor pelo hormônio adrenocorticotrófico (ACTH).

O cortisol e outros glicocorticoides atuam por meio do receptor de glicocorticoide do tipo 2 e suas isoformas. As ações dessa classe de esteroides são muito mais amplas, incluindo efeitos sobre o processamento dos carboidratos, metabolismo dos lipídios e do cálcio e sistemas imune e nervoso. A produção de cortisol é regulada principalmente pelo ACTH, que é secretado de acordo com um ritmo circadiano em resposta ao hormônio de liberação de corticotropina (CRH), de modo que os níveis de cortisol são mais elevados pela manhã e caem para um valor mínimo em torno de meia-noite. O cortisol coordena a produção de ACTH por meio de retroalimentação negativa sobre a hipófise (ACTH) e o hipotálamo (CRH). A secreção de vasopressina também desempenha um papel na estimulação da liberação de ACTH.

A DHEA e o DHEA-S são os produtos mais abundantes da glândula suprarrenal. Exercem seus efeitos estrogênicos e androgênicos como pró-hormônios e são convertidos em estrogênios e em testosterona nos tecidos periféricos e ativam os receptores de androgênios e estrogênios. Não existe regulador conhecido da síntese de DHEA, porém a sua produção diminui com a idade.

DISTÚRBIOS DA FUNÇÃO SUPRARRENAL

Os distúrbios do córtex suprarrenal refletem, em sua maioria, superprodução ou subprodução dos produtos de uma única zona de biossíntese – cortisol, aldosterona, ou testosterona ou estrogênio (Figura 214.3). As hiperplasias suprarrenais congênitas constituem uma exceção e manifestam-se tanto na forma de superprodução quanto de subprodução. A secreção anormal é sugerida pelas características clínicas de cada distúrbio e reflete-se nos níveis plasmáticos ou urinários dos hormônios relevantes ou pelos consequentes aumentos ou diminuições nos sistemas de retroalimentação, que formam a base dos exames bioquímicos diagnósticos.

Excesso de glicocorticoides: síndrome de Cushing

MANIFESTAÇÕES CLÍNICAS

A síndrome de Cushing é um complexo de sinais/sintomas que reflete a exposição excessiva dos tecidos ao cortisol. As características clássicas da síndrome de Cushing incluem ganho de peso, pletora, hipertensão arterial sistêmica e estrias (Tabela 214.1). Nem todos os pacientes apresentam todas as características; o número e a gravidade das características exibem uma correlação aproximada com a duração e a gravidade do hipercortisolismo. Tendo em vista que muitos dos sinais e sintomas são inespecíficos, o diagnóstico pode ser confundido com transtornos psiquiátricos, síndrome do ovário policístico, síndrome metabólica, obesidade simples, fibromialgia ou doença aguda. Entretanto, como o agravamento do hipercortisolismo pode precipitar hipertensão arterial sistêmica, intolerância à glicose, infecções, transtornos psiquiátricos, comprometimento da cognição e hipercoagulabilidade, é importante identificar esse distúrbio passível de tratamento, de modo a prevenir suas morbidade e mortalidade associadas.[2]

As alterações do humor e da cognição constituem marcadores úteis do hipercortisolismo. Incluem irritabilidade, choro e inquietação; humor deprimido; diminuição da libido; insônia; ansiedade; e diminuição da concentração e comprometimento da memória.

DIAGNÓSTICO

Exame clínico

O rastreamento da síndrome de Cushing é, mais provavelmente, positivo quando existem sinais típicos de excesso de glicocorticoides, como distribuição anormal da gordura nas fossas supraclavicular e temporal, fraqueza muscular proximal, estrias púrpura largas (> 1 cm) e irritabilidade recente e diminuição da cognição e da memória a curto prazo.[3] A solicitação de exames complementares é indicada quando as manifestações clínicas progridem com o passar do tempo e em pacientes com massas suprarrenais detectadas de modo incidental em exames de imagem obtidos por motivos não relacionados (os denominados incidentalomas suprarrenais).[4] Por exemplo, a oligomenorreia é mais sugestiva de síndrome de Cushing se a mulher apresentou anteriormente menstruação regular. Uma série de sete subtrações e lembrar o nome de três cidades (ou três objetos) são estratégias úteis para a identificação de déficits na cognição e na memória.

Achados laboratoriais

A administração exógena de glicocorticoides deve ser excluída antes de proceder ao rastreamento de síndrome de Cushing endógena. Na ausência de estados de pseudo-Cushing (ver adiante), pelo menos dois resultados de testes de rastreamento diferentes devem ser anormais para estabelecer o diagnóstico. Os testes para o diagnóstico diferencial da síndrome de Cushing não devem ser utilizados para o estabelecimento do diagnóstico. A Figura 214.4 apresenta o algoritmo recomendado pela Endocrine Society para exame de pacientes com suspeita de síndrome de Cushing.

Tabela 214.1 Frequência dos sinais e sintomas clínicos de síndrome de Cushing.

SINAL OU SINTOMA	PORCENTAGEM
Diminuição da libido em homens e mulheres	100
Obesidade ou ganho de peso	97
Pletora	94
Face redonda	88
Alterações menstruais	84
Hirsutismo	81
Hipertensão arterial sistêmica	74
Equimoses	62
Letargia, depressão	62
Estrias	56
Fraqueza	56
Alterações eletrocardiográficas ou aterosclerose	55
Coxim gorduroso dorsocervical	54
Edema	50
Tolerância anormal à glicose	50
Osteopenia ou fratura	50
Cefaleia	47
Dorsalgia	43
Infecções recorrentes	25
Dor abdominal	21
Acne	21
Calvície em padrão feminino	13

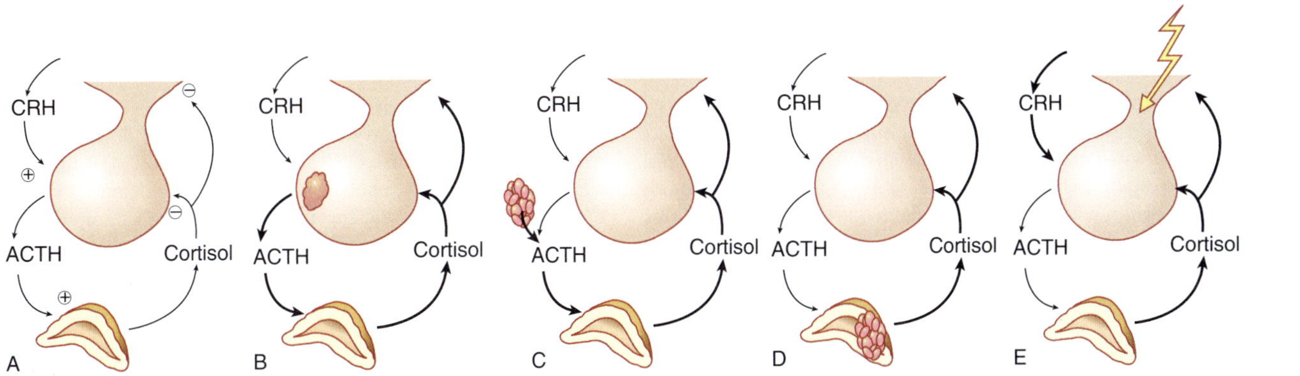

FIGURA 214.3 **Fisiologia do eixo suprarrenal na saúde, na síndrome de Cushing e nos estados de pseudo-Cushing. A.** Nos indivíduos saudáveis, a produção de cortisol é estimulada pelo aumento da liberação hipotalâmica do hormônio de liberação da corticotropina (CRH), que, em seguida, segue o seu trajeto pela haste hipofisária para estimular a secreção e a liberação do hormônio adrenocorticotrófico (ACTH) pelos corticotropos. O ACTH circulante estimula a produção e a secreção de cortisol pela glândula suprarrenal. Em seguida, o cortisol atua por meio de um mecanismo de retroalimentação negativa para inibir tanto o CRH quanto o ACTH. **B.** Na doença de Cushing, um tumor hipofisário libera quantidades excessivas de ACTH, resultando na secreção aumentada de cortisol pelas glândulas suprarrenais. **C.** Na secreção ectópica de ACTH, um tumor secretor de ACTH não hipofisário libera quantidades excessivas de ACTH, resultando em secreção aumentada de cortisol pelas glândulas suprarrenais. **D.** Nas formas suprarrenais independentes de ACTH da síndrome de Cushing, o tumor da suprarrenal libera de modo autônomo quantidades excessivas de cortisol. Em todas as formas da síndrome de Cushing, os efeitos de retroalimentação negativa do cortisol em excesso inibem a secreção endógena de CRH e de ACTH, de modo que os níveis circulantes de ACTH refletem o tumor subjacente (os níveis estão normais ou aumentados) ou a produção independente de cortisol (os níveis estão suprimidos). **E.** Nos estados de pseudo-Cushing, a estimulação central aumenta a secreção de CRH, que, por sua vez, aumenta o ACTH e, portanto, a produção de cortisol. Nesse cenário, os efeitos de retroalimentação negativa do excesso de cortisol inibem a seção endógena de CRH e de ACTH, de modo que os níveis de cortisol estão, em última análise, reprimidos, embora em um nível aumentado.

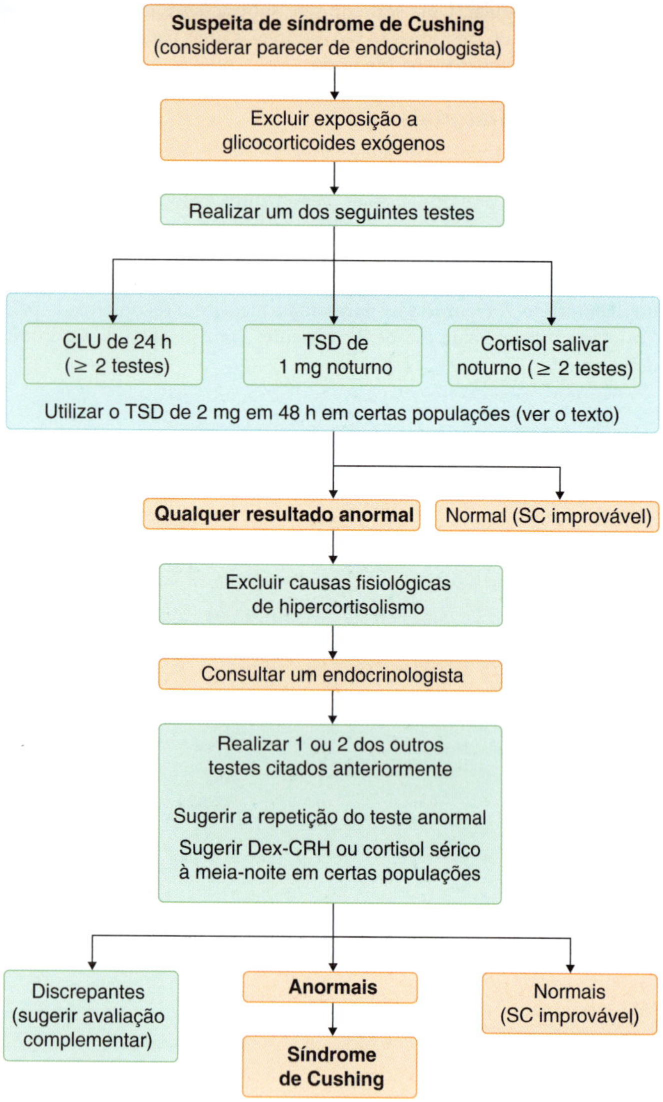

FIGURA 214.4 **Algoritmo para exame de pacientes com suspeita de síndrome de Cushing (SC). Todas as instruções são recomendações, exceto aquelas precedidas por "sugerir". Os critérios diagnósticos que sugerem síndrome de Cushing incluem: cortisol livre urinário (CLU) superior à faixa normal para o ensaio, nível sérico de cortisol superior a 1,8 μg/dℓ (50 nmol/ℓ) após a administração de 1 mg de dexametasona (TSD de 1 mg) e cortisol salivar noturno superior a 145 ng/dℓ (4 nmol/ℓ). Dex-CRH = teste de dexametasona-hormônio de liberação da corticotropina; TSD = teste de supressão com dexametasona. (Reimpressa com autorização de Nieman LK, Biller BM, Findling JW, et al. The diagnosis of Cushing syndrome: an Endocrine Society clinical practice guideline. *J Clin Endocrinol Metab.* 2008;93:1526-1540.)**

Medições do cortisol na urina, saliva e soro

A excreção de cortisol livre urinário (CLU) durante 24 horas é um teste de rastreamento satisfatório. Os padrões de referência consistem em técnicas de ensaio específicas de base estrutural, como a cromatografia líquida de alto desempenho e a espectrometria de massa em *tandem*. O limite superior normal desses testes é muito menor e mais específico do que os ensaios baseados em anticorpos, nos quais outros esteroides podem ter reação cruzada. Essa reatividade cruzada é uma vantagem no rastreamento do hipercortisolismo.

A excreção de CLU está elevada em cerca de 20% dos incidentalomas suprarrenais[5] e também pode estar aumentada nos denominados *estados de pseudo-Cushing*, incluindo transtornos psiquiátricos (depressão, transtorno de ansiedade, transtorno obsessivo-compulsivo), dor crônica, exercício intenso, alcoolismo, diabetes melito não controlado e obesidade mórbida. Neste caso, a hipótese aventada é a de que as vias cerebrais superiores estimulam a liberação de CRH e a ativação de todo o eixo hipotálamo-hipófise-suprarrenal (ver Figura 214.3E). A inibição da liberação de CRH e ACTH hipofisário por retroalimentação negativa do cortisol restringe a hipercortisolúria resultante para menos de quatro vezes o normal. Por conseguinte, não é possível diagnosticar a síndrome de Cushing com certeza, a não ser que os valores alcancem esse limiar. Por outro lado, pacientes com síndrome de Cushing podem apresentar excreção de CLU normal, devido ao hipercortisolismo leve ou intermitente ou metabolismo renal alterado do cortisol. Se o CLU estiver apenas levemente elevado, e as características clínicas forem mínimas, é melhor tratar qualquer estado de pseudo-Cushing e determinar mais uma vez a excreção de CLU, com a expectativa de que irá se normalizar. Como alternativa, se os valores do CLU forem normais, porém houver alta suspeita clínica, a determinação repetida pode revelar a existência de hipercortisolismo intermitente.

A mensuração do cortisol plasmático à meia-noite distingue os estados de pseudo-Cushing da síndrome de Cushing com acurácia diagnóstica de 95%; é necessário um nível superior a 7,5 μg/dℓ para estabelecer o diagnóstico de síndrome de Cushing. A mensuração do cortisol salivar ao deitar ou à meia-noite também funciona, é mais conveniente e pode ser o melhor teste de rastreamento em pacientes com hipercortisolismo leve ou intermitente.[6] Entretanto, os critérios para interpretação diferem, de modo que cada ensaio deve ser validado antes de ser utilizado com esse propósito.

Testes de supressão com dexametasona

O teste de supressão com dexametasona é um exame de rastreamento simples que aproveita o efeito de retroalimentação negativa dos glicocorticoides na redução do ACTH (e, portanto, do cortisol sérico). Administra-se 1 mg de dexametasona VO, entre as 23 horas e meia-noite, e o cortisol plasmático é medido entre 8 e 9 horas da manhã seguinte. O teste apresenta uma taxa de resultados falso-negativos de 8% em pacientes com doença de Cushing e uma taxa de resultados falso-positivos de 30% em doença crônica, obesidade, transtornos psiquiátricos e indivíduos normais. Em consequência, a síndrome de Cushing não pode ser diagnosticada apenas com esse teste, a não ser que o resultado seja extremamente anormal.

O teste de supressão com 2 mg de dexametasona em 2 dias distingue pacientes com um estado de pseudo-Cushing se for utilizado um parâmetro de cortisol plasmático de menos de 1,4 ou 2,2 μg/dℓ. São administrados 500 μg de dexametasona VO a cada 6 horas, por oito doses, e determina-se o cortisol plasmático 2 horas após a última dose. O teste apresenta excelentes sensibilidade (90 a 100%) e especificidade (97 a 100%) para distinguir a síndrome de Cushing, porém é de alto custo e exige uma excelente adesão do paciente. A administração subsequente imediata de CRH (1 mg/kg de peso corporal IV) e a determinação do cortisol 15 minutos depois aumentaram a sensibilidade e a especificidade para 100% em um estudo de pacientes de pequeno porte, com a utilização de valores acima de 1,4 μg/dℓ indicando síndrome de Cushing. Embora esse teste combinado de dexametasona-CRH tenha alta acurácia diagnóstica, ele apresenta as mesmas desvantagens do teste de supressão com dexametasona de 2 dias e o custo adicional do teste do CRH. Em virtude dessas desvantagens, esses testes habitualmente são reservados para pacientes com resultados ambíguos ou confusos em outros testes de rastreamento. Nos EUA o CRH é aprovado pela FDA para o diagnóstico diferencial da síndrome de Cushing. Seu uso no teste da dexametasona-CRH não tem indicação formal.

Qualquer teste com dexametasona pode fornecer resultados falsos em pacientes com depuração metabólica anormal do fármaco. Os agentes que induzem as enzimas CYP3A4 do citocromo P-450 (álcool etílico, rifampicina, fenitoína, fenobarbital) aumentam a depuração de dexametasona, enquanto a insuficiência renal ou hepática a diminui. A determinação do nível de dexametasona pode estabelecer se houve alteração da depuração.

Diagnóstico diferencial

As causas da síndrome de Cushing endógena podem ser amplamente divididas em formas dependentes de ACTH (80%) e independentes de ACTH (20%) (Tabela 214.2). O hipercortisolismo em consequência de tumores suprarrenais de funcionamento autônomo suprime o ACTH, ao passo que, em distúrbios primários de excesso de ACTH, as glândulas suprarrenais respondem ao ACTH derivado do tumor. A concentração plasmática de ACTH estabelece a distinção entre essas causas. Em geral, o nível de ACTH é inferior a 10 pg/mℓ nos distúrbios suprarrenais primários, porém também é suprimido por esteroides exógenos, independentemente de serem prescritos de modo intencional (síndrome de Cushing iatrogênica) ou usados de maneira factícia. Os pacientes incluídos neste

Tabela 214.2 Etiologia da síndrome de Cushing.

EXÓGENA	ENDÓGENA
Causa mais comum de síndrome de Cushing: Induzida por glicocorticoides ou ACTH Pode ser factícia ou iatrogênica	Independente de ACTH – ativação suprarrenal autônoma (20% de todos os casos) Adenoma suprarrenal (40 a 50%) Carcinoma suprarrenal (40 a 50%) Doença suprarrenal nodular pigmentada primária Síndrome de McCune-Albright Doença suprarrenal macronodular maciça Induzida por polipeptídio inibitório gástrico ou alimentos Dependente de ACTH – ativação suprarrenal por ACTH em excesso (80% de todos os casos) Adenoma corticotrópico (80%) Secreção de ACTH ectópico (20%) Secreção CRH ectópico (rara)

ACTH = hormônio adrenocorticotrófico; CRH = hormônio de liberação da corticotropina.

Tabela 214.3 Incidência e tipos de tumores que causam a síndrome de secreção ectópica de ACTH.

TIPO DE TUMOR	PORCENTAGEM
Carcinoma de pulmão (de pequenas células)	19 a 50
Carcinoide de brônquio	2 a 37
Carcinoide de timo	8 a 12
Tumores pancreáticos, carcinoides e células das ilhotas	4 a 12
Feocromocitoma, neuroblastoma, ganglioma, paraganglioma	5 a 12
Carcinoma medular de tireoide	0 a 5
Diversos*	< 1

*Outros tumores que secretam ACTH incluem carcinoma de ovário, de próstata, de mama, de tireoide, renal, das glândulas salivares, dos testículos, da vesícula biliar, do esôfago e do apêndice; carcinoide gástrico e carcinoide renal; leucemia mieloblástica aguda; melanoma; carcinoma cloacogênico do canal anal. ACTH = hormônio adrenocorticotrófico.

último grupo frequentemente foram submetidos a múltiplos procedimentos cirúrgicos e não revelam que eles se autoadministram esteroides. Por conseguinte, os pacientes precisam ser questionados detalhadamente sobre a administração de esteroides exógenos, com o reconhecimento de que os esteroides parenterais, inalados ou tópicos podem todos eles causar excesso de glicocorticoides. Os pacientes com síndrome de Cushing endógena e baixas concentrações de ACTH devem ser submetidos a exames de imagens das glândulas suprarrenais para identificar o local de anormalidade suprarrenal. O tecido suprarrenal não autônomo sofre atrofia quando o suporte de ACTH é subnormal. Por esse motivo, as formas comuns de síndrome de Cushing independentes de ACTH – adenoma e carcinoma suprarrenais – manifestam-se na forma de massa suprarrenal unilateral, com atrofia do tecido adjacente e contralateral nas imagens de ressonância magnética ou tomografia computadorizada.

As formas bilaterais de doença suprarrenal primária são raras e podem se manifestar com nódulos suprarrenais pequenos ou grandes. A doença suprarrenal nodular pigmentada primária ocorre principalmente em crianças e adultos jovens e caracteriza-se por glândulas suprarrenais de tamanho pequeno a normal contendo pequenos nódulos corticais de coloração preta-acastanhada (< 5 mm). Cerca da metade desses pacientes apresenta outras características, denominadas *complexo de Carney*, que frequentemente são herdadas como caráter autossômico dominante.[7] As características clínicas do complexo de Carney incluem mixomas da pele, mama e coração; pigmentação variegada, como lentigos e nevos azuis; e outras atividades endócrinas excessivas, como acromegalia e tumores testiculares. Alguns desses pacientes apresentam mutações, que produzem uma forma truncada da subunidade 1α da proteinoquinase A regulatória. O consequente aumento na ativação da proteinoquinase A pelo monofosfato de adenosina cíclico provavelmente possibilita a formação do tumor. Pode ocorrer hiperplasia nodular bilateral com síndrome de Cushing no contexto da *síndrome de McCune-Albright*, que acomete, em sua maior parte, lactentes e crianças. Em geral, a doença suprarrenal macronodular maciça em geral se manifesta após os 40 anos, com glândulas suprarrenais enormes e expressão aberrante de receptores "ilícitos" para vários ligantes (polipeptídio inibidor gástrico, beta-adrenérgico, vasopressina), que presumivelmente medeiam a produção autônoma de cortisol.

Um nível plasmático normal ou elevado de ACTH (> 15 pg/mℓ, 3,3 pmol/ℓ) é compatível com tumor produtor de ACTH. As concentrações intermediárias de ACTH entre 5 e 15 pg/mℓ (1,1 a 3,3 pmol/ℓ), em um ensaio tipo "sanduíche" de dois sítios, não são diagnósticas. Nesses pacientes, as respostas subótimas do cortisol à estimulação com CRH podem identificar a minoria dos casos de síndrome de Cushing independente de ACTH com níveis basais limítrofes de ACTH. Além disso, um nível plasmático suprimido de DHEA-S sustenta o diagnóstico de um distúrbio independente de ACTH.

A doença de Cushing,[8] um adenoma hipofisário secretor de ACTH, constitui a causa mais comum de síndrome de Cushing (Capítulo 211). É mais comum em mulheres do que em homens (razão de 6:1), com idade média no início em torno da quarta década de vida. Pode ocorrer também secreção ectópica de ACTH por uma variedade de tumores neuroendócrinos, como mostra a Tabela 214.3.

A RM da hipófise revela tumor em apenas cerca de 40 a 50% dos pacientes com doença de Cushing, porém é solicitada de maneira rotineira para pacientes com doença dependente de ACTH para excluir a possibilidade de macroadenoma ou anatomia anormal antes de cateterismo do seio petroso ou cirurgia. Observa-se uma lesão hipofisária de menos de 6 mm em até 10% dos indivíduos saudáveis, de modo que esse achado nem sempre indica doença de Cushing. Os exames bioquímicos precisam ser realizados para distinguir entre as causas de síndrome de Cushing dependentes de ACTH; precisam ser efetuados depois de um período de 6 a 8 semanas de hipercortisolismo sustentado o suficiente para suprimir a função normal dos corticotropos.

O cateterismo do seio petroso inferior é o melhor exame para distinguir entre uma fonte hipofisária e uma fonte ectópica de excesso de ACTH; no mundo inteiro, a sensibilidade e a especificidade globais são de cerca de 94%. O exame envolve o cateterismo de uma veia periférica e dos seios petrosos que drenam a hipófise; a determinação simultânea dos níveis de ACTH em cada local antes e 3, 5 e 10 minutos após a administração de CRH; e o cálculo da razão do ACTH central-periférico em cada momento. A obtenção de uma razão superior a 2 antes da administração de CHR ou de mais de 3 após a sua administração é compatível com doença de Cushing.

Embora seja acurado em mãos experientes, o cateterismo do seio petroso inferior apresenta um pequeno risco de acidente vascular encefálico, é de elevado custo e não está amplamente disponível. Outros exames, como o teste do CRH e o teste de supressão de dexametasona com 8 mg, podem ser úteis se ambas as respostas indicarem doença de Cushing. Nessa situação, a probabilidade da secreção ectópica de ACTH é baixa. Entretanto, o diagnóstico não é evidente se ambas as respostas forem negativas ou se forem mistas. (Os distúrbios da adeno-hipófise, incluindo doença de Cushing, são discutidos de modo detalhado no Capítulo 211.)

Quando os testes endócrinos sugerem secreção ectópica de ACTH, deve-se obter um exame de imagem para localizar o tumor. A tomografia computadorizada e a ressonância magnética do tórax constituem a melhor maneira de rastreamento inicial, visto que esses tumores estão localizados, com mais frequência, na cavidade torácica. A cintilografia com octreotida é um teste adjuvante útil. A mensuração de calcitonina e gastrina séricas e a dosagem dos níveis plasmáticos ou urinários de catecolaminas podem identificar a existência de carcinoma medular da tireoide, gastrinoma e feocromocitoma. O processo pode ser repetido a cada 6 a 12 meses; os tumores com produção ectópica de ACTH apresentam um espectro de potencial maligno e o rastreamento anual deve continuar, independentemente do tratamento para o hipercortisolismo.

TRATAMENTO

Tratamento cirúrgico

O tratamento ideal para síndrome de Cushing consiste na ressecção cirúrgica da lesão produtora de ACTH ou de cortisol em excesso. Na síndrome de Cushing dependente de ACTH, se a ressecção cirúrgica não tiver sucesso ou não puder ser realizada, a suprarrenalectomia bilateral é uma opção.[9]

A ressecção transesfenoidal de um microadenoma constitui o tratamento ideal no paciente com doença de Cushing, com probabilidade de cura de até 90% nas mãos de um neurocirurgião experiente. Há menor probabilidade de resultado bem-sucedido se a cirurgia inicial não for curativa, em casos de recorrência e na existência de macroadenomas. Existem controvérsias sobre os critérios de remissão; embora um baixo nível de cortisol operatório seja alentador, isso não impede a recorrência posterior. Se houver recorrência, devem-se considerar uma ressecção adicional ou tratamento alternativo.

Os pacientes com secreção ectópica de ACTH podem ser curados se o tumor puder ser removido e não for metastático. Caso contrário, a opção consiste em suprarrenalectomia ou tratamento clínico (ver adiante). A suprarrenalectomia é apropriada quando o paciente for incapaz de tolerar a toxicidade medicamentosa, o custo ou os efeitos psicológicos adversos do tratamento clínico e o monitoramento a longo prazo; quando há necessidade de rápida correção do hipercortisolismo; ou quando as doses diárias máximas de cetoconazol (1.600 mg) e metirapona (2 g), administradas em combinação, não resultam em eucortisolemia do paciente.

As causas suprarrenais primárias não malignas da síndrome de Cushing são curadas por meio de ressecção do tecido anormal. A laparoscopia constitui a conduta preferida. A cirurgia é a base do tratamento do câncer suprarrenal; podem ser necessárias múltiplas operações para ressecção das lesões primárias, recorrências locais e metástases hepáticas, torácicas e intracranianas. A terapia adrenolítica adjuvante com mitotano pode oferecer um benefício quimioterápico.

Radioterapia

A radioterapia da hipófise, com tratamento adjuvante com inibidores da esteroidogênese para normalizar os níveis de cortisol, constitui uma boa opção para pacientes com doença de Cushing que não podem ser submetidos à cirurgia, para aqueles em que o risco de síndrome de Nelson (Capítulo 211) é considerado grande, e para aqueles com doença recorrente. Em geral, são administrados incrementos diários de 200 rad até uma dose total de 4.500 cGy. A desvantagem da radioterapia reside no tempo necessário para obter uma resposta completa – até 10 anos – e na possibilidade de desenvolvimento de hipopituitarismo. Existe menos experiência com a radiocirurgia de alta energia, como bisturi gama, que tem a vantagem de exigir apenas um ou dois tratamentos. A suprarrenalectomia é preferível se houver necessidade de rápida normalização do hipercortisolismo e se essa opção for escolhida por pacientes que possuam preocupações sobre o hipopituitarismo induzido por radiação e perda da função reprodutiva.

Tratamento clínico

O tratamento clínico também pode ser utilizado em pacientes com tumores secretores de ACTH ectópico ou em combinação com a radioterapia da hipófise no tratamento da doença de Cushing.

O tratamento clínico com inibidores da esteroidogênese apenas é raramente apropriado para a doença de Cushing, visto que exige monitoramento rigoroso e ajuste da dose. A cabergolina e a pasireotida podem normalizar o CLU em cerca de 40% dos pacientes.[A1] Dispõe-se de dados limitados sobre a eficácia a longo prazo de qualquer tratamento clínico na doença de Cushing.

Após ressecção completa, a recorrência do carcinoma adrenocortical é mais comum em pacientes que apresentavam tumor de maior tamanho, trombo tumoral venoso e marcador tumoral de proliferação Ki67.[10] No carcinoma adrenocortical avançado, as taxas de resposta e de sobrevida sem progressão, mas não de sobrevivência global, são significativamente melhores com a terapia de primeira linha que utiliza uma combinação de etoposídeo (100 mg/m^2 nos dias 2 a 4), doxorrubicina (40 mg/m^2 no dia 1) e cisplatina (40 mg/m^2 nos dias 3 e 4) mais mitotano oral (para obter níveis sanguíneos de 14 a 20 mg/ℓ) do que com o uso de estreptozocina com mitotano como tratamento de primeira linha, com taxas semelhantes de eventos tóxicos.[A2]

Prognóstico

Os incidentalomas suprarrenais, com ou sem excesso leve da secreção de cortisol, apresentam prognóstico benigno. O crescimento médio ao longo de 4 anos ou mais é de apenas 2 mm, e a progressão clínica é rara.[10b] Por outro lado, pacientes com doença de Cushing apresentam um aumento de cerca de 2,5 vezes no risco de mortalidade. A principal causa é a doença cardiovascular, porém observa-se também um aumento no risco de infecções e suicídio.[10c]

Excesso de mineralocorticoides

DIAGNÓSTICO

Os pacientes com excesso de mineralocorticoides frequentemente apresentam poucos sintomas clínicos, com exceção de fadiga e fraqueza ou cãibras musculares relacionadas com a hipopotassemia. Com mais frequência, suspeita-se da condição devido à hipertensão, particularmente quando ocorrem em uma idade jovem em associação com hipopotassemia espontânea e se for difícil de controlar.[11] A prevalência do aldosteronismo primário entre pacientes com hipertensão é incerta; entretanto, em geral, acredita-se que seja superior a cerca de 5%.[12] O excesso de mineralocorticoides pode resultar de doença suprarrenal primária, na qual ocorre produção autônoma de aldosterona (ou outro mineralocorticoide) (e os níveis de renina são baixos),[13] ou pode ser devido a causas não suprarrenais em consequência de níveis elevados de renina, que estimulam a secreção de aldosterona. Estas últimas situações incluem estados de contração do volume intravascular arterial, como insuficiência cardíaca congestiva ou cirrose com ascite, diminuição do fluxo sanguíneo arterial renal e produção de renina por tumor (Tabela 214.4).

EXCESSO DE MINERALOCORTICOIDE INDEPENDENTE DE RENINA

DIAGNÓSTICO

Embora a maioria dessas condições resulte da produção excessiva de aldosterona por uma ou por ambas as glândulas suprarrenais, é preciso excluir a possibilidade de produção excessiva de outros mineralocorticoides ou de ativação constitutiva do canal de sódio renal. Nessas últimas condições, os níveis tanto de aldosterona quanto de renina estão baixos, resultando na denominada síndrome de excesso de mineralocorticoides aparente. Nesse contexto, a informação diagnóstica é obtida da anamnese (ingestão de alcaçuz) ou da dosagem de outros mineralocorticoides (ver Tabela 214.4).

O hiperaldosteronismo primário é diagnosticado quando existe um aumento da razão (> 20) da atividade entre a aldosterona e a renina plasmática pela manhã (Figura 214.5). Com a exceção assinalada na figura, um dos quatro testes (habitualmente a sobrecarga de sal) é utilizado para confirmar o hiperaldosteronismo primário pela demonstração da ausência de supressão da aldosterona.[14]

Tabela 214.4 Causas do excesso de mineralocorticoides.

HIPERALDOSTERONISMO PRIMÁRIO: ALDOSTERONA ALTA, RENINA BAIXA
Adenomas produtores de aldosterona (30 a 50%)
Hiperplasia bilateral da zona glomerulosa
Hiperaldosteronismo familiar
Tipo 1: hiperaldosteronismo remediável com glicocorticoides – isso resulta da formação de um gene quimérico contendo a porção reguladora da 11β-hidroxilase (geralmente regulada pelo ACTH) e a região de síntese da aldosterona sintase; em consequência, o ACTH estimula a aldosterona sintase e, portanto, a produção de aldosterona
Tipo 2: adenomas suprarrenais ou hiperplasia expressa em um padrão familiar
Tipo 3: causado pelo gene *KCNJ5* mutante, frequentemente em indivíduos mais jovens e mais grave do que o tipo 2
Carcinoma suprarrenal produtor de aldosterona
Secreção ectópica de aldosterona (rara): rim, ovário
HIPERALDOSTERONISMO SECUNDÁRIO: ALDOSTERONA ALTA, RENINA ALTA
Hipertensão renovascular e estenose aórtica
Uso de diuréticos
Tumores secretores de renina
Insuficiência cardíaca grave
EXCESSO APARENTE DE MINERALOCORTICOIDES: ALDOSTERONA BAIXA, RENINA BAIXA
Ingestão de alcaçuz: o alcaçuz (em bala ou tabaco com sabor), que contém ácido glicirretínico (ou compostos semelhantes, como carbenoxolona), inibe a 11β-hidroxisteroide desidrogenase tipo 2 renal, reduzindo a conversão do cortisol em cortisona e possibilitando a ação do cortisol em mineralocorticoide endógeno
Hipercortisolismo grave: mecanismo semelhante à ingestão de alcaçuz; acredita-se que os níveis muito altos de cortisol superem a capacidade da 11β-hidroxisteroide desidrogenase tipo 2 de converter o cortisol em cortisona no rim; em seguida, o próprio cortisol atua como potente mineralocorticoide
Síndrome de Liddle: a mutação do gene das subunidades β ou γ do canal de sódio do túbulo coletor leva a um aumento contínuo da reabsorção de sódio e excreção de potássio
Forma da hiperplasia suprarrenal congênita com deficiência de 11β-hidroxilase: ocorre acúmulo de 11-desoxicortisol, devido à incapacidade de sua conversão em cortisol
Forma da hiperplasia suprarrenal congênita com deficiência de 17-hidroxilase: aumento da desoxicorticosterona e corticosterona

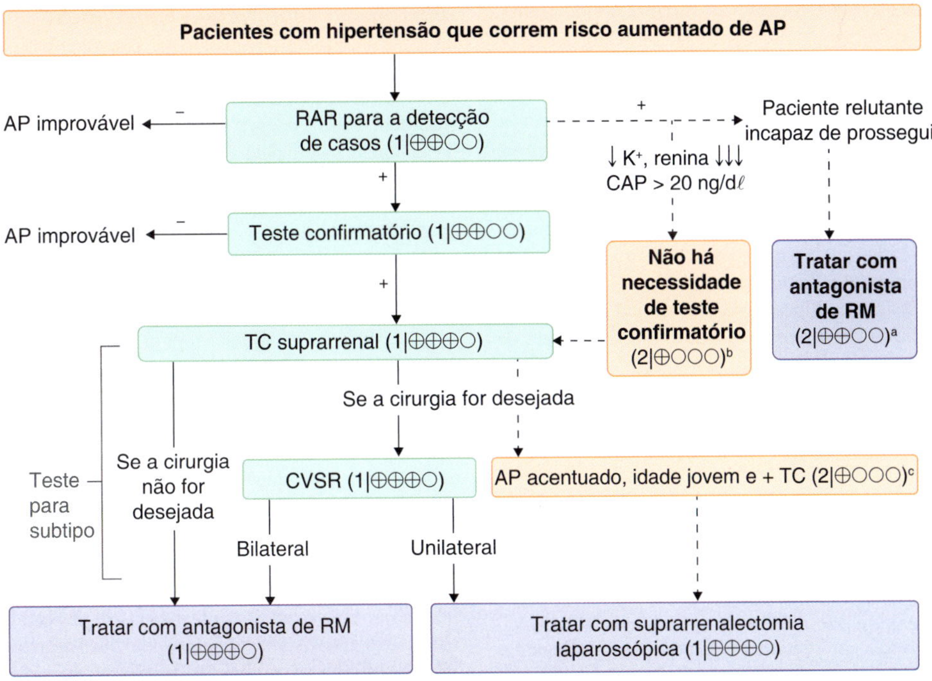

FIGURA 214.5 **Algoritmo para o diagnóstico e o tratamento do aldosteronismo primário (hiperaldosteronismo).** Os círculos com cruzes indicam a qualidade da evidência, de modo que ⊕○○○ indica evidência de qualidade muito baixa; ⊕⊕○○, de baixa qualidade; ⊕⊕⊕○, de qualidade moderada; e ⊕⊕⊕⊕, de alta qualidade. RAR = razão entre aldosterona e renina; CAP = concentração de aldosterona plasmática; CVSR = cateterismo venoso suprarrenal; TC = tomografia computadorizada; RM = receptor de mineralocorticoides; AP = aldosteronismo primário. (Reimpressa, com ligeira modificação do texto, de Funder JW, Carey RM, Mantero F, et al. The management of primary aldosteronism: case detection, diagnosis, and treatment: an Endocrine Society clinical practice guideline. *J Clin Endocrinol Metab.* 2016;101:1889-916.)

Diagnóstico diferencial

Uma vez estabelecido o diagnóstico de excesso de mineralocorticoides dependente de aldosterona, é preciso diferenciar entre as duas causas suprarrenais mais comuns – hiperplasia e adenoma – após excluir raras causas potenciais de hiperaldosteronismo. Duas formas autossômicas dominantes raras de hiperaldosteronismo familiar são o tipo 1, um hiperaldosteronismo passível de supressão pelos glicocorticoides, e o tipo 2. O hiperaldosteronismo familiar tipo 1 é causado por troca genética do promotor do *CYP11B1* (11β-hidroxilase) pelo promotor de *CYP11B2* (aldosterona sintase), formando um gene quimérico, em que o ACTH estimula a aldosterona sintase. A sua existência deve ser suspeita no contexto de doença familiar, particularmente se houver história de eventos cardiovasculares de início precoce, e a confirmação é obtida por teste genético (ver http://www.brighamandwomens.org/Departments_and_Services/medicine/services/endocrine/Services/gra/default.aspx). A análise de uma família multiplex com hiperaldosteronismo familiar tipo 2 e 80 probandos adicionais com aldosteronismo de início precoce não resolvido revelou que oito desses pacientes tinham novas variantes heterozigotas do gene *CLCN2* que codifica um canal de cloreto regulado por voltagem, expresso nas células da zona glomerulosa da suprarrenal.[15]

Nas condições mais comuns, a tomografia computadorizada da suprarrenal pode revelar nódulos não funcionais e sugerir falsamente um adenoma. Entretanto, não se recomenda a realização de um teste complementar em um paciente com menos de 35 anos que apresente aldosteronismo acentuado e massa suprarrenal. As respostas a manobras fisiológicas, como a posição ortostática, e a sobrecarga de sal com sódio VO ou intravenosa tendem a ser preservadas em pacientes com hiperplasia, porém observa-se uma sobreposição significativa entre grupos de pacientes. O melhor exame diagnóstico envolve a mensuração do cortisol e da aldosterona em efluente venoso suprarrenal bilateral e em uma veia periférica antes e no decorrer da infusão de ACTH. O cortisol é utilizado para avaliar o posicionamento do cateter nas veias suprarrenais, visto que os níveis dos dois lados devem ser semelhantes. Na existência de adenoma, a razão entre aldosterona e cortisol em um lado é habitualmente pelo menos cinco vezes maior do que no outro lado, que pode ser semelhante à periferia, indicando supressão. A hiperplasia bilateral tende a produzir valores semelhantes em cada lado.

TRATAMENTO

O tratamento do hiperaldosteronismo primário consiste em ressecção laparoscópica ou robótica para adenomas.[16] Em seguida, observa-se geralmente uma resolução da hipopotassemia, porém a hipertensão persiste em até 65% dos pacientes. Utiliza-se um antagonista dos mineralocorticoides, a espironolactona ou a eplerenona, no tratamento de pacientes incapazes de se submeter à cirurgia ou naqueles com hiperplasia. A eplerenona é um antagonista dos mineralocorticoides mais seletivos (com menos efeitos colaterais de disfunção sexual e ginecomastia, em comparação com a espironolactona). Um bloqueador dos canais de sódio (p. ex., amilorida) pode ser útil e os agentes anti-hipertensivos são mantidos, quando necessário.

Excesso de androgênios

DEFINIÇÃO

As mulheres com excesso de androgênios circulantes ou aumento da sensibilidade aos androgênios apresentam queixas de hirsutismo, acne e anovulação ou infertilidade. Quando testosterona é secretada em grande excesso, as mulheres podem sofrer virilização e podem apresentar tonalidade mais grave da voz, clitoromegalia, constituição corporal masculinizada e alopecia.

DIAGNÓSTICO

As causas suprarrenais de hiperandrogenismo – hiperplasia suprarrenal congênita, doença de Cushing, câncer suprarrenal e adenoma suprarrenal produtor de androgênio – são incomuns. A maioria das pacientes não apresenta nenhuma causa bem definida (hirsutismo idiopático) ou tem síndrome do ovário policístico. Raramente, os tumores ovarianos secretores de androgênios, a hiperprolactinemia, a resistência aos glicocorticoides e fármacos exógenos causam hiperandrogenismo. As pacientes com fonte suprarrenal de hiperandrogenismo habitualmente apresentam níveis séricos elevados de DHEA, DHEA-S ou androstenediona, diferentemente do excesso de testosterona que é mais típico de uma fonte ovariana. A DHEA e o DHEA-S são androgênios fracos, que podem ser convertidos localmente em testosterona nos folículos pilosos.

Como os níveis de DHEA e DHEA-S declinam durante a vida adulta, esses valores precisam ser interpretados dentro das faixas de normalidade específicas para a idade. Embora a existência de tumor seja mais provável se o nível de DHEA-S for superior a 500 μg/dℓ ou se a testosterona for maior que 200 ng/mℓ, ele não é excluído na existência de níveis mais baixos.

O exame de imagem identifica quase todos os tumores suprarrenais, mas pode omitir um pequeno tumor intraovariano. O CLU pode estar elevado em pacientes com carcinoma suprarrenal virilizante ou doença de Cushing (ver anteriormente) e naqueles com resistência aos glicocorticoides. Por outro lado, os adenomas suprarrenais secretores de androgênios não apresentam excesso de glicocorticoides. Em mulheres com suspeita de formas não clássicas de hiperplasia suprarrenal congênita, é necessário medir os hormônios precursores e produtos antes e depois de ACTH para confirmar o diagnóstico.

TRATAMENTO

O tratamento das causas suprarrenais de hiperandrogenismo varia de acordo com o distúrbio. A hiperplasia suprarrenal congênita clássica é tratada com glicocorticoides para normalizar o ACTH e, portanto, os níveis de androgênios (normalmente, dexametasona, 0,125 a 0,375 mg ao deitar). As formas não clássicas respondem bem a contraceptivos orais ou ao tratamento com antiandrogênio, sendo a dexametasona reservada para a indução da ovulação. A cirurgia com tratamento clínico adjuvante pode ser utilizada no carcinoma suprarrenal (ver anteriormente).

Deficiência mista de mineralocorticoides e glicocorticoides: insuficiência suprarrenal

BIOPATOLOGIA

Insuficiência suprarrenal primária

Destruição autoimune

A destruição autoimune constitui a causa mais comum de insuficiência suprarrenal primária em países industrializados e pode ocorrer de maneira isolada ou, raramente, em associação a síndromes poliglandulares autoimunes. Essas síndromes tendem a manifestar-se na infância (tipo 1), em associação ao hipoparatireoidismo e candidíase mucocutânea, ou na idade adulta (tipo 2), em associação a diabetes melito dependente de insulina, doença autoimune da tireoide, alopecia areata ou vitiligo. As glândulas são pequenas ao exame de imagem.

Adrenoleucodistrofia

A adrenoleucodistrofia, uma condição ligada ao X rara (1 em 25.000), caracteriza-se por deficiência da proteína da adrenoleucodistrofia peroxissomal, que transporta derivados da acil coenzima A ativada nos peroxissomos, onde são reduzidos por betaoxidação. Essa deficiência resulta em acúmulo de ácidos graxos de cadeia muito longa no sistema nervoso central e em outros tecidos, com aumento dos níveis plasmáticos de ácidos graxos $C_{26:0}$. A penetrância incompleta do defeito genético e o acúmulo variável de ácidos graxos de cadeia muito longa na glândula suprarrenal, no encéfalo, nos testículos e no fígado respondem pelos fenótipos clínicos, que diferem de acordo com a idade e apresentação.[17]

Substituição do tecido suprarrenal

As infecções causam cerca de 15% dos casos de insuficiência suprarrenal primária. As infecções típicas incluem tuberculose e doenças fúngicas sistêmicas (histoplasmose, coccidioidomicose, blastomicose), em que o tecido suprarrenal é substituído por granulomas caseosos. As infecções oportunistas associadas à AIDS de estágio terminal, como citomegalovírus ou *Mycobacterium avium-intracellulare*, podem reduzir a função suprarrenal. O tecido suprarrenal pode ser substituído por metástases bilaterais (mais comumente, carcinoma primário de pulmão, mama, rim ou intestino) ou linfoma primário, embora a insuficiência suprarrenal seja incomum. A hemorragia intrassuprarrenal também pode levar a uma esteroidogênese insuficiente. Normalmente, a hemorragia ocorre em um paciente hospitalizado e estressado, submetido à anticoagulação profilática a longo prazo, e frequentemente é acompanhada de dor lombar. As glândulas suprarrenais tendem a apresentar um grande tamanho nos exames de imagem.

Hiperplasias suprarrenais congênitas

As hiperplasias suprarrenais congênitas[18] constituem um grupo distinto de doenças causadas por deficiência genética de uma das enzimas necessárias na esteroidogênese suprarrenal. Os pacientes com deficiência quase completa de uma enzima necessária para a síntese de cortisol apresentam, na lactância, insuficiência suprarrenal e crise perdedora de sal. Isso é mais problemático em pacientes com mutação no gene da 21-hidroxilase (*CYP21A2*) ou da 11β-hidroxilase (*CYP11B1*). O aumento dos níveis de ACTH causado pela deficiência de cortisol impulsiona as vias de esteroidogênese intactas, de modo que haja produção excessiva dos esteroides exatamente proximal ao bloqueio enzimático – 17-hidroxiprogesterona e 11-desoxicortisol, respectivamente, em deficiência de 21-hidroxilase e 11β-hidroxilase. Os níveis aumentados de esteroides precursores possibilitam o aumento da síntese de androgênios suprarrenais, de modo que as meninas gravemente afetadas podem ser virilizadas *in utero*. As meninas e mulheres com hiperplasia suprarrenal congênita não clássica apresentam o distúrbio mais tarde. Essas pacientes exibem maior atividade enzimática, de modo que a produção de cortisol é adequada, porém os níveis aumentados de ACTH causam hiperandrogenismo.

Causas raras

Outras causas raras de insuficiência suprarrenal primária incluem resistência ao ACTH, hipoplasia suprarrenal congênita, síndrome de Smith-Lemli-Opitz e amiloidose. Pacientes com insuficiência suprarrenal primária devem ser submetidos a avaliação complementar para determinar a causa (Tabela 214.5). A detecção de anticorpos contra a 21-hidroxilase identifica quase todos os pacientes com doença idiopática. Em homens com resultados negativos, a mensuração dos níveis plasmáticos de ácidos graxos $C_{26:0}$ detectará a adrenoleucodistrofia. Em seu conjunto, essas estratégias identificam a causa em quase todos os pacientes adultos com insuficiência suprarrenal idiopática. Os pacientes com doença autoimune devem efetuar testes para pesquisa de outras deficiências endócrinas, e aqueles com adrenoleucodistrofia a necessitam de avaliação neurológica.

Insuficiência suprarrenal secundária

Supressão do eixo hipofisário

A supressão do eixo hipotálamo-hipófise-suprarrenal por glicocorticoides exógenos ou endógenos constitui a causa mais comum de insuficiência suprarrenal secundária. Esse fenômeno depende da dose, da duração e do esquema de administração de glicocorticoides. Assim, a supressão suprarrenal é incomum com doses de "reposição" de glicocorticoides, que são aproximadamente equivalentes à produção diária (p. ex., doses diárias totais de 20 mg de hidrocortisona, 5 mg de prednisona ou 0,3 a 0,5 mg de dexametasona). Em doses mais altas, a supressão suprarrenal habitualmente só é observada depois de 3 semanas de administração, e uma única dose pela manhã causa menos supressão do que doses fracionadas administradas durante o dia. Quando os glicocorticoides em doses potencialmente supressivas são interrompidos, podem ocorrer sintomas de insuficiência suprarrenal nas primeiras 48 horas, e todo o eixo pode não se recuperar por um período de até 18 meses. Durante esse tempo, o paciente deve receber tratamento de reposição com glicocorticoides ou esteroides suplementares em momentos de estresse fisiológico, dependendo do grau de comprometimento (ver adiante). O uso crônico de opiáceos pode suprimir a secreção hipofisária de ACTH, porém a frequência de insuficiência suprarrenal franca parece ser incomum.

Lesões do hipotálamo ou da hipófise

A insuficiência suprarrenal secundária também pode resultar de lesões estruturais do hipotálamo ou da hipófise que interferem na produção ou transporte de CRH ou na função dos corticotropos. Essas causas incluem tumores, traumatismo, destruição por distúrbios infiltrativos, irradiação e hipofisite linfocítica. Em geral, essas condições não são reversíveis. Os pacientes com insuficiência suprarrenal secundária não atribuída ao uso de glicocorticoides devem ser submetidos a exame de imagem da hipófise e do hipotálamo para excluir a possibilidade de lesão estrutural ou infiltrativa, bem como provas de outras funções hipofisárias, de modo a descartar deficiências adicionais.

MANIFESTAÇÕES CLÍNICAS

A apresentação clínica da insuficiência suprarrenal reflete a causa e a duração dessa condição incomum. A insuficiência suprarrenal primária

Tabela 214.5 Causas de insuficiência suprarrenal e exames auxiliares.

CAUSAS ESPECÍFICAS	CARACTERÍSTICAS CLÍNICAS SUGESTIVAS	EXAMES AUXILIARES ÚTEIS
Insuficiência suprarrenal primária	Hiperpigmentação, hipotensão ortostática	Hiperpotassemia, nível elevado de ACTH
Destruição autoimune idiopática	Causa mais comum (80%) nos países desenvolvidos; com ou sem outras endocrinopatias, conforme adiante	Existência de anticorpos contra a 21-hidroxilase; ao exame de imagem, as glândulas suprarrenais são pequenas
Insuficiência poliglandular tipo 1	Hipoparatireoidismo, candidíase mucocutânea, vitiligo; idade < 20 anos	
Insuficiência poliglandular tipo 2	Diabetes melito dependente de insulina, doença autoimune da tireoide, alopecia areata, vitiligo; idade > 40 anos	Ao exame de imagem, as glândulas suprarrenais são pequenas
Infecções: tuberculose, doenças fúngicas sistêmicas, infecções oportunistas associadas à AIDS (p. ex., citomegalovírus)	15% dos pacientes em séries nos EUA	As glândulas suprarrenais tendem a ser grandes na TC e podem ser calcificadas
Lesões suprarrenais expansivas	Metástase de carcinoma de pulmão, mama, rim, intestino; linfoma ou hemorragia (uso de heparina)	Glândulas suprarrenais de formato anormal na TC; evidência de hemorragia
Suprarrenalectomia bilateral ou tratamento com inibidores da esteroidogênese		O cetoconazol, o mitotano, a aminoglutetimida, o trilostano e a metirapona reduzem os níveis de cortisol
Adrenoleucodistrofia	Ligada ao X – rastreamento dos indivíduos de sexo masculino; na infância, distúrbios cognitivo e da marcha; em adultos, paraparesia espástica	A deficiência da acil-coenzima-A-sintase de cadeia muito longa peroxissomal leva a níveis plasmáticos elevados de ácidos graxos $C_{26:0}$
Insuficiência suprarrenal secundária		
Supressão de eixo suprarrenal por glicocorticoides exógenos ou endógenos	História de medicamentos; história de síndrome de Cushing	As glândulas suprarrenais são pequenas ao exame de imagem
Lesões estruturais do hipotálamo e da hipófise (tumores, destruição por distúrbios infiltrativos, irradiação e hipofisite linfocítica)	Outras deficiências hipofisárias	As glândulas suprarrenais são normais ou pequenas ao exame de imagem; a RM ou a TC podem revelar lesão hipofisária ou hipotalâmica
Deficiência isolada de ACTH		
Traumatismo cranioencefálico		

ACTH = hormônio adrenocorticotrófico; AIDS = síndrome da imunodeficiência adquirida; TC = tomografia computadorizada; RM = ressonância magnética.

acaba destruindo todo o córtex suprarrenal, com perda da atividade tanto glicocorticoide quanto mineralocorticoide. Por outro lado, a insuficiência suprarrenal secundária reflete incapacidade da unidade hipotalâmico-hipofisária em liberar CRH ou ACTH, reduzindo, assim, o suporte trófico para glândulas normais nos demais aspectos. Em consequência, apenas a produção de cortisol diminui, visto que a produção de mineralocorticoides não depende muito do ACTH (Figura 214.6).

A apresentação clínica característica da insuficiência suprarrenal primária inclui hipotensão ortostática, agitação psicomotora, confusão, colapso circulatório, dor abdominal e febre.[20] Essas características são causadas, mais provavelmente, por hemorragia, metástase ou infecção aguda e podem levar à morte se não forem tratadas. Por outro lado, a anamnese e os achados clínicos típicos de insuficiência suprarrenal primária crônica incluem história mais longa de mal-estar, fadiga, anorexia, perda de peso, dor articular e lombar e escurecimento da pele (particularmente nas dobras das mãos, superfícies extensoras, cicatrizes recentes, mucosa bucal ou vaginal e mamilos). Os pacientes podem ter compulsão por sal e desenvolver preferências alimentares incomuns, como beber o líquido da conserva de picles. As características bioquímicas associadas das apresentações aguda e crônica incluem hiponatremia, hipoglicemia, hiperpotassemia, eosinofilia inexplicável e azotemia pré-renal leve.

A insuficiência suprarrenal secundária crônica manifesta-se de maneira semelhante, porém sem hiperpigmentação nem anormalidades dos mineralocorticoides.

DIAGNÓSTICO

O exame de bioquímica confirma o diagnóstico de insuficiência suprarrenal. A medição do cortisol sérico pela manhã é um teste de rastreamento barato, porém relativamente insensível, para insuficiência suprarrenal em pacientes que não estão em estado agudo. O diagnóstico é praticamente excluído por níveis superiores a 19 μg/dℓ (524 nmol/ℓ), porém é provável se o valor for inferior a 3 μg/dℓ (83 nmol/ℓ). Entretanto, tanto os indivíduos saudáveis quanto os pacientes com insuficiência suprarrenal podem ter resultados indeterminados (3 a 19 μg/dℓ), que exigem avaliação adicional.

Os pacientes com insuficiência suprarrenal aguda devem ser avaliados à procura de sepse, metástases suprarrenais e hemorragia. O exame de imagem das glândulas e outros testes podem revelar uma causa infecciosa. Na insuficiência suprarrenal aguda, o nível sérico de cortisol é, em geral, inapropriadamente normal ou subnormal no contexto de hipotensão, em que os níveis de cortisol estão bem acima de 18 μg/dℓ.

Há controvérsias sobre o melhor exame para diagnosticar a insuficiência suprarrenal crônica. Muitos utilizam a resposta do cortisol ao ACTH

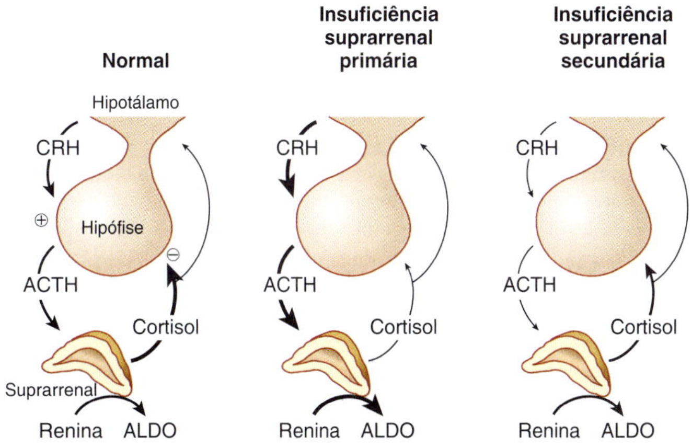

FIGURA 214.6 **Fisiologia do eixo suprarrenal na saúde, na insuficiência suprarrenal primária e na insuficiência suprarrenal secundária.** Nos *indivíduos saudáveis* (Normal), a produção de cortisol é estimulada pelo aumento da liberação hipotalâmica do hormônio de liberação da corticotropina (CRH), que, em seguida, segue o seu trajeto ao longo da haste hipofisária para estimular a secreção e a liberação do hormônio adrenocorticotrófico (ACTH) pelos corticotropos. O ACTH circulante estimula a produção e a secreção de cortisol pela glândula suprarrenal. Em seguida, o cortisol atua em um mecanismo de retroalimentação negativa para inibir tanto o CRH quanto o ACTH. *Em pacientes com insuficiência suprarrenal primária*, a destruição ou a substituição de todo o córtex suprarrenal resulta em diminuição da secreção de cortisol, aldosterona e desidroepiandrosterona (DHEA, não mostrada) pelas glândulas suprarrenais. Em consequência da diminuição da retroalimentação negativa pelo cortisol, o hipotálamo e a hipófise normais aumentam a secreção de CRH e de ACTH. Os níveis diminuídos de aldosterona levam a aumento dos níveis de renina. *Em pacientes com insuficiência suprarrenal secundária*, a secreção de ACTH ou de CRH está reduzida, devido à destruição ou à substituição do hipotálamo ou da hipófise, ou devido à ruptura da haste hipofisária. A estimulação diminuída a ACTH resulta em aumento da secreção de cortisol (e de DHEA, não mostrada) pelas glândulas suprarrenais. A produção de aldosterona é apenas levemente afetada pela estimulação do ACTH, e os níveis permanecem normais. O hipotálamo e a hipófise anormais não aumentam a secreção de CRH e de ACTH em resposta à retroalimentação negativa diminuída do cortisol.

exógeno como exame de referência para a capacidade de esteroidogênese suprarrenal. No teste clássico, são administrados 250 μg de ACTH (1 a 24, cosintropina) IV a qualquer hora do dia. Essa dose de ACTH representa um estímulo máximo para a glândula suprarrenal, de modo que o nível sérico de cortisol determinado 30 a 60 minutos depois é superior a 18 μg/dℓ. Uma dose de 1 μg é igualmente boa para estabelecer o diagnóstico; entretanto, infelizmente, ambas as doses estão associadas a um risco substancial de resultados falso-negativos.[21] A obtenção de valores mais baixos indica insuficiência suprarrenal. A hipoglicemia induzida por insulina e a estimulação com metirapona foram propostas como testes mais adequados para pacientes com insuficiência suprarrenal secundária leve ou recente, que podem responder a doses farmacológicas de ACTH. Nenhum desses testes é ideal. Além disso, como não existe nenhuma formulação comercial de ACTH para testes em doses mais baixas, o produto precisa ser diluído no local, levando a preocupações sobre a acurácia da dose administrada e a validade dos resultados. A disponibilidade da metirapona é limitada nos EUA.

A adrenoleucodistrofia cerebral, que se manifesta na infância, caracteriza-se por distúrbios cognitivos e de marcha; a forma adulta, a adrenomieloneuropatia, caracteriza-se por desmielinização da medula espinal e dos nervos periféricos. Em ambas as formas, o acúmulo de ácidos graxos de cadeia muito longa no córtex suprarrenal altera a função da membrana e inibe a transdução de sinais pelo ACTH. Como minoria substancial de pacientes em ambos os grupos apresentam inicialmente insuficiência suprarrenal, os meninos e homens jovens com insuficiência suprarrenal devem ser submetidos a rastreamento para adrenoleucodistrofia.

Diagnóstico diferencial

A insuficiência suprarrenal primária e a secundária podem ser distinguidas pela determinação do nível plasmático de ACTH. Na insuficiência suprarrenal primária, os níveis de ACTH geralmente estão acima da faixa normal e podem ultrapassá-la antes que a resposta do cortisol à estimulação pelo ACTH exógeno seja subnormal. Além disso, a hiperpotassemia e os níveis elevados de renina são característicos da insuficiência suprarrenal primária, mas não da secundária, que é identificada por um nível de ACTH suprimido ou inapropriadamente normal.

TRATAMENTO

Insuficiência suprarrenal aguda

Nos casos de suspeita de insuficiência suprarrenal aguda, a hidrocortisona é o tratamento de escolha, visto que apresenta atividade tanto glicocorticoide quanto mineralocorticoide.[21b] O tratamento com solução salina intravenosa para expansão do volume, glicose para a hipoglicemia e hidrocortisona IV (100 mg) é iniciado imediatamente após a colocação de acesso intravenoso e coleta de sangue para documentação do nível de cortisol.

Insuficiência suprarrenal crônica

O tratamento da insuficiência suprarrenal crônica[22] tem por objetivo fornecer uma reposição fisiológica de esteroides. A reposição de glicocorticoides é obtida pela administração de 10 a 12 mg/m² de hidrocortisona ao dia, em uma ou três doses orais, na tentativa de simular a variação fisiológica diurna das concentrações de cortisol. A hidrocortisona oferece a vantagem de sua apresentação em comprimidos de múltiplas doses, o que permite um ajuste fino e a divisão da dose diária. De maneira ideal, a dose da manhã é administrada imediatamente o mais cedo possível após o despertar; em indivíduos que sentem fadiga extrema pela manhã antes de o agente ser absorvido, a estratégia de tomar o medicamento 30 minutos antes de levantar da cama pode ser útil. Os dados sugerem que é preferível o uso de uma dose única ao dia em termos de função imunológica, ganho de peso e qualidade de vida.[A3] Embora muitos pacientes respondam de modo satisfatório a dose única, outros queixam-se de fadiga pronunciada à tarde e à noite. Para esses pacientes, pode ser útil um esquema em doses divididas, em que cerca de um terço da dose diária é administrado em torno de 16 horas ou em que são administradas duas doses à tarde.

Outros glicocorticoides podem ser utilizados na terapia de reposição diária. A prednisona, na dose de 5 a 7,5 mg/dia, tem a vantagem de meia-vida longa e pode ser particularmente útil em pacientes com fadiga à tarde ou à noite. A dexametasona pode ser utilizada; entretanto, devido ao metabolismo interpessoal variável, é difícil recomendar uma dose de reposição específica; além disso, dispõe-se de poucas opções para doses fixas, tornando difícil o ajuste da dose.

Os pacientes com insuficiência suprarrenal primária devem ser encorajados a salgar os alimentos e a não limitar o consumo de sal. Quase todos os pacientes também necessitam de um mineralocorticoide, como fludrocortisona, na dose de 50 a 300 µg/dia. A dose é ajustada até normalização da atividade da renina plasmática. Se não for administrado um mineralocorticoide, a dose de hidrocortisona ou de outro esteroide com atividade mineralocorticoide frequentemente é erroneamente aumentada para reduzir a sensação de "mal-estar", a hiperpotassemia ou o desejo intenso de sal. Entretanto, se for administrada uma dose suprafisiológica, o paciente torna-se cushingoide.

Os pacientes com insuficiência suprarrenal primária também apresentam níveis séricos diminuídos de DHEA. Há controvérsia sobre a sua reposição. Metanálise concluiu que não há evidências suficientes para respaldar o seu uso rotineiro nesses pacientes.

Como assegurar a dose correta

Orientação do paciente

Todos os pacientes em terapia de reposição crônica com glicocorticoides devem ser orientados sobre a necessidade de usar os medicamentos conforme prescrito, e que a não adesão ou a incapacidade de absorver a medicação levará a uma crise suprarrenal e, possivelmente, à morte. Devem utilizar pulseiras ou colares com informações médicas, que identifiquem essa exigência. É importante orientar os pacientes e suas famílias sobre o ajuste dos glicocorticoides durante condições de estresse fisiológico, incluindo a administração de emergência de glicocorticoide IM por meio de um *kit* contendo seringas pré-carregadas com esteroide injetável.

Dosagem para estresse

A dose oral diária de glicocorticoide é habitualmente duplicada para condições fisiológicas "estressantes", como febre, náuseas e diarreia, embora se disponha de poucos dados para sustentar essa estratégia. Além disso, essa prática pode levar a um excesso crônico de medicação pelo paciente, devido à interpretação liberal do que constitui um estresse físico. Assim, as orientações sobre quando e como modificar a dose de esteroide devem ser reforçadas periodicamente, de preferência com material escrito, e é preciso ressaltar os perigos do uso excessivo de esteroides. Se o paciente estiver vomitando, apresentar diarreia intensa ou sofrer colapso, devem-se administrar glicocorticoides IM antes do transporte para uma instituição médica.

A dose de glicocorticoide é aumentada proporcionalmente à quantidade de estresse. Assim, durante situações de estresse máximo (p. ex., crise suprarrenal, cirurgia de grande porte, traumatismo, trabalho de parto e parto), a dose diária de hidrocortisona é de 100 a 300 mg. Poucos dados sustentam a necessidade dessa dose suprafisiológica, porém a segurança em não seguir essa prática não foi estabelecida. A dose pode ser reduzida de maneira gradual em 50% por dia se o paciente estiver clinicamente estável. No caso de estresse mais moderado, como colecistectomia, são administrados 75 a 100 mg de hidrocortisona no dia da cirurgia, e a dose é reduzida mais rapidamente. Os pacientes submetidos a estresse mínimo, como extração dentária ou procedimentos cirúrgicos ortopédicos de curta duração, podem não necessitar de nenhuma suplementação adicional.

Avaliação para assegurar a dosagem apropriada

A avaliação clínica constitui a melhor maneira de julgar se a dose de glicocorticoide está correta. Os sinais/sintomas de insuficiência suprarrenal melhoram com a terapia adequada. O desenvolvimento de características cushingoides ou de osteopenia sugere reposição excessiva ou sutil, respectivamente, enquanto sinais/sintomas de insuficiência suprarrenal (fadiga, anorexia, perda de peso) sugerem reposição insuficiente. Nas mulheres, a reposição de DHEA aumenta os níveis de testosterona, de modo que a ocorrência de hirsutismo, acne ou outros sinais de excesso de androgênios é sugestiva de reposição excessiva. Na insuficiência suprarrenal primária, a reposição hormonal adequada resulta em níveis plasmáticos de ACTH que diminuem, mas que permanecem elevados, na faixa de 100 a 200 pg/mℓ. Entretanto, os níveis de renina normalizam-se por completo e podem ser utilizados para avaliar a adequação da reposição de mineralocorticoides. Embora a hidrocortisona seja metabolizada a cortisol, os níveis plasmáticos de cortisol não devem ser utilizados para monitoramento da terapia, visto que a depuração da corrente sanguínea é rápida, e os níveis circulantes são baixos na maior parte do dia. O CLU não reflete a reposição adequada; o aumento dos níveis plasmáticos de cortisol após uma única dose diária pode ultrapassar a capacidade da globulina de ligação de corticosteroides, resultando em níveis urinários excessivos e superestimativa dos níveis integrados de cortisol.

PROGNÓSTICO

Mesmo em pacientes com insuficiência suprarrenal crônica que receberam orientações, observa-se o desenvolvimento de crise suprarrenal em uma taxa de 8,3 crises por 100 pacientes-ano. As causas precipitantes comuns incluem infecção gastrintestinal, febre e estresse emocional (cerca de 20% dos casos), porém dor intensa, cirurgia, atividade física vigorosa, calor e gravidez constituem outros fatores precipitantes. Cerca de 6% das crises são fatais.[23]

Deficiência de mineralocorticoides

O hipoaldosteronismo pode ser classificado em estado de renina normal baixo ou alto, com base na atividade da renina plasmática depois de 4 horas de postura ortostática. A deficiência de renina constitui a causa mais comum de hipoaldosteronismo e ocorre mais frequentemente em pacientes idosos com doença renal não oligúrica leve, que apresentam, com frequência, diabetes melito dependente de insulina e nefropatia potencialmente diabética. A indometacina e outros inibidores da síntese de prostaglandinas, bem como a disfunção autônoma associada ao repouso prolongado ao leito, também podem resultar em hipoaldosteronismo hiporreninêmico.

MANIFESTAÇÕES CLÍNICAS

Existem poucas características clínicas associadas à deficiência de mineralocorticoides; em consequência, suspeita-se habitualmente de sua existência quando os resultados laboratoriais revelam hiperpotassemia, hiponatremia e alcalose metabólica leve. Se a deficiência de glicocorticoides for excluída, o hipoaldosteronismo isolado é estabelecido se o nível de aldosterona circulante estiver inapropriadamente baixo.

Os estados de renina alta no hipoaldosteronismo incluem hiperplasias suprarrenais congênitas com deficiência de mineralocorticoides e insuficiência suprarrenal primária, quando tratada com reposição exclusiva de glicocorticoides.

O tratamento dessas condições envolve a reposição de sódio com pelo menos 10 mEq/kg/dia, o que equivale a aproximadamente 4 g de cloreto de sódio encontrados na dieta típica dos EUA. Para indivíduos que não mantêm essa dieta (frequentemente idosos ou jovens), pode-se administrar fludrocortisona nas mesmas doses utilizadas na insuficiência suprarrenal primária.

Grau A — Recomendações de grau A

A1. Lacroix A, Gu F, Gallardo W, et al. Efficacy and safety of once-monthly pasireotide in Cushing's disease: a 12 month clinical trial. *Lancet Diabetes Endocrinol.* 2018;6:17-26.

A2. Fassnacht M, Terzolo M, Allolio B, et al. Combination chemotherapy in advanced adrenocortical carcinoma. *N Engl J Med.* 2012;366:2189-2197.

A3. Isidori AM, Venneri MA, Graziadio C, et al. Effect of once-daily, modified-release hydrocortisone versus standard glucocorticoid therapy on metabolism and innate immunity in patients with adrenal insufficiency (DREAM): a single-blind, randomised controlled trial. *Lancet Diabetes Endocrinol.* 2018;6:173-185.

REFERÊNCIAS BIBLIOGRÁFICAS

As referências bibliográficas, bem como os outros materiais suplementares deste livro, encontram-se no GEN-IO, nosso ambiente virtual de aprendizagem.

215 MEDULA SUPRARRENAL, CATECOLAMINAS E FEOCROMOCITOMA

WILLIAM F. YOUNG, JR.

MEDULA SUPRARRENAL E CATECOLAMINAS

A medula suprarrenal ocupa a porção central da glândula suprarrenal. As células adrenomedulares são denominadas células cromafins (coram-se de marrom com sais de cromo). As células cromafins diferenciam-se no centro da glândula suprarrenal em resposta ao cortisol; algumas células cromafins migram para formar paragânglios. O maior aglomerado de células cromafins fora da medula suprarrenal encontra-se no nível da artéria mesentérica inferior e é designado como órgão de Zuckerkandl.

As *catecolaminas* são substâncias que contêm catecol (*o*-di-hidroxibenzeno) e uma cadeia lateral com um grupo amino – o núcleo catecol (Figura 215.1). A epinefrina é sintetizada e armazenada na medula suprarrenal e liberada na circulação sistêmica. A norepinefrina é sintetizada e armazenada não apenas na medula suprarrenal, mas também nos nervos simpáticos periféricos. A dopamina, a precursora da norepinefrina, é encontrada na medula suprarrenal e nos nervos simpáticos periféricos.

As catecolaminas exercem numerosas ações cardiovasculares e metabólicas, incluindo aumento da frequência cardíaca, da pressão arterial, da contratilidade do miocárdio e da velocidade da condução cardíaca. Suas ações biológicas são mediadas por três tipos de receptores adrenérgicos específicos: α, β e DA; os subtipos desses receptores são α_1, α_2, β_1, β_2, β_3, DA_1 e DA_2. O subtipo α_1 é um receptor pós-sináptico, que medeia a contração vascular e do músculo liso; sua estimulação provoca vasoconstrição e elevação da pressão arterial. Os receptores α_2 estão localizados nas terminações nervosas simpáticas pré-sinápticas e, quando ativados, inibem a liberação de norepinefrina; a sua estimulação provoca supressão do fluxo simpático central e diminuição da pressão arterial. A estimulação do receptor β_1 produz efeitos inotrópicos e cronotrópicos positivos sobre o coração, aumento da secreção de renina pelo rim e lipólise nos adipócitos, bem como broncodilatação, vasodilatação no músculo esquelético, glicogenólise e aumento da liberação de norepinefrina das terminações nervosas simpáticas. O receptor β_3 regula o gasto energético e a lipólise. Os receptores DA_1 estão localizados na vasculatura encefálica, renal, mesentérica e coronariana, e a sua estimulação provoca vasodilatação nesses leitos vasculares. Os receptores DA_2 são pré-sinápticos e estão localizados nas terminações nervosas simpáticas, nos gânglios simpáticos e no encéfalo; a sua estimulação inibe a liberação de norepinefrina, a transmissão ganglionar e a liberação de prolactina.

As catecolaminas são sintetizadas a partir da tirosina por um processo de hidroxilação e descarboxilação (ver Figura 215.1). A tirosina provém do alimento ou é sintetizada a partir da fenilalanina no fígado e entra nos neurônios e nas células cromafins por transporte ativo. A tirosina é convertida a 3,4-di-hidroxifenilalanina (dopa) pela tirosina hidroxilase, a etapa limitadora de velocidade na síntese das catecolaminas. A α-metil-*p*-tirosina (metirosina) é um inibidor da tirosina-hidroxilase, que pode ser utilizada terapeuticamente em pacientes que apresentam tumores secretores de catecolaminas. A L-aminoácido aromático descarboxilase catalisa a descarboxilação da dopa em dopamina. A dopamina é transportada ativamente para dentro das vesículas granuladas para ser hidroxilada a norepinefrina pela dopamina β-hidroxilase. Essas reações ocorrem na vesícula sináptica dos neurônios adrenérgicos e nas células cromafins da medula suprarrenal. Na medula suprarrenal, a norepinefrina é liberada a partir dos grânulos no citoplasma, onde a feniletanolamina *N*-metiltransferase a converte em epinefrina. A expressão da feniletanolamina *N*-metiltransferase é regulada de maneira positiva pelos glicocorticoides. Por conseguinte, os tumores secretores de catecolaminas que secretam principalmente epinefrina estão localizados na medula suprarrenal. No tecido medular normal das glândulas suprarrenais, cerca de 80% da catecolamina liberada consistem em epinefrina.

A meia-vida biológica das catecolaminas circulantes situa-se entre 10 e 100 segundos. Em consequência, as concentrações plasmáticas de catecolaminas exibem amplas flutuações. As catecolaminas são removidas da circulação por meio de recaptação pelas terminações nervosas simpáticas, ou por metabolismo através de duas vias enzimáticas (ver Figura 215.1), seguidos de conjugação com sulfato e excreção renal. Quase 90% das catecolaminas liberadas nas sinapses simpáticas são captadas localmente pelas terminações nervosas (captação 1). A captação 1 pode ser bloqueada pela cocaína, pelos antidepressivos tricíclicos e pela fenotiazina. Os tecidos extraneuronais também captam catecolaminas (captação 2). Essas catecolaminas são metabolizadas, em sua maioria, pela catecol-*O*-metiltransferase. A metanefrina e a normetanefrina são oxidadas pela monoamina oxidase a ácido vanililmandélico por meio de desaminação oxidativa. A monoamina oxidase também pode oxidar a epinefrina e a norepinefrina a ácido 3,4-di-hidroximandélico, que é então convertido pela catecol-*O*-metiltransferase em ácido vanililmandélico. Na vesícula de armazenamento, a norepinefrina é protegida do metabolismo pela monoamina oxidase. A monoamina oxidase e a catecol-*O*-metiltransferase metabolizam a dopamina a ácido homovanílico (ver Figura 215.1).

FEOCROMOCITOMA E PARAGANGLIOMA

DEFINIÇÃO

Os tumores secretores de catecolaminas que se originam de células cromafins da medula suprarrenal e dos gânglios simpáticos são denominados feocromocitomas e paragangliomas extrassuprarrenais secretores de catecolaminas, respectivamente. Como esses tumores têm apresentações clínicas semelhantes e são tratados com abordagens também semelhantes, muitos

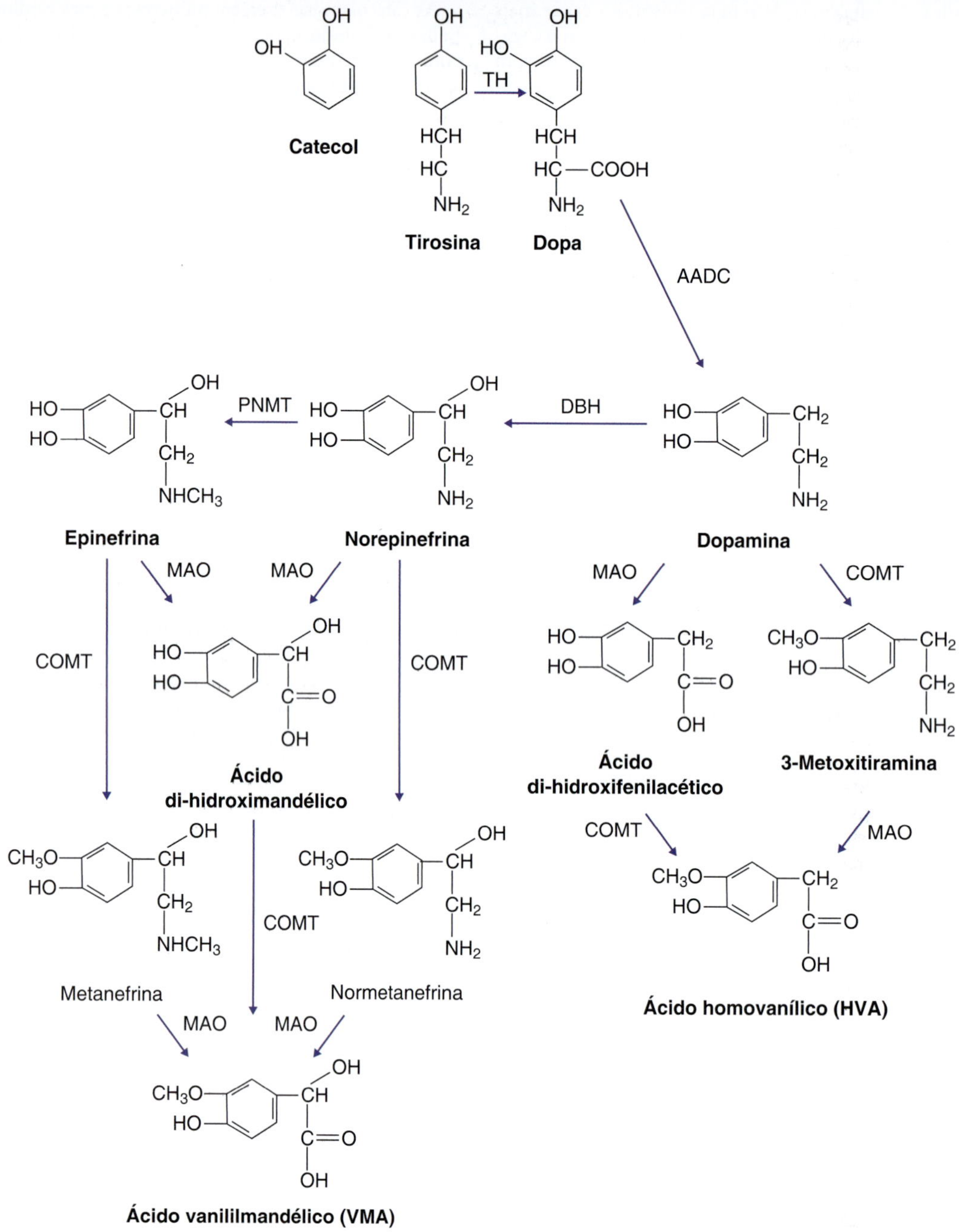

FIGURA 215.1 **Vias de biossíntese e metabólica das catecolaminas.** O termo *catecolamina* provém da estrutura catecol (*o*-di-hidroxibenzeno) e de uma cadeia lateral com grupo amino – o núcleo do catecol (*parte superior à esquerda*). A tirosina é convertida em 3,4-di-hidroxifenilalanina (dopa) na etapa limitadora de velocidade pela tirosina hidroxilase (TH). A L-aminoácido aromático descarboxilase (AADC) converte a dopa em dopamina. A dopamina é hidroxilada a norepinefrina pela dopamina β-hidroxilase (DBH). A norepinefrina é convertida em epinefrina pela feniletanolamina *N*-metiltransferase (PNMT); o cortisol atua como cofator da PNMT e esta é a razão pela qual os feocromocitomas secretores de epinefrina estão quase exclusivamente localizados na medula suprarrenal. O metabolismo das catecolaminas ocorre por meio de duas vias enzimáticas. A catecol-*O*-metiltransferase (COMT) converte a epinefrina em metanefrina e a norepinefrina em normetanefrina por meio de meta-*O*-metilação. A metanefrina e a normetanefrina são oxidadas pela monoamina oxidase (MAO) a ácido vanililmandélico por desaminação oxidativa. A monoamina oxidase também pode oxidar a epinefrina e a norepinefrina a ácido di-hidroximandélico que, a seguir, é convertido pela catecol-*O*-metiltransferase em ácido vanililmandélico. A dopamina também é metabolizada pela monoamina oxidase e catecol-*O*-metiltransferase, com ácido homovanílico como metabólito final.

médicos utilizam o termo *feocromocitoma* para referir-se a ambas as entidades. Entretanto, a distinção entre feocromocitoma e paraganglioma é importante, visto que existem diferenças no risco de neoplasias associadas, risco de transformação maligna e tipo de teste genético a ser considerado.[1,2]

EPIDEMIOLOGIA

Os tumores secretores de catecolaminas são raros; a incidência anual é de dois a oito casos por milhão de pessoas. Entretanto, é importante suspeitar, confirmar, localizar e ressecar esses tumores. A hipertensão arterial sistêmica associada é passível de cura com a retirada cirúrgica do tumor; existe um risco de paroxismo letal, e pelo menos 10% dos tumores são malignos. Cerca de 40% dos casos são familiares, de modo que a detecção desse tumor no probando pode levar a um diagnóstico precoce em outros membros da família.

BIOPATOLOGIA

Genética

Cerca de 40% dos pacientes com tumores secretores de catecolaminas apresentam mutações de linhagem germinativa (mutações herdadas, presentes em todas as células do corpo) em genes associados à doença genética.[3] Normalmente, os tumores secretores de catecolaminas hereditários manifestam-se em uma idade mais jovem do que as neoplasias esporádicas. O feocromocitoma esporádico é habitualmente diagnosticado com base nos sintomas ou na sua descoberta incidental em exames de imagem, enquanto o feocromocitoma e o paraganglioma sindrômicos são, com frequência, diagnosticados mais precocemente no curso da doença, devido à vigilância bioquímica ou à realização de teste genético.

Neoplasia endócrina múltipla

A neoplasia endócrina múltipla (NEM) do tipo 2A é um distúrbio autossômico dominante (Capítulo 218). O fenótipo consiste em feocromocitoma suprarrenal em 50% (habitualmente bilateral, embora possa ser assíncrono), carcinoma medular da tireoide em 100%, hiperparatireoidismo em 20 a 30% e líquen amiloide cutâneo em 5%.[4] O carcinoma medular da tireoide é habitualmente detectado antes do feocromocitoma. Foram documentadas numerosas mutações ativadoras do proto-oncogene *RET* em indivíduos com NEM tipo 2A.

A NEM do tipo 2B também é um distúrbio autossômico dominante, que representa aproximadamente 5% de todos os casos de NEM tipo 2. O fenótipo consiste em feocromocitoma em 50% (habitualmente bilateral), carcinoma medular da tireoide agressivo em 100%, neuromas da mucosa (que normalmente acometem a língua, os lábios e as pálpebras) na maioria dos pacientes, espessamento dos nervos corneanos, ganglioneuromatose intestinal e hábito corporal marfanoide. Os tumores associados à NEM 2B são causados por mutações no domínio intracelular da proteína RET, conforme descrito de maneira detalhada no Capítulo 218.

Doença de von Hippel-Lindau

A doença de Von Hippel-Lindau (VHL) é um distúrbio autossômico dominante, que se caracteriza por feocromocitoma (frequentemente bilateral), paraganglioma (na base do crânio, mediastinal, abdominal, pélvico), hemangioblastoma (que acomete o cerebelo, a medula espinal ou o tronco encefálico), angioma da retina, carcinoma de células renais de células claras, tumor neuroendócrino pancreático, tumor do saco endolinfático da orelha média, cistadenoma seroso do pâncreas e cistadenoma papilar do epidídimo e ligamento largo.[5] Ocorre feocromocitoma em cerca de 10 a 20% dos pacientes com doença de VHL. Quase 100% dos pacientes apresentam mutação gênica identificável (gene supressor de tumor VHL).[6] Certas mutações com sentido incorreto (*missense*) parecem estar associadas a uma apresentação da doença de VHL como "feocromocitoma isolado".

Neurofibromatose

A neurofibromatose do tipo 1 (NF1) é um distúrbio autossômico dominante, que se caracteriza por neurofibromas, múltiplas manchas café com leite, efélides (sardas) axilares e inguinais, hamartomas da íris (nódulos de Lisch), anormalidades ósseas, gliomas do sistema nervoso central, feocromocitoma e paraganglioma, macrocefalia e déficits cognitivos. A expressão dessas características é variável. Cerca de 3% dos pacientes com NF1 desenvolvem tumores secretores de catecolaminas; nesses pacientes, o tumor consiste habitualmente em um feocromocitoma suprarrenal benigno solitário, algumas vezes, feocromocitomas suprarrenais bilaterais e, raramente, paraganglioma abdominal.[7] O distúrbio é causado por mutações inativadoras de *NF1* (gene supressor de tumor *NF1*).

Paraganglioma familiar

O paraganglioma familiar é um distúrbio autossômico dominante, que se caracteriza por paragangliomas localizados na base do crânio e no pescoço, tórax, abdome e pelve. Na maioria dos casos, o paraganglioma familiar é causado por mutações nos genes das subunidades da succinato desidrogenase (SDH; succinato:ubiquinona oxidorredutase) (*SDHB, SDHC, SDHD, SDHAF2, SDHA*), que compõem porções do complexo mitocondrial II. Em pacientes com mutações de *SDHD*, a penetrância depende da origem paterna da mutação. Assim, a doença não se manifesta quando a mutação é herdada da mãe, porém exibe alta penetrância quando é herdada do pai. Esse fenômeno é conhecido como *imprinting* materno. São necessários múltiplos cofatores para a atividade normal do complexo da SHD, incluindo flavina adenina dinucleotídio (FAD) na subunidade SDH1. O FAD está ligado de modo covalente à Sdh1 e a deleção do *SDHAF2* provoca perda completa da ligação do cofator FAD (flavinação) de Sdh1. À semelhança de famílias com mutações *SDHD*, aquelas com mutações em *SDHAF2* também exibem *imprinting* materno e paragangliomas parassimpáticos, que tipicamente ocorrem na base do crânio e no pescoço. Os pacientes com mutações *SDHB* correm risco aumentado de paraganglioma maligno.

Testes genéticos

Desde 1990, já foram relatados 15 genes diferentes de suscetibilidade para o feocromocitoma e o paraganglioma: *NF1, RET, VHL, SDHD, SDHC, SDHB, EGLN1/PHD2, KIF1B, SDHAF2, IDH1, TMEM127, SDHA, MAX, HIF2A* e o gene *FH* que codifica a fumarato hidratase.[8]

Deve-se considerar a realização de testes genéticos quando um paciente apresenta um ou mais dos seguintes achados: paraganglioma, feocromocitomas suprarrenais bilaterais, feocromocitoma suprarrenal unilateral e história de feocromocitoma ou paraganglioma, feocromocitoma suprarrenal unilateral de início em uma idade jovem (antes dos 45 anos) ou outros achados clínicos sugestivos de um dos distúrbios sindrômicos anteriormente discutidos. O teste genético pode ser complexo; o exame realizado em um membro da família tem implicações para os parentes.[9,10] Recomenda-se o aconselhamento genético para ajudar as famílias a compreender as implicações dos resultados do exame genético; para coordenar a avaliação dos indivíduos com risco; e para ajudar as famílias a lidar com questões psicossociais que podem surgir antes, no decorrer e depois dos exames. Uma lista de laboratórios de diagnóstico genético molecular clinicamente aprovados está disponível em www.genetests.org.

MANIFESTAÇÕES CLÍNICAS

Os tumores secretores de catecolaminas ocorrem com frequência igual em homens e mulheres, principalmente nas terceira, quarta e quinta décadas de vida. Esses tumores são raros em crianças; quando descobertos, podem ser multifocais, extrassuprarrenais e metastáticos e podem estar associados a uma síndrome hereditária.[11] Quando existem sinais/sintomas, eles resultam dos efeitos farmacológicos das concentrações excessivas de catecolaminas circulantes (Tabela 215.1). A hipertensão arterial sistêmica resultante pode ser sustentada (em cerca da metade dos pacientes) ou paroxística (em cerca de um terço dos pacientes). Nos casos remanescentes, os pacientes apresentam pressão arterial normal. Podem ocorrer sinais/sintomas episódicos em crises ou paroxismos, que podem ser extremamente variáveis em sua apresentação, mas que tipicamente incluem batimentos cardíacos vigorosos, palidez, tremor, cefaleia e diaforese. A crise pode surgir com uma sensação de "aceleração" no tórax e de respiração curta, seguida de um

Tabela 215.1 Sinais e sintomas associados a tumores secretores de catecolaminas.

RELACIONADOS COM A CRISE
Ansiedade e medo de morte iminente
Cefaleia
Diaforese
Dispneia
Dor epigástrica e torácica
Hipertensão arterial sistêmica
Náuseas e vômitos
Palidez
Palpitação (batimentos cardíacos vigorosos)
Tremor
CRÔNICOS
Cefaleia
Constipação intestinal (megacólon)
Diaforese
Dispneia
Dor epigástrica e torácica
Eritrocitose
Fadiga
Febre
Fenômeno de Raynaud
Hematúria indolor (associada a paraganglioma da bexiga)
Hiperglicemia
Hipertensão arterial sistêmica
Hipotensão ortostática
Insuficiência cardíaca congestiva – miocardiopatia dilatada ou hipertrófica
Livedo reticular
Mãos e pés frios
Palpitação (batimentos cardíacos vigorosos)
Perda de peso
Retinopatia grau II a IV
Sinais/sintomas dependentes da secreção de ectópica de hormônio (p. ex., CRH/ ACTH, GHRH, PTH-RP, VIP)
Tremor
NÃO TÍPICOS DE FEOCROMOCITOMA
Rubor

ACTH = hormônio adrenocorticotrófico; CRH = hormônio de liberação da corticotropina; GHRH = hormônio de liberação do hormônio de crescimento; PTH-RP = peptídio relacionado com o paratormônio; VIP = polipeptídio intestinal vasoativo. Modificada de Young WF Jr. Pheocromocitoma: 1926-1993. *Trends Endocrinol Metab.* 1993;4:122-127.

batimento cardíaco "em pancada" no tórax, que tipicamente progride para cefaleia latejante. A vasoconstrição periférica com uma crise resulta em mãos e pés frios e palidez facial. O aumento da sensação de calor corporal e a sudorese são sintomas comuns que ocorrem próximo ao final da crise. As crises podem ser espontâneas ou podem ser precipitadas por mudança de postura, ansiedade, medicamentos (p. ex., metoclopramida, inibidores beta-adrenérgicos, agentes anestésicos, corticosteroides), exercício físico ou manobras que aumentem a pressão intra-abdominal (p. ex., mudanças de posição, levantar-se, defecação, exercício, colonoscopia, gravidez, traumatismo). Embora os tipos de crises experimentados pelos pacientes sejam altamente variáveis, as crises tendem a ser estereotipadas em cada paciente. As crises podem ocorrer diversas vezes/dia ou raramente, uma vez por mês. A duração típica da crise do feocromocitoma é de 15 a 20 minutos, mas pode ser muito mais curta ou ter uma duração de várias horas. O médico precisa reconhecer que a maioria dos pacientes com crises não apresenta feocromocitoma.

A hiperglicemia de jejum e o diabetes melito são causados, em parte, pela inibição alfa-adrenérgica da liberação de insulina. Alguns dos hormônios cossecretados que podem dominar a apresentação clínica incluem corticotropina (síndrome de Cushing), peptídio relacionado ao paratormônio (hipercalcemia), vasopressina (síndrome de secreção inapropriada do hormônio antidiurético), peptídio intestinal vasoativo (diarreia aquosa) e hormônio de liberação do hormônio de crescimento (acromegalia) (Tabela 215.1). Miocardiopatia e insuficiência cardíaca congestiva são as apresentações sintomáticas do feocromocitoma que, com mais frequência, não são reconhecidas pelos médicos. A miocardiopatia, seja ela dilatada ou hipertrófica, pode ser totalmente reversível com a ressecção do tumor. Alguns pacientes com feocromocitoma podem ser assintomáticos, apesar dos níveis circulantes elevados de catecolaminas, refletindo, provavelmente, a dessensibilização dos receptores adrenérgicos relacionada com a estimulação crônica.

Os feocromocitomas sintomáticos estão localizados nas glândulas suprarrenais, com diâmetro médio de 4,5 cm (Figura 215.2). Os paragangliomas são encontrados em locais onde há tecido cromafim: ao longo da cadeia simpática para-aórtica, no interior dos órgãos de Zuckerkandl (na origem da artéria mesentérica inferior), na parede da bexiga e ao longo da cadeia simpática no pescoço ou no mediastino. Os paragangliomas na base do crânio e na região do pescoço (p. ex., tumores de corpo carótico, tumores do glomo, quimiodectomas) originam-se habitualmente a partir do tecido parassimpático e normalmente não apresentam hipersecreção de catecolaminas e metanefrinas, enquanto os paragangliomas no mediastino, no abdome e na pelve originam-se habitualmente do tecido cromafim simpático e, em geral, hipersecretam catecolaminas e metanefrinas.

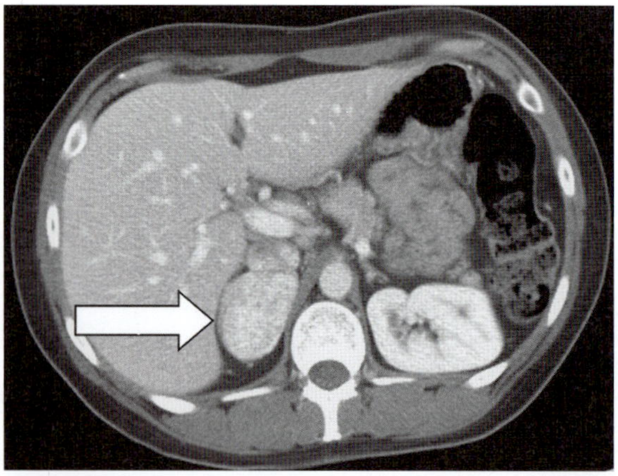

FIGURA 215.2 **Tomografia computadorizada com contraste do abdome de uma estudante de segundo ano de medicina, de 32 anos, com detecção periparto de feocromocitoma.** As metanefrinas plasmáticas fracionadas estavam anormais: metanefrina, 0,19 nmol/ℓ (normal, < 0,5 nmol/ℓ); normetanefrina, 28,6 nmol/ℓ (normal, < 0,9 nmol/ℓ). Os níveis na urina de 24 horas estavam anormais: norepinefrina, 781 μg (normal, < 170 μg); epinefrina, 2,4 μg (normal, < 35 μg); dopamina, 197 μg (normal, < 700 μg); metanefrina, 117 μg (normal, < 400 μg); normetanefrina, 8.760 μg (normal, < 900 μg). A imagem axial mostra massa suprarrenal direita com realce heterogêneo típico de 5 cm, compatível com feocromocitoma (*seta*). Após bloqueio α e beta-adrenérgico, um feocromocitoma de 5,3 × 5,0 × 2,0 cm, 40 g, foi removido laparoscopicamente.

DIAGNÓSTICO

Diagnóstico diferencial

Os sinais e sintomas que podem levar o médico a investigar feocromocitoma podem ser causados por numerosos distúrbios. Esses distúrbios abrangem grande parte da clínica e incluem distúrbios endócrinos (p. ex., hipogonadismo primário), distúrbios cardiovasculares (p. ex., hipotensão ortostática primária), transtornos psicológicos (p. ex., transtorno do pânico), causas farmacológicas (p. ex., abstinência de inibidor adrenérgico), distúrbios neurológicos (p. ex., síndrome da taquicardia ortostática postural) e outros distúrbios (p. ex., doença dos mastócitos). Com efeito, a maioria dos pacientes que realizam exames à procura de feocromocitoma não apresentam essa condição. Além disso, as catecolaminas e metanefrinas fracionadas podem estar elevadas em diversos cenários clínicos: abstinência de medicamentos ou substâncias (p. ex., clonidina, álcool), qualquer doença aguda (p. ex., hemorragia subaracnóidea, enxaqueca, pré-eclâmpsia) e administração de numerosos fármacos e medicamentos (p. ex., antidepressivos tricíclicos, levodopa, cocaína, fenciclidina, dietilamida do ácido lisérgico [LSD], anfetaminas, efedrina, pseudoefedrina, fenilpropanolamina, isoproterenol) (Tabela 215.2).

Deve-se suspeitar de feocromocitoma em pacientes que apresentam um ou mais dos seguintes achados: crises hiperadrenérgicas (p. ex., episódios autolimitados de palpitações sem esforço, diaforese, cefaleia, tremor ou palidez); hipertensão resistente; síndrome familiar que predispõe a tumores secretores de catecolaminas (p. ex., NEM do tipo 2, NF1, doença de VHL); história familiar de feocromocitoma ou história de feocromocitoma ressecado e história atual de hipertensão recorrente ou de crises; massa suprarrenal descoberta de modo incidental com aumento da atenuação da TC pré-contraste de mais de 20 unidades Hounsfield (HU); hipertensão arterial sistêmica e diabetes melito; resposta pressórica durante a anestesia, cirurgia ou angiografia; início de hipertensão em idade precoce (antes dos 20 anos) e miocardiopatia dilatada idiopática.

Achados laboratoriais

O diagnóstico precisa ser confirmado bioquimicamente por meio de aumento das concentrações das metanefrinas fracionadas no plasma ou das catecolaminas e metanefrinas fracionadas em uma coleta de urina de 24 horas (Figura 215.3).[11b] Atualmente, a maioria dos laboratórios mede as catecolaminas fracionadas (dopamina, norepinefrina e epinefrina) e as metanefrinas fracionadas (metanefrina e normetanefrina) por meio de cromatografia líquida de alto desempenho, com detecção eletroquímica ou espectroscopia de massa em *tandem*.[12,13] Essas técnicas superaram os problemas da análise fluorométrica (p. ex., obtenção de resultados falsopositivos produzidos por alfametildopa, labetalol, sotalol e agentes de contraste em exames de imagens). Um dos métodos mais confiáveis para a identificação de tumores secretores de catecolaminas é a dosagem das metanefrinas e catecolaminas fracionadas em uma coleta de urina de 24 horas (sensibilidade de 98%; especificidade de 98%). Se a suspeita clínica for alta, as metanefrinas fracionadas plasmáticas também devem ser medidas. Alguns grupos defenderam a dosagem das metanefrinas fracionadas no plasma como exame de primeira linha para o feocromocitoma. O valor preditivo de um resultado negativo é extremamente alto,

Tabela 215.2 Medicamentos passíveis de aumentar os níveis mensurados de catecolaminas e metanefrinas.

Antidepressivos tricíclicos (incluindo ciclobenzaprina)
Levodopa
Fármacos que contêm agonistas dos receptores adrenérgicos (p. ex., descongestionantes)
Anfetaminas
Buspirona e agentes antipsicóticos
Inibidores da monoamina oxidase (inibidores da MAO)
Proclorperazina
Reserpina
Inibidores da recaptação de serotonina e norepinefrina (IRSN)
Retirada de clonidina e outros fármacos
Etanol

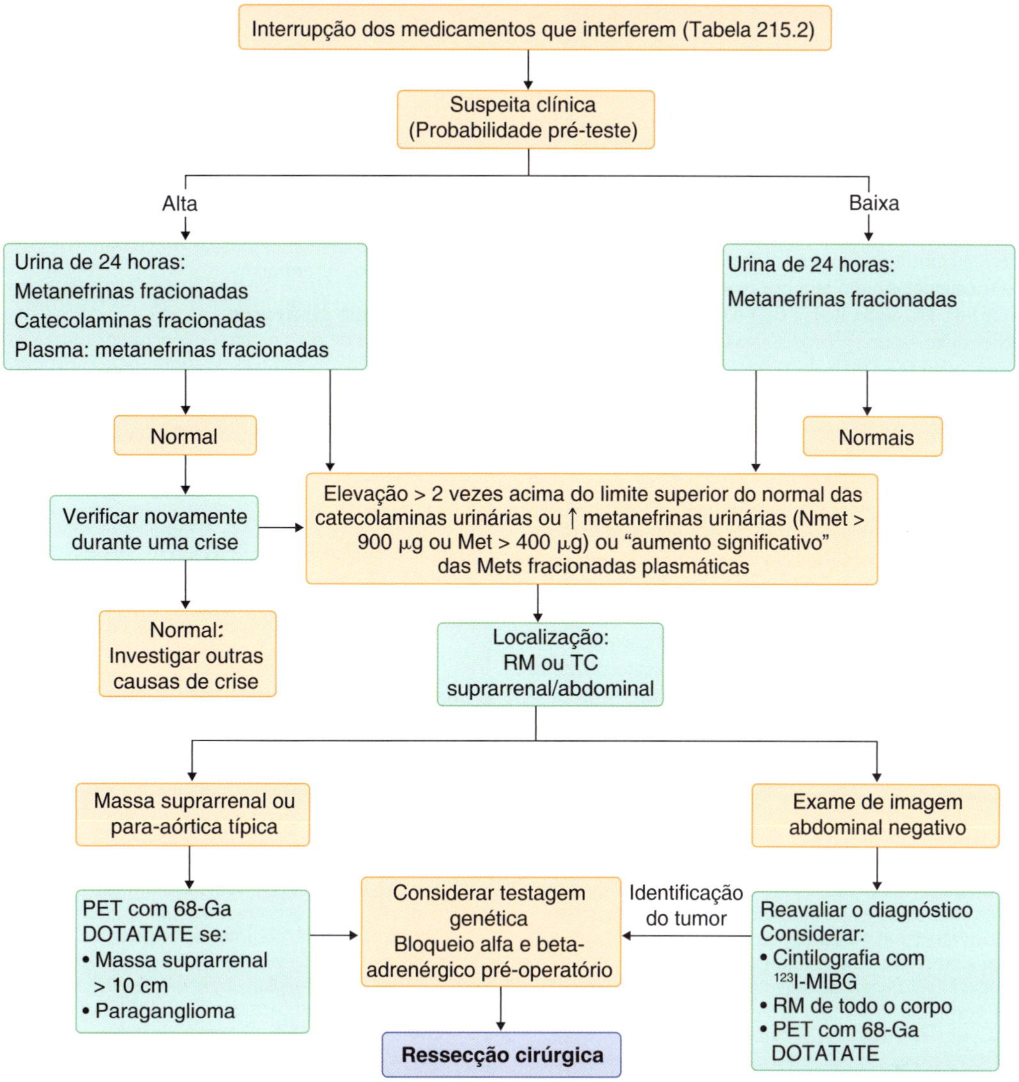

FIGURA 215.3 **Avaliação e tratamento de tumores secretores de catecolaminas.** A suspeita clínica é desencadeada pelos seguintes achados: sintomas paroxísticos (particularmente hipertensão); hipertensão que é intermitente, habitualmente lábil ou resistente a tratamento; história familiar de feocromocitoma ou condições associadas; ou massa suprarrenal descoberta de modo incidental. Os detalhes são discutidos no texto. TC = tomografia computadorizada; Ga-68 DOTATATE = gálio 68 1,4,7,10-tetra-azaciclododecano-1,4,7,10-tetracético (DOTA)-octreotato; ^{123}I-MIBG = ^{123}I-metilodobenzilguanidina; Met = metanefrina; RM = ressonância magnética; Nmet = normetanefrina; PET = tomografia por emissão de pósitrons. (Modificada de Young WF Jr. Pheochromocytoma: 1926-1993. *Trends Endocrinol Metab*. 1993;4:122.)

e o achado de níveis plasmáticos normais de metanefrinas fracionadas exclui a possibilidade de feocromocitoma, exceto em pacientes com doença pré-clínica inicial e naqueles com neoplasias estritamente secretoras de dopamina. O exame plasmático também é atraente, em virtude de sua simplicidade. Embora a dosagem das metanefrinas fracionadas plasmáticas tenha uma sensibilidade de 96 a 100%, a especificidade é fraca, de apenas de 85 a 89%; a especificidade cai para 77% em pacientes com mais de 60 anos. Foi estimado que 97% dos pacientes com hipertensão examinados em uma clínica de cuidados terciários, que apresentavam medições plasmáticas das metanefrinas fracionadas, não apresentavam feocromocitoma. Essa elevada taxa de resultados falso-positivos resulta em gastos excessivos com os cuidados de saúde, devido à realização subsequente de exames de imagem, e à realização de cirurgia potencialmente inapropriada. Por conseguinte, as metanefrinas plasmáticas fracionadas carecem da especificidade necessária para serem recomendadas como exame de primeira linha; essa dosagem é reservada para os casos em que o índice de suspeita for elevado. Entretanto, a determinação das metanefrinas fracionadas no plasma constitui um exame de primeira linha adequado para crianças, nas quais é difícil obter uma coleta de urina completa de 24 horas.

O índice de suspeita para o feocromocitoma deveria ser elevado (ver Figura 215.3) em pacientes com as situações clínicas descritas anteriormente e naqueles com massa suprarrenal descoberta de modo incidental, que apresentam características de imagem compatíveis com feocromocitoma. Incluem aumento da atenuação na TC pré-contraste (p. ex., > 20 HU), acentuado realce com meio de contraste intravenoso na TC, com *washout* lento do contraste, alta intensidade de sinal na imagem ponderada em T2 da RM, alterações císticas e hemorrágicas, bilateralidade e grande tamanho (> 4 cm) (ver adiante). Por outro lado, se o valor de atenuação da TC sem contraste for de 10 HU ou menos, a probabilidade de feocromocitoma é tão baixa que não há necessidade de obter os níveis de metanefrinas.

Embora seja preferível que os pacientes não recebam nenhuma medicação durante a avaliação diagnóstica, o tratamento com a maioria dos medicamentos pode ser mantido. Os antidepressivos tricíclicos interferem, com mais frequência, na interpretação das catecolaminas e das metanefrinas fracionadas. Para a detecção efetiva de tumores secretores de catecolaminas, o tratamento com antidepressivos tricíclicos e com outros agentes psicoativos relacionados na Tabela 215.2 deve ser reduzido de maneira gradual e interrompido pelo menos 2 semanas antes de qualquer avaliação hormonal. Além disso, a secreção de catecolaminas pode estar apropriadamente aumentada em situações de estresse físico ou de doença (p. ex., acidente vascular encefálico, infarto do miocárdio, insuficiência cardíaca congestiva, apneia obstrutiva do sono). Por conseguinte, as circunstâncias clínicas nas quais as catecolaminas e as metanefrinas são medidas precisam ser avaliadas em cada caso.

Exames de imagem

Os exames de localização só deveriam ser iniciados após confirmação do diagnóstico de tumor secretor de catecolaminas pelos exames bioquímicos (ver Figura 215.3). Os exames de imagem assistidos por computador das glândulas suprarrenais e do abdome com TC ou RM devem constituir os primeiros exames de localização (sensibilidade de > 95%; especificidade de > 65%). Cerca de 85% desses tumores são encontrados nas glândulas suprarrenais, enquanto 95% ocorrem no abdome. Se os resultados do exame de imagem do abdome forem normais, indica-se a localização por PET com gálio 68 e ácido 1,4,7,10-tetra-azaciclododecano-1,4,7,10-tetra-acético (DOTA)-octreotato (68-Ga DOTATATE PET) (ver Figura 215.3). A PET-TC com Ga-68 DOTATATE tem uma taxa de detecção de lesões de 96 a 98% e é superior à cintilografia com ^{123}I metaiodobenzilguanidina (^{123}I-MIBG).[14–16] Se for detectado um feocromocitoma suprarrenal unilateral típico (< 10 cm) na TC ou na RM, a PET-TC com Ga-68 DOTATATE ou a cintilografia com ^{123}I-MIBG são supérfluas. Se o feocromocitoma suprarrenal tiver mais de 10 cm de diâmetro, ou se for identificado um paraganglioma na TC ou na RM, a PET-TC com Ga-68 DOTATATE (análogo de somatostatina) ou a cintilografia com ^{123}I-MIBG estão indicadas, visto que o paciente corre risco aumentado de doença maligna e de paragangliomas adicionais. A PET com Ga-68 DOTATATE PET e a PET com ^{18}F-fluorodesoxiglicose são excelentes modalidades de imagem para a detecção de doença metastática.

Outros procedimentos de localização que podem ser utilizados, mas que raramente são necessários, incluem exame de imagem assistido por computador do tórax, da base do crânio e do pescoço (ver Figura 215.3). Devido aos acentuados gradientes entre as glândulas suprarrenais em pacientes sem feocromocitoma, o cateterismo venoso das suprarrenais para catecolaminas não é útil na investigação de feocromocitoma suprarrenal.

TRATAMENTO

Tratamento clínico

Em todos os pacientes com neoplasias secretoras de catecolaminas, indica-se alguma forma de preparação farmacológica pré-operatória. Entretanto, nenhum ensaio clínico controlado e randomizado comparou as diferentes condutas. Os bloqueios alfa e beta-adrenérgico combinado é uma abordagem para controlar a pressão arterial e evitar crises hipertensivas intraoperatórias. O bloqueio alfa-adrenérgico deve ser iniciado 7 a 10 dias no pré-operatório para normalizar a pressão arterial e expandir o volume sanguíneo contraído. Indica-se uma duração mais prolongada do bloqueio alfa-adrenérgico pré-operatório em pacientes com infarto do miocárdio recente, miocardiopatia por catecolaminas e vasculite induzida por catecolaminas. A pressão arterial deve ser monitorada com o paciente na posição sentada e na posição ortostática, 2 vezes/dia. A pressão arterial-alvo deve ser inferior a 120/80 mmHg (na posição sentada), com pressão arterial sistólica acima de 90 mmHg (na posição ortostática); ambas as metas devem ser modificadas com base na idade do paciente e na presença de doença comórbida. No segundo ou terceiro dia de bloqueio alfa-adrenérgico, os pacientes são incentivados a iniciar uma dieta com alto teor de sódio (≥ 5.000 mg/dia), devido à contração de volume induzida pelas catecolaminas e à ortostase associada ao bloqueio alfa-adrenérgico. Esse grau de expansão de volume é contraindicado nos pacientes com insuficiência cardíaca congestiva ou insuficiência renal. Após a obtenção de um bloqueio alfa-adrenérgico adequado, inicia-se o bloqueio beta-adrenérgico se a frequência cardíaca média for superior a 80 bpm.

A fenoxibenzamina constitui o fármaco preferido para controlar a pressão arterial e a arritmia no pré-operatório.[17] Trata-se de um agente bloqueador alfa-adrenérgico inespecífico, irreversível e de ação prolongada. A dose inicial é de 10 mg, 1 ou 2 vezes/dia, e aumenta-se a dose em 10 a 20 mg, em doses fracionadas, a cada 2 ou 3 dias, quando necessário, para controlar a pressão arterial e as crises. A dose final de fenoxibenzamina é tipicamente entre 20 e 100 mg/dia. Por outro lado, a doxazosina, um agente bloqueador alfa-adrenérgico mais seletivo, parece promover hipotensão intraoperatória mais transitória durante a cirurgia e maior necessidade de suporte pós-operatório da pressão arterial.[18]

O antagonista beta-adrenérgico só deve ser administrado quando o bloqueio alfa-adrenérgico for efetivo; com bloqueio beta-adrenérgico isolado, a hipertensão arterial sistêmica pode ser mais grave, devido à ausência de oposição à estimulação alfa-adrenérgica. O bloqueio beta-adrenérgico pré-operatório está indicado para controlar a taquicardia associada tanto às concentrações elevadas de catecolaminas circulantes quanto ao bloqueio alfa-adrenérgico. O médico deve ter cautela se o paciente for asmático ou se apresentar insuficiência cardíaca congestiva. O excesso crônico de catecolaminas pode produzir miocardiopatia, que pode se tornar evidente com o início do bloqueio beta-adrenérgico, resultando em edema pulmonar agudo.[19] Por conseguinte, o bloqueador beta-adrenérgico deve ser administrado com cautela e em uma dose baixa. Outros agentes que podem ser utilizados no preparo do paciente com feocromocitoma para a cirurgia incluem α-metil-*p*-tirosina (metirosina) e bloqueadores dos canais de cálcio. Apear do tratamento, os pacientes normotensos com feocromocitoma apresentam instabilidade hemodinâmica peroperatória aproximadamente comparável àquela de pacientes hipertensos com feocromocitoma, e ambos diferem acentuadamente de pacientes sem feocromocitoma submetidos a cirurgia de glândula suprarrenal.[20] Podem ocorrer crises hipertensivas agudas antes ou no curso da cirurgia, e elas devem ser tratadas com nitroprusseto de sódio intravenoso, fentolamina ou nicardipino.

Tratamento cirúrgico

O tratamento de escolha para o feocromocitoma consiste em ressecção cirúrgica completa. As taxas de sobrevivência cirúrgica são de 98 a 100% e dependem altamente da habilidade da equipe formada pelo endocrinologista, cirurgião endócrino e anestesiologista. O preparo farmacológico pré-operatório cuidadoso é crucial para o tratamento bem-sucedido. Os tumores secretores de catecolaminas são, em sua maioria, benignos e podem ser totalmente excisados. A excisão tumoral cura habitualmente a hipertensão.

O acesso laparoscópico da glândula suprarrenal é o procedimento de escolha para o feocromocitoma intrassuprarrenal solitário com menos de 8 cm de diâmetro. A experiência cirúrgica é fundamental para evitar a ruptura intraoperatória da cápsula do tumor. A suprarrenalectomia laparoscópica para o feocromocitoma deve ser convertida em suprarrenalectomia a céu aberto nos casos de dissecção difícil, invasão, aderências ou inexperiência do cirurgião. Um acesso cirúrgico abdominal na linha mediana anterior está indicado para os paragangliomas abdominais. Os paragangliomas do pescoço, do tórax e da bexiga exigem acessos especializados.

Manejo das complicações

Pode ocorrer hipotensão durante e após a ressecção cirúrgica do feocromocitoma, e o seu tratamento consiste em líquidos e coloides e, a seguir, agentes vasopressores intravenosos, se necessário. A hipotensão pós-operatória é menos frequente em pacientes submetidos a bloqueio alfa-adrenérgico adequado e expansão do volume no pré-operatório. Se ambas as glândulas suprarrenais tiverem sido manipuladas durante a cirurgia, deve-se considerar a insuficiência adrenocortical como possível causa de hipotensão pós-operatória. Devido à possível ocorrência de hipoglicemia no período pós-operatório imediato, os níveis de glicemia devem ser monitorados, e os líquidos intravenosos devem conter glicose a 5%.

Aproximadamente 1 a 2 semanas após a cirurgia, as catecolaminas e as metanefrinas fracionadas devem ser medidas em uma coleta de amostra de urina de 24 horas. Se os níveis estiverem normais, a ressecção do feocromocitoma deve ser considerada completa. Os níveis elevados de catecolaminas e metanefrinas fracionadas, detectados no pós-operatório, são compatíveis com tumor residual, devido a uma segunda lesão primária ou a metástases ocultas.

Acompanhamento

A excreção urinária de 24 horas de catecolaminas e metanefrinas fracionadas ou a determinação dos níveis plasmáticos de metanefrinas fracionadas devem ser verificadas anualmente, durante toda a vida. Os exames bioquímicos anuais avaliam a possibilidade de doença metastática, a recorrência do tumor no leito suprarrenal ou o aparecimento tardio de múltiplos tumores primários. Não há necessidade de TC ou de RM de acompanhamento, a não ser que os níveis de metanefrinas ou de catecolaminas se tornem elevados, ou que o tumor original estivesse associado a excesso mínimo ou inexistente de catecolaminas ou metanefrinas.

FEOCROMOCITOMA E PARAGANGLIOMA METASTÁTICOS

A distinção entre tumores secretores de catecolaminas benignos e malignos é difícil com base nas características clínicas, bioquímicas ou histopatológicas; por conseguinte, a neoplasia maligna baseia-se na documentação de doença metastática (p. ex., para os linfonodos, o osso, o pulmão e o fígado). Observa-se o desenvolvimento de metástases dentro de um período mediano de 5,5 anos (faixa de 0,3 a 53,4 anos) a partir do diagnóstico inicial.[21] A sobrevida global mediana e a sobrevida específica da doença são de 24,6 e 33,7 anos, respectivamente. Entretanto, 13% dos pacientes morrem nos primeiros 5 anos após o estabelecimento do diagnóstico, e uma sobrevida mais curta está correlacionada com o sexo masculino, a idade mais avançada por ocasião da detecção do tumor primário, metástases sincrônicas, maior tamanho do tumor primário, níveis elevados de dopamina e não ressecção do tumor primário. O médico deve avaliar o ritmo da doença maligna e basear o nível de tratamento na agressividade do comportamento do tumor. Indica-se uma abordagem de múltiplas modalidades, multidisciplinar e individualizada para controlar os sintomas dependentes das catecolaminas, os efeitos expansivos locais e a carga tumoral total.

FEOCROMOCITOMA DURANTE A GRAVIDEZ

O feocromocitoma durante a gravidez pode provocar morte tanto do feto quanto da mãe. A abordagem para o diagnóstico bioquímico é a mesma que a das pacientes não grávidas. A RM sem gadolínio constitui a modalidade de imagem preferida. A cintilografia com ^{123}I-MIBG e a PET-TC com Ga-68 DOTATATE (análogo da somatostatina) estão contraindicadas. O tratamento da crise hipertensiva é igual ao das pacientes não grávidas, exceto que é preciso evitar o uso de nitroprusseto. Embora a conduta mais apropriada seja discutida, os feocromocitomas suprarrenais devem ser imediatamente removidos após bloqueios alfa e beta-adrenérgico se o diagnóstico for estabelecido durante os primeiros dois trimestres de gravidez.[22] O preparo pré-operatório é o mesmo utilizado em pacientes não grávidas. Se a gravidez estiver no terceiro trimestre, recomenda-se uma cirurgia para cesariana e retirada do feocromocitoma suprarrenal ao mesmo tempo. O trabalho de parto e o parto espontâneo devem ser evitados. O tratamento dos paragangliomas secretores de catecolaminas durante a gravidez pode exigir modificação dessas diretrizes, dependendo da localização do tumor.

REFERÊNCIAS BIBLIOGRÁFICAS

As referências bibliográficas, bem como os outros materiais suplementares deste livro, encontram-se no GEN-IO, nosso ambiente virtual de aprendizagem.

216 DIABETES MELITO

JILL P. CRANDALL E HARRY SHAMOON

O diabetes melito[a] (DM) é um distúrbio crônico, que se caracteriza por regulação metabólica anormal, bem como pelo potencial de complicações vasculares e neuropáticas. O DM abrange um conjunto de distúrbios heterogêneos, que têm como característica diagnóstica comum a ocorrência de níveis elevados de glicemia; entretanto, conforme sugerido pelos estudos genéticos e moleculares, é provável que esse conjunto inclua muitas subcategorias e cada uma delas exige abordagens individualizadas de prevenção, diagnóstico e tratamento. Dependendo do contexto em que o paciente se apresenta, o DM pode ser uma condição aguda potencialmente fatal, um distúrbio associado à gravidez ou um distúrbio crônico de evolução gradual, associado a suas complicações secundárias, que podem ser, em última análise, mais debilitantes do que a hiperglicemia. Outros fatores tornam o DM um desafio clínico incomum, como a necessidade de participação ativa dos pacientes no seu tratamento, as apresentações variáveis ao longo do espectros e a apresentação clínica instável e em contínua evolução. Como a gravidade dos defeitos metabólicos subjacentes não permanece estática, o controle do DM exige sempre mudanças no tratamento, de acordo com o estágio da doença. Esses padrões de evolução são sobrepostos aos fenótipos na apresentação e dependem de inúmeros fatores, incluindo idade, sexo, raça, contexto social e outros.

Sabe-se agora que as complicações vasculares e neuropáticas relacionadas com o DM resultam do tratamento imperfeito dos distúrbios metabólicos, definidos principalmente pela hiperglicemia. Há também evidências de que fatores genéticos predisponham ou protejam os pacientes dos efeitos deletérios da hiperglicemia. Independentemente do subtipo específico de DM, todos têm em comum algum grau de deficiência de insulina. A deficiência de insulina pode ser absoluta, como no DM do tipo 1 (DM1), ou pode ser relativa, com resistência à insulina coexistente, como no DM do tipo 2. A deficiência de insulina constitui o principal fator do comprometimento da homeostasia energética, enquanto a hiperglicemia desempenha o papel dominante nas complicações relacionadas com a doença. Ao longo dos últimos 40 anos, foram realizados grandes avanços na nossa compreensão do DM, com consequentes contribuições para o diagnóstico e o arsenal terapêutico.

DEFINIÇÕES

Apesar da heterogeneidade dos fenótipos, é possível, de modo geral, classificar o DM em dois subgrupos principais: o tipo 1 (anteriormente designado como diabetes de início juvenil ou insulinodependente) e o tipo 2 (anteriormente designado como diabetes de início na idade adulta ou não insulinodependente). As principais características clínicas do tipo 1 e do tipo 2 são apresentadas na Tabela 216.1 e descritas de modo detalhado nas seções correspondentes, adiante.

Além dessas duas grandes categorias, o diabetes melito pode ocorrer em associação a outros distúrbios, com o uso de certos medicamentos ou, raramente, em consequência de mutação genética específica, o diabetes do tipo maturidade de início na juventude (MODY; do inglês, *maturity-onset diabetes of youth*).

DIABETES MELITO ASSOCIADO A OUTROS DISTÚRBIOS OU SÍNDROMES

O DM pode ocorrer como parte de diversas síndromes hereditárias, incluindo as síndromes de Turner, Klinefelter, Prader-Willi, Down e Wolfram, entre outras. Os defeitos genéticos e metabólicos envolvidos são heterogêneos, porém resultam habitualmente em comprometimento da função das células β. A obesidade (e a consequente resistência à insulina) associada a muitas dessas síndromes também contribui. As doenças do pâncreas exócrino, como pancreatite, câncer pancreático, hemocromatose e fibrose cística, podem ser acompanhadas de comprometimento da função endócrina do pâncreas, levando ao DM com deficiência de insulina. Diversas endocrinopatias que estão associadas à resistência à insulina, incluindo acromegalia, síndrome de Cushing e feocromocitoma, podem resultar em tolerância à glicose prejudicada (pré-diabetes) ou diabetes franco em indivíduos predispostos. As infecções virais, como a rubéola congênita e o citomegalovírus, podem causar diabetes em consequência da destruição das células β. Por fim, a hiperglicemia pode estar associada ao uso de determinados fármacos, incluindo os que agravam a resistência à insulina (p. ex., glicocorticoides, ácido nicotínico, diuréticos tiazídicos) e os que comprometem a função das células β (p. ex., pentamidina, diazóxido, gamainterferona).

CRITÉRIOS DE DIAGNÓSTICO PARA DIABETES MELITO

O DM é diagnosticado com base em um de vários critérios, incluindo concentração plasmática de glicose em jejum, concentração plasmática

Tabela 216.1 Classificação do diabetes melito.

	TIPO 1	TIPO 2
Idade de início	Infância ou início da idade adulta, porém pode manifestar-se em qualquer idade	Meia-idade ou mais tarde, porém pode se manifestar em crianças e adolescentes obesos
História familiar/fatores genéticos	Risco genético definido, porém a maioria dos casos é esporádica	Forte componente genético, poligênico na maioria dos casos
Deflagradores ambientais	Em grande parte, desconhecidos	Obesidade, sedentarismo
Necessidade de terapia com insulina	Universal	Variável
Frequência entre indivíduos com diabetes	5 a 10%	Cerca de 90%
Distúrbios associados	Autoimunidade, particularmente da tireoide, outros distúrbios endócrinos	Hipertensão arterial sistêmica, dislipidemia, síndrome metabólica, síndrome do ovário policístico

[a]N.R.T.: O Brasil é o 5º país em termos de incidência de DM no mundo, com 16,8 milhões de adultos (20 a 79 anos), perdendo apenas para China, Índia, EUA e Paquistão. A estimativa da incidência da doença em 2030 chega a 21,5 milhões (*Atlas do Diabetes* da International Diabetes Federation [IDF]).

de glicose após a administração de uma carga de glicose padrão oral de 75 g (teste de tolerância à glicose oral) e porcentagem da hemoglobina glicada (HbA_{1c}) (Tabela 216.2). Na maioria dos casos, os resultados anormais exigem a realização de um exame confirmatório, porém o DM pode ser diagnosticado quando há hiperglicemia inequívoca (concentração plasmática de glicose casual > 200 mg/dℓ) e manifestações típicas de poliúria, polidipsia e perda de peso.

Como os níveis plasmáticos de glicose estendem-se em um *continuum*, a seleção de um limiar diagnóstico específico é, em alguns aspectos, arbitrária. Os critérios atuais baseiam-se no nível plasmático de glicose ou de HbA_{1c} acima do qual o risco de complicações microvasculares específicas do DM (p. ex., retinopatia) está perceptivelmente aumentado. Em situações de alteração da renovação dos eritrócitos ou em certas hemoglobinopatias, a HbA_{1c} pode não refletir de maneira acurada os níveis plasmáticos médios de glicose (ver seção mais adiante sobre hemoglobina glicada), e deve-se utilizar a medição direta da glicemia. Existem critérios de glicose separados para o diagnóstico do diabetes gestacional (ver seção sobre diabetes gestacional, nas manifestações clínicas de diabetes melito tipo 2).

Os estados de regulação prejudicada da glicose (pré-diabetes), que não preenchem os critérios para diabetes melito, também foram definidos (concentração de glicose em jejum de 100 a 125 mg/dℓ, concentração de glicose em 2 horas de 140 a 199 mg/dℓ ou nível de HbA_{1c} de 5,7 a 6,4%). Os indivíduos nessas categorias correm risco aumentado de DM, porém nem todos progredirão e alguns poderão reverter para a normalização da regulação da glicose. A tolerância prejudicada à glicose (concentração de glicose de 2 horas de 140 a 199 mg/dℓ no teste de tolerância à glicose oral) também tem sido associada a risco aumentado de doença cardiovascular (DCV) aterosclerótica, que pode ser independente do desenvolvimento futuro de DM.

Hemoglobina glicada

As medições da hemoglobina glicada são clinicamente utilizadas desde a década de 1980 como meio de avaliar o controle glicêmico em pacientes com DM e, mais recentemente, para o diagnóstico de DM e de estados pré-diabéticos. Os níveis de hemoglobina glicada de > 7,4% ou < 5,6% estão associados a taxa de mortalidade elevada por todas as causas em pacientes com diabetes melito. Em indivíduos sem DM, o nível ideal situa-se entre 5,0 e 6,5%.[1b] A hemoglobina A_{1c} (HbA_{1c}) é formada pela glicosilação não enzimática da hemoglobina, e a sua porcentagem reflete a exposição da molécula de hemoglobina A à glicose durante o tempo de vida dos eritrócitos circulantes (cerca de 120 dias). Por conseguinte, a HbA_{1c} apresenta uma relação previsível (mas não linear) com os níveis plasmáticos médios de glicose durante os 3 a 4 meses precedentes, embora a exposição mais recente à glicose (nas 4 semanas precedentes) contribua relativamente mais para a glicosilação. A relação entre a HbA_{1c} e os níveis médios de glicose foi inicialmente baseada em dados obtidos do Diabetes Control and Complications Trial (DCCT) e, recentemente, foram atualizados com base em dados obtidos de estudos que utilizaram o monitoramento contínuo da glicemia em indivíduos ambulatoriais, incluindo aqueles com e sem DM (Tabela 216.3).

Embora sejam utilizados vários tipos diferentes de ensaios (p. ex., cromatografia de afinidade, imunoensaio) para medir a HbA_{1c}, os métodos têm sido, em sua maioria, harmonizados para um padrão comum e, em geral, permitem que os resultados de diferentes laboratórios sejam utilizados de forma intercambiável. Os resultados da HbA_{1c} podem ser influenciados por vários fatores, incluindo condições que alterem a sobrevida dos eritrócitos (p. ex., anemia hemolítica) ou que causem interferência em um ensaio específico. Nessas situações, as medições da frutosamina (uma proteína sérica glicada) ou da albumina glicada, ambas as quais refletem os níveis médios de glicose durante as 2 a 3 semanas precedentes, podem fornecer uma avaliação mais acurada dos níveis de glicose recentes. Entretanto, esses ensaios não foram tão bem padronizados, e a relação com os níveis plasmáticos médios de glicose está menos bem estabelecida.

Tabela 216.2 Critérios diagnósticos para diabetes melito.

	NORMAL	PRÉ-DIABETES	DIABETES MELITO
Concentração de glicose em jejum (mg/dℓ)	< 100	100 a 125	≥ 126
TTGO, concentração de glicose em 2 h (mg/dℓ)	< 140	140 a 199	≥ 200
HbA_{1c} (%)	< 5,7	5,7 a 6,4	≥ 6,5

TTGO = teste de tolerância à glicose oral. Modificada de American Diabetes Association Standards of Medical Care in Diabetes–2018. *Diabetes Care* 2018;41(Suppl 1):S13-S27.

BIOPATOLOGIA DO DIABETES MELITO

A Figura 216.1 fornece um resumo dos efeitos da deficiência de insulina sobre o metabolismo energético do corpo.

Devido ao papel dominante da insulina no metabolismo dos carboidratos, não é surpreendente que a sua disponibilidade e efetividade desempenhem um papel em todas as formas de diabetes. Entretanto, como muitos outros fatores diabetogênicos podem atuar, e como existe uma interdependência entre muitos desses mecanismos homeostáticos, apontar para as suas contribuições individuais em cada paciente é praticamente impossível.

A fisiologia normal da insulina é coordenada em uma dinâmica complexa envolvendo combustíveis metabólicos, neurotransmissores e outros hormônios. A insulina é sintetizada como pré-proinsulina nos ribossomos do retículo endoplasmático rugoso das células β das ilhotas pancreáticas e, em seguida, é convertida em proinsulina, que, por sua vez, é transportada até o aparelho de Golgi, onde é acondicionada em grânulos

Tabela 216.3 Relação entre a HbA_{1c} e os níveis médios estimados de glicose durante os 3 meses precedentes.

	NÍVEL MÉDIO ESTIMADO DE GLICOSE	
HbA_{1c} (%)	**mg/dℓ**	**mmol/ℓ**
5	97	5,4
6	126	7,0
7	154	8,6
8	183	10,2
9	212	11,8
10	240	13,4
11	269	14,9
12	298	16,5

De Nathan DM, Kuenen J, Borg R, et al. Translating the A_{1c} assay into estimated average glucose values. *Diabetes Care*. 2008;31:1473-1478.

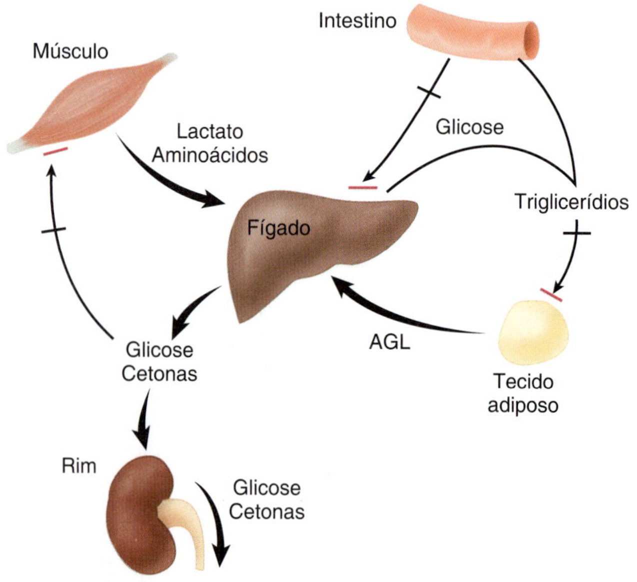

FIGURA 216.1 Efeitos da deficiência de insulina sobre o metabolismo energético corporal. A falta de insulina leva à mobilização de substratos para gliconeogênese e cetogênese a partir do músculo e do tecido adiposo, à produção acelerada de glicose e cetonas pelo fígado e ao comprometimento da remoção de combustíveis endógenos e exógenos pelos tecidos responsivos à insulina. Os resultados consistem em hiperglicemia grave e a hipercetonemia, que sobrepujam os mecanismos de remoção renal. AGL = ácidos graxos livres.

secretores. A proinsulina é clivada em quantidades equimolares de insulina e de um segmento de conexão (peptídio C) nos grânulos secretores. A estimulação da secreção de insulina resulta na liberação de quantidades equimolares de insulina e de peptídio C (bem como de uma pequena quantidade de proinsulina) na veia porta do fígado. Enquanto uma grande proporção da insulina está ligada a seu receptor hepático e é metabolizada em sua "primeira passagem" pelo fígado, o peptídio C é muito menos propenso ao metabolismo hepático e fornece melhor reflexo da secreção de insulina, embora, do ponto de vista quantitativo, tenha utilidade limitada no diagnóstico clínico ou no tratamento do diabetes.

O principal regulador da secreção de insulina é a glicose. O processo de secreção da insulina pelas células β é mostrado de maneira esquemática na Figura 216.2. A glicose é captada pelas células β por meio do sistema do transportador de glicose GLUT2 e, em seguida, é fosforilada a glicose 6-fosfato por uma glicoquinase específica das ilhotas. Por conseguinte, a glicoquinase pode ser considerada como o "sensor de glicose" da célula β; a ocorrência de mutações nessa enzima pode levar a uma síndrome de diabetes específica (MODY2); há evidências de seu papel em formas comuns de diabetes tipo 2. A conversão da glicose em glicose-6-fosfato resulta em aumento sequencial do trifosfato de adenosina (ATP) intracelular, fechamento dos canais de potássio dependentes de ATP (K_{ATP}) na membrana da célula β, despolarização da membrana e influxo de cálcio, migração dos grânulos secretores de insulina na membrana celular e a sua fusão com a membrana e, por fim, liberação de insulina no líquido extracelular. O canal de K_{ATP} é constituído pelo receptor de sulfonilureia 1 (SUR1) e por uma subunidade interna do canal de potássio, Kir6.2. As mutações no gene *SUR1* ou no gene *Kir6.2* levam à perda de atividade da K_{ATP}; em consequência, a célula é despolarizada, resultando em liberação crônica de insulina e em uma síndrome denominada *hipoglicemia hiperinsulinêmica persistente da lactância*. Foram também identificadas mutações em *Kir6.2* e *SUR1* em pacientes com diabetes melito neonatal permanente; nesses pacientes, o tratamento com sulfonilureia pode normalizar a secreção de insulina.

A magnitude da resposta secretora da insulina é determinada pelo nível de glicemia, bem como pela taxa e modo de entrada da glicose. Em comparação com a administração intravenosa de glicose, são produzidos níveis mais elevados de insulina quando a glicose é administrada por via oral, devido à liberação simultânea de incretinas derivadas do intestino, que incluem o peptídio semelhante ao glucagon 1 (GLP-1) e o peptídio insulinotrópico dependente de glicose (GIP), ambos os quais aumentam a secreção de insulina. De fato, os fármacos que simulam ou que aumentam esse efeito de incretina são úteis no tratamento do diabetes tipo 2.

As elevações rápidas nos níveis de glicemia (p. ex., após a administração intravenosa de glicose) causam um pico de secreção de insulina, que

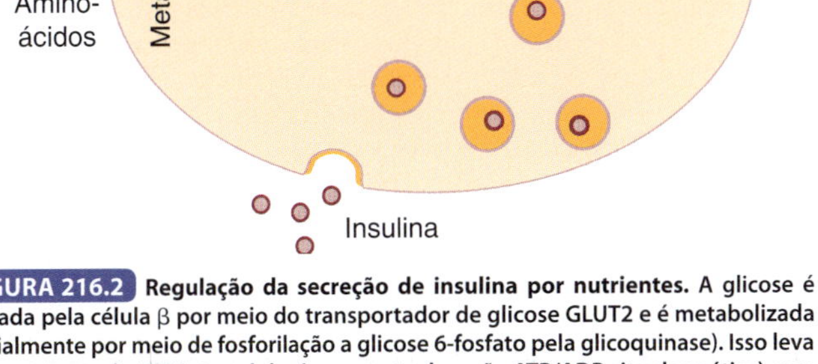

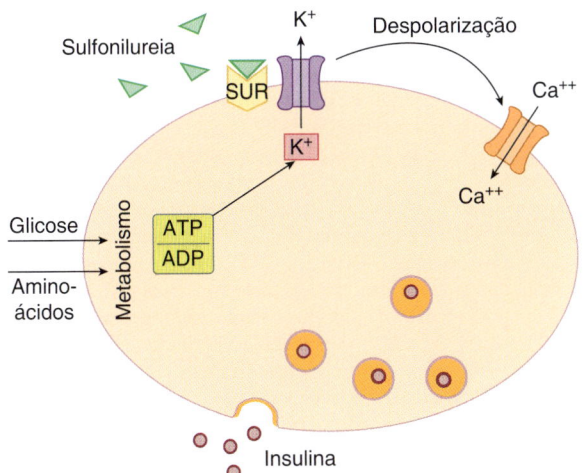

FIGURA 216.2 Regulação da secreção de insulina por nutrientes. A glicose é captada pela célula β por meio do transportador de glicose GLUT2 e é metabolizada (inicialmente por meio de fosforilação a glicose 6-fosfato pela glicoquinase). Isso leva a um aumento do ATP intracelular (e aumento da razão ATP/ADP citoplasmática), que provoca o fechamento do canal de potássio dependente de ATP, seguido de despolarização da membrana e abertura subsequente dos canais de cálcio regulados por voltagem. O influxo de cálcio mobiliza os grânulos secretores de insulina que se fundem com a membrana celular, liberando a insulina no líquido extracelular. O receptor de sulfonilureia 1 (SUR1) é um componente do canal de potássio dependente de ATP. ADP = difosfato de adenosina; ATP = trifosfato de adenosina.

alcança o seu valor máximo em poucos minutos e declina rapidamente (a denominada secreção de insulina de primeira fase). Com elevações mais persistentes da concentração plasmática de glicose, a secreção de insulina é sustentada (a denominada secreção de insulina de segunda fase). O indicador fisiopatológico mais precoce de função deficiente das células β pode ser a perda da secreção de insulina de primeira fase, que precede em anos o declínio da reserva secretora de insulina suficiente para resultar em intolerância à glicose ou diabetes.

Ação da insulina

As ações da insulina sobre os seus principais órgãos-alvo (*i. e.*, músculo, gordura, fígado) apresentam efeitos complexos e coordenados sobre o metabolismo dos carboidratos, das proteínas e dos lipídios e são mediadas pela sua interação com o receptor de insulina. A sinalização do receptor de insulina por meio do substrato do receptor de insulina 1 e da fosfatidilinositol 3-quinase é uma importante via na mediação do transporte de glicose estimulado pela insulina, notavelmente pela estimulação da translocação do transportador de glicose GLUT4 até a membrana celular. Essa via também é responsável pelos efeitos vasodilatadores da insulina (por meio do aumento da expressão da óxido nítrico sintetase endotelial) que podem contribuir para a utilização da glicose, aumentando a liberação de nutrientes nos tecidos. Os defeitos nessas vias de sinalização intracelulares constituem uma importante causa de comprometimento da ação da insulina, ou "resistência à insulina" (ver seção sobre ação da insulina prejudicada [resistência à insulina] em biopatologia do diabetes melito tipo 2).

As ações globais da insulina tendem a promover a captação e o armazenamento de nutrientes no estado alimentado e a liberação de nutrientes das reservas corporais em jejum, conforme resumido na Tabela 216.4.

No *período pós-prandial*, a elevação dos níveis de glicose desencadeia simultaneamente a secreção de insulina e suprime a liberação de glucagon. O consequente aumento da razão entre insulina e glucagon eleva a síntese hepática de glicogênio e inibe a liberação de glicose do fígado. A insulina estimula a captação de glicose pelo músculo esquelético e no tecido adiposo, promovendo a síntese de proteínas e triglicerídios. No *estado de jejum*, o declínio dos níveis de glicose inibe a liberação de insulina, aumentando, assim, a glicogenólise e a gliconeogênese e o consequente fornecimento de glicose na circulação. Nos estados de deficiência absoluta ou relativa de insulina, os níveis basais inadequados de insulina possibilitam a produção desenfreada de glicose hepática, o que resulta em hiperglicemia de jejum. A insulina inadequada no estado alimentado impede a captação periférica de glicose (predominantemente pelo músculo esquelético), contribuindo, assim, para a hiperglicemia pós-prandial. O comprometimento da supressão da produção hepática de glicose também contribui para a hiperglicemia pós-prandial em pacientes com diabetes (ver também seção sobre diabetes melito tipo 2).

DIABETES MELITO TIPO 1

Epidemiologia

O diabetes melito tipo 1 pode se manifestar em qualquer idade, porém normalmente aparece na infância, em particular em torno da época da puberdade. Entretanto, novos casos de diabetes tipo 1 podem aparecer em qualquer momento da vida, e, nos EUA, cerca de 30% dos pacientes são diagnosticados após a idade adulta jovem.[1]

No mundo inteiro, a incidência de diabetes melito tipo 1 varia de 50 a 100 vezes, com taxas mais elevadas em indivíduos de ascendência do norte da Europa. Ambos os sexos são igualmente afetados na infância, porém os homens são mais comumente afetados no início da vida adulta.

Tabela 216.4 Efeitos metabólicos da insulina.

EFEITO METABÓLICO	ESTIMULADO PELA INSULINA	INIBIDO PELA INSULINA
Metabolismo dos carboidratos	Transporte de glicose Glicólise Síntese de glicogênio	Degradação do glicogênio Gliconeogênese
Metabolismo das proteínas	Transporte de aminoácidos Síntese de proteínas	Degradação de proteínas
Metabolismo dos lipídios	Captação dos triglicerídios Lipogênese	Lipólise Oxidação de ácidos graxos

A incidência do diabetes tipo 1 na infância está aumentando rapidamente em todas as populações, em particular na faixa etária de menos de 5 anos, com um tempo de duplicação de menos de 20 anos na Europa. Nos EUA, a incidência do diabetes tipo 1 entre os indivíduos jovens aumentou significativamente de maneira linear, de 1,8% por ano entre 2002 e 2012, particularmente entre jovens de grupos minoritários raciais e étnicos.[2] Essas tendências são consideradas mais adiante, nesta seção. A incidência crescente do diabetes tipo 1 sugere importante contribuição ambiental, porém o papel dos fatores patogênicos específicos permanece, em grande parte, incerto. A distinção entre diabetes tipo 1 e tipo 2 pode tornar-se indefinida posteriormente durante a vida, de modo que a verdadeira incidência cumulativa do distúrbio é desconhecida.

Na Europa, as taxas mais elevadas de diabetes na infância são encontradas na Escandinávia, com uma incidência em crianças do nascimento aos 14 anos que varia de 57 em 100.000 por ano na Finlândia a 4 por 100.000 na Macedônia. Nos EUA, a incidência anual global em jovens é de cerca 19 por 100.000. As taxas de prevalência são notavelmente diferentes entre grupos étnicos que vivem na mesma região geográfica, provavelmente em virtude de diferenças genéticas na suscetibilidade à doença. O diabetes de início precoce apresenta maior risco familiar, e os pais afetados têm mais tendência a transmitir diabetes tipo 1 à prole do que as mães afetadas, com risco de 6 a 9% e de 1 a 3%, respectivamente.

Tendo em vista que os EUA não dispõem de um registro de saúde sistemático, e que a sua população é multiétnica, as estimativas anteriores da prevalência e da incidência do diabetes tipo 1 foram baseadas em extrapolações de coortes limitadas. O estudo multicêntrico SEARCH for Diabetes in Youth (financiado pelos Centers for Disease Control and Prevention e pelo National Institutes of Health) examinou o diabetes entre crianças e adolescentes nos EUA. Durante o período de 2008 a 2009, estima-se que 18.436 pessoas com menos de 20 anos nos EUA tenham sido diagnosticadas com diabetes tipo 1, enquanto 5.089 pessoas com menos de 20 anos foram diagnosticadas com diabetes tipo 2. Nas crianças com menos de 10 anos, os novos casos de diabetes tipo 1 ultrapassaram de longe os do tipo 2 (22,2 por 100.000 por ano para o diabetes tipo 1 *versus* 0,8 por 100.000 para o diabetes tipo 2). Entre os jovens a partir de 10 anos, a taxa de novos casos de diabetes tipo 1 foi aproximadamente o dobro da taxa do tipo 2 (21,9 por 100.000 por ano para o diabetes tipo 1 *versus* 11,0 por 100.000 para o diabetes tipo 2). Os jovens brancos não hispânicos tiveram a maior taxa de novos casos de diabetes tipo 1 em todas as faixas etárias. As taxas de incidência do diabetes por idade e por raça/etnia estão resumidas na Figura 216.3.

O índice de massa corporal (IMC) elevado está associado a uma idade mais jovem por ocasião do diagnóstico de diabetes tipo 1, mas isso parece ser o caso apenas em crianças que já apresentam comprometimento da função das células β. Além disso, o baixo peso ao nascer pode constituir um fator na aceleração do início do diabetes tipo 1, sugerindo que o ambiente intrauterino pode representar um importante determinante da idade no início do diabetes tipo 1.

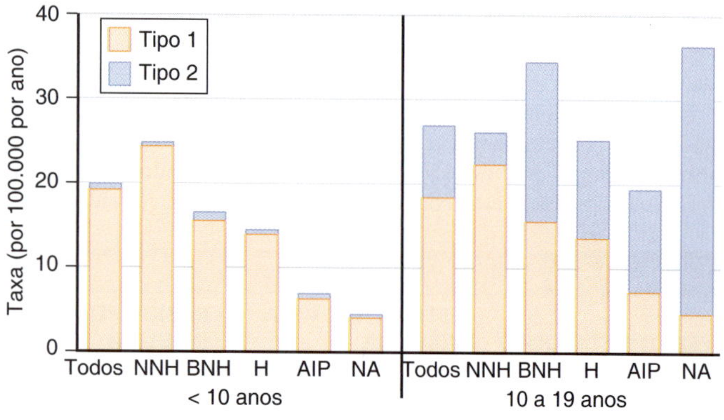

FIGURA 216.3 Taxa de novos casos de diabetes tipo 1 e tipo 2 entre as pessoas com menos de 20 anos nos EUA, por idade e raça/etnia, 2008–2009. NA = nativos americanos; AIP = americanos asiáticos/das ilhas do Pacífico; H = hispânicos/latinos; NNH = negros não hispânicos; BNH = brancos não hispânicos. (De Centers for Disease Control and Prevention. *National Diabetes Statistics Report: Estimates of Diabetes and Its Burden in the United States, 2014*. Atlanta, GA: US Department of Health and Human Services; 2014. Source: SEARCH for Diabetes in Youth Study.).

Biopatologia

No diabetes tipo 1, uma complexa interação de fatores genéticos, ambientais e autoimunes tem como alvo seletivo as células β do pâncreas produtoras de insulina e, em última análise, provoca destruição dessas células. O papel dos fatores genéticos no diabetes tipo 1 já é reconhecido há muito tempo, enfatizado pelo agrupamento familiar com outros distúrbios endócrinos autoimunes[3] e pelas taxas de concordância entre gêmeos idênticos de 30 a 40%. Como essas taxas de concordância não são tão elevadas quanto no diabetes tipo 2 (*i. e.*, > 80%), os fatores ambientais claramente devem desempenhar um importante papel. Embora a existência de um fator desencadeante ambiental seja altamente provável no diabetes tipo 1, até mesmo gêmeos idênticos não expressam genes idênticos do receptor de células T e de imunoglobulinas; em consequência, não se pode esperar uma concordância total. Os irmãos que são idênticos com o probando em relação ao antígeno leucocitário humano (HLA) correm risco de 12 a 15% de desenvolver diabetes em torno dos 20 anos.

Embora muitos dos genes ligados ao diabetes tipo 1 ainda não tenham sido identificados, cerca de 60 são conhecidos.[4] Os genes HLA, que estão localizados no braço curto do cromossomo 6, contribuem com cerca de 50% da suscetibilidade genética para o diabetes tipo 1.[5] Dois haplótipos HLA da classe II, DR4-DQ8 e DR3-DQ2, estão presentes em cerca de 90% das crianças com diabetes tipo 1. O genótipo que contém os dois haplótipos está associado ao maior risco de diabetes (cerca de 5%) e é mais comumente observado na doença de início precoce. Em contrapartida, o haplótipo DR15-DQ6 é altamente protetor e é encontrado em apenas 1% das crianças com diabetes tipo 1, em comparação com 20% na população geral. Os haplótipos de suscetibilidade HLA estão hiper-representados no diabetes tipo 1 de início na vida adulta, porém com menor frequência do que no diabetes tipo 1 clássico juvenil. Outros genes provavelmente contribuem para a suscetibilidade genética ao diabetes tipo 1. Incluem o gene da insulina (no cromossomo 11) e vários outros *loci* associados a outras condições autoimunes, sugerindo a existência de vias comuns que predispõem à perda da autotolerância. Outro gene, *IFIH1*, localizado no cromossomo 2, codifica uma proteína envolvida na imunidade inata e desempenha um papel no reconhecimento dos genomas de RNA de determinados vírus. Foi sugerido que os altos níveis de IFIH1 possam provocar respostas imunes antivirais exageradas, que predispõem à autoimunidade. Muitos outros genes também foram implicados, ressaltando a natureza poligênica dessa doença.

Historicamente, as causas ambientais do diabetes tipo 1 concentraram-se nos vírus, devido a associações com pandemias sazonais de infecções e, raramente, devido ao isolamento de um patógeno específico. As epidemias de caxumba, rubéola e infecção pelo vírus Coxsackie foram associadas a um aumento da frequência do diabetes tipo 1. Além disso, foram relatados raros exemplos específicos e convincentes de diabetes induzido por vírus. Entretanto, acredita-se que a lesão das células β mediada por vírus não seja responsável pela destruição maciça das células β, mas que possa desencadear uma resposta autoimune em indivíduos geneticamente predispostos. Por conseguinte, os vírus podem conter moléculas que se assemelham a uma proteína das células β, e, assim, a infecção viral poderia anular a autotolerância e desencadear respostas autoimunes.

Foi reconhecido, há muito tempo, que cerca de 80% dos indivíduos com diabetes tipo 1 de início recente apresentam anticorpos dirigidos contra várias proteínas das células das ilhotas, incluindo insulina, ácido glutâmico descarboxilase (GAD65 e GAD67) e o antígeno 512 da proteína dos grânulos secretores das células das ilhotas (IA-2). Esses anticorpos biomarcadores têm sido ferramentas importantes para estudar o potencial de identificação e prevenção precoce da destruição total de células β em indivíduos suscetíveis ao diabetes tipo 1. A destruição das células β é mediada, em grande parte, por uma variedade de citocinas ou pela atividade direta dos linfócitos T, provocando apoptose ou destruição celular, embora as evidências tenham sugerido que os anticorpos dirigidos contra as ilhotas também podem desempenhar um papel. Os estudos patológicos realizados tanto em modelos animais quanto em seres humanos estabeleceram que os infiltrados de células inflamatórias nas ilhotas (denominados insulite), que são compostos de células T $CD8^+$ e $CD4^+$, macrófagos e células B, estão ligados ao aparecimento do diabetes. Com o passar do tempo, as ilhotas tornam-se totalmente desprovidas de células β e infiltrados inflamatórios; as células α, δ e do polipeptídio pancreático são mantidas intactas, ilustrando, assim, a especificidade do ataque autoimune contra as células β.

O papel fundamental das células T é sugerido por estudos envolvendo o transplante de pâncreas em gêmeos idênticos. Gêmeos monozigóticos com diabetes, que receberam transplantes de rim e de pâncreas de seu irmão não diabético geneticamente idêntico necessitam de pouca ou nenhuma imunossupressão terapêutica. Entretanto, esses pacientes acabam apresentando recidiva da insulite, com recorrência subsequente do diabetes. As evidências que implicam as células T na autoimunidade do diabetes também provêm de ensaios clínicos que utilizam fármacos imunossupressores. Os fármacos como a ciclosporina ou anticorpos dirigidos contra um componente do receptor de células T (anti-CD3) ou que alteram a apresentação de antígenos pelas células B (anti-CD20) lentificam a progressão do diabetes de início recente, porém esse efeito não é sustentado se a imunossupressão for retirada.

Manifestações clínicas

Foi claramente estabelecido que o diabetes tipo 1 apresenta uma longa fase pré-clínica, descrita de forma mais adequada na Figura 216.4. Por ocasião do diagnóstico clínico, cerca de 10 a 20% da massa original de células β podem ainda ser funcionais. Na maioria dos casos, a hiperglicemia manifesta (e a cetose, se estiver presente) pode ser precipitada por uma doença clínica não relacionada ou por estresse imposto a uma reserva das ilhotas já limitada, desencadeando, assim, as manifestações clínicas diagnósticas. Normalmente, a hiperglicemia sintomática, manifestada por poliúria, polidipsia, perda de peso e fadiga, ocorre de maneira abrupta na criança ou no adulto jovem saudáveis nos demais aspectos. Em minoria dos pacientes, a apresentação inicial pode consistir em cetoacidose diabética (CAD), que pode ocorrer se houver atraso no reconhecimento dos sintomas do diabetes. Enquanto a doença tem uma incidência aumentada nos meses de inverno, classicamente atribuída a infecções virais respiratórias, esse padrão sazonal pode resultar de hormônios contrarreguladores associados à doença, que impulsionam a hiperglicemia em indivíduos com função já comprometida das células β. De modo semelhante, a coincidência do diabetes tipo 1 com a puberdade foi atribuída à resistência à insulina associada a aumentos na secreção dos hormônios sexuais e do crescimento.

O diagnóstico do diabetes é estabelecido com base nos sintomas ou nos critérios de glicemia (ver Tabela 216.2). Raramente, efetua-se a medição dos anticorpos antiácido glutâmico descarboxilase, porém a determinação da etiologia do tipo 1 é, em geral, realizada em bases clínicas. Após o início da terapia com insulina e a estabilização dos níveis plasmáticos de glicose, o paciente pode passar por um período de várias semanas a meses de hiperglicemia relativamente fácil de controlar. Essa denominada fase de "lua de mel" do diabetes tipo 1 resulta da melhora do estresse subjacente, na existência de uma função das células β que ainda não declinou totalmente, e reflete a destruição grave, porém não total, das células β, com secreção contínua (porém reduzida) de insulina. Subsequentemente, o declínio contínuo e progressivo da produção de insulina geralmente leva a níveis indetectáveis depois de alguns anos. Entretanto, com a disponibilidade de ensaios altamente sensíveis para o peptídio C, foram detectados baixos níveis de produção de insulina em alguns pacientes com diabetes tipo 1 de longa duração, que demonstram um controle glicêmico mais estável. Em pacientes com início de diabetes tipo 1 na idade adulta, a apresentação clínica pode seguir uma evolução mais indolente (o denominado diabetes autoimune latente em adultos), talvez devido ao declínio da massa de células β em um ritmo mais lento. Com efeito, o diabetes tipo 1 pode ser diagnosticado de modo incorreto como tipo 2 em muitos desses pacientes até que a progressão da deficiência de insulina revele o fenótipo de dependência completa e permanente de insulina.

TRATAMENTO

A chave para o sucesso do tratamento do diabetes tipo 1 consiste em efetuar uma reposição fisiológica de insulina, ou seja, reproduzir a relação normal e estritamente regulada entre a glicose plasmática e a secreção de insulina. Embora a tecnologia atual possa apenas simular essa fisiologia normal, foram realizados progressos substanciais para possibilitar a manutenção de euglicemia relativa em muitos pacientes. O controle bem-sucedido da glicose exige um compromisso substancial por parte do paciente e do profissional de saúde.[6]

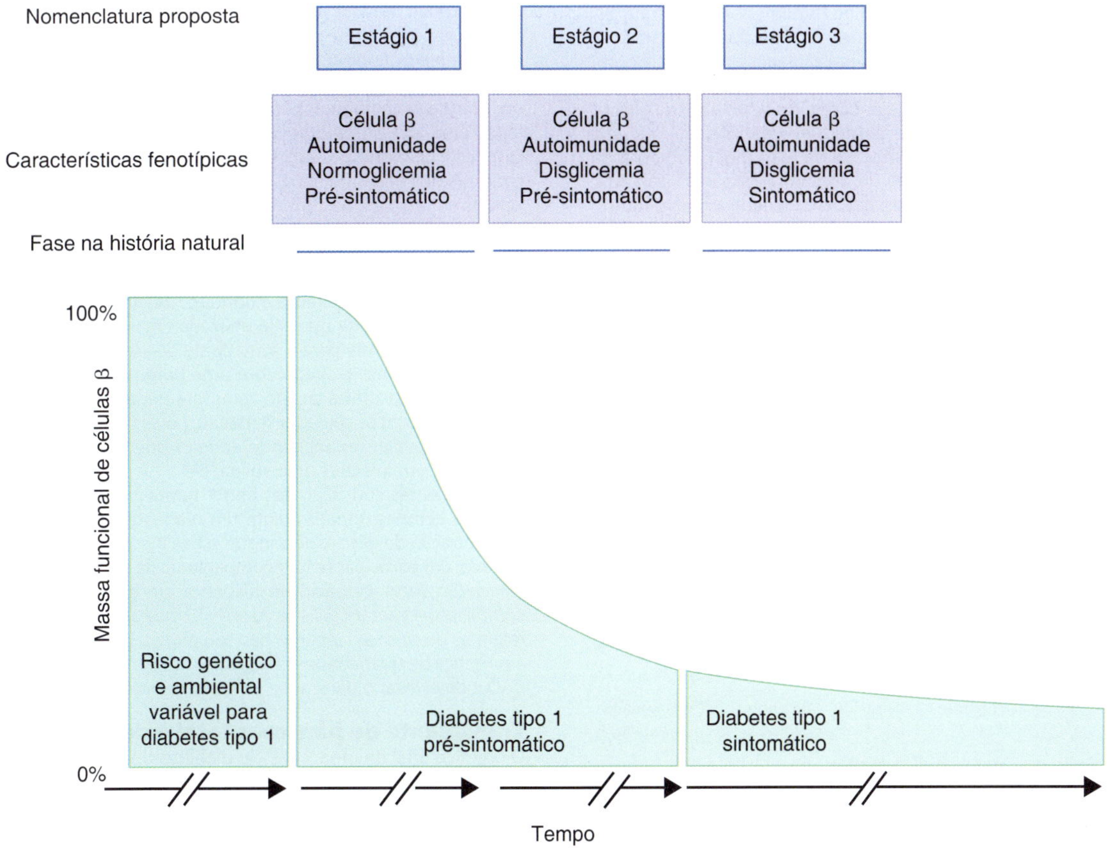

FIGURA 216.4 Resumo da sequência de eventos que levam à perda de células β do pâncreas e, em última análise, à evolução clínica do diabetes tipo 1. CAD = cetoacidose diabética. (De Insel RA, Dunne J, Atkinson MA, et al. Staging Presymptomatic Type 1 Diabetes: A Scientific Statement of JDRF, the Endocrine Society, and the American Diabetes Association. *Diabetes Care.* Oct 2015;38[10]:1964-1974.)

Insulinoterapia

Todos os pacientes com diabetes tipo 1 necessitam de tratamento com insulina para sobreviver. A abordagem para a reposição de insulina no diabetes tipo 1 exige a consideração das necessidades de insulina basal (insulina necessária para manter a homeostasia no estado de jejum) e da insulina necessária para o influxo de nutrientes que ocorre com as refeições. Dispõe-se de diversas preparações de insulina, que diferem com base no padrão de absorção após injeção subcutânea. As preparações de insulina atualmente utilizadas são, em sua maioria, análogos da insulina humana, que foram modificados (em geral, modificando um ou mais aminoácidos), de modo a alterar a farmacocinética para acelerar ou retardar a absorção (Tabela 216.5).

Os pacientes com diabetes tipo 1 são tratados com uma insulina "basal" de ação longa e uma insulina "prandial" de ação mais curta na hora das refeições, por um esquema de múltiplas injeções diárias de insulina ou por uma bomba de infusão contínua de insulina subcutânea. Normalmente, a necessidade diária de insulina em pacientes com diabetes tipo 1 situa-se entre 0,3 e 1,0 unidade/kg/dia, sendo metade administrada na forma de insulina basal, e o restante, dividido em *bolus* antes das refeições. As doses de insulina prandial são determinadas pelo conteúdo de carboidratos da refeição, juntamente com um "fator de correção" se a glicose estiver elevada antes da refeição. Por exemplo, uma conduta comum consiste em administrar 1 unidade para cada 10 a 15 g de carboidrato na refeição, somada a um fator de correção de 1 unidade para diminuir a concentração plasmática de glicose em 20 a 50 mg/dℓ. Entretanto, as necessidades de insulina são influenciadas por diversos fatores (p. ex., idade, tamanho corporal, sensibilidade à insulina) e variam de maneira substancial entre os pacientes; por conseguinte, esses algoritmos precisam ser individualizados. Dispõe-se de vários aplicativos para celular e programas de computador para ajudar os pacientes com o cálculo da dose. A necessidade do paciente de monitorar a concentração de glicose no sangue, geralmente várias vezes por dia, é de importância crítica para o sucesso da reposição fisiológica de insulina (ver adiante).

Uma bomba de infusão subcutânea contínua de insulina, com análogo de insulina de ação curta, pode ser programada para liberar uma infusão basal e um *bolus* pré-prandial. A maioria das bombas de insulina contém um reservatório de insulina fixado por meio de tubo fino e flexível a um cateter muito pequeno, que é inserido SC pelo paciente e trocado a cada 2 ou 3 dias para evitar inflamação e fibrose locais, que podem interferir na absorção de insulina. A taxa de administração de insulina basal pode ser programada para variar ao longo do dia e pode ser particularmente útil para evitar a hiperglicemia associada ao "fenômeno do amanhecer" (elevação dos níveis de glicemia nas primeiras horas da manhã, que se acredita seja devido, em grande parte, à secreção aumentada de hormônio de crescimento). A maioria das bombas de insulina pode ser programada para calcular as doses de insulina prandial, baseando-se no nível de glicose antes da refeição e no conteúdo de carboidratos da refeição, que são inseridos pelo paciente. Entretanto, em caso de mau funcionamento da bomba, pode haver desenvolvimento de descompensação metabólica, incluindo CAD, em algumas horas, visto que não há nenhum reservatório subcutâneo de insulina de ação longa. O uso bem-sucedido de uma bomba de insulina exige um paciente motivado e informado, juntamente com o apoio de uma equipe especializada em diabetes, incluindo um educador certificado de diabetes melito. A terapia com bomba de infusão pode ser utilizada com sucesso em crianças e adolescentes e está associada a taxas reduzidas de complicações agudas, incluindo hipoglicemia grave e CAD, em comparação com injeções de insulina.[7] Quando utilizada apropriadamente, a infusão subcutânea contínua de insulina proporciona aos pacientes flexibilidade máxima no estilo de vida e a melhor chance para alcançar níveis de glicemia quase normais.[A1] Mais recentemente, tornaram-se disponíveis sistemas de administração de insulina em alça fechada híbridos, em que um algoritmo de controle aumenta ou diminui de maneira autônoma ou contínua a administração subcutânea de insulina basal, com base nos níveis de glicose em tempo real registrados por um monitor contínuo de glicose (ver adiante). Esses sistemas podem melhorar o controle da glicose e reduzir a hipoglicemia, em comparação com o uso da bomba de insulina convencional.[A2,A2b]

Alguns pacientes que têm dificuldade em aderir a um esquema de injeções múltiplas ou de bomba de insulina podem ser tratados com combinações de insulina "bifásicas" pré-misturadas, como, por exemplo, uma mistura de NPH e insulina regular administrada 2 vezes/dia. Essa abordagem pode ser apropriada para pacientes com início recente de diabetes tipo 1 que ainda mantêm alguma produção endógena de insulina. Entretanto, na maioria dos pacientes, esse esquema raramente é ideal, visto que carece de flexibilidade e, com frequência, aumenta o risco de hipoglicemia.

Tabela 216.5 Preparações de insulina.

TIPO DE INSULINA	TIPO DE AÇÃO	EFEITO MÁXIMO	DURAÇÃO DA AÇÃO
INSULINA BASAL			
Glargina	Aproximadamente 2 h	Nenhum	Aproximadamente 24 h
Detemir	Aproximadamente 2 h	3 a 9 h	6 a 24 h
Degludeca	Aproximadamente 2 h	Nenhum	Aproximadamente 40 h
NPH/NPL	Aproximadamente 2 h	6 a 12 h	14 a 24 h
INSULINA PRANDIAL			
Lispro, asparte, glulisina	5 a 15 min	45 a 75 min	2 a 4 h
Regular	Aproximadamente 30 min	2 a 4 h	5 a 8 h

NPH = protamina neutra de Hagedorn; NPL = lispro protemina neutra.

Tratamento com dieta e estilo de vida

No diabetes tipo 1, o foco do planejamento dietético concentra-se na estimativa acurada do conteúdo de carboidratos da refeição, de modo a possibilitar a dosagem adequada da insulina prandial. Isso pode ser obtido por meio da promoção da "consistência de carboidratos" de refeição para refeição e uso de uma dose de insulina pré-refeição relativamente fixa. Uma conduta mais flexível consiste em o paciente aprender a "contagem de carboidratos", que especifica uma dose de insulina por quantidade de carboidratos na refeição. Com qualquer uma dessas abordagens, os pacientes precisam monitorar o teor de nutrientes de suas refeições. Evitar doces concentrados e outras refeições ricas em carboidratos, incluindo aquelas com elevado "índice glicêmico", tende a facilitar a dosagem acurada da insulina e a minimizar as variações glicêmicas pós-prandiais. Diferentemente do diabetes tipo 2, a maioria dos pacientes com diabetes tipo 1 não apresenta sobrepeso nem obesidade, e a restrição calórica não é necessária nem útil. Diversos padrões de alimentação são considerados aceitáveis, e as recomendações para uma dieta "saudável para o coração" (baixo teor de gorduras saturadas e colesterol) são as mesmas que aquelas para a população em geral.

Automonitoramento da glicose

O controle bem-sucedido do diabetes tipo 1 exige automonitoramento consistente do nível de glicemia pelo paciente ou cuidados várias vezes ao dia. Os medidores portáteis pequenos com tiras descartáveis são fáceis de usar e razoavelmente acurados na maioria dos contextos de cuidados ambulatoriais. A realização frequente de testes (*i. e.*, antes das refeições e ao deitar) possibilita a dosagem apropriada da insulina prandial e a correção de hiperglicemia inesperada, bem como a detecção ou confirmação de hipoglicemia. Os medidores atuais, em sua maior parte, armazenam um grande número de leituras, que podem ser baixadas em um computador para análise pelo paciente e pela equipe de cuidados de saúde. Dispõe-se de monitores subcutâneos de glicose, que fornecem uma leitura contínua dos níveis de glicose intersticial e que são mais comumente utilizados em associação com uma bomba de insulina. Esses monitores são de maior utilidade para determinar os padrões de glicose, e alguns podem ser programados para disparar um alarme quando o nível de glicose ultrapassar uma faixa predeterminada ou taxa de variação. A acurácia da tecnologia de monitoramento contínuo da glicose melhorou de modo substancial e permite que seja utilizada em vez da medida convencional do nível de glicemia para a tomada de decisões imediatas e uso em um sistema de circuito fechado com uma bomba de insulina. As evidências sugerem que a utilização do monitoramento contínuo da glicose, em comparação com os cuidados habituais, pode melhorar o controle glicêmico em muitos pacientes, incluindo aqueles que utilizam o tratamento convencional com injeções de insulina.[A3,A4]

Os pacientes com diabetes tipo 1 também devem ser instruídos para testar as cetonas urinárias (com tira reagente) em situações nas quais a concentração de glicose no sangue esteja inesperada ou persistentemente elevada, em particular se for acompanhada de sintomas sugestivos de CAD (ver seção sobre cetoacidose diabética em estados hiperglicêmicos nas complicações metabólicas agudas do diabetes). Quantidades pequenas ou mínimas de cetonas urinárias não são motivo de preocupação; entretanto, a presença de quantidades moderadas ou grandes pode indicar o início de CAD e deve levar o paciente a procurar assistência médica urgente.

Transplante de pâncreas total e de células das ilhotas

O objetivo final de uma "cura" do diabetes tipo 1 poderia ser mais provavelmente alcançado por meio do transplante bem-sucedido de células β produtoras de insulina. O transplante de pâncreas total é realizado há mais de 3 décadas, com taxas de sobrevida do enxerto em 5 anos de cerca de 70%. Entretanto, a cirurgia é complicada, e é necessário imunossupressão durante toda a vida, como em qualquer transplante de órgão. Por essas razões, o transplante de pâncreas geralmente é reservado para pacientes que já têm ou irão receber simultaneamente um transplante de rim. Na ausência de indicações para transplante renal, o transplante de pâncreas isolado pode ser considerado para pacientes que apresentam história de complicações metabólicas frequentes, agudas e graves (particularmente hipoglicemia grave) e problemas psicossociais graves e incapacitantes relacionados com a insulinoterapia. Os transplantes de células das ilhotas pancreáticas apresentam vantagens potenciais significativas sobre os transplantes de toda a glândula. Entretanto, no momento atual, o transplante de células das ilhotas é um procedimento experimental, que também exige imunossupressão sistêmica e é realizado apenas no contexto de estudos de pesquisa controlados.

Prevenção do diabetes tipo 1

Tendo em vista que o diabetes tipo 1 é uma doença imunologicamente mediada, foi suposto, há muito tempo, que a intervenção imune deveria alterar a sua história natural e, talvez, até mesmo preveni-lo por completo.[8] Além disso, a hereditariedade significativa do diabetes tipo 1 sugere que o tratamento só pode ser administrado a indivíduos suscetíveis, e a existência de biomarcadores conhecidos (anticorpos que refletem a atividade da doença, bem como os níveis de insulina ou de peptídio C que refletem a função das ilhotas) também dá credibilidade aos tratamentos imunológicos experimentais. Entretanto, infelizmente, o grande desafio para a maioria das intervenções imunológicas tem sido a sua falta de especificidade para a insulite imunomediada ou os riscos das repercussões da imunossupressão em indivíduos saudáveis nos demais aspectos. Tendo em vista a natureza experimental de todas as terapias testadas, apresentamos aqui apenas uma breve visão geral.

A prevenção do diabetes tipo 1 pode, teoricamente, ser realizada em três estágios: (1) em indivíduos suscetíveis, antes do aparecimento de evidências de ataque imune contra as células das ilhotas (prevenção primária); (2) em indivíduos não diabéticos que já apresentam evidências de ativação imune (anticorpos, defeitos da insulina) para evitar a progressão para o diabetes (prevenção secundária); e (3) em pacientes recém-diagnosticados, nos quais o objetivo é retardar o processo destrutivo das células β (prevenção terciária).

Um único ciclo de 14 dias de teplizumabe (um anticorpo monoclonal anti-CD3 não ligado ao receptor Fc) pode retardar a progressão para o diabetes tipo 1 clínico em parentes de alto risco de pacientes com diabetes tipo 1.[A4b] Atualmente, não há certeza de que essa terapia seja amplamente aplicável. Uma abordagem é evitar os supostos fatores desencadeantes ambientais de autoimunidade contra as ilhotas (p. ex., leite de vaca), e foi tentada a suplementação dietética com nutrientes capazes de diminuir a autoimunidade contra as ilhotas (p. ex., ácidos graxos ômega-3 ou vitamina D). Apesar dos resultados promissores de um estudo piloto, um ensaio clínico de grande porte de prevenção primária por meio de remoção do leite de vaca da dieta de lactentes não conseguiu reduzir o diabetes incidente ao longo de 11 anos de acompanhamento. Foram também realizados ensaios clínicos de prevenção secundária com insulina oral, inalada ou injetada e com nicotinamida, porém os resultados foram decepcionantes.[A5] Foram publicados vários estudos de prevenção terciária (*i. e.*, após o diagnóstico de diabetes). As intervenções imunes inespecíficas, como a ciclosporina, demonstram que a imunoterapia pode, de fato, preservar as células β de sua destruição contínua, porém não representa uma alternativa terapêutica aceitável, visto que preserva a função das células β apenas de modo transitório e está associada a um risco elevado de efeitos adversos, como nefropatia. Atualmente, os anticorpos anti-CD3 parecem ser mais promissores e estão sendo avaliados em ensaios clínicos.

Prognóstico

Nessas últimas décadas, houve um progresso substancial na melhora do prognóstico de pacientes com diabetes tipo 1. Isso se deve, em grande parte, à adoção de um controle mais intensivo da glicose e de um tratamento não glicêmico mais efetivo dos estágios iniciais da doença renal e retinopatia. Os dados de acompanhamento a longo prazo da coorte do DCCT com tratamento intensivo mostraram que, depois de 30 anos de duração do diabetes, as taxas de complicações graves foram substancialmente menores do que nos controles históricos, e menos de 1% apresentou cegueira, necessidade de substituição renal ou amputação em consequência do diabetes. Na Suécia, de 1998 a 2014, a mortalidade e a incidência de complicações cardiovasculares declinaram de maneira substancial entre indivíduos com diabetes tipo 1.[9,10] Na ausência de doença renal, a expectativa de vida para pacientes com diabetes tipo 1 nos EUA é comparável à da população em geral. Entretanto, a taxa de mortalidade de todos os pacientes com diabetes tipo 1 a partir de 35 anos é cerca de duas vezes mais alta do que a dos não diabéticos, mesmo se os níveis de HbA_{1c} forem 6,9% ou menos, e torna-se progressivamente mais alta com níveis de HbA_{1c} superiores a 7,9%. A análise de dados de hospitalização e registro nacionalmente representativos mostrou grandes reduções na incidência de um amplo espectro de complicações relacionadas com o diabetes entre 1985 e 2015 na população de adultos com diabetes nos EUA;[11] entretanto, apesar do declínio substancial nas taxas de complicações relacionadas com o diabetes nas últimas duas décadas, persiste ainda uma grande carga da doença, devido ao aumento contínuo na prevalência de diabetes.

DIABETES TIPO 2

Epidemiologia

O diabetes tipo 2 é uma das doenças crônicas mais comuns, que afeta mais de 30 milhões de pessoas nos EUA e um número estimado de 366 milhões no mundo inteiro.[12] Nos EUA, a prevalência do diabetes tipo 2 vem aumentando, de aproximadamente 3% da população em 1995, para mais de 9% em 2015.[13,14] Esse aumento deve-se, em parte, a desvios demográficos (*i. e.*, o envelhecimento da população); entretanto, as taxas de incidência também estão aumentando e acompanham o aumento do sobrepeso e da obesidade, bem como estilos de vida cada vez mais sedentários. Observa-se um padrão semelhante globalmente, com projeções de 550 milhões (cerca da metade não diagnosticada) afetados em 2030. Embora o diabetes tipo 2 seja cada vez mais reconhecido em adolescentes e adultos jovens obesos, a idade avançada continua sendo um importante fator de risco para o diabetes tipo 2. Mais de um quarto dos adultos a partir de 65 anos apresenta diabetes, e outros 50% têm níveis de glicose e de HbA_{1c} na faixa alterada ou pré-diabética. Nos EUA, o diabetes tipo 2 é mais comum em alguns grupos raciais e étnicos, com taxas de prevalência mais altas entre negros não hispânicos (18%), hispânicos (16%) e nativos americanos (16%) e taxas mais baixas entre brancos não hispânicos (9%). Os indivíduos do subcontinente indiano (*i. e.*, Índia, Paquistão, Bangladesh) e das ilhas do Pacífico (p. ex., Havaí, Nauru, Samoa) também apresentam altas taxas de diabetes tipo 2. Em geral, os homens e as mulheres apresentam prevalência aproximadamente igual de diabetes tipo 2.

Biopatologia

O diabetes tipo 2 caracteriza-se por defeitos variáveis na secreção e na ação da insulina. O fenótipo metabólico subjacente do diabetes tipo 2 é distintamente heterogêneo entre indivíduos com a doença; alguns exibem um defeito mais pronunciado na secreção de insulina, enquanto outros têm maior resistência à ação da insulina. O perfil metabólico também varia em determinado paciente ao longo do tempo, à medida que a secreção de insulina declina progressivamente com a maior duração da doença. Apesar de ser heterogêneo, o diabetes tipo 2 caracteriza-se, em todos os casos, pela secreção inadequada de insulina para o nível de glicose prevalecente e o grau de sensibilidade à insulina.

SECREÇÃO PREJUDICADA DE INSULINA

A deficiência relativa de insulina, que é característica do diabetes tipo 2, parece ser uma consequência de fatores tanto funcionais (*i. e.*, redução da responsividade aos secretagogos) quanto quantitativos (*i. e.*, redução da massa de células β). É difícil medir diretamente a capacidade secretora de insulina nos seres humanos; entretanto, estima-se que ocorram reduções da massa de células β de até 60% no diabetes tipo 2. Todavia, isso por si só não é suficiente para explicar a deficiência de insulina no diabetes tipo 2, conforme evidenciado pela observação de que 50% das pancreatectomias cirúrgicas não levam à hiperglicemia em indivíduos saudáveis nos demais aspectos. Os estudos clássicos em pacientes diabéticos demonstraram falha da secreção de insulina em resposta à glicose, porém resposta normal ao aminoácido arginina, fornecendo uma evidência adicional da existência de um defeito funcional específico de percepção da glicose. Foram também demonstradas anormalidades nos padrões pulsáteis e oscilatórios habituais da secreção de insulina e biossíntese ineficiente de insulina no diabetes tipo 2. Por exemplo, o processamento peptídico anormal resulta em aumento da secreção de proinsulina intacta, que serve como biomarcador útil do risco de diabetes futuro. Ocorre também aumento do acúmulo de amiloide nas ilhotas diabéticas, podendo contribuir para o comprometimento da função secretora. Por fim, os defeitos das células β no diabetes tipo 2 parecem ser multifatoriais, em parte geneticamente determinados (ver adiante), mas também influenciados pela exposição ambiental, por exemplo, a níveis circulantes elevados de glicose (glicotoxicidade) e lipídios (lipotoxicidade). Além disso, os defeitos das células β não são estáticos e agravam-se com a duração crescente do diabetes.

AÇÃO PREJUDICADA DA INSULINA (RESISTÊNCIA À INSULINA)

A resistência aos efeitos metabólicos da insulina também constitui uma característica, embora variável, do diabetes tipo 2. A hiperinsulinemia, que se acredita ser uma resposta compensatória à ação comprometida da insulina, pode ser demonstrada em pacientes com pré-diabetes e em muitos pacientes com diabetes tipo 2 estabelecido, particularmente no início de seu curso. Técnicas mais precisas para medir a ação da insulina (p. ex., o clampe hiperinsulinêmico euglicêmico) demonstraram resistência à ação da insulina principalmente nos tecidos periféricos (capacidade reduzida de estimular a captação de glicose no músculo e na gordura), mas também no fígado (redução da capacidade da insulina de suprimir a produção hepática de glicose). A resistência à insulina está estreitamente associada à obesidade (ver adiante), mas também possui determinantes genéticos, refletidos pela observação de que alguns pacientes obesos não apresentam resistência grave à insulina. Com frequência, a resistência à insulina ocorre como parte de um conjunto de características, denominado *síndrome metabólica*, que consiste em hipertensão, obesidade abdominal, dislipidemia, intolerância à glicose e aumento do risco cardiovascular. A resistência à insulina também constitui uma característica comum da síndrome do ovário policístico.

Existem múltiplos mecanismos moleculares que podem levar à resistência à ação fisiológica da insulina, incluindo defeitos pré-receptores (p. ex., molécula de insulina anormal) e receptores de insulina anormais (p. ex., devido a mutações gênicas). Entretanto, as formas comuns de resistência à insulina que ocorrem em associação ao diabetes tipo 2 resultam, em geral, de defeitos pós-receptores, isto é, de anormalidades na sinalização intracelular. Nos tecidos-alvo da insulina, a sinalização por meio da via da fosfatidilinositol 3-quinase é responsável pela translocação do transportador de glicose GLUT4, que é necessário para a captação de glicose no interior da célula. Foram descritos vários defeitos dessa via em seres humanos com resistência à insulina, incluindo anormalidades no substrato do receptor de insulina 1 e na proteinoquinase B/Akt2. Já foram identificadas algumas mutações de genes específicos associadas à resistência à insulina, porém a resistência à insulina também pode ser adquirida, em consequência de obesidade (ver adiante), aumentos dos ácidos graxos livres circulantes, determinados medicamentos (p. ex., os glicocorticoides, niacina) e estados inflamatórios.

As evidências da história natural e dos estudos de associação genética (ver adiante) indicam que os defeitos na ação ou na secreção de insulina podem permanecer clinicamente silenciosos. Por exemplo, a resistência à insulina pode induzir hiperinsulinemia compensatória, que, no início da evolução da doença, é suficiente para manter a euglicemia. Entretanto, em indivíduos com defeitos herdados ou adquiridos na função das células β, essa compensação acaba falhando e ocorre hiperglicemia. Visto de outra maneira, um defeito subclínico das células β pode permanecer silencioso enquanto a sensibilidade à insulina for normal, porém se manifesta como hiperglicemia quando surge resistência adquirida à insulina em consequência de ganho de peso, envelhecimento ou algum outro fator. Uma teoria unificadora que explica a coexistência de defeitos tanto na ação quanto na secreção de insulina é interessante, porém até o momento, incerta.

GENÉTICA

As evidências de agregação familiar do DM2 são substanciais e apoiam a existência de uma importante influência genética. Um indivíduo com um dos genitores com DM2 corre um risco cumulativo de desenvolvimento de DM2 de cerca de 40%, com aumento do risco para aproximadamente 70% se ambos os progenitores estiverem afetados. Além disso, a taxa de concordância entre gêmeos monozigóticos é elevada e alcança 70%. O maior risco de DM2 em determinados grupos raciais e étnicos também sustenta a existência de um importante componente genético. A hereditariedade global do DM2 é estimada entre 25 e 50%, embora o gene ou genes específicos responsáveis, em última análise, por formas comuns de DM2 não tenham sido estabelecidos.[15]

Mutações monogênicas ligadas ao fenótipo do DM2

Diversas síndromes, denominadas *diabetes do tipo maturidade de início na juventude* (MODY), caracterizadas por comprometimento da função das células β, foram identificadas e ligadas a mutações específicas de um único gene. Os fenótipos variam de acordo com a mutação, porém geralmente incluem o início precoce de hiperglicemia relativamente leve em crianças ou adultos jovens não obesos e um padrão de herança autossômico dominante. Embora essas síndromes não sejam comuns (representam 1 a 3% dos casos de diabetes no mundo inteiro), sua descoberta esclareceu o papel da função das células β nas formas mais comuns de DM2. O MODY 2 está associado à mutação da glicoquinase, que atua como sensor de glicose no interior das células β. Nesse caso, são necessários níveis mais elevados de glicose para estimular a liberação de insulina pela célula β. O MODY 3 deve-se à mutação do gene do fator nuclear hepático 1α, que está envolvido no desenvolvimento inicial do pâncreas e na regulação da expressão do gene da insulina. Outras formas de MODY (1, 4, 5, 6) são muito menos comuns e foram descritas apenas em algumas famílias (Tabela 216.6).

Outros exemplos de mutações monogênicas associadas a síndromes específicas de diabetes incluem mutações ativadoras de *KCNJ11* (que codifica uma porção do receptor de sulfonilureia das células β), que provoca DM neonatal grave, e do *WFS1*, que codifica uma proteína que está defeituosa na síndrome de Wolfram (diabetes insípido, diabetes melito, atrofia óptica e surdez).

Diabetes melito do tipo 2 comum, poligênico

As formas comuns de DM2 são provavelmente poligênicas e multifatoriais e representam uma complexa interação de genes e ambiente. Nos últimos anos, foram identificados mais de 100 *loci* de risco genético para as formas comuns de DM2 por meio de estudos de associação genômica ampla (GWAS); entretanto, em seu conjunto, explicam menos de 15% da hereditariedade do distúrbio. Com exceção de variantes raras que são exclusivas de grupos específicos, o gene com o efeito mais forte até o momento (*odds ratio* [OR] para diabetes, 1,4), é o *TCF7L2*, que está associado à redução da secreção de insulina, assim como a maioria das outras variantes gênicas reconhecidas. Outros incluem um transportador de zinco da célula β (ZnT-8; OR, 1,15), o receptor de sulfonilureia (*KCNJ11*; OR, 1,1) e o receptor de melatonina 1B (*MTNR1B*; OR, 1,10). Foi identificado menor número de variantes gênicas associadas à resistência à insulina, que incluem genes que codificam o receptor ativado por proliferador de peroxissomas γ (OR, 1,20) e o substrato do receptor de insulina 1 (OR, 1,10). Foi constatado que variantes de sequência no *SLC16A11*, um gene envolvido no metabolismo intracelular dos lipídios, é um alelo de risco relativamente comum (OR, 1,29) em populações mexicanas. O conhecimento atual sobre as variantes genéticas associadas ao risco de DM2 não é útil para a previsão da doença clínica e não oferece vantagem em relação a ferramentas clínicas simples baseadas em fatores de risco tradicionais.

Há evidências emergentes de que as alterações epigenéticas podem desempenhar um papel importante no desenvolvimento do DM2.

Tabela 216.6 Mutações monogênicas responsáveis pelas formas mais comuns de diabetes do tipo maturidade de início na juventude (MODY).

	MUTAÇÃO	DEFEITO METABÓLICO	FENÓTIPO CLÍNICO
MODY 2	Glicoquinase	Diminuição da sensibilidade da célula β à glicose	Hiperglicemia não progressiva leve, que pode não exigir tratamento farmacológico; raras complicações do DM
MODY 3	Fator nuclear hepático 1α	Regulação anormal da transcrição gênica da célula β	Hiperglicemia leve, que pode ser progressiva; glicosúria renal; aumento da sensibilidade aos fármacos sulfonilureia; suscetibilidade a complicações microvasculares

Os estudos epidemiológicos sugerem que a "programação metabólica" pode ocorrer *in utero*, em que tanto a inanição quanto a hipernutrição fetais predispõem ao diabetes na vida adulta. Um exemplo provém da experiência com os nativos americanos Pima, que apresentam prevalência extremamente elevada de DM2. Os filhos de mulheres que apresentaram diabetes gestacional apresentaram taxas mais elevadas de diabetes do adulto do que as crianças nascidas das mesmas mães antes de se tornarem diabéticas, sugerindo que a exposição intrauterina pode ter efeitos metabólicos de longa duração. Os estudos de metilação do DNA em modelos animais respaldam essa hipótese, porém os estudos amplos do epigenoma humano estão apenas sendo conduzidos agora. Por outro lado, a desnutrição materna está associada a diabetes na prole. O baixo peso ao nascer foi associado à predisposição a doença cardiovascular e diabetes na idade adulta. De acordo com a hipótese de Barker amplamente citada, a deficiência de nutrientes *in utero* (p. ex., devido a inanição materna ou insuficiência placentária) compromete o desenvolvimento do pâncreas endócrino, levando à produção inadequada de insulina posteriormente durante a vida.[16] Os dados disponíveis sugerem que a nutrição materna pode desempenhar um importante papel na programação do metabolismo, resultando em aumento da suscetibilidade ao diabetes na idade adulta.

OBESIDADE

O sobrepeso ou a obesidade (Capítulo 207) aumenta de maneira substancial o risco de DM2 e, provavelmente, é responsável pelo acentuado aumento da prevalência de diabetes no decorrer dessas últimas décadas. Com efeito, o sobrepeso ou a obesidade é o único preditor clínico mais importante do DM2, particularmente em indivíduos jovens ou de meia-idade. A relação entre o IMC e o DM2 é linear, e pode-se observar um aumento do risco até mesmo na faixa de IMC definida como normal ($< 25\ kg/m^2$). Os fatores relacionados, como sedentarismo e dieta (aumento do consumo de alimentos com elevada carga glicêmica, aumento da gordura *trans* e saturada), também podem contribuir para o risco de diabetes, independentemente do IMC. A distribuição da gordura corporal também desempenha um importante papel, e a adiposidade visceral (avaliada pela circunferência abdominal ou pela razão cintura-quadril) constitui um fator de risco para diabetes particularmente forte em populações asiáticas, que tendem a desenvolver DM2 em um valor de IMC mais baixo do que alguns outros grupos raciais ou étnicos. O acúmulo ectópico de tecido adiposo no fígado, que frequentemente se manifesta como doença hepática gordurosa não alcoólica, também está fortemente associado ao risco aumentado de diabetes.

O aumento da massa de tecido adiposo prejudica a ação da insulina por diversos mecanismos propostos, incluindo alterações no metabolismo dos ácidos graxos, acúmulo de triglicerídios no fígado e inflamação sistêmica de baixo grau. Os macrófagos do tecido adiposo produzem citocinas pró-inflamatórias, incluindo o fator de necrose tumoral α e a interleucina-6, que podem interferir na sinalização da insulina. A obesidade também está associada a níveis reduzidos do peptídio derivado da gordura, a adiponectina, que apresenta propriedades anti-inflamatórias e sensibilizadoras da insulina. O aumento dos ácidos graxos livres circulantes, que é característico dos estados obesos, pode interferir na ação da insulina sobre o músculo esquelético e o fígado, e o aumento dos lipídios intramiocelulares também está associado à resistência à insulina. Além disso, o acúmulo aumentado de lipídios nas ilhotas pancreáticas pode levar à secreção prejudicada de insulina. Curiosamente, alguns indivíduos obesos apresentam sensibilidade à insulina e metabolismo da glicose aparentemente normais, uma condição algumas vezes designada como paradoxo da obesidade. Os mecanismos que podem proteger um indivíduo dos efeitos diabetogênicos do excesso de adiposidade não são conhecidos, porém a aptidão cardiorrespiratória intacta pode desempenhar um papel.

Manifestações clínicas

DIABETES TIPO 2 TÍPICO

São observados os sintomas clássicos de hiperglicemia como poliúria, polidipsia e perda de peso, quando o limiar renal para reabsorção de glicose (cerca de 180 mg/dℓ) é ultrapassado, e ocorre glicosúria com diurese osmótica. Por conseguinte, os pacientes podem apresentar concentração plasmática de glicose elevada, porém abaixo desse limiar, durante anos ou até mesmo décadas antes do aparecimento de sintomas específicos. Na era atual, muitos pacientes são diagnosticados com diabetes durante um rastreamento de rotina ou durante uma investigação de outro distúrbio (normalmente DCV). A apresentação inicial em alguns pacientes pode consistir em hiperglicemia descompensada grave, com desidratação profunda, desequilíbrio eletrolítico e níveis plasmáticos de glicose de 400 mg/dℓ ou mais, sendo os exemplos mais notáveis o estado hiperglicêmico hiperosmolar (EHH) e a CAD (ver seções correspondentes, mais adiante).

Uma característica fundamental do diabetes tipo 2 reside no fato de que os defeitos metabólicos não são estáticos, mas tendem a se agravar com o tempo. Um paciente no início do curso do diabetes tipo 2 pode manter um controle aceitável da glicose com uma simples modificação dietética e perda de peso modesta. Para muitos pacientes, essas medidas isoladas falham com o passar do tempo, e tornam-se necessárias combinações de medicações orais e, com frequência, insulinoterapia para controlar os níveis de glicemia.

Embora a característica clínica que define o diabetes tipo 2 seja a hiperglicemia, são, na realidade, as complicações vasculares da doença que causam maiores morbidade e mortalidade. Em minoria de pacientes, a apresentação clínica inicial do diabetes pode consistir na presença de complicações microvasculares diabéticas (retinopatia, neuropatia, nefropatia), que habitualmente indicam muitos anos de hiperglicemia não reconhecida. O aspecto mais típico é o início insidioso de complicações microvasculares sintomáticas depois de muitos anos de diabetes, particularmente se for inadequadamente controlado.

DIABETES ATÍPICO

A CAD pode constituir a apresentação clínica inicial em minoria de pacientes com DM2, que subsequentemente recuperam a função das células β e não necessitam de tratamento com insulina. Essa entidade, designada como DM2 propenso à cetose ou diabetes de Flatbush (em homenagem ao bairro na cidade de Nova York onde foi descrito pela primeira vez), parece ser mais comum entre afro-americanos e algumas outras minorias étnicas. Tipicamente, esses pacientes carecem de marcadores de autoimunidade das células β e apresentam uma forte história familiar de DM2. Quando o episódio inicial de CAD é tratado e ocorre estabilização dos níveis de glicose, os pacientes podem ter remissões quase normoglicêmicas de muitos anos de duração. A patogenia dessa forma de diabetes ainda não foi esclarecida, porém foi proposta predisposição singular das células β à dessensibilização da glicose ("toxicidade de glicose").

DIABETES GESTACIONAL

O diabetes que aparece pela primeira vez durante a gravidez e que normalmente regride depois do parto é denominado *diabetes gestacional* (Capítulo 226). Em geral, as mulheres que desenvolvem diabetes gestacional apresentam fatores de risco, incluindo sobrepeso ou obesidade, idade avançada (> 30 anos) e uma história familiar de DM2. A maioria desenvolverá DM2 permanente durante a vida. As alterações hormonais (aumentos do lactogênio placentário, estrogênio, progesterona) induzem resistência à insulina durante a gravidez e podem revelar defeitos latentes das células β em mulheres com predisposição. Os lactentes nascidos de mães com diabetes melito correm o risco de vários desfechos adversos, particularmente macrossomia, mas também nascimento pré-termo, hipoglicemia neonatal e hiperbilirrubinemia. Atualmente, recomenda-se um rastreamento de rotina com teste de tolerância à glicose oral em todas as mulheres grávidas com 24 a 28 semanas de gestação. Como os níveis de glicose tendem a ser mais baixos do que no estado não grávido, foram desenvolvidos critérios separados para o diagnóstico de diabetes durante a gravidez. Incluem a existência de qualquer um dos seguintes critérios: concentração de glicose em jejum de 92 mg/dℓ ou mais; concentração de glicose de 180 mg/dℓ ou mais em 1 hora ou 153 mg/dℓ ou mais 2 horas após uma carga de glicose oral de 75 g. Foi constatado que o controle agressivo da glicemia reduz os desfechos adversos da gravidez, incluindo macrossomia e parto traumático, embora seus efeitos sobre os desfechos a longo prazo na prole não tenham sido estabelecidos. Recomenda-se a terapia nutricional para todas as mulheres com diabetes gestacional, com ênfase no consumo moderado de carboidratos e necessidade de evitar ganho de peso excessivo. Se a modificação da dieta não for adequada para manter a euglicemia, a insulina tem sido considerada, historicamente, como tratamento farmacológico de primeira linha para o diabetes gestacional. Os medicamentos antidiabéticos orais, incluindo gliburida e metformina, estão sendo cada vez mais utilizados no tratamento do diabetes gestacional, embora a sua segurança a longo prazo não tenha sido estabelecida e não tenham sido aprovados para essa indicação pela Food and Drug Administration dos EUA. Um ensaio clínico de não inferioridade multicêntrico em mulheres com diabetes gestacional não conseguiu mostrar que o uso de gliburida, em comparação com insulina subcutânea, não resulta em maior frequência de complicações perinatais.[A6] Após o parto, as mulheres com diabetes gestacional devem continuar sendo observadas quanto ao desenvolvimento de DM2.

TRATAMENTO

O tratamento efetivo do DM2 é excepcionalmente desafiador, visto que inclui o manejo dos fatores do estilo de vida (incluindo dieta, exercício físico e controle do peso), o uso de múltiplas medicações orais ou injetáveis, o automonitoramento do nível de glicemia e a vigilância e o tratamento das complicações diabéticas agudas e crônicas. A participação ativa do paciente nesse complexo programa é de importância crítica para o controle bem-sucedido do diabetes, e muitos pacientes beneficiam-se da participação em um programa de educação de automanejo do diabetes.

Objetivos da terapia incluindo metas glicêmicas

Os principais objetivos do manejo do diabetes consistem em evitar a hiperglicemia e a hipoglicemia sintomáticas e em prevenir as complicações vasculares associadas ao diabetes (ver seção adiante sobre complicações vasculares crônicas). Foi constatado que o controle intensivo da glicemia (quase normoglicemia) reduz as complicações microvasculares e neuropáticas do diabetes, talvez a DCV,[A6b] mas não a mortalidade.[A7,A8] A visão consensual atual é a de que a redução do nível de HbA_{1c} para 7% ou menos constitui meta apropriada para a maioria dos pacientes com diabetes. Um controle glicêmico mais rigoroso (nível de HbA_{1c} próximo à faixa normal) pode ser adequado em alguns indivíduos (p. ex., pacientes jovens com curta duração da doença), se for possível alcançá-lo sem hipoglicemia excessiva. Por outro lado, metas menos rigorosas podem ser adequadas em pacientes com vasculopatia estabelecida, comorbidades significativas ou redução da expectativa de vida. As metas geralmente aceitas para os níveis de glicose em jejum e pós-prandial são de 80 a 130 mg/dℓ e menos de 180 mg/dℓ, respectivamente. As metas glicêmicas durante a gravidez são diferentes, em parte pelo fato de que os níveis plasmáticos de glicose estão normalmente mais baixos durante a gravidez e devido ao risco de desfechos fetais adversos até mesmo com hiperglicemia modesta (Tabela 216.7).

Manejo da dieta e do estilo de vida

As recomendações dietéticas em pacientes com DM2 têm variado ao longo dos anos e, no passado, incluíam a abstinência estrita de açúcares e o uso de planos específicos de dieta (p. ex., "sistemas de troca"), que forneciam quantidades prescritas de carboidratos, gordura e proteínas. As abordagens atuais para a maioria dos pacientes concentram-se na restrição de calorias para alcançar e manter uma perda de peso modesta (cerca de 5 a 10% do peso corporal), no consumo moderado de carboidratos e na necessidade de evitar doces concentrados e alimentos ricos em gorduras saturadas e colesterol. A distribuição ideal de macronutrientes em pacientes com diabetes tipo 2 não foi estabelecida, e recomenda-se a individualização dos planos de nutrição, dependendo de vários fatores, como função renal, estado do peso corporal e preferência dos pacientes. As evidências sugerem que uma dieta com baixo teor de gordura e baixo teor de carboidratos (tipo Atkins) e uma dieta do tipo mediterrâneo podem ser efetivas para promover a perda de peso e melhorar o controle da glicose em pacientes com diabetes. O consumo moderado de álcool não é proibido, com a devida consideração da ingestão calórica (7 kcal/g) e do risco de hipoglicemia se o álcool for consumido sem alimento, particularmente em pacientes tratados com insulina. Deve-se considerar o encaminhamento a um nutricionista registrado em terapia médica nutricional para pacientes com diagnóstico recente de diabetes tipo 2 e para aqueles que não estejam alcançando as metas glicêmicas ou de peso.

O exercício físico regular constitui um componente importante e, com frequência, negligenciado do manejo do diabetes. Tanto o exercício aeróbico quanto o treinamento de resistência podem melhorar o controle da glicemia, mesmo na ausência de mudança significativa do peso. As recomendações atuais consistem em 150 minutos por semana, no mínimo, de atividade física de intensidade moderada, como caminhada rápida, ciclismo ou natação, e exercícios de fortalecimento muscular, 2 ou 3 vezes/semana. A avaliação do estado cardiovascular antes do início de um programa de exercício deve ser considerada em pacientes selecionados, porém não se recomenda um rastreamento de rotina (p. ex., com teste ergométrico) dos pacientes assintomáticos. Algumas complicações diabéticas podem exigir restrição de certas atividades. Por exemplo, em pacientes com retinopatia proliferativa, o exercício aeróbico ou de resistência vigoroso pode precipitar hemorragia ou descolamento da retina. A presença de perda sensitiva significativa devido à ocorrência de neuropatia periférica pode aumentar o risco de lesão do pé, incluindo ulceração da pele e destruição articular de Charcot. O uso de calçados apropriados e a inspeção cuidadosa dos pés são recomendados, e pode ser necessário evitar exercícios de levantamento de peso em pacientes de alto risco. Por fim, pode ocorrer hipoglicemia induzida pelo exercício em pacientes tratados com insulina ou com alguns secretagogos (*i. e.*, sulfonilureias), podendo exigir um ajuste do esquema de medicação ou o acréscimo de carboidratos antes do exercício.

Cirurgia bariátrica

A perda de peso é considerada a base do tratamento de pacientes com diabetes tipo 2, a maioria dos quais apresenta sobrepeso ou obesidade. Foi claramente demonstrado que a perda de peso melhora o controle glicêmico. Conforme esperado, os pacientes diabéticos que se submetem à cirurgia bariátrica (redução do peso) (Capítulo 207) também apresentam melhora do controle da glicose, que, em alguns casos, é dramática. Com frequência, a melhora da glicemia ocorre quase imediatamente após a cirurgia, antes da ocorrência de perda de peso significativa, e parece estar relacionada com as alterações dos hormônios intestinais (incluindo o GLP-1 e GIP) ou metabolismo dos ácidos biliares. Muitos pacientes conseguem interromper a as medicações antidiabéticas, e foram relatadas taxas de remissão do diabetes de mais de 50%. Entre os pacientes obesos com diabetes tipo 2 não controlado, foi relatado que 3 anos de terapia clínica intensiva juntamente com cirurgia bariátrica resultam em controle glicêmico de um número significativamente maior de pacientes do que a terapia médica isolada; o peso corporal, o uso de medicações hipoglicemiantes e a qualidade de vida também mostraram resultados mais favoráveis em 5 anos nos grupos submetidos a cirurgia.[A9,A10]

Tratamento farmacológico

Embora o controle de peso e a nutrição formem a base de um manejo efetivo, a maioria dos pacientes com diabetes tipo 2 exige o uso de agentes farmacológicos, frequentemente múltiplos, para manter os níveis recomendados de controle glicêmico. Durante as últimas duas décadas, várias classes novas de fármacos, tendo como alvo diferentes vias metabólicas, tornaram-se disponíveis para o tratamento do diabetes tipo 2. Entretanto, alguns dos fármacos mais efetivos são os mais antigos, e o perfil de segurança a longo prazo dos agentes mais recentes ainda não foi estabelecido. As medicações podem ser amplamente classificadas naquelas que aumentam a disponibilidade da insulina (insulina e secretagogos da insulina), naquelas que intensificam a ação da insulina, ou um grupo diversificado com outros alvos. A insulinoterapia também é discutida adiante, bem como na seção sobre diabetes tipo 1.

Sensibilizadores da insulina

Metformina

A metformina, uma biguanida, é a medicação antidiabética mais amplamente utilizada e considerada como tratamento inicial preferido para pacientes com diabetes tipo 2. Acredita-se que os efeitos pleiotrópicos da metformina sejam mediados principalmente pela inibição do complexo 1 mitocondrial (*i. e.*, efeitos sobre a fosforilação oxidativa mitocondrial e a carga de energia celular) e, em parte, por meio da regulação da atividade da proteinoquinase ativada pelo 5′ monofosfato de adenosina e do alvo de rapamicina em mamíferos. A metformina reduz os níveis de glicose principalmente por meio da supressão da produção hepática de glicose, mas também pode intensificar a sensibilidade à insulina (melhora da captação de glicose mediada pela insulina) e limitar a absorção intestinal de glicose. É comum a ocorrência de perda de peso modesta e sustentada (cerca de 2 a 4 kg) com a metformina. A metformina é administrada por via oral,

Tabela 216.7 Alvos glicêmicos recomendados para adultos com diabetes melito.

	NÍVEL DE GLICOSE PRÉ-PRANDIAL	NÍVEL DE GLICOSE PÓS-PRANDIAL	HbA_{1c}
Mulheres não grávidas	80 a 130 mg/dℓ	< 180 mg/dℓ	< 7%
Diabetes gestacional	≤ 95 mg/dℓ	< 140 mg/dℓ (1 h após a refeição) ou < 120 mg/dℓ (2 h após a refeição)	–
Diabetes pré-gestacional	< 95 mg/dℓ	< 140 mg/dℓ (1 h após a refeição) ou < 120 mg/dℓ (2 h após a refeição)	6 a 6,5%

Modificada de American Diabetes Association standards of medical care in diabetes–2018. *Diabetes Care*. 2018;41(Suppl 1):S55-S64.

2 vezes/dia, e dispõe-se de formas de liberação prolongada para dosagem 1 vez/dia. A hipoglicemia ocorre raramente ou nunca na monoterapia com metformina. O efeito adverso mais comum consiste em intolerância gastrintestinal (dispepsia, diarreia), que pode ser minimizada pela titulação lenta da dose. Foi também relatada a ocorrência de má absorção de vitamina B_{12}, levando à deficiência clínica dessa vitamina. A ocorrência de acidose láctica constitui o efeito adverso mais grave, embora raro, que ocorre quase exclusivamente em pacientes com insuficiência renal e outro fator precipitante, como sepse ou choque. A função renal deve ser monitorada periodicamente; a metformina precisa ser utilizada com cautela em indivíduos com taxa de filtração glomerular (TFG) estimada de 45 mℓ/minuto ou menos e deve ser interrompida em caso de TFG estimada de 30 mℓ/minuto ou menos. A metformina, que é única entre as terapias antidiabéticas disponíveis, comprovadamente reduziu a taxa de mortalidade cardiovascular e a taxa de mortalidade por todas as causas no U.K. Prospective Diabetes Study (UKPDS), o que contribui para o seu interesse como agente de primeira linha. A metformina também tem sido utilizada na prevenção do DM e no tratamento da síndrome do ovário policístico.

Tiazolidinedionas

As tiazolidinedionas, que incluem a rosiglitazona e a pioglitazona, melhoram a captação de glicose mediada pela insulina e reduzem a produção hepática de glicose. Ligam-se a um receptor nuclear, o receptor ativado por proliferador de peroxissomas γ e, portanto, regulam a transcrição de vários genes envolvidos no metabolismo de carboidratos e lipídios. A terapia com tiazolidinedionas tem efeitos pronunciados sobre o tecido adiposo, reduzindo a lipólise, aumentando a massa de gordura e induzindo redistribuição da gordura dos depósitos viscerais para os depósitos subcutâneos. Os aumentos da adiponectina circulante, uma adipocina com propriedades sensibilizadoras da insulina e anti-inflamatórias, também podem desempenhar um papel no efeito hipoglicemiante desses fármacos. As tiazolidinedionas são administradas por via oral, em uma dose única por dia. Os efeitos adversos comuns consistem em ganho de peso e retenção hídrica, incluindo precipitação ou agravamento da insuficiência cardíaca congestiva. Foi também relatado aumento de fraturas após a menopausa e aumento do risco de câncer de bexiga. A toxicidade cardiovascular potencial da rosiglitazona permanece controversa, e o seu uso foi restrito em muitos países; esses efeitos não foram observados com a pioglitazona.

Secretagogos da insulina

Sulfonilureias

A classe de secretagogos da insulina das sulfonilureias está entre os mais antigos fármacos antidiabéticos orais disponíveis. As sulfonilureias atualmente de uso comum incluem a glipizida, a gliburida e a glimepirida; as sulfonilureias mais antigas (clorpropamida, tolbutamida) ainda são algumas vezes utilizadas fora dos EUA. Seu mecanismo de ação consiste em sua ligação ao canal de potássio sensível ao ATP na membrana da célula β (em um local denominado *receptor de sulfonilureia*), resultando em despolarização da membrana e, por fim, liberação de insulina dos grânulos secretórios pré-formados. Por conseguinte, é necessária a presença de massa suficiente de células β intactas para a eficácia desses fármacos. As sulfonilureias podem ser utilizadas como monoterapia ou em combinação com outros fármacos. O principal efeito adverso das sulfonilureias reside no seu potencial de causar hipoglicemia, visto que a secreção de insulina ocorre independentemente dos níveis plasmáticos de glicose. É também comum haver ganho de peso modesto. Os resultados de um estudo conduzido na década de 1970 (University Group Diabetes Program) sugeriram que as sulfonilureias podem aumentar o risco de eventos cardiovasculares e morte. Esses achados não foram confirmados em outros ensaios clínicos, porém a questão permanece controversa. Apesar disso, as sulfonilureias estão entre as medicações antidiabéticas mais utilizadas.

Glinidas

A repaglinida e a nateglinida são secretagogos da insulina não sulfonilureias quimicamente distintas, que também se ligam ao canal de potássio sensível ao ATP na membrana da célula β. O início e a duração de ação desses fármacos são muito mais curtos que os das sulfonilureias, e a frequência de hipoglicemia em jejum é menor. São administradas por via oral antes de cada refeição, tornando-as um pouco menos convenientes do que as medicações com dose única diária; entretanto, têm o potencial de proporcionar uma vantagem para pacientes com horários ou conteúdo das refeições inconsistentes.

Terapias baseadas em incretinas/agonistas do GLP-1

A exenatida, a liraglutida, a semaglutida, a dulaglutida e a lixisenatida são análogos da incretina endógena, GLP-1, e estimulam a secreção de insulina pela sua ligação aos receptores de GLP-1 nas células β. Esses fármacos aumentam a secreção de insulina estimulada pela glicose e, portanto, têm menos potencial de causar hipoglicemia do que as sulfonilureias e as glinidas. Além disso, suprimem a produção hepática de glicose (pela redução da secreção de glucagon), retardam o esvaziamento gástrico e suprimem o apetite, resultando em perda de peso modesta em muitos pacientes. Os agonistas do GLP-1 são administrados por injeção, 1 ou 2 vezes/dia, e dispõe-se também de uma formulação de ação longa para administração semanal. Os principais efeitos adversos consistem em intolerância gastrintestinal (náuseas e vômitos), que pode ser minimizada pela iniciação com uma dose baixa e titulação gradual. Em combinação com tratamento com insulina basal, esses agentes podem melhorar o controle glicêmico, sem aumentar a hipoglicemia, e, com frequência, induzem perda de peso significativa.[A11,A12] A liraglutida também reduz a taxa de mortalidade por todas as causas em cerca de 15%, assim como o risco de morte por causas cardiovasculares, infarto do miocárdio não fatal ou acidente vascular encefálico (AVE) não fatal.[A13] A liraglutida, acrescentada aos cuidados habituais, também resultou em menor taxa de desenvolvimento e progressão da doença renal diabética, em comparação com placebo.[A14] De modo semelhante, a semaglutida administrada semanalmente (0,5 ou 1,0 mg), reduz significativamente a taxa de morte cardiovascular, o infarto do miocárdio não fatal, o AVE não fatal e, talvez, até mesmo a taxa de mortalidade global em pacientes com DM2 que correm alto risco cardiovascular.[A15,A15b] Foi também relatada melhora dos desfechos renais com o uso de liraglutida e semaglutida. Foi constatado aumento do risco de pancreatite aguda com agonistas do GLP-1 (e inibidores de DPP-4; ver adiante), porém a magnitude do risco é incerta e exige pesquisas adicionais. Foi observado aumento da hiperplasia de células C e do câncer medular da tireoide em animais de laboratório, porém a relevância disso nos seres humanos não foi elucidada.

Terapias baseadas em incretina/inibidores da DPP-4

Os inibidores da dipeptidil peptidase 4 (DPP-4), uma serinoprotease ubíqua, atuam na prevenção da degradação do GLP-1 endógeno, prolongando, assim, seus efeitos. Os inibidores da DPP-4, incluindo a sitagliptina, a saxagliptina e a linagliptina, são administrados por via oral em dose única diária. À semelhança dos agonistas do GLP-1, esses fármacos raramente provocam hipoglicemia; entretanto, eles geralmente são neutros em relação ao peso e causam menos efeitos colaterais gastrintestinais. Em um ensaio clínico randomizado de grande porte de pacientes com DCV preexistente, a sitagliptina não teve nenhum efeito sobre futuros eventos cardiovasculares.[A16] Metanálise de rede mostrou que o uso de agonistas do GLP-1 (ver anteriormente) ou de inibidores do SGLT2 (ver adiante) estava associado a menor mortalidade por todas as causas em pacientes com diabetes tipo 2 do que os inibidores da DDP-4 ou placebo ou ausência de tratamento.[17] A preocupação sobre o risco potencial de pancreatite e de câncer medular de tireoide também foi levantada, porém não foi confirmada; entretanto, em uma pequena porcentagem de pacientes, podem ocorrer dor articular intensa e reações cutâneas (penfigoide bolhoso).

Outros agentes farmacológicos

Inibidores do SGLT2

A canagliflozina, a dapagliflozina e empagliflozina são inibidores do cotransportador de sódio e glicose 2 (SGLT2) no túbulo renal proximal. Essa inibição impede a reabsorção da glicose filtrada e resulta em glicosúria, que é acompanhada de diurese osmótica leve e perda de peso modesta. O efeito adverso mais comum consiste em aumento das infecções genitais micóticas; foi também relatada a ocorrência de hiperpotassemia, infecções das vias urinárias e redução da pressão arterial. Outros efeitos adversos incluem aumento do risco de cetoacidose diabética e, no caso da canagliflozina, amputação das extremidades inferiores. Em ensaios clínicos randomizados de grande porte de pacientes com diabetes tipo 2 com alto risco de eventos cardiovasculares, a empagliflozina e a dapagliflozina reduziram a mortalidade cardiovascular e a mortalidade por todas as causas em 32% quando acrescentadas aos cuidados padrões.[A17,A17b] Foi relatado um benefício cardiovascular semelhante com a canagliflozina, porém com maior risco de amputação, principalmente do hálux ou no nível dos metatarsos,[A18] e ambos os fármacos parecem impedir o declínio da função renal. Entre pacientes com evidências de DRC (albuminúria e/ou eTFG de 30 a 90 mℓ/minuto), a canagliflozina pode reduzir em 30% o risco de desfechos renais adversos.[A19]

Outros fármacos

A acarbose e o miglitol são inibidores das enzimas alfaglicosidase do lúmen intestinal. São administradas com as refeições para retardar a absorção de carboidratos. Os efeitos colaterais gastrintestinais (p. ex., flatulência e distensão) são comuns e limitam o seu uso. A pranlintida, a bromocriptina e o colesevelam também foram aprovados para o tratamento do diabetes tipo 2. Entretanto, não são utilizados com frequência, devido aos efeitos colaterais e às propriedades modestas de redução da glicemia.

Insulinoterapia

O tratamento com insulina pode ser considerado em pacientes com diabetes tipo 2 em qualquer momento da evolução da doença, embora normalmente seja utilizado após o "fracasso" dos tratamentos orais ou de outros tratamentos não insulínicos. A insulina também pode constituir o tratamento preferido em situações específicas, como durante hospitalizações (particularmente no período peroperatório) ou na gravidez. Diferentemente dos pacientes com diabetes tipo 1, os pacientes com diabetes tipo 2 podem ser adequadamente controlados com insulina basal isoladamente ou em associação com outras medicações antidiabéticas. A insulina basal é utilizada com frequência em combinação com medicações orais (p. ex., metformina, inibidores da DPP-4) ou agonistas do GLP-1 (p. ex., exenatida, liraglutida). Entretanto, refletindo a heterogeneidade do diabetes tipo 2, alguns pacientes podem necessitar de reposição de insulina fisiológica, semelhante àquela utilizada no diabetes tipo 1, e a terapia com bomba de insulina constitui uma opção segura e valiosa em pacientes que, de outro modo, necessitam de múltiplas injeções diárias. [A20] As necessidades diárias de insulina tendem a ser mais altas em pacientes com diabetes tipo 2 em comparação com o tipo 1, refletindo a existência de resistência à insulina. O uso de preparações de insulina concentrada (degludeca 200 U, glargina 300 U, regular 500 U, lispro 200 U) podem ser úteis para pacientes resistentes à insulina que necessitam de doses de insulina superiores a 100 unidades por dia. Entre os pacientes com diabetes tipo 2 com alto risco de eventos cardiovasculares (ECV), a degludeca não é inferior à glargina no que diz respeito à incidência de ECV importantes e reduz o risco de hipoglicemia sintomática. A seção sobre insulinoterapia no diabetes tipo 1 (anteriormente) e a Tabela 216.5 fornecem informações sobre as preparações e os esquemas de insulina disponíveis.

Algoritmos de tratamento

A utilização de esquemas de múltiplos fármacos é comum no diabetes tipo 2, e foram desenvolvidos algoritmos para guiar o tratamento; entretanto, a base de evidências atuais para respaldar essas recomendações é limitada. Existe um acordo generalizado de que a metformina deve constituir o tratamento inicial na maioria dos pacientes, e que fármacos subsequentes (quando necessários) são acrescentados, porém não substituem a metformina. A escolha de uma combinação específica de fármacos é influenciada por diversos fatores, incluindo eficácia, custo, perfil de efeitos colaterais (p. ex., hipoglicemia, ganho de peso) e preferência do paciente (Figura 216.5). O uso preferencial de fármacos que proporcionam benefícios cardiovasculares deve ser considerado em pacientes com cardiopatia aterosclerótica estabelecida ou com múltiplos fatores de risco cardiovasculares.

Monitoramento metabólico

A avaliação contínua do controle glicêmico é necessária assegurar desfechos ótimos em pacientes com diabetes. A medição da HbA_{1c}, que reflete os níveis médios de glicose durante o período de 2 a 3 meses precedentes, deve ser realizada de maneira rotineira em todos os pacientes com diabetes, começando no momento do diagnóstico e, em seguida, periodicamente. Devem-se efetuar exames trimestrais em pacientes cuja terapia foi recentemente modificada ou que não estejam alcançando as metas glicêmicas. Os pacientes mais estáveis podem ser testados duas vezes por ano. O automonitoramento dos níveis de glicemia é recomendado para todos os pacientes que utilizam insulina e pode ser útil em qualquer paciente que esteja tentando alcançar a meta de controle da glicose. O monitoramento do desenvolvimento de complicações vasculares é discutido na seção mais adiante sobre complicações vasculares crônicas.

Manejo do paciente internado

O manejo dos níveis de glicemia durante a hospitalização é cada vez mais reconhecido como uma questão clínica importante, particularmente pelo fato de que 40 a 70% dos pacientes internados apresentam um diagnóstico concomitante de diabetes. Com frequência, o diabetes não é o motivo da admissão, e a atenção para o manejo da glicose é secundária a outros problemas médicos mais críticos. Entretanto, tanto a hiperglicemia quanto a hipoglicemia estão associadas a desfechos adversos em pacientes hospitalizados, o que estimulou o desenvolvimento de algoritmos e diretrizes para o manejo da glicose no paciente internado, embora a base de evidência para sustentá-los seja limitada. Naturalmente, todos os pacientes com diabetes tipo 1 necessitam de uso contínuo de insulina durante a hospitalização.

Pacientes em estado crítico

Após o entusiasmo inicial com o controle intensivo da glicose (manutenção de uma quase normoglicemia) em pacientes em estado crítico, evidências mais recentes sugerem que ele pode ser prejudicial, particularmente quando acompanhado de hipoglicemia. [A21] As diretrizes atuais recomendam a administração intravenosa de insulina a pacientes em estado crítico em ambientes de cuidados intensivos, com o objetivo de manter uma concentração plasmática de glicose entre 140 e 180 mg/dℓ. Recomenda-se a aplicação de protocolos de infusão padronizados, que incluem o monitoramento frequente da glicose.

Pacientes que não estejam em estado crítico

A base de evidência que sustenta as diretrizes de tratamento específico em pacientes hospitalizados que não estão em estado crítico é fraca, visto que isso não foi estudado sistematicamente em ensaios clínicos randomizados. Entretanto, há um acordo de que a administração subcutânea de insulina constitui o tratamento preferido para controlar a glicose na maioria dos pacientes hospitalizados (mas não em estado crítico) com diabetes. As metas geralmente aceitas são inferiores a 140 mg/dℓ para a concentração de glicose em jejum e abaixo de 180 mg/dℓ para a concentração de glicose aleatória ou pós-prandial, se isso puder ser conseguido com um risco mínimo de hipoglicemia. O estado do paciente precisa ser reavaliado com frequência, e as doses de insulina devem ser ajustadas, quando necessário, para manter a meta dos níveis de glicose. O uso de insulina basal (ver Tabela 216.5) é suficiente para muitos pacientes com diabetes tipo 2; entretanto, alguns podem exigir o acréscimo de doses prandiais ou corretivas de insulina de ação curta. Entretanto, a dependência prolongada de "escalas móveis" de insulina para controlar a hiperglicemia deve ser evitada, visto que raramente é bem-sucedida e está associada a risco aumentado de hipoglicemia. Em pacientes estáveis que estão fazendo refeições consistentes e para aqueles que estão perto de ter alta hospitalar, pode-se considerar a retomada das medicações habituais orais ou injetáveis não insulínicas. A maioria dos pacientes com diabetes tipo 1 pode ser controlada com seu esquema habitual de injeção de insulina durante a internação, porém é necessário dispensar atenção extra para o risco de

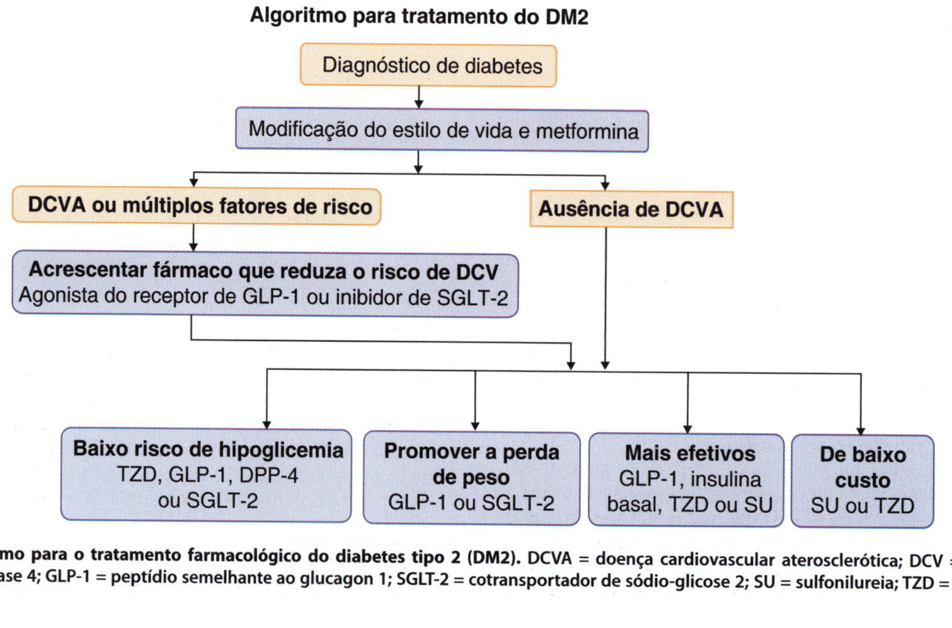

FIGURA 216.5 **Algoritmo para o tratamento farmacológico do diabetes tipo 2 (DM2).** DCVA = doença cardiovascular aterosclerótica; DCV = doença cardiovascular; DPP-4 = dipeptidil peptidase 4; GLP-1 = peptídio semelhante ao glucagon 1; SGLT-2 = cotransportador de sódio-glicose 2; SU = sulfonilureia; TZD = tiazolidinediona.

hipoglicemia em consequência de refeições omitidas ou atrasadas. O tratamento com bomba de insulina pode ser continuado durante a hospitalização se o paciente for capaz de manejar o seu uso e se o pessoal do hospital estiver familiarizado o suficiente com esta forma de tratamento.

Prevenção do diabetes tipo 2

A carga substancial, tanto humana quanto social, que acompanha o diabetes tipo 2 e a dificuldade em tratá-lo de maneira efetiva uma vez desenvolvido torna essa doença um alvo apropriado para a prevenção. Além disso, a existência de um estado definido de risco aumentado, o pré-diabetes (*i. e.*, tolerância à glicose prejudicada e alteração da glicose em jejum), possibilita a identificação de pacientes com mais probabilidade de se beneficiar. As intervenções que foram estudadas até hoje incluem mudança do estilo de vida (*i. e.*, perda de peso e exercício) e várias medicações antidiabéticas.[18]

MUDANÇAS DO ESTILO DE VIDA

O estudo de maior porte e mais longo de prevenção do diabetes até esta data foi o Diabetes Prevention Program, conduzido nos EUA, que começou na década de 1990. Indivíduos com alto risco de diabetes tipo 2, com base na existência de sobrepeso ou obesidade e de hiperglicemia pré-diabética (concentração de glicose em jejum de 95 a 125 mg/dℓ e concentração de glicose em 2 horas de 140 a 199 mg/dℓ) foram aleatoriamente designados para um programa intensivo de estilo de vida ou um braço de medicação (metformina *versus* placebo) e observados por um período médio de 3 anos. A intervenção no estilo de vida ressaltou a necessidade de redução modesta do peso corporal (mínimo de 7% do peso corporal) com uma dieta com teor reduzido de gordura e hipocalórica e atividade física de intensidade moderada durante 150 minutos/semana. O diabetes incidente (determinado pelo teste de tolerância à glicose oral) foi reduzido em 58%, em comparação com placebo, embora a redução do risco tenha ligeiramente diminuído (34%) com o acompanhamento mais prolongado da coorte. A perda de peso bem-sucedida foi o principal preditor da prevenção de diabetes, em que cada quilograma de peso perdido reduz o risco de diabetes em 16%. Programas de manejo do peso dirigidos por assistência primária A22 e uso de lorcasserina A23 podem reduzir a hiperglicemia e levar à remissão do diabetes tipo 2. Foram relatados resultados semelhantes em outros estudos, incluindo o Finnish Diabetes Prevention Study. Mesmo entre indivíduos que não perderam peso, alcançar a meta da atividade física foi associado a menor risco de diabetes.

MEDICAÇÃO

Várias classes de fármacos antidiabéticos foram estudadas para a prevenção do diabetes, incluindo a metformina, que reduziu o risco de diabetes em 31% no Diabetes Prevention Program. Em estudos de menor porte, o inibidor da alfaglicosidase, a acarbose, produziu uma redução modesta do risco de diabetes (cerca de 25%). Foi também constatado que as tiazolidinedionas (p. ex., troglitazona e rosiglitazona) possuem efeitos de prevenção do diabetes, porém não são amplamente utilizadas para essa finalidade, devido a preocupações relacionadas com a sua segurança a longo prazo. A liraglutida, utilizada na dose aprovada para perda de peso (3 mg/dia) reduziu o diabetes incidente em 21% em pacientes com sobrepeso e pré-diabetes. Nenhum desses fármacos está aprovado pela Food and Drug Administration para prevenção do diabetes.

RECOMENDAÇÕES

Tanto a modificação do estilo de vida quanto a metformina podem ser recomendadas para indivíduos com alto risco de diabetes. A24 Os candidatos para prevenção incluem indivíduos com anormalidades definidas da glicose (tolerância à glicose diminuída, glicemia em jejum alterada) e aqueles com sobrepeso ou obesidade, juntamente com um fator de risco adicional, como história familiar de diabetes. O programa para a intervenção do estilo de vida utilizado no Diabetes Prevention Program está disponível *online* (http://www.bsc.gwu.edu/dpp/lifestyle/dpp_part.html) e tem sido amplamente implementado em contextos de comunidade, incluindo o YMCA. Tanto a modificação do estilo de vida quanto a metformina demonstraram ter efeitos positivos sobre os fatores de risco cardiovascular, porém ainda não foi determinado se as intervenções para prevenir o diabetes resultarão em taxas menores de complicações microvasculares ou macrovasculares.

Rastreamento para diabetes tipo 2

Os indivíduos com fatores de risco para o diabetes tipo 2 devem ser considerados para rastreamento do diabetes e regulação prejudicada da glicose, embora não se tenha demonstrado que o rastreamento reduza a mortalidade subsequente.[19,20] Isso é particularmente importante, tendo em vista que a hiperglicemia já pode estar presente durante anos, sem quaisquer sintomas específicos, e que até 30% dos indivíduos com diabetes nos EUA não estão diagnosticados. O rastreamento também possibilita a identificação de indivíduos com pré-diabetes, que podem se beneficiar de intervenções de prevenção (Tabela 216.8).

O rastreamento do diabetes pode ser realizado com os níveis de HbA_{1c}, a concentração de glicose em jejum ou o teste de tolerância à glicose oral, e a escolha do teste depende do contexto clínico e da preferência do paciente. O rastreamento também deve ser considerado em crianças assintomáticas com IMC acima do percentil 85 para a idade e o sexo, juntamente com dois dos seguintes fatores de risco: história familiar de diabetes tipo 2, raça/etnia de alto risco ou evidências de resistência à insulina ou características associadas à resistência à insulina (acantose *nigricans*, hipertensão arterial, dislipidemia, síndrome do ovário policístico ou baixo peso ao nascer para a idade gestacional). As mulheres grávidas com fatores de risco para diabetes devem ser submetidas a rastreamento para diabetes não diagnosticado na primeira consulta pré-natal. De outro modo, deve-se realizar um teste de tolerância à glicose oral com 75 g com 24 a 28 semanas de gestação para detectar a presença de diabetes gestacional.

Prognóstico

O diabetes tipo 2 é uma condição crônica e, na maioria dos casos, progressiva, com consequências potencialmente graves para a saúde. Entretanto, a doença também é extremamente sensível à modificação dos fatores nutricionais e de estilo de vida, que demonstraram ser efetivos tanto na prevenção quanto no tratamento do diabetes. Além disso, dispõe-se de várias classes de agentes anti-hiperglicêmicos efetivos. Há evidências substanciais de que a intervenção precoce com uma abordagem multifatorial para alcançar e manter o controle metabólico, juntamente com o controle agressivo dos fatores de risco para DCV, reduzirá de maneira substancial a carga de complicações do diabetes e produzirá melhora da qualidade de vida.

COMPLICAÇÕES METABÓLICAS AGUDAS DO DIABETES

Hipoglicemia

A hipoglicemia iatrogênica em indivíduos com diabetes constitui a causa mais frequente de baixos níveis de glicemia. A hipoglicemia (Capítulo 217)

Tabela 216.8 Critérios para rastreamento do diabetes em adultos assintomáticos.

1. Sobrepeso ou obesidade (IMC > 25 kg/m²), com um ou mais dos seguintes critérios:
   - Parente de primeiro grau com diabetes tipo 2
   - Raça/etnia de alto risco (p. ex., afro-americano, latino, nativo americano, asiático-americano, nativos das ilhas do Pacífico)
   - História de DCV
   - Hipertensão arterial
   - Nível de HDL colesterol < 35 mg/dℓ ou nível de triglicerídios > 250 mg/dℓ
   - Mulheres com síndrome do ovário policístico
   - Inatividade física
   - Outras condições clínicas associadas à resistência à insulina (p. ex., obesidade grave, acantose *nigricans*)

   O rastreamento deve começar aos 45 anos e deve ser repetido pelo menos a cada 3 anos.
2. Pacientes com pré-diabetes ($HbA_{1c} \geq 5,7\%$, IGT ou IFG) devem ser testados anualmente.
3. As mulheres com história de diabetes gestacional devem ser testadas pelo menos a intervalos de 3 anos.

IMC = índice de massa corporal; HDL = lipoproteína de alta densidade; IFG = glicemia em jejum alterada; IGT = tolerância à glicose diminuída. Modificada de American Diabetes Association. Standards of medical care in diabetes–2018. *Diabetes Care.* 2018;41(Suppl 1):S55-S64.

afeta a vida diária dos indivíduos com diabetes e pode ter efeito dramático na qualidade de vida. Sua presença pode induzir um grande medo, impedir a atuação confortável nas atividades de rotina (p. ex., dirigir, dormir sem interrupção) e levar tanto o paciente quanto o médico a estabelecer metas glicêmicas mais altas e, portanto, agravar o controle metabólico. Por conseguinte, a hipoglicemia continua sendo um importante fator limitante no tratamento do diabetes, particularmente com o uso de insulina.[21]

Enquanto os fármacos estimuladores da insulina (p. ex., sulfonilureias) e a insulina parenteral constituem as principais causas de hipoglicemia iatrogênica induzida por fármacos, os defeitos subjacentes em algumas partes da cascata contrarreguladora contribuem para a maior frequência e o potencial de morbidade e mortalidade da hipoglicemia em pacientes com diabetes. A resposta contrarreguladora normal à hipoglicemia e os sintomas adrenérgicos e neuroglicopênicos típicos da hipoglicemia são descritos no Capítulo 217.

O valor limiar da glicose plasmática que resulta em sintomas de hipoglicemia não é constante; é mais baixo após uma hipoglicemia antecedente recente e maior em pacientes com controle glicêmico inadequado. Entretanto, existe um consenso geral de que um nível de glicose automonitorado de 70 mg/dℓ ou menos constitui um valor que deve alertar o paciente ou o cuidador, independentemente da presença de sintomas. Foi estabelecido um sistema de classificação mais detalhado para descrever a hipoglicemia, que foi amplamente adotado em contextos de pesquisa (Tabela 216.9).

Entretanto, essas distinções não são comumente utilizadas na prática, e a gravidade dos sintomas é, com frequência, confundida com a gravidade do estado fisiológico prevalecente real. Assim, um paciente pode vivenciar sintomas intensos com um nível de glicose de 50 a 60 mg/dℓ, para o qual não há nenhuma evidência de comprometimento cognitivo ou perigo iminente, enquanto níveis plasmáticos de glicose potencialmente perigosos, na faixa de 20 a 40 mg/dℓ, podem passar despercebidos, devido à ausência de sintomas clássicos. Isso também possui implicações na epidemiologia da hipoglicemia; a maioria dos estudos determinou de maneira confiável apenas as taxas de hipoglicemia grave, visto que os outros episódios têm menos probabilidade de serem documentados. No diabetes tipo 1, o DCCT relatou 62 episódios de hipoglicemia grave por 100 pacientes-ano, porém o risco verdadeiro pode ser maior em contextos clínicos. Um episódio de hipoglicemia grave pode constituir a causa imediata de morte em pacientes com diabetes tipo 1, com taxas de mortalidade recentemente relatadas de 4 a 10%. Ainda não há certeza sobre a relação temporal entre a hipoglicemia e a morte e, embora os episódios prolongados de nível circulante muito baixo de glicose (< 15 mg/dℓ) possam causar morte encefálica, os episódios de hipoglicemia fatal podem ser causados por outros mecanismos, como arritmias ventriculares. Os episódios de hipoglicemia grave são muito menos comuns em pacientes com diabetes tipo 2 (ver adiante).

Em pacientes com diabetes tratado, o início do evento hipoglicêmico resulta de um desequilíbrio entre os níveis de insulina prevalecentes e o estado fisiológico subjacente do indivíduo. Assim, até mesmo na ausência de superdosagem franca de insulina, determinados fatores, como refeições omitidas, exercício, perda de peso recente, consumo de álcool ou fármacos sensibilizadores da insulina criam esse desequilíbrio e podem colocar a concentração plasmática de glicose em uma trajetória descendente. Além disso, os sistemas contrarreguladores que normalmente impediriam o declínio da glicose para níveis perigosos podem estar comprometidos. Em pacientes com diabetes tipo 1, a liberação de glucagon durante a hipoglicemia pode se tornar comprometida logo após o início do diabetes, embora o glucagon ainda seja secretado em resposta a outros secretagogos, sugerindo a presença de um defeito funcional. A liberação de epinefrina durante a hipoglicemia também torna-se progressivamente defeituosa no diabetes tipo 1; não é desencadeada até que o nível plasmático de glicose seja mais baixo, e a concentração máxima de epinefrina liberada é significativamente reduzida. Essa diminuição da resposta da epinefrina durante a hipoglicemia é acompanhada de uma resposta neural autonômica atenuada, que resulta na síndrome clínica de *comprometimento da percepção da hipoglicemia*. Na ausência de sintomas autonômicos, a hipoglicemia leve pode evoluir sem ser percebida para fases mais avançadas e perigosas. Os pacientes que apresentam comprometimento da percepção da hipoglicemia e contrarregulação deficiente correm maior risco de desenvolvimento de hipoglicemia grave.

A *insuficiência autonômica associada à hipoglicemia* no diabetes tipo 1 resulta, aparentemente, de episódios antecedentes de hipoglicemia leve, que degradam ainda mais a resposta contrarreguladora. Em experimentos realizados em indivíduos sem diabetes, os episódios recorrentes ou recentes de hipoglicemia estão associados à redução das respostas autonômicas (epinefrina e norepinefrina), sintomáticas e funcionais cognitivas a episódios subsequentes de hipoglicemia, comprometendo os mecanismos de defesa endógenos e os sinais clínicos necessários para a detecção da hipoglicemia. Como os pacientes com diabetes tipo 1 já apresentam uma resposta contrarreguladora reduzida, a insuficiência autonômica associada à hipoglicemia pode desempenhar um papel no círculo vicioso de hipoglicemia, gerando hipoglicemia. Evitar rigorosamente a hipoglicemia constitui a única abordagem atual comprovada para melhorar a resposta da epinefrina e para reverter o comprometimento da percepção da hipoglicemia.

Em comparação com o diabetes tipo 1, o diabetes tipo 2 está associado a um risco muito menor de hipoglicemia. Entretanto, a hipoglicemia continua sendo um importante problema clínico nessa população de pacientes. Os episódios de hipoglicemia grave tornam-se progressivamente mais comuns em pacientes com maior duração do diabetes tipo 2, devido, em parte, à insuficiência progressiva das células β e à maior dependência dos tratamentos farmacológicos. O uso de sulfonilureias é responsável por uma proporção substancial de casos de hipoglicemia induzida por fármacos, e foram relatados episódios graves caracterizados por coma com todos os agentes de uso comum. Outros agentes antidiabéticos, como a metformina, as tiazolidinedionas e os fármacos baseados na incretina, foram associados a riscos mensuráveis, porém menores, de hipoglicemia; entretanto, a hipoglicemia sintomática é rara, a não ser que esses fármacos sejam utilizados em combinação com a insulina. Os indivíduos idosos correm risco particularmente alto de hipoglicemia iatrogênica, visto que a intensidade dos sintomas adrenérgicos pode estar reduzida, e o comprometimento cognitivo induzido pela hipoglicemia pode ser maior.

Tabela 216.9 Classificação da hipoglicemia iatrogênica em pacientes diabéticos tratados.

	CARACTERÍSTICAS CLÍNICAS
Hipoglicemia grave	Episódio com comprometimento neurocognitivo, que exige outra pessoa para a administração do tratamento
Hipoglicemia sintomática documentada	Medição da concentração de glicose ≤ 70 mg/dℓ, que coincida com os sintomas simpatossuprarrenais ou neurológicos. O episódio é tratado pelo próprio paciente
Hipoglicemia assintomática	Medição da concentração de glicose ≤ 70 mg/dℓ, porém sem sintomas concomitantes. A ausência de sintomas pode ser devida à falta de percepção da hipoglicemia ou a uma insuficiência autonômica associada à hipoglicemia
Pseudo-hipoglicemia	Sintomas típicos de hipoglicemia, porém com medições da concentração de glicose > 70 mg/dℓ. Os sintomas podem ser causados pelo reajuste do sistema contrarregulador no contexto do controle glicêmico precário crônico

ABORDAGEM CLÍNICA PARA PREVENÇÃO E TRATAMENTO DA HIPOGLICEMIA

Os pacientes com diabetes precisam estar bem informados sobre os sintomas de hipoglicemia e os fatores que predispõem à sua ocorrência: horários e conteúdo das refeições, exercício e decurso temporal esperado dos fármacos usados (particularmente a insulina). Os pacientes também devem estar cientes de que a acurácia de alguns glicosímetros de uso domiciliar e monitores contínuos da glicose pode ser reduzida na faixa da hipoglicemia, e que os sintomas simpatoadrenérgicos típicos podem diminuir durante os anos de diabetes. Deve-se avaliar cuidadosamente uma história de hipoglicemia recorrente, e tentativas devem ser feitas para determinar se o paciente apresentou eventos que não foram reconhecidos. Por exemplo, relatos de sudorese noturna inexplicável ou de estado mental obnubilado ao acordar pela manhã podem ser causados por hipoglicemia noturna e devem ser investigados.

A Tabela 216.10 fornece uma lista de vários fatores de risco para a hipoglicemia grave. Os pacientes que apresentam essas características exigem maior vigilância, tanto na seleção do esquema de tratamento quanto no reconhecimento e tratamento dos episódios agudos.

Tabela 216.10 Fatores de risco para hipoglicemia grave em pacientes com diabetes.

Idade jovem (crianças)
Indivíduos idosos em uso de sulfonilureias ou insulina
Alteração da consciência
Uso de etanol
Exercício intenso nas 24 h anteriores
Hipoglicemia antecedente recente
Uso de pentamidina, quinina ou betabloqueadores não seletivos
Doenças concomitantes, como sepse ou insuficiência hepática, renal ou cardíaca
Diabetes tipo 1 com história de hipoglicemia grave recorrente
Melhora rápida e recente da HbA_{1c} para a faixa normal

Os episódios leves ou moderados de hipoglicemia podem ser, em sua maioria, autotratados pela ingestão de carboidratos de ação rápida, como comprimidos de glicose, géis de glicose ou alimentos (sucos, refrigerantes ou refeição). A quantidade sugerida de carboidratos a ser ingerida é de cerca de 15 g, uma quantidade que aumentará a concentração plasmática de glicose em cerca de 15 mg/dℓ. É importante assinalar que os alimentos ricos em gordura atrasam a absorção de glicose e, portanto, são menos efetivos. Se os níveis plasmáticos de glicose ainda estiverem abaixo de 70 mg/dℓ e se os sintomas não diminuírem depois de 15 minutos, o paciente deve consumir uma quantidade adicional de 15 g de carboidrato. Como a resposta glicêmica à glicose oral é relativamente transitória, recomenda-se a ingestão de um lanche ou de uma refeição logo após a correção da hipoglicemia.

O tratamento parenteral da hipoglicemia é recomendado se o paciente não quiser ou for incapaz de ingerir carboidratos (p. ex., devido ao comprometimento do estado mental), ou se o paciente tiver hipoglicemia induzida por sulfonilureias (que pode ser prolongada). A administração intravenosa de glicose (25 g) constitui o tratamento preferido da hipoglicemia. O glucagon parenteral (1 mg SC) é uma alternativa, particularmente em pacientes com diabetes tipo 1 que podem ter que ser tratados por membros da família em caso de hipoglicemia grave. Como o glucagon estimula a secreção de insulina, além de promover a produção de glicose, ele é menos efetivo em pacientes com diabetes tipo 2.

A hipoglicemia noturna pode representar um problema particular em pacientes com diabetes tipo 1. Pode ser assintomática e não suspeita, visto que a concentração plasmática de glicose raramente é medida durante a noite. Os fatores de risco para a hipoglicemia noturna incluem aumento da atividade física nas últimas 24 horas, determinados esquemas de insulina (p. ex., uso de insulina NPH ou regular), conteúdo das refeições (p. ex., quantidade de gordura) e consumo de bebidas alcoólicas. Além disso, o sono está associado à diminuição da resposta autonômica à hipoglicemia. Atualmente, as únicas abordagens práticas para a detecção de hipoglicemia noturna são o automonitoramento noturno regular (às 3 horas da manhã) ou o uso de monitores contínuos de glicose com disparo de alarme. Alguns pacientes com hipoglicemia noturna apresentam transtornos do sono, cefaleia matinal, fadiga crônica ou depressão. As crianças, em particular, podem apresentar convulsões ou enurese. As estratégias para prevenir hipoglicemia noturna incluem fazer lanches de "ação longa" na hora de dormir (preparados com carboidratos de absorção lenta, como amido de milho cru) e monitoramento regular do nível de glicemia ao deitar, de modo que possam ser tomadas medidas corretivas (ingestão de carboidratos).

Estados hiperglicêmicos

A cetoacidose diabética (CAD) e o estado hiperglicêmico hiperosmolar (EHH) constituem as complicações hiperglicêmicas agudas mais graves do diabetes. A CAD está normalmente associada a estados de grave deficiência de insulina (*i. e.*, diabetes tipo 1). Pode também ocorrer raramente no diabetes tipo 2 em condições de estresse extremo, como infecção ou traumatismo importante, ou como apresentação de uma variante do diabetes tipo 2 (diabetes propenso à cetose ou diabetes de Flatbush). Por outro lado, o EHH normalmente ocorre em pacientes com diabetes tipo 2. Entretanto, a distinção entre os dois cenários clínicos é algumas vezes indistinta (p. ex., pacientes com EHH podem apresentar cetose e acidose), e esses estados podem ser considerados como partes do espectro da descompensação metabólica grave. Apesar do tratamento agressivo, as taxas de mortalidade permanecem elevadas em ambas as condições e aproximam-se de 5% para CAD e de 15% para o EHH. A mortalidade está associada não apenas a extremos de idade (*i. e.*, os muito jovens e muito idosos) e a comorbidades, mas também, em particular, à gravidade da doença ou do evento precipitante. Por conseguinte, além da correção do desequilíbrio hidreletrolítico e da administração de insulina, o tratamento também inclui o reconhecimento imediato e o tratamento de qualquer doença ou evento precipitante. A Tabela 216.11 fornece uma lista de condições precipitantes comumente associadas à CAD e ao EHH.

BIOPATOLOGIA

A patogenia da CAD e do EHH reflete as respectivas formas subjacentes de diabetes. As três características bioquímicas fundamentais da CAD – hiperglicemia, cetose e acidose – resultam dos efeitos combinados da deficiência de insulina circulante e do excesso de hormônios contrarreguladores. Esse ambiente hormonal promove a liberação de substratos do músculo (aminoácidos, lactato, piruvato) e do tecido adiposo (ácidos graxos livres, glicerol) no fígado, onde são convertidos em glicose ou em corpos cetônicos (β-hidroxibutirato, acetoacetato, acetona). A glicose e as cetonas são, assim, liberadas na circulação em taxas maiores do que a sua utilização, resultando em hiperglicemia grave (> 250 mg/dℓ), cetoacidose (pH arterial < 7,30) e diurese osmótica que promove desidratação e perda de eletrólitos. No EHH, apesar de elevações comparáveis do glucagon, a presença de alguma insulina endógena modula a cetose, embora a concentração plasmática de glicose normalmente ultrapasse 600 mg/dℓ no EHH, ao passo que, na CAD, é habitualmente superior a 250 mg/dℓ.

Em ambos os estados, a depleção de líquidos desempenha um importante papel, provocando elevações dramáticas da glicose circulante. Com efeito, a hiperosmolalidade que acompanha a CAD e o EHH está mais ligada ao nível de função neural e cognitiva do paciente, e o tratamento de ambas as condições depende da restauração do equilíbrio hídrico. Por fim, outros fatores foram invocados, incluindo outros hormônios (como epinefrina, hormônio de crescimento e cortisol), citocinas pró-inflamatórias (como o fator de necrose tumoral α, a interleucina-1β, a interleucina-6 e a interleucina-8) e marcadores de peroxidação lipídica, bem como o inibidor do ativador do plasminogênio 1 e a proteína C reativa. Ainda não foi estabelecido com certeza se todos esses fatores constituem simplesmente *marcadores de estresse* refletindo o distúrbio do estado metabólico ou fatores patogênicos verdadeiros.

Cetoacidose diabética

MANIFESTAÇÕES CLÍNICAS

A CAD (Capítulo 110) pode sinalizar o início do diabetes tipo 1, porém mudanças na prática médica no mundo desenvolvido durante as últimas décadas melhoraram o diagnóstico mais precoce de diabetes tipo 1 e, atualmente, a maioria dos casos infantis é detectada e tratada antes da ocorrência de cetoacidose. Por conseguinte, a CAD é observada com mais frequência em indivíduos com diabetes estabelecido, habitualmente no contexto de doenças coexistentes ou adesão precária ao tratamento. Por exemplo, um paciente pode ser incapaz de manter a hidratação adequada durante uma doença, como gastrenterite viral, e pode omitir erroneamente a insulina, devido à incapacidade de se alimentar. Um componente essencial de um programa de tratamento do diabetes é a educação sobre as regras para os "dias de doença", direcionada para a

Tabela 216.11 Fatores precipitantes da cetoacidose diabética e estado hiperglicêmico hiperosmolar.

MAIS COMUNS
Tratamento inadequado com insulina ou não adesão ao tratamento
Diabetes de início recente
Infecções
Infarto do miocárdio
OUTROS FATORES PRECIPITANTES
Acidente vascular encefálico
Embolia pulmonar aguda
Pancreatite aguda
Trombose intestinal ou mesentérica
Intoxicação por álcool
Endocrinopatias: síndrome de Cushing, tireotoxicose, acromegalia
Queimaduras graves, hipertermia, hipotermia
Fármacos e substâncias: clozapina, olanzapina, cocaína, lítio, simpaticomiméticos, corticosteroides, diuréticos tiazídicos, inibidores do SGLT-2

SGLT-2 = cotransportador de sódio-glicose 2.

prevenção domiciliar da CAD (p. ex., monitoramento frequente da glicemia, teste das cetonas séricas ou urinárias, ingestão de líquidos, determinação da dose de insulina ou problemas de administração). Os fatores comportamentais podem estar envolvidos; alguns pacientes mais jovens podem omitir deliberadamente a insulina para promover a perda de peso ou para chamar a atenção a uma situação disfuncional no lar. Deve-se suspeitar dessas situações em casos de episódios recorrentes de CAD.

Normalmente, a história clínica de CAD envolve deterioração durante várias horas a dias, com poliúria, polidipsia e outros sintomas progressivos de hiperglicemia. Outras características clínicas comuns consistem em fraqueza, letargia, náuseas e anorexia. A dor abdominal na parte superior e difusa na presença de CAD pode simular um abdome agudo. A redução da motilidade do trato gastrintestinal ou, em casos graves, o íleo paralítico podem contribuir ainda mais para a confusão diagnóstica. As náuseas e os vômitos são sintomas que indicam a necessidade de tratamento hospitalar, visto que eles impedem a ingestão oral de líquidos. Os achados físicos na CAD são principalmente secundários a desidratação, hiperosmolalidade e acidose; incluem ressecamento da pele e das mucosas, diminuição da pressão venosa jugular, taquicardia, hipotensão ortostática, depressão da função mental e respirações rápidas e profundas (respiração de Kussmaul).

DIAGNÓSTICO

Na CAD, os níveis de glicose podem variar desde valores modestamente elevados até mais de 1.000 mg/dℓ, a concentração sérica de bicarbonato cai para menos de 18 mEq/ℓ e há um hiato aniônico excessivo, que geralmente é proporcional à diminuição do nível sérico de bicarbonato (Tabela 216.12). A hipercloremia pode estar sobreposta se o paciente mantiver TFG adequada e for capaz de trocar cetoácidos por cloreto no rim. O grau de redução do pH arterial depende, em grande parte, da compensação respiratória. Nos casos leves, o pH pode variar de 7,20 a 7,30; nos casos graves, pode cair para menos de 7,00. Em certas ocasiões, um grau de alcalose metabólica sobreposta (p. ex., causada por vômitos ou pelo uso de diuréticos) pode obscurecer a verdadeira gravidade da cetoacidose. Essa possibilidade deve ser sugerida por um hiato aniônico desproporcional à queda do bicarbonato. Outras anormalidades laboratoriais comumente observadas na CAD incluem redução da concentração sérica de sódio (devido à hiperosmolaridade e ao consequente desvio osmótico da água intracelular para o espaço intravascular), azotemia pré-renal e elevação da amilase sérica. Esta última é habitualmente de origem não pancreática e pode levar a um diagnóstico errôneo de pancreatite. Podem existir concentrações normais, elevadas ou reduzidas de potássio, fosfato e magnésio quando a CAD é diagnosticada; entretanto, grandes déficits desses eletrólitos sempre acompanham a diurese osmótica e tornam-se rapidamente aparentes durante o curso do tratamento. A concentração sérica de triglicerídios está, com frequência, elevada, constituindo um reflexo da alteração do metabolismo dos lipídios no contexto da deficiência de insulina. Normalmente, a contagem de leucócitos está elevada; a hemoglobina e o hematócrito podem estar elevados, refletindo a contração do volume intravascular (hemoconcentração).

Tabela 216.12 Critérios diagnósticos para a cetoacidose diabética (CAD) e o estado hiperglicêmico hiperosmolar (EHH).

CRITÉRIO	CAD LEVE	CAD MODERADA	CAD GRAVE	EHH
Concentração plasmática de glicose (mg/dℓ)	≥ 250	≥ 250	≥ 250	≥ 600
Osmolalidade sérica efetiva (mOsm/kg)	Variável	Variável	Variável	≥ 320
Cetonas urinárias ou séricas (reação do nitroprusseto)	Positiva	Positiva	Positiva	Negativa a pequena
pH arterial	7,25 a 7,30	7,00 a 7,24	< 7,00	> 7,30
Bicarbonato sérico (mEq/ℓ)	15 a 18	10 a 15	< 10	> 15
Hiato aniônico (mEq/ℓ)	> 10	> 12	> 12	Variável, habitualmente < 12
Estado mental típico	Alerta	Sonolento	Estupor ou coma	Estupor ou coma

Deve-se dispensar atenção especial para a interpretação dos resultados das cetonas séricas ou urinárias. Como as medições quantitativas do β-hidroxibutirato e do acetoacetato não estão prontamente disponíveis, o diagnóstico rápido exige habitualmente uma avaliação qualitativa das cetonas séricas por meio da utilização de diluições séricas e tiras reagentes (p. ex., Ketostix®) ou comprimidos (p. ex., Acetest®), que dependem de uma reação do nitroprusseto com acetoacetato. Entretanto, a acetona reage fracamente com o nitroprusseto e o β-hidroxibutirato não reage de modo algum; por conseguinte, os resultados dos testes qualitativos para as cetonas podem ser erroneamente baixos. Além disso, devido à presença de acidose intracelular, os níveis de β-hidroxibutirato estão, com frequência, muito mais elevados do que os níveis de acetoacetato, o que pode ocultar ainda mais o verdadeiro grau de cetoacidose. Por outro lado, após o início da insulinoterapia, a reação do nitroprusseto pode dar a "falsa" impressão de cetoacidose sustentada por várias horas ou até mesmo dias. Isso ocorre pelo fato de que a acetona não ácida é lentamente depurada da circulação; além disso, à medida que a acidose melhora, o β-hidroxibutirato é convertido a acetoacetato, dando a falsa impressão de que há agravamento da cetose.

TRATAMENTO

A Figura 216.6 mostra um panorama geral do tratamento da CAD e do EHH.

Nas primeiras horas de tratamento, as principais considerações consistem em restaurar o volume intravascular, corrigir a hipoperfusão tecidual e restaurar a sensibilidade à insulina. Na CAD, podem existir grandes déficits de água corporal total (5 a 10 ℓ), sódio (5 a 10 mEq/kg) e outros eletrólitos (Capítulo 110). Essas perdas são ainda mais profundas no EHH, que normalmente se desenvolve durante um período mais longo. Embora a perda hídrica habitualmente exceda a perda de sódio, é quase sempre preferível começar a reposição hídrica com solução salina isotônica (solução de NaCl a 0,9%) para obter restauração eficiente do volume intravascular. Os esquemas de reposição hídrica variam, porém é comum administrar 1 ℓ de solução salina normal na primeira hora, seguida de infusão contínua de NaCl a 0,45% ou a 0,9%, dependendo da concentração sérica de sódio corrigida, do estado hemodinâmico do paciente e da avaliação clínica da perfusão tecidual. De modo semelhante, a velocidade de infusão (comumente 250 a 500 mℓ/hora) deve ser ajustada de acordo com as respostas bioquímicas e a idade e estado clínico do paciente (p. ex., oligúria ou DCV subjacente). Nas crianças, as soluções isotônicas são, em geral, preferidas, visto que têm menos probabilidade, em comparação com as soluções hipotônicas, de acelerar deslocamentos de água para dentro do espaço intracelular e contribuir para o edema cerebral. À medida que o nível de glicemia cai para menos de 250 mg/dℓ, deve-se acrescentar dextrose aos líquidos intravenosos, de modo a evitar o desenvolvimento subsequente de hipoglicemia induzida pela insulina, visto que a administração contínua de insulina pode ser necessária para corrigir a acidemia persistente.

Embora a resistência à insulina esteja presente tanto na CAD quanto no EHH, não há necessidade de doses suprafisiológicas de insulina, que têm mais tendência a provocar hipopotassemia, hipofosfatemia e hipoglicemia retardada. Um esquema típico de reposição de insulina utiliza um *bolus* intravenoso de 0,1 U/kg de insulina de ação rápida (p. ex., regular), seguida posteriormente de 0,1 U/kg/hora. A administração intravenosa constitui a maneira mais previsível de fornecer insulina aos tecidos-alvo, particularmente em pacientes gravemente hipovolêmicos, com redução do fluxo sanguíneo periférico. Se a administração intravenosa não for possível, podem-se utilizar as vias de administração intramuscular ou subcutânea. É ideal se os níveis de glicemia caem em uma taxa constante e previsível (50 a 75 mg/dℓ/hora), de modo que é importante monitorar os níveis de glicemia a cada hora durante a insulinoterapia, a fim de assegurar uma taxa de declínio apropriada. Os níveis de glicemia não devem cair com muita rapidez, particularmente em crianças pequenas, nas quais a correção acelerada das concentrações plasmáticas de glicose tem sido associada a edema cerebral.

Após a obtenção de um nível de glicemia estável de 150 a 250 mg/dℓ, com a resolução da acidose com hiato aniônico, pode-se iniciar a administração subcutânea de insulina e a infusão intravenosa de insulina pode ser interrompida. Na CAD, é importante sobrepor as vias intravenosa e subcutânea durante pelo menos 1 a 2 horas, de modo a evitar a cetoacidose de rebote se houver uma queda repentina dos níveis de insulina. Após estabilização, e com a retomada da ingestão oral de alimentos, deve-se iniciar (ou retomar) o tratamento clínico a longo prazo com insulinas tanto

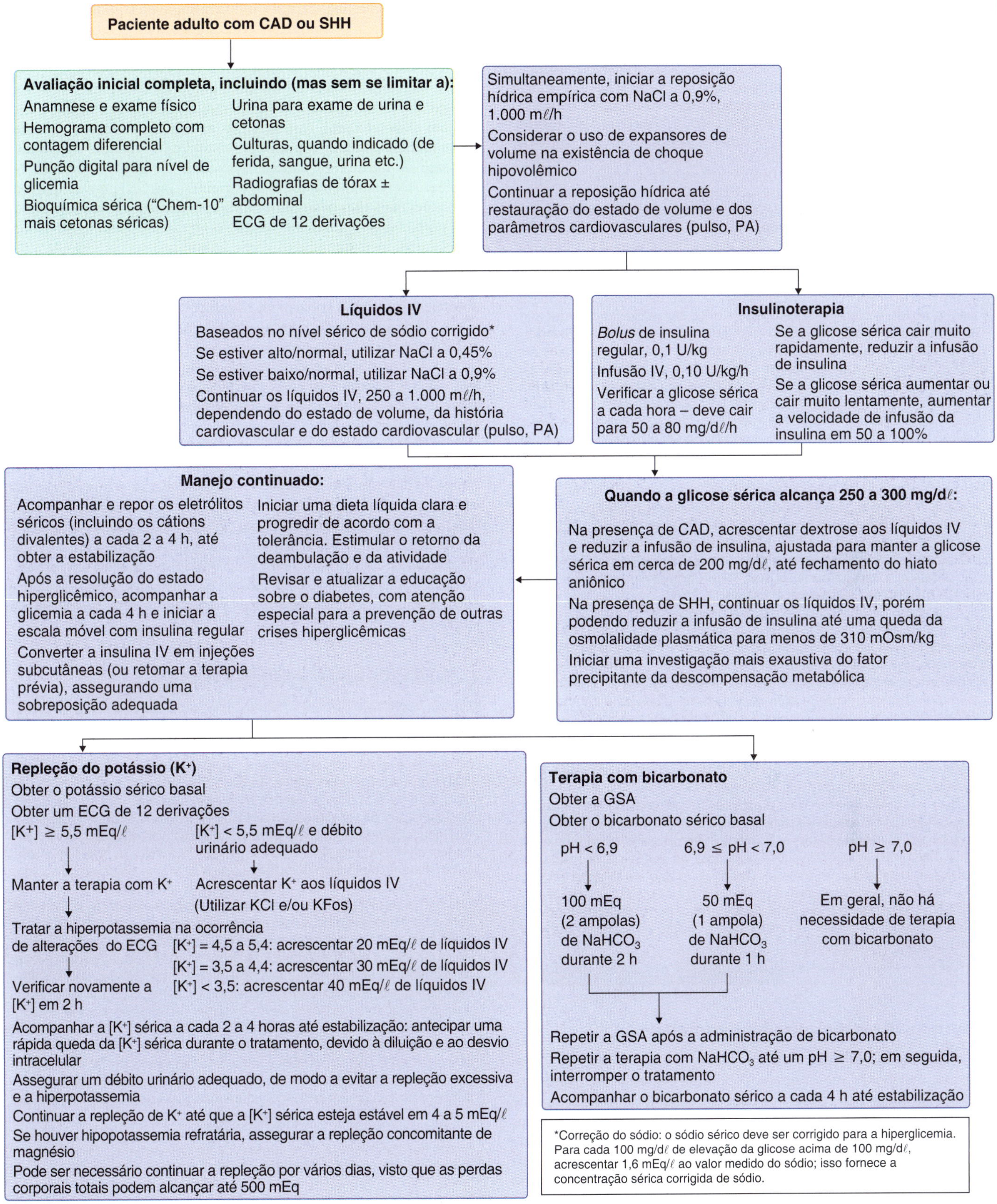
Paciente adulto com CAD ou SHH
Avaliação inicial completa, incluindo (mas sem se limitar a):
Anamnese e exame físico
Hemograma completo com contagem diferencial
Punção digital para nível de glicemia
Bioquímica sérica ("Chem-10" mais cetonas séricas)
Urina para exame de urina e cetonas
Culturas, quando indicado (de ferida, sangue, urina etc.)
Radiografias de tórax ± abdominal
ECG de 12 derivações
Simultaneamente, iniciar a reposição hídrica empírica com NaCl a 0,9%, 1.000 mℓ/h
Considerar o uso de expansores de volume na existência de choque hipovolêmico
Continuar a reposição hídrica até restauração do estado de volume e dos parâmetros cardiovasculares (pulso, PA)
Líquidos IV
Baseados no nível sérico de sódio corrigido*
Se estiver alto/normal, utilizar NaCl a 0,45%
Se estiver baixo/normal, utilizar NaCl a 0,9%
Continuar os líquidos IV, 250 a 1.000 mℓ/h, dependendo do estado de volume, da história cardiovascular e do estado cardiovascular (pulso, PA)
Insulinoterapia
Bolus de insulina regular, 0,1 U/kg
Infusão IV, 0,10 U/kg/h
Verificar a glicose sérica a cada hora – deve cair para 50 a 80 mg/dℓ/h
Se a glicose sérica cair muito rapidamente, reduzir a infusão de insulina
Se a glicose sérica aumentar ou cair muito lentamente, aumentar a velocidade de infusão da insulina em 50 a 100%
Manejo continuado:
Acompanhar e repor os eletrólitos séricos (incluindo os cátions divalentes) a cada 2 a 4 h, até obter a estabilização
Após a resolução do estado hiperglicêmico, acompanhar a glicemia a cada 4 h e iniciar a escala móvel com insulina regular
Converter a insulina IV em injeções subcutâneas (ou retomar a terapia prévia), assegurando uma sobreposição adequada
Iniciar uma dieta líquida clara e progredir de acordo com a tolerância. Estimular o retorno da deambulação e da atividade
Revisar e atualizar a educação sobre o diabetes, com atenção especial para a prevenção de outras crises hiperglicêmicas
Quando a glicose sérica alcança 250 a 300 mg/dℓ:
Na presença de CAD, acrescentar dextrose aos líquidos IV e reduzir a infusão de insulina, ajustada para manter a glicose sérica em cerca de 200 mg/dℓ, até fechamento do hiato aniônico
Na presença de SHH, continuar os líquidos IV, porém podendo reduzir a infusão de insulina até uma queda da osmolalidade plasmática para menos de 310 mOsm/kg
Iniciar uma investigação mais exaustiva do fator precipitante da descompensação metabólica
Repleção do potássio (K+)
Obter o potássio sérico basal
Obter um ECG de 12 derivações
[K+] ≥ 5,5 mEq/ℓ
Manter a terapia com K+
Tratar a hiperpotassemia na ocorrência de alterações do ECG
Verificar novamente a [K+] em 2 h
[K+] < 5,5 mEq/ℓ e débito urinário adequado
Acrescentar K+ aos líquidos IV (Utilizar KCl e/ou KFos)
[K+] = 4,5 a 5,4: acrescentar 20 mEq/ℓ de líquidos IV
[K+] = 3,5 a 4,4: acrescentar 30 mEq/ℓ de líquidos IV
[K+] < 3,5: acrescentar 40 mEq/ℓ de líquidos IV
Acompanhar a [K+] sérica a cada 2 a 4 horas até estabilização: antecipar uma rápida queda da [K+] sérica durante o tratamento, devido à diluição e ao desvio intracelular
Assegurar um débito urinário adequado, de modo a evitar a repleção excessiva e a hiperpotassemia
Continuar a repleção de K+ até que a [K+] sérica esteja estável em 4 a 5 mEq/ℓ
Se houver hipopotassemia refratária, assegurar a repleção concomitante de magnésio
Pode ser necessário continuar a repleção por vários dias, visto que as perdas corporais totais podem alcançar até 500 mEq
Terapia com bicarbonato
Obter a GSA
Obter o bicarbonato sérico basal
pH < 6,9
100 mEq (2 ampolas) de NaHCO3 durante 2 h
6,9 ≤ pH < 7,0
50 mEq (1 ampola) de NaHCO3 durante 1 h
pH ≥ 7,0
Em geral, não há necessidade de terapia com bicarbonato
Repetir a GSA após a administração de bicarbonato
Repetir a terapia com NaHCO3 até um pH ≥ 7,0; em seguida, interromper o tratamento
Acompanhar o bicarbonato sérico a cada 4 h até estabilização
*Correção do sódio: o sódio sérico deve ser corrigido para a hiperglicemia. Para cada 100 mg/dℓ de elevação da glicose acima de 100 mg/dℓ, acrescentar 1,6 mEq/ℓ ao valor medido do sódio; isso fornece a concentração sérica corrigida de sódio.

FIGURA 216.6 **Manejo da cetoacidose diabética (CAD) e da síndrome hiperglicêmica hiperosmolar (SHH).** GSA = gasometria arterial; PA = pressão arterial; ECG = eletrocardiograma; IV = via intravenosa.

de ação longa quanto de ação curta, para se aproximar do esquema ambulatorial desejado. Deve-se evitar uma "escala móvel de insulina regular" temporária, visto que essa terapia é reativa à hiperglicemia, e as oscilações da glicemia não permitirão uma alta segura do paciente. A dose e a frequência finais de insulina dependem de múltiplos fatores, incluindo peso corporal, comorbidade, sensibilidade à insulina e efetividade de esquemas terapêuticos anteriores.

Em geral, há necessidade de reposição de potássio na CAD. A hipopotassemia manifesta pode resultar em fraqueza muscular, cãibras e náuseas; tanto a hiperpotassemia quanto a hipopotassemia estão associadas a arritmias cardíacas. Mesmo na ausência de hipopotassemia grave, os pacientes apresentam um déficit significativo de potássio corporal total (cerca de 3 a 7 mEq/kg), e os níveis séricos de potássio podem estar normais ou elevados, visto que a acidose e a insuficiência renal podem mascarar a deficiência de potássio. À medida que a insulina é infundida, o potássio move-se para o espaço intracelular, reduzindo ainda mais o potássio sérico para níveis que podem desencadear arritmias potencialmente fatais. Além disso, a reposição hídrica provoca a diluição extracelular do potássio, levando à melhora da perfusão renal e ao aumento da excreção urinária de potássio. Por conseguinte, a reposição de potássio deve ser iniciada tão logo se estabeleça que o paciente não tem insuficiência renal. Um nível baixo de potássio (< 3,5 mEq/ℓ) exige tratamento imediato com até 40 mEq/hora, enquanto níveis séricos "normais" (3,5 a 5,0 mEq/ℓ) exigem uma repleção menos agressiva de potássio (20 a 30 mEq/hora), pressupondo um débito urinário adequado. Em pacientes que possam ter perdido potássio por outras razões, como uso de diuréticos ou perda gastrintestinal, haverá necessidade de maior suplementação de potássio.

Na maioria dos pacientes com CAD leve a moderada, os cetoácidos são eliminados de maneira espontânea com medidas terapêuticas padrão, e não há necessidade de correção do pH com álcalis (como bicarbonato). A supressão da lipólise pela insulina reduz o fluxo de ácidos graxos livres para o fígado e bloqueia a cetogênese, e os cetoácidos circulantes são então depurados ou oxidados, com regeneração subsequente do bicarbonato e restauração do pH arterial. Entretanto, nos casos de acidose grave (pH < 6,9 a 7,0), pode-se indicar a administração de bicarbonato, se o quadro clínico exigir isso (p. ex., hipotensão que não responde aos líquidos, disfunção cardíaca, exaustão respiratória).[22] A terapia com bicarbonato deve ser utilizada com cautela e apenas nas doses mínimas necessárias para estabilizar o paciente, visto que pode provocar hipopotassemia. Além disso, ao produzir um súbito deslocamento para a esquerda da curva de dissociação da oxi-hemoglobina, o bicarbonato pode comprometer o fornecimento de oxigênio aos tecidos. Por conseguinte, se for utilizada a terapia com álcalis, devem-se administrar pequenas quantidades lentamente: 50 mEq de $NaHCO_3$ durante 1 hora para um pH arterial de 6,9 a 7,0 e 100 mEq durante 2 horas para um pH abaixo de 6,9. Após a administração de bicarbonato, deve-se reavaliar o pH arterial (e os níveis séricos de potássio) a cada 2 horas, e deve-se interromper o tratamento com álcalis quando o pH aumentar acima de 7,0.

No contexto da CAD, as perdas de fosfato variam, em média, de 3 a 7 mmol/kg; as perdas de magnésio alcançam 1 a 2 mEq/kg. O fosfato é deslocado para o meio extracelular durante os estados hiperosmolares, de modo que os níveis séricos iniciais podem estar falsamente elevados e podem cair rapidamente durante o tratamento. Em geral, as complicações da hipofosfatemia ocorrem com níveis séricos inferiores a 1,0 mg/dℓ e consistem em fraqueza respiratória e da musculatura esquelética, comprometimento do desempenho sistólico cardíaco e anemia hemolítica. Deve-se efetuar a repleção de fosfato em pacientes com níveis séricos de fosfato inferiores a 1,0 mg/dℓ, bem como em pacientes com evidências de comprometimento cardíaco ou respiratório, hipoxia ou anemia hemolítica. Uma maneira efetiva de reposição de fosfato consiste em repor um terço à metade das perdas de potássio (conforme discutido anteriormente) na forma de fosfato de potássio. Na hipofosfatemia grave, pode ser necessária a administração intravenosa cuidadosa de pequenas quantidades adicionais de fosfato de potássio. Devido à ligação ao cálcio, a tetania hipocalcêmica pode complicar a terapia com fosfato, a não ser que sejam também fornecidos suplementos de magnésio; por essa razão, é necessário monitorar os níveis séricos de cálcio, fosfato e magnésio durante qualquer infusão de fosfato.

Síndrome hiperglicêmica hiperosmolar

MANIFESTAÇÕES CLÍNICAS

O estado metabólico anteriormente conhecido como estado hiperosmolar hiperglicêmico não cetótico ou coma recebeu nova denominação de *síndrome hiperglicêmica hiperosmolar* (SHH) para ressaltar dois pontos importantes: (1) a cetose (e a acidose) podem, de fato, estar presentes em graus variáveis na SHH e (2) ocorrem alterações da consciência mais comumente na ausência de coma. De fato, apenas 10% dos pacientes com SHH apresentam coma franco, e uma porcentagem igual não exibe nenhum sinal de alteração do estado mental. Os principais fatores de risco para a SHH incluem idade mais avançada (a maioria dos casos é observada em pacientes com 65 anos ou mais) e comprometimento cognitivo (*i. e.*, capacidade prejudicada de reconhecer a sede ou obter acesso à água).

Como mostra a Tabela 216.12, as características essenciais da SHH consistem em hiperosmolaridade grave (> 320 mOsm/ℓ) e hiperglicemia (> 600 mg/dℓ). A hiperglicemia ocorre devido à incapacidade dos pacientes de ingerir líquidos o suficiente para acompanhar uma diurese osmótica vigorosa. O consequente comprometimento da função renal acaba reduzindo ainda mais a excreção de glicose pelo rim, levando a elevações acentuadas da glicemia, ultrapassando algumas vezes 1.000 mg/dℓ. Diferentemente da CAD, embora as concentrações de glicose estejam, em geral, mais altas, a acidose e a cetose graves habitualmente estão ausentes na SHH. Isso é explicado provavelmente pela existência de alguma capacidade secretora residual de insulina, que é suficiente para suprimir a lipólise e evitar uma produção significativa de cetoácidos. Alguns pacientes com diabetes tipo 2 com secreção de insulina endógena deprimida podem ser incapazes de suprimir por completo a produção de cetona na presença de hormônios contrarreguladores elevados produzidos pela doença física. Entretanto, como os pacientes com SHH apresentam concentrações mais altas de insulina na veia porta do fígado em comparação com pacientes com CAD, a produção de cetoácidos pelo fígado é quantitativamente menor, produzindo apenas acidose leve. Na SHH, na ausência de distúrbios acidobásicos concomitantes, o pH arterial raramente cai para menos de 7,30, e os níveis séricos de bicarbonato normalmente não diminuem para valores abaixo de 18 mEq/ℓ.

Na SHH, a gravidade clínica e os níveis de consciência geralmente exibem correlação com a gravidade e a duração da hiperosmolaridade. Os sinais clínicos indicam desidratação profunda; os sintomas gastrintestinais são observados com menos frequência do que na CAD. Pode haver uma variedade de anormalidades neurológicas frequentemente reversíveis, incluindo crises de grande mal ou focais, reflexos plantares extensores, afasia, déficits hemissensitivos ou motores e agravamento de uma síndrome mental orgânica preexistente. O quadro laboratorial é dominado pelos efeitos do diabetes não controlado e da desidratação; a função renal está comprometida, a hemoglobina e o hematócrito estão elevados e os resultados das provas de função hepática podem estar anormais, em virtude da esteatose hepática basal. Embora se possa esperar que a hiperglicemia grave reduza a concentração sérica medida de sódio, não é raro observar níveis de sódio normais ou até mesmo elevados, devido à gravidade da desidratação. A osmolaridade sérica pode ser medida diretamente ou estimada.

TRATAMENTO

A abordagem ao tratamento da SHH assemelha-se à da CAD e exige o manejo agressivo dos líquidos e eletrólitos (ver Figura 216.6).[23] É importante ressaltar que os pacientes com SHH tendem a apresentar uma contração de volume mais pronunciada, e, por definição, a acidose não está presente ou é de grau mínimo. É importante proceder à reposição volêmica adequada do paciente antes da administração de insulina, visto que os desvios dos líquidos intracelulares que ocorrem à medida que os níveis de glicose diminuem podem agravar a perfusão tecidual sistêmica. Com efeito, os níveis de glicose habitualmente diminuem de maneira substancial com a hidratação isolada, em parte devido à melhora da perfusão renal, promovendo, assim, a glicosúria. Raramente, é necessária a coadministração de dextrose juntamente com a insulina, conforme recomendado em pacientes com CAD para possibilitar a depuração das cetonas e a resolução da acidose. Além disso, como a acidose recorrente é uma preocupação menor, os pacientes podem passar diretamente da infusão de insulina para injeções subcutâneas. Como a alteração do estado mental (e, em alguns casos, o coma) constitui uma característica frequente da SHH, deve-se dispensar atenção para o estado respiratório e a proteção adequada das vias respiratórias. Deve-se efetuar uma pesquisa diligente da doença subjacente precipitante, tendo em mente que o paciente típico com SHH é idoso e pode apresentar DCV manifesta ou subclínica. A existência de comprometimento da função cardíaca, que também é mais comum entre indivíduos idosos, precisa ser considerada no manejo da reposição volêmica intravenosa.

Após a resolução do episódio de SHH, alguns pacientes podem finalmente ser controlados com agentes orais isoladamente. Entretanto, o desenvolvimento de SHH significa um grau substancial de deficiência de insulina. Em consequência, é sempre melhor prescrever injeções de insulina antes da alta do paciente e reservar a decisão sobre a adequação do uso de tratamentos sem insulina até que o progresso do paciente possa ser monitorado e reavaliado no ambiente ambulatorial.

COMPLICAÇÕES VASCULARES CRÔNICAS

Epidemiologia

A principal carga clínica associada ao diabetes de longa duração consiste no desenvolvimento de doença vascular, que inclui complicações microvasculares características (retinopatia, nefropatia, neuropatia) e a aterosclerose acelerada de vasos de médio e grande calibre. O DM é a principal causa de insuficiência renal, amputações de membros inferiores não traumáticas e novos casos de cegueira em adultos nos EUA. O DM também é uma importante causa de doença da artéria coronária (DAC), insuficiência cardíaca e AVE e, nos EUA, é a sétima causa principal de morte. As complicações microvasculares estão diretamente ligadas com a hiperglicemia, e os principais fatores de risco consistem tanto na duração do DM quanto no grau de elevação da glicemia. Outros fatores, incluindo suscetibilidade genética, tabagismo e condições concomitantes, como hipertensão arterial, também contribuem para o risco de complicações (Figura 216.7). Ocorrem complicações microvasculares no DM, tanto do tipo 1 quanto do tipo 2; tendo em vista que a maioria dos pacientes com DM1 desenvolve a doença em uma idade mais jovem, eles podem enfrentar maior risco cumulativo de complicações durante a vida.

O papel central da hiperglicemia no desenvolvimento das complicações diabéticas já era suspeitado há muito tempo e, finalmente, foi confirmado pelo estudo de referência, DCCT, que foi publicado em 1993. Nesse estudo, 1.441 adolescentes e adultos jovens com diabetes tipo 1 foram aleatoriamente distribuídos para tratamento convencional destinado a evitar a hipoglicemia ou hiperglicemia sintomáticas (tratamento padrão no momento) ou para um grupo de tratamento experimental, desenhado para alcançar quase normoglicemia. O grupo experimental recebeu tratamento intensivo com múltiplas injeções diárias de insulina ou com o uso de uma bomba de insulina subcutânea contínua; automonitoramento frequente com determinações do nível de glicemia; e adoção de algoritmos detalhados para orientar o paciente a determinar a dose de insulina em resposta a refeições, glicose e exercício. Durante o estudo, os níveis médios de HbA_{1c} foram de 7,2% no grupo intensivo, em comparação com 9% no grupo de tratamento convencional. Os resultados inequívocos do DCCT mostraram taxas substancialmente menores de retinopatia, nefropatia e neuropatia no grupo de tratamento intensivo e levaram a grandes mudanças na abordagem ao tratamento do diabetes nos EUA e no mundo inteiro. Os resultados do UKPDS, conduzido em uma coorte de pacientes com diagnóstico recente de diabetes tipo 2, confirmaram mais tarde os benefícios do controle glicêmico mais intensivo na prevenção de complicações microvasculares. Estes e outros estudos forneceram evidências convincentes de que a hiperglicemia constitui a força motriz por trás da doença microvascular diabética. Com efeito, os estudos de acompanhamento a longo prazo da coorte do DCCT mostraram que os benefícios observados no grupo de tratamento intensivo persistiram durante pelo menos uma década após a conclusão do estudo, mesmo após convergência dos níveis de HbA_{1c} entre os dois grupos de tratamento, sugerindo que os mecanismos subjacentes às complicações microvasculares são condicionados pelo ambiente metabólico prevalecente.

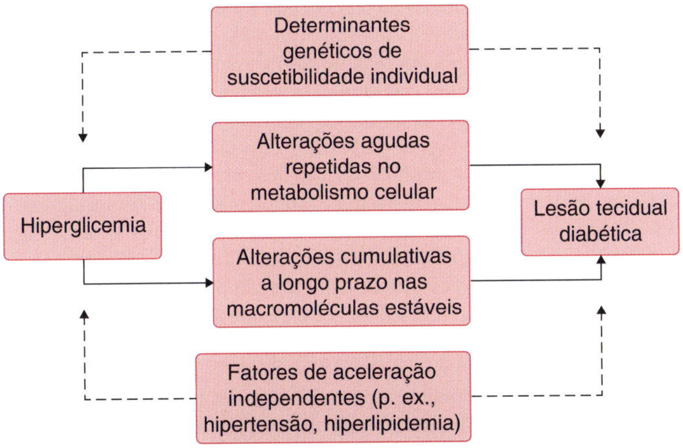

FIGURA 216.7 Fatores relacionados com a patogenia das complicações do diabetes. (De Brownlee M. The pathobiology of diabetic complications: a unifying mechanism. *Diabetes.* 2005;54:1615-1625.)

Biopatologia

Os mecanismos celulares e moleculares que medeiam a lesão tecidual hiperglicêmica são complexos e ainda estão sendo elucidados. Atualmente, sabemos que estão envolvidas muitas vias inter-relacionadas, incluindo quatro que receberam maior atenção como mediadores fundamentais da vasculopatia (Figura 216.8).

PRODUTOS FINAIS DA GLICAÇÃO AVANÇADA

Os produtos finais da glicação avançada (AGE) constituem um grupo heterogêneo de compostos formados pela interação não enzimática da glicose com grupos amino nas proteínas. Esse processo ocorre continuamente *in vivo*, porém é acentuadamente acelerado na presença de hiperglicemia. Com efeito, o teste da HbA_{1c} para monitorar o nível crônico de glicemia foi o resultado de observações da glicosilação de subfrações da hemoglobina adulta. Os níveis de AGE no soro e nos tecidos (p. ex., colágeno cutâneo) correlacionam-se com as complicações vasculares diabéticas e com os níveis médios de glicose ao longo do tempo. Os AGE podem alterar as propriedades e a função das proteínas de vida longa, como o colágeno e a elastina, levando a rigidez vascular e aumentos da espessura da membrana basal. A ligação dos AGE a receptores específicos de superfície celular (p. ex., receptores de AGE, RAGE), particularmente nos macrófagos e nas células endoteliais, estimula a ativação de cascatas de sinalização, que promovem inflamação e estresse oxidativo. Por exemplo, a interação AGE-RAGE ativa o fator de transcrição NF-κB, levando a

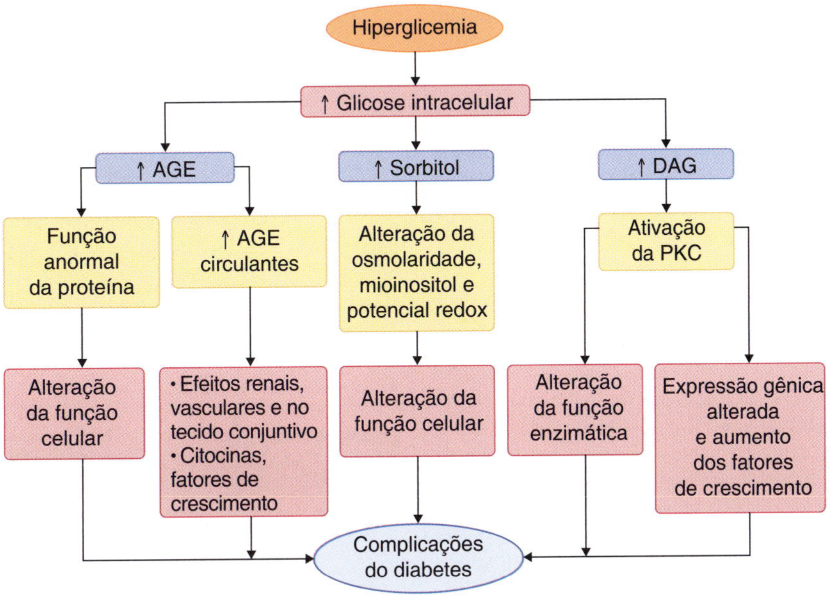

FIGURA 216.8 Mecanismos propostos das complicações vasculares induzidas pela hiperglicemia. Ver o texto para discussão. AGE = produtos finais da glicação avançada; DAG = diacilglicerol; PKC = proteinoquinase C.

múltiplas alterações patológicas na expressão gênica. Além disso, os AGE formados intracelularmente alteram a função de muitas proteínas celulares importantes. Os estudos realizados em modelos animais fornecem evidências robustas de que a formação de AGE é um processo essencial que medeia a lesão hiperglicêmica. Entretanto, até o momento, os estudos de compostos anti-AGE (p. ex., aminoguanidina) não conseguiram demonstrar a sua eficácia na prevenção ou na melhora das complicações diabéticas em seres humanos.

AUMENTO DO FLUXO DA VIA DOS POLIÓIS

O metabolismo da glicose pela via da aldose redutase é geralmente menor, visto que essa enzima apresenta baixa afinidade pela glicose. Entretanto, na presença de hiperglicemia intracelular (que tem mais probabilidade de ocorrer em tecidos incapazes de infrarregular a captação de glicose, como os neurônios e as células endoteliais), há um aumento do fluxo através dessa via, levando ao acúmulo de sorbitol osmoticamente ativo dentro da célula. Ocorre aumento da osmolaridade celular, juntamente com aumento do estresse redox, devido à depleção da forma reduzida do fosfato de nicotinamida adenina dinucleotídio e glutationa reduzida. Os inibidores da aldose redutase foram propostos como estratégia terapêutica para reduzir as complicações diabéticas. As evidências atuais obtidas de ensaios clínicos não sustentam o seu uso, porém isso continua sendo uma área de pesquisa ativa.

ATIVAÇÃO DA PROTEINOQUINASE C

A hiperglicemia intracelular provoca aumento da síntese *de novo* de diacilglicerol, que é um importante ativador da família de enzimas da proteinoquinase C. A ativação da proteinoquinase C inicia uma complexa rede de sinalização intracelular, que altera a expressão gênica e resulta em aumento da angiogênese, vasoconstrição, permeabilidade vascular (pelo aumento do fator de crescimento endotelial vascular), ativação de citocinas e expansão da matriz extracelular. Essas alterações na função celular foram ligadas ao desenvolvimento de complicações microvasculares (particularmente retinopatia) e aterosclerose. Os inibidores de isoformas específicas da proteinoquinase C estão sendo estudados em ensaios clínicos como agentes específicos para a retinopatia diabética e o edema macular.

AUMENTO DO FLUXO DA VIA DA HEXOSAMINA

Na presença de hiperglicemia e oxidação excessiva de ácidos graxos, há também um aumento do fluxo de glicose através da via da hexosamina, levando a aumentos da glicosamina 6-fosfato e, por fim, à modificação pós-traducional de determinadas proteínas citoplasmáticas e nucleares. Em associação a isso, são observados aumentos da expressão de genes-chave, incluindo os do fator de crescimento transformador (α e β_1) e do inibidor do ativador do plasminogênio 1, e inibição da atividade da óxido nítrico sintase endotelial. Embora a via tenha sido ligada a uma ação defeituosa da insulina, seu papel nas complicações específicas permanece incerto.

Essas vias múltiplas e complexas não são mutuamente exclusivas, porém estão interligadas e podem ter um processo antecedente comum, que consiste na produção excessiva de superóxido pela cadeia de transporte de elétrons mitocondrial. O superóxido gera a produção de outras espécies reativas de oxigênio, que podem levar a danos celulares de diversas maneiras. Dados obtidos de modelos animais sustentam a possibilidade de que a correção da produção excessiva de superóxido induzida pelo diabetes tenha efeitos positivos a jusante sobre as diversas vias que levam à lesão tecidual hiperglicêmica, porém esses dados precisam ser confirmados em estudos em seres humanos.

Complicações microvasculares

RETINOPATIA DIABÉTICA

A retinopatia diabética (Capítulo 395) é uma complicação microvascular patognomônica e altamente prevalente, que afeta eventualmente mais de 50% dos pacientes com diabetes de longa duração, embora cause comprometimento da visão com menos frequência. A ocorrência de perda de visão devido à retinopatia diabética diminuiu nessas últimas décadas, devido ao melhor controle da glicose e da pressão arterial na população com diabetes. Entretanto, continua sendo uma importante causa de cegueira evitável, particularmente entre pacientes com controle metabólico inadequado. Os tecidos tanto vasculares quanto neurais na retina são afetados pela hiperglicemia crônica. As alterações precoces incluem perda das células de sustentação da retina (pericitos), espessamento da membrana basal e alterações do fluxo sanguíneo da retina. O dano aos capilares da retina provoca vazamento de proteínas, eritrócitos e lipídios, levando ao edema da retina. A hipoxia crônica da retina (devido à oclusão capilar) promove a neovascularização; esses novos vasos são anormais e propensos à ruptura. A hemorragia, a inflamação e a cicatrização da retina podem levar, em última análise, ao descolamento da retina por tração e perda permanente da visão (Tabela 216.13).

A retinopatia diabética pode ser detectada por fundoscopia dilatada, e os sinais precoces consistem na presença de microaneurismas, exsudatos e hemorragias intrarretinianas. Outros testes, incluindo angiografia com fluoresceína e tomografia de coerência óptica, são úteis para detectar anormalidades da permeabilidade vascular e edema macular, que podem ameaçar a visão. Recomenda-se o rastreamento regular por um especialista em cuidados oculares (oftalmologista ou optometrista) para todos os pacientes com diabetes, devido à possível presença de retinopatia significativa e com potencial de ameaçar a visão na ausência de quaisquer sintomas.[24] O rastreamento deve começar por ocasião do diagnóstico do diabetes em pacientes com diabetes tipo 2, visto que a hiperglicemia normalmente já está presente há vários anos antes de seu reconhecimento clínico. Nos pacientes com diabetes tipo 1, o rastreamento pode começar 5 anos após o diagnóstico ou após a puberdade no diabetes de início na infância. Como a retinopatia pode progredir rapidamente durante a gravidez, o rastreamento e o acompanhamento devem ser mais agressivos durante esse período (Tabela 216.14).

À semelhança de outras complicações diabéticas, o controle intensivo da glicemia pode prevenir a retinopatia diabética, retardar a sua progressão e reduzir a necessidade de cirurgia ocular a longo prazo.A25 Entretanto, apresenta efeitos limitados na doença avançada da retina. O controle da pressão arterial também é importante para evitar o agravamento da retinopatia; há algumas evidências de que os bloqueadores do sistema renina-angiotensina (SRA) possam ser particularmente benéficos.

O tratamento de retinopatia diabética (Capítulo 395) inclui a fotocoagulação a *laser*, que pode produzir ablação dos vasos anormais (reduzindo, assim, o risco de hemorragia) e tratar o edema macular. A fotocoagulação a *laser* pode ser focal (para tratamento do edema macular clinicamente significativo ou da retinopatia diabética não proliferativa) ou panretiniana (para o tratamento da retinopatia diabética não proliferativa grave ou da retinopatia diabética proliferativa). A vitrectomia é um procedimento cirúrgico para remover a hemorragia e o tecido cicatricial que obscurecem a visão. Os tratamentos não cirúrgicos incluem a injeção intravítrea de glicocorticoides ou anticorpos monoclonais antifator de crescimento endotelial vascular (p. ex., ranibizumabe) para o tratamento do edema macular.A26 A eficácia estabelecida do tratamento da retinopatia,

Tabela 216.13 Classificação da retinopatia diabética.

	CARACTERÍSTICAS CLÍNICAS
RDNP leve	Pelo menos um microaneurisma
RDNP moderada	Microaneurismas, hemorragias intrarretinianas (machas), exsudatos moles, perolização venosa, anormalidades microvasculares intrarretinianas
RDNP grave	Hemorragias intrarretinianas mais extensas (> 20 em cada um dos quatro quadrantes) *ou* perolização venosa em pelo menos dois quadrantes *ou* anormalidades microvasculares intrarretinianas proeminentes
RDP	Neovascularização e/ou hemorragia vítrea ou pré-retiniana; descolamento da retina por tração
Edema macular clinicamente significativo	Espessamento da retina ou exsudatos duros que se aproximam ou acometem o centro da mácula

RDNP = retinopatia diabética não proliferativa; RDP = retinopatia diabética proliferativa.

Tabela 216.14 Intervalos recomendados para rastreamento da retinopatia diabética.

TIPO DE DIABETES	PRIMEIRO EXAME	ACOMPANHAMENTO
Tipo 1	5 anos após o diagnóstico	Anual
Tipo 2	Por ocasião do diagnóstico	Anual
Diabetes estabelecido durante a gravidez	Antes ou logo depois da concepção	Pelo menos a cada 3 meses

particularmente a fotocoagulação, na prevenção da perda da visão fornece uma forte justificativa para o rastreamento de rotina da retinopatia. Há evidências de que o tratamento com fenofibrato reduza a progressão da retinopatia, porém o medicamento não foi aprovado para essa indicação nos EUA. Além de seus efeitos bem conhecidos sobre o metabolismo dos lipídios, o fenofibrato parece ter propriedades anti-inflamatórias, antiangiogênicas e antioxidantes significativas, que são relevantes para a doença retiniana. A existência de retinopatia não é considerada uma contraindicação para o uso de ácido acetilsalicílico para a prevenção de DCV.

Outros problemas oculares também afetam pacientes com diabetes. O erro refrativo transitório e osmoticamente induzido é comum, particularmente por ocasião do diagnóstico de diabetes; entretanto, ocorre resolução com o controle da glicose. As doenças oculares relacionadas com a idade, como cataratas e glaucoma, tendem a ocorrer em idades mais jovens entre pacientes diabéticos. A diplopia e outros distúrbios do olhar devido à mononeuropatia aguda que acomete os nervos cranianos (tipicamente III ou IV) também são mais comuns no diabetes.

NEFROPATIA DIABÉTICA

A nefropatia diabética (Capítulo 116) continua sendo a causa isolada mais comum de insuficiência renal terminal, responsável por até 50% dos casos nas sociedades ocidentais. Além disso, apesar dos avanços no manejo da glicose e da hipertensão arterial, a prevalência da doença renal crônica em pacientes com diabetes melito diminuiu pouco ou não teve nenhuma redução nessas últimas décadas. De modo global, 20 a 30% dos pacientes com diabetes tipo 1 e tipo 2 desenvolvem evidências de nefropatia, embora menor número de pacientes com diabetes tipo 2 evolua para a doença renal terminal (DRT). Isso pode ser devido à mortalidade concorrente por DCV, com menos pacientes sobrevivendo à DRT. Entretanto, em virtude de sua frequência muito maior na população, a maioria dos pacientes com diabetes que procuram tratamento para DRT (diálise ou transplante) apresenta diabetes tipo 2.[25] O principal fator de risco para o desenvolvimento de nefropatia diabética é a duração e a gravidade da hiperglicemia, porém há evidências de variação na suscetibilidade genética. Por exemplo, os afro-americanos e os indivíduos com história familiar de doença renal diabética ou não diabética correm maior risco de nefropatia diabética. Foi amplamente relatado um polimorfismo de inserção/deleção no gene que codifica a enzima conversora da angiotensina (ECA) em associação a um aumento do risco de nefropatia diabética; entretanto, foram também identificadas variantes em genes envolvidos na via dos polióis, no metabolismo dos lipídios, nas citocinas inflamatórias, na angiogênese e no estresse oxidativo.

A nefropatia diabética desenvolve-se durante muitos anos a décadas, com um período "silencioso" prolongado antes da detecção clínica, seguido de progressão mais rápida para a doença renal manifesta (Capítulo 116). Na visão clássica, a característica fundamental da nefropatia diabética consiste no desenvolvimento de proteinúria, que pode decorrer de alterações da permeabilidade da membrana basal glomerular e aumentos da pressão intraglomerular. A primeira evidência clínica de nefropatia incipiente consiste no desenvolvimento de albuminúria, que, do ponto de vista quantitativo, é menor no início (microalbuminúria, razão albumina-creatinina urinária de 30 a 300 mg/g) e que, em seguida, progride para a proteinúria franca, algumas vezes na faixa nefrótica (> 2 g/dia). Durante a fase de microalbuminúria, a TFG é preservada, porém começa a declinar paralelamente com o aumento da proteinúria, levando à DRT 5 a 15 anos após a primeira detecção de excreção anormal de albumina. Entretanto, evidências recentes sugerem que a doença renal crônica no diabetes é mais heterogênea do que se acreditava anteriormente, e alguns pacientes progridem para estágios avançados da doença renal crônica na ausência de albuminúria (Figura 216.9). A doença renal diabética sem albuminúria parece ter mais tendência a ocorrer em pacientes mais idosos com diabetes tipo 2 e pode refletir, em parte, a contribuição de múltiplos fatores de risco renais, incluindo hipertensão arterial, obesidade e dislipidemia. Além disso, a microalbuminúria não progride de maneira inevitável, e alguns pacientes regridem para a faixa normal ou mantêm quantidades pequenas, porém estáveis, de albuminúria. Todavia, a albuminúria persistente e crescente constitui um marcador de alto risco de progressão para a nefropatia clínica. As alterações patológicas que são típicas da nefropatia diabética consistem em aumento da espessura da membrana basal glomerular e acúmulo aumentado de matriz extracelular, levando à expansão mesangial e à lesão nodular clássica Kimmelstiel-Wilson.

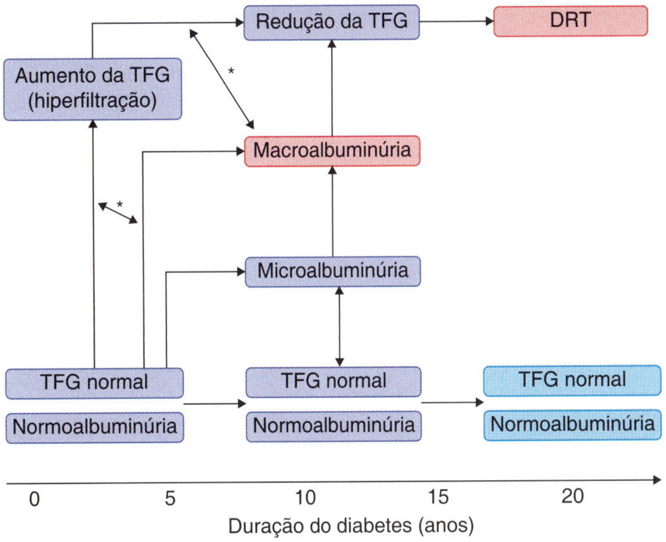

FIGURA 216.9 **Desenvolvimento da nefropatia diabética.** Ver o texto para discussão. TFG = taxa de filtração glomerular; DRT = doença renal terminal. *A TFG e a albuminúria podem progredir independentemente uma da outra, isto é, os pacientes podem apresentar microalbuminúria ou macroalbuminúria, embora a TFG esteja normal ou até mesmo ligeiramente elevada. Todavia, a macroalbuminúria está habitualmente associada à redução da TFG e constitui um forte risco para DRT progressiva. (De Boger CA, Sedor JR. GWAS of diabetic nephropathy: is the GENIE out of the bottle? *PLoS Genet.* 2012;8:e1002.)

Os pacientes com diabetes devem ser submetidos a rastreamento anual para comprometimento renal (Capítulo 116) por meio de determinação da albumina em uma amostra de urina, com imunoensaio sensível para detectar a presença de microalbuminúria, e pela medição do nível sérico de creatinina para o cálculo da TFG estimada. O achado de aumento moderado da razão albumina-creatinina urinária (30 a 300 mg de albumina por grama de creatinina) deve ser confirmado em dois de três testes repetidos, visto que os aumentos transitórios não são incomuns, porém podem não ser clinicamente importantes. Os dados do DCCT e de outros estudos fornecem evidência forte de que o controle agressivo da glicemia é capaz de prevenir o desenvolvimento de nefropatia diabética e retardar a progressão da microalbuminúria. Entretanto, há poucas evidências de que o controle glicêmico possa modular o curso, quando já ocorreram albuminúria clínica (> 300 mg/dia) e declínio da TFG. O controle intensivo da pressão arterial é central para o tratamento de pacientes com albuminúria (microalbuminúria ou clínica), de preferência por meio de bloqueio do SRA. Tanto os inibidores da ECA quanto os bloqueadores dos receptores de angiotensina demonstraram retardar a progressão da nefropatia diabética e são recomendados para pacientes com albuminúria, até mesmo na ausência de hipertensão. Apesar do entusiasmo inicial, o tratamento combinado com inibidor da ECA e bloqueador do receptor de angiotensina não é recomendado, devido às taxas elevadas de hiperpotassemia e lesão renal aguda. Em pacientes hipertensos, outros fármacos, como bloqueadores dos canais de cálcio, diuréticos e betabloqueadores, podem ser utilizados como tratamento adicional, se necessário, para obter um controle adequado de pressão arterial. A27 Há poucas evidências para sustentar o uso do bloqueio do SRA em pacientes diabéticos normotensos e com normoalbuminúria, embora possa haver uma justificativa terapêutica para o uso desses agentes em pacientes que sejam incapazes de obter um controle adequado da glicemia. No passado, a restrição dietética de proteína era recomendada para pacientes com nefropatia; entretanto, os ensaios clínicos recentes foram incapazes de demonstrar qualquer efeito de uma dieta hipoproteica sobre a taxa de deterioração da TFG.

NEUROPATIA DIABÉTICA

A neuropatia diabética (Capítulo 392) constitui uma complicação comum do diabetes, com prevalência cumulativa estimada de cerca de 50%. A neuropatia diabética pode se manifestar na forma de uma variedade de síndromes, incluindo radiculoplexopatia e neuropatia autonômica, porém a forma mais comum é a polineuropatia simétrica distal (PSD) característica.[26] Apesar de sua alta prevalência, não existe nenhum sintoma neuropático ou lesão distintos específicos do diabetes, e a diferenciação da neuropatia diabética de outras causas pode ser problemática. À semelhança de outras complicações microvasculares, a etiologia da PSD é atribuída à hiperglicemia, conforme demonstrado pela acentuada redução de 60% da neuropatia no grupo de tratamento intensivo do estudo DCCT. Todavia, surgiu recentemente a possibilidade de que a patogenia da PSD possa diferir no diabetes tipo 2, com contribuição da dislipidemia e da resistência à insulina. A defesa desse ponto de vista provém dos resultados em grande parte negativos de neuropatia em ensaios clínicos de controle intensivo da glicose no diabetes tipo 2 (p. ex., ensaio clínico Action to Control Cardiovascular Risk in Diabetes [ACCORD], estudo VA Cooperative) e da observação de que a prevalência da PSD já é maior no contexto do pré-diabetes e da síndrome metabólica.

As manifestações clínicas da PSD consistem em sintomas de dor, parestesias e dormência, que normalmente começam nos pés e progridem em direção mais proximal, exibindo uma distribuição de "meia e luva" (Capítulo 392). A perda da sensibilidade, que pode não ser percebida pelo paciente, constitui um importante fator de risco para quedas, devido à instabilidade da marcha. Podem ocorrer também ulceração, infecção não controlada e amputação, devido à mecânica alterada do pé e à incapacidade de perceber traumatismos repetitivos ou outras lesões do pé. Em alguns pacientes, a dor neuropática pode ser intensa e incapacitante, resultando em grande redução da qualidade de vida. A PSD pode ser diagnosticada pela presença de sintomas clássicos e pela perda da capacidade de perceber a pressão de um monofilamento de náilon (Semmes-Weinstein), comprometimento do sentido de vibração ou perda da sensação produzida por alfinetada. Outros testes, como estudos de condução nervosa ou eletromiografia, são algumas vezes indicados para diferenciar a PSD da radiculopatia. As opções atuais de tratamento limitam-se, em grande parte, ao controle dos fatores de risco metabólicos (*i. e.*, glicose, lipídios) e dos sintomas. Pode ser difícil aliviar a dor crônica da PSD. Os tratamentos disponíveis incluem antidepressivos tricíclicos, inibidores da recaptação de serotonina-norepinefrina e anticonvulsivantes (como gabapentina e pregabalina); os opioides não são especificamente úteis, e seu uso tem grande potencial de adicção.

Outras formas de lesão nervosa no diabetes (Capítulo 392) incluem neuropatia predominantemente de pequenas fibras, radiculoplexopatia (amiotrofia diabética), radiculopatia não compressiva e mononeurite múltipla. A neuropatia autonômica pode manifestar-se como gastroparesia, retenção urinária, disfunção erétil, disfunção sudomotora (normalmente anidrose das extremidades, com ou sem hiperidrose do tronco), arritmias cardíacas e distúrbios da motilidade intestinal (diarreia ou constipação intestinal diabética). A neuropatia autonômica cardíaca é uma forma particularmente grave de neuropatia autonômica diabética. As manifestações clínicas típicas da neuropatia autonômica cardíaca incluem taquicardia em repouso, diminuição da variabilidade da frequência cardíaca e alterações ortostáticas da pressão arterial. Os pacientes com neuropatia autonômica cardíaca correm alto risco de infarto do miocárdio, insuficiência cardíaca congestiva e morte súbita cardíaca.

PÉ DIABÉTICO

A combinação de comprometimento sensitivo devido à neuropatia periférica com redução da perfusão tecidual, devido à aterosclerose de grandes vasos (doença arterial periférica) ou à disfunção microvascular pode resultar em ulceração, infecção e, por fim, amputação das extremidades inferiores. Um caso típico envolve o desenvolvimento de uma ulceração (frequentemente circundada pela formação de calo) na face plantar do pé, frequentemente abaixo das cabeças dos metatarsos.[27] A ulceração pode demorar a cicatrizar, devido ao traumatismo repetitivo provocado pela marcha e ao comprometimento do fluxo sanguíneo. A hiperglicemia também pode prejudicar a cicatrização de feridas, em virtude de efeitos sobre a migração e a função dos leucócitos. Na ausência da sensibilidade protetora, uma infecção pode deteriorar durante semanas e, por fim, invadir o osso, levando à osteomielite. A mecânica alterada do pé também pode levar a fraturas repetidas (e habitualmente não detectadas), que destroem a arquitetura normal do pé e resultam na deformidade clássica do pé de Charcot.

Em muitos pacientes, a amputação do pé constitui a complicação diabética mais temida; felizmente, pode ser evitada na maioria dos casos, porém exige vigilância por parte do paciente e da equipe de saúde. Deve-se efetuar um exame de rotina do pé, em particular nos pacientes que apresentam evidências de perda sensitiva, em todas as consultas médicas, e os pacientes devem ser instruídos a inspecionar diariamente os pés à procura de rachaduras, fissuras, úlceras ou inflamação. Os pacientes devem evitar andar descalços (mesmo em casa) e devem utilizar uma cobertura protetora na rua (devendo evitar o uso de sandálias). É possível prevenir as lesões térmicas ao evitar o uso de almofadas de aquecimento ou bolsas de água quente nos pés. Deve-se considerar o encaminhamento a um especialista nos cuidados dos pés em pacientes com perda sensitiva, deformidade dos pés, formação extensa de calos e úlceras que não cicatrizam. As úlceras são tratadas por meio de desbridamento agressivo do tecido necrótico e antibióticos sistêmicos (guiados pela cultura do tecido infectado), se houver infecção. A "retirada da carga" de pressão pelo uso de calçados especiais, órteses ou aplicação de gesso de contato total pode ser necessária para permitir a cicatrização. Outros tratamentos incluem o uso de fator de crescimento derivado das plaquetas tópico, substitutos de pele obtidos por bioengenharia, oxigênio hiperbárico e terapia de feridas com pressão negativa, embora nenhuma dessas medidas tenha fornecido evidências conclusivas de eficácia na promoção da cicatrização das feridas.

Outras condições associadas

Os pacientes com diabetes podem desenvolver diversas anormalidades eletrolíticas e ácido-básicas,[28] mesmo na ausência de cetoacidose ou hiperosmolaridade. Por exemplo, na acidose tubular renal tipo 4 (Capítulo 110), a hiperpotassemia pode exigir intervenções dietéticas e clínicas.

Embora não sejam tradicionalmente reconhecidos como complicações diabéticas, há diversos distúrbios que apresentam maior frequência ou gravidade em pacientes com diabetes e que exibem uma relação plausível ou estabelecida com a hiperglicemia. Incluem doença periodontal, doença de Alzheimer e distúrbios musculoesqueléticos, como mobilidade articular limitada, capsulite adesiva, contratura de Dupuytren e dedo em gatilho (tenossinovite do flexor). Acredita-se amplamente que os pacientes com diabetes mal controlado tenham um aumento da suscetibilidade à infecção, em particular por patógenos fúngicos. Foram descritos defeitos da função imune (comprometimento da quimiotaxia dos neutrófilos) no diabetes, porém ainda não está bem definido se isso ocorre no diabetes razoavelmente controlado ou se contribui para a infecção clínica. A incidência de fraturas osteoporóticas parece estar aumentada em mulheres com diabetes, apesar da densidade óssea normal ou até mesmo aumentada. Há também evidências emergentes de que a frequência de alguns tipos de câncer (p. ex., pancreático, endometrial, colorretal, de mama) esteja aumentada entre indivíduos com diabetes.

DOENÇA CARDIOVASCULAR NO DIABETES

A DCV aterosclerótica constitui a principal causa de morbidade e mortalidade em pacientes com diabetes e contribui de maneira substancial para seus custos econômicos. As características clínicas e patológicas da DCV no diabetes não são, em geral, distinguíveis das que ocorrem em indivíduos não diabéticos; entretanto, manifestam-se em uma idade mais precoce, são mais agressivas e estão associadas a taxas de mortalidade duas a quatro vezes maiores nos pacientes com diabetes (Capítulo 46). Esse risco aumentado de DCV é válido para o diabetes tanto do tipo 1 quanto do tipo 2, e a DCV no diabetes tipo 1 está fortemente associada à presença concomitante de doença renal. O diabetes também constitui um importante fator de risco para a doença vascular periférica e o AVE, o que acarreta maior risco de morte do que em pacientes não diabéticos.

Biopatologia da doença cardiovascular no diabetes melito

A patogenia da DCV aterosclerótica no diabetes é complexa e multifatorial, em que vários mecanismos desempenham papéis essenciais. Os *fatores metabólicos*, incluindo hiperglicemia, resistência à insulina, dislipidemia e aumento dos ácidos graxos livres circulantes, contribuem para a formação da placa aterosclerótica. Os aumentos na *oxidação* e na *glicoxidação* das lipoproteínas produzem aumento de sua aterogenicidade e potencializam a formação de células espumosas. A *disfunção endotelial*, um evento precoce no desenvolvimento da aterosclerose, foi descrita em associação a vários componentes da síndrome metabólica, incluindo hiperglicemia, resistência à insulina, hipertensão e dislipidemia. A *inflamação* sistêmica, que contribui para a formação acelerada da placa, está aumentada no diabetes e obesidade, em consequência do aumento da produção de citocinas pelo tecido adiposo. Por fim, o DM caracteriza-se por um estado *pró-trombótico*, devido ao aumento da reatividade plaquetária e a alterações dos fatores da coagulação, incluindo aumento dos níveis circulantes de fibrinogênio e do inibidor do ativador do plasminogênio 1.

Miocardiopatia e insuficiência cardíaca no diabetes melito

A miocardiopatia diabética é definida como alterações em estrutura e função cardíacas, que não são diretamente atribuíveis à DAC ou à hipertensão (Capítulos 52 e 53). Os aspectos característicos incluem hipertrofia cardíaca, disfunção ventricular esquerda (a diastólica pode preceder a sistólica) e alteração do metabolismo do miocárdio. O DM constitui um fator de risco reconhecido para o desenvolvimento de insuficiência cardíaca, até mesmo na ausência de cardiopatia aterosclerótica. Por exemplo, no Framingham Heart Study, a frequência de insuficiência cardíaca foi duas vezes maior em homens diabéticos e cinco vezes maior em mulheres diabéticas, em comparação com controles da mesma idade, e persistiu apesar da correção para hipertensão arterial sistêmica, obesidade, dislipidemia e DAC. Acredita-se que o aumento da ativação do sistema renina-angiotensina-aldosterona e a formação de AGE contribuam para a fibrose e a rigidez do miocárdio, e a utilização alterada de substratos (uso preferencial de ácidos graxos livres) pode promover disfunção dos miócitos, em virtude da produção aumentada de espécies reativas de oxigênio e outros mecanismos. No estudo DCCT e Epidemiology of Diabetes Interventions and Complications (EDIC), foram relatadas alterações características na estrutura e na função miocárdicas no DM, que foram relacionadas ao controle glicêmico a longo prazo.

Prevenção da doença cardiovascular no diabetes melito

Recomenda-se o controle agressivo dos fatores de risco para DCV na maioria dos pacientes diabéticos, tendo em mente que o DM é considerado como risco equivalente de um infarto do miocárdio prévio pela maioria dos algoritmos de avaliação de risco (p. ex., escore de risco de Framingham, Adult Treatment Panel III Report of the National Cholesterol Education Program). A avaliação da pressão arterial, do perfil lipídico e do tabagismo deve ser incluída como parte dos cuidados de rotina do diabetes. A determinação dos alvos ideais para o controle dos fatores de risco tem sido objeto de vários ensaios clínicos randomizados de grande porte, que forneceram diretrizes de consenso.

CONTROLE DA GLICEMIA

A hiperglicemia representa um importante risco para DCV aterosclerótica. Em estudos baseados em população, incluindo coortes de diabéticos e não diabéticos, a HbA_{1c} foi relatada como preditor independente da taxa de mortalidade por DCV e por todas as causas e, nos indivíduos com DM, cada 1% de aumento da HbA_{1c} está associado à elevação de 30% da taxa de mortalidade por todas as causas e ao aumento de 40% da taxa de mortalidade por DCV. O estudo DCCT/EDIC forneceu evidências convincentes do benefício do controle intensivo da glicemia em pacientes com DM1, em que os eventos de DCV foram reduzidos em 58%. Todavia, no DM2, a hiperglicemia ocorre no contexto de vários outros fatores de risco para DCV, incluindo hipertensão arterial sistêmica, dislipidemia e obesidade, que também contribuem para o risco, de modo que a contribuição do controle da glicemia é menos clara. Vários ensaios clínicos de grande porte em pacientes com DM2 não conseguiram demonstrar que o controle agressivo da hiperglicemia possua efeitos importantes sobre os desfechos da DCV (ver adiante), ressaltando a complexa patogenia da doença vascular no diabetes. De modo semelhante, um programa intensivo de estilo de vida, desenhado para alcançar metas de perda de peso e exercício, também não conseguiu demonstrar efeitos significativos sobre os desfechos da DCV em pacientes com DM2. A28

A evidência mais forte a favor do controle glicêmico intensivo provém do acompanhamento a longo prazo do UKPDS, que demonstrou redução de 15% no infarto do miocárdio e redução de 13% na mortalidade por todas as causas no grupo de tratamento intensivo *versus* convencional. Mais recentemente, no ensaio clínico ACCORD, um braço de tratamento intensivo, desenhado para manter níveis de HbA_{1c} abaixo de 6%, foi comparado com tratamento convencional com meta de HbA_{1c} de 7,5% em uma coorte de pacientes com DM2 com alto risco de DCV. Esse ensaio clínico foi interrompido precocemente, devido a aumento inesperado da taxa de mortalidade, em grande parte, relacionado com DCV, no grupo de tratamento intensivo. Os motivos do aumento da taxa de mortalidade com o tratamento intensivo não são conhecidos com certeza, porém foi sugerido um aumento da frequência e gravidade da hipoglicemia, bem como a toxicidade de fármacos ou combinações específicos. Uma análise secundária dos dados do ACCORD mostrou redução do infarto do miocárdio não fatal no grupo de tratamento intensivo, levando a especular que alguns pacientes ainda podem obter benefício. Outros estudos projetados para abordar essa questão, incluindo o VA Cooperative Study e o ADVANCE, também não conseguiram mostrar qualquer benefício do controle intensivo da glicemia na DCV. A29 Esses ensaios clínicos apresentaram algumas diferenças nas características dos pacientes, na meta da HbA_{1c} e nos esquemas específicos de tratamento, e os resultados em grande parte negativos que foram obtidos estimularam controvérsia. Entretanto, surgiram algumas perspectivas consensuais:[29] (1) na era atual de tratamento efetivo de outros fatores de risco de DCV (*i. e.*, com estatinas, bloqueadores do SRA, antiagregantes plaquetários), os benefícios adicionais do controle glicêmico intensivo são, na melhor das hipóteses, modestos; (2) os pacientes com DM de longa duração ou com DCV estabelecida têm menos probabilidade de se beneficiar de redução intensiva da glicemia; (3) os benefícios da redução da glicemia na prevenção de complicações microvasculares proporcionam uma justificativa independente para o controle estrito da glicemia em muitos pacientes; e (4) as metas glicêmicas específicas devem ser individualizadas, de acordo com as características (p. ex., comorbidades, expectativa de vida, risco de hipoglicemia) e as preferências do paciente.

HIPERTENSÃO ARTERIAL SISTÊMICA

A hipertensão arterial sistêmica (Capítulo 70) é uma comorbidade comum no DM, que afeta a maioria dos pacientes com DM2 e que constitui um importante fator de risco modificável de DCV. Além disso, até mesmo nos estágios mais iniciais da nefropatia diabética (*i. e.*, microalbuminúria), a hipertensão é ainda mais acelerada. No DM1, a hipertensão resulta, em geral, de doença renal concomitante, com contribuição de ambas para o risco de DCV. A importância do controle da pressão arterial na redução de eventos de DCV e dos desfechos microvasculares em pacientes com diabetes foi estabelecida por vários ensaios clínicos de grande porte, incluindo o UKPDS, o Systolic Hypertension in the Elderly Program (SHEP), o estudo Hypertension Optimal Treatment (HOT) e outros. A30 Entretanto, a análise desses estudos e de outros ensaios clínicos não conseguiu fornecer evidências de melhora dos desfechos (*i. e.*, infarto do miocárdio ou taxa de mortalidade) com metas de pressão arterial sistólica de 130 mmHg ou menos. A31 No ensaio clínico ACCORD, a meta de pressão arterial sistólica ainda mais agressiva, de menos de 120 mmHg, não demonstrou ter qualquer benefício adicional na redução de eventos de DCV. As diretrizes atuais da American Heart Association e do American College of Cardiology recomendam meta de pressão arterial inferior a 130/80 para a maioria dos pacientes, incluindo aqueles com diabetes. Outras diretrizes, incluindo as da American Diabetes Association (ADA), sugerem meta de pressão arterial inferior a 140/90 mmHg para pacientes com diabetes, porém com a recomendação adicional de que é possível considerar meta inferior em pacientes selecionados, se for possível alcançá-la sem carga excessiva de tratamento. Todavia, muitas dessas recomendações baseiam-se na opinião de especialistas, e não em evidências de ensaios clínicos randomizados, e continua havendo alguma incerteza.

A escolha do agente anti-hipertensivo também foi objeto de estudo considerável, que é complicado pelo fato de que muitos pacientes necessitarão de tratamento com dois ou mais fármacos para alcançar a meta da pressão arterial. Os inibidores da ECA e os bloqueadores dos receptores da angiotensina são, em geral, considerados como tratamento de primeira linha para pacientes com DM, em parte com base em seus benefícios protetores renais demonstrados. Além disso, os resultados de vários ensaios clínicos randomizados, incluindo o Heart Outcomes Protection Study (HOPE), o Fosinopril versus Amlodipine Cardiovascular Events Trial (FACET) e o Appropriate Blood Pressure Control in Diabetes (ABCD), indicaram melhores desfechos cardiovasculares com inibidores da ECA, em comparação com outros fármacos anti-hipertensivos, embora este não tenha sido o caso para o UKPDS, em que os betabloqueadores foram igualmente efetivos. Os bloqueadores dos canais de cálcio e os diuréticos em baixa dose também são recomendados como terapia complementar, se necessário, para alcançar as metas de pressão arterial. Deve-se considerar o uso de betabloqueadores quando há DCV estabelecida, em virtude de seus benefícios comprovados em pacientes com infarto do miocárdio prévio e insuficiência cardíaca congestiva. Entretanto, os betabloqueadores devem ser utilizados com cautela em pacientes com alto risco de hipoglicemia, visto que podem atenuar os sintomas de alerta autônomos associados a baixas concentrações de glicose. Foi relatado que tanto os betabloqueadores quanto os diuréticos tiazídicos aumentam o risco de desenvolvimento de DM, embora haja poucas evidências de deterioração significativa do controle glicêmico em pacientes diabéticos.

DISLIPIDEMIA

A dislipidemia[b] característica do DM2 e dos estados de resistência à insulina, que inclui baixos níveis de colesterol de lipoproteína de alta densidade (HDL), triglicerídios elevados e pequenas partículas de lipoproteína de baixa densidade (LDL), é altamente aterogênica (Capítulo 195). As LDL também são propensas à modificação oxidativa no contexto de hiperglicemia, o que aumenta a sua aterogenicidade. Há evidências substanciais de ensaios clínicos para sustentar a redução dos níveis de LDL-colesterol com estatinas na maioria dos pacientes com DM com mais de 40 anos. Esses achados foram obtidos de ensaios clínicos limitados ao diabetes (Collaborative Atorvastatin Diabetes Study [CARDS]) e da análise de subgrupos de diabetes de ensaios clínicos de maior porte (Heart Protection Study), que relatam benefícios semelhantes do tratamento com estatinas para a DCV entre diabéticos e não diabéticos. As recomendações da ADA consistem em níveis-alvo de LDL inferiores a 100 mg/dℓ na maioria dos pacientes adultos com diabetes e inferiores a 70 mg/dℓ em pacientes diabéticos com DCV estabelecida ou com múltiplos fatores de risco. As diretrizes recentes da American Heart Association (AHA) e do American College of Cardiology (ACC) concentraram-se na estratificação do risco de DCV para determinar a necessidade e a intensidade do tratamento com estatinas. Com essa abordagem, praticamente todos os pacientes com diabetes (de 40 a 75 anos) seriam candidatos ao tratamento com estatinas, independentemente do nível basal de LDL-colesterol. Os pacientes diabéticos com DCV aterosclerótica estabelecida ou com risco estimado em 10 anos de DCV superior a 7,5% deveriam receber tratamento com estatinas de alta intensidade (esquemas suficientes para reduzir o LDL-colesterol em > 50% a partir de um valor basal sem tratamento); todos os outros seriam considerados para tratamento de intensidade moderada (redução do LDL-colesterol de 30 a < 50%). A base de evidências para respaldar essas novas recomendações é considerada relativamente forte. Embora as diretrizes da ADA e AHA/ACC possam diferir quanto à estrutura, as recomendações, em última análise, para a maioria dos pacientes com diabetes são semelhantes com qualquer uma das abordagens.

As observações recentes de vários ensaios (p. ex., JUPITER) e de estudos observacionais de coorte de um aumento no DM incidente com tratamento com estatinas geraram preocupação, embora o risco pareça ser de pequena magnitude (razão de risco, cerca de 1,2) e seja superado pelos benefícios substanciais de proteção contra a DCV.[30] Não foram relatados efeitos clinicamente relevantes das estatinas sobre o controle da glicemia em pacientes com DM estabelecido. Em pacientes intolerantes às estatinas, pode-se utilizar o ácido nicotínico (niacina), embora os ensaios clínicos de desfecho de DCV tenham sido decepcionantes, apesar de melhora substancial nos parâmetros lipídicos, incluindo redução do LDL-colesterol e aumento dos níveis de HDL-colesterol. Além disso, o ácido nicotínico pode agravar a resistência à insulina e o controle glicêmico em alguns pacientes. Os sequestradores de ácidos biliares, como o colesevelam ou a colestiramina, também podem ser utilizados, mas podem exacerbar a hipertrigliceridemia característica da dislipidemia diabética.

Ao contrário dos benefícios definitivos da redução de LDL, há menos evidências de que o tratamento farmacológico da hipertrigliceridemia ou dos baixos níveis de HDL-colesterol reduza o risco de DCV. Isso pode ser devido, em parte, à menor eficácia dos fármacos disponíveis para alterar essas subfrações lipídicas. Os ensaios clínicos com derivados do fibrato (genfibrozila e fenofibrato) produziram resultados mistos e, no ensaio clínico ACCORD, a adição de fenofibrato a uma estatina não reduziu a taxa de eventos importantes de DCV, em comparação com a estatina isoladamente. Como a maioria das estatinas exerce algum efeito de redução dos triglicerídios, deve-se considerar o uso de uma dose máxima de estatina para pacientes com níveis elevados de triglicerídios. Os fatores no estilo de vida também são efetivos, incluindo perda de peso e modificação da dieta (dieta com baixo teor de gordura, abstenção de álcool). A suplementação com ácidos graxos ômega-3 pode reduzir os níveis de triglicerídios, porém ela não é efetiva para a prevenção primária de rotina de eventos cardiovasculares em pacientes diabéticos.[A32] O tratamento farmacológico (*i. e.*, com fibratos ou suplementos de óleo de peixe) da hipertrigliceridemia grave (nível de triglicerídios > 1.000 mg/dℓ) é indicado para prevenir a pancreatite aguda.

TERAPIA ANTIPLAQUETÁRIA

O tratamento profilático com baixas doses de AAS é amplamente utilizado para a prevenção de eventos cardiovasculares em pacientes de alto risco (*i. e.*, pacientes com infarto do miocárdio ou AVE prévios), com reduções do risco relatadas de cerca de 12%. Em pacientes diabéticos, o AAS não é efetivo para a prevenção primária da doença cardiovascular e aumenta os eventos de sangramento.[A33] As diretrizes atuais recomendam o tratamento com AAS para pacientes diabéticos com evento prévio de DCV (prevenção secundária), porém não há certeza de que a prevenção primária seja benéfica, mesmo em pacientes com risco mais elevado, visto que os efeitos adversos potenciais de sangramento podem superar os benefícios potenciais. A dose ideal (equilibrando a prevenção de trombose com o risco de sangramento) do AAS não foi estabelecida e pode diferir de acordo com as características do paciente; entretanto, recomenda-se comumente uma dose de 75 a 162 mg/dia. Para pacientes de alto risco que não toleram o AAS, o clopidogrel constitui uma alternativa efetiva.

TRATAMENTO DA DOENÇA CARDIOVASCULAR ESTABELECIDA NO DIABETES MELITO

Em geral, o tratamento da DCV clinicamente estabelecida, incluindo síndromes coronarianas agudas e angina estável, é semelhante em pacientes diabéticos e não diabéticos. Há algumas evidências de que os sintomas isquêmicos possam ser menos intensos, atípicos ou ausentes em pacientes diabéticos, levando a taxas mais elevadas de infarto do miocárdico "silencioso". Entretanto, uma estratégia de rastreamento de cardiopatia isquêmica, por meio de teste ergométrico, em pacientes assintomáticos não resultou em taxas mais baixas de eventos ou em melhora dos desfechos. Por conseguinte, as recomendações atuais consistem em rastreamento da DAC em pacientes com sintomas sugestivos de isquemia.

O valor da insulina intravenosa (com ou sem potássio e infusão de glicose) no contexto de IAM foi considerado em alguns estudos. No estudo Diabetes and Insulin-Glucose Infusion in Acute Myocardial Infarction (DIGAMI), os pacientes diabéticos com IAM receberam tratamento padrão ou com infusão de insulina durante as primeiras 48 horas, seguido de uso contínuo de insulina após a alta hospitalar. A taxa de mortalidade depois de 1 ano foi reduzida em 30% no grupo tratado com insulina. Entretanto, as implicações desses resultados foram debatidas, visto que houve diferenças em fatores além do tratamento da insulina entre os dois grupos (*i. e.*, as sulfonilureias foram utilizadas de maneira rotineira no grupo de tratamento padrão, porém retiradas do grupo da insulina). Esses achados não foram posteriormente confirmados em um estudo de acompanhamento, e essa abordagem foi, em grande parte, abandonada.

Diversos estudos avaliaram os papéis do tratamento clínico e da revascularização miocárdica em pacientes diabéticos com DAC. Entre eles, o estudo Bypass Angioplasty Revascularization Investigation 2 Diabetes (BARI 2D) demonstrou que uma abordagem de tratamento clínico (incluindo modificação agressiva dos fatores de risco) foi tão efetiva quanto a revascularização precoce em pacientes diabéticos com angina estável. No ensaio clínico Future Revascularization Evaluation in Patients with Diabetes Mellitus: Optimal Management of Multivessel Disease (FREEDOM), os pacientes diabéticos com doença em múltiplas artérias coronárias tiveram melhores desfechos (redução das taxas de mortalidade por qualquer causa ou infarto do miocárdio não fatal) com a cirurgia de revascularização miocárdica, em comparação com a intervenção percutânea com *stents* de eluição de fármacos, embora os AVEs tenham sido mais frequentes no grupo cirúrgico.

Grau A Recomendações de grau A

A1. Misso ML, Egberts KJ, Page M, et al. Continuous subcutaneous insulin infusion (CSII) versus multiple insulin injections for type 1 diabetes mellitus. *Cochrane Database Syst Rev.* 2010;1:CD005103.

[b]N.R.T.: Ver Diretrizes da Sociedade Brasileira de Diabetes 2019-2020 em https://www.diabetes.org.br/profissionais/images/DIRETRIZES-COMPLETA-2019-2020.pdf.

A2. Tauschmann M, Thabit H, Bally L, et al. Closed-loop insulin delivery in suboptimally controlled type 1 diabetes: a multicentre, 12-week randomised trial. *Lancet*. 2018;392:1321-1329.
A2b. Brown SA, Kovatchev BP, Raghinaru D, et al. Six-month randomized, multicenter trial of closed-loop control in type 1 diabetes. *N Engl J Med*. 2019;381:1707-1717.
A3. Beck RW, Riddlesworth T, Ruedy K, et al. Effect of continuous glucose monitoring on glycemic control in adults with type 1 diabetes using insulin injections. The DIAMOND randomized clinical trial. *JAMA*. 2017;317:371-378.
A4. Lind M, Polonsky W, Hirsch IB, et al. Continuous glucose monitoring vs conventional therapy for glycemic control in adults with type 1 diabetes treated with multiple daily insulin injections: the GOLD randomized clinical trial. *JAMA*. 2017;317:379-387.
A4b. Herold KC, Bundy BN, Long SA, et al. An Anti-CD3 antibody, teplizumab, in relatives at risk for type 1 diabetes. *N Engl J Med*. 2019;381:603-613.
A5. The Type 1 Diabetes TrialNet Oral Insulin Study Group. Effect of oral insulin on prevention of diabetes in relatives of patients with type 1 diabetes. A randomized clinical trial. *JAMA*. 2017;318:1891-1902.
A6. Senat MV, Affres H, Letourneau A, et al. Effect of glyburide vs subcutaneous insulin on perinatal complications among women with gestational diabetes: a randomized clinical trial. *JAMA*. 2018;319:1773-1780.
A6b. Reaven PD, Emanuele NV, Wiitala WL, et al. Intensive glucose control in patients with type 2 diabetes—15-year follow-up. *N Engl J Med*. 2019;380:2215-2224.
A7. Hemmingsen B, Lunc S, Gluud C, et al. Targeting intensive glycaemic control versus targeting conventional glycaemic control for type 2 diabetes mellitus. *Cochrane Database Syst Rev*. 2013;11:CD008143.
A8. Hayward RA, Reaven PD, Wiitala WL, et al. Follow-up of glycemic control and cardiovascular outcomes in type 2 diabetes. *N Engl J Med*. 2015;372:2197-2206.
A9. Schauer PR, Bhatt DL, Kirwan JP, et al. Bariatric surgery versus intensive medical therapy for diabetes—5-year outcomes. *N Engl J Med*. 2017;376:641-651.
A10. Mingrone G, Panunzi S, De Gaetano A, et al. Bariatric-metabolic surgery versus conventional medical treatment in obese patients with type 2 diabetes: 5 year follow-up of an open-label, single-centre, randomised controlled trial. *Lancet*. 2015;386:964-973.
A11. Eng C, Kramer CK, Zinman B, et al. Glucagon-like peptide-1 receptor agonist and basal insulin combination treatment for the management of type 2 diabetes: a systematic review and meta-analysis. *Lancet*. 2014;384:2228-2234.
A12. Davies MJ, Bergenstal R, Bode B, et al. Efficacy of liraglutide for weight loss among patients with type 2 diabetes: the SCALE diabetes randomized clinical trial. *JAMA*. 2015;314:687-699.
A13. Marso SP, Daniels GH, Brown-Frandsen K, et al. Liraglutide and cardiovascular outcomes in type 2 diabetes. *N Engl J Med*. 2016;375:311-322.
A14. Mann JFE, Ørsted DD, Brown-Frandsen K, et al. Liraglutide and renal outcomes in type 2 diabetes. *N Engl J Med*. 2017;377:839-848.
A15. Marso SP, Bain SC, Consoli A, et al. Semaglutide and cardiovascular outcomes in patients with type 2 diabetes. *N Engl J Med*. 2016;375:1834-1844.
A15b. Husain M, Birkenfeld AL, Donsmark M, et al. Oral semaglutide and cardiovascular outcomes in patients with type 2 diabetes. *N Engl J Med*. 2019;381:841-851.
A16. Green JB, Bethel MA, Armstrong PW, et al. Effect of sitagliptin on cardiovascular outcomes in type 2 diabetes. *N Engl J Med*. 2015;373:232-242.
A17. Zinman B, Wanner C, Lachin JM, et al. Empagliflozin, cardiovascular outcomes, and mortality in type 2 diabetes. *N Engl J Med*. 2015;373:2117-2128.
A17b. Kato ET, Silverman MG, Mosenzon O, et al. Effect of dapagliflozin on heart failure and mortality in type 2 diabetes mellitus. *Circulation*. 2019;139:2528-2536.
A18. Neal B, Perkovic V, Mahaffey KW, et al. Canagliflozin and cardiovascular and renal events in type 2 diabetes. *N Engl J Med*. 2017;377:644-657.
A19. Perkovic V, Jardine MJ, Neal B, et al. Canagliflozin and renal outcomes in type 2 diabetes and nephropathy. *N Engl J Med*. 2019;380:2295-2306.
A20. Reznik Y, Cohen O, Aronson R, et al. Insulin pump treatment compared with multiple daily injections for treatment of type 2 diabetes (OpT2mise): a randomised open-label controlled trial. *Lancet*. 2014;384:1265-1272.
A21. Finfer S, Liu B, Chittock DR, et al. The NICE-SUGAR Study Investigators. Hypoglycemia and risk of death in critically ill patients. *N Engl J Med*. 2012;367:1108-1118.
A22. Lean ME, Leslie WS, Barnes AC, et al. Primary care-led weight management for remission of type 2 diabetes (DiRECT): an open-label, cluster-randomised trial. *Lancet*. 2018;391:541-551.
A23. Bohula EA, Scirica BM, Inzucchi SE, et al. Effect of lorcaserin on prevention and remission of type 2 diabetes in overweight and obese patients (CAMELLIA-TIMI 61): a randomised, placebo-controlled trial. *Lancet*. 2018;392:2269-2279.
A24. Diabetes Prevention Program Research Group. Long-term effects of lifestyle intervention or metformin on diabetes development and microvascular complications over 15-year follow-up: the Diabetes Prevention Program Outcomes Study. *Lancet Diabetes Endocrinol*. 2015;3:866-875.
A25. Aiello LP, Sun W, Das A, et al. Intensive diabetes therapy and ocular surgery in type 1 diabetes. *N Engl J Med*. 2015;372:1722-1733.
A26. Nguyen Q, Brown D, Marcus D, et al. Ranibizumab for diabetic macular edema: results from 2 phase III randomized trials: RISE and RIDE. *Ophthalmology*. 2012;119:789-801.
A27. Fried L, Emanuele N, Zhang J, et al. Combined angiotensin inhibition for the treatment of diabetic nephropathy. *N Engl J Med*. 2013;369:1892-1903.
A28. Wing RR, Bolin P, Brancati FL, et al. Cardiovascular effects of intensive lifestyle intervention in type 2 diabetes. *N Engl J Med*. 2013;369:145-154.
A29. Zoungas S, Chalmers J, Neal B, et al. Follow-up of blood-pressure lowering and glucose control in type 2 diabetes. *N Engl J Med*. 2014;371:1392-1406.
A30. Emdin CA, Rahimi K, Neal B, et al. Blood pressure lowering in type 2 diabetes: a systematic review and meta-analysis. *JAMA*. 2015;313:603-615.
A31. Brunström M, Carlberg B. Effect of antihypertensive treatment at different blood pressure levels in patients with diabetes mellitus: systematic review and meta-analyses. *BMJ*. 2016;352:1-10.
A32. Bowman L, Mafham M, Wallendszus K, et al. Effects of n-3 fatty acid supplements in diabetes mellitus. *N Engl J Med*. 2018;379:1540-1550.
A33. Bowman L, Mafham M, Wallendszus K, et al. Effects of aspirin for primary prevention in persons with diabetes mellitus. *N Engl J Med*. 2018;379:1529-1539.

REFERÊNCIAS BIBLIOGRÁFICAS

As referências bibliográficas, bem como os outros materiais suplementares deste livro, encontram-se no GEN-IO, nosso ambiente virtual de aprendizagem.

217

HIPOGLICEMIA E DISTÚRBIOS DAS CÉLULAS DAS ILHOTAS PANCREÁTICAS

KHALID HUSSAIN

DEFINIÇÕES

A hipoglicemia[a] é uma anormalidade bioquímica comum observada na prática clínica. Os distúrbios hipoglicêmicos são mais frequentes em recém-nascidos, em lactentes e em crianças, em comparação com adultos. A hipoglicemia, quando tratada de maneira inadequada, pode ter graves consequências, incluindo crises convulsivas, lesão cerebral permanente ou morte. Esse é particularmente o caso em recém-nascidos com formas persistentes de hipoglicemia, que correm alto risco de lesão cerebral em razão de atrasos no diagnóstico e no tratamento efetivo.

Os distúrbios hipoglicêmicos em recém-nascidos, lactentes e crianças diferem daqueles em adultos em vários aspectos importantes. Em primeiro lugar, são mais frequentemente decorrentes de distúrbios congênitos ou genéticos, como distúrbios da secreção de insulina, bem como várias doenças metabólicas e endócrinas. Em segundo lugar, durante o período de transição de 1 a 3 dias após o nascimento, é comum a ocorrência de baixas concentrações plasmáticas de glicose em recém-nascidos normais, o que torna difícil identificar a minoria que pode apresentar distúrbio genético persistente associado à hipoglicemia. A importância do reconhecimento e do tratamento precoces desses distúrbios hipoglicêmicos persistentes em recém-nascidos é enfatizada por relatos de deficiências do desenvolvimento, que poderiam ter sido evitadas por meio de reconhecimento e tratamento precoces e que ocorrem em 25 a 50% dos casos de hiperinsulinismo congênito.[1]

As recomendações atuais para adultos definem a hipoglicemia clínica como concentração plasmática (ou sérica) de glicose baixa o suficiente para causar sinais ou sintomas, incluindo comprometimento da função cerebral. Como as manifestações clínicas e os sintomas de hipoglicemia são inespecíficos, não é possível determinar uma concentração plasmática de glicose isolada que possa definir categoricamente a hipoglicemia. A concentração de glicose medida no plasma ou no soro pode estar baixa, em razão de um artefato (p. ex., quando a amostra de sangue é coletada em um tubo que não contém um inibidor da glicólise, e quando há atraso na separação do plasma ou soro dos elementos figurados).

Por isso, as diretrizes para adultos ressaltam o valor da tríade de Whipple para confirmar a hipoglicemia: (1) sinais e/ou sintomas compatíveis com hipoglicemia, (2) concentração plasmática de glicose medida baixa, e (3) resolução dos sinais e sintomas quando ocorre elevação das concentrações de glicose. Como os combustíveis circulantes, como os corpos cetônicos, podem ser utilizados pelo encéfalo, podem ocorrer concentrações plasmáticas mais baixas de glicose em indivíduos saudáveis, particularmente em mulheres e crianças, sem sinais ou sintomas durante o jejum prolongado. Recentemente, a Pediatric Endocrine Society (PES) recomendou diretrizes para a avaliação e o manejo da hipoglicemia persistente em recém-nascidos, lactentes e crianças.[2]

Este capítulo tem por objetivo descrever as alterações fisiológicas e bioquímicas associadas à manutenção de um nível de glicemia normal, analisar o papel dos hormônios contrarreguladores, rever os diferentes distúrbios hipoglicêmicos observados em adultos e crianças e, por fim, discutir as várias estratégias de tratamento.

BIOPATOLOGIA

Alterações fisiológicas e bioquímicas durante o jejum e o estado prandial

Visão geral

A concentração plasmática de glicose é regulada por um equilíbrio entre a produção e a utilização de glicose. A glicose origina-se de três fontes:

[a]N.R.T.: Ver Diretrizes da Sociedade Brasileira de Diabetes 2019-2020, em https://www.diabetes.org.br/profissionais/images/DIRETRIZES-COMPLETA-2019-2020.pdf

(1) absorção intestinal, que ocorre após a digestão dos carboidratos dietéticos; (2) glicogenólise, isto é, a degradação do glicogênio, que é a forma de armazenamento polimerizada da glicose; e (3) gliconeogênese, que consiste na formação de glicose a partir de precursores (lactato, piruvato, alanina, glutamina e glicerol). Normalmente, a taxa de influxo de glicose endógena na circulação e de efluxo de glicose da circulação para os tecidos dependentes de insulina (músculo esquelético, tecido adiposo e fígado) é regulada, de modo que, apesar dos períodos prandiais e de jejum, a concentração plasmática de glicose é mantida dentro de uma faixa relativamente estreita de 70 a 110 mg/dℓ (3,8 a 6 mmol/ℓ). A Figura 217.1 apresenta um resumo da fisiologia da glicose.

A glicose é um combustível metabólico obrigatório para o encéfalo em condições fisiológicas. Ao contrário de outros tecidos corporais, o encéfalo não consegue oxidar os ácidos graxos e tampouco consegue sintetizar/armazenar a glicose para uso posterior. Ele depende do suprimento contínuo de glicose a partir da circulação. Tendo em vista a importância vital da função cerebral e das circunstâncias anteriores, não é surpreendente que mecanismos fisiológicos tenham evoluído para a manutenção de concentrações plasmáticas normais de glicose.

Mudanças durante o jejum

Durante o jejum, a produção basal de glicose pelo fígado (2,2 mg/kg/minuto em adultos saudáveis depois de um jejum noturno) corresponde precisamente à sua captação pelos vários tecidos corporais. Nos lactentes, essas taxas são muito mais elevadas (cerca de 6 mg/kg/minuto), em virtude de sua maior massa cerebral em relação ao peso corporal. O encéfalo é responsável por quase dois terços da utilização basal de glicose. O terço restante é utilizado pelos eritrócitos, pela medula renal e, em certo grau, pelo músculo e gordura.

A produção hepática de glicose resulta da combinação de glicogenólise e gliconeogênese. A produção endógena de glicose também tem a contribuição da gliconeogênese nos rins. A degradação do glicogênio hepático armazenado fornece uma fonte prontamente disponível de glicose livre. Entretanto, no adulto médio, esse processo só pode contribuir com um suprimento de menos de 8 horas de glicose livre. (Nos lactentes, ele pode fornecer apenas 4 horas de glicose livre.) Tendo em vista essa capacidade limitada da glicogenólise, a gliconeogênese é muito importante na sustentação das reservas hepáticas de glicogênio durante o jejum noturno.

As principais enzimas envolvidas na gliconeogênese são a piruvato carboxilase, a fosfoenolpiruvato carboxiquinase (PEPCK) e a frutose 1,6-bifosfatase. O músculo e o tecido adiposo, que utilizam a glicose no estado prandial, respondem ao jejum prolongado por meio de redução da captação de glicose e obtenção das necessidades energéticas pela betaoxidação dos ácidos graxos. Além disso, por meio do processo de proteólise, o tecido muscular fornece aminoácidos ao fígado, que atuam como precursores gliconeogênicos para a formação efetiva de glicose. As alterações que ocorrem

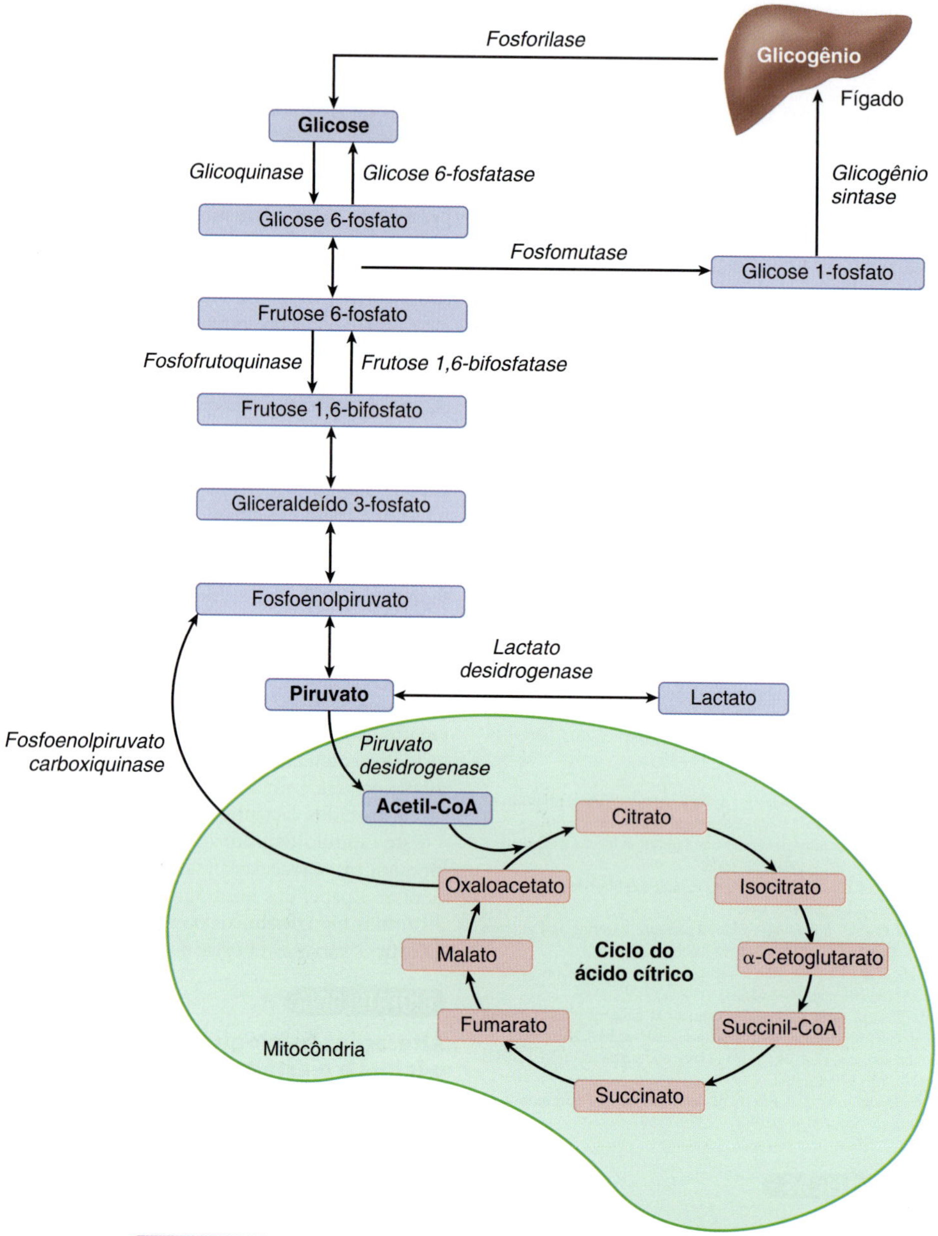

FIGURA 217.1 Esquema das vias bioquímicas envolvidas na fisiologia da glicose.

no ambiente hormonal durante o jejum (insulina suprimida e elevação dos hormônios contrarreguladores) estimulam a cetogênese. As cetonas tornam-se uma importante fonte de energia para o encéfalo quando a utilização de glicose pelo encéfalo diminui. Isso leva à redução da taxa de gliconeogênese necessária para manter a concentração plasmática de glicose e, portanto, à diminuição da perda de proteínas.

Mudanças durante o estado prandial

Depois de uma refeição, as concentrações plasmáticas de glicose aumentam, o que estimula a secreção de insulina pelas células β pancreáticas e suprime a secreção de glucagon pelas células α pancreáticas. Essa mudança no ambiente hormonal desativa a produção hepática endógena de glicose e acelera a utilização da glicose pelo fígado, músculo e tecido adiposo. Em seguida, a concentração de glicose retorna de maneira gradual ao nível pós-absortivo, em que a produção endógena de glicose é igual à sua captação pelos tecidos periféricos.

Respostas dos hormônios contrarreguladores à hipoglicemia

Os hormônios contrarreguladores desempenham um papel fundamental na manutenção da concentração plasmática de glicose normal. Durante a resposta dos hormônios contrarreguladores, a redução da concentração plasmática de glicose resultará em diminuição da secreção de insulina e aumento da secreção de glucagon, epinefrina, norepinefrina, cortisol e hormônio de crescimento (GH). A secreção de glucagon aumenta rapidamente em resposta à redução dos níveis plasmáticos de glicose, e os estudos realizados mostraram que a resposta do glucagon constitui o principal mecanismo de defesa essencial contra a hipoglicemia aguda. O GH e o cortisol exercem numerosos efeitos sobre o metabolismo da glicose, incluindo aumento da taxa de gliconeogênese e antagonismo dos efeitos da insulina. Nos adultos, os limiares da glicemia para a ativação dos hormônios contrarreguladores da glicose, como o GH e o cortisol, situam-se dentro ou logo abaixo da concentração plasmática fisiológica de glicose e ligeiramente acima do limiar para o aparecimento de sintomas. Isso sugere que a secreção de GH e de cortisol aumente em resposta às concentrações plasmáticas de glicose dentro da faixa da normoglicemia, e esses aumentos são inversamente proporcionais ao valor mínimo da glicose plasmática. A Figura 217.2 apresenta um esquema do papel dos hormônios contrarreguladores.

A secreção de insulina pelas células β do pâncreas em indivíduos saudáveis é inibida quando a concentração plasmática de glicose cai abaixo de 72 mg/dℓ (4,0 mmol/ℓ). À medida que a secreção de insulina diminui, o efeito repressor da insulina sobre a função das células α do pâncreas é removido, com consequente aumento rápido da secreção de glucagon. O glucagon atua sobre o fígado para aumentar a glicogenólise e a gliconeogênese hepáticas. Quando a concentração plasmática de glicose diminui ainda mais (cerca de 68 mg/dℓ [3,8 mmol/ℓ]), a epinefrina e a norepinefrina são liberadas pelas suprarrenais e a partir das terminações nervosas diretamente no líquido intersticial, suprimindo ainda mais a secreção de insulina, aumentando a secreção de glucagon e diminuindo a utilização periférica de glicose no músculo e aumentando a lipólise no tecido adiposo.

Outras respostas incluem a secreção de GH e cortisol, que ocorre com uma concentração plasmática de glicose inferior a cerca de 66 mg/dℓ (cerca de 3,7 mmol/ℓ), constituindo os iniciadores da resposta adaptativa à hipoglicemia (p. ex., durante a inanição prolongada); as ações de elevação da glicose são muito mais lentas no início (várias horas). Essas respostas hormonais estimulam a lipólise, a cetogênese e a gliconeogênese. São necessárias quantidades permissivas de cortisol e de GH para uma resposta hepática normal ao glucagon e à epinefrina. Nos indivíduos saudáveis, esse sistema assegura que a hipoglicemia raramente ocorra e que ela só se desenvolva durante a inanição ou esportes de extrema resistência. Os fármacos ou as doenças que inibem a secreção ou ação dos hormônios contrarreguladores predispõem os pacientes à hipoglicemia.

MANIFESTAÇÕES CLÍNICAS

Sintomas de hipoglicemia

Os sintomas de hipoglicemia refletem as respostas do encéfalo à diminuição do nível de glicemia; esses sintomas podem ser inespecíficos e vagos, particularmente durante o período da infância. As crianças e as pessoas com comprometimento da consciência podem não ser capazes de comunicar os sintomas de hipoglicemia. Os sintomas de hipoglicemia podem ser classificados em dois grupos principais: (1) os que surgem em consequência da privação de glicose do sistema nervoso central (neuroglicopênicos) e (2) os sintomas decorrentes da percepção de alterações fisiológicas causadas pela descarga simpaticossuprarrenal mediada pelo sistema nervoso central desencadeada pela hipoglicemia (neurogênicos ou autonômicos). Os sintomas neurogênicos da hipoglicemia constituem, em grande parte, o resultado da ativação neural simpática, em vez da ativação adrenomedular.

Os sintomas neuroglicopênicos (p. ex., tontura, confusão, fadiga, dificuldade em falar, cefaleia, incapacidade de concentração, coma e convulsões) surgem em consequência da falha da função cerebral em si e são causados pelo fornecimento deficiente de glicose ao encéfalo. Os sintomas neurogênicos incluem respostas adrenérgicas (sintomas mediados por catecolaminas, como palpitações, tremor e ansiedade) e respostas colinérgicas (sintomas mediados pela acetilcolina, como sudorese, fome, parestesias). A percepção da hipoglicemia depende principalmente da percepção dos efeitos centrais e periféricos das respostas neurogênicas à hipoglicemia (em contraste com as neuroglicopênicas).

Em adultos não diabéticos, durante a hipoglicemia aguda induzida por insulina, os sinais/sintomas autônomos tornam-se evidentes em um limiar de aproximadamente 60 mg/dℓ (3,3 mmol/ℓ), e o comprometimento da função cerebral, que se manifesta por sintomas neuroglicopênicos, ocorre em um limiar de cerca de 50 mg/dℓ (2,8 mmol/ℓ) no sangue venoso arterializado (os níveis venosos seriam mais baixos em cerca de 3 mg/dℓ [0,16 mmol/ℓ]). Todavia, em pacientes com hipoglicemia recorrente, os limiares glicêmicos para respostas à hipoglicemia são reajustados em uma concentração mais baixa de glicose plasmática. Os limiares de glicose para a ativação dos sintomas neuroglicopênicos e autonômicos em crianças não estão tão claramente definidos quanto aqueles em adultos. Os sinais e sintomas de hipoglicemia não são influenciados pela taxa de declínio da glicemia em indivíduos não diabéticos.

Abordagem clínica do paciente com hipoglicemia

Os pilares para o estabelecimento de um diagnóstico consistem em cuidadosa anamnese, descrição dos sintomas, exame físico e abordagem sistemática passo a passo. Os sintomas de hipoglicemia podem ser muito inespecíficos, de modo que, em qualquer criança ou adulto sintomático, é preciso medir e documentar o nível de glicemia.

A relação de um episódio de hipoglicemia com a refeição mais recente pode ser importante para o diagnóstico. A hipoglicemia que ocorre logo após um jejum de curta duração (2 a 3 horas) pode ser sugestiva de hiperinsulinismo ou doença de depósito de glicogênio. A hipoglicemia que ocorre depois de um longo jejum (12 a 14 horas) pode sugerir um distúrbio da gliconeogênese. A hipoglicemia pós-prandial pode indicar galactosemia, intolerância hereditária à frutose, síndrome de esvaziamento

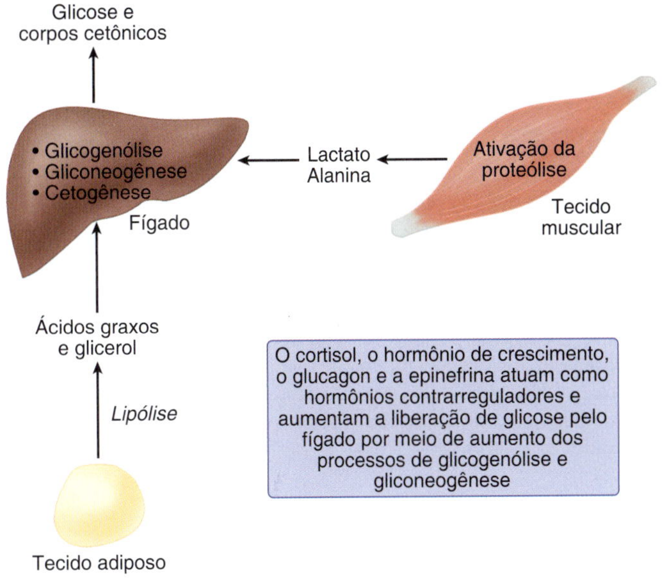

FIGURA 217.2 **Papel dos hormônios contrarreguladores, da glicogenólise, da gliconeogênese e da lipólise na fisiologia da glicose.**

rápido (*dumping*), insulinoma, síndrome autoimune de anticorpos anti-insulina e síndrome de hipoglicemia pancreatogênica não insulinoma. Tanto em crianças quanto em adultos, é importante obter uma documentação bem definida da história de medicamentos.

DIAGNÓSTICO

Após a anamnese e a conclusão do exame físico, é necessário efetuar um conjunto de exames apropriados para o diagnóstico. Esses exames podem ser orientados no contexto das causas mais comuns de hipoglicemia, conforme relacionado na Tabela 217.1.

As recomendações atuais para adultos afirmam que a avaliação e o tratamento da hipoglicemia só devem ser realizados em pacientes nos quais se documenta a tríade de Whipple – sinais, sintomas ou ambos consistentes com hipoglicemia, baixa concentração plasmática de glicose e resolução desses sinais ou sintomas após elevação da concentração plasmática de glicose. Entretanto, isso não se aplica às crianças pelos motivos discutidos anteriormente.

Causas de hipoglicemia

Hipoglicemia é mais comum em crianças do que em adultos e pode ter numerosas causas. A Tabela 217.1 fornece um resumo do diagnóstico diferencial da hipoglicemia.

Hipoglicemia decorrente da produção excessiva de hormônios

A produção inapropriada e excessiva de determinados hormônios pode provocar hipoglicemia. As duas condições mais comuns associadas ao excesso de produção de hormônio são a hipoglicemia hiperinsulinêmica e a hipoglicemia de tumor de células não ilhotas ou IGF-2-oma (tumor secretor de fator de crescimento semelhante à insulina). A produção inapropriada de insulina pode levar à hipoglicemia de jejum ou à hipoglicemia pós-prandial.

Hipoglicemia hiperinsulinêmica

A hiperglicemia hiperinsulinêmica abrange um grupo heterogêneo de distúrbios caracterizados pela secreção desregulada de insulina pelas células β do pâncreas. Na presença de hipoglicemia, os pacientes apresentam níveis séricos de insulina inapropriadamente detectáveis, baixos níveis de corpos cetônicos e ácidos graxos baixos e exibem resposta glicêmica ao glucagon.

Formas congênitas de hipoglicemia hiperinsulinêmica

Em pacientes com formas congênitas de hipoglicemia hiperinsulinêmica, foram identificadas mutações em genes fundamentais (*ABCC8, KCNJ11, GLUD1, GCK, HADH, SLC16A1, HNF4A, HNF1A, HK-1, PGM-1* e *UCP2*) que regulam a secreção de insulina.[3] As crianças com mutações inativadoras nos genes *ABCC8* e *KCNJ11* apresentam as formas mais graves de hipoglicemia hiperinsulinêmica congênita, normalmente no período neonatal. A síndrome de hiperinsulinismo-hiperamonemia, causada por mutações ativadoras no gene *GLUD1* e mutações ativadoras no gene *GCK*, levando à hipoglicemia hiperinsulinêmica, foi descrita tanto em adultos quanto em crianças. A hipoglicemia hiperinsulinêmica induzida por exercício, decorrente de mutações ativadoras no gene *SLC16A1*, também foi reconhecida em adultos.

Hipoglicemia hipoinsulinêmica hipocetótica com crescimento excessivo

As mutações ativadoras nos genes *AKT2, AKT3* e *PIK3CA* levam à ativação autônoma da via de sinalização da insulina, porém sem insulina detectável no sangue. Essas condições estão associadas a várias manifestações de crescimento excessivo e, bioquimicamente, à hipoglicemia hipocetótica.[4]

Insulinoma

O insulinoma constitui a causa mais comum de hipoglicemia hiperinsulinêmica endógena em adultos. Os insulinomas apresentam a maior incidência nas quinta e sexta décadas de vida.[5] Os insulinomas são tumores secretores de insulina de origem pancreática, com incidência de 1 a 4 por milhão. Esses tumores são, em sua maioria (90%), benignos, solitários, intrapancreáticos e com menos de 2 cm de diâmetro. Classicamente, os

Tabela 217.1 Diagnóstico diferencial da hipoglicemia.*

HIPOGLICEMIA HIPERINSULINÊMICA (INCLUSIVE PÓS-PRANDIAL)
Transitória: lactente de mãe diabética, asfixia perinatal, doença *rhesus*, retardo do crescimento intrauterino, síndrome de Beckwith-Wiedemann
Congênita: *ABCC8, KCNJ11,* ***GCK****, GDH, HADH, HNF4A, HNF1A,* ***SLC16A1, UCP2, HK-1, PGM-1***
Síndrome de esvaziamento rápido (*dumping*)
Anticorpos e mutações do receptor de insulina
Hipoglicemia hipoinsulinêmica hipocetótica com crescimento excessivo
Mutações ativadoras de *AKT2, AKT3* e *PIK3CA*
Insulinoma
Hipoglicemia pancreatogênica sem insulinoma (adultos)
Cirurgia de *bypass* gástrico para obesidade mórbida
Hipoglicemia de tumor de células não ilhotas ou IGF-2-oma
Síndrome autoimune de anticorpos anti-insulina
Hipoglicemia factícia induzida por insulina
DEFICIÊNCIA/RESISTÊNCIA HORMONAL
Hormônio adrenocorticotrófico
Cortisol
Hormônio de crescimento (GH)
Glucagon[†]
Epinefrina[†]
DEFEITOS NA LIBERAÇÃO/ARMAZENAMENTO DO GLICOGÊNIO HEPÁTICO
Doença de depósito do glicogênio: **deficiência de glicose 6-fosfatase, deficiência de amilo-1,6-glicosidase**, deficiência de fosforilase hepática, doença de depósito do glicogênio tipo 0
DEFEITOS DA GLICONEOGÊNESE
Deficiência de frutose-1,6-bifosfatase, deficiência de fosfoenolpiruvato carboxiquinase, deficiência de piruvato carboxilase
METABOLISMO DA CARNITINA
Deficiência de carnitina (primária e secundária)
Deficiência de carnitina palmitoiltransferase (CPT 1 e 2)
Defeitos do transportador de carnitina
OXIDAÇÃO DE ÁCIDOS GRAXOS
Deficiência de acil-CoA desidrogenase de cadeias médias (MCAD)
Deficiência de acil-CoA desidrogenase de cadeias muito longas (VLCAD)
Deficiência de acil-CoA desidrogenase de cadeias curtas (SCAD)
Deficiência de L-3-hidroxiacil-CoA de cadeias longas/curtas (L/SCHAD)
DEFEITOS NA SÍNTESE/UTILIZAÇÃO DE CORPOS CETÔNICOS
Deficiência de HMG-CoA sintase, deficiência de HMG-CoA liase
Deficiência de succinil-CoA: 3-oxoácido-CoA transferase (SCOT)
CONDIÇÕES METABÓLICAS (MAIS COMUNS)
Acidemias orgânicas (propiônica, metilmalônica)
Doença da urina em xarope de bordo, galactosemia, frutosemia, tirosinemia
Intolerância hereditária à frutose
Deficiências complexas da cadeia respiratória mitocondrial
Distúrbios congênitos da glicosilação (DCG)
INDUZIDA POR FÁRMACOS
Hipoglicemiantes orais
Insulina
Betabloqueadores
Salicilatos
Álcool etílico
Quinina
Haloperidol
Pentamidina
Levofloxacino
Metadona
Disopiramida
Indometacina
Cibenzolina
Gatifloxacino
INDUZIDA POR TOXINA
Lichia (fruta)
CAUSAS DIVERSAS (MECANISMO[S] NÃO ESCLARECIDO[S])
Hipoglicemia cetótica idiopática (diagnóstico de exclusão)
Infecções (sepse, malária), cardiopatia congênita

*Os negritos indicam condições mais comum em adultos. [†]Ainda não foi relatada deficiência de glucagon ou epinefrina em seres humanos. HMG = 3-hidroxi-3-metilglutaril; IGF = fator do crescimento semelhante à insulina.

sintomas tornam-se evidentes no estado de jejum ou após o exercício. Entretanto, sabe-se agora que o insulinoma também pode apresentar sintomas pós-prandiais. O diagnóstico baseia-se nos achados de níveis séricos anormais de insulina e peptídio C (bem como proinsulina) no momento da hipoglicemia de jejum. O insulinoma pode ocorrer isoladamente ou em associação com neoplasia endócrina múltipla do tipo 1 (NEM 1), com prevalência durante a vida de 10% em adultos portadores de mutações no gene *MEN1* (Capítulo 218). Cerca de 6% dos insulinomas ocorrem em pacientes com NEM 1 e a maioria é benigna; entretanto, 5 a 10% são malignos. Em alguns insulinomas esporádicos, ocorrem mutações somáticas recorrentes no gene *YY1*, e alguns insulinomas apresentam aumento da expressão da hexoquinase 1.

Hipoglicemia hiperinsulinêmica pós-prandial

A hipoglicemia hiperinsulinêmica pós-prandial refere-se à hipoglicemia que ocorre poucas horas após a ingestão de uma refeição, secundária à secreção inapropriada de insulina em resposta a uma refeição. Se houver suspeita clínica de hipoglicemia hiperinsulinêmica pós-prandial, deve-se realizar um teste de tolerância à glicose oral (TTGO) ou um teste de provocação com refeição mista. (Ver adiante na seção Investigações para hipoglicemia.) Uma queda fisiológica do nível de glicemia observada no TTGO pode levar a um diagnóstico incorreto. Entretanto, a evidência bioquímica correspondente de hipoglicemia hiperinsulinêmica endógena e os sintomas de neuroglicopenia durante um episódio de hipoglicemia ajudariam a distinguir entre hipoglicemia hiperinsulinêmica pós-prandial patológica e hipoglicemia reativa. Uma redução de mais de 108 mg/dℓ (6 mmol/ℓ) entre o pico e o valor mínimo da glicemia durante o TTGO tem sido utilizada como critério diagnóstico para síndrome de esvaziamento rápido do estômago (*dumping*) em adultos.

Síndrome de esvaziamento rápido (*dumping*). A síndrome de esvaziamento rápido do estômago (*dumping*) observada em crianças após fundoplicatura de Nissen é um exemplo clássico de hipoglicemia hiperinsulinêmica pós-prandial. O esvaziamento rápido de soluções hiperosmolares contendo carboidratos para o intestino delgado resulta em rápida absorção de glicose, hiperglicemia e hipoglicemia reativa. Essas crianças também tendem a apresentar secreção anormalmente exagerada de peptídio semelhante ao glucagon 1 (GLP-1), o que pode contribuir para o aumento exagerado de insulina e para a hipoglicemia resultante.

Síndrome autoimune de anticorpos anti-insulina. A síndrome autoimune de anticorpos anti-insulina ou doença de Hirata é uma condição rara, caracterizada por hipoglicemia hiperinsulinêmica associada a títulos elevados de anticorpos contra a insulina endógena, na ausência de exposição prévia à insulina exógena.[6] A doença é extremamente rara nos países ocidentais. A síndrome autoimune de anticorpos anti-insulina afeta igualmente ambos os sexos e é observada, com mais frequência, em pacientes com mais de 40 anos. Acredita-se que a cinética de ligação da insulina endógena pelos anticorpos leve a níveis fisiologicamente inapropriados de insulina biodisponível, causando hiperglicemia ou hipoglicemia.

Nessa síndrome, os níveis de insulina estão acentuadamente elevados, em geral acima de 100 mU/ℓ. Depois de uma refeição ou carga de glicose, esses pacientes com frequência demonstram hiperglicemia inicial, seguida de hipoglicemia em algumas horas. A hiperglicemia é causada pelos anticorpos anti-insulina que se ligam à insulina secretada em resposta ao aumento dos níveis de glicemia após uma refeição. Essa ligação reduz a biodisponibilidade da insulina secretada aos receptores no fígado e nos tecidos periféricos, resultando em hiperglicemia e maior secreção de insulina. À medida que os níveis de glicemia começam a diminuir, e a secreção de insulina declina, a insulina ligada aos anticorpos é liberada, resultando em concentrações de insulina livre inadequadamente altas para a glicose sanguínea, causando hipoglicemia.

Hipoglicemia hiperinsulinêmica pós-prandial em pacientes com mutações do receptor de insulina. A hipoglicemia hiperinsulinêmica pós-prandial foi descrita em pacientes portadores de mutação heterozigota (Arg1174Gln) no gene do receptor de insulina. O hiperinsulinismo parece estar associado a diminuição da degradação de insulina, em vez de aumento de sua secreção, conforme evidenciado pelo aumento dos níveis séricos de insulina em jejum, apesar dos níveis séricos normais de peptídio C e da depuração reduzida de insulina exógena durante estudos de clampeamento.

Hipoglicemia hiperinsulinêmica pós-prandial após cirurgia de *bypass* gástrico. O uso crescente da derivação gástrica em Y de Roux para obesidade extrema (Capítulo 207) levou a relatos de hipoglicemia hiperinsulinêmica pós-prandial.[7] Isso está associado independentemente a idade menor, maior perda de peso e maior função das células β e sensibilidade à insulina, mais não à massa de células β. Em uma revisão do registro Swedish Bariatric Surgery, a incidência de hospitalização para hipoglicemia em pacientes após *bypass* gástrico foi relatada em menos de 1%.

Já foram sugeridas várias explicações diferentes para entender a ocorrência de hipoglicemia após cirurgia de *bypass* gástrico. A nesidioblastose pancreática (aumento das células das ilhotas, brotamento de células β do epitélio ductal e ilhotas em aposição aos ductos) foi proposta como mecanismo subjacente desse distúrbio, porém isso permanece controverso. A hipoglicemia também pode ocorrer em razão de um efeito sobre o eixo enteroinsular induzido pelo desvio de nutrientes no intestino delgado.

O aumento da secreção de insulina pós-prandial envolve a secreção aumentada de peptídio semelhante ao glucagon 1 (GLP-1) e do polipeptídio insulinotrópico dependente de glicose (GIP). Os níveis de GLP-1 aumentam duas a cinco vezes após *bypass* gástrico. As elevações das incretinas tendem a ser observadas precocemente, até mesmo 2 dias após a derivação gástrica, e os níveis podem diminuir à medida que ocorrem perda de peso substancial e normalização da sensibilidade à insulina. Em pacientes com hipoglicemia hiperinsulinêmica pós-prandial, os níveis elevados de GIP e de GLP-1 persistem por vários anos após a cirurgia.

O aumento da secreção pós-prandial de insulina pelas incretinas é mediado pela hipertrofia e hiperplasia das células das ilhotas do pâncreas. Tanto o GIP quanto o GLP-1 foram implicados no aumento da massa de células β pancreáticas em modelos de roedores. O GLP-1 regula o crescimento das ilhotas por meio da indução da expressão do fator de transcrição homeobox duodenopancreático 1 (PDX-1).

Foi constatada a hiperexpressão do receptor alfa de IGF-2 e IGF-1 (IGF1Rα) em tecido pancreático removido de pacientes com hipoglicemia hiperinsulinêmica pós-prandial persistente após cirurgia de derivação gástrica, em comparação com controles. Esses achados sugerem que os fatores de crescimento desempenham um papel na hiperfunção das ilhotas observada em pacientes após derivação gástrica.

Síndrome de hipoglicemia pancreatogênica não insulinoma. A síndrome de hipoglicemia pancreatogênica não insulinoma (SHPNI) caracteriza-se por neuroglicopenia pós-prandial na presença de testes de jejum prolongado negativos e de estudos de localização peroperatória também negativos para insulinoma.[8] Todavia, em alguns pacientes, o teste de estimulação com cálcio arterial seletivo é positivo, e a histologia do pâncreas ressecado revela nesidioblastose. A base genética subjacente da SHPNI não é conhecida.

Esses pacientes são negativos para mutações de *ABCC8/KCNJ11* e, ao exame histológico, apresentam hipertrofia das ilhotas (conforme observado na hipoglicemia hiperinsulinêmica congênita difusa).

Os estudos imuno-histológicos de tecido pancreático ressecado não conseguiram mostrar um aumento da taxa de proliferação das células β nem síntese ou processamento anormais da proinsulina ou amilina. Além disso, não foram obtidas quaisquer evidências de hiperexpressão dos fatores de diferenciação do pâncreas, PDX-1 e Nkx-6.1, nem do receptor sensor de cálcio (CaSR).

Hipoglicemia factícia induzida por insulina

A hipoglicemia também pode ser induzida farmacologicamente, seja de modo intencional, como ferramenta diagnóstica, seja acidentalmente, como complicação do tratamento do diabetes melito, ou em consequência de intoxicação pela própria insulina ou por fármacos (p. ex., sulfonilureias) que estimulam a liberação de insulina. Sempre que surgir hipoglicemia grave com hiperinsulinismo documentado, deve-se considerar a possibilidade da síndrome de Munchausen por procuração em crianças. Deve-se suspeitar sempre da possibilidade de administração mal-intencionada de insulina ou de uma sulfonilureia oral em casos de início súbito de hipoglicemia em um indivíduo previamente saudável. No caso de administração de insulina, a pista na avaliação bioquímica consiste em elevação do nível de insulina acompanhada de nível normal de peptídio C.

Hipoglicemia por tumor de células não ilhotas ou IGF-2-oma

A hipoglicemia por tumor de células não ilhotas ou IGF-2-oma refere-se à síndrome de hipoglicemia produzida ou associada a qualquer neoplasia que não seja um insulinoma. Em geral, esses tumores são de origem mesenquimal e epitelial (incluindo hepatomas, fibromas e fibrossarcomas). O mecanismo subjacente da hipoglicemia em quase todos os pacientes com essa síndrome consiste na superprodução de IGF-2 pelo tumor, que inclui IGF-2 maduro e formas de IGF-2 não totalmente processadas, designadas, em seu conjunto, como IGF-2 "grande".[9] Os peptídios relacionados com IGF-2 elevados simulam a hipoglicemia em jejum que caracteriza pacientes com tumores de células das ilhotas produtoras de insulina. Raramente, a elevação acentuada dos níveis de IGF-2 provoca alterações somáticas sugestivas de acromegalia. Tipicamente, os níveis elevados de IGF-2 estão associados a níveis plasmáticos suprimidos de insulina, IGF-1 e GH. Além disso, pode ocorrer hipoglicemia em decorrência de secreção paraneoplásica do fator de crescimento semelhante à insulina 1 (IGF-1).

Hipoglicemia decorrente de deficiência de hormônios

A deficiência de glucagon e de epinefrina deve ser extremamente rara, visto que, até hoje, não foram descritos quaisquer defeitos humanos verdadeiros e geneticamente comprovados na deficiência de glucagon e epinefrina. A deficiência hormonal pode ocorrer de maneira isolada (p. ex., deficiência isolada de GH, de hormônio adrenocorticotrófico [ACTH] ou de cortisol) ou em associação a outros hormônios, conforme observado em pacientes com hipopituitarismo. A deficiência de GH e de cortisol leva à hipoglicemia pela redução da disponibilidade de substratos gliconeogênicos (diminuição da mobilização de gorduras e proteínas) e pela utilização aumentada de glicose, em decorrência do aumento da sensibilidade dos tecidos à insulina na ausência desses dois hormônios.

O hipopituitarismo adquirido pode resultar de tumores (mais comumente craniofaringiomas), de radiação, infecção, hidrocefalia, anomalias vasculares e traumatismo. A doença de Addison (DA) resulta de hipofunção/disfunção do córtex suprarrenal, com produção deficiente de glicocorticoides, mineralocorticoides e androgênios e com níveis elevados de ACTH e da atividade da renina plasmática (Capítulo 214). A DA autoimune constitui a forma etiológica mais frequente em pacientes adultos e responde por cerca de 80% dos casos, seguida de DA pós-tuberculose em 10 a 15%; os 5% restantes devem-se a formas vasculares, neoplásicas ou genéticas raras.

Os marcadores de DA autoimune consistem em autoanticorpos contra o córtex suprarrenal (ACA) ou contra a 21-hidroxilase (21-OHAbs), que estão presentes por ocasião do diagnóstico em mais de 90% dos casos. Na DA autoimune, o córtex suprarrenal está infiltrado por linfócitos e plasmócitos, e as glândulas estão escleróticas e de volume reduzido. A DA autoimune ocorre principalmente em mulheres de meia-idade, isoladamente ou associada a outras doenças autoimunes (clínicas, subclínicas ou potenciais), dando origem a várias formas de síndrome poliglandular autoimune. A terapia de reposição com glicocorticoides e mineralocorticoides salva a vida de pacientes com insuficiência suprarrenal crônica.

Hipoglicemia decorrente de defeitos na liberação/armazenamento do glicogênio hepático

A deficiência de glicose 6-fosfatase (doença de depósito de glicogênio [DDG] do tipo I, doença de von Gierke) é a mais comum das doenças de depósito do glicogênio que causam hipoglicemia (Capítulo 196). A deficiência dessa enzima resulta na incapacidade de liberar glicose livre a partir da glicose 6-fosfato, com consequente hepatomegalia em razão do glicogênio armazenado. Essas crianças e adultos apresentam hipoglicemia recorrente associada a acidose láctica, hiperuricemia e hiperlipidemia. As duas outras doenças de depósito do glicogênio que causam hipoglicemia são decorrentes de deficiências das enzimas amilo-1,6-glicosidase (DDG tipo III) e fosforilase hepática (DDG do tipo VI). As características clínicas e bioquímicas dos indivíduos com DDG-III são bastante heterogêneas.

Hipoglicemia decorrente de defeitos na gliconeogênese

A gliconeogênese, ou formação de glicose a partir de lactato/piruvato, glicerol, glutamina e alanina principalmente, desempenha um papel essencial na manutenção da normoglicemia durante o jejum. Foram identificadas deficiências hereditárias em cada uma das quatro enzimas da via glicolítico-gliconeogênica, que asseguram um fluxo unidirecional do piruvato para a glicose: piruvato carboxilase, fosfoenolpiruvato carboxiquinase (PEPCK), frutose 1,6-bifosfatase e glicose 6-fosfatase. A gliconeogênese pode ser essencialmente considerada como uma reversão da glicólise, porém com algumas diferenças importantes. Os pacientes com defeitos na gliconeogênese apresentam hipoglicemia e acidose láctica em jejum. A deficiência de piruvato carboxilase pode levar a uma apresentação clínica mais disseminada, com acidose láctica, grave deficiência intelectual e retardo do desenvolvimento e acidose tubular renal proximal.

Hipoglicemia decorrente de distúrbios do metabolismo da carnitina e defeitos de oxidação dos ácidos graxos

Podem ocorrer consequências clínicas graves se a oxidação de ácidos graxos (OAG) estiver comprometida, incluindo convulsões hipoglicêmicas, lesão muscular, miocardiopatia, acidose metabólica e disfunção hepática. Os ácidos graxos são captados pelos hepatócitos e pelo músculo, onde são subsequentemente ativados a seus ésteres de coenzima A (CoA). Os distúrbios da OAG são individualmente raros; todavia, em seu conjunto, são comuns em razão do número de diferentes enzimas afetadas. Quando ocorrem defeitos na degradação de ácidos graxos, o excesso de intermediários de acilcarnitina acumula-se nos tecidos, incluindo o coração, o fígado e o músculo esquelético, podendo levar à disfunção orgânica. O desvio dos intermediários acil-CoA para a betaoxidação resulta em acúmulo de ácidos dicarboxílicos tóxicos. As acilcarnitinas que passam para o sangue fornecem um marcador para o diagnóstico.

A deficiência primária de carnitina é um distúrbio autossômico recessivo da oxidação dos ácidos graxos, que pode ocorrer em diferentes idades com hipoglicemia hipocetótica e miocardiopatia ou miopatia esquelética (Capítulo 194). Deve-se suspeitar dessa doença com base nos níveis plasmáticos reduzidos de carnitina, e a sua presença é confirmada pela medição do transporte de carnitina nos fibroblastos do paciente. O transporte da carnitina está acentuadamente reduzido (em geral < 5% do normal) nos fibroblastos de pacientes com deficiência primária de carnitina. Os pacientes com deficiência da isoforma hepática da carnitina palmitiltransferase (CPT)-1 apresentam hipoglicemia hipocetótica no período neonatal.

O distúrbio mais comum de betaoxidação dos ácidos graxos é a deficiência de acil-CoA desidrogenase de cadeias médias (MCAD), uma doença autossômica recessiva que se manifesta em crianças que tipicamente são assintomáticas, exceto durante períodos de jejum e estresse metabólico, habitualmente associado a uma doença viral, quando esses pacientes apresentam hipoglicemia não cetótica em jejum; se não for diagnosticada, 20 a 25% dos pacientes afetados morrem durante o primeiro episódio.

Doenças metabólicas

A hipoglicemia também pode ser causada por diversas condições metabólicas (Capítulo 194), incluindo galactosemia, frutosemia, tirosinemia, acidemias orgânicas, doença da urina de xarope de bordo, acidúria glutárica tipo II e defeitos da cadeia respiratória mitocondrial. A intolerância hereditária à frutose, que é causada pela deficiência catalítica da aldolase B (frutose 1,6-fosfato aldolase), é uma condição hereditária recessiva, em que os homozigotos afetados desenvolvem hipoglicemia e sintomas abdominais graves após a ingestão de alimentos contendo frutose e açúcares relacionados. A ingestão continuada de açúcares nocivos leva a lesão hepática e renal e retardo do crescimento.

Tumores de células das ilhotas não insulinoma

Os tumores de células das ilhotas representam um importante desafio para o médico, em virtude de suas múltiplas manifestações e letalidade potencial. Esses tumores podem ser clinicamente silenciosos ou ativos (funcionantes). O diagnóstico precoce é essencial e depende do reconhecimento das síndromes clínicas clássicas e variantes, seguido de confirmação de níveis elevados de peptídio por radioimunoensaio.[10] O glucagonoma, o gastrinoma, o VIPoma (VIP = peptídio intestinal vasoativo), o somatostatinoma e o ACTHoma são tumores funcionantes, que podem ocorrer isoladamente, mas que também fazem parte da síndrome de NEM 1 (Capítulo 218) e da doença de von Hippel-Lindau (Capítulo 389).

A medição dos marcadores tumorais fornece informações úteis para o acompanhamento e o tratamento de pacientes com tumores de células das ilhotas não insulinoma (tumores neuroendócrinos). Os marcadores tumorais atualmente utilizados são a enolase específica de neurônio (NSE) e a cromogranina A (CgA). A acurácia clínica desses biomarcadores depende do histotipo e da extensão da doença. Acredita-se que a CgA seja o marcador ideal para a maioria dos tumores neuroendócrinos, visto que é independente das características biológicas do tumor.

Glucagonoma

Os glucagonomas são tumores de células α que, quando estão ativos, produzem uma síndrome caracterizada por eritema migratório necrolítico, diabetes melito, perda de peso, anemia, glossite, tromboembolismo, transtornos neuropsiquiátricos e hiperglucagonemia. A caracterização do tumor é feita por tomografia computadorizada (TC) e/ou ultrassonografia endoscópica pancreática e octreotida marcada com índio. O diagnóstico é estabelecido pela documentação da presença de hiperglucagonemia, cujos níveis diagnósticos são, em geral, acima de 500 pg/mℓ (normal, < 120). É importante lembrar que outras doenças também podem causar hiperglucagonemia, incluindo cirrose, pancreatite, diabetes melito, jejum prolongado, sepse, queimaduras, insuficiência renal, acromegalia e hiperglucagonemia familiar. A cirurgia constitui o principal componente do tratamento, em alguns casos em associação com quimioterapia.

Gastrinoma

Os gastrinomas são tumores incomuns do sistema endócrino, que ocorrem no pâncreas e no duodeno. A produção excessiva do hormônio gastrina por esses tumores provoca aumento sustentado da secreção de ácido gástrico, levando a complicações de ulceração péptica, conhecidas como síndrome de Zollinger-Ellison (SZE). Os gastrinomas podem ocorrer de modo esporádico ou de acordo com um padrão familiar como componente da síndrome de NEM 1. Os gastrinomas têm o potencial de metastatizar para linfonodos regionais, para o fígado e outros locais distantes.

VIPoma

O VIPoma é muito raro, e 80% desses tumores originam-se do pâncreas, principalmente da cauda. A maioria dos casos é esporádica. Cerca de 50 a 60% dos pacientes apresentam metástases por ocasião do estabelecimento do diagnóstico. A maioria dos pacientes tem diarreia aquosa secretora, resultando em distúrbios eletrolíticos, como hipopotassemia, hipofosfatemia, hipomagnesemia e acidose metabólica (síndrome de Verner-Morrison, cólera pancreática, síndrome WDHA). Ocorrem hipocloridria ou acloridria em 75% dos casos, em decorrência da inibição da produção de ácido gástrico pelo VIP. Além disso, pode ocorrer acidose hiperclorêmica em consequência dos baixos níveis de bicarbonato em razão da perda intestinal grave. Em certas ocasiões, pode-se observar a existência de hipercalcemia, intolerância à glicose e hipotensão. O nível de VIP está elevado em quase todos os casos, mas também pode estar normal entre os episódios de diarreia.

Somatostatinoma

Os somatostatinomas são tumores neuroendócrinos raros, com incidência de 1 em 40 milhões. Esses tumores incomuns surgem predominantemente no pâncreas e no duodeno peripancreático, e, com frequência, os pacientes apresentam sintomas inespecíficos. Raramente, os pacientes têm síndrome de somatostatinoma (diabetes, cálculos biliares e esteatorreia) quando o tumor é secretor.

Hipoglicemia induzida por fármacos e toxinas

Diversos fármacos foram associados à hipoglicemia (ver Tabela 217.1). Os mecanismos variam e, com exceção da insulina e dos agentes hipoglicemiantes orais, os riscos em cada indivíduo são muito baixos.

A fruta lichia de polpa branca foi implicada como causa de hipoglicemia grave em larga escala no estado de Bihar, na Índia. A provável causa é uma toxina da lichia, que provoca hipoglicemia em ratos. Foram relatadas doenças semelhantes em regiões de Bangladesh e Vietnã, onde crescem as lichias.[11]

Investigações para a hipoglicemia

A partir da história clínica, da descrição dos sintomas e do exame físico, podem-se obter pistas importantes sobre a causa subjacente da hipoglicemia, e as investigações podem, então, ser individualizadas para a causa específica. Todavia, em alguns casos, a história clínica e o exame físico podem não fornecer nenhuma pista, e, nesses casos, o paciente deverá ser investigado mais extensivamente.

As tiras reagentes, em combinação com um medidor de reflectância, constituem o método mais comum de medição dos níveis de glicemia à beira do leito. Todavia, é importante lembrar que elas não devem ser utilizadas apenas como guia (visto que podem não ser acuradas), e a concentração de glicose no sangue deve ser sempre verificada no laboratório. O nível de glicemia no sangue total é aproximadamente 15% inferior aos níveis séricos de glicose, em razão do menor conteúdo de glicose e de água intracelular dos eritrócitos. As concentrações de glicose no sangue venoso são 10% inferiores às do sangue arterial. A amostra de sangue para determinação da glicose deve ser coletada em tubo de fluoreto para inibir a glicólise. Além disso, deve ser analisada imediatamente, visto que, até mesmo na presença de fluoreto, a concentração de glicose no sangue diminui com o passar do tempo.

Em uma situação ideal, o nível de glicemia deve ser medido no momento de um episódio espontâneo de hipoglicemia, e devem-se obter amostras para determinação da concentração plasmática de glicose, insulina, peptídio C, proinsulina e β-hidroxibutirato, e deve-se efetuar um rastreamento toxicológico para agentes hipoglicemiantes orais. A glicemia precisa ser considerada no contexto da economia energética total e tendo em vista as concentrações hormonais concomitantes. Entretanto, isso nem sempre é possível, e pode ser necessária a realização de outros exames nesses pacientes (p. ex., testes de jejum, refeição mista ou de provocação) para identificar a causa de hipoglicemia. Os vários testes utilizados para identificar a presença de hipoglicemia em adultos e crianças são descritos a seguir. A Tabela 217.2 apresenta as investigações basais de rotina que devem ser realizadas em crianças e adultos que apresentem hipoglicemia.

Testes em jejum

Os testes em jejum controlados são procedimentos importantes para esclarecer a causa da hipoglicemia tanto em crianças quanto em adultos. Nos adultos, recomenda-se a realização de um jejum prolongado supervisionado (72 horas) de maneira padronizada (Tabela 217.3). Durante o jejum, se o paciente tiver quaisquer sinais ou sintomas de hipoglicemia, com nível de glicemia baixo documentado, o jejum deve ser interrompido. Atualmente, recomenda-se que o jejum não seja prolongado além de 72 horas se o paciente não tiver quaisquer sinais ou sintomas de hipoglicemia e nenhuma documentação de baixo nível de glicemia. O monitoramento para sinais ou sintomas de hipoglicemia durante o jejum é

Tabela 217.2 Investigações iniciais de rotina em pacientes com suspeita de hipoglicemia.

SANGUE	URINA
Glicose	Cetonas
Insulina	Substâncias redutoras
Cortisol	Ácidos orgânicos
Lactato	
Hormônio de crescimento	
Ácidos graxos não esterificados	
3β-hidroxibutirato	
Carnitina (livre e total)	
Acilcarnitina em sangue papel-filtro	
Amônia	

Tabela 217.3 Protocolo para jejum de 72 horas em adultos.

1. Iniciar o jejum a partir da última ingestão de uma refeição. Interromper todos os medicamentos passíveis de interferir no teste.
2. O paciente pode beber água durante o teste.
3. O paciente precisa ser ativo durante as horas de vigília.
4. Medir os níveis plasmáticos de glicose, insulina, peptídio C e β-hidroxibutirato (na mesma amostra de punção venosa), a cada 6 h, até que o nível plasmático de glicose alcance 60 mg/dℓ (3,3 mM). Em seguida, medir a cada 1 a 2 h.
5. Interromper o jejum quando o nível plasmático de glicose alcançar 45 mg/dℓ (2,5 mM), e o paciente tiver sinais ou sintomas de hipoglicemia, ou quando o nível plasmático de glicose for de 55 mg/dℓ nos casos em que a tríade de Whipple tiver sido demonstrada anteriormente.
6. No final do jejum, medir os níveis plasmáticos de glicose, insulina, peptídio C, β-hidroxibutirato e sulfonilureia (na mesma amostra de punção venosa). Em seguida, injetar 1 mg de glucagon IV e medir a glicose plasmática a cada 10 min, três vezes. Uma vez concluído o jejum, liberar o paciente para ele se alimentar normalmente.

Adaptada de Cryer PE, Axelrod L, Grossman AB, et al. Evaluation and management of adult hypoglycemic disorders: an Endocrine Society clinical practice guideline. *J Clin Endocrinol Metab.* 2009;94:709-728.

essencial, visto que os pacientes podem apresentar alguns sintomas, porém terem níveis séricos de glicose acima da faixa hipoglicêmica. Em algumas mulheres (altas e magras) e homens saudáveis, os níveis de glicemia podem baixar para 40 mg/dℓ (2,2 mmol/ℓ) durante o jejum prolongado. Alguns pacientes apresentam limiares glicêmicos mais baixos sem sinais ou sintomas de hipoglicemia.

Em um paciente adulto em que foi demonstrada a tríade de Whipple, o jejum de 72 horas pode ser interrompido se a concentração plasmática de glicose for de 55 mg/dℓ (3 mmol/ℓ) ou menos. A interpretação dos níveis séricos de insulina, peptídio C e proinsulina durante o jejum de 72 horas depende da concentração plasmática de glicose concomitante. A secreção de insulina pelas células β do pâncreas torna-se indetectável em indivíduos saudáveis quando a concentração plasmática de glicose é reduzida para 55 mg/dℓ (3 mmol/ℓ). Os pacientes com insulinoma tornam-se, em sua maioria, hipoglicêmicos antes de 72 horas. Entretanto, é necessária a continuação do jejum por 72 horas para excluir a possibilidade de hipoglicemia orgânica.

Nos adultos, a hipoglicemia hiperinsulinêmica caracteriza-se por concentrações plasmáticas de insulina de 3 μU/mℓ ou mais (peptídio C de 200 pmol/ℓ ou mais e proinsulina de 5 pmol/ℓ ou mais). Os pacientes com insulinoma apresentam concentrações plasmáticas de insulina que raramente ultrapassam 100 μU/mℓ, e a presença de níveis plasmáticos de insulina superiores a 1.000 μU/mℓ sugerem a administração exógena de insulina ou a formação de anticorpos anti-insulina. No período da infância, qualquer insulina plasmática detectável na vigência de hipoglicemia é inapropriada e muito sugestiva de hipoglicemia hiperinsulinêmica.

A medição da concentração plasmática de β-hidroxibutirato é utilizada como marcador substituto da ação da insulina no final do jejum de 72 horas em adultos saudáveis e quando a tríade de Whipple é observada em pacientes durante um jejum diagnóstico. Em pacientes com hipoglicemia hiperinsulinêmica, em virtude da ação supressiva da insulina sobre a cetogênese, as concentrações plasmáticas de β-hidroxibutirato são normalmente inferiores a 2,7 mmol/ℓ. Isso difere do observado em indivíduos saudáveis, que apresentam elevação progressiva da concentração de β-hidroxibutirato durante o teste de 72 horas. Se for documentado um valor superior a 2,7 mmol/ℓ em qualquer momento durante o jejum, o teste pode ser interrompido. No período da infância, não existe nenhum nível plasmático bem definido de β-hidroxibutirato que possa ser utilizado para confirmar a hipoglicemia hiperinsulinêmica.

Outro marcador útil da ação da insulina tanto em adultos quanto em crianças consiste no aumento da glicemia em resposta à injeção intravenosa/intramuscular de glucagon (dose de 1 mg em adultos). Os pacientes com hipoglicemia hiperinsulinêmica apresentarão reservas aumentadas de glicogênio, e a administração de glucagon resultará em glicogenólise. Uma resposta positiva é definida como aumento máximo, pelo menos 25 mg/dℓ (1,3 mmol/ℓ) maior do que o nível sérico de glicose terminal em jejum.

Durante o jejum prolongado de 72 horas, deve-se coletar também uma amostra de sangue para medição dos níveis plasmáticos de sulfonilureias e meglitinidas se o paciente desenvolver hipoglicemia. As sulfonilureias estimulam a secreção de insulina e de peptídio C pelas células β do pâncreas, e o padrão bioquímico assemelha-se ao de um insulinoma.

Teste de refeição mista

O teste de refeição mista é realizado em pacientes nos quais há relato sugestivo de sintomas neuroglicopênicos por até 5 horas após a ingestão de alimentos (Tabela 217.4). Um teste positivo é definido pelo início de sintomas neuroglicopênicos em associação a um nível de glicemia baixo documentado (p. ex., ≤ 50 mg/dℓ). Na hipoglicemia hiperinsulinêmica pós-prandial, os níveis plasmáticos de insulina e de peptídio C podem estar inapropriadamente elevados. São relatados sintomas neuroglicopênicos após uma refeição em pacientes com insulinoma, pacientes com SHPNI e em pacientes submetidos a cirurgia para obesidade.

A combinação de um teste de refeição mista positiva e de um jejum de 72 horas negativo pode ser observada em pacientes com insulinoma ou com SHPNI. O teste de tolerância à glicose oral de 5 horas não deve ser utilizado como único exame diagnóstico para hipoglicemia, visto que uma porcentagem substancial de indivíduos saudáveis apresenta concentração sérica de glicose de 50 mg/dℓ (2,7 mmol/ℓ) ou menos.

Tabela 217.4 Protocolo sugerido para o teste diagnóstico de refeição mista em adultos.

1. Paciente em jejum durante a noite. Interromper todos os medicamentos passíveis de interferir no teste.
2. Utilizar uma refeição mista semelhante àquela que provoca sintomas no paciente.
3. Coletar amostras para determinação dos níveis plasmáticos de glicose, insulina, peptídio C e proinsulina antes da ingestão e a cada 30 min ao longo de 300 min após a ingestão da refeição.
4. Observar o paciente à procura de sinais e/ou sintomas de hipoglicemia e solicitar ao paciente que mantenha um registro escrito de todos os sintomas, a partir do momento do início da ingestão da refeição.
5. O teste da refeição mista deve ser interpretado com base nas concentrações plasmáticas de glicose medidas em laboratório, e não naquelas estimadas com monitor de glicose à beira do leito. Se for considerada a necessidade de tratamento antes de 300 min, em razão da ocorrência de sinais/sintomas graves, obter amostras para todas as seguintes medidas *antes* da administração de carboidratos: níveis plasmáticos de insulina, peptídio C e proinsulina (enviadas para análise apenas naquelas amostras em que a glicose plasmática for < 60 mg/dℓ [3,3 mmol/ℓ]), bem como medição dos agentes hipoglicemiantes orais. Se for demonstrada tríade de Whipple, é necessário também medir os anticorpos anti-insulina.

Adaptada de Cryer PE, Axelrod L, Grossman AB, et al. Evaluation and management of adult hypoglycemic disorders: an Endocrine Society clinical practice guideline. *J Clin Endocrinol Metab.* 2009;94:709-728.

Anticorpos anti-insulina

Em pacientes com hipoglicemia autoimune induzida por anticorpos anti-insulina, os anticorpos anti-insulina podem ser monoclonais ou policlonais e podem estar presentes em títulos muito elevados, diferentemente dos títulos muito mais baixos observados no diabetes tratado com insulina. É importante pesquisar anticorpos anti-insulina, visto que até mesmo títulos baixos – que podem não ter nenhuma importância diagnóstica – podem causar resultados espúrios no ensaio da insulina. Tipicamente, ocorre hipoglicemia decorrente de síndrome de Hirata (síndrome autoimune à insulina) no período de jejum; entretanto, pode ocorrer também no período pós-prandial.

Investigações radiológicas

São utilizados procedimentos de imagem não invasivos, como a TC e a ressonância magnética (RM), quando tiver sido estabelecido um diagnóstico de insulinoma para localizar a fonte da secreção patológica de insulina. As modalidades invasivas, como a ultrassonografia endoscópica (USE) e a mostragem venosa com estimulação arterial (ASVS), são extremamente acuradas na localização pré-operatória de insulinomas e, com frequência, demonstraram ser superiores às técnicas de localização não invasivas. A palpação manual intraoperatória do pâncreas por um cirurgião experiente e a ultrassonografia intraoperatória constituem métodos sensíveis para estabelecer a localização dos insulinomas.

A sensibilidade da ultrassonografia transabdominal na localização de insulinomas é baixa (variando de 9 a 64%). Entretanto, os insulinomas exibem aspectos característicos quando são obtidas imagens por TC e RM, e a sensibilidade dessas técnicas é de 33 a 64% e 40 a 90%, respectivamente. Em geral, a sensibilidade e a especificidade da RM são superiores às da TC, bem como a detecção de extensões extrapancreáticas. Os insulinomas geralmente apresentam hipossinal nas imagens ponderadas em T1 e hipersinal nas imagens ponderadas em T2.

As modalidades invasivas, como a USE e a ASVS, mostraram ser altamente acuradas na localização pré-operatória de insulinomas e, com frequência, demonstraram ser superiores às técnicas de localização não invasivas. Atualmente, a USE constitui o exame de escolha na maioria dos centros ocidentais, com taxas de detecção relatadas de 86,6 a 92,3%.

A ASVS facilitou enormemente a localização precisa de insulinomas com menos de 2 cm, que frequentemente não conseguem ser localizados por técnicas não invasivas, como a ultrassonografia, a TC e a RM. Esse exame exige acesso a vasos intra-abdominais, incluindo veia hepática direita, artéria esplênica, artéria gastroduodenal e artéria mesentérica superior. Um aumento de duas a três vezes na concentração de insulina na veia hepática direita em resposta à injeção de cálcio em uma ou mais das artérias que suprem o pâncreas sugere que a região irrigada por essa artéria abriga células β anormalmente funcionantes, em decorrência de insulinoma ou hipertrofia das ilhotas pancreáticas ou nesidioblastose.

A injeção de cálcio estimula uma resposta rápida da insulina, do peptídio C e da proinsulina simultaneamente, e a magnitude do aumento tanto da insulina quanto do peptídio C parece exibir uma boa correlação com o grau de diferenciação das células tumorais.

Já foi constatado que os insulinomas expressam o GLP-1R em alta densidade, e foram realizados exames de imagem para GLP-1R em alguns pacientes para a localização de insulinomas.[12] A tomografia por emissão de pósitrons (PET) com flúor 18-L-di-hidroxifenilalanina (18F-DOPA) também tem sido utilizada na localização de tumores neuroendócrinos. Em crianças com hipoglicemia hiperinsulinêmica congênita, a PET 18F-DOPA/TC constitui o exame de referência para a localização de lesões focais antes da cirurgia. Foi constatada a utilidade da PET com 18F-DOPA em alguns pacientes com insulinoma que tiveram resultados negativos em TC, RM e ultrassonografia.

As respostas positivas à estimulação arterial seletiva com cálcio em alguns pacientes com SHPNI, apesar dos estudos de localização radiológicos negativos, estabelecem que essa técnica deve ser realizada em todos os adultos com hipoglicemia hiperinsulinêmica de etiologia desconhecida.

Teste de sensibilidade a proteínas/leucina

Observa-se sensibilidade a proteínas em alguns pacientes com hipoglicemia hiperinsulinêmica congênita, em razão de mutações nos genes *ABCC8/KCNJ11, GDH* e *HADH*, que levam à hipoglicemia induzida por proteínas. Esses pacientes apresentam hipoglicemia grave em resposta a uma carga de proteína ou de leucina.

Teste ergométrico

Em alguns pacientes, o exercício físico desencadeia secreção desregulada de insulina. Essa condição é designada como hiperinsulinismo induzido por exercício. Mutações ativadoras de promotor induzem a expressão do gene *SLC16A1* nas células β, onde esse gene habitualmente não é transcrito, possibilitando a captação de piruvato e a liberação de insulina estimulada por piruvato, apesar do desenvolvimento de hipoglicemia. Esse grupo de pacientes é identificado por um teste de exercício físico.

Estudos genéticos

Devem-se efetuar testes genéticos em crianças que foram diagnosticadas com hipoglicemia hiperinsulinêmica congênita e outras causas de hipoglicemia passíveis de ter uma base genética. A mutação nos genes *ABCC8/KCNJ11* constitui a causa mais comum de hipoglicemia hiperinsulinêmica congênita não responsiva a medidas clínicas. Todos os pacientes com insulinoma e com tumores de células das ilhotas não insulinoma devem ser testados para mutações nos genes *MEN1/YY1*.

TRATAMENTO

O manejo correto da hipoglicemia dependerá da causa subjacente. Por conseguinte, o estabelecimento do diagnóstico correto é fundamentalmente importante.

Manejo de emergência

O manejo agudo da hipoglicemia[13] envolve a administração de um *bolus* de glicose intravenosa (em adultos, um *bolus* de glicose a 50%) para corrigir o nível de glicemia. Em crianças, utiliza-se um *bolus* de 2 mℓ/kg de glicose a 10%. Isso precisa ser seguido da infusão de soro glicosado (SG) a 10% para manter a normoglicemia. O glucagon pode ser utilizado no manejo de emergência da hipoglicemia (em caso de emergência, administrar 1 mg IM imediatamente). O glucagon pode causar hipoglicemia de rebote, de modo que é necessário monitorar o nível de glicemia do paciente após a administração de glucagon.

Manejo das causas específicas de hipoglicemia

O manejo a longo prazo da hipoglicemia depende da causa subjacente. Apresentamos a seguir um resumo do manejo dos diferentes tipos de hipoglicemia.

Hipoglicemia hiperinsulinêmica

O diazóxido (5 a 20 mg/kg/dia administrado por via oral, 3 vezes/dia) constitui o tratamento clínico de primeira linha em crianças e adultos com hipoglicemia hiperinsulinêmica. A retenção hídrica constitui um importante efeito colateral. O diazóxido pode ser combinado com um diurético para reduzir o efeito colateral de retenção hídrica. Os tratamentos de segunda linha incluem o uso de octreotida (5 a 35 μg/kg/dia durante infusão ou injeção, 3 ou 4 vezes/dia) e glucagon (1 a 10 μg/kg/hora por infusão subcutânea ou intravenosa). Foi tentado o uso de inibidores do mTOR em alguns pacientes.

Para pacientes adultos com insulinoma, a pancreatectomia constitui o tratamento de escolha. Entretanto, existem relatos de insulinoma em adultos que responderam ao tratamento com diazóxido e octreotida (incluindo octreotida de ação longa). Foi relatada a eficácia do everolimo, um inibidor de mTOR, no controle da hipoglicemia em pacientes com insulinomas malignos ou naqueles que não podem ser submetidos à ressecção cirúrgica. Os pacientes adultos com hipoglicemia hiperinsulinêmica pós-prandial após cirurgia de derivação gástrica podem ser tratados com diazóxido e octreotida; entretanto, alguns necessitarão de pancreatectomia. A síndrome autoimune por anticorpos anti-insulina responde ao tratamento com glicocorticoides, porém alguns pacientes responderam ao diazóxido e à octreotida. Os pacientes com hipoglicemia por tumores de células não ilhotas ou IGF-2-oma necessitarão de ressecção do tumor primário.

Hipoglicemia decorrente de deficiências hormonais

Os pacientes adultos e as crianças com deficiência de GH e de cortisol necessitam de terapia de reposição com GH recombinante e hidrocortisona (prednisolona), respectivamente. A terapia de reposição com glicocorticoides e mineralocorticoides pode salvar a vida de pacientes com insuficiência suprarrenal.

Hipoglicemia decorrente de doenças de depósito do glicogênio

Os pacientes com hipoglicemia decorrente de distúrbios de depósito e liberação do glicogênio hepático precisam evitar períodos prolongados de jejum. As crianças necessitam de alimentação contínua durante a noite. O amido de milho cru é comumente utilizado como fonte de liberação lenta de glicose e ajuda a prolongar o período de jejum.

Hipoglicemia decorrente de defeitos na oxidação de ácidos graxos, distúrbios da gliconeogênese e distúrbios do metabolismo dos corpos cetônicos

Princípios semelhantes aos já discutidos também se aplicam a esses pacientes. Todavia, os pacientes com distúrbios de oxidação dos ácidos graxos devem receber suplementação de carnitina.

REFERÊNCIAS BIBLIOGRÁFICAS

As referências bibliográficas, bem como os outros materiais suplementares deste livro, encontram-se no GEN-IO, nosso ambiente virtual de aprendizagem.

218 DISTÚRBIOS POLIGLANDULARES

LYNNETTE K. NIEMAN E ALLEN M. SPIEGEL

DEFINIÇÃO E IMPORTÂNCIA CLÍNICA

As síndromes poliglandulares são distúrbios em que ocorrem disfunção e patologia de mais de uma glândula endócrina. Esses distúrbios podem ser classificados em (a) síndromes neoplásicas, nas quais há proliferação anormal de células endócrinas e, com frequência, mas nem sempre, hipersecreção hormonal, e (b) síndromes autoimunes, nas quais há evidências de destruição imune de células endócrinas, resultando frequentemente em hipofunção e redução da secreção hormonal. As síndromes poliglandulares tanto neoplásicas quanto autoimunes frequentemente apresentam manifestações não endócrinas que são relativamente específicas da síndrome.

Com poucas exceções, as síndromes poliglandulares são causadas por mutações de linhagem germinativa em genes reguladores do crescimento fundamentais (síndromes neoplásicas) ou em genes imunorreguladores (síndromes autoimunes).[1] É importante reconhecer esses distúrbios e diferenciá-los de doenças esporádicas de uma única glândula endócrina por várias razões. Em primeiro lugar, o reconhecimento de uma síndrome poliglandular específica deve alertar o médico sobre a necessidade de investigar outras manifestações endócrinas e extraendócrinas da síndrome. Embora alguns pacientes apresentem manifestações de várias glândulas endócrinas, alguns apresentam inicialmente apenas uma única glândula endócrina afetada. Nesses casos, é necessário obter uma história familiar detalhada e proceder ao rastreamento de outras manifestações endócrinas e extraendócrinas características. Em segundo lugar, o tratamento da doença poliglandular pode diferir do tratamento da doença de uma única glândula. Em terceiro lugar, em razão da base genética da maioria dessas síndromes, indica-se a obtenção de uma história familiar detalhada e, em alguns casos, o rastreamento de outros membros da família para possibilitar a prevenção da doença nos indivíduos afetados.

Este capítulo discute os distúrbios poliglandulares mais bem caracterizados. Outros capítulos sobre a adeno-hipófise (Capítulo 211), a tireoide (Capítulo 213), o córtex suprarrenal (Capítulo 214), a medula suprarrenal (Capítulo 215), as ilhotas pancreáticas (Capítulos 217 e 219) e as paratireoides (Capítulo 232) devem ser consultados para uma discussão mais detalhada das doenças de cada glândula em particular.

SÍNDROMES NEOPLÁSICAS

Seis síndromes neoplásicas distintas acometem mais de uma glândula endócrina. Incluem a neoplasia endócrina múltipla do tipo 1 (NEM 1), a neoplasia endócrina múltipla dos tipos 2A (NEM 2) e 2B (algumas vezes designada como NEM 3), a neoplasia endócrina múltipla do tipo 4 (NEM 4), o complexo de Carney,[2] a doença de von Hippel-Lindau (VHL) e a síndrome de McCune-Albright (SMA) (Tabela 218.1).[3] Todas essas síndromes, com exceção da última, são causadas por mutações de linhagem germinativa heterozigotas e são herdadas de modo autossômico dominante. Os genes responsáveis pela NEM 1[4] e 4, pelo complexo de Carney e pela doença de von Hippel-Lindau atuam como genes supressores de tumor. As mutações de linhagem germinativa de perda de função em um alelo são seguidas de mutações somáticas, que inativam o segundo alelo normal, levando à tumorigênese. A base da expressão tecidual específica das manifestações tanto endócrinas quanto extraendócrinas dessas síndromes não está bem elucidada; entretanto, a natureza germinativa da mutação e a expressão do gene afetado em mais de uma glândula endócrina explica o aspecto poliglandular do distúrbio. Em contrapartida, as NEM 2A e 2B são causadas por mutações de linhagem germinativa ativadoras de um oncogene, *RET*. O padrão de expressão desse gene, envolvendo as células cromafins, ajuda a explicar as manifestações clínicas específicas. A síndrome de McCune-Albright é causada por mutação somática, em vez de germinativa, que ativa de maneira constitutiva o gene *GNAS* de expressão ubíqua. Essa mutação, que pode ocorrer no início da embriogênese, leva à formação desregulada de monofosfato de adenosina cíclico (cAMP) nas células afetadas. A distribuição em mosaico resultante do gene mutante ajuda a explicar as manifestações pleotrópicas da doença.

Os pacientes com síndromes neoplásicas poliglandulares normalmente apresentam seus respectivos tumores endócrinos em uma idade mais jovem do que os pacientes com tumores endócrinos esporádicos de uma única glândula. O tratamento das síndromes neoplásicas poliglandulares, tanto no que se refere ao componente neoplásico quanto à hipersecreção hormonal, representa maior desafio do que o tratamento de tumores endócrinos individuais.[5] Nos distúrbios com alto risco de câncer fatal, como o câncer medular de tireoide na NEM 2, o diagnóstico genético precoce está indicado, bem como a retirada cirúrgica profilática da tireoide.[6] Em outros distúrbios, como a NEM 1 e o complexo de Carney, podem ser mais apropriadas abordagens menos agressivas, como ressecção seletiva do tumor e tratamento farmacológico para reduzir a hipersecreção hormonal. Pode-se encontrar uma discussão mais detalhada das características clínicas, do diagnóstico e do tratamento dessas síndromes neoplásicas em outros capítulos (NEM 1 no Capítulo 232; NEM 2 e 3 no Capítulo 219; síndrome de McCune-Albright nos Capítulos 220 e 222).

Tabela 218.1 Síndromes neoplásicas poliglandulares.

SÍNDROME	BASE GENÉTICA*	TUMORES ENDÓCRINOS	CARACTERÍSTICAS NÃO ENDÓCRINAS
NEM 1	*MEN1*	Paratireoides Adeno-hipófise Ilhotas pancreáticas	Lipomas subcutâneos Colagenomas cutâneos
NEM 2 (A e B)	*RET*	Câncer medular da tireoide Feocromocitoma Paratireoides (2A)	Neuromas mucosos (2B) Megacólon (2B)
NEM 4	*CDNK1B*	Adeno-hipófise Paratireoides	Tumores renais
Complexo de Carney	*PKAR1A*	Córtex suprarrenal Adeno-hipófise Tireoide	Mixomas atriais Lentigo cutâneo Nevos azuis
Doença de von Hippel-Lindau	*VHL*	Feocromocitoma Ilhota pancreática	Câncer de células renais Hemangioblastoma do SNC
Síndrome de McCune-Albright	*GNAS* (mosaico)	Tireoide Adeno-hipófise Córtex suprarrenal Gônadas	Displasia fibrosa Lesões cutâneas café com leite

*Com exceção da síndrome de McCune-Albright, todas as síndromes são causadas por mutações de linhagem germinativa heterozigotas do gene listado e exibem herança autossômica dominante. SNC = sistema nervoso central.

SÍNDROMES AUTOIMUNES

A doença autoimune específica de órgão, caracterizada por infiltração linfocítica e autoanticorpos contra órgãos específicos, resulta comumente em hipofunção endócrina. Entretanto, não raramente, aparecem distúrbios de mais de uma glândula endócrina em famílias ou em pacientes individuais. Os padrões característicos de apresentação da doença e da herança genética possibilitam a definição de duas síndromes com sobreposição das manifestações (Tabela 218.2).[7]

Síndrome poliglandular autoimune do tipo 1

DEFINIÇÃO

A síndrome poliglandular autoimune (SPA) do tipo 1 é uma doença rara, que também é conhecida como poliendocrinopatia autoimune, candidíase e síndrome de distrofia ectodérmica. Tipicamente, manifesta-se nos primeiros anos de vida.

PATOGENIA

A SPA tipo 1 é um distúrbio autossômico recessivo causado por uma variedade de mutações inativadoras no gene que codifica o regulador autoimune 1 (AIRE-1),[8] que controla a expressão de autoantígenos pelas células epiteliais medulares do timo. Esses antígenos também são expressos em tecidos periféricos. Sua expressão no timo é importante para a seleção negativa (eliminação) das células T autorreativas, que está na base do desenvolvimento da auto tolerância. Essas células T autorreativas escapam para a periferia na ausência do AIRE e, se forem ativadas, induzem a destruição autoimune do tecido específico. O aparecimento de

Tabela 218.2 Características clínicas das síndromes poliglandulares autoimunes.

CARACTERÍSTICA	TIPO 1	TIPO 2
Candidíase mucocutânea	Muito comum	Não observada
Hipoparatireoidismo	Comum	Raro
Doença de Addison	Comum	Comum
Hipogonadismo primário	Comum	Ocorre
Doença autoimune da tireoide	Rara	Comum
Diabetes melito autoimune	Ocorre	Comum
Hipofisite	Ocorre	Ocorre
Hepatite autoimune	Ocorre	Não observada
Anemia perniciosa	Ocorre	Ocorre
Vitiligo	Ocorre	Ocorre
Síndrome disabsortiva	Ocorre	Ocorre como doença celíaca
Alopecia	Comum	Ocorre
Miastenia *gravis*	Não observada	Ocorre
Ceratopatia	Comum	Não observada
Calcificação da membrana timpânica	Comum	Não observada
Herança	Autossômica recessiva	Associação ao HLA
Idade de início	Habitualmente na infância	Habitualmente na idade adulta

HLA = antígeno leucocitário humano.

autoanticorpos contra órgãos específicos precede a manifestação da doença e antecipa o desenvolvimento de lesão específica do órgão-alvo. Entretanto, o papel desses anticorpos permanece desconhecido.

MANIFESTAÇÕES CLÍNICAS

A candidíase mucocutânea (Capítulo 318) ocorre em praticamente todos os pacientes e, em geral, é a primeira manifestação da doença.[9] O hipoparatireoidismo e a doença de Addison são as manifestações endócrinas mais comuns; cada uma dessas doenças ocorre em 70 a 80% dos pacientes. Em geral, o hipoparatireoidismo precede a doença de Addison; tipicamente, ambas as doenças se manifestam antes dos 15 anos. A insuficiência ovariana prematura (observada em 60% das mulheres afetadas) manifesta-se habitualmente na forma de amenorreia secundária; a insuficiência testicular ocorre com menos frequência. Ocorre diabetes melito insulinodependente (DMID) em 12% dos pacientes, habitualmente na idade adulta; o hipotireoidismo é incomum.

Além da candidíase mucocutânea, os componentes não endócrinos dessa síndrome incluem alopecia, vitiligo, complicações oculares (incluindo ceratite, blefarite, retinite, opacidades da córnea e ptose), ataxia cerebelar, hepatite autoimune, hipoplasia do esmalte dos dentes, calcificação da membrana timpânica, doença respiratória obstrutiva, distrofia ungueal que se correlaciona apenas levemente com candidíase franca, atrofia das células parietais e má absorção de vitamina B_{12} e má absorção intestinal mais geral com esteatorreia. Em vários pacientes, foi observada asplenia, com corpúsculos de Howell-Jolly no esfregaço de sangue periférico (Capítulo 148). Cada um dos componentes da doença deve ser investigado quando qualquer paciente apresentar hipoparatireoidismo, insuficiência suprarrenal primária ou candidíase mucocutânea.

TRATAMENTO

O hipoparatireoidismo é tratado, à semelhança da doença esporádica, com cálcio oral e 1,25-di-hidroxivitamina D, embora a má absorção intestinal variável possa representar um desafio terapêutico particular. O paratormônio (PTH) sintético 1-34 ou 1-84 é uma nova opção de tratamento.[10] A candidíase pode ser controlada de modo satisfatório com cetoconazol. O tratamento da insuficiência suprarrenal primária consiste em reposição de glicocorticoides e mineralocorticoides.

PROGNÓSTICO

O prognóstico dos distúrbios hormonais de expressão variável assemelha-se ao de seus correspondentes esporádicos. Quando o diagnóstico de SPA do tipo 1 é estabelecido, a investigação de outros componentes da síndrome pode possibilitar um diagnóstico mais precoce que, de outro modo, não seria instituído.

Síndrome poliglandular autoimune dos tipos 2, 3 e 4

PATOGENIA

As SPA dos tipos 2 e 3 são habitualmente herdadas em famílias com variantes características (normais) de genes que regulam a apresentação de antígenos aos linfócitos T e função subsequente dos linfócitos T. O *locus* genético mais comum associado a essa síndrome é o *locus* do antígeno leucocitário humano (HLA), particularmente os alelos B8, DR3 e DR4. As associações do HLA não fornecem absolutamente uma previsão da doença, até mesmo em gêmeos idênticos, de modo que fatores ambientais ou outros fatores genéticos devem influenciar a apresentação da doença. As variantes dos genes que codificam o antígeno 4 dos linfócitos T citotóxicos (CTLA-4), o alelo 5.1 do gene relacionado com a cadeia do MHC da classe I (MICA), o transdutor de sinal e ativador da transcrição 4 (STAT4) e a proteína de ligação GATA 3 (GATA) também podem predispor à doença de Addison (SPA do tipo 2). O gene da proteína tirosina fosfatase não receptora tipo 22, que codifica a tirosina fosfatase linfoide, opõe-se à sinalização do receptor das células T ativadas. Uma variante desse gene é abundante em famílias com diabetes melito do tipo 1 e doença autoimune da tireoide. Os estudos de associação genômica ampla (GWAS) identificaram numerosos genes associados ao diabetes melito do tipo 1 (DM1), que influenciam a responsividade imunológica. Parece provável que alguns desses genes demonstrarão ser relevantes na SPA dos tipos 2 e 3, porém isso ainda precisa ser avaliado. A genotipagem não está amplamente disponível para avaliação clínica.

MANIFESTAÇÕES CLÍNICAS

A SPA do tipo 2 e a SPA do tipo 3 são consideravelmente mais comuns do que o tipo 1 e tipicamente se manifestam na quarta década de vida.[11] DMID e disfunção da tireoide, na forma de hipotireoidismo autoimune ou doença de Graves, são manifestações mais frequentes.[12] A doença de Addison (Capítulo 214) é o terceiro componente endócrino principal dessa síndrome. Quando presente, o distúrbio pode ser designado como SPA do tipo 3. Embora a maioria dos pacientes que apresentam diabetes melito autoimune e doença da tireoide tenha comprometimento clínico de apenas uma glândula, muitos pacientes com doença de Addison autoimune desenvolvem doença clinicamente evidente em outras glândulas endócrinas. Os componentes menos comuns da SPA dos tipos 2 ou 3 incluem hipogonadismo primário e hipofisite. A anemia perniciosa, o vitiligo, a doença celíaca, a alopecia e a miastenia *gravis* também estão associados a essa síndrome.

SPA tipo 4 é uma combinação de doenças endócrinas e autoimunes, incluindo diabetes dependente de insulina, anemia perniciosa, alopecia, vitiligo ou distúrbio da junção neuromuscular, mas sem doença de Addison, doença da tireoide ou hipoparatireoidismo. Uma proporção substancial desses pacientes também pode ter autoanticorpos positivos contra a descarboxilase do ácido glutâmico (DAG).

Os anticorpos dirigidos contra órgãos específicos aparecem antes da doença clínica e indicam doença subsequente. Entretanto, o papel desses anticorpos na hipofunção de órgãos não foi estabelecido.

PROGNÓSTICO

O prognóstico de cada componente da SPA do tipo 2 e SPA do tipo 3 é o mesmo das versões esporádicas de cada componente.

TRATAMENTO

O tratamento de cada componente dessa síndrome é idêntico ao tratamento de cada distúrbio isolado, embora seja necessário ter em mente o possível agrupamento das doenças durante a avaliação e o acompanhamento de todos os pacientes com distúrbio de cada componente individual. A terapia com hormônio tireoidiano pode precipitar sinais/sintomas de insuficiência suprarrenal em pacientes com ambos os distúrbios. Por conseguinte, uma anamnese detalhada (incluindo história familiar), o exame físico e um baixo limiar para exames laboratoriais específicos de insuficiência suprarrenal devem fazer parte da avaliação de todos os pacientes com hipotireoidismo autoimune. Além disso, combinações de hipotireoidismo, insuficiência suprarrenal e hipogonadismo podem simular hipopituitarismo, embora os testes hormonais específicos (Capítulo 211) possam distinguir facilmente esses distúrbios. Como os múltiplos componentes da síndrome podem aparecer de maneira assincrônica, indica-se uma avaliação periódica à procura do aparecimento precoce de componentes adicionais da doença.

REFERÊNCIAS BIBLIOGRÁFICAS

As referências bibliográficas, bem como os outros materiais suplementares deste livro, encontram-se no GEN-IO, nosso ambiente virtual de aprendizagem.

219 TUMORES NEUROENDÓCRINOS

EDWARD M. WOLIN E ROBERT T. JENSEN

ASPECTOS GERAIS

DEFINIÇÃO

Os tumores neuroendócrinos (TNE) incluem os tumores neuroendócrinos pancreáticos (TNEp) e TNE em outros locais, os quais, no passado, eram geralmente denominados tumores carcinoides.[1] Esses dois grupos de TNE apresentam muitas semelhanças, que serão discutidas em conjunto, bem como várias diferenças importantes, que serão consideradas separadamente.

EPIDEMIOLOGIA

Nos EUA, a incidência de TNE aumentou 6,4 vezes de 1973 (1,09 por 100.000) a 2012 (6,98 por 100.000), com as maiores taxas observadas nos pulmões (1,5 por 100.000); 50% ocorrem no sistema digestório, 21% nos pulmões e 12% em local primário desconhecido.[2] Os TNEp são responsáveis por 1 a 10% de todos os tumores pancreáticos, com prevalência de 1 em 100.000 e com uma incidência anual de 1 a 4 por milhão, que também está aumentando. Entretanto, são identificados TNEp em 0,5 a 1,5% das necropsias. Em estudos recentes, os TNEp não funcionais (TNEp-NF) representaram 60 a 80% de todos os TNEp (Tabela 219.1). Entre os TNEp funcionais (TNEp-F) associados a síndromes clínicas, os insulinomas e os gastrinomas são os mais comuns, com incidência anual de 0,5 a 3 por milhão (ver Tabela 219.1). Em geral, os insulinomas e os gastrinomas são oito vezes mais frequentes do que os VIPomas, 17 vezes mais frequentes do que os glucagonomas e mais de 20 vezes mais do que os outros.

BIOPATOLOGIA

Patologia/classificação

Os TNE originam-se do sistema neuroendócrino difuso, que está distribuído por todo o corpo. Todos os TNE compartilham características citológicas e eram antigamente denominados APUDomas (tumores de captação e descarboxilação de precursores amínicos [*a*mine *p*recursor *u*ptake and *d*ecarboxylation]). Embora se acreditasse originalmente que fossem de origem na crista neural, estudos atuais sustentam mais uma origem endodérmica. Do ponto de vista ultraestrutural, esses tumores apresentam grânulos eletrondensos que contêm múltiplos peptídios/aminas, enolase específica de neurônio, sinaptofisina e cromograninas. Ao exame histológico, caracterizam-se pela presença de pequenas células com núcleos uniformes e baixas taxas de figuras de mitose. A imunorreatividade para cromograninas no tumor é, atualmente, amplamente utilizada para identificar esses tumores como TNE. A natureza maligna só

Tabela 219.1 Tumores neuroendócrinos pancreáticos (TNEp).

NOME DO TUMOR	NOME DA SÍNDROME	PRINCIPAIS SINAIS OU SINTOMAS	LOCALIZAÇÃO (%)	NEOPLASIA MALIGNA (%)	HORMÔNIO CAUSADOR DA SÍNDROME
I. TNEp FUNCIONAL					
Gastrinoma	Síndrome de Zollinger-Ellison	Dor abdominal, diarreia, sintomas esofágicos	Pâncreas – 10 a 30 Duodeno – 70 a 90 Outras – 0 a 10	60 a 90	Gastrina
Insulinoma	Insulinoma	Sintomas hipoglicêmicos	Pâncreas – 100	5 a 15	Insulina
Glucagonoma	Glucagonoma	Dermatite, diabetes/intolerância à glicose, perda de peso	Pâncreas – 100	60	Glucagon
VIPoma	Verner-Morrison, cólera pancreática, WDHA	Diarreia aquosa intensa, hipopotassemia	Pâncreas – 90 Outras – 10 (tecido neural, suprarrenal, periganglionar)	80	Peptídio intestinal vasoativo (VIP)
Somatostatinoma	Somatostatinoma	Diabetes melito, colelitíase, diarreia	Pâncreas – 56 Duodeno/jejuno – 44	60	Somatostatina
GRFoma	GRFoma	Acromegalia	Pâncreas – 30 Pulmão – 54 Jejuno – 7 Outras – 13 (suprarrenal, intestino anterior, retroperitônio)	30	Fator de liberação do hormônio de crescimento (GRF)
ACTHoma	ACTHoma	Síndrome de Cushing	Pâncreas – 4 a 16% de todos os casos de síndrome de Cushing ectópica	> 95	Hormônio adrenocorticotrófico (ACTH)
TNEp como causa de síndrome carcinoide	TNEp como causa de síndrome carcinoide	Diarreia, rubor	Pâncreas – < 1% de todos os carcinoides	60 a 90	Serotonina, taquicininas
TNEp causador de hipercalcemia	TNEp causador de hipercalcemia	Sinais/sintomas de hipercalcemia	Pâncreas (causa rara de hipercalcemia)	> 85	PTHrP, outro desconhecido
TNEp secretor de eritropoetina	TNEp secretor de eritropoetina	Policitemia	Pâncreas	Desconhecida	Eritropoetina
TNEp secretor de renina	TNEp secretor de renina	Hipertensão arterial	Pâncreas	Desconhecida	Renina
Síndrome de TNEp secretor de hormônio luteinizante	TNEp secretor de hormônio luteinizante	Masculinização, perda da libido	Pâncreas	Desconhecida	Hormônio luteinizante
CCKoma	CCKoma	Diarreia, úlcera péptica, cálculos biliares	Pâncreas	Desconhecida	Colecistocinina
TNEp secretor de enteroglucagon	TNEp secretor de enteroglucagon	Hipertrofia do intestino delgado	Pâncreas, renal, duodenal	Desconhecida	Enteroglucagon
TNEp secretor de IGF-2 ou GLP-1	TNEp secretor de IGF-2 ou GLP-1	Sintomas hipoglicêmicos	Pâncreas	Desconhecida	IGF-2/GLP-1
II. TNEp-NF					
NÃO FUNCIONAL/PPoma	NÃO FUNCIONAL/PPoma	Perda de peso, massa abdominal, hepatomegalia	Pâncreas – 100%	60 a 90	Nenhum: polipeptídio pancreático, cromogranina liberada, porém sem sintomas conhecidos devido à hipersecreção

CCKoma = TNE secretor de colecistocinina; GLP-1 = peptídio semelhante ao glucagon 1; IGF-2 = fator de crescimento semelhante à insulina 2; TNEp = tumor neuroendócrino pancreático; PP = polipeptídio pancreático; PPoma = TNE secretor de polipeptídio pancreático; PTHrP = peptídio relacionado ao paratormônio; WDHA = diarreia aquosa, hipopotassemia e acloridria.

pode ser determinada de modo confiável pela demonstração da presença de doença metastática; os achados ao microscópio óptico ou ultraestruturais não conseguem estabelecer claramente um comportamento maligno.

Recentemente, foram desenvolvidos vários sistemas de classificação para estadiamento/determinação do grau dos TNE (OMS [Organização Mundial da Saúde], ENETs [European Neuroendocrine Tumor Society], AJCC/UICC [Union for International Cancer Control e American Joint Committee on Cancer]), e esses sistemas estão se tornando fundamentais para o tratamento de pacientes com TNE, visto que apresentam significado prognóstico e, em alguns casos, estão acoplados a diferentes abordagens terapêuticas. Esses sistemas de classificação utilizam a diferenciação (boa *versus* pouca), o tamanho do tumor, a invasão e a extensão. Os TNE são divididos em três graus, dependendo dos índices proliferativos, incluindo a taxa de mitose e a expressão de Ki-67.

Patogenia molecular

A patogenia molecular dos TNE continua sendo, em grande parte, desconhecida e difere daquela dos tumores não endócrinos por raramente apresentar mutações de oncogenes comuns (*ras*, *fos*, *myc* etc.) e genes supressores de tumor comuns (*p53*,*rb*).[3] Numerosos estudos, que utilizam hibridização genômica comparativa, sequenciamento e *microarray*, mostraram que os TNEp, os TNE-GI e os TNE do pulmão apresentam uma patogenia molecular diferente.

Os TNEp apresentam, com mais frequência, perdas alélicas nos *loci* cromossômicos 1p, 1q, 3p, 11p e 22p, enquanto os TNE-GI têm perdas em 18q, 18p, 9p e 16q.[4] Os estudos de sequenciamento dos TNEp mostraram que 44% possuem mutações inativadoras do gene da neoplasia endócrina múltipla tipo 1 (*MEN1*); 43% têm mutações em genes que codificam duas subunidades de um complexo de transcrição/remodelagem de cromatina composto de DAXX (proteína associada ao domínio de morte) e ATRX (remodelador da cromatina ligado ao X da síndrome de alfatalassemia/deficiência mental); e 14% exibem mutações na via do mTOR. É comum haver mutações somáticas nos TNEp em quatro vias principais, incluindo genes envolvidos na remodelagem da cromatina, reparo do DNA, sinalização de mTOR e manutenção dos telômeros. Por outro lado, nos carcinoides do intestino delgado, estudos de sequenciamento demonstram baixa taxa de mutação, com mutações somáticas e deleções recorrentes em 8% no gene *CDKN1B*, o gene do inibidor da quinase dependente de ciclina que codifica p27. Estudos recentes sugerem que a desregulação epigenética pode desempenhar um importante papel na patogenia dos TNE.

Quatro distúrbios hereditários autossômicos dominantes estão associados à ocorrência de TNEp: (a) a NEM 1 (80 a 100% desenvolvem TNEp), (b) a doença de von Hippel-Lindau (VHL; 10 a 17% apresentam TNEp), (c) a doença de von Recklinghausen (neurofibromatose-1 [NF-1]; 12% desenvolvem somatostatinomas duodenais); e (d) esclerose tuberosa (< 1% desenvolve TNEp). As síndromes familiares associadas a TNE-GI/pulmonares (carcinoides) são incomuns.[5]

Localização do tumor

Para avaliar a localização primária e a extensão de um TNE, o estudo inicial para localização do tumor consiste, em geral, em exame de imagem de corte transversal, como tomografia computadorizada (TC) trifásica ou ressonância magnética (RM) com meio de contraste, em virtude de sua disponibilidade disseminada. Mais de 90% dos TNE bem diferenciados exibem hiperexpressão de um dos cinco subtipos de receptores de somatostatina (sst1-5), dos quais o sst2 é o mais frequentemente hiperexpresso (> 80%). O exame de imagem do receptor de somatostatina (SRI), que utiliza análogos da somatostatina marcados radioativamente, com alta afinidade pelo sst2, é, hoje, a modalidade de imagem mais sensível para os TNE.[6] A TC por emissão de fóton único (SPECT) é utilizada com mais frequência para SRI, após a injeção de índio-111 [ácido dietilenodiamina pentacético-de-fenilalanina-1] octreotida ou análogos da somatostatina marcados com ^{68}Ga-DOTA (ácido 1,4,7,10-tetra-azaciclododecano-1,4,7,10-tetracético), com tomografia por emissão de pósitrons combinada com TC (PET/TC) ou RM (PET/RM). Mais recentemente, a SRI com análogos da somatostatina marcados com ^{68}Ga foi aprovada nos EUA, e numerosos estudos mostraram a sua maior sensibilidade, em comparação com a SRI com análogos da somatostatina marcada com ^{111}In, e maior sensibilidade do que o exame de imagem de corte transversal. Os estudos endoscópicos são particularmente importantes para a localização de TNE duodenais, gástricos e retais. A ultrassonografia endoscópica é amplamente utilizada na localização de TNEp e na avaliação da profundidade de penetração dos TNE gástricos e retais.

TUMORES NEUROENDÓCRINOS ESPECÍFICOS

Tumores neuroendócrinos pancreáticos

DEFINIÇÃO

Os tumores neuroendócrinos pancreáticos (TNEp) são também denominados tumores de células das ilhotas; entretanto, como a célula de origem da maioria desses tumores não é conhecida, prefere-se o termo geral *TNEp*. Todavia, esse termo também é incorreto, visto que os TNEp podem ocorrer fora do pâncreas. As síndromes de TNEp estabelecidas estão relacionadas na Tabela 219.1 e compreendem 16 tipos de TNEp funcionais, que provocam síndromes clínicas específicas, e TNEp não funcionais.[6b] O TNEp não funcional também é um termo errôneo, visto que esses tumores secretam múltiplos peptídios (cromogranina, polipeptídio pancreático [PP] etc.), porém sem causar uma síndrome clínica específica. Várias das síndromes de TNEp funcionais são muito raras (menos de 5 casos relatados), incluindo TNEp que secretam renina, eritropoetina, enteroglucagon, hormônio luteinizante e colecistocinina (CCKoma) (ver Tabela 219.1), bem como TNEp secretores de GLP-1 e IGF-2, que causam hipoglicemia (2 casos). Além disso, foram relatados TNEp que sintetizam neurotensina, calcitonina e grelina, porém não foram estabelecidas, em geral, síndromes distintas relacionadas com esses tumores.

BIOPATOLOGIA E TRATAMENTO

Com exceção dos insulinomas, os TNEp são, com frequência, malignos (> 50%). Em consequência, os pacientes com TNEp funcionais enfrentam dois problemas relacionados com o tratamento: o estado de excesso precisa ser controlado e o tratamento precisa ser direcionado contra o próprio tumor, em virtude de sua natureza maligna. A ressecção cirúrgica resolveria ambos os problemas; todavia, infelizmente, os pacientes em muitos casos apresentam doença avançada não ressecável.

Síndromes de tumores neuroendócrinos pancreáticos funcionais (TNEp-F)

Síndrome de Zollinger-Ellison (gastrinomas)

DEFINIÇÃO

A síndrome de Zollinger-Ellison (SZE) é uma síndrome clínica causada por um tumor neuroendócrino secretor de gastrina, que habitualmente está localizado no pâncreas ou no duodeno e que se caracteriza por sinais e sintomas clínicos decorrentes da hipersecreção de ácido gástrico (úlcera péptica, diarreia, doença de refluxo esofágico).[7,8]

BIOPATOLOGIA

Atualmente, os gastrinomas são encontrados no duodeno (80 a 100%) com mais frequência do que no pâncreas (0 a 20%). Em geral, os gastrinomas duodenais são pequenos (< 1 cm), enquanto os gastrinomas pancreáticos são, em geral, maiores. Em certas ocasiões, a SZE resulta de um gastrinoma localizado no hilo esplênico, no mesentério ou no estômago, ou apenas em um linfonodo ou ovário. Foram relatados gastrinomas extrapancreáticos que produzem SZE no coração e no câncer de pulmão de pequenas células.

A gastrina estimula as células parietais a secretar ácido e possui um efeito de crescimento sobre a mucosa gástrica. Por conseguinte, a hipergastrinemia crônica leva a um aumento da espessura da mucosa gástrica, pregas gástricas proeminentes e aumento do número de células parietais e células do tipo enterocromafim gástrica. Os pacientes com gastrinomas apresentam aumento da secreção de ácido basal e máxima pelo estômago. *Helicobacter pylori* não parece ser importante na patogenia da doença ulcerosa na SZE, diferentemente da situação observada nas úlceras pépticas comuns (Capítulo 130). A diarreia é comum, visto que o grande volume de secreção de ácido gástrico leva a um dano estrutural ao intestino delgado (inflamação, vilosidades rombas, edema), interferência no transporte de gordura, inativação da lipase pancreática e precipitação de ácidos biliares. Esses mesmos mecanismos, se forem prolongados, podem provocar esteatorreia. Se a hipersecreção ácida for controlada, haverá interrupção da diarreia.

Cerca de 20 a 25% dos pacientes com SZE apresentam NEM1 (NEM1/SZE) (Capítulo 130). Esses pacientes possuem hiperplasia ou tumores de múltiplas glândulas endócrinas (hiperplasia das paratireoides [> 90%], tumores hipofisários [60%]). Em pacientes com NEM1/SZE, 80 a 95% dos gastrinomas estão localizados no duodeno. Com frequência, esses tumores são pequenos (< 0,5 cm), quase sempre múltiplos e, em 40 a 60% dos casos, associados a metástases para linfonodos.

MANIFESTAÇÕES CLÍNICAS

A SZE é diagnosticada, com mais frequência, entre 35 e 65 anos; entretanto, tem sido relatada tanto em crianças quanto em indivíduos idosos. O sintoma mais comum (> 80%) consiste em dor abdominal causada por uma úlcera péptica. A maior parte das úlceras ocorre no duodeno (> 85%); todavia, em certas ocasiões, ocorre na área pós-bulbar, no jejuno ou no estômago ou apresenta múltiplas localizações. No início, a dor assemelha-se habitualmente àquela de pacientes com úlcera péptica típica (Capítulo 130). Entretanto, com o passar do tempo, os sintomas tornam-se persistentes e, em geral, respondem de modo precário aos tratamentos destinados a eliminar o *H. pylori* e a doses convencionais de antagonistas do receptor de histamina 2, bem como aos tratamentos cirúrgicos hoje raramente utilizados para a doença ulcerosa. Por outro lado, os sintomas na maioria dos pacientes com SZE são frequentemente controlados por doses convencionais de inibidores da bomba de prótons (IBP) (p. ex., omeprazol, lansoprazol, pantoprazol, esomeprazol, rabeprazol).

A pirose também é comum (20%). A diarreia (60 a 70%) ocorre com frequência e pode constituir o primeiro sintoma (10 a 20%). Na NEM1, a SZE é a síndrome de TNEp funcional mais comum (54%), embora os pacientes normalmente desenvolvam a princípio cálculos renais relacionados com a hipercalcemia em decorrência do hiperparatireoidismo associado, ou apresentem níveis elevados de prolactina, devido a tumores hipofisários que só mais tarde se desenvolvem. Entretanto, os estudos mostram que 20 a 40% dos pacientes com NEM1/SZE apresentam inicialmente sintomas de SZE.

Quase todos os sintomas iniciais da SZE resultam dos efeitos da hipersecreção ácida; todavia, em uma fase mais avançada da doença, os pacientes podem ter sintomas relacionados com o tumor. Aproximadamente um terço dos pacientes exibe doença hepática metastática na apresentação, porém menos de 20% dos outros pacientes desenvolvem doença metastática para o fígado durante um período de acompanhamento de 10 anos.

Até 5% dos pacientes com SZE desenvolvem síndrome de Cushing ectópica (Capítulo 214), devido à secreção do hormônio adrenocorticotrófico (ACTH) pelo gastrinoma. Em geral, esses pacientes apresentam gastrinoma metastático no fígado e SZE sem NEM1 e prognóstico sombrio.

DIAGNÓSTICO

Deve-se suspeitar da SZE em todo paciente em que a doença ulcerosa péptica (DUP) é acompanhada de diarreia, é recorrente, não cicatriza com o tratamento, não está associada à infecção por *H. pylori*, está associada a alguma complicação (sangramento, obstrução, estenose esofágica), é múltipla ou ocorre em locais incomuns ou está associada a um tumor pancreático. Deve-se suspeitar também da SZE em pacientes que apresentam diarreia secretória crônica (Capítulo 131), bem como nos casos em que a DUP está associada a pregas gástricas grandes, história familiar/pessoal de nefrolitíase/endocrinopatia ou achado de hipercalcemia, hipergastrinemia ou hipersecreção gástrica.

Nos casos de suspeita, o exame inicial consiste na determinação do nível sérico de gastrina em jejum, que está elevado em 99 a 100% dos pacientes com SZE. Após a realização desse exame, as outras etapas para o estabelecimento do diagnóstico são controversas. Estudos recentes relatam que até 60% dos ensaios comerciais para gastrina não são confiáveis (superestimativa/subestimativa do valor verdadeiro), de modo que é necessário utilizar um ensaio confiável.[9] Além da SZE, outras causas de hipergastrinemia em jejum incluem aquelas associadas à hipercloridria (antro retido, hiperfunção/hiperplasia do antro, insuficiência renal, infecções por *H. pylori*) e aquelas associadas à hipocloridria/acloridria (hipergastrinemia fisiológica), devido à anemia perniciosa, gastrite atrófica ou uso de inibidores da bomba de prótons (IBP). Todas as diretrizes recomendam que, se o nível sérico de gastrina estiver elevado, é necessário determinar o pH gástrico em jejum. Se o nível sérico de gastrina for superior a 1.000 pg/mℓ (normal < 100), e o pH gástrico for inferior a 2,0, o paciente quase certamente tem SZE; cerca de 40% dos pacientes apresentam essa associação. Se o nível de gastrina estiver aumentado menos de 10 vezes, e o pH gástrico for inferior a 2,0, é necessário obter o débito de ácido basal (DAB) e um teste de secretina. O DAB está aumentado em pacientes com SZE, e mais de 95% apresentam DAB acima de 15 mEq/h na ausência de cirurgia redutora de ácido gástrico prévia, e 94% têm um teste de secretina positivo (estimulando um aumento de > 120 pg/mℓ da gastrina sérica). Como a maioria dos pacientes, quando inicialmente examinados, já recebeu tratamento com IBP, que apresentam longa duração de ação, esses fármacos devem ser interrompidos por até 1 semana, se possível, para assegurar que a hipergastrinemia não seja causada pelo próprio fármaco. A interrupção do IBP em um paciente com SZE não diagnosticada pode levar a complicações de DUP, razão pela qual essa conduta é controversa e não é realizada por muitos médicos. Quando realizada, precisa ser feita com cautela, e é melhor consultar um grupo especializado no estabelecimento do diagnóstico.

Diagnóstico diferencial

Um teste de secretina positivo exclui a possibilidade de outras causas de hipergastrinemia e hipercloridria passíveis de simular a SZE. Não são relatados resultados falso-positivos, exceto em pacientes com acloridria, e, portanto, o teste não é confiável se o paciente estiver tomando IBP. Em todos os pacientes com SZE, a avaliação precisa excluir a possibilidade de síndrome de NEM1 por meio de pesquisa de outras endocrinopatias e avaliação da história familiar.

TRATAMENTO

Tratamento clínico

Os pacientes necessitam de tratamento clínico direcionado para o controle da hipersecreção de ácido gástrico e, se possível, de tratamento cirúrgico para a retirada do gastrinoma. Os IBP constituem atualmente os fármacos de escolha. Em virtude de sua longa duração de ação, a hipersecreção ácida pode ser controlada em quase todos os pacientes com uma ou duas doses ao dia. A dose inicial recomendada de omeprazol é de 60 mg, 1 vez/dia. Em 30% dos pacientes, são necessárias doses mais altas, particularmente em pacientes com doença complicada (NEM1), cirurgia gástrica prévia ou história de refluxo esofágico grave. Com o passar do tempo, a dose de omeprazol pode ser reduzida na maioria dos pacientes com doença não complicada para 20 a 40 mg/dia. Os pacientes precisam ser tratados indefinidamente, a não ser que sejam curados com tratamento cirúrgico. Em geral, a terapia a longo prazo é segura, e os pacientes têm sido tratados por até 20 anos com omeprazol sem perda da eficácia, embora possa ocorrer redução dos níveis de vitamina B_{12}. Os antagonistas dos receptores de histamina 2 também são efetivos, porém são necessárias doses altas e frequentes (a cada 4 a 6 horas). Os análogos da somatostatina de ação longa também podem controlar a hipersecreção ácida, porém são raramente usados, devido à necessidade de administração parenteral, enquanto os IBP são efetivos com doses orais.[10] A gastrectomia total, o tratamento clássico, é agora realizada apenas em pacientes que não podem ou que não irão tomar medicamentos antissecretores orais. A vagotomia seletiva reduz a secreção de ácido, porém muitos pacientes continuam necessitando de uma dose baixa de fármaco, e esse procedimento é, atualmente, raramente realizado. Deve-se efetuar uma paratireoidectomia em pacientes com NEM1 com hiperparatireoidismo e SZE, visto que esse procedimento diminui a secreção ácida e aumenta a sensibilidade aos fármacos antissecretores.

Tratamento cirúrgico

Recomenda-se a exploração cirúrgica para cura em todos os pacientes na ausência de metástases hepáticas não ressecáveis, NEM1 ou condições clínicas complicantes que limitem a expectativa de vida. Os tumores são encontrados por cirurgiões endócrinos experientes em 95% dos pacientes na cirurgia. A ressecção cirúrgica diminui a taxa de metástases, aumenta a sobrevida e resulta em uma taxa de cura em 5 anos de 30 a 40%. Na exploração, a duodenotomia é essencial para a localização de pequenos gastrinomas duodenais, assim como o uso de ultrassonografia operatória para a identificação e o estadiamento de pequenos tumores pancreáticos. Os pacientes com gastrinoma metastático no fígado apresentam prognóstico sombrio, com taxa de sobrevida em 5 anos de 30%. O tratamento cirúrgico de pacientes com NEM1/SZE é controverso, visto que 80 a 90% apresentam múltiplos tumores duodenais pequenos, e 50 a 60% têm metástases para linfonodos, de modo que a cura não é possível sem ressecção extensa (habitualmente cirurgia de Whipple). Os pacientes com NEM1/SZE com tumor localizado em exame de imagem, que apresenta menos de 2 a 2,5 cm, apresentam prognóstico excelente sem cirurgia. Por conseguinte, a maioria das diretrizes recomenda apenas a cirurgia nesses casos.[11]

Tratamento da doença metastática na SZE
Se a doença metastática for passível de ressecção, deve-se considerar a cirurgia (5 a 15% dos casos). O tratamento complementar da doença metastática é considerado posteriormente.

PROGNÓSTICO

Cerca de 25% dos gastrinomas exibem crescimento agressivo. O desenvolvimento de metástases hepáticas constitui o preditor de prognóstico mais importante. Grau ou estágio avançado do gastrinoma, tumor primário grande, tumor pancreático, metástases ósseas, desenvolvimento de síndrome de Cushing ectópica ou elevado nível de gastrina em jejum estão associados a um crescimento agressivo.

Glucagonomas

DEFINIÇÃO

Os glucagonomas são tumores neuroendócrinos do pâncreas com secreção ectópica de glucagon, causando uma síndrome específica.

BIOPATOLOGIA

A intolerância à glicose é explicada pela hipersecreção de glucagon. A origem exata do exantema (eritema migratório necrolítico, ver adiante) não está esclarecida; alguns estudos relataram que a infusão prolongada de glucagon pode causar as lesões cutâneas características. Foi sugerido um papel para a possível deficiência de zinco, devido à semelhança do exantema com aquele observado na deficiência de zinco (acrodermatite enteropática), e visto que o exantema melhora em alguns pacientes aos quais se administra zinco. Acredita-se que a hipoaminoacidemia seja secundária ao efeito do glucagon sobre o metabolismo dos aminoácidos, alterando a gliconeogênese. A emaciação e a perda de peso constituem partes intrínsecas da síndrome do glucagonoma, e estudos recentes sugerem que uma nova substância anoréxica distinta do glucagon pode ser responsável.

MANIFESTAÇÕES CLÍNICAS

As principais características clínicas consistem em dermatite distinta (eritema migratório necrolítico [EMN], observado em 70 a 90% dos casos) (Figura 219.1), diabetes melito e intolerância à glicose (40 a 90%), perda de peso (70 a 96%), anemia (30 a 85%), hipoaminoacidemia (80 a 90%) com deficiência de ácidos graxos essenciais, tromboembolismo (10 a 25%), diarreia (15 a 30%) e transtornos psiquiátricos (0 a 20%).[12] Em geral, o EMN acomete áreas intertriginosas e periorificiais, particularmente na virilha e nas nádegas. O EMN é inicialmente eritematoso, torna-se elevado e desenvolve bolhas centrais, cujos ápices se desprendem, com formação de crosta nas áreas erodidas. Ocorre cicatrização com hiperpigmentação.

DIAGNÓSTICO/DIAGNÓSTICO DIFERENCIAL

O diagnóstico é estabelecido pela demonstração de níveis plasmáticos elevados de glucagon, acompanhados de sinais e sintomas. Os níveis normais são de 150 a 200 pg/mℓ; em pacientes com glucagonomas, os níveis são habitualmente (> 90%) superiores a 1.000 pg/mℓ. Todavia, em alguns estudos recentes, até 40% dos pacientes apresentam níveis plasmáticos mais baixos de glucagon. Ocorre também aumento dos níveis plasmáticos de glucagon na insuficiência renal, na pancreatite aguda, no hipercorticismo, nas doenças hepáticas, na doença celíaca, na ocorrência de estresse intenso e no jejum prolongado; em pacientes tratados com danazol; e na hiperglucagonemia familiar. Nessas condições, os níveis são habitualmente inferiores a 500 pg/mℓ, exceto em pacientes com doenças hepáticas ou naqueles com hiperglucagonemia familiar. O EMN não é específico do glucagonoma e também é observado na síndrome do intestino curto, nas síndromes mielodisplásicas, na desnutrição, na hepatite B, na cirrose, na doença celíaca, em outras neoplasias malignas, na doença inflamatória intestinal e em deficiências nutricionais. Foram descritas duas novas síndromes relacionadas com o glucagonoma: (1) a doença de Mahvash (caracterizada por mutações no gene do receptor de glucagon, hiperplasia das células secretoras de glucagon, hiperglucagonemia, porém sem sintomas da síndrome do glucagonoma) e (2) adenomatose das células secretoras de glucagon (caracterizada por hiperplasia das células de glucagon e sintomas ocasionais simulando a síndrome do glucagonoma).

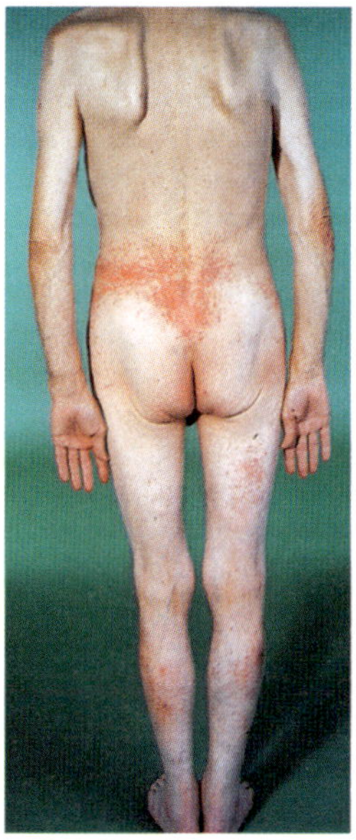

FIGURA 219.1 **Paciente com glucagonoma e o exantema característico (eritema migratório necrolítico).** O exantema acomete habitualmente áreas intertriginosas e periorificiais e exibe vários estágios de eritema e formação de crostas. (De Forbes CD, Jackson WF. *Color Atlas and Text of Clinical Medicine.* 3rd ed. London. Mosby; 2003.)

Em geral, os glucagonomas são grandes quando descobertos (tamanho médio, 5 a 10 cm) e, com mais frequência, ocorrem na cauda do pâncreas (> 50%). É comum a existência de metástases hepáticas por ocasião do diagnóstico (45 a 80%).

TRATAMENTO

A administração subcutânea (mensal) de um análogo da somatostatina sintético de ação longa, a octreotida (octreotida [LAR]/lanreotida), controla e exantema em 80% dos pacientes e melhora a perda de peso, a diarreia e a hipoaminoacidemia; entretanto, em geral, não melhora o diabetes melito. A suplementação de zinco e as infusões de aminoácidos ou de ácidos graxos ou de ambos podem diminuir a intensidade do exantema. Após a localização do tumor, prefere-se a ressecção cirúrgica; até mesmo a citorredução do tumor metastático pode ser benéfica. Na doença avançada, o tratamento assemelha-se ao descrito para outros TNEp avançados não ressecáveis, conforme discutido mais adiante.

PROGNÓSTICO

O prognóstico atualmente é, em grande parte, determinado pelo crescimento do tumor, visto que os sintomas de excesso de glucagon podem ser, em sua maior parte, controlados por análogos da somatostatina. Isso é particularmente verdadeiro para os glucagonomas. Em muitas séries, mais de 50 a 80% apresentam metástases na apresentação, e os pacientes habitualmente manifestam a doença tardiamente, como grandes tumores primários. A taxa de sobrevida média em 5 anos é de 50%; entretanto, foi relatada uma extensa sobrevida (> 15 anos) em alguns pacientes que receberam tratamento com análogos da somatostatina e outros tratamentos direcionados para os tumores.

VIPomas

DEFINIÇÃO

A síndrome do VIPoma, também denominada síndrome de Verner-Morrison, cólera pancreática e síndrome WDHA (diarreia aquosa, hipopotassemia e acloridria), resulta de um tumor neuroendócrino, localizado habitualmente no pâncreas, com secreção ectópica de polipeptídio intestinal vasoativo (VIP).[13]

EPIDEMIOLOGIA E BIOPATOLOGIA

Nos adultos, os VIPomas são encontrados no pâncreas em 80 a 90%; raros casos resultam de carcinoides intestinais, ganglioneuromas, ganglioneuroblastomas e feocromocitomas. Em crianças com menos de 10 anos e, raramente, em adultos, a síndrome do VIPoma é causada por ganglioneuromas ou ganglioneuroblastomas em locais extrapancreáticos. Em geral, os VIPomas são grandes e solitários; 50 a 75% ocorrem na cauda do pâncreas, e 40 a 70% apresentam metástases por ocasião do diagnóstico. Com frequência, os VIPomas secretam tanto VIP quanto o peptídio histidina metionina, porém o VIP é responsável pelos sintomas. O VIP é um poderoso estimulante da secreção do intestino delgado e intestino grosso que provoca as manifestações clínicas características. O VIP também causa relaxamento do músculo liso GI, o que pode contribuir para as alças dilatadas de intestino que são comuns nessa síndrome, bem como pela vesícula biliar atônica dilatada. Acredita-se que a hipocloridria resulte do efeito inibitório do VIP sobre a secreção de ácido gástrico; o rubor está relacionado com os efeitos vasodilatadores do VIP, e a hipoglicemia é causada pelo efeito glicogenolítico desse peptídio. O mecanismo da hipercalcemia ainda não foi esclarecido.

MANIFESTAÇÕES CLÍNICAS

A principal característica clínica consiste em diarreia aquosa volumosa e intensa (> 1 ℓ/dia) em todos os casos, que é secretória e que ocorre durante o jejum. É comum a ocorrência de hipopotassemia (67 a 100%) e de desidratação (83%) devido ao volume da diarreia. A acloridria é observada apenas em certas ocasiões, porém ocorre habitualmente hipocloridria (34 a 72% dos casos). Observa-se a ocorrência de rubor em 20% dos pacientes, hipoglicemia em 25 a 50% e hipercalcemia em 41 a 50%. A esteatorreia é incomum (16%) apesar do volume da diarreia.

DIAGNÓSTICO/DIAGNÓSTICO DIFERENCIAL

A diarreia dos VIPomas caracteriza-se pela sua persistência durante o jejum e pelo seu grande volume (> 3 ℓ/dia em 70 a 80% dos casos); o diagnóstico é excluído quando o volume de fezes em jejum é inferior a 700 mℓ/dia. Para diferenciar os VIPomas de outras causas de diarreia volumosa em jejum, é necessário determinar os níveis plasmáticos de VIP em jejum. Na maioria dos laboratórios, o valor normal é de menos de 190 pg/mℓ, e verificam-se níveis elevados em 90 a 100% dos pacientes. O diagnóstico diferencial de diarreia volumosa em jejum (> 700 mℓ/dia) inclui a SZE, a hiperplasia difusa de células das ilhotas, o uso sub-reptício de laxantes, a síndrome de cólera pseudopancreática e, raramente, a infecção pelo HIV (Capítulo 366). Os níveis séricos de gastrina identificam os pacientes com SZE, e os níveis plasmáticos de VIP estão normais na maioria dos pacientes que fazem uso abusivo de laxantes, em 82% dos pacientes com hiperplasia de células das ilhotas pancreáticas e em pacientes com diarreia secretória induzida pelo HIV.

TRATAMENTO

Os sintomas causados pelo VIP são inicialmente controlados em mais de 85% dos pacientes pela administração de octreotida em doses diárias (50 a 400 μg, 1 a 3 vezes/dia) ou por injeções mensais de uma forma de depósito (octreotida [LAR]/lanreotida); entretanto, pode ser necessário aumento das doses com o passar do tempo. Antes da disponibilidade da octreotida, havia um pequeno número de pacientes que respondia a uma variedade de agentes, incluindo prednisona em altas doses (60 a 100 mg/dia; 40 a 50%), clonidina, carbonato de lítio, indometacina, loperamida, metoclopramida e fenotiazinas. Após a realização de exames para a localização do tumor, deve-se tentar a ressecção cirúrgica se for possível retirar todo o tumor visível; entretanto, mais de 50% dos pacientes apresentam metástases hepáticas generalizadas por ocasião do diagnóstico, de modo que a ressecção completa pode não ser possível. Em pacientes com doença avançada não ressecável, o tratamento assemelha-se ao de outros TNEp avançados não ressecáveis (discutidos adiante).

PROGNÓSTICO

O prognóstico é, agora, determinado em grande parte pelo crescimento do próprio tumor, visto que os sintomas de excesso de VIP podem ser controlados, em sua maior parte, por análogos da somatostatina. A taxa de sobrevida média em 5 anos é de 50 a 70%.

Somatostatinomas

DEFINIÇÃO E BIOPATOLOGIA

Os somatostatinomas são tumores neuroendócrinos que ocorrem principalmente no pâncreas ou na parte superior do intestino delgado e que apresentam secreção ectópica de somatostatina. No sistema digestório, a somatostatina inibe a secreção de ácido gástrico basal e estimulada, a secreção pancreática, a absorção intestinal de aminoácidos, a contratilidade da bexiga e a liberação de numerosos hormônios, incluindo a colecistocinina e a gastrina. Os somatostatinomas pancreáticos ocorrem na cabeça do pâncreas em 60 a 80% dos casos; 70 a 92% já apresentam metástases por ocasião do diagnóstico, e eles habitualmente são grandes (5 cm, em média) e solitários. Por outro lado, os somatostatinomas duodenais são menores (2,4 cm em média), frequentemente associados a corpos psamomatosos ao exame histológico (11%) e, com menos frequência, apresentam metástases por ocasião do diagnóstico (30 a 40%).

MANIFESTAÇÕES CLÍNICAS

Na maioria dos casos relatados, os somatostatinomas são diagnosticados histologicamente como tumores neuroendócrinos que apresentam imunorreatividade semelhante à somatostatina e não estão associados a uma síndrome clínica distinta (a síndrome de somatostatinoma). A síndrome do somatostatinoma consiste em diabetes melito, doença da vesícula biliar, diarreia, esteatorreia e perda de peso. Em 60% dos casos, os somatostatinomas ocorrem no pâncreas, e 40% são encontrados no duodeno ou no jejuno.

A síndrome do somatostatinoma ocorre muito mais comumente em pacientes com somatostatinomas pancreáticos do que duodenais ou intestinais. Os somatostatinomas duodenais são observados em até 10% dos pacientes com doença de von Recklinghausen e, em geral, são assintomáticos.

DIAGNÓSTICO/DIAGNÓSTICO DIFERENCIAL

Em geral, os somatostatinomas são descobertos de modo incidental, particularmente durante a laparotomia exploradora ou colecistectomia, durante a endoscopia ou em exames de imagem. A presença de corpos psamomatosos ao exame histológico de um tumor neuroendócrino duodenal ou de qualquer lesão duodenal em pacientes com doença de von Recklinghausen deve levantar a suspeita de somatostatinoma duodenal. O diagnóstico de síndrome de somatostatinoma exige a demonstração de aumento das concentrações de imunorreatividade semelhante à somatostatina no plasma e no tumor ressecado. Entretanto, outros tumores fora do pâncreas ou do intestino, como câncer de pulmão de pequenas células, carcinoma medular da tireoide, feocromocitomas e paragangliomas, também podem apresentar concentrações elevadas de imunorreatividade semelhante à somatostatina. Pode-se obter uma imagem dos somatostatinomas por meio de cintilografia do receptor de somatostatina ou, se necessário, outros exames de imagem convencionais para avaliar a localização do tumor.

TRATAMENTO

O tratamento com octreotida ou lanreotida pode melhorar os sintomas. A cirurgia, quando possível, deve ser realizada. Em pacientes com doença avançada não ressecável, o tratamento assemelha-se ao de outros TNEp avançados não ressecáveis (discutidos mais adiante).

PROGNÓSTICO

Os pacientes com somatostatinomas intestinais, que raramente causam a síndrome do somatostatinoma e que são menos malignos, apresentam um excelente prognóstico (taxa de sobrevida em 5 anos > 80%), enquanto aqueles com somatostatinomas pancreáticos, que frequentemente causam a síndrome de somatostatinoma e se manifestam com doença metastática (> 70%), apresentam taxa de sobrevida em 5 anos muito reduzida (< 50%).

GRFomas

DEFINIÇÃO

Os GRFomas são tumores neuroendócrinos que podem se originar no pâncreas, mas que também ocorrem em outros locais extrapancreáticos e que apresentam liberação ectópica do fator de liberação do hormônio de crescimento (GRF). O GRF causa acromegalia, que é clinicamente indistinguível daquela causada por um adenoma hipofisário.

BIOPATOLOGIA

Os GRFomas ocorrem mais comumente no pulmão (54%). A maior parte do restante acomete o sistema digestório, incluindo 30% no pâncreas.

Em geral, os GRFomas pancreáticos são grandes (6 cm em média), 39% apresentam metástases por ocasião do diagnóstico, 40% ocorrem em combinação com a SZE e 33% são observados em pacientes com NEM1.

DIAGNÓSTICO/DIAGNÓSTICO DIFERENCIAL

Os GRFomas constituem uma causa incomum de acromegalia. Em um estudo, ocorreram em nove de 177 pacientes não selecionados com acromegalia. Entretanto, deve-se suspeitar da presença de GRFoma em todo paciente com acromegalia e queixas abdominais, com acromegalia, porém sem tumor hipofisário (Capítulo 211), ou com acromegalia e hiperprolactinemia (que é observada em 70% dos GRFomas). As características intra-abdominais dos GRFomas resultam das metástases. O diagnóstico é confirmado por um ensaio plasmático para GRF e hormônio de crescimento.

TRATAMENTO

Os efeitos do GRF podem ser controlados com octreotida ou lanreotida em mais de 90% dos pacientes. O tratamento deve ser direcionado especificamente para o GRFoma, conforme descrito para os outros TNEp mais comuns. Em pacientes com doença avançada não ressecável, o tratamento assemelha-se àquele de outros TNEp avançados não ressecáveis (discutidos mais adiante).

Tumores neuroendócrinos pancreáticos não funcionais

DEFINIÇÃO

Os tumores neuroendócrinos pancreáticos não funcionais (TNEp-NF) são tumores neuroendócrinos, que se originam no pâncreas e que não secretam peptídios ou que secretam produtos que não produzem sintomas clínicos.[14]

BIOPATOLOGIA

Os TNEp-NF com frequência secretam peptídios não funcionais, incluindo cromogranina A (100%), polipeptídio pancreático (60%) e as subunidades α (40%) e β da gonadotropina coriônica humana. Do ponto de vista imunocitoquímico, até mesmo porcentagens maiores desses tumores contêm esses peptídios, bem como insulina (50%), glucagon (30%) e somatostatina (13%).

MANIFESTAÇÕES CLÍNICAS

Em séries mais antigas, os TNEp-NF frequentemente só eram diagnosticados em estágios avançados da doença, após o paciente apresentar sinais ou sintomas de doença metastática e após uma biopsia de fígado revelar TNEp metastático. Em séries mais recentes, uma porcentagem cada vez maior de TNEp-NF é encontrada de modo incidental durante a pesquisa de sintomas não relacionados ou durante um rastreamento. Nesses pacientes, quaisquer sinais ou sintomas resultam do tumor em si e incluem dor abdominal (36 a 56%), massa abdominal ou hepatoesplenomegalia (8 a 40%), perda de peso ou caquexia (8 a 46%) e icterícia (27 a 40%).

DIAGNÓSTICO/DIAGNÓSTICO DIFERENCIAL

Deve-se suspeitar da presença de TNEp-NF em todo paciente com sobrevida longa (> 5 anos) após um diagnóstico de adenocarcinoma pancreático metastático. Em séries mais antigas de pacientes sintomáticos, os tumores primários eram grandes (70% mediam > 5 cm), e as metástases hepáticas eram frequentes (38 a 62%) na apresentação, ao passo que, em séries mais recentes de pacientes assintomáticos, os TNEp-NF detectados de forma incidental frequentemente têm menos de 2 cm e não há metástases. Os níveis plasmáticos elevados de cromogranina A ou polipeptídio pancreático ou uma cintilografia positiva do receptor de somatostatina constituem uma forte evidência de que massa pancreática consiste em TNEp. A neoplasia maligna correlaciona-se com invasão vascular/perineural, um índice de proliferação de mais de 2%, taxa de mitose superior a 2, tamanho de pelo menos 4 cm, penetração capsular, atipia nuclear, ausência de receptores de progesterona e presença de imunorreatividade da calcitonina no tumor.

TRATAMENTO

A sobrevida é melhor em pacientes com tumores menores, pacientes assintomáticos na apresentação, pacientes sem metástases e aqueles nos quais é possível efetuar a ressecção cirúrgica.

Deve-se realizar uma ressecção cirúrgica, sempre que possível, em pacientes com TNEp-NF de mais de 2 a 3 cm, se houver compressão dos ductos ou se o tumor for de maior grau. O papel da cirurgia nos TNEp-NF com menos de 2 a 2,5 cm é controverso, e algumas autoridades recomendam a observação com reavaliação, e outros, a realização de cirurgia.[15] Em pacientes com doença avançada não ressecável, o tratamento assemelha-se àquele descrito mais adiante para outros TNEp avançados não ressecáveis.

PROGNÓSTICO

A taxa de sobrevida global em 5 anos varia em diferentes séries, de 30 a mais de 90%, porém depende extremamente da extensão da doença por ocasião do diagnóstico, com taxas de sobrevida de 96% em pacientes sem metástases na apresentação, caindo para 30 a 50% na presença de doença metastática.

ACTHomas e outros tumores incomuns

Os TNEp com secreção ectópica de ACTH são responsáveis por 4 a 16% dos casos de síndrome de Cushing ectópica.[16] A síndrome de Cushing (Capítulo 214) ocorre em 5% de todos os casos de SZE; todavia, em pacientes com SZE esporádica, trata-se de uma característica tardia, que ocorre com doença hepática metastática. Seu desenvolvimento está associado a um prognóstico sombrio, e a resposta à quimioterapia é, em geral, precária; entretanto, alguns pacientes beneficiam-se do uso de análogos de somatostatina de ação longa (octreotida, lanreotida).

A hipercalcemia paraneoplásica (Capítulo 169) pode resultar de um TNEp que libera peptídio relacionado com o paratormônio ou uma substância hipercalcêmica desconhecida. Em geral, os tumores são grandes, com doença hepática metastática por ocasião do diagnóstico. Os análogos da somatostatina podem ajudar a controlar a hipercalcemia; entretanto, a cirurgia, a quimioterapia, a embolização hepática e a quimioembolização constituem os pilares do tratamento.

Os TNEp que causam síndrome carcinoide (ver adiante) são habitualmente grandes, e 68 a 88% são malignos. A octreotida pode controlar os sintomas, e o inibidor da triptofano hidrolase 1 recém-aprovado nos EUA, o telotristate, pode ser útil no controle da diarreia. A cirurgia, a quimioterapia, a embolização hepática, a quimioembolização ou a terapia com alvos moleculares (everolimo, sunitinibe) podem ser úteis.

Um único caso de TNEp que secretou renina manifestou-se na forma de hipertensão grave; o tumor foi localizado com cintilografia do receptor de somatostatina, e houve melhora significativa dos sintomas do paciente após a ressecção do tumor. Foi descrito um único caso de TNEp secretor de eritropoetina, resultando em policitemia, e também houve um único caso de TNEp secretor de IGF-II ou GLP-1, causando hipoglicemia. Foram descritos dois casos sintomáticos de TNEp que secretavam hormônio luteinizante; ocorreu virilização na paciente, enquanto o paciente do sexo masculino apresentou aumento da acne e exantema. Nesses dois casos, os tumores foram ressecáveis, e houve melhora dos sintomas no pós-operatório. Foi descrito um único caso de TNEp secretor de colecistocinina (CCKoma), e o paciente apresentou DUP, doença da vesícula biliar, diarreia e perda de peso. Foi também descrito um caso de TNEp secretor de enteroglucagon, que causou hipertrofia do intestino delgado.

Tumores neuroendócrinos do sistema digestório e do tórax (carcinoides, não TNEp)

Esses TNE bem diferenciados, também denominados carcinoides, ocorrem com mais frequência no sistema digestório (cerca de 25% no intestino delgado, 15% no reto, 10% no apêndice e 5% no estômago) e no pulmão (30%), porém também podem ser observados em muitos outros órgãos.[17]

Tumores neuroendócrinos do estômago

Os TNE gástricos ocorrem em vários subtipos, com fisiopatologia, história natural e tratamento diferentes.[18,19] O TNE gástrico tipo 1 (carcinoide) surge no corpo e no fundo do estômago na existência de gastrite atrófica autoimune. Trata-se do tipo mais comum, que responde por 80% dos casos.

Nas lesões do tipo 1, a gastrina está acentuadamente elevada, devido à ausência de retroalimentação negativa do ácido gástrico, e não pelo fato de os tumores secretarem gastrina. A alta concentração de gastrina estimula a proliferação de células neuroendócrinas gástricas semelhantes às células enterocromafins (ECL) no corpo e no fundo gástricos, resultando em hiperplasia das células neuroendócrinas e pequenas lesões neuroendócrinas multifocais, que, em certas ocasiões, progridem para carcinoides gástricos tipo 1. Em geral, esses TNE são de baixo grau e têm baixo potencial metastático quando o seu tamanho não alcança 2 cm e são habitualmente removidos por via endoscópica. Os TNE multifocais com múltiplas recorrências podem ser tratados por meio de antrectomia laparoscópica para normalizar o nível de gastrina, causando regressão do TNE e hiperplasia neuroendócrina.

Os TNE do tipo 2, que estão associados à síndrome de Zollinger-Ellison com NEM1, representam apenas cerca de 5% dos TNE gástricos, tornando-os, assim, o tipo menos comum. Esses tumores são quase sempre multifocais. Diferentemente do tipo 1, que também está associado a níveis elevados de gastrina, a mucosa gástrica exibe hipertrofia, em vez de atrofia. As lesões do tipo 2 são habitualmente pequenas e de agressividade baixa a intermediária e são mais bem tratadas por meio de excisão endoscópica.

O TNE tipo 3 é o TNE gástrico esporádico. Em comparação com os TNE tipos 1 e 2, os tumores do tipo 3 não estão associados a hipergastrinemia e, em geral, são de maior estágio/grau, resultando em prognóstico mais sombrio. Podem produzir uma síndrome carcinoide atípica. Na maioria dos casos, os pacientes necessitam de gastrectomia parcial, como no adenocarcinoma do estômago.

Tumores neuroendócrinos do intestino delgado e do ceco

Os pacientes com TNE do intestino delgado e ceco podem apresentar sintomas relacionados com a massa tumoral e sintomas causados pelos peptídios biologicamente ativos que são liberados no sistema circulatório (p. ex., síndrome carcinoide).[20,21] Os tumores primários abdominais ou metástases podem causar dor abdominal e até mesmo obstrução intestinal, devido ao crescimento do tumor e à desmoplasia associada. O tumor primário pode raramente causar sangramento GI. As metástases hepáticas maciças podem provocar hepatomegalia palpável. O ácido 5-hidroxi-indolacético (5-HIAA), a serotonina, a cromogranina A, a pancreastatina e a neurocinina A constituem biomarcadores frequentemente medidos.

Os TNE do intestino delgado surgem, em sua maioria, a 60 cm da válvula ileocecal, e cerca de 25% exibem múltiplos focos primários no intestino delgado. Os tumores localizados devem ser tratados por meio de hemicolectomia direita ou ressecção do segmento acometido do intestino delgado, dependendo da localização. O potencial metastático aumenta com o tamanho, de menos de 5% nos tumores com menos de 1 cm até aproximadamente 50% em tumores com mais de 2 cm. Na presença de metástases, a sobrevida global em 5 anos varia de 40 a 85%, e a sobrevida em 10 anos, de 40 a 60%.

Os carcinoides duodenais podem produzir vários tipos de síndromes hormonais. Os gastrinomas duodenais podem ser esporádicos ou podem ocorrer na existência de NEM1, quando estão frequentemente associados à SZE. Nos casos associados à NEM1, pode-se observar a hiperplasia das células G de fundo. Os somatostatinomas duodenais podem estar associados a corpos psamomatosos e à neurofibromatose do tipo 1. O TNE duodenal não funcional pode ainda produzir calcitonina e serotonina. Os TNE da ampola apresentam potencial metastático mesmo quando pequenos e também estão associados à neurofibromatose. Esses tumores são tratados por meio de ressecção endoscópica, quando possível, embora os tumores maiores e mais agressivos, particularmente os da ampola, possam exigir uma ressecção de Whipple modificada.

Tumores neuroendócrinos do apêndice

Com frequência, os TNE do apêndice são descobertos de modo incidental por ocasião de apendicectomia simples. Se tiverem menos de 2 cm de diâmetro e se não exibirem características patológicas desfavoráveis, o prognóstico é excelente, e não há necessidade de cirurgia adicional. Entretanto, se esses tumores tiverem mais de 2 cm, deve-se efetuar uma hemicolectomia direita. O carcinoide de células caliciformes (CCC) contém tanto elementos carcinoides quanto elementos de adenocarcinoma. Esses tumores originam-se mais comumente no apêndice e, em virtude de sua natureza agressiva, devem ser tratados por meio de hemicolectomia direita, mesmo quando medem menos de 2 cm de diâmetro. Esses tumores podem ocorrer como massas sólidas de CCC, como os tumores mucinosos, podendo levar ao pseudomixoma peritoneal, ou como adenocarcinoma, que cresce mais do que o CCC. Os CCC devem ser diferenciados dos *carcinoides tubulares*, que frequentemente apresentam mucina focal, mas que têm prognóstico excelente e são tratados como TNE apendiculares habituais, em vez de CCC.

Tumores neuroendócrinos do reto

Os TNE do intestino posterior originam-se no cólon distal e reto e quase nunca estão associados a síndromes funcionais.[22] Com frequência, são detectados na colonoscopia de rastreamento e, se tiverem menos de 2 cm, podem ser tratados por meio de ressecção da mucosa endoscópica ou excisão transretal, com baixo risco de recorrência. Entretanto, se medirem mais de 2 cm e forem de grau histológico maior, é necessária uma ressecção anterior baixa do reto ou uma ressecção posterior anterior do reto, e o risco de metástases é superior a 50%. Os carcinomas adenoneuroendócrinos mistos também podem ocorrer raramente no cólon e contêm elementos neuroendócrinos e de adenocarcinoma de alto grau, que devem ser diferenciados do adenocarcinoma de alto grau do reto com diferenciação neuroendócrina (que não é um tumor neuroendócrino).

Tumores neuroendócrinos do pulmão

Os TNE do pulmão (carcinoides brônquicos) constituem 1 a 2% das neoplasias malignas de pulmão (Capítulo 182) em adultos e representam 20 a 30% dos casos de TNE.[23] A incidência anual é de 1,35 por 100.000/ano. Não existe nenhuma relação definida com o tabagismo. Entre os TNE de pulmão, 90% são esporádicos, 5% estão associados à NEM1 e casos esporádicos originam-se de hiperplasia de células neuroendócrinas pulmonares idiopáticas difusas (DIPNECH). Existe um predomínio de indivíduos do sexo feminino, de 5:1. O carcinoide típico (NE de baixo grau) apresenta uma contagem mitótica de menos de 2 por 10 campos de grande aumento, na ausência de necrose. O carcinoide atípico (de grau intermediário) tem uma contagem mitótica de 2 a 20 por 10 campos de grande aumento e/ou necrose focal. O estadiamento é exatamente igual ao do câncer de pulmão (Capítulo 182). A síndrome carcinoide (ver adiante) com produção de serotonina ocorre em menos de 10% dos casos, mas pode ser grave, até mesmo na ausência de doença metastática. O rubor atípico mediado pela histamina, que pode durar mais de 30 minutos, é vermelho-vivo e pode acometer os membros e a parte superior do tronco; a sua ocorrência está associada a sudorese, lacrimejamento, sibilos e sensação de queimação e, algumas vezes, rosácea. A síndrome de Cushing por secreção de ACTH ou CRH ocorre em menos de 5% dos pacientes com tumores carcinoides de pulmão. Pode-se obter uma cura pela ressecção do tumor localizado. A suprarrenalectomia bilateral laparoscópica constitui o tratamento de escolha, se for causada por TNE não ressecável ou metastático, visto que o tratamento clínico é, em geral, inadequado. A acromegalia em consequência da produção ectópica de GHRH pode ocorrer no TNE brônquico e, com frequência, responde a análogos da somatostatina ou à citorredução cirúrgica.

A DIPNECH caracteriza-se por infiltração do parênquima pulmonar com células neuroendócrinas e pequenas tumorações benignas (*tumorlets*; < 0,5 mm), podendo levar ao desenvolvimento de TNE de pulmão bilateral multifocal. Ao longo de muitos anos, pode levar a bronquiectasia, fibrose intersticial e bronquiolite obliterante. A TC do tórax, que normalmente revela numerosos nódulos pulmonares menores do que 1 cm, deve ser repetida a cada 6 meses, juntamente com provas de função pulmonar, incluindo capacidade de difusão. Deve-se evitar a tentação de cirurgia radical, de modo a preservar a maior quantidade possível de parênquima pulmonar. Se o paciente se tornar sintomático em consequência da doença progressiva, pode-se considerar a terapia com análogo da somatostatina.

A cirurgia constitui o tratamento de escolha da doença localizada. A citorredução a *laser* endoscópica pode ser útil para permitir a recuperação da pneumonia obstrutiva distal e possibilitar uma ressecção mais conservadora. Na ausência de doença localmente avançada, a ressecção em manga com frequência pode ser realizada com perda mínima de tecido pulmonar funcional. Em geral, há necessidade de cirurgia toracoscópica videoassistida (VATS), lobectomia e linfadenectomia para estadiamento agudo e aumentar ao máximo a chance de cura. As taxas de sobrevida em 10 anos no carcinoide típico são de 82 a 87%.

Tumores neuroendócrinos do timo

O TNE do timo é uma neoplasia rara, com incidência anual de 0,02 por 100.000 por ano, responsável por 2% de todos os tumores mediastinais e por 5% das lesões do timo. Os casos são, em sua maioria, esporádicos, porém 25% estão associados à NEM1. Podem ocorrer síndromes funcionais, incluindo síndrome de Cushing e acromegalia, como nos TNE de pulmão. Os critérios para a determinação do grau patológico são os mesmos que para o TNE de pulmão. Não existe nenhum sistema de estadiamento aceito, porém os TNE de timo são habitualmente divididos em três grupos: encapsulados, invasivos e metastáticos. A apresentação tardia com invasão de estruturas vitais é comum, e a ressecção completa constitui o único procedimento curativo possível. É importante proceder a um cuidadoso estadiamento pré-operatório. A cirurgia definitiva, que normalmente exige esternotomia mediana e dissecção dos linfonodos mediastinais, e que pode exigir circulação extracorpórea comparada cardioplégica, não deve ser realizada se houver metástase extratorácica significativa ou se o paciente não for bom candidato à cirurgia.

SÍNDROME CARCINOIDE

A *síndrome carcinoide* desenvolve-se quando mediadores neuroendócrinos liberados por TNE, mais comumente TNE metastáticos que se originam do intestino delgado, causam sinais e sintomas sistêmicos.[24,25] Os sinais/sintomas consistem em rubor episódico, diarreia, sibilos, taquicardia e flutuações da pressão arterial. Pode haver desenvolvimento posterior de fibrose intraperitoneal e retroperitoneal, bem como fibrose endomiocárdica, levando à valvopatia cardíaca. Cerca de 8 a 35% de todos os TNE desenvolvem síndrome carcinoide, mais comumente TNE que se originam do intestino delgado, com metástase hepática. Os TNE do intestino anterior (p. ex., brônquicos, gástricos, pancreáticos e tímicos) e os TNE do intestino posterior raramente causam síndrome carcinoide. A síndrome carcinoide resulta da produção de substâncias biologicamente ativas pelas células do TNE, incluindo serotonina, taquicininas, histamina e prostaglandinas. Com frequência, os carcinoides do intestino anterior produzem uma síndrome carcinoide atípica, devido à liberação de 5-hidroxitriptofano, em vez de serotonina.

A diarreia de tipo secretório é manifestação importante da síndrome carcinoide. Tipicamente, o volume das fezes é de mais de 1 ℓ/dia, e a diarreia persiste em jejum (quando são administrados líquidos intravenosos). Não há *hiato osmótico* quando a osmolalidade das fezes é medida. O rubor da síndrome carcinoide envolve ataques de vermelhidão da pele sem sudorese, que pode estar associada a sensação de queimação, calor e vermelhidão da face do pescoço, estendendo-se, algumas vezes, até o tronco e o abdome. O rubor é causado por vasodilatadores produzidos pelo tumor, que aumentam o fluxo sanguíneo para a pele. Ocorrem manifestações psiquiátricas da deficiência de triptofano quando uma grande porcentagem do triptofano dietético é desviado para produzir serotonina, resultando em menos triptofano para a formação de ácido nicotínico e proteína. Pelagra (deficiência de ácido nicotínico) pode ocorrer quando a excreção urinária de 5-HIAA é superior a 100 mg/dia em consequência desse desvio.

A **doença cardíaca carcinoide** consiste em fibrose endomiocárdica causada pela serotonina.[26] Tipicamente, o nível de serotonina ultrapassa 1.000 pg/mℓ e a excreção urinária de 5-HIAA é de mais de 57 mg/24 horas. As manifestações de fibrose cardíaca incluem comumente regurgitação da valva tricúspide (65%), regurgitação da valva pulmonar (20%) e doença restritiva miocárdica do ventrículo direito; entretanto, cerca de 10% dos pacientes podem desenvolver comprometimento cardíaco esquerdo. Os sinais/sintomas de insuficiência cardíaca direita incluem edema das pernas e do abdome, dispneia e fadiga. Com frequência, o diagnóstico é facilmente estabelecido por ecocardiografia. Os diuréticos são úteis, porém mais de 80% dos pacientes morrem em 4 a 5 anos sem substituição valvar. Com a substituição das valvas tricúspide e pulmonar danificadas, a sobrevida em 4 anos é de 50%. As biopróteses valvares podem desenvolver fibrose carcinoide, porém as valvas mecânicas exigem anticoagulação ao longo de toda a vida, de modo que a escolha do tratamento precisa ser individualizada. São obtidos melhores resultados com a substituição valvar quando o nível de serotonina não está extremamente elevado, quando o paciente tem menos de 60 anos, e a função muscular cardíaca ainda é adequada (Capítulo 66).

A **fibrose intraperitoneal e retroperitoneal** também resulta dos níveis elevados de serotonina na síndrome carcinoide. Esse desenvolvimento provoca fibrose intensa na cavidade peritoneal, levando à obstrução intestinal em cerca de 50% dos pacientes, bem como oclusão dos vasos mesentéricos e isquemia intestinal. A fibrose retroperitoneal pode causar obstrução ureteral.

A **crise carcinoide** é um ataque de rubor intenso e sustentado, com comprometimento hemodinâmico e broncoconstrição potencialmente fatais, que é precipitado por anestesia, cirurgia, necrose tumoral ou infusão de catecolaminas. Outras manifestações incluem fadiga generalizada, broncoconstrição, taquicardia, rosácea e miopatia proximal.

Deve-se considerar o **diagnóstico de síndrome carcinoide** na existência de pelo menos uma manifestação clínica em pacientes com TNE comprovado por biopsia. A característica diagnóstica consiste em aumento da excreção urinária de 5-HIAA. Normalmente, a excreção urinária de 5-HIAA não ultrapassa 6 a 10 mg/dia quando os pacientes seguem uma dieta com baixo teor de serotonina e evitam medicamentos que elevam falsamente os níveis de 5-HIAA antes da coleta de urina. Nessas circunstâncias, a excreção urinária de 5-HIAA igual ou superior a 25 mg/dia estabelece habitualmente o diagnóstico de síndrome carcinoide. Além disso, podem ser encontrados níveis de 9 a 25 mg/dia em pacientes com vômitos, obstrução intestinal aguda ou espru não tropical. A medição do nível plasmático de 5-HIAA em jejum, sem a necessidade de dieta com baixo teor de serotonina ou coleta de urina de 24 horas, tornou-se agora disponível. O nível plasmático de cromogranina A e múltiplos outros marcadores frequentemente estão elevados no TNE e em algumas condições não malignas, porém nenhum é diagnóstico de síndrome carcinoide.

O **tratamento da síndrome carcinoide** é iniciado com um análogo da somatostatina.[A1] A octreotida produz uma redução de 50% na excreção de 5-HIAA e pode diminuir drasticamente a frequência e a intensidade da diarreia e do rubor. Recomenda-se que o tratamento com octreotida seja iniciado por via subcutânea, a cada 8 horas, com aumento da dose tão rapidamente quanto tolerado pelo paciente, de 50 para 300 μg, 3 vezes/dia. Nesse momento, pode-se iniciar a octreotida (LAR), 20 a 30 mg IM, a cada 4 semanas (ou lanreotida, 40 a 60 mg/mês). Para manter um nível sanguíneo terapêutico no estado de equilíbrio dinâmico, os pacientes devem manter a dose subcutânea por até 2 semanas após iniciar o tratamento com análogos da somatostatina de ação longa. O etiltelotristato, na dose de 250 mg VO, 2 vezes/dia,[A2] reduz em 40% o nível de 5-HIAA, resultando em acentuada diminuição da diarreia da síndrome carcinoide (em associação à terapia continuada com análogo da somatostatina), se a diarreia for inadequadamente controlada pela terapia isolada com análogo da somatostatina. A redução do volume de células tumorais produtoras de hormônio por cirurgia, embolização ou ablação da metástase hepática também constitui um importante componente do controle da síndrome carcinoide a longo prazo. O tratamento sistêmico com agentes biológicos, como everolimo, a radioterapia com receptor peptídico ou a interferona também podem melhorar os sinais/sintomas da síndrome carcinoide.

CONTROLE DO CRESCIMENTO TUMORAL NOS TUMORES NEUROENDÓCRINOS METASTÁTICOS

Cirurgia de citorredução primária/terapia regional/transplante de fígado

Se for possível remover cirurgicamente pelo menos 90% das metástases, pode-se obter melhora da sobrevida e dos sintomas de secreção hormonal. A colecistectomia no momento da cirurgia abdominal evita a colelitíase em consequência do tratamento com análogos da somatostatina e torna mais segura a embolização hepática subsequente. O tumor primário deve ser removido com a síndrome carcinoide causada por TNE ileojejunais, de modo a prevenir ou tratar a obstrução intestinal, o sangramento e outras complicações locais. A metástase hepática pode ser tratada com ablação das lesões com menos de 4 cm de diâmetro por radiofrequência ou micro-ondas, com inserção de sonda na metástase durante a cirurgia ou sob orientação da TC, com obliteração do tumor por meio de calor localizado. A eletroporação irreversível, a radiocirurgia estereotáxica, a injeção de álcool e outras técnicas localmente destrutivas também ajudar a reduzir o volume das metástases hepáticas. Pode-se obter destruição excelente das metástases hepáticas por meio de embolização, visto que o seu suprimento sanguíneo provém da artéria hepática. Quando a metástase hepática é demasiado extensa para essas técnicas, pode-se utilizar a embolização transcateter da artéria hepática para o seu controle.

A embolização da artéria hepática deve consistir em embolização suave ou quimioembolização, mas não em radioembolização no tratamento do TNE, visto que esta última parece aumentar o risco de doença hepática induzida por radiação quando a radioterapia com receptor peptídico é utilizada subsequentemente. Em certas ocasiões, efetua-se o transplante de fígado em pacientes com sintomas refratários, cuja doença metastática se limite ao fígado.

Terapia com análogos da somatostatina

A somatostatina é um hormônio peptídico, que medeia seus efeitos inibitórios sobre a secreção de hormônio e o crescimento do tumor por meio de sua ligação a receptores de somatostatina de superfície celular específicos, acoplados à proteína G.[27] Os análogos da somatostatina, a octreotida e a lanreotida, possuem meia-vida mais longa do que a somatostatina e ligam-se preferencialmente ao receptor de subtipo 2, o receptor mais responsável pelo controle da proliferação e secreção celulares, e constituem um tratamento efetivo para tumores neuroendócrinos pancreáticos e gastrintestinais.[A3] Em um ensaio clínico, 85 pacientes com TNE do intestino delgado localmente inoperável ou metastático foram randomizados para tratamento com octreotida (LAR) 30 mg por mês, ou placebo. O tempo mediano de progressão do tumor foi significativamente mais longo com a octreotida, em comparação com placebo (14,3 *versus* 6 meses), independentemente da presença ou não de síndrome carcinoide. O ensaio clínico de fase 3 randomizado, de porte muito maior,[A4] com lanreotida *versus* placebo, conhecido como ensaio clínico CLARINET, estabeleceu a lanreotida como terapia de primeira linha efetiva em pacientes com TNE metastático que expressavam receptores de somatostatina. No estudo CLARINET, 204 pacientes com TNE de origem GI ou pancreática não funcionais, de grau 1 ou 2, foram aleatoriamente designados para 120 mg de lanreotida ($n = 101$) ou placebo ($n = 103$), a cada 4 semanas, durante 96 semanas. A sobrevida sem progressão (SSP) foi superior a 96 semanas no grupo da lanreotida *versus* 18 meses para placebo quando os dados foram publicados dentro de 2 anos. O acompanhamento mais prolongado no ensaio clínico de extensão aberto com lanreotida demonstrou SSP em tempo real efetiva de 38,5 meses. O prolongamento da SSP foi significativo, independentemente do grau 1 ou 2 do TNE, de tumor metastático ou localmente avançado e da carga tumoral hepática alta ou baixa. A lanreotida reduziu o risco de progressão do tumor ou de morte em 53%.

Terapia com radionuclídeo para receptor de peptídio

A terapia com radionuclídeo para receptor de peptídio (PRRT) utiliza a ligação de um análogo da somatostatina marcado radioativamente ao receptor de somatostatina para irradiar seletivamente locais de metástase com lesão mínima dos tecidos normais adjacentes. O ensaio clínico NETTER-1 de fase 3[A5] randomizou pacientes com tumores carcinoides avançados do intestino médio, que se tornaram resistentes ao tratamento com doses máximas aprovadas pela FDA de um análogo de somatostatina para receber PRRT com 20 mCi de ^{177}Lu-Dotatate, a cada 8 semanas × 4 mais 30 mg de octreotida intramuscular, a cada 28 dias, ou apenas 60 mg IM de octreotida, a cada 28 dias. A SSP aumentou de 8,4 meses no braço sem PRRT para uma SSP mediana ainda não alcançada no braço de PRRT, embora estimada em pelo menos 40 meses ($P < 0{,}0001$). Uma análise interina sugeriu aumento da taxa de sobrevida global de 3 para 18%. A PRRT com ^{177}Lu-Dotatate, conforme utilizado nesse ensaio clínico com aminoácidos protetores dos néfrons, demonstrou ter um perfil de segurança favorável, sem nefrotoxicidade de grau 3 a 4 e mielotoxicidade de grau 3 a 4 de 1%. Em múltiplos ensaios clínicos de fase 2, a PRRT demonstrou ter eficácia semelhante no controle tumoral de TNE que se originam do sistema digestório, do pâncreas e do pulmão. Há previsão de que a PRRT desempenhará um importante papel no tratamento de indivíduos com TNE que progridem com terapia com análogos da somatostatina, que apresentam ligação de alta afinidade e alta especificidade de análogo da somatostatina ao tumor, conforme demonstrado por cintilografia do receptor de somatostatina (p. ex., PET com ^{68}Ga-Dotatate).

Terapia direcionada para PI3K/Akt/mTOR

Várias observações apontam para a inibição do mTOR como abordagem lógica do tratamento do TNE pancreático.[A6] O TNE pancreático ocorre frequentemente quando há defeitos no gene *TSC2* (cujo produto proteico inibe a ativação do mTOR) e quando há perda do gene *NF1* (que regula a atividade do mTOR). Os TNEp esporádicos coexpressam o IGF-1 e o receptor de IGF-1 (IGF-1R), ativando a via de PI3K-mTOR. Os TNE pancreáticos apresentam infrarregulação dos genes *TSC2* e *PTEN* (reguladores negativos da via de PI3K/Akt/mTOR). Isso levou ao ensaio clínico de fase 3 de 410 pacientes (RADIANT-3),[A7] que randomizou pacientes com TNE pancreáticos progressivos avançados para tratamento com inibidor do mTOR, o everolimo, 10 mg/dia VO, *versus* placebo. O everolimo aumentou a SSP de 5,4 para 11,4 meses ($P < 0{,}0001$). O ensaio clínico RADIANT-4[A8] mostrou um aumento semelhante da SSP (3,9 para 11 meses) em TNE que se originam do sistema digestório e do pulmão, levando à aprovação de todas essas indicações pela Food and Drug Administration (FDA).

Agentes antiangiogênicos

Os tumores neuroendócrinos são altamente vasculares e podem ser controlados com agentes antiangiogênicos. O sunitinibe é um inibidor da tirosinoquinase oral, que inibe VEGFR, PDGFR, KIT, FLT3 e RET.[28] Um ensaio clínico de fase 3[A9] de 159 pacientes com TNE pancreático progressivo randomizou pacientes para tratamento com sunitinibe, 37,5 mg/dia *versus* placebo. A SSP foi de 11,4 meses no grupo do sunitinibe *versus* 5,5 meses para placebo, levando à aprovação do fármaco pela FDA para tratamento do TNE pancreático. Os efeitos tóxicos significativos (menos de 10%) consistiram em neutropenia, hipertensão arterial sistêmica, dor abdominal, diarreia, hipoglicemia e síndrome mão-pé. O cabozantanibe, outro TKI direcionado para receptores de VEGF, MET, AXL e RET, mostrou ser promissor no TNE pancreático, e o pazopanibe, nos tumores carcinoides. O bevacizumabe mais everolimo *versus* everolimo foram estudados no TNE pancreático, enquanto o bevacizumabe mais octreotida (LAR) *versus* alfainterferona mais octreotida (LAR) foram estudados no carcinoide.[A10] Em ambos os casos, o bevacizumabe melhorou a taxa de resposta, mas não a SSP, razão pela qual não constitui atualmente a terapia recomendada.

Quimioterapia

A quimioterapia citotóxica apresenta uma baixa taxa de resposta nos TNE que se originam fora do pâncreas.[29] Entretanto, os TNE pancreáticos tratados com combinações de estreptozotocina (com doxorrubicina, ciclofosfamida ou 5-fluoruracila [5-FU]) tiveram taxa de resposta relatadas de até 70%. A associação de dois fármacos citotóxicos orais, a temozolomida mais capecitabina, parece exercer atividade semelhante no TNE pancreático, e são aguardados os resultados de um ensaio clínico de fase 3 recentemente concluído de temozolomida, com ou sem capecitabina. Nos TNE pouco diferenciados de grau G3, a quimioterapia com etoposídeo e análogos da cisplatina apresenta uma taxa de resposta de 30 a 70%, porém habitualmente de curta duração.

Imunoterapia

Em pacientes com TNE refratário avançado, randomizados para tratamento com octreotida (LAR) mais interferona alfa-2 ou bevacizumabe, não foi observada nenhuma diferença da SSP entre os dois grupos, indicando atividade antitumoral semelhante. Como os inibidores do ponto de checagem direcionados para PD-1 demonstraram ser efetivos no controle do carcinoma de pulmão de pequenas células pouco diferenciados, vários estudos estão agora em andamento para avaliar esses fármacos no TNE.

Resumo da abordagem clínica ao tratamento

As opções para tratamento dos carcinoides intestinais incluem análogos da somatostatina (octreotida, lanreotida), everolimo, alfainterferona, PRRT, observação, telotristate para a síndrome carcinoide e participação em ensaios clínicos.[30,31] As opções para os TNE pancreáticos consistem em análogos da somatostatina (octreotida, lanreotida), everolimo, sunitinibe, temozolomida mais capecitabina, estreptozotocina mais 5-FU, PRRT, observação e ensaios clínicos. O tratamento deve ser iniciado urgentemente se a carga tumoral for maciça com sinais/sintomas relacionados à massa, tumor funcional não controlado, comprometimento da função hepática, tumor pouco diferenciado ou de alto grau ou rápido crescimento no exame de imagem.[32] Em contrapartida, existe pouca urgência no tratamento quando os tumores forem de pequeno volume, baixo grau e assintomáticos. A cirurgia sempre é uma opção quando o TNE locorregional ou metastático for ressecável. A metástase hepática dominante pode ser potencialmente tratada com embolização da artéria hepática, ablação ou metastasectomia. O TNE metastático que progride com análogo da somatostatina ou exame de imagem com receptor de somatostatina positivo pode ser tratado com PRRT. Os agentes biológicos sistêmicos e a quimioterapia são úteis em casos selecionados, conforme relacionado no início desta seção.

Grau A Recomendações de grau A

A1. Vinik AI, Wolin EM, Liyanage N, et al. Evaluation of lanreotide depot/autogel efficacy and safety as a carcinoid syndrome treatment(ELECT): a randomized, double-blind, placebo-controlled trial. *Endocr Pract.* 2016;22:1068-1080.
A2. Kulke MH, Horsch D, Caplin ME, et al. Telotristat ethyl, a tryptophan hydroxylase inhibitor for the treatment of carcinoid syndrome. *J Clin Oncol.* 2017;35:14-23.
A3. Kaderli RM, Spanjol M, Kollár A, et al. Therapeutic options for neuroendocrine tumors: a systematic review and network meta-analysis. *JAMA Oncol.* 2019;5:480-489.
A4. Caplin ME, Pavel M, Cwikla JB, et al. Lanreotide in metastatic enteropancreatic neuroendocrine tumors. *N Engl J Med.* 2014;371:224-233.
A5. Strosberg J, El-Haddad G, Wolin E, et al. Phase 3 trial of 177Lu-Dotatate for midgut neuroendocrine tumors. *N Engl J Med.* 2017;376:125-135.
A6. Pavel ME, Hainsworth JD, Baudin E, et al. Everolimus plus octreotide long-acting repeatable for the treatment of advanced neuroendocrine tumours associated with carcinoid syndrome(RADIANT-2): a randomised, placebo-controlled, phase 3 study. *Lancet.* 2011;378:2005-2012.
A7. Yao JC, Shah MH, Ito T, et al. Everolimus for advanced pancreatic neuroendocrine tumors. *N Engl J Med.* 2011;364:514-523.
A8. Yao JC, Fazio N, Singh S, et al. Everolimus for the treatment of advanced, non-functional neuroendocrine tumours of the lung or gastrointestinal tract (RADIANT-4): a randomised, placebo-controlled, phase 3 study. *Lancet.* 2016;387:968-977.
A9. Raymond E, Dahan L, Raoul JL, et al. Sunitinib malate for the treatment of pancreatic neuroendocrine tumors. *N Engl J Med.* 2011;364:501-513.
A10. Yao JC, Guthrie KA, Moran C, et al. Phase III prospective randomized comparison trial of depot octreotide plus interferon Alfa-2b versus depot octreotide plus bevacizumab in patients with advanced carcinoid tumors: SWOG S0518. *J Clin Oncol.* 2017;35:1695-1703.

REFERÊNCIAS BIBLIOGRÁFICAS

As referências bibliográficas, bem como os outros materiais suplementares deste livro, encontram-se no GEN-IO, nosso ambiente virtual de aprendizagem.

220 DESENVOLVIMENTO E IDENTIDADE SEXUAIS

PERRIN C. WHITE

DEFINIÇÃO

Neste capítulo, são analisados os conceitos subjacentes à avaliação inicial e ao tratamento de pacientes com distúrbios do desenvolvimento sexual (DDS). Por definição, esses indivíduos carecem de concordância em vários aspectos do gênero. Incluem o sexo cromossômico (46,XX, 46,XY ou outro), o sexo gonadal ou reprodutivo (ovários, tubas uterinas e útero *versus* testículos, glândulas seminais, próstata e ductos ejaculatórios), sexo genital (vagina e clitóris *versus* escroto e pênis) e comportamento específico do gênero.[1] Dependendo do sexo cromossômico, os pacientes podem ser classificados, em sua maioria, como homens 46,XY incompletamente masculinizados, mulheres 46,XX virilizadas e pacientes com anormalidades dos cromossomos sexuais, como aqueles que apresentam disgenesia gonadal mista. (No passado, os pacientes 46,XY e 46,XX com DDS eram conhecidos como pseudo-hermafroditas masculino e feminino, respectivamente, porém esses termos não são mais empregados.) Muitas condições podem causar DDS (Tabela 220.1).

Diferenciação sexual normal

Diferenciação gonadal

Nas 4ª a 5ª semanas de gestação, os primórdios gonadais (cristas gonadais) desenvolvem-se a partir do epitélio celômico, acima da superfície medial dos mesonefros (rins primitivos; Figura 220.1). Essas gônadas primitivas são idênticas em ambos os sexos. As células germinativas formam-se com 3 a 4 semanas de gestação e migram através do mesentério intestinal até as gônadas nesse estágio bipotencial inicial. O direcionamento das células germinativas para a gametogênese masculina ou feminina depende, em grande parte, do ambiente gerado pelas células somáticas circundantes, e não de fatores intrínsecos às células germinativas.

Durante a sétima semana, as gônadas masculinas XY começam a se diferenciar sob a influência de genes de determinação do testículo.[2] O primeiro a ser expresso é o *SRY*, o principal gene do cromossomo Y que controla a diferenciação masculina, que inicia o desenvolvimento das células de Sertoli pelo aumento da expressão do fator de transcrição SOX9. As células de Sertoli circundam as células germinativas para formar os cordões testiculares, que nutrem as células germinativas primordiais e as direcionam na via da gametogênese masculina. O recrutamento de células endoteliais leva ao desenvolvimento de uma vascularização específica dos testículos, que é necessária para a organização normal do testículo.

As células esteroidogênicas desenvolvem-se a partir do mesonefro e migram para o córtex suprarrenal e o testículo em desenvolvimento com 8 semanas. Nos testículos, transformam-se em células de Leydig, que secretam a testosterona necessária para o desenvolvimento genital masculino subsequente. No primeiro trimestre, a secreção de testosterona é controlada principalmente pela gonadotropina coriônica humana (hCG); subsequentemente, necessita do hormônio luteinizante (LH) secretado pela adeno-hipófise do feto.

Os ovários são reconhecíveis com aproximadamente 10 semanas. As moléculas de sinalização WNT4 e RSPO1 desempenham um papel ativo no desenvolvimento do ovário, estabilizando a expressão extracelular de betacatenina e reprimindo a expressão de genes específicos do testículo e desenvolvimento vascular. O fator de transcrição FOXL2 também é necessário para o desenvolvimento ovariano.[3] As células germinativas no ovário continuam na primeira prófase da meiose, começando com 12 semanas de gestação e continuando até o sétimo mês de gestação.

Desenvolvimento dos órgãos genitais masculinos e femininos internos

O sistema genital origina-se do mesoderma intermediário. O sistema genital masculino desenvolve-se a partir dos ductos mesonéfricos (de Wolff), enquanto o sistema genital feminino desenvolve-se a partir dos ductos paramesonéfricos (de Müller) (Figura 220.2) Ambos os conjuntos de ductos estão presentes nos embriões normais.

O desenvolvimento das estruturas wolffianas ou müllerianas depende da existência ou não de testículos com atividade normal, respectivamente. As células de Sertoli começam a secretar o hormônio antimülleriano (também denominado substância inibidora mülleriana) quando os testículos se diferenciam.[4] A expressão do hormônio antimülleriano é controlada por diversos fatores de transcrição, incluindo SOX9. O SF1 e o WT1 (*locus* do tumor de Wilms) atuam de modo sinérgico para promover a transcrição, enquanto o DAX1 antagoniza essa ação. O efeito global do hormônio antimülleriano consiste em induzir a regressão das estruturas müllerianas entre 8 e 12 semanas de gestação. Na sua ausência, o desenvolvimento dos ductos müllerianos prossegue e ocorre formação das estruturas femininas internas (tubas uterinas, útero, colo do útero e parte superior da vagina).

O desenvolvimento das estruturas derivadas dos ductos de Wolff, incluindo o epidídimo, o ducto deferente, os ductos ejaculatórios e os túbulos seminíferos, necessita de altas concentrações locais de testosterona, que são secretadas pelas células de Leydig do testículo, começando aproximadamente com 7 semanas de gestação. Na ausência de testosterona, os ductos de Wolff regridem. Os níveis de testosterona na circulação são insuficientes para o desenvolvimento das estruturas wolffianas. Por conseguinte, em condições nas quais as gônadas se desenvolvem de modo assimétrico (p. ex., distúrbios ovotesticulares do desenvolvimento sexual ou disgenesia gonadal mista, ver adiante), as estruturas wolffianas também se desenvolvem assimetricamente. O desenvolvimento das estruturas wolffianas exige um receptor de androgênio intacto.

Desenvolvimento dos órgãos genitais externos

As estruturas genitais externas também são bipotenciais no início da gestação e consistem em tubérculo genital, pregas genitais (posteriormente, pregas uretrolabiais) e protuberância genital (posteriormente, pregas labioescrotais) (ver Figura 220.2). A diferenciação em órgãos genitais masculinos ocorre aproximadamente com 8 a 14 semanas de gestação,

Tabela 220.1 Distúrbios do desenvolvimento sexual (DDS).*

VIRILIZAÇÃO OU REVERSÃO SEXUAL EM MULHERES XX	MICROPÊNIS
Formas virilizantes de hiperplasia suprarrenal congênita (HSRC) Deficiência de 21-hidroxilase (1:16.000 nascidos vivos) [*CYP21A2*]: formas perdedoras de sal e virilizantes simples Deficiência de 11β-hidroxilase [*CYP11B1*] Deficiência de 3β-hidroxiesteroide desidrogenase [*HSD3B2*] Deficiência de citocromo P-450 oxidorredutase (também apresenta um efeito materno) [*POR*] Androgênios maternos ou exógenos Fármacos (danazol, progestinas) Luteoma Deficiência de aromatase [*CYP19A1*] Mutações do fator de transcrição Mutações em genes que afetam a diferenciação das gônadas *SRY* (translocação para X) *SOX9* (duplicação) *SOX3* (duplicação) *SOX10* (duplicação) *WT1* (síndrome de Denys-Drash) *NR5A1* (a mutação Arg92Trp causa DDS ovotesticular) *FOXL2* (insuficiência ovariana associada a blefarofimose, ptose e epicanto inverso; BPES) *RSPO1* *WNT4* Estrutural/idiopática	Pan-hipopituitarismo (deficiência combinada de hormônios hipofisários) [*PROP1, FGF8, PROKR2, WDR1*] Displasia septo-óptica [*HESX1, FGFR1*] Hipogonadismo hipogonadotrópico isolado [*GNRH1, GNRHR, KISS1, KISS1R, TAC3, TACR3*] Outras síndromes, incluindo hipogonadismo hipogonadotrópico Síndrome de Kallmann [*KAL1, AXL, FEZF1, HS6TS1, NSMF, OL14RD, PROK2, SEMA3A, SEMA7A*] Síndrome de Prader-Willi [deleção do cromossomo 15q11 paterno] Hipoplasia suprarrenal congênita [*NR0B1* (*DAX1*)] Complexo CHARGE (colobomas, defeitos cardíacos, atresia de cóana, retardo do crescimento, anomalias genitais, defeitos das orelhas ou surdez) [*CHD7*] Síndrome de Dandy-Walker (hipoplasia do verme do cerebelo e dilatação cística do quarto ventrículo) [*FGF17*] Deficiência de leptina e dos receptores de leptina (obesidade grave) [*LEP, LEPR*] Deficiência de pró-proteína convertase 1/3 (obesidade e endocrinopatia devido ao comprometimento no processamento de pró-hormônios) [*PCSK1*] Deficiências poliendócrinas e polineuropatia [*DMXL2*] Síndrome de Gordon-Holmes (ataxia cerebelar e neurodegeneração de início na idade adulta) [*RNF216, OTUD4, PNPLA6*] Síndrome de Waardenburg (anormalidades pigmentares dos cabelos, da pele e dos olhos; perda auditiva neurossensorial congênita) [*SOX10*] Testículos evanescentes (que também podem causar genitália ambígua)
SUBVIRILIZAÇÃO OU REVERSÃO SEXUAL EM HOMENS XY	**OUTRAS SÍNDROMES QUE AFETAM OS SISTEMAS GENITAIS**
Defeitos de biossíntese Hiperplasia suprarrenal lipoide [*STAR*] 17α-hidroxilase/17,20 liase [*CYP17A1*] 3β-hidroxiesteroide desidrogenase [*HSD3B2*] 17-cetosteroide redutase [*HSD17B3*] 5α-redutase [*SRD5A2*] Deficiência de citocromo P-450 oxidorredutase [*POR*] Síndrome de Smith-Lemli-Opitz (1:20.000) [*DHCR7*] Insensibilidade aos androgênios (1:20.000) [*AR*]: completa ou parcial Insensibilidade ao hormônio luteinizante [*LHR*] Mutações em genes que afetam a diferenciação das gônadas *SRY* *SOX9* (displasia campomélica) *NR5A1* (fator esteroidogênico 1; algumas vezes associada à hipoplasia suprarrenal) *WT1* (síndromes WAGR e de Denys-Drash) Duplicações *NR0B1* (*DAX1*) ou *WNT4* *DHH* (associada à neuropatia periférica) *ATRX* (alfatalassemia ligada ao X e deficiência intelectual) *GATA4* *ZFPM2* (*FOG2*) *MAP3K1* *HHAT* *DMRT1* Exposição a inibidores da 5α-redutase, outros disruptores endócrinos	Aneuploidia cromossômica Síndrome de Turner (1:2.500): 45,X; mosaicos 45,X/46,XX; 46,XXr; 46,XXq– Síndrome de Klinefelter (1:1.000): 47,XXY Disgenesia gonadal mista (1:20.000): 45,X/46,XY; 45,X/47,XXY Outras: trissomia do 13, trissomia do 18, triploidia, 4p–, 13q– Síndrome de persistência de ducto mülleriano (ducto paramesonéfrico) em homens XY Tipo 1 [*AMH*] Tipo 2 [*AMHR2*] Síndrome de Mayer-Rokitansky-Küster-Hauser (atresia vaginal) (1:6.000)

*As frequências de doenças relativamente comuns (pelo menos 1:20.000) estão indicadas entre parênteses. Quando foram identificadas mutações genéticas causadoras, o *locus* afetado é assinalado entre colchetes. WAGR = tumor de Wilms, aniridia, anormalidades geniturinárias ou gonadoblastoma e deficiência intelectual.

sob a influência da di-hidrotestosterona, que deve interagir com um receptor de androgênio intacto. O tubérculo genital transforma-se na glande do pênis; as pregas genitais fundem-se para formar o corpo do pênis e a parte peniana da uretra, enquanto as pregas labioescrotais (derivadas da protuberância genital) fundem-se para formar o escroto. Na ausência de androgênios, essas estruturas transformam-se em clitóris, lábios menores e lábios maiores do pudendo, respectivamente.

Esteroidogênese gonadal e suprarrenal normal

Muitas formas de ambiguidade genital resultam de defeitos na biossíntese de esteroides nos testículos ou no córtex suprarrenal, ou do metabolismo defeituoso de esteroides na placenta ou em tecidos-alvo (Figura 220.3 e e-Figura 220.1).

A biossíntese de esteroides nos testículos e nas glândulas suprarrenais começa com a importação de colesterol nas mitocôndrias, um processo altamente regulado, que é controlado, em grande parte, pela proteína reguladora aguda da esteroidogênese (StAR). Os níveis da proteína StAR são controlados nas glândulas suprarrenais pelo hormônio adrenocorticotrófico (ACTH) e nos testículos pela hCG durante o primeiro trimestre e pelo LH mais tarde na gestação.

Nas mitocôndrias, a cadeia lateral do colesterol é clivada entre os carbonos 20 e 22 pela enzima de clivagem da cadeia lateral do colesterol (colesterol desmolase, CYP11A), uma enzima do citocromo P-450. O produto é a pregnenolona, que é transportada até o retículo endoplasmático. Alguma pregnenolona é convertida pela 17α-hidroxilase (CYP17) em 17-hidroxipregnenolona. Tanto a 17-hidroxipregnenolona quanto a pregnenolona restante são convertidas pela 3β-hidroxisteroide desidrogenase (HSD3B2) em 17-hidroxiprogesterona e progesterona, respectivamente. A cadeia lateral da 17-hidroxipregnenolona é clivada pela atividade de 17,20-liase da CYP17 em desidroepiandrosterona (DHEA). A DHEA também pode ser convertida em androstenediona pela HSD3B2.

Todas as etapas precedentes podem ocorrer no córtex suprarrenal, nas células de Leydig do testículo e (depois da puberdade) nas células da teca dos folículos ovarianos. As etapas subsequentes de biossíntese são específicas em diferentes glândulas. No córtex suprarrenal, a 17-hidroxiprogesterona é convertida pela 21-hidroxilase (CYP21, também denominada CYP21A2, uma P-450 microssomal) em 11-desoxicortisol, que é então convertido na mitocôndria em cortisol pela 11β-hidroxilase (CYP11B1). Além disso, a progesterona é convertida em desoxicorticosterona pela CYP21, que é então convertida em aldosterona pela aldosterona sintase (CYP11B2).

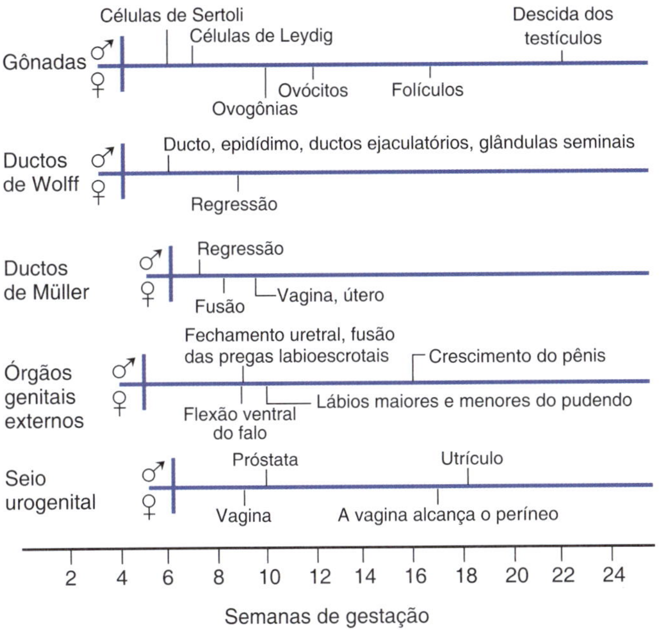

FIGURA 220.1 **Sequência temporal da diferenciação sexual pré-natal em fetos do sexo masculino e do sexo feminino.** (Modificada de Barthold JS, Gonzalez R. Intersex states. In: Gonzales ET, Bauer SB, eds. *Pediatric Urology Practice.* Philadelphia: Lippincott Williams & Wilkins; 1999.)

Nas células de Leydig dos testículos, a androstenediona é convertida em testosterona pela 17-cetosteroide redutase (17β-hidroxiesteroide desidrogenase tipo 3 [HSD17B3]); a mesma reação ocorre nas células da teca do ovário, catalisada pela 17β-hidroxiesteroide desidrogenase do tipo 1 (HSD17B1). Nas células da granulosa do ovário (após a puberdade), a androstenediona e a testosterona são convertidas pela aromatase (CYP19) em estrona e estradiol, respectivamente. Na pele dos órgãos genitais masculinos externos, a esteroide 5α-redutase (SRD5A2) converte a testosterona em um androgênio mais potente, a di-hidrotestosterona.

A placenta é um tecido que também sintetiza e metaboliza esteroides; apresenta alta atividade esteroide sulfatase que converte o sulfato de DHEA da glândula suprarrenal do feto de volta em DHEA. Em seguida, a DHEA é convertida sucessivamente pela 3β-hidroxiesteroide desidrogenase tipo 1 (HSD3B1) e pela aromatase (CYP19) em androstenediona e estrona, respectivamente, que são então convertidas em estradiol pela HSD17B1.

DEFEITOS DA DIFERENCIAÇÃO SEXUAL

Defeitos da esteroidogênese

BIOPATOLOGIA

A ambiguidade genital em mulheres XX resulta habitualmente da exposição a níveis excessivos de androgênios. A HSRC virilizante, que constitui a causa mais comum de ambiguidade genital em recém-nascidas, ocorre em 1 em 16.000 nascidos vivos.

Em contrapartida, a deficiência grave de androgênios no início da gestação resulta em órgãos genitais externos ambíguos ou aspecto feminino em recém-nascidos do sexo masculino. Em geral, não existem estruturas müllerianas, como o útero, o colo do útero e a parte superior da vagina porque os testículos secretam a substância inibidora mülleriana. Por conseguinte, os indivíduos com essas condições apresentam vagina curta que termina em bolsa cega.

HIPERPLASIA SUPRARRENAL CONGÊNITA

A síntese inadequada de cortisol constitui o defeito fundamental em pacientes com qualquer forma de HSRC (ver Figura 220.3 e e-Figura 220.1).[5] A síntese ineficiente de cortisol sinaliza para o hipotálamo e a hipófise a aumentarem o hormônio de liberação da corticotropina e o ACTH, respectivamente (Capítulo 210). Em consequência, as glândulas suprarrenais tornam-se hiperplásicas e os precursores esteroides acumulam-se proximalmente ao bloqueio na biossíntese. Em algumas condições, esses precursores são convertidos em androgênios.

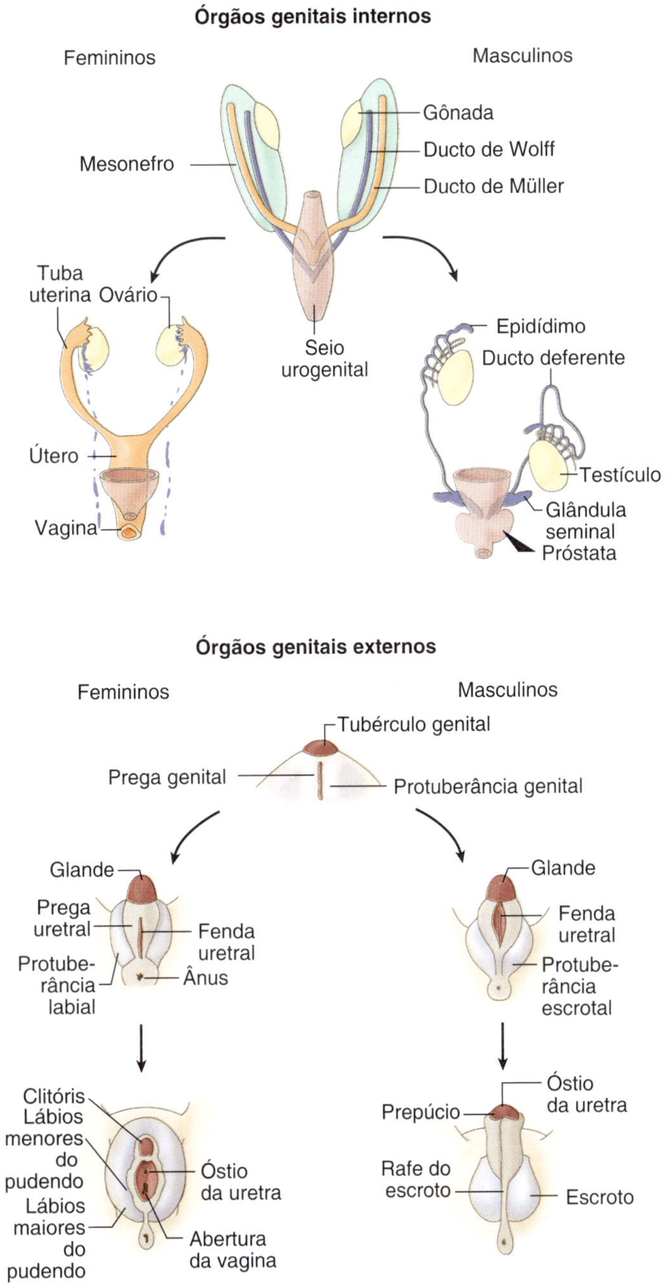

FIGURA 220.2 **Diferenciação dos órgãos genitais internos e externos do feto humano.** (Modificada de Griffen JE, Ojeda SR, eds. *Textbook of Endocrine Physiology.* New York: Oxford University Press; 1996.)

Hiperplasia lipoide

A hiperplasia lipoide resulta de mutações no gene *STAR*. O colesterol não é importado de modo eficiente nas mitocôndrias e, portanto, acumula-se nas células. A biossíntese de esteroides está substancialmente reduzida, devido à ausência de substratos, e o acúmulo de lipídios mata rapidamente as células que realizam a síntese de esteroides tanto nas glândulas suprarrenais quanto nos testículos. Em consequência, os homens afetados nascem com fenótipo feminino, porque não conseguem sintetizar testosterona. As mulheres afetadas podem apresentar puberdade espontânea transitória, visto que as células da granulosa do ovário humano não sintetizam hormônios esteroides (e, portanto, não acumulam colesterol) até a puberdade. Ambos os sexos apresentam insuficiência suprarrenal e não sintetizam cortisol nem aldosterona.

Deficiência de 17α-hidroxilase/17,20 liase

A ocorrência de mutações graves no gene *CYP17* impede a síntese de qualquer hormônio sexual.[6] Os homens afetados apresentam órgãos genitais externos de aspecto feminino, porém não têm estruturas müllerianas,

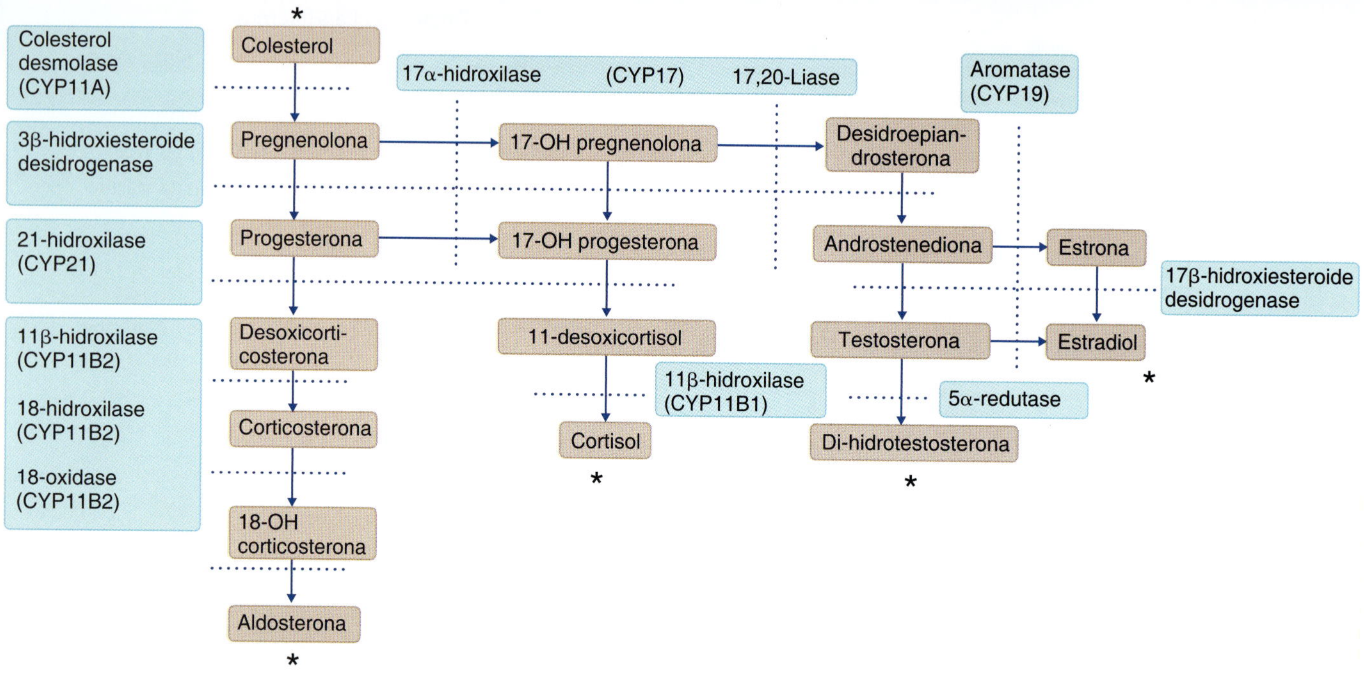

FIGURA 220.3 **Esteroidogênese.** As vias de síntese de progesterona e mineralocorticoides (aldosterona), glicocorticoides (cortisol), androgênios (testosterona e di-hidrotestosterona) e estrogênios (estradiol) estão dispostas da esquerda para a direita. As atividades enzimáticas que catalisam cada bioconversão estão escritas nas caixas. Para as atividades mediadas por subgrupos específicos de citocromos P-450, o nome sistemático da enzima (CYP, seguido de um número) é indicado entre parênteses. CYP11B2 e CYP17 apresentam atividades múltiplas. (Para uma versão ampliada dessa imagem, incluindo estruturas planares do colesterol e dos produtos finais de cada via, ver e-Figura 220.1.)

visto que os testículos sintetizam hormônio antimülleriano. As mulheres afetadas permanecem sexualmente infantis se não for instituída reposição hormonal. A ocorrência de mutações leves resulta em genitália ambígua em homens. Embora a síntese de cortisol também seja abolida, mesmo indivíduos gravemente afetados conseguem sintetizar corticosterona, um glicocorticoide ativo, bem como aldosterona. Por conseguinte, esses pacientes não desenvolvem insuficiência suprarrenal. Por outro lado, eles secretam quantidades excessivas de desoxicorticosterona, que apresenta atividade mineralocorticoide, e, portanto, são propensos a desenvolver hipertensão arterial sistêmica.

Embora a maioria das mutações em *CYP17* afete as atividades tanto da hidroxilase quanto da liase, mutações raras influenciam apenas a atividade da liase. Além disso, as mutações em outros genes além do *CYP17* podem exibir o mesmo fenótipo da deficiência de 17,20-liase (*i. e.*, síntese deficiente de androgênios, com síntese normal de cortisol). Incluem uma proteína de transferência de elétrons acessória, o citocromo b_5, e mutações nos genes de duas aldo-cetorredutases, AKR1C2 e AKR1C4. Essas isoenzimas AKR1C normalmente catalisam a atividade da 3α-hidroxiesteroide desidrogenase, que possibilita a síntese do androgênio potente, a di-hidrotestosterona, por meio de uma via de biossíntese alternativa, que não inclui a testosterona como intermediário.

Deficiência de 3β-hidroxiesteroide desidrogenase

A ocorrência de mutações graves no gene *HSD3B2* impede a síntese de aldosterona, de cortisol, de testosterona e de estrogênios. Como a DHEA, um androgênio fraco, é sintetizada e secretada em altos níveis, ocorre algum grau de crescimento peniano. Assim, os homens afetados apresentam genitália extremamente ambígua, enquanto as mulheres afetadas apresentam clitorimegalia. Ambos os sexos desenvolvem insuficiência suprarrenal se não forem tratados.

Como muitas crianças com adrenarca prematura (desenvolvimento precoce de pelos axilares e púbicos) e muitas mulheres com síndrome do ovário policístico (SOP) apresentam níveis elevados de DHEA, já se acreditou que esses indivíduos poderiam ter uma forma leve de deficiência de HSD3B2. Entretanto, mutações no *HSD3B2* raramente são encontradas, se o forem, nesses indivíduos, que, em vez disso, apresentam desequilíbrio nos níveis relativos de atividade de HSD3B2 e CYP17 no córtex suprarrenal.

Deficiência de 21-hidroxilase

Mais de 90% dos casos de HSRC são causados pela deficiência de 21-hidroxilase, em consequência de mutações no gene *CYP21* (ou *CYP21A2*).[7] O gene *CYP21* e um pseudogene altamente homólogo, o *CYP21P* (ou *CYP21A1P*), estão localizados dentro do complexo principal de histocompatibilidade no cromossomo 6p21.3, uma região genômica notável pela alta taxa de recombinação. Mais de 90% de todas as mutações resultam de recombinação intergênica entre o *CYP21* e o *CYP21P*. A maior parte consiste em transferências de mutações deletérias do *CYP21P* para o *CYP21*, enquanto 20% consistem em deleções efetivas de *CYP21* em consequência de um *crossing-over* meiótico desigual.

Em pacientes com deficiência de 21-hidroxilase, as glândulas suprarrenais produzem 17-hidroxiprogesterona, 17-hidroxipregnenolona e progesterona em excesso, as quais são ainda metabolizadas a DHEA e androstenediona. Uma vez secretadas, essas substâncias são ainda metabolizadas a androgênios ativos (testosterona e di-hidrotestosterona) e, em menor grau, a estrogênios (estrona e estradiol).

A secreção suprarrenal excessiva de precursores de androgênios não afeta de modo significativo a diferenciação sexual masculina. Nas mulheres afetadas, o seio urogenital está em processo de septação quando a glândula suprarrenal fetal começa a produzir androgênios em excesso, que atuam para evitar a formação dos canais vaginal e uretral separados. Outros androgênios de origem suprarrenal interagem com os receptores de androgênios na pele genital e induzem aumento de tamanho do clitóris, promovem a fusão das pregas labiais e causam migração rostral do orifício uretral/perineal vaginal. Entretanto, as estruturas wolffianas internas, como a próstata e os ductos espermáticos, habitualmente não são virilizadas, presumivelmente pelo fato de que o desenvolvimento dos ductos de Wolff exige concentrações locais acentuadamente mais altas de testosterona do que os órgãos genitais externos. Entretanto, as pacientes gravemente afetadas apresentam, em certas ocasiões, algum desenvolvimento de estruturas genitais internas tipicamente masculinas.

Por conseguinte, o resultado típico em meninas gravemente afetadas consiste em órgãos genitais externos ambíguos ou de aspecto masculino, com hipospadias perineais e pênis curvo congênito (*chordee*), porém sem testículos palpáveis (Figura 220.4). Com frequência, a gravidade da virilização é quantificada utilizando uma escala de cinco pontos desenvolvida por Prader (Figura 220.5). O grau de ambiguidade genital em mulheres com HSRC clássica está correlacionado com a gravidade do comprometimento enzimático conferido pelas mutações em cada paciente.

A maioria dos pacientes (75%) não consegue sintetizar aldosterona suficiente para manter o equilíbrio do sódio, e esses indivíduos são denominados *perdedores de sal*. Esses pacientes têm predisposição à desidratação hiponatrêmica episódica e potencialmente fatal. Os pacientes com produção suficiente de aldosterona para evitar a perda de sal e que apresentam sinais de virilização pré-natal e/ou acentuado aumento da produção de substratos hormonais da 21-hidroxilase (p. ex., 17-hidroxiprogesterona) são denominados *virilizantes simples.*

Deficiência de 11β-hidroxilase

Os pacientes com deficiência de 11β-hidroxilase apresentam mutações no gene *CYP11B1*; apresentam níveis elevados de desoxicorticosterona e 11-desoxicortisol, bem como precursores mais precoces do cortisol, como a 17-hidroxiprogesterona. Esses pacientes secretam androgênios suprarrenais em excesso, com consequências semelhantes àquelas observadas na deficiência de 21-hidroxilase. Entretanto, os pacientes com deficiência de 11β-hidroxilase sintetizam normalmente aldosterona e não apresentam problemas relacionados com a perda de sal. Em vez disso, tendem a se tornar hipertensos em consequência dos níveis elevados de desoxicorticosterona e seus metabólitos.

DEFEITOS NA BIOSSÍNTESE DE ANDROGÊNIOS

A hiperplasia lipoide, a deficiência de 17-hidroxilase/17,20 liase e a deficiência de HSD3B2 afetam a biossíntese tanto dos corticosteroides quanto dos hormônios sexuais. Em contrapartida, dois defeitos enzimáticos afetam apenas a biossíntese de androgênios. Apresentam fenótipos semelhantes. Os homens afetados nascem com genitália ambígua, porém virilizam na puberdade e, com frequência, redesignam-se como indivíduos do gênero masculino caso tenham sido criados como mulheres. Esses indivíduos não apresentam estruturas müllerianas em consequência da secreção de hormônio antimülleriano pelos testículos.

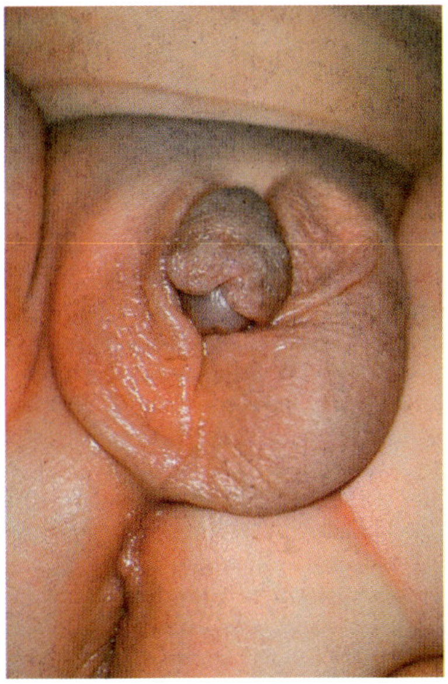

FIGURA 220.4 **Órgãos genitais externos virilizados em uma recém-nascida com hiperplasia suprarrenal congênita causada por deficiência de 21-hidroxilase. Não há gônadas no escroto.**

Deficiência de 17-cetosteroide redutase (17-hidroxiesteroide desidrogenase 3)

Esse distúrbio é causado por mutações no gene *HSD17B3*.[8] Embora a testosterona não seja bem sintetizada, a androstenediona, um androgênio ativo, é sintetizada. Como várias outras isoenzimas apresentam atividade de 17-cetosteroide redutase em outros tecidos, ocorre invariavelmente a síntese de alguma testosterona, em particular na puberdade, quando os níveis circulantes de androstenediona aumentam.

Deficiência de 5α-redutase

Os pacientes com deficiência de 5α-redutase em consequência de mutações no gene *SRD5A2* sintetizam quantidades totalmente normais de testosterona, porém são incapazes de sintetizar quantidades adequadas de di-hidrotestosterona, o androgênio mais potente de ocorrência natural.[9] Essa enzima não é expressa em altos níveis nos testículos (os níveis circulantes de di-hidrotestosterona são relativamente baixos); em vez disso, é expressa na pele genital. As estruturas wolffianas internas não necessitam dessa enzima e estão intactas; na puberdade, os níveis elevados de testosterona induzem crescimento significativo do pênis na ausência de atividade da 5α-redutase.

OUTROS DEFEITOS DA ESTEROIDOGÊNESE

Deficiência de aromatase

As mutações no gene *CYP19* causam deficiência de aromatase tanto no feto quanto na placenta. A placenta converte normalmente o sulfato de DHEA em androstenediona e testosterona, porém não consegue converter esses androgênios em estrona e estradiol. Esses androgênios acumulam-se na circulação tanto fetal quanto materna e provocam virilização da mãe e do feto acometido, se ele for do sexo feminino. Os recém-nascidos do sexo masculino afetados apresentam fenótipo normal. As pacientes afetadas sofrem ainda mais virilização na puberdade se não forem tratadas. A ausência de atividade da aromatase nos ossos leva a estatura alta em ambos os sexos (visto que os estrogênios são necessários para o fechamento das placas de crescimento) e, posteriormente, à osteoporose.

Deficiência de citocromo P-450 oxidorredutase

Essa deficiência é uma forma da síndrome de Antley-Bixler, que se caracteriza por anomalias esqueléticas e craniossinostoses; a maioria dos pacientes também apresenta genitália ambígua associada a mutações no

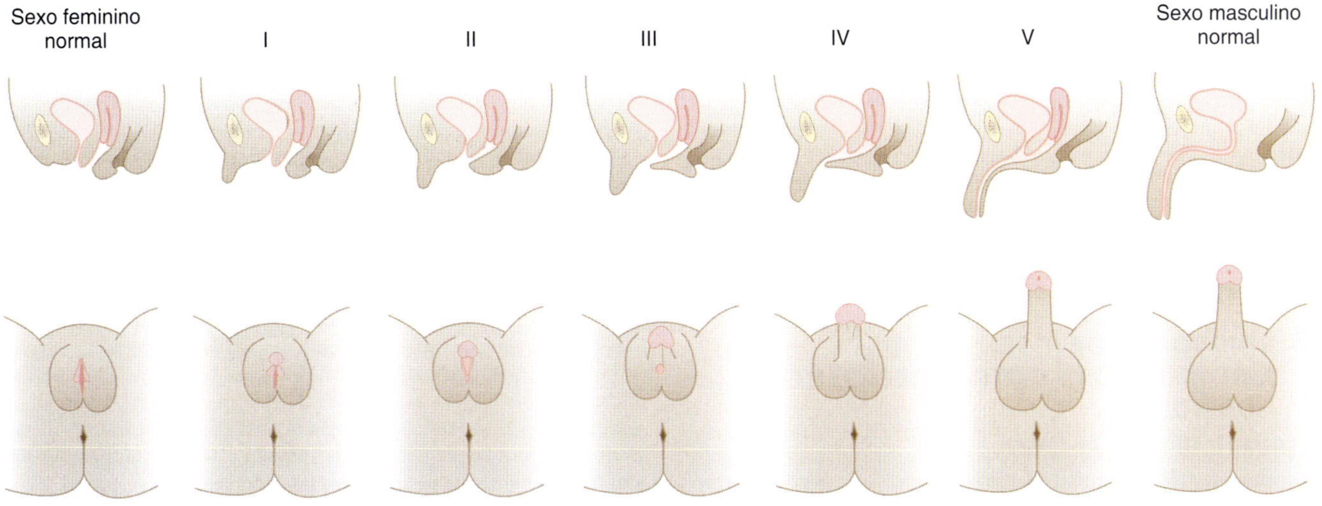

FIGURA 220.5 **Diferenciação anormal do seio urogenital e dos órgãos genitais externos.** As representações esquemáticas da anatomia normal do sexo feminino e do sexo masculino estão de cada lado de uma série de esquemas que ilustram diferentes graus de virilização do sexo feminino, classificados com o uso da escala desenvolvida por Prader. O útero (*sombreado*) persiste em mulheres virilizadas, mesmo quando os órgãos genitais externos têm aspecto totalmente masculino (grau V de Prader). (Modificada de Prader A. Der Genitalbefund beim Pseudohermaphroditismus femininus der kengenitalen adrenogenitalen Syndroms. *Helv Paediatr Acta.* 1954;9:231-248.)

gene *POR*.[10] A síndrome de Antley-Bixler sem anormalidades genitais é causada por mutações no gene do receptor de *FGF* (*FGFR2*).

Como esse distúrbio afeta a atividade de todos os subgrupos de citocromo P-450 microssomais, a deficiência completa de citocromo P-450 oxidorredutase (POR) é letal, e as mutações identificadas em seres humanos produzem POR com atividade parcial. As mutações de *POR* provocam anomalias esqueléticas ao interferir na síntese de colesterol. A ambiguidade genital é causada por vários mecanismos. A atividade diminuída de 17α-hidroxilase/17,20 liase (CYP17) afeta a síntese de androgênios e leva à subvirilização de homens. Por outro lado, a atividade diminuída da 21-hidroxilase (CYP21) pode virilizar mulheres afetadas. Essas duas deficiências também podem causar insuficiência suprarrenal. Por fim, a diminuição da atividade da aromatase placentária (CYP19) viriliza tanto a mãe quanto o feto afetado (se for do sexo feminino).

Síndrome de Smith-Lemli-Opitz

Esse distúrbio relativamente frequente (1 em 20.000 indivíduos da Europa setentrional) da etapa final da biossíntese do colesterol (conversão a partir do 7-desidrocolesterol) é causado por mutações no gene *DHCR7* que codifica a 7-desidrocolesterol redutase. A síndrome caracteriza-se por múltiplas anomalias congênitas, incluindo tamanho pequeno para a idade gestacional, baixa estatura, microcefalia, retardo mental, comportamento agressivo, convulsões, hipotonia, polidactilia, fenda palatina, defeitos cardíacos, hipoplasia pulmonar e anomalias renais. Os homens apresentam genitália ambígua. A variação na gravidade clínica é ampla e depende da natureza das mutações. Os mecanismos patogênicos envolvidos na genitália ambígua podem incluir o fornecimento insuficiente de colesterol para a biossíntese de hormônios esteroides ou os efeitos tóxicos do precursor, o 7-desidrocolesterol, sobre as células esteroidogênicas.

CONDIÇÕES MATERNAS QUE AFETAM O FETO

LUTEOMA DA GRAVIDEZ

Os luteomas constituem as causas mais comuns de virilização materna durante a gravidez. Com frequência, são bilaterais. Embora muitos luteomas sejam descobertos de modo incidental durante a cesariana ou na laqueadura tubária pós-parto, 25% das mães sofrem virilização durante a segunda metade da gestação, e metade das recém-nascidas dessas mulheres também exibe sinais de virilização, mais tipicamente clitorimegalia e fusão labial. Em geral, a regressão espontânea do luteoma começa alguns dias depois do parto.

EXPOSIÇÃO A FÁRMACOS

Dependendo do agente, a exposição materna a fármacos afeta fetos tanto do sexo masculino quanto do sexo feminino. Os fetos do sexo feminino podem apresentar virilização devido a androgênios como a 19-nor-testosterona ou progestinas administrados para evitar um aborto espontâneo. Mulheres expostas a inibidores da 5α-redutase, como a finasterida, podem dar à luz recém-nascidos subvirilizados. O fluconazol, um agente antifúngico, inibe muitas enzimas do citocromo P-450 e pode causar uma condição muito semelhante à síndrome de Antley-Bixler.

O estrogênio sintético, o dietilestilbestrol (DES), foi utilizado há várias décadas para prevenção de aborto espontâneo (na verdade, não era efetivo para esse propósito). Os fetos do sexo masculino expostos a esse agente *in utero* nasceram com hipoplasia testicular, criptorquia, hipospadias e/ou microfalo. Os fetos do sexo feminino apresentaram anormalidades uterinas, cervicais e vaginais, bem como aumento do risco de adenocarcinoma de células claras da vagina. Tendo em vista que muitos casos de ambiguidade genital são idiopáticos, é provável que outros disruptores endócrinos no ambiente ainda não tenham sido identificados.

SÍNDROMES DE INSENSIBILIDADE A HORMÔNIOS E OUTRAS DEFICIÊNCIAS HORMONAIS

INSENSIBILIDADE A ANDROGÊNIOS

Normalmente, os homens têm apenas uma cópia do gene do receptor de androgênio (AR) ligado ao X.[11] Assim, uma única mutação consegue inativar por completo o receptor em homens e levar a insensibilidade completa aos androgênios (anteriormente denominada *síndrome de feminização testicular*).[12] Trata-se de uma das formas mais frequentes de distúrbios do desenvolvimento sexual (DDS) 46,XY, que ocorre em cerca de 1 em 20.000 nascidos vivos do sexo masculino.

Os pacientes com a forma completa de insensibilidade a androgênios apresentam órgãos genitais femininos externos normais. A não ser que haja suspeita com base no conhecimento prévio do cariótipo do recém-nascido, a condição raramente é descoberta antes da puberdade, a não ser que os testículos sejam palpáveis na virilha ou nos lábios do pudendo ao exame de rotina. Como os testículos secretam hormônio antimülleriano, não há estruturas müllerianas, incluindo útero, tubas uterinas e colo do útero. Em consequência, a vagina é habitualmente curta e termina em fundo cego. Também não há estruturas wolffianas. Os testículos podem estar localizados no abdome ou nos lábios maiores do pudendo e não apresentam espermatogênese. Os níveis de hormônio antimülleriano estão elevados durante o primeiro ano de vida e (se os testículos não forem removidos) após a puberdade. Os níveis de testosterona e de LH no primeiro ano de vida e na puberdade estão elevados, devido à regulação por retroalimentação defeituosa causada pela resistência aos androgênios no nível do hipotálamo.

Na puberdade, os pelos púbicos e axilares são escassos ou inexistentes. A testosterona pode ser aromatizada a estradiol pela CYP19 na gordura mamária e os receptores de estrogênios não são afetados nessa condição. Por conseguinte, o desenvolvimento mamário é o de uma mulher normal.

A insensibilidade parcial a androgênios (síndrome de Reifenstein) caracteriza-se por um grau variável de ambiguidade genital, e ocorrem tanto virilização quanto desenvolvimento das mamas na puberdade. Além disso, pode ocorrer insensibilidade leve a androgênios com fenótipo masculino, com ginecomastia e infertilidade como únicas manifestações. As mutações no receptor de androgênios não são detectadas em muitos casos leves, o que pode resultar de defeitos em outros fatores de transcrição que afetam as ações do receptor.

AGENESIA DAS CÉLULAS DE LEYDIG

A agenesia ou hipoplasia das células de Leydig constitui uma síndrome autossômica recessiva rara causada por mutações no gene *LHGCR*, que codifica o receptor de LH. Sem a estimulação do LH (ou da hCG no início da gestação), as células de Leydig não sofrem diferenciação normal e não secretam testosterona. Em consequência, os lactentes do sexo masculino afetados nascem com órgãos genitais externos de aspecto feminino ou ambíguos. As estruturas müllerianas estão ausentes, devido à secreção não afetada de hormônios antimüllerianos pelas células de Sertoli. Os níveis de LH estão elevados na lactância e na puberdade e respondem normalmente ao hormônio de liberação das gonadotropinas, enquanto os níveis de testosterona estão baixos e não respondem à estimulação pela hCG. As mulheres afetadas apresentam fenótipo normal, mas podem ter oligomenorreia em consequência de disfunção ovariana primária.

SÍNDROME DA PERSISTÊNCIA DO DUCTO MÜLLERIANO

A síndrome da persistência do ducto mülleriano (PMDS) é uma condição autossômica recessiva rara, que resulta de mutações nos genes do hormônio antimülleriano (PMDS do tipo I) ou do receptor do hormônio antimülleriano (gene *AMHR2*, PMDS do tipo II).[13] As duas distinguem-se clinicamente por níveis baixos ou ausentes de hormônio antimülleriano em pacientes com mutações desse hormônio e por níveis de hormônio antimülleriano na faixa normal alta em indivíduos com mutações do receptor de hormônio antimülleriano.

Os homens afetados apresentam secreção normal de testosterona e, portanto, têm órgãos genitais externos e estruturas wolffianas normais. Entretanto, a falta de ação do hormônio antimülleriano impede a regressão de estruturas müllerianas, de modo que esses pacientes também retêm o útero e as tubas uterinas. Com frequência, essas estruturas estão muito próximas do ducto deferente. As estruturas müllerianas são habitualmente arrastadas para dentro do canal inguinal pelos testículos descendentes. Entretanto, essas estruturas tipicamente impedem a descida dos testículos para o escroto e provocam, assim, hérnias inguinais bilaterais (com o útero de um lado) e criptorquidia bilateral ou, em certas ocasiões, unilateral. Em geral, essa condição só é descoberta na cirurgia. A fertilidade em pacientes afetados pode ser normal ou prejudicada, com aumento do risco de doença maligna no(s) testículo(s) que permanecem no abdome.

HIPOGONADISMO HIPOGONADOTRÓPICO

As deficiências mais leves ou de aparecimento mais tardio da biossíntese de androgênios (depois de 13 a 14 semanas) possibilitam a fusão completa das pregas labioescrotais e o posicionamento normal do meato uretral, porém o crescimento subsequente do pênis é subótimo. Esses indivíduos apresentam micropênis. A causa mais comum consiste na ausência de secreção de gonadotropina (especificamente, LH); até mesmo quando não há LH, o desenvolvimento masculino inicial é normal, visto que a secreção de testosterona é controlada principalmente pela hCG durante o primeiro trimestre.

Pode ocorrer secreção deficiente de LH e de FSH quando os neurônios, que normalmente secretam o hormônio de liberação das gonadotropinas, não migram para o hipotálamo. Essa condição, denominada *síndrome de Kallmann*,[14] está mais frequentemente ligada ao X e resulta de mutações no gene *KAL1*, embora muitos outros genes tenham sido implicados (ver Tabela 220.1). Com frequência, essa síndrome está associada a hiposmia ou anosmia. Outras condições que afetam o desenvolvimento hipotalâmico e que causam hipogonadismo hipogonadotrópico incluem a *síndrome de Prader-Willi*, que resulta de deleções paternas, defeitos de metilação e dissomia uniparental materna dos *loci* impressos no cromossomo 15q12.[15] As crianças com essa síndrome têm aspecto característico, que consiste em diâmetro bitemporal estreito, olhos amendoados com inclinação antimongoloide e mãos e pés pequenos. Tipicamente, recém-nascidos/lactentes apresentam acentuada hipotonia, com atraso moderado subsequente do desenvolvimento e crescimento somático lento. Ocorre obesidade hipotalâmica durante a infância. Os pacientes com hipoplasia suprarrenal congênita em consequência de mutações no fator de transcrição DAX1 apresentam desenvolvimento defeituoso do hipotálamo ventromedial e consequente hipogonadismo hipogonadotrópico associado à insuficiência suprarrenal, que normalmente se manifesta com deficiência de aldosterona e perda de sal. O fator esteroidogênico 1 (SF-1), que é codificado pelo gene *NR5A1*, é um receptor nuclear órfão de importância fundamental para o desenvolvimento e a função das glândulas suprarrenais, das gônadas, dos gonadotropos hipofisários, do núcleo ventromedial do hipotálamo e da diferenciação sexual masculina. Já foram identificadas mutações nulas heterozigotas ou mutações mais leves homozigotas, principalmente em homens 46,XY subvirilizados e mulheres 46,XX com insuficiência ovariana prematura. Apenas uma minoria desses indivíduos apresenta insuficiência suprarrenal.

O hipogonadismo hipogonadotrópico frequentemente resulta da falha de desenvolvimento de toda a adeno-hipófise ou de populações celulares específicas no seu interior.[16] As anormalidades da hipófise podem estar associadas a outros defeitos da linha mediana, incluindo hipoplasia dos nervos ópticos e do septo pelúcido, uma condição denominada *displasia septo-óptica*. As deficiências associadas da hipófise podem incluir o GH, o ACTH e o TSH. Essas deficiências podem se manifestar no período neonatal, na forma de hipoglicemia ou hipotireoidismo (detectados por programas de rastreamento de recém-nascidos). A disfunção do nervo óptico, cuja detecção é difícil por exames de rotina no período neonatal, causa nistagmo errante característico após alguns meses de idade.

Embora o pan-hipopituitarismo seja, com mais frequência, esporádico, foram documentadas mutações em fatores de transcrição que controlam o desenvolvimento da hipófise (Capítulo 211), particularmente PROP1, e a displasia septo-óptica tem sido associada a mutações no gene *HESX*. Raramente, mutações no gene que codifica a subunidade β do LH promovem um fenótipo semelhante ao hipogonadismo hipogonadotrópico.

OUTRAS CONDIÇÕES GENÉTICAS

ANEUPLOIDIA DOS CROMOSSOMOS SEXUAIS

Síndrome de Turner

As pacientes com síndrome de Turner apresentam órgãos genitais femininos externos normais e útero e tubas uterinas normais, porém apresentam ovários em fita disgenéticos.[17,18] A maioria dos fetos com síndrome de Turner é abortada espontaneamente, porém a incidência de nascidos vivos é de cerca de 1 em 2.500. Classicamente, o cariótipo é 45,X, porém muitas pacientes mantêm um segundo cromossomo X anormal ou até mesmo um fragmento de um cromossomo Y sem *SRY*. Outros pacientes consistem em mosaicos para células 46,XX e 45,X e apresentam fenótipos relativamente leves.

As pacientes não tratadas têm baixa estatura. Muitas apresentam características dismórficas típicas, incluindo linfedema do pescoço ao nascer, pescoço alado, baixa linha posterior de implantação do cabelo, aumento do ângulo de carga dos braços, tórax em escudo com mamilos bem separados, baixa implantação das orelhas e micrognatia. Tipicamente, as pacientes apresentam amenorreia primária e são inférteis; todavia, em certas ocasiões, apresentam menarca seguida por insuficiência ovariana prematura. A terapia com estrogênio pode melhorar de maneira significativa a densidade óssea, porém ainda não foi esclarecido se reduz as fraturas ou melhora o desfecho a longo prazo.[19,20] A1

Síndrome de Klinefelter

Nessa condição, os homens apresentam desenvolvimento normal do pênis e do escroto, porém os testículos são pequenos e de consistência firme. Os pacientes tendem a ser altos. Na adolescência, é frequente a ocorrência de ginecomastia. Existem sinais de deficiência de testosterona nos adultos mais afetados, e a maioria apresenta azoospermia. O cariótipo habitual é 47,XXY. Os achados hormonais incluem níveis elevados de gonadotropinas e concentração sérica diminuída de testosterona. A síndrome de Klinefelter é um distúrbio comum que ocorre em 1 em 500 a 1.000 homens.[21]

Disgenesia gonadal mista

A disgenesia gonadal mista, que é uma causa frequente de ambiguidade sexual, ocorre em aproximadamente 1 em cada 20.000 nascidos vivos.[22] Em geral, o cariótipo é um mosaico 45,X/46,XY. As características anatomopatológicas gonadais podem variar, desde fitas fibrosas indistinguíveis daquelas da síndrome de Turner até testículos de desenvolvimento normal e fenótipo masculino normal. Tipicamente, os pacientes apresentam um testículo de um dos lados e uma fita fibrosa do outro. Alguns pacientes apresentam fenótipo semelhante ao de Turner. Há habitualmente uma tuba uterina no lado da gônada em fita. A função das células de Leydig, avaliada pela resposta da testosterona à hCG, e a função das células de Sertoli, avaliada pelos níveis séricos de hormônio antimülleriano, variam de precárias a normais.

SÍNDROME DO HOMEM XX

Homens com um cariótipo 46,XX apresentam órgãos genitais masculinos externos e internos normais; entretanto, assemelham-se a pacientes com síndrome de Klinefelter, visto que apresentam testículos pequenos, azoospermia e infertilidade. A translocação do gene *SRY* para o cromossomo X é detectada em 75 a 90% dos casos esporádicos; isso pode ocorrer devido à localização do gene muito próxima da região pseudoautossômica, onde os braços curtos dos cromossomos X e Y são homólogos, e a recombinação meiótica é possível. A duplicação do fator de transcrição *SOX9* pode ser responsável por alguns casos familiares de reversão sexual XX.

SÍNDROME DA MULHER XY

As pacientes com disgenesia gonadal XY pura (síndrome de Swyer) têm fenótipo feminino normal, incluindo útero e tuba uterina, mas têm gônadas em fita. Essas pacientes não apresentam malformações semelhantes às pacientes com síndrome de Turner e alcançam altura normal. Já foram identificadas mutações no gene *SRY* em 15% dos casos. Ao contrário das pacientes 45,X com síndrome de Turner, essas pacientes correm risco aumentado de gonadoblastoma.

Fenótipos semelhantes resultam da duplicação da região do cromossomo X que contém o gene *DAX1*, da duplicação do gene *WNT4* ou de haploinsuficiência do fator de transcrição SF1 (ver anteriormente). A reversão sexual XY também pode resultar de mutações no fator de transcrição SOX9, que estão associadas à displasia campomélica, uma forma de nanismo. As mutações em *DHH* causam disgenesia gonadal XY, que está associada à neuropatia periférica.

Alguns pacientes 46,XY com ausência de gônadas apresentam graus variáveis de ambiguidade sexual e não têm derivados müllerianos. A implicação de que algum tecido testicular era funcional pelo menos até a 10ª semana de gestação e que, subsequentemente, sofreu regressão levou à denominação de *síndrome de regressão testicular fetal*. A regressão testicular pode ocorrer no final da gestação ou até mesmo no período pós-natal; esses homens totalmente virilizados apresentam anorquia isolada.

ATRESIA VAGINAL

A *síndrome de Mayer-Rokitansky-Küster-Hauser* refere-se à aplasia do útero e da parte superior da vagina, sendo encontrada em cerca de 1 em 5.000 mulheres. Em aproximadamente um terço dos casos, a síndrome ocorre com outras anormalidades, incluindo aplasia renal unilateral e displasia dos somitos cervicotorácicos (associação de MURCS). A base genética não é conhecida na maioria dos casos. Raros indivíduos afetados apresentam mutações heterozigotas em *WNT4*; em geral, esses indivíduos exibem sinais clínicos e bioquímicos de excesso de androgênios.

DISTÚRBIO DO DESENVOLVIMENTO SEXUAL OVOTESTICULAR (HERMAFRODITISMO VERDADEIRO)

O DDS ovotesticular (hermafroditismo verdadeiro), raro e habitualmente esporádico, é definido como a coexistência de túbulos seminíferos e folículos ovarianos. A maioria dos pacientes apresenta uma anomalia ovotesticular com ovário ou com testículo no lado oposto; a gônada no escroto é habitualmente um testículo, mas pode ser um ovoteste.

A genitália é habitualmente ambígua, porém pode parecer totalmente masculina ou feminina. A anatomia dos órgãos genitais internos depende da natureza das gônadas, particularmente se elas secretam hormônio antimülleriano. Em 90% dos casos é encontrado útero ou um corno uterino. A resposta da testosterona à hCG é variável, e os níveis de hormônio antimülleriano estão habitualmente baixos. A maioria dos indivíduos apresenta desenvolvimento das mamas, ovulação e até mesmo menstruação na puberdade; a gestação e um parto bem-sucedido são possíveis se a remoção seletiva do tecido testicular for viável. A não ser que o sexo de criação da criança já tenha sido escolhido, a designação do gênero masculino deve ser restrita a pacientes sem útero e com tecido testicular descido, visto que este último é habitualmente disgenético e propenso à degeneração maligna. A maioria dos pacientes com distúrbio do desenvolvimento sexual ovotesticular apresenta cariótipo 46,XX. Apesar do tecido testicular, esses pacientes habitualmente não têm *SRY*. Alguns pacientes em diferentes grupos étnicos e locais exibem mutação específica em NR5A1, Arg92Trp.

MANEJO DE INDIVÍDUOS COM DDS: PAPEL DO GÊNERO E IDENTIDADE

A influência da exposição pré-natal a esteroides sexuais sobre a personalidade é motivo de controvérsia.[23] Considerando-se essa questão, é importante distinguir o papel do gênero, a orientação sexual e a identidade de gênero.

Papel do gênero

O papel do gênero[a] refere-se a comportamentos estereotipados de gênero, como a escolha de brinquedos pelas crianças pequenas. Por exemplo, os pais de meninas pequenas com HSRC frequentemente relatam que as filhas preferem brincar com caminhões, em lugar de bonecas, e tendem a ser masculinizadas mais tarde na infância. Ocorre frequentemente diminuição de interesse no comportamento materno, começando com brincadeiras raras com bonecas no início da infância e estendendo-se para falta de interesse na criação de filhos em meninas de mais idade e mulheres.[24]

Orientação sexual

A orientação sexual refere-se a preferências homossexuais *versus* heterossexuais. Em muitos estudos, uma minoria significativa de mulheres com HSRC é ativamente homossexual ou bissexual ou apresenta maior tendência a fantasias homoeróticas. Essas características ocorrem com mais frequência em mulheres com a forma perdedora de sal da deficiência de 21-hidroxilase, sugerindo que constituem uma consequência da exposição pré-natal do encéfalo aos androgênios. Entretanto, a maioria dos homens e mulheres homossexuais não apresenta anormalidade endocrinológica identificável.

Identidade de gênero

A identidade de gênero refere-se à autoidentificação como homem ou mulher. A autorredesignação do gênero de volta ao sexo masculino tem sido relatada em casos de pacientes do sexo masculino que sofreram traumatismo peniano ou apresentavam extrofia da bexiga, que foram criados como meninas. Isso também pode ocorrer em pacientes 46,XY com DDS criados como meninas, particularmente nos casos de deficiência de 5α-redutase ou de 17-cetosteroide redutase, em que o encéfalo do feto foi exposto a níveis circulantes elevados de androgênios. A autorredesignação para o sexo masculino é incomum em mulheres com HSRC. Quando ocorre, pode ser relacionada com demora na definição do gênero ou cirurgia genital ou com a supressão inadequada dos androgênios suprarrenais com terapia com glicocorticoides.

Raramente, os indivíduos transgênero apresentam anormalidades hormonais identificáveis; os mecanismos não hormonais que governam a identidade de gênero não são bem compreendidos. Os distúrbios de identidade de gênero têm muito mais probabilidade de ocorrer em ambos os gêmeos idênticos do que em gêmeos fraternos, sugerindo um elevado grau de hereditariedade. Os estudos neuroanatômicos sugerem que o núcleo basal da estria terminal é maior em homens e homens trans (transexuais femininos para masculinos) e menor em mulheres e mulheres trans (transexuais masculinos para femininos). Já foram identificados achados semelhantes por RM envolvendo outras regiões cerebrais sexualmente dimórficas. Por conseguinte, o distúrbio de identidade de gênero pode ser considerado um distúrbio do desenvolvimento sexual limitado ao encéfalo.

[a]N.R.T.: Ver https://www.endocrino.org.br/10-coisas-sobre-identidade-de-genero/, da Sociedade Brasileira de Endocrinologia e Metabologia (2021).

DIAGNÓSTICO

O manejo de um recém-nascido com genitália ambígua representa um desafio difícil para a equipe médica.[25] É importante evitar a designação do sexo até que se possam reunir informações diagnósticas. Em geral, os resultados dos exames podem ser obtidos em 24 a 48 horas, e os pais podem ser orientados sobre o sexo cromossômico e gonadal, bem como sobre a anatomia das estruturas sexuais internas da criança.

Além disso, o médico precisa ter em mente que os DDS podem estar associados a anormalidades bioquímicas ou anatômicas potencialmente fatais. Em particular, a causa mais comum de genitália externa extremamente masculinizada no sexo feminino, a forma perdedora de sal da HSRC, que resulta da deficiência da enzima esteroide 21-hidroxilase, pode causar hiponatremia, hiperpotassemia, hipovolemia e choque. Por outro lado, os homens com genitália ambígua podem apresentar hiperplasia suprarrenal lipoide ou uma forma perdedora de sal da deficiência de 3β-hidroxisteroide desidrogenase (HSD3B2). Os homens com micropênis podem apresentar pan-hipopituitarismo; neste caso, correm risco de hipoglicemia e hiponatremia significativas, em consequência dos baixos níveis de cortisol (devido ao nível baixo de ACTH) e de GH, ou podem apresentar hipoplasia suprarrenal congênita e, nesse caso, apresentam insuficiência suprarrenal. Por fim, pacientes com genitália ambígua correm risco aumentado de anomalias renais, ou apresentam síndromes cromossômicas com outras anomalias associadas.

Anamnese

A história gestacional deve concentrar-se na possível exposição a agentes passíveis de interferir na diferenciação sexual normal. Para um lactente do sexo feminino com genitália virilizada, incluem agentes progestacionais, enquanto a mãe de um lactente do sexo masculino com genitália incompletamente masculinizada pode ter sido exposta a um inibidor da 5α-redutase por intermédio do parceiro que utilizou esse agente para tratamento da calvície de padrão masculino ou aumento de tamanho da próstata. Deve-se determinar se a amniocentese e a cariotipagem foram realizadas. Uma história familiar deve revelar casos semelhantes de ambiguidade genital ou casos de morte súbita, que podem levantar a suspeita de HSRC com perda de sal não diagnosticada ou hipoplasia suprarrenal congênita.

Exame físico

O exame físico deve documentar o tamanho do falo (clitóris ou pênis), o grau de curvatura do pênis (curva ventral do falo) e a extensão da fusão das pregas labioescrotais. Deve-se identificar o meato uretral, e é preciso realizar palpação à procura das gônadas nos canais inguinais e nos lábios do pudendo ou no escroto. A criptorquidia bilateral, mesmo se for um achado isolado em um paciente com fenótipo masculino, deve sempre levar à investigação de possível DDS.

Avaliação bioquímica da mulher virilizada

Os exames diagnósticos mínimos devem incluir a medição dos níveis séricos basais de 17-hidroxiprogesterona, androstenediona e testosterona. De preferência, deve-se obter um perfil completo dos hormônios adrenocorticais antes e 1 hora depois da estimulação do córtex suprarrenal com 125 a 250 μg de cosintropina ($ACTH_{1-24}$). Esses ensaios devem ser adiados até depois das primeiras 24 horas de vida. Eles identificam defeitos potenciais na esteroidogênese suprarrenal (*i. e.*, hiperplasia suprarrenal congênita). A deficiência de 21-hidroxilase é identificada por elevações da 17-hidroxiprogesterona, enquanto os níveis de 11-desoxicortisol e 11-desoxicorticosterona estão elevados na deficiência de 11β-hidroxilase.

Avaliação bioquímica do homem subvirilizado

Em pacientes 46,XY com DDS, é necessário avaliar a função das suprarrenais e das gônadas, bem como o metabolismo extragonadal dos androgênios. Em relação aos defeitos suprarrenais, a 11-desoxicorticosterona e a razão entre pregnenolona e 17-hidroxipregnenolona estão elevadas na deficiência de 17α-hidroxilase; a 17-hidroxipregnenolona e a DHEA estão elevadas na deficiência de HSD3B2 e todos os esteroides estão baixos na hiperplasia lipoide.

Os defeitos na esteroidogênese gonadal são mais bem avaliados após estimulação com hCG (1.500 UI por via intramuscular nos dias 1, 3 e 5, com coleta de amostra de sangue no dia 6). Entretanto, as deficiências de 17-hidroxilase e de HSD3B2 afetam tanto as gônadas quanto o córtex suprarrenal e, portanto, são frequentemente diagnosticadas pelo teste de estimulação com cosintropina. A observação de baixos níveis de todos os precursores androgênicos sugere hiperplasia lipoide, deficiência de 17α-hidroxilase/17,20 liase ou um defeito generalizado da função testicular, como a síndrome dos testículos evanescentes (síndrome de regressão testicular) ou insensibilidade às gonadotropinas. Uma alta razão entre androstenediona e testosterona indica deficiência de 17-cetosteroide redutase (HSD17B3), enquanto uma razão elevada entre testosterona e di-hidrotestosterona é diagnóstica de deficiência de 5α-redutase. Deve-se suspeitar do diagnóstico de síndrome de insensibilidade a androgênios quando um paciente 46,XY tiver órgãos genitais externos ambíguos ou de aspecto feminino, apesar dos níveis circulantes normais ou elevados de testosterona e di-hidrotestosterona.

Biopsias das gônadas

Pacientes com disgenesia gonadal mista, DDS ovotesticular ou diagnósticos indefinidos devem ser submetidos a biopsias bilaterais das gônadas (a histologia das duas gônadas com frequência não é idêntica). As gônadas disgenéticas apresentam alto potencial de transformação maligna e, em geral, precisam ser removidas na infância.

TRATAMENTO

Manejo clínico inicial

Pacientes com HSRC em consequência de deficiência 21-hidroxilase ou de HSD3B2, ou aqueles com hiperplasia lipoide ou hipoplasia suprarrenal congênita necessitam de reposição de glicocorticoides e de mineralocorticoides, habitualmente com hidrocortisona (15 a 20 mg/m^2/dia em doses fracionadas) e fludrocortisona (habitualmente 0,1 mg/dia, porém até 0,4 mg/dia em recém-nascidos com crises de perda de sal). Os recém-nascidos com perda de sal grave podem necessitar de suplementação com cloreto de sódio (≤ 8 mEq/kg/dia). Pacientes com deficiências de 11β-hidroxilase ou 17α-hidroxilase apresentam biossíntese normal de aldosterona e, em geral, necessitam apenas de glicocorticoides. Os pacientes com pan-hipopituitarismo habitualmente necessitam de tratamento com hidrocortisona, tiroxina e hormônio de crescimento.

Todos os recém-nascidos do sexo masculino com genitália ambígua ou micropênis, para os quais se contemple a criação como meninos, devem ser submetidos a uma prova terapêutica de 3 ou 4 meses com injeções de testosterona de depósito (25 mg) mensalmente para tentar aumentar o tamanho do pênis durante o primeiro ano de vida. Esse tratamento pode melhorar a aceitabilidade social da genitália mais tarde na infância e na adolescência e pode tornar a cirurgia reconstrutiva mais fácil. Nos casos de suspeita de insensibilidade parcial aos androgênios, esse tratamento também documenta o grau de responsividade do paciente aos androgênios e, portanto, pode fornecer informações úteis sobre a viabilidade de criar o indivíduo como menino. Nessas circunstâncias, podem-se utilizar doses mais altas de testosterona (75 mg a cada 4 semanas).

Considerações relacionadas com a determinação do sexo

Em grandes centros médicos, uma equipe multiprofissional formada por um neonatologista, um endocrinologista pediátrico, um urologista e, de preferência, um assistente social experiente e/ou um psiquiatra ou psicólogo infantil deve analisar prontamente os dados do diagnóstico inicial e fazer uma recomendação à família quanto ao sexo de criação e quanto a quaisquer tratamentos clínicos ou cirúrgicos. Essas recomendações devem ser baseadas tanto no conhecimento atual do desenvolvimento psicossexual em indivíduos com DDS quanto na viabilidade de um tratamento cirúrgico (ver adiante).

Em geral, a designação de sexo recomendada deve ser a do sexo genético/gonadal, se por nenhuma outra razão além de manter a possibilidade de função reprodutiva. Isso é particularmente válido para recém-nascidas com HSRC que apresentam estruturas genitais internas normais e potencial de gravidez. Uma exceção pode ser considerada em recém-nascido geneticamente do sexo feminino com órgãos genitais de aspecto totalmente masculino, em particular se a criança tiver sido criada como menino por mais de alguns meses. Essas crianças precisam ser castradas na puberdade para evitar a feminização.

Por outro lado, recém-nascidos com sexo masculino genético e órgãos genitais externos com aspecto completamente feminino (em geral, devido à síndrome de insensibilidade completa aos androgênios, mas também observados nos defeitos graves da biossíntese de testosterona) devem ser criados como mulheres, visto que a possibilidade de reconstrução da genitália masculina é mínima. Entretanto, os recém-nascidos do sexo masculino com deficiência de 17-cetosteroide redutase ou de 5α-redutase habitualmente devem ser criados como meninos, visto que apresentam níveis normais de androstenediona ou testosterona, respectivamente, e, com frequência, sofrem virilização significativa na puberdade. Com efeito, muitos desses pacientes se redefinem como homens quando passam a ter conhecimento do diagnóstico. As mesmas considerações são válidas para homens com biossíntese normal de testosterona, que sofrem traumatismo peniano ou que apresentam anormalidades anatômicas, como extrofia da bexiga.

As recomendações para a designação do sexo são, até certo ponto, específicas da cultura. Em culturas que valorizam os meninos em detrimento das meninas, os pais podem demonstrar forte resistência em criar uma recém-nascida com genitália ambígua como uma menina, e muitas meninas com órgãos genitais externos acentuadamente virilizados serão criadas como meninos.

Tratamento cirúrgico

Cirurgia para genitália ambígua

Como, quando e se é preciso intervir cirurgicamente no tratamento das anomalias genitais constituem objetos de debate contínuo.[26,27] Alguns pacientes adultos com DDS são infelizes com a sua designação de gênero ou com os desfechos cirúrgicos. Alguns médicos defendem adiar a cirurgia genital estética até que o indivíduo afetado seja capaz de fornecer um consentimento informado, mantendo, assim, todas as opções em aberto se o paciente adulto desejar ter função sexual com genitália anormal, cuja sensação, entretanto, não foi diminuída com a cirurgia, ou se decidir redefinir o seu gênero. Não se deve confundir recusar ou adiar a cirurgia com criar a criança com um gênero indeterminado, um conceito atualmente fora do convencional. A opção de adiar a cirurgia sempre deve ser apresentada como parte do processo do consentimento informado.

A maior mudança na prática, em comparação com as últimas décadas, provavelmente esteja relacionada com recém-nascidos do sexo masculino que apresentam órgãos genitais externos ambíguos (mas não totalmente femininos). Os médicos têm muito menos tendência a recomendar que esses pacientes sejam criados como mulheres, visto que atualmente se reconhece que muitos desses pacientes se redefinem como homens na puberdade. Por conseguinte, a genitália ambígua nesses pacientes raramente deve ser "corrigida" para o sexo feminino. Por outro lado, as técnicas cirúrgicas para reparo de hipospadias progrediram de maneira significativa, e a reconstrução da genitália masculina é tentada com mais frequência, sobretudo se o recém-nascido/lactente responder a um curso de testosterona com aumento significativo do pênis.

Pode ser necessário que a cirurgia para mulheres com genitália ambígua com correção de aumento de clitóris, ausência do vestíbulo da vagina e seio urogenital. O clitóris normalmente é proeminente em muitas recém-nascidas/lactentes. Mesmo quando aumentado em uma menina HSRC virilizante, pode-se evitar o crescimento do clitóris por meio de supressão adequada dos androgênios suprarrenais com glicocorticoides, de modo que se tornará menos proeminente à medida que a paciente cresce. Assim, a clitorimegalia leve a moderada frequentemente é mais bem controlada sem cirurgia. Quando se tenta a clitoroplastia, é preciso ter em mente o importante papel da sensibilidade do clitóris na resposta sexual feminina. Essa cirurgia só deve ser realizada por profissionais experientes com rigorosa atenção para a preservação da inervação do clitóris.

Ainda não há consenso sobre a melhor idade para a vaginoplastia. Embora muitos cirurgiões defendam a realização de um primeiro procedimento no primeiro ano de vida, é difícil manter um vestíbulo da vagina funcionalmente adequado na ausência de exposição ao estrogênio e dilatação mecânica (com dilatadores ou por meio de relação sexual), e muitas pacientes necessitam de nova operação quando alcançam a idade adulta jovem. Por outro lado, muitas mulheres com atresia da parte superior da vagina (devido às síndromes de insensibilidade completa a androgênios ou de Mayer-Rokitansky-Küster-Hauser) podem utilizar dilatadores para alongar a vagina, sem a necessidade de cirurgia.

Há poucos estudos longitudinais de grande porte comparando os desfechos de pacientes submetidas à cirurgia genital precoce com os desfechos daquelas que não foram submetidas à cirurgia ou que tiveram a cirurgia realizada na adolescência. De acordo com um levantamento de autoavaliação em mulheres sexualmente ativas com HSRC submetidas à cirurgia genital, a maioria consegue manter relações sexuais satisfatórias. Devido aos progressos nos esquemas de tratamento cirúrgico e clínico nos últimos anos, maior número de mulheres com HSRC tem concebido de maneira espontânea e com sucesso, com gestações a termo e parto bem-sucedido.

Em geral, o reparo das hipospadias é iniciado no primeiro ano de vida, após tratamento com testosterona (se for necessário para aumentar o tamanho do pênis). Dependendo do grau das hipospadias, pode ser necessário mais de um procedimento cirúrgico.

Remoção dos testículos intra-abdominais em pacientes 46,XY com DDS

Os testículos intra-abdominais correm risco crescente de transformação maligna com o passar do tempo. Em um menino com criptorquidia que tenha sido criado como homem, a orquiopexia deve ser realizada o mais rápido possível; isso também aumenta ao máximo a possibilidade de fertilidade, desde que a condição subjacente não a comprometa. As gônadas disgenéticas que não possam ser trazidas até o escroto devem ser removidas logo após o diagnóstico, visto que o risco de transformação maligna na infância é relativamente alto.

Existe uma falta de consenso em relação aos testículos não disgenéticos em recém-nascidos/lactentes do sexo masculino genético com grave subvirilização, cujos pais planejam criar como meninas. Em pacientes com insensibilidade aos androgênios completa ou com defeitos completos na biossíntese de testosterona, não existe a possibilidade de fertilidade, de modo que não parece haver motivo para manter os testículos. Por outro lado, o risco de transformação maligna nessas gônadas é baixo antes da puberdade, e os pacientes com insensibilidade completa aos androgênios podem apresentar desenvolvimento espontâneo das mamas na puberdade. Nessa ocasião, os próprios pacientes podem consentir ou concordar com a realização de gonadectomia, que habitualmente pode ser efetuada por laparoscopia. Isso é de importância particular em pacientes geneticamente masculinos com insensibilidade parcial a androgênios ou com defeitos incompletos na biossíntese de testosterona, visto que esses pacientes podem desejar assumir um papel sexual masculino.

Pacientes com síndrome de persistência do ducto mülleriano têm potencial reduzido, porém ainda apreciável, de fertilidade, e a virilização não é afetada. Por conseguinte, os testículos só devem ser removidos se não for possível levá-los para o escroto. Como as estruturas müllerianas e wolffianas são muito próximas nesses pacientes, a excisão cirúrgica do útero e das tubas uterinas pode resultar em dano isquêmico e/ou traumático do ducto deferente e dos testículos; assim, a salpingectomia e a histerectomia estão indicadas apenas para pacientes cujas estruturas müllerianas limitam o posicionamento intraescrotal dos testículos.

O espaço deste capítulo não possibilita uma discussão extensa do manejo cirúrgico dos adultos transgênero; as opções para mulheres transexuais (transgênero) incluem genitoplastia e, para aqueles que não receberam tratamento hormonal durante a adolescência (ver seção adiante), aumento das mamas, contorno corporal e cirurgia facial e/ou laríngea para produzir um aspecto mais feminino. Os homens transexuais (transgênero) frequentemente desejam a cirurgia de redução das mamas ou mastectomia completa.

Tratamento dos indivíduos transgênero

Crianças e adolescentes

Os indivíduos transgênero devem ser tratados por equipes multiprofissionais que possam fornecer avaliação e suporte psicossociais.[28-30] As crianças pré-puberais não necessitam de manejo clínico. A maioria dessas crianças não mantém sua identificação com o sexo oposto, embora muitas se tornem homossexuais quando se tornam adultos. As crianças persistentemente transgênero podem desenvolver disforia de gênero significativa (sofrimento no funcionamento de seu gênero designado ao nascimento) quando a puberdade começa e correm risco aumentado de autolesão e suicídio com a progressão da adolescência. Se possível, essas crianças devem ser autorizadas a atuar de acordo com o papel do gênero desejado. O padrão atual de cuidados em muitos centros para crianças que viveram em um papel transgênero durante pelo menos 6 meses consiste em adiar a progressão puberal até a metade da adolescência (em torno de 16 anos) com o uso de agonistas do hormônio de liberação das gonadotropinas (GnRH), como injeções de leuprorrelina de depósito ou implantes de histrelina. Essa conduta impede o desenvolvimento das características sexuais secundárias que podem causar angústia ao paciente e que podem representar barreiras estéticas ao funcionamento do gênero desejado e não designado ao nascimento. Incluem crescimento das mamas, alargamento do quadril e distribuição adiposa ginecoide em indivíduos de gênero designado ao nascimento como feminino ou aumento do pênis, pelos faciais e corporais, aumento da laringe e voz grave e mandíbula proeminente em indivíduos de gênero designado ao nascimento como masculino.

Evidências crescentes sugerem que a transição social e clínica de gênero reduz a angústia que acompanha a incongruência entre o sexo designado ao nascimento e o gênero identificado. Quando o gênero desejado é confirmado pelo paciente (p. ex., vivendo plenamente esse papel durante pelo menos 1 ano), o tratamento pode ser iniciado com os hormônios sexuais apropriados. Esse tratamento, administrado em altas doses, por si só tem a capacidade de suprimir a secreção de gonadotropinas, e o agonista do GnRH pode ser interrompido. Os homens transexuais podem ser tratados com testosterona de depósito, enquanto as mulheres transexuais podem ser tratadas com formas parenterais de estradiol. Deve-se evitar o uso de preparações orais de estrogênio orais, visto que elas tendem a aumentar a produção de fatores da coagulação pelo fígado e, portanto, aumentam o risco de tromboembolismo.

Adultos

O tratamento médico de adultos transgênero segue os mesmos princípios do tratamento de adolescentes, exceto que, como as características sexuais secundárias já se desenvolveram, não há necessidade de tratamento prolongado com agonistas do GnRH. Entretanto, a continuação desse tratamento em mulheres transexuais possibilita o uso de doses de estradiol muito mais baixas, com redução concomitante dos riscos associados ao tratamento com estrogênio em alta dose. Entretanto, o custo representa uma barreira para o uso prolongado de agonistas do GnRH.

Apoio psicossocial

As famílias de pacientes com distúrbios do desenvolvimento sexual devem ser avaliadas quanto à sua saúde emocional, inicialmente pelo pediatra e/ou endocrinologista pediátrico.[31,32] Os pais devem receber aconselhamento psicológico logo após o estabelecimento do diagnóstico. A avaliação intermitente do funcionamento familiar é uma ferramenta útil para prever futuros problemas. Durante o desenvolvimento das crianças, elas devem ser repetidamente informadas sobre a sua condição pelos pais e por médicos de maneira sensível e apropriada para a idade. Quando é instituída psicoterapia, os médicos e os profissionais da saúde mental devem manter comunicação entre si, de modo que estejam cientes do estado do paciente e de sua família. Infelizmente, muitos locais não apresentam profissionais de saúde mental com experiência no aconselhamento de pacientes com distúrbios do desenvolvimento sexual e suas famílias.

Embora o desenvolvimento psicossexual de indivíduos com distúrbios do desenvolvimento sexual não possa ser previsto com absoluta certeza, as famílias dos pacientes devem receber aconselhamento antecipado. Por exemplo, o aconselhamento dos pais de meninas afetadas com hiperplasia suprarrenal congênita deve abordar a alta probabilidade de essas meninas exibirem comportamento masculinizado e preferências por brincadeiras masculinas. O endocrinologista e/ou o profissional de saúde mental (dependendo da especialização e da experiência) que cuidam de adolescentes com distúrbios do desenvolvimento sexual devem avaliar a orientação sexual, tanto fantasiada quanto real. Por exemplo, algumas mulheres com hiperplasia suprarrenal congênita sentem-se mais confortáveis como homossexuais; esses indivíduos devem receber apoio psicossocial apropriado. Os pacientes adultos também devem ser informados sobre a existência de grupos de defesa relevantes.

Grau A — Recomendação de grau A

A1. Cintron D, Rodriguez-Gutierrez R, Serrano V, et al. Effect of estrogen replacement therapy on bone and cardiovascular outcomes in women with Turner syndrome: a systematic review and meta-analysis. *Endocrine.* 2017;55:366-375.

REFERÊNCIAS BIBLIOGRÁFICAS

As referências bibliográficas, bem como os outros materiais suplementares deste livro, encontram-se no GEN-IO, nosso ambiente virtual de aprendizagem.

221

TESTÍCULOS, HIPOGONADISMO MASCULINO, INFERTILIDADE E DISFUNÇÃO SEXUAL

RONALD S. SWERDLOFF E CHRISTINA WANG

FISIOLOGIA

O testículo é um órgão bifuncional, que atua como local de síntese de esteroides sexuais (*i. e.*, testosterona) e de produção de espermatozoides no homem. Os androgênios e seus metabólitos (incluindo estrogênios) também atuam sobre órgãos não reprodutores e desempenham papéis essenciais nos músculos, no tecido adiposo, nos ossos, no metabolismo e nas funções do encéfalo.

O eixo reprodutivo masculino consiste em seis componentes principais: (1) o sistema nervoso central (SNC) extra-hipotalâmico, (2) o hipotálamo, (3) a hipófise, (4) os testículos, (5) os órgãos-alvo sensíveis aos esteroides sexuais e (6) os locais de transporte e metabolismo dos androgênios (Figura 221.1). Os componentes desse sistema funcionam de maneira integrada para controlar as concentrações de esteroides gonadais circulantes necessárias ao desenvolvimento e às funções sexuais masculinas normais e aos efeitos metabólicos mediados pelos androgênios e estrogênios em órgãos-alvo de importância crítica. O eixo reprodutor também é responsável pelo desenvolvimento e pela maturação das células germinativas normais. Os órgãos sexuais acessórios, incluindo os epidídimos, as glândulas seminais e a próstata, são importantes para a maturação dos espermatozoides (epidídimo) e a produção de líquido seminal. Para assegurar a fertilidade masculina, é necessário um sistema anatomicamente funcional de transporte dos espermatozoides e ejaculação.

Função hipotalâmico-hipofisária

O hipotálamo é responsável pela secreção pulsátil normal do hormônio de liberação das gonadotropinas (GnRH) (Capítulo 211). A liberação pulsátil do GnRH fornece os sinais para o momento apropriado da liberação de hormônio luteinizante (LH) e de hormônio foliculoestimulante (FSH), que ocorre a cada 60 a 90 minutos nos homens. A secreção de GnRH é regulada principalmente por neurônios de kisspeptina/neurocinina B/dinorfina (KNDy) no hipotálamo e pelos níveis circulantes de esteroides sexuais e hormônios peptídicos, como a prolactina e a leptina (Capítulo 210). A testosterona ou seus produtos metabólicos (*i. e.*, o estradiol e a di-hidrotestosterona [DHT]) inibem a secreção e a liberação de GnRH, LH e FSH. A prolactina também é um potente inibidor da secreção de GnRH.

Testosterona

O testículo é um órgão complexo que consiste em: (1) túbulos seminíferos que contêm células de Sertoli e células germinativas e (2) o interstício, que contém as células secretoras de esteroides (células de Leydig). As células de Leydig sintetizam hormônios esteroides sob a regulação do LH. Os receptores de LH presentes na superfície celular das células de Leydig levam à ativação da biossíntese de esteroides, mediada pela proteína G, pela adenilciclase e pelo monofosfato de adenosina cíclico.

A testosterona é o principal hormônio masculino secretado pelos testículos; em homens adultos, a produção é de cerca de 5 a 10 mg/dia. A síntese de testosterona ocorre nos testículos humanos por meio da via Δ^4 ou da via predominante Δ^5. As etapas enzimáticas que limitam a velocidade do processo são a proteína reguladora aguda esteroidogênica (StAR) induzível pelo LH e a proteína de translocação, que converte o colesterol em pregnenolona pela enzima de clivagem da cadeia lateral do colesterol, P450SCC (Figura 221.2).

A testosterona circula principalmente ligada a duas proteínas plasmáticas: a globulina de ligação dos hormônios sexuais (SHBG) e a albumina. Em homens adultos jovens, cerca de 54% da testosterona estão ligados à albumina, 44% estão ligados à SHBG e 2 a 3% estão na forma livre. A testosterona biodisponível refere-se à soma da testosterona ligada à

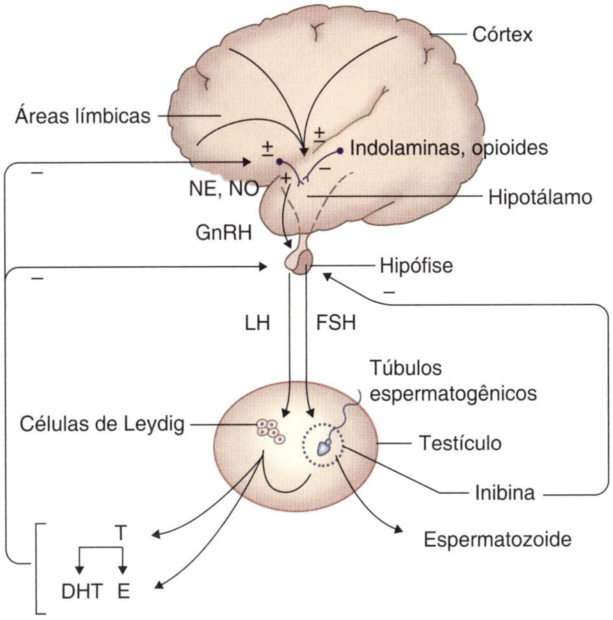

FIGURA 221.1 **O eixo hipotalâmico-hipofisário-gonadal no homem.** DHT = di-hidrotestosterona; E = estrogênio; FSH = hormônio foliculoestimulante; GnRH = hormônio de liberação das gonadotropinas; LH = hormônio luteinizante; NE = norepinefrina; NO = óxido nítrico; T = testosterona.

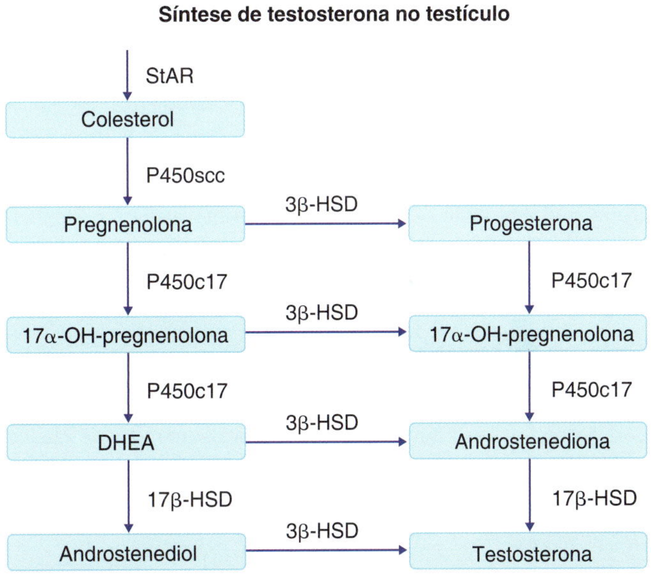

FIGURA 221.2 **A proteína reguladora aguda esteroidogênica (*StAR*) mobiliza o colesterol das reservas celulares para as mitocôndrias.** Vias esteroidogênicas intratesticulares para a síntese de testosterona. Embora ambas as vias Δ^5 (*à esquerda*) e Δ^4 (*à direita*) existam, a via Δ^5 predomina nos testículos. DHEA = desidroepiandrosterona; HSD = hidroxiesteroide-desidrogenase.

albumina e testosterona livre e é medida pela separação da testosterona ligada à SHBG da testosterona total. Os níveis séricos de SHBG estão elevados nos estados hiperestrogênicos, no hipertireoidismo, no envelhecimento, no tratamento com fenitoína, na anorexia nervosa e no estresse prolongado. Os níveis de SHBG estão reduzidos nos estados hiperandrogênicos (endógenos e exógenos, como no tratamento com androgênios), na obesidade, na acromegalia e no hipotireoidismo. Na maioria dos casos, a medição dos níveis séricos de testosterona total fornece um suporte bioquímico para o diagnóstico de deficiência de testosterona. Entretanto, em condições com níveis anormais de SHBG, a medição da testosterona total pode ser enganosa, e a medição da testosterona não ligada à SHBG possibilita melhor interpretação dos níveis de testosterona ativa. Isso pode ser efetuado pela medição direta de testosterona livre por meio do método de diálise em equilíbrio, medição da testosterona biodisponível ou cálculo da testosterona livre por fórmulas que exigem as concentrações séricas de testosterona e de SHBG. A maioria das diretrizes não recomenda a medição da testosterona livre por um método "direto" ou de deslocamento de análogo, devido à falta de acurácia detectável para um padrão.[1]

A testosterona exerce seus efeitos por meio de ação direta ou após a sua conversão em DHT por duas isoenzimas separadas da 5α-redutase (1 e 2) ou em estradiol pela enzima aromatase (Figura 221.3). Tanto a testosterona quanto a DHT ligam-se eficientemente ao receptor de androgênios. Diferentes tecidos apresentam coativadores ou coinibidores, que modificam a ação do complexo androgênio-receptor, proporcionando seletividade ao tecido e amplificação. A testosterona também pode atuar como precursor do estradiol, notavelmente no osso e no tecido adiposo. Após conversão, o estrogênio liga-se aos receptores de estrogênio (α ou β) para induzir seus efeitos. Vários órgãos-alvo diferem em suas concentrações ou atividade da isoenzima 5α-redutase e da aromatase. Os defeitos congênitos e adquiridos nessas duas enzimas, bem como nos receptores de estrogênio e de androgênio, resultam em síndromes distintas com fenótipos característicos, que consistem em experimentos na natureza e fornecem uma compreensão das ações dos receptores e das atividades enzimáticas específicas (Capítulo 220).

Espermatogênese

O compartimento espermatogênico do testículo é constituído pelas células de Sertoli e células germinativas, que interagem intimamente com o compartimento intersticial. As células de Sertoli estabelecem uma ponte no espaço entre a membrana basal e o lúmen dos túbulos. Constituem o alvo da estimulação da espermatogênese pelos androgênios e pelo FSH e também constituem a fonte de numerosos reguladores parácrinos da espermatogênese (p. ex., inibina, activina, fatores de crescimento, citocinas).

O desenvolvimento e a maturação das células germinativas dependem do meio hormonal (FSH) e parácrino (testosterona) apropriado. Tanto a testosterona quanto o FSH estimulam a progressão das espermatogônias em espermatozoides maduros, limitam a quantidade de morte (apoptose) de células germinativas e regulam a liberação de espermatozoides do epitélio germinativo.

Uma vez concluída a espermatogênese, os espermatozoides maduros são liberados no sistema excretor e seguem o seu trajeto pela rede testicular e epidídimo, onde se tornam funcionalmente maduros e adquirem a capacidade de fertilização antes de atravessar o ducto deferente. O líquido seminal adquire constituintes das glândulas seminais, da próstata e das glândulas bulbouretrais antes da ejaculação.

Função sexual e fisiologia da ereção

A função sexual no homem exige desejo sexual normal (libido) e capacidade de ereção, ejaculação e orgasmo. O processo é complexo, envolvendo ações cognitivas, sensitivas, hormonais, neuronais autônomas e vasculares penianas integradas para a sua função normal. Podem ocorrer defeitos em múltiplos níveis.

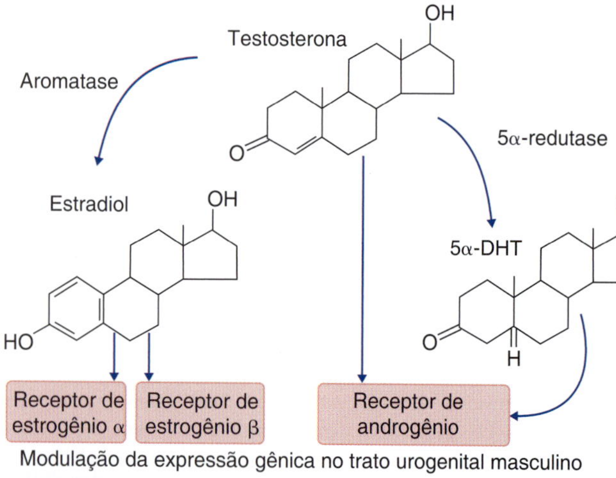

FIGURA 221.3 **A ação da testosterona é mediada diretamente (receptor de androgênios), após conversão em estradiol (receptor de estrogênios α ou β) ou após conversão em di-hidrotestosterona (DHT; receptor de androgênios).** (De Kuiper GCJM, Carlquist M, Gustafsson JA. Estrogen is a male and female hormone. *Sci Med.* 1998;5:36-45.)

O encéfalo é o centro de integração do sistema de resposta sexual. Processa os estímulos sensitivos e sinais hormonais para criar a mensagem neuronal hipotalâmica que atravessa a medula espinal até os tratos de saída simpáticos e parassimpáticos sacrais de T9-12. Os nervos do plexo autônomo não adrenérgico, não colinérgico, iniciam a vasodilatação da circulação arterial cavernosa e sinusoides dos corpos cavernosos do pênis por meio da liberação de vasodilatadores locais (p. ex., óxido nítrico e peptídio intestinal vasoativo) a partir do endotélio vascular e das células musculares lisas dos sinusoides (Figura 221.4). O óxido nítrico produz dilatação do músculo liso por meio da geração de monofosfato de guanosina cíclico (cGMP) e da modificação do fluxo de cálcio. Os mecanismos neurogênicos que levam à vasodilatação de arteríolas e sinusoides cavernosos resultam em rápido aumento do fluxo sanguíneo do pênis e expansão dos canais vasculares; isso, por sua vez, inibe o retorno venoso por meio da compressão dos canais venosos contra a túnica albugínea e limita a drenagem venosa.

O principal efeito da testosterona sobre a função erétil é aumentar a libido. A testosterona também aumenta a atividade da enzima óxido nítrico sintase do pênis e potencializa o crescimento das células musculares lisas. O desejo e a fantasia sexuais são muito sensíveis à testosterona, o que explica a preservação da capacidade erétil em muitos homens com deficiência parcial de androgênio.

Fisiologia no desenvolvimento e no envelhecimento

Desenvolvimento do eixo reprodutor durante a infância e a puberdade

Adrenarca e puberdade

A adrenarca ocorre aproximadamente aos 7 ou 8 anos, quando a zona reticular da glândula suprarrenal sofre maturação e secreta androgênios suprarrenais, incluindo androstenediona, desidroepiandrosterona (DHEA) e sulfato de DHEA (DHEA-S). O processo encontra-se sob o controle do hormônio adrenocorticotrófico, e não do LH ou do FSH. A androstenediona e a DHEA são pré-hormônios androgênicos, e o surto de crescimento pré-puberal e o desenvolvimento dos pelos púbicos e axilares são mediados pela conversão desses precursores em testosterona e DHT nos tecidos periféricos.

O início da puberdade é determinado por um aumento no padrão pulsátil da secreção hipotalâmica de GnRH. Os pulsos secretores de GnRH são sincronizados pelo aumento da secreção de kisspeptina e neurocinina B/dinorfina (KNDy) pelos neurônios hipotalâmicos. Esse processo caracteriza-se por surtos noturnos de secreção de LH. Com o avanço da puberdade, a sensibilidade de retroalimentação do hipotálamo e da hipófise

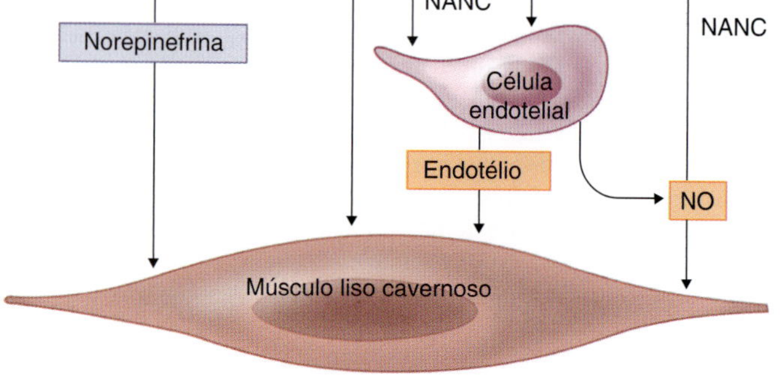

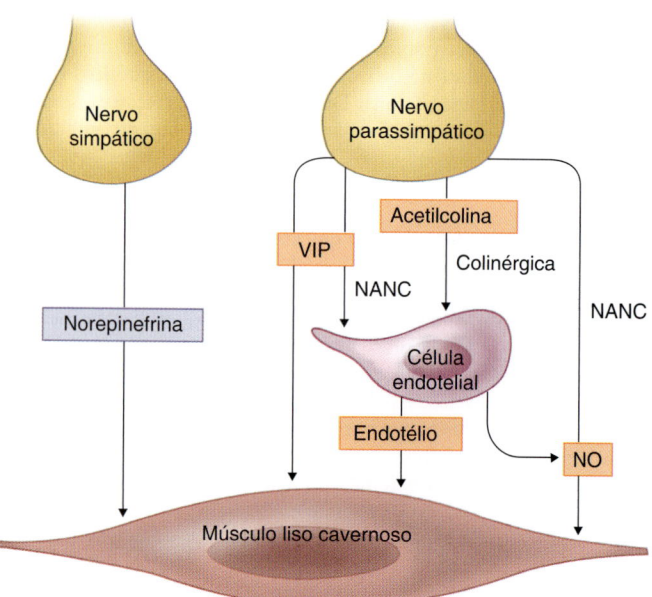

FIGURA 221.4 **A interação das vias neuronais colinérgicas, adrenérgicas e não adrenérgicas não colinérgicas (*NANC*) e a sua contribuição para a contração e a dilatação do músculo liso do pênis (*setas*).** NO = óxido nítrico; VIP = polipeptídio intestinal vasoativo. (De Lue TF. Physiology of penile erection and pathophysiology of erectile dysfunction and priapism. In: Walsh P, Retick A, Vaughn E, Wein A, eds. *Campbell's Urology*, 7th ed. Philadelphia: WB Saunders; 1998:1164.)

aos esteroides circulantes diminui, aumentando, assim, a secreção de gonadotropinas. As concentrações crescentes de testosterona intratesticular e de FSH circulante estimulam as células de Sertoli a produzir fatores que levam à maturação da espermatogênese. À medida que a espermatogênese avança, o primeiro sinal de puberdade é marcado pelo aumento de tamanho dos testículos de 3 a 5 mℓ no início da puberdade para 15 a 35 mℓ na idade adulta. Os eventos extratesticulares nos órgãos-alvo durante a puberdade são, em sua maioria, secundários à elevação dos níveis de testosterona e seus produtos metabólicos (DHT e estradiol) (Tabela 221.1). O pênis e o escroto crescem e tornam-se pigmentados. Há aumento progressivo dos pelos faciais, axilares, torácicos, abdominais, púbicos e das coxas; os cabelos na parte frontal do couro cabeludo regridem, e a voz engrossa. O desenvolvimento dos pelos genitais e sexuais e a regressão dos cabelos da parte temporal do couro cabeludo exigem a presença de DHT. Os níveis elevados de esteroides sexuais resultam em fechamento das epífises, de modo que o indivíduo alcança a estatura adulta.

Aberrações relacionadas com o momento de ocorrência da puberdade

A puberdade tardia, que é mais comum nos meninos do que nas meninas, é habitualmente definida quando o desenvolvimento sexual ainda não começou aos 14 anos. A maioria dos meninos com desenvolvimento tardio apresenta distúrbio hipotalâmico-hipofisário funcional e história familiar de puberdade tardia; por fim, alcançam a maturação sexual completa. Uma vez iniciada, a puberdade é normalmente concluída em 4,5 anos. Existem muitas outras causas de puberdade tardia, incluindo genética, fármacos, doenças crônicas e doenças do hipotálamo e da hipófise. A documentação cuidadosa de alterações físicas e a determinação das concentrações séricas de LH, FSH e testosterona podem fornecer indícios valiosos sobre o início da puberdade. O aumento do tamanho testicular para mais de 3 mℓ anuncia habitualmente outros sinais de início da puberdade. A investigação e a avaliação para hiposmia ou anosmia e outros defeitos da linha mediana podem indicar uma variante comum de hipogonadismo hipogonadotrópico congênito (síndrome de Kallmann). A decisão quanto à instituição precoce do tratamento depende do grau percebido de estresse psicológico associado ao atraso de maturação. A principal preocupação está relacionada com a fusão precoce das epífises induzida pelo tratamento com testosterona, o que compromete a altura ideal; entretanto, com dosagem criteriosa e monitoramento da idade óssea, isso é incomum. Nos meninos adolescentes com puberdade tardia e baixos níveis de gonadotropinas, utiliza-se a interrupção periódica do tratamento para determinar a ocorrência de puberdade espontânea. Muitos homens adultos diagnosticados e tratados quando adolescentes para um suposto diagnóstico de hipogonadismo hipogonadotrópico alcançam a função reprodutora normal quando interrompem a terapia.

Tabela 221.1 Estágios puberais em meninos.

ESTÁGIO/IDADE (ANOS)	PELOS PÚBICOS	ÓRGÃOS GENITAIS
I	Ausência de pelos púbicos	Pênis, testículos e escroto infantis (testículos 5,0 ± 3,6 cm^3)
II 11,7 ± 1,3	Pelos esparsos, levemente pigmentados, em grande parte na base do pênis	Aumento do escroto com formação inicial de pregas e pigmentação; os testículos começam a aumentar de tamanho (6,7 ± 3,5 cm^3)
III 13,2 ± 0,8	Os pelos tornam-se ásperos, mais escuros, mais enrolados e compridos	O pênis cresceu em comprimento e diâmetro; os testículos medem agora 14,7 ± 6,3 cm^3; o escroto está mais enrugado
IV 14,7 ± 1,1	Os pelos têm as características dos pelos do adulto, porém a sua distribuição não inclui a face medial das coxas	Maior aumento do pênis, com desenvolvimento da glande; maior aumento do escroto e testículos (20,1 ± 6,2 cm^3)
V 15,5 ± 0,7	Os pelos são do tipo adulto e estendem-se até as coxas	O pênis e o escroto estão totalmente adultos; testículos de 29,3 ± 9,1 cm^3

Modificada de Marshall WA, Tanner JM. Variation in pattern of pubertal changes in boys. *Arch Dis Child.* 1970;45:13-23. Daniel WA Jr, Feinstein RA. Howard-Peebles P, et al. Testicular volumes of adolescents. *J Pediatrics.* 1982: 101:1010-2.

A puberdade precoce em meninos é definida como o início do desenvolvimento puberal (características sexuais secundárias) antes dos 9 anos. A precocidade sexual pode ser ainda classificada em subcategorias, como puberdade precoce isossexual verdadeira ou central e pseudopuberdade precoce (periférica). A puberdade precoce central ou verdadeira está associada a aumentos da secreção de LH e de FSH estimulada pelo GnRH (de origem hipotalâmico-hipofisária), enquanto a pseudopuberdade precoce não depende da estimulação da secreção de LH e de FSH pelo GnRH. A puberdade precoce central em meninos está frequentemente associada a uma doença do SNC (em dois terços dos casos), incluindo tumores no hipotálamo, cistos, condições inflamatórias e distúrbios convulsivos. Os achados diagnósticos incluem precocidade sexual, elevação inapropriada dos níveis séricos de LH e elevações associadas dos níveis de testosterona. A ressonância magnética pode localizar a maioria das lesões. Outra causa da puberdade precoce central consiste nos germinomas secretores de gonadotropina coriônica humana (tumores testiculares, hepáticos, hipotalâmicos ou da glândula pineal). A pseudopuberdade precoce caracteriza-se por aumento da testosterona com níveis suprimidos de LH. As causas de pseudopuberdade precoce incluem hiperplasia suprarrenal virilizante congênita, neoplasias do testículo secretoras de testosterona e mutações constitutivamente ativas do receptor de LH. Esta última condição resulta em secreção descontrolada de testosterona (testotoxicose). O tratamento da puberdade precoce verdadeira consiste na remoção ou correção (com cirurgia ou radioterapia) da lesão do SNC, se possível, e em tratamento com análogos de GnRH para suprimir temporariamente a secreção de LH e de FSH. O tratamento da pseudopuberdade precoce depende da causa, porém inclui glicocorticoides para a hiperplasia suprarrenal virilizante congênita e cetoconazol (para suprimir a esteroidogênese), com ou sem antiandrogênios (p. ex., espironolactona, flutamida).

Senescência masculina: diminuição da testosterona e de outros hormônios anabólicos

Deficiência de testosterona no idoso

As concentrações sanguíneas de testosterona e de pré-hormônios androgênicos (p. ex., DHEA, DHEA-S) estão significativamente mais baixas em homens idosos do que em homens adultos jovens.[2] Os níveis séricos de testosterona total e de testosterona livre diminuem de maneira progressiva com a idade (Figura 221.5). O declínio percentual nos níveis séricos de testosterona foi estimado em até 1 a 2% por ano, embora avaliações mais recentes realizadas no European Male Aging Study mostrem um declínio mais gradual.[3] Os níveis séricos de SHBG também aumentam com a idade nos homens, resultando em maior porcentagem de testosterona circulante ligada firmemente e, portanto, em declínio mais acentuado da testosterona livre com o envelhecimento. A obesidade reduz os níveis séricos de testosterona e de SHBG e afeta o declínio da testosterona e da testosterona livre com a idade (Figura 221.5). Em homens entre 40 e 70 anos, a taxa de prevalência bruta de deficiência de testosterona sintomática foi estimada em cerca de 2 a 6%. Os baixos níveis de testosterona estão associados a comorbidades, como obesidade, síndrome metabólica, uso crônico de substâncias (p. ex., opioides), e os sintomas mais comuns associados a baixos níveis de testosterona total ou testosterona livre em homens idosos são sexuais.

Muitos dos efeitos dos baixos níveis de testosterona em homens idosos assemelham-se aos observados em homens mais jovens com hipogonadismo. Esses efeitos consistem em diminuição da libido, da função erétil, da massa e da força musculares e da massa óssea e em comprometimento do humor e da sensação de bem-estar. Os homens idosos apresentam aumento da gordura corporal, particularmente da gordura visceral. Há considerável controvérsia sobre o fato de o hipogonadismo associado à idade ser uma condição patológica ou fisiológica.

Deficiência de androgênios suprarrenais em homens idosos

Em mulheres e em homens idosos, foi constatado um acentuado declínio dos níveis circulantes de androgênios suprarrenais, particularmente DHEA e DHEA-S. Os níveis séricos de DHEA e DHEA-S alcançam um pico aproximadamente na terceira década de vida e, em seguida, declinam em cerca de 2% por ano, resultando em níveis de 10 a 20% dos valores basais aos 80 anos. A DHEA é um precursor de androgênios, como testosterona e DHT.

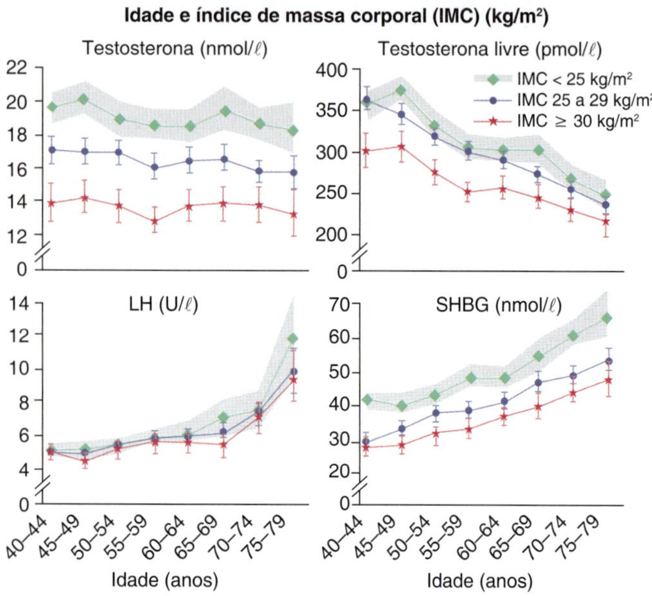

FIGURA 221.5 Relação entre a idade, o IMC e os hormônios. A coorte foi estratificada de acordo com o IMC em três grupos: sem obesidade (IMC < 25 kg/m²), sobrepeso (IMC 25 a 30 kg/m²) e obesidade (IMC > 30 kg/m²). Os níveis médios de testosterona (T) total e livre e de SHBG (IC de 95% na área sombreada e linhas verticais) foram significativamente mais baixos no grupo com sobrepeso e obesidade em todas as idades, em comparação como grupo não obeso. As tendências da T total e SHBG com a idade nas três categorias de IMC foram semelhantes (indicando a ausência de interação do IMC com a idade); a tendência da T livre com a idade no grupo obeso foi menos acentuada do que nos outros dois grupos (indicando interação do IMC com a idade). O nível médio de LH não foi significativamente diferente entre os três grupos na idade mediana dos 60 anos. O nível de LH foi mais elevado no grupo sem obesidade com mais de 70 anos, em comparação com os grupos de sobrepeso e obesidade, devido a uma interação negativa de IMC e idade. (Wu FC, Tajar A, Pye SR, et al. Hypothalamic-pituitary-testicular axis disruptions in older men are differentially linked to age and modifiable risk factors: the European Male Aging Study. *J Clin Endocrinol Metab.* 2008;93:2737-2745.)

HIPOGONADISMO MASCULINO

DEFINIÇÃO

O hipogonadismo (deficiência de androgênios) é diagnosticado em homens com sinais e sintomas consistentes e com níveis circulantes de testosterona comprovadamente baixos. A maioria dos homens com deficiência mais grave de androgênios apresenta concentrações intratesticulares de testosterona muito baixas e infertilidade. O hipogonadismo primário indica que a anormalidade se origina no testículo; caracteriza-se por níveis séricos aumentados de LH e de FSH. O hipogonadismo secundário indica a existência de um defeito no hipotálamo ou na hipófise, resultando em diminuição das gonadotropinas (LH, FSH ou ambos).[4] Ocorre hipogonadismo primário e secundário combinado no envelhecimento e em diversas doenças sistêmicas, como alcoolismo, doença hepática, síndrome metabólica, DM2, infecção pelo vírus da imunodeficiência humana (HIV), hemocromatose e doença falciforme. A obesidade leva a baixos níveis de testosterona total e testosterona livre. São observadas reduções maiores do nível de testosterona total, visto que a obesidade não apenas diminui a secreção de testosterona, mas também reduz os níveis de SHBG. Pode ocorrer diminuição da ação dos androgênios com níveis normais ou elevados de testosterona, simulando uma deficiência de androgênios, em pacientes com defeitos dos receptores de androgênios (resistência aos androgênios), anormalidades de sinalização pós-receptor e incapacidade de converter a testosterona em seu metabólito ativo, a DHT (anormalidades da 5α-redutase).

Muitas das causas de hipogonadismo primário e secundário estão relacionadas nas Tabelas 221.2 e 221.3 (ver também Capítulo 220).

Hipogonadismo testicular primário

O hipogonadismo primário refere-se a uma condição de deficiência de androgênios, com ou sem infertilidade, em que o processo patológico reside no testículo. A Tabela 221.2 fornece uma lista das causas comuns.

Tabela 221.2 Causas de insuficiência testicular primária e resistência de órgãos-alvo.

Distúrbios congênitos
Distúrbios cromossômicos
Síndrome de Klinefelter e síndromes relacionadas (p. ex., indivíduos do sexo masculino XXY, XXY/XY, XYY, XX)
Defeitos das enzimas de biossíntese da testosterona
Distrofia miotônica
Distúrbios do desenvolvimento
Síndrome de dietilestilbestrol pré-natal
Criptorquidia
Defeitos adquiridos
Orquite
Caxumba e outros vírus
Doença granulomatosa (p. ex., tuberculose, hanseníase)
Infecção pelo vírus da imunodeficiência humana
Doença infiltrativa (p. ex., hemocromatose, amiloidose)
Lesões cirúrgicas, traumáticas, torção do testículo
Irradiação
Toxinas (p. ex., álcool, fungicidas, inseticidas, metais pesados, óleo de algodão, DDT, outros "disruptores endócrinos" ambientais)
Fármacos
Agentes citotóxicos
Inibidores da síntese de testosterona e antiandrogênios (p. ex., cetoconazol, cimetidina, flutamida, ciproterona, espironolactona)
Etanol, opioides, outras substâncias recreativas
Insuficiência testicular autoimune
Isolada
Associados a outros distúrbios de órgãos específicos (p. ex., doença de Addison, tireoidite de Hashimoto, diabetes melito insulinodependente)
Síndrome de resistência aos androgênios
Deficiência da 5α-redutase
Doenças sistêmicas* (p. ex., cirrose, insuficiência renal crônica, doença falciforme, síndrome de imunodeficiência adquirida, amiloidose)
Envelhecimento*

*As doenças sistêmicas e o envelhecimento produzem um padrão misto de disfunção testicular e hipotalâmico-hipofisária.

Tabela 221.3 Causas de hipogonadismo hipogonadotrópico.

IDIOPÁTICO OU CONGÊNITO
Deficiência isolada de hormônio de liberação das gonadotropinas
Com anosmia (síndrome de Kallmann)
Com outras anormalidades (síndrome de Prader-Willi, síndrome de Laurence-Moon-Biedl, encefalocele basal)
Deficiência parcial de hormônio de liberação das gonadotropinas (síndrome do eunuco fértil)
Deficiência múltipla de hormônios hipotalâmicos e hipofisários
Hipoplasia ou aplasia hipofisária
ADQUIRIDA
Lesão cerebral traumática, após cirurgia ou irradiação
Neoplasia
Adenoma hipofisário (prolactinoma, outros tumores funcionais e não funcionais)
Craniofaringioma, germinoma, glioma, leucemia, linfoma
Infarto hipofisário, aneurisma de artéria carótida
Doenças infiltrativas e infecciosas do hipotálamo e da hipófise (sarcoidose, tuberculose, coccidioidomicose, histoplasmose, sífilis, abscesso, histiocitose X, hemocromatose)
Hipofisite autoimune
Envelhecimento e doenças sistêmicas*
Obesidade
Desnutrição
Anorexia nervosa, inanição, insuficiência renal, insuficiência hepática
Hormônios exógenos e fármacos
Antiandrogênios, estrogênios e antiestrogênios, progestógenos, glicocorticoides, cimetidina, espironolactona, digoxina, hiperprolactinemia induzida por fármacos (metoclopramida, ansiolíticos, anti-hipertensivos)

*O envelhecimento e as doenças sistêmicas produzem um padrão misto de disfunção central e testicular.

DEFEITOS CONGÊNITOS

O defeito congênito mais comum deve-se a anormalidades cromossômicas (síndrome de Klinefelter), e outras causas estão relacionadas na Tabela 221.2 e descritas no Capítulo 220.

DEFEITOS ADQUIRIDOS

Caxumba, orquite, hanseníase, infecção pelo vírus da imunodeficiência humana e hemocromatose

Após a puberdade, a caxumba (Capítulo 345) está associada à orquite clínica em 25% dos casos, e 60% dos pacientes afetados tornam-se estéreis. Durante a orquite aguda, os testículos apresentam-se inflamados, dolorosos e tumefeitos. Isso é seguido por redução gradual do tamanho. Os testículos podem readquirir o seu tamanho e funções normais ou podem atrofiar. Os defeitos da espermatogênese ocorrem com mais frequência e mais precocemente do que a disfunção das células de Leydig. Por conseguinte, os pacientes com infertilidade pós-orquítica podem apresentar níveis normais de testosterona e de LH, com níveis séricos elevados de FSH. Com o passar do tempo, podem surgir elevações nos níveis de LH e redução dos níveis de séricos de testosterona. A hanseníase (Capítulo 310) também pode causar orquite e insuficiência gonadal. Com frequência, a infecção pelo HIV está associada ao hipogonadismo, que pode ser hipogonadotrópico ou hipergonadotrópico. A hemocromatose (Capítulo 201) pode afetar o hipotálamo e a hipófise, além de atuar diretamente no testículo. Raramente, homens apresentam hipogonadismo hipogonadotrópico funcional causado por exercício ou perda de peso excessivos.[4b]

Traumatismo

A posição exposta dos testículos no escroto os torna particularmente suscetíveis à lesão. A lesão cirúrgica durante a cirurgia de escroto para hérnia, varicocele e vasectomia pode resultar em dano testicular permanente.

Irradiação

A exposição dos testículos à irradiação no tratamento de doenças malignas produz lesão das células germinativas testiculares e, com menos frequência, dano às células de Leydig.

FÁRMACOS, SUBSTÂNCIAS E TOXINAS

A quimioterapia, em particular com agentes alquilantes, como a ciclofosfamida e o bussulfano, frequentemente leva ao dano irreversível das células germinativas. Os metais pesados (chumbo, cádmio) e o óleo de algodão (gossipol) provocam dano às células germinativas. As células de Leydig são relativamente menos suscetíveis à maioria dos agentes quimioterápicos do que as células de Sertoli e as células germinativas. Alguns medicamentos podem interferir na biossíntese de testosterona (p. ex., cetoconazol, espironolactona) ou na sua ação (p. ex., ciproterona, flutamida). O etanol, independentemente de seu papel como causador de doença hepática, inibe a biossíntese de testosterona. A maconha, a heroína, a metadona, o acetato de medroxiprogesterona, outras progestinas e os estrogênios reduzem os níveis de testosterona, principalmente por meio da diminuição do LH. O tratamento clínico com androgênios, como a testosterona e a DHT, e os esteroides anabólicos sintéticos ou seu uso ilícito (p. ex., em atletas e fisiculturistas) reduzem os níveis séricos de LH e FSH e as contagens de espermatozoides. Os níveis séricos de testosterona tornam-se baixos após o uso de DHT e de agentes anabólicos sintéticos. As toxinas ambientais, como os fungicidas e os inseticidas (p. ex., DBCP, metabólitos do DDT, vinclozolina) e os subprodutos da indústria de plásticos (p. ex., ftalatos, bisfenol A), são denominados "disruptores endócrinos", visto que essas substâncias químicas podem ter efeitos estrogênicos e antiandrogênicos fracos, e foi constatado que provocam disgenesia testicular em filhotes machos, quando administrados em grandes doses a roedores fêmeas grávidas. Os dados que associam os "disruptores endócrinos" à disfunção reprodutiva masculina nos seres humanos provém principalmente de estudos de associações e não provam uma causalidade.[5]

INSUFICIÊNCIA TESTICULAR AUTOIMUNE

Podem ocorrer anticorpos dirigidos contra a fração microssomal das células de Leydig como distúrbio isolado ou como parte de um distúrbio multiglandular (Capítulo 218) que acomete, em graus variáveis, a tireoide, a hipófise, as glândulas suprarrenais, o pâncreas e outros órgãos.

RESISTÊNCIA AOS ANDROGÊNIOS (DEFICIÊNCIA DE ÓRGÃOS-ALVO SENSÍVEIS AOS ANDROGÊNIOS)

Determinadas condições apresentam fenótipos clínicos que simulam a deficiência de testosterona na ausência de redução dos níveis de testosterona. Esses estados de resistência aos androgênios podem ser induzidos por fármacos (antiandrogênios) ou por defeitos genéticos no receptor de androgênios, defeitos congênitos ou adquiridos de sinalização pós-receptor de androgênios ou deficiência de 5α-redutase (Capítulo 220).

Hipogonadismo associado a doenças sistêmicas

Ocorrem anormalidades do eixo hipotalâmico-hipofisário-testicular em diversas doenças sistêmicas, incluindo insuficiência hepática, insuficiência renal, desnutrição grave, anemia falciforme, doença maligna avançada, obesidade grave, síndrome metabólica, DM2, fibrose cística e amiloidose, bem como em indivíduos submetidos a hemodiálise crônica. Os efeitos da cirrose hepática sobre a função testicular são complexos e podem estar associados aos efeitos tóxicos diretos do consumo contínuo de álcool ou podem ser independentes deles. Ginecomastia, atrofia testicular e disfunção erétil constituem sinais concomitantes de cirrose. Em 50% dos casos, ocorre diminuição da espermatogênese, com fibrose peritubular. Em geral, os níveis de estradiol estão elevados. Isso resulta em aumento da razão entre os níveis séricos de estradiol e testosterona, frequentemente associado à ginecomastia. Na anemia falciforme e na talassemia maior, os meninos podem apresentar comprometimento da maturação sexual, e os homens, com frequência, são inférteis. Diabetes melito e obesidade constituem dois fatores importantes no hipogonadismo.[6] Dados recentes mostram que o DM2 está associado a baixos níveis sanguíneos de testosterona, principalmente em consequência da disfunção hipotalâmico-hipofisária; a diminuição dos níveis séricos de testosterona está correlacionada com o grau de hiperglicemia.

Insuficiência gonadal secundária (hipogonadismo hipogonadotrópico)

HIPOGONADISMO HIPOGONADOTRÓPICO CONGÊNITO

O hipogonadismo hipogonadotrópico representa deficiência na secreção de gonadotropinas (LH e FSH), devido a uma anormalidade intrínseca ou funcional do hipotálamo ou da hipófise (ver anteriormente e no Capítulo 220). As anormalidades na liberação de kisspeptina/neurocinina B/dinorfina (KNDy) pelos neurônios hipotalâmicos e as deficiências de receptores surgiram como importante causa de deficiência de GnRH. Esses distúrbios resultam em disfunção secundária das células de Leydig (ver Tabela 221.3). As manifestações clínicas dependem da idade do paciente no início do distúrbio.

DISTÚRBIOS HIPOGONADOTRÓPICOS ADQUIRIDOS E DISTÚRBIOS FUNCIONAIS

Anorexia nervosa e perda de peso

A anorexia nervosa (Capítulo 206) e perda de peso são exemplos de defeitos funcionais que resultam em baixos níveis séricos de testosterona. Os homens e as mulheres com anorexia nervosa apresentam manifestações de hipogonadismo hipogonadotrópico. A inanição também pode reduzir a secreção de gonadotropinas. O exercício vigoroso exerce efeitos mínimos sobre a função testicular nos homens.

Estresse e doença

O estresse intenso (p. ex., cirurgia, traumatismo) e doença sistêmica também reduzem os níveis de gonadotropinas e de testosterona. Os distúrbios hipotalâmico-hipofisários orgânicos incluem lesões neoplásicas, granulomatosas, infiltrativas e pós-traumáticas na região do hipotálamo e da hipófise.

Tumores hipofisários

Os prolactinomas manifestam-se de maneira diferente em homens e mulheres (Capítulo 211). Nos homens, esses tumores são habitualmente grandes (> 1 cm de diâmetro; macroadenomas) por ocasião em que são detectados. Os homens com macroadenomas secretores de prolactina geralmente apresentam hipogonadismo, disfunção erétil e manifestações visuais em consequência de extensão suprasselar. Nos tumores pequenos, o hipogonadismo hipogonadotrópico pode ser devido aos efeitos supressores sobre o GnRH anteriormente descritos; entretanto, nos tumores grandes, pode resultar também de um efeito expansivo que provoca dano aos gonadotrofos não neoplásicos.

Os grandes tumores hipofisários não secretores de prolactina (hormônio de crescimento, hormônio adrenocorticotrófico, glicopeptídio e célula nula) também podem produzir insuficiência de gonadotropinas, em consequência do dano à hipófise adjacente normal (Capítulo 211), resultando em diminuição dos níveis séricos de LH e de testosterona.

MANIFESTAÇÕES CLÍNICAS E DIAGNÓSTICO DO HIPOGONADISMO

O diagnóstico baseia-se nos sinais e sintomas clínicos e na redução dos níveis séricos de testosterona. A faixa de referência da testosterona sérica total em uma população de homens adultos jovens varia em diferentes laboratórios e populações. A faixa normal harmonizada em uma população saudável sem obesidade de homens europeus e americanos de quatro estudos de coortes de grande porte, de 19 a 39 anos, é de 264 a 916 ng/dℓ.

Anamnese

A anamnese deve concentrar-se no descenso testicular, desenvolvimento puberal, frequência do barbear, alterações dos pelos corporais e doenças sistêmicas atuais e anteriores. Uma história sexual completa deve incluir alterações da libido, das funções erétil e ejaculatória, frequência de masturbação, atividade sexual e fertilidade (inclusive as de parceiras(os) atuais e anteriores). Devem-se obter informações sobre a ocorrência de orquite anterior, queixas sinopulmonares, infecções sexualmente transmissíveis, vírus da imunodeficiência humana (HIV), infecções geniturinárias e procedimentos cirúrgicos anteriores, passíveis de afetar o sistema reprodutor (p. ex., vasectomia, reparo de hérnia, prostatectomia, ligadura de varicocele). A história social deve incluir tabagismo e etilismo. A história de medicamentos e substâncias autoprescritas inclui substâncias psicoativas, opioides, esteroides anabólicos, uso de glicocorticoides, inibidores da 5α-redutase e tratamentos psiquiátricos, anti-hipertensivos, antiandrogênicos, citotóxicos e de medicina alternativa, toxinas ambientais e exposição ao calor (incluindo saunas e banheiras de hidromassagem) e irradiação.

Exame físico

O exame físico geral é complementado pelas medidas de altura e envergadura; caracterização da distribuição dos pelos faciais, púbicos e corporais; presença de acne e rugas faciais; exame das mamas à procura de ginecomastia; avaliação da massa muscular e adiposidade; medida do comprimento do pênis e localização do meato uretral; exame da próstata por toque retal; e avaliação do campo visual se houver suspeita de hipogonadismo secundário. O exame do escroto deve incluir avaliação da fusão na linha mediana (p. ex., escroto bífido, hipospadias); tamanho e consistência dos testículos; pesquisa de massas intratesticulares; anormalidades do epidídimo; presença bilateral do ducto deferente; e varicocele, hidrocele ou hérnias. O testículo normal tem 3,6 a 5,5 cm de comprimento, 2,1 a 3,2 cm de largura e 15 a 35 mℓ de volume nos homens brancos e negros. Os homens asiáticos apresentam tamanho testicular médio ligeiramente menor. Em geral, diminuição do volume testicular indica redução no número de células espermatogênicas, visto que os túbulos seminíferos representam mais de 80% do volume testicular.

Exames laboratoriais

Devido à existência de um acentuado ritmo diurno da secreção de testosterona nos homens jovens (mais elevada pela manhã), a testosterona, o LH e o FSH são determinados rotineiramente em amostras de sangue coletadas pela manhã. Existe uma ampla faixa de valores de referência desses hormônios, devido, em parte, à variabilidade das medições, mas também influenciada pelos critérios de seleção da população de referência. Os laboratórios dos hospitais têm utilizado, em sua maioria, métodos de imunoensaio para medir o nível sérico de testosterona, e esses métodos podem carecer de precisão para baixos níveis séricos de testosterona. Estudos recentes sugerem que os métodos que utilizam a cromatografia de líquido ou gasosa e a espectrometria de massa fornecem resultados mais acurados, até mesmo na presença de níveis séricos muito baixos de testosterona. Os Centers for Disease Control (CDC) desenvolveram um sistema externo para harmonizar as medições laboratoriais com um método padronizado validado.

As medições da testosterona total podem constituir indicadores errôneos do estado secretor das células de Leydig em condições nas quais os níveis de SHBG estão anormais (ver seção anterior). Nessas circunstâncias, pode ser útil recorrer à medição da testosterona livre (por um método de diálise de equilíbrio), testosterona biodisponível (que consiste na testosterona livre mais a testosterona ligada à albumina) ou testosterona livre calculada (pelas medições da testosterona total e SHBG).

Os níveis elevados de LH e de FSH distinguem o hipogonadismo primário do secundário (ambos apresentam baixos níveis séricos de testosterona); entretanto, muitos homens idosos com baixos níveis séricos de testosterona apresentam concentração normal de LH. Os níveis séricos de prolactina devem ser medidos em todos os casos de baixos níveis de testosterona, casos de baixos níveis de LH (hipogonadismo hipogonadotrópico) e em homens com lesões expansivas da hipófise diagnosticadas ou com galactorreia. A DHT é medida em casos de diferenciação anormal dos órgãos genitais e quando há suspeita de deficiência de 5α-redutase. Deve-se medir o nível sérico de estradiol em casos de ginecomastia. Pode ser necessária a avaliação de outros precursores e produtos da testosterona em circunstâncias especiais, incluindo suspeita de defeitos enzimáticos congênitos. A análise do sêmen (espermograma) é o *padrão de referência* do exame laboratorial para infertilidade masculina.

As seguintes regras sobre a medição da testosterona sérica aplicam-se à maioria dos homens jovens e de meia-idade com suspeita de hipogonadismo. Se o nível sérico de testosterona total pela manhã estiver repetidamente abaixo de 230 ng/dℓ (8 nmol/ℓ), e se o paciente apresentar sinais ou sintomas compatíveis com estado de baixo nível de testosterona, hipogonadismo é provável e indica-se a reposição com testosterona. Se o nível sérico de testosterona estiver entre 230 e 320 ng/dℓ, com níveis séricos normais de LH, o paciente pode ou não apresentar hipogonadismo clínico, e a reposição de androgênios pode não melhorar os sinais/sintomas (p. ex., disfunção sexual). Por conseguinte, quando o nível sérico de testosterona total é limítrofe, e o LH não está aumentado, indica-se uma das medições de testosterona bioativa (p. ex., testosterona livre). As diretrizes para homens com mais de 60 anos são menos bem definidas. Como os níveis de SHBG estão, com frequência, elevados, os níveis de testosterona total podem superestimar as formas biologicamente ativas. Um nível sérico de testosterona total acima de 350 a 400 ng/dℓ indica que o hipogonadismo é muito improvável como causa dos sintomas, e o médico deve investigar outras etiologias para explicar os sintomas.

TRATAMENTO

Indicações

A principal indicação clínica para tratamento com reposição com androgênios é o hipogonadismo masculino (Tabela 221.4). Em cerca de 10% dos homens com hipogonadismo idiopático revertido por meio de tratamento com testosterona, a reversão é mantida após a interrupção do tratamento. Isso sugere que alguns pacientes com baixo nível sérico de testosterona podem apresentar uma causa transitória da deficiência.

Os efeitos benéficos da reposição de testosterona foram demonstrados em homens idosos com níveis séricos relativamente baixos de testosterona. A terapia de reposição com testosterona (até 3 anos) diminui a massa de gordura, aumenta a massa corporal magra, melhora a força e aumenta a densidade mineral óssea (DMO) em homens idosos.[A1] O tratamento com gel de testosterona suficiente para elevar os níveis séricos de testosterona para a faixa média normal de homens jovens melhora a atividade sexual, a libido, a função erétil e o humor,[A2,A3] corrige a anemia inexplicável[A4] e aumenta a DMO e a força.[A5] O efeito sobre a atividade física é modesto, na melhor das hipóteses, e não se observa nenhuma melhora na cognição.[A6] Os homens tratados com testosterona apresentam aumento significativo do volume da placa não calcificada por angiotomografia coronariana,[A7] porém não houve aumento dos eventos adversos cardiovasculares ao longo de menos de 3 anos, aproximadamente, de duração dos vários ensaios clínicos randomizados.[A8] Entretanto, em estudos de coorte com acompanhamento de maior duração, os dados de risco cardiovascular são menos claros.[7-9] A terapia de reposição com testosterona não parece afetar os sinais/sintomas das vias urinárias inferiores.[A9]

Tabela 221.4 Indicações para terapia com androgênios.

Deficiência de androgênios (hipogonadismo) (sinais, sintomas e baixo nível de testosterona)
Microfalo (neonatal)
Puberdade tardia em meninos
Edema angioneurótico
Outros usos possíveis ou em fase de investigação
Contracepção hormonal masculina
Sarcopenia associada ao câncer, infecção pelo vírus da imunodeficiência humana, infecção crônica, fragilidade em mulheres e homens idosos
Distúrbio sexual hipoativo após a menopausa

Atualmente, o tratamento com testosterona não é recomendado para homens idosos com câncer de próstata ou suspeita dele, com insuficiência cardíaca moderada a grave, apneia do sono grave não corrigida ou massa eritrocitária elevada.[10-12] Deve-se efetuar um toque retal, determinar o nível de antígeno prostático específico, e os sintomas de obstrução grave do sistema urinário devem ser avaliados antes de iniciar o tratamento com testosterona.

Em homens idosos com deficiência de DHEA, a administração oral de DHEA aumenta as concentrações séricas de DHEA e DHEA-S até níveis encontrados em homens jovens. Todavia, os níveis séricos de testosterona não se modificam, e os pacientes não apresentam efeitos benéficos relatados sobre a qualidade de vida, a função sexual, o humor, a composição corporal e a capacidade de atividade física.[A10]

As contraindicações absolutas para terapia de reposição com androgênio incluem carcinoma da próstata e da mama masculina. Os androgênios devem ser utilizados com cautela em homens idosos com próstata aumentada e sintomas urinários, hematócrito elevado e distúrbios respiratórios relacionados com o sono.

Sistema de administração de testosterona

A Tabela 221.5 apresenta os diversos métodos de administração do tratamento com testosterona.

Os ésteres de testosterona, como as injeções de enantato (ou cipionato) de testosterona, são amplamente utilizados nos EUA e no mundo inteiro. A dose recomendada é de 150 a 200 mg IM, uma vez a cada 2 a 3 semanas. Estudos mais recentes mostraram que esses ésteres de testosterona de ação média longa podem ser administrados por via subcutânea (SC) semanalmente, produzindo níveis de testosterona mais estáveis em comparação com as injeções intramusculares. As injeções de undecanoato de testosterona, em doses de 750 mg administradas a cada 10 semanas ou 1.000 mg a cada 12 semanas, constituem a terapia de reposição de testosterona preferida em muitas partes do mundo, mas não nos EUA, devido às exigências regulamentares de um período de observação por cerca de 30 minutos após a injeção para episódios de tosse.

Os androgênios 17α-alquilados modificados (metiltestosterona e muitos esteroides anabólicos), que estão disponíveis em preparações orais, não são recomendados para reposição de androgênios. Esses agentes podem levar a anormalidades da função hepática, acentuada redução do colesterol das lipoproteínas de alta densidade e elevação dos níveis de colesterol total, em comparação com os ésteres de testosterona. Recentemente, as cápsulas de undecanoato de testosterona oral foram aprovadas pela FDA nos EUA. As cápsulas, que contêm 158 a 396 mg de undecanoato de testosterona em um sistema de fornecimento do fármaco autoemulsificante, devem ser tomadas 2 vezes/dia com alimento. A liberação transbucal de testosterona por meio de comprimidos mucoadesivos (30 mg aplicados 2 vezes/dia) resulta em níveis de testosterona na faixa fisiológica por meio de sua absorção direta na circulação sistêmica, evitando, assim, os efeitos de primeira passagem do fígado. Os comprimidos podem ser desalojados da membrana mucosa bucal.

Implantes de testosterona cristalina estão disponíveis para tratamento crônico do hipogonadismo. Os níveis séricos de testosterona são mantidos na faixa fisiológica por 4 a 6 meses, dependendo do número de implantes inseridos SC. Os implantes não são habitualmente utilizados, porém estão ganhando alguma popularidade entre urologistas nos EUA; são amplamente utilizados na Austrália e no Reino Unido.

Nos EUA, dispõe-se, há 15 anos, da administração de testosterona transdérmica por meio de adesivos e géis cutâneos. Os adesivos não escrotais liberam 5 mg/dia de testosterona, que representa a taxa de produção fisiológica. Esses adesivos proporcionam níveis de testosterona dentro da faixa normal, porém apresentam incidência elevada de irritabilidade cutânea (vermelhidão, edema e formação de vesículas). Foram desenvolvidos géis/loção de testosterona hidroalcoólicos e não alcoólicos para aplicação transdérmica, que passaram a constituir as formulações de testosterona mais amplamente utilizadas nos EUA. A dose habitual é de 50 a 100 mg de gel de testosterona a 1, 1,62 e 2%, aplicados diariamente à pele, fornecendo 5 a 10 mg de testosterona ao corpo. A administração transdérmica resulta em uma concentração sérica mais consistente e provoca pouca irritação cutânea. É possível haver transferência da testosterona do usuário para outra pessoa durante o uso rotineiro, e isso pode ser uma preocupação se houver contato próximo com a pele de mulheres e crianças. É necessário utilizar roupas de proteção ou tomar um banho para evitar a transferência de testosterona por meio de contato pele a pele.

A Tabela 221.6 mostra os benefícios e os efeitos colaterais potenciais do tratamento com androgênios. Em homens com hipogonadismo, a reposição de androgênio leva ao desenvolvimento e à manutenção das características sexuais secundárias. A testosterona exerce efeitos anabólicos importantes sobre o músculo e o osso e melhora tanto a libido quanto a disfunção sexual. Apresenta menos efeito sobre a disfunção erétil. Não exerce efeito significativo a curto prazo sobre a próstata, porém aumenta o seu volume em cerca de 4,5 mℓ em média após 12 meses de tratamento com gel de testosterona.[13]

Tabela 221.5 Preparações de androgênios.

VIA DE ADMINISTRAÇÃO	PREPARAÇÃO	DOSE E FREQUÊNCIA DE ADMINISTRAÇÃO
Oral*	Undecanoato de testosterona	158 a 396 mg VO, 2 ou 3 vezes/dia com alimento
Bucal	Testosterona transbucal, comprimidos mucoadesivos	30 mg, 2 vezes/dia
Injeção	Enantato e cipionato de testosterona	100 mg/semana IM ou 150 a 200 mg IM a cada 2 semanas 50 a 100 mg/semana SC
	Undecanoato de testosterona	750 a 1.000 mg IM, a cada 10 a 12 semanas
Implante	Implantes de testosterona	Implantes de 75 mg (nos EUA), 6 a 10 implantes inseridos, uma vez a cada 4 a 6 meses
Transdérmica	Adesivo não escrotal	Dois adesivos, cada um liberando 2,5 mg de testosterona/dia; ou um adesivo liberando 5 mg de testosterona/dia Um adesivo liberando 5 mg de testosterona/dia
Gel transdérmico	Gel para uso tópico	Gel de 1 a 2% aplicado 1 vez/dia, liberando 50 a 100 mg de testosterona na pele e 5 a 10 mg no corpo

*Os androgênios 17α-alquilados orais modificados, como metiltestosterona, fluoximesterona, oximetolona, estanozolol e oxandrolona, não são recomendados para o tratamento de estados de deficiência androgênica, devido ao potencial hepatotóxico e aos efeitos adversos sobre os lipídios séricos. IM = intramuscular; VO = via oral; SC = via subcutânea.

INFERTILIDADE MASCULINA

DEFINIÇÃO

A infertilidade é definida como a incapacidade de um casal engravidar depois de pelo menos 1 ano de relações sexuais frequentes sem proteção. Se não tiver ocorrido gravidez depois de 3 anos, é mais provável que a infertilidade persista se não for instituído tratamento clínico.

EPIDEMIOLOGIA

Os estudos realizados nos EUA e na Europa mostraram prevalência de infertilidade em 1 ano em 15% dos casais. A prevalência nos países em desenvolvimento tende a ser maior, devido à maior prevalência de infecção do sistema genital. Entre os casos de subfertilidade, 30 a 35% podem

Tabela 221.6 Terapia com androgênios: riscos *versus* benefícios.

BENEFÍCIOS	RISCOS
Desenvolvimento ou manutenção de características sexuais secundárias	Retenção de líquidos
Aumento da libido e da função sexual	Ginecomastia
Aumento da força e da massa musculares	Acne, pele oleosa
Aumento da densidade mineral óssea	Aumento do hematócrito, eritrocitose
Melhora da anemia	Diminuição do HDL-colesterol (os agentes orais produzem mais efeito)
Diminuição da gordura corporal e visceral	Apneia do sono
Melhora do humor	Comportamento agressivo (?)
Efeito sobre a cognição (?)	Doença da próstata Hiperplasia prostática benigna (?) Carcinoma de próstata (agravamento do câncer existente)
Efeito sobre a vitalidade e a qualidade de vida (?)	Aumento dos eventos adversos cardiovasculares em um estudo de homens idosos com fragilidade e com múltiplas comorbidades
Diminuição do risco de doença cardiovascular (estudos epidemiológicos); sem benefícios/risco em estudos clínicos	

ser atribuídos a fatores predominantemente femininos, 25 a 30%, a fatores masculinos; e 25 a 30% a problemas em ambos os parceiros.

BIOPATOLOGIA

Os distúrbios hipotalâmico-hipofisários constituem causas infrequentes de infertilidade masculina e são discutidos na seção sobre hipogonadismo e deficiência de andrógenios. Os distúrbios testiculares constituem a causa identificável mais frequente de infertilidade (ver Tabela 221.2). As microdeleções do cromossomo Y estão sendo cada vez mais reconhecidas como causa genética de azoospermia e de oligozoospermia grave. Até 25% dos homens inférteis apresentam microdeleções no braço longo do cromossomo Y, muitas das quais estão mapeadas na região Yq11 do cromossomo, que é denominada fator de azoospermia (AZF). As mutações nas regiões a e b do AZF estão associadas à azoospermia, enquanto as mutações na região c do AZF podem estar associadas a oligozoospermia. A deleção gr/gr remove um grande segmento do gene de AZFc e representa um fator de risco significativo de oligozoospermia em algumas populações, mas não em todas elas. Foram descritas mutações no gene 11 expresso no testículo (*TEX11*) e em outros genes, como NR5A1 e DMRT1, que constituem uma causa comum de parada da meiose e azoospermia em homens inférteis.[14,15] Os defeitos do cromossomo Y são transmissíveis a filhos do sexo masculino se os casos forem tratados com sucesso por TRA. Por conseguinte, devem-se efetuar um teste genético e aconselhamento antes de considerar o uso de tecnologias, como injeção intracitoplasmática de espermatozoides (ICSI).

DIAGNÓSTICO

A abordagem ao diagnóstico de um casal com infertilidade deve consistir no tratamento tanto do homem quanto da mulher (Figuras 221.6 e 221.7).

O exame do ejaculado constitui a base para a investigação de um homem infértil (Tabela 221.7). As amostras de sêmen são coletadas no consultório ou em casa, de preferência após 2 a 7 dias de abstinência de atividade ejaculatória. Os valores de referência geralmente aceitos para o espermograma são fornecidos na Tabela 221.8. A concentração normal de espermatozoides é superior a 15 milhões/mℓ, com um número total de espermatozoides de mais de 39 milhões por ejaculado; entretanto, homens com contagens mais baixas de espermatozoides podem ser férteis. Mais de 40% dos espermatozoides devem ser móveis, e mais de 32% devem demonstrar um padrão de motilidade progressivo. Com base em critérios

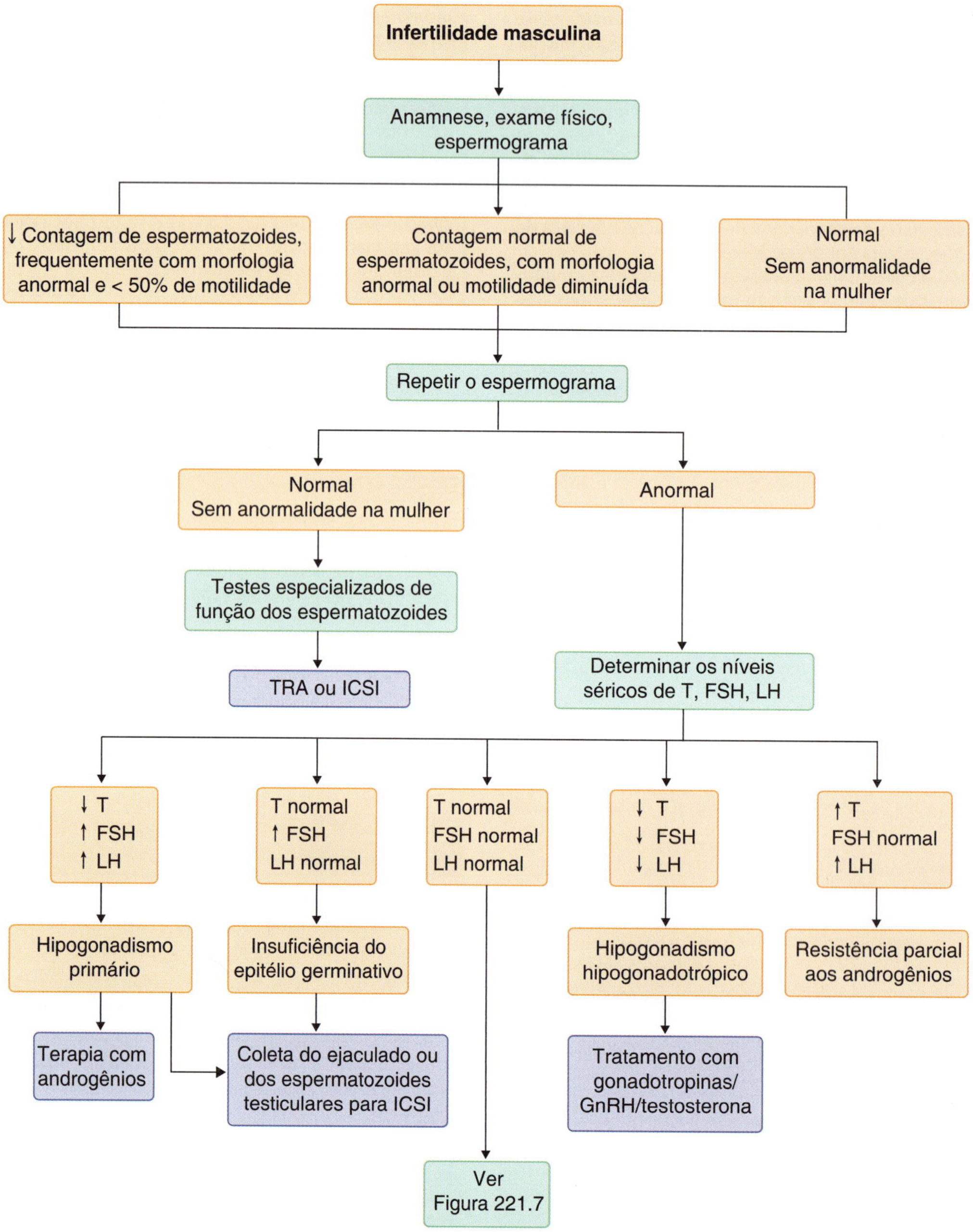

FIGURA 221.6 **Abordagem algorítmica para o diagnóstico e o tratamento da infertilidade masculina.** TRA = tecnologia de reprodução assistida; FSH = hormônio foliculoestimulante; GnRH = hormônio de liberação das gonadotropinas; ICSI = injeção intracitoplasmática de espermatozoides; LH = hormônio luteinizante sérico; T = testosterona sérica.

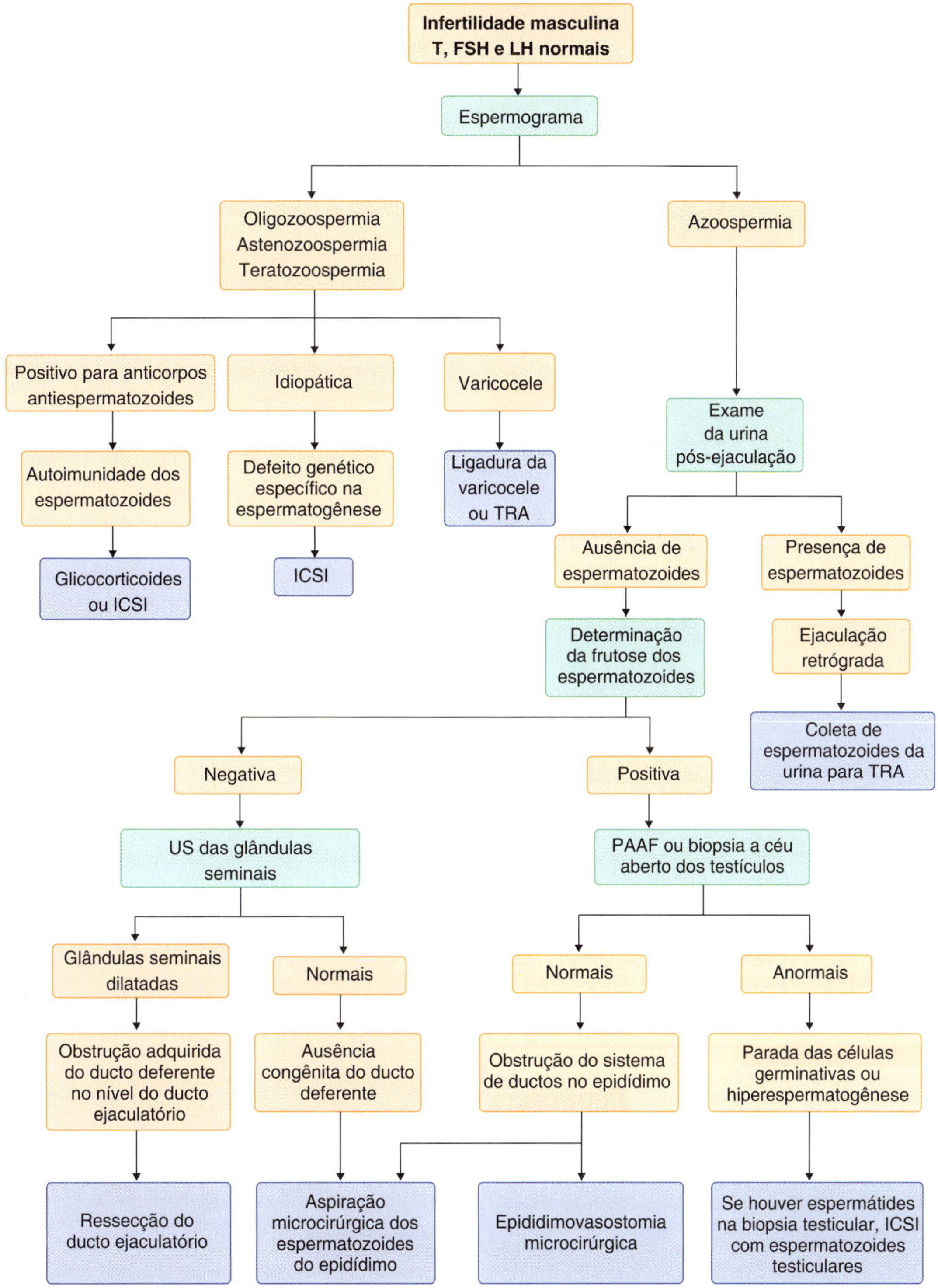

FIGURA 221.7 **Abordagem algorítmica para o diagnóstico e o tratamento da infertilidade masculina em pacientes com concentrações séricas normais de hormônios.** TRA = tecnologia reprodutiva assistida; FSH = hormônio foliculoestimulante; ICSI = injeção intracitoplasmática de espermatozoides; LH = hormônio luteinizante sérico; T = testosterona sérica; US = ultrassonografia; PAAF = punção aspirativa por agulha fina.

estritos para a avaliação da morfologia dos espermatozoides, a porcentagem de formas morfologicamente normais deve ser superior a 4%. Existe uma considerável sobreposição na qualidade do sêmen de homens férteis e subférteis. A baixa concentração de espermatozoides ou a morfologia precária dos espermatozoides estão associadas a menor probabilidade de concepção normal da parceira. Em pacientes com resultados anormais do espermograma, indica-se a medição dos níveis séricos de FSH, de LH e de testosterona (ver Figura 221.6). Em geral, os níveis elevados de FSH indicam dano grave ao epitélio germinativo. A diminuição dos níveis séricos de inibina B também reflete função inadequada das células de Sertoli e pode indicar disfunção espermatogênica. A elevação das concentrações séricas de LH e de FSH, juntamente com um baixo nível sérico de testosterona, indica insuficiência pantesticular, levando ao hipogonadismo e à infertilidade. As baixas concentrações séricas de FSH, de LH e de testosterona sugerem disfunção hipotalâmico-hipofisária; é preciso medir o nível sérico de prolactina, e podem ser necessárias investigações complementares. A baixa concentração de espermatozoides e níveis suprimidos de LH, com níveis séricos elevados, normais ou baixos de testosterona (na ausência de manifestações clínicas de deficiência de androgênios), podem sugerir o uso de androgênios exógenos. O padrão hormonal na insensibilidade aos androgênios (uma causa incomum de infertilidade masculina) consiste em elevação dos níveis de LH, níveis normais de

Tabela 221.7 Infertilidade masculina: exames laboratoriais básicos.

ANÁLISES DO SÊMEN	ANÁLISES HORMONAIS (EM PACIENTES COM ANÁLISES DO SÊMEN ANORMAIS)
Volume, pH Microscopia: aglutinação, resíduos Espermatozoides: concentração, motilidade, morfologia, vitalidade Leucócitos Células germinativas imaturas Autoanticorpos antiespermatozoides (espermatozoides e bioquímica do sêmen, provas de função dos espermatozoides)	Nível sérico de hormônio luteinizante (LH) e hormônio foliculoestimulante (FSH) Testosterona sérica Se os níveis de LH e de testosterona estiverem baixos, prolactina sérica

Tabela 221.8 Análise do sêmen (espermograma): faixa de referência a partir de homens férteis.*

PARÂMETRO	FAIXA DE REFERÊNCIA
Volume do sêmen	> 1,5 mℓ
Espermatozoides	
Concentração	> 15 milhões/mℓ
Contagem total	> 39 milhões/ejaculado
Motilidade	> 40% móveis > 32% progressivamente móveis
Morfologia	> 4% normais†
Vitalidade (vivos)	> 58%
Leucócitos	< 1 milhão/mℓ

*Foram escolhidos homens cujas parceiras engravidaram em 12 meses ou menos para fornecer distribuições de referência de parâmetros do sêmen. †Esse valor baseia-se em critérios estritos para avaliar a morfologia dos espermatozoides em estudos que utilizam a fertilização *in vitro* como parâmetro clínico.

FSH e níveis séricos normais altos a elevados de testosterona. Os parâmetros hormonais normais em homens com azoospermia (ausência de espermatozoides no ejaculado) e testículos de tamanho normal podem sugerir obstrução congênita ou adquirida do epidídimo ou do ducto deferente.

TRATAMENTO

Uma abordagem algorítmica ao tratamento da infertilidade masculina está ilustrada nas Figuras 221.6 e 221.7. Os princípios de manejo da infertilidade masculina podem ser resumidos conforme descrito a seguir. (1) Os homens com oligozoospermia de leve a moderada, com ou sem diminuição da motilidade dos espermatozoides e com algum comprometimento da motilidade, são subférteis, em vez de inférteis. Podem ocorrer gestações espontâneas nesse grupo. (2) O tratamento farmacológico confiável é limitado a 1 a 2% dos homens inférteis com insuficiência de gonadotropinas. (3) As tecnologias de reprodução assistida, incluindo fertilização *in vitro* e injeção intracitoplasmática de espermatozoides, aumentaram drasticamente as taxas de gravidez. (4) Na infertilidade por fatores masculinos, pode ocorrer azoospermia (ausência de espermatozoides no ejaculado) com obstrução do sistema ejaculatório. Nesses pacientes, a fertilização *in vitro* e a injeção intracitoplasmática de espermatozoides, após extração percutânea de espermatozoides do epidídimo ou extração microcirúrgica de espermatozoides do epidídimo, são altamente bem-sucedidas. (5) A azoospermia que resulta do comprometimento da espermatogênese pode não ser um estado de esterilidade, visto que espermatozoides podem ser encontrados nos testículos. A extração microcirúrgica dos espermatozoides dos testículos, seguida de injeção intracitoplasmática de espermatozoides, pode ser realizada com sucesso, até mesmo em pacientes com síndrome de Klinefelter.

DISFUNÇÃO SEXUAL

A disfunção sexual pode ser dividida em quatro categorias principais: (1) perda do desejo (libido), (2) disfunção erétil, (3) insuficiência ejaculatória e (4) estados anorgásmicos.

Diminuição da libido

A perda da libido refere-se à diminuição do interesse, da iniciativa e da frequência sexuais, bem como da intensidade das respostas a estímulos eróticos internos ou externos. Os fatores causais incluem fatores psicogênicos, doença do SNC, deficiência de androgênios e resistência a esses hormônios e efeitos colaterais de medicações (p. ex., anti-hipertensivos, psicotrópicos, álcool etílico, narcóticos, bloqueadores da dopamina, antiandrogênios e, possivelmente, inibidores da 5α-redutase). A testosterona total e a testosterona livre estão associadas de maneira consistente, mas não muito fortemente, ao desejo sexual, função erétil e atividade sexual em homens de mais idade sintomáticos,[16,17] e o tratamento com testosterona melhora o desejo sexual em homens idosos sintomáticos com deficiência de testosterona.

O tratamento é direcionado para o mecanismo causal.

Insuficiência ejaculatória e comprometimento do orgasmo

A insuficiência ejaculatória refere-se à ausência ou à redução de emissão de sêmen ou ao comprometimento da contração ejaculatória. Em geral, está associada a condições neurológicas e à terapia farmacológica. O estado anorgásmico é uma condição desagradável, porém relativamente incomum, em homens nos quais o processo normal de ereção e de ejaculação ocorre na ausência da sensação subjetiva de prazer iniciada no momento da emissão e ejaculação. A ejaculação prematura é a forma mais comum de disfunção sexual masculina. As estimativas de sua prevalência variam, mas uma estimativa razoável parece ser de 25 a 30%. O *Manual Diagnóstico e Estatístico de Transtornos Mentais* (2013) define a ejaculação prematura como ejaculação que ocorre em aproximadamente 1 minuto após a penetração, antes de a pessoa desejá-la em 75% das ocasiões, durante pelo menos 6 meses, e que causa sofrimento pessoal. A biopatologia da ejaculação prematura não é conhecida. Pode estar associada a angústia acentuada ou dificuldades interpessoais e não representa um efeito direto do abuso de substâncias psicoativas, como abstinência de opiáceos. O diagnóstico baseia-se principalmente na história sexual e inclui a avaliação do tempo de latência ejaculatório, percepção de controle, angústia e dificuldade interpessoal. O tratamento de primeira linha consiste em inibidores seletivos da recaptação de serotonina (ISRS) ou inibidor do transportador de serotonina (p. ex., 60 mg de dapoxetina ou 15 mg de clomipramina sempre que necessário),A11 juntamente com terapia comportamental e aconselhamento sobre relacionamento. Metanálise do acréscimo de um inibidor da fosfodiesterase-5 (PDE-5) a um ISRS demonstra melhor efeito do que um ISRS isoladamente no prolongamento do tempo de latência antes da ejaculação.[18] Cremes anestésicos tópicos podem ser utilizados como alternativa.[19]

Disfunção erétil

DEFINIÇÃO

A disfunção erétil pode ser definida como incapacidade de um homem de obter rigidez suficiente para possibilitar o coito de duração adequada para satisfazer a si próprio e à(ao) parceira(o).

EPIDEMIOLOGIA

As estimativas atuais sugerem que 10 a 15% de todos os homens norte-americanos sofrem de disfunção erétil, com aumento progressivo da incidência à medida que o homem envelhece. Os dados do Massachusetts Aging Study relatam que 52% dos homens de 40 a 70 anos apresentam algum grau de disfunção erétil. A prevalência da disfunção erétil é ainda maior em homens com diabetes melito do tipo 2 e após prostatectomia radical para o câncer de próstata. Nos EUA e na Europa, os estudos epidemiológicos realizados em homens entre 50 e 80 anos indicam que a disfunção erétil está associada a sinais/sintomas obstrutivos das vias urinárias inferiores/hiperplasia prostática benigna.

BIOPATOLOGIA

As causas de disfunção erétil são numerosas; todavia, em geral, podem ser classificadas da seguinte maneira: vasculogênicas, psicológicas, endócrinas, neurológicas, iatrogênicas (após prostatectomia radical), relacionadas com fármacos, doença sistêmica e envelhecimento. A disfunção erétil é comum em homens idosos, apesar de níveis séricos normais de testosterona; esse efeito parece resultar do comprometimento da capacidade vasodilatadora do pênis, em consequência de disfunção endotelial. A diminuição da atividade nervosa não adrenérgica não colinérgica e a redução da produção de óxido nítrico (NO) pelas células endoteliais resultam em diminuição do relaxamento do músculo liso cavernoso, redução do enchimento dos sinusoides cavernosos e compressão diminuída do plexo venoso contra a túnica, levando à falência da ereção. Os homens que apresentam disfunção erétil compartilham fatores de risco comuns com a doença cardiovascular (tabagismo, obesidade, síndrome metabólica, hiperlipidemia e diabetes melito do tipo 2). As evidências disponíveis indicam que os homens com disfunção erétil leve devem ser avaliados para doença cardiovascular, particularmente na presença de outros fatores de risco. Um estudo farmacoepidemiológico retrospectivo mostrou que a prescrição de inibidores da PDE-5 não estimulou a avaliação dos riscos cardiovasculares e que isso pode representar uma oportunidade perdida para a intervenção precoce visando à prevenção da doença cardiovascular.[20]

DIAGNÓSTICO

O diagnóstico da disfunção erétil baseia-se principalmente na anamnese (sobretudo história patológica pregressa clínica e sexual detalhada do paciente e de sua[seu] parceira[o]), quando disponível. A história pode revelar a causa subjacente, como uso de medicação (Tabela 221.9) ou outros distúrbios comuns associados à disfunção erétil. O exame físico deve concentrar-se nos sistemas geniturinário, circulatório, endócrino e neurológico. O exame da próstata é importante, visto que a disfunção erétil está comumente associada à hiperplasia prostática benigna (HPB) sintomática. Os exames laboratoriais devem incluir a determinação da testosterona sérica pela manhã e, quando indicado, o antígeno prostático específico (PSA), a glicose em jejum (ou hemoglobina A_{1c}) e o colesterol. Raramente, há necessidade de exames diagnósticos específicos.

TRATAMENTO

O tratamento da disfunção erétil consiste em identificar a causa e tratá-la.[21] Os sinais/sintomas podem ser tratados de maneira efetiva pela administração oral de inibidores da fosfodiesterase-5 seletivos penianos (sildenafila, vardenafila, tadalafila), que apresentam eficácia semelhante.[22] A Figura 221.8 apresenta um algoritmo de tratamento para disfunção erétil. As intervenções no estilo de vida reduzem a obesidade e melhoram a função erétil. Após prostatectomia radical, a reabilitação peniana precoce com inibidores da PDE-5 contribui para a recuperação da disfunção erétil.A12 Em pacientes com deficiência de androgênios (concentração sérica de testosterona inferior a 275 ng/dℓ e sintomas que sugiram deficiência de testosterona), a função sexual responde moderadamente bem ao gel de testosterona, que também pode ter algum benefício na melhora do humor e dos sintomas depressivos, mas não da vitalidade ou da distância de deambulação. A deficiência de androgênios combinada com a diminuição da libido e da capacidade de resposta peniana, em consequência do comprometimento da atividade da enzima óxido nítrico sintase, pode ser comum em homens idosos. Com a disponibilidade de medicamentos vasodilatadores penianos efetivos para assegurar capacidade erétil, as queixas de diminuição da libido podem ser tratadas de maneira efetiva por suplementação de androgênios.

Tratamento clínico

Medicamentos orais

Os inibidores orais e seletivos da cGMP fosfodiesterase-5 (a principal fosfodiesterase encontrada no tecido cavernoso do pênis) são efetivos em pelo menos 60% dos homens. A inibição da fosfodiesterase-5 produz persistência do cGMP normalmente estimulado (sexualmente) nos corpos cavernosos, resultando em tumescência e rigidez prolongadas. Os pacientes com diabetes melito, com lesões da medula espinal e submetidos a cirurgia de próstata e irradiação pélvica também são beneficiados, porém com uma taxa de resposta ligeiramente mais baixa. A dose inicial habitual de sildenafila é de 50 mg, com incrementos de 25 mg até alcançar 100 mg. Em virtude de seu mecanismo de ação, a sildenafila é utilizada quando

Tabela 221.9 Fármacos comumente associados à disfunção erétil.

ANTIDEPRESSIVOS
Inibidores seletivos da recaptação de serotonina (ISRS) Antidepressivos tricíclicos Inibidores da monoamina oxidase (IMAO)
ANTI-HIPERTENSIVOS
Betabloqueadores Verapamil Clonidina
FÁRMACOS CARDÍACOS
Amiodarona Digoxina
DIURÉTICOS
Tiazídicos Espironolactona
ANTAGONISTAS DO RECEPTOR DE HISTAMINA 2
Cimetidina Ranitidina
AGENTES HORMONAIS
Corticosteroides Antiandrogênios (flutamida, acetato de ciproterona) Agonistas do hormônio de liberação do hormônio luteinizante (leuprorrelina, gosserrelina) Inibidores da 5α-redutase

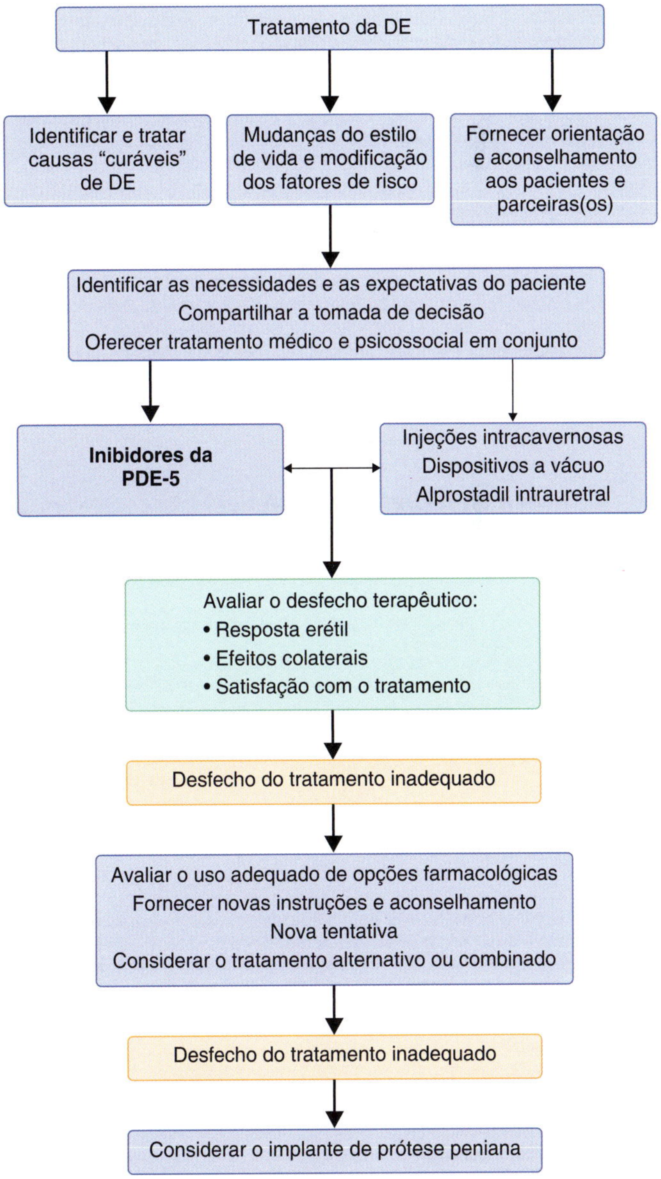

FIGURA 221.8 **Algoritmo do tratamento da disfunção erétil (*DE*).** PDE-5 = GMP cíclico fosfodiesterase-5. (Reimpressa com autorização de Hatzimouratidis K, Amar E, Eardley I, et al. Guidelines on male sexual dysfunction: erectile dysfunction and premature ejaculation. *Eur Urol.* 2010;57:804-814. 2015 update: http://uroweb.org/guideline/male-sexualdysfunction/. Acessado em 26 de março de 2015.)

necessária, com administração recomendada de 20 a 60 minutos antes de uma relação sexual. Dois outros inibidores potentes da fosfodiesterase-5 (vardenafila e tadalafila) são amplamente utilizados no tratamento da disfunção erétil e parecem ser igualmente efetivos. A vardenafila (5, 10 e 20 mg) apresenta duração de ação relativamente mais longa (4 a 6 horas), enquanto a tadalafila (10 ou 20 mg) tem ação ainda mais prolongada (até 36 horas). Os ensaios randomizados e controlados mostraram que a administração diária de tadalafila (5 mg) melhorou a função erétil, em comparação com o tratamento quando necessário. A dose diária de tadalafila é bem tolerada e efetiva. Por conseguinte, uma dose diária inicial de 2,5 mg de tadalafila pode constituir uma alternativa para a administração quando necessário, se forem esperadas relações sexuais mas frequentes – por exemplo, mais de 2 vezes/semana. Os homens com hipogonadismo que apresentam disfunção erétil e libido baixa podem se beneficiar do tratamento combinado com testosterona e inibidores da fosfodiesterase-5 (PDE-5). Entretanto, a adição de testosterona à sildenafila não promove melhora adicional da disfunção erétil. Os inibidores da PDE-5 não devem ser administrados com nitratos, visto que o acúmulo de cGMP pode resultar em redução da pressão arterial e hipotensão. Os inibidores da PDE-5 também podem interagir com agentes anti-hipertensivos, incluindo os alfabloqueadores, resultando em hipotensão ortostática.

Injeção intracavernosa

O tratamento de segunda linha da disfunção erétil envolve a injeção intracavernosa de vasodilatadores, como a prostaglandina E_1 (alprostadil), isoladamente ou com outros vasodilatadores (papaverina, fentolamina). Esses medicamentos são injetados no espaço cavernoso com uma agulha de calibre 27 a 30 e podem ser úteis em homens que são refratários aos agentes orais. Os principais efeitos colaterais das injeções penianas consistem em dor e fibrose cavernosa, que habitualmente regride após a interrupção das injeções. A ocorrência de fibrose da túnica é sugestiva de doença de Peyronie precoce, e as injeções devem ser interrompidas. Acredita-se que o supositório intrauretral de prostaglandina E_1, alprostadil, atue localmente nos corpos cavernosos como agente vasodilatador. O supositório é aparentemente bem-sucedido na melhora da função erétil em 30 a 66% dos casos.

Próteses penianas

A implantação cirúrgica de próteses penianas, que incluem dispositivos infláveis e maleáveis, constitui a terceira linha de tratamento para homens que preferem uma solução permanente do seu problema ou para aqueles que não respondem a outras terapias. (Adaptada de Muneer A, Kalsi J, Nazareth I, et al. Erectile dysfunction. *BMJ.* 2014;348:g129.)

Grau A Recomendações de grau A

A1. Basaria S, Harman SM, Travison TG, et al. Effects of testosterone administration for 3 years on subclinical atherosclerosis progression in older men with low or low-normal testosterone levels: a randomized clinical trial. *JAMA.* 2015;314:570-581.

A2. Snyder PJ, Bhasin S, Cunningham GR, et al. Effects of testosterone treatment in older men. *N Engl J Med.* 2016;374:611-624.

A3. Cunningham GR, Stephens-Shields AJ, Rosen RC, et al. Testosterone treatment and sexual function in older men with low testosterone levels. *J Clin Endocrinol Metab.* 2016;101:3096-3104.

A4. Roy CN, Snyder PJ, Stephens-Shields AJ, et al. Association of testosterone levels with anemia in older men: a controlled clinical trial. *JAMA Intern Med.* 2017;177:480-490.

A5. Snyder PJ, Kopperdahl DL, Stephens-Shields AJ, et al. Effect of testosterone treatment on volumetric bone density and strength in older men with low testosterone: a controlled clinical trial. *JAMA Intern Med.* 2017;177:471-479.

A6. Resnick SM, Matsumoto AM, Stephens-Shields AJ, et al. Testosterone treatment and cognitive function in older men with low testosterone and age-associated memory impairment. *JAMA.* 2017;317:717-727.

A7. Budoff MJ, Ellenberg SS, Lewis CE, et al. Testosterone treatment and coronary artery plaque volume in older men with low testosterone. *JAMA.* 2017;317:708-716.

A8. Rastrelli G, Dicuio M, Reismann Y, et al. Cardiovascular impact of testosterone therapy for hypogonadism. *Expert Rev Cardiovasc Ther.* 2018;16:617-625.

A9. Ponce OJ, Spencer-Bonilla G, Alvarez-Villalobos N, et al. The efficacy and adverse events of testosterone replacement therapy in hypogonadal men: a systematic review and meta-analysis of randomized, placebo-controlled trials. *J Clin Endocrinol Metab.* 2018;103:1745-1754.

A10. Corona G, Rastrelli G, Giagulli VA, et al. Dehydroepiandrosterone supplementation in elderly men: a meta-analysis study of placebo-controlled trials. *J Clin Endocrinol Metab.* 2013;98:3615-3626.

A11. Kim SW, Choi JB, Kim SJ, et al. Tolerability and adequate therapeutic dosage of oral clomipramine for the treatment of premature ejaculation: a randomized, double-blind, placebo-controlled, fixed-dose, parallel-grouped clinical study. *Int J Impot Res.* 2018;30:65-70.

A12. Jo JK, Jeong SJ, Oh JJ, et al. Effect of starting penile rehabilitation with sildenafil immediately after robot-assisted laparoscopic radical prostatectomy on erectile function recovery: a prospective randomized trial. *J Urol.* 2018;199:1600-1606.

REFERÊNCIAS BIBLIOGRÁFICAS

As referências bibliográficas, bem como os outros materiais suplementares deste livro, encontram-se no GEN-IO, nosso ambiente virtual de aprendizagem.

222 OVÁRIOS E DESENVOLVIMENTO PUBERAL

WILLIAM H. CATHERINO

DEFINIÇÃO

Os ovários ou gônadas femininas liberam, de modo episódico, gametas femininos (ovócitos ou oócitos) e secretam hormônios esteroides sexuais, principalmente androstenediona, estradiol e progesterona. Os ovócitos são liberados apenas durante os anos férteis da vida adulta, quando a secreção de esteroides sexuais também é maior, porém os ovários são fisiologicamente ativos por toda a vida.

Os esteroides sexuais afetam o crescimento, a diferenciação e a função de uma variedade de tecidos e de órgãos em todo o corpo; por conseguinte, a ocorrência de anormalidades dos ovários e da secreção de esteroides sexuais deve ser reconhecida por todos os médicos. Uma abordagem racional ao diagnóstico e tratamento dos distúrbios reprodutivos em mulheres exige conhecimento das funções dos ovários e de sua unidade mais importante, o folículo, durante toda a vida.

Função dos ovários na infância e na puberdade

Mudanças físicas na puberdade

A puberdade estende-se desde os primeiros sinais de maturação sexual até alcançar a maturidade física, mental e emocional. As mudanças da puberdade nas meninas resultam, direta ou indiretamente, da maturação da unidade hipotálamo-hipófise-ovariana (HHO).[1] A puberdade humana caracteriza-se, em do ponto de vista hormonal, por um reajuste da alça de retroalimentação negativa dos esteroides gonadais, pelo estabelecimento de novos ritmos circadianos e ultradianos (frequentes) das gonadotropinas e pela aquisição, na mulher, de uma alça de retroalimentação positiva de estrogênio, que controla o ciclo menstrual como expressões interdependentes das gonadotropinas e dos esteroides ovarianos. Nas meninas, o desenvolvimento puberal ocorre, em geral, entre 7 e 14 anos. A idade de início e a taxa de evolução durante a puberdade são variáveis e dependem de fatores genéticos, socioeconômicos, nutricionais, físicos e psicológicos. Parece que existem diferenças raciais no início do desenvolvimento puberal. Nos EUA, o desenvolvimento começa mais cedo em meninas afro-americanas do que em meninas brancas.

As mudanças físicas ocorrem de acordo com uma sequência ordenada durante um período definido na puberdade (Figura 222.1). A formação do botão mamário nas meninas constitui habitualmente a primeira mudança da puberdade, seguida, pouco depois, pelo aparecimento dos pelos púbicos, com ocorrência da menarca no final do desenvolvimento puberal. O período desde o aparecimento das mamas (idade média de 10,0 anos em meninas brancas e 8,9 anos em afro-americanas) até a menarca é de 2 anos.

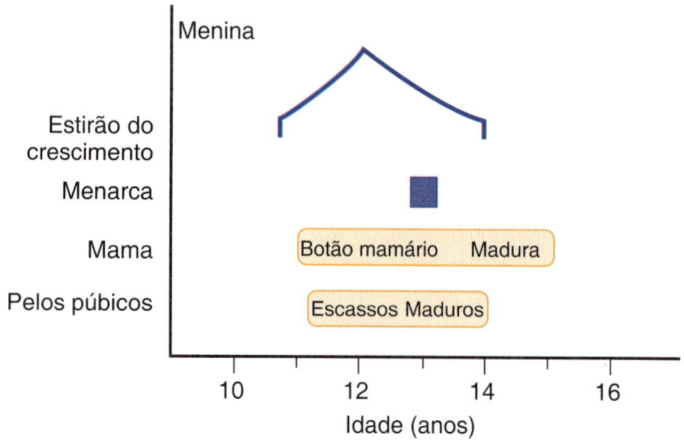

FIGURA 222.1 **Sequência temporal dos eventos na menina "média" durante a puberdade.** (De Rebar RW. Practical evaluation of hormonal status. In: Yen SSC, Jaffe RB, Barbieri RL, eds. *Reproductive Endocrinology: Physiology, Pathophysiology, and Clinical Management*, 4th ed. Philadelphia: WB Saunders; 1999:710.)

O desenvolvimento das mamas resulta do aumento da produção ovariana de estrogênio, e os pelos púbicos e axilares resultam do aumento na produção de androgênios. Os estrogênios também são necessários para o crescimento dos pelos púbicos.

Os esteroides sexuais ovarianos associam-se ao hormônio de crescimento (GH) e aos androgênios suprarrenais para produzir o estirão do crescimento na adolescência.[2] A velocidade máxima de crescimento é alcançada relativamente cedo, e há pouco crescimento depois da menarca. Foi estimado que mais de 50 genes participam na determinação da altura final do adulto. Atualmente, ficou claro que o estrogênio, e não a testosterona, é o principal hormônio mediador do crescimento ósseo puberal tanto no sexo masculino quanto no sexo feminino. A massa corporal magra, a massa óssea e a gordura corporal são iguais em meninos e meninas pré-puberais; entretanto, com a maturidade, as mulheres apresentam duas vezes mais gordura corporal do que os homens e menos massa corporal magra e massa óssea, em consequência de diferença na secreção de esteroides sexuais. Os estrogênios são necessários para a formação, a mineralização e a maturação normais dos ossos. Existem padrões bem estabelecidos para determinar se a idade óssea é apropriada para a idade cronológica, normalmente por meio de análise de radiografias dos ossos do punho. As deficiências de estrogênio retardam a idade óssea em relação à idade cronológica, enquanto os excessos a avançam.[3]

Alterações hormonais

Os ovários funcionam até mesmo no início da infância. Normalmente, há baixos níveis de hormônio luteinizante (LH) e de hormônio foliculoestimulante (FSH), e esses níveis aumentam se os ovários forem removidos antes da puberdade, exatamente como ocorre mais tarde na vida, o que indica a notável sensibilidade da unidade hipotalâmico-hipofisária a níveis circulantes extremamente baixos de esteroides sexuais. À medida que se aproxima a puberdade, há redução progressiva da sensibilidade da unidade hipotalâmico-hipofisária aos esteroides sexuais, levando a aumento da secreção de gonadotropinas hipofisárias, estimulação da produção de esteroides sexuais e desenvolvimento das características sexuais secundárias. O aumento da secreção de LH e de FSH ocorre inicialmente à noite, durante o sono, e está associado ao aumento da secreção de estradiol na manhã seguinte (Figura 222.2). À semelhança da maioria dos hormônios, o LH e o FSH são secretados de maneira episódica ou pulsátil, e não de modo contínuo. No final da puberdade, a secreção de LH e de FSH está aumentada durante todo o período de 24 horas, exceto durante a fase folicular inicial, quando ainda ocorrem elevações noturnas. Os níveis basais de estradiol, o principal estrogênio secretado pelos ovários,

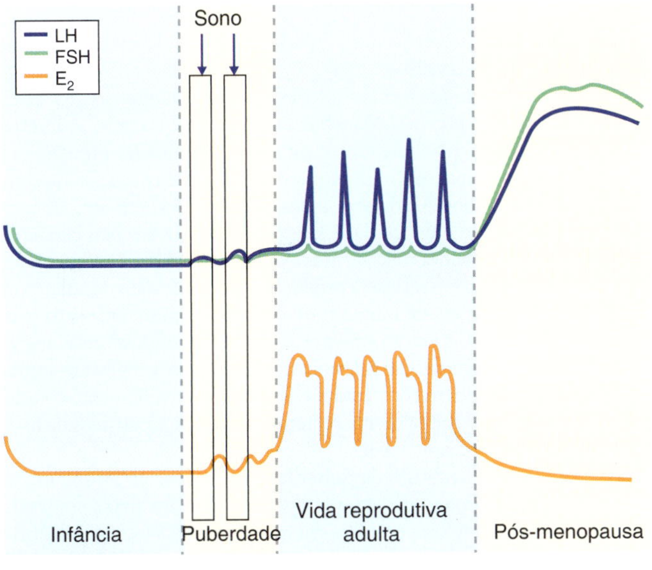

FIGURA 222.2 Os padrões de mudança das concentrações do hormônio luteinizante (LH), do hormônio foliculoestimulante (FSH) e do estradiol (E_2) no sangue periférico ao longo da vida da mulher. A figura não mostra que tanto o LH quanto o FSH são secretados de maneira pulsátil. O período puberal foi expandido para ilustrar os aumentos associados ao sono do LH e do FSH, seguidos de elevações matinais de E_2, que são observados durante a puberdade. (Reimpressa, com autorização, de Endocrine and Metabolism Continuing Education Quality Control Program, 1982. Copyright American Association for Clinical Chemistry Inc.)

aumentam ao longo da puberdade. Pode ser necessária *massa corporal crítica* para a retroalimentação positiva dos estrogênios e para a ovulação. Durante os primeiros 2 anos após a menarca, até 90% dos ciclos menstruais podem ser anovulatórios, devido a atraso na sincronização do eixo HHO.

Cistos ovarianos e massas anexiais

O crescimento folicular, que resulta em um cisto ovariano, é um achado esperado durante os anos férteis. Entretanto, o achado de massas palpáveis antes ou depois dos anos férteis exige uma investigação detalhada para excluir a possibilidade de vários tipos de câncer. A massa pélvica durante os anos férteis pode representar um cisto ovariano, mas também pode consistir em endometrioma, fibroma ovariano, gravidez intrauterina, gravidez ectópica, fibroide (mioma) uterino, abscesso tubo-ovariano, cisto peritubário ou, menos provavelmente, câncer de ovário ou de tuba uterina.[4] A anamnese, o exame físico, o teste de gravidez e a ultrassonografia da pelve devem auxiliar no diagnóstico diferencial. O CA-125 durante os anos férteis é inespecífico e não deve ser utilizado para excluir a possibilidade de câncer de ovário. São encontradas lesões anexiais detectadas de maneira incidental em cerca de 4 a 5% das mulheres que fazem tomografia computadorizada (TC) e em 9 a 10% das que realizam uma ultrassonografia. A maioria dessas massas é benigna, e a ressonância magnética (RM) possibilita a redução das taxas de ressecção ou ooforectomia para lesões benignas.[5]

ANORMALIDADES NO DESENVOLVIMENTO PUBERAL

As anormalidades do desenvolvimento puberal[6] podem ser divididas em quatro grandes categorias (Tabela 222.1):

1. A *puberdade precoce* representa qualquer alteração puberal antes dos 9 anos em meninas brancas e antes dos 8 anos em meninas afro-americanas. Ainda é motivo de controvérsia. Alguns médicos acreditam que a avaliação só se justifique se o desenvolvimento puberal começar antes dos 7 anos em meninas brancas e antes dos 6 anos nas afro-americanas. Um consenso pode envolver o cuidadoso rastreamento por meio de anamnese e exame físico de meninas com puberdade de início precoce, à procura de sintomas do sistema nervoso central (SNC), problemas comportamentais e quaisquer outros achados anormais que possam justificar uma avaliação complementar. Quanto mais próximo o desenvolvimento puberal começar em relação à idade média de início da puberdade, menor a probabilidade de ter uma base patológica. O desenvolvimento precoce é isossexual quando é comum para o sexo fenotípico do indivíduo e heterossexual, quando o desenvolvimento é característico do sexo oposto. A puberdade precoce verdadeira ou central deve-se à maturação prematura do eixo hipotalâmico-hipofisário. Na ausência de aumento da atividade hipotalâmico-hipofisária, ocorre pseudopuberdade precoce.
2. A *puberdade tardia* (ou *interrompida*) é definida como ausência de características sexuais secundárias até os 13 anos, ausência de menarca até os 16 anos ou passagem de 5 anos ou mais desde o desenvolvimento do botão mamário até a menarca.
3. O *desenvolvimento puberal assincrônico* ocorre quando há desvio do padrão normal do desenvolvimento puberal.
4. O *desenvolvimento puberal heterossexual* ocorre no momento apropriado, porém apresenta algumas características do sexo oposto.

Puberdade precoce

DIAGNÓSTICO

A incidência global da puberdade precoce foi estimada em 1 em cada 5.000 a 10.000 crianças.[7] Cerca de 10 vezes mais meninas do que meninos são afetadas.

Diagnóstico diferencial

A sequência temporal de aparecimento dos sinais e sintomas de excesso de hormônios esteroides é mais importante. A *puberdade precoce isossexual incompleta* refere-se ao desenvolvimento prematuro de apenas uma única característica puberal. Se houver formação do botão mamário antes dos 8 anos, na ausência de qualquer outro tipo de desenvolvimento, o diagnóstico pode ser *telarca prematura*. Acredita-se que a telarca prematura seja devido a aumentos transitórios na secreção de estrogênios ou a um

Tabela 222.1 Anormalidades do desenvolvimento puberal.

DESENVOLVIMENTO PRECOCE

- Precocidade isossexual
  - Precocidade sexual incompleta
    - Telarca prematura
    - Pubarca prematura
    - Adrenarca prematura
  - Puberdade precoce verdadeira (central)
    - Idiopática (constitucional)
    - Devido a lesões do sistema nervoso central
    - Hipotireoidismo primário
    - Síndrome de Silver-Russell
  - Pseudopuberdade precoce (de origem periférica)
    - Neoplasias de ovário
    - Neoplasias suprarrenais
    - Iatrogênica (preparações contendo estrogênios)
    - Neoplasias secretoras de gonadotropina coriônica humana distintas dos tumores do sistema nervoso central e de ovário
    - Síndrome de McCune-Albright
- Precocidade heterossexual
  - Neoplasias de ovário
  - Neoplasias suprarrenais
  - Hiperplasia suprarrenal congênita
  - Outros distúrbios raros da diferenciação sexual

DESENVOLVIMENTO PUBERAL TARDIO*

- Anormalidades anatômicas
  - Agenesia ou disgenesia mülleriana (síndrome de Rokitansky-Küster-Hauser)
  - Obstrução da parte distal do sistema genital
    - Septo vaginal transverso
    - Hímen imperfurado
    - Agenesia vaginal
- Hipogonadismo hipergonadotrópico (FSH > 30 a 40 mUI/mℓ)
  - Disgenesia gonadal
    - Com estigmas da síndrome de Turner
    - Pura (46,XX ou 46,XY)
    - Mista
  - Insuficiência ovariana com desenvolvimento normal dos ovários
    - Distúrbios genéticos
    - Doenças autoimunes
    - Defeitos dos receptores de gonadotropinas ou pós-receptores (síndrome do ovário resistente ou de Savage?)
    - Defeitos enzimáticos (deficiência de 17α-hidroxilase, galactosemia)
    - Causas físicas: irradiação, agentes quimioterápicos, agentes virais
    - Idiopática
- Hipogonadismo hipogonadotrópico ou normogonadotrópico (LH e FSH < 10 mUI/mℓ, ou LH e FSH 6 a 25 mUI/mℓ, com pelo menos um deles > 10 mUI/mℓ)
  - Deficiência isolada de gonadotropinas
    - Em associação a defeitos da linha média (síndrome de Kallmann)
    - Independente de distúrbios associados
  - Neoplasias do eixo hipotalâmico-hipofisário
    - Craniofaringiomas
    - Tumores da hipófise
    - Outras
  - Processos infiltrativos (histiocitose do tipo Langerhans)
  - Hipopituitarismo idiopático
  - Formas de amenorreia "hipotalâmicas"
    - Psicogênica
    - Associada a exercício
    - Associada a desnutrição
    - Anorexia nervosa
  - Distúrbios diversos
    - Síndrome de Prader-Labhart-Willi
    - Síndrome de Laurence-Moon-Bardet-Biedl
    - Hipotireoidismo primário
  - Puberdade tardia constitucional

DESENVOLVIMENTO PUBERAL ASSINCRÔNICO

- Formas incompletas de insensibilidade aos androgênios
- Formas completas de insensibilidade aos androgênios

DESENVOLVIMENTO PUBERAL HETEROSSEXUAL

- Síndrome do ovário policístico
- Hiperplasia suprarrenal congênita (pseudo-hermafroditismo feminino)
  - Deficiência de 21-hidroxilase
  - Deficiência de 11β-hidroxilase
  - Deficiência de 3β-ol-hidroxiesteroide desidrogenase
- Pseudo-hermafroditismo masculino devido à deficiência de 5α-redutase
- Pseudo-hermafroditismo masculino devido à insensibilidade parcial a androgênios
- Disgenesia gonadal mista
- Neoplasias produtoras de androgênios
  - Ovarianas
  - Suprarrenais
- Síndrome de Cushing

*Sem desenvolvimento aos 13 anos, ausência de menarca aos 15 anos ou passagem de ≥ 5 anos da formação do botão mamário sem menarca. FSH = hormônio foliculoestimulante; LH = hormônio luteinizante.

aumento da sensibilidade das mamas às pequenas quantidades de estrogênios circulantes presentes antes da puberdade. Cistos ovarianos simples são encontrados em algumas meninas com esse distúrbio, o que pode resultar, em alguns casos, da mesma anormalidade genética encontrada em meninas com síndrome de McCune-Albright (Capítulos 211 e 234). Se os pelos púbicos ou axilares se desenvolverem isoladamente e persistirem, é preciso considerar pubarca e adrenarca prematuras. Essas anormalidades estão associadas a discreto aumento da secreção de androgênios suprarrenais, mas não à clitorimegalia ou outros sinais de virilização. Essas síndromes não necessitam de tratamento e as meninas afetadas começam tipicamente a apresentar puberdade verdadeira na idade habitual. É necessário acompanhamento cuidadoso para diferenciar esses distúrbios da puberdade precoce verdadeira.

Quando o desenvolvimento precoce é isossexual, a finalidade da avaliação é determinar se a causa é central (puberdade precoce verdadeira) ou periférica, caso em que se deve considerar a possibilidade de puberdade precoce ou pseudopuberdade precoce independente do hormônio de liberação das gonadotropinas (GnRH). Um interrogatório cuidadoso da paciente e de seus pais pode revelar a ingestão ou absorção inadvertidas de esteroides sexuais (iatrogênica ou factícia). Até 20% dos indivíduos com puberdade precoce verdadeira apresentam uma das várias doenças cerebrais orgânicas, incluindo qualquer uma de várias neoplasias, esclerose tuberosa, neurofibromatose, encefalite, meningite, malformações vasculares e hidrocefalia. Devido à gravidade das lesões intracranianas, as meninas com puberdade precoce precisam efetuar uma avaliação radiológica do SNC, mais efetivamente por RM. Entretanto, em pelo menos 75% das meninas com puberdade precoce verdadeira, não se identifica nenhuma causa (idiopática ou constitucional).

O exame físico também fornece informações importantes sobre a causa do desenvolvimento precoce. Manchas café com leite na pele, assimetria facial, displasia fibrosa poliostótica e outras anormalidades esqueléticas, déficits de nervos cranianos e múltiplos cistos foliculares ovarianos sugerem a síndrome de McCune-Albright (Capítulos 211 e 234) em uma menina com desenvolvimento precoce. Sabe-se atualmente que diversos clones de células nas glândulas endócrinas de meninas com esse distúrbio funcionam de maneira autônoma em relação à produção de monofosfato de adenosina cíclico, em consequência de mutação no éxon 8 da subunidade α da proteína G. Essa mesma mutação provavelmente é responsável pelas lesões ósseas e pela hiperpigmentação café com leite. De modo semelhante, outras células endócrinas podem ser afetadas e levar ao desenvolvimento de adenomas hipofisários (habitualmente secretores de GH), hipertireoidismo e, raramente, hiperplasia suprarrenal.

Os estudos sobre as causas da puberdade precoce estão no seu início, porém sabe-se que uma molécula, a kisspeptina, está envolvida no desenvolvimento puberal. A kisspeptina e seu receptor GPR54 são reguladores essenciais da secreção de gonadotropinas induzida pelo GnRH e do início puberal. A ativação resulta em estimulação do eixo HHO, e níveis elevados de kisspeptina estão associados à puberdade precoce. Além disso, as mutações com perda de função da kisspeptina resultam em hipogonadismo hipogonadotrópico normósmico idiopático.

O exame abdominal e do reto podem revelar a existência de massa, sugerindo um tumor suprarrenal ou ovariano. Como os cistos ovarianos palpáveis raramente se desenvolvem antes da ovulação na puberdade precoce verdadeira, a existência de massa não confirma o diagnóstico de pseudopuberdade precoce.

Quando o sangramento vaginal constitui o único sinal de desenvolvimento, deve-se suspeitar do diagnóstico de precocidade sexual. Nessa faixa etária, as causas comuns de sangramento consistem em irritação, devido a infecção vaginal ou corpo estranho, agressão sexual, prolapso do meato uretral e ingestão de medicamentos que contenham estrogênio (mais comumente, contraceptivos orais). A neoplasia vaginal ou cervical também é uma possibilidade rara. Por conseguinte, o sangramento vaginal exige um exame da vagina, que, com frequência, é mais bem realizado com a paciente sob anestesia, antes de proceder a uma avaliação complementar.

A precocidade heterossexual em uma menina aparentemente pré-puberal quase sempre é devida à hiperplasia suprarrenal congênita ou a uma neoplasia suprarrenal ou ovariana secretora de androgênios. Só raramente é preciso considerar outro distúrbio de diferenciação sexual (Capítulo 220). É importante examinar cuidadosamente os órgãos genitais externos, visto que a hiperplasia suprarrenal congênita está habitualmente associada a algum grau de ambiguidade sexual.

O excesso de androgênios produzido de forma endógena pelas glândulas suprarrenais anormais do feto *in utero* ou por difusão da mãe para o feto através da placenta pode virilizar os órgãos genitais externos e resultar em pseudo-hermafroditismo feminino. A magnitude da virilização varia desde apenas aumento do clitóris até ambiguidade sexual suficiente para dificultar a identificação do gênero.

A secreção materna excessiva de androgênios, tipicamente por uma neoplasia ovariana ou suprarrenal, pode levar à virilização de um feto do sexo feminino. Isso ocorre muito raramente, devido à grande capacidade da placenta de aromatizar os androgênios de ocorrência natural em estrogênios. A virilização de um feto do sexo feminino é muito mais provável se a gestante tiver ingerido esteroides sintéticos com propriedades androgênicas, visto que os componentes sintéticos geralmente não podem ser aromatizados.

A secreção excessiva de androgênios que começa *in utero* está habitualmente associada à síntese defeituosa de cortisol. Em consequência, a secreção hipofisária de corticotropina aumenta, resultando em hiperplasia suprarrenal congênita e secreção excessiva de androgênios. Os três defeitos enzimáticos diferentes na via da esteroidogênese que podem levar à virilização do feto feminino são descritos no Capítulo 220. A forma mais comum de hiperplasia suprarrenal congênita é a deficiência de 21-hidroxilase, que é responsável pelo distúrbio em mais de 90% dos indivíduos afetados. O defeito pode variar desde deficiência parcial até deficiência completa da enzima.

Exames diagnósticos

Dosagem dos hormônios peptídicos e esteroides

O aumento dos níveis de gonadotropina coriônica humana (hCG) imunorreativa pode sugerir uma neoplasia secretora de hCG, mais comumente um teratoma ovariano ou disgerminoma.[8] Nesses casos, a hCG, que é antigênica e biologicamente semelhante ao LH, estimula a secreção ovariana de esteroides e o desenvolvimento de pseudopuberdade. Como até mesmo os imunoensaios específicos do LH revelam alguma reatividade cruzada com a hCG, os valores do LH sérico podem estar elevados em indivíduos com tumores secretores de hCG. A hCG imunorreativa está sempre elevada na existência desses tumores. Os níveis e as razões de FSH e de LH típicos da puberdade, diferentemente das meninas pré-púberes, ajudam no diagnóstico de puberdade precoce verdadeira. Podem-se utilizar coletas programadas de urina, em vez de amostras de sangue, para medir a secreção de gonadotropinas, se necessário. O uso de GnRH exógeno para estimular a secreção endógena de LH e de FSH pode ajudar a diferenciar a puberdade precoce dependente de gonadotropinas daquela independente de gonadotropinas e é considerado como o *padrão de referência* no diagnóstico de puberdade precoce central. Se não houver disponibilidade de GnRH, pode-se utilizar um análogo do GnRH. Níveis circulantes excessivamente elevados de estrogênio (> 100 pg de estradiol) sugerem uma neoplasia produtora de estrogênios ou um cisto ovariano funcional. Níveis séricos elevados de testosterona sugerem uma fonte ovariana de androgênios em excesso em meninas com desenvolvimento heterossexual, enquanto os níveis elevados de desidroepiandrosterona ou seu sulfato (os principais precursores dos 17-cetoesteroides) sugerem uma fonte suprarrenal. O achado de níveis séricos elevados de 17-hidroxiprogesterona implica hiperplasia suprarrenal congênita secundária à deficiência de 21-hidroxilase, enquanto níveis elevados de 11-desoxicortisol no soro indicam deficiência de 11β-hidroxilase (Capítulo 220). Na hiperplasia suprarrenal congênita, esses níveis hormonais devem diminuir imediatamente após a administração de doses supressivas de dexametasona. A supressão em resposta aos corticoides exógenos ocorre de maneira muito menos consistente em indivíduos com adenomas e carcinomas do córtex suprarrenal (Capítulo 214) e, raramente, em pacientes com neoplasias de ovário secretoras de androgênios.

Outros estudos

O exame de imagem do SNC é o exame mais importante nos casos de puberdade precoce verdadeira ou se houver quaisquer déficits neurológicos. A ultrassonografia das glândulas suprarrenais e dos ovários ou a tomografia computadorizada (TC) das glândulas suprarrenais podem estar indicadas para confirmar as suspeitas clínicas. Em meninas com neoplasias ovarianas ou suprarrenais, o tumor quase sempre pode ser localizado em radiografias. O cateterismo das veias ováricas e suprarrenais e as medições dos esteroides efluentes de cada glândula só devem ser considerados quando a TC, a ultrassonografia ou a RM não conseguirem identificar uma neoplasia suspeita. A estimativa radiográfica da idade óssea também está indicada e serve como ferramenta útil para acompanhar os resultados do tratamento.

TRATAMENTO

O tratamento da puberdade precoce deve ser iniciado imediatamente para que a altura final da paciente não seja comprometida, em consequência do fechamento prematuro das epífises induzido pelos esteroides sexuais e para prevenir ou atenuar transtornos emocionais na paciente e em seus pais.[9–11]

Os análogos do GnRH são, atualmente, o tratamento preferido para suprimir a secreção de gonadotropinas; além disso, evitam a maturação óssea precoce. Não foi realizado ensaio clínico randomizado, porém há um reconhecimento universal de que os análogos do GnRH aumentam a altura adulta final em meninas que apresentam o distúrbio antes dos 6 anos. Duas questões não resolvidas consistem em estabelecer se é necessário ou não iniciar o tratamento com análogos de GnRH em meninas entre 6 e 8 anos e em que idade é preciso interromper o tratamento. Além disso, alguns dados sugerem que os contraceptivos orais ou a metformina podem melhorar o hirsutismo e a oligomenorreia nos anos da adolescência.[12] Os análogos não são efetivos em crianças com síndrome de McCune-Albright, e o cetoconazol e a testolactona só foram marginalmente bem-sucedidos. O acetato de medroxiprogesterona de depósito aquoso (100 a 200 mg IM, a cada 2 a 4 semanas) também pode ser utilizado para suprimir a secreção de gonadotropinas; todavia, o fármaco nem sempre evita o fechamento prematuro das epífises e a baixa estatura resultante.

Os indivíduos com neoplasias do SNC ou secretoras de esteroides devem ser submetidos a tratamento apropriado para a lesão específica. As meninas com hiperplasia suprarrenal congênita são adequadamente tratadas com glicocorticoides (mais mineralocorticoides, quando indicado), conforme descrito no Capítulo 220.

Puberdade tardia

As meninas que não apresentam evidências de telarca aos 13 anos ou que não têm menarca aos 15 anos têm puberdade tardia e devem ser avaliadas.[13] A insuficiência ovariana, a ausência congênita de útero e de vagina e o retardo constitucional são responsáveis por cerca de dois terços dos casos em grandes séries. Devido à ansiedade gerada pela puberdade tardia, indica-se sempre alguma avaliação, independentemente da idade da paciente.

Quando o desenvolvimento puberal progride normalmente, mas não ocorre menstruação, deve-se considerar a possibilidade de uma anormalidade do sistema genital. As malformações congênitas dos ductos de Müller são incomuns e ocorrem em 0,02% de todas as mulheres. A maioria não causa amenorreia, e muitas não comprometem a reprodução. As anomalias associadas à amenorreia variam quanto à sua gravidade, desde hímen imperfurado até aplasia completa de todos os derivados do ducto de Müller, com atresia vaginal. Embora a aplasia geralmente envolva todos os derivados müllerianos, os defeitos podem acometer apenas a parte distal do sistema genital. Ocorrem agregados familiares dos distúrbios mais comuns de diferenciação mülleriana em mulheres – aplasia mülleriana e fusão mülleriana incompleta –, que são mais bem explicados por herança poligênica ou multifatorial. Os genes *HOX*, uma família de genes reguladores que codificam fatores de transcrição, são essenciais para o desenvolvimento adequado dos ductos de Müller.

A existência de uma anomalia do ducto de Müller é sugerida por (1) níveis séricos normais de gonadotropinas e esteroides, (2) via de saída anormal, (3) história de dor abdominal cíclica, com ou sem massa palpável e (4) desenvolvimento normal das características sexuais secundárias. A função ovariana normal ainda induz o crescimento do endométrio e descamação após a menarca, se o útero for normal. Entretanto, quando não existe uma via de saída normal, o efluente menstrual é retido e pode ou não escapar para a cavidade abdominal. O efluente livre na cavidade abdominal pode causar endometriose. O efluente, quando restrito à cavidade uterina, causa hematometra e uma grande massa abdominal. Na ausência de massa ou de dor cíclica, indica-se a cariotipagem em meninas com evidências de sistema genital anormal, de modo a excluir a possibilidade de distúrbios de diferenciação sexual (Capítulo 220). Entretanto, esses distúrbios quase nunca ocorrem em associação ao desenvolvimento puberal totalmente normal. Em meninas com cariótipo normal e anomalia do sistema genital, deve-se efetuar um exame com anestesia e laparoscopia diagnóstica, de modo a delinear a extensão do defeito. Quando a anormalidade consiste em hímen imperfurado ou septo vaginal transverso apenas, pode-se efetuar a restauração cirúrgica de forma relativamente simples. Não devem ser feitas tentativas para proporcionar uma via de saída para o útero, se não houver colo do útero, devido ao alto risco de infecção pélvica recorrente. Mesmo quando existe colo do útero funcional, é improvável a construção de uma via de saída que possibilite uma gravidez bem-sucedida. Uma vagina funcional pode ser construída cirurgicamente ou pelo uso diário de dilatadores cada vez maiores. Para evitar a retração e a formação de fibrose, a cirurgia deve ser adiada até que a paciente esteja decidida a utilizar dilatadores diariamente ou esteja prestes a se tornar sexualmente ativa.

Outras causas de puberdade tardia e amenorreia primária são as mesmas que as que provocam amenorreia em mulheres de mais idade (Capítulo 223).[14] Quando não se identifica nenhuma causa aparente de atraso do desenvolvimento, a puberdade tardia constitucional pode ser considerada como diagnóstico de exclusão.[15] Uma história familiar forte de maturação tardia sustenta essa suposição. Podem ser administradas pequenas doses de estrogênio para induzir algum desenvolvimento puberal, porém isso pode obscurecer uma causa patológica do atraso e comprometer o crescimento linear e a altura final.

Desenvolvimento puberal assincrônico

O desenvolvimento puberal assincrônico é característico do pseudo-hermafroditismo masculino, devido à insensibilidade aos androgênios, particularmente feminização testicular completa. Essa síndrome de insensibilidade aos androgênios é herdada como traço recessivo ligado ao X ou como traço autossômico dominante limitado ao sexo. Apesar dos testículos intra-abdominais ou inguinais, há falha completa da virilização. Os indivíduos afetados desenvolvem mamas (porém apenas no estágio 3 de Tanner) e biotipo feminino típico com genitália feminina não ambígua, porém na ausência de estruturas femininas internas e, em geral, apenas uma vagina encurtada e com extremidade cega. Há desenvolvimento de poucos (ou nenhum) pelos púbicos e axilares. Nesses indivíduos, o cariótipo é 46,XY. Os níveis circulantes de testosterona são equivalentes ou superiores aos encontrados em homens normais, os níveis de LH estão elevados e os níveis de FSH são normais, em comparação com os de mulheres que menstruam. Para uma descrição mais detalhada, veja o Capítulo 220.

Desenvolvimento puberal heterossexual

SÍNDROME DO OVÁRIO POLICÍSTICO

A síndrome do ovário policístico (SOP), que é a causa mais comum de desenvolvimento puberal heterossexual, está associada ao desenvolvimento de algumas características sexuais secundárias masculinas na idade normal da puberdade.[16] Ocorre feminização nas meninas afetadas, que desenvolvem mamas normais e constituição feminina típica; entretanto, ocorre também masculinização (em contrapartida, as meninas com hiperplasia suprarrenal congênita geralmente apresentam pouco ou nenhum desenvolvimento feminino na puberdade). A SOP, que é uma síndrome heterogênea, manifesta-se tipicamente na puberdade ou perto de sua ocorrência, com hirsutismo e menstruação irregular a partir do momento da menarca. Muitas meninas que desenvolvem SOP apresentam sobrepeso na infância, e a obesidade é, obviamente, um fator de risco. Atualmente, parece que muitas meninas que desenvolvem SOP apresentam alterações na sinalização da insulina.[17] A menarca é tardia em alguns casos, de modo que as mulheres jovens podem apresentar amenorreia primária. Os níveis basais de LH tendem a estar ligeiramente elevados em talvez dois terços dos casos, e observa-se elevação moderada dos níveis circulantes de todos os androgênios. É também comum algum grau de resistência à insulina, e a hipercolesterolemia pode predispor à doença cardiovascular posteriormente na vida. Isso é discutido com mais detalhes no Capítulo 223.

HIPERPLASIA SUPRARRENAL CONGÊNITA

A hiperplasia suprarrenal congênita é, geralmente, diagnosticada antes da puberdade, e a pseudopuberdade precoce heterossexual é típica.[18] Entretanto, se o defeito for leve e se as alterações dos órgãos genitais externos forem mínimas, pode ocorrer masculinização na idade esperada da puberdade. Essa forma atenuada ou não clássica de deficiência de 21-hidroxilase parece ocorrer em famílias com forte histórico de hirsutismo. Em geral, as meninas afetadas exibem alguma desfeminização, com achatamento das mamas, hirsutismo intenso, estatura relativamente baixa e obesidade. Para uma descrição mais detalhada, ver Capítulo 220.

DISGENESIA GONADAL MISTA

Disgenesia gonadal mista refere-se ao desenvolvimento gonadal assimétrico, com um tumor de células germinativas ou um testículo de um lado e uma gônada rudimentar em fita indiferenciada ou ausência de gônada, do outro lado.[19] O grau de virilização genital antes da puberdade é variável nesse distúrbio raro. A maioria dos indivíduos é criada como meninas, nas quais ocorre virilização na puberdade; alguns indivíduos também apresentam desenvolvimento de mamas. Em geral, os indivíduos afetados apresentam um cariótipo mosaico, sendo 45,X/46,XY o mais comum. A baixa estatura e outros estigmas associados a um cariótipo 45,X na síndrome de Turner são menos comuns em pacientes com tumores do que em pacientes com testículos. A gonadectomia está indicada para todos os indivíduos com cromossomo Y, de modo a eliminar o aumento do potencial neoplásico dessas gônadas disgenéticas, bem como para todos os pacientes nos quais ocorra virilização na puberdade, de modo a remover a fonte de androgênio. A terapia de reposição com estrogênio é justificada após a gonadectomia. Outras causas de pseudo-hermafroditismo masculino associadas a desenvolvimento puberal heterossexual são descritas no Capítulo 220.

OUTRAS CAUSAS

Em raros casos ocorre uma neoplasia suprarrenal produtora de androgênios ou síndrome de Cushing durante os anos de puberdade, levando ao desenvolvimento heterossexual (Capítulo 214).

REFERÊNCIAS BIBLIOGRÁFICAS

As referências bibliográficas, bem como os outros materiais suplementares deste livro, encontram-se no GEN-IO, nosso ambiente virtual de aprendizagem.

223 ENDOCRINOLOGIA REPRODUTIVA E INFERTILIDADE

WILLIAM H. CATHERINO

O CICLO MENSTRUAL NORMAL

Endométrio

O endométrio sofre alterações histológicas e citológicas, que culminam com o sangramento menstrual, quando o corpo-lúteo deixa de secretar progesterona (Figura 223.1). Em seguida, a camada basal do endométrio regenera a camada superficial de células epiteliais compactas que revestem a cavidade uterina e uma camada intermediária ou esponjosa. Ambas as camadas superficiais são eliminadas durante a menstruação. As glândulas endometriais proliferam sob a influência do estrogênio, e ocorre espessamento da mucosa. Na fase lútea, as glândulas tornam-se espiraladas e secretoras, com aumento da vascularização e edema do estroma. Quando os níveis de estradiol e progesterona diminuem, o estroma torna-se edemaciado e ocorre necrose do endométrio e dos vasos sanguíneos, com consequente sangramento. A liberação local de prostaglandinas pode desencadear vasospasmo com necrose isquêmica e contrações uterinas que acompanham o fluxo menstrual. Os inibidores da prostaglandina sintetase podem aliviar as cólicas menstruais. As alterações histológicas são características; por conseguinte, podem-se utilizar biopsias de endométrio para caracterizar o estágio do ciclo e para avaliar a resposta do tecido aos esteroides gonadais.

Colo do útero e muco cervical

Durante a fase folicular, a vascularização, a congestão e o edema cervicais aumentam em consequência do estrogênio. O muco cervical aumenta em quantidade (10 a 30 vezes) e na sua elasticidade. O denominado padrão "em folhas de samambaia" (cristalização) torna-se proeminente. A progesterona estimula o espessamento do muco cervical e a perda de elasticidade e capacidade de cristalização. Essas características são úteis na avaliação do estágio do ciclo e na quantidade de estrogênio existente.

Vagina

O estrogênio em baixo nível está associado a um epitélio vaginal pálido e fino. À medida que o estrogênio aumenta, o número de células epiteliais cornificadas também aumenta. Subsequentemente, a progesterona diminui a porcentagem de células cornificadas e aumenta o número de células pré-cornificadas intermediárias. Há também um aumento de restos celulares e aglomeração de células descamadas liberadas. As alterações histológicas no epitélio vaginal constituem indicadores sensíveis do estado do estrogênio.

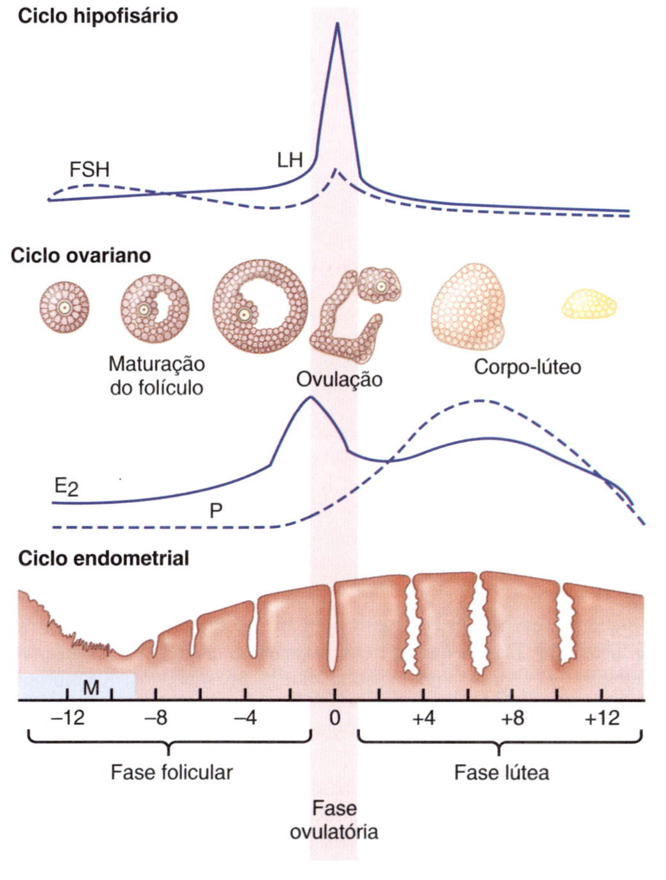

FIGURA 223.1 As alterações cíclicas idealizadas que são observadas nas gonadotropinas, no estradiol (E_2), na progesterona (P) e no endométrio uterino durante o ciclo menstrual normal. Os dados estão concentrados no dia de pico do hormônio luteinizante (LH) (dia 0). Os dias de sangramento menstrual estão indicados por M. FSH = hormônio foliculoestimulante; LH = hormônio luteinizante. (De Endocrine and Metabolism Continuing Education Quality Control Program, 1982. Copyright American Association for Clinical Chemistry, Inc.)

Ovário

Os ovários produzem um único folículo de Graaf dominante, que cresce e se desenvolve até o estágio pré-ovulatório durante a fase folicular. Esse processo é induzido pela ação combinada do foliculoestimulante (FSH) e do hormônio luteinizante (LH) sobre a parede do folículo, aumentando a biossíntese de estradiol. O pico de LH atua sobre o folículo pré-ovulatório, causando a secreção do ovócito maduro passível de fertilização. Após a ovulação, a parede do folículo transforma-se no corpo-lúteo, que produz progesterona e estradiol. Se não houver implantação, o corpo lúteo sofre luteólise e interrompe a produção de hormônio. Na fase lútea tardia, ocorre desenvolvimento de outro folículo dominante, e um novo ciclo menstrual começa.

Cronologia da foliculogênese

O folículo pré-ovulatório começa o seu desenvolvimento quando um folículo primordial é recrutado para o reservatório de folículos em crescimento. Existem duas fases principais da foliculogênese: os períodos pré-antral (independente de gonadotropinas) e antral (dependente de gonadotropinas) (ver Figura 223.1). A primeira fase caracteriza-se pelo crescimento do ovócito e pela proliferação da granulosa. A foliculogênese pré-antral prossegue lentamente, necessitando de pelo menos 300 dias. Durante a segunda fase, as células da granulosa e da teca proliferam, e ocorre aumento do antro. O folículo de Graaf aumenta relativamente rápido enquanto se desenvolve. O folículo de Graaf maduro que sofrerá ovulação necessita de 40 a 50 dias para completar a fase antral.

Seleção

O folículo dominante é selecionado a partir de um grupo no final da fase lútea do ciclo menstrual anterior. O folículo selecionado necessita de 20 dias para se desenvolver até a fase ovulatória.

Pouco depois da fase lútea média do ciclo, as células da granulosa exibem um acentuado aumento na sua taxa de mitose. A primeira indicação de seleção é a observação de que as células da granulosa continuam se dividindo em uma taxa elevada. Em consequência da elevada taxa sustentada de mitose e do acúmulo progressivo de líquido folicular, o folículo dominante sofre um notável crescimento. O aumento dos níveis plasmáticos de FSH, que começa no fim da fase lútea e prossegue na fase folicular inicial, induz a seleção do folículo. A concentração de FSH no líquido folicular do folículo saudável (dominante) aumenta, porém, esse aumento não ocorre nos folículos atrésicos não dominantes. A maneira pela qual esse aumento seletivo do FSH é controlado permanece desconhecida. Mais de 99,9% de todos os folículos não são selecionados e sofrem atresia.

Ovulação

No ponto médio do ciclo menstrual, os picos pré-ovulatórios de LH e de FSH atuam sobre o folículo pré-ovulatório para iniciar os eventos que levam à ovulação (ver Figura 223.1). O pico de LH induz a maturação meiótica, um processo que converte o ovócito em um ovo fertilizável interrompido na segunda metáfase meiótica. Durante a maturação meiótica, as células da granulosa que estão próximas ao ovócito são estimuladas pelo FSH e sofrem expansão do *cumulus* (Figura 223.2). Trata-se de um pré-requisito para a captação do ovócito e seu transporte pelo oviduto. O pico de LH também estimula a produção de enzimas proteolíticas na proximidade do suposto estigma. Esse processo exige a estimulação da progesterona e das prostaglandinas pelo LH, que são obrigatórias para a formação do estigma. Depois de 36 horas, o óvulo fertilizável e as células do *cumulus* circundantes são secretados através do estigma (ver Figura 223.1). Um nível sérico de progesterona superior a 3 ng/mℓ 1 semana antes da menstruação é provavelmente diagnóstico de ovulação.[1]

Luteogênese

A ovulação provoca alterações nas células da granulosa e da teca do folículo ovulado, que resultam em aumento da produção de progesterona e de estradiol durante a primeira semana da fase lútea. Esse evento, denominado *luteinização*, é importante para a formação e o desenvolvimento de um endométrio secretor. Três mecanismos fisiológicos principais são

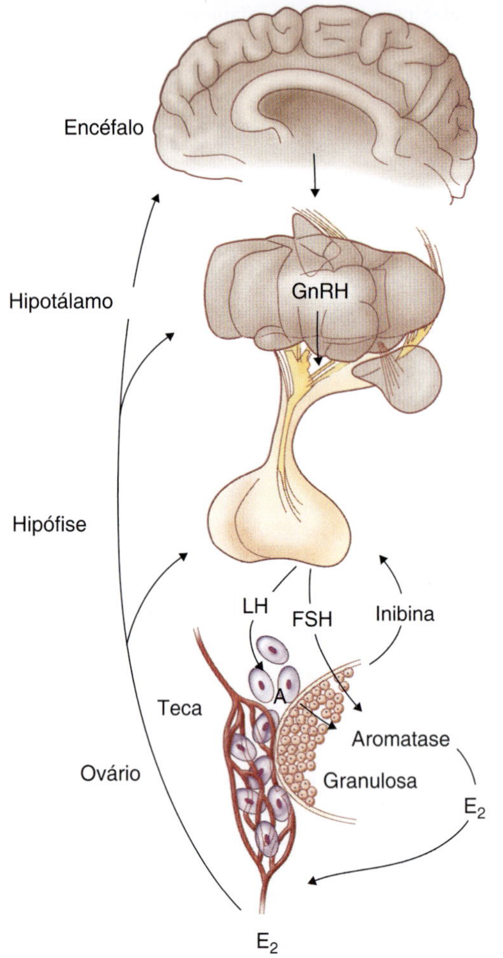

FIGURA 223.2 **O eixo hipotálamo-hipófise-ovário na regulação da maturação folicular e esteroidogênese.** A = androgênios; E_2 = estradiol; FSH = hormônio foliculoestimulante; GnRH = hormônio de liberação das gonadotropinas; LH = hormônio luteinizante. (Modificada de Endocrine and Metabolism Continuing Education Quality Control Program, 1982. Copyright American Association for Clinical Chemistry, Inc.)

responsáveis pela luteinização: a remoção de inibidores da luteinização, a secreção de LH pela hipófise e a liberação de níveis elevados de colesterol. A indução de proteína reguladora aguda da esteroidogênese, StAR, do P450c22 e da 3β-hidroxiesteroide desidrogenase nas células luteínicas da granulosa leva à produção de progesterona pelo corpo-lúteo. O mecanismo de duas células e duas gonadotropinas é responsável pela produção de estradiol. Se não houver implantação, o corpo-lúteo inicia a luteólise, levando à redução da progesterona e do estradiol e à apoptose. Quando ocorre a luteólise, outro folículo dominante é selecionado, e um novo ciclo menstrual começa.

ANORMALIDADES DOS ANOS REPRODUTIVOS

Dismenorreia e endometriose

DEFINIÇÃO

A *dismenorreia*, definida como a ocorrência de menstruação dolorosa, afeta cerca de 50% das mulheres pós-puberais e pode ser classificada em primária ou secundária. A *endometriose*, que pode resultar em dismenorreia, infertilidade e dispareunia (*i. e.*, a relação sexual dolorosa), refere-se à ocorrência ectópica de tecido endometrial, mais comumente na cavidade abdominal, porém algumas vezes em cicatrizes cirúrgicas, na vulva, no umbigo e em outros locais.

BIOPATOLOGIA

A dismenorreia primária só ocorre em ciclos ovulatórios. As prostaglandinas produzem dismenorreia ao desencadear contrações uterinas exageradas e dolorosas e ao produzir isquemia miometrial. Os sintomas sistêmicos associados consistem em náuseas, diarreia, cefaleia e alterações emocionais.

Na dismenorreia secundária, existe uma causa patológica, sendo a endometriose a mais comum. Outras causas incluem doença inflamatória pélvica; anormalidades congênitas, como atresia de parte do sistema genital distal e duplicação cística dos ductos paramesonéfricos; e estenose cervical. Os estudos realizados sugeriram a possibilidade de que a dor da endometriose seja causada pelas fibras nervosas dentro do endométrio ectópico.

TRATAMENTO

São utilizados inibidores da prostaglandina sintetase, como naproxeno, ibuprofeno, ácido mefenâmico e indometacina, para tratar a dismenorreia primária.[A1] Se a dismenorreia persistir, o acréscimo de um contraceptivo oral para inibir a ovulação e limitar a liberação de prostaglandinas é geralmente efetivo. Quando a dor pélvica permanece intratável, justifica-se uma avaliação adicional.[2] Se a avaliação completa do sistema digestório e do sistema urinário não revelar uma causa definitiva, pode-se indicar a realização de um exame sob anestesia e laparoscopia diagnóstica.

Se a endometriose for diagnosticada na laparoscopia, o tratamento varia de acordo com a gravidade da doença e os objetivos da paciente em relação à fertilidade.[3] É possível cauterizar os implantes ou lisar as aderências. Os dados disponíveis não demonstram benefícios da excisão em comparação à ablação por ocasião do diagnóstico inicial como conduta preferida para controlar os sinais/sintomas. A partir desse momento, os esforços devem ser direcionados para o tratamento clínico da endometriose, sendo a cirurgia adicional adiada até que a infertilidade (se houver) se manifeste. O tratamento clínico pode consistir em supressão contínua com contraceptivos orais,[A2] progestinas (orais, injetáveis ou implantáveis)[A3] ou análogos do hormônio de liberação das gonadotropinas (GnRH) ou danazol durante 3 a 6 meses. Atualmente, os análogos do GnRH[A4,A5] constituem a forma de terapia farmacológica supressora mais utilizada.[4] Depois de um ciclo de tratamento, o uso de agentes contraceptivos orais provavelmente deve ser continuado até que a paciente deseje a fertilidade. A ressecção cirúrgica conservadora do tecido endometriótico quase sempre deve ser adiada até que seja estabelecido como causa de infertilidade. Entretanto, a cirurgia pode ser necessária em caso de dor intensa contínua, endometriose grave ou cistos ovarianos grandes contendo endometriose (endometriomas). Se os sinais/sintomas persistirem apesar do tratamento adequado, ou se houver suspeita de sobreposição psicológica, pode-se indicar uma avaliação psiquiátrica. Entretanto, é preciso eliminar em primeiro lugar as causas clínicas de dismenorreia.

Síndrome pré-menstrual

DEFINIÇÃO

A *síndrome pré-menstrual* (SPM), também conhecida como *tensão pré-menstrual*, é um complexo de sintomas físicos e emocionais, que ocorrem repetidamente de maneira cíclica antes da menstruação e que diminuem ou desaparecem com a menstruação.[5]

DIAGNÓSTICO

Tipicamente, os sintomas cíclicos são intensos o suficiente para interferir em alguns aspectos da vida. Atualmente, acredita-se que mais de 150 sintomas diferentes variem com o ciclo menstrual (Tabela 223.1). As estimativas da prevalência da SPM variam de 25 a 100%. O *Manual Diagnóstico e Estatístico de Transtornos Mentais* classifica a SPM grave como transtorno disfórico pré-menstrual (TDPM). Na maioria das mulheres, a SPM é apenas desagradável; a SPM grave (ou TDPM) provoca graves dificuldades em 3 a 5% das mulheres em idade reprodutiva. O diagnóstico de SPM e de TDPM é mais bem estabelecido solicitando às pacientes afetadas que mantenham registros diários prospectivos dos sintomas durante um período de 2 a 3 meses. Quando esses registros são examinados, constata-se que menos de 50% das mulheres que se queixam de SPM apresentam a síndrome.

A maioria das mulheres procura ajuda para a SPM em torno dos 30 anos, depois de 10 anos ou mais de sintomas. Muitas relatam que os sintomas surgiram na menarca; cerca da metade declara que os sintomas apareceram depois do parto. Com frequência, as pacientes relatam que a gravidade e a duração dos sintomas aumentam após cada gravidez sucessiva e tornam-se mais intensos com o avanço da idade. As mulheres com SPM grave e de longa duração quase sempre descrevem reações psicológicas associadas, incluindo dificuldades sociais, como discórdia conjugal, dificuldade relacionada com os filhos, dificuldade em manter amizades e isolamento das atividades sociais.

Tabela 223.1 Sintomas comuns da síndrome pré-menstrual cíclica.

SINTOMAS SOMÁTICOS	
Acne	Ganho de peso
Cefaleia	Ingurgitamento e hipersensibilidade das mamas
Constipação intestinal ou diarreia	Intolerância ao álcool
Distensão abdominal	Perda da destreza
Edema periférico	
SINTOMAS EMOCIONAIS E MENTAIS	
Alteração da libido	Hostilidade
Ansiedade	Incapacidade de concentração
Ataques de pânico	Insônia
Aumento do apetite	Irritabilidade
Depressão	Isolamento de outras pessoas
Desejo insaciável de alimento (particularmente sal e açúcar)	Letargia
Fadiga	Paranoia
Flutuações do humor	Violência contra si mesmo e contra outros

TRATAMENTO

Medidas gerais

A causa da SPM permanece desconhecida, e as pacientes devem ser informadas de que não existe nenhum tratamento que tenha sido efetivo em todos os casos. As mulheres com sintomas pré-menstruais leves com frequência se beneficiam de mudanças simples no estilo de vida, incluindo exercício aeróbico leve diariamente; redução do consumo de bebidas que contenham cafeína, sal e açúcar refinado, particularmente na fase lútea; redução do estresse e repouso adequado.

Tratamento médico

As mulheres com SPM mais graves podem se beneficiar de um tratamento sintomático.[6] Os contraceptivos orais usados de modo contínuo apresentam benefício terapêutico inconsistente, porém geralmente positivo,[7] embora se tenha constatado que drospirenona/etinilestradiol de modo intermitente, em um esquema de 21-7, apresenta eficácia comparável ao contraceptivo oral combinado de uso contínuo.[A6] A bromocriptina (em geral, 2,5 mg, 2 vezes/dia) ou o danazol (100 a 400 mg/dia em duas doses fracionadas) podem ser administrados continuamente para alívio da mastalgia (dor nas mamas), embora esse uso não esteja relacionado nas orientações do fabricante nem aprovado pela Food and Drug Administration (FDA), e a sua eficácia não tenha sido documentada por ensaios clínicos randomizados rigorosos. Os inibidores da prostaglandina sintetase podem ajudar a reduzir a dismenorreia e podem aliviar a cefaleia. Os sedativos leves e os tranquilizantes podem ajudar a diminuir a insônia e a ansiedade. Baixas doses de fluoxetina (10 a 20 mg) e outros inibidores seletivos da recaptação da serotonina, quando administrados diariamente ou nas últimas 2 semanas de cada ciclo menstrual, são altamente efetivos na redução dos sintomas emocionais associados à SPM.[A7] Os diuréticos leves (particularmente a espironolactona em doses até 100 mg, cada manhã) podem ser benéficos no alívio do edema cíclico.

A progesterona natural, administrada na forma de supositórios vaginais, tem sido utilizada, porém os resultados de ensaios clínicos duplos-cegos e controlados por placebo não demonstraram nenhuma eficácia.[8] De modo semelhante, o valor de grandes quantidades de múltiplas vitaminas ou do óleo de prímula, que contém o ácido graxo essencial, ácido gamalinolênico, um precursor das prostaglandinas, é inconsistente.

Tratamento cirúrgico

Como a SPM exige a ocorrência da ovulação cíclica, a ooforectomia é, em certas ocasiões, considerada para pacientes com sintomas particularmente intratáveis. Entretanto, a ooforectomia pode criar novos problemas relacionados com a deficiência de estrogênio em mulheres com SPM tratadas dessa forma permanente. Vários ensaios clínicos que utilizaram um agonista de GnRH juntamente com esteroides exógenos descreveram que essa conduta reduz a SPM. Não foi ainda determinado se esse tratamento pode ser utilizado em longo prazo.

Sangramento uterino anormal

DIAGNÓSTICO

Diagnóstico diferencial

Como há considerável confusão em relação à terminologia de sangramento uterino anormal, é importante definir exatamente o que está sendo incluído em qualquer outro termo empregado além de *sangramento uterino anormal*.[9] O sangramento pós-menarca em adolescentes, secundário à imaturidade do eixo hipotálamo-hipófise-ovário (resultando em anovulação), responde por cerca de 20% dos casos, enquanto o sangramento da perimenopausa em consequência da insuficiência ovariana incipiente constitui mais de metade.

As causas de sangramento uterino anormal nos anos reprodutivos incluem complicações do uso de contraceptivos orais; complicações da gravidez, particularmente ameaça de aborto, abortos incompletos ou retidos e gravidez ectópica; distúrbios da coagulação, mais comumente púrpura trombocitopênica idiopática e doença de von Willebrand; e doença pélvica, como pólipos intrauterinos, leiomiomas e tumores da vagina e do colo do útero. Pode ocorrer adenocarcinoma de células claras da vagina ou do colo do útero em mulheres que foram expostas ao dietilestilbestrol durante a vida fetal. As mulheres afetadas também podem apresentar anormalidades congênitas da parte superior da vagina, do colo do útero e do útero. As mulheres com histórico de exposição ao dietilestilbestrol devem ser tranquilizadas sobre o fato de que a incidência de transformação maligna é extremamente baixa. O traumatismo (provocado por coito ou outra causa), os corpos estranhos, as doenças sistêmicas, incluindo diversas endocrinopatias (como diabetes melito, hipotireoidismo e hipertireoidismo, síndrome de Cushing e doença de Addison), a leucemia e a doença renal também podem estar associados a sangramento anormal como manifestação inicial.

O sangramento uterino anormal sem causa genital ou extragenital orgânica demonstrável (75% dos casos) está associado, com mais frequência, à anovulação e é adequadamente denominado *sangramento anovulatório* (algumas vezes denominado *disfuncional*). A maioria dos casos de sangramento anovulatório deve-se à suspensão de estrogênio ou sangramento inesperado por estrogênio. Em mulheres anovulatórias, o estrogênio estimula o endométrio sem oposição pela progesterona. O endométrio prolifera, torna-se mais espesso e pode ser eliminado de modo irregular. O sangramento anovulatório tende a ocorrer em intervalos menos frequentes, enquanto as lesões orgânicas tendem a causar sangramento com maior frequência do que a menstruação cíclica.

Avaliação clínica

Todos os casos de sangramento anormal devem ser avaliados, começando com uma anamnese completa que enfatize a quantidade e a duração da perda de sangue. O mapeamento prospectivo dos dias em que ocorre sangramento pode ser necessário para avaliar o padrão de sangramento. Deve-se excluir sempre a possibilidade de complicações da gravidez ou diátese hemorrágica.

Os achados do exame físico (incluindo exame de Papanicolaou) são normais no sangramento anovulatório, com exceção de sinais de anemia nos casos mais graves. Os exames laboratoriais devem incluir um hemograma completo, contagem de plaquetas, coagulograma, incluindo rastreamento da doença de von Willebrand, provas de função da tireoide e concentração de glicose no sangue em jejum. O sangramento anovulatório precisa ser um diagnóstico de exclusão, e o seu tratamento depende da idade da paciente e da extensão do sangramento. Deve-se obter uma amostra de endométrio por biopsia ou por dilatação e curetagem em todas as mulheres com mais de 35 anos e naquelas com risco aumentado de carcinoma de endométrio, devido ao sangramento anovulatório prolongado.

TRATAMENTO

Até mesmo o sangramento profuso em mulheres anovulatórias com estabilidade hemodinâmica quase sempre pode ser tratado com sucesso pela administração de uma combinação de contraceptivo oral a cada 6 horas, durante 5 a 7 dias, embora esse uso não esteja listado nas orientações do fabricante nem aprovado pela FDA. O sangramento deve cessar em 24 horas, porém as pacientes devem ser avisadas para esperar a ocorrência de sangramento abundante 2 a 4 dias após a interrupção do tratamento. Se a anemia for profunda, pode ser necessária uma transfusão de sangue. Se o sangramento continuar apesar do tratamento, pode-se efetuar uma curetagem. A recorrência pode ser evitada pela administração de agentes contraceptivos orais combinados ciclicamente se a gravidez não for desejada. Se a paciente desejar engravidar, a ovulação pode ser induzida.

Os episódios agudos de sangramento anovulatório também podem ser tratados com estrogênios conjugados administrados por via intravenosa (25 mg a cada 4 horas, por até três doses) até cessar o sangramento, embora esse uso não esteja listado nas orientações do fabricante nem aprovado pela FDA. A terapia com progestinas (acetato de medroxiprogesterona, 5 a 10 mg VO, durante 10 dias) deve ser iniciada simultaneamente. Ocorre sangramento inesperado após a interrupção do tratamento, e a paciente pode ser então tratada com agentes contraceptivos orais durante pelo menos três ciclos.

Em mulheres com sangramento anovulatório sem episódio de sangramento profuso, pode-se fornecer um tratamento com agentes contraceptivos cíclicos orais ou progestina, a não ser que a gravidez seja desejada, caso em que é preciso induzir a ovulação.

A ablação do endométrio por qualquer um de vários métodos está sendo cada vez mais utilizada no tratamento do sangramento persistente. Todavia, a ablação não é 100% efetiva, e o manejo clínico continua sendo a terapia de primeira linha para a maioria das mulheres. A histerectomia pode ser uma escolha apropriada para um pequeno número de mulheres.

Amenorreia

DEFINIÇÃO

A amenorreia refere-se à ausência de menstruação por 3 meses ou mais em mulheres com menstruação anterior (amenorreia secundária) ou à ausência da menarca até os 15 anos, independentemente da existência ou não de características sexuais secundárias (amenorreia primária).

BIOPATOLOGIA

Se existir uma via de saída genital intacta, e não houver doença primária do útero, a amenorreia constitui um sinal de incapacidade do eixo hipotálamo-hipófise-ovário de produzir ciclicamente os hormônios necessários para a menstruação. A amenorreia é fisiológica na menina pré-puberal, durante a gravidez, no início da lactação e após a menopausa. Em qualquer outro momento, ela é patológica e exige avaliação. O uso do termo *amenorreia pós-pílula* para se referir à ausência de retorno da menstruação nos primeiros 3 meses após a interrupção de contraceptivos orais é inadequado. As mulheres assim afetadas devem ser avaliadas da mesma maneira que qualquer outra mulher com amenorreia. De modo semelhante, as mulheres cuja menstruação ocorre em intervalos infrequentes de mais de 40 dias ou que apresentam menos de nove menstruações por ano, uma condição denominada *oligomenorreia*, devem ser avaliadas de maneira idêntica às mulheres com amenorreia.

DIAGNÓSTICO

Avaliação clínica

Em pacientes com amenorreia, até mesmo anormalidades hormonais sutis podem levar ao aparecimento de sinais e sintomas. O desenvolvimento das mamas indica exposição aos estrogênios, enquanto a existência de pelos púbicos e axilares indica estimulação androgênica.

As pacientes devem ser questionadas, particularmente de forma detalhada, sobre evidências de transtornos psicológicos, hábitos alimentares e exercício físico,[10] estilo de vida, estresses ambientais,[11] história familiar de anomalias genéticas, crescimento e desenvolvimento anormais e sinais de hiperandrogenismo, incluindo hirsutismo, calvície temporal, engrossamento da voz, aumento da massa muscular, clitorimegalia; aumento da libido e sinais de desfeminização, como redução do tamanho das mamas e atrofia vaginal. Pesquisar ocorrência de galactorreia. Deve-se investigar também se existem sinais/sintomas de disfunção da tireoide e das glândulas suprarrenais (Capítulos 213, 214 e 215).

O exame físico deve concentrar-se na avaliação das dimensões e constituição do corpo, extensão e distribuição dos pelos corporais, desenvolvimento e secreções da mama e órgãos genitais. Em mulheres adultas normais, a envergadura é semelhante à altura; em mulheres hipogonadais, a envergadura geralmente é mais de 5 cm maior do que a altura. A distribuição e a quantidade dos pelos corporais devem ser consideradas com base na história familiar. A extensão do hirsutismo deve ser registrada, de preferência por fotografias. Outros sinais de virilização devem ser procurados com cuidado. O desenvolvimento da mama deve ser classificado de acordo com o método de Tanner (Tabela 223.2).[12] A secreção da mama deve ser avaliada pela aplicação de pressão às mamas enquanto a paciente está sentada. Qualquer secreção deve ser examinada ao microscópio à procura de glóbulos de gordura perfeitamente redondos de tamanho variável, que indicam galactorreia. Por fim, a genitália feminina deve ser cuidadosamente examinada, visto que ela constitui um indicador sensível do meio hormonal. Deve-se observar o estágio de Tanner de desenvolvimento dos pelos púbicos (ver Tabela 223.2).

Como a sensibilidade da genitália aos androgênios diminui desde cedo no desenvolvimento do feto, a magnitude da virilização é importante. A fusão dos lábios do pudendo e o aumento do clitóris, com ou sem formação de uretra peniana, são observados em mulheres expostas aos androgênios durante os primeiros 3 meses de desenvolvimento fetal (Capítulo 220). Clitorimegalia significativa na ausência de outros sinais de ambiguidade sexual e associada a outros sinais de virilização exige uma acentuada estimulação androgênica e implica fortemente uma neoplasia secretora de androgênios. O desenvolvimento dos lábios menores do pudendo em mulheres pós-puberais indica a influência dos estrogênios. Devem-se investigar anomalias francas da parte distal do sistema genital e evidências de obstrução ao fluxo do sangue menstrual. Sob a influência do estrogênio, a mucosa vaginal modifica-se durante a maturação sexual, passando de um tecido com aparência vermelho-brilhante com secreções esparsas e finas para uma superfície rugosa cinza-rosa fosca com secreções espessas e copiosas.

Tabela 223.2 Critérios para distinguir os estágios 1 a 5 de Tanner durante maturação puberal.

ESTÁGIO DE TANNER	MAMA	PELOS PÚBICOS
1 (Pré-puberal)	Ausência de tecido glandular palpável ou de pigmentação de aréola; apenas elevação da aréola	Ausência de pelos púbicos; apenas pelos do tipo velo finos e curtos
2	Tecido glandular palpável com elevação da mama e da aréola na forma de um pequeno montículo; aumento do diâmetro da aréola	Pelos terminais esparsos, longos e pigmentados, principalmente ao longo dos lábios maiores do pudendo
3	Aumento adicional, sem separação da mama e aréola; embora esteja com pigmentação mais escura, a aréola ainda é pálida e imatura; as papilas geralmente estão no plano médio do tecido mamário ou acima quando a pessoa está sentada ereta	Pelos escuros, grosseiros e crespos, que se estendem esparsamente sobre o monte do púbis
4	Montículo secundário da aréola e da papila acima da mama	Pelos do tipo adulto, abundantes, porém limitados ao monte do púbis e lábios do pudendo
5 (Adulto)	Recessão da aréola para o contorno da mama; desenvolvimento das glândulas de Montgomery e ductos na aréola; maior pigmentação da aréola; papilas geralmente abaixo do plano médio do tecido mamário quando a pessoa está sentada ereta; maturação independente do tamanho da mama	Pelos do tipo adulto em quantidade e distribuição; disseminação para as faces internas das coxas na maioria dos grupos raciais

Dados de Ross GT. Disorders of the ovary and female reproductive tract. In: Wilson JD, Foster DW, eds. *Textbook of Endocrinology*, 7th ed. Philadelphia: WB Saunders; 1985:206; Speroff L, Glass RH, Kase N. *Clinical Gynecologic Endocrinology and Infertility*, 3rd ed. Baltimore: Williams & Wilkins; 1983:377; e Kustin J, Rebar RW. Menstrual disorders in the adolescent age group. *Primary Care.* 1987;14:139-166.

A anamnese e o exame físico rapidamente diferenciam as várias causas de amenorreia (Tabela 223.3). Os diversos distúrbios de diferenciação sexual (DDS) e as outras causas anatômicas frequentemente são aparentes na inspeção. Deve-se identificar obstrução da parte distal do sistema genital por ocasião do exame pélvico, mesmo se a anormalidade específica não for óbvia. Os estigmas físicos da síndrome de Turner, discutidos mais adiante, em geral tornam o diagnóstico simples. Qualquer ambiguidade sexual indica a necessidade de análise cromossômica e medição dos níveis de 17α-hidroxiprogesterona para excluir a possibilidade de hiperplasia suprarrenal congênita (HSRC). Gravidez e doença trofoblástica gestacional podem ser diagnosticadas pela medição da gonadotropina coriônica humana (hCG). É preciso considerar a possibilidade de sinequias intrauterinas ou aderências (síndrome de Asherman) em mulheres nas quais a amenorreia se desenvolve após curetagem ou endometrite. A endometrite tuberculosa, particularmente em mulheres mais jovens, também pode levar a esse distúrbio. Sem medições hormonais, pode ser impossível distinguir entre mulheres com anovulação crônica, nas quais a função hipotálamo-hipófise-ovariana não está coordenada o suficiente para produzir ovulação cíclica, e aquelas com insuficiência ovariana. Todavia, é geralmente possível ter uma impressão clínica sobre a causa da amenorreia. Pode-se observar se a paciente apresenta desenvolvimento completo, incompleto ou ausente das características sexuais secundárias. O achado de pelos corporais em excesso ou de galactorreia é uma evidência clínica da patogenia da amenorreia. Os sinais e sintomas de disfunção suprarrenal ou tireoidiana também podem ser importantes. A administração de uma progestina (tipicamente acetato de medroxiprogesterona, 5 a 10 mg VO, durante 5 a 10 dias, ou progesterona em veículo oleoso, 100 mg IM) tem sido defendida para avaliar o nível de estrogênio endógeno. Entretanto, esse teste possui valor limitado, visto que quase 50% das mulheres jovens com insuficiência ovariana prematura apresentam sangramento por retirada em resposta à progestina.

Tabela 223.3 Causas de amenorreia.

CAUSAS ANATÔMICAS
Gravidez
Vários distúrbios de diferenciação sexual
Obstrução da parte distal do sistema genital (agenesia ou disgenesia mülleriana)
Disgenesia gonadal*
Ambiguidade dos órgãos genitais externos (pseudo-hermafroditismo masculino e feminino)
Aderências intrauterinas (síndrome de Asherman)
Doença trofoblástica gestacional
ANOVULAÇÃO CRÔNICA
Devido à disfunção do SNC-hipotálamo-hipófise
Com retroalimentação inapropriada dos esteroides (p. ex., síndrome do ovário policístico)
Devido a distúrbios da tireoide ou das glândulas suprarrenais
INSUFICIÊNCIA OVARIANA
Menopausa
Anormalidades genéticas
Causas físicas e ambientais (p. ex., agentes quimioterápicos, irradiação)
Distúrbios autoimunes
Idiopática

*A disgenesia gonadal pode ser considerada como distúrbio da diferenciação sexual e como forma de "insuficiência" gonadal. SNC = sistema nervoso central.

Para verificar se a via de saída está intacta, administra-se um estrogênio ativo por via oral, como 2,5 mg de estrogênio conjugado diariamente, durante 21 dias, com 5 a 10 mg de acetato de medroxiprogesterona VO nos últimos 5 a 10 dias. Deve ocorrer sangramento por retirada se o endométrio for normal. Contudo, pode haver necessidade de histerossalpingografia e histeroscopia para o diagnóstico da síndrome de Asherman, visto que algumas pacientes com endométrio normal podem não apresentar sangramento por retirada, devido à obstrução do colo do útero por tecido cicatricial.

Achados laboratoriais

Os níveis basais de FSH, prolactina e hormônio tireoestimulante (TSH) devem ser medidos em todas as mulheres com amenorreia e com oligomenorreia para confirmar a impressão clínica (Figura 223.3).

Níveis aumentados de TSH, com ou sem elevação associada dos níveis de prolactina, implicam hipotireoidismo primário, e indica-se investigação complementar para esse distúrbio (Capítulo 213). Embora o

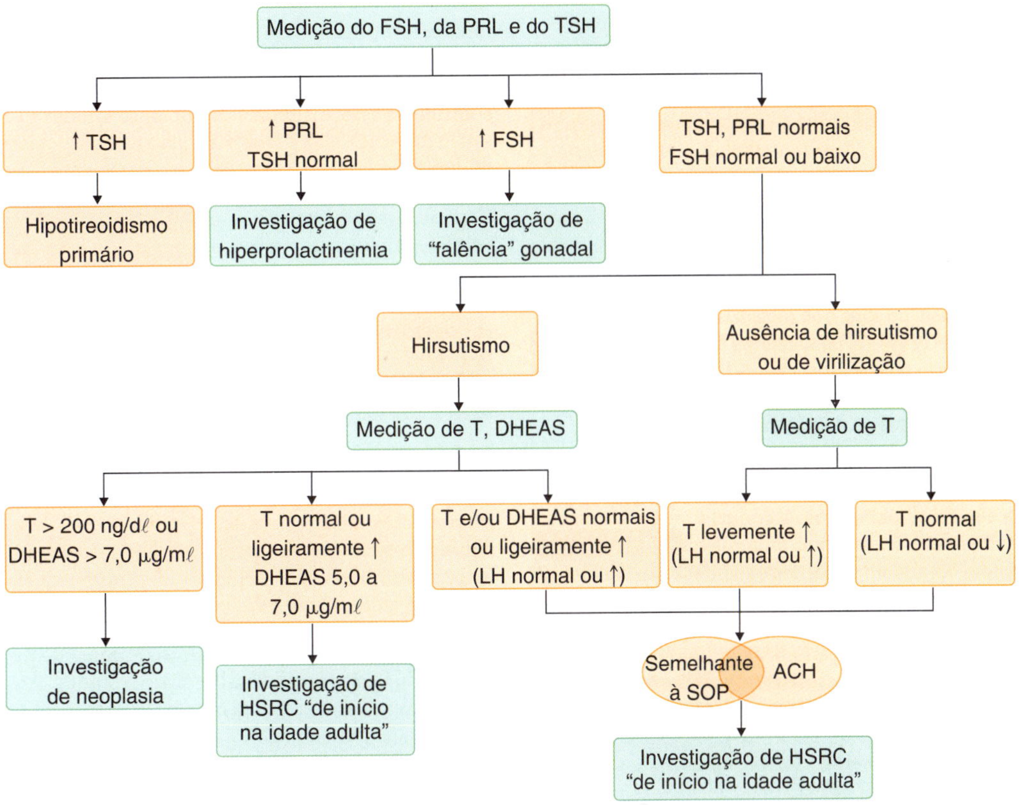

FIGURA 223.3 **Avaliação bioquímica da amenorreia.** Esse esquema precisa ser considerado como auxiliar na avaliação clínica da paciente. Ver texto para detalhes. HSRC = hiperplasia suprarrenal congênita; DHEAS = sulfato de desidroepiandrosterona; FSH = hormônio foliculoestimulante; ACH = anovulação crônica hipotalâmica; LH = hormônio luteinizante; SOP = síndrome do ovário policístico; PRL = prolactina; T = testosterona; TSH = hormônio tireoestimulante.

hipotireoidismo resulte comumente em anovulação, amenorreia só é observada em algumas mulheres com hipotireoidismo. Podem ocorrer também menorragia e oligomenorreia. Os imunoensaios sensíveis para TSH possibilitam também a identificação de mulheres com hipertireoidismo, visto que os níveis de TSH estão suprimidos nessas mulheres.

Se houver elevação mínima da concentração de prolactina, e o nível de TSH for normal, a determinação da concentração de prolactina deve ser repetida antes de investigação mais meticulosa, visto que os níveis de prolactina são aumentados por estímulos estressantes inespecíficos, sono e ingestão de alimentos. Os níveis de prolactina podem estar elevados em até um terço das mulheres com amenorreia.

A elevação dos níveis de FSH (geralmente acima de 30 mUI/mℓ) implica insuficiência ovariana e exige avaliação complementar. Deve-se pensar em insuficiência ovariana incipiente em toda mulher com níveis basais de FSH de 15 mUI/mℓ ou mais, exceto durante a salva de LH na metade do ciclo. Muitos médicos acreditam que a avaliação cromossômica esteja indicada para todos os indivíduos com níveis elevados de FSH antes dos 40 anos e que certamente está indicada se a amenorreia hipergonadotrópica começar antes dos 30 anos.

Se os níveis de FSH estiverem baixos ou normais, a medição dos níveis de testosterona total pode ser útil, existindo ou não evidências de hirsutismo ou virilização. As mulheres com hiperandrogenismo não precisam apresentar hirsutismo, visto que algumas exibem insensibilidade relativa dos folículos pilosos aos androgênios. Níveis discretamente elevados de testosterona (e, talvez, também de sulfato de desidroepiandrosterona) sugerem a síndrome do ovário policístico (SOP). Entretanto, os níveis circulantes totais de androgênios não precisam estar elevados, visto que ocorrem alterações na taxa de depuração metabólica e na globulina de ligação dos hormônios sexuais na SOP. Em consequência, alguns médicos preferem medir os níveis circulantes de testosterona livre.

Os níveis circulantes de LH e de FSH podem ajudar na diferenciação da SOP da disfunção hipotalâmico-hipofisária. Com frequência, os níveis de LH estão elevados na SOP, de modo que a razão entre LH e FSH está aumentada; entretanto, os níveis de LH podem ser idênticos aos observados em mulheres normais na fase folicular. Por outro lado, os níveis de LH e de FSH estão normais ou discretamente reduzidos na disfunção hipotalâmico-hipofisária. Observa-se alguma sobreposição entre as mulheres com distúrbios "semelhantes à síndrome do ovário policístico" e aquelas com disfunção hipotalâmico-hipofisária. A avaliação radiográfica da sela turca está indicada em todas as mulheres com amenorreia nas quais os níveis de LH e de FSH estejam consistentemente baixos (ambos inferiores a 10 mUI/mℓ) para excluir a possibilidade de neoplasia hipofisária ou para-hipofisária (Capítulo 211). Outras funções hipofisárias devem ser avaliadas em qualquer mulher com comprometimento significativo da secreção de LH e de FSH. Os níveis de testosterona total e de sulfato de desidroepiandrosterona devem ser medidos em mulheres com hirsutismo ou com virilização. Níveis de testosterona superiores a 200 ng/dℓ devem levar à investigação de neoplasia produtora de androgênios, mais provavelmente de origem ovariana. Níveis de sulfato de desidroepiandrosterona (DHEAS) superiores a 7,0 μg/mℓ devem levar à investigação de uma neoplasia suprarrenal, e os níveis entre 5,0 e 7,0 μg/mℓ devem levar à investigação de hiperplasia suprarrenal congênita (HSRC) de início na idade adulta (Capítulo 220).

Amenorreia hipergonadotrópica (insuficiência ovariana presuntiva, hipogonadismo primário, insuficiência ovariana primária)

DIAGNÓSTICO

Diagnóstico diferencial

A insuficiência gonadal pode começar a qualquer momento durante o desenvolvimento embrionário ou pós-natal e pode resultar de muitas causas. Normalmente, os ovários falham na menopausa, quando praticamente nenhum folículo funcional permanece. Entretanto, pode ocorrer perda prematura de ovócitos antes dos 40 anos, levando à insuficiência ovariana prematura. Os níveis circulantes de gonadotropinas aumentam sempre que houver insuficiência ovariana, devido à diminuição da retroalimentação negativa do estrogênio para a unidade hipotálamo-hipófise.

BIOPATOLOGIA

Existem várias causas que levam à insuficiência ovariana prematura, incluindo causas genéticas (uma lista crescente que inclui anormalidades cariotípicas, mutações de um único gene e herança poligênica multifatorial complexa), causas físicas e ambientais e distúrbios autoimunes. Além disso, existem famílias nas quais a menopausa começa mais cedo do que a idade esperada, sem causas patológicas.

Anormalidades genéticas

Diversas condições patológicas com gônadas disgenéticas envolvem níveis elevados de gonadotropinas e amenorreia, bem como anormalidades do cromossomo X. O termo *disgenesia gonadal* refere-se a indivíduos com gônadas em fita indiferenciadas, sem associação a estigmas extragonadais ou aberrações dos cromossomos sexuais. Como os indivíduos com disgenesia gonadal possuem o complemento normal de ovócitos com 20 semanas fetal, porém praticamente nenhum por ocasião do nascimento, esse distúrbio constitui uma forma de insuficiência ovariana prematura.

Síndrome de Turner

A síndrome de Turner (ver também Capítulo 220) descreve pacientes com gônadas em fita, constituídas de estroma fibroso e quatro características fundamentais: fenótipo feminino; infantilismo sexual; baixa estatura e diversas anormalidades físicas, incluindo, algumas vezes, pescoço alado, implantação baixa das orelhas, múltiplos nevos pigmentados, cílios duplos, micrognatia, epicanto, tórax em escudo com microtelia, quartos metacarpais curtos, aumento do ângulo de carga dos braços e determinados defeitos renais e cardiovasculares (mais comumente coarctação da aorta e estenose aórtica). Algumas vezes, o diagnóstico é estabelecido por ocasião do nascimento, devido a linfedema inexplicável das mãos e dos pés. A síndrome está associada à anormalidade do número ou da morfologia dos cromossomos sexuais ou de ambos. Com mais frequência, o segundo cromossomo sexual está ausente (45,X). A síndrome de Turner é o distúrbio cromossômico único mais comum nos seres humanos, porém ocorre aborto de mais de 95% desses fetos, e a incidência em recém-nascidos é de aproximadamente 1 em 3.000 a 5.000. Ocorrem também quebras cromossômicas e mosaicismo. Em indivíduos com mosaicismo que apresentam uma linhagem celular 46,XX normal, um número suficiente de folículos pode persistir após o nascimento para iniciar as mudanças da puberdade e para induzir ovulação, de modo que a gravidez seja possível. Deleções do gene *SHOX* ligado ao cromossomo X explicam muitas das características esqueléticas dismórficas que são observadas, incluindo a baixa estatura. Acredita-se que o número de achados fenotípicos esteja relacionado com a porcentagem de células que são 45,X. Pode haver também um efeito de *imprinting* com a variação do fenótipo sendo explicada, em parte, pela origem parental do cromossomo X remanescente.

Disgenesia gonadal pura

Disgenesia gonadal pura é o termo utilizado para referir-se a indivíduos de fenótipo feminino com gônadas em fita, que apresentam estatura normal e não têm nenhum dos estigmas associados à síndrome de Turner. Esses indivíduos possuem um cariótipo de 46,XX ou 46,XY. O defeito de 46,XX pode ser herdado como traço autossômico recessivo, e 10% apresentam surdez nervosa associada. O defeito do 46,XY pode ser herdado como traço recessivo ligado ao X, e ocorre clitorimegalia em 10 a 15% e desenvolvimento de tumores gonadais em 25% se as gônadas não forem removidas.

Mutações no cromossomo X associadas à insuficiência ovariana prematura

Atualmente, são reconhecidas diversas regiões do cromossomo X com mutações em genes que podem resultar em insuficiência ovariana prematura. O gene da deficiência intelectual (*FMR1*) da síndrome do X frágil tem interesse particular. Mais de 5% das mulheres com insuficiência ovariana prematura espontânea 46,XX apresentam mutações do gene *FMR1*. Esse risco aumenta se houver história familiar de insuficiência ovariana prematura. Uma história familiar de síndrome do X frágil, retardo mental inexplicável, demência, atraso de desenvolvimento de uma criança ou síndrome de tremor-ataxia justifica a realização de aconselhamento genético. Sabe-se que as mutações no gene *FMR1* estão associadas a um distúrbio neurodegenerativo. As mulheres com mutações no gene *FMR1* correm risco de ter um filho com retardo mental e podem ser uma dentre 6 a 8% das mulheres com insuficiência ovariana prematura que concebem espontaneamente. No gene *FMR1*, ocorre uma sequência de repetição de CGG, em que o normal é de até 60 repetições. A expansão para mais de 200 repetições leva à síndrome do X frágil, em que o nível elevado de repetições provoca hipermetilação do promotor do gene e silenciamento do gene. As portadoras da permutação apresentam um número de repetições intermediário instável (*i. e.*, 60 a 199) e predisposição à insuficiência ovariana prematura.

Trissomia do X

A trissomia do X (cariótipo 46,XXX) também está associada à menopausa prematura, embora muitas dessas mulheres tenham vida reprodutiva normal. A menopausa prematura também pode ocorrer em mulheres com mosaicismos que apresentam linhagens celulares com cromossomos X em excesso. Quando ocorrem anormalidades gonadais em mulheres com excesso de cromossomos X, elas parecem ocorrer após a diferenciação ovariana, de modo que é possível que haja alguma função ovariana. Essas mulheres desenvolvem amenorreia secundária e insuficiência ovariana prematura.

Alterações genéticas conhecidas de genes específicos

Em meninas com a síndrome rara de deficiência de 17α-hidroxilase que envolvendo o *p450c17*, que sobrevivem até a idade esperada da puberdade, ocorrem infantilismo sexual e amenorreia primária juntamente com níveis elevados de gonadotropinas (ver também Capítulo 220). Defeitos nas enzimas 20,22-liase (*p450scc*) ou aromatase (*p450arom*) também podem levar à insuficiência ovariana. As mulheres com galactosemia também apresentam insuficiência ovariana no início da vida, mesmo quando se introduz uma dieta restrita em galactose nos primeiros meses de vida.

As mutações de vários genes autossômicos resultam em insuficiência ovariana prematura. Nessa lista crescente, estão incluídas as mutações que envolvem o *FSHR* (o gene receptor de FSH), o *FOXL2* (um fator de transcrição *forkhead* associado à síndrome da blefarofimose-ptose-epicanto inverso), o *INHA* (o gene da inibina α), o *E1F2B* (uma família de genes associados a leucodistrofia do sistema nervoso central e insuficiência ovariana), o *PMM2* (o gene da fosfomanomutase), o *GALT* (o gene da galactose-1-fosfato-uridiltransferase) e o *AIRE* (que leva à síndrome de poliendocrinopatia-candidíase-distrofia ectodérmica autoimune). A distrofia miotônica (Capítulo 393) é causada por mutação de repetição tripla autossômica, à semelhança da síndrome do X frágil, que está igualmente associada à perda prematura de células germinativas do ovário. A lista de mutações associadas à insuficiência ovariana precoce continua aumentando à medida que se determina a função de mais genes.

Mutações envolvendo os hormônios reprodutivos, seus receptores e ação

A síndrome do ovário resistente (de Savage) ocorre em mulheres jovens com amenorreia que apresentam níveis periféricos elevados de gonadotropina, folículos normais (embora imaturos) presentes na biopsia de ovário, cariótipo 46,XX sem evidências de mosaicismo, desenvolvimento completo das características sexuais secundárias e resistência ovariana à estimulação com gonadotropinas menopáusica humana ou hipofisária. Pelo menos algumas dessas mulheres apresentam mutações no receptor de FSH. É provavelmente inapropriado utilizar o termo "síndrome do ovário resistente", visto que esse distúrbio heterogêneo é, provavelmente, consequente a várias mutações genéticas.

Outras causas

Físicas e ambientais

Radioterapia e agentes quimioterápicos utilizados em várias doenças malignas também podem causar insuficiência ovariana prematura. A ovulação e a menstruação cíclica retornam em algumas dessas pacientes, mesmo após intervalos prolongados de amenorreia hipergonadotrópica associada a sinais e sintomas de hipoestrogenismo profundo. Em geral, quanto mais jovem for a paciente no momento do tratamento, menor é a probabilidade de apresentar insuficiência ovariana permanente após a conclusão do tratamento. Raramente, a caxumba afeta os ovários e provoca insuficiência ovariana.

Distúrbios autoimunes

Pode ocorrer insuficiência ovariana prematura em associação a vários distúrbios autoimunes. A síndrome mais conhecida (síndrome poliglandular autoimune tipo 1) consiste em hipoadrenalismo, hipoparatireoidismo e candidíase mucocutânea, juntamente com insuficiência ovariana (Capítulo 218). O teste para detecção de anticorpos contra as glândulas suprarrenais por meio de imunofluorescência indireta identifica os 4% das mulheres com insuficiência ovariana prematura espontânea que apresentam autoimunidade celular esteroidogênica e que correm risco de insuficiência suprarrenal. Tireoidite é a anormalidade mais comumente associada. Em alguns casos, foram identificados anticorpos contra o receptor de FSH. Devido a essas associações, é obrigatório descartar a possibilidade de outras endocrinopatias potencialmente fatais em mulheres jovens com amenorreia hipergonadotrópica.

TRATAMENTO

As mulheres com amenorreia hipergonadotrópica e insuficiência ovariana devem ser tratadas de maneira idêntica, independentemente da existência ou não de sinais de hipoestrogenismo ou do desejo de engravidar. Indicam-se o aconselhamento e apoio psicológico para mulheres nas quais se estabelece o diagnóstico de insuficiência ovariana prematura. A biopsia de ovário não está indicada para documentar a existência de folículos, visto que é possível obter uma amostra de apenas uma pequena porção de cada ovário, e visto que a gravidez fez com que fossem obtidas amostras de biopsia desprovidas de folículos. A reposição de estrogênio é justificada para evitar a perda óssea acelerada que ocorre comprovadamente em mulheres afetadas (Capítulo 230). O estrogênio deve ser administrado de modo sequencial com uma progestina para evitar a hiperplasia do endométrio. As mulheres jovens com falência ovariana podem exigir duas vezes mais estrogênio do que as mulheres na pós-menopausa para alívio dos sinais e sintomas de hipoestrogenismo. De maneira inexplicável, as mulheres com insuficiência ovariana prematura podem conceber enquanto estão tomando estrogênio exógeno, mesmo na forma de agentes contraceptivos orais, na mesma taxa do que as que não tomam estrogênio, de modo que é preciso discutir contracepção de barreira se a gravidez não for desejada.

As mulheres com amenorreia hipergonadotrópica raramente conseguem engravidar. Ainda não foi esclarecido por que a gravidez raramente pode ocorrer nessas mulheres, porém a taxa de gravidez e parto é de 6 a 8%. O tratamento da infertilidade de mulheres jovens com amenorreia hipergonadotrópica envolve reposição hormonal para reproduzir o ciclo menstrual normal e transferência de embriões por meio de ovócitos doados. Atualmente, o uso de ovócitos de doadoras para gravidez em mulheres com disgenesia gonadal é objeto de debate, visto que foi documentado um acentuado aumento na incidência de ruptura da aorta durante a gravidez secundária à necrose medial. As mulheres com síndrome de Turner que contemplam uma gravidez devem ser orientadas sobre os riscos.

ANOVULAÇÃO CRÔNICA

A anovulação crônica, a forma mais frequente de amenorreia encontrada em mulheres em idade fértil, implica persistência de folículos ovarianos funcionais e possibilidade de induzir ovulação cíclica com tratamento apropriado (Tabela 223.4). É necessário determinar a causa da anovulação. As bases fisiopatológicas de várias formas de anovulação são desconhecidas, porém a anovulação pode ser interrompida de maneira transitória por indução inespecífica da ovulação na maioria das mulheres afetadas. A anovulação pode resultar em amenorreia ou em menstruação irregular (em geral, menos frequente).

Anovulação crônica hipotalâmica

DEFINIÇÃO

A anovulação crônica hipotalâmica (ACH) representa um grupo heterogêneo de distúrbios com manifestações semelhantes. Estresse emocional e físico, exercício físico excessivo, deficiências nutricionais, perda de peso, redução da gordura corporal e outros fatores não reconhecidos contribuem em proporções variáveis para a anovulação. As mulheres com ACH têm achados neuroanatômicos normais.

ANOREXIA NERVOSA

As mulheres com amenorreia e perda de peso significativa devem ser examinadas quanto à possibilidade de anorexia nervosa (Capítulo 206).

HIPOGONADISMO HIPOGONADOTRÓPICO ISOLADO

Os indivíduos afetados apresentam ausência de desenvolvimento puberal espontâneo. A maioria tem deficiência de GnRH funcional, porém alguns

Tabela 223.4 Causas da anovulação crônica.

Anovulação crônica de origem hipotalâmico-hipofisária
Anovulação crônica hipotalâmica
Psicogênica
Associada ao exercício
Associada a dieta, perda de peso ou desnutrição
Anorexia nervosa e bulimia
Pseudociese
Formas de hipogonadismo hipogonadotrópico isolado (idiopático) (incluindo síndrome de Kallmann)
Devido a dano ao eixo hipotálamo-hipófise
Tumores hipofisários e para-hipofisários
Síndrome da sela vazia
Após cirurgia
Após irradiação
Após traumatismo
Após infecção
Após infarto
Hipopituitarismo idiopático
Disfunção ou falência hipotalâmico-hipofisária com hiperprolactinemia (múltiplas causas)
Devido a doenças sistêmicas
Anovulação crônica, devido à retroalimentação inapropriada (*i. e.*, síndrome do ovário policístico)
Produção excessiva de estrogênio extraglandular (*i. e.*, obesidade)
Tamponamento anormal envolvendo a globulina ligadora dos hormônios sexuais (incluindo doença hepática)
Excesso de androgênio funcional (suprarrenal ou ovariano)
Neoplasias produtoras de androgênios ou de estrogênios
Neoplasias produtoras de gonadotropina coriônica
Anovulação crônica devido a outros distúrbios endócrinos e metabólicos
Hiperfunção suprarrenal
Síndrome de Cushing
Hiperplasia suprarrenal congênita (pseudo-hermafroditismo feminino)
Disfunção da tireoide
Hipertireoidismo
Hipotireoidismo
Prolactina ou excesso de hormônio de crescimento
Disfunção hipotalâmica
Disfunção hipofisária (microadenomas e macroadenomas)
Induzida por fármacos
Desnutrição

exibem anormalidades da deficiência de gonadotropinas localizadas na hipófise.

A síndrome de Kallmann é uma doença familiar que consiste em deficiência de gonadotropinas, anosmia ou hiposmia e cegueira para cores nos homens ou, mais raramente, nas mulheres (Capítulo 210). Na necropsia, observa-se agenesia parcial ou completa do bulbo olfatório, o que explica o uso do termo *displasia olfatogenital*. Ocorre também deficiência isolada de gonadotropinas na ausência de anosmia. O infantilismo sexual com constituição eunucoide constitui a característica fundamental clínica desse distúrbio, porém pode ocorrer desenvolvimento moderado das mamas. Os níveis circulantes de LH e de FSH estão baixos, porém quase sempre detectáveis. A indução da ovulação exige o uso de gonadotropinas e hCG exógenas ou GnRH pulsátil. A terapia de reposição com estrogênio está indicada para essas mulheres até que a gravidez seja desejada. Pode não ser possível distinguir entre deficiência isolada parcial de gonadotropinas e ACH funcional em todos os casos.

HIPOPITUITARISMO

O hipopituitarismo pode ser óbvio na inspeção rápida ou pode ser sutil o suficiente para exigir exame endócrino (Capítulo 211). A apresentação clínica depende da idade de início, da causa e do estado nutricional do indivíduo. A falha de desenvolvimento das características sexuais secundárias sempre deve levantar a questão de hipopituitarismo. A ovulação pode ser induzida com sucesso pelo uso de gonadotropinas exógenas, quando a gravidez for desejada, e após tratamento apropriado do hipopituitarismo. Indica-se o tratamento de reposição com estrogênio.

HIPERPROLACTINEMIA

A galactorreia associada à hiperprolactinemia, independentemente da causa, quase sempre ocorre em associação com amenorreia causada por disfunção ou falência hipotalâmico-hipofisária. A secreção excessiva de prolactina pode ser causada por muitas condições (Capítulo 211). É preciso excluir a possibilidade de prolactinoma. Em certas ocasiões, pode-se observar hirsutismo em associação a amenorreia-galactorreia e hiperprolactinemia. Níveis elevados dos androgênios suprarrenais, desidroepiandrosterona (DHEA) e sulfato de desidroepiandrosterona podem ser observados e podem ser responsáveis pelos ovários de tipo policístico presentes em algumas mulheres com hiperprolactinemia.

FALÊNCIA DA UNIDADE HIPOTÁLAMO-HIPÓFISE

A unidade hipotálamo-hipófise também pode não funcionar normalmente em diversas doenças sistêmicas estressantes e debilitantes, que interferem no crescimento e no desenvolvimento somáticos. Os exemplos mais proeminentes incluem insuficiência renal crônica, doença hepática e diabetes melito.

DIAGNÓSTICO

A interrupção abrupta das menstruações em mulheres com menos de 30 anos que não apresentam anormalidades anatômicas do eixo hipotálamo-hipófise-ovário e sem outros distúrbios endócrinos sugere um diagnóstico de ACH. As mulheres afetadas tendem a ser brilhantes, educadas e envolvidas em ocupações intelectuais e podem fornecer uma história de problemas psicossexuais e trauma socioambiental. A ACH caracteriza-se por níveis baixos anormais de gonadotropinas e hipoestrogenismo relativo. Raramente, entretanto, as mulheres afetadas apresentam sinais e sintomas de deficiência de estrogênio. É importante excluir a possibilidade de lesão central como a causa do hipogonadismo hipogonadotrópico em mulheres que parecem ter ACH.

TRATAMENTO

O aconselhamento psicológico ou a mudança no estilo de vida, particularmente em mulheres envolvidas em programas de exercícios vigorosos, podem ser efetivos na indução da ovulação cíclica e menstruação em mulheres com ACH funcional. A terapia cognitivo-comportamental é efetiva em uma proporção de mulheres com ACH funcional. Nas mulheres que desejam engravidar, a ovulação também pode ser induzida pela administração de citrato de clomifeno (50 a 100 mg/dia durante 5 dias, começando no terceiro ao quinto dia do sangramento por retirada). O tratamento com gonadotropinas exógenas para induzir a maturação folicular, seguido de hCG para induzir a ruptura folicular, pode ser efetivo em mulheres que não ovulam em resposta ao clomifeno. Tendo em vista que as mulheres com ACH apresentam baixos níveis circulantes de leptina, os pesquisadores têm administrado leptina recombinante e documentaram que a ovulação pode retornar em algumas mulheres afetadas. Devido à natureza heterogênea da doença, não é surpreendente que a leptina exógena não seja efetiva em todas as mulheres.

A maioria dos médicos defende o uso de esteroides gonadais exógenos para evitar a osteoporose. Um esquema pode consistir em estrogênios conjugados ou esterificados orais diariamente (0,625 a 1,25 mg), etinilestradiol (20 μg) ou estradiol 17β-micronizado (1 a 2 mg) ou estradiol 17β-transdérmico (0,05 a 0,10 mg) diariamente, com acréscimo de acetato de medroxiprogesterona (5 a 10 mg) VO nos primeiros 12 a 14 dias de cada mês. As mulheres sexualmente ativas podem tomar agentes contraceptivos orais como alternativa. Se o tratamento com esteroides for administrado, as pacientes precisam ser informadas de que provavelmente haverá amenorreia quando o tratamento for interrompido. Outros médicos acreditam que apenas uma observação periódica é indicada, com recomendação de métodos de contracepção de barreira para o controle da fertilidade. Deve-se assegurar ingestão adequada de cálcio, independentemente da terapia. A contracepção é necessária para as mulheres sexualmente ativas com ACH, visto que o defeito funcional é leve nesses distúrbios, e pode ocorrer resolução espontânea a qualquer momento, com ovulação antes de qualquer episódio de menstruação.

Anovulação crônica relacionada com retroalimentação inapropriada

SÍNDROME DO OVÁRIO POLICÍSTICO

DEFINIÇÃO

A síndrome do ovário policístico (SOP) é um distúrbio heterogêneo, no qual existe uma considerável variabilidade clínica e bioquímica entre os indivíduos afetados.[13] Atualmente, aventa-se a possibilidade de SOP em mulheres com dois dos seguintes critérios: (1) oligo-ovulação ou anovulação, (2) hiperandrogenismo ou (3) ovário policístico na ultrassonografia e nas quais outras etiologias tenham sido eliminadas. A SOP é o distúrbio clássico em que a amenorreia ou oligomenorreia resultam de retroalimentação inapropriada dos esteroides gonadais dos ovários.[14]

BIOPATOLOGIA

As evidências atuais sugerem que a unidade hipotálamo-hipófise está intacta, e que um distúrbio funcional, talvez envolvendo fatores de crescimento semelhantes à insulina, como IGF-I no ovário, resulta em secreção anormal de gonadotropinas. A SOP caracteriza-se por resistência à insulina e hiperinsulinemia compensatória. Foi constatada a ocorrência de resistência à insulina em mulheres afetadas de muitos grupos raciais e étnicos, implicando que exista uma característica universal, e que pode haver um defeito comum. Há evidências cada vez mais numerosas de anormalidades genéticas específicas em algumas mulheres com SOP.

MANIFESTAÇÕES CLÍNICAS

Embora as pacientes geralmente apresentem amenorreia, hirsutismo e obesidade, as mulheres afetadas podem, na verdade, queixar-se de sangramento uterino irregular e abundante, podem não apresentar hirsutismo e podem ter peso normal. O excesso de androgênios de qualquer fonte ou a conversão extraglandular aumentada de androgênios em estrogênios podem levar aos achados típicos da SOP. Nesse grupo estão incluídos distúrbios diversos como síndrome de Cushing, hiperplasia suprarrenal congênita leve, tumores virilizantes de origem suprarrenal ou ovariana, hipertireoidismo e hipotireoidismo, obesidade e SOP primária sem outra causa reconhecível.

Na síndrome primária, a irregularidade menstrual, a obesidade leve e o hirsutismo começam durante a puberdade e, tipicamente, tornam-se mais graves com o passar do tempo, embora haja evidências crescentes de melhora nos anos que antecedem a menopausa. A obesidade isoladamente pode levar a uma síndrome semelhante ao ovário policístico, com ampla variação do grau de obesidade necessário para causar anovulação. O aumento na prevalência da obesidade está levando a um aumento da prevalência da SOP. Todas essas pacientes são bem estrogenizadas, independentemente de apresentarem amenorreia primária ou secundária ou sangramento disfuncional. As concentrações de LH tendem a estar elevadas, com níveis relativamente baixos e constantes de FSH; entretanto, ambos podem estar na faixa normal para a fase folicular do ciclo menstrual. Os níveis da maioria dos androgênios circulantes, particularmente a testosterona, tendem a ser levemente elevados.

DIAGNÓSTICO

Uma conferência de consenso em Rotterdam, em 2003, concluiu que, após a exclusão de outras etiologias, são necessários dois dos seguintes três fatores para o diagnóstico de SOP: (1) hiperandrogenismo (clínico ou bioquímico), (2) oligo-ovulação ou anovulação, (3) ovários policísticos na ultrassonografia ou na cirurgia.

Essa definição é confusa para os médicos, visto que ela implica que as mulheres com hirsutismo que apresentam ovários policísticos na ultrassonografia, que ovulam regularmente, devem ser consideradas como portadoras de SOP. Além disso, é evidente que podem ser identificados ovários policísticos na ultrassonografia de mulheres normais. Em qualquer caso, o objetivo da avaliação diagnóstica é excluir quaisquer causas (como neoplasias) que exijam tratamento definitivo. O hirsutismo deve ser avaliado, conforme descrito de modo detalhado no Capítulo 413.

Um subgrupo de mulheres particular e gravemente afetado apresenta obesidade pronunciada, anovulação, intolerância à glicose leve com níveis elevados de insulina circulante, acantose *nigricans*, hiperuricemia, hirsutismo grave e níveis circulantes elevados de androgênios. Essas mulheres apresentam hipertecose dos ovários, em que as células produtoras de androgênios nas regiões do estroma, hilo e teca aumentam acentuadamente em número. A hipertecose provavelmente deve ser vista como parte do espectro de distúrbios que constituem a SOP.

TRATAMENTO

Em geral, as pacientes necessitam de tratamento para o hirsutismo, para a indução da ovulação se a gravidez for desejada e para a prevenção de hiperplasia endometrial e câncer de endométrio induzidos por estrogênio. Não existe nenhum tratamento ideal; a abordagem terapêutica precisa ser individualizada. Os riscos de síndrome metabólica, de doença cardiovascular e de diabetes melito estão aumentados em mulheres com SOP, pelo menos, em parte, devido ao aumento dos androgênios e da resistência à insulina. Além disso, muitas mulheres apresentam níveis elevados de colesterol.

Tratamento clínico

Na mulher com anovulação que não deseja gravidez e que não apresenta hirsutismo, o tratamento com administração intermitente de progestina (p. ex., acetato de medroxiprogesterona, 5 a 10 mg VO, durante 10 a 14 dias de cada mês) ou contraceptivos orais pode resultar em redução do risco aumentado de carcinoma de endométrio na mulher com estrogênio sem oposição. Todas as mulheres que recebem a administração intermitente de progestina devem ser avisadas sobre a necessidade de contracepção efetiva se forem sexualmente ativas, visto que esses agentes não inibem a ovulação quando são administrados de modo intermitente.

A melhora da sensibilidade à insulina em mulheres com ovários policísticos, por meio de mudanças de estilo de vida (p. ex., exercício e dieta) ou por meio de intervenção farmacológica, resulta consistentemente em melhora nas anormalidades reprodutivas e metabólicas. Pode ocorrer a retomada da ovulação em até 60 a 70% das mulheres afetadas.[15]

As experiências maiores e mais longas publicadas com qualquer agente capaz de melhorar a sensibilidade à insulina na SOP foram com a metformina, uma biguanida que atua principalmente por meio da supressão da gliconeogênese hepática e que também melhora a sensibilidade à insulina. Seu uso na SOP leva a reduções dos níveis de insulina e de androgênios e ao restabelecimento dos ciclos menstruais em algumas mulheres. Doses fracionadas de 1.500 a 2.000 mg/dia demonstraram ser efetivas.

Alguns médicos defendem a administração de metformina a todas as mulheres com ovários policísticos, enquanto outros a administram apenas àquelas que apresentam resistência à insulina documentada. Alguns médicos também defendem a administração de metformina inicialmente a mulheres que desejam engravidar e, em seguida, acrescentem um fármaco para induzir a ovulação se a metformina for ineficaz. Esses agentes não são aprovados para uso em mulheres grávidas nem para a indução da ovulação.

Tratamento considerando a gravidez

Os contraceptivos orais constituem a terapia de primeira linha para a mulher anovulatória com hirsutismo, que não deseja engravidar; esses agentes oferecem proteção contra a hiperplasia endometrial. Em mulheres com SOP que desejam engravidar, o citrato de clomifeno ou o letrozol podem ser utilizados para induzir a ovulação.[A8,A9] O letrozol não está aprovado para esse uso pela FDA, porém um ensaio clínico randomizado multicêntrico, de grande porte, demonstrou a sua superioridade em relação ao clomifeno em mulheres obesas com SOP. Cerca de 75 a 80% engravidam com esse tratamento. Além dos agentes que induzem sensibilização à insulina, outros métodos possíveis de indução da ovulação incluem o uso de gonadotropinas exógenas e hCG, bem como cirurgia de ovário laparoscópica com múltiplas punções do ovário por diatermia ou *laser*. Um ensaio clínico de grande porte documentou que o citrato de clomifeno é mais efetivo do que a metformina na indução da ovulação e que ele resulta em gravidez; não foi constatada nenhuma melhora adicional quando os dois fármacos foram utilizados de forma concomitante.[16]

Tratamento cirúrgico

A cirurgia laparoscópica de ovário pode possibilitar a ovulação unifolicular ou torná-la mais fácil para indução clínica; entretanto, aumenta o risco de desenvolvimento de aderências do ovário (que levam à infertilidade). Pode ser bem-sucedida em um pequeno subgrupo de mulheres com SOP que estejam geograficamente afastadas de cuidados médicos adequados.

Anovulação crônica relacionada com outros distúrbios endócrinos e metabólicos

A hiperfunção suprarrenal parece causar anovulação crônica ao induzir uma síndrome semelhante à síndrome do ovário policístico (SOP), secundária ao aumento da secreção de androgênios suprarrenais. Tanto o hipertireoidismo quanto o hipotireoidismo estão associados a vários distúrbios menstruais, incluindo sangramento uterino disfuncional e amenorreia, em consequência de alterações no metabolismo dos androgênios e dos estrogênios. Por sua vez, essas alterações metabólicas resultam em retroalimentação inapropriada de esteroides e anovulação crônica.

INFERTILIDADE

DEFINIÇÃO

A Organização Mundial da Saúde (OMS) definiu a *infertilidade* como "doença do sistema genital, definida pela incapacidade de conseguir uma gravidez clínica depois de 12 meses ou mais de relações sexuais regulares desprotegidas". *Esterilidade* refere-se à incapacidade total de reprodução. Nos EUA, mais de 10% dos casais procuram assistência médica em razão de infertilidade.

Os requisitos para que ocorra gravidez são vários:

- O homem precisa produzir um número adequado de espermatozoides móveis e normais
- O homem precisa ser capaz de ejacular os espermatozoides por um sistema de ductos pérvios
- Os espermatozoides têm de ser capazes de atravessar um sistema genital feminino desobstruído
- A mulher precisa ovular e liberar um óvulo
- O espermatozoide tem de ser capaz de fertilizar o óvulo
- O oócito secundário fertilizado tem de ser capaz de se desenvolver e de se implantar no endométrio adequadamente preparado.

Em cerca de 40% dos casos, a infertilidade é causada pelo homem (Tabela 223.5). Em um terço dos casais, mais de uma causa contribui para a infertilidade.

A idade de fertilidade máxima na mulher é 25 anos. Em mulheres nulíparas dessa idade, o tempo médio durante o qual ocorrem relações sexuais desprotegidas até a concepção é de 5,3 meses. Nas mulheres que já tiveram filhos, a duração média de relações sexuais até a concepção é de 2,7 meses. O desempenho reprodutivo dos casais é influenciado pela idade dos parceiros do sexo feminino e masculino, pela frequência de relações sexuais e pelo tempo durante o qual o casal vem tentando conceber. Há declínio do desempenho reprodutivo de homens e mulheres depois dos 25 anos.

Tabela 223.5 Causas de infertilidade e sua incidência aproximada.

Fatores masculinos (40%)
Diminuição da produção de espermatozoides
Varicocele
Insuficiência testicular
Disfunções endócrinas
Criptorquidia
Estresse, tabagismo, cafeína, nicotina, substâncias psicoativas
Obstrução ductal
Epidídimo (após infecção)
Ausência congênita do ducto deferente
Ducto ejaculatório (após infecção)
Após vasectomia
Incapacidade de liberar espermatozoides na vagina
Distúrbios ejaculatórios
Hipospadias
Problemas sexuais (*i. e.*, impotência), clínicos ou psicológicos
Sêmen anormal
Infecção
Volume anormal
Viscosidade anormal
Fatores imunológicos
Anticorpos imobilizadores de espermatozoides
Anticorpos aglutinadores de espermatozoides
Fatores femininos
Doenças da tuba uterina (20 a 30%)
Doença inflamatória pélvica ou infecção puerperal
Anomalias congênitas
Endometriose
Secundária à peritonite anterior de origem não genital
Amenorreia e anovulação (15%)
Distúrbios ovulatórios menores (< 5%)
Fatores do colo do útero e do útero (10%)
Leiomiomas e pólipos
Anomalias uterinas
Sinequias intrauterinas (síndrome de Asherman)
Destruição das glândulas endocervicais (após cirurgia ou após infecção)
Fatores vaginais (< 5%)
Ausência congênita da vagina
Hímen imperfurado
Vaginismo
Vaginite
Fatores imunológicos (< 5%)
Anticorpos imobilizadores de espermatozoides
Anticorpos aglutinadores de espermatozoides
Fatores nutricionais e metabólicos (5%)
Distúrbios da tireoide
Diabetes melito
Distúrbios nutricionais graves
Idiopática ou inexplicada (< 10%)

DIAGNÓSTICO

Os casais que se queixam de infertilidade merecem avaliação, independentemente da duração da infertilidade. A avaliação é justificada em todas as mulheres depois de 12 meses e em mulheres de 35 anos ou mais depois de 6 meses de relações sexuais regulares desprotegidas.

A avaliação começa com uma anamnese detalhada obtida de ambos os parceiros e com exames físicos de ambos. Se possível, o casal deve ser avaliado junto. Cada parceiro deve ser questionado junto e separadamente, visto que as entrevistas separadas podem revelar informações que não seriam reveladas na presença do parceiro.

A avaliação inicial da infertilidade inclui avaliação de sêmen (espermograma); documentação da ovulação pela temperatura corporal basal, determinação dos níveis séricos de progesterona 6 a 8 dias antes da menstruação, nível sérico de hormônio tireoidiano ou (raramente) biopsia de endométrio menos de 3 dias antes do início da menstruação; e avaliação do sistema genital feminino por meio de histerossalpingografia ou histerossonografia. A laparoscopia de diagnóstico com instilação de corante na tuba uterina pode ser realizada se os resultados de todos os exames anteriores forem normais, visto que foi constatado que 30 a 50% das mulheres apresentam endometriose ou doença tubária na avaliação cirúrgica; por outro lado, pacientes com achados iniciais normais podem ser simplesmente tratadas como se tivessem infertilidade idiopática.

TRATAMENTO

O tratamento tem de ser definido com base nos achados da avaliação da infertilidade. As anormalidades dos espermatozoides são distúrbios de tratamento difícil. A baixa contagem de espermatozoides ou a mobilidade deficiente são mais bem tratadas por inseminação artificial ou fertilização *in vitro* com injeção intracitoplasmática de um único espermatozoide viável em cada ovócito. A obstrução das tubas uterinas pode ser aliviada por intervenção cirúrgica, porém as taxas de sucesso são, com frequência, maiores com a fertilização *in vitro*. A endometriose que causa infertilidade pode ser tratada por cirurgia ou pelo uso de vários fármacos supressores, conforme indicado; entretanto, aqui também, a fertilização *in vitro* pode estar indicada.

A indução da ovulação constitui um dos tratamentos de maior sucesso quando realizada em mulheres anovulatórias. A indução da ovulação nunca deve ser tentada até a exclusão ou o tratamento de distúrbios graves que impeçam a gravidez. Além disso, a indução da ovulação não deve ser utilizada em mulheres com falência ovariana, visto que elas não respondem à indução da ovulação.

O citrato de clomifeno é o agente que habitualmente induz ovulação com mais facilidade. O clomifeno deve ser utilizado em mulheres sem hiperprolactinemia, que tenham a capacidade de liberar LH e FSH. Um ciclo típico de terapia com clomifeno é iniciado no terceiro ao quinto dia após o sangramento uterino espontâneo ou induzido. A dose inicial é de 50 mg/dia, durante 5 dias. O clomifeno parece atuar como antiestrogênio e estimula a secreção de gonadotropinas pela hipófise para iniciar o desenvolvimento folicular. Se a ovulação não for obtida no primeiro ciclo de tratamento, aumenta-se a dosagem diária para 100 mg. Se a ovulação ainda não for alcançada, a dosagem é aumentada de maneira sequencial, em incrementos de 50 mg até alcançar uma dose máxima de 200 a 250 mg/dia, durante 5 dias. A dose mais elevada deve ser continuada por 3 a 6 meses antes de a paciente ser considerada como não responsiva ao clomifeno. A dose de fármaco e o tempo durante o qual pode ser utilizado, conforme sugerido aqui, são maiores do que os recomendados pelos fabricantes e pela FDA, porém estão de acordo com as séries publicadas. Apesar da ausência de aprovação pela FDA, o letrozol está sendo utilizado cada vez mais em lugar do clomifeno. Em um ensaio clínico randomizado, a estimulação do ovário com letrozol foi equivalente àquela do clomifeno, porém resultou em uma frequência ligeiramente menor de gestação múltipla e também em menor frequência de nascidos vivos, em comparação com o tratamento com gonadotropina.[A10,A11]

A salva ovulatória de LH pode ocorrer 5 a 12 dias (7 dias, em média) após a conclusão do último dia de tratamento com clomifeno. Os casais são aconselhados a manter relações sexuais em dias alternados durante esse intervalo. A ovulação pode ser documentada pelo monitoramento das alterações da temperatura corporal basal ou, de preferência, pela medição dos níveis séricos de progesterona 14 dias após a última dose de clomifeno. A menstruação deve ocorrer depois de 3 semanas. O sangramento por retirada com progestina pode ser induzido se a paciente não apresentar menstruação com 4 semanas de tratamento, ou se o nível sérico de hCG indicar que ela não esteja grávida. O exame de urina para determinar salva de LH também pode ser útil na determinação do momento da ovulação.

Alguns médicos administram 5.000 a 10.000 UI de hCG IM 7 dias após o último dia de tratamento com clomifeno para induzir a ovulação, porém não foi constatado que essa abordagem aumente a efetividade. Entretanto, a administração de hCG realmente determina o momento da ovulação e pode ser útil em determinados casais. Pode-se esperar a ocorrência de ovulação aproximadamente 36 horas após a administração de hCG.

Quando as pacientes são adequadamente selecionadas, ocorre ovulação em 75 a 80%, e pode-se esperar que 40 a 50% engravidem. Pode-se esperar cerca de 15% de gestações em cada ciclo ovulatório. A taxa de gravidez múltipla é de cerca de 8%, e quase todas as gestações são de gêmeos. Não há aumento da incidência de anomalias congênitas.

Os efeitos colaterais do clomifeno são incomuns e raramente graves. Os efeitos colaterais mais graves consistem em rubor vasomotor (10%), desconforto abdominal (5%), hipersensibilidade das mamas (2%), náuseas e vômitos (2%), sintomas visuais (1,5%) e cefaleia (1%). Pode ocorrer aumento do ovário, embora isso seja raro (5%). Tem havido preocupação sobre a possibilidade de o clomifeno aumentar o risco de câncer epitelial de ovário. A maioria das evidências indica agora que o clomifeno não aumenta esse risco.

O acréscimo de dexametasona, 0,5 mg VO ao deitar, para embotar a secreção noturna do ACTH, pode ser útil em mulheres com hiperandrogenismo que não ovulem em resposta ao clomifeno. Outras mulheres que não respondem ao clomifeno necessitam tipicamente de gonadotropinas exógenas e hCG ou, talvez, de GnRH pulsátil para induzir a ovulação.

Tanto a bromocriptina quanto a cabergolina são efetivas na indução da ovulação em mulheres com hiperprolactinemia. O fármaco deve ser interrompido uma vez confirmada a gravidez. São obtidas menstruações ovulatórias e gravidez em cerca de 80% das pacientes com galactorreia e hiperprolactinemia. As mulheres com tumores hipofisários secretores de prolactina permanecem, em sua maioria, assintomáticas durante a gravidez. É raro que uma pacientes com microadenoma ou com macroadenoma desenvolva algum problema relacionado com o tumor que afete a mãe ou o feto durante a gravidez. O monitoramento durante a gravidez deve consistir apenas em questionar a paciente sobre o aparecimento de sintomas visuais e cefaleias. Avaliação formal dos campos visuais e TC ou RM devem ser efetuadas em toda paciente que tenha sintomas sugestivos. Em geral, os sintomas desaparecem com a instituição do tratamento com agonista da dopamina. Não foi relatado efeito adverso dos agonistas da dopamina em fetos ou gestações. Surgiu a preocupação de que os agonistas da dopamina derivados do *ergot*, nas altas doses utilizadas no tratamento da doença de Parkinson, possam aumentar o risco de regurgitação das valvas cardíacas. Embora não haja evidências de risco em mulheres tratadas com doses muito menores para hiperprolactinemia, elas devem ser orientadas sobre esse possível efeito colateral.

Na atualidade, dispõe-se de várias preparações de gonadotropinas purificadas e sintéticas obtidas por engenharia bioquímica para uso na indução da ovulação. As preparações sintéticas consistem totalmente em FSH, enquanto a maioria das preparações purificadas também contém algum LH. Tipicamente, cada frasco contém 75 UI de gonadotropina. Os indivíduos com deficiência de gonadotropinas necessitam de uma formulação que contenha LH. As gonadotropinas exógenas são tipicamente administradas em doses de dois a quatro frascos (IM ou SC, dependendo da formulação), durante 5 a 12 dias, para obter o desenvolvimento folicular, conforme monitorado por ultrassonografia e pelas concentrações de estradiol no soro ou na urina; a hCG, 5.000 a 10.000 UI, é administrada em dose intramuscular única quando a maturação folicular se tornar evidente. A hCG deve ser interrompida se houver maturação simultânea de mais de três folículos. Atualmente, análogos do GnRH estão sendo utilizados para suprimir a atividade folicular endógena antes do início da terapia com gonadotropinas exógenas, sendo o seu uso mantido até a administração de hCG a mulheres de mais idade e àquelas com resposta deficiente às gonadotropinas exógenas. O uso dos análogos exige a administração de doses maiores de gonadotropinas exógenas. Entretanto, as taxas de sucesso parecem ser um pouco melhores com essa terapia combinada. Devido ao custo e à taxa de complicações, deve-se efetuar uma avaliação completa para excluir a possibilidade de outras causas de infertilidade antes do uso de gonadotropinas exógenas e hCG. A ovulação pode ser induzida em quase 100% das pacientes, porém ocorre gravidez em apenas 50 a 70%. Não há aumento do risco de anomalias congênitas com o uso de gonadotropinas exógenas e hCG. A taxa de gravidez múltipla com gonadotropinas exógenas e hCG aproxima-se de 30%, com 5% de trigêmeos ou mais.

A hiperestimulação ovariana (*síndrome de hiperestimulação ovariana* ou SHO) constitui o principal efeito colateral, que pode ser potencialmente fatal. Os ovários aumentam acentuadamente, e existem múltiplos cistos foliculares, edema do estroma e múltiplos corpos-lúteos. Há desvio de líquido do espaço intravascular para a cavidade abdominal, com consequentes hipovolemia e hemoconcentração. A causa da ascite não é conhecida. As complicações mais graves da SHO podem incluir tromboembolismo, insuficiência renal, síndrome de angústia respiratória do adulto e hemorragia em consequência de ruptura do ovário. O tratamento é conservador, com monitoramento do equilíbrio hidreletrolítico. Exames pélvicos não devem ser realizados por receio de ruptura dos ovários. Em geral, ocorre resolução lenta da hiperestimulação durante cerca de 7 dias, embora essa duração possa ser maior se o ciclo resultar em gravidez.

O citrato de clomifeno ou as gonadotropinas exógenas, juntamente com inseminação intrauterina de espermatozoides, podem ser utilizados em mulheres com infertilidade inexplicável, na forma da denominada hiperestimulação ovariana controlada (HOC). A intenção é estimular a ovulação de vários ovócitos, porém as gestações múltiplas (algumas vezes de alta ordem) constituem um risco significativo. Em um ensaio clínico randomizado foi observado que o risco de gestação múltipla e os custos são reduzidos se a HOC com gonadotropinas não for utilizada e se as pacientes forem direcionadas imediatamente para tratamento com fertilização *in vitro*.

Tecnologias de reprodução assistida

As tecnologias de reprodução assistida, nas quais, por definição, tanto os óvulos quanto os espermatozoides são manipulados fora do corpo, estão sendo utilizadas comumente para o tratamento de casais inférteis com doença tubária, endometriose, oligospermia e azoospermia, anticorpos antiespermatozoides e infertilidade inexplicada. O procedimento consiste em fertilização *in vitro* e diversas variantes. A fertilização *in vitro* envolve hiperestimulação ovariana, recuperação de ovócitos, fertilização, cultura de embriões e sua transferência. A hiperestimulação ovariana com citrato de clomifeno e gonadotropinas exógenas, gonadotropinas isoladamente ou um agonista ou antagonista do GnRH mais gonadotropinas normalmente resulta em amadurecimento de 1 a 20 ovócitos, dependendo da idade da paciente e da "reserva" ovariana. Quando o crescimento folicular é julgado suficiente por meio de ultrassonografia, a hCG é administrada para induzir maturação folicular final. Cerca de 34 horas após a administração de hCG, os ovócitos são recuperados por punção direta com agulha de cada folículo, habitualmente por via transvaginal com orientação do ultrassom. Em seguida, os ovócitos são inseminados *in vitro* com espermatozoides lavados, ou um único espermatozoide é injetado diretamente em um único ovo (a denominada injeção intracitoplasmática de espermatozoide). Os embriões são cultivados durante cerca de 40 a 120 horas, quando um ou mais desses embriões são então transferidos para a cavidade uterina. Os embriões podem ser cultivados até o estágio de blastocisto (120 horas) antes de sua transferência. Embriões adicionais podem ser congelados em nitrogênio líquido para transferência em um ciclo natural subsequente. A taxa de sucesso depende mais da idade da mulher. Nos EUA, a porcentagem de ciclos que resultam em nascidos vivos varia de 40,1% em mulheres com menos de 35 anos a 12,2% em mulheres de 41 a 42 anos. Cerca de 30% são gêmeos, e 1% consiste em trigêmeos ou múltiplos de ordem superior. Para mulheres com infertilidade inexplicada, pode-se efetuar inseminação intrauterina com estimulação ovariana como alternativa à fertilização *in vitro*. A inseminação intrauterina com estimulação ovariana é um tratamento seguro e efetivo para mulheres com infertilidade inexplicada e prognóstico desfavorável para concepção natural. A12

Atualmente, é possível investigar anormalidades genéticas nas primeiras semanas de vida intrauterina por biopsia do trofectoderma de um embrião *in vitro* e testá-lo por meio de sequenciamento de nova geração para identificar aneuploidia ou mutações causadoras de doenças familiares conhecidas.[17] A identificação de embriões normais e anormais possibilita que apenas os embriões normais sejam transferidos em famílias com anormalidades genéticas reconhecidas e testáveis. Além disso, os futuros pais podem se submeter a rastreamento antes da concepção para identificar doenças para as quais cada um deles seja portador autossômico recessivo de centenas de síndromes. O diagnóstico genético pré-implantação dessas doenças pode ser então estabelecido para selecionar embriões não afetados.[18]

FUNÇÃO E DISFUNÇÃO SEXUAIS

Função sexual

DEFINIÇÃO

Historicamente, as respostas sexuais têm sido divididas em quatro fases: excitação, platô, orgasmo e resolução. Com o estímulo e a excitação sexuais, a vasocongestão e a tensão muscular aumentam de maneira progressiva, principalmente na região genital, que se manifesta por lubrificação vaginal na mulher. A lubrificação deve-se à formação de transudato na vagina.

A excitação sexual é iniciada por vários estímulos sexuais psicogênicos ou somatogênicos e tem de ser reforçada para resultar em orgasmo. Com a estimulação contínua, a fase de excitação aumenta de intensidade até uma fase de platô, durante a qual é mantido um elevado estado de interesse sexual. A fase de platô pode ser curta ou longa, e é a partir dessa fase que o indivíduo pode passar para o orgasmo. A fase orgásmica tende a ser breve e caracteriza-se por uma rápida liberação da vasocongestão e tensão muscular desenvolvidas. A liberação orgásmica é também conhecida como clímax, devido ao pico de intensidade psicológica e física alcançada, e há sensação concomitante de satisfação. Secreções copiosas e transudato podem fluir durante o orgasmo nas mulheres. Durante essas fases, ocorrem respostas genitais e extragenitais características. Os estrogênios amplificam as respostas sexuais, porém estas podem ocorrer em mulheres com deficiência de estrogênio. Essas alterações nas mulheres são observadas nas mamas e na região pudenda e são variáveis de um ciclo de resposta para outro. Em algumas mulheres, a excitação passa rapidamente pelo platô até o orgasmo, e o orgasmo é explosivo e acompanhado de vocalização e contrações involuntárias dos músculos esqueléticos pélvicos. Em outras mulheres, as respostas são lentas, de amplitude controlada e de longa duração. Em algumas mulheres, o orgasmo nunca ocorre; em muitas, é intermitentemente ausente.

O foco sensorial somático que possibilita a liberação orgásmica é variável e pode incluir estimulação das mamas, da vagina ou do clitóris. O aspecto psicológico do coito pode envolver concentração no parceiro atual ou no ato ou fantasias sobre outras épocas e pessoas. Embora os orgasmos possam variar na sua intensidade fisiológica, o que é importante é a satisfação psicológica. A satisfação para homens e mulheres pode ser obtida sem orgasmo.

Muitos médicos têm observado diversas limitações desse ciclo de resposta sexual humana tradicional. Muitos médicos e pesquisadores consideram o ciclo como circular, em que estímulos de diferentes tipos levam à excitação. Os médicos nesse campo agora estenderam essa teoria para incluir o desejo e a excitação. As mulheres procuram experiências sexuais para intimidade, bem como para gratificação sexual. As mulheres podem ser receptivas ou podem buscar estímulos sexuais para aumentar a intimidade. Os fatores biológicos e psicológicos contribuem para o processamento desses estímulos e podem intensificar a excitação e o desejo simultaneamente.

Disfunção sexual

As mulheres podem procurar uma consulta devido a distúrbios na excitação sexual ou orgasmo normais.[19,20] Essa disfunção sexual pode ser decorrente de distúrbios orgânicos ou funcionais.

Diversas doenças que afetam a função neurológica, incluindo diabetes melito e esclerose múltipla, impedem a excitação sexual. Os distúrbios pélvicos locais podem ter o mesmo efeito, como a endometriose e a vaginite, que causam dispareunia e levam à evitação sexual. A deficiência de estrogênio com consequente atrofia vaginal e dispareunia é uma causa relativamente comum de disfunção sexual. As doenças sistêmicas debilitantes, como a doença maligna, também influenciam indiretamente a função sexual.

Em muitos casos, a causa da disfunção sexual é psicológica, e a intervenção psicológica pode ter sucesso.[A13] Por exemplo, o vaginismo envolve contrações involuntárias dos músculos que circundam o vestíbulo da vagina e levam à dispareunia. Trata-se de uma resposta condicionada gerada por uma experiência sexual traumática real ou imaginária anterior. Sentimentos de culpa (causados por incesto ou estupro, por exemplo), de inadequação (causados por histerectomia ou mastectomia) ou de depressão ou ansiedade podem provocar incapacidade de excitação. A incapacidade de alcançar o orgasmo pode ser vista como uma disfunção, se a mulher estiver frustrada ou insatisfeita.

TRATAMENTO

O tratamento da disfunção sexual deve eliminar as causas funcionais e proporcionar à paciente, muitas vezes juntamente com o seu parceiro, aconselhamento psicológico adequado.[21] A modificação do comportamento é efetiva no tratamento de muitas mulheres com disfunção sexual psicológica. Em um ensaio clínico randomizado, a satisfação sexual autorrelatada aumentou em mulheres tratadas com testosterona. Entretanto, as orientações quanto à posologia não estão bem definidas, e o tratamento não pode ser considerado padrão com base nas evidências atuais.

Grau A Recomendações de grau A

A1. Marjoribanks J, Ayeleke RO, Farquhar C, et al. Nonsteroidal anti-inflammatory drugs for dysmenorrhoea. *Cochrane Database Syst Rev*. 2015;7:CD001751.
A2. Brown J, Crawford TJ, Datta S, et al. Oral contraceptives for pain associated with endometriosis. *Cochrane Database Syst Rev*. 2018;5:CD001019.
A3. Andres Mde P, Lopes LA, Baracat EC, et al. Dienogest in the treatment of endometriosis: systematic review. *Arch Gynecol Obstet*. 2015;292:523-529.
A4. Brown J, Farquhar C. Endometriosis: an overview of Cochrane Reviews. *Cochrane Database Syst Rev*. 2014;10:CD009590.
A5. Taylor HS, Giudice LC, Lessey BA, et al. Treatment of endometriosis-associated pain with elagolix, an oral GnRH antagonist. *N Engl J Med*. 2017;377:28-40.
A6. Eisenlohr-Moul TA, Girdler SS, Johnson JL, et al. Treatment of premenstrual dysphoria with continuous versus intermittent dosing of oral contraceptives: results of a three-arm randomized controlled trial. *Depress Anxiety*. 2017;34:908-914.
A7. Marjoribanks J, Brown J, O'Brien PM, et al. Selective serotonin reuptake inhibitors for premenstrual syndrome. *Cochrane Database Syst Rev*. 2013;6:CD001396.
A8. Liu C, Feng C, Huang W, et al. Comparison of clomiphene citrate and letrozole for ovulation induction in women with polycystic ovary syndrome: a prospective randomized trial. *Gynecol Endocrinol*. 2017;33:872-876.
A9. Wang R, Kim BV, van Wely M, et al. Treatment strategies for women with WHO group II anovulation: systemic review network meta-analysis. *BMJ*. 2017;356:1-11.
A10. Diamond MP, Legro RS, Coutifaris C, et al. Letrozole, gonadotropin, or clomiphene for unexplained fertility. *N Engl J Med*. 2015;373:1230-1240.
A11. Eskew AM, Bedrick BS, Hardi A, et al. Letrozole compared with clomiphene citrate for unexplained infertility: a systematic review and meta-analysis. *Obstet Gynecol*. 2019;133: 437-444.
A12. Farquhar CM, Liu E, Armstrong S, et al. Intrauterine insemination with ovarian stimulation versus expectant management for unexplained infertility (TUI): a pragmatic, open-label, randomised, controlled, two-centre trial. *Lancet*. 2018;391:441-450.
A13. Frühauf S, Gerger H, Schmidt HM, Munder T, et al. Efficacy of psychological interventions for sexual dysfunction: a systematic review and meta-analysis. *Arch Sex Behav*. 2013;42: 915-33.

REFERÊNCIAS BIBLIOGRÁFICAS

As referências bibliográficas, bem como os outros materiais suplementares deste livro, encontram-se no GEN-IO, nosso ambiente virtual de aprendizagem.

SEÇÃO 20

SAÚDE DAS MULHERES

224 ABORDAGEM À SAÚDE DAS MULHERES

KAREN M. FREUND

Uma abordagem ao cuidado das mulheres deve ir além da compreensão das diferenças na incidência de doenças entre homens e mulheres. Os médicos precisam levar em conta o impacto das diferenças de sexo (aquelas baseadas nas diferenças genéticas e hormonais) e diferenças de gêneros (aquelas atribuíveis aos papéis que homens e mulheres desempenham na sociedade). As decisões terapêuticas devem levar em consideração as diferenças genéticas e ambientais na apresentação da doença e a efetividade das opções terapêuticas, o estágio da vida fértil da paciente, as comorbidades e os contextos sociais e culturais de cuidados. As evidências empíricas sobre o cuidado de saúde prestado às mulheres se expandiram desde 1994, quando os National Institutes of Health (NIH) exigiram a inclusão de mulheres como participantes de pesquisas. O aumento do número de mulheres participando em pesquisa clínica, juntamente com iniciativas do Office on Research and Women's Health, levou a uma ampla expansão de conhecimento; entretanto, existe uma necessidade contínua para análises específicas de gênero de dados para avaliar o impacto de qualquer intervenção terapêutica. O requisito dos NIH de que tanto a pesquisa básica quanto a clínica abordem sexo como uma variável biológica expandirá nossa base de conhecimento.[1]

GRUPOS DE VIDA ÚTIL

Muitas condições importantes de saúde da mulher estão ligadas ao contexto social, psicológico e biológico em determinadas faixas etárias e estágios de vida. Ao considerar os cuidados preventivos e as causas comuns de morte e morbidade, esses estágios de vida útil fornecem um contexto para organizar os cuidados (Tabela 224.1).

Tabela 224.1 Questões importantes para as mulheres ao longo da vida.

	IDADES		
QUESTÃO	*15 a 44 anos*	*45 a 65 anos*	*+65 anos*
Questões comportamentais	Comportamentos de risco Comportamento sexual Tabagismo Etilismo e uso de substâncias psicoativas Exercícios Dieta	Comportamentos de risco Tabagismo Etilismo e uso de substâncias psicoativas Exercícios Dieta	Comportamentos de risco Tabagismo Exercícios
Papéis sociais	Entrada na força de trabalho Transições de relacionamento Maternidade	Cuidar de várias gerações Transições em família e ambientes de trabalho	Perdas e isolamento social
Problemas reprodutivos	Problemas de saúde reprodutiva	Transição da menopausa	
Lesão	Violência interpessoal intencional e não intencional Acidentes de veículos motorizados		Quedas
Causas comuns de morte e morbidade	Depressão Ansiedade Infecção pelo HIV/AIDS	Câncer Obesidade Diabetes melito Depressão Ansiedade	Doença cardiovascular Câncer Declínio cognitivo Osteoporose Osteoartrite Incontinência Depressão Ansiedade

Para a maioria das mulheres, a faixa etária entre 15 e 44 anos é marcada por transições sociais na estrutura familiar, como formar sua própria família e criar seus filhos, e entrar na força de trabalho. As taxas de mortalidade são baixas e as consultas de saúde podem se concentrar em decisões comportamentais que irão influenciar o risco de doenças futuras, como aquelas pertencentes ao comportamento sexual, tabagismo, etilismo, uso de substâncias psicoativas, dieta e exercícios físicos. As principais causas de morbidade incluem lesões intencionais e não intencionais, incluindo violência interpessoal (Capítulo 228) e acidentes de veículos motorizados. A infecção pelo HIV é uma das principais causas de morbidade e morte nessa faixa etária. Depressão e ansiedade são comuns nessa fase e em todos os estágios de vida. Questões reprodutivas são consideradas na maioria das decisões terapêuticas.

A meia-idade (entre 45 e 65 anos) continua a ser influenciada por decisões comportamentais, especialmente dieta, prática de exercícios físicos, etilismo e uso de substâncias psicoativas. O contexto social inclui mudanças de papéis conforme os filhos atingem a idade adulta; as responsabilidades passam a ser com filhos dependentes e possivelmente netos, bem como pais idosos. A transição da menopausa pode ser acompanhada por novas preocupações sintomáticas. Causas comuns de morbidade, incluindo diabetes melito e obesidade, agora refletem decisões comportamentais anteriores. Câncer é a principal causa de morte.

Distúrbios em mulheres idosas (mais de 65 anos) podem ocorrer no contexto de perda de função e independência, e porque as mulheres geralmente sobrevivem aos seus parceiros masculinos, elas são mais propensas nessa fase de vida a serem solteiras e possivelmente mais isoladas. Doença cardiovascular (DCV) é a principal causa de morte, seguida por câncer, doença cerebrovascular, doença pulmonar obstrutiva crônica (DPOC) e pneumonia. A perda de independência está relacionada a declínio cognitivo, osteoartrite, fraturas osteoporóticas e incontinência.

DISPARIDADES DE SAÚDE ENTRE MULHERES

É fundamental considerar as diferenças raciais e étnicas nos desfechos para a maioria das causas comuns de morte e morbidade ao abordar as condições de saúde das mulheres. Mulheres americanas de minorias raciais ou étnicas, incluindo aquelas de ascendência africana (sejam nascidas nos EUA ou no exterior), mulheres de muitos países da Ásia e das Ilhas do Pacífico, nativas americanas e mulheres de origem latina, compartilham desfechos piores para uma ampla variedade de condições. Esse achado de desfechos piores em muitos grupos étnicos e raciais diversos não está relacionado com diferenças genéticas específicas nessas populações e aponta para determinantes sociais de saúde. Dados estão se acumulando sobre os benefícios do rastreamento de determinantes sociais de saúde (renda, escolaridade, violência, moradia, insegurança alimentar, entre outros). O fato de pertencer a minorias raciais e étnicas está correlacionado com escolaridade mais baixa, renda menor, residência em bairros com maior criminalidade e mais riscos ambientais para a saúde, menor acesso ao seguro-saúde abrangente, e menor acesso a cuidados mesmo quando segurados. Recomendações comuns para a promoção da saúde, incluindo uma dieta com baixos teores de gorduras animais e açúcares processados, mas rica em grãos integrais, frutas, nozes e vegetais, junto com exercícios regulares, como caminhar, pode ser difícil de seguir em bairros de alta criminalidade ou naqueles sem mercados que ofereçam uma variedade de opções de alimentos nutritivos e acessíveis. Barreiras ao acesso aos cuidados de saúde e baixa adesão à terapia médica são mais comuns em mulheres de baixa renda. Por exemplo, elas podem ter dificuldade de agendar consultas que não interfiram em seus horários de trabalho ou folgas não remuneradas de empregos de escritório ou prestação de serviços. A necessidade de cuidar de filhos ou idosos dependentes interfere na capacidade da mulher de atender às suas próprias necessidades de saúde. Baixo letramento em saúde[a] e barreiras culturais complicam ainda mais o acesso aos cuidados de saúde (Capítulo 4).

[a]N.R.T.: Letramento em saúde geralmente refere-se à capacidade dos indivíduos de acessar e utilizar informações de saúde para tomar decisões de saúde adequadas e manter a saúde básica. Esse conceito também pode ser entendido como a capacidade de ler e agir sobre as informações obtidas, bem como a capacidade de comunicar as necessidades de saúde para o médico e, por último, a capacidade de escutar e entender as instruções recebidas.

CAUSAS COMUNS DE MORTE EM MULHERES

Doença cardiovascular

Doença cardiovascular (DCV; Capítulo 46) é a principal causa global de morte em mulheres. No entanto, considerando que a DCV relacionada à morte ocorre com maior frequência em mulheres com mais de 65 anos, seu impacto é frequentemente sub-reconhecido ou subestimado. A etnicidade racial[b] é muito importante no risco de DCV; mulheres afro-americanas apresentam taxas mais elevadas de DCV e morte por DCV do que qualquer outro grupo racial ou étnico, e mulheres latinas e asiáticas também apresentam taxas mais altas de DCV e morte por DCV do que as populações brancas.

Existe um lapso de 10 anos na incidência de DCV em mulheres em comparação com os homens entre 40 e 70 anos; ou seja, uma mulher de 65 anos corre risco semelhante a um homem de 55 anos. Não há aumento abrupto do risco de DCV em mulheres na menopausa, sugerindo que as alterações da menopausa em termos dos níveis de estrogênio ou progesterona não contribuem para essa diferença de sexo. Além disso, ensaios clínicos randomizados confirmaram que a terapia hormonal em mulheres não previne DCV e não é indicada para a prevenção de DCV.[A1] A reanálise da Women's Health Initiative confirmou o aumento de risco para DCV *com* terapia hormonal, mesmo quando o tratamento é iniciado nos 10 anos seguintes à menopausa. No entanto, a terapia de estrógeno ou estrogênio mais progestina apresenta efeitos complexos sistêmicos, e suas taxas efetivas de desfechos adversos quando usadas para a prevenção de doenças crônicas podem variar de acordo com o perfil de fator de risco de cada mulher. Portanto, uma abordagem de estratificação de risco individualizada tem sido preconizada para mulheres que sejam candidatas potenciais à terapia hormonal por outras indicações.[1] Houve alguma controvérsia sobre o impacto da suplementação de cálcio para a saúde óssea no aumento de risco para infarto agudo do miocárdio, mas não mortes por DCV. No entanto, a maioria dos estudos observacionais não encontrou uma associação nas mulheres, e as suplementações de cálcio e vitamina D ainda são recomendadas para mulheres independentemente do risco de DCV (Capítulo 230). Outros fatores de risco para DCV em mulheres são os mesmos daqueles detectados em homens: lipídios elevados, sedentarismo, obesidade, tabagismo, hipertensão arterial e diabetes melito. Mulheres com diabetes melito correm o mesmo risco de DCV que homens diabéticos da mesma idade.

No entanto, existem disparidades notáveis no ônus da cardiopatia isquêmica em alguns grupos de mulheres, especialmente aquelas que estão em desvantagem em decorrência de raça, etnicidade, nível de renda e nível de escolaridade. Por exemplo, considerando que os índices de tabagismo nos coortes atuais de mulheres jovens continuam a aumentar, o tabagismo continua a ser um importante fator de risco comportamental para DCV, especialmente em mulheres mais jovens, nativas americanas e mulheres com baixas rendas e baixa escolaridade. A incidência de muitos fatores de risco conhecidos, incluindo obesidade, hipertensão arterial e hipercolesterolemia é maior nas mulheres afro-americanas do que em mulheres brancas. Além disso, dados sugerem que as mulheres apresentam menos probabilidade de receber terapia de redução do fator de risco, refletindo inércia causada pela falta de percepção dos médicos e das pacientes do risco de doença cardíaca.

A apresentação de doença da artéria coronária (DAC) em mulheres difere daquela evidenciada nos homens. Embora a dor torácica seja o sintoma mais comum em mulheres, dor atípica e não cardíaca é a apresentação mais frequente em mulheres do que em homens, e poucas mulheres relatam sensação de aperto ou pressão típica no tórax.[2] Por esse e outros motivos ocorrem atrasos na busca e no fornecimento de cuidados de emergência em todas as etapas desde a saída da residência até a chegada ao hospital para mulheres em comparação com os homens, o que pode limitar algumas opções terapêuticas e aumentar a gravidade das complicações da doença, incluindo insuficiência cardíaca congestiva.

As diretrizes atuais para o tratamento de dislipidemia (Capítulo 195) baseiam-se no risco de 10 anos de DCV, bem como nos níveis absolutos de lipídios de maneira isolada.[3] Embora essas diretrizes não sejam específicas de gênero, elas salientam que o foco no risco geral evita o tratamento excessivo de mulheres mais jovens com baixo risco e evita o subtratamento daquelas com nível mais baixo de lipoproteína de baixa densidade (LDL)-C, mas com risco muito maior de DCV. A terapia de alta intensidade com estatina é recomendada para mulheres com doença vascular clínica com menos de 75 anos, e para a prevenção primária para mulheres com risco calculado de 10 anos de doença cardiovascular aterosclerótica superior a 7,5%.

O tratamento médico é semelhante para homens e mulheres com síndromes coronarianas agudas, incluindo angina instável e infarto agudo do miocárdio (Capítulo 63).[4,5] O uso de ácido acetilsalicílico, betabloqueadores, inibidores da enzima conversora de angiotensina (ECA), heparina, terapia trombolítica e recomendações para testes não invasivos são os mesmos para mulheres e homens. Dados de ensaios controlados randomizados revelam que mulheres de baixo risco com angina instável ou infarto agudo do miocárdio sem supradesnivelamento do segmento ST não se beneficiam de revascularização precoce e que o manejo clínico é indicado.

Diabetes melito do tipo 2

As taxas de DM2 (Capítulo 216) continuam a aumentar, com risco maior das mulheres com sobrepeso ou obesidade e fisicamente inativas. As taxas são mais elevadas em muitos grupos raciais ou étnicos do que nas mulheres brancas, incluindo afro-americanas, asiáticas, nativas americanas e latinas. Ensaios clínicos não randomizados até o momento em populações de risco baixo a moderado revelaram benefício sobre a mortalidade do rastreamento, e a maioria das diretrizes não recomenda atualmente o rastreamento universal. O rastreamento de mulheres para fatores de risco conhecidos (p. ex., hipertensão [pressão arterial > 130/85 mmHg], obesidade, história familiar) é recomendado por alguns autores. Populações asiáticas apresentam taxas mais elevadas de diabetes melito em um índice de massa corporal mais baixo (IMC) do que outros grupos, incitando a American Diabetes Association a recomendar rastreamento para DM com um IMC superior a 23. Para mulheres que desenvolveram diabetes gestacional (Capítulo 226), o risco de desenvolver DM2 mais tarde ao longo da vida aumenta cinco vezes; desse modo, o rastreamento com hemoglobina A_{1c} 6 a 12 semanas pós-parto e a cada 3 anos posteriormente é recomendada por alguns autores.

A incidência de diabetes melito está aumentando nas mulheres em idades mais jovens, com implicações perinatais significativas. A discussão em andamento sobre controle de fertilidade e planejamento familiar é fundamental para as mulheres diabéticas em idade fértil. O controle glicêmico restrito antes da concepção e durante o primeiro trimestre da gravidez é fundamental para reduzir o risco de anomalias congênitas, e é importante posteriormente na gravidez para reduzir o risco para eventos fetais adversos, incluindo macrossomia (grande para a idade gestacional) e nascimento prematuro (Capítulo 226). Preferencialmente, as mulheres que planejam uma gravidez devem mudar de agentes orais para insulina, com monitoramento doméstico de glicose para controle rígido (Tabela 224.2).

Câncer

Câncer é a principal causa de morte em mulheres com 40 a 65 anos, e é a principal causa de anos de vida perdidos em mulheres com menos de 65 anos. O câncer de mama (Capítulo 188) é o tipo mais comum de câncer e a segunda principal causa de morte por câncer em mulheres, embora a maioria das mulheres que desenvolvem câncer de mama sobrevive. Estudos indicam que muitas mulheres superestimam significativamente seu risco pessoal para a doença. A falta de entendimento da causa da maioria dos cânceres de mama e as limitações das modalidades de imagens usadas para rastreamento têm dificultado os esforços de controle do câncer de mama. Dados recentes sugerindo sobrediagnóstico de câncer de mama, sobretudo em mulheres de 40 a 50 anos, têm despertado um interesse crescente na tomada de decisão compartilhada em relação ao rastreamento nessa faixa etária.[6] Após décadas de aumento na incidência de câncer de mama nos EUA, as taxas apresentaram queda na década passada. A causa desse declínio não está definida; o uso reduzido de terapia hormonal pós-menopausa e as reduções recentes das taxas de rastreamento têm sido considerados. Em mulheres que são portadoras conhecidas das mutações *BRCA1* e *BRCA2*, estimativas agora podem ser feitas para riscos específicos de idade para câncer de mama, de ovário e de mama contralateral.[7]

Atualmente o câncer pulmonar (Capítulo 182) é a principal causa de morte por câncer em mulheres, e as taxas continuam a aumentar, proporcionalmente ao número de mulheres que começaram a fumar nas

---

[b]N.R.T.: Segundo a Sociologia, etnicidade é o fenômeno social e contínuo de transmissão cultural, resultante de exposição, contato e prática com a etnia em que se está imerso. A etnicidade é a conscientização de pertencer a uma etnia.

Tabela 224.2 Medicamentos preferidos para mulheres em idade fértil.

CONDIÇÕES COMUNS EM MULHERES EM IDADE FÉRTIL	É CRUCIAL SABER	MEDICAMENTOS OU GRUPOS DE MEDICAMENTOS PREFERIDOS
Depressão	É preciso considerar os efeitos de depressão não tratada na mãe e na criança	Evitar medicamentos mais novos quando os medicamentos mais antigos com mais informações estiverem disponíveis ISRSs geralmente são considerados seguros; a fluoxetina apresenta mais dados de segurança
Ansiedade	Comumente associada com depressão em mulheres	Benzodiazepínicos são geralmente considerados seguros
DRGE	Não há dados sobre os efeitos prejudiciais dos bloqueadores H_2 ou IBPs Misoprostol é contraindicado; pode causar aborto, morte fetal, anomalias congênitas	Antiácidos contendo cálcio são terapia de primeira linha Bloqueadores H_2 são preferidos sobre IBPs
Acne	Isotretinoína oral e tazaroteno são contraindicados em razão dos defeitos congênitos	A maioria dos outros agentes tópicos é considerada das classes B e C
Asma	Dados abrangentes sobre segurança e categorias comuns de medicamentos: as taxas de benefícios excedem em muito o risco no tratamento de mulheres	Inaladores de corticosteroides Prednisona sistêmica para crises asmáticas Broncodilatadores de curta e longa ação
Distúrbios convulsivos	Dificuldade para separar os efeitos da medicação dos efeitos de convulsão no desenvolvimento fetal Todos os agentes associados com algum aumento de risco para anormalidade fetal (4 a 8%, com 1 a 2% na população geral). Valproato e fenobarbital com riscos mais elevados	Monoterapia nas doses mais baixas recomendadas Evitar alterações da medicação no primeiro trimestre Suplementação em folato no período preconcepção
Hipertensão arterial sistêmica (não pré-eclâmpsia)	IECA e BRAs são contraindicados na gravidez; possivelmente associados com anomalias cardiovasculares e neurológicas no primeiro trimestre; podem causar anormalidades na hemodinâmica renal no terceiro trimestre A maioria dos dados sugere que os diuréticos tiazídicos sejam seguros se o uso for estável antes da gravidez	Betabloqueadores, especialmente labetalol e metildopa são escolhas de primeira linha Bloqueadores do canal de cálcio também são seguros
Dislipidemia	Os níveis de lipídios circulantes são elevados com a gravidez e a amamentação	Sem medicamentos durante a gravidez; preferencialmente, interromper as estatinas antes da concepção
Analgésicos para manejo de febre e dor	Controvérsia sobre a possibilidade de AINEs aumentarem ligeiramente o risco para aborto no primeiro trimestre	Paracetamol é preferido; AAS também é considerado seguro
Cefaleia	Controvérsia sobre a possibilidade de AINEs aumentarem ligeiramente o risco para aborto no primeiro trimestre	Paracetamol é preferido; AAS também é considerado seguro
Diabetes melito	Sulfonilureias de primeira geração são contraindicadas na gravidez; podem causar hiperinsulinemia fetal e defeitos congênitos	Conversão para insulina durante o período planejado de preconcepção Insulina, metformina e gliburida são preferidas para mulheres em idade fértil
Condições autoimunes	É necessário avaliar os benefícios do uso de imunossupressores contra os riscos potenciais para a mãe e a criança Metotrexato é contraindicado na gravidez porque induz aborto Dados limitados sobre os inibidores TNF-alfa e IL-17; os dados disponíveis indicam a transferência mínima de IgG através da placenta e ausência de defeitos congênitos ou de parto prematuro	Prednisona geralmente considerada segura na gravidez Azatioprina, sulfassalazina, ciclosporina e hidroxicloroquina são geralmente preferidas, se necessário
Controle do tabagismo	O tabagismo (cigarros) exerce efeitos nocivos conhecidos no feto Em um ensaio clínico controlado randomizado pequeno, a reposição de nicotina foi associada com níveis reduzidos de nicotina e melhora dos desfechos do parto A bupropiona está associada com alguns relatos de anomalias fetais	Tentar primeiro abordagens não farmacológicas para abandono Período curto de reposição de nicotina provavelmente melhor para o feto do que fumar
Doença do ovário policístico	Metformina consegue restaurar os ciclos ovulatórios; usar com contracepção	
Infecções bacterianas	Tetraciclinas se acumulam nos ossos e dentes fetais Sulfonamidas aumentam o risco de defeitos do tubo neural com uso no primeiro trimestre e *kernicterus* com uso no terceiro trimestre Trimetoprima interfere no metabolismo de ácido fólico Estreptomicina e canamicina estão associadas com surdez bilateral	Penicilinas, cefalosporinas, eritromicina, azitromicina são consideradas seguras

AAS = ácido acetilsalicílico; IECA = inibidores da enzima conversora de angiotensina; BRA = bloqueador do receptor de angiotensina; DRGE = doença de refluxo gastresofágico; IL-17 = interleucina-17; AINE = anti-inflamatório não esteroide; IBP = inibidor da bomba de prótons; ISRS = inibidor seletivo da recaptação de serotonina; TNF = fator de necrose tumoral.

décadas de 1940 e 1950 e taxas mais baixas de abandono de tabagismo em mulheres comparando-se com os homens. A maioria dos cânceres pulmonares estão relacionados ao tabagismo, embora as mulheres sejam mais suscetíveis do que os homens para ter cânceres pulmonares que não estão relacionados ao tabaco. Tomografia torácica de baixa dosagem demonstrou reduzir a morte por câncer pulmonar nos pacientes com histórico de fumar mais de 30 pacotes por ano que ainda sejam fumantes ou que tenham parado de fumar nos últimos 15 anos; os danos ainda sejam exames falso-positivos e um possível sobrediagnóstico. O National Lung Screening Trial encontrou um benefício limítrofe significativamente maior do rastreamento em mulheres do que em homens. Considerando os dados do rastreamento, os esforços para o abandono do tabagismo continuam a ser recomendados como a estratégia mais efetiva para prevenir o câncer pulmonar.

O câncer colorretal (Capítulo 184) apresenta incidência semelhante em mulheres e homens. A pesquisa de sangue oculto nas fezes (PSOF) usando um teste imunoquímico fecal com ou sem retossigmoidoscopia ou colonoscopia é efetiva na detecção de lesões pré-cancerosas, possibilitando, desse modo, a redução dos índices de novos cânceres e da doença em estágio avançado. As taxas de rastreamento das mulheres são inferiores às dos homens, mas nenhum atingiu as metas da Healthy People 2020 para esse rastreamento preventivo efetivo.

O câncer de ovário (Capítulo 189) é relativamente raro, com 21.500 casos nos EUA anualmente, mas a taxa de mortalidade é alta em razão de sua apresentação em estágios avançados na maioria dos casos. Dor abdominal inferior ou pélvica, sintomas urinários e alterações do ritmo intestinal são inespecíficos e comuns em muitas mulheres, limitando a capacidade para detectar esse câncer em um estágio inicial. Não há exame de rastreamento efetivo para mulheres em risco médio, e o exame pélvico para fins de rastreamento não é mais recomendado para mulheres assintomáticas.[8] O CA-125 apresenta baixa sensibilidade e baixa especificidade. O acompanhamento original e a longo prazo do braço de rastreamento do câncer de ovário do ensaio clínico de PLCO (Próstata, Pulmão, Colorretal, Ovário), atualmente com média de acompanhamento de 14,7 anos, não demonstrou benefício sobre a mortalidade do rastreamento.[A3] O UK Collaborative Trial of Ovarian Cancer Screening (UKCTOCS) randomizou 202.638 mulheres e encontrou uma redução não significativa de 15% da taxa de mortalidade a partir do rastreamento multimodal com ultrassonografia e CA-125, com redução significativa de 20% da taxa de mortalidade após média de 11 anos ao remover os casos prevalentes.[A4] Considerando esses resultados não definitivos, aguardamos um acompanhamento mais longo dos ensaios clínicos antes de recomendar o rastreamento.

O maior avanço recente na prevenção de câncer é o desenvolvimento de vacinas contra a maioria dos subtipos carcinogênicos de papilomavírus humano (HPV) associado com câncer do colo do útero (Capítulos 189 e 349)[A5] e câncer anal. A vacina apresenta potencial para reduzir a morbidade significativa causada pelo manejo de lesões pré-malignas, incluindo o risco para insuficiência cervical e trabalho de parto prematuro. As taxas de vacinação nos EUA permanecem baixas, sobretudo nas minorias. Apesar disso, existem evidências da redução de prevalência do HPV desde que a vacina se tornou disponível. Embora a preocupação de aprovação tácita, resultando no aumento da atividade sexual de adolescentes jovens, ter sido citada pelos pais como motivo para atrasar a vacinação, as evidências não demonstram que essa preocupação tenha fundamentos. As diretrizes sugerem atualmente a postergação do esfregaço de Papanicolaou em mulheres até a idade de 21 anos e aumentar o intervalo dos esfregaços para 2 anos em mulheres com 20 a 29 anos e para 3 a 5 anos em mulheres com 30 anos ou mais se os exames anteriores não demonstrarem nenhum subtipo de HPV e a sorologia for negativa para esse vírus.[9] Os esfregaços de Papanicolaou não são recomendados para mulheres após histerectomia para indicações não malignas, ou para mulheres com idade superior a 65 anos com esfregaço recente adequado e nenhum fator de risco.

Osteoporose

A fratura de colo do fêmur decorrente de osteoporose (Capítulo 230) é uma das principais causas de incapacidade, perda de independência e morte em mulheres idosas. A prevenção da osteoporose pela ingestão de cálcio e vitamina D e exercícios de sustentação de peso começa na puberdade e se estende durante a idade adulta. As mulheres precisam ingerir 1.000 mg/dia de cálcio, aumentando para 1.300 mg na puberdade e amamentação e 1.200 mg após a menopausa, a fim de manter a força estrutural dos ossos. A vitamina D é um elemento necessário para a absorção de cálcio (Capítulo 205), e está disponível via exposição direta à luz solar ou com suplementação de vitamina D do leite (não a maioria dos outros laticínios) e alguns sucos. Dados epidemiológicos sugerem a deficiência generalizada de vitamina D em mulheres nos EUA. Essa condição é atribuída aos baixos níveis de reposição alimentar, redução da exposição ao sol com o uso de protetores solares e a falta de produção de vitamina D na pele (mesmo com exposição ao sol) no hemisfério norte durante os meses de inverno. O rastreamento com um único nível sérico basal de 25-hidroxivitamina D pode fornecer às mulheres informações úteis sobre a adequação de suas dietas, com níveis acima de 20 ng/mℓ sendo considerados suficientes ou ideais. A reposição diária de vitamina D de 600 UI é recomendada para mulheres, com 800 UI sendo recomendadas após 70 anos.

Embora não existam dados de desfecho a longo prazo sobre os benefícios do rastreamento por absorciometria de raios X de dupla energia (DXA) (densitometria óssea DEXA), a maioria das diretrizes recomenda esse exame para mulheres com 65 anos e para mulheres com 50 a 65 anos que apresentem um fator de risco (tabagismo, história familiar, índice de massa corporal < 22 ou etilismo). Um algoritmo da Organização Mundial da Saúde para avaliar riscos para fratura óssea com base na DXA e fatores de risco individuais está disponível e pode orientar a tomada de decisão sobre terapia preventiva.[10] Terapia com estrogênio a longo prazo não é recomendada para a prevenção da osteoporose. As complicações da terapia com bisfosfonatos incluem erosões gastresofágicas, evitáveis na maioria das mulheres pela prescrição de doses semanais com o estômago vazio enquanto permanecem sentadas com as costas retas por 30 minutos. Osteonecrose mandibular, uma condição rara e debilitante (Capítulo 234), foi observada em mulheres com e sem fatores de risco, como doença dentária. Raloxifeno, um modulador seletivo do receptor de estrogênio, apresenta os benefícios de prevenir a osteoporose enquanto reduz o risco de câncer de mama sem aumentar o risco de DCV; tem sido subutilizado como agente preventivo. O paratormônio (PTH) é o único agente associado com aumento da densidade óssea, e os dados preliminares sugerem que esse hormônio promoveu benefício maior nas mulheres que não usaram bisfosfonatos; agentes antiabsortivos incluindo os bisfosfonatos são recomendados após completar 2 anos de tratamento para manter a força óssea obtida.

CAUSAS COMUNS DE MORBIDADE EM MULHERES

Obesidade

As taxas de obesidade continuam aumentando, e a prevalência de obesidade é mais elevada nas mulheres do que nos homens, sobretudo nas mulheres de minorias e de baixa renda (Capítulo 207). As taxas de aumento da obesidade em mulheres dobraram de 17% em 1976-80 para 36,5% em 2011-14. A redução do consumo de calorias e o aumento da produção calórica com exercícios aeróbicos são estratégias de curto e longo prazos. Estudos sugerem que nenhuma dieta isolada é superior às outras, e muitas estratégias comuns de dietas podem reduzir o peso. O aumento da atividade durante o período de uma rotina diária é tão efetivo como intervalos mais curtos de atividades mais extenuantes. Os programas mais efetivos incluem uma combinação de terapia comportamental, individualmente ou em grupos, para abordar os padrões de comportamento na ingestão de alimentos e com dieta e exercícios. Metas de perda de peso de 0,45 kg a 0,91 kg por semana e perda total de 5 a 10% de peso corporal são objetivos realistas. Mesmo as alterações modestas no peso e os aumentos moderados na atividade física reduzem as taxas de morbidade e mortalidade em uma base populacional.

As modificações da dieta e a prática de exercícios físicos são difíceis para muitas pessoas se adequarem por uma ampla variedade de motivos. O ambiente físico pode não ser favorável à atividade física em razão da natureza sedentária da maioria dos locais de trabalho, da falta de áreas seguras para exercícios e das características do desenho arquitetônico, como a falta de acesso fácil a escadas em vez de elevadores. O consumo de alimentos processados e de *fast foods*, hipercalóricos e com baixo teor nutricional, aumentam o risco de obesidade.

Atualmente não existem intervenções com base em evidências para apoiar a redução de peso no cenário de uma breve consulta médica. A maioria das diretrizes se concentra na avaliação do IMC em todas as mulheres e recomenda redução de peso com restrição alimentar e exercícios, incluindo terapia comportamental para dar suporte a essas alterações de comportamento. A retenção excessiva de peso no pós-parto (≥ 4,5 kg acima do peso pré-gravidez 6 a 12 meses após o parto) também ocorre de maneira proporcional em mulheres de minorias e de baixa renda e está associada com risco igualmente elevado de complicações como diabetes melito e doença cardiovascular. Em contraste às diretrizes gerais atuais de tratamento da obesidade que enfatizam intervenções intensivas e pessoais para afetar a modificação do estilo de vida, foi demonstrado que o manejo específico da retenção de peso no pós-parto é mais efetivo usando métodos remotos baseados na internet.[A6]

Orlistate e sibutramina são medicamentos aprovados pela U.S. Food and Drug Administration (FDA) com eficácia moderada na redução de peso, que devem ser usados juntamente com um programa de exercícios e dieta, e não apenas como terapia única. Para mulheres obesas com IMC superior a 40, ou para aquelas com IMC superior a 35 e comorbidades importantes como diabetes melito, apneia do sono ou osteoartrite, cirurgia bariátrica (Capítulo 207) é indicada após outros métodos de perda de peso terem falhado. A cirurgia bariátrica promove efeitos benéficos de curto e longo prazos em várias comorbidades e redução da taxa de mortalidade em decorrência de melhorias nas comorbidades. Um fator fundamental para o sucesso dessa intervenção é a abordagem da equipe, com avaliação psicológica e programas de dietas e exercícios iniciando antes da cirurgia e prosseguindo no período pós-cirúrgico. O manejo da obesidade em geral é discutido em detalhes no Capítulo 207.

Depressão

Depressão grave e outros transtornos relacionados, incluindo distimia, predominam em mulheres (Capítulo 406). Várias ferramentas de rastreamento já foram desenvolvidas para identificar depressão. Mulheres com depressão apresentam alta probabilidade de chamar a atenção do sistema de saúde. Depressão é uma comorbidade significativa em muitas condições clínicas crônicas, e é também uma complicação incapacitante, mas tratável, do período pós-parto.[11] Queixas somáticas são uma apresentação comum de transtornos depressivos. É provável que médicos de todas as especialidades atendam pacientes com sintomas inexplicáveis, como dor torácica, cefaleia, dor abdominal e outras queixas. É fundamental considerar depressão como um diagnóstico primário ou secundário e tratar a depressão como parte do plano geral de manejo.

Transtornos de ansiedade

Os transtornos de ansiedade também predominam em mulheres. Esses transtornos coexistem comumente com transtornos depressivos. Transtornos de ansiedade, incluindo transtorno de estresse pós-traumático, podem ser uma consequência de violência contra mulheres, que muitas vezes permanecem não identificados (Capítulo 228). Os benzodiazepínicos demonstraram ser seguros e efetivos em ensaios de uso a curto prazo. Inibidores seletivos da recaptação de serotonina (ISRSs) e terapias cognitivas comportamentais são efetivos no manejo a longo prazo de transtornos de ansiedade.

Osteoartrite

Osteoartrite (Capítulo 246) é uma das causas mais comuns de morbidade e limitação do estado funcional, especialmente com a idade das mulheres. Avaliação de dor e estado funcional constitui o cerne do manejo das pacientes. Fisioterapia e terapia ocupacional para restaurar o estado funcional são cruciais. Artroplastia (Capítulo 260) deve ser considerada e recomendada quando o estado funcional interferir nas atividades da vida diária (AVDs), e os cuidados de suporte e outras estratégias de manejo dos sintomas não forem efetivos.

Tabagismo

O tabagismo, mais comumente cigarros, continua a ser uma das principais causas evitáveis de morbidade e morte em mulheres (Capítulo 29). Embora tenha havido muito progresso nos esforços para o abandono do tabagismo, mulheres de baixa renda e mulheres mais jovens continuam a começar a fumar e não param de fumar em taxas elevadas. Os profissionais de saúde conseguem atingir taxas de abandono do tabagismo de 1 a 2% indagando a todos os pacientes sobre tabagismo e fazendo uma declaração simples encorajando os fumantes a parar de fumar. Ganhos adicionais do abandono do tabagismo são possíveis com orientação direcionada, o que envolve avaliar o estágio de disposição do paciente para mudar e fornecer orientação relevante para aquele estágio.

A reposição de nicotina é igualmente efetiva em mulheres e homens. Fumantes com dependência fisiológica de nicotina (aqueles que fumam mais do que um maço diariamente ou fumam nos 20 minutos seguintes ao despertar) tiram o máximo proveito da reposição de nicotina. Muitas mulheres relatam o ganho de peso como a principal barreira para a interrupção do tabagismo. O Capítulo 29 descreve em detalhes as abordagens para abandono do tabagismo.

Etilismo e uso de substâncias psicoativas

A dependência de álcool etílico é estimada em 5% das mulheres; no entanto, essa condição é pouco reconhecida na prática clínica (Capítulo 30). Está bem estabelecido que quantidades mais baixas de álcool etílico causam doenças hepáticas relacionadas ao álcool e outras doenças em mulheres em comparação com os homens, e aumento de risco para câncer de mama. Também preocupante é a frequência do consumo excessivo de álcool (definido como quatro bebidas ou mais por vez) por mulheres, com relatos de que uma em cada oito mulheres ingere álcool com esse padrão, com risco de mau julgamento em segurança pessoal.

As mulheres têm, em geral, taxas mais baixas de abuso de substâncias psicoativas do que os homens, e as mulheres representam cerca de metade das mortes relacionadas com opioides.[12] Homens e mulheres apresentam taxas semelhantes de uso sem indicação clínica de medicamentos narcóticos (cerca de 2% da população), um problema que mais que dobrou na década passada, e as mortes por *overdose* de narcóticos aumentaram cinco vezes em mulheres no mesmo período de tempo. As recomendações atuais incluem treinamento específico para todos os médicos; além disso, todos os pacientes não oncológicos para os quais são prescritos narcóticos por mais de 30 dias devem fazer parte de um programa de narcóticos, com formulário de consentimento livre e esclarecido assinado sobre riscos e benefícios, acordo para obter medicamentos de um único medico (ou unidade de saúde), e acordo para monitoramento, incluindo contagens aleatórias de comprimidos e testes de drogas para detectar o medicamento prescrito e a ausência de outros medicamentos.

O abuso e a dependência de álcool etílico e o abuso e a dependência de substâncias psicoativas são descritos e discutidos em detalhes nos Capítulos 30 e 31, respectivamente.

Incontinência

A incontinência urinária (Capítulo 23) é uma causa frequentemente negligenciada de limitação significativa do estado funcional em mulheres de meia-idade e idosas. Até 50% das mulheres afetadas subnotificam seus médicos e alteram seus estilos de vida para se adaptar à condição, incluindo a redução da ingestão de líquido, evitando atividades que agravem a incontinência e restringindo viagens quando o acesso a banheiros for incerto. Existem duas categorias amplas de incontinência – incontinência urinária de estresse e incontinência urinária de urgência – embora as mulheres apresentem comumente aspectos de ambos os tipos. A incontinência de estresse é definida como extravasamento quando há elevação da pressão intra-abdominal, como ocorre com espirros ou tosse, bem como ao correr ou caminhar. Os motivos mais comuns são a flacidez do assoalho pélvico, muitas vezes decorrente de partos vaginais. Os exercícios de Kegel são recomendados frequentemente, mas apresentam valor limitado. Vários procedimentos cirúrgicos estão disponíveis para tratar essa condição.

Procedimentos menos invasivos são tentados em primeiro lugar, incluindo a adaptação de um pessário vaginal ou injeções periuretrais com materiais biodegradáveis como o colágeno ou com materiais não biodegradáveis. A incontinência de urgência, descrita como instabilidade do músculo detrusor, resulta na urgência para o esvaziamento vesical com baixos volumes. Medicamentos anticolinérgicos e o treinamento da bexiga são medidas efetivas. A avaliação urodinâmica deve ser considerada se a anamnese não identificar claramente uma causa. A incontinência urinária é discutida com maiores detalhes no Capítulo 23.

Infecção pelo HIV

Os fatores de risco para infecção pelo HIV em mulheres são o contato heterossexual em 80% de novos casos e uso de drogas injetáveis em 20%. O HIV continua a afetar as mulheres das minorias de modo desproporcional, com 61% de casos incidentes ocorrendo em mulheres afro-americanas. As taxas de incidência permanecem mais baixas em mulheres do que em homens, com apenas 27% de casos incidentes afetando mulheres; esse processo ocorre em grande parte pelo fato de que o contato sexual (homens que fazem sexo com homens) continua a representar 72% de novos casos em homens. No entanto, o número absoluto de novas infecções de contato heterossexual é duas vezes mais alto nas mulheres do que nos homens. Mulheres com infecção pelo HIV/AIDS ainda têm sobrevida pior do que os homens, apesar da disponibilidade das terapias antirretrovirais. Não há dados de efetividade diferenciada da terapia por gênero, e não existem recomendações específicas por gênero no tocante à cronologia e ao tipo de terapia antirretroviral. Alguns dados sugerem que as mulheres tenham menos probabilidade do que os homens de aderir a um esquema de terapia antirretroviral. A diferença de gênero na adesão à terapia foi associada a cuidar de crianças dependentes em um estudo, sugerindo que a função de cuidar das mulheres pode ser uma barreira para seus próprios cuidados. Displasia e câncer do ânus e do colo do útero são mais comuns em mulheres com infecção pelo HIV do que nas mulheres HIV-negativas. Desse modo, os esfregaços anuais de Papanicolaou são recomendados para todas as mulheres com infecção pelo HIV, mesmo na ausência de resultados positivos para HPV. Não há evidências suficientes para apoiar o rastreamento anal à procura de displasia, mas os médicos devem estar cientes do risco aumentado e realizar um exame externo à procura de evidências de lesões.

A profilaxia e o manejo das complicações da infecção pelo HIV/AIDS são discutidos em detalhes no Capítulo 365, e outros aspectos da infecção pelo HIV/AIDS são comentados em capítulos individuais na Seção XXV.

QUESTÕES DE SAÚDE REPRODUTIVA

Todos os médicos que atendem mulheres em idade fértil devem considerar as implicações reprodutivas de decisões preventivas e terapêuticas. Como metade de todas as gestações nos EUA não são planejadas, os médicos devem perguntar rotineiramente sobre as práticas anticoncepcionais e considerar essa questão em seus planos de cuidados.

Todos os médicos do atendimento primário devem estar confortáveis no aconselhamento de pacientes sobre as escolhas de contraceptivos e prescrição de contraceptivos orais. As contraindicações absolutas para contraceptivos orais são história pregressa pessoal de DCV, doença tromboembólica, enxaqueca com aura e câncer ginecológico ou de mama. História familiar de câncer não é considerada contraindicação; na realidade, os dados sugerem que o uso de contraceptivos orais reduz o risco para câncer de endométrio e de ovário. O tabagismo associado ao uso de contraceptivos orais aumenta o risco para eventos tromboembólicos em todas as mulheres, mas especialmente naquelas com mais de 30 anos. O uso de contraceptivos orais é considerado seguro em mulheres não fumantes até a menopausa. Apesar de o fator V de Leiden e outras trombofilias (Capítulo 73) estarem associados a aumento de risco para a trombose venosa profunda (TVP) nas usuárias de contraceptivos orais, o risco absoluto para qualquer mulher é ainda muito baixo; desse modo, o rastreamento de rotina para essa e outras trombofilias genéticas não é indicado. Hipertensão arterial sistêmica preexistente é uma contraindicação relativa para o uso de contraceptivos orais. Algumas mulheres desenvolvem pressões arteriais elevadas com contraceptivos orais; desse modo, a pressão arterial deve ser monitorada em 3 meses após o início do uso do medicamento e depois pelo menos anualmente.

Nos EUA, o aborto medicamentoso foi fornecido inicialmente por médicos capazes de realizar um procedimento de curetagem para sangramento prolongado e aborto incompleto.[c] No entanto, com o aumento da experiência e com um novo esquema baseado em evidências, passou a ser considerado seguro o aborto medicamentoso implementado por médicos do atendimento primário com apoio adequado. O esquema baseado em evidências é aprovado pela FDA para uso até 63 dias de gestação, empregando mifepristona 200 mg VO para uma dose única, seguida por 800 μg de misoprostol VO 24 a 72 horas posteriormente. Estudos recentes demonstraram a segurança desse medicamento, mesmo como telemedicina com aconselhamento, mas sem administração observada. As taxas de sucesso variam de 94 a 98%; as taxas de complicações são semelhantes para o aborto cirúrgico e incluem sangramento exigindo transfusão de sangue em 0,05% dos casos, e infecções raras, geralmente com métodos não baseados em evidências. As mulheres devem ser orientadas sobre os efeitos colaterais, incluindo náuseas e dor abdominal, com sangramento e expulsão de produtos de concepção geralmente após o misoprostol. Nos EUA os médicos devem revisar as leis de cada estado: médicos devem estar habilitados para prescrever mifepristona. Alguns locais exigem que o protocolo original seja usado e tenha regulamentos adicionais relativos às orientações.

Os médicos devem considerar as implicações reprodutivas de todos os medicamentos crônicos em mulheres em idade fértil (Capítulo 226). Considerando que os efeitos teratogênicos de medicamentos podem ocorrer durante o primeiro trimestre de gravidez e antes de uma avaliação obstétrica inicial, o princípio ao escolher medicamentos de uso crônico para mulheres em idade fértil é selecionar aqueles com o maior perfil de segurança durante o primeiro trimestre da gravidez. A Tabela 224.2 especifica as categorias e recomendações de medicamentos comuns para uso na gravidez.

Os medicamentos antidepressivos merecem atenção especial em razão dos dados conflitantes sobre seu uso na gravidez.[13] Alguns relatos iniciais sugerem que os antidepressivos, especialmente a paroxetina, foram associados com defeitos congênitos e nascimento prematuro. No entanto, em estudos que são capazes de avaliar se as prescrições foram seguidas ou não e levam em consideração a gravidade da depressão e outros fatores de risco de defeitos congênitos, especificamente o tabagismo, os riscos de antidepressivos não são maiores do que na população geral. Pode haver um aumento de risco de hemorragia pós-parto com o uso de ISRSs. Para mulheres que não desejam tomar nenhum medicamento durante a gravidez, a recomendação é reduzir gradualmente a dosagem ao longo de várias semanas e não parar abruptamente de tomar o medicamento. O risco da depressão não tratada durante a gravidez e o risco de depressão pós-parto para a mulher e o recém-nascido/lactente são consideráveis. Portanto, o rastreamento de depressão é muito importante.[14] As metas do tratamento devem ser a prescrição adequada e até mesmo aumento da dose para prevenir o agravamento da depressão durante esse período e realizar vigilância rigorosa das mulheres, verificando se elas interrompem ou não a administração dos medicamentos antidepressivos.

[c]N.R.T.: No Brasil o aborto é abordado no Código Penal (artigos 124 a 128) e, à exceção dos casos de risco à vida da gestante, estupro e feto anencéfalo, o aborto é crime.

Grau A Recomendações de grau A

A1. Marjoribanks J, Farquhar C, Roberts H, et al. Long-term hormone therapy for perimenopausal and postmenopausal women. *Cochrane Database Syst Rev*. 2017;1:CD004143.
A2. Kovalchik SA, Tammemagi M, Berg CD, et al. Targeting of low-dose CT screening according to the risk of lung-cancer death. *N Engl J Med*. 2013;369:245-254.
A3. Pinsky PF, Yu K, Kramer BS, et al. Extended mortality results for ovarian cancer screening in the PLCO trial with median 15 years follow-up. *Gynecol Oncol*. 2016;143:270-275.
A4. Jacobs IJ, Menon U, Ryan A, et al. Ovarian cancer screening and mortality in the UK Collaborative Trial of Ovarian Cancer Screening (UKCTOCS): a randomised controlled trial. *Lancet*. 2016;387:945-956.
A5. Arbyn M, Xu L, Simoens C, et al. Prophylactic vaccination against human papillomaviruses to prevent cervical cancer and its precursors. *Cochrane Database Syst Rev*. 2018;5:CD009069.
A6. Phelan S, Hagobian T, Brannen A, et al. Effect of an internet-based program on weight loss for low-income postpartum women: a randomized clinical trial. *JAMA*. 2017;317:2381-2391.

REFERÊNCIAS BIBLIOGRÁFICAS

As referências bibliográficas, bem como os outros materiais suplementares deste livro, encontram-se no GEN-IO, nosso ambiente virtual de aprendizagem.

225 CONTRACEPÇÃO

BEVERLY WINIKOFF E DANIEL GROSSMAN

USO DE CONTRACEPTIVOS

A contracepção possibilita que mulheres e homens evitem a fertilidade não desejada ao prevenir a gravidez. Os métodos podem ser classificados de muitas maneiras diferentes. Alguns esquemas de classificação se baseiam nos mecanismos (p. ex., barreiras para o encontro de espermatozoides e óvulos *versus* métodos que evitam a ovulação); outras categorias enfatizam a cronologia de uso (no momento da relação sexual *versus* uso contínuo); outras classificações se concentram na permanência do método (esterilização, pretendida como um método permanente; métodos de longa ação que duram anos; e métodos de curta duração, que dependem do comportamento do usuário periodicamente, a cada dia, ou a cada exposição à gravidez). Existem vantagens e desvantagens de cada método contraceptivo.[1,2] Essas vantagens e desvantagens devem ser explicadas integralmente, de modo que o indivíduo ou o casal escolha o mais aceitável que se adapte aos seus estilos de vida, e será usado de maneira mais efetiva. Considerando que as contraindicações clínicas para métodos individuais são raras nas mulheres jovens, na maioria dos casos a escolha do método contraceptivo depende mais das preferências do usuário.[a]

Nos EUA, cerca de 61 milhões de mulheres estão na faixa etária fértil (15 a 44 anos), e aproximadamente 38 milhões (62%) estão usando um método de contracepção. Do restante, a maioria era estéril de maneira não contraceptiva (cerca de 3%), grávida ou tentando engravidar (9,5%), ou nunca foi sexualmente ativa ou sem atividade sexual recente (19%). Cerca de 8% das mulheres eram sexualmente ativas nos 3 meses anteriores, mas não estavam usando um método de contracepção. Cerca de 45% das gestações nos EUA são imprevistas, o que significa que são mal

[a]N.R.T.: No Brasil, ver *Manual de Anticoncepção*, 2015, da FEBRASGO.

programadas ou indesejadas,[3] e mais da metade dessas gestações ocorrem em mulheres que não estão utilizando métodos de contracepção.[4]

Nos EUA, entre 2011 e 2013, os métodos mais comuns de prevenção de gravidez foram os contraceptivos orais (COs) e a esterilização feminina, usados por 16,0% e 15,5% das mulheres com 15 a 44 anos, respectivamente.[5] O uso de contracepção reversível de longa duração aumentou rapidamente nos últimos anos, com 6,4% relatando o uso do dispositivo intrauterino (DIU) e 0,8% usando o implante. Outros métodos relatados incluem preservativos masculinos (9,4%), esterilização masculina (5,1%), progestina injetável (2,8%) e anel ou adesivo contraceptivo (1,6%). O procedimento de coito interrompido foi relatado por 3,0% em 2011 a 2013. Entre 1982 e 2013, houve redução acentuada do uso de diafragma e aumento do uso de preservativos.

Gravidez não intencional e o uso de contraceptivos

Após anos de estagnação, dados recentes indicam redução significativa da gravidez não intencional, provavelmente em razão da melhoria do uso de contracepção. Dos 6,1 milhões de gestações que ocorreram nos EUA em 2011 (os dados mais recentes disponíveis), 45% foram não intencionais; em 2008, 51% foram não intencionais. Os dados indicam que 95% das gestações não intencionais ocorreram em mulheres que não usam contracepção (54%) ou usam o método de contracepção de maneira inadequada (41%). Nos últimos anos, as taxas de gravidez na adolescência diminuíram, e mulheres na faixa etária de 18 a 24 anos apresentam as taxas mais elevadas de gravidez não intencional. Mulheres pobres e as que não são casadas e vivem com um companheiro apresentam taxas mais elevadas de gravidez não intencional em comparação com mulheres com rendimentos mais elevados e aquelas casadas ou que não vivem com um companheiro. A pesquisa identificou vários fatores associados ao não uso de contracepção ou falhas no uso, incluindo efeitos adversos (experimentados e temidos), a não preferência de um método, ou razões pessoais e religiosas, e barreiras para o acesso, incluindo a dificuldade para obter uma prescrição ou com o método por si só, e o custo elevado de um método.

Embora haja certamente uma necessidade para desenvolver métodos contraceptivos novos com menos efeitos adversos, bem como métodos para homens, muito mais poderia ser feito para melhorar o acesso para a gama completa de métodos existentes em nível de baixo custo ou sem nenhuma despesa. As mulheres apresentam preferências diferentes no que se refere aos métodos contraceptivos, e combinar essas preferências com o método mais adequado é um papel fundamental do médico assistente.

Uso perfeito *versus* uso típico

O "uso perfeito" e o "uso típico" são abordagens diferentes para caracterizar a eficácia dos vários métodos contraceptivos. O *uso perfeito* se refere ao uso do método como pretendido e cobrindo todos os atos de exposição à gravidez. Desse modo, para métodos dependentes do(a) usuário(a), como comprimidos orais ou preservativos, por exemplo, essa medida pode ser aplicada somente a situações em que o(a) usuário(a) utiliza de modo confiável o método todo dia ou em cada ato de relação sexual. O uso perfeito é a medida de máxima eficácia possível do método. O *uso típico*, por outro lado, é a medida de quão efetivos são os métodos quando usados como um grupo de pessoas em estudo realmente os usa. Essas taxas podem ser consideravelmente mais baixas do que as taxas de uso perfeito, especialmente se houver a possibilidade de não usar o método em toda relação sexual ou de não usar o método como é pretendido. Métodos usados no momento da relação sexual apresentam taxas mais elevadas de falha do que os contraceptivos orais (COs), implantes, injeções, DIUs e esterilização. DIUs, implantes e esterilização apresentam taxas mais baixas de falhas do que os COs, adesivos e injeções, porque esses métodos agem por um longo período, e não há nada que a usuária precise fazer. A Tabela 225.1 ilustra as diferenças nas taxas de falha entre os métodos de contracepção sob condições de uso perfeito e de uso típico.

As taxas de falha cumulativas dos métodos de longa duração são baixas. A efetividade da contracepção reversível de longa duração é superior à efetividade dos COs, adesivos ou anéis e não apresenta alterações em adolescentes e mulheres jovens. As taxas de falha cumulativas de todos os tipos de esterilização tubária são de 1,31% durante os cinco primeiros anos após o procedimento e 1,85% após 10 anos; as taxas são mais elevadas para a fulguração tubária e mais baixas para a ressecção segmentar. A taxa de gravidez cumulativa por 5 anos de uso do DIU com levonorgestrel (LNG) é 0,5%, e para 10 anos de uso do DIU de cobre T380 é 1,7%.

A Organização Mundial da Saúde (OMS) elaborou um gráfico que representa perfeitamente as taxas de falha verdadeiras do uso (típico) da maioria dos contraceptivos, dividindo-os em três classes principais de efetividade (Figura 225.1).

Contraindicações, riscos e benefícios

A maioria dos contraceptivos pode ser usada pela maioria das pessoas, mas algumas condições ou medicamentos concomitantes são considerados contraindicações para uso. Os U.S. Centers for Disease Control and Prevention desenvolveram critérios clínicos de elegibilidade baseados em evidências para o uso de contraceptivos, fundamentados em um documento semelhante elaborado pela OMS.[6,7] Os critérios clínicos de elegibilidade classificam condições ou medicamentos em quatro grupos para cada método contraceptivo: 1 – nenhuma restrição de uso; 2 – as vantagens do uso geralmente superam os riscos teóricos ou comprovados; 3 – os riscos teóricos ou comprovados geralmente superam as vantagens de usar o método; e 4 – a condição representa um risco inaceitável para a saúde se o método for usado. Para condições que representem contraindicações relativas (categoria 3), é importante reconhecer que a gravidez pode ser arriscada, e se o método for a melhor escolha para evitar uma gravidez não intencional, pode valer a pena o risco.

Além da prevenção da gravidez indesejada, muitos métodos contraceptivos apresentam benefícios adicionais. Alguns dos benefícios não contraceptivos mais importantes incluem o risco reduzido de transmissão do vírus da imunodeficiência humana (HIV) e outras infecções sexualmente transmitidas (ISTs) com o uso de preservativos masculinos e femininos, bem como a redução da dismenorreia e da menorragia associadas com o uso de contraceptivos hormonais combinados.

TIPOS DE CONTRACEPTIVOS

Métodos naturais

Métodos que dependem da infertilidade natural em diferentes momentos do ciclo menstrual ou vital são denominados com frequência de métodos "naturais". Esses métodos não são realmente mais naturais do que os outros métodos, porque envolvem interrupções no desejo "natural" de intimidade sexual; no entanto, esses métodos não dependem de uma tecnologia externa específica para criar um estado de baixo potencial de fertilidade. Considerando que o espermatozoide masculino consegue sobreviver 5 dias no sistema genital feminino e os óvulos femininos têm uma vida útil de apenas 24 horas, a janela para a fertilização é de apenas 5 a 6 dias por mês. Em teoria, se os casais evitarem relações sexuais desprotegidas nesses 5 a 6 dias, o potencial para gravidez é significativamente reduzido. O método do calendário conta os dias do ciclo para prever os dias férteis e inférteis, e o método sintotérmico depende do calendário mais os sinais biológicos de ovulação iminente (alterações do muco vaginal) e da própria ovulação (aumento na temperatura corporal basal) para aumentar a previsão de dias "seguros" para a relação sexual. A amamentação no período pós-parto também diminui a fertilidade, e é considerada outro método natural de contracepção. A amamentação exclusiva durante os seis primeiros meses após o nascimento fornece um bom nível de proteção contra a gravidez. No entanto, após o lactente completar 6 meses ou se outros alimentos além do leite materno se tornarem parte da alimentação do lactente, então a mulher correrá risco muito maior de ovulação e possível gravidez.

Coito interrompido, quando o pênis é removido da vagina antes da ejaculação, é um método usado comumente, com até 60% das mulheres relatando já ter recorrido a esse método. Embora o coito interrompido possa ser efetivo com o uso perfeito, com taxa de gravidez de apenas 4% no primeiro ano de uso, a falha é muito mais comum no uso típico. Um estudo relatou que das mulheres nos EUA na faixa de 15 a 24 anos usando o coito interrompido como método primário, 21% apresentaram uma gravidez indesejada, que foi uma taxa de gravidez significativamente mais elevada do que a das usuárias de outros métodos contraceptivos.

Barreiras

Métodos de barreira são assim denominados porque o mecanismo de ação é estabelecer uma barreira química e física entre o óvulo e o espermatozoide de modo que a fertilização não seja possível. Os métodos de barreira incluem espermicidas, diafragma e preservativos masculinos e femininos, entre outros.

Tabela 225.1 Porcentagem de mulheres apresentando gravidez não intencional durante o primeiro ano de uso típico e o primeiro ano de uso perfeito de contracepção e a porcentagem de uso contínuo no final do primeiro ano – EUA.

MÉTODO	*MULHERES APRESENTANDO GRAVIDEZ NÃO INTENCIONAL DURANTE O PRIMEIRO ANO DE USO (%)* USO TÍPICO*	USO PERFEITO†	MULHERES COM USO CONTÍNUO NO PRIMEIRO ANO (%)‡
Nenhum método§	85	85	–
Espermicidas‖	28	18	42
Métodos baseados na percepção da fertilidade¶	24	–	47
Métodos de dias padrão	–	5	–
Método de 2 dias	–	4	–
Método de ovulação	–	3	–
Método sintotérmico	–	0,4	–
Coito interrompido	22	4	46
Esponja			
Mulher que já deu à luz	24	20	36
Mulher nulípara	12	9	–
Preservativo**			
Feminino	21	5	41
Masculino	18	2	43
Diafragma††	12	6	57
COs combinados e COs só de progestógeno	9	0,3	67
Adesivo transdérmico de norelgestromina e etinilestradiol	9	0,3	67
Anel vaginal com etonogestrel e etinilestradiol	9	0,3	67
Medroxiprogesterona subcutânea	6	0,2	56
Dispositivos intrauterinos			
DIU contendo cobre	0,8	0,6	78
DIU com levonorgestrel	0,2	0,2	80
Implante de etonogestrel	0,05	0,05	84
Esterilização feminina	0,5	0,5	100
Esterilização masculina	0,15	0,10	100
Método de amenorreia lactacional‡‡	–	–	–

*Em casais típicos que iniciam o uso de um método (não necessariamente pela primeira vez), a porcentagem que apresenta uma gravidez acidental durante o primeiro ano caso não tenham interrompido o uso por qualquer outra razão. Estimativas da probabilidade de gravidez durante o primeiro ano de uso típico para espermicidas e diafragma foram coletadas do 1995 National Survey Growth (NSFG) e corrigidas para subnotificações de aborto; estimativas para os métodos baseados na percepção da fertilidade, coito interrompido, preservativo masculino, COs e medroxiprogesterona subcutânea são obtidas do NSFG 1995-2002 corrigidas para subnotificações de aborto.

†Em casais que iniciam o uso de um método (não necessariamente pela primeira vez) e que usam adequadamente (de modo consistente e correto), a porcentagem que apresenta uma gravidez acidental durante o primeiro ano se não interromperem o uso por qualquer outra razão.

‡Entre casais que tentam evitar a gravidez, a porcentagem que continua a usar o método durante 1 ano.

§As porcentagens de gestantes na segunda e na terceira colunas são baseadas nos dados de populações nas quais a contracepção não é usada e as mulheres que interrompem o uso da contracepção ficam grávidas. Nessas populações, aproximadamente 89% engravidam em 1 ano. Essa estimativa foi pouco reduzida (para 85%) para representar a porcentagem que engravidaria em 1 ano nas mulheres que não dependem de métodos reversíveis de contracepção se elas abandonassem totalmente a contracepção.

‖Espumas, cremes, géis, supositórios vaginais e filme vaginal.

¶A ovulação e os métodos de 2 dias são baseados na avaliação do muco cervical. O método de dias padrão evita a relação sexual no ciclo de 8 a 19 dias. O método sintotérmico é um método de verificação dupla baseado na avaliação do muco cervical para determinar o primeiro dia fértil e a avalição do muco cervical e da temperatura corporal para determinar o último dia fértil.

**Sem espermicidas.

††Com creme ou gel espermicida.

‡‡Este é um método de contracepção temporário extremamente efetivo. No entanto, para manter a proteção efetiva contra a gravidez, outro método de contracepção deve ser usado tão logo a menstruação recomece, a frequência de duração da amamentação seja reduzida, mamadeiras sejam introduzidas ou o lactente atinja 6 meses.

Adaptada de Trussell J. Contraceptive failure in the United States. *Contraception*. 2011;83:397-404.

Espermicidas

Todos os agentes espermicidas contêm um surfactante (nos EUA e no Brasil, esse produto químico é o nonoxinol-9) que imobiliza ou mata o espermatozoide no contato. Os produtos espermicidas estão disponíveis em espumas, cremes e supositórios vaginais que devem ser colocados na vagina antes de cada ato sexual – e reaplicados mesmo que os atos sexuais sigam imediatamente um após o outro. A efetividade do uso típico de espermicidas como anticoncepcional único está entre as mais baixas dos métodos modernos (cerca de 28% de mulheres usando o método relatam gravidez não intencional durante 1 ano de uso). Não há aumento de risco de defeitos congênitos na prole das mulheres que engravidam usando espermicidas.

Diafragma

O diafragma é um dispositivo de látex ou silicone em forma de cúpula com uma borda flexível que isola o sistema genital superior do contato com o sêmen depositado. Geralmente é usado com um espermicida aplicado dentro e ao redor da borda. Os diafragmas tradicionais devem ser ajustados pelo ginecologista usando o maior tamanho que não cause desconforto ou pressão indevida na vagina. Um novo diafragma de silicone denominado Caya® foi aprovado recentemente pela FDA, e está disponível em um tamanho único que se ajusta às mulheres que apresentam o tamanho entre 65 mm e 80 mm, que abrange a maioria das mulheres. A mulher deve inserir o diafragma antes de cada ato de relação sexual. Esse dispositivo deve ser deixado no local durante 6 horas após a relação sexual, porém não deve ser deixado no local durante mais de 24 horas, considerando que o dispositivo pode causar ulceração do epitélio vaginal. Atualmente, o diafragma é mais efetivo do que outros métodos de barreira (12% de taxa de gravidez não desejada no primeiro ano de uso) e fornece proteção contraceptiva quase semelhante à dos contraceptivos orais utilizados atualmente. O tamanho do diafragma para qualquer mulher pode se alterar após um parto, aborto espontâneo ou aborto induzido após 14 semanas, cirurgia abdominal ou pélvica, ou alteração substancial no peso. O diafragma pode fornecer a mesma proteção contra gonorreia e infecção por *Chlamydia*, mas não contra HIV e herpes-vírus. O preservativo é recomendado se a infecção for uma preocupação. As usuárias de diafragma apresentam aumento de risco para infecções urinárias.

Preservativo masculino

O preservativo masculino, denominado também de preservativo externo, é um dos mais antigos contraceptivos conhecidos. É seguro, fácil de usar,

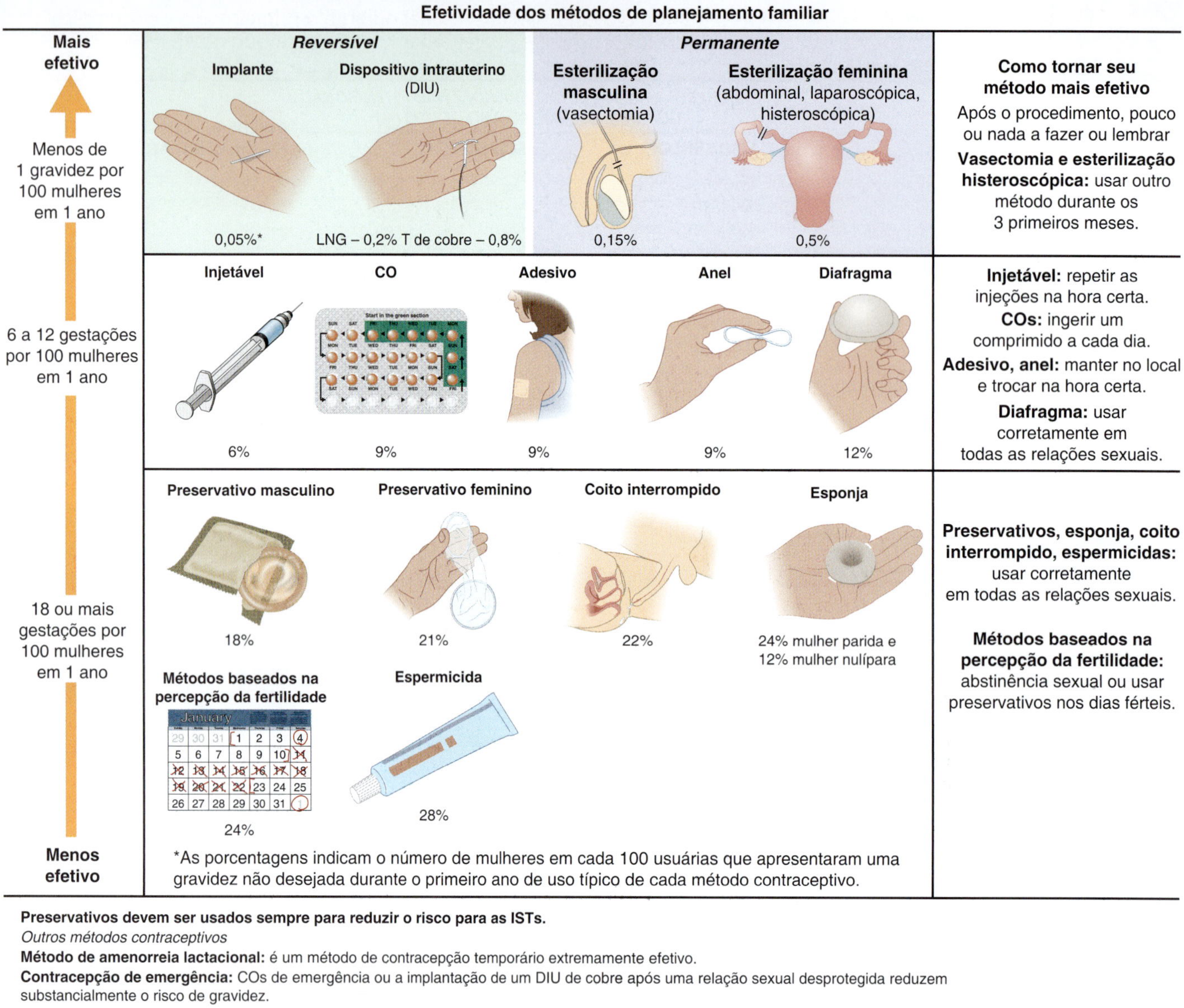

FIGURA 225.1 **Gráfico detalhado da efetividade dos métodos de planejamento familiar com instruções específicas.** COs = contraceptivos orais; LNG = levonorgestrel. (Adaptada de World Health Organization [WHO] Department of Reproductive Health and Research, Johns Hopkins Bloomberg School of Public Health/Center for Communication Programs [CCP], Knowledge for Health Project. *Family Planning: A Global Handbook for Providers.* 2011 updates. Baltimore, Geneva: CCP and WHO; 2011, e Trussell J. Contraceptive failure in the United States. *Contraception.* 2011;83:397-404.)

e amplamente disponível. A versão moderna é uma capa elástica de látex ou plástico que se ajusta sobre o pênis ereto e coleta o sêmen ejaculado durante a relação sexual. É a maneira mais efetiva para prevenir a transmissão de infecções (incluindo HIV) durante o sexo, e pode ser usada durante a relação sexual vaginal, oral ou anal. Entretanto, os preservativos de membrana natural (feitos de intestino de ovelha) não previnem as ISTs. Os preservativos podem ser usados para proteção contra infecções mesmo se outro método for usado para proteção contra a gravidez. Se o preservativo for usado de modo isolado para a contracepção, no uso típico cerca de 18% das mulheres apresentaram uma gravidez não desejada em 1 ano. Para a proteção ideal, o preservativo deve ser usado em cada ato sexual e exige a participação ativa do homem. Lubrificantes contendo produtos à base de óleo podem enfraquecer os preservativos de látex e não devem ser usados com esses preservativos; lubrificantes à base de água (geleia K-Y é um deles) são seguros para uso. O preservativo masculino não causa efeitos adversos, exceto possível irritação ou alergia.

Preservativo feminino

O preservativo feminino, também denominado de preservativo interno, é uma bolsa pré-lubrificada macia e larga com dois anéis flexíveis de poliuretano, um em cada extremidade. O anel menor na extremidade fechada é bem inserido na vagina, criando uma barreira para o esperma. O anel maior permanece fora da vagina, cobrindo a vulva e fornecendo proteção adicional. O preservativo feminino pode ser inserido antes do início da atividade sexual e deixado durante um período mais longo do que o preservativo masculino após ocorrer a ejaculação. Considerando que o poliuretano é mais resistente do que o látex usado na maioria dos preservativos masculinos, o preservativo feminino apresenta menor probabilidade de ruptura. O poliuretano e o látex evitam a transmissão de vírus e devem reduzir o risco de adquirir infecção pelo HIV.

Contracepção hormonal (esteroides)

A contracepção usando hormônios esteroides está disponível desde a década de 1960. O uso de hormônios (ou derivados/análogos de hormônios) que ocorrem naturalmente no ciclo reprodutivo feminino pode alterar o sistema genital para que a ovulação não ocorra ou para que fatores físicos (tais como a produção de muco, motilidade tubária e espessura endometrial) que aumentam a probabilidade de fertilização ou implantação sejam alterados. Todas as formulações hormonais modernas são feitas de esteroides sintéticos. Os hormônios são uma combinação de um estrogênio e uma progestina ou, em algumas formulações, uma progestina isolada. Existem dois tipos principais de progestinas sintéticas: derivados de 19-nortestosterona (que são usados nos COs) e derivados de 17α-acetoxiprogesterona (pregnanos). Os pregnanos estão relacionados estruturalmente à progesterona e são usados nos contraceptivos injetáveis, mas não são usados em contraceptivos orais.

Após a interrupção dos contraceptivos hormonais, a taxa de retorno da fertilidade é discretamente inferior para as usuárias de contraceptivos orais do que para as usuárias de métodos de barreira – embora o retorno da fertilidade seja mais rápido do que para as usuárias de medroxiprogesterona subcutânea. Os COs não causam infertilidade permanente nem afetam de maneira adversa as gestações que ocorram após a interrupção desses contraceptivos. Contraceptivos orais não são teratogênicos se forem ingeridos acidentalmente durante a gravidez.

Do ponto de vista das usuárias, as principais diferenças são a via de administração, a duração da ação, o quanto de atenção a usuária precisa dedicar à administração do medicamento e os efeitos adversos. Todos esses métodos são muito efetivos, e se forem usados de maneira adequada apresentam taxas muito baixas de gravidez. Mesmo com uso típico, estão entre os métodos mais eficazes, embora com a exceção dos implantes, esses métodos são menos efetivos do que a esterilização ou o DIU. Desses métodos o mais comumente utilizado é o contraceptivo oral (CO) ("a pílula"), que também foi o primeiro contraceptivo hormonal e o mais amplamente usado em todo o planeta.

Contraceptivos orais

Existem três tipos principais de formulações de contraceptivos orais (COs): combinação de dose fixa, combinação fásica e progestina diária. As formulações combinadas são as mais amplamente usadas e prescritas. Essas formulações consistem em comprimidos contendo um estrogênio e uma progestina administrados geralmente de modo contínuo durante 3 semanas. Em geral não são administrados esteroides na quarta semana. Três tipos de COs fornecem comprimidos ativos para 24 dias, com 4 dias de comprimidos inativos. Outros tipos fornecem comprimidos ativos durante 84 dias seguidos por 7 dias sem comprimidos ativos ou com uma dose baixa de estrogênio para possibilitar o sangramento de privação. O endométrio geralmente começa a descamar 1 a 3 dias após interromper a ingestão de esteroides, causando o sangramento de privação, que em geral dura 3 a 4 dias (e que as usuárias interpretam como sangramento menstrual). A perda de sangue uterino com o uso de COs é em média cerca de 25 mℓ por ciclo, menos do que a média de 35 mℓ para os ciclos ovulatórios.

Três estrogênios (etinilestradiol e seu éter 3-metílico, mestranol, bem como uma formulação de valerato de estradiol) são usados nos COs combinados. Esses estrogênios são combinados com um de dois tipos principais de 19-nortestosterona progestinas – estranos e gonanos – os quais apresentam atividade androgênica. Os estranos usados atualmente em vários COs são a noretindrona e seus acetatos, acetato de noretindrona e diacetato de etinodiol. Os gonanos apresentam atividade progestacional maior por unidade de peso do que os estranos, e desse modo uma dose menor dessas progestinas é usada nas formulações de COs. Outra progestina que está estruturalmente relacionada à espironolactona foi formulada em um CO. Essa progestina é denominada drospirenona e apresenta ações antimineralocorticoide e antiandrogênica, bem como atividade progestacional sem atividade androgênica. Existem também formulações diárias apenas de progestina que incluem noretindrona, norgestrel, LNG ou desogestrel.

COs combinados, que contêm estrogênio e progestina, inibem de maneira consistente a salva de gonadotrofina no meio do ciclo menstrual e, desse modo, evitam a ovulação. A formulação contendo apenas uma progestina apresenta uma dose mais baixa desse hormônio do que os agentes combinados e não inibe de modo adequado a ovulação, mesmo com a administração diária. Os COs contendo apenas desogestrel (progestina) parecem inibir de modo mais consistente a ovulação do que outras formulações que contêm apenas uma progestina. Tanto os COs combinados como as formulações contendo apenas progestina atuam também no muco cervical e na motilidade tubária para interferir com o transporte dos espermatozoides. As progestinas também modificam o endométrio de modo que, se ocorrer fertilização, a implantação é impedida. Para a efetividade dos contraceptivos ser mantida com as formulações combinadas é importante que o intervalo sem hormônios seja limitado a não mais do que 7 dias. Esse procedimento se torna mais fácil de lembrar pela inclusão de comprimidos placebo na embalagem. Ciclos contínuos ou estendidos de COs combinados são uma opção igualmente segura para mulheres que preferem esses contraceptivos orais. A1

Efeitos adversos

Os esteroides sintéticos nas formulações de COs apresentam muitos efeitos metabólicos além de suas ações contraceptivas. Esses efeitos podem causar os efeitos adversos mais comuns e menos graves, bem como complicações raras e sérias. A magnitude desses efeitos está relacionada diretamente à dosagem e à potência dos esteroides nas formulações.

Os sintomas mais frequentes produzidos pelo componente estrogênio incluem náuseas, aumento da sensibilidade mamária e retenção de líquido (distensão abdominal). As progestinas podem provocar efeitos androgênicos, tais como ganho de peso, acne e depressão. Considerando que os estrogênios reduzem a produção de sebo, as mulheres que apresentam acne podem sentir melhora em seus sintomas. Estrogênio insuficiente, progestina demais ou uma combinação de ambos pode resultar em sangramento não programado (intracíclico ou metrorragia). Isso é mais comum com formulações contendo 20 μg de estrogênio do que com aquelas contendo 30 a 35 μg e apresenta aumento nas mulheres tabagistas (cigarros). A redução do intervalo sem pílula para 3 a 4 dias pode diminuir a incidência de sangramento não programado com formulações de baixo estrogênio.

Os estrogênios sintéticos usados nos COs causam aumento da produção hepática de várias proteínas. Algumas das proteínas que são aumentadas pelo etinilestradiol, tais como os fatores V, VIII e X e fibrinogênio, têm potencial de aumentar a incidência de trombose (verificar posteriormente), e os níveis de angiotensinogênio, podendo elevar a pressão arterial em algumas usuárias. A incidência de trombose venosa e arterial é mais elevada com as formulações de estrogênio de 50 μg do que com aquelas com 20 a 35 μg de estrogênio. A pressão arterial deve ser monitorada em todas as usuárias de COs combinados e o medicamento descontinuado se houver elevação clinicamente significativa. As progestinas não afetam a síntese das proteínas, exceto para reduzir os níveis da globulina ligadora de hormônios sexuais.

As formulações com alto teor de progestina exercem efeito adverso no perfil lipídico. No entanto, o estrogênio apresenta um efeito benéfico na parede arterial e nos lipídios séricos e, desse modo, as usuárias desses agentes não apresentam aumento de risco para doença cardiovascular. As formulações combinadas mais novas com menos progestinas androgênicas exercem efeito mais favorável no perfil lipídico. O efeito dos COs no metabolismo da glicose está relacionado diretamente à potência da dose e ao tipo de progestina. Embora as formulações com alto teor de progestina causem resistência periférica à insulina, as formulações com baixo teor de progestina atualmente não alteram de maneira significativa os níveis de glicose, insulina ou glucagon após uma carga de glicose.

Complicações e fatores de risco

Trombose

A taxa básica de trombose venosa e embolia em mulheres em idade fértil é aproximadamente 3 por 10.000 mulheres-ano. A taxa de trombose em mulheres em idade fértil que não estão grávidas ou usando COs é de 1,9 a 2,7 por 10.000 mulheres-ano. Diretrizes baseadas em evidências para risco de tromboembolismo venoso com contracepção hormonal combinada foram publicadas em 2017 pela American Society for Reproductive Medicine.[8] Nas usuárias de COs, o risco relativo (RR) é de 3,5 (intervalo de confiança de 95%, 2,9 a 4,3) comparado com as não usuárias, mas menos do que a taxa de 5 a 20 por 10.000 mulheres-ano que ocorre em associação com a gravidez. A2 O risco para trombose venosa e embolia é maior para mulheres que usam COs com 50 μg de etinilestradiol do que para as usuárias de 30 a 35 μg de etinilestradiol. Se houver um estado hipercoagulável hereditário (Capítulo 73), o risco de trombose venosa aumenta várias vezes. O rastreamento de deficiências de coagulação antes de ser iniciado um CO não é recomendado, a menos que a paciente tenha história pessoal ou familiar significativa de eventos trombóticos. Mulheres com condições trombogênicas adquiridas ou hereditárias não devem usar contraceptivos esteroides contendo estrogênio em comprimidos, anéis ou adesivos, considerando que cada um desses agentes tem efeitos trombogênicos. Alguns estudos epidemiológicos revelaram que o risco de tromboembolismo venoso é maior em mulheres que utilizam COs com progestinas mais novas e menos androgênicas do que os COs contendo LNG com a mesma dose de estrogênio. No entanto, outros estudos têm relatado que o risco é semelhante com as formulações[9] contendo esses dois tipos de progestina. Esses estudos são todos observacionais, portanto, sujeitos a vieses.

Infarto agudo do miocárdio e acidente vascular encefálico

Infarto agudo do miocárdio (IAM) é raro nas mulheres em idade fértil, com uma taxa de 10,1 por 100.000 pessoas-ano em uma coorte dinamarquesa recente. Embora os riscos absolutos de IAM e acidente vascular encefálico (AVE) trombótico associados como uso de contracepção hormonal tenham sido considerados baixos, o risco aumentou por um fator de 0,9 a 1,7 com os COs que incluíram etinilestradiol em uma dose de 20 μg e por um fator de 1,3 a 2,3 com aqueles que incluíram etinilestradiol em uma dose de 30 a 40 μg, com diferenças relativamente pequenas no risco de acordo com o tipo de progesterona. O uso de COs com doses elevadas por tabagistas (cigarros) aumenta o risco de IAM em cerca de 10 vezes. Desse modo, COs combinados não devem ser prescritos para mulheres com idade superior a 35 anos que fumem cigarros ou usem formas alternativas de nicotina. Estudos epidemiológicos indicam que o uso de COs de baixas doses por mulheres não fumantes sem hipertensão arterial sistêmica não está associado com o aumento significativo da incidência de IAM ou AVE hemorrágico ou trombótico.

Cânceres do sistema genital

Uma análise de dados epidemiológicos mundiais em 1988 demonstrou que o risco de diagnóstico de câncer de mama aumentou em cerca de 25% em mulheres jovens usuárias de COs, mas esse aumento de risco deixava de existir 10 anos ou mais após a interrupção do uso de contraceptivos orais. Um estudo de coorte muito grande na Grã-Bretanha de usuárias de COs e de não usuárias de mesma idade foi iniciado em 1968. Os dados acumulados até 2004 demonstraram uma incidência semelhante de câncer de mama em ambos os grupos. Mais recentemente, um estudo de coorte prospectivo de âmbito nacional muito maior, envolvendo todas as mulheres na Dinamarca entre 15 e 49 anos (1,8 milhão de mulheres), seguidas em média por 10,9 anos de modo semelhante aos dados epidemiológicos mundiais observou um risco 20% maior de câncer de mama nas usuárias de COs atuais ou que haviam usado recentemente contraceptivos hormonais do que aquelas que nunca tinham usado esse método de contracepção, neste caso, usando formulações contemporâneas em vez de mais antigas, frequentemente com doses mais altas.[10,11] O risco aumentou com a duração maior de uso. No entanto, os aumentos absolutos no risco foram pequenos.

Vários estudos relataram que o uso de COs por mulheres com história familiar de câncer de mama não aumenta o risco para desenvolvimento de dessa patologia tumoral.

Os dados epidemiológicos são conflitantes no que se refere ao uso de COs e o risco para câncer de colo uterino invasivo ou neoplasia intraepitelial cervical.[12] A maioria dos estudos bem controlados indica que não há alteração no risco para a neoplasia intraepitelial cervical com o uso de COs. Estudos que realmente indicam aumento de risco são frequentemente confundidos pela falta de informações sobre o uso de preservativos. Independentemente disso, esses estudos indicam que o risco diminui com o intervalo desde o último uso.

Vários estudos demonstraram que o uso de COs apresenta um efeito protetor contra o câncer de endométrio. Além disso, a redução no risco persiste durante muitos anos após a interrupção do uso de COs. Esse efeito protetor está relacionado à duração de uso, passando de uma redução de 20% com 1 ano de uso para uma redução de 60% com 4 anos de uso. O nível de proteção diminui com o tempo após a interrupção do uso de contraceptivos orais.

Além disso, os COs reduzem o risco de desenvolvimento de câncer epitelial de ovário, bem como de cânceres com baixo potencial maligno. A magnitude da redução no risco está relacionada diretamente à duração do uso de COs, passando de uma redução de 40% com 4 anos de uso para uma redução de 60% com 12 anos de uso. O efeito protetor continua por pelo menos 20 anos após o término do uso de COs. Como ocorre com o câncer endometrial, o efeito protetor ocorre somente em mulheres de baixa paridade (menos de quatro), que se encontram em maior risco para esse tipo de câncer.

Estudos relataram que os COs reduzem de maneira significativa o risco de desenvolvimento de câncer colorretal em cerca de 20%, bem como o risco de neoplasias malignas hematológicas.

Adenoma hepatocelular benigno

O desenvolvimento de um adenoma hepatocelular benigno foi uma ocorrência rara em usuárias a longo prazo de altas doses de contraceptivos orais contendo mestranol, mas essa incidência não aumentou pelo uso de COs com etinilestradiol. Não há aumento de risco para câncer hepático associado com o uso de contraceptivos orais.

Contraindicações

Contraceptivos orais podem ser prescritos para a maioria das mulheres em idade fértil.[13] De acordo com os critérios clínicos de elegibilidade dos EUA para uso de contraceptivos, adaptados dos critérios da OMS, várias condições são consideradas contraindicações absolutas para o uso de contraceptivos hormonais combinados (categoria 4), incluindo fumar 15 cigarros ou mais por dia, idade igual ou superior a 35 anos e hipertensão arterial grave, entre outras. Não existem evidências de que indivíduos com prolapso assintomático da valva mitral devam evitar o uso de COs. Enxaqueca sem aura também não é uma contraindicação para o uso de contraceptivos orais, mas se houver aura, contraceptivos orais combinados não devem ser prescritos em razão de um possível risco de AVE. O uso de contraceptivos orais não aumenta o risco para desenvolvimento de melanoma ou adenomas hipofisários secretores de prolactina.

Manejo dos contraceptivos orais

Se a mulher saudável não apresentar contraindicações para o uso de COs, não é necessário realizar exames laboratoriais, incluindo citologia cervical, antes do uso desse tipo de contracepção. Um exame pélvico não é necessário. O início da utilização dos COs no dia da consulta está associado com o melhor uso a longo prazo do método. Não há motivo para descontinuar o uso do contraceptivo oral, a menos que a gravidez seja desejada. A interrupção intermitente é desnecessária e coloca as mulheres em risco de uma gravidez não desejada.

Embora os esteroides sexuais sintéticos possam retardar a biotransformação de determinados medicamentos (p. ex., fenazona e meperidina) como resultado da competição de substratos, essa interferência em geral não é importante clinicamente. No entanto, alguns medicamentos interferem clinicamente na ação dos COs pela indução de enzimas hepáticas que convertem os esteroides para metabólitos mais polares e menos biologicamente ativos. Esses medicamentos incluem barbituratos, sulfonamidas, ciclofosfamida, griseofulvina e rifampicina. Há uma alta incidência de falhas dos COs em mulheres medicadas com rifampicina, bem como com a griseofulvina sistêmica, e nenhum dos dois medicamentos deve ser administrado concomitantemente com os COs. Produtos contendo *Hypericum perforatum* reduzem a efetividade contraceptiva e causam sangramento não programado (intracíclico ou metrorragia). As mulheres em tratamento com determinados medicamentos para epilepsia devem ser tratadas com formulações de 50 μg de estrogênio, considerando que muitos medicamentos antiepilépticos reduzem os níveis de etinilestradiol e causam sangramento intracíclico, que pode causar a interrupção prematura do uso dos COs.

Levando em consideração os vários benefícios de saúde, incluindo a redução no risco para câncer do endométrio e de ovário e a indução de sangramento uterino cíclico regular, o uso dos COs pode prosseguir até a menopausa em mulheres normotensas, não fumantes e sem contraindicações.

Uma questão clínica comum é o que fazer se um comprimido for esquecido. A recomendação padrão para os COs combinados é deglutir o primeiro comprimido esquecido o mais rápido possível e deglutir os outros comprimidos no tempo normal, mesmo que signifique deglutir dois comprimidos no mesmo dia. Se dois ou mais comprimidos forem esquecidos, tomar o comprimido esquecido mais recente o mais rápido possível, continuar tomando os outros comprimidos no tempo normal, mesmo que isso signifique ingerir dois ou mais comprimidos no mesmo dia e usar um método de contracepção alternativo (p. ex., preservativos) ou evitar a relação sexual até que os COs tenham sido tomados durante pelo menos 7 dias consecutivos. Se os comprimidos forem esquecidos na última semana do ciclo (terceira semana), omitir o intervalo sem hormônio e iniciar uma nova embalagem no próximo dia. A contracepção de emergência deve ser considerada. Vômitos e diarreia por até 48 horas devem ser considerados como uma pílula esquecida; vômitos e diarreia durante mais de 48 horas devem ser tratados como dois ou mais comprimidos esquecidos. Para COs somente de progestina contendo noretindrona, o comprimido é considerado "esquecido" se estiver com mais de 3 horas de atraso.

Contracepção de emergência

Agora existe uma maneira de as mulheres evitarem a gravidez, mesmo após atos sexuais desprotegidos. O método é denominado *contracepção de emergência,* considerando que esse método deve ser usado o quanto antes possível após a relação sexual desprotegida.[14] Uma formulação de 1.500 μg (1,5 mg) de LNG (levonorgestrel) em um único comprimido previne aproximadamente 85% das gestações esperadas, se for utilizado nas 72 horas seguintes ao ato sexual.[15] Outro agente aprovado pela FDA para a contracepção de emergência é o acetato de ulipristal, um modulador seletivo dos receptores de progesterona administrado como uma dose única de 30 mg. Esse agente é mais efetivo do que o LNG e é efetivo por até 5 dias após a relação sexual.[A2,A3] Outra opção é a inserção imediata de um dispositivo intrauterino de cobre (verificar posteriormente), que praticamente elimina o risco de gravidez.

Contraceptivos esteroides intravaginais e transdérmicos

Adesivo transdérmico

Nos EUA há um contraceptivo transdérmico que contém estrogênio e progesterona.[b] O adesivo tem uma área de 20 cm^2 que libera 150 μg de norelgestromina, o metabólito ativo de norgestimato, e 35 μg de estinilestradiol diariamente. Esse adesivo pode ser aplicado nas nádegas, na parte inferior do abdome, parte superior do braço ou parte superior do tronco (mas não nas mamas). O adesivo deve ser removido após 7 dias e um novo adesivo aplicado em uma área diferente da pele. A mulher que usa esse método utiliza três adesivos sequencialmente, um a cada 7 dias. Após a remoção do terceiro adesivo, a mulher aguarda 7 dias antes de aplicar outro adesivo, desse modo simulando o ciclo combinado de CO de 28 dias (21 dias de hormônio, seguidos por 7 dias livres de hormônio, durante os quais ocorre o sangramento de privação). Considerando que o adesivo não exige atenção diária, a adesão ao uso do adesivo é um pouco maior do que com os COs. A eficácia contraceptiva, os padrões de sangramento e os efeitos adversos são semelhantes aos associados com os COs, e as contraindicações são semelhantes. Embora a efetividade do adesivo possa diminuir nas mulheres pesando mais de 90 kg, não parece haver associação entre risco de gravidez e o índice de massa corporal (IMC). Para todos os contraceptivos hormonais combinados, um IMC de 30 kg/m^2 ou maior é considerado categoria 2 (os benefícios do uso superam os riscos potenciais) segundo os critérios clínicos de elegibilidade.

Anel intravaginal

Outra opção para contracepção hormonal não oral é o anel vaginal, que é comercializado no Brasil com o nome NuvaRing®. Esse anel macio e flexível tem 58 mm de diâmetro e 4 mm de espessura. Esse anel é composto por copolímero de etileno vinil acetato e estearato de magnésio e contém etonogestrel progesterona, o principal metabólito de desogestrel, e etinilestradiol. O anel é inserido e removido pela própria usuária. Não existe uma posição ou colocação "errada" do anel, desde que esteja na vagina. Cada anel é deixado no local por 3 semanas; após esse período o anel é removido por 1 semana para possibilitar sangramento de privação. A cada dia, 120 μg de etonogestrel e 15 μg de etinilestradiol são liberados do anel, e sangramento com o anel no local é raro. A eficácia contraceptiva e os efeitos adversos são semelhantes aos dos COs combinados, assim como as contraindicações. As mulheres podem manter o anel no local durante a relação sexual, ou o anel pode ser removido com segurança por 3 horas e depois reinserido. Os tampões também podem ser usados simultaneamente com o anel sem afetar a eficácia.

Contraceptivos esteroides injetáveis

Componentes e uso

Embora vários tipos de formulações esteroides injetáveis estejam em uso para contracepção em todo o mundo, atualmente a única formulação injetável disponível nos EUA é o acetato de medroxiprogesterona de depósito (DMPA).[c] A formulação inicial desse contraceptivo foi administrada como uma injeção intramuscular de 1 mℓ de suspensão aquosa contendo 150 mg de acetato de medroxiprogesterona cristalino uma vez a cada 3 meses. Há também uma formulação que é administrada por via subcutânea (DMPA-SC)[d] que contém 104 mg de DMPA em 0,65 mℓ de solução. Essa formulação de dose mais baixa apresenta concentração máxima de acetato de medroxiprogesterona mais baixa do que a formulação de DMPA e longa duração de ação que suprime a ovulação durante pelo menos 13 semanas e não é afetada pela massa corporal. A formulação para a administração subcutânea possibilita a autoinjeção pelas usuárias. Outros contraceptivos injetáveis incluem o enantato de noretindrona, administrado em uma dose de 200 mg a cada 2 meses, e várias injeções uma vez por mês de combinações de diferentes progesteronas e estrogênios.

O DMPA apresenta taxa de falha baixa, 0,1% em 1 ano e 0,4% em 2 anos. A principal ação do DMPA é a inibição da ovulação, e alentece também o transporte de espermatozoides pelo espessamento do muco cervical. Com o DMPA e DMPA-SC, os níveis séricos de medroxiprogesterona aumentam rapidamente para níveis sanguíneos contraceptivos efetivos (> 0,5 ng/mℓ) nas 24 h seguintes à injeção. Com DMPA, os níveis de medroxiprogesterona estabilizam-se por aproximadamente 3 meses, e após esse período ocorre declínio gradual até que os níveis se tornem indetectáveis 7 a 9 meses após a injeção. Com o DMPA-SC, os níveis de medroxiprogesterona declinam constantemente após o pico inicial e alcançam 0,2 ng/mℓ 3 a 4 meses após a injeção.

Efeitos adversos

Com ambas as formulações, os níveis médios do estradiol endógeno permanecem acima da faixa pós-menopausa (40 a 60 pg/mℓ) e não ocorrem sinais/sintomas da deficiência de estrogênio. Embora o DMPA possa reduzir a densidade mineral óssea durante o uso, não é necessário medir a densidade mineral óssea nem prescrever agentes antirreabsortivos ósseos para as usuárias de DMPA, considerando que a perda óssea é temporária e reversível após a interrupção do DMPA.

Levando em consideração a defasagem de tempo para eliminar o DMPA da circulação, a retomada da ovulação é retardada por um período variável após a última injeção. Pode levar até 1 ano para os ciclos ovulatórios retornarem. Após esse atraso inicial, a fecundidade recomeça em uma taxa semelhante a encontrada após a interrupção da barreira contraceptiva.

O principal efeito do DMPA é a interrupção completa do ciclo menstrual. Considerando que essa formulação contém apenas progesterona, sem um estrogênio, a integridade endometrial não é mantida, e geralmente sangramento uterino leve ocorre em intervalos irregulares e imprevisíveis. Conforme a duração da terapia aumenta, a incidência de sangramento frequente declina constantemente e a incidência de amenorreia aumenta de maneira contínua de modo que, no final de 2 anos, 70% das usuárias estão amenorreicas. Levando em consideração que o principal motivo para descontinuar todos os contraceptivos injetáveis de progesterona é a irregularidade menstrual, vários medicamentos injetáveis combinados de progesterona-estrogênio que são administrados uma vez mensalmente e provocam sangramento regular de privação foram desenvolvidos, mas esses medicamentos não estão disponíveis nos EUA.

A maioria das usuárias de DMPA ganha 1,5 a 4 kg no primeiro ano de uso e continua a ganhar peso posteriormente. Considerando que não há estrogênio no DMPA, seu uso não causa hipertensão arterial sistêmica nem tromboembolismo. O uso de DMPA está associado com redução das convulsões nas mulheres com epilepsia, bem como redução das crises dolorosas nas mulheres com anemia falciforme.

Implantes subdérmicos

Componentes e uso

O único implante subdérmico[16] disponível atualmente nos EUA é uma haste única de acetato de vinil etileno de 4 cm por 2 mm contendo 68 μg de etonogestrel, o metabólito ativo de desogestrel.[e] Esse dispositivo fornece contracepção efetiva durante 3 anos. A haste é embalada em um aplicador descartável e não exige incisão na pele para inserção, apenas para remoção. A ovulação é inibida pelos níveis circulantes de etonogestrel e nenhuma gravidez foi relatada em três grandes ensaios clínicos. Como ocorre com outros implantes apenas de progesterona, o sangramento irregular é a

[b]N.R.T.: No Brasil, é comercializado com o nome Evra®: adesivo transdérmico com 6,00 mg de norelgestromina e 0,60 mg de etinilestradiol, em embalagem com três adesivos embalados individualmente em sachês de papel aluminizado e polietileno.

[c]N.R.T.: No Brasil, é comercializado com o nome de Depo-Provera®. É um anticoncepcional injetável de ação prolongada, que deve ser administrado em intervalos de 12 a 13 semanas – no máximo a cada 13 semanas (91 dias). Se passados mais de 91 dias da última aplicação, é preciso descartar a possibilidade de gravidez por exame de sangue antes de realizar uma nova aplicação IM.

[d]N.R.T.: Comercializada no Brasil com o nome Depo-Provera® Subcutâneo.

[e]N.R.T.: Comercializado no Brasil com o nome de Implanon NXT®, que é um implante não biodegradável e radiopaco contendo etonogestrel, disponível em um aplicador inovador descartável e estéril para uso subdérmico. O etonogestrel é o metabólito biologicamente ativo do desogestrel, um progestógeno amplamente utilizado em anticoncepcionais orais. É estruturalmente derivado da 19-nortestosterona e liga-se com alta afinidade aos receptores de progesterona nos órgãos-alvo.

queixa clínica mais comum. Considerando que os implantes não são dependentes das usuárias, as taxas de falha do uso típico e do uso perfeito são idênticas e muito baixas, tornando esse método essencialmente tão efetivo como os DIUs e a esterilização. Outro implante subdérmico, Jadelle®,[f] consiste em duas hastes de 4,3 cm cada contendo 75 mg de LNG, é aprovado pela FDA e promove 5 anos de contracepção; ainda não está disponível nos EUA.

Dispositivos intrauterinos

Duas opções para contracepção intrauterina estão disponíveis nos EUA: o DIU contendo cobre e o sistema intrauterino LNG (SIU-LNG). Ambos os métodos são extremamente efetivos, com taxas de falha com uso perfeito e com uso típico inferiores a 1%.

O DIU T380A de cobre é aprovado para uso nos EUA por 10 anos e mantém seus níveis elevados de efetividade durante pelo menos 12 anos. O SIU-LNG está aprovado pela FDA para 5 anos de uso e libera uma dose de 20 μg de LNG do dispositivo na cavidade endometrial todos os dias. Esse processo causa atrofia do revestimento endometrial, o que reduz acentuadamente o volume de sangramento uterino, e está aprovado pela FDA para tratar menorragia. Um DIU mais recente contendo LNG é menor e projetado para uso em mulheres nulíparas; esse dispositivo libera até 14 μg de LNG e está aprovado pela FDA para 3 anos de uso.

O principal mecanismo de ação para o DIU de cobre é espermicida. O efeito é causado por uma resposta leucocitária estéril provocada pelo cobre, bem como pelo DIU de plástico. O DIU com LNG atua principalmente pela prevenção do transporte de espermatozoides através do muco cervical e, desse modo, evita a fertilização do óvulo. Além disso, algumas mulheres não ovulam em decorrência da absorção sistêmica do LNG. Após a remoção de cada tipo de DIU, a reação inflamatória desaparece rapidamente, e a retomada da fertilidade é imediata.

A principal diferença entre os dois tipos de DIU é o padrão de sangramento menstrual. Com o DIU de cobre, as mulheres geralmente continuam a ter um ciclo menstrual regular, que pode estar associado com mais dor e sangramento mais intenso. Com o DIU de LNG, sangramento irregular é comum nos primeiros 4 a 6 meses de uso mas, após esse período, a maioria das mulheres desenvolve amenorreia.

Ambos os DIUs podem ser facilmente inseridos por um ginecologista habilitado. Rotineiramente não são necessários exames especiais antes da implantação, e se for razoavelmente certo que a mulher não esteja grávida, o DIU pode ser inserido no mesmo dia em que ela faz a solicitação. Não é necessário esperar pelo ciclo menstrual seguinte. Quase todas as mulheres, incluindo as nulíparas e as jovens, são consideradas boas candidatas para o DIU. A perfuração uterina é uma complicação rara de implantação do DIU, ocorrendo em menos de 0,1% dos casos. A expulsão espontânea do DIU após a implantação é também rara e ocorre em menos de 5% das pacientes. Um DIU pode ser implantado com segurança imediatamente após um parto ou aborto, embora a taxa de expulsão seja um pouco mais alta. A4

O desenvolvimento de salpingite aguda mais de 1 mês após a implantação do DIU é decorrente de infecção por um patógeno transmitido sexualmente e não está relacionado ao dispositivo. Todas as infecções do sistema genital superior relacionadas ao DIU ocorrem apenas durante o processo de inserção. Se houver suspeita clínica de que exista cervicite, um teste endocervical para *Chlamydia* e *Neisseria gonorrhoeae* deve ser realizado e a inserção postergada até que sejam obtidos resultados negativos. Não é recomendado administrar antibióticos rotineiramente com a inserção do DIU.

Esterilização

Considerando as laqueaduras tubárias nas mulheres e a vasectomia nos homens, a esterilização é o método contraceptivo mais comum usado por casais nos EUA. A esterilização feminina pode ser realizada pela via transabdominal, como no momento da cesariana; através de uma incisão de minilaparotomia no pós-parto imediato; por via laparoscópica ou histeroscópica. A laqueadura tubária por via laparoscópica e a esterilização por via histeroscópica podem ser realizadas como procedimentos ambulatoriais. A oclusão tubária histeroscópica usando o dispositivo Essure® exige avaliação por histerossalpingografia 3 meses após o procedimento para confirmar a oclusão tubária. Desde dezembro de 2018, o dispositivo Essure® não é mais vendido nos EUA.

A vasectomia é um procedimento ambulatorial simples que pode ser realizado usando anestesia local. Embora muitos homens estejam preocupados com a possibilidade dos efeitos desse procedimento, a função sexual não é afetada pela vasectomia. Muitas vezes existem programas que apoiam os serviços contraceptivos para mulheres de baixa renda, mas com frequência é mais difícil para homens de baixa renda o acesso à vasectomia.

Aborto induzido farmacologicamente[g]

Mifepristona foi o primeiro medicamento estabelecido para a interrupção precoce da gravidez sem um procedimento médico. Mifepristona para a interrupção da gravidez agora está registrada em mais de 60 países e é usada para a maioria das interrupções voluntárias da gravidez em vários países na Europa.[17] Nos EUA a mifepristona, uma antiprogestina sintética, foi liberada para venda no ano 2000 e aprovada pela FDA para ser usada com misoprostol, uma prostaglandina sintética E_1 análoga, para interrupção de gestações no início do primeiro trimestre. O uso dessa terapia combinada tem aumentado a cada ano. Em 2014, a mifepristona seguida por misoprostol foi usada em 45% de todas as interrupções voluntárias de gravidez antes de 9 semanas de gestação.

Essa terapia pode ser fornecida como um serviço totalmente ambulatorial; portanto, é usada por muitos tipos de profissionais de saúde, incluindo médicos de família e médicos de medicina interna, parteiras e enfermeiros. Os padrões de prestação de serviços evoluíram com experiência, possibilitando um tratamento muito mais centralizado na mulher, com a paciente podendo decidir onde estar quando tomar o medicamento e com quem.

Com base em uma bula revisada e aprovada pela FDA em março de 2016, vários aspectos da experiência de aborto induzido foram oficialmente alterados em conformidade com as melhores práticas médicas pesquisadas. O esquema atual recomendado, de acordo com a FDA, é um comprimido de 200 mg de mifepristona seguido 24 a 48 horas posteriormente por quatro comprimidos de 200 μg de misoprostol (800 μg no total) colocados entre a gengiva e a face interna da bochecha. A terapia é recomendada para a interrupção da gravidez 70 dias após a data da última menstruação (DUM). As mulheres podem tomar os medicamentos em casa ou tomar o primeiro comprimido no ambulatório.

O tratamento com esse esquema de aborto induzido é muito bem-sucedido, com aproximadamente 97% de eficácia (definida como não realização de curetagem a vácuo). A eficácia é ligeiramente maior se for usado precocemente. Os principais efeitos colaterais são cólicas uterinas e sangramento (que são de fato os principais efeitos do tratamento), bem como ocorrência menos frequente de náuseas, vômitos e diarreia. Os eventos adversos graves são bastante raros e pertencem principalmente a duas categorias: consequências de sangramento excessivo (p. ex., transfusão de sangue e/ou conclusão cirúrgica do aborto) ou infecção, que é ainda mais rara. Complicações importantes ocorrem em aproximadamente 0,3% dos casos. O risco de morte das usuárias desse método é de 0,00063%, 14 vezes mais baixo do que o risco associado com nascimento vivo.

Nos EUA, o acesso à mifepristona é possível apenas por meio de receita médica. A mifepristona não pode ser prescrita e obtida em farmácias como a maioria dos medicamentos. Em vez disso, os médicos precisam solicitar comprimidos do distribuidor e dispensá-los às mulheres que desejam usar esse tratamento. Outros países, como o Canadá, tornaram o acesso mais semelhante à aquisição de outros medicamentos prescritos.

[f]N.R.T.: Esse implante é encontrado no Brasil com o mesmo nome.

[g]N.R.T.: No Brasil o Código Penal considera, em seu artigo 124, crime contra a vida provocar aborto em si mesma ou consentir que outrem o provoque, especificando as penalizações até o artigo 127. Já o artigo 128 isenta de pena o aborto necessário – quando é a única opção para salvar a vida da mulher ou quando a gestação decorre de estupro, desde que a mulher deseje se submeter ao procedimento e este seja realizado por médico.

Em 2012 o Supremo Tribunal Federal decidiu que mulheres com fetos anencefálicos também têm direito a abortar. O Conselho Federal de Medicina publicou na época resolução em que descreveu o diagnóstico de anencefalia para esses casos de antecipação terapêutica do parto. Contudo, os abortamentos por malformações incompatíveis com a vida ainda não estão garantidos por lei.

Recomendações de grau A

A1. Edelman A, Micks E, Gallo MF, et al. Continuous or extended cycle vs. cyclic use of combined hormonal contraceptives for contraception. *Cochrane Database Syst Rev.* 2014;7:CD004695.
A2. Piaggio G, Kapp N, von Hertzen H. Effect on pregnancy rates of the delay in the administration of levonorgestrel for emergency contraception: a combined analysis of four WHO trails. *Contraception.* 2011;84:35-39.
A3. Shen J, Che Y, Showell E, et al. Interventions for emergency contraception. *Cochrane Database Syst Rev.* 2019;1:CD001324.
A4. Hohmann HL, Reeves MF, Chen BA, et al. Immediate versus delayed insertion of the levonorgestrel-releasing intrauterine device following dilation and evacuation: a randomized controlled trial. *Contraception.* 2012;85:240-245.

REFERÊNCIAS BIBLIOGRÁFICAS

As referências bibliográficas, bem como os outros materiais suplementares deste livro, encontram-se no GEN-10, nosso ambiente virtual de aprendizagem.

226 CONDIÇÕES CLÍNICAS COMUNS NA GRAVIDEZ

KAREN ROSENE-MONTELLA

Existem 62 milhões de mulheres em idade fértil nos EUA, 85% das quais darão à luz até os 44 anos. A maioria dessas mulheres não terá obtido serviços preventivos de saúde em nenhum ano, e mais da metade das gestações não serão planejadas ou intencionais. Pelo menos 25% engravidam e têm uma doença clínica crônica, e mais da metade terá sobrepeso ou obesidade, tornando o papel do internista fundamental na saúde materna. No Confidential Enquiry mais recente sobre mortalidade materna no Reino Unido, mais da metade de todas as mulheres que morreram de causas diretas ou indiretas apresentavam sobrepeso ou obesidade, e mais de 15% de todas as mortes foram de mulheres com obesidade mórbida. Dezesseis por cento das gestantes apresentam depressão no período perinatal, e as taxas de depressão são ainda maiores em pessoas com doenças crônicas, como diabetes melito (DM) e asma.

Até as gestantes serem atendidas por seus obstetras, a maioria das principais anormalidades teratogênicas já ocorreram (Figura 226.1), e a janela de oportunidade para entrar na gravidez com uma doença quiescente, no perfil de medicação mais seguro possível, pode ter passado. Por esse motivo, os internistas que cuidam de mulheres em idade fértil têm uma responsabilidade única de fornecer cuidados preconcepção no momento quando as intervenções serão de benefício máximo para o feto e para a mãe. A Tabela 226.1 descreve as intervenções de preconceptivas para mulheres com doenças clínicas crônicas.

Os princípios básicos envolvidos nos cuidados de gestantes com distúrbios clínicos são revisados neste capítulo, seguidos por uma discussão mais detalhada de determinadas condições clínicas, selecionados em razão de sua contribuição para a mortalidade materna ou pela frequência em que ocorrem.

PRINCÍPIOS BÁSICOS

A gravidez está associada com alterações fisiológicas importantes, mas normais, que têm impacto no diagnóstico e no tratamento dos estágios das doenças e da farmacocinética da maioria dos medicamentos (Tabela 226.2). As alterações fisiológicas necessárias durante a gravidez podem estressar a capacidade da mulher de se adaptar, sobretudo se houver uma doença subjacente. A resposta da mulher à gravidez frequentemente desmascara doenças ou prevê risco futuro, de modo que a gravidez é uma oportunidade para identificar mulheres em risco para outras doenças não relacionadas à gravidez. Por exemplo, o diabetes gestacional é preditivo de aumento de risco para diabetes melito do tipo 2 (DM2); a pré-eclâmpsia é preditiva de aumento de risco de cardiopatia isquêmica e acidente vascular encefálico (AVE); e trombose, perda fetal tardia ou pré-eclâmpsia podem desmascarar uma trombofilia subjacente.

Tabela 226.1 Intervenções preconceptivas para mulheres com doenças clínicas.

DIABETES MELITO DO TIPO 1 E DO TIPO 2
Discutir a importância da hemoglobina A_{1c} normal antes da concepção e a importância de usar contracepção até que seja alcançada
Avaliar se existem complicações microvasculares
Obter remissão da retinopatia proliferativa
Enfatizar a necessidade de descontinuar o IECA após o primeiro período menstrual ausente
Descontinuar as tiazolidinedionas e estatinas
Considerar mudança para terapia de insulina no caso de pacientes com DM2 que faziam uso de agentes orais, a menos que usem metformina para a indução de ovulação na SOP
Discutir a provável necessidade para reduzir a dose de insulina no primeiro trimestre da gravidez
DOENÇA DA TIREOIDE
Rastreamento de hipotireoidismo nas mulheres que correm risco
Normalizar TSH e T_4 livre antes da gravidez
Orientar as mulheres que tomam levotiroxina sobre a necessidade de aumentar a dose logo após a concepção
Diagnosticar a causa de hipertireoidismo e considerar terapia ablativa para mulheres com a doença de Graves exigindo altas doses de PTU
HIPERTENSÃO ARTERIAL CRÔNICA/DOENÇA RENAL
Eliminar as causas secundárias de hipertensão arterial sistêmica, se necessário
Avaliar a extensão do comprometimento do órgão-alvo
Quantificar TFG e proteinúria
Discutir os medicamentos de escolha para hipertensão arterial e substituir o IECA
Discutir o risco de pré-eclâmpsia sobreposta e usar baixas doses de AAS para mulheres com risco significativo de pré-eclâmpsia
DOENÇA TROMBOEMBÓLICA
Considerar investigação de trombofilias congênitas ou adquiridas em mulheres com desfecho obstétrico adverso anterior ou história familiar
Discutir os riscos da varfarina na gravidez, necessidade de interromper a varfarina na 4ª à 6ª semana de gestação, e conversão para heparina não fracionada ou com baixo peso molecular
Discutir as opções para contraceptivos orais combinados
EPILEPSIA
Determinar se se é possível suspender a medicação antiepiléptica
Considerar a monoterapia com o agente mais efetivo na dose mais baixa possível
Prescrever folato (1 a 4 mg/dia)
Discutir a possível inefetividade de contraceptivos em baixa dose com administração concomitante de fenobarbital, fenitoína e carbamazepina
Considerar a interrupção do valproato
DOENÇA CARDÍACA
Obter ecocardiografia basal se houver suspeita de doença congênita, lesão estenótica ou hipertensão pulmonar
Investigar DAC em mulheres com múltiplos fatores de risco
ASMA
Verificar o plano de ação da paciente para asma e usar o medidor de fluxo máximo
Discutir a segurança relativa de todos os medicamentos, exceto os modificadores dos leucotrienos
LÚPUS ERITEMATOSO SISTÊMICO E DOENÇA AUTOIMUNE
Investigar doença renal e cardiopulmonar e anticorpos antifosfolipídio, anti-Ro e anti-La
Evitar a gravidez se a doença estiver ativa
Discutir a segurança relativa da maioria dos imunossupressores

IECA = inibidor da enzima conversora de angiotensina; TFG = taxa de filtração glomerular; SOP = síndrome do ovário policístico; PTU = propiltiouracila; T_4 = tiroxina; TSH = hormônio tireoestimulante; TEV = tromboembolismo venoso; AAS = ácido acetilsalicílico; DAC = doença da artéria coronária.
De Rosene-Montella K, Keely EJ, Lee RV, Barbour LA, eds. *Medical Care of the Pregnant Patient.* 2nd ed. Philadelphia: ACP Press/American College of Physicians; 2008.

O bem-estar fetal depende do bem-estar materno. Embora muitas vezes seja considerado haver uma dicotomia entre as necessidades maternas e fetais, essas necessidades geralmente são as mesmas. O feto é dependente da perfusão, oxigenação e nutrição maternas. Desse modo, mais danos podem ser causados pela retenção dos tratamentos e investigações necessários às gestantes do que fornecê-los. Sintomas não investigados resultam em progressão de doença não tratada, e doença materna não tratada compromete a segurança, o crescimento e o desenvolvimento fetais. A principal causa de exacerbações de asma e convulsões durante a gravidez

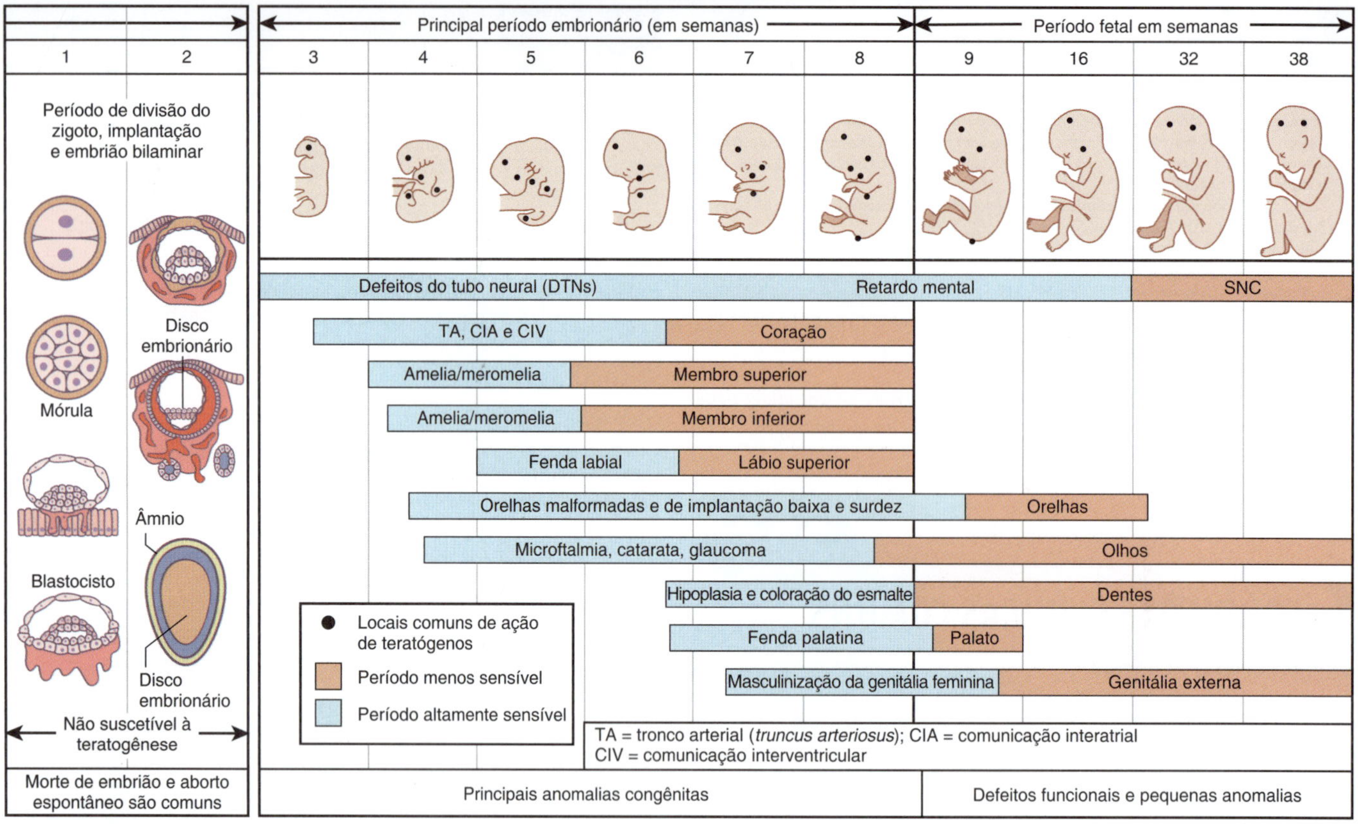

FIGURA 226.1 O desenvolvimento do feto. SNC = sistema nervoso central. (De Moore K. *The Developing Human: Clinically Oriented Embryology*. Philadelphia: WB Saunders; 1982, com permissão de Annals of Internal Medicine.).

é a interrupção repentina de medicamentos, expondo o feto a hipoxemia e acidose em um esforço de proteger o feto da exposição aos medicamentos. Uma análise populacional de prescrições de medicamentos para asma na Holanda revelou que as prescrições para medicamentos de controle especial diminuíram 30% nos primeiros meses de gravidez. No U.K. Confidential Enquiry, em mais da metade dos casos de morte materna por embolia pulmonar, a falha em fazer o diagnóstico foi decorrente do medo infundado de que os exames complementares seriam prejudiciais ao feto. A maioria dos exames de imagem pode ser realizada com segurança na gravidez. Os efeitos de radiação no útero dependem da idade gestacional em exposição e o nível de exposição. As recomendações sobre a exposição fetal da National Commission on Radiation Protection estão resumidas na Tabela 226.3. A exposição à radiação durantes exames complementares específicos é apresentada na Tabela 226.4. Por exemplo, em 41 semanas de gestação, a indução do trabalho de parto é mais segura para o feto e parece ser igualmente segura para a mãe em comparação com a gestão expectante por outra semana. A1b

O efeito dos agentes de contraste está relacionado à biodisponibilidade de iodo, e há preocupação com o impacto na tireoide fetal. A disponibilidade de iodo é extremamente baixa, e as exposições de dose única, mesmo se forem altas, são improváveis de serem prejudiciais. Desse modo, os agentes de contraste podem ser usados quando necessário. Existem dados limitados sobre o gadolínio; portanto, a recomendação atual é evitar a exposição ao gadolínio, se possível.

A prescrição de medicamentos para gestantes exige uma análise racional de risco-benefício e um bom entendimento das indicações maternas. É útil ver o tratamento como justificável ou não justificável em vez de seguro ou não seguro. É importante considerar se a condição é

Tabela 226.2 Alterações fisiológicas normais na gravidez.

CARDÍACAS
O débito cardíaco aumenta 40%
O volume sanguíneo aumenta 30 a 50%
A frequência cardíaca aumenta 10 a 20 bpm
A pressão arterial cai 10 a 15 mmHg
Alterações de ECG relacionadas a tórax alargado, dextrorrotação cardíaca, elevação do diafragma
PULMONARES
Hiperemia das vias respiratórias superiores e hiperatividade glandular levando a aumento de edema e friabilidade
Congestão nasal, rinite gestacional, ronco
Manejo difícil das vias respiratórias e intubação malsucedida
Aumento da ventilação minuto (em decorrência do aumento do volume corrente, *não* da frequência respiratória, que permanece inalterada), que resulta em alcalose respiratória relativa (pH 7,4 a 7,45)
Pao_2 normal 100 a 105 mmHg
$Paco_2$ normal 28 a 32 mmHg
RENAIS
Aumento da TFG para 150 a 180 mℓ/minuto/1,73 m^2
Concentração sérica normal da creatinina < 0,8 mg/dℓ
Aumento da excreção renal de bicarbonato, limitando a capacidade de tamponamento em pacientes que se tornam acidóticas
Redução da pressão oncótica
ALTERAÇÕES DA FARMACOCINÉTICA
Aumento da depuração renal e hepática de medicamentos
Absorção alterada
Alteração da ligação proteica
Aumento do volume de distribuição

ECG = eletrocardiograma; TFG = taxa de filtração glomerular.
Essas alterações fisiológicas geralmente progridem durante a gestação.

Tabela 226.3 Recomendações relativas às exposições na gravidez da National Commission on Radiation Protection (NCRP).

EXPOSIÇÃO TOTAL DURANTE A GRAVIDEZ (rad)	RECOMENDAÇÕES DA NCRP
≤ 5	Aceitável; baixa probabilidade de problemas
5 a 10	Baixo risco para problemas
10 a 15 (em ≤ 8 semanas de gestação)	Risco mais elevado; consideração de interrupção
> 15	Interrupção de gravidez recomendada

De Rosene-Montella K, Keely EJ, Lee RV, Barbour LA, eds. *Medical Care of the Pregnant Patient*. 2nd ed. Philadelphia: ACP Press/American College of Physicians; 2008.

Tabela 226.4 Exposição à radiação.

EXAME	EXPOSIÇÃO À RADIAÇÃO (rad)
Radiografia torácica	< 0,001
Cintilografia pulmonar	0,01 a 0,02 ventilação 0,01 a 0,03 perfusão
Angiografia pulmonar	< 0,050 por via braquial 0,2 a 0,3 por via femoral
Angiografia por TC	0,2 a 0,3
Ultrassonografia	Nenhuma
RM, ARM, VRM	Nenhuma
SEED	0,1
Seriografia da coluna lombar	0,9
Enema de bário	1
Urografia excretora completa	0,5
TC da cabeça	< 0,01
TC do abdome	2,0 a 3,0

TC = tomografia computadorizada; ARM = angiografia por ressonância magnética; RM = ressonância magnética; VRM = venografia por ressonância magnética; SEED = seriografia esôfago-estômago-duodeno.

autolimitada ou inofensiva, quais serão as consequências maternas e fetais de interromper a medicação, e os dados de segurança para o medicamento. As classificações da Food and Drug Administration (FDA) podem levar a equívocos e, muitas vezes, não incluem os dados adequados para uma análise apropriada de risco-benefício.

Recentemente, a FDA eliminou as classificações em favor de uma linguagem descritiva por esse motivo. Recursos como o Teratology Information Service, disponível em http://depts.washington.edu/terisweb/teris, oferecem informações mais completas.

A lista de teratógenos humanos conhecidos é pequena e inclui varfarina, ciclofosfamida, dietilestilbestrol, lítio, talidomida, penicilamina, isotretinoína, metotrexato, acetazolamida e os agentes antiepilépticos fenitoína, carbamazepina, fenobarbital e ácido valproico. Dos agentes antiepilépticos, o valproato tem os dados mais significativos, e é o único medicamento antiepiléptico cuja interrupção durante a gravidez é recomendada se houver uma alternativa efetiva. Os inibidores da enzima conversora de angiotensina (IECA) e os bloqueadores dos receptores da angiotensina II (BRAs) devem ser incluídos nesta lista com base em dados confirmando que a exposição do primeiro trimestre está associada com agenesia renal fetal e insuficiência renal. As tetraciclinas devem ser evitadas em razão dos efeitos posteriores nos dentes e ossos fetais.

DISTÚRBIOS HIPERTENSIVOS DA GRAVIDEZ

DEFINIÇÃO

A hipertensão arterial sistêmica na gravidez é definida como níveis de pressão arterial (PA) iguais ou superiores a 140/90 mmHg. É definida como hipertensão crônica quando for anterior à gravidez, diagnosticada antes da 20ª semana de gestação ou persistir após o parto. Hipertensão tardia ou gestacional transitória ocorre próxima do termo e regride após o parto na ausência de quaisquer outros sinais ou sintomas de pré-eclâmpsia.[1]

EPIDEMIOLOGIA

A hipertensão arterial crônica é a condição clínica mais comum em mulheres em idade fértil. A incidência está aumentando paralelamente ao aumento na obesidade, resistência à insulina e gestações em mulheres com idade superior a 30 anos. A hipertensão complica 5 a 8% das gestações e está associada com um risco de 20% para o desenvolvimento de pré-eclâmpsia.

BIOPATOLOGIA

A pressão arterial sistêmica diminui em 10 a 15 mmHg durante a gravidez normal, com uma queda maior da PA diastólica do que da PA sistólica, provavelmente em decorrência da sensibilidade reduzida à angiotensina II que foi demonstrada em gestantes. A pressão arterial começa a cair no primeiro trimestre, alcançando o valor mais baixo no final do segundo trimestre e retornando aos níveis basais no termo. Essa redução pode ser exagerada em mulheres com hipertensão crônica, tornando o diagnóstico de hipertensão crônica difícil durante a gravidez e afetando as considerações diagnósticas e terapêuticas.

DIAGNÓSTICO

O diagnóstico de hipertensão depende simplesmente da aferição da pressão arterial (PA), na posição sentada com o braço no mesmo nível do coração, com achado de 149/90 mmHg ou mais elevada em duas ocasiões com 6 horas de intervalo. Posteriormente na gravidez, a compressão da veia cava inferior pelo útero grávido pode diminuir a PA substancialmente no decúbito dorsal; portanto, é fundamental aferir a PA materna na posição sentada. A avaliação inicial deve documentar os danos a órgãos-alvo (como hipertrofia ventricular esquerda), doença renal (concentração de creatinina, urinálise e concentração de potássio) e retinopatia para que sejam estabelecidos dados basais. A consideração de causas secundárias é necessária nessa população jovem (Capítulo 70), mas o diagnóstico de causas secundárias de hipertensão é complicado pelas alterações normais relativas à gravidez. O diagnóstico da síndrome de Cushing é complicado pela elevação dos níveis de cortisol e a produção placentária de hormônio adrenocorticotrófico (ACTH) e hormônio liberador de corticotropina, de modo que o melhor exame laboratorial é a medição de cortisol livre na urina de 24 horas com maiores intervalos de referência específicos da gravidez. O hiperaldosteronismo primário (Capítulo 214) também pode ser difícil de diagnosticar em razão das elevações normais relativas à gravidez na atividade da renina plasmática e aldosterona, e porque a progesterona melhora os efeitos hipertensivos e caliuréticos da aldosterona. O hiperaldosteronismo primário deve ser fortemente considerado em qualquer paciente com hipertensão arterial crônica na qual haja elevação acentuada na PA perto do termo ou após o parto. O feocromocitoma (Capítulo 215) está associado com taxas de mortalidade materna e fetal mais elevadas, em grande parte em decorrência do retardo no diagnóstico. Ressonância magnética e angiografia por ressonância magnética (que não exigem gadolínio) podem ser usadas com segurança na gravidez para avaliar as glândulas suprarrenais e artérias renais.

TRATAMENTO

Pacientes recebendo terapia medicamentosa anteriormente com frequência conseguem interromper os anti-hipertensivos e reiniciar quando a PA alcançar gradualmente os valores pré-gravidez perto do termo. É difícil determinar se a elevação da PA representa um retorno fisiológico normal aos níveis tensionais prévios ou o desenvolvimento de pré-eclâmpsia. Exames laboratoriais basais pré-eclâmpsia (verificar adiante), acompanhamento muito rigoroso e colaboração com o obstetra da paciente são necessários. Pacientes com bom controle da PA podem preferir a continuidade dos medicamentos seguros ou mudar para outro esquema terapêutico. Os medicamentos para os quais há grau A de evidências de eficácia e segurança são a metildopa e o labetalol (Tabela 226.5). Nifedipino, hidralazina e outros betabloqueadores, especialmente aqueles com atividade simpatomimética intrínseca, também têm sido estudados e são agentes aceitáveis de segunda e terceira linhas.

A posologia deve levar em consideração o aumento da depuração renal e hepática e o aumento do volume de distribuição, que pode exigir doses mais elevadas ou intervalos de administração reduzidos durante a gravidez. Os inibidores da enzima conversora de angiotensina (IECAs) e os bloqueadores dos receptores da angiotensina II (BRAs) devem ser descontinuados por ocasião do diagnóstico de gravidez, considerando a sua teratogenicidade e sua associação com a agenesia renal fetal e neonatal e a insuficiência renal mesmo quando usados mais tarde na gestação.

A meta da terapia anti-hipertensiva na gravidez não está definida. Em um ensaio clínico randomizado, não houve diferença significativa no risco para aborto espontâneo, cuidado neonatal de alto nível, complicações maternas gerais com controle rígido da pressão arterial (PA diastólica-alvo, 85 mmHg) comparada com o controle menos rígido (PA diastólica-alvo, 100 mmHg), embora o controle menos rígido tenha sido associado com um risco significativamente mais elevado para hipertensão materna grave.[A1] As recomendações de consenso mais atuais, que abordam as preocupações fetais e a segurança materna a curto prazo apenas, recomendam manter a PA abaixo de 160/100 mmHg. Considerando os dados maternos a longo prazo, a maioria dos centros prefere manter a PA materna, especialmente em pacientes com diabetes ou doença renal, abaixo de 140/90 mmHg. As recomendações de consenso concordam que manter a PA acima de 120/80 mmHg é necessário para preservar a perfusão placentária. Não há

Tabela 226.5 *Odds ratios* para complicações fetais e maternas: 1995-2008.

VARIÁVEL	*DIABETES PRÉ-GESTACIONAL*		*DOENÇA RENAL CRÔNICA*		*DOENÇA VASCULAR DO COLÁGENO*		*DISTÚRBIOS DA TIREOIDE*	
	COM HIPERTENSÃO CRÔNICA	SEM HIPERTENSÃO CRÔNICA	COM HIPERTENSÃO CRÔNICA	SEM HIPERTENSÃO CRÔNICA	COM HIPERTENSÃO CRÔNICA	SEM HIPERTENSÃO CRÔNICA	COM HIPERTENSÃO CRÔNICA	SEM HIPERTENSÃO CRÔNICA
DESFECHOS FETAIS								
Natimorto*	4,30 (3,81 a 4,85)	3,05 (2,88 a 3,23)	7,29 (5,59 a 9,52)	1,74 (1,51 a 2,02)	7,42 (5,37 a 10,25)	2,74 (2,35 a 3,20)	1,86 (1,48 a 2,33)	0,98 (0,92 a 1,05)
Crescimento fetal reduzido*	2,66 (2,40 a 2,94)	1,20 (1,14 a 1,27)	7,94 (6,67 a 9,44)	2,29 (2,12 a 2,49)	7,99 (6,44 a 9,91)	3,87 (3,55 a 4,22)	3,59 (3,20 a 4,02)	1,29 (1,25 a 1,34)
Parto espontâneo < 37 semanas de gestação*	4,88 (4,63 a 5,15)	2,90 (2,83 a 2,98)	8,60 (7,64 a 9,67)	2,25 (2,15 a 2,35)	7,19 (6,22 a 8,30)	3,15 (2,98 a 3,33)	3,24 (3,02 a 3,48)	1,24 (1,21 a 1,27)
DESFECHOS MATERNOS								
Pré-eclâmpsia*	13,96 (13,29 a 14,66)	3,80 (3,69 a 3,91)	27,87 (24,85 a 31,25)	3,28 (3,10 a 3,47)	17,41 (15,09 a 20,09)	2,96 (2,76 a 3,18)	9,74 (9,15 a 10,35)	1,38 (1,35 a 1,42)
AVE/complicações cerebrovasculares*	7,14 (4,90 a 10,40)	1,85 (1,41 a 2,44)	13,73 (6,63 a 28,44)	3,52 (2,34 a 5,31)	23,00 (11,47 a 46,14)	7,60 (5,26 a 10,97)	3,87 (2,07 a 7,23)	1,58 (1,29 a 1,94)
Insuficiência renal aguda*	35,41 (28,39 a 44,16)	4,43 (3,57 a 5,48)	253,4 (199,5 a 321,9)	62,40 (54,37 a 71,63)	191,5 (141,4 a 259,4)	12.60 (8,88 a 17,88)	14,17 (9,65 a 20,82)	1,27 (0,97 a 1,65)
Edema pulmonar*	11,97 (7,86 a 18,24)	4,01 (3,07 a 5,25)	23,29 (10,32 a 52,56)	9,06 (5,84 a 14,06)	15,52 (4,92 a 48,95)	6,08 (3,46 a 10,69)	9,85 (5,64 a 17,19)	1,54 (1,16 a 2,05)
Ventilação*	11,87 (9,22 a 15,26)	3,34 (2,80 a 4,00)	19,29 (11,36 a 32,76)	8,25 (6,43 a 10,60)	26,20 (15,04 a 45,63)	11,09 (8,46 a 14,52)	5,71 (3,69 a 8,86)	1,84 (1,55 a 2,18)
Parto cesariano†	5,75 (5,46 a 6,05)	3,33 (3,26 a 3.41)	5,73 (5,03 a 6,53)	1,74 (1,68 a 1,81)	4,38 (3,74 a 5,12)	1,89 (1,80 a 1,98)	3,16 (2,97 a 3,36)	1,27 (1,25 a 1,29)
Tempo de permanência > 6 dias‡	14,74 (13,68 a 15,89)	5,34 (5,09 a 5,60)	42,16 (36,78 a 48,32)	6,52 (6,12 a 6,95)	30,29 (25,45 a 36,04)	6,18 (5,69 a 6,71)	8,40 (7,60 a 9,28)	1,77 (1,71 a 1,84)
Mortalidade no hospital*	6,02 (2,71 a 13,40)	2,58 (1,59 a 4,17)	27,02 (8,72 a 83,73)	6,88 (3,56 a 13,29)	88,81 (41,90 a 188,2)	23,81 (14,67 a 38,66)	1,74 (0,24 a 12,40)	1,72 (1,06 a 2,77)

Para cada análise, o grupo de referência foi representado por admissões de parto sem hipertensão crônica e sem comorbidade significativa. As internações com hipertensão crônica mas sem comorbidade de interesse foram incluídas como um grupo em cada análise. Em razão da semelhança das estimativas de associação nesses grupos àqueles obtidos ao analisar o efeito da hipertensão arterial crônica geral, os resultados não são demonstrados. AVE = acidente vascular encefálico.

*Ajustado para nascimento múltiplo, ano de estudo, plano de saúde, região e idade.

†Ajustado para parto cesariano anterior, nascimento múltiplo, ano de estudo, plano de saúde, região e idade.

‡Ajustado para estado por ocasião da alta, condição de admissão, nascimento múltiplo, ano de estudo, plano de saúde, região e idade.

De Bateman BT, Bansil P, Hernandez-Diaz S, et al. Prevalence, trends, and outcomes of chronic hypertension: a nationwide sample of delivery admissions. *Am J Obstet Gynecol* 2012;206:134.e1-134.e8, 2012.

evidências de que a restrição de sal ou mudanças na dieta alimentar melhorem o controle da PA na gravidez, e perda de peso não é recomendada. Da mesma forma, não há evidências de que o controle da PA reduza o risco para a pré-eclâmpsia. É importante obter exames laboratoriais basais de pré-eclâmpsia (hemograma completo com contagem de plaquetas, concentração de creatinina, nível de ácido úrico, nível de aspartato transaminase, urinálise) em todas as pacientes com hipertensão, considerando os 20% de risco para pré-eclâmpsia, e baixas dosagens de AAS e suplementação de cálcio devem ser consideradas para prevenir pré-eclâmpsia (verificar posteriormente). O monitoramento com ultrassonografia seriada do crescimento e volume do líquido amniótico, cardiotocografia basal (aceleração da frequência cardíaca fetal em resposta ao movimento) 1 ou 2 vezes/semana após 32 semanas, e consideração de velocimetria de fluxo Doppler são recomendados.

A maioria dos anti-hipertensivos é segura para a amamentação, o que deve ser incentivado. Hidroclorotiazida, alfametildopa, nifedipino, acebutolol e metoprolol são todos aprovados pela American Academy of Pediatrics. Não há evidências de que as hidroclorotiazidas afetem o volume de leite. Há evidências de que o propranolol e o atenolol se concentrem no leite materno; desse modo, devem ser evitados. Enalapril e captopril são os IECAs preferidos para lactantes, mas é prudente postergar os IECAs nas primeiras semanas de vida do recém-nascido e para as mães de prematuros, considerando os dados adversos na gravidez.

PROGNÓSTICO

A hipertensão aumenta o risco de descolamento prematuro da placenta, restrição de crescimento intrauterino (RCIU) e bebês com baixo peso ao nascer. No entanto, o principal risco é a contribuição para o risco de pré-eclâmpsia e o aumento associado das taxas de morbidade e mortalidade. Além disso, a hipertensão crônica em pacientes com outras comorbidades, incluindo DM, doença renal, colagenoses e distúrbios da tireoide, aumentam significativamente o risco para complicações maternas e fetais (verificar a Tabela 226.5).

Mulheres que desenvolvem hipertensão arterial sistêmica durante a gravidez correm maior de desenvolver hipertensão crônica, mesmo que a pressão arterial (PA) normalize no pós-parto.

PRÉ-ECLÂMPSIA

DEFINIÇÃO

Pré-eclâmpsia é um distúrbio multissistêmico, definido anteriormente como hipertensão arterial e proteinúria. Com base na observação de que a pré-eclâmpsia está frequentemente presente na ausência de proteinúria, a definição foi revisada em 2013. Agora é definida como PA igual ou superior a 140/90 mmHg, acompanhada por anormalidades listadas na seção sobre "Diagnóstico" posteriormente. Quando é diagnosticada em uma paciente com hipertensão crônica preexistente é denominada hipertensão arterial crônica com pré-eclâmpsia sobreposta.

Uma razão proteína/creatinina na urina de pelo menos 0,3 pode ser usada em vez da urina de 24 horas, que era exigida anteriormente para demonstrar proteinúria. Edema e hiper-reflexia não são mais considerados critérios diagnósticos, e o aumento de 30 mmHg na PA sistólica ou de 15 mmHg na PA diastólica foram retirados dos critérios para hipertensão. Pré-eclâmpsia grave é definida como um dos seguintes sintomas ou sinais com pré-eclâmpsia: PA sistólica de 160 mmHg ou mais elevada, ou PA diastólica igual ou superior a 110 mmHg; edema pulmonar; oligúria (< 400 mℓ em 24 horas); cefaleias persistentes; dor epigástrica ou função hepática prejudicada; trombocitopenia; ou RCIU.

EPIDEMIOLOGIA

A pré-eclâmpsia complica 6 a 8% das gestações em todo o mundo. Pré-eclâmpsia/eclâmpsia é uma das principais causas de morte materna no mundo em desenvolvimento e continua a contribuir para a taxa de mortalidade materna nos EUA, apesar da disponibilidade de medicamentos anti-hipertensivos e anticonvulsivantes. Nos EUA a pré-eclâmpsia é considerada responsável por 15% dos partos prematuros e 17,6% das mortes maternas. Em todo o mundo, estima-se que a pré-eclâmpsia e a eclâmpsia sejam responsáveis por aproximadamente 14% das mortes maternas por ano (50.000 a 75.000).

Mulheres primigestas e multigestas com novos parceiros correm maior risco, sugerindo um papel para antígenos paternos. Além disso, os fatores de risco incluem história pregressa de pré-eclâmpsia, raça negra, diabetes ou resistência à insulina, obesidade, lúpus eritematoso sistêmico (LES), especialmente quando houver anticorpos antifosfolipídio, doença renal, hipertensão arterial, trombofilia, obesidade, gravidez molar, gestação múltipla e extremos etários (menor de 20 anos ou maior de 40 anos). Hipertensão gestacional ou pré-eclâmpsia é também mais provável em doadoras de rins do que em não doadoras compatíveis.[2]

BIOPATOLOGIA

A pré-eclâmpsia é um distúrbio de placentação anormal que se inicia na gestação, bem antes que suas manifestações sejam clinicamente perceptíveis. Alguns dados sugerem uma associação com a apoproteína fetal nível L1.[3] Na gravidez normal, as artérias espiraladas uterinas são submetidas à remodelação quando elas são invadidas pelas células citotrofoblásticas fetais, resultando em uma troca de receptor de adesão de células com características de células epiteliais para células com o fenótipo de células endoteliais. Esse processo conduz à transformação de vasos sanguíneos uterinos maternos anteriormente estreitos e de alta resistência em vasos sanguíneos dilatados de alta capacitância. As porções proximais das artérias espiraladas são dilatadas ainda mais pelos efeitos hormonais de estrogênio e progesterona, resultando em aumento geral no fluxo sanguíneo uterino de 45 mℓ/minuto durante a menstruação para 750 mℓ/minuto no parto. Na pré-eclâmpsia, essa troca de células não ocorre, e a única invasão superficial das células fetais na vasculatura materna resulta em perfusão placentária limitada. Conforme a gravidez progride, a placentação anormal provoca hipoxia e isquemia relativas, considerando que esse fluxo sanguíneo uterino comprometido não consegue acompanhar as crescentes demandas do feto e da placenta. O resultado é a disfunção endotelial difusa que é manifestada como a síndrome clínica de pré-eclâmpsia (Figura 226.2). Na pré-eclâmpsia grave pode ocorrer disfunção ventricular esquerda e direita.[4]

DIAGNÓSTICO

O diagnóstico de pré-eclâmpsia depende do achado de PA de 140/90 mmHg ou mais elevada, acompanhada por proteinúria de mais de 300 mg/24 horas, contagem plaquetária < 100.000, creatinina > 1,1 ou a duplicação da linha basal, anormalidade nas provas de função hepática mais de duas vezes o limite superior, edema pulmonar normal ou distúrbio cerebral ou visual de início recente após a 20ª semana de gestação em uma paciente antes normotensa. A eclâmpsia é diagnosticada quando uma paciente com pré-eclâmpsia tem uma convulsão. A síndrome HELLP (hemólise, enzimas hepáticas elevadas e plaquetopenia) (Capítulo 163) é provavelmente a forma mais grave de pré-eclâmpsia. O diagnóstico de pré-eclâmpsia grave depende dos critérios listados anteriormente.

A avaliação do diagnóstico deve incluir anamnese meticulosa, indagando sobre cefaleia, queixas visuais, dor epigástrica, ganho de peso, edema e revisão da presença de fatores de risco. O exame físico deve incluir exame neurológico cuidadoso, verificação de alterações fundoscópicas (vasospasmo retiniano, edema ou hemorragia) ou hiper-reflexia, e exame para quaisquer achados focais sugestivos de efeito expansivo, dor à palpação do fígado e edema. Os exames laboratoriais para pré-eclâmpsia incluem hemograma completo com contagem de plaquetas, razão proteína/creatinina na urina ou proteinúria de 12 horas, provas de função hepática, concentração de creatinina e nível de ácido úrico. A avaliação adicional inclui cardiotocografia e monitoramento materno rigoroso para consequências potencialmente fatais, como hipertensão arterial grave, convulsões, edema pulmonar, hemorragia cerebral, infarto ou ruptura hepática, coagulação intravascular disseminada e insuficiência renal.

Atualmente o diagnóstico depende do desenvolvimento da síndrome clínica completa, mas o diagnóstico precoce pode ser possível com base em biomarcadores. É provável que um modelo combinado que considera a endoglina solúvel, tirosinoquinase 1 solúvel FMS-símile, proteína plasmática A associada à gravidez, ADAM12 (gene) e concentrações séricas do fator de crescimento placentário venha a ser melhor instrumento de previsão antes de 20 semanas de gestação do que qualquer marcador individual. Uma razão igual ou inferior a 38 de tirosinoquinase 1 FMS-símile/fator de crescimento placentário prevê com acurácia a ausência de pré-eclâmpsia a curto prazo em mulheres nas quais a síndrome é suspeita clinicamente.[5]

O diagnóstico diferencial de cada manifestação individual de pré-eclâmpsia é amplo; desse modo, o diagnóstico se concentra no conjunto de sinais e sintomas que sugerem pré-eclâmpsia. As condições clínicas que podem assemelhar-se à pré-eclâmpsia incluem LES com nefrite

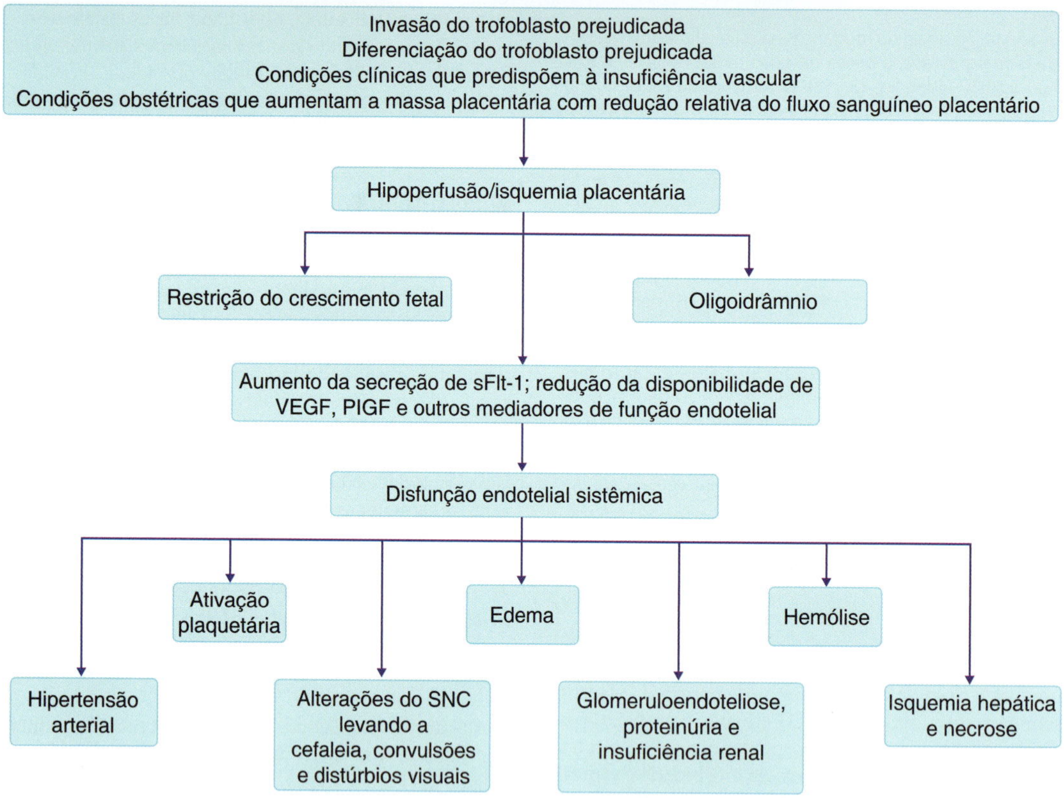

FIGURA 226.2 Modelo para a patogênese de pré-eclâmpsia. SNC = sistema nervoso central; PIGF = fator de crescimento placentário; sFlt-1 = tirosinoquinase solúvel FMS-símile; VEGF = fator de crescimento endotelial vascular. (De Rosene-Montella K, Keely EJ, Lee RV, Barbour LA, eds. *Medical Care of the Pregnant Patient.* 2nd ed. Philadelphia: ACP Press/American College of Physicians; 2008.)

(Capítulo 250), púrpura trombocitopênica trombótica (PTT) e síndrome hemolítico-urêmica (SHU) (Capítulo 163). A diferenciação de pré-eclâmpsia de uma exacerbação de LES com nefrite (Capítulo 250) é difícil considerando que ambas as doenças podem causar hipertensão arterial, proteinúria, trombocitopenia e aumento na concentração sérica de creatinina. As características do diagnóstico diferencial que favorecem o LES incluem a queda dos níveis de complemento sérico, aumento de anticorpos anti-DNA e manifestações extrarrenais de LES como erupção cutânea e artralgias. A proteinúria e a hipertensão arterial na pré-eclâmpsia têm maior probabilidade de início súbito.

TRATAMENTO

O único tratamento conhecido de pré-eclâmpsia é o parto assim que for obstetricamente viável. Os desfechos são melhores com o parto imediato após 36 semanas de gestação, mas os cuidados expectantes podem ser preferidos entre 24 e 36 semanas de gestação.[A2] No entanto, a pré-eclâmpsia pode ser manifestada no pós-parto, e tanto a pré-eclâmpsia como a eclâmpsia já foram relatadas até 21 dias após o parto. O manejo da pré-eclâmpsia inclui o tratamento de hipertensão arterial sistêmica, profilaxia de convulsão e limitação de líquido em decorrência de risco de edema pulmonar.[6] O tratamento de hipertensão grave na pré-eclâmpsia é revisado na Tabela 226.6. O sulfato de magnésio é recomendado como tratamento de primeira linha de eclâmpsia, bem como para a profilaxia contra eclâmpsia em mulheres com pré-eclâmpsia grave e não grave.[A3] A fenitoína e os benzodiazepínicos não devem ser usados para a profilaxia ou tratamento da eclâmpsia, a menos que haja uma contraindicação para o sulfato de magnésio ou este não seja efetivo. Há evidências de dois ensaios clínicos controlados randomizados de que o magnésio seja superior à fenitoína para a prevenção de convulsões primárias e recorrentes na eclâmpsia.

O tratamento de convulsões agudas na eclâmpsia inclui proteção das vias respiratórias, monitoramento fetal, magnésio, controle da PA e benzodiazepínicos conforme for necessário para interromper convulsões plenamente. O tratamento de hipertensão arterial grave está especificado na Tabela 226.6.

Manifestações maternas graves de pré-eclâmpsia que justificam parto prematuro incluem convulsão, insuficiência renal, hipertensão grave, trombocitopenia grave ou hemólise, elevação dos níveis séricos de aspartato transaminase ou alanina transaminase em mais de duas a três vezes o normal, edema pulmonar, hemorragia retiniana e outros sintomas sugestivos de falha orgânica terminal (cefaleia, distúrbio visual, dor epigástrica ou no quadrante superior direito do abdome). Indicações fetais para o parto podem incluir restrição de crescimento intrauterino (RCIU), oligoidrâmnio, cardiotocografia não tranquilizadora. Mulheres com pré-eclâmpsia antes de 34 semanas de gestação devem receber um corticosteroide que cruze a placenta, como betametasona ou dexametasona, para acelerar a maturação pulmonar fetal.

PREVENÇÃO

Ensaios clínicos múltiplos de anti-hipertensivos, suplementação de antioxidantes com vitaminas C e E, magnésio, proteína ou restrição de sal, óleo de peixe e outras alterações nutricionais falharam na prevenção da pré-eclâmpsia. Baixas doses de AAS em populações de alto risco são a única intervenção com dados para apoiar um efeito positivo. Baixas doses de ácido acetilsalicílico (< 100 mg/dia) diminuem o risco para pré-eclâmpsia e mortes fetais e neonatais[A4,A5] e são preferidas para todas as pacientes com fatores de risco para pré-eclâmpsia. Ensaios clínicos de suplementação de cálcio tiveram resultados conflitantes, mas considerando a relação inversa entre a ingestão de cálcio na dieta e a PA na população em geral, a suplementação de cálcio de pelo menos 1 g/dia é recomendada para mulheres com baixa ingestão dietética de cálcio (< 600 mg/dia). Uma alternativa para suplementação seria aumentar o cálcio na dieta pela ingestão de três ou quatro porções por dia de produtos lácteos (considerando 250 a 300 mg de cálcio por porção).

PROGNÓSTICO

Mulheres que tiveram pré-eclâmpsia apresentam aumento de risco para doença cardíaca, AVE e morte cardiovascular. Pré-eclâmpsia é também um marcador de aumento de risco para doença renal em estágio terminal. Um ano após o parto, pacientes que apresentaram pré-eclâmpsia observadas longitudinalmente revelaram evidências de aumento de resistência à insulina, dos níveis de PA e dos níveis séricos de colesterol e triglicerídeos, que são as primeiras manifestações da síndrome metabólica. Em um estudo, os riscos de 10, 30 anos e ao longo da vida para o desenvolvimento de doença

Tabela 226.6 Tratamento de hipertensão grave em pacientes com pré-eclâmpsia.

MEDICAÇÃO	INÍCIO E DURAÇÃO DA AÇÃO	DOSAGEM AGUDA PARA HIPERTENSÃO GRAVE	DOSE DE MANUTENÇÃO
Labetalol	Início da ação em 5 a 10 min	Administrado como uma série de *bolus* até a PA alcançar o nível desejado: 10 mg IV rápida; a seguir, em 10 min, 20 mg IV rápida; a seguir, em 10 min, 40 mg IV rápida; a seguir, em 10 min, 80 mg IV rápida; a seguir, em 10 min, 80 mg IV rápida, até um total da dose de não mais do que 300 mg Seguir com labetalol VO ou em gotas	100 a 200 mg VO, 2 a 3 vezes/dia (100 a 600 mg, 2 a 3 vezes/dia; máximo 2.400 mg/dia) Infusão IV 0,5 a 2,0 mg/minuto (labetalol apresenta-se em frascos-ampla de 100 mg/20 mℓ) Colocar 5 frascos-ampola (100 mℓ) em 150 mℓ de líquido IV (SG5%, RL ou SF) para obter uma solução de 2 mg/mℓ; iniciar em 15 mℓ/hora (0,5 mg/minuto); titular até 60 mℓ/hora (2 mg/minuto)
Nifedipino	Início da ação em < 30 min Duração de 4 a 5 h	10 a 20 mg VO a cada 30 min até um máximo de 50 mg	10 a 20 mg VO, 3 vezes/dia de nifedipino de curta duração ou 30 a 120 mg, 1 vez/dia da formulação de ação prolongada
Hidralazina	A ação começa em 10 a 20 min Duração de 3 a 6 h	2,5 a 10 mg IV a cada 30 min	Iniciar com 10 mg VO, 4 vezes/dia; pode aumentar gradualmente para 50 mg VO, 4 vezes/dia

PA = pressão arterial; SG5% = soro glicosado a 5% RL = Ringer com lactato (solução); SF = soro fisiológico.
De Rosene-Montella K, Keely EJ, Lee RV, Barbour LA, eds. *Medical Care of the Pregnant Patient.* 2nd ed. Philadelphia: ACP Press/American College of Physicians; 2008.

cardiovascular comparados com mulheres que não tiveram pré-eclâmpsia foram de 18,2% *versus* 1,7%, 31,3% *versus* 5,1% e 41,4% *versus* 17,8% em controles correspondentes, respectivamente. Não está claro se existe patogênese compartilhada, desmascaramento de doença já estabelecida ou contribuição para o desenvolvimento de doenças. É possível que a função endotelial anormal preexistente predisponha à doença vascular e renal posteriormente na vida, e é, na verdade, a mesma anormalidade que perturba a implantação, resultando em pré-eclâmpsia e perda fetal. Também é possível que a própria eclâmpsia contribua para o desenvolvimento posterior da doença.

A continuidade dos cuidados além de 6 semanas após o parto é fortemente recomendada. Mulheres com história pregressa de pré-eclâmpsia grave devem ser submetidas a rastreamento para hipertensão arterial preexistente, doença renal subjacente, trombofilia e, possivelmente, causas secundárias de hipertensão. Devem ser informadas também do risco de pré-eclâmpsia em gestações subsequentes, especialmente se o intervalo de nascimento for inferior a 2 anos ou mais de 10 anos. Mulheres que estão com sobrepeso devem ser orientadas a normalizar o índice de massa corporal antes de outra gravidez e para reduzir o risco a longo prazo. Mulheres com hipertensão preexistente e aquelas cuja PA normalize-se são suscetíveis de se beneficiar de uma avaliação geral do risco cardiovascular que inclua um perfil lipídico, abandono do tabagismo e intervenções precoces para reduzir o risco.

TROMBOSE VENOSA PROFUNDA, EMBOLIA PULMONAR E TROMBOFILIA

A embolia pulmonar (EP) é uma das principais causas clínicas de morte materna no mundo desenvolvido. Esse evento foi responsável por 30% de mortes maternas diretas no U.K. Confidential Enquiry mais recente. Apesar dos melhores esforços, as taxas de mortalidade por EP na gravidez não foram alteradas em mais de duas décadas, e a incidência de EP nos EUA está aumentando, provavelmente em decorrência do aumento da obesidade e das cesarianas. As estratégias atuais para reduzir o risco de EP devem abordar o uso generalizado de profilaxia adequada, detecção precoce de tromboembolismo venoso (TEV) e terapia rápida, segura e efetiva (Capítulos 73 e 74).

EPIDEMIOLOGIA

Mais da metade dos eventos de TEV em mulheres com idade inferior a 40 anos ocorrem em associação com a gravidez. O tromboembolismo venoso é 10 vezes mais comum em gestantes do que em não grávidas de idade comparável. Esse evento ocorre em 5 a 12 das 10.000 gestações antes do parto e em 3 a 7 das 10.000 gestações pós-parto. O risco para TEV com gravidez aumenta quando existem fatores de risco adicionais, incluindo repouso prolongado no leito, pré-eclâmpsia, já ter três ou mais filhos, tabagismo, obesidade, tromboflebite superficial anterior, TEV anterior, trombofilia e história familiar de TEV.

BIOPATOLOGIA

Gravidez é um estado hipercoagulável (Capítulo 73) caracterizado pela estase venosa, desequilíbrio pró-trombótico materno em que a ativação do sistema de coagulação excede a resposta fibrinolítica progressivamente durante o curso da gravidez e ruptura endotelial. A estase venosa resulta da vasodilatação induzida pela progesterona precocemente na gravidez e aumentada posteriormente pelos efeitos compressivos do útero grávido. A compressão da veia ilíaca comum esquerda pela artéria ilíaca comum direita (síndrome de May-Thurner, uma anomalia que tem sido observada em 20% da população adulta em geral)[7] aumenta ainda mais a estase venosa à esquerda, o que pode explicar o achado de mais de 90% dos casos de trombose venosa profunda (TVP) na gravidez que ocorrem na perna esquerda. O dano endotelial ocorre com pré-eclâmpsia e com parto vaginal e operatório, contribuindo ainda mais para o risco de TEV.

Trombofilias genéticas e adquiridas

História familiar positiva para TEV (possivelmente um marcador para trombofilia) ou uma trombofilia conhecida aumenta de forma significativa o risco de TEV durante a gravidez (Capítulo 73). As trombofilias genéticas mais bem descritas incluem deficiências na proteína C, proteína S e antitrombina III, as quais parecem ter herança autossômica dominante com penetrância variável, e a presença do fator V de Leiden de mutações de um único gene e protrombina G202010. Desses, os homozigotos deficientes de antitrombina (raro) e heterozigotos compostos apresentam o risco mais elevado para TEV na gravidez. As trombofilias também têm sido associadas com complicações obstétricas em alguns estudos, incluindo RCIU, ruptura, aborto precoce e tardio e pré-eclâmpsia (precoce, grave ou recorrente). A síndrome dos anticorpos antifosfolipídio é a principal trombofilia adquirida para a qual existem dados convincentes sobre gravidez apoiando uma ligação com o risco de trombose e complicações obstétricas. O boletim técnico mais recente do American College of Obstetricians and Gynecologists e as diretrizes do American College of Chest Physicians recomendam contra a profilaxia para a prevenção de desfechos adversos na gravidez quando as pacientes têm trombofilias diferentes da síndrome dos anticorpos antifosfolipídio.

DIAGNÓSTICO

O diagnóstico de TEV durante a gravidez é complicado pelas alterações fisiológicas normais relacionadas à gravidez e a relutância em usar imagens de diagnóstico na gravidez.[8] Os sinais clínicos não são confiáveis, e o edema das pernas e as queixas de dispneia são comuns durante a gravidez, tornando difícil decidir quando investigar o TEV. O achado de que 90% dos casos de TVP (trombose venosa profunda) ocorrem na perna esquerda levou à observação de que a combinação de sintomas na perna esquerda, a diferença de circunferência da panturrilha de 2 cm ou mais e a manifestação no primeiro trimestre (quando o edema da pele provavelmente é menor) é extremamente preditiva de TVP. A maioria das TVPs ocorre antes do parto, e os eventos são uniformemente distribuídos ao longo da gestação. A maioria das EPs (embolias pulmonares) fatais em muitos estudos ocorre no período pós-parto, de modo que é necessária vigilância durante um período prolongado após o parto. O diagnóstico de TVP requer ultrassonografia compressiva que inclui as veias ilíacas e a veia cava inferior no nível do fígado (Capítulo 74). Também é necessária a ultrassonografia por compressão repetida se os resultados do estudo forem normais, mas houver alta probabilidade pré-teste e sintomas contínuos. Em pacientes com suspeita de trombose ilíaca ou pélvica e resultados normais na ultrassonografia, são recomendadas ressonância magnética ou venografia por ressonância magnética.

O diagnóstico de EP (embolia pulmonar) é ainda mais problemático, considerando a frequência de dispneia, a probabilidade de oxigenação normal em pacientes jovens sem doença cardiopulmonar subjacente e a natureza mais invasiva dos exames complementares. A gasometria arterial não é útil; o gradiente A-a estava normal em 60% das gestantes com EP documentada em uma revisão retrospectiva realizada em dois centros.

A exposição à radiação do exame de imagem necessário para o diagnóstico de EP é bem abaixo daquela permitida pela National Commission on Radiation Protection (verificar a Tabela 226.3); desse modo, o exame nunca deve ser negado por preocupação com a exposição fetal. A cintilografia de ventilação/perfusão (V/Q) é ainda o exame complementar de escolha na maioria dos centros fora dos EUA. Apresenta melhor validação na gravidez, não envolve a administração de material de contraste e tem bom valor preditivo negativo em cintilografias normais e em cintilografias de baixa probabilidade quando é pareado com estudos relacionados às pernas. Se for usada cintilografia V/Q, é preciso compreender que há um risco significativo de EP em pacientes com cintilografias interpretadas como "intermediárias" e "indeterminadas"; portanto, outros exames são necessários nesses casos. Angiotomografia computadorizada substituiu a cintilografia V/Q na maioria dos centros nos EUA com base em seu uso na população não grávida. A técnica é dependente do volume plasmático e do débito cardíaco, os quais aumentam durante a gravidez. Esse processo pode levar à opacificação deficiente dos vasos, causando artefatos para serem interpretados como defeitos de preenchimento, ou à falha para visualizar coágulos; desse modo, a técnica deve ser ajustada para a gravidez. É um exame sensível e custo-efetivo que oferece um diagnóstico alternativo em 25 a 40% dos casos, e é preferido se houver uma anormalidade na radiografia torácica. É bem tolerado e apresenta um tempo de apneia mais curto do que as cintilografias V/Q, e assim é preferido em pacientes instáveis, especialmente se houver suspeita de um diagnóstico alternativo. A angiotomografia computadorizada expõe a mama materna em 2 a 3,5 rad, e a exposição da mama a 1 rad aumenta o risco de câncer de mama ao longo da vida em 13%. O uso de protetores de mamas reduz essa exposição em cerca de 50% sem comprometer a integridade do teste; desse modo, os protetores mamários são fortemente recomendados.

O papel do teste de dímero D na gravidez ainda não foi elucidado porque o dímero D é elevado durante a gravidez normal. Pode ter alguma utilidade em razão de seu valor preditivo negativo, mas os estudos são inadequados para recomendar seu uso neste momento.

TRATAMENTO

A segurança de heparina não fracionada (HNF) e de heparina de baixo peso molecular (HBPM) (Capítulo 76) para o feto é bem estabelecida no entanto, a HBPM é agora o medicamento de escolha para o tratamento e a prevenção de TEV.[9] A varfarina é um teratógeno que atravessa a placenta e tem sido associada com sangramento fetal e anormalidades do sistema nervoso central posteriormente na gestação, de modo que não é usada para essa indicação na gravidez. O tratamento inicial de TEV na gestante consiste em HNF seguida por HNF subcutânea ou HBPM, ou uma dose ajustada inicial de HBPM que depois é mantida; as duas opções são aceitáveis.

A HBPM causa uma incidência muito menor de trombocitopenia induzida por heparina do que a HNF (Capítulo 163), e também menos osteoporose; desse modo, considerando a exposição prolongada durante a gravidez, é o agente preferido. As diretrizes de consenso de 2012 do American College of Chest Physicians recomendam a HBPM como o agente preferido na gravidez. A mesma conferência de consenso sugere limitar o uso do fondaparinux e dos inibidores diretos de trombina parenteral a pacientes com reações alérgicas graves à heparina (p. ex., trombocitopenia induzida por heparina) que não possam receber danaparoide. O uso de anticoagulantes orais diretos (contra o fator Xa ou trombina) não é recomendado (Tabela 226.7). A HBPM apresenta maior biodisponibilidade, mas a facilidade da administração na gravidez é atenuada pela necessidade de duas doses diárias e monitoramento frequente. Os requisitos de dosagem aumentam com a progressão da gravidez, de modo que é necessário seguir os níveis de anti-Xa. Considerando que a HBPM apresenta reversibilidade limitada com a protamina e tendo em vista que essa heparina tem sido associada com hematomas epidurais em pacientes não grávidas que receberam anestesia espinal ou epidural, alguns centros recomendam a troca para HNF em 34 a 36 semanas, embora diretrizes recentes não apoiem essa mudança. Esse fato dá às pacientes a opção de anestesia epidural para o parto e, no caso de um parto de emergência antes de realizar a anticoagulação, a HNF pode ser revertida com protamina. As recomendações de tratamento específico estão especificadas na Tabela 226.8.

PREVENÇÃO

O risco global de recorrência para TEV durante a gravidez varia de 5 a 20%, dependendo, em parte, das circunstâncias do coágulo índice. As pacientes de maior risco para recorrência incluem aquelas com TEV idiopático prévio (enquanto não grávidas) ou TEV secundário que ocorreu durante uma gravidez anterior ou enquanto estava tomando contraceptivos orais, e pacientes com história pregressa positiva de trombofilia ou história familiar de trombofilia. As trombofilias com maior risco de recorrência são a síndrome de anticorpos antifosfolipídio e homozigosidade ou heterozigosidade composta por mais de uma mutação e deficiência de antitrombina.

Infelizmente, ensaios clínicos de profilaxia *antes do parto* com HBPM não revelou redução no TEV, aborto espontâneo ou complicações da gravidez mediadas pela placenta em mulheres com trombofilia e com alto risco para essas complicações;[A6] além disso, esse procedimento foi associado a um aumento de risco para sangramento leve.[A7] No entanto, pacientes com a síndrome de anticorpos antifosfolipídio e aborto espontâneo anterior não foram bem estudadas e ainda recebem recomendação de profilaxia antes do parto.

As diretrizes de consenso do American College of Chest Physicians (verificar a Tabela 226.8) sugerem vigilância com a tromboprofilaxia pós-parto em pacientes sem história familiar de trombofilia nas quais o TEV anterior ocorreu em associação com um fator de risco transitório além da gravidez ou o uso de contraceptivo oral. A profilaxia antes do parto é recomendada pela maioria dos centros nos EUA para pacientes com TVP idiopática ou relacionada a estrógenos e para pacientes com risco aumentado de trombofilias. Quando a profilaxia é instituída, ela deve ser mantida durante pelo menos 6 a 8 semanas após o parto, quando as alterações hemostáticas da gravidez retornam aos valores pré-gestacionais. Grupos adicionais que devem ser considerados para a tromboprofilaxia são as pacientes que foram submetidas à cesariana, especialmente se elas tiveram um fator de risco adicional para TEV, e as pacientes em repouso prolongado. Pacientes recebendo profilaxia contínua ou doses de tratamento pós-parto têm a opção de alterar para a varfarina, que também é segura para lactantes.

PROGNÓSTICO

TEV durante a gravidez pode ser a primeira manifestação de um estado hipercoagulável, considerando que a gravidez atua como um "teste de estresse" para trombofilia. Cinquenta por cento dos episódios iniciais de TEV em mulheres com idade inferior a 40 anos ocorrem durante a gravidez. Uma avaliação de trombofilia é indicada para todas as pacientes que apresentam TEV durante a gravidez para analisar o risco materno e familiar a longo prazo e orientar futuras recomendações de profilaxia secundária. Pacientes com trombofilia identificada e desfecho adverso da gravidez correm risco de desfecho semelhante em uma gravidez subsequente; desse modo, devem ser orientadas sobre esse risco e consideradas para tromboprofilaxia.

Pacientes que tiveram TVP durante a gravidez correm alto risco de síndrome pós-flebítica e insuficiência venosa. Dois ensaios clínicos controlados randomizados demonstraram redução de 50% de risco nos sintomas da síndrome pós-trombótica quando meias de compressão foram usadas nos 30 dias seguintes ao diagnóstico, e continuaram esse uso durante um período mínimo de 1 ano após o diagnóstico.

ASMA

A manutenção do controle adequado da asma durante a gravidez é importante para os desfechos materno e fetal. A asma pode estar associada com aumento da taxa de mortalidade perinatal, nascimento prematuro, RCIU, diabetes gestacional e pré-eclâmpsia. Asma bem controlada reduz a probabilidade desses desfechos adversos, de modo que é mais seguro para a mãe e o feto tratar a asma materna do que permitir a ocorrência de exacerbações (Capítulo 81).

Tabela 226.7 Segurança e farmacocinética de anticoagulantes na gravidez.

	HNF	HBPM	HEPARINOIDES SEMISSINTÉTICOS (DANAPAROIDE)	HEPARINAS SINTÉTICAS E INIBIDOR DO FATOR Xa (FONDAPARINUX, RIVAROXABANA)	INBIDORES DE TROMBINA (HIRUDINAS RECOMBINANTES)	INIBIDORES DE TROMBINA (ARGATROBANA, DABIGATRANA)	VARFARINA
Monitoramento	TTPa	Nível de anti-Xa	Nível de anti-Xa	Nível anti-Xa	TTPa	TTPa	RNI
Meia-vida	1,5 h	Enoxaparina: 4,5 a 7 h Tinzaparina: 3 a 4 h Dalteparina: 3 a 5 h Todas prolongadas na insuficiência renal	24 h Prolongada na insuficiência renal grave	17 a 21 h Prolongada na insuficiência renal grave	Lepirudina: 1,3 h Bivalirudina: 25 min Desirudina: 2 h Todas prolongadas na insuficiência renal	Argatrobana: 39 a 51 min Dabigatrana: 12 a 17 h	20 a 60 h
Liberação	Fígado, sistema reticuloendotelial	Fígado 40% excreção urinária	Plasma Excreção urinária	Metabolismo desconhecido Excreção urinária	Lepirudina: metabolismo desconhecido; 48% excreção urinária Bivalirudina: plasma (80%); excreção urinária (20%) Desirudina: rins	Argatrobana: fígado, urina e excreção fecal Dabigatrana: fígado; excreção urinária	Fígado 92% excreção urinária
Segurança	Não cruza a placenta Nenhum risco conhecido para teratogenicidade	Enoxaparina, tinzaparina e dalteparina: não parecem cruzar a placenta e não são consideradas no aumento de risco para defeitos de nascimento de acordo com estudos em animais e alguns resultados de estudos em humanos	Não estão mais disponíveis nos EUA Muitos relatos de casos do uso de danaparoides na gravidez em várias dosagens e duração revelaram resultados bem-sucedidos na gravidez	Fondaparinux: com base em estudos experimentais em animais, o uso de fondaparinux na gravidez não é considerado como aumentando o risco para malformações. Pequenas quantidades cruzam a placenta, mas a importância clínica desse processo é desconhecida. Recomendado apenas se houver reação alérgica grave para HBPM em pacientes que não podem receber danaparoides Rivaroxabana: aborto espontâneo pós-implantação, aumento de toxicidade fetal e complicações hemorrágicas maternas foram observados em estudos realizados em animais. Não há estudos adequados e bem controlados em humanos.	Lepirudina: com base em estudos experimentais em animais, não se considera que esse fármaco possa aumentar o risco para malformações congênitas, embora tenha sido constatado que a lepirudina cruzou a placenta de ratos. Relatos de casos do uso desse fármaco durante vários períodos de gravidez não revelaram eventos adversos nos recém-nascidos expostos Bivalirudina: não houve relatos de estudos epidemiológicos de anomalias congênitas entre crianças nascidas de mulheres tratadas com bivalirudina durante a gravidez Desirudina: efeitos teratogênicos foram observados em alguns estudos reprodutivos em animais	Argatrobana: não provocou malformações em ratos e coelhos, mas a dosagem foi baixa comparada com os níveis de dose terapêutica em humanos. Poucos relatos de casos descrevendo seu uso durante a gravidez com nenhum resultado adverso para os recém-nascidos. Não recomendado para uso na gravidez Dabigatrana: eventos adversos foram observados em alguns estudos reprodutivos em animais. Não existem estudos adequados e bem controlados em mulheres grávidas. Não recomendado para uso na gravidez	A varfarina cruza a barreira placentária. Risco de defeito congênito com a exposição precoce; potencial para hemorragia fatal para o feto no útero. Não recomendado para uso na gravidez
Lactação	Segura	Enoxaparina: excreções no leite desconhecidas Tinzaparina, dalteparina: não existem dados disponíveis	Poucos ou nenhum danaparoide aparece no leite materno e provavelmente poderia ser inativado no estômago da criança	Fondaparinux: aparece no leite de ratos. Possíveis efeitos adversos de exposição através do leite não foram descritos Rivaroxabana: não existem dados disponíveis	Lepirudina: em um relato de caso, foi usada durante a lactação sem eventos adversos. Não foi detectável no leite Bivalirudina e desirudina: não existem dados disponíveis	Argatrobana, dabigatrana: nenhum dado disponível	Segura
Administração	SC e IV	SC e IV	SC e IV	Fondaparinux: IV Rivaroxabana: VO	IV	Argatrobana: IV Dabigatrana: VO	VO

TTPa = tempo de tromboplastina parcial ativada; RNI = razão normalizada internacional; HBPM = heparina de baixo peso molecular; HNF = heparina não fracionada.
De Mazer J, Zouein J, Bourjeily G. Treatment of pulmonary embolism in pregnancy. *US Respir Dis.* 2012;8:30-35.

Tabela 226.8 Tratamento de tromboembolismo venoso na gravidez: antigoaculação antes do parto.

	PROFILAXIA		PROFILAXIA AGRESSIVA		
MEDICAMENTO	*Primeiras 20 semanas*	*20 a 37 semanas*	*Primeiras 20 semanas*	*20 semanas até o termo*	**TRATAMENTO COMPLETO**
Dalteparina	5.000 U/dia	5.000 U a cada 12 h	100 U/kg/dia	100 U/kg/dia	100 U/kg a cada 12 h ou 200 U/kg a cada 24 h com monitoramento de anti-Xa
Enoxaparina	40 mg/dia	30 a 40 mg a cada 12 h	1 mg/kg/dia	1 mg/kg/dia	1 mg/kg a cada 12 h com monitoramento de anti-Xa
Tinzaparina	3.500 a 4.500 U/dia	3.500 a 4.500 U/dia	88 U/kg/dia	88 U/kg/dia	88 U/kg a cada 12 h ou 175 UI/kg a cada 24 h com monitoramento de anti-Xa
Heparina	Alternativa se HBPM for inviável: 750 U, 2 vezes/dia nas primeiras 20 semanas; 10.000 U, 2 vezes/dia nas semanas 20 a 37		Alternativa se HBPM for inviável: 10.000 U 2 vezes/dia para atingir o nível de 0,1 a 0,3 U/mℓ de anti-Xa		Ajustada para anti-Xa de 0,35 a 0,67 (no intervalo) com injeções SC a cada 12 h

HBPM = heparina de baixo peso molecular; SC = via subcutânea.
Modificada de Bourjeily G, Rosene-Montella K, eds. Venous thromboembolism in pregnancy. In: *Pulmonary Problems in Pregnancy, Respiratory Medicine.* New York: Humana Press; 2009.

EPIDEMIOLOGIA

Asma é a doença respiratória mais comum na gravidez. Essa doença afeta 3,7 a 8,4% das gestações nos EUA e 12 a 13% das gestações na Austrália e Reino Unido. Nos EUA, aproximadamente 10% das mulheres em idade fértil têm asma, e as taxas de asma relatadas durante o trabalho de parto e parto dobraram durante a última década.

Efeito da gravidez na asma

A evolução da asma na gravidez é imprevisível, e a maioria dos estudos descobriu que um terço das pacientes melhora, um terço piora e um terço permanece da mesma forma. O preditor mais provável em qualquer paciente individual é sua trajetória durante uma gravidez anterior. Na maior parte dos estudos, a maioria das exacerbações ocorreu entre 17 e 32 semanas, com alguma melhora relatada até a 36ª semana de gestação. Pacientes com asma leve passam bem durante o trabalho de parto e parto, mas quase 50% das pacientes com asma grave pioram durante o trabalho de parto e parto. Fatores de risco para as exacerbações incluem asma grave, adesão insatisfatória aos medicamentos (especialmente os corticosteroides por inalação), obesidade, infecções virais, rinite, refluxo gastresofágico, e cuidado pré-natal deficiente. Os índices mais elevados de morbidade e mortalidade são relatados em pacientes afro-americanas.

Efeito da asma na gravidez

A gravidez e o desfecho perinatal melhoram quando a asma é bem controlada. A asma mal controlada aumenta o risco de aborto espontâneo, baixo peso de nascimento, RCIU e cesariana. Parto prematuro, diabetes gestacional e pré-eclâmpsia também têm sido associados com o controle deficiente da asma, mas não está definido como os esteroides sistêmicos contribuem para essas complicações. Os esteroides sistêmicos têm sido associados a aumento de risco de ruptura prematura de membranas, pré-eclâmpsia, prematuridade e baixo peso de nascimento e diabetes gestacional. Um estudo retrospectivo sugeriu que algumas complicações aumentam mesmo em pacientes com asma leve ou asma em bom controle.

BIOPATOLOGIA

As alterações fisiológicas normais da gravidez contribuem para variações na gravidade da asma. Fatores que contribuem para o agravamento da asma incluem doença do refluxo gastresofágico (DREG) e rinite ou sinusite, que são comuns durante a gravidez. O refluxo gastresofágico pode ser manifestado inicialmente durante a gravidez ou piorar em pacientes com refluxo preexistente em razão dos efeitos hormonais e mecânicos. A progesterona atua como dilatador da musculatura lisa que reduz a pressão do esfíncter esofágico inferior e contribui para o esvaziamento gástrico tardio. Mais tarde na gestação, o aumento uterino contribui ainda mais para o deslocamento gástrico e o aumento do refluxo. Rinite e sinusite contribuem evidentemente para as exacerbações da asma em pacientes não grávidas. Rinite gestacional relacionada aos efeitos hormonais ocorre na maioria das gestantes, e seu comportamento parece paralelo ao da asma. A sinusite bacteriana é cinco a seis vezes mais comum na gravidez e deve ser tratada agressivamente.

Os efeitos hormonais nas vias respiratórias podem contribuir também para a condição da asma. Há aumento progressivo dos níveis séricos de cortisol e estradiol, que afeta a qualidade de produção de muco, e na progesterona, que reduz a contratilidade da musculatura lisa e, desse modo, causa dilatação das vias respiratórias e melhora a ventilação por minuto. Fatores imunológicos durante a gravidez normal também podem contribuir para a evolução da asma. Há supressão de imunidade mediada por células, com um ambiente predominante de T_H2 e alta interleucina-5 e RNA mensageiro do fator de necrose tumoral. Em mulheres grávidas com asma (não recebendo terapia de corticosteroides por inalação), a razão T_H2/T_H1 é ainda mais elevada, contribuindo possivelmente para exacerbações.

O mecanismo pelo qual as exacerbações de asma afetam o desfecho perinatal está relacionado provavelmente à hipoxia materna crônica, com consequente disfunção placentária e fluxo uteroplacentário reduzido, que contribui para a redução do crescimento fetal. A asma mal controlada aumenta em 2,5 vezes a ocorrência de baixo peso ao nascer. A isquemia placentária na asma, especialmente na doença que foi mal controlada antes da concepção, é provavelmente o elo para um aumento de risco para a pré-eclâmpsia. Placentas de mulheres com asma revelam alteração na resposta aos vasodilatadores e constritores *in vitro*, semelhante à resposta observada na pré-eclâmpsia.

DIAGNÓSTICO

O diagnóstico de asma durante a gravidez é o mesmo como no estado não gestacional (Capítulo 81): volume expiratório forçado normal em 1 segundo (VEF_1)/capacidade vital forçada nas provas de função pulmonar basais com uma fisiologia obstrutiva durante exacerbações que é reversível espontaneamente ou com medicamentos. A hiper-responsividade das vias respiratórias, conforme demonstrado por um desafio de metacolina causando queda de 20% do VEF_1 em relação ao valor basal, também é útil para o diagnóstico na gravidez. A gravidade da asma na gravidez é classificada da mesma forma que em pacientes não grávidas pela nova classificação de gravidade de asma que incorpora o uso de beta-agonistas de curta ação. A nova classificação inclui o nível de comprometimento (frequência diurna e noturna, qualidade de vida e interferência com as atividades normais, função pulmonar) e o risco de exacerbações baseadas na frequência e na gravidade antes das exacerbações.

Diagnóstico diferencial

Dispneia de gravidez é uma condição que ocorre com frequência mais tarde na gravidez e é caracterizada por percepção aumentada do trabalho respiratório que é perturbadora para muitas pacientes. Não é, provavelmente, aguda, ocorre menos com repouso e não deve interferir nas atividades diárias normais. A dispneia da gravidez não deve ser acompanhada por aumento da frequência respiratória, sibilos ou hipoxia. É importante considerar edema pulmonar sempre que uma gestante reclamar de dispneia (Capítulo 53). Causas de edema pulmonar relacionadas à gravidez e a síndrome da insuficiência respiratória aguda incluem tocolíticos (medicamentos que alentecem as contrações), pré-eclâmpsia, aspiração gástrica, embolia de líquido amniótico, sepse (relacionada a pielonefrite, corioamnionite, endometrite, aborto séptico), descolamento de placenta e hemorragia obstétrica.

Causas cardíacas devem ser suspeitas quando o edema pulmonar se manifesta na época de volume sanguíneo máximo (28 a 32 semanas), quando é mais provável que valvopatia oculta (Capítulo 66) seja desmascarada. As considerações cardíacas adicionais são miocardiopatia periparto, pré-eclâmpsia e cardiopatia isquêmica, que na gravidez também pode ser causada por dissecção coronária.

TRATAMENTO

O manejo da asma durante a gravidez não difere muito daquele realizado para a paciente não grávida (Capítulo 81).[10] No entanto, a pressão arterial normal de dióxido de carbono (Pa_{CO_2}) na gravidez é 28 a 32 mmHg, de modo que uma gestante taquipneica com $PaCO_2$ acima dessa faixa pode estar em insuficiência respiratória iminente. A ventilação minuto na gravidez aumenta por um acréscimo no volume corrente, porém a frequência respiratória se mantém inalterada durante a gravidez; portanto, taquipneia sempre é um achado anormal.

A meta da terapia para asma durante a gravidez é manter o controle adequado para garantir a saúde materna e fetal. É sempre mais seguro tratar as gestantes asmáticas com medicamentos específicos para essa doença do que permitir que manifestem sintomas e exacerbações.[A8] O monitoramento cuidadoso durante todas as consultas pré-natais, preferivelmente com espirometria, e terapia intensificada são necessários para o controle da asma materna e para garantir a oxigenação adequada do feto. A saturação do oxigênio arterial materno deve ser mantida em 95% ou mais, ou a pressão arterial de oxigênio (Pa_{O_2}) deve ser mantida em 80 mmHg ou mais, para manter a oxigenação fetal. A e-Figura 226.1 especifica a classificação de asma e os cuidados para as gestantes com asma. As recomendações mais detalhadas para o tratamento domiciliar e para a hospitalização e os cuidados de emergência para gestantes podem ser encontrados no *National Asthma Education and Prevention Program Working Group Report for Managing Asthma During Pregnancy.*

Salbutamol é o beta-agonista de curta ação preferido em razão do seu excelente perfil de segurança e da maioria dos dados relacionados à segurança durante a gravidez humana. Corticosteroides inalados são os medicamentos preferidos para o controle a longo prazo. Budesonida é o corticosteroide inalado preferido em razão do número de dados tranquilizadores sobre seu uso em gestantes. Entretanto, não existem dados adversos sobre outros corticosteroides por inalação. Os dados sobre a segurança e a efetividade de beta-agonistas de longa ação durante a gravidez são limitados, embora seja razoável supor que esses medicamentos possuem um perfil de segurança semelhante àquele evidenciado pelo salbutamol. Salmeterol é o agente preferido, com base apenas na sua maior disponibilidade e na ausência de relatos de eventos adversos nas gestações expostas. Cromoglicato apresenta um excelente perfil de segurança, mas possui efetividade limitada em comparação com corticosteroides inalados.

Poucos relatórios publicados estão disponíveis sobre o uso de agonistas de receptores de leucotrienos durante a gravidez; entretanto, dados de segurança animal são tranquilizadores. As diretrizes atuais não recomendam agonistas de receptores de leucotrienos em razão dos dados limitados, a menos que a asma da paciente tenha sido bem controlada com esse tipo de medicamento antes da gravidez.

Corticosteroides intranasais são recomendados para o tratamento de rinite alérgica, tendo em vista seu efeito sistêmico limitado. Os atuais anti-histamínicos não sedativos de escolha são loratadina e cetirizina.

As pacientes em risco de asma fatal são aquelas com boa resposta aos broncodilatadores, excesso de confiança em broncodilatadores de curta ação, variação circadiana acentuada da função pulmonar, história pregressa de hospitalização ou intubação e uso frequente de esteroides sistêmicos. Existem considerações específicas baseadas na fisiologia da gravidez em gestantes que precisam de intubação das vias respiratórias. Gestantes apresentam capacidade residual funcional e reserva de oxigênio baixas, resposta mais profunda aos sedativos, edema das vias respiratórias e vias respiratórias maiores. A falha de intubação é muito maior em gestantes; portanto, a intubação deve ser realizada pelo profissional mais experiente disponível.

A amamentação deve ser incentivada em todas as pacientes com asma, considerando que existem evidências de que esse procedimento diminui a atopia dessa doença na prole. Os dados são conflitantes no que diz respeito ao desenvolvimento de asma na prole.

DIABETES MELITO

O DM afeta 1,85 milhão de mulheres em idade fértil, e estima-se que o manejo preconceptivo poderia reduzir o risco para 113.000 nascimentos por ano (Capítulo 216). Todas as mulheres em idade fértil com DM devem ser orientadas sobre a relação entre o controle da glicose e as anomalias congênitas. A hiperglicemia é um teratógeno, e a incidência de anomalias congênitas está diretamente relacionada ao nível de hemoglobina A_{1c} na concepção (Figura 226.3). A taxa de anomalia atingiu 11% nas mulheres sem cuidados preconceptivos, incluindo anomalias cardíacas, defeitos do tubo neural (DTNs) e agenesia sacral. A contribuição mais importante que um médico internista pode dar para a prevenção de anomalias congênitas é abordar o risco de gravidez com todas as mulheres em idade fértil com DM. A responsabilidade de normalizar a hemoglobina A_{1c} antes da concepção é do clínico geral; após a gravidez ser diagnosticada e a paciente ser examinada por seu obstetra, os efeitos teratogênicos da glicose já ocorreram.

DEFINIÇÃO

O diabetes melito gestacional (DMG) é definido como intolerância à glicose que ocorre primeiramente ou é identificada pela primeira vez durante a gravidez. O diabetes melito do tipo 1 (DM1) ou do tipo 2 (DM2) em uma gestante é denominado diabetes preexistente ou pré-gestacional.

EPIDEMIOLOGIA

A frequência do DMG está aumentando nos EUA; atualmente ocorre em 4 a 14% de todas as gestações, dependendo das características da paciente. A epidemia de DM2 tem resultado em prevalência mais elevada em pessoas mais jovens; nos EUA houve um aumento de 70% na prevalência de DM no grupo de 30 a 39 anos contra 33% no geral. A proporção de mulheres com diabetes pré-gestacional do tipo 2/tipo 1 aumentou também de 26% em 1980 para 65% em 2000, e ainda está aumentando. As taxas de morbidade e mortalidade perinatais associadas com o DM2 são pelo menos tão grandes quanto aquelas associadas com o DM1 durante a gravidez.

BIOPATOLOGIA

O DM1 é causado por destruição autoimune de células beta pancreáticas, resultando em deficiência absoluta de insulina. Noventa por cento dos casos são diagnosticados antes dos 25 anos e estão, com frequência, associados com outras doenças autoimunes ou história familiar de doença autoimune, incluindo distúrbios da tireoide, doença de Addison e doença celíaca. O DM2 faz parte da síndrome metabólica, que inclui resistência à insulina, hiperinsulinemia, dislipidemia, obesidade abdominal e hipertensão arterial sistêmica com aterosclerose prematura; essa doença provavelmente possui um componente genético. O DMG também pode ser manifestação da síndrome metabólica, revelado pelo estado de resistência à insulina da gravidez. Pacientes com DMG apresentam uma chance de 50% para o desenvolvimento de DM2 nos 5 a 10 anos subsequentes e um risco a longo prazo de aproximadamente 70%.

Gravidez é um estado de fome acelerada e resistência acentuada à insulina. Níveis mais baixos de glicose em jejum são observados no início do primeiro trimestre, e hipoglicemia noturna é comum. Há embotamento da percepção de hipoglicemia em decorrência da diminuição da liberação de epinefrina e norepinefrina, com quedas na concentração de glicose no

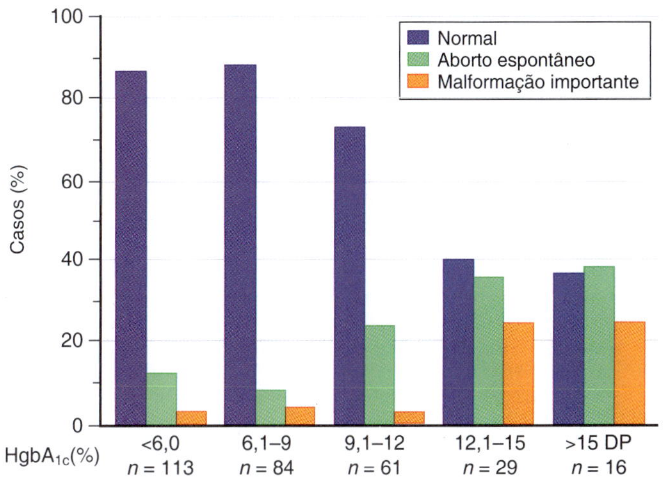

FIGURA 226.3 **Relação entre hemoglobina A_{1c} ($HgbA_{1c}$), anomalias congênitas e aborto espontâneo.**

sangue e aumento da cetogênese, resultando em aumento de risco para a cetoacidose diabética. As necessidades de insulina podem diminuir 20% em 7 a 12 semanas, mas depois aumentam gradualmente mais tarde na gestação, de modo que as doses de insulina necessitam ser aumentadas em 16 semanas de gestação. A resistência acentuada à insulina está relacionada aos níveis elevados de cortisol, prolactina, lactogênio placentário humano e hormônio de crescimento placentário humano. A sensibilidade à insulina é reduzida em cerca de 50% no terceiro trimestre, resultando em aumento de insulina sérica e níveis de glicose pós-prandial, explicando o momento do início do DMG.

DIAGNÓSTICO

O diagnóstico de diabetes pré-gestacional é baseado na descoberta de um nível sanguíneo de glicose superior a 125 mg/dℓ ou um nível de glicose no sangue de 2 horas ou aleatório de 200 mg/dℓ ou mais. A American Diabetes Association (ADA) recentemente incluiu um nível de hemoglobina A_{1c} de 6,5% ou superior como um critério diagnóstico alternativo aceitável. O DMG é baseado nos resultados de rastreamento da glicemia após um teste de desafio de 50 g ($\geq$ 140 mg/dℓ), seguido por um teste de tolerância oral à glicose de 100 g de confirmação de 3 horas. Os resultados positivos poderão ser representados por qualquer um dos seguintes testes: jejum, 95 mg/dℓ ou mais; 1 hora, 180 mg/dℓ; 2 horas, 155 mg/dℓ; e 3 horas, 140 mg/dℓ. Pode ser difícil distinguir entre DMG e DM2 que não foi diagnosticado antes da gravidez. Níveis elevados de glicose em jejum antes de 24 semanas de gestação e hemoglobina A_{1c} elevada são fatores sugestivos de diabetes tipo 2. Qualquer diabetes diagnosticado durante a gravidez é denominado DMG; se persistir no período pós-parto é reclassificado como DM2.

TRATAMENTO

As recomendações nutricionais são de 30 kcal/kg, com 40 a 50% de carboidratos, divididos em três refeições e três lanches. Os exercícios aeróbicos reduzem a resistência à insulina e os níveis de glicose materna, e podem ser um auxiliar efetivo na dieta de pacientes com DMG. O ajuste de medicamentos deve incluir a interrupção dos inibidores da enzima conversora de angiotensina (IECA), bloqueadores dos receptores de angiotensina (BRAs) e estatinas e a instituição de folato e vitaminas pré-natais. Uma avaliação da condição basal de todas as pacientes com diabetes deve incluir hemoglobina A_{1c}, exame oftalmológico, eletrocardiograma, avaliação da excreção de proteína na urina, concentração de creatinina sérica e nível do hormônio estimulador da tireoide. Estudos laboratoriais de pré-eclâmpsia basal também são recomendados.

O plano de avaliação fetal inclui ultrassonografia para confirmar datas e viabilidade; esse procedimento é realizado pelo provedor de cuidados obstétricos da paciente. Também é realizado rastreamento pré-natal no segundo trimestre, procurando por marcadores séricos sugestivos de DTNs ou síndrome de Down; translucência nucal por ultrassonografia e uma ultrassonografia de nível 2 para avaliar anomalias congênitas e um ecocardiograma fetal.

Controle da glicemia

A meta do tratamento para o diabetes pré-gestacional é o melhor nível possível de hemoglobina A_{1c}, sem hipoglicemia excessiva.[11] Esse resultado é obtido pelos ajustes frequentes de insulina e o automonitoramento da glicemia pelo menos 4 vezes/dia. As metas específicas para o DMG e o diabetes pré-gestacional são a concentração de glicose em jejum de 65 a 95 mg/dℓ, concentração de glicose pós-prandial de 1 hora de menos de 140 mg/dℓ, e concentração de glicose de 2 horas de menos de 120 mg/dℓ. Esse resultado é alcançado melhor pelo monitoramento contínuo da glicemia,[A9] seja por bomba de insulina ou pelo uso de doses múltiplas de insulina, incluindo insulina basal, intermediária e de longa ação, com insulina de ação rápida em *bolus* pré-prandial para cobrir a carga de carboidratos prevista. Esse esquema exige o automonitoramento da glicemia 6 ou 7 vezes/dia, de modo que pode ser difícil cumprir. Além disso, o risco para hipoglicemia grave pode limitar esses alvos glicêmicos, especialmente em mulheres com diabetes tipo 1. A vigilância extrema é necessária para evitar hipoglicemia grave, particularmente nas 7ª a 12ª semanas, quando as necessidades de insulina são as mais baixas durante a gravidez. Em pacientes com diminuição da percepção de hipoglicemia, o risco de hipoglicemia noturna é significativo, e os parceiros das pacientes devem ser orientados sobre esse risco.

Análogos da insulina estão sendo usados com maior frequência. Dos análogos de ação rápida, existem dados de que a insulina lispro não cruza a placenta; ainda não há dados sobre a insulina asparte. Embora a insulina glargina de longa ação esteja sendo usada na gravidez, sua transferência placentária não é conhecida, e há preocupações teóricas sobre sua ligação ao receptor do fator de crescimento semelhante à insulina e seu potencial mitogênico.

Dos agentes orais para os quais existem dados, a gliburida é segura e eficaz em mulheres com DMG, e é mais eficaz do que a metformina nesse cenário.[A10] Os agentes orais são menos úteis quando há resistência significativa à insulina e DM2, de modo que a insulina continua a ser o "padrão-ouro" nesse grupo. A metformina não parece aumentar o risco de anomalias congênitas ou aborto espontâneo, mas cruza a placenta. Mulheres com a síndrome do ovário policístico (SOP) tratada com metformina podem recuperar a fertilidade e devem ser orientadas para usar métodos de contracepção. Ensaios clínicos recentes apoiam a segurança da metformina no segundo e no terceiro trimestres da gravidez. Nos EUA, a metformina ainda não é recomendada para o tratamento do DM2 na gravidez ou do DMG. Existem dados inadequados de meglitinidas e glitazonas durante a gravidez.

Monitoramento materno e fetal

Durante a gravidez são necessários o aumento da vigilância e a avaliação contínua para o desenvolvimento de complicações, incluindo hipertensão arterial, pré-eclâmpsia, agravamento da nefropatia e retinopatia. As incidências de retinopatia em mulheres com DM1 e DM2 são de 34 a 50% e 3 a 5%, respectivamente. A nefropatia é detectada em 4% das gestantes diabéticas e está associada com aumento das taxas de morbidade materna e perinatal. A maioria dos estudos concorda que a gravidez acelera a progressão da nefropatia, mas a reversibilidade dessa complicação não está definida. A maioria dos estudos revela agravamento da retinopatia nas gestantes semelhante ao que ocorre durante o mesmo período em pacientes não grávidas. O nível de gravidade da retinopatia antes da gravidez é mais preditivo de agravamento durante a gravidez, e o tratamento é recomendado antes da concepção.

Trabalho de parto e parto

Durante o trabalho de parto e o parto, é necessário um controle rigoroso da glicemia para evitar hipoglicemia neonatal decorrente de hiperinsulinemia no nascimento. A meta é manter os níveis da glicose sérica de 72 a 144 mg/dℓ. O uso de gotejamento de insulina com infusão de glicose durante o trabalho de parto ativo é recomendado. Logo após o parto, as necessidades de insulina caem para os níveis da pré-gravidez. A necessidade de insulina deve ser de metade a dois terços dos requisitos pré-gravidez, com uma necessidade ainda menor encontrada em lactantes.

Considerações pós-parto

Quinze a 25% das gestantes com DM1 desenvolvem tireoidite pós-parto, de modo que todas as pacientes necessitam de medições pós-parto do hormônio tireoestimulante (TSH) e um período de acompanhamento de 6 meses. Outras recomendações pós-parto são para reiniciar os IECAs e monitorar rigorosamente infecções. É importante discutir a prevenção do DM na prole e abordar a contracepção. É mais importante recomendar um método contraceptivo eficaz que seja aceitável pela paciente. Os estrogênios orais podem aumentar os triglicerídios, e os contraceptivos orais (COs) e injetáveis contendo apenas progesterona podem aumentar a resistência à insulina. Contraceptivos orais combinados em doses baixas e dispositivo intrauterino de liberação de progestina parecem ter pouco efeito na glicose.

A insulina é aceitável para lactantes, e os dados limitados sugerem que a gliburida e a metformina também sejam medicamentos seguros. Um pequeno estudo revelou que a gliburida não é excretada no leite materno e que a metformina é excretada em uma quantidade pequena que provavelmente não é clinicamente significativa.

PROGNÓSTICO E COMPLICAÇÕES

As complicações maternas do DM podem ser afetadas pela gravidez e podem afetar a evolução da gravidez. Pacientes com nefropatia manifestam aumento da proteinúria e risco de progressão de doença renal, especialmente se a concentração de creatinina sérica for superior a 1,4 mg/dℓ. Há aumento de risco para hipertensão que é observado em 30% das pacientes durante o primeiro trimestre e em 75% das pacientes no terceiro trimestre. A neuropatia autônoma pode se agravar, considerando que se manifesta como agravamento da gastroparesia, hipotensão ortostática e redução da percepção de hipoglicemia. Pacientes com DM de longa data podem necessitar de avaliação para cardiopatia isquêmica, o que pode prejudicar a capacidade do coração de atender às demandas cardiovasculares da gravidez. As gestantes também correm risco de hiperlipidemia e pré-eclâmpsia. O DM aumenta o risco de parto operatório e para infecções, as mais comuns das quais são ferimentos, trato urinário e respiratório.

A cetoacidose diabética pode ser precipitada pelo uso de esteroides para a maturidade pulmonar fetal, hiperêmese, infecção e descumprimento dos esquemas de insulina. A acidose pode ocorrer mais rapidamente e em níveis mais baixos de glicose em gestantes do que em pacientes não grávidas. Há taxa de mortalidade fetal elevada associada com a cetoacidose diabética (9 a 10%), e as pacientes devem ser monitoradas em UTI.

Efeitos fetais e neonatais

Há risco aumentado de aborto espontâneo, perda fetal, anomalias congênitas, pré-eclâmpsia e parto prematuro em pacientes com diabetes (Figura 226.4). O controle glicêmico insatisfatório durante a gravidez, especialmente no DM2 e DMG, está associado também com a macrossomia (recém-nascido pesando > 4.000 g) e hipertrofia do septo interventricular fetal. O controle insatisfatório também está associado com os efeitos de doença vascular materna e doença renal e cetoacidose, que incluem perda fetal, pré-eclâmpsia e baixo peso no nascimento. Um estudo salientando as diferenças nas causas de perda da gravidez em mães com DM1 e DM2 comparou a histologia placentária de pacientes com DM1 e DM2 e detectou aumento dos infartos histológicos no DM2, sugerindo uma causa vascular em vez de glicêmica das complicações da gravidez e sinais de desenvolvimento anormal de placentas de pacientes com DM1.

As complicações neonatais incluem síndrome do desconforto respiratório (SDR), hipoglicemia, hipocalcemia, hipertrofia cardíaca, hiperbilirrubinemia e policitemia. O risco para hipoglicemia pode ser melhorado pelo controle cuidadoso da concentração de glicose materna durante o trabalho de parto e parto. A normalização da concentração de glicose materna previne hiperinsulinemia no feto e atenua o risco de hipoglicemia neonatal.

Efeitos maternos

DMG é um marcador de DM2; 50% das pacientes desenvolverão DM2 em 7 a 10 anos, e em geral, 70% desenvolverão a doença. As pacientes que tiveram DMG necessitaram de exames direcionados na visita de 6 semanas após o parto, rastreamento anual e recomendações para a modificação do estilo de vida para reduzir o risco cardiovascular. Os filhos das pacientes com DMG e DM2 correm risco aumentado de obesidade e intolerância à glicose.

DOENÇA HEPÁTICA NA GRAVIDEZ

Doença hepática detectada durante a gravidez pode ser exclusiva da gravidez, pode representar doença hepática subjacente desmascarada durante a gravidez ou pode ter se desenvolvido durante a gravidez.[12] A maioria dos resultados das provas de função hepática não é alterada pela gravidez, com a exceção de elevação dos níveis de fosfatase alcalina (que é produzida pela placenta) de fibrinogênio e redução dos níveis séricos de albumina.

A Tabela 226.9 apresenta as doenças hepáticas relacionadas à gravidez. Essa discussão salienta as doenças exclusivas da gravidez e aquelas doenças para as quais existem considerações específicas de tratamento durante a gravidez.

Doenças hepáticas exclusivas da gravidez

COLESTASE INTRA-HEPÁTICA DA GRAVIDEZ (COLESTASE OBSTÉTRICA)

DIAGNÓSTICO

A colestase intra-hepática da gravidez (CIHG) ou colestase obstétrica afeta 0,5 a 2% das gestantes, embora na Bolívia e no Chile sejam observadas taxas de 4 a 28%. A CIHG se manifesta mais comumente no final do segundo trimestre ou no terceiro trimestre da gravidez com prurido intenso acompanhado por elevação dos níveis séricos de ácidos biliares e, muitas vezes, das transaminases e do tempo de protrombina (TP). A CIHG é, provavelmente, uma doença metabólica de etiologia multifatorial caracterizada na maioria dos casos por variação genética nos transportadores e receptores

Tabela 226.9 Doenças hepáticas e gravidez.

EXCLUSIVAS DA GRAVIDEZ
Esteatose hepática aguda da gravidez
Síndrome HELLP (hemólise, enzimas hepáticas elevadas e plaquetopenia)
Hiperêmese gravídica
Colestase intra-hepática da gravidez (CIHG)
Pré-eclâmpsia e eclâmpsia
INCIDÊNCIA AUMENTADA DURANTE A GRAVIDEZ
Síndrome de Budd-Chiari
Hepatoxicidade fármaco-induzida
Cálculos biliares
Transplante de fígado
Sepse
Hepatite viral
CONDIÇÃO SUBJACENTE QUE PODE SER REVELADA
Hepatite autoimune
Cirrose
Hepatites B e C
Cirrose biliar primária
Colangite esclerosante primária
Doença de Wilson

Modificada de Mufti AR, Reau N. Liver disease in pregnancy. *Clin Liver Dis.* 2012; 16:247-269.

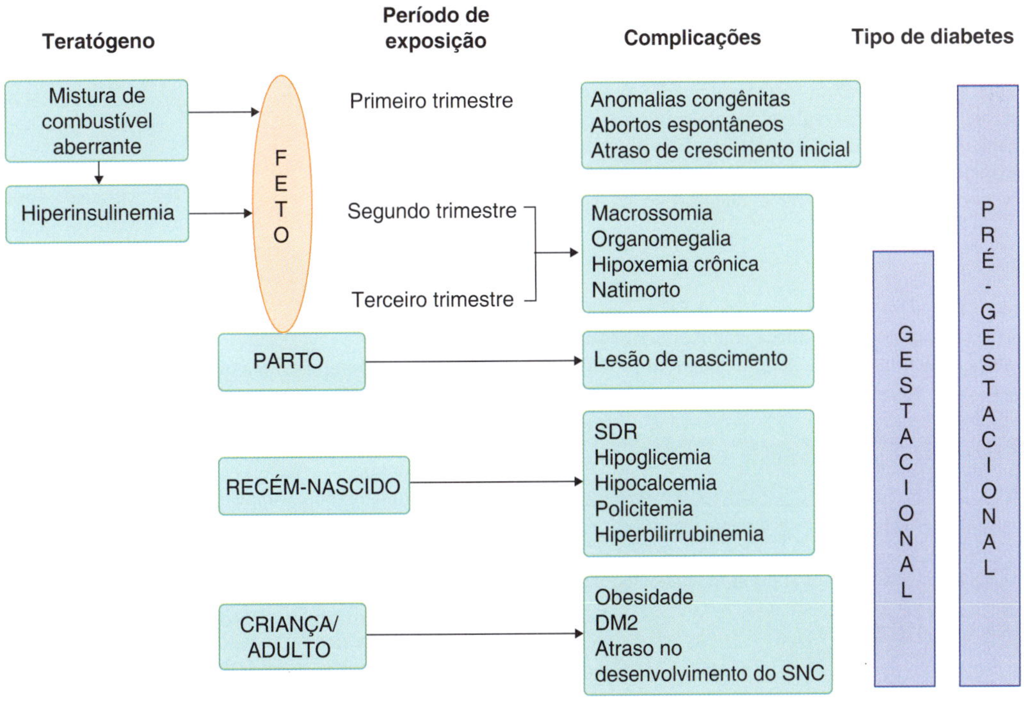

FIGURA 226.4 **Efeitos fetais, neonatais e na infância de exposição à hiperglicemia.** SNC = sistema nervoso central; SDR = síndrome de desconforto respiratório; DM2 = diabetes melito do tipo 2.

biliares que regulam a homeostase dos ácidos biliares. A CIHG é mais comum nas pacientes com hepatite C subjacente, de modo que é importante realizar o rastreamento de todas as pacientes com sorologia para hepatite C. A CIHG está associada com trabalho de parto prematuro, coloração do mecônio, hipoxia fetal e morte fetal repentina.

TRATAMENTO

Considerando que nenhum exame pré-natal consegue prever aquelas pacientes em risco de perda fetal, as diretrizes de consenso recomendam o parto na 37ª a 38ª semanas de gestação em pacientes com elevação significativa dos níveis séricos de ácidos biliares (≥ 40 μmol/ℓ). O tratamento de escolha consiste em ácido ursodesoxicólico em 10 a 15 mg/kg que promove melhora sintomática e bioquímica. Não há estudos que demonstrem um efeito benéfico no desfecho da gravidez.

PRÉ-ECLÂMPSIA E ECLÂMPSIA

Conforme discutido anteriormente, a pré-eclâmpsia pode estar associada com anormalidades hepáticas, incluindo edema e infarto hepático, hematoma subcapsular, laceração hepática e síndrome HELLP (hemólise, enzimas hepáticas elevadas e plaquetopenia).

HIPERÊMESE GRAVÍDICA

Hiperêmese gravídica, definida como náuseas e vômitos persistentes graves na gravidez com perda de peso, cetose ou desidratação, pode estar associada com elevações das transaminases em 50 a 60% dos casos.

TRATAMENTO

O tratamento é de suporte com reidratação, antieméticos e reposição de vitaminas, com frequência exigindo hospitalização. A reposição com líquidos orais muitas vezes pode ser realizada, considerando que os cateteres intravenosos de longa permanência têm sido associados com risco significativo para trombose e infecções. A hiperêmese gravídica geralmente é uma condição reversível, sem dano hepático permanente.

ESTEATOSE HEPÁTICA AGUDA DA GRAVIDEZ

DIAGNÓSTICO

A esteatose hepática aguda da gravidez (EHAG) é uma condição rara com frequência estimada de 5 casos por 100.000 gestações. A EHAG se manifesta mais comumente no terceiro trimestre da gravidez e no período pós-parto; na sua forma mais grave pode estar associada com insuficiência hepática aguda e necessidade para transplante de fígado. As taxas de mortalidade materna foram consideradas anteriormente em torno de 20%, mas um estudo recente do Reino Unido detectou taxas de mortalidade materna de 2% e perinatal de 11%. Os critérios de Swansea foram validados recentemente como ferramenta para o diagnóstico da EHAG (Tabela 226.10).

PROGNÓSTICO

A taxa de mortalidade materna foi estimada em 18%. A EHAG está associada com um defeito hereditário na betaoxidação mitocondrial de ácidos graxos. O defeito resulta no acúmulo de metabólitos tóxicos produzidos pelo feto e placenta que, após entrar na circulação materna, são depositados no fígado materno. O diagnóstico é clínico, baseado nos achados descritos na Tabela 226.10. As anormalidades da função hepática podem ser graves e hipoglicemia é um sinal prognóstico ruim. Qualquer pessoa com evidências de insuficiência hepática deve ser examinada em um centro de transplante o mais rápido possível.

Tabela 226.10 Critérios diagnósticos de Swansea para esteatose hepática aguda da gravidez.

Seis ou mais das seguintes manifestações na ausência de outra explicação:

• Vômitos	• Leucocitose
• Dor abdominal	• Ascite ou fígado brilhante na ultrassonografia
• Polidipsia/poliúria	• Transaminases elevadas
• Encefalopatia	• Amônia elevada
• Bilirrubina elevada	• Insuficiência renal
• Hipoglicemia	• Coagulopatia
• Urato elevado	• Esteatose microvesicular ou biopsia hepática

De Ch'ng CL, Morgan M, Hainsworth I, et al. Prospective study of liver dysfunction in pregnancy in Southwest Wales. *Gut*. 2002; 51:876-880.

Doença hepática preexistente ou de início recente durante a gravidez

A maior importância do reconhecimento de doença hepática na gravidez é para a saúde materna e para aquelas doenças nas quais a falta de tratamento resulta em uma alta taxa de transmissão vertical para o feto ou recém-nascido.

HEPATITE VIRAL

A infecção pelo vírus da hepatite C (HCV) (Capítulo 139) tornou-se uma condição cada vez mais importante e prevalente na gravidez; as taxas de transmissão vertical do HCV de mãe para filho são de 5 a 10% e atingem 22% quando há coinfecção pelo HIV. Novas diretrizes de rastreamento levarão a um rastreamento mais universal nessa faixa etária. A modalidade de parto não tem impacto nas taxas de transmissão vertical. Quanto mais elevada a carga viral e quanto maior a duração das membranas rompidas, maior o risco para transmissão. É muito mais provável que a infecção pelo vírus da hepatite E (HEV) e pelo herpes-vírus simples (HSV) seja grave em gestantes. Essa infecção, sobretudo no terceiro trimestre da gravidez, pode estar associada com doença fulminante e altas taxas de mortalidade materna e perinatal. Todas as gestantes com o início recente de hepatite também devem ser submetidas a rastreamento para citomegalovírus (CMV) e vírus Epstein-Barr (EBV).

TRATAMENTO

Todas as gestantes nos EUA são submetidas a rastreamento para o vírus da hepatite B (HBV) com pesquisa do antígeno de superfície da hepatite B (Capítulo 139). Todos os recém-nascidos de mulheres positivas são tratados com imunoglobulina humana anti-hepatite B nas 12 horas após o parto e recebem a primeira dose da vacina HBV por ocasião do nascimento. Esse esquema é menos efetivo em mães com alta carga viral ou na presença de hepatite B e positividade do antígeno.

Os riscos fetais envolvidos no uso de interferona durante a gravidez superam seus benefícios. Todos os medicamentos anti-HBV orais utilizados atualmente (incluindo lamivudina, entecavir e adefovir) são classificados pela FDA como categoria C na gravidez, exceto telbivudina e tenofovir, que são medicamentos de categoria B na gravidez. A transmissão vertical de HCV ocorre, mas os dados que apoiam as recomendações para a prevenção são limitados. A ribavirina e a interferona são contraindicadas durante a gravidez.

DOENÇA HEPÁTICA CRÔNICA

A doença hepática crônica pode estar associada com anovulação, amenorreia e infertilidade. Desse modo, é raro ver gestantes com descompensação hepática significativa e cirrose. Pacientes com hipertensão portal, hepatite autoimune, doença de Wilson, massas hepáticas e transplante de fígado bem-sucedido deverão ser observadas durante a gravidez.

TRATAMENTO

O manejo dessas pacientes demanda conhecimento da evolução de suas condições durante a gravidez e o reconhecimento da importância de continuar o tratamento pré-gravidez.

A hipertensão portal (Capítulo 144) de qualquer causa será afetada pelo aumento do volume de sangue durante a gravidez, exigindo acompanhamento cuidadoso e tratamento de varizes esofágicas e aneurisma da artéria esplênica. Os betabloqueadores devem ser mantidos e uma endoscopia basal deve ser realizada precocemente com o propósito de laqueadura das varizes maiores.

A hepatite autoimune (Capítulo 140) melhora consideravelmente com a imunossupressão, de modo que muitas mulheres recuperam a fertilidade com o tratamento. A imunossupressão com esteroides e azatioprina deve prosseguir para evitar recidiva e progressão da doença. A colestase associada com a cirrose biliar primária pode ser tratada com o ácido ursodesoxicólico conforme especificado para colestase intra-hepática da gravidez.

Como as mulheres com hepatite autoimune, as pacientes com doença de Wilson tratada (Capítulo 200) recuperam a fertilidade. A terapia de quelação deve ser mantida, considerando que a interrupção está associada com aumentos acentuados dos níveis de cobre e pode levar à insuficiência hepática fulminante.

As massas hepáticas são mais comumente adenomas benignos, hiperplasia nodular focal ou hemangiomas em mulheres em idade fértil. O acompanhamento cuidadoso dessas massas sensíveis aos estrógenos é importante, porque aumento e hemorragia podem ser complicações da gravidez.

RESUMO

Mulheres em idade fértil com condições clínicas crônicas se beneficiam de forma acentuada da orientação preconceptiva e das intervenções que abordam o controle das suas doenças e a segurança de seus medicamentos. Pacientes com doenças clínicas agudas ou crônicas necessitam de uma equipe multiprofissional que entenda os riscos maternos e fetais relacionados à doença subjacente e à doença não tratada. A gravidez é uma janela de oportunidade para abordar a saúde materna, e a resposta materna para a gravidez pode ser preditiva de risco futuro. A consulta pós-parto de 6 semanas, em vez de ser o final dos cuidados da gravidez, deve representar o início dos cuidados de saúde a longo prazo de uma mulher.

Grau A Recomendações de grau A

A1b. Keulen JK, Bruinsma A, Kortekaas JC, et al. Induction of labour at 41 weeks versus expectant management until 42 weeks (INDEX): multicentre, randomised non-inferiority trial. *BMJ*. 2019;364:89-103.

A1. Magee LA, von Dadelszen P, Rey E, et al. Less-tight versus tight control of hypertension in pregnancy. *N Engl J Med*. 2015;372:407-417.

A2. Churchill D, Duley L, Thornton JG, et al. Interventionist versus expectant care for severe pre-eclampsia between 24 and 34 weeks' gestation. *Cochrane Database Syst Rev*. 2018;10:CD003106.

A3. Roberts JM, Myatt L, Spong CY, et al. Vitamins C and E to prevent complications of pregnancy-associated hypertension. *N Engl J Med*. 2010;362:1282-1291.

A4. Rolnik DL, Wright D, Poon LC, et al. Aspirin versus placebo in pregnancies at high risk for preterm preeclampsia. *N Engl J Med*. 2017;377:613-622.

A5. Henderson JT, Whitlock EP, O'Connor E, et al. Low-dose aspirin for prevention of morbidity and mortality from preeclampsia: a systematic evidence review for the U.S. Preventive Services Task Force. *Ann Intern Med*. 2014;160:695-703.

A6. Skeith L, Carrier M, Kaaja R, et al. A meta-analysis of low-molecular-weight heparin to prevent pregnancy loss in women with inherited thrombophilia. *Blood*. 2016;127:1650-1655.

A7. Rodger MA, Hague WM, Kingdom J, et al. Antepartum dalteparin versus no antepartum dalteparin for the prevention of pregnancy complications in pregnant women with thrombophilia (TIPPS): a multinational open-label randomised trial. *Lancet*. 2014;384:1673-1683.

A8. Bain E, Pierides KL, Clifton VL, et al. Interventions for managing asthma in pregnancy. *Cochrane Database Syst Rev*. 2014;10:CD010660.

A9. Feig DS, Donovan LE, Corcoy R, et al. Continuous glucose monitoring in pregnant women with type 1 diabetes (CONCEPTT): a multicentre international randomised controlled trial. *Lancet*. 2017;390:2347-2359.

A10. Moore LE, Clokey D, Rappaport VJ, et al. Metformin compared with glyburide in gestational diabetes: a randomized controlled trial. *Obstet Gynecol*. 2010;115:55-59.

REFERÊNCIAS BIBLIOGRÁFICAS

As referências bibliográficas, bem como os outros materiais suplementares deste livro, encontram-se no GEN-10, nosso ambiente virtual de aprendizagem.

227 MENOPAUSA

NANETTE SANTORO E GENEVIEVE NEAL-PERRY

DEFINIÇÃO E EPIDEMIOLOGIA

A *menopausa* é definida como a cessação permanente da menstruação e é a culminação de um processo de envelhecimento reprodutivo que ocorre tipicamente na quinta à sexta décadas de vida, com idade mediana de 52,5 anos. A menopausa é, tipicamente, definida como amenorreia durante um período mínimo de 12 meses. No entanto, essa definição depende de a mulher ter ciclos menstruais com algum grau de regularidade. Mulheres que estão com 45 anos ou mais apresentam 90% de probabilidade de nunca mais ter outro ciclo menstrual após um período de 12 meses de amenorreia. Por outro lado, mulheres mais jovens apresentam probabilidade substancialmente maior de ter menstruações subsequentes. O último ciclo menstrual (UCM) é precedido, mais frequentemente, por vários anos de instabilidade na ciclicidade menstrual e secreção de hormônios; esse processo é denominado transição da menopausa e geralmente tem a duração de 4 anos, com uma ampla variação sobre essa média.[1] As mulheres mais jovens que entram nessa transição tendem a ter mais sintomas e duração mais longa, enquanto aquelas que entram nessa fase mais tarde na vida apresentam maior probabilidade de ter uma transição mais rápida para o UCM.

Inúmeros fatores influenciam a cronologia do UCM em cada mulher. Fatores genéticos e familiares são dados importantes – conhecer a idade da mãe da paciente por ocasião do UCM é um forte indicador de quando ela provavelmente terá seu próprio UCM. Os fatores genéticos, ambientais, raciais/étnicos e ginecológicos conhecidos associados com o momento do UCM estão resumidos na Tabela 227.1.

A transição da menopausa se refere aos processos de envelhecimento reprodutivo que envolvem alteração do ciclo menstrual, irregularidade menstrual e ruptura dos padrões hormonais reprodutivos normais e mecanismos de *feedback* que caracterizam os ciclos férteis de mulheres entre 40 e 50 anos.[2] Os padrões de produção de hormônios reprodutivos são alterados de modo que os ciclos se tornam mais curtos, mais esporádicos e a produção de progesterona diminui. Os níveis do hormônio foliculoestimulante (FSH) se elevam esporadicamente porque o reservatório folicular remanescente (reserva ovariana) exige cada vez mais estimulação para produzir um folículo pré-ovulatório. Por fim, o FSH não consegue manter a foliculogênese e a menstruação se torna irregular. Como a reserva ovariana aumenta e diminui durante esse período de transição, os ciclos não são interrompidos abruptamente. Em vez disso, os ciclos ovulatórios e anovulatórios geralmente se alternam de modo aleatório. Esse processo resulta em flutuações hormonais que podem ser debilitantes para muitas mulheres. Desse modo, os sintomas da menopausa não aparecem simplesmente com o UCM, ocorrendo em geral durante toda a transição, embora possam ser intensificados com o passar do tempo durante a

Tabela 227.1 Alguns fatores conhecidos que influenciam a idade na menopausa.

FATOR	DIREÇÃO	GRAU
GENÉTICO/FAMILIAR		
CYP3A4 e *CYP1B1*	Menopausa precoce	Interação com tabagismo
MSH6	Menopausa precoce	Reparo do emparelhamento errôneo do DNA
MCM8	Menopausa precoce	
Polimorfismo de PvuII RE	Menopausa precoce, histerectomia	6 meses
Síndrome de Turner mosaico	Menopausa precoce	Variável
X frágil	Menopausa precoce	Variável
AMBIENTAL		
EDCs	Menopausa precoce	1,8 a 3,8 anos
Grandes altitudes	Menopausa precoce	1 a 1,5 ano
ESTILO DE VIDA		
Tabagismo	Menopausa precoce	1 a 2 anos
Baixo nível socioeconômico	Menopausa precoce	1 a 2 anos
Uso de contraceptivo oral	Menopausa tardia	6 meses
RACIAL/ÉTNICO		
Afro-americanas	Menopausa precoce*	2 anos
Etnicidade hispânica	Menopausa precoce	2 anos
Etnicidade asiática	Menopausa tardia	1 a 2 anos
CARACTERÍSTICAS MENSTRUAIS		
Ciclos mais curtos (< 26 dias)	Menopausa precoce	1,4 ano
Paridade mais alta	Menopausa tardia	

*Relativa às mulheres caucasianas.
EDCs = produtos químicos desreguladores endócrinos; RE = receptor de estrógeno.

transição. Em muitas mulheres os sintomas surgem no início da transição da menopausa e pioram no final da transição durante o período pós-menopausa inicial. Os estágios do envelhecimento reprodutivo são apresentados na Tabela 227.2.

A *determinação da proximidade de uma mulher de seu UCM* tem implicações importantes para a saúde geral de várias maneiras. A mulher com UCM precoce passará um período maior da sua vida em um estado de deficiência relativa de estrogênio, que terá consequências na sua saúde óssea e pode ter consequências também para sua saúde cardiovascular. Mulheres com UCMs tardios são mais propensas para doenças relacionadas ao estrogênio, tais como cânceres de mama e de endométrio. Mulheres que ainda não manifestaram 12 meses de amenorreia podem desejar saber quando podem interromper com segurança o uso de contracepção. Finalmente, mulheres que sejam sintomáticas podem querer ter a capacidade de prever a provável duração de seus sintomas.

Infelizmente, não existe um exame complementar definitivo que consiga prever o UCM de modo infalível. No entanto, o nível sérico do hormônio antimülleriano (AMH), um peptídio da família do fator transformador de crescimento beta sintetizado pelas células granulosas, é um representante confiável da reserva ovariana. Se o nível de AMH estiver baixo, isso ajuda a fazer uma estimativa da cronologia do UCM. Outras medidas, como o FSH ou as inibinas, em geral não são recomendadas para esse propósito, em parte porque – ao contrário do AMH – os níveis desses hormônios (FSH ou inibinas) flutuam durante todo o ciclo menstrual.

As diretrizes atuais para o manejo da menopausa concordam que apenas tratamento sintomático é indicado para essa transição normal da vida. Portanto, a parte remanescente deste capítulo será direcionada para os sintomas comuns da menopausa, a efetividade dos tratamentos hormonais e não hormonais e o equilíbrio de riscos e benefícios do tratamento que facilitam a tomada de decisão compartilhada com as pacientes.

CONSEQUÊNCIAS BIOLÓGICAS E TRANSIÇÃO DA MENOPAUSA

O cérebro é rico em receptores de estrogênios (REs) e especula-se que a sinalização do RE medeie múltiplos processos-chave no sistema nervoso central (SNC), incluindo, mas não se limitando a, efeitos neurotróficos e neuroproteção.[3] Menopausa e avanço da idade impõem efeitos adversos no SNC.

Estudos em seres humanos e em não humanos demonstram as diferenças sexuais na estrutura e na função do hipocampo e no lobo temporal que se acredita estarem relacionadas às diferenças nos efeitos organizacionais e ativacionais do estradiol no desempenho da memória. Especula-se que diferenças estruturais mediadas pelo estrogênio no hipotálamo sejam traduzidas em função executiva superior nas mulheres. Consequentemente, ansiedade e alterações de humor são mais comuns em mulheres na perimenopausa e nas mulheres que entraram recentemente na menopausa, sobretudo aquelas com história pregressa de disfunção do humor.[4,5] O hipogonadismo da menopausa seria um motivo para as mulheres na perimenopausa e na pós-menopausa precoce frequentemente se queixarem de perda de memória e de incapacidade de se concentrar. No entanto, estudos em mulheres na menopausa relatam resultados conflitantes no tocante aos benefícios da terapia hormonal na atenção e nas funções executivas, memória de trabalho espacial e não espacial, bem como memória verbal.[6] Além disso, muitas dessas funções executivas se recuperam espontaneamente alguns anos após a menopausa. Por último, as mudanças relacionadas à idade em esteroides derivados do cérebro são consideradas responsáveis pelo aumento da incidência de demência.

A *saúde óssea* é afetada significativamente pelos esteroides gonadais.[7] Durante a transição da menopausa, as concentrações séricas de estradiol e estrona diminuem até 90%. Esse processo é acompanhado por um período de perda óssea acelerada e progressiva. A sinalização reduzida de estrogênio na menopausa interrompe o equilíbrio do ligante do receptor ativador do fator nuclear kappa B (κβ) (aumentado) e das concentrações de osteoprotegerina (reduzidas); o efeito final é aumento da atividade osteoclástica, reabsorção óssea acelerada e taxas atenuadas de remodelagem óssea. Consequentemente, os marcadores de formação e reabsorção óssea estão aumentados significativamente no soro e na urina de mulheres na menopausa. As alterações da densidade mineral óssea (DMO) são iniciadas lentamente durante a perimenopausa precoce. Com o advento da pós-menopausa precoce, a perda da DMO acelera, com taxas anuais de perda de aproximadamente 1,8 a 2,3% na coluna vertebral e 1,0 a 1,4% no colo do fêmur e até 30% de perda óssea trabecular e 10% de perda óssea cortical ao longo dos 6 a 10 anos abrangendo a perimenopausa e o período inicial da menopausa. A fisiologia óssea alterada resulta em aumento de risco para a osteoporose e taxas de fratura de 50 a 100% mais altas. O estrogênio atenua a perda óssea de forma dose-dependente.

Ganho ponderal e alteração da distribuição de gordura são queixas comuns das mulheres na perimenopausa e na menopausa e transcendem a condição socioeconômica e a raça. As mulheres de meia-idade tendem a ganhar aproximadamente 0,68 kg. É importante salientar que o tecido adiposo, um órgão endócrino, expressa receptores de estrogênio e especula-se que o estrogênio aumente a lipólise de adipócitos. Desse modo, é razoável teorizar que a menopausa impulsiona alterações fisiopatológicas do tecido adiposo.

O aumento da adiposidade central,[8] um estado fisiológico que é caracterizado por inflamação crônica de baixo grau, também é uma queixa comum das mulheres de meia-idade. A adiposidade central/metabólica está associada com síndrome metabólica e maior risco de mortalidade geral com um aumento de risco quatro vezes maior de morte cardiovascular. Além disso, mulheres obesas na perimenopausa e nos primeiros anos após a menopausa se queixam de fogacho (ondas de calor) mais intenso e frequente, bem como disfunção sexual. As alterações na distribuição de gordura contribuem, em parte, para o risco aumentado de eventos cardiovasculares em mulheres na menopausa.

SINTOMAS DA MENOPAUSA

Embora existam muitos sintomas relatados pelas mulheres durante a menopausa, é um desafio distinguir as manifestações relacionadas ao envelhecimento daquelas referentes à menopausa. Existem quatro sintomas fundamentais que são considerados como diretamente relacionados à menopausa, com base na associação desses sintomas com a transição e a capacidade de serem tratados com hormônios; consistem em sintomas vasomotores/ondas de calor, ressecamento vaginal, transtornos do sono e transtornos do humor/cognitivos.[8b]

Tabela 227.2 Estadiamento do envelhecimento reprodutivo.[a]

ESTÁGIO	REPRODUTIVO (−5 a −3)	TRANSIÇÃO DA MENOPAUSA (−2 a −1)		PÓS-MENOPAUSA (+1 a +2)
Subdivisões	Precoce, pico, tardio	Precoce (−2)	Tardio (−1)	Precoce, tardio
Faixas etárias (aproximadas)	13 a 47	47 a 49	49 a 52	50+
Menstruação	Quase sempre regular	Discreta irregularidade	≥ 60 a 364 dias de amenorreia	Amenorreia
Características hormonais	FSH – baixo (aumenta esporadicamente no estágio −3) AMH – alto	FSH esporadicamente elevado AMH – normal a baixo	FSH mais consistentemente elevado AMH – baixo	FSH consistentemente elevado (> 25 UI/ℓ) AMH – indetectável

O diagrama depura as evidências do paradigma STRAW (Harlow SD, Gass M, Hall JE, et al. *J Clin Endocrinol Meta.* 2012; 97:1159-1168) em um breve item atribuível para ajudar a "posicionar" as mulheres ao longo da transição para a menopausa. Estágio 0 é o último ciclo menstrual (UCM). Marcos clinicamente úteis estão relacionados principalmente à regularidade menstrual. FSH pode ser usado como teste confirmatório quando o contexto clínico não estiver definido. Ensaios de AMH mais novos e altamente sensíveis possibilitam a distinção entre os estágios −1 e +1.
ANH = hormônio antimülleriano; FSH = hormônio foliculoestimulante.

---

[a]N.R.T.: O Stages of Reproductive Aging Workshop (STRAW) é um sistema de estadiamento do envelhecimento reprodutivo estabelecido em 2001; 10 anos depois, foi feito o STRAW +10. O novo estadiamento é dividido em sete estágios e não é necessário que todas as fases ocorram; se ocorrerem, podem não seguir a sequência.

Sintomas vasomotores (SVM) são um dos sintomas cardinais da menopausa e são manifestados por até 80% das mulheres. Em um estudo multiétnico de coorte longitudinal da transição da menopausa, constatou-se que os SVM tinham uma duração mediana de 7,4 anos, com persistência média após o UCM de 4,5 anos.[9]

Entretanto, o histórico clínico adicional pode ajudar a prever a duração dos SVM com maior precisão. É importante descobrir quando os SVM surgiram e sua cronologia em relação à menopausa porque as mulheres que manifestam esses sintomas mais cedo terão um período mais longo de SVM e algumas mulheres apresentam SVM por mais de uma década. Aproximadamente 50% das mulheres cujos SVM surgiram antes do período de transição para a menopausa terão SVM persistentes durante 10 anos ou mais após o UCM. As mulheres afro-americanas apresentam também maior probabilidade de ter SVM persistentes do que as mulheres de outros grupos raciais/étnicos; cerca de 40% relatam SVM persistentes durante 10 anos ou mais após o UCM. Fatores adicionais que podem resultar em SVM mais duradouros incluem escolaridade mais baixa, maior estresse percebido, sensibilidade aos sintomas, sintomas de transtorno depressivo maior e existência de ansiedade no momento do primeiro relato de SVM. Finalmente, embora um índice de massa corporal mais alto (IMC) nos primeiros anos após a menopausa esteja associado com SVM mais intensos, o IMC maior por ocasião da menopausa tardia está associado com menos SVM. A tomada de decisão compartilhada sobre o tipo e a duração do tratamento pode ser facilitada se esses fatores adicionais forem levados em conta.[10]

Ressecamento vaginal, dispareunia e sintomas urogenitais são menos comuns do que SVM, mas ainda amplamente prevalentes. Dependendo da amostra do estudo e como essas manifestações são questionadas, entre 25 e 57% de mulheres na menopausa relatam sintomas de atrofia urogenital. Há evidências de que esses sintomas sejam tratados inadequadamente. A terminologia mais recente inclui sintomas de ressecamento vaginal independentemente da relação sexual, dispareunia e sintomas urinários associados sob o termo *síndrome geniturinária da menopausa* (SGM). As mulheres podem relatar ressecamento, irritação crônica ou sensação de queimação na vagina e na vulva; as mulheres sexualmente ativas relatam falta de lubrificação com tentativa de relação sexual, dor durante a relação sexual ou sangramento após a relação sexual. Polaciuria, uretrite e infecções urinárias frequentes também podem ocorrer. Acredita-se que todos esses sintomas sejam consequentes a hipogonadismo e ausência de exposição do epitélio vaginal e do sistema urinário ao estrogênio. Ao contrário dos SVM, os sintomas da SGM não regridem espontaneamente ao longo do tempo. Portanto, o tratamento deve ser prescrito por períodos prolongados.

Transtornos do sono são mais comuns nas mulheres, mas também pioram com a idade. Portanto, é um desafio diferenciar entre as alterações relativas ao envelhecimento em comparação com a menopausa. Embora alguns estudos epidemiológicos indiquem que a transição da menopausa agrave transtornos do sono preexistentes e esteja associada a sono ruim, outros observaram pouco efeito independente da insuficiência ovariana no sono, exceto por um pequeno subgrupo vulnerável de mulheres que já apresentavam transtornos do sono. Estudos de mulheres na pré-menopausa que receberam um agonista do hormônio liberador de gonadotropina (GnRH) para provocar redução abrupta do estrogênio indicaram alterações significativas no sono, relacionadas em grande parte à medição subjetiva e menos objetiva de ondas de calor noturnas. Os SVM parecem mediar a interrupção do sono em mulheres na transição da menopausa, em parte pelo incitamento de despertares noturnos. Estudos da arquitetura do sono em mulheres na menopausa demonstram transtornos do sono mais significativos na segunda metade da noite, em associação com comprometimento do sono REM (movimento rápido dos olhos).

Uma complexidade adicional na atribuição dos transtornos do sono à menopausa é a possibilidade de existirem transtornos do sono adquiridos concomitantes. Esses transtornos incluem a apneia do sono e a síndrome das pernas inquietas (SPI). A apneia do sono é diagnosticada por uma avaliação do sono durante a noite. Tipicamente, a testagem por questionário é realizada primeiro para identificar mulheres com histórico de ronco, sonolência diurna e menor percepção do descanso a partir do sono. Os critérios diagnósticos da SPI incluem (1) urgência irresistível para mover as pernas; (2) sintomas que ocorrem em repouso; (3) urgência aliviada pelo movimento; e (4) sintomas que atingem seu máximo à noite ou à tarde. A insônia pode surgir no período da transição para a menopausa, mas também pode ser de longa duração. Mulheres de 35 anos ou mais que apresentam insônia exibem taxas mais elevadas de persistência da mesma. A Tabela 227.3 fornece critérios sucintos de avaliação diagnóstica de transtornos comuns do sono.

Transtornos disfóricos estão associados com a passagem para a menopausa de uma forma complexa. A supressão abrupta do estrogênio usando um agonista GnRH em mulheres na pré-menopausa resulta em deterioração do humor.[11] Sintomas depressivos estão associados com ondas de calor (fogacho) noturnas e interrupção do sono, indicando a correlação significação de sono e humor. Múltiplos estudos de coorte identificaram a transição tardia como um período de vulnerabilidade para depressão nas mulheres de meia-idade. É duas a quatro vezes mais provável que as mulheres manifestem depressão maior de aparecimento recente durante a transição para a menopausa do que no período da perimenopausa ou após o UCM. A ansiedade concomitante e as ondas de calor são preditores de depressão maior durante esse período da vida. Embora os níveis absolutos de hormônios não estejam claramente associados com a depressão maior ou sintomas depressivos, a maior variabilidade do FSH, do hormônio luteinizante e do estradiol tem sido associada aos sintomas depressivos.

TRATAMENTO DE SINTOMAS DA MENOPAUSA

As opções hormonais devem ser reservadas para mulheres com SVM que comprometam a qualidade de vida. As terapias hormonais incluem estradiol, estrogênios e, quando as mulheres têm útero, progestina. Os riscos e efeitos colaterais da terapia hormonal são modulados pela via de administração, pela formulação hormonal, pela idade, pelo período de tempo transcorrido desde o UCM e pela existência ou não de útero, bem como morbidades coexistentes tais como doença cardiovascular, demência e diabetes melito.[12,13]

A ocorrência de *neoplasia uterina* aumenta em condições de exposição crônica ao estrogênio sem oposição em mulheres com o útero intacto. Portanto, a indicação primária da terapia de progesterona durante a menopausa é a prevenção de hiperplasia endometrial induzida pelo estradiol e câncer. Entre as progestinas comumente prescritas estão acetato de medroxiprogesterona, acetato de noretindrona e progestina micronizada (progesterona nativa). A progestina administrada de modo contínuo ou sequencial fornece proteção endometrial adequada. No entanto, existe controvérsia sobre se a progestina micronizada protege o útero tão efetivamente quanto a progestina sintética.

Risco de *câncer de mama* e terapia hormonal da menopausa são relatados tanto no ensaio clínico de controle randomizado como nos estudos observacionais. Diferentes tipos de formulações hormonais da menopausa, a duração da terapia e o período em que a terapia hormonal da menopausa é iniciado podem modificar e aumentar o risco para o câncer de mama.

- *Terapia combinada de estrogênio e progestina na menopausa:* vários estudos epidemiológicos relataram que a adição de progestina ao estrogênio aumenta o risco de câncer de mama em comparação com o estrogênio administrado de forma isolada
  - O estudo Women's Health Initiative (WHI) relatou aumento de risco de câncer de mama invasivo no grupo que recebeu estrogênios equinos conjugados e acetato de medroxiprogesterona em comparação com o grupo que recebeu placebo e o grupo que recebeu apenas

Tabela 227.3 Critérios diagnósticos de transtornos do sono.

SÍNDROME DAS PERNAS INQUIETAS	APNEIA DO SONO	INSÔNIA
Urgência irresistível para mover as pernas	Avaliação do sono durante a noite geralmente necessária	Dificuldade para adormecer/manter o sono pelo menos 3 noites/semana
Sintomas prevalentes em repouso	Ronco, episódios de apneia	Insomnia Sverity Index
Urgência aliviada pelo movimento das pernas	Epworth Sleepiness Scale	Pittsburgh Sleep Quality Index
Sintomas máximos à noite ou à tarde		Uso de medicamento para promover o sono

Os critérios para a síndrome das pernas inquietas são descritos e podem ser obtidos na anamnese. Para a apneia do sono, um teste durante a noite geralmente é necessário para iniciar o tratamento; para a apneia do sono e insônia, os instrumentos de investigação sugeridos podem ser úteis para estabelecer o diagnóstico.

estrogênios equinos conjugados. Um aumento não significativo foi observado primeiro após 3 anos, tornou-se significativo após 5 anos ou mais e permaneceu elevado em 13 anos no estudo pós-intervenção.[A1] O risco de câncer de mama se traduziu em um caso adicional por 1.000 usuárias ou 9 casos adicionais por 10.000 pessoas-ano. Os casos de câncer de mama se agruparam em mulheres que usaram terapia da menopausa antes da randomização. Esses dados sugerem uma ligação entre a duração do tratamento e a progestina com o aumento de risco para o câncer de mama

  - O estudo de coorte French E3N, que investigou a associação da formulação hormonal para menopausa com risco para câncer de mama em 80.377 mulheres após a menopausa, detectou que o risco para o câncer de mama foi significativamente maior em mulheres que usaram uma progestina em vez de progesterona ou didrogesterona e em mulheres que relataram mais de 5 anos de uso de hormônio para menopausa

- *Terapia da menopausa apenas com estrogênio:* a terapia hormonal da menopausa apenas com estrogênio revelou desfechos mistos em termos de risco para câncer de mama
  - No estudo Women's Health Initiative (WHI), em comparação com mulheres designadas para o grupo placebo, não houve aumento de risco para câncer de mama invasivo em mulheres designadas somente para estrogênios equinos conjugados. Em vez disso, em comparação com mulheres que foram previamente expostas à terapia hormonal, as mulheres designadas para o grupo que recebeu estrogênios equinos conjugados revelaram redução significativa de risco para câncer de mama invasivo. Esse achado é consistente com o Estrogen for the Prevention of Re-Infarction Trial para a prevenção de reinfarto, um estudo clínico controlado e randomizado elaborado para determinar o efeito do estradiol sem oposição em todas as causas de morte e incidência de câncer.[A2] Essas descobertas contrastam com um grande estudo retrospectivo finlandês elaborado para determinar se o risco da terapia apenas com estrogênio no câncer de mama variou de acordo com a dose, o componente e a via de administração. O estudo finlandês detectou que o estradiol oral bem como o transdérmico durante 6 meses a menos de 5 anos não foi associado com câncer de mama. No entanto, o risco se alterou com mais de 5 anos de terapia e foi equivalente às formulações oral e transdérmica de estradiol. Os investigadores relataram também que nem o estriol nem o estradiol vaginal foram associados com o câncer de mama.

Terapia hormonal e idade afetam o risco de doenças cardiovasculares

As mulheres na pré-menopausa correm risco reduzido de eventos cardiovasculares em comparação com homens da mesma idade e mulheres após a menopausa, sugerindo que o estradiol medeie a cardioproteção observada nas mulheres antes da menopausa. No entanto, estudos observacionais e ensaios clínicos não apoiaram de maneira uniforme a hipótese de que a terapia hormonal foi cardioprotetora.

Em 1985 o Nurses' Health Study (NHS), um amplo estudo prospectivo observacional, publicou resultados após 4 anos de estudo sugerindo que a terapia hormonal foi cadioprotetora após a menopausa. Por outro lado, o estudo Framingham relatou efeitos adversos da terapia hormonal em doenças cardiovasculares. No entanto, o estudo de 10 anos de acompanhamento do NHS em 1991 confirmou a descoberta original de que a terapia hormonal foi cardioprotetora. Posteriormente ao NHS e ao Heart and Estrogen/progestin Replacement Study (HERS), um ensaio clínico que investigou os benefícios cardioprotetores da terapia hormonal não conseguiu gerar dados que sustentassem a hipótese de que os estrogênios sejam cardioprotetores.

O estudo Women's Health Initiative (WHI), o maior estudo duplo-cego randomizado controlado, avaliou a hipótese de que a terapia hormonal fosse cardioprotetora após a menopausa. O grupo que recebeu terapia hormonal do WHI foi interrompido prematuramente após 5,2 anos porque o estudo detectou o aumento das *hazard ratios* (razões de risco) para cardiopatia isquêmica (1,29), câncer de mama (1,26), acidente vascular encefálico (AVE) (1,41) e embolia pulmonar (2,13). Além disso, as mulheres do grupo que recebeu terapia hormonal apresentaram aumento do risco de disfunção cognitiva, redução de doença óssea e de câncer gastrintestinal.[A3] No entanto, o acompanhamento a longo prazo não revelou diferenças na taxa de mortalidade global em 18 anos.[A4] Embora o WHI tenha mudado todo o panorama da medicina da menopausa, muitos investigadores levantaram preocupações sobre a aplicabilidade dos achados porque a idade média das mulheres era superior a 60 anos, e a menopausa de muitas participantes do estudo havia ocorrido há mais de 10 anos. Além disso, esse grupo etário de mulheres não representa a população primária de pacientes que usa ou solicita terapia hormonal, ou seja, mulheres na perimenopausa. Consequentemente, foi realizada uma análise secundária dos dados do WHI comparando placebo com estrogênio de forma isolada, e o estudo sugeriu 19 eventos cardiovasculares a menos por 10.000 pessoas-ano em mulheres com 50 a 59 anos em comparação com 51 eventos cardiovasculares a mais por 10.000 pessoas-ano em mulheres com 70 a 79 anos. Essas observações conduziram a dois estudos elaborados para determinar se o tempo transcorrido desde a menopausa afetou a capacidade da terapia hormonal atenuar o risco de eventos cardiovasculares, uma hipótese conhecida como a hipótese de cronologia

- *Kronos Early Estrogen Prevention Study* (KEEPS): foi um ensaio clínico randomizado de 728 mulheres com idades de 42 a 58 anos e 6 a 36 meses desde a menopausa. KEEPS foi elaborado para determinar se existe uma janela crítica de tempo antes que o risco cardiovascular aumente ou diminua pela terapia hormonal. As pacientes foram tratadas com estrogênios equinos conjugados, estradiol transdérmico ou placebo com progestina micronizada sequencial ou placebo durante 4 anos. Os resultados iniciais sugerem manejo adequado de sintomas vasomotores sem aumento da incidência de tromboembolismo venoso, eventos cardiovasculares ou câncer de mama ou endometrial. Os investigadores também não detectaram progressão acelerada da espessura das camadas íntima-média da artéria carótida ou cálcio coronariano. O acompanhamento futuro de estudos dessa coorte fornecerá mais informações sobre a importância do momento da terapia hormonal
- *Early vs. Late Intervention Trial with Estradiol* (ELITE): foi um estudo duplo-cego, randomizado de 5 anos com 643 mulheres na pós-menopausa elaborado para determinar se o desfecho cardiovascular após a terapia hormonal reflete o período de tempo transcorrido (inferior a 6 anos ou superior a 10 anos) após a menopausa quando o tratamento é iniciado.[A5] A idade mediana dos dois grupos de participantes foi de 55,4 e 63,6 anos. De modo semelhante ao KEEPS, os desfechos primários e secundários foram as alterações da espessura das camadas íntima-média da carótida e o cálcio coronariano ao longo do tratamento. As participantes foram tratadas com 1 mg de estradiol e progesterona vaginal sequencial (45 mg) ou placebo. Em comparação com placebo, a terapia hormonal da menopausa foi associada com a redução da progressão da aterosclerose subclínica (espessura das camadas íntima-média da artéria carótida) quando a terapia foi iniciada nos primeiros 6 anos após a menopausa. Por outro lado, quando a terapia hormonal foi iniciada mais de 10 anos após a menopausa não houve benefícios.[A6] Esses estudos são provocativos em sua sugestão de que a terapia hormonal pode proporcionar um benefício cardioprotetor. No entanto, são necessários estudos adicionais para confirmar os desfechos sugeridos.

EVENTOS TROMBOEMBÓLICOS VENOSOS

O risco aumentado de tromboembolismo venoso (TEV) com o uso de estrogênio oral é bem documentado. Além disso, o risco de TEV aumenta nas mulheres que usam estrogênio e progestina combinados ou terapia hormonal apenas com estrogênio. O risco de tromboembolismo aumenta com o avanço da idade e está relacionado à via de administração e à dose de estradiol. Quando administrado por via oral, o estrogênio entra na circulação êntero-hepática e aumenta a produção de proteínas hepáticas envolvidas na coagulação e associadas com a inflamação. Os efeitos da primeira passagem de estrogênio no fígado muito provavelmente explicam por que a metanálise de estudos observacionais é muito sugestiva de risco aumentado de TEV associado à administração oral em comparação com o estrogênio transdérmico. Os eventos de TEV tendem a ocorrer no primeiro ano de terapia hormonal, e o risco é amplificado se houver um fator de risco associado como obesidade ou trombofilia. Igualmente relevante, a progestina modula também o risco de TEV; o risco de TEV não é afetado de forma significativa pela progesterona micronizada, acetato de medroxiprogesterona ou noretindrona, mas é aumentado por derivados norpregnanos.

O risco de AVE isquêmico aumenta com o uso de terapia hormonal. O risco de AVE aumenta com o uso de estrogênio oral e em mulheres que apresentam trombofilia.

DISFUNÇÃO COGNITIVA

Estudos observacionais investigando o efeito da terapia hormonal na cognição sugeriram que a terapia hormonal foi benéfica para a função cognitiva. Por outro lado, o WHI Memory Study relatou um aumento na incidência de demência em mulheres acima de 65 anos que iniciaram a terapia hormonal. Risco de redução da função cognitiva global foi observado quando mulheres com 50 a 55 anos iniciaram a terapia hormonal. No entanto, ensaios clínicos como KEEPS e ELITE[A2] sugerem que a terapia hormonal administrada em mulheres mais jovens na menopausa precoce não afeta de forma adversa a função cognitiva.

SINTOMAS VAGINAIS E TERAPIA TÓPICA

Os tratamentos tópicos envolvendo apenas estrogênio, ou dois tratamentos não estrogênicos aprovados pela U.S Food and Drug Administration (FDA) agora estão disponíveis.[14] Ao contrário das ondas de calor, os sintomas de atrofia vaginal, incluindo a irritação do sistema urinário, prurido e sensação de queimação vaginais e dispareunia (referidos coletivamente como síndrome geniturinária da menopausa [SGM]), não diminuem ao longo do tempo.[A7,A8] Portanto, tratamento prolongado é necessário para preservar a qualidade de vida. A Tabela 227.4 apresenta as formas comuns de tratamento local com estrogênio. Ospemifeno, um modulador seletivo do receptor de estrogênio com propriedades de estimulação do receptor de estrogênio beta, está disponível como tratamento não estrogênico; no entanto, é administrado sistemicamente. Desidroepiandrosterona (DHEA) também foi aprovada recentemente pela FDA para uso vaginal para tratar dispareunia. Estudos não controlados recentes levantaram a possibilidade de que laserterapia da vagina promova alívio dos sintomas da SGM;[15] ainda não há informações suficientes para recomendar essa abordagem.

Uso prolongado da terapia hormonal

As mulheres que usam a terapia hormonal combinada de estrogênio e progestina durante mais de 5,6 anos demonstraram risco aumentado de câncer de mama invasivo na coorte de WHI. As mulheres que continuam a usar além de 4 a 5 anos devem ser monitoradas cuidadosamente. No entanto, para muitas mulheres saudáveis, os hormônios não precisam ser descontinuados desde que haja uma indicação clínica. Isso é especialmente verdadeiro para mulheres que estejam se aproximando de 5 a 10 anos de terapia hormonal e continuem a apresentar sintomas significativos. Para essas mulheres poderiam ser tentadas as opções não hormonais (revisadas posteriormente); se os efeitos não forem satisfatórios, terapia hormonal prolongada pode ser necessária para preservar a qualidade de vida.

Tabela 227.4 Terapia farmacológica não hormonal para fogacho.

MEDICAÇÃO	DOSES DIÁRIAS USUAIS	EFICÁCIA RELATIVA†	EFEITOS COLATERAIS
Citalopram	20 a 40 mg	50%	Náuseas, sonolência ou insônia, xerostomia, dispepsia
Clonidina	Transdérmica: 0,1 a 0,2 mg Oral: 0,1 a 0,3 mg	30%	Xerostomia, hipotensão ortostática, tontura
Desvenlafaxina	100 a 150 mg	60%	Náuseas, xerostomia, insônia/sonolência, constipação intestinal, hipertensão arterial sistêmica, disfunção sexual
Escitalopram	10 a -20 mg	50%	Náuseas, insônia, cefaleia, disfunção sexual
Fluoxetina	10 a 20 mg	50%	Náuseas, insônia, cefaleia, disfunção sexual
Gabapentina	100 a 900 mg	60%	Sonolência, tontura, ganho de peso
Mesilato de paroxetina*	7,5 mg	30%	Náuseas, insônia, cefaleia, disfunção sexual
Venlafaxina	37,5 a 150 mg	60%	Náuseas/vômitos, anorexia, xerostomia, disfunção sexual, hipertensão arterial sistêmica

*Aprovado pela Food and Drug Administration.
†Eficácia relativa: efetividade estimada em comparação com estrogênio.

Interrupção da terapia hormonal

Muitas mulheres optam por interromper os hormônios após o pior dos sintomas da menopausa ter diminuído. Os sintomas parecem ser subjetivamente piores no ano anterior ao UCM e até 2 anos depois. Para a maioria das mulheres, as doses hormonais podem ser reduzidas, seja diminuindo lentamente a dose dos hormônios ou interrompendo abruptamente o uso dos mesmos. Existem evidências limitadas sugerindo que a estratégia de redução lenta da medicação seja menos perturbadora, mas não leva necessariamente a uma proporção maior de mulheres que interrompem com sucesso a terapia hormonal. No entanto, uma pequena proporção de mulheres, estimada em 3 a 15%, apresentará sintomas significativos persistentes e necessitará de hormônios contínuos ou alternativas não hormonais.

O manejo não hormonal dos sintomas da menopausa pode incluir métodos comportamentais, não farmacológicos e farmacológicos. Para sintomas leves a moderados, as abordagens comportamentais e não farmacológicas são preferidas. No entanto, para os sintomas mais graves é provável que o tratamento farmacológico seja necessário.

Abordagens comportamentais e não farmacológicas para as ondas de calor

1. A terapia cognitivo-comportamental (TCC) tem eficácia demonstrada no controle do fogacho em mulheres com câncer de mama.[A9,A10] Uma redução de aproximadamente 50% na "classificação subjetiva" do fogacho foi observada no grupo de intervenção em comparação com o padrão basal e *versus* uma redução de aproximadamente 15% no grupo de comparação (mulheres que receberam cuidados habituais em seis sessões de TCC). Em razão de seu potencial insignificante de danos, essa terapia pode ser prontamente recomendada. Essa intervenção é limitada aos programas que apresentam um terapeuta treinado em TCC.
2. As mulheres podem apresentar fogacho desencadeado pela ingestão de cafeína ou álcool etílico e podem modificar o consumo em conformidade. A redução da temperatura ambiente e o uso de camadas de roupas para acomodar mudanças repentinas na percepção de calor também pode ser útil, porém essas recomendações não estão fundamentadas em evidências clínicas.[16]
3. A acupuntura apresenta algumas evidências para eficácia, mas nem todos os ensaios clínicos demonstraram benefícios.[A11]
4. A perda de peso demonstrou alguma eficácia em estudos piloto e observacionais.
5. Ioga, exercícios e o consumo de *Cimicifuga racemosa* e ácidos graxos de ômega-3 não se mostraram efetivos em diversos ensaios clínicos randomizados.

Existem muitos medicamentos de prescrição não hormonais que podem ser usados para tratar as ondas de calor em mulheres que não possam ou não queiram usar hormônios. Embora muitos desses tratamentos sejam apoiados por ensaios clínicos randomizados e bem conduzidos, apenas o mesilato de paroxetina é aprovado pela FDA para prescrição. A Tabela 227.4 resume os tratamentos não hormonais conhecidos para fogacho com as evidências de apoio disponíveis, juntamente com a situação atual de aprovação da FDA.

Para os sintomas vaginais ou a SGM existem menos opções. Os tratamentos não hormonais que são recomendados incluem hidratantes vaginais (que devem ser usados regularmente para serem efetivos) e lubrificantes vaginais, que são úteis especificamente durante a relação sexual. Pouca atenção foi dada à composição exata desses produtos, que são de venda livre. Uma revisão recente recomendou que as mulheres procurem produtos que tenham pH balanceado (ou seja, relativamente ácidos) com osmolalidade fisiológica.[17]

O tratamento não hormonal dos transtornos disfóricos inclui psicoterapia e antidepressivos, com ou sem ansiolíticos associados, se necessário. Para os transtornos disfóricos moderados a graves, a terapia hormonal não deve ser a primeira opção.

A dificuldade para dormir pode ser tratada de maneira comportamental. Um ensaio clínico recente de TCC baseada em contatos telefônicos com mulheres na menopausa indicou que 84% das mulheres com insônia moderada no rastreamento melhoraram para a faixa sem insônia após o tratamento.[A12] Existem vários aplicativos de *smartphone* para ajudar a paciente a implementar o tratamento. Para as pacientes que desejarem usar medicamentos de venda livre, difenidramina ou hidroxizina em doses baixas facilitam o início do sono. Melatonina em doses baixas é efetiva na redução da latência do início do sono, embora não haja ensaios clínicos de alta qualidade disponíveis sobre mulheres na menopausa. Uma ampla variedade de hipnóticos e agonistas dos receptores de melatonina estão disponíveis para o tratamento de transtornos do sono; uma revisão abrangente está além do escopo deste capítulo. O uso criterioso e a curto prazo desses agentes pode ser benéfico para as mulheres no climatério.

Transtornos de humor e sono costumam estar interligados, e o tratamento que aborda uma dessas condições provavelmente afetará a outra. Para tornar essas condições ainda mais complexas, fogacho ou sudorese noturna que interrompem o sono podem ser fatores contribuintes para deteriorações do humor e do sono. Um pequeno ensaio clínico recente comparando venlafaxina e citalopram observou um efeito relativamente maior do citalopram na redução do fogacho, mas um efeito um pouco mais acentuado da venlafaxina na melhora da depressão.[A13] Pode ser difícil separar esses fatores contribuintes sobrepostos para o transtorno disfórico em um cenário clínico. Quando os sintomas são compostos ou sobrepostos, em vez de usar vários agentes específicos para os transtornos disfóricos, os transtornos do sono e as ondas de calor, se possível, uma breve prova terapêutica hormonal é o modo mais efetivo para determinar quais sintomas são dependentes da transição da menopausa e quais não são dependentes.

RESUMO

Menopausa é um fenômeno que ocorre em todas as mulheres, e a experiência varia de mulher para mulher. A menopausa e a perda coincidente de esteroides gonodais influenciam significativamente múltiplos sistemas de órgãos, resultando em risco aumentado de morbidades como osteoporose, demência e doenças cardíacas. Ensaios clínicos observacionais e randomizados sugerem que o risco de morbidade aumenta com o avanço da idade e o tempo transcorrido desde o início da menopausa. Além disso, os riscos e benefícios da terapia hormonal variam de acordo com os sistemas de órgãos, com a formulação da terapia hormonal e com o período de tempo desde o UCM. Ensaios clínicos observacionais bem como randomizados sugerem também que a terapia hormonal, quando administrada nos primeiros 5 anos do final da menopausa, atenua alguns, mas não todos os efeitos adversos do hipogonadismo relacionado à menopausa.

Os sintomas mais comumente associados com a menopausa incluem ondas de calor (fogacho), transtornos do sono, transtornos do humor e síndrome geniturinária da menopausa (SGM), que melhoram prontamente com a terapia hormonal. No entanto, o medo dos hormônios resultou em subtratamento generalizado dos sintomas e proliferação de tratamentos populares, mas não rigorosamente testados, tais como hormônios compostos personalizados, pastilhas e uma grande variedade de fitoterápicos. Os médicos devem avaliar os sintomas das pacientes e oferecer o tratamento de acordo com as evidências, com reavaliação periódica da necessidade de tratamento. Embora o tratamento das ondas de calor, dos transtornos do sono e dos transtornos disfóricos muito provavelmente deixe de ser necessário ao longo do tempo, uma minoria de mulheres continuará a apresentar sintomas significativos e precisará de tratamento prolongado, com reposição hormonal ou alternativas não hormonais. Os sintomas da SGM são de longa duração; portanto, tratamento prolongado é necessário.

Grau A Recomendações de grau A

A1. Chlebowski RT, Rohan TE, Manson JE, et al. Breast cancer after use of estrogen plus progestin and estrogen alone: analyses of data from 2 Women's Health Initiative randomized clinical trials. *JAMA Oncol*. 2015;1:296-305.

A2. Cherry N, McNamee R, Heagerty A, et al. Long-term safety of unopposed estrogen used by women surviving myocardial infarction: 14-year follow-up of the ESPRIT randomised controlled trial. *BJOG*. 2014;121:700-705.

A3. Gartlehner G, Patel SV, Feltner C, et al. Hormone therapy for the primary prevention of chronic conditions in postmenopausal women: evidence report and systematic review for the US Preventive Services Task Force. *JAMA*. 2017;318:2234-2249.

A4. Manson JE, Aragaki AK, Rossouw JE, et al. Menopausal hormone therapy and long-term all-cause and cause-specific mortality: the Women's Health Initiative randomized trials. *JAMA*. 2017;318:927-938.

A5. Harman SM, Black DM, Naftolin F, et al. Arterial imaging outcomes and cardiovascular risk factors in recently menopausal women: a randomized trial. *Ann Intern Med*. 2014;161:249-260.

A6. Hodis HN, Mack WJ, Henderson VW, et al. Vascular effects of early versus late postmenopausal treatment with estradiol. *N Engl J Med*. 2016;374:1221-1231.

A7. Archer DF, Kimble TD, Lin FDY, et al. A randomized, multicenter, double-blind, study to evaluate the safety and efficacy of estradiol vaginal cream 0.003% in postmenopausal women with vaginal dryness as the most bothersome symptom. *J Womens Health (Larchmt)*. 2018;27:231-237.

A8. Kroll R, Archer DF, Lin Y, et al. A randomized, multicenter, double-blind study to evaluate the safety and efficacy of estradiol vaginal cream 0.003% in postmenopausal women with dyspareunia as the most bothersome symptom. *Menopause*. 2018;25:133-138.

A9. Ayers B, Smith M, Hellier J, et al. Effectiveness of group and self-help cognitive behavior therapy in reducing problematic menopausal hot flushes and night sweats (MENOS 2): a randomized controlled trial. *Menopause*. 2012;19:749-759.

A10. Mann E, Smith MJ, Hellier J, et al. Cognitive behavioural treatment for women who have menopausal symptoms after breast cancer treatment (MENOS 1): a randomised controlled trial. *Lancet Oncol*. 2012;13:309-318.

A11. Ee C, Xue C, Chondros P, et al. Acupuncture for menopausal hot flashes: a randomized trial. *Ann Intern Med*. 2016;164:146-154.

A12. McCurry SM, Guthrie KA, Morin CM, et al. Telephone-based cognitive behavioral therapy for insomnia in perimenopausal and postmenopausal women with vasomotor symptoms: a MsFLASH randomized clinical trial. *JAMA Intern Med*. 2016;176:913-920.

A13. Davari-Tanha F, Soleymani-Farsani M, Asadi M, et al. Comparison of citalopram and venlafaxine's role in treating sleep disturbances in menopausal women, a randomized, double-blind, placebo-controlled trial. *Arch Gynecol Obstet*. 2016;293:1007-1013.

REFERÊNCIAS BIBLIOGRÁFICAS

As referências bibliográficas, bem como os outros materiais suplementares deste livro, encontram-se no GEN-10, nosso ambiente virtual de aprendizagem.

228 VIOLÊNCIA POR PARCEIRO ÍNTIMO

GENE FEDER E HARRIET L. MACMILLAN

DEFINIÇÃO

A violência por parceiro íntimo (VPI)[a] é definida como qualquer comportamento dentro de um relacionamento íntimo ou ex-relacionamento que cause danos físicos, psicológicos ou sexuais.[1] Esse processo inclui agressão física como tapas, chutes e socos; violência psicológica, como intimidação ou humilhação constante; vários tipos de comportamento de controle, como isolamento da família e amigos, movimentos de monitoramento, controle financeiro e acesso restrito a serviços; e violência sexual, incluindo relação sexual forçada e outras coerções sexuais. A prevalência vitalícia de atos violentos isolados dentro do relacionamento é comparável para homens e mulheres, mas repetida violência coercitiva, sexual ou física grave é perpetrada amplamente contra mulheres por homens. VPI ocorre também em relacionamentos entre pessoas do mesmo sexo;[2,3] embora as evidências das pesquisas sobre as consequências na saúde de VPI e os cuidados de sobreviventes evidenciem o confinamento direcionado às mulheres nos relacionamentos heterossexuais, existe um aumento de evidências de tipos semelhantes de danos.

Historicamente, existe o estereótipo de um agressor do sexo masculino que usa violência significativa, repetida e unilateral contra uma vítima do sexo feminino não violenta. Agora é reconhecido que a *violência bilateral* é uma forma comum de VPI, mesmo que o ônus esmagador de morbidade e mortalidade relacionada à VPI seja sofrido pelas mulheres. A violência bilateral, algumas vezes referida como *violência comum de casal*, é considerada menos grave do que o padrão de abuso conhecido como *espancamento* ou *terrorismo íntimo* – uma forma grave e crescente de VPI caracterizada por ameaças, aterrorização, várias formas de maus-tratos e controle de comportamento por parte do agressor. A pesquisa atual sugere que as mulheres raramente submetem os homens ao espancamento.

VPI é um fator de risco para uma ampla variação de condições clínicas e psiquiátricas que exige resposta clínica e de saúde pública. No entanto, a violência perpetrada por um parceiro íntimo ou ex-parceiro é essencialmente uma violação dos direitos humanos e um problema psicossocial evitável que necessita ser abordado por políticas sociais e educacionais.

[a]N.R.T.: Ver *Políticas públicas no enfrentamento da violência por parceiro íntimo*, 2018, da Universidade Federal de Santa Catarina em https://ares.unasus.gov.br/acervo/html/ARES/13952/1/MOOC-PoliticasPublicas-violencia.pdf.

EPIDEMIOLOGIA

A prevalência da VPI contra mulheres apresenta variações internacionais, mas é universalmente elevada em comparação às condições clínicas como diabetes melito e asma. Uma síntese de 151 pesquisas em 81 países em todo o mundo relatou que quase um terço (30%) de todas as mulheres que estiveram em um relacionamento foram submetidas à violência física ou sexual por seus parceiros íntimos. Em algumas regiões, 38% das mulheres sofreram violência por parte dos parceiros íntimos. Uma revisão sistemática mais recente salienta um aumento de risco de VPI nas mulheres das comunidades de povos originais.[4] Outra revisão sistemática, que incluiu dados de 66 países, concluiu que um em sete homicídios são cometidos globalmente por um parceiro íntimo. Esse número é seis vezes mais elevado para homicídios femininos em comparação com os homicídios masculinos.[5]

Causalidade

Várias teorias sobre as causas de VPI foram propostas ao longo dos anos. A teoria de aprendizagem sugere que VPI é um comportamento aprendido. O fato de que os perpetradores do sexo masculino e as vítimas do sexo feminino apresentam maior probabilidade de relatar histórias de exposição à violência na infância apoiam essa teoria. No entanto, a maioria dos indivíduos expostos à violência na infância não comete violência quando adultos, e nem todos os abusadores têm história pregressa de maus-tratos. Além disso, a ligação entre famílias disfuncionais em geral, incluindo negligência, e VPI na idade adulta sugere que o efeito não é simplesmente modelar um comportamento abusivo. A exposição à rejeição ou à negligência dos pais está associada com os efeitos adversos no desenvolvimento intrapessoal (p. ex., autoestima insatisfatória) e interpessoal, que estão associados com VPI.

Uma perspectiva feminista entende a VPI contra mulheres como uma forma de controle coercitivo enraizado na estrutura patriarcal da sociedade, refletindo a desigualdade persistente nas relações econômicas e sociais entre homens e mulheres. Essa perspectiva é apoiada pela descoberta de que a VPI parece ser menos comum em sociedades mais democráticas e economicamente menos polarizadas. Apesar de a VPI ocorrer com maior frequência quando há apoio para a autoridade masculina na família e as mulheres têm menos acesso à segurança econômica, não está claro por que alguns indivíduos são mais propensos a serem violentos nessas condições do que outros.

No tocante à teoria psicológica, existem visões conflitantes sobre a associação entre VPI e psicopatologia. Alguns pesquisadores argumentam que homens abusivos apresentam déficits em um ou mais mecanismos de enfrentamento, controle da raiva e habilidades de comunicação, enquanto outros sugerem que a VPI resulte de padrões disfuncionais de interação dos parceiros. Como os tipos de VPI não são os mesmos para todos os casais, provavelmente existem muitas causas para sua ocorrência. A maioria das pesquisas aborda fatores associados com o aumento de risco de homens que abusam de mulheres (Tabela 228.1); no entanto, não se tem conhecimento sobre qual é a extensão desses fatores considerados causais em estudos transversais.

Uma estrutura explicativa que pode orientar a pesquisa etiológica e de intervenção na VPI (e outros problemas de saúde pública) é o modelo ecológico. Esse modelo tenta integrar evidências nos fatores individuais (genéticos e ao longo da vida), familiares, comunitários e socioeconômicos estruturais. O modelo ecológico recentemente se desenvolveu ainda mais para incorporar o impacto da globalização na violência contra mulheres.[6]

Tabela 228.1 Fatores associados ao risco de um homem abusar de sua parceira.

INDIVIDUAL	RELAÇÃO	COMUNIDADE	SOCIAL
Idade jovem Consumo excessivo de álcool etílico Depressão Transtornos de personalidade Baixa escolaridade Baixa renda Exposição à violência na infância	Família pobre Instabilidade conjugal Conflito matrimonial Dominância masculina Estresse econômico	Fracas sanções da comunidade contra a violência praticada pelo parceiro íntimo Pobreza Desigualdade econômica Baixo capital social	Normas tradicionais de gênero Normas sociais que apoiam a violência

Adaptada da WHO (OMS). *Relatório Mundial sobre Violência e Saúde.* Geneva: WHO; 2002.

MANIFESTAÇÕES CLÍNICAS

A maioria das pesquisas que examinam as manifestações clínicas associadas com a exposição à VPI tem se concentrado em mulheres. No entanto, estudos recentes de vítimas do sexo masculino sugerem que os homens também correm risco aumentado em virtude de problemas de saúde, bem como lesões e distúrbios crônicos de saúde física e emocional.[7,8]

Pacientes raramente apresentam uma queixa principal de VPI. As lesões são a manifestação mais evidente; um médico deve suspeitar de VPI se houver várias lesões, quando o relato das lesões não for compatível com o exame físico e se houver atraso na procura de assistência médica para as lesões. Pacientes expostos à violência física podem apresentar lesões que variam de abrasões menores a traumatismos potencialmente fatais. Embora possa haver sobreposição de lesões resultantes de VPI e lesões decorrentes de outras causas, as primeiras envolvem especificamente traumatismo na cabeça, na face e no pescoço, enquanto as outras são mais predominantes nos membros. Múltiplas lesões faciais são sugestivas de VPI em vez de outras causas, e aquelas que são mais específicas para VPI incluem fraturas do complexo zigomático, fraturas do assoalho orbital (*blow-out*) e membrana timpânica perfurada. Embora as lesões faciais sejam as mais comumente associadas com VPI, elas têm baixa especificidade. As lesões musculoesqueléticas são consideradas o segundo tipo mais comum de lesões, incluindo entorses, fraturas e luxações. Traumatismos contusos dos antebraços devem levantar suspeita de VPI, porque ocorrem quando a vítima tenta bloquear o golpe.

Vítimas de VPI apresentam, com frequência, múltiplos mecanismos de lesão; ser atingido pela mão é o mais comum, seguido pelo uso de um objeto doméstico. Lesões por armas como facas e revólveres são muito menos comuns (< 1%) mas estão associadas a risco mais elevado de morte. Estrangulamento ocorre também com frequência, mas pouco se sabe sobre os tipos de manifestações clínicas que resultam dessa forma de VPI. Outras lesões que levantam suspeitas de VPI incluem fraturas da coluna ou tronco, mordidas, puxões de cabelo e feridas abertas. As vítimas de abuso sexual podem apresentar sinais de traumatismo na área genital, mas a agressão sexual está associada com sinais de lesão em menos de um terço dos casos.

A maioria das vítimas de VPI que procura unidades de saúde não apresenta sinais evidentes de traumatismo, exibindo vários problemas de saúde física e mental sobrepostos. Uma paciente apresentando sinais vagos e sintomas ou queixas somáticas crônicas, incluindo dor, sugere a possibilidade de VPI. Outros comportamentos que sugerem VPI incluem o atraso na procura de cuidados médicos ou vários cancelamentos de consultas médicas ou um parceiro sempre na consulta.

Não existem revisões sistemáticas de estudos sobre as consequências gerais da VPI para a saúde física, mas uma visão geral dos estudos relatou o aumento das taxas de condições físicas crônicas, especialmente distúrbios ginecológicos, gastrintestinais e do sistema nervoso, embora a maioria dos estudos fosse pequena e mal ajustada para os fatores de risco. As revisões sistemáticas e as metanálises revelaram associação entre a violência contra mulheres e seus diagnósticos de câncer[9] e risco cardiovascular,[10] o último incluindo relações significativas para o desenvolvimento de hipertensão arterial sistêmica e doença cardíaca autorrelatada. No entanto, uma relação de causa e efeito entre a VPI e essas condições médicas não foram estabelecidas. Também foi detectado que mulheres com história pregressa de maus-tratos, especialmente violência física ou sexual, apresentam maior probabilidade de manifestar dor crônica e sintomas inespecíficos, embora uma associação entre maus-tratos e vários sintomas físicos seja encontrada também em mulheres que foram submetidas a maus-tratos emocionais sem maus-tratos físicos. Um estudo da Organização Mundial da Saúde (OMS) de 24.097 mulheres em 10 países relatou associações significativas entre experiências de vida de violência do parceiro e saúde precária autorrelatada e problemas específicos de saúde nas 4 semanas anteriores, tais como dificuldade para andar, dificuldade com as atividades diárias, dor, perda de memória, tontura e corrimento vaginal. Outras condições físicas que devem levantar suspeita de VPI incluem sintomas ginecológicos ou gastrintestinais crônicos, tais como dor pélvica crônica ou síndrome do intestino irritável. No entanto, não se deve presumir que exista uma associação específica entre os distúrbios funcionais como a síndrome do intestino irritável ou fibromialgia além do maior relato de síndromes físicas em geral. A exposição à VPI está associada com um aumento de risco para infecções sexualmente transmitidas (ISTs) incluindo o papilomavírus humano (HPV).

A exposição a qualquer tipo de VPI pode estar associada com uma ampla gama de sintomas emocionais e comportamentais; depressão e transtorno de estresse pós-traumático (TEPT) são as duas condições emocionais mais comumente associadas, embora transtornos de ansiedade e abuso de substâncias psicoativas também estejam associados com a exposição à VPI. No estudo da OMS, mulheres que relataram VPI pelo menos uma vez em suas vidas relataram três a quatro vezes mais sofrimento emocional, pensamentos suicidas e tentativas de suicídio do que as mulheres não abusadas. Existem fortes evidências de aumento de risco para depressão, ansiedade, abuso de substâncias psicoativas e TEPT. Metanálise examinando a associação entre VPI contra mulheres adultas e condições depressivas detectou um aumento de 2 a 3 vezes no risco de transtorno depressivo maior e 1,5 a 2 vezes de aumento de risco de depressão pós-parto e sintomas depressivos elevados. O desenho transversal da maioria dos estudos impede conclusões definitivas sobre o papel causal da VPI nessas condições, mas os poucos estudos longitudinais publicados mostram o início ou o agravamento da depressão, TEPT e abuso de substâncias psicoativas *após* a VPI, com algumas evidências para o aumento da vulnerabilidade à VPI de mulheres com problemas de saúde mental preexistentes.

Gestantes merecem especial atenção porque a VPI pode ameaçar a saúde da mãe e do feto. É mais provável que os padrões de lesões durante a gravidez sejam centrais, incluindo traumatismo contuso no crânio, no tronco, no abdome, nas mamas e na genitália.[11] O abuso direcionado ao abdome pode levar a desfechos ruins na gravidez e morte perinatal. Uma revisão sistemática de 50 estudos observacionais detectou associação entre a VPI na gravidez e o nascimento pré-termo e recém-nascidos de baixo peso; não existem evidências claras de risco aumentado de retardo do crescimento intrauterino.[12]

Além disso, existe um reconhecimento crescente de que a exposição de crianças à VPI revela associação significativa com problemas de internalização e externalização, incluindo sintomas de trauma, atraso de desenvolvimento, problemas educacionais e condições de saúde mental a longo prazo.

Embora a VPI contra mulheres tenda a ser estudada separadamente da violência contra crianças e outras formas de violência interpessoal, um estudo importante demonstrou agora cruzamentos significativos entre esses processos de violência que devem ter implicações para os programas de saúde, políticas e pesquisas no futuro.[13] O United Nations Multi-Country Study on Men and Violence na Ásia e no Pacífico descobriu um ciclo de abuso, com o abuso de crianças levando a aumento de violência contra mulheres e maus-tratos adicionais a crianças, o que por sua vez aumenta o risco de violência adulta.[14]

Identificação

Embora algumas diretrizes recomendem o rastreamento universal de VPI,[15] uma revisão sistemática confirmou os achados de estudos anteriores concluindo que, apesar de esse rastreamento aumentar a identificação de mulheres com VPI, não melhorou comprovadamente os desfechos de saúde das mulheres nem reduziu a ocorrência de VPI.[A1] Entretanto, é importante estar alerta aos sinais e sintomas associados com a VPI, incluindo aqueles associados com a ampla gama de condições de saúde física e mental mencionadas anteriormente, e os médicos precisam ter um baixo limiar para perguntar sobre maus-tratos. Os indicadores que sugerem uma probabilidade maior de VPI incluem sintomas de depressão, somatização e TEPT na paciente e um histórico de abuso de álcool ou drogas e desemprego no parceiro do sexo masculino (ou ex-parceiro). É importante, quando perguntar sobre a exposição à VPI, fazer isso em particular, sem mais ninguém presente, incluindo uma criança (com mais de 1 ano) ou parceiro. Se a pergunta ou resposta for ouvida, pode colocar o(a) paciente em risco de VPI adicional. Metanálise de estudos qualitativos de expectativas e experiências de mulheres relatou que, quando o tópico VPI é abordado, as pacientes querem um questionamento imparcial, compassivo e atencioso. As mulheres querem ser questionadas sobre a VPI com confidencialidade garantida, mas não querem ser pressionadas a divulgar a VPI. No entanto, em algumas jurisdições a divulgação da VPI quando uma paciente tem crianças em casa pode levar a relatórios obrigatórios para os serviços de proteção à criança. É importante que as pacientes sejam avisadas sobre os limites de confidencialidade antes de serem indagadas sobre a exposição à VPI.

As possíveis perguntas a serem feitas se houver suspeita de VPI incluem o seguinte: (1) Algumas vezes parceiros ou ex-parceiros usam força física. Isso já aconteceu com você? (2) Você já se sentiu humilhada ou emocionalmente ameaçada por seu parceiro ou ex-parceiro? (3) Você está com medo agora ou já teve medo de seu parceiro ou ex-parceiro? (4) Você já foi fisicamente ameaçada ou ferida por seu parceiro ou ex-parceiro? (5) Você foi forçada a ter qualquer tipo de atividade sexual por seu parceiro ou ex-parceiro? (6) Seu parceiro ou ex-parceiro já tentou controlar seu comportamento, por exemplo, controlar aonde você vai ou quem você vê?

A resposta clínica inicial quando a VPI é identificada deve incluir a validação da experiência (p. ex., todo mundo merece se sentir seguro em casa), a afirmação de que a violência é inaceitável e a expressão de apoio. O médico precisa reconhecer a complexidade da VPI e respeitar as preocupações e decisões individuais da paciente. A análise deve incluir uma avaliação de segurança; a paciente deve ser indagada se é seguro para ela (ou ele ou qualquer criança) voltar para casa. A seguir estão exemplos de considerações de segurança; (1) A frequência ou a gravidade da violência tem aumentado? (2) O parceiro ou ex-parceiro está obcecado pela paciente? (3) Quão segura(o) ela (ele) se sente? (4) O parceiro ou ex-parceiro tem uma arma ou acesso a uma? (5) Ela (ele) foi ameaçada(o) com uma arma? Embora uma discussão geral de violência armada esteja além do escopo desta seção, a posse de armas de fogo em casa está associada a risco aumentado de homicídio associado com VPI. Outro indicador de homicídio doméstico são ameaças de violência mortal.

Também tem sido observado que os médicos de cuidados primários muitas vezes interagem com pacientes masculinos que cometem VPI e estão, portanto, em uma função potencial de intervir.[16] Se um homem revelar perpetração de VPI, os médicos devem avaliar a letalidade, a disposição para mudar o comportamento e comorbidades que possam afetar o tratamento, tais como abuso de substâncias psicoativas e doença mental. Encaminhamentos para um terapeuta qualificado ou programa de intervenção para agressores devem ser oferecidos, mas a exigência para divulgar a VPI depende das jurisdições locais.

TRATAMENTO

A resposta inicial dos médicos à divulgação da VPI por pacientes do sexo feminino, seja esta espontânea ou em resposta a uma pergunta do médico, é fundamental para obter confiança e é a base para o controle posterior. VPI é uma condição extremamente estigmatizada, semelhante a uma IST ou abuso de substâncias psicoativas, com a dimensão complementar de risco de danos adicionais por quebra de confidencialidade. Metanálise de 25 estudos qualitativos de experiências e expectativas de mulheres (847 informantes) relatou mensagens consistentes sobre como os médicos podem responder adequadamente à revelação. Antes de questionar, eles devem entender o problema, incluindo o conhecimento sobre os serviços disponíveis na comunidade e os sistemas adequados de encaminhamento; garantir que o ambiente clínico seja favorável, acolhedor e não ameaçador; colocar brochuras e cartazes no ambiente clínico; tentar a garantia da continuidade dos cuidados; informar as vítimas de abuso sobre questões de privacidade, segurança e confidencialidade; estar alerta para os sinais de maus-tratos e levantar o assunto quando indicado; usar habilidades de comunicação verbal e não verbal para desenvolver confiança; e ser compassivo, solidário e respeitoso com as mulheres que sofreram abuso. *Quando o tópico VPI for levantado,* os médicos devem ser imparciais, compassivos e cuidadosos quando questionarem sobre maus-tratos; estar confiante e confortável perguntando sobre violência doméstica; não pressionar as mulheres a revelar as agressões, porque simplesmente levantar o assunto pode ser útil para mulheres; perguntar sobre maus-tratos ao longo de várias entrevistas porque a mulher pode revelá-los em uma data posterior; garantir que o ambiente seja privado e confidencial; e dar tempo. *A resposta imediata à divulgação* deve ser imparcial, com compaixão, apoio e transmissão de crenças de experiências; reconhecer a complexidade do problema e respeitar as preocupações e decisões exclusivas da mulher; priorizar as necessidades identificadas pela mulher e ajudar a garantir que as necessidades sociais e psicológicas sejam atendidas; reservar um tempo para ouvir, fornecer informações e oferecer referências para ajuda especializada; validar suas experiências, desafiar suposições e fornecer incentivo; e responder a quaisquer preocupações sobre segurança. *A resposta em interações posteriores deve ser paciente e de suporte,* possibilitando que ela progrida em seu próprio ritmo terapêutico; entender a cronicidade do problema e fornecer acompanhamento e suporte contínuos; respeitar os desejos da mulher e não pressionar na tomada de qualquer decisão; não fazer julgamentos se a mulher não seguir o encaminhamento imediatamente; e conceder uma oportunidade para as mulheres que sofreram maus-tratos para divulgar esses episódios em uma data posterior.

Além de sua resposta inicial e gerenciamento das sequelas clínicas dos maus-tratos, a maioria dos generalistas não tem experiência nem capacidade para atender às necessidades específicas de mulheres submetidas à VPI, que incluem necessidades legais, financeiras, de habitação e de segurança. Um passo fundamental, especialmente no contexto de violência atual ou recente, é a oferta de encaminhamento para algum tipo de serviço especializado. Dois tipos principais de serviços foram avaliados: programas de defesa e intervenções psicológicas (individuais ou em grupo). Geralmente os defensores se envolvem com clientes individuais que estão sofrendo abusos, com a meta de promover empoderamento e estabelecer uma ligação com serviços da comunidade. As principais atividades de defesa incluem o fornecimento de orientação jurídica, habitacional e financeira; facilitar o acesso aos recursos da comunidade, como refúgios (abrigos, casas seguras) e alojamentos de emergência; e fornecimento de orientações de planejamento de segurança. Os defensores podem fornecer também suporte contínuo e orientação informal. Uma revisão Cochrane de 13 ensaios clínicos randomizados (2.141 participantes) de defesa contra violência doméstica concluiu que ocorreram alguns benefícios físicos e psicossociais da defesa, exceto a incerteza sobre a magnitude do benefício, o impacto da gravidade dos maus-tratos e a aplicabilidade para as mulheres que estejam recebendo orientação jurídica localmente ou encaminhadas de centros de saúde.[A2] Apenas dois dos estudos tiveram participantes encaminhadas de centros de saúde. Os médicos devem ser capazes de encaminhar as pacientes para serviços especializados em VPI, e são mais propensos a perguntar sobre maus-tratos se tiverem o suporte desses serviços. Se esses serviços não estiverem disponíveis de imediato, abrigos e refúgios muitas vezes fornecem esses tipos de serviços para mulheres em residências e em regime de extensão.

Uma ampla variedade de intervenções psicológicas demonstrou melhorias nos resultados psicológicos, incluindo depressão, TEPT e autoestima. Ensaios clínicos de terapia cognitiva individual baseada em intervenções para mulheres com TEPT que não estão mais sofrendo violência revelaram evidências razoáveis para essa intervenção, mas esse procedimento não pode ser extrapolado para mulheres que ainda estão em um relacionamento abusivo.[A3,A4] Todos os estudos do grupo de intervenções psicológicas demonstraram melhorias em um ou mais desfechos da saúde mental, mas com exceção de um estudo, foram mal conduzidos. Consequentemente, a efetividade desse tipo de intervenção permanece incerta, sobretudo para mulheres que ainda estão vivenciando VPI, embora os tratamentos direcionados ao trauma revelem pelo menos alguma promessa de redução dos sintomas.

Embora a avaliação e o tratamento do agressor devam ser realizados por profissionais com experiência nessa área, pode ser útil para os profissionais de saúde em geral estarem cientes dos efeitos do tratamento, conforme observado anteriormente. As evidências do tratamento do agressor são díspares, com ensaios clínicos controlados randomizados geralmente indicando pouco ou nenhum benefício ou dano potencial (ou seja, aumento da reincidência),[A5] enquanto outros desenhos de estudo com acompanhamentos mais longos sugerem que as intervenções cognitivo-comportamentais com ênfase nas relações de gênero sejam efetivas na redução da violência. Até o momento as evidências são insuficientes para recomendar um tratamento específico para aqueles que cometem VPI. Existem poucas evidências experimentais para terapia de casais e a incerteza da adequação e segurança quando existe VPI em um relacionamento. Um ensaio clínico em uma população militar demonstrou alguma redução na violência adicional, mas esse estudo excluiu casais nos quais o homem foi violento nos últimos 6 meses.[A6] A maioria dos autores adverte que esses programas de terapia de casal não são seguros para muitas mulheres que sofrem maus-tratos, especialmente aquelas que vivenciam "o terrorismo íntimo". Além disso, quando os agressores são inscritos nos programas de tratamento, é importante que as mulheres recebam defesa e apoio simultâneos. Existem algumas evidências sugerindo que ordens de proteção civil permanentes, mas não temporárias, sejam efetivas na redução da violência futura.

Com a VPI agora identificada claramente como um problema de saúde, há um reconhecimento crescente da necessidade de orientação de todos os profissionais de saúde que atendem pacientes expostos à VPI. Duas revisões sistemáticas – uma direcionada aos médicos[A7] e a segunda com direcionamento para outros profissionais de saúde[A8] – detectaram algumas melhorias no conhecimento e nas atitudes e, em menor grau, habilidades e comportamentos, mas não existem evidências até o momento do efeito desse treinamento nos desfechos dos pacientes.

PREVENÇÃO

A partir de uma perspectiva de saúde pública, a prevenção primária de VPI é uma prioridade, embora a maioria das pesquisas disponíveis se concentre na resposta aos cuidados de saúde de sobreviventes da VPI, seja enquanto a mulher ainda está exposta aos maus-tratos (prevenção secundária) ou quando ela está enfrentando problemas de saúde a longo prazo associados com a VPI (prevenção terciária).

Esforços voltados para a prevenção primária de VPI por meio de programas educacionais geralmente se concentram em mudanças de atitude, conhecimento, habilidades ou autorrelatos de violência no namoro (relacionamento). Nenhum estudo até o momento mensurou os resultados de saúde física ou emocional. Metanálise que avaliou a eficácia de intervenções voltadas para a prevenção da violência no namoro ou relacionamento na adolescência e em adultos jovens (essa violência é considerada muitas vezes um precursor de VPI na idade adulta) concluiu que não houve evidências de que as intervenções efetivamente melhoraram as atitudes, os comportamentos ou as habilidades relativas à violência no relacionamento ou reduziram os episódios de violência no relacionamento.[A9]

Não há evidências de ensaios clínicos da efetividade das intervenções fornecidas em ambientes de medicina geral com a meta de prevenção secundária. Uma revisão sistemática concluiu que não existem evidências suficientes para determinar a efetividade de intervenções na prevenção de VPI contra gestantes.[A10] No entanto, um programa de defesa e empoderamento em clínicas pré-natais reduziu a violência psicológica e física, e um programa para gestantes afro-americanas baseado em sessões de orientação individual reduziu a violência e melhorou os desfechos na gravidez.[A11] Em um ambiente de medicina da família australiano, houve benefício ambíguo em termos de saúde mental e segurança de uma breve intervenção de aconselhamento prestado por médicos.[A12] Fora dos ambientes de cuidados da saúde, a defesa intensiva (12 horas ou mais de duração) pode reduzir o abuso físico entre mulheres deixando os abrigos ou refúgios após 12 a 24 meses de acompanhamento, mas não para um acompanhamento mais curto ou mais longo. Existem evidências de que um programa de treinamento e suporte para médicos de cuidados primários melhore a identificação de mulheres que estejam enfrentando abuso e o encaminhamento aos serviços de defesa.[A13] A OMS publicou diretrizes para os cuidados da saúde em resposta à VPI com recomendações ligadas à base de evidências atuais.[17] A Tabela 228.2 especifica as principais recomendações relativas à prevenção da VPI e o tratamento de condições associadas com a exposição à VPI. Particularmente notável é a recomendação de treinamento dos profissionais de saúde no suporte de primeira linha para mulheres que revelaram a VPI e as recomendações contra rastreamento e relatórios obrigatórios.

Tabela 228.2 Resumo de recomendações selecionadas de violência por parceiro íntimo pela Organização Mundial de Saúde (OMS).[b]

CATEGORIA	RECOMENDAÇÃO	QUALIDADE DAS EVIDÊNCIAS	FORÇA DA RECOMENDAÇÃO
Cuidado centrado na mulher	Mulheres que revelam qualquer forma de violência por um parceiro íntimo (ou outro membro da família) devem receber apoio imediato dos médicos, no mínimo. Se os médicos não puderem fornecer esse suporte de primeira linha, eles devem garantir que outra pessoa (de sua unidade de saúde ou outro de fácil acesso) esteja imediatamente disponível para fazê-lo	Indireta	Forte (ou sólida)
Identificação de sobreviventes	Rastreamento universal não é recomendado	Baixa-moderada	Condicional
	Indagar sobre a exposição à VPI quando avaliar as condições que possam ser causadas ou complicadas pelos maus-tratos	Indireta	Forte (ou sólida)
	Informações por escrito sobre a VPI devem estar disponíveis em todos os ambientes de cuidados da saúde	Evidências não relevantes	Condicional

Tabela 228.2 Resumo de recomendações selecionadas de violência por parceiro íntimo pela Organização Mundial de Saúde (OMS).[b] *(continuação)*

CATEGORIA	RECOMENDAÇÃO	QUALIDADE DAS EVIDÊNCIAS	FORÇA DA RECOMENDAÇÃO
Atendimento às sobreviventes	Mulheres com transtornos mentais diagnosticados ou preexistentes ou relacionados à VPI devem receber cuidados de saúde mental prestados por profissionais de saúde com um bom entendimento da violência contra as mulheres	Indireta	Forte (ou sólida)
	TCC ou dessensibilização do movimento ocular e intervenções de reprocessamento fornecidas por profissionais da saúde com um bom entendimento da violência contra mulheres devem ser oferecidas às mulheres com TEPT que não estejam mais enfrentando violência	Baixa-moderada	Forte (ou sólida)
	Mulheres que passaram pelo menos uma noite em um abrigo, refúgio ou casa segura devem receber um programa estruturado de defesa, apoio e/ou capacitação	Baixa	Condicional
	Gestantes devem receber aconselhamento de empoderamento de breve a média duração (por profissionais da saúde mental com treinamento específico em VPI) e defesa/apoio de VPI, incluindo um componente de segurança	Baixa	Condicional
	Para crianças expostas à VPI em casa, deve ser oferecida intervenção psicoterapêutica	Moderada	Condicional
Treinamento de médicos	Treinamento em nível de pré-qualificação no apoio de primeira linha para mulheres que sofreram VPI deve ser dado aos profissionais de saúde (sobretudo médicos, enfermeiras e parteiras)	Muito baixa	Forte (ou sólida)
	Médicos que atendem mulheres devem receber treinamento em serviço integrado com treinamento em manejo de violência sexual	Baixa-moderada	Forte (ou sólida)
Política de saúde	Os cuidados para mulheres que enfrentam a VPI devem estar integrados nos serviços de saúde existentes em vez de um serviço independente	Muito baixa	Forte (ou sólida)
Relatórios obrigatórios	Relatórios obrigatórios para a polícia por médicos não são recomendáveis; os médicos devem se oferecer para relatar o incidente para as autoridades adequadas (incluindo a polícia) se a mulher estiver de acordo e ciente dos seus direitos	Muito baixa	Forte (ou sólida)

VPI = violência por parceiro íntimo; TCC = terapia cognitivo-comportamental; TEPT = transtorno de estresse pós-traumático.
Reproduzida de Feder G, Wathen CN, MacMillan HL. An evidence-based response to intimate partner violence: WHO guidelines. *JAMA* 2013;310:479-480.

PROGNÓSTICO

O prognóstico da VPI com e sem intervenção é incerto. Os ensaios clínicos de intervenção têm pequenas amostras e curto acompanhamento, e a maioria apresenta atrito substancial de participantes. No que diz respeito à "história natural" da condição envolvida, estudos de coorte são raros e estudos transversais são potencialmente enganosos. Em um acompanhamento de 3 anos de participantes que receberam uma intervenção advocatícia após deixar um abrigo, 36% foram agredidas pelo parceiro original ou por um novo parceiro nos 6 meses antes da entrevista. A diferença na revitimização em 2 anos entre a intervenção e os grupos de controle não persiste, mas ainda havia uma diferença significativa na qualidade de vida e apoio social nas mulheres recebendo a defesa de direitos. Em um estudo de coorte nos EUA, 37% dos participantes ainda estavam sofrendo maus-tratos após 3 anos e meio.

Grau A Recomendações de grau A

A1. Feltner C, Wallace I, Berkman N, et al. Screening for intimate partner violence, elder abuse, and abuse of vulnerable adults: evidence report and systematic review for the US Preventive Services Task Force. *JAMA*. 2018;320:1688-1701.

A2. Rivas C, Ramsay J, Sadowski L, et al. Advocacy interventions to reduce or eliminate violence and promote the physical and psychosocial well-being of women who experience intimate partner abuse. *Cochrane Database Syst Rev*. 2015;12:CD005043.

A3. Tirado-Muñoz J, Gilchrist G, Farre M, et al. The efficacy of cognitive behavioural therapy and advocacy interventions for women who have experienced intimate partner violence: a systematic review and meta-analysis. *Ann Med*. 2014;46:567-586.

A4. Arroyo K, Lundahl B, Butters R, et al. Short-term interventions for survivors of intimate partner violence: a systematic review and meta-analysis. *Trauma Violence Abuse*. 2017;18:155-171.

A5. Nesset MB, Lara-Cabrera ML, Dalsbo TK, et al. Cognitive behavioural group therapy for male perpetrators of intimate partner violence: a systematic review. *BMC Psychiatry*. 2019;19:1-13.

A6. Taft CT, Creech SK, Gallagher MW, et al. Strength at Home couples program to prevent military partner violence: a randomized controlled trial. *J Consult Clin Psychol*. 2016;84:935-945.

A7. Zaher E, Keogh K, Ratnapalan S. Effect of domestic violence training: systematic review of randomized controlled trials. *Can Fam Physician*. 2014;60:618-624.

A8. Sawyer S, Coles J, Williams A, et al. A systematic review of intimate partner violence educational interventions delivered to allied health care practitioners. *Med Educ*. 2016;50:1107-1121.

A9. Fellmeth GL, Heffernan C, Nurse J, et al. Educational and skills-based interventions for preventing relationship and dating violence in adolescents and young adults. *Cochrane Database Syst Rev*. 2013;6:CD004534.

A10. Jahanfar S, Janssen PA, Howard LM, et al. Interventions for preventing or reducing domestic violence against pregnant women. *Cochrane Database Syst Rev*. 2013;2:CD009414.

A11. Kiely M, El-Mohandes AA, El-Khorazaty MN, et al. An integrated intervention to reduce intimate partner violence in pregnancy: a randomized controlled trial. *Obstet Gynecol*. 2010;115:273-283.

A12. Hegarty K, O'Doherty L, Taft A, et al. Screening and counselling in the primary care setting for women who have experienced intimate partner violence (WEAVE): a cluster randomised controlled trial. *Lancet*. 2013;382:249-258.

A13. Feder G, Davies RA, Baird K, et al. Identification and Referral to Improve Safety (IRIS) of women experiencing domestic violence with a primary care training and support programme: a cluster randomised controlled trial. *Lancet*. 2011;378:1788-1795.

REFERÊNCIAS BIBLIOGRÁFICAS

As referências bibliográficas, bem como os outros materiais suplementares deste livro, encontram-se no GEN-10, nosso ambiente virtual de aprendizagem.

[b]N.R.T.: No Brasil, ver Norma técnica atenção humanizada às pessoas em situação de violência sexual com registro de informações e coleta de vestígios em https://bvsms.saude.gov.br/bvs/publicacoes/atencao_humanizada_pessoas_violencia_sexual_norma_tecnica.pdf.

SEÇÃO 21

DOENÇAS DO METABOLISMO ÓSSEO E MINERAL

229

ABORDAGEM AO PACIENTE COM DOENÇA ÓSSEA METABÓLICA

THOMAS J. WEBER

DIAGNÓSTICO

Anamnese

Os pacientes com doença óssea metabólica podem se apresentar ao médico de várias maneiras, desde assintomáticos até dor musculoesquelética incapacitante, dependendo da natureza do distúrbio subjacente. As condições mais comuns, osteoporose e hiperparatireoidismo primário, abrangem um espectro clínico que varia de assintomático (diagnosticado pela baixa densidade óssea e cálcio sérico elevado, respectivamente) a doença grave (fraturas e dor óssea).[1,2] As condições menos comuns, como osteomalacia, têm apresentações mais previsíveis. Na osteoporose, as fraturas dos ossos longos (úmero, parte distal do antebraço, fêmur e tíbia) são claramente evidentes, enquanto fraturas em outros locais (vértebras, costelas, pelve) podem não ser clinicamente aparentes (ver mais adiante e Capítulo 230). Os pacientes com osteomalacia podem se queixar de dor nos ossos profundos, embora muitas vezes seja difícil para eles distinguir essa dor da mialgia. Eles também podem relatar fraqueza muscular proximal que prejudica a capacidade de subir escadas. A deficiência de vitamina D, a causa mais comum de osteomalacia, também provoca queixas ósseas e musculares semelhantes. No hiperparatireoidismo, a fadiga autorrelatada ou induzida é uma queixa comum, junto com comprometimento discreto da cognição e da memória. Relato de nefrolitíase recorrente é uma característica do hiperparatireoidismo primário sintomático. Os pacientes com hipofosfatasia geralmente apresentam dor musculoesquelética e história pregressa de fraturas.[3]

Exame físico

Os pacientes podem apresentar sinais físicos de sua condição esquelética. A perda de altura de mais de 5 cm a partir de um valor máximo autorrelatado, medida acurada com um estadiômetro calibrado, pode sugerir fraturas de vértebras por compressão, que são clinicamente silenciosas em até 75% dos pacientes. Pode haver cifose torácica correspondente e dor à palpação ou percussão sobre o processo espinhoso pode sugerir uma fratura vertebral recente. A cifose torácica também se acompanha de características físicas quantificáveis, incluindo redução e aumento das distâncias da costela à pelve e da parede ao occipúcio, respectivamente, que podem ser acompanhadas clinicamente em pacientes e predizer significativamente a existência de fraturas vertebrais. O método para medir a distância entre a costela e a pelve é ilustrado na Figura 229.1. A distância entre a parede e o occipúcio é o espaço entre a parede e o osso occipital na cabeça quando um paciente fica de pé, com o calcanhar, as nádegas e as costas contra a parede: ela reflete o grau de cifose. Os pacientes também podem apresentar sinais de causas secundárias de osteoporose (p. ex., esclera azul na osteogênese imperfeita, bócio e proptose no hipertireoidismo, pletora facial e estrias roxas na síndrome de Cushing). Os pacientes com doença de Paget podem apresentar deformidade esquelética e calor nos locais afetados. Os pacientes com osteomalacia frequentemente apresentam dor à palpação sobre a tíbia ou outros ossos longos em decorrência da expansão do espaço subperiosteal por osteoide submineralizado com irritação do nervo periosteal resultante. Esses pacientes também podem ter marcha com base alargada e "bamboleante" em razão da dor. Os pacientes com hiperparatireoidismo podem ter dor à palpação nos flancos se houver nefrolitíase ativa e raramente apresentam calcificação corneana se a hipercalcemia for grave e duradoura. Esses pacientes raramente apresentam um adenoma de glândula paratireoide palpável. Se existente, no entanto, um diagnóstico de carcinoma da glândula paratireoide deve ser considerado.

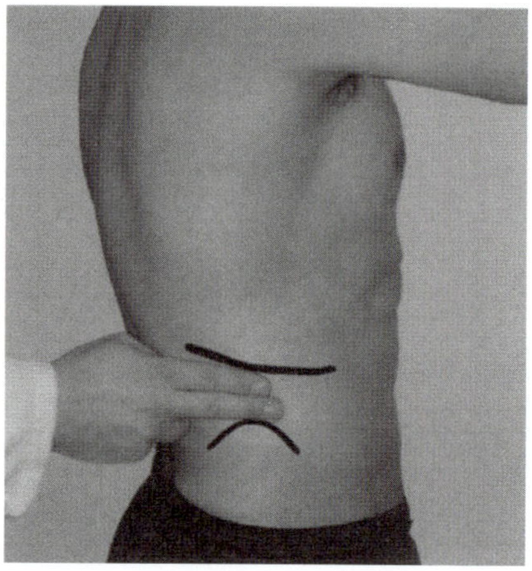

FIGURA 229.1 **Método de avaliação da distância costela-pelve.** Enquanto está de pé atrás do paciente, o examinador segura as mãos verticalmente e as posiciona no espaço entre a margem inferior das costelas e a superfície superior da pelve na linha axilar média. A distância vertical é então medida em dedos transversos.

Investigações laboratoriais e radiológicas

Os estudos laboratoriais são um complemento útil na avaliação da doença óssea metabólica, embora sua especificidade dependa um pouco da doença em questão. Em particular, os estudos realizados na investigação da osteoporose geralmente não são apenas diagnósticos, mas dão suporte a etiologias secundárias que contribuem para a perda óssea. Os exemplos incluem o hormônio tireoestimulante (TSH), 25(OH)D e níveis de testosterona (Tabela 229.1). Além dessa investigação superficial, outros exames também podem ser necessários conforme indicado clinicamente e em indivíduos com maior déficit de densidade óssea na absorciometria por raios X de dupla energia (DEXA) do que o esperado para a idade (ver mais adiante e Capítulo 230).[4] Em contrapartida, o diagnóstico de outras condições é mais seguro com base em estudos bioquímicos anormais, como a fosfatase alcalina (elevada na doença de Paget e deprimida na hipofosfatasia), o fósforo sérico (anormal em distúrbios do metabolismo 5 do fator de crescimento de fibroblastos 23) e o paratormônio (PTH está elevado no hiperparatireoidismo). Estudos mais sofisticados que visam a um diagnóstico específico devem ser baseados na anamnese e no exame físico (p. ex., testagem genética para hipofosfatasia ou osteogênese imperfeita). Os marcadores de renovação óssea, que são produtos celulares da formação e da reabsorção ósseas que podem ser medidos no sangue e na urina dos pacientes, fornecem informações não invasivas sobre a renovação esquelética (ou seja, alta ou baixa), mas não podem ser usados para fins de diagnóstico. Eles também apresentam variabilidade biológica e de medição inaceitável que impede sua utilidade clínica neste momento.

Os estudos radiológicos são essenciais para o diagnóstico e o tratamento desses pacientes. Como o evento clínico mais comum é a fratura, radiografias simples dos locais do esqueleto envolvidos são frequentemente indicadas. É importante notar que as radiografias são relativamente insensíveis na identificação de fraturas por estresse e, além disso, as alterações nas radiografias podem ser encontradas horas ou dias após a fratura. Portanto, modalidades adicionais e mais sensíveis podem ser empregadas, incluindo tomografia computadorizada (TC) e ressonância magnética, para confirmar uma fratura. Esses estudos também revelam padrões característicos de envolvimento esquelético em certas condições (p. ex., doença de Paget). A cintilografia óssea de corpo inteiro com o radioisótopo tecnécio-99m é o exame mais sensível para identificar um processo esquelético ativo, mas não é específica quanto à natureza do processo subjacente (p. ex., fratura,

Tabela 229.1 Investigação laboratorial da osteoporose.

TODOS OS PACIENTES COM OSTEOPOROSE/OSTEOPENIA	CONFORME INDICADO CLINICAMENTE
Creatinina sérica, cálcio, proteína total, albumina, fósforo, fosfatase alcalina, provas de função hepática	Eletroforese de proteínas séricas e urinárias (SPEP e UPEP) (se a razão proteína total/albumina for > 2,0)
Hemograma completo	Paratormônio intacto
Hormônio tireoestimulante	Cortisol na urina de 24 h
Cálcio e creatinina na urina de 24 h	Painel celíaco (anticorpos antigliadina/antiendomísio)
25(OH)D sérica	Testosterona matinal em jejum (homens)

infecção, malignidade). Talvez mais amplamente utilizada e crítica para o tratamento da osteoporose é a determinação da densidade mineral óssea (DMO), geralmente por DEXA. Conforme detalhado no Capítulo 230, a DEXA é um exame não invasivo de baixa radiação da coluna vertebral, da parte proximal do fêmur e da parte distal do antebraço que pode ser usado para fazer avaliações seriadas da probabilidade de fratura futura[6] e para identificar e subsequentemente acompanhar a resposta à terapias farmacológicas ou conservadoras. Finalmente, embora raramente necessária, a biopsia óssea transcortical da crista ilíaca marcada com tetraciclina, com subsequente análise histomorfométrica, pode ser útil no manejo dos pacientes. A biopsia óssea, que geralmente é realizada por um cirurgião ortopédico sob sedação consciente, pode ser indicada para orientar o manejo em pacientes com fragilidade óssea excessiva que não possa ser adequadamente caracterizada por meios não invasivos (p. ex., pacientes com osteodistrofia renal, suspeita de osteomalacia, fraturas com DMO normal por DEXA).

TRATAMENTO

O manejo de pacientes com doença óssea metabólica geralmente é direcionado pelo processo mórbido, embora haja alguns aspectos unificadores do tratamento. A ingestão adequada de cálcio e vitamina D, geralmente por meio de uma combinação de dieta e suplementos, é recomendada para pacientes com osteoporose. A vitamina D em alta dosagem é indicada para osteomalacia relacionada a níveis baixos de vitamina D. O fósforo em combinação com análogos da vitamina D (ou seja, calcitriol) é necessário para curar a osteomalacia e viabilizar o crescimento longitudinal normal em crianças e adolescentes e para promover a mineralização e curar fraturas por estresse em adultos com certas condições osteomalácicas (p. ex., raquitismo hipofosfatêmico ligado ao X e tumor induzido por osteomalacia). A sustentação de peso e exercícios resistidos também são recomendados para pacientes com osteoporose, embora o parecer do fisioterapeuta possa ser indicado em pacientes com alto risco de fratura (fraturas anteriores, quedas frequentes). Bisfosfonatos orais e parenterais constituem a terapia de primeira linha para pacientes com osteoporose e doença de Paget, em razão do efeito anticatabólico da excessiva reabsorção óssea osteoclástica subjacente a essas doenças. Além disso, outros medicamentos antirreabsortivos, como raloxifeno e denosumabe, são aprovados pela FDA para o tratamento da osteoporose. Os bisfosfonatos e o denosumabe parenterais também são efetivos no combate a doenças ósseas relacionadas a processos malignos (p. ex., câncer de mama metastático, mieloma múltiplo). Finalmente, os agentes anabólicos ósseos teriparatida e abaloparatida, que são o paratormônio recombinante e os análogos peptídicos relacionados ao paratormônio, respectivamente, são úteis no aumento da densidade óssea e na redução do risco de fratura em pacientes com osteoporose grave, definida como DMO muito baixa, alto risco de fratura e/ou fraturas múltiplas. Os fármacos mais novos em desenvolvimento direcionados para alvos identificados mais recentemente da fisiologia óssea (p. ex., a via Wnt na formação óssea), bem como distúrbios específicos em doenças menos comuns (p. ex., anticorpo monoclonal anti-FGF-23 na hipofosfatemia ligada ao X), sem dúvida melhorarão ainda mais o manejo de pacientes com doença óssea metabólica.

REFERÊNCIAS BIBLIOGRÁFICAS

As referências bibliográficas, bem como os outros materiais suplementares deste livro, encontram-se no GEN-10, nosso ambiente virtual de aprendizagem.

230 OSTEOPOROSE

THOMAS J. WEBER

DEFINIÇÃO

A osteoporose é definida como um distúrbio esquelético caracterizado pelo comprometimento da resistência óssea, predispondo a risco aumentado de fratura. Os resultados clínicos pertinentes desta doença incluem fraturas, dor óssea, perda de altura e deformidade física. Esta definição foi desenvolvida pelo National Institutes of Health, em 2000, para ajudar os médicos a diagnosticar e tratar melhor os pacientes com a doença. O conceito de resistência óssea é fundamental para compreender o distúrbio, porque os pacientes que sofrem uma fratura osteoporótica ou por fragilidade podem ou não ter osteoporose pelos critérios de densidade mineral óssea (DMO). A Organização Mundial da Saúde OMS) define a *osteoporose* como a DMO que é igual ou maior que 2 desvios padrões (DP) abaixo daquela presente em um indivíduo médio no pico de massa óssea (geralmente com idade entre 20 e 30 anos, dependendo do local do esqueleto medido). No entanto, está bem estabelecido que a maioria das fraturas por fragilidade, que são definidas como fraturas que ocorrem a partir da energia transmitida por uma queda a partir da altura em pé ou menor, ocorrem em indivíduos que apresentam DMO baixa (*osteopenia*) ou mesmo normal. (Osteopenia, ou baixa densidade óssea, é definida como a DMO entre −1,0 e −2,5 DP abaixo da média normal para um indivíduo jovem.) Essa observação é consistente com a falta de um limite de DMO específico para fratura. Dadas essas observações, fica claro que outros fatores também devem influenciar significativamente o risco de fratura. Certamente, quedas e lesões traumáticas são um fator de risco independente e significativo para fraturas. Excluindo quedas e traumatismo, no entanto, até o momento, os estudos também identificaram fatores qualitativos que são essenciais para a resistência óssea, incluindo microarquitetura esquelética, renovação óssea, acúmulo de danos (p. ex., microfraturas) e padrão ou grau de mineralização. Novas tecnologias estão atualmente em desenvolvimento para melhorar nossa compreensão a respeito de como essas mudanças qualitativas no osso comprometem a força esquelética, incluindo a tomografia computadorizada quantitativa periférica de alta resolução (HR-pQCT) e a imagem de ressonância magnética (IRM) de alta resolução (Figura 230.1).[1] Embora promissoras, essas técnicas mais recentes não estão amplamente disponíveis. Mais importante, elas não melhoraram a previsão de fraturas até agora em relação aos fatores de risco conhecidos e à DMO. De fato, a disponibilidade e a ampla aplicação de ferramentas de previsão de fratura baseadas na internet, como FRAX®, que incorporam fatores de risco clínicos aditivos e independentes para fratura com ou sem DMO do colo femoral, são atualmente usadas para identificar indivíduos em risco e com maior probabilidade de se beneficiarem de tratamento para prevenir fraturas por fragilidade.

EPIDEMIOLOGIA

Aproximadamente metade das mulheres brancas desenvolverá uma fratura relacionada à osteoporose durante a vida,[2] o que é maior do que o risco de câncer de mama, ataque cardíaco e derrame combinados. Além disso, um em cada cinco homens também sofrerá fraturas. Mais de 2 milhões de fraturas ocorrem anualmente nos EUA, a um custo direto total estimado de US$ 17 bilhões. Quase três quartos deles ocorrem em mulheres, com a maioria afetando mulheres brancas. No entanto, não há exclusões étnicas para o desenvolvimento do transtorno. O local mais comum de fratura osteoporótica é a coluna vertebral, sendo responsável por mais de 750 mil fraturas anualmente. As fraturas do fêmur proximal, que desproporcionalmente conferem um custo maior do que outras fraturas osteoporóticas, respondem por 14% das fraturas incidentes, mas quase três quartos dos custos. Os locais adicionais de fratura incluem antebraço distal, úmero proximal e pelve, com os dois últimos ocorrendo mais comumente em

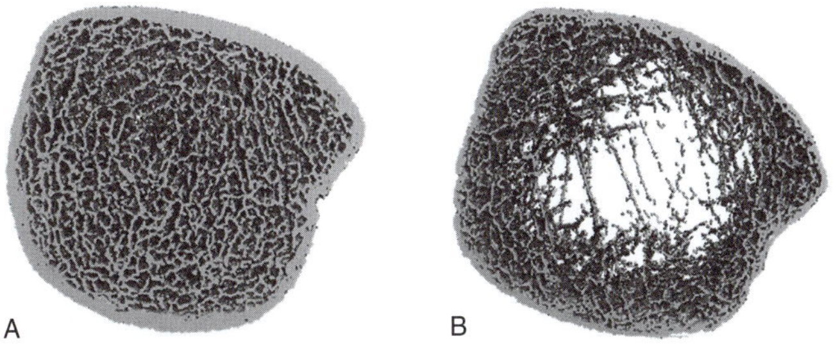

FIGURA 230.1 **Tomografia computadorizada periférica de alta resolução (Xtreme CT) da tíbia distal em indivíduos com densidade mineral óssea normal (A) e osteoporose grave (B). A deterioração na arquitetura trabecular com número trabecular reduzido, afinamento trabecular, espaçamento trabecular aumentado, afinamento cortical generalizado e porosidade cortical aumentada é facilmente apreciável no indivíduo osteoporótico. (De Griffith JF, Genant HK. New advances in imaging osteoporosis and its complications. *Endocrine*. 2012;42:39-51.)**

idosos. O risco de fratura aumenta acentuadamente com a idade, embora o padrão de risco de fratura seja diferente de acordo com a localização do esqueleto. O risco de fraturas de Colles aumenta até meados dos 60 anos e, em seguida, estabiliza, enquanto o risco de fraturas de quadril aumenta exponencialmente em mulheres após os 65 anos. O risco de fratura vertebral aumenta mais cedo do que no quadril, embora muitas fraturas da coluna vertebral não sejam clinicamente aparentes e só sejam identificadas por meio de avaliação radiográfica. Embora clinicamente silenciosas, essas fraturas conferem um risco independente significativo para fraturas futuras, particularmente se forem de ocorrência recente. Aos homens também é atribuído um aumento independentemente da idade no risco de fratura, embora o aumento na incidência geralmente fique pelo menos 5 a 10 anos atrás das mulheres (Figura 230.2). A razão para a diferença baseada no gênero na incidência de fraturas provavelmente está relacionada às diferenças anatômicas. Especificamente, embora homens e mulheres tenham densidade óssea volumétrica semelhante em determinado local do esqueleto, o tamanho do osso é maior nos homens do que nas mulheres e confere uma proteção mecânica independente contra fratura. No entanto, a contribuição independentemente da idade para o risco de fratura necessariamente prediz maior morbidade e custo relacionado à osteoporose em homens mais velhos, bem como em mulheres, com um aumento apenas nos EUA até o ano de 2025 para mais de 3 milhões de fraturas, com taxa anual associada ao custo de US$ 25,3 bilhões. Apesar dessas previsões calamitosas, dados recentes sugerem que menos de um terço das mulheres que sofrem uma fratura de quadril por traumatismo de baixo impacto se submetem à medição da massa óssea ou iniciam o tratamento farmacológico antifratura, ressaltando a necessidade de melhora significativa na prestação de cuidados para a osteoporose.[3]

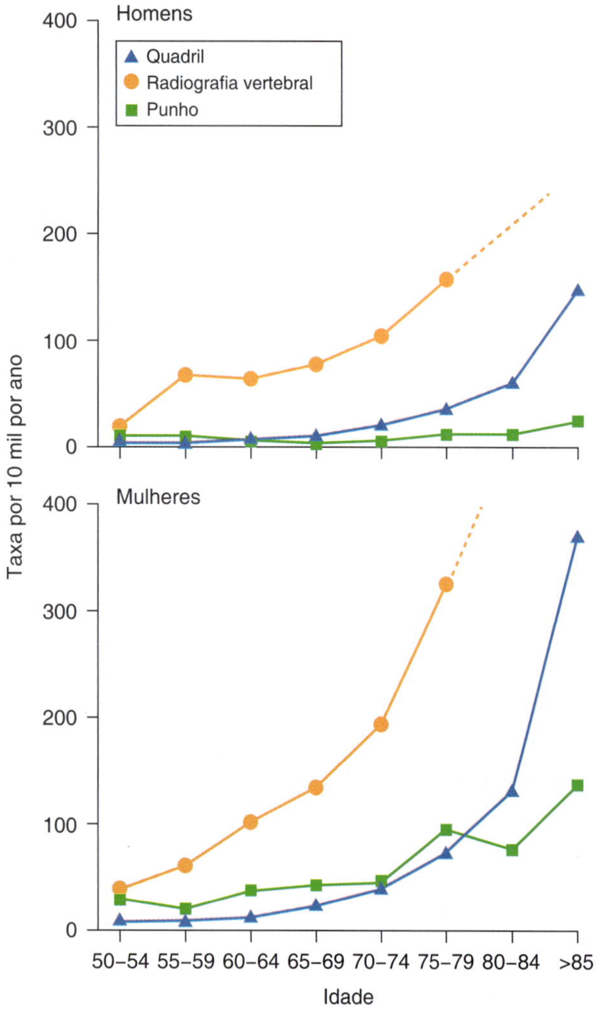

FIGURA 230.2 **Incidência específica por idade e sexo de fraturas radiográficas vertebrais, de quadril e do antebraço distal.** (Dados derivados a partir de European Prospective Osteoporosis Study and General Practice Research Database; a partir de Sambrook P, Cooper C. Osteoporosis. *Lancet*. 2006;367:2010-2018.)

Também existem diferenças étnicas e geográficas significativas na taxa de fraturas osteoporóticas. Os afro-americanos têm risco menor de fratura osteoporótica ao longo da vida – aproximadamente a metade dos brancos. As diferenças no tamanho do osso, a microarquitetura óssea (trabéculas mais espessas em negros), composição corporal, absorção de cálcio na juventude e expectativa de vida são razões potenciais para essa observação. Os asiático-americanos e hispânicos têm um risco de fratura intermediário entre o de brancos e negros, apesar de o primeiro ter uma DMO que geralmente se aproxima à dos brancos. Na verdade, o risco de fratura de quadril em homens e mulheres de origem asiática dos EUA é igual ou inferior ao de negros no mesmo país. Os dados dos EUA também são consistentes com a experiência global, porque as taxas de fratura de quadril na China são menores do que as observadas nos EUA, apesar da densidade óssea semelhante no quadril. As diferenças na geometria do quadril, atividade física e dieta têm sido propostas como possíveis explicações. Apesar disso, as taxas de fratura de quadril têm realmente aumentado no Extremo Oriente, enquanto diminuem nos EUA por motivos ainda não comprovados. Mudar os padrões de nutrição e atividade física pode ser responsável pela primeira observação, embora a última permaneça até agora inexplicada. Com base nos dados mais recentes, no entanto, há evidências de que o declínio observado nas taxas de fratura de quadril nos EUA se estabilizou, talvez, em parte, em razão dos declínios concomitantes na DMO do colo do fêmur.[4]

BIOPATOLOGIA

Fisiologia óssea normal

A DMO em adultos é determinada pela magnitude da aquisição óssea durante a adolescência e a idade adulta jovem e a taxa de perda óssea que se segue. Esses processos são geralmente chamados de modelagem e remodelação óssea, respectivamente. Os fatores hereditários, incluindo gênero e etnia, são responsáveis por 60 a 80% da variabilidade no desenvolvimento do esqueleto, incluindo pico de massa óssea, tamanho e geometria óssea, embora a nutrição, o estilo de vida e outros fatores também tenham impacto significativo. O pico de massa óssea é alcançado na maioria dos indivíduos por volta dos 20 anos e difere no tempo de acordo com a localização do esqueleto (idades de 18 a 20 anos para o fêmur proximal, 25 a 30 anos para a coluna). A modelagem do esqueleto ocorre durante esse período e representa um verdadeiro aumento da massa óssea e do tamanho do osso por meio da ossificação endocondral do esqueleto axial e aposição periosteal do esqueleto apendicular.

Para compreender melhor a fisiopatologia subjacente da osteoporose, deve-se primeiramente apreciar o conceito de remodelação óssea. A remodelação esquelética é um processo finamente orquestrado de reabsorção óssea e subsequente formação. É uma função fisiológica necessária que resulta no reparo do osso danificado e na redistribuição do esqueleto para se adaptar às mudanças no estresse mecânico e fornecer cálcio para a circulação sistêmica para processos celulares críticos. As evidências recentes sugerem que o osteócito, responsável por 90 a 95% de todas as células ósseas, é a célula crítica que regula a reabsorção e a formação. Os osteócitos são derivados de osteoblastos, que estão incorporados na matriz óssea. Durante essa fase de maturação, essa célula "osteoide-osteócito" secreta e calcifica ativamente o material da matriz óssea. Além disso, os osteócitos maduros dentro do osso contêm processos dendríticos que podem regular diretamente o recrutamento de osteoblastos e a formação óssea. Estudos recentes também sugerem que os osteócitos maduros podem formar um novo osso dentro de suas lacunas. Além disso, os osteócitos produzem proteínas que regulam a mineralização, incluindo fatores positivos (PHEX, DMP-1) e negativos (FGF-23).

Os osteócitos também regulam a reabsorção óssea, tanto diretamente, por meio da apoptose próxima às microfissuras esqueléticas ou danos por fadiga com necessidade de reparo, quanto indiretamente, a partir do aumento do pré-osteoblasto ou do desenvolvimento das células estromais mesenquimais. (As células mesenquimais do estroma também podem se desenvolver em adipócitos, condrócitos e células musculares, dependendo dos estímulos de desenvolvimento.) Esses eventos resultam em produção, expressão e liberação de citocinas críticas para o recrutamento e desenvolvimento de osteoclastos, incluindo interleucina-1 (IL-1), IL-6, osteoprotegerina (OPG) e ativador do receptor do fator nuclear-κB ligante (RANKL). O receptor cognato para RANKL, RANK, é expresso na superfície do osteoclasto em desenvolvimento e maduro, que, por sua vez, é um derivado de células da linhagem monócito-macrófago. O RANKL é um determinante crítico do recrutamento, desenvolvimento e sobrevivência de osteoclastos, de modo que a interrupção da sinalização de RANKL resulta em distúrbios da densidade óssea com alta fragilidade (p. ex., osteopetrose). A OPG, que também é produzida por pré-osteoblastos, é um receptor chamariz para RANK que se liga a RANKL, impedindo a ligação de RANKL a RANK e, portanto, servindo como um supressor endógeno da função dos osteoclastos. Em essência, RANKL/OPG representam um paradigma *yin/yang*, no qual a biologia dos osteoclastos e a reabsorção óssea são reguladas e controladas de forma intrincada (e-Figura 230.1).

Fatores que afetam o pico da massa óssea e a remodelação

Conforme mencionado, o pico de massa óssea é alcançado na terceira década. Estudos longitudinais em crianças e adolescentes sugerem que fatores hormonais, nutricionais e genéticos são importantes nesse processo. A influência hereditária é o determinante mais importante e, até o momento, o menos bem compreendido. O hormônio de crescimento e os hormônios sexuais desempenham papéis críticos no crescimento do esqueleto apendicular (ossos longos) e axial (vértebras), com o primeiro amadurecendo mais cedo do que o último (fim da puberdade *versus* idade adulta jovem). Os homens têm ossos maiores como resultado da maior expansão periosteal do osso (superfície externa do osso) em relação ao que ocorre nas mulheres. As evidências atuais apoiam um efeito positivo do exercício e da carga sobre o tamanho ósseo e a densidade mineral, embora um benefício potencial antifratura subsequente mais tarde na vida adulta não esteja provado. Má nutrição e doenças concomitantes também podem afetar o acúmulo ósseo, principalmente por meio de atraso no início e progressão da puberdade, embora os estudos apoiem um potencial de crescimento de "recuperação", que depende do grau de agressão e do momento da resolução.

Embora todos esses fatores sejam importantes, os fatores genéticos parecem ser responsáveis por 60 a 80% da variação no pico de DMO. Os estudos de associação do genoma identificaram 62 *loci* distintos, que estão significativamente associados à DMO. Além disso, tornou-se claro que a determinação genética da DMO é relativamente específica do sítio esquelético (e-Figura 230.2).[5] Três conhecidas vias obrigatórias do metabolismo ósseo foram identificadas por estudos de associação do genoma: Wnt, RANK-RANKL-OPG e ossificação endocondral. O caminho RANK foi discutido anteriormente. A via de sinalização Wnt é obrigatória para a formação óssea, em razão de seu papel na proliferação e diferenciação dos osteoblastos. A ossificação endocondral, um processo que envolve a placa de crescimento da cartilagem e subsequente ossificação do esqueleto cartilaginoso, é dependente de fatores de transcrição (SOX6, RUNX2) e proteínas (peptídios relacionados ao hormônio da paratireoide, sialoproteína 2 óssea e osteopontina), que são necessários para o desenvolvimento da placa de crescimento da cartilagem, mineralização da matriz óssea e diferenciação de osteoblastos. Todas as três vias agora são alvo de tratamentos existentes e em desenvolvimento para a osteoporose.

Em adultos, a remodelação óssea é um processo fisiológico por meio do qual ocorrem o reparo esquelético e a adaptação às mudanças no estresse biomecânico. O ciclo de remodelação óssea ocorre na unidade multicelular básica que, por sua vez, é composta de osteoclastos de reabsorção óssea, osteoblastos formadores de osso, células de revestimento ósseo e osteócitos embutidos e é o aparelho que facilita a remodelação (e-Figura 230.3). Após os 30 anos, esse processo é razoavelmente compatível, resultando em taxas de perda óssea de apenas 0,3 a 0,5% ao ano, da terceira até a quinta década de vida. À medida que os indivíduos envelhecem, as incompatibilidades na remodelação óssea, seja em decorrência de formação reduzida, maior reabsorção ou uma combinação de ambas, resultam em maiores taxas de perda óssea. Mudanças biológicas, como menopausa e envelhecimento, doenças sistêmicas, vícios pessoais e medicamentos (principalmente os glicocorticoides), podem contribuir para esse desequilíbrio. Além disso, há evidências de que fatores genéticos influenciam as taxas de perda óssea e fratura,[6] mesmo que as informações atuais não sejam adequadas para um verdadeiro perfil genético.[7]

Mecanismos de perda óssea

Perda óssea "natural" e relacionada ao envelhecimento

A taxa de perda óssea líquida acelera durante as últimas décadas em razão de uma série de fatores. Talvez mais importante para as mulheres, as taxas de perda óssea aumentam substancialmente na perimenopausa e nos primeiros anos da pós-menopausa, chegando a perdas de 1 a 5% ao ano. Infelizmente, atualmente não há marcadores biológicos que ajudem a determinar quais mulheres *a priori* são "perdedoras rápidas". A perda óssea é mais lenta em mulheres obesas, provavelmente em decorrência de níveis mais elevados de estrogênio assegurados pela produção por meio da aromatização no tecido adiposo. Um declínio no estrogênio circulante é o principal responsável pela perda óssea após a menopausa natural e cirúrgica, que é mediada principalmente por regulação positiva de citocinas (mais notavelmente RANKL) e aumento resultante em número, atividade e profundidade dos locais de reabsorção óssea mediados por osteoclastos. Além disso, a produção de OPG é diminuída, amplificando ainda mais a reabsorção óssea, embora a reposição de estrogênio possa restaurar a produção de OPG enquanto reduz a expressão de RANKL e, assim, ajudar a mitigar a perda óssea durante esse período. Embora a reabsorção e a formação óssea ocorram sequencialmente durante esse período, a reabsorção ultrapassa a formação em razão da potencialização da primeira, auxiliada pela liberação de citocinas solúveis, resultando em desacoplamento significativo da remodelação óssea e perda óssea acelerada. Felizmente, esta fase de rápida perda óssea é normalmente limitada a 5 a 7 anos na maioria das mulheres. Por fim, há evidências emergentes para a regulação do acoplamento entre formação e reabsorção óssea por outros fatores no microambiente ósseo (p. ex., fator de crescimento transformador-β1, esfingosina 1-fosfato) que poderiam ser explorados terapeuticamente para benefício esquelético no futuro.

Causas secundárias e impacto clínico da perda óssea

A perda óssea também ocorre como resultado de processos secundários, como doenças e medicamentos. Na verdade, esses processos são identificáveis em mais de um quarto dos indivíduos com osteoporose e podem ser mais prováveis com graus maiores de déficit esquelético. Uma lista de causas secundárias de osteoporose, usando uma abordagem baseada em sistemas, é detalhada na Tabela 230.1. Como esperado, distúrbios endócrinos, incluindo hipogonadismo e síndrome de Cushing, predominam. No entanto, a perda óssea em várias condições é mediada indiretamente por efeitos colaterais no metabolismo da vitamina D (p. ex., má absorção, doença hepática crônica) e é o caso também com certos medicamentos (fármacos antiepilépticos fenitoína e fenobarbital). No caso de deficiência de vitamina D, a submineralização do osso pode confundir o quadro clínico de perda óssea (Capítulo 231) e deve ser considerada, primeiro, antes do início dos medicamentos ativos para os ossos (ver mais adiante). Raramente, as doenças malignas podem ser a principal causa da osteoporose, sendo o melhor exemplo o mieloma múltiplo (Capítulo 178). O mieloma causa perda óssea por meio do desacoplamento da reabsorção e formação óssea. Os medicamentos também causam perda óssea por meio da ativação osteoclástica e da inibição osteoblástica. A redução da formação óssea é o mecanismo pelo qual os glicocorticoides causam perda óssea, tanto por meio da administração exógena quanto da superprodução endógena.[8] Trabalhos anteriores confirmaram a redução da função e sobrevivência dos osteoblastos e dos osteócitos como o principal mecanismo da osteoporose induzida por glicocorticoides. A anorexia nervosa provavelmente interfere no efeito anabólico do fator de crescimento semelhante à insulina I sobre os ossos. O excesso de álcool parece suprimir a função dos osteoblastos, talvez direta e indiretamente por meio da desnutrição associada, mas também pode causar perda óssea por hipogonadismo, o que resulta em renovação óssea acelerada. Por fim, doenças do tecido conjuntivo, relativamente raras, como osteogênese imperfeita e síndrome de Marfan, aumentam a fragilidade esquelética em razão de distúrbios na matriz esquelética e integridade mecânica, em vez da remodelação óssea alterada.

O impacto clínico resultante da perda óssea e a persistência do efeito dependem de uma série de fatores, tanto potencialmente modificáveis quanto não modificáveis. A idade em que ocorre a perda óssea (p. ex., adulto jovem × 80 anos) afeta a capacidade de recuperar a DMO com resolução ou tratamento da condição (pessoas mais jovens têm recuperação mais robusta em comparação com pessoas idosas) e também parece determinar a resposta a condições de reabsorção óssea acelerada (p. ex., imobilização) ou formação óssea reduzida (p. ex., glicocorticoides). Hipotética, e paralelamente a essa observação, a resposta da DMO ao tratamento geralmente é mais pronunciada em indivíduos com taxas mais altas de renovação óssea, provavelmente refletindo, em certa medida, um "preenchimento" do espaço de remodelação óssea. O estágio da menopausa nas

Tabela 230.1 Causas secundárias da osteoporose.

ALTERAÇÕES ENDÓCRINAS
Hipogonadismo: feminino e masculino
Hipercortisolismo: endógeno e exógeno
Hipertireoidismo
Hiperparatireoidismo
Hipercalciúria idiopática
Diabetes melito: tipo 1 e tipo 2
ALTERAÇÕES NUTRICIONAIS E GASTRINTESTINAIS
Má absorção: doença celíaca, desvio gastrintestinal
Deficiência de vitamina D
Cirrose (incluindo cirrose biliar primária)
Insuficiência pancreática
Doença inflamatória intestinal
Fibrose cística
Anorexia nervosa, bulimia
ALTERAÇÕES HEMATOLÓGICAS E ONCOLÓGICAS
Mieloma múltiplo
Anemia hemolítica
Hemoglobinopatias: talassemia, célula falciforme
Neoplasias mieloproliferativas
Metástases esqueléticas
Doença de Pompe
Mastocitose
ALTERAÇÕES DO TECIDO CONJUNTIVO E METABÓLICAS
Osteogênese imperfeita
Síndrome de Ehlers-Danlos
Síndrome de Marfan
Homocistinúria
Doença de Gaucher
Doença de Pompe
MEDICAMENTOS E OUTRAS SUBSTÂNCIAS
Glicocorticoides
Inibidores de aromatase
Tiroxina (excessiva)
Antiepilépticos
Heparina
Agonistas do hormônio liberador de gonadotrofina (GnRH)
Acetato de medroxiprogesterona
Imunossupressores: tacrolimo, ciclosporina
Quimioterapia
Inibidores seletivos da recaptação de serotonina*
Inibidores da bomba de prótons*
Tiazolidinedionas*
Inibidores do cotransportador sódio-glicose 2*
Álcool
DIVERSOS
Artrite reumatoide
Imobilização
Osteoporose juvenil
Osteoporose associada à gravidez

*Quando associados entre si.

mulheres também influencia a taxa de perda óssea, conforme descrito anteriormente, com maiores taxas de declínio ocorrendo nos primeiros 5 a 7 anos após a cessação da menstruação (Capítulo 227). A deficiência concomitante de vitamina D e o hiperparatireoidismo secundário resultante também potencializam as taxas de perda de DMO, particularmente em idosos; acredita-se que este seja o principal fator que contribui para o aumento da incidência de fratura de quadril nesse grupo. O uso excessivo de tabaco e álcool também pode acelerar a perda óssea, em razão de efeitos globais que incluem redução dos hormônios sexuais, alteração do metabolismo do cálcio e perda de peso e fragilidade, resultando em remodelação óssea desacoplada. Portanto, uma apreciação distinta do contexto clínico é crítica para definir uma abordagem apropriada de diagnóstico e tratamento para pacientes com osteoporose.

MANIFESTAÇÕES CLÍNICAS

Historicamente, a osteoporose era diagnosticada em um indivíduo que apresentava traumatismo de baixo impacto ou fratura por fragilidade, geralmente das vértebras ou do quadril. As imagens clássicas de mulheres com a chamada "corcunda de viúva" ou deformidade cifótica eram representações comuns da doença. Atualmente, no entanto, a doença é apreciada tanto por suas manifestações clínicas quanto subclínicas, em decorrência do advento dos testes de densidade óssea e da constatação de que muitas fraturas vertebrais são clinicamente silenciosas. Essa abordagem é semelhante aos paradigmas que identificam um marcador substituto para o diagnóstico e a estratificação de risco, como hipertensão para acidente vascular encefálico (AVE) e hiperlipidemia para infarto agudo do miocárdio (IAM).

Uma história de fratura por fragilidade é fortemente sugestiva de osteoporose, embora haja evidências de que uma história de fraturas por traumatismo de alto impacto também identifique indivíduos com baixa DMO e aqueles com maior risco de fraturas por traumatismo de baixo impacto. A National Osteoporosis Foundation (NOF) considera as fraturas da coluna vertebral, do fêmur proximal, do antebraço distal e do úmero proximal como "principais" fraturas osteoporóticas, embora outros locais do esqueleto também sejam propensos a fraturas por fragilidade. Isso inclui a pelve, as costelas e a tíbia proximal, embora haja controvérsias sobre se as fraturas do tornozelo devem ser consideradas como tal. As fraturas da coluna vertebral geralmente ocorrem na região torácica média até a região lombar inferior, com maior frequência em T11 a L2.[9] Os pacientes frequentemente apresentam-se após uma queda ou um evento de carregamento com flexão espinal, no qual podem ouvir um "estalo" e reclamar de dor aguda na linha média, que pode irradiar para os flancos. Os pacientes também podem apresentar queixas de "cansaço" nas costas, que melhora com a posição sentada ou deitada. Este sintoma está provavelmente relacionado a fraqueza paravertebral ou espasmo da curvatura anormal da coluna vertebral, que ocorre com a compressão vertebral crônica. A dor nas costas pode comumente estar relacionada a outra patologia, como doença degenerativa do disco e da coluna, que está concomitantemente presente. É importante notar isso porque a baixa massa óssea por si só não causa dor, a menos que seja decorrente da osteomalacia (ver mais adiante). As fraturas vertebrais também podem ocorrer sem sintomas agudos, conforme observado posteriormente. Em contraste, os eventos de fratura não vertebral são sempre clinicamente evidentes. As fraturas de quadril geralmente ocorrem com quedas, embora raramente possam ocorrer com força limitada, como torção.

O exame físico também pode indicar a presença de osteoporose e fraturas associadas, bem como potencialmente identificar processos secundários subjacentes que contribuem para a doença. Perda de altura medida, confirmada ao se usar um dispositivo calibrado, como um estadiômetro, de mais de 4 cm desde a altura máxima de adulto jovem, é sugestiva de fraturas vertebrais anteriores. A perda de altura também ocorre com a escoliose e o envelhecimento (aproximadamente 0,8 cm de altura é perdido por década após os 50 anos). Uma deformidade cifótica da coluna torácica superior pode estar presente, embora seja importante distingui-la da lordose cervical acentuada com proeminência associada da T1. A dor espinal à palpação e à percussão pode ocorrer com uma fratura por compressão vertebral aguda. Sensibilidade palpável nos ossos longos pode sugerir osteomalacia subjacente, em razão da expansão periosteal e irritação do nervo. A redução da distância costela-pelve e o aumento da distância da parede occipital também estão relacionados com fraturas vertebrais.

Além da história e do exame físico, os achados radiológicos podem identificar a presença de osteoporose, às vezes um tanto disfarçadamente. Radiografias simples podem detectar a perda óssea por meio da acentuação das estrias verticais nas radiografias da coluna, que representam a perda das trabéculas horizontais, embora isso geralmente indique perda de DMO de, pelo menos, 25% ou mais. Podem estar presentes cifose e fraturas por compressão, e os pacientes muitas vezes desconhecem as deformidades porque quase três quartos dessas fraturas ocorrem sem dor aguda. Além disso, o relato radiológico dessas fraturas é inconsistente, sugerindo que, se possível, o clínico deve revisar as radiografias de tórax laterais digitalizadas e até mesmo as radiografias de reconhecimento laterais, frequentemente disponíveis a partir da tomografia computadorizada (TC) para identificar essas fraturas (Figura 230.3). Isso é fundamental para o manejo ideal, dado o risco anteriormente mencionado conferido por fraturas anteriores em eventos de fraturas futuras. O grau de fratura por compressão também é importante, porque fraturas mais graves (> 25% de perda de altura vertebral) parecem prever melhor as fraturas futuras, assim como as fraturas não vertebrais. Quando houver suspeita de

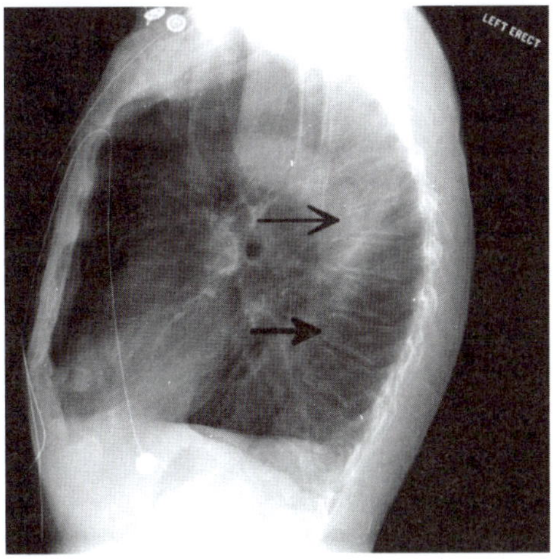

FIGURA 230.3 **Fraturas incidentais por compressão vertebral na radiografia de tórax.** Radiografia lateral do tórax de um homem de 74 anos estudado para tosse. Nenhuma anormalidade pulmonar relevante foi observada na radiografia frontal (não mostrada). O exame da coluna torácica mostra a presença de uma fratura de compressão em cunha anterior leve de T9 (*seta grossa*) e fratura em cunha anterior moderada de T6 (*seta fina*). Nenhuma das fraturas foi relatada no laudo radiográfico.

fraturas recentes, a TC e a IRM podem ser utilizadas, visto que as radiografias simples têm menor sensibilidade de forma aguda e nas fraturas por estresse. A IRM também pode ser usada para definir uma fratura vertebral com inchaço e edema persistentes com base nas características de T2, potencialmente identificando pacientes que poderiam se beneficiar com a vertebroplastia ou cifoplastia (ver mais adiante). Por fim, a cintilografia óssea de corpo inteiro é o teste mais sensível para fratura, mas pode ser falsamente positiva em decorrência de inflamação, infecção ou tumor, e geralmente é positiva por 6 a 12 meses após o evento da fratura.

DIAGNÓSTICO

Embora uma fratura por fragilidade recente seja uma base razoável para o diagnóstico de osteoporose, outras condições esqueléticas também devem ser consideradas, incluindo osteomalacias hereditárias e adquiridas e fratura patológica decorrente de malignidade. Esses distúrbios podem frequentemente ser distinguidos pela história e pelo exame físico, embora investigações adicionais possam ser necessárias. Essa distinção é crítica porque as terapias podem diferir muito entre os distúrbios. A maioria dos pacientes com osteoporose é diagnosticada com base na medição da DMO, geralmente por absorciometria de raios X de dupla energia.[10] A absorciometria de raios X de dupla energia é a medida radiológica de baixa radiação da densidade óssea da área (g/cm²) de coluna lombar, fêmur proximal e rádio distal. A osteoporose pode ser diagnosticada se a DMO de uma mulher na pós-menopausa ou homem com mais de 50 anos for mais de 2,5 DP abaixo da média para indivíduos jovens normais (pontuação T ≤ −2,5 DP). A pontuação AT entre −1 e −2,5 DP é considerada baixa densidade óssea ou osteopenia, e uma pontuação Z (DMO compatível com a idade) em mulheres na pré-menopausa e homens com menos de 50 anos que é mais de 2 DP abaixo da média para indivíduos com idade semelhante é considerada baixa densidade óssea para a idade. A DMO é um preditor independente de risco de fratura, de forma que o risco relativo de fratura aumenta em 1,5 a 2 vezes para cada redução de 1 DP na pontuação T. Além disso, o risco de fratura aumenta exponencialmente abaixo de um escore T de −2,5 DP. Além disso, a DMO do colo femoral pode ser usada em modelos de previsão de fratura, como FRAX®, para definir o risco de um indivíduo para fratura subsequente (ver mais adiante). Além da absorciometria de raios X de dupla energia, outras modalidades também são usadas para diagnosticar a osteoporose, incluindo TC quantitativa da coluna (TC quantitativa) e punho e tíbia (TC quantitativa periférica), absorciometria de raios X de dupla energia do dedo e ultrassonografia do calcâneo ou punho. A medição da DMO por todas essas técnicas demonstrou prever fraturas em todo o mundo, semelhante à absorciometria de raios X de dupla energia. A TC quantitativa e a TC quantitativa periférica fornecem informações adicionais sobre os compartimentos ósseos corticais e trabeculares, mas são acompanhadas por maior exposição à radiação e menor reprodutibilidade em comparação com a absorciometria de raios X de dupla energia. A ultrassonografia é livre de radiação e fácil de operar, mas é menos sensível no diagnóstico da osteoporose e não mede a mudança de forma confiável em resposta à idade ou ao tratamento, o que o torna útil como modalidade de rastreamento, mas não para o cuidado longitudinal. Por fim, o desenvolvimento contínuo de ferramentas de imagem adicionais (HRpQCT e mIRM) pode refinar ainda mais o risco de fraturas por fragilidade.

Embora a absorciometria de raios X de dupla energia seja uma ferramenta de diagnóstico eficaz, várias limitações e advertências potenciais precisam ser consideradas pelo clínico. Em primeiro lugar, a absorciometria de raios X de dupla energia não consegue distinguir entre baixa densidade óssea e matriz óssea submineralizada, a última que ocorre em osteomalacia (Capítulo 231). A DMO também pode ser bastante díspar entre as regiões, talvez em mais de um terço dos indivíduos. Esta inconsistência resulta de uma série de fatores, incluindo diferenças na composição óssea (predominantemente osso trabecular na coluna e osso cortical em um terço do rádio), com variações resultantes nas taxas de perda óssea decorrente de envelhecimento e doença (perda óssea vertebral com menopausa e uso de glicocorticoides × perda óssea cortical no hiperparatireoidismo). As alterações degenerativas em razão do envelhecimento, como osteoartrite facetária e calcificação aórtica, podem aumentar artificialmente o valor da DMO da coluna. Dadas essas considerações, um local esquelético mais baixo deve ser usado para o diagnóstico. Por fim, a DMO deve ser medida longitudinalmente na mesma máquina de absorciometria de raios X de energia dupla, se possível, em razão das diferenças entre máquinas e entre fabricantes, que podem confundir a capacidade de medir validamente a mudança ao longo do tempo. Apesar dessas ressalvas, a absorciometria de raios X de dupla energia continua sendo o melhor método para diagnosticar e controlar a osteoporose por meio de testes de densidade óssea.

Apesar de sua utilidade, a densidade óssea tem sido historicamente limitada na previsão ideal do risco de fratura em pacientes individuais.[11] Além disso, a DMO não leva em consideração os fatores clínicos que predizem de forma independente a fratura. Sob esta premissa, foram desenvolvidos modelos de previsão de fratura que combinam DMO e fatores de risco para estratificar melhor o risco de fratura. O mais conhecido e mais amplamente utilizado desses modelos de previsão é o FRAX®. O FRAX® foi desenvolvido pela OMS em colaboração com fundações nacionais e internacionais de osteoporose como um algoritmo de computador baseado na internet, que define o risco em 10 anos de uma pessoa para fratura no quadril e osteoporótica principal (quadril, coluna clínica, antebraço e úmero proximal, todos combinados). O modelo usa dados específicos de cada país sobre fatores de risco clínicos e DMO do colo do fêmur para calcular a probabilidade de fratura e está disponível como uma ferramenta baseada na web, que pode ser usada por médicos com seus pacientes para auxiliar na tomada de decisões informadas sobre o manejo da osteoporose (http://www.shef.ac.uk/FRAX®/). Uma ferramenta FRAX® modificada também está disponível para definir o risco de fratura osteoporótica principal em indivíduos com DMO de coluna lombar muito mais baixa do que a DMO do fêmur proximal. O FRAX® também pode ser usado para definir os limites de diagnóstico e tratamento recomendados para o país. Um exemplo disso é a orientação da National Osteoporosis Foundation, de que os riscos em 10 anos iguais ou superiores a 3 e 20% para o risco de fratura de quadril e fratura maior, respectivamente, justificam a consideração do tratamento farmacológico, baseado em análises de custo-benefício nos EUA. Além disso, o número necessário para tratamento (NNT) pode ser determinado para informar os pacientes sobre seus riscos e benefícios esperados do tratamento (p. ex., o uso de bisfosfonatos reduz aproximadamente o risco de fratura de quadril pela metade, ou de 10 para 5%, com NNT de 1/0,05 ou 20 pacientes tratados para prevenir uma fratura de quadril). Apesar de sua utilidade e facilidade de uso, o FRAX® tem limitações. Elas incluem a incapacidade de usar pacientes que não sejam virgens de tratamento, ausência de histórico de queda/risco de queda no modelo e uso de fatores de risco clínicos fixos. A Declaração de Recomendação atualizada de 2018 sobre rastreamento da osteoporose[12,13] revisou seu endosso de 2011 do FRAX® para identificar candidatas para rastreamento em mulheres com idade entre 50 e 64 anos (jovens na pós-menopausa) em vista de os estudos publicados neste intervalo terem constatado que o FRAX® é inferior a outras ferramentas no rastreamento deste grupo. A U.S. Preventive Services Task Force, de 2018, agora recomenda que o rastreamento de mulheres com menos de

65 anos para osteoporose deve usar uma série de ferramentas formais de avaliação de risco clínico, incluindo FRAX®, a Estimativa Simples Calculada de Risco de Osteoporose (SCORE) e a Ferramenta de Autoavaliação da Osteoporose (OST). As modificações foram sugeridas para as diretrizes mais recentes, incluindo o ajuste da pontuação FRAX® para cima ou para baixo, com base na dose de glicocorticoide. Além disso, embora calculadoras de risco de fratura que incorporam risco de queda estejam disponíveis (p. ex., do Garvan Institute), elas não incluem o risco competitivo de mortalidade como o FRAX®. Como tal, o FRAX® deve ser visto como uma ferramenta complementar à DMO na melhor definição do risco de fratura de uma pessoa e sua candidatura para intervenção farmacológica.[14] Finalmente, evidências recentes sugerem que o uso de Trabecular Bone Score com FRAX®, que é uma medida substituta do índice textural da arquitetura óssea, que pode ser realizada ao mesmo tempo que a absorciometria de raios X de dupla energia, pode prever melhor o risco para fraturas osteoporóticas maiores e do quadril calculadas por FRAX® (Figura 230.4).[15]

Por fim, todos os pacientes que apresentam osteoporose requerem uma avaliação de causas secundárias de perda óssea, dado que 20 a 25% das mulheres e talvez uma porção ainda maior dos homens terão etiologias adicionais identificáveis que podem contribuir para a perda óssea (Tabela 230.1). A maioria dos pacientes deverá realizar estudos rotineiros de química, hematologia e tireoide como parte do exame anual. O nível de 25(OH)-vitamina D deve ser medido em todos os pacientes por várias razões, conforme discutido anteriormente. Investigações adicionais também podem ser consideradas, conforme orientado por anamnese e exame físico. Além disso, maior grau de déficit de DMO (ou seja, menor pontuação Z) indica a necessidade de testes mais extensos em decorrência de maior probabilidade de causas secundárias estarem presentes. Os marcadores de remodelação óssea são produtos séricos e urinários da formação ou reabsorção óssea, que também podem ser utilizados para auxiliar no manejo. Os testes disponíveis incluem fosfatase alcalina específica óssea, osteocalcina, propeptídio aminoterminal de procolágeno tipo I e propeptídio carboxiterminal de procolágeno tipo I como marcadores de formação, e peptídios C- e N-terminais séricos e urinários de colágeno tipo I como marcadores de reabsorção, entre outros.[16] Seu uso é baseado em estudos que mostram que a alta renovação óssea aumenta o risco de fratura independente da DMO. Além disso, a redução do risco de fratura se correlaciona bem com a redução na renovação óssea com base em ensaios clínicos com agentes anticatabólicos. No entanto, sua utilidade clínica foi moderada até agora por vários problemas. Em primeiro lugar, há uma variabilidade biológica significativa em razão de fatores não modificáveis (p. ex., idade, sexo, doença comórbida subjacente, medicamentos) e modificáveis (p. ex., hora do dia, ingestão de alimentos, presença de fratura) que limitam a capacidade de detectar mudanças significativas ao longo do tempo em um paciente individual. Em segundo lugar, o processamento ideal da amostra é necessário para resultados e interpretação válidos. Finalmente, e talvez em parte secundariamente a essas questões e outras, as evidências até o momento não demonstram benefício significativo dos marcadores de renovação óssea em pacientes individuais em prever com segurança o aumento da densidade óssea, a redução do risco de fratura ou custo-benefício por meio do *feedback* do paciente e melhoria da adesão. Portanto, atualmente, os marcadores de remodelação óssea não devem ser usados na prática clínica de rotina, embora possam ajudar a informar o manejo em casos mais complicados de doença óssea metabólica.

PREVENÇÃO E TRATAMENTO

Cálcio

A ingestão adequada de cálcio é crítica para o acúmulo e a manutenção ideais da DMO. A suplementação de cálcio tem impacto estatisticamente significante na DMO (modestamente melhorada em 1 a 2%), mas faltam evidências de uma redução definitiva no risco de fratura de quadril e não vertebral quando administrada sem vitamina D no momento.[A1] Dado o aumento estabelecido na taxa de nefrolitíase e um possível, embora não comprovado, aumento potencial de eventos cardíacos não fatais com suplementação de cálcio em dose mais alta, parece prudente recomendar que adultos com osteoporose obtenham 1.200 a 1.500 mg de cálcio de uma combinação de suplementos e fontes dietéticas. Em apoio a essa abordagem, metanálise recente e diretrizes resultantes não apoiaram a restrição de uso de suplementos de cálcio com base em questões cardiovasculares.[17]

Vitamina D

Os níveis circulantes adequados de 25(OH)-vitamina D são necessários para a absorção intestinal ideal de cálcio e acúmulo e manutenção esquelética. Apesar disso, uma proporção significativa de crianças e adultos têm níveis de vitamina D que seriam considerados insuficientes (ou seja, 25(OH)-vitamina D < 20 ng/mℓ). Dados em adultos com osteopenia e osteoporose confirmam um benefício da suplementação de vitamina D para a redução do risco de fratura,[A2] embora o efeito dependa da população de pacientes e da quantidade de suplementação. As doses de 400 a 800 UI de vitamina D combinadas com 1.000 mg de cálcio reduzem o risco de fratura de quadril em mulheres na pós-menopausa e homens com 65 anos ou mais, embora o benefício seja menos certo para indivíduos que vivem na comunidade do que para aqueles em centros de assistência à vida.[A3] Embora alguns dados sugiram que um nível de 25(OH)-vitamina

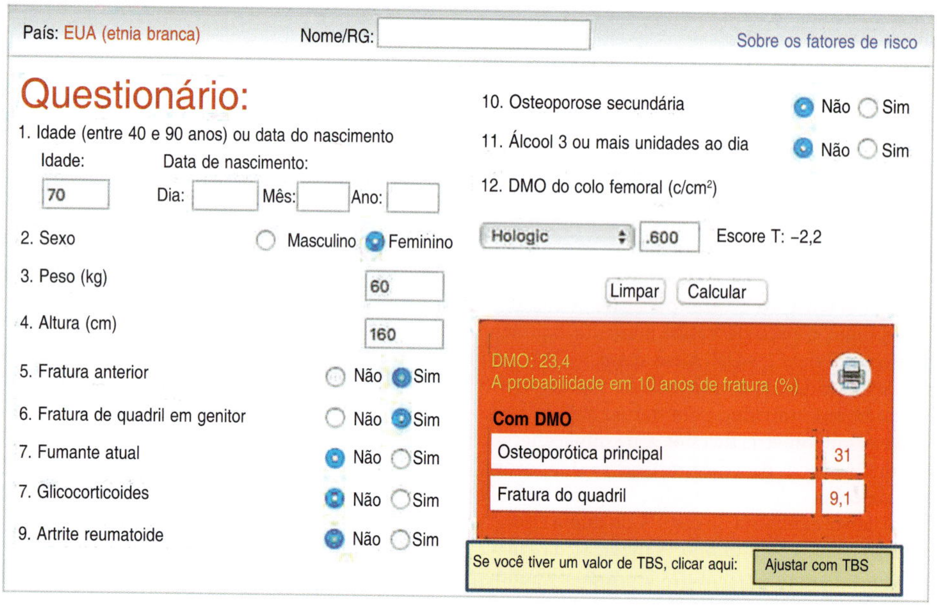

FIGURA 230.4 A ferramenta FRAX® (http://www.shef.ac.uk/FRAX) é um aplicativo *online* de estimativa de risco de fratura, que pode ser usado para determinar o risco individual de um paciente em 10 anos para fratura de quadril e grande fratura osteoporótica (quadril, coluna clínica, antebraço distal e úmero proximal). Ele também pode ser usado com o Trabecular Bone Score do paciente (TBS iNsight) para analisar a quantidade e a qualidade da matriz óssea e acrescentar acurácia significativa à estimativa FRAX para o risco de fratura.

D de pelo menos 30 ng/mℓ seja necessário para reduzir o risco de fratura de quadril, há uma controvérsia considerável se um nível de vitamina D acima de 30 ng/mℓ reduza o risco geral para fratura.[A4]

Em comparação, a vitamina D de rotina (com ou sem suplementação de cálcio) não parece prevenir quedas ou fraturas em adultos residentes na comunidade sem osteoporose, deficiência de vitamina D ou fraturas anteriores.[A5,A6] Embora análogos da vitamina D ativada, como calcitriol e alfacalcidiol, tenham demonstrado reduzir o risco de fratura, eles geralmente não são indicados com base no risco inaceitável de hipercalcemia. As exceções ao uso de análogos da vitamina D são, possivelmente, pacientes com doença renal crônica nos estágios 3 e 4, em que o tratamento do hiperparatireoidismo secundário pode fornecer benefício esquelético.

Exercício e estilo de vida

A atividade física também é um elemento crítico do controle da osteoporose, que pode ser inferido indiretamente com base nos efeitos profundos conhecidos da força gravitacional diminuída (*i. e.*, imobilização, paraplegia, ausência de peso no espaço) na indução da perda óssea.[A7] A atividade física provavelmente também confere benefícios adicionais por meio do aumento da força muscular, melhora do estado cardiovascular e redução do risco de queda. Metanálise confirmou um benefício modesto do exercício na coluna lombar (diferença média = 0,85%) e DMO trocantérica (diferença média = 1,03%) em mulheres pós-menopáusicas em comparação com o placebo, embora não tenha mostrado alterações significativas na DMO da região do colo femoral ou quadril total.[A8] No entanto, até o momento, os estudos não confirmaram melhora na resistência óssea com exercício neste grupo de pacientes. Os estudos envolvendo homens de meia-idade e idosos são muito mais limitados em número e qualidade, embora evidências preliminares sugiram que o treinamento de resistência com ou sem atividades de carga de impacto tem o maior benefício da DMO. É importante ressaltar que, embora nenhum dos estudos mencionados tenha demonstrado um benefício claro da antifratura do exercício, há dados abundantes de que várias intervenções de exercícios direcionados reduzem o risco de queda (*Tai Chi*) ou a taxa e o risco de queda (programas de exercícios em grupo e em casa), que é o evento mais provável em pacientes mais velhos que sofrem uma fratura osteoporótica (Capítulo 22). Por fim, a modificação de estilos de vida aberrantes também é indicada em pacientes com osteoporose, especialmente a cessação do tabagismo e a moderação da ingestão de cafeína, bebidas carbonatadas e álcool. No entanto, faltam dados sobre se eles reduzem o risco geral de fratura.

Medicamentos

Há evidências robustas de que o tratamento farmacológico reduza significativamente o risco de fratura osteoporótica de maneira clinicamente significativa e com boa relação custo-benefício.[18,18b] Os medicamentos aprovados para a osteoporose podem ser classificados com base em seu mecanismo de ação: anticatabólico (ou seja, antirreabsortivo) e anabólico (ou seja, construção óssea).[18c]

Agentes anticatabólicos

Os medicamentos anticatabólicos (ou antirreabsortivos) inibem recrutamento, função e/ou sobrevivência dos osteoclastos, resultando em reduções na renovação do esqueleto e na perda óssea. Esses agentes, a depender da potência e persistência do efeito ósseo, reduzem o número de novos locais de ativação (unidades multicelulares básicas) e o espaço de remodelação óssea, melhorando a DMO ao mesmo tempo que fortalecem a microestrutura esquelética e reduzem o risco de fratura.

Bisfosfonatos

Os bisfosfonatos são os medicamentos mais amplamente prescritos e usados para o tratamento da osteoporose, decorrente, em grande parte, da boa tolerabilidade e da capacidade de dosá-los com pouca frequência (de 1 vez/semana a uma vez por ano, dependendo do medicamento). Os bisfosfonatos são análogos de engenharia química do pirofosfato de molécula de ocorrência natural, em que um carbono é substituído por um oxigênio. Como resultado, os bisfosfonatos têm afinidade extremamente alta para os cristais de hidroxiapatita dentro do osso. Após a incorporação no osso, os bisfosfonatos são absorvidos pelos osteoclastos e, a partir daí, inibem fixação, função e sobrevivência celular. As moléculas da cadeia lateral de carbono determinam amplamente a afinidade esquelética e a potência do efeito dos bisfosfonatos. O bisfosfonato etidronato de primeira geração, que não é aprovado nos EUA para o tratamento da osteoporose, é o agente menos potente da classe. Também deve ser administrado de maneira interrompida por 2 semanas a cada 3 meses em razão do potencial de causar osteomalacia focal e pode causar sintomas gastrintestinais inferiores (ou seja, dor abdominal e diarreia). No entanto, demonstrou reduzir o risco de fraturas vertebrais, mas não de fraturas não vertebrais nem do quadril.

Três bisfosfonatos orais foram aprovados pela Food and Drug Administration (FDA) e estão atualmente disponíveis nos EUA: alendronato, risedronato e ibandronato, em ordem de tempo desde a aprovação inicial da FDA. Todos os três medicamentos também estão disponíveis como preparações genéricas, embora existam algumas diferenças entre o medicamento de referência e os genéricos no que diz respeito aos excipientes inativos. Os bisfosfonatos orais podem ser administrados 1 vez/semana (alendronato e risedronato) ou 1 vez/mês (risedronato e ibandronato), em jejum pela manhã apenas com água, e o paciente deve permanecer em jejum na posição sentada ou em pé por 30 a 60 minutos após a administração da dose. Recentemente, foi aprovada uma formulação de liberação prolongada de risedronato, que pode ser tomada imediatamente após o café da manhã. O efeito colateral mais comum é a precipitação ou o agravamento do refluxo gastresofágico, embora a maioria dos pacientes tolere os medicamentos sem dificuldade. À luz deste efeito colateral e um risco potencial de irritação e ulceração esofágica, esses medicamentos são contraindicados em pacientes com distúrbios funcionais ou anatômicos do trânsito esofágico (ou seja, estenose esofágica, acalasia). Todos os três medicamentos reduzem significativamente o risco de fraturas vertebrais, embora existam evidências de alta resistência para redução do risco de fratura não vertebral e de quadril para o alendronato e o risedronato, mas não para o ibandronato (Tabela 230.2).[A9] Por fim, e talvez o mais importante, os estudos confirmam uma resposta persistente à DMO e provável benefício antifratura após 5 anos de tratamento.

Os bisfosfonatos parenterais também estão aprovados e disponíveis para o tratamento da osteoporose, embora devam ser considerados de segunda linha em relação aos bisfosfonatos orais com base na avaliação geral de risco-benefício na maioria dos pacientes com osteoporose. Eles podem ser considerados para uso em pacientes com contraindicações aos bisfosfonatos orais (p. ex., doença esofágica, incapacidade de sentar-se na posição vertical e/ou jejum após a dose), baixa adesão documentada ou esperada aos bisfosfonatos orais ou falha em responder aos bisfosfonatos orais ou outro tratamento aprovado pela FDA (com fraturas recorrentes e DMO em declínio). O ácido zoledrônico, 5 mg, 1 vez/ano, e o ibandronato, 3 mg a cada 3 meses, podem ser administrados, embora evidências de alta intensidade favoreçam o uso de ácido zoledrônico, dado seu efeito inequívoco sobre coluna, quadril e redução do risco de fratura não vertebral em mulheres e homens.[A10] O ácido zoledrônico também demonstrou reduzir a mortalidade em mulheres e homens após uma fratura de quadril por traumatismo de baixo impacto, embora o mecanismo do benefício na mortalidade seja desconhecido. A DMO permanece estável e o efeito antifratura provavelmente persiste por 3 anos após três a seis doses anuais de ácido zoledrônico.[A11,A12] Além disso, o zoledronato reduz significativamente o risco de fraturas por fragilidade vertebral e não vertebral em mulheres idosas com osteopenia que não preencham os critérios para osteoporose.[A13]

Ambos os bisfosfonatos intravenosos estão associados a uma probabilidade de aproximadamente 15 a 20% de reação semelhante à gripe, normalmente consistindo em febre, artralgias e mialgias, geralmente limitada à primeira infusão e com duração de 24 a 48 horas, embora os sintomas que duram semanas a meses raramente tenham sido relatados à FDA. Ambos os fármacos também conferem um risco maior de cicatrização retardada do osso exposto na cavidade oral, em comparação com os bisfosfonatos orais (ver adiante).

Tabela 230.2 Força de evidência para a redução de risco de tipos de fratura com farmacoterapia em mulheres com osteoporose pós-menopausa.

<table>
<tr><th></th><th colspan="4">LOCAIS ESQUELÉTICOS DE FRATURA</th></tr>
<tr><th></th><th>VERTEBRAL</th><th>NÃO VERTEBRAL</th><th>QUADRIL</th><th>PUNHO</th></tr>
<tr><td>Alendronato</td><td>• • •</td><td>• • •</td><td>• • •</td><td>•</td></tr>
<tr><td>Ibandronato</td><td>• • •</td><td>• •</td><td>•</td><td>|</td></tr>
<tr><td>Risedronato</td><td>• • •</td><td>• • •</td><td>• • •</td><td>•</td></tr>
<tr><td>Zoledronato</td><td>• • •</td><td>• • •</td><td>• • •</td><td>|</td></tr>
<tr><td>Denosumabe</td><td>• • •</td><td>• • •</td><td>• • •</td><td>|</td></tr>
<tr><td>Teriparatida</td><td>• • •</td><td>• •</td><td>•</td><td>|</td></tr>
<tr><td>Raloxifeno</td><td>• • •</td><td>|</td><td>|</td><td>|</td></tr>
<tr><td>Bazedoxifeno*</td><td>• • •</td><td>|</td><td>|</td><td>|</td></tr>
<tr><td>Abaloparatida*</td><td>• • •</td><td>• •</td><td>|</td><td>|</td></tr>
</table>

*Com base na revisão do autor de dados de ensaios clínicos.

Legenda do símbolo de força de evidência: | = força de evidência insuficiente; • = baixa força de evidências; • • = força de evidência moderada; • • • = alta força de evidência.

Adaptada com permissão de Levis S, Theodore G. Summary of AHRQ's comparative effectiveness review of treatment to prevent fractures in men and women with low bone density or osteoporosis: update of the 2007 report. *J Manag Care Pharm*. 2012;18(4 Suppl B):S1-S15, discussion S13.

Os efeitos adversos raros e consideravelmente mais graves foram associados aos bisfosfonatos orais e intravenosos. A osteonecrose da mandíbula, que é definida como osso exposto na cavidade oral por mais de 8 semanas após um procedimento odontológico invasivo (p. ex., extração de dente, implante dentário) ou perda espontânea de dente, ocorre em cerca de 1 em 10 mil a 100 mil pacientes tratados com bisfosfonatos orais, embora provavelmente ocorra em 1 em 1.000 a 10 mil em pacientes tratados com bisfosfonatos intravenosos com osteoporose. As evidências atuais sugerem que a formação de biofilme microbiano em uma superfície óssea acelular, talvez facilitada por bisfosfonatos e o medicamento não bisfosfonato denosumabe (ver adiante), pode ser atuante no desenvolvimento desse distúrbio. Dessa forma, os pacientes em uso de bisfosfonatos intravenosos devem manter higiene oral ideal e considerar uma pausa dos bisfosfonatos ou retardo da dose se procedimentos orais invasivos forem planejados. As fraturas femorais atípicas também foram descritas recentemente em pacientes em terapia a longo prazo com bisfosfonatos, geralmente após 5 anos ou mais de tratamento. Os pacientes normalmente apresentam dor prodrômica na coxa ou na virilha, que pode se referir a uma fratura por estresse de um córtex femoral lateral espessado, inferior ao trocanter maior. Essas fraturas podem ser de natureza bilateral e podem ser identificadas radiograficamente com filmes simples, ressonância magnética ou tomografia computadorizada. O novo *software* de absorciometria de raios X de dupla energia permite a identificação de alterações características no fêmur (espessamento cortical, reação periosteal, pico medial) que podem ajudar a identificar melhor os pacientes com risco para essas fraturas. Esses pacientes correm o risco de sofrer fraturas graves, oblíquas e traumatismos de baixo impacto, que frequentemente representam reparos ortopédicos e desafios de cura. Felizmente, a prevalência estimada de fraturas femorais atípicas é baixa (cerca de 1 em 5 mil a 10 mil). No entanto, as manifestações graves de osteonecrose da mandíbula e fraturas femorais atípicas tornam prudente que os médicos considerem um período de suspensão do uso de bisfosfonatos, particularmente dada a forte evidência de benefício contínuo na descontinuação após 3 a 5 anos de terapia contínua (3 anos para intravenosa e 5 anos para oral).[19]

Moduladores seletivos do receptor de estrogênio

Os moduladores seletivos do receptor de estrogênio são compostos que se ligam ao receptor de estrogênio e, assim, influenciam os ossos e a biologia reprodutiva. Assim como acontece com o estrogênio (ver adiante), os moduladores seletivos do receptor de estrogênio são agentes anticatabólicos nos ossos, agindo por meio de redução nas citocinas (RANKL, fator de necrose tumoral-α) que engendram a ativação e a função dos osteoclastos. O raloxifeno foi o primeiro medicamento aprovado pela FDA para prevenção e tratamento da osteoporose em mulheres na menopausa, embora o tamoxifeno, medicamento para câncer de mama, provavelmente tenha benefícios para o esqueleto também. Ambos os fármacos têm efeitos antiestrogênicos na mama e são aprovados pela FDA para a prevenção do câncer de mama em pacientes de alto risco. O raloxifeno reduz o risco de fraturas vertebrais em aproximadamente 30 a 50%, mas não reduz o risco de fraturas de quadril e não vertebrais. Este perfil antifratura o posiciona como uma alternativa aos bisfosfonatos em mulheres na pós-menopausa com osteopenia e um risco relativamente baixo de fraturas de quadril e outras fraturas não vertebrais. Os efeitos colaterais mais comuns incluem fogachos e câibras nas pernas em cerca de 10 a 15% e cerca de 5% dos pacientes, respectivamente. Os moduladores seletivos do receptor de estrogênio também aumentam o risco de trombose venosa profunda, com risco absoluto de cerca de 1 em 400, semelhante ao observado com a terapia de reposição hormonal de estrogênio oral. O raloxifeno também foi associado a um risco aumentado de AVE fatal em mulheres com risco basal mais elevado para AVE, provavelmente impedindo sua consideração geral em mulheres com mais de 65 anos. Mais recentemente, um segundo modulador seletivo do receptor de estrogênio (bazedoxifeno) mostrou reduzir o risco de fratura vertebral em 42% e está disponível em combinação com 0,45 mg de estrogênios conjugados para profilaxia da osteoporose. A14

Estrogênio

O tratamento de reposição de estrogênio, isoladamente ou em combinação com progesterona em mulheres com útero intacto, tem sido historicamente um agente de linha de frente no tratamento da osteoporose em mulheres pós-menopáusicas (Capítulo 227). A terapia de reposição de estrogênio previne a perda óssea se administrada a mulheres na menopausa e aumenta significativamente a DMO em aproximadamente 3 a 5% em mulheres na idade da menopausa. Embora doses mais baixas de estrogênio possam ter benefícios para o esqueleto, doses mais padronizadas de estrogênio (0,625 mg de estrogênio equino conjugado e 1 mg de etinilestradiol) se mostraram eficazes. A terapia com estrogênio a longo prazo reduz o risco de todas as fraturas clínicas em cerca de 27%, com base nas evidências disponíveis de qualidade moderada. A15 O tratamento de reposição de estrogênio também é o agente mais eficaz disponível para o tratamento dos sintomas vasomotores. Apesar desses dados, a terapia de reposição hormonal está associada a um risco aumentado de AVE (aumento de 34%), e o uso de terapia de reposição hormonal combinada contínua confere um risco global inaceitável maior do que o benefício em mulheres que iniciam a terapia de reposição hormonal, com base nos resultados da Woman's Health Initiative. Esses resultados, no entanto, podem não ser aplicáveis à população mais jovem na pós-menopausa, com base nas diferenças no risco cardiovascular, embora atualmente faltem dados que confirmem isso. Tanto o tratamento de reposição de estrogênio quanto a terapia de reposição hormonal também estão associados a um aumento de duas a três vezes no risco de doença tromboembólica venosa. Portanto, a terapia de reposição de estrogênio/terapia de reposição hormonal é geralmente recomendada apenas para mulheres na pós-menopausa com risco significativo de fratura para as quais outras terapias antifratura são inadequadas.

Denosumabe

Conforme detalhado anteriormente, o aumento da ativação dos osteoclastos por meio da via RANKL é um mecanismo-chave a partir do qual a perda óssea ocorre na menopausa e em outras condições osteoporóticas. Intuitivamente, uma terapia que visasse esse processo diretamente seria desejável. O denosumabe é um anticorpo monoclonal totalmente humano para RANKL, que é aprovado pela FDA para o tratamento de osteoporose em mulheres na pós-menopausa e em homens, bem como para indivíduos com câncer de mama e de próstata, para reduzir a perda óssea associada à terapia de privação hormonal. É administrado duas vezes por ano como uma injeção subcutânea na clínica e reduz claramente o risco de fraturas da coluna vertebral, quadril e não vertebrais em mulheres e homens, A16 com melhora significativamente maior na densidade mineral óssea em comparação com os bisfosfonatos. A16b O denosumabe não sofre metabolismo hepático ou renal e, portanto, pode ser potencialmente usado em pacientes com disfunção renal mais avançada, ao contrário dos bisfosfonatos. Em contraste com os bisfosfonatos, é reversível, de forma que ocorre uma grande perda óssea após a interrupção do medicamento. Na verdade, há evidências emergentes de que podem ocorrer fraturas de "rebote" em alguns indivíduos se o denosumabe for descontinuado sem mudança para uma terapia antifratura alternativa.[20] Os estudos recentes também sugerem fortemente que a teriparatida (ver informações sobre o medicamento mais adiante) não deve ser usada após a terapia com denosumabe, com base na resposta de DMO subótima. O denosumabe é bem tolerado em estudos clínicos, embora uma incidência mais alta de doenças de pele (eczema e erisipela) e infecções, incluindo infecções graves que exigiram hospitalização, tenha sido observada em indivíduos tratados com fármacos em comparação com placebo. Portanto, o medicamento provavelmente não é adequado para pacientes em terapia imunossupressora, que apresentam maior risco basal de infecção.

Agentes anabólicos

Embora os fármacos anticatabólicos sejam eficazes em retardar a perda óssea e reduzir o risco de fratura, os anabolizantes ou "construtores de ossos" seriam os preferidos. A teriparatida é um análogo do hormônio da paratireoide humana recombinante, que abrange os aminoácidos 1 a 34 e foi aprovado pela FDA em 2002. Autoadministrada através de uma injeção subcutânea 1 vez/dia, a teriparatida é verdadeiramente anabólica com base em aumentos robustos na densidade óssea (cerca de 10% acima 2 anos na coluna lombar) e formação óssea conforme determinado por biopsias ósseas e outros estudos de imagem sofisticados. Mais importante, a teriparatida reduz significativamente o risco de fraturas vertebrais e não vertebrais em aproximadamente dois terços e metade, respectivamente. Como a reabsorção óssea aumenta junto com a formação óssea, a perda óssea geralmente ocorre com a interrupção da terapia, necessitando o início de um medicamento ósseo anticatabólico para preservar o aumento da DMO, facilitado pela teriparatida. Por fim, embora seja plausível considerar que uma combinação de teriparatida e um medicamento anticatabólico seja mais benéfica do que qualquer um dos medicamentos isoladamente, as evidências de estudos controlados randomizados até o momento não conseguiram confirmar isso. Estudos recentes, no entanto, sugerem que a combinação de teriparatida e denosumabe pode ter um efeito verdadeiramente sinérgico na DMO.

A teriparatida é mais cara do que outros tratamentos para a osteoporose, embora seja geralmente coberta por seguro-saúde em pacientes com osteoporose grave (com base em DMO e/ou risco de fratura) e que não tolerem ou tenham contraindicações a outros agentes antifratura. O medicamento é geralmente bem tolerado, sendo os efeitos adversos mais comuns tonturas e câibras nas pernas. A teriparatida tem um alerta em bula, com base no fato de que estudos de toxicologia em ratos revelaram aumento no risco de osteossarcoma em animais tratados com doses suprafarmacológicas da substância, particularmente em animais em crescimento. Diante disso, o medicamento é contraindicado para pacientes que apresentam risco basal mais elevado para osteossarcoma, incluindo pacientes com doença de Paget e radioterapia terapêutica anterior, bem como indivíduos mais jovens com epífises abertas. Felizmente, a taxa observada de osteossarcoma em pacientes tratados com teriparatida foi significativamente menor do que o esperado na população em geral desde que o medicamento foi aprovado em 2002.

Outras terapias e considerações de tratamento

Terapias atualmente disponíveis e emergentes

Recentemente aprovada em 2017, a abaloparatida (um ativador seletivo do receptor do hormônio da paratireoide tipo 1; administrado como 80 μg/dia SC), mostrou ser tão eficaz quanto a teriparatida para reduzir o risco de fratura em mulheres pós-menopáusicas com osteoporose, com menos tratamento associado à hipercalcemia.[A17] Semelhante à teriparatida, é potencialmente associada a um risco mais elevado de osteossarcoma com base em dados de toxicologia em ratos. A calcitonina nasal foi aprovada pela FDA e estava disponível no momento em que este livro foi escrito para o tratamento da osteoporose pós-menopausa, embora seja amplamente considerado o agente antifratura mais fraco com base no benefício da fratura vertebral marginal. Além disso, estudos recentes em humanos sugeriram uma possível ligação com o câncer, potencialmente limitando ainda mais sua utilidade clínica e futura disponibilidade nos EUA. O ranelato de estrôncio é aprovado na Europa para o tratamento da osteoporose e pode ter um duplo efeito pró-formacional sobre os ossos. Foi demonstrado que reduz o risco de fraturas vertebrais e não vertebrais, bem como de fraturas osteoporóticas clínicas.[A18] Não está disponível para uso nos EUA, e formas alternativas de sais de estrôncio não podem ser consideradas eficazes também. Além disso, a DMO por absorciometria de raios X de dupla energia não pode ser seguida em pacientes que recebem estrôncio em razão de aumentos artificiais na DMO relacionados à incorporação do sal de estrôncio ao osso.

Terapias emergentes no horizonte provavelmente fornecerão ferramentas adicionais para tratar esta doença debilitante, incluindo novas terapias anabólicas (p. ex., anticorpo esclerostina). A esclerostina é um inibidor natural da via Wnt e da formação óssea, e estudos clínicos confirmam um aumento significativo na DMO e uma redução de 75% no risco de fraturas vertebrais osteoporóticas com romosozumabe (um anticorpo monoclonal que se liga à esclerostina em uma dose de 210 mg SC mensalmente durante 1 ano).[A19,A20] Ao contrário da teriparatida, a inibição da esclerostina não parece estimular a reabsorção óssea, potencialmente proporcionando ganhos maiores e mais persistentes na DMO.

Osteoporose masculina e induzida por glicocorticoides

Conforme detalhado anteriormente, os glicocorticoides são a principal causa e a etiologia mais comum da osteoporose secundária relacionada a medicamentos. Os glicocorticoides são prescritos para uma série de condições inflamatórias comuns, geralmente de maneira crônica e prolongada. Eles são supressores potentes da formação óssea e, em doses mais altas, provavelmente aumentam a reabsorção óssea, principalmente por meio de supressão central da produção de esteroides sexuais. Esse "desacoplamento" resultante da remodelação óssea (*turnover* ósseo) pode resultar em declínios dramáticos na DMO nos primeiros 6 meses após o início da terapia. Além da perda óssea, há boas evidências para apoiar que os indivíduos em uso de glicocorticoides podem sofrer fraturas em um nível mais alto de DMO em comparação com pacientes não tratados com glicocorticoides. As taxas de fratura também aumentam com doses de prednisona tão baixas quanto 2,5 mg/dia, embora o aumento do risco pareça ser atenuado com a descontinuação dos glicocorticoides. A abordagem do tratamento para a osteoporose induzida por glicocorticoides é semelhante à osteoporose em geral, com a exceção de que devem ser feitas tentativas para reduzir a dose de esteroide para tão baixa quanto a doença subjacente tratada permitir.[21] O cálcio e a vitamina D são adjuvantes importantes, mas insuficientes para prevenir a perda óssea ou fraturas. Embora não seja claramente baseada em evidências, a reposição de esteroides sexuais deficientes é uma estratégia razoável em indivíduos mais jovens com menor risco de fratura. Os bisfosfonatos alendronato, risedronato e ácido zoledrônico são aprovados pela FDA para osteoporose induzida por glicocorticoides em mulheres e homens.[A21] Em um estudo randomizado, duplo-cego, de não inferioridade, 60 mg de denosumabe SC a cada 6 meses foi tanto não inferior quanto superior a 5 mg de risedronato oral diariamente em 12 meses para efeito na DMO em pacientes com osteoporose induzida por glicocorticoides.[A22] Um tratamento mais lógico e de fato superior da osteoporose induzida por glicocorticoides é a teriparatida, que, como um fármaco anabólico, aborda mais diretamente o mecanismo primário de perda óssea na osteoporose induzida por glicocorticoides: a inibição dos osteoblastos. A teriparatida é aprovada pela FDA para o tratamento da osteoporose induzida por glicocorticoides em mulheres e homens e é superior ao alendronato na melhora da DMO e na redução do risco de fratura vertebral.[A23] Embora o fármaco tenha sido usado por 36 meses nesse ensaio clínico frente a frente, o tratamento é recomendado por não mais de 24 meses com base nas considerações de segurança mencionadas anteriormente.

A osteoporose masculina tem sido historicamente subvalorizada e subestimada por médicos e pacientes de cuidados primários, embora os dados atuais apoiem um distúrbio significativamente mais prevalente e clinicamente significativo. Mais de 2 milhões de homens nos EUA têm osteoporose, e um em cada quatro homens com mais de 50 anos sofrerá uma fratura por fragilidade no restante da vida. Aproximadamente 30% das fraturas vertebrais e de quadril combinadas ocorrem em homens, e essas são as fraturas mais comuns em homens mais velhos. Além disso, os homens têm mortalidade substancialmente maior após fratura de quadril em comparação com mulheres. Como nas mulheres, envelhecimento, baixo peso corporal e fraturas prévias por fragilidade são preditores independentes de fratura. Em alguma contradição com as mulheres, entretanto, a osteoporose em homens é mais comumente multifatorial na etiologia, com as causas secundárias mais comuns sendo o excesso de glicocorticoides, hipogonadismo e uso excessivo de álcool. Apesar dessas associações e outras (tabagismo recente, história de quedas), não há, no momento, evidências suficientes para justificar o uso de um teste específico ou estratégia de rastreamento para identificar homens com maior risco de fratura. A investigação laboratorial da osteoporose masculina é semelhante à das mulheres, com exceção do nível de testosterona em jejum matinal. A osteoporose idiopática também pode ocorrer principalmente em homens mais jovens, sem causa identificável. Os fatores genéticos podem ser importantes nesses homens, com estudos sugerindo uma associação com produção e níveis circulantes mais baixos de estrogênio. Como nas mulheres, o tratamento primário da osteoporose masculina visa mudanças no estilo de vida, nutrição adequada (cálcio e vitamina D) e exercícios. Os bisfosfonatos (orais e intravenosos), denosumabe e teriparatida são todos eficazes na melhora da DMO em homens, embora metanálise recente tenha confirmado a eficácia antifratura vertebral e possivelmente para fraturas não vertebrais com bisfosfonatos isolados, enquanto a eficácia antifratura de não bisfosfonatos em homens permanece não confirmada.[A24] Embora mais limitado em escopo, a eficácia antifratura parece evidente para denosumabe em homens com câncer de próstata em terapia de privação de androgênio. A verdadeira eficácia antifratura para os outros agentes e cenários clínicos é menos convincente ou ausente, com base na escassez de dados de ensaios clínicos randomizados, embora isso não deva ser interpretado como uma razão para não tratar. A reposição de testosterona em homens com hipogonadismo bioquímico significativo (escore T total < 200 ng/dℓ) melhora a densidade óssea, embora faltem dados sobre a redução do risco de fratura. Em homens mais velhos (> 50 anos) com um risco substancial de fratura com base na anamnese e nos fatores de risco, a reposição de andrógenos deve ser considerada como segunda linha atrás das outras terapias mencionadas, com base nos dados gerais de risco-benefício e falta de fratura.

Vertebroplastia, cifoplastia e vibração de baixa intensidade

Embora muitas vezes clinicamente silenciosas, as fraturas vertebrais podem causar dor nas costas aguda e intensa. Além disso, até um terço das fraturas vertebrais permanecem cronicamente doloridas, talvez relacionadas à cicatrização incompleta ou à instabilidade da fratura. Nas últimas duas décadas, a vertebroplastia e a cifoplastia foram desenvolvidas e avançadas para reduzir a morbidade associada às fraturas agudas da coluna vertebral. Esses procedimentos invasivos introduzem, através dos pedículos espinais, uma substância semelhante ao cimento (polimetilmetacrilato) ao corpo vertebral comprimido, com (cifoplastia) ou sem (vertebroplastia) o uso de balões infláveis infundidos com solução salina, que permitem alguns milímetros de elevação das placas vertebrais finais. Os ensaios clínicos randomizados iniciais sugeriram um benefício da vertebroplastia sobre o manejo conservador em pacientes com fraturas vertebrais agudas, embora metanálise recente de dados em nível de paciente de dois ensaios clínicos randomizados não tenha confirmado esse achado,[A25] e ensaios controlados por simulação mostram resultados conflitantes mesmo que o procedimento seja realizado logo após a fratura aguda.[A26,A27]

A vibração de baixa intensidade também está sob investigação ativa como uma intervenção anticatabólica e possivelmente anabólica para a osteoporose. Os estudos em animais usando vibração de baixa intensidade parecem mostrar osteoblastos aumentados e desenvolvimento de osteoclastos dificultado, assim, "acoplando" a remodelação óssea. Os estudos clínicos sugerem um benefício modesto, mas significante, na DMO em mulheres na pós-menopausa e outros grupos (crianças com paralisia cerebral, adultos em repouso prolongado na cama), embora um ensaio randomizado controlado por placebo, mais recente, não tenha mostrado efeito na DMO ou nos marcadores de renovação óssea em indivíduos mais velhos.[A28] Mais estudos são claramente necessários para confirmar o verdadeiro benefício clínico e, idealmente, o benefício antifratura desta intervenção.

PROGNÓSTICO

A carga imposta pela doença osteoporótica, que acomete pacientes individuais e a sociedade como um todo, pode ser significativamente mitigada por meio de uma combinação de intervenções diagnósticas, preventivas e terapêuticas. Embora não haja uma "cura" verdadeira para a osteoporose, as farmacoterapias atuais reduzem o risco de fratura aproximadamente pela metade. Essa redução é crítica, porque há evidências robustas que sugerem um aumento independente na mortalidade após uma fratura osteoporótica, incluindo fraturas de coluna, úmero, tíbia, pelve e fêmur proximal. Além disso, os dados disponíveis, principalmente de ensaios clínicos randomizados com bisfosfonatos, confirmam uma redução estatisticamente significativa na mortalidade com o tratamento farmacológico da osteoporose, embora o mecanismo desse efeito seja desconhecido. Os dados também indicam que os aumentos relacionados ao tratamento na DMO estão associados à redução do risco de fraturas subsequentes.[22] Esses dados reforçam ainda mais a importância de identificar e tratar pacientes com osteoporose.

Grau A — Recomendações de grau A

A1. Zhao JG, Zeng XT, Wang J, et al. Association between calcium or vitamin D supplementation and fracture incidence in community-dwelling older adults: a systematic review and meta-analysis. *JAMA*. 2017;318:2466-2482.
A2. Cesareo R, Iozzino M, D'Onofrio L, et al. Effectiveness and safety of calcium and vitamin D treatment for postmenopausal osteoporosis. *Minerva Endocrinol*. 2015;40:231-237.
A3. Avenell A, Mak JC, O'Connell D. Vitamin D and vitamin D analogues for preventing fractures in post-menopausal women and older men. *Cochrane Database Syst Rev*. 2014;4:CD000227.
A4. Hansen KE, Johnson RE, Chambers KR, et al. Treatment of vitamin D insufficiency in postmenopausal women: a randomized clinical trial. *JAMA Intern Med*. 2015;175:1612-1621.
A5. Kahwati LC, Weber RP, Pan H, et al. Vitamin D, calcium, or combined supplementation for the primary prevention of fractures in community-dwelling adults: evidence report and systematic review for the US Preventive Services Task Force. *JAMA*. 2018;319:1600-1612.
A6. Bolland MJ, Grey A, Avenell A. Effects of vitamin D supplementation on musculoskeletal health: a systematic review, meta-analysis, and trial sequential analysis. *Lancet Diabetes Endocrinol*. 2018;6:847-858.
A7. Xu J, Lombardi G, Jiao W, et al. Effects of exercise on bone status in female subjects, from young girls to postmenopausal women: an overview of systematic reviews and meta-analyses. *Sports Med*. 2016;46:1165-1182.
A8. Howe TE, Shea B, Dawson LJ, et al. Exercise for preventing and treating osteoporosis in postmenopausal women. *Cochrane Database Syst Rev*. 2011;7:CD000333.
A9. Sanderson J, Martyn-St James M, Stevens J, et al. Clinical effectiveness of bisphosphonates for the prevention of fragility fractures: a systematic review and network meta-analysis. *Bone*. 2016;89:52-58.
A10. Chen L, Wang G, Zheng F, et al. Efficacy of bisphosphonates against osteoporosis in adult men: a meta-analysis of randomized controlled trials. *Osteoporos Int*. 2015;26:2355-2363.
A11. Black DM, Reid IR, Boonen S, et al. The effect of 3 versus 6 years of zoledronic acid treatment of osteoporosis: a randomized extension to the HORIZON-Pivotal Fracture Trial (PFT). *J Bone Miner Res*. 2012;27:243-254.
A12. Black DM, Reid IR, Cauley JA, et al. The effect of 6 versus 9 years of zoledronic acid treatment in osteoporosis: a randomized second extension to the HORIZON-Pivotal Fracture Trial (PFT). *J Bone Miner Res*. 2015;30:934-944.
A13. Reid IR, Horne AM, Mihov B, et al. Fracture prevention with zoledronate in older women with osteopenia. *N Engl J Med*. 2018;379:2407-2416.
A14. Palacios S, Silverman SL, de Villiers TJ, et al. A 7-year randomized, placebo-controlled trial assessing the long-term efficacy and safety of bazedoxifene in postmenopausal women with osteoporosis: effects on bone density and fracture. *Menopause*. 2015;22:806-813.
A15. Marjoribanks J, Farquhar C, Roberts H, et al. Long-term hormone therapy for perimenopausal and postmenopausal women. *Cochrane Database Syst Rev*. 2017;1:CD004143.
A16. Langdahl BL, Teglbjaerg CS, Ho PR, et al. A 24-month study evaluating the efficacy and safety of denosumab for the treatment of men with low bone mineral density: results from the ADAMO trial. *J Clin Endocrinol Metab*. 2015;100:1335-1342.
A16b. Lyu H, Jundi B, Xu C, et al. Comparison of denosumab and bisphosphonates in patients with osteoporosis: a meta-analysis of randomized controlled trials. *J Clin Endocrinol Metab*. 2019;104:1753-1765.
A17. Miller PD, Hattersley G, Riis BJ, et al. Effect of abaloparatide vs placebo on new vertebral fractures in postmenopausal women with osteoporosis: a randomized clinical trial. *JAMA*. 2016;316:722-733.
A18. Kanis JA, Johansson H, Oden A, et al. A meta-analysis of the effect of strontium ranelate on the risk of vertebral and non-vertebral fracture in postmenopausal osteoporosis and the interaction with FRAX. *Osteoporos Int*. 2011;22:2347-2355.
A19. Saag KG, Petersen J, Brandi ML, et al. Romosozumab or alendronate for fracture prevention in women with osteoporosis. *N Engl J Med*. 2017;377:1417-1427.
A20. Cosman F, Crittenden DB, Adachi JD, et al. Romosozumab treatment in postmenopausal women with osteoporosis. *N Engl J Med*. 2016;375:1532-1543.
A21. Allen CS, Yeung JH, Vandermeer B, et al. Bisphosphonates for steroid-induced osteoporosis. *Cochrane Database Syst Rev*. 2016;10:CD001347.
A22. Saag KG, Wagman RB, Geusens P, et al. Denosumab versus risedronate in glucocorticoid-induced osteoporosis: a multicentre, randomised, double-blind, active-controlled, double-dummy, non-inferiority study. *Lancet Diabetes Endocrinol*. 2018;6:445-454.
A23. Saag KG, Agnusdei D, Hans D, et al. Trabecular bone score in patients with chronic glucocorticoid therapy-induced osteoporosis treated with alendronate or teriparatide. *Arthritis Rheumatol*. 2016;68:2122-2128.
A24. Nayak S, Greenspan SL. Osteoporosis treatment efficacy for men: a systematic review and meta-analysis. *J Am Geriatr Soc*. 2017;65:490-495.
A25. Staples MP, Kallmes DF, Comstock BA, et al. Effectiveness of vertebroplasty using individual patient data from two randomised placebo controlled trials: meta-analysis. *BMJ*. 2011;343:1-11.
A26. Clark W, Bird P, Gonski P, et al. Safety and efficacy of vertebroplasty for acute painful osteoporotic fractures (VAPOUR): a multicentre, randomised, double-blind, placebo-controlled trial. *Lancet*. 2016;388:1408-1416.
A27. Firanescu CE, de Vries J, Lodder P, et al. Vertebroplasty versus sham procedure for painful acute osteoporotic vertebral compression fractures (VERTOS IV): randomised sham controlled clinical trial. *BMJ*. 2018;361:1-9.
A28. Kiel DP, Hannan MT, Barton BA, et al. Low-magnitude mechanical stimulation to improve bone density in persons of advanced age: a randomized, placebo-controlled trial. *J Bone Miner Res*. 2015;30:1319-1328.

REFERÊNCIAS BIBLIOGRÁFICAS

As referências bibliográficas, bem como os outros materiais suplementares deste livro, encontram-se no GEN-IO, nosso ambiente virtual de aprendizagem.

231 OSTEOMALACIA E RAQUITISMO

ROBERT S. WEINSTEIN

DEFINIÇÃO

O raquitismo não pode mais ser considerado uma doença histórica limitada a países em desenvolvimento ou a pessoas pobres. O recente aumento da migração para a Europa e os EUA foi acompanhado por um ressurgimento de doenças por deficiências, e a deficiência de vitamina D é particularmente prevalente.[1] A função primária da vitamina D é fornecer níveis adequados de cálcio e fósforo,[2] aumentando sua absorção intestinal, disponibilizando-os para a mineralização normal do osso e da cartilagem epifisária. O raquitismo ocorre em crianças em crescimento e tanto a placa de crescimento cartilaginosa quanto o osso são afetados, causando deformidades características. A osteomalacia ocorre depois que o crescimento cessa e as manifestações são mais sutis e frequentemente esquecidas. A mineralização normal requer a disponibilidade de cálcio e fósforo suficientes, a presença de colágeno ósseo normal, a ausência de inibidores da mineralização e uma quantidade adequada de atividade da fosfatase alcalina óssea. Os defeitos nesses requisitos são a causa da maioria das formas de osteomalacia. A deficiência de vitamina D isolada tem sido tradicionalmente incriminada como a causa da osteomalacia, mas, hoje, evidências consideráveis indicam que a mineralização anormal associada à deficiência de vitamina D se deve a cálcio e fósforo inadequados, e não à ausência de um efeito direto da vitamina D nas células ósseas. O tratamento ideal requer a identificação precisa da etiologia da mineralização anormal (Tabela 231.1). No entanto, depois que um diagnóstico correto é feito, o tratamento muitas vezes é gratificante.

EPIDEMIOLOGIA

O raquitismo nutricional continua sendo um problema em evolução e multifatorial em todo o mundo.[3,4] Cerca de 25% das mulheres nos EUA têm níveis de 25-hidroxivitamina D abaixo de 20 ng/mℓ (os valores adequados são maiores que 30 ng/mℓ), e 8% têm níveis abaixo de 12 ng/mℓ, indicando que, pelo menos, a mineralização óssea prejudicada pode ser um fator de confusão no tratamento da osteoporose e, na pior das hipóteses, a osteomalacia é o diagnóstico correto (mineralização defeituosa) em vez da osteoporose (quantidade reduzida de osso normalmente mineralizado). A osteomalacia e a deficiência de vitamina D devem ser excluídas antes da administração dos medicamentos antirreabsortivos usados para a osteoporose pós-menopausa. Isso é particularmente importante antes do uso de zoledronato ou denosumabe. A deficiência de vitamina D é mais comum em idosos não afluentes, especialmente durante o inverno em latitudes mais polares. A osteomalacia pode ocorrer com dietas autoimpostas, evitando produtos lácteos e peixes, ou em veganos. A deficiência de vitamina D também é comumente encontrada em pacientes internados e em mulheres na pós-menopausa com fratura aguda de

Tabela 231.1 Causas da osteomalacia.

DEFICIÊNCIA DE VITAMINA D
Privação alimentar e falta de exposição solar
MÁ-ABSORÇÃO DA VITAMINA D
Pós-gastrectomia *Bypass* gástrico para obesidade Enteropatia por glúten Doença inflamatória intestinal Insuficiência pancreática Tratamento com colestiramina Uso abusivo de laxativos Fitatos em alguns cereais e pão ázimo (*chapatti*)
1α-HIDROXILAÇÃO DA 25-HIDROXIVITAMINA D PREJUDICADA
Doença renal crônica Hipofosfatemia ligada ao X Osteomalacia induzida por tumor Raquitismo dependente de vitamina D tipo I
RESPOSTA DO ÓRGÃO-ALVO À 1,25-DI-HIDROXIVITAMINA D PREJUDICADA
Raquitismo dependente de vitamina D tipo II
HIPOFOSFATEMIA
Hipofosfatemia ligada ao X Raquitismo hipofosfatêmico autossômico dominante Osteomalacia induzida por tumor Osteomalacia induzida por antiácido Acidose metabólica crônica Síndrome de Fanconi Paraproteinemia Sacarato de óxido de ferro Tenofovir ou adefovir Cádmio
INIBIDORES DE MINERALIZAÇÃO
Etidronato Fluoreto Alumínio Ferro Hipofosfatasia

quadril. Os imigrantes de regiões tropicais correm um risco particularmente alto em razão da pele mais escura, movimento para climas mais temperados, roupas que cobrem o corpo inteiro e cosméticos que bloqueiam a luz solar, vida em ambientes fechados e escolhas alimentares (cereais com alto teor de fitato ou farinhas que se ligam ao cálcio [como a usada no pão indiano *chapatti*] e evitar produtos lácteos). A prevalência de osteomalacia em razão da deficiência de vitamina D varia com a fonte de referência. O distúrbio é muito mais frequente quando os pacientes são encaminhados a geriatras, gastroenterologistas (a osteomalacia pode ser encontrada em até 30% dos pacientes com cirurgia gástrica ou *bypass* para obesidade), lares de idosos ou ortopedistas preocupados com lesões simétricas ou fraturas que não cicatrizam.

BIOPATOLOGIA

A mineralização anormal característica da osteomalacia é decorrente da deposição mineral retardada ou interrompida na matriz orgânica do osso (osteoide) em razão de um ou mais dos defeitos mencionados anteriormente. No entanto, os osteoblastos continuam a produzir osteoide que, então, acumula-se em quantidades excessivas. Histologicamente, a largura do osteoide pode ficar dramaticamente aumentada (Figura 231.1). Dependendo da extensão do atraso da mineralização, a osteomalacia evidente pode levar muitos anos para se desenvolver. Após a normalização dos níveis séricos de cálcio e fósforo, a consolidação óssea pode levar pelo menos 6 a 18 meses.

MANIFESTAÇÕES CLÍNICAS

A apresentação clínica da osteomalacia depende de três manifestações sobrepostas: aquelas decorrentes do distúrbio subjacente, como doença gastrintestinal ou cirurgia (ressecção gástrica ou *bypass* para obesidade, doença celíaca e má absorção intestinal são especialmente problemáticas); aquelas decorrentes da hipocalcemia ou hipofosfatemia; e aquelas diretamente decorrentes da doença óssea. Os sinais e sintomas mais comuns são dores na pelve e nas pernas, fraqueza muscular e sensibilidade óssea.

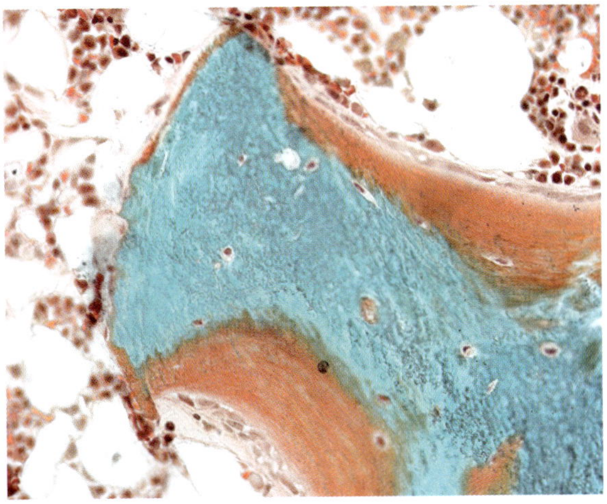

FIGURA 231.1 **Uma amostra de biopsia óssea não descalcificada mostra os osteoides abundantes e osteoblastos achatados característicos da osteomalacia.** (Normalmente, o osso mineralizado parece azul e o osteoide é carmim.)

Quando os joelhos estão envolvidos e a ressonância magnética (RM) revela aumento do sinal em T2, a osteomalacia pode ser confundida com a osteonecrose espontânea do joelho. Uma verificação dos níveis séricos de 25-hidroxivitamina D e fosfatase alcalina revelará o diagnóstico correto. A dor óssea geralmente é inespecífica e mal localizada. Em decorrência da escassez de descobertas, as dores costumam ser atribuídas a reumatismo ou neurose. Eles podem piorar à noite e após movimentos bruscos, como virar na cama ou passar da posição sentada para a de pé. A dor é pior quando suporta o peso corporal, resultando em marcha característica de pés achatados, sem molejo e cambaleante, agravada pela fraqueza muscular proximal. O andar é conhecido como "andar de pinguim". Os pacientes podem reclamar que só conseguem subir escadas puxando-se para cima com o corrimão ou levantar-se de uma cadeira ou vaso sanitário usando as mãos para empurrar. A diminuição da força é geralmente muito maior do que o grau de perda muscular. As fasciculações estão ausentes e os reflexos tendinosos e a sensibilidade permanecem normais. Os músculos bulbar, facial e ocular são sempre poupados. No entanto, a fraqueza muscular é conspicuamente leve ou ausente quando a osteomalacia é decorrente de hipofosfatemia ligada ao X (XLH, a forma hereditária mais comum de osteomalacia hipofosfatêmica [a prevalência é de 1:20 mil]), mas é profunda, muitas vezes exigindo uma cadeira de rodas no raquitismo hipofosfatêmico autossômico dominante e na osteomalacia induzida por tumor. No entanto, todos os três distúrbios são decorrentes do fator de crescimento de fibroblastos 23 (FGF-23) aumentado (ou inapropriado para o fosfato sérico baixo) causando fosfatúria excessiva e inibição da enzima 1α-hidroxilase. A hipofosfatemia é intensificada pelos níveis inadequadamente baixos de 1,25-di-hidroxivitamina D. Na XLH, a história familiar é positiva e a apresentação típica é a baixa estatura com deformidade na perna. O raquitismo hipofosfatêmico autossômico dominante é caracterizado por história familiar positiva, remissões espontâneas, fadiga e fraqueza abruptas, fraturas, dor óssea e abscessos dentais recorrentes. Esse distúrbio pode ser desencadeado por deficiência de ferro. A osteomalacia induzida por tumor é uma forma rara de osteomalacia adquirida, paraneoplásica e hipofosfatêmica, em razão de um tumor mesenquimal benigno pequeno e frequentemente difícil de encontrar.[5] A osteomalacia induzida por tumor merece consideração em adultos que se apresentam com hipofosfatemia, com pouca ou nenhuma deformidade e sem história familiar de doença esquelética. No entanto, se a história familiar for vaga ou ausente, o raquitismo hipofosfatêmico autossômico dominante pode se mascarar como osteomalacia induzida por tumor, mas os níveis séricos de FGF-23 são geralmente muito mais elevados na osteomalacia induzida por tumor do que no raquitismo hipofosfatêmico autossômico dominante. A síndrome de Fanconi está incluída no diagnóstico diferencial, mas, nessa doença, a hipofosfatemia é acompanhada por hipopotassemia, glicosúria e acidose hiperclorêmica.

Na osteomalacia, a sensibilidade óssea muitas vezes pode ser provocada pela compressão da caixa torácica ou pressão em tíbias, punhos, ramos púbicos ou cristas ilíacas. A hipocalcemia geralmente é leve a moderada, mas raramente pode ser grave o suficiente para se manifestar com parestesias na ponta dos dedos, cãibras musculares, sinal de Chvostek ou

Trousseau positivo ou convulsões. Se a osteomalacia for confundida com osteoporose e o tratamento for iniciado com um bisfosfonato ou denosumabe, o paciente pode apresentar parestesias, cãibras musculares e palpitações de início recente. Esse cenário não incomum ocorre porque o tratamento antirreabsortivo interfere na mobilização do cálcio do osso pelo hormônio da paratireoide (PTH), agravando a hipocalcemia. O hiperparatireoidismo secundário também piora a hipofosfatemia pelo efeito do PTH na excreção renal, ao mesmo tempo que a absorção intestinal é prejudicada e a mobilização do osso é bloqueada.

DIAGNÓSTICO

As alterações bioquímicas dependem do estágio da doença e de sua etiologia. Na deficiência de vitamina D, a hipofosfatemia precede e é mais grave do que a hipocalcemia em razão do hiperparatireoidismo secundário (Capítulo 232), que geralmente acompanha o distúrbio quando ocorre a osteomalacia. No entanto, não está claro por que alguns pacientes não demonstram níveis aumentados de PTH quando estão com deficiência grave de vitamina D. Na má absorção, a hipomagnesemia pode contribuir para a hipocalcemia ao prejudicar a secreção de PTH, e a hipoalbuminemia pode levar a um diagnóstico falso de hipocalcemia. A atividade aumentada da fosfatase alcalina sérica está classicamente associada à osteomalacia decorrente de deficiência de vitamina D, mas geralmente não é um indício precoce. Os níveis séricos de 25-hidroxivitamina D são frequentemente menores que 10 a 15 ng/mℓ. Em contraste, os níveis séricos de 1,25-di-hidroxivitamina D estão geralmente elevados em razão do hiperparatireoidismo secundário concomitante e geralmente não contribuem para o diagnóstico de osteomalacia. No entanto, na condição autossômica recessiva rara de um receptor de vitamina D defeituoso (raquitismo dependente da vitamina D tipo II), os níveis séricos de 1,25-di-hidroxivitamina D e PTH podem estar extraordinariamente elevados (ver Tabela 231.1). Essa condição é caracterizada por consanguinidade, alopecia e hipocalcemia de início precoce. Em outro distúrbio autossômico recessivo raro com 1α-hidroxilação defeituosa da 25-hidroxivitamina D (raquitismo dependente da vitamina D tipo I), os níveis séricos de 1,25-di-hidroxivitamina D podem ser indetectáveis. Esse distúrbio também é caracterizado por consanguinidade e hipocalcemia de início precoce. Um padrão bastante diferente ocorre com a doença hereditária hipofosfatasia: 25-hidroxivitamina D e cálcio séricos estão normais, o fósforo está normal-alto ou ligeiramente elevado e a atividade da fosfatase alcalina está abaixo da faixa normal de idade.[6] Essa doença é causada por deficiência da isoenzima tecidual não específica (fígado, osso e rim) da fosfatase alcalina, que normalmente evita o acúmulo extracelular de pirofosfato inorgânico. Se a atividade da fosfatase alcalina é deficiente e o pirofosfato inorgânico se acumula adjacente ao osso, a mineralização é inibida. A forma adulta da doença pode se manifestar com osteomalacia leve ou grave. A doença por deposição de cristais de pirofosfato de cálcio di-hidratado (condrocalcinose) está frequentemente associada.

Em qualquer forma de osteomalacia, os achados radiográficos podem ser sutis ou ausentes, e apenas margens borradas do osso esponjoso com córtices finos podem ser observadas. A presença de bandas radiolúcidas delgadas (2 a 3 mm), bilateralmente simétricas, conhecidas como pseudofraturas (Figura 231.2), encontradas perpendiculares à superfície periosteal nas costelas, ramos púbico e isquiático, colo do fêmur, metatarsos e abaixo da glenoide fossa na borda externa das escápulas, é geralmente considerada ser patognomônico de osteomalacia. No entanto, esse achado radiográfico pode ser visto em distúrbios sem osteoide excessivo. As características distintivas das pseudofraturas na osteomalacia são a ausência de calo ou esclerose adjacente e a ausência de um evento desencadeante. Normalmente, há pelo menos duas ou três dessas fraturas com ao menos uma na costela, ramos púbicos ou fêmures, e indícios bioquímicos (hipocalcemia e hipofosfatemia) estão presentes. Se o que parece ser uma pseudofratura for acompanhada por cálcio sérico normal, fósforo e atividade de fosfatase alcalina, a osteomalacia é improvável. As pseudofraturas mostram captação aumentada na cintilografia óssea (Figura 231.3) e podem levar a uma pesquisa inadequada de malignidade. As pseudofraturas localizam-se tipicamente na cortical medial dos ossos longos e devem ser diferenciadas das fraturas femorais atípicas, que se localizam na cortical lateral com espessamento cortical e bico cortical. Ambos podem ocorrer em pacientes recebendo tratamento com bisfosfonatos. As pseudofraturas femorais subtrocantéricas também podem ocorrer no córtex lateral na hipofosfatasia. Na doença de Paget, o estresse cortical ou fraturas de fissura podem se assemelhar a pseudofraturas, mas têm predileção pelos aspectos anteriores de fêmur ou tíbia arqueados. Em contraste com a osteomalacia, o osso circundante tem uma aparência radiográfica distintamente anormal. Na osteomalacia, os escores T da densidade mineral óssea são frequentemente −3 ou −4, com os escores T da densidade diafisária radial mais baixos do que aqueles da coluna lombar e do fêmur proximal total.

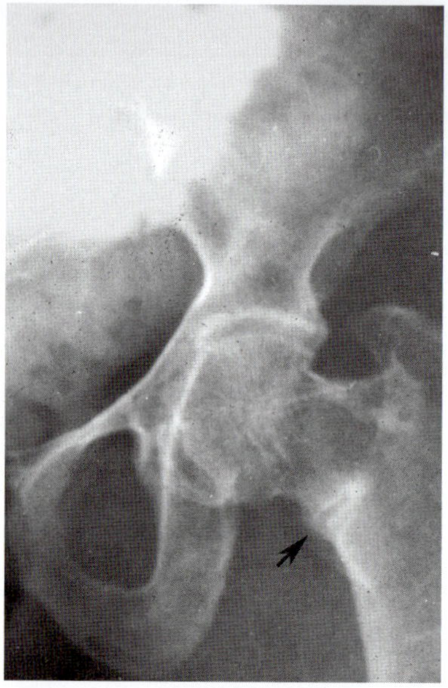

FIGURA 231.2 Evidência radiográfica de uma pseudofratura do colo do fêmur é suspeita de osteomalacia (*seta*).

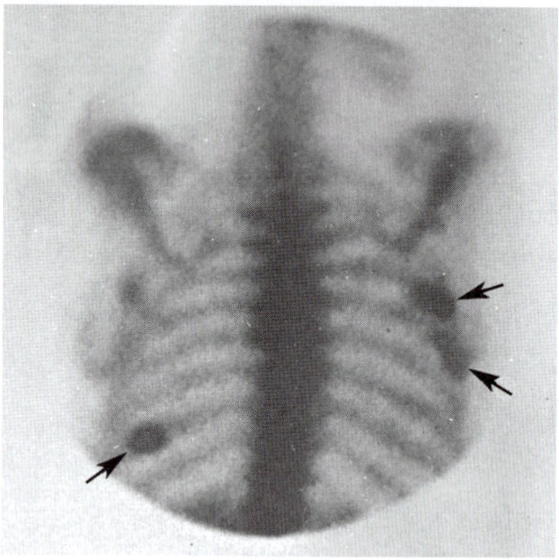

FIGURA 231.3 Na osteomalacia, o aumento focal da captação de radionuclídeo em uma cintilografia óssea pode sugerir erroneamente doença metastática (*setas*).

Embora os achados clínicos, radiográficos e bioquímicos característicos possam sugerir osteomalacia, a ausência desses achados não pode excluir o diagnóstico. A biopsia óssea é necessária para estabelecer a presença inequívoca de osteomalacia (Figura 231.1). No entanto, isso raramente é necessário, a menos que o paciente tenha doença incomumente dolorosa ou perda progressiva de densidade óssea e os resultados do exame físico, radiografias e achados bioquímicos sejam ambíguos. Quando a biopsia é necessária, a melhor solução é encaminhar o paciente a um centro de histomorfometria óssea. Isso garante a comunicação satisfatória entre o clínico, o operador e o patologista e é o melhor seguro contra amostras incompletas, quebradas, fragmentadas ou acidentalmente descalcificadas.

Várias causas presumidas de osteomalacia (fármacos anticonvulsivantes, acidose metabólica sem hipofosfatemia, pseudo-hipoparatireoidismo e insuficiência renal crônica) não demonstraram acúmulo de osteoide em decorrência da mineralização retardada e representam principalmente hiperparatireoidismo secundário. Os pacientes com síndrome nefrótica perdem albumina e metabólitos da vitamina D na urina, mas seus níveis séricos de cálcio ionizado e PTH são normais e a doença óssea metabólica em adultos com síndrome nefrótica está ausente. As elevações inexplicáveis da atividade da fosfatase alcalina sérica são geralmente decorrentes de fármacos (p. ex., anticonvulsivantes, esteroides anabolizantes, fenotiazinas ou antibióticos) ou doença óssea de Paget (Capítulo 233). Essas possibilidades podem ser distinguidas pela medição da fosfatase alcalina óssea sérica por imunoensaio, embora haja até 15 a 20% de reatividade cruzada com a fosfatase alcalina hepática. A determinação da isoenzima por fracionamento por calor não é útil. A contribuição óssea também pode ser estimada a partir da concentração de propeptídio aminoterminal do procolágeno tipo I sérico. No entanto, o aumento da atividade da fosfatase alcalina sérica raramente é a única pista bioquímica para a osteomalacia em um paciente com desconforto esquelético.

TRATAMENTO

A compreensão do tratamento da osteomalacia é facilitada pela divisão da doença em três subgrupos. O primeiro subgrupo é a osteomalacia decorrente de distúrbios na absorção ou metabolismo da vitamina D; a segunda é a osteomalacia decorrente de hipofosfatemia crônica. O cádmio, o tenofovir ou adefovir podem induzir a síndrome de Fanconi e causar osteomalacia em decorrência de hipofosfatemia resultante. A maioria dos pacientes com osteomalacia estará nesses dois primeiros subgrupos. Recentemente, um anticorpo anti-FGF-23 (burosumabe) tornou-se disponível para crianças[7] e adultos com hipofosfatemia ligada ao X. A1 O terceiro subgrupo inclui a osteomalacia causada por inibidores da mineralização como o etidronato (o primeiro bisfosfonato oral, agora raramente usado na América do Norte), altas doses de flúor (em galões de chá a granel), acúmulo de uma carga esquelética de alumínio a partir da água usada para diálise ou como um contaminante em soluções usadas para nutrição parenteral (agora raramente vista), sobrecarga de ferro como na talassemia e hipofosfatasia. Na hipofosfatasia, a terapia de reposição enzimática direcionada para o osso (asfotase alfa) vem demostrando ser eficaz em adultos.[8] As medidas gerais permanecem importantes e incluem aconselhamento nutricional de rotina e prevenção de perda óssea adicional em razão de osteoporose pós-menopausa ou deficiência de vitamina D. A terapia com altas doses de vitamina D na hipofosfatasia causou nefrocalcinose, nefrolitíase e insuficiência renal e deve ser evitada.

Osteomalacia decorrente de distúrbios da vitamina D

Anemia ferropriva, hipocalcemia, perda de peso, glossite ou erupção cutânea e desconforto ósseo em um paciente com baixa densidade mineral óssea apontam para doença celíaca (Capítulo 131), mesmo sem sintomas gastrintestinais. Esses pacientes também podem ter níveis séricos de 25-hidroxivitamina D persistentemente baixos, apesar da suplementação de vitamina D em altas doses. Esse cenário sugere a necessidade de testar a imunoglobulina A antiendomísio e os anticorpos da transglutaminase tecidual. O aconselhamento sobre nutrição e exposição ao sol, descontinuação de medicamentos, adesão a uma dieta sem glúten e reposição de enzimas pancreáticas podem curar o defeito de mineralização em alguns pacientes com doença leve, sem a necessidade de tratamento adicional. A terapia com colestiramina para colestase ou abuso de laxantes também pode causar má absorção e resistência aos suplementos de vitamina D.

Os pacientes com doença grave requerem suplementação de vitamina D[9] e cálcio. Uma dose de ataque acelera a recuperação e depende do nível sérico de 25-hidroxivitamina D, conforme mostrado na Tabela 231.2. Embora a suplementação de vitamina D_3 possa ser um pouco mais potente do que a D_2, as diferenças não são clinicamente importantes com as doses recomendadas para osteomalacia. Em razão de doses farmacológicas de qualquer preparação de vitamina D apresentarem o risco de intoxicação por vitamina D, os aumentos na dose devem ser feitos com cuidado. O intervalo entre os aumentos na dosagem deve ser pelo menos o tempo necessário para atingir os efeitos máximos mais cerca de 50%. No entanto, a experiência com as doses fornecidas na Tabela 231.2 indica que os níveis séricos de 25-hidroxivitamina D raramente atingem 80 a 100 ng/mℓ. A intoxicação por vitamina D é improvável, mesmo com níveis de 150 ng/mℓ. O objetivo é elevar o nível sérico de 25-hidroxivitamina D bem acima de 30 ng/mℓ e reduzir a concentração elevada de PTH ao normal, sem hipercalcemia ou hipercalciúria. A excreção urinária de cálcio deve ser monitorada após o tratamento normalizar o nível de cálcio sérico. A relação cálcio/creatinina urinária (mg/mg) deve ser mantida abaixo de 0,22. Cerca de 1 a 1,5 g por dia de cálcio elementar oral é uma dose inicial razoável, dependendo do grau de má absorção (Tabela 231.3). As doses pequenas e frequentes (três vezes/dia) são mais eficazes e toleráveis do que menos doses mais elevadas, e a capacidade de absorção dos suplementos de cálcio é aumentada com as refeições.

Em pacientes com má absorção, as necessidades de vitamina D podem ser elevadas durante os períodos de aumento da diarreia, e o calcitriol pode ser mais fácil para esses pacientes. Seu rápido início de ação e desaparecimento após a interrupção aumenta a segurança do tratamento, embora a um custo maior (Tabela 231.2). O uso de calcitriol requer muito cuidado para evitar hipercalcemia e hipercalciúria. Cálcio, fósforo, potássio, magnésio e

Tabela 231.2 Preparações de vitamina D para o tratamento da osteomalacia nos EUA.

	VITAMINA D_2 (ERGOCALCIFEROL)	VITAMINA D_3 (COLECALCIFEROL)	CALCITRIOL† [1,25(OH)$_2$D$_3$]
Nome comercial	Drisdol® e outros*	Bio-Tech™ D3-50™	Rocaltrol®
Forma de dosagem	Cápsulas: 50 mil U = 1,25 mg	Cápsulas: 50 mil U = 1,25 mg	Cápsulas: 0,25 e 0,50 μg
Carga da dose:			
Se 25(OH)-vitamina D = 20 a 30 ng/mℓ	50 mil U uma vez/semana por 10 semanas‡ e uma vez/mês depois (ou 2 mil unidades/dia)	50 mil U uma vez/semana por 10 semanas‡ e uma vez/mês depois (ou 2 mil unidades/dia)	
Se 25(OH)-vitamina D = 10 a 20 ng/mℓ	50 mil U 2 vezes/semana por 10 semanas‡ e 2 vezes/mês depois	50 mil UI 2 vezes/semana por 10 semanas‡ e 2 vezes/mês depois	
Se 25(OH)-vitamina D = < 10 ng/mℓ	50 mil U 3 vezes/semana por 10 semanas‡ e 3 vezes/mês depois	50 mil U 3 vezes/semana por 10 semanas‡ e 3 vezes/mês depois	
Dosagem em casos resistentes	Até 50 mil unidades/dia	Até 50 mil unidades/dia	2 a 8 μg/dia
Momento de alcançar os efeitos máximos	4 a 10 semanas	4 a 10 semanas	3 a 7 dias
Persistência dos efeitos após a cessação	6 a 30 semanas	6 a 30 semanas	3 a 4 dias
Custo	US$ 203/100 cápsulas de gel	US$ 20,70/100 cápsulas	US$ 120,95/100 cápsulas de calcitriol genérico de 0,25 μg US$ 91,86/100 cápsulas de Rocaltrol® de 0,25 μg US$ 193,38/100 cápsulas de calcitriol genérico de 0,5 μg US$ 294/100 cápsulas de Rocaltrol® de 0,5 μg US$ 179/15 mℓ (1 μg/mℓ) calcitriol solução oral genérica US$ 235,20/15 mℓ (1 μg/mℓ) de Rocaltrol® solução oral

*As cápsulas em gel são melhores, uma vez que as cápsulas convencionais podem ser difíceis de deglutir.
†O calcitriol é reservado para pacientes com elevação persistente do hormônio da paratireoide, apesar da normalização do nível sérico de 25-hidroxivitamina D. A hipercalcemia e a hipercalciúria devem ser evitadas.
‡Se não > 30 ng/mℓ após 10 semanas, excluir má absorção, doença celíaca e abandono do tratamento. Os tratamentos semanais de bronzeamento artificial podem ser usados se a terapia com vitaminas orais falhar ou a mudança para o calcitriol, mais caro, pode ser necessária.

multivitaminas também podem ser benéficos em pacientes com má absorção (Tabela 231.4; ver Tabela 231.3). Raros pacientes não toleram nenhuma forma de vitamina D oral, e as preparações parenterais de calciferol disponíveis na América do Norte são ineficazes. Esses pacientes podem melhorar, embora não sejam restaurados ao normal, com o uso de tratamentos semanais com camas de bronzeamento em áreas corporais normalmente não expostas ao sol, na tentativa de minimizar o risco de câncer de pele induzido pelo sol (Capítulo 193). O calcitriol é o fármaco de escolha em pacientes com raquitismo dependente de vitamina D tipo I. Em pacientes com raquitismo dependente de vitamina D tipo II e sensibilidade diminuída do receptor à 1,25-di-hidroxivitamina D, as doses extraordinariamente altas de calcitriol podem superar parcialmente o defeito. Se o tratamento oral falhar, as infusões noturnas de cálcio e fósforo foram bem-sucedidas, fornecendo evidências adicionais de que a osteomalacia é decorrente de cálcio e fósforo inadequados, e não a um defeito no metabolismo da vitamina D.

Um aumento na atividade da fosfatase alcalina sérica (o "surto" de cura) e um pequeno aumento nos níveis de cálcio sérico e urinário são os primeiros sinais de tratamento eficaz. Depois disso, o nível de atividade da fosfatase alcalina sérica cai progressivamente conforme ocorre a cura. No início da terapia, os níveis séricos de cálcio devem ser medidos a cada 2 a 3 semanas. Se hipoalbuminemia estiver presente, as determinações de cálcio ionizado sérico ou os valores de cálcio ajustados para albumina são úteis. Quando o tratamento parecer estabilizado, as determinações repetidas em intervalos de 6 a 8 semanas são geralmente suficientes, mas mesmo com o tratamento a longo prazo, as medições devem ser realizadas pelo menos três vezes por ano. Em alguns pacientes com osteomalacia grave, a dor óssea e as parestesias podem aumentar e os níveis de cálcio sérico diminuem durante as primeiras semanas de terapia. Isso se deve ao aumento da avidez do esqueleto por minerais durante a cicatrização e indica a necessidade de suplementação adicional de cálcio.

Osteomalacia decorrente de hipofosfatemia

A terapia da hipofosfatemia crônica visa manter as concentrações normais de fósforo sérico sem induzir hiperparatireoidismo secundário ou nefrocalcinose.[10] Essa tarefa consideravelmente difícil requer doses divididas de suplementos de fósforo e calcitriol para aumentar a absorção de fósforo e cálcio e prevenir o aumento resultante no PTH. Lamentavelmente, esse esquema costuma ser mal tolerado, causando diarreia, hiperparatireoidismo secundário ou terciário, nefrocalcinose ou nefrolitíase. Portanto, o início da terapia não deve ser superior a 250 mg de fósforo elementar 4 vezes/dia e 0,25 a 0,5 μg de calcitriol 2 vezes/dia, avançado lentamente. A revisão do laboratório deve ocorrer dentro de 3 a 4 semanas para determinar a tendência dos valores. Se o fósforo sérico não tiver mudado ou tiver diminuído e o nível de PTH aumentado, avançar o calcitriol em vez do fósforo. Caso contrário, o hiperparatireoidismo secundário induzido por fósforo resultará em rápida excreção do fósforo e também causará a doença óssea adicional de hiperparatireoidismo (Capítulo 232). Exames de ultrassonografia renal inicial e anual são necessários para reconhecer a nefrocalcinose ou nefrolitíase precoce.

A osteomalacia induzida por tumor também é tratada com suplementação de fósforo e calcitriol até que o tumor possa ser localizado e ressecado. A ressecção completa desses tumores resulta na cura da osteomalacia, mas são notoriamente difíceis de encontrar. Informações recentes encorajadoras sugerem que até 60% desses tumores indescritíveis podem ser localizados usando cintilografia com octreotida de tecnécio-99m ou gálio-68 conjugado a análogos de peptídio de somatostatina ou com tomografia de emissão de pósitrons de fluorodesoxiglicose-18/tomografia computadorizada.[11] Se o tumor permanecer evasivo e o tratamento com fósforo e calcitriol não for tolerado, o anticorpo anti-FGF-23 (burosumabe) pode ser útil quando estiver disponível. O agonista do receptor sensível ao cálcio, cinacalcete (30 mg/dia), foi adicionado ao fósforo e ao calcitriol usados no tratamento da osteomalacia induzida por tumor, quando as doses dos suplementos de fósforo forem intoleráveis. Isso causa hipoparatireoidismo induzido clinicamente e aumento no nível de fósforo sérico, apesar do FGF-23 elevado, permitindo, assim, a redução na suplementação de fósforo. Pode ocorrer hipercalciúria com queda do PTH associada ao tratamento com calcitriol, sendo necessária a adição de uma pequena dose de hidroclorotiazida. A excreção urinária de cálcio e a creatinina sérica devem ser monitoradas.

Tabela 231.3 Preparações de cálcio para tratamento de osteomalacia.

PREPARAÇÃO	PERCENTUAL DE CÁLCIO ELEMENTAR	QUANTIDADE DE CÁLCIO ELEMENTAR NA DOSE SUGERIDA	CUSTO POR MÊS DO TRATAMENTO
Comprimidos de 600 mg de carbonato de cálcio	40	4 comprimidos = 960 mg	US$ 5
TUMS® Ultra 1.000 mg (mastigável)	40	2 comprimidos = 800 mg	US$ 5
Citracal® de liberação lenta 1.200 mg (85% carbonato de cálcio e 15% citrato de cálcio) mais 1.000 unidades de vitamina D		4 comprimidos = 892 mg	US$ 7

PREVENÇÃO

O raquitismo nutricional e a osteomalacia são comuns em populações de pele escura e migrantes, e sua incidência global está aumentando em decorrência de mudanças na demografia da população, falhas em políticas de prevenção e estratégias de implementação inadequadas. As populações de alto risco requerem suplementação vitalícia e fortificação alimentar com vitamina D ou cálcio. As orientações sobre a suplementação de vitamina D devem ajudar a prevenir a osteomalacia causada pela deficiência de vitamina D, mas isso tem se mostrado difícil porque os suplementos de venda livre de rotina podem ser insuficientes e a adesão aos suplementos nutricionais é pequena. A dosagem ideal de suplementação de vitamina D não está clara, mas a maioria dos problemas ósseos e minerais são evitados por 50 mil unidades de colecalciferol administradas uma vez por mês (ou 1.600 a 2.000 unidades por dia). Exceções notáveis ocorrem em pacientes com doença celíaca, cirurgia gástrica ou derivação para obesidade, que geralmente requerem quantidades muito maiores (Tabela 231.2). Em pacientes com osteomalacia decorrente de hipofosfatemia, a necessidade de suplementação de fósforo pode ser vitalícia (Tabela 231.4).

PROGNÓSTICO

A resposta ao tratamento adequado na maioria das formas de osteomalacia costuma ser excelente. As melhorias na dor óssea e na fraqueza muscular geralmente ocorrem em 2 ou 3 meses e a cura das lesões esqueléticas em 6 a 18 meses. Dependendo da quantidade de excesso de matriz osteoide, as determinações repetidas da densidade mineral óssea podem mostrar ganhos de até 20% na coluna lombar e no fêmur proximal total. No entanto, a densidade óssea na diáfise radial pode não melhorar em razão de perda irreversível de osso cortical resultante do hiperparatireoidismo secundário prolongado. Além disso, se houver diminuição do volume ósseo, além do

Tabela 231.4 Preparações de fosfato para tratamento da osteomalacia nos EUA.

PREPARAÇÃO	CONTEÚDO DE FÓSFORO (mg/cap. ou comp.)	CONTEÚDO DE SÓDIO (mEq/cap. ou comp.)	CONTEÚDO DE POTÁSSIO (mEq/cap. ou comp.)	QUANTIDADE QUE CONTÉM1 g DE FÓSFORO ELEMENTAR	CUSTO
Neutra-Phos®	250	7	7	4 caps.*	
Phos-NaK®	250	7	7	4 sachês*	US$ 39/100 sachês
Neutra-Phos-K®	250	0	14	4 caps.*	
K-Phos® Neutro	250	13	1,1	4 comprimidos	US$ 72/100 comprimidos
K-Phos® Original	114	0	3,7	9 comprimidos	US$ 52/100 comprimidos
Phospha® 250 Neutral	250	13	1,1	4 comprimidos	US$ 91/100 comprimidos
K-Phos® No 2	250	5,8	2,3	4 comprimidos	US$ 99/100 comprimidos

*Cada cápsula é reconstituída com pelo menos 75 mℓ de água, suco de fruta ou refrigerante tipo cola. A cápsula ou sachê de dose unitária contém o concentrado em pó e não deve ser engolido sem diluir. As preparações em pó são mais baratas. cap. = cápsula; comp. = comprimido.

excesso de matriz osteoide, a recuperação do esqueleto pode ser incompleta, resultando em osteoporose residual. No entanto, deve-se ter muito cuidado antes de adicionar um agente antirreabsorção. A adição de medicamentos para a osteoporose deve aguardar a normalização da atividade sérica de cálcio, fósforo e fosfatase alcalina. A melhora da densidade óssea com o tratamento da osteomalacia pode continuar por até 1 ano.

Grau A Recomendação de grau A

A1. Insogna KL, Briot K, Imel EA, et al. A randomized, double-blind, placebo-controlled, phase 3 trial evaluating the efficacy of burosumab, an anti-GFG23 antibody in adults with X-linked hypophosphatemia: week 24 primary analysis. *J Bone Miner Res.* 2018;33:1383-1393.

REFERÊNCIAS BIBLIOGRÁFICAS

As referências bibliográficas, bem como os outros materiais suplementares deste livro, encontram-se no GEN-IO, nosso ambiente virtual de aprendizagem.

232 GLÂNDULAS PARATIREOIDES, HIPERCALCEMIA E HIPOCALCEMIA

RAJESH V. THAKKER

METABOLISMO DO CÁLCIO

Um corpo adulto saudável tem um total de 1 kg de cálcio; cerca de 99% deste estão presentes na estrutura cristalina do mineral ósseo e menos de 1% está na forma solúvel nos compartimentos dos líquidos extracelular e intracelular. No compartimento do líquido extracelular (LEC), cerca de metade do cálcio total é ionizado e o restante é principalmente ligado à albumina ou complexado com contraíons. O cálcio ionizado no LEC desempenha um papel importante em muitas vias fisiológicas, incluindo contração muscular, secreção de neurotransmissores e hormônios, e vias de coagulação. As concentrações de cálcio sérico ionizado variam de 4,65 a 5,25 mg/dℓ (1,16 a 1,31 mmol/ℓ), e a concentração de cálcio sérico total varia de 8,5 a 10,5 mg/dℓ (2,12 a 2,62 mmol/ℓ).[1] No entanto, a proporção usual de 2:1 do cálcio total para o ionizado pode ser alterada por distúrbios como acidose metabólica, que reduz a ligação do cálcio por proteínas, ou por mudanças na concentração de proteínas, causadas por cirrose, desidratação, estase venosa ou mieloma múltiplo. Em vista disso, as concentrações de cálcio sérico total são ajustadas/"corrigidas" para uma concentração de albumina de referência: o valor real do cálcio sérico total é ajustado adicionando ou subtraindo 0,8 mg/dℓ (0,016 mmol/ℓ) para cada 1 g/dℓ (1 g/ℓ) de albumina abaixo ou acima de uma concentração de albumina de referência de 4 g/dℓ (40 g/ℓ), respectivamente.

O controle do cálcio corporal envolve o equilíbrio entre as quantidades que são absorvidas do intestino, depositadas no osso e nas células e excretadas pelos rins (Figura 232.1). Esse equilíbrio delicado, envolvendo três órgãos, está principalmente sob o controle do hormônio da paratireoide (PTH), que é sintetizado e secretado pelas glândulas paratireoides. A hipocalcemia leva à secreção aumentada de PTH, enquanto a hipercalcemia resulta em secreção diminuída de PTH. A regulação do cálcio extracelular ocorre por meio de interações complexas (Figura 232.2) nos órgãos-alvo do principal hormônio regulador do cálcio (PTH) e vitamina D e seus metabólitos ativos, 1,25-di-hidroxivitamina D (1,25[OH]$_2$-vitamina D).

GLÂNDULAS PARATIREOIDES, HORMÔNIO DA PARATIREOIDE, GENE *PTH* E AÇÕES DO HORMÔNIO DA PARATIREOIDE

Glândulas paratireoides

Geralmente, há quatro glândulas paratireoides, localizadas próximo aos polos superior e inferior dos lobos da glândula tireoide. As paratireoides superiores são derivadas da endoderme da quarta bolsa faríngea embrionária, e as paratireoides inferiores são derivadas com o timo da endoderme da terceira bolsa faríngea. As glândulas paratireoides extras são comumente

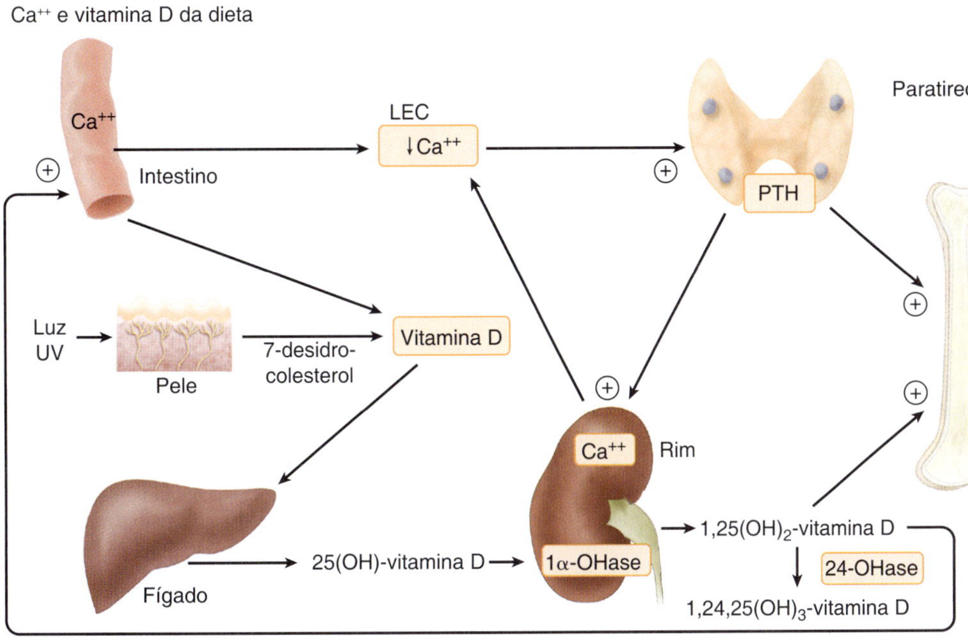

FIGURA 232.1 **Regulação do cálcio (Ca^{2+}) do líquido extracelular (LEC) pela ação do hormônio da paratireoide (PTH) nos rins, ossos e intestino.** A diminuição do Ca^{2+} no LCE é detectada pelo receptor sensível ao cálcio (Figura 232.2), levando a aumento na secreção de PTH e redução na degradação do PTH. O PTH circulante aumentado atua, de forma predominante, diretamente nos rins e nos ossos que apresentam o receptor de PTH (PTHR) (Figura 232.2). Os efeitos esqueléticos do PTH são aumentar (+) a reabsorção óssea osteoclástica. No entanto, como os osteoclastos não têm PTHRs, essa ação é mediada pelos osteoblastos, que têm PTHRs e, em resposta, liberam citocinas e fatores que, por sua vez, ativam os osteoclastos. No rim, o PTH estimula (+) a 1α-hidroxilase (1α-OHase) para aumentar a conversão de 25-hidroxivitamina D [25(OH)-vitamina D] no metabólito ativo 1,25-di-hidroxivitamina D [1,25(OH)$_2$-vitamina D]. Além disso, o PTH aumenta (+) a reabsorção de Ca^{2+} do túbulo distal renal e inibe a reabsorção de fosfato do túbulo proximal, levando a hipercalcemia e hipofosfatemia. O PTH também inibe a atividade do contratransportador Na^+/K^+, H^+ e a reabsorção de bicarbonato, causando uma leve acidose hiperclorêmica. A 1,25(OH)$_2$-vitamina D elevada atua no intestino para aumentar (+) a absorção de cálcio e fosfato da dieta. É importante notar que o PTH não parece ter uma ação direta no intestino. Assim, em resposta à hipocalcemia e ao aumento da secreção de PTH, todas essas ações diretas e indiretas do PTH no rim, osso e intestino ajudarão a aumentar o Ca^{2+} do LEC que, por sua vez, atuará por meio do receptor sensível ao cálcio para diminuir a secreção de PTH. (De Thakker RV, Bringhurst FR, Jüppner HH. Regulation of calcium homeostasis and genetic disorders that affect calcium metabolism. In: Jameson JL, De Groot LJ, Giudice LC, et al., eds. *Endocrinology: Adult & Pediatric.* 7th ed. Philadelphia: Saunders; 2016.)

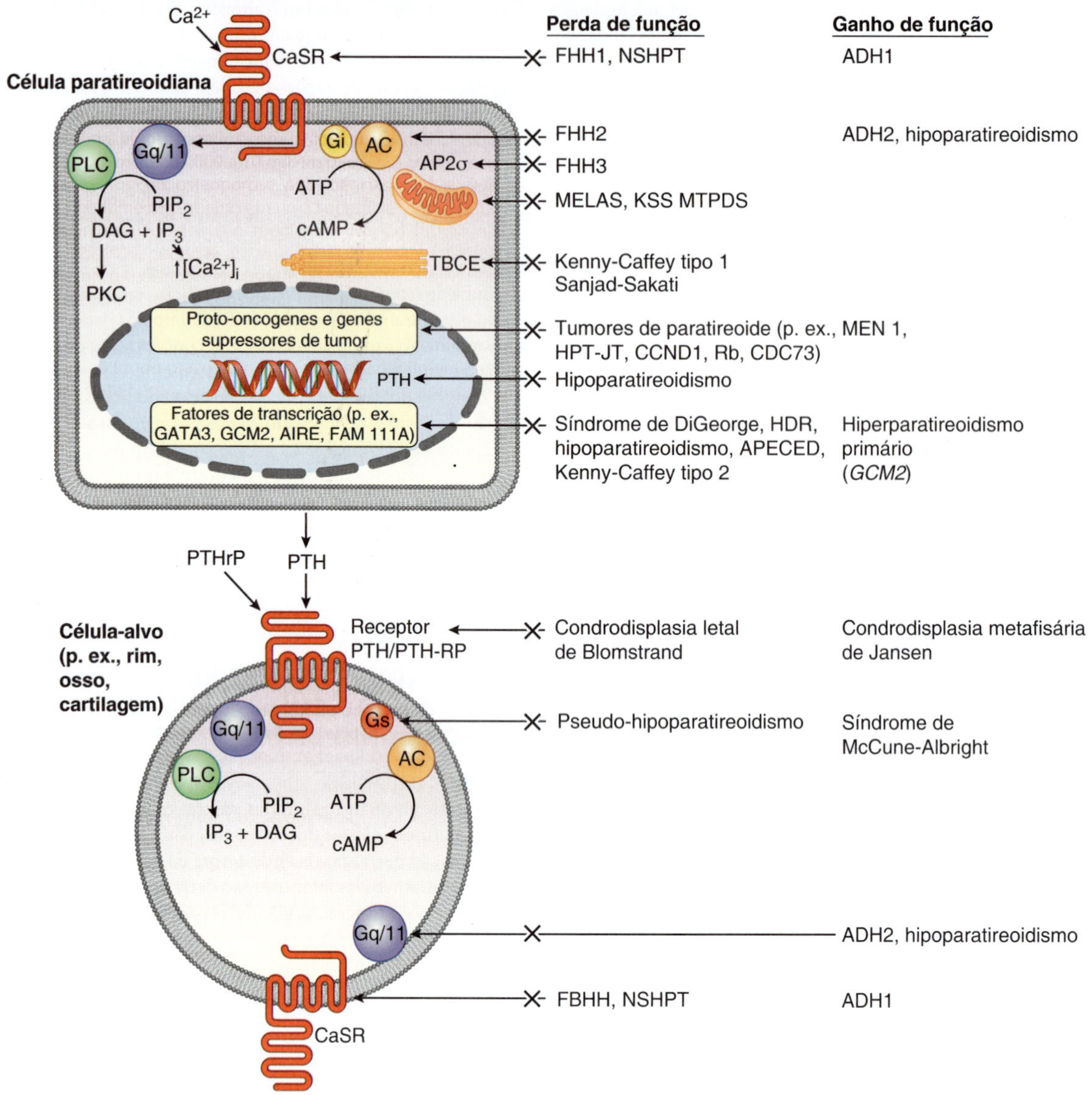

FIGURA 232.2 **Representação esquemática de alguns dos componentes envolvidos na homeostase do cálcio.** As alterações no cálcio extracelular são detectadas pelo receptor sensível ao cálcio (CaSR), que é um receptor acoplado à proteína G de 1.078 aminoácidos. O receptor PTH/PTH-RP, que medeia as ações de PTH e PTH-RP, também é um receptor acoplado à proteína G. Assim, Ca^{2+}, PTH e PTH-RP envolvem vias de sinalização acopladas à proteína G, e a interação com seus receptores específicos pode levar à ativação de Gs, Gi e Gq/α11, respectivamente. A Gs estimula a adenilciclase (AC), que catalisa a formação de monofosfato de adenosina cíclico (cAMP) a partir de trifosfato de adenosina (ATP). A Gi inibe a atividade AC. O cAMP estimula a proteinoquinase A (PKA), que fosforila substratos específicos para células. A ativação de Gq/α11 estimula a fosfolipase C (PLC), que catalisa a hidrólise do difosfoinositol (PIP_2) em trifosfoinositol (IP_3), que aumenta o cálcio intracelular e o diacilglicerol (DAG), ativando a proteinoquinase C (PKC). Esses sinais proximais modulam as vias a jusante, que resultam em efeitos fisiológicos específicos. As mutações de perda e ganho de função em vários genes, mostradas com seus respectivos locais de ação à direita, foram identificadas em distúrbios específicos da homeostase do cálcio (ver também Tabela 232.1). (De Thakker RV, Bringhurst FR, Jüppner H. Regulation of calcium homeostasis and genetic disorders that affect calcium metabolism. In: Jameson JL, De Groot LJ, Giudice LC, et al., eds. *Endocrinology: Adult & Pediatric.* 7th ed. Philadelphia: Saunders; 2016.)

encontradas em locais aberrantes ao longo desse caminho de migração e, também, dentro do timo e da tireoide. As células da paratireoide expressam um receptor acoplado à proteína G (GPCR), conhecido como *receptor sensível ao cálcio* (CaSR), que detecta mudanças no cálcio extracelular e leva a alterações nas secreções de PTH.[2,3] Por exemplo, a ativação do CaSR, que também é expresso nas células tubulares renais como resultado de concentrações elevadas de cálcio extracelular, causa a estimulação dependente da proteína G da atividade da fosfolipase C por meio de Gαq e Gα11, o que leva ao acúmulo de inositol 1,4,5-trisfosfato e aumento das concentrações intracelulares de cálcio. Essas alterações, por sua vez, levam à redução das concentrações circulantes de PTH e ao aumento da excreção urinária de cálcio. Os distúrbios das glândulas paratireoides podem causar hipercalcemia ou hipocalcemia, e podem ser classificados de acordo como surjam a partir de um excesso de PTH, sua deficiência ou insensibilidade aos seus efeitos (Tabela 232.1; Figura 232.2).

Hormônio da paratireoide e o gene *PTH*

O PTH é um peptídio de 84 aminoácidos codificado pelo gene *PTH*, localizado no cromossomo 11p15. O peptídio PTH maduro é secretado pelas células principais da paratireoide como um peptídio de 84 aminoácidos; entretanto, quando o mRNA do *PTH* é traduzido pela primeira vez, é como se fosse um peptídio pré-pró-PTH. A sequência "pré" consiste em um peptídio sinal de 25 aminoácidos (sequência líder), que é responsável por direcionar o peptídio nascente para o retículo endoplasmático, para ser embalado para secreção da célula. A sequência "pró" tem 6 aminoácidos de comprimento e, embora sua função seja menos bem definida do que a da sequência "pré", também é essencial para o processamento e a secreção corretos do PTH. Depois que o peptídio PTH maduro de 84 aminoácidos é secretado pela célula da paratireoide, ele é eliminado da circulação com meia-vida curta de cerca de 2 minutos, por captação hepática não saturável e excreção renal.

Ações do hormônio da paratireoide

O PTH compartilha um receptor com o peptídio relacionado ao PTH (PTH-RP); este receptor PTH/PTH-RP (Figura 232.2) é membro de um subgrupo da família de receptores acoplados à proteína G. Os receptores PTH/PTH-RP são expressos nos rins e nos ossos, nos quais o PTH é seu agonista predominante e, portanto, o PTH atua diretamente nas

Tabela 232.1 Doenças das glândulas paratireoides e suas localizações cromossômicas.

ANORMALIDADE METABÓLICA	DOENÇA	HERANÇA	GENE/PRODUTO GÊNICO	LOCAL CROMOSSÔMICO
HIPERCALCEMIA				
	Neoplasia endócrina múltipla tipo 1	Autossômica dominante	Menin	11q13
	Neoplasia endócrina múltipla tipos 2 e 3	Autossômica dominante	*RET*	10q11.2
	Neoplasia endócrina múltipla tipo 4	Autossômica dominante	*CDNK1B*	12p13.1
	Hiperparatireoidismo hereditário e tumores de mandíbula (HPT-JT)	Autossômica dominante	*CDC73* Parafibromina	1q31.2
	Hiperparatireoidismo familiar isolado	Autossômica dominante	Menin, *CDC73*, *CaSR*, *GCMB*	11q13, 1q31.2, 3q21.1, 6p24.2
	Hiperparatireoidismo esporádico	Esporádica	*PRAD1/CCND1*, *PTH* Retinoblastoma Desconhecido	11q13, 11p15 13q14 1p32-pter
	Carcinoma de paratireoide	Autossômica dominante ou esporádica	Parafibromina Retinoblastoma	1q31.2 13q14
	Hipercalcemia benigna familiar (FBH)			
	FBH1	Autossômica dominante	*CaSR*	3q21.1
	FBH2	Autossômica dominante	$G\alpha 11$	19p13
	FBH3	Autossômica dominante	*AP2S1*	19q13
	Hiperparatireoidismo grave neonatal (NSHPT)	Autossômica dominante ou esporádica	*CaSR*	3q21.1
	Doença de Jansen	Autossômica dominante	Receptor PTHR/PTH-RP	3p21.3
	Síndrome de Williams	Autossômica dominante	*Elastin, LIMK* (e outros genes)	7q11.23
	Hipercalcemia infantil	Autossômica recessiva	*CYP24A*	20q13.2-q13.3
	Síndrome de McCune-Albright	Mutações durante o desenvolvimento embrionário inicial?	$Gs\alpha$	20q13.3
HIPOCALCEMIA				
	Hipoparatireoidismo isolado	Autossômica dominante Autossômica recessiva Recessiva ligado ao X	*PTH, GCMB* *PTH, GCMB* *SOX3*	11p15* 11p15*, 6p24.2 Xq26-27
	Hipocalcemia autossômica dominante tipo 1 (ADH1)	Autossômica dominante	*CaSR*	3q21.1
	Hipocalcemia autossômica dominante tipo 2 (ADH2)	Autossômica dominante	$G\alpha 11$	19p13
	Hipoparatireoidismo associado à síndrome autoimune poliglandular (APECED)	Autossômica recessiva	*AIRE-1*	21q22.3
	Hipoparatireoidismo associado a Kearns-Sayre e MELAS	Materna	Genoma mitocondrial	
	Hipoparatireoidismo associado a síndromes congênitas complexas			
	Síndrome de DiGeorge tipo 1	Autossômica dominante	*TBX1*	22q11.2
	Síndrome de DiGeorge tipo 2	Autossômica dominante	*NEBL*	10p14.p13
	Síndrome HDR	Autossômica dominante	*GATA3*	10p15
	Condrodisplasia letal de Blomstrand	Autossômica recessiva	PTHR/receptor PTH-RP	3p21.3
	Síndrome de Kenney-Caffey tipo 1, síndrome de Sanjad-Sakati	Autossômica dominante	*TBCE*	1q42.3
	Síndrome de Kenney-Caffey tipo 2	Autossômica recessiva	*FAMIIA*	11q12.1
	Síndrome de Barakat	Autossômica recessiva†	Desconhecido	?
	Linfedema	Autossômica recessiva	Desconhecido	?
	Nefropatia, surdez nervosa	Autossômica dominante†	Desconhecido	?
	Surdez nervosa sem displasia renal	Autossômica dominante	Desconhecido	?
	Pseudo-hipoparatireoidismo (tipo 1a)	Autossômica dominante com impressão paterna	*GNAS éxons 1 a 3*	20q13.3
	Pseudo-hipoparatireoidismo (tipo 1b)	Autossômica dominante com impressão paterna	*Deleção a montante de GNAS*	20q13.3

HDR = hipoparatireoidismo, surdez e displasia renal; MELAS = encefalopatia mitocondrial, episódios semelhantes a AVE e acidose láctica; ? = local desconhecido.
*Mutações do gene PTH são identificadas apenas em algumas famílias.
†Herança mais provável.

células renais e ósseas e indiretamente nas células intestinais (Figura 232.1) para aumentar a reabsorção renal de cálcio, liberar o cálcio armazenado nos ossos para o LEC e aumentar a absorção intestinal de cálcio, respectivamente. A expressão do receptor PTH/PTH-RP também ocorre em cérebro, coração, pele, pulmão, fígado e testículos, onde medeia as ações do PTH-RP. As mutações envolvendo os genes que codificam essas proteínas e esses receptores nessa via reguladora do cálcio (Figura 232.2) estão associadas a distúrbios hipercalcêmicos e hipocalcêmicos (Tabela 232.1).

Ações renais

O cálcio é absorvido pelos rins em vários locais e por diferentes mecanismos, que incluem o transporte paracelular passivo ou transcelular ativo, ao longo do túbulo renal. As ações renais do PTH são (1) estimular a atividade da 1α-hidroxilase da célula tubular proximal; (2) aumentar a reabsorção de cálcio pelas células do túbulo distal, conectando os túbulos e a espessa alça ascendente de Henle (TAL); e (3) inibir a reabsorção de fosfato pelas células tubulares proximais (Figura 232.1). O PTH aumenta a formação de 1,25(OH)$_2$-vitamina D biologicamente ativa a partir de seu precursor 25(OH)-D, estimulando a atividade da 1α-hidroxilase renal e inibindo a 24-hidroxilase, que metaboliza 1,25(OH)$_2$-vitamina D para a forma inativa 24,25(OH)$_2$-vitamina D (Figura 232.1). O PTH regula a reabsorção de cálcio pelas células tubulares distais, regulando positivamente a expressão do potencial receptor transitório vaniloide 5 (TRPV5), promovendo a entrada de cálcio na célula e aumentando a expressão de calbindina-D28K para aumentar a reabsorção transcelular de cálcio por meio do aumento da proteção de íons Ca^{2+} subapicais. Na TAL, o PTH pode aumentar o transporte transcelular ativo de cálcio, bem como o transporte paracelular de cálcio, majorando o gradiente de voltagem transepitelial. O transporte de fosfato nas células tubulares proximais é mediado pelos cotransportadores de fosfato de sódio da membrana luminal 2a e 2c (NPT2a e NPT2c), e as ações do PTH levam à internalização e degradação de NPT2a e NPT2c, resultando na diminuição da reabsorção de fosfato.

Ações esqueléticas

O PTH atua diretamente nos osteoblastos e indiretamente nos osteoclastos para elevar seu número e atividade, aumentando a renovação óssea e a liberação do cálcio armazenado. Assim, o PTH aumenta o tamanho do conjunto de precursores de osteoblastos, aumenta a atividade de formação óssea de osteoblastos maduros e estimula os osteoblastos a liberar citocinas, como o fator estimulador de colônias 1 e o receptor ativador do fator nuclear-κB (NF-κB) ligante (RANKL), que estimulam a formação de novos osteoclastos e ativam os osteoclastos maduros. O PTH também inibe a produção de osteoprotegerina (OPG) pelos osteoblastos, que é um receptor-chamariz solúvel para RANKL, que inibe o desenvolvimento de osteoclastos. O transporte de cálcio envolve TRPV4 e TRPV5 nas células ósseas; o TRPV4 regula as concentrações intracelulares de cálcio em osteoblastos e osteoclastos, enquanto o TRPV5, expresso em osteoclastos, participa da remoção da matriz mineral óssea. O resultado líquido das elevações persistentes do PTH está ligado a um aumento na atividade dos osteoclastos mais do que na atividade dos osteoblastos, liberando, assim, os estoques de cálcio para o LEC (Figura 232.1).

Ações intestinais

O cálcio é absorvido por todo o intestino por vias paracelulares passivas e vias transcelulares ativas, que envolvem TRPV6 e calbindina D9K. O PTH exerce ações indiretas na absorção intestinal de cálcio, aumentando as concentrações circulantes de 1,25(OH)$_2$-vitamina D (Figura 232.1). As concentrações aumentadas de 1,25(OH)$_2$-vitamina D aumentam a expressão de TRPV6, o que facilita a entrada aumentada de cálcio na célula a partir do lúmen e a expressão de calbindina citosólica D9K, facilitando o transporte transcelular de cálcio.

HIPERCALCEMIA

DEFINIÇÃO

A *hipercalcemia* é definida como uma concentração de cálcio sérico superior a 2 desvios padrões (DP) acima da média normal, e isso geralmente é um cálcio sérico total acima de 10,5 mg/dℓ (2,62 mmol/ℓ) e um cálcio sérico ionizado acima de 5,25 mg/dℓ (1,31 mmol/ℓ). Não existe um sistema de classificação formal para definir a gravidade da hipercalcemia, mas a hipercalcemia leve, moderada e grave é geralmente considerada para concentrações de cálcio sérico total inferiores a 12 mg/dℓ (3 mmol/ℓ), entre 12 e 14 mg/dℓ (3 a 3,5 mmol/ℓ) e superior a 14 mg/dℓ (3,50 mmol/ℓ), respectivamente.

BIOPATOLOGIA

A hipercalcemia pode surgir por um de três mecanismos: aumento da reabsorção óssea, aumento da absorção gastrintestinal de cálcio e diminuição da excreção renal de cálcio (Figura 232.1). Por exemplo, as metástases ósseas líticas causam aumento da reabsorção óssea; os diuréticos tiazídicos levam à diminuição da excreção de cálcio; e o PTH excessivo aumentará direta ou indiretamente a produção de 1,25(OH)$_2$-vitamina D, estimulará a reabsorção óssea e a absorção de cálcio do intestino e dos túbulos renais. As causas da hipercalcemia podem ser classificadas de acordo com as concentrações séricas de PTH elevadas (ou seja, hiperparatireoidismo primário ou terciário decorrente de tumores da paratireoide) ou reduzidas (em razão de produção excessiva de PTH-RP por câncer; defeito no receptor de PTH, por exemplo, o receptor de PTH/PTH-RP; produção em excesso de mediadores a jusante, por exemplo, 1,25(OH)$_2$-vitamina D; ou ponto de ajuste alterado no receptor de detecção de cálcio) (Tabela 232.2; Figura 232.2). O hiperparatireoidismo primário e malignidade são as causas mais comuns e são responsáveis por mais de 90% dos pacientes com hipercalcemia. Um histórico clínico detalhado e o exame físico geralmente ajudam a diferenciar entre esses dois diagnósticos. No hiperparatireoidismo primário, a hipercalcemia é frequentemente menor que 12 mg/dℓ (3 mmol/ℓ), assintomática e pode estar presente por meses ou anos. Se sintomas, como nefrolitíase, forem observados, eles geralmente estarão presentes por vários meses. No entanto, na malignidade, os pacientes geralmente estão gravemente enfermos, frequentemente com sintomas neurológicos; a hipercalcemia é superior a 12 mg/dℓ (3 mmol/ℓ); e o câncer (p. ex., pulmão, mama ou mieloma) é frequentemente aparente. A hipercalcemia por outras causas que não o hiperparatireoidismo primário ou malignidade também pode ocorrer (Tabela 232.2) e uma história detalhada (p. ex., para ingestão de vitamina D, medicamentos, doença renal) e exame (p. ex., para tireotoxicose, doença adrenal, doenças granulomatosas), juntamente com investigações apropriadas (Tabela 232.3; Figura 232.3),[4] são essenciais para estabelecer o diagnóstico.

Tabela 232.2 Causas de hipercalcemia.

NÍVEIS ELEVADOS DE HORMÔNIO DA PARATIREOIDE
Hiperparatireoidismo primário* (adenoma, hiperplasia ou carcinoma): não familiar ou familiar (p. ex., NEM 1, NEM 2, HPT-JT, HFI)
Hiperparatireoidismo terciário (hiperplasia ou adenoma na insuficiência renal crônica)
NÍVEIS BAIXOS DE HORMÔNIO DA PARATIREOIDE
Malignidade*
Primária
• Peptídio relacionado ao hormônio da paratireoide (PTH-RP): carcinoma de pulmão, esôfago, célula renal, ovário e bexiga
• Excesso de produção de 1,25(OH)$_2$-vitamina D (linfoma)
Secundária
• Metástases ósseas líticas* (mieloma múltiplo* e carcinoma de mama*)
• Outra localização, fatores ectópicos (p. ex., citocinas)
Excesso de vitamina D
Toxicidade exógena da vitamina D pelo composto D original, 25(OH)$_2$-vitamina D_3 ou 1,25(OH)$_2$-vitamina D_3 em preparações de vitaminas, óleo de fígado de bacalhau, medicamentos fitoterápicos
Produção endógena de 25(OH)-vitamina D_3 – síndrome de Williams
Produção endógena de 1,25(OH)$_2$-vitamina D_3, por exemplo, distúrbios granulomatosos (sarcoidose, HIV, TB, histoplasmose, coccidioidomicose, hanseníase), linfoma e hipercalcemia infantil
Fármacos
Diuréticos tiazídicos
Lítio
Nutrição parenteral total
Estrogênios/antiestrogênios, testosterona
Síndrome do leite-álcali
Toxicidade da vitamina A
Intoxicação por alumínio (na insuficiência renal crônica)
Aminofilina
Doenças endócrinas não paratireoides
Tireotoxicose
Feocromocitoma
Insuficiência adrenal aguda
Tumor produtor de hormônio polipeptídico intestinal vasoativo (VIPoma)
Imobilização
NÍVEIS INADEQUADOS DO HORMÔNIO DA PARATIREOIDE DECORRENTES DE ALTERAÇÃO DO PONTO DE AJUSTE
Hipercalcemia hipocalciúrica benigna familiar (FBH ou FHH) tipos 1 a 3

*Causas mais comuns.
HFI = hiperparatireoidismo familiar isolado; HIV = vírus da imunodeficiência humana; HPT-JT = hiperparatireoidismo com tumores de mandíbula; NEM = neoplasia endócrina múltipla; TB = tuberculose.

Tabela 232.3 Investigações preliminares para hipercalcemia.

SANGUE
× 2 a 3 estimativas de cálcio sérico, fosfato, albumina, ureia e eletrólitos, creatinina, fosfatase alcalina, testes de função hepática
Hormônio da paratireoide
Hemograma completo
Tira de proteína eletroforética, eletroforese de proteína sérica e imunofixação
25(OH)-vitamina D_3 (e se indicado, 1,25[OH]$_2$-vitamina D_3)
Testes de função tireoidiana
Magnésio
Peptídio relacionado ao hormônio da paratireoide (se houver suspeita de malignidade)
URINA
× 2 a 3 estimativas de cálcio urinário de 24 h e depuração de creatinina e taxas de depuração
Imagem
Radiografia do tórax
Radiografia das mãos
Ultrassonografia dos rins

MANIFESTAÇÕES CLÍNICAS E DIAGNÓSTICO

A apresentação clínica da hipercalcemia varia desde uma anormalidade bioquímica leve, assintomática, detectada durante o rastreamento de rotina até uma emergência médica com risco à vida. Em geral, a presença ou a ausência de sintomas se correlaciona com a gravidade e a rapidez do início da hipercalcemia. Assim, os sintomas geralmente não se desenvolvem

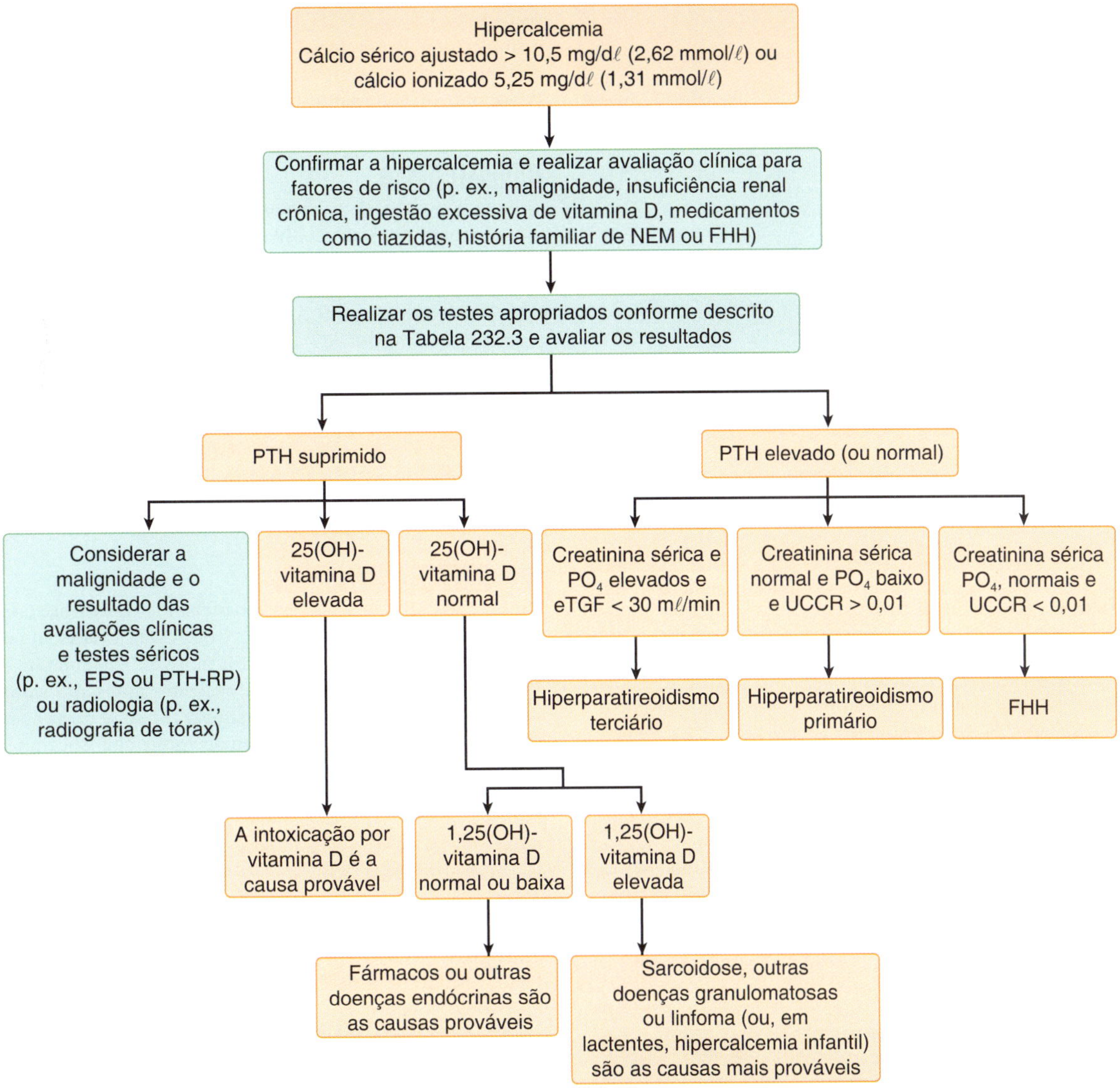

FIGURA 232.3 Abordagem clínica para investigação das causas da hipercalcemia. 1,25$(OH)_2$-vitamina D = 1,25-di-hidroxivitamina D; 25(OH)-vitamina D = 25-hidroxivitamina D; eTGF = taxa de filtração glomerular estimada; EPS = tira eletroforética (eletroforese de proteínas séricas); FHH = hipercalcemia hipocalciúrica familiar; NEM = neoplasia endócrina múltipla; PTH = hormônio da paratireoide; PTH-RP = peptídio relacionado ao hormônio da paratireoide; UCCR = taxa de depuração de cálcio urinário de 24 horas para depuração de creatinina.

quando o cálcio sérico está abaixo de 12 mg/dℓ (3 mmol/ℓ) e estão invariavelmente presentes quando a hipercalcemia excede 14 mg/dℓ (3,5 mmol/ℓ). No entanto, existe uma variabilidade considerável e alguns pacientes podem ser sintomáticos, com hipercalcemia leve. Embora existam muitas causas de hipercalcemia (Tabela 232.2), os sinais e sintomas de hipercalcemia são semelhantes, independentemente da etiologia. Na verdade, as manifestações clínicas da hipercalcemia envolvem vários sistemas de órgãos, que incluem os sistemas renal, musculoesquelético, digestório, neurológico e circulatório (Tabela 232.4), e muitos deles foram referidos como "gemidos, murmúrio, dores e cálculos." As investigações devem ser direcionadas a confirmar a presença de hipercalcemia e estabelecer a causa (Tabelas 232.3 e 232.5).

Tabela 232.4 Características clínicas da hipercalcemia.

Renais
Cálculos (nefrolitíase) e nefrocalcinose, poliúria, polidipsia
Musculoesqueléticas
Dor óssea, osteopenia, fraturas, fraqueza muscular, especialmente miopatia proximal
Gastrintestinais
Náuseas, vômitos, falta de apetite, constipação intestinal, úlceras pépticas e pancreatite
Neurológicas
Cansaço, letargia, incapacidade de concentração, aumento da sonolência, depressão, confusão, coma
Cardíacas
Bradicardia, bloqueio atrioventricular de primeiro grau, arritmias, intervalo QT diminuído

TRATAMENTO

O tratamento da hipercalcemia depende da gravidade da hipercalcemia e da presença de sintomas.[5] Assim, os pacientes assintomáticos com hipercalcemia leve geralmente não precisam de tratamento urgente, enquanto os pacientes com hipercalcemia grave necessitam de tratamento independentemente dos sintomas, e os pacientes com hipercalcemia moderada necessitam de tratamento urgente se fossem sintomáticos. Antes de instituir o tratamento, é sempre importante considerar as causas subjacentes (Tabela 232.2) e iniciar investigações (Tabela 232.3). Além disso, medicamentos como tiazidas e compostos de vitamina D, que causam hipercalcemia, devem ser descontinuados e, se apropriado, restringir o cálcio na dieta.

O tratamento agudo da hipercalcemia envolve medidas gerais para aumentar a hidratação e a diurese, e medidas específicas com o uso de medicamentos para reduzir o cálcio sérico. A desidratação decorrente de sintomas hipercalcêmicos, como anorexia, náuseas, vômito e poliúria em razão de concentração urinária defeituosa, é muito comum, e os pacientes podem necessitar de 5 a 10 ℓ de cloreto de sódio a 0,9% em um período de 24 a 48 horas. Essa hidratação vigorosa com solução salina normal pode diminuir o cálcio sérico em 1 a 3 mg/dℓ (0,25 a 0,75 mmol/ℓ). A solução salina aumenta a excreção urinária de cálcio, elevando a filtração glomerular e reduzindo a reabsorção tubular renal proximal e distal de cálcio e

Tabela 232.5 Resumo das diretrizes para cirurgia da paratireoide em pacientes com hiperparatireoidismo primário.

Cirurgia* recomendada se o paciente atender a qualquer um dos seguintes critérios:
- Cálcio sérico > 1 mg/dℓ (0,25 mmol/ℓ) acima do limite superior do normal
- Qualquer complicação do hiperparatireoidismo primário (p. ex., nefrolitíase, nefrocalcinose ou erosões ósseas de osteíte fibrosa cística)
- Um episódio de hiperparatireoidismo primário agudo com hipercalcemia com risco à vida
- Hipercalciúria acentuada (> 10 mmol/ℓ por 24 h ou > 400 mg/24 h) e aumento do risco de cálculos pela análise bioquímica de risco de cálculos
- Redução significativa na depuração da creatinina (ou seja, < 60 mℓ/min)
- Redução na densidade mineral óssea (ou seja, pontuação T < –2,5, na coluna lombar, quadril total, colo do fêmur ou terço distal do rádio e/ou fratura vertebral anterior)
- Idade < 50 anos

*A cirurgia também é indicada em pacientes para os quais a vigilância médica não é desejada nem possível.

Modificada de Bilezikian JP, Brandi ML, Eastell R, et al. Guidelines for the management of asymptomatic primary hyperparathyroidism: summary statement from the fourth international workshop. *J Clin Endocrinol Metab.* 2014;99:3561-3569.

sódio. Essa diurese salina pode precisar de terapia adjuvante com um diurético de alça (p. ex., furosemida, 10 a 20 mg) conforme necessário para controlar complicações em razão da sobrecarga de volume, especialmente em pacientes idosos e naqueles com função cardiovascular e renal prejudicada. Observe que o uso excessivo de furosemida antes que o volume intravascular tenha sido restaurado com solução salina normal intravenosa pode piorar a hipercalcemia, por exacerbar a depleção de volume. A diurese salina pode levar à hipopotassemia, à hipomagnesemia e ao desequilíbrio eletrolítico, que precisará de correção.

Se a diurese salina não for bem-sucedida, principalmente se a hipercalcemia for muito grave, serão necessárias medidas mais específicas, como diálise ou medicamentos. Os medicamentos de escolha são o pamidronato e o ácido zoledrônico, que são bisfosfonatos potentes, mas não devem ser usados se a hipercalcemia for decorrente de hiperparatireoidismo primário ou terciário. Os tratamentos recomendados são administrar pamidronato (15 a 60 mg, dependendo da concentração de cálcio sérico, em uma única infusão IV ou em doses divididas, dependendo da função renal e respostas, durante 2 a 4 dias; máximo de 90 mg por curso de tratamento) ou ácido zoledrônico (4 mg como uma única infusão IV). Outros bisfosfonatos (p. ex., etidronato e clodronato) e outros agentes, como mitramicina, calcitonina e nitrato de gálio, também foram usados no passado. A terapia com glicocorticoides (p. ex., hidrocortisona, 120 mg/dia em três doses divididas, em adultos) é particularmente eficaz quando a hipercalcemia é mediada pelas ações de $1,25(OH)_2$-vitamina D, por exemplo, em doença granulomatosa, linfoma ou mieloma. A diálise com dialisato de cálcio baixo ou zero deve ser considerada se esses tratamentos não forem eficazes ou se o paciente tiver insuficiência renal. Quando o tratamento agudo da hipercalcemia for concluído, o tratamento apropriado para a causa subjacente deve ser realizado.

HIPERPARATIREOIDISMO

DEFINIÇÃO

O hiperparatireoidismo é caracterizado por altas concentrações de PTH imunorreativo sérico, e três tipos, referidos como primário, secundário e terciário, são reconhecidos. Os tipos primário e terciário estão associados à hipercalcemia (Tabela 232.2), enquanto o hiperparatireoidismo secundário está associado à hipocalcemia (ver adiante). O hiperparatireoidismo primário geralmente ocorre como uma endocrinopatia não sindrômica isolada e menos comumente como parte de distúrbios sindrômicos complexos, como a neoplasia endócrina múltipla (NEM) e o hiperparatireoidismo com tumores de mandíbula (HPT-JT). As formas sindrômicas e não sindrômicas de hiperparatireoidismo primário também podem ocorrer como doenças hereditárias (ou seja, familiares), geralmente autossômicas dominantes, ou podem ocorrer como doenças não familiares (ou seja, esporádicas). O hiperparatireoidismo terciário geralmente surge em associação com a insuficiência renal crônica.

Hiperparatireoidismo primário

EPIDEMIOLOGIA

O hiperparatireoidismo primário, que afeta 3 em cada 1.000 adultos, é uma das duas causas mais comuns de hipercalcemia e é decorrente de secreção excessiva de PTH de um ou mais tumores da paratireoide. Estudos estimam que a prevalência global de tumores da paratireoide seja de 4 milhões. O hiperparatireoidismo primário geralmente ocorre como uma endocrinopatia não sindrômica isolada, entre as idades de 40 e 65 anos, e é três vezes mais comum em mulheres do que em homens.

BIOPATOLOGIA

Oitenta por cento dos pacientes com hiperparatireoidismo primário terão um adenoma de paratireoide solitário e 15 a 20% dos pacientes terão hiperplasia envolvendo todas as quatro glândulas paratireoides. O carcinoma da paratireoide ocorre em menos de 0,5% dos pacientes com hiperparatireoidismo primário. As causas subjacentes do hiperparatireoidismo primário são amplamente desconhecidas. No entanto, mais de 10% dos pacientes com hiperparatireoidismo primário clinicamente não familiar, que ocorre antes dos 45 anos, têm mutação da linhagem germinativa em 1 de 12 genes, incluindo os de NEM 1 (*MEN1*), ciclo de divisão celular 73 (*CDC73*) e CaSR. Além disso, estudos de adenomas da paratireoides esporádicos não familiares demonstraram que 35 a 50% apresentam mutação somática do gene *MEN1*; 15% têm hiperexpressão de ciclina D1; e mais de 85% têm uma anormalidade na via Wnt/betacatenina.[6,7]

MANIFESTAÇÕES CLÍNICAS

Muitos pacientes com hiperparatireoidismo primário são assintomáticos, e a hipercalcemia, geralmente leve, é detectada ao acaso no momento do rastreamento bioquímico por outros motivos.[8] No entanto, é importante observar que quase metade dos pacientes apresenta sintomas neuromusculares sutis, como fadiga e fraqueza, e isso se torna aparente apenas em retrospecto após uma paratireoidectomia bem-sucedida.

A hipercalcemia sintomática (Tabela 232.4) afeta predominantemente os sistemas esquelético, renal e digestório; úlceras pépticas e pancreatite podem se desenvolver. As alterações esqueléticas da osteíte fibrosa cística decorrente de reabsorção subperiosteal das falanges distais, estreitamento das clavículas distais, aparência de sal e pimenta do crânio, cistos ósseos e tumores marrons dos ossos longos são agora identificados em menos de 5% de pacientes. No entanto, a osteopenia, avaliada pela densidade mineral óssea (DMO), ocorre em 25% dos pacientes. A doença por cálculo renal (nefrolitíase e nefrocalcinose) ocorre em 20% dos pacientes e a hipercalciúria ocorre em 30% dos pacientes; o comprometimento renal pode complicar esta doença.

DIAGNÓSTICO

Na presença de hipercalcemia, o achado de concentrações elevadas de PTH circulante estabelece o diagnóstico, porque o PTH está elevado em aproximadamente 90% dos pacientes com hiperparatireoidismo primário, que invariavelmente apresentam hipercalcemia (Figura 232.3). No entanto, é importante certificar-se de que os ensaios imunorradiométricos (IRMA) e imunoquimiluminométricos (ICMA) para PTH estejam sendo usados para medir a molécula intacta, em vez dos radioimunoensaios mais antigos, que não eram tão confiáveis. Os outros únicos distúrbios hipercalcêmicos nos quais o PTH pode ocasionalmente estar elevado são aqueles relacionados à hipercalcemia hipocalciúrica benigna familiar (FBH ou FHH), imobilização ou uso de lítio ou tiazídicos (Tabela 232.2). Um histórico cuidadoso e o acesso ao uso de fármacos ajudam a excluir as últimas possibilidades.[9] A hipercalcemia do hiperparatireoidismo primário, ao contrário da malignidade ou da doença granulomatosa, geralmente não é suprimível por um curso de 10 dias de hidrocortisona oral (120 mg/dia administrados em três doses divididas). Esse teste, conhecido como teste de supressão de esteroides, foi usado anteriormente para diferenciar o hiperparatireoidismo primário de outras causas de hipercalcemia; no entanto, com o advento de testes de PTH mais confiáveis, esse teste raramente é utilizado atualmente. Cerca de um terço dos pacientes com hiperparatireoidismo primário têm um nível baixo de fosfato sérico (Figura 232.3) e, nos outros, está na faixa inferior do normal. Além disso, alguns pacientes apresentam um pequeno aumento na concentração de cloreto sérico e diminuição concomitante na concentração de bicarbonato. A atividade da fosfatase alcalina sérica pode estar elevada em alguns pacientes, e a excreção urinária de cálcio está aumentada em 30% dos pacientes. A concentração circulante de $1,25(OH)_2$-vitamina D está elevada em alguns pacientes com hiperparatireoidismo primário, embora não tenha valor diagnóstico porque também está elevada em outros distúrbios hipercalcêmicos, como sarcoidose e linfomas (Figura 232.3). A concentração sérica de 25(OH)-vitamina D está dentro da faixa normal. A varredura densitométrica é útil na detecção de alterações esqueléticas precoces. Os pacientes com hiperparatireoidismo primário desenvolvem densidades minerais ósseas reduzidas (osteopenia) principalmente do osso cortical (p. ex., terço distal do antebraço) em vez do osso esponjoso (p. ex., coluna lombar). Os ossos do quadril, que são uma mistura igual de osso cortical e esponjoso, mostram reduções intermediárias na DMO. No geral, o risco de fraturas ósseas em pacientes com hiperparatireoidismo primário leve é semelhante ao de controles normais compatíveis. No entanto, a paratireoidectomia bem-sucedida leva a um aumento na DMO em um período de 6 a 12 meses, e isso continua por até 10 anos. De fato, as medições de DMO são usadas na avaliação de pacientes com hiperparatireoidismo primário e na decisão sobre o manejo conservador em oposição ao cirúrgico (Tabela 232.5).

A localização pré-operatória para definir os locais dos tumores da paratireoide pode ser realizada.[10] Os exames não invasivos consistem em ultrassonografia, tomografia computadorizada (TC), ressonância magnética (RM) e cintilografia com tecnécio-99m sestamibi. A cintilografia com sestamibi tornou-se o melhor e mais conveniente teste de localização; pode ser realizado com técnicas de TC (p. ex., tomografia computadorizada por emissão de fóton único [SPECT]) para produzir imagem tridimensional com maior resolução anatômica. É importante notar que há uma incidência apreciável de taxas de falso-positivo com todos os procedimentos de localização não invasivos; portanto, uma confirmação usando dois métodos é preferível. Os testes de localização invasivos consistem em arteriografia e amostragem venosa para PTH nas veias que drenam a região tireoidiana. Esses testes são demorados, caros, difíceis e dependem da habilidade do radiologista. Geralmente esses testes de localização pré-operatórios são indicados para pacientes que já passaram por cirurgia cervical anterior. No entanto, seu papel em pacientes que não foram submetidos à cirurgia anterior ainda não foi estabelecido e, no momento, as preferências e a experiência das equipes médicas, radiológicas e cirúrgicas locais normalmente determinam o uso de procedimentos de amostragem venosa.

TRATAMENTO

A paratireoidectomia, que é a cura definitiva, é um procedimento geralmente bem-sucedido e seguro se realizada por um cirurgião experiente. Também houve grandes avanços na cirurgia que facilitaram uma abordagem cirúrgica a ser realizada sob anestesia local, em oposição à geral. Um exemplo disso é o uso de paratireoidectomia minimamente invasiva (MIP) em paciente com doença da glândula, que foi localizada com sucesso pelo uso combinado de cintilografia de sestamibi e ultrassonografia. A cirurgia é recomendada para pacientes sintomáticos e para aqueles que apresentam complicações esqueléticas e renais (Tabela 232.5). As complicações da cirurgia da paratireoide incluem danos ao nervo laríngeo recorrente e hipoparatireoidismo permanente. A decisão de recomendar a cirurgia pode ser difícil em pacientes assintomáticos, que podem constituir mais de 50% dos pacientes com hiperparatireoidismo primário. A história natural do hiperparatireoidismo primário na maioria dos pacientes é progredir lentamente ou não progredir. Por exemplo, entre os pacientes assintomáticos, apenas 25% têm doença progressiva, que geralmente se manifesta como diminuição da densidade mineral óssea durante um período de 10 anos. Isso gerou uma controvérsia com relação às indicações para cirurgia, e as diretrizes foram fornecidas pelo Quarto Workshop Internacional (2013) sobre o tratamento do hiperparatireoidismo primário assintomático (Tabela 232.5) e pela American Association of Endocrine Surgeons (AAES).[11] No entanto, essas diretrizes podem não influenciar exclusivamente a decisão a favor ou contra a cirurgia, e uma avaliação cuidadosa e a avaliação dos riscos e benefícios é considerada pela maioria das equipes médicas e cirúrgicas em conjunto com o paciente.

Os pacientes que não são submetidos à paratireoidectomia (p. ex., aqueles com hiperparatireoidismo primário assintomático) devem ser avaliados clinicamente e também monitorados para cálcio sérico, creatinina e taxa de filtração glomerular estimada (eTFG) em intervalos de 12 meses; DMO em três locais, em intervalos de 1 a 3 anos com raios X, ou avaliação de fratura vertebral da coluna vertebral se houver perda de altura ou dor nas costas e se houver suspeita de nefrolitíase, avaliações apropriadas de coleta de urina de 24 horas e imagens renais.[5] Além disso, as seguintes diretrizes médicas são recomendadas para pacientes com hiperparatireoidismo primário.[12] Primeiro, eles devem evitar a desidratação e permanecer ambulantes. Em segundo lugar, a deficiência de vitamina D deve ser corrigida e a 25-hidroxivitamina D sérica deve ser mantida acima de 50 nmol/ℓ. Terceiro, a ingestão alimentar de cálcio deve ser normal; limitar a ingestão alimentar não é recomendado. Quarto, os diuréticos tiazídicos e os remédios fitoterápicos e tônicos, que possam conter vitamina D ou vitamina A, devem ser evitados. Os medicamentos que têm sido usados para o tratamento do hiperparatireoidismo primário incluem fosfato oral, estrogênios ou moduladores seletivos do receptor de estrogênio (SERMs) em mulheres na pós-menopausa; bisfosfonatos; e o calcimimético cinacalcete. O fosfato não é usado em razão da preocupação de que possa promover a calcificação ectópica dos tecidos moles. Os estrogênios e SERMs (p. ex., raloxifeno) aumentam a densidade óssea em mulheres na pós-menopausa com hiperparatireoidismo primário, mas eles têm apenas pequenos efeitos nas concentrações séricas de cálcio e PTH. Os bisfosfonatos (p. ex., alendronato) inibem a reabsorção óssea e melhoram a DMO na coluna lombar, sem alterar as concentrações séricas de cálcio e PTH. O colecalciferol em altas doses diárias (70 mg ou 2.800 U) também pode diminuir o PTH e melhorar a densidade óssea quando usado por 6 meses antes e após a paratireoidectomia.[A1] No entanto, esses efeitos não são sustentados. Em um ensaio clínico randomizado, duplo-cego e controlado por placebo, o cinacalcete foi eficaz na redução das concentrações séricas de cálcio para valores normais, com reduções modestas nos níveis de PTH em pacientes com hiperparatireoidismo primário.[A2] Esses efeitos foram mantidos com tratamento a longo prazo, sem efeitos adversos relevantes. No entanto, a DMO nos pacientes tratados permaneceu inalterada, embora tenha havido redução nos marcadores bioquímicos de reabsorção e formação óssea. O uso de cinacalcete é aprovado para pacientes adultos (maiores de 18 anos), que tenham hipercalcemia grave decorrente do hiperparatireoidismo primário e não possam se submeter à paratireoidectomia, ou tenham hipercalcemia decorrente de carcinoma de paratireoide inoperável, ou estejam em diálise por hiperparatireoidismo. O uso desses fármacos deve ser ditado pelos objetivos do tratamento. Por exemplo, a terapia com bisfosfonatos deve ser escolhida se o objetivo for aumentar a DMO, e cinacalcete deve ser escolhido se o objetivo for reduzir as concentrações de cálcio sérico. Foi relatado que o uso combinado de cinacalcete e alendronato, por um estudo, normaliza a hipercalcemia e melhora a DMO em pacientes com hiperparatireoidismo primário.

HIPERPARATIREOIDISMO PRIMÁRIO FAMILIAR

O hiperparatireoidismo primário é mais frequentemente encontrado como um transtorno não familiar (esporádico). No entanto, aproximadamente 10% dos pacientes com hiperparatireoidismo primário têm uma forma hereditária que pode ser parte das síndromes de neoplasia endócrina múltipla (NEM) 1, NEM 2, NEM 3 e NEM 4 ou parte da síndrome HPT-JT (ver adiante). Além disso, o hiperparatireoidismo primário hereditário pode se desenvolver como uma endocrinopatia solitária, e isso também foi referido como hiperparatireoidismo familiar isolado (HFI). Os pacientes com essas formas familiares de hiperparatireoidismo primário, incluindo as síndromes NEM, têm diferenças importantes em relação aos que desenvolvem formas não familiares; estes incluem idade mais precoce de início (20 a 25 anos *versus* 55 anos) e uma proporção igual entre homens e mulheres (1:1 *versus* 1:3). Além disso, as síndromes NEM estão associadas à ocorrência de múltiplos tumores da paratireoide em vez dos adenomas da paratireoide solitários tipicamente encontrados na forma esporádica, e o HPT-JT está associado à ocorrência de carcinoma da paratireoide em 15% dos pacientes. Isso tem implicações para o tratamento de tumores da paratireoide em pacientes com esses distúrbios. Assim, a paratireoidectomia minimamente invasiva é uma abordagem inadequada em pacientes com NEM em razão da doença poliglandular, e os pacientes com HPT-JT provavelmente precisarão de cirurgia mais precoce em decorrência de maior risco de carcinoma da paratireoide. As investigações das formas hereditárias e esporádicas de HPT primário ajudaram a identificar alguns dos genes e regiões cromossômicas que estão envolvidos na etiologia dos tumores da paratireoide (Tabela 232.1 e Figura 232.2). O HFI foi relatado em vários parentes, e alguns mostraram abrigar mutações nos genes *MEN1*, *CDC73*, *GCM2* ou *CaSR*.[13] As síndromes familiares associadas a NEM 1, NEM 2, NEM 3 e NEM 4 são revisadas em detalhes no Capítulo 218.

HIPERPARATIREOIDISMO – SÍNDROME DO TUMOR DA MAXILA

A síndrome HPT-JT é uma doença autossômica dominante, caracterizada pela ocorrência de tumores da paratireoide, que podem ser carcinomas em aproximadamente 15% dos pacientes e fibromas ossificantes, que costumam afetar a maxila ou mandíbula. Além disso, alguns pacientes também podem desenvolver tumores de Wilms, cistos renais, hamartomas renais, adenomas corticais renais, carcinomas papilares de células renais, tumores uterinos que podem ser malignos, adenocarcinomas pancreáticos, tumores testiculares mistos de células germinativas com um componente principal de seminoma e adenomas das células de Hurthle da tireoide. As mutações no gene *CDC73*, que está localizado no cromossomo 1q31.2 e codifica uma proteína de 531 aminoácidos, a parafibromina, causa HPT-JT.[14] A parafibromina está associada ao homólogo humano do complexo proteico Paf1, que interage com a RNA polimerase II. Como parte desse complexo de proteínas, a parafibromina pode regular eventos pós-transcricionais e a modificação de histonas. Os pacientes com carcinomas não familiares da paratireoide frequentemente apresentam mutações germinativas *CDC73*.

HIPERPARATIREOIDISMO URÊMICO

BIOPATOLOGIA

Os níveis séricos de PTH aumentam em resposta à hipocalcemia e esse hiperparatireoidismo secundário geralmente se resolve com o tratamento da causa subjacente da hipocalcemia (Tabela 232.6). No entanto, na insuficiência renal crônica (Capítulo 121), o hiperparatireoidismo secundário pode persistir por mais tempo e, eventualmente, as células da paratireoide ganham uma função autônoma, secretando PTH excessivo, apesar da hipercalcemia; esse estado é conhecido como hiperparatireoidismo terciário (Tabela 232.2). A causa da progressão da hiperplasia secundária precoce, presumivelmente policlonal, das paratireoides para os tumores tardios, presumivelmente monoclonais, não é compreendida e parece envolver genes diferentes daqueles envolvidos nas etiologias das formas esporádicas e familiares de hiperparatireoidismo primário (Tabela 232.2).

Tabela 232.6 Causas da hipocalcemia.

BAIXOS NÍVEIS DE HORMÔNIO DA PARATIREOIDE (HIPOPARATIREOIDISMO)
Agenesia das paratireoides
Isolada ou parte de anomalia de desenvolvimento complexa (p. ex., síndrome de DiGeorge)
Destruição das paratireoides
Cirurgia*
Radiação
Infiltração por metástases ou doença sistêmica (p. ex., hemocromatose, amiloidose, sarcoidose, doença de Wilson, talassemia)
Autoimune
Isolada
Poliglandular (tipo 1)
Função das paratireoides reduzida (ou seja, secreção de hormônio da paratireoide)
Defeitos no gene do hormônio da paratireoide
Hipomagnesemia*
Hipocalcemia neonatal (pode estar associada à hipercalcemia materna)
Doença da fome óssea (pós-paratireoidectomia)
Receptor de detecção de cálcio ou mutações em Gα11
NÍVEIS ALTOS DE HORMÔNIO DA PARATIREOIDE (HIPERPARATIREOIDISMO SECUNDÁRIO)
Deficiência de vitamina D*
Como resultado de deficiência nutricional,* má absorção,* doença hepática ou defeitos no receptor de vitamina D
Produção inadequada de vitamina D ativa (1,25$(OH)_2$-vitamina D) como resultado de insuficiência renal crônica*
Resistência à vitamina D (raquitismo)
Como resultado de disfunção tubular renal (síndrome de Fanconi) ou defeitos no receptor da vitamina D
Resistência ao hormônio da paratireoide (p. ex., pseudo-hipoparatireoidismo, hipomagnesemia)
Fármacos e outras substâncias
Quelantes de cálcio (p. ex., transfusões de sangue com citrato, fosfato – o leite de vaca é rico em fosfato)
Inibidores da reabsorção óssea (p. ex., bisfosfonatos, calcitonina, plicamicina)
Metabolismo alterado da vitamina D (p. ex., fenitoína, cetoconazol)
Foscarnete
Diversos
Pancreatite aguda
Rabdomiólise aguda
Lise massiva de tumor
Metástases osteoblásticas (p. ex., carcinoma de próstata ou mamário)
Síndrome do choque tóxico
Hiperventilação

*Causas mais comuns.

MANIFESTAÇÕES CLÍNICAS E TRATAMENTO

Na insuficiência renal crônica (Capítulo 121), a retenção de fosfato e a produção diminuída de 1,25$(OH)_2$-vitamina D resultam em hipocalcemia e hiperparatireoidismo secundário. Esta combinação de anormalidades bioquímicas resulta em uma doença óssea grave, que apresenta características combinadas de hiperparatireoidismo e deficiência de vitamina D (*i. e.*, osteomalacia). Assim, na osteodistrofia renal, as erosões ósseas e a osteomalacia são observadas simultaneamente. O tratamento se baseia na correção da hipocalcemia, por exemplo, com administração oral de sais de cálcio, que também melhora a hiperfosfatemia por quelação do fosfato no intestino, e com calcitriol (1,25$(OH)_2$-vitamina D). O uso do aglutinante de fosfato mais apropriado não está bem estabelecido, mas é claro que compostos contendo alumínio devem ser evitados. O alumínio nessas preparações e como um contaminante das soluções de diálise contribuiu no passado recente para a doença óssea osteomalácica e outros aspectos da toxicidade do metal em pacientes com insuficiência renal (p. ex., anemia hipocrômica e encefalopatia). O tratamento precoce do distúrbio metabólico prevenirá ou retardará o início do hiperparatireoidismo secundário grave e do hiperparatireoidismo terciário, que requer paratireoidectomia. Para os pacientes com insuficiência renal em estágio terminal e em diálise, o cinacalcete, o ativador alostérico do CaSR, pode ser usado para tratar o hiperparatireoidismo secundário grave. O cinacalcete reduzirá as concentrações de PTH e também pode ter um efeito antiproliferativo,[15] mas a paratireoidectomia subtotal é melhor do que cinacalcete para controlar a hipercalcemia em receptores de aloenxerto renal.[A3]

TRANSTORNOS E SÍNDROMES ASSOCIADAS À HIPERCALCEMIA

Causas endócrinas de hipercalcemia além do hiperparatireoidismo

Vários distúrbios não paratireoidianos (Tabela 232.2) estão associados à hipercalcemia e incluem tireotoxicose, feocromocitoma, doença de Addison, tumor produtor de hormônio polipeptídico intestinal vasoativo (VIPomas), hipercalcemia hipocalciúrica benigna familiar, doença de Jansen e síndrome de Williams.

TIREOTOXICOSE

A hipercalcemia leve (< 12 mg/dℓ, ou 3 mmol/ℓ) frequentemente acompanha a tireotoxicose, o que leva ao aumento da renovação e reabsorção óssea. A hipercalcemia pode responder ao tratamento com bloqueadores beta-adrenérgicos.

HIPERCALCEMIA HIPOCALCIÚRICA BENIGNA FAMILIAR

A hipercalcemia benigna familiar (FBH), também referida como hipercalcemia hipocalciúrica familiar (FHH), é uma doença autossômica dominante caracterizada pela hipercalcemia assintomática vitalícia em associação com a excreção urinária de cálcio inadequadamente baixa (ou seja, taxa de depuração de cálcio para depuração de creatinina [CCR] < 0,01) e concentrações normais de PTH circulante em 80% dos pacientes. A hipermagnesemia também está tipicamente presente. Embora a maioria dos pacientes com FBH seja assintomática, a condrocalcinose e a pancreatite aguda foram ocasionalmente observadas. Os pacientes com FHH foram diagnosticados erroneamente como tendo hiperparatireoidismo primário porque 20% dos pacientes com FHH podem ter concentrações plasmáticas elevadas de PTH. Além disso, 20% dos pacientes com FHH podem ter um CCR maior que 0,01 e, portanto, ser indistinguíveis de pacientes com hiperparatireoidismo primário. Além disso, baixos CCRs são observados em pacientes com hiperparatireoidismo primário que tenham deficiência de vitamina D ou insuficiência renal ou sejam de origem afro-americana. É importante distinguir os pacientes com FHH daqueles com hiperparatireoidismo primário, porque a hipercalcemia em FHH é geralmente benigna e não resulta em sequelas (Tabela 232.4). Além disso, a paratireoidectomia não corrige a hipercalcemia na FHH. A análise mutacional pode ajudar na identificação de pacientes com FHH daqueles com hiperparatireoidismo primário.

HIPERCALCEMIA HIPOCALCIÚRICA AUTOIMUNE

Alguns pacientes que apresentam as características clínicas de FHH1, mas não de mutações CaSR, podem ter hipercalcemia hipocalciúrica autoimune (AHH).[16] Esses pacientes podem ter múltiplas manifestações clínicas autoimunes, incluindo anticorpos antitireoidianos, antigliadina ou antiendomísio. Esses pacientes mostraram ter anticorpos circulantes para o domínio extracelular do CaSR. Os autoanticorpos ligados ao CaSR estimulam a liberação de PTH de células dispersas da paratireoide humana *in vitro*, provavelmente por inibir a ativação do CaSR pelo cálcio extracelular. Os efeitos do tratamento com glicocorticoides têm sido variáveis, com a hipercalcemia respondendo em um paciente, mas não em outro. Assim, AHH é um distúrbio de detecção de cálcio extracelular que deve ser considerado em pacientes com FHH1 que não apresentam mutações em CaSR.

HIPERPARATIREOIDISMO PRIMÁRIO GRAVE NEONATAL

O hiperparatireoidismo primário grave neonatal (HPTGN) é definido como hipercalcemia sintomática com manifestações esqueléticas de hiperparatireoidismo nos primeiros 6 meses de vida. As crianças com HPTGN frequentemente apresentam-se nos primeiros dias ou semanas de vida com deficiência de crescimento, desidratação, hipotonia, constipação intestinal, deformidades da caixa torácica e fraturas múltiplas decorrentes da submineralização óssea. Elas frequentemente apresentam hipercalcemia com risco à vida e requerem paratireoidectomia urgente, que corrige a hipercalcemia dependente de PTH e a desmineralização óssea. O cinacalcete foi relatado como eficaz na redução da hipercalcemia de algumas crianças com HPTGN. FBH ou FHH é decorrente de mutações inativadoras heterozigotas do CaSR, e HPTGN é frequentemente associado com mutações CaSR homozigotas inativadoras quando as crianças são filhos de pais consanguíneos com FHH1 (Figura 232.2). No entanto, HPTGN também foi observado em crianças das quais um dos pais tinha FBH clinicamente aparente, e muitos outros pacientes com HPTGN parecem ser esporádicos; ou seja, ambos os pais têm concentrações normais de cálcio sérico. Em tais pacientes com HPTGN com mutações CaSR heterozigóticas, o CaSR mutante pode exercer uma ação negativa dominante no CaSR normal.

SÍNDROME DE WILLIAMS

A síndrome de Williams é uma doença autossômica dominante, caracterizada por estenose aórtica supravalvar, fácies semelhante a elfos, retardo psicomotor e hipercalcemia infantil. A anormalidade subjacente que causa hipercalcemia, que afeta 5 a 50% dos pacientes, permanece desconhecida, mas o metabolismo anormal de $1,25(OH)_2$-vitamina D_3 e a diminuição da produção de calcitonina foram implicados, embora nenhuma anormalidade tenha sido consistentemente demonstrada. A hemizigosidade para uma microdeleção do cromossomo 7q11.23 envolvendo os genes *ELASTIN* e *LIM-KINASE*, o que pode explicar as respectivas características cardiovasculares e neurológicas, foi relatada em pacientes com síndrome de Williams. No entanto, o gene do receptor de calcitonina, localizado no cromossomo 7q21 e próximo à região deletada na síndrome de Williams, não esteve envolvido na deleção encontrada em quatro pacientes com síndrome de Williams, indicando que é improvável que esteja implicado na hipercalcemia dessas crianças. É provável que outro gene, ainda não caracterizado, que está dentro dessa região contígua deletada esteja envolvido para explicar as anormalidades do metabolismo do cálcio.

HIPERCALCEMIA INFANTIL

A hipercalcemia infantil está associada ao déficit de crescimento e é caracterizada por hipercalcemia grave, hipercalciúria e nefrocalcinose e concentrações elevadas de $1,25(OH)_2$-vitamina D circulantes. Alguns indivíduos com esse distúrbio têm mutações homozigotas ou heterozigotas compostas do gene que codifica a enzima 24-hidroxilase (CYP24A1), que metaboliza a forma ativa $1,25(OH)_2$-vitamina D para a forma inativa 1,24, $25(OH)_3$-vitamina D (Figura 232.1).

Malignidade

A hipercalcemia pode ocorrer em 20 a 30% dos pacientes com malignidade, e isso geralmente é decorrente do aumento da reabsorção óssea, que pode ser diretamente resultante de metástases esqueléticas ou indiretamente decorrente da produção tumoral de um fator humoral, que estimula a reabsorção óssea osteoclástica.[17] Os cânceres que tipicamente metastatizam para produzir lesões ósseas líticas são os de mama, linfomas ou mieloma múltiplo (Tabela 232.2). A osteólise associada, mediada pelo recrutamento e ativação de osteoclastos, envolve citocinas. O denosumabe, um anticorpo monoclonal neutralizante humanizado para RANKL, pode ser usado para prevenir o recrutamento e ativação de osteoclastos e a hipercalcemia resultante. Os cânceres que são tipicamente associados à hipercalcemia humoral de malignidade (HHM) são carcinomas escamosos do pulmão, esôfago, colo do útero, vulva, pele, cabeça ou pescoço, mas outros tipos – de rim, bexiga, ovário e mama – podem também ocorrer. A HHM é responsável por até 80% dos pacientes com hipercalcemia associada à malignidade. O fator mais comum que causa a HHM é o PTH-RP, que pode ser medido no soro por imunoensaio. No entanto, esses ensaios são relativamente insensíveis e a falha em detectar o PTH-RP sérico não exclui o diagnóstico de HHM. Os pacientes com HHM geralmente apresentam hipercalcemia associada a níveis séricos de PTH mais baixos ou indetectáveis, hipercalcemia acentuada e nível plasmático reduzido de $1,25(OH)_2$-vitamina D. A terapia de HHM visa (1) reduzir a carga tumoral por cirurgia, radioterapia ou quimioterapia; (2) redução da reabsorção óssea osteoclástica pelo uso de denosumabe, bisfosfonatos[A4,A5] (p. ex., zoledronato) ou calcitonina; e (3) aumento da depuração renal de cálcio por meio de diurese salina.

Doenças granulomatosas

Vários distúrbios granulomatosos estão associados à hipercalcemia (Tabela 232.2) e isso está invariavelmente associado a concentrações circulantes elevadas de $1,25(OH)_2$-vitamina D, que é decorrente de síntese extrarrenal. A sarcoidose é o distúrbio granulomatoso mais frequentemente encontrado associado à hipercalcemia; 10% dos pacientes com sarcoidose apresentam hipercalcemia e cerca da metade torna-se hipercalciúrica. O achado de atividade elevada da enzima conversora de angiotensina (ECA) pode ajudar a confirmar o diagnóstico. Os glicocorticoides (p. ex., 40 a 60 mg de prednisolona diariamente) diminuem a produção de $1,25(OH)_2$-vitamina D e restauram a concentração de cálcio ao normal. Falha em atingir concentrações normais de cálcio sérico dentro de 10 dias de terapia com glicocorticoides (p. ex., hidrocortisona, 40 mg, 3 vezes/dia), o teste de supressão de esteroides, deve sugerir a coexistência de outra causa para a hipercalcemia, como hiperparatireoidismo primário ou malignidade.

Fármacos

Vários medicamentos (Tabela 232.2) podem causar hipercalcemia por mecanismos diferentes. Os compostos contendo vitaminas D e A são comuns e frequentemente estão associados à hipercalcemia. O uso de diuréticos tiazídicos está normalmente associado à hipercalcemia. A hipercalcemia parece ser geralmente de origem renal, uma vez que as tiazidas aumentam a reabsorção tubular renal distal de cálcio. A hipercalcemia reverte rapidamente com a descontinuação do medicamento.

A síndrome do leite-álcali foi descrita pela primeira vez na década de 1930, geralmente no contexto do tratamento da úlcera com grandes quantidades de leite juntamente com bicarbonato de sódio. Hoje, o agente responsável geralmente é o carbonato de cálcio, embora o consumo de grandes quantidades de laticínios (leite, queijo e iogurte) ainda possa contribuir. As características clássicas incluem hipercalcemia moderada a grave com alcalose e insuficiência renal. A quantidade de cálcio ingerida por pacientes com essa síndrome costuma ser de 5 a 15 g/dia. O tratamento consiste em (1) interromper a ingestão dos compostos e antiácidos que contenham cálcio, (2) reidratação e (3) diurese salina.

HIPOCALCEMIA

DEFINIÇÃO

A hipocalcemia é definida como a concentração sérica de cálcio abaixo do limite inferior da faixa normal, sendo geralmente o cálcio sérico ionizado abaixo de 4,65 mg/dℓ (1,16 mmol/ℓ) e o cálcio sérico total abaixo de 8,5 mg/dℓ (2,12 mmol/ℓ). A hipocalcemia leve é definida como o cálcio sérico total de 8 a 8,5 mg/dℓ (2 a 2,12 mmol/ℓ) e a hipocalcemia grave como o cálcio sérico total abaixo de 7,6 mg/dℓ (1,9 mmol/ℓ).

BIOPATOLOGIA

A hipocalcemia (Tabela 232.6) pode ser classificada por causa, de acordo com a apresentação das concentrações séricas de PTH – se baixas (distúrbios associados à hipofunção da paratireoide) ou altas (distúrbios associados ao hiperparatireoidismo secundário). A hipocalcemia é mais comumente causada por hipoparatireoidismo, uma deficiência ou metabolismo anormal da vitamina D, insuficiência renal aguda ou crônica ou hipomagnesemia. As doenças hipocalcêmicas (Tabela 232.6) podem surgir em razão da destruição das glândulas paratireoides, falha no desenvolvimento da glândula paratireoide ou redução da secreção de PTH ou ações mediadas por PTH nos tecidos-alvo. Assim, essas doenças podem ser classificadas como decorrentes de deficiência de PTH, defeito no receptor de PTH (*i. e.*, o receptor PTH/PTH-RP) ou insensibilidade ao PTH causada por defeitos a jusante do receptor PTH/PTH-RP (Figura 232.2). As doenças também podem ser classificadas como parte dos distúrbios associados à hipofunção da paratireoide, das anormalidades do CaSR ou dos distúrbios associados ao pseudo-hipoparatireoidismo.[18]

MANIFESTAÇÕES CLÍNICAS E DIAGNÓSTICO

A apresentação clínica da hipocalcemia varia de uma anormalidade bioquímica assintomática a uma condição grave com risco à vida.[19] Na hipocalcemia leve, os pacientes podem ser assintomáticos. Aqueles com hipocalcemia mais grave e a longo prazo podem desenvolver sintomas agudos de irritabilidade neuromuscular (Tabela 232.7), calcificação ectópica (p. ex., nos núcleos da base, que podem estar associados a sintomas neurológicos extrapiramidais), catarata subcapsular, papiledema e dentição anormal. As investigações devem ser direcionadas a confirmar a presença de hipocalcemia e estabelecer a causa (Figura 232.4).

No hipoparatireoidismo, o cálcio sérico é baixo, o fosfato é alto e o PTH é indetectável; a função renal e as concentrações dos metabólitos 25-hidroxi e 1,25-di-hidroxi da vitamina D estão geralmente normais (Figura 232.4). As características do pseudo-hipoparatireoidismo são semelhantes às do hipoparatireoidismo, exceto pelo PTH, que está acentuadamente aumentado. Na insuficiência renal crônica, que é a causa mais comum de hipocalcemia, o fosfato está alto e a fosfatase alcalina, a creatinina e o PTH estão elevados; 25(OH)-vitamina D_3 está normal e a $1,25(OH)_2$-vitamina D_3 está baixa (Figura 232.1). Na osteomalacia por deficiência de vitamina D, cálcio sérico e fosfato estão baixos, fosfatase alcalina e PTH estão elevados, a função renal está normal e a 1,25(OH)-vitamina D_3 está baixa (Figura 232.4). A causa artefactual mais frequente de hipocalcemia é a hipoalbuminemia, como ocorre na doença hepática ou na síndrome nefrótica.

Tabela 232.7 Características clínicas hipocalcêmicas de irritabilidade neuromuscular.

Parestesia, geralmente dos dedos das mãos e dos pés e regiões circum-orais
Tetania, espasmo carpopedal, cãibras musculares
Sinal de Chvostek*
Sinal de Trousseau†
Convulsões de todos os tipos (ou seja, focal ou pequeno mal, grande mal ou síncope)
Intervalo QT prolongado no eletrocardiograma
Laringospasmo
Broncospasmo

*O sinal de Chvostek é a contração dos músculos circum-orais em resposta ao toque suave do nervo facial imediatamente anterior à orelha; pode estar presente em 10% dos indivíduos normais.
†O sinal de Trousseau é o espasmo do carpo provocado pela inflação de um manguito de pressão arterial a 20 mmHg acima da pressão arterial sistólica do paciente por 3 minutos.

TRATAMENTO

Hipocalcemia aguda

O tratamento da hipocalcemia aguda depende da gravidade da hipocalcemia, da rapidez com que se desenvolveu e do grau de irritabilidade neuromuscular (Tabela 232.7). O tratamento deve ser administrado a pacientes sintomáticos (p. ex., com convulsões ou tetania) e pacientes assintomáticos com cálcio sérico inferior a 7,6 mg/dℓ (1,90 mmol/ℓ), que apresentam alto risco de desenvolver complicações. O tratamento preferencial para hipocalcemia sintomática aguda é gliconato de cálcio, 10 mℓ 10% p/v (2,20 mmol de cálcio) intravenoso, diluído em 50 mℓ de dextrose a 5% ou cloreto de sódio a 0,9% e administrado por injeção lenta (> 5 minutos); isso pode ser repetido, se necessário, para controlar os sintomas. As concentrações séricas de cálcio devem ser avaliadas regularmente. A hipocalcemia persistente pode ser controlada de forma aguda pela administração de uma infusão de gliconato de cálcio – por exemplo, diluir 10 ampolas de gliconato de cálcio, 10 mℓ 10% p/v (22 mmol de cálcio), em 1 ℓ de dextrose a 5% ou cloreto de sódio a 0,9%, iniciar a infusão em 50 mℓ/h e titular para manter concentrações séricas de cálcio na faixa

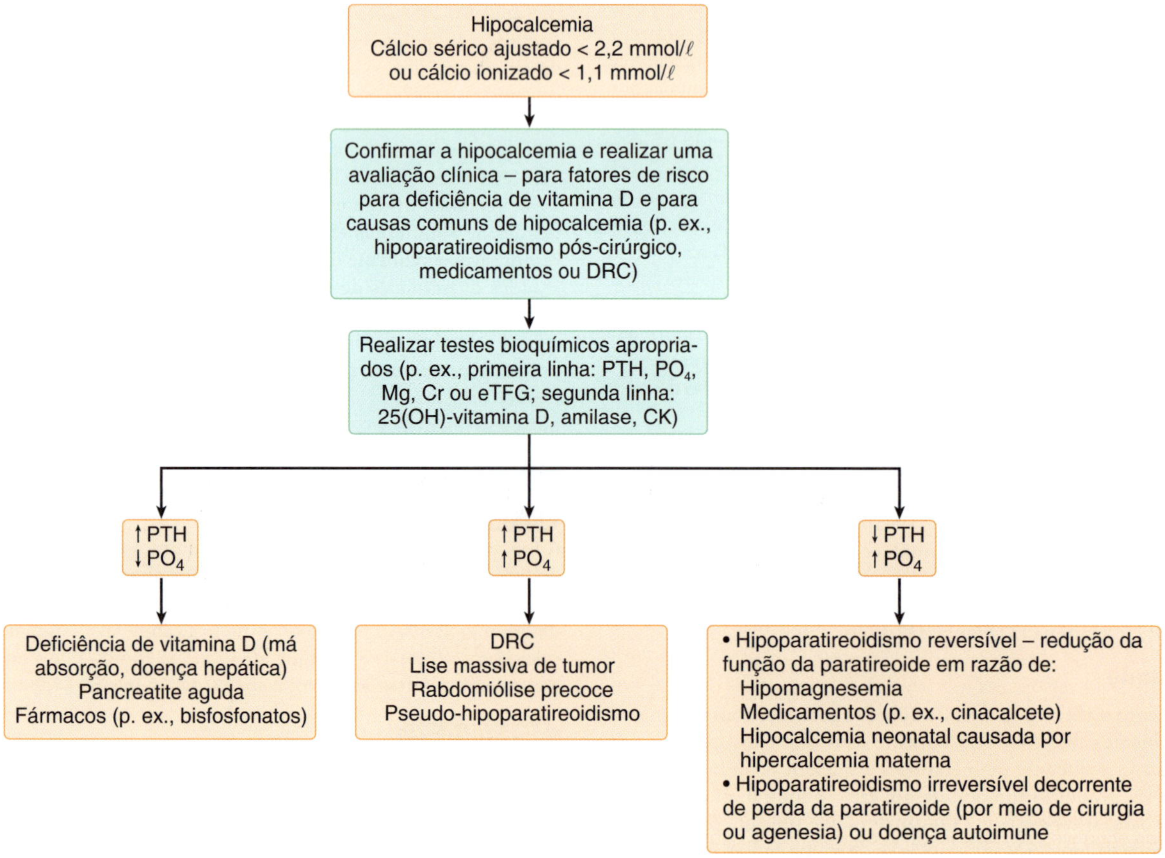

FIGURA 232.4 Abordagem clínica para investigação das causas da hipocalcemia. 25(OH)-vitamina D = 25-hidroxivitamina D; CK = creatinoquinase; DRC = doença renal crônica; Cr = creatinina; eTFG = taxa de filtração glomerular estimada; PTH = hormônio da paratireoide.

normal. Geralmente, 1,2 a 1,6 mg/kg (0,3 a 0,4 mmol/kg) de cálcio elementar infundido durante 4 a 6 horas aumenta o cálcio sérico em 2 a 3 mg/dℓ (0,5 a 0,75 mmol/ℓ). Se houver probabilidade de persistência da hipocalcemia, a terapia oral com vitamina D (ver adiante) também deve ser administrada. Em pacientes hipocalcêmicos que também sejam hipomagnesêmicos, a hipomagnesemia deve ser corrigida antes que a hipocalcemia remeta. Isso pode ocorrer no período pós-paratireoidectomia ou em pacientes com má absorção grave, por exemplo, aqueles com doença celíaca estabelecida (Capítulo 131).

Hipocalcemia crônica

Os dois principais agentes disponíveis para o tratamento da hipocalcemia crônica (a longo prazo) são o cálcio suplementar, cerca de 10 a 20 mmol de cálcio a cada 6 a 12 horas, e preparações de vitamina D. Os pacientes com hipoparatireoidismo raramente requerem suplementos de cálcio após os estágios iniciais de estabilização com vitamina D. Uma variedade de preparações de vitamina D tem sido utilizada. Estas incluem vitamina D_3 (colecalciferol) ou vitamina D_2 (ergocalciferol), 10 mil a 50 mil unidades (0,25 a 1,25 mg/dia); di-hidrotaquisterol (atualmente pouco usado), 0,25 a 1,25 mg/dia; alfacalcidol (1α-hidroxicolecalciferol), 0,25 a 1 μg/dia; e calcitriol (1,25-di-hidroxicolecalciferol), 0,25 a 2 μg/dia. Em crianças, essas preparações são prescritas em doses baseadas no peso corporal. O colecalciferol e o ergocalciferol são as preparações menos caras, mas têm a duração de ação mais longa e podem resultar em toxicidade prolongada; entretanto, são as preparações de escolha para o tratamento da hipocalcemia associada à deficiência de vitamina D (Tabela 232.6). As outras preparações, que não requerem a 1α-hidroxilação renal, têm a vantagem de meia-vida mais curta e, portanto, minimizam o risco de toxicidade. Para tratamento de hipocalcemia decorrente de hipoparatireoidismo ou insuficiência renal crônica, o calcitriol é o fármaco de escolha porque é o metabólito ativo e, ao contrário do alfacalcidol, não requer 25-hidroxilação hepática. O monitoramento próximo (em intervalos de cerca de 1 a 2 semanas) das concentrações de cálcio no soro e na urina do paciente é necessário inicialmente, e o acompanhamento em intervalos de 3 a 6 meses é apropriado uma vez que a estabilização seja alcançada. O objetivo é evitar hipercalcemia, hipercalciúria, nefrolitíase e insuficiência renal. Deve-se notar que a hipercalciúria pode ocorrer na ausência de hipercalcemia. Foi relatado que o uso de PTH (1-84) em pacientes com hipoparatireoidismo está associado à melhora nos índices bioquímicos e esqueléticos, bem como na saúde mental e física.[20,21]

HIPOPARATIREOIDISMO

O hipoparatireoidismo é caracterizado por hipocalcemia e hiperfosfatemia, que são o resultado de deficiência na secreção ou ação do PTH.[22,23,23b] A incidência de hipoparatireoidismo é de aproximadamente 0,8 por 100 mil pessoas-ano, com uma prevalência estimada em 22 a 37 por 100 mil pessoas-ano.

BIOPATOLOGIA

A causa mais comum de hipoparatireoidismo é o hipoparatireoidismo pós-cirúrgico. O hipoparatireoidismo também pode resultar da agenesia (p. ex., síndrome de DiGeorge) ou destruição das glândulas paratireoides (p. ex., doenças autoimunes), da secreção reduzida de PTH (p. ex., hipocalcemia neonatal ou hipomagnesemia) ou de resistência ao PTH, que pode ocorrer como um distúrbio primário (p. ex., pseudo-hipoparatireoidismo) ou secundário (hipomagnesemia) (Tabela 232.6). Além disso, o hipoparatireoidismo pode ocorrer como um distúrbio sindrômico hereditário (Tabela 232.1), que pode ser parte de um defeito congênito complexo (p. ex., síndrome de DiGeorge) ou parte de uma síndrome poliglandular autoimune ((Tabela 232.6 e Figura 232.2). O hipoparatireoidismo também pode ocorrer como uma endocrinopatia solitária não sindrômica, que tem sido referida como hipoparatireoidismo idiopático ou isolado. Foram estabelecidas ocorrências familiares de hipoparatireoidismo isolado com heranças autossômica dominante, autossômica recessiva e recessiva ligada ao X.[24]

MANIFESTAÇÕES CLÍNICAS E DIAGNÓSTICO

Os pacientes com hipoparatireoidismo podem apresentar sintomas e sinais de hipocalcemia aguda ou crônica, conforme descrito anteriormente. O diagnóstico requer medição precisa do PTH. As concentrações séricas de PTH imunorreativo são baixas ou indetectáveis, apesar da presença de hipocalcemia. As concentrações de $1,25(OH)_2$-vitamina D_3 estão geralmente na faixa baixo-normal a baixo, mas a atividade da fosfatase alcalina está normal (Figura 232.4). A excreção urinária diária de cálcio pode ser reduzida, embora a excreção fracionada de cálcio esteja invariavelmente aumentada.

TRATAMENTO

Os principais tratamentos para a hipocalcemia por hipoparatireoidismo são as preparações de vitamina D e cálcio suplementar, conforme descrito anteriormente. O PTH humano recombinante (1-84) – rhPTH – foi aprovado pela FDA, dos EUA, para o tratamento de pacientes cuja hipocalcemia é refratária ao tratamento com preparações de vitamina D e suplementos de cálcio. O tratamento com rhPTH em uma dose de 50 μg, 1 vez/dia, pode fornecer uma abordagem específica para o manejo com doses reduzidas de cálcio e vitamina D.[25] As doses devem ser tituladas a cada 4 semanas, com o objetivo de reduzir os suplementos orais de cálcio para tão baixo quanto 500 mg/dia e descontinuar os suplementos de vitamina D, mantendo o cálcio sérico dentro da faixa normal baixa. Depois de atingida uma dose estável, os níveis séricos de cálcio e fosfato devem ser monitorados a cada 3 a 6 meses e a excreção urinária de cálcio, pelo menos uma vez ao ano.

Causas específicas de hipoparatireoidismo

HIPOPARATIREOIDISMO ISOLADO

O hipoparatireoidismo isolado pode ser herdado ou adquirido por lesão das paratireoides na cirurgia, por infiltração de metástases ou por doença sistêmica (Tabela 232.6).

Formas adquiridas de hipoparatireoidismo

O hipoparatireoidismo pode ocorrer após a cirurgia cervical, após irradiação ou em decorrência da infiltração por metástases ou doença sistêmica, como hemocromatose, amiloidose, sarcoidose, doença de Wilson ou talassemia (Tabela 232.6). O dano cirúrgico às paratireoides ocorre mais comumente depois de o esvaziamento cervical radical, como ocorre para tratamento de carcinoma de laringe ou esôfago, após a ressecção total da tireoide ou depois de repetidas paratireoidectomias para neoplasia poliglandular (p. ex., em NEM 1 ou NEM 2, discutidas anteriormente). Os sintomas hipocalcêmicos começam 12 a 24 horas após a cirurgia e podem necessitar de tratamento com cálcio oral ou intravenoso. A função da paratireoide frequentemente retorna, mas a hipocalcemia persistente requer tratamento com preparações de vitamina D.

O hipoparatireoidismo neonatal, resultando em hipocalcemia, pode ocorrer no recém-nascido da mãe com hipercalcemia causada por hiperparatireoidismo primário (Tabela 232.6). A hipercalcemia materna resulta no aumento da oferta de cálcio ao feto, e essa hipercalcemia fetal suprime a secreção de PTH fetal. No pós-parto, as paratireoides suprimidas do recém-nascido são incapazes de manter a normocalcemia. O distúrbio geralmente é autolimitado, mas ocasionalmente pode ser necessário terapia. Além disso, a alimentação de recém-nascidos com leite de vaca, que tem um alto teor de fosfato, pode resultar em hipocalcemia em algumas crianças.

O hipoparatireoidismo funcional pode resultar de hipomagnesemia grave (< 0,4 mmol/ℓ), que pode ser decorrente de um distúrbio de má absorção intestinal grave (p. ex., doença de Crohn) ou um distúrbio tubular renal (Tabela 232.6). Está associada ao hipoparatireoidismo porque o magnésio é necessário para a liberação do PTH da glândula paratireoide e também para a ação do PTH por meio da adenilciclase. O cloreto de magnésio, 35 a 50 mmol IV em 1 ℓ de glicose a 5% ou outra solução isotônica administrada em 12 a 24 horas, pode ser necessário repetidamente para restaurar a normomagnesemia.

Hipoparatireoidismo hereditário

Os pacientes com formas hereditárias de hipoparatireoidismo podem desenvolver convulsões hipocalcêmicas nos períodos neonatal ou infantil e requerem tratamento vitalício com preparações orais de vitamina D, como calcitriol. Foram observadas heranças autossômicas dominantes, autossômicas recessivas e recessivas ligadas ao X para hipoparatireoidismo (Tabela 232.1). Algumas das formas autossômicas são decorrentes de mutações no gene *PTH*, no *CaSR* (ver mais adiante), na subunidade *Gα11* (ver mais adiante) e no fator de transcrição *GCMB* (células gliais sem B). As formas ligadas ao X provavelmente alteram a regulação de *SOX3* (Figura 232.4).

Hipocalcemia autossômica dominante tipo 1 e tipo 2

A hipocalcemia autossômica dominante tipo 1 (ADH1) é caracterizada por hipocalcemia leve ou grave ao longo da vida em associação com concentrações séricas normais de PTH em cerca de 40% dos pacientes ou baixas concentrações séricas de PTH em cerca de 60% dos pacientes. As concentrações séricas de fosfato e magnésio podem ser elevadas ou baixas, respectivamente. Aproximadamente 50% dos pacientes com ADH1 têm hipocalcemia assintomática e os 50% restantes podem apresentar parestesia, cãibras musculares, espasmos carpopedais e convulsões, que podem estar associadas a uma doença febril. Além disso, cerca de 10% dos pacientes com ADH1 podem ter hipercalciúria absoluta, que pode estar associada a nefrocalcinose e cálculos renais em 35% dos pacientes. As preparações de vitamina D e a suplementação de cálcio para corrigir a hipocalcemia podem piorar a hipercalciúria e levar ao comprometimento renal. Os núcleos da base ou a calcificação ectópica podem ser encontrados em mais de 35% dos pacientes. Cerca de 20% dos pacientes com ADH1 não têm história familiar relatada anteriormente, porque novamente têm mutações. A ADH1 é decorrente de mutações de ganho de função do *CaSR* (Tabela 232.1 e Figura 232.2). A ADH2 é decorrente de mutações de ganho de função da subunidade Gα11, e os pacientes com ADH2 parecem ter características clínicas semelhantes às dos pacientes com ADH1.

SÍNDROMES COMPLEXAS ASSOCIADAS AO HIPOPARATIREOIDISMO

O hipoparatireoidismo pode ocorrer como parte de uma síndrome complexa, que pode estar associada a uma anomalia congênita do desenvolvimento ou a uma síndrome autoimune. As anomalias congênitas do desenvolvimento associadas ao hipoparatireoidismo, que ocorrem em 1 em 4 mil nascidos vivos, incluem síndrome de DiGeorge, hipoparatireoidismo, surdez e síndrome de anomalias renais (HDR), síndrome de Kenney-Caffey e Barakat, e também síndromes associadas a linfedema ou transtornos dismórficos e falha de crescimento (Tabela 232.1 e Figura 232.2).

Hipoparatireoidismo poliglandular autoimune

O hipoparatireoidismo poliglandular autoimune compreende hipoparatireoidismo, doença de Addison, candidíase e dois ou três dos seguintes: diabetes melito tipo 1, hipogonadismo primário, doença autoimune da tireoide, anemia perniciosa, hepatite crônica ativa, esteatorreia (má absorção), alopecia (global ou areata) e vitiligo. O distúrbio também foi referido como síndrome de poliendocrinopatia autoimune candidíase-distrofia ectodérmica (APECED) ou síndrome poliglandular autoimune tipo 1 (Tabela 232.1). Os anticorpos dirigidos contra as glândulas suprarrenais, tireoides e paratireoides são detectados no soro de alguns pacientes. A síndrome poliglandular autoimune tipo 2 é caracterizada por insuficiência suprarrenal, diabetes melito tipo 1 e doença da tireoide e não envolve hipoparatireoidismo. A APECED, que tem uma herança autossômica recessiva, tem alta incidência na Finlândia e entre os judeus iranianos. O gene *APECED*, localizado no cromossomo 21q22.3, codifica uma proteína de 545 aminoácidos, que contém motivos associados a um fator de transcrição e inclui dois motivos de dedo de zinco, uma região rica em prolina e três motivos LXXLL. O gene é conhecido como *AIRE* (regulador autoimune) (Figura 232.2). Quatro mutações em *AIRE* são comumente encontradas em famílias APECED e provavelmente abolem a atividade da ubiquitina ligase E3 da proteína AIRE1. Foi demonstrado que AIRE1 regula a eliminação de células T específicas de órgãos no timo e é provável que a APECED seja causada por uma falha deste mecanismo especializado de deleção de células T proibidas e estabelecimento de tolerância imunológica.

Hipoparatireoidismo adquirido autoimune

Vinte por cento dos pacientes que adquiriram hipoparatireoidismo (HA) em associação com hipotireoidismo autoimune têm autoanticorpos para o domínio extracelular do CaSR (Tabela 232.1 e Figura 232.2). Os autoanticorpos CaSR não persistem por muito tempo; 72% dos pacientes que tinham HA por menos de 5 anos tinham autoanticorpos CaSR detectáveis, enquanto apenas 14% dos pacientes com HA por mais de 5 anos tinham tais autoanticorpos. A maioria dos pacientes com autoanticorpos CaSR era do sexo feminino, achado semelhante ao encontrado em outras doenças mediadas por autoanticorpos. De fato, alguns pacientes com hipoparatireoidismo adquirido também apresentam características da síndrome poliglandular autoimune tipo 1. Os epítopos para os anticorpos anti-CaSR estão localizados no terminal N do domínio extracelular do receptor. Esses achados estabelecem que o CaSR é um autoantígeno no hipoparatireoidismo adquirido.

Síndrome de DiGeorge

Os pacientes com a síndrome de DiGeorge sofrem de hipoparatireoidismo neonatal, imunodeficiência de células T, defeitos cardíacos congênitos e deformidades da orelha, nariz e boca (p. ex., lábio leporino e/ou palato). As crianças com síndrome de DiGeorge frequentemente morrem de infecções relacionadas à imunodeficiência. O distúrbio surge de uma falha congênita no desenvolvimento dos derivados da terceira e quarta bolsas faríngeas com ausência ou hipoplasia resultante das paratireoides e do timo. A maioria dos casos é esporádica, mas uma herança autossômica dominante da síndrome de DiGeorge foi observada, e uma associação entre a síndrome e uma translocação desequilibrada e deleções envolvendo o cromossomo 22q11.2 também foi relatada (Tabela 232.1). Em alguns pacientes, as deleções de outro *locus* no cromossomo 10p13-p14 têm sido observadas em associação com a síndrome de DiGeorge, e isso é referido como DGS2, enquanto os pacientes com as deleções 22q11.2 são referidos como tendo DGS1. Os estudos da região deletada de DGS1 no cromossomo 22q11.2 revelaram quatro genes (*RNEX40, NEX2.2-NEX3, UDFIL* e *TBX1*) envolvidos. No entanto, mutações pontuais em pacientes DGS1 foram detectadas apenas no gene *TBX1*, e *TBX1* é agora considerado o gene que causa DGS1 (Tabela 232.1 e Figura 232.2). *TBX1* codifica um fator de transcrição de ligação ao DNA da família T-BOX, que é conhecido por ter um papel importante na organogênese e na formação de padrões. O gene *TBX1* é excluído em aproximadamente 96% de todos os pacientes DGS1, e alguns daqueles sem deleções têm mutações em *TBX1*.

PSEUDO-HIPOPARATIREOIDISMO

Os pacientes com pseudo-hipoparatireoidismo (PHP), que pode ser herdado como um distúrbio autossômico dominante, são caracterizados por hipocalcemia e hiperfosfatemia em razão de resistência ao PTH em vez de deficiência de PTH (Tabela 232.6).[26] Cinco variantes, que fazem parte de um grupo de distúrbios de sinalização de PTH/PTH-RP inativadores (iPPSDs),[27] são reconhecidas com base em características bioquímicas e somáticas (Tabela 232.8), e três delas – PHP tipo 1a (PHP 1a), PHP tipo 1b (PHP 1b) e pseudopseudo-hipoparatireoidismo (PPHP) – serão revisados com mais detalhes. Os pacientes com PHP 1a exibem resistência ao PTH (hipocalcemia, hiperfosfatemia, PTH sérico elevado e ausência de aumento sérico e urinário do cAMP e fosfato urinário após infusão intravenosa de PTH humano), juntamente com as características de osteodistrofia hereditária de Albright (AHO), que inclui baixa estatura, obesidade, calcificação subcutânea, retardo mental, fácies arredondada, hipoplasia dentária e braquidactilia (*i. e.*, encurtamento dos metacarpos, particularmente do terceiro, quarto e quinto). Além da braquidactilia, outras anormalidades esqueléticas dos ossos longos e encurtamento dos metatarsos podem ocorrer. Os pacientes com PHP 1b exibem apenas resistência ao PTH e não apresentam as características somáticas de AHO, enquanto os pacientes com PPHP apresentam as características somáticas de AHO na ausência de resistência ao PTH. A ausência de um aumento normal na excreção urinária de cAMP após infusão de PTH em PHP 1a indica defeito em algum local do sistema receptor de PTH-adenilciclase (Figura 232.2). Esse sistema receptor é regulado por pelo menos duas proteínas G, uma das quais estimula (Gsα) e outra inibe (Giα) a atividade da enzima ligada à membrana que catalisa a formação do segundo mensageiro intracelular cAMP. Os pacientes com PHP 1a também podem apresentar resistência a outros hormônios, como o hormônio estimulador da tireoide, o hormônio foliculoestimulante e o hormônio luteinizante, que agem por meio dos GPCRs. As mutações de inativação do gene Gsα (referido como *GNAS1*), que está localizado no cromossomo 20q13.2, foram identificadas em pacientes com PHP 1a e PPHP (Tabela 232.1 e Figura 232.2). No entanto, as mutações *GNAS1* não explicam totalmente os fenótipos PHP 1a ou PPHP, e estudos de PHP 1a e PPHP que ocorreram na mesma família revelaram que a resistência hormonal é impressa pelos pais. Assim, o PHP 1a ocorre em uma criança apenas quando a mutação é herdada da mãe afetada com PHP 1a ou PPHP; e PPHP ocorre em uma criança apenas quando a mutação é herdada do pai afetado com PHP 1a ou PPHP. O PHP 1b é decorrente de deleções localizadas a

Tabela 232.8 Características clínicas, bioquímicas e genéticas dos distúrbios hipoparatireoidismo e pseudo-hipoparatireoidismo.

		PSEUDO-HIPOPARATIREOIDISMO				
	HIPOPARATIREOIDISMO	**PHP 1a**	**PPHP**	**PHP 1b**	**PHP 1c**	**PHP 2**
Manifestações AHO	Não	Sim	Sim	Não	Sim	Não
Cálcio sérico	↓	↓	N	↓	↓	↓
PO_4 sérico	↑	↑	N	↑	↑	↑
PTH sérico	↓	↑	N	↑	↑	↑
Resposta ao PTH:						
cAMP urinário* (teste de Chase-Aurbach)	↑	↓	↑	↓	↓	↑
PO_4 urinário (teste de Ellsworth-Howard)	↑	↓	↑	↓	↓	↓
Atividade de Gsα	N	↓	↓	N	N	N
Hereditariedade	AD, AR, X	AD	AD	AD	AD	Esporádico
Defeito molecular	PTH, CaSR, GATA3, Gcm2, outros	*GNAS1*	*GNAS1*	*GNAS1*†	?Adenilciclase	?alvos do cAMP
Outra resistência hormonal	Não	Sim	Não	Não	Sim	Não

↓ = diminuído; ↑ = aumentado; ? = presumido, mas não provado; AD = autossômico dominante; AHO = osteodistrofia hereditária de Albright; AR = autossômico recessivo; N = normal; PHP = pseudoparatireoidismo; PPHP = pseudopseudo-hipoparatireoidismo; PTH = hormônio da paratireoide; X = vinculado ao X.

*As respostas plasmáticas de adenosina monofosfato cíclico (cAMP) são semelhantes às do cAMP urinário.

†Envolve exclusões localizadas a montante de GNAS1.

montante do gene *GNAS1*. Além disso, em indivíduos afetados, a deleção envolve o alelo materno, enquanto sua ocorrência no alelo paterno resulta em portadores saudáveis não afetados. Isso é consistente com a impressão parental da anormalidade *GNAS1* que causa o PHP 1b.

Grau A Recomendações de grau A

A1. Rolighed L, Rejnmark L, Sikjaer T, et al. Vitamin D treatment in primary hyperparathyroidism: a randomized placebo controlled trial. *J Clin Endocrinol Metab*. 2014;99:1072-1080.

A2. Peacock M, Bilezikian JP, Bolognese MA, et al. Cinacalcet HCl reduces hypercalcemia in primary hyperparathyroidism across a wide spectrum of disease severity. *J Clin Endocrinol Metab*. 2011;96:E9-E18.

A3. Cruzado JM, Moreno P, Torregrosa JV, et al. A randomized study comparing parathyroidectomy with cinacalcet for treating hypercalcemia in kidney allograft recipients with hyperparathyroidism. *J Am Soc Nephrol*. 2016;27:2487-2494.

A4. Henry D, Vadhan-Raj S, Hirsh V, et al. Delaying skeletal-related events in a randomized phase 3 study of denosumab versus zoledronic acid in patients with advanced cancer: an analysis of data from patients with solid tumors. *Support Care Cancer*. 2014;22:679-687.

A5. Diel IJ, Body JJ, Stopeck AT, et al. The role of denosumab in the prevention of hypercalcaemia of malignancy in cancer patients with metastatic bone disease. *Eur J Cancer*. 2015;51:1467-1475.

REFERÊNCIAS BIBLIOGRÁFICAS

As referências bibliográficas, bem como os outros materiais suplementares deste livro, encontram-se no GEN-IO, nosso ambiente virtual de aprendizagem.

233 DOENÇA DE PAGET ÓSSEA

STUART H. RALSTON

DEFINIÇÃO

A doença de Paget óssea é um distúrbio focal do esqueleto, caracterizado por remodelação óssea aumentada e desorganizada. Os ossos afetados aumentam de tamanho, tornam-se deformados e apresentam risco aumentado de fraturas patológicas.

EPIDEMIOLOGIA

A prevalência da doença de Paget é de cerca de 1% no Reino Unido. Também é comum na Europa Ocidental e em pessoas de ascendência europeia que migraram para outras partes do mundo. A doença de Paget é rara em escandinavos, africanos e asiáticos. Acredita-se que essas diferenças tenham uma base genética, ocorrendo como resultado de mutações fundadoras no noroeste da Europa, muitos séculos atrás, com subsequente disseminação para o resto do mundo a partir da emigração. A incidência da doença de Paget aumenta com a idade; no Reino Unido, a incidência é de 0,3 a 0,5 por 10 mil pessoas-ano na faixa etária de 55 a 59 anos, mas dobra de frequência a cada década subsequente para atingir uma incidência de 5,4 por 10 mil pessoas-ano em mulheres e 7,6 por 10 mil pessoas-ano em homens com 85 anos ou mais. A prevalência e a gravidade da doença de Paget diminuíram em muitos países nos últimos 25 anos.[1] Os mecanismos não são claros, mas as explicações sugeridas incluem influxo de migrantes de áreas de baixa prevalência em algumas populações, nutrição melhorada, estilo de vida mais sedentário com redução de lesões esqueléticas e exposição reduzida a infecções.

BIOPATOLOGIA

A suscetibilidade à doença de Paget é fortemente influenciada por fatores genéticos, mas os fatores ambientais também são importantes.[2] A importância da genética é enfatizada pelo fato de que entre 15 e 40% dos pacientes têm história familiar positiva e que o risco de desenvolver doença de Paget em um parente de primeiro grau de um paciente é cerca de sete vezes maior do que na população geral. Em muitas famílias, a doença é transmitida de maneira autossômica dominante, embora a penetrância seja incompleta. O gene de suscetibilidade mais importante para a doença de Paget clássica é o *SQSTM1*. As mutações de *SQSTM1* estão presentes em até 40% dos pacientes com história familiar e 5 a 10% das pessoas sem história familiar. O gene *SQSTM1* codifica uma proteína chamada p62, que está envolvida na regulação da transdução de sinal a jusante do ativador do receptor do fator nuclear κB (RANK), que desempenha um papel crítico na regulação da osteoclastogênese quando ativado pelo ligante RANK (RANKL) (Figura 233.1). As mutações causadoras da doença agrupam-se no domínio associado à ubiquitina e têm o efeito de aumentar a sinalização do fator nuclear κB (NFκB) e estimular a osteoclastogênese por mecanismos complexos, que são revisados em detalhes em outros textos. Os estudos de associação do genoma identificaram sete outros *loci* que predispõem à doença de Paget, que individualmente aumentam o risco entre 1,4 e 1,7 vez.[3] Esses *loci* têm efeitos aditivos, de modo que os indivíduos que carregam vários alelos predisponentes têm um risco substancialmente aumentado de desenvolver a doença de Paget. Muitos estão próximos a genes que desempenham papéis importantes na função dos osteoclastos, incluindo *CSF1*, que codifica o fator estimulador de colônias de macrófagos (M-CSF); *TNFRSF11A*, que codifica RANK; *TM7SF4*, que codifica DC-STAMP; *OPTN*, que codifica a optineurina; e *RIN3*, que codifica um fator de troca da guanina, expresso em osteoclastos (Figura 233.1). Também foram descritas várias doenças hereditárias raras com características clínicas que se sobrepõem às da doença de Paget.[4] Elas incluem a osteólise expansiva familiar e as síndromes relacionadas causadas por mutações que afetam o peptídio sinal de RANK; a doença de Paget juvenil causada por mutações de perda de função que afetam a osteoprotegerina; proteinopatias multissistêmicas causadas por mutações em *VCP*, *hnRNPA2B1* e *hnRNPA1*, nas quais a doença de Paget pode ser acompanhada por demência, miopatia ou esclerose lateral amiotrófica; e uma síndrome em que a doença de Paget é acompanhada por tumores de células gigantes e que é causada por mutações no gene *ZNF687*, que codifica uma proteína relacionada ao zinco, cuja função ainda não é completamente compreendida.

O osso normalmente é renovado e reparado de maneira ordenada e rigidamente regulada por meio do processo de remodelação óssea. A remodelação óssea está altamente anormal na doença de Paget. Os osteoclastos estão aumentados em número e tamanho e estão hipernucleados. Alguns contêm corpos de inclusão nuclear. Originalmente pensou-se que se tratava de nucleocapsídios de paramixovírus, mas estudos mais recentes sugerem que eles podem ser agregados de proteínas não degradadas causadas por defeitos na via da autofagia. A formação óssea está acentuadamente aumentada e a quantidade de osso novo que se forma excede a que foi removida pela atividade dos osteoclastos, causando aumento e deformidade dos ossos afetados (Figura 233.2). O osso recém-formado está depositado de forma desorganizada e apresenta resistência mecânica prejudicada. Outras características incluem aumento da vascularização e fibrose da medula. A natureza focal da doença de Paget permanece um enigma. As explicações sugeridas incluem a ocorrência de mutações somáticas nos ossos afetados, que aumentam localmente a atividade dos osteoclastos, ou carga mecânica excessiva ou lesões esqueléticas no início da vida, que, por causar microtraumatismos, agem como foco para aumentos localizados na remodelação óssea.

MANIFESTAÇÕES CLÍNICAS

Estima-se que entre 7 e 16% dos pacientes com doença de Paget procurem atendimento médico, mas o modo de apresentação nesses pacientes é altamente variável. Cerca de 20% não apresentam sintomas e, nesses indivíduos, a doença de Paget é detectada como resultado de aumento da fosfatase alcalina sérica (ALP) ou radiografia anormal em pessoas que estão sendo investigadas por outro motivo. No restante, são observados sintomas atribuíveis à doença de Paget. A mais comum é a dor, que pode ser decorrente do aumento da renovação óssea ou de uma complicação como osteoartrite, estenose espinal, pseudofraturas, crânio aumentado, arqueamento de ossos longos ou síndromes de compressão nervosa. A surdez pode ocorrer em pacientes com envolvimento do crânio, mas geralmente é condutiva e não decorrente da compressão do nervo vestibulococlear. O osteossarcoma ocorre em menos de 0,5% dos casos, mas deve ser suspeitado em pacientes que apresentam aumento repentino da dor óssea ou inchaço de um local afetado. Outras complicações raras incluem hidrocefalia obstrutiva, insuficiência cardíaca de alto débito e hipercalcemia em pacientes imobilizados. O risco de doença cardiovascular é maior em pacientes com doença de Paget em comparação com controles pareados por idade e sexo, provavelmente em razão de um aumento da prevalência de calcificação vascular. A maioria dos pacientes não apresenta sinais clínicos, mas alguns apresentam deformidade óssea (Figura 233.2) ou calor da pele que recobre um osso afetado.

DIAGNÓSTICO

O diagnóstico geralmente pode ser feito por radiografia, que mostra as características típicas da osteólise focal com espessamento do padrão

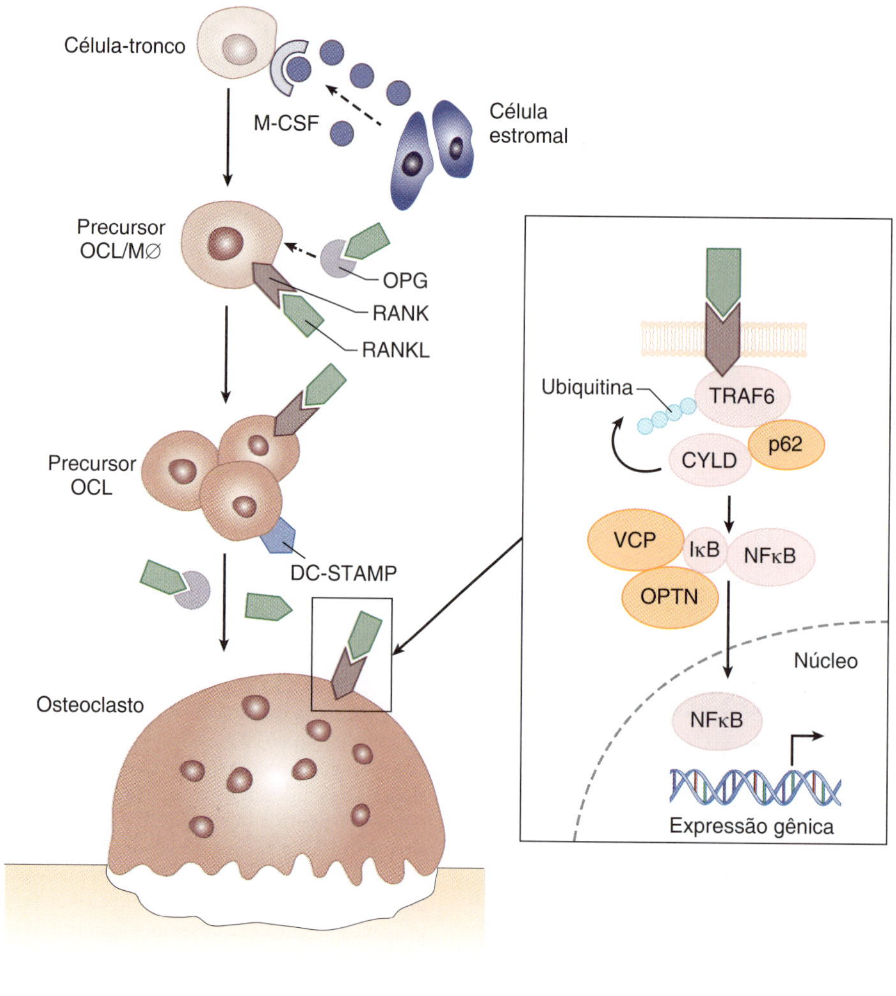

FIGURA 233.1 **Reguladores da disfunção dos osteoclastos na doença de Paget.** Algumas das moléculas-chave que vêm sendo implicadas na patogênese da doença de Paget estão ilustradas. O fator estimulador de colônias de macrófagos (M-CSF) codificado por *CSF1* é necessário para a diferenciação das células-tronco para a linhagem osteoclastos/macrófagos (OCL/MØ). A diferenciação e a atividade dos osteoclastos são aumentadas quando RANK (codificado por *TNFRSF11A*) é ativado por RANKL, mas inibido por OPG (codificado por *TNFRSF11B*). A fusão de precursores de osteoclastos para formar osteoclastos requer DC-STAMP (codificado por *TM7SF4*). Dentro da célula (inserção), p62 (codificado por *SQSTM1*) é necessário para a transdução de sinal a jusante do receptor RANK e também está envolvido na regulação da autofagia. Ambos VCP (codificado por *VCP*) e OPTN (codificado por *OPTN*) também desempenham papel na regulação da sinalização de NFκB e autofagia.

trabecular, expansão óssea e espessamento cortical (Figura 233.2). Ocasionalmente, a doença pode ser de natureza predominantemente lítica (Figura 233.2). A maneira mais sensível de definir a extensão da doença de Paget é uma cintilografia óssea com radionuclídeo, na qual a captação do traçador é intensamente aumentada nos locais afetados (Figura 233.2).[5] Imagens com ressonância magnética e tomografia computadorizada não são geralmente necessárias, a menos que haja suspeita de complicações como estenose espinal ou osteossarcoma. Os exames laboratoriais devem incluir avaliação da função renal, cálcio, albumina, níveis da ALP e 25(OH)-vitamina D. A função hepática deve ser avaliada para descartar a possibilidade de que as elevações da ALP sejam de origem hepática. Normalmente, a doença de Paget se apresenta com elevação na ALP com bioquímicas normais, mas níveis normais da ALP não excluem o diagnóstico. A deficiência de vitamina D é um achado comum, mas provavelmente reflete o fato de que a doença de Paget afeta predominantemente pessoas mais velhas, nas quais a deficiência de vitamina D é prevalente. Os marcadores especializados, como a ALP específica do osso ou propeptídio N-terminal do procolágeno tipo 1, podem ser úteis em pacientes com doença hepática coexistente, mas não oferecem nenhuma vantagem sobre a ALP total no diagnóstico e na avaliação da resposta ao tratamento. A análise de marcadores genéticos está sendo explorada na previsão de pessoas em risco de desenvolver a doença de Paget,[6] mas o teste genético para suscetibilidade geralmente não é realizado na prática clínica de rotina.

O diagnóstico diferencial inclui hiperostose frontal interna (uma condição benigna caracterizada por osteosclerose dos ossos frontais do crânio), displasia fibrosa, artrosteíte pustulosa (que pode se manifestar com lesões osteoscleróticas e osteolíticas mistas da clavícula e costelas) e metástases osteoscleróticas, particularmente de carcinoma da próstata. Normalmente, a doença de Paget pode ser diferenciada dessas condições bioquimicamente e por meio de imagens, mas, ocasionalmente, a biopsia de um local afetado pode ser necessária.

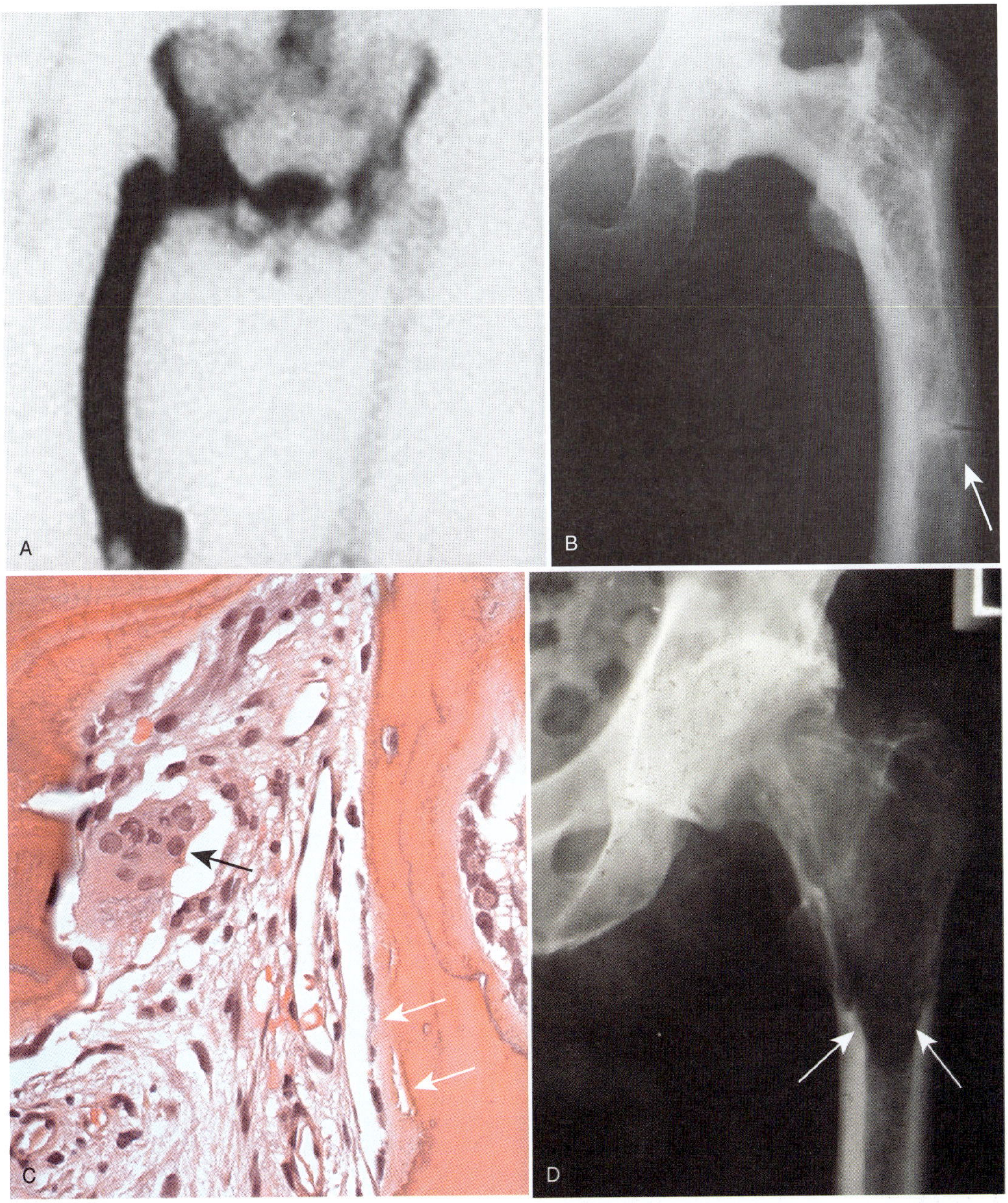

FIGURA 233.2 **Características radiográficas e histológicas da doença de Paget. A.** Imagem de cintilografia óssea com radionuclídeo mostrando intensa captação do traçador, típica da doença de Paget do osso, afetando o fêmur direito. **B.** Radiografia de um fêmur esquerdo afetado mostrando expansão óssea com área osteolíticas/osteoscleróticas mistas e perda do padrão trabecular normal. Uma pseudofratura é visível no córtex lateral (*seta*). **C.** Características histológicas de uma seção corada com hematoxilina e eosina. Um grande osteoclasto é visível (*seta preta*) próximo a uma área de neoformação óssea (*setas brancas*). Há extensa fibrose medular. Linhas irregulares de cimento típicas de tecido ósseo são aparentes à direita da seção. **D.** Doença de Paget predominantemente lítica do fêmur esquerdo. A área lítica envolve a região transtrocantérica e estende-se para baixo na diáfise femoral (*setas brancas*).

TRATAMENTO

A indicação mais comum para o tratamento clínico da doença de Paget é a dor óssea localizada no local afetado.[7,8] A dor óssea pode ser causada pelo aumento da atividade metabólica, mas outras causas podem ser cirúrgicas, como síndromes de compressão nervosa, pseudofraturas, osteoartrite secundária e outras doenças musculoesqueléticas. Portanto, é necessária uma avaliação cuidadosa do paciente para decidir sobre o tratamento mais adequado.[7] A dor óssea causada pelo aumento da atividade metabólica está situada no local afetado e geralmente é acompanhada por nível elevado de ALP. É comum encontrar pacientes nos quais a dor ocorre na presença de osteoartrite, deformidade óssea ou outras condições musculoesqueléticas coexistentes. Nesses casos, pode ser difícil ter certeza sobre a origem da dor, e muitos médicos fazem uma experiência terapêutica com bifosfonatos para auxiliar no diagnóstico. Se a dor responder, presume-se que seja decorrente de aumento da atividade metabólica; caso contrário, uma avaliação adicional deve ser realizada para identificar a causa e tratar o paciente de forma adequada. As pseudofraturas representam um problema de gerenciamento distinto. Essas são áreas de osteólise focal, que atravessam o córtex lateral dos ossos que sustentam o peso dos membros inferiores. Alguns permanecem estáveis por períodos prolongados sem causar sintomas, outros regridem espontaneamente e outros progridem para fratura patológica, frequentemente em associação com aumento localizado da dor no local afetado.

Bisfosfonatos

Os bisfosfonatos são os medicamentos de primeira escolha para o tratamento da dor que se pensa ser decorrente de aumento da atividade metabólica, e há fortes evidências de que eles sejam mais eficazes do que o placebo na melhora da dor óssea na doença de Paget. Vários bisfosfonatos são licenciados para o tratamento da doença de Paget (Tabela 233.1), mas os bisfosfonatos contendo nitrogênio (aminobifosfonatos) são agora usados quase exclusivamente em preferência aos bisfosfonatos mais antigos em razão de sua maior potência na supressão dos níveis da ALP.

Existem dados limitados comparando diferentes aminobisfosfonatos, mas o ácido zoledrônico foi considerado superior ao pamidronato e ao risedronato na redução da ALP. Os ensaios clínicos randomizados também sugerem que o alívio da dor com ácido zoledrônico é superior ao pamidronato e risedronato.[A1] Um ensaio comparativo de uma única infusão de 5 mg de ácido zoledrônico com risedronato oral 30 mg/dia durante 2 meses mostrou que aqueles randomizados para ácido zoledrônico tiveram maior melhora em alguns domínios da qualidade de vida relacionada à saúde, mas as diferenças entre os grupos foram pequenas (1 a 2 pontos) e abaixo do limiar de 5 pontos, que é considerado clinicamente significativo.[A2] Um acompanhamento a longo prazo desse estudo mostrou que o efeito supressor do ácido zoledrônico sobre a ALP durou em alguns casos até 6,5 anos, significativamente mais do que com o risedronato.

Outro ensaio randomizado com seguimento médio de 3 anos comparou os efeitos de administrar ciclos repetidos de bisfosfonatos com o objetivo de normalizar a ALP (tratamento intensivo), com terapia voltada principalmente para o controle dos sintomas (terapia sintomática) na doença de Paget. Isso não mostrou diferença na resposta de dor, qualidade de vida ou complicações entre os grupos. Em uma extensão de 3 anos deste estudo,[A3,A4] em que o ácido zoledrônico foi o tratamento de escolha no grupo de tratamento intensivo, não houve benefício clínico da terapia intensiva com bisfosfonatos e esse estudo mostrou uma tendência não estatisticamente significante para um risco aumentado de fraturas e procedimentos ortopédicos com o tratamento intensivo. Isso indica que tentar restaurar a ALP ao normal com bisfosfonatos potentes não confere nenhum benefício clínico sobre o tratamento direcionado por sintomas em pacientes com doença de Paget estabelecida.

Após o início da terapia com bisfosfonatos, os níveis da ALP começam a cair em cerca de 10 dias e atingem um nadir entre 3 e 6 meses. Os níveis da ALP podem permanecer suprimidos por muitos meses ou anos depois, principalmente com ácido zoledrônico. Os sintomas podem melhorar enquanto os níveis da ALP ainda estão caindo, e boas respostas clínicas são frequentemente observadas em pacientes cujos níveis da ALP não voltaram ao normal. Por outro lado, os sintomas podem reaparecer antes que os valores da ALP tornem-se novamente elevados.

Os bisfosfonatos intravenosos podem causar dor óssea transitória, mialgia, cefaleia, náuseas, pirexia e fadiga em 1 a 3 dias após a infusão em cerca de 25% dos casos (resposta de fase aguda). Esses sintomas podem ser amenizados pelo paracetamol administrado antes e por alguns dias após a infusão, mas quase sempre diminuem em 7 dias, mesmo sem tratamento. A resposta de fase aguda é muito menos comum após a segunda infusão e as subsequentes. Pode ocorrer hipocalcemia, particularmente em pacientes com elevações substanciais na remodelação óssea e deficiência de vitamina D. O risco pode ser minimizado corrigindo-se a deficiência de vitamina D antes do tratamento e fornecendo suplementos de cálcio e vitamina D nas primeiras 1 ou 2 semanas após a infusão.

Os pacientes que tomam bisfosfonatos orais devem jejuar antes da dosagem e por pelo menos 30 minutos depois para atingir a absorção adequada. O efeito adverso mais comum é a dispepsia. Outros efeitos colaterais raros dos bisfosfonatos incluem uveíte, erupções cutâneas, fibrilação atrial e osteonecrose da mandíbula, bem como fraturas subtrocantéricas atípicas. Os bisfosfonatos podem causar lesão renal e são contraindicados em pacientes com insuficiência renal significativa.

Outros tratamentos medicamentosos

Analgésicos, fármacos anti-inflamatórios e agentes antineuropáticos são frequentemente necessários em pacientes com doença de Paget, particularmente quando há osteoartrite ou síndrome de compressão nervosa coexistente. A calcitonina pode melhorar a dor óssea em decorrência da atividade metabólica na doença de Paget, mas raramente é usada, exceto em pacientes para os quais os bisfosfonatos são contraindicados. Os efeitos adversos, como náuseas e rubor, podem ser problemáticos e pode haver resistência em razão da formação de anticorpos neutralizantes. Os relatórios anedóticos sugerem que o inibidor de osteoclastos denosumabe também pode ser eficaz na redução dos níveis da ALP na doença óssea de Paget,[9] mas não é licenciado nem recomendado para esta indicação.

Tratamentos não farmacológicos

Abordagens não farmacológicas (acupuntura, fisioterapia, hidroterapia e estimulação elétrica nervosa transcutânea) são frequentemente usadas para controlar a dor, mas sua eficácia não foi investigada especificamente em estudos controlados. A experiência clínica sugere que problemas específicos, como encurtamento e deformidade de membros, podem ser ajudados por aparelhos e dispositivos como bengalas e saltos para sapatos.

Monitoramento da atividade da doença e efeitos do tratamento

A atividade metabólica e a resposta ao tratamento são tipicamente avaliadas pela medição da ALP, mas os níveis podem ser normais em pacientes com doença localizada que é metabolicamente ativa. Novos cursos de tratamento devem ser considerados em pacientes com dor recorrente ou persistente nos quais os níveis da ALP permanecem ou aumentam.

Cirurgia

A cirurgia ortopédica pode ser necessária para o tratamento de osteoartrite coexistente, pseudofraturas, fraturas, deformidade óssea e estenose espinal. A osteotomia é realizada com pouca frequência, mas análises de pequenas séries de casos relataram bons resultados. A cirurgia é necessária com muito mais frequência para reparar fraturas e substituir as articulações afetadas pela osteoartrite. O tratamento cirúrgico da doença de Paget pode ser tecnicamente desafiador em decorrência de deformidade, osteosclerose e aumento da vascularização, mas as evidências de séries de casos indicam que as fraturas através do osso pagético cicatrizam normalmente, exceto quando afetam o fêmur proximal, e que a cirurgia de substituição da articulação tem bom resultado. Foi sugerido que um bisfosfonato deve ser administrado antes da cirurgia ortopédica e espinal com o objetivo de reduzir a perda de sangue operatória, mas não há nenhuma evidência robusta para sugerir que isso seja eficaz.[8] Há uma preocupação teórica de que a terapia prévia com bisfosfonato possa prejudicar a consolidação da fratura e reparo ósseo, mas há poucas evidências que sugiram que este seja um problema na prática clínica. A cirurgia ortopédica também pode ser necessária em pacientes que desenvolvem osteossarcoma, mas o prognóstico é ruim, mesmo com tratamento cirúrgico agressivo.

Tabela 233.1 Bisfosfonatos usados no tratamento da doença de Paget.

MEDICAMENTO	DOSE	EFEITOS ADVERSOS COMUNS
ORAL		
Risedronato	30 mg/dia VO por 2 meses	Dispepsia, esofagite
Ácido alendrônico†	40 mg/dia VO por 6 meses	Dispepsia, esofagite
INTRAVENOSO		
Pamidronato	180 mg IV em doses divididas, normalmente 60 mg em 3 dias consecutivos	Resposta de fase aguda, hipocalcemia
Ácido zoledrônico	5 mg IV	Resposta de fase aguda, hipocalcemia

†Não licenciado no Reino Unido ou na Europa para a doença de Paget. O pamidronato e o risedronato devem ser evitados se taxa de filtração glomerular estimada (eTFG) < 30; ácido zoledrônico e ácido alendrônico devem ser evitados se eTFG < 35.

PROGNÓSTICO

O prognóstico da doença de Paget é altamente variável. Alguns pacientes permanecem completamente sem sintomas ao longo da vida, mas aqueles que apresentam manifestações clínicas frequentemente têm complicações e uma redução significativa na qualidade de vida. Embora os bisfosfonatos modernos sejam altamente eficazes na supressão da renovação óssea na doença de Paget, eles ainda não mostraram alterar a história natural da doença ou prevenir complicações.[8] A gravidade e a extensão da doença podem ser previstas por genotipagem para mutações *SQSTM1* e outros alelos de risco, e estudos estão atualmente em andamento para determinar se o teste pode ser combinado com a terapia profilática com bisfosfonatos para prevenir ou retardar o início da doença.

Grau A Recomendações de grau A

A1. Corral-Gudino L, Tan A, del Pino Montes J, et al. Bisphosphonates for Paget's disease of bone in adults. *Cochrane Database Syst Rev*. 2017;12:CD004956.

A2. Reid IR, Lyles K, Su G, et al. A single infusion of zoledronic acid produces sustained remissions in Paget disease: data to 6.5 years. *J Bone Miner Res*. 2011;26:2261-2270.

A3. Langston AL, Campbell MK, Fraser WD, et al. Randomised trial of intensive bisphosphonate treatment versus symptomatic management in Paget disease of bone. *J Bone Miner Res*. 2010;25:20-31.

A4. Tan A, Goodman K, Walker A, et al. Long-term randomized trial of intensive versus symptomatic management in paget's disease of bone: the PRISM-EZ study. *J Bone Miner Res*. 2017;32:1165-1173.

REFERÊNCIAS BIBLIOGRÁFICAS

As referências bibliográficas, bem como os outros materiais suplementares deste livro, encontram-se no GEN-IO, nosso ambiente virtual de aprendizagem.

234 OSTEONECROSE, OSTEOSCLEROSE/ HIPEROSTOSE E OUTRAS AFECÇÕES ÓSSEAS

MICHAEL P. WHYTE

OSTEONECROSE

DEFINIÇÃO

A *osteonecrose* (necrose óssea asséptica, avascular ou isquêmica) refere-se ao infarto esquelético. Os infartos ósseos podem ser assintomáticos, causar desconforto autolimitado ou gerar colapso doloroso do osso subarticular, que leva à destruição da articulação.

EPIDEMIOLOGIA E BIOPATOLOGIA

Muitas condições estão associadas à osteonecrose (Tabela 234.1). Em adultos, as causas mais comuns são fratura prévia do quadril, osteomielite, diálise renal, uso abusivo de bebida alcoólica e terapia a longo prazo com glicocorticoides.[1]

O infarto esquelético pode resultar na destruição dos vasos sanguíneos (p. ex., luxação da articulação, fratura), obstrução (p. ex., tromboêmbolos, doença falciforme, embolia gordurosa, doença da descompressão) ou, hipoteticamente, compressão da expansão local do tecido adiposo (p. ex., uso abusivo de bebida alcoólica, tratamento com glicocorticoides, diabetes melito). No entanto, os sintomas podem não ocorrer a menos que, semanas depois, a reabsorção do osso morto durante o reparo do esqueleto leve a uma fratura patológica. Algumas partes do esqueleto (frequentemente subarticulares) são predispostas à osteonecrose, mas elas diferem para processos traumáticos e não traumáticos e para crianças e adultos. A *osteocondrose* refere-se à necrose dos centros de ossificação; mais de 50 tipos epônimos foram registrados. A suscetibilidade das crianças à osteocondrose e sua patogênese são pouco conhecidas. Em todas as idades, entretanto, a cabeça femoral é especialmente propensa a infarto. A osteonecrose não traumática comumente afeta a cabeça umeral, os côndilos femorais, a extremidade distal da tíbia e o tálus. Embora a patogênese seja incerta, a administração de potentes agentes antirreabsortivos ósseos, especialmente para pacientes com doença maligna, foi associada à osteonecrose da mandíbula (Figura 234.1).[2]

MANIFESTAÇÕES CLÍNICAS

A dor ocorre de forma aguda se houver fratura óssea. A artralgia crônica resulta de tecido necrótico descamado e da destruição articular.

DIAGNÓSTICO

A ressonância magnética (RM), que demonstra edema da medula óssea, é especialmente sensível para a detecção de osteonecrose precoce. A cintilografia óssea revela a reconstituição esquelética com ou sem fratura. Relativamente tardia no processo patológico, as radiografias mostram primeiramente áreas irregulares de osteopenia e osteosclerose que refletem o reparo esquelético. Uma radiotransparência (imagem radiolúcida) subcondral linear (sinal crescente) indica o colapso ósseo.

TRATAMENTO

Para o membro afetado, é aconselhável não suportar o próprio peso. A descompressão por inserção de trefina é usada em alguns locais. Pode ser necessário artrotomia para remover detritos, osteotomia transposicional, artroplastia ou substituição da articulação. Os tratamentos clínicos para

Tabela 234.1 Causas de necrose isquêmica de cartilagem e osso.

Endócrina/metabólica
Uso abusivo de bebida alcoólica
Terapia com glicocorticoide
Síndrome de Cushing
Diabetes melito
Hiperuricemia
Osteomalacia
Hiperlipidemia
Terapia antirreabsortiva óssea (osteonecrose da mandíbula)
Doenças do armazenamento (p. ex., doença de Gaucher)
Hemoglobinopatias (p. ex., anemia falciforme)
Traumatismo (p. ex., luxação, fratura)
Infecção pelo vírus da imunodeficiência humana (HIV)
Síndrome de descompressão
Doenças vasculares do colágeno
Irradiação
Pancreatite
Transplante de órgão
Hemodiálise
Queimaduras
Coagulação intravascular
Idiopática, familiar
Gravidez

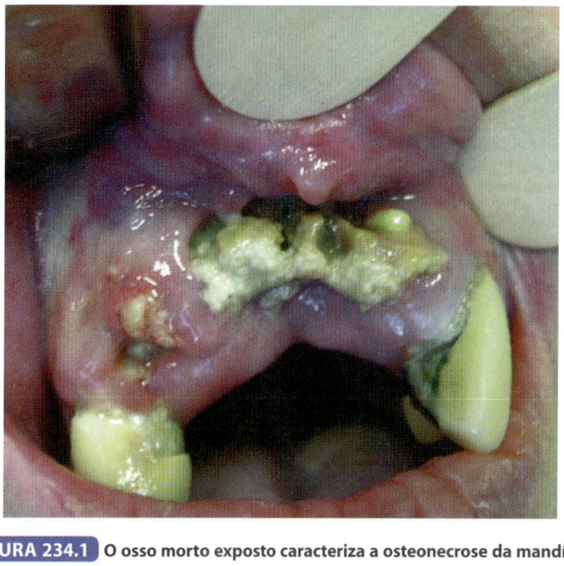

FIGURA 234.1 O osso morto exposto caracteriza a osteonecrose da mandíbula.

osteonecrose da mandíbula têm sido insuficientes,A1.3 mas a ressecção cirúrgica pode ser benéfica.[4,4b]

OSTEOSCLEROSE/HIPEROSTOSE

Muitas condições estão associadas a evidências radiográficas de densidade óssea aumentada. As displasias esqueléticas, distúrbios metabólicos e vários outros distúrbios podem causar aumentos generalizados ou focais na massa óssea (Tabela 234.2). As aberrações no crescimento esquelético, modelagem (formato) ou remodelação (renovação) podem ser as culpadas. A *osteosclerose* refere-se ao espessamento do osso trabecular (esponjoso).[5] A *hiperostose* descreve o alargamento do osso cortical (compacto). Os aumentos no osso trabecular, osso cortical ou ambos podem incrementar a densidade esquelética. A maioria das displasias pode ser diagnosticada por análise de mutação genética.

Osteosclerose

Distúrbios neoplásicos, hematológicos e metabólicos podem, preferencialmente, esclerosar o osso trabecular, porque ele aloja a medula e remodela mais rapidamente do que o osso cortical.

FIBROGENESIS IMPERFECTA OSSIUM

DEFINIÇÃO

Essa condição rara, geralmente esporádica, apresenta osteopenia generalizada, mas o espessamento das trabéculas restantes a coloca entre os distúrbios que manifestam a osteosclerose.

BIOPATOLOGIA

A causa é desconhecida, mas possivelmente genética. A formação óssea subperiosteal e a síntese de colágeno em tecidos não ósseos parecem normais.

MANIFESTAÇÕES CLÍNICAS

A dor esquelética intratável costuma começar gradualmente durante a meia-idade ou mais tarde e aumenta rapidamente com um curso debilitante e eventual imobilidade. As fraturas espontâneas são uma complicação importante. O exame físico revela sensibilidade óssea acentuada.

DIAGNÓSTICO

Na radiografia, apenas o crânio é poupado. Inicialmente, são observados osteopenia e aparência ligeiramente anormal do osso trabecular. Posteriormente, as alterações sugerem osteomalacia. As articulações corticomedulares tornam-se indistintas à medida que o osso compacto é substituído por um padrão esponjoso anormal. A osteopenia generalizada faz com que o osso esponjoso remanescente apareça grosso e denso em um padrão de rede de pesca com áreas líticas e escleróticas mistas. A atividade da fosfatase alcalina sérica está aumentada.

A lesão esquelética é uma forma localizada de osteomalacia que varia consideravelmente em gravidade de área para área.

Hiperostose

DISPLASIA DIAFISÁRIA PROGRESSIVA (DOENÇA DE CAMURATI-ENGELMANN)

BIOPATOLOGIA

A displasia diafisária progressiva afeta todas as raças e é herdada como um traço autossômico dominante com expressividade variável. A formação de um novo osso envolve gradualmente as superfícies do periósteo e do endósteo da diáfise de ossos longos. Em pacientes com doença grave, a osteosclerose também afeta o esqueleto axial. As mutações alteram o gene que codifica o fator de crescimento transformador-β1. A diferenciação do osteoblasto pode ser desarranjada.

MANIFESTAÇÕES CLÍNICAS

Durante a infância, nota-se a marcha manca ou andar cambaleante. A distrofia muscular pode ser diagnosticada erroneamente. Os indivíduos gravemente afetados podem ter um hábito corporal característico, apresentando a cabeça aumentada com testa proeminente, proptose e membros finos com pouca gordura subcutânea ou massa muscular e ossos sensíveis e espessos. Podem ocorrer paralisia dos nervos cranianos e aumento da pressão intracraniana. Alguns pacientes apresentam hepatoesplenomegalia e fenômeno de Raynaud. Os sintomas podem desaparecer após a puberdade.

DIAGNÓSTICO

A hiperostose irregular da diáfise dos principais ossos longos desenvolve-se lentamente como resultado da formação de novo osso periosteal e endosteal. O fêmur e a tíbia são os mais comumente afetados. As metáfises podem estar envolvidas. A idade de início, a taxa de progressão e a gravidade são variáveis. Os achados clínicos, radiográficos e de cintilografia óssea geralmente são concordantes. A atividade da fosfatase alcalina sérica, os marcadores bioquímicos da renovação óssea e a taxa de sedimentação de eritrócitos podem estar elevadas. O estudo histopatológico revela tecido ósseo recém-formado, que amadurece e torna-se incorporado à cortical óssea. A microscopia eletrônica do músculo pode mostrar alterações miopáticas e anormalidades vasculares.

TRATAMENTO

O tratamento com glicocorticoides (geralmente uma dose baixa de prednisona em dias alternados) pode aliviar a dor óssea e pode normalizar a histologia esquelética. Bisfosfonatos ou losartana às vezes parecem úteis.

Tabela 234.2 Distúrbios que causam ossos densos.

DISPLASIAS
Disosteosclerose
Displasia craniodiafisária
Displasia craniometafisária
Displasia diafisária progressiva (doença de Engelmann)
Displasia frontometafisária
Displasia metafisária (doença de Pyle)
Displasia oculo-dento-óssea
Displasia trico-dento-óssea
Distrofia óssea esclerosante mista
Doença de Paget juvenil
Hiperostose cortical infantil (doença de Caffey)
Hiperostose endosteal
Doença de van Buchem
Esclerosteose (tipos 1 e 2)
Tipo Worth (ativação de LRP5 e LRP6)
Melorreostose
Osteodisplasia de Melnick-Needles
Osteopatia estriada
Osteopetrose (vários tipos)
Osteopoiquilose
Osteosclerose central com displasia ectodérmica
Picnodisostose
Síndrome de Lenz-Majewski
CONDIÇÕES METABÓLICAS
Deficiência de anidrase carbônica II
Envenenamento por metal pesado
Fluorose
Hiperparatireoidismo, hipoparatireoidismo, pseudo-hipoparatireoidismo
Hipervitaminose A, D
Osteodistrofia renal
Osteosclerose associada à hepatite C
Raquitismo hipofosfatêmico ou osteomalacia (vários tipos)
Síndrome do leite-álcali
OUTRAS ALTERAÇÕES
Doença de Erdheim-Chester
Doença óssea de Paget
Esclerose tuberosa
Fibrogenesis imperfecta ossium
Linfoma
Mastocitose
Metástases esqueléticas
Mielofibrose
Mieloma múltiplo
Osteomalacia axial
Osteomielite
Osteonecrose
Radiação ionizante
Sarcoidose

HIPEROSTOSE ENDOSTEAL

BIOPATOLOGIA

As esclerosteose (hiperostose generalizada com sindactilia) tipos 1 e 2 e a doença de van Buchem são as formas mais graves da hiperostose endosteal. A esclerosteose é causada por mutações inibidoras nos genes *SOST* e *LRP4*. A doença de van Buchem envolve uma deleção a jusante do *SOST*. O aumento da atividade dos osteoblastos em decorrência da ação prejudicada da esclerostina, com falha dos osteoclastos em compensar o aumento da formação óssea, leva a alterações esqueléticas.

MANIFESTAÇÕES CLÍNICAS

A esclerosteose afeta principalmente pessoas de ascendência holandesa. A distribuição entre gêneros parece igual. Os pacientes são altos e pesados desde a infância, têm mandíbula quadrada proeminente, são surdos e apresentam paralisia do nervo facial decorrente da compressão dos nervos cranianos. A pressão intracraniana elevada e a cefaleia podem refletir a pequena cavidade craniana, que pode encurtar a expectativa de vida. A doença de van Buchem causa aumento assimétrico progressivo da mandíbula durante a puberdade. Os pacientes podem não apresentar sintomas ou, desde a infância, podem apresentar paralisia do nervo facial recorrente, surdez e atrofia óptica em razão do estreitamento do forame craniano. Os ossos longos podem doer com a pressão aplicada, mas são fortes.

DIAGNÓSTICO

Na esclerostose, o esqueleto é radiograficamente normal na primeira infância. A sindactilia congênita envolve os tecidos moles e ósseo no tipo 1 *versus* 2, respectivamente. O espessamento ósseo progressivo alarga o crânio e causa prognatismo. A osteosclerose também envolve base do crânio, ossos faciais, vértebras, pélvis e costelas. O espessamento endosteal alarga homogeneamente os córtices diafisários e estreita os canais medulares. A tomografia computadorizada demonstrou fusão dos ossículos e estreitamento dos canais auditivos internos e aquedutos cocleares. A atividade da fosfatase alcalina sérica pode estar ampliada com o aumento da formação óssea.

TRATAMENTO

A descompressão cirúrgica do forame estreitado pode aliviar as paralisias dos nervos cranianos. A craniectomia pode ser necessária.

PAQUIDERMOPERIOSTOSE

BIOPATOLOGIA

A paquidermoperiostose (osteoartropatia hipertrófica, primária ou idiopática) apresenta baqueteamento digital, hiperidrose com espessamento da pele (especialmente da face) e neoformação óssea periostal, mais proeminentemente nas extremidades distais dos membros. Nem todos os pacientes manifestam todas as três características principais. As mutações de perda de função são encontradas no gene que codifica a 15-hidroxiprostaglandina desidrogenase na forma autossômica recessiva. A herança autossômica dominante também é reconhecida.

MANIFESTAÇÕES CLÍNICAS

Os homens parecem mais afetados do que as mulheres, e os negros mais comumente do que os brancos. Os sintomas geralmente começam durante a adolescência, intensificam-se durante a década seguinte, mas depois se tornam quiescentes. A artralgia e a fadiga são comuns. A rigidez e a mobilidade limitada ocorrem tanto no esqueleto apendicular quanto no axial. O baqueteamento digital, com aumento progressivo e lento das mãos e pés, resulta em uma aparência de pata. As alterações cutâneas incluem espessamento, sulcos, depressões e oleosidade, especialmente do couro cabeludo e da face.

DIAGNÓSTICO

A periostite engrossa as porções distais da tíbia, fíbula, rádio e ulna. O baqueteamento digital é óbvio e pode ocorrer acro-osteólise. A proliferação periosteal é exuberante, com textura irregular, e frequentemente envolve as epífises, enquanto a osteoartropatia hipertrófica secundária (pulmonar ou não) geralmente causa uma reação periosteal lisa e ondulante. A anquilose das articulações, especialmente nas mãos e nos pés, pode incomodar os pacientes mais velhos. A varredura óssea revela absorção regular simétrica ao longo das margens corticais dos ossos longos, especialmente nas pernas – o sinal de dupla faixa.

TRATAMENTO

Os pacientes com derrames sinoviais dolorosos podem responder a medicamentos anti-inflamatórios não esteroidais. As contraturas ou a compressão neurovascular por lesões osteoscleróticas podem exigir intervenção cirúrgica.

Osteosclerose com hiperostose

OSTEOPETROSE

DEFINIÇÃO

A osteopetrose (doença do osso de mármore) é um grupo de doenças raras com massa óssea elevada em razão da falta de formação ou ação de osteoclastos durante o crescimento.[6] Existem duas categorias clínicas principais: o tipo autossômico recessivo ou "maligno", que geralmente resulta em morte na primeira infância se não for tratado; e o tipo autossômico dominante ou "benigno" (doença de Albers-Schönberg), que causa complicações menores. Os tipos autossômicos recessivos também podem apresentar gravidade intermediária, doença do armazenamento neuronal ou acidose tubular renal com calcificação cerebral decorrente da deficiência de anidrase carbônica II. A osteopetrose induzida por bisfosfonato foi relatada.

PATOGENIA

O gene defeituoso que causa a osteopetrose autossômica dominante codifica um canal de cloreto importante para os osteoclastos liberarem ácido clorídrico. As mutações bialélicas nesse gene, ou aquelas que codificam componentes de uma bomba vacuolar de hidrogênio (H^+), resultam em osteopetrose maligna. A deficiência da anidrase carbônica II é causada por mutações desativadoras no gene que codifica essa isoenzima. Os casos autossômicos recessivos especialmente raros envolvem osteoclastogênese deficiente de mutações de perda de função dentro dos genes para o ativador do receptor do fator nuclear κB (RANK) ou seu ligante (RANKL).

Estudos histopatológicos mostram que todas as formas verdadeiras de osteopetrose apresentam profunda deficiência da ação dos osteoclastos. A camada esponjosa primária incrustada no osso (cartilagem calcificada depositada durante a formação do osso endocondral) persiste longe das placas de crescimento e constitui o achado patognomônico. A reabsorção óssea endosteal defeituosa prejudica a formação do espaço medular. A remodelação do esqueleto quiescente leva a fragilidade óssea em decorrência da diminuição da interconexão de ósteons, conversão retardada do osso imaturo (tecido) em osso maduro (compacto) e falha na cicatrização das microfissuras. A doença de armazenamento neuronal (ceroide-lipofuscina) pode refletir um defeito lisossomal. A produção deficiente de superóxido (necessária para a reabsorção óssea) tem sido considerada um fator patogenético.

MANIFESTAÇÕES CLÍNICAS

A osteopetrose maligna pode se apresentar durante a infância como "obstrução" dos seios nasais a partir do mastoide e paranasais subdesenvolvidos. Os pequenos forames cranianos podem causar paralisia do nervo óptico, oculomotor ou facial. A falta de crescimento, dentição atrasada e fraturas são comuns. O hiperesplenismo e a infecção recorrente, hematomas e sangramento refletem a mieloftise. Baixa estatura, cabeça grande, protuberância frontal, nistagmo, hepatoesplenomegalia e genuvalgo são características físicas descobertas. As crianças não tratadas geralmente morrem durante a primeira década de vida por conta de hemorragia, pneumonia, anemia grave ou sepse. A osteopetrose benigna pode causar fratura, paralisia facial, surdez, osteomielite mandibular, insuficiência da medula óssea, visão prejudicada, retardo psicomotor, síndrome do túnel do carpo ou osteoartrite. A deficiência da anidrase carbônica II pode levar a déficit de crescimento, fratura, atraso no desenvolvimento, subnormalidade mental e baixa estatura.

A calcificação cerebral se desenvolve durante a infância, mas a modelagem esquelética defeituosa e a osteosclerose podem se resolver. As acidoses tubular renal proximal e distal foram descritas.

DIAGNÓSTICO

Um aumento generalizado na densidade óssea aparente é a marca radiográfica da osteopetrose. Na doença grave, os defeitos de modelagem nos ossos longos produzem uma deformidade em "frasco de Erlenmeyer" (Figura 234.2). Faixas densas e lúcidas alternadas ocorrem comumente nas metáfises e na pelve. O crânio geralmente é espesso e denso, especialmente na base, e os seios paranasal e mastoide estão subpneumatizados. As vértebras podem mostrar, em uma vista lateral, uma configuração de "osso dentro do osso" (endo-osso) ou esclerose de placa terminal causando uma aparência de *camisa de rúgbi*. A cintilografia esquelética pode revelar fraturas e osteomielite. A ressonância magnética ajuda a monitorar a resposta ao transplante de medula óssea.

Os níveis séricos de fosfatase ácida e creatinoquinase (isoenzima cerebral) estão frequentemente aumentados. Na osteopetrose maligna, a hipocalcemia com hiperparatireoidismo secundário e concentrações séricas elevadas de calcitriol podem acompanhar as alterações radiográficas que se assemelham ao raquitismo. Na osteopetrose benigna, os índices bioquímicos da homeostase mineral estão geralmente normais, embora os níveis séricos do hormônio da paratireoide e da isoenzima lactato desidrogenase possam estar elevados.

TRATAMENTO

Como a patogênese molecular, o prognóstico e o tratamento dos mais de 10 tipos de osteopetrose podem ser diferentes; o diagnóstico preciso é crucial.[7] A análise da mutação disponível comercialmente pode delinear a maioria dos pacientes. Para a forma maligna, o uso imediato do transplante de medula óssea com antígeno leucocitário humano idêntico para fornecer osteoclastos funcionais beneficiou notavelmente apenas algumas crianças. As dietas deficientes em cálcio foram tentadas, mas podem ser limitadas por hipocalcemia e raquitismo e têm eficácia incerta. Esperava-se que as doses farmacológicas de calcitriol (1,25-di-hidroxivitamina D_3) administradas por via oral, junto com a restrição de cálcio na dieta (para prevenir a hipercalciúria e a hipercalcemia), estimulassem a atividade dos osteoclastos. A prednisona isolada ou com uma dieta com baixo teor de cálcio e fosfato às vezes pode ser eficaz. A terapia com glicocorticoides ou interferona-gama humana, que se acredita aumentar a produção de superóxido, estabiliza a pancitopenia e a hepatoesplenomegalia. A oxigenação hiperbárica ajuda a tratar a osteomielite. A descompressão cirúrgica dos nervos óptico e facial pode ser benéfica.

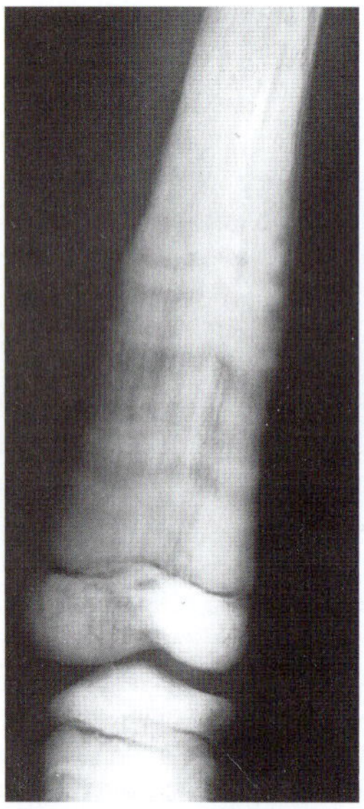

FIGURA 234.2 **Osteopetrose.** A radiografia anteroposterior da extremidade distal do fêmur mostra uma região metadiafisária alargada, com bandas densas e brilhantes alternadas características. (De Whyte MP, Murphy WA. Osteopetrosis and other sclerosing bone disorders. In: Avioli LV, Krane SM, eds. *Metabolic Bone Disease.* 2nd ed. Philadelphia: WB Saunders; 1990.)

HIPEROSTOSE ESQUELÉTICA IDIOPÁTICA DIFUSA

Essa condição é discutida no Capítulo 257.

PICNODISOSTOSE

EPIDEMIOLOGIA

Acredita-se que a picnodisostose tenha afetado o pintor impressionista francês Henri de Toulouse-Lautrec (1864-1901). A maioria das descrições veio da Europa e dos EUA, mas o distúrbio parece ser especialmente comum no Japão.

BIOPATOLOGIA

Esta condição autossômica recessiva é causada por mutações de perda de função em *CTSK*, o gene que codifica a catepsina K. Consequentemente, a degradação do colágeno ósseo e a renovação do esqueleto são diminuídas. Em condrócitos e osteoblastos, inclusões foram descritas.

MANIFESTAÇÕES CLÍNICAS

As características vistas durante a primeira infância incluem crânio relativamente grande, proeminência fronto-occipital, proptose, esclera azulada, nariz pontiagudo, queixo pequeno, ângulo mandibular obtuso, palato arqueado, má oclusão dentária com retenção de dentes decíduos e baixa estatura desproporcional. As suturas cranianas permanecem abertas. Os dedos são curtos e tortos em decorrência de acro-osteoide ou aplasia das falanges terminais, e as mãos são pequenas e quadradas. As fraturas repetidas causam deformidade no joelho. O retardo mental ocorre em aproximadamente 10% dos pacientes. A altura adulta varia de 130 a 150 cm. A expectativa de vida pode ser reduzida por infecções respiratórias recorrentes e insuficiência cardíaca direita com obstrução crônica das vias respiratórias superiores secundária à micrognatia.

DIAGNÓSTICO

A osteosclerose é uniforme, aparecendo pela primeira vez na infância e aumentando com a idade. Os defeitos da modelagem esquelética não distorcem a formação dos ossos longos, mas parecem ter córtices espessos decorrentes de canais medulares estreitos. As clavículas são frágeis e hipoplásicas em seus segmentos laterais. A calvária e a base do crânio são escleróticas, as cristas orbitais são densas e os ossos wormianos estão presentes.

TRATAMENTO

Nenhum tratamento clínico está disponível. As fraturas dos ossos longos geralmente se curam de maneira satisfatória. A fixação interna dos ossos longos é excelente por conta de seu estreito espaço medular e sua rigidez. A extração dentária é difícil. A osteomielite da mandíbula pode exigir terapia antibiótica, cirúrgica ou hiperbárica.

OSTEOSCLEROSE ASSOCIADA À HEPATITE C

Raramente, membros doloridos e sensíveis se desenvolvem em indivíduos infectados com o vírus da hepatite C. Os estudos radiográficos revelam aumento generalizado acentuado na massa óssea da osteosclerose e hiperostose. As perturbações no sistema do fator de crescimento semelhante à insulina podem explicar a formação óssea aumentada. A terapia com calcitonina ou bisfosfonato para diminuir a renovação óssea ou o tratamento antiviral tem beneficiado alguns pacientes.

Osteosclerose/hiperostose focal

OSTEOPOIQUILOSE

A osteopoiquilose ("ossos espinhosos"), transmitida como um traço autossômico dominante altamente penetrante, é geralmente uma curiosidade radiográfica em razão de mutação desativadora do gene *LEMD3*. As lesões ósseas geralmente são assintomáticas. No entanto, o diagnóstico incorreto pode levar à confusão com condições graves, incluindo doença metastática.[8] Alguns pacientes têm nevos do tecido conjuntivo chamados *dermatofibrose lenticularis disseminata* (ou síndrome de Buschke-Ollendorff). No exame radiológico, numerosos focos pequenos, redondos ou ovais de esclerose óssea aparecem no osso esponjoso nas regiões metaepifisárias dos ossos tubulares, tarsais, carpais e pélvicos.

OSTEOPATIA ESTRIADA

Essa é geralmente uma curiosidade autossômica dominante de estriações lineares assintomáticas nas regiões metafisárias dos ossos longos e no ílio. No entanto, dois distúrbios dominantes ligados ao X, clinicamente importantes, com osteopatia estriada afetam predominantemente mulheres: osteopatia estriada com esclerose craniana decorrente de mutação do gene *WTX* e osteopatia estriada com áreas lineares generalizadas de hipoplasia dérmica e vários defeitos ósseos nos membros decorrentes da mutação do gene *PORCN* (síndrome de Goltz).

MELORREOSTOSE

DEFINIÇÃO

A melorreostose é um distúrbio esporádico que apresenta alterações ósseas, muitas vezes com a aparência de cera que escorre de uma vela. Nenhuma base mendeliana foi estabelecida. A distribuição anatômica sugere um defeito segmentar pós-zigótico, com evidência agora de mutação *KRAS* ou *MAP2K1* em alguns pacientes.[9,10]

MANIFESTAÇÕES CLÍNICAS

O envolvimento de um único membro é comum; a doença bilateral é geralmente assimétrica. Alterações cutâneas sobre os ossos afetados são comuns (p. ex., áreas semelhantes ao escleroderma linear e hipertricose) e frequentemente aparecem antes da hiperostose. Os sintomas geralmente começam durante a infância, com dor e rigidez como as principais queixas. As articulações podem ficar contraídas e deformadas em decorrência do osso ectópico. A desigualdade no comprimento das pernas resulta de contraturas de tecidos moles e fusão prematura de epífises. As alterações esqueléticas parecem progredir mais rapidamente durante a infância. Durante a vida adulta, a melorreostose pode ou não se espalhar gradualmente, mas a dor é especialmente comum.

DIAGNÓSTICO

Como visto radiograficamente, a hiperostose periosteal e endosteal irregular, densa, excêntrica, afeta um único osso ou vários ossos adjacentes. Os membros inferiores são os mais comumente envolvidos. O espessamento endosteal predomina durante a primeira e segunda infância, e a neoformação óssea periosteal é proeminente durante a idade adulta. Pode ocorrer formação óssea ectópica, principalmente perto das articulações.

TRATAMENTO

A correção cirúrgica das contraturas pode piorar a mineralização ectópica. As deformidades recorrentes são comuns.

DISTROFIA ÓSSEA ESCLEROSANTE MISTA

Esse é um distúrbio tipicamente esporádico, que apresenta combinações enigmáticas de osteopoiquilose, osteopatia estriada, melorreostose, esclerose craniana e outras aberrações esqueléticas em um indivíduo. As complicações derivam de tipos específicos de osteosclerose ou hiperostose, como paralisia dos nervos com esclerose craniana e dor óssea com melorreostose.

OUTRAS ALTERAÇÕES ÓSSEAS

DISPLASIA FIBROSA

Esse distúrbio esporádico do desenvolvimento apresenta uma ou mais lesões fibrosas expansivas dentro do osso. A doença poliostótica geralmente é observada antes dos 10 anos; a doença monostótica começa na adolescência ou no início da idade adulta. A *síndrome de McCune-Albright* se refere à displasia fibrosa poliostótica, manchas tipo café com leite (Figura 234.3) e hiperfunção endócrina.[11]

BIOPATOLOGIA

A displasia fibrosa e a síndrome de McCune-Albright (Capítulos 211 e 218) são causadas pelo mosaicismo pós-zigótico de mutação ativadora no gene que codifica a subunidade α da subunidade do receptor/proteína G de acoplamento da adenilciclase, *GNAS*. O osso imperfeito é formado porque as células mesenquimais não se diferenciam totalmente em osteoblastos.

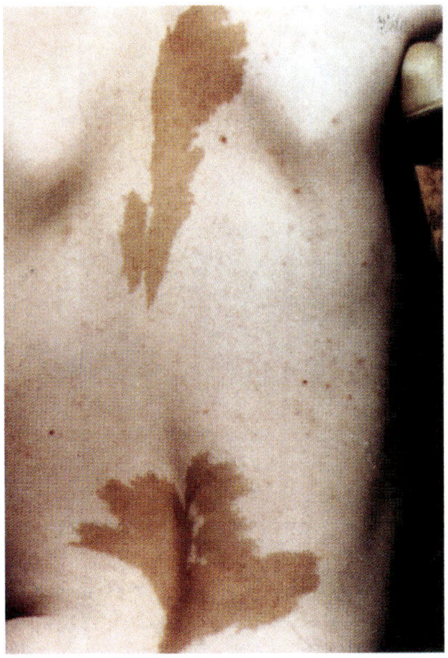

FIGURA 234.3 **Síndrome de McCune-Albright.** Manchas pigmentadas café com leite com bordas irregulares ("costas de Maine"). (De Whyte MP. Metabolic and dysplastic disorders. In: Coe FL, Favus MJ, eds. *Disorders of Bone and Mineral Metabolism.* New York: Raven Press; 1992.)

MANIFESTAÇÕES CLÍNICAS

A displasia fibrosa monostótica é mais comum que a doença poliostótica. O crânio e os ossos longos são afetados na maioria das vezes. As lesões esqueléticas podem deformar ossos, causar fraturas e, ocasionalmente, prender nervos. A degeneração sarcomatosa é rara (< 1%), mas geralmente ocorre nos ossos faciais ou no fêmur e é mais frequente na doença poliostótica. A gravidez pode reativar lesões quiescentes. A síndrome de McCune-Albright geralmente causa puberdade pseudoprecoce em meninas. Menos comumente, observa-se puberdade pseudoprecoce em meninos. Também pode haver tireotoxicose, síndrome de Cushing, acromegalia, hiperprolactinemia ou hiperparatireoidismo. Em alguns pacientes, a perda renal de fosfato adquirida causa raquitismo hipofosfatêmico ou osteomalacia (Capítulos 211 e 232).

DIAGNÓSTICO

As lesões esqueléticas têm aparência radiográfica característica logo no início. Nos ossos longos, elas são encontradas na metáfise ou diáfise, geralmente são bem definidas com córtex finos e têm uma aparência de vidro fosco (Figura 234.4). Com o envelhecimento, os defeitos podem se tornar lobulados, com áreas trabeculadas radiolucentes.

TRATAMENTO

Na doença leve, as lesões ósseas podem não se expandir. Em casos graves, os defeitos podem progredir e novos podem aparecer durante a infância. A cura espontânea não ocorre, mas as fraturas patológicas geralmente curam bem. As fraturas por estresse, entretanto, podem ser difíceis de detectar e tratar. Quando o crânio está envolvido, a compressão do nervo pode exigir intervenção cirúrgica. Na síndrome de McCune-Albright, a pesquisa e o controle farmacológico das endocrinopatias associadas são importantes. O tratamento antirreabsortivo ósseo ajudou alguns pacientes.

EXOSTOSES MÚLTIPLAS HEREDITÁRIAS

Esse distúrbio autossômico dominante, relativamente comum e altamente penetrante, apresenta excrescências ósseas irregulares que se projetam de metáfises expandidas.[12] mutações foram identificadas nos genes *EXT1* e *EXT2*. As exostoses osteocartilaginosas surgem das placas de crescimento e aumentam de tamanho até que o crescimento linear cesse. As lesões podem se desprender do osso parental. Sua estrutura é relativamente normal, com córtex externo e camada esponjosa interna. A deficiência resulta principalmente de discrepâncias no comprimento dos membros quando o crescimento ósseo linear sofre à custa da expansão transversal.

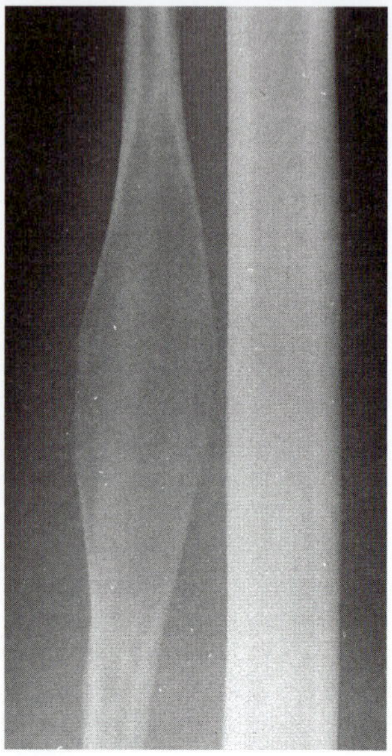

FIGURA 234.4 **Displasia fibrosa. Lesão expansiva característica com aspecto em vidro fosco provocou o afilamento do córtex na diáfise média da fíbula. (De Whyte MP. Fibrous dysplasia. In: Favus MJ, ed. *Primer on the Metabolic Bone Diseases and Disorders of Mineral Metabolism*. 3rd ed. Philadelphia: Lippincott-Raven; 1996.)**

A compressão dos nervos, da medula espinal ou do sistema vascular ocorre ocasionalmente. A degeneração sarcomatosa (0,5 a 2% dos pacientes) deve ser suspeitada quando uma exostose aumenta rapidamente, especialmente em um adulto.

ENCONDROMATOSE (DISCONDROPLASIA, DOENÇA DE OLLIER)

Esse distúrbio esporádico apresenta massas cartilaginosas dentro do osso trabecular, que surgem das placas de crescimento.[13] Inicia na infância com edema localizado e interfere no crescimento ósseo linear. Após a puberdade, cessa a expansão das massas de cartilagem e essas lesões podem ser substituídas por osso maduro. Os encondromas aparecem radiograficamente como defeitos lucentes em ossos planos ou em metáfises de ossos tubulares, frequentemente com pontilhado calcificado central. Quando a encondromatose ocorre junto com múltiplos hemangiomas (síndrome de Maffucci), os encondromas ou hemangiomas sofrem transformação maligna em 15% dos casos. A doença de Ollier e a síndrome de Maffucci são causadas por mutações do mosaico somático nos genes *IDH1* e *IDH2*.

ACONDROPLASIA

As condrodistrofias são distúrbios do crescimento da cartilagem que resultam em baixa estatura desproporcional. A acondroplasia é a mais comum.[14] Ocorre um defeito no gene que codifica o receptor do fator de crescimento de fibroblastos tipo 3; 80% dos casos representam novas mutações autossômicas dominantes, que são mais prevalentes com o aumento da idade paterna. Os ossos tubulares curtos se formam em razão de ossificação endocondral anormal nos membros. No condrocrânio membranoso, a ossificação não é perturbada; portanto, a abóbada do crânio é normal. No entanto, a base do crânio e o forame magno são pequenos. A cabeça é grande, com protuberância frontal e hipoplasia mediana da face. A lordose lombar é muito exagerada e o canal espinal se estreita dos segmentos superiores para os inferiores da coluna vertebral. Esse distúrbio é revelado radiograficamente por uma distância interpediculada decrescente. O comprimento do tronco é relativamente normal, mas os membros apresentam encurtamento rizomélico (na raiz do membro) e as mãos apresentam configuração de tridente. Os ossos longos parecem maciços em razão de sua largura desproporcionalmente normal. As placas de crescimento não são totalmente desorganizadas e os condrócitos parecem normais. As complicações podem incluir hidrocefalia e compressão do tronco encefálico, medula espinal ou raízes nervosas. O impacto mínimo de um disco ou osteófito no pequeno canal espinal pode causar distúrbios neurológicos. Apesar desses problemas, a acondroplasia é compatível com uma boa saúde e uma expectativa de vida normal.

Grau A Recomendação de grau A

A1. Rollason V, Laverriere A, MacDonald LC, et al. Interventions for treating bisphosphonate-related osteonecrosis of the jaw (BRONJ). *Cochrane Database Syst Rev*. 2016;2:CD008455.

REFERÊNCIAS BIBLIOGRÁFICAS

As referências bibliográficas, bem como os outros materiais suplementares deste livro, encontram-se no GEN-IO, nosso ambiente virtual de aprendizagem.

SEÇÃO 22

DOENÇAS ALÉRGICAS E IMUNOLOGIA CLÍNICA

235 ABORDAGEM DO PACIENTE COM DOENÇA ALÉRGICA OU IMUNE

KARI C. NADEAU

As doenças alérgicas e os distúrbios do sistema imune afetam vários sistemas de órgãos. Neste capítulo, são analisadas abordagens aos distúrbios alérgicos comuns e imunodeficiências primárias (IDPs). Os distúrbios específicos são discutidos de modo detalhado nos próximos capítulos.

DOENÇA ALÉRGICA

DEFINIÇÃO

As doenças caracterizadas por hipersensibilidade do sistema imune e reações inapropriadas a substâncias comuns do meio ambiente, dos alimentos e de fármacos são denominadas *doenças alérgicas.* No indivíduo sensibilizado, alimentos comuns (p. ex., amendoim, leite, ovos), partículas transportadas pelo ar (p. ex., pólen de gramínea, pelos de gato), fármacos (p. ex., ácido acetilsalicílico, penicilina), picadas de insetos (p. ex., abelhas, vespas) ou outras substâncias (p. ex., látex, corantes) podem desencadear uma reação alérgica. As reações podem variar desde leves a graves e ser potencialmente fatais, podendo ocorrer sintomas em um ou mais órgãos por meio de contato da pele, inalação, ingestão de alergênios, picadas ou injeções. A prevalência das doenças alérgicas aumentou nessas últimas décadas. Apesar de a genética desempenhar um papel na sua etiologia, as hipóteses atuais atribuem os aumentos observados ao aprimoramento da higiene, ao aumento da exposição a poluentes ambientais e a alterações da dieta e do estilo de vida.

As doenças alérgicas podem ser classificadas com base nos órgãos afetados, no tipo de alergênio causador, no tempo necessário para o aparecimento dos sintomas após exposição a alergênios e nos mecanismos efetores subjacentes. As reações alérgicas podem ser imediatas (minutos a 1 ou 2 horas) ou tardias (horas ou dias). Com base nos mecanismos efetores, as alergias são frequentemente classificadas como doenças alérgicas mediadas por imunoglobulina E (IgE), mistas mediadas por células e IgE e não mediadas por IgE. Embora essa classificação seja uma simplificação excessiva das complexidades associadas às doenças alérgicas, no momento atual, é crucial para o diagnóstico e o tratamento.[1] As doenças mediadas por IgE são mais bem caracterizadas e as doenças alérgicas associadas com níveis elevados de IgE são denominadas *doenças atópicas.* A Tabela 235.1 fornece detalhes das principais doenças alérgicas mediadas por IgE, mistas mediadas por IgE e células e não mediadas por IgE, juntamente com a sua prevalência, os principais sintomas e exemplos de alergênios causais.

BIOPATOLOGIA

Os mecanismos subjacentes às alergias mediadas por IgE são os mais bem compreendidos. Os pacientes com reações alérgicas mediadas por IgE sofrem uma fase de sensibilização inicial, durante a qual são produzidos anticorpos IgE que reconhecem um alergênio específico e que se ligam a receptores FcεRI de alta afinidade nos mastócitos ou basófilos. A exposição posterior a alergênios pode levar à ligação cruzada de anticorpos IgE, com desgranulação subsequente dos mastócitos ou basófilos.[2] A fase de sensibilização inicial ocorre quando são produzidas citocinas epiteliais interleucina-25 (IL-25), IL-33 e linfopoetina estromal do timo em resposta ao aumento da permeabilidade ao alergênio causado pela perda da integridade da barreira epitelial. Essas citocinas possibilitam a diferenciação de linfócitos T *naïve* em linfócitos T_H2 e a suprarregulação das citocinas IL-4, IL-5 e IL-13 e mudança de classe de IgE por linfócitos B. A desgranulação dos mastócitos e dos basófilos leva à liberação de histamina e de outros mediadores químicos inflamatórios (citocinas, interleucinas, leucotrienos e prostaglandinas) no tecido circundante, causando vários efeitos sistêmicos, como vasodilatação, secreção mucosa, infiltração eosinofílica tecidual e contração do músculo liso (Figura 235.1). As reações não mediadas por IgE são pouco definidas e, em geral, são mediadas por linfócitos T.

Endótipos e fenótipos

As diferenças nas respostas ao tratamento de indivíduos com características clínicas semelhantes (fenótipo) reforçam a heterogeneidade das doenças alérgicas e a necessidade de uma classificação complementar, baseada em características mecânicas comuns. Esses subtipos são denominados *endótipos* e caracterizam-se por um mecanismo fisiopatológico distinto. Os recentes avanços em métodos de alto rendimento (p. ex., estudos de associação genômica ampla, RNA-Seq, citometria por tempo de voo, sequenciamento do 16S rRNA), a análise de grande volume de dados e a bioinformática possibilitaram uma melhor compreensão das mudanças moleculares que ocorrem com a sensibilização a alergênios e estimularam as pesquisas na procura de melhores marcadores diagnósticos e prognósticos e tratamentos. Essas tecnologias estão abrindo caminho para melhor classificação dos pacientes com base nos fenótipos e endótipos, medicina de precisão e cuidados personalizados.[3]

EPIDEMIOLOGIA

Alergia alimentar

A alergia alimentar é uma reação imune desencadeada por substâncias alimentares comuns.[4] A exposição a quantidades muito pequenas de alimentos alergênicos pode desencadear sinais/sintomas clínicos em um ou mais órgãos, cuja gravidade varia de leve a potencialmente fatal. A prevalência das alergias alimentares está aumentando, e o padrão atual de cuidados consiste em evitar alergênios alimentares e proceder ao tratamento das reações sistêmicas graves com epinefrina. A imunoterapia demonstrou ser promissora em ensaios clínicos, porém as preocupações quanto à segurança e a recorrência da sensibilidade a alergênios depois de um período de interrupção do tratamento precisam ser consideradas antes que possa se tornar uma terapia dominante. Em geral, as reações alérgicas ocorrem nos primeiros minutos a 2 horas após a ingestão do alergênio causal. A síndrome da alergia oral é uma alergia alimentar que exige sensibilização prévia a um alergênio inalante de reação cruzada. Sintomas comuns consistem em prurido dos lábios, da língua e da boca. Esofagite eosinofílica (ver Capítulo 129), síndrome da enterocolite induzida por proteínas alimentares, proctocolite alérgica induzida por proteína alimentar e enteropatia induzida por proteína alimentar estão entre os distúrbios nos quais a alergia alimentar tem participação.

Alergia a medicamentos

As reações alérgicas a medicamentos representam um importante problema de saúde pública. As reações farmacológicas mediadas por reações imunológicas (anticorpos ou linfócitos T específicos) podem ocorrer imediatamente após a exposição ao medicamento ou podem ser tardias, podem afetar um ou vários órgãos e podem ser leves, graves ou potencialmente fatais. A investigação cuidadosa da exposição, da cronologia das reações e dos sintomas clínicos pode ajudar a determinar a alergia farmacológica causal, visto que não se existe exame complementar definitivo para confirmação de alergia a medicamentos. Os fatores de risco para o desenvolvimento de alergia a medicamentos incluem idade (adultos jovens e de meia-idade), gênero (mulheres), polimorfismos genéticos (p. ex., antígeno leucocitário humano) e determinadas infecções virais (p. ex., HIV, vírus Epstein-Barr). Outros fatores incluem aumento da frequência de exposição e doses elevadas prolongadas, via de administração intravenosa ou intramuscular, peso molecular elevado do medicamento e fármacos que atuam como haptenos de proteínas teciduais ou do sangue.

Alergia ambiental

Os alergênios ambientais internos e externos podem sensibilizar ou exacerbar uma doença alérgica (rinite alérgica, conjuntivite alérgica e asma alérgica) por meio de mecanismos mediados por IgE. Os principais aeroalergênios internos são derivados de ácaros da poeira, baratas, fumaça de cigarro, pelos de animais (p. ex., cães, gatos, camundongos) e mofo. Os poluentes gerados a partir de escapamento de *diesel*, fogões a gás, lareiras ou aquecedores também podem exacerbar as alergias e a asma. As crianças que vivem perto de rodovias principais têm mais tendência a ser afetadas.[5]

Alergia ocupacional

Diversas substâncias utilizadas em diferentes ocupações podem levar ao desenvolvimento de doenças alérgicas que afetam o sistema respiratório

Tabela 235.1 Alergias comuns mediadas por IgE, mistas (mediadas por IgE e por células) e não mediadas por IgE.

DOENÇA	PREVALÊNCIA	PRINCIPAIS SINTOMAS	EXEMPLOS DE ALERGÊNIOS CAUSAIS
ALERGIAS MEDIADAS POR IgE			
Síndrome da alergia oral (síndrome de pólen-alimento)	1 a 12,2% (crianças)	Início rápido, formigamento e prurido dos lábios, da boca e da orofaringe. Edema de faringe em casos graves	Frutas e vegetais frescos, comumente observada em indivíduos com alergia a bétula, ambrósia ou pólen de gramínea
Alergia alimentar	8% (crianças), 5% (adultos)	De início rápido, com dor abdominal, vômitos, urticária, sibilos, dispneia. Anafilaxia nos casos graves	Alergênios alimentares (p. ex., ovo, amendoim, leite)
Anafilaxia	0,3 a 5,1%	De início rápido, progressiva, envolvendo múltiplos órgãos. Rápida progressão para colapso cardiovascular e/ou respiratório nos casos graves	Alimentos (p. ex., amendoim, frutos do mar), medicamentos, picadas de insetos
Dermatite atópica	12,98% (crianças), 7,2 a 10,2% (adultos)	Prurido, infecção por *Staphylococcus aureus*, liquenificação, xerose, escoriações	Alimentos, aeroalergênios, irritantes exógenos (p. ex., lã, sabão)
Conjuntivite alérgica aguda, sazonal e perene	10 a 30%	Conjuntivite, edema palpebral, secreção aquosa, prurido ocular, hiperemia conjuntival	Aeroalergênios
Asma alérgica	7,3%	Sensação de constrição torácica, dispneia, sibilos	Pelos de animais, mofo, ácaros da poeira doméstica
Rinite alérgica	10 a 40% (crianças), 10 a 20% (adultos)	Espirros, rinorreia, lacrimejamento	Ácaros da poeira doméstica, pólen de gramíneas, pólen de árvore, pelos de animais
ALERGIAS MISTAS MEDIADAS POR IgE E NÃO MEDIADAS POR IgE			
Distúrbios GI eosinofílicos (esofagite eosinofílica, colite eosinofílica; gastrite eosinofílica; gastrenterite eosinofílica)	Esofagite eosinofílica: 5 a 10/10.000 Colite eosinofílica: 2,1 por 100.000 Gastrenterite eosinofílica: 5,1/100.000	Os sinais/sintomas dependem da região e da natureza da infiltração eosinofílica (mucosa, muscular ou serosa) e podem incluir náuseas, disfagia, vômitos, atraso do crescimento, dor epigástrica, impactação de alimento, inflamação de algumas ou de todas as regiões do sistema digestório	Leite, ovo, trigo, soja, amendoim
Urticária (aguda e crônica) e angioedema	Urticária aguda: 20% da população geral Urticária crônica: 5 a 40% dos pacientes com urticária apresentam angioedema	Prurido e lesões cutâneas eritematosas elevadas	Aeroalergênios, alimentos, infecções, picadas de insetos ou medicamentos. Muitos casos são idiopáticos
CCA e CCV	CCV: 3,2/10.000 da população CCA: 20 a 40% dos pacientes com DA	Os sinais/sintomas clínicos na CCA e na CCV podem incluir fotofobia e lacrimejamento, além da ocorrência comum de prurido e sensação e areia nos olhos, conforme observado na alergia ocular. Muco viscoso, papilas gigantes e pontos de Trantas também são achados frequentes. Pacientes com CCA apresentam DA concomitante	Alergênios ambientais
ALERGIAS NÃO MEDIADAS POR IgE			
Síndrome da enterocolite induzida por proteína alimentar (SEIPA)[a]	0,34% (mediada por leite de vaca)	Vômitos, diarreia e atraso do crescimento	Leite, soja
Proctocolite alérgica induzida por proteína alimentar (PAIPA)	0,16 a 64% dos lactentes com sangramento retal isolado	Sangramento retal	Leite de vaca
Enteropatia induzida por proteína alimentar (EIPA)	Prevalência desconhecida	Esteatorreia por má absorção, diarreia e atraso do crescimento	Proteínas do leite de vaca e proteínas da soja
Dermatite de contato	Variações significativas com o alergênio causal	Inflamação, erupção cutânea e bolhas	Carvalho venenoso, níquel

DA = dermatite atópica; CCA = ceratoconjuntivite atópica; GI = gastrintestinal; CCV = ceratoconjuntivite vernal.

e a pele. Exemplos incluem compostos de baixo peso molecular (corantes, isocianatos, metais) e alto peso molecular (látex, farinha). Altos níveis recorrentes de exposição constituem o determinante mais importante na sensibilização de indivíduos a alergênios ocupacionais.

SÍNDROMES CLÍNICAS

As doenças alérgicas afetam diferentes órgãos, como nariz, pulmões, olhos, sistema digestório ou pele. Os sinais/sintomas podem ser limitados a um ou mais órgãos ou, como no caso da anafilaxia, podem ser sistêmicos. Além disso, a mesma sensibilização alérgica pode manifestar-se de maneiras diferentes em momentos distintos no indivíduo. O conceito de marcha atópica foi apresentado para descrever a relação temporal da progressão natural e comumente observada dos distúrbios atópicos, da dermatite atópica em lactentes para a rinite alérgica, a alergia alimentar e a asma alérgica em crianças e adultos.

Pele

Os distúrbios alérgicos que acometem a pele incluem angioedema, urticária (aguda e crônica) e dermatite (atópica e de contato). Os sinais/sintomas de urticária e de angioedema consistem em prurido e lesões cutâneas eritematosas, elevadas e transitórias, cujo tamanho varia desde alguns milímetros até vários centímetros. A urticária aguda é definida como a recorrência de lesões por um período de até 6 semanas, enquanto a urticária crônica é definida como a recorrência de lesões ao longo de mais de 6 semanas. A urticária aguda pode ser desencadeada por aeroalergênios, alimentos, infecções, picadas de insetos ou medicamentos. Os casos idiopáticos de urticária crônica representam 80 a 90% dos casos.[6] A ocorrência concomitante de angioedema com urticária é comum e observada principalmente na face, nos lábios, na boca, nas vias respiratórias superiores e na genitália. Os sinais/sintomas de urticária aguda ou

[a]N.R.T.: Ver Consenso Brasileiro sobre Alergia Alimentar: 2018 – Parte 1 – Etiopatogenia, clínica e diagnóstico. Documento conjunto elaborado pela Sociedade Brasileira de Pediatria e Associação Brasileira de Alergia e Imunologia em http://aaai-asbai.org.br/detalhe_artigo.asp?id=851.

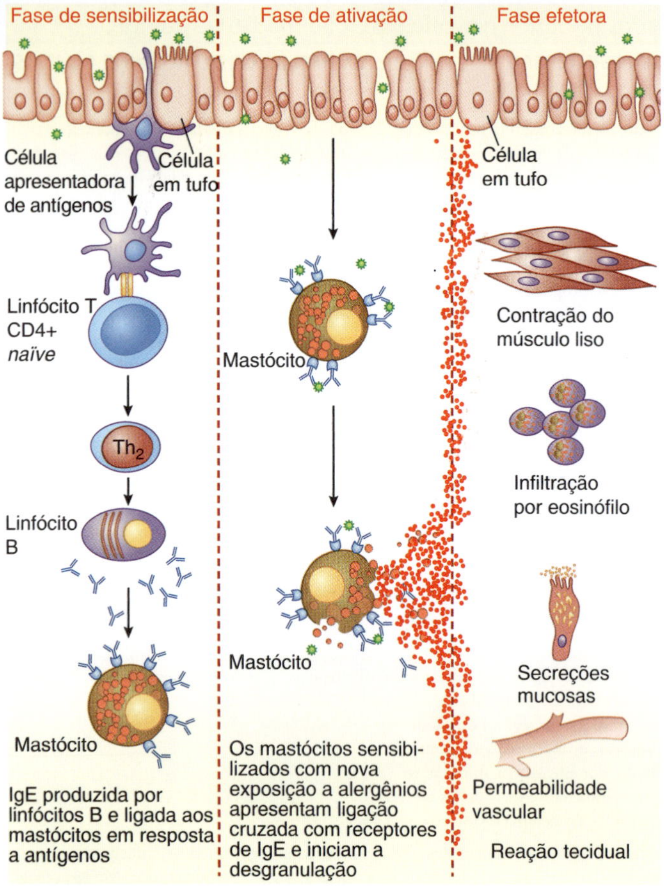

FIGURA 235.1 **Mecanismo da doença alérgica mediada por imunoglobulina E. A coluna da direita ilustra os vários efeitos sistêmicos das reações alérgicas mediadas por IgE, incluindo contração do músculo liso, infiltração eosinofílica dos tecidos, secreção de muco e vasodilatação com permeabilidade vascular.**

angioedema surgem rapidamente (frequentemente em poucos minutos); entretanto, mesmo sem tratamento, as lesões urticariformes individuais regridem tipicamente em 1 a 24 horas. O uso de inibidores da enzima conversora de angiotensina (IECAs) tornou-se a principal causa de angioedema adquirido, e os indivíduos de ascendência afro-americana correm maior risco. A urticária é causada por mecanismos mediados e não mediados por IgE. Além disso, já foram detectados anticorpos contra IgE e o receptor de IgE de alta afinidade em alguns pacientes, indicando um componente autoimune; todavia, a importância clínica desses autoanticorpos não está bem esclarecida. A tireoidite de Hashimoto tem sido associada à urticária crônica, e, em 10 a 30% desses pacientes, foram detectados anticorpos antitireoidianos.[7]

A dermatite atópica é uma doença mediada por IgE, que é comum em lactentes e crianças. O risco aumentado dessa doença foi associado à mutação no gene da filagrina, um gene essencial para a função da barreira cutânea. Mutações de perda de função da filagrina foram encontradas em até 30% dos pacientes com dermatite atópica. Foi observado aumento da colonização por *Staphylococcus aureus* em mais de 90% dos pacientes com dermatite atópica, podendo levar a infecções secundárias. Nos indivíduos, a dermatite atópica frequentemente precede o desenvolvimento de outras doenças atópicas. Além disso, sua gravidade está correlacionada com o risco aumentado de asma e de outras doenças atópicas. Embora 20% das crianças com dermatite atópica leve desenvolvam asma, mais de 60% com dermatite atópica grave apresentam asma.[8]

A dermatite de contato alérgica é uma doença cutânea comum. Pode ser causada por contato direto, partículas transportadas pelo ar, vapores ou luz. Os alergênios que medeiam a dermatite de contato alérgica geralmente consistem em substâncias de baixo peso molecular, que se combinam com proteínas da pele para formar alergênios completos. Exemplos incluem metais (p. ex., níquel), plantas (p. ex., carvalho venenoso) ou medicamentos (p. ex., neomicina). Trata-se de uma reação não relacionada a IgE, mediada por linfócitos T do tipo tardio a substâncias comuns. A ocorrência de recidiva é comum, mesmo com evitação prolongada do alergênio. O teste de contato (*patch testing*) é o *padrão-ouro* para o diagnóstico.

Olhos

A conjuntivite alérgica ocular inclui a conjuntivite alérgica sazonal, a conjuntivite alérgica perene, a ceratoconjuntivite vernal e a ceratoconjuntivite atópica (ver Capítulo 395). A conjuntivite alérgica sazonal e a conjuntivite alérgica perene são mediadas por IgE, provocando uma resposta imediata ou precoce (em questão de minutos). A ativação adicional de quimiocinas leva a reações mediadas de fase tardia. Entretanto, a ceratoconjuntivite vernal e a ceratoconjuntivite atópica parecem ser mediadas tanto pela IgE quanto por vias celulares não relacionadas a IgE.

As alergias oculares podem ser causadas por numerosos fatores, como exposição a poluentes atmosféricos, insetos (baratas e ácaros de poeira doméstica), pelos de animais de estimação ou pólen. A conjuntivite alérgica sazonal e a conjuntivite alérgica perene afetam principalmente a conjuntiva e, possivelmente, as pálpebras. Na ceratoconjuntivite vernal e ceratoconjuntivite atópica, a córnea também é afetada, e existe a possibilidade de comprometimento da visão. Na conjuntivite alérgica sazonal e na conjuntivite alérgica perene, é comum a ocorrência de prurido, vermelhidão e edema da conjuntiva, juntamente com lacrimejamento e secreção de muco branco. Uma das principais características da ceratoconjuntivite vernal é o achado de papilas gigantes (de vários milímetros de diâmetro) na conjuntiva tarsal superior, que podem ser facilmente observadas na face inferior da pálpebra superior. Outros sintomas incluem secreção de muco viscoso, pontos de Trantas (agregados de células epiteliais e eosinófilos, que aparecem como nódulos mucoides e gelatinosos na parte superior do limbo da pálpebra), enrugamento das pálpebras inferiores e formação de pseudomembrana na pálpebra superior. Além disso, pode ocorrer ceratite pontilhada na parte central da córnea, levando à formação de placa acinzentada, fibrose da córnea e comprometimento visual. Pode haver também fotofobia. Na ceratoconjuntivite atópica, também podem ser observadas papilas gigantes e pontos de Tantras, semelhantes aos encontrados na ceratoconjuntivite vernal. Entretanto, os pacientes com ceratoconjuntivite atópica geralmente são de mais idade (30 a 50 anos) do que os pacientes que apresentam ceratoconjuntivite vernal (10 anos ou menos) e, com frequência, têm dermatite atópica concomitante ou história familiar positiva de atopia. A ceratoconjuntivite atópica e a ceratoconjuntivite vernal são duas a três vezes mais prováveis em homens do que em mulheres.

Vias respiratórias superiores

A rinite alérgica afeta as vias respiratórias superiores e pode ser sazonal ou perene. Os sinais/sintomas consistem em espirros, prurido nasal, obstrução do fluxo de ar nasal e secreção nasal. Na rinite alérgica sazonal, os sintomas habitualmente ocorrem na primavera, verão ou outono e, em geral, estão associados ao pólen de árvores, gramíneas e ervas daninhas. A contagem e o tipo de pólen variam de acordo com a região geográfica. Mesmo em uma região específica, mudanças nos padrões climáticos podem causar variações anuais na contagem de pólen e na prevalência geral e gravidade da rinite alérgica. Na rinite alérgica perene, deve-se considerar a exposição a poluentes atmosféricos internos e externos, pelos de animais, baratas, ácaros de poeira doméstica, bolores e outras substâncias. Em alguns indivíduos, pode haver sobreposição de alergias sazonais, resultando em sintomas perenes. Quarenta por cento dos indivíduos com rinite alérgica acabam desenvolvendo asma.[9] Como a asma e a rinite alérgica frequentemente ocorrem no mesmo paciente, uma hipótese é a de que ambas constituem manifestações diferentes da mesma doença.

Vias respiratórias inferiores

O fenótipo de asma mais comum é a asma alérgica, uma doença inflamatória crônica das vias respiratórias. Caracteriza-se pela contração dos músculos lisos das vias respiratórias, sibilos, tosse e dispneia com exposição a alergênios causais. Acredita-se que tanto a suscetibilidade genética quanto a exposição a alergênios participam na patogenia da doença. Exemplos de alergênios incluem poluentes do ar, vírus respiratórios, fumaça de tabaco, medicamentos, endotoxinas, pólen, pelos de animais, baratas, ácaros de poeira doméstica e alimentos. a IgE desempenha um papel central na fisiopatologia da asma alérgica e tem sido implicada nas fases tanto precoce (sibilos, dispneia, sensação de constrição torácica e tosse) quanto tardia (infiltração inflamatória, broncoconstrição e remodelação tecidual). O sucesso das terapias anti-IgE na redução das exacerbações da asma ressaltou ainda mais o papel fundamental da IgE na asma alérgica.[10]

As doenças associadas à asma alérgica incluem granulomatose eosinofílica com poliangiite (ver Capítulo 161), anteriormente conhecida como síndrome de Churg-Strauss e aspergilose broncopulmonar alérgica (ver Capítulo 319). A granulomatose eosinofílica com poliangiite é uma doença alérgica rara, que também afeta as vias respiratórias inferiores. A asma é observada em 95 a 100% dos pacientes que apresentam granulomatose eosinofílica com poliangiite e, em geral, a precede em muitos anos.[11] Caracteriza-se geralmente por uma fase alérgica com asma e rinossinusite, uma fase eosinofílica com hipereosinofilia nos pulmões e em outros órgãos e granulomatose eosinofílica vasculítica com uma fase de poliangiite, levando ao comprometimento do fluxo sanguíneo e dano aos tecidos e órgãos. Acredita-se que seja mediada por mecanismos não IgE. Diversos estudos mostraram que ela se desenvolve após tratamento com anti-IgE em pacientes com asma grave, nos quais a sua presença pode ser desmascarada quando os corticosteroides são reduzidos gradualmente. Os critérios diagnósticos para aspergilose broncopulmonar alérgica incluem a presença de asma ou de fibrose cística, com deterioração da função pulmonar, teste cutâneo positivo para *Aspergillus* sp., nível sérico total de IgE de pelo menos 416 UI/mℓ, aumento dos anticorpos IgE e IgG específicos contra *Aspergillus* sp. e infiltrados na radiografia de tórax.

Sistema digestório

As doenças inflamatórias alérgicas que afetam o sistema digestório incluem doenças gastrintestinais eosinofílicas, síndrome de enterocolite induzida por proteína alimentar, proctocolite alérgica induzida por proteínas alimentares e enteropatia por proteínas alimentares. Todas as três condições consistem em distúrbios alérgicos alimentares gastrintestinais não mediados por IgE. Todos os três surgem tipicamente no primeiro ano de vida e são desencadeados mais comumente pela proteína do leite de vaca. Os sinais/sintomas da síndrome de enterocolite induzida por proteína alimentar incluem vômitos, letargia e desidratação. Os pacientes com proctocolite alérgica induzida por proteína alimentar apresentam fezes sanguinolentas e com muco. Observa-se a ocorrência de diarreia, má absorção e atraso do crescimento na enteropatia por proteínas alimentares. Essas doenças têm prognóstico favorável, e a maioria regride com 3 a 5 anos. As doenças gastrintestinais eosinofílicas são de natureza inflamatória e os eosinófilos infiltram o intestino. A fisiopatologia indica mecanismos mistos, ou seja, mediados por IgE e não mediados por IgE.

A esofagite eosinofílica (ver Capítulo 129) é a mais comum e bem caracterizada das doenças gastrintestinais eosinofílicas. Trata-se de um distúrbio inflamatório do esôfago. Os sinais/sintomas consistem em náuseas, disfagia, vômitos, atraso do crescimento, dor epigástrica, impactação de alimento e inflamação do esôfago. Os pacientes com esofagite eosinofílica apresentam, com frequência, comorbidades atópicas, como rinite alérgica, asma, alergia alimentar e dermatite atópica. O diagnóstico é confirmado quando uma biopsia de esôfago revela pelo menos 15 eosinófilos por campo de grande aumento.[12] A esofagite eosinofílica é uma alergia alimentar, e as dietas de eliminação, que excluem os alergênios causais da dieta, mostram-se efetivas na redução e na eliminação dos sintomas.

A gastrite eosinofílica (ver Capítulo 161), a colite eosinofílica (ver Capítulo 161) e a gastrenterite eosinofílica (ver Capítulo 161) são raras e, com frequência, são encontradas em pacientes com história pregressa de atopia.[13] Nos três distúrbios é encontrado aumento do número de eosinófilos nas biopsias gastrintestinais. Os sintomas variam com base na região do sistema digestório afetada e de acordo com a extensão da infiltração eosinofílica (mucosa, muscular ou serosa). Em casos raros, há ascite eosinofílica com infiltração eosinofílica na túnica serosa.

Vascular

A anafilaxia constitui uma reação sistêmica grave a alergênios e tem início rápido (em segundos a minutos) e, nos casos graves, pode progredir rapidamente para colapso cardiovascular e/ou respiratório poucos minutos após o início. A anafilaxia está associada a manifestações cutâneas (rubor, urticária e angioedema), pulmonares (asma, edema de laringe), cardíacas (arritmia), vasculares (hipotensão, perda de líquido extravascular), gastrintestinais (dor abdominal, náuseas, vômitos, diarreia) e inespecíficas (gosto metálico, sensação de morte iminente). Os fatores desencadeantes comuns incluem picadas de insetos, medicamentos e alergênios alimentares. Além dos mecanismos relacionados com a IgE, os mecanismos não relacionados a IgE, como imunocomplexos de IgG, complemento, neuropeptídios, opiáceos e meios de contraste radiológicos, também desempenham um papel.[14] Os pacientes que apresentam níveis basais elevados de triptase sérica correm risco aumentado de anafilaxia, particularmente após uma picada de inseto. Em todos os pacientes, deve-se medir a triptase basal como acompanhamento de um episódio anafilático; se forem obtidos níveis elevados, deve-se efetuar uma avaliação complementar para distúrbios de mastócitos ocultos.

O angioedema hereditário é uma doença genética rara, que se caracteriza por episódios espontâneos de edema subcutâneo e submucoso da face, dos lábios, da cavidade oral, da laringe e do sistema digestório. É potencialmente fatal, e os indivíduos afetados correm risco de angioedema laríngeo e asfixia. É causado por diminuições do nível ou da função da proteína inibidora de C1 e superprodução de bradicinina. A duração típica dos episódios é de 3 dias.[15]

DIAGNÓSTICO

A alergia é uma doença imune sistêmica, e deve-se utilizar uma abordagem multifocal ao examinar um paciente com suspeita de alergia. Como muitas das doenças apresentam subtipos heterogêneos distintos, deve-se utilizar uma abordagem de medicina de precisão para o diagnóstico e tratamento personalizados. O diagnóstico final de alergia deve ser baseado nas correlações entre os dados da anamnese do paciente, os sinais/sintomas clínicos e os resultados dos exames laboratoriais.

Anamnese do paciente

Uma anamnese acurada do paciente constitui o primeiro passo crucial no diagnóstico de doença alérgica. Uma história familiar de doença atópica aumenta o risco de doença alérgica. A anamnese do paciente deve incluir a natureza dos sintomas (frequência e gravidade) e possíveis exposições a alergênios, como exposições a alergênios sazonais (p. ex., pólen de árvores ou de gramíneas), perenes (p. ex., ácaros de poeira, baratas), alimentos (p. ex., amendoim, nozes, ovos, frutas cruas), ambientais (p. ex., animais de estimação, poluentes, baratas, bolores, fungos), medicamentosas (p. ex., penicilina) e ocupacionais (p. ex., farinha, látex, tintas). A Tabela 235.2 apresenta detalhes dos sintomas comuns e abordagens de tratamento.

Exame físico

A pele deve ser examinada à procura de possível urticária (ver Figura 411.1 no Capítulo 411), angioedema ou dermatite atópica (ver Tabela 411.4 no Capítulo 411). Tipicamente, as lesões urticariformes consistem em pequenas pápulas rosadas, elevadas e irregulares e podem estar associadas a angioedema. As lesões angioedematosas são encontradas com mais frequência na face e nas áreas acrais. A dermatite atópica é proeminente no tronco e na face durante a lactância, e observa-se uma distribuição típica nas áreas de flexão na infância. Os sinais de dermatite atópica incluem pápulas nas regiões flexurais dos membros superiores e inferiores, espessamento da pele devido à hiperqueratinização, escoriações e liquenificação. Os pacientes com urticária devem ser testados para dermatografismo.

Os olhos devem ser examinados à procura de sinais de produção excessiva de lágrimas, congestão e edema da conjuntiva palpebral e edema ou escurecimento dos tecidos periorbitais. *Papilas em paralelepípedo* podem ser observadas.

Tabela 235.2 Doenças alérgicas: sinais/sintomas e abordagens terapêuticas.

SINAIS/SINTOMAS	ABORDAGEM TERAPÊUTICA
Cutâneos: prurido, exantema	Anti-histamínico H_1
Oculares: sensação de areia, prurido	Anti-histamínico H_1 tópico ou agente estabilizador dos mastócitos
Vias respiratórias superiores: prurido no palato, rinorreia clara, espirros, obstrução nasal	Corticosteroide tópico, anti-histamínico H_1 oral, antagonista do receptor de leucotrienos, anti-histamínico H_1 nasal tópico
Vias respiratórias inferiores: sibilos, tosse, dispneia	Agonista β_2, corticosteroide inalado, agonista β_2 inalado, antagonista do receptor de leucotrienos, metilxantina oral, corticosteroide por via parenteral, anti-imunoglobulina E parenteral
Gastrintestinal: náuseas, vômitos, dor em caráter de cólica	Epinefrina (se forem causados por anafilaxia), corticosteroide oral, cromoglicato oral

A inspeção interna da mucosa nasal deve concentrar-se em desvios ou perfurações do septo nasal, perviedade nasal, pólipos ou corpos estranhos, aspecto da mucosa e existência e natureza das secreções. Com frequência, observa-se redução da permeabilidade nasal causada pelo edema das conchas nasais inferiores. Nos pacientes alérgicos, a mucosa nasal está tipicamente pálida, aquosa, edemaciada e azulada, e as secreções são claras e de natureza aquosa a mucoide.

Em pacientes com asma aguda, o exame clínico pode ajudar a detectar sibilos, expiração prolongada, taquipneia e dispneia. As extremidades devem ser examinadas à procura de cianose. Pode-se observar a ocorrência de hiperinsuflação crônica (tórax de diâmetro aumentado ou em barril) na asma crônica. Sibilos, quando unilaterais, são sugestivos de corpo estranho ou tumor. Os sibilos podem ser auscultados apenas durante a expiração (asma leve ou moderada) ou durante a inspiração e a expiração (asma grave), ou não são auscultados (quando o fluxo de ar está substancialmente limitado ou quando afeta predominantemente as pequenas vias respiratórias).

A anafilaxia é um evento sistêmico, que afeta muitos órgãos. Em geral, os sinais de anafilaxia incluem rubor, urticária e angioedema. Os pacientes podem apresentar rouquidão causada pela obstrução das vias respiratórias superiores em consequência de angioedema da língua, orofaringe ou laringe ou sibilos secundários à asma. Outros sinais/sintomas podem incluir prurido, sensação de constrição torácica, tosse, sibilos, rinite, espirros, congestão, rinorreia, dor abdominal, cólica uterina, urgência ou incontinência urinária e fecal, náuseas, vômitos e diarreia. Os pacientes podem apresentar hipoxia, e a anafilaxia com hipotensão pode indicar choque (ver Capítulo 98) e colapso cardiovascular.

Avaliação laboratorial

As medições de IgE específica para alergênios (sIgE) constituem a ferramenta diagnóstica mais comum para alergia. As medições de IgE total têm utilidade limitada para o diagnóstico de pacientes com doença alérgica. A obtenção de valores normais de IgE total não descarta doença alérgica, e podem ser encontradas concentrações elevadas em fumantes e em várias outras doenças, além da alergia. Todavia, em alguns casos, como a aspergilose broncopulmonar alérgica, os níveis séricos de IgE refletem a gravidade da doença ou o risco de uma exacerbação.

A sIgE pode ser medida por exames de sangue *in vitro* ou testes *in vivo* (teste de puntura e teste intradérmico). Os alergênios específicos testados na sIgE devem se basear na anamnese e nas exposições ambientais do paciente. No teste de puntura, efetua-se uma pequena perfuração na epiderme (habitualmente no antebraço ou na parte superior do dorso) com uma lanceta ou agulha para possibilitar a penetração do alergênio. No teste cutâneo intradérmico, injeta-se uma pequena quantidade do alergênio suspeito sob a superfície da pele. Embora os estudos realizados indiquem que o teste intradérmico é mais sensível e reproduzível, ele é menos comum do que o teste de puntura, devido a preocupações relacionadas com a segurança e o conforto do paciente. Depois de cerca de 15 a 30 minutos de introdução do alergênio, obtém-se o diâmetro máximo da pápula e do eritema, e os resultados são comparados com controles positivos (histamina) e negativos (solução salina). As contraindicações incluem indivíduos com alto risco de anafilaxia, certas doenças da pele, como dermografismo, urticária, mastocitose cutânea e pele afetada por dermatite atópica. Os medicamentos passíveis de afetar os resultados do teste com puntura quando tomados concomitantemente incluem anti-histamínicos (incluindo formas tópicas), antidepressivos tricíclicos, omalizumabe e esteroides tópicos na área do teste.[16] Os IECAs e os betabloqueadores não interferem nos resultados do teste de puntura, mas podem ser problemáticos se ocorrer anafilaxia, exigindo tratamento.

Vários testes *in vitro* inovadores e de alto rendimento para medir a sIgE foram recentemente comercializados, e esses testes podem ser utilizados em associação com testes de sIgE *in vivo* para confirmação adicional de um diagnóstico de alergia. Entretanto, ambas as medições *in vitro* e *in vivo* da sIgE estão associadas a altas taxas de resultados falso-positivos e apenas indicam sensibilização ao alergênio, em vez de alergia clinicamente significativa. Para alguns tipos de alergia, como a alergia alimentar mediada por IgE, as exposições a alimentos (sobretudo exposição alimentar duplo-cega e controlada por placebo) podem levar a um diagnóstico definitivo. O teste deve ser realizado apenas em ambientes cuidadosamente supervisionados, devido ao risco de reações graves.

Os testes não IgE incluem testes de inalação e testes de contato. O teste de inalação de alergênios ou produtos químicos específicos pode ajudar a diagnosticar alergia ou asma ocupacional (ver Capítulo 87). Os testes de contato são utilizados para o diagnóstico de dermatite de contato. Adesivos contendo substâncias potencialmente alergênicas (p. ex., corantes, látex, metais) são aplicados no dorso do paciente por cerca de 48 horas, e efetua-se uma leitura depois de 72 a 96 horas.

Outros exames complementares nas doenças alérgicas

As radiografias de tórax podem ser úteis para determinar tumor, hiperinsuflação ou bronquiectasia (indicando a possibilidade de aspergilose broncopulmonar alérgica). Em pacientes com asma, tanto o fluxo de ar quanto os volumes podem determinar a gravidade da doença e a resposta ao tratamento. Deve-se avaliar a resposta brônquica a um agonista β_2-adrenérgico ou a um agente anticolinérgico de ação curta em indivíduos com broncoconstrição, de modo a determinar a reversibilidade da broncoconstrição. A ausência de desenvolvimento de broncoconstrição utilizando metacolina ou histamina como deflagradores fala contra o diagnóstico de asma. Outro exame para a inflamação das vias respiratórias que está sendo atualmente utilizado é a medição do óxido nítrico exalado.

A triptase sérica, uma protease específica dos mastócitos, constitui atualmente o melhor marcador biológico de anafilaxia. Entretanto, em virtude de sua meia-vida sérica curta de 2 horas, os níveis de triptase devem ser medidos próximo ao início da anafilaxia.

Dois novos testes são atualmente utilizados em ambientes de pesquisa. O diagnóstico com base em componentes mede a sIgE utilizando componentes de alergênios purificados ou recombinantes, como Ara h2 de amendoim. O teste de ativação dos basófilos mede os níveis de proteínas de superfície (CD63 e CD203c) que são expressas em resposta à estimulação com proteínas alergênicas.

DOENÇAS IMUNES

As imunodeficiências primárias (IDPs) (ver Capítulo 236) são doenças genéticas raras com defeitos em um ou mais componentes do sistema imune. As IDPs caracterizam-se por incidência aumentada de infecções e doenças autoimunes. Já foram descobertas mais de 250 IDPs;[17] entretanto, a maioria é de ocorrência rara. O International Union of Immunological Societies Expert Committee for Primary Immunodeficiency, em 2015, classificou as IDPs em (1) imunodeficiências que afetam as imunidades celular e humoral; (2) imunodeficiências combinadas com características associadas ou sindrômicas; (3) deficiências predominantemente de anticorpos; (4) doenças por desregulação imune; (5) defeitos congênitos do número de fagócitos e/ou de sua função; (6) defeitos nas imunidades intrínseca e inata; (7) distúrbios autoinflamatórios; (8) deficiências do complemento e (9) fenocópias de IDP.[18]

Nos EUA, a prevalência de IDP tem sido estimada em cerca de 1 em cada 1.200 pessoas. Os distúrbios de anticorpos, que são os mais comuns, constituem metade ou dois terços de todas as IDPs. Dessas IDPs, os distúrbios por deficiência de IgA são os mais comuns (cerca de 30%). Os distúrbios combinados de linfócitos B e T, os defeitos fagocíticos (anormalidades dos neutrófilos ou dos monócitos) e os distúrbios do complemento representam, respectivamente, 9 a 10,5%, 8,5 a 12,5% e 2 a 3% de todas as IDPs.

DIAGNÓSTICO

A apresentação da IDP (ver Capítulo 236) é bastante variável (Tabela 235.3). Deve-se suspeitar de IDP em pacientes que apresentam infecções recorrentes, persistentes, graves ou incomuns. A gravidade está habitualmente correlacionada com uma idade mais jovem de início.

Anamnese e exame físico

A anamnese do paciente pode ajudar a levantar suspeita e reconhecer a necessidade de exames especializados complementares. Os sinais/sintomas clínicos são aqueles frequentemente observados nos cuidados de rotina e podem não ser reconhecidos em ambientes de cuidados primários. Muitas IDPs são hereditárias. A anamnese do paciente deve incluir detalhes de infecções (idade de início, número, local e tipo das infecções), incluindo história familiar de infecções frequentes e outras anormalidades, visto que podem fornecer indícios do distúrbio subjacente.

Avaliação laboratorial

Os exames laboratoriais são essenciais para o diagnóstico de distúrbios imunes primários. O hemograma, incluindo contagem total de

Tabela 235.3 Achados clínicos tipicamente associados a tipos comuns de imunodeficiências primárias.

DISTÚRBIOS DE DEFICIÊNCIA DE ANTICORPOS	DEFEITOS IMUNES CELULARES	DEFICIÊNCIAS DO COMPLEMENTO	DISFUNÇÃO DOS NEUTRÓFILOS
Início após dos 6 meses	Início antes dos 6 meses	Infecção bacteriana recorrente	Separação tardia do cordão umbilical
Infecção respiratória recorrente	Infecção viral, fúngica ou parasitária (oportunista) recorrente	Infecção por *Neisseria* recorrente (deficiência dos componentes tardios)	Leucocitose neutrofílica persistente
Infecção por bactérias, sobretudo microrganismos encapsulados	Respostas cutâneas de hipersensibilidade tardia defeituosas	Distúrbio reumático associado (sobretudo lúpus eritematoso sistêmico)	Gengivite ou periodontite recorrentes ou persistentes
Ausência de iso-hemaglutininas	Má absorção ou diarreia		Infecção bacteriana recorrente com formação de granuloma

eosinófilos, neutrófilos e linfócitos (linfócitos T, linfócitos B e células natural *killer* [NK]), as citocinas produzidas por linfócitos T ativados e a determinação dos níveis séricos de imunoglobulinas (IgA, IgE, IgG, IgM) podem ajudar no diagnóstico de suspeita de imunodeficiência. Com frequência, linfopenia significativa é o primeiro indício de imunodeficiência de linfócitos T. Níveis reduzidos de anticorpos podem indicar distúrbios por imunodeficiência de linfócitos B e anticorpos. Entretanto, outros exames que medem os títulos de anticorpos específicos em resposta a estímulos definidos (p. ex., vacinações, toxoide tetânico ou pneumococo) podem ser úteis em pacientes que apresentam infecções frequentes e níveis limítrofes de imunoglobulinas.

Quando houver suspeita de defeitos dos neutrófilos, o teste do nitroazul de tetrazólio ou o teste de resposta à di-hidrorrodamina podem ajudar no diagnóstico. O rastreamento padrão para deficiências do sistema complemento é o ensaio do complemento hemolítico total ou CH_{50}. O AH_{50} também pode ser utilizado para rastreamento de anormalidades do complemento na via alternativa.

As radiografias de tórax podem detectar sombras tímicas e escavação e alargamento da junção costocondral, o que pode ajudar no diagnóstico de certos distúrbios dos linfócitos T. Uma ultrassonografia do abdome consegue determinar anormalidades no tamanho do baço.

REFERÊNCIAS BIBLIOGRÁFICAS

As referências bibliográficas, bem como os outros materiais suplementares deste livro, encontram-se no GEN-IO, nosso ambiente virtual de aprendizagem.

236 IMUNODEFICIÊNCIAS PRIMÁRIAS

CHARLOTTE CUNNINGHAM-RUNDLES

Desde as descrições dos primeiros defeitos imunes genéticos, a imunodeficiência combinada grave (IDCG) e a agamaglobulinemia ligada ao X (ALX), na década de 1940, houve uma expansão exponencial do número de defeitos primários conhecidos (atualmente, há mais de 330). Para acompanhar esse ritmo, a International Union of Immunological Societies vem compilando, a cada 2 anos, os defeitos conhecidos em categorias gerais[1] (Tabela 236.1). As síndromes autoinflamatórias são discutidas no Capítulo 245. Os distúrbios do complemento e dos fagócitos são descritos com mais detalhes nos Capítulos 44 e 160, respectivamente. Este capítulo apresenta nossa compreensão atual dos defeitos imunes primários, com ênfase nos defeitos imunes primários encontrados em adultos.

Tabela 236.1 Categorias de imunodeficiência primária (IDP).

Deficiências combinadas de linfócitos T e B
Defeitos definidos combinados com características sindrômicas
Deficiências de anticorpos
Distúrbios do complemento
Defeitos fagocíticos
Síndromes de desregulação imune
Defeitos autoinflamatórios
Defeitos da imunidade intrínseca e inata

ABORDAGEM À AVALIAÇÃO DO SISTEMA IMUNE

O número e os tipos de imunodeficiências dificultam o reconhecimento dos fenótipos clínicos,[2] resultando, em alguns casos, em diagnóstico tardio. Em geral, o espectro dos defeitos imunes varia com a idade do paciente. Os defeitos dos linfócitos T e B, dos fagócitos, desregulação imune e defeitos da imunidade inata são comumente reconhecidos nos primeiros anos de vida, enquanto os defeitos do complemento e da produção de anticorpos e as doenças autoinflamatórias são mais característicos de adolescentes e adultos. Entretanto, existem muitas exceções a essa generalização. Além disso, mesmo se um defeito imune tiver sido diagnosticado na infância, o tratamento adequado possibilita que um número cada vez maior desses pacientes sejam atendidos por internistas e especialistas em adultos.[3]

Na maioria dos pacientes, a primeira manifestação de defeito imune consiste em uma série de infecções relativamente comuns, acometendo, em particular, o sistema respiratório. Essas infecções incluem sinusite crônica, otite e pneumonia bacteriana. Nos adultos com defeitos imunes, as infecções tendem a ser de maior duração, exigem ciclos adicionais de antibióticos e tendem a recidivar. As infecções também podem levar a outras complicações ou procedimentos, como empiema após pneumonia bacteriana ou necessidade de colocação de tubos de miringotomia em um adulto com otite crônica. Em lactentes e crianças, as infecções crônicas levam à falta de apetite e atraso do crescimento; nos adultos, pode ocorrer alguma perda de peso, embora seja menos evidente. Devido à falta de imunidade, o herpes-zóster (ver Capítulo 351) é relativamente comum em pacientes com defeitos de linfócitos T ou com deficiência de anticorpos. Outras apresentações clínicas comuns incluem infecções gastrintestinais agudas por microrganismos característicos, como *Giardia* (ver Capítulo 330), e doenças inflamatórias intestinais crônicas, que levam a má absorção e perda de peso, simulando a doença de Crohn (ver Capítulos 131 e 132). Neste capítulo, os defeitos imunes primários são divididos em tópicos, conforme relacionado na Tabela 236.1. A Tabela 236.2 fornece as diretrizes gerais para a abordagem da avaliação laboratorial dos principais defeitos imunes, com base nas apresentações clínicas. A Figura 236.1 apresenta um fluxograma geral da investigação dos defeitos imunes que se manifestam com infecção, porém já foram publicados fluxogramas mais detalhados, baseados em fenótipos clínicos extensos.[4] (Há uma atualização em aplicativo em https://play.google.com/store/apps/details?id=com.horiyasoft.pidclassification e https://itunes.apple.com/us/app/pid-phenotypical-diagnosis/id1160729399?mt=8)

Embora a suscetibilidade à infecção seja manifestação comum dos defeitos imunes, o reconhecimento dos defeitos moleculares que levam a síndromes de desregulação imune, incluindo distúrbios autoinflamatórios e interferonopatias, ampliou nosso conhecimento das funções imunológicas normais, resultando em avanços terapêuticos aplicáveis a outras doenças com base no sistema imune. Outro grande avanço foi a observação de que algumas mutações no sistema imune inato criam suscetibilidade a determinados patógenos, possibilitando o rastreamento em larga escala de populações, com base no fenótipo de infecção. Embora painéis genéticos selecionados possibilitem a determinação das causas genéticas, o sequenciamento genômico de alto rendimento tornou-se economicamente prático. Esses métodos conseguem identificar um diagnóstico molecular provável em até 40% dos probandos não relacionados por meio de fenótipos característicos selecionados, influenciando o manejo em quase 25% das famílias.[5] Com o advento dos testes genéticos e o seu uso na medicina clínica, há uma identificação cada vez maior de genes autossômicos dominantes com penetrância variável. Além disso, é também evidente que a ocorrência de defeitos no mesmo gene pode levar a uma perda ou ganho de função.

Tabela 236.2 Apresentação clínica e avaliação do sistema imune.

APRESENTAÇÃO CLÍNICA	DEFEITOS	DEFEITOS IMUNES	CONDIÇÕES	EXAMES LABORATORIAIS
Infecções bacterianas, virais ou fúngicas recorrentes ou crônicas Infecções oportunistas	Imunidade mediada por células	Destruição comprometida de microrganismos intracelulares Comprometimento da imunidade viral Hipogamaglobulinemia	IDCG e outras síndromes combinadas	Contagem absoluta de linfócitos Contagem de linfócitos T e subgrupos de linfócitos T Teste de proliferação para função dos linfócitos T
Infecções bacterianas Infecções virais Autoimunidade Doenças inflamatórias Enteropatia Giardíase	Linfócitos B	Hipogamaglobulinemia Comprometimento da destruição das bactérias Comprometimento da eliminação de vírus ou toxinas Autoimunidade	Hipogamaglobulinemia Agamaglobulinemia Deficiência de IgA IDVC Defeitos de subclasses de IgG Deficiência de anticorpos	Contagem de células B Nível sérico de IgG, IgA e IgM Teste para anticorpos (p. ex., tétano, difteria) Desafio com vacina e testagem de anticorpos (vacina pneumocócica)
Infecções bacterianas Suscetibilidade à doença meningocócica Autoimunidade Angioedema	Complemento	Comprometimento da opsonização Comprometimento da destruição das bactérias Ausência de eliminação de imunocomplexos	Deficiência de C2 do complemento Outros defeitos do complemento AEH	CH_{50} AH_{50} Medição dos componentes individuais Proteína inibidora de C1 e função
Infecções bacterianas Cicatrização deficiente da pele Infecções fúngicas Estomatite Doença periodontal	Células fagocíticas	Comprometimento da mobilização dos neutrófilos Comprometimento da opsonização Destruição das bactérias	Neutropenia crônica Neutropenia cíclica Neutropenia autoimune DAL DGC	Contagem absoluta de neutrófilos Avaliação do surto oxidativo dos neutrófilos pelo teste de di-hidrorrodamina por citometria de fluxo Exame do esfregaço de sangue Anticorpos antineutrófilos

DGC = doença granulomatosa crônica; IDVC = imunodeficiência variada combinada; AEH = angioedema hereditário; DAL = deficiência de adesão dos leucócitos; IDCG = imunodeficiência combinada grave.

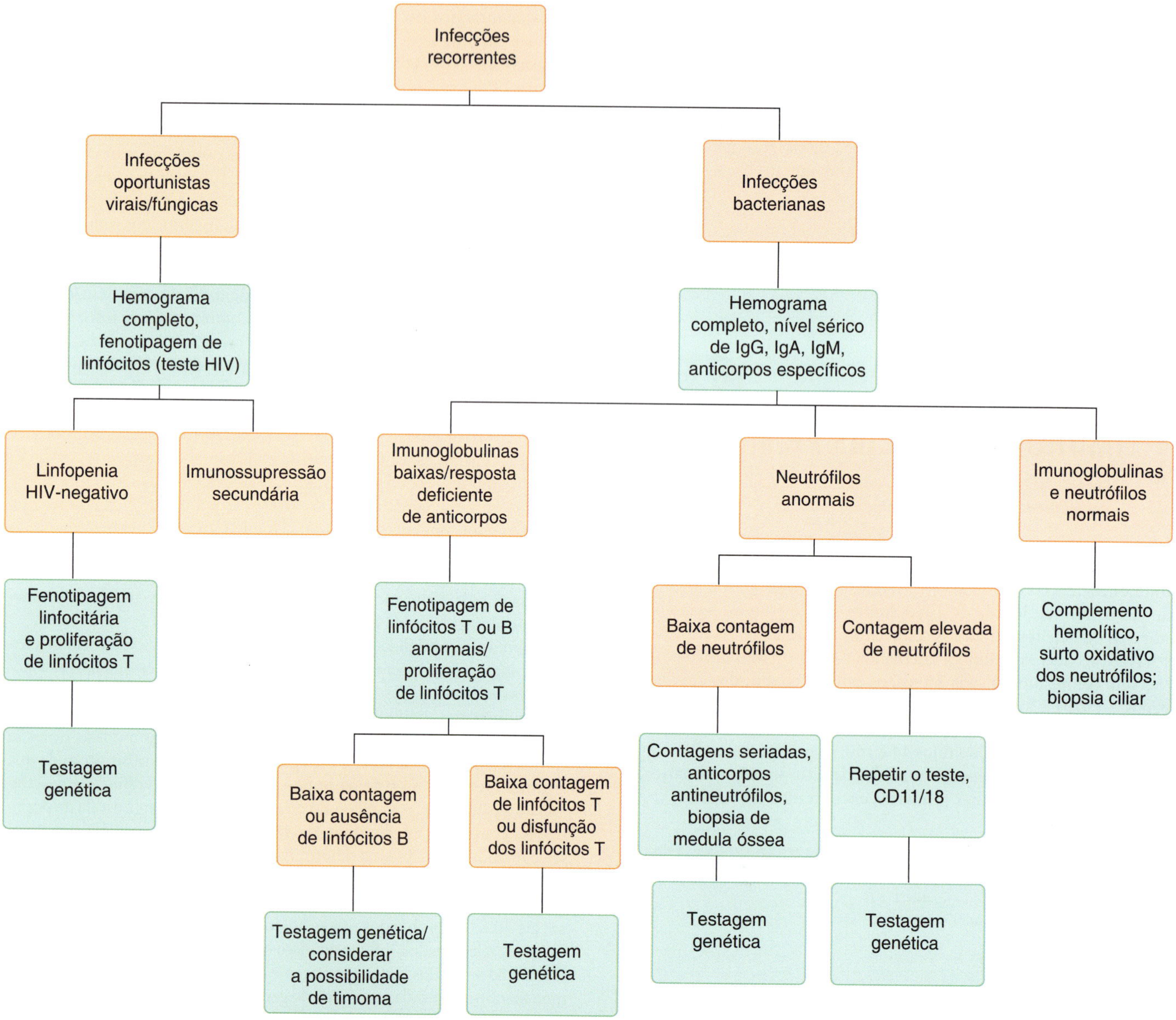

FIGURA 236.1 Avaliação dos defeitos imunes que apresentam infecções recorrentes.

DEFEITOS COMBINADOS GRAVES DOS LINFÓCITOS T E B

DEFINIÇÃO

Nas imunodeficiências combinadas há comprometimento significativo dos compartimentos de linfócitos T e B. Com início precoce e a natureza grave desses defeitos, esse grupo abrange todas as formas de imunodeficiência combinada grave (IDCG) e outras síndromes, nas quais tanto os linfócitos T quanto os linfócitos B do sistema imune estão acentuadamente anormais. Recentemente, o reconhecimento cada vez maior de várias síndromes menos graves que afetam tanto os linfócitos T quanto os linfócitos B, bem como as células natural *killer* e células da linhagem mieloide, expandiu bastante esse grupo de defeitos. Com frequência, esses distúrbios incluem outras características inflamatórias, como autoimunidade e perda da função reguladora dos linfócitos T.

EPIDEMIOLOGIA

Como resultado do rastreamento neonatal para IDCG, que começou em 2009 e é realizado em todos os recém-nascidos dos EUA até o momento, a incidência de IDCG foi submetida a uma revisão decrescente, da estimativa de 1:100.000 há alguns anos para cerca de 1:54.000.[6] Algumas dessas formas graves estão listadas na e-Tabela 236.1.

BIOPATOLOGIA E GENÉTICA

A característica essencial dos defeitos combinados é a eliminação ou comprometimento significativo do desenvolvimento dos linfócitos T, levando, na maioria dos casos, a linfopenia profunda. Os lactentes com defeitos que afetam a formação de receptores de linfócitos T e de linfócitos B, como defeitos dos genes ativadores da recombinase, *RAG1* e *RAG2*, que afetam a recombinação VDJ, apresentam poucos linfócitos T e B, ou mesmo nenhum linfócito. De modo semelhante, outros defeitos de recombinação do DNA ou genes de reparo (ARTEMIS, o produto de *DCLREIC*, e DNA-PKcs) exibem um fenótipo semelhante. Quando não existe imunidade de linfócitos T, linfócitos B podem ser encontrados, porém não são funcionais. Este é o caso observado em uma das formas mais comuns de IDCG (ligada ao X), devido a mutações na cadeia γ das citocinas, o componente de sinalização essencial de seis receptores de citocinas: interleucina (IL)-2, IL-4, IL-7, IL-9, IL-15 e IL-21. Os defeitos no gene *JAK3*, *downstream* da cadeia γ da citocina, ou do próprio receptor de IL-7 levam a um perfil imunológico semelhante.

MANIFESTAÇÕES CLÍNICAS

Com a perda dos dois ramos essenciais do sistema imune adaptativo, os recém-nascidos/lactentes com imunodeficiências combinadas apresentam infecções graves e recorrentes causadas por bactérias, vírus e fungos. Outras características comuns consistem em diarreia, dermatite e atraso do crescimento. Do ponto de vista clínico, a maioria dos pacientes manifesta a doença antes de 3 meses, porém um número significativo de lactentes tem apresentação mais tardia, embora habitualmente no primeiro ano de vida. Sem intervenção, a IDCG resulta comumente em infecções graves e morte aos 2 anos. Em alguns casos, o defeito imune é tal que alguns linfócitos T conseguem se desenvolver, porém essas células são, com frequência, autorreativas; esses casos são frequentemente designados como IDCG com "extravasamento". Quando a apresentação desses casos inclui erupções cutâneas e evidências de autoimunidade, o diagnóstico de síndrome de Omenn é estabelecido nesses lactentes.

DIAGNÓSTICO

Atualmente, a maioria dos estados norte-americanos realiza rastreamento neonatal sensível e específico, baseado no DNA, para a IDCG, que utiliza amostras de sangue seco em papel de filtro (teste de Guthrie) para determinar se a assinatura do número normal de linfócitos T que migram do timo do lactente (círculos de excisão de linfócitos T ou TRECS), levando ao rápido reconhecimento clínico e tratamento apropriado. Enquanto os recém-nascidos normalmente têm uma contagem absoluta média $\geq$ 4.000 linfócitos/$\mu\ell$, a maioria dos lactentes com IDCG apresenta linfopenia significativa. A primeira etapa após o rastreamento de recém-nascidos que indica número baixo ou ausente de TREC consiste em painel de citometria de fluxo utilizado para enumerar linfócitos T, linfócitos B e células natural *killer* (NK). Isso também sugere que genes sejam responsáveis. Testagem genética adicional é frequentemente realizada, porém abordagens de transplante de células-tronco também precisam ser iniciadas. Observe que as formas menos graves de imunodeficiência combinada (e-Tabela 236.2) não são identificadas por meio de rastreamento neonatal, devido ao desenvolvimento de alguns linfócitos T.

TRATAMENTO E PROGNÓSTICO

Sem reconstituição imunológica, os lactentes com formas graves de imunodeficiência grave morrem, de modo que o reconhecimento imediato é essencial. A reconstituição precoce com células-tronco de medula óssea ou de sangue periférico mobilizado compatíveis para antígeno leucocitário humano (HLA) é obrigatória. Quando o diagnóstico é estabelecido precocemente, e ainda não ocorreram infecções graves, o transplante de células-tronco hematopoéticas (TCTH; Capítulo 168) tende a ser curativo em 90% dos casos selecionados.[7] Em outros casos, a terapia gênica, que foi desenvolvida como método para corrigir as próprias células-tronco do paciente, tem sido utilizada em várias imunodeficiências primárias, incluindo algumas formas de IDCG e síndrome de Wiskott-Aldrich.[8] Em lactentes com IDCG, a terapia gênica com vetor lentiviral, combinada com condicionamento com bussulfano de baixa exposição, pode resultar em enxerto de múltiplas linhagens, reconstituição de linfócitos T e linfócitos B funcionais e normalização das contagens de células *killer* (NK) naturais durante pelo menos 16 meses, com efeitos colaterais de baixo grau.[8b] Mais recentemente, novos métodos de edição de genes, que possibilitam o reparo e a expressão do gene endógeno sob a influência de controles reguladores normais, são outra opção.[9]

DEFEITOS COMBINADOS DE CÉLULAS T E CÉLULAS B MENOS GRAVES

Além das formas graves de IDCG, vários outros defeitos genéticos também comprometem os linfócitos T e B, porém o rastreamento dos recém-nascidos não identifica esses lactentes, porque o número de linfócitos T não está comprometido o suficiente. Nessas formas, além das infecções, o fenótipo é estendido para incluir atopia, infecções virais graves, autoimunidade e, em alguns casos, câncer (ver e-Tabela 236.2).

DEFINIÇÃO

Exemplos desses defeitos incluem síndromes nas quais não há expressão do complexo principal de histocompatibilidade (MHC) da classe I ou da classe II (algumas vezes denominadas síndromes do linfócito desnudo). Outros defeitos de sinalização dos linfócitos T (como Zap-70) e síndromes que resultam de defeitos do citoesqueleto de actina, que impedem a ativação dos linfócitos T, incluindo o dedicador de proteínas da citocinese, DOCK2 e DOCK8.[10]

DIAGNÓSTICO E MANIFESTAÇÕES CLÍNICAS

Como as formas mais graves de imunodeficiência combinada, essas síndromes levam a defeitos dos compartimentos de linfócitos T e de linfócitos B, e os lactentes apresentam infecções bacterianas, virais ou fúngicas graves e recorrentes, diarreia, dermatite e, em geral, atraso do crescimento. Algumas dessas síndromes têm manifestações clínicas singulares, conforme mostrado na e-Tabela 236.2. Um exemplo notável, com doença tópica e nível elevado de imunoglobulina E (IgE), é a deficiência de DOCK8, que foi reconhecida pela primeira vez em indivíduos com síndrome de hiper-IgE autossômica recessiva.

TRATAMENTO E PROGNÓSTICO

O manejo dos outros defeitos combinados é mais complexo, porém o transplante hematopoético constitui, no momento atual, a única medida curativa.

DEFEITOS COMBINADOS COM CARACTERÍSTICAS SINDRÔMICAS

Outro grupo de defeitos imunes combinados é aquele que apresenta características sistêmicas distintas, além das anormalidades óbvias do sistema imune (Tabela 236.3). As mais conhecidas são a síndrome de

Tabela 236.3 Exemplos de defeitos combinados da imunidade com características sindrômicas.

TIPO	GENES	HERANÇA	CARACTERÍSTICAS LABORATORIAIS	ALTERAÇÃO DA FUNÇÃO	DOENÇA E COMPLICAÇÕES
Síndrome de Wiskott-Aldrich	*WAS*	LX	Trombocitopenia, plaquetas pequenas	Comprometimento de ativação celular e mobilidade	Eczema; linfoma; doença autoimune; infecções bacterianas e virais
Ataxia-telangiectasia	*ATM*	AR	Alguns casos apresentam deficiência de IgA; defeitos da IgG e linfopenia em outros casos	Comprometimento do reparo de quebra de fita dupla	Ataxia; telangiectasia; infecções pulmonares; neoplasias malignas linforreticulares e outras neoplasias malignas; aumento da alfafetoproteína; sensibilidade aos raios X
Síndrome de DiGeorge/ velocardiofacial/ síndrome de deleção do cromossomo 22q11.2	Deleção de 22q11.2; raramente uma deleção em 10p	*De novo* (a maioria dos casos) ou AD	Linfopenia; baixa contagem de linfócitos T; deleção grande no cromossomo 22 na hibridização *in situ* por fluorescência	Comprometimento da imunidade dos linfócitos T	Anormalidades cardíacas; hipoparatireoidismo; face anormal
Síndrome de hiper-IgE (síndrome de Buckley-Job)	*STAT3*	AD	Eosinofilia, nível elevado de IgE	Perda da ativação normal das citocinas; IL-17 deficiente	Infecções bacterianas; eczema; características faciais distintas, osteoporose; fraturas; escoliose; atraso na queda da dentição primária, articulações hiperextensíveis; candidíase
Hipoplasia de cartilagem-cabelo	*RMRP*	AR	Linfopenia, baixa contagem de linfócitos T	Processamento do RNA mitocondrial	Nanismo de membros curtos, cabelos escassos, doença celíaca, doença de Hirschsprung, insuficiência medular, autoimunidade, suscetibilidade ao linfoma
Displasia ectodérmica com imunodeficiência (DE-ID)	*IKBGK* (NEMO)	LX	Diminuição da IgG e da IgA, elevação da IgM, respostas deficientes de anticorpos específicos, ausência de anticorpo contra antígenos polissacarídicos	Contagem normal de linfócitos B; comprometimento da ativação do BCR, baixa memória e linfócitos B com mudança de isótipo	Displasia ectodérmica anidrótica (em alguns casos), várias infecções (por bactérias, micobactérias, vírus e fungos), colite, dentes cônicos, defeitos variáveis de pele, cabelos e dentes, disfunção dos monócitos
Deficiência de purina nucleosídio fosforilase (PNP)	*PNP*	AR	Perda progressiva dos linfócitos T	Níveis normais ou baixos de imunoglobulinas	Comprometimento da função dos linfócitos T, anemia hemolítica autoimune, imunocomprometimento

AD = autossômica dominante; AR = autossômica recessiva; ATR = ataxia-telangiectasia mutada; BCR = receptor de linfócitos B; IL = interleucina; NEMO = modulador essencial de NF-κB; PNP = purina nucleosídio fosforilase; RMRP = componente da endorribonuclease de processamento do RNA mitocondrial; STAT3 = transdutor de sinal e ativador da transcrição 3; WASP = proteína de Wiskott-Aldrich; LX = ligado ao cromossomo X.

Wiskott-Aldrich, a ataxia-telangiectasia, a síndrome de DiGeorge, a síndrome de hiperimunoglobulina E (Buckley-Job), a hipoplasia de cartilagem-cabelo, a displasia ectodérmica com imunodeficiência e a deficiência de purina nucleosídio fosforilase (PNP). Essas condições são distintas umas das outras e são discutidas separadamente.

Síndrome de Wiskott-Aldrich

DEFINIÇÃO E EPIDEMIOLOGIA

A síndrome de Wiskott-Aldrich (SWA) é uma doença recessiva ligada ao X, que se caracteriza por eczema, trombocitopenia e imunodeficiência. A SWA é rara, com incidência estimada em 1 a 10 casos por um milhão de homens. Não se conhece a existência de diferenças étnicas.

BIOPATOLOGIA E MANIFESTAÇÕES CLÍNICAS

A SWA é herdada como doença ligada ao X, e as principais manifestações no início da infância consistem em eczema, trombocitopenia crônica, levando algumas vezes à diarreia sanguinolenta, e imunodeficiência com infecções recorrentes. Não raramente, ocorre doença autoimune ou doença inflamatória, incluindo anemia hemolítica autoimune, esplenomegalia, artrite, doença inflamatória intestinal e vasculite. Há aumento bem-definido na incidência de linfoma na SWA. A síndrome é causada por mutações no gene *WAS*, que codifica a proteína denominada WASP, uma proteína de arcabouço citoplasmática intracelular, que é importante na ativação e na mobilidade de todas as células sanguíneas. A proteína WASP está envolvida na polimerização de actina e no estabelecimento de uma interface entre as células imunes (sinapse imune). Dependendo, em parte, da localização da mutação no gene *WAS*, são conhecidas versões mais leves, levando à trombocitopenia ligada ao X em algumas coortes. Outra versão muito mais rara leva à neutropenia ligada ao X.

DIAGNÓSTICO

O diagnóstico é habitualmente estabelecido nos primeiros anos de vida em homens com manifestações características de eczema com trombocitopenia, que levam à ocorrência de petéquias. Tipicamente, os níveis de IgM estão baixos, enquanto os de IgA (e, algumas vezes, de IgE) estão aumentados. As dimensões das plaquetas são menores que o normal, e a retração do coágulo é deficiente. A história familiar pode incluir parentes do sexo masculino com SWA ou trombocitopenia. O diagnóstico pode ser sugerido pela ausência da proteína WAS, detectada por citometria de fluxo em laboratórios de referência; todavia, o diagnóstico definitivo exige testagem genética.

TRATAMENTO E PROGNÓSTICO

As estratégias de tratamento na SWA são diversas e, em geral, consideradas caso a caso. O manejo conservador consiste em antibióticos profiláticos, imunização com vacinas polissacarídicas conjugadas e imunoglobulina intravenosa ou subcutânea em pacientes com infecções repetidas. Quando existe eczema, são utilizadas medidas padronizadas (ver Capítulo 409). Em caso de trombocitopenia significativa (ver Capítulo 163), a esplenectomia tem sido realizada, porém é desencorajada, visto que a sepse pós-esplenectomia permanente representa um risco significativo. Nesses indivíduos, a profilaxia antibiótica é obrigatória durante toda a vida. Mais recentemente, o eltrombopague, um agente trombopoético, tem sido utilizado com resultados benéficos.[11] As transfusões de plaquetas devem ser reservadas para casos de sangramentos ativo que não podem ser tratados com métodos habituais (p. ex., ácido aminocaproico) e evitadas quando se considera o transplante. Pode ser difícil controlar a autoimunidade, e a imunossupressão deve ser utilizada com precaução. O tratamento dos linfomas consiste no uso de esquemas padronizados (ver Capítulo 176).

O prognóstico na SWA é extremamente variável. Alguns pacientes apresentam trombocitopenia leve, que leva a sangramentos nasais ocasionais, enquanto outros indivíduos têm doença inflamatória ou outras complicações que exigem tratamento médico adicional e, algumas vezes, intensivo. O TCTH (ver Capítulo 168) oferece uma cura, porém é mais bem realizado precocemente e exige tipagem cuidadosa e protocolos padronizados. Ensaios clínicos com terapia gênica também estão em andamento.

Ataxia-telangiectasia

DEFINIÇÃO E EPIDEMIOLOGIA

A ataxia-telangiectasia (AT) é uma doença neurodegenerativa rara, que leva à atrofia cerebelar, telangiectasia cutânea e defeitos imunes. Estima-se que a AT ocorra em 1 em 40.000 a 100.000 indivíduos, porém é mais comum em populações isoladas selecionadas. Ambos os sexos são igualmente afetados.

BIOPATOLOGIA E MANIFESTAÇÕES CLÍNICAS

A AT é causada por mutações recessivas no gene que codifica a proteína ATM, que é importante tanto na divisão celular quanto no reparo do DNA. Com a perda da proteína ATM, não pode haver reparo da quebra do DNA, resultando em morte celular. As manifestações clínicas consistem em dificuldade progressiva na deambulação, com início de ataxia em torno dos 5 anos. Observa-se o desenvolvimento de telangiectasias cutâneas na conjuntiva bulbar e atrás das orelhas. Os defeitos imunes incluem deficiência de IgA, defeitos das subclasses de IgG e defeitos celulares, que levam a infecções pulmonares recorrentes e dano pulmonar em alguns casos. Os indivíduos com AT exibem radiossensibilidade, e é comum o desenvolvimento de linfomas com o avançar da idade.

DIAGNÓSTICO

Em geral, o diagnóstico pode ser estabelecido pelo fenótipo clínico característico, associado a um aumento da alfafetoproteína no sangue. A radiossensibilidade pode ser avaliada *in vitro* em linhagens celulares de fibroblastos. O diagnóstico definitivo é estabelecido pelo sequenciamento do gene *ATM*.

TRATAMENTO E PROGNÓSTICO

O tratamento da AT inclui medidas de suporte fornecidas pela equipe médica e fisioterapia, quando necessário.[12] A expectativa de vida de indivíduos com AT varia acentuadamente, porém a maioria sobrevive até o início da idade adulta.

Síndrome de DiGeorge

DEFINIÇÃO E EPIDEMIOLOGIA

A síndrome de DiGeorge é um defeito autossômico dominante e constitui um dos membros da síndrome da deleção do 22q11.2, que inclui a síndrome velocardiofacial, a síndrome de anomalia facial e conotruncal, aplasia congênita do timo e a hipoplasia do timo.[13] A síndrome de DiGeorge é um dos defeitos imunológicos mais comuns, estimada em 1:4.000. Ambos os sexos são igualmente afetados.

BIOPATOLOGIA E MANIFESTAÇÕES CLÍNICAS

Embora seja classificada como defeito imune, devido a hipoplasia ou aplasia do timo, os pacientes com síndrome de DiGeorge também tendem a apresentar doença cardíaca congênita, defeitos de fechamento da faringe ou fenda palatina, face característica, hipocalcemia devido à insuficiência das glândulas paratireoides e incapacidade de aprendizagem. Os defeitos cardíacos mais comuns incluem tetralogia de Fallot, arco da aorta interrompido, comunicação interventricular, anéis vasculares e retorno anômalo das artérias braquiais. A mnemônica CATCH-22 tem sido utilizada: condições cardíacas, anomalias da face, aplasia do timo, fenda palatina e hipocalcemia. Quando há perda de tecido do timo, há comprometimento leve a moderado da imunidade celular, levando a infecções recorrentes. A hipogamaglobulinemia não é incomum e pode estar associada a citopenias autoimunes, particularmente trombocitopenia.

DIAGNÓSTICO

O diagnóstico da síndrome de DiGeorge na maioria dos pacientes baseia-se no teste genético com hibridação *in situ* por fluorescência, que detecta a perda do segmento do gene 22q11.2 ou, mais raramente, uma perda de 10 p14-p13. Entretanto, cerca de 10% dos indivíduos não apresentam defeito gênico, porém exibem a síndrome devido ao diabetes melito materno, síndrome alcoólica fetal ou exposição pré-natal à isotretinoína.

TRATAMENTO E PROGNÓSTICO

O tratamento da síndrome de DiGeorge baseia-se em necessidades individuais e pode exigir cirurgia cardíaca, reparo de fenda palatina e suplementação de cálcio e de vitamina D se houver hipocalcemia. Alguns indivíduos apresentam hipotireoidismo, exigindo suplementação com hormônio tireoidiano. O defeito imune na síndrome de DiGeorge varia amplamente, desde perda completa do desenvolvimento do timo, sem linfócitos T circulantes, até contagens normais de linfócitos T. Na maioria dos casos, ocorre hipoplasia do timo, e, embora o nível de células T possa ser subnormal para a idade, a função dos linfócitos T permanece intacta, de modo que não há necessidade de tratamento específico (síndrome de DiGeorge parcial), visto que as infecções tendem a estar mais relacionadas com anormalidades anatômicas do que com a hipofunção dos linfócitos T.[13b] A suspensão das vacinas de vírus vivos pode não ser necessária, visto que os relatos de efeitos adversos são raros, e a proteção obtida provavelmente supera qualquer risco. Em caso de perda completa do timo, o transplante de timo[14] pode proporcionar reconstituição suficiente. Na maioria dos indivíduos, o prognóstico depende dos problemas médicos concomitantes, como resultados da cirurgia cardíaca, reparo cirúrgico da fenda palatina, manejo das dificuldades de deglutição e recursos para aumentar a força muscular e superar as dificuldades da fala e da aprendizagem. Na maioria dos casos, o defeito dos linfócitos T é um componente menor e é provável que a expectativa de vida seja normal; entretanto, com o avanço da idade, a autoimunidade pode se tornar mais proeminente.

Síndrome de hiperimunoglobulina E

DEFINIÇÃO

A síndrome de hiperimunoglobulina E (SHIE), também denominada síndrome de Buckley-Job, é uma síndrome de imunodeficiência caracterizada por eczema, abscessos cutâneos e pulmonares, articulações hiperextensíveis e fraturas ósseas recorrentes, traços faciais grosseiros característicos, eosinofilia e níveis séricos elevados de IgE.

BIOPATOLOGIA E MANIFESTAÇÕES CLÍNICAS

A SHIE é um defeito autossômico dominante que resulta de mutações no gene *STAT3*, que codifica um fator de transcrição, um transdutor de sinal e um ativador da transcrição 3. Após a ativação por citocinas e fatores de crescimento selecionados, a proteína STAT3 é fosforilada e translocada para o núcleo da célula. Embora a perda da sinalização de STAT3 afete muitos processos celulares, a síndrome em si é, com frequência, clinicamente reconhecível devido aos achados clínicos característicos de eczema, furúnculos cutâneos recorrentes, traços faciais incomuns com nariz tubular, pneumonias com formação de cistos, frequentemente por *S. aureus*, e nível sérico elevado de IgE. Outras manifestações comuns incluem erupção cutânea no período neonatal; candidíase mucocutânea; e anormalidades esqueléticas, como escoliose, osteoporose, fraturas com traumatismo mínimo e queda tardia da dentição primária. Já foram encontradas características da SHIE em alguns pacientes com defeitos autossômicos recessivos raros em genes que codificam a tirosinoquinase 2 (Tyk2) e o dedicador de citocinese 8 (DOCK8); todavia, em ambos, as infecções virais também são proeminentes.

DIAGNÓSTICO

Pode-se suspeitar fortemente do diagnóstico em bases clínicas, porém foi constatado que um sistema de escore útil, composto de um conjunto de características clínicas e laboratoriais ajuda na discriminação entre os indivíduos com hiperimunoglobulina E e outros indivíduos com níveis séricos elevados de IgE, por exemplo, indivíduos com atopia grave. Os níveis de IgE podem variar de 1.000 a 40.000 UI ou mais; algumas referências assinalam que os níveis de IgE podem se normalizar em indivíduos idosos. A eosinofilia é comum. Entretanto, o diagnóstico definitivo é mais bem confirmado pela identificação de mutação *STAT3*.

TRATAMENTO E PROGNÓSTICO

Não existe tratamento definitivo para a SHIE. Devido à propensão a infecções estafilocócicas, é comum utilizar a profilaxia com antibióticos apropriados (sulfametoxazol-trimetoprima, 5 mg/kg/dia, dividida em 2 vezes/

dia, juntamente com antifúngicos orais, como o itraconazol (100 mg/dia em pacientes com menos de 13 anos ou peso < 50 kg; 200 mg/dia para aqueles com mais de 13 anos ou com peso > 50 kg). A drenagem cirúrgica dos abscessos também é importante, porém a cicatrização de feridas pode ser deficiente. Os cuidados da pele para o eczema podem incluir banhos de alvejante para reduzir a carga bacteriana e anti-histamínicos para controlar o prurido. A otimização dos níveis de cálcio e de vitamina D pode ser útil para fortalecer os ossos. A SHIE é uma doença permanente, e as infecções ou outras complicações exigem cuidados individuais. Com o aumento da idade, é provável haver agravamento da disfunção respiratória. Relatos recentes assinalam a ocorrência de anormalidades vasculares, particularmente arteriais, cuja definição é importante.

Hipoplasia de cartilagem-cabelo

DEFINIÇÃO E EPIDEMIOLOGIA

A hipoplasia de cartilagem-cabelo (HCC) é uma forma autossômica recessiva rara de nanismo com membros curtos, associada a imunodeficiência celular variável. Na população da comunidade Amish, a HCC afeta 1 em cada 1.300 nascidos vivos; para os de ascendência finlandesa, a incidência é de cerca de 1 em 20.000. Mutação pontual comum do gene é prevalente nas populações particularmente afetadas.

BIOPATOLOGIA E MANIFESTAÇÕES CLÍNICAS

O defeito genético na HCC reside no gene *RMRP*, que codifica o RNA em uma endorribonuclease de processamento do RNA mitocondrial, que ajuda na cópia do DNA mitocondrial e processamento do RNA ribossômico. Na HCC, o RNA codificado é instável, levando à displasia do esqueleto, cabelos escassos e doença por deficiência predominante de linfócitos T. Por motivos que ainda não estão esclarecidos, o defeito celular é variado, incluindo desde leve comprometimento da imunidade até defeitos graves que exigem TCTH (ver Capítulo 168). Outras características clínicas da HCC incluem baixa estatura, anemia, autoimunidade, doença celíaca, doença de Hirschsprung e vários tipos de câncer, incluindo o linfoma.[15]

DIAGNÓSTICO

Pode-se suspeitar do diagnóstico pelos padrões de herança e fenótipo clínico; entretanto, o diagnóstico definitivo é estabelecido por meio de sequenciamento genético do gene *RMRP*.

TRATAMENTO E PROGNÓSTICO

Em pacientes com graves defeitos dos linfócitos T e infecções (essencialmente com fenótipo de IDCG), sugerindo comprometimento significativo do sistema imune, o TCTH é necessário (ver Capítulo 168). Além do defeito celular, o tratamento é direcionado para os outros problemas clínicos que se manifestam. O prognóstico da HCC é variado e depende da magnitude do defeito celular, dos tratamentos necessários e das complicações clínicas associadas. Tendo em vista a acentuada variabilidade do defeito, pode-se alcançar uma expectativa de vida normal.

DEFEITOS DOS ANTICORPOS

DEFINIÇÃO

Os defeitos dos anticorpos devem-se à perda do desenvolvimento de linfócitos B, perda da produção de um ou mais dos isótipos de imunoglobulina (Ig) ou perda da produção de anticorpos funcionais.

EPIDEMIOLOGIA

Como um grupo, os defeitos dos anticorpos constituem os defeitos imunes mais prevalentes e são encontrados em pacientes de todas as idades. A deficiência seletiva de IgA é mais comum em pacientes brancos, porém a incidência varia de acordo com a população estudada, de 1:400 a mais de 1:10.000. A deficiência de IgA é encontrada em 1:400 na Finlândia, porém é muito menos comum em afro-americanos ou asiáticos (1:14.000 ou menos). A imunodeficiência comum variável (IDCV) tem incidência estimada de 1 em 50.000; os defeitos das subclasses de IgG ou de anticorpos seletivos também são comuns, porém a incidência não é conhecida.

BIOPATOLOGIA E MANIFESTAÇÕES CLÍNICAS

Enquanto as causas genéticas foram elucidadas em muitas das formas combinadas de imunodeficiência, os genes ainda não são conhecidos em muitos dos defeitos comuns de células B (Tabela 236.4). Os defeitos dos anticorpos podem ser considerados em três formas principais: não há linfócitos B; existem linfócitos B, porém não há produção de um ou mais isótipos de imunoglobulina; e os linfócitos B e os níveis de imunoglobulina são normais, porém as imunoglobulinas produzidas não são funcionais.

Ausência de linfócitos B como causa de agamaglobulinemia

Defeitos genéticos do receptor de célula B ou das vias de sinalização

O primeiro defeito grave de anticorpos descrito foi a forma da agamaglobulinemia ligada ao X (ALX). O gene afetado, uma tirosinoquinase (BTK), localizado no cromossomo X, é essencial para a sinalização a jusante do receptor de células B. Na ausência desses sinais, os linfócitos B não sobrevivem, resultando em hipogamaglobulinemia profunda. A incidência dessa doença é de cerca de 1 em 100.000. As principais manifestações clínicas aparecem no primeiro ano de vida, porém os homens podem chamar a atenção clínica mais tarde, em alguns casos só na segunda década de vida. Enquanto a herança ligada ao X é uma característica central, a história familiar pode ou não ser positiva, devido a mutações *de novo*. As infecções são habitualmente bacterianas, em geral por microrganismos encapsulados, como *Streptococcus pneumoniae*, *Haemophilus influenzae*, *Staphylococcus aureus* e espécies de *Pseudomonas*. Foi observada, há muito tempo, uma propensão particular a infecções por *Mycoplasma* na ALX, que podem ocorrer nas articulações e no sistema urinário e cujo diagnóstico pode ser difícil, visto que as técnicas de cultura apropriadas não estão amplamente disponíveis.

Além da ALX, existem outras formas genéticas de agamaglobulinemia. Trata-se de defeitos gênicos do próprio receptor de linfócitos B, como a cadeia pesada μ, o substituto da cadeia leve $\lambda 5$, Igα e Igβ. De modo semelhante, mutações em proteínas de sinalização imediatamente a jusante do receptor de células B levam ao mesmo desfecho, com perda de todos os linfócitos B. Como esses genes não estão localizados no cromossomo X, esses defeitos, apesar de raros, são encontrados em ambos os sexos.

Síndrome de Good

Um caso especial de agamaglobulinemia com perda de linfócitos B em adultos consiste em um defeito imune pouco compreendido, associado a timomas (síndrome de Good). Parece constituir um defeito imune secundário, porém a sua inclusão aqui é importante, visto que a perda de linfócitos B, com agamaglobulinemia ou hipogamaglobulinemia, leva a muitas das mesmas manifestações infecciosas que outros defeitos profundos dos anticorpos. A síndrome de Good, apesar de rara, ocorre em adultos, mais frequentemente depois dos 40 anos. Observa-se incidência aumentada de infecções oportunistas, como *Pneumocystis jiroveci*, infecções por *Candida* com acometimento das unhas ou outro acometimento cutâneo, infecções virais, autoimunidade e complicações inflamatórias, como líquen plano. A conexão entre timoma, perda da função dos linfócitos B e infecções incomuns permanece indefinida.

Hipogamaglobulinemia com presença de linfócitos B

Imunodeficiência comum variável (IDCV)

Os pacientes com IDCV apresentam graus variáveis de hipogamaglobulinemia, que incluem desde perda quase total de imunoglobulinas até reduções mais modestas da IgG e IgA ou IgM.[16] Do ponto de vista clínico, a IDCV é um distúrbio notável, visto que é relativamente comum (1:25.000 a 1:50.000), tem início mais tardio do que outros defeitos imunes (em geral, entre 20 e 40 anos) e tem uma apresentação clínica altamente heterogênea. Os atrasos no diagnóstico são comuns. Antes do estabelecimento do diagnóstico, cerca de 80% dos indivíduos com IDCV terão apresentado um ou mais episódios de pneumonia, levando algumas vezes ao empiema. Ao longo do tempo, pode-se observar o desenvolvimento de bronquiectasia. As espécies de bactérias mais comumente encontradas incluem *S. pneumoniae*, *H. influenzae*, *S. aureus* e espécies de *Mycoplasma*. O sistema digestório não raramente é acometido; pode ser infeccioso (p. ex., *Giardia*, *Campylobacter*, norovírus) ou inflamatório, incluindo hiperplasia linfoide e formas de doença inflamatória intestinal, que levam à má absorção. Todavia, uma biopsia demonstrará perda de plasmócitos na mucosa

Tabela 236.4 Exemplos de defeitos de anticorpos.

TIPO	GENES	HERANÇA	CARACTERÍSTICAS LABORATORIAIS	DOENÇA E COMPLICAÇÕES
AUSÊNCIA DE LINFÓCITOS B: REDUÇÕES SIGNIFICATIVAS DE IgG, IgA E IgM				
Agamaglobulinemia ligada ao X	*BTK*	LX	A IgG, a IgA e a IgM estão muito baixas ou ausentes	Infecções bacterianas graves
Formas autossômicas de agamaglobulinemia	Defeitos do receptor de células B ou de suas vias de sinalização; λ5, Igα, Igβ	AR	A IgG, a IgA e a IgM estão muito baixas ou ausentes	Infecções bacterianas graves
Síndrome de Good	Desconhecidos	Desconhecida	Linfócitos B em pequeno número ou ausentes; hipogamaglobulinemia variável	Associação a timoma; podem ocorrer infecções oportunistas
EXISTEM LINFÓCITOS B, MAS COM BAIXOS NÍVEIS SÉRICOS DE IgG, IgA E/OU IgM				
Imunodeficiência comum variável	Desconhecidos	Desconhecida	Baixos níveis de IgG, IgA e/ou IgM	Infecções bacterianas, autoimunidade, outras complicações inflamatórias
Defeitos dos receptores de linfócitos B	*CD19, CD81, CD20, CD21 TACI, BAFFr, TWEAK*	AR, AD e esporádica	Baixos níveis de IgG, IgA e/ou IgM	Infecções recorrentes
Defeitos de sinalização, ativação e/ou regulação	*ICOS, NFKb1, NFKb2; PI3KCD; CTLA4, IKAROS, LRBA, STAT3* etc.	AR, AD com penetrância variável; esporádica	Níveis variavelmente baixos de IgG, IgA e/ou IgM; defeitos de anticorpos. Aumento da IgM em *PI3KCD*	Infecções recorrentes e autoimunidade; expressão clínica variável
EXISTEM LINFÓCITOS B: REDUÇÃO SIGNIFICATIVA DOS NÍVEIS SÉRICOS DE IgG E IgA, MAS NÍVEL NORMAL OU ELEVADO DE IgM				
Síndrome de hiper-IgM ligada ao X	*CD40*	LX	Diminuição de IgG e IgA; IgM pode estar normal ou aumentada; contagem de linfócitos B pode estar normal ou aumentada	Infecções bacterianas e oportunistas, neutropenia, doença autoimune
Deficiência de CD40	*CD40*	AR	Níveis baixos de IgG e IgA; níveis normais ou elevados de IgM	Infecções bacterianas e oportunistas, neutropenia, doenças autoimunes
Defeitos na recombinação do DNA	*AID* e *UNG*	AR	Níveis diminuídos de IgG e IgA; nível elevado de IgM	Infecções bacterianas; aumento dos linfonodos e dos centros germinativos
EXISTEM LINFÓCITOS B: DEFICIÊNCIAS DE ISÓTIPOS				
Deficiência seletiva de IgA	Desconhecidos	Desconhecida	Ausência de IgA	Habitualmente assintomática; as alergias e a autoimunidade podem ser mais comuns
Deficiência de IgA com subclasses de IgG	Desconhecidos	Desconhecida	Diminuição da IgA com diminuição de uma ou mais subclasses de IgG (habitualmente IgG2/4)	Infecções em alguns casos com perda de anticorpos
Deficiência de subclasses de IgG	Desconhecidos	Desconhecida	Redução em uma ou mais subclasses de IgG	Assintomática em muitos casos; infecções em alguns casos com perda de anticorpos
EXISTEM LINFÓCITOS B: NÍVEIS NORMAIS DE IgG, IgA E IgM				
Deficiência de anticorpos	Desconhecidos	Desconhecida	Imunoglobulinas séricas normais, mas sem resposta às vacinas de antígenos de proteínas ou de carboidratos ou vacinas	Pode levar a infecções recorrentes

AD = autossômica dominante; AR = autossômica recessiva; BAFF-R = receptor do fator ativador de linfócitos B; *Btk* = tirosinoquinase de Bruton; CTLA4 = proteína associada aos linfócitos T citotóxicos 4; ICOS = coestimulador de células T induzível; LRBA = proteína de ancoragem semelhante a *LPS responsive beige*; *PI3KCD* = subunidade catalítica delta da fosfatidilinositol 4,5-bifosfato 3-quinase; STAT3 = transdutor de sinal e ativador da transcrição 3; TACI = ativador transmembrana e interação CAML; TWEAK = membro da superfamília de ligantes do fator de necrose tumoral 12; LX = ligada ao X.

gastrintestinal. Cerca de 25% dos indivíduos com IDCV apresentam condições autoimunes, como trombocitopenia, anemia hemolítica, acloridria, anemia perniciosa e doença granulomatosa em órgãos linfoides, pulmões, encéfalo ou pele, sugerindo sarcoidose. Do ponto de vista clínico, a linfadenopatia é comum, e ocorre esplenomegalia em 28% dos casos. Há também aumento na incidência de doença maligna, habitualmente linfomas de células B, porém outros tipos de câncer também parecem ser mais comuns na IDCV. Foi identificado um número crescente de genes que levam à perda da função dos linfócitos B e fenótipo de IDCV. Isso é particularmente válido em aproximadamente 30% dos indivíduos com IDCV que apresentam complicações inflamatórias ou autoimunes; são encontrados genes causadores em até 32% dos casos.[17] (ver Tabela 236.4). Entretanto, a maioria dos indivíduos com hipogamaglobulinemia não tem defeito gênico conhecido.

Síndromes de hiperimunoglobulina M

As síndromes de hiperimunoglobulina M (hiper-IgM) consistem em defeitos nos quais há uma perda de mudança de isótipos, isto é, enquanto as células B produzem IgM, elas não secretam IgG ou IgA. A forma prototípica é a versão ligada ao X, em que um receptor de ativação de linfócitos T essencial, o ligante CD40 codificado no cromossomo X, não existe ou não é funcional. As mutações no gene de seu receptor parceiro, o CD40 nos linfócitos B, levam a um defeito semelhante. Vários outros distúrbios genéticos resultam em fenótipo imunológico semelhante, incluindo defeitos do gene para a enzima citidina desaminase induzida por ativação (*AICDA*) e uracila-DNA glicosilase, ambas as quais são importantes para a recombinação do DNA. As complicações das síndromes de hiper-IgM incluem infecções bacterianas, autoimunidade e enteropatia semelhante à IDCV, mas também pneumonia por *P. jiroveci*, neutropenia e tipos incomuns de câncer.[18] Foi observada predileção por infecções por *Cryptosporidium* na síndrome de hiper-IgM ligada ao X, que infelizmente pode levar à doença hepática irreversível. Dois outros defeitos gênicos podem apresentar aumento dos níveis séricos de IgM: *PI3KCD* e, conforme já assinalado na Tabela 236.3, NEMO (*IKBKG*).

Deficiência seletiva de IgA

A deficiência seletiva de IgA (IgA < 7 mg/dℓ, com outros isótipos normais) é o mais comum dos distúrbios de imunodeficiência primária, porém os indivíduos são, em sua maioria, assintomáticos. A ausência de infecções na maioria desses indivíduos é geralmente atribuída à sobreposição e ao papel compensatório de outras funções imunes, porém esse processo não está claramente elucidado. Entretanto, ocorrem alergias, autoimunidade, aumento dos níveis séricos de IgE, asma, artrite reumatoide, intolerância ao glúten e doença inflamatória intestinal com mais frequência em indivíduos com deficiência seletiva de IgA do que em outras populações. Presumivelmente devido à perda da IgA secretora, podem ocorrer infecções por *Giardia* (ver Capítulo 330). Os tratamentos utilizados em indivíduos com deficiência de IgA baseiam-se nas condições clínicas observadas. Alguns indivíduos com deficiência de IgA apresentam deficiência de IgG2 e IgG4, com perda de anticorpos antibacterianos, resultando em infecções graves e, em alguns casos, em doença pulmonar crônica.[19]

Defeitos das subclasses de IgG

Outra imunodeficiência variável é representada por defeitos da subclasse da IgG. A incidência desses defeitos é difícil de determinar, em parte devido à variação das faixas normais dos laboratórios. As consequências clínicas dependem da magnitude de perda de função dos anticorpos. Embora existam diferenças estruturais nos isótipos de IgG, seus papéis funcionais exibem uma considerável sobreposição; assim, a importância dos defeitos de isótipos pode ser controversa, particularmente se a perda de anticorpo não for demonstrável. Nos adultos, a deficiência de IgG3 parece constituir a mais comum, porém é provável que não tenha nenhum significado. Entretanto, os baixos níveis de IgG2 ou IgG4, que são observados com mais frequência em indivíduos com deficiência seletiva de IgA, podem resultar em deficiência substancial da produção de anticorpos, particularmente contra antígenos de carboidratos, como aqueles contidos na vacina pneumocócica.

Deficiência de anticorpos com imunoglobulinas normais

O defeito genericamente descrito denominado *deficiência de anticorpos com imunoglobulinas séricas normais*, também designado como *deficiência de anticorpos específicos*, é mais complexo e heterogêneo.[20] A incidência não é conhecida; todas as idades são afetadas; todavia, em geral, crianças com menos de 5 anos não estão incluídas porque ocorre a resolução de formas transitórias de imunodeficiência fisiológica. Embora existam linfócitos B, e os níveis de IgG, IgA e IgM sejam normais, esses indivíduos não produzem níveis protetores de anticorpos séricos após exposição a uma infecção ou após vacinação com vacinas de proteína ou carboidratos. Nos casos mais graves, até mesmo imunógenos fortes, como as vacinas contra herpes-zóster ou tétano, não são efetivos; nos casos mais leves, a vacina pneumocócica não resulta em títulos de anticorpos considerados suficientes para proporcionar proteção.

DIAGNÓSTICO

O diagnóstico dos defeitos de anticorpos baseia-se nos exames laboratoriais de contagem de linfócitos B, níveis séricos de imunoglobulinas (IgG, IgA e IgM) e avaliação de um painel de respostas a vacinas para determinar os níveis de anticorpos funcionais. Se não houver linfócitos B, e os níveis de imunoglobulinas estiverem muito baixos, não há necessidade de testes complementares de anticorpos. Em um homem jovem com história familiar de homens com imunodeficiência, o diagnóstico de ALX ou de hiper-IgM pode ser investigado por citometria de fluxo (para determinar o número de células B para ALX) ou por testes genéticos (hiper-IgM). Em indivíduos de mais idade (em geral, com mais de 45 anos), deve-se investigar timoma por TC de tórax, que pode revelar massa no mediastino. A maioria dos indivíduos com hipogamaglobulinemia apresentará linfócitos B no sangue periférico e certa concentração de IgG, IgA ou IgM no soro. Nesses casos, a perda de anticorpos funcionais deve ser investigada por laboratórios comerciais para determinar se é possível detectar títulos protetores de anticorpos contra antígenos de vacinas (*i. e.*, tétano, difteria, *H. influenzae* e pneumococos). Em alguns casos, é necessária revacinação para determinar se ocorre uma resposta (mais uma vez testada em 4 a 6 semanas). A maioria das autoridades no assunto utiliza faixas de referência protetoras estipuladas pelo laboratório para vacinas de proteínas e para vacinação pneumocócica, habitualmente 1,3 μg/mℓ para sorotipos individuais. Quando são encontrados níveis elevados de linfócitos B em adultos, deve-se considerar a possibilidade de expansão clonal de linfócitos B (p. ex., leucemia linfocítica crônica). Em indivíduos com defeitos das subclasses de IgG ou com níveis normais de imunoglobulinas, recomenda-se também o uso de um painel de titulação de anticorpos para obter uma compreensão clara da imunocompetência ou de imunodeficiência. Com frequência, utiliza-se a testagem genética para definir os causadores quando o aconselhamento genético é importante, ou para orientar decisões terapêuticas quando há complicações autoimunes ou inflamatórias.

TRATAMENTO

O tratamento essencial dos defeitos significativos de anticorpos IgG consiste na administração de imunoglobulina intravenosa ou subcutânea, habitualmente em doses de 400 a 600 mg/kg de peso corporal por mês. Em geral, as formulações intravenosas são administradas a cada 3 ou 4 semanas, e as formas subcutâneas, 1 vez/semana, 1 vez a cada 15 dias ou 1 vez/mês, dependendo do produto e do peso corporal. Não há necessidade de acessos (*ports*) de demora, e o seu uso é desencorajado. A maioria dos pacientes também necessita de ciclos ocasionais de antibióticos, que são escolhidos com base nos resultados de cultura, com intervalos determinados pelos eventos clínicos. Como muitos indivíduos com defeitos de anticorpos já apresentaram um ou mais episódios de pneumonia, a função pulmonar pode estar anormal, e podem ser necessários antibióticos de modo intermitente ou profiláticos; todavia, não há consenso sobre o uso dos medicamentos, dose ou intervalos entre as doses. Na Tabela 236.4, os defeitos que exigem reposição de IgG são aqueles em que não há linfócitos B (ALX, outras agamaglobulinemias, síndromes de hiper-IgM, defeitos de subclasses de IgG com perda demonstrável de função dos anticorpos e alguns casos de perda de anticorpos com imunoglobulinas normais). Os indivíduos com deficiência de IgA não necessitam de reposição de imunoglobulinas, a não ser que haja perda evidente de anticorpos funcionais. Por motivos que ainda não foram esclarecidos, alguns dos defeitos de anticorpos apresentam incidência aumentada de complicações autoimunes ou inflamatórias. Esses casos exigem tratamentos comumente prescritos para indivíduos imunocompetentes, porém com minimização dos ciclos de agentes imunossupressores. As citopenias imunes podem ser tratadas com rituximabe com algum sucesso; deve-se evitar a esplenectomia.

PROGNÓSTICO

O prognóstico dos indivíduos com defeitos de anticorpos é variável e depende do grau do defeito, da resposta ao tratamento, da ocorrência ou não de dano aos órgãos e do desenvolvimento de outras complicações. Os indivíduos com perda de células B apresentam um defeito puro de células B; quando diagnosticados e tratados precocemente com imunoglobulina em quantidade suficiente, o prognóstico parece ser excelente. Os indivíduos com deficiência seletiva de IgA podem ser indistinguíveis de seus pares saudáveis da mesma idade. Os indivíduos com IDCG com graus variáveis de hipogamaglobulinemia, que incluem desde perda quase total de imunoglobulinas até reduções mais modestas da IgG e IgA ou IgM, frequentemente apresentam outras complicações, em alguns casos devido ao atraso no estabelecimento do diagnóstico e à ocorrência de lesão pulmonar ou outro tipo de lesão. As citopenias autoimunes podem ser tratadas com rituximabe, porém a doença pulmonar intersticial crônica, a hiperplasia linfoide e a enteropatia gastrintestinal podem ser difíceis de tratar, resultando em aumento da morbidade. A melhora da sobrevida em relação ao passado é provavelmente global na IDCG, porém as complicações inflamatórias ainda representam um desafio adicional. Nos indivíduos com defeitos de subclasses IgG ou deficiência de anticorpos, com reconstituição imunológica, se necessário, não se espera nenhum aumento da morbidade ou mortalidade.

DISTÚRBIOS DO COMPLEMENTO

DEFINIÇÃO

O sistema complemento consiste em uma rede de proteínas que amplificam e controlam muitas ações do sistema imune. Em geral, o sistema complemento é considerado como tendo três ramos principais: a via clássica, a via alternativa e a via da lectina. As deficiências de componentes individuais levam a um aumento da suscetibilidade às infecções, à autoimunidade e a doenças inflamatórias (Tabela 236.5). Para maiores detalhes sobre estes distúrbios, ver Capítulo 44.

EPIDEMIOLOGIA

A deficiência de C2 do complemento é encontrada em 1:10.000 indivíduos brancos e, em geral, naqueles com haplótipo conservado do complexo principal de histocompatibilidade, devido a um defeito de fundador; mais de 95%

Tabela 236.5 Exemplos de defeitos do complemento.

TIPO	GENES	HERANÇA	CARACTERÍSTICAS LABORATORIAIS	ALTERAÇÃO DA FUNÇÃO	DOENÇA E COMPLICAÇÕES
Deficiência de C1q, C1r, C1s	*C1qA, C1qB, C1qC, C1r, C1s*	AR	Ausência de atividade hemolítica de CH_{50}	Perda da ativação precoce do complemento; comprometimento da dissolução de imunocomplexos; comprometimento da eliminação de células apoptóticas	Infecções bacterianas; síndrome semelhante ao LES, doença reumatoide, doenças autoimunes múltiplas, infecções
Deficiência de C4	*C4A* e *C4B*	AR	Ausência de atividade hemolítica de CH_{50}	Perda da ativação precoce do complemento	Infecções bacterianas
Deficiência de C2	C2	AR	Ausência de atividade hemolítica de CH_{50}	Perda da ativação precoce do complemento	Infecções bacterianas; síndrome semelhante ao LES, vasculite, aterosclerose precoce, polimiosite, glomerulonefrite
Deficiência de C3	C3	AR	Ausência de atividade hemolítica de CH_{50}	Perda das vias clássica e alternativa de ativação do complemento	Infecções piogênicas potencialmente fatais; doença semelhante ao LES; glomerulonefrite; síndrome hemolítico-urêmica atípica
Deficiência de C5, C6, C7, C8	C5	AR	Ausência de atividade hemolítica de CH_{50}	Perda de ativação do complemento	Infecções por *Neisseria*, LES
Deficiência de C9	C9	AR	Redução da atividade hemolítica de CH_{50} e AP_{50}	Perda parcial da ativação do complemento	Algumas infecções por *Neisseria*
Deficiência do inibidor de C1	*Inibidor de C1*	AD	Ativação do complemento; baixos níveis de C4 e C2	Perda da regulação das atividades do C1 do complemento	Angioedema

AD = autossômica dominante; AR = autossômica recessiva; LES = lúpus eritematoso sistêmico.

dos indivíduos com deficiência de C2 são homozigóticos para a mesma mutação de C2. Os outros defeitos de componentes do complemento são raros, porém encontrados em uma distribuição desigual em determinadas populações. A deficiência de C6 é mais comum em pessoas de ascendência africana, e a deficiência de C9, em asiáticos, com incidência estimada de 0,036% a 0,095%. Os distúrbios dos componentes dessas vias são discutidos aqui; a deficiência do inibidor de C1 é discutida separadamente.

BIOPATOLOGIA

A via clássica é desencadeada pela interação da parte Fc de um anticorpo IgG1, IgG2, IgG3 ou IgM com C1q, que posteriormente recruta C1r, C1s, C2 e C3, levando à ativação de C4, C5, C6, C7, C8 e C9, com consequente lise das (discutida no Capítulo 44). Como a opsonização das bactérias é essencial para a função dos anticorpos, os pacientes com esses defeitos apresentam infecções semelhantes àquelas de indivíduos com perda de imunoglobulina. A via alternativa é ativada de maneira independente de anticorpo e envolve a opsonização das bactérias, com participação subsequente de C3 e da via alternativa. A via da lectina inclui outras proteínas séricas de ligação, que revestem as bactérias ou os fungos, levando à ativação do complemento a jusante e à montagem do complexo de ataque da membrana, os componentes C7, C8 e C9 responsáveis pela lise microbiana. Os genes do sistema complemento estão localizados em muitos cromossomos, e, em geral, os defeitos são herdados de modo autossômico recessivo, com a exceção de defeitos da properdina ligada ao X. Além das três vias de ativação, o sistema complemento também inclui um número ainda maior de proteínas de controle que, quando geneticamente defeituosas, também levam a infecções graves, à síndrome hemolítico-urêmica, à eclâmpsia grave, à glomerulonefrite, à trombose e à degeneração macular, que estão fora do escopo deste capítulo.

MANIFESTAÇÕES CLÍNICAS

Quando há perda genética das vias clássica e alternativa, é provável a ocorrência de infecções bacterianas graves; isso é particularmente verdadeiro em indivíduos que apresentam defeitos de C3, que está situado na convergência das três vias. Por motivos que ainda não foram esclarecidos, com a perda de C6, C7, C8 e C9 ou da properdina, as infecções por *Neisseria gonorrhoeae* ou *Neisseria meningitidis* são mais comuns. O papel desempenhado pelas proteínas do complemento na regulação imunológica é mais complexo, porém igualmente potente. Com a perda dos componentes iniciais do sistema clássico, C1q, C1r, C1s, C2 e C4, a autoimunidade, particularmente o lúpus eritematoso sistêmico, é comum; estima-se que essa complicação ocorra em 93% dos indivíduos com defeitos de C1q e em 75% nos indivíduos com defeitos de C4. O complemento é importante para eliminar os imunocomplexos e, possivelmente, as células apoptóticas, explicando potencialmente essa observação.

DIAGNÓSTICO

As deficiências do complemento são diagnosticadas por meio de análise do complemento hemolítico sérico total (CH_{50}) e do complemento hemolítico da via alternativa (AP_{50}). O CH_{50} testa as deficiências na via clássica ao determinar se o soro do paciente tem a capacidade de lisar eritrócitos de carneiro revestidos com anticorpos; essa capacidade será igual a zero se as proteínas da via clássica estiverem defeituosas. O AP_{50} testa a atividade da via alternativa. Outros testes habitualmente incluem a medição e a determinação da função das proteínas séricas individuais do complemento, de modo a definir o diagnóstico mais aplicável. (Observe que o motivo mais comum de obtenção de baixos níveis de CH_{50} e AP_{50} é a manipulação inadequada da amostra de sangue.)

TRATAMENTO

Não existe tratamento para as deficiências do complemento. Embora a perda desses componentes clássicos tenha graves consequências clínicas, em particular no caso de C2, mas também de C4 e C5–C9, pode não haver relato de doença. A antibioticoterapia imediata para as infecções agudas e o controle da autoimunidade são medidas importantes. Entretanto, as imunizações periódicas com vacinas contra doença pneumocócica, *H. influenzae* e doença meningocócica podem ser úteis para reforçar os títulos de anticorpos, de modo a aumentar a eliminação das bactérias.

PROGNÓSTICO

O prognóstico dos defeitos do complemento é extremamente variável, devido às complicações clínicas; além disso, a maioria desses defeitos foi observada em indivíduos saudáveis. Entretanto, no caso de defeitos da via clássica, o reconhecimento e o tratamento imediato das infecções bacterianas e, possivelmente, a vacinação preventiva com vacinas adequadas seriam importantes. O prognóstico para indivíduos com autoimunidade dependerá da manifestação da doença e da resposta ao tratamento. Enquanto a deficiência de C2 é, com frequência, vista como habitualmente assintomática, alguns dados sugerem uma incidência maior de doença cardíaca aterosclerótica prematura.

DEFICIÊNCIA DO INIBIDOR DE C1

A biopatologia, as manifestações clínicas, o diagnóstico e o tratamento da deficiência do inibidor de C1 (C1 INH) são discutidos de modo detalhado no Capítulo 237. O diagnóstico de deficiência de C1 INH é sugerido por uma história de ataques recorrentes de angioedema ou, em alguns casos (25%), episódios de dor abdominal recorrente devido ao edema.

DEFEITOS DOS FAGÓCITOS

DEFINIÇÃO

As anormalidades do sistema fagocitário são descritas de modo detalhado nos Capítulos 158 e 160. São classificadas como neutropenia, morfologia anormal dos neutrófilos, defeitos da adesão e migração das células ou deficiência na destruição microbiana (e-Tabela 236.3). Nessa tabela, são apresentados exemplos dos principais defeitos fagocíticos.

EPIDEMIOLOGIA

Os defeitos genéticos que comprometem o desenvolvimento, a adesão, a locomoção ou a capacidade de destruição intracelular são raros. A anormalidade genética mais comum é a doença granulomatosa crônica (DGC), com incidência estimada de 1:100.000 a 1:200.000.

BIOPATOLOGIA E MANIFESTAÇÕES CLÍNICAS

Os neutrófilos circulantes são atraídos para os locais de inflamação por componentes do complemento C5a, quimiocinas e subprodutos bacterianos, porém o seu trajeto até esses locais exige migração através dos capilares e dentro dos tecidos. As doenças mais conhecidas em que ocorre comprometimento da adesão dos neutrófilos são os defeitos de adesão dos leucócitos (DAL tipos 1, 2 e 3). Outros defeitos de motilidade dos neutrófilos incluem periodontite juvenil, síndrome de Shwachman-Diamond e a síndrome de Chédiak-Higashi.

Cerca de dois terços dos pacientes com DGC são do sexo masculino, visto que apresentam defeitos no gene ligado ao X que codifica $gp91^{phox}$. Os defeitos autossômicos em $p47^{phox}$ são a forma seguinte mais comum, ocorrem em 20% dos pacientes e, com frequência, são causados pela mesma deleção. Outras formas autossômicas resultam de defeitos no gene que codifica as subunidades $p22^{phox}$ ou $p67^{phox}$ (cerca de 5% cada uma delas).

MANIFESTAÇÕES CLÍNICAS

Os distúrbios genéticos dos neutrófilos exibem associações clínicas específicas: atraso da separação do cordão umbilical e cicatrização deficiente de feridas no DAL-1; atraso de crescimento, deficiência intelectual e grupo sanguíneo Bombaim no DAL-2; defeitos de condução nos nervos periféricos, diluição pigmentar com albinismo oculocutâneo parcial, equimoses fáceis e risco de doença hemofagocítica na síndrome de Chédiak-Higashi; e insuficiência pancreática (má absorção de gordura), falha do crescimento e anormalidades esqueléticas na síndrome de Shwachman-Diamond. Tanto na síndrome de Shwachman-Diamond quanto nas neutropenias congênitas graves, há risco de desenvolvimento de doença mielodisplásica e leucemia.

As manifestações clínicas da DGC consistem habitualmente em infecções bacterianas ou fúngicas. Em geral, os homens com a forma ligada ao X manifestam a doença na primeira década de vida, enquanto indivíduos com formas autossômicas podem ter início mais tardio dos sinais/sintomas (na segunda década de vida). Independentemente da causa genética, a maioria dos pacientes com DGC apresenta um ou mais episódios de pneumonia; as causas mais comuns de infecção consistem em *Staphylococcus*, *Burkholderia cepacia*, *Klebsiella*, *Aspergillus*, *Serratia* e espécies de *Nocardia*. As manifestações clínicas comuns incluem linfadenite aguda ou crônica, colite que leva à diarreia recorrente, abscesso hepático por *Staphylococcus*, osteomielite e abscesso retal. Os pacientes com DGC também são propensos a infecções por microrganismos incomuns, como, por exemplo, *Chromobacterium violaceum*, *Trichosporon inkin*, *Francisella philomiragia* e *Granulibacter bethesdensis*. Por esse motivo, a exposição à água ou a materiais vegetais em decomposição (compostagem, adubação verde) contaminados representa um risco significativo para indivíduos com DGC.

DIAGNÓSTICO

O diagnóstico diferencial de neutropenia é apresentado na Tabela 158.4; o diagnóstico genético de síndromes de neutropenia congênitas, na Tabela 158.5; e uma abordagem diagnóstica à suspeita de defeitos fagocíticos, na Tabela 160.4.

TRATAMENTO

O tratamento de pacientes com neutropenia é discutido no Capítulo 158.

SÍNDROMES DE DESREGULAÇÃO IMUNE

Essas doenças principalmente monogênicas apresentam em comum proliferação linfoide, ativação imune e complicações inflamatórias ou autoimunes. Incluem as doenças de linfo-histiocitose hemofagocítica (LHH) (ver Capítulo 160), as síndromes linfoproliferativas ligadas à infecção pelo vírus Epstein-Barr (EBV), poliendocrinopatia autoimune-candidíase-distrofia ectópica (APECED), síndromes linfoproliferativas autoimunes (SLPA), defeitos dos linfócitos T reguladores e defeitos imunes que levam à doença inflamatória intestinal grave de início precoce (Tabela 236.6).

EPIDEMIOLOGIA

A incidência estimada das síndromes genéticas de LHH é de 1:50.000; a incidência da doença linfoproliferativa ligada ao X é de 1 a 3 em 1.000.000; e a incidência de APECED apresenta-se elevada na Finlândia (1 em 25.000) e em sardos e judeus iranianos (1 em 9.000), porém é muito mais rara nas demais populações. A incidência de SLPA e de defeitos dos linfócitos T reguladores é desconhecida.

BIOPATOLOGIA E MANIFESTAÇÕES CLÍNICAS

A LHH é uma forma de ativação imune extrema e potencialmente fatal. É discutida com mais detalhe na seção sobre linfo-histiocitose hemofagocítica e síndrome de ativação dos macrófagos no Capítulo 160. Existem duas formas: a forma genética, devido a mutações em genes que controlam a citotoxicidade celular; e a forma secundária, devido a doenças virais agudas, ativação autoimune ou doença maligna subjacente. A forma familiar é um distúrbio autossômico recessivo heterogêneo, devido a mutações em um dos cinco genes essenciais para o controle da citotoxicidade dos linfócitos T. A ativação imune leva à expansão de linfócitos T citotóxicos e macrófagos inadequadamente controlados, levando à liberação de interferona-γ (IFN-γ), IL-1, IL-6 e IL-10. Os pacientes apresentam febre alta, citopenias, disfunção hepática, coagulopatia e, algumas vezes, sintomas neurológicos. A LHH pode ser fatal, a não ser que seja tratada com medidas agressivas, e pode exigir a realização de TCTH (ver Capítulo 168). As síndromes de ativação imune acelerada que comportam risco à vida também são características de outros defeitos genéticos que comprometem a citotoxicidade, como a síndrome de Chédiak-Higashi.

Os defeitos monogênicos que levam ao comprometimento da imunidade ao EBV produzem outro grupo de síndromes de desregulação imune.[21] A primeira síndrome descrita (e a mais comum, 70 a 80%) é o distúrbio proliferativo ligado ao X (PLX), devido a mutações do gene ligado ao X *SH2D1A*, que codifica o gene *SAP*, uma proteína associada à molécula de ativação linfocítica de sinalização (SLAM). Outras causas genéticas para a perda de controle do EBV resultam de mutações em *XIAP* (20 a 30%) ou, raramente, em *ITK CD27*, *MAGT1* ou *CD70*. *XLP*, *XIAP* e *MAGT1* estão no cromossomo X; os outros defeitos são herdados como traços autossômicos recessivos. Em cada caso, a infecção pelo EBV provoca uma doença aguda com linfoproliferação, hipogamaglobulinemia progressiva, porém variável e linfoma nos defeitos de *XLP*, *ITP* e *CD27*. Um tema unificador dessas síndromes é a perda de função das células T-NK, um subgrupo de linfócitos T importante na imunidade viral.

Um membro singular das doenças de desregulação imune genéticas é a APECED ou síndrome poliglandular autoimune do tipo 1 (ver Capítulo 218). Embora o quadro clínico seja habitualmente consequente a doenças endócrinas (hipoparatireoidismo, doença de Addison, hipogonadismo e amenorreia secundária), a doença é causada pela perda de reconhecimento de autoantígenos pelo timo, devido a mutações no gene regulador autoimune (*AIRE*). Candidíase mucocutânea crônica é comum, provavelmente devido aos anticorpos anticitocinas circulantes (interferona e IL-17). O fator de transcrição codificado pelo gene *AIRE*, encontrado nas células epiteliais do timo, está envolvido na seleção negativa precoce das células com potencial autoimune. Do ponto de vista clínico, a candidíase cutânea ou o defeito endócrino podem constituir o primeiro sinal da síndrome; por motivos que ainda não foram esclarecidos, diarreia crônica com má absorção também é comum. Outras complicações

Tabela 236.6 Exemplos de doenças de desregulação imune.

TIPO	GENES	HERANÇA	CARACTERÍSTICAS LABORATORIAIS	ALTERAÇÃO DA FUNÇÃO	DOENÇA E COMPLICAÇÕES
Síndromes de linfo-histiocitose hemofagocítica familiar	*PRF1, UNC13D, STX11, STXBP2, FAAP24*	AR, AD	Anemia, neutropenia, trombocitopenia, função hepática anormal, níveis elevados de ferritina e receptor de IL-2 sérico, hemofagocitose na medula óssea e no fígado	Diminuição até ausência de células NK e de atividade citotóxica	Febre, hepatoesplenomegalia, citopenias, linfo-histiocitose hemofagocítica, doença neurológica em alguns casos
Síndrome de Chédiak-Higashi	*LYST*	AR	Neutrófilos com inclusões gigantes; cabelos: agregados de pigmento	Comprometimento da quimiotaxia	Albinismo parcial, infecções recorrentes, encefalopatia primária de início tardio, aumento do risco de linfoma
Síndromes linfoproliferativas (suscetibilidade ao EBV)	*SAP, XIAP, ITK, CD27, CTPS1, CD70, RASGRP1, MAGT1*	LX, AR	Infecção pelo vírus Epstein-Barr; diminuição da ativação das células NK e LTC CD8+; deficiência de células T-NK; anemia; hipogamaglobulinemia em alguns casos	Perda da função das células T-NK, resultando em comprometimento do controle viral	Manifestações clínicas e imunológicas desencadeadas pela infecção por vírus Epstein-Barr; linfoproliferação, linfoma
Poliendocrinopatia autoimune-candidíase-distrofia ectodérmica (APECED)	*AIRE*	AR	Disfunção endócrina; hepatite	Perda da autotolerância do timo	Autoimunidade levando ao hipoparatireoidismo, hipotireoidismo, diabetes melito e disfunções suprarrenal e gonadal; candidíase cutânea; hepatite
Síndrome linfoproliferativa autoimune (SLPA)	*FAS, ligante de FAS; Caspase 10; Caspase 8, KRAS; NRAS*	AD	Aumento de linfócitos T duplo-negativos (CD4–/CD8–), elevação do nível sérico da vitamina B_{12}	Defeito da apoptose dos linfócitos	Esplenomegalia, linfadenopatia, citopenias autoimunes; aumento do risco de linfoma
Defeitos genéticos das células T reguladoras	*FOXP3, CD25, CTLA4, LRBA, STAT3 (GOF) BACH2, STAT5B* e *STAT1; STAT5b*	LX, AR	Autoimunidade, diabetes melito, anemia, eosinofilia, níveis séricos elevados de IgE em alguns casos	Ausência (ou comprometimento da função) dos linfócitos T reguladores CD4+, CD25+, FOXP3+ (Tregs)	Enteropatia, dermatite, eczema, diabetes melito de início precoce, tireoidite, anemia hemolítica, trombocitopenia, níveis elevados de IgE e IgA
Desregulação imune levando à colite	*IL-10, IL-10Ra, IL-10Rb, NFAT5*	AR, AD	Painéis de linfócitos normais	Defeitos da resposta imune a micróbios residentes	DII grave, infecções sinopulmonares recorrentes

AD = autossômica dominante; *AIRE* = regulador autoimune; AR = autossômica recessiva; *BACH2* = domínio BTB e homólogo CNC 2; LTC = linfócito T citotóxico; *CTLA4* = proteína associada ao linfócito T citotóxico 4; *CTPS1* = CTP sintase 1; *FAAP24* = proteína associada ao complexo do cerne da anemia de Fanconi 24; *FAS* = receptor de morte de superfície celular Fas; *FOXP3* = *Forkhead box P3*; DII = doença intestinal inflamatória; IL = interleucina; *ITK* = quinase de células T induzível por IL-2; *KRAS* = proto-oncogene KRAS; *LRBA* = proteína de ancoragem *LPS responsive beige-like*; *LYST* = regulador do tráfego lisossomal; *MAGT1* = transportador de magnésio 1; *NFAT5* = fator nuclear de linfócitos T ativados; *NRAS* = proto-oncogene NRAS; *PRF1* = perforina; *RASGRP1* = proteína de liberação de RAS guanil 1; *SAP* = proteína associada a SLAM; *STAT1* = transdutor de sinal e ativador da transcrição 1; *STAT3* (*ganho de função*) = transdutor de sinal e ativador da transcrição 3; *STAT5B* = transdutor de sinal e ativador da transcrição 5B; *STX11* = sintaxina 11; *STXBP2* = proteína de ligação de sintaxina 2; *UNC13D* = homólogo de Unc-13 D; *XIAP* = inibidor da apoptose ligado ao X; LX = ligada ao X.

autoimunes podem incluir hepatite, alopecia, vitiligo, diabetes melito, anemia e anemia perniciosa.

Os defeitos da apoptose dos linfócitos levam a outra forma de desregulação imune; nesses indivíduos, devido à morte prejudicada dos linfócitos, observa-se aumento dos linfonodos e do baço, e ocorrem condições de autoimunidade, particularmente trombocitopenia autoimune e anemia hemolítica. Em seu conjunto, essas condições são comumente designadas como síndrome linfoproliferativa autoimune (SLPA). Desses defeitos, os mais comuns resultam de mutações autossômicas dominantes no gene *FAS*, que codifica o importante receptor de morte FAS, e, com menos frequência, o ligante FAS.[22] Ambos são dominantes, porém apresentam penetrância variável. Formas muito menos comuns de linfoproliferação autoimune resultam de mutações na caspase 8 ou 10 ou, até mesmo mais raramente, nos oncogenes *KRAS* e *NRAS* ou na proteinoquinase Cδ. Além disso, mutações em genes somáticos podem simular a apresentação clínica das formas congênitas.

Os defeitos dos linfócitos T reguladores constituem o membro final desse conjunto de defeitos genéticos que levam à perda da regulação. O primeiro a ser descrito foi a síndrome de desregulação imune, poliendocrinopatia, enteropatia ligada ao X (IPEX), uma doença geralmente letal em homens, caracterizada por diabetes melito insulinodependente e de início precoce, enteropatia com diarreia intensa e dermatite semelhante ao eczema.[23] Outras manifestações incluem anemia, trombocitopenia e neutropenia, bem como doença autoimune hepática ou renal. Em geral, o defeito é produzido por mutações do gene da proteína *forkhead box* 3 (*FOXP3*) no cromossomo X, um gene essencial para ao desenvolvimento de linfócitos T reguladores. Entretanto, outros defeitos genéticos podem levar a uma síndrome clínica semelhante.

DIAGNÓSTICO

Pode-se suspeitar do diagnóstico dessas síndromes a partir das manifestações clínicas, da história familiar e dos exames laboratoriais; todavia, é necessária a validação genética para o diagnóstico definitivo.

TRATAMENTO

Nas doenças de LHH e síndromes relacionadas, há necessidade de imunossupressão imediata segundo protocolos estabelecidos e cuidados intensivos de suporte (ver Capítulo 160). Nas formas genéticas, o TCTH (ver Capítulo 168) é frequentemente necessário. As síndromes linfoproliferativas associadas ao EBV são semelhantes no que diz respeito ao tratamento, em que há necessidade de cuidados de suporte imediatos, e o transplante é potencialmente curativo. O rituximabe tem sido utilizado nesses defeitos para reduzir o número de linfócitos B e a carga do EBV se ocorrer infecção. O tratamento das citopenias na SLPA inclui corticosteroides, rapamicina, micofenolato e outros agentes. Por motivos que ainda não foram esclarecidos, o rituximabe pode levar à hipogamaglobulinemia permanente na SLPA, e deve-se evitar a esplenectomia. Em geral, os pacientes com APECED necessitam de manejo endócrino e, possivelmente, nutricional, bem como de tratamento para a candidíase cutânea. Nos defeitos dos linfócitos T reguladores consequentes a mutações em IPEX, o TCTH constitui a única medida curativa.

PROGNÓSTICO

As doenças de desregulação imune têm prognóstico variado. Nas síndromes de LHH genéticas, doenças linfoproliferativas relacionadas com o EBV e IPEX, há necessidade de reconstituição imunológica. Devido ao amplo espectro de manifestações na SLPA e APECED, o tratamento dos problemas clínicos pode ser suficiente.

DEFEITOS DA IMUNIDADE INATA QUE LEVAM A INFECÇÕES ESPECÍFICAS

DEFINIÇÃO

Ao contrário do sistema imune adaptativo (em que há necessidade de exposição prévia para formar a memória imunológica; Capítulo 40), muitos componentes do sistema imune atuam rapidamente sem pré-exposição. Esses componentes do sistema imune inato (ver Capítulo 39) incluem, por exemplo, o complemento, células fagocitárias e células *natural killer*. O rastreamento de grandes populações para determinadas doenças microbianas revelou vários defeitos novos da imunidade inata. Alguns desses defeitos são discutidos aqui (Tabela 236.7).

BIOPATOLOGIA E MANIFESTAÇÕES CLÍNICAS

Os defeitos da imunidade inata que causam infecções selecionadas parecem ser raros, e a incidência não é conhecida. A displasia ectodérmica anidrótica com imunodeficiência, uma síndrome causada por mutações no gene *IKBKG*, que codifica o modulador essencial do fator nuclear κB (NF-κB) (NEMO), é uma doença ligada ao X, que foi inicialmente incluída na categoria das síndromes de hiper-IgM. Entretanto, o fenótipo verdadeiro é amplo, devido ao comprometimento de NEMO, que é essencial para as vias de sinalização das citocinas e dos receptores *toll-like*. A disfunção desse gene leva a infecções bacterianas graves e a doenças por micobactérias, bem como às características de displasia ectodérmica: cabelos escassos, desenvolvimento anormal dos dentes e ausência de glândulas sudoríparas. Já foram reconhecidos vários defeitos genéticos dos receptores *toll-like* e suas vias de sinalização, por exemplo, defeitos autossômicos recessivos em *IRAK4* e *MyD88*, ambos os quais levam a infecções pneumocócicas e estafilocócicas graves. Por outro lado, os defeitos da via TLR3 levam a encefalite precoce por herpes-vírus simples (HSV). Os distúrbios genéticos que levam à candidíase mucocutânea crônica são, do ponto de vista clínico, muito mais heterogêneos. Esses defeitos podem ser autossômicos dominantes ou recessivos e resultam em onicomicose simples em alguns casos até infecções fúngicas invasivas em outros. Pacientes de qualquer idade podem apresentar defeitos nessas vias. A patogenia de algumas delas inclui genes que interrompem a via da dectina-1. A dectina-1 é um receptor de lectina de superfície, que reconhece o glicana β1-3 dos fungos; a ocorrência de mutações a jusante em *CARD9* compromete a secreção de IL-17A, IL-17F e IL-22, isto é, citocinas que são essenciais na eliminação dos fungos.

Uma categoria separada e única de defeitos inatos é constituída pelas mutações de citocinas/receptores, que comprometem as funções das citocinas IL-12, IL-23 e IFN-γ, que são necessárias para o controle de infecções micobacterianas e de outras infecções intracelulares, como salmonelose. Infecções micobacterianas crônicas também podem ocorrer em pacientes com mutações autossômicas recessivas no gene do transdutor de sinal e ativador da transcrição 1 (*STAT1*),[24] um gene *downstream* dos receptores de IFN-γ e IFN-α. Entretanto, como as funções de ambas as citocinas estão comprometidas, esses pacientes também podem apresentar infecções virais ou fúngicas graves. As mutações dominantes (ativadoras) em *STAT1* podem levar à candidíase cutânea simples em alguns casos ou a desfechos clínicos mais complexos em outros. A síndrome da deficiência GATA2 é mais complexa;[25] nesta condição, também o desenvolvimento de doença micobacteriana, embora outros microrganismos (papilomavírus, fungos) e complicações graves (citopenias, mielodisplasia, proteinose alveolar pulmonar, edema periférico) sejam mais significativos. Embora os defeitos de *GATA2* são herdados como traço dominante, membros da mesma família com as mesmas mutações podem apresentar manifestações clínicas muito diferentes.

Tabela 236.7 Exemplos de doenças de imunidade inata.

DOENÇA	GENES	HERANÇA	CARACTERÍSTICAS LABORATORIAIS	ALTERAÇÃO DA FUNÇÃO	CARACTERÍSTICAS ASSOCIADAS
Displasia ectodérmica anidrótica com imunodeficiência	*IKBKG, (NEMO), IKBA*	LX, AD	Hipogamaglobulinemia variável com aumento da IgM em alguns casos; ausência de resposta dos anticorpos a polissacarídios	Via de sinalização de NF-κB defeituosa	Infecções bacterianas e micobacterianas, displasia ectodérmica, queda de cabelo/pelos, intolerância ao calor devido à perda das glândulas sudoríparas, anormalidades dentárias
IRAK4, MYD88	*IRAK4, MYD88, IRAK1, TIRAP*	AR, LX	Comprometimento das respostas das citocinas a ativadores de receptores *toll*	Via de sinalização de TIR-IRAK defeituosa	Infecções bacterianas, particularmente por *Staphylococcus* e *S. pneumoniae*
Encefalite por herpes-vírus simples	*TLR3* *UNC93B1* *TRAF3, TRIF, (TICAM1), TBK1, IRF3*	AD AR	Comprometimento das respostas das citocinas a ativadores de TLR3	Defeito na indução de IFN-α, IFN-β e IFN-γ	Encefalite pelo herpes-vírus simples 1 (HSV-1)
Predisposição a doenças fúngicas	*CARD9*	AR	Culturas para fungos positivas	Defeito na via de sinalização de CARD9	Candidíase invasiva e outras doenças fúngicas
Candidíase mucocutânea crônica	*IL17RA* *IL17F* *STAT1* *AIRE* *ACT1*	AR, AD	Culturas para fungos positivas	Defeito nas vias de sinalização de IL-17R	Candidíase mucocutânea
Deficiência dos receptores de IL-12, IL-23	*IL12RB* *IL12* *IL23*	AR	Culturas para micobactérias positivas	Defeito na ligação e sinalização do receptor de citocinas	Infecções por micobactérias e *Salmonella*
Deficiência dos receptores de IFN-γ 1 e 2	*IFNGR1* *IFNGR2*	AR	Culturas para micobactérias positivas	Defeito na ligação e sinalização do IFN-γ	Infecções por micobactérias e salmonelas
Deficiência de GATA2	*GATA2*	AR, AD	Citopenia de múltiplas linhagens; contagem muito baixa de monócitos		Infecções por micobactérias, papilomavírus, histoplasmose, proteinose alveolar, mas também mielodisplasia e leucemias

AD = autossômica dominante; *AIRE* = regulador autoimune; AR = autossômica recessiva; *GATA2* = membro da família GATA de fatores de transcrição em dedo de zinco; IFN = interferona; *IFNGR1* = cadeia (alfa) de ligação de ligante do receptor de gamainterferona; *IFNFR2* = cadeia (beta) de ligação de ligante do receptor de gamainterferona; *IKBA* = inibidor alfa de NF-kappa-B; IL = interleucina; *IL12* = interleucina 12; *IL12RB* = receptor B de interleucina 12; *IL17* = interleucina 17; *IL17R* = receptor de interleucina 17; *IL17RA* = receptor A de interleucina 17; *IRAK1* = receptor de interleucina 1 associado à quinase 1; *IRAK4* = receptor de interleucina 1 associado à quinase 4; *IRF3* = fator regulador de interferona 3; *MYD88* = proteína de resposta primária da diferenciação mieloide; *IKBKG (NEMO)* = modulador essencial de NF-kappa-B; NF-κB = fator nuclear κB; *STAT1* = transdutor de sinal e ativador da transcrição 1; *TBK1* = quinase de ligação de TANK 1; TIR = receptor intracitoplasmático *toll* e de IL-1; *TIRAP* = proteína adaptadora contendo domínio de TIR; TLR = receptor *toll-like*; *TLR3* = receptor *toll* 3; *TRAF3* = fator associado ao receptor de TNF 3; *TRIF (TICAM1)* = interferona-β indutora de adaptador contendo o domínio TIR; *UNC93B1* = homólogo Unc-93 B1; LX = ligada ao X.

DIAGNÓSTICO

O diagnóstico dos defeitos inatos baseia-se, inicialmente, na exclusão de outras causas e, em seguida, é confirmado por testes genéticos. A história familiar é útil; entretanto, em pacientes com mutações no *STAT1* ou *GATA2*, embora seja provável uma herança dominante, a extrema variedade de fenótipos clínicos pode obscurecer o seu reconhecimento fácil.

TRATAMENTO E PROGNÓSTICO

O tratamento dos defeitos inatos inclui a prescrição de agentes antimicrobianos para eliminar as infecções ativas e, provavelmente, terapia profilática relevante de maneira contínua. Nos defeitos mais graves, é necessário TCTH (ver Capítulo 168).

REFERÊNCIAS BIBLIOGRÁFICAS

As referências bibliográficas, bem como os outros materiais suplementares deste livro, encontram-se no GEN-IO, nosso ambiente virtual de aprendizagem.

237 URTICÁRIA E ANGIOEDEMA

STEPHEN C. DRESKIN

URTICÁRIA

A urticária caracteriza-se por pápulas pruriginosas, edematosas e eritematosas, que embranquecem à pressão, são redondas ou ovais, possuem centros pálidos e elevados e medem vários milímetros a alguns centímetros; são transitórias, com duração de poucos minutos a vários dias (Figura 237.1).[1] O angioedema aparece como edema firme sem cacifo, tipicamente sem margens bem definidas e sem eritema. O angioedema pode ser acompanhado de sensação de queimação, pressão ou dolorimento, porém sem prurido. Distingue-se dos outros estados edematosos pelo acometimento frequente dos lábios, da língua, das pálpebras, das mãos, dos pés e dos órgãos genitais e pela sua rara ocorrência em áreas mais baixas do corpo. Os episódios (sintomas diários ou quase diariamente) de urticária ou angioedema recorrente durante um período de menos de 6 semanas são considerados agudos, enquanto os de maior duração são crônicos. Tipicamente, os pacientes apresentam urticária isolada ou urticária com angioedema. Raramente, os pacientes só apresentam angioedema, e isso torna-se um dilema diagnóstico, visto que o angioedema como achado isolado pode ser devido à ativação dos mastócitos (denominado angioedema idiopático, espontâneo ou histaminérgico), ou pode ser devido à ativação do sistema de cininas (ver mais adiante). Os termos *urticária* e *urticária/angioedema* são utilizados indistintamente aqui para referir-se a doenças caracterizadas por urticária ou edema, em que ocorre ativação dos mastócitos.

EPIDEMIOLOGIA

Urticária/angioedema ocorre em 15 a 25% dos indivíduos em algum momento durante a vida, acometendo homens e mulheres e todas as raças. Urticária aguda é mais comum em adultos jovens e crianças. Urticária crônica é mais comum em adultos, afetando as mulheres mais frequentemente (75% dos casos) do que os homens, e tem graves consequências adversas na qualidade de vida.[2,3]

BIOPATOLOGIA

Os mastócitos, as principais células efetoras na urticária/angioedema, são encontrados em grandes números por todo o corpo, sobretudo no tecido subcutâneo. Após ativação dos mastócitos, ocorre rápida liberação (< 10 minutos) de histamina, leucotrieno C_4 e prostaglandina D_2, levando a vasodilatação, extravasamento subcutâneo e intradérmico de plasma das vênulas pós-capilares e prurido. Além disso, há produção e secreção retardadas (4 a 8 horas) de citocinas inflamatórias, como o fator de necrose tumoral α, a interleucina-4 e a interleucina-5, resultando em infiltrado inflamatório e perpetuação das lesões de maior duração. O angioedema é formado por extravasamento semelhante de líquido, não superficialmente na pele, porém em locais dérmicos e subdérmicos mais profundos.

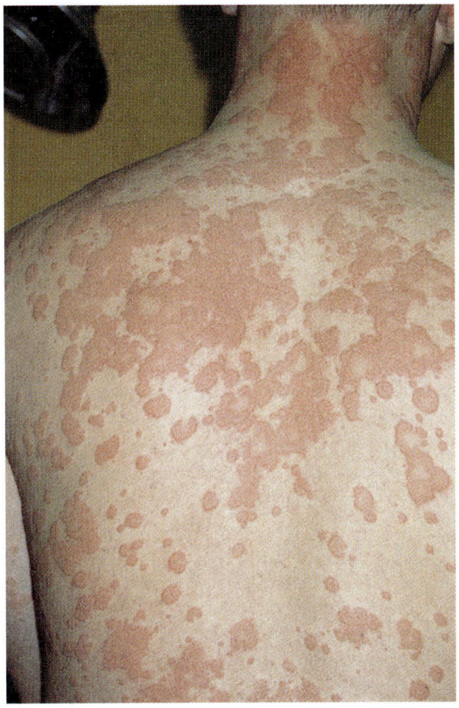

FIGURA 237.1 **Urticária extensa.** Muitas apresentações são mais sutis. (De Roitt I, Brostoff J, Male D, eds. *Immunology*. 6th ed. London: Mosby; 2001.)

Os episódios de urticária aguda/angioedema agudo são, em sua maioria, causados por reações de hipersensibilidade imediata a fármacos ou a alimentos, ou resultam de processos inflamatórios iniciados por doenças virais. Os medicamentos mais comuns que causam urticária aguda/angioedema incluem as penicilinas, as sulfonamidas, os relaxantes musculares, os diuréticos e os anti-inflamatórios não esteroides (AINEs), embora qualquer fármaco que atue como hapteno possa desencadear uma resposta alérgica (ver Capítulo 239). Os alimentos alergênicos predominantes para crianças são leite, ovos e amendoim, e, para adultos, amendoins, nozes, peixes e frutos do mar, embora também possa ocorrer sensibilização a muitos outros alimentos. Esses alergênios estabelecem ligações cruzadas com a imunoglobulina (Ig) E ligada ao receptor de alta afinidade de IgE (FcεRI) levando à ativação dos mastócitos. Alguns medicamentos (p. ex., opioides, vancomicina e AINEs) e meios de contraste radiológicos podem ativar os mastócitos por um mecanismo independente de IgE (pseudoalérgico). A ingestão de peixe contaminado por bactérias que produzem histamina provoca urticária como parte de uma reação tóxica à histamina (escombrotoxicose).

O maior subgrupo de urticária crônica/angioedema é a urticária idiopática, responsável por cerca de 70 a 80% dos casos. Recentemente, houve empenho para substituir o termo *urticária idiopática crônica* pelo termo mais descritivo de *urticária espontânea crônica.* Esses pacientes apresentam sintomas na ausência de um fator físico desencadeante específico, exposição a alergênio ou doença coexistente. Metade dos pacientes com urticária espontânea apresenta evidências de autoimunidade, com base no achado de anticorpos IgE, que podem estabelecer ligações cruzadas com FcεRI ou anticorpos antitireoide. Alguns especialistas consideram que esses pacientes apresentam uma entidade distinta, denominada urticária autoimune, enquanto outros consideram que eles apresentam urticária idiopática com evidências de autoimunidade.[4]

Estímulos físicos ativam os mastócitos por mecanismos desconhecidos e são responsáveis por cerca de 20 a 30% dos casos de urticária crônica. A urticária física mais comum é o dermografismo (também denominado dermatografismo), em que vergões podem ser "escritos na pele" por meio de simples fricção ou coçadura. A urticária colinérgica é uma urticária física em que o fator desencadeante que leva à ativação dos mastócitos está relacionado com estímulos colinérgicos que ocorrem após exposição ao calor ou após exercício. Outros estímulos físicos podem causar urticária, incluindo frio, radiação solar, pressão, vibração e água. A urticária induzida pelo frio precisa ser distinguida das síndromes de febre periódica associada à criopirina (ver adiante e Capítulo 245).

Em aproximadamente 1 a 2% dos pacientes com urticária crônica/angioedema, os sinais/sintomas parecem ser causados pela ingestão de substâncias (p. ex., alimentos, medicamentos, suplementos dietéticos), por contato (p. ex., sabões, detergentes, cosméticos, produtos para cabelos ou unhas, látex), infecções concomitantes, alterações hormonais ou doenças sistêmicas. Um alimento precisa ser consumido com regularidade para causar urticária crônica. Parasitas multicelulares (p. ex., os que causam estrongiloidíase ou filariose) induzem fortes respostas mediadas pela IgE e constituem causas importantes de urticária crônica em áreas endêmicas. A urticária crônica/angioedema pode estar associada a exacerbações de doenças reumáticas, outros distúrbios autoimunes (incluindo tireoidite de Hashimoto) ou neoplasias. É extremamente improvável que uma neoplasia oculta seja a causa de urticária crônica.

MANIFESTAÇÕES CLÍNICAS

Com frequência, os pacientes relatam que a primeira sensação de urticária consiste em prurido de localização incerta, que rapidamente progride para as lesões típicas da urticária. Grupos de vergões frequentemente surgem juntos durante um curto período de tempo, e os episódios de urticária podem surgir em ondas, começando várias vezes durante o dia. Os pacientes com urticária colinérgica habitualmente têm uma apresentação clínica distinta, que se caracteriza por lesões urticariformes difusas, puntiformes e intensamente pruriginosas após esforço suficiente para causar sudorese. Uma pesquisa de autoavaliação de qualidade de vida dos pacientes com urticária crônica revelou um comprometimento significativo em termos de perda do sono, fadiga e desconforto emocional. O angioedema pode originar-se próximo a um vergão ou pode aparecer de forma independente em outras partes do corpo. Os sintomas variam desde um desconforto mínimo até uma intensa sensação de pressão e podem levar ao desenvolvimento de outros sintomas, como dispneia intensa se houver comprometimento das vias respiratórias superiores. Raramente, os pacientes relatam o aparecimento de angioedema 4 a 6 horas após compressão local, uma condição denominada urticária por compressão tardia, que é debilitante e, com frequência, de tratamento difícil.

DIAGNÓSTICO

O primeiro episódio de urticária aguda/angioedema pode ocorrer na ausência de um estímulo identificável. Se a erupção ocorrer 5 a 30 minutos após a ingestão de um medicamento ou de alimento, o paciente frequentemente consegue identificar a associação. Se um médico for consultado, a melhor abordagem é obter uma anamnese cuidadosa, com atenção para substâncias ingeridas, contatos e doenças intercorrentes. Medicamentos desnecessários e suplementos alimentares devem ser interrompidos, e qualquer medicamento iniciados recentemente deve ser substituído por um agente estruturalmente diferente. Na maioria dos casos, não se identifica nenhum agente causador, e a urticária é tratada de modo sintomático (ver discussão adiante) durante vários dias ou semanas antes de sua resolução espontânea. A maioria das diretrizes recomenda apenas um hemograma completo com contagem diferencial, velocidade de hemossedimentação (VHS) e proteína C reativa (PCR) como exames laboratoriais iniciais na avaliação de um paciente com urticária crônica.[5]

Diagnóstico diferencial

O diagnóstico diferencial de urticária crônica/angioedema inclui os subgrupos de urticária discutidos anteriormente: idiopática, autoimune, física, mediada por ingestão e associada a uma variedade de doenças sistêmicas.[6] Outras condições que podem ser confundidas com urticária crônica/angioedema incluem prurido difuso complicado por dermografismo, distúrbios de ruborização, vasculite urticariforme, urticária pigmentosa, mastocitose sistêmica, anafilaxia induzida por exercício, anafilaxia associada a alimentos, anafilaxia idiopática, angioedema hereditário, angioedema adquirido, angioedema associado a inibidores da enzima conversora de angiotensina (ECA), síndrome hipereosinofílica, lúpus eritematoso sistêmico, doença autoinflamatória e erupção polimorfa da gravidez; essas condições simulam a urticária[7] (Tabela 237.1).

Tabela 237.1 Classificação da urticária e do angioedema.

I. Urticária/angioedema agudos
- A. Reações de hipersensibilidade
  - 1. Alergia a fármacos
  - 2. Alergia alimentar
  - 3. Alergia a insetos
- B. Idiopáticos
- C. Reações pseudoalérgicas
  - 1. Fármacos
  - 2. Meio de contraste radiológico
- D. Reações tóxicas
- E. Imunocomplexos
  - 1. Doença do soro
  - 2. Relacionados com transfusão
  - 3. Pós-virais

II. Urticária/angioedema crônicos
- A. Idiopáticos
  - 1. Associados a autoanticorpos
    - a. Antirreceptor IgE (FcεRI)
    - b. Anti-IgE
    - c. Anticorpo antitireoide
    - d. Outros
  - 2. Não associados a autoanticorpos
- B. Físicos
  - 1. Dermografismo
  - 2. Colinérgicos
  - 3. Compressão tardia
  - 4. Solar
  - 5. Ao frio
  - 6. Vibratório
  - 7. Aquagênico
- C. Imunocomplexos
  - 1. Vasculite urticariforme
  - 2. Associados a doenças do colágeno

III. Urticária pigmentosa e mastocitose sistêmica

IV. Angioedema relacionado com o complemento e mediado por cininas
- A. Angioedema hereditário
- B. Angioedema adquirido
- C. Angioedema induzido por inibidor da enzima conversora de angiotensina
- D. Angioedema induzido por inibidor da renina

IgE = imunoglobulina E.

Aproximadamente 95% dos pacientes com urticária/angioedema não reagem à ingestão de substâncias e não têm outra doença que possa causar urticária. Entretanto, é algumas vezes difícil para o paciente (e para alguns médicos) aceitar esse fato, motivando a realização de uma investigação extensa, invasiva, dispendiosa e desnecessária. O melhor "teste" para identificar pacientes com uma causa subjacente específica (*i. e.*, agente desencadeante físico, doença autoimune, alergênio ou doença sistêmica) consiste na obtenção de uma anamnese cuidadosa e detalhada e na realização de um exame físico por um dermatologista.

Um bom começo é excluir possíveis fatores desencadeantes físicos. Dispõe-se de exames específicos para estabelecer o diagnóstico da maioria das urticárias físicas, incluindo teste de dermografismo e exposição da pele ao calor, gelo, vibração, pressão, radiação ultravioleta ou água. A urticária ao frio deve ser diferenciada das síndromes de febre periódica associada à criopirina, que se caracterizam por um exantema papular (e não urticária) induzido pelo frio e que agora são classificadas na família das síndromes de febres periódicas hereditárias. A urticária solar precisa ser diferenciada de outros tipos de fotossensibilidade, incluindo anormalidades metabólicas (p. ex., porfiria eritrogênica) e fotossensibilidade devido a fármacos.

Embora os alimentos e os medicamentos constituam causas infrequentes de urticária crônica, muitos pacientes concentram-se na possibilidade de substâncias ingeridas e não se tranquilizam até que essas causas sejam descartadas. À semelhança da avaliação da urticária aguda, o paciente deve interromper todos os suplementos alimentares e os medicamentos que não sejam absolutamente necessários e, se possível, substituir os medicamentos essenciais por compostos estruturalmente não relacionados. Em seguida, o paciente mantém um diário de alimentos para identificar os alimentos suspeitos que possam ser eliminados. Alguns alergologistas utilizam testes cutâneos com alimentos para identificar "suspeitos" (ver Capítulo 238), porém essa abordagem não está comprovada. É preciso suspender anti-histamínicos e outros medicamentos utilizados para controlar a urticária. Se houver resolução da urticária, é fundamental reintroduzir os alimentos de forma controlada, de modo a identificar o alimento específico causador da urticária e reiniciar uma dieta saudável.

As infecções crônicas, incluindo sinusite, abscesso dentário, infecção gástrica por *Helicobacter pylori*, colecistite, onicomicose e tinha do pé, têm sido associadas à urticária. Relatos de casos indicam a resolução da urticária após o tratamento dessas infecções, embora não haja comprovação de uma associação.

A avaliação laboratorial de um paciente com urticária típica sempre deve incluir um hemograma completo com contagem diferencial, painel metabólico básico, enzimas hepáticas e exame de urina. Os especialistas não concordam plenamente sobre a necessidade de outros exames laboratoriais. Os níveis de hormônio tireoestimulante e de anticorpos antitireoidianos podem ser medidos em pacientes aparentemente eutireóideos para rastreamento de tireoidite de Hashimoto subclínica. Em pacientes com anamnese sugestivo, podem ser solicitados testes cutâneos para hipersensibilidade imediata. Alguns especialistas não solicitam nenhum exame de rastreamento. Com a maior disponibilidade de exames *in vitro* para autoanticorpos anti-FcεRI, alguns especialistas realizam esse teste. A obtenção de uma resposta positiva para autoanticorpos anti-FcεRI é útil, visto que isso garante ao paciente que a urticária está sendo desencadeada por um processo interno, e não é causada pela ingestão de substância ou por alguma doença oculta. Outros exames só devem ser solicitados em decorrência de achados positivos na anamnese e no exame físico.[8]

Embora não seja rotineiramente indicada, a biopsia de pele pode fornecer informações úteis. A indicação mais comum para esse procedimento consiste em excluir a possibilidade de vasculite urticariforme, quando a urticária é mais dolorosa do que pruriginosa, estende-se por mais de 24 horas ou deixa a pele despigmentada. O achado de destruição vascular, necrose fibrinoide e deposição de imunocomplexos no exame microscópico (incluindo imunofluorescência) deve levar a considerar as causas específicas de vasculite urticariforme (p. ex., lúpus eritematoso sistêmico) e o rápido início de tratamento mais agressivo.

Os distúrbios primários de mastócitos (ver Capítulo 240) manifestam-se raramente como urticária crônica. A mastocitose sistêmica é uma condição muito rara, que se caracteriza por números aumentados de mastócitos atípicos na medula óssea, na pele e em outros órgãos. O angioedema hereditário, o angioedema adquirido e o angioedema associado a inibidores da ECA são discutidos posteriormente neste capítulo. Em resumo, essas síndromes caracterizam-se por edema episódico sem urticária e são mais bem identificadas por uma anamnese cuidadosa, exame físico e avaliação laboratorial específica. A Figura 237.2 fornece um resumo de uma abordagem à avaliação e tratamento de pacientes com urticária ou angioedema.

TRATAMENTO

A urticária aguda é habitualmente autolimitada e responde bem a anti-histamínicos do tipo histamina$_1$ (H_1). Os anti-histamínicos atuam melhor se forem tomados de modo profilático do que após a liberação da histamina e a sua ligação ao receptor. Com frequência, o paciente se automedica ou recebe uma prescrição de difenidramina (25 a 50 mg a cada 6 horas) ou hidroxizina (25 a 50 mg a cada 6 horas), porém pode apresentar sedação significativa. Os anti-histamínicos de segunda geração, como a cetirizina (10 mg ao deitar), a fexofenadina (180 mg/dia) e a loratadina (10 mg/dia), provocam sedação mínima, são muito mais bem tolerados e podem ser efetivos. Em certas ocasiões, justifica-se um ciclo de curta duração de corticosteroides para controlar os sintomas graves. A epinefrina (0,3 mℓ de uma solução 1:1.000 IM) reverte rapidamente (porém de modo transitório) os sinais e sintomas de urticária e angioedema. Os pacientes que já apresentaram angioedema ou anafilaxia potencialmente fatais devem ter acesso imediato à epinefrina autoinjetável e conhecer suas indicações, administração e breve duração de ação. Os betabloqueadores não apenas agravam a urticária, mas também podem interferir na ação da epinefrina. Os AINEs e a codeína podem levar à ativação dos mastócitos independente de IgE. Esses medicamentos devem ser interrompidos, se isso for clinicamente seguro.

No caso da urticária/angioedema crônicos, múltiplos estudos randomizados e controlados por placebo mostraram a eficácia dos anti-histamínicos tanto sedativos quanto de baixa sedação.[A1] Os anti-histamínicos de segunda geração são comumente utilizados até quatro vezes a dose padrão.[A2] Se houver necessidade de utilizar anti-histamínicos sedativos, a doxepina (10 a 100 mg ao deitar) é mais efetiva do que a difenidramina, porém o seu uso pode ser limitado pela sedação significativa produzida e pela sua tendência a estimular o apetite, resultando em ganho de peso significativo.

Cerca de 15% dos receptores de histamina na pele são do subtipo H_2. Os antagonistas dos receptores H_2 isoladamente não são efetivos. Entretanto, uma metanálise de quatro estudos, com um total de 144 indivíduos, demonstrou que esses fármacos são efetivos quando combinados com antagonistas dos receptores H_1.[A3] Por conseguinte, o acréscimo de um anti-histamínico H_2, como a ranitidina (150 mg, 2 vezes/dia) ou a famotidina (20 mg, 2 vezes/dia), proporciona um adjuvante lógico à terapia com anti-histamínicos H_1, fornecendo um benefício clínico adicional.

Com frequência, os sintomas persistem, apesar do uso de doses máximas ou supramáximas de anti-histamínicos.[9] Isso não é surpreendente, tendo em vista o número de mediadores vasoativos e prurigênicos liberados pelos mastócitos, dos quais a histamina é apenas um deles. Medicamentos antileucotrienos, como o montelucaste (10 mg/dia) ou o zafirlucaste (20 mg, 2 vezes/dia), podem ser adicionados aos anti-histamínicos com algum sucesso. Os sinais/sintomas particularmente graves podem exigir o uso de corticosteroides sistêmicos (prednisona, 10 a 60 mg/dia) para obter um controle sintomático, porém a forte preocupação acerca dos efeitos colaterais limita a sua utilidade. O omalizumabe (um anticorpo monoclonal humanizado que se liga à IgE e a inativa,[10] administrado na dose de 300 mg SC, a cada 4 semanas) demonstrou ser efetivo em pacientes com urticária espontânea crônica que não responderam a doses padrão e até mesmo máximas de anti-histamínicos de baixa sedação em um ensaio clínico randomizado e controlado por placebo de grande porte.[A4,A5] O ligelizumabe (72 mg SC, a cada 4 semanas), que é um anticorpo anti-IgE monoclonal humanizado de alta afinidade, pode proporcionar uma resolução completa dos sintomas em cerca de 45% desses pacientes e parece ser igualmente seguro e mais eficaz quando comparado com o omalizumabe.[A5b]

Os sinais/sintomas refratários têm sido tratados com uma ampla variedade de outros medicamentos. Acredita-se que alguns desses fármacos (agentes adrenérgicos, bloqueadores dos canais de cálcio) diminuem a capacidade de liberação de mediadores pelos mastócitos. Outros medicamentos incluem anti-inflamatórios (hidroxicloroquina, sulfassalazina, dapsona, colchicina), imunomoduladores (ciclosporina, tacrolimo, micofenolato) ou antimetabólicos (azatioprina, ciclofosfamida, metotrexato). A ciclosporina (4 mg/kg/dia) demonstrou ser efetiva em um estudo paralelo, randomizado e controlado por placebo de 30 pacientes com urticária autoimune. Outros tratamentos para a urticária crônica autoimune refratária incluem imunoglobulina intravenosa e plasmaférese.

PREVENÇÃO

É essencial encorajar os pacientes com urticária crônica a aceitar a cronicidade da doença e a se concentrar na obtenção de um controle sintomático razoável com tratamentos efetivos que produzam os menores efeitos colaterais. Muitos pacientes com urticária física podem aprender a evitar ou a minimizar os fatores desencadeantes. Os poucos pacientes cuja urticária crônica é uma característica de doença sistêmica podem obter alívio se a doença subjacente for adequadamente tratada. Um excelente exemplo é a urticária crônica observada em pacientes com doença da tireoide clinicamente aparente, que frequentemente sofre resolução quando a doença tireoidiana é tratada. Em muitos pacientes, é possível identificar outros fatores que exacerbam seus sintomas específicos, incluindo estresse ou ansiedade, flutuações hormonais, uso de ácido acetilsalicílico (AAS) e outros AINEs e agentes que causam vasodilatação cutânea (p. ex., álcool etílico, banhos quentes de banheira ou chuveiro, exercício, cama de água aquecida). O estresse psicossocial é comumente relatado como fator que agrava os sintomas. Um mecanismo bioquímico plausível consiste provavelmente em aumento da liberação de neuropeptídios cutâneos conhecidos pela sua capacidade de reduzir o limiar de desgranulação dos mastócitos.

PROGNÓSTICO

O prognóstico para a maioria dos pacientes com urticária/angioedema crônicos é excelente. Ocorre resolução espontânea em 12 meses em 50% dos pacientes e em 5 anos em mais 20%. Entretanto, 10 a 20% dos pacientes, particularmente aqueles com urticária física ou autoimune, continuam apresentando sintomas por até 20 anos. Os pacientes que tiveram um episódio de urticária crônica que persistiu por meses ou anos e, em seguida, desapareceu podem sofrer uma ou mais recorrências semelhantes posteriormente durante a vida.

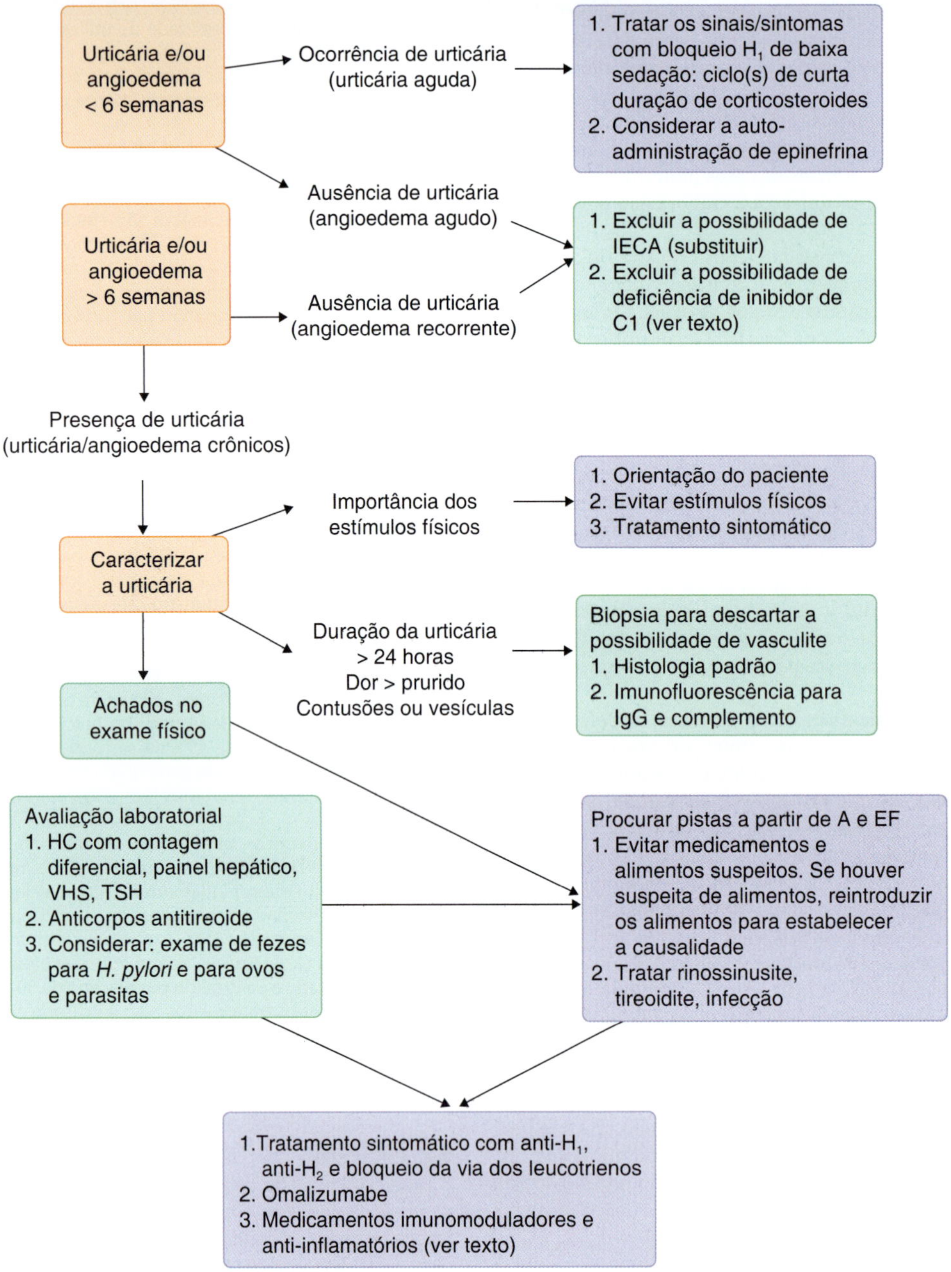

FIGURA 237.2 **Avaliação e tratamento da urticária/angioedema.** O tratamento da urticária com ou sem angioedema (AE) pode ser semelhante. Entretanto, o tratamento do AE sem urticária depende da causa. Se o AE for causado por um inibidor da enzima conversora de angiotensina (IECA), é necessário interromper a medicação. O tratamento do AE causado por deficiência ou disfunção do inibidor de C1 (C1 INH) é discutido no texto. O AE idiopático frequentemente responde aos tratamentos descritos para a urticária/angioedema. HC = hemograma completo; VHS = velocidade de hemossedimentação; A e EF = anamnese e exame físico; H_1 = antagonista do receptor de histamina 1; H_2 = antagonista do receptor de histamina 2; IgE = imunoglobulina E; IgG = imunoglobulina G; TSH = hormônio tireoestimulante.

NO FUTURO

A atual tendência no tratamento da urticária/angioedema é começar com anti-histamínicos de baixa sedação e agentes antileucotrienos para bloquear as ações dos mediadores produzidos pelos mastócitos. Se esses medicamentos não tiverem sucesso, os pacientes são tratados com omalizumabe. Aqueles que não respondem ao omalizumabe são tratados com medicamentos anti-inflamatórios e imunomoduladores. Alguns agentes em fase de desenvolvimento para a asma e a rinite podem ser úteis no tratamento da urticária/angioedema, incluindo inibidores da 5-lipo-oxigenase, antagonistas dos receptores de prostaglandina D_2 e anti-histamínicos não sedativos mais potentes. Os fármacos que diminuem a sensibilidade dos mastócitos à desgranulação, como os inibidores da fosfodiesterase 4 e os inibidores da tirosinoquinase, também podem desempenhar um papel no tratamento dessa condição. Embora não se acredite que a urticária/angioedema crônicos sejam uma doença mediada por IgE, conforme assinalado anteriormente, o omalizumabe (anti-IgE) demonstrou ser muito efetivo. Isso pode ser devido a efeitos inesperados da IgE sobre a ativação dos mastócitos. Esse achado poderia ter impacto significativo em futuras terapias.

ANGIOEDEMA HEREDITÁRIO E DOENÇAS RELACIONADAS

DEFINIÇÃO

O angioedema hereditário e doenças relacionadas caracterizam-se por ataques recorrentes de angioedema mediados por peptídios vasoativos, como a bradicinina.[11]

EPIDEMIOLOGIA

O angioedema hereditário afeta cerca de 1 em 50.000 pessoas. Trata-se de uma doença autossômica dominante que, portanto, afeta 50% da descendência de ambos os sexos. Com frequência, obtém-se um relato de várias gerações com essa doença, porém ocorrem novas mutações, e não é raro que a história familiar seja negativa. O angioedema adquirido é mais raro e afeta indivíduos de mais idade que frequentemente apresentam gamopatia monoclonal ou uma doença maligna, como linfoma. O angioedema associado a IECA ocorre em menos de 1% dos pacientes tratados e pode ser fatal.[12]

BIOPATOLOGIA

O angioedema hereditário e o angioedema adquirido são causados por baixos níveis ou por uma função anormal de uma proteína reguladora no plasma, o inibidor de C1 (deficiência de C1 INH), que controla o sistema complemento, a via fibrinolítica e a via geradora de cininas.[13] Devido à presença de um gene normal, os níveis de C1 INH são detectáveis; todavia, devido ao gene anormal, esses níveis não são suficientes para controlar a geração de cininas. A enzima C1 esterase, quando ativada, cliva dois produtos do complemento, C4 e C2. Sem inibição apropriada, isso leva a baixos níveis de C4 e C2 circulantes. O C1 INH também é um modulador de importância crítica da via da bradicinina, e a diminuição de sua função leva a níveis elevados de bradicinina. A produção aumentada de bradicinina, e não o aumento de mediadores provenientes dos mastócitos ou ativação do complemento, leva ao extravasamento capilar e consequente angioedema. As alterações nos níveis de C4 e C2, apesar de não serem importantes no mecanismo fisiopatológico da doença, são úteis para o diagnóstico.

No angioedema hereditário do tipo I (85% dos pacientes), o gene anormal não produz C1 INH. No angioedema hereditário do tipo II (15%), uma proteína C1 INH antigenicamente detectável é produzida, porém não é funcional. No angioedema hereditário tipo III (muito raro), existe C1 INH funcional, porém há uma anormalidade ainda a ser definida na geração de compostos vasoativos. No angioedema adquirido, fatores desconhecidos ativam o C1 e diminuem a atividade de C1 INH no plasma, ou ocorre produção de um autoanticorpo contra C1 INH, que interfere na sua função.[14] O angioedema associado a IECA é causado pela inibição não intencional da enzima que inativa a bradicinina; a via do complemento não é afetada.

MANIFESTAÇÕES CLÍNICAS

As crianças com angioedema hereditário podem apresentar episódios pouco depois do nascimento, que tendem a ser leves. Na maioria dos pacientes, a gravidade dos episódios piora na puberdade, com episódios de edema que podem afetar qualquer superfície externa do corpo, incluindo os órgãos genitais. As superfícies mucosas também são afetadas, e os pacientes podem apresentar edema potencialmente fatal da úvula e da parte posterior da faringe, levando à asfixia. O edema da submucosa do sistema digestório pode causar sinais/sintomas de *abdome agudo*, levando à realização desnecessária de laparotomia exploradora. Cerca da metade dos pacientes relata que o traumatismo, sobretudo aquele associado à pressão local, precipita um ataque, e cerca da metade também observa maior frequência de ataques durante períodos de estresse emocional. Os ataques em pacientes com angioedema adquirido assemelham-se clinicamente aos de pacientes com angioedema hereditário. Em pacientes em uso de IECA, o angioedema pode se manifestar como edema grave ou, simplesmente, como tosse crônica que começa dias ou meses após a instituição da terapia com IECA.

DIAGNÓSTICO

Os melhores exames para sustentar o diagnóstico de angioedema hereditário ou de angioedema adquirido incluem determinações dos níveis de C1 INH, função de C1 INH e níveis de C4, sobretudo durante um episódio. As características diferenciais do angioedema adquirido incluem início mais tardio na vida e existência de doença maligna ou paraproteinemia. Todavia, além dos baixos níveis de C2 e C4, os pacientes com angioedema adquirido podem apresentar depressão profunda do nível de C1, uma proteína que está comumente normal no angioedema hereditário. Os pacientes com angioedema associado a IECA podem apresentar manifestações nas primeiras horas após o início da terapia ou depois de muitos meses e até mesmo anos. O angioedema observado na urticária/angioedema é distinto, visto que está habitualmente associado a uma erupção urticariforme pruriginosa, os exames laboratoriais são normais, não há história de tratamento com IECA e ele responde aos anti-histamínicos, esteroides e epinefrina.

TRATAMENTO

Nos EUA, o manejo atual do angioedema hereditário inclui tratamento profilático tratamento SOS centrado no paciente dos episódios.

Episódios agudos de angioedema hereditário

O concentrado de C1 INH purificado a partir de plasma humano (20 unidades/kg IV), um inibidor da C1 esterase recombinante humano purificado a partir do leite de coelhos transgênicos (geneticamente modificados) (50 U/kg IV),[A6] o icatibanto,[A7,A8] um antagonista do receptor de bradicinina 2 (30 mg SC) e a ecalantida,[A9] um inibidor da calicreína (30 mg SC)[A10] estão todos aprovados pela FDA para o tratamento dos episódios agudos de angioedema hereditário.

Se esses medicamentos não estiverem disponíveis, o tratamento do angioedema das vias respiratórias deve incluir epinefrina racêmica (1:1.000) aplicada nas vias respiratórias por nebulização e por injeções intramusculares (0,2 a 0,3 mℓ de 1:1.000 em intervalos de 20 a 30 minutos). O acréscimo de um anti-histamínico para fins de sedação pode ser útil. Os médicos devem estar preparados para a realização de intubação nasotraqueal, de preferência no centro cirúrgico, em condições nas quais seja possível realizar uma traqueostomia, se for necessário. Os episódios agudos podem ser interrompidos pela administração de 2 unidades de plasma fresco congelado (PFC) para fornecer o C1 INH ausente; todavia, em raras ocasiões, os pacientes apresentam mais edema, refletindo, presumivelmente, a disponibilidade aumentada de substratos para a geração de cininas. Por conseguinte, embora o PFC possa ser útil no tratamento de ataques agudos sem risco à vida, ele não é recomendado para o edema de laringe potencialmente fatal.

Tratamento do angioedema hereditário a longo prazo

O concentrado de C1 INH (1.000 unidades IV, a cada 3 a 4 dias) está aprovado pela FDA para tratamento a longo prazo. Muitos pacientes com doença relativamente leve ou ataques infrequentes são tratados com terapia "quando necessário" (SOS) com C1 INH, icatibanto ou ecalantida (ver anteriormente).[15] Os androgênios atenuados, como o danazol (50 a 200 mg até 2 vezes/dia), aumentam a produção de C1 INH e produzem uma acentuada melhora dos sintomas em pacientes com angioedema hereditário. Os efeitos colaterais masculinizantes são habitualmente leves, mas podem ser problemáticos. Em um ensaio clínico duplo-cego controlado por placebo, foi demonstrado que a administração profilática de androgênios, concentrado de C1 INH[A11] ou inibidor da C1 esterase[A12] reduz significativamente o número de ataques agudos. Os androgênios estão absolutamente contraindicados durante a gravidez.

Profilaxia

Os pacientes devem ser tratados profilaticamente antes de procedimentos odontológicos ou outros procedimentos que envolvam traumatismo do tecido. Os pacientes tratados com androgênios atenuados, agentes antifibrinolíticos, PFC (2 unidades IV) ou concentrado de C1 INH (500 unidades SC) apresentam menos ataques.

Os inibidores da calicreína plasmática oferecem a promessa de eficácia para profilaxia no angioedema hereditário. Em um ensaio clínico duplo-cego e controlado por placebo, de pequeno porte, o lanadelumabe, um inibidor monoclonal da calicreína plasmática, foi administrado a pacientes com angioedema hereditário em duas injeções subcutâneas, com intervalo de 14 dias, para doses totais de 30 mg, 100 mg, 300 mg ou 400 mg, e comparado com injeções de placebo. O lanadelumabe nas doses de 300 mg e 400 mg reduziu a clivagem do cininogênio de alto peso molecular no plasma e também diminuiu a frequência de ataques.[A13] Um inibidor da calicreína plasmática VO foi administrado 1 vez/dia a pacientes com angioedema hereditário em doses crescentes ou como placebo; em uma dose de 125 mg ou mais, esse medicamento reduziu os ataques de angioedema ao longo de um período de 28 dias.[A14] De modo semelhante, a reposição do inibidor de C1 com uma preparação subcutânea demonstrou ser promissora como agente profilático no angioedema hereditário. Em um ensaio clínico prospectivo, duplo-cego e controlado por placebo, uma preparação nanofiltrada de inibidor de C1 ou placebo foi autoadministrado por via subcutânea, 2 vezes/semana, em um desenho cruzado envolvendo dois períodos de tratamento de 16 semanas. Nos pacientes, o uso profilático do inibidor de C1 reduziu de modo considerável a frequência de ataques agudos.[A15]

Angioedema adquirido

O tratamento do angioedema adquirido assemelha-se ao do angioedema hereditário, porém o tratamento definitivo exige melhora da doença subjacente.

Angioedema associado a IECA

O tratamento do angioedema associado ao uso de um IECA consiste em anti-histamínicos e/ou epinefrina, quando apropriado, e interrupção do IECA. Em um ensaio clínico randomizado de icatibanto, um antagonista seletivo do receptor de bradicinina B2 administrado por via subcutânea, o edema em pacientes com angioedema induzido por IECA apresenta resolução mais rápida do que com a terapia combinada com glicocorticoide e anti-histamínico.[A16]

O inibidor direto da renina, o alisquireno, também está associado a risco significativo de angioedema. Raramente, os pacientes continuam apresentando angioedema episódico quando o IECA é substituído por um bloqueador do receptor de angiotensina. Esses pacientes têm mais tendência a apresentar angioedema idiopático ou persistência do angioedema devido ao IECA do que do angioedema devido ao bloqueador do receptor de angiotensina.

PROGNÓSTICO

O desfecho a longo prazo de pacientes com angioedema hereditário depende, em grande parte, do fenótipo da doença (frequência de episódios de edema de laringe), da capacidade do paciente de tolerar androgênios atenuados e do acesso do paciente ao concentrado de C1 INH, icatibanto ou ecalantida. O uso repetido desses medicamentos para episódios agudos recorrentes parece ser seguro e efetivo.[16] Para a maioria dos pacientes, a expectativa de vida deve ser normal. Em geral, ocorre resolução do angioedema adquirido com o tratamento da doença subjacente, porém o prognóstico final depende da natureza dessa doença. O angioedema associado ao uso de um IECA pode ser fatal, porém habitualmente desaparece após a retirada do medicamento.

NO FUTURO

Nesses últimos anos, houve um enorme progresso na disponibilidade de medicamentos para o angioedema hereditário. No futuro próximo, o foco será a terapia personalizada para cada paciente individualmente, bem como o controle dos custos.

Grau A — Recomendações de grau A

A1. Sharma M, Bennett C, Carter B, et al. H1-antihistamines for chronic spontaneous urticaria: an abridged Cochrane Systematic review. *J Am Acad Dermatol.* 2015;73:710-716.
A2. Guillén-Aguinaga S, Jáuregui Presa I, Aguinaga-Ontoso E, et al. Updosing nonsedating antihistamines in patients with chronic spontaneous urticaria: a systematic review and meta-analysis. *Br J Dermatol.* 2016;175:1153-1165.
A3. Fedorowicz Z, van Zuren EJ, Hu N. Histamine H_2-receptor antagonists for urticaria. *Cochrane Database Syst Rev.* 2012;3:CD008596.
A4. Maurer M, Rosen K, Hsieh HJ, et al. Omalizumab for the treatment of chronic idiopathic or spontaneous urticaria. *N Engl J Med.* 2013;368:924-935.
A5. Dressler C, Werner RN, Eisert L, et al. Chronic inducible urticaria: a systematic review of treatment options. *J Allergy Clin Immunol.* 2018;141:1726-1734.
A5b. Maurer M, Giménez-Arnau AM, Sussman G, et al. Ligelizumab for chronic spontaneous urticaria. *N Engl J Med.* 2019;381:1321-1332.
A6. Riedl MA, Bernstein JA, Li H, et al. Recombinant human C1-esterase inhibitor relieves symptoms of hereditary angioedema attacks: phase 3, randomized, placebo-controlled trial. *Ann Allergy Asthma Immunol.* 2014;112:163-169.
A7. Cicardi M, Banerji A, Bracho F, et al. Icatibant, a new bradykinin-receptor antagonist, in hereditary angioedema. *N Engl J Med.* 2010;363:532-541.
A8. Lumry WR, Li HH, Levy RJ, et al. Randomized placebo-controlled trial of the bradykinin B2 receptor antagonist icatibant for the treatment of acute attacks of hereditary angioedema: the FAST-3 trial. *Ann Allergy Asthma Immunol.* 2011;107:529-537.
A9. Cicardi M, Levy RJ, McNeil DL, et al. Ecallantide for the treatment of acute attacks in hereditary angioedema. *N Engl J Med.* 2010;363:523-531.
A10. Lewis LM, Graffeo C, Crosley P, et al. Ecallantide for the acute treatment of angiotensin-converting enzyme inhibitor-induced angioedema: a multicenter, randomized, controlled trial. *Ann Emerg Med.* 2014;65:204-213.
A11. Zuraw BL, Busse PJ, White M, et al. Nanofiltered C1 inhibitor concentrate for treatment of hereditary angioedema. *N Engl J Med.* 2010;363:513-522.
A12. Riedl MA, Grivcheva-Panovska V, Moldovan D, et al. Recombinant human C1 esterase inhibitor for prophylaxis of hereditary angio-oedema: a phase 2, multicentre, randomised, double-blind, placebo-controlled crossover trial. *Lancet.* 2017;390:1595-1602.
A13. Banerji A, Busse P, Shennak M, et al. Inhibiting plasma kallikrein for hereditary angioedema prophylaxis. *N Engl J Med.* 2017;376:717-728.
A14. Aygören-Pürsün E, Bygum A, Grivcheva-Panovska V, et al. Oral plasma kallikrein inhibitor for prophylaxis in hereditary angioedema. *N Engl J Med.* 2018;379:352-362.
A15. Longhurst H, Cicardi M, Craig T, et al. Prevention of hereditary angioedema attacks with a subcutaneous C1 inhibitor. *N Engl J Med.* 2017;376:1131-1140.
A16. Baş M, Greve J, Stelter K, et al. A randomized trial of icatibant in ACE-inhibitor-induced angioedema. *N Engl J Med.* 2015;372:418-425.

REFERÊNCIAS BIBLIOGRÁFICAS

As referências bibliográficas, bem como os outros materiais suplementares deste livro, encontram-se no GEN-IO, nosso ambiente virtual de aprendizagem.

238 ANAFILAXIA SISTÊMICA, ALERGIA ALIMENTAR E ALERGIA A PICADAS DE INSETOS

LAWRENCE B. SCHWARTZ

DEFINIÇÃO

A anafilaxia sistêmica ocorre quando os mastócitos e, possivelmente, os basófilos secretam mediadores com poderosas atividades vasoativas e de contração da musculatura lisa, desencadeando uma resposta sistêmica.[1] Embora os mastócitos presentes em qualquer sistema de órgãos possam estar envolvidos, dependendo da distribuição do estímulo indutor, os principais alvos são constituídos pelos sistemas circulatório, cutâneo, respiratório e digestório – locais onde os mastócitos são encontrados em quantidades mais abundantes. Há anafilaxia sistêmica quando essas células são ativadas a secretar mediadores, como a histamina, por alergênios multivalentes que se ligam à imunoglobulina E (IgE) e provocam sua agregação, bem como a receptores de IgE de alta afinidade (FcεRI) na superfície dessas células, causando a secreção de mediadores e a reação clássica de hipersensibilidade imediata.

EPIDEMIOLOGIA

As avaliações da incidência anual de anafilaxia sistêmica e da prevalência dos indivíduos que correm risco de desenvolvê-la são complicadas, em virtude da falta de precisão das medidas diagnósticas. Nos EUA, cerca de 1.500 a 2.000 mortes por ano são atribuídas à anafilaxia sistêmica. Em adultos, sua incidência ao longo da vida é estimada em 2 a 8%, com base em uma pesquisa randomizada não enviesada de adultos, realizada por telefone público em 2011, e 82% ou mais de médicos que relataram ter testemunhado casos de anafilaxia sistêmica em sua prática clínica, incluindo alergologistas/imunologistas, emergencistas, clínicos gerais e pediatras.[2] Em crianças, nas quais a alergia alimentar é mais comum, é possível que a incidência de anafilaxia seja mais alta. São presentes os sintomas respiratórios ou cutâneos em mais de 50% dos casos, enquanto sintomas cardiovasculares, neurológicos ou gastrintestinais são reconhecidos em menos de 50%. Os medicamentos constituem o fator desencadeante mais comum, seguidos de picadas de insetos, alimentos, alergênios ambientais e exposição ao látex, porém a causa é desconhecida em alguns casos (Tabela 238.1). Cerca de 50% das reações ocorrem em casa, 14%, em estabelecimentos de saúde e 6 a 7%, na residência de outra pessoa, no trabalho ou em um restaurante. Os antibióticos e os meios de contraste radiológicos são os fatores desencadeantes mais comuns nos hospitais. No período perioperatório, as reações anafiláticas sistêmicas acontecem com uma frequência de 1 em 2.000 a 10.000, sendo que os relaxantes musculares e os antibióticos constituem os medicamentos mais comuns. Entretanto, a exposição ao látex, os agentes de indução anestésica, a clorexidina e outros fármacos também podem ser os responsáveis.[3]

Anafilaxia a alimentos e picadas de insetos são responsáveis por cerca de 100 mortes por ano. A maioria das reações anafiláticas fatais à inoculação de proteínas de veneno começa nos primeiros 30 minutos após a

Tabela 238.1 Causas de anafilaxia sistêmica.

MEDIADA POR IgE	NÃO MEDIADA POR IgE
Picadas de insetos	Ácido acetilsalicílico
Alimentos (com ou sem exercício)	Meios de contraste radiológicos
Medicamentos	Exercício, frio, calor, vibração, pressão
Látex	Narcóticos (exceto a fentanila)
Extratos de alergênios	Vancomicina
	Autoimune
	Anafilatoxinas do complemento
	Neuropeptídios
	Idiopática

IgE = imunoglobulina E.

picada.[4] Grande parte das reações alimentares, das picadas de insetos fatais e de muitas reações a medicamentos são precedidas de uma reação leve de hipersensibilidade imediata ao mesmo alergênio. O reconhecimento desses eventos anteriores como um importante fator de risco para uma futura anafilaxia fatal deve levar à implementação de um plano de ação para prevenir essas reações, bem como lidar com elas. Idade avançada e mastocitose concomitante também são importantes preditores de risco aumentado de anafilaxia grave.[5]

Algum tipo de alergia alimentar é relatado pelo próprio adulto em 19% dos casos e tende a estar presente em até 11%; todavia, apenas cerca de 50% desses casos de alergia são classificados como graves.[6] A maioria das crianças perde sua sensibilidade alérgica a leite de vaca, ovo, trigo ou soja em torno dos 5 anos, enquanto a sensibilidade a amendoins, nozes ou frutos do mar normalmente é duradoura. Aproximadamente 20% das crianças perdem a sensibilidade aos amendoins na idade escolar, mas uma pequena porção desses indivíduos readquire a sensibilidade a amendoins posteriormente na vida – particularmente quando continuam a evitar o seu consumo.

O látex provoca anafilaxia em um grupo pequeno, porém significativo de indivíduos, particularmente pacientes que foram submetidos a múltiplos procedimentos cirúrgicos no início da vida – como aqueles com espinha bífida, anomalias congênitas do trato urinário ou indivíduos com exposição posterior frequente durante a vida, como os profissionais de saúde.[7] As estimativas da prevalência da hipersensibilidade ao látex variam de 1 a 6% na população geral e alcança cerca de 10% entre profissionais da área de saúde regularmente expostos. Ao longo de um período de 5 anos, a Food and Drug Administration (FDA) reuniu aproximadamente 1.100 relatos de anafilaxia induzida por látex, incluindo 15 mortes. A eliminação de luvas de látex com talco e a disponibilidade de luvas de nitrilo ou polivinil sem látex diminuíram a prevalência desse problema entre profissionais de saúde. A hipersensibilidade de contato é diagnosticada pelo teste de contato (*patch testing*) e a hipersensibilidade imediata, por testes de IgE específica contra látex realizados *in vitro*.

BIOPATOLOGIA

Etiologia

Os mediadores produzidos pelos mastócitos e basófilos ativados iniciam muitos dos sinais e sintomas de anafilaxia. Essas células expressam de modo constitutivo o receptor de alta afinidade de IgE, o FcεRI, em sua superfície celular, permitindo que elas estejam sempre armadas com IgE antígeno-específica, bem como possam ser ativadas por antígenos que provocam agregação de complexos IgE:FcεRI. As intervenções terapêuticas têm por objetivo prevenir a ativação dessas células ou bloquear a produção ou as ações de seus mediadores. Outras células – além dos mastócitos e dos basófilos – também participam provavelmente da anafilaxia sistêmica, particularmente as que expressam o FcεRI induzível, como eosinófilos, monócitos, células apresentadoras de antígenos e células epiteliais, afetando, desse modo, a intensidade, a duração ou o caráter das reações anafiláticas.

A maior parte da ativação dos mastócitos dependente de IgE ocorre em sítios locais e resulta em doença localizada – como conjuntivite alérgica, rinite ou asma, que ocorre quando alergênios se depositam sobre a superfície mucosa correspondente de um indivíduo sensibilizado e se difundem no tecido onde residem os mastócitos. A anafilaxia sistêmica presumivelmente exige a distribuição sistêmica do alergênio (ou de agonista não alergênio) para ativar os mastócitos presentes em locais distantes. Entretanto, a ativação do sistema de contato por produtos dos mastócitos, como heparina ou triptase, resultando em produção de bradicinina, também pode intensificar a gravidade da anafilaxia. O metabolismo prejudicado do mediador dos mastócitos – o fator de ativação das plaquetas – pode aumentar a gravidade. A ativação dos mastócitos em locais perivasculares deve ter efeito máximo sobre as respostas vasculares. Além disso, a capacidade de resposta de vários sistemas de órgãos aos mediadores dos mastócitos pode variar.

Alergênios

Os alergênios são, em sua maioria, proteínas ou glicoproteínas que atuam como antígenos completos, em que pelo menos dois epítopos são reconhecidos por diferentes anticorpos IgE, sendo, portanto, capazes de agregar a IgE em um indivíduo sensibilizado. A atividade de protease de alguns alergênios, como Der p1 dos ácaros da poeira de casa, pode facilitar sua penetração e alergenicidade nas mucosas. Outros têm domínios de ligação de lipídios, como Der p2, que aumentam sua potência antigênica. Reações anafiláticas ao cetuximabe, um anticorpo monoclonal IgG humanizado, podem ocorrer com a primeira exposição, devido à IgE do hospedeiro dirigida contra um componente carboidrato não humano, a galactose-alfa-1,3-galactose (alfagal), que foi produzido pela célula de hibridoma animal e conjugado com o anticorpo IgG durante sua expressão. A sensibilização à IgE antialfagal é desencadeada por picadas do carrapato-estrela, que é mais comum no sudeste dos EUA. Esses indivíduos sensibilizados também apresentam reações anafiláticas tardias – 3 a 7 horas após a ingestão de carnes vermelhas contendo alfagal – talvez devido à biotransformação dos alergênios monovalentes em alergênios alfagal polivalentes durante a digestão. Diferentemente dos antígenos completos, a maioria dos medicamentos atua como haptenos. Ligam-se de forma covalente a proteínas endógenas na circulação, nos tecidos ou nas células, aparecendo como alergênios multivalentes capazes de agregar e se ligar ao complexo IgE:FcεRI para ativar os mastócitos.

A exposição a um alergênio precisa levar à sensibilização para que ocorra uma reação de hipersensibilidade imediata. Esse processo, que leva pelo menos 1 semana, envolve o processamento do antígeno por células apresentadoras de antígenos. Em seguida, elas apresentam os antígenos peptídicos às células T_H2 (linfócitos T auxiliares), que, por sua vez, fornecem instruções a células B alergênio-específicas para mudar a produção de IgM ou IgG alergênio-específicas para IgE. A produção de IL-4 ou de IL-3 por células T_H2 e a ligação do ligante CD40 das células T_H2 à célula B CD40 são essenciais para essa mudança de classe de anticorpos. Em consequência, a anafilaxia não ocorre com a primeira exposição a um alergênio (fase de sensibilização), visto que o antígeno provavelmente não está mais presente no momento que a IgE antígeno-específica é produzida, todavia pode ocorrer em exposições subsequentes.

Alimentos

A maioria dos casos de anafilaxia induzida por alimentos em crianças acontece em resposta a ovo, amendoim, leite de vaca, trigo ou soja, enquanto os amendoins, as nozes e os frutos do mar são responsáveis pela maioria das reações observadas em adultos.[8] As reações a sementes, como as de gergelim, estão adquirindo maior importância e vários alimentos diferentes demonstraram ser alergênios importantes em determinados indivíduos. Alguns pacientes apresentam a síndrome da alergia oral, que normalmente ocorre em indivíduos sensíveis a alergênios de pólen, em que a IgE do indivíduo dirigida contra o pólen de ambrósia apresenta reações cruzadas com o melão ou em que a IgE dirigida contra pólen de bétula reage com o pêssego ou a maçã. Esses epítopos de alergênios alimentares normalmente são conformacionais (em vez de lineares) e são destruídos com mais facilidade pelo calor (cozimento), pelo ácido no estômago ou por proteases no intestino – de modo que raramente há progressão para reações sistêmicas.

A anafilaxia induzida por exercício associada à alergia alimentar ocorre quando um indivíduo sensibilizado pratica exercícios físicos por várias horas após ingerir o alimento ao qual é sensível, mas não quando o alimento é ingerido na ausência de exercício. O camarão e o trigo são mais frequentemente implicados.[9] O exercício parece aumentar a permeabilidade intestinal a antígenos alimentares, que, em seguida, entram na circulação sistêmica. O ácido acetilsalicílico, os agentes anti-inflamatórios não esteroides e o álcool também atuam aumentando a permeabilidade intestinal, bem como podem contribuir para o desencadeamento de anafilaxia induzida por alimento. Recomenda-se evitar os alimentos implicados entre 4 e 6 horas antes da prática de exercício físico.

Veneno de picadas de insetos

As famílias da ordem Hymenoptera, principais responsáveis por reações anafiláticas desencadeadas pelo veneno da picada, incluem Apidae (abelhas comuns e mamangaba), Vespidae (vespão, vespa do gênero *Vespula* [vespa germânica] e *Polistes fuscatus*) e Formicidae (formigas-lava-pés). Os principais alergênios das abelhas incluem a fosfolipase A_2 (Api m 1), a hialuronidase (Api m 2) e a melitina (Api m 4). As proteínas do veneno da mamangaba exibem reatividade imunológica cruzada com as das abelhas, porém carecem de melitina. Os venenos dos vespídeos apresentam reação cruzada entre eles próprios e incluem a fosfolipase e a hialuronidase; esse último alergênio apresenta reação cruzada com a hialuronidase das abelhas.

O veneno das formigas-lava-pés contém vários alcaloides – que não são alergênicos, mas produzem pústulas estéreis – e várias proteínas alergênicas, que apresentam reação cruzada com alergênios de vespídeos, como fosfolipase e alergênios do veneno de escorpião. Um indivíduo pode exibir uma reação anafilática com a primeira exposição a uma picada de inseto caso tenha sido anteriormente sensibilizado a um veneno de reação cruzada de outro inseto. Os alergênios de insetos que picam da ordem Diptera (pernilongos, mosquitos, mosquitos-pólvora, moscas) são de origem salivar e não apresentam reação cruzada com alergênios de venenos dos Hymenoptera. A anafilaxia a essas proteínas salivares parece ser incomum, mas a obtenção de dados epidemiológicos precisos é problemática – visto que as pessoas com frequência não percebem a picada de um mosquito – e ainda não se dispõe de reagentes diagnósticos comerciais de alta qualidade.

Látex

As proteínas alergênicas do látex são derivadas da seringueira, *Hevea brasiliensis*. A dermatite irritativa constitui a reação de contato mais frequente e não envolve a imunidade adquirida. A hipersensibilidade de contato – que resulta da imunidade celular a substâncias químicas haptênicas utilizadas no processamento do látex – uma reação local semelhante àquela causada pela hera venenosa – que pode surgir 1 dia após a exposição de um indivíduo sensibilizado. Por outro lado, a hipersensibilidade imediata dependente de IgE ocorre contra proteínas do látex, observada pelas vias de exposição cutânea (materiais elásticos), mucosa ou intravascular (cateteres), oral (balões) e respiratória (luvas de látex com talco), produzindo sinais e sintomas em questão de minutos. Ocorrem reações cruzadas mediadas por IgE entre alergênios do látex e aqueles encontrados em determinados alimentos frescos, como banana, castanha, abacate, kiwi, pêssego, pimentão e tomate – de modo que pode ser necessário que o indivíduo evite o consumo desses alimentos.

Vacinas

A anafilaxia sistêmica a vacinas é rara e ocorre em cerca de 1,31 a cada 1 milhão de indivíduos.[10] A anafilaxia à vacina influenza – que ocorre em cerca de 1,3 a 1,9 a cada 1 milhão de indivíduos – não parece estar relacionada com uma história de alergia a ovo. Na verdade, a anafilaxia desencadeada por vacina pode estar relacionada à sensibilidade a uma variedade de componentes da vacina.

Agonistas não dependentes de IgE

Muitos dos ativadores não dependentes de IgE dos mastócitos não precisam ser processados, assim como podem induzir uma resposta com a primeira exposição. Esses ativadores incluem meios de contraste radiológicos, a maioria dos narcóticos, com exceção da fentanila, e a vancomicina. A dose, a velocidade de administração e as variações individuais na reatividade são determinantes da gravidade. No caso de contrastes radiológicos, aqueles com baixa força iônica e iso-osmolaridade têm menos tendência a induzir uma reação sistêmica do que aqueles com alta força iônica e hiperosmolaridade. A vancomicina produz um evento de ativação dos mastócitos não dependente de IgE, conhecido como "síndrome do homem vermelho", que normalmente consiste em rubor pruriginoso, todavia sem comprometimento cardiovascular, a não ser que seja infundida com muita rapidez. Em geral, essas reações podem ser evitadas pela redução da velocidade de administração do antibiótico, reduzindo, assim, os níveis máximos.

Os ativadores endógenos dos mastócitos incluem neuropeptídios, como a substância P, a neurocinina A, o peptídio relacionado ao gene da calcitonina, as defensinas e as anafilatoxinas do complemento C3a e C5a. Embora C3a e C5a tenham seus próprios receptores nos mastócitos, as neurocininas, a vancomicina e os narcóticos ativam um receptor acoplado à proteína G, seletivamente, expresso nos mastócitos – denominado receptor acoplado à proteína G relacionado com Mas X2 (MRGPCR-X2) – causando secreção de histamina.

Ácido acetilsalicílico e anti-inflamatórios não esteroides

Normalmente, a hipersensibilidade ao ácido acetilsalicílico se manifesta por uma reação respiratória com broncospasmo, congestão nasal e rinorreia ou por uma reação cardiovascular com hipotensão e urticária – embora algumas vezes ocorra sobreposição, incluindo sinais e sintomas gastrintestinais. Na maioria dos casos, essas reações parecem ser mediadas farmacologicamente (e não pela IgE) e, nos indivíduos sensibilizados, elas podem ocorrer em resposta a qualquer um dos inibidores da ciclo-oxigenase 1 (COX1). Ainda que os inibidores da COX1 possam desviar o metabolismo do ácido araquidônico para a via da lipo-oxigenase, ainda não foi identificado um mecanismo passível de explicar a ativação dos mastócitos. Os inibidores seletivos da COX2 parecem ser seguros em pacientes asmáticos com intolerância ao ácido acetilsalicílico, mas nem sempre no sistema circulatório. Com menos frequência, ocorre sensibilidade a apenas um dos medicamentos dessa classe – um indício da participação da IgE dirigida contra um único componente químico desse medicamento específico.

Estímulos físicos

Em certos indivíduos, determinados estímulos físicos podem precipitar urticária ou anafilaxia sistêmica. Podem ocorrer episódios em resposta ao exercício, ao calor, à radiação solar, à vibração, à pressão ou ao frio. A anafilaxia dependente do exercício está algumas vezes associada à ingestão de qualquer alimento, independentemente da documentação ou não de sensibilidade ao alimento, bem como ocorre nas primeiras horas após a ingestão e pode ser evitada ao retardar a realização do exercício por várias horas após o consumo do alimento. Em alguns casos de urticária familiar desencadeada por frio ou vibração, foram encontrados defeitos genéticos.[11,12]

Autoimunidade, mutações ativadoras de Kit e alfatriptasemia hereditária

Alguns pacientes apresentam surtos espontâneos de anafilaxia, sem qualquer estímulo exógeno óbvio. Pacientes com mastocitose sistêmica (ver Capítulo 240) ou com alfatriptasemia hereditária são particularmente propensos à anafilaxia sistêmica, talvez pelo fato de que apresentam um número excessivo de mastócitos. Eles abrigam mutação ativadora somaticamente adquirida de Kit tirosinoquinase, que inicia seu estado de ativação ou um aumento do número de cópias em *TPSAB1* quando esse gene codifica a alfatriptase, respectivamente. Um corolário disso é que a anafilaxia sistêmica à picada de um inseto da ordem Hymenoptera pode constituir manifestação de apresentação dessas condições, principalmente se o nível sérico basal de triptase estiver elevado.[13–15] Um distúrbio relacionado – a síndrome de ativação dos mastócitos – inclui pacientes com doença clonal de mastócitos, refletida por essas mesmas mutações Kit ou alfatriptasemia hereditária, que apresentam surtos recorrentes de anafilaxia, mas não preenchem os critérios diagnósticos para mastocitose sistêmica. A alfatriptasemia hereditária, um distúrbio autossômico dominante, manifesta-se com níveis séricos elevados de triptase (8 a 100 ng/mℓ), além de sinais e sintomas em múltiplos órgãos, incluindo rubor cutâneo, prurido e urticária vibratória, disautonomia com síndrome do intestino irritável, articulações hiperextensíveis, anafilaxia e/ou retenção da dentição primária. Outra síndrome autossômica dominante de urticária causada por vibração ou atrito resulta de mutação ativadora no receptor de adesão acoplado à proteína G E2.

Sabe-se que alguns casos de urticária crônica estão associados aos anticorpos IgG e IgM contra o FcεRI ou à IgE. É possível que a ativação do sistema complemento atue de modo sinérgico com a agregação de FcεRI para ativar preferencialmente os mastócitos na pele ou nas paredes dos vasos sanguíneos, onde expressam receptores de C5a e C3a, em oposição à maioria dos mastócitos no pulmão que carecem desses receptores. A anafilaxia autoimune mediada por progesterona – ou anafilaxia catamenial – tende a ocorrer imediatamente antes da menstruação e pode responder a intervenções clínicas ou cirúrgicas que a evitam. Os mastócitos humanos também expressam o receptor IgG de baixa afinidade, FcγRIIa, que, quando agregado por imunocomplexos de IgG, é capaz de ativar os mastócitos, podendo contribuir para alguns episódios de anafilaxia.[16]

Fisiopatologia

Os mastócitos participam tanto da imunidade adquirida quanto da imunidade inata, originam-se a partir de progenitores na medula óssea e completam seu desenvolvimento nos tecidos periféricos, principalmente sob a influência do fator de células-tronco – o ligante para o receptor de tirosinoquinase denominado Kit. Os mastócitos, que apresentam IgE específica de alergênio, são ativados por alergênios multivalentes, que se ligam à IgE e agregam FcεRI em sua superfície celular. Esse processo pode ser importante na defesa contra certos microrganismos, como helmintos, que desencadeiam uma resposta intensa da IgE, ou contra toxinas proteicas, que são destruídas por proteases dos mastócitos.[17] Os mastócitos expostos a interferona-gama são capazes de processar o antígeno e apresentá-lo às células T.[18] Continua havendo controvérsias sobre o fato de os mastócitos humanos terem ou não um papel importante e não redundante nesses processos biológicos e imunológicos. No entanto, sua função central na hipersensibilidade imediata é evidente.

DIAGNÓSTICO

A anafilaxia sistêmica pode ser diagnosticada clinicamente em tempo real por critérios consensuais, delineados na Figura 238.1.[19] O início agudo e concomitante de sinais cutâneos de hipersensibilidade imediata, juntamente a hipotensão ou comprometimento respiratório na ausência aparente de exposição ao alergênio; o rápido início de sinais de hipersensibilidade envolvendo pelo menos dois órgãos entre os sistemas cutâneo, digestório, respiratório e circulatório após exposição a um alergênio provável; ou o rápido início de hipotensão após exposição a um alergênio conhecido pode ser utilizado para estabelecer o diagnóstico de anafilaxia sistêmica. A IgE antígeno-específica, que indica sensibilização, é medida com precisão no laboratório ou por testes cutâneos. A realização desses testes deve aguardar pelo menos 2 semanas após o evento anafilático a fim de evitar a obtenção de resultados falso-negativos. A sensibilização à IgE é necessária, mas não o suficiente para o diagnóstico de doença alérgica, visto que muitos indivíduos sensibilizados a um aeroalergênio – particularmente na presença de baixo nível de IgE antígeno-específica – não apresentam sintomas quando expostos. Quando a alergia alimentar é suspeita, mas não confirmada pelo teste de IgE, podem ser efetuadas provocações orais com alimentos, utilizando protocolos para minimizar o risco de anafilaxia sistêmica grave. As reações alérgicas a alimentos que envolvem a IgE devem ser diferenciadas de uma variedade de outros tipos de reações adversas, incluindo intolerância à lactose (devido à deficiência de lactase), enterocolite induzida por alimentos (respostas das células T ao leite de vaca, soja ou grãos) e doença celíaca (resposta das células T ao glúten presente no trigo e em outros grãos).

Um aumento do nível de triptase (acima do valor basal) em amostra de soro da fase aguda – que apresenta um pico 30 a 90 minutos após o aparecimento de sinais ou sintomas de anafilaxia e, em seguida, declina com uma meia-vida de cerca de 2 horas – indica a ocorrência de ativação mastocitária. Um aumento do nível de triptase em amostra de soro de fase aguda (coletada 30 min a 4 horas após o início clínico) de pelo menos 2 + 1,2 × o nível sérico basal (coletado antes do início ou pelo menos 24 horas após a resolução de todos os sinais e sintomas clínicos) é considerado clinicamente significativo. A elevação da magnitude tem uma correlação com a gravidade clínica – isto é, hipotensão – na anafilaxia experimental mediada por picada de inseto. Embora um aumento do nível sérico total de triptase seja bastante específico de anafilaxia, a sensibilidade é baixa para a detecção de anafilaxia desencadeada pela ingestão de alimentos ou, em geral, se a gravidade anafilática for modesta (sem hipotensão) ou local (edema de laringe) – ou se a amostra de fase aguda foi coletada fora do tempo ideal. Se há existência de vias anafiláticas dependentes de IgE que não envolvem a ativação dos mastócitos, mas, em vez disso, envolvem a ativação de basófilos, isso é desconhecido. Entretanto, ela tem sido considerada para a anafilaxia desencadeada pela ingestão de alergênios alimentares. Os níveis séricos basais de triptase são estáveis em indivíduos saudáveis, refletindo fatores genéticos, em vez de ambientais, bem como variam de 1 a 11 ng/mℓ. São observados níveis basais acima de 20 ng/mℓ na maioria dos pacientes com mastocitose sistêmica (ver Capítulo 240), representando um critério menor para esse diagnóstico, assim como níveis acima de 8 ng/mℓ em todos os pacientes diagnosticados até hoje com alfatriptasemia hereditária. Os níveis basais elevados de triptase também parecem aumentar o risco à anafilaxia sistêmica grave desencadeada pela picada de insetos, provavelmente devido à maior prevalência de um distúrbio de mastócitos clonais, com mutação ativadora de c-kit ou um aumento do número de cópias do gene que codifica a alfa-triptase.[13,14]

A histamina plasmática, em virtude de seu rápido metabolismo, não é tão prática quanto a triptase sérica ou plasmática na detecção de anafilaxia. No entanto, os níveis urinários de N-metil-histamina também são capazes de refletir os níveis globais de histamina liberada, acumulando-se na urina durante a anafilaxia e permanecendo armazenada na bexiga até a micção. Todavia, os níveis são afetados por alimentos ingeridos que contêm histamina, por bactérias da mucosa produtoras de histamina e pela variabilidade do metabolismo da histamina. A prostaglandina D_2 (PGD_2) e o leucotrieno C_4 (LTC_4) – mediadores do ácido araquidônico que são sintetizados por vários tipos de células, incluindo os mastócitos ativados – são rapidamente metabolizados a $PGF2\alpha$ e LTE_4, respectivamente, e os níveis urinários ou séricos desses metabólitos podem estar elevados na urina formada durante a anafilaxia.

Os baixos níveis séricos de fator de ativação das plaquetas (PAF) acetil-hidrolase – que metaboliza o PAF – e da enzima conversora de angiotensina (ECA) – que metaboliza a bradicinina – foram associados à anafilaxia sistêmica mais grave induzida por alimentos. Ainda não foi determinado se o metabolismo lento do PAF e da bradicinina poderia permitir que esses mediadores desempenhassem uma função nessas reações, assim como se terapias específicas para mediadores fossem clinicamente úteis nessas reações.

Diagnóstico diferencial

A anafilaxia deve ser distinguida de uma variedade de distúrbios com apresentações superpostas. A síncope vasovagal provoca diaforese, náuseas, hipotensão e bradicardia, porém sem urticária e taquicardia. Os distúrbios que apresentam rubor podem ser benignos e não relacionados

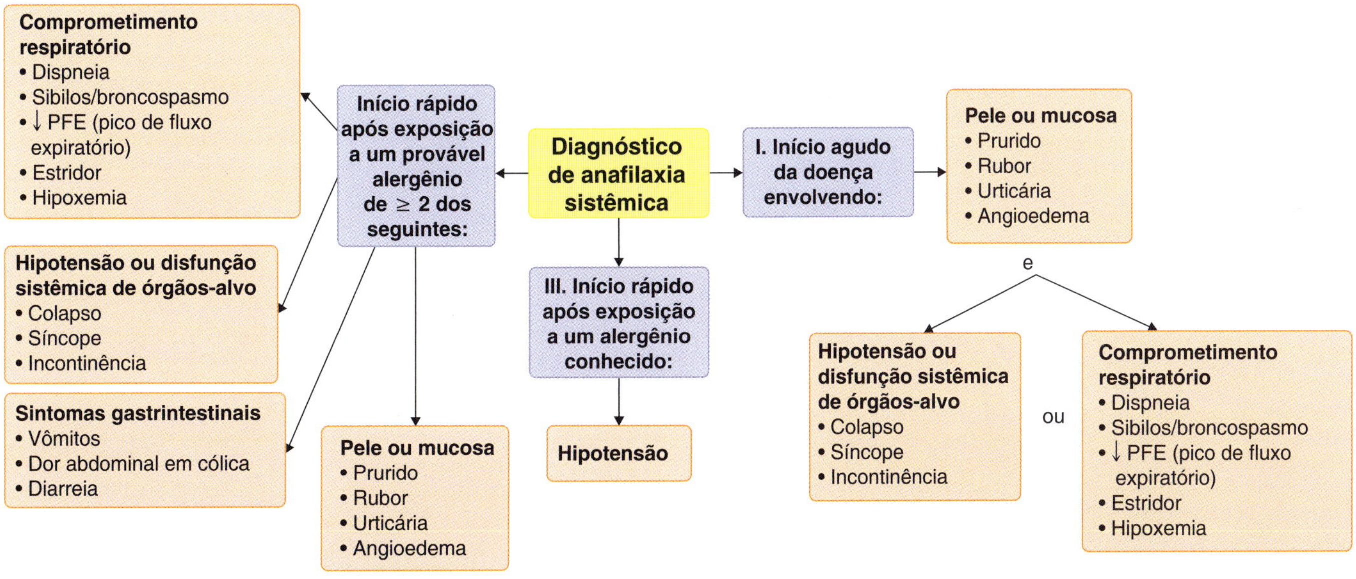

FIGURA 238.1 Diagnóstico clínico da anafilaxia sistêmica. O início agudo de anafilaxia sistêmica na ausência aparente de exposição a alergênio significa que os sinais e os sintomas, uma vez iniciados, desenvolvem-se em questão de minutos a 1 hora, enquanto o início rápido após exposição a um alergênio provável ou conhecido significa que esses sinais e sintomas começam a ocorrer em poucos minutos a várias horas após essa exposição. (De Sampson HA, Muñoz-Furlong A, Campbell RL, et al. Second symposium on the definition and management of anaphylaxis: summary report–second National Institute of Allergy and Infectious Disease/Food Allergy and Anaphylaxis Network symposium. *J Allergy Clin Immunol.* 2006;117:391-397.)

à anafilaxia ou podem constituir manifestação de condições patológicas, como: síndrome carcinoide (que normalmente não está associada à urticária e à hipotensão profunda), feocromocitoma (que causa episódios de hipertensão) ou VIPomas (que provocam rubor facial e diarreia volumosa com hipopotassemia, porém sem episódios de hipotensão nem urticária). Os ataques de pânico e a disfunção das pregas vocais podem representar um desafio para sua diferenciação da anafilaxia, particularmente baseando-se apenas na anamnese; entretanto, eles precisam ser considerados. Os episódios agudos de angioedema causados pela deficiência do inibidor de C1 esterase não estão associados ao prurido nem à urticária, evoluem mais lentamente e persistem por mais tempo do que os episódios de anafilaxia. Devido à ativação do complemento ou à ativação do sistema de contato, pode ocorrer choque com a produção de anafilatoxinas do complemento, levando à geração de bradicinina, sem envolver a ativação dos mastócitos. A escombroidose ocorre 5 a 60 minutos após a ingestão de histamina, normalmente presente em peixes inadequadamente armazenados, e manifesta-se com rubor, palpitações, cefaleia e sintomas gastrintestinais. O distúrbio dura várias horas, mas tanto sua duração quanto sua gravidade dependem da quantidade de histamina ingerida. Em geral, ele responde a anti-histamínicos dos receptores H_1 e H_2, no entanto, em certas ocasiões, exige a administração de epinefrina e hidratação intravenosa. A doença do soro, várias síndromes de ativação celular, o choque séptico mediado por endotoxina e as síndromes de choque tóxico mediado por superantígenos se manifestam com febre, que não é característica da anafilaxia em si. Além disso, é necessário considerar a hipoglicemia, as crises convulsivas e os eventos pulmonares ou cardíacos primários. Em alguns casos, a anafilaxia sistêmica pode provocar outro distúrbio, por exemplo, infarto do miocárdio, com níveis elevados de triptase e troponina em soro de fase aguda.

A mastocitose sistêmica (ver Capítulo 240) e a alfatriptasemia hereditária são condições importantes a considerar no contexto da anafilaxia.[20] Em adultos com mastocitose, a mutação ativadora somática no gene de Kit nos progenitores dos mastócitos resulta em acúmulo mastocitário, particularmente na medula óssea e na pele, aumentando o risco de anafilaxia. A alfatriptasemia hereditária é um distúrbio autossômico dominante associado a um aumento no número de cópias de *TPSAB1* quando esse gene codifica a alfatriptase. Ambos os distúrbios podem ser diagnosticados com precisão por meio de testes genéticos específicos e podem se apresentar com anafilaxia sistêmica – principalmente quando espontânea ou induzida pela picada de inseto. Os exames complementares para mastocitose sistêmica são discutidos de maneira detalhada no Capítulo 240.

TRATAMENTO

Agudo

Os desfechos fatais na anafilaxia resultam principalmente de constrição das vias respiratórias ou de hipotensão. Logo, o tratamento agudo da anafilaxia sistêmica exige uma avaliação da perviedade das vias respiratórias, da pressão arterial e do estado hemodinâmico (Figura 238.2). Pode haver necessidade de intubação, traqueostomia, expansores de volume ou vasopressores. Os pacientes que apresentam quaisquer sinais ou sintomas de hipotensão devem ser imediatamente colocados em posição de decúbito com os membros inferiores ligeiramente elevados, o que pode prevenir a progressão ao choque anafilático ou ao que foi denominado *síndrome do ventrículo vazio* em exames *post mortem* – visto que quase todas as mortes por anafilaxia e hipotensão são precedidas de síncope, que ocorre na posição sentada ou ortostática. A epinefrina administrada por via intramuscular na coxa (0,2 a 0,5 mg em adultos e 0,01 mg/kg até 0,3 mg, em crianças, com dose repetida a cada 5 a 30 minutos, quando indicado) constitui o fármaco mais efetivo – e quanto mais precocemente for administrada durante o curso de uma reação anafilática, melhor o resultado. Como alternativa, pode-se considerar a administração intravenosa calibrada de uma solução de epinefrina (solução de 1 mg/100 mℓ, começando com 30 a 100 mℓ/h), titulada para a menor velocidade efetiva de infusão. A epinefrina relaxa o músculo liso dos brônquios, bem como melhora o tônus e a permeabilidade vasculares, contrabalançando, assim, o broncospasmo, a hipotensão e o edema tecidual. Mesmo que não haja nenhuma contraindicação absoluta para seu uso no tratamento da anafilaxia sistêmica, os benefícios da epinefrina precisam ser avaliados em relação às suas desvantagens em indivíduos idosos e pacientes com: doença vascular encefálica ou da artéria coronária, hipertensão, diabetes melito, hipertireoidismo, miocardiopatia ou glaucoma de ângulo fechado – nos quais pode haver precipitação de eventos adversos, como infarto do miocárdio, acidente vascular encefálico ou edema pulmonar. Ademais, os pacientes em uso de um betabloqueador, particularmente quando não seletivo, podem ser resistentes à epinefrina; nesse caso, pode-se administrar glucagon (1 mg por via intravenosa [IV] ou 1 a 5 mg/h IV) ou vasopressina (5 a 40 UI IV). O oxigênio deve ser administrado por cânula nasal. Os broncodilatadores inalados podem aliviar o broncospasmo; além disso, a administração parenteral de anti-histamínicos dos receptores H_1 (difenidramina, 1 a 2 mg/kg, até 50 mg) e dos receptores H_2 (ranitidina, 300 mg IV, durante 5 minutos) pode evitar a progressão da urticária e do prurido, porém não é provável que revertam a hipotensão ou o edema tecidual. Não há evidências para respaldar o uso de glicocorticoides no tratamento da anafilaxia e, no serviço de emergência, esses fármacos não parecem afetar a taxa de recidiva.[A1]

PREVENÇÃO

Os pacientes que já tiveram uma reação anafilática correm maior risco de sofrer outro episódio. Esses indivíduos devem utilizar uma pulseira de alerta médica, carregar um autoinjetor de epinefrina e devem ser instruídos sobre seu uso. Recomenda-se evitar o uso de betabloqueadores não específicos e inibidores da ECA, visto que eles podem piorar a gravidade de um episódio de anafilaxia; ademais, os betabloqueadores podem interferir no tratamento com epinefrina. Em indivíduos com anafilaxia recorrente, o uso profilático de anti-histamínicos dos receptores H_1 e H_2 é benéfico. Teoricamente, um antagonista dos leucotrienos e um inibidor da ciclo-oxigenase devem proporcionar um benefício profilático adicional. Deve-se considerar o uso de ciclosporina A (≤ 5 mg/kg/dia) nos casos difíceis de anafilaxia recorrente, em virtude de sua capacidade de inibir a ativação dos mastócitos (p. ex., na urticária crônica).[21] Foi relatada a utilidade do omalizumabe, que neutraliza a IgE livre, no controle da urticária, anafilaxia e reações à imunoterapia em pacientes com mastocitose, porém esse fármaco atualmente só está aprovado pela FDA para casos inadequadamente controlados de asma ou urticária crônica. Os glicocorticoides não inibem a ativação dos mastócitos *in vitro* nem as respostas de pápula/eritema imediatas a testes cutâneos de alergênios *in vivo*; além disso, o possível benefício em pacientes selecionados com a anafilaxia recorrente não tem base científica.

As síndromes anafiláticas específicas apresentam considerações singulares. A terapia anti-IgE em indivíduos com alergia a amendoins pode aumentar o limiar de sensibilidade, em média, do equivalente à metade de um amendoim a quase nove amendoins,[A2] proporcionando, desse modo, uma proteção contra exposições acidentais. A imunoterapia oral para a alergia a amendoins *aumenta* o risco de reações alérgicas ou anafiláticas[A2b] e não pode ser recomendada. A imunoterapia biológica oral[A3] ou epicutânea[A4]

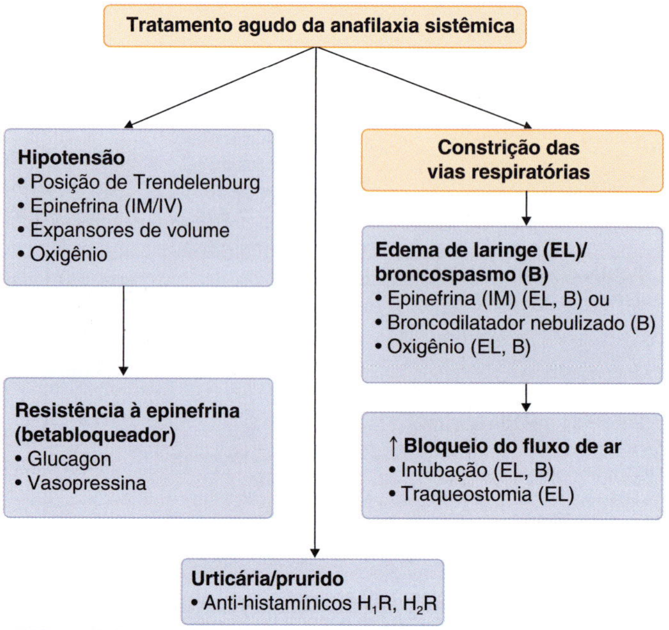

FIGURA 238.2 **Tratamento agudo da anafilaxia sistêmica.** B = broncospasmo; H_1R = receptor de histamina H_1; H_2R = receptor de histamina H_2; IM = intramuscular; EL = edema de laringe.

experimental também demonstrou resultados promissores. A alergia ao veneno de insetos pode ser tratada com imunoterapia a veneno, que diminui drasticamente o risco de anafilaxia a futuras picadas. As reações a meios de contraste radiológicos podem ser evitadas ou atenuadas por meio da administração prévia de anti-histamínicos dos receptores H_1 e H_2. Os pacientes hipersensíveis à penicilina geralmente devem evitar os antibióticos betalactâmicos, todavia podem ser dessensibilizados se houver necessidade premente de um antibiótico dessa classe (p. ex., penicilina no tratamento da neurossífilis). Contudo, a dessensibilização é temporária e, uma vez eliminado o medicamento, a sensibilidade tende a voltar. Todavia, a maioria das pessoas com história de alergia à penicilina ou à amoxicilina perde sua sensibilidade, o que pode ser determinado por testes cutâneos e teste provocativo oral. A anafilaxia catamenial pode responder ao análogo do hormônio de liberação das gonadotrofinas, à ooforectomia ou aos estrogênios conjugados. Os pacientes com mastocitose sistêmica, além das medidas farmacológicas profiláticas, devem evitar o uso de agonistas diretos dos mastócitos, como vancomicina e a maioria dos narcóticos, com exceção da fentanila. Os pacientes asmáticos com intolerância ao ácido acetilsalicílico e pólipos nasais podem ser dessensibilizados e colocados a uma dose diária para manter o estado de dessensibilização, resultando, assim, em melhor controle da asma, regressão dos pólipos e redução da hiposmia. Os indivíduos com alergia alimentar e ao látex devem evitar o agente desencadeante – embora dados sobre a alergia alimentar sustentem o uso de terapia de neutralização com anti-IgE ou imunoterapia oral para protegê-lo contra exposições inadvertidas a alergênios alimentares; ademais, a ingestão de amendoins por crianças com risco de desenvolver doença alérgica a amendoins pode prevenir o desenvolvimento de alergia na maioria delas.[A5] Pesquisas futuras deverão levar a intervenções terapêuticas mais efetivas para obtenção de uma tolerância clínica de maior duração.

NO FUTURO

As pesquisas contínuas deverão fornecer instrumentos diagnósticos mais precisos para definir diferentes vias de anafilaxia sistêmica, indicando os tipos de células e as vias bioquímicas envolvidas, revelando, desse modo, tratamentos mais apropriados. Haverá melhor compreensão dos preditores de risco anafilático. Em consequência, serão desenvolvidas intervenções que reduzam o risco – incluindo melhores esquemas de dessensibilização – e sejam capazes de reverter mais efetivamente os sinais e os sintomas desse distúrbio potencialmente fatal.

Grau A Recomendações de grau A

A1. Grunau BE, Wiens MO, Rowe BH, et al. Emergency department corticosteroid use for allergy or anaphylaxis is not associated with decreased relapses. *Ann Emerg Med.* 2015;66:381-389.

A2. Vickery BP, Vereda A, Casale TB, et al. AR101 Oral immunotherapy for peanut allergy. *N Engl J Med.* 2018;379:1991-2001.

A2b. Chu DK, Wood RA, French S, et al. Oral immunotherapy for peanut allergy (PACE): a systematic review and meta-analysis of efficacy and safety. 2019;393:2222-2232.

A3. Wang J, Sampson HA. Safety and efficacy of epicutaneous immunotherapy for food allergy. *Pediatr Allergy Immunol.* 2018;29:341-349.

A4. Boyle RJ, Elremeli M, Hockenhull J, et al. Venom immunotherapy for preventing allergic reactions to insect stings. *Cochrane Database Syst Rev.* 2012;10:CD008838.

REFERÊNCIAS BIBLIOGRÁFICAS

As referências bibliográficas, bem como os outros materiais suplementares deste livro, encontram-se no GEN-IO, nosso ambiente virtual de aprendizagem.

239 ALERGIA A MEDICAMENTOS

LESLIE C. GRAMMER

DEFINIÇÃO

As reações adversas a medicamentos (RAM) são reconhecidas como um importante problema de saúde pública, visto que elas resultam em morbidade e mortalidade. Uma RAM é definida pela Organização Mundial da Saúde como uma resposta nociva e não intencional a um medicamento, que ocorre em doses habitualmente prescritas para seres humanos. A definição farmacológica clássica das RAMs por Rawlins e Thompson as separa em dois tipos principais: as reações do tipo A, que são previsíveis e dependentes da dose; e as reações do tipo B, que são imprevisíveis e não dependem da dose. As reações do tipo B são responsáveis por 10 a 25% de todas as RAMs e incluem a alergia a medicamentos. O Comitê de Revisão de Nomenclatura da Organização Mundial da Saúde define a *alergia a medicamentos* como uma reação de hipersensibilidade para a qual um mecanismo imunológico definido, seja um processo mediado por células B (anticorpos) ou mediado por células T, é documentado. A maioria dos estudos epidemiológicos publicados refere-se às RAMs em geral, e não especificamente à alergia a medicamentos, visto que a demonstração dos mecanismos mediados por células B ou por células T específicos é frequentemente difícil, e o agente imunológico responsável pode ser um metabólito do medicamento.

EPIDEMIOLOGIA

A alergia a medicamentos é responsável por mortalidade, morbidade e custos socioeconômicos significativos, que provavelmente são subestimados. Os dados atuais precisam ser avaliados com cuidado, visto que eles envolvem diferentes populações, definições de RAM e alergia medicamentosa e metodologias, particularmente no que concerne à análise dos dados. O Boston Collaborative Drug Surveillance Program reuniu informações sobre todas as RAMs observadas em 4.031 pacientes hospitalizados durante um período de 6 meses. Foi relatada uma incidência de 6,1%, das quais 42% consistiram em reações graves; 1% dessas reações graves levou à morte do paciente. Utilizando um sistema de detecção automática em um hospital de Salt Lake City, foram identificadas 731 RAMs entre 36.653 pacientes internados. Convém ressaltar que apenas 12,3% desses casos foram relatados por médicos do hospital. Em uma metanálise de 33 estudos prospectivos realizados nos EUA, no período de 1966 a 1996, foi constatado que 15% dos pacientes hospitalizados apresentaram RAM e que a frequência de internação hospitalar relacionada com o uso de medicamentos variou de 3 a 6%. A maioria dos outros estudos subsequentes forneceu dados semelhantes. As informações epidemiológicas sobre alergias medicamentosas em indivíduos não hospitalizados e na população em geral são ainda mais limitadas e restritas principalmente a estudos de antibióticos.

Os médicos de atenção primária fazem, com frequência, o primeiro contato com um paciente não hospitalizado com suspeita de reação adversa a medicamento. Por conseguinte, eles desempenham um papel essencial na decisão de descartar o diagnóstico ou encaminhar o paciente para exames complementares. Ter uma abordagem diagnóstica estruturada para distinguir entre reações de hipersensibilidade e reações sem hipersensibilidade pode evitar reações que comportam risco à vida e, ao mesmo tempo, reduzir o sobrediagnóstico frequente de hipersensibilidade a medicamentos.[1]

Fatores de risco

Foram identificados alguns fatores de risco no desenvolvimento da alergia medicamentosa. Determinados fármacos causam reações adversas mais comumente, enquanto outros são responsáveis por reações mais graves (Tabela 239.1). A dosagem e a via de administração de um medicamento também podem ser fatores de risco; a administração repetida e intermitente de um medicamento pode ser mais sensibilizante do que a terapia ininterrupta. As substâncias que têm mais tendência a causar anafilaxia intraoperatória são agentes bloqueadores neuromusculares, antibióticos (particularmente betalactâmicos), látex e opioides.[2] A alergia a medicamentos é relatada, com mais frequência, em mulheres e em pacientes com infecção pelo HIV ou com reativação de alguns herpes-vírus. Alguns grupos étnicos parecem ser mais propensos a determinadas RAMs. Por exemplo, os americanos brancos correm maior risco de reações de hipersensibilidade ao abacavir, um inibidor da transcriptase reversa, do que outros grupos étnicos. Na alergia medicamentosa causada por inibidores da enzima conversora de angiotensina, os afro-americanos constituem a população mais vulnerável. Há indivíduos que apresentam hipersensibilidade a múltiplos medicamentos (HMM), uma síndrome que ocorre em consequência da estimulação excessiva das células T e que se caracteriza por reações de hipersensibilidade prolongadas a diversos medicamentos.[3] Quanto ao

Tabela 239.1 Medicamentos frequentemente implicados em reações alérgicas a medicamentos.

Ácido acetilsalicílico e anti-inflamatórios não esteroides
Agentes anti-hipertensivos (inibidores da enzima conversora de angiotensina)
Agentes biológicos (anticorpos monoclonais, como antifator de necrose tumoral e outros produtos proteicos de DNA recombinante)
Agentes quimioterápicos (platina, doxorrubicina, taxanos)
Alopurinol
Amiodarona
Antibióticos (betalactâmicos, sulfas, nitrofuranos)
Anticonvulsivantes (fenitoína, fenobarbital, carbamazepina)
Antipsicóticos
Antissoros (antitoxinas, antivirais)
Bloqueadores neuromusculares (rocurônio, succinilcolina)
Enzimas (L-asparaginase, estreptoquinase, quimopapaína)
Fármacos antiarrítmicos (procainamida, quinidina)
Fármacos antituberculose (isoniazida, rifampicina)
Meios de contraste radiológicos
Opioides
Vacinas (proteína do ovo, gelatina)

mecanismo envolvido, deve-se assinalar que a ativação das células T caracterizada pela expressão de $PD1^+/CD38^+$ nos linfócitos T $CD4^+$ pode ser encontrada na circulação de pacientes com HMM durante muitos anos.

Nos EUA, cerca de 10% dos indivíduos que procuram assistência médica apresentam histórico de alergia à penicilina.[4] Entretanto, se forem testados com um painel apropriado de testes cutâneos, menos de 10% desses indivíduos seriam considerados portadores de hipersensibilidade à penicilina.[4b] Os relatos excessivos de alergia à penicilina representam um considerável obstáculo no gerenciamento dos agentes antimicrobianos, com implicações importantes, incluindo maior resistência a antimicrobianos, aumento do custo dos cuidados e maior tempo de internação.[5] Os indivíduos com histórico positivo e resultados negativos dos testes cutâneos toleram os antibióticos do tipo penicilina tão bem quanto a população geral com histórico negativo; além disso, existe uma taxa muito baixa de ressensibilização.

BIOPATOLOGIA

As reações de hipersensibilidade a fármacos podem ser classificadas de acordo com o tipo de reação imunológica. A resposta imunológica a qualquer antígeno pode ser diversa, e a reação resultante pode ser complexa; os medicamentos não constituem uma exceção. A Tabela 239.1 fornece uma lista dos medicamentos que causam alergia significativa mais frequentemente.

Em sua maioria, os agentes farmacológicos são estruturas simples, com massa molecular inferior a 1.000 Da. Sozinhos, são incapazes de induzir respostas imunológicas de hipersensibilidade. Entretanto, a maioria desses medicamentos tem a capacidade de se ligar de maneira covalente a proteínas, formando complexos hapteno-carreador, em que o agente de baixo peso molecular atua como hapteno e a proteína como carreador. Os complexos hapteno-carreador podem induzir respostas imunológicas, cuja maior parte é dirigida contra o hapteno. Além dos medicamentos de baixo peso molecular que atuam como haptenos, há evidências de que eles podem ativar receptores imunes por meio de sua ligação direta a eles.[6]

A penicilina é um exemplo bem conhecido de agente de baixo peso molecular. A benzilpenicilina tem massa molecular de aproximadamente 300 Da e é metabolizada em um hapteno peniciloil. O componente peniciloil, que constitui cerca de 95% de todos os metabólitos da penicilina, é referido como determinante principal, visto que é o principal metabólito em termos de quantidade. Ele tem sido conjugado com poli-D-lisina para formar a peniciloil-polilisina, que agora está disponível comercialmente como Pre-Pen® (ALK-Abelló, Round Rock, TX) para teste cutâneo. Os outros 5% dos metabólitos da penicilina são designados como determinantes menores. Embora estejam presentes em menores quantidades, esses determinantes causam, na verdade, a maioria das reações anafiláticas de tipo imediato, enquanto o determinante principal está associado a reações mais tardias e menos graves. Os reagentes de determinantes menores nunca foram comercializados nos EUA. O teste cutâneo para penicilina não é amplamente utilizado por médicos dos EUA; anualmente, são vendidas apenas 40.000 doses do determinante principal.

Diferentemente dos fármacos simples de baixo peso molecular, os agentes terapêuticos que consistem em proteínas com massa molecular superior a 5.000 Da podem ser reconhecidos pelo sistema imune humano e resultar em sensibilização e reações de hipersensibilidade em caso de exposição subsequente. Como essas proteínas são antígenos completos, elas podem ser utilizadas como reagentes em testes cutâneos ou como antígenos ou alergênios em ensaios *in vitro*. Entre os reagentes proteicos terapêuticos capazes de causar hipersensibilidade, destacam-se a globulina antitimócito (de coelho ou equina), a estreptoquinase, o látex e determinadas vacinas, como toxoide tetânico. Os agentes biológicos, incluindo os anticorpos monoclonais, constituem causas cada vez mais reconhecidas de hipersensibilidade a medicamentos. Conforme previsto, os anticorpos murinos são mais imunogênicos, seguidos dos anticorpos monoclonais quiméricos e, em seguida, humanizados. Inesperadamente, diversas proteínas recombinantes humanas, incluindo a insulina e anticorpos monoclonais totalmente humanizados, podem causar reações de hipersensibilidade. Além das reações de hipersensibilidade, agentes biológicos, como anticorpos monoclonais, podem causar outras reações imunológicas (ver Capítulo 33). Uma dessas reações é a *síndrome de liberação de citocinas,* na qual níveis elevados de citocinas resultam em sintomas sistêmicos, incluindo febre, artralgia e extravasamento capilar; a interleucina-2 é o agente biológico com o qual essa síndrome foi descrita originalmente. O desequilíbrio imune representa outra reação imunológica, exemplificada pela terapia com antifator de necrose tumoral, que resulta em desregulação imune, com aumento da suscetibilidade à infecção ou autoimunidade.

MANIFESTAÇÕES CLÍNICAS

As manifestações clínicas da alergia a medicamentos frequentemente incluem um componente dermatológico (ver Capítulo 411). De acordo com as estimativas, 80 a 90% das alergias medicamentosas resultam em uma das seguintes manifestações cutâneas: erupção exantemática ou morbiliforme; urticária e/ou angioedema; dermatite de contato; erupção medicamentosa fixa; erupção semelhante ao eritema multiforme; ou fotossensibilidade.[7] As reações cutâneas adversas graves[8,9] são, em geral, induzidas por medicamentos e abrangem: as condições de síndrome de Stevens-Johnson e necrólise epidérmica tóxica;[10] reação medicamentosa com eosinofilia e sintomas sistêmicos, também conhecida como síndrome de hipersensibilidade induzida por medicamentos; e pustulose exantemática generalizada aguda. A reação medicamentosa com eosinofilia e sintomas sistêmicos (DRESS, *drug reaction with eosinophilia and systemic symptoms*), também denominada síndrome de hipersensibilidade induzida por medicamento, normalmente se manifesta com exantema maculopapular (ver Capítulo 411), febre e nível elevado de alanina aminotransferase; cerca de 75% dos casos de DRESS estão relacionados a medicamentos anticonvulsivantes.[11] Essas condições, apesar de sua raridade, provocam morbidade significativa e até mesmo mortalidade, razão pela qual é importante que o médico reconheça imediatamente reações adversas cutâneas graves e suspenda os medicamentos implicados. Algumas características das reações adversas cutâneas graves que as diferenciam de reações cutâneas não graves incluem o comprometimento de outros órgãos (p. ex., fígado, rins); febre; eosinofilia; comprometimento das mucosas; e lesões dolorosas, bolhosas ou pustulosas.[12]

DIAGNÓSTICO

O diagnóstico de alergia medicamentosa pode ser simples se um paciente iniciou recentemente um tratamento com um único agente que reconhecidamente causa hipersensibilidade, como um antibiótico betalactâmico. Por outro lado, no paciente hospitalizado, em quem múltiplos medicamentos são iniciados e interrompidos, a identificação do medicamento agressor pode ser difícil, exigindo uma anamnese completa e detalhada, juntamente com exame físico. Exige também manifestações clínicas compatíveis e relações temporais. Os exames *in vitro* raramente são úteis do ponto de vista clínico. Os testes *in vivo*, como os testes cutâneos e doses provocativas, podem ser indicados em algumas situações.

Diagnóstico diferencial

Para distinguir a alergia medicamentosa de outras RAM, vários critérios são úteis. As reações alérgicas ocorrem em uma fração muito pequena de indivíduos que recebem o medicamento, e elas não podem ser previstas. Os efeitos clínicos observados não se assemelham às ações farmacológicas conhecidas do medicamento. Na ausência de exposição prévia ao fármaco, os sintomas alérgicos ou de hipersensibilidade raramente aparecem antes de 1 semana de terapia contínua. Em geral, os medicamentos utilizados de maneira consistente durante vários meses ou mais raramente são os responsáveis.

Com frequência, a alergia medicamentosa assemelha-se a outras reações alérgicas ou de hipersensibilidade, como anafilaxia, urticária e reações semelhantes à doença do soro. Embora a maioria das reações medicamentosas tenha manifestações cutâneas, algumas acometem apenas outros sistemas de órgãos, produzindo, por exemplo, infiltrados pulmonares com eosinofilia, hepatite e nefrite intersticial aguda. A Tabela 239.2 fornece uma lista de medicamentos que causam reações em órgãos específicos. Foram identificados anticorpos específicos contra fármacos ou receptores de células T que reagem com os medicamentos suspeitos ou seus metabólitos relevantes. À semelhança das RAMs em geral, a reação frequentemente desaparece após a interrupção do medicamento. Entretanto, uma reação de hipersensibilidade pode persistir ou até mesmo se intensificar em virtude da formação de metabólitos do fármaco, que atuam como haptenos e ligam-se a proteínas carreadoras, como a albumina sérica humana.

TRATAMENTO

Tratamentos baseados em evidências

Existe uma escassez de informações baseadas em evidências sobre a alergia medicamentosa, uma doença que geralmente é iatrogênica.[13] Um estudo avaliou pacientes com HIV que anteriormente tiveram reação adversa ao cotrimoxazol; foi concluído que a dessensibilização resultou em menos reações adversas e menos interrupções do tratamento em pacientes com histórico de hipersensibilidade leve ou moderada. Um segundo estudo, que avaliou o tratamento da necrólise epidérmica tóxica, concluiu que não existem ensaios clínicos controlados e randomizados das terapias mais comumente utilizadas (*i. e.*, esteroides sistêmicos, ciclosporina, imunoglobulina intravenosa).

Existem diretrizes clínicas publicadas para o manejo das reações de hipersensibilidade relacionadas com infusões, causadas pela administração de quimioterapia ou terapia biológica. Essas diretrizes foram desenvolvidas como parte de uma iniciativa de melhora do desempenho e levaram a uma abordagem padronizada do manejo e relato das RAMs.

Tabela 239.2 Reações em órgãos específicos e medicamentos envolvidos.

REAÇÃO	MEDICAMENTO E/OU SUBSTÂNCIA ENVOLVIDOS
MANIFESTAÇÕES PULMONARES	
Infiltrados pulmonares com eosinofilia	Minociclina, nitrofurantoína
Pneumonite e fibrose	Bleomicina, amiodarona
Edema pulmonar não cardiogênico	Hidroclorotiazida, cocaína, heroína, metadona
MANIFESTAÇÕES AUTOIMUNES	
Lúpus induzido por fármacos	Hidralazina, procainamida
CITOPENIAS IMUNES INDUZIDAS POR MEDICAMENTOS	
Trombocitopenia	Quinidina, sais de ouro, sulfonamidas, heparina
Anemia hemolítica	Penicilina, metildopa
Agranulocitose	Sulfonamidas, propiltiouracila, quinidina, procainamida, fenitoína
MANIFESTAÇÕES HEPÁTICAS	
Colestase	Ácido aminossalicílico, dapsona
Dano hepatocelular	Fenotiazinas, eritromicina
Padrão misto	Halotano, isoniazida, diclofenaco
	Fenitoína, sulfonamidas
MANIFESTAÇÕES RENAIS	
Síndrome nefrótica	Sais de ouro, captopril, AINEs, penicilamina
Nefrite intersticial aguda	Antibióticos betalactâmicos, AINEs, sulfonamidas
MANIFESTAÇÕES DO SISTEMA LINFOIDE	
Pseudolinfoma	Fenitoína, lamotrigina
Síndrome semelhante à mononucleose infecciosa	Ácido aminossalicílico, dapsona
MANIFESTAÇÕES CARDÍACAS	Sulfonamidas, antibióticos betalactâmicos
MANIFESTAÇÕES NEUROLÓGICAS	
Neurite periférica	Colchicina, nitrofurantoína, sulfonamidas

AINEs = anti-inflamatórios não esteroides.

PREVENÇÃO

Embora o desfecho das RAMs seja, em geral, favorável, a prevenção é a meta óbvia. O médico só deve prescrever medicações quando clinicamente apropriadas e, se possível, deve evitar medicamentos reconhecidos pela sua capacidade de desencadear reações de hipersensibilidade significativas (ver Tabela 239.1). Antes de iniciar um medicamento, o paciente deve ser indagado acerca de RAMs anteriores ao mesmo medicamento ou a outros medicamentos farmacologicamente relacionados. Quando apropriado, a administração oral é provavelmente preferível à administração parenteral; a anafilaxia é menos provável, assim como a sensibilização. Dispõe-se de protocolos para testes cutâneos a antissoros estranhos e para o manejo das reações de hipersensibilidade a medicamentos (p. ex., pré-medicação, dose de teste, dessensibilização).[14] A Figura 239.1 fornece um algoritmo geral.

O risco de reação anafilática a um medicamento, como a penicilina, é uma função de história de início, gravidade e proximidade (Tabela 239.3). Se o indivíduo sofreu uma reação imediata, de início rápido, que envolveu sinais ou sintomas potencialmente fatais e cuja ocorrência foi relativamente recente, ele corre alto risco de reação anafilática grave com uma exposição subsequente.

Mesmo com um resultado negativo do teste cutâneo Pre-Pen®, um paciente pode ter reatividade contra determinantes menores; por

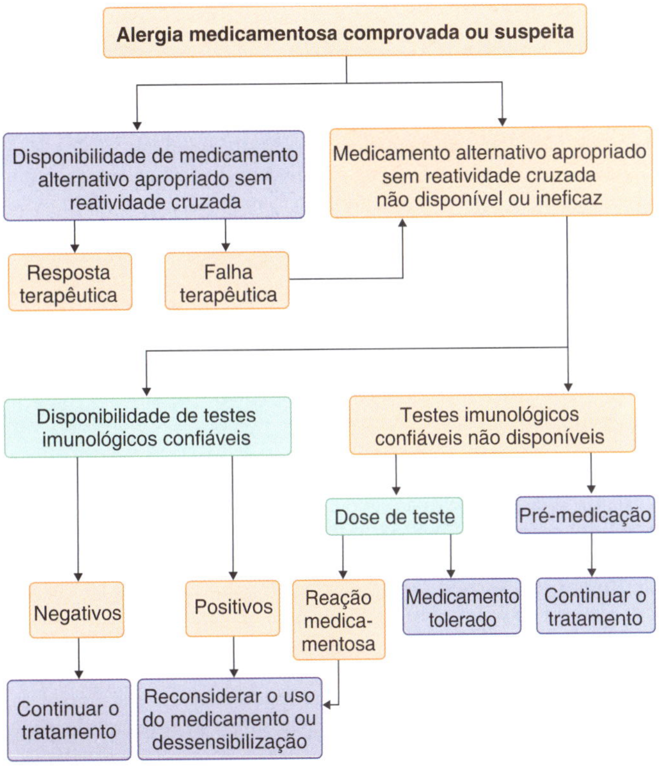

FIGURA 239.1 Diretrizes para o tratamento de pacientes com histórico de alergia medicamentosa. Em pacientes com suspeita ou diagnóstico de alergia a medicamentos, a primeira opção consiste em administrar um medicamento adequado sem reação cruzada. Se esse medicamento não estiver disponível, ou se o paciente não responder a ele, a avaliação complementar baseia-se na disponibilidade de um teste imunológico confiável para detectar a hipersensibilidade ao fármaco.

Tabela 239.3 Risco de reação anafilática à penicilina ou a outros agentes farmacoterapêuticos.

FATOR	BAIXO RISCO	ALTO RISCO
Início da reação anterior	> 24 h	< 30 min
Sinais e sintomas de reação anterior	Erupção morbiliforme Urticária isoladamente	Sintomas que comportam risco à vida: hipotensão, angioedema das vias respiratórias superiores, broncospasmo
Tempo decorrido desde a reação anterior	> 20 anos	< 1 ano

conseguinte, a abordagem a um paciente que necessita de um antibiótico betalactâmico depende do risco, conforme relacionado na Tabela 239.3. Os riscos e os benefícios devem ser discutidos e documentados detalhadamente. Em um indivíduo de alto risco, pode-se administrar com cautela uma dose de teste. Caso ocorra uma reação, pode-se considerar a dessensibilização se os riscos clínicos e os benefícios forem justificados.

PROGNÓSTICO

Muitas alergias a medicamentos envolvem erupções cutâneas, que são autolimitadas e desaparecem pouco depois da interrupção do agente desencadeador. Entretanto, ocorrem reações graves e que comportam risco à vida em aproximadamente 1 em cada 1.000 internados. As reações adversas cutâneas graves têm tendência particular a causar morbidade e mortalidade. Em 1998, a taxa de mortalidade de pacientes do Medicare hospitalizados foi 20% maior que a taxa de mortalidade de indivíduos que apresentaram RAM. A proporção de RAMs que consistiram em reações alérgicas não foi determinada nesse estudo, mas pode ser estimada em cerca de um quinto dos pacientes.

Ocorre resolução da maioria das reações medicamentosas; entretanto, podem ser observadas recidivas vários dias ou semanas após a interrupção do medicamento desencadeador, particularmente no caso de carbamazepina, fenitoína, ácido valproico, sulfassalazina, alopurinol e agentes antivirais. Nesses casos, os corticosteroides podem ser benéficos.[15]

O choque anafilático é uma das reações mais graves associadas à alergia medicamentosa (ver Capítulo 238).[16] Em geral, o choque anafilático é mediado pela imunoglobulina E (IgE), mas pode ocorrer com reações não mediadas por IgE a determinados medicamentos, como anti-inflamatórios não esteroides ou meios de contraste radiológicos. Nos EUA, estima-se que cerca de 1.500 pessoas morram anualmente em decorrência de anafilaxia por medicamentos. No Reino Unido, os medicamentos constituem a principal causa de anafilaxias fatais.

NO FUTURO

A farmacogenômica será um importante método de identificação de indivíduos com risco de apresentar uma reação alérgica significativa a determinado medicamento.[17] A genotipagem do antígeno leucocitário humano (HLA) pode identificar indivíduos que correm risco aumentado de hipersensibilidade a medicamentos. Por exemplo, os indivíduos com HLA-B*5701 correm maior risco de reação de hipersensibilidade medicamentosa ao abacavir, um inibidor da transcriptase do HIV. Reações adversas cutâneas graves ao alopurinol estão altamente associadas ao marcador genético HLA-B*5801. Em pacientes de ascendência asiática, o HLA-B*1508 está altamente associado ao desenvolvimento da síndrome de Stevens-Johnson se a carbamazepina for prescrita. Ainda não se sabe por que essa variante genética não constitui um fator de risco em pacientes de ascendência africana ou europeia. Outros métodos pelos quais os indivíduos suscetíveis podem ser identificados incluem polimorfismos em genes para moléculas de reconhecimento imune, enzimas envolvidas no metabolismo de fármacos e sistemas de reparo de produtos de adição macromoleculares.

REFERÊNCIAS BIBLIOGRÁFICAS

As referências bibliográficas, bem como os outros materiais suplementares deste livro, encontram-se no GEN-IO, nosso ambiente virtual de aprendizagem.

240 MASTOCITOSE

CEM AKIN

DEFINIÇÃO

A mastocitose é um grupo heterogêneo de distúrbios, que se caracterizam pelo acúmulo patológico de mastócitos em tecidos como a pele e a medula óssea. De acordo com a classificação da Organização Mundial da Saúde (OMS), com base na apresentação clínica e nos achados histopatológicos, existem sete categorias distintas de mastocitose (Tabela 240.1).[1] O termo *mastocitose cutânea* refere-se à doença de pele isolada, sem evidências de comprometimento de órgãos internos, enquanto o termo *mastocitose sistêmica* descreve o distúrbio quando acomete órgãos internos (mais comumente a medula óssea), com ou sem doença cutânea.

EPIDEMIOLOGIA

A mastocitose pode ser diagnosticada em qualquer idade.[2] As formas de início pediátrico e de início no adulto distinguem-se com base na idade do paciente por ocasião do diagnóstico inicial. Essas formas exibem diferenças na sua evolução clínica, patologia molecular e prognóstico. O cenário clínico mais comum que leva ao diagnóstico na população pediátrica consiste em uma criança que apresenta lesões da pele da mastocitose cutânea durante o primeiro ano de vida. É mais provável que os pacientes com lesões cutâneas de início mais tardio apresentem mastocitose sistêmica, assim como a maioria dos pacientes com mastocitose de início na vida adulta. A doença já foi diagnosticada em todos os grupos étnicos. As estimativas da prevalência de pacientes com mastocitose cutânea em clínicas dermatológicas variam de 1 em 500 a 1 em 8.000. A prevalência da mastocitose sistêmica é mais difícil de estimar, visto que o diagnóstico exige biopsia do tecido acometido e um elevado grau de suspeita clínica, sobretudo quando não existem lesões cutâneas. É provável que a mastocitose sistêmica seja subdiagnosticada, tendo em vista o fato de que não há achados ao exame físico nem anormalidades hematológicas ou laboratoriais de bioquímica especificamente associados à doença. Em consequência, após o início dos sintomas em muitos pacientes, não é incomum haver um atraso de vários anos até o estabelecimento do diagnóstico de mastocitose. A doença é esporádica, embora raros casos de ocorrência familiar tenham sido descritos.

BIOPATOLOGIA

Patogenia

A patogenia da mastocitose envolve o acúmulo de mastócitos nos tecidos, com liberação de mediadores pelos mastócitos ativados. A principal razão para o aumento no número de mastócitos nos tecidos parece consistir na apoptose defeituosa, mais do que em proliferação descontrolada. É raro observar um aumento da atividade mitótica em amostras de biopsia obtidas de pacientes com mastocitose, e, na maioria dos pacientes, a doença segue um curso indolente. O microambiente tecidual e a alteração da quimiotaxia também podem contribuir para a carga final de mastócitos teciduais.

Genética

Os mastócitos surgem a partir de progenitores hematopoéticos (ver Capítulo 147). A mastocitose sistêmica está associada a mutações pontuais

Tabela 240.1 Classificação da mastocitose de acordo com a Organização Mundial da Saúde.

Mastocitose cutânea
Mastocitose sistêmica indolente
Mastocitose latente sistêmica
Mastocitose sistêmica com neoplasia hematológica associada (NHA)
Mastocitose sistêmica agressiva
Leucemia de mastócitos
Sarcoma de mastócitos

De Horny HP, Akin C, Arber, DA, et al. Mastocytosis. In: Swerdlow SH, Campo E, Harris NL, et al, eds. *WHO Classification of Tumours of Haematopoietic and Lymphoid Tissues.* Lyon, France: IARC Press; 2017:60-69.

somáticas com ganho de função no gene *KIT* (anteriormente denominado *c-kit*) da célula progenitora dos mastócitos, levando à expansão neoplásica clonal dos mastócitos. O gene *KIT* codifica um receptor transmembranar (Kit), cuja porção intracelular atua como uma enzima tirosinoquinase. A porção extracelular do Kit liga-se a uma citocina, o fator de célula-tronco (SCF ou ligante de Kit). A interação de SCF e Kit proporciona o único estímulo mais importante para o crescimento e a diferenciação dos mastócitos a partir de suas células progenitoras. Em condições fisiológicas, o SCF homodimérico liga-se a duas moléculas do receptor Kit e estabelece ligações cruzadas, levando à autofosforilação dos aminoácidos de tirosina da porção intracelular da molécula de Kit. Por sua vez, os resíduos de tirosina fosforilados atuam como locais de acoplamento para moléculas adaptadoras a montante e de transdução de sinais, que regulam a diferenciação, a proliferação, a quimiotaxia e a ativação funcional dos mastócitos.

A mutação mais comum relatada na mastocitose[3,4] envolve o códon 816 do *KIT* (localizado no éxon 17), resultando na substituição de um ácido aspártico por um resíduo de valina (D816V) na proteína Kit, com consequente autofosforilação independente do ligante. A mutação D816V foi demonstrada em mastócitos de lesões da pele ou do tecido da medula óssea de mais de 90% dos adultos e de cerca de 40% dos pacientes pediátricos com mastocitose. Outros 40% de pacientes pediátricos são portadores de mutações *KIT* em outros éxons, mais comumente nos éxons 8 e 9. As mutações *KIT* podem ser demonstradas em linhagens hematopoéticas diferentes dos mastócitos em variantes avançadas de mastocitose sistêmica, à semelhança do comprometimento de múltiplas linhagens observado em neoplasias mieloproliferativas (ver Capítulo 157). A sensibilidade para a detecção da mutação é muito maior quando um tecido de lesão, como a medula óssea ou a pele, é analisado em comparação com o sangue periférico. Outros fatores patogênicos, alguns dos quais ainda não foram esclarecidos, parecem ser responsáveis pelo fenótipo final da doença, visto que o achado isolado da mutação D816V *KIT* não explica a notável heterogeneidade da apresentação clínica e do prognóstico da doença. Aberrações moleculares em *TET2*, *SRSF2*, *ASXL1*, *CBL*, *RUNX1* e *DNMT3A* têm sido as outras mutações identificadas com mais frequência em formas avançadas de mastocitose sistêmica. Na mastocitose sistêmica avançada, a maioria dos pacientes apresenta três ou mais mutações.

MANIFESTAÇÕES CLÍNICAS

Sintomas

Os sintomas de mastocitose estão principalmente relacionados com a liberação de mediadores dos mastócitos e, raramente, com a infiltração destrutiva dessas células nos tecidos ou consequência de uma neoplasia hematológica associada (NHA). A ativação dos mastócitos[5] resulta na liberação de vários mediadores pré-formados, que são armazenados nos grânulos dessas células, em síntese *de novo* de leucotrienos sulfidopeptídicos, como o LTC_4 e prostaglandinas (principalmente PGD_2) dos lipídios de membrana, e em síntese de citocinas. Os mediadores pré-formados armazenados nos grânulos dos mastócitos incluem histamina, proteases, como triptase, quimase e carboxipeptidase A, e proteoglicanos, como sulfato de heparina e de condroitina. Os mediadores vasoativos, como a histamina, o LTC_4 e a PGD_2, em tecidos locais ou distantes, causam vasodilatação, podendo levar ao aparecimento de rubor, taquicardia, hipotensão, pré-síncope e síncope. A histamina também causa prurido e estimula a hipersecreção de ácido gástrico pelas células parietais. Os mastócitos constituem fontes ricas de citocinas. Foram encontrados níveis séricos elevados do fator de necrose tumoral α e da interleucina-6 em pacientes com mastocitose, que podem contribuir para o processo fisiopatológico da fadiga e da osteoporose acelerada observadas em alguns pacientes. Categorias raras e agressivas de mastocitose podem estar associadas a extensa infiltração destrutiva dos mastócitos em tecidos como os trato gastrintestinal, o que pode resultar em má absorção, e o fígado, o que pode causar fibrose porta associada à hipertensão portal.

Podem ocorrer ativação dos mastócitos e liberação de mediadores após fatores desencadeantes, como mudanças de temperatura (p. ex., banhos de chuveiro quentes), exercício, ingestão de álcool etílico ou alimentos condimentados, estresse emocional, picadas de insetos e exposição a certos fármacos (como analgésicos opioides, AINEs ou relaxantes musculares), e, algumas vezes, de maneira espontânea, sem deflagrador evidente. A prevalência de doença atópica em pacientes com mastocitose assemelha-se àquela observada na população em geral, e o nível sérico de imunoglobulina E (IgE) é, com frequência, baixo. Entretanto, os pacientes com sensibilidade anafilática a alergênios de himenópteros (p. ex., abelhas, marimbondos, mamangavas, vespas, formigas) parecem ter uma incidência desproporcionalmente alta de mastocitose.

A mastocitose é uma doença com manifestações clínicas variáveis.[6] Embora a única queixa de alguns pacientes seja o aspecto estético das lesões da urticária pigmentosa (Figura 240.1), outros sofrem de episódios frequentes de instabilidade vascular ou apresentam doença hematológica potencialmente fatal. Em geral, os pacientes com mastocitose pertencem a uma de duas categorias amplas, de acordo com o local de comprometimento: pacientes com doença cutânea isolada ou aqueles com doença sistêmica, com ou sem comprometimento cutâneo. A mastocitose cutânea (*i. e.*, a doença limitada à pele, na ausência de comprometimento de órgãos internos) é comumente diagnosticada em crianças no primeiro ano de vida, enquanto a mastocitose sistêmica é mais diagnosticada em adultos por meio de biopsia e aspirado de medula óssea.

Manifestações cutâneas

As lesões cutâneas maculopapulares da urticária pigmentosa (conhecida como mastocitose cutânea maculopapular) constituem as manifestações mais comuns da mastocitose cutânea (Figura 240.1). Elas também são observadas em 50 a 90% dos pacientes com mastocitose sistêmica, dependendo da categoria de doença. As lesões da urticária pigmentosa, cuja aparência é notavelmente diferente daquelas da urticária, são fixas, de coloração castanha a salmão, e variam de tamanho de alguns milímetros a vários centímetros. São observadas mais proeminentemente no tronco e nos membros e tendem a poupar o rosto e as áreas da pele expostas ao sol, embora possa ocorrer comprometimento facial e do couro cabeludo em crianças. Pode ocorrer formação de bolhas das lesões em crianças, principalmente nos primeiros 3 anos de vida. Em geral, as lesões não são pruriginosas em repouso, mas pode haver urticária após exposição a diversos fatores desencadeantes (ver Biopatologia). Muitos pacientes observam que as lesões cutâneas se tornam mais proeminentes após exposição ao calor ou após irritação física, como a provocada por fricção. As lesões podem concentrar-se em áreas da pele propensas à irritação, como as axilas e a região inguinal.

As apresentações incomuns da mastocitose cutânea incluem mastocitomas e mastocitose cutânea difusa. Os mastocitomas são tumores de mastócitos benignos e, em geral, solitários, embora se tenha constatado que, em alguns casos, eles precedem as lesões da urticária pigmentosa. Ocorrem quase exclusivamente em crianças, e a irritação física da lesão pode resultar em rubor generalizado e outros sinais/sintomas de liberação de mediadores dos mastócitos. A mastocitose cutânea difusa é outra forma de acometimento cutâneo, que é observada exclusivamente em crianças. Caracteriza-se pelo espessamento difuso da pele e dos anexos, com aparência de casca de laranja, na ausência de lesões individuais de urticária pigmentosa. A telangiectasia macular eruptiva *perstans* (TMEP) é uma forma rara de mastocitose cutânea, que se caracteriza por máculas telangiectásicas difusas. Como as lesões da TMEP são geralmente observadas na urticária pigmentosa, argumenta-se sobre o fato de a TMEP representar uma forma distinta de mastocitose cutânea.

Os pacientes com mastocitose cutânea podem apresentar outros sinais/sintomas, como dor abdominal, diarreia e rubor.

Manifestações sistêmicas

Os sinais/sintomas causados pela desgranulação dos mastócitos podem ser experimentados como episódios breves, recorrentes e autolimitados

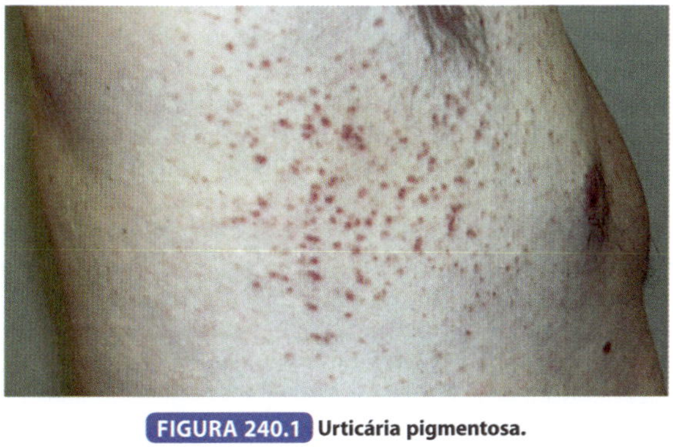

FIGURA 240.1 Urticária pigmentosa.

com manifestações em múltiplos órgãos, ou como queixas crônicas durante um período prolongado de tempo. Um episódio típico de desgranulação dos mastócitos pode consistir, de maneira variável, em rubor, hiperemia conjuntival, náuseas, vômitos, cólicas abdominais, diarreia, taquicardia e tontura. Podem ocorrer sinais/sintomas de ativação dos mastócitos (ou *síndromes de ativação dos mastócitos*) em outras condições além da mastocitose (ver Capítulo 238), nas quais a ativação dos mastócitos constitui um processo reativo secundário a estímulos gerados por outro processo patológico. Pode haver desenvolvimento de hipotensão, e o episódio pode, em alguns pacientes, progredir até a perda total de consciência. Por conseguinte, deve-se considerar a possibilidade de mastocitose em todos os pacientes com anafilaxia recorrente antes que se possa estabelecer um diagnóstico de anafilaxia idiopática. A triptase, uma protease armazenada nos grânulos dos mastócitos, pode estar elevada acima dos níveis basais do paciente no soro ou no plasma se for medida nas primeiras 4 horas após o início do episódio em pacientes com suspeita de desgranulação dos mastócitos ou anafilaxia, independentemente da causa. Angioedema, urticária e sibilos são incomuns na mastocitose. O rubor acomete habitualmente a face e a área superior do tórax. Um fator desencadeante consistente pode ser identificado em apenas um pequeno número de pacientes (ver Biopatologia). Em geral, os episódios duram 30 minutos a algumas horas. Os episódios hipotensivos podem ser potencialmente fatais, sobretudo quando existem comorbidades, como doença cardíaca ou pulmonar. Deve-se suspeitar de mastocitose sistêmica em todos os pacientes com reações sistêmicas a picadas de himenópteros, particularmente as que envolvem síncope hipotensiva ou quase síncope.

Sintomas gastrintestinais

São observados sintomas gastrintestinais em mais de 50% dos pacientes com mastocitose. Podem ocorrer dor epigástrica, cólica na parte inferior do abdome, náuseas, vômitos ou diarreia episodicamente no contexto de um episódio agudo de desgranulação dos mastócitos ou de forma crônica. A hipersecreção de ácido gástrico induzida pela histamina derivada dos mastócitos pode levar à esofagite, gastrite e úlcera péptica, embora as medidas do débito de ácido basal tenham demonstrado uma acentuada variabilidade em diferentes estudos, desde hipersecreção na faixa observada na síndrome de Zollinger-Ellison até acloridria. Em radiografias ou avaliações endoscópicas, pode-se observar edema da mucosa, espessamento das pregas mucosas gástricas ou duodenais ou lesões nodulares. Pode ocorrer diarreia alternando com constipação intestinal. A diarreia persistente e intensa pode ser complicada por má absorção clinicamente significativa em pacientes com mastocitose sistêmica grave. Hematoquezia, hematêmese e melena são manifestações incomuns, que devem levar a avaliação endoscópica imediata para excluir a possibilidade de doença coexistente. Os mastócitos são constituintes normais da lâmina própria da mucosa gastrintestinal, e o seu número pode estar aumentado em estados inflamatórios que afetam o sistema digestório. Entretanto, a quantificação dos mastócitos em amostras de biopsia gastrintestinal geralmente não demonstra ser útil, e deve-se evitar o diagnóstico de doença mastocitária por biopsia gastrintestinal, baseado unicamente no aumento do número de mastócitos, sem evidências de outros critérios da OMS. Hepatomegalia leve a moderada, com ou sem anormalidades nos níveis séricos de transaminases, é encontrada, embora hipertensão portal e ascite sejam raras e indiquem categorias avançadas de mastocitose. Em alguns pacientes, foram relatados icterícia e achados na colangiografia semelhantes aos da colangite esclerosante primária.

Sintomas musculoesqueléticos

A dor musculoesquelética é comum em pacientes com mastocitose e é causada principalmente por dor nos tecidos moles, à semelhança da fibromialgia. Osteoporose acelerada é observada em um subgrupo de pacientes, sobretudo aqueles que apresentam outros fatores de risco, como mulheres após a menopausa, ou os que recebem tratamento com glicocorticoides. Fraturas por compressão patológicas e outras fraturas por fragilidade devido ao comprometimento ósseo podem constituir o achado inicial em alguns pacientes.[7] Recomenda-se a densitometria óssea como parte da avaliação padrão de mulheres com mastocitose e de qualquer paciente com história de fraturas patológicas. Foram relatadas anormalidades radiológicas em até 75% dos pacientes com mastocitose. Além da osteoporose generalizada, os exames ósseos podem revelar uma mistura de lesões escleróticas ou líticas, e a cintilografia esquelética pode mostrar captação focal ou difusa do marcador radioativo.

Manifestações hematológicas

Foram observadas anormalidades do sangue periférico em até 50% dos pacientes com mastocitose sistêmica. Anemia normocítica normocrômica leve é a anormalidade mais comum, seguida por trombocitopenia, eosinofilia, monocitose e leucopenia. A eosinofilia na mastocitose raramente provoca dano orgânico, conforme observado na leucemia eosinofílica crônica ou na síndrome hipereosinofílica idiopática (ver Capítulo 161). É importante diferenciar um distúrbio eosinofílico primário da mastocitose com eosinofilia. Alguns casos de leucemia eosinofílica crônica estão associados ao gene de fusão *FIP1L1-PDGFRA* e respondem ao imatinibe, enquanto a mastocitose sistêmica está associada a mutações pontuais no códon 816 do gene *KIT*, que confere resistência a esse fármaco.

Em cerca de 20% dos pacientes com mastocitose sistêmica, foram relatadas evidências de outra doença hematológica clonal não mastocitária. As neoplasias hematológicas clonais não mastocitárias associadas à mastocitose são, em geral, de natureza mieloide (neoplasias mieloproliferativas, síndromes mielodisplásicas ou leucemias mieloides), mas também podem envolver distúrbios linfoproliferativos, como linfomas, mielomas e leucemias linfocíticas.

DIAGNÓSTICO

O diagnóstico e a classificação da mastocitose são realizados de acordo com as diretrizes publicadas pela OMS. A Figura 240.2 apresenta um algoritmo sugerido para o diagnóstico de mastocitose.

Mastocitose cutânea

O diagnóstico da mastocitose cutânea é estabelecido pela observação de lesões maculopapulares hiperpigmentadas típicas da urticária pigmentosa e é confirmado por biopsia de pele, que revela infiltração de mastócitos na parte superior da derme, particularmente em locais perivasculares. Pode-se observar um pequeno aumento no número de mastócitos em doenças inflamatórias e neoplásicas da pele, e deve-se evitar o diagnóstico de mastocitose cutânea por biopsia de pele cega ou biopsia de uma lesão que não exibe o aspecto típico da urticária pigmentosa. Uma reação localizada de pápulas e eritema localizada, limitada à pele lesionada, que surge

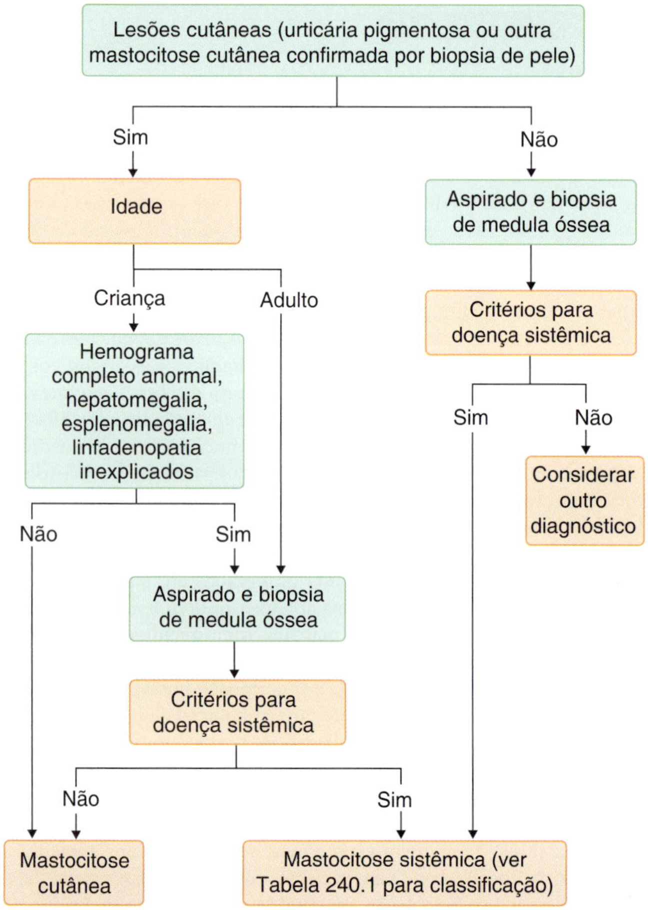

FIGURA 240.2 **Algoritmo sugerido para diagnóstico de mastocitose.**

poucos minutos após fricção ou arranhadura da pele, é conhecida como sinal de Darier. Nos adultos, o diagnóstico de urticária pigmentosa deve sempre levar à investigação de uma possível mastocitose sistêmica.

Mastocitose sistêmica

Biopsia

A aspiração e a biopsia de medula óssea constituem os procedimentos diagnósticos recomendados para pesquisar critérios diagnósticos da OMS para a doença sistêmica (ver adiante). Esse procedimento é recomendado para todos os pacientes com urticária pigmentosa de início na vida adulta, pacientes com sinais/sintomas recorrentes sugestivos de desgranulação dos mastócitos (como rubor e hipotensão acompanhados de queixas abdominais), pacientes com osteoporose inexplicada e pacientes com suspeita de doença hematológica (ver Manifestações clínicas). Quando as lesões surgem no primeiro ano de vida, habitualmente não é necessário fazer biopsia de medula óssea, a não ser que haja hemogramas anormais, linfadenopatia, hepatomegalia ou esplenomegalia. As crianças com lesões cutâneas de início tardio (sobretudo aquelas com morfologia uniforme, em contraste com lesões polimórficas de vários tamanhos) e as que apresentam persistência da mastocitose cutânea maculopapular até a idade adulta devem ser consideradas para avaliação diagnóstica de doença sistêmica.

Critérios diagnósticos da Organização Mundial da Saúde

As diretrizes da OMS para o diagnóstico de mastocitose sistêmica consistem em um critério maior e quatro critérios menores (Tabela 240.2). O critério maior e pelo menos um critério menor ou a demonstração de três critérios menores na ausência do critério maior são necessários para o estabelecimento do diagnóstico de mastocitose sistêmica e sua diferenciação da hiperplasia mastocitária reativa. O critério diagnóstico maior consiste no achado de agregados densos e multifocais de 15 ou mais mastócitos em corte de biopsia de medula óssea ou de tecido extracutâneo (Figura 240.3A). Esses agrupamentos são observados, com frequência, ao redor de vasos sanguíneos ou próximos às trabéculas ósseas em cortes de biopsia de medula óssea. A coloração imuno-histoquímica para triptase e CD117 constitui o método recomendado parar a visualização dos mastócitos. A coloração de rotina pela hematoxilina e eosina ou a coloração metacromática, como azul de toluidina, não são sensíveis o suficiente para demonstrar infiltrados sutis de mastócitos ou características morfológicas anormais dessas células nos infiltrados em cortes de biopsia de medula óssea descalcificados.

A morfologia dos mastócitos na medula óssea fornece indícios importantes para o diagnóstico de mastocitose sistêmica. Com frequência, os mastócitos da medula óssea na mastocitose sistêmica exibem morfologia atípica, como formato alongado (fusiforme), hipogranularidade e núcleo excêntrico ou lobulado (Figura 240.3B). Esses mastócitos atípicos são habitualmente observados em estreita associação com espículas de medula óssea no esfregaço de aspirado. Os mastócitos na leucemia de mastócitos podem exibir granulação muito esparsa.

A análise por citometria de fluxo dos mastócitos em um aspirado de medula óssea, quando realizada de maneira adequada, constitui uma técnica diagnóstica sensível. A porcentagem média de mastócitos em um aspirado de medula óssea saudável é de cerca de 0,02% e não ultrapassa 1% na maioria dos pacientes com mastocitose. Por conseguinte, para uma visualização correta da população de mastócitos, o número total de células analisadas por citometria de fluxo deve ser significativamente mais alto do que aqueles em outras avaliações mais rotineiras (p. ex., fenotipagem de leucemia). O achado característico de mastocitose sistêmica na citometria de fluxo consiste na expressão aberrante de CD25, com ou sem CD2 nos mastócitos CD117$^+$. O CD25 é mais sensível do que o CD2, visto que este último pode estar ausente ou pode estar fracamente expresso em alguns casos de mastocitose avançada. A expressão aberrante de CD25 também pode ser demonstrada por coloração imuno-histoquímica de amostras de biopsia da medula óssea.[8] O nível sérico de triptase pode estar elevado em pacientes com mastocitose.[9] Os imunoensaios para triptase atualmente disponíveis no comércio medem os níveis de triptase total, ou seja, a soma da triptase madura e seus precursores de triptase. A enzima triptase madura é uma serinoprotease armazenada nos grânulos dos mastócitos e que sofre elevação transitória no soro ou no plasma após episódios de desgranulação dos mastócitos, como na anafilaxia. Por outro lado, as proenzimas precursoras da triptase (pró-triptases α e β) são secretadas de modo constitutivo para fora da célula, e seus níveis séricos basais correlacionam-se com a carga de mastócitos. O nível sérico mediano de triptase em uma população saudável é de aproximadamente 5 ng/mℓ. Um nível sérico de triptase acima de 20 ng/mℓ levanta a suspeita de mastocitose sistêmica no contexto clínico apropriado. Um nível normal de triptase não exclui a possibilidade de diagnóstico de mastocitose, e níveis elevados podem ser encontrados em outras condições, como alfa-triptasemia hereditária, síndromes mielodisplásicas, leucemias mieloides agudas, leucemia eosinofílica crônicas e insuficiência renal crônica. Os metabólitos da histamina, como a *N*-metil-histamina, e a prostaglandina D_2 podem estar elevados em uma amostra de urina de 24 horas, porém não são mais sensíveis nem mais específicos do que a medição basal da triptase sérica na mastocitose.

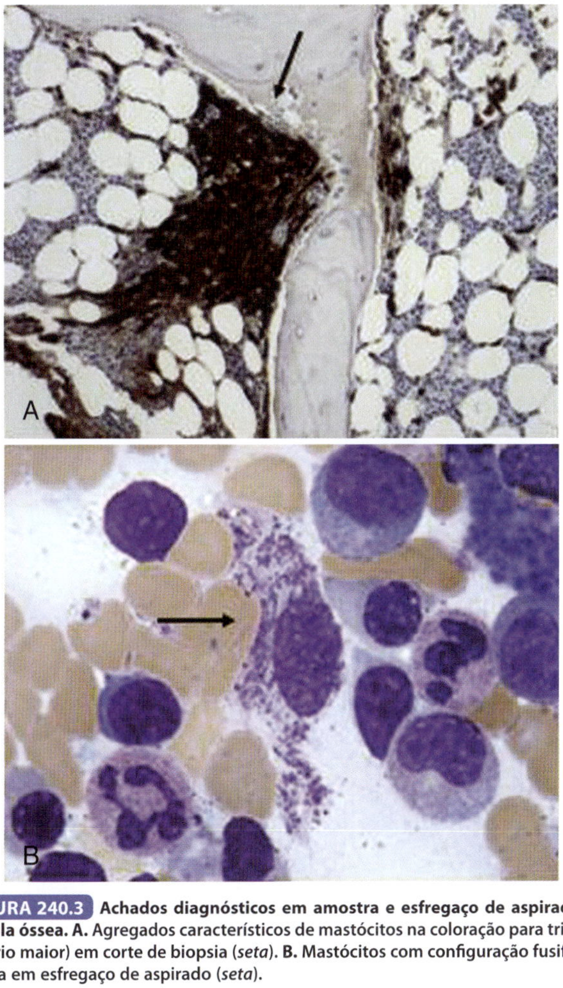

FIGURA 240.3 **Achados diagnósticos em amostra e esfregaço de aspirado de medula óssea. A.** Agregados característicos de mastócitos na coloração para triptase (critério maior) em corte de biopsia (*seta*). **B.** Mastócitos com configuração fusiforme atípica em esfregaço de aspirado (*seta*).

Tabela 240.2 Critérios de diagnóstico da Organização Mundial da Saúde para mastocitose sistêmica.

MAIOR
Infiltrados densos e multifocais de mastócitos, que consistem em 15 ou mais mastócitos em agregados, detectados em cortes de medula óssea e/ou outros órgãos extracutâneos, confirmados por imuno-histoquímica para triptase ou outros corantes especiais
MENORES
a. Mais de 25% dos mastócitos no infiltrado em cortes de biopsia ou esfregaços de aspirado de medula óssea com configuração fusiforme ou morfologia atípica
b. Detecção de mutação pontual no códon 816 de *KIT* na medula óssea, no sangue ou em outros órgãos extracutâneos
c. Expressão de CD25 com ou sem CD2 pelos mastócitos na medula óssea, no sangue ou em órgãos extracutâneos
d. Elevação persistente da triptase total sérica > 20 ng/mℓ*

*Critério não válido se houver um distúrbio mieloide clonal associado.
O diagnóstico exige pelo menos 1 critério maior mais 1 critério menor *ou* 3 critérios menores.
De Valent P, Akin C, Metcalfe DD. Mastocytosis: 2016 updated WHO classification and novel emerging treatment concepts. *Blood*. 2017;129:1420-1427.

A demonstração de mutação no códon 816 do *KIT* (D816V) pode ser necessária para preencher os critérios diagnósticos em pacientes que carecem do critério maior (ver Biopatologia).[10] O exame dos tecidos lesionados, como pele e medula óssea, proporciona maior sensibilidade. Foram detectadas mutações no códon 816 de *KIT* em uma variedade de outras doenças neoplásicas, como leucemias mieloides agudas com fator de ligação do núcleo, linfomas sinonasais e seminomas, além da mastocitose.

Foi descrita uma variante histológica rara, com agrupamento de mastócitos redondos maduros sem expressão de CD25, denominada mastocitose sistêmica bem diferenciada. Em geral, esses pacientes apresentam história de mastocitose de início na infância, sem a mutação D816V *KIT* e, portanto, podem responder ao imatinibe, diferentemente daqueles com mastocitose sistêmica típica que apresentam a mutação D816V (ver Tratamento).

Categorias da doença de acordo com a Organização Mundial da Saúde

Cada paciente com diagnóstico de mastocitose deve ser incluído em uma categoria da doença, de acordo com a classificação da OMS (ver Tabela 240.1).[11] A *mastocitose cutânea*, na ausência de comprometimento da medula óssea e dos órgãos internos, é a categoria mais comum em pacientes com doença de início infantil.

A mastocitose sistêmica é dividida nas categorias de mastocitose sistêmica indolente, mastocitose sistêmica latente, mastocitose sistêmica com neoplasia hematológica associada (MS-NHA), mastocitose sistêmica agressiva e leucemia de mastócitos. A Figura 240.4 apresenta um algoritmo para a classificação da mastocitose sistêmica. A *mastocitose sistêmica indolente* é a categoria mais comum em adultos. Os pacientes incluídos nessa categoria apresentam habitualmente expectativa de vida normal, em comparação com a população geral da mesma idade, embora tenham sintomas relacionados com a liberação de mediadores de mastócitos. A mastocitose sistêmica indolente segue uma evolução persistente, porém é incomum haver progressão para uma categoria mais avançada (< 5% dos casos). A *MS-NHA* constitui a segunda categoria mais comum em adultos, e a doença hematológica não mastocitária é habitualmente diagnosticada por ocasião do diagnóstico de mastocitose. Por conseguinte, as amostras de biopsia e aspirado de medula óssea devem ser cuidadosamente avaliadas à procura de outra doença hematológica em todo paciente com diagnóstico recente de mastocitose sistêmica. A *mastocitose sistêmica agressiva* é uma categoria rara, que se caracteriza por disfunção orgânica em consequência da infiltração destrutiva pelos mastócitos. A mastocitose sistêmica agressiva pode acometer os sistemas hematopoético, digestório e esquelético na forma de citopenias, hiperesplenismo, disabsorção com perda de peso, hepatomegalia com hipertensão portal e ascite, bem como grandes lesões osteolíticas com fraturas patológicas; essas características constituem os chamados denominados achados C, conforme definidos pelos critérios da OMS. A *mastocitose sistêmica latente* descreve pacientes com alta carga de mastócitos, evidenciada por dois ou mais achados B (infiltração de mais de 30% por mastócitos na biopsia de medula óssea ou triptase > 200 ng/mℓ; sinais de displasia ou mieloproliferação sem preencher os critérios de NHA; hepatomegalia ou esplenomegalia sem disfunção hepática ou hiperesplenismo) na ausência de achados C ou de leucemia de mastócitos. A *leucemia de mastócitos* caracteriza-se por 10% ou mais de mastócitos na circulação periférica ou por 20% ou mais de mastócitos nos esfregaços de aspirado de medula óssea ou ambos. Para diagnosticar a leucemia de mastócitos, deve-se avaliar a porcentagem de mastócitos nos esfregaços de aspirado de medula óssea em uma área da lâmina distante o suficiente das espículas. O *sarcoma de mastócitos* é um diagnóstico raro e caracteriza-se por um tumor de mastócitos sólido, maligno e invasivo.

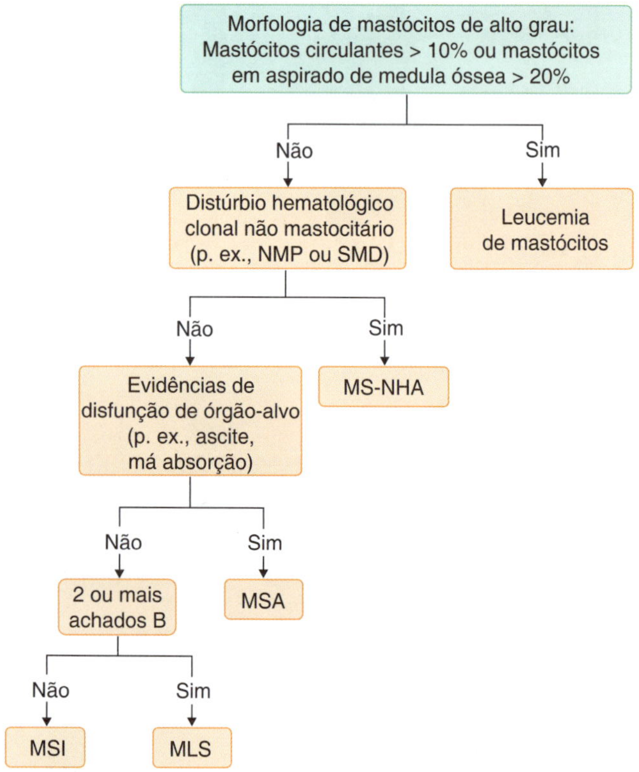

FIGURA 240.4 **Algoritmo para classificação da mastocitose sistêmica.** MSA = mastocitose sistêmica agressiva; MSI = mastocitose sistêmica indolente; SMD = síndromes mielodisplásicas. NMP = neoplasias mieloproliferativas; MS-NHA = mastocitose sistêmica com neoplasia hematológica associada; MLS = mastocitose latente sistêmica.

Existe um subgrupo de pacientes com anafilaxia idiopática recorrente ou induzida por alergênios de himenópteros que apresenta evidências de mastócitos clonais portadores da mutação D816V *KIT* ou expressão aberrante do CD25, sem preencher por completo os critérios diagnósticos da OMS e sem exibir as lesões cutâneas da urticária pigmentosa. Esses pacientes são provisoriamente descritos como portadores de uma síndrome de ativação de mastócitos monoclonais.

TRATAMENTO

A principal meta do tratamento em todas as categorias de mastocitose é o controle dos sinais/sintomas. A redução do número de mastócitos só é considerada nas categorias da doença com prognóstico sombrio (*i. e.*, MS-NHA, mastocitose sistêmica agressiva, leucemia de mastócitos e sarcoma de mastócitos).[12] As modalidades atuais de tratamento não demonstraram modificar a evolução natural da doença.

Tratamento clínico

Os adultos com mastocitose cutânea ou sistêmica indolente são tratados de modo sintomático. O prurido na mastocitose responde habitualmente a doses de anti-histamínicos bloqueadores do receptor de histamina 1, como loratadina (10 mg/dia), fexofenadina (180 mg com água, diariamente) ou cetirizina (5 a 10 mg/dia).[13] Essas doses podem ser aumentadas para 2 vezes/dia, se necessário, em pacientes sintomáticos. Anti-histamínicos sedativos, como a hidroxizina (25 mg, 3 vezes/dia) ou a difenidramina, podem ser utilizados ao deitar. A fotoquimioterapia (psoraleno oral mais ultravioleta A) ou a fototerapia podem ser úteis em pacientes que apresentam prurido refratário; promove melhora sintomática e redução temporária das lesões cutâneas pigmentadas em até 50% dos pacientes. Os efeitos colaterais da fototerapia, incluindo aumento do risco de câncer de pele, devem ser considerados quando se planeja esse tratamento.

Os anti-histamínicos bloqueadores do receptor de histamina 2, como a ranitidina (150 mg, 2 vezes/dia) ou a famotidina (20 mg, 1 ou 2 vezes/dia), são habitualmente prescritos como tratamento de primeira linha para pacientes com queixas gastrintestinais, como pirose, náuseas e dor abdominal. O duplo antagonista dos receptores H_1 e de serotonina, a ciproheptadina (4 mg, 3 vezes/dia), pode ser utilizado para a diarreia, o rubor ou as cefaleias. Podem-se acrescentar inibidores da bomba de prótons em pacientes cujos sintomas abdominais são refratários aos bloqueadores dos receptores de histamina 2. Cromoglicato de sódio oral (dose para adultos, 200 mg, 4 vezes/dia) tem sido efetivo na redução da dor abdominal, da diarreia, das náuseas, dos vômitos e do prurido em vários estudos, porém os efeitos benéficos mostram-se variáveis entre pacientes. Por fim, glicocorticoides sistêmicos em doses baixas a moderadas podem ser benéficas em casos incomuns de mastocitose agressiva que se manifestam com diarreia recalcitrante associada à má absorção ou hepatomegalia com ascite.

Acredita-se que os cisteinil-leucotrienos, como o LTC_4, que são produzidos após a ativação dos mastócitos, contribuam para os sinais/sintomas da mastocitose. Por conseguinte, fármacos que têm como alvo a síntese ou a ligação de leucotrienos a seus receptores são habitualmente acrescentados aos esquemas de tratamento de pacientes que obtêm alívio subótimo do prurido e da dor abdominal com o uso de bloqueadores dos receptores de histamina. Por exemplo, o montelucaste (10 mg/dia) ou a zileutona podem ser úteis quando utilizados em associação com antagonistas dos receptores H_1 e H_2. Os pacientes devem ser alertados sobre os efeitos colaterais psiquiátricos.

Deve-se considerar a epinefrina para autoadministração em todos os pacientes, mesmo se não houver relato de episódios hipotensivos ou anafiláticos que resultaram em pré-síncope ou síncope em consequência da desgranulação aguda dos mastócitos. Esses episódios devem ser tratados da mesma maneira que a anafilaxia sistêmica (ver Capítulo 238).

Em um ensaio clínico randomizado, foi constatado que o masitinibe, um inibidor de KIT e LYN quinase, é um agente efetivo e bem tolerado para o tratamento da mastocitose sistêmica indolente ou latente gravemente sintomática.[A1] Entretanto, a taxa de resposta, em termos de 75% de melhora em relação aos valores basais, é inferior a 20%. O omalizumabe (um anticorpo monoclonal anti-IgE humanizado) demonstrou ser benéfico na redução dos sinais/sintomas recorrentes de ativação dos mastócitos e anafiláticos em relatos de casos.

Terapia citorredutora

Em geral, a terapia citorredutora, é considerada para as variantes agressivas da doença associadas a um prognóstico sombrio. Alguns pacientes com episódios recorrentes e potencialmente fatais de liberação de mediadores dos mastócitos, que não respondem à terapia convencional, também podem ser candidatos à terapia citorredutora após cuidadosa avaliação dos riscos e benefícios. As abordagens à terapia citorredutora da mastocitose incluem inibidores da tirosinoquinase,[14] interferona alfa-2b e cladribina, um análogo nucleosídio. Nenhuma forma de terapia citorredutora comprovadamente promove remissão completa.

A maioria dos pacientes com mastocitose apresenta mutação D816V *KIT*, que confere resistência ao imatinibe, de modo que esses pacientes não são candidatos apropriados a esse tratamento. A midostaurina (100 mg, 2 vezes/dia), que inibe a mutação condutora D816V *KIT* comum, produziu uma taxa de resposta de 60% em pacientes com mastocitose sistêmica avançada, incluindo leucemia de mastócitos.[15] Em virtude de seu perfil de toxicidade favorável, a midostaurina está surgindo como terapia de primeira linha em pacientes que necessitam de citorredução. Para a leucemia de mastócitos é habitualmente prescrita poliquimioterapia, à semelhança da leucemia mieloide aguda (ver Capítulo 173), embora ainda não tenham sido identificados esquemas de tratamento bem-sucedidos. O imatinibe, um inibidor da tirosinoquinase com atividade contra *KIT* de tipo selvagem, *PDGFR* e *abl*, foi efetivo em um pequeno número de pacientes sem mutação D816V *KIT* ou com o gene de fusão *FIP1L1-PDGFRA*, que se manifesta com leucemia eosinofílica crônica (ver Capítulo 161), com aumento modesto dos mastócitos da medula óssea.

Foi relatado que a interferona alfa-2b (0,5 a 5 milhões de unidades, 3 a 5 vezes/semana), isoladamente ou com prednisona, melhora, em parte, as anormalidades clínicas e laboratoriais em cerca de 50% dos pacientes com mastocitose sistêmica agressiva, pacientes com osteoporose e fraturas patológicas e pacientes com anafilaxia recorrente recalcitrante, embora as remissões histopatológicas e moleculares completas pareçam ser raras. A interferona alfa é difícil de ser tolerada, em virtude de seus numerosos efeitos colaterais, incluindo sintomas semelhantes aos da gripe, dor óssea e depressão.

A cladribina é um análogo de purina sintético (0,14 mg/kg na forma de infusão IV ou SC, nos dias 1 a 5; a dose é repetida em 4 a 12 semanas, até 1 a 9 ciclos). Em uma série, a cladribina foi efetiva na mastocitose indolente e agressiva, com taxa de resposta global de 22%. Entretanto, seu uso está associado a um elevado risco de linfopenia, neutropenia e infecções oportunistas.[16]

Tratamentos auxiliares e outros tratamentos

Um importante coadjuvante do tratamento farmacológico dos sinais/sintomas é evitar os fatores desencadeantes da desgranulação dos mastócitos. Esses fatores exibem notável variação individual entre pacientes com mastocitose sistêmica (ver Biopatologia), e a história clínica individual pode ser útil para a sua identificação. A anestesia geral e a cirurgia representam um risco adicional em pacientes com mastocitose, visto que vários agentes que são utilizados no peroperatório, como relaxantes musculares, analgésicos opioides e AINEs, podem induzir desgranulação aguda dos mastócitos. Devem-se obter registros de cirurgia e anestesia anteriores, quando disponíveis, e deve-se estabelecer uma estratégia apropriada para o manejo anestésico do paciente, com estreita comunicação entre o paciente, o anestesiologista, o cirurgião e um alergista.

Os distúrbios hematológicos clonais não mastocitários que estão associados à mastocitose devem ser tratados de acordo com as diretrizes de padrões de cuidados para esses distúrbios, independentemente do achado de mastocitose. O transplante de células-tronco hematopoéticas (ver Capítulo 168) produziu resultados variáveis no tratamento da mastocitose, e foram relatados casos esporádicos resultando em remissão completa.

Recomenda-se a imunoterapia com extratos de alergênios para pacientes com história de reações sistêmicas a himenópteros, que apresentam evidências de sensibilização mediada por IgE (por meio de teste hematológico ou cutâneo de alergia). A maioria dos especialistas recomenda que a duração da terapia seja indefinida, devido ao relato de casos fatais após a interrupção da imunoterapia.

Em virtude da alta prevalência de osteoporose e de fraturas ósseas patológicas na mastocitose, a densitometria óssea deve ser considerada procedimento diagnóstico padrão em pacientes adultos com mastocitose. Se for detectada osteoporose, ela deve ser tratada segundo recomendações padronizadas (ver Capítulo 230).

PROGNÓSTICO

O prognóstico da mastocitose varia de acordo com a categoria da doença. Pelo menos 50% dos pacientes com mastocitose cutânea de início pediátrico apresentam resolução completa da doença na adolescência, e a grande maioria dos pacientes restantes apresenta melhora ou desaparecimento das lesões cutâneas. A mastocitose sistêmica indolente é uma doença persistente, com prognóstico satisfatório, sem diminuição da expectativa de vida, e é raro haver progressão para uma categoria mais agressiva da doença. Já foram relatados fatores associados a um prognóstico sombrio, tais como ausência de urticária pigmentosa, idade mais avançada por ocasião do aparecimento dos sinais/sintomas, níveis séricos elevados de lactato desidrogenase (LDH) ou fosfatase alcalina, trombocitopenia, anemia, anormalidades no esfregaço de sangue periférico e detecção da mutação D816V *KIT* no sangue periférico.[17] O prognóstico da MS-NHA é determinado pelo prognóstico do distúrbio hematológico associado. A mastocitose sistêmica agressiva e a leucemia de mastócitos apresentam prognóstico sombrio, com tempos de sobrevida medianos de menos de 3 anos e menos de 1 ano, respectivamente.

Grau A Recomendação de grau A

A1. Lortholary O, Chandesris MO, Bulai Livideanu C, et al. Masitinib for treatment of severely symptomatic indolent systemic mastocytosis: a randomised, placebo-controlled, phase 3 study. *Lancet*. 2017;389:612-620.

REFERÊNCIAS BIBLIOGRÁFICAS

As referências bibliográficas, bem como os outros materiais suplementares deste livro, encontram-se no GEN-IO, nosso ambiente virtual de aprendizagem.

SEÇÃO 23

DOENÇAS REUMÁTICAS

241

ABORDAGEM AO PACIENTE COM DOENÇA REUMÁTICA

VIVIAN P. BYKERK E MARY K. CROW

As doenças reumáticas são comuns e são uma causa importante de redução na qualidade de vida, de aumento nas comorbidades e de redução na expectativa de vida. Elas implicam uma sobrecarga socioeconômica significativa e exigem experiência por parte dos médicos que atendem esses pacientes. Este capítulo fornece uma estrutura para abordar a avaliação de pacientes que apresentam sinais e sintomas que sugerem uma doença reumática. Utiliza-se uma abordagem algorítmica que possibilita ao médico integrar características apresentadas, atributos do paciente e estruturas anatômicas, juntamente com exames diagnósticos, para o desenvolvimento de um plano diagnóstico e terapêutico.

DEFINIÇÃO E CATEGORIZAÇÃO

As doenças reumáticas são distúrbios do tecido conjuntivo em que a inflamação geral ou localizada frequentemente se manifesta como dor atribuível às articulações periféricas, coluna vertebral ou músculos e tecidos moles relacionados. Características sistêmicas como rigidez, febre ou perda de peso e uma infinidade de características não musculoesqueléticas, variando de erupções cutâneas a disfunção renal, costumam acompanhar as doenças reumáticas. Na maior parte dos casos, compreende-se a patologia básica subjacente, embora isso se aplique menos aos distúrbios dolorosos que aparecem isoladamente ou acompanhando uma doença reumática (Capítulo 27). Na maior parte dos distúrbios reumáticos, os processos moleculares subjacentes que supostamente são desencadeados por fatores ambientais em indivíduos geneticamente suscetíveis conduzem a padrões específicos de doença do tecido conjuntivo, constituindo o fenótipo clínico de determinada doença reumática. Pesquisas estão em andamento para definir mais precisamente a fisiopatologia molecular única de cada uma dessas doenças.[1-3] De maneira ampla, as doenças reumáticas são organizadas entre aquelas que são majoritariamente degenerativas, com a inflamação ocorrendo secundariamente, e aquelas em que a inflamação é a via primária que leva às características da doença. Por fim, a patogênese pode ser mediada por respostas imunes aberrantes ou como resultado de anormalidades metabólicas.

Histopatologia

As doenças reumáticas também são frequentemente chamadas de *doenças do tecido conjuntivo,* porque esse tecido é o alvo mais frequente dos processos inflamatórios e/ou autoimunes. O tecido conjuntivo, o tecido mais abundante no corpo, fornece suporte e conecta outros tecidos e órgãos; nele estão amplamente distribuídos células e mediadores do sistema imune. Juntas, essas características explicam a natureza frequentemente sistêmica das doenças reumáticas. Os tecidos conjuntivos frouxo e denso incluem componentes celulares e a matriz extracelular. O tecido conjuntivo frouxo preenche os espaços entre as bainhas musculares, envolve os vasos sanguíneos e linfáticos e contém fibroblastos que sintetizam fibras colágenas. Inclui as fibras reticulares que fornecem o esqueleto das células musculares, nervos e capilares. O tecido conjuntivo denso dá suporte aos tecidos moles do corpo e inclui mais fibras colágenas e menos células. É encontrado na derme, nas cápsulas articulares, na cartilagem, no osso e na fáscia dos músculos; forma tendões, ligamentos e pontos de conexão onde se inserem no osso (aponeurose). As células incluídas no tecido conjuntivo podem ser migratórias, como mastócitos ou macrófagos, ou células residentes, como fibroblastos, fibrócitos e células reticulares. Os fibroblastos são responsáveis pela síntese de colágeno, fibras reticulares elásticas e substância fundamental da matriz extracelular, incluindo líquidos teciduais e fibras colágenas. É importante ressaltar que o tecido conjuntivo é integrado às células associadas ao sistema de defesa do corpo: linfócitos, células plasmáticas, macrófagos, células dendríticas e eosinófilos. A proximidade do tecido conjuntivo com o vasos sanguíneos e células do sistema imune fornece o cenário para um grupo de distúrbios que são mediados por déficits na regulação do sistema imune e perturbações no sistema vascular.

Classificação das doenças reumáticas

São descritos mais de 100 tipos de doenças reumáticas. Embora se considere que as doenças reumáticas sejam baseadas principalmente em um de dois processos abrangentes (degenerativos ou inflamatórios), elas podem ser subdivididas da seguinte maneira (também descrita na Tabela 241.1): (1) aquelas associadas à degeneração dos tecidos conjuntivos (Capítulo 246) atribuível a (a) traumatismo, (b) desequilíbrios estruturais/mecânicos ou (c) morte precoce inerente de componentes celulares; (2) aquelas associadas à autoimunidade sistêmica, frequentemente associadas a autoanticorpos mensuráveis que podem se manifestar principalmente com (a) sinovite, (b) envolvimento generalizado de órgãos, (c) vasos sanguíneos inflamados (vasculite) ou (d) inflamação do músculo (miosite); (3) outras doenças inflamatórias do tecido conjuntivo envolvendo tecidos mais densos, não associadas à formação de autoanticorpos e, portanto, denominadas *doenças reumáticas soronegativas* ou *espondiloartropatias* (Capítulo 249); (4) doenças nas quais a inflamação da vasculatura (vasculite), particularmente das artérias de pequeno, médio ou grosso calibre, é a característica predominante (Capítulo 254); (5) doenças autoinflamatórias (Capítulo 245) que podem estar associadas a deposição de cristais ou mutações genéticas envolvendo as vias das citocinas; e (6) síndromes dolorosas que muitas vezes devem ser consideradas no contexto dessas doenças, algumas das quais parecem ser comórbidas e intimamente relacionadas com a doença reumática subjacente, como a dor difusa associada à síndrome de Sjögren, a hipermobilidade do tecido conjuntivo ou aquelas síndromes dolorosas regionais que estão anatomicamente ligadas a alterações mecânicas. Para os pacientes com síndromes dolorosas generalizadas (Capítulo 27), é necessário fazer uma investigação para excluir doença do tecido conjuntivo. Cada vez mais estão sendo identificados genótipos associados a doenças que se enquadram em cada uma dessas categorias, e, em alguns casos, vias imunológicas específicas estão

Tabela 241.1 Doenças reumáticas comuns classificadas de maneira ampla de acordo com a patogênese.

DOENÇAS DEGENERATIVAS DE OSSOS E ARTICULAÇÕES	DOENÇAS SISTÊMICAS AUTOIMUNES	ESPONDILOARTROPATIAS SORONEGATIVAS	DOENÇAS REUMÁTICAS VASCULARES	DOENÇAS AUTOINFLAMATÓRIAS	DISTÚRBIOS DOLOROSOS
Osteoartrite	Artrite reumatoide	Espondilite anquilosante	Vasculite associada a ANCA	Doença de Still de início tardio	Síndromes dolorosas miofasciais regionais
HEID	Lúpus eritematoso sistêmico	Artrite psoriásica	Vasculite da artéria temporal	Doenças de cristais	Tendinite/bursite
Doença degenerativa discal	Síndrome de Sjögren	Artrite reativa	Polimialgia reumática	Síndromes de febre periódica pediátricas	Capsulite adesiva
Estenose espinal	Miopatias inflamatórias (polimiosite, dermatomiosite)	Artrite enteropática	Doença de Behçet		Síndrome dolorosa regional complexa tipo 1 (distrofia simpática reflexa)
Osteoporose	Esclerose sistêmica				Dor com síndromes de hipermobilidade
					Fibromialgia*

*O único distúrbio doloroso que não foi associado majoritariamente à inflamação.
ANCA = anticorpo anticitoplasma de neutrófilo; HEID = hiperostose esclerosante idiopática difusa (também ligada a fatores metabólicos, incluindo hormônio do crescimento elevado).

possibilitando o agrupamento de um conjunto de doenças reumáticas antes consideradas mais distintas.

Existem condições que mimetizam doenças reumáticas, e os médicos devem considerá-las ao avaliar um paciente com uma possível doença reumática. Por exemplo, artropatias e síndromes semelhantes à doença reumática podem ocorrer em ambientes tanto de infecção quanto de malignidade (Capítulo 259). Os fenômenos autoimunes estão cada vez mais sendo reconhecidos no cenário de malignidade[4] ou como consequência do tratamento de doenças malignas com inibidores de *checkpoint* imunológico.[5,6] Deve-se estar atento a cada necessidade a ser considerada na avaliação de um paciente com possível doença reumática.

Nenhuma classificação de doença reumática é capaz de explicar completamente a sua gênese. No entanto, considerá-las em um esquema de classificação pode ajudar na abordagem de um paciente no qual esses distúrbios estejam sendo considerados (ver Tabela 241.1).

EPIDEMIOLOGIA

Embora as doenças do tecido conjuntivo em geral possam ser categorizadas conforme observado na Tabela 241.1, em adultos há seis doenças reumáticas prototípicas que são mais frequentemente avaliadas e tratadas por reumatologistas: artrite reumatoide, lúpus eritematoso sistêmico (LES), esclerose sistêmica, espondiloartropatias (principalmente espondilite anquilosante), síndrome de Sjögren e vasculite. Essas doenças são onipresentes e, em sua maioria, têm incidência e prevalência semelhantes em todo o mundo (Tabela 241.2). Cada uma está associada a aberrações imunes características e mecanismos de dano inflamatório, embora a causa e os motivos da cronicidade ainda permaneçam desconhecidos. As doenças reumáticas autoimunes também estão entre as principais causas de morte e morbidade no mundo industrial, em parte relacionadas com as comorbidades associadas, principalmente doenças cardiovasculares. Elas incorrem em uma carga socioeconômica significativa. Evidências crescentes apontam para riscos à sua gênese relacionados com fatores ambientais, fatores socioeconômicos e exposição a agentes infecciosos, radiação ultravioleta e poluentes. O fumo, em particular, tem sido associado a um risco aumentado de LES e artrite reumatoide em indivíduos geneticamente suscetíveis nas culturas ocidentais. Os efeitos da migração elucidam alguns desses riscos. Por exemplo, os africanos que migram para longe de suas origens ambientais e culturais nativas parecem ter maior suscetibilidade ao LES. Além disso, os relatórios relacionaram as exposições ocupacionais, como pó de sílica, mercúrio, pesticidas, solventes e metais, a um risco aumentado de LES e artrite reumatoide.

Em alguns casos, agrupamentos geográficos de uma doença autoimune rara indicam determinantes genéticos específicos. Por exemplo, na esclerose sistêmica, relataram-se maiores incidência, prevalência e taxas de mortalidade em populações negras em comparação com populações brancas; observou-se prevalência mais alta no sul da Europa, particularmente na Itália (prevalência de 7 a 33 por 100 mil). Além disso, fatores sociais e demográficos podem contribuir para a epidemiologia das doenças reumáticas. Por exemplo, a prevalência de LES é relatada como muito alta na Geórgia, EUA, enquanto a espondilite anquilosante é rara em regiões endêmicas de malária onde os genótipos HLA-B27 são raros. As artropatias inflamatórias, incluindo a artrite reumatoide e a espondilite anquilosante, têm prevalência mais alta em populações nativas da América do Norte.

MANIFESTAÇÕES CLÍNICAS

Os profissionais da atenção primária e de hospitais frequentemente são os primeiros a avaliar um paciente com uma doença reumática em evolução e precisam estar atentos às características iniciais para fazer um diagnóstico oportuno. Em muitos casos, as manifestações iniciais podem sinalizar uma condição com risco à vida ou aos órgãos. A avaliação dos sintomas constitucionais, sistêmicos e articulares deve sempre incluir as doenças reumáticas no diagnóstico diferencial.

Sintomas articulares como característica inicial comum

Quase todas as doenças reumáticas podem apresentar sintomas relacionados com as articulações como uma característica significativa e frequente. Isso pode incluir sintomas de dor, rigidez, inchaço e eritema, ou todos esses sintomas, como no caso de doenças autoinflamatórias, como a gota ou a pseudogota. O padrão de envolvimento articular, particularmente a duração e o momento dos sintomas máximos, pode ajudar o profissional de saúde a diagnosticar pacientes que apresentam espondiloartropatias ou alguma artrite inflamatória, independentemente da classificação patogenética. Por exemplo, a dor nas articulações que piora pela manhã, está associada à rigidez prolongada e melhora com a atividade, é uma apresentação clássica da dor inflamatória. Em contraste, a dor que piora com a atividade, melhora com o repouso e está associada a um período muito curto de rigidez indica que provavelmente há uma etiologia degenerativa. A localização fornece uma pista para uma classificação ampla. Os pacientes que relatam "dor em tudo" podem ter uma síndrome dolorosa primária. No entanto, a dor com um padrão inflamatório localizado na coluna vertebral ou em uma êntese (local de inserção de ligamento) tem maior probabilidade de indicar espondiloartropatia soronegativa. Em um paciente que apresenta um padrão inflamatório de sintomas envolvendo predominantemente as pequenas articulações das mãos e dos pés sugere-se uma das doenças reumáticas autoimunes associadas à presença de anticorpo antinuclear (ANA), fator reumatoide (FR) ou anticorpos antiproteínas citrulinadas (ACPA). Assim, o padrão de envolvimento articular é essencial para a avaliação e o diagnóstico de qualquer doença reumática.

Manifestações clínicas não específicas

Todas as doenças reumáticas podem estar associadas ao envolvimento articular. No entanto, os sintomas articulares nem sempre estão presentes em muitas dessas doenças. Portanto, é importante um conhecimento prático dos padrões de manifestações clínicas não específicas da doença. Febre ou manifestações cutâneas, incluindo erupções cutâneas, são comuns na vasculite e na apresentação inicial do LES. A síndrome *sicca* é característica da síndrome de Sjögren. Tanto a síndrome de Sjögren quanto a inflamação dos vasos sanguíneos podem ocorrer simultaneamente em pacientes com LES. Características sistêmicas, como mialgias ou fadiga, são comuns a quase todas as doenças reumáticas, independentemente de sua classificação, enquanto a fraqueza verdadeira pode ser a única queixa da miopatia inflamatória. O envolvimento renal é comum nas doenças autoimunes sistêmicas soropositivas e na vasculite e pode se manifestar com anasarca se a proteinúria for grave ou prolongada. Consequentemente, deve-se identificar características específicas e não específicas associadas às várias doenças do tecido conjuntivo para desenvolver corretamente um diagnóstico diferencial que se enquadre na classificação descrita na Tabela 241.1. As características podem evoluir sequencialmente ao longo do tempo; assim, frequentemente se deve considerar doenças reumáticas

Tabela 241.2 Prevalência* e incidência mundial de doenças reumáticas associadas à autoimunidade.

DOENÇA	AMÉRICA DO NORTE	AMÉRICA CENTRAL	AMÉRICA DO SUL	EUROPA	ORIENTE MÉDIO	ÁSIA	ÁFRICA SUBSAARIANA	AUSTRÁLIA
Artrite reumatoide	600 a 1.000 (40)	400 a 2.000	100 a 500	200 a 900 (2 a 7)	200 a 1.500	100 a 800 (40 a 90)	Rara a 900	2.000
Lúpus eritematoso sistêmico	20 a 60 (2 a 7)	50 a 60 (5)	N/A	20 a 70 (2 a 7)	N/A	20 a 70 (3)	Raro	20 a 80 (11)
Esclerose sistêmica	13 a 28	N/A	N/A	< 10 a 15 (< 2)	N/A	< 10	N/A	23 (2)
Espondiloartropatia (principalmente espondilite anquilosante)	50 a 130 (7)	N/A	N/A	100 a 850 (2 a 9)	500	10 a 240	Raro	N/A
Síndrome de Sjögren	320 (4)	N/A	N/A	200 a 600 (4 a 5)	N/A	330 a 700 (China)	N/A	N/A

*Prevalência (incidência anual) por 100.000 por regiões do mundo.
Dados de Shapira Y, Agmon-Levin N, Shoenfeld Y. Geoepidemiology of autoimmune rheumatic diseases. *Nat Rev Rheumatol.* 2010;6(8):468-476; e Chaaya M, Slim ZN, Habib RR, et al. High burden of rheumatic diseases in Lebanon: a COPCORD study. *Int J Rheum Dis.* 2012;15(2):136-143.

de mais de uma categoria em um paciente cuja doença ainda não se manifestou totalmente antes do diagnóstico, deixando o paciente com o rótulo de uma doença do tecido conjuntivo inespecífica ou indiferenciada. A maior parte das doenças reumáticas tem critérios de classificação específicos. Quando estes ainda não são atendidos, as características são consideradas no contexto das classificações gerais, e nesse ínterim pode-se usar termos como *poliartrite inflamatória indiferenciada* ou *espondiloartropatia indiferenciada* para auxiliar no diagnóstico e no tratamento. Quando a doença de um paciente ainda não foi diagnosticada, os exames e o monitoramento ao longo do tempo, conforme indicado na Figura 241.1, podem ajudar a identificar uma doença reumática emergente.

Manifestações cutâneas

Embora as manifestações cutâneas sejam frequentes em pacientes com doenças autoimunes soropositivas, principalmente o LES, elas podem ser achados importantes em todas as doenças autoimunes. Uma erupção purpúrica pode indicar vasculite, e erupções cutâneas envolvendo regiões extensoras específicas são comuns na dermatomiosite. Em casos de LES ou dermatomiosite, as erupções cutâneas são desencadeadas ou agravadas pela exposição à luz ultravioleta e tendem a ocorrer em áreas fotoexpostas. Erupções cutâneas de origem vasculítica podem indicar uma doença autoimune, como o LES, ou uma doença vascular inflamatória, como a vasculite associada a anticorpos anticitoplasma de neutrófilos (ANCA). Elas tendem permanecer por dias e geralmente são palpáveis, e uma biopsia de tecido das lesões é muito útil no diagnóstico. As erupções cutâneas podem ser transitórias. Na doença de Still do adulto (uma forma adulta de artrite inflamatória sistêmica classificada como uma doença autoinflamatória), os pacientes apresentam febre aguda diária, com pico ao final do dia, associada a uma erupção cutânea esfolada evanescente de cor salmão que dura apenas 1 a 2 horas. A localização específica de uma erupção na pele ajuda no diagnóstico. Uma erupção na face que poupa as dobras nasolabiais é clássica do LES. Uma erupção cutânea que não poupa as dobras nasolabiais sugere rosácea. A psoríase está quase sempre presente na artrite psoriásica (uma variante de espondiloartropatia). Embora a psoríase frequentemente seja disseminada, envolvendo superfícies extensoras, ela poderá passar despercebida se houver muito poucas lesões ou se as lesões estiverem localizadas em áreas que não sejam facilmente vistas (regiões intertriginosas, como orelha, umbigo, sulcos nas

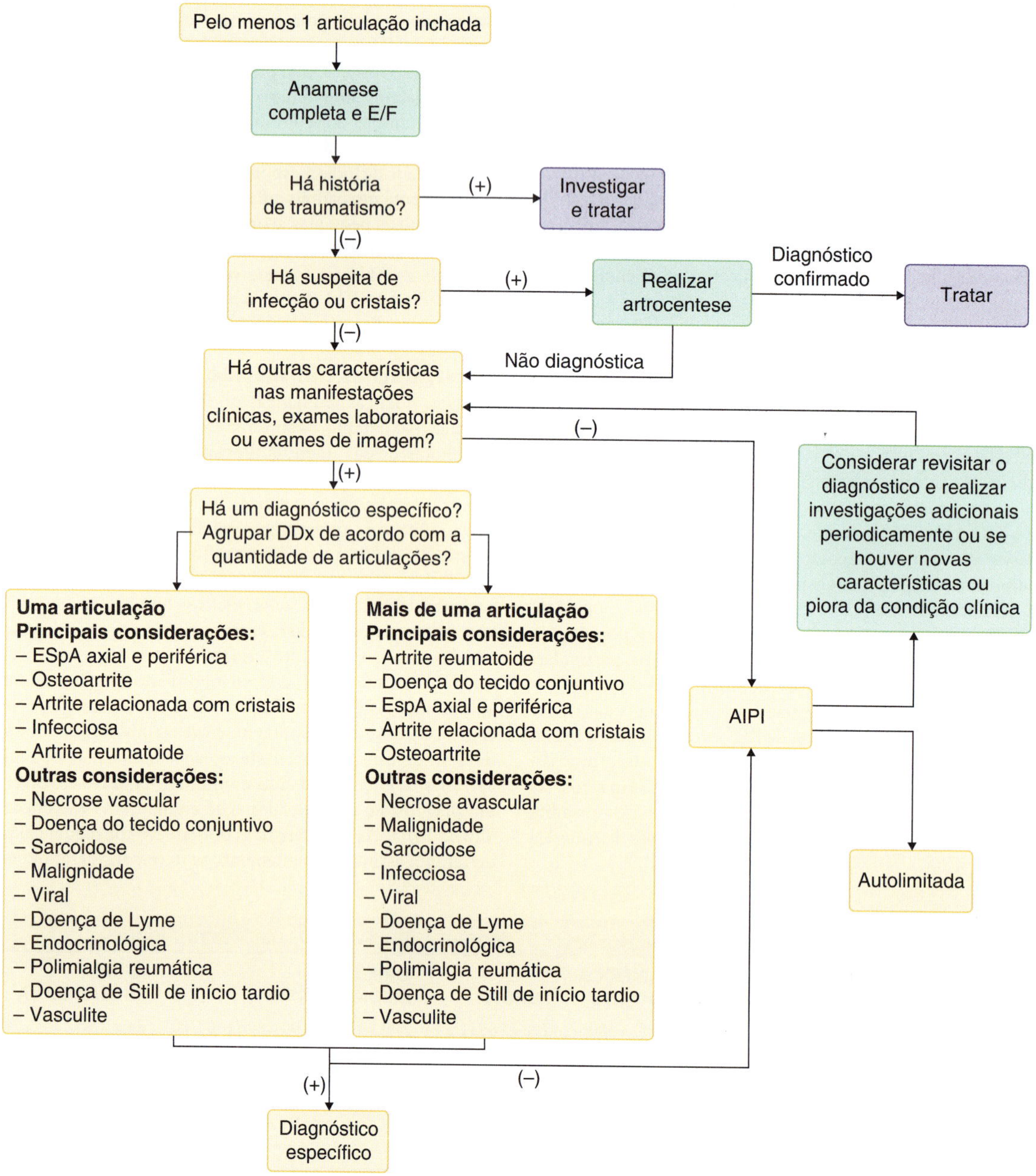

FIGURA 241.1 **Algoritmo para identificação de artrite inflamatória periférica indiferenciada.** Investigações mínimas recomendadas em todos os pacientes: fator reumatoide e/ou anticorpos antiproteínas citrulinadas, velocidade de hemossedimentação e/ou proteína C reativa, hemograma completo e radiografias das articulações afetadas. DDx = diagnóstico diferencial; E/F = exame físico; ESpA = espondiloartrite; AIPI = artrite inflamatória periférica indiferenciada. (De Hazlewood G, Alethaha D, Carmona L, et al. Algorithm for identification of undifferentiated peripheral inflammatory arthritis: a multinational collaboration through the 3e initiative. *J Rheumatol Suppl.* 2011;87:54-58.)

nádegas ou couro cabeludo) ou se envolver apenas as unhas. A erupção cutânea da psoríase pode ser observada em qualquer uma das variantes de espondiloartropatia. Ocasionalmente, a artrite reumatoide se manifesta com nódulos nas superfícies extensoras ou erupções cutâneas nas mesmas áreas, mas isso é cada vez mais raro. No entanto, a presença de nódulos sobre as superfícies extensoras também pode indicar tofos gotosos. Na esclerose sistêmica, pode-se observar enrijecimento distal da pele, telangiectasias e úlceras digitais. Estes também devem ser procurados em caso de síndrome de Raynaud, caracterizada por espasmo vascular nas mãos.

Padrão de início das doenças reumáticas por categoria

A maior parte das doenças reumáticas aparece espontaneamente e, com frequência, de maneira insidiosa ou com início subagudo. Nem todas manifestarão todas as características típicas no momento da apresentação inicial, e um diagnóstico pode levar algum tempo para ser feito conforme as características definidoras se manifestam. Quase todas as doenças reumáticas tiveram critérios de classificação publicados que explicam as características típicas e específicas da doença (estes são detalhados em outros capítulos). Embora os critérios de classificação em geral sejam publicados para garantir o recrutamento homogêneo de participantes em estudos de pesquisa, eles também podem ajudar no diagnóstico. No entanto, em pacientes específicos o diagnóstico pode ser feito mesmo sem preencher todos os critérios de classificação, porque algumas características de doenças reumáticas são altamente específicas e não estão associadas a outras doenças. Por exemplo, o LES é a única doença que se manifesta com uma erupção malar clássica e um autoanticorpo específico, anti-Sm, no soro.

A história natural de cada doença reumática está relacionada com a gravidade das manifestações, com os órgãos adicionais específicos que são envolvidos e com o desenvolvimento de comorbidades. A artrite reumatoide pode se manifestar com uma ou duas articulações inchadas ou dor no antepé. No entanto, quando o paciente tem um título alto de anticorpos antiproteínas citrulinadas (ACPA), um autoanticorpo associado ao desenvolvimento de doença articular erosiva, o diagnóstico pode ser feito rapidamente e o tratamento iniciado precocemente. As doenças reumáticas autoimunes e vasculares estão associadas a alta morbidade e mortalidade quando não tratadas, e são necessários esforços para investigar todas as manifestações precocemente.

Doenças reumáticas degenerativas

As doenças reumáticas degenerativas comumente se referem àquelas associadas ao avanço da idade. A doença articular degenerativa geralmente inclui a osteoartrite e a doença degenerativa discal. A doença articular degenerativa é anunciada por ruptura das estruturas colágenas articulares (cartilagem ou discos intervertebrais) e desenvolvimento de hipertrofia óssea. Ainda há controvérsia quanto ao que ocorre primeiro. À medida que as estruturas colágenas se degradam, comumente ocorre inflamação associada. A dor resultante de várias causas contribui para a imobilidade, comorbidades secundárias e a incapacidade. A doença articular degenerativa representa, de longe, a mais comum das doenças reumáticas e é descrita em detalhes no Capítulo 246. Em geral, essas doenças não estão associadas a erupções cutâneas nem sintomas constitucionais inespecíficos.

Doenças reumáticas autoimunes

Essas doenças incluem o LES, a artrite reumatoide, a esclerose sistêmica, a síndrome de Sjögren primária, a miosite inflamatória idiopática e as vasculites sistêmicas. Envolvem múltiplos sistemas de órgãos e, portanto, são heterogêneas nas manifestações clínicas. Cada sintoma que se manifesta está associado a sinais específicos e deve ser posteriormente caracterizado com investigações adicionais (Tabela 241.3), incluindo a medição de autoanticorpos séricos característicos. As especificidades de autoanticorpos definidas são capazes de discernir subtipos de doenças reumáticas (Capítulo 242; Tabela 241.3). Muitas dessas doenças afetam mais as mulheres do que os homens. Isso é mais notável no LES (Capítulo 250), que afeta de 8 a 10 mulheres para cada homem e geralmente começa na idade reprodutiva. Conforme observado, manifestações cutâneas, síndrome *sicca* (xerostomia e xeroftalmia), ulceração da mucosa, febre, alopecia e fenômeno de Raynaud são comuns e frequentemente descritos pelos pacientes. Estes ocorrem isoladamente ou em adição aos sintomas que afetam as articulações e os músculos. A artrite reumatoide (Capítulo 248) tem uma proporção de mulheres para homens de aproximadamente 3:1 e geralmente tem seu início nas últimas décadas da idade adulta, com sinovite simétrica de pequenas-médias articulações como apresentação clássica. A rigidez da pele é a marca registrada da esclerose sistêmica (Capítulo 251), geralmente chamada de esclerodermia, que tipicamente envolve as extremidades. As manifestações cutâneas iniciais incluem inchaço dos dedos, seguido por rigidez das mãos e, por fim, rigidez da pele. O fenômeno de Raynaud, embora não seja específico da esclerose sistêmica, frequentemente precede seu início, muitas vezes em muitos anos. A rigidez da pele pode envolver a face, os braços e, no caso da esclerose sistêmica difusa, o tronco, as costas e as pernas. Quando as características das doenças reumáticas manifestam o fenótipo clássico, fazer o diagnóstico é simples. O diagnóstico é mais desafiador quando as características iniciais apresentadas ocorrem em mais de uma doença. Por exemplo, os sintomas da síndrome *sicca*, que são o protótipo da síndrome de Sjögren primária (Capítulo 252) e estão associados a padrões de autoanticorpos específicos da doença de Sjögren, podem ocorrer simultaneamente no LES e na artrite reumatoide. As vasculites autoimunes e o LES podem compartilhar manifestações em sistemas de órgãos semelhantes, incluindo aquelas envolvendo os pulmões, os rins, a pele e o sistema nervoso. Uma ou mais de certas características, incluindo distúrbios constitucionais como fadiga, febre, perda de peso, artralgia, artrite e mialgias, são comumente observadas em quase todas as doenças reumáticas. A sobreposição de sintomas expande o diagnóstico diferencial, e uma distinção clara muitas vezes não é imediatamente aparente, mesmo depois de testes sorológicos. A biopsia tecidual pode ajudar a fornecer uma resposta definitiva.

Espondiloartropatias

A espondilite anquilosante (Capítulo 249), que se manifesta com doença da coluna vertebral e fusão espinal precoce, é mais comum em homens do que em mulheres. A doença em mulheres pode se manifestar de maneira mais atípica, com sintomas cervicais ou toracolombares entre as manifestações primárias. A sacroileíte é a marca registrada desta doença. A localização dos sintomas no pescoço e na coluna toracolombar, nas articulações sacroilíacas e nas grandes articulações dos membros superiores e inferiores pode ser usada para diferenciar a espondilite anquilosante da artrite reumatoide. A típica presença de lesões cutâneas psoriásicas em pacientes com artrite psoriásica pode ser uma característica distintiva da artrite reumatoide. A inflamação da coluna vertebral também pode estar associada à doença inflamatória intestinal, não raramente na coluna média ou superior, em oposição às articulações sacroilíacas.

Formas de vasculite

Existem muitas síndromes de vasculite, que geralmente são agrupadas de acordo com o tamanho do vaso (Capítulo 254). Algumas são classificadas como tal, embora nem sempre se prove que sejam de origem vascular. A polimialgia reumática (Capítulo 255) é uma doença reumática inflamatória comum em idosos e compartilha muitas características patogenéticas e epidemiológicas com a arterite de células gigantes, uma forma de vasculite de início em idade mais avançada.[7] Os pacientes se queixam de dores ao redor do pescoço e envolvimento bilateral do ombro e da cintura pélvica, junto com rigidez significativa que é mais problemática pela manhã. O início dos sintomas pode ser abrupto ou insidioso durante semanas a meses. O diagnóstico da polimialgia reumática é principalmente clínico. Os critérios de classificação diagnóstica recentes são baseados nas manifestações clínicas típicas e evidências laboratoriais de reagentes de fase aguda. Condições que mimetizam a polimialgia reumática podem incluir a artrite reumatoide de início em idosos; portanto, pode-se indicar a realização de testes para descartá-la. Ao considerar a polimialgia reumática, é importante incluir a arterite de células gigantes no diagnóstico diferencial, principalmente quando os reagentes de fase aguda estão muito elevados ou quanto há sintomas ou manifestações não musculoesqueléticas. Frequentemente, envolvem inflamação das artérias temporais. É necessário um alto índice de suspeita de inflamação da artéria temporal ou doença de grandes vasos envolvendo a aorta porque as consequências clínicas da inflamação vascular associada na arterite de células gigantes podem ser prejudiciais, às vezes levando a cegueira ou acidente vascular encefálico, ou a destruição vascular mais grave e isquemia de órgão, o que pode ser fatal.

Tabela 241.3 Características clínicas e pistas para facilitar o diagnóstico em cada categoria de doença reumática.

DOENÇAS DEGENERATIVAS DE OSSOS E ARTICULAÇÕES	DOENÇAS SISTÊMICAS AUTOIMUNES	ESPONDILOARTROPATIAS SORONEGATIVAS	DOENÇAS REUMÁTICAS VASCULARES	DOENÇAS AUTOINFLAMATÓRIAS	DISTÚRBIOS DOLOROSOS
Investigar em caso de sintomas persistentes de dor > 6 semanas ou falha em medidas conservadoras (fisioterapia, paracetamol, AINE) Se houver risco de perda óssea e possível fratura por fragilidade, considerar osteoporose	Frequentemente associada a dor e/ou inchaço articular inflamatório, com ou sem sintomas constitucionais e envolvimento de outros órgãos Realizar testes de ANA, FR, VHS, PCR	Considerar se houver psoríase ou se a dor nas costas tiver características inflamatórias; considerar quando houver características não articulares associadas conhecidas (p. ex., uveíte, doença inflamatória intestinal, uretrite, entesite, dactilite)	Considerar sempre que houver infarto tecidual ou se houver erupções vasculíticas, hemorragia pulmonar ou síndromes renais agudas ou subagudas	Todos podem manifestar febre Em crianças, geralmente são síndromes determinadas geneticamente mediadas pela interleucina-1 ou TNF-α Em adultos, considerar as doenças de cristais	Considerar em situações em que a dor exceder os achados, ou se houver história de traumatismo resolvido ou esforço repetitivo, sintomas de dor referida, dor difusa ou descrições pitorescas de dor
ABORDAGEM INICIAL DE INVESTIGAÇÃO PARA CONFIRMAR SUSPEITA DE DOENÇA REUMÁTICA EM CADA CATEGORIA					
Exames de imagem da região específica associada à dor persistente (considerar exames de imagem adicionais em áreas que possam estar irradiando a dor) Se houver preocupação quanto à osteoporose, realizar DMO e investigar usando exames laboratoriais, incluindo cálcio, 25(OH)D e/ou PTH para começar a avaliação à procura de doenças ósseas metabólicas	As investigações devem visar especificamente às doenças das quais se suspeita O teste específico deve incluir CPK se houver fraqueza ou mialgia; anti-CCP (ACPA) e FR se houver sinovite; ANA no rastreamento à procura de doenças reumáticas; e dsDNA, C3, C4, ENA se houver sintomas de LES ou *sicca*	Exames de imagem das articulações sacroilíacas (SI) (radiografias se houver sintomas de longa data, ressonância magnética se de início mais recente) Teste de HLA-B27 se a dor inflamatória nas costas ou dor SI for mais predominante, se houver alta suspeita clínica de dor inflamatória nas costas, mas os exames de imagem forem negativos	Os exames laboratoriais devem incluir ANCA Anti-PR3 Anti-MPO Reagentes de fase aguda (VHS, PCR) Amostragem de tecidos de órgãos envolvidos para facilitar a classificação fisiopatológica	Em caso de suspeita de doenças de cristais, realizar aspiração do líquido sinovial ou tofo e examiná-lo sob microscopia de luz polarizada	Normalmente um diagnóstico de exclusão, com base no exame físico Na síndrome dolorosa regional complexa, tendinite ou entesite, achados físicos e exames de imagem específicos podem facilitar o diagnóstico

ACPA = anticorpos antiproteínas citrulinadas; ANA = anticorpos antinucleares; ANCA = anticorpos anticitoplasma de neutrófilos; anti-CCP = anticorpos antipeptídio citrulinado cíclico; anti-MPO = antimieloperoxidase; anti-PR3 = antiproteinase-3; DMO = varredura de densidade mineral óssea; CPK = creatinina fosfoquinase; PCR = proteína C reativa; dsDNA = anti-DNA de cadeia dupla; ENA = anticorpos contra antígenos nucleares extraíveis (p. ex., Ro, La, Sm, RNP, Scl70, Jo-1); VHS = velocidade de hemossedimentação; RMN = ressonância magnética; AINE = anti-inflamatórios não esteroides; FR = fator reumatoide; LES = lúpus eritematoso sistêmico; TNF-α = fator de necrose tumoral-α; 25(OH)D = 25-hidroxivitamina D; PTH = paratormônio.

Doenças autoinflamatórias

As doenças autoinflamatórias raras são baseadas em mutações em genes envolvidos nas vias inflamatórias. Elas são mais comumente diagnosticadas em crianças e são abordadas em detalhes no Capítulo 245. Gota (Capítulo 257) é a doença autoinflamatória mais comum e prototípica, ocorrendo com mais frequência em homens de meia-idade e mais velhos, e está aumentando em prevalência. Articulações extremamente doloridas e eritema e inchaço periarticular são as suas características. Pode haver tofos, que podem ser confundidos com nódulos reumatoides. Níveis séricos elevados de ácido úrico estão associados à gota, embora os níveis possam diminuir durante ataques agudos.

Dor e síndromes dolorosas

A dor (ver também Capítulo 27) é um sintoma comum e inespecífico, mas muito importante, essencial em quase todas as doenças reumáticas. A dor é a principal característica de apresentação da doença articular relatada pelos pacientes. Deve-se levantar sua localização, distribuição e padrões, juntamente com características temporais, gatilhos, características migratórias ou de alívio e história prévia de trauma físico ou psicológico. Nas síndromes dolorosas regionais, a distribuição da dor é a chave para o diagnóstico. Dor difusa sem evidência de patologia subjacente associada a níveis desordenados de fadiga, dificuldade de enfrentamento e descrições intrincadamente detalhadas da dor usando analogias pitorescas anunciam fibromialgia (Capítulo 258). A fibromialgia é definida pela dor generalizada envolvendo os lados direito e esquerdo e as extremidades superiores e inferiores, bem como o pescoço e as costas. A maior parte das síndromes dolorosas são síndromes dolorosas regionais. Por exemplo, uma síndrome dolorosa regional relacionada com uma síndrome mecânica do ombro e do pescoço fará com que o paciente tenha dor no pescoço e no ombro envolvidos, mas também no trapézio, na parte superior do tórax, na axila e na parte superior e/ou inferior do braço e da mão. Uma grande proporção de pacientes que apresentam dor musculoesquelética terá dor regional relacionada com desequilíbrios musculares, fatores posturais com ou sem artrite degenerativa subjacente, tendinopatia ou entesopatia. Por exemplo, síndromes dolorosas na região do trapézio, cuja dor irradia ao membro superior até o deltoide e até mesmo o antebraço, podem ser multifatoriais e estar associadas a uma combinação de espasmo muscular, artrite degenerativa subjacente na coluna cervical ou pinçamento do manguito rotador, não raramente relacionado com atividades repetitivas. Dor em uma extremidade distal após traumatismo ou cirurgia, associada a uma extremidade fria e brilhante, é sugestiva de síndrome dolorosa regional complexa. A sua etiologia se tornará aparente com a obtenção de anamnese detalhada das características da dor, juntamente com antecedentes de saúde, exame físico e exclusão de "sinais de alerta" ou fatores que indiquem uma patologia subjacente específica a um órgão relacionado a partir do qual a dor pode ser referida. A dor no cenário de uma história de malignidade deve sugerir a possibilidade de metástases. Uma picada de carrapato pode indicar doença de Lyme anterior. Observam-se distribuições que respeitam dermátomos na hérnia de disco ou no herpes. A maior parte das síndromes dolorosas requer uma avaliação clínica completa antes de se estabelecer um diagnóstico definitivo.

DIAGNÓSTICO DIFERENCIAL E AVALIAÇÃO DIAGNÓSTICA

É necessária uma anamnese abrangente para realizar a avaliação de um paciente com doença reumática. Além de considerar a idade e o sexo, a história pessoal do paciente – incluindo estado civil, ocupação e fatores psicossociais – ajuda a elucidar o diagnóstico, o prognóstico e as opções de tratamento. Pistas úteis para fazer o diagnóstico de algumas das doenças reumáticas estão resumidas na Tabela 241.3.

A avaliação dos sinais e sintomas clínicos é a base do diagnóstico. A maior parte dos distúrbios reumáticos se manifesta com sintomas que envolvem, ou parecem envolver, as articulações. Isso pode ser limitado à dor envolvendo uma articulação específica ou grupo de articulações ou estruturas periarticulares. Consultar o paciente para determinar o padrão dos sintomas – seja dor, inchaço ou rigidez associada às articulações – é a chave para estreitar o diagnóstico diferencial de uma doença reumática. Deve-se avaliar os sintomas articulares quanto a características inflamatórias, como rigidez prolongada, dor em repouso, ou características não inflamatórias e mecânicas, como instabilidade ou fraqueza, travamento ou piora nos sintomas com o uso. O padrão de envolvimento articular – majoritariamente de pequenas articulações das mãos, punho e pés; grandes articulações como cotovelos, joelhos, tornozelos ou articulações proximais (ombros ou quadris); ou envolvimento espinal – posteriormente apontará para um diagnóstico específico. Além disso, questões relacionadas com doenças recentes, viagens, exposição a possíveis patógenos infecciosos e presença ou ausência de características sistêmicas como febre, fadiga ou perda de peso fornecerão pistas importantes. A apreciação dos sinais e sintomas que indicam características extra-articulares, particularmente manifestações cutâneas, pulmonares, renais, neurológicas ou vasculares, guiará o diagnóstico diferencial, e investigações adicionais ajudarão a determinar o diagnóstico definitivo, bem como o prognóstico e a intensidade necessária do tratamento.

A presença de uma doença reumática pode estar associada a manifestações comórbidas não relacionadas com o tecido conjuntivo. Por exemplo, o infarto agudo do miocárdio é mais comum em muitos pacientes com doenças reumáticas. A imobilidade ou fatores relacionados com o tratamento que levam à obesidade podem aumentar o risco de diabetes e degeneração das articulações de membros inferiores.

Fatores da história de saúde que contribuem para o diagnóstico e o prognóstico

Idade e gênero

Algumas doenças reumáticas em geral se manifestam na infância. Isso inclui distúrbios de origem genética, como hemofilia associada à artrite, e uma série de condições autoinflamatórias que são, por definição, doenças infantis. A artrite idiopática juvenil se refere às formas de artrite nas quais o início ocorre antes dos 16 anos. Doenças reumáticas autoimunes e doenças reumáticas inflamatórias, como espondiloartropatias, artrite reumatoide e LES, podem começar na idade adulta jovem; as doenças degenerativas, como a osteoartrite, raramente começam na idade adulta jovem e mais frequentemente começam a se manifestar no meio para o fim da meia-idade. O pico de início da artrite reumatoide se dá na meia-idade, embora o início possa ocorrer em praticamente qualquer época da vida. Os idosos são mais propensos à osteoartrite e à polimialgia reumática, mas esta última tem um amplo diagnóstico diferencial e deve ser considerada em todas as idades. As doenças autoimunes são mais comuns em mulheres, enquanto as espondiloartropatias podem ser igualmente comuns em homens e mulheres. A artrite gotosa é mais comum em homens e raramente acomete mulheres antes da menopausa.

Ocupação e lazer

As atividades ocupacionais e recreativas podem dar origem a tensões físicas e psicológicas. As demandas ocupacionais de um paciente precisam ser compreendidas, principalmente quando atividades repetitivas puderem contribuir para o desenvolvimento de doenças articulares degenerativas ou para síndromes dolorosas regionais. Da mesma maneira, o traumatismo decorrente de esportes, incluindo lesões anteriores, pode ser um contribuinte significativo para doenças articulares degenerativas.

História familiar

É importante obter uma história familiar completa porque doenças autoimunes, espondiloartropatias e gota ocorrem com incidência aumentada entre indivíduos da mesma família. É comum ver linhagens familiares nas quais diferentes formas de autoimunidade ocorrem em toda a família. Isso não significa que toda doença autoimune tenha herdabilidade específica. Além disso, a osteoartrite generalizada envolvendo as mãos e outras articulações comumente ocorre em distribuição familiar.

Uso concomitante de medicamentos

Os medicamentos concomitantes podem contribuir para a gênese de uma doença reumática. Por exemplo, os diuréticos podem aumentar a hiperuricemia e o risco de artrite gotosa. A minociclina pode estar associada a manifestações semelhantes ao lúpus. Os antibióticos da classe das fluoroquinolonas foram associados a entesopatias. Deve-se considerar o histórico completo de medicamentos na avaliação de pacientes com doenças reumáticas.

Hábitos e circunstâncias sociais

O tabagismo tem sido cada vez mais associado à artrite reumatoide e ao LES. Além disso, condições socioeconômicas precárias e o estresse psicossocial ou físico podem contribuir para a gravidade dos sintomas e devem ser considerados no planejamento das estratégias de manejo. Da mesma maneira, pacientes de origens étnicas e culturais diferentes podem ter diferenças em sua capacidade de descrever os sintomas e nas preferências quanto às opções de tratamento.

Início e evolução dos sintomas

O conhecimento do padrão de início, da localização e da evolução dos sintomas é essencial para se fazer um diagnóstico preciso de uma doença reumática. Sintomas que se desenvolvem ao longo de horas a dias geralmente sugerem um processo inflamatório ou possivelmente infeccioso ou traumático. Quando persistem por mais de 6 semanas, o início dos sintomas é considerado subagudo e a doença, crônica. No início da apresentação de algumas doenças reumáticas, os sintomas podem ser intermitentes ou palindrômicos antes de se tornarem constantes. Durante o curso de investigação, deve-se considerar se o início súbito de dor e inchaço nas articulações, particularmente envolvendo uma ou poucas articulações, é decorrente de uma etiologia infecciosa ou por cristais.

Dor e rigidez

A avaliação da dor deve incluir uma descrição de seu início, constância/cronicidade, gravidade, qualidade, fatores que a desencadeiam ou melhoram e localização e irradiação da dor. A rigidez, frequentemente descrita como um retesamento ou associada a dificuldade de movimento ou função, deve ser determinada em termos de localização (p. ex., ocorre em uma articulação específica ou é mais difusa) e momento e duração (p. ex., ocorre depois de um período de repouso). A rigidez que desaparece em 10 a 15 minutos é mais característica da osteoartrite. Na doença inflamatória, a rigidez costuma durar mais tempo, em geral pelo menos 1 hora e até o dia todo.

Envolvimento articular

A distribuição do envolvimento articular é a chave para se fazer o diagnóstico de uma doença reumática. Monoartrite descreve sintomas em uma única articulação; oligoartrite (ou pauciartrite) refere-se a sintomas em duas a quatro articulações; e poliartrite indica o envolvimento de pelo menos cinco articulações. A artrite periférica envolve uma extremidade, enquanto o envolvimento da coluna vertebral é denominado doença axial. A doença articular periférica simétrica, em oposição à assimétrica, é mais comumente associada a distúrbios reumáticos autoimunes, enquanto a artrite assimétrica pode estar associada a espondiloartropatias ou osteoartrite. Da mesma maneira, o envolvimento predominantemente de pequenas articulações é mais típico na artrite reumatoide ou no LES, enquanto o envolvimento de grandes articulações é clássico nas espondiloartropatias. Além disso, a presença associada de entesite e sintomas axiais anunciam uma espondiloartropatia. Sintomas articulares ou da coluna vertebral decorrentes de causas inflamatórias geralmente incluem predominância de sintomas pela manhã, associação à rigidez de mais de 60 minutos, piora ao repouso e melhora ao longo do dia e às atividades. Os sintomas articulares ou da coluna vertebral associados à doença articular degenerativa geralmente pioram com a atividade, costumam piorar no final do dia, estão associados à rigidez e geralmente desaparecem rapidamente em 15 a 30 minutos. A dor articular geralmente é sentida nas articulações (as exceções incluem dor no ombro, sentida sobre o deltoide, e dor no quadril, sentida na virilha). A dor nas articulações de causas degenerativas ou inflamatórias pode variar em gravidade. A maior parte dos pacientes descreve a dor nas articulações como incômoda e raramente a classifica como superior a 8/10 em uma escala de gravidade crescente. A dor relacionada com síndromes dolorosas miofasciais localizadas, incluindo tendinopatias e entesopatias, pode ser descrita como sendo próxima às articulações e que piora com movimentos específicos. Em indivíduos com síndromes dolorosas generalizadas, a dor frequentemente é classificada como muito forte (10/10) e mal localizada, envolvendo as regiões superior e inferior do corpo, com descrições que reforçam a gravidade da dor ("como se um caminhão tivesse me atropelado").

Também é importante distinguir entre artralgia (dor articular subjetiva sem sinais objetivos) e artrite, em que a dor e regiões sensíveis estão associadas a sinais objetivos de inchaço e calor articular (sinovite), deformidade ou limitação do movimento. Deve-se identificar achados objetivos no exame físico para que seja feito um diagnóstico de artrite.

Função

A função comumente está comprometida em pacientes com doença reumática. Embora possa estar relacionada com a fadiga ou fraqueza muscular, no caso de doenças reumáticas em que não há comprometimento articular, o mais comum é o comprometimento funcional relacionado com o comprometimento articular. Deve-se avaliar a função em termos da capacidade do paciente de realizar atividades de vida diária, trabalho e participação. Existem questionários validados para avaliar a função a fim de identificar limitações funcionais.

Exame físico

Conceitos essenciais

Há maior compreensão da base ontogênica, celular e molecular de padrões específicos de envolvimento das articulações e sistemas de órgãos afetados que tendem a se associar a cada classe de doença reumática.[8] Com a sua familiaridade, o exame físico aprimora rapidamente o processo diagnóstico. É necessário um exame completo realizado por um médico para identificar e classificar uma doença reumática. Isso deve incluir a avaliação dos sintomas constitucionais, como temperatura, índice de massa corporal, humor, comportamentos de dor, marcha e postura, bem como exame órgão-específico do couro cabeludo, pele, olhos, sistema linfático, sistema circulatório, pulmões, abdome, articulações, coluna vertebral e músculos esqueléticos. Um exame sistemático das articulações é fundamental para o exame de doenças reumáticas e deve incluir todas as regiões, comparando os lados direito e esquerdo. Deve-se determinar o padrão de envolvimento articular, incluindo a simetria e o envolvimento axial *versus* periférico. O uso de um diagrama articular (homúnculo) ajuda a rastrear o envolvimento articular. O exame da articulação deve incluir a documentação da presença ou ausência de regiões sensíveis, atrofia periarticular, eritema, edema, limitação da amplitude de movimento (ADM), locais de cirurgia e traumatismos anteriores e deformidade articular, possibilitando a comparação ao longo do tempo e entre diferentes examinadores. O uso de uma abordagem sistemática de quatro etapas para o exame das articulações viabiliza o exame completo. Este deve incluir (1) inspeção (procurando por assimetria, eritema, inchaço e deformidade), (2) palpação (presença de regiões sensíveis, especificamente na interlinha articular, calor, espessamento e derrame sinovial, hipertrofia óssea e crepitação), (3) ADM (ativa e passiva de cada articulação) e (4) testes especiais específicos para cada articulação ou região. Um exame completo também deve considerar manifestações extra-articulares relevantes.

Exemplos de achados musculoesqueléticos que ajudam a classificar uma doença reumática

Ao considerar o exame das articulações, um achado de vermelhidão (eritema) pode indicar inflamação mais aguda e/ou grave. A presença de eritema é mais comumente observada no caso de infecção ou artrite cristalina (autoinflamatória). O calor nas articulações também indica inflamação subjacente. Edema articular, um sinal definitivo de inflamação articular ou artrite, pode indicar derrame articular (excesso de líquido sinovial) ou espessamento sinovial, sugerindo um processo inflamatório ativo envolvendo aumento de vascularização, recrutamento celular e transudato e edema na membrana sinovial (sinovite). Todas as doenças reumáticas, exceto síndromes dolorosas de origem neurológica específicas, podem apresentar sinovite. O espessamento ósseo palpável ao redor de uma articulação, particularmente nas articulações interfalângicas distais ou proximais ou nas primeiras articulações metacarpais, é decorrente da reação e proliferação óssea ou osteófitos, característicos da osteoartrite. Os examinadores devem palpar à procura de crepitação, que parece uma sensação de rangido sob a mão do examinador durante o movimento articular ativo ou passivo. Uma crepitação fina ou aveludada pode indicar sinovite proliferativa crônica, enquanto a crepitação grosseira pode indicar rugosidade da superfície da cartilagem ou perda completa da cartilagem hialina com o osso se movendo sobre o osso. O resultado final de qualquer processo artrítico crônico levará à degeneração articular primária ou secundária e se manifestará como perda de cartilagem ou hipertrofia óssea. Em algumas doenças, como artrite reumatoide, artrite psoriásica ou artropatia de Jaccoud (uma forma de artropatia deformante relacionada com o LES), a deformidade ocorre como resultado de subluxação ou contratura articular relacionada com as forças da natureza sobre cápsulas articulares enfraquecidas, frouxas e distendidas e ligamentos e tendões frouxos como consequência do inchaço crônico da sinovite. Normalmente, a atrofia muscular ocorre em torno das articulações artríticas e contribui para a sensação de fraqueza ou instabilidade. A cartilagem interarticular torna-se mais sujeita à ruptura.

Avaliação da amplitude de movimento

Deve-se analisar tanto a ADM ativa quanto passiva para avaliar a função articular. Em geral, a ADM ativa é primeiramente avaliada pedindo-se ao paciente que demonstre a ADM completa de uma articulação; a ADM ativa requer força, inervação, função muscular e tendínea e mobilidade articular intactas. A ADM passiva é avaliada pelo examinador e, em grande parte, analisa a mobilidade articular ou, em alguns casos, o pinçamento de um ligamento ou tendão. A avaliação inicial da ADM ativa possibilita ao examinador analisar potenciais áreas de dor e onde examinar com cuidado. Se a mobilidade for total na ADM passiva, pode-se considerar outras causas para a perda da mobilidade.

Estabelecimento do diagnóstico

Os achados de anamnese e exame físico abrangentes, juntamente com um conjunto apropriado de investigações, podem ser usados para orientar o diagnóstico. A Tabela 241.3 e a Figura 241.1 informam o fenótipo clínico típico de uma doença reumática, com o diagnóstico baseado nas classificações gerais da Tabela 241.1. Ao usar esse algoritmo e os padrões e achados indicados na Tabela 241.3, os médicos podem aprimorar um diagnóstico diferencial e, então, investigar para confirmar o diagnóstico em suspeição.

Exames laboratoriais e de imagem nas doenças reumáticas

Identificar recursos laboratoriais (Capítulo 242) ou de imagem específicos pode respaldar um diagnóstico e auxiliar na classificação específica de uma doença reumática.[9] Por exemplo, um teste de anticorpo antinuclear positivo é inespecífico,[10,11] mas testar ANCA ou realizar exames de imagem da árvore vascular de uma área envolvida podem ser fundamentais para estabelecer o diagnóstico em pacientes com vasculite.[12] Da mesma maneira, nas espondiloartropatias soronegativas, são essenciais os exames de imagem das articulações sacroilíacas com radiografias, quando os sintomas são sustentados, ou exames de ressonância magnética (RM), se a doença for de início mais recente. Radiografias e ressonâncias magnéticas de áreas articulares específicas na doença articular degenerativa não apenas ajudam a estabelecer o diagnóstico, mas também auxiliam no estadiamento da doença. No caso da artrite reumatoide, o teste do fator reumatoide e ACPA é essencial. Ao considerar outras doenças reumáticas sistêmicas soropositivas prototípicas, a lista de potenciais autoanticorpos é muito mais longa. Dependendo do grau de dificuldade em se fazer o diagnóstico ou avaliar a extensão da doença e o envolvimento de órgãos associados, muitos autoanticorpos podem ser considerados para teste. Deve-se observar que nenhum exame isolado deve ser usado para diagnosticar uma doença reumática, mas os exames devem respaldar o diagnóstico.

TRATAMENTO

As abordagens de tratamento para cada doença reumática serão destacadas em detalhes nos próximos capítulos. As abordagens terapêuticas para doenças reumáticas degenerativas se concentram no controle dos sintomas de dor com fármacos anti-inflamatórios não esteroides ou analgésicos. Modalidades físicas, fortalecimento muscular e incentivo à atividade física são partes essenciais do controle da artrite degenerativa; às vezes, injeções de glicocorticoides ou outros agentes podem controlar os sintomas. Quando as abordagens conservadoras falham, é necessária cirurgia ortopédica. No entanto, a abordagem das doenças reumáticas inflamatórias e sistêmicas geralmente requer terapias mais intensas ou imunomoduladoras. Os glicocorticoides são um componente importante dos regimes de tratamento, principalmente quando os órgãos estão sob risco de danos, quando outros agentes demoram para se tornar totalmente eficazes e em situações em que não há opções alternativas de tratamento. No entanto, os glicocorticoides não são isentos de riscos, e estes devem ser discutidos para cada paciente. Dependendo da doença, as terapias poupadoras de glicocorticoides geralmente são iniciadas precocemente, com a potência adaptada à gravidade e ao risco da doença em si, ao mesmo tempo que se consideram outras comorbidades do paciente e outros medicamentos em uso. Por exemplo, pacientes com LES que apresentam apenas erupção cutânea ou sinovite podem precisar de um agente relativamente fraco, a hidroxicloroquina, enquanto pacientes com doença renal podem precisar de micofenolato de mofetila, ciclofosfamida ou outras terapias imunomodulatórias parenterais para tratar com efetividade essa manifestação da doença. Da mesma maneira, na artrite reumatoide, os pacientes que apresentam níveis elevados de ACPA e contagem elevada de articulações inchadas, com erosões observadas em radiografias basais de mãos e pés, são candidatos a doses crescentes de metotrexato com ou sem outros fármacos antirreumáticos modificadores da doença e uso prévio de medicamentos biológicos ou sintéticos direcionados ao alvo, conforme descrito no Capítulo 33. Mais detalhes sobre abordagens específicas e uso de terapias poupadoras de glicocorticoides são apresentados nos capítulos que tratam de cada doença reumática. O pensamento atual é usar glicocorticoides como terapia de transição, com um plano para reduzi-los o mais rápido possível e usá-los novamente apenas nas exacerbações da doença.

RESUMO

Um amplo conjunto de classificações de doenças reumáticas pode fornecer um panorama para consideração de uma infinidade de doenças reumáticas possíveis. Quando as classificações são baseadas em mecanismos patogênicos, bem como características clínicas, isso facilita a identificação de sinais e sintomas específicos e orienta uma nova linha de investigação. Embora nem todas as doenças reumáticas se enquadrem nessa classificação, uma análise sistemática e direcionada acelerará a determinação do diagnóstico correto do paciente.

REFERÊNCIAS BIBLIOGRÁFICAS

As referências bibliográficas, bem como os outros materiais suplementares deste livro, encontram-se no GEN-IO, nosso ambiente virtual de aprendizagem.

242 EXAMES LABORATORIAIS NAS DOENÇAS REUMÁTICAS

DAVID S. PISETSKY

As doenças reumáticas são um grupo heterogêneo de condições que envolvem inflamação e danos ao sistema musculoesquelético e também a outros órgãos. Essas condições variam de dores musculares e articulares leves e difusas a insuficiência renal e acidente vascular encefálico graves e com risco à vida. Embora as doenças reumáticas tenham origens diversas, a etiologia frequentemente envolve distúrbios imunes. Portanto, a abordagem diagnóstica envolve exames laboratoriais para avaliar distúrbios funcionais de órgãos específicos e sua relação com a inflamação e a autoimunidade.

Os exames laboratoriais em pacientes com suspeita de doença reumática envolvem a determinação de biomarcadores dos seguintes tipos: antecedentes (risco de doença), rastreamento (doença subclínica), diagnóstico (doença evidente), estadiamento (gravidade ou atividade da doença) e prognóstico (curso da doença, resposta ao tratamento, terapia de monitoramento). Desses testes, alguns são úteis em todos os contextos. Em razão da crescente eficácia do tratamento para doenças como a artrite reumatoide (AR), uma avaliação laboratorial precoce pode ser importante para melhorar os desfechos, identificando indivíduos que apresentam sintomas ainda incipientes (p. ex., artralgias) que podem representar as primeiras manifestações de uma doença; o rastreamento sorológico também pode ser útil na identificação de indivíduos em risco de doença (p. ex., irmãos ou parentes de primeiro grau). Além disso, os exames laboratoriais são essenciais na análise de prognóstico das diversas doenças reumáticas, na avaliação de suas atividades de doença, bem como dos danos de atividades prévias e dos efeitos deletérios dos tratamentos.

MARCADORES DA INFLAMAÇÃO

Em muitos pacientes, o objetivo inicial da avaliação é determinar a presença de inflamação. A inflamação consiste na resposta do corpo à lesão e é caracterizada por uma cascata de eventos celulares e moleculares que surgem independentemente do estímulo ou do local (Capítulo 42). A resposta imediata a estímulos inflamatórios é chamada de *resposta de fase aguda* e inclui um conjunto de proteínas produzidas principalmente no fígado em resposta a citocinas, como a interleucina-6 (IL-6), o fator de necrose tumoral-α (TNF-α) e a IL-1. Essas citocinas são produzidas por macrófagos e células dendríticas após a estimulação de receptores de reconhecimento de padrões (RRPs) que incluem tanto os receptores *toll-like* (TLRs) quanto outros sistemas de detecção não TLR. Os RRPs reconhecem produtos bacterianos e virais intracelulares e extracelulares, bem como moléculas grandes e pequenas (p. ex., trifosfato de adenosina, ácido úrico) liberadas pelas células danificadas. Esses receptores acionam um sistema denominado *inflamassoma*; o resultado é a estimulação da imunidade inata (Capítulos 40 e 42). Das proteínas de fase aguda, a proteína C reativa (CRP) tem recebido mais atenção como marcador da inflamação. A CRP é um membro da família pentraxina; embora sua função não seja totalmente conhecida, sua capacidade de se ligar à fosfocolina sugere uma função necrófaga para eliminar produtos bacterianos ou células danificadas e, assim, atenuar as consequências de uma infecção ou lesão tecidual. Outras moléculas, como a proteína amiloide sérica (SAP), o fibrinogênio e o complemento, também têm elevações marcantes em seus níveis durante a resposta de fase aguda, indicando um amplo esforço de defesa do hospedeiro.

O nível de CRP fornece uma medida inespecífica, mas muito útil da inflamação; é capaz de transmitir informações para a categorização de um processo clínico (p. ex., artrite inflamatória *versus* não inflamatória), bem como para a avaliação da atividade da doença ou prognóstico (p. ex., atividade da AR ou probabilidade de erosão articular). A vantagem de medir a CRP sérica, em vez das citocinas, é que os níveis de CRP são muito mais elevados. Além disso, os níveis de CRP permanecem elevados por um período mais longo (dias) do que as citocinas; estas podem aparecer apenas temporariamente no sangue. Embora o teste de CRP seja comumente realizado para avaliar o risco de aterosclerose (presumivelmente em razão da íntima relação fisiopatológica entre inflamação e aterogênese), a aplicação desse rastreamento em um paciente com uma condição inflamatória deve levar em consideração os vários determinantes desse marcador.[1]

Outro exame laboratorial simples que reflete a resposta de fase aguda é a velocidade de hemossedimentação (VHS). Neste teste, o sangue anticoagulado é coletado em um tubo longo e fino e deixado secar sob a influência da gravidade por 1 hora. A extensão de queda do sangue depende de vários fatores, incluindo a concentração de proteínas séricas, como imunoglobulinas e fibrinogênio como reagentes de fase aguda. A velocidade de hemossedimentação é inespecífica no que diz respeito à associação com doenças e também depende da idade e do sexo do indivíduo. Além da CRP e da VHS, outros exames laboratoriais simples (p. ex., hemograma completo) podem refletir uma inflamação em andamento. Por exemplo, pacientes com inflamação frequentemente apresentam leucocitose ou trombocitose, provavelmente refletindo a ação de citocinas e outros mediadores, incluindo glicocorticoides, durante esse processo. Com a inflamação crônica também pode ocorrer a anemia da doença crônica. A esse respeito, no lúpus eritematoso sistêmico (LES), linfopenia, trombocitopenia e valores baixos de CRP costumam caracterizar a doença ativa, sendo a discordância entre os achados laboratoriais e clínicos uma pista para o diagnóstico.

EXAME LABORATORIAL DA DOENÇA MUSCULOESQUELÉTICA

A manifestação mais comum da doença musculoesquelética é a dor nas articulações e ao redor delas, associada a comprometimento funcional. Coletivamente, as doenças que causam inflamação articular são chamadas de artrite. Contudo, a extensão da inflamação nessas doenças varia acentuadamente; algumas formas de osteoartrite (Capítulo 246) mostram apenas evidências limitadas de inflamação local ou sistêmica.

A artrite pode ser caracterizada por quantidade e tamanho das articulações afetadas, simetria e envolvimento de articulações axiais e periféricas. Para cada padrão (p. ex., poliartrite crônica), uma questão-chave no diagnóstico diz respeito ao seu lugar no espectro da artrite inflamatória *versus* não inflamatória. Além disso, embora muitas doenças possam causar artrite, sua prevalência varia enormemente, sendo a osteoartrite ou doença articular degenerativa a forma mais comum de artrite não inflamatória e a AR a forma mais comum de artrite inflamatória.

O diagnóstico diferencial de artrite é baseado em anamnese e exame físico abrangentes para avaliar os sintomas que sugerem inflamação (p. ex., rigidez matinal e fadiga), a presença de sinovite e os resultados dos exames laboratoriais indicativos de inflamação. Destes testes, a VHS e a CRP são indicadores inespecíficos de inflamação. Contudo, dependendo do estágio da doença e do tratamento prévio a que foi submetido o paciente, tanto a CRP quanto a VHS podem não estar elevadas no momento da avaliação inicial porque muitos tratamentos, especialmente aqueles direcionados contra citocinas, podem reduzir a resposta de fase aguda. Dois testes de autoanticorpos, fator reumatoide (FR) e anticorpos antiproteínas citrulinadas, fornecem informações diagnósticas mais específicas. Dada a demografia da artrite inflamatória, o teste de anticorpos antinucleares (ANA) também costuma fazer parte dessa avaliação.

Fator reumatoide

O FR compreende uma família de anticorpos específicos que se ligam à molécula de imunoglobulina G (IgG), reagindo com determinantes antigênicos que são provavelmente de origem conformacional na porção Fc. Os FRs IgM são os mais abundantes desses anticorpos e os mais fáceis de medir. Para essa métrica são utilizados ensaios de aglutinação de hemácias ou esferas de látex revestidas com IgG. Mais recentemente, têm sido usados ensaios de imunoabsorção enzimática (ELISA) e nefelometria para detectar FR de modo ainda mais sensível e específico.

Os FRs ocorrem em aproximadamente 60 a 80 % dos pacientes com AR (Capítulo 248) e representam um critério para a classificação ou diagnóstico desta doença.[2] Além disso, altos níveis de FR estão frequentemente associados a pior prognóstico, à ocorrência de erosão articular conforme medida por radiografias e à deformidade. Apesar dessas associações, o FR ocorre no soro de pacientes com uma ampla gama de doenças autoimunes e inflamatórias, bem como em indivíduos normais, especialmente com a idade (Tabela 242.1). Como resultado, a especificidade de 94% do teste para AR resulta em um valor preditivo positivo (a proporção de indivíduos com teste positivo que têm AR) de apenas cerca de 20 a 35%.[3] A frequente ocorrência de FR pode refletir sua etiologia e papel nas respostas imunes inatas em promover a ligação da IgG ao antígeno por ligação cruzada à porção Fc.

Tabela 242.1 Doenças reumáticas e condições não reumáticas associadas a um fator reumatoide positivo.

DOENÇAS	FREQUÊNCIA
Artrite reumatoide	50 a 90%
Lúpus eritematoso sistêmico	15 a 35%
Síndrome de Sjögren	75 a 95%
Esclerose sistêmica	20 a 30%
Polimiosite/dermatomiosite	5 a 10%
Crioglobulinemia	40 a 100%
Doença mista do tecido conjuntivo	50 a 60%
Envelhecimento (> 70 anos)	10 a 25%
Infecção	25 a 50%
Endocardite bacteriana	15 a 40%
Doença hepática	8%
Tuberculose	Até 13%
Sífilis	20 a 90%
Doenças parasitárias	5 a 58%
Hanseníase	15 a 65%
Infecção viral	
Doença pulmonar	3 a 33%
Sarcoidose	10 a 50%
Fibrose pulmonar intersticial	30 a 50%
Silicose	30%
Asbestose	
Doenças diversas	45 a 70%
Cirrose biliar primária	5 a 25%
Malignidade	

Modificada de Shmerling RH, Delbanco TL. The rheumatoid factor: an analysis of clinical utility. *Am J Med.* 1991;91:530.

Anticorpos antiproteínas citrulinadas

Os anticorpos antiproteínas citrulinadas são outras especificidades de autoanticorpos importantes no diagnóstico da AR (Capítulo 248). A citrulina é a modificação pós-translacional do aminoácido arginina que resulta da desaminação. Essa reação química é catalisada pela enzima peptidilarginina desiminase (PAD) e pode ocorrer no contexto de inflamação; a função dessa modificação é desconhecida. A citrulinação pode afetar muitas proteínas diferentes, criando sítios antigênicos em proteínas que incluem a vimentina, a enolase e a filagrina.[4]

Embora os anticorpos sejam direcionados a resíduos citrulinados em proteínas intactas, eles podem ser medidos usando peptídios sintéticos contendo citrulina. Dentre esses antígenos sintéticos, um peptídio contendo citrulina com estrutura cíclica fornece ensaios sensíveis e específicos em um formato ELISA. Os anticorpos direcionados contra esse tipo de antígeno são conhecidos como anti-CCP (peptídio citrulinado cíclico) e podem ser formalmente distinguidos dos anticorpos contra as proteínas citrulinadas propriamente ditas (ACPA, ou anticorpos antiproteína citrulinada). O termo *anti-CCP* é comumente usado para essas especificidades, embora não seja formalmente sinônimo de ACPA. O ACPA pode ser avaliado por uma variedade de técnicas analíticas usando como antígenos tanto proteínas modificadas quanto arranjos de peptídios. Para a detecção de anticorpos anti-CCP, a formulação dos peptídios mudou ao longo dos anos, conforme designado pela geração do ensaio. Além disso, entre os ensaios disponíveis comercialmente, os resultados podem variar, tornando importante conhecer as características de realização dos testes ao interpretar seus resultados.

Os anticorpos anti-CCP estão altamente associados à AR e representam um critério na classificação de pacientes com essa doença.[5] Dependendo do ensaio, esses anticorpos são observados em 60 a 70% dos pacientes com AR e raramente naqueles com outras formas de artrite inflamatória. Um fato importante é que os anticorpos anti-CCP podem estar presentes antes do início de outros sinais e sintomas de AR, sugerindo sua utilidade para o rastreamento à procura de pacientes em risco. Além disso, em pacientes com artralgias sem evidências de sinovite ao exame, a presença de anti-CCP pode predizer o desenvolvimento de artrite subsequente. Assim, em razão da especificidade do anti-CCP para a AR, a presença desses anticorpos em pacientes com sinais e sintomas precoces da doença pode indicar o diagnóstico de AR e possibilitar o início do tratamento antes que a doença se manifeste totalmente. A esse respeito, embora a AR possa ocorrer na ausência de anticorpos anti-CCP, a presença desses anticorpos pode definir subgrupos de doenças que diferem em etiologia, curso clínico e resposta ao tratamento.

Análise do líquido articular

A análise do líquido articular pode fornecer dados decisivos na avaliação da artrite e, em alguns casos, um diagnóstico definitivo. Essa análise é essencial no cenário de monoartrite aguda para investigar a possibilidade de infecção; para formas crônicas de artrite, deve-se analisar o líquido articular se houver incerteza em relação ao diagnóstico e envolvimento desproporcional de uma dada articulação. A aspiração articular é um procedimento estéril realizado com anestésico local. Embora o líquido também possa ser submetido a testes para avaliar a viscosidade e o teor de mucina, tem-se como mais informativas a contagem de células, a análise da presença de cristais, a avaliação após coloração do material e a realização de culturas específicas em busca de potencial agente infeccioso.

Com base na contagem de células, os líquidos articulares podem ser classificados em quatro tipos principais: não inflamatórios, inflamatórios, sépticos e hemorrágicos. Um líquido não inflamatório tem menos de 2.000 células/$\mu\ell$, com predominância de células mononucleares. Um líquido inflamatório tem mais de 2.000 células/$\mu\ell$, com 50.000 células/$\mu\ell$ frequentemente usado como o limite superior para esse tipo de líquido. Em um líquido inflamatório, predominam células polimorfonucleares. Um líquido séptico é um líquido inflamatório em que a cultura ou coloração para microrganismos demonstra infecção. A suspeita de infecção é especialmente alta para líquidos com contagens de células superiores a 50.000/$\mu\ell$. No entanto, a artrite induzida por cristais pode produzir contagens de células dessa magnitude, e um líquido infectado pode ter contagens abaixo desse nível. Os líquidos hemorrágicos têm predomínio de eritrócitos que podem se aproximar do encontrado no sangue.

No cenário da monoartrite aguda, a doença induzida por cristais é muito mais comum do que uma infecção, com a presença de cristais demonstrada por microscopia de polarização. Com essa técnica, os cristais de urato monossódico da gota aparecem em forma de agulha e são negativamente birrefringentes. Em uma análise microscópica cuidadosa, cristais de urato e pirofosfato de cálcio coexistem em uma única articulação em cerca de 2,5% dos casos de artrite de cristal.[6] Em contraste, os cristais de pirofosfato de cálcio di-hidratado na pseudogota têm formato romboidal e são fracamente positivos para birrefringência. A infecção pode coexistir com a doença induzida por cristais, necessitando de avaliação microbiológica mesmo quando são encontrados cristais. Líquidos hemorrágicos também podem resultar de infecção, embora sua presença sugira malignidade ou traumatismo. A Figura 242.1 fornece um algoritmo para a análise do líquido articular.

Dependendo dos achados clínicos e dos resultados dos exames laboratoriais iniciais, pode-se realizar outros exames para investigar possibilidades diagnósticas menos comuns, como doença metabólica ou malignidade. A avaliação laboratorial da artrite inflamatória também pode incluir testes sorológicos à procura de infecções, como doença de Lyme, infecção pelo vírus da imunodeficiência humana (HIV) ou hepatite.

AVALIAÇÃO LABORATORIAL DA DOENÇA INFLAMATÓRIA SISTÊMICA

Entre as doenças reumáticas, algumas causam manifestações que ameaçam os órgãos e a vida. Essas doenças podem ter como componente e queixa a artrite, embora a proeminência de manifestações extra-articulares, principalmente por se desenvolverem ao longo do tempo e envolverem órgãos como o rim, aponte para sua natureza sistêmica. Essas doenças podem ser categorizadas com base em achados clínicos, sorológicos e patológicos, com a presença de vasculite, independentemente do tamanho dos vasos sanguíneos, fornecendo uma característica unificadora na classificação da doença.

Utilizam-se os termos *doença do tecido conjuntivo (DTC)* e *doença vascular do colágeno* para denotar um grupo de doenças que inclui a AR, o LES, a síndrome de Sjögren, a polimiosite, a dermatomiosite e a esclerose sistêmica progressiva. As doenças nesse grupo podem ter características clínicas comuns, principalmente no início do curso, quando suas manifestações podem ser semelhantes. Nesse estágio da doença, a condição pode ser chamada de *DTC indiferenciada*, com marcadores sorológicos às vezes preditivos do eventual diagnóstico.

Anticorpos antinucleares

A expressão de anticorpos contra componentes do núcleo da célula (anticorpos antinucleares ou ANA) é característica da DTC e é atualmente critério obrigatório na classificação do LES, embora ainda seja possível o diagnóstico na sua ausência em raras situações (Capítulo 250).[7]

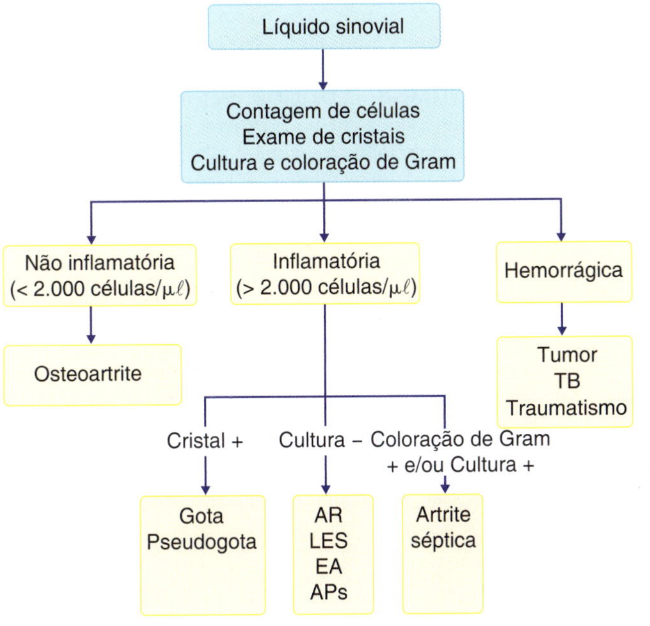

FIGURA 242.1 **Algoritmo para análise do líquido articular.** Indicam-se exemplos de artrite inflamatória, embora muitas condições possam produzir esses achados. EA = espondilite anquilosante; APs = artrite psoriásica; AR = artrite reumatoide; LES = lúpus eritematoso sistêmico; TB = tuberculose.

A positividade para ANA também é observada em 90 a 95% dos pacientes com esclerose sistêmica (Capítulo 251).[8] Esses anticorpos têm como alvo uma série de macromoléculas nucleares, incluindo DNA, RNA e proteínas, bem como complexos de proteínas e ácido nucleico. Esses antígenos são expressos de maneira ubíqua nas células e atendem a processos essenciais relacionados com estrutura cromossômica, divisão celular, transcrição e translação. A base para a antigenicidade dessas moléculas é desconhecida, embora o DNA e o RNA tenham atividade imune intrínseca e possam estimular a produção de citocinas por meio de sua ação nos RRP TLR e não TLR, especialmente quando na forma de complexos imunes. Além disso, esses antígenos podem sofrer modificação pós-translacional, bem como reações de clivagem enzimática durante a morte celular, talvez aumentando sua imunogenicidade.

Frequentemente se avalia o ANA por ensaios de imunofluorescência (IF) em que o soro de um indivíduo é incubado com cultura de células teciduais (p. ex., células HEp2) fixadas em uma lâmina de vidro. A ligação do anticorpo é revelada por microscopia de fluorescência depois de incubação da lâmina com um reagente anti-imunoglobulina fluorescente. Descrevem-se os resultados em termos do padrão de fluorescência, bem como do título final do soro em que pode ser observada fluorescência. Os padrões de ligação diferem dependendo da localização do alvo macromolecular, embora alguns padrões predominem. Esses padrões incluem, por exemplo, nuclear homogêneo e pontilhado, ou nucleolar; além disso, os testes de ANA são capazes de detectar anticorpos contra antígenos citoplasmáticos. A Tabela 242.2 apresenta uma lista dos principais padrões de ANA, com seus padrões e associações a doenças.

Uma importante limitação dos testes de ANA diz respeito à frequência de reatividade positiva do soro de indivíduos saudáveis que carecem de evidência de DTC. Dependendo do título para rastreamento, o soro de até 20% dos indivíduos normais expressa reatividade no teste IF ANA.[9] A base dessa reatividade, que ocorre mais comumente em mulheres do que em homens, não é bem compreendida, embora possa refletir uma predisposição à autoimunidade que ocorre na ausência de outros distúrbios imunopatológicos para o desenvolvimento completo de DTC. Como o teste de ANA frequentemente é realizado para avaliar queixas inespecíficas, como artralgias, fadiga e febre, um teste positivo deve ser interpretado com cautela e não usado como prova de DTC na ausência de achados clínicos ou laboratoriais correlativos.

Como o alvo molecular de muitos ANAs é atualmente conhecido, tornou-se possível transpassar essa etapa de rastreamento e já realizar o teste de anticorpos individuais por ELISA ou abordagens baseadas no LINE. Além disso, os ensaios multiplex fornecem avaliação simultânea de anticorpos contra uma limitada especificidade e, portanto, podem falhar na detecção de certos ANA. Embora os ensaios multiplex sejam operacionalmente mais fáceis de realizar do que o teste de ANA convencional por coloração imunofluorescente, em situações clínicas, o ensaio IF continua sendo um importante exame laboratorial para avaliação do paciente e pode ser usado para verificar os resultados de um ensaio multiplex.

Entre as muitas especificidades dos ANA agora identificadas, apenas algumas são analisadas rotineiramente em razão do seu valor para o diagnóstico e prognóstico. Em determinadas DTC, o diagnóstico pode ser facilmente determinado a partir de achados clínicos ou outros exames laboratoriais. Nesses casos, a determinação de ANA fornece informações confirmatórias, bem como pistas para a ocorrência de certas manifestações clínicas.

Anticorpos anti-DNA

Anticorpos contra o DNA (anti-DNA) são marcadores sorológicos do LES e representam um critério na classificação de pacientes com essa doença (Capítulo 250).[10] Esses anticorpos se ligam a locais de DNA de fita simples (ss) e fita dupla (ds), embora os anticorpos anti-dsDNA sejam mais específicos para LES e, portanto, medidos rotineiramente. Embora esses anticorpos possam se ligar ao DNA livre, o DNA na célula ocorre em associação a histonas, formando uma estrutura chamada *nucleossomo*, com DNA enrolado em torno de um núcleo de histona. O anti-DNA pode, portanto, ser considerado um subgrupo de anticorpos contra nucleossomos, com os nucleossomos provavelmente servindo como o antígeno condutor a essa resposta.

As determinações de anti-DNA, além de seu valor no diagnóstico, podem servir como um índice de atividade da doença. A associação com a atividade da doença parece mais forte com a glomerulonefrite,

Tabela 242.2 Anticorpos antinucleares específicos e doenças reumáticas.

PADRÃO DE DOENÇA	ANTICORPO	ANTÍGENO	ASSOCIAÇÃO
Homogêneo	Anti-histonas	Histonas H1, H2A, H2B, H3, H4	Lúpus induzido por fármaco (> 95%)
Halo	Anti-DNA de dupla fita	DNA de dupla fita	LES (50%)
Pontilhado	Anti-Sm	Proteínas snRNP	LES (30%)
	Anti-U1-RNP	Proteínas snRNP U1	LES (30%); DMTC (> 95%)
	Anti-Ro (SS-A)	Proteínas formando complexos com pequenos RNAs Y1-Y5	LES (30%); síndrome de Sjögren (70 a 80%)
	Anti-La (SS-B)	Proteína simples mais transcrito da RNA polimerase III	LES (15%); síndrome de Sjögren (50 a 70%)
	Anti-Ku	Proteína de ligação ao DNA	LES (10%)
	Anti-SCL-70	DNA topoisomerase I	ESP (40 a 70%); CREST (10 a 20%)
Nucleolar	Anti-PM-Scl	Complexo de proteínas nucleolares	ESP (3%); PM (8%)
	Anti-Mi-2	Complexo de proteínas nucleares	DM (15 a 20%)
	Anti-RNA polimerase	Subunidades de RNA polimerase I	ESP (4%)
Célula em divisão	Anticentrômero	Centrômero/proteína do cinetocoro	CREST (80%); ESP (30%)
	Antígeno nuclear de proliferação celular	Proteína auxiliar da DNA polimerase δ	LES (3%)
Citoplasmática	Anti-Jo-1	Histidil RNAt-sintetase	DPI na PM/DM (18 a 25%)
	Anti-PL-7	Treonil RNAt-sintetase	PM/DM (3%)
	Anti-PL-12	Alanil RNAt-sintetase	PM (4%)
	Anti-SRP	Partícula de reconhecimento de sinal	PM/DM (3%)
	Antiproteína P ribossômica	Grande subunidade ribossômica	LES (10%)

CREST = calcinose, fenômeno de Raynaud, dismotilidade esofágica, esclerodactilia e telangiectasia; DM = dermatomiosite; DPI = doença pulmonar intersticial; DMTC = doença mista do tecido conjuntivo; PM = polimiosite; ESP = esclerose sistêmica progressiva (esclerodermia difusa); LES = lúpus eritematoso sistêmico; snRNP = pequena ribonucleoproteína nuclear; RNAt = RNA transportador.

provavelmente em razão do papel dos complexos imunes DNA–anti-DNA na imunopatogênese. A associação de anticorpos anti-DNA com outras manifestações da doença é menos certa, limitando o uso desse marcador como medida geral da atividade da doença. A presença de anti-DNA pode, no entanto, ser importante na avaliação da probabilidade de resposta a terapias como o belimumabe (anti-BLyS ou anti-BAFF), um agente indicado para o tratamento de pacientes com doença ativa, conforme evidenciado pela presença de anticorpos anti-DNA ou um teste positivo para ANA.[11]

Pode-se usar diversas abordagens imunoquímicas para detectar anticorpos anti-DNA. Os ensaios variam em relação ao espectro de anticorpos anti-DNA detectados e os resultados entre os ensaios podem não se correlacionar. No entanto, para cada ensaio, a faixa dinâmica para teste é grande. Com o tratamento e a quiescência da doença, os anticorpos anti-DNA podem essencialmente desaparecer; nos surtos, os níveis podem aumentar expressivamente. Essa propriedade distingue os anticorpos anti-DNA de outros ANA no LES, cujos níveis tendem a ser mais consistentes ao longo do tempo.

Como ocorre com outros ANA, o aparecimento de anticorpos anti-DNA no soro pode preceder outras manifestações de LES, sugerindo vigilância se esses anticorpos estiverem presentes em pacientes que apresentam sintomas que sugiram uma DTC, mas carecem de outras evidências para estabelecer um diagnóstico firme.

Outros anticorpos antinucleares

Os anticorpos anti-Sm e anti-RNP são especificidades relacionadas que comumente ocorrem juntas no soro de pacientes com LES, um fenômeno denominado *ligação*. Esses anticorpos se ligam a proteínas em partículas subcelulares chamadas snRNP (pequenas ribonucleoproteínas nucleares) que são compostas por um conjunto de proteínas e RNA ricos em uridina. Os anticorpos anti-Sm e anti-RNP diferem na especificidade da proteína e na capacidade de causar imunoprecipitação das moléculas de RNA ligadas. Os anticorpos anti-Sm ocorrem apenas em pacientes com LES e representam um marcador sorológico para a classificação da doença. Em contraste, os anticorpos anti-RNP podem aparecer no soro de pacientes com outras manifestações clínicas e, na ausência de anti-Sm, podem caracterizar pacientes com características de DTC sobrepostas, chamadas de DTC mistas ou DMTC. No LES, as frequências de anticorpos anti-Sm e anti-RNP variam entre os grupos raciais e étnicos, embora uma associação clara com manifestações clínicas específicas não tenha sido estabelecida.

Anticorpos anti-Ro e anti-La (ou anti-SS-A e anti-SS-B), por sua vez, são direcionados aos complexos proteína-RNA que estão envolvidos no metabolismo celular do RNA. Existem duas formas de Ro. Ro60 é um complexo RNA-proteína, enquanto Ro52 é uma proteína conhecida como TRIM22. Os anticorpos anti-Ro e anti-La são expressos mais amplamente em pacientes com DTC e aparecem no soro de pacientes com LES, AR e síndrome de Sjögren, entre outros. A avaliação desses anticorpos é importante em razão de sua associação com a síndrome do lúpus neonatal, que resulta da passagem transplacentária de anticorpos e causa bloqueio cardíaco congênito, bem como erupção cutânea no neonato. Embora tanto o Sm/RNP quanto o Ro/La sejam complexos de proteínas e RNA, esses anticorpos parecem ser expressos por diferentes subgrupos de pacientes, sugerindo mecanismos distintos de indução e associações clínicas. Embora os ANA sejam direcionados a antígenos onipresentes, eles são expressos em padrões específicos de doenças e podem mostrar associação com manifestações específicas de órgãos específicos. Essas associações incluem anticorpos antiproteína P ribossômica no envolvimento do sistema nervoso central no LES, anticorpos anti-DNA topoisomerase 1 (anti-SCL-70) na esclerose sistêmica progressiva (esclerodermia difusa), anticorpos contra centrômeros na síndrome CREST (calcinose, fenômeno de Raynaud, dismotilidade esofágica, esclerodactilia e telangiectasia) e anticorpos contra a histidil RNAt-sintetase (anti-Jo-1) na doença pulmonar intersticial na esclerodermia (Capítulo 251). Nas miopatias inflamatórias, a presença de certos autoanticorpos pode estar associada a padrões específicos de doença, com anticorpos contra a enzima 3-hidroxi-3-metil-glutaril-coenzima A (HMG-CoA) redutase presente em uma síndrome de miosite necrosante; a síndrome pode ocorrer em pacientes tratados com estatinas, que podem inibir a enzima.[12]

Além de sua associação com manifestações específicas da doença, anticorpos contra proteínas de ligação a DNA e RNA, como Sm e RNP, podem contribuir para a desregulação imune geral em pacientes com doença autoimune em razão da sua formação de complexos imunes contendo DNA ou RNA. Esses complexos podem estimular a produção de interferona tipo 1, disparando sensores de ácido nucleico TLR e não TLR, bem como outros receptores celulares (p. ex., receptores Fc). Como os imunoensaios de interferona com soros de pacientes são limitados, a presença de interferona é mais claramente observada no padrão de expressão gênica conhecido como assinatura de interferona nas células do sangue periférico. Essa assinatura pode ser avaliada por ensaios de *microarray* e medição de conjuntos mais limitados de moléculas de RNA mensageiro. Como os anticorpos contra proteínas de ligação a RNA em particular podem promover esse padrão, o ensaio sorológico desses ANA pode possibilitar a avaliação da probabilidade de distúrbios imunes específicos e não específicos.

Anticorpos contra fosfolipídios

Originalmente definidos por seus efeitos em testes de clonagem *in vitro*, os anticorpos contra fosfolipídios (APL) estão associados à trombose *in vivo* e foram denominados *anticoagulantes lúpicos* (ACL).[13] Pacientes com esses anticorpos apresentam uma condição clínica, denominada *síndrome do anticorpo antifosfolipídio*,[14] caracterizada por trombose arterial ou venosa, trombocitopenia e abortos espontâneos no primeiro trimestre (Capítulo 73). Essa síndrome pode ocorrer por si só ou no contexto de LES, em que pode contribuir para a aceleração da aterosclerose, acidente vascular encefálico prematuro e infarto agudo do miocárdio. A avaliação laboratorial dessa condição envolve testes específicos para anticorpos contra fosfolipídios e proteínas relacionadas, bem como ensaios funcionais de clonagem. Como a expressão desses anticorpos pode variar ao longo do tempo, o teste deve ser realizado em mais de uma ocasião com pelo menos 6 semanas de intervalo. Além disso, os resultados dos ensaios imunoquímicos e funcionais podem não ser congruentes, provavelmente relacionados com a heterogeneidade dos anticorpos.

A sorologia dos APL é complicada porque está relacionada com a natureza dos alvos antigênicos, bem como à heterogeneidade entre os pacientes. Esses antígenos incluem fosfolipídios, como a cardiolipina. A cardiolipina, no entanto, pode se ligar à proteína β_2-glicoproteína 1, que também é um alvo para anticorpos nessa condição. A avaliação sorológica envolve, portanto, ensaios com um complexo de cardiolipina e β_2-glicoproteína 1, bem como β_2-glicoproteína em um formato ELISA usando reagentes para medir IgG, IgA e IgM, embora a associação entre anticorpos e trombose pareça mais forte com anticorpos IgG. Na interpretação desses ensaios, é importante conhecer os valores de corte usados para definir a positividade.

Os ensaios funcionais para ACL envolvem testes direcionados à inibição da clonagem *in vitro* (p. ex., tempo de tromboplastina parcial ativada, tempo de veneno de víbora de Russell diluído), reconhecendo a discordância entre a trombose *in vivo* e a anticoagulação *in vitro*. Os ensaios funcionais para detectar ACL envolvem uma etapa de mistura na qual o plasma do paciente é misturado ao plasma normal para determinar a presença de um inibidor (*i. e.*, um anticorpo) em oposição a um estado de deficiência. Os mecanismos pelos quais anticorpos contra fosfolipídios e proteínas relacionadas podem causar trombose *in vivo* são desconhecidos, embora esses anticorpos possam interagir com a superfície das células (p. ex., endotélio) promovendo um estado pró-trombótico. A melhor maneira de avaliar a probabilidade da síndrome é considerar os resultados do ensaio no contexto de cada paciente.

Complemento

A avaliação do sistema complemento pode fornecer informações valiosas em relação à atividade de doenças nas quais a deposição de imunocomplexos pode promover inflamação e lesão tecidual (Capítulo 44).[15] Esse sistema envolve uma grande quantidade de proteínas que funcionam em cascatas de enzimas para produzir produtos de degradação que amplificam as reações imunes e promovem a destruição ou remoção de organismos estranhos, bem como de células danificadas. No contexto do LES e em certas formas de vasculite e glomerulonefrite, os complexos imunes ativam o complemento, que pode ser medido em termos de nível de complemento total, níveis de C3 e C4 e níveis de fragmentos de complemento ligados aos glóbulos vermelhos. As proteínas do sistema complemento são reagentes de fase aguda e podem aumentar com a inflamação, incluindo doença ativa. De modo corresponde, níveis baixos podem refletir deficiência de complemento hereditária ou variações na quantidade de cópias, em vez de consumo; a deficiência genética de C1q, por exemplo, está altamente associada ao LES.

Anticorpos anticitoplasma de neutrófilos

Os anticorpos anticitoplasma de neutrófilos (ANCA)[16,17] são autoanticorpos que reagem aos determinantes no neutrófilo e ocorrem de maneira proeminente em pacientes com certas formas de vasculite necrosante ou glomerulonefrite rapidamente progressiva. Refletindo a sorologia, as condições têm sido chamadas de vasculite associada a ANCA (AAV). Distinguiram-se duas formas principais de ANCA com base nos antígenos alvo e padrão de coloração de imunofluorescência de neutrófilos fixos: PR3-ANCA (C-ANCA), que reage com a proteinase-3 (PR3), e MPO-ANCA (P-ANCA), que reage com a mieloperoxidase (MPO). Por imunofluorescência, o PR3-ANCA mostra coloração no citoplasma; a coloração por MPO-ANCA localiza-se na área perinuclear. Os ANCA podem ocorrer em outras condições, incluindo uma síndrome imune resultante do medicamento levamisol, que é usado como adulterante na cocaína.

Na avaliação da doença inflamatória multissistêmica grave, o teste de ANCA é importante para avaliar as possibilidades diagnósticas. Os ANCA ocorrem em associação com várias manifestações clínicas em pacientes com AAV e ajudam a definir padrões de envolvimento clínico em termos de envolvimento de sistemas de órgãos, bem como histopatologia (p. ex., presença de inflamação granulomatosa).[18,19] O PR3-ANCA ocorre comumente em pacientes com granulomatose com poliangiite (GPA, antes chamada de granulomatose de Wegener), bem como granulomatose eosinofílica com poliangiite (GEPA, antes chamada de doença de Churg-Strauss); o MPO-ANCA marca o curso da vasculite causada por poliangiite microscópica. Embora haja sobreposição entre a sorologia e as características clínicas, o PR3-ANCA ocorre comumente em pacientes com doença das vias respiratórias superiores, enquanto o MPO-ANCA é comum em pacientes com doença renal rapidamente progressiva (Capítulo 254).

Em pacientes com glomerulonefrite associada a ANCA, o rim não apresenta evidências de depósitos imunes, conforme indicado pela ausência de coloração para imunoglobulinas ou complemento. A doença renal desse tipo é denominada glomerulonefrite pauci-imune. Embora o teste de ANCA seja útil no diagnóstico inicial, seu papel na avaliação da atividade da doença é menos certo. Ocasionalmente, em pacientes que estejam gravemente enfermos e não sejam capazes de tolerar uma biopsia pulmonar ou renal, a presença de ANCA pode ser usada como evidência preliminar para o diagnóstico a fim de possibilitar o início da terapia imunossupressora. O teste de ANCA também é útil para avaliar a probabilidade de recidiva porque os pacientes que expressam PR3-ANCA parecem estar em risco de doença recorrente.

Crioglobulinas

As crioglobulinas são imunoglobulinas séricas que precipitam no frio e podem mediar a doença pela deposição de tecido.[20] Detecta-se a presença de uma crioglobulina permitindo que o sangue coletado quente permaneça frio entre 2 e 4°C por 1 ou mais dias. Depois da centrifugação, mede-se a quantidade de crioprecipitado, que é expressa como um criócrito. Na fase pré-analítica, é importante que o sangue permaneça a uma temperatura de 37°C durante todas as etapas.[21]

A análise subsequente do crioprecipitado por ensaios imunoquímicos possibilita a determinação de seus componentes. As crioglobulinas podem ser classificadas em três tipos principais com base em sua composição: (1) simples ou tipo I; (2) misto, tipo II; e (3) misto, tipo III. Uma crioglobulina tipo I consiste em apenas uma imunoglobulina monoclonal que precipita no frio. Uma crioglobulina de tipo misto contém FR ligados a IgG policlonal formando um complexo imune. Nas crioglobulinas do tipo II, o FR IgM é monoclonal, e no tipo III, o FR IgM é policlonal.

As crioglobulinas do tipo I ocorrem em pacientes com doenças linfoproliferativas, como macroglobulinemia de Waldenström, mieloma múltiplo ou linfoma linfocítico crônico (Capítulos 174 e 178). Em contraste, os pacientes com crioglobulinas mistas podem apresentar uma ampla gama de sinais e sintomas resultantes da vasculite. Essas manifestações incluem púrpura (um sinal de vasculite leucocitoclástica), fraqueza, artrite e neuropatia, representando uma síndrome conhecida como crioglobulinemia mista essencial. A maior parte dos pacientes com essa condição apresenta infecção pelo vírus da hepatite C, com componentes virais presentes nos complexos. Esses pacientes apresentam evidências sorológicas dessa infecção, bem como manifestações atribuíveis à doença hepática subjacente. Como no caso de outras DTC e doenças inflamatórias sistêmicas, a avaliação de pacientes com *crioglobulinemia mista essencial* exige atenção ao paciente como um todo e ao impacto da doença em vários órgãos.

REFERÊNCIAS BIBLIOGRÁFICAS

As referências bibliográficas, bem como os outros materiais suplementares deste livro, encontram-se no GEN-IO, nosso ambiente virtual de aprendizagem.

243

EXAMES DE IMAGEM NAS DOENÇAS REUMÁTICAS

RONALD S. ADLER

Historicamente, os distúrbios reumáticos têm sido bem caracterizados pelos exames de imagem convencionais. Na medida em que esses distúrbios frequentemente se manifestam em distribuições características e apresentam alterações específicas no esqueleto apendicular e/ou axial e tecidos moles adjacentes, a avaliação radiográfica tem sido suficiente para caracterizar as anormalidades, bem como para fornecer uma quantidade relativamente pequena de possibilidades diferenciais quanto à doença específica. O exemplo mais bem estudado é a artrite reumatoide (AR), em que envolvimento simétrico das articulações metacarpofalângicas, estreitamento uniforme do espaço articular, osteopenia periarticular e erosões justarticulares ao longo das "áreas desnudas" são patognomônicos.

O desenvolvimento de novas alternativas terapêuticas para as artrites inflamatórias, os chamados fármacos antirreumáticos modificadores da doença (DMARDs), e estratégias condroprotetoras no caso da osteoartrite requerem métodos para diagnosticar essas doenças em um estágio anterior, caracterizar o grau de inflamação e fornecer métrica útil para avaliar a resposta terapêutica (Capítulos 32 e 33). Na verdade, tornou-se necessário avaliar possíveis anormalidades nas articulações e nos tecidos moles antes do dano tecidual irreversível, quando os achados radiográficos ainda não são anormais. Felizmente, a necessidade de obter um diagnóstico precoce tem um paralelo com os avanços nos exames de imagem. A ultrassonografia e a ressonância magnética (RM) suplantaram amplamente a avaliação radiográfica convencional na investigação por imagem de pacientes com suspeita de distúrbios reumatológicos e radiografias negativas. Tem sido aplicado o termo *imagem molecular*, particularmente no caso da ressonância magnética e tomografia por emissão de pósitrons (PET), na medida em que essas modalidades refletem o ambiente tecidual ou atividade metabólica locais.[1,2]

AVALIAÇÃO RADIOGRÁFICA

A avaliação radiográfica é um dos primeiros exames solicitados para pacientes com suspeita de um distúrbio reumatológico. Na era digital atual, as radiografias analógicas convencionais foram amplamente substituídas pela radiografia computadorizada. As imagens geralmente são exibidas em estações de trabalho com monitores de alta resolução no contexto de um sistema de arquivamento de imagens (PACS). As radiografias digitais são de alta resolução espacial, mas contraste relativamente baixo dos tecidos moles. Essas imagens são passíveis de uma variedade de esquemas de processamento de imagem, resultando em definição aprimorada das superfícies corticais e do osso esponjoso, o que pode ser útil na exibição de erosões sutis.

É importante reconhecer que as radiografias são imagens de projeção. Para detectar uma anormalidade, pode ser necessário visualizar uma articulação ou outra estrutura em um ângulo específico. Por exemplo, erosões sutis podem ser aparentes apenas quando vistas tangencialmente, em oposição a uma incidência frontal. Portanto, é necessário ter protocolos de imagem específicos para exibir de maneira ideal a articulação, a superfície cortical ou a estrutura de tecidos moles. A maior parte das avaliações radiográficas contém pelo menos duas projeções ortogonais. Pode ser necessária a adição de uma incidência oblíqua ou outra projeção especializada para abordar uma questão clínica específica.

A natureza e a distribuição do estreitamento do espaço articular, a presença de osteopenia, a formação de osso novo, o edema de tecidos moles, a calcificação de tecidos moles, a condrocalcinose, a presença e a natureza de erosões e a avaliação do desalinhamento articular podem possibilitar um diagnóstico específico, bem como ajudar a determinar a gravidade da doença (Figura 243.1). Por exemplo, a presença de uma erosão justarticular que se estenda sobre uma área adjacente de edema de tecidos moles levemente hiperdensa no cenário de mineralização óssea normal com manutenção do espaço articular adjacente é diagnóstica de gota, em contraste com a AR observada anteriormente. As artrites soronegativas, como a artrite psoriásica, têm uma aparência característica nas pequenas articulações das mãos e dos pés, com predileção por articulações distais, assimetria e neoformação óssea aposicional.

A Tabela 243.1 resume algumas características de várias doenças mais comuns que podem ser encontradas na prática clínica.

Por fim, as radiografias fornecem um meio direto para a localização da agulha durante procedimentos percutâneos, predominantemente

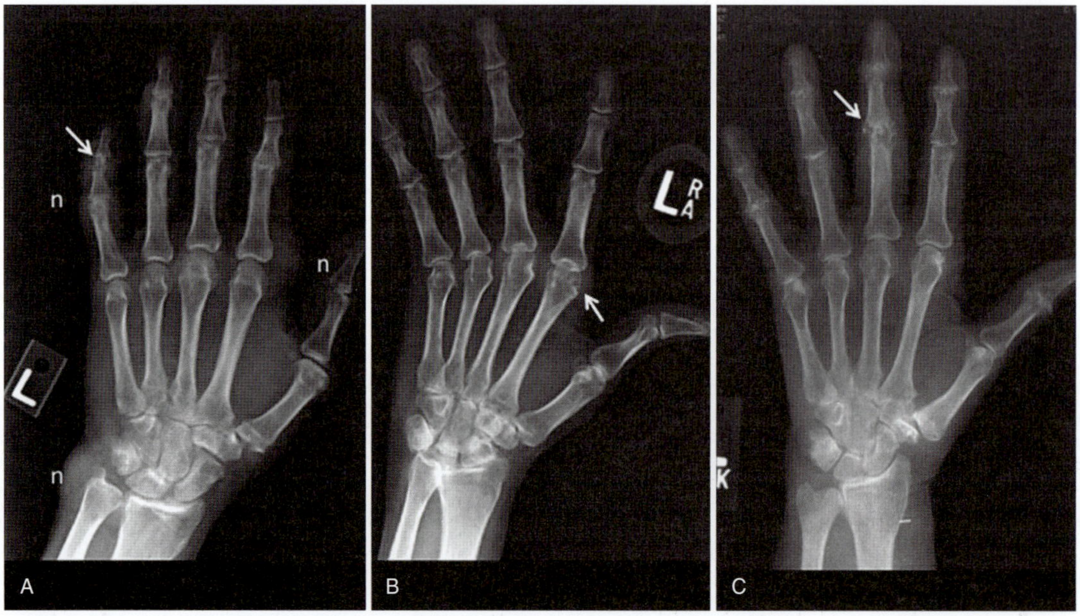

FIGURA 243.1 **Três mãos com diagnósticos diferentes. A. Gota.** Radiografia da mão esquerda mostrando múltiplos nódulos densos de tecidos moles (n) com múltiplas pequenas erosões afetando o processo estiloide ulnar, o osso piramidal e o quinto metacarpal. Uma grande erosão (*seta*) na quinta articulação interfalângica distal (IFD) mostra a formação óssea que se estende circunferencialmente em torno do depósito tofáceo adjacente típico de uma borda saliente. A mineralização óssea e os espaços articulares estão preservados. **B. Artrite reumatoide (AR).** Há desvio ulnar da segunda à quinta articulações metacarpofalângicas (MCF), com perda uniforme do espaço articular envolvendo as articulações MCF e o carpo. Há uma leve translação ulnar do carpo. As articulações IFD estão poupadas. Há presença de desmineralização periarticular com pequenas erosões ao longo do aspecto radiodorsal da segunda (*seta*) articulação MCF. L = esquerda (*left*). **C. Osteoartrite.** Edema de tecidos moles afetando o terceiro dígito com estreitamento do espaço articular e osteófitos, afetando as articulações IFD, terceira e quinta articulações interfalângicas proximais (IFP), articulação basal do polegar e articulação escafoide-trapézio-trapezoide. Há alterações císticas subcondrais na terceira articulação IFP com caráter erosivo (*seta*). A mineralização está preservada e os espaços articulares radiocarpais e MCF estão preservados.

Tabela 243.1 Características radiográficas que distinguem diversas doenças reumáticas comuns.

CONDIÇÃO	LOCAIS COMUNS	DISTRIBUIÇÃO	CARACTERÍSTICAS RADIOGRÁFICAS
Artrite reumatoide	Mãos: MCF, IFP; punhos: intercarpal, ARUD, processo estiloide ulnar; pés: quinta MTF; coluna cervical (atlantoaxial, apofisária)	Bilateral, simétrica, poliarticular	Osteopenia justarticular, edema periarticular, subluxações (p. ex., ulnar, volar), perda de espaço articular uniforme, erosões (áreas nuas)
Osteoartrite (primária)	Mãos (IFD), punhos (articulação basal, ETT), pés (primeira MTF), quadris (superolateral), joelhos (medial), coluna vertebral (discos, faceta ou apofisária, uncovertebral)	Simétricas, articulações que recebem descarga de peso	Densidade normal ou aumentada, perda de espaço articular não uniforme, esclerose subcondral, cistos, formação óssea (osteófitos) Coluna vertebral: estreitamento do espaço discal, esclerose da placa terminal e formação óssea
Artrite psoriásica	Mãos (IFD, tufos terminais), pés (articulações IF), ênteses (calcaneoplantar, posterior), coluna vertebral, articulações SI	Assimétrica (raio único), poliarticular, segmentar (intervertebral, apofisária)	Densidade normal ou aumentada, formação de osso periosteal, edema de tecidos moles, anquilose (articulações SI), hiperostose espessa na coluna vertebral (sindesmófitos não marginais), erosões justarticulares e periarticulares
Espondilite anquilosante	Coluna vertebral, articulações SI, articulações fibrosas (sínfise púbica), ênteses (origem dos adutores), articulações rizomélicas (quadris, ombros)	Simétrica, contínua (pode afetar toda a coluna vertebral: coluna em bambu)	Densidade normal ou aumentada, erosões (coluna vertebral: quadrada, cantos claros) com formação óssea sobreposta (anquilose: SI, sindesmófitos finos [marginais])
Gota	Pés (primeira MTF), outras articulações acometidas, cotovelo, joelho, retropé	Assimétrica, superfícies extensoras (cotovelo), articulações anormais (p. ex., articulações osteoartríticas)	Espaço articular normal, densidade normal ou aumentada, nódulos de tecidos moles densos (tofos), erosões para-articulares e subcondrais com formação óssea ao longo dos tofos (borda saliente)
DDPC	Mãos (segunda, terceira MCF), punhos (radiocarpal, FCT), joelhos (compartimento lateral e patelofemoral, meniscos)	Articulações simétricas, fibrocartilaginosas	Densidade normal ou aumentada, formação óssea hipertrófica, cistos subcondrais ou periarticulares, condrocalcinose (hialina, fibrocartilagem), calcificação periarticular, peritendínea, periligamentar
Infecção	Qualquer articulação (piogênica, TB)	Monoarticular (majoritariamente), qualquer articulação	Piogênica: osteopenia (dias), espaço articular aumentado (inicialmente), perda de espaço articular (desenvolvimento rápido), inchaço dos tecidos moles, erosões – ambos os lados da articulação, sequestro, periostite TB: espaço articular e mineralização podem estar preservados; erosões justarticulares Coluna vertebral: perda de espaço discal e erosão da placa terminal

DDPC = doença de deposição de pirofosfato de cálcio; IFD = interfalângica distal; ARUD = articulação radioulnar distal; IF = interfalângica; MCF = metacarpofalângica; MTF = metatarsofalângica; IFP = interfalângica proximal; SI = sacroilíaca; ETT = escafoide-trapézio-trapezoide; TB = tuberculose; FCT = fibrocartilagem triangular.

infiltrações articulares, aspirações e algumas biopsias. Isso geralmente é realizado durante a produção de imagens em tempo real (fluoroscopia), com disparos curtos de raios X de baixa intensidade aprimorados por um intensificador de imagem. A infiltração intra-articular sob orientação fluoroscópica fornece um meio conveniente para garantir a deposição intra-articular do agente terapêutico ou para realizar aspiração diagnóstica. A localização intra-articular é verificada pela injeção de uma pequena quantidade de material de contraste iodado convencional. Pode-se usar a artrografia com orientação fluoroscópica como ferramenta diagnóstica primária, mas essa aplicação foi amplamente substituída pela injeção intra-articular de contraste seguida por tomografia computadorizada (TC) ou ressonância magnética.

Em alguns procedimentos, pode-se preferir a TC, dependendo da localização da anormalidade. As principais desvantagens da fluoroscopia estão relacionadas com o uso de radiação ionizante e pouco contraste de tecidos moles. Este último torna-se importante com a colocação da agulha perto de estruturas neurovasculares que podem ser comprometidas pelo posicionamento incorreto da agulha. A TC possibilita maior controle sobre a colocação da agulha, ao custo de maiores níveis de exposição à radiação. A ultrassonografia substituiu a fluoroscopia e a TC em muitos procedimentos percutâneos. A ressonância magnética fornece outro método para a realização de uma variedade de procedimentos sem a necessidade de radiação ionizante. Essas opções serão discutidas em mais detalhes a seguir.

TOMOGRAFIA COMPUTADORIZADA

A TC fornece um mapa bidimensional da atenuação tecidual obtido de fonte(s) externa(s) de raios X localizada(s) em um *gantry* (ou pórtico) giratório, cuja radiação é detectada por uma série de detectores opostos à fonte. A geração atual de tomógrafos emprega vários detectores (16, 32, 64, e assim por diante), possibilitando a rápida aquisição de imagens que podem ser exibidas em um único plano em tempo real (fluoroscopia por TC) ou como aquisições contíguas ou sobrepostas de uma seção extremamente fina no plano axial. As imagens adquiridas podem ser reconstruídas em vários planos com elementos de resolução (*voxels*) equivalentes (isotrópicos) ou como uma renderização tridimensional. Os dados das imagens geralmente são obtidos com o *scanner* operando em modo helicoidal (conforme o indivíduo é avançado continuamente enquanto os dados são obtidos), possibilitando aquisições rápidas. Tradicionalmente realiza-se a reconstrução das imagens usando uma técnica conhecida como retroprojeção filtrada. As técnicas mais modernas envolvem a reconstrução iterativa, que é um método promissor para conseguir redução significativa nos tempos de reconstrução das imagens, bem como redução na dose de radiação. Alguns *scanners* usam fontes de energia dupla, aproveitando as diferenças nas características de atenuação dos diversos tecidos em energias diferentes. Esta característica tem recebido maior atenção no caso da gota, possibilitando um diagnóstico definitivo com maior sensibilidade na descrição de depósitos tofáceos, mesmo em locais anatômicos não propícios a radiografias ou ultrassonografias. [3]

A TC possibilita melhor avaliação do osso trabecular e cortical, fornecendo um excelente meio para avaliar fraturas e erosões, nova formação óssea (p. ex., calo de fratura) e artrite degenerativa ou inflamatória. A mineralização de tecidos moles também pode ser bem caracterizada, fornecendo informações importantes quanto à sua etiologia. As articulações que são difíceis de avaliar nas radiografias, incluindo as articulações sacroilíaca, temporomandibular, do punho e esternoclavicular, são bem visualizadas na TC (Figura 243.2).

A TC geralmente apresenta contraste ruim em tecidos moles. No entanto, ainda é muito útil na realização de vários procedimentos guiados em razão da sua natureza tomográfica e capacidade de aquisição rápida de imagens. Pode-se obter contraste melhor dos tecidos moles com o uso de material de contraste iodado. Vários tumores de tecidos moles, sinovite inflamatória e processos infecciosos exibem realce patológico após a administração de contraste. A TC também pode ser usada para produzir imagens angiográficas (ATC) quando usada em combinação com contraste, fornecendo detalhes requintados da doença vascular central e periférica, também em pacientes com suspeita de vasculite. Esses agentes são tipicamente administrados por via intravenosa (IV), seguindo características

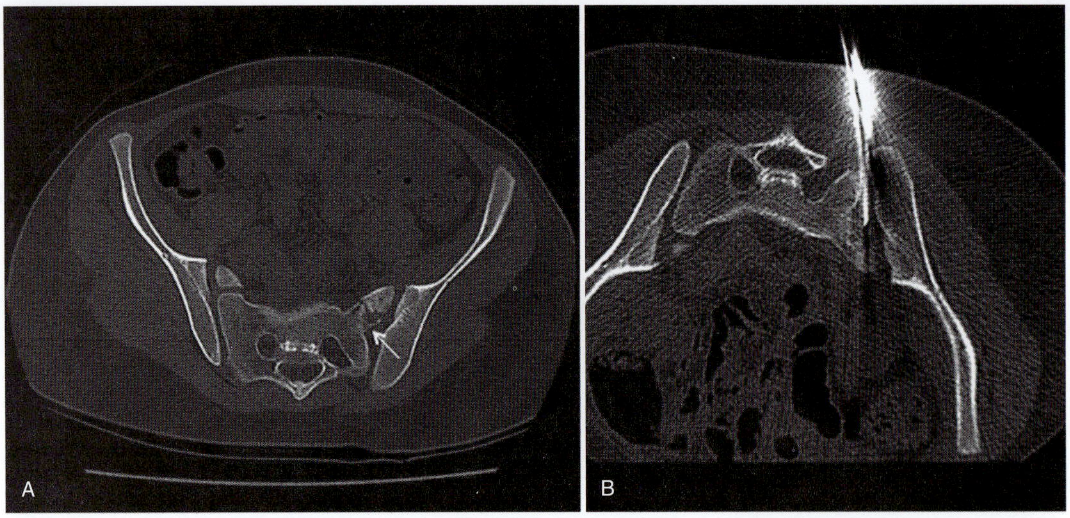

FIGURA 243.2 **Sacroileíte infecciosa em um menino de 12 anos com história de 2 semanas de dor nas costas e no quadril esquerdo. A.** Imagem axial de tomografia computadorizada (TC) da pelve no nível das articulações sacroilíacas (SI), com janela óssea. Há uma assimetria clara nas duas articulações SI, com a esquerda parecendo mais irregular. As margens corticais da asa sacral esquerda são menos distintas, e há um fragmento ósseo isolado (*seta*) circundado por partes moles com suspeita de sequestro. **B.** A aspiração guiada por TC da articulação SI esquerda confirmou a origem infecciosa.

de intensificação bem definidas. A ATC se tornou o método preferencial na avaliação de pacientes com suspeita de embolia pulmonar. Da mesma maneira, pode-se usar agentes de contraste para melhorar o contraste intra-articular (artrografia por TC), atualmente o método preferencial na avaliação de distúrbios internos no pós-operatório de ombro, joelho e outros, e em pacientes que são incapazes de se submeter à ressonância magnética (p. ex., aqueles com claustrofobia, clipes de aneurisma ou marca-passos cardíacos). A imagem das anormalidades de cartilagens e tecidos moles em geral depende da inibição patológica do material de contraste, indicativa de degeneração ou laceração. Uma limitação dessa abordagem reside no fato de que algumas anormalidades podem permanecer ocultas. Um exemplo é a incapacidade de detectar uma laceração do manguito rotador do lado bursal após a artrografia por TC de ombro.

A dose de radiação da TC pode ser alta, especialmente com o uso de *scanners* mais modernos. Isso é mais significativo quando se busca minimizar a exposição, como em crianças, exigindo protocolos projetados especificamente para a população pediátrica. Novas técnicas de reconstrução iterativa de imagem, bem como amostragem esparsa (detecção comprimida), podem possibilitar a redução da dose compensatória. O uso IV de agentes de contraste iodados é contraindicado em pacientes com função renal prejudicada ou com história de reação alérgica. Agentes não iônicos podem diminuir os riscos associados, mas ainda devem ser usados com cautela.

ULTRASSONOGRAFIA

As imagens de ultrassonografia aproveitam as vantagens da velocidade do som quase uniforme e das características de atenuação previsíveis da propagação do som em tecidos moles. As frequências diagnósticas usadas na ultrassonografia musculoesquelética variam de aproximadamente 5 a 20 megahertz (MHz). As imagens são formadas por uma técnica de pulso-eco, em que um transdutor produz uma série de pulsos de curta duração (com duração da ordem de microssegundos) e então entra em um modo de recepção no qual as informações da imagem são adquiridas e processadas. Em geral, as imagens anatômicas derivam de superfícies especulares cujas dimensões excedem o comprimento de onda do ultrassom; o ruído inerente (*speckle*) no interior da imagem deriva de pequenos dispersores, menores que o elemento de resolução do transdutor. Os aparelhos de ultrassonografia modernos contêm vários métodos para reduzir ruídos *speckle* na imagem, resultando em uma representação mais anatômica dos tecidos moles. A aquisição e o processamento rápidos das imagens possibilitam que a ultrassonografia seja realizada em tempo real (aproximadamente 30 quadros por segundo). A ultrassonografia também é útil para avaliação do fluxo sanguíneo, com a qual se podem obter estimativas da velocidade do fluxo por meio da equação Doppler. As informações de Doppler são normalmente relatadas pela estimativa contínua da velocidade em uma profundidade específica (Doppler espectral) ou por meio de um mapa bidimensional codificado em cores (Doppler em cores ou *power* Doppler).

O uso da ultrassonografia em pacientes com doenças reumáticas é muito atraente. Não há radiação ionizante e é em tempo real, barato, relativamente portátil e bem tolerado. Historicamente, no entanto, a ultrassonografia desempenhou apenas um papel limitado na avaliação diagnóstica e no tratamento de pacientes com suspeita de anormalidades musculoesqueléticas, sendo usada para diferenciar massas cheias de líquido de sólidas. A detecção de um cisto de Baker no joelho ou a presença de um derrame articular constituem duas aplicações principais. Também houve aplicação limitada da ultrassonografia para realizar biopsias e aspirações guiadas por imagem. Nos EUA em particular, o desenvolvimento da ressonância magnética limitou ainda mais as aplicações musculoesqueléticas da ultrassonografia.

Com o desenvolvimento de transdutores lineares de alta frequência de peças pequenas, novos recursos de imagem dos *scanners* de ultrassom e a evolução de uma nova classe de unidades de ultrassom compactas e portáteis (*laptop*) com excelente qualidade de imagem, o papel da ultrassonografia mudou expressivamente nos últimos anos.[4,5] Essas novas aplicações são paralelas ao desenvolvimento de novas classes de DMARD para as quais o diagnóstico de sinovite inflamatória antes da destruição da articulação é um pré-requisito.

A atual geração de *scanners* de ultrassom possibilita o exame das pequenas articulações das mãos e dos pés, possibilitando a detecção precoce da sinovite (Figura 243.3). Em geral, utiliza-se um transdutor linear de 10 MHz ou de frequência superior. O deslocamento da cápsula articular por tecido mole hipoecoico (escuro) que exibe vascularização no Doppler à pressão direta do transdutor é característico, possibilitando a diferenciação entre sinovite e derrame. Além da detecção de sinovite, a ultrassonografia tem se mostrado mais sensível do que as radiografias convencionais na detecção de erosões. As erosões aparecem como descontinuidades irregulares discretas nas normalmente lisas superfícies corticais refletoras hiperecogênicas (claras), frequentemente observadas em continuidade com o tecido mole inflamatório adjacente. Existe alguma variação no aparecimento de sinovite entre as várias artrites. A distribuição, a presença ou a falta de simetria e outros achados concomitantes podem ser necessários para obter um diagnóstico específico.

O nível de vascularização na imagem de fluxo em cores pode refletir uma inflamação ativa, correlacionando-se com parâmetros clínicos e bioquímicos. Normalmente se usa uma imagem paramétrica que codifica o deslocamento (Doppler colorido) ou a amplitude média (*power* Doppler) do Doppler como um mapa Doppler padrão. Ambos os mapas podem ser usados para detectar níveis anormais de vascularização. Enquanto o *power* Doppler fornece medida indireta da quantidade de dispersores móveis no interior da região que está sendo digitalizada, o Doppler colorido fornece um mapa da velocidade e, portanto, está mais sujeito a artefatos (dependência do ângulo e erros de amostragem). Quando combinada com imagens de fluxo em cores, pode-se estimar a atividade da sinovite. Os agentes de contraste para a ultrassonografia podem representar o fluxo capilar, resultando em sensibilidade de detecção significativamente melhorada da inflamação sinovial, sendo amplamente usados na Europa. Eles constituem agentes de microbolhas encerrados em uma concha de lipídios ou polissacarídeos que pode ser instilada como *bolus* ou infusão constante, com a concha sendo metabolizada pelo fígado e o gás expirado pelos pulmões. Esses agentes têm meia-vida biológica da ordem de minutos e são mais adequados para examinar as articulações-alvo. No momento, os agentes de contraste receberam a aprovação do Food and Drug Administration dos EUA apenas para aplicações cardiovasculares e abdominais e, portanto, podem ser usados apenas de maneira não regulamentar para a avaliação da sinovite.

A cartilagem articular e a fibrocartilagem têm aparências características na ultrassonografia. Enquanto a primeira aparece como uma faixa fina hipoecoica paralela à superfície articular, a fibrocartilagem tem aparência hiperecoica. A condrocalcinose aparece como focos hiperecogênicos discretos no interior da substância da cartilagem, caso em que sua presença é sugestiva de doença de deposição de pirofosfato de cálcio. A calcificação ao longo da margem da cartilagem articular dá origem ao sinal de duplo contorno visto na gota.

Os tendões e músculos têm aparências características na ultrassonografia. Pode-se diagnosticar tendinose, rupturas de tendão, edema ou inflamação muscular, atrofia e lacerações. A ultrassonografia é muito sensível, embora não específica, para a detecção de pequenas quantidades de calcificação ou ossificação. É um método excelente para avaliar a peritendinite ou periartrite calcificada e fornecer orientações para o tratamento. A distensão anormal por líquido das estruturas revestidas por sinóvia pode ser avaliada e tratada sob orientação ultrassonográfica. A ultrassonografia é uma excelente modalidade para fornecer orientação por imagem para a aspiração terapêutica e injeção de pequenas e grandes articulações, bainhas de tendão e cistos (p. ex., bolsas, gânglios, cistos paralabrais, hematomas, abscessos) (Figura 243.4). A capacidade de realização em tempo real da ultrassonografia é útil para evidenciar a presença de subluxações, avaliar ressaltos dolorosos, documentar a distribuição do material injetado e avaliar aderências. A ultrassonografia

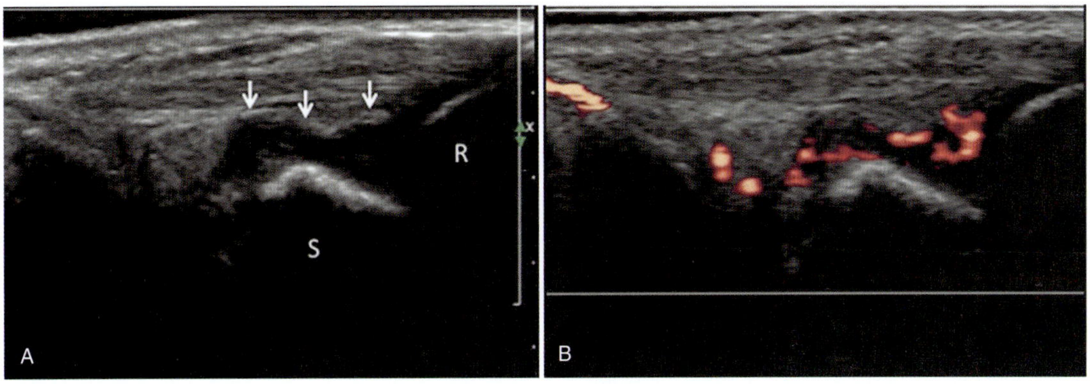

FIGURA 243.3 **Sinovite na ultrassonografia em uma paciente com radiografias de mão normais. A.** Imagem de ultrassonografia em escala de cinza obtida ao longo da face dorsal da articulação radioescafoide mostra tecido mole hipoecoico (*setas*) distendendo o recesso dorsal. As margens corticais do escafoide (S) e do rádio (R) aparecem como reflexos claros no ultrassom. **B.** Imagem de *power* Doppler mostra a vascularização acentuada (tons vermelhos) dos tecidos moles ilustrando o nível de atividade da doença.

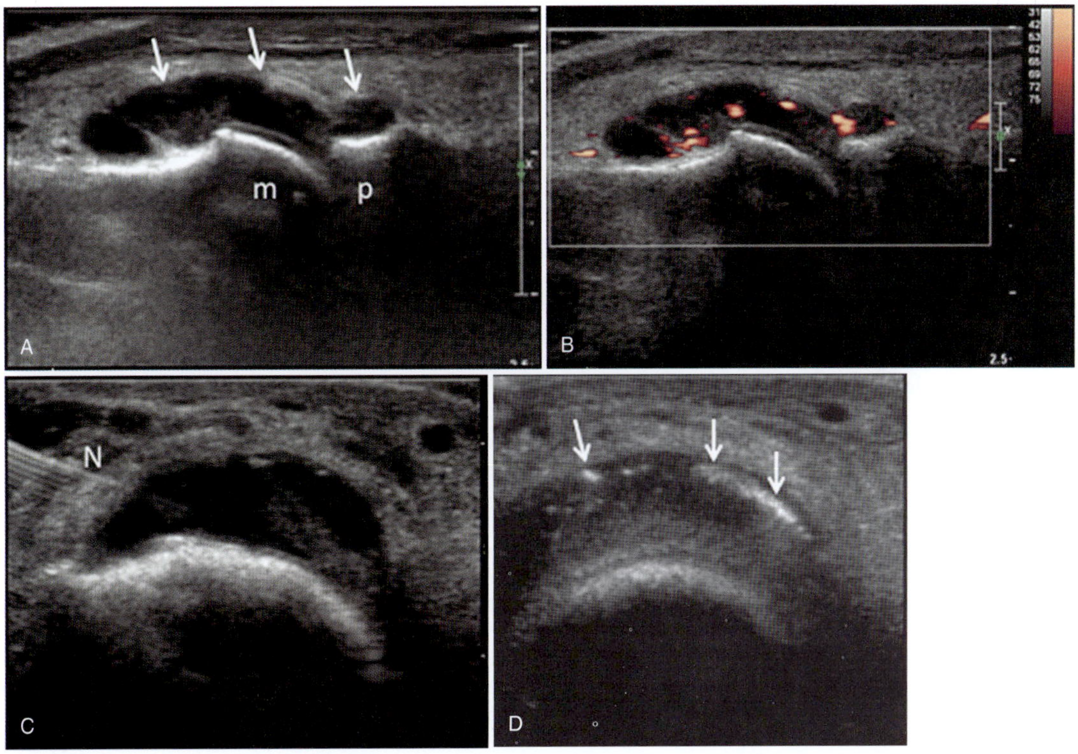

FIGURA 243.4 **Terapia guiada por ultrassom na primeira articulação metatarsofalângica (MTF) de uma paciente com dor e edema. A.** Imagem longitudinal em escala de cinza do recesso dorsal da primeira articulação MTF. Líquidos e tecidos moles distendem a cápsula articular (*setas*). Marcaram-se na imagem o metatarsal (m) e a falange proximal (p). Observe que uma fina faixa hipoecoica (escura) encontra-se paralela à superfície da cabeça do metatarsal, correspondendo à cartilagem articular sobreposta. **B.** O aumento da vascularização (tons vermelhos) mostrado na imagem de *power* Doppler no interior do recesso dorsal reflete o nível de atividade da doença. **C.** Imagem de ultrassom transversal em escala de cinza mostra uma agulha (N) no interior do recesso dorsal distendido de onde várias gotas de líquido sinovial foram aspiradas, seguido por infiltração terapêutica. **D.** A ultrassonografia transversal pós-injeção mostra ecos de baixo nível (pequenos focos ecogênicos no interior do recesso dorsal) e microbolhas (*setas*) no interior da cápsula articular distendida pelo material injetado. As microbolhas se agregam ao longo da porção não dependente da cápsula articular distendida, enquanto o material injetado tende a se assentar na porção profunda da articulação.

é considerada o método preferencial para detectar corpos estranhos. As novas técnicas de ultrassonografia fornecem um mapa das propriedades mecânicas dos tecidos moles, também conhecido como elastografia por ultrassom (USE). Essas técnicas se enquadram em duas categorias, a elastografia baseada na compressão ou por ondas de cisalhamento. A primeira emprega o rastreamento de ruídos *speckle* para estimar a tensão do tecido local depois de compressão externa mínima do tecido que está sendo examinado, produzindo, assim, um mapa de deformação codificado por cor ou mapa da dureza dos tecidos. O último método emprega uma onda de cisalhamento produzida por uma fonte externa ou pelo próprio transdutor, sendo a velocidade da onda de cisalhamento uma medida indireta do módulo de Young local; pode-se então produzir um mapa codificado por cores ou uma estimativa quantitativa da velocidade da onda de cisalhamento local ou módulo de elasticidade. Ambas as técnicas fornecem informações sobre alterações nas propriedades mecânicas dos tendões e músculos em uma variedade de estados degenerativos, traumáticos e reparativos. Por exemplo, a infiltração de gordura resultante de distúrbios miopáticos crônicos produz alterações mensuráveis no módulo de elasticidade muscular local.

Os nervos também têm uma aparência característica na ultrassonografia. Em um corte transversal, um nervo frequentemente tem uma aparência de "cacho de uvas" ou "favo de mel"; os fascículos nervosos têm uma aparência hipoecoica e são circundados por gordura epineural interna e externa hiperecogênica. No eixo longo, os nervos exibem uma aparência característica de "trilha de bonde". A ultrassonografia tem se mostrado útil no diagnóstico e tratamento da síndrome do túnel do carpo e da síndrome do túnel cubital. É uma modalidade excelente para avaliar a presença de neuromas pós-traumáticos ou pós-cirúrgicos e interdigitais e para fornecer orientação de imagem para o tratamento, incluindo injeções terapêuticas, bloqueios de nervos e terapia ablativa.

Apesar de a ultrassonografia ser bem adequada para avaliar estruturas superficiais, é menos favorável para avaliar estruturas profundas. A frequência e a penetração estão reciprocamente relacionadas: quanto maior a frequência, melhor a resolução axial, mas pior o grau de penetração. Um transdutor linear de 15 MHz funcionaria bem na mão, mas não no quadril. O exame de um quadril pode exigir um transdutor de 5 MHz e um transdutor com geometria curva, com qualidade de imagem reduzida. A gordura abdominal excessiva pode limitar ainda mais a penetração acústica e distorcer o feixe de ultrassom, limitando a qualidade da imagem. A ultrassonografia diagnóstica não penetra no osso, resultando em acesso acústico limitado às estruturas articulares. Em alguns casos, o contraste dos tecidos moles pode ser ruim. Um examinador inexperiente pode ter dificuldade para diferenciar ligamentos e inserções tendíneas das estruturas fibrogordurosas adjacentes.

RESSONÂNCIA MAGNÉTICA

A abundância natural de hidrogênio nos sistemas biológicos e uma propriedade inerente do hidrogênio, chamada *spin*, formam a base da ressonância magnética convencional. Quando colocados em um campo magnético forte, os prótons tendem a se alinhar ao longo da direção do campo. As intensidades do campo magnético são especificadas como tesla (T) e podem ser variáveis entre os *scanners* clínicos. A maior parte dos *scanners* em uso clínico varia entre 1 e 3. A aplicação de um pulso de radiofrequência (RF) a um sistema de prótons induz os *spins* a girarem para longe da direção do campo, durante o qual eles precessam em torno da direção do campo magnético em uma frequência característica, chamada frequência de Larmor. Quando o pulso de RF é desligado, os *spins* relaxam em direção ao seu estado inicial determinado por dois tempos de relaxamento dependentes do tecido, T1 e T2, que variam com a intensidade do campo. Junto com a densidade de prótons, T1 (também conhecido como relaxamento rede-*spin*) e T2 (ou tempo de relaxamento transversal) são os principais determinantes da intensidade do sinal. A imagem pode enfatizar as características T1 ou T2 do tecido, impactando o contraste do tecido. Aplicando um sistema de bobinas de gradiente, pode-se codificar espacialmente a distribuição das frequências de Larmor de maneira eficaz. Tecidos diferentes têm aparência variada, muitas vezes com base no teor de gordura e água, refletidos por seus tempos de relaxamento T1 e T2 inerentes. A morfologia do tecido frequentemente é caracterizada por sua aparência em imagens ponderadas em T1 ou de densidade de prótons: tendão, músculo, gordura, medula, osso cortical, articular e fibrocartilagem têm aparências características. Muitos estados patológicos, alternativamente, são caracterizados por aumento da água móvel ou alongamento efetivo de T2. Os exemplos incluem edema de tecidos moles, infiltrados inflamatórios e neoplasias (Figura 243.5). Imagens que enfatizam o contraste T2 são, portanto, úteis para evidenciar a maior parte dos estados patológicos. Utilizam-se mapas seletivos de T2 para caracterizar o estado da cartilagem articular na doença degenerativa inicial. Pode-se avaliar outras propriedades específicas da cartilagem que se relacionam com o teor de água, teor de glicosaminoglicano (GAG) e integridade da arquitetura de colágeno usando T2 e outros mapas paramétricos que podem ser derivados dos dados de RM (Figura 243.6).

Medidas e imagens paramétricas do coeficiente de difusão aparente (CDA) fornecem um método para quantificar o edema de tecidos moles presente em estados inflamatórios e podem ajudar a diferenciar a inflamação tecidual de outras potenciais fontes de contraste T2 aumentado.[6] A perda de difusão restritiva também foi empregada como métrica quantitativa e ferramenta de imagem para avaliar a degradação do colágeno na cartilagem articular que ocorre na osteoartrite inicial.[7] Esta última utiliza uma técnica conhecida como imagem por tensor de difusão (DTI) para estimar a perda de assimetria nos coeficientes de difusão axial *versus* radial presente após uma lesão de cartilagem; mostrou-se que se correlaciona com as alterações no teor de proteoglicanos e arquitetura alterada do colágeno.

O contraste amplamente utilizado nos exames de ressonância magnética é um sal hidrofílico neutro do quelato de gadolínio, o gadolínio-ácido dietilenotriamina-penta-acético (Gd-DTPA). O gadolínio pode ser injetado IV ou diretamente na articulação. A injeção IV (artrografia por ressonância magnética indireta) transporta o contraste via sistema vascular às áreas de hiperemia e inflamação (Figura 243.7). Pode ser usado para avaliação da atividade sinovial em doenças inflamatórias das articulações. O gadolínio é absorvido pela sinóvia inflamada e é capaz de evidenciar um *pannus* espessado. A inclinação da curva de intensidade de sinal-tempo inicial fornece uma medida da perfusão tecidual e pode quantificar a atividade inflamatória. O material de contraste excretado no líquido sinovial fornece uma excelente representação das estruturas intra-articulares e pode ser usado no lugar de técnicas artrográficas diretas. Na cartilagem depletada de GAG, pode haver captação tardia de contraste na cartilagem, que normalmente seria inibida pelas moléculas de GAG carregadas negativamente.

Pacientes com doença renal que recebem injeção IV de gadolínio podem desenvolver fibrose sistêmica nefrogênica (FSN) (ver Capítulo 251). Quando o rim não é capaz de remover suficientemente o gadolínio, ele causa fibrose de muitos tecidos, incluindo a pele, os músculos, o coração, os nervos e a pleura. Até o momento, a FSN foi observada apenas em pacientes com insuficiência renal aguda ou crônica que receberam gadolínio IV. As alterações na pele da FSN geralmente são bilaterais e simétricas, envolvendo, principalmente, as extremidades e o tronco. Essas alterações podem mimetizar a esclerose sistêmica, mas, ao contrário dessa doença, o rosto geralmente é poupado. Se a função renal melhorar, as lesões cutâneas podem se estabilizar ou melhorar, embora em alguns pacientes o processo progrida, afetando a mobilidade e causando dor intensa.

A injeção de gadolínio diluído na articulação (artrografia por RM direta) é útil para delinear estruturas e determinar se há dano morfológico. A injeção geralmente é realizada sob orientação fluoroscópica ou ultrassonográfica. Essa técnica é particularmente eficaz para a visualização de pequenas estruturas, como o lábio glenoidal ou glenoumeral, se não houver derrame articular. Também é útil para evidenciar o colapso das estruturas de tecidos moles que normalmente impedem a comunicação entre os compartimentos articulares, como o manguito rotador, a fibrocartilagem triangular do punho e ligamentos nas várias articulações. As técnicas mais recentes que possibilitam a aquisição de imagens em tempo quase real, bem como o desenvolvimento de agulhas compatíveis com RM, agora possibilitam que uma variedade de procedimentos percutâneos seja realizada diretamente sob a orientação da RM.

CINTILOGRAFIA

A cintilografia por natureza representa imagens fisiológicas porque deriva da marcação de substâncias de ocorrência fisiológica com um radionuclídeo emissor de radiação gama e usa detectores na forma de câmeras gama dispostas em uma configuração plana ou circunferencial para

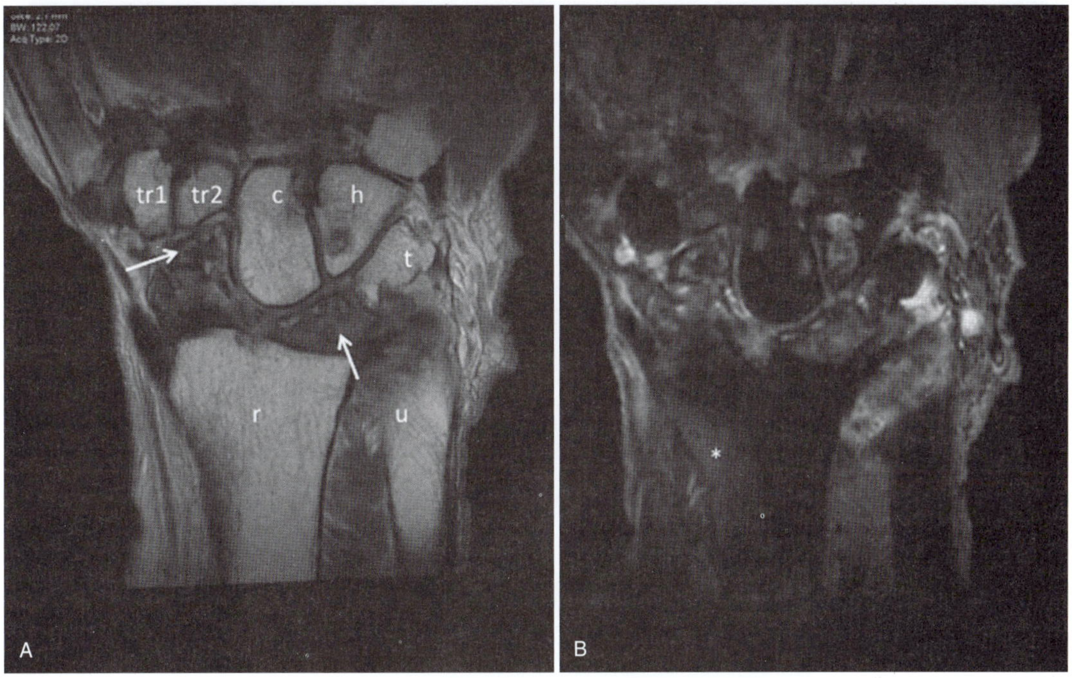

FIGURA 243.5 **Ressonância magnética do punho direito em uma paciente com artrite reumatoide avançada. A.** Imagem coronal ponderada na densidade de próton mostra a perda do sinal normalmente claro da medula no interior dos ossos escafoide e semilunar (*setas*). O escafoide proximal apresenta erosão e o semilunar parece deformado, translocado e volarmente inclinado (não mostrado), dando origem à sua aparência triangular. A ulna distal (u) é mal visualizada em razão de uma grande erosão. O material de intensidade intermediária (aparência cinza-escura) no interior do carpo e da articulação radioulnar distal é difícil de separar da ulna distal, do semilunar e do escafoide. Rotularam-se na imagem o piramidal (t), o hamato (h), o trapézio (tr1) e o trapezoide (tr2), o capitato (c) e o rádio (r). **B.** Imagem coronal sensível a líquidos enfatizando o tempo de relaxamento T2 mostra aumento na intensidade do sinal (claro) no interior do *pannus* inflamatório, compatível com aumento da água móvel associado à inflamação. O aumento da intensidade do sinal é evidente no semilunar, no escafoide e na ulna distal, incluindo áreas focais no interior da fileira distal dos ossos do carpo, correspondendo a pequenas erosões. O sinal aumentado difuso no interior do rádio distal provavelmente reflete um edema medular reativo (*asterisco*).

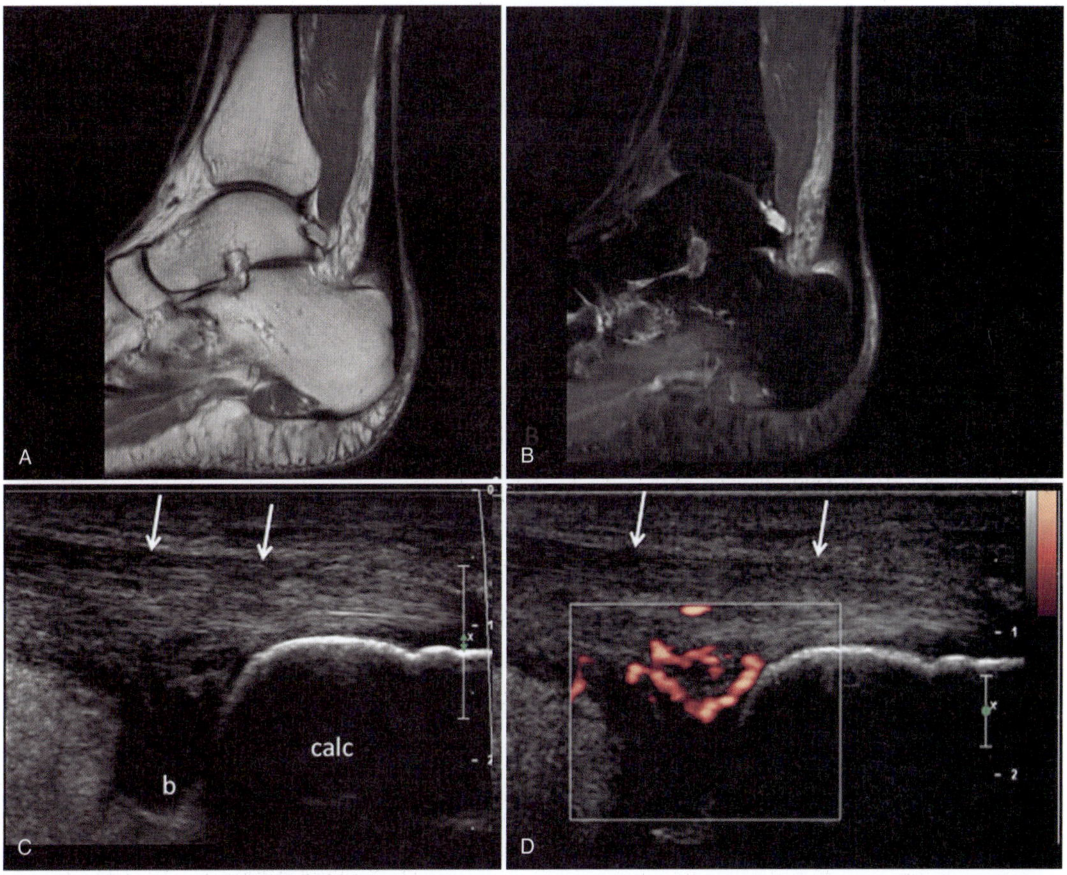

FIGURA 243.6 **Imagem dos tecidos moles em um paciente com dor retrocalcânea evidenciando a natureza complementar entre a ressonância magnética e a ultrassonografia. A.** A imagem sagital ponderada na densidade de próton enfatiza os detalhes anatômicos, enquanto a imagem sensível ao líquido (**B**) mostra o espessamento e o aumento da intensidade do sinal no interior do tendão calcâneo distal refletindo tendinose, bursite retrocalcânea ou ruptura da superfície profunda do tendão. O aumento na intensidade do sinal circundante (áreas claras) no interior dos tecidos moles adjacentes reflete o edema de tecidos moles contíguo. **C.** Imagens em escala de cinza do eixo longo e *power* Doppler (**D**) do mesmo paciente obtidas quando o paciente realizou injeção terapêutica guiada por ultrassom. O tendão (*setas*) não é homogêneo. A coleção hipoecoica proeminente profunda ao tendão é compatível com bursite retrocalcânea (b). Há um aumento proeminente da vascularização na imagem de *power* Doppler na margem da bolsa e do tendão. Rotulou-se na imagem o calcâneo (calc).

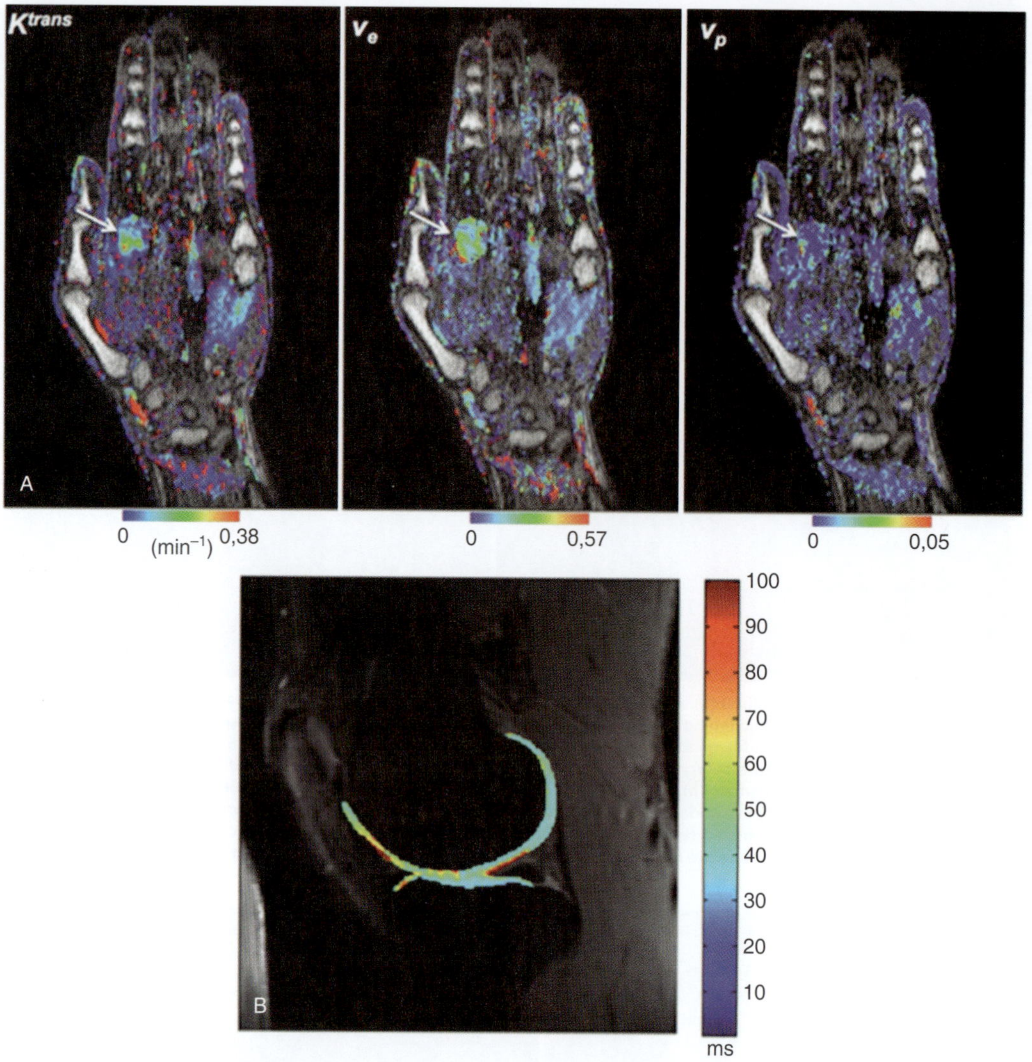

FIGURA 243.7 **Imagem de ressonância magnética funcional. A.** Imagem paramétrica derivada do ajuste de um modelo de dois compartimentos de tecidos moles e realce sinovial seguinte à administração IV de material de contraste. Exibem-se três parâmetros extraídos das curvas de tempo-intensidade como imagens paramétricas: K^{trans} *(esquerda)* fornece medida da troca de contraste nos tecidos moles extravasculares; V_e *(centro)* e V_p *(direita)* refletem os volumes de distribuição relativos para o espaço extravascular e plasma, respectivamente. As *setas* representam uma região de aumento do volume sinovial e realce na segunda articulação metacarpofalângica. Os valores aumentados de K^{trans} e V_e ilustram o aumento da permeabilidade vascular no local da inflamação. (Impressa com permissão do Dr. Luis Beltran.) **B.** Mapa sagital com ponderação em T2 do joelho no qual o relaxamento T2 relativo é codificado por cores, mostrando regiões de valores mais altos de T2 da cartilagem no côndilo femoral e no platô tibial. Isso reflete alterações na arquitetura do colágeno da cartilagem e teor de água e, possivelmente, osteoartrite precoce. (Impressa com permissão do Dr. Gregory Chang.)

determinar a distribuição dos radionuclídeos no interior do tecido. A cintilografia pode fornecer uma avaliação global da captação anormal do marcador ou pode ser realizada usando uma abordagem direcionada (Figura 243.8). As imagens geralmente fornecem alto contraste de tecido, mas são de resolução espacial relativamente baixa. Os agentes comumente empregados variam de glóbulos vermelhos marcados para avaliar o fluxo sanguíneo; agentes que refletem o metabolismo ósseo (difosfato de metileno tecnécio-99m [Tc-MDP]); agentes que refletem o metabolismo da glicose (18-flúor desoxiglicose [18-FDG]), no caso da PET; e agentes que se concentram em locais de inflamação, como glóbulos brancos autólogos marcados com ^{111}In (índio) e ^{67}Ga-citrato (gálio). As aplicações clínicas incluem a detecção de uma variedade de doenças malignas, osteomielite, infecção de enxerto vascular, doença infecciosa multifocal, doenças inflamatórias como a AR, vasculite, doença inflamatória intestinal, sarcoidose, febre de origem desconhecida e infecção de próteses articulares.

A medicina nuclear tradicional envolve o uso de emissões de fóton gama único como um produto da desintegração nuclear. As informações podem ser exibidas usando imagens planas por meio de uma única (ou múltipla) câmera *pinhole* ou exibidas tomograficamente de maneira semelhante à TC (TC de emissão de fóton único [SPECT]). A cintilografia óssea emprega Tc-MDP como marcador radioativo. O isótopo vai para áreas de alta renovação óssea e fluxo vascular, bem como para áreas de deposição óssea ou de cálcio. Realizam-se varreduras ósseas trifásicas em intervalos diferentes após a injeção, refletindo a fase vascular inicial, a fase intermediária do acúmulo de sangue e a fase tardia. Cada fase possibilita maior caracterização do processo da doença. Observa-se captação anormal do marcador em áreas de inflamação, infecção, neoplasia, osteonecrose e fratura. A varredura é mais útil para identificar a localização das lesões no interior do esqueleto, mas não é específica.

A PET usa a aparência de dois raios gama 511-KEV produzidos simultaneamente após a aniquilação de um par de pósitrons e elétrons para localizar a distribuição do radionuclídeo. A detecção quase simultânea dos fótons (contagem de coincidência) fornece uma estimativa da concentração do marcador. Os *scanners* PET mais modernos são frequentemente usados em combinação com a TC ou RM para obter um registro espacial aprimorado, possibilitar estimativas precisas da atenuação de tecidos moles, fornecer imagens anatômicas de alta qualidade e quantificar a atividade metabólica.[8] A PET por TC ou a PET por RM combinadas fornecem imagens de alta resolução da atividade metabólica anormal e podem, por fim, fornecer mapas mais definitivos da atividade inflamatória em pacientes com doença reumática. Os primeiros resultados até o momento têm sido promissores e devem fornecer uma avaliação sensível da resposta aos DMARD em pacientes com artrite inflamatória.

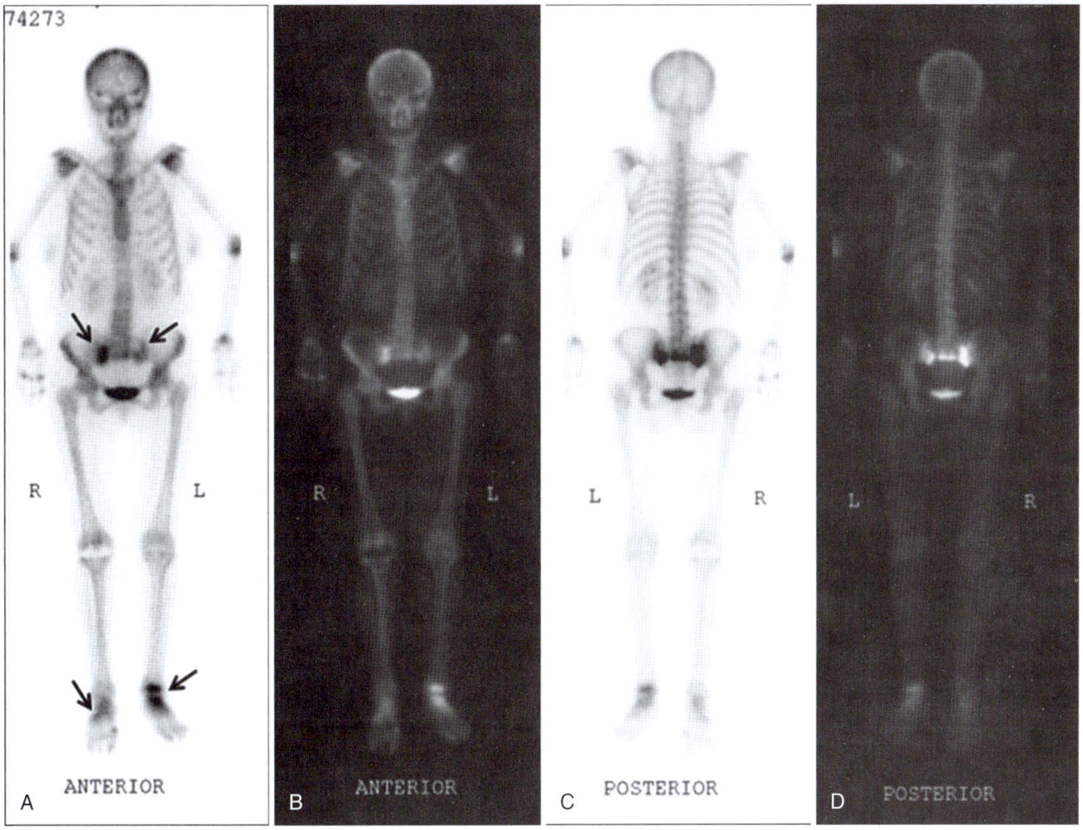

FIGURA 243.8 **Cintilografia óssea retilínea em um paciente com dor nas costas. A, B,** Imagens anteriores e **(C, D)** posteriores em fase atrasada do esqueleto axial e apendicular mostram captação aumentada do marcador na região da asa sacral, tornozelo esquerdo e mediopé direito (*setas*). As radiografias de acompanhamento confirmaram a presença de fraturas da asa sacral bilateral. Observe que o acúmulo central do marcador no local em que se espera encontrar a bexiga urinária é normal. A varredura óssea fornece um método sensível, mas não específico, para avaliar o esqueleto apendicular e axial. Neste paciente, o aumento da captação nos pés foi atribuído à alteração degenerativa. L = esquerda; R = direita.

REFERÊNCIAS BIBLIOGRÁFICAS

As referências bibliográficas, bem como os outros materiais suplementares deste livro, encontram-se no GEN-IO, nosso ambiente virtual de aprendizagem.

244 DOENÇAS HEREDITÁRIAS DO TECIDO CONJUNTIVO

REED E. PYERITZ

MUCOPOLISSACARIDOSES

DEFINIÇÃO

Os proteoglicanos são componentes onipresentes da matriz extracelular e das superfícies das células, e estão entre as maiores e mais complexas moléculas humanas. Eles consistem em um núcleo de proteína ao qual estão ligados covalentemente glicosaminoglicanos (GAGs; previamente denominados mucopolissacarídeos) de vários tipos: sulfato de dermatano, sulfato de heparano, sulfato de queratano e sulfato de condroitina. Durante a degradação normal, essas quatro moléculas poliméricas são clivadas de seu núcleo de proteína nos lisossomos; em seguida, tanto elas quanto o hialuronano (um GAG sem um núcleo de proteína) são catabolizados nos lisossomos de forma gradual por diversas enzimas. Defeitos genéticos em qualquer uma delas levam ao acúmulo de metabólitos dos GAGs nos lisossomos com intensa ruptura da fisiologia celular. Os fenótipos resultantes de deficiências nessas enzimas catabólicas são denominados *mucopolissacaridoses* e classificados em sete tipos (Tabela 244.1).[1] Vários outros transtornos do armazenamento, denominados *mucolipidoses*, são causados por um defeito genético na modificação pós-traducional das enzimas lisossomais e compartilham características das mucopolissacaridoses.

EPIDEMIOLOGIA

Todos os transtornos das mucopolissacaridoses são raros, com incidência de um ou menos casos por 100 mil nascimentos, sem predileção étnica.

BIOPATOLOGIA

Com exceção da mucopolissacaridose II (síndrome de Hunter), que é ligada ao cromossomo X, todos esses transtornos são autossômicos recessivos. Todas as mucopolissacaridoses são causadas pela deficiência de uma única enzima lisossomal responsável por uma etapa específica do metabolismo dos GAGs, que prossegue normalmente até a etapa que requer a enzima defeituosa, quando a continuação do metabolismo normal é interrompida. Embora ocorra um grau menor de degradação inespecífica, resultando na excreção urinária do GAG clivado que pode ser útil no diagnóstico, o acúmulo deste nos lisossomos de células de origem mesenquimal, no endotélio e, na maior parte dos casos, nos neurônios causa disfunção celular e repercussão clínica generalizada e progressiva. As enzimas lisossomais são direcionadas aos lisossomos pela adição pós-traducional de manose 6-fosfato. A deficiência da fosfotransferase que catalisa a primeira etapa dessa reação resulta na incapacidade de catabolizar quaisquer moléculas de GAG. As enzimas catabólicas, que normalmente seriam transportadas para os lisossomos, são então secretadas pela célula e encontradas em concentrações anormalmente altas no plasma, constituindo um potencial alvo para testes diagnósticos para as mucolipidoses.

Patologia

Todas as manifestações patológicas das mucopolissacaridoses e mucolipidoses pioram com a idade, estando algumas presentes desde os estágios iniciais de desenvolvimento. As características anatômicas macroscópicas

Tabela 244.1 Mucopolissacaridoses e mucolipidoses.

TIPO	EPÔNIMO OU NOME COMUM	CARACTERÍSTICAS CLÍNICAS	HERANÇA	OMIM*	DEFEITO ENZIMÁTICO
MPS IH	Síndrome de Hurler	DM e baixa estatura; AI; opacidade da córnea; HS; cardiopatia; morte na infância	AR	252800	α-L-iduronidase
MPS IS	Síndrome de Scheie	Fácies grosseira; articulações rígidas, opacidade da córnea; valvopatia aórtica; inteligência e expectativa de vida normais	AR	252800	α-L-iduronidase
MPS II	Síndrome de Hunter	Forma grave: fácies grosseira, DM e baixa estatura, HS; AI; sem opacidade da córnea; morte no final da adolescência. Forma leve: fácies grosseira, baixa estatura; inteligência normal; sobrevida até a idade adulta	LX	309900	Iduronato sulfatase
MPS IIIA	Sanfilippo A	AI grave e hiperatividade; alterações somáticas leves	AR	252900	Heparano *N*-sulfatase
MPS IIIB	Sanfilippo B	Igual à MPS IIIA	AR	252920	α-*N*-acetilglucosaminidase
MPS IIIC	Sanfilippo C	Igual à MPS IIIA	AR	252930	Acetil-coenzima A: α-glucosaminida acetiltransferase
MPS IIID	Sanfilippo D	Igual à MPS IIIA	AR	252940	*N*-acetilglucosamina 6-sulfatase
MPS IVA	Morquio A	Baixa estatura e displasia esquelética distinta com hipoplasia odontoide e mielopatia; opacidade da córnea; inteligência normal; valvopatia cardíaca	AR	253000	Galactose 6-sulfatase
MPS IVB	Morquio B	Igual à MPS IVA	AR	253010	β-galactosidase
MPS VI	Maroteaux-Lamy	DM e baixa estatura; opacidade da córnea; inteligência normal; estenose aórtica; inclusões de leucócitos; hidrocefalia na forma grave	AR	253200	*N*-acetilgalactosamina
MPS VII	Síndrome de Sly	DM; HS; amplamente variável, incluindo AI	AR	253220	β-glicuronidase
MPS IX	–	Baixa estatura; massas de tecidos moles periarticulares	AR	601492	Hialuronidase
ML II	Doença das células I	Semelhante, porém mais grave do que a MPS IH, com inclusões celulares; sem mucopolissacaridúria	AR	252500	UDP-*N*-acetilglucosamina: enzima lisossomal *N*-acetilglucosaminil-1-fosfotransferase
ML III	Polidistrofia pseudo-Hurler	Baixa estatura e DM leve; articulações rígidas, AI leve; sobrevida até a idade adulta	AR	252500	Mesmo que ML II, artropatia, fácies grosseira; variável, porém mais leve

*Entradas na Online Mendelian Inheritance in Man, OMIM. McKusick-Nathans Institute of Genetic Medicine. Baltimore: Johns Hopkins University. http://omim.org.
AI = atraso intelectual; AR = autossômica recessiva; DM = disostose múltipla; HS = hepatosplenomegalia; UDP = difosfato de uridina; LX = ligada ao cromossomo X.

são hepatoesplenomegalia, alterações esqueléticas importantes (denominadas *disostose múltipla*)[2] que resultam em baixa estatura e deformidade da caixa torácica, espessamento e estreitamento das vias respiratórias e artérias e características faciais grosseiras. Embora o atraso intelectual seja uma característica proeminente em algumas dessas condições, pode-se evidenciar no encéfalo apenas ventriculomegalia secundária à hidrocefalia comunicante. À microscopia, as células mesenquimais mostram um citoplasma repleto de vacúolos aparentemente vazios; estes são lisossomos dos quais os GAGs foram removidos pela fixação. As células cultivadas do paciente evidenciam lisossomos muito aumentados, repletos de material granular. Na forma grave de mucolipidose, há inclusões densas, que deram origem ao nome comum *doença das células I*.

MANIFESTAÇÕES CLÍNICAS

Cada um dos transtornos descritos na Tabela 244.1 apresenta um amplo espectro de gravidade clínica, o qual levou a uma classificação que dá a impressão de haver transtornos separados dentro de alguns dos tipos de mucopolissacaridoses e mucolipidoses, mas estes representam os extremos desse espectro. Sem tratamento, alguns dos transtornos resultam em morte na adolescência (síndrome de Hurler, síndrome de Hunter grave, mucolipidose II), mas outros são, em geral, compatíveis com a sobrevida até a idade adulta; esse último grupo de doenças será enfatizado aqui.

O extremo mais brando do espectro da mucopolissacaridose I, a síndrome de Scheie, pode não ser diagnosticado até a idade adulta; os pacientes apresentam rigidez articular, opacidade da córnea e glaucoma, síndrome do túnel do carpo e valvopatia aórtica. A estatura e a inteligência não são afetadas. Os principais riscos à saúde são o envolvimento valvar, o espessamento das meninges, que pode resultar em mielopatia, e o espessamento das vias respiratórias superiores, que pode levar a sintomas obstrutivos e apneia do sono.

A forma mais branda de mucopolissacaridose II, a síndrome de Hunter, distingue-se das demais por ser ligada ao cromossomo X (afetando quase exclusivamente homens) e pela discreta opacidade da córnea. Mielopatia cervical, doença obstrutiva das vias respiratórias e *cor pulmonale* são preocupações importantes. É comum haver perda auditiva de condução e neurossensorial combinada.

Nem a mucopolissacaridose IV (síndrome de Morquio) nem a mucopolissacaridose VI (síndrome de Maroteaux-Lamy) afetam a inteligência. Ambas costumam estar associadas a alterações esqueléticas graves, distintas à radiografia, mas produzem problemas semelhantes de cifoescoliose, *pectus carinatum*, doença pulmonar restritiva, baixa estatura grave e degeneração articular. A mielopatia cervical resultante de espessamento da dura-máter é comum a ambos os transtornos e é acentuada pela hipoplasia odontoide na mucopolissacaridose IV. O espessamento das valvas mitral e aórtica pode levar a grave disfunção, que exigiria sua substituição. A anestesia geral é especialmente perigosa devido ao estreitamento das vias respiratórias superiores e médias e da instabilidade cervical.

Os pacientes com mucolipidose III (polidistrofia pseudo-Hurler) assemelham-se àqueles com mucopolissacaridose VI, mas geralmente apresentam atraso intelectual leve a moderado. A regurgitação aórtica é comum.

DIAGNÓSTICO

Diagnóstico diferencial

Antes que a maior parte das características clínicas tenha progredido, o diagnóstico dessas condições é difícil em crianças pequenas, mas deve ser considerado em qualquer pessoa com hepatoesplenomegalia e características faciais grosseiras. A avaliação requer análise da árvore genealógica, exame oftalmológico, avaliação radiológica óssea, ecocardiografia e exame de urina à procura de excreção de GAGs. Quase sempre a mucopolissacaridose específica é evidente nas radiografias, pela presença ou ausência de opacidade da córnea e pelo padrão de mucopolissacaridúria. A análise enzimática dos leucócitos confirma o diagnóstico. Pacientes com mucolipidoses não apresentam mucopolissacaridúria, mas elevação acentuada em todas as enzimas lisossomais catabólicas dos GAGs no plasma.

TRATAMENTO

Derivação ventriculoperitoneal pode ser necessária se a pressão intracraniana estiver elevada. É essencial atenção especial aos problemas auditivos e visuais ao longo da vida. Muitos adultos com mucopolissacaridose ou mucolipidose necessitam de cirurgia para a síndrome do túnel do carpo. Cirurgia cardíaca para valvopatia ou doença coronária pode ser necessária. Toda anestesia geral é de alto risco devido ao estreitamento das vias respiratórias, e, no caso da mucopolissacaridose IV, da instabilidade atlantoaxial. Em pacientes que continuam a deambular, a artroplastia seletiva pode ser benéfica. Em razão da morbidade associada à deformidade da caixa torácica, deve-se considerar a estabilização da deformidade da coluna vertebral antes que ela se torne grave.

Está sendo estudada a reposição por infusão intravenosa da enzima deficiente para a maior parte das mucopolissacaridoses.[3] A laronidase foi aprovada nos EUA para o tratamento da mucopolissacaridose I. Uma infusão a cada 2 semanas durante 1 ano em pacientes adolescentes e adultos resultou em redução substancial na hepatoesplenomegalia e melhora modesta da função pulmonar, da apneia do sono e da mobilidade articular. Ainda não se sabe se a instituição precoce desse tratamento em crianças pequenas modula o atraso intelectual na variante Hurler da mucopolissacaridose I. A galsulfase foi aprovada para o tratamento da mucopolissacaridose VI, na qual predominam problemas somáticos em vez de neurológicos. Tentou-se o transplante de medula óssea em muitas das mucopolissacaridoses,[4] com sucesso variável. Quanto mais cedo ocorrer o transplante, melhor será o desfecho em termos de problemas somáticos, mas não da prevenção do atraso intelectual. As recomendações atuais baseadas em consenso na Europa exigem o transplante de células-tronco hematopoéticas para pacientes com síndrome de Hurler antes dos 2,5 anos. A reposição enzimática deve ser iniciada em todos os pacientes, quando diagnosticada. A terapia gênica foi bem-sucedida em um modelo de camundongo da síndrome de Hunter, fornecendo, assim, uma prova de conceito para o tratamento de pacientes com síndrome de Hunter com déficit cognitivo.[5]

SÍNDROME DE MARFAN

DEFINIÇÃO

A síndrome de Marfan é um distúrbio pleiotrópico com herança autossômica dominante causado por defeitos no principal componente da microfibrila extracelular, a grande glicoproteína fibrilina-1.[6] As manifestações da doença ocorrem em vários sistemas, acometendo, em especial, os olhos, o esqueleto, o coração, a aorta, o pulmão e o tegumento. As características notáveis incluem deslocamento do cristalino ocular, estatura alta com membros e dedos particularmente longos, deformidade da caixa torácica por *pectus carinatum* ou *excavatum* com curvatura anormal da coluna vertebral, prolapso das valvas mitral e tricúspide, dilatação do seio da aorta e predisposição a dissecção aórtica, pneumotórax espontâneo, estrias anormais da pele, hérnias e ectasia dural. Se não tratados, os pacientes costumam morrer antes dos 30 ou 40 anos por dissecção aórtica ou insuficiência cardíaca congestiva.

EPIDEMIOLOGIA

A síndrome de Marfan é uma doença mendeliana comum, com incidência estimada de cerca de 1 a cada 5 mil nascimentos, e encontrada em todo o mundo, sem predileção étnica ou geográfica.

BIOPATOLOGIA

Patogênese

Mutações no *FBN1*, mapeadas no cromossomo humano 15q21.1 que codifica a fibrilina-1, causa a síndrome de Marfan e transtornos do tecido conjuntivo relacionados. Encontraram-se mais de 1.500 mutações distintas, poucas das quais com ocorrência em mais de uma família. Os pacientes são heterozigotos para as mutações no *FBN1*, daí a herança autossômica dominante. As microfibrilas extracelulares são polímeros de muitas moléculas de fibrilina-1 e estão onipresentes na matriz extracelular da maior parte dos tecidos. A proteína de ligação ao fator de transformação do crescimento-β (TGF-β, *transforming growth factor*-β) latente, que mantém a citocina inativa, apresenta notável homologia com regiões da fibrilina. Anormalidades na qualidade ou na quantidade de microfibrilas interrompem a sinalização normal pelo TGF-β, especialmente durante o desenvolvimento embrionário e crescimento pós-natal. Estudos em camundongos projetados para abrigar mutações humanas no *FBN1* mostraram que a sinalização excessiva do TGF-β causa septação pulmonar anormal (o precursor do pneumotórax), crescimento ósseo, prolapso de valva atrioventricular esquerda, hipoplasia muscular e dilatação aórtica. Essa mudança fundamental na compreensão da patogênese da síndrome de Marfan sugeriu novas terapias, como com pequenas moléculas que afetam a atividade do TGF-β ou sua posterior sinalização.

As características da síndrome de Marfan são bastante variáveis, mesmo entre parentes que compartilham a mesma mutação no *FBN1*. Essa variabilidade persiste depois de considerados os efeitos da idade. Por motivos desconhecidos, os homens tendem a ser acometidos de maneira mais grave.

Patologia

As características da síndrome de Marfan dependem da idade. Alguns lactentes com acometimento grave apresentam características flagrantes e muitas vezes morrem de regurgitação mitral e insuficiência cardíaca, apesar de tratamento agressivo. No outro extremo do espectro clínico, a síndrome de Marfan se confunde com vários distúrbios relacionados, e os pacientes podem não procurar atendimento médico, muito menos receber um diagnóstico definitivo, até a idade adulta.

Nenhuma das alterações patológicas macro ou microscópicas é específica da síndrome de Marfan. A degeneração medial da parede aórtica, caracterizada por desarranjo e fragmentação das fibras elásticas e aumento de proteoglicanos (muitas vezes inadequadamente denominada *necrose medial cística*), também pode ser encontrada em outras doenças e em indivíduos idosos com hipertensão arterial. A dissecção aórtica (Capítulo 69) geralmente começa logo acima da valva aórtica (tipo A) e, com frequência, progride até a bifurcação. A morte, em geral, resulta de dissecção retrógrada e hemopericárdio. Cerca de 10% das dissecções começam na aorta torácica descendente (tipo B).

MANIFESTAÇÕES CLÍNICAS

O cristalino tende a se deslocar superiormente e, em geral, as zônulas oculares permanecem intactas. A retina apresenta maior risco de descolamento, especialmente em pacientes com miopia de alto grau. Os ossos tubulares apresentam crescimento excessivo, sendo responsáveis por estatura desproporcional (dolicostenomelia), dedos longos (aracnodactilia) e deformidade esternal. Os ligamentos podem ser frouxos, causando escoliose e hipermobilidade articular. De maneira alternativa, as contraturas congênitas são comuns, especialmente dos cotovelos. O palato normalmente é muito arqueado e a dentição pode ser apinhada e com má oclusão. Observa-se prolapso da valva atrioventricular esquerda em cerca de 80% dos casos, e os folhetos valvares tornam-se progressivamente espessados (mixomatosos na análise histopatológica). O anel mitral pode se dilatar e calcificar. A dilatação da raiz aórtica se inicia no seio da aorta e progride com a idade, embora em velocidades bastante variáveis (Capítulos 61 e 69).[7,8] A maior parte dos homens com síndrome de Marfan apresenta dimensão da raiz aórtica acima do limite superior de normalidade para a área de superfície corporal por volta da adolescência. Algumas mulheres apresentam progressão mais lenta e podem ter um diâmetro de raiz próximo ao limite superior de normalidade já na idade adulta. Em geral, a dilatação não envolve a aorta ascendente distal. O pneumotórax espontâneo, resultante da ruptura de bolhas apicais, ocorre em cerca de 5% dos pacientes. Estrias de estiramentos (estrias atróficas) se dão em áreas de tensão flexural, como nos ombros, nas mamas e na região lombar. O canal neural na região lombossacra está dilatado na maior parte dos indivíduos com síndrome de Marfan, o que pode ser visível em radiografias simples, especialmente se o forame neural estiver aumentado. Os exames de tomografia computadorizada ou ressonância magnética possibilitam o diagnóstico e devem ser realizados em pacientes com dor nas costas e sintomas radiculares. A ectasia dural progride com a idade; grandes meningoceles anteriores na pelve são manifestação grave. Cistos simples no fígado e nos rins são comuns, mais frequentes com o aumento da idade e raramente causam problemas. A apneia do sono ocorre com maior frequência em adultos.[9]

DIAGNÓSTICO

Diagnóstico diferencial

As condições que se sobrepõem clínica e geneticamente à síndrome de Marfan incluem o aneurisma da aorta familiar, a ectopia lenticular familiar, o prolapso da valva mitral (ou prolapso da valva atrioventricular esquerda), a dilatação *a*órtica leve, estrias, o fenótipo relacionado com o esqueleto (MASS; inclui muitas famílias com síndrome de prolapso da valva atrioventricular esquerda) e a síndrome de Loeys-Dietz. Como a maior parte dessas condições é diagnosticada clinicamente, a diferenciação entre elas é arbitrária. É essencial obter uma anamnese familiar detalhada para esse processo, uma vez que o teste genético molecular tem papel limitado. No entanto, se a mutação no *FBN1* for conhecida em uma família, pode-se usar com efetividade a análise de DNA para o diagnóstico pré-sintomático ou pré-natal. A síndrome de Loeys-Dietz, que está associada a tortuosidade arterial generalizada e suscetibilidade à dissecção, é causada por mutação em algum dos dois receptores para o TGF-β – *TGFBR1* e *TGFBR2* –, havendo a possibilidade de realizar clinicamente uma análise molecular. A maior parte das mutações no *TGFBR1* e no *TGFBR2* não causa a síndrome de Loeys-Dietz, mas predispõe ao aneurisma e à dissecção torácica familiar.

Questiona-se mais comumente o diagnóstico de síndrome de Marfan em adolescentes altos e magros com várias características esqueléticas menores, miopia e aspirações atléticas. Um exame oftalmológico detalhado com a dilatação completa da pupila e um ecocardiograma transtorácico são componentes essenciais da avaliação. Se os resultados desses testes forem negativos e ninguém na família tiver histórico de síndrome de Marfan ou dissecção da aorta, o paciente provavelmente pode ser tranquilizado.[10]

TRATAMENTO

Todos os pacientes devem ser examinados pelo menos uma vez ao ano por um clínico geral. A maior parte dos pacientes requer consulta oftalmológica e cardiológica anual e ortopédica conforme necessário por problemas específicos. A subluxação do cristalino costuma exigir correção cirúrgica.[11] Vários estudos, mas apenas um ensaio clínico randomizado, apoiam o uso profilático de bloqueadores beta-adrenérgicos desde cedo para diminuir a taxa de dilatação da raiz aórtica e proteger contra a dissecção aórtica. Com base em estudos com camundongos Marfan, ensaios clínicos em humanos estão estudando tratamentos que interferem no excesso de sinalização por meio de vias mediadas pelo TGF-β. Um grande ensaio clínico europeu sugeriu benefício da losartana, um bloqueador do receptor da angiotensina, na velocidade da dilatação da raiz da aorta,[A1] mas outros três não encontraram nenhum benefício desse medicamento quando comparado ao atenolol.[A2-A4] O reparo cirúrgico profilático da raiz da aorta apresentou o maior impacto em benefício. O enxerto composto, envolvendo uma valva protética em um tubo de dácron e o implante das artérias coronárias no enxerto, foi a primeira abordagem a produzir uma sobrevida significativamente melhor nesses pacientes. Mais recentemente, a substituição do aneurisma e a preservação da valva da aorta nativa mostraram-se promissoras e devem ser consideradas em primeiro lugar.[12] Em adultos, deve-se considerar a realização de uma cirurgia da raiz da aorta quando o diâmetro máximo da aorta alcançar 45 mm; história familiar de dissecção aórtica impele reparo mais precoce (Capítulo 61).

PROGNÓSTICO

A expectativa de vida dos indivíduos com síndrome de Marfan melhorou de maneira acentuada, a ponto de muitos pacientes poderem esperar sobrevida até uma idade avançada. Alguns dados sugerem que a dissecção da aorta e a morte cardiovascular têm maior probabilidade de ocorrer em pacientes com haploinsuficiência *FBN1* com expressão do alelo não mutado do que naqueles sem mutações dominantes nos quais a fibrilina-1 anormal codificada pelo alelo mutado interage com a fibrilina-1 normal codificada pelo alelo normal.[13]

SÍNDROMES DE EHLERS-DANLOS

DEFINIÇÃO

As síndromes de Ehlers-Danlos são clinicamente variáveis e geneticamente heterogêneas. Os diagnósticos ainda se baseiam amplamente no exame à beira do leito. Os temas unificadores entre esses distúrbios são fragilidade dos tecidos, hipermobilidade articular e hiperextensibilidade da pele.[14]

EPIDEMIOLOGIA

Não existem dados precisos, mas uma incidência de cerca de 1 em 5 mil nascimentos é uma estimativa razoável de quantos indivíduos se qualificam para um dos diagnósticos de síndrome de Ehlers-Danlos. Cada tipo representa uma espécie de espectro clínico, com a extremidade branda se fundindo com o que pode ser considerado uma variação normal. Assim como os critérios diagnósticos são arbitrários, qualquer determinação de prevalência com base em critérios fenotípicos também o seria. A extensão em que a variação normal na hipermobilidade articular, na elasticidade da pele e na fragilidade tecidual representa a variação genética nos *loci* que codificam o colágeno ou outros genes da matriz extracelular requer pesquisas consideráveis.

BIOPATOLOGIA

Patogênese

Defeitos no colágeno e em outras proteínas na matriz extracelular de vários tecidos são subjacentes a todas as formas de síndrome de Ehlers-Danlos elucidadas até o momento. Mutações específicas ocorrem em uma variedade de genes, com o efeito de alterar a estrutura, a síntese, as modificações pós-translacionais ou a estabilidade dos colágenos envolvidos. Os defeitos moleculares conhecidos estão listados na Tabela 244.2.

Patologia

Poucos achados na avaliação patológica de rotina distinguem os vários tipos de síndrome de Ehlers-Danlos ou mesmo os tipos específicos do normal. Há diminuição da espessura da derme em alguns tipos, especialmente no vascular, no qual há redução da espessura das paredes das artérias. À microscopia eletrônica, os tipos clássico, hipermóvel e cifoscoliótico têm fibras colágenas anormais, especialmente quando vistos em corte transversal (fibra com diâmetro variável e quase sempre aumentado, com contornos irregulares). No tipo vascular, alguns pacientes apresentam retículo endoplasmático dilatado, compatível com secreção aberrante de moléculas de colágeno tipo III.

MANIFESTAÇÕES CLÍNICAS

As características principais e secundárias de cada síndrome de Ehlers-Danlos são detalhadas na Tabela 244.2. Lactentes com a síndrome de Ehlers-Danlos clássica em geral nascem por volta de 4 a 8 semanas prétermo, em razão da ruptura das membranas fetais. O diagnóstico dos tipos vascular e cifoescoliótico é importante em razão das suas características cardiovasculares. O tipo vascular, previamente denominado *síndrome de Ehlers-Danlos tipo IV*, é caracterizado pela ruptura espontânea de grandes artérias e órgãos ocos, especialmente o colo intestinal e o útero, e pneumotórax. Como esses eventos acarretam morbidade considerável, a expectativa de vida é reduzida, em média, em mais da metade. Durante a gestação, as mulheres com esse tipo de síndrome de Ehlers-Danlos são especialmente vulneráveis à ruptura das artérias principais e do útero. No tipo cifoescoliótico, podem ocorrer dilatação da raiz da aorta e regurgitação aórtica. Pacientes com a maior parte dos tipos da síndrome de Ehlers-Danlos são propensos a desenvolver prolapso da valva atrioventricular esquerda, e a progressão para regurgitação mitral (Capítulo 66) ocorre com mais frequência do que na forma comum de prolapso da valva atrioventricular esquerda.

DIAGNÓSTICO

Diagnóstico diferencial

Ao se atentar com cuidado às características clínicas mostradas na Tabela 244.2 e utilizar exames laboratoriais de modo criterioso, pode-se diferenciar entre os vários tipos definidos de síndrome de Ehlers-Danlos, com a necessidade de exclusão de muitas outras síndromes específicas.

O tipo cifoescoliótico da síndrome de Ehlers-Danlos em lactentes compartilha algumas características com a síndrome de Marfan grave. Os pacientes com síndrome de Larsen podem se assemelhar aos com o tipo artrocalásico da síndrome de Ehlers-Danlos. A redundância da pele e a perda de elasticidade do tipo dermatosparáxico da síndrome de Ehlers-Danlos são reminiscentes da *cutis laxa* autossômica dominante, que não está associada à equimose fácil nem à fragilidade tecidual.

A decisão mais difícil é se um paciente deve ser diagnosticado com alguma síndrome de Ehlers-Danlos,[15] uma vez que aqueles indivíduos que apresentam apenas hipermobilidade articular sem alterações cutâneas não devem receber tal diagnóstico; um diagnóstico de hipermobilidade articular familiar pode ser mais apropriado. A instabilidade articular familiar envolve predisposição à luxação das grandes articulações, o que é raro na maior parte dos tipos de síndrome de Ehlers-Danlos, exceto no artrocalásico.

Tabela 244.2 Síndromes de Ehlers-Danlos.

TIPO	NOME ANTIGO	CARACTERÍSTICAS CLÍNICAS	HERANÇA	OMIM†	DEFEITO MOLECULAR
Clássico	SED I e II	Hipermobilidade articular; hiperextensibilidade da pele; cicatrizes atróficas; pele lisa e aveludada; nódulos esferoides subcutâneos	AD	130000 130010	Estrutura do colágeno tipo V causada por mutações no *COL5A1* ou *COL5A2*
Hipermobilidade	SED III	Hipermobilidade articular; alguma hiperextensibilidade da pele, com ou sem textura lisa e aveludada	AD AR	130020 225320	? Tenascina-X (TNX)
Vascular	SED IV	Pele fina; equimoses fáceis; nariz achatado; acrogeria; ruptura de artérias de grosso e médio calibre, útero e intestino grosso	AD	130050 (225350) (225360)	Deficiência no colágeno tipo III (*COL3A1*)
Cifoescoliótico	SED VI	Hipermobilidade articular; ruptura congênita progressiva; escoliose; fragilidade escleral com ruptura do bulbo do olho; fragilidade tecidual, dilatação aórtica, PVAE	AR	225400	Deficiência de lisil hidroxilase
Artrocalásico	SED VII A	Hipermobilidade articular grave, com subluxações, luxação congênita do quadril; e hiperextensibilidade da pele; fragilidade tecidual	AD	130060	Sem clivagem aminoterminal do procolágeno tipo I causada por mutações no *COL1A1* ou *COL1A2*
Dermatosparáxico	SED VII C	Fragilidade cutânea grave; diminuição da elasticidade da pele, equimose fácil; hérnias; ruptura prematura das membranas fetais	AR	225410	Sem clivagem aminoterminal do procolágeno tipo I causada por deficiência de peptidase
Tipos não classificados	SED V	Características clássicas	LX	305200	?
	SED VIII	Características clássicas e doença periodontal	AD	130080	?
	SED X	Características clássicas leves, PVAE	?	225310	?
	SED XI	Instabilidade articular	AD	147900	?
	SED IX	Características clássicas; cornos occipitais	LX	309400	Alélico à síndrome de Menkes
	SED, forma progeroide	Características clássicas e envelhecimento prematuro	AR	130700	Deficiência de galactosiltransferase I

*Listadas em ordem de importância diagnóstica.
†Entradas na Online Mendelian Inheritance in Man, OMIM. McKusick-Nathans Institute of Genetic Medicine. Baltimore: Johns Hopkins University. http://omim.org.
AD = autossômica dominante; AR = autossômica recessiva; SED = síndrome de Ehlers-Danlos; PVAE = prolapso da valva atrioventricular esquerda; LX = ligada ao cromossomo X.

TRATAMENTO

O tratamento da maior parte dos problemas de pele e articulações deve ser conservador e preventivo. As suturas devem ser feitas com extrema atenção, de modo a aproximar as margens e evitar tensões; suturas removíveis devem ser deixadas no local pelo dobro do tempo usual. A maior parte dos casos de hipermobilidade articular e dor na síndrome de Ehlers-Danlos não requer tratamento cirúrgico. Em geral, fisioterapia voltada ao fortalecimento dos músculos que fornecem suporte aos ligamentos frouxos costuma ser benéfica. Todos os pacientes devem receber aconselhamento genético em relação ao modo de herança e ao risco de ter filhos acometidos pela síndrome de Ehlers-Danlos. Há uma possibilidade de diagnóstico pré-natal para todos os tipos dessa síndrome, com defeitos moleculares ou bioquímicos definidos.

O tipo vascular da síndrome de Ehlers-Danlos requer cuidados cirúrgicos especiais; as artérias rompidas são difíceis de reparar em razão da acentuada fragilidade vascular. Cirurgiões vasculares experientes estão tendo algum sucesso com o reparo profilático de vasos considerados em risco de dissecção ou ruptura. Um ensaio clínico sugeriu melhores desfechos com o uso profilático de bloqueadores beta-adrenérgicos.A5 A ruptura do intestino é uma emergência cirúrgica. Como o risco de ruptura uterina e vascular é especialmente alto durante a gestação em mulheres com o tipo vascular, deve-se avisá-las de que há um risco substancial de morte relacionada com a gestação e o parto. Além disso, aconselhar os pacientes a evitar esportes de contato e a tratar agressivamente as elevações da pressão arterial, bem como evitar arteriografias e acessos arteriais, se possível. O rastreamento bioquímico e genético tem o potencial de tranquilizar os parentes em risco ao descobrirem que não apresentam um defeito no colágeno tipo III.

O tipo cifoescoliótico da síndrome de Ehlers-Danlos pode melhorar com grandes doses de vitamina C (1 a 4 g/dia), porque o ascorbato é um cofator da enzima deficiente. Nenhum outro tratamento metabólico ou genético é eficaz nos outros tipos de síndrome de Ehlers-Danlos.

SÍNDROMES DE OSTEOGÊNESE IMPERFEITA

DEFINIÇÃO

O heterogêneo grupo de doenças denominado *osteogênese imperfeita* inclui, em uma extremidade do espectro de gravidade, um tipo letal no período pré-natal ou neonatal e, na outra, características leves que dificultam a distinção dos indivíduos acometidos da população em geral.[16,17] A característica unificadora é a osteopenia hereditária (osso insuficiente), com defeitos primários na matriz proteica do osso e de outros tecidos. Todas as síndromes clínicas envolvem osteoporose com risco de fratura (Capítulo 230).

EPIDEMIOLOGIA

Nenhum estudo epidemiológico detalhado foi realizado, e as formas mais leves de osteogênese imperfeita tipo I fundem-se com os fenótipos de osteoporose familiar, suscetibilidade a fraturas e hipermobilidade articular encontrados na população em geral. Uma estimativa bruta da prevalência geral de osteogênese imperfeita é de 1 a 2 por 20 mil nascimentos. A forma letal neonatal (tipo II), quase sempre causada por mutação nova em um gameta de um dos pais, tem incidência de cerca de 1 em 50 mil nascimentos.

BIOPATOLOGIA

Patogênese

A maior parte dos pacientes nos quais foram encontradas mutações apresenta, em geral, defeitos nos dois genes que codificam as cadeias de pró-colágeno do colágeno tipo I: *COL1A1* e *COL1A2*. O colágeno tipo I é composto por duas cadeias de pró-colágeno α1 (I) e uma α2 (I); a fibra madura requer considerável modificação pós-traducional, que ocorre de maneira apropriada apenas se as três cadeias de pró-colágeno se entrelaçarem, formando uma tripla hélice, que é perfeita e finalizada na velocidade certa. A mutação que afete a formação da tripla hélice, como a substituição de um dos resíduos mandatórios da glicina, que ocorre a cada terceira posição, também tem efeitos adversos nas modificações que tornam a molécula capaz de formar fibras maduras efetivas. Como consequência, uma única alteração nos nucleotídios que resulta em mutação *missense* pode ter efeitos profundos na matriz extracelular e produzir uma condição grave. De maneira alternativa, e à primeira vista paradoxalmente, a mutação que elimine um alelo inteiro, ou pelo menos a produção de qualquer produto capaz de se entrelaçar com as cadeias normais de pró-colágeno, tem um efeito muito mais leve na matriz extracelular e na gravidade da osteogênese imperfeita. Exemplos das classes mais comuns de mutações são mostrados na Tabela 244.3. Descreveram-se centenas de mutações. Pacientes com mutações em *COL1A1* ou *COL1A2* são heterozigotos e, portanto, os tipos mais comuns de osteogênese imperfeita

Tabela 244.3 Osteogênese imperfeita.

TIPO	CARACTERÍSTICAS CLÍNICAS	HERANÇA	OMIM*	DEFEITOS BÁSICOS
I	Fraturas em quantidade variável; pouca deformidade; estatura normal ou quase normal; esclera azul; perda auditiva comum, mas nem sempre presente; DI incomum	AD	166200	Normalmente, um alelo *COL1A1* não funcional
II	Letal no período intrauterino ou logo após o nascimento; muitas fraturas ao nascimento, tipicamente envolvendo as costelas (podem ter aparência "em contas") e outros ossos longos; calvária pequena; hipertensão pulmonar	AD AR	166210 259400	*COL1A1* ou *COL1A2*: substituição de resíduos de glicil; ocasionalmente, deleções de uma porção do domínio da tripla hélice. Deleção no *COL1A2* mais um alelo não funcionante
III	Fraturas são comuns, mas os ossos longos se deformam de maneira progressiva, com início no período intrauterino; estatura acentuadamente reduzida; esclera geralmente azul, mas torna-se mais clara com a idade; DI e perda auditiva são comuns	AD AR (rara)	259420 259440	Substituição de um único aminoácido Duas mutações no *COL1A1* e/ou no *COL1A2* (raramente)
IV	Fraturas são comuns; estatura geralmente reduzida; deformidade óssea é comum, mas raramente é grave; matiz escleral normal a acinzentada; perda auditiva variável; DI é comum	AD	166220 166240	Mutações pontuais no *COL1A1* ou no *COL1A2* Mutações com salto de éxon no *COL1A2*
V	Semelhante ao tipo IV, sem DI nem esclera azul; as fraturas desenvolvem calo hiperplásico; calcificação da membrana interóssea entre o rádio e a ulna	AD	610967	?
VI	Semelhante ao tipo IV, sem DI, esclera azul nem ossos wormianos; há excesso de osteoide no osso	?	610968	?
VII	Semelhante aos tipos II ou III, com fraturas ao nascimento, esclera azul, sem DI; presença de encurtamento de membro rizomélico e coxa vara	AR	610682	Mutações no *CRTAP*
VIII	Semelhante aos tipos II ou III, com fraturas ao nascimento	AR	610915	Mutações no *LEPRE1*
IX	Semelhante aos tipos II ou III, com fraturas ao nascimento	AR	259440	Mutações no *PPIB*

*Entradas na Online Mendelian Inheritance in Man, OMIM. McKusick-Nathans Institute of Genetic Medicine. Baltimore: Johns Hopkins University. http://omim.org.
AD = autossômica dominante; AR = autossômica recessiva; DI = dentinogênese imperfeita.

são hereditários como traços autossômicos dominantes. Várias formas autossômicas recessivas de osteogênese imperfeita ocorrem em razão de mutações em genes que codificam enzimas que processam o colágeno tipo I em fibrilas maduras.

Patologia

Além da patologia macroscópica associada às manifestações clínicas, a mais característica é uma redução primária na matriz óssea com submineralização secundária.

MANIFESTAÇÕES CLÍNICAS

As principais características fenotípicas da osteogênese imperfeita são mostradas na Tabela 244.3. Entre os tipos mais comuns, o mais grave é o tipo II, seguido, em ordem decrescente, dos tipos III, IV e I. No tipo II, os lactentes nascem mortos ou morrem logo após o nascimento de insuficiência pulmonar secundária ao tórax pequeno, que, em geral, está comprometido por inúmeras fraturas de costelas. Alguns lactentes sobrevivem por, pelo menos, alguns anos, mas requerem enorme atenção às necessidades clínicas.

A osteogênese imperfeita tipo III pode ser confundida com o tipo II ao nascimento, mas a sobrevida isoladamente ajuda a fazer a distinção. A deformidade óssea é pronunciada e não necessariamente causada por fraturas. A mobilidade é prejudicada e a maior parte dos pacientes precisa de uma cadeira de rodas desde cedo. A estatura pode estar gravemente comprometida. Em razão da deformidade progressiva da coluna vertebral e das fraturas de costelas, a doença pulmonar restritiva é um problema comum com o passar dos anos; muitos morrem de complicações pulmonares. A impressão basilar que causa compressão do tronco encefálico e da junção craniocervical pode produzir apneia central do sono, cefaleia e sinais do neurônio motor superior.

Pacientes com osteogênese imperfeita tipo IV apresentam, em geral, estatura reduzida, alguma deformidade óssea e dentes anormais, que são opalescentes e se desgastam com facilidade (dentinogênese imperfeita). Como na osteogênese imperfeita tipo I, a tendência à fratura é maior na infância e diminui com a adolescência. Uma característica distintiva da osteogênese imperfeita tipo IV é a tonalidade normal da esclera.

A osteogênese imperfeita tipo I é provavelmente a forma mais comum e está associada a uma tonalidade azulada ou cinza-azulada da esclera. Os indivíduos que, além da osteogênese imperfeita tipo I, também têm dentinogênese imperfeita tendem a ter problemas esqueléticos mais graves. O risco de fratura diminui durante a idade adulta, mas reaparece como uma grande preocupação nas mulheres após a menopausa. A deficiência auditiva em todas as formas de osteogênese imperfeita é comum e relacionada com a idade, sendo rara antes da adolescência. Os déficits são de forma mista ou predominantemente condutiva.

As formas recessivas de osteogênese imperfeita (tipos VI a IX) variam em gravidade do tipo IV ao II e podem ter achados radiológicos ou histopatológicos distintos.

DIAGNÓSTICO

Diagnóstico diferencial

A variedade de possibilidades diagnósticas em um indivíduo com múltiplas fraturas depende muito da idade. Na infância, é necessário excluir condições genéticas, hipofosfatasia, osteocondrodisplasias graves (p. ex., acondrogênese e formas de displasia espondiloepifisária) e síndrome de Menkes ao considerar um diagnóstico de osteogênese imperfeita tipo II ou III. As características radiográficas eventualmente acabam sendo completamente diagnósticas, mas o neonatologista costuma precisar chegar a uma resposta definitiva em pouco tempo. A análise dos níveis séricos de fosfatase alcalina e cobre pode ser útil. Na infância, a situação mais comum que leva à consideração de uma forma leve de osteogênese imperfeita inclui os maus-tratos à criança. Nessa situação, o padrão de fratura, em geral, é distinto, devendo a mineralização óssea ser normal se a criança for objeto de traumatismo não acidental ou acidental repetido. A matiz escleral anormal, a dentinogênese imperfeita e os ossos wormianos (microfraturas ao longo das suturas cranianas) apoiam o diagnóstico de osteogênese imperfeita. Os sistemas legais e de proteção à criança costumam solicitar a exclusão de osteogênese imperfeita por meio da análise da produção de colágeno por fibroblastos cutâneos cultivados ou de DNA à procura de mutação.

Em crianças mais velhas, deve-se considerar um transtorno de osteoporose juvenil idiopática em todo paciente atendido inicialmente com fraturas repetidas. Muitas osteocondrodisplasias estão associadas a baixa estatura, deformidade esquelética e tendência à fratura. A picnodisostose e a osteopetrose estão associadas a ossos escleróticos em vez de osteoporóticos. Na idade adulta, a osteoporose de início precoce pode ser confundida com a osteogênese imperfeita (Capítulo 230). Mutações no colágeno tipo I também causam osteoporose familiar e os fenótipos esqueléticos se fundem; os pacientes com osteogênese imperfeita verdadeira podem apresentar anormalidades esclerais, auditivas ou dentais e anamnese familiar positiva.

A análise das enzimas específicas defeituosas nas formas recessivas da osteogênese imperfeita é útil para estabelecer o diagnóstico e possibilitar o aconselhamento reprodutivo e o diagnóstico pré-natal, se desejado.

TRATAMENTO

O tratamento das complicações esqueléticas depende muito das abordagens ortopédicas, fisioterapêuticas e de terapia ocupacional. O risedronato (2,5 ou 5 mg/dia) aumenta a densidade mineral óssea e reduz as fraturas iniciais e recorrentes em crianças com osteogênese imperfeita.[A6,A7] As metas a longo prazo são que o paciente mantenha a função e a independência como indivíduo. Esses objetivos podem ser promovidos em alguns pacientes pelo uso criterioso de hastes intramedulares nos ossos longos das pernas; se a mobilidade e, principalmente, a deambulação puderem ser mantidas, pode-se evitar a desmineralização associada à inatividade.

Os pais não acometidos de uma criança com osteogênese imperfeita e todos os indivíduos acometidos devem receber aconselhamento genético. Para os pais de uma criança com osteogênese imperfeita tipo II, a possibilidade de mosaicismo germinativo (que está bem documentado nessa condição) não deve ser esquecida. Se um dos pais tiver mutação "nova" em um dos genes do pró-colágeno tipo I e várias células gonadais carregarem essa mutação, não se deve desprezar o risco de recorrência em filhos futuros. Se a mutação na criança acometida puder ser definida, o risco de recorrência pode ser quantificado (por meio da análise molecular do esperma) se a mutação tiver surgido no pai.

PSEUDOXANTOMA ELÁSTICO

DEFINIÇÃO

O pseudoxantoma elástico é uma doença hereditária do tecido conjuntivo com manifestações pleiotrópicas onde quer que sejam encontradas fibras elásticas, mas principalmente na pele, nos olhos e na vasculatura.[18] Em média, a expectativa de vida é reduzida, em razão de predisposição ao infarto agudo do miocárdio e à hemorragia gastrintestinal.

EPIDEMIOLOGIA

A frequência exata do pseudoxantoma elástico é desconhecida, mas provavelmente a condição é subdiagnosticada. Aproximações grosseiras sugerem uma prevalência de 1 em 25 mil a 100 mil nascimentos. Homens e mulheres são igualmente acometidos, embora as últimas tenham maior propensão a procurar atendimento médico por preocupação com as alterações de pele.

BIOPATOLOGIA

Patogênese

Na maior parte das famílias, o pseudoxantoma elástico ocorre como característica autossômica recessiva, o que significa que, dada a ocorrência relativamente pequena em irmãos, muitos pacientes não terão parentes acometidos. A herança autossômica dominante aparente pode refletir a expressão em heterozigotos ocasionais. O gene para o pseudoxantoma elástico foi mapeado no cromossomo humano 16, que codifica um dos transportadores do cassete de ligação com o trifosfato de adenosina (ATP) (*ABCC6*). Em razão da característica histopatológica proeminente de calcificação do tecido elástico, esse gene pode ser importante na homeostase do cálcio. Não está claro, entretanto, se a calcificação é um fenômeno primário ou secundário no pseudoxantoma elástico.

Patologia

A característica distintiva do pseudoxantoma elástico – e uma pista diagnóstica importante – é o achado histopatológico de fibras elásticas hiperproliferadas na derme média, as quais se fragmentam, se aglomeram e se calcificam. Desenvolve-se uma esclerose arteriolar na camada média das artérias e arteríolas musculares; o lúmen pode tornar-se progressiva e concentricamente estreito. De maneira alternativa, podem-se formar microaneurismas. Ocorre espessamento do endocárdio, especialmente nos átrios, em alguns pacientes. No olho, a lâmina basilar da coroide calcifica-se e fragmenta-se.

MANIFESTAÇÕES CLÍNICAS

Em razão da natureza pleiotrópica do pseudoxantoma elástico, inicialmente profissionais de qualquer especialidade médica podem suspeitar do diagnóstico, especialmente dermatologistas, oftalmologistas, cardiologistas e gastroenterologistas. A condição ganha esse nome em razão do aspecto dermatológico de pápulas amareladas que aparecem em áreas de estresse flexural – especialmente no pescoço, na virilha e nas fossas poplítea e cubital –, nas regiões periumbilicais e na mucosa bucal. A aparência da pele acometida foi comparada à de uma "galinha depenada". Com o tempo, as áreas acometidas coalescem e se espessam.

As alterações no olho começam como um padrão generalizado, sutil e mosqueado na retina (casca de laranja) e progridem para as estrias angioides características.[19] As últimas alterações não são específicas para o pseudoxantoma elástico e podem ser vistas no diabetes melito, na doença falciforme e em uma variedade de outras condições. As estrias representam rupturas na lâmina basilar da coroide, uma lâmina elástica que fica entre a vasculatura retiniana e a coroide. Hemorragias espontâneas, especialmente aquelas que envolvem a mácula, levam à perda progressiva da visão.

O envolvimento de artérias de diversos calibres leva a problemas decorrentes da oclusão e da hemorragia.[20] O risco ao longo da vida de hemorragia gastrintestinal grave em qualquer local, sobretudo no estômago, é de cerca de 10%. A hipertensão arterial é relativamente comum, em parte pelo envolvimento da vasculatura renal. A oclusão progressiva das artérias periféricas leva à ausência de pulsos; isquemia acral é rara em razão do desenvolvimento de vascularização colateral. O risco de acidente vascular encefálico, infarto agudo do miocárdio, angina abdominal e claudicação intermitente é aumentado, independentemente de outros fatores de risco. Os adultos comumente apresentam prejuízo na função ventricular esquerda.

DIAGNÓSTICO

Diagnóstico diferencial

O sequenciamento total do exoma é uma forma eficiente e sensível de fazer o diagnóstico.[21] Descreveu-se uma forma adquirida de pseudoxantoma elástico de etiologia também obscura. É difícil diferenciar essa forma de um caso esporádico em uma família, em razão da heterozigosidade dos pais, mas tende a acometer apenas a pele. Como sugerido pelo nome, as características cutâneas do pseudoxantoma elástico precisam ser diferenciadas daquelas do xantoma verdadeiro, que resulta de um distúrbio do metabolismo lipídico (Capítulo 195). As manifestações dermatológicas precisam ser diferenciadas daquelas do elastoma de Miescher, dos nevos de tecido elástico (síndrome de Buschke-Ollendorff) e da elastose solar.

TRATAMENTO

Não há cura nem meio de prevenir o pseudoxantoma elástico. Em muitos casos, a atenção cuidadosa às características oculares por um especialista em retina com experiência em pseudoxantoma elástico pode adiar, mas não evitar, a perda da visão. O risco de hemorragia gastrintestinal sugere que os pacientes devem evitar irritantes gástricos, como ácido acetilsalicílico, anti-inflamatórios não esteroides e álcool em excesso. Deve-se, além de verificar regularmente as fezes à procura de sangue oculto, com a possível realização de uma angiografia para detectar a origem do sangramento, controlar agressivamente todos os fatores de risco convencionais para aterosclerose. As queixas de dor torácica devem levar a uma investigação rigorosa à procura de doença da artéria coronária. A angioplastia não foi relatada como eficaz e as lesões coronarianas tendem a ser difusas. Realizou-se cirurgia de revascularização do miocárdio, mas os resultados a longo prazo não foram relatados. Teoricamente, pode ser vantajoso usar enxertos de veia em vez de artéria mamária interna para a revascularização. O enrugamento excessivo e o pseudoxantoma nas áreas expostas podem ser amenizados pela cirurgia plástica.

NO FUTURO

Cada um desses transtornos impõe considerações especiais ao diagnóstico clínico, à utilidade dos testes moleculares, ao aconselhamento genético e ao tratamento. Nos distúrbios de armazenamento, a utilidade clínica da terapia de reposição enzimática vem sendo ativamente buscada por várias empresas farmacêuticas. Para várias das outras condições, a terapia com células-tronco somáticas parece promissora, mas está a anos de distância do uso clínico rotineiro. Na síndrome de Marfan, estão sendo realizados ensaios clínicos com fármacos que modulam a atividade do TGF-β. Além disso, o tratamento conservador rigoroso de indivíduos detectados como de alto risco para complicações cardiovasculares, esqueléticas e oculares continua sendo fundamental.

Recomendações de grau A

A1. Groenink M, den Hartog AW, Franken R, et al. Losartan reduces aortic dilatation rate in adults with Marfan syndrome: a randomized controlled trial. *Eur Heart J*. 2013;34:3491-3500.
A2. Lacro RV, Dietz HC, Sleeper LA, et al. Atenolol versus losartan in children and young adults with Marfan's syndrome. *N Engl J Med*. 2014;371:2061-2071.
A3. Milleron O, Arnoult F, Ropers J, et al. Marfan Sartan: a randomized, double-blind, placebo-controlled trial. *Eur Heart J*. 2015;36:2160-2166.
A4. Teixido-Tura G, Forteza A, Rodríguez-Palomares J, et al. Losartan versus atenolol for prevention of aortic dilation in patients with Marfan syndrome. *J Am Coll Cardiol*. 2018;72:1613-1618.
A5. Ong KT, Perdu J, De Backer J, et al. Effect of celiprolol on prevention of cardiovascular events in vascular Ehlers-Danlos syndrome: a prospective, randomized, open, blinded-endpoints trial. *Lancet*. 2010;376:1476-1484.
A6. Bishop N, Adami S, Ahmed SF, et al. Risedronate in children with osteogenesis imperfecta: a randomised, double-blind, placebo-controlled trial. *Lancet*. 2013;382:1424-1432.
A7. Dwan K, Phillipi CA, Steiner RD, et al. Bisphosphonate therapy for osteogenesis imperfecta. *Cochrane Database Syst Rev*. 2014;7:CD005088.

REFERÊNCIAS BIBLIOGRÁFICAS

As referências bibliográficas, bem como os outros materiais suplementares deste livro, encontram-se no GEN-IO, nosso ambiente virtual de aprendizagem.

245 DOENÇAS AUTOINFLAMATÓRIAS SISTÊMICAS

RICHARD M. SIEGEL E DANIEL L. KASTNER

DEFINIÇÃO

O grupo das doenças autoinflamatórias sistêmicas (Tabela 245.1) é caracterizado por inflamação aparentemente sem motivo, sem evidência de altos títulos de autoanticorpos patogênicos ou de linfócitos T antígeno-específicos. Isso, portanto, as distingue das doenças autoimunes mais clássicas.[1] As primeiras condições reconhecidas como autoinflamatórias foram as febres recorrentes hereditárias, um grupo de distúrbios mendelianos caracterizados por graus episódicos ou flutuantes de febre e inflamação localizada. O escopo das doenças autoinflamatórias foi ampliado de modo a incluir outras doenças hereditárias, como aquelas em que predomina a inflamação purulenta ou granulomatosa, e distúrbios hereditários do sistema complemento (Capítulo 44).[2,3] Além disso, em várias condições autoinflamatórias, algumas das quais se manifestam na infância e outras ocorrem mais tarde na vida, há uma complexa interação de suscetibilidades genéticas e fatores ambientais. Essas doenças incluem a artrite idiopática juvenil de início sistêmico (doença de Still), doença de Behçet e, até mesmo, artrites cristalinas. Avanços recentes na genética e fisiopatologia das doenças autoinflamatórias hereditárias sugerem que essas condições sejam erros congênitos da imunidade inata, a parte filogeneticamente mais primitiva do sistema imune que usa a membrana da linha germinativa e receptores intracelulares expressos em granulócitos e macrófagos para montar a primeira linha de defesa do corpo contra patógenos (Capítulos 39 e 42). As síndromes autoinflamatórias podem ser agrupadas pelas principais citocinas patogênicas e vias inflamatórias que estão desreguladas e podem ser alvos de terapias eficazes.[3b] Dessa forma, podem ser divididas entre aquelas induzidas pela interleucina-1 (IL-1), interferonas tipo I e ativação da via de sinalização inflamatória NF-κB. Em outras doenças, como a recentemente descrita deficiência de adenosina desaminase 2 (DADA2), as terapias têm se mostrado eficazes empiricamente, mesmo antes de as vias de sinalização patogênicas terem sido elaboradas.

SÍNDROMES DE FEBRE PERIÓDICA RELACIONADAS COM A INTERLEUCINA-1

As doenças autoinflamatórias associadas à IL-1 estão ligadas por expressão acentuadamente aumentada ou resposta celular excessiva a esta citocina e resolução dos sintomas com bloqueadores da IL-1. A interleucina-1α e a interleucina-1β (IL-1α e IL-1β) são citocinas estruturalmente relacionadas liberadas pelas células em resposta a uma série de estímulos inflamatórios, como lipopolissacarídeos. Elas medeiam as respostas inflamatórias ligando-se a um receptor comum que está presente na superfície de uma ampla variedade de tipos de células e sinalizando a ativação de genes inflamatórios por meio do complexo de fator de transcrição do fator nuclear kappa B (NF-κB). A IL-1 faz parte de uma família maior de citocinas, que inclui a IL-18, a IL-33 e a IL-36, que se ligam a receptores relacionados e compartilham a propriedade de não ter um peptídio de sinal característico que normalmente direciona as citocinas às vesículas secretoras. Por isso, as citocinas da família da IL-1 podem ser secretadas apenas por células mortas ou moribundas, atuando como marcadores moleculares do estresse celular, que podem desencadear respostas inflamatórias benéficas à infecção e à lesão. A IL-1β e a IL-18 são únicas por não serem biologicamente ativas até serem clivadas pela protease caspase-1, que também cliva a gasdermina D intracelular, induzindo a uma forma inflamatória de morte celular conhecida como piroptose. A caspase-1 é, por sua vez, ativada em complexos de proteínas citoplasmáticas contendo várias proteínas sensitivas, como a NLRP3 e a proteína adaptadora ASC. Esses complexos são chamados de inflamassomas, em razão da sua capacidade de desencadear a inflamação mediada pela IL-1. As doenças autoinflamatórias descritas a seguir são causadas por mutações em genes que codificam proteínas que processam ou detectam a IL-1 ou afetam esse processo indiretamente.

Febre familiar do Mediterrâneo

DEFINIÇÃO

A febre familiar do Mediterrâneo (FFM) é uma doença hereditária recessiva que normalmente se manifesta com episódios de 12 a 72 horas de febre e inflamação localizada serosa, sinovial ou cutânea. Entre as crises, os pacientes geralmente se sentem completamente bem, embora evidências bioquímicas de inflamação possam permanecer. Alguns pacientes eventualmente desenvolvem amiloidose sistêmica. Antes da identificação do gene causador, a FFM era definida exclusivamente com evidências clínicas; as características clínicas continuam sendo uma parte importante do diagnóstico, porque alguns pacientes com doença típica têm apenas uma, ou às vezes nenhuma, mutação demonstrável no *MEFV*, o único gene causador conhecido.

EPIDEMIOLOGIA

A FFM é mais comum em indivíduos de ascendência judaica, árabe, armênia, turca e italiana. A frequência de portadores assintomáticos de uma única mutação do *MEFV* nessas populações chega a 1 em 5, um achado que sugere uma vantagem seletiva para heterozigotos. Com o teste genético, a FFM é agora frequentemente reconhecida tanto em populações de judeus asquenaze (Europa Oriental) quanto não asquenaze, bem como em populações mediterrâneas que antes não estavam sob risco. Registraram-se indivíduos com a mutação com sintomas típicos em todo o mundo. A FFM geralmente se manifesta na infância, às vezes até na primeira infância, embora aproximadamente 10% dos pacientes tenham sua primeira crise quando adultos; em raros casos, a FFM ocorre pela primeira vez em indivíduos com mais de 40 anos.

BIOPATOLOGIA

O *MEFV*, o gene responsável pela FFM, foi identificado por clonagem posicional em 1997. Ele codifica uma proteína de 781 aminoácidos denominada pirina (ou marenostrina). Esta proteína é expressa em granulócitos, monócitos e células dendríticas, bem como em células peritoneais, sinoviais e fibroblastos dérmicos. Os 92 aminoácidos N-terminais da pirina são o protótipo de um motivo, o domínio PYRIN, que está envolvido nas interações proteína-proteína; este domínio define uma família de mais de 20 proteínas humanas, incluindo a própria pirina, envolvidas na regulação da produção de citocinas (particularmente a família da IL-1), ativação do NF-κB e morte celular. A maior parte das mutações patogênicas associadas à FFM na pirina residem no domínio C-terminal codificado pelo éxon 10 do *MEFV*. Descreveu-se uma quantidade ainda maior de variantes de significado desconhecido em pacientes específicos com um espectro de fenótipos inflamatórios. Alguns pacientes com manifestações clínicas semelhantes à FFM apresentaram mutações na pirina em apenas um alelo. A montagem de inflamassomas contendo pirina é ativada por toxinas bacterianas que inativam a GTPase RhoA, incluindo toxinas

Tabela 245.1 Doenças autoinflamatórias sistêmicas: uma lista parcial.

DOENÇAS AUTOINFLAMATÓRIAS HEREDITÁRIAS	HERANÇA	GENES OU FATORES DE RISCO	OMIM*
DOENÇAS RELACIONADAS COM A INTERLEUCINA-1-BETA			
Febre familiar do Mediterrâneo (FFM)	Autossômica recessiva	*MEFV*†	249100
Síndrome periódica associada ao receptor do fator de necrose tumoral (TRAPS)	Autossômica dominante	*TNFRSF1A*†	142680
Síndrome de hiperimunoglobulinemia D com febre periódica (SHID)	Autossômica recessiva	*MVK*†	260920
Doença inflamatória multissistêmica de início neonatal (NOMID)/ síndrome de Muckle-Wells (SMW)/síndrome autoinflamatória associada ao frio (FCAS)	Autossômica dominante/*de novo*	*NLRP3* (previamente *CIAS1*)†	607115 191900 120100
Síndrome de Schnitzler	Esporádica	Mutações de mosaico no *NLRP3* (algumas)	
Carcinoma palmoplantar múltiplo de autocura Queratose liquenoide crônica familiar Autoinflamação com artrite e disqueratose	Autossômica dominante	*NLRP1*	606636
Deficiência de antagonista do receptor de interleucina-1 (DIRA)	Autossômica recessiva	IL1RN†	612852
Deficiência de antagonista do IL-36R (DITRA)	Autossômica recessiva	IL36RN†	605507
SÍNDROMES AUTOINFLAMATÓRIAS RELACIONADAS COM A INTERFERONA (INTERFERONOPATIAS)			
Síndrome de Aicardi-Goutières	Autossômica recessiva ou autossômica dominante	*TREX1, RNASEH2A, 2B, 2C* *SAMHD1 ADAR (DRADA)* *IFIH1 (MDA5)*	225750
Vasculopatia associada a STING com início na infância (SAVI)	Autossômica recessiva	*TMEM173*	612374
Dermatose neutrofílica atípica crônica com lipodistrofia e temperatura elevada (CANDLE), síndrome de Nakajo-Nishimura, síndrome JMP	Autossômica recessiva	PSMB8, genes que codificam outras subunidades de proteassoma†	256040
SÍNDROMES AUTOINFLAMATÓRIAS RELACIONADAS COM O NF-KAPPA-B			
Síndrome de haploinsuficiência de A20 (HA20)	Autossômica dominante	*TNFAIP3*†	191163
Deficiência de OTULINA	Autossômica recessiva	*FAM105B (OTULIN)*†	615712
Imunodeficiência e doença autoinflamatória associada a mutações NEMO C-terminal	Ligadas ao cromossomo X	*IKBKG*	300248
Imunodeficiência, autoinflamação e amilopectinose	Autossômica recessiva	*HOIL1/RBCK1, HOIP/RNF31*	610924 612487
Poliartrite inflamatória de início pediátrico	Autossômica dominante (*de novo*)	*Myd88*	602170
DISTÚRBIOS GRANULOMATOSOS			
Sarcoidose de início precoce/síndrome de Blau	Esporádica, autossômica dominante	*NOD2/CARD15*†	186580, 605956
Doença de Crohn	Herança complexa	*NOD/CARD15*†	266600
DISTÚRBIOS DO COMPLEMENTO			
Angioedema hereditário	Autossômica dominante	*C1NH*	106100
Enteropatia perdedora de proteína de início precoce e trombose, linfangiectasia intestinal e inflamação intestinal	Autossômica recessiva	*CD55*	125240
Síndrome hemolítico-urêmica	Autossômica dominante, esporádica	CFH (fator H do complemento)	235400
Degeneração macular relacionada com a idade	Herança complexa	CFH (fator H do complemento)	603075
OUTRAS SÍNDROMES AUTOINFLAMATÓRIAS			
Deficiência de ADA2 (DADA2)	Autossômica recessiva	ADA2†	607575
Síndrome de febre periódica com estomatite aftosa, faringite e adenopatia cervical (PFAPA)	Idiopática	–	–
Doença autoinflamatória associada a mutações no *NLRC4*	Autossômica dominante	NLRC4	606831
Artrite idiopática juvenil de início sistêmico (SOJIA)/doença de Still de início na idade adulta	Herança complexa	*HLA-DRB1*11, LACC1, IL6*, polimorfismos *MIF*	604302
Doença de Behçet	Herança complexa	*HLA-B*51*, polimorfismos em *IL10, IL23R, CCR1, STAT4, KLRC4, ERAP1, MEFV, TLR4, IL1A-IL1B, IRF8, CEPB-PTPN1, ADO-EGR2, RIPK2, LACC1, FUT2*	109650
Síndrome de artrite piogênica com pioderma gangrenoso e acne (PAPA)	Autossômica dominante	*PSTPIP1*†	604416
Osteomielite multifocal recorrente crônica (CRMO)	Esporádica, autossômica recessiva	LPIN2,† quando associada a anemia diseritropoética congênita (síndrome de Majeed)	259680
Síndrome de sinovite, acne, pustulose, hiperostose e osteíte (SAPHO)	Idiopática	–	–
Artropatias cristalinas	Herança complexa	*SLC2A9/GLUT9, ABCG2*	–

*Online Mendelian Inheritance in Man, um catálogo *online* de distúrbios genéticos, disponível em http://www.ncbi.nlm.nih.gov/entrez/query.fcgi?db=OMIM. Acesso em: 29 set. 2014.
†Uma lista atualizada das mutações associadas a doenças está disponível *online* em http://FFM.igh.cnrs.fr/infevers. Acesso em: 7 jan. 2018.
SAG https://www.nature.com/articles/nri3850
HOIP http://mirror.omim.org/entry/612487?search=HOIP&highlight=hoip#1
HOIL-1 https://www.ncbi.nlm.nih.gov/pubmed/23104095
OTULIN https://www.ncbi.nlm.nih.gov/pubmed/27523608
https://www.ncbi.nlm.nih.gov/pubmed/27559085
ADA2 = adenosina desaminase 2; A20 = proteína 3 induzida pelo TNF-γ; JMP = contraturas articulares, atrofia muscular, anemia microcítica, lipodistrofia induzida por paniculite; NEMO = modulador essencial NF-κB.

derivadas de espécies dos gêneros *Clostridium*, *Yersinia* e *Vibrio*.[4] O RhoA inativa a pirina induzindo à fosforilação da pirina em resíduos de serina N-terminais, o que leva ao sequestro de pirina por proteínas 14-3-3 e à inibição da capacidade da pirina de promover o processamento da citocina IL-1β. Essas descobertas identificaram um papel fisiológico para a pirina na defesa do hospedeiro contra bactérias, e como as mutações associadas à FFM no *MEFV* tornam a pirina resistente à inativação mediada pelo RhoA, isso forneceu um mecanismo para a secreção aumentada de IL-1β por células que abrigam mutações na pirina associadas com a FFM.[5] Essas descobertas também sugerem que o aumento da resistência a infecções bacterianas pandêmicas, como a *Yersinia pestis* (o agente da peste em humanos), pode explicar as frequências extraordinariamente altas de portadores de FFM em certas populações. Evidências adicionais para a importância da fosforilação da pirina na regulação da produção de IL-1β vieram da identificação de mutações em um dos locais de fosforilação da pirina associadas a uma síndrome de autoinflamação e dermatose neutrofílica de início precoce grave (PAAND).[6,7]

MANIFESTAÇÕES CLÍNICAS

Episódios de FFM são mais apropriadamente denominados recorrentes do que periódicos. Alguns pacientes associam as crises com episódios de estresse psicológico ou esforço físico. As mulheres em idade fértil às vezes têm suas crises com a menstruação, com remissões durante a gestação. Alguns pacientes desconhecem a presença de febre durante as crises, mas quase sempre ela é observada quando procurada. O envolvimento seroso na FFM geralmente é peritoneal ou pleural. As crises abdominais são as mais frequentes e podem variar de um leve desconforto à peritonite franca, com rigidez em forma de placa, sensibilidade direta e à descompressão, e níveis hidroaéreos nas radiografias do abdome com o paciente em pé. Independentemente da gravidade da crise abdominal, a constipação intestinal é muito mais comum do que a diarreia. Se for realizada uma laparotomia ou laparoscopia durante uma crise, pode-se encontrar uma pequena quantidade de exsudato estéril rico em leucócitos polimorfonucleares. Exceto pela inflamação serosa, o apêndice é normal. Crises abdominais repetidas podem causar aderências peritoneais, mas a ascite é rara. A pleurisia, geralmente unilateral, pode acompanhar a dor abdominal ou pode ocorrer de maneira independente. Os achados físicos, se presentes, podem incluir sons respiratórios diminuídos e atrito pleural, enquanto as radiografias de tórax podem mostrar um pequeno derrame ou atelectasia. Com as crises sucessivas, pode ocorrer espessamento pleural. Relatou-se o envolvimento pericárdico sintomático não urêmico na FFM, mas ele é raro.

Em adultos, a artrite da FFM geralmente se manifesta com um envolvimento monoarticular do joelho, do quadril ou do tornozelo. As crises de artrite podem persistir por até 1 semana em cada episódio. Em crianças, pode ocorrer envolvimento oligoarticular ou poliarticular. Às vezes, há grandes derrames articulares, e o líquido sinovial pode conter até 100.000 leucócitos/mℓ. Aproximadamente 5% dos pacientes que não são tratados com colchicina profilática desenvolvem artrite crônica (geralmente do quadril ou do joelho), frequentemente necessitando de cirurgia de artroplastia. Independentemente do tratamento com colchicina ou do *status* de antígeno leucocitário humano específico (HLA-B27), alguns pacientes com FFM desenvolvem sacroileíte. A artralgia sem artrite franca é comum na FFM.

As manifestações cutâneas da FFM tendem a ser menos comuns do que o envolvimento seroso ou sinovial. A lesão cutânea característica da FFM é o eritema erisipeloide, uma área eritematosa demarcada dolorosa observada com mais frequência na parte inferior da perna, tornozelo ou dorso do pé. Essa erupção pode ocorrer de maneira independente ou pode acompanhar um episódio de artrite. Histologicamente, observa-se um infiltrado celular perivascular misto. Outras manifestações agudas da FFM incluem inflamação escrotal unilateral (a túnica vaginal é um remanescente embriológico da membrana peritoneal) e mialgia, seja com febre ou, especialmente em crianças, sem febre e induzida por exercícios vigorosos. Várias formas de vasculite também foram associadas à FFM; a púrpura de Henoch-Schönlein pode ocorrer em crianças com FFM; menos frequentemente, observa-se poliarterite nodosa.

COMPLICAÇÕES

Antes do uso disseminado da profilaxia com colchicina, a amiloidose AA sistêmica (Capítulo 179) era uma complicação frequente da FFM; a condição era causada pela deposição ectópica de um fragmento mal dobrado de amiloide A sérico (SAA), um reagente de fase aguda, no trato gastrintestinal, rins, baço, pulmão, testículos e suprarrenais. Má absorção e proteinúria nefrótica que leva à insuficiência renal são as manifestações mais comuns da amiloidose AA. A cardiomiopatia é menos comum, e a neuropatia e a artropatia são raras. Identificaram-se vários fatores de risco para o desenvolvimento de amiloidose na FFM, incluindo diagnóstico tardio de FFM, abandono da colchicina, sexo masculino e genótipos específicos dos genes *MEFV* e *SAA*. A amiloidose na FFM é menos comum nos EUA do que no Oriente Médio. Os aspirados de gordura abdominal são muito menos sensíveis do que a biopsia retal ou renal na detecção da amiloidose da FFM. O último procedimento pode ser preferido, em razão do crescente reconhecimento da doença glomerular não amiloide na FFM. Com o diagnóstico precoce, a supressão agressiva da resposta de fase aguda com colchicina ou agentes adjuvantes pode levar à melhora, mas para pacientes com insuficiência renal, prefere-se o transplante renal precoce.

DIAGNÓSTICO

Com base em um modelo recessivo simples de herança, deve-se identificar duas mutações no *MEFV*, em *trans*, para estabelecer o diagnóstico genético da FFM. No entanto, a interpretação do teste genético é complicada por alelos complexos que consistem em várias combinações de mutações em *cis*, bem como pelas observações de que até um terço dos pacientes com FFM clinicamente típica têm apenas uma mutação demonstrável no *MEFV*, e alguns os pacientes com doença típica não têm mutações identificáveis no *MEFV*. Essas duas últimas descobertas sugerem que, em algumas circunstâncias, uma mutação do *MEFV* pode ser suficiente para os sintomas ou que existem genes adicionais para a FFM.

Por essas razões, os dados clínicos continuam sendo uma parte essencial do diagnóstico da FFM, e os testes genéticos desempenham um papel auxiliar em contextos nos quais a experiência clínica é limitada.[8] Os critérios clínicos enfatizam a duração da crise (12 a 72 horas); a recorrência dos sintomas (três ou mais episódios); a febre documentada (temperatura retal > 38°C); manifestações dolorosas no abdome, tórax, articulações ou pele; e a ausência de outros fatores causais. O diagnóstico diferencial inclui outras síndromes febris hereditárias recorrentes (Tabela 245.2), bem como outras condições específicas do contexto clínico. Em pacientes com dor abdominal recorrente, as considerações incluem distúrbios ginecológicos, porfiria (Capítulo 199; que pode ser distinguida por hipertensão arterial durante as crises, herança dominante e porfirinas na urina) e angioedema hereditário (Capítulo 237; que geralmente não causa febre). A síndrome de febre periódica com estomatite aftosa, faringite e adenopatia cervical é provavelmente a causa mais comum de febre recorrente inexplicada em crianças e também deve ser considerada no diagnóstico diferencial. Em pacientes que manifestam principalmente monoartrite recorrente, a aspiração articular para realização de culturas e busca por cristais pode ajudar a excluir artrites bacterianas e cristalinas. A doença de Still em crianças (artrite juvenil idiopática de início sistêmico) e adultos (doença de Still de início tardio) também é considerada no diagnóstico diferencial. A doença de Still de início tardio[9] (ver Tabela 245.1) é uma condição autoinflamatória incomum de causa desconhecida que não é considerada hereditária. É caracterizada por febre aguda, erupção cutânea maculopapular rosa-salmão evanescente, artrite e leucocitose neutrofílica. Pode ser clinicamente distinguida da FFM pelo padrão de febre (cotidiana intermitente na doença de Still *versus* episódios discretos na FFM), padrão de artrite (poliartrite crônica *versus* monoartrite intermitente), envolvimento cutâneo característico (erupção cutânea evanescente *versus* eritema erisipeloide) e presença de linfadenopatia (mais comum na doença de Still).

TRATAMENTO

A base para o tratamento da FFM é a colchicina oral diária, que pode prevenir crises agudas de FFM e o desenvolvimento de amiloidose sistêmica.[A1] Embora a colchicina tenha sido usada como um medicamento anti-inflamatório desde os tempos antigos e sua eficácia específica na FFM tenha sido descoberta empiricamente, novas descobertas sobre a regulação negativa da pirina pela RhoA GTPase podem explicar seu mecanismo de ação na FFM. Como consequência de sua capacidade de despolimerizar microtúbulos, a colchicina ativa a RhoA, provavelmente pela liberação do fator de troca de nucleotídio de guanina RhoA GEF-H1 pelos microtúbulos. O RhoA ativado leva ao aumento da fosforilação da pirina, inativando sua função pró-inflamatória, mesmo em células com mutações da pirina associadas à FFM.

Em adultos, a dose terapêutica é de 1,0 a 1,8 mg/dia. Quase 90% dos pacientes notam melhora significativa com essa dose. Os principais efeitos colaterais são gastrintestinais e, em geral, podem ser minimizados aumentando gradualmente a dosagem e evitando produtos lácteos em pacientes que desenvolvem intolerância à lactose. A maior parte dos especialistas continua prescrevendo colchicina para pacientes durante a gestação, com a recomendação de que seja realizada a amniocentese para excluir a trissomia do cromossomo 21, para a qual pode haver um risco ligeiramente aumentado. O uso de colchicina em mulheres lactantes é considerado seguro. Se for o caso, a colchicina intravenosa deve ser usada

Tabela 245.2 Características clínicas de doenças autoinflamatórias selecionadas.

CARACTERÍSTICA CLÍNICA	FFM	TRAPS	SHID	FCAS/SMW/NOMID	DADA2
Etnia típica	Árabes, armênios, italianos, judeus, turcos	Qualquer etnia	Holandesa, outras do norte da Europa	Europa	Origem judaico-georgiana na doença semelhante à poliarterite nodosa (PAN)
Idade de início	Infância ou adulta	Infância ou adulta	Infância, especialmente ligada a imunizações	Infância ou adulta (FCAS) Infância (SMW) Infância (NOMID)	Normalmente, infância
Duração da crise	12 a 72 h	Dias a semanas	3 a 7 dias	12 a 24 h (FCAS) 1 a 2 dias (SMW) Contínua, com erupções (NOMID)	Febres ocasionais Pode ter longos períodos assintomáticos
Envolvimento abdominal	Peritonite estéril, constipação intestinal > diarreia	Dor intensa, vômito, peritonite	Peritonite estéril, diarreia, raramente constipação intestinal	Náuseas (FCAS) Dor abdominal (SMW) Incomum (NOMID)	Pode ser encontrada associada a vasculite abdominal e infartos, hipertensão portal
Crises pleuríticas	Comuns	Comuns	Raras	Raras (SMW, NOMID)	Raras
Envolvimento ósseo/articular	Monoartrite, raramente artrite prolongada no joelho ou no quadril	Artrite em grandes articulações, artralgia	Artralgia, poliartrite simétrica	Poliartralgia (FCAS, SMW) Oligoartrite (SMW) Baqueteamento digital (SMW, NOMID) Supercrescimento epifisário, contraturas, artrite intermitente ou crônica (NOMID)	Incomum
Erupções cutâneas	Eritema erisipeloide na perna, tornozelo, pé	Erupções cutâneas migratórias, mialgia subjacente	Erupções cutâneas maculopapulares difusas, urticária	Erupção cutânea urticariforme (induzida pelo frio na FCAS)	Podem ocorrer livedo reticular, vasculite cutânea, lesões cicatriciais e necrose
Envolvimento hematológico	Esplenomegalia, linfadenopatia ocasional	Esplenomegalia, linfadenopatia ocasional	Adenopatia cervical em crianças	Hepatoesplenomegalia, adenopatia (NOMID, rara na SMW)	Citopenias incluindo aplasia pura de células vermelhas, hipo-Ig, hepatoesplenomegalia
Envolvimento neurológico	Meningite asséptica?	Controverso	Cefaleia	Cefaleia (FCAS) Surdez neurossensorial (SMW, NOMID) Meningite asséptica crônica, deficiência intelectual (NOMID)	Acidente vascular encefálico isquêmico recorrente
Envolvimento oftalmológico	Raro	Conjuntivite, edema periorbital, raramente uveíte	Incomum	Conjuntivite (todos) Uveíte (SMW, NOMID) Perda progressiva da visão NOMID)	Oclusão da artéria central da retina
Vasculite	Púrpura de Henoch-Schönlein (PHS), poliarterite nodosa	PHS, vasculite linfocítica	Vasculite cutânea é comum, raramente PHS	Não observada Ocasionalmente na NOMID	Vasos de pequeno e médio calibre, pode se manifestar como poliarterite nodosa
Amiloidose sistêmica	Risco depende dos genótipos *MEFV* e *SAA*; mais comum no Oriente Médio	Ocorre em aproximadamente 10% dos casos; risco aumentado em caso de mutações na cisteína	Rara	Rara (FCAS) 2 a 5% (SMW) Pode se desenvolver na idade adulta (NOMID)	Pode se desenvolver ocasionalmente
Autoanticorpos	Geralmente não encontrados	Geralmente não encontrados	Geralmente não encontrados	Geralmente não encontrados	ANCA geralmente negativo
Tratamentos eficazes	Colchicina, bloqueador da IL-1	Bloqueador da IL-1 Etanercepte	Bloqueador da IL-1	Bloqueador da IL-1	Bloqueador do TNF

com extrema cautela na FFM, porque foi relatada toxicidade fatal em pacientes que já receberam colchicina oral e recebem o fármaco IV.

Os inibidores da IL-1 geralmente são eficazes em pacientes que respondem mal à colchicina ou que não toleram doses terapêuticas.[A2] O canaquinumabe, um anticorpo anti-IL-1β humana recombinante, foi recentemente aprovado pela Food and Drug Administration (FDA) para o tratamento da FFM em adultos e crianças. Em um ensaio randomizado controlado por placebo em pacientes com FFM geneticamente confirmada resistente à colchicina, deficiência de mevalonato quinase ou TRAPS no momento de uma crise, o uso de canaquinumabe, 150 mg SC, com a opção de injeção complementar na mesma dose, foi considerado eficaz no controle e prevenção de crises.[A3]

Hiperimunoglobulinemia D com síndrome de febre periódica (deficiência de mevalonato quinase)

A síndrome de hiperimunoglobulinemia D com febre periódica (SHID) foi descrita pela primeira vez em 1984 como uma doença semelhante à FFM observada em seis pacientes de ascendência holandesa. Além da diferença de etnia, uma distinção fundamental foi a observação de níveis extremamente elevados de imunoglobulina D (IgD) no soro desses pacientes, o que levou à nomenclatura SHID. A SHID é agora reconhecida em uma distribuição étnica mais ampla, embora os europeus do norte ainda predominem. No geral, a SHID ainda é bastante rara. Estudos familiares documentaram herança autossômica recessiva. Os níveis elevados de IgD observados na SHID parecem ser um epifenômeno e não se correlacionam com a gravidade da doença, seja entre pacientes ou em determinado paciente ao longo do tempo, embora a IgD possa contribuir para a liberação de citocinas pró-inflamatórias *in vitro*. Em 1999, descobriu-se que pacientes com SHID apresentavam mutações no *MVK*. Esse gene codifica a enzima mevalonato quinase, envolvida na biossíntese de colesterol e isoprenos não esteróis.[10,11] A atividade enzimática nos pacientes é marcadamente reduzida, mas não ausente. Dados recentes ligam a deficiência de isoprenoide resultante de mutações no *MVK* às manifestações da SHID e fazem uma conexão interessante com a FFM e outras doenças autoinflamatórias relacionadas com a IL-1. A prenilação reduzida inativa a GTPase

RhoA, anulando sua regulação negativa do inflamassoma da pirina, resultando em aumento da produção de IL-1β. A IL-1β e o aumento da temperatura corporal podem diminuir ainda mais a atividade enzimática da mevalonato quinase, criando assim um círculo vicioso no qual a infecção ou imunização pode precipitar crises de SHID. Uma das características clínicas bem conhecidas da SHID é a provocação de crises pelas imunizações. Outras características clínicas distintas incluem idade de início muito precoce (idade média de 6 meses), duração das crises intermediária entre a FFM e a TRAPS (3 a 7 dias), linfadenopatia cervical proeminente durante as crises, envolvimento poliarticular, erupção cutânea maculopapular difusa, predominância de diarreia sobre a constipação intestinal com crises abdominais e infrequência de crises pleuríticas ou amiloidose sistêmica.

Pode-se estabelecer o diagnóstico de SHID em um paciente com episódios recorrentes de febre e achados associados típicos, documentando duas mutações no *MVK* ou níveis urinários elevados de ácido mevalônico, o substrato da mevalonato quinase, durante as crises. Aproximadamente 10% dos pacientes com doença típica apresentam apenas uma única mutação identificável no *MVK*. Como níveis de IgD modestamente aumentados podem ser encontrados em outras condições inflamatórias e até 20% dos pacientes (particularmente crianças) com febres recorrentes típicas e mutações no *MVK* podem ter níveis séricos de IgD normais, os níveis de IgD por si sós não são uma ferramenta de diagnóstico confiável. Consequentemente, alguns especialistas preferem o termo *deficiência de mevalonato quinase* (MKD) ao denotar essa doença. Anti-inflamatórios não esteroides (AINEs) ou corticosteroides algumas vezes são úteis no tratamento das manifestações artríticas da SHID. A colchicina em geral não é eficaz. Os inibidores da IL-1 normalmente são eficazes na SHID e, recentemente, a FDA aprovou o canaquinumabe para o tratamento desse distúrbio. Os pacientes com SHID têm expectativa de vida normal, e as crises podem se tornar um pouco menos frequentes na idade adulta.

Síndrome periódica associada ao receptor do fator de necrose tumoral

DEFINIÇÃO

Em todo o mundo, a síndrome periódica associada ao receptor do fator de necrose tumoral (TNF) (TRAPS) é a segunda síndrome febril hereditária recorrente mais frequentemente diagnosticada, sendo a FFM a primeira. A TRAPS é definida por episódios recorrentes de febre e inflamação localizada, em muitos aspectos se assemelhando à FFM, mas diferindo em detalhes importantes (citados posteriormente). É causada por mutações no gene *TNFRSF1A*, que codifica o receptor 55 kDa para o TNF (TNFR1, p55, CD120a). Apesar de um teste genético positivo não ser necessário para diagnosticar a FFM, o diagnóstico de TRAPS requer a identificação de mutação no receptor de TNF. Uma das primeiras famílias bem caracterizadas com o que mais tarde foi definido como TRAPS era de ascendência irlandesa, e a condição foi denominada febre hibérnica familiar (Hibérnia é a denominação latina e poética para a ilha que abriga as duas Irlandas) para enfatizar a origem étnica e as diferenças clínicas em relação à FFM. No entanto, com a descoberta de mutações no receptor de TNF em famílias de outras linhagens, propôs-se a nomenclatura etnicamente neutra TRAPS.

BIOPATOLOGIA

O receptor p55 do TNF compreende quatro domínios extracelulares ricos em cisteína, uma região transmembranar e um domínio de morte intracelular. Até o momento, quase todas as mutações de codificação descritas estão nos domínios extracelulares e aproximadamente um terço são substituições *missense* de resíduos de cisteína que abolem ligações dissulfeto altamente conservadas. A descrição inicial do TRAPS documentou um defeito na clivagem do ectodomínio induzido por ativação do receptor p55 em pacientes com a mutação C52F no *TNFRSF1A*, possivelmente levando a um defeito na homeostase por diminuição da regulação negativa dos receptores de membrana e diminuição da liberação de moléculas receptoras solúveis potencialmente antagonistas. No entanto, nem todas as mutações no *TNFR1* associadas à TRAPS exibem esse defeito de liberação. Estudos recentes indicam um quadro patogenético mais complexo, com as mutações extracelulares causando tráfego defeituoso e acúmulo intracelular da proteína TNFR1 mutante. A sinalização espontânea e, possivelmente, a ativação da resposta da proteína desdobrada leva à produção de espécies reativas de oxigênio mitocondriais, ativação constitutiva de proteína ativada por mitogênio (MAP) quinases e aumento da produção de citocinas pró-inflamatórias por células mieloides que abrigam o receptor mutante.[12,13]

DIAGNÓSTICO

Embora seja necessário teste genético para o diagnóstico de TRAPS, certas pistas clínicas podem ajudar a distinguir a TRAPS da FFM. Isso inclui a etnia (a FFM é observada predominantemente em populações do Mediterrâneo e do Oriente Médio, enquanto a TRAPS tem uma distribuição mais ampla), o modo de herança (autossômico recessivo na FFM, dominante na TRAPS) e a duração das crises, que tende a ser mais longa na TRAPS e às vezes se aproxima de sintomas contínuos. As erupções cutâneas na FFM são tipicamente eritemas erisipeloides no membro inferior, enquanto os pacientes com TRAPS costumam apresentam erupção cutânea eritematosa distinta, frequentemente com mialgia subjacente, que pode migrar para o tronco ou centrifugamente para os membros. O envolvimento ocular, com edema periorbital, conjuntivite e, ocasionalmente, até uveíte, é observado na TRAPS, mas não na FFM. Por fim, enquanto a colchicina é muito mais eficaz do que os corticosteroides na FFM, o oposto é verdadeiro na TRAPS. No entanto, além da diferença na duração e suscetibilidade à intervenção farmacológica, as manifestações abdominais, pleurais, sinoviais e mesmo escrotais das duas doenças são bastante semelhantes. A idade normal de início da TRAPS também é na infância, e a amiloidose AA sistêmica é observada em aproximadamente 10% dos pacientes não tratados com TRAPS. Como na FFM, a expectativa de vida na TRAPS é normal em pacientes cuja doença não é complicada pela amiloidose.

Conforme citado anteriormente, o diagnóstico de TRAPS é estabelecido pela identificação de mutações no *TNFRSF1A* em um contexto clínico apropriado. Uma variante, a substituição da glutamina por arginina no resíduo 92 (R92Q), está presente em mais de 1% dos indivíduos com ascendência europeia e pode estar associada a um espectro mais amplo de sintomas do que é tipicamente visto na TRAPS, incluindo artrite inflamatória precoce ou, em alguns casos, nenhum sintoma. A substituição da lisina por prolina no resíduo 46 (P46L) foi descrita em pacientes afro-americanos com TRAPS e está associada a um defeito na liberação do receptor, mas também é observada entre controles saudáveis da África Ocidental. Esses achados estabelecem uma "zona cinzenta" para o diagnóstico de TRAPS e enfatizam o potencial papel dos polimorfismos nos genes da febre recorrente em outros fenótipos inflamatórios mais comuns.

TRATAMENTO

O tratamento da TRAPS depende da frequência e da gravidade das crises.[14] Pacientes com episódios relativamente pouco frequentes e leves podem responder aos AINE. Pacientes com crises mais graves que ocorrem com pouca frequência podem ser tratados com corticosteroides, embora possam ser necessárias doses crescentes conforme os episódios se tornam mais frequentes e as toxicidades podem se tornar limitantes. Para pacientes com crises graves que ocorrem uma vez por mês ou em maior frequência, pode-se justificar o tratamento com etanercepte, a proteína de fusão solúvel do receptor p75 do TNF com o fragmento Fc. Este pode ser um efeito único do etanercepte, porque há evidências anedóticas de que os anticorpos monoclonais contra o TNF podem, na verdade, exacerbar o TRAPS. Condizente com um modelo que implica uma regulação positiva de componentes do inflamassoma NLRP3 pela sinalização inflamatória aberrante na TRAPS, os inibidores da IL-1 também foram considerados altamente eficazes na TRAPS, e o canaquinumabe recentemente obteve aprovação dos órgãos regulatórios para esta indicação depois que um ensaio clínico randomizado demonstrou eficácia no controle das crises (ver seção Tratamento na FFM).

Síndromes periódicas associadas à criopirina: as criopirinopatias

Três doenças febris recorrentes raras, que geralmente surgem no início da vida, foram associadas a mutações no *NLRP3* (antigamente chamado de *CIAS1*). Este gene codifica uma proteína denominada criopirina, NLRP3, NALP3, PYPAF1 ou CATERPILLER 1.1, um componente-chave do inflamassoma NLRP3 que ativa a caspase-1. Esses distúrbios são conhecidos como criopirinopatias ou síndromes periódicas associadas à criopirina (CAPS). O fenótipo clínico menos grave é a síndrome autoinflamatória associada ao frio (FCAS; antes chamada de urticária familiar por frio), que é de herança dominante e é notável por crises de calafrios, febre, cefaleia, erupção cutânea urticariforme difusa, artralgia e conjuntivite precipitada por exposição generalizada ao frio. A amiloidose é rara na FCAS. A síndrome de Muckle-Wells (SMW) é de gravidade intermediária, e também é de herança dominante. Nesta síndrome, episódios de calafrios, febre, erupção urticariforme, dor nos membros e artrite ocorrem independentemente da exposição ao frio. A perda auditiva neurossensorial é comum na SMW e pode ocorrer amiloidose sistêmica. O fenótipo mais grave associado ao *NLRP3* é a doença inflamatória multissistêmica de início neonatal (NOMID), conhecida na Europa como síndrome neurológica cutânea e articular infantil crônica (CINCA). Em geral é esporádica, em razão da redução da aptidão reprodutiva da maior parte dos indivíduos afetados. Febre e sintomas constitucionais ocorrem quase diariamente, muitas vezes desde o nascimento. Observa-se erupção cutânea urticariforme generalizada, uma artropatia peculiar caracterizada por supercrescimento epifisário dos ossos longos e envolvimento do sistema nervoso central (SNC). Este inclui meningite asséptica crônica, uveíte e inflamação coclear, que pode levar à deficiência intelectual, cegueira e surdez. Nas três criopirinopatias, a erupção cutânea não é uma urticária verdadeira porque há um infiltrado neutrofílico em vez de mastócitos e os níveis séricos de histamina são normais.

Como há pacientes com FCAS, SMW e NOMID/CINCA sem mutações de linha germinativa no *NLRP3* demonstráveis, esses diagnósticos permanecem clínicos, embora o teste genético sirva como um adjunto valioso e tenha aumentado muito o reconhecimento das três condições. O sequenciamento detalhado identificou mutações somáticas no *NLRP3* em alguns pacientes com sintomas consistentes com CAPS que são negativos para mutações no teste genético padrão. Além disso, foram relatadas síndromes de sobreposição intermediárias entre a FCAS e a SMW e a NOMID/CINCA. O NLRP3 é apenas um de uma série de inflamassomas nucleados por outros membros da família do gene NLR. Mutações de ganho de função no *NLRP1*, que codifica um membro da família NLR com expressão proeminente na pele, são a base de um espectro de doenças caracterizadas por lesões cutâneas queratóticas, artrite, inflamação sistêmica e carcinomas palmoplantares de autocura.[15] Relataram-se mutações de ganho de função no *NLRC4*, outro membro da família NLR intracelular, em pacientes com um espectro de sintomas que varia de uma doença semelhante a FCAS à doença inflamatória grave com enterocolite de início na infância e síndrome de ativação macrofágica. A IL-18, uma citocina relacionada com a IL-1 que também é processada intracelularmente por inflamassomas NLR, é particularmente elevada em pacientes com mutações no *NLRC4*. Os bloqueadores da IL-18 foram bem-sucedidos na melhora dos sintomas em um indivíduo gravemente afetado resistente a outros tratamentos.[16]

TRATAMENTO

O bloqueio com anacinra, um antagonista do receptor de IL-1 recombinante, é eficaz no controle da febre e dos reagentes de fase aguda das três criopirinopatias. A análise longitudinal de uma grande série de casos feita pelo National Institutes of Health norte-americano mostrou que o tratamento a longo prazo com anacinra diminuiu acentuadamente a inflamação do SNC e os danos aos órgãos-alvo na NOMID/CINCA. Isso levou à aprovação regulamentar de anacinra para o tratamento dessa condição nos EUA e na Europa. Estudos mais recentes também documentaram a eficácia do rilonacepte, outro bloqueador da IL-1 solúvel, e do canaquinumabe na FCAS e na SMW. Os dois últimos agentes podem ser menos eficazes contra a NOMID/CINCA em razão da penetração reduzida no SNC.

Deficiências dos antagonistas do receptor da IL-1 e IL-36

A deficiência dos antagonistas do receptor da IL-1 (DIRA) é caracterizada pelo início neonatal de erupção cutânea pustular, osteomielite multifocal, periostite e, raramente, vasculite. A febre não é um achado proeminente, embora os reagentes de fase aguda estejam marcadamente elevados. A DIRA é causada por mutações de perda de função de herança recessiva no *IL1RN*, que codifica o antagonista do receptor de IL-1 (IL-1Ra). Os pacientes geralmente manifestam a condição nas duas primeiras semanas de vida, com lesões cutâneas que variam de grupos discretos de pústulas a pustulose grave generalizada ou lesões ictiosiformes. O exame histológico mostra infiltrados neutrofílicos extensos na derme e na epiderme. Os achados radiográficos típicos incluem lesões osteolíticas multifocais, elevação periosteal dos ossos longos, ossificação heterotópica dos fêmures proximais e alargamento das extremidades anteriores das costelas. As biopsias ósseas mostram osteomielite purulenta estéril, fibrose e esclerose. Na DIRA, a falta de IL-1Ra leva à sinalização sem oposição da IL-1β e da IL-1α, enquanto nas criopirinopatias as mutações no *NLRP3* levam à ativação do inflamassoma e ao aumento da produção de IL-1β. Os pacientes com DIRA mostram resposta expressiva à anacinra, uma forma recombinante da proteína que lhes falta.

Mutações de perda de função no IL36RN, que codificam uma proteína que tem função semelhante à IL1RA no bloqueio da atividade do membro IL-36 da família da IL-1, estão associadas à herança autossômica recessiva de uma síndrome denominada DITRA (deficiência do antagonista do receptor da IL-36). Esta é caracterizada por psoríase pustulosa generalizada, febres periódicas e elevação dos marcadores inflamatórios sistêmicos.

INTERFERONOPATIAS: DOENÇAS AUTOINFLAMATÓRIAS ASSOCIADAS À INTERFERONA TIPO I

As interferonopatias são um grupo de síndromes hereditárias caracterizadas por inflamação sistêmica que compartilham a expressão gênica induzida pela interferona tipo I voltada a genes e citocinas.[17] Embora uma ampla variedade de lesões genéticas possa causar essas doenças, a indução comum dessa via de sinalização de citocinas aumentou as esperanças de que os bloqueadores de interferonas tipo I ou da sinalização da interferona possam ser benéficos para esses pacientes. Essas doenças mimetizam alguns aspectos do estado antiviral e das síndromes de infecção congênita sem a ocorrência de um patógeno conhecido. Também fazem um contraponto interessante ao lúpus eritematoso sistêmico (LES) e à síndrome de Sjögren, doenças autoimunes poligênicas em que a expressão gênica induzida pela interferona tipo I também é vista no sangue periférico. Ao contrário da maior parte das outras síndromes autoinflamatórias, pode-se encontrar autoanticorpos em algumas interferonopatias do tipo I, colocando-os no espectro entre as doenças autoinflamatórias e autoimunes.

Síndrome de Aicardi-Goutières e doenças associadas

Uma síndrome neonatal caracterizada por disfunção neurológica grave e pleocitose do LCS, a síndrome de Aicardi-Goutières (SAG) foi inicialmente associada a mutações no gene *TREX1* que codifica uma exonuclease de DNA 3'-5'. A definição dessa síndrome se expandiu de modo a abranger mutações em vários outros genes associados a modificação ou detecção de DNA ou RNA; início tardio depois de 1 ano em alguns pacientes, particularmente naqueles com mutações no *IFIH1* ou no *ADAR*; e características extracerebrais, como glaucoma, hipotireoidismo e doença inflamatória intestinal. Certas características, como eritema pérnio (*frieiras*), lesões inflamatórias vasculares induzidas pelo frio nas mãos e pés, se sobrepõem àquelas vistas no lúpus pediátrico. Um pequeno grupo de pacientes com SAG atende aos critérios clínicos para LES.

Síndromes autoinflamatórias associadas a proteassoma

Foi descrita uma constelação de doenças associadas a mutações recessivas de perda de função no *PSMB8*, que codifica a subunidade β5i do proteassoma, também conhecida como LMP7. Uma síndrome autossômica recessiva em adultos caracterizada por febres recorrentes, lipodistrofia progressiva, contraturas articulares e manifestações cardíacas foi associada a mutações *missense* homozigotas no *PSMB8*.[18] Constatou-se que pacientes com uma síndrome denominada CANDLE (dermatose neutrofílica atípica crônica com lipodistrofia e temperatura elevada) têm mutações homozigóticas *missense* e *nonsense* no *PSMB8*, com alguns pacientes tendo apenas uma mutação conhecida no *PSMB8*, ou mutações compostas com outras subunidades de proteassoma.[19] Ainda não está claro se essas síndromes representam doenças idênticas relacionadas com a perda de função da β5i. A subunidade do proteassoma β5i é uma das subunidades que são induzidas nas células imunes por meio de estímulos imunes, como as interferonas, alterando o proteassoma de modo que ele processe de maneira mais eficiente os peptídios para a apresentação do antígeno aos linfócitos T. No entanto, não há indicação de um componente de linfócitos T nesta doença. Estudos mostraram que a subunidade β5i do proteassoma pode ser expressa em células não imunes, como os adipócitos. Uma assinatura transcricional marcante da interferona, semelhante à observada no LES, foi observada em células sanguíneas circulantes de pacientes com CANDLE. A degradação defeituosa de proteínas nas células sem β5i pode resultar no acúmulo de proteínas ubiquitinadas, que de alguma maneira desencadeia a produção de interferona, ou a deficiência de PSMB8 pode aumentar a sinalização da interferona ao estabilizar componentes da maquinaria de transdução de sinal da interferona que são negativamente regulados pela degradação de proteassoma-ubiquitina. Qualquer que seja o mecanismo, a ligação à hiperatividade da interferona sugere que o bloqueio das interferonas com anticorpos ou inibidores da transdução do sinal da interferona possa ser eficaz no tratamento da CANDLE e, possivelmente, de outras síndromes autoinflamatórias associadas a proteassomas (PRAAS).

DOENÇAS AUTOINFLAMATÓRIAS ASSOCIADAS À ATIVAÇÃO DO NF-κB

Embora a família NF-κB de fatores de transcrição tenha sido uma das primeiras a ser descrita como transdutora de sinais extracelulares na indução da expressão de genes inflamatórios, até recentemente, nenhuma mutação nesta via era conhecida por causar doença autoinflamatória em humanos. As mutações de perda de função no *IKBKG*, que codifica o NEMO (modulador essencial NF-kappa-B), um componente estrutural do complexo I-κB quinase (IKK), causa uma síndrome de imunodeficiência ligada ao cromossomo X e mutações hereditárias no *TNFRSF13B*. Este gene codifica o TACI, um membro da família do gene do receptor de citocinas da família TNF que causa alguns casos de imunodeficiência comum variável. Mais recentemente, descreveu-se uma série de familiares com mutações de perda de função heterozigótica no *TNFAIP3*. Este codifica a proteína A20, que regula negativamente a indução do NF-κB por meio da promoção da ubiquitinação ligada ao K48 e a degradação de componentes intracelulares dos complexos de sinalização de receptor da família do TNF, como o RIP1.[20] Nessas famílias, os indivíduos com tais mutações desenvolvem sintomas com algumas características da doença de Behçet, como úlceras orais e genitais, uveíte e abscessos na pele. A hiperindução bioquímica do NF-κB e a produção de citocinas inflamatórias por estímulos como LPS e TNF podem ser observadas em células mieloides do sangue periférico desses pacientes. Mutações no *IKBKG* que levam a truncamentos no NEMO que são incapazes de se ligar ao A20 também podem causar doenças inflamatórias, além da imunodeficiência resultante de defeitos em outras funções do NEMO. Recentemente, descreveu-se o caso de um paciente com uma mutação de ganho de função *de novo* no gene *MYD88* que codifica a proteína de transdução de sinal Myd88 que apresentava poliartrite destrutiva grave de início pediátrico.[21] Essa mutação é semelhante àquelas observadas em mutações ativadoras somáticas associadas ao linfoma. A Myd88 ativa o NF-κB derivado dos receptores TLR e IL-1, e as células desse paciente mostram aumento da ativação do NF-κB e aumento da produção de citocinas pró-inflamatórias. Esses achados e outras síndromes listadas na Tabela 245.1 validaram o papel do NF-κB e do A20 na regulação de respostas inflamatórias clinicamente relevantes e apontam para a necessidade de melhores agentes terapêuticos que possam regular com efetividade a ativação do NF-κB em doenças genéticas e adquiridas em que esta via esteja hiperativa.

OUTRAS DOENÇAS AUTOINFLAMATÓRIAS SISTÊMICAS HEREDITÁRIAS

Síndrome de artrite piogênica com pioderma gangrenoso e acne

A síndrome de artrite piogênica com pioderma gangrenoso e acne (PAPA) é uma doença autoinflamatória rara, predominantemente hereditária, caracterizada por episódios intermitentes de artrite piogênica estéril, pioderma gangrenoso e acne cística grave. É causada por mutações no gene que codifica a proteína 1 que interage com a prolinosserino-treonina fosfatase (PSTPIP1), também conhecida como CD2BP1. A PSTPIP1 é uma proteína do citoesqueleto que interage com outras proteínas envolvidas na resposta imune, incluindo a CD2; a proteína da síndrome de Wiskott-Aldrich (WASP); uma fosfatase denominada PTP-EFST; e a pirina, a proteína da FFM. As mutações da PAPA anulam a ligação da PSTPIP1 à PTP-EFST, levando à hiperfosforilação da PSTPIP1 e a um aumento da ligação à pirina. Tanto em pacientes quanto em linhas de células, esse achado está associado ao aumento acentuado da produção de IL-1β. No início da vida, a PAPA tende a se manifestar com artrite piogênica monoarticular ou pauciarticular, às vezes induzida por traumatismo. Na ausência de tratamento, a artrite pode progredir para lesões articulares graves e anquilose. Quando os pacientes alcançam a puberdade, as manifestações cutâneas começam a predominar, incluindo a acne cística desfigurante. Também pode-se desenvolver patergia, e o pioderma gangrenoso extenso pode exigir opioides para o controle da dor. O diagnóstico da síndrome PAPA é feito documentando mutações no *PSTPIP1* no contexto clínico apropriado. Utilizaram-se altas doses de corticosteroides na PAPA, com sucesso variável, e os pacientes com artrite às vezes requerem aspiração, corticosteroides intra-articulares ou drenagem aberta. As abordagens investigacionais mais recentes para a síndrome PAPA se concentram no uso de inibidores de citocinas direcionados. Evidências anedóticas apoiam o uso de anacinra ou canaquinumabe para a artrite e de anticorpos monoclonais anti-TNF para o pioderma gangrenoso da PAPA.

Artrite inflamatória granulomatosa, dermatite e uveíte (síndrome de Blau)

A síndrome de Blau é uma doença rara, de herança dominante, marcada pelas seguintes características: sinovite granulomatosa de início precoce frequentemente complicada pela formação de cisto e camptodactilia (contraturas em flexão dos dedos e artelhos); uveíte granulomatosa anterior e posterior, às vezes causando descolamento de retina, glaucoma, catarata e cegueira; e uma erupção papular intermitente com granulomas não caseosos. Em geral não há envolvimento pulmonar ou outro envolvimento visceral. No entanto, observa-se envolvimento hepático e esplênico na sarcoidose de início precoce (Capítulo 89), que é fenotipicamente bastante semelhante à síndrome de Blau. Tanto a síndrome de Blau quanto alguns casos de sarcoidose de início precoce são causados por mutações no *NOD2/CARD15*. Variantes distintas de *NOD2/CARD15* foram associadas à suscetibilidade à doença de Crohn, que se manifesta como uma inflamação granulomatosa do trato gastrintestinal (Capítulo 132). A proteína codificada por este gene é considerada um sensor intracelular de produtos bacterianos. As mutações associadas à doença de Crohn na região de repetição da proteína rica em leucina e de ligação ao ligante podem alterar as respostas a produtos bacterianos no trato gastrintestinal de modo a causar inflamação. As mutações da síndrome de Blau no domínio de ligação de nucleotídios podem levar à inflamação extraintestinal constitutiva. Os corticosteroides tópicos e sistêmicos são atualmente a base para o tratamento da síndrome de Blau. Existem relatos de casos sobre a eficácia dos inibidores de TNF e IL-1 nessa doença.

Deficiência de ADA2 (DADA2)

Esta síndrome caracterizada por febre, acidentes vasculares encefálicos de início precoce e vasculopatia ou vasculite franca mimetizando a poliarterite nodosa é causada por mutações autossômicas recessivas no *ADA2* (antes *CECR1*), que codifica a adenosina desaminase 2 (ADA2).[22] Embora compartilhe atividade enzimática com a adenosina desaminase intracelular codificada pelo gene ADA, o *ADA2* não é necessário para o desenvolvimento de linfócitos e os pacientes com DADA2 inicialmente não apresentam imunodeficiência combinada grave (SCID), como ocorre na deficiência de ADA. A ADA2 é uma proteína secretada no espaço extracelular. Estudos funcionais descobriram que a ADA2 atua no desenvolvimento vascular e na regulação da diferenciação de macrófagos. Embora essa doença em geral seja diagnosticada na infância, ela deve ser considerada no diagnóstico diferencial de adultos jovens com acidente vascular encefálico lacunar inexplicável e/ou lesões vasculíticas cutâneas. Como ADA2 é expressa por células mieloides, o transplante de medula óssea pode ser terapêutico e os inibidores do TNF também demonstraram eficácia na prevenção de acidentes vasculares encefálicos recorrentes, embora os mecanismos subjacentes ainda não sejam claros.[23]

NOVAS SÍNDROMES AUTOINFLAMATÓRIAS E PROMESSA DE SEQUENCIAMENTO DO EXOMA COMPLETO

Nos últimos anos tem se observado uma grande aceleração no ritmo de descoberta de novas doenças inflamatórias mendelianas como resultado da disponibilidade de sequenciamento do exoma completo. Este possibilita a identificação imparcial de mutações causadoras de doenças em sequências de codificação de proteínas, embora se deva observar que a descrição clínica precisa dessas síndromes é tão importante quanto as ferramentas genéticas para a identificação de novas síndromes.[23b] Essas descobertas confirmaram o papel de produtos gênicos na inflamação humana; estes produtos foram identificados em sistemas de modelos animais e identificaram novos genes e proteínas que antes não se sabia estarem envolvidos na regulação da inflamação. Técnicas de sequenciamento detalhado mais sensíveis também possibilitaram a descoberta de mutações em mosaico subgenômicas no *NLRP3* e no *TNFRSF1A*, que causam síndromes semelhantes ou relacionadas àquelas associadas a mutações *de novo* ou hereditárias nesses genes. Por exemplo, mutações em mosaico no *NLRP3* são responsáveis por alguns casos de criopirinopatias que foram consideradas *negativas* para essas mutações na análise de sequenciamento de exoma completo padrão. Também encontraram-se mutações no *NLRP3* de baixa porcentagem na síndrome de Schnitzler, que é caracterizada por gamopatia monoclonal, lesões cutâneas neutrofílicas semelhantes às das criopirinopatias e inflamação sistêmica.[24] Casos de síndromes inflamatórias de início precoce aparentemente esporádicas muitas vezes se revelaram decorrentes de mutações *de novo* em uma criança quando examinada comparativamente ao DNA dos pais. Por exemplo, mutações hereditárias de ganho de função no *CARD14*, que codifica uma proteína adaptadora no sensor imune inato, causam psoríase familiar herdada de maneira dominante. A mutação *de novo* de ganho de função mais grave no mesmo gene causa psoríase pustulosa grave de início na infância. Mutações recessivas no *HOIL1/RBCK1* que prejudicam a adição de cadeias lineares de ubiquitina aos complexos de sinalização de receptor causam uma síndrome complexa marcada por autoinflamação e imunodeficiência e deposição de glicogênio intramuscular. Mutações de ganho de função no *PLCG2*, que codifica a fosfolipase Cγ2, uma enzima com funções essenciais no receptor de linfócitos B e sinalização do receptor Fc, causam uma síndrome autoinflamatória hereditária dominante caracterizada por lesões cutâneas com bolhas, bronquiolite, artralgia, inflamação ocular e enterocolite na ausência de autoanticorpos.

Grau A Recomendações de grau A

A1. Ozen S, Demirkaya E, Erer B, et al. EULAR recommendations for the management of familial Mediterranean fever. *Ann Rheum Dis.* 2016;75:644-651.
A2. Hashkes PJ, Spalding SJ, Giannini EH, et al. Rilonacept for colchicine-resistant or -intolerant familial Mediterranean fever: a randomized trial. *Ann Intern Med.* 2012;157:533-541.
A3. De Benedetti F, Gattorno M, Anton J, et al. Canakinumab for the treatment of autoinflammatory recurrent fever syndromes. *N Engl J Med.* 2018;378:1908-1919.

REFERÊNCIAS BIBLIOGRÁFICAS

As referências bibliográficas, bem como os outros materiais suplementares deste livro, encontram-se no GEN-IO, nosso ambiente virtual de aprendizagem.

246 OSTEOARTRITE

VIRGINIA BYERS KRAUS E TONIA L. VINCENT

DEFINIÇÃO

A osteoartrite (OA) manifesta-se em muitas formas fenotípicas e pode envolver qualquer articulação do corpo. Embora seja a forma mais prevalente de artrite, ela foi comparada a uma coleção de doenças órfãs em razão da heterogeneidade das apresentações.[1] Os padrões de envolvimento articular característicos são reconhecíveis e frequentemente podem fornecer pistas para etiologias específicas da doença (Tabela 246.1). Por exemplo, há evidências claras de um subgrupo poliarticular de OA de mão em mulheres. Existem três determinantes principais do padrão de envolvimento poliarticular: simetria, agrupamento por linha e agrupamento por raio. Também há indicações de que anormalidades morfométricas sutis do quadril, como profundidade e forma acetabular e morfometria da cabeça femoral, podem aumentar o risco de OA do quadril.[2] Estima-se que pelo menos metade da suscetibilidade às várias formas principais de OA (coluna, mãos, joelhos, quadril) na população seja explicada por fatores genéticos. Em contraste, qualquer articulação pode desenvolver OA como consequência de uma lesão grave ou uso excessivo repetitivo. Embora os aspectos radiográficos característicos (estreitamento do espaço articular e osteófitos) tenham sido aceitos há muito tempo como condição *sine qua non* da OA, um longo estágio pré-radiográfico é agora reconhecido. Isso levou a um novo enfoque no processo de doença, relacionado com os endotipos subjacentes e mecanismos biopatológicos distintos. Apesar dos diferentes padrões de envolvimento articular, o estágio final da OA representa uma patologia comum.

Tabela 246.1 Padrões distintos reconhecidos de osteoartrite.

ARTICULAÇÃO	MANIFESTAÇÃO COMUM	VARIAÇÕES INFORMATIVAS
Joelho	Dominante medial: idiopático ou relacionado com uma lesão	Dominante lateral: relacionado com uma lesão
Quadril	Perda de cartilagem central (medial, concêntrico) em mulheres, comumente bilateralmente, associada a OA de mão, com menor tendência a progredir	No polo superolateral em homens, unilateral e progressiva
Mão	OA nodal generalizada – "artrite da menopausa" envolvendo múltiplas articulações dos dedos e predominando em mulheres	Predisposição à OA de joelho, quadril e coluna vertebral; subgrupo erosivo*
Tornozelo	Relacionada com uma lesão	Aumento do risco de OA do tornozelo contralateral ao joelho com OA
Coluna vertebral	Coluna lombar e cervical associada a OA da mão	

*Frequentemente se observa erosão na osteoartrite (OA) da mão quando o método de detecção é sensível, por exemplo, com exame de imagem por ressonância magnética.
Informações parcialmente retiradas de Doherty M, ed. *Color Atlas and Text of Osteoarthritis.* Barcelona: Wolfe Publishing; 1994.

Apesar da sua prevalência, a OA atraiu uma atenção relativamente modesta de pesquisas nas últimas décadas em comparação com as artrites autoimunes. Isso contribuiu para a perpetuação de uma série de paradigmas não construtivos, como "a OA é decorrente do desgaste das superfícies articulares", "a OA é uma consequência inevitável do envelhecimento", "as articulações que não recebem descarga de peso não adquirem OA verdadeira" e "as articulações danificadas não têm a capacidade de se regenerar". Nos últimos anos, tem ocorrido grande progresso no entendimento da fisiopatologia das doenças. Em um esforço para aprofundar a compreensão da fisiopatologia da OA, para facilitar a comunicação em toda a área e para ajudar a avançar nas pesquisas e no desenvolvimento de medicamentos para a OA, a Osteoartrite Research Society International (OARSI) apoiou uma iniciativa para criar uma definição biopatológica da OA. A definição atual é a seguinte: "A osteoartrite é um distúrbio que envolve articulações móveis caracterizado por estresse celular e degradação da matriz extracelular iniciada por micro e macrolesões que ativam respostas de reparo mal adaptivas, incluindo vias pró-inflamatórias da imunidade inata. A doença manifesta-se primeiro como um desarranjo molecular (metabolismo anormal do tecido articular) seguido por desarranjos anatômicos e/ou fisiológicos (caracterizados por degradação da cartilagem, remodelação óssea, formação de osteófitos, inflamação articular e perda da função articular normal), que pode culminar em doença."[3] A definição proposta não pretendia distinguir um paciente exclusivamente com OA de pacientes com outras formas de artrite, mas sim estimular avanços científicos e servir como arcabouço para definir fenótipos e endótipos moleculares de OA.

EPIDEMIOLOGIA

Prevalência e sobrecarga social

Entre as aproximadamente 100 doenças artríticas diferentes, a OA é a mais prevalente. Afeta mais de 320 milhões de indivíduos globalmente, incluindo cerca de 30,8 milhões de adultos nos EUA (13,4% da população civil adulta dos EUA).[4] Como as estimativas de acometimento global consideram apenas a OA de quadril e de joelho, e não a OA em outros locais, é altamente provável que o real ônus da OA tenha sido subestimado. As estimativas também podem ser conservadoras porque não levam em consideração a tendência atual de aumento da obesidade, que contribui para a OA, e o envelhecimento da sociedade, um dos principais contribuintes para o aumento da prevalência de OA. Estimativas recentes sugerem que a prevalência de artrite nos EUA também foi substancialmente subestimada, especialmente entre adultos com menos de 65 anos, em razão da baixa sensibilidade da única pergunta do rastreamento realizado pelo National Health Interview Survey sobre se havia artrite diagnosticada por um médico.[5] Como a OA é de longe a mais prevalente de todas as artrites, esses achados ressaltam o grande impacto subestimado da OA na população dos EUA e, por analogia, em todo o mundo.

Osteoartrite como uma doença grave

A OA tem todas as características de uma doença grave. A OA de membros inferiores é a principal causa de comprometimento da mobilidade em idosos nos EUA. A deficiência e a perda da função associadas à OA são maiores nas mulheres, naquelas com níveis de escolaridade mais baixos, nas socialmente desfavorecidas e nas que dependem para sua subsistência de trabalhos manuais, de trabalhos que envolvem descarga de peso ou de atividades que são realizadas em posições que envolvem caminhar ou dobrar os joelhos. A dor da artrite é uma das principais barreiras para a manutenção da atividade física. Quanto mais grave a incapacidade de caminhar, maior o risco de morte, principalmente decorrente de doenças cardiovasculares. No geral, a OA do joelho está associada a um risco 1,55 vez maior de mortalidade por todas as causas em comparação com a população em geral.

BIOPATOLOGIA

A OA é a doença mais antiga conhecida, afetando desde hominídeos antigos há milhões de anos a humanos modernos. Algumas articulações são comumente afetadas, enquanto outras raramente são acometidas. Uma perspectiva evolucionária atribui o padrão de envolvimento das articulações na OA generalizada ao fato de que algumas articulações passaram por mudanças evolutivas rápidas e recentes e são mal projetadas para lidar com as novas tensões mecânicas impostas sobre elas.

Fatores mecânicos

Os fatores mecânicos são os agentes etiológicos mais importantes no desenvolvimento da OA. A epidemiologia é convincente: lesão articular mecânica ou uso excessivo, desalinhamento articular e displasia são fortes fatores de risco independentes para o desenvolvimento de doenças, mesmo em indivíduos jovens. Os condrócitos têm vários mecanismos de mecanossensibilização e podem perceber cargas acima de um limite definido como prejudiciais. À medida que envelhecemos, nossa capacidade de reduzir o impacto da carga articular durante as atividades normais diminui, em razão da perda de massa muscular (p. ex., força do quadríceps femoral no joelho), perda dos reflexos de marcha e tempos de resposta insatisfatórios. *In vitro*, limiares de tensão acima de 10% a 0,5 Hz por 12 horas de carga levam a uma predominância de catabolismo na cartilagem. Em essência, a OA ocorrerá quando cargas anormais passam por uma articulação normal ou quando cargas normais são experimentadas por uma articulação que perdeu seus mecanismos mecanoprotetores (Tabela 246.2), apontando para o "princípio de Cachinhos Dourados" com relação à carga que é específica do contexto (Figura 246.1). Essa compreensão do papel principal da mecanossensibilização por condrócitos na etiologia da OA se encaixa bem no ditado tradicional de que OA é uma doença "de dentro para fora", em contraste com a artrite reumatoide, que é uma doença "de fora para dentro" (com origem na sinovite).

Tabela 246.2 Etiologias mecânicas da osteoartrite.

CARGA ANORMAL EM UMA ARTICULAÇÃO NORMAL	CARGA NORMAL EM UMA ARTICULAÇÃO NÃO PROTEGIDA
Traumatismo articular direto Obesidade Carga ocupacional repetitiva, por exemplo, "costas do mineiro de carvão", "polegar do colhedor de algodão" Desalinhamento das articulações, por exemplo, deformidades em valgo e varo	Envelhecimento por perda de suporte muscular e reflexos de marcha Condrodisplasia decorrente de formato articular mal adaptativo e tecidos articulares enfraquecidos Desestabilização da articulação, como, por exemplo, por ligamento cruzado anterior rompido, laceração meniscal Cartilagem enfraquecida por artrite prévia, como, por exemplo, por gota, artrite reumatoide, sepse (antigamente chamada de *osteoartrite secundária*)

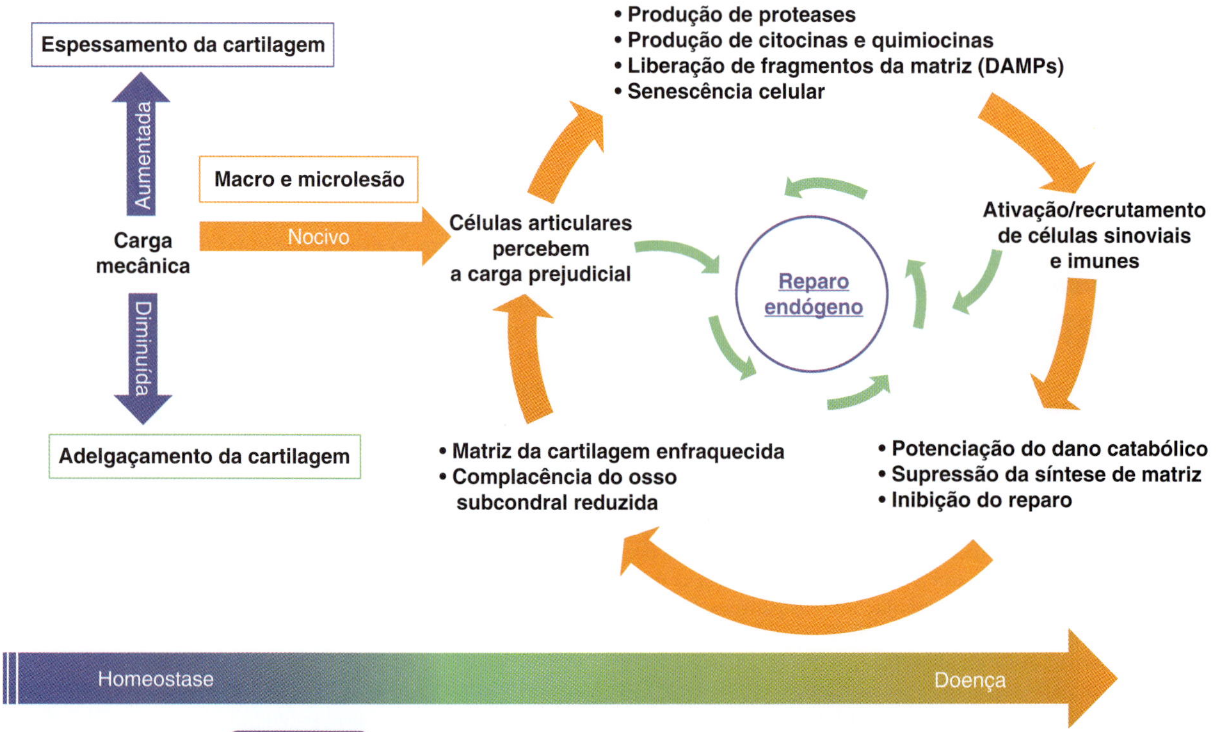

FIGURA 246.1 Ciclo vicioso de inflamação estéril induzida mecanicamente na osteoartrite.

Por outro lado, as articulações imobilizadas não desenvolvem OA. Isso é evidente em indivíduos que experimentaram um acidente vascular encefálico (Figura 246.2) ou poliomielite anterior, bem como em estudos com animais em que o engessamento dos membros após a indução da doença interrompe seu desenvolvimento. É importante ressaltar que a carga mais significativa vem da ação do músculo através da articulação, e não do peso, e isso explica por que a OA afeta articulações dos membros superiores, como os dedos, e por que eles também são protegidos pela imobilidade (ver Figura 246.2). Pode-se observar limiares de carga percebida em estudos de dosagem de exercício em roedores; o aumento modesto do exercício aumenta a espessura da cartilagem, o que condiz com uma resposta hipertrófica do tecido, mas o exercício forçado em esteira leva à degradação da cartilagem e à doença.[6]

Envelhecimento

A idade é um fator de risco muito forte para doenças. A contribuição da idade para a OA ocorre em vários níveis. Provavelmente, o impacto mais importante vem da perda de suporte muscular mecanoprotetor nas articulações com o envelhecimento (mencionado anteriormente). Também é o caso de os tecidos da articulação se tornarem mais rígidos em razão do aumento da reticulação da matriz, e isso muda a maneira como as células articulares são capazes de responder à carga mecânica tanto fisiológica quanto prejudicial. O envelhecimento celular também altera o fenótipo metabólico da célula, tornando-a mais suscetível a danos induzidos por radicais livres e levando à morte celular ou à senescência celular. Essas características provavelmente contribuem para a redução no potencial de regeneração com a idade.

Fatores genéticos

Os fatores genéticos desempenham um papel importante no risco porque a OA é altamente hereditária. Embora existam formas monogênicas raras de OA (frequentemente associadas à condrodisplasia – formação articular anormal), suas formas mais comuns são complexas, ou seja, poligênicas envolvendo vários genes, cada uma contribuindo com baixo risco de doença.[7] Embora se acredite que as *etiologias genéticas* sejam responsáveis por até 60% dos casos de OA de quadril, 39 a 65% da OA de mãos e joelhos e 70% da OA de coluna vertebral, estima-se que apenas 22,5% das causas hereditárias de OA tenham sido descobertas até o momento em estudos de associação de todo o genoma para OA, que analisou 77.052 casos e 378.169 controles.[8] Estudos de associação genômica ampla na OA de grandes articulações identificaram mais de 60 genes candidatos que alcançam significância genômica ampla, embora a relevância clínica de cada um deles ainda deva ser determinada; alguns deles podem acabar sendo genes que determinam o formato da articulação que desenvolve a doença, em vez de vias que podem ser modificáveis; no entanto, certas vias fortes estão surgindo (p. ex., membros da via de sinalização do TGF-beta da família TGF-beta). Em geral, os fatores genéticos envolvidos no risco de OA muitas vezes agem modulando a regulação do gene e podem ser caracterizados por polimorfismos que levam a diferenças transcricionais – chamadas de *desequilíbrio de expressão alélica* – em que um alelo produz menos transcrições do que o outro.[9]

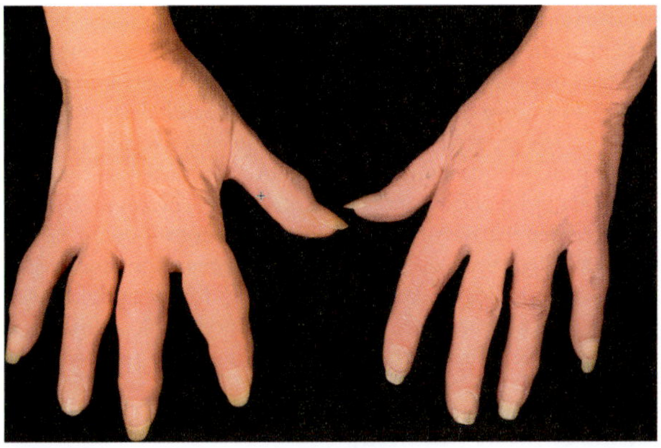

FIGURA 246.2 Osteoartrite (OA) assimétrica em uma paciente com hemiparesia do lado esquerdo. Isso mostra que as articulações imóveis não desenvolvem OA.

Fatores metabólicos

Os fatores metabólicos influenciam o risco de OA. Ainda não se sabe se a "OA metabólica" existe como uma entidade específica. Essa terminologia é aplicada de várias maneiras às características associadas à síndrome metabólica (obesidade, dislipidemia, diabetes e hipertensão arterial). A epidemiologia parece mostrar que o índice de massa corporal (IMC) sozinho é responsável pelo aumento do risco neste grupo, embora a hipertensão arterial também possa ser um fator de risco independente.[10] A *obesidade* contribui para o risco de doença por meio da sobrecarga mecânica, bem como do suporte muscular articular deficiente decorrente do comportamento sedentário. Apesar do baixo IMC, idosos em Pequim, China, tiveram prevalência igual (homens) ou maior (mulheres) de OA radiográfica e sintomática do joelho em comparação com indivíduos da coorte de Framingham, Massachusetts; isso aponta para fatores genéticos e ambientais (como exercícios de agachamento ou atividade física pesada) como fundamento dessas diferenças. A adiposidade também está associada ao aumento da inflamação sistêmica impulsionada, em parte, por citocinas inflamatórias, as chamadas adipocinas, que são produzidas por adipócitos.[11] Esse componente inflamatório sistêmico da obesidade parece estar ligado ao microbioma e à capacidade de fatores pró-inflamatórios relacionados com o microbioma, como os lipopolissacarídios, de evitar a eliminação por um fígado gorduroso. Assim, a presença de doença hepática gordurosa não alcoólica pode ser melhor indicador dos efeitos inflamatórios adversos da obesidade em comparação com o IMC isoladamente.

Sexo

O sexo influencia a incidência radiográfica e sintomática de OA, que é mais comum em mulheres após a menopausa. Essa associação está praticamente ausente antes da menopausa, indicando que os hormônios sexuais femininos protegem as articulações da OA. A OA da mão, em particular, tem um pico de incidência próximo à menopausa em mulheres.

Fisiopatologia molecular: do laboratório à beira do leito

Papel das proteases na osteoartrite

O achado de fragmentos específicos de agrecan no líquido sinovial da OA foi a primeira indicação de que as proteases eram importantes na fisiopatologia da OA. Embora várias metaloproteinases de matriz (MMPs) tenham sido, até então, caracterizadas, os fragmentos na articulação não pareciam se assemelhar aos produzidos por MMPs conhecidos, e foi cunhado o termo *agrecanase*. Em 1999, identificou-se a primeira agrecanase, a ADAMTS5 (*disintegrin and metalloproteinase with thrombospondin motif 5*). A subsequente demonstração de que os camundongos deficientes em ADAMTS5 eram protegidos da OA induzida cirurgicamente forneceu evidências definitivas de que a OA era uma doença potencialmente alvo. Os inibidores da agrecanase foram deixados de lado, mas recentemente houve um novo interesse por essa enzima como um alvo terapêutico para a OA. Os efeitos colaterais indesejados foram parcialmente culpados, assim como o desafio de levar esses tipos de fármacos para ensaios clínicos na ausência de bons biomarcadores da doença.

Mecanobiologia na osteoartrite

A descoberta de proteases como alvos na doença pareceu, a princípio, estar em conflito com a forte etiologia mecânica. No entanto, a observação de que as células da cartilagem e da sinóvia poderiam induzir proteases em resposta à lesão mecânica forneceu um mecanismo para explicar como a carga mecânica anormal poderia provocar a doença. Isso também pode explicar como a eliminação dos condrócitos da superfície também bloqueia o desenvolvimento de OA após a lesão. Em camundongos, a imobilização da articulação após a indução de OA não apenas protege as articulações da perda de cartilagem como também anula a regulação positiva dos genes catabólicos.[12] Uma série de vias intracelulares são ativadas em resposta à lesão mecânica, conduzindo tanto a respostas reparativas quanto degradativas. Os mecanismos incluem a liberação de fatores de crescimento da matriz da cartilagem em resposta à lesão tecidual e à ativação de receptores mecanossensíveis na superfície celular (e-Figura 246.1). Uma vez que a matriz da cartilagem é enfraquecida pela atividade proteolítica, mesmo uma carga não prejudicial pode então ser percebida como prejudicial pelo condrócito, iniciando um ciclo crônico de degradação da matriz induzida mecanicamente (Figura 246.1).

Citocinas inflamatórias na osteoartrite

A *inflamação* é reconhecida como uma característica principal da OA, embora ainda seja debatido se ela é uma causa ou consequência da doença. Exames de imagem sensíveis (por ultrassonografia, ressonância magnética [RM] e etarfolatida que identifica os locais com macrófagos ativados) mostram inflamação (derrames e espessamento sinovial) na maior parte (cerca de 75%) dos joelhos com OA radiográfica. A sinovite com derrame e a sinovite de Hoffa (inflamação do coxim adiposo intra-articular) detectados por RM predizem um risco três vezes maior de OA radiográfica incidental em 1 ano. Ao contrário da artrite reumatoide, a OA, como muitas outras doenças crônicas, envolve o sistema imune inato. Todos os fatores discutidos anteriormente sugerem um robusto modelo, envolvendo toda a articulação, de falha na resposta de cicatrização da ferida que integra o papel-chave da mecânica como um fator de incitação e a resposta imune inata de cicatrização de feridas e inflamação como um processo perpetuador (ver e-Figura 246.1). Uma resposta normal de cicatrização da ferida envolve uma fase inicial de autodesbridamento, seguida por uma fase de proliferação celular e remodelação fibrótica da ferida. Uma articulação com OA ativa parece estar em um estado perpétuo de autodesbridamento, com macrófagos assumindo funções duplas de fenótipos pró e anti-inflamatórios (M1 e M2) simultaneamente. Linhagens de camundongos com menos suscetibilidade à OA após a lesão apresentam resposta inflamatória atenuada. Sabe-se que as citocinas inflamatórias, como a interleucina-1 (IL-1) e o fator de necrose tumoral-α (TNF-α), são potentes indutores da atividade proteolítica em condrócitos e são capazes de provocar a degradação do colágeno tipo II e proteoglicanos em explantes de cartilagem *in vitro*. Contudo, até o momento, há poucas evidências provenientes de estudos com camundongos *knockout* ou ensaios clínicos de que a IL-1β, IL-1α ou TNF-α impulsionem a quebra de cartilagem *in vivo*.

Senescência na osteoartrite

A senescência celular é um conjunto de fenótipos celulares que frequentemente coexistem em um ambiente de estresse celular. A senescência, uma característica principal bem estabelecida do envelhecimento, é um estado biológico no qual as células perderam a capacidade de se dividir, mas permanecem metabolicamente ativas; elas produzem proteínas secretoras associadas à senescência (SASPs), que têm funções pró-inflamatórias e citotóxicas. Além da senescência replicativa (por encurtamento do telômero), o conceito de senescência celular agora foi expandido de modo a incluir a senescência prematura (por estresse celular). Os senolíticos estão sendo explorados como antiartríticos; evidências preliminares sugerem que remover as células senescentes e aliviar o controle do *checkpoint* celular (por meio da eliminação de p21) são estratégias promissoras com base na diminuição da suscetibilidade à OA pós-traumática e na capacidade de transformar uma linhagem de camundongos que não cicatriza em uma que cicatriza acerca da regeneração de feridas de orelha, respectivamente.

Regeneração da cartilagem articular na osteoartrite

A incidência e a progressão da OA são decorrentes dos efeitos líquidos da ruptura e do reparo das articulações em resposta a mecanismos adversos e eventos de micro e macrolesões. Embora por muito tempo se tenha acreditado que a cartilagem não tinha capacidade de reparo inata, observa-se regeneração da cartilagem em pacientes com OA submetidos a procedimentos nos quais o estresse mecânico anormal na articulação é corrigido ou removido temporariamente. Exemplos disso incluem a osteotomia tibial alta e a distração da articulação, um procedimento no qual a articulação com OA é mantida rígida e sob tensão por uma estrutura de metal externa fixada no osso acima e abaixo da articulação. Ambos os procedimentos demonstram crescimento da cartilagem articular na RM e melhora clínica sustentada. A lesão também pode desencadear uma resposta de reparo tecidual em razão da liberação de fatores de crescimento da matriz e recrutamento de células progenitoras intra e extra-articulares. A capacidade de reparo é afetada por genética, localização da articulação, profundidade da lesão da cartilagem, idade e inflamação (tanto positiva quanto negativamente de acordo com o fenótipo inflamatório).

Assim como os humanos, as linhagens de camundongos diferem em sua suscetibilidade à OA subsequente à lesão articular. O reparo de lesões cartilaginosas focais no camundongo mostra dependência genética e da idade. As análises de uma variedade de linhagens de camundongos que cicatrizam e que não cicatrizam selecionados mostram uma variedade de fenótipos associados à regeneração e correlação entre a capacidade de cicatrização das cartilagens da orelha e do joelho; genes que representam o reparo do DNA e as vias de sinalização Wnt estão relacionados com o fenótipo regenerativo, sugerindo a existência de mecanismos subjacentes para a regeneração que afetam significativamente a suscetibilidade à OA. A evidência direta de uma capacidade inata de reparo da cartilagem também é fornecida por análises do teor de proteínas modificadas pós-translacionalmente (indicativo de formas de proteínas "mais velhas", com longo tempo de residência *in vivo*) da cartilagem em relação às suas formas nativas não modificadas (indicativo de formas de proteínas "mais jovens", sintetizadas mais recentemente *in vivo*); em comparação com a cartilagem saudável, a proporção de OA é caracterizada por uma capacidade regenerativa específica do local (tornozelo > joelho > quadril) com formas de proteína mais velhas/mais jovens.[13] A importância clínica do reparo endógeno na patogênese da OA também é respaldada pelo conhecimento de que as variantes polimórficas no GDF5, TGFβ1 (bem como outros membros da família) e FGF18 (e seu receptor FGFR3) surgiram do recente estudo de associação genômica ampla descrito anteriormente e de que a perda de mecanismos de defesa contra o estresse, como a autofagia, estão associados a um risco aumentado de OA.[14] Isso aponta para a possibilidade de que a doença seja decorrente de uma falha no reparo e na regeneração, em vez da degradação aumentada. Além disso, os mecanismos que levam ao reparo da cartilagem provavelmente envolvem a liberação induzida pela lesão de fatores de crescimento ligados à matriz que contribuem para o recrutamento e diferenciação de células progenitoras mesenquimais locais. A administração intra-articular de fator de crescimento de fibroblasto 18 (FGF18) para promover a regeneração da cartilagem na OA está em ensaio clínico e mostra sucesso inicial.

A carga mecânica tem consequências tanto mecanoadaptativas (homeostáticas) quanto patogênicas na articulação. A redução na carga levará a afinamento reversível ou atrofia da cartilagem. O aumento da carga em uma articulação saudável causará aumento no volume da cartilagem. Em contraste, micro ou macrolesões (carga mecânica que excede um limite de lesão definido) desencadeiam uma cascata de eventos impulsionados pelas células articulares (condrócitos, sinoviócitos, osteócitos) para incitar uma resposta de lesão inflamatória estéril do tecido, incluindo a produção e a ativação de enzimas degradantes da matriz. A subsequente remodelação tecidual leva ao enfraquecimento da cartilagem e à redução da complacência óssea; essa perda de proteção significa que mesmo uma carga fisiológica é percebida como prejudicial. Quando o processo catabólico supera a resposta de reparo endógeno (que difere conforme o local da articulação), o ciclo continua (e-Figura 246.1).

MANIFESTAÇÕES CLÍNICAS

Curso clínico

A OA tem sido tradicionalmente identificada por duas alterações radiográficas características principais das articulações; estes são o estreitamento do espaço articular, que representa a erosão da cartilagem decorrente do catabolismo da matriz extracelular, e a formação de osteófitos, que representa uma resposta anabólica da cartilagem (condrófito) que ossifica (Figura 246.3). Essas duas características radiográficas principais são frequentemente avaliadas usando os critérios de Kellgren e Lawrence de 1957 (ver legenda da Figura 246.3) ou geralmente alguma variação deles. No entanto, como acontece com muitas outras doenças crônicas, como a osteoporose, a OA também tem uma longa fase "silenciosa", durante a qual a cartilagem articular aneural faz a transição de um tecido articular saudável para um estado de doença envolvendo todo o órgão articular (ver Figura 246.3) e que é reconhecível como anormalidades em uma radiografia. As taxas de progressão variam de acordo com o local da articulação. Portanto, é provável que a progressão de OA subclínica para clinicamente manifesta seja influenciada por fatores mecânicos, biológicos, de desenvolvimento e genéticos. A reclassificação da doença – de uma entidade puramente radiográfica para um processo de doença que inclui estágios moleculares, pré-radiográficos e radiográficos – fornece um cenário suscetível ao desenvolvimento de estratégias de prevenção primárias (para a pré-doença), secundárias (para a doença inicial) e terciárias (para a doença tardia).

Sintomas clínicos (doença)

Os sintomas de doença da OA são multifacetados e incluem dor nas articulações e/ou dor em repouso ou durante o uso ou movimento, perda

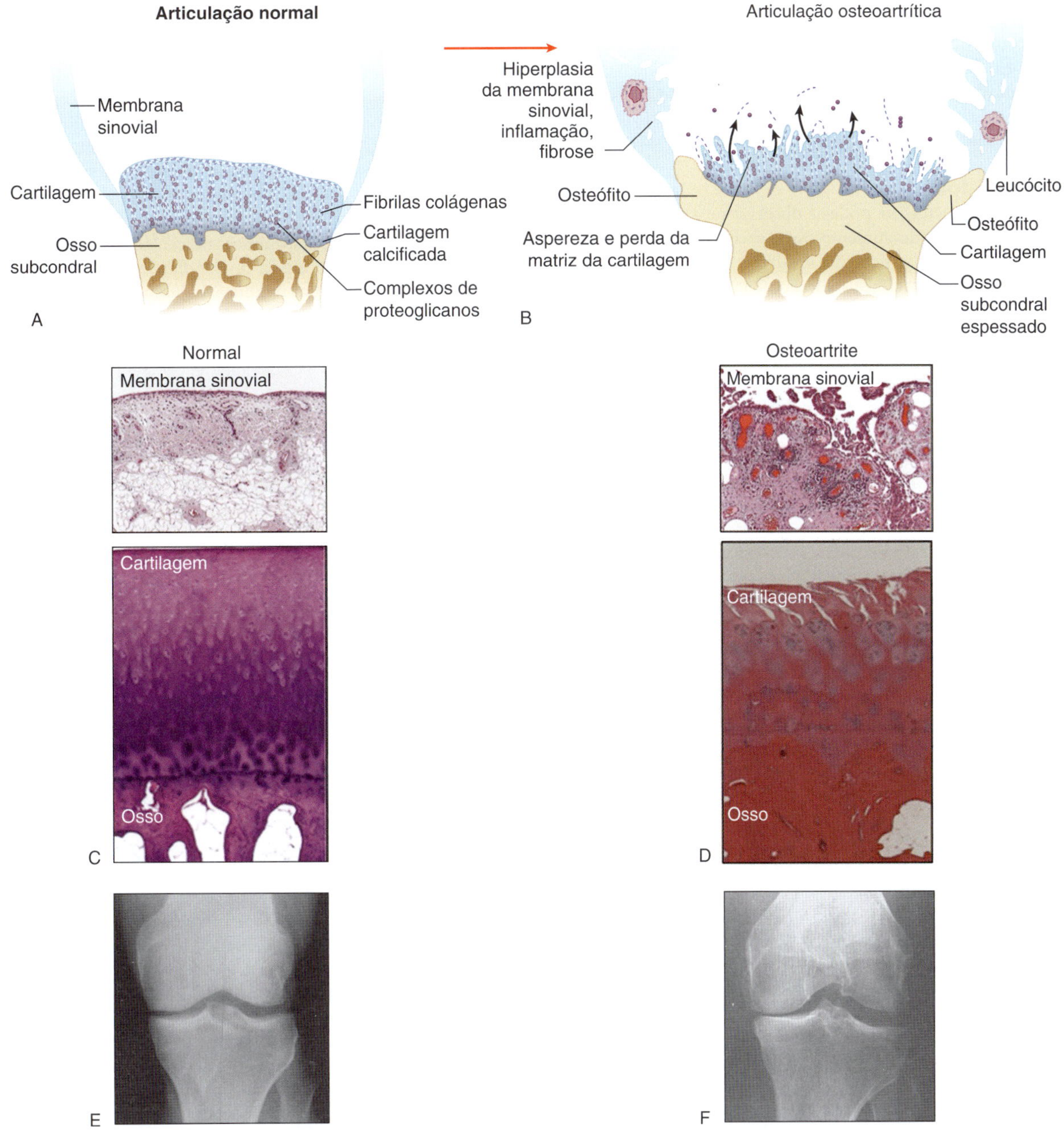

FIGURA 246.3 **Características patológicas dos tecidos articulares osteoartríticos. A.** Características de uma articulação sinovial normal no adulto. A cartilagem articular de um adulto saudável é caracterizada por superfície lisa e matriz extracelular (MEC) composta por uma rede fibrilar de colágeno tipo II e grandes complexos de proteoglicanos. A MEC é produzida e mantida pelos componentes celulares da cartilagem, os condrócitos. O osso subcondral consiste em uma fina camada cortical e osso trabecular subjacente. A membrana sinovial reveste a cápsula articular e se conecta à interface do osso da cartilagem. No estado normal, consiste em uma camada de revestimento com uma ou duas células de espessura, com tecido conjuntivo vascularizado frouxo subjacente. **B.** Alterações típicas nos tecidos observadas na osteoartrite (OA). As atividades enzimáticas (ADAMTS4,5 e MMP-13 em particular) clivam os proteoglicanos e os componentes do colágeno da MEC, levando à perda dessas moléculas da matriz. Conforme o processo avança, a cartilagem articular se afina e fibrila e, eventualmente, observam-se fissuras até o osso subjacente. Simultaneamente, observa-se uma resposta de remodelação no osso. Ocorre espessamento da camada cortical do osso subcondral e aparece novo crescimento ósseo nas margens na forma de osteófitos. As alterações da membrana sinovial observadas em pacientes com OA incluem hiperplasia da camada de revestimento, inflamação na forma de infiltração de leucócitos e fibrose, que pode ser observada em vários graus. Fotomicrografias de tecidos articulares humanos mostrando essas características são representadas em **C** (tecidos normais) e **D** (tecidos com OA). (**C e D,** Cortesia de Edward F. DiCarlo, MD, Hospital for Special Surgery, New York, NY.) **E e F.** Características radiográficas da articulação osteoartrítica. Imagem inicial do paciente (**E**) *versus* 3 anos depois (**F**) mostrando características típicas da progressão da OA, incluindo o desenvolvimento de estreitamento do espaço articular medial e osteófitos (crescimento do esporão) nas margens articulares. O sistema de classificação clássico de Kellgren & Lawrence pontua as radiografias em 5 categorias (pontuações de 0 a 4) da seguinte maneira: 0 = sem osteoartrite; 1 = pequeno osteófito de significado duvidoso; 2 = osteófito(s) definido(s), possível estreitamento do espaço articular; 3 = osteófitos múltiplos, estreitamento definido do espaço articular, alguma esclerose subcondral e possível deformidade das extremidades ósseas; 4 = grandes osteófitos, estreitamento acentuado do espaço articular, esclerose grave do osso subcondral e deformidade definitiva das extremidades ósseas.

do movimento e função normal das articulações, rigidez matinal de curta duração (< 30 minutos) e rigidez após o desuso das articulações, como ao ficar sentado (fenômeno de "gel"), e surtos de doença geralmente intermitentes, localizados. Em contraste com a artrite reumatoide, fadiga profunda, febre e fraqueza generalizada são raros na OA. A dor é uma característica complexa da doença, que tem componentes biológicos, psicológicos e sociais. Os princípios gerais de orientação em relação à dor (Capítulo 27) sugerem associação da dor ao uso com uma etiologia mecânica ou entesopática, da dor em repouso com a inflamação e da dor à noite com a hipertensão intraóssea em razão do edema ósseo e sobrecarga no contexto de perda do "acolchoamento" normal da cartilagem ou função mecânica na OA. A rigidez é explicada de maneira convincente pelo acúmulo de fragmentos de hialuronana (HA), produzidos por espécies reativas de oxigênio em uma articulação inflamada, nas camadas profundas da sinóvia artrítica, removendo água do interior do tecido sinovial e diminuindo a complacência tecidual. O movimento articular mobiliza fragmentos de HA do tecido para a cavidade articular e sangue, com hidratação concomitante do tecido sinovial e melhora na rigidez articular. Na OA, os fragmentos de HA são mobilizados de maneira razoavelmente rápida com o movimento articular, tipicamente resultando na resolução da rigidez em 30 minutos, em contraste com uma articulação gravemente inflamada pela artrite reumatoide em que a rigidez pode perdurar por várias horas.

Sinais clínicos (doença)

No exame físico da articulação, pode-se observar uma série de características da doença, incluindo aumento ósseo secundário à formação de condrófitos e/ou osteófitos, articulação sensível à palpação, amplitude de movimento limitada, crepitação (a sensação de raspagem do articulação sentida sob a mão do examinador), desalinhamento e/ou instabilidade da articulação, atrofia do músculo adjacente a uma articulação envolvida em razão da imobilização e/ou desuso decorrente da dor, sinovite caracterizada por vários graus de calor, derrame (inchaço da articulação) e espessamento sinovial.

Ao considerar as manifestações clínicas da OA, é muito importante perceber que a piora e as exacerbações da doença são fásicas. Vários estudos demonstraram que as anormalidades moleculares (p. ex., N-telopeptídio do colágeno tipo II ou CTXII e proteína da matriz oligomérica da cartilagem) indicativas de catabolismo elevado da cartilagem predizem a piora da OA radiográfica.[15] Com base em uma síntese de 34 estudos, estima-se que o risco anual de progressão radiográfica (em pelo menos um grau Kellgren-Lawrence) é de 5,6 ± 4,9%. A OA nodal de mão fornece um exemplo interessante da natureza fásica da doença e do processo de doença da OA. As articulações da mão afetadas estão mais quentes do que o normal no início da OA radiográfica; com a maior gravidade da OA, as temperaturas da superfície articular diminuem. Esses dados apoiam o conceito de que a OA digital progride em fases com variação dinâmica de um processo inflamatório. O papel do uso nas manifestações clínicas da doença é ilustrado ao contrário; ou seja, a OA de mão assimétrica em um paciente com acidente vascular encefálico, com ausência de OA no lado afetado pela condição neurológica (ver Figura 246.2).

Biomarcadores moleculares (doença)

A evidência mais forte da existência de um estágio de doença puramente molecular da OA é fornecida pela sequência de alterações de biomarcadores e alterações articulares patológicas observadas após uma lesão articular importante. Imediatamente após um grande traumatismo articular, como a ruptura do ligamento cruzado anterior, liberam-se grandes quantidades de constituintes da cartilagem no líquido sinovial. Em 6 semanas depois de uma lesão aguda, o perfil dos biomarcadores do líquido sinovial prediz 50% dos indivíduos que estão em uma trajetória de OA definida por perda de proteoglicanos e colágeno na RM.[16] Anormalidades anatômicas progressivas, detectáveis por RM (mapeamento T2 e T1 rho) são evidentes começando 6 meses após a lesão e piorando ao longo dos 2 anos e meio subsequentes. Em contraste, uma vez que a dor e o inchaço iniciais diminuem, e apesar da degradação contínua da cartilagem observada na RM, normalmente há um período de "lua de mel" durante o qual os indivíduos experimentam pouca doença e frequentemente retornam aos esportes.[17] No entanto, 2 anos depois da lesão articular, alguns indivíduos não mantêm mais um estado de sintomas aceitável para o paciente (PASS). A incapacidade de manter um PASS satisfatório 2 anos após a lesão é predita por um perfil de biomarcador de líquido sinovial pró-inflamatório precoce (6 semanas após a lesão) (caracterizado por concentrações mais altas de IL-1α); essas observações fornecem uma justificativa para o estudo de marcadores moleculares precoces como potenciais indicadores de estágio para o desfecho clínico após a lesão e podem identificar alvos para prevenir manifestações anatômicas (estruturais) e de doença (sintomáticos) da OA.

A observação prolongada de coortes de lesão mostra, às vezes, décadas de alterações moleculares subclínicas e pré-radiográficas antes do desenvolvimento de anormalidades anatômicas (radiográficas) da OA. É interessante observar que essas anormalidades sorológicas refletem degradação e renovação do tecido articular (fragmentos de agrecan, fragmentos de colágeno, alta renovação óssea) em oposição aos achados laboratoriais tipicamente associados a artrites autoimunes, como alta velocidade de hemossedimentação, fator reumatoide ou título de anticorpos antinucleares.

DIAGNÓSTICO

A contagem de células no líquido sinovial da OA geralmente varia de 50 a 2.000 leucócitos/$\mu\ell$. Contagens mais altas de leucócitos no líquido sinovial se correlacionam com OA mais grave e sinovite na RM; além disso, identificam uma articulação com probabilidade de experimentar maior redução da dor no joelho após uma injeção intra-articular de esteroides.[18] Podem ocorrer contagens de leucócitos no líquido sinovial de até 65.000 a 100.000/$\mu\ell$ na ausência de infecção em associação com a doença do cristal de pirofosfato de cálcio di-hidratado (pseudogota) que pode acompanhar a OA; no entanto, contagens elevadas de leucócitos no líquido sinovial na OA devem levar à investigação imediata à procura de infecção. Como os constituintes moleculares da cartilagem diferem pelo local da articulação e pela profundidade da cartilagem, o líquido sinovial e, possivelmente, as medidas de biomarcadores séricos de componentes da matriz da cartilagem específicos, liberados como resultado de processos relacionados com a OA, podem ser indicadores diagnósticos e prognósticos promissores do estágio de OA de articulações específicas.

Exames de imagem da doença articular

Agora é possível avaliar a fisiologia das articulações. Em contraste com as medidas puramente anatômicas (um "instantâneo no tempo") fornecidas pela ultrassonografia e RM clássicas da articulação, várias modalidades de imagem funcional fornecem informações em relação à fisiologia articular; estas incluem a RM com difusão do sódio-23 e a tomografia por emissão de pósitrons (PET),[19,20] testes de RM com imagens antes e depois de carga dinâmica da articulação, PET-RM,[21] varredura de etarfolatídeo mostrando macrófagos ativados cuja presença na OA é característica de articulações sintomáticas e em progressão ativa,[22] e cintilografia óssea refletindo locais de alta renovação óssea e, especificamente, a formação de osso novo na OA, característica de articulações em progressão ativa.

Correlação entre enfermidade aguda e doença

A relação entre as características da enfermidade aguda e da doença é altamente variável. A correlação radiográfica entre enfermidade aguda e doença anatômica é relativamente ruim, embora o controle da variação interpaciente melhore a correlação entre a dor e o estreitamento do espaço articular; ao fazer isso, há uma relação dose-resposta entre a gravidade da OA radiográfica do joelho e a dor no joelho, que é mais forte no caso de estreitamento do espaço articular do que quanto há osteófitos.[23] A falta de correlação em outros estudos é parcialmente decorrente das etiologias heterogêneas da enfermidade aguda na OA (p. ex., componentes biológicos e psicossociais estão envolvidos na percepção da dor), a falta de sensibilidade na detecção de características da doença das radiografias e a classificação incorreta em razão da natureza intermitente dos sintomas de OA. Com a radiografia, é possível apenas visualizar indiretamente a patologia da cartilagem meniscal e articular como perda do espaço articular. Em contraste, com a RM visualiza-se diretamente a cartilagem articular e meniscal. Como os osteófitos são formados a partir de condrófitos (invisíveis nas radiografias), essa importante característica anatômica da OA é identificada pela RM antes de ser visível na radiografia. Embora o limiar de doença que está associado à enfermidade aguda seja desconhecido, há uma associação consistente e forte da dor da OA com a patologia articular, incluindo sinovite, edema de medula óssea e perda de cartilagem identificada por vários meios.[24] Isso mostra que a doença é um determinante clinicamente importante da enfermidade aguda da OA.

TRATAMENTO

Os tratamentos conservadores básicos ou essenciais para a OA são não farmacológicos. Incluem exercícios em solo e aquáticos, treinamento de força muscular, controle de peso, dispositivos de assistência para ajudar o paciente a realizar as atividades de vida diária, modalidades térmicas e talas e imobilizadores articulares.[25] Com base na análise científica do relatório sobre atividade física e saúde de 2018 realizado pelo Secretary of Health and Human Services dos EUA (atualizado a cada década) em indivíduos com OA de membros inferiores, a atividade física proporciona alívio da dor, melhora da função física e melhora da qualidade de vida sem a preocupação de piorar a condição em exposições inferiores a 10 mil passos por dia. Os benefícios mensuráveis da atividade física parecem persistir por períodos de até 6 meses após a interrupção de determinado programa.

O exercício aumenta a lipoproteína de alta densidade que ajuda a remover lipopolissacarídios e, pela pressurização dinâmica de líquidos, fornece nutrição à cartilagem, que é avascular.

As recomendações de consenso endossam condicionalmente tratamentos adicionais com base na relação risco-benefício e nas comorbidades do paciente; este grupo de tratamentos inclui analgésicos como paracetamol, anti-inflamatórios não esteroides orais e tópicos (AINE),[26] opioides (como tramadol) e agentes intra-articulares, como esteroides e hialuronatos, embora o benefício desses vários tratamentos seja limitado.[A1] Por exemplo, um ensaio clínico randomizado da eficácia de medicamentos opioides *versus* não opioides (paracetamol, AINE) para a dor crônica nas costas, quadris ou joelhos em pacientes com OA descobriu que o tratamento com opioides não era superior ao tratamento com fármacos não opioides na melhora da dor relacionada com a função ao longo de 12 meses.[A2] A idade avançada também é uma contraindicação ao uso de opioides. Glucosamina, condroitina e acupuntura são terapias seguras e populares, mas nenhuma delas retardou substancialmente a degeneração articular em estudos custeados de maneira independente.[A2b]

Como a presença de comorbidades – como história de doença cardiovascular, renal e/ou úlcera gastrintestinal – limita o uso dos tratamentos para a OA existentes, como AINE orais, uma opção é utilizar inibidores seletivos da ciclo-oxigenase 2 (COX2). Em um ensaio clínico randomizado, o celecoxibe (um inibidor da COX2 a 200 mg/dia) conferiu um risco semelhante ou menor de eventos adversos cardiovasculares, gastrintestinais e renais em comparação com o tratamento com AINE COX1/COX2 não específicos, como ibuprofeno ou naproxeno.[A3] Em um ensaio clínico que testou a eficácia dos esteroides intra-articulares na OA, 2 anos de triancinolona intra-articular, em comparação com solução salina intra-articular para OA de joelho, resultou em perda significativamente maior de volume da cartilagem e nenhuma diferença significativa na dor de joelho.[A4] No entanto, um estudo multinacional de 24 semanas, controlado por placebo, que analisou a injeção intra-articular de uma formulação de triancinolona acetonida de liberação prolongada com base em microesferas em comparação com solução salina placebo em pacientes com OA de joelho mostrou redução clinicamente significativa na dor na semana 12 (o ponto final primário do estudo).[A5] A injeção intra-articular de anacinra, um antagonista do receptor de IL-1 humano modificado, foi considerada bem tolerada como uma dose única de 50 mg ou 150 mg, mas não foi associada a melhorias nos sintomas de OA em comparação com o placebo.

Embora o diagnóstico e a intervenção precoces na OA melhorem a probabilidade de modificação da doença e, portanto, reduzam os custos médicos, a morbidade e a incapacidade, atualmente não há medicamentos aprovados que possam prevenir, interromper ou restringir a progressão da OA. Em um ensaio clínico randomizado, a hidroxicloroquina não foi mais eficaz do que o placebo no alívio da dor em pacientes com dor moderada a intensa nas mãos e OA radiográfica.[A6] A última opção de tratamento disponível atualmente é a cirúrgica, incluindo distração articular (terapia emergente), osteotomia e artroplastia (Capítulo 260).[27,28] Infelizmente, submeter-se a uma artroplastia não equivale a remissão ou reversão da deficiência, mas está associado à diminuição na gravidade da doença na articulação substituída; até 30% dos indivíduos continuam sentindo dor e incapacidade depois da artroplastia total da articulação, e um em cada cinco requer uma artroplastia em outra articulação em 2 anos. Em um ensaio clínico randomizado, os pacientes com OA de joelho que eram elegíveis para a artroplastia unilateral do joelho, o tratamento com artroplastia do joelho foi associado a maior quantidade de eventos adversos graves do que o tratamento não cirúrgico, e a maior parte dos pacientes designados para receber exclusivamente tratamento conservador não foi submetido a uma artroplastia total do joelho durante o período de seguimento de 12 meses.[A7] A cirurgia também refletiu disparidades raciais, com pacientes negros sendo menos propensos a se submeter a uma artroplastia total do joelho do que pacientes brancos, apesar de pior dor e função basal no joelho nos primeiros. A eficácia da cirurgia artroscópica é limitada, com alguma melhora comumente observada em 3 meses, mas pouca melhora em 2 anos.[A8]

Abordagens almejadas para o futuro

Como a OA estabelecida é uma doença crônica, provavelmente é necessária a administração intermitente de agentes de ação prolongada ou administração crônica de agentes de ação rápida. Em apoio adicional a este conceito, o antagonista do receptor de IL-1 intra-articular para a OA de joelho forneceu um breve (até 4 dias) alívio da dor, mas não além da sua conhecida meia-vida intra-articular curta (4 horas). A entrada de fármacos e moléculas na cavidade articular pela circulação sistêmica depende do tamanho (através das arteríolas e vênulas na sinóvia) e aumenta com a inflamação sinovial em razão do aumento da permeabilidade vascular. No entanto, a saída do fármaco e da molécula da cavidade articular é independente do tamanho e se dá de maneira rápida por meio dos vasos linfáticos sinoviais, bem como dos capilares (no caso de moléculas pequenas); taxas aumentadas de saída ocorrem na inflamação sinovial em razão do aumento do fluxo linfático. As meias-vidas intra-articulares das substâncias no interior das articulações variam de 1 a 4 horas para AINEs e esteroides solúveis a 26,3 horas para o ácido hialurônico não reticulado (peso molecular 3×10^6 Da). Esse problema de rápida eliminação dos fármacos da articulação tem sido a motivação para o desenvolvimento de estratégias para melhorar a eficácia dos fármacos intra-articulares com base no aumento do tempo de residência dos fármacos nas articulações; as estratégias atuais para prolongar os efeitos do tratamento incluem, para citar alguns exemplos, o uso de nanopartículas (esteroides), reticulação molecular (hialuronanos), entrega baseada em células (TGF-β1) e direcionamento da expressão gênica e diferenciação condrogênica (inibição da sinalização Wnt) (e-Tabela 246.1).[29] Por exemplo, a injeção intra-articular de esprifermina, que é um fator de crescimento de fibroblasto humano recombinante, pode aumentar a espessura da cartilagem femorotibial, mas sem benefícios clínicos óbvios.[A8b]

Provavelmente será necessária a identificação de pacientes com um fenótipo inflamatório para determinar adequadamente a viabilidade de terapias anticitocinas para a OA. A experiência recente com uma imunoglobulina de domínio duplo variável anti-IL-1α/β (ABT-981), administrada sistemicamente a humanos, mostrou que o subgrupo de pacientes com grande carga de osteófitos teve menor taxa de resposta ao placebo e maior proporção de resposta ao tratamento em relação ao placebo. Isso sugere que a identificação do subgrupo correto de indivíduos para receber uma classe específica de agentes possa melhorar o desfecho geral. Uma estratégia de inibição de citocinas "ajustável" ou sob demanda também está em desenvolvimento; esta estratégia depende de promotores inflamatórios conduzidos por citocinas para ativar inibidores apropriados para o estímulo inflamatório específico, produzindo, assim, uma resposta anti-inflamatória dinâmica modulada pelas condições variáveis do meio inflamatório. Ainda não se decidiu em relação às citocinas da família da IL-6; os resultados de estudos pré-clínicos *in vivo* da IL-6 em camundongos *knockout* são conflitantes. Um ensaio clínico atual está avaliando os efeitos de um antagonista do receptor de IL-6 (tocilizumabe) em pacientes com OA refratária da mão. Outras abordagens terapêuticas sob investigação incluem a neutralização do fator estimulador de colônias de granulócitos-macrófagos.

Senescência celular e autofagia é um estado de interrupção da proliferação em resposta ao estresse celular. É caracterizada por alterações na morfologia celular e secreção de SASPs, como IL-6, IL-8 e fator de crescimento endotelial vascular. Embora os condrócitos não sejam células altamente proliferativas, é provável que a senescência contribua para a redução relacionada com a idade no reparo tecidual e possa ser parcialmente responsável pela condução do catabolismo dos tecidos. Estratégias que visam e removem células senescentes, chamadas senolíticas, têm se mostrado promissoras em modelos murinos de OA.[30] O aumento da senescência com a idade frequentemente é associado à redução na autofagia – o processo pelo qual organelas celulares disfuncionais são destruídas. Promover a autofagia para manter a célula saudável também pode ser passível de direcionamento terapêutico.

Neutralização do fator de crescimento do nervo (NGF)

As causas da dor na OA permanecem surpreendentemente difíceis de elucidar. Descreveram-se correlatos de dor para a maior parte das patologias na articulação com OA, incluindo sinovite, edema ósseo e perda de cartilagem. O alvo molecular mais convincente até o momento é o *fator de crescimento do nervo* (NGF), um fator neurotrófico que sensibiliza as fibras de dor. Os estudos em humanos e em murinos *in vivo* demonstram o poder analgésico da *neutralização do NGF*. O NGF é regulado por processos inflamatórios, tanto pelo TGF-β quanto por lesão mecânica direta da cartilagem, podendo ser expresso por diversos tecidos da articulação. Essa classe de inibidores está associada à OA rapidamente progressiva em 1 a 2% dos pacientes tratados. Por exemplo, o tanezumabe pode reduzir a dor e melhorar a função, mas à custa de um risco aumentado de osteoartrite rapidamente progressiva e da necessidade de artroplastia da articulação.[A8c] Esses eventos adversos estão relacionados com a dose e associados à administração concomitante de AINEs, sugerindo que esses eventos adversos possam representar um fenômeno da articulação de Charcot (artropatia neuropática).

PREVENÇÃO

Nenhum medicamento foi capaz de prevenir o desenvolvimento da OA ou alterar sua progressão. No entanto, a perda de peso reduz o risco de desenvolver OA radiográfica ou sintomas de OA, e muitas vezes pode reduzir a dor em pacientes que já têm OA.[A8d] O exercício pode promover a perda de peso e, às vezes, reduz a dor. O condicionamento adequado é fundamental, e está comprovado que reduz as lesões nos joelhos entre jogadoras de futebol.[A8e]

Recomendações de grau A

A1. Gregori D, Giacovelli G, Minto C, et al. Association of pharmacological treatments with long-term pain control in patients with knee osteoarthritis: a systematic review and meta-analysis. *JAMA*. 2018;320:2564-2579.

A2. Krebs EE, Gravely A, Nugent S, et al. Effect of opioid vs nonopioid medications on pain-related function in patients with chronic back pain or hip or knee osteoarthritis pain: the SPACE randomized clinical trial. *JAMA*. 2018;319:872-882.

A2b. Roman-Blas JA, Castaneda S, Sanchez-Pernaute O, et al. Combined treatment with chondroitin sulfate and glucosamine sulfate shows no superiority over placebo for reduction of joint pain and functional impairment in patients with knee osteoarthritis: a six-month multicenter, randomized, double-blind, placebo-controlled clinical trial. *Arthritis Rheumatol*. 2017;69: 77-85.

A3. Solomon DH, Husni ME, Wolski KE, et al. Differences in safety of nonsteroidal antiinflammatory drugs in patients with osteoarthritis and patients with rheumatoid arthritis: a randomized clinical trial. *Arthritis Rheumatol*. 2018;70:537-546.

A4. McAlindon TE, LaValley MP, Harvey WF, et al. Effect of intra-articular triamcinolone vs saline on knee cartilage volume and pain in patients with knee osteoarthritis: a randomized clinical trial. *JAMA*. 2017;317:1967-1975.

A5. Conaghan PG, Hunter DJ, Cohen SB, et al. Effects of a single intra-articular injection of a microsphere formulation of triamcinolone acetonide on knee osteoarthritis pain: a double-blinded, randomized, placebo-controlled, multinational study. *J Bone Joint Surg Am*. 2018;100: 666-677.

A6. Kingsbury SR, Tharmanathan P, Keding A, et al. Hydroxychloroquine effectiveness in reducing symptoms of hand osteoarthritis: a randomized trial. *Ann Intern Med*. 2018;168:385-395.

A7. Skou ST, Roos EM, Laursen MB, et al. A randomized, controlled trial of total knee replacement. *N Engl J Med*. 2015;373:1597-1606.

A8. Brignardello-Petersen R, Guyatt GH, Buchbinder R, et al. Knee arthroscopy versus conservative management in patients with degenerative knee disease: a systematic review. *BMJ Open*. 2017;7:1-12.

A8b. Hochberg MC, Guermazi A, Guehring H, et al. Effect of intra-articular sprifermin vs placebo on femorotibial joint cartilage thickness in patients with osteoarthritis: the FORWARD randomized clinical trial. *JAMA*. 2019;322:1360-1370.

A8c. Schnitzer TJ, Easton R, Pang S, et al. Effect of tanezumab on joint pain, physical function, and patient global assessment of osteoarthritis among patients with osteoarthritis of the hip or knee: a randomized clinical trial. *JAMA*. 2019;322:37-48.

A8d. Messier SP, Mihalko SL, Legault C, et al. Effects of intensive diet and exercise on knee joint loads, inflammation, and clinical outcomes among overweight and obese adults with knee osteoarthritis: the IDEA randomized clinical trial. *JAMA*. 2013;310:1263-1273.

A8e. Steffen K, Emery CA, Romiti M, et al. High adherence to a neuromuscular injury prevention programme (FIFA 11+) improves functional balance and reduces injury risk in Canadian youth female football players: a cluster randomised trial. *Br J Sports Med*. 2013;47:794-802.

REFERÊNCIAS BIBLIOGRÁFICAS

As referências bibliográficas, bem como os outros materiais suplementares deste livro, encontram-se no GEN-IO, nosso ambiente virtual de aprendizagem.

247 BURSITE, TENDINITE E OUTROS DISTÚRBIOS PERIARTICULARES E MEDICINA ESPORTIVA

JOSEPH J. BIUNDO

DEFINIÇÃO

Existe uma série de síndromes musculoesqueléticas dolorosas, por vezes incapacitantes, que não são de origem articular, mas de tendões e bursas (bolsas na Terminologia Anatômica Oficial). Essas condições são chamadas por vários nomes, além de *tendinite* e *bursite*, incluindo os termos *reumatismo não articular, doenças dos tecidos moles, síndromes dolorosas reumáticas regionais, síndromes de uso excessivo* e *síndromes de uso repetitivo* (Tabelas 247.1 e 247.2). Essas entidades quase sempre são ignoradas, diagnosticadas de modo errôneo como artrite ou atribuídas ao processo de envelhecimento; o reconhecimento da existência dessas condições e o conhecimento da anatomia musculoesquelética básica (Figuras 247.1 e 247.2) são os requisitos fundamentais para o diagnóstico.[1] Esse conhecimento é associado a técnicas de diagnóstico físico breves, mas específicas. O diagnóstico preciso e o tratamento bem-sucedido dessas condições são gratificantes para o médico, porque muitos indivíduos podem obter o alívio das síndromes dolorosas crônicas.

Utilizam-se vários termos para se referir às lesões tendíneas, que podem ser confusos. O principal usado é *tendinite*, mas *tendinose* tem sido proposto como a terminologia correta, porque há alterações degenerativas no tendão, mas muito poucas células inflamatórias. Além disso, ocorrem degeneração gordurosa mucoide e características hialinas nessas síndromes tendíneas. Essas condições tendíneas são descritas por alguns como *tendinopatia*, porque o uso desse termo evita a necessidade de decidir se a inflamação é um elemento em questão. Além disso, os tendões podem se *romper* ou *lacerar*, parcial ou completamente. O termo *insuficiência tendínea* é usado quando o tendão está estirado ou rompido, parcial ou completamente. Os termos *tenossinovite* e *peritendinite* referem-se a uma resposta inflamatória da bainha sinovial tendínea ou da região peritendínea, respectivamente. A tendinite pode ocorrer quando o tendão sofre repetidamente mais carga

Tabela 247.1 Condições musculoesqueléticas por etiologia.

TENDINITE	RUPTURA TENDÍNEA	BURSITE
Manguito rotador	Manguito rotador	Subacromial
Bicipital	Bicipital	Olecraniana
Flexores	Quadríceps femoral	Trocantérica
De Quervain	Patelar	Isquiática
Patelar	Tibial posterior	Iliopectínea
Tibial posterior	Calcânea	Anserina
Calcânea		Pré-patelar
Epicondilite		Calcânea

Tabela 247.2 Condições de tendinite e bursite por região.

OMBRO
Tendinite do manguito rotador
Laceração do manguito rotador
Tendinite bicipital
Bursite subacromial
Capsulite adesiva
COTOVELO
Bursite do olécrano
Epicondilite medial
Epicondilite lateral
PUNHO E MÃO
Tenossinovite de De Quervain
Tenossinovite dos flexores
Cisto sinovial
QUADRIL
Bursite trocantérica
Bursite iliopectínea
Bursite isquiática
Coccidinia
JOELHO
Bursite pré-patelar
Bursite anserina
Cisto poplíteo (cisto de Baker)
Tendinite patelar
Laceração do tendão patelar/quadríceps femoral
TORNOZELO E PÉ
Tendinite calcânea
Laceração do tendão calcâneo
Tendinite do tibial posterior
Laceração do tendão do tibial posterior
Bursite calcânea
Fascite plantar

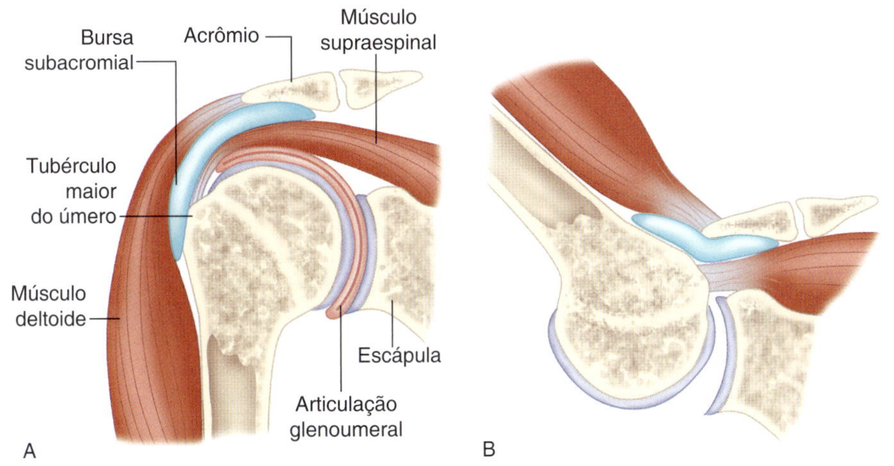

FIGURA 247.1 **Relação da bursa subacromial (mostrada em *azul*) com o músculo supraespinal e o acrômio. A.** Na posição de adução do úmero, para mostrar esta bursa mais claramente, ela está em *azul*. A membrana sinovial da articulação glenoumeral não é mostrada. **B.** Na posição de abdução do úmero, o acrômio colide com a bursa subacromial e a inserção do tendão do supraespinal. (De Polley HF, Hunder GG, eds. *Rheumatologic Interviewing and Physical Examination of the Joints,* 2nd ed. Philadelphia: WB Saunders; 1978:65.

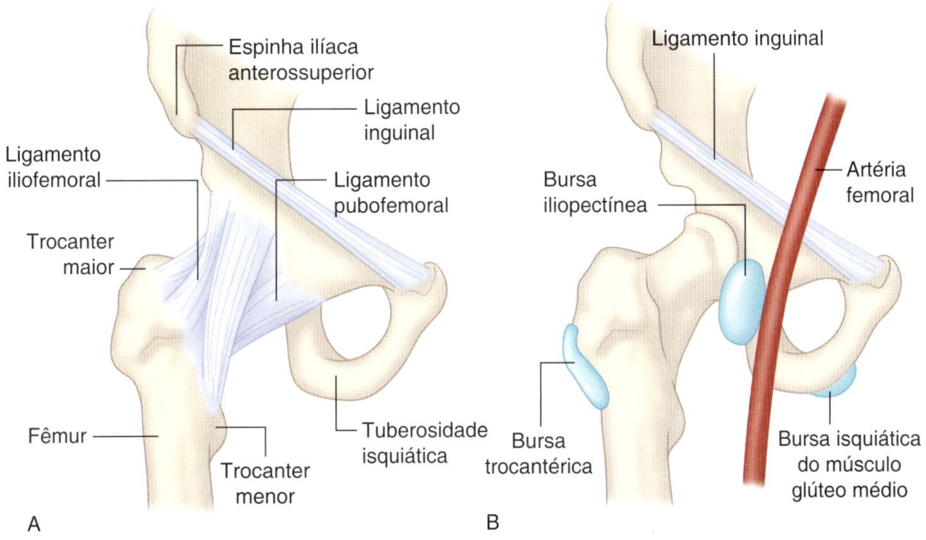

FIGURA 247.2 **Anatomia musculoesquelética do quadril. A.** Aspecto anterior da articulação do quadril e das estruturas ósseas. **B.** Relação das bursas iliopectínea, trocantérica e isquiática do músculo glúteo médio isoladas (mostradas em *azul*) e a articulação do quadril e estruturas adjacentes. (De Polley HF, Hunder GG, eds. *Rheumatologic Interviewing and Physical Examination of the Joints,* 2nd ed. Philadelphia: WB Saunders; 1978:183.)

do que pode suportar, o que pode resultar de cargas excessivamente altas em tendões normais ou de cargas normais em tendões degenerados. Além da carga e da repetitividade, as alterações tendíneas decorrentes da imobilidade e do envelhecimento podem influenciar, assim como o uso de certos medicamentos, como fluoroquinolonas e corticosteroides.[2]

As bursas ou bolsas sinoviais são sacos fechados revestidos por membrana sinovial e servem como acolchoamento. Elas estão localizadas entre um tendão e um osso, um tendão e um tendão ou um osso e a pele, possibilitando o deslizamento suave entre essas estruturas. Uma bursa, que normalmente tem uma pequena quantidade de líquido bursal, pode inflamar, em razão de traumatismo ou uso excessivo, ou infeccionar, produzindo bursite. Quando isso ocorre, pode haver inchaço e dor na região da bursa.

EPIDEMIOLOGIA

É alta a incidência das síndromes não articulares de bursite e tendinite. Elas são mais comuns do que a artrite reumatoide (AR) e o lúpus eritematoso sistêmico (LES). Por exemplo, a incidência de dor no ombro, em grande parte decorrente da tendinite ou da laceração do manguito rotador, foi de aproximadamente 20% em uma população com mais de 70 anos.

DIAGNÓSTICO

É necessária uma anamnese precisa para identificar as condições presentes, uma vez que mais de uma síndrome pode ocorrer concomitantemente. O conhecimento prático da anatomia regional e uma abordagem que use um diagnóstico diferencial regional ajudarão na determinação de um diagnóstico específico. Deve-se realizar um exame neuromusculoesquelético completo, enfatizando a palpação cuidadosa, a amplitude de movimento (ADM) passiva e a ADM ativa isolada ou, às vezes, resistida. Devem-se considerar causas sistêmicas e infecciosas. A ultrassonografia diagnóstica está se tornando cada vez mais útil na confirmação de um diagnóstico musculoesquelético.[3] A ressonância magnética por vezes também é útil para confirmar um diagnóstico.

TRATAMENTO

O tratamento das tendinites e bursites inclui o uso de fármacos anti-inflamatórios não esteroides (AINEs), repouso relativo do local lesionado, exercícios de alongamento e fortalecimento, massagem de fricção, uso de modalidades terapêuticas (calor, gelo e ultrassom terapêutico), imobilização, injeções de corticosteroides[A1] e cirurgia. Deve-se realizar o manejo abrangente dessas síndromes regionais, em vez de utilizar apenas medicamentos orais. Devem-se avaliar aspectos causais e aconselhar a modificação da atividade conforme necessário. Os objetivos do exercício terapêutico são aumentar a flexibilidade, por meio do alongamento, e a força muscular, mediante exercícios resistidos, e melhorar a resistência muscular por meio de algum regime repetitivo. Deve-se ter cuidado ao aplicar injeções de corticosteroides: não no tendão propriamente dito, mas sim na bainha peritendínea. A solução injetada deve ser colocada abaixo do tecido subcutâneo, para evitar a atrofia da pele e da gordura subcutânea, e as injeções não devem ser administradas com muita frequência, para evitar a possibilidade de enfraquecimento e ruptura do tendão. Pode-se melhorar a precisão das injeções com o uso concomitante de ultrassonografia diagnóstica para auxiliar na determinação da localização correta da agulha. Além disso, podem-se usar injeções guiadas por fluoroscopia para aumentar a precisão.

LESÕES NA MEDICINA ESPORTIVA

Existe uma sobreposição entre as condições de tendinite e bursite que comumente ocorrem associadas e aquelas atribuídas a lesões esportivas (Tabela 247.3). Por exemplo, a epicondilite lateral, quase sempre chamada de *cotovelo de tenista*, ocorre mais comumente em razão de causas não relacionadas com esportes. Em contraste, a síndrome do trato iliotibial costuma estar associada à prática esportiva. Outras entidades que ocorrem com mais frequência em associação aos esportes incluem lesões ligamentares do joelho, tendinite patelar, entorse de tornozelo, *turf toe* (lesão do aspecto plantar do complexo ligamentar da primeira articulação metatarsofalângica [MTF]) e separações acromioclaviculares. Em ambas as categorias, é importante conhecer a anatomia e a biomecânica da condição para melhor diagnosticar e tratar o problema. Lesões relacionadas com o esporte se beneficiam do tratamento clássico RICE, que consiste em *r*epouso, gelo (do inglês, *ice*), *c*ompressão e *e*levação. Frequentemente são usados anti-inflamatórios e analgésicos. No entanto, há menos uso de injeções de corticosteroide em lesões desportivas do que em casos rotineiros de tendinite e bursite.

DISTÚRBIOS DA REGIÃO DO OMBRO

A dor no ombro é uma das queixas musculoesqueléticas mais comuns em indivíduos com mais de 40 anos. Em indivíduos mais jovens, lesões desportivas são uma fonte frequente dessa dor.[4]

A tendinite do manguito rotador, ou síndrome do impacto, é a causa mais comum de dor no ombro.[5] A tendinite (e não a bursite) é a causa primária da dor, mas em alguns casos há envolvimento secundário da bursa subacromial. A condição pode ser aguda ou crônica e pode ou não estar associada a depósitos calcários no tendão. O principal achado é a dor no manguito rotador à abdução ativa, especialmente entre 60 e 120°, e às vezes ao abaixar o braço. Em casos mais graves, a dor pode começar no início da abdução e continuar ao longo da ADM. Normalmente, a tendinite crônica do manguito rotador se manifesta como dor no ombro, em geral sobre a parte acromial do músculo deltoide; ocorre com vários movimentos, especialmente com a abdução e a rotação medial. Outros sintomas incluem dificuldade para se vestir e dor noturna em razão da dificuldade de posicionar os ombros. Os achados físicos incluem dor e perda da abdução e rotação medial ativa, menos dor ao movimento passivo do que no ativo, área sensível no local de inserção do supraespinal e sinal de impacto positivo (Figura 247.3), o sinal de Neer, no qual há dor diante da elevação forçada do membro avaliado. As causas da tendinite do manguito rotador são multifatoriais, mas o uso excessivo relativo está comumente implicado, especialmente em atividades com o braço acima da cabeça que causem impacto no manguito rotador. O tratamento consiste em repouso e modalidades terapêuticas, como compressas quentes, ultrassom terapêutico ou crioterapia, com exercícios de ADM específicos assim que tolerados.[6] Os AINEs costumam ser benéficos, mas o tratamento mais frequente é a injeção de um corticosteroide de depósito[A2] na bursa subacromial, cujo assoalho é contíguo com o manguito rotador. O ácido dissódico etilenodiaminotetracético (EDTA), administrado por fonoforese e mesoterapia em pacientes com tendinite calcária do ombro, mostrou ser eficaz na redução da dor, melhora na função do ombro e desaparecimento de calcificações. A terapia extracorpórea por ondas de choque também pode ser benéfica para a tendinite calcificada crônica.[A3,A4]

Na laceração do manguito rotador, em geral identifica-se prontamente ruptura aguda após traumatismo, que pode ser sobreposto a um manguito já degenerado e, possivelmente, até parcialmente lacerado. Em casos de traumatismo que resulte em ruptura do manguito rotador, deve-se considerar também a fratura da cabeça do úmero e a luxação da articulação. No entanto, a maior parte dos pacientes com laceração não se lembra de nenhum traumatismo. Nesses casos, a degeneração do manguito rotador ocorre gradualmente, resultando em uma ruptura completa. As rupturas do manguito rotador são classificadas como pequenas (≤ 1 cm), médias (1 a 3 cm), grandes (3 a 5 cm) ou maciças (> 5 cm). Dor no ombro, fraqueza na abdução e perda de movimento ocorrem em vários graus, variando de dor intensa e fraqueza leve a nenhuma dor e fraqueza acentuada. Em pacientes com rupturas grandes ou maciças, pode haver um sinal de braço caído positivo, com incapacidade de manter ativamente o ombro a 90° de abdução passiva. Pequenas rupturas completas e incompletas do manguito rotador são tratadas de maneira conservadora com repouso, fisioterapia e AINEs. Embora seu papel ainda não tenha sido estabelecido por estudos detalhados, a injeção subacromial de um corticosteroide pode aliviar a dor. O reparo cirúrgico pode ser indicado para pacientes mais jovens.

A tendinite bicipital se manifesta com dor, mais frequentemente na região anterior do ombro e, ocasionalmente, de maneira mais difusa. A dor pode ser aguda, mas geralmente é crônica e está relacionada com o

Tabela 247.3 Condições adicionais relacionadas com esportes.

OMBRO
Separação acromioclavicular
Laceração do lábio glenoidal (lesão SLAP)
Instabilidade glenoumeral com luxação
COTOVELO
Tendinopatia do tríceps braquial
Cotovelo da liga infantil (apofisite)
Tendinite distal do bíceps braquial
PUNHO E MÃO
Polegar do guarda-caça (polegar do esquiador)
Dedo em martelo (dedo do jogador de beisebol)
Tendinite do extensor ulnar do carpo
Ruptura do tendão do flexor profundo dos dedos
Lesão da fibrocartilagem triangular
QUADRIL
Estiramentos dos adutores (estiramento na virilha)
Ponteiro do quadril (*hip pointer*)
Estiramento dos isquiotibiais (músculos posteriores de coxa)
JOELHO
Laceração do ligamento cruzado anterior
Laceração do ligamento cruzado posterior
Ruptura/entorse do ligamento colateral medial
Ruptura/entorse do ligamento colateral lateral
Tendinite poplítea
Lacerações dos meniscos medial e lateral
Tendinite patelar
Síndrome do trato iliotibial
TORNOZELO E PÉ
Entorse de tornozelo
Turf toe
Fratura por estresse

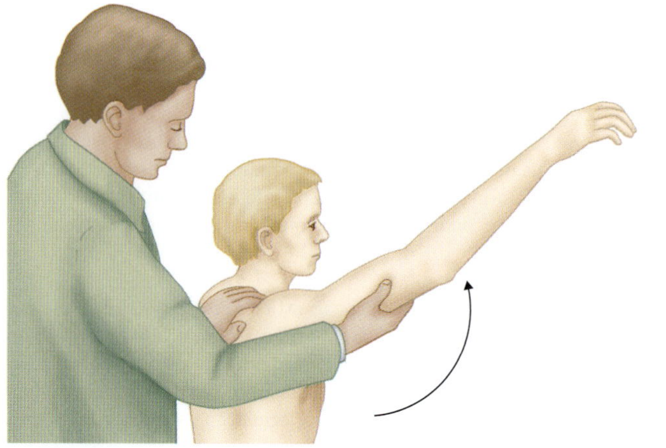

FIGURA 247.3 **O sinal de impacto é obtido pela elevação anterior forçada do braço.** A dor ocorre quando a tuberosidade maior do úmero colide com o acrômio. A mão do examinador impede a rotação escapular. Essa manobra pode ser positiva em outras doenças periarticulares. (De Neer CS II. Impingement lesions. *Clin Orthop.* 1983;173:70-77.)

impacto do tendão do bíceps braquial no acrômio. Há tenossinovite da cabeça longa do bíceps, e o tendão pode estar desgastado e fibrótico. A palpação sobre o sulco bicipital revela área sensível localizada. Deve-se comparar a resposta do paciente com aquela à palpação do lado oposto (*i. e.*, tendão não sensível). Em alguns casos, a dor pode ser reproduzida sobre o tendão bicipital pela supinação do antebraço contra resistência (sinal de Yergason), flexão do ombro contra resistência (teste de velocidade) ou extensão do ombro. O tratamento da tendinite bicipital consiste em repouso, compressas quentes, ultrassom terapêutico e, à medida que a dor diminui, exercícios passivos e, em seguida, ativos de ADM. Os AINEs podem ser úteis e, ocasionalmente, a injeção cuidadosa de uma pequena quantidade de corticosteroide na bainha tendínea pode ser benéfica. A ruptura do tendão do bíceps braquial pode ocorrer na borda superior do sulco bicipital, produzindo um alargamento bulboso característico da metade lateral do ventre muscular.

A capsulite adesiva (ombro congelado) está associada a dor e área sensível generalizadas e perda grave do movimento ativo e passivo em todos os planos. É rara antes dos 40 anos, mas pode ocorrer secundariamente a qualquer tipo de problema no ombro. No entanto, nem todo ombro rígido e dolorido é necessariamente uma capsulite adesiva. Artrites inflamatórias e diabetes podem causar essa condição. Fatores adicionais, como imobilidade, baixo limiar de dor, depressão e negligência ou tratamento inicial impróprio, também favorecem o desenvolvimento de ombro congelado. Muitos casos, entretanto, são idiopáticos. A cápsula articular adere ao colo anatômico e a prega axilar se liga a si mesma, causando restrição do movimento. A cápsula torna-se espessa e contraída. A artrografia pode ajudar a confirmar esse diagnóstico, ao mostrar diminuição no volume da cápsula articular do ombro. Esteroides orais melhoram a dor e a amplitude de movimento a curto prazo, mas um ombro congelado provavelmente é mais bem tratado com um programa abrangente envolvendo AINEs e injeções de corticosteroide na articulação glenoumeral e na bursa subacromial. A fisioterapia consiste em compressas de gelo, ultrassom terapêutico, estimulação elétrica nervosa transcutânea e exercícios leves de ADM, começando com exercícios pendulares e escalada na parede com os dedos e progredindo para exercícios de ADM ativa e fortalecimento. Um ombro congelado pode perdurar por 9 a 12 meses. Na duração prolongada, pode-se considerar a manipulação do ombro sob anestesia.

DISTÚRBIOS DA REGIÃO DO COTOVELO

A bursite do olécrano ocorre com frequência e envolve a bursa subcutânea do olécrano, seja secundária a traumatismo, seja como uma condição idiopática. A bursa caracteristicamente encontra-se inchada e sensível à pressão, mas a dor pode ser mínima e geralmente não há perda de movimento. A aspiração pode produzir um líquido claro ou tingido de sangue, com baixa viscosidade ou um líquido grosseiramente hemorrágico. A bursite inflamatória de olécrano pode ser causada por gota, AR ou doença de depósito de pirofosfato de cálcio, além das causas infecciosas. A aspiração isolada e a proteção contra traumatismos são, de modo geral, suficientes para resolver a condição. Pode-se injetar uma pequena dose de corticosteroide na bursa, quando excluída infecção. Na bursite séptica do olécrano, o eritema localizado é a principal pista. Costuma-se encontrar também calor, dor e cultura positiva.

A epicondilite lateral, ou cotovelo de tenista, é uma condição comum em indivíduos que usam demais os braços.[7,8] Uma região sensível localizada diretamente acima ou ligeiramente anterior ao epicôndilo lateral é a principal característica desse transtorno. A dor pode ocorrer durante apertos de mão, ao levantar uma valise ou em outras atividades semelhantes. Provavelmente menos de 10% dos pacientes efetivamente adquirem uma epicondilite lateral ao jogar tênis. Trabalho e atividades recreativas, incluindo jardinagem e atletismo, são as causas usuais. Patologicamente, a condição consiste em degeneração do tendão extensor comum, sobretudo do tendão do extensor radial curto do carpo. O tratamento visa alterar as atividades e prevenir o uso excessivo da musculatura do antebraço. Bolsas de gelo, calor e AINEs têm alguns benefícios. Pode-se usar também uma cinta de antebraço. Uma injeção local de corticosteroide com uma agulha de calibre 25 sobre o epicôndilo lateral costuma produzir alívio inicial satisfatório. O fortalecimento isométrico é importante como parte inicial de um programa de reabilitação.

A epicondilite medial, ou cotovelo de golfista, que envolve principalmente o flexor radial do carpo, é menos comum e menos incapacitante do que a epicondilite lateral. Há dor local e uma área sensível sobre o epicôndilo medial; a resistência à flexão do punho exacerba a dor.

DISTÚRBIOS DO PUNHO E DA MÃO

Um cisto sinovial é uma coleção cística que surge de uma articulação ou bainha tendínea e ocorre mais comumente no dorso do punho. É revestido por sinóvia e contém um líquido espesso e gelatinoso. Os cistos sinoviais do punho parecem se desenvolver de forma secundária a traumatismos ou extensões repetitivas do punho. Normalmente, o único sintoma é o inchaço, mas os maiores ocasionalmente produzem desconforto à extensão do punho.

A tenossinovite de De Quervain pode resultar de atividades repetitivas que envolvem a realização de movimentos de pinça com o polegar, ao mesmo tempo que se move o punho. Os sintomas são dor, região sensível e, ocasionalmente, inchaço sobre o processo estiloide do rádio. Os achados patológicos incluem inflamação e estreitamento da bainha tendínea ao redor do abdutor longo do polegar e do extensor curto do polegar. Em geral, encontra-se um resultado positivo no teste de Finkelstein; a dor aumenta quando o polegar é curvado sobre a palma da mão e os dedos são flexionados sobre o polegar enquanto o examinador desvia passivamente o punho em direção ao lado ulnar. No entanto, esse teste também pode ser positivo em pacientes com osteoartrite (OA) da primeira articulação carpometacarpal e deve ser diferenciado dessa condição comum. O tratamento envolve imobilização, injeção local de corticosteroide (Figura 247.4) e AINEs, conforme indicado. Em raros casos, é necessária a remoção cirúrgica da bainha sinovial inflamada.

A tenossinovite dos flexores palmares consiste na inflamação das bainhas dos tendões dos flexores superficiais e profundos dos dedos, no aspecto palmar. Embora extremamente comum, muitas vezes não é reconhecida. A dor na palma da mão é sentida à flexão dos dedos, mas em alguns casos a dor irradia para as articulações interfalângica proximal (IFP) e metacarpofalângica (MCF) no aspecto dorsal, enganando o examinador. O diagnóstico é feito pela palpação e identificação de região sensível localizada e inchaço das bainhas dos tendões no aspecto palmar. Os dedos médio e indicador são os mais comumente envolvidos, mas os dedos anular e mínimo também podem ser acometidos. Pode-se, com frequência, palpar um nódulo composto por tecido fibroso na palma da mão, imediatamente proximal à articulação MCF no aspecto palmar. O nódulo interfere no deslizamento normal do tendão e pode causar um estímulo ou bloqueio, que pode ser intermitente e produzir sensação de desconforto. Envolvimento semelhante pode ocorrer no tendão do flexor do polegar. A causa mais comum é o traumatismo por uso excessivo das mãos em razão da preensão com tração aumentada nos tendões flexores. Pode ser parte de condições inflamatórias, como AR, artrite psoriásica ou doença por depósito de cristais de pirofosfato de cálcio. É visto frequentemente em conjunto com a OA das mãos. Em geral, a injeção de um esteroide de longa duração na bainha tendínea alivia o problema, embora possa ser necessária cirurgia na bainha tendínea em casos persistentes.

O polegar do guarda-caça (polegar do esquiador) é causado por traumatismo no polegar, resultando em instabilidade da primeira articulação MCF. Essa instabilidade se deve à frouxidão ou à ruptura do ligamento colateral ulnar. É tratada por imobilização, mas pode ser necessário reparo cirúrgico.

A avulsão do tendão flexor profundo dos dedos pode resultar de traumatismo, geralmente no futebol americano, quando um jogador agarra a camisa do oponente. A falange distal, geralmente a quarta, é hiperestendida,

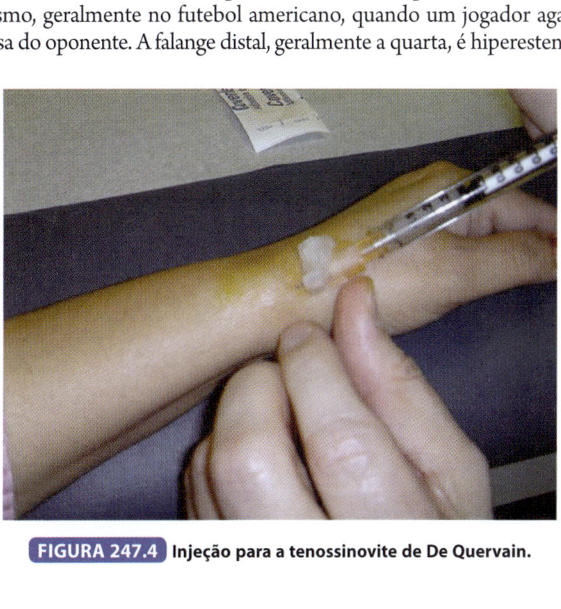

FIGURA 247.4 **Injeção para a tenossinovite de De Quervain.**

enquanto o flexor profundo dos dedos se contrai ao máximo. A avulsão do tendão resulta na incapacidade de flexionar a falange distal desse dedo. É necessário cirurgia para corrigir o problema.

DISTÚRBIOS DA REGIÃO DO QUADRIL

Embora a bursite trocantérica seja comum, não é diagnosticada com frequência. Ela ocorre predominantemente em indivíduos de meia-idade a idosos e um pouco mais frequentemente em mulheres. O principal sintoma é dor na área trocantérica e na lateral da coxa. A deambulação, a realização de diversos movimentos do quadril e o ato de deitar sobre o quadril envolvido podem intensificar a dor. O início pode ser agudo, porém é mais frequentemente gradual, com sintomas que duram meses. Em casos crônicos, o paciente pode não conseguir localizar ou descrever a dor de maneira adequada, ou o médico pode não notar os sintomas nem os interpretar de maneira correta. Ocasionalmente, a dor tem uma característica pseudorradiculopática, irradiando para a face lateral da coxa.[9] Em alguns casos, a dor é tão intensa que o paciente não consegue deambular e se queixa de dor difusa em toda a coxa. A melhor maneira de diagnosticar a bursite trocantérica é palpar a área trocantérica e detectar uma área sensível pontual. Além da dor específica à pressão profunda sobre o trocanter, podem-se observar outros pontos sensíveis em todo o aspecto lateral dos músculos da coxa. A dor pode piorar à rotação lateral e à abdução contra resistência. Embora a bursite tenha sido historicamente descrita como o problema principal, a condição pode, na verdade, surgir nas inserções dos tendões dos glúteos médio e mínimo. Traumatismo local e degeneração influenciam na patogênese, levando a tendinose e/ou rupturas do tendão. As condições que podem contribuir para a bursite trocantérica, aparentemente por adicionar estresse à área, incluem a OA da coluna lombar ou do quadril, a discrepância no comprimento da perna e a escoliose. O tratamento consiste em injeção local de corticosteroide de depósito usando-se uma agulha de calibre 22 e 3,5 polegadas para garantir que a área bursal seja alcançada (Figura 247.5). AINEs, perda de peso e exercícios de fortalecimento e alongamento do músculo glúteo médio e do trato iliotibial ajudam no tratamento.

A coccidinia se manifesta por dor na região do cóccix, quando da aplicação de pressão, principalmente ao se sentar. O paciente se contorce, deslocando o peso de uma nádega para outra a fim de aliviar a pressão e a consequente dor, e muitas vezes escolhe se sentar em uma almofada. Os sintomas podem ser crônicos e graves. A condição pode estar relacionada com uma queda sobre o cóccix, sentar-se abruptamente sobre uma cadeira rígida ou algum traumatismo relacionado com o cóccix. No entanto, às vezes não é possível detectar uma causa óbvia. As mulheres são acometidas com muito mais frequência, talvez porque a lordose que quase sempre nelas ocorre exponha o cóccix a mais traumatismos. O diagnóstico é confirmado pelo achado de área sensível localizada sobre o cóccix à palpação. Pode-se realizar uma radiografia simples para excluir uma fratura ou luxação do cóccix. O tratamento com injeção local de 1 mℓ de corticosteroide de ação prolongada e 2 mℓ de solução de lidocaína a 2% costuma ser muito eficaz. A natureza exata da patologia da coccidinia não foi estudada, mas se presume que seja uma contusão óssea.

Na bursite iliopectínea, há dor na virilha e na região anterior da coxa, que piora à hiperextensão passiva do quadril e às vezes à flexão, principalmente resistida. Há uma área sensível palpável sobre a bursa envolvida. O paciente pode segurar o quadril em flexão e rotação lateral para eliminar a dor e claudicar para evitar a hiperextensão do quadril. A bursa iliopectínea encontra-se atrás do músculo iliopsoas, anterior à articulação do quadril e lateral aos vasos femorais. Ela se comunica com o quadril em 15% dos casos. O diagnóstico é mais evidente se for observada massa cística (aproximadamente 30% dos casos); entretanto, primeiro devem-se excluir outras causas de edema cístico na área femoral. Uma lesão bursal pode causar obstrução venosa femoral ou compressão do nervo femoral. Como na maior parte dos casos de bursite, traumatismo agudo ou recorrente e condições inflamatórias, como a AR, podem causar *bursite iliopectínea*. A tendinite do iliopsoas pode se sobrepor à bursite ou ocorrer independentemente em um quadro clínico semelhante. O diagnóstico é confirmado por radiografia simples com injeção de contraste na bursa ou por ultrassonografia, tomografia computadorizada ou ressonância magnética. Em geral, a bursite iliopectínea/tendinite do iliopsoas responde ao tratamento conservador, incluindo fisioterapia e injeções de corticosteroide. Em caso de envolvimento recorrente, pode ser necessária a excisão da bursa.

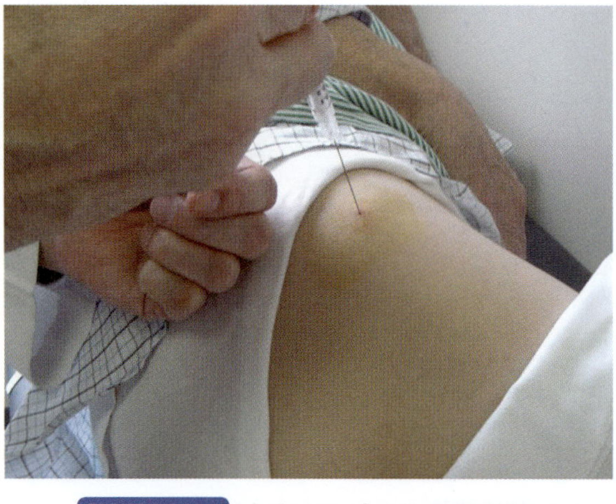

FIGURA 247.5 Injeção para a bursite trocantérica.

A bursite isquiática ou isquioglútea é causada por traumatismo ou por sentar-se por muito tempo em superfícies duras. A dor costuma ser intensa quando se está sentado ou deitado. Os músculos posteriores da coxa (isquiotibiais) originam-se da tuberosidade isquiática, e a bursa isquiática do músculo glúteo médio encontra-se superficialmente à tuberosidade. Como a bursa é superficial à tuberosidade, separando o glúteo máximo da tuberosidade, a dor pode irradiar para baixo, na parte posterior da coxa. Observa-se uma área pontual sensível sobre a tuberosidade isquiática. Uso de almofadas, alongamento dos isquiotibiais e injeção local de corticosteroide são úteis.

DISTÚRBIOS DA REGIÃO DO JOELHO

A bursite anserina é observada predominantemente em mulheres com sobrepeso, de meia-idade a idosas, com pernas grandes e OA dos joelhos. Os sintomas são dor e área sensível na face medial do joelho, aproximadamente 5 cm abaixo da margem articular, com a piora da dor ao subir escadas. A pata de ganso (em latim, *pes anserinus*) é composta pelos tendões conjugados dos músculos sartório, grácil e semitendíneo. A bursa se estende entre os tendões acima e o ligamento colateral tibial. A tendinite desses tendões é a causa predominante da síndrome, em vez da bursite. O diagnóstico é feito elicitando-se uma delicada área sensível na área da bursa. A bursite anserina quase sempre passa despercebida, porque comumente ocorre em associação à OA de joelho, que, quando presente, é a causa presumida da dor; entretanto, em alguns casos de envolvimento duplo, a bursite anserina é a principal fonte de dor. O tratamento consiste em repouso, alongamento dos músculos adutores e quadríceps femoral e injeção de corticosteroide na bursa e no local de inserção do tendão.

A bursite pré-patelar se manifesta como um inchaço superficial à patela e resulta de traumatismo, como ajoelhar-se com frequência, a que se dá o nome de *joelho de empregada doméstica*. A bursa pré-patelar encontra-se anterior à metade inferior da patela e à metade superior do ligamento patelar. Em geral, a dor é leve, a menos que seja aplicada pressão diretamente sobre a bursa. A bursa infrapatelar, que fica entre o ligamento patelar e a tíbia, também está sujeita a traumatismo e edema. A bursite pré-patelar crônica pode ser tratada protegendo-se o joelho do traumatismo irritante.

A tendinite patelar (joelho do saltador) é observada predominantemente em atletas que realizam atividades, como corrida repetitiva, salto ou chute. Há dor e área sensível no tendão patelar.

A síndrome do trato iliotibial se manifesta com dor na lateral do joelho causada pela fricção entre o trato iliotibial e o côndilo femoral lateral. É uma lesão por uso excessivo, observada em corredores, ciclistas e outros atletas que realizam atividades repetitivas de flexão do joelho.

Como os cistos poplíteos, também conhecidos como cistos de Baker, não são incomuns, o médico deve estar bem ciente da possibilidade da dissecção ou da ruptura deles. Um inchaço cístico atrás do joelho, sem ou com desconforto leve, pode ser o único achado inicial. Com a distensão adicional do cisto, no entanto, ele se torna mais facilmente perceptível e há mais desconforto, sobretudo na flexão ou extensão total. O cisto é mais bem visualizado quando o paciente está em pé e é examinado por trás. Qualquer condição do joelho que leve o derrame sinovial pode evoluir para um cisto poplíteo, mais comumente secundário à AR, à OA ou a desarranjos internos do joelho. Existem alguns casos relatados secundários à gota e à artrite reativa. Pode ocorrer uma síndrome de pseudotromboflebite como resultado da dissecção do cisto na panturrilha ou de sua ruptura efetiva. Os achados incluem inchaço difuso da panturrilha, dor e, às vezes, eritema e edema do tornozelo. Uma ultrassonografia ou artrografia do joelho confirma tanto o cisto quanto a possível dissecção ou ruptura.[10] Um cisto relacionado com artrite inflamatória é tratado com injeção de um corticosteroide de depósito na articulação do joelho e, possivelmente, no próprio cisto, o que, em geral, resolve o problema. Se ele resultar de OA ou um desarranjo interno do joelho, geralmente é necessário reparo cirúrgico da lesão articular subjacente para prevenir a sua recorrência.

Na região do joelho, podem ocorrer rupturas tendíneas. A ruptura do tendão do quadríceps femoral ocorre em aproximadamente 50% das vezes; nos outros casos, a ruptura se dá no tendão patelar. A ruptura do tendão do quadríceps femoral geralmente é causada por contrações violentas repentinas desse músculo quando o joelho é flexionado. Pode ocorrer hemartrose da articulação do joelho. Pacientes com insuficiência renal crônica, AR, hiperparatireoidismo ou gota e aqueles com LES em uso de esteroides apresentam rupturas espontâneas do tendão do quadríceps femoral. O paciente sente dor aguda repentina e não consegue estender a perna. A radiografia pode mostrar patela alta. Em geral, o tendão está degenerado e quase sempre é indicado reparo cirúrgico. A ruptura do tendão patelar está associada a um episódio específico de traumatismo, traumatismo repetitivo decorrente de atividades esportivas e doenças sistêmicas.

As rupturas meniscais são causas comuns de "travamento" e dor nos joelhos. O exame físico pode mostrar dor, com ou sem cliques, quando o quadril e o joelho são flexionados a 90°. A ressonância magnética é o exame diagnóstico de escolha. A fisioterapia costuma ser tão eficaz quanto a cirurgia,[A5-A7] mesmo para pacientes que se queixam de travamento ou bloqueio ocasional do joelho.[A8] A injeção intra-articular de células-tronco mesenquimais tem benefício limitado, se houver algum.[A9] Rupturas isoladas dos ligamentos colaterais medial e lateral do joelho muitas vezes podem ser tratadas sem cirurgia, mas as rupturas dos ligamentos cruzados geralmente necessitam dela.[10b]

DISTÚRBIOS DA REGIÃO DO TORNOZELO E DOS PÉS

A tendinite calcânea resulta, em geral, de traumatismo, hiperatividade esportiva ou calçados inadequados com um contraforte de calcanhar rígido, mas também pode ser causada por condições inflamatórias, como espondilite anquilosante, artrite reativa, gota, AR e doença de deposição de cristal de pirofosfato de cálcio di-hidratado.[11] Dor, inchaço e sensibilidade ocorrem sobre a região do tendão calcâneo em sua inserção e na sua área proximal. Pode haver crepitação ao movimento e dor à dorsiflexão. O tratamento inclui AINEs, repouso, correções do calçado, palmilha com elevação do calcanhar, alongamentos e, por vezes, uma tala com leve flexão plantar. A injeção local de plasma rico em plaquetas (PRP) tem se tornado um tratamento cada vez mais utilizado para a liberação de fatores de crescimento nos tendões degenerados;[12] no entanto, ensaios clínicos randomizados mais recentes controlados por placebo para o tratamento da tendinite calcânea crônica e outras tendinopatias descobriram que as injeções de PRP são ineficazes para melhorar a dor e a atividade.[A10] O tendão calcâneo é vulnerável à ruptura quando com tendinite, e o tratamento com injeção de corticosteroide poderia aumentar essa possibilidade.

A ruptura do tendão calcâneo é bem conhecida e ocorre com um início súbito de dor durante a dorsiflexão forçada. Pode-se ouvir um estalo audível, seguido de dificuldade para andar e ficar na ponta dos pés. Em geral, desenvolvem-se inchaço e edema na área. O diagnóstico pode ser feito com o teste de Thompson, no qual o paciente se ajoelha em uma cadeira com os pés além da borda e o examinador comprime a panturrilha e empurra em direção ao joelho. Normalmente, isso produz flexão plantar, mas em um tendão rompido não ocorre flexão plantar. A ruptura do tendão calcâneo geralmente ocorre durante eventos desportivos ou por traumatismo decorrente de saltos ou quedas. O tendão é mais propenso a lacerar em indivíduos com doença preexistente do tendão calcâneo e naqueles que fazem uso de corticosteroides. Deve ser realizada consulta ortopédica, podendo-se selecionar imobilização ou cirurgia, dependendo da situação.

Na entorse de tornozelo aguda e grave, um aparelho gessado abaixo do joelho ou bota imobilizadora produz recuperação mais rápida do que uma bandagem de compressão tubular, mas não há diferença nos desfechos em 9 meses. A fascite plantar, observada principalmente em indivíduos entre 40 e 60 anos, é caracterizada por dor na área plantar do calcanhar. O início pode ser gradual ou ocorrer por traumatismo ou uso excessivo em alguma atividade, como atletismo, caminhada prolongada, uso de sapatos inadequados ou golpes no calcanhar com alguma força. A fascite plantar pode ser idiopática; também é provável que esteja presente em pacientes mais jovens com espondiloartrites (Capítulo 249). A dor caracteristicamente ocorre pela manhã ao levantar e é mais forte durante os primeiros passos. Depois de melhora inicial, a dor pode piorar no final do dia, especialmente depois de ficar em pé ou caminhar por muito tempo. A dor é em ardência, incômoda e, ocasionalmente, lancinante. A palpação tipicamente revela uma área sensível anteromedialmente no tubérculo medial do calcâneo, na origem da fáscia plantar. O tratamento inclui repouso relativo com redução das atividades estressantes, AINEs, uso de palmilha com acolchoamento no calcanhar ou órtese de calcanhar, suporte do arco plantar e alongamento do cordão do calcanhar e da fáscia plantar. Uma injeção local de corticosteroide, usando uma agulha de calibre 25, costuma ser útil.

Na tendinite do tibial posterior, observa-se dor e área sensível imediatamente posterior ao maléolo medial; pode ser causada por traumatismo, pronação excessiva, AR ou espondiloartropatia. A extensão e a flexão podem ser normais, mas há dor à inversão resistida ou à eversão passiva. O desconforto geralmente piora depois da atividade atlética, podendo haver inchaço e área sensível localizada. Em geral, o tratamento inclui repouso, AINEs e, possivelmente, uma injeção local de corticosteroide. Às vezes é necessária a imobilização com uma tala.

A ruptura do tendão do tibial posterior, que não é comumente reconhecida, é uma causa de pé plano progressivo. Pode resultar de traumatismo, degeneração crônica do tendão ou AR. Pode-se observar um início insidioso de dor e área sensível ao longo do curso do tendão imediatamente distal ao maléolo medial, com inchaço medial ao retropé. A deformidade unilateral de retropé valgo e a abdução do antepé são achados importantes. A abdução do antepé pode ser mais bem visualizada por trás; mais dedos são vistos dessa posição do que seriam observados normalmente. O resultado do teste de elevação de um calcanhar é positivo quando o paciente é incapaz de ficar sobre a planta do pé afetado enquanto o pé contralateral está fora do chão. O tratamento costuma incluir repouso, AINEs e, possivelmente, uma órtese. Por vezes, é indicado reparo cirúrgico do tendão. As manifestações de bursite retrocalcânea incluem dor na parte posterior do calcanhar, área sensível anteriormente ao tendão calcâneo e dor à dorsiflexão. Há edema local, com abaulamento nos aspectos medial e lateral do tendão. A bursite calcânea, também chamada de bursite subcutânea calcânea, pode coexistir com a tendinite calcânea, sendo difícil, ocasionalmente, distinguir entre as duas condições. A bursite calcânea pode ser secundária à AR, à espondilite, à artrite reativa, à gota ou ao traumatismo.

O *turf toe* é uma lesão do hálux originalmente descrita durante partidas em grama artificial. Resulta da hiperextensão da primeira MTF quando um pé fixo dorsiflexionado é forçado contra o solo. O ligamento capsular plantar pode sofrer entorse ou se romper.

A fratura por estresse também é conhecida como fratura de marcha ou fratura por fadiga, porque foi associada pela primeira vez à fratura espontânea após longas marchas em recrutas do exército. Dor, edema, área sensível e, ocasionalmente, eritema se desenvolvem na área do metatarsal, em geral sem qualquer história clara de traumatismo. Contudo, em alguns casos, quando questionado, o paciente é capaz de identificar o episódio de dor espontânea relacionado com o início da fratura. O colo do segundo osso metatarsal é mais frequentemente envolvido, mas o terceiro metatarsal também é um local de fratura, que é menos comumente vista no quarto e quinto metatarsais. Além de marchas prolongadas, outros eventos desportivos que envolvem uso excessivo, incluindo corridas, são causas comuns. As fraturas por estresse podem ser vistas em pacientes com AR e em idosos. A dificuldade em diagnosticar fraturas por estresse é que as radiografias iniciais geralmente não mostram anormalidades ou, no máximo, apenas uma linha de fratura tênue. A radiografia repetida várias semanas depois mostra a consolidação com formação de calo. A cintilografia óssea auxilia no diagnóstico precoce de fraturas por estresse, mostrando aumento da captação no local de fratura. Em geral, essas fraturas se consolidam de maneira espontânea, e o repouso e o enfaixamento do pé são úteis. Ocasionalmente é necessário um aparelho gessado.

Recomendações de grau A

A1. Coombes BK, Bisset L, Vicenzino B. Efficacy and safety of corticosteroid injections and other injections for management of tendinopathy: a systematic review of randomised controlled trials. *Lancet*. 2010;376:1751-1767.

A2. Rhon DI, Boyles RB, Cleland JA. One-year outcome of subacromial corticosteroid injection compared with manual physical therapy for the management of the unilateral shoulder impingement syndrome: a pragmatic randomized trial. *Ann Intern Med*. 2014;161:161-169.

A3. Wu YC, Tsai WC, Tu YK, et al. Comparative effectiveness of nonoperative treatments for chronic calcific tendinitis of the shoulder: a systematic review and network meta-analysis of randomized controlled trials. *Arch Phys Med Rehabil*. 2017;98:1678-1692.

A4. Bannuru RR, Flavin NE, Vaysbrot E, et al. High-energy extracorporeal shock-wave therapy for treating chronic calcific tendinitis of the shoulder: a systematic review. *Ann Intern Med*. 2014;160:542-549.

A5. Katz JN, Brophy RH, Chaisson CE, et al. Surgery versus physical therapy for a meniscal tear and osteoarthritis. *N Engl J Med*. 2013;368:1675-1684.

A6. Sihvonen R, Paavola M, Malmivaara A, et al. Arthroscopic partial meniscectomy versus sham surgery for a degenerative meniscal tear. *N Engl J Med*. 2013;369:2515-2524.

A7. Kise NJ, Risberg MA, Stensrud S, et al. Exercise therapy versus arthroscopic partial meniscectomy for degenerative meniscal tear in middle aged patients: randomised controlled trial with two year follow-up. *BMJ*. 2016;354:i3740.

A8. Sihvonen R, Englund M, Turkiewicz A, et al. Mechanical symptoms and arthroscopic partial meniscectomy in patients with degenerative meniscus tear: a secondary analysis of a randomized trial. *Ann Intern Med*. 2016;164:449-455.

A9. Kim SH, Ha CW, Park YB, et al. Intra-articular injection of mesenchymal stem cells for clinical outcomes and cartilage repair in osteoarthritis of the knee: a meta-analysis of randomized controlled trials. *Arch Orthop Trauma Surg*. 2019;139:971-980.

A10. Moraes VY, Lenza M, Tamaoki MJ, et al. Platelet-rich therapies for musculoskeletal soft tissue injuries. *Cochrane Database Syst Rev*. 2014;4:CD010071.

REFERÊNCIAS BIBLIOGRÁFICAS

As referências bibliográficas, bem como os outros materiais suplementares deste livro, encontram-se no GEN-IO, nosso ambiente virtual de aprendizagem.

248 ARTRITE REUMATOIDE

IAIN MCINNES E JAMES R. O'DELL

DEFINIÇÃO

A artrite reumatoide é uma doença inflamatória sistêmica crônica de etiologia desconhecida que afeta principalmente os tecidos sinoviais. É relativamente comum, com prevalência de pouco menos de 1% em adultos em todo o mundo. A artrite reumatoide reduz a sobrevida e afeta significativamente a qualidade de vida de muitos pacientes.[1] Essencialmente, todos os pacientes apresentam algumas características sistêmicas, como fadiga, febre baixa, anemia e elevações dos reagentes de fase aguda (velocidade de hemossedimentação [VHS] ou proteína C reativa [CRP]). Acredita-se que essa inflamação sistêmica seja responsável por uma variedade de condições comórbidas coexistentes, incluindo a doença cardiovascular, a osteoporose, a disfunção cognitiva e doença psiquiátrica e o câncer. [2] No entanto, o principal alvo da artrite reumatoide é a articulação. Os tecidos sinoviais se proliferam de maneira descontrolada, resultando em produção excessiva de líquido, destruição da cartilagem, erosão do osso marginal e ruptura mecânica dos tendões e ligamentos. Esses danos indicam incapacidade a longo prazo e aumento da mortalidade.

Nas últimas duas décadas, o tratamento da artrite reumatoide mudou drasticamente. As estratégias terapêuticas atuais devem resultar em mais de 50% dos pacientes alcançando remissões clínicas com o tratamento com fármacos antirreumáticos modificadores da doença (DMARDs), DMARDs biológicos e DMARDs sintéticos direcionados usados como monoterapia ou em combinação e de acordo com uma rigorosa estratégia de tratamento *"treat-to-target"* (tratamento visando à meta absoluta).

EPIDEMIOLOGIA

A artrite reumatoide é uma doença global com prevalência geográfica variável de 0,5 a 1% dos adultos. Por motivos ainda não esclarecidos, a prevalência nas mulheres antes da menopausa é cerca de três vezes maior do que nos homens. A artrite reumatoide pode ocorrer em qualquer idade. No geral, a incidência anual de artrite reumatoide é de aproximadamente 40 por 100 mil em mulheres e cerca da metade em homens. Como a artrite reumatoide é uma doença permanente e sua incidência aumenta ou é estável com a idade, a prevalência de artrite reumatoide cresce a cada década. A incidência de artrite reumatoide pode estar diminuindo, embora as razões para isso não sejam claras. As variações geográficas na prevalência e no fenótipo podem ser consideráveis. Mais notavelmente, descreveram-se coortes da zona rural da Nigéria em que nenhum indivíduo era afetado pela artrite reumatoide (embora o viés de averiguação de casos precise ser excluído); em contraste, encontrou-se uma prevalência de 5% em alguns estudos nas tribos indígenas norte-americanas Chippewa, Yakima e Inuíte. Esses fenótipos extremos ainda são mal compreendidos, mas provavelmente refletirão o impacto da genética, do microbioma gastrintestinal ou respiratório ou de outras influências ambientais. O estudo detalhado dessas populações está ampliando a visão sobre a patogênese da doença.

BIOPATOLOGIA

Genética

Uma combinação de estudos de associação de genes candidatos, estudos com gêmeos e estudos de associação genômica ampla (GWAS) estabeleceu um forte componente genético para o risco de desenvolver artrite reumatoide e a gravidade da doença.[3] Estudos com gêmeos revelam uma taxa de concordância de aproximadamente 12 a 15% para gêmeos monozigóticos e 2 a 5% para gêmeos dizigóticos. Cita-se uma herdabilidade de cerca de 60%, com valores mais baixos em pacientes soronegativos.

Em populações europeias, norte-americanas e recentemente asiáticas, os GWAS, combinados com subsequentes análises do metagenoma, demonstram que a artrite reumatoide é uma doença poligênica. A maior parte dos mais de 100 polimorfismos de nucleotídio único (PNUs) informativos identificados até o momento implicam genes imunes, indicativos de uma etiologia imune primária da doença *a priori*. Cerca de 40% do risco genético se acumula na região HLA. Certos alelos HLA-DR (p. ex., DRB*0401, DRB*0404, DRB*0101, DRB*1402) se associam a um risco aumentado de desenvolver artrite reumatoide e, posteriormente, progredir para uma doença mais grave. As regiões hipervariáveis nas moléculas DR são particularmente importantes para o reconhecimento do antígeno, ligando-se a peptídios antigênicos e apresentando-os ao receptor de linfócitos T (RLT). A sequência de aminoácidos das cadeias DRβ1 associadas à doença compartilham um *motif* estrutural comum, denominado *epítopo compartilhado* (e-Tabela 248.1).

Peptídios derivados de proteínas modificadas pós-translacionalmente (p. ex., via citrulinação, acetilação, carbamilação) podem se ligar com avidez alterada ao epítopo compartilhado, fornecendo um potencial mecanismo pelo qual esse fator genético pode mediar o risco de doença no nível molecular. Assim, a ligação alterada de tais peptídios à molécula HLA (expressa em células dendríticas ou linfócitos B) pode alterar a dinâmica das interações HLA-RLT e, assim, conferir perda de autotolerância aos linfócitos T (autorreativos) inadequadamente ativados por esse engajamento anormal do receptor.

Muitos outros genes relacionados com o sistema imune estão agora implicados e acrescentam uma profundidade considerável à compreensão das vias patogenéticas. Embora PNUs individuais geralmente exibam contribuição modesta ao risco (*odds ratios* de aproximadamente 1,05 a 1,2 vez), eles podem, no entanto, conferir um impacto funcional significativo. Os genes de risco podem ser definidos de maneira útil com base em sua contribuição para os compartimentos do sistema imune funcional. PNUs associados à **imunidade adaptativa** incluem um polimorfismo funcional na proteína tirosinofosfatase, não receptora 22 (*PTPN22*), que foi associado, de maneira reprodutível, à artrite reumatoide e a uma série de outras doenças autoimunes, incluindo o diabetes tipo 1, o lúpus eritematoso sistêmico, a doença de Graves e a tireoidite de Hashimoto. Os receptores de coestimulação, CTLA, CD28, CD40, e a proteinoquinase de sinal TYK2 foram igualmente associados à doença. Estes podem alterar a manutenção dos mecanismos de tolerância tímica central ou periférica, ou podem conferir desfechos quantitativos e funcionais alterados de interações entre linfócitos T, linfócitos B e outras células apresentadoras de antígenos com potencial aumentado para o surgimento de autoimunidade. Recentemente, foi reconhecida uma associação com a peptidil arginase desiminase (PAD). Como essa enzima converte a arginina em citrulina, isso aumenta a possibilidade de um risco geneticamente predisposto conferido por meio da produção aumentada de um importante autoantígeno da artrite reumatoide. Também se identificaram vias que regulam as vias **imunes inatas** (p. ex., *TRAF1-C5, STAT4, TNF-AIP3, IRAK1*) junto com vias relacionadas com a migração celular (*ELMO1*) e o desenvolvimento fetal (*LBH*). Vários PNUs identificam citocinas ou *loci* codificadores de receptores de citocinas, incluindo o TNF, IL-6R.

Por fim, há um interesse crescente no papel da epigenética no risco de doenças e, especialmente, em sua propagação. Assim, surgiram padrões alterados de metilação do DNA, modificação de histonas (p. ex., via acetilação) e de expressão de microRNA que se associam ao aumento ou à perpetuação da inflamação. Estes foram mais bem definidos em sinoviócitos semelhantes a fibroblastos (p. ex., metilação diferencial e, portanto, encontrou-se expressão do gene particularmente para vias relacionadas com o crescimento e diferenciação celular). Recentemente, a presença de microRNAs expressos diferencialmente também atraiu a atenção em células de linhagem mieloide, linfócitos T e sinoviócitos semelhantes a fibroblastos. Por exemplo, a desregulação de miR146 e miR155 promove citocinas e vias inflamatórias em macrófagos.

Etiologia

Cada vez mais evidências reforçam um papel substancial de fatores ambientais, incluindo tabagismo, outras exposições pulmonares (p. ex., sílica), obesidade, deficiência de vitamina D e menor escolaridade como fatores de aumento do risco de artrite reumatoide. Baixos níveis de ingestão de álcool podem ser protetores (Figura 248.1). O tabagismo, em particular, tem sido associado a um aumento significativo no risco de desenvolver artrite reumatoide, mas isso é verdade apenas para a doença positiva para anticorpos antiproteína citrulinada (AAPC), especialmente aqueles que têm o epítopo compartilhado. A indução de alterações epigenéticas pelo tabagismo fornece a explicação mais provável para essa ligação etiológica. Gatilhos infecciosos também estão implicados, como *Mycobacteria*, *Streptococcus*, *Mycoplasma*, *Escherichia coli*, *Helicobacter pylori* e vírus (rubéola, Epstein-Barr, parvovírus). Os mecanismos pelos quais as infecções causam doenças são mal compreendidos. A febre reumática (Capítulo 274) e a artrite reativa (Capítulo 249) são exemplos básicos. A artrite reativa, em particular, pode ocorrer depois de um de uma miríade de gatilhos infecciosos diferentes, mas específicos, apresentados em determinado local no corpo (p. ex., o trato gastrintestinal ou geniturinário) em um contexto genético de predisposição, na maior parte dos casos HLA-B27. Nessa síndrome, a idade e o sexo, e, portanto, a maturidade do sistema imune, podem ser essenciais para o desenvolvimento da doença clínica, que ocorre principalmente entre as idades de 15 e 40 anos nos homens. Mais recentemente, a artrite de Lyme (Capítulo 305) é um exemplo de síndrome artrítica para a qual um gatilho infeccioso foi claramente demonstrado. Existem muitos outros exemplos em modelos animais de artrite, incluindo

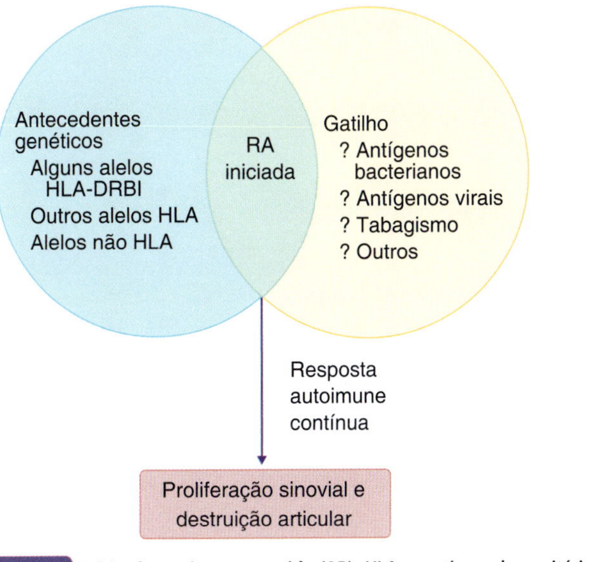

FIGURA 248.1 **Início da artrite reumatoide (AR). HLA = antígeno leucocitário humano.**

a artrite induzida por micobactérias e estreptococos. Atualmente, o maior interesse reside no papel do microbioma na indução da artrite reumatoide. Estudos do microbioma gastrintestinal e oral (o último particularmente na doença periodontal) identificaram uma disbiose associada à artrite reumatoide inicial. Microrganismos específicos (p. ex., *P. gingivalis*, *P. coprie*, *A. actinomycetemcomitans*) foram implicados. Ainda não se sabe se isso opera por mimetismo molecular, homeostase imune alterada (o trato GI é uma área vital para a manutenção da tolerância imune periférica) ou estimulação direta da função imune (p. ex., por meio de citrulinação aumentada).

Por fim, o uso de anticoncepcionais orais tem sido associado à diminuição na incidência de artrite reumatoide. Como o efeito parece ser mais forte para anticoncepcionais orais com alto teor de estrogênio, postula-se que o estrogênio seja o responsável por esse efeito protetor. Estudos que tentaram abordar a questão do uso de estrogênio na pós-menopausa e seu efeito na artrite reumatoide chegaram a resultados conflitantes.

Patogênese e patologia tecidual

A patogênese geral da artrite reumatoide permanece desconhecida. Considerando o exposto, o melhor modelo atual é descrito a seguir. Os primeiros sinais de inflamação frequentemente ocorrem no pulmão: foram relatadas TCs de alta resolução anormais em pacientes com pré-AR. A citrulinação da mucosa pulmonar é aumentada, talvez refletindo o tabagismo ou outros irritantes pulmonares. Observa-se aumento da inflamação local, que sustenta a ativação inicial dos linfócitos B e, em seguida, dos linfócitos T, com a consequente "quebra de tolerância" a autoproteínas modificadas pós-translacionalmente. Eventos semelhantes na mucosa oral, na doença periodontal ou, possivelmente, no trato gastrintestinal também podem contribuir em alguns subgrupos de pacientes. As propriedades físico-químicas desses peptídios derivados de autoproteínas que conferem uma ativação imune aumentada presumivelmente surgem na arquitetura genética descrita anteriormente e especialmente na estrutura do epítopo compartilhado. Segue-se uma fase clínica pré-articular ("Pré-AR") que pode durar até vários anos, durante a qual o fator reumatoide e os autoanticorpos contra proteínas modificadas pós-translacionalmente (AAPM), particularmente anticorpos antiproteínas citrulinadas (AAPC), aumentam em título e têm especificidade cada vez mais ampla (disseminação do epítopo). Os AAPC, por exemplo, são capazes de reconhecer resíduos citrulinados em uma variedade de autoproteínas (p. ex., colágeno tipo II, vimentina, alfaenolase, fibronectina, fibrinogênio e histonas). As anormalidades, portanto, parecem representar uma ampla falha em regular a homeostase imune, em vez de haver um (auto)antígeno individual responsável pela doença em geral. Um autoantígeno pode, entretanto, atuar como um gatilho. Paralelamente, são detectados níveis elevados de citocinas e quimiocinas séricas, indicativos de níveis aumentados generalizados de inflamação sistêmica, juntamente com dismetabolismo lipídico. Biopsias do tecido sinovial durante essa fase pré-AR são essencialmente normais, de acordo com sua natureza sistêmica.

Depois disso, ocorre um evento de transição que anuncia o início da artrite detectável clinicamente. A doença sistêmica fica localizada na articulação. Esse processo é mal definido.[4] Observa-se que AAPC específicos são mais amplos (eles se expandem durante a pré-AR) e as concentrações de citocinas são mais altas imediatamente antes do início da doença (AR iminente). Postulou-se que os mecanismos de concentração articular incluem alterações precoces na vascularização sinovial, deposição de complexos imunes, suprimento neurológico alterado, infecção local e microtraumatismo. Uma sofisticada ideia recente considera um AAPC específico para a vimentina citrulinada se ligando e ativando osteoclastos, levando, então, à erosão óssea local e dor, além da liberação de quimiocinas, particularmente a IL-8. Esta última pode iniciar o recrutamento das células sinoviais.

A artrite reumatoide estabelecida está associada ao desenvolvimento de um denso infiltrado celular sinovial que tem algum grau de organização (Figura 248.2). Forma-se uma camada de revestimento que tem profundidade de 4 a 8 células, incluindo macrófagos e sinoviócitos semelhantes a fibroblastos (SSF). A área intersticial contém uma grande quantidade de linfócitos T, linfócitos B, células plasmáticas, mastócitos e SSF. Em alguns pacientes, formam-se agregados linfocíticos (centros germinativos ectópicos) que conferem pior prognóstico clínico. Provavelmente, eles atuam como fonte de produção de autoanticorpos. Intrigantes estudos de biopsia prospectiva identificaram aparências sinoviais discretas em

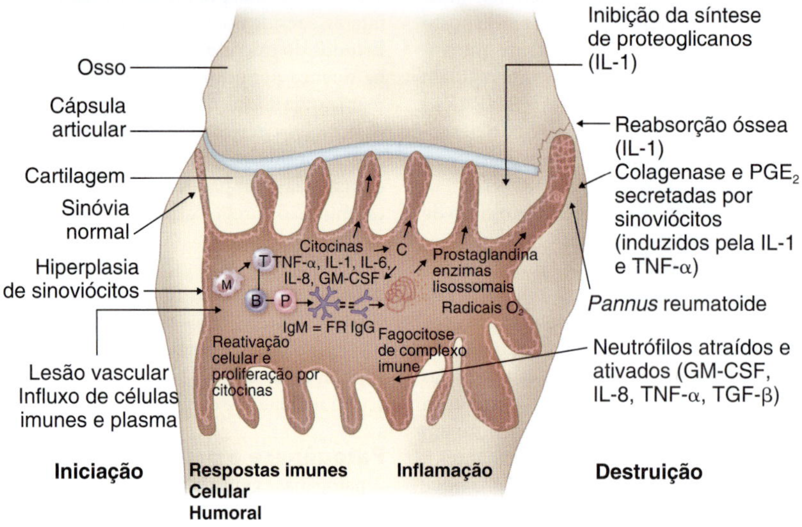

FIGURA 248.2 **Eventos envolvidos na patogênese da sinovite reumatoide (progredindo da *esquerda para a direita*).** B = linfócito B; C = complemento; GM-CSF = fator estimulador de colônia de granulócitos-macrófagos; IgG, IgM = imunoglobulina G, M; IL = interleucina; M = macrófago; P = célula plasmática; PGE_2 = prostaglandina E_2; FR = fator reumatoide; T = linfócito T; TGF-β = fator de crescimento transformador-β; TNF-α = fator de necrose tumoral-α.

subgrupos de pacientes; descreveram-se os patótipos mieloide, linfocítico e fibroblástico em nível transcricional e histológico. Esses patótipos podem representar endótipos clinicamente discretos que, no futuro, poderiam definir biomarcadores úteis para determinar as escolhas ideais de terapias-alvo imunes.

A resposta dos linfócitos T sinoviais é principalmente do tipo T_H1 e T_H17. Os linfócitos T são ativados via antígeno apresentado de maneira dependente de CD28/CD80/86 por macrófagos, linfócitos B ou SSF, pelo meio local de citocinas (p. ex., IL-7, IL-15, TNF, IL-6) ou por ativação celular cognata por meio do contato celular com macrófagos. O abatacepte, que bloqueia a coestimulação, medeia seus efeitos pela interferência em algumas dessas vias. Os linfócitos T secretam citocinas (p. ex., IL-17 e GM-CSF) que levam à proliferação sinovial adicional. A fonte predominante de citocinas sinoviais é composta, entretanto, por macrófagos, mastócitos e SSF. Citocinas derivadas de macrófagos, particularmente a interleucina-1 (IL-1), IL-6 e fator de necrose tumoral-α (TNF-α), desempenham papéis centrais neste processo inflamatório em andamento. O TNF e a IL-6, em particular, parecem ter dominância funcional hierárquica, refletida no direcionamento terapêutico bem-sucedido (p. ex., inibidores do TNF, tocilizumabe e inibidores da JAK) e proporcional aos seus perfis funcionais, que incluem ativação de leucócitos, ativação endotelial, angiogênese ou ativação de osteoclastos.

O sistema imune humoral também atua, o que se percebe pelo sucesso do tratamento com rituximabe. O fator reumatoide (FR) e a presença de AAPC se correlacionam com uma doença mais grave, que inclui erosões ósseas e com a presença de características extra-articulares. O FR e o AAPC provavelmente têm um papel patológico. Via formação de complexo imune, ou talvez atuando isoladamente, eles aumentam a ativação do complemento, promovem a ativação de macrófagos para liberar enzimas lisossomais, cininas, prostanoides e radicais livres de oxigênio/nitrogênio via ligação ao receptor Fc (FcR) e podem ativar osteoclastos. Os AAPC também ativam macrófagos via *cross-talk* TLR/FcR mediado pela fibronectina citrulinada.

O dano articular é causado principalmente por SSF e osteoclastos. Os SSF são células parcialmente transformadas, com um perfil epigenético distinto, que exibem independência de ancoragem, perda de inibição de contato, proliferação de baixo grau e expressão de TLR, tornando-as imunologicamente competentes para detectar danos teciduais. Eles liberam prostanoides, citocinas, quimiocinas e metaloproteinases de matriz (MMP), como MMP1, MMP3 e MMP13, desproporcionalmente à liberação de inibidores teciduais de MMP (TIMP). Em consequência, o SSF promove dano à cartilagem; essa área local de dano tecidual é conhecida como *junção cartilagem-pannus*. Macrófagos e mastócitos também podem contribuir para esse processo local. O dano ósseo requer células com capacidade de acidificar o meio local – a maturação e a ativação dos osteoclastos é uma característica localizada da sinóvia da artrite reumatoide, surgindo como consequência da atividade do RANKL, IL-1, TNF e IL-17. Assim, os osteoclastos ativados localizam-se no osso periarticular e na medula óssea adjacente, levando às erosões características detectadas na radiografia simples. O processo inflamatório subjacente à erosão é detectado como "edema ósseo" na RM. A sinovite resulta, portanto, da destruição da cartilagem do osso marginal e no estiramento ou ruptura da cápsula articular ou dos tendões e ligamentos. O dano está diretamente relacionado com a incapacidade.

Por fim, a inflamação generalizada promove comorbidades sistêmicas. Propõe-se que citocinas circulantes e complexos imunes ativem o endotélio e acelerem a aterosclerose, podendo provocar osteoporose sistêmica e podendo causar comprometimento cognitivo, fadiga e manifestações psiquiátricas francas (p. ex., depressão). A inibição de tais processos deve reduzir as comorbidades na prática clínica.

MANIFESTAÇÕES CLÍNICAS

Manifestações articulares

A artrite reumatoide pode afetar qualquer articulação sinovial (diartrodial) (Figura 248.3). Mais comumente, a doença clinicamente aparente começa nas articulações metacarpofalângica (MCF), interfalângica proximal (IFP)

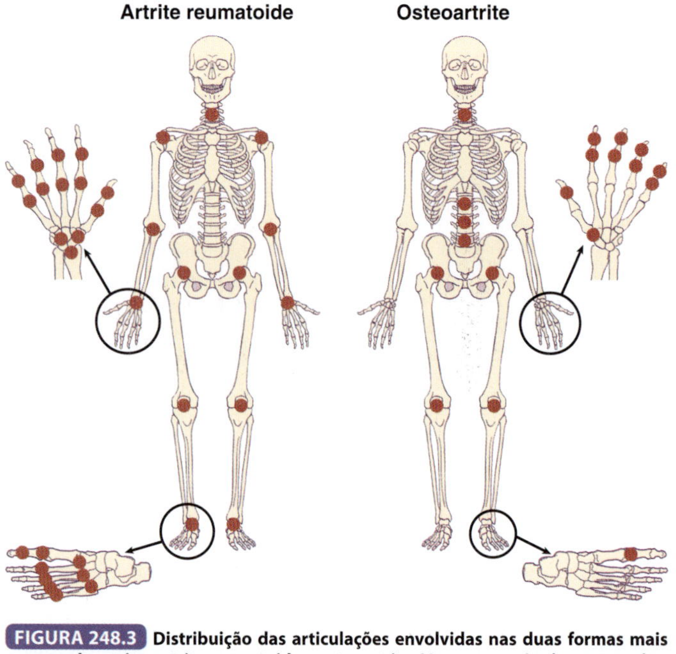

FIGURA 248.3 **Distribuição das articulações envolvidas nas duas formas mais comuns de artrite: artrite reumatoide e osteoartrite.** Mostram-se *círculos pretos* sobre as articulações envolvidas.

e metatarsofalângica (MTF), seguida pelos punhos, joelhos, cotovelos, tornozelos, quadris e ombros, aproximadamente nessa ordem. O tratamento precoce limita as articulações envolvidas. Menos comumente, e geralmente mais tarde, a artrite reumatoide pode envolver as articulações temporomandibular, cricoaritenoide e esternoclavicular. A artrite reumatoide pode acometer a parte superior da coluna cervical, particularmente a articulação C1-C2 (e-Figura 248.1), mas, ao contrário das espondiloartropatias (Capítulo 249), raramente acomete o restante da coluna vertebral. Os pacientes também apresentam risco aumentado de osteoporose (Capítulo 230), e esse risco deve ser considerado e tratado precocemente.

Mãos

As mãos são um importante local de envolvimento; uma proporção significativa da incapacidade causada pela artrite reumatoide se deve a danos e disfunções das mãos. Normalmente, a doença começa com inchaço das articulações IFP e MCF. As articulações interfalângicas distais (IFD) quase nunca são acometidas; o envolvimento significativo das articulações IFD deve sugerir a possibilidade de um diagnóstico diferente (ou seja, osteoartrite ou artrite psoriásica). A Figura 248.4 ilustra o desvio ulnar clássico das articulações MCF e deformidades em pescoço de cisne (hiperextensão das articulações IFP) que são comumente vistas na doença tardia. Também ocorrem deformidades em botoeira (ou casa de botão) como resultado da hiperflexão das articulações IFP. Se a doença clínica permanecer ativa, a função da mão se deteriora. A perda repentina da função de dedos individuais pode ocorrer como resultado da ruptura tendínea, que requer a experiência de um cirurgião de mão para ser reparada.

Pés

Os pés, particularmente as articulações MTF, são envolvidos precocemente na maior parte dos pacientes. Erosões radiográficas ocorrem pelo menos tão cedo nos pés quanto nas mãos. A subluxação dos artelhos é comum e leva ao duplo problema de ruptura da pele e úlceras na parte superior dos artelhos e desalinhamento das cabeças MTF. A deambulação dolorosa se desenvolve em razão do deslocamento dos coxins de amortecimento que geralmente protegem as cabeças das articulações MTF.

Punhos

As articulações dos punhos são acometidas na maior parte dos pacientes com artrite reumatoide. O desvio radial é a regra, e os pacientes com comprometimento grave podem progredir para subluxação volar. Mesmo no início do curso da doença, a proliferação sinovial no punho e ao redor dele pode comprimir o nervo mediano, causando uma síndrome do túnel do carpo (Figura 248.5). Posteriormente, essa proliferação sinovial pode invadir os tendões e levar à ruptura, mais comumente dos tendões extensores.

Grandes articulações

O envolvimento de joelhos, tornozelos, cotovelos, quadris e ombros é comum. Caracteristicamente, toda a superfície articular é acometida de maneira simétrica. A artrite reumatoide é simétrica não apenas de um lado ao outro do corpo, mas também no interior da articulação em si. No caso do joelho (Figura 248.6A), os compartimentos medial e lateral estão ambos gravemente estreitados. Em contraste, pacientes com osteoartrite (Figura 248.6B) podem apresentar envolvimento de apenas um compartimento do joelho.

Os cistos sinoviais podem ocorrer ao redor de qualquer articulação (grandes ou pequenas) e, ocasionalmente, se manifestam como massas moles e flutuantes que representam desafios diagnósticos. Quando o joelho produz líquido sinovial em excesso, este pode se acumular na fossa poplítea (cisto poplíteo ou de Baker) (e-Figura 248.2). Esses cistos podem comprimir o nervo, artéria ou veias poplíteas. Os cistos de Baker podem dissecar nos tecidos da panturrilha (geralmente posteriormente) ou podem se romper. A dissecção pode produzir apenas sintomas menores, como uma sensação de plenitude; a ruptura do cisto com extravasamento de seu conteúdo inflamatório produz dor e edema significativos e pode ser confundida com uma tromboflebite, a chamada síndrome de pseudotromboflebite. A ultrassonografia da fossa poplítea e da panturrilha é útil para estabelecer o diagnóstico correto e descartar tromboflebite, que pode ser precipitada por cistos poplíteos. O tratamento do cisto poplíteo ou

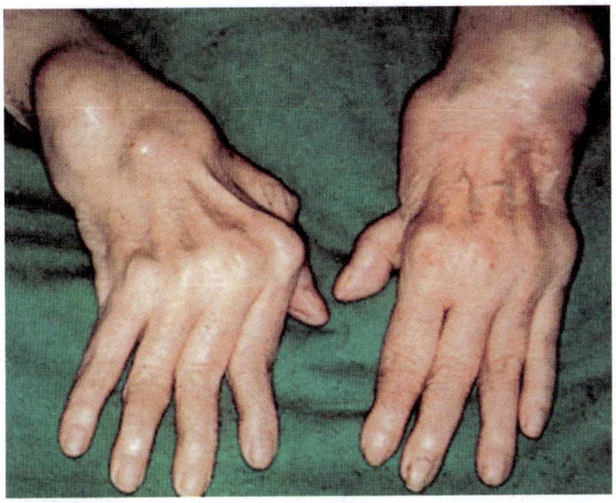

FIGURA 248.4 **Artrite reumatoide avançada grave das mãos.** Há inchaço maciço dos tendões na superfície dorsal de ambos os punhos, perda muscular grave, desvio ulnar das articulações metacarpofalângicas e deformidade em pescoço de cisne dos dedos. (Extraída de Forbes CD, Jackson WF. *Color Atlas and Text of Clinical Medicine*, 3rd ed. London: Mosby; 2003.)

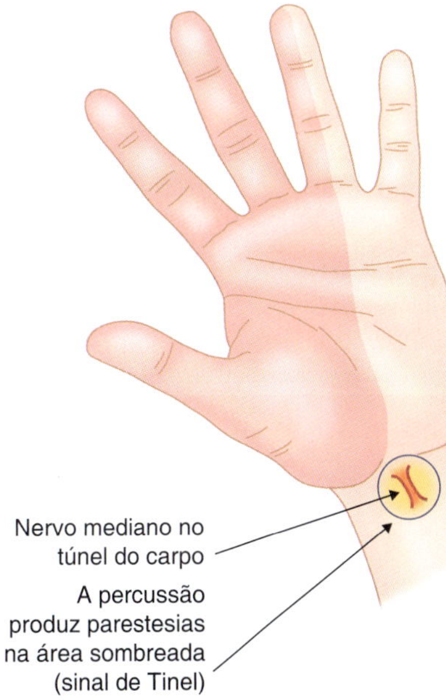

FIGURA 248.5 **Síndrome do túnel do carpo.** Distribuição da dor e/ou parestesia (*área sombreada*) quando o nervo mediano é comprimido por um inchaço no punho (túnel do carpo).

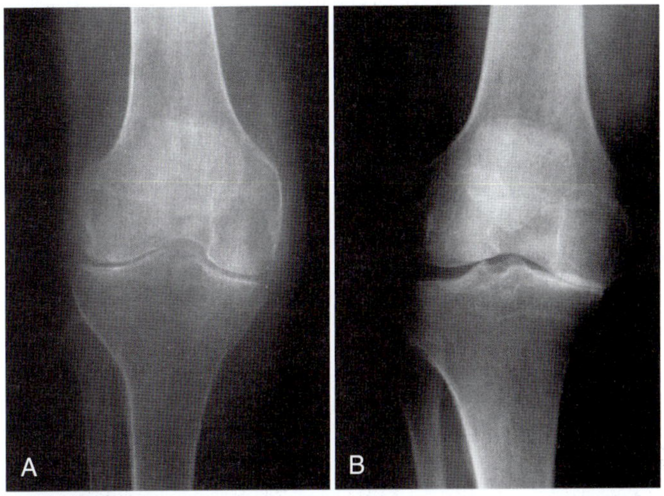

FIGURA 248.6 **Radiografias de joelhos nas duas formas mais comuns de artrite: artrite reumatoide e osteoartrite. A.** Envolvimento grave na artrite reumatoide, com perda simétrica quase completa do espaço articular nos compartimentos medial e lateral, mas com pouca esclerose subcondral ou formação de osteófito. **B.** Osteoartrite típica, com perda grave quase total do espaço articular de um compartimento e espaço articular normal ou até aumentado no outro compartimento. Observe também a esclerose subcondral significativa na área envolvida, típica da osteoartrite.

de qualquer outro cisto deve ser direcionado à interrupção do processo inflamatório, inicialmente com uma injeção intra-articular de corticosteroides na articulação envolvida.

Pescoço

Embora a maior parte do esqueleto axial seja poupado na artrite reumatoide, a coluna cervical comumente é acometida, particularmente a articulação C1-C2. Erosões ósseas e danos ligamentares podem ocorrer nesta área e podem levar à subluxação (ver e-Figura 248.1). Na maior parte dos casos, a subluxação em C1-C2 é pequena e sem sintomas associados; pacientes e cuidadores precisam apenas ser cautelosos e evitar forçar ativamente o pescoço em posições de flexão. Ocasionalmente, a subluxação em C1-C2 é grave e leva ao comprometimento da medula cervical com sintomas neurológicos e, em alguns casos, morte. Se for planejada cirurgia para um paciente com artrite reumatoide de longa data, deve-se realizar radiografias pré-operatórias em flexão e extensão da coluna cervical procurando por subluxação significativa.

Outras articulações

Onde quer que haja tecido sinovial, a artrite reumatoide pode causar problemas. As articulações temporomandibular, cricoaritenóidea e esternoclavicular são exemplos de outras articulações que podem estar envolvidas. A articulação cricoaritenóidea é responsável pela abdução e adução das cordas vocais. O envolvimento desta articulação pode causar sensação de plenitude na garganta, rouquidão e, raramente, quando as cordas estão essencialmente fundidas em posição fechada, uma síndrome de dificuldade respiratória aguda com ou sem estridor. Nesta última situação, uma traqueotomia emergencial pode salvar a vida do paciente.

Manifestações extra-articulares

As características sistêmicas da artrite reumatoide, como fadiga, perda de peso e febre leve, ocorrem com frequência. Como com todas as outras características extra-articulares, elas são mais comuns nos pacientes que são positivos para fator reumatoide (FR) ou anticorpos AAPC ou ambos (Tabela 248.1) e respondem ao tratamento.

Pele

Observam-se nódulos subcutâneos em aproximadamente 20% dos pacientes com artrite reumatoide, quase exclusivamente naqueles que são FR ou AAPC-positivos. Pacientes com nódulos soronegativos devem ser examinados cuidadosamente à procura de um diagnóstico diferente, como gota tofácea crônica. Os nódulos podem ocorrer em quase qualquer lugar (p. ex., pulmões, coração, olhos), mas desenvolvem-se mais comumente por via subcutânea nas superfícies extensoras (particularmente nos antebraços) (Figura 248.7), nas articulações ou nos pontos de pressão excessiva. Os nódulos reumatoides são firmes ao exame, geralmente não são dolorosos, têm um quadro histológico característico e acredita-se que sejam iniciados pela vasculite de pequenos vasos. Descreveu-se uma síndrome de aumento da nodulose, apesar do bom controle da doença articular, associado ao tratamento com metotrexato (Figura 248.8).

A vasculite de pequenos vasos,[5] que se manifesta com infartos digitais ou vasculite leucocitoclástica, pode ocorrer na artrite reumatoide (Figura 248.9) e deve levar a um tratamento mais agressivo com DMARD.

Tabela 248.1	Manifestações extra-articulares da artrite reumatoide.
Cutâneas	Nódulos, fragilidade, vasculite, pioderma gangrenoso
Cardíacas	Pericardite, aterosclerose prematuram vasculite, doença valvar e nódulos nos anéis valvares
Pulmonares	Derrames pleurais, doença pulmonar intersticial, bronquiolite obliterante, nódulos reumatoides, vasculite
Oftálmicas	Ceratoconjuntivite seca, episclerite, esclerite, escleromalacia perfurante, ceratopatia ulcerativa periférica
Neurológicas	Neuropatia por encarceramento, mielopatia cervical, mononeurite múltipla (vasculite), neuropatia periférica
Hematopoéticas	Anemia, trombocitose, linfadenopatia, síndrome de Felty, síndrome dos linfócitos granulares grandes
Renais	Amiloidose, vasculite
Óssea	Osteopenia

Também pode ser observada uma vasculite de artérias pequenas e médias que é indistinguível da poliarterite nodosa e requer terapia sistêmica agressiva. Por fim, o pioderma gangrenoso ocorre com frequência aumentada em associação com a artrite reumatoide.

Envolvimento cardiovascular

O envolvimento cardíaco diretamente relacionado com a artrite reumatoide é incomum; no entanto, os pacientes com artrite reumatoide têm um aumento significativo na morbidade e na mortalidade por doença da artéria coronária e insuficiência cardíaca. Metanálise de estudos observacionais mostrou que o risco de doença cardiovascular incidental aumenta em 48% em pacientes com artrite reumatoide em comparação com a população em geral. As razões não são claras, mas a inflamação crônica parece ser a causa principal, sobreposta à prevalência de fatores de risco convencionais (p. ex., tabagismo, obesidade). Alguns dos medicamentos usados para tratar a artrite reumatoide, como os glicocorticoides, e um estilo de vida sedentário podem ser fatores de risco adicionais para o desenvolvimento de doença da artéria coronária. Derrames pericárdicos são comuns

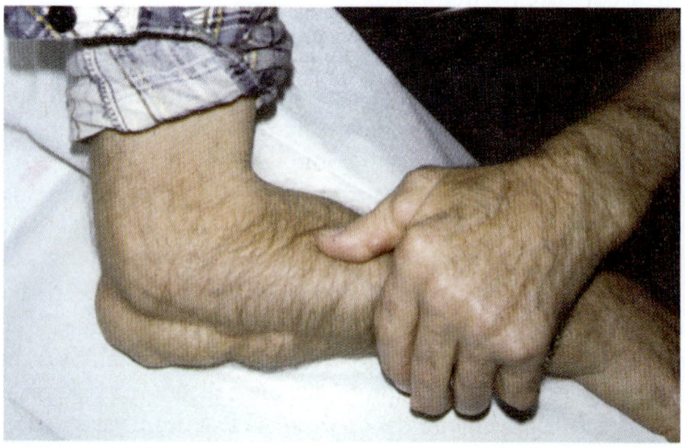

FIGURA 248.7 **Nódulos reumatoides.** Observam-se grandes nódulos reumatoides em localização clássica ao longo da face extensora do antebraço e na bursa olecraniana.

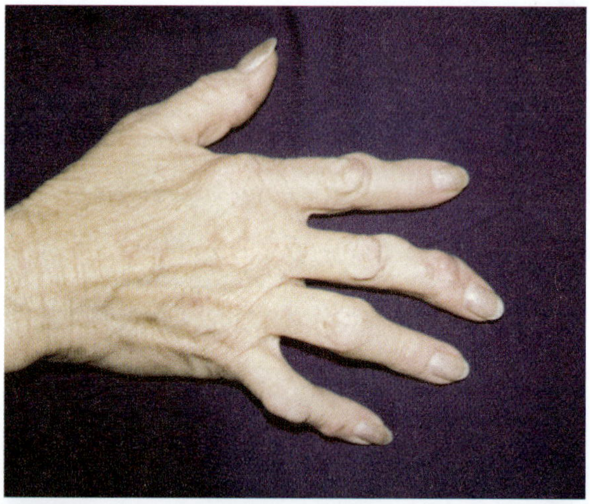

FIGURA 248.8 **Nódulos reumatoides.** Nesta paciente, estão presentes múltiplos nódulos reumatoides sobre as articulações. Em alguns casos, os nódulos podem dominar o quadro clínico. Pode-se observá-los raramente como efeito colateral do tratamento com metotrexato.

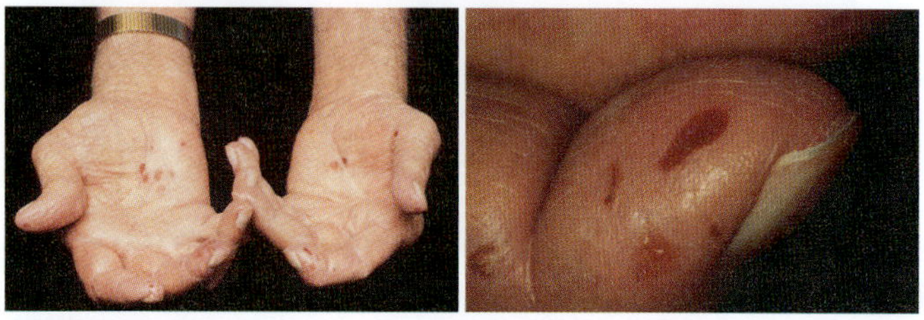

FIGURA 248.9 **Vasculite de pequenos vasos.** Ambas as figuras ilustram casos de vasculite reumatoide com pequenos infartos marrons em palmas e dedos na artrite reumatoide crônica. (Cortesia do Dr. Martin Lidsky, Houston, TX.)

(50% pela ecocardiografia), mas geralmente são assintomáticos. Raramente, a doença pericárdica de longa duração pode resultar em pericardite fibrinosa, e os pacientes podem manifestar clinicamente uma pericardite constritiva (Capítulo 68). Uma coorte populacional inicial de pacientes com artrite reumatoide de Olmstead County, Minnesota, mostrou um aumento na incidência de tromboembolismo venoso em comparação com os controles.

Manifestações pulmonares

As manifestações pulmonares incluem derrames pleurais, nódulos reumatoides e doença pulmonar parenquimatosa. Os derrames pleurais ocorrem mais comumente em homens e geralmente são pequenos e assintomáticos. É interessante observar que o líquido pleural na artrite reumatoide é caracterizado por baixos níveis de glicose e baixo pH e, portanto, às vezes pode ser confundido com um empiema. Nódulos reumatoides podem ocorrer no pulmão, especialmente em homens (Figura 248.10); geralmente são sólidos, mas podem calcificar, cavitar ou infeccionar. Raramente, os nódulos pulmonares se rompem e produzem pneumotórax. Se os pacientes com artrite reumatoide forem expostos a pó de carvão ou sílica, podem ocorrer densidades nodulares difusas (síndrome de Caplan). Pode ser difícil diferenciar nódulos reumatoides do câncer de pulmão, principalmente se a lesão for solitária. Portanto, a presença de nódulos pulmonares em um paciente com artrite reumatoide deve incitar uma avaliação diagnóstica agressiva.

Observa-se fibrose intersticial difusa na artrite reumatoide, que em raros casos pode ocorrer antes das manifestações articulares. Pode progredir para uma aparência de favo de mel na radiografia, com aumento da dispneia. Raramente, pode-se observar bronquiolite obliterante, com ou sem pneumonia em organização.

Manifestações oftalmológicas

A manifestação ocular mais comum da artrite reumatoide é a ceratoconjuntivite seca (olhos secos) da síndrome de Sjögren secundária (Capítulo 252). Os pacientes podem ter xerostomia (boca seca) associada, edema da glândula parótida ou, ocasionalmente, linfadenopatia. Também pode ocorrer esclerite, que pode ser dolorosa, com progressão para adelgaçamento da esclera; ao exame físico, nota-se pigmentação profunda. Pode haver então progressão para perfuração da esclera (escleromalacia perfurante). Raramente, a tendinite dos músculos oblíquos superiores pode resultar em visão dupla (síndrome de Brown).

Manifestações neurológicas

As síndromes de encarceramento de nervos periféricos, incluindo a síndrome do túnel do carpo (nervo mediano no punho) e a síndrome do túnel do tarso (nervo tibial anterior no tornozelo), são comuns na artrite reumatoide. A vasculite pode causar neuropatia em "meia e luva" ou mononeurite múltipla, ambas as quais podem exigir terapia agressiva. Subluxações em C1-C2 podem produzir mielopatia (e-Figura 248.1). Descreveram-se nódulos reumatoides no sistema nervoso central, mas estes são raros e geralmente assintomáticos.

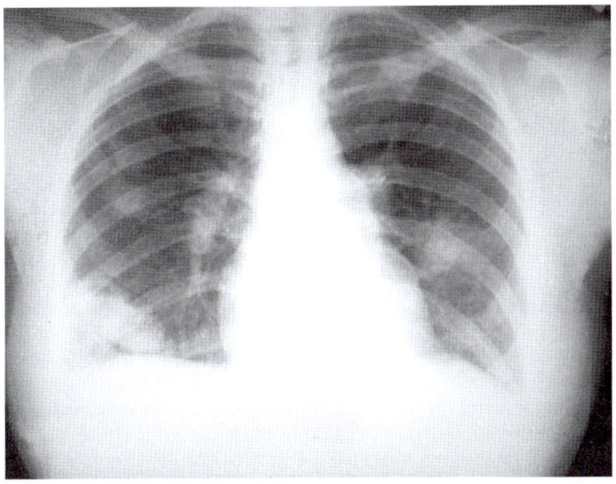

FIGURA 248.8 **Nódulos reumatoides no pulmão. A radiografia de tórax demonstra nódulos reumatoides discretos nos lobos inferiores direito e esquerdo. (Cortesia do Dr. Martin Lidsky, Houston, TX.)**

Síndrome de Felty

A síndrome de Felty consiste na tríade de artrite reumatoide, esplenomegalia e neutropenia. Essa complicação é observada em pacientes com doença FR/AAPC-positiva grave e pode ser acompanhada por hepatomegalia, trombocitopenia, linfadenopatia e febre. A maior parte dos pacientes com síndrome de Felty não requer tratamento especial; em vez disso, o tratamento deve ser direcionado à artrite reumatoide grave e, quando isso é feito, os leucócitos melhoram. Se houver neutropenia grave (Capítulo 158) (< 500 células/$\mu\ell$) acompanhada por infecções bacterianas recorrentes ou úlceras de perna crônicas que não cicatrizam, a esplenectomia pode, em raros casos, ser indicada.

Alguns pacientes que antes se acreditava terem síndrome de Felty apresentam contagens de leucócitos periféricos dominadas por grandes linfócitos granulares com ausência quase completa de neutrófilos. Essa condição é conhecida como *síndrome dos linfócitos granulares grandes (LGL)* e é considerada um distúrbio linfoproliferativo de baixo grau caracterizado pela proliferação clonal de linfócitos granulares grandes. No contexto de artrite reumatoide ou Sjögren, essa síndrome tem um bom prognóstico, com a neutropenia frequentemente respondendo expressivamente aos tratamentos, particularmente ao metotrexato.

Curso clínico

Embora as manifestações sejam variáveis, a maior parte dos pacientes com artrite reumatoide tem o início insidioso de dor, rigidez ou inchaço em várias pequenas articulações ao longo de semanas a meses. Também pode haver características sistêmicas como fadiga, febre baixa e perda de peso. Menos comumente, o início pode ser repentino, ocorrendo quase de um dia para outro, ou os pacientes podem apresentar monoartrite ou oligoartrite persistente por períodos prolongados antes de manifestar o padrão mais típico de envolvimento articular. Em casos raros, particularmente os homens desenvolvem características extra-articulares de artrite reumatoide, especialmente doença pulmonar, antes que os problemas articulares apareçam.

A distribuição das articulações envolvidas é uma pista essencial para o diagnóstico subjacente. As articulações envolvidas na apresentação são variáveis; normalmente, os sintomas começam nas pequenas articulações das mãos (articulações IFP e MCF) e nos artelhos (articulações MTF). É importante ressaltar que a artrite reumatoide geralmente poupa as articulações IFD e as pequenas articulações dos artelhos (Figura 248.3). Mais tarde, ela se "move", ou como diriam alguns "metastatiza", de maneira aditiva, para articulações maiores: punhos, joelhos, cotovelos, tornozelos, quadris e ombros (aproximadamente nesta ordem). Embora a história de sintomas articulares do paciente (artralgia) seja importante, o diagnóstico de artrite reumatoide requer a presença de inflamação (inchaço, calor ou ambos) no exame das articulações.

A rigidez matinal é uma característica marcante da artrite inflamatória e uma característica proeminente da artrite reumatoide. Os pacientes apresentam seu pior estado característico pela manhã ou depois de longos períodos de descanso. Essa rigidez nas articulações e ao redor delas geralmente perdura por horas, e quantificá-la é uma forma de medir a melhora. A rigidez é aliviada pelo calor e pela atividade, e reduzir ou eliminar a rigidez articular é um objetivo claro do tratamento.

DIAGNÓSTICO

Todos os paradigmas de tratamento atuais para a artrite reumatoide enfatizam o uso precoce e agressivo de DMARDs. Portanto, a importância do diagnóstico precoce preciso não pode ser subestimada. Não há um único achado patognomônico no exame físico ou laboratorial. Em vez disso, o diagnóstico da artrite reumatoide requer uma coleção de características da anamnese e do exame físico, bem como um médico alerta e informado.

Classificação

Atualmente existem dois sistemas de classificação para a artrite reumatoide: um projetado para uso na prática clínica e outro para estudos (Tabela 248.2). Embora elaborados para a classificação, esses critérios também são amplamente usados como auxiliares diagnósticos. Na classificação clínica mais antiga, os cinco primeiros critérios são clínicos; em outras palavras, eles são estabelecidos pelo exame físico ou conversando com o paciente. Apenas os dois últimos critérios requerem exames laboratoriais ou radiografias. Os quatro primeiros critérios devem estar presentes por pelo menos

6 semanas antes que seja feito um diagnóstico de artrite reumatoide. Essa advertência é importante porque uma série de condições, incluindo muitas síndromes relacionadas com vírus, podem causar poliartrite autolimitada que parece idêntica à artrite reumatoide, incluindo, às vezes, a presença de FR. Essas condições geralmente perduram por apenas 2 a 3 semanas. Os critérios do American College of Rheumatology/European League Against Rheumatism para artrite reumatoide não requerem 6 semanas de doença e dão peso significativo à presença de FR de alto título ou positividade de AAPC.[6] A presença de anticorpos AAPC, mesmo nas primeiras semanas de uma artrite inflamatória, é fortemente sugestiva de artrite reumatoide agressiva em curso.[7] Os critérios de classificação de 2010 da iniciativa colaborativa do American College of Rheumatology e European League Against Rheumatism são mostrados na e-Figura 248.3.

Achados laboratoriais

Historicamente, a anormalidade laboratorial mais característica é a presença de fator reumatoide (FR), que é encontrado em aproximadamente 75% dos pacientes. O FR é um anticorpo que reconhece a porção Fc da imunoglobulina G como seu antígeno. A presença de FR está fortemente associada à doença articular mais grave, bem como a essencialmente todas as características extra-articulares discutidas anteriormente. É importante ressaltar que o FR é visto em associação com muitas outras doenças além da artrite reumatoide, particularmente em processos de doenças que induzem à estimulação crônica do sistema imune (Tabela 248.3). O AAPC (o anticorpo antiproteínas modificadas [AAPM] mais comumente detectado), encontrado em aproximadamente 70% dos pacientes com artrite reumatoide, tem alta especificidade (93 a 98%) e pode estar presente anos antes do diagnóstico da doença clínica. Eles estão associados a doenças erosivas agressivas. Aproximadamente 15% dos pacientes com artrite reumatoide são negativos para FR e AAPC (soronegativos). A artrite reumatoide está associada a muitos outros autoanticorpos além dos AAPM, incluindo anticorpos antinucleares (aproximadamente 30%) e anticorpos antineutrófilos citoplasmáticos, particularmente do tipo perinuclear (aproximadamente 30%) (Capítulo 242).

Tabela 248.2 Critérios de classificação para artrite reumatoide.*

Rigidez matinal (≥ 1 h)
Edema (tecidos moles) de três ou mais articulações
Edema (tecidos moles) das articulações das mãos (IFP, MCF ou punho)
Edema simétrico (tecidos moles)
Nódulos subcutâneos
Fator reumatoide sérico
Erosões e/ou osteopenia periarticular nas articulações da mão ou do punho vistas na radiografia

*Os critérios 1 a 4 devem estar continuamente presentes por 6 semanas ou mais, e os critérios 2 a 5 devem ser observados por um médico. Uma classificação de artrite reumatoide requer que 4 dos 7 critérios sejam atendidos.
MCF = metacarpofalângica; IFP = interfalângica proximal.

Tabela 248.3 Diagnóstico diferencial da artrite reumatoide.

DISTÚRBIO	NÓDULOS SUBCUTÂNEOS	FATOR REUMATOIDE
Artrite viral (hepatites B e C, parvovírus, rubéola, outros)	–	±
Endocardite bacteriana	±	+
Febre reumática	+	–
Sarcoidose	+	+
Artrite reativa	–	–
Artrite psoriásica	–	–
Lúpus eritematoso sistêmico	±	+
Síndrome de Sjögren primária	–	+
Gota tofácea crônica	+	–
Doença do pirofosfato de cálcio	–	–
Polimialgia reumática	–	–
Osteoartrite (erosiva)	–	–

– = ausente; + = frequentemente presente; ± = ocasionalmente presente.

A maior parte dos pacientes com artrite reumatoide tem anemia da doença crônica (ou anemia da inflamação crônica), e o grau é proporcional à atividade da doença (Capítulo 149). A terapia que controla a doença normaliza os níveis de hemoglobina. Outras causas de anemia também devem ser consideradas na artrite reumatoide, particularmente a anemia por deficiência de ferro por perda de sangue gastrintestinal. A trombocitose é comum, com a contagem de plaquetas voltando ao normal à medida que a inflamação é controlada. Os reagentes de fase aguda, como os níveis de VHS e PCR, são paralelos à atividade da doença, e sua elevação persistente indica um prognóstico ruim em termos de destruição articular e mortalidade. A contagem de glóbulos brancos pode estar elevada, normal ou, no caso da síndrome de Felty, deprimida. A eosinofilia está presente em alguns pacientes com artrite reumatoide.

O líquido sinovial na artrite reumatoide é caracterizado por contagens de leucócitos na faixa de 5.000 a 100.000/$\mu\ell$, com aproximadamente dois terços das células sendo leucócitos polimorfonucleares. Não há achados do líquido sinovial que sejam patognomônicos da artrite reumatoide.

Diagnóstico diferencial

O diagnóstico preciso da artrite reumatoide no início de seu curso, embora desafiador, é essencial para que os pacientes se beneficiem ao máximo das intervenções terapêuticas. Uma vez que a doença esteja presente e ativa por anos e ocorram as deformidades e alterações radiográficas características, o diagnóstico é muito óbvio. Depois que a artrite reumatoide progride até esse ponto, as deformidades podem não ser mais passíveis de tratamento clínico.

Muitas doenças podem mimetizar a artrite reumatoide (Tabela 248.3). No início do curso da doença, é preciso considerar as síndromes virais autolimitadas, especialmente as hepatites B e C, o parvovírus, a rubéola (infecção ou vacinação) e o vírus Epstein-Barr. A qualquer momento, o lúpus eritematoso sistêmico, a artrite psoriásica e a artrite reativa podem representar desafios ao diagnóstico diferencial. No caso desses três mimetizadores, é essencial realizar anamnese e exames direcionados para elucidar suas características clínicas associadas, como erupções cutâneas, úlceras orais, alterações nas unhas, dactilite, uretrite e envolvimento renal, pulmonar, gastrintestinal ou oftalmológico. Especialmente em pacientes idosos com artrite reumatoide de início repentino, deve-se considerar a sinovite simétrica FR-negativa em remissão com edema compressível (a chamada síndrome RS3PE) e síndromes paraneoplásicas. A gota tofácea crônica também pode mimetizar uma artrite reumatoide nodular grave. O hipotireoidismo não só causa muitas manifestações reumáticas, mas também comumente ocorre em conjunto com a artrite reumatoide e, portanto, deve ser considerado.

TRATAMENTO

Medidas gerais

A artrite reumatoide é um processo de doença permanente, que não tem cura conhecida; o diagnóstico é feito com base em critérios clínicos e existem muitas opções diferentes de tratamento. Esses fatores ampliam a importância da relação médico-paciente e valorizam o ofício, bem como os conhecimentos em medicina. O atendimento ideal ao paciente requer interações efetivas e contínuas entre médicos generalistas e reumatologistas e, em alguns casos, fisioterapeutas, terapeutas ocupacionais e cirurgiões ortopédicos.A1 Em razão da natureza grave da doença, do rápido surgimento de novos tratamentos e da necessidade de especialização no monitoramento desses tratamentos, todos os pacientes com artrite reumatoide devem ser avaliados precocemente e acompanhados atentamente por um reumatologista.

O objetivo do tratamento, que é alcançar a remissão da doença (Tabela 248.4) ou uma atividade da doença muito baixa, deve sempre ser mantido em mente.[8] Quando a artrite reumatoide é tratada precocemente, a remissão é possível em mais de 50% dos pacientes e a baixa atividade da doença, em pelo menos outros 35%. No entanto, a resposta continuada requer o uso contínuo de DMARDs. Essencialmente, todos os pacientes com artrite reumatoide devem ser tratados com DMARDs.[9] Em muitos pacientes, são necessárias combinações de diferentes DMARDs (convencionais e biológicos) para um controle ideal.A2 O tratamento deve ser escalonado rapidamente de modo a garantir a supressão máxima da doença enquanto minimiza custos e toxicidade. Pacientes com artrite reumatoide devem ser orientados em relação a sua doença e seu tratamento. Os pacientes devem ter a oportunidade de passar um tempo com fisioterapeutas e terapeutas ocupacionais para aprender exercícios de amplitude de movimento, métodos de proteção articular e dispositivos de assistência.

Tabela 248.4 Chaves para otimizar o desfecho do tratamento da artrite reumatoide.

Diagnóstico precoce e preciso
Tratamento precoce com DMARD
Esforçar-se para alcançar a remissão em todos os pacientes
Monitorar cuidadosamente as toxicidades do tratamento
Considerar e tratar comorbidades*

*Condições comórbidas importantes incluem a doença cardiovascular, a suscetibilidade aumentada a infecções e a osteoporose.
DMARD = fármaco antirreumático modificador da doença.

Tratamento conservador

Usam-se três tipos de tratamento conservador para a artrite reumatoide: AINE, glicocorticoides e DMARDs (convencionais e biológicos)[10] (Tabela 248.5). A terapia inicial deve sempre incluir um DMARD.

Anti-inflamatórios não esteroides

Os AINE são importantes pelo alívio sintomático que proporcionam; no entanto, desempenham apenas um papel menor na alteração do processo da doença subjacente. Portanto, os AINE devem ser usados raramente, ou nunca, para tratar a artrite reumatoide sem o uso concomitante de DMARD. Muitos médicos perdem um tempo valioso mudando de um AINE para outro antes de iniciar o tratamento com DMARD.

Muito tem sido escrito sobre a toxicidade gastrintestinal dos AINE; essas preocupações são particularmente relevantes para pacientes com artrite reumatoide, que geralmente apresentam fatores de risco significativos, incluindo a idade e o uso concomitante de esteroides. Portanto, os agentes seletivos da ciclo-oxigenase-2 (COX2) têm sido uma escolha popular para pacientes com artrite reumatoide. A evidência que liga esses agentes ao aumento da toxicidade cardiovascular é, entretanto, particularmente preocupante em pacientes com artrite reumatoide, que já apresentam um alto risco de infarto agudo do miocárdio. Em um ensaio clínico randomizado, um AINE seletivo inibidor da ciclo-oxigenase-2 (COX-2), o celecoxibe, foi comparado a dois AINEs não seletivos, o naproxeno e o ibuprofeno, em pacientes com artrite reumatoide e osteoartrite; o celecoxibe foi considerado não inferior em relação aos desfechos cardiovasculares.[A3] Se forem usados agentes seletivos inibidores da COX2, eles devem ser mantidos em uma dose baixa. Deve-se considerar a profilaxia com ácido acetilsalicílico em baixas doses, mas esse tratamento pode aumentar a toxicidade gastrintestinal dos AINEs. Deve-se considerar o uso concomitante de misoprostol ou inibidores da bomba de prótons em todos os pacientes com artrite reumatoide que estejam em uso de AINE. Além disso, deve-se ter em mente o potencial dos AINEs de diminuir o fluxo sanguíneo renal e aumentar a pressão arterial.

Glicocorticoides

Os glicocorticoides têm desempenhado um papel significativo no tratamento da artrite reumatoide por mais de meio século (Capítulo 32). Na verdade, foi escolhida para ser a primeira doença tratada com este novo tratamento. Como ocorreu com o primeiro paciente tratado em 1948, os glicocorticoides são expressiva e rapidamente eficazes em pacientes com artrite reumatoide. Os glicocorticoides não são úteis apenas para a melhora sintomática, mas também diminuem significativamente a progressão radiográfica da artrite reumatoide. No entanto, as toxicidades do tratamento a longo prazo são extensas e potencialmente devastadoras, e, por isso, o uso ideal desses medicamentos requer a compreensão de vários princípios (Tabela 248.6).

Os glicocorticoides permanecem entre os tratamentos anti-inflamatórios mais potentes disponíveis; por esse motivo, e em razão de seu rápido início de ação, eles são idealmente adequados para ajudar a controlar a inflamação na artrite reumatoide enquanto os DMARDs, de ação muito mais lenta, começam a surtir efeito. A prednisona, o glicocorticoide mais comumente usado, raramente deve ser administrada em doses superiores a 10 mg/dia para tratar manifestações articulares da artrite reumatoide. No início do tratamento à base de metotrexato, a adição de prednisona na dose de 10 mg/dia reduz o dano erosivo nas articulações, a atividade da doença, a incapacidade física e o uso de terapia biológica em 2 anos. A dose deve ser gradualmente reduzida à dose eficaz mais baixa, e deve-se ajustar o tratamento concomitante com DMARD para tornar isso possível. Os glicocorticoides raramente, ou nunca, devem ser usados sem tratamento concomitante com DMARD. O paradigma é interromper a inflamação rapidamente com glicocorticoides e, em seguida, reduzi-los à medida que o DMARD faz efeito ("terapia de ponte"). O objetivo claro é fazer com que todos os pacientes parem de receber ou recebam doses muito baixas de glicocorticoides, com a doença sendo controlada por DMARD. Em todos os pacientes que recebem glicocorticoides, deve-se tomar medidas fortes para prevenir a osteoporose. Os bisfosfonatos demonstraram ser particularmente eficazes a esse respeito, mas são contraindicados em mulheres em idade fértil. Podem ser

Tabela 248.5 Opções de tratamento para a artrite reumatoide.

MEDICAMENTO	DOSE
FÁRMACOS ANTI-INFLAMATÓRIOS NÃO ESTEROIDES*	
Celecoxibe	100 mg VO, 2 vezes/dia ou 200 mg VO, diariamente
Diclofenaco/misoprostol	50 mg/200 mg VO, 2 a 4 vezes/dia
Etodolaco	300 mg VO, 2 ou 3 vezes diariamente; ou 400 ou 500 mg VO, 2 vezes/dia
Ibuprofeno	800 mg VO, 3 vezes/dia
Cetoprofeno	75 mg VO, 3 vezes/dia; ou 50 mg VO, 4 vezes/dia
Naproxeno	500 mg VO, 2 vezes/dia
Naproxeno/esomeprazol	375 mg/20 mg ou 500 mg/20 mg VO, 2 vezes/dia
Tolmetina	400 mg VO, 3 vezes/dia
GLICOCORTICOIDES*	
Prednisona	5 a 10 mg VO, 1 vez/dia
FÁRMACOS ANTIRREUMÁTICOS MODIFICADORES DA DOENÇA (DMARDs)	
DMARDs convencionais	
Hidroxicloroquina	200 a 400 mg VO, diariamente (5 mg/kg)
Leflunomida	10 a 20 mg VO, 1 vez/dia
Metotrexato	7,5 a 25 mg VO,† 1 vez/semana (VO ou SC)
Sulfassalazina	500 mg VO, 1 ou 2 vezes/dia nas primeiras 2 semanas; em seguida, 2 g por dia em duas doses divididas uniformemente
Tofacitinibe	5 mg VO, 2 vezes/dia
Azatioprina	1 mg/kg (50 a 100 mg) VO, como dose única ou 2 vezes/dia; pode ser aumentada até 2,5 mg/kg
Minociclina	100 mg VO, 2 vezes/dia
DMARDs biológicos	
Abatacepte	500 a 1.000‡ mg IV, nas semanas 0, 2 e 4, depois todas as semanas 4§
Adalimumabe	40 mg SC, a cada 2 semanas
Certolizumabe	400 mg SC, nas semanas 2 e 4, seguidos de 200 mg em semanas alternadas
Etanercepte	50 mg SC, 1 vez/semana
Golimumabe	50 mg SC, uma vez por mês¶
Infliximabe	Em conjunto com metotrexato, 3 a 5 mg/kg nas semanas 0, 2 e 6, então a cada 4 a 8 semanas
Rituximabe	Em combinação com metotrexato, duas infusões intravenosas de 1.000 mg separadas por 2 semanas (um curso) a cada 16 a 24 semanas
Tocilizumabe	4 mg/kg IV a cada 4 semanas seguidos por 8 mg/kg a cada 4 semanas**

*O tratamento inicial deve sempre incluir um DMARD; ver texto. †Pode ser administrado por via SC para reduzir os efeitos colaterais e quando forem necessárias doses mais altas.
‡500 mg se < 60 kg; 750 mg se 60 a 100 kg; 1.000 mg se > 100 kg. §Pode ser administrado SC 1 vez/semana, com ou sem uma dose de carga intravenosa. ¶Pode ser administrado IV em uma dose de 2 mg/kg nas semanas 0 e 4, então a cada 8 semanas. **Pode ser administrado SC em uma dose inicial de 162 mg em semanas alternadas se < 100 kg, ou 162 mg a cada semana se > 100 kg.
DMARD = fármaco antirreumático modificador da doença; VO = via oral; IV = via intravenosa; SC = via subcutânea.

Tabela 248.6 Diretrizes para o uso de glicocorticoides.

Evitar o uso de glicocorticoides sem DMARD
A prednisona em doses acima de 10 mg/dia raramente é indicada para a doença articular
Reduzir à menor dose eficaz
Usar como "terapia de ponte" até que o tratamento com DMARD seja eficaz
Lembrar da profilaxia contra osteoporose

DMARD = fármaco antirreumático modificador da doença.

necessárias doses mais altas de glicocorticoides para tratar manifestações extra-articulares, especialmente a vasculite e a esclerite.

Fármacos antirreumáticos modificadores da doença

Os DMARDs são um grupo de medicamentos que têm a capacidade de interromper o processo de doença na sinóvia e modificar ou alterar o potencial incapacitante da artrite reumatoide.[11] Esses medicamentos também podem interromper ou retardar a progressão radiográfica da doença.

Fármacos antirreumáticos modificadores da doença convencionais

Incluídos neste grupo de medicamentos estão o metotrexato, a sulfassalazina, o ouro, os antimaláricos (hidroxicloroquina e outros), a leflunomida, a azatioprina, a minociclina, o tofacitinibe e o baracitinibe). É extremamente importante que os médicos e pacientes entendam que os DMARDs convencionais levam de 2 a 6 meses para exercer seu efeito máximo e todos requerem algum monitoramento (Tabela 248.7). O monitoramento dos níveis séricos de agentes biológicos pode ser especialmente útil em pacientes em remissão, porque níveis séricos mais elevados predizem um período mais longo sem recidiva.[12] Outras medidas, como o tratamento com glicocorticoides, podem ser necessárias para controlar a doença enquanto os DMARDs estão começando a fazer efeito.

Esses DMARDs demonstraram ser eficazes no tratamento da artrite reumatoide precoce e mais avançada. Até que pesquisas adicionais elucidem os fatores que possibilitam a seleção da melhor terapia inicial para cada paciente, a escolha dependerá das preocupações do paciente e do médico em relação à toxicidade e das questões de monitoramento, bem como da atividade da doença e da presença de comorbidades. A questão crítica não é qual DMARD iniciar primeiro, mas sim iniciar o tratamento com DMARD no início do processo da doença.

Metotrexato

Metotrexato deve ser o DMARD inicial para a maior parte dos pacientes; é de baixo custo, raramente causa toxicidade grave e, quando usado em combinação, faz com que essencialmente todos os outros DMARDs atuem melhor.[A4] O metotrexato é contraindicado na gestação e em pacientes com insuficiência renal significativa. O metotrexato é muito eficaz na redução da progressão radiográfica e geralmente é administrado por via oral em doses que variam de 5 a 30 mg em uma dose única semanal. Essa administração 1 vez/semana é digna de destaque; a experiência prévia com tratamento diário na psoríase demonstrou a importância de dar tempo para o fígado se recuperar entre as doses. A absorção oral do metotrexato é variável; as injeções subcutâneas de metotrexato são frequentemente eficazes quando o tratamento oral não é, e devem ser fortemente consideradas antes de se desistir do metotrexato. Os efeitos colaterais do metotrexato incluem úlceras orais, náuseas, hepatotoxicidade, supressão da medula óssea e pneumonite. Com exceção da pneumonite, essas toxicidades respondem a ajustes na dose. Deve-se fazer o monitoramento de hemogramas e exames de sangue da função hepática (albumina e aspartato aminotransaminase [AST] ou alanina aminotransferase [ALT]) a cada 3 meses, com ajustes na dose de metotrexato conforme necessário. A função renal é essencial para a depuração do metotrexato; pacientes antes estáveis podem apresentar toxicidades graves se a função renal piorar. A pneumonite, embora rara, é menos previsível e pode ser fatal, principalmente se o metotrexato não for interrompido ou se reiniciado. O ácido fólico, 1 a 4 mg/dia, pode diminuir significativamente a maior parte das toxicidades do metotrexato sem interferir em sua eficácia. Se o metotrexato sozinho não controlar suficientemente a doença, ele será combinado com outros DMARDs.[A5] O metotrexato em combinação com virtualmente qualquer outro DMARD (convencional ou biológico) demonstrou ser mais eficaz do que qualquer medicamento tomado isoladamente.

Tabela 248.7 Ressalvas para o monitoramento do tratamento com fármacos antirreumáticos modificadores da doença.*

MEDICAMENTO	RESSALVAS
Prednisona	Usar como ponte até que o tratamento com DMARD seja eficaz. Profilaxia para osteoporose? (ver Tabela 248.6)
Hidroxicloroquina	Manter a dosagem inferior a 5,0 mg/kg/dia. Exame oftalmológico anual feito por oftalmologista depois de 5 anos de terapia
Sulfassalazina	HC à procura de neutropenia, inicialmente a cada mês, depois a cada 6 meses
Metotrexato	HC e SGOT/SGPT a cada 8 a 12 semanas quando a dose estiver estável. Muitas toxicidades respondem ao ácido fólico ou a uma pequena redução na dose. Se houver pneumonite, parar e não reiniciar. A diminuição da função renal pode precipitar toxicidades. Contraindicação absoluta na gravidez
Leflunomida	HC e SGOT/SGPT a cada 4 a 8 semanas; meia-vida longa pode exigir *washout* utilizando colestiramina; contraindicação absoluta na gravidez
Inibidores do TNF	Se houver febre ou sintomas infecciosos de qualquer tipo, parar até que os sintomas desapareçam; trabalhar agressivamente e tratar possíveis infecções. Pode precipitar uma insuficiência cardíaca congestiva, síndromes desmielinizantes ou síndromes semelhantes ao lúpus

*Pacientes em uso de DMARDs, convencionais e biológicos, devem ser monitorados por um reumatologista.
HC = hemograma completo; DMARD = fármaco antirreumático modificador da doença; SGOT = glutamato-oxaloacetato transaminase sérica (aspartato aminotransferase); SGPT = glutamato-piruvato transaminase sérica (alanina aminotransferase); TNF = fator de necrose tumoral.

Leflunomida

A leflunomida, um antagonista da pirimidina, tem meia-vida muito longa e é mais comumente iniciada na dose de 10 a 20 mg/dia VO. A diarreia é a toxicidade mais comum e responde à redução da dose. São frequentemente utilizadas doses de leflunomida de 10 a 20 mg, 3 a 7 vezes/semana. Além disso, em razão da meia-vida longa e do potencial teratogênico da leflunomida, deve-se avaliar os níveis séricos das mulheres que desejam engravidar e que receberam leflunomida anteriormente, mesmo que o tratamento tenha sido interrompido há anos. Se ocorrer toxicidade ou se uma gestação estiver sendo considerada, a leflunomida pode ser rapidamente eliminada do corpo por tratamento com colestiramina. Deve-se fazer o monitoramento laboratorial à procura de toxicidade hematológica e hepática durante o tratamento com leflunomida, conforme recomendado para o metotrexato.

Fármacos antimaláricos

Os fármacos antimaláricos hidroxicloroquina e cloroquina são frequentemente usados para tratar a artrite reumatoide. Eles têm a menor toxicidade dentre os DMARDs e não requerem monitoramento por exames de sangue. Recomenda-se o monitoramento anual por um oftalmologista depois de 5 anos de tratamento para detectar quaisquer sinais de toxicidade retinal (raro). A hidroxicloroquina é a preparação mais comumente usada e é administrada por via oral em doses de 200 a 400 mg/dia (5 mg/kg). Esses medicamentos são frequentemente usados em combinação com outros DMARDs, particularmente o metotrexato. A hidroxicloroquina diminui os níveis de colesterol, melhora a função do HDL e, recentemente, demonstrou diminuir a incidência de diabetes em pacientes com artrite reumatoide.

Sulfassalazina

A sulfassalazina é um tratamento eficaz quando administrado em doses de 1 a 3 g/dia. Recomenda-se o monitoramento de hemogramas, principalmente de leucócitos, nos primeiros 6 meses. Sulfassalazina e hidroxicloroquina são frequentemente combinadas com metotrexato, um regime conhecido como terapia tripla, que demonstrou ter eficácia igual à combinação de um inibidor de TNF e metotrexato e é muito mais barato.

Minociclina

A minociclina, na dose de 100 mg, 2 vezes/dia, é um tratamento eficaz para a artrite reumatoide, particularmente quando usada no início da doença positiva para FR. A terapia crônica (> 2 anos) com minociclina pode levar à hiperpigmentação cutânea que reverte quando o medicamento é interrompido. A minociclina também foi associada ao lúpus induzido por fármacos.

Tofacitinibe

O tofacitinibe foi o primeiro inibidor da JAK quinase a ser aprovado para uso na artrite reumatoide. É administrado por via oral na dose de 5 mg, 2 vezes/dia; deve-se monitorar hemogramas completos e testes de função hepática. As preocupações adicionais com a toxicidade incluem infecções, incluindo tuberculose, doenças malignas e reativação do herpes-zóster. O tofacitinibe demonstrou ser eficaz como a terapia inicial com DMARD[A6] quando combinado com metotrexato em pacientes que tiveram respostas incompletas ao metotrexato e em pacientes que não tiveram sucesso com inibidores do TNF.

Outro inibidor da JAK é o baricitinibe. Em relatos iniciais em pacientes cuja artrite reumatoide não respondeu a um DMARD, ela mostrou um efeito benéfico consistente em comparação com o placebo.[A7] Além disso, o baricitinibe é melhor do que o placebo ou o adalimumabe para os pacientes que apresentaram resposta inadequada ao metotrexato.[A8] Os medicamentos emergentes têm como alvo distintos membros da família JAK (nomeadamente JAK1, JAK2, JAK3 e TYK2). Por exemplo, o upadacitinibe (15 ou 30 mg por semana)[A9-A10b] é eficaz como monoterapia ou quando adicionado a outros DMARDs; o filgotinibe (100 a 200 mg/dia) é eficaz, pelo menos a curto prazo, em pacientes que apresentam resposta inadequada ou intolerância a outros DMARDs.[A10c]

Fármacos antirreumáticos modificadores da doença biológicos
As citocinas, mais notavelmente o TNF-α, a IL-1 e a IL-6, desempenham um papel central na fisiopatologia da artrite reumatoide (Capítulo 42). Esse entendimento levou ao desenvolvimento e uso clínico de agentes biológicos direcionados contra TNF-α (etanercepte, infliximabe, adalimumabe, golimumabe e certolizumabe), IL-1 (anacinra) e IL-6 (tocilizumabe e sarilumabe). Além disso, os anticorpos monoclonais que depletam os linfócitos B (anti-CD20, rituximabe)A11 e que bloqueiam o segundo sinal para ativação dos linfócitos T (abatacepte) são tratamentos eficazes para a artrite reumatoide. Todos os pacientes com artrite reumatoide que recebem terapia biológica devem ser monitorados por um reumatologista, e seus médicos devem estar cientes do risco de infecções, que frequentemente são atípicas.[13] Todos os agentes biológicos, quando combinados com o metotrexato, mostraram diminuir a atividade da doença e retardar a progressão radiográfica em pacientes com doença ativa, apesar do metotrexato.A12 O tratamento precoce com tocilizumabe mais metotrexato demonstrou resultar em maiores benefícios clínicos, funcionais e radiográficos sustentáveis do que o metotrexato sozinho, com segurança e tolerabilidade aceitáveis, na artrite reumatoide erosiva inicial. O sirucumabe, que é outro agente anti-IL-6, também pode se tornar um agente útil em pacientes que são refratários ao tratamento com anti-TNF.A13

No entanto, os medicamentos biológicos de dose padrão e de altas doses (com ou sem DMARDs tradicionais) estão associados a aumento nas infecções graves.A14 Os agentes biológicos também não devem ser usados em combinação uns com os outros porque aumentam significativamente o risco de infecções (ver Capítulo 33).

Ordem de tratamento na artrite reumatoide

Vários ensaios clínicos randomizados duplos-cegos elucidaram a ordem de tratamento na artrite reumatoide. O estudo Treatment of Early Aggressive Rheumatoid Arthritis (TEAR) mostrou que a terapia inicial com metotrexato em pacientes com artrite reumatoide de mau prognóstico não foi inferior em 2 anos às combinações iniciais tanto de DMARDs convencionais quanto da combinação de metotrexato com etanercepte.A15 O estudo Rheumatoid Arthritis: Comparison of Active Therapies (RACAT) também mostrou que, nos pacientes que obtêm controle com metotrexato isoladamente, a estratégia de adicionar inicialmente sulfassalazina e hidroxicloroquina ao metotrexato (terapia tripla) não foi inferior à adição de etanercepte ao metotrexato.A16 Pacientes que não obtêm controle com metotrexato e outros tratamentos convencionais podem alcançar benefícios equivalentes, sem diferença demonstrável na prevenção de lesão articular, tanto com fármacos modificadores da doença convencionais quanto com agentes biológicos.A17 Portanto, em razão das enormes vantagens econômicas, o paciente com artrite reumatoide típica deve receber inicialmente monoterapia com metotrexato e, se não for alcançado controle depois de 3 a 6 meses com doses máximas de metotrexato, o paciente deve avançar para a terapia tripla. Se o paciente não conseguir o controle adequado após 3 a 6 meses em terapia tripla, deve-se adicionar um inibidor de TNF ou outro medicamento biológico ao metotrexato.[14] Entre os pacientes cuja artrite reumatoide foi tratada anteriormente com medicamentos anti-TNF, mas que apresentaram uma resposta inadequada à terapia primária, um agente biológico não TNF é mais eficaz em alcançar uma resposta boa ou moderada do que um segundo medicamento anti-TNF.A18

Tratamento de condições subjacentes

O tratamento ideal do paciente com artrite reumatoide requer o reconhecimento das comorbidades associadas, incluindo um risco aumentado de morte cardiovascular, osteoporose, infecções (especialmente pneumonia) e certos tipos de câncer, como linfomas e cânceres de pulmão.

Doenças cardiovasculares

As doenças cardiovasculares estão sendo reconhecidas como a causa de grande parte do excesso de mortalidade na artrite reumatoide. Vários fatores contribuem para essa mortalidade, incluindo o estilo de vida sedentário e o tratamento com glicocorticoides. No entanto, identificou-se uma forte associação entre a inflamação crônica e a doença cardiovascular, e é provável que este seja o fator mais significativo. As terapias que controlam a artrite reumatoide mais precocemente e melhor podem reduzir a morbidade e mortalidade cardiovascular. Demonstrou-se que tanto o metotrexato quanto os inibidores do TNF diminuem significativamente a mortalidade cardiovascular. Os médicos devem considerar a artrite reumatoide um fator de risco para doenças cardiovasculares e devem tratar agressivamente outros fatores de risco cardiovascular (Capítulo 45).

Outras doenças associadas

A osteoporose é comum em pacientes com artrite reumatoide, e o tratamento precoce resulta em dividendos a longo prazo. Pacientes com artrite reumatoide apresentam risco aumentado de infecções, e algumas formas de tratamento potencializam ainda mais esse risco. Deve-se orientar o paciente a procurar atendimento médico precoce, mesmo para sintomas menores sugestivos de infecção, especialmente se estiverem recebendo terapia biológica. Todos os pacientes com artrite reumatoide devem receber uma vacina pneumocócica, vacinas anuais contra influenza (Capítulo 15) e uma das vacinas contra herpes-zóster. Finalmente, os pacientes com artrite reumatoide têm um risco aumentado de linfoma. Ocasionalmente, os linfomas de linfócitos B estão associados à imunossupressão e regridem após a suspensão da imunossupressão. Pacientes com artrite reumatoide têm risco significativamente menor de desenvolver câncer de colo intestinal, provavelmente em razão da inibição crônica da COX pelos AINEs.

PROGNÓSTICO

A artrite reumatoide não é uma doença benigna e não se limita às articulações. Uma vez estabelecida, é uma doença progressiva permanente que produz morbidade significativa na maior parte dos pacientes e mortalidade prematura em muitos. No entanto, a mortalidade por todas as causas em pacientes com artrite reumatoide agora é semelhante à da população em geral.[15]

Estudos mais antigos detectaram que 50% dos pacientes tiveram de parar de trabalhar após 10 anos (aproximadamente 10 vezes a taxa média). Em comparação, um estudo de coorte recente mostrou que o uso agressivo de agentes modificadores da doença e agentes biológicos, se necessário, está associado a reduções substanciais na incapacidade. Portanto, a terapia precoce com DMARD é essencial. Embora haja poucos dados a longo prazo, as informações atuais sugerem fortemente que os pacientes têm a oportunidade de se beneficiar muito se os novos princípios de tratamento forem praticados.

Pacientes que são FR ou AAPC positivos e aqueles que são positivos para o epítopo compartilhado têm um pior prognóstico, com mais erosões e mais doença extra-articular (ver e-Tabela 248.1). O *locus* HLA-DRB1, que está associado à suscetibilidade à doença, também pode estar associado à gravidade radiológica, à mortalidade e à resposta ao tratamento.[16] Quando são encontradas deformidades no exame ou erosões na radiografia, o dano é amplamente irreversível. As erosões geralmente ocorrem nos primeiros 1 a 2 anos, e a taxa de dano radiográfico pode ser reduzida com o tratamento precoce.

NO FUTURO

Avanços significativos no tratamento eficaz da artrite reumatoide vieram da compreensão do desequilíbrio de citocinas que acompanha essa doença. Muitas pesquisas estão focadas no desenvolvimento de produtos biológicos para modular esse equilíbrio. Continua sendo uma necessidade crítica a existência de um termostato de citocinas que titule o equilíbrio de citocinas desejado para controlar a doença sem alterar as funções imunológicas críticas.

Mesmo com os tratamentos existentes, muitas opções eficazes diferentes estão disponíveis para a artrite reumatoide. O desafio para o médico é escolher a opção certa para cada paciente. Atualmente, poucos dados estão disponíveis para auxiliar nessa escolha, e o estabelecimento de parâmetros, genéticos ou não, que possibilitariam a seleção da melhor opção inicial para cada paciente seria um grande avanço. Nesse sentido, a opção de adotar os princípios da medicina de precisão é muito atraente. Por fim, a elucidação do gatilho ou gatilhos para a artrite reumatoide pode possibilitar o desenvolvimento de estratégias para prevenir o aparecimento da doença clínica.

Grau A Recomendações de grau A

A1. Lamb SE, Williamson EM, Heine PJ, et al. Exercises to improve function of the rheumatoid hand (SARAH): a randomised controlled trial. *Lancet*. 2015;385:421-429.

A2. Nam JL, Takase-Minegishi K, Ramiro S, et al. Efficacy of biological disease-modifying antirheumatic drugs: a systematic literature review informing the 2016 update of the EULAR recommendations for the management of rheumatoid arthritis. *Ann Rheum Dis*. 2017;76:1113-1136.

A3. Nissen SE, Yeomans ND, Solomon DH, et al. Cardiovascular safety of celecoxib, naproxen, or ibuprofen for arthritis. *N Engl J Med*. 2016;375:2519-2529.

A4. Lopez-Olivo MA, Siddhanamatha HR, Shea B, et al. Methotrexate for treating rheumatoid arthritis. *Cochrane Database Syst Rev*. 2014;6:CD000957.

A5. Moreland LW, O'Dell JR, Paulus HE, et al. A randomized comparative effectiveness study of oral triple therapy versus etanercept plus methotrexate in early aggressive rheumatoid arthritis: the treatment of Early Aggressive Rheumatoid Arthritis Trial. *Arthritis Rheum*. 2012;64:2824-2835.

A6. Lee EB, Fleischmann R, Hall S, et al. Tofacitinib versus methotrexate in rheumatoid arthritis. *N Engl J Med*. 2014;370:2377-2386.
A7. Genovese MC, Kremer JM, Kartman CE, et al. Response to baricitinib based on prior biologic use in patients with refractory rheumatoid arthritis. *Rheumatology (Oxford)*. 2018;57:900-908.
A8. Taylor PC, Keystone EC, van der Heijde D, et al. Baricitinib versus placebo or adalimumab in rheumatoid arthritis. *N Engl J Med*. 2017;376:652-662.
A9. Genovese MC, Fleischmann R, Combe B, et al. Safety and efficacy of upadacitinib in patients with active rheumatoid arthritis refractory to biologic disease-modifying anti-rheumatic drugs (SELECT-BEYOND): a double-blind, randomised controlled phase 3 trial. *Lancet*. 2018;391:2513-2524.
A10. Burmester GR, Kremer JM, Van den Bosch F, et al. Safety and efficacy of upadacitinib in patients with rheumatoid arthritis and inadequate response to conventional synthetic disease-modifying anti-rheumatic drugs (SELECT-NEXT): a randomised, double-blind, placebo-controlled phase 3 trial. *Lancet*. 2018;391:2503-2512.
A10b. Smolen JS, Pangan AL, Emery P, et al. Upadacitinib as monotherapy in patients with active rheumatoid arthritis and inadequate response to methotrexate (SELECT-MONOTHERAPY): a randomised, placebo-controlled, double-blind phase 3 study. *Lancet*. 2019;393:2303-2311.
A10c. Genovese MC, Kalunian K, Gottenberg JE, et al. Effect of filgotinib vs placebo on clinical response in patients with moderate to severe rheumatoid arthritis refractory to disease-modifying antirheumatic drug therapy: the FINCH 2 randomized clinical trial. *JAMA*. 2019;322:315-325.
A11. Porter D, van Melckebeke J, Dale J, et al. Tumour necrosis factor inhibition versus rituximab for patients with rheumatoid arthritis who require biological treatment (ORBIT): an open-label, randomised controlled, non-inferiority, trial. *Lancet*. 2016;388:239-247.
A12. Nam JL, Ramiro S, Gaujoux-Viala C, et al. Efficacy of biological disease-modifying antirheumatic drugs: a systematic literature review informing the 2013 update of the EULAR recommendations for the management of rheumatoid arthritis. *Ann Rheum Dis*. 2014;73:516-528.
A13. Aletaha D, Bingham CO 3rd, Tanaka Y, et al. Efficacy and safety of sirukumab in patients with active rheumatoid arthritis refractory to anti-TNF therapy (SIRROUND-T): a randomised, double-blind, placebo-controlled, parallel-group, multinational, phase 3 study. *Lancet*. 2017;389:1206-1217.
A14. Genovese MC, Kremer J, Zamani O, et al. Baricitinib in patients with refractory rheumatoid arthritis. *N Engl J Med*. 2016;374:1243-1252.
A15. O'Dell JR, Curtis JR, Mikuls TR, et al. Validation of the methotrexate-first strategy in patients with early, poor-prognosis rheumatoid arthritis: results from a two-year randomized, double-blind trial. *Arthritis Rheum*. 2013;65:1985-1994.
A16. O'Dell JR, Mikuls TR, Taylor TH, et al. Therapies for active rheumatoid arthritis after methotrexate failure. *N Engl J Med*. 2013;369:307-318.
A17. Scott DL, Ibrahim F, Farewell V, et al. Tumour necrosis factor inhibitors versus combination intensive therapy with conventional disease modifying anti-rheumatic drugs in established rheumatoid arthritis: TACIT non-inferiority randomised controlled trial. *BMJ*. 2015;350:1-9.
A18. Gottenberg JE, Brocq O, Perdriger A, et al. Non-TNF-targeted biologic vs a second anti-TNF drug to treat rheumatoid arthritis in patients with insufficient response to a first anti-TNF drug: a randomized clinical trial. *JAMA*. 2016;316:1172-1180.

REFERÊNCIAS BIBLIOGRÁFICAS

As referências bibliográficas, bem como os outros materiais suplementares deste livro, encontram-se no GEN-IO, nosso ambiente virtual de aprendizagem.

249

ESPONDILOARTROPATIAS

ROBERT D. INMAN

CARACTERÍSTICAS COMUNS DAS ESPONDILOARTRITES

DEFINIÇÃO

As espondiloartrites englobam um grupo de síndromes clínicas que estão relacionadas em termos de manifestações da doença e suscetibilidade genética. Os subgrupos clínicos mais comumente reconhecidos são a espondilite anquilosante, a artrite reativa, a artrite psoriásica e a artrite enteropática (Figura 249.1). Além disso, um número considerável de pacientes não se enquadra em nenhuma dessas categorias diagnósticas distintas, compartilhando algumas das características clínicas comuns descritas neste capítulo. Esta síndrome é denominada *espondiloartrite indiferenciada*; com o tempo, ela pode evoluir para um padrão clássico, como espondilite anquilosante, ou pode manter esse padrão indiferenciado nos exames de acompanhamento a longo prazo.

BIOPATOLOGIA

Estudos familiares envolvendo vários indivíduos com espondiloartrite enfatizaram algumas das características comuns entre os quatro subgrupos distintos. A impressão de tais estudos é que existe uma via comum compartilhada de suscetibilidade imunogenética, com outras influências genéticas e ambientais que levam a subgrupos clínicos característicos. Assim, a artrite enteropática pode ocorrer em uma dessas famílias, mas em outra família a doença pode ser uma artrite psoriásica. Nesse sentido, os subgrupos de espondiloartrite parecem *breed true* (ou seja, dois genitores com um dado fenótipo têm prole com esse mesmo fenótipo). Deve-se reconhecer, entretanto, que algumas características clínicas distintas podem ser muito semelhantes em suas manifestações (p. ex., psoríase gutata e ceratodermia blenorrágica), dificultando a simples discriminação.

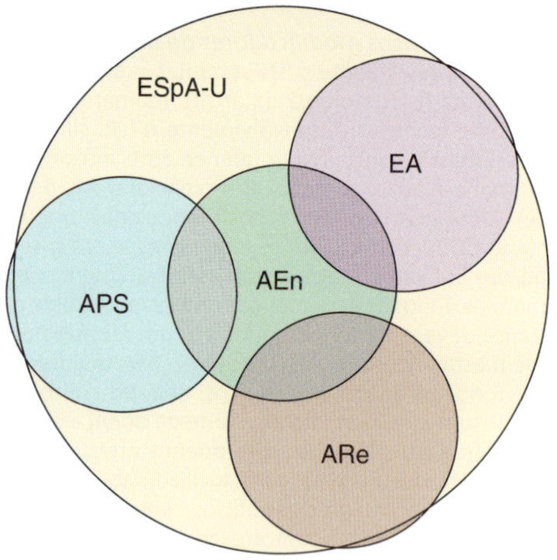

FIGURA 249.1 Relações esquemáticas entre os diferentes subgrupos de espondiloartrites (ESpA). A espondilite anquilosante (EA), considerada a ESpA clássica, engloba as características essenciais dessa família de doenças. A EA pode se sobrepor à artrite psoriásica (APS), à artrite enteropática (AEn) ou à artrite reativa (ARe). Muitos pacientes manifestam características clínicas de ESpA que não atendem aos critérios diagnósticos para nenhum dos quatro subgrupos definidos. Esses casos são denominados *ESpA indiferenciada* (ESpA-U).

Suscetibilidade genética

Estudos recentes sobre a associação genômica ampla na espondilite anquilosante identificaram marcadores genéticos adicionais de suscetibilidade para espondilite anquilosante. Os polimorfismos no gene IL-23R estão associados à espondilite anquilosante, e essas variantes são as mesmas observadas na doença inflamatória intestinal e na psoríase.[1] Assim, a convergência clínica dessas diferentes doenças, bem conhecida pelos médicos, parece agora ter um elemento genético comum. Polimorfismos no gene da aminopeptidase do retículo endoplasmático (*ERAP*) constituem o fator de risco genético mais forte para espondilite anquilosante depois do HLA-B27; a associação com a espondilite anquilosante é restrita a pacientes com espondilite anquilosante HLA-B27+, sugerindo uma interação gene-gene. ERAP é fundamental no corte de peptídios no retículo endoplasmático antes de carrear esses complexos peptídicos em uma molécula de MHC de classe I nascente. Este achado continua atribuindo um papel central à apresentação do peptídio MHC de classe I na patogênese da espondilite anquilosante. Com a maior quantidade estudada, a lista de genes candidatos que conferem suscetibilidade à espondilite anquilosante agora se estendeu para mais de 20, mas a *odds ratio* de qualquer gene é modesta, com a notável exceção do HLA-B27.

Acredita-se que a prevalência de espondilite anquilosante em várias partes do mundo seja muito semelhante à prevalência de B27 nessa população e, em geral, esse padrão é válido. O que introduz complexidade neste conceito é o reconhecimento de que existem mais de 30 subtipos de B27. O HLA-B2705 é considerado o subtipo primordial, com variabilidade se desenvolvendo ao longo do tempo com base em alterações no DNA genômico. Alguns subtipos, notadamente o B2706 e o B2709, não parecem conferir maior suscetibilidade ao desenvolvimento de espondilite anquilosante. Essa observação levou a uma busca por "peptídios artritogênicos" que são apresentados pelos subtipos associados à doença, como B2705 e B2704, mas não pelos subtipos não associados à doença. Até o momento, não foi demonstrada qualquer relação simples de suscetibilidade a peptídio, mas esta é uma pista importante para o papel patogênico do B27, e estudos estão em andamento para explorar essa relação. Estudos recentes sugeriram que certos subtipos de B27 têm interações específicas com o ERAP, o que pode alterar fundamentalmente a estrutura e a função do MHC.

Estudos de rastreamento genômico amplo de famílias multiplex[a] com espondiloartrite, particularmente espondilite anquilosante, estão em andamento em vários países para identificar outros genes envolvidos na predisposição a essas doenças. A associação mais forte de espondiloartrite até o momento ainda é com o complexo HLA; portanto, pelo menos na espondilite anquilosante familiar, o B27 pode até certo ponto ser necessário (mas não suficiente) para conferir suscetibilidade à doença. Estudos de RM em indivíduos B27-positivos assintomáticos indicam que há uma prevalência de sacroileíte muito maior do que previamente reconhecido; os estudos continuam tentando definir essa prevalência e, na verdade, definir a prevalência de espondiloartrites na população em geral. Alguns pesquisadores concluíram que as espondiloartrites são tão comuns quanto a artrite reumatoide.

MANIFESTAÇÕES CLÍNICAS

Existem várias características comuns nos subgrupos clínicos de espondiloartrite que servem tanto para ligá-los como para distingui-los do outro grande contribuinte para a poliartrite crônica – a artrite reumatoide (Capítulo 248).[2] A espondiloartrite tem uma forte predileção pela coluna vertebral, em particular pelas articulações sacroilíacas. Existe uma tendência compartilhada para a formação de osso novo em locais de inflamação crônica, com anquilose articular como consequência. Quando há artrite periférica, ela comumente ocorre no membro inferior e de modo assimétrico. Há predileção pelo envolvimento dos locais de inserção do tendão no osso (ênteses); portanto, a entesite é uma das manifestações clínicas mais específicas das espondiloartrites. As teorias que postulam a base para o envolvimento desse órgão-alvo invocaram fatores biomecânicos, inervação, vascularização local e mediadores inflamatórios derivados da medula óssea, mas o mecanismo preciso permanece incompletamente definido. Seja qual for o motivo, a inflamação na êntese e no osso subcondral contíguo é uma característica dessa forma de artrite, e o aspecto dessa inflamação na ressonância magnética (RM) é distinto o suficiente para ser cada vez mais usado para fins diagnósticos, particularmente quando as radiografias não são diagnósticas. A predileção pela inflamação ocular, particularmente a uveíte anterior aguda, é uma característica comum das espondiloartrites. Aliás, alguns pesquisadores consideram a uveíte anterior uma característica das espondiloartrites em si, porque ela pode ocorrer na mesma população suscetível de pacientes, mesmo na ausência de envolvimento articular, e pode ter uma predisposição genética única. Por fim, todos os subgrupos de espondiloartrite têm uma associação com o alelo HLA B27 de classe I, com a força da associação variando um pouco entre eles. Associações de risco genético mais recentes, como *IL23R*, que são compartilhadas entre as espondiloartrites, a artrite psoriásica e a doença inflamatória intestinal, vinculam ainda mais os subgrupos clínicos de espondiloartrite.

DIAGNÓSTICO

Os critérios diagnósticos (Tabela 249.1 [Critérios da Assessment Spondyloarthritis International Society, ASAS]) enfatizam as características clínicas comuns – a saber, dor inflamatória na coluna vertebral ou sinovite assimétrica em membros inferiores. Várias características distintas diferenciam as espondiloartrites da artrite reumatoide, a outra principal contribuinte para o diagnóstico diferencial da poliartrite crônica (Tabela 249.2). Os exames de imagem frequentemente são essenciais para se fazer um diagnóstico de espondiloartrite axial ou espondiloartrite periférica, monitorar a inflamação e os danos, predizer o desfecho, determinar a resposta ao tratamento e detectar fraturas e osteoporose da coluna vertebral.[3] Essas características incluem predileção por sexo, associação HLA, padrão de envolvimento articular e presença de fator reumatoide, que se torna a distinção sorológica entre a doença soropositiva (artrite reumatoide) e a doença soronegativa (espondiloartrite).[4]

No nível da histopatologia articular, os locais de inflamação crônica na artrite reumatoide estão associados a erosões, mas na espondiloartrite tais locais estão associados à formação de osso novo. Essa distinção sugere uma diferença fundamental no perfil de citocinas no microambiente da articulação, mas essa questão não foi resolvida, e os mediadores da neo-ossificação aguardam identificação. A desregulação da via wnt/betacatenina é fundamental no processo de anquilose. A histopatologia sinovial na espondiloartrite é caracterizada por numerosos neutrófilos, macrófagos e hipervascularidade, enquanto na artrite reumatoide as características proeminentes são agregados linfoides, células dendríticas, hiperplasia das células de revestimento e proteínas citrulinadas. Essas diferenças sugerem que as espondiloartrites refletem uma alteração fundamental na imunidade inata, enquanto a artrite reumatoide reflete desregulação da imunidade adaptativa.

[a]N.R.T.: *Multiplex* refere-se a famílias nas quais múltiplos indivíduos são afetados por uma doença específica, enquanto *simplex* refere-se a famílias nas quais apenas um indivíduo tem uma doença específica.

Tabela 249.1 Critérios de classificação da ASAS para espondiloartrite axial.

Sacroileíte* *Mais* ≥ 1 característica de ESpA†	OU	HLA-B27 *Mais* ≥ 2 outras características de ESpA†
*Sacroileíte (radiografia ou RM)		†Características da ESpA:
• Sacroileíte radiográfica definitiva de acordo com os critérios modificados de Nova York (ver Tabela 249.3) *Ou* • Inflamação ativa (aguda) na ressonância magnética altamente sugestiva de sacroileíte associada com ESpA		• DLI • Artrite • Entesite (calcanhar) • Dactilite • Psoríase • Doença de Crohn/colite ulcerativa • Boa resposta a AINEs • História familiar de ESpA • PCR elevada • HLA-827

ASAS = Assessment in Spondyloarthritis International Society; PCR = proteína C reativa; DLI = dor lombar inflamatória; RM = ressonância magnética; AINEs = anti-inflamatórios não esteroides; ESpA = espondiloartrite.

SUBGRUPOS CLÍNICOS DAS ESPONDILARTROPATIAS

Espondilite anquilosante

EPIDEMIOLOGIA

A espondilite anquilosante é a doença inflamatória mais comum do esqueleto axial. O seguinte é uma regra prática útil: a espondilite anquilosante ocorre em 0,2% da população geral, em 2% da população B27-positiva e em 20% dos indivíduos B27-positivos com um membro da família afetado.[5] Há preponderância masculina na doença, com a razão homem:mulher variando de 2,5:1 a 5:1; no entanto, estudos epidemiológicos recentes encontraram maior envolvimento feminino do que indicavam as estimativas anteriores. A base para a diferença de gênero não foi resolvida. Sustenta-se, no entanto, que a espondilite anquilosante seja sub-reconhecida em mulheres, talvez em razão do acometimento axial mais brando e do início da doença mais tardio, mas diagnósticos alternativos de dor pélvica e lombar em mulheres podem dificultar o reconhecimento clínico da doença.

MANIFESTAÇÕES CLÍNICAS

A espondilite anquilosante geralmente surge no adulto jovem, mas os sintomas podem começar na adolescência ou antes disso. Até 15% das crianças com artrite idiopática juvenil são classificadas como tendo espondilite anquilosante juvenil. Essas crianças podem ter um padrão pauciarticular, com predileção pelas articulações do tarso e, frequentemente, queixas vertebrais mínimas. Durante a adolescência, há uma prevalência crescente de sacroileíte radiográfica, com uma proporção significativa de pacientes manifestando essa característica ao final da adolescência. No outro extremo do espectro de idade, um pequeno número de pacientes com espondilite anquilosante de início tardio pode ter sacroileíte e oligoartrite. O envolvimento axial e o envolvimento assimétrico dos membros inferiores podem servir para diferenciar esses pacientes daqueles com artrite reumatoide de início tardio, embora possa haver sobreposição de características clínicas. Estudos recentes indicam que a velocidade de progressão radiográfica pode ser menor na espondilite anquilosante de início juvenil do que na espondilite anquilosante de início na idade adulta.

A manifestação clássica da espondilite anquilosante é o aparecimento de lombalgia que persiste por mais de 3 meses, é acompanhada por rigidez matinal e geralmente melhora com exercícios, mas não com repouso

Tabela 249.2 Diagnóstico diferencial da poliartrite crônica.

CARACTERÍSTICA	ARTRITE REUMATOIDE	ESPONDILITE ANQUILOSANTE	ARTRITE ENTEROPÁTICA	ARTRITE PSORIÁSICA	ARTRITE REATIVA
Razão homem:mulher	1:3	3:1	1:1	1:1	10:1
Associação com HLA	DR4	B27	B27 (axial)	B27 (axial)	B27
Padrão articular	Simétrico, periférico	Axial	Axial e periférico	Axial e assimétrico, periférico	Axial e assimétrico, periférico
Sacroilíaca	0	Simétrica	Simétrica	Assimétrica	Assimétrica
Sindesmófitos	0	Regular, marginal	Regular, marginal	Grosseiro, não marginal	Grosseiro, não marginal
Olho	Esclerite	Irite	+/−	0	Irite e conjuntivite
Pele	Vasculite	0	0	Psoríase	Ceratodermia
Fator reumatoide	> 80%	0	0	0	0

HLA = antígeno leucocitário humano.

(Tabela 249.3). Alguns estudos incluiriam uma resposta à terapia com AINE como uma característica adicional que diferencia a espondilite anquilosante da lombalgia mecânica. A lombalgia que desperta o paciente do sono frequentemente é um indício de processo inflamatório que pode ter sido erroneamente diagnosticada como doença degenerativa discal, sendo esta última uma causa muito mais comum de dor lombar na população em geral. A dor geralmente ocorre na região das articulações sacroilíacas, com ou sem leve irradiação para a região das nádegas. As dores médio-torácica e cervical, principalmente à noite, são menos comuns, mas sugerem fortemente processo inflamatório. A fadiga também é um sintoma sugestivo e frequentemente uma grande preocupação para o paciente jovem típico do sexo masculino, que tem alvo funcional elevado em termos de esportes e recreação. Se a inflamação for controlada de maneira inadequada, ocorre piora da rigidez que pode persistir durante a maior parte do dia, bem como perda progressiva da mobilidade e da flexibilidade.

Oligoartrite periférica é observada em até 30% dos pacientes com espondilite anquilosante. Tipicamente, é uma oligoartrite assimétrica com predileção pelos membros inferiores. É importante questionar em relação a tendinite concomitante ou prévia (p. ex., tendinite calcânea) ou dor no calcanhar (p. ex., fascite plantar), porque isso pode refletir uma entesite que faz parte do quadro clínico. O envolvimento do quadril pode ocorrer em qualquer momento da evolução da espondilite anquilosante e pode ocorrer destruição articular. Uma contratura em flexão do quadril sobre esta base pode contribuir para aumentar a postura curvada ao levantar e ao caminhar, o que pode ser atribuído ao envolvimento da coluna vertebral na doença.

As características extra-articulares mais comumente envolvem o olho. O envolvimento ocular pode ocorrer em até 40% dos pacientes com espondilite anquilosante, mais tipicamente uveíte anterior aguda (irite). A uveíte frequentemente se manifesta como um leve comprometimento da acuidade visual, acompanhada de fotofobia e dor ocular. Tipicamente, é unilateral e recorrente. A doença inflamatória intestinal e a psoríase ocorrem em aproximadamente 10% das coortes de espondilite anquilosante. Manifestações menos comuns incluem insuficiência aórtica, defeitos de condução cardíaca e fibrose pulmonar.

Tabela 249.3 Critérios de Nova York modificados para espondilite anquilosante (1984).

CRITÉRIOS CLÍNICOS
Dor lombar e rigidez por > 3 meses que melhoram com o exercício, mas não são aliviadas pelo repouso
Limitação do movimento da coluna lombar nos planos sagital e frontal
Limitação da expansibilidade torácica
CRITÉRIOS RADIOLÓGICOS
Sacroileíte: grau ≥ 2 bilateral ou grau 3 ou 4 unilateral
CLASSIFICAÇÃO
Definir EA se o critério radiológico estiver associado a pelo menos uma variável clínica
EA provável se:
Os três critérios clínicos forem encontrados
O critério radiológico estiver presente sem os critérios clínicos

EA = espondilite anquilosante.

DIAGNÓSTICO

Exame físico

O exame físico da coluna vertebral caracteristicamente indica movimento restrito, que nos estágios iniciais pode refletir, em parte, um espasmo muscular paravertebral; nos estágios tardios, reflete a anquilose das articulações zigapofisárias e a formação de pontes pelos sindesmófitos nos corpos vertebrais. A flexão anterior do tronco é restrita e pode ser monitorada pelo teste de Schober. Este teste é usado para medir a mobilidade na parte inferior das costas: com o paciente em pé, faz-se uma marca na primeira vértebra lombar e em um ponto 10 cm acima dela. Na flexão frontal máxima, a distância entre as marcas é medida novamente. Em caso de mobilidade normal da coluna vertebral, a distância em flexão registrada deve ser de 15 cm, ou seja, há um incremento de 5 cm. O envolvimento torácico é medido pela expansibilidade torácica, com a circunferência torácica na inspiração máxima sendo mais de 5 cm maior do que a circunferência na expiração máxima. As alterações na mobilidade cervical podem ser medidas como a distância do occipúcio à parede, posicionando os calcanhares do paciente contra a parede enquanto ele tenta tocar a parte de trás da cabeça na parede. A mobilidade espinal restrita no início do curso da doença pode ser mais bem detectada pela flexão lateral da coluna, medida como a diferença na distância dedo-chão quando em pé ereto em comparação com a flexão lateral máxima. A inflamação na articulação sacroilíaca pode ser refletida pela sensibilidade da interlinha articular à pressão direta ou pelo teste de FABERE (de *F*lexão, *AB*dução, *R*otação lateral e *E*xtensão) ou manobra de Gaenslen. No primeiro caso, o paciente fica em decúbito dorsal enquanto o examinador flexiona e roda lateralmente o quadril. No último, o examinador estende o quadril, deixando a perna balançar para fora da maca de exame. Em ambos os casos, o estresse colocado sobre a articulação sacroilíaca pode reproduzir a dor nas costas se sua origem for este local.

Achados laboratoriais

Os exames laboratoriais na avaliação da dor inflamatória nas costas são relativamente inespecíficos. A VHS e a PCR geralmente estão elevadas, mas os níveis normais não excluem uma dor inflamatória nas costas e o grau de elevação geralmente é menor do que seria observado na artrite reumatoide aguda. Pode-se observar anemia da doença crônica se a condição for de longa data. O HLA-B27 raramente é o fator definitivo para o diagnóstico, e as taxas de falso-positivo e falso-negativo já foram discutidas; no entanto, no contexto de sintomas característicos nas costas, o teste tem sensibilidade e especificidade razoavelmente altas.

Exames de imagem

A avaliação radiográfica é importante para a confirmação da doença, mas no início do curso pode não haver alterações radiográficas nas articulações sacroilíacas. Nestes casos, se o médico tiver um alto índice de suspeita, a ressonância magnética pode melhorar a sensibilidade da radiografia simples porque as alterações inflamatórias observadas na ressonância magnética precedem as alterações radiográficas. Ao solicitar radiografias, pode-se pedir incidências específicas das articulações sacroilíacas. Uma radiografia anteroposterior pélvica de rotina geralmente é a radiografia diagnóstica padrão. Os achados clássicos são alterações bilaterais nas articulações sacroilíacas (Figura 249.2). As anormalidades incluem erosões na interlinha articular, pseudoalargamento, esclerose subcondral e, por fim, anquilose, que reflete a substituição óssea completa das articulações sacroilíacas.

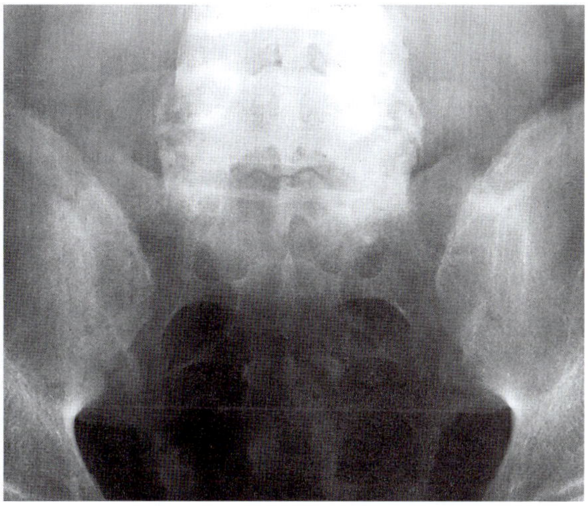

FIGURA 249.2 Sacroileíte bilateralmente simétrica na espondilite anquilosante.

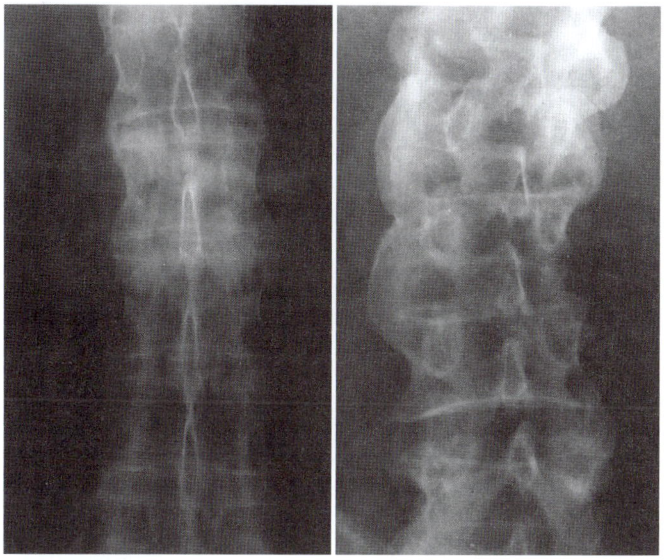

FIGURA 249.3 À *esquerda*, espondilite lombar na espondilite anquilosante, com sindesmófitos em ponte marginais simétricos e calcificação do ligamento espinal. À *direita*, Sindesmófitos volumosos, não marginais e assimétricos da artrite reativa com espondilite lombar.

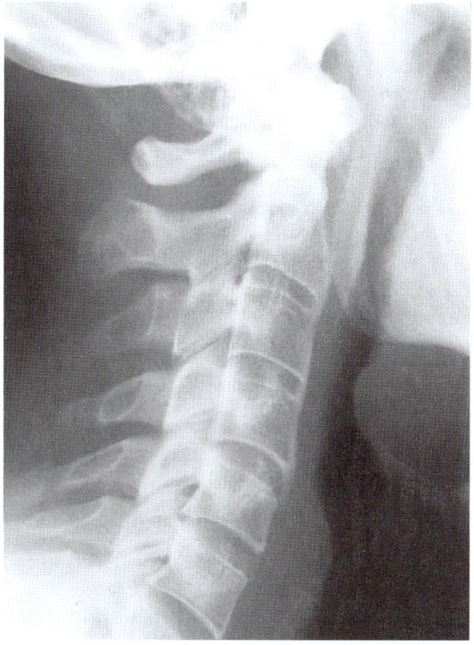

FIGURA 249.4 Homem de 34 anos que tem espondilite anquilosante há 9 anos e dor no pescoço. A radiografia mostra estreitamento das articulações apofisárias C2-C3 posteriormente e sindesmófitos marginais em ponte anterior que se estendem de C2 a C5.

As radiografias da coluna vertebral podem revelar corpos vertebrais quadrados (perda da concavidade anterior normal da vértebra lombar) e "cantos brilhantes" (esclerose subcondral na borda superior do corpo vertebral), sendo que ambos são manifestações da entesite. Sindesmófitos, que representam a ponte marginal das vértebras (Figuras 249.3 e 249.4), em algum momento se desenvolvem e tornam o diagnóstico claro. Como a anquilose das articulações apofisárias pode ocorrer sem a formação de sindesmófitos, é importante avaliar as articulações posteriores nas incidências laterais da coluna lombossacra, bem como a margem anterior das vértebras. Por fim, as mudanças podem resultar em uma "coluna em bambu", assim chamada porque os sindesmófitos em ponte podem mimetizar a aparência de um bambu. Reconhece-se agora que a osteoporose (Capítulo 230) é uma característica importante da espondilite anquilosante, provavelmente refletindo tanto a inflamação crônica local quanto a carga biomecânica anormal das vértebras à medida que a doença progride.

Diagnóstico diferencial

O diagnóstico diferencial de espondilite anquilosante inclui o seguinte: *osteitis condensans ilii* (osteíte condensante ilíaca); hiperostose esquelética idiopática difusa (HEID; Capítulo 243); síndrome de sinovite, acne, pustulose, hiperostose e osteomielite (SAPHO); e alguns estados hiperostóticos induzidos (intoxicação por vitamina A, fluorose). A formação de osso novo ocorre na doença degenerativa discal, mas a aparência horizontal volumosa dos osteófitos geralmente é facilmente distinguida da dos sindesmófitos, e o estreitamento do espaço discal não é uma característica da espondilite anquilosante. A osteoartrite da articulação sacroilíaca foi recentemente reconhecida como tendo uma prevalência mais alta do que previamente acreditava-se.

O curso clínico e a gravidade da espondilite anquilosante são altamente variáveis. Dor nas costas inflamatória e rigidez dominam o quadro nos estágios iniciais, enquanto dor crônica e deformidade podem se desenvolver com o tempo. Tanto na fase inicial como na fase tardia da doença pode haver um impacto significativo na incapacidade para o trabalho e na qualidade de vida. Em apenas uma minoria de pacientes, a imagem completa de coluna em bambu por fim se desenvolve, mas há poucas variáveis que possam ajudar de maneira confiável no prognóstico do curso. Atualmente, o preditor mais forte da formação de novos sindesmófitos é a presença de sindesmófitos no início da doença. Em pacientes com espondilite anquilosante nos quais se desenvolve uma nova dor espinal refratária, deve-se considerar se há uma fratura intervertebral, que pode ocorrer após traumatismo mínimo.

Complicações tardias adicionais podem incluir síndrome da cauda equina, fraturas por compressão osteoporótica, espondilodiscite e doença pulmonar restritiva.

Artrite reativa

DEFINIÇÃO

A artrite reativa é uma artrite asséptica que ocorre subsequentemente a uma infecção extra-articular, mais tipicamente do trato GI ou GU. [6] No trato GI, os principais patógenos são *Salmonella typhimurium, Yersinia enterocolitica, Shigella flexneri* e *Campylobacter jejuni*. No trato GU, a *Chlamydia trachomatis* é o agressor mais comum.

EPIDEMIOLOGIA

A verdadeira incidência e prevalência da ARe não estão bem definidas. Em epidemias envolvendo *Salmonella* (Capítulo 292) ou *Yersinia* (Capítulo 296), estima-se que a artrite reativa se desenvolva em 2 a 7% dos indivíduos infectados, mas em até 20% dos indivíduos B27-positivos infectados. Em tais estudos epidêmicos, o B27 confere risco não apenas para o aparecimento de artrite, mas também para o envolvimento axial e cronicidade. Variantes genéticas no receptor *toll*-like 2 (TLR-2) estão associadas à artrite reativa aguda, implicando, assim, a imunidade inata do hospedeiro como sendo um fator central na artrite reativa. A variabilidade na taxa de artrite reativa é determinada pela heterogeneidade das coortes relatadas, o que introduz variáveis de confusão das diferentes origens genéticas na população e diferentes espécies de patógenos. Mesmo no contexto de um surto epidêmico de fonte pontual, o inóculo varia amplamente entre os indivíduos expostos, e a composição genética da população em risco (p. ex., a prevalência de B27) pode diferir muito entre os diferentes estudos. A averiguação do caso e o risco relativo são ainda mais difíceis de determinar para a artrite reativa pós-*Chlamydia*. Adultos jovens nos EUA têm uma alta prevalência de portadores assintomáticos de *Chlamydia* no trato GU, e pode ser difícil estabelecer uma ligação causal entre a *Chlamydia* e a sinovite. No entanto, é com a *Chlamydia* que a artrite reativa tem sido mais intensamente estudada.

BIOPATOLOGIA

Embora os estudos de imunofluorescência tenham identificado antígenos bacterianos nas articulações de pacientes com artrite reativa depois de infecções GI e GU, é principalmente na artrite reativa pós-*Chlamydia* que os resultados dos estudos de reação em cadeia da polimerase em tecidos sinoviais foram mais consistentemente positivos, sugerindo que a *Chlamydia* viável possa persistir nas articulações desses pacientes, embora em um estado metabolicamente alterado.

Normalmente, o início da artrite ocorre 1 a 3 semanas após a infecção GI ou GU, mas os detalhes temporais costumam ser difíceis de definir com precisão.

Embora a definição de artrite asséptica após uma infecção extra-articular possa incluir uma ampla gama de patógenos (p. ex., *Chlamydia pneumoniae*), locais de infecção (p. ex., faringite estreptocócica) e tipos de infecções (p. ex., infecções por *Giardia* do trato gastrintestinal), esses contextos clínicos em geral não foram incluídos na categoria de artrite reativa. Eles não têm as outras características clínicas associadas ao grupo de doenças da espondiloartrite e não têm associação com o B27.

DIAGNÓSTICO

O padrão de envolvimento articular na artrite reativa é de oligoartrite assimétrica com predileção pelo membro inferior, um padrão compartilhado pela maior parte das síndromes de espondiloartrite. A entesite pode se manifestar como tendinite calcânea ou fascite plantar. Também pode ser vista dactilite, que surge como dedos em salsicha. A dactilite é o resultado final de alterações inflamatórias que afetam a cápsula articular, asênteses, as estruturas periarticulares e o osso periosteal. A sacroileíte pode ser observada na fase aguda, mas as alterações radiográficas são vistas principalmente em pacientes com evolução mais crônica.

Quando a artrite reativa é acompanhada por determinadas manifestações extra-articulares, como uretrite, conjuntivite ou lesões mucocutâneas, o termo *síndrome de Reiter* tem sido aplicado historicamente, mas não é mais de uso comum. A uretrite pode se manifestar como disúria ou descarga, e a erupção como balanite circinada, que inclui vesículas ou ulcerações superficiais na glande do pênis. Ulcerações linguais ou orais indolores também podem ser observadas. O fato de a cervicite ser menos sintomática pode ser parcialmente responsável pelo subdiagnóstico em mulheres. A manifestação cutânea clássica da artrite reativa é a ceratodermia blenorrágica, uma erupção papuloescamosa indolor nas palmas das mãos ou plantas dos pés (Figura 249.5). Ocasionalmente, pode ser observada distrofia ungueal com depressões e onicólise ou queratose subungueal. A conjuntivite pode ser bilateral e dolorosa; em contraste, a uveíte anterior aguda que também pode ser vista nesse contexto tende a ser menos dolorosa e unilateral.

As alterações radiográficas da artrite reativa podem ser observadas nas articulações periféricas envolvidas, com os achados iniciais consistindo em edema tecidual e osteopenia justarticular. Áreas de periostite e neoformação óssea podem se desenvolver nas articulações periféricas. Quando são observadas mudanças nas articulações sacroilíacas, elas são tipicamente assimétricas (Figura 249.6), em contraste com o padrão simétrico visto na espondilite anquilosante. Na fase crônica, pode haver desenvolvimento de sindesmófitos, mas eles são descritos como formações assimétricas volumosas, não marginais, que diferem dos sindesmófitos clássicos da espondilite anquilosante. A frequência com que a artrite reativa evolui para espondilite anquilosante genuína não foi determinada definitivamente.

Diagnóstico diferencial

O diagnóstico diferencial mais importante nessas artropatias reativas é a artrite séptica. Tanto *Yersinia* quanto *Salmonella* podem causar artrite séptica; portanto, sempre que possível, uma cultura apropriada do líquido sinovial deve preceder o diagnóstico de artrite reativa. A evolução da artrite reativa é variável e há poucos marcadores prognósticos disponíveis para o médico prever a evolução em um caso específico. A maior parte dos pacientes tem um episódio inicial com duração de 2 a 3 meses, mas a sinovite pode persistir por 1 ano ou mais. Em um acompanhamento de 5 anos de uma coorte de origem pontual de artrite reativa pós-*Salmonella*, 20% dos pacientes apresentaram doença inflamatória articular e 30% dos pacientes mostraram algum grau de incapacidade funcional 5 anos depois do início da doença.

ARTRITE REATIVA E VÍRUS DA IMUNODEFICIÊNCIA HUMANA

Pode-se observar uma forma agressiva de espondiloartrite em pacientes que estão concomitantemente infectados com HIV. Não há aumento da frequência de artrite reativa em pacientes com HIV, mas o HIV pode alterar o curso dessas artropatias, com tendência a doença articular mais agressiva e refratária. Pode-se observar doença cutânea e articular agressiva em pacientes nos quais a artrite psoriásica se desenvolve no contexto de infecção pelo HIV. A maior parte dos pacientes norte-americanos com a constelação de artrite reativa com HIV são B27-positivos, mas estudos de pacientes comparáveis na África encontraram um componente B27 negativo considerável em tais pacientes. A artrite nesses pacientes se enquadra em dois padrões clínicos: (1) poliartrite assimétrica aditiva ou (2) oligoartrite intermitente que afeta mais comumente os membros inferiores. Esses pacientes podem apresentar entesite, fascite, conjuntivite e uretrite. Pode ocorrer sacroileíte, embora a formação extensa de sindesmófitos vertebrais não seja comum.

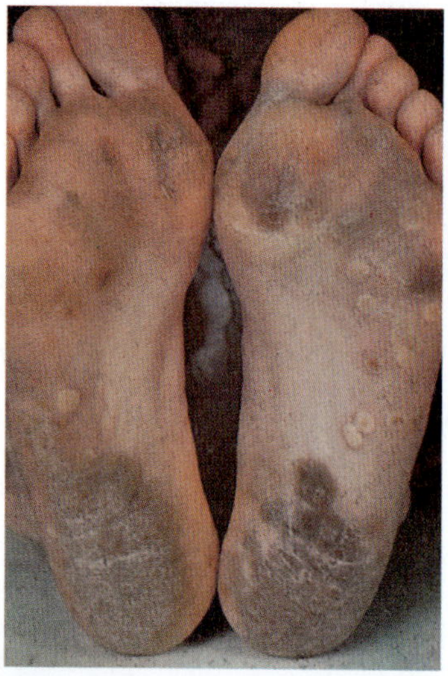

FIGURA 249.5 **Ceratodermia blenorrágica dos pés na artrite reativa.**

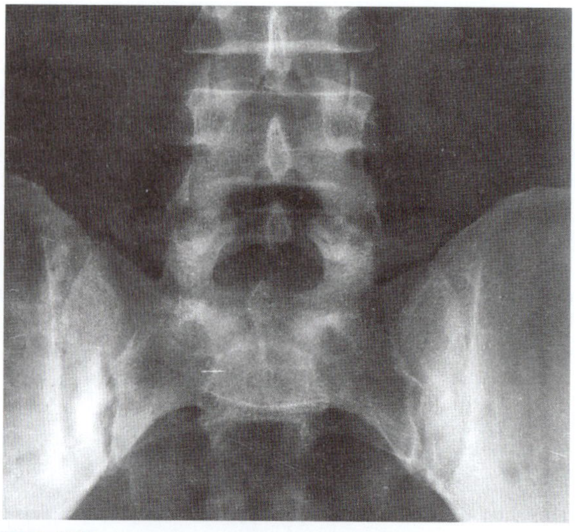

FIGURA 249.6 **Sacroileíte bilateralmente assimétrica na artrite reativa.** Observam-se erosões, pseudoalargamento e esclerose ileal.

Tabela 249.4 Artrite enteropática.

CARACTERÍSTICA	ARTRITE PERIFÉRICA	SACROILEÍTE, ESPONDILITE
DOENÇA DE CROHN		
Frequência na doença de Crohn	10 a 20%	2 a 7%
Associada a HLA-B27	Não	Sim
Padrão	Transitório, simétrico	Crônico
Evolução	Relacionada com a atividade da doença de Crohn	Não relacionada com a atividade da doença de Crohn
Efeito da cirurgia	Remissão da artrite incomum	Sem efeito
Efeito da terapia com anti-TNF	Efetiva	Efetiva
COLITE ULCERATIVA		
Frequência na colite ulcerativa	5 a 10%	2 a 7%
Associada a HLA-B27	Não	Sim
Padrão	Transitório	Crônico
Curso	Mais comum na pancolite do que na proctite; relacionado com a atividade da colite ulcerativa	Não relacionado
Efeito da cirurgia	Remissão da artrite	Sem efeito

HLA = antígeno leucocitário humano; TNF = fator de necrose tumoral.

Artrite enteropática

DEFINIÇÃO

A artrite enteropática refere-se à artrite associada à doença de Crohn ou à colite ulcerativa (Capítulo 132; Tabela 249.4).

BIOPATOLOGIA

A associação de inflamação intestinal e artrite é apoiada por estudos ileocolonoscópicos nos quais a inflamação subclínica do intestino foi demonstrada em doenças que abrangem todo o espectro das espondiloartrites. A avaliação histológica mostra que as alterações da ileíte aguda são observadas na artrite reativa pós-disentérica, enquanto as alterações inflamatórias crônicas são mais prováveis de serem observadas em pacientes com espondilite anquilosante. A permeabilidade intestinal alterada, com aumento da bacteriemia ou antigenemia, pode fornecer a conexão em ambos os casos.

MANIFESTAÇÕES CLÍNICAS

Todas as manifestações extraenterais, incluindo a artrite, ocorrem mais comumente na doença de Crohn do que na colite ulcerativa. A artrite periférica ocorre em 10 a 20% dos pacientes com doença de Crohn e em 2 a 7% dos pacientes com colite ulcerativa. Esse padrão de artrite ocorre mais comumente em pacientes com outras características extraenterais (p. ex., eritema nodoso, irite). É tipicamente uma poliartrite inflamatória não erosiva, predominantemente de grandes articulações. Em geral, a atividade clínica da artrite periférica é paralela à atividade da inflamação intestinal, e as medidas que controlam a doença gastrintestinal também controlam a doença articular. A artrite periférica da artrite enteropática não está associada ao B27.

Em contraste, a sacroileíte ou a espondilite da artrite enteropática seguem um padrão no qual a inflamação das articulações aumenta e diminui independentemente da inflamação intestinal. A doença axial ocorre em 2 a 7% dos pacientes com doença de Crohn e colite ulcerativa. HLA-B27 é encontrado em 50% dos pacientes com artrite axial. A evolução tende a ser crônica, ao contrário do caráter transitório da artrite periférica.

DIAGNÓSTICO

É importante reconhecer que as manifestações musculoesqueléticas da artrite enteropática podem preceder quaisquer sintomas ou sinais gastrintestinais. Por outro lado, a diarreia que precede o início da artrite periférica ou axial em um paciente jovem pode representar um patógeno de origem alimentar (p. ex., *Salmonella*, *Yersinia*), com artrite reativa secundária como doença inflamatória intestinal e artrite enteropática associada. Na avaliação inicial desse paciente, é importante realizar coproculturas detalhadas e completas. Se os sinais/sintomas gastrintestinais persistirem, frequentemente é necessária colonoscopia para confirmar o diagnóstico.

Artrite psoriásica

EPIDEMIOLOGIA

Um em cada cinco pacientes com psoríase também tem artrite psoriásica.[7] Embora a maioria dos casos surja em pacientes com doença cutânea estabelecida, alguns pacientes (principalmente crianças) têm artrite que antecede o aparecimento das lesões cutâneas. Embora a extensão da doença cutânea psoriásica esteja mal correlacionada com o desenvolvimento de artrite, o risco de artrite psoriásica aumenta com uma história familiar de espondiloartrite. A idade de início pode variar de 30 a 55 anos, com igual predileção da doença por mulheres e homens. A espondilite psoriásica tem uma ligeira preponderância masculina. Grandes estudos prospectivos também sugerem que a obesidade seja um fator de risco significativo para a artrite psoriásica.

BIOPATOLOGIA

As associações genéticas com a artrite psoriásica são complexas. A própria psoríase está associada a vários *loci* HLA; relataram-se alguns alelos B, mas o elemento dominante é o HLA-Cw6. O HLA-B39 e o HLA-B27 foram associados a sacroileíte e envolvimento axial. Nenhum agente etiológico foi comprovado na artrite psoriásica, embora alguns pesquisadores tenham proposto que o processo da doença represente uma artrite reativa em resposta a bactérias cutâneas. A histopatologia da sinovite da artrite psoriásica é comparável à das outras formas de espondiloartrite, com a ausência de produção local de imunoglobulina e fator reumatoide diferenciando esta doença da artrite reumatoide.[8] Há potencial para osteólise agressiva, anquilose fibrosa e formação de osso novo heterotópico que ocorre na artrite psoriásica. Como já foi mencionado, a coexistência de HIV e artrite psoriásica parece preparar o terreno para a evolução agressiva de destruição articular em alguns pacientes. Pacientes com artrite psoriásica podem apresentar comprometimento físico substancial.[9]

DIAGNÓSTICO

A artrite psoriásica tem manifestações e evolução variáveis, mas já foram identificados vários padrões clínicos em coortes de pacientes monitorados prospectivamente.[10] Os subgrupos clínicos não são mutuamente exclusivos, nem são estáticos ao longo do tempo. A forma mais comum, que afeta de 30 a 50% dos pacientes, é uma oligoartrite assimétrica que compromete grandes e pequenas articulações. A dactilite, que surge como dedos em salsicha, pode ser vista nos dedos das mãos e dos pés e, na verdade, é uma entesite. No segundo subgrupo, há direcionamento seletivo para as articulações interfalângicas distais (IFD), observado em 10 a 15% dos pacientes. Essas alterações estão fortemente associadas à distrofia ungueal, cujas características são onicólise, queratose subungueal, corrosão e manchas semelhantes a gotas de óleo (Figura 249.7). O terceiro subgrupo (15 a 30% dos pacientes) tem poliartrite simétrica que mimetiza a artrite reumatoide de várias maneiras, exceto pela ausência de nódulos reumatoides e fator reumatoide. A quarta variante clínica é a espondilite psoriásica, que ocorre em 20% dos pacientes; 50% desses são B27-positivos. Por fim, a artrite mutilante (5% dos pacientes) é destrutiva e erosiva,

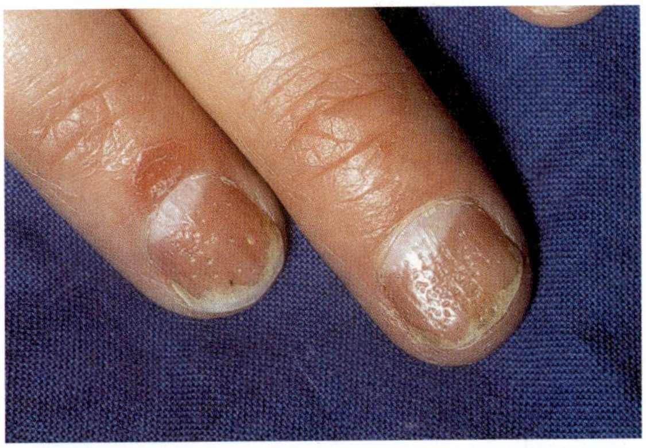

FIGURA 249.7 Depressões ungueais na psoríase. As fossetas são mais bem-definidas e regulares em comparação às que afetam a lâmina ungueal na dermatite.

comprometendo grandes e pequenas articulações, e pode estar associada a deformidades graves e incapacidade significativa.

As alterações radiográficas na artrite psoriásica envolvem edema tecidual (particularmente no caso de dactilite), erosões e periostite. O envolvimento axial pode levar ao aparecimento de sacroileíte assimétrica com sindesmófitos que são volumosos, assimétricos e não marginais. A deformidade clássica em forma de "lápis na xícara" pode ser observada em pacientes com doença da articulação interfalângica distal (IFD) ou artrite mutilante. Acrosteólise é observada em minoria de pacientes e reflete um processo erosivo agressivo.

Diagnóstico diferencial

O diagnóstico de artrite psoriásica depende do achado de alterações típicas da pele ou das unhas em associação a uma das variantes articulares descritas previamente. O diagnóstico diferencial das lesões cutâneas pode incluir dermatite seborreica, eczema disidrótico, infecção fúngica, ceratodermia blenorrágica e pustulose palmoplantar.

Espondiloartrite indiferenciada

Apesar da avaliação clínica e radiográfica cuidadosa, um número substancial de pacientes não se enquadra em um dos subgrupos diagnósticos clássicos de espondiloartrite descritos previamente. Frequentemente, esses pacientes são definidos como tendo espondiloartrite indiferenciada com entesite periférica, artrite ou sacroileíte assimétrica, ou irite na ausência de infecção antecedente identificável ou doença inflamatória intestinal concomitante ou psoríase. A história natural da espondiloartrite indiferenciada não foi bem definida, e a heterogeneidade dos casos e os dilemas diagnósticos comprometem uma abordagem sistemática ou multicêntrica do problema. Quando a evolução clínica é examinada, vários pacientes acabam atendendo aos critérios diagnósticos para espondilite anquilosante, mas muitos mantêm um padrão distinto de espondiloartrite indiferenciada por períodos prolongados.

TRATAMENTO

Medidas gerais

A espondiloartrite demanda uma abordagem global para o seu manejo em que as orientações ao paciente são cruciais.[11] Como o início típico é no adulto jovem, esses pacientes podem sentir frustração ou depressão significativa se sua artrite aguda evoluir para uma doença crônica que prejudique significativamente sua capacidade funcional e qualidade de vida. O médico que trata de pacientes com espondiloartrite deve estar ciente de que esses aspectos psicossociais são uma parte importante dos encargos da doença. Da mesma maneira, pode haver implicações importantes para o local de trabalho, especialmente se o trabalho exigir flexão ou torção vertebral significativa. É importante incluir as demandas mecânicas do local de trabalho na avaliação global de pacientes com espondiloartrite.

O exercício é uma parte importante do plano de tratamento para pacientes com espondilite anquilosante.[12] Em geral, deve-se evitar esportes de alto impacto, enquanto a natação é um exercício ideal. Deve-se enfatizar a prática de alongamentos para manter a mobilidade e a manutenção da postura, e um fisioterapeuta experiente pode ajudar muito na instrução de exercícios diários aos pacientes. Viagens longas de carro ou avião devem incluir alongamentos periódicos. Deve-se incentivar ao paciente que durma em decúbito dorsal em vez de curvado em decúbito lateral. Deve-se enfatizar exercícios de respiração profunda e evitar o tabagismo.

Uma importante área de preocupação para os pacientes é o prognóstico, porque a espondiloartrite, particularmente a artrite reativa, geralmente ocorre em indivíduos jovens e ativos para os quais a atividade atlética é uma prioridade. Há um reconhecimento geral de que a artrite reativa tem maior propensão à cronicidade do que se considerava previamente, e isso deve moderar uma projeção excessivamente otimista da história natural da doença. No acompanhamento de 5 anos de uma coorte de pacientes com artrite reativa induzida por *Salmonella*, dois terços continuavam tendo queixas subjetivas e um terço tinha alterações objetivas em suas articulações. A variabilidade do prognóstico para o grande grupo de pacientes incluídos no grupo da espondiloartrite indiferenciada é surpreendente. No momento, faltam preditores confiáveis de progressão em pacientes com esse agrupamento heterogêneo de características articulares e extra-articulares.

Tratamento conservador

Anti-inflamatórios não esteroides

Em geral, a inflamação articular na espondiloartrite melhora significativamente após a introdução de anti-inflamatórios não esteroides (AINEs). Indometacina e diclofenaco (até 150 mg/dia em doses divididas) ou naproxeno (até 1.000 mg/dia em doses divididas) geralmente são bem tolerados por essa população.[A1] Esses agentes devem ser usados com cautela na artrite enteropática em razão da preocupação com a exacerbação de uma possível doença inflamatória intestinal subjacente. No caso da espondilite anquilosante, a meta do tratamento anti-inflamatório é obter alívio suficiente da dor e da rigidez para possibilitar a realização de um programa ativo e sustentado de exercícios e atividades físicas para manter a postura e melhorar a qualidade de vida. Alguns estudos sugeriram que os AINEs têm capacidade de modificar a doença, mas esse efeito parece estar restrito aos pacientes com elevação na proteína C reativa (PCR) ou na velocidade de hemossedimentação (VHS).

Terapias biológicas

O atuação das citocinas imunomoduladoras na patogênese da espondiloartrite permaneceu sem solução, mas o advento dos agentes biológicos mudou o panorama da espondiloartrite. Agentes biológicos como anticorpos monoclonais anti-TNF-α (infliximabe, adalimumabe, golimumabe e certolizumabe) ou o receptor solúvel de TNF (etanercepte) têm sido usados no tratamento da espondiloartrite. Até o momento, esses cinco agentes anti-TNF foram comparativamente efetivos em testes na espondilite anquilosante e na artrite psoriásica.[A2] Esses estudos em geral relataram resposta imediata em medidas de desfecho clínico e em indicadores laboratoriais de inflamação, e os exames de ressonância magnética mostraram melhora na inflamação local nas articulações sacroilíacas e na coluna vertebral. Os tratamentos anti-TNF foram bem tolerados, sem incidência significativa de eventos adversos graves, mas os pacientes parecem ter recaídas quando o tratamento é interrompido. Em pacientes cuja espondiloartrite axial não radiográfica ativa entrou em remissão sustentada com adalimumabe, a terapia continuada reduziu as crises subsequentes em comparação com a suspensão do tratamento.[A3] A experiência com o tratamento a longo prazo com agentes anti-TNF tem sido encorajadora no que diz respeito à persistência do efeito terapêutico e à infrequência de eventos adversos tardios.[A4] Esses agentes biológicos também mostraram retardar a progressão radiográfica.[13] Outras potenciais alternativas aprovadas pela FDA para a espondilite anquilosante incluem os inibidores da interleucina-17A secuquinumabe (administrado IV 10 mg/kg nas semanas 0, 2 e 4, seguido de 150 mg ou 75 mg SC a cada 4 semanas; começando na semana 8) e ixequizumabe (80 mg SC a cada 2 ou 4 semanas); cada um deles reduz significativamente os sinais de espondilite anquilosante.[A5,A6] Filgotinibe (um inibidor oral da Janus quinase, na dose diária de 200 mg durante 12 semanas) é uma potencial opção promissora.[A7]

Corticosteroides

A resposta à injeção intra-articular de esteroides nas articulações periféricas de pacientes com espondiloartrite muitas vezes não é tão drástica ou sustentada como naqueles com artrite reumatoide. A injeção de corticosteroide nas articulações sacroilíacas geralmente é realizada sob orientação de exame de imagem (fluoroscopia ou tomografia computadorizada [TC]). Um estudo descobriu que essas injeções resultaram em uma boa resposta em 79% dos pacientes e que a melhora pode persistir por muitos meses. Corticosteroides sistêmicos (VO ou protocolo de *bolus* IV) geralmente não são recomendados, mas têm sido usados para crises sintomáticas graves, apesar de poucos estudos controlados para validar sua efetividade. A meta deve ser a redução imediata da dose quando o controle sintomático for alcançado. O reconhecimento de que a osteoporose (Capítulo 230) é um problema significativo na espondilite anquilosante fornece um impulso adicional para o uso moderado de corticosteroides. Os esteroides tópicos geralmente são efetivos para o tratamento de manifestações cutâneas e mucosas da artrite reativa. Para a uveíte, a aplicação tópica de colírios de corticosteroides é um componente integral do manejo e o tratamento deve ser monitorado em conjunto com um oftalmologista.[14]

Fármacos

Sulfassalazina

Ensaios clínicos randomizados controlados por placebo forneceram algum suporte para o uso de sulfassalazina, principalmente na artrite psoriásica. Realizaram-se três estudos multicêntricos duplos-cegos randomizados de 36 semanas em pacientes com espondilite anquilosante, artrite psoriásica e artrite reativa, respectivamente, a fim de comparar a sulfassalazina (2 g/dia) com o placebo em cada caso. Uma análise desses estudos estratificou os pacientes em portadores de doença axial e portadores de doença periférica. Em pacientes com acometimento apenas axial, os critérios de resposta foram atendidos igualmente no grupo sulfassalazina e no grupo placebo.

Em pacientes com artrite periférica, observaram-se respostas significativamente superiores com a sulfassalazina: 59% do grupo sulfassalazina e 43% do grupo placebo responderam ($p < 0,0005$).[A8] Esses achados são úteis para orientar a seleção de pacientes para tratamento com sulfassalazina. Um estudo recente comparando a sulfassalazina com o etanercepte na espondilite anquilosante demonstrou a superioridade da terapia com inibidor do fator de necrose tumoral (TNF) em relação à melhora sintomática, bem como nas evidências de inflamação na RM.

Metotrexato

Simultaneamente ao uso generalizado de metotrexato em pacientes com artrite reumatoide, metotrexato tem sido cada vez mais usado em pacientes com espondiloartrite, mas as respostas têm sido boas apenas na doença articular periférica. Não há evidências de que o metotrexato seja eficaz para a inflamação espinal característica da espondilite anquilosante, nem há evidências de que o metotrexato modifique a evolução do envolvimento axial na espondilite anquilosante. A experiência com a terapia a longo prazo com metotrexato em pacientes com artrite psoriásica aumentou, embora poucos ensaios clínicos randomizados tenham sido realizados. Pode ser necessário acompanhamento prolongado para determinar se o metotrexato tem um efeito preservador das articulações na artrite psoriásica.

Antibioticoterapia

O conceito atual da patogênese da artrite reativa postula que uma infecção bacteriana, geralmente gastrintestinal (GI) ou geniturinária (GU), é o evento desencadeador em um hospedeiro imunogeneticamente suscetível. Para os outros subgrupos de espondiloartrite, há evidências menos convincentes de que a infecção desempenhe um papel causal. É uma boa prática clínica tratar qualquer uretrite por clamídia comprovada por cultura em conjunto com o tratamento do parceiro sexual. Para essa indicação, uma dose única de 1 g de azitromicina é tão efetiva quanto a doxiciclina 100 mg 2 vezes/dia, durante 7 dias. O papel dos antibióticos no manejo da artrite reativa tem sido controverso na artrite reativa,[A9] mas o tratamento com rifampicina/azitromicina ou rifampicina/doxiciclina pode ser útil para a artrite reativa induzida por *Chlamydia*.[A10]

ABORDAGEM A ESPONDILOARTROPATIAS ESPECÍFICAS

Espondilite anquilosante

As diretrizes de consenso do American College of Rheumatology/Spondylitis Association of America/Spondyloarthritis Research and Treatment Network podem ajudar a orientar a terapia farmacológica (Tabela 249.5).[15]

Artrite psoriásica

Os pacientes recebem tipicamente tratamento agressivo para psoríase (Capítulo 409), e o controle rígido da inflamação melhora significativamente os desfechos.[A11] O advento dos agentes biológicos teve um grande impacto no tratamento da artrite psoriásica. Os agentes anti-TNF foram estudados mais extensivamente, indicando a eficácia do infliximabe, do etanercepte, do adalimumabe e do golimumabe.[16] Por exemplo, o tratamento da artrite psoriásica com golimumabe subcutâneo (50 mg a 100 mg a cada 4 semanas) inibe a progressão dos danos estruturais, com eficácia clínica e segurança continuadas por 1 ano.[A12,A12b]

Outros agentes biológicos aprovados pela FDA também podem ser eficazes. O ustequinumabe (um anticorpo monoclonal contra a interleucina-12/23) é seguro, bem tolerado e reduz a extensão e a gravidade da psoríase, assim como o guselcumabe (um anticorpo monoclonal contra a subunidade P19 da interleucina-23, administrado a 100 mg SC nas semanas 0 e 4, 12, 20 e 28 e, a seguir, a cada 8 semanas).[A13] O brodalumabe, um anticorpo monoclonal humano contra o receptor A da interleucina-17 (IL17RA), melhora significativamente as taxas de resposta nos pacientes com artrite psoriásica.[A14] O secuquinumabe (10 mg/kg IV nas semanas 0, 2 e 4, seguido por 150 mg ou 75 mg SC a cada 4 semanas)[A15] é outra alternativa. Em pacientes cuja artrite psoriásica respondeu inadequadamente aos inibidores do TNF, o tofacitinibe (um inibidor oral da Janus quinase na dose de 5 mg ou 10 mg 2 vezes/dia) é mais efetivo do que o placebo por 3 meses na redução da atividade da doença.[A16] O filgotinibe (um inibidor da Janus quinase na dose de 200 mg/dia VO por 16 semanas) é uma potencial opção futura.[A17]

Como abordagem geral, os anti-inflamatórios não esteroides são recomendados para aliviar os sinais e sintomas musculoesqueléticos. O tratamento com fármacos modificadores da doença – como metotrexato, sulfassalazina ou leflunomida – é recomendado em pacientes com edema articular, dano estrutural na vigência de inflamação ou manifestações extra-articulares clinicamente relevantes. Os agentes anti-TNF são recomendados para pacientes com entesite ou dactilite ativa e resposta insuficiente a outros medicamentos. Se o primeiro anti-TNF não for bem-sucedido, ele deve ser trocado por outro agente. Os anticorpos antirreceptor da interleucina-17 e outros agentes mais novos atualmente são, em geral, reservados a pacientes pouco responsivos a outras modalidades.

Tabela 249.5 Recomendações de tratamento para as espondiloartropatias.

Anti-inflamatórios não esteroides (AINEs) sob demanda (e cronicamente apenas se necessário)
Se houver resposta inadequada às tentativas de dois AINEs diferentes, adicionar um inibidor do fator de necrose tumoral (TNF)-α e tentar interromper os AINEs se a resposta for boa; as opções são: etanercepte (50 mg SC, 1 vez/semana) infliximabe* (5 mg/kg IV nas semanas 0, 2 e 6, depois a cada 6 ou 8 semanas)† adalimumabe* (40 mg SC, a cada 2 semanas) golimumabe* (50 mg SC, 1 vez por mês) certolizumabe (400 mg SC inicialmente e em 2 e 4 semanas, seguido por 200 mg em semanas alternadas ou 400 mg a cada 4 semanas)
Se não houver resposta às tentativas de dois inibidores do TNF-α diferentes ou contraindicação para usá-los, adicionar um fármaco antirreumático de ação lenta sulfassalazina (2 a 3 g VO diariamente em doses divididas uniformemente com intervalos de dosagem não superiores a 8 h) ou metotrexato (10 a 25 mg, 1 vez/semana) para artrite psoriásica e artrite enteropática
O tratamento a curto prazo com injeção local de corticosteroides é útil, mas corticosteroides sistêmicos não são recomendados

*Preferido ao etanercepte em pacientes com doença inflamatória intestinal.
†6 semanas para espondilite anquilosante; 8 semanas para artrite psoriásica.
Adaptada de Ward MM, Deodhar A, Akl EA, et al. American College of Rheumatology/Spondylitis Association of America/Spondyloarthritis Research and Treatment Network 2015 recommendations for the treatment of ankylosing spondylitis and nonradiographic axial spondyloarthritis. *Arthritis Rheumatol.* 2016;68:282-298.

Artrite reativa

O tratamento da artrite reativa começa com o tratamento da infecção desencadeadora. Por exemplo, em pacientes PCR-positivos para *C. trachomatis* ou *C. pneumoniae* no sangue ou no líquido articular, um ciclo de 6 meses de terapia combinada com rifampicina (300 mg/dia) mais doxiciclina (200 mg/dia) ou azitromicina (500 mg/dia seguido por 5 dias de 2 a 500 mg, 1 vez/semana) produz resposta em 63% dos pacientes (*versus* 22% com placebo), e observa-se remissão completa em 20% dos casos (*versus* 0% com placebo). Para a espondiloartrite, as injeções de AINEs e glicocorticoides são efetivas. Em casos mais graves, a sulfassalazina costuma ser efetiva se for iniciada nos primeiros 3 meses. As terapias biológicas são frequentemente usadas na espondiloartrite HLA-B27 positiva crônica, embora sua eficácia não seja comprovada, especialmente porque cerca de 50% dos pacientes se recuperam em cerca de 6 meses.

Artrite enteropática

Para a artrite enteropática, a sulfassalazina é mais útil na colite ulcerativa do que na doença de Crohn (Capítulo 132), enquanto o oposto geralmente é verdadeiro para o metotrexato. Os inibidores do TNF-α (ver Tabela 249.5) são efetivos na espondiloartrite relacionada com a colite ulcerativa e com a doença de Crohn.[17] Demonstrou-se que uma abordagem multidisciplinar melhora o manejo da doença reumática em pacientes com doença inflamatória intestinal, possibilitando um cuidado mais abrangente.[18]

Grau A Recomendações de grau A

A1. Kroon FP, van der Burg LR, Ramiro S, et al. Non-steroidal anti-inflammatory drugs (NSAIDs) for axial spondyloarthritis (ankylosing spondylitis and non-radiographic axial spondyloarthritis). *Cochrane Database Syst Rev.* 2015;7:CD010952.

A2. Maxwell LJ, Zochling J, Boonen A, et al. TNF-alpha inhibitors for ankylosing spondylitis. *Cochrane Database Syst Rev.* 2015;4:CD005468.

A3. Landewé R, Sieper J, Mease P, et al. Efficacy and safety of continuing versus withdrawing adalimumab therapy in maintaining remission in patients with non-radiographic axial

spondyloarthritis (ABILITY-3): a multicentre, randomised, double-blind study. *Lancet.* 2018;392:134-144.
A4. Song IH, Hermann KG, Haibel H, et al. Consistently good clinical response in patients with early axial spondyloarthritis after 3 years of continuous treatment with etanercept: longterm data of the ESTHER trial. *J Rheumatol.* 2014;41:2034-2040.
A5. Baeten D, Sieper J, Braun J, et al. Secukinumab, an interleukin-17A inhibitor, in ankylosing spondylitis. *N Engl J Med.* 2015;373:2534-2548.
A6. van der Heijde D, Cheng-Chung Wei J, Dougados M, et al. Ixekizumab, an interleukin-17A antagonist in the treatment of ankylosing spondylitis or radiographic axial spondyloarthritis in patients previously untreated with biological disease-modifying anti-rheumatic drugs (COAST-V): 16 week results of a phase 3 randomised, double-blind, active-controlled and placebo-controlled trial. *Lancet.* 2018;392:2441-2451.
A7. van der Heijde D, Baraliakos X, Gensler LS, et al. Efficacy and safety of filgotinib, a selective Janus kinase 1 inhibitor, in patients with active ankylosing spondylitis (TORTUGA): results from a randomised, placebo-controlled, phase 2 trial. *Lancet.* 2018;392:2378-2387.
A8. Braun J, van der Horst-Bruinsma IE, Huang F, et al. Clinical efficacy and safety of etanercept versus sulfasalazine in patients with ankylosing spondylitis: a randomized, double-blind trial. *Arthritis Rheum.* 2011;63:1543-1551.
A9. Barber CE, Kim J, Inman RD, et al. Antibiotics for treatment of reactive arthritis: a systematic review and metaanalysis. *J Rheumatol.* 2013;40:916-928.
A10. Carter JD, Espinoza LR, Inman RD, et al. Combination antibiotics as a treatment for chronic *Chlamydia*-induced reactive arthritis: a double-blind, placebo-controlled, prospective trial. *Arthritis Rheum.* 2010;62:1298-1307.
A11. Coates LC, Moverley AR, McParland L, et al. Effect of tight control of inflammation in early psoriatic arthritis (TICOPA): a UK multicentre, open-label, randomised controlled trial. *Lancet.* 2015;386:2489-2498.
A12. Kavanaugh A, van der Heijde D, McInnes IB, et al. Golimumab in psoriatic arthritis: one-year clinical efficacy, radiographic, and safety results from a phase III, randomized, placebo-controlled trial. *Arthritis Rheum.* 2012;64:2504-2517.
A12b. van Mens LJJ, de Jong HM, Fluri I, et al. Achieving remission in psoriatic arthritis by early initiation of TNF inhibition: a double-blind, randomised, placebo-controlled trial of golimumab plus methotrexate versus placebo plus methotrexate. *Ann Rheum Dis.* 2019;78:610-616.
A13. Deodhar A, Gottlieb AB, Boehncke WH, et al. Efficacy and safety of guselkumab in patients with active psoriatic arthritis: a randomised, double-blind, placebo-controlled, phase 2 study. *Lancet.* 2018;391:2213-2224.
A14. Mease PJ, Genovese MC, Greenwald MW, et al. Brodalumab, an anti-IL17RA monoclonal antibody, in psoriatic arthritis. *N Engl J Med.* 2014;370:2295-2306.
A15. Mease PJ, McInnes IB, Kirkham B, et al. Secukinumab inhibition of interleukin-17A in patients with psoriatic arthritis. *N Engl J Med.* 2015;373:1329-1339.
A16. Gladman D, Rigby W, Azevedo VF, et al. Tofacitinib for psoriatic arthritis in patients with an inadequate response to TNF inhibitors. *N Engl J Med.* 2017;377:1525-1536.
A17. Mease P, Coates LC, Helliwell PS, et al. Efficacy and safety of filgotinib, a selective janus kinase 1 inhibitor, in patients with active psoriatic arthritis (EQUATOR): results from a randomised, placebo-controlled, phase 2 trial. *Lancet.* 2018;392:2367-2377.

REFERÊNCIAS BIBLIOGRÁFICAS

As referências bibliográficas, bem como os outros materiais suplementares deste livro, encontram-se no GEN-IO, nosso ambiente virtual de aprendizagem.

250

LÚPUS ERITEMATOSO SISTÊMICO

MARY K. CROW

DEFINIÇÃO

O lúpus eritematoso sistêmico (LES) é uma doença autoimune multissistêmica que resulta de lesão tecidual mediada pelo sistema imune. As manifestações do LES podem envolver a pele, as articulações, os rins, o sistema nervoso central (SNC), o sistema circulatório, as membranas serosas e os sistemas hematológico e imune. A doença é altamente heterogênea e polimórfica, com pacientes manifestando combinações variáveis de características clínicas. Na maior parte dos pacientes com LES, a doença é caracterizada por um curso clínico crescente e decrescente, embora alguns demonstrem um padrão de atividade crônica. Os gatilhos moleculares da doença não são conhecidos, mas a patogênese envolve a produção de autoanticorpos específicos contra ácidos nucleicos e proteínas de ligação a ácidos nucleicos. Os imunocomplexos, juntamente com as células do sistema imune e mediadores solúveis, produzem inflamação e danos aos tecidos. As abordagens terapêuticas, em geral, envolvem imunossupressão, embora promissores agentes biológicos direcionados a mecanismos moleculares específicos estejam em desenvolvimento.

EPIDEMIOLOGIA

Uma característica notável do LES é que ele ocorre com muito mais frequência em mulheres do que em homens. Como a tireoidite de Hashimoto e a síndrome de Sjögren, a proporção entre mulheres e homens é de aproximadamente 8:1 a 10:1 em adultos, e a maior parte dos casos é diagnosticada entre as idades de 15 e 44 anos. Em crianças e mulheres com mais de 55 anos, a proporção é mais próxima de 2:1. A prevalência de LES nos EUA é estimada em aproximadamente 62,2 a 84,8 por 100 mil, e a incidência de novos casos é de 4,6 a 5,6 por 100 mil por ano.[1,2] Prevalência, gravidade e características da doença diferem entre os diferentes grupos étnicos; o LES é três a quatro vezes mais prevalente em mulheres afro-americanas e nativas americanas do que em mulheres brancas.[3] A gravidade da doença também é maior em indivíduos hispânicos do que em brancos, embora os dados de populações hispânicas sejam menos abundantes.[4] Os asiáticos também podem apresentar prevalência da doença mais alta do que os brancos. Estudos do lúpus em populações minoritárias indicam que os fatores socioeconômicos são os principais contribuintes para o aumento da prevalência e da gravidade da doença em afro-americanos e hispano-americanos.

BIOPATOLOGIA

A compreensão atual da patogênese do lúpus incorpora papéis para a suscetibilidade genética com base em um modelo de acerto cumulativo envolvendo múltiplos genes;[5] gatilhos ambientais, incluindo infecção microbiana, luz solar e certos medicamentos; e disfunções do sistema imune. Avanços recentes na imunologia chamaram a atenção para os mecanismos responsáveis pela ativação do sistema imune inato.[6] Pelo menos algumas das contribuições genéticas e ambientais para o lúpus podem promover a ativação do sistema imune inato e, subsequentemente, da autoimunidade. Outros podem contribuir para a inflamação e danos aos tecidos. A indução de respostas de estresse celular, incluindo modificação oxidativa de proteínas celulares, é de interesse atual como um mecanismo que liga os gatilhos ambientais à função imune alterada.

Modelos murinos provaram ser úteis na identificação de genes que podem contribuir para a suscetibilidade ao lúpus ou definir padrões de doença. A produção de autoanticorpos característicos do LES e o desenvolvimento de nefrite e morte acelerada foram demonstrados em diversas cepas murinas nas quais os genes do sistema imune foram modificados. Na maior parte dos casos, não foi observada nenhuma alteração nos genes humanos homólogos. A facilidade de indução da doença semelhante ao lúpus em modelos murinos sugere que existam inúmeras vias patogênicas possíveis que possam levar às manifestações clínicas da doença. Um mecanismo imune proeminente envolve componentes da resposta imune à infecção viral, particularmente a resposta da interferona tipo I, que estão associados ao lúpus em ambos os sistemas, murino e humano, e provavelmente são importantes na patogênese da doença.[7]

Genética

A alta concordância da doença em gêmeos monozigóticos (24%) sugere que o sistema genético exerce um papel importante na suscetibilidade ao lúpus. Mutações raras em genes que codificam componentes da via do complemento, incluindo C1q, C2 e C4A, contribuem para o aumento da suscetibilidade ou gravidade do lúpus. A produção prejudicada desses componentes iniciais do complemento pode diminuir a depuração de células apoptóticas, aumentando, assim, o agregado de autoantígenos disponíveis ou diminuindo a solubilidade dos complexos imunes. A presença de antígenos leucocitários humanos (HLA, *human leukocyte antigen*) dos alelos de classe II do complexo de histocompatibilidade principal (MHC, *major histocompatibility complex*) (HLA)-DR3 (DRB1*03:01-DQA1*05:01-DQB1*02:01) e HLA-DR15 (DRB1*15:01/03-DQA1*01:02-DQB1*06:01) são as de maior risco para desenvolvimento de LES, e esses alelos de classe II estão associados à produção de autoanticorpos específicos. Um grande estudo de associação genômica ampla (GWAS, *genome-wide association study*) transancestral de indivíduos com ancestrais europeus, africanos e hispânicos ameríndios identificou 80 polimorfismos de nucleotídio único não HLA associados ao LES com significância estatística ($p < 0{,}001$) em metanálise. Algumas associações com um alto nível de significância foram relacionadas com a ancestralidade (e-Tabela 250.1).[8,9] Variantes polimórficas em componentes das vias do receptor *toll-like* (TLR, *toll-like receptor*) que regulam a produção de interferona tipo I, incluindo o fator regulador de interferona 5 (*IRF5, interferon regulatory factor 5*) e *IRF7*, estão associados ao diagnóstico de LES e ao aumento da atividade da interferona plasmática em algumas populações. Os polimorfismos nos genes do receptor Fc *FCGR2A* e *FCGR3A* foram associados à nefrite do LES, possivelmente com base na eliminação alterada de complexos imunes. Variantes do gene *PTPN22*, que codifica uma fosfatase que regula a ativação dos linfócitos T, também estão associadas ao LES. Os GWASs identificaram variações nos reguladores da ativação do sistema imune inato (p. ex., *TNFAIP3, ITGAM, IFIH1*) e em moléculas de sinalização importantes na ativação de linfócitos (p. ex., *STAT4, BANK1* e *BLK*). Mutações raras em genes que codificam proteínas que regulam a integridade e a degradação do ácido nucleico, incluindo *TREX1*, que codifica uma DNase; *SAMHD1*, uma trifosfoidrolase; *RNASEH2A, B* e *C*; e *ADAR*, uma adenosina desaminase específica de RNA, foram documentados em alguns pacientes com um transtorno semelhante ao lúpus, denominado síndrome de Aicardi-Goutieres, caracterizada por lesões cutâneas, doença do SNC, autoanticorpos e altos níveis de interferona.[10] As mutações nesses genes também foram documentadas em raros pacientes com LES e forneceram novos *insights* sobre a provável contribuição dos ácidos nucleicos endógenos para a ativação do sistema imune inato e a patogênese do lúpus.[11] Os dados disponíveis sugerem um tema comum: os genes associados ao lúpus conferem ativação aumentada ou regulação prejudicada das respostas imunes inatas ou adaptativas, com aumento da interferona tipo I frequentemente observado em associação com o genótipo de risco.

Gatilhos ambientais

Estudaram-se várias classes de potenciais gatilhos ambientais para o lúpus.[12] Embora a preponderância feminina do LES implique um papel para fatores hormonais na doença, conceitos recentes descrevem uma contribuição da modificação epigenética ou dos efeitos da dosagem do cromossomo X como responsáveis por pelo menos parte da desproporção entre os sexos. Postulou-se um papel para gatilhos microbianos, particularmente a infecção por vírus, consistente com os sintomas constitucionais que costumam caracterizar o estágio inicial da doença. O vírus Epstein-Barr atraiu particular interesse entre os investigadores, porque a frequência de infecção prévia em pacientes com LES é significativamente maior do que na população geral (99% *versus* 94%). A evidência de exposição a outros vírus, incluindo citomegalovírus, é equivalente entre pacientes com LES e controles saudáveis. Dados recentes relacionam genes ortólogos do Ro60 humano, um alvo comum dos autoanticorpos lúpicos, a bactérias comensais, e demonstram reatividade cruzada de clones de linfócitos T específicos de Ro humano com Ro60 derivado de bactérias.[13] A exposição à luz ultravioleta é um gatilho bem descrito de crises de atividade de lúpus. Os possíveis mecanismos incluem danos ao DNA e indução de respostas de estresse celular e de apoptose de células da pele, que resultam na concentração de ácidos nucleicos e proteínas associadas em bolhas de membrana celular que podem ser processadas por células apresentadoras de antígeno. Os dados também apoiam uma associação entre o uso atual de tabaco e os anticorpos anti-DNA de cadeia dupla e a atividade da doença lúpica. Certos medicamentos, incluindo a procainamida e a hidralazina, podem induzir uma síndrome semelhante ao lúpus, com a diminuição dos sintomas, em geral, após a interrupção do uso do fármaco. Esses agentes podem promover a desmetilação do DNA, alterando, assim, a expressão gênica e potencialmente aumentando a disponibilidade de DNA imunoestimulador. Os antibióticos sulfa foram relatados como indutores de crises de lúpus em alguns pacientes. A administração de interferona-α recombinante a pacientes com neoplasias hematológicas ou infecção por hepatite C foi também associada à indução de uma síndrome semelhante ao lúpus. Além disso, os agentes antifator de necrose tumoral induziram autoanticorpos lúpicos e, ocasionalmente, lúpus clínico em pacientes com artrite reumatoide.

Gatilhos imunológicos

Fatores genéticos e ambientais que aumentam a probabilidade de desenvolvimento de LES são propensos a atuar no sistema imune, induzindo autoimunidade e consequente inflamação e dano tecidual.[14] Além de mecanismos que aumentam a disponibilidade de autoantígenos (como a luz ultravioleta), a expressão alterada de produtos gênicos que medeiam ou regulam a apoptose, ou a depuração prejudicada de detritos apoptóticos, resulta na ativação generalizada do sistema imune e contribui para a autoimunidade no lúpus. Paralelamente aos eventos responsáveis pelas respostas imunes eficazes dirigidas a micróbios exógenos, a autoimunidade que ocorre em pacientes com LES provavelmente exigirá a ativação das respostas imunes inata e adaptativa. O sistema imune inato (Capítulo 39) reconhece padrões moleculares comuns expressos no micróbio e aumenta a capacidade da célula apresentadora de antígeno e a elaboração bem-sucedida de uma resposta imune adaptativa específica ao antígeno. A caracterização da família TLR de receptores de reconhecimento de padrões proporcionou uma nova compreensão dos mecanismos pelos quais o sistema imune inato é ativado por estímulos exógenos e endógenos, incluindo complexos imunes que contêm ácido nucleico, e pelos quais ele promove a indução de uma resposta imune adaptativa autodirigida (Capítulo 40).

Interferona tipo I

Estudos de expressão gênica em células mononucleares de sangue periférico de pacientes com LES usando *microarray* e tecnologia de sequenciamento de RNA demonstraram uma “assinatura” ampla e sustentada de transcritos de genes induzidos por interferona tipo I que refletem a ativação do sistema imune inato. A interferona-α (IFN-α), com outras IFNs tipo I (p. ex., IFN-β, IFN-ω), pode ser responsável por muitas das alterações imunes observadas no LES e é identificada como um alvo terapêutico promissor. Postula-se que os imunocomplexos que contêm DNA ou RNA induzam a produção de interferona tipo I no LES. O DNA ou RNA desmetilado rico em CpG, associado a proteínas de ligação de ácido nucleico, pode ativar células dendríticas plasmocitoides e outras células do sistema imune por meio de TLRs e, assim, resultar na produção de interferona tipo I (IFN-α ou IFN-β) e outras citocinas pró-inflamatórias (e-Figura 250.1). A detecção de RNA ou DNA intracelular por sensores de ácido nucleico citosólico representa outra potencial via molecular que leva à produção de interferona tipo I. Diversos efeitos da interferona tipo I na função do sistema imune são consistentes com as respostas imunes alteradas observadas em pacientes com LES, incluindo maturação de células dendríticas, aumento da mudança de classe de imunoglobulina para isótipos de imunoglobulina maduros (imunoglobulina G [IgG] e IgA), indução de mediadores solúveis que aumentam a diferenciação de linfócitos B e as respostas inflamatórias, como o estimulador de linfócitos B (BLyS, *B-lymphocyte stimulator*) e o IFN-γ, e a modulação de programas de linfócitos T efetores. A indução de um microambiente imunoestimulador pelo IFN-α pode apoiar o desenvolvimento de uma resposta imune humoral direcionada a autoantígenos, particularmente partículas intracelulares que contêm ácido nucleico e proteínas de ligação a ele. Não se sabe por que alguns indivíduos iniciam a ativação do sistema imune dirigida a autoantígenos e outros, não. Além de seus efeitos sobre a função do sistema imune, a interferona tipo I tem sido associada à alteração da função das células endoteliais e da função microglial no encéfalo, e pode contribuir para o desenvolvimento de doença vascular aterosclerótica e doença do SNC em pacientes com lúpus.[15,16]

Autoanticorpos

Os autoanticorpos mais característicos do lúpus têm como alvo as partículas intracelulares que contêm ácido nucleico e proteínas de ligação a ele. Compreender a importância da indução dessas especificidades de autoanticorpos específicos pode fornecer pistas para a etiologia do LES. Uma análise do espectro de autoanticorpos presentes no soro de indivíduos nos quais o LES é posteriormente diagnosticado sugeriu que autoanticorpos reativos a certas proteínas de ligação ao RNA, incluindo a proteína Ro, ocorrem no início do estágio pré-clínico da doença, juntamente com um teste de anticorpo antinuclear (ANA) positivo. Estes costumam ser seguidos de anticorpos anti-DNA de cadeia dupla e, por fim, do desenvolvimento de anticorpos específicos contra as proteínas espliceossomais Smith (Sm) e ribonucleoproteína (RNP) aproximadamente no momento do diagnóstico (Figura 250.1). Essas observações sugerem que os indivíduos que demonstram progressão de anticorpos direcionados contra o RNA para aqueles direcionados contra o DNA e proteínas espliceossomais são aqueles nos quais se desenvolve autoimunidade suficiente para manifestar sintomas clínicos. Aproximadamente um terço dos pacientes com LES apresenta autoanticorpos reativos com fosfolipídios ou proteínas associadas a eles, particularmente a β_2-glicoproteína I. Essas especificidades de autoanticorpos também podem estar presentes independentemente do LES na síndrome do anticorpo antifosfolipídio primário (Capítulo 162).

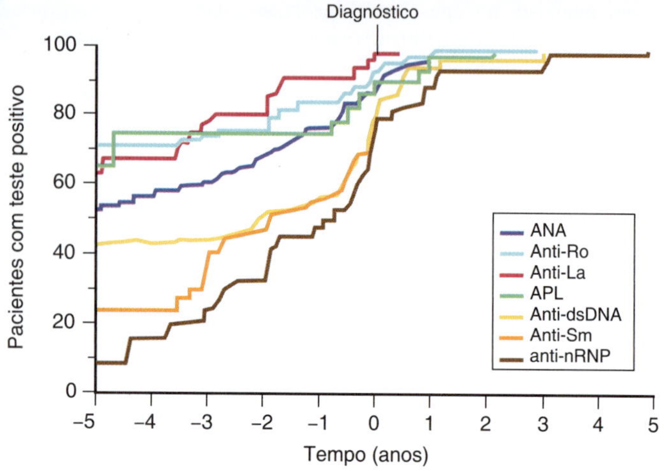

FIGURA 250.1 **Proporção de pacientes com testes de anticorpos positivos no momento do diagnóstico ou ao surgimento da primeira manifestação clínica de lúpus eritematoso sistêmico (LES).** Para cada autoanticorpo, foi avaliada a proporção de pacientes com teste positivo no momento do diagnóstico ou ao surgimento do primeiro critério clínico. Nas análises do tempo desde o desenvolvimento do anticorpo até o diagnóstico de LES, os anticorpos antinucleares (ANA) apareceram significativamente antes dos anticorpos anti-Sm e da ribonucleoproteína antinuclear (anti-nRNP), mas não significativamente antes dos anticorpos anti-Ro, anti-La, antifosfolipídio (APL) ou anti-DNA de cadeia dupla (anti-dsDNA). (De Arbuckle MR, McClain MT, Rubertone MV, et al. Development of autoantibodies before the clinical onset of systemic lupus erythematosus. *N Engl J Med.* 2003;349:16.)

Complexos imunes e complemento

Os danos aos tecidos e aos órgãos pelo LES são mediados pela deposição ou formação *in situ* de complexos imunes e subsequente ativação do complemento e inflamação. O sistema complemento (Capítulo 44), composto por mais de 30 proteínas que atuam em conjunto para proteger o hospedeiro contra organismos invasores, inicia a inflamação e a lesão tecidual. A ativação do complemento promove a quimiotaxia das células inflamatórias e produz fragmentos proteolíticos que aumentam a fagocitose por neutrófilos e monócitos. A via clássica do complemento é ativada quando os anticorpos se ligam ao antígeno e produzem efetores potentes. Os mecanismos de ativação de vias alternativas diferem por serem iniciados pela ligação de componentes do complemento ativados de maneira espontânea às superfícies dos patógenos ou dos próprios tecidos. C3a, uma anafilatoxina que se liga a receptores em leucócitos e outras células, causa ativação e liberação de mediadores inflamatórios. C5a é uma potente molécula inflamatória solúvel, anafilatóxica e quimiotática que promove o recrutamento e a ativação de neutrófilos e monócitos e medeia a ativação da célula endotelial por meio de seu receptor. A liberação de intermediários reativos de oxigênio e nitrogênio é um mecanismo adicional que contribui para o dano tecidual.

Os tecidos-alvo da atividade do sistema imune no lúpus incluem a pele, onde os complexos imunes e o complemento são depositados em um padrão linear (conforme demonstrado no teste da banda lúpica, no qual os anticorpos depositados são identificados por uma etiqueta fluorescente), os glomérulos e as valvas cardíacas. Os anticorpos que reagem com os neurônios do hipocampo no encéfalo podem mediar a morte excitotóxica. Os mecanismos imunológicos e inflamatórios responsáveis pela vasculopatia do lúpus são multifatoriais e não estão claramente definidos. O dano microvascular é observado nas artérias esplênicas e é caracterizado pelo padrão típico de "casca de cebola" de deposição concêntrica de tecido conjuntivo. Além do dano vascular mediado pela inflamação, a trombose, incluindo microtrombos, contribui para a isquemia e necrose celular no encéfalo e em outros órgãos.

MANIFESTAÇÕES CLÍNICAS

Sinais e sintomas

Sintomas constitucionais

O LES, uma doença que envolve praticamente todos os componentes do sistema imune, pode ser acompanhado por sintomas constitucionais semelhantes aos observados no contexto de uma infecção microbiana. Fadiga, cefaleia, perda de peso e febre são comuns, em associação a artralgias generalizadas, mialgias e linfadenopatia. O nível de atividade do lúpus geralmente segue um padrão de crises e remissões, embora alguns pacientes mantenham a doença ativa por períodos prolongados. É importante realizar um monitoramento detalhado para determinar se há desenvolvimento das principais doenças do sistema de órgãos, a fim de garantir ajustes oportunos no tratamento clínico.

Pele e mucosas

A pele e as mucosas são acometidas na maior parte dos pacientes com lúpus (Tabela 250.1). A erupção cutânea eritematosa facial com distribuição em "asa de borboleta" nas proeminências malar e nasal, poupando os sulcos nasolabiais, é a erupção cutânea clássica do LES, observada em 30 a 60% dos pacientes (Figura 250.2). A erupção cutânea em "asa de borboleta" costuma ser desencadeada pela exposição ao sol, mas a fotossensibilidade também pode ser demonstrada de maneira difusa em outras áreas do corpo.

As lesões cutâneas discoides consistem em placas eritematosas com cicatrizes centrais e podem ser recobertas por escamas. Essas lesões são vistas em aproximadamente 25% dos pacientes, com envolvimento do couro cabeludo ou da face e das orelhas, e podem estar associadas à alopecia. Pode haver lesões discoides na ausência de manifestações sistêmicas de LES (lúpus discoide). Além da alopecia cicatricial do lúpus discoide, a alopecia mais transitória pode ser um sinal clínico de aumento da atividade da doença e está associada à apoptose das células do folículo piloso.

A inflamação da derme profunda e da gordura subcutânea pode resultar em paniculite lúpica, com nódulos firmes e dolorosos que, às vezes, aderem à epiderme, causando irregularidades na pele superficial. O lúpus eritematoso cutâneo subagudo é observado em áreas expostas ao sol e pode envolver placas eritematosas ou lesões psoriasiformes. Está associado a autoanticorpos antiproteína Ro (SSA) de ligação ao RNA. As ulcerações da mucosa, principalmente da mucosa bucal e do palato superior, são decorrentes da mucosite e típicas do LES. Manifestações de vasculopatia também são comuns nessa doença, incluindo espasmo arteriolar ou infartos nas pregas ungueais, um padrão rendado difuso sobre a pele descrito como livedo reticular e lesões petéquio-purpúricas ou urticariformes nas extremidades. A vasculopatia no LES costuma estar associada à presença de anticorpos antifosfolipídios.

Sistema musculoesquelético

Artralgias e artrite não erosiva estão entre as características clínicas mais comuns do LES, sendo experimentadas por mais de 85% dos pacientes. As articulações interfalângicas proximais e metacarpofalângicas da mão são mais comumente sintomáticas, juntamente com os joelhos e os punhos. Em alguns pacientes (aproximadamente 10%), podem ocorrer deformidades resultantes de danos ao tecido periarticular, uma condição denominada *artropatia de Jaccoud*. O uso maciço de corticosteroides em muitos pacientes com lúpus pode ser acompanhado pelo desenvolvimento de

Tabela 250.1 Manifestações clínicas do lúpus eritematoso sistêmico.

MANIFESTAÇÃO	FREQUÊNCIA APROXIMADA (%)
Cutânea	88
Artrite/artralgias	76
Neuropsiquiátrica	66
Pleurisia/pericardite	63
Anemia	57
Fenômeno de Raynaud	44
Vasculite	43
Aterosclerose	37
Nefrite	31
Trombocitopenia	30
Neuropatia sensorimotora	28
Valvopatia	18
Hemorragia alveolar pulmonar	12
Pancreatite	10
Miosite	5
Miocardite	5

osteoporose, incluindo fraturas osteoporóticas ou osteonecrose, mais comumente dos quadris, embora a vasculopatia subjacente também possa contribuir para o dano articular.

Em raros casos, observa-se inflamação dos músculos com creatinofosfoquinase elevada no LES, podendo-se observar miopatia como consequência do tratamento com corticosteroides. A fibromialgia, caracterizada por quadro de dor generalizada, comumente acompanha o LES e pode contribuir para a fadiga e a depressão.

Sistema renal

É comum o envolvimento renal no LES (Capítulo 113), com o acometimento de 74% dos pacientes em algum momento do curso da doença, e é um indicador de mau prognóstico. Em geral, a doença renal é atribuída à deposição de complexos imunes circulantes ou à formação *in situ* desses complexos nos glomérulos, resultando na ativação do complemento e no subsequente recrutamento de células inflamatórias. Além de inflamação glomerular, necrose e cicatrizes, a doença renal é caracterizada por lesões vasculares, incluindo microangiopatia trombótica e vasculite extraglomerular. A doença tubulointersticial, incluindo infiltração do interstício por células mononucleares, atrofia tubular e fibrose intersticial, tem sido cada vez mais reconhecida como estando associada a um mau prognóstico para nefrite persistente e sobrevida renal.[17] A hipertensão arterial pode ser uma consequência do envolvimento renal significativo.

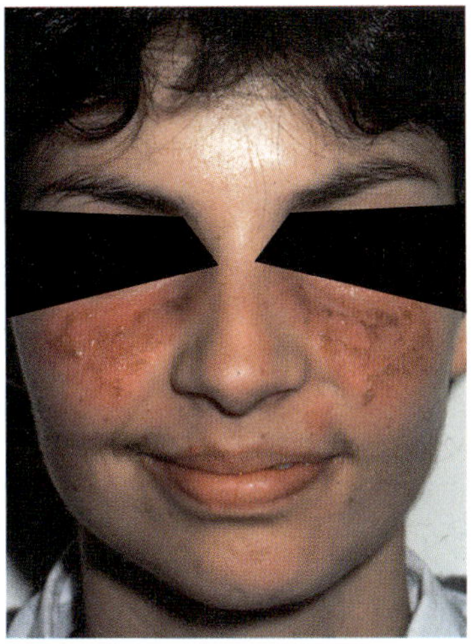

FIGURA 250.2 **Figura 250.2 Eritema malar em paciente com lúpus eritematoso sistêmico.** Observe que o eritema não ultrapassa a prega nasolabial. (De Gladman DD, Urowitz MB. Systemic lupus erythematosus: clinical features. In: Klippel JH, Dieppe PA, eds. *Rheumatology.* 2nd ed. London: Mosby; 1998.)

A maior parte dos casos de nefrite lúpica apresenta um quadro imunopatológico complexo, mas, em geral, o padrão da doença renal reflete o local de deposição das imunoglobulinas e a qualidade dos mecanismos efetores que induzem. A deposição mesangial de imunoglobulina induz a proliferação de células mesangiais e está associada à hematúria microscópica e à proteinúria leve (Figura 250.3). A deposição subendotelial de complexos imunes resulta em inflamação proliferativa e exsudativa, juntamente com hematúria, proteinúria leve a moderada e taxa de filtração glomerular reduzida. A deposição subepitelial de complexos imunes adjacentes aos podócitos e ao longo da membrana basal glomerular pode resultar em nefrite membranosa com proteinúria de faixa nefrótica. Além disso, os anticorpos antifosfolipídios podem favorecer o desenvolvimento de lesões vasculares trombóticas ou inflamatórias dentro ou fora dos glomérulos.

Uma classificação da Organização Mundial da Saúde das lesões de nefrite lúpica foi publicada pela primeira vez em 1975, com revisões subsequentes. Essas classificações foram revisadas e rigorosamente reexaminadas nos critérios revisados da International Society of Nephrology e da Renal Pathology Society para glomerulonefrite (GN) lúpica publicados em 2004, com revisão adicional em 2018[18] (Tabela 113.7 no Capítulo 113 e também e-Tabela 250.2). As GNs de classes I e II envolvem deposição mesangial de complexos imunes (classe I sem e classe II com hipercelularidade mesangial); a classe III descreve uma GN focal, ou seja, que envolve menos de 50% dos glomérulos totais; a classe IV inclui GN difusa, que envolve 50% ou mais dos glomérulos; a classe V designa nefrite lúpica membranosa; e a classe VI é caracterizada por lesões escleróticas avançadas. As classes III e IV apresentam subdivisões para lesões ativas

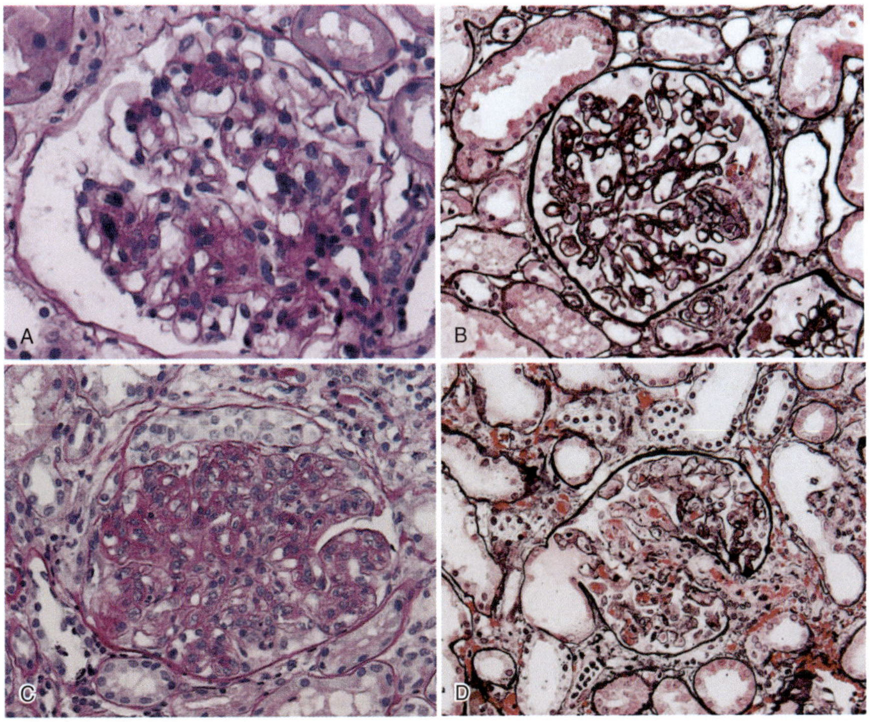

FIGURA 250.3 **Histopatologia da nefrite lúpica. A.** Nefrite lúpica de classe II. A imagem de microscopia óptica de um glomérulo mostra hipercelularidade mesangial leve (ácido periódico de Schiff). **B.** Nefrite lúpica de classe III (A). Imagem de microscopia óptica mostrando um glomérulo com hipercelularidade endocapilar segmentar, hipercelularidade mesangial, espessamento da parede capilar e necrose capilar segmentar precoce (prata metenamina). **C.** Nefrite lúpica de classe IV-G (A/C). Um glomérulo manifesta proliferação endocapilar global, influxo de leucócitos e corpos apoptóticos, contornos duplos, formação de crescente com transformação tubular, esclerose precoce e ruptura da cápsula glomerular (ácido periódico de Schiff). **D.** Microangiopatia trombótica em paciente com lúpus eritematoso sistêmico e anticoagulante lúpico circulante. Um glomérulo mostra trombose capilar e arteriolar grave, edema e necrose das células endoteliais, influxo de neutrófilos e estase de eritrócitos. Não foi encontrado nenhum sinal de depósito imune (prata metenamina). (De Wenning JJ, D'Agati VD, Schwartz MM, et al. The classification of glomerulonephritis in systemic lupus erythematosus revisited. *J Am Soc Nephrol.* 2004;15:241.)

e escleróticas, e a classe IV atualmente também apresenta subdivisões quanto ao envolvimento segmentar e global. Recomendações recentes dessas sociedades incluem a eliminação das subdivisões IV-S e IV-G e a substituição das designações ativa e crônica para lesões de classe III/IV com aplicação de índices de atividade e cronicidade para todas as classes. Elas também sugerem a eliminação do termo "proliferação endocapilar" e estão considerando uma definição mais apropriada de hipercelularidade endocapilar. A validação dos critérios de classificação revisados candidatos é planejada por esses grupos. O diagnóstico patológico deve incluir descrições de doença tubulointersticial e vascular, bem como envolvimento glomerular. Várias lesões patológicas renais observadas em pacientes com LES não incluídas no esquema de classificação para GN lúpica incluem a podocitopatia lúpica, a glomerulopatia colapsante e a microangiopatia trombótica, esta última frequentemente associada à síndrome antifosfolipídio.

O prognóstico da doença de classes I e II geralmente é bom, ao contrário da classe IV, a forma mais comum de nefrite lúpica e com o pior prognóstico, principalmente quando o nível de creatinina sérica está elevado no momento do diagnóstico. A nefrite de classe V ocorre em 10 a 20% dos pacientes; a implicação para o desfecho a longo prazo depende do grau de proteinúria, com a proteinúria leve tendo um bom prognóstico e a síndrome nefrótica com edema crônico um prognóstico mais negativo. Deve-se observar que as veias renais podem ocasionalmente apresentar trombose, o que também contribui para a síndrome nefrótica. Essa complicação pode ser avaliada por uma ultrassonografia renal com Doppler (Capítulo 113).

Sistema cardiovascular

A pericardite e os nódulos valvares estiveram entre as primeiras manifestações clínicas descritas no LES. Atualmente, é reconhecido que a doença aterosclerótica prematura representa um contribuinte significativo para a morbidade e mortalidade em pacientes com LES. A pericardite (Capítulo 68) é a manifestação cardíaca mais comum, por vezes reconhecida apenas em exames de imagem ou na necropsia. É um componente da serosite generalizada, que costuma ser uma característica do LES e está associada a autoanticorpos locais e complexos imunes. A pericardite geralmente se manifesta como dor torácica subesternal, que melhora com a inclinação para a frente e pode ser exacerbada pela inspiração ou tosse. Os sintomas e derrames associados à pericardite respondem bem ao tratamento com corticosteroides em doses moderadas (20 a 30 mg/dia de prednisona).

As anormalidades valvares estruturais no LES variam de nódulos estéreis (originalmente descritos por Libman e Sacks) a espessamento valvar inespecífico (Capítulo 66). Os nódulos são imóveis e geralmente localizados no lado atrial da valva atrioventricular esquerda e, ocasionalmente, no lado arterial da valva da aorta. Lesões no lado direito são raras. Essas mudanças estruturais podem, em alguns casos, resultar em regurgitação valvar. Embora nódulos valvares sejam detectados na maior parte dos pacientes com LES na necropsia, a valvopatia clinicamente significativa é muito menos comum (1 a 18%). As lesões valvares verrucosas de Libman e Sacks são provavelmente de natureza inflamatória e podem estar associadas à presença de anticorpos antifosfolipídios.

A aterosclerose prematura e acelerada é prevalente em pacientes com lúpus, tendo sido documentada placa carotídea aterosclerótica pré-clínica em 37% dos pacientes com LES, em oposição a 15% dos controles pareados por idade e sexo. Os fatores de risco cardiovascular tradicionais se aplicam, mas o diagnóstico de LES é, por si só, um fator de risco significativo para aterosclerose prematura (Capítulo 62). Entre os mecanismos relacionados com o lúpus que conferem risco adicional de aterosclerose, o IFN-α e a modificação oxidativa de proteínas associadas a lipídios contribuem para o acúmulo de dano vascular.[19] A mortalidade por aterosclerose pode ser até 10 vezes maior em pacientes com LES do que em controles pareados por idade e sexo.

Embora não seja específico do LES, o fenômeno de Raynaud (Capítulo 72), caracterizado por vasospasmo episódico e oclusão das artérias digitais em resposta ao frio e ao estresse emocional, é uma característica em até 60% dos pacientes com LES e contribui para a dor e, às vezes, necrose das extremidades distais dos membros. A apresentação dos dedos classicamente muda da palidez para cianose e, então, para rubor, conforme a perfusão vascular se torna prejudicada, resultando, então, em reperfusão. Além disso, pequenas artérias, arteríolas e capilares podem ser afetados por vasculite e necrose fibrinoide, com manifestações clínicas que incluem telangiectasias periungueais, dor abdominal e sintomas neuropsiquiátricos.

Sistema pulmonar

A pleurite, a manifestação mais frequente de envolvimento pulmonar no LES, ocorre em cerca de 30% dos pacientes em algum momento do curso da doença, caracterizada por dor à respiração e derrames exsudativos (Capítulo 92). A doença parenquimatosa é menos comum, mas pode se basear em vários mecanismos distintos, incluindo pneumonite na ausência de infecção documentada e, ocasionalmente, envolvendo hemorragia alveolar (em até 12% dos pacientes), embolia pulmonar secundária a trombose venosa profunda ou hipertensão pulmonar com aumento na resistência pulmonar e capacidade de difusão prejudicada.

Envolvimento neuropsiquiátrico

As características clínicas do LES que envolvem o sistema nervoso incluem manifestações neurológicas e psiquiátricas.[20] Os sistemas nervosos central e periférico podem ser afetados pela doença. O American College of Rheumatology identificou 19 síndromes neuropsiquiátricas que podem estar associadas ao LES, tendo a validação desses achados neuropsiquiátricos sido comprovada em vários estudos independentes. Nesses pacientes, as manifestações mais comuns provavelmente atribuíveis à cerebrite do LES incluem disfunção cognitiva, presente em 17 a 66% dos indivíduos com LES; psicose ou transtorno de humor, o primeiro relatado em até 8%; doença cerebrovascular em 5 a 18%; e convulsões, presentes em 6 a 51%. As cefaleias também são comuns. Embora nenhuma dessas manifestações do SNC seja encontrada exclusivamente no LES, a atividade global da doença no LES está associada a manifestações neuropsiquiátricas concomitantes atribuíveis a ele.

A avaliação das alterações neuropsiquiátricas do lúpus depende de anamnese e exames físico e laboratorial detalhados e, em alguns casos, exames de imagem e análise do líquido cefalorraquidiano para descartar infecções. A ressonância magnética é útil para detectar anormalidades intracranianas, vistas em 19 a 70% dos pacientes, e incluem lesões da substância branca, infarto cerebral, trombose do seio venoso e, às vezes, atrofia. Pode-se realizar uma angiografia por ressonância magnética e uma espectroscopia por ressonância magnética para avaliar o fluxo sanguíneo cerebral ou o metabolismo neuronal.

O envolvimento dos nervos cranianos e ocular, provavelmente decorrente da vasculopatia e da isquemia focal, às vezes pode afetar a visão. O exame oftalmológico da retina pode revelar manchas algodonosas como resultado da isquemia ou necrose retiniana. Embora rara, a mielite transversa, frequentemente associada a anticorpos antifosfolipídios, pode ter consequências devastadoras, incluindo paraplegia. As neuropatias sensorimotoras, quase sempre assimétricas, são mais comuns (até 28%) e se baseiam em danos às pequenas fibras nervosas por vasculopatia das pequenas artérias que as irrigam.

Semelhantemente ao que ocorre na nefrite lúpica, os mecanismos fisiopatológicos responsáveis pelas manifestações neuropsiquiátricas do LES são diversos e complexos. Dados recentes sugerem que autoanticorpos com reatividade cruzada com receptores de glutamato da superfície da célula neuronal e DNA podem mediar a morte excitotóxica de neurônios; propõe-se que contribuam para a disfunção cognitiva. Os anticorpos direcionados contra a proteína P ribossômica também foram associados ao lúpus neuropsiquiátrico, e os anticorpos antifosfolipídios podem contribuir para um estado pró-coagulante, trombose vascular e isquemia cerebral. A vasculopatia cerebral foi claramente demonstrada por estudos angiográficos e patológicos. A vasculopatia não inflamatória de pequenos vasos é a lesão mais comum e pode estar associada a microinfartos. Mediadores inflamatórios, incluindo as citocinas interleucina-6 (IL-6) e o IFN-α, e metaloproteinases de matriz também podem contribuir para as manifestações neuropsiquiátricas do LES. Dados recentes de estudos de lúpus murino indicam que a IFN-α medeia a ativação microglial e a poda sináptica excessiva, um possível mecanismo para a disfunção cognitiva em pacientes com LES.

Sistema gastrintestinal

Embora incomum, a vasculite do trato gastrintestinal ou do mesentério pode resultar em dor e necrose intestinal. Menos comum que a pleurite e a pericardite, a peritonite pode se manifestar como um derrame peritoneal e dor abdominal. A pancreatite ocorre em menos de 10% dos pacientes, mas também pode ser causada por doença vascular. A hepatite lupoide, uma síndrome que recebeu esse nome em razão da presença de ANA positivos em pacientes com hepatite crônica ativa, é um nome impróprio, porque transaminases elevadas raramente são vistas em pacientes com lúpus.

Linfadenopatia

Cerca de um terço dos pacientes com LES demonstra linfadenopatia difusa em algum momento durante o curso da doença. Em geral, os nódulos não são doloridos e, por vezes, considera-se o linfoma no diagnóstico diferencial. A biopsia geralmente revela hiperplasia folicular, embora alguns achados histopatológicos pareçam semelhantes à linfadenite histiocítica necrosante, uma característica da doença de Kikuchi-Fujimoto, uma síndrome autolimitada caracterizada por febre e linfadenopatia. Estudos multicêntricos recentes determinaram a frequência de neoplasias em pacientes com LES e encontraram um aumento significativo nas neoplasias hematológicas, particularmente o linfoma não Hodgkin. A esplenomegalia é ocasionalmente observada no LES, e a doença do baço é caracterizada por uma histologia clássica de "casca de cebola", que aparece como círculos concêntricos de matriz de colágeno ao redor das artérias e arteríolas esplênicas.

Sistema hematológico

Além das especificidades de autoanticorpos bastante singulares para o LES (anti-DNA, anti-Sm), também são comuns aqueles que têm como alvo cada um dos elementos celulares do sangue. A anemia, presente em cerca de 50% dos pacientes, é multifatorial e pode estar associada a um teste de Coombs positivo ou hemólise microangiopática (Capítulo 151) ou refletir uma doença crônica (normocrômica, normocítica) (Capítulo 149). Observa-se leucopenia, particularmente linfopenia, com a contagem de linfócitos diminuindo no contexto de atividade da doença aumentada. Foram descritos anticorpos que se ligam a linfócitos e neutrófilos; a tendência aumentada dos linfócitos de sofrer apoptose espontânea pode contribuir para a linfopenia. A púrpura trombocitopênica idiopática (Capítulo 163) pode ser manifestação precoce do LES, e a trombocitopenia induzida por autoanticorpos antiplaquetários pode, em alguns casos, levar a um risco de hemorragia potencialmente fatal. Autoanticorpos para fatores de coagulação também podem ocorrer e contribuir para a formação de coágulos prejudicada e hemorragia.

Lúpus gestacional e lúpus neonatal

Tem-se debatido se a gestação aumenta a probabilidade de exacerbação do lúpus, com divergências neste tópico apresentadas por diferentes pesquisadores. No entanto, dados abundantes indicam que pacientes com LES têm piores desfechos fetais do que indivíduos saudáveis.[21] Há maior frequência de hipertensão gestacional, restrição de crescimento intrauterino e sofrimento fetal em pacientes com LES, que podem levar a aborto espontâneo ou parto prematuro. A pré-eclâmpsia pode contribuir para um desfecho desfavorável tanto para a mãe quanto para o feto e pode ser difícil de distinguir de atividade lúpica associada à nefrite.

O lúpus neonatal é uma entidade distinta que pode ocorrer em lactentes de mães com ou sem diagnóstico de LES.[22] A síndrome é caracterizada por lesões cutâneas e bloqueio cardíaco congênito no lactente e pela presença de anticorpos contra proteínas de ligação ao RNA anti-Ro (SSA) e/ou anti-La (SSB) na mãe. A taxa de mortalidade em lactentes com bloqueio cardíaco congênito é de 15 a 31%. Amostras de necropsia demonstraram a deposição de IgG anti-Ro no coração fetal, indicativo de transferência transplacentária de autoanticorpo materno e tecido conjuntivo denso envolvendo o sistema de condução. É apropriado realizar o teste pré-natal de mães com lúpus para determinar a presença de anticorpos anti-Ro e anti-La, e um monitoramento detalhado com ecocardiografia fetal começando na 16ª semana de gestação pode detectar defeitos de condução. Os corticosteroides fluorados, como a dexametasona, têm sido eficazes na reversão do bloqueio cardíaco em alguns casos. O papel da hidroxicloroquina na prevenção das manifestações do lúpus neonatal está sendo investigado.

Síndrome do anticorpo antifosfolipídio

Os anticorpos antifosfolipídios representam uma classe distinta de autoanticorpos observados em cerca de um terço dos pacientes com LES, mas também podem estar presentes em indivíduos que não apresentam um diagnóstico dessa doença (Capítulo 162). Embora esses anticorpos tenham sido inicialmente considerados específicos para fosfolipídios expostos em membranas celulares, particularmente após "inverter" as membranas de células apoptóticas, dados extensos apoiam a reatividade primária deles com proteínas de ligação a fosfolipídios, particularmente a β_2-glicoproteína I. Seja no antifosfolipídio primário, seja no LES, os anticorpos antifosfolipídios têm sido associados a tromboses venosas e arteriais.[23] Além das tromboses vasculares, as manifestações clínicas da síndrome antifosfolipídio incluem doença glomerular microangiopática trombótica, lesões valvares, livedo reticular, trombocitopenia, anemia hemolítica e doença do SNC. Dados recentes indicam que esses autoanticorpos podem contribuir para abortos e restrição do crescimento fetal, ligando-se à placenta, ativando o sistema complemento e induzindo a inflamação. A síndrome antifosfolipídio catastrófica, desencadeada pelo início agudo de trombose multissistêmica (três ou mais órgãos), é resistente ao tratamento com anticoagulação e fatal em aproximadamente 50% dos casos.[24]

DIAGNÓSTICO

Classificação

Uma anamnese meticulosa com revisão detalhada dos sistemas e fatores desencadeantes, bem como da história familiar, é essencial para levantar a suspeita de um diagnóstico de LES.[25] Os critérios para a classificação de pacientes com essa doença foram revisados pela European League Against Rheumatism e pelo American College of Rheumatology em 2019 (Tabela 250.2). Os critérios requerem um título positivo de ANA e, em

Tabela 250.2 Critérios de classificação para lúpus eritematoso sistêmico (LES).

CONSIDERAR LES

↓

Título de ANA ≥ 1:80 ⟶ Se ausente, não é LES

↓

CRITÉRIOS ADICIONAIS*
(em cada domínio, contar apenas o critério de maior ponderação)

ACHADOS CLÍNICOS	PONTOS	ACHADOS LABORATORIAIS	PONTOS
Sintomas constitucionais		**Anticorpos antifosfolipídios**	
Febre	2	Anticorpos anticardiolipina OU anticorpos anti-β_2 GPI OU anticoagulante lúpico	2
Sintomas neuropsiquiátricos		**Proteínas do complemento**	
Delirium	2	C3 baixo OU C4 baixo	3
Psicose	3	C3 baixo E C4 baixo	4
Convulsões	5	**Anticorpos específicos do LES**	
Sinais mucocutâneos		Anticorpo† antidsDNA OU anticorpo anti-Smith	6
Alopecia não cicatricial	2	**Anormalidades hematológicas**	
Úlceras orais	2	Leucopenia	3
Lúpus cutâneo subagudo OU discoide	4	Trombocitopenia	4
Lúpus cutâneo agudo	6	Hemólise autoimune	4
Sinais musculoesqueléticos		**Anormalidades renais**	
Envolvimento articular	6	Proteinúria > 0,5 g/24 h	4
Anormalidades serosas		Biopsia renal: nefrite lúpica classe II ou V	8
Derrame pleural ou pericárdico	5	Biopsia renal: nefrite lúpica classe III ou IV	10
Pericardite aguda	6		

↓

Diagnosticar LES se escore ≥ 10 pontos

*Critérios adicionais devem ser contados se presentes em ≥ 1 ocasião e se o paciente não tiver uma explicação mais provável para isso do que o LES. †Teste com especificidade de 90% em relação a controles de doença relevantes.

anti-β_2 GPI = anti-β_2-glicoproteína I; anti-dsDNA = anti-DNA de cadeia dupla; ANA = anticorpos antinucleares.

Adaptada de Aringer M, Costenbader K, Daikh D, et al. 2019 European League Against Rheumatism/American College of Rheumatology classification criteria for systemic lupus erythematosus. *Arthritis Rheumatol*. 2019;71:1400-1412.

seguida, ponderam 10 outras características que abrangem as várias manifestações do LES. Nos testes de validação, essa abordagem tem sensibilidade de 96% e especificidade de 93% para o diagnóstico de LES realizado por especialistas.[25b]

Como fármacos podem desencadear uma síndrome semelhante ao lúpus, deve-se obter a anamnese detalhada dos medicamentos utilizados. Procainamida e hidralazina apresentam maior risco para o desenvolvimento de lúpus, ao contrário da quinidina, da isoniazida, da minociclina e da IFN-α recombinante, que mostram menor risco. No início dos sintomas clínicos, o diagnóstico de LES pode ser incerto, porque muitas das manifestações sistêmicas do lúpus podem simular outras condições, sobretudo infecções virais ou malignidade, e apenas alguns dos sintomas clínicos típicos podem estar evidentes em determinado momento. Características importantes do LES são sua natureza multissistêmica e seus autoanticorpos característicos. O diagnóstico diferencial do LES inclui outras doenças reumáticas, como artrite reumatoide e vasculite; infecções, incluindo artrite gonocócica, parvovírus B19 e mononucleose; doença inflamatória intestinal; púrpura trombocitopênica trombótica; reações a fármacos; e neoplasias, particularmente o linfoma.[26] Deve-se reconhecer que as manifestações clínicas do lúpus podem se sobrepor às de outras doenças reumáticas autoimunes e evoluir com o tempo. Muitos fatores genéticos, ambientais e imunológicos associados ao lúpus também estão associados a outras doenças autoimunes sistêmicas, geralmente contribuindo para um quadro clínico complexo.

Achados laboratoriais

Os exames laboratoriais podem ser muito úteis no apoio ao diagnóstico de LES. Todos os elementos celulares do sangue podem ser afetados pelo lúpus; portanto, o hemograma completo é um exame essencial que auxilia no diagnóstico e no tratamento. Um tempo de tromboplastina parcial ativada (TTPa) prolongado pode indicar a presença de anticorpos antifosfolipídios patogênicos (Capítulo 162). Esses anticorpos também estão associados ao resultado falso-positivo no teste sorológico para sífilis, uma observação essencialmente de interesse histórico.

A avaliação da doença renal no LES inclui exame de urina com análise microscópica do sedimento urinário, níveis séricos de ureia e creatinina e coleta de urina de 24 horas (ou, de maneira alternativa, relação proteína/creatinina na urina) para estimativa da depuração de proteína e de creatinina. Níveis séricos baixos de albumina seriam compatíveis com proteinúria persistente e GN membranosa, enquanto cilindros eritrocitários e leucocitários no sedimento urinário sugerem GN proliferativa. Embora, em geral, uma biopsia renal seja realizada apenas quando o resultado puder influenciar as decisões terapêuticas, a classificação patológica das características da doença renal pode fornecer informações prognósticas.

A velocidade de hemossedimentação (VHS), embora seja um indicador muito inespecífico de inflamação sistêmica, quase sempre é monitorada e, em muitos pacientes, pode fornecer uma indicação da atividade da doença. Curiosamente, a proteína C reativa, um reagente de fase aguda, é relativamente pouco informativa no LES, porque costuma ser baixa em comparação à VHS medida na mesma ocasião.

A análise e o monitoramento dos testes sorológicos característicos do lúpus podem apoiar vigorosamente o diagnóstico de LES e, em alguns casos, ajudar na avaliação da atividade da doença. O teste de ANA, que é positivo em praticamente todos os pacientes e não precisa ser repetido após ter sido documentado como positivo (Tabela 250.3), é considerado comumente um requisito para o diagnóstico. Anticorpos anti-DNA de cadeia dupla são comuns no LES; alguns estudos descobriram que o monitoramento de seu título pode ser útil na avaliação da atividade da nefrite lúpica. Autoanticorpos específicos contra proteínas que se associam a ácidos nucleicos em partículas intracelulares estão presentes em muitos pacientes e podem favorecer o diagnóstico de LES. Os anticorpos anti-Sm são altamente específicos para LES e, com os anticorpos anti-RNP, reagem com a partícula espliceossomo. Os anticorpos anti-Ro (SSA) e anti-La (SSB) são específicos para proteínas em uma partícula que contém RNA e são comuns em pacientes com síndrome de Sjögren e em mães de lactentes com lúpus neonatal, além de serem característicos do LES. É útil documentar a presença de anticorpos anti-Sm, anti-RNP, anti-Ro e anti-La quando o diagnóstico de LES está sendo feito, mas os títulos desses autoanticorpos não são vantajosos no monitoramento da atividade da doença.

As proteínas do sistema complemento são ativadas por complexos imunes, como os que se formam em pacientes com LES. Os produtos de ativação que resultam da clivagem enzimática dos componentes do complemento promovem a inflamação diretamente pela ligação aos receptores de superfície celular nos fagócitos mononucleares e indiretamente pela ação de agentes quimiotáticos para recrutar células inflamatórias. Normalmente detectam-se níveis séricos diminuídos de dois dos componentes do complemento mais estáveis – C3 e C4 –, indicadores quase sempre de aumento do consumo desses componentes e aumento da atividade da doença. Alguns laboratórios também usam a medida funcional da atividade do complemento hemolítico total (CH_{50}).

Tabela 250.3 Autoanticorpos associados ao lúpus eritematoso sistêmico.

ANTÍGENO-ALVO	FREQUÊNCIA APROXIMADA
Antígenos nucleares (ANA)	99
DNA de cadeia dupla	70
Antígeno nuclear Sm	38
RNP (U1-RNP)	33
Ro (SSA)	49
La (SSB)	35
Fosfolipídios	21
P ribossômico	10

Mesmo com as diretrizes atuais de consenso, é o quadro global, fornecido por anamnese detalhada, exame físico e dados de exames de sangue, urina e sorologia, que apoia o diagnóstico de LES. Existe uma considerável heterogeneidade entre os pacientes e diferentes combinações de características clínicas qualificarão determinado indivíduo. Como acontece com muitas doenças sistêmicas, a infecção e algumas neoplasias podem ter um quadro semelhante e devem ser incluídas no diagnóstico diferencial até que o diagnóstico de LES seja definitivo.

TRATAMENTO

Embora o conhecimento atual dos fatores de risco genéticos para o LES não seja suficiente para predizer aqueles nos quais a doença se desenvolverá, depois de estabelecido o diagnóstico, aconselhamento regular e orientações são fundamentais para o tratamento de pacientes com LES. Estes devem ser orientados a evitar desencadeadores conhecidos de exacerbação da doença, como a luz ultravioleta, e ser instruídos quanto à necessidade de repouso adequado. A gestação deve ser empreendida com cautela e com monitoramento detalhado. As pacientes com lúpus podem ser informadas de que os dados indicam que os anticoncepcionais orais não contribuem para as exacerbações da doença.[A1]

Tratamento clínico convencional

As manifestações clínicas do lúpus que não envolvam os principais sistemas de órgãos costumam ser tratadas com anti-inflamatórios não esteroides, corticosteroides em baixas doses e antimaláricos. Corticosteroides (Capítulo 32) são agentes imunossupressores que modulam muitas funções de linfócitos e monócitos, incluindo a produção de citocinas pró-inflamatórias.[26b] A prednisona oral, em doses que variam de 5 a 30 mg/dia, é eficaz no tratamento de sintomas constitucionais, artralgias, pericardite e pleurite e doenças de pele. Corticosteroides tópicos algumas vezes são aplicados em lesões cutâneas. Embora eficazes, os corticosteroides também apresentam toxicidades que aumentam a morbidade associada ao lúpus. A ampla imunossupressão mediada por esses fármacos contribui para a suscetibilidade à infecção, que é uma característica inerente do LES. Osteonecrose, fraturas osteoporóticas, catarata subcapsular posterior, diabetes, miopatia, hipertensão arterial, hipoadrenalismo e distúrbio emocional são efeitos deletérios adicionais dos corticosteroides.

Os agentes antimaláricos, mais comumente a hidroxicloroquina, administrada na dose de 200 a 400 mg/dia, são usados há muito tempo para controlar o envolvimento da pele e as artralgias e hoje em dia são empregados de modo rotineiro na maior parte dos pacientes com lúpus. Um importante estudo canadense que demonstrou aumento na frequência de crises da doença em pacientes que descontinuaram a hidroxicloroquina contribuiu para seu uso recente no lúpus em uma ampla gama de manifestações clínicas. A hidroxicloroquina tem sido associada a uma diminuição na incidência de trombose, um mecanismo que pode afetar a vasculopatia e as lesões em órgãos-alvo. Um potencial mecanismo de ação adicional envolve a via TLR, responsável pela ativação da resposta imune inata. Os efeitos dos agentes antimaláricos na acidificação das vesículas intracelulares, onde os TLRs se associam aos seus ligantes, podem inibir a ativação de células imunes mediada por ácidos nucleicos estimuladores. Os antimaláricos são bem tolerados. Como, em casos raros, podem causar toxicidade ocular, os exames oftalmológicos devem preceder o início da terapia e ser repetidos a cada 6 a 12 meses a partir de então.

Tratamento de doenças graves nos sistemas de órgãos

Na doença mais grave, particularmente na nefrite ativa, na doença do SNC ou na vasculite sistêmica, prednisona 60 mg/dia ou 1 g de metilprednisolona intravenosa administrada diariamente por 3 dias pode, por vezes, alcançar o controle da atividade da doença. Em muitas situações, são necessárias terapias imunossupressoras, citotóxicas ou biológicas adicionais. Como a nefrite lúpica é a manifestação clínica grave nos sistemas de órgãos mais comum do LES, é útil um algoritmo com as descrições das diretrizes para o tratamento clínico dessa doença, desenvolvido por um painel de força-tarefa montado pelo American College of Rheumatology (Figura 250.4). Uma abordagem semelhante pode ser aplicada a outros surtos de doenças clínicas graves. As crises de lúpus que envolvem descompensação rápida da função renal, doença do SNC (incluindo convulsões, acidente vascular encefálico ou psicose) ou vasculite ou vasculopatia disseminada podem ser fatais e devem ser reconhecidas e tratadas de maneira precoce e agressiva. Atenção cuidadosa ao monitoramento de infecções simultâneas ou superpostas é uma prioridade importante durante o manejo de uma crise grave de lúpus; distinguir a sepse do lúpus ativo ou da síndrome antifosfolipídio catastrófica pode ser um desafio particular. Em geral, a ciclofosfamida pode ser adicionada à terapia com corticosteroides em altas doses no contexto de exacerbação grave,[A2] embora o micofenolato de mofetila tenha sido mais usado em situações nas quais o médico ou o paciente desejam evitar as potenciais toxicidades associadas à ciclofosfamida.[A3] Por exemplo, a terapia com múltiplos alvos, que consiste em tacrolimo (4 mg/dia), micofenolato de mofetila (1 g/dia) e prednisona oral, fornece eficácia superior em comparação à ciclofosfamida intravenosa como terapia de indução para a nefrite lúpica.[A4] Ensaios clínicos randomizados controlados investigaram opções para manter a melhora nos pacientes que respondem à terapia de indução no contexto de exacerbação da nefrite lúpica, com dados atuais favorecendo o micofenolato de mofetila em detrimento da azatioprina.[A5] O agente biológico belimumabe, um anticorpo monoclonal reativo com BLyS, foi aprovado pela Food and Drug Administration (FDA) dos EUA para o tratamento do LES positivo para autoanticorpos em associação ao tratamento-padrão;[A6] contudo, o belimumabe ainda não foi documentado como eficaz em pacientes com nefrite lúpica ou outras manifestações graves do lúpus. O teste com agentes terapêuticos candidatos adicionais é promissor, incluindo ensaios clínicos de fase II positivos para um anticorpo monoclonal contra o receptor de interferona tipo I,[A7] um anticorpo monoclonal que inibe a IL-12 e a IL-23 e um inibidor da Janus quinase. Agentes terapêuticos adicionais começaram a ser submetidos a testes clínicos. Os agentes usados no tratamento do lúpus são analisados a seguir.

Agentes imunossupressores

Agentes alquilantes

Aproximadamente 33% dos pacientes com lúpus recebem terapia citotóxica durante o curso da doença. A ciclofosfamida é um agente citotóxico que tem sido um dos tratamentos mais confiáveis e estudados para manifestações graves do lúpus, particularmente na nefrite lúpica e no envolvimento do SNC. Na década de 1980, estudos realizados pelos National Institutes of Health recomendaram um regime-padrão de ciclofosfamida, 0,5 a 1 g/m² de área de superfície corporal, administrada por via intravenosa mensal durante 6 meses, seguida de doses trimestrais durante 2 anos. A ciclofosfamida geralmente é administrada com prednisona oral em doses

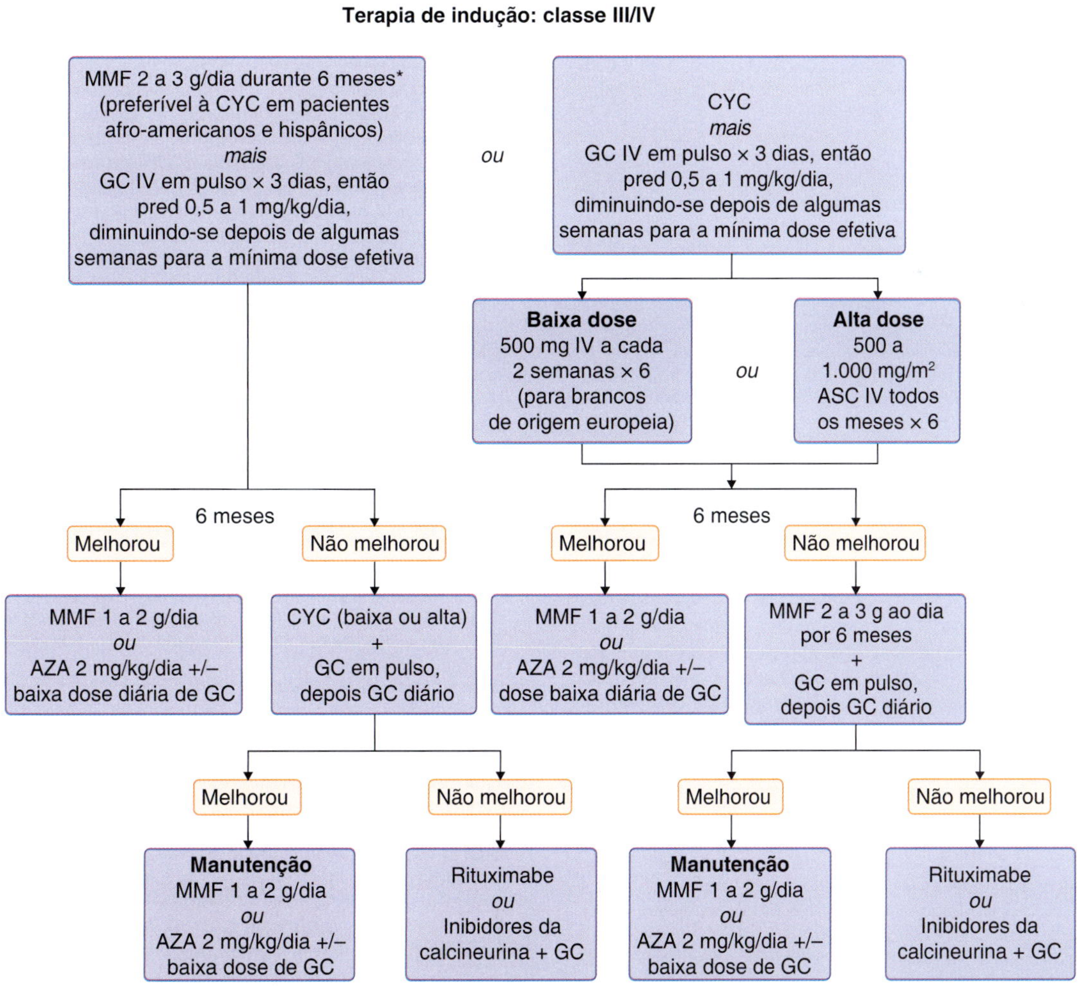

FIGURA 250.4 **Algoritmo para terapia de indução na nefrite lúpica.** Diretrizes desenvolvidas pelo Painel de força-tarefa do American College of Rheumatology para o tratamento da nefrite lúpica classe III/IV. Consulte a referência 29 para obter diretrizes para o manejo da nefrite lúpica classe III/IV com crescentes e nefrite lúpica membranosa classe V sem alterações proliferativas nem proteinúria nefrótica. *O Painel de força-tarefa preferiu o MMF à CYC em pacientes que desejam preservar a fertilidade. ASC = área de superfície corporal; AZA = azatioprina; CYC = ciclofosfamida; GC = glicocorticoide; IV = intravenoso; MMF = micofenolato de mofetila; pred = prednisona. (De Hahn BH, McMahon MA, Wilkinson A, et al. American College of Rheumatology guidelines for screening, treatment, and management of lupus nephritis. *Arthritis Care Res [Hoboken]*. 2012;64:797-808.)

graduais ou, às vezes, com metilprednisolona em pulsos. Embora esse regime seja quase sempre eficaz no controle da GN, não foi demonstrado que a sobrevida geral do paciente tenha aumentado, e a ciclofosfamida em altas doses está associada a uma toxicidade significativa, incluindo citopenia, infecção e insuficiência gonadal. Um regime terapêutico modificado para administração de ciclofosfamida, denominado "regime Euro-Lúpus", inclui 500 mg administrados por via intravenosa a cada 2 semanas por seis doses, seguido de azatioprina. Essa abordagem oferece eficácia a longo prazo comparável ao regime de altas doses de ciclofosfamida e é superior na manutenção da reserva ovariana.[27] Metanálise recente de ensaios clínicos randomizados de terapias para a nefrite lúpica foi globalmente inconclusiva, mas sugeriu que o micofenolato de mofetila (MMF), os inibidores da calcineurina ou uma combinação destes foram eficazes na indução da remissão em comparação à ciclofosfamida intravenosa, e que o MMF é a terapia de manutenção mais eficaz.[A8] A ciclofosfamida tem contraindicação relativa na gestação.

Inibidores da síntese de purinas

A azatioprina tem sido usada para o tratamento da nefrite lúpica e como agente poupador de esteroides no LES há muitos anos. A azatioprina inibe não só a síntese de DNA, como também as principais vias de sinalização nos linfócitos T, sendo comumente administrada em doses de 2 a 3 mg/kg/dia, na forma de comprimido. As toxicidades da azatioprina afetam a medula óssea (e resultam em citopenias), bem como o fígado, ocasionalmente resultando em elevação persistente de transaminases. Seu uso, em casos raros, está associado ao linfoma não Hodgkin (Capítulo 176), tendo sido utilizada com segurança em gestantes.

O MMF é um inibidor que se liga à isoforma da inosina monofosfato desidrogenase, que medeia a síntese de purinas em linfócitos ativados. Ele tem um bom histórico de utilidade na inibição da rejeição de aloenxertos. Ensaios clínicos recentes compararam o MMF com a ciclofosfamida intravenosa em baixas doses para a terapia de indução na nefrite lúpica; os resultados demonstraram equivalência entre o MMF e a ciclofosfamida em pacientes com nefrite lúpica, embora alguns com doença aguda ativa tenham sido excluídos.[A9] Em um ensaio clínico randomizado, o MMF (1 g, 2 vezes/dia) foi mais eficaz do que a azatioprina para o tratamento de manutenção da nefrite lúpica, com taxas de falha do tratamento reduzidas de 32 para 16%.[A10] Como a ciclofosfamida, o MMF não deve ser usado na gestação.

Metotrexato

O metotrexato é um antagonista do folato comumente usado na artrite reumatoide. Um ensaio clínico randomizado duplo-cego, controlado por placebo, do metotrexato oral (15 a 25 mg/semana por 6 meses) no LES controlou a doença e possibilitou a redução gradual da prednisona. As manifestações clínicas mais responsivas foram cutâneas e articulares.

Terapias auxiliares e outras

Gamaglobulina intravenosa

Embora dados positivos de ensaios clínicos controlados da gamaglobulina intravenosa não estejam disponíveis, relatos de casos e a experiência clínica indicam que a administração de frações de IgG agrupadas pode, por vezes, ser eficaz em obter o controle da atividade da doença lúpica refratária a outras terapias. Um regime comum inclui 2 g/kg em doses divididas, em um período de 3 a 5 dias. Vários mecanismos têm sido propostos para essa terapia, incluindo bloqueio dos receptores Fc, modulação da função linfocitária por meio de receptores Fc, aumento do catabolismo de imunoglobulinas patogênicas e ações do anticorpo anti-idiótipo, que é um componente da IgG administrada.

Plasmaférese

A remoção de anticorpos patogênicos e complexos imunes é o objetivo da plasmaférese, mas existem poucos dados que apoiem a utilidade dessa terapia. No entanto, a plasmaférese tem sido ocasionalmente útil a pacientes com lúpus com complicações com risco à vida nos quais as manifestações clínicas possam ser claramente atribuídas a autoanticorpos patogênicos. Em particular, ela tem sido eficaz nos casos de púrpura trombocitopênica trombótica associada ao LES (Capítulo 163).

Terapias biológicas

As terapias biológicas (Capítulo 33) estão sendo ativamente investigadas em ensaios clínicos, mas apenas um agente foi bem-sucedido ainda nos estudos de fase III. O belimumabe, um anticorpo monoclonal, bloqueia a sobrevivência dos linfócitos B e o sinal de diferenciação. Em um primeiro estudo, com uma dose de 1 mg/kg ou 10 mg/kg IV nos dias 1 e 28 e, em seguida, a cada 28 dias durante 48 semanas, o belimumabe reduziu a atividade da doença, de acordo com medidas validadas e com a avaliação global do médico, e diminuiu os níveis séricos de autoanticorpos. Em um segundo estudo, o belimumabe, em uma dose de 10 mg/kg, administrada por via intravenosa nos dias 0, 14 e 28 e, em seguida, a cada 28 dias, por 72 semanas, regime esse o atualmente recomendado, adicionado à terapia-padrão, melhorou de maneira significativa a taxa de resposta, a atividade da doença e as crises graves de atividade e foi, em geral, bem tolerado no LES.[A11] Os contextos clínicos mais apropriados para o uso de belimumabe, que foi aprovado pela FDA, serão determinados por ensaios clínicos futuros e pela experiência clínica. Agentes adicionais sob investigação têm como alvo linfócitos B, a ativação de linfócitos T e citocinas.[28]

O rituximabe, um anticorpo monoclonal específico contra a molécula de superfície do linfócito B CD20, está aprovado para uso em linfomas de linfócitos B e tem sido usado em alguns pacientes com LES que respondem mal a outras terapias. O rituximabe depleta os linfócitos B, muitas vezes por muitos meses, e pode ainda limitar a ativação dos linfócitos T, eliminando os linfócitos B ativados que podem servir como células apresentadoras de antígeno. No entanto, estudos clínicos controlados do rituximabe no lúpus não mostraram eficácia. Em um ensaio clínico randomizado duplo-cego controlado por placebo de fase III em pacientes com nefrite lúpica proliferativa ativa, a terapia com rituximabe levou a mais respondedores e maiores reduções nos níveis de DNA de cadeia dupla e C3/C4, mas não melhorou os desfechos clínicos após 1 ano de tratamento.[A12] No entanto, o rituximabe é cada vez mais usado em pacientes com nefrite lúpica ou citopenias refratárias às terapias mais convencionais.[29]

Outros agentes que bloqueiam a sobrevivência dos linfócitos B e fatores de diferenciação ou que têm como alvo moléculas de superfície dos linfócitos B estão em estudo. Os alvos dos linfócitos T incluem os ligantes CD28 e CD40 (CD154), uma molécula de superfície dos linfócitos T envolvida no apoio à diferenciação de linfócitos B. O bloqueio da ativação dos linfócitos T pelo CTLA4-Ig, um inibidor solúvel da ligação do CD28, ou a inibição da interação do ligante CD40-CD40 pode inibir a diferenciação dos linfócitos B no centro germinativo. Anticorpos monoclonais específicos contra o receptor de IFN tipo I ou para subtipos de IFN tipo I estão em estudo. Inibidores de pequenas moléculas de moléculas sinalizadoras estão em desenvolvimento, podendo os inibidores da proteína-alvo da rapamicina em mamíferos ser úteis no controle da atividade da doença lúpica.[30]

Terapias adjuvantes

Além de controlar a autoimunidade e a inflamação no LES, é essencial monitorar a hipertensão arterial de maneira adequada quando ela ocorre. Naqueles com nefrite lúpica, o tratamento com um inibidor da angiotensina ou um bloqueador do receptor de angiotensina reduz a pressão intraglomerular e, então, a proteinúria. Em pacientes com anamnese de trombose, que, em geral, apresentam anticorpos antifosfolipídios, recomenda-se a varfarina a longo prazo. O potencial uso de estatinas no lúpus é de interesse, porque esses agentes têm efeitos anti-inflamatórios e redutores de lipídios, mas as estatinas ainda não se mostraram eficazes no controle da atividade da doença lúpica em estudos controlados. No lúpus, o valor da suplementação com vitamina D e ácidos graxos ômega-3, como óleo de *krill*, está em estudo.

No futuro

Avanços recentes na imunologia básica, associados à caracterização molecular e clínica detalhada de coortes de pacientes com LES, chamaram a atenção para o papel que fatores semelhantes aos adjuvantes desempenham na ativação da resposta imune inata por meio de TLRs. Os gatilhos primários dessa resposta não são conhecidos, mas muitos dados apoiam a produção de interferona tipo I como uma consequência importante da ativação imune a exercer um impacto em muitos aspectos da função dos linfócitos, provavelmente incluindo a indução de respostas imunes específicas do autoantígeno. Além das terapias biológicas atualmente em estudo que visam aos linfócitos T e B, terapias futuras podem ser projetadas para inibir a ativação do TLR, sinalizando componentes pré-TLRs, sensores citoplasmáticos de ácidos nucleicos estimuladores ou a própria interferona tipo I. O reconhecimento de que o sistema complemento contribui de maneira essencial para a inflamação desencadeada por anticorpos antifosfolipídios, bem como por complexos imunes, fornece alvos adicionais que podem ser inibidos terapeuticamente e limitar os danos aos tecidos. A investigação contínua dos fatores genéticos e ambientais que contribuem para a suscetibilidade à doença pode possibilitar a identificação de indivíduos em risco de desenvolver LES e elucidar os estímulos primários que levam à autoimunidade. A identificação de biomarcadores informativos que reflitam ou mesmo predigam surtos da doença melhoraria o tratamento clínico de pacientes com lúpus.

PROGNÓSTICO

Embora a sobrevida de pacientes com diagnóstico de LES seja boa, o lúpus continua sendo uma doença potencialmente fatal. O LES demonstra um padrão bimodal com relação às mortes: no primeiro ano, elas são atribuíveis ao lúpus ativo e à infecção; e as tardias, à doença cardiovascular aterosclerótica. Estudos de coorte recentes estimaram taxas de sobrevida em 5 anos maiores que 90%, com a melhora no tratamento clínico provavelmente contribuindo para melhores desfechos, ao contrário de estudos anteriores, e taxas de sobrevida de 85% em 10 anos. No entanto, depois de estabelecido o diagnóstico de LES, a remissão prolongada é rara. De 702 pacientes registrados em uma clínica de lúpus no Canadá, 6,5% alcançaram remissão completa (pontuação 0 no *SLE Disease Activity Index*) e apenas 1,7% mantiveram remissão por, pelo menos, 5 anos sem tratamento. A presença de qualquer lesão permanente de órgão no primeiro ano após o diagnóstico de LES está associada a pior sobrevida em 10 anos (em comparação a uma taxa de 75% *versus* 95% naqueles sem lesão permanente de órgão). Com relação ao desfecho renal, um nível elevado de creatinina sérica no momento do diagnóstico foi relacionado com um desfecho adverso.

Estudos recentes de populações minoritárias nos EUA indicaram que os preditores de alta atividade da doença lúpica incluem etnias hispano-texanas e afro-americanas, falta de seguro de saúde e baixo suporte social. Miscigenação africana e os anticorpos anti-DNA de cadeia dupla também predisseram altos níveis de atividade da doença, assim como sua atividade prévia.

Dados de um estudo multicêntrico com quase 10 mil pacientes apoiaram um risco aumentado de malignidades hematológicas em pacientes com LES, particularmente linfoma não Hodgkin. Os fatores prognósticos para um desfecho fetal adverso em gestantes com lúpus são a doença renal e a hipertensão arterial maternas.

Grau A Recomendações de grau A

A1. Rojas-Villarraga A, Torres-Gonzalez JV, Ruiz-Sternberg AM. Safety of hormonal replacement therapy and oral contraceptives in systemic lupus erythematosus: a systematic review and meta-analysis. *PLoS ONE*. 2014;9:1-11.
A2. Houssiau FA, Vasconcelos C, D'Crus D, et al. The 10-year follow-up data of the Euro-Lupus Nephritis Trial comparing low-dose and high-dose intravenous cyclophosphamide. *Ann Rheum Dis*. 2010;69:61-64.
A3. Houssiau FA, D'Cruz D, Sangle S, et al. MAINTAIN Nephritis Trial Group. Azathioprine versus mycophenolate mofetil for long-term immunosuppression in lupus nephritis: results from the MAINTAIN Nephritis Trial. *Ann Rheum Dis*. 2010;69:2083-2089.
A4. Liu Z, Zhang H, Liu Z, et al. Multitarget therapy for induction treatment of lupus nephritis: a randomized trial. *Ann Intern Med*. 2015;162:18-26.
A5. Ordi-Ros J, Saez-Comet L, Perez-Conesa M, et al. Enteric-coated mycophenolate sodium versus azathioprine in patients with active systemic lupus erythematosus: a randomised clinical trial. *Ann Rheum Dis*. 2017;76:1575-1582.
A6. Navarra SV, Guzmán RM, Gallacher AE, et al. Efficacy and safety of belimumab in patients with active systemic lupus erythematosus: a randomised, placebo-controlled, phase 3 trial. *Lancet*. 2011;377:721-731.
A7. Furie R, Khamashta M, Merrill JT, et al. Anifrolumab, an anti-interferon-α receptor monoclonal antibody, in moderate-to-severe systemic lupus erythematosus. *Arthritis Rheumatol*. 2017;69:376-386.
A8. Palmer SC, Tunnicliffe DJ, Singh-Grewal D, et al. Induction and maintenance immunosuppression treatment of proliferative lupus nephritis: a network meta-analysis of randomized trials. *Am J Kidney Dis*. 2017;70:324-336.
A9. Rathi M, Goyal A, Jaryal A, et al. Comparison of low-dose intravenous cyclophosphamide with oral mycophenolate mofetil in the treatment of lupus nephritis. *Kidney Int*. 2016;89:235-242.
A10. Dooley MA, Jayne D, Ginzler EM, et al. Mycophenolate versus azathioprine as maintenance therapy for lupus nephritis. *N Engl J Med*. 2011;365:1886-1895.
A11. Furie R, Petri M, Zamani O, et al. A phase III, randomized, placebo-controlled study of belimumab, a monoclonal antibody that inhibits B lymphocyte stimulator, in patients with systemic lupus erythematosus. *Arthritis Rheum*. 2011;63:3918-3930.
A12. Rovin BH, Furie R, Latinis K, et al. Efficacy and safety of rituximab in patients with active proliferative lupus nephritis. *Arthritis Rheum*. 2012;64:1215-1226.

REFERÊNCIAS BIBLIOGRÁFICAS

As referências bibliográficas, bem como os outros materiais suplementares deste livro, encontram-se no GEN-IO, nosso ambiente virtual de aprendizagem.

251 ESCLEROSE SISTÊMICA (ESCLERODERMA)

JOHN VARGA

DEFINIÇÃO

A *esclerose sistêmica*, originalmente denominada *esclerodermia*, é uma doença autoimune crônica de causa desconhecida, associada a consideráveis morbidade e mortalidade. A doença mostra heterogeneidade clínica importante, tem manifestações clínicas multifacetadas e pode seguir um curso estável, indolente ou rapidamente progressivo.[1] As principais características da esclerose sistêmica são o espessamento e o endurecimento da pele (esclerodermia), mas os pulmões, o trato gastrintestinal, os rins e o coração também podem ser afetados. Nos estágios iniciais da doença, evidências de inflamação, autoimunidade e disfunção vascular são proeminentes. Com o tempo, ocorrem alterações estruturais progressivas e irreversíveis nos vasos sanguíneos de pequeno calibre e fibrose em múltiplos órgãos. Não há cura ou terapia modificadora da doença aprovada para a esclerose sistêmica. No entanto, as estratégias de tratamento atuais frequentemente são eficazes no controle dos sintomas, retardando a progressão da doença, melhorando a qualidade de vida e prolongando a sobrevida. A presença de esclerodermia (pele rígida) distingue a esclerose sistêmica de outras doenças autoimunes e reumáticas, mas o endurecimento da pele também se manifesta de maneira proeminente em formas localizadas de esclerodermia, bem como em condições semelhantes à esclerodermia, síndromes paraneoplásicas e diversos transtornos não relacionados (Tabela 251.1).

Classificação

Esclerose sistêmica

Uma classificação amplamente usada para a esclerose sistêmica divide os pacientes em dois subgrupos: esclerose sistêmica cutânea difusa e esclerose sistêmica cutânea limitada. Esses dois subgrupos são definidos pelo padrão de envolvimento da pele, história natural de evolução e manifestações clínicas e laboratoriais associadas (Tabela 251.2). Na esclerose sistêmica cutânea limitada, o envolvimento da pele é restrito às extremidades distais e à face. A esclerose sistêmica cutânea difusa é caracterizada pelo envolvimento da pele proximal aos cotovelos e aos joelhos, incluindo o tronco. Em pacientes com esclerose sistêmica cutânea limitada, o fenômeno de Raynaud comumente precede outras manifestações da doença, e o envolvimento da pele é indolente e limitado. Em contraste com a esclerose sistêmica cutânea limitada, a esclerose sistêmica cutânea difusa é, em geral, rapidamente progressiva e pode ser complicada por fibrose pulmonar precoce e crise renal esclerodérmica, com hipertensão arterial acelerada e insuficiência renal aguda. A constelação de calcinose cutânea, fenômeno de Raynaud, dismotilidade esofágica, esclerodactilia (esclerodermia dos dedos) e telangiectasia em um subgrupo de pacientes com esclerose sistêmica cutânea limitada é denominada *síndrome CREST*. O fenômeno de Raynaud e outros achados clínicos e laboratoriais característicos da esclerose sistêmica na ausência de espessamento cutâneo óbvio são a principal característica da esclerose sistêmica *sine* esclerodermia.

Doença mista do tecido conjuntivo

A doença mista do tecido conjuntivo (DMTC) é uma síndrome de sobreposição caracterizada por características de lúpus eritematoso sistêmico, esclerose sistêmica e miosite, todas ocorrendo no mesmo paciente. Na fase inicial, a maior parte dos pacientes apresenta fenômeno de Raynaud associado a edema das mãos e evidência de doença muscular inflamatória. Com

Tabela 251.1 Condições que podem estar associadas ao endurecimento da pele semelhante ao que ocorre na esclerodermia.

Esclerose sistêmica (ES)
- ES cutânea limitada
- ES cutânea difusa

Esclerodermia localizada
- Morfeia (placas, gutata, generalizada)
- Esclerodermia linear, "golpe de sabre"

Morfeia pan-esclerótica
Síndromes paraneoplásicas
Escleredema e escleredema diabético
Escleromixedema (mucinose papular)
Síndrome fibrosante nefrogênica (fibrose sistêmica nefrogênica)
Doença do enxerto *versus* hospedeiro crônica
Fascite difusa com eosinofilia (doença de Shulman, fascite eosinofílica)
Síndrome de eosinofilia-mialgia
Condições semelhantes à esclerodermia associadas à exposição química
- Doença induzida por cloreto de vinila, outros solventes
- Fibrose cutânea induzida por pentazocina
- Outras associações de fármacos

Tabela 251.2 Classificação da esclerose sistêmica.

CARACTERÍSTICAS TÍPICAS	ESCLEROSE SISTÊMICA CUTÂNEA LIMITADA	ESCLEROSE SISTÊMICA CUTÂNEA DIFUSA
Endurecimento da pele	Limitado aos dedos, distal aos cotovelos e à face; progressão lenta	Difuso: dedos, extremidades, rosto, tronco; progressão rápida; atrito tendíneo
Fenômeno de Raynaud	Precede o envolvimento da pele; frequentemente grave; associado à isquemia crítica	Início ocorre coincidente com o envolvimento da pele ou subsequente a ele
Fibrose pulmonar	Ocasional, raramente grave	Frequente, precoce, pode ser progressiva e grave
Hipertensão arterial pulmonar	Frequente, tardia, pode ser isolada	Ocasional, comumente em associação com fibrose pulmonar
Crise renal esclerodérmica	Muito rara	Ocorre em até 15% dos casos; precoce
Calcinose cutânea	Frequente, proeminente	Rara
Autoanticorpos característicos	Anticentrômero	Antitopoisomerase-I (Scl-70), anti-RNA polimerase III

o tempo, esses pacientes manifestam sequencialmente outras características de doenças do tecido conjuntivo, incluindo pericardite, dismotilidade esofágica, esclerodactilia, neuropatia e hipertensão arterial pulmonar. Não há artrite erosiva. Por outro lado, alguns pacientes desenvolvem envolvimento renal agudo semelhante à crise renal esclerodérmica. No estágio inicial desse distúrbio, pode ser difícil predizer se o paciente progredirá para o desenvolvimento de uma doença distinta do tecido conjuntivo, como esclerose sistêmica ou lúpus eritematoso sistêmico. Uma característica principal do diagnóstico de DMTC é a presença de especificidade de autoanticorpos contra a proteína ribonuclear U1 (U1-RNP, *U1-ribonuclear protein*), quase sempre em títulos muito altos. Em geral, os pacientes com DMTC têm um prognóstico melhor do que aqueles com esclerose sistêmica.

Esclerodermia localizada

A esclerodermia localizada refere-se a uma família de doenças cutâneas relativamente benignas caracterizadas por áreas discretas de endurecimento da pele na ausência de fenômeno de Raynaud ou envolvimento sistêmico.[2] A pele com lesão é descolorida e endurecida e, histologicamente, pode ser indistinguível da esclerose sistêmica. A esclerodermia localizada tem várias formas distintas. Quando ocorre na forma de manchas únicas ou múltiplas de endurecimento, é denominada morfeia. Quando essas manchas se aglutinam, a condição é chamada de morfeia generalizada. As lesões geralmente têm distribuição assimétrica e poupam os dedos. O endurecimento pode seguir uma distribuição linear, mais comumente nos membros inferiores (esclerodermia linear). Em crianças, a esclerodermia linear pode ser complicada por retardo de crescimento e contraturas articulares. Uma variante rara, porém grave, com endurecimento cutâneo extenso, incapacitante e resistente ao tratamento, mas sem envolvimento significativo de órgãos internos, é chamada morfeia pan-esclerótica.

EPIDEMIOLOGIA

A esclerose sistêmica é uma doença esporádica com distribuição mundial. É considerada uma doença órfã nos EUA, com incidência de 9 a 19 casos por milhão por ano. Como outras doenças do tecido conjuntivo, a esclerose sistêmica mostra uma preferência acentuada pelo sexo feminino, principalmente na idade fértil. O pico de idade de início é de 40 a 60 anos tanto para a forma cutânea limitada como para a forma difusa. Os afro-americanos têm incidência maior e idade mais precoce de início da doença em comparação aos brancos, sendo mais propensos a ter a forma cutânea difusa da esclerose sistêmica, associada a envolvimento pulmonar intersticial e a pior prognóstico.

Etiologia e exposições ambientais e ocupacionais

Embora a causa da esclerose sistêmica seja desconhecida, comumente é atribuída a uma interação de fatores ambientais e suscetibilidade genética. Os gatilhos ambientais suspeitos incluem exposições ocupacionais, alimentares, clínicas e de estilo de vida.

As exposições ocupacionais provisoriamente associadas à esclerose sistêmica incluem sílica (em mineradores), cloreto de polivinila, resinas epóxi e hidrocarbonetos aromáticos, incluindo tolueno e tricloroetileno. Certos medicamentos, incluindo a bleomicina, a pentazocina, a terapia de reposição hormonal, a cocaína e os inibidores do apetite, foram anedoticamente associados à esclerose sistêmica ou à hipertensão arterial pulmonar. Além disso, embora estudos anteriores tenham sugerido uma possível associação entre esclerose sistêmica e implantes mamários de silicone, as investigações epidemiológicas em grande escala não conseguiram estabelecer um risco aumentado.

Fatores genéticos

Uma contribuição genética para a suscetibilidade à esclerose sistêmica é indicada pelo fato de que 1,6% dos pacientes têm um parente de primeiro grau com esclerose sistêmica, uma taxa de prevalência substancialmente maior do que na população em geral. Na verdade, uma história familiar é o mais forte fator de risco identificado para esclerose sistêmica. Além disso, os pacientes com esclerose sistêmica são mais propensos a ter parentes de primeiro grau com fenômeno de Raynaud e doença pulmonar intersticial, bem como outras doenças autoimunes, incluindo esclerose múltipla, artrite reumatoide e tireoidite. Estudos de associação genômica ampla e de genes candidatos identificaram associação significativa da esclerose sistêmica com múltiplos *loci* de antígenos leucocitários humanos (HLA, *human leukocyte antigen*). Os *loci* não HLA associados incluem *STAT4, IRF4, PTPN22, TNFAIP3, TNIP-1, IRAK1, CD247* e *BANK1*, cada um deles codificando genes envolvidos na regulação imune ou autoimunidade. Notavelmente, a maior parte desses alelos de risco não é exclusiva da esclerose sistêmica e também está ligada a outras doenças autoimunes, especialmente o lúpus eritematoso sistêmico.

BIOPATOLOGIA

As manifestações clínicas e patológicas multiformes da esclerose sistêmica refletem uma complexa biologia subjacente que abrange três processos patomecânicos cardinais inter-relacionados: autoimunidade e inflamação, lesão e obliteração vascular e fibrose e acúmulo excessivo de matriz em vários tecidos e órgãos (Figura 251.1).

Patologia

A característica patológica distintiva da esclerose sistêmica é a constelação de perda capilar (rarefação) e a coexistência de vasculopatia obliterativa com fibrose na maior parte dos órgãos. Na doença em estágio inicial, pode-se observar inflamação perivascular antes mesmo do surgimento de fibrose. A lesão vascular é caracterizada por proliferação da íntima das artérias de pequeno e médio calibres, resultando em estreitamento e obliteração luminal,[3] e comumente é complicada por ativação plaquetária e hipercoagulabilidade. Na esclerose sistêmica em estágio avançado, a fibrose é proeminente na pele, nos pulmões, no trato gastrintestinal, no coração, nas bainhas tendíneas, no tecido perifascicular ao redor do músculo esquelético e em alguns órgãos endócrinos, como a glândula tireoide. O acúmulo de tecido conjuntivo rico em colágenos fibrilares, fibronectina, proteína da matriz oligomérica da cartilagem e proteoglicanos altera a arquitetura normal, resultando em comprometimento funcional dos órgãos acometidos.

Na pele, a deposição de colágeno dérmico causa obliteração dos folículos pilosos, das glândulas sudoríparas e de outros anexos. A fibrose invade a camada adiposa subjacente com aprisionamento de adipócitos e desaparecimento da camada de gordura. A epiderme está atrófica e as redes de projeções do epitélio na pele, nos tecidos conjuntivos subjacentes e nas membranas mucosas, responsáveis por proteger os tecidos de cisalhamento, são apagadas. Na doença em estágio avançado, há escassez de endotélio vascular e linfático. Nos pulmões, o interstício e os espaços alveolares são infiltrados com células inflamatórias no início da doença. Com a progressão, a fibrose intersticial e o dano vascular, frequentemente coexistindo nas mesmas lesões, dominam o quadro patológico. O padrão histológico mais comum na doença pulmonar associada à esclerose sistêmica é a pneumonite intersticial inespecífica. O espessamento progressivo dos septos alveolares resulta em obliteração dos espaços aéreos, faveolamento e perda dos vasos sanguíneos pulmonares.

O espessamento da íntima das artérias pulmonares de pequeno calibre (Figura 251.2), mais bem observado com a coloração da elastina, é a base da hipertensão arterial pulmonar (Capítulo 75). Essas lesões vasculares se assemelham àquelas da hipertensão arterial pulmonar idiopática, embora

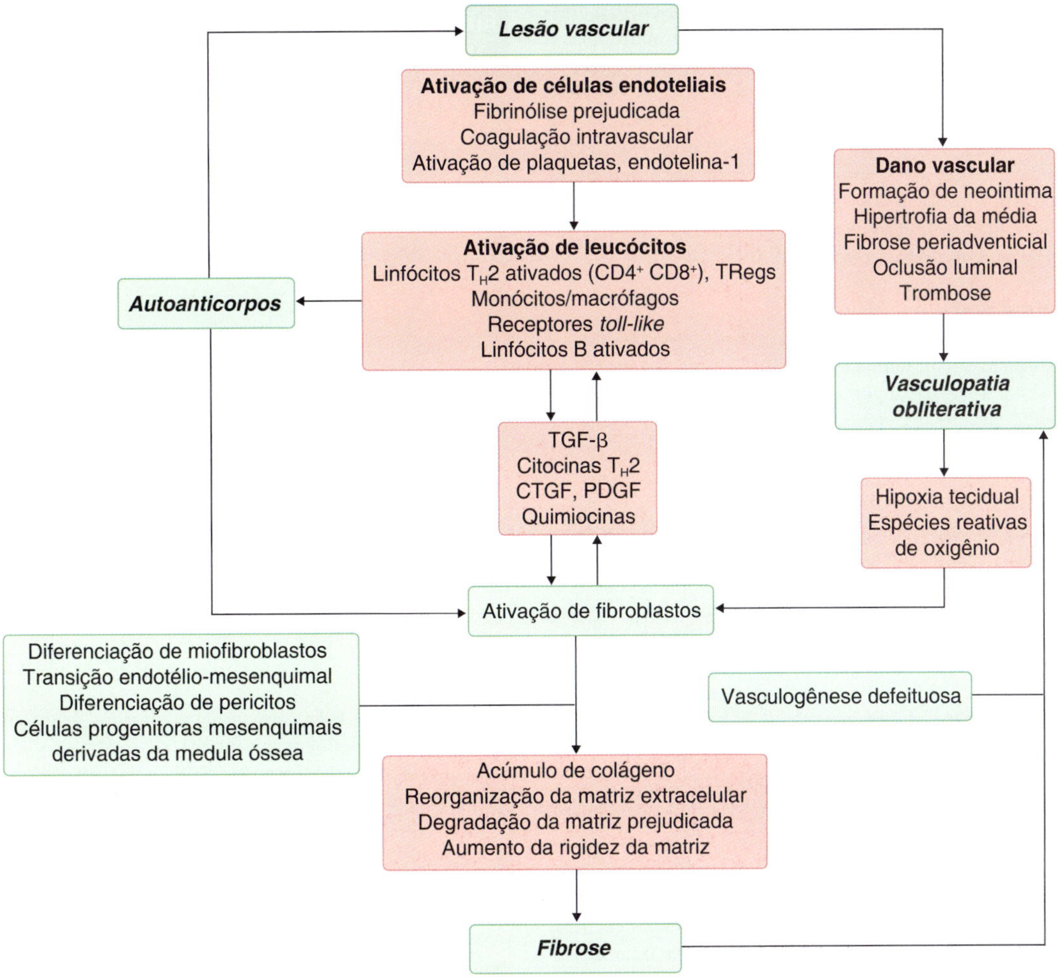

FIGURA 251.1 **Patogênese tripartida da esclerose sistêmica: vasculopatia, autoimunidade, fibrose.** A lesão endotelial inicial em um indivíduo geneticamente suscetível é potencialmente o evento primário da patogênese da doença. A lesão leva a danos vasculares, inflamação e autoimunidade. As respostas inflamatórias e imunes produzem citocinas e fatores de crescimento que iniciam a ativação de fibroblastos, resultando em remodelação da matriz e fibrose intratável. Vasculopatia, perda de microvasculatura e fluxo sanguíneo reduzido resultam em isquemia e produção de espécies reativas de oxigênio, que contribuem para o dano vascular, a fibrose tecidual e a atrofia, agravando-os ainda mais. CTGF = fator de crescimento do tecido conjuntivo; PDGF = fator de crescimento derivado de plaquetas; TGF-β = fator de crescimento transformador-β.

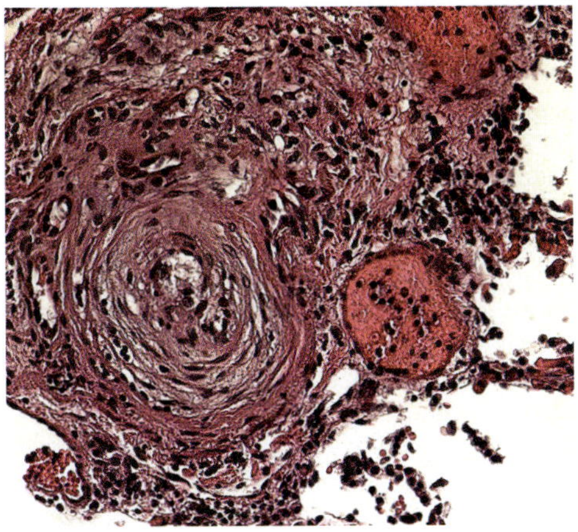

FIGURA 251.2 **Vasculopatia obliterativa da artéria pulmonar.** Hiperplasia intimal marcante e estreitamento do lúmen de uma artéria pulmonar de pequeno calibre, coexistindo com fibrose pulmonar intersticial em um paciente com esclerose sistêmica cutânea difusa.

distintas, mas as lesões plexiformes marcantes são incomuns na esclerose sistêmica.[4] No trato gastrintestinal, as alterações patológicas podem ser encontradas em qualquer ponto, da boca ao reto.[5,6] Fibrose da lâmina própria e da submucosa com atrofia das camadas musculares são proeminentes na parte inferior do esôfago, enquanto o músculo estriado no terço superior do esôfago geralmente é poupado (Capítulo 129). A substituição da arquitetura intestinal normal leva à atividade peristáltica desordenada, com refluxo gastresofágico e dismotilidade, gastroparesia e obstrução do intestino delgado. O refluxo crônico pode ser complicado por inflamação esofágica, ulcerações, formação de estenose e metaplasia de Barrett.

Alterações patológicas no coração são comuns na esclerose sistêmica, com envolvimento do miocárdio e do pericárdio.[7] As lesões microvasculares características incluem hipertrofia intimal concêntrica e estreitamento luminal. A necrose da banda de contração refletindo uma lesão de isquemia-reperfusão é proeminente e pode ser acompanhada por fibrose miocárdica irregular. Nos rins, ocorrem lesões não inflamatórias nas artérias interlobulares. A crise renal esclerodérmica[8] (Capítulo 116) está associada a alterações marcantes nas pequenas artérias renais, com reduplicação da lâmina elástica, proliferação acentuada da íntima e estreitamento concêntrico do lúmen (casca de cebola), quase sempre acompanhada por trombose e hemólise microangiopática.

Fisiopatologia tripartida: vasculopatia, desregulação imune e fibrose

Vasculopatia

A lesão vascular precoce afeta principalmente artérias de pequeno e médio calibres e as arteríolas em múltiplos leitos vasculares. A lesão endotelial vascular inicial pode ser causada por vírus ou outros agentes infecciosos, radicais livres de oxigênio, fatores citotóxicos circulantes, ativação do complemento ou autoanticorpos. A lesão de células endoteliais e apoptose resultam em um desequilíbrio entre moléculas vasodilatadoras (óxido nítrico e prostaciclina) e vasoconstritoras (endotelina-1) derivadas do endotélio, permeabilidade vascular e regulação positiva de moléculas de adesão com diapedese de leucócitos transendoteliais. O aumento da reatividade das plaquetas, a ativação da coagulação intravascular, a fibrinólise defeituosa e a trombose resultante comprometem ainda mais a função vascular. Os pequenos vasos sanguíneos mostram hiperplasia da íntima com espessamento e reduplicação da membrana basal. No meio vascular, as células miointimais proliferam, enquanto as camadas adventícias desenvolvem fibrose; o resultado líquido é a obliteração de capilares, arteríolas e até mesmo de grandes vasos, com fluxo sanguíneo prejudicado e isquemia tecidual disseminada. A isquemia-reperfusão recorrente está associada à produção de espécies reativas de oxigênio que danificam ainda mais o endotélio.

Fenômeno de Raynaud

A complicação vascular mais precoce e comum da esclerose sistêmica é o fenômeno de Raynaud[9,10] (ver também Capítulo 72), que reflete a regulação térmica anormal do fluxo sanguíneo e pode preceder outras manifestações da doença em anos. O fenômeno de Raynaud na esclerose sistêmica é caracterizado por alterações do sistema nervoso autônomo e periférico que levam à produção prejudicada de peptídio relacionado com o gene da calcitonina pelos nervos aferentes sensitivos e a uma sensibilidade aumentada dos receptores α_2-adrenérgicos nas células do músculo liso vascular. Em contraste com o fenômeno de Raynaud *primário* (chamado de doença de Raynaud), uma condição comum e relativamente benigna, o fenômeno de Raynaud *secundário* é, em geral, progressivo e quase sempre complicado por remodelação vascular, com mudanças estruturais irreversíveis que resultam em dano tecidual.

Inflamação e autoimunidade

Imunidade celular

A desregulação imune é uma característica que a esclerose sistêmica compartilha com outras doenças autoimunes. No início da doença, linfócitos T ativados, linfócitos B, células dendríticas e monócitos-macrófagos se acumulam nos tecidos lesionais.

Os linfócitos T CD4$^+$ que se infiltram nos tecidos lesionais exibem assinaturas restritas do receptor TcR indicativas de sua expansão oligoclonal em resposta a antígenos desconhecidos. Os linfócitos T mostram polarização T_H2 com secreção de interleucinas (IL)-4, IL-13 e IL-21 e baixos níveis de interferona (IFN)-γ. As citocinas T_H2 induzem o TGF-β e promovem a síntese de colágeno e outras moléculas da matriz extracelular.[11] Níveis aumentados de IL-17 detectados no soro sugerem que as células T_H17 têm um papel na esclerose sistêmica. Embora a frequência de linfócitos T reguladores positivos para FOXP3 (Tregs) seja elevada, sua função imunossupressora parece estar defeituosa. As células dendríticas mieloides mostram secreção anormalmente alta de citocinas inflamatórias e quimiocinas, como CXCL. Os macrófagos podem ser proeminentes na pele afetada e nos pulmões no início da doença e mostram evidências de ativação alternativa. As respostas imunes inatas aberrantes em células dendríticas e fibroblastos do estroma podem ser desencadeadas e perpetuadas por ácidos nucleicos e macromoléculas de matriz associados ao dano por meio de receptores *toll-like*. A expressão elevada de genes regulados pela interferona tipo I (assinatura de IFN) na esclerose sistêmica é consistente com a ativação imune inata e pode contribuir para a lesão vascular.

Autoanticorpos e linfócitos B

Além dos anticorpos antinucleares detectados em praticamente todos os pacientes com esclerose sistêmica, uma série de autoanticorpos altamente específicos da doença e mutuamente exclusivos ocorre na esclerose sistêmica e tem utilidade clínica bem estabelecida na doença como marcadores diagnósticos e prognósticos (Tabela 251.3). Autoanticorpos específicos da esclerose sistêmica são comumente direcionados contra proteínas intracelulares, como topoisomerase-I, centrômero e RNA polimerases I e III. Identificaram-se na esclerose sistêmica autoanticorpos direcionados contra células endoteliais ou que reconhecem receptores da superfície celular (receptor do fator de crescimento derivado de plaquetas [PDGFR, *platelet-derived growth factor receptor*], receptor da angiotensina II e receptor da endotelina-1), que podem contribuir diretamente para a lesão vascular ou fibrose tecidual. Os linfócitos B estão implicados na mediação dos componentes autoimunes e fibróticos da esclerose sistêmica. Além da produção de anticorpos, os linfócitos B também apresentam antígeno, produzem IL-6 e outras citocinas profibróticas e modulam a função de linfócitos T e células dendríticas.

Tabela 251.3 Autoanticorpos característicos na esclerose sistêmica.

AUTOANTICORPOS (FREQUÊNCIA NA ES)	SUBGRUPO ES	ASSOCIAÇÃO CLÍNICA
Topoisomerase-I (10 a 40%)	Cutânea difusa (menos comumente limitada)	Atrito tendíneo, DPI, envolvimento cardíaco, crise renal esclerodérmica; HAP isolada (rara)
Anticentrômero (15 a 40%)	Cutânea limitada	Isquemia digital, calcinose cutânea, HAP isolada, CBP; DPI grave e crise renal esclerodérmica (raras)
RNA polimerase III (4 a 25%)	Cutânea difusa	Envolvimento extenso da pele; atrito tendíneo, crise renal esclerodérmica, risco aumentado de neoplasia
U3-RNP/fibrilarina (1 a 5%)	Cutânea difusa	HAP, DPI, miosite
Th/To (1 a 7%)	Cutânea limitada	DPI, HAP isolada
PM/Scl (0 a 6%)	Cutânea limitada	Calcinose, miosite, artrite
U1-RNP (5 a 35%)	DMTC	HAP grave, miosite

CBP = cirrose biliar primária; DMTC = doença mista do tecido conjuntivo; DPI = doença pulmonar intersticial; ES = esclerose sistêmica; HAP = hipertensão arterial pulmonar.

Fibrose

A fibrose da pele e de vários órgãos internos distingue a esclerose sistêmica de outras doenças reumáticas. A fibrose é caracterizada pelo acúmulo de matriz extracelular rígida e rica em colágeno elaborada por fibroblastos e miofibroblastos, com substituição da arquitetura normal do tecido.

Células efetoras na fibrose

Os miofibroblastos são células mesenquimais semelhantes a células musculares lisas com propriedades contráteis e biossintéticas que normalmente aparecem transitoriamente em feridas para promover a cicatrização por meio da produção de colágeno e TGF-β e da contração da matriz extracelular circundante. Na esclerose sistêmica, os miofibroblastos ativados se acumulam no tecido lesional em razão de uma de três vias: (1) ativação *in situ* de fibroblastos residentes quiescentes; (2) transdiferenciação de células epiteliais lesadas, pericitos de células endoteliais; ou (3) por migração e diferenciação terminal de células progenitoras monocíticas derivadas da medula óssea.

MANIFESTAÇÕES CLÍNICAS

Aspectos gerais

Vários órgãos podem ser afetados em pacientes com esclerose sistêmica, mas a frequência, o ritmo e a gravidade relativos mostram uma variabilidade considerável de um paciente para outro. Pacientes com esclerose sistêmica cutânea difusa caracteristicamente desenvolvem endurecimento cutâneo extenso e rigidez articular associada ao envolvimento precoce de órgãos internos. Em contraste, os pacientes com esclerose sistêmica cutânea limitada comumente apresentam fenômeno de Raynaud de longa data, alterações cutâneas limitadas e progressão insidiosa de doença de órgãos internos. No entanto, muitos deles desafiam uma subclassificação fácil ou mostram sobreposição de características típicas da esclerose sistêmica coexistindo com evidências clínicas e laboratoriais de outra doença autoimune, como polimiosite, síndrome de Sjögren, poliartrite inflamatória ou lúpus eritematoso sistêmico.[12]

Manifestações clínicas iniciais

Esclerose sistêmica cutânea difusa

Em geral, pacientes com esclerose sistêmica cutânea difusa manifestam-se inicialmente com edema de tecidos moles e *puffy fingers* (inchaço nos dedos das mãos), com eritema e prurido, quase sempre acompanhados de fadiga, rigidez, fraqueza muscular e síndrome do túnel do carpo. O fenômeno de Raynaud pode não estar presente até mais tarde no curso da doença. Nas semanas a meses seguintes, a fase inflamatória edemaciada evolui para uma fase "fibrótica" crônica, com endurecimento da pele acompanhado por hiperpigmentação, perda dos pelos corporais, pele seca e sudorese prejudicada. O avanço das alterações cutâneas comumente anuncia o início do envolvimento de órgãos internos, que é mais rapidamente progressivo durante os primeiros 4 anos a partir do início da doença. Depois disso, o risco de envolvimento de novos órgãos diminui.

Esclerose sistêmica cutânea limitada

No caso da esclerose sistêmica cutânea limitada, o diagnóstico geralmente é feito em um estágio posterior da doença. Esses pacientes relatam história de fenômeno de Raynaud de longa data, às vezes complicado por ulcerações isquêmicas nas pontas dos dedos. O curso da doença é indolente, com progressão insidiosa de refluxo gastresofágico, telangiectasia mucocutânea ou calcinose. As manifestações vasculares tendem a ser mais pronunciadas na esclerose sistêmica cutânea limitada em comparação à esclerose sistêmica cutânea difusa, ao passo que a crise renal esclerodérmica é incomum.

Envolvimento de órgãos

Pele

O espessamento da pele normalmente começa nos dedos e, em geral, é precedido por *puffy fingers* e *puffy hands* (dedos e mãos inchados).[13] O envolvimento da pele normalmente avança em um padrão centrípeto a partir das extremidades distais. A pele pode ficar hiperpigmentada, mas os indivíduos de pele escura podem desenvolver alterações do tipo "sal e pimenta" semelhante ao vitiligo, mais proeminentes no couro cabeludo, na parte superior das costas e no tórax. A obliteração das glândulas écrinas e sebáceas diminui a sudorese e a secreção de óleo, causando ressecamento e prurido na pele. As alterações faciais incluem nariz em forma de bico, afinamento e retração dos lábios, rugas finas (sulcos radiais) ao redor da boca e, ocasionalmente, fácies em forma de máscara, em razão da mobilidade reduzida das pálpebras, das bochechas e da boca (Figura 251.3). A diminuição da abertura oral (microstomia) é comum e pode interferir na alimentação e na higiene oral.

Na esclerose sistêmica de longa data, a pele é atrófica e presa ao tecido subcutâneo. As telangiectasias decorrentes da dilatação das vênulas pós-capilares na derme superior são proeminentes na face, nas mãos, nos lábios e na mucosa oral. Rupturas por impacto repetitivo da pele atrófica levam a ulcerações dolorosas e não cicatrizantes nas superfícies extensoras das articulações interfalângicas, pontas dos dedos e proeminências ósseas, como cotovelos e maléolos. As ulcerações isquêmicas, por sua vez, mais localizadas nas pontas dos dedos e extremidades distais, têm cicatrização lenta, tornam-se secundariamente infectadas e dão origem a "fossetas" digitais patognomônicas. A perda isquêmica de tecidos moles das pontas dos dedos pode se associar ainda à reabsorção óssea das falanges terminais (acro-osteólise) (Figura 251.4).

A calcinose da pele e dos tecidos moles é comum. Os depósitos de compostos por cristais de hidroxiapatita de cálcio podem se apresentar em diversos tamanhos, variando de pequenas lesões pontilhadas a grandes massas conglomeradas. Podem ser visualizados com facilidade em radiografias simples, mas são mais precisamente localizados e medidos com imagens de tomografia computadorizada de dupla energia (Figura 251.5).

Os locais em que costuma haver calcinose cutânea incluem mãos (pontas dos dedos), superfícies extensoras dos antebraços e bursas do olécrano e pré-patelar. Os depósitos calcários podem ulcerar através da pele sobrejacente, produzindo drenagem de material branco calcário, dor e inflamação local, e podem se tornar secundariamente infectados.

Fenômeno de Raynaud

O fenômeno de Raynaud (Capítulo 72) é um evento vasospástico episódico que praticamente ocorre em todos os pacientes com esclerose sistêmica.[14] As crises típicas começam com palidez (vasoconstrição), seguida de cianose (isquemia) e eritema (reperfusão), comumente desencadeadas pela exposição ao frio ou ao estresse emocional. O fenômeno de Raynaud primário (denominado doença de Raynaud) é uma condição benigna que representa uma resposta fisiológica exagerada ao frio. Ocorre em 3 a 5% da população e é mais frequente em mulheres. O fenômeno de Raynaud secundário ocorre na esclerose sistêmica, mas também pode complicar outras doenças do tecido conjuntivo, bem como condições hematológicas, endócrinas e transtornos ocupacionais. Ele também ocorre com o uso de fármacos betabloqueadores e agentes quimioterápicos, como cisplatina e bleomicina.

Distinguir o Raynaud primário do secundário pode representar um desafio. Em geral, o Raynaud secundário se desenvolve em uma idade mais avançada (> 30 anos) e tende a ser mais grave. A capilaroscopia ungueal é um exame não invasivo que pode ser realizado à beira do leito, utilizada para visualização de capilares cutâneos periféricos com o uso do oftalmoscópio ou de outra lente de aumento. Pacientes com fenômeno de Raynaud primário apresentam capilares ungueais com aparência fisiológica, ou seja, alças vasculares paralelas regularmente espaçadas, enquanto

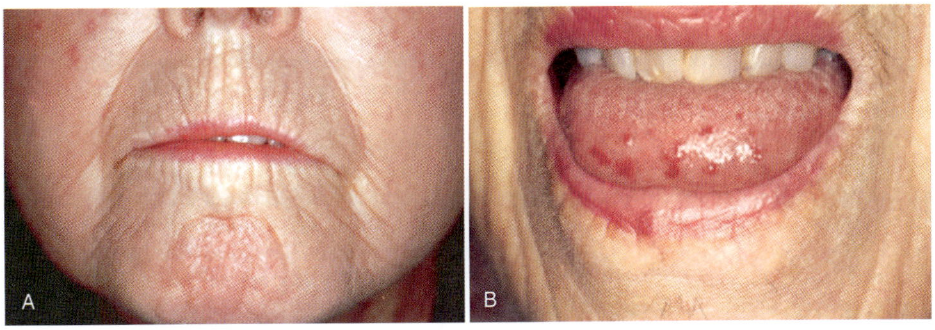

FIGURA 251.3 **Características faciais na esclerose sistêmica. A.** Sulcos periorais. Observe as linhas verticais ao redor da boca em paciente com esclerose sistêmica cutânea difusa. **B.** Telangiectasia nos lábios e na língua em paciente com esclerose sistêmica cutânea limitada de longa data.

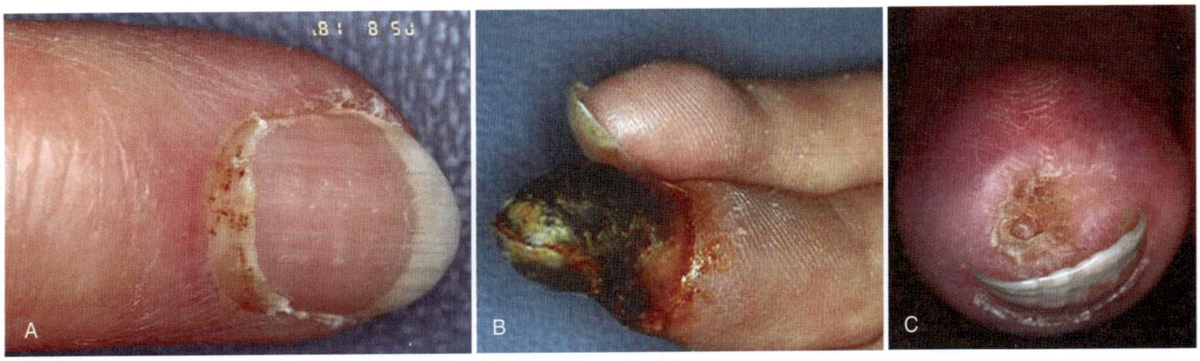

FIGURA 251.4 **Complicações vasculares da esclerose sistêmica nos dedos. A.** Alterações microvasculares da prega ungueal. **B.** Infarto digital. Necrose nitidamente demarcada da ponta do dedo em paciente com esclerose sistêmica cutânea limitada associada a fenômeno de Raynaud grave. **C.** Ulceração e corrosão da ponta do dedo.

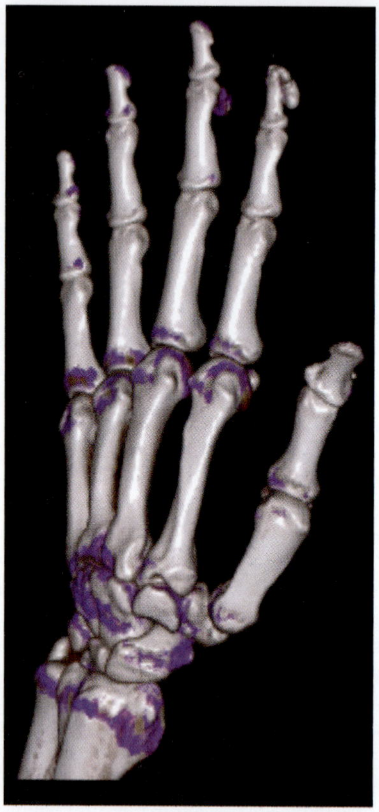

FIGURA 251.5 **Calcinose cutânea na esclerose sistêmica. Imagem de tomografia computadorizada de dupla energia da mão de mulher de 56 anos com esclerose sistêmica cutânea limitada de longa data. Observe a calcificação ao longo da polpa distal do dedo indicador, estendendo-se focalmente até a pele. Outro depósito calcificado ao longo da superfície palmar da cabeça da falange média do dedo médio. (Cortesia do Dr. Imran Omar.)**

na esclerose sistêmica os capilares são distorcidos com alças alargadas e irregulares, lúmen dilatado, áreas de "perda" vascular e micro-hemorragias (Figura 251.4A).

Envolvimento gastrintestinal

O envolvimento do trato gastrintestinal é muito comum tanto na esclerose sistêmica cutânea limitada como na esclerose sistêmica cutânea difusa. Um quadro patológico de atrofia do músculo liso e vasculopatia obliterante de pequenos vasos com ou sem fibrose é visto em toda a extensão do trato gastrintestinal, contribuindo para a atividade peristáltica alterada e consequentes complicações. O envolvimento intestinal grave pode estar associado à desnutrição e apresenta alta mortalidade.

Trato gastrintestinal superior

As manifestações orofaríngeas da esclerose sistêmica incluem xerostomia, abertura oral reduzida, doença periodontal e reabsorção dos côndilos mandibulares. O frênulo da língua pode estar encurtado. O refluxo gastresofágico está associado a azia, regurgitação e disfagia; entretanto, em alguns pacientes com esclerose sistêmica, também pode ser assintomático (Capítulo 129). A redução da pressão do esfíncter esofágico inferior costuma coexistir com a eliminação esofágica prejudicada do conteúdo gástrico, refluído em razão da motilidade diminuída no esôfago distal. O esvaziamento gástrico retardado agrava ainda mais o problema. Na tomografia computadorizada de alta resolução (TCAR) de tórax, o esôfago está dilatado e mostra ar intraluminal. A endoscopia pode mostrar esofagite erosiva grave em pacientes com sintomas mínimos de refluxo. Estenoses esofágicas e esôfago de Barrett (Capítulo 129) podem complicar o refluxo de longa data. Rouquidão e tosse crônica ou pigarro são comuns e podem ser manifestações extraesofágicas da doença do refluxo gastresofágico. Além disso, a microaspiração recorrente do conteúdo gástrico pode agravar a doença pulmonar intersticial subjacente. Ocasionalmente, observa-se na esclerose sistêmica uma doença pulmonar intersticial distinta chamada fibrose centrolobular, que está associada à dilatação esofágica e ao refluxo gastresofágico crônico.

Estômago

A gastroparesia e o retardo do esvaziamento gástrico se manifestam como saciedade precoce, distensão abdominal e sintomas de refluxo agravados. A ectasia vascular gástrica ou "estômago em melancia" se desenvolve em 5% dos pacientes e é mais comum naqueles com um anticorpo anti-RNA polimerase III. Na endoscopia, observaram-se dobras mucosas longitudinais paralelas, que lembram as listras de uma melancia, no antro gástrico. As características histológicas dos capilares mucosos dilatados e trombosados e da displasia fibromuscular da lâmina própria representam a microangiopatia característica da esclerose sistêmica. Pacientes com ectasia vascular gástrica podem ter sangramento gastrintestinal recorrente e apresentar anemia por deficiência de ferro inexplicada.

Trato gastrintestinal inferior

A motilidade do intestino delgado prejudicada na esclerose sistêmica pode causar diarreia crônica em razão do sobrecrescimento bacteriano. A má absorção de gordura e proteína, a deficiência de vitaminas B_{12} e D e a desnutrição estão associadas à alta mortalidade. A má absorção é diagnosticada pelo teste do hidrogênio expirado ou teste da 14C-D-xilose, e os níveis séricos de pré-albumina (transtirretina) são úteis para monitorar a desnutrição (Capítulo 131). A motricidade intestinal alterada também pode causar pseudo-obstrução intestinal recorrente com dor abdominal aguda, náuseas e vômitos. Diferenciar a pseudo-obstrução, que responde aos cuidados de suporte e suplementação intravenosa, da obstrução intestinal mecânica é um desafio diagnóstico. O envolvimento colônico e anorretal causa constipação intestinal, prolapso retal e incontinência fecal e é fonte de muito sofrimento. Na doença em estágio avançado, as saculações colônicas com boca larga podem causar perfuração e sangramento. Um achado radiológico ocasional é a pneumatose cistoide intestinal decorrente do aprisionamento de ar na parede intestinal. A ruptura dessas lesões pode causar pneumoperitônio. Embora o fígado raramente seja afetado pela esclerose sistêmica, a cirrose biliar primária, associada a anticorpos antimitocondriais, pode complicar a esclerose sistêmica cutânea limitada.

Envolvimento pulmonar

Existem duas formas principais de envolvimento pulmonar na esclerose sistêmica: doença pulmonar intersticial e hipertensão arterial pulmonar, com muitos pacientes desenvolvendo ambas as condições. Manifestações pulmonares menos frequentes incluem pneumonite por aspiração levando à complicação de um refluxo gastresofágico, hemorragia alveolar, bronquiolite obliterativa, alterações pleurais, doença ventilatória restritiva decorrente da fibrose da parede torácica, pneumotórax espontâneo e toxicidade pulmonar induzida por fármacos. Há aumento da incidência de câncer de pulmão, sobretudo carcinoma broncoalveolar.

Doença pulmonar intersticial

A doença pulmonar intersticial (Capítulo 86) na esclerose sistêmica pode permanecer assintomática até estar bastante avançada.[15] Os sintomas manifestados mais frequentes são dispneia aos esforços, fadiga e tolerância reduzida aos exercícios. Pode haver tosse seca crônica. O exame físico pode revelar crepitações em "velcro" nas bases pulmonares. O teste de função pulmonar (Capítulo 79) é um método comumente usado para detectar doença pulmonar intersticial precoce, mas parece ser menos sensível do que a imagem radiológica usando-se TCAR. As anormalidades da função pulmonar mais comuns são as reduções na capacidade vital forçada (CVF) ou na capacidade de difusão de respiração única (DL_{CO}). No entanto, uma redução na DL_{CO} que seja significativamente desproporcional à redução na CVF (relação $CVF/DL_{CO} > 1,6$) sugere doença vascular pulmonar.

Podem-se encontrar evidências de doença pulmonar intersticial em quase todos os pacientes com esclerose sistêmica, que é clinicamente significativa em até 50% deles. Os fatores de risco incluem sexo masculino, raça afro-americana, envolvimento difuso da pele, refluxo gastresofágico grave e presença de autoanticorpos topoisomerase-I. A progressão mais rápida da doença pulmonar intersticial ocorre nos primeiros 3 anos após o início da doença.

A radiografia simples de tórax é relativamente insensível para a detecção de doença pulmonar intersticial precoce. Em contraste, a TCAR é altamente sensível (Capítulo 78). Os achados proeminentes na TCAR na esclerose sistêmica incluem opacidades intersticiais reticulares, predominantemente na periferia do lobo inferior, isoladas ou em combinação com opacificação em vidro fosco. Achados adicionais incluem linfadenopatia mediastinal e, raramente, faveolamento. A extensão da doença pulmonar na TCAR inicial se correlaciona com a progressão e o prognóstico da doença pulmonar intersticial e pode fornecer informações úteis em relação à necessidade de iniciar tratamento. A lavagem broncoalveolar (Capítulo 79) por vezes é necessária para descartar infecções, enquanto a biopsia pulmonar geralmente é indicada apenas se houver suspeita de câncer de pulmão.

Hipertensão arterial pulmonar

Aproximadamente 15% dos pacientes com esclerose sistêmica desenvolvem hipertensão arterial pulmonar, definida como uma pressão arterial pulmonar média em repouso de 25 mm Hg ou mais, com uma pressão capilar pulmonar em cunha de 15 mm Hg ou menos (Capítulo 75). No contexto de esclerose sistêmica, a hipertensão arterial pulmonar pode ser uma anormalidade isolada (Organização Mundial da Saúde [OMS] grupo I) ou coexistir com a doença pulmonar intersticial (OMS grupo III). Embora a história natural da hipertensão arterial pulmonar associada à esclerose sistêmica seja variável, os pacientes seguem um curso progressivo, com desenvolvimento de insuficiência cardíaca direita e aumento da mortalidade. Os fatores de risco incluem doença cutânea limitada, idade avançada ao início da doença, fenômeno de Raynaud grave, numerosas telangiectasias cutâneas e positividade para autoanticorpos anticentrômero, U1-RNP, U3-RNP (fibrilarina), Th/To, B23 ou β_2-glicoproteína I.

Os sintomas iniciais da hipertensão arterial pulmonar são dispneia aos esforços e redução na capacidade de exercício, mas a doença em estágio inicial costuma ser clinicamente silenciosa. Com a progressão, podem surgir angina, síncope e sintomas e sinais de insuficiência cardíaca direita. O exame físico mostra taquipneia, uma bulha cardíaca B_2 pulmonar proeminente, impulso do ventrículo direito palpável, pressão venosa jugular elevada e edema de extremidades. O aumento das pressões sistólicas arteriais pulmonares (PSAPs), especialmente quando acima de 35 a 40 mmHg (determinadas pelo ecocardiograma Doppler), sugere a presença de hipertensão arterial pulmonar, assim como uma redução isolada da DL_{CO} ou uma relação CVF/DL_{CO} acima de 1,6. O cateterismo cardíaco direito é quase sempre necessário para confirmar o diagnóstico de hipertensão arterial pulmonar, avaliar sua gravidade e a função ventricular de maneira mais precisa. Os níveis séricos de peptídio natriurético encefálico N-terminal (NT-pro-BNP, *N-terminal brain natriuretic peptide*) estão elevados na hipertensão arterial pulmonar e se correlacionam com a gravidade e a sobrevida.

Envolvimento renal

A crise renal esclerodérmica é uma complicação aguda incomum, mas potencialmente fatal, da esclerose sistêmica, mas também ocorre doença renal crônica e indolente.

Crise renal esclerodérmica

A crise renal esclerodérmica, a complicação mais temida da esclerose sistêmica, ocorre em 10 a 15% dos pacientes, quase invariavelmente dentro de 4 anos após o início da doença.[16] Antes do advento dos fármacos inibidores da enzima conversora da angiotensina (ECA) na década de 1980, a crise renal esclerodérmica era fatal em quase a totalidade dos casos, frequentemente dentro de poucas semanas. Acredita-se que a lesão vascular típica da doença desencadeie vasculopatia obliterativa e estreitamento luminal nas artérias arqueadas do rim de modo acelerado. A redução progressiva do fluxo sanguíneo renal, agravada pelo vasospasmo, leva à hiperplasia justaglomerular e ao aumento da secreção de renina, com maior vasoconstrição renal, resultando em um círculo vicioso que culmina em hipertensão arterial acelerada e insuficiência renal oligúrica (Capítulos 70 e 116).

A crise renal esclerodérmica é uma emergência médica. Embora os pacientes tipicamente apresentem um início abrupto de hipertensão arterial e insuficiência renal progressiva, em alguns casos a pressão arterial permanece normal ou apenas modestamente elevada. A crise renal normotensiva está associada a um desfecho mais desfavorável, possivelmente por maior dificuldade diagnóstica. Encefalopatia ou retinopatia hipertensivas, pericardite e arritmias podem complicar a crise renal esclerodérmica. O exame de urina mostra proteinúria leve, cilindros granulares e hematúria microscópica. A trombocitopenia e a hemólise microangiopática com eritrócitos fragmentados podem, por vezes, levar erroneamente ao diagnóstico de púrpura trombocitopênica trombótica ou síndrome hemolítico-urêmica (Capítulo 163). Em muitos pacientes, a insuficiência renal oligúrica se desenvolve ao longo de algumas semanas. A biopsia renal pode ser útil para o diagnóstico e prognóstico, mas as lesões características de proliferação da íntima e da média e estreitamento luminal são indistinguíveis das alterações da hipertensão arterial acelerada.

Além da doença em estágio inicial, os fatores de risco para a crise renal esclerodérmica incluem envolvimento cutâneo extenso ou rapidamente progressivo e presença de atrito tendíneo, etnia afro-americana, sexo masculino e positividade para anticorpos anti-RNA polimerases I e III. Em contraste, a presença de anticorpo anticentrômero sinaliza um baixo risco de crise renal esclerodérmica. Derrame pericárdico, anemia de início recente e trombocitopenia podem ser prenúncios de crise renal esclerodérmica iminente, e a história de uso recente de corticosteroides está associada a um risco mais de 10 vezes maior. Em consequência, pacientes com esclerose sistêmica com doença cutânea precoce e progressiva e outros fatores de risco devem ser aconselhados a automonitorar a pressão arterial diariamente. Nesses pacientes, os corticosteroides devem ser usados apenas quando absolutamente necessários e em baixas doses.

Uma vez que a crise renal esclerodérmica se instale, a hospitalização e a introdução imediata de inibidores da ECA de ação rápida são essenciais. O objetivo é alcançar o controle adequado da pressão arterial antes do início da insuficiência renal. Apesar da intervenção oportuna, mais da metade dos pacientes com crise renal esclerodérmica necessita de hemodiálise, embora alguns, por fim, recuperem função renal suficiente para poder interromper a hemodiálise. Oligúria ou nível de creatinina sérica superior a 3 mg/dℓ na apresentação prediz um desfecho desfavorável. O uso "profilático" de inibidores da ECA na esclerose sistêmica não demonstrou prevenir ou melhorar os desfechos em crises renais futuras; portanto, não é recomendado o emprego deles para essa indicação.

Doença renal crônica

As biopsias renais em pacientes com esclerose sistêmica comumente mostram alterações crônicas, incluindo reduplicação de fibras elásticas, glomérulos esclerosados, atrofia tubular e fibrose intersticial. Em um estudo, detectou-se função renal anormal ou proteinúria em mais de um terço dos pacientes, nenhum dos quais progrediu para doença renal em estágio terminal. Raramente, ocorre glomerulonefrite associada a pesquisa positiva de autoanticorpos sugestivos de lúpus eritematoso sistêmico ou de anticorpos anticitoplasma de neutrófilos (ANCA).

Envolvimento cardíaco

Embora quase sempre detectado por meio de ferramentas diagnósticas sensíveis, o envolvimento cardíaco na esclerose sistêmica costuma ser clinicamente silencioso[17] e observado com mais frequência em pacientes com esclerose sistêmica cutânea difusa; em geral, ele se desenvolve no início do curso da doença e é um fator de mau prognóstico. O endocárdio, o miocárdio e o pericárdio podem ser afetados isoladamente ou em combinação. As manifestações clínicas incluem taquiarritmias, anormalidades de condução, insuficiência valvar, insuficiência cardíaca diastólica e derrame pericárdico. A hipertensão arterial sistêmica e pulmonar, bem como o envolvimento pulmonar e renal, também afeta o coração. A ecocardiografia convencional tem baixa sensibilidade para detectar envolvimento cardíaco associado à esclerose sistêmica. Em contraste, a ecocardiografia com Doppler tecidual, a tomografia computadorizada por emissão de fóton único e, especialmente, a ressonância magnética do coração revelam uma alta prevalência de anormalidades miocárdicas na esclerose sistêmica. Os achados comuns incluem relaxamento ventricular anormal e defeitos de perfusão reversíveis. Na esclerose sistêmica, um nível sérico elevado de NT-pro-BNP é um marcador sensível para o aumento da pressão da artéria pulmonar, mas também pode indicar envolvimento cardíaco primário. A miocardite pode se desenvolver em associação à inflamação muscular. O derrame pericárdico se desenvolve em mais de 15% dos pacientes, mas nem sempre é clinicamente significativo.

Complicações musculoesqueléticas

A síndrome do túnel do carpo (Capítulo 392) pode ser manifestação inicial da esclerose sistêmica. A mobilidade articular é progressivamente prejudicada, sobretudo nas mãos. Grandes contraturas articulares podem ser acompanhadas por atritos tendíneos audíveis ou palpáveis, causados por fibrose e adesão das bainhas tendíneas e dos planos fasciais na articulação afetada. A presença de atrito tendíneo quase sempre indica doença agressiva. A inflamação articular franca é incomum na esclerose sistêmica; no entanto, pode ocorrer poliartrite erosiva nas mãos. A fraqueza muscular pode ser um sinal de descondicionamento, atrofia por desuso e desnutrição. Pode ser observada miosite inflamatória, indistinguível de polimiosite idiopática (Capítulo 253), geralmente no início da doença. A miopatia não inflamatória caracterizada por atrofia e fibrose na ausência de níveis elevados de enzimas musculares é comum na doença tardia. A reabsorção óssea afeta os segmentos distais das falanges terminais (acro-osteólise), os côndilos mandibulares e as porções distais de costelas e clavículas.

Outras manifestações clínicas

Além da microangiopatia, pode haver envolvimento de vasos sanguíneos maiores (> 100 μm) na esclerose sistêmica. As manifestações incluem oclusão das artérias digital e ulnar, levando a ulcerações isquêmicas e até perda de dedos ou membros. Estudos epidemiológicos indicam risco aumentado de doença da artéria coronária em pacientes com esclerose sistêmica. Olhos e boca secos são comuns na esclerose sistêmica, mas, em contraste com a síndrome de Sjögren (Capítulo 252), a biopsia da glândula salivar, nesses casos, mostra fibrose em vez de infiltração linfocítica focal. O hipotireoidismo decorrente da fibrose tireoidiana é comum e pode estar associado a autoanticorpos antitireoidianos. Embora o sistema nervoso central geralmente seja poupado na esclerose sistêmica, pode ocorrer neuropatia autonômica, bem como uma neuropatia primariamente sensorial do nervo trigêmeo decorrente de fibrose ou vasculopatia. A gestação em mulheres com esclerose sistêmica ativa foi associada a um aumento da taxa de desfechos fetais adversos. Além disso, o envolvimento cardiopulmonar pode piorar durante a gestação e ocorrer crise renal esclerodérmica. A incapacidade de alcançar ou manter a ereção peniana em razão de insuficiência vascular e fibrose é frequente e pode ser manifestação da doença em homens com esclerose sistêmica.

Esclerose sistêmica e câncer

Pacientes com esclerose sistêmica têm um risco aumentado de câncer.[18] Neles, o câncer de pulmão e o adenocarcinoma esofágico normalmente ocorrem no contexto de doença pulmonar intersticial de longa data ou doença do refluxo gastresofágico, podendo a inflamação crônica e o dano tecidual ser fatores que contribuem para tal. Em contraste, carcinoma de mama, de pulmão e de ovário e linfoma na esclerose sistêmica tendem a ocorrer em estreita associação temporal com o início da esclerose sistêmica e quase sempre estão associados a anticorpos anti-RNA polimerase III. Nesses casos, a esclerose sistêmica pode representar uma síndrome paraneoplásica desencadeada pela resposta imune antitumoral.

DIAGNÓSTICO

O endurecimento da pele nos dedos ou mais proximalmente em membros, associado ao fenômeno de Raynaud, e manifestações orgânicas viscerais características geralmente são suficientes para estabelecer o diagnóstico de esclerose sistêmica, embora essas características possam estar ausentes em pacientes com doença em estágio inicial. Critérios padronizados para o diagnóstico da esclerose sistêmica foram desenvolvidos e validados e apresentam alto grau de especificidade e sensibilidade. Raramente é necessária a biopsia da pele com excisão de espessura total com fins diagnósticos para descartar mimetizadores da esclerodermia, como escleredema, escleromixedema ou morfeia pan-esclerótica (ver Tabela 251.1). A doença de Raynaud primária é diferenciada da esclerose sistêmica pela presença de capilares ungueais de aparência normal e ausência de autoanticorpos. O diagnóstico de esclerose sistêmica pode ser difícil nos estágios iniciais da doença, porque os sintomas e achados iniciais geralmente são inespecíficos e podem ser confundidos com artrite reumatoide, lúpus eritematoso sistêmico, miosite ou doença indiferenciada do tecido conjuntivo. Alguns raros pacientes com esclerose sistêmica apresentam hipertensão arterial acelerada ou sangramento gastrintestinal causado por "estômago em melancia" como a manifestação inicial da doença, o que pode representar um desafio diagnóstico.

Características laboratoriais

A anemia é comum em pacientes com esclerose sistêmica; pode refletir uma inflamação crônica, sangramento gastrintestinal por ectasia vascular gástrica, gastrite erosiva ou esofagite crônica ou deficiência de folato e vitamina B_{12} decorrente do supercrescimento bacteriano do intestino delgado e má absorção. A anemia hemolítica microangiopática (Capítulo 151) causada por trauma mecânico e fragmentação de eritrócitos na microvasculatura danificada é uma característica laboratorial da crise renal esclerodérmica. Em contraste com outras doenças do tecido conjuntivo, a velocidade de hemossedimentação e a proteína C reativa mostram, em geral, apenas uma elevação modesta. O monitoramento dos níveis séricos de pré-albumina e vitamina K é útil em pacientes com supercrescimento bacteriano no intestino delgado e má absorção.

Os autoanticorpos antinucleares estão presentes em praticamente todos os pacientes com esclerose sistêmica e podem ser detectados no momento do início da doença ou até mesmo antes disso. Os autoanticorpos específicos para esclerose sistêmica são descritos na Tabela 251.3. O anticorpo anticentrômero está associado à hipertensão arterial pulmonar, ao passo que envolvimento cardíaco significativo, fibrose pulmonar ou crise renal esclerodérmica ocorrem apenas raramente nesses pacientes. A positividade para anticorpo topoisomerase-I (anti-Scl70) está associada à fibrose pulmonar e à redução da sobrevida, ao passo que pacientes positivos para anticorpo anticentrômero têm melhor sobrevida em comparação àqueles sem ele. Os anticorpos contra a RNA polimerase III estão associados a um risco aumentado de crise renal esclerodérmica. Os anticorpos contra a β_2-glicoproteína I não são específicos, mas, na esclerose sistêmica, identificam um risco aumentado de isquemia crítica.

TRATAMENTO E PREVENÇÃO

Com exceção dos inibidores da ECA usados para a crise renal esclerodérmica, até o momento nenhuma terapia mostrou alterar de maneira significativa a história natural da esclerose sistêmica e nenhuma foi aprovada especificamente para essa indicação. Em contraste, os tratamentos que se baseiam em órgãos são comumente eficazes no alívio dos sintomas e na desaceleração da progressão dos danos cumulativos aos órgãos. O tratamento deve ser adaptado às necessidades exclusivas de cada paciente.[19] Em razão da acentuada variabilidade nas manifestações clínicas, é fundamental uma avaliação inicial completa e individualizada. O manejo ideal deve ser orientado pelos seguintes princípios: diagnóstico imediato, classificação e estratificação de risco precisas, reconhecimento e avaliação precoce de complicações nos órgãos e monitoramento a longo prazo da progressão, atividade da doença e resposta à terapia. O manejo das complicações da doença deve ser proativo, com rastreamento regular e início de intervenção apropriada na primeira oportunidade possível. Dada a natureza multissistêmica da esclerose sistêmica, o ideal é que seja utilizada uma abordagem de gerenciamento por uma equipe integrada, normalmente em centros médicos especializados. A equipe deve incorporar médicos especialistas apropriados e facilitar o cuidado holístico coordenado do paciente.

Terapia modificadora da doença

Agentes imunossupressores

Os agentes imunossupressores, muitas vezes altamente eficazes em outras doenças do tecido conjuntivo, em geral têm mostrado benefício modesto ou mesmo nenhum na esclerose sistêmica. Os corticosteroides aliviam a rigidez, a fadiga e a dor no estágio inicial da doença, mas não retardam a progressão dela e estão associados a um risco aumentado de crise renal esclerodérmica. Portanto, os corticosteroides devem ser evitados, se possível; quando absolutamente necessários, devem ser administrados na dose mais baixa possível e apenas por breves períodos.

A ciclofosfamida demonstrou reduzir a progressão da doença pulmonar intersticial sintomática na esclerose sistêmica inicial.[A1] Em comparação ao placebo, os pacientes tratados com ciclofosfamida oral mostraram estabilização e, raramente, melhora modesta nos sintomas respiratórios, função pulmonar e anormalidades na TCAR de tórax após 1 ano de tratamento, mas esses benefícios duraram pouco. O uso de ciclofosfamida na esclerose sistêmica precisa ser balanceado em relação aos seus potenciais efeitos colaterais, incluindo supressão da medula óssea, infecções oportunistas, cistite hemorrágica, câncer de bexiga e falência ovariana prematura. O rituximabe é uma alternativa igualmente eficaz e segura.A2

Em pequenos ensaios clínicos, o metotrexato foi associado a melhora modesta no envolvimento da pele. O micofenolato de mofetila demonstrou melhorar o envolvimento da pele e estabilizar a doença pulmonar, bem como a ciclofosfamida, e foi bem tolerado em um ensaio clínico randomizado controlado.A3 Há algum suporte na literatura para o uso de agentes imunomoduladores, incluindo tocilizumabe, imunoglobulina intravenosa e fotoforese extracorpórea para o tratamento da esclerose sistêmica. Estudos recentes sugerem que o rituximabe pode ser eficaz na melhora do envolvimento cutâneo e pulmonar.

Em pacientes com esclerose sistêmica grave que não respondem a outros tratamentos (Capítulo 168), o transplante autólogo de células-tronco hematopoéticas melhora a sobrevida livre de eventos a longo prazo, apesar de um potencial aumento da mortalidade relacionada com o tratamento no primeiro ano.A4 Mais recentemente em um ensaio clínico, adultos com esclerose sistêmica grave foram randomizados para serem submetidos a transplante de células-tronco hematopoéticas autólogas mieloablativas (36 pacientes) ou para receber imunossupressão com ciclofosfamida por meio de infusões por 12 meses (39 pacientes). A taxa de sobrevida livre de eventos em 54 meses foi de 79% no grupo de transplante e 50% no grupo de ciclofosfamida ($p = 0{,}02$); aos 72 meses, foi de 74 contra 47% ($p = 0{,}03$). A sobrevida global em 72 meses também favoreceu o transplante (86% *versus* 51%, $p = 0{,}02$). A mortalidade relacionada com o tratamento no grupo de transplante foi de 3% aos 54 meses e 6% aos 72 meses, em comparação a 0% no grupo da ciclofosfamida.A5 Em razão das potenciais morbidade e mortalidade envolvidas e de seu custo substancial, o transplante de células-tronco hematopoéticas é atualmente considerado apenas para pacientes com esclerose sistêmica cuidadosamente selecionados, que apresentam doença agressiva ou que não respondem aos demais tratamentos.

Terapia antifibrótica

Como a fibrose tecidual causa danos progressivos e irreversíveis aos órgãos, os medicamentos que bloqueiam ou retardam o processo fibrótico representam uma abordagem racional de tratamento. Inibidores de pequenas moléculas de tirosinoquinase usados em doenças malignas (p. ex., imatinibe, nilotinibe e dasatinibe) bloqueiam a sinalização pelo TGF-β e PDGF e, assim, evitam respostas fibróticas *in vitro* e *in vivo*.[17] O medicamento antifibrótico nintedanibe, que é útil na fibrose pulmonar idiopática (Capítulo 92), também pode diminuir a taxa de declínio na capacidade vital forçada de pacientes com doença pulmonar intersticial associada à esclerose sistêmica em cerca de 45% dos casos, mas não altera outras manifestações da doença.A5b Em comparação, a minociclina, a bosentana, a relaxina, a interferona-γ e os inibidores do fator de necrose tumoral são agentes supostamente antifibróticos, mas que não mostraram benefício significativo em ensaios clínicos na esclerose sistêmica.

Tratamento de complicações de órgãos específicos

Complicações gastrintestinais

Como o refluxo gastresofágico significativo pode ser assintomático, todos os pacientes com esclerose sistêmica devem ser tratados para essa complicação. Pode ser necessário administrar inibidores da bomba de prótons em doses relativamente altas e por períodos prolongados, e os pacientes devem ser instruídos a elevar a cabeceira do leito e a fazer pequenas refeições frequentes. O sangramento gastrintestinal recorrente em razão da ectasia vascular gástrica pode ser tratado com *laser* ou fotocoagulação com plasma de argônio. O supercrescimento bacteriano em razão da hipomotilidade do intestino delgado causa inchaço e diarreia e pode ocasionar má absorção, perda de peso e desnutrição. O tratamento com ciclos curtos de antibióticos de amplo espectro rotativos, como metronidazol, eritromicina e tetraciclina, às vezes pode erradicar o supercrescimento bacteriano. No entanto, muitos pacientes apresentam recidiva quando os antibióticos são interrompidos. Em pacientes com desnutrição, mas com função do intestino delgado intacta, a nutrição enteral por meio de uma jejunostomia pode ser eficaz. Em outros, pode ser indicada nutrição parenteral total. A hipomotilidade refratária do intestino delgado pode responder às injeções subcutâneas de octreotida. As complicações anorretais podem responder à neuromodulação sacral.

Terapia vascular e fenômeno de Raynaud

O objetivo da terapia vascular na esclerose sistêmica é reduzir a frequência e a duração dos episódios vasospásticos, prevenir e aumentar a cicatrização de complicações isquêmicas e retardar a progressão da vasculopatia obliterativa. Os pacientes devem vestir roupas quentes, minimizar a exposição ao frio e evitar fármacos que possam precipitar ou exacerbar os episódios de vasospasmo. Bloqueadores dos canais de cálcio, como nifedipino e diltiazem, são comumente usados para o fenômeno de Raynaud, mas apresentam apenas benefício moderado, sendo o uso deles quase sempre limitado pelos efeitos colaterais (palpitações, edema dependente, tontura). Os bloqueadores do receptor da angiotensina II, como a losartana, geralmente são eficazes e bem tolerados. Pacientes com fenômeno de Raynaud grave requerem bloqueadores do receptor α_1-adrenérgico (p. ex., prazosina), inibidores da 5-fosfodiesterase (p. ex., sildenafila), nitroglicerina tópica, injeções de toxina botulínica intradigital ou prostaglandinas intravenosas. O ácido acetilsalicílico e o dipiridamol em baixas doses previnem a ativação plaquetária e podem atuar como agentes adjuvantes, mas devem ser usados com cautela em razão do risco de sangramento de lesões da ectasia vascular gástrica.

O antagonista do receptor da endotelina-1 bosentana reduz o desenvolvimento de novas úlceras isquêmicas,A6 e a sildenafila pode promover a cicatrização da úlcera.A7 Pacientes com ulcerações isquêmicas dos dedos podem precisar de desbridamento cirúrgico, especialmente se houver tecido necrótico. A terapia empírica a longo prazo com estatinas e antioxidantes pode retardar a progressão do dano vascular.

Hipertensão arterial pulmonar

Todos os pacientes com esclerose sistêmica devem ser rastreados à procura de hipertensão pulmonar na avaliação inicial e aqueles com alto risco, anualmente. O tratamento da hipertensão pulmonar sintomática deve ser iniciado com um antagonista do receptor da endotelina-1 ou um inibidor da 5-fosfodiesterase. Quando apropriado, podem-se usar diuréticos, anticoagulação oral, digoxina e suplementação de oxigênio. Se a resposta clínica for inadequada, podem-se usar inibidores da 5-fosfodiesterase em combinação com antagonistas do receptor da endotelina-1. Os análogos da prostaciclina podem ser administrados por via intravenosa, por infusão subcutânea contínua ou por inalações frequentes. O transplante pulmonar continua sendo uma opção para pacientes selecionados com hipertensão pulmonar associada à esclerose sistêmica ou à doença pulmonar intersticial não responsivos ao tratamento farmacológico.

Tratamento e prevenção da crise renal esclerodérmica

É essencial o reconhecimento imediato da crise renal esclerodérmica precoce ou iminente. Como os pacientes com esclerose sistêmica em estágio inicial e envolvimento progressivo da pele apresentam maior risco, eles devem ser instruídos a monitorar a pressão arterial diariamente e relatar alterações significativas de imediato. Os corticosteroides devem ser usados apenas quando absolutamente necessários e nas doses mais baixas possíveis. Quando ocorre crise renal esclerodérmica, os pacientes devem ser hospitalizados e o tratamento com inibidores da ECA de ação rápida deve ser iniciado imediatamente para alcançar a normalização imediata da pressão arterial. Não há evidências de que o uso "profilático" de inibidores da ECA possa prevenir o desenvolvimento de crise renal esclerodérmica ou melhorar a gravidade dela. Embora até dois terços dos pacientes que desenvolvem crise renal necessitem de diálise, pode ocorrer recuperação tardia da função renal. O transplante de rim é apropriado para pacientes incapazes de interromper a diálise depois de 2 anos. A sobrevida com o transplante renal na esclerose sistêmica é comparável àquela em outras doenças do tecido conjuntivo, e a recorrência da crise renal esclerodérmica no enxerto renal é rara.

Cuidados com a pele

O envolvimento da pele na esclerose sistêmica inicial é inflamatório e pode responder a anti-histamínicos sistêmicos (para controle de prurido) ou corticosteroides em baixas doses a curto prazo. Em razão do risco aumentado de crise renal esclerodérmica, a pressão arterial deve ser monitorada cuidadosamente. Ciclofosfamida, metotrexato, D-penicilamina e micofenolato foram associados a melhora modesta no endurecimento da pele na esclerose sistêmica em estágio inicial.[20] A secura da pele pode ser tratada com o uso de pomadas hidrofílicas e óleos de banho emolientes. As úlceras nas pontas dos dedos devem ser protegidas com curativo oclusivo, a fim de promover a cicatrização e prevenir infecções. As úlceras cutâneas infectadas são tratadas com antibióticos tópicos ou orais e podem necessitar de desbridamento cirúrgico. Nenhum tratamento clínico demonstrou ser eficaz na prevenção da calcificação dos tecidos moles ou na promoção de sua dissolução, sendo o tratamento cirúrgico e a litotripsia apenas ocasionalmente eficazes.

PROGNÓSTICO E HISTÓRIA NATURAL

Pacientes com esclerose sistêmica cutânea difusa têm um curso da doença mais rapidamente progressivo, maior envolvimento de órgãos internos e prognóstico geralmente pior em comparação àqueles com esclerose sistêmica cutânea limitada. No entanto, é difícil predizer o desfecho da doença.

Os primeiros sintomas inflamatórios da esclerose sistêmica cutânea difusa, como fadiga, edema, artralgia e prurido, comumente retrocedem depois de 2 a 4 anos. O espessamento da pele tipicamente alcança um platô, seguido de regressão lenta, que caracteristicamente ocorre em ordem inversa ao envolvimento inicial, com amolecimento no tronco seguido das extremidades proximais e, por fim, distais. A esclerodactilia e as contraturas dos dedos geralmente não se resolvem. Pode ocorrer recidiva ou recorrência do espessamento da pele. O envolvimento de órgãos viscerais se desenvolve e progride mais rapidamente durante os 2 a 4 anos iniciais da doença. Raramente ocorre o envolvimento de novos órgãos uma vez que o envolvimento da pele tenha alcançado um platô. Da mesma maneira, a crise renal esclerodérmica ocorre quase invariavelmente nos primeiros 4 anos da doença. Em pacientes com esclerose sistêmica cutânea limitada, o fenômeno de Raynaud pode preceder outras manifestações da doença em anos ou mesmo décadas, e complicações de órgãos viscerais, como hipertensão pulmonar e cirrose biliar primária, geralmente ocorrem no final do curso da doença.

As taxas de mortalidade padronizadas (TMPs), ajustadas para idade e sexo em pacientes com esclerose sistêmica, variaram de 1,05 a 5,40 entre os estudos, mas foi determinada uma TMP geral 2,72 mais alta do que na população em geral.[21] A taxa de sobrevida em 10 anos é de 55% para pacientes com esclerose sistêmica cutânea difusa e 75% para aqueles com esclerose sistêmica cutânea limitada. A sobrevida se correlaciona com a extensão do envolvimento da pele, que representa um substituto para o envolvimento de órgãos viscerais. As principais causas de morte são fibrose pulmonar, hipertensão pulmonar, envolvimento renal e gastrintestinal grave e doença cardíaca. Os marcadores de mau prognóstico incluem sexo masculino, etnia afro-americana, idade avançada ao início da doença, baixo índice de massa corporal, espessamento da pele extenso com envolvimento troncular e evidência de envolvimento significativo ou progressivo de órgãos viscerais. Autoanticorpos antitopoisomerase-I ou ausência de anticorpos anticentrômero são marcadores de mau prognóstico. Em um estudo, pacientes com esclerose sistêmica que apresentavam envolvimento da pele extenso, capacidade vital inferior a 55% do predito, envolvimento gastrintestinal significativo e envolvimento cardíaco clinicamente evidente ou crise renal esclerodérmica tiveram uma sobrevida em 10 anos inferior a 40%. A gravidade da hipertensão pulmonar está correlacionada com a mortalidade, e os pacientes com esclerose sistêmica com pressão arterial pulmonar média de 45 mmHg ou mais tiveram uma taxa de sobrevida em 3 anos de 33%. Na crise renal esclerodérmica, a terapia com inibidores da ECA teve um efeito drástico na sobrevida, aumentando de menos de 10% em 1 ano na era pré-inibidores da ECA para sobrevida em 3 anos acima de 70% atualmente.

O tópico de doenças relacionadas com a imunoglobulina (Ig) G4 é discutido no Capítulo 259.

Grau A Recomendações de grau A

A1. Barnes H, Holland AE, Westall GP, et al. Cyclophosphamide for connective tissue disease-associated interstitial lung disease. *Cochrane Database Syst Rev.* 2018;1:CD010908.

A2. Sircar G, Goswami RP, Sircar D, et al. Intravenous cyclophosphamide vs rituximab for the treatment of early diffuse scleroderma lung disease: open label, randomized, controlled trial. *Rheumatology (Oxford).* 2018;57:2106-2113.

A3. Tashkin DP, Roth MD, Clements PJ, et al. Mycophenolate mofetil versus oral cyclophosphamide in scleroderma-related interstitial lung disease (SLS II): a randomised controlled, double-blind, parallel group trial. *Lancet Respir Med.* 2016;4:708-719.

A4. van Laar JM, Farge D, Sont JK, et al. Autologous hematopoietic stem cell transplantation vs intravenous pulse cyclophosphamide in diffuse cutaneous systemic sclerosis: a randomized clinical trial. *JAMA.* 2014;311:2490-2498.

A5. Sullivan KM, Goldmuntz EA, Keyes-Elstein L, et al. SCOT study investigators. Myeloablative autologous stem-cell transplantation in severe scleroderma. *N Engl J Med.* 2018;378:35-47.

A5b. Distler O, Highland KB, Gahlemann M, et al. Nintedanib for systemic sclerosis-associated interstitial lung disease. *N Engl J Med.* 2019;380:2518-2528.

A6. Matucci-Cerinic M, Denton CP, Furst DE, et al. Bosentan treatment of digital ulcers related to systemic sclerosis: results from the RAPIDS-2 randomised, double-blind, placebo-controlled trial. *Ann Rheum Dis.* 2011;70:32-38.

A7. Hachulla E, Hatron PY, Carpentier P, et al. Efficacy of sildenafil on ischaemic digital ulcer healing in systemic sclerosis: the placebo-controlled SEDUCE study. *Ann Rheum Dis.* 2016;75:1009-1015.

REFERÊNCIAS BIBLIOGRÁFICAS

As referências bibliográficas, bem como os outros materiais suplementares deste livro, encontram-se no GEN-IO, nosso ambiente virtual de aprendizagem.

252 SÍNDROME DE SJÖGREN

XAVIER MARIETTE E GAETANE NOCTURNE

DEFINIÇÃO

A síndrome de Sjögren é uma doença autoimune sistêmica caracterizada por produção de autoanticorpos e infiltrados linfocíticos das glândulas salivares e lacrimais, que levam à xerostomia e à xeroftalmia. Pode ser encontrada isoladamente (síndrome de Sjögren primária) ou na presença de outras doenças autoimunes sistêmicas (síndrome de Sjögren secundária), como artrite reumatoide, lúpus eritematoso sistêmico, miosite inflamatória e esclerose sistêmica.[1] A síndrome de Sjögren, enquanto secundária – por exemplo, no contexto da artrite reumatoide –, geralmente ocorre muitos anos depois do diagnóstico da doença de base e se manifesta principalmente por ceratoconjuntivite seca; manifestações sistêmicas são bastante incomuns. As manifestações locais e de síndrome *sicca da síndrome de Sjögren* secundária, no entanto, se assemelham muito às da síndrome de Sjögren primária.

EPIDEMIOLOGIA

A síndrome de Sjögren primária é uma doença comum que afeta 0,1 a 0,6% da população feminina adulta em geral.[2,3] Foi relatada uma prevalência mais alta da doença (0,5 a 2%), o que deve ser considerado com cautela, porque a prevalência de síndrome de Sjögren relatada depende dos critérios de classificação usados nos vários estudos, e a prevalência de sintomas de secura na população em geral é alta. Por outro lado, em estudos recentes com critérios estritos, foi encontrada uma prevalência mais baixa: 1,02 por 10 mil adultos.[4] A síndrome de Sjögren primária tem preferência pelo sexo feminino (proporção mulher:homem de pelo menos 9:1). O pico de idade da doença ocorre após a menopausa, por volta dos 50 anos.

BIOPATOLOGIA

Os últimos anos testemunharam grandes avanços no conhecimento dos mecanismos fisiopatológicos da doença. Vários estudos têm confirmado o papel da imunidade inata, genética e ativação de linfócitos B e a relação entre anormalidades neles.

Demonstrou-se a presença de uma assinatura de interferona (IFN) (a expressão de genes induzíveis pela IFN tipo 1) tanto nas glândulas salivares quanto no sangue. As células dendríticas plasmocitoides, as células profissionais que secretam IFN tipo 1, estão presentes nas glândulas. Genes dependentes do IFN tipo 2 podem ser superexpressos nas glândulas salivares. As células *natural killer* (NK), outro ator da imunidade inata capaz de secretar IFN tipo 2, estão presentes nas glândulas salivares dos pacientes e desempenham um papel importante na doença.

De acordo com essa assinatura de IFN, múltiplos agentes virais foram incriminados como fatores etiológicos tanto para o desenvolvimento quanto para a modulação da síndrome de Sjögren; estes incluem o vírus Epstein-Barr, o retrovírus e o vírus Coxsackie, mas em todos os casos os dados permanecem controversos.

A genética da síndrome de Sjögren primária[5] é agora mais bem compreendida com os relatórios de dois estudos de associação genômica ampla (GWASs). Como em outras doenças autoimunes sistêmicas, o antígeno leucocitário humano (HLA) é a região mais importante associada à doença, especialmente o HLA-DR3-DQ1 em pacientes com autoanticorpos.

Outros genes associados à doença estão envolvidos na resposta da IFN. Estes incluem o fator regulador de interferona 5 (*IRF5*), um fator de transcrição fundamental na via da IFN tipo 1; o transdutor de sinal e ativador da transcrição 4 (*STAT4*); e a interleucina 12A (*IL12A*), envolvida na via da IFN tipo 2. Outros genes associados à doença são o *TNIP1*, que desempenha um papel no controle da ativação do fator nuclear (NF)-κB, e o *CXCR5*, envolvido na formação do centro germinativo.

A presença de centros germinativos ectópicos nas glândulas salivares mostra a importância da ativação de linfócitos B na síndrome de Sjögren primária, podendo diferentes citocinas explicá-la. Vários estudos analisaram o papel do BAFF (fator ativador de linfócitos B da família do fator de necrose tumoral [TNF]), uma citocina que promove a maturação, a proliferação e a sobrevivência dos linfócitos B. Foi demonstrado que o BAFF está aumentado no soro e nas glândulas salivares de pacientes com síndrome de Sjögren primária. Curiosamente, o BAFF pode ser secretado pelas células epiteliais das glândulas salivares, o alvo da autoimunidade, depois de estimulação pelo sistema imune inato (IFN tipo 1 ou 2, ou infecções virais). Assim, é provável que essa citocina seja um elo entre a imunidade inata e a autoimunidade.

O contexto hipotético atual para o desenvolvimento da síndrome de Sjögren primária baseia-se na ativação sucessiva dos sistemas imune inato e adaptativo (Figura 252.1). Fatores ambientais, como infecções virais ou desequilíbrio hormonal, podem atuar no estágio inicial da doença, ativando células epiteliais. Essa ativação de células epiteliais é promovida em pacientes que carregam fatores de suscetibilidade nos genes para as proteínas da via da IFN. Esses pacientes apresentam um maior grau de ativação da via da IFN, o que leva a superprodução de BAFF, ativação de linfócitos T[6] e secreção de autoanticorpos, principalmente em pacientes predispostos. Esses autoanticorpos constituem complexos imunes que participam da manutenção da produção de IFN-α. Em conjunto, essas etapas promovem um círculo vicioso de ativação do sistema imune que leva a dano tecidual.

MANIFESTAÇÕES CLÍNICAS

Glandulares

A diminuição da secreção de saliva resulta em xerostomia e aumento da incidência de infecções orais, friabilidade da mucosa e cárie dentária em razão da perda da capacidade lubrificante, tamponante e antimicrobiana da saliva.[7,8] Infecções fúngicas (principalmente candidíase) também são comuns. Também pode ocorrer aumento da glândula salivar parótida ou outra glândula salivar importante. Contudo, o aumento persistente deve ser acompanhado cuidadosamente para excluir uma superinfecção bacteriana e, mais importante, o desenvolvimento de linfoma.

O fluxo lacrimal diminuído e a composição lacrimal prejudicada levam a danos nos epitélios da córnea e da conjuntiva, uma condição conhecida como ceratoconjuntivite seca. Como resultado dessa enfermidade, os pacientes com síndrome de Sjögren podem experimentar sensação de corpo estranho, fragilidade, irritação, fotossensibilidade e secreções espessas em forma de corda no canto interno do olho, todas levando a aumento do desconforto e, possivelmente, a deficiência visual, com considerável incapacidade funcional. Além disso, as complicações oculares incluem ulceração e cicatrizes na córnea, ceratite bacteriana e infecções da pálpebra que requerem cuidados e tratamento oftalmológico contínuos.

Sistêmicas

Além das características de secura, as manifestações sistêmicas ocorrem em aproximadamente 20 a 30% dos pacientes com síndrome de Sjögren primária.[9,10] É importante notar que tem sido cada vez mais reconhecido que as manifestações extraglandulares da síndrome de Sjögren podem ser divididas em dois tipos principais, de acordo com o mecanismo fisiopatológico subjacente. Assim, a infiltração linfocítica do epitélio de órgãos que não as glândulas exócrinas (p. ex., células epiteliais renais, hepáticas e brônquicas) resulta em nefrite intersticial, colangite autoimune e bronquiolite obstrutiva, respectivamente. Essas características clínicas aparecem de maneira precoce e geralmente têm um curso benigno. Por outro lado, a deposição de imunocomplexos como resultado da hiper-reatividade dos linfócitos B em curso pode dar origem às manifestações extraepiteliais – púrpura palpável, glomerulonefrite, pneumonite intersticial e neuropatia periférica –, que estão ligadas ao aumento da morbidade e ao risco de desenvolvimento de linfoma. As principais manifestações sistêmicas estão listadas na Tabela 252.1. A neuropatia periférica pode ocorrer por meio

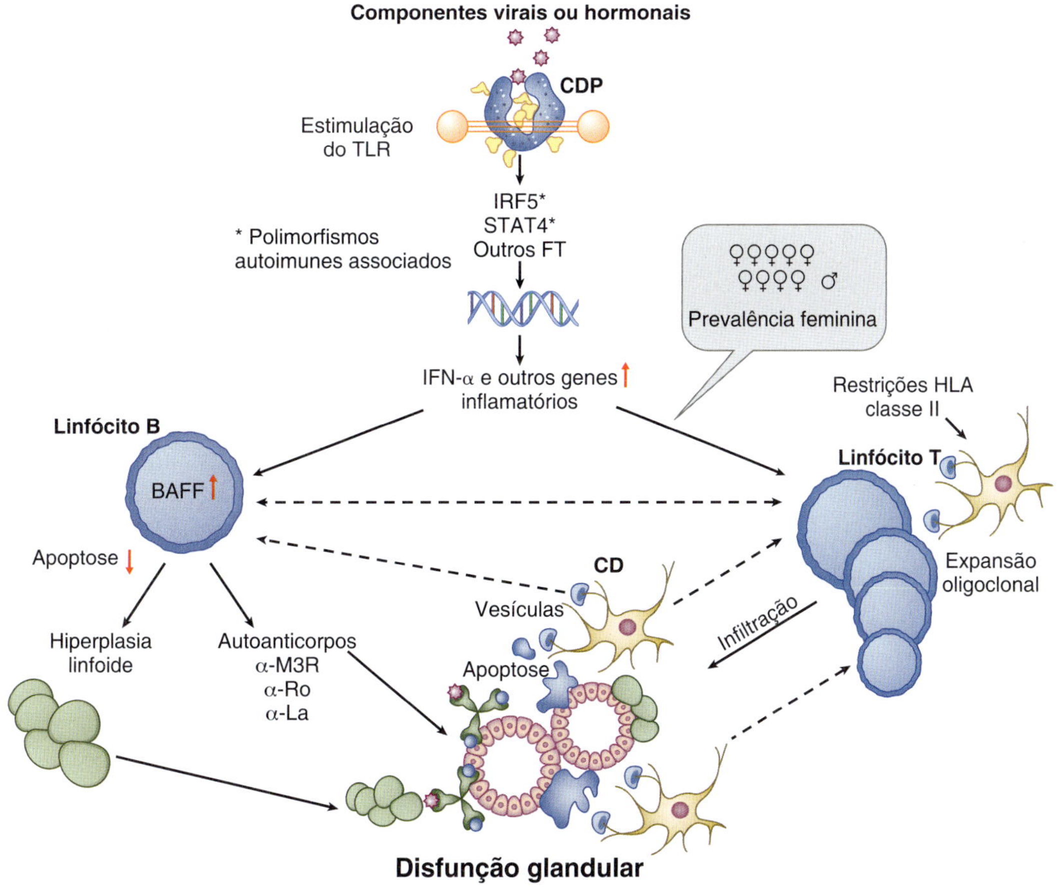

FIGURA 252.1 Cenário hipotético para o desenvolvimento da síndrome de Sjögren primária. Um fator ambiental (p. ex., um vírus) causa a ativação da célula epitelial e da célula dendrítica (CD). As CDs plasmocitoides também são ativadas por complexos imunes, promovendo a ativação da via da interferona (IFN), o que leva à superprodução de BAFF e à ativação de linfócitos B e T. A ativação de linfócitos B leva à produção de autoanticorpos no interior de estruturas semelhantes a centros germinativos. A interleucina-12 secretada pelas CDs mieloides leva à ativação de células *natural killer* e linfócitos T auxiliares do tipo 1, que promovem dano tecidual e produção de IFN-γ. As IFNs-α e γ aumentam a secreção de BAFF. As células epiteliais liberam autoantígenos que participam da formação de complexos imunes e perpetuam o círculo vicioso de superativação do sistema imune. BAFF = fator ativador de linfócitos B da família do fator de necrose tumoral; CDP = célula dendrítica plasmocitoide; FT = fatores de transcrição; IRF5 = fator regulador de interferona 5; STAT4 = transdutor de sinal e ativador da transcrição 4; TLR = receptores *toll-like*.

de vários mecanismos. Pode haver vasculite com crioglobulinemia, causando sintomas sensitivos e motores. Mais frequentemente, há neuropatia sensorial pura, às vezes puramente atáxica e às vezes na forma de neuropatia de pequenas fibras. Essa última entidade é difícil de diagnosticar, porque os exames clínico e eletromiográfico são normais. O diagnóstico pode ser feito por biopsia da pele mostrando rarefação de pequenas fibras sensitivas.

Síndrome de Sjögren e linfomas não Hodgkin

A ativação policlonal crônica de linfócitos B está comumente presente na síndrome de Sjögren primária, o que pode explicar por que essa doença autoimune tem a associação mais forte com o desenvolvimento de linfoma de linfócitos B (risco relativo, 15 a 20). Estudos mais recentes estimaram esse risco relativo como sendo mais baixo: 6 na Dinamarca e na Suécia, 7 em Taiwan e 9 na Noruega.

Os linfomas que complicam a síndrome de Sjögren primária têm características específicas (Capítulo 176).[11,12] Eles são, em sua maior parte, linfomas não Hodgkin de linfócitos B, com predominância de tipo histológico de baixo grau de zona marginal. A localização na mucosa é predominante, notavelmente como linfomas de tecido linfoide associado à mucosa (MALT). Curiosamente, os linfomas quase sempre se desenvolvem em órgãos em que a síndrome de Sjögren primária é ativa, como as glândulas salivares.

No contexto da síndrome de Sjögren, a ativação crônica autoimune de linfócitos B desempenha um papel principal no processo de linfomagênese, estando os preditores do desenvolvimento de linfoma identificados na síndrome de Sjögren primária de acordo com esse fenômeno. Os principais preditores clínicos são edema permanente das glândulas salivares, esplenomegalia, linfadenopatia e púrpura palpável. Os principais preditores biológicos são positividade do fator reumatoide (FR), crioglobulinemia, linfopenia (especialmente linfopenia CD4), baixos níveis de complemento e um componente monoclonal no soro ou na urina. Três novos fatores preditivos para o desenvolvimento de linfoma foram descritos recentemente: (1) a presença de centros germinativos ectópicos foram associados à ocorrência de linfoma em pacientes com síndrome de Sjögren primária; (2) demonstração de que os níveis de BAFF estão aumentados em pacientes com síndrome de Sjögren primária com linfoma atual ou prévio em comparação a pacientes sem linfoma; e (3) anormalidades do gene *TNFAIP3* que codifica para a proteína A20 e regula a ativação do NF-κB, encontrada em até 77% dos linfomas MALT, complicando a síndrome de Sjögren primária. Em metade dos casos, as mutações ou deleções do *TNFAIP3* ocorrem nas células do linfoma; nos outros 50%, envolvem mutações na linha germinativa do *TNFAIP3* com consequências funcionais.

Tabela 252.1 Manifestações extraglandulares da síndrome de Sjögren primária.

SINTOMAS CONSTITUCIONAIS
Fadiga Febre baixa
PELE E VASCULAR
Vasculite de pequenos vasos Púrpura palpável Fenômeno de Raynaud Reações de fotossensibilidade semelhantes às do lúpus eritematoso sistêmico cutâneo subagudo Xerose
VIAS RESPIRATÓRIAS SUPERIORES E INFERIORES
Sialoadenite ou parotidite piogênica Pneumonite ou fibrose intersticial Bronquite crônica Bronquiectasia Bronquiolite obliterante com pneumonia em organização Doença pulmonar obstrutiva crônica
MUSCULOSQUELÉTICAS
Poliartralgia, poliartrite Miopatia, polimiosite
RENAIS
Acidose tubular renal tipo I Nefrite intersticial tubular Glomerulonefrite associada a crioglobulinemia
NEUROLÓGICAS
Neuropatia sensorial motora periférica Neuropatia sensorial pura (incluindo neuropatia atáxica pura) Neuropatia sensitiva de pequenas fibras Lesões focais semelhantes à esclerose múltipla Disfunção medular, incluindo mielite transversa
HEPATOBILIARES
Colangite biliar primária autoimune
NEOPLASIAS
Linfadenopatia, linfoma MALT (tecido linfoide associado à mucosa)

Achados laboratoriais

O achado sorológico mais comum na síndrome de Sjögren primária é a hipergamaglobulinemia. As gamaglobulinas elevadas contêm vários autoanticorpos direcionados contra antígenos não específicos de órgãos,[13] como FR e anticorpos antinucleares (ANA).[14] Os anticorpos antinúcleo específicos anti-SSA/Ro e anti-SSB/La estão presentes em 60 a 80% e 30 a 40% dos pacientes, respectivamente, e o anti-SSB/La jamais está presente sem o anti-SSA/Ro. É importante notar que a presença de anti-SSA/Ro, possivelmente com anti-SSB/La, pode mediar o bloqueio cardíaco completo de recém-nascidos em razão do mimetismo cruzado entre antígenos miocárdicos fetais específicos e epítopos do complexo SSA/Ro-SSB/La.

Quase sempre há anemia da inflamação crônica e velocidades de hemossedimentação elevadas (em razão da hipergamaglobulinemia), enquanto os níveis de proteína C reativa costumam estar dentro dos limites normais. Também podem ocorrer citopenias (mais frequentemente linfopenia e neutropenia). No contexto de nefrite intersticial, a presença de acidose hipopotassêmica e hiperclorêmica pode revelar acidose tubular renal distal.

Pode-se detectar imunoglobulina monoclonal em 10 a 15% dos pacientes com síndrome de Sjögren, dependendo da técnica utilizada. Aproximadamente 20% dos pacientes com essa síndrome apresentam crioglobulinas no soro. Os níveis de complemento podem estar diminuídos, especialmente C4, que pode ser determinado geneticamente ou ser secundário ao consumo (nos complexos imunes ou na crioglobulinemia).

DIAGNÓSTICO

Diagnóstico diferencial

A definição de síndrome de Sjögren primária padeceu por muito tempo com a ausência de critérios diagnósticos precisos e baseados em consenso. Isso é importante, porque os principais sintomas dos pacientes (secura, fadiga e dor) são frequentes na população em geral. Eles podem ser causados por vários medicamentos (Tabela 252.2), ansiedade e/ou depressão, outras comorbidades ou envelhecimento (Tabela 252.3). A sarcoidose pode simular o quadro clínico da síndrome de Sjögren. No entanto, na sarcoidose, a biopsia das glândulas salivares menores revela granulomas não caseosos, com ausência, em geral, dos autoanticorpos. Outros mimetizadores da síndrome de Sjögren incluem doença do enxerto *versus* hospedeiro crônica, amiloidose, infecção por vírus – como o HIV, o vírus linfotrópico T humano 1 (HTLV-1), o vírus da hepatite C – e doença relacionada com a imunoglobulina G4 (IgG4) (Capítulo 259). A última

Tabela 252.2 Fármacos e toxinas que podem diminuir as secreções lacrimal e salivar.

EFEITO FORTE	EFEITO MODERADO
Atropina, fármacos antiparkinsonianos atropínicos, fármacos anti-histamínicos anticolinérgicos	Bloqueadores beta-adrenérgicos
Antidepressivos: imipramina (amitriptilina) e inibidores da monoamina oxidase	Bloqueadores alfa-adrenérgicos
Neurolépticos	Bloqueadores dos canais de cálcio
Morfina, codeína, tramadol	Benzodiazepínicos
Toxina botulínica tipo A	Inibidores da recaptação de serotonina (efeito muito leve)
Antiarrítmicos de classe IA (disopiramida)	Fármacos anti-histamínicos histamina-1
Isotretinoína	Diuréticos
Toxinas e fármacos psicotrópicos: tabaco, *ecstasy*, *cannabis*, cocaína	Alguns fármacos antirretrovirais

Tabela 252.3 Diferentes causas dos sintomas de secura.

Fármacos, particularmente agentes psicotrópicos (ver Tabela 252.2)
Envelhecimento, deficiência de estrogênio pós-menopausa
Uso prolongado de lentes de contato
Fibromialgia e síndrome da fadiga crônica
Síndromes ansiodepressivas
Radioterapia de cabeça e pescoço
Diabetes (não controlado)
Hiperlipidemia grave
Amiloidose
Sarcoidose
Linfoma
Doença do enxerto *versus* hospedeiro
Algumas infecções virais (HIV, HCV, HTVL-1)
Sialoadenite relacionada com a IgG4
Síndrome de Sjögren

HCV = vírus da hepatite C; HIV = vírus da imunodeficiência humana; HTVL-1 = vírus linfocítico T humano-1; IgG4 = imunoglobulina G4.

doença é importante no diagnóstico diferencial da síndrome de Sjögren. Envolve mais frequentemente homens com aumento da glândula salivar ou lacrimal (anteriormente chamada de síndrome de Mikulicz) com prévia doença autoimune específica de órgão (como pancreatite autoimune) sem anticorpos anti-SSA/SSB. Os sintomas de secura sem infiltrado linfoide salivar e sem anticorpos anti-SSA/SSB podem fazer parte da síndrome da fibromialgia (Capítulo 258), sendo propostos vários acrônimos para designar esses pacientes: síndrome de polialgia astenia *sicca* ou síndrome de olhos e boca secos. As artralgias e a artrite às vezes também podem simular artrite reumatoide (Capítulo 248).[15]

Critérios diagnósticos

O acordo internacional estabeleceu uma definição da síndrome de Sjögren com base nos critérios do American-European Consensus Group (AECG), que requerem a presença de infiltrados linfocíticos focais em glândulas salivares menores, com uma contagem de focos de 1 ou mais, ou autoanticorpos anti-SSA/SSB (Tabela 252.4). Um novo conjunto de critérios preliminares para a classificação da síndrome de Sjögren foi proposto por um painel de consenso de especialistas (American College of Rheumatology [ACR]-Sjögren International Collaborative Clinical Alliance [SICCA]).[16] De acordo com esses critérios, a classificação de um indivíduo como portador de síndrome de Sjögren primária requer a presença de dois de três dos seguintes itens objetivos: (1) um teste sérico positivo para anticorpos anti-Ro/SSA e/ou anti-La/SSB, ou FR e ANA positivos (título > 1:320); (2) presença de ceratoconjuntivite seca, definida por pontuação de coloração ocular superior a 3; e (3) presença de sialoadenite linfocítica focal, definida por uma contagem de focos de 1 foco/4 mm^2 ou mais em uma biopsia de glândula salivar labial.

Tabela 252.4 Critérios de classificação de 2016 da síndrome de Sjögren primária do ACR/EULAR SS.*

CRITÉRIOS DE INCLUSÃO	ITEM	ESCORE
• Pelo menos um sintoma de xeroftalmia ou xerostomia (com base nas questões AECG), *ou* • Suspeita de SS pelo questionário ESSDAI (pelo menos um domínio com item positivo)	Contagem de focos ≥ 1	3
	Ac anti-SSA+	3
	Escore de coloração ocular ≥ 5	1
	Teste de Schirmer ≤ 5 mm/5 min	1
	Fluxo salivar não estimulado ≤ 0,1 mℓ/min	1
	Total	**9**
CRITÉRIOS DE CLASSIFICAÇÃO DE SS		
Caso SS primária definido por pontuação ≥ 4		
Baseado em consenso de 98% entre os especialistas clínicos		

Nota:
- Critérios de exclusão semelhantes aos critérios do AECG e ACR, exceto linfoma prévio e infecção por HCV curada
- Pacientes em uso de fármacos anticolinérgicos devem ser avaliados pelo escore de coloração ocular, pelo teste de Schirmer e pelo FSNE depois de um intervalo suficiente sem esses medicamentos

*Critérios de Classificação para Síndrome de Sjögren Primária de 2016 do American College of Rheumatology/European League Against Rheumatism Sjögren's Syndrome.
AECG = American-European Consensus Group; Anti-SSA = anticorpo anti-Ro; ESSDAI = EULAR Sjögren's Syndrome (SS) Disease Activity Index; FSNE = fluxo salivar total não estimulado; HCV = vírus da hepatite C.
Shiboski CH, Shiboski SC, Seror R, et al. International Sjögren's Syndrome Criteria Working Group. 2016 American College of Rheumatology/European League Against Rheumatism classification criteria for primary Sjögren's syndrome: a consensus and data-driven methodology involving three international patient cohorts. *Ann Rheum Dis.* 2017;76:9-16.

Avaliação da atividade da doença

Um grupo internacional de especialistas criou recentemente um escore de atividade da síndrome de Sjögren sob a égide da European League Against Rheumatism (EULAR), com o desenvolvimento de dois índices: (1) um questionário administrado pelo paciente para avaliar características subjetivas, o EULAR Sjögren Syndrome Patient Reported Index, baseado em três pontuações analógicas visuais diferentes: secura, fadiga e dor nos membros; e (2) um índice de atividade sistêmica para avaliar complicações sistêmicas, o EULAR Sjögren Syndrome Disease Activity Index. O último índice compreende 12 domínios, com três ou quatro níveis de atividade em cada um deles. A determinação do limiar de atividade moderada, bem como da mínima melhora clinicamente relevante, está em andamento, com o objetivo de basear os critérios de inclusão e desfechos primários de ensaios clínicos futuros nos níveis do EULAR Sjögren Syndrome Disease Activity Index.

Os achados ultrassonográficos nas glândulas salivares maiores se correlacionam com a xerostomia e a xeroftalmia subjetiva e objetiva e com características autoimunes sistêmicas em pacientes com síndrome de Sjögren primária. A ultrassonografia também pode ser útil para avaliações de acompanhamento.[17]

TRATAMENTO

Tratamento sintomático

Os agonistas muscarínicos (cloridrato de pilocarpina e, mais recentemente, cloridrato de cevimelina) são eficazes no tratamento de características relacionadas com a secura (xerostomia e, em menor extensão, xeroftalmia).[A1,A2] A ciclosporina tópica na forma de colírio (0,05%) também foi eficaz para a xeroftalmia moderada ou grave e a inflamação em um ensaio clínico randomizado controlado por placebo, assim como colírios de butirato de clobetasona a 0,1%.[A3] Medidas ambientais (evitar sistemas de aquecimento de ar ou ar condicionado forte demais, uso de um umidificador, óculos apropriados para proteger os olhos da evaporação por fluxo de ar) e "meios paliativos" (gomas de mascar sem açúcar, beber água regularmente, repositores salivares) podem ser úteis. Exames odontológicos regulares e higiene bucal são cruciais para reduzir problemas de saúde bucal subsequentes (*i. e.*, cáries e doenças periodontais associadas à xerostomia). Para tratar a dor, analgésicos simples devem ser usados primeiro, particularmente paracetamol, que não causa ressecamento.

Fármacos imunomoduladores

Até o momento, nenhum fármaco imunomodulador se mostrou eficaz na síndrome de Sjögren primária.[18] As manifestações orgânicas graves da síndrome de Sjögren primária devem ser tratadas de acordo com as modalidades de tratamento usadas no lúpus eritematoso sistêmico ou em outras doenças do tecido conjuntivo. Ensaios clínicos randomizados avaliaram a hidroxicloroquina na síndrome de Sjögren primária e não conseguiram demonstrar nenhuma eficácia clínica.[A4] Apesar desses resultados negativos nos desfechos clínicos, a hidroxicloroquina quase sempre é usada na síndrome de Sjögren primária, especialmente para tratar a artralgia com ou sem sinovite ou púrpura. São necessários ensaios clínicos controlados para avaliar o uso do metotrexato, da leflunomida, do micofenolato de sódio, da azatioprina e da ciclosporina. A imunoglobulina intravenosa (IVIG, *intravenous immunoglobulin*) tem sido usada no tratamento de neuropatias sensorimotoras associadas à síndrome de Sjögren ou neuropatia sensorial não atáxica sem qualquer vasculite necrosante.

Agentes biológicos

Ensaios clínicos randomizados utilizando infliximabe e etanercepte não mostraram nenhuma eficácia dos agentes bloqueadores do TNF na síndrome de Sjögren primária em um desfecho primário composto, incluindo dor nos membros, fadiga e escalas visuais analógicas de secura. Ter como alvo os linfócitos B parece ser uma estratégia promissora na síndrome de Sjögren primária.[19] Embora registros de coorte e vários ensaios clínicos randomizados tenham relatado pelo menos alguma eficácia a curto prazo com o uso do rituximabe (um anticorpo monoclonal anti-CD20),[A5,A6] outros ensaios clínicos e uma metanálise não mostraram nenhum benefício.[A7,A8] O rituximabe pode ser útil em casos de inchaço parotídeo persistente ou complicações sistêmicas, especialmente na vasculite induzida por crioglobulinemia. Os dados também são inconclusivos em relação ao belimumabe (um anticorpo monoclonal anti-BAFF).

NO FUTURO

A síndrome de Sjögren é um modelo de doença autoimune, porque pode ser primária ou associada a outras doenças autoimunes; ela representa autoimunidade, em que o risco de linfoma é mais importante e em que foi encontrado um risco aumentado de doença cardiovascular e cerebrovascular em uma revisão sistemática e metanálise. A síndrome de Sjögren é uma doença autoimune para a qual o tecido-alvo da autoimunidade é o mais facilmente disponível, sendo necessária a biopsia labial para o diagnóstico. O progresso recente na fisiopatologia enfatizou uma série de semelhanças com o lúpus eritematoso sistêmico que apoiam a consideração da síndrome de Sjögren como uma forma de lúpus das mucosas. Mesmo que os mecanismos patogenéticos da doença permaneçam amplamente desconhecidos, melhor conhecimento dos mecanismos efetores possibilitará a identificação de novos alvos para terapia futura. Além disso, com os escores de atividade compostos validados (EULAR Sjögren Syndrome Patient Reported Index e EULAR Sjögren Syndrome Disease Activity Index),[20] agora há ferramentas para iniciar novos ensaios clínicos com novos medicamentos para essa doença que vão melhorar a má qualidade de vida atualmente a ela associada.

Grau A Recomendações de grau A

A1. Hamad A, Lodi G, Porter S, et al. Interventions for dry mouth and hyposalivation in Sjögren's syndrome: a systematic review and meta-analysis. *Oral Dis.* 2019;25:1027-1047.

A2. Shih KC, Lun CN, Jhanji V, et al. Systematic review of randomized controlled trials in the treatment of dry eye disease in Sjögren syndrome. *J Inflamm (Lond).* 2017;14:1-11.

A3. Aragona P, Spinella R, Rania L, et al. Safety and efficacy of 0.1% clobetasone butyrate eyedrops in the treatment of dry eye in Sjögren syndrome. *Eur J Ophthalmol.* 2013;23:368-376.

A4. Wang SQ, Zhang LW, Wei P, et al. Is hydroxychloroquine effective in treating primary Sjögren's syndrome? A systematic review and meta-analysis. *BMC Musculoskelet Disord.* 2017;18:1-13.

A5. Meijer JM, Meiners PM, Vissink A, et al. Effectiveness of rituximab treatment in primary Sjögren's syndrome: a randomized, double-blind, placebo-controlled trial. *Arthritis Rheum.* 2010;62:960-968.

A6. Devauchelle-Pensec V, Mariette X, Jousse-Joulin S, et al. Treatment of primary Sjögren syndrome with rituximab: a randomized trial. *Ann Intern Med.* 2014;160:233-242.

A7. Bowman SJ, Everett CC, O'Dwyer JL, et al. Randomized controlled trial of rituximab and cost-effectiveness analysis in treating fatigue and oral dryness in primary Sjögren's syndrome. *Arthritis Rheumatol.* 2017;69:1440-1450.

A8. Letaief H, Lukas C, Barnetche T, et al. Efficacy and safety of biological DMARDs modulating B cells in primary Sjögren's syndrome: systematic review and meta-analysis. *Joint Bone Spine.* 2018;85:15-22.

REFERÊNCIAS BIBLIOGRÁFICAS

As referências bibliográficas, bem como os outros materiais suplementares deste livro, encontram-se no GEN-IO, nosso ambiente virtual de aprendizagem.

253 MIOPATIAS INFLAMATÓRIAS

STEVEN A. GREENBERG

ASPECTOS GERAIS

As miopatias inflamatórias são um grupo heterogêneo de distúrbios adquiridos nos quais se acredita que o sistema imune desempenhe um papel patogênico importante.[1] Embora alguns distúrbios genéticos que afetam os músculos também tenham envolvimento significativo do sistema imune e o padrão de tratamento inclua terapia imunossupressora (p. ex., tratamento da distrofia muscular de Duchenne com corticosteroides), esses distúrbios genéticos não são classificados como miopatias inflamatórias. Os quatro subtipos principais de miopatia inflamatória são a dermatomiosite, a polimiosite, a miopatia necrosante imunomediada e a miosite de corpos de inclusão (também chamada de miosite de corpos de inclusão esporádica). Esses distúrbios têm características clínicas, patológicas e fisiopatologia distintas (Tabela 253.1). Enquanto a dermatomiosite e a polimiosite têm sido descritas na literatura médica há mais de 100 anos, a miopatia necrosante imunomediada e a miosite de corpos de inclusão só foram definidas como síndromes distintas da polimiosite nas últimas décadas.

A classificação original das miopatias inflamatórias (também chamadas coletivamente de *miosite*)[2] foi desenvolvida em 1975 (classificação de Bohan e Peter). Desde então, houve muito progresso com a descoberta de autoanticorpos *específicos* da miosite e *associados* à miosite, melhorias na definição de suas características morfológicas e histopatológicas e refinamento das distinções fenotípicas entre as diferentes miopatias inflamatórias. Esses desenvolvimentos exigiram os novos critérios diagnósticos e de classificação da European League Against Rheumatism/American College of Rheumatology de 2017 para miopatias inflamatórias juvenis e adultas e seus principais subgrupos.[3-5]

EPIDEMIOLOGIA

A prevalência de dermatomiosite foi estimada em 100 a 210 casos por milhão de pessoas. A prevalência estimada de polimiosite é confundida por frequentes diagnósticos errados de miosite de corpos de inclusão e distrofias musculares como polimiosite. Tradicionalmente, a polimiosite tem sido considerada mais prevalente (70 casos por milhão), mas estudos comparativos com atenção à miosite de corpos de inclusão encontraram prevalência de polimiosite de 35 casos por milhão, aproximadamente metade da prevalência da miosite de corpos de inclusão, que é de 70 casos por milhão. A miosite de corpos de inclusão é a doença muscular adquirida mais comum após os 50 anos.[6] A prevalência de miopatia necrosante imunomediada é desconhecida.[7]

A dermatomiosite tem picos bifásicos de prevalência na infância (7 a 15 anos) e na meia-idade (30 a 50 anos), enquanto a polimiosite alcança o pico de prevalência na meia-idade. A miosite de corpos de inclusão raramente é diagnosticada antes dos 40 anos e é mais comum após os 50. A dermatomiosite e a polimiosite têm predominância no sexo feminino; a miosite de corpos de inclusão tem predomínio masculino. A etnia e a distribuição mundial influenciam o desenvolvimento das várias miopatias inflamatórias.

BIOPATOLOGIA

A fisiopatologia dos vários tipos de miopatia inflamatória é mal compreendida. Esses distúrbios compartilham a presença de lesões musculares causadas pelo sistema imune. Grande parte da teoria da fisiopatologia desses distúrbios vem do exame microscópico de biopsias musculares e das patologias distintas desses distúrbios (Figura 253.1).

A patologia muscular da dermatomiosite envolve a perda de vasos sanguíneos e lesão das miofibras nas bordas dos fascículos musculares (*i. e.*, atrofia perifascicular; ver Figura 253.1). A relação dessas duas características entre si é incerta, mas se postulou que se deve a uma lesão primária nos capilares musculares, seguida de lesão isquêmica nas miofibras. Uma visão alternativa é que um fator comum fere tanto as miofibras quanto os capilares. A patologia da pele mostra características análogas às do músculo, com dermatite de interface, que consiste em lesão da camada basal dos queratinócitos.

Muitas evidências apontam para a dermatomiosite mediada pela família das citocinas da interferona tipo 1, consistindo principalmente em interferonas (IFNs)-α e β. Estudos de amostras de pele e músculo na dermatomiosite mostram regulação positiva importante de transcritos e proteínas induzíveis pelo IFN tipo 1 exclusivamente na dermatomiosite entre as doenças musculares, de maneira semelhante ao que ocorre com o lúpus eritematoso sistêmico entre as doenças de pele. A presença de autoanticorpos em alguns pacientes com dermatomiosite, como anticorpos contra a proteína induzível por IFN tipo 1 MDA5, é de significado incerto, mas parece que provavelmente é decorrente de uma reação imune a proteínas que normalmente não são expressas em níveis elevados ou expostas ao sistema imune.[8] As associações paraneoplásicas da dermatomiosite sugerem que, nesses pacientes, uma reação imune contra uma malignidade subjacente resulta, de maneira cruzada, em lesões perceptíveis no músculo e na pele.

Tabela 253.1 Classificação das miopatias inflamatórias.

DISTÚRBIO	FAIXA ETÁRIA	CARACTERÍSTICAS CLÍNICAS	PATOLOGIA MUSCULAR TÍPICA
Dermatomiosite	Formas juvenil e adulta	Fraqueza proximal e acometimento de pele	Inflamação perimisial e perivascular, atrofia perifascicular
Polimiosite	Adulta (rara na infância)	Fraqueza proximal	Inflamação endomisial com invasão não necrótica das fibras musculares
Miopatia necrosante imunomediada	Adulta	Fraqueza proximal	Fibras musculares necróticas multifocais
Miosite de corpos de inclusão	Adulta > 40 anos	Fraqueza proeminente do quadríceps femoral e do flexor dos dedos; tratamento refratário	Inflamação endomisial com invasão não necrótica das fibras musculares associada a vacúolos marginados
Síndromes de sobreposição	Adulta	Miosite associada a doença definida do tecido conjuntivo	Inflamação não específica
Outros (miosite granulomatosa, miosite eosinofílica)	Todas as idades	Fraqueza proximal ou distal	Específica para o tipo (p. ex., granulomas presentes na miosite granulomatosa)

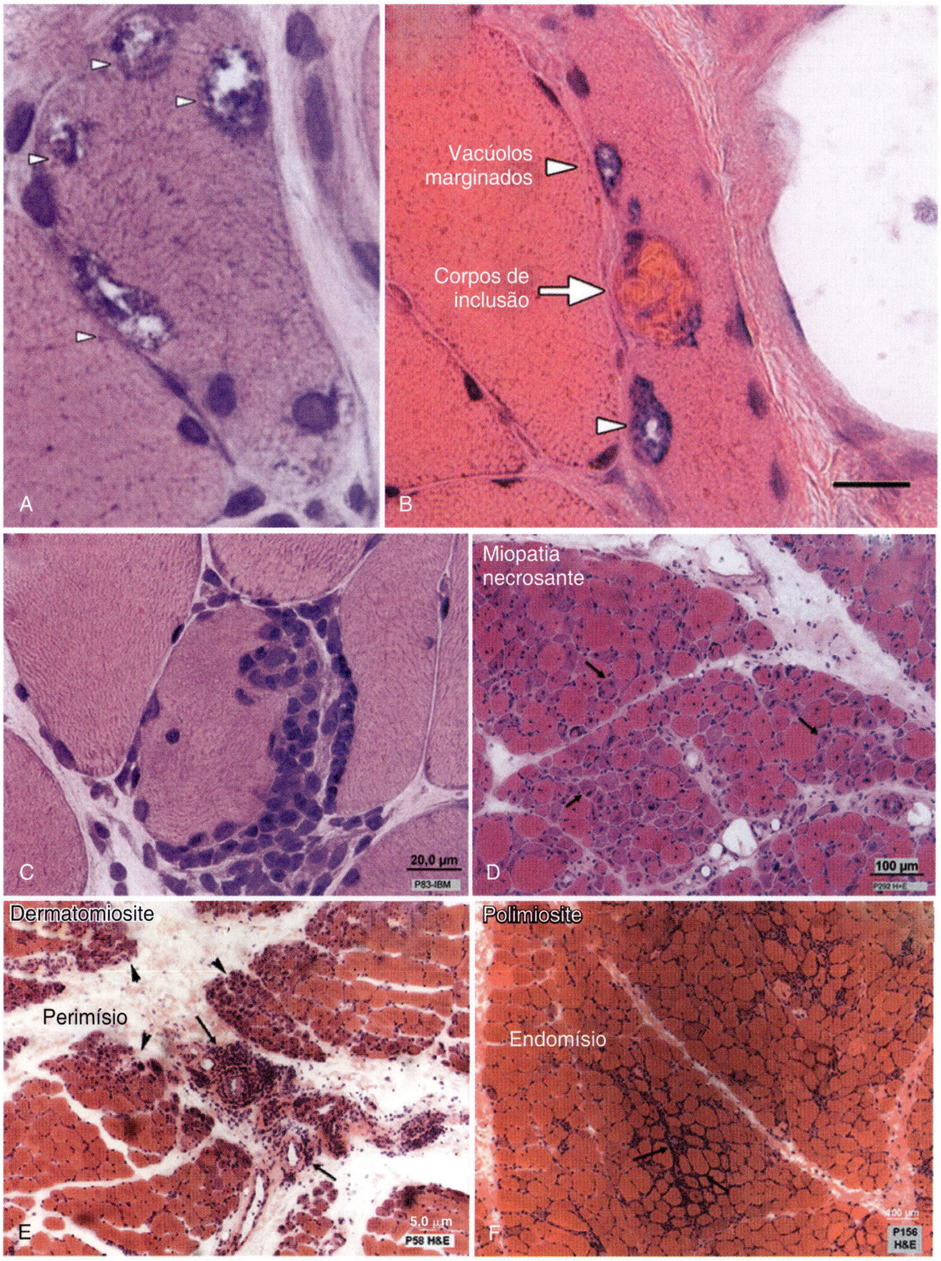

FIGURA 253.1 **Patologias das miopatias inflamatórias. A** e **B.** Vacúolos marginados (*pontas de seta*) na miosite de corpos de inclusão (MCI). **C.** Invasão de fibra muscular não necrótica na MCI. **D.** Miofibras necróticas e regenerantes dispersas na miopatia necrosante imunomediada. **E.** Inflamação perivascular e perimisial (*setas*), com atrofia perifascicular (*pontas de seta*) na dermatomiosite. **F.** Inflamação endomisial na polimiosite. (Com permissão da Inclusion Body Myositis Foundation, Inc.)

Como a polimiosite é um grupo diverso de distúrbios, os mecanismos envolvidos provavelmente são variados. Patologicamente, há uma aparente invasão das fibras musculares por células do sistema imune adaptativo (linfócitos T) que parecem ser controladas por antígenos, de modo que uma hipótese favorecida é a da autoimunidade mediada por linfócitos T citotóxicos dirigida contra um alvo desconhecido. Os antígenos visados nesse processo e a causa fundamental são desconhecidos.

A miopatia necrosante imunomediada também é um distúrbio mal compreendido.[9] Também pode ser paraneoplásico, sugerindo reações cruzadas do sistema imune com a malignidade subjacente e com antígenos musculares. Mais comumente, a miopatia necrosante imunomediada ocorre em associação ao tratamento com estatinas. A identificação de autoanticorpos contra o alvo das estatinas, a 3-hidroxi-3-metilglutaril-coenzima A redutase (HMGCR), na maior parte dos pacientes que desenvolvem miopatia necrosante imunomediada em associação ao uso de estatina sugere que a suprarregulação de HMGCR no músculo é diretamente tóxica para o músculo e desencadeia uma reação imune contra ele. Também foram identificados autoanticorpos antipartícula de reconhecimento de sinal (SRP) em alguns pacientes com miopatia necrosante imunomediada. Os três subtipos distintos de miopatia necrosante imunomediada incluem a miopatia anti-SRP, a miopatia anti-HMGCR e a miopatia negativa para autoanticorpos.[10]

A patogênese da miosite de corpos de inclusão é complexa. Observaram-se duas patologias duplas: degeneração de miofibras e de mionúcleos em particular, evidente como formação de vacúolos marginados (ver Figura 253.1A e B) e envolvimento do sistema imune.[11] Relatou-se o acúmulo de mais de 75 proteínas diferentes em agregados sarcoplasmáticos em uma pequena porcentagem de miofibras na miosite de corpos de inclusão, o que deu origem a uma série de hipóteses de toxicidade molecular nas quais se teoriza que determinados agregados de proteína específicos são prejudiciais às miofibras.

O envolvimento do sistema imune na miosite de corpos de inclusão é notável, porque, enquanto a maior parte das outras formas de miopatia inflamatória geralmente responde a tratamentos imunomoduladores, a miosite de corpos de inclusão é refratária ao tratamento. Isso é particularmente notável porque a miosite de corpos de inclusão tem a maior evidência de todas as miopatias inflamatórias de um envolvimento altamente refinado do sistema imune adaptativo impulsionado por antígenos. A patologia mostra infiltrados inflamatórios muito crônicos e frequentemente marcados, mas variáveis, de linfócitos T, células dendríticas mieloides e células plasmáticas no músculo. Estudos dos receptores de linfócitos T sugeriram fortemente que a autoimunidade dos linfócitos T é impulsionada por um ou mais antígenos específicos, embora a identidade de qualquer um deles seja desconhecida.

Estudos de uma via de linfócitos B na miosite de corpos de inclusão levaram à identificação de um autoanticorpo altamente específico para a miosite de corpos de inclusão entre as doenças musculares. Os autoanticorpos circulantes contra uma proteína muscular de 43-kDa foram identificados como 5'-nucleotidase 1A citoplasmática (cN1A; NT5C1A). cN1A é a nucleotidase mais abundante no músculo esquelético envolvida no metabolismo dos ácidos nucleicos. Os autoanticorpos anti-cN1A séricos estão presentes em 50 a 70% dos pacientes com miosite de corpos de inclusão, dependendo dos ensaios e dos pontos de corte usados, e são altamente específicos para miosite de corpos de inclusão (> 90 a 95%) entre as doenças musculares. O papel do exame de sangue à procura de autoanticorpos anti-cN1A no diagnóstico e tratamento de pacientes com suspeita de miosite de corpos de inclusão está sendo definido, potencialmente encurtando o tempo até o diagnóstico, reduzindo a taxa de diagnóstico incorreto e evitando uma biopsia muscular mais invasiva em alguns pacientes.

Sugeriu-se uma base genética para a miosite de corpos de inclusão por sua associação significativa com o alelo MHC de classe II HLA-DRB1*03:01.[12]

MANIFESTAÇÕES CLÍNICAS E DIAGNÓSTICO

Considera-se o diagnóstico de miopatia inflamatória quando o paciente apresenta fraqueza proximal ou distal sem sintomas sensitivos ou em pacientes com lesões cutâneas características da dermatomiosite. Com menos frequência, níveis elevados de creatinoquinase (CK) assintomáticos levam ao diagnóstico de miopatia inflamatória.[13] A maior parte dos pacientes com dermatomiosite, polimiosite ou miopatia necrosante imunomediada apresenta fraqueza proximal subaguda dos braços e das pernas que progride ao longo de meses, embora essas doenças possam se manifestar de maneira aguda. A miosite de corpos de inclusão apresenta-se mais tarde na vida; em geral, seus sintomas incluem fraqueza lentamente progressiva dos extensores de joelho e flexores de dedos. Características diagnósticas mais específicas desses distúrbios são consideradas individualmente (Tabela 253.2). A maior parte dos pacientes é submetida à biopsia muscular ou de pele no caso de suspeita de dermatomiosite, como parte da avaliação diagnóstica.

Dermatomiosite

Os pacientes com dermatomiosite apresentam, de modo geral, lesões cutâneas características ou fraqueza muscular.[14,15] As características cutâneas praticamente patognomônicas são erupção cutânea em heliotrópio, eritema macular periorbital violáceo, às vezes com edema, e pápulas de Gottron, pápulas violáceas sobre o dorso das articulações metacarpofalângicas e interfalângicas das mãos (Figura 253.2). Outros sinais sugestivos incluem telangiectasias periungueais e capilares trombosados, poiquilodermia sobre áreas fotoexpostas, como parte superior das costas (*sinal do xale*), alopecia sem cicatrizes e calcificação subcutânea. O prurido proeminente também é uma característica comum da dermatomiosite. Nela, a fraqueza muscular é menos específica, ocorrendo em um padrão indistinguível de muitas outras doenças musculares.

Exames laboratoriais úteis para a avaliação da suspeita de dermatomiosite incluem níveis séricos de CK (embora possa estar normal ou mesmo abaixo do limite inferior de normalidade em pacientes com doença altamente ativa) e testes de autoanticorpos associados à dermatomiosite (p. ex., anti-Jo-1, anti-Mi2 e anti-MDA5). Alguns pacientes apresentam níveis séricos anormais de aldolase, mas normais de CK. A biopsia de pele mostrando dermatite de interface pobre em células apoia o diagnóstico de dermatomiosite. A biopsia muscular mostrando inflamação perimisial e perivascular também dá suporte ao seu diagnóstico, enquanto a presença de atrofia perifascicular em uma biopsia muscular é patognomônica para dermatomiosite. Como essa doença está associada à malignidade,

Tabela 253.2 Critérios clínicos diagnósticos para miopatias inflamatórias.

DISTÚRBIO	DIAGNÓSTICO
Dermatomiosite	1. Envolvimento da pele diagnóstico (erupção cutânea em heliotrópio, pápulas de Gottron) <u>OU</u> achado diagnóstico de atrofia perifascicular na biopsia muscular <u>OU</u> 2. Todos os seguintes: • Envolvimento sugestivo da pele • Fraqueza proximal ou distal subaguda ou crônica • Biopsia muscular mostrando inflamação perimisial ou perivascular sem características que sugiram outro distúrbio (p. ex., inflamação endomisial, vacúolos marginados) <u>OU</u> biopsia de pele mostrando dermatite de interface juntamente com exclusão clínica de lúpus eritematoso sistêmico
Polimiosite	Todos os seguintes: 1. Fraqueza proximal subaguda ou crônica 2. Níveis séricos elevados de creatinoquinase (CK) 3. Biopsia muscular mostrando invasão por inflamação endomisial 4. Resposta à imunoterapia <u>OU</u> consideração apropriada e exclusão de distrofias musculares de cintura-membro e miosite de corpos de inclusão
Miopatia necrosante imunomediada	Ambos os seguintes: 1. Fraqueza proximal subaguda ou crônica 2. Biopsia muscular mostrando miopatia necrosante, com miofibras necróticas ou em regeneração dispersas e ausência de inflamação além da invasão por macrófagos da fibra muscular necrótica
Miosite de corpos de inclusão	Todos os seguintes: 1. Adulto > 40 anos 2. Fraqueza em flexores de dedos ou quadríceps femoral 3. Biopsia muscular mostrando inflamação endomisial <u>OU</u> a presença de autoanticorpos anti-cN1A séricos 4. Biopsia muscular mostrando vacúolos marginados <u>OU</u> invasão de fibras musculares não necróticas <u>OU</u> presença de autoanticorpos anti-cN1A séricos

cNIA = 5'-nucleotidase 1A citoplasmática.

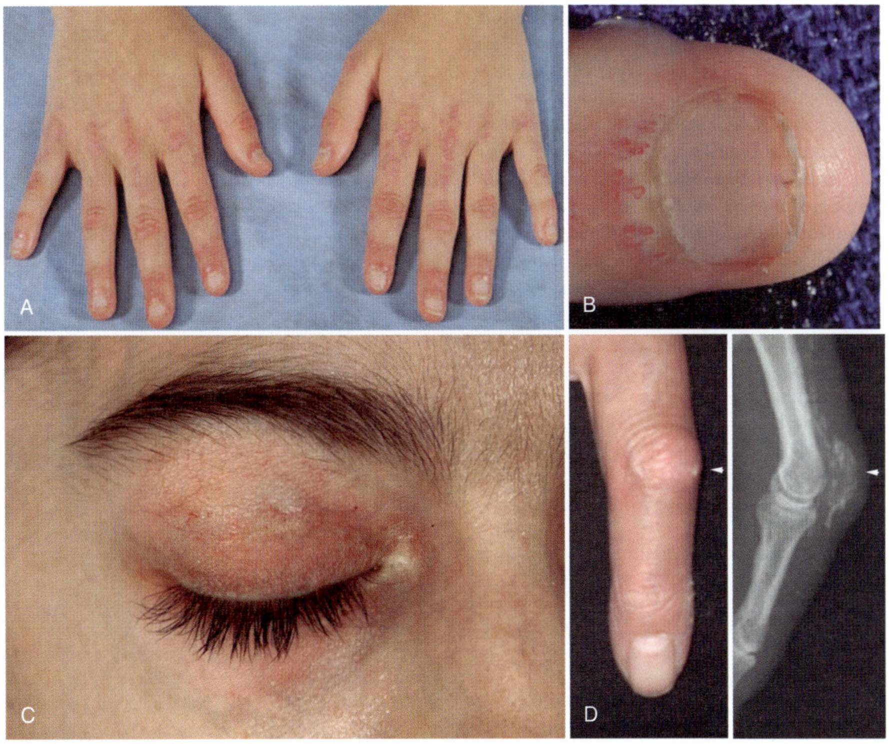

FIGURA 253.2 **Achados clínicos na dermatomiosite. A. Pápulas elevadas eritematosas a violáceas recobrindo as articulações metacarpais e interfalângicas, conhecidas como pápulas de Gottron. Estes são considerados os principais achados na dermatomiosite. B. Supercrescimento cuticular e alterações capilares periungueais, que incluem vasos sanguíneos dilatados e tortuosos com áreas de atrofia, telangiectasia, perda de vasos e formação de alça espessa ao longo do leito ungueal. C. Eritema e edema mínimo envolvendo as pálpebras superiores, com eventual telangiectasia, conhecido como erupção cutânea em heliotrópio. D. Calcificação subcutânea em erupção através da pele (*ponta de seta*), vista clinicamente e na radiografia.**

devem-se realizar exames laboratoriais e radiológicos apropriados à procura de malignidade subjacente em todos os pacientes recém-diagnosticados. As doenças malignas associadas à dermatomiosite mais comuns tendem a refletir as taxas gerais de câncer por idade e sexo na população do paciente específico (*i. e.*, câncer de mama, pulmão e colorretal nos países ocidentais; câncer nasofaríngeo nas populações asiáticas). Essa observação apoia a ideia da dermatomiosite como um processo paraneoplásico que pode se desenvolver em praticamente qualquer tipo de câncer.

Os critérios clínicos diagnósticos estão descritos na Tabela 253.2. As características clínicas da fraqueza muscular na dermatomiosite são totalmente inespecíficas, sem nenhum padrão particular indicativo de dermatomiosite em comparação a outras doenças musculares. Na prática, certos achados clínicos dermatológicos (erupção cutânea em heliotrópio, pápulas de Gottron) ou achados da biopsia muscular (atrofia perifascicular) são considerados quase patognomônicos para dermatomiosite.

Polimiosite

Historicamente, o diagnóstico de polimiosite costuma ser problemático, com muitos pacientes com distrofias musculares de cintura-membro e miosite de corpos de inclusão confirmadas geneticamente erroneamente diagnosticados como portadores de polimiosite. Os critérios de 1975 para polimiosite frequentemente citados possibilitam o diagnóstico de polimiosite "definitiva" sem biopsia muscular. Na prática clínica atual, os principais critérios para o diagnóstico de polimiosite são fraqueza proximal subaguda, níveis séricos elevados de CK e biopsia muscular mostrando inflamação endomisial sem características sugestivas de outro diagnóstico, como miosite de corpos de inclusão (ver Tabela 253.2). Pacientes com doenças definidas do tecido conjuntivo, como síndrome de Sjögren ou doença mista do tecido conjuntivo, têm "síndromes de sobreposição", quase sempre também classificadas como polimiosite.[16] Historicamente, pacientes com miopatia necrosante imunomediada têm sido classificados como portadores de polimiosite, mas são cada vez mais classificados separadamente. Os pacientes com miosite de corpos de inclusão costumam ser diagnosticados de maneira errônea como portadores de polimiosite em razão da falta de apreciação da fraqueza dos flexores de dedos característica da miosite de corpos de inclusão e porque as biopsias musculares mostram inflamação endomisial. A presença de autoanticorpos, como o anti-Jo-1, argumenta mais a favor da polimiosite do que da miosite de corpos de inclusão, embora eles também possam ser observados na dermatomiosite.

Miopatia necrosante imunomediada

A miopatia necrosante imunomediada tem sido cada vez mais separada da categoria de polimiosite. A fraqueza proximal aguda ou subaguda indistinguível daquela da polimiosite ou da dermatomiosite e níveis séricos elevados de CK são inespecíficos, mas uma biopsia muscular mostrando miofibras necróticas ou em regeneração dispersas, sem inflamação além da invasão por macrófagos dessas miofibras necróticas é típica da miopatia necrosante imunomediada. A presença de anticorpos anti-HMGCR (3-hidroxi-3-metilglutaril-coenzima A redutase) ou anti-SRP (partícula de reconhecimento de sinal) sugere miopatia necrosante imunomediada, que, particularmente quando associada a anticorpos anti-SRP, pode ser paraneoplásica, devendo-se considerar a realização de avaliação laboratorial e radiológica à procura de malignidade.

Miosite de corpos de inclusão

A miosite de corpos de inclusão tem manifestações clínicas distintas das outras miopatias inflamatórias.[17] A fraqueza observada nessa doença sempre progride de maneira lenta, ao contrário da fraqueza aguda ou subaguda mais comumente vista em outras formas de miopatias inflamatórias. Os critérios clínicos diagnósticos são mostrados na Tabela 253.2. A miosite de corpos de inclusão tem alta taxa de diagnóstico incorreto, estimada em aproximadamente 50% dos pacientes, e os sintomas raramente estão presentes antes dos 40 anos e mais comumente ocorrem após os 50. A distribuição da fraqueza é, em geral, nos flexores dos dedos ou no quadríceps femoral, e não nos braços proximais (abdução de ombro) ou nas coxas proximais (flexão de quadril), mais típico da polimiosite ou da dermatomiosite. A miosite de corpos de inclusão é uma doença muscular altamente atrofiante;[18] a perda de volume na parte anterior medial e lateral das coxas e antebraços ventrais é característica. Os pacientes apresentam dificuldade para caminhar, dobrar os joelhos ou fraqueza à preensão manual. O diagnóstico de miosite de corpos de inclusão pode ser altamente suspeito nesses pacientes de idade apropriada e nos achados no exame físico de atrofia do quadríceps femoral e fraqueza dos flexores de dedos, especialmente do flexor profundo dos dedos, responsável pela flexão das extremidades distais dos dedos. O exame da força dessas extremidades distais, que precisa ser feito em um dedo de cada vez, costuma ser a abordagem mais útil para o diagnóstico de miosite de corpos de inclusão.

Os níveis séricos de CK estão normais ou modestamente elevados (normalmente menos de cinco vezes o limite superior de normalidade). Um autoanticorpo sérico, o anti-cN1A (também denominado anti-NT5C1A), parece altamente específico para a miosite de corpos de inclusão entre as doenças musculares e pode ter valor diagnóstico. A maior parte dos pacientes é submetida à biopsia muscular, cujas características típicas são a presença de vacúolos marginados na coloração com hematoxilina e eosina (H&E) e com tricrômico de Gomori, juntamente com inflamação endomisial ou invasão de fibras musculares não necróticas. Colorações imuno-histoquímicas que detectam p62 ou TDP-43 são de valor diagnóstico altamente específico adicional.

TRATAMENTO

Em geral, a maior parte dos pacientes com dermatomiosite, polimiosite e miopatia necrosante imunomediada responde a terapias imunomoduladoras, enquanto aqueles com miosite de corpos de inclusão são quase universalmente refratários. Uma abordagem geral para o tratamento é mostrada na Figura 253.3.

Tratamento da dermatomiosite e da polimiosite

A maior parte dos pacientes com envolvimento muscular da dermatomiosite e da polimiosite são tratados com corticosteroides e respondem a eles.[19,20] A dosagem tipicamente inclui prednisona a 1 mg/kg/dia por via oral (VO) até que ocorra melhora significativa (tipicamente em 1 a 3 meses), seguido de redução gradual para 10 mg/dia/mês. Os agentes de segunda linha incluem metotrexato, azatioprina, ciclosporina e imunoglobulina intravenosa e são usados por duas razões: eles podem ter um perfil de efeitos colaterais melhor do que doses crônicas mais altas de corticosteroides e ser necessários para pacientes cujas respostas sejam insuficientes aos corticosteroides isolados. Uma importante decisão é iniciar agentes de segunda linha concomitantemente com o tratamento inicial com corticosteroides ou esperar para ver a menor dose de corticosteroides que oferece controle satisfatório e, então, adicionar agentes de segunda linha apenas se a dose de corticosteroides não puder ser reduzida de maneira suficiente. Assim, na primeira abordagem, pode-se introduzir concomitantemente prednisona 60 mg/dia e metotrexato 7,5 mg VO, semanalmente, e a dose de metotrexato é semanalmente aumentada para 15 a 20 mg VO. Uma vez obtida melhora substancial, a dose de prednisona pode ser gradualmente reduzida ao longo de 3 a 6 meses. A estabilidade com o uso de apenas metotrexato seria então seguida de uma redução gradual da dose. Para pacientes com manifestações iniciais graves, a combinação de corticosteroides e imunoglobulina intravenosa periódica (1 g/kg a cada 2 semanas) pode oferecer melhor chance de melhora mais rápida.

Vários ensaios clínicos randomizados controlados por placebo não mostraram benefícios no tratamento da dermatomiosite ou polimiosite.[A1,A2] Esses estudos quase sempre utilizaram os critérios de Bohan e Peter para o diagnóstico, o que pode resultar na inclusão de pacientes com distrofias musculares de cintura-membro e miosite de corpos de inclusão diagnosticados de maneira errônea como portadores de polimiosite. No único estudo maior, que usou rituximabe, todos os indivíduos receberam o fármaco ativo, mas foi realizada comparação entre os grupos que receberam o medicamento "mais cedo" ou "mais tarde" (8 semanas depois), não tendo sido encontrada nenhuma diferença significativa.[A3]

Tratamento da miosite de corpos de inclusão

Nenhuma terapia demonstrou eficácia para a miosite de corpos de inclusão, com resultados negativos para a prednisona, a imunoglobulina intravenosa, o metotrexato, a globulina antitimócito, o etanercepte, a interferona-β e o alentuzumabe. O manejo atual de pacientes com miosite de corpos de inclusão é de suporte, envolvendo evitar quedas e o uso de suportes de tornozelo e dispositivos de assistência à marcha. A transferência de tendão tem sido realizada para melhorar a função da mão.

PROGNÓSTICO

A maior parte dos pacientes adultos com dermatomiosite, polimiosite e miopatia necrosante imunomediada associada à estatina tem um bom prognóstico, mas precisa de terapia imunomoduladora de longa data. Muitos pacientes com dermatomiosite juvenil podem apresentar remissão de longa data ou cura com tratamento inicial agressivo. Aqueles com miopatia necrosante imunomediada associada a anti-SRP podem ter doença grave e de difícil tratamento. Os pacientes com miosite de

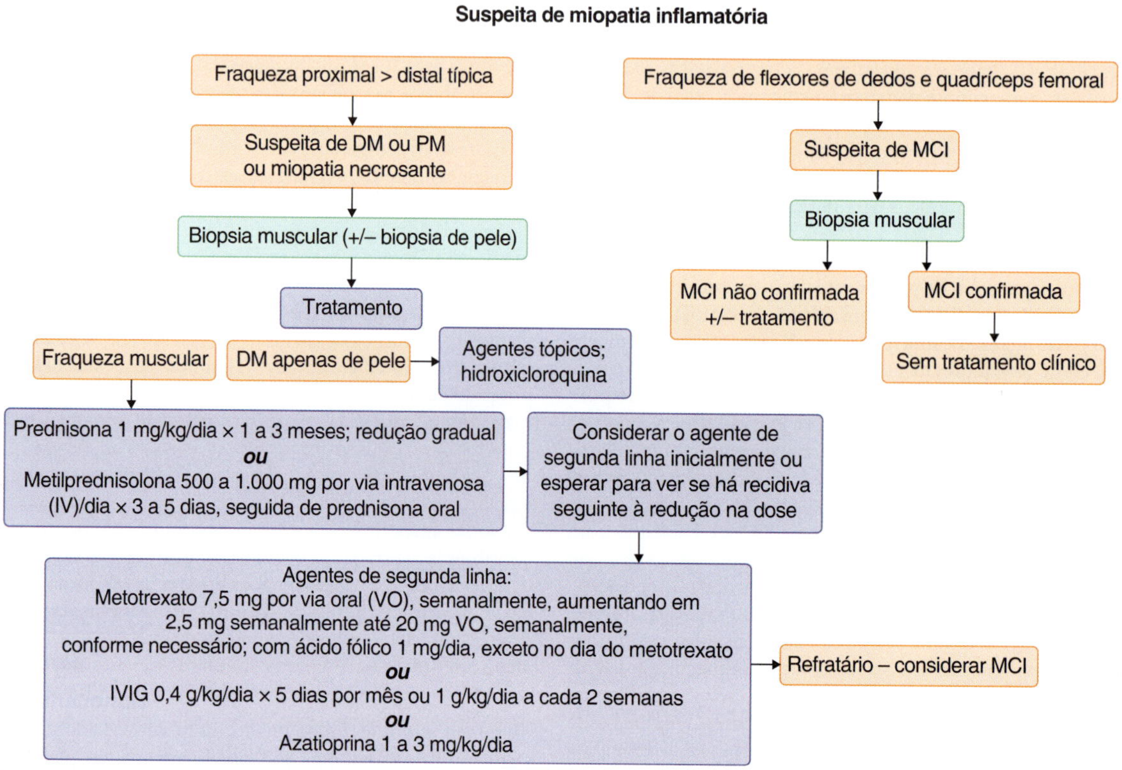

FIGURA 253.3 **Abordagem para o tratamento da suspeita de miopatia inflamatória.** DM = dermatomiosite; IVIG = imunoglobulina intravenosa; MCI = miosite de corpos de inclusão; PM = polimiosite. (Com permissão da Inclusion Body Myositis Foundation, Inc.)

corpos de inclusão apresentam um curso de progressão lenta, com uma série de casos mostrando um tempo médio até a perda da deambulação de 12 anos.

Grau A Recomendações de grau A

A1. Gordon PA, Winer JB, Hoogendijk JE, et al. Immunosuppressant and immunomodulatory treatment for dermatomyositis and polymyositis. *Cochrane Database Syst Rev.* 2012;8:CD003643.

A2. Vermaak E, Tansley SL, McHugh NJ. The evidence for immunotherapy in dermatomyositis and polymyositis: a systematic review. *Clin Rheumatol.* 2015;34:2809-2095.

A3. Oddis CV, Reed AM, Aggarwal R, et al. Rituximab in the treatment of refractory adult and juvenile dermatomyositis and adult polymyositis: a randomized, placebo-phase trial. *Arthritis Rheum.* 2013;65:314-324.

REFERÊNCIAS BIBLIOGRÁFICAS

As referências bibliográficas, bem como os outros materiais suplementares deste livro, encontram-se no GEN-IO, nosso ambiente virtual de aprendizagem.

254 VASCULITES SISTÊMICAS

JOHN H. STONE

DEFINIÇÃO

As vasculites são um grupo heterogêneo de doenças ligadas pelo achado comum de inflamação destrutiva no interior das paredes dos vasos sanguíneos. O esquema de nomenclatura mais atual identifica pelo menos 27 formas diferentes de vasculite primária (Tabela 254.1). As principais formas de vasculite serão discutidas neste capítulo.

CLASSIFICAÇÃO

Classificação pelo calibre do vaso

A etiologia da maior parte das formas de vasculite permanece desconhecida, e existem lacunas importantes na compreensão que se tem dos processos fisiopatológicos. A base mais válida para a classificação das vasculites é o calibre dos vasos sanguíneos predominantemente envolvidos. As vasculites são inicialmente categorizadas de acordo com o calibre dos vasos afetados, se majoritariamente grosso, médio ou pequeno (Tabela 254.2). Consideram-se grandes vasos a aorta, seus ramos primários e qualquer vaso que não esteja localizado dentro de um órgão, como um músculo, rim, nervo ou pele. Os vasos de médio porte, ao contrário, consistem nas principais artérias viscerais e seus ramos. (Assim, a artéria renal é considerada um grande vaso, mas seus ramos intrarrenais – as artérias interlobares e arqueadas – são vasos de médio calibre.) Por fim, os pequenos vasos incluem as artérias intraparenquimatosas menores, bem como as arteríolas, os capilares e as vênulas.

A vasculite de vasos médios e mesmo a vasculite de grandes vasos também podem afetar pequenas artérias. No entanto, a vasculite de grandes vasos afeta as grandes artérias com mais frequência do que a vasculite de vasos médios ou pequenos; a vasculite de vasos médios afeta predominantemente as artérias de médio calibre, e a vasculite de pequenos vasos afeta predominantemente arteríolas, capilares e vênulas.

Considerações adicionais na classificação

Diversas outras considerações além do calibre dos vasos sanguíneos são relevantes para a classificação da vasculite (ver Tabela 254.2). Estas são (1) a idade, o sexo e a origem étnica do paciente; (2) o tropismo por órgãos específicos; (3) a presença ou ausência de inflamação granulomatosa; (4) a participação de complexos imunes no processo fisiopatológico; e (5) a detecção no soro do paciente de autoanticorpos característicos, como anticorpos anticitoplasma de neutrófilos (ANCA).

Idade, diferenças de sexo e variação étnica são discutidas posteriormente na seção Epidemiologia. Os tropismos por órgão desses transtornos são ilustrados pelos exemplos a seguir. Enquanto a vasculite associada à imunoglobulina (Ig) A (VIgA, também conhecida como púrpura de Henoch-Schönlein) normalmente afeta a pele, as articulações, os rins e o trato gastrintestinal (GI), a granulomatose com poliangiite (GPA; anteriormente chamada de granulomatose de Wegener) classicamente acomete as vias respiratórias superiores, os pulmões e os rins. Em contraste com a VIgA e a GPA, a síndrome de Cogan acomete os olhos, o aparelho audiovestibular da orelha interna e (em 10 a 15% dos casos) as grandes artérias.

A presença ou ausência de inflamação granulomatosa é um elemento crucial para o diagnóstico e a classificação da vasculite. A inflamação granulomatosa implica uma pequena quantidade de vasculites que

Tabela 254.1 Nomenclatura das vasculites adotada pela International Chapel Hill Consensus Conference de 2012.

VASCULITE DE GRANDES VASOS
Arterite de Takayasu
Arterite de células gigantes
VASCULITE DE VASOS MÉDIOS
Poliarterite nodosa
Doença de Kawasaki
Doença de Buerger *
VASCULITE DE PEQUENOS VASOS
Vasculite associada a anticorpo anticitoplasma de neutrófilo (ANCA)
Poliangiite microscópica
Granulomatose com poliangiite (antes granulomatose de Wegener)
Granulomatose eosinofílica com poliangiite (antes síndrome de Churg-Strauss)
Vasculite de pequenos vasos mediada por complexos imunes
Doença por anticorpo antimembrana basal glomerular
Vasculite crioglobulinêmica
Vasculite associada à imunoglobulina (Ig) A (púrpura de Henoch-Schönlein)
Vasculite urticariforme hipocomplementêmica
VASCULITE DE VASOS VARIÁVEIS
Síndrome de Behçet
Síndrome de Cogan
VASCULITE DE ÓRGÃO ÚNICO
Vasculite leucocitoclástica cutânea
Arterite cutânea
Angiite primária do sistema nervoso central
Aortite isolada
VASCULITE ASSOCIADA À DOENÇA SISTÊMICA
Vasculite lúpica
Vasculite reumatoide
Vasculite associada à sarcoidose (sarcoide)
Outras (p. ex., aortite associada à IgG4)
VASCULITE ASSOCIADA A ETIOLOGIA PROVÁVEL
Vasculite crioglobulinêmica associada ao vírus da hepatite C
Vasculite associada ao vírus da hepatite B
Aortite associada à sífilis
Vasculite de complexo imune associada a fármaco
Vasculite associada a ANCA associada a fármaco
Vasculite associada ao câncer
Outras

*A doença de Buerger (tromboangiite obliterante) nem sempre é considerada uma forma primária de vasculite e não foi incluída nesta declaração de consenso sobre nomenclatura. De Jennette JC, Falk RJ, Bacon PA, et al. 2012 Revised International Chapel Hill Consensus Conference Nomenclature of Vasculitides. *Arthritis Rheum.* 2013;65:1-11.

Tabela 254.2 Considerações na classificação da vasculite sistêmica.

Calibre dos vasos sanguíneos predominantemente afetados
Características epidemiológicas:
Idade
Sexo
Etnia
Padrão de acometimento de órgãos
Características patológicas:
Inflamação granulomatosa
Deposição de complexo imune *versus* histopatologia "pauci-imune"
Presença de ANCA no soro

ANCA = anticorpos anticitoplasma de neutrófilos.

apresentam essa característica, incluindo a GPA, a arterite de células gigantes, a arterite de Takayasu e a granulomatose eosinofílica com poliangiite (GEPA; síndrome de Churg-Strauss).

Os complexos imunes são essenciais para o mecanismo fisiopatológico de algumas modalidades de vasculite de vasos de pequeno e médio calibre. Complexos de IgA1, por exemplo, são encontrados na VIgA. Complexos imunes constituídos por IgG, IgM, componentes do complemento e o vírion da hepatite C caracterizam a maior parte dos casos de crioglobulinemia mista. Em contraste, os tipos "pauci-imunes" de vasculite de vasos de pequeno e médio calibre, como GPA e poliangiite microscópica, têm pouca deposição de imunoglobulina ou complemento nos tecidos afetados. Muitos, mas não todos os pacientes com formas de vasculite pauci-imune, são ANCA-positivos.

EPIDEMIOLOGIA

As características epidemiológicas das formas individuais de vasculite sistêmica variam enormemente de acordo com a geografia (Tabela 254.3). Isso pode refletir influências genéticas, variação nas exposições ambientais e outros fatores de risco de doenças desconhecidos. Por exemplo, enquanto a síndrome de Behçet é rara em norte-americanos, afetando apenas 1 pessoa a cada 300.000, aproximadamente, essa condição é centenas de vezes mais comum entre habitantes de países que fazem fronteira com a antiga Rota da Seda. Da mesma maneira, embora a arterite de Takayasu seja rara nos EUA – na ordem de 3 novos casos por milhão de indivíduos por ano – relata-se que esta doença é a causa mais comum de estenose da artéria renal na Índia, onde a incidência pode ser tão alta quanto 200 a 300 por milhão por ano.

A idade é uma consideração importante na epidemiologia da vasculite. Oitenta por cento dos pacientes com doença de Kawasaki têm menos de 5 anos. Em contraste, a arterite de células gigantes quase nunca ocorre em pacientes com menos de 50 anos, e a idade média dos indivíduos com essa doença é de 72 anos. A idade também pode ter um impacto na gravidade e no desfecho da doença. Na VIgA, a esmagadora maioria dos casos em crianças (que representam 90% de todos os casos) tem cursos autolimitados, resolvendo-se dentro de algumas semanas. Em adultos, entretanto, a VIgA tem maior probabilidade de cronicidade e mau desfecho renal.

A distribuição entre os sexos varia em muitas formas de vasculite. A doença de Buerger é a única forma de vasculite com predominância masculina marcante. A maior prevalência de tabagismo entre os homens na maior parte das sociedades provavelmente explica essa predileção. Em contraste, a arterite de Takayasu tem uma tendência avassaladora de ocorrer em mulheres (uma proporção de 9:1 de mulheres para homens). As formas pauci-imunes de vasculite, como GPA, GEPA e poliangiite microscópica, ocorrem em homens e mulheres em frequências aproximadamente iguais, mas a expressão fenotípica dessas condições pode ser afetada tanto pela idade quanto pelo sexo.

O elo mais forte entre um único gene e a vasculite é a associação do HLA-B51 com a síndrome de Behçet. Na síndrome de Behçet, 80% dos pacientes asiáticos têm o gene HLA-B51. A prevalência de HLA-B51 é significativamente maior entre pacientes com síndrome de Behçet no Japão do que entre indivíduos controle sem a doença (55% *versus* < 15%). Entre os casos esporádicos da síndrome de Behçet envolvendo brancos nos EUA, entretanto, o HLA-B51 ocorre em menos de 15% dos casos.[a]

Com exceção da doença de Buerger e o tabagismo, não foi confirmada qualquer associação definitiva entre a doença e as exposições ambientais ou ocupacionais. Associações foram relatadas, mas não confirmadas, entre exposições à sílica e alguns tipos de vasculite pauci-imune. Estudos de potenciais associações entre exposições de qualquer tipo e vasculite, no entanto, são frequentemente complicados por dificuldades em obter medições confiáveis dos níveis de exposição relevante, a probabilidade de viés de memória entre os pacientes que são diagnosticados com vasculite e a escolha de grupos controle apropriados.

BIOPATOLOGIA

A Tabela 254.4 ilustra as características patológicas de tipos específicos de vasculite. Características patológicas específicas são discutidas nas subseções de cada doença. O tipo de infiltrado de células inflamatórias na vasculite é independente do calibre dos vasos sanguíneos envolvidos. Infiltrados celulares mistos na vasculite são a regra, e não a exceção, e os

[a]N.R.T: Na população brasileira, o HLA-B51 foi encontrado em 30,1% dos pacientes com Behçet e em 15,5% do grupo controle saudável (p = 0,003). [Belem JMFM, Fraga AM, Andrade LEC, de Souza AWS. HLA-B*51 and its main subtypes in Brazilian patients with Behçet's disease. Clin Exp Rheumatol. 2020;38 Suppl 127(5):53-59.]

Tabela 254.3 Epidemiologia de vasculites específicas.

DOENÇA	ESTADOS UNIDOS	OUTROS PAÍSES	IDADE, SEXO E PREDISPOSIÇÕES ÉTNICAS
Arterite de células gigantes	Incidência: 240/milhão (Condado de Olmsted, MN)	220 a 270/milhão (países escandinavos)	Idade > 50 anos, idade média 72 anos; mulheres 3:1; originários do norte da Europa
Arterite de Takayasu	Incidência: 3/milhão	200 a 300/milhão (Índia)	Idade < 40 anos; mulheres 9:1; Ásia
Síndrome de Behçet	Prevalência: 3/milhão	3.000/milhão (Turquia)	Países da Rota da Seda
Poliarterite nodosa	Incidência: 7/milhão	7/milhão (Espanha)	Ligeira predominância masculina
Doença de Kawasaki	Incidência: 100/milhão*	900/milhão (Japão)	Crianças de origem asiática
Granulomatose de Wegener†	Incidência: 4/milhão	8,5/milhão (Reino Unido)	Brancos >> negros

*Entre crianças menores de 5 anos. †Agora denominada granulomatose com poliangiite.
Gonzalez-Gay MA, Garica-Porrua C. Epidemiology of the vasculitides. *Rheum Clin North Am.* 2001;27:729-749.

Tabela 254.4 Características patológicas de tipos específicos de vasculite.

	ARTERITE DE TAKAYASU	POLIARTERITE NODOSA	GRANULOMATOSE COM POLIANGIITE (GRANULOMATOSE DE WEGENER)	GRANULOMATOSE EOSINOFÍLICA COM POLIANGIITE*	PÚRPURA DE HENOCH-SCHÖNLEIN	ANGIITE CUTÂNEA LEUCOCITOCLÁSTICA
Vasos envolvidos	Artérias elásticas (grosso calibre) ou musculares (médio calibre)	Artérias musculares de pequeno e médio calibre	Artérias e veias de pequeno calibre; às vezes vasos de médio calibre	Artérias e veias de pequeno calibre; às vezes vasos de médio calibre	Capilares, vênulas e arteríolas	Capilares, vênulas e arteríolas
Envolvimento de órgão	Aorta, arco e ramos principais da aorta e artérias pulmonares	Pele, nervos periféricos, trato gastrintestinal e outras vísceras	Trato respiratório superior, pulmões, rins, pele, olhos	Trato respiratório superior, pulmões, coração, nervos periféricos	Pele, articulações, trato gastrintestinal, rins	Pele, articulações
Tipo de vasculite e células inflamatórias	Granulomatosa com algumas células gigantes; fibrose nos estágios crônicos	Necrosante, com infiltrado celular misto	Necrosante ou granulomatosa (ou ambos); infiltrado celular misto mais eosinófilos ocasionais	Necrosante ou granulomatosa (ou ambos); eosinófilos proeminentes e outros infiltrados mistos	Leucocitoclástica, com alguns linfócitos e eosinófilos variáveis; depósitos de IgA nos tecidos afetados	Leucocitoclástica, com eosinófilos ocasionais

*Anteriormente denominada síndrome de Churg-Strauss.

padrões histopatológicos de vasculite podem incluir leucocitoclasia (degranulação e destruição de neutrófilos no interior das paredes dos vasos sanguíneos), achados granulomatosos (com ou sem células gigantes), infiltrados linfoplasmocitários, graus variados de infiltração eosinofílica, necrose e combinações de todos esses achados.

FISIOPATOLOGIA

Alguns mecanismos fisiopatológicos são comuns a muitas modalidades diferentes de vasculite, independentemente do calibre dos vasos sanguíneos predominantemente acometidos. Há deposição de complexos imunes, por exemplo, em vários tipos de vasculite que envolvem vasos sanguíneos de médio e pequeno porte. Nesta seção, os conceitos gerais relacionados com a patogênese das vasculites de grandes vasos serão discutidos separadamente daqueles das vasculites de vasos de médio e pequeno calibre.

Vasculites de grosso calibre

O processo patológico na vasculite de grandes vasos parece começar na adventícia. Tanto na arterite de Takayasu quanto na arterite de células gigantes, uma grande quantidade de linfócitos T ativados é encontrada no interior das paredes arteriais inflamadas, centralizando-se na adventícia. Na arterite de Takayasu, a maior parte desses linfócitos T parece ser do subtipo $CD8^+$. As evidências atuais são de que as funções citotóxicas dessas células, mediadas pela perforina e pela granzima B, contribuem para o dano às células do músculo liso nessa doença. As respostas dos linfócitos T $CD4^+$ na arterite de Takayasu não foram bem definidas.

Na arterite de células gigantes (Capítulo 255), há muitas evidências agora de uma doença induzida por antígenos, com o local dos eventos de reconhecimento imune sendo a adventícia. Os linfócitos T $CD4^+$ que secretam interferona (IFN)-γ parecem ser recrutados para a adventícia por antígeno(s) específico(s), cuja identidade permanece desconhecida. Acredita-se que os linfócitos T que orquestram a inflamação transmural e os antígenos incitantes alcancem a adventícia por meio dos vasos dos vasos (*vasa vasorum*). Subsequentemente, os sinais de linfócitos T da adventícia estimulam macrófagos e células gigantes multinucleadas a elaborar uma série de mediadores posteriormente, incluindo metaloproteinases e fator de crescimento derivado de plaquetas. A interleucina (IL)-6, conhecida por ser uma citocina crucial na arterite de células gigantes e provavelmente na arterite de Takayasu, é produzida por macrófagos que residem na parede do vaso sanguíneo. Os resultados dessa cascata inflamatória são inflamação granulomatosa, destruição da lâmina elástica interna, hiperplasia da parede arterial, proliferação de células musculares lisas, espessamento da íntima, oclusão vascular e, em alguns casos, enfraquecimento da parede do vaso, levando a dilatação e formação de aneurisma. As metaloproteinases da matriz parecem desempenhar papéis importantes na destruição da lâmina elástica interna, danos a outros tecidos vasculares e enfraquecimento da parede arterial.

Vasculites de vasos de médio e pequeno calibre

Vários mecanismos fisiopatológicos diferentes estão operando entre as vasculites de vasos de médio e pequeno calibre. Em muitos casos, os mecanismos descritos nas seções a seguir se sobrepõem.

Lesão vascular mediada por complexo imune

A lesão tecidual mediada por complexo imune não produz uma única síndrome clínica, mas se aplica a muitas modalidades de vasculite e se sobrepõe a lesões causadas por outros mecanismos imunológicos. Diversas variáveis influenciam a lesão mediada por complexos imunes, incluindo as propriedades físicas dos complexos imunes (p. ex., seu calibre), a capacidade dos complexos imunes de ativar o complemento, a proporção antígeno-anticorpo e as características hemodinâmicas de leitos vasculares específicos. Os complexos imunes participam do processo fisiopatológico de algumas modalidades de vasculite de vasos de médio e pequeno calibre, incluindo a poliarterite nodosa, a crioglobulinemia, a VIgA, a vasculite leucocitoclástica cutânea e a vasculite reumatoide.

Papel dos anticorpos anticitoplasma de neutrófilos

Os ANCA são direcionados contra antígenos que residem nos grânulos primários dos neutrófilos e monócitos. Dois tipos de ANCA são relevantes para a vasculite: (1) aqueles dirigidos contra a proteinase 3 (PR3), conhecidos como PR3-ANCA; e (2) aqueles dirigidos contra a mieloperoxidase (MPO), denominados MPO-ANCA. O ANCA interage com citocinas, neutrófilos, monócitos e outros elementos do sistema imune para amplificar a inflamação em curso em determinadas modalidades de vasculite. Uma característica marcante e ainda inexplicada da vasculite associada a ANCA (VAA) é que os pacientes com formas primárias dessas condições quase nunca têm anticorpos contra PR3 e MPO. Apesar da especificidade desses anticorpos, no entanto, as evidências de um papel principal do ANCA na etiologia da doença humana ainda são tênues.

Na GPA, a regulação anormal de citocinas interage com a produção de ANCA para alimentar a resposta inflamatória. Citocinas T_H1, como interferona (IFN)-γ, interleucina (IL)-12 e fator de necrose tumoral (TNF), parecem desempenhar papéis importantes. Sob a direção da IL-12, os linfócitos T $CD4^+$ de pacientes com GPA produzem níveis elevados de TNF, e as células mononucleares do sangue periférico secretam quantidades aumentadas de IFN-γ. Os níveis séricos de receptores solúveis para o TNF são elevados em pacientes com GPA ativo e se normalizam com a indução da remissão. A iniciação *in vitro* de neutrófilos ativados com TNF aumenta significativamente a capacidade do ANCA de estimular a degranulação de neutrófilos. Apesar da forte justificativa para estratégias anti-TNF na GPA, no entanto, um ensaio clínico randomizado com etanercepte não mostrou eficácia na manutenção da remissão da doença.

A depleção de linfócitos B é uma abordagem mais eficaz para o tratamento da VAA. A eficácia dessa estratégia de tratamento provavelmente está relacionada com a remoção de várias funções dos linfócitos B além de sua evolução para células plasmáticas e a produção de ANCA. Essas outras funções incluem a produção de citocinas, a apresentação de antígeno e a interferência entre linfócitos B-linfócitos T.

Modelo de superantígeno

O grau de ativação imune na doença de Kawasaki e a natureza aguda, mas geralmente autolimitada, dessa doença implicam um potencial papel para os superantígenos. Superantígenos são proteínas produzidas por patógenos microbianos (p. ex., *Staphylococcus aureus* ou espécies de *Streptococcus*) que são capazes de estimular grandes populações de linfócitos T de maneira irrestrita pelo complexo de histocompatibilidade principal (MHC) de classe II. Os superantígenos ligam-se diretamente a resíduos de aminoácidos conservados fora do sulco de ligação ao antígeno nas moléculas de MHC de classe II, estimulando, assim, seletivamente os linfócitos T que expressam segmentos de genes variáveis de cadeia β específicos. Por meio da ligação deste complexo MHC-superantígeno com seus receptores cognatos de linfócitos T, até 20% dos linfócitos circulantes podem ser ativados, levando a um derramamento potencialmente enorme de citocinas. Com relação à etiologia da doença de Kawasaki, deu-se atenção substancial à toxina 1 da síndrome do choque tóxico, uma exotoxina produzida pelo *S. aureus*. Também se postulou que os superantígenos atuem na suscetibilidade a surtos da doença na GPA. O transporte nasal de *S. aureus* e superantígenos associados a esses organismos foi associado a maior probabilidade de surtos de doença em alguns estudos.

Anticorpos anticélulas endoteliais

Os anticorpos anticélulas endoteliais podem induzir a lesão e a lise das células endoteliais por meio da citotoxicidade mediada pelo complemento ou citotoxicidade celular dependente de anticorpos. Demonstrou-se que ambos os mecanismos causam lesão endotelial em ensaios *in vitro* empregando soro de pacientes com vasculite sistêmica. A capacidade desses anticorpos de danificar as células endoteliais é um argumento atraente para seu potencial papel nas formas de vasculite nas quais o endotélio é o foco da inflamação (em oposição às camadas mais externas da parede do vaso). No entanto, a verdadeira relevância dos anticorpos anticélulas endoteliais para a doença humana e sua importância no contexto mais amplo de outros mecanismos de doença permanecem obscuros.

MANIFESTAÇÕES CLÍNICAS

Vasculites de vasos de grosso calibre

Arterite de Takayasu

A arterite de Takayasu (Capítulo 69) afeta a aorta e seus ramos principais. Em contraste com a aterosclerose, que é caracterizada por lesões focais irregulares, as lesões da arterite de Takayasu são estenoses longas, lisas e cônicas (e-Figura 254.1). As artérias mais comumente envolvidas são as artérias subclávia e braquiocefálica. A arterite de Takayasu foi denominada "doença sem pulso" em razão da sua capacidade de obliterar os pulsos periféricos (principalmente nos membros superiores). Em resposta ao estreitamento gradual das artérias principais, desenvolve-se circulação colateral exuberante ao longo do tempo, tornando extremamente rara a perda de dedos ou membros por isquemia. O extenso desenvolvimento de circulação colateral geralmente torna desnecessária qualquer tentativa de revascularizar estenoses de ramos aórticos primários, como a artéria subclávia. A circulação pulmonar é acometida em aproximadamente 50% dos casos de arterite de Takayasu.

Pacientes com estreitamento grave dos vasos do arco da aorta que irrigam a cabeça podem desenvolver retinopatia de Takayasu, a retinopatia hipotensiva que leva à neovascularização originalmente descrita por Takayasu. Em contraste, os pacientes com hipertensão prolongada associada à estenose da artéria renal demonstram as características oculares clássicas da hipertensão: "fiação de cobre" e múltiplos infartos retinais. Esta complicação é particularmente difícil de diagnosticar[1] e perigosa porque estreitamentos vasculares de grandes artérias para os braços e pernas frequentemente levam a subestimações da verdadeira pressão aórtica central. O envolvimento da arterite de Takayasu na parte ascendente da aorta pode causar dilatação da aorta, insuficiência aórtica, formação de aneurisma e ruptura da aorta.

TRATAMENTO

Para pacientes com sintomas e sinais acentuados de fase inflamatória, os glicocorticoides (prednisona 1 mg/kg/dia) geralmente são eficazes no controle da doença. A toxicidade de altas doses de glicocorticoides em mulheres jovens, no entanto, exige a consideração precoce de agentes alternativos.[2] A inibição da IL-6, que se mostrou altamente eficaz na arterite de células gigantes,[A1] também parece ser eficaz na arterite de Takayasu. Os pacientes podem ser tratados com tocilizumabe, administrado IV (8 mg/kg por mês) ou SC (162 mg por semana). Após o início do tocilizumabe, a prednisona deve ser gradualmente reduzida para doses baixas (10 mg/dia ou menos) dentro de 3 meses e, por fim, descontinuada totalmente, se possível. A duração ideal do tocilizumabe na arterite de Takayasu é incerta. Pode ser considerada a redução gradual (para 4 mg/kg IV a cada mês ou 162 mg SC a cada 2 semanas) depois de 1 ano. As imagens de grandes vasos podem ser úteis para orientar as decisões em relação à duração do tratamento. Cerca de 50% dos pacientes apresentarão recidiva em 10 anos;[3] portanto, alguns pacientes com arterite de Takayasu podem precisar de tratamento crônico com tocilizumabe mais (possivelmente) glicocorticoides em baixas doses.

Arterite de células gigantes

A arterite de células gigantes é o outro tipo primário de vasculite, que envolve artérias muito maiores do que as vasculites de qualquer outra categoria.[4] Essa doença é discutida em detalhes no Capítulo 255.

Vasculites de vasos de médio calibre

Poliarterite nodosa

A poliarterite nodosa tem predileção notável por certos órgãos, particularmente a pele, os nervos periféricos, o trato gastrintestinal e os rins.[5] Essa doença geralmente começa com sintomas inespecíficos, como mal-estar, fadiga, febre, mialgias e artralgias. Os sinais evidentes de vasculite podem não ocorrer até semanas ou meses após o início dos primeiros sintomas. As lesões cutâneas da poliarterite nodosa incluem livedo reticular, nódulos subcutâneos, úlceras e gangrena digital. A maioria dos pacientes com poliarterite nodosa (> 80% em algumas séries) tem neuropatia vasculítica, tipicamente no padrão de mononeurite múltipla.

A manifestação GI clássica da poliarterite nodosa é a "angina intestinal", a ocorrência de dor abdominal pós-prandial. A poliarterite nodosa também pode afetar órgãos individuais do trato GI, como a vesícula biliar ou o apêndice, manifestando-se como colecistite ou apendicite, respectivamente. A manifestação renal típica da poliarterite nodosa é o envolvimento vasculítico das artérias intrarrenais de calibre médio, levando a hipertensão mediada pela renina e infartos renais. Lesões cardíacas, que geralmente permanecem subclínicas, podem levar a infarto agudo do miocárdio ou insuficiência cardíaca congestiva. A poliarterite nodosa geralmente poupa os pulmões.

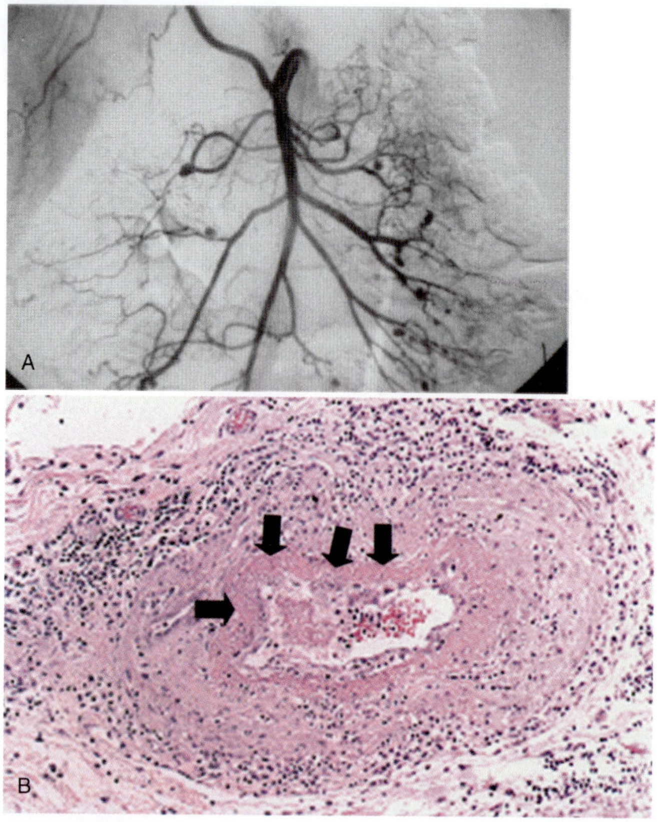

FIGURA 254.1 Vasculite de artérias de médio calibre na poliarterite nodosa. A. Angiografia mesentérica mostrando vários aneurismas em artérias de médio calibre. **B.** Necrose fibrinoide (*setas*) na artéria jejunal de um paciente que precisou de ressecção cirúrgica de intestino necrótico.

O diagnóstico de poliarterite nodosa requer uma biopsia tecidual ou um angiograma mostrando microaneurismas (Figura 254.1).[6] Biopsias simultâneas de nervos e músculos (p. ex., nervo sural e músculo gastrocnêmio) são de alto rendimento em caso de suspeita clínica de neuropatia vasculítica. Os sintomas sugestivos de neuropatia podem ser confirmados por estudos eletrodiagnósticos mostrando uma neuropatia axonal sensorimotora, geralmente em um padrão de mononeurite múltipla. As alterações patológicas da poliarterite nodosa limitam-se à circulação arterial, e as lesões são segmentares, favorecendo os pontos de ramificação das artérias. Em amostras patológicas macroscópicas, podem-se observar protuberâncias aneurismáticas da parede arterial. Cortes histológicos revelam infiltração e destruição da parede dos vasos sanguíneos por células inflamatórias, acompanhadas por necrose fibrinoide. Não há inflamação granulomatosa.

TRATAMENTO

Os regimes terapêuticos envolvendo entecavir ou tenofovir combinados com plasmaférese e cursos de glicocorticoides a curto prazo (duas semanas) melhoraram substancialmente o tratamento da poliarterite nodosa associada ao vírus da hepatite B (VHB). Em razão do uso crescente da vacina contra o VHB, no entanto, menos de 10% dos casos de poliarterite nodosa estão agora associados a infecções por VHB. Pacientes com poliarterite nodosa idiopática e envolvimento de vários órgãos requerem tratamento com altas doses de glicocorticoide inicialmente. Aproximadamente metade dos pacientes com poliarterite nodosa idiopática alcançam remissão ou cura com altas doses de glicocorticoides isoladamente. Casos graves da doença afetando múltiplos órgãos, particularmente neuropatia vasculítica, devem ser tratados com ciclofosfamida (2 mg/kg/dia, ajustados à disfunção renal). Para pacientes com poliarterite nodosa idiopática limitada à pele, os inibidores do fator de necrose tumoral podem ser agentes poupadores de glicocorticoides eficazes. A maioria dos pacientes com poliarterite nodosa idiopática ou associada ao VHB por fim consegue a cura de sua doença.

Doença de Kawasaki

A doença de Kawasaki ocorre exclusivamente em crianças pequenas. Em razão de seus achados mucocutâneos marcantes e linfadenopatia, a doença de Kawasaki também é conhecida como síndrome do linfonodo mucocutâneo. As características da doença de Kawasaki incluem febre alta, adenopatia cervical, congestão conjuntival, eritema bucal, proeminência das papilas da língua ("língua em morango"), erupção cutânea polimorfa, eritema das palmas das mãos e plantas dos pés e descamação da pele da ponta dos dedos que ocorre dias até semanas depois da doença.[7,8] Em sua acuidade e gravidade, a doença de Kawasaki se assemelha à síndrome do choque tóxico e à escarlatina, ambas mediadas por superantígenos (ver Fisiopatologia).

Em um pequeno grupo de pacientes com doença de Kawasaki, a panvasculite nos vasos coronarianos leva a complicações cardíacas agudas. A arterite coronariana leva ao estreitamento do lúmen do vaso pela migração de células miointimais da mídia através da lâmina elástica interna fragmentada. As complicações diretas incluem dilatação aneurismática e trombose das artérias coronárias, levando a infarto agudo do miocárdio e, possivelmente, à morte (em 1 a 2% dos pacientes com doença de Kawasaki durante a doença aguda). A mortalidade tardia por infarto agudo do miocárdio pode ocorrer pela trombose de aneurismas da artéria coronária formados durante o estágio inflamatório inicial. Esses infartos agudos do miocárdio foram relatados em indivíduos de meia-idade com doenças febris consistentes com a doença de Kawasaki na infância.

TRATAMENTO

O regime terapêutico recomendado na doença de Kawasaki é a combinação de imunoglobulina intravenosa (IVIG; 400 mg/kg/dia em 4 dias consecutivos) e ácido acetilsalicílico (100 mg/kg/dia, reduzido para 3 a 5 mg/kg/dia após a resolução da febre). A IVIG previne a formação de aneurismas coronarianos na maioria dos casos.[9] Para pacientes que não respondem à IVIG, a combinação de IVIG mais ciclosporina (5 mg/kg por 5 dias) é melhor do que a IVIG isolada.[A3] Os glicocorticoides são reservados à terapia de salvamento de pacientes cujo tratamento com IVIG e ácido acetilsalicílico falhou.[A4]

Doença de Buerger

A doença de Buerger, também conhecida como tromboangiite obliterante (Capítulo 72), não é considerada um tipo primário de vasculite e não foi incluída na declaração de consenso mais recente para nomenclatura. A doença de Buerger tem uma associação notavelmente forte, embora pouco compreendida, com o tabagismo. Em suma, não ocorre na ausência de exposição ao tabaco. Os vasos afetados pela doença de Buerger são as artérias e veias distais de médio calibre, principalmente os vasos na altura dos tornozelos e dos punhos. A doença é caracterizada por obliterações trombóticas que começam distalmente e prosseguem proximalmente. A doença de Buerger tende a ser de natureza segmentar, envolvendo 5 a 10 cm de comprimento dos vasos sanguíneos. A obliteração arterial leva ao desenvolvimento de vasos colaterais com aspecto de "saca-rolhas" na angiografia. A oclusão vascular na doença de Buerger frequentemente leva à perda de dedos e, se o tabagismo persistir, à perda de grandes quantidades de tecido (p. ex., mãos ou pés). Apesar do intenso envolvimento das extremidades na doença de Buerger, quase nunca há doença dos órgãos internos.

TRATAMENTO

A abstenção completa do tabaco é essencial para o tratamento da doença de Buerger. A não interrupção do fumo está associada a um aumento expressivo no risco de perda de membros por amputação. Nenhuma outra intervenção terapêutica, incluindo glicocorticoides e anticoagulação, tem efeitos radicais na doença de Buerger.

Vasculites de vasos de pequeno calibre

Vasculites associadas a anticorpos anticitoplasma de neutrófilos

Granulomatose com poliangiite

A GPA clássica (antes chamada de granulomatose de Wegener) envolve o trato respiratório superior, os pulmões e os rins. Características distintivas também podem ocorrer nos olhos, nas orelhas e em outros órgãos. As três características patológicas da GPA são (1) inflamação granulomatosa no trato respiratório superior ou inferior, (2) vasculite necrosante que afeta artérias ou veias e (3) glomerulonefrite segmentar associada a necrose e trombose de alças capilares, com ou sem lesões granulomatosas.

Aproximadamente 90% dos pacientes com GPA têm envolvimento nasal, incluindo crostas, sangramento e obstrução. A inflamação cartilaginosa pode causar perfuração do septo nasal e colapso da ponte nasal (deformidade de "nariz em sela"). A doença sinusal erosiva e a estenose subglótica (estreitamento da traqueia logo abaixo das cordas vocais) são altamente características da GPA.

Tanto a perda auditiva condutiva quanto a neurossensorial podem ocorrer na GPA, embora as lesões condutivas causadas por doenças da orelha média sejam mais comuns. Massas orbitárias ("pseudotumores" que se desenvolvem atrás do olho), esclerite e ceratite ulcerativa periférica são as lesões oculares mais perigosas. Episclerite e conjuntivite também ocorrem. Uveíte é rara. As manifestações clínicas da GPA no pulmão variam de nódulos assintomáticos a hemorragia alveolar fulminante. Os achados radiográficos mais comuns são infiltrados pulmonares, nódulos e lesões cavitárias. A doença das vias respiratórias de grosso calibre que causa estreitamento brônquico é um diagnóstico desafiador, pois os pacientes apresentam poucos sintomas até que a doença esteja avançada.

As manifestações clínicas da doença renal na GPA geralmente incluem glomerulonefrite rapidamente progressiva: hematúria, cilindros eritrocitários e proteinúria (geralmente não nefrótica). Sem terapia apropriada, a doença renal em estágio terminal pode ocorrer em semanas.

Sessenta por cento dos pacientes com GPA apresentam sintomas musculoesqueléticos durante o curso da doença. A queixa apresentada geralmente inclui artralgias ou oligoartrite de natureza migratória. As lesões cutâneas na GPA incluem toda a gama de lesões associadas à vasculite cutânea, incluindo a púrpura (Figura 254.2). Nódulos cutâneos sobre as superfícies extensoras das articulações, particularmente o cotovelo, podem mimetizar nódulos reumatoides. Essas lesões são conhecidas como granulomas cutâneos extravasculares necrosantes ou lesões de Churg-Strauss. A inflamação meníngea, que se manifesta com cefaleias, neuropatias cranianas e um quadro clínico compatível com meningite crônica, talvez seja a manifestação mais comum da GPA no sistema nervoso central (SNC). A mononeurite múltipla pode afetar o sistema nervoso periférico.

A GPA é o protótipo das condições associadas ao ANCA.[10] Aproximadamente 75 a 80% dos pacientes com GPA têm anticorpos direcionados contra a proteinase 3 (PR3), que levam à presença de coloração citoplasmática (C-ANCA) no teste de imunofluorescência do soro contra neutrófilos humanos. Outros 10 a 15% apresentam anticorpos dirigidos contra a mieloperoxidase (MPO), que causam coloração perinuclear na

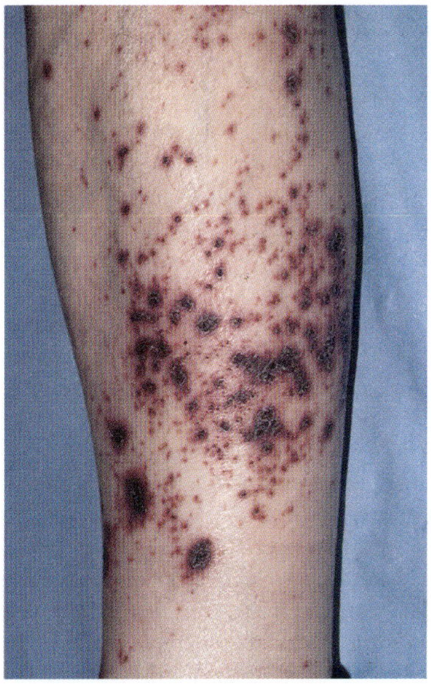

FIGURA 254.2 Vasculite cutânea de pequenos vasos mostrando lesões purpúricas palpáveis com necrose e crostas.

imunofluorescência. Uma amostra de ensaio ANCA negativo não exclui GPA, porque uma minoria substancial de pacientes é ANCA-negativa. Os títulos de ANCA não se correlacionam precisamente com a atividade da doença e, na verdade, em geral não devem ser usados como o único guia para o tratamento.

TRATAMENTO

As manifestações da GPA que constituem ameaças imediatas à função de um órgão vital ou à vida do paciente requerem tratamento urgente.[11] Do final da década de 1960 até 2010, a combinação de ciclofosfamida (2 mg/kg VO ao dia) e altas doses de glicocorticoides (prednisona 1 mg/kg VO/dia, diminuída ao longo de 6 a 12 meses) foi o tratamento padrão para a GPA. A administração intermitente de ciclofosfamida por infusão IV também é eficaz na indução da remissão. No entanto, um ensaio clínico multicêntrico que comparou o rituximabe à ciclofosfamida em pacientes com GPA ou poliangiite microscópica demonstrou que o rituximabe (375 mg/m^2 por semana vezes quatro) é pelo menos tão eficaz quanto o regime convencional.[A5,A6] O rituximabe parece ser mais eficaz para pacientes com VAA que apresentam crises da doença. Um regime de dosagem alternativo de rituximabe, 1 g vezes dois separados por 2 semanas, também pode ser eficaz.[12] Formas limitadas de GPA podem responder à combinação de metotrexato (até 25 mg/semana) e glicocorticoides, mas agora o rituximabe também é frequentemente empregado nesse cenário. O rituximabe (p. ex., 500 mg a cada 6 meses) é mais eficaz do que a azatioprina em manter a remissão em pacientes que demonstram tendência a surtos.[A7] Em pacientes com doença renal em estágio terminal, o transplante renal pode reduzir substancialmente a mortalidade subsequente.[13]

Poliangiite microscópica

A poliangiite microscópica é caracterizada por (1) vasculite necrosante não granulomatosa com poucos ou nenhum depósito imune, (2) envolvimento de vasos sanguíneos de pequeno calibre (e possivelmente médio) na circulação arterial ou venosa e (3) tropismo para os rins e os pulmões. Muitos casos de vasculite de pequenos vasos antes considerados como poliarterite nodosa são agora mais apropriadamente classificados como poliangiite microscópica. Em contraste com a poliarterite nodosa, uma condição ANCA-negativa, 70% dos pacientes com poliangiite microscópica são ANCA-positivos. Assim, a poliangiite microscópica é considerada uma modalidade de VAA. Os ANCA na poliangiite microscópica geralmente são direcionados contra a mieloperoxidase, levando a um padrão perinuclear de coloração no teste de imunofluorescência (P-ANCA). A poliangiite microscópica não é caracterizada por inflamação granulomatosa, e os sintomas do trato respiratório superior, se presentes, são muito mais leves do que aqueles associados à GPA.

TRATAMENTO

A abordagem para o tratamento da poliangiite microscópica é semelhante ao tratamento da GPA. A combinação de rituximabe e glicocorticoides é o regime de tratamento preferencial para a maioria dos pacientes com poliangiite microscópica.

Granulomatose eosinofílica com poliangiite

A GEPA (antes chamada de síndrome de Churg-Strauss) é uma forma rica em eosinófilos de inflamação granulomatosa que envolve o trato respiratório e outros órgãos. A doença está associada à vasculite necrosante de vasos de pequeno a médio calibre. Duas características da GEPA são a asma e a eosinofilia. Descreveram-se várias fases da GEPA:

- Uma fase prodrômica caracterizada pela presença de doença alérgica (geralmente asma ou rinite alérgica), que pode durar de meses a muitos anos
- Uma fase de infiltração eosinofílica nos tecidos, na qual pode ocorrer eosinofilia periférica notavelmente alta e infiltração tecidual por eosinófilos no pulmão, no trato gastrintestinal e em outros tecidos
- Uma fase vasculítica em que a vasculite necrosante sistêmica afeta uma ampla variedade de órgãos, que vão desde o coração e pulmões até nervos periféricos e pele

TRATAMENTO

Pacientes com doença leve podem ser tratados com prednisona. A adição de mepolizumabe, 300 mg SC a cada mês, também demonstrou ter um papel importante em poupar glicocorticoides.[A8] Pacientes com evidência de envolvimento neurológico, cardíaco, renal ou gastrintestinal devem ser tratados com ciclofosfamida ou rituximabe[14] além de glicocorticoides. Embora remissões clínicas sejam alcançadas em mais de 90% dos pacientes com GEPA, a maioria dos pacientes é incapaz de interromper totalmente os glicocorticoides (principalmente em razão dos sintomas de asma) e 25% dos pacientes apresentam recorrências da doença. Na maioria dos casos, as recorrências são anunciadas pelo retorno da eosinofilia. Aproximadamente 50% dos casos de GEPA estão associados ao ANCA, geralmente direcionado contra a mieloperoxidase, mas a porcentagem pode ser maior entre os pacientes não tratados.

Vasculites mediadas por complexo imune

Doença por anticorpo antimembrana basal glomerular

A doença por anticorpo antimembrana basal glomerular (anti-MBG) é uma vasculite que afeta os capilares glomerulares, capilares pulmonares ou ambos, acompanhada pela deposição de autoanticorpos antimembrana basal no interior das membranas basais. A doença anti-MBG é discutida em detalhes em outro capítulo (Capítulo 113).

Vasculite associada à imunoglobulina A/púrpura de Henoch-Schönlein

A vasculite associada à IgA (VIgA) é caracterizada por púrpura não trombocitopênica, artrite, dor abdominal e glomerulonefrite. Os achados histopatológicos são aqueles da vasculite leucocitoclástica com deposição de IgA. A VIgA pode se desenvolver em qualquer idade, mas 80 a 90% dos casos ocorrem em crianças. Embora a causa seja desconhecida, a variação sazonal da doença e o fato de que dois terços dos pacientes com VIgA experimentam doenças agudas do trato respiratório superior prévias sugerem um gatilho infeccioso na maioria dos casos. O diagnóstico de VIgA pode ser confirmado apenas pela demonstração de deposição de IgA no interior e ao redor das paredes dos vasos sanguíneos.

O paciente com VIgA clássica apresenta início agudo de febre, púrpura palpável nos membros inferiores e nádegas, dor abdominal, artrite e hematúria. O médico deve estar alerta para a possibilidade de VIgA, mesmo quando apenas partes da síndrome estão presentes. A maioria dos pacientes com VIgA, especialmente crianças, tem doença autolimitada que dura em média 4 semanas.

TRATAMENTO

Os glicocorticoides melhoram os sintomas gastrintestinais, articulares e cutâneos em muitos casos, mas alguns pacientes respondem surpreendentemente mal às doses convencionais de glicocorticoides, mesmo em doses da ordem de 40 a 60 mg/dia. Evidências anedóticas sugerem que glicocorticoides em pulso (p. ex., metilprednisolona 500 a 1.000 mg/dia vezes três doses) podem abortar episódios persistentes de VIgA. A eficácia dos glicocorticoides na glomerulonefrite associada a essa condição é controversa. Estudos não controlados sugerem que pulsos de metilprednisolona (1 g/dia por três doses), seguidos de prednisona oral combinada com azatioprina ou micofenolato de mofetila podem ser úteis na glomerulonefrite grave associada à VIgA.

Vasculite urticariforme hipocomplementêmica

São conhecidos pelo menos três subtipos de vasculite urticariforme: (1) normocomplementêmica, uma forma geralmente idiopática e benigna (que pode ser vista como manifestação da vasculite leucocitoclástica cutânea); (2) hipocomplementêmica, uma forma frequentemente associada a uma doença inflamatória sistêmica; e (3) síndrome da vasculite urticariforme hipocomplementêmica (SVUH), uma condição potencialmente grave geralmente associada a autoanticorpos contra a região semelhante ao colágeno do C1q. A maioria dos pacientes com o subtipo hipocomplementêmico tem um distúrbio sistêmico subjacente, como lúpus eritematoso sistêmico (Capítulo 250) ou síndrome de Sjögren (Capítulo 252).

Muitos pacientes com SVUH têm "precipitinas" C1q, autoanticorpos IgG para a região semelhante ao colágeno do C1q que desencadeia a via clássica de ativação do complemento. O papel dos anticorpos anti-C1q na patogênese da doença permanece obscuro.

As lesões da vasculite urticariforme devem ser diferenciadas da urticária idiopática crônica, muito mais comum (Capítulos 237 e 411). Ao contrário da urticária idiopática, as lesões da vasculite urticariforme perduram por mais de 48 horas, frequentemente têm um componente purpúrico (ou seja, não branqueiam) e remitem com a hiperpigmentação pós-inflamatória. Na vasculite urticariforme, as lesões associadas à vasculite costumam ser acompanhadas de ardência ou queimação. A vasculite urticariforme afeta os capilares e vênulas pós-capilares, mostrando vasculite leucocitoclástica à microscopia óptica. Os estudos de imunofluorescência direta revelam a deposição de imunoglobulina e complemento nos vasos sanguíneos, ou ao seu redor, da derme superior ou da junção dermoepidérmica.

TRATAMENTO

Pacientes com vasculite urticariforme cujos níveis de complemento sérico permanecem normais durante as crises geralmente apresentam doença autolimitada e requerem pouca terapia. Outros casos, especialmente a SVUH, podem causar envolvimento potencialmente letal dos pulmões ou outros órgãos e requerem períodos de imunossupressão intensiva. As decisões de tratamento na SVUH devem ser individualizadas de acordo com a condição clínica do paciente.

Crioglobulinemia

As crioglobulinas são anticorpos que precipitam do soro sob condições de frio e ressolubilizam ao reaquecimento.[15] As crioglobulinas são classificadas nos tipos I, II e III com base na presença de monoclonalidade e atividade do fator reumatoide (a capacidade de se ligar à porção Fc da IgG). As crioglobulinas do tipo I, que são monoclonais, mas não têm atividade do fator reumatoide, estão associadas a certas neoplasias malignas hematopoéticas (p. ex., mieloma múltiplo) e frequentemente levam a hiperviscosidade em vez de vasculite (Capítulo 178). Em contraste, as crioglobulinas dos tipos II e III podem estar associadas à vasculite sistêmica envolvendo vasos sanguíneos de pequeno calibre (e, frequentemente, de calibre médio). A vasculite resulta da deposição de complexos imunes contendo crioglobulina no interior das paredes dos vasos sanguíneos e da ativação do complemento.

As crioglobulinas dos tipos II e III são denominadas *crioglobulinas mistas* porque consistem em complexos de anticorpos IgG e IgM. Os componentes IgM nas crioglobulinemias de tipo II e tipo III apresentam atividade do fator reumatoide (*i. e.*, os testes para fator reumatoide são positivos, indicando ligação do anticorpo IgM à porção Fc da IgG). Enquanto o componente IgM na crioglobulina tipo II é monoclonal, o IgM na crioglobulina tipo III é policlonal. Noventa por cento dos pacientes com vasculite secundária a crioglobulinas mistas são hipocomplementêmicos, com níveis de C4 caracteristicamente mais deprimidos do que C3. A infecção pelo vírus da hepatite C (HCV) é responsável por pelo menos 80% dos casos de vasculite associada a crioglobulinas mistas.[16]

TRATAMENTO

A terapia ideal para a maioria dos casos de vasculite crioglobulinêmica é o tratamento bem-sucedido da infecção por HCV subjacente. Para pacientes crioglobulinêmicos com doença relativamente leve (p. ex., lesões purpúricas frequentes, úlceras cutâneas superficiais), cursos curtos de prednisona seguidos pela instituição de terapia eficaz para HCV podem ser suficientes. Para pacientes com úlceras cutâneas graves, mononeurite múltipla, glomerulonefrite ou outras manifestações de doença grave, podem ser indicados glicocorticoides, rituximabe e, possivelmente, um ciclo curto de plasmaférese.

Vasculites de vasos variáveis

As vasculites de vasos variáveis não afetam um tipo predominante de vaso, mas podem afetar vasos de qualquer calibre (pequeno, médio e grande) e de qualquer tipo (artérias, veias e capilares).

Síndrome de Cogan

A combinação de doença inflamatória ocular e disfunção vestibuloauditiva é a condição essencial para a síndrome de Cogan.[17] Além da doença inflamatória dos olhos e das orelhas, até 15% dos pacientes com síndrome de Cogan apresentam vasculite envolvendo vasos sanguíneos de médio a grosso calibre. Embora as manifestações oculares variem, as manifestações clássicas incluem a combinação de ceratite intersticial e perda auditiva neurossensorial. A síndrome de Cogan pode aparecer primeiro nos olhos ou nas orelhas. Embora tenham sido descritos intervalos de 1 a 2 anos entre o início da doença em um órgão e o aparecimento da doença no outro, o tempo entre as manifestações da doença nesses órgãos geralmente é apenas uma questão de meses. Os pacientes geralmente apresentam fotofobia e visão embaçada, às vezes acompanhada simultaneamente por disfunção auditiva ou vestibular. A doença vascular associada à síndrome de Cogan permanece mal descrita, mas geralmente envolve os ramos primários da aorta torácica ou abdominal.

TRATAMENTO

A perda auditiva neurossensorial de progressão rápida requer terapia precoce e agressiva com altas doses de glicocorticoides sistêmicos. Alguns otorrinolaringologistas também realizam injeções intratimpânicas de glicocorticoides. Ciclofosfamida, micofenolato de mofetila e agentes biológicos, como inibidores da necrose tumoral ou rituximabe, podem ser considerados para pacientes com respostas subótimas aos glicocorticoides que ainda têm audição recuperável. No entanto, as tentativas de tratamento são iniciadas tarde demais em alguns pacientes, e é importante perceber quando o risco de imunossupressão adicional ultrapassa a probabilidade de benefício a longo prazo. Muitos pacientes com síndrome de Cogan tornam-se candidatos ao implante coclear.

Síndrome de Behçet

A síndrome de Behçet pode afetar vasos de pequeno, médio e grosso calibre na circulação venosa ou arterial.[18] As lesões mais típicas na síndrome de Behçet são mucocutâneas, refletindo o envolvimento de pequenos vasos sanguíneos. A tríade de úlceras bucais recorrentes, úlceras genitais e inflamação ocular é a manifestação clássica. Os critérios do International Study Group for Behçet Syndrome para o diagnóstico consistem em uma manifestação necessária – ulceração oral recorrente – mais pelo menos duas das seguintes: ulceração genital recorrente, lesões oculares ou cutâneas características, ou uma reação de patergia (ver mais adiante). No entanto, a síndrome de Behçet envolve muitas manifestações não incluídas nesses critérios. Além disso, as úlceras orais não são invariavelmente a primeira manifestação da doença, de modo que se deve considerar o diagnóstico de síndrome de Behçet na ocorrência de características da doença de outra maneira altamente distintivas (p. ex., pan-uveíte bilateral).

As complicações de grandes vasos da síndrome de Behçet podem incluir aneurismas nos sistemas arteriais pulmonar e sistêmico. As complicações venosas incluem tromboses do sistema venoso profundo, veia cava, veia porta do fígado e seios da dura-máter. A patergia – o desenvolvimento de pústulas nos locais de picadas de agulhas estéreis – é uma característica distintiva em muitos pacientes com a síndrome de Behçet, particularmente aqueles de origem turca. A artrite da síndrome de Behçet é uma artrite não deformante, oligoarticular e assimétrica de grandes articulações. As lesões gastrintestinais na síndrome de Behçet geralmente consistem em ulcerações do íleo distal ou ceco. A doença de Crohn (Capítulo 132), que pode causar úlceras genitais e também doenças do trato gastrintestinal, pode ser particularmente difícil de distinguir da síndrome de Behçet.

TRATAMENTO

Os glicocorticoides em baixas doses são eficazes para a doença mucocutânea irredutível e podem ter melhor perfil de efeitos colaterais do que outros medicamentos usados para esse fim (p. ex., talidomida). Cursos intermitentes de glicocorticoides durante períodos específicos de atividade da doença mucocutânea podem ser suficientes para pacientes com doença leve.[19] O apremilaste, um inibidor da fosfodiesterase 4 oral (a 30 mg, 2 vezes/dia durante 12 semanas), é eficaz no tratamento de úlceras orais.[A9,A9b]

A colchicina é frequentemente considerada para a doença mucocutânea, mas sua eficácia é duvidosa.

A doença grave em qualquer sistema de órgãos sempre requer terapia inicial com altas doses de prednisona (p. ex., 1 mg/kg/dia). A inibição do TNF com infliximabe (5 mg/kg IV a cada 4 a 6 semanas) ou adalimumabe (40 mg a cada 2 semanas) é o tratamento preferencial para pacientes com as formas mais graves de uveíte ou meningoencefalite.

Vasculites de um único órgão específicas

A vasculite de um único órgão é definida como a vasculite em vasos de qualquer tipo ou calibre de um único órgão, na ausência de quaisquer características (p. ex., ANCA) que sugiram um dos tipos sistêmicos de vasculite.

Vasculite leucocitoclástica cutânea

A vasculite leucocitoclástica cutânea também foi denominada *vasculite de hipersensibilidade*. Vasculite leucocitoclástica cutânea é o nome preferido porque não há hipersensibilidade nem alergia em muitos casos. Pode haver história de exposição a novos medicamentos ou infecções. A deposição de complexos imunes é central para o processo fisiopatológico. Embora ocasionalmente esteja associada à sinovite, não há outros sinais de envolvimento sistêmico.

As lesões cutâneas na vasculite leucocitoclástica cutânea ocorrem em "safras", coincidindo com algum período de tempo decorrido após a exposição ao antígeno incitante. O tempo normal entre a exposição e o início da vasculite clinicamente evidente é de 10 a 14 dias. As lesões geralmente ocorrem primeiro em regiões dependentes, como nos membros inferiores ou nas nádegas. As erupções cutâneas podem ser assintomáticas, mas geralmente são acompanhadas por sensação de queimação ou formigamento.

TRATAMENTO

As chaves para o tratamento da vasculite leucocitoclástica cutânea incluem (1) exclusão de qualquer tipo subjacente de vasculite que possa causar envolvimento subclínico de outros órgãos e (2) remoção de qualquer agente (p. ex., um medicamento) que possa ter desencadeado a vasculite. Para pacientes nos quais possa ser identificado um precipitante, a eliminação do agente agressor geralmente leva à resolução da vasculite em dias ou semanas. O tipo, a intensidade e a duração do tratamento para a vasculite leucocitoclástica cutânea são baseados no grau de gravidade da doença. Os casos leves podem ser tratados simplesmente com elevação da perna, anti-H_1 ou prednisona em baixas doses. Para a doença persistente não associada à necrose cutânea, pode-se tentar colchicina, hidroxicloroquina ou dapsona. Para casos graves, indicam-se altas doses de glicocorticoides para suprimir rapidamente a inflamação e prevenir ulcerações da pele.

Angiite do sistema nervoso central

A vasculite do SNC[20] inclui duas categorias principais de doença, uma das quais não é uma vasculite verdadeira. Essas condições são a angiite primária do SNC (APSNC) e a síndrome de vasoconstrição cerebral reversível (SVCR). O diagnóstico e o tratamento dessas duas condições diferem muito. As características clínicas, radiológicas e patológicas da APSNC e da SVCR são mostradas na Tabela 254.5.

Tabela 254.5 Angiite primária do sistema nervoso central (APSNC) *versus* síndrome de vasoconstrição cerebral reversível (SVCR).

	APSNC	SVCR
Proporção mulher:homem	1:1	2 a 3:1
Início	Subagudo (semanas a meses)	Súbito (segundos a minutos)
Cefaleia	Insidiosa, incômoda	"Em trovoada"
Achados típicos na punção lombar	Anormal em 50 a 80%: pleocitose linfocítica; proteína elevada	Normal
Achados típicos na RM	Infartos multifocais subagudos	Normal Infartos fronteiriços em minoria de pacientes
Achados angiográficos típicos	Normal em até 40% dos casos Quando presentes, características angiográficas anormais não podem ser distinguidas da SVCR	Estenoses/dilatações multifocais
Utilidade da biopsia cerebral	Sensibilidade razoável em pacientes adequadamente selecionados Importante para excluir mimetizadores da doença	Pouca ou nenhuma utilidade Útil se a situação clínica confusa atrapalhar a diferenciação entre APSNC e mimetizadores da APSNC

RM = ressonância magnética.

Angiite primária do sistema nervoso central

A APSNC tipicamente se desenvolve de maneira subaguda, com a evolução de acidentes vasculares encefálicos multifocais, encefalopatia, cefaleia e outras características clínicas ao longo de meses. A cefaleia costuma ser o primeiro sintoma. À medida que a condição progride, a maior parte dos pacientes desenvolve letargia, confusão mental e perda de memória. Alguns pacientes desenvolvem acidentes vasculares encefálicos multifocais, convulsões, evidência de aumento da pressão intracraniana ou mielopatia. Os resultados dos exames laboratoriais de rotina (p. ex., velocidade de hemossedimentação) frequentemente são normais na APSNC. A punção lombar demonstra anormalidades do líquido cerebrospinal em aproximadamente 80% dos casos, geralmente monocitose modesta e proteína aumentada. As punções lombares devem ser realizadas em todos os pacientes nos quais o diagnóstico de APSNC é considerado seriamente. Embora os achados na punção lombar de pacientes com APSNC sejam inespecíficos, uma punção lombar normal argumenta contra a APSNC, e o procedimento frequentemente identifica mimetizadores importantes da APSNC, como infecções ou malignidade.

A ressonância magnética (RM) é a modalidade de exame de imagem essencial na APSNC. Em razão da natureza subaguda da doença, os exames de RM revelam infartos multifocais do SNC na maior parte dos casos. Acidentes vasculares encefálicos, lesões hemorrágicas e lesões de massa geralmente ocorrem em mais de um território vascular. Uma RM cerebral normal é um forte argumento contra o diagnóstico de APSNC. A angiografia é menos útil na avaliação de pacientes com APSNC por duas razões principais. Em primeiro lugar, o calibre dos vasos sanguíneos envolvidos na APSNC frequentemente é muito pequeno para o vaso ser visualizado de maneira adequada, mesmo por angiografia convencional. A taxa de angiografia falso-negativa na APSNC é da ordem de 35%. Em segundo lugar, a anormalidade "clássica" de cordão de contas na angiografia, produzida pelo estreitamento arterial segmentar alternando com dilatações, é inespecífica e pode ser mimetizada perfeitamente por uma série de condições não vasculíticas (a mais comum das quais é a SVCR). Nenhum padrão angiográfico é patognomônico para a APSNC, e há uma tendência significativa para o diagnóstico excessivo de "vasculite" apenas com base na angiografia. Uma RM cerebral normal no contexto de um angiograma anormal sugere SVCR, não APSNC.

Quando empregada em pacientes apropriadamente selecionados, cuja história e estudos radiológicos sugerem APSNC, a biopsia cerebral está associada a valores preditivos positivos e negativos razoáveis e frequentemente identifica mimetizadores da APSNC importantes.

TRATAMENTO

Prednisona e ciclofosfamida são apropriados para o tratamento de pacientes que apresentam resultados anormais na biopsia cerebral. São recomendados cursos de tratamento de 6 a 12 meses.

Síndrome de vasoconstrição cerebral reversível

A SVCR provavelmente é muito mais comum que a APSNC. O tratamento excessivo de pacientes com SVCR que são erroneamente diagnosticados como tendo APSNC leva a uma morbidade substancial. Oitenta por cento dos pacientes com SVCR são mulheres.

Uma anamnese detalhada é a parte mais importante da avaliação. Em contraste com o curso subagudo que tipifica a APSNC, a SVCR geralmente começa de maneira mais drástica, com uma cefaleia "em trovoada".[21] Em comparação com a APSNC, os sinais neurológicos são menos graves na SVCR (p. ex., a encefalopatia é menos comum). A SVCR frequentemente ocorre no contexto de precipitantes associados ao vasospasmo, como no pós-parto ou após o uso de agentes vasoativos, como descongestionantes nasais e drogas recreativas.

A punção lombar geralmente é normal na SVCR, e a RM do cérebro normalmente não mostra infartos multifocais do SNC, com exceção dos infartos fronteiriços mencionados anteriormente. Os achados angiográficos típicos na SVCR – estreitamento e perolização vascular – geralmente são indistinguíveis daqueles da APSNC e de condições que mimetizam a APSNC. O estreitamento vascular multifocal é particularmente característico da SVCR. A característica angiográfica mais distinta da SVCR é que as anormalidades são completamente reversíveis, geralmente em 4 a 8 semanas. Essas anormalidades no SVCR são causadas por vasospasmo, e não por vasculite verdadeira. Na avaliação de pacientes com potencial SVCR, uma estratégia que pode estabelecer o diagnóstico é um angiograma de acompanhamento 4 a 8 semanas após o primeiro. As anormalidades angiográficas decorrentes da SVCR se resolverão neste intervalo.

TRATAMENTO

Várias abordagens para o tratamento da SVCR são razoáveis. Primeiro, pode-se optar pela espera vigilante. Não está claro se a imunossupressão é necessária ou útil. Além disso, as tentativas de tratar o vasospasmo com bloqueadores dos canais de cálcio podem levar a um fenômeno de roubo vascular, que pode causar danos. Em segundo lugar, como frequentemente é difícil não fazer nada por um paciente com doença do SNC possivelmente grave, podem-se tentar bloqueadores dos canais de cálcio (p. ex., nifedipino 30 mg, 3 vezes/dia). Terceiro, em razão da frequente incerteza diagnóstica no momento da apresentação, alguns médicos optam por tratar empiricamente com glicocorticoides (prednisona 1 mg/kg/dia) por 1 mês, com redução gradual ao longo de algumas semanas. Quarto, combinações de bloqueadores dos canais de cálcio e glicocorticoides também são razoáveis. A terapia citotóxica não é indicada na SVCR.

DIAGNÓSTICO

Diagnóstico diferencial

As principais categorias de doenças que podem mimetizar uma vasculite são apresentadas na Tabela 254.6. Certas características do caso de um paciente devem levantar a suspeita diagnóstica de vasculite. Em primeiro lugar, a maior parte dos casos de vasculite não começa repentinamente, mas se desenrola de maneira subaguda ao longo de semanas ou meses. Em segundo lugar, a dor geralmente é uma característica proeminente da vasculite, resultante de artrite ou artralgias, mialgias, cefaleias, neuropatia, infarto testicular, isquemia digital, sinusite, otalgia, dor nas costas (causada por inflamação aórtica), dor abdominal pós-prandial (causada por vasculite mesentérica) ou outras manifestações da doença. Terceiro, os sinais de inflamação como febre, erupção cutânea, perda de peso e níveis elevados de reagentes de fase aguda são altamente característicos. Por fim, o envolvimento de múltiplos sistemas de órgãos é a regra na vasculite.

O diagnóstico de vasculite deve ser estabelecido por biopsia do órgão envolvido, sempre que possível. Os diagnósticos baseados apenas na angiografia apresentam muitas potenciais armadilhas, conforme discutido nas seções sobre a APSNC e a SVCR. Achados angiográficos que são "compatíveis com vasculite" devem ser interpretados no contexto adequado. Diversas outras doenças, de aterosclerose a vasospasmo e feocromocitoma, podem mimetizar a aparência angiográfica da vasculite. A vasculite sistêmica também pode ser mimetizada por dois ou mais problemas clínicos comuns ou complicações de tratamento que ocorrem simultaneamente no mesmo paciente. Por fim, no topo do diagnóstico diferencial de qualquer modalidade individual de vasculite estão outros tipos de vasculite. Por exemplo, isquemia digital e hemorragia em estilhaços podem ser secundárias à poliarterite nodosa idiopática. Elas também podem ser causadas por poliarterite nodosa associada à infecção por HBV, GPA, GEPA, poliangiite microscópica, crioglobulinemia, doença de Buerger ou algum outro tipo de vasculite. Como as intervenções apropriadas para essas condições variam amplamente, uma distinção cuidadosa entre essas potenciais etiologias é essencial.

Tabela 254.6 Principais categorias de doença no diagnóstico diferencial das vasculites.

Outras formas de vasculite
Ocorrência simultânea de problemas clínicos comuns no mesmo paciente
Infecções
Bacteriana, viral, micobacteriana, fúngica
Processos oclusivos
Estados de hipercoagulabilidade
Vasculopatia livedoide (atrofia branca)
Doença ateroembólica
Neoplasias malignas
Linfoma (incluindo granulomatose linfomatoide)
Doença de Castleman
Amiloidose
Paraproteinemias
Doenças do tecido conjuntivo
Lúpus eritematoso sistêmico, doença mista do tecido conjuntivo
Esclerose sistêmica
Artrite reumatoide
Diversos
Mixoma atrial
Calcifilaxia
Displasia fibromuscular
Dermatoses neutrofílicas
Pioderma gangrenoso
Sarcoidose
Síndrome de vasoconstrição cerebral reversível

TRATAMENTO

As abordagens de tratamento atuais para vasculites específicas são descritas nas "Manifestações clínicas" de cada doença. Aspectos gerais relacionados com o tratamento são abordados aqui.

A intensidade do tratamento em pacientes com vasculite deve ser guiada pelo grau de atividade da doença. Especificamente, o tratamento da vasculite deve ser baseado não apenas nos resultados anormais de exames laboratoriais, mas também em evidências claras de doença ativa. Além disso, a intensidade do tratamento deve ser adaptada ao tipo de vasculite. Enquanto a arterite de células gigantes responde a altas doses de glicocorticoides na maior parte dos casos, a GPA, por exemplo, quase sempre requer um agente adicional (rituximabe, ciclofosfamida ou metotrexato) para o controle da doença. Em contraste, apesar da maneira drástica como às vezes se manifestam, a maior parte dos casos de vasculite por IgA e vasculite leucocitoclástica cutânea não requer nenhum tratamento imunossupressor.

As terapias convencionais, como glicocorticoides, agentes imunomoduladores e fármacos citotóxicos, induzem remissões e controlam a vasculite na maior parte dos casos. Além disso, em alguns casos – uma porcentagem variável, dependendo do tipo de vasculite – a doença é curável. Infelizmente, os tratamentos para a vasculite têm um enorme potencial de toxicidade. O monitoramento regular da medula óssea e da função renal e hepática dos pacientes é essencial para evitar a toxicidade induzida pelo tratamento. A profilaxia contra infecções oportunistas, particularmente a pneumonia por *Pneumocystis* (Capítulo 321), é uma parte importante de muitos regimes de tratamento da vasculite. Durante a redução gradual dos fármacos imunossupressores, os surtos de doença são comuns em muitos tipos de vasculite.

Um erro comum é tratar pacientes com altas doses de agentes imunossupressores por muito tempo. O uso mais apropriado de medicamentos como a ciclofosfamida e os glicocorticoides é induzir a remissão o mais rápido possível com regimes de tratamento agressivos precoces e, então, converter os pacientes para tratamentos mais seguros para a manutenção da remissão. O rituximabe está substituindo a ciclofosfamida como fármaco preferencial para algumas modalidades de vasculite, particularmente a

VAA. Pacientes com VAA que demonstram tendência a surtos são frequentemente tratados novamente com rituximabe (500 mg ou 1 g) a cada 4 a 6 meses, pelo menos até que sejam alcançados longos períodos de controle da doença.

PROGNÓSTICO

Supondo que o diagnóstico seja feito antes que o paciente se torne catastroficamente enfermo, o prognóstico na vasculite sistêmica é determinado em grande parte pelas respostas a quatro perguntas:

1. O diagnóstico foi estabelecido antes da ocorrência de danos graves irreversíveis em órgãos?
2. O tratamento agressivo (mas com a dosagem adequada) foi iniciado em tempo hábil?
3. Houve monitoramento atento durante o tratamento e foram tomadas medidas específicas para evitar a toxicidade induzida por fármacos (p. ex., infecção oportunista)?
4. Os medicamentos potencialmente tóxicos que induziam à remissão foram interrompidos em um momento apropriado e substituídos por medicamentos menos perigosos (ou o tratamento foi totalmente interrompido)?

Na maior parte dos tipos de vasculite, os fatores que determinam as remissões livres de medicamentos a longo prazo permanecem mal compreendidos. A probabilidade de obter remissões sustentadas após a interrupção de todos os medicamentos (ou cura) varia de acordo com o tipo específico de vasculite.

NO FUTURO

Modelos da doença animais convincentes, laboratoriais e de ocorrência natural, combinados com as associações conhecidas entre HBV, HCV e vasculite em humanos, sugerem que podem ser estabelecidas ligações adicionais entre a infecção e a vasculite sistêmica no futuro. Avanços importantes foram feitos na descrição das vias de citocinas e quimiocinas que atuam na inflamação vascular, mas intervenções anticitocinas relevantes ainda precisam ser definidas para terapias clínicas. A depleção de linfócitos B está emergindo rapidamente como o tratamento preferencial para algumas modalidades de vasculite grave. As estratégias de inibição da IL-6 agora também desempenham um papel importante nas vasculites de vasos de grosso calibre. São necessários estudos adicionais para definir o espectro completo da utilidade clínica desses e de outros agentes biológicos.

Grau A Recomendações de grau A

A1. Stone JH, Tuckwell K, Dimonaco S, et al. Trial of tocilizumab in giant-cell arteritis. *N Engl J Med.* 2017;377:317-328.
A2. Nakaoka Y, Isobe M, Takei S, et al. Efficacy and safety of tocilizumab in patients with refractory Takayasu arteritis: results from a randomised, double-blind, placebo-controlled, phase 3 trial in Japan (the TAKT study). *Ann Rheum Dis.* 2018;77:348-354.
A3. Hamada H, Suzuki H, Onouchi Y, et al. Efficacy of primary treatment with immunoglobulin plus ciclosporin for prevention of coronary artery abnormalities in patients with Kawasaki disease predicted to be at increased risk of non-response to intravenous immunoglobulin (KAICA): a randomised controlled, open-label, blinded-endpoints, phase 3 trial. *Lancet.* 2019;393:1128-1137.
A4. Wardle AJ, Connolly GM, Seager MJ, et al. Corticosteroids for the treatment of Kawasaki disease in children. *Cochrane Database Syst Rev.* 2017;1:CD011188.
A5. Stone JH, Merkel PA, Spiera R, et al. Rituximab versus cyclophosphamide for remission induction in ANCA-associated vasculitis. *N Engl J Med.* 2010;363:221-232.
A6. Specks U, Merkel PA, Seo P, et al. Efficacy of remission-induction regimens for ANCA-associated vasculitis. *N Engl J Med.* 2013;369:417-427.
A7. Guillevin L, Pagnoux C, Karras A, et al. Rituximab versus azathioprine for maintenance in ANCA-associated vasculitis. *N Engl J Med.* 2014;371:1771-1780.
A8. Wechsler ME, Akuthota P, Jayne D, et al. Mepolizumab or placebo for eosinophilic granulomatosis with polyangiitis. *N Engl J Med.* 2017;376:1921-1932.
A9. Hatemi G, Melikoglu M, Tunc R, et al. Apremilast for Behçet's syndrome—a phase 2, placebo-controlled study. *N Engl J Med.* 2015;372:1510-1518.
A9b. Hatemi G, Mahr A, Ishigatsubo Y, et al. Trial of apremilast for oral ulcers in Behçet's syndrome. *N Engl J Med.* 2019;381:1918-1928.

REFERÊNCIAS BIBLIOGRÁFICAS

As referências bibliográficas, bem como os outros materiais suplementares deste livro, encontram-se no GEN-IO, nosso ambiente virtual de aprendizagem.

255 ARTERITE DE CÉLULAS GIGANTES E POLIMIALGIA REUMÁTICA

ROBERT SPIERA

DEFINIÇÃO

A polimialgia reumática (PMR) e a arterite temporal, também chamada de arterite de células gigantes (ACG), são doenças inflamatórias sistêmicas associadas de etiologia desconhecida que representam um espectro que vai desde dores e incômodos proximais graves e sintomas constitucionais a uma vasculite granulomatosa oclusiva de vasos de médio e grosso calibres que pode levar à cegueira permanente ou a danos em outros órgãos e tecidos. Esses distúrbios ocorrem principalmente em pacientes com mais de 50 anos, mais em mulheres do que em homens. São deflagrados por mecanismos imunes induzidos por antígenos, mediados por células (T_H1), que podem estar associados a marcadores genéticos específicos, e são altamente responsivos a corticosteroides.

EPIDEMIOLOGIA

Nos EUA, a incidência média anual de PMR é de 52,5 por 100 mil pacientes com 50 anos ou mais e aumenta com a idade. A prevalência é de aproximadamente 0,5 a 0,7%. Internacionalmente, essa frequência varia, com a ocorrência de taxas mais altas nos países escandinavos.[1,2] A incidência e a prevalência de ACG são aproximadamente um terço das da PMR.

BIOPATOLOGIA

A etiologia da PMR e da ACG é desconhecida, mas ambas apresentam agregação familiar, têm uma associação genética com o antígeno leucocitário humano (HLA, *human leukocyte antigen*)-DR4 e demonstraram polimorfismo de sequência codificado na região hipervariável do gene *HLA-DRβ1*04*. Outras associações genéticas têm sido sugeridas, incluindo polimorfismos que podem ser vistos com maior frequência em pacientes com a doença. Postulou-se a existência de gatilhos infecciosos para a ACG. O antígeno do vírus varicela-zóster foi detectado em biopsias da artéria temporal de pacientes com ACG.[3] Encontrou-se uma quantidade abundante de DNA bacteriano e viral na parede arterial de pacientes com ACG usando técnicas avançadas de imagem de DNA. A doença em pacientes geneticamente predispostos também pode ser desencadeada por antígenos endógenos, como a elastina, e as manifestações inflamatórias são dirigidas por padrões específicos de citocinas mediadas por células, associadas ao T_H1. A produção de citocinas pelas células mononucleares nos tecidos envolvidos parece influenciar o fenótipo clínico.

Na PMR, a inflamação das células mononucleares pode ser encontrada não apenas nas articulações proximais, como os ombros, mas também nos tendões, nas bursas e nos tecidos moles circundantes, compatíveis com entesite. Embora possa haver dores musculares, não é encontrada inflamação muscular.

MANIFESTAÇÕES CLÍNICAS

A PMR e a ACG são doenças inflamatórias sistêmicas que ocorrem principalmente em pacientes com mais de 50 anos, mais em mulheres do que em homens (2:1), predominantemente em brancos e particularmente incomuns em afro-americanos. As características compartilhadas dos dois distúrbios incluem sintomas constitucionais significativos causados por citocinas, como febre, fadiga e perda de peso, bem como velocidade de hemossedimentação (VHS) acentuadamente elevada, anemia e trombocitose. A característica musculoesquelética chave da PMR é a presença de dor, incômodo e rigidez matinal (que pode, até mesmo, perdurar o dia todo); esses sintomas são proximais, graves e simétricos no pescoço e nas cinturas escapular e pélvica. Cinquenta por cento dos pacientes com ACG compartilham essa síndrome de dor proximal característica. Podem-se observar síndrome do túnel do carpo e sinovite de mão e joelho em pacientes com PMR, mas as manifestações gerais permanecem predominantemente proximais, ao contrário da artrite reumatoide, em que predomina a sinovite distal. Embora os pacientes com PMR possam parecer ter fraqueza muscular proximal, isso é invariavelmente decorrente da dor, e não da inflamação muscular (Tabela 255.1). Os exames de ressonância magnética e ultrassonografia[4,5] em pacientes com PMR têm confirmado a presença de inflamação das estruturas sinoviais extra-articulares, em particular da bursa subacromial e subdeltóidea nos ombros.

Os sinais e sintomas específicos da ACG são mais bem avaliados nos contextos anatômicos e fisiológicos. A ACG afeta, de preferência, certos vasos sanguíneos, incluindo os ramos da artéria carótida externa, a artéria oftálmica e, em particular, seus ramos, as artérias ciliares posteriores e as grandes artérias que emergem do arco da aorta e da aorta abdominal. Cefaleia e dor no couro cabeludo provavelmente são os sintomas mais frequentes, ocorrendo em 50 a 75% dos pacientes. A cefaleia costuma ser a primeira manifestação da ACG e é descrita como enfadonha, intensa e constante; não responde a analgésicos simples e persiste durante a noite. Classicamente, os pacientes se queixam de cefaleias temporais persistentes e proeminentes, mas também podem ocorrer dores occipitais. Pode ocorrer dor na orelha, no pavilhão auricular ou na glândula parótida secundariamente ao envolvimento da artéria auricular posterior. Claudicação mandibular e dor decorrente da isquemia do músculo masseter à mastigação ocorrem em 50% dos pacientes. O envolvimento das artérias lingual e maxilar pode causar dor na mandíbula ou na língua ao mastigar ou falar. A artéria temporal superficial pode se tornar tortuosa, proeminente, nodular ou sensível, mas esses achados não são invariáveis, e uma artéria temporal anormal pode ser encontrada na biopsia em vasos que parecem normais. É importante observar que uma tosse seca e não produtiva pode ser uma característica da doença, que muitas vezes pode fazer o médico deixar de considerar a ACG e suspeitar de uma causa respiratória infecciosa ou neoplásica para os sintomas. Raramente, pode ocorrer mononeurite múltipla ou perda auditiva neurossensorial, mas isso deve levar o médico a considerar outras vasculites possíveis, como a vasculite associada a anticorpos anticitoplasma de neutrófilos (ANCA) ou a poliarterite nodosa.

Sintomas fixos ou intermitentes relacionados com o envolvimento vasculítico das artérias oftálmicas e seus ramos são os mais temidos nessa doença e exigem intervenção terapêutica imediata. Esses sintomas estão relacionados com o estreitamento vascular decorrente da inflamação ativa e do vasospasmo mediado pela lesão endotelial. A diminuição da visão secundária à arterite é a consequência séria mais comum da ACG, ocorrendo em 20 a 50% dos pacientes que procuram um oftalmologista e o sintoma apresentado por 60% dos com o distúrbio que desenvolvem perda visual. Uma anamnese detalhada da maior parte dos pacientes que apresentam perda visual "súbita" revela que cefaleia, sintomas constitucionais e PMR prévia ocorreram em aproximadamente 40% dos pacientes. Mesmo a evolução da perda visual quase sempre é escalonada, com amaurose fugaz em 10% e um defeito de campo parcial evoluindo para cegueira completa ao longo de dias. Se a ACG não for tratada, o segundo olho pode ser envolvido em 1 a 2 semanas. As artérias ciliares posteriores são as mais frequentemente envolvidas; assim, a neuropatia óptica isquêmica anterior (NOIA) é a lesão mais comum, podendo ser facilmente determinada pelo oftalmologista. A oclusão da artéria central da retina e de seus ramos é incomum; assim, exsudatos, hemorragias e vasculite franca são infrequentes. Cinco por cento dos pacientes com ACG podem apresentar diplopia ou ptose, que pode preceder a perda visual. A anormalidade visual final pode ser um composto de muitos eventos isquêmicos que ocorrem juntos no nervo óptico, nos músculos extraoculares, no quiasma óptico e no próprio encéfalo. Como a ACG envolve principalmente artérias que contêm lâmina elástica, com o desaparecimento desta dos vasos à medida que eles perfuram a dura-máter, lesões intracerebrais, como acidentes vasculares encefálicos, são incomuns, mas não impossíveis.

O envolvimento de artérias de grosso calibre mais comumente se manifesta como claudicação de braço ou perna; manifestações mais raras incluem acidente vascular encefálico, síndrome do roubo da subclávia, infarto intestinal e aneurisma aórtico sintomático. Assim, pode haver uma arterite subclínica que requeira monitoramento a longo prazo. Há uma percepção emergente de que alguns pacientes idosos diagnosticados como portadores de ACG podem manifestar uma doença de grandes vasos que se assemelha clinicamente à arterite de Takayasu, com uma escassez de sintomas isquêmicos cranianos, mas frequentemente com a presença de sintomas semelhantes aos da PMR. Por outro lado, em pacientes que apresentam a ACG típica, com sintomas cranianos e biopsia da artéria temporal positiva, a doença de grandes vasos com espessamento da parede aórtica é marcadamente mais frequente, mesmo no início do curso da doença.

A PMR e a ACG tratadas com corticosteroides são doenças autolimitadas, que duram 1 a 2 anos na maior parte dos pacientes. No entanto, um subgrupo de pacientes com ambos os distúrbios pode ter doença inflamatória ativa, manifestada por sintomas persistentes e sinais no exame de sangue indicando inflamação ativa por 7 a 10 anos. Digno de nota é o fato de que os aneurismas torácicos com células gigantes no tecido podem se desenvolver até 15 anos depois do diagnóstico, do tratamento bem-sucedido e da suspensão dos corticosteroides. A incidência de aneurismas torácicos e aórticos é marcadamente maior em pacientes com história prévia de ACG presumivelmente tratada com sucesso do que em controles da mesma idade. Em estudos de aneurismas de aorta reparados, encontraram-se achados patológicos consistentes com ACG em aproximadamente 2 a 4% dos espécimes de indivíduos sem arterite previamente reconhecida ou suspeita.

Na maior parte dos estudos, as taxas de sobrevida para pacientes com PMR e ACG são semelhantes às de indivíduos não afetados da mesma idade. No entanto, um estudo mostrou que a sobrevida diminuiu em um grupo de pacientes com ACG que apresentava perda visual permanente e necessitou de mais de 10 mg de prednisona ao dia por 6 meses. Isso provavelmente apoia a experiência de que a morbidade e a mortalidade são causadas por complicações relacionadas com o tratamento com corticosteroides nesse grupo de idosos de alto risco com muitas comorbidades.

DIAGNÓSTICO

Os diagnósticos de PMR e ACG baseiam-se em achados clínicos; os exames laboratoriais e a biopsia da artéria temporal fornecem apoio, mas não são diagnósticos (Figura 255.1).[6,7] Nenhum médico deve aguardar um achado anormal na biopsia da artéria temporal ou exigir a presença de uma VHS elevada antes de fazer o diagnóstico definitivo de ACG no contexto de um quadro clínico característico. Dito isso, a principal característica laboratorial da PMR e da ACG é a elevação nos reagentes de fase aguda estimulados pela interleucina (IL)-6, como a VHS e a proteína C reativa. A VHS é, em geral, superior a 50 mm/hora e pode exceder 100 mm/hora. A VHS abaixo dos 20 ou 30, entretanto, não exclui o diagnóstico de PMR ou ACG se outras características clínicas estiverem presentes, especialmente se o paciente já estiver em uso de corticosteroides.

Tabela 255.1 Arterite de células gigantes: características clínicas.

INFLAMATÓRIAS
Polimialgia reumática: sintomas constitucionais
Febre
Perda de peso
Fadiga
Anormalidades laboratoriais
Hematológicas: anemia, trombocitose
Elevação na velocidade de hemossedimentação, na proteína C reativa
ISQUÊMICAS
Oftalmológicas
Diplopia
Amaurose fugaz
Perda da visão fixa
Cegueira total
Sintomas cranianos
Cefaleia
Claudicação da mandíbula
Sensibilidade no couro cabeludo
Necrose do couro cabeludo ou lingual (rara)
Acidentes vasculares encefálicos
Doença de vasos de grosso calibre
Claudicação da perna ou do braço
Pulsos diminuídos, assimetria da pressão arterial
Aneurismas da aorta
COMPLICAÇÕES TARDIAS
Aneurismas da aorta
Aorta torácica
Aorta abdominal
Complicações com corticosteroides
Osteoporose
Fraturas
Catarata

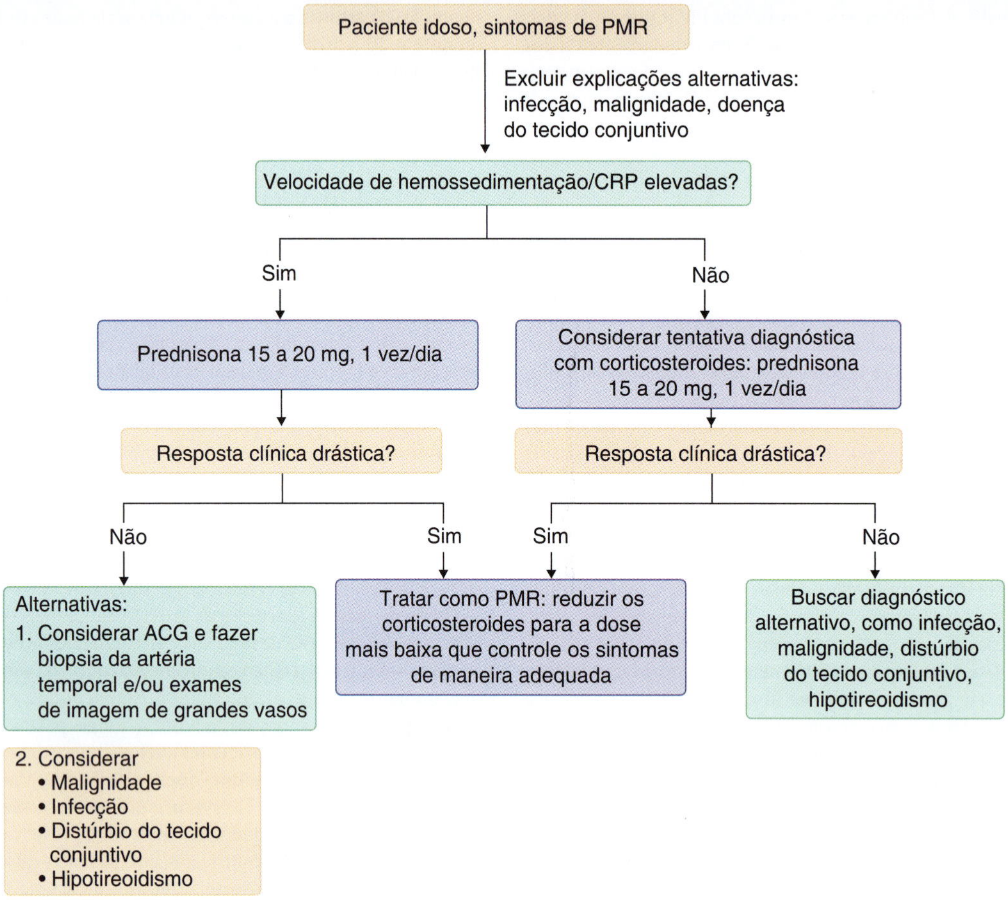

FIGURA 255.1 **Algoritmo diagnóstico para a polimialgia reumática (PMR). ACG = arterite de células gigantes; CRP = proteína C reativa.**

Anemia normocítica, normocrômica e trombocitose ocorrem em aproximadamente 50% dos pacientes com ambas as doenças e são excelentes guias para o estado de inflamação. Tanto na PMR quanto na ACG, a frequência de fator reumatoide, anticorpo antinuclear, ANCA, proteínas monoclonais e crioglobulinas não é maior do que em indivíduos-controle da mesma idade, e o complemento não é reduzido. A atividade da fosfatase alcalina pode estar elevada em um terço dos pacientes, principalmente naqueles com ACG. Embora esses testes não sejam indicados na PMR e na ACG, as enzimas musculares e a eletromiografia são normais e a biopsia muscular mostra atrofia das fibras do tipo II, mas sem inflamação.

Avaliação da artéria temporal superficial

Sensibilidade, nodularidade e pulsação diminuída da artéria temporal são achados típicos no exame físico de um paciente com ACG. A ultrassonografia duplex em cores tem sido usada como uma ferramenta diagnóstica não invasiva adjuvante na ACG. Um halo hipoecoico ao redor da artéria temporal superficial foi relatado em 73% dos pacientes com ACG comprovada por biopsia. O halo, representando edema na parede arterial, foi observado bilateralmente em um subgrupo significativo de pacientes e desapareceu em média de 16 dias depois do início dos corticosteroides em um estudo. Nesse estudo, a presença do halo teve sensibilidade de 73% e 100% específica para ACG. Contudo, outros grupos não foram capazes de reproduzir essa experiência, descobrindo que a ultrassonografia Doppler não é mais sensível ou específica do que o exame físico em pacientes com suspeita da doença. Os achados de estenose ou oclusão das artérias temporais por ultrassonografia Doppler também foram reconhecidos como modestamente sensíveis e específicos para o diagnóstico de ACG em alguns estudos. A dependência do operador continua sendo um desafio para o uso mais difundido dessa modalidade diagnóstica. A tomografia por emissão de pósitrons (PET) utilizando fluorodesoxiglicose [18F] pode ser útil na identificação de inflamação de grandes vasos sugestiva de ACG, mas não é útil na avaliação das artérias temporais em si, em razão do calibre relativamente pequeno e da alta captação de fundo nessa área. A angiografia convencional raramente é usada no diagnóstico de ACG. Alguns estudos sugeriram que a ressonância magnética/angiografia por ressonância magnética pode ser modalidade diagnóstica não invasiva útil. Podem-se visualizar as artérias cranianas superficiais e identificar alterações inflamatórias murais e estreitamento luminal. Pode-se também avaliar o envolvimento de grandes vasos. Estudos sugeriram que a ressonância magnética/angiografia por ressonância magnética têm sensibilidades e especificidades semelhantes às da biopsia no diagnóstico de ACG. No entanto, a biopsia da artéria temporal continua sendo o padrão-ouro no diagnóstico da ACG; dada a acessibilidade relativamente fácil da artéria e a morbidade potencialmente significativa do tratamento da ACG, a confirmação histológica é benéfica na maior parte dos casos.

Embora a biopsia da artéria temporal continue sendo um importante teste diagnóstico para a ACG, devem-se fazer algumas advertências. Em primeiro lugar, em um paciente em que o diagnóstico clínico seja provável, deve-se instituir o tratamento com corticosteroides imediatamente, sem esperar pelos resultados da biopsia. Em segundo lugar, em razão da natureza ignorada das lesões inflamatórias patológicas na parede do vaso, até 20 a 30% das amostras de biopsia podem ser normais, apesar da probabilidade avassaladora de diagnóstico de ACG. Como a biopsia é útil para confirmar o diagnóstico de ACG, em que altas doses de corticosteroides são usadas, fornecem-se as diretrizes a seguir. Pacientes com PMR pura e sem sinais ou sintomas de ACG não precisam de uma biopsia. No entanto, como 10% desses pacientes podem desenvolver manifestações clínicas de ACG no próximo ano, eles devem ser instruídos a relatar esses sintomas imediatamente. Quando a ACG for provável, deve-se realizar uma biopsia ambulatorial no lado sintomático da cabeça, de preferência incluindo áreas inflamadas com sensibilidade ou nodularidade e incorporando 2 a 3 cm de vaso. Devem-se requisitar várias seções do vaso, em razão da natureza segmentar do processo de doença. Alguns reumatologistas solicitam biopsias bilaterais de rotina, o que pode aumentar a probabilidade de obter um achado anormal em até 5%, enquanto outros realizam uma biopsia contralateral se a primeira amostra for normal. Os achados diagnósticos da biopsia continuam presentes por até 2 a 4 semanas depois de o diagnóstico clínico ser feito e o tratamento com corticosteroides instituído, podendo ser observados até mesmo meses depois do início do tratamento.

Diagnóstico diferencial

A natureza sistêmica desses distúrbios e o fato de ocorrerem em pessoas idosas exigem um exame diagnóstico detalhado para evitar que uma neoplasia maligna ou infecção importante passe despercebida e, possivelmente, para evitar tratar os pacientes de maneira inadequada com corticosteroides em altas doses. Isso é verdade na PMR, porque não há teste diagnóstico, e na ACG, porque os achados da biopsia na ACG podem ser normais em caso de vasculite ativa que ameace a visão. As infecções que devem ser consideradas e descartadas se clinicamente apropriado incluem a tuberculose, a endocardite e as hepatites B e C. Neoplasias malignas, como linfoma e mieloma múltiplo, podem simular a PMR, e uma avaliação à procura de cânceres apropriados para a idade é sempre indicada nessa faixa etária. Doenças autoimunes, como artrite reumatoide de início na idade avançada e lúpus eritematoso sistêmico, bem como dermatomiosite e outros tipos de vasculite, devem ser consideradas no diagnóstico diferencial e classificadas por meio da utilização de informações clínicas e testes sorológicos. Há suporte para o conceito de que a artrite reumatoide de início na idade avançada é o mesmo distúrbio que a PMR com fator reumatoide negativo, foco mais proximal de inflamação das articulações e boa resposta à prednisona em baixas doses. A distinção pode ser semântica, porque nenhum dos distúrbios tende a evoluir para artrite erosiva. Um curso clínico mais prolongado, entretanto, quase sempre é observado em pacientes nos quais a sinovite distal é uma característica proeminente, os quais são classificados como portadores de artrite reumatoide de início na idade avançada. A PMR e a ACG devem sempre ser consideradas no contexto de febre de origem desconhecida, porque os sinais e sintomas podem estar ocultos ou a história incompleta.

TRATAMENTO

Tanto a PMR quanto a ACG são altamente responsivas aos corticosteroides, que são o tratamento de escolha.[8] Essa resposta é tão característica que a melhora imediata e drástica nos sintomas da PMR e da ACG em 1 a 3 dias após a instituição dos corticosteroides apoia o diagnóstico. Por outro lado, a ausência de melhora rápida e significativa nos sinais, sintomas e função dentro de 5 a 7 dias deve levar o médico a suspeitar da impressão inicial e considerar um diagnóstico alternativo (p. ex., tumor ou infecção) ou a presença de ACG em pacientes com PMR, o que pode exigir uma dose maior de corticosteroides. Como a carga inflamatória dos dois distúrbios é diferente, empregam-se doses diferentes de corticosteroides no início do tratamento. Enquanto a PMR geralmente responde a 15 mg de prednisona ao dia, a ACG requer, em geral, 40 a 60 mg de prednisona ao dia em doses divididas ou doses mais altas se houver ameaça ou presença de lesão em órgãos ou tecidos. Na ACG, se houver sintomas visuais como perda fixa ou amaurose fugaz, o paciente deve ser tratado com metilprednisolona intravenosa em altas doses, que variam de 40 mg a cada 8 h a 1 g/dia durante 3 dias, seguido de altas doses de corticosteroides orais em doses divididas.

Dentro de 2 a 3 dias seguintes à instituição de corticosteroides, a maior parte dos sintomas de PMR ou ACG desaparece rapidamente, e os pacientes descrevem melhora milagrosa.[9] A dose de corticosteroide é então mantida por 2 a 3 semanas, durante as quais os valores de VHS, proteína C reativa, hemoglobina e contagens de plaquetas se normalizam. Institui-se, então, a redução dos corticosteroides, guiada pela resposta clínica. Na PMR, a redução geralmente é de 1 mg a cada 7 a 10 dias; na ACG, a redução é de 5 a 10 mg a cada 7 a 10 dias. Nesta, em geral não é recomendado o uso de esquemas de corticosteroides em dias alternados para minimizar os efeitos colaterais desses fármacos, porque ensaios clínicos randomizados controlados demonstraram taxas mais altas de falha do tratamento com esquemas de dosagem em dias alternados. É importante que a redução gradual seja guiada principalmente pelos achados clínicos (p. ex., rigidez, cefaleia, fadiga na PMR) e que o nível de elevação da VHS seja considerado dentro desse contexto clínico. Jamais se deve "perseguir uma VHS ideal", porque o paciente idoso seria submetido de maneira inadequada a uma dose cumulativa perigosamente alta de corticosteroides, com seus efeitos colaterais concomitantes. Um aumento na dose de prednisona deve se basear na mudança nos sintomas, não apenas no aumento na VHS. Uma possível exceção é em um paciente com histórico de ACG e perda abrupta prévia da visão em um dos olhos, no qual qualquer comprometimento adicional da visão seria catastrófico. A dose efetiva exigida para uma crise pode, em geral, ser tão baixa quanto 5 a 10 mg/dia de prednisona e, raramente, até 60 mg/dia para controlar os sintomas (p. ex., anormalidades visuais).

Uma VHS persistentemente elevada (> 50 mm/h) sem sintomas de PMR ou ACG deve levar o médico a procurar por causas alternativas, como infecções. O tratamento deve se basear em um delicado equilíbrio entre o controle da doença e a prevenção da toxicidade relacionada com os corticosteroides. O objetivo geral do paciente e do médico é obter o melhor controle da doença com a menor dose possível de corticosteroides. Na maior parte dos pacientes, a prednisona pode ser reduzida com segurança em 1 a 2 anos. No entanto, outros podem precisar de doses baixas de corticosteroides por 2 anos ou mais. Quanto mais alta a dose inicial e a dose cumulativa, maior a probabilidade de o paciente desenvolver um efeito colateral importante decorrente do uso de corticosteroides, como sepse, osteoporose, osteonecrose, diabetes, labilidade emocional ou miopatia (Capítulo 32). Imunizações adequadas, regimes contra a osteoporose (cálcio, vitamina D e bisfosfonatos) e monitoramento metabólico são obrigatórios em todos os pacientes com prescrição de tratamento crônico com corticosteroides.

O desfecho mais temido na ACG são as complicações isquêmicas da doença, na maior parte das vezes perda da visão ou, menos frequentemente, acidente vascular encefálico. A perda da visão, em geral, é irreversível e, embora seja incomum após a suspeita do diagnóstico e a instituição da terapia com glicocorticoides, pode ocorrer no início do tratamento. Metanálise de estudos retrospectivos mostrou que a terapia antiplaquetária ou anticoagulante tem um benefício marginal quando usada em conjunto com corticosteroides em pacientes com ACG estabelecida. Embora isso não tenha sido demonstrado em ensaios clínicos randomizados controlados prospectivos, na maior parte dos pacientes, deve-se considerar a terapia adjuvante com ácido acetilsalicílico em baixas doses, a menos que haja uma forte contraindicação para seu uso.

Testou-se o uso de agentes imunossupressores alternativos em pacientes com PMR e ACG em uma tentativa de "poupar corticosteroides" e controlar o estado inflamatório. Os estudos que examinaram a eficácia do metotrexato na ACG produziram resultados mistos; o maior e mais recente estudo não mostrou nenhum benefício adicional da terapia combinada. Metanálise de dados de pacientes individuais de três ensaios clínicos randomizados controlados por placebo sugeriu um benefício modesto para o metotrexato na ACG em termos de ser benéfico em poupar corticosteroides e reduzir a probabilidade de crises. Dada a natureza modesta do benefício demonstrado e das potenciais toxicidades do metotrexato nessa população idosa, ele não é incorporado de rotina como terapia de primeira linha na ACG. Na PMR, um estudo mostrou que o metotrexato confere benefício em termos de poupar corticosteroides e, possivelmente, reduzir a quantidade de crises. A magnitude do benefício parece modesta, e não foi demonstrada nenhuma redução nos efeitos colaterais relacionados com os corticosteroides. Atualmente, o metotrexato não é usado de rotina no tratamento da ACG nem da PMR; contudo, em pacientes específicos com doença refratária ou morbidade por uso excessivo de corticosteroides, emprega-se a adição de doses semanais de metotrexato (7,5 a 20 mg/semana) ou azatioprina nos níveis usados na artrite reumatoide (2 mg/kg/dia) em casos específicos. Existem séries de casos sugerindo que a ciclofosfamida possa ser útil em pacientes com doença refratária e/ou toxicidade por corticosteroides inaceitável, mas os eventos adversos são comuns, e o uso desse agente é raro na ACG.

O tocilizumabe (TCZ), um anticorpo antirreceptor de IL-6 monoclonal humanizado, demonstrou eficácia na ACG em dois ensaios clínicos randomizados.[A1,A2] O uso do TCZ resultou em taxas de remissão mais altas, menos uso cumulativo de glicocorticoides e maior probabilidade de remissão sustentada em 12 meses do que o tratamento com placebo.[10] Utilizaram-se reduções de glicocorticoide relativamente rápidas (diminuídas até a interrupção total no sexto mês), sem ocorrência de complicações isquêmicas cranianas nesses estudos. O TCZ foi recentemente aprovado pela Food and Drug Administration (FDA) para o tratamento da ACG com base nesses achados. Dois estudos prospectivos abertos sugeriram, de maneira semelhante, que o TCZ proporciona um benefício significativo de poupar corticosteroides na PMR, mas isso ainda não foi testado por ensaios clínicos randomizados cegos controlados por placebo.[11,12]

Ensaios clínicos randomizados de inibidores do TNF, incluindo infliximabe e adalimumabe, na ACG não foram capazes de demonstrar benefícios em termos de prevenir recidivas ou poupar corticosteroides.[A3] O tratamento com abatacepte, um bloqueador de molécula coestimulador, foi recentemente testado em um ensaio clínico randomizado cego controlado por placebo, resultando em benefício modesto em termos de sobrevida livre de recidiva em 12 meses,[A4] e está atualmente sendo avaliado em um ensaio clínico maior.

NO FUTURO

A melhor compreensão dos papéis causadores de doenças das células imunologicamente ativas e das citocinas produzidas por elas, juntamente com a genética e as correlações com subgrupos clínicos, levará a modalidades de tratamento mais focadas e evitará a necessidade de tratamento a longo prazo com corticosteroides. Um estudo de coorte publicado recentemente revelou que a ACG está associada a um risco aumentado de infarto agudo do miocárdio, acidente vascular encefálico e doença vascular periférica,[13] sugerindo que se deve dar maior atenção à redução do risco cardiovascular em pacientes com essa doença.

Grau A Recomendações de grau A

A1. Villiger PM, Adler S, Kuchen S, et al. Tocilizumab for induction and maintenance of remission in giant cell arteritis: a phase 2, randomised, double-blind, placebo-controlled trial. *Lancet.* 2016;387:1921-1927.

A2. Stone J, et al. Tocilizumab for sustained glucocorticoid-free remission in giant cell arteritis. *N Engl J Med.* 2017;377:317-328.

A3. Yates M, Loke YK, Watts RA, et al. Prednisolone combined with adjunctive immunosuppression is not superior to prednisolone alone in terms of efficacy and safety in giant cell arteritis: meta-analysis. *Clin Rheumatol.* 2014;33:227-236.

A4. Langford CA, et al. A randomized double-blind trial of abatacept and glucocorticoids for the treatment of giant cell arteritis. *Arthritis Rheumatol.* 2015;67:3949-3951.

REFERÊNCIAS BIBLIOGRÁFICAS

As referências bibliográficas, bem como os outros materiais suplementares deste livro, encontram-se no GEN-IO, nosso ambiente virtual de aprendizagem.

256 INFECÇÕES DE BOLSAS, ARTICULAÇÕES E OSSOS

ERIC L. MATTESON E DOUGLAS R. OSMON

INFECÇÃO DE BOLSAS

Bursite séptica

DEFINIÇÃO

Bolsas ou bursas são estruturas satélites que se formam para proteger os tecidos das proeminências ósseas. As bolsas superficiais, incluindo as bolsas subcutâneas do olécrano, pré-patelar, infrapatelar e bolsas sobre a primeira articulação metatarsofalângica, têm maior probabilidade de se infectar do que as bolsas profundas, como as bolsas subacromial, trocantérica e iliopectínea.

EPIDEMIOLOGIA

A bursite do olécrano pode ocorrer em até 10 em cada 100 mil pessoas, na maior parte das vezes em homens, sendo frequente a ocorrência de traumatismos cutâneos prévios.

BIOPATOLOGIA

A bursite séptica das bolsas superficiais é mais habitualmente decorrente da inoculação direta através da pele sobrejacente; menos comumente, é secundária à celulite subjacente. A maior parte dos casos de bursite séptica profunda se deve à disseminação contígua de articulações infectadas adjacentes ou à disseminação hematogênica.

Os fatores de risco predisponentes para bursite séptica incluem o traumatismo à pele. Por exemplo, a bursite séptica do olécrano pode ocorrer em encanadores, atletas e pacientes com doença pulmonar obstrutiva crônica (DPOC) que costumam se apoiar nos cotovelos; a bursite séptica pré-patelar ou infrapatelar pode ocorrer em faxineiros, jardineiros e carpinteiros. Pelo menos um terço dos pacientes com bursite séptica tem uma doença comórbida subjacente, como diabetes melito, artrite reumatoide, gota, DPOC ou alcoolismo.

MANIFESTAÇÕES CLÍNICAS

Em pacientes imunocompetentes, a bursite séptica usualmente, mas nem sempre, se manifesta com febre e eritema e calor na pele sobreposta; pode haver inchaço da bolsa. Em contraste com aqueles com artrite séptica, os pacientes com bursite séptica das bolsas superficiais têm amplitude de movimento das articulações intacta, que pode ser limitada apenas nos extremos de flexão.[1] A dor ao movimento da articulação e a restrição da amplitude de movimento articular são altamente sugestivas de artrite séptica. Os reagentes de fase aguda, como proteína C reativa, velocidade de hemossedimentação e contagem de leucócitos, podem estar elevados.

DIAGNÓSTICO

Devem-se realizar radiografias à procura de corpo estranho e avaliar os ossos circundantes. A aspiração do líquido bursal é útil no diagnóstico de pacientes que apresentam dor, eritema e/ou inchaço na área afetada. No entanto, em razão do risco de contaminação da bolsa se for realizada aspiração através da pele celulítica, muitos médicos optam por aspirá-la apenas em caso de falha na terapia antimicrobiana empírica. A orientação por ultrassom ou tomografia computadorizada aumenta muito o sucesso da aspiração da bolsa superficial. Deve-se ter cuidado para não violar o espaço articular ao aspirar uma bolsa, para evitar inoculá-lo.

Em geral, a contagem de leucócitos do líquido bursal é menor do que a observada na artrite séptica, com média de 13.500 células/$\mu\ell$. Mesmo em hospedeiros imunocompetentes, as contagens de células podem variar de menos de 1.500/$\mu\ell$ até mais de 100.000/$\mu\ell$. Uma contagem de leucócitos superior a 2.000/$\mu\ell$ tem sensibilidade de 94% e especificidade de 79% para bursite superficial (do olécrano ou pré-patelar). Deve-se realizar cultura bacteriana e testes de suscetibilidade *in vitro*; se houver líquido adicional, pode-se realizar uma coloração de Gram, embora sua sensibilidade possa ser tão baixa quanto 15%. A presença de cristais não exclui a possibilidade de bursite séptica (Capítulo 257).

O *Staphylococcus aureus* (Capítulo 272) é a causa mais comum de bursite séptica, presente em mais de 80% dos casos comprovados por cultura, seguido de estreptococos beta-hemolíticos. Bacilos gram-negativos aeróbios, incluindo espécies de *Escherichia coli, Campylobacter jejuni* e *Pseudomonas*, são causas raras de bursite séptica. A bursite crônica pode estar associada a infecções sistêmicas por *Brucella abortus*, micobactérias atípicas ou *Mycobacterium tuberculosis*, bem como fungos; a presença dessas infecções deve levantar a possibilidade de infecção sistêmica.

Diagnóstico diferencial

No hospedeiro imunocompetente, a bursite não séptica (Capítulo 247) pode ter uma apresentação um pouco mais indolente do que a bursite séptica. O diagnóstico diferencial inclui gota, pseudogota, artrite e traumatismo com hemobursa. Uma celulite subjacente pode ser confundida com bursite. Em geral, não há febre na bursite não séptica causada por traumatismo mecânico ou resultante de atrito.

TRATAMENTO

O tratamento da bursite séptica é orientado pelo conhecimento dos organismos putativos subjacentes, na maior parte dos casos *S. aureus*. Como a coloração de Gram é positiva em menos de dois terços dos pacientes e as culturas podem ser postergadas, a terapia empírica é guiada pelas manifestações clínicas. A maior parte dos pacientes pode ser tratada ambulatorialmente, mas os imunocomprometidos podem necessitar de hospitalização para terapia antibiótica intravenosa. O tratamento ambulatorial inicial de pacientes sem comorbidades pode consistir em uma penicilina antiestafilocócica ou cefalosporina de primeira geração VO. Se houver suspeita de *S. aureus* resistente à meticilina (MRSA) adquirido na comunidade, pode-se adicionar cotrimoxazol ou minociclina a um desses agentes. Em pacientes alérgicos à penicilina, podem ser usados clindamicina ou linezolida VO. Os pacientes com inflamação grave, sépticos ou imunocomprometidos podem exigir hospitalização para início do tratamento com nafcilina, oxacilina ou cefazolina intravenosa; se houver suspeita de MRSA, deve-se usar vancomicina, daptomicina ou linezolida intravenosa (Capítulo 272). A vancomicina também pode ser usada em pacientes alérgicos à penicilina.

A duração da terapia antimicrobiana é guiada pela resposta clínica e condições comórbidas. Deve ser continuada até que não haja mais inflamação bursal, o que pode exigir várias semanas de terapia intravenosa ou oral e múltiplas aspirações. A falha da bursite séptica em responder à terapia antibiótica inicial exige um segundo curso de terapia; a recorrência depois disso ou a incapacidade de drenar a bolsa de maneira adequada com aspiração por agulha é uma indicação para intervenção cirúrgica.

PREVENÇÃO
Como a bursite séptica superficial costuma estar associada a atividades ocasionais ou de lazer envolvendo ajoelhar-se ou apoiar-se nos cotovelos, o uso de acolchoamento protetor pode ser útil.

PROGNÓSTICO
A duração ideal da terapia é desconhecida, mas o prognóstico da bursite superficial é, em geral, excelente. A presença de comorbidades, especialmente aquelas associadas a infecções bursais profundas, incluindo artrite séptica, bacteriemia e osteomielite, está associada a doenças mais intratáveis e difíceis.

INFECÇÃO ARTICULAR

Artrite séptica

DEFINIÇÃO
A artrite séptica refere-se à infecção de uma articulação por um microrganismo, estando associada a aumento da morbidade e da mortalidade, bem como à perda da integridade e da função articular.[2] A artrite séptica é causada, em geral, por uma infecção bacteriana. Outros microrganismos podem causar infecções com características clínicas diferentes das infecções bacterianas; estes são analisados separadamente.

ARTRITE SÉPTICA NÃO GONOCÓCICA

EPIDEMIOLOGIA
A incidência de artrite séptica que afeta articulações nativas é de cerca de 5 a 8 em cada 100 mil pacientes-ano. Entre aqueles que apresentam uma articulação agudamente inchada e dolorida, a prevalência de artrite bacteriana varia amplamente, de menos de 10 até 27%, dependendo da população de origem. A artrite séptica não gonocócica é o tipo mais comum de artrite séptica e um pouco mais comum em homens do que em mulheres.

BIOPATOLOGIA
Mais de 90% dos casos de artrite séptica são causados por estafilococos ou estreptococos (Tabela 256.1). A artrite séptica pode resultar da inoculação direta (p. ex., acidentes, mordidas, cirurgia) ou por extensão de um osso infectado em um espaço articular adjacente. Aproximadamente 75% dos casos são decorrentes de disseminação hematogênica, sobretudo em pacientes com cateteres de demora e naqueles imunocomprometidos. A artrite séptica decorrente da artrocentese por agulha (< 1 em 10 mil procedimentos) ou artroscopia (4 casos por mil a 10 mil procedimentos) é muito rara.

As bactérias que causam artrite séptica produzem uma reação inflamatória aguda na membrana sinovial. A hiperplasia sinovial e a imigração de células inflamatórias com a liberação de citocinas e proteases pró-inflamatórias e destruidoras da cartilagem resultam em danos à cartilagem e ao osso. Toxinas bacterianas, DNA e superantígenos, como os observados na síndrome do choque tóxico estafilocócico, também contribuem para danos à cartilagem e aos ossos.

Os fatores de risco para o desenvolvimento de artrite séptica incluem traumatismo penetrante, diabetes, alcoolismo, úlceras cutâneas, uso de drogas intravenosas, articulações protéticas, artrite reumatoide, osteoartrite e baixo nível socioeconômico, bem como idade avançada, infecção de pele, cateteres intravenosos de demora, câncer e terapias imunossupressoras, incluindo fármacos modificadores da resposta biológica usados no tratamento de doenças autoimunes, como a artrite reumatoide e a doença inflamatória intestinal.

MANIFESTAÇÕES CLÍNICAS
A maior parte dos pacientes com artrite bacteriana sente-se mal e tem febre. Pacientes imunocomprometidos e idosos podem não ter uma resposta febril acentuada. A maior parte dos casos (> 80%) de artrite séptica é monoarticular; o joelho está envolvido em mais de 50% dos casos.

Tabela 256.1 Microrganismos responsáveis pela artrite séptica aguda e pela osteomielite aguda e crônica.

ARTRITE SÉPTICA: MICRORGANISMO	FREQUÊNCIA (%)	OSTEOMIELITE: AGUDA E CRÔNICA: MICRORGANISMO	FREQUÊNCIA (%)
Gram-positivos	***60 a 90***	***Gram-positivos***	***80 a 90***
Staphylococcus aureus	50 a 70	*Staphylococcus aureus*	60 a 80
Estreptococos dos grupos A, B, C	15 a 30	Estreptococos dos grupos A, B, C	10 a 20
Estafilococos coagulase-negativos	6 a 20	*Staphylococcus epidermidis*	10 a 15
Streptococcus pneumoniae	1 a 3	*Streptococcus pneumoniae*	< 1
Enterococcus sp.	< 1	*Enterococcus* sp.	1 a 2
Corynebacterium sp.	< 1	*Corynebacterium* sp.	1 a 2
Gram-negativos	***5 a 25***	***Gram-negativos***	***5 a 20***
Salmonella sp.		*Salmonella* sp.	
Pseudomonas aeruginosa		*Enterobacter* sp.	
Escherichia coli		*Pseudomonas aeruginosa*	
Klebsiella pneumoniae		*Brucella* sp.	
Enterobacter sp.		*Pasteurella multocida*	
Kingella kingae		*Bartonella henselae*	
Haemophilus influenzae	< 1 a 3*	*Propionibacterium* sp.	
Anaeróbios	***1 a 2***	***Anaeróbios***	
Fusobacterium sp.		*Bacteroides* sp.	
Bacteroides fragilis			
Diversos	***< 5***	***Diversos***	***5 a 7***
Mycoplasma		*Mycobacterium* sp.	
Mycobacterium sp.		Fungos (candidíase, coccidioidomicose, blastomicose, histoplasmose)	
Fungos			
Vírus			
Algas			

*Crianças.

Pode-se observar sepse poliarticular em pacientes imunocomprometidos e naqueles com artrite reumatoide ou lúpus eritematoso sistêmico. Esses pacientes costumam não apresentar sinais e sintomas típicos de infecção e podem não parecer particularmente enfermos na apresentação, mas apresentar descompensação cardiovascular rápida, o que é particularmente verdadeiro para aqueles que estão em uso de glicocorticosteroides, outros agentes imunossupressores e modificadores da resposta biológica, incluindo inibidores do fator de necrose tumoral-α (TNF-α).

Pacientes com artrite séptica que afeta articulações não diartrodiais, como as articulações acromioclaviculares ou sacroilíacas, podem ter uma história de uso de drogas intravenosas ou cateteres intravenosos para tratar outras condições de saúde. A infecção da sínfise púbica está associada a cirurgia prévia do trato urinário ou ginecológica, malignidade pélvica, uso de drogas intravenosas ou atividade física vigorosa envolvendo descarga de peso, como corrida de longa distância, em atletas do sexo feminino.

O achado de microrganismos na articulação deve levar a anamnese e exame físico adequados para identificar uma fonte de infecção hematogênica, como celulite, pneumonia ou infecção do trato urinário. Os estafilococos e os estreptococos beta-hemolíticos podem entrar diretamente por feridas abertas, enquanto a infecção por organismos gram-negativos pode estar associada a doenças intestinais ou vesicais.

DIAGNÓSTICO
O diagnóstico de artrite séptica é desafiador, porque seus sinais e sintomas se sobrepõem aos de outras doenças inflamatórias articulares não sépticas (p. ex., osteoartrite, gota, artrite reumatoide e artrite reumatoide juvenil), doenças que podem aumentar o risco de artrite séptica.[3] Devem-se realizar radiografias simples para avaliar os ossos circundantes e o espaço articular e fornecer uma imagem inicial com a qual comparar depois de concluído o tratamento. Modalidades de imagem, como ressonância magnética, tomografia computadorizada e radiografia simples, são úteis para determinar se há osteomielite associada e em casos de incerteza diagnóstica.[4] As hemoculturas são positivas em até 50% dos pacientes com artrite séptica bacteriana e devem ser realizadas em todos os pacientes nos quais

se suspeita desse diagnóstico. Se houver suspeita de artrite séptica, indica-se artrocentese do líquido sinovial,[5] com a realização de cultura bacteriana e coloração de Gram no líquido; o último é positivo em apenas cerca de 50% dos pacientes. Devem-se realizar culturas e colorações específicas para fungos e organismos micobacterianos se houver histórico de exposição ou falha na terapia antibacteriana. Os ensaios de reação em cadeia da polimerase (PCR) podem ser úteis para diagnosticar infecções articulares menos comuns, como por *Borrelia*, mas o valor da PCR em relação à cultura-padrão para o diagnóstico de infecção articular estafilocócica ou estreptocócica ainda não foi demonstrado. Outros exames úteis incluem contagem de leucócitos e contagem diferencial, bem como avaliação do líquido sinovial à procura de cristais (Capítulo 257). A presença de gota ou cristais de pseudogota não exclui a possibilidade de artrite séptica, principalmente em pacientes com contagem de leucócitos acima de 50.000/μℓ.

Um contexto clínico frequente é o paciente em anticoagulação terapêutica. Em razão da natureza rapidamente destrutiva da artrite séptica e das consequências sistêmicas frequentemente profundas, a anticoagulação terapêutica não é uma contraindicação à artrocentese. O procedimento pode ser auxiliado pela orientação por ultrassom, especialmente quando há apenas uma pequena quantidade de líquido articular ou a articulação é difícil de aspirar. A artrocentese guiada por TC é particularmente útil para aspiração de articulações profundas, como quadris e articulações não diartrodiais.

A contagem total e diferencial de leucócitos no líquido sinovial é útil para distinguir as articulações infectadas das não infectadas em pacientes imunocompetentes. O diagnóstico de artrite séptica está presente em 47% dos pacientes com leucócitos sinoviais acima de 50.000/μℓ e em 77% dos com leucócitos acima de 100.000/μℓ. É importante perceber que leucócitos abaixo de 50.000/μℓ, especialmente em pacientes imunocomprometidos, podem estar associados à artrite séptica; portanto, a contagem absoluta de leucócitos no líquido sinovial não é, por si só, maneira confiável de confirmar ou excluir o diagnóstico de artrite.

Diagnóstico diferencial

Os sintomas de artrite séptica, como dor aguda nas articulações, inchaço e até febre, com aumento dos reagentes de fase aguda, podem ser causados por artrite cristalina (Capítulo 257), especialmente pseudogota e gota, bem como artrite psoriática e artrite reativa (Capítulo 249). Em pacientes com doença inflamatória articular preexistente, como artrite reumatoide, pode-se suspeitar de artrite séptica se houver um início súbito de inchaço monoarticular ou pauciarticular agudo ou subagudo quando a doença estiver bem controlada. A presença ou ausência de febre não é um indicador confiável de uma articulação infectada (Figura 256.1).

TRATAMENTO

Assim que a articulação for aspirada e, de modo ideal, após a obtenção do resultado das hemoculturas, deve-se instituir tratamento imediato com antibióticos. A remoção do material purulento e, quando apropriado, o desbridamento são essenciais. A escolha da terapia antimicrobiana empírica baseia-se em quais organismos são considerados a causa provável da artrite séptica e nos resultados da coloração de Gram e cultura. Não foi demonstrada nenhuma vantagem de um regime de antibióticos em

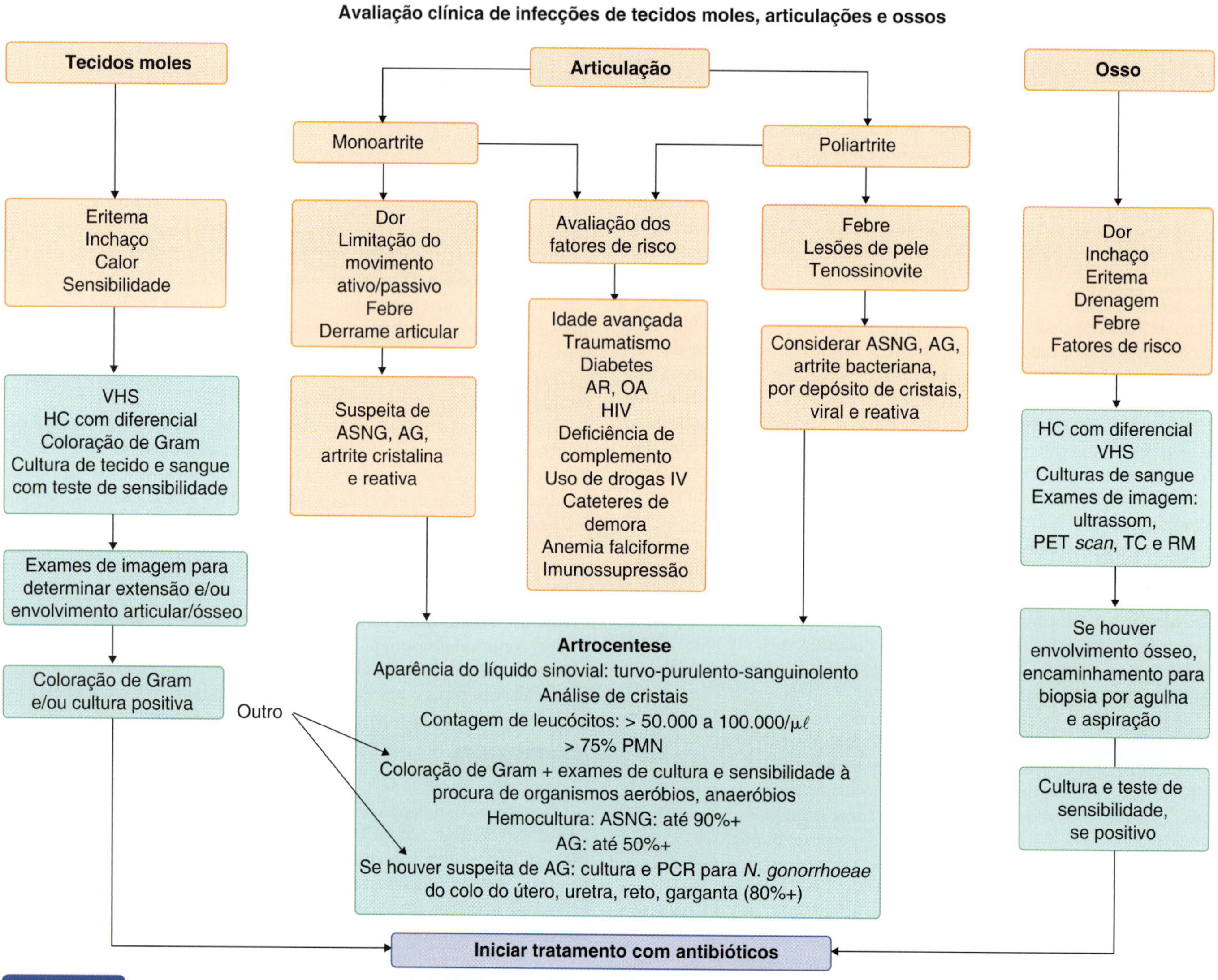

FIGURA 256.1 **Avaliação clínica de infecções de tecidos moles, articulações e ossos.** AG = artrite gonocócica; AR = artrite reumatoide; ASNG = artrite séptica não gonocócica; HC = hemograma completo; HIV = vírus da imunodeficiência humana; IV = intravenoso; OA = osteoartrite; PCR = reação em cadeia da polimerase; PET *scan* = tomografia por emissão de pósitrons; PMN = leucócito polimorfonuclear; RM = ressonância magnética; TC = tomografia computadorizada; VHS = velocidade de hemossedimentação.

detrimento de outro. Se a coloração de Gram inicial do líquido sinovial revelar cocos gram-positivos, recomenda-se a vancomicina, dada a crescente frequência de infecção por MRSA e a necessidade de iniciar terapia antimicrobiana eficaz o mais rápido possível. A daptomicina, a linezolida e a ceftarolina são agentes alternativos. Se a coloração de Gram inicial revelar bacilos gram-negativos, recomenda-se um agente de amplo espectro, incluindo atividade contra *Pseudomonas aeruginosa*. Esses agentes incluem ceftazidima, cefepima, imipeném, meropeném, piperacilina-tazobactam e ciprofloxacino intravenoso. Se a coloração de Gram for negativa, a vancomicina isolada em pacientes imunocompetentes ou naqueles com improvável infecção por organismos gram-negativos, com base na história e no exame físico, ou a vancomicina mais um dos antibacterianos gram-negativos listados são abordagens racionais. Quando os resultados da cultura e da suscetibilidade *in vitro* estiverem disponíveis, a terapia pode ser modificada. A duração da terapia antibacteriana varia, em geral, de 2 a 6 semanas; dados sugerem que uma aspiração e 2 semanas de terapia costumam ser adequadas.[A1b]

O papel da drenagem artroscópica, quando comparado ao com agulha e drenagem aberta da articulação, permanece incerto.[6] O tratamento cirúrgico é apropriado para a artrite séptica do quadril, para pacientes que não respondem à aspiração por agulha em série e à antibioticoterapia e para aqueles que parecem estar em desenvolvimento de complicações potencialmente fatais, como uma fascite necrosante. Nenhum estudo demonstrou a utilidade da lavagem com ou sem sinovectomia por artroscopia *versus* artrotomia ou desbridamento. Os pacientes devem ser mobilizados o mais rápido possível para prevenir contraturas articulares. O uso concomitante de dexametasona oral por 4 dias pode levar a melhorias sintomáticas mais rápidas em crianças,[A1] mas não há relato de ensaio clínico randomizado em adultos.

PREVENÇÃO

Em pacientes que requerem imunossupressão ou terapia com glicocorticosteroides para controlar suas doenças subjacentes, deve-se fazer todos os esforços para usar a menor dose possível desses medicamentos.

PROGNÓSTICO

Até um terço dos pacientes com artrite séptica tem um desfecho funcional ruim, principalmente idosos, os com doenças articulares preexistentes, como osteoartrite ou artrite reumatoide, e aqueles com próteses articulares. O desfecho articular ruim está associado à infecção por *S. aureus* em mais de 50% dos pacientes; a mortalidade pode chegar a 10 a 15%, particularmente em pacientes imunocomprometidos ou com sepse poliarticular.

ARTRITE SÉPTICA GONOCÓCICA

EPIDEMIOLOGIA

Neisseria gonorrhoeae (Capítulo 283) é uma causa comum de poliartralgias e artrite, bem como de artrite oligoarticular e tenossinovite em pacientes jovens e saudáveis. A infecção gonocócica disseminada ocorre em 0,5 a 3% dos pacientes com gonorreia (Capítulo 283), muitos dos quais com artrite. A frequência da infecção gonocócica disseminada e da artrite séptica por *N. gonorrhoeae* é duas a três vezes maior em mulheres do que em homens. A maior parte dos pacientes não tem história recente de infecção genital sintomática. A incidência de artrite gonocócica é de 133 casos por 100 mil habitantes por ano. Os fatores predisponentes para infecção gonocócica disseminada com artrite incluem gestação, menstruação recente, deficiências de complemento (C5, C6, C7 ou C8) e lúpus eritematoso sistêmico.

MANIFESTAÇÕES CLÍNICAS

Pacientes com artrite gonocócica costumam apresentar uma de duas síndromes clínicas. A primeira é uma artrite purulenta sem lesões cutâneas; a segunda é a tríade de tenossinovite, dermatite e poliartralgias sem artrite purulenta. Os últimos pacientes podem ter bacteriemia e febre, bem como lesões cutâneas maculopapulares, vesiculares, necróticas e pustulosas em qualquer parte do tegumento. A artrite, de modo geral, é assimétrica e pode envolver grandes ou pequenas articulações, normalmente os cotovelos e joelhos ou articulações distais a estes.

DIAGNÓSTICO

É necessário um alto grau de suspeita clínica para o diagnóstico, porque muitos pacientes são assintomáticos em relação à infecção primária. É importante uma avaliação não só articular completa, como também dos tecidos moles, especialmente no caso da tenossinovite que afeta as mãos e os pés. Culturas do sangue, do colo do útero e da uretra são essenciais; as da faringe e do reto podem ser muito úteis. *N. gonorrhoeae* é isolada em menos de 30% dos pacientes com síndrome de tenossinovite-dermatite e em cerca de 50% daqueles com monoartrite. A PCR pode ser usada para detectar o DNA gonocócico no líquido sinovial, em lesões de pele, na urina e em amostras de garganta, que são negativos à cultura. As culturas devem ser submetidas no meio Thayer-Martin. Pacientes com suspeita de artrite gonocócica devem ser examinados à procura de outras infecções sexualmente transmissíveis coexistentes (Capítulo 269), como sífilis, HIV e clamídia, bem como hepatites B e C.

TRATAMENTO

A ceftriaxona é administrada por 2 a 4 dias, seguida de terapia oral para completar um mínimo de 7 dias de tratamento, embora sejam recomendados até 14 dias de terapia. Existe uma resistência emergente às fluoroquinolonas e, a menos que testes de sensibilidade *in vitro* específicos estejam disponíveis, seu uso não é recomendado. Os pacientes também devem ser tratados para clamídia concomitante com os regimes recomendados pelos Centers for Disease Control and Prevention (CDC) dos EUA. A maioria dos pacientes responde bem à terapia ambulatorial, com resolução completa da infecção. Dada a resistência antimicrobiana emergente, devem-se analisar as diretrizes mais recentes do CDC para o tratamento da *N. gonorrhoeae*.

Artrite viral

Os pacientes com síndromes virais podem ter poliartralgias ou poliartrite inflamatória, que podem simular a artrite reumatoide (Capítulo 248). As infecções virais mais comumente associadas à artrite incluem as hepatites A, B e C; citomegalovírus; parvovírus B19; rubéola; sarampo; e HIV. Outras formas de artrite viral são causadas por adenovírus, vírus ECHO, vírus Epstein-Barr e herpes-zóster na América do Norte e na Europa; os vírus Chikungunya (ver mais adiante) e *o'nyong-nyong*, especialmente na África; e o vírus Ross River na Austrália. A artrite relacionada com infecções virais tem probabilidade de ser principalmente de natureza reativa, em vez de ser causada por infecção sinovial direta.

A infecção pelo vírus Chikungunya (CHIK) (febre de Chikungunya) é uma infecção por arbovírus transmitida por artrópodes que, nas últimas décadas, se dispersou de maneira inesperada das regiões tropicais e subtropicais da África e da Ásia e afetou milhões de indivíduos em todo o mundo,[7] constituindo uma ameaça emergente à saúde pública global.[8] A doença ocorre em duas fases: viremia aguda seguida de artrite crônica, que pode ser acompanhada por artralgia grave e incapacitante. As tentativas de isolar o vírus CHIK do líquido sinovial não foram bem-sucedidas,[9] e a artrite crônica agora é considerada um distúrbio autoinflamatório pós-infeccioso, em vez de uma infecção viral persistente. Ele compartilha muitas características clínicas com a artrite reumatoide e responde de maneira variável a diferentes fármacos antirreumáticos modificadores da doença (DMARDs).

Outros tipos de artrite infecciosa

ARTRITE FÚNGICA

A artrite fúngica é incomum e ocorre mais comumente em pacientes imunocomprometidos.[10] O tratamento com altas doses de imunossupressores, agentes anti-TNF e, possivelmente, outros fármacos modificadores da resposta biológica usados no tratamento da artrite reumatoide e de outras doenças autoimunes pode aumentar o risco de infecções fúngicas. As infecções costumam ser sistêmicas e podem ser indolentes. Uma compreensão da epidemiologia dos organismos, bem como dos fatores de risco do paciente, incluindo os ocupacionais e de lazer, é essencial para o diagnóstico. Os fungos mais comuns nos EUA incluem o *Blastomyces dermatitidis*, o *Coccidioides immitis* e o *Histoplasma capsulatum*. As infecções fúngicas por *Sporothrix schenckii* podem ser vistas especialmente em jardineiros. Infecções por organismos mais incomuns ocorrem em pacientes imunocomprometidos, incluindo *Aspergillus*, *Candida*, *Cryptococcus* e *Nocardia*. O leitor deve consultar os capítulos específicos sobre esses organismos para obter recomendações atualizadas em relação a tratamentos antimicrobianos.

ARTRITE DE LYME

A doença de Lyme (Capítulo 305) causa, em geral, artrite oligoarticular, que afeta mais comumente o joelho. O tratamento com antibióticos, conforme descrito no Capítulo 305, é eficaz. A doença poliarticular que afeta as pequenas articulações tem sido associada ao HLA-DR4, que é encontrado com maior frequência em pacientes com artrite reumatoide.

ARTRITE POR *MYCOPLASMA*

O *Mycoplasma hominis* (Capítulo 301) causa uma artrite oligoarticular ou monoarticular. Os fatores de risco incluem um estado imunocomprometido e hipogamaglobulinemia. O tratamento de escolha são as tetraciclinas, geralmente a doxiciclina; de maneira alternativa, pode-se usar clindamicina ou fluoroquinolonas.

ARTRITE TUBERCULOSA

A maior parte dos casos de tuberculose (TB) (Capítulo 308) no Canadá, nos EUA, na Europa Ocidental, na Austrália e na Nova Zelândia ocorre em imigrantes. A artrite, geralmente monoarticular ou oligoarticular, afeta grandes articulações, e deve-se suspeitar de TB em pacientes com artrite monoarticular ou pauciarticular refratária considerada secundária a outra infecção bacteriana ou a uma doença inflamatória sistêmica, como a artrite reumatoide.[11] O rastreamento à procura de TB é obrigatório a todos os pacientes antes de iniciar o tratamento com fármacos imunossupressores ou modificadores da resposta biológica.

O diagnóstico de TB pode tardar a ser estabelecido pela falta de suspeita clínica, pois os pacientes podem não ter doença pulmonar. Pode ocorrer infecção micobacteriana atípica em pescadores e pacientes imunocomprometidos. O tratamento adequado para artrite séptica decorrente de TB baseia-se em diretrizes e testes de suscetibilidade *in vitro*, mas geralmente inclui isoniazida, etambutol ou rifampicina e pirazinamida como terapia empírica (Capítulo 308). As micobactérias atípicas geralmente não são suscetíveis aos agentes antituberculose tradicionais, e recomenda-se a consulta à procura de doenças infecciosas. Pacientes com história de TB nos quais esteja sendo considerado o uso de terapias anti-TNF devem ser tratados de maneira adequada para essa doença antes da introdução desses medicamentos. Os pacientes com um teste de derivado de proteína purificada (PPD, *purified protein derivative*) ou teste QuantiFERON® positivo para TB sem história de tuberculose diagnosticada devem ser tratados profilaticamente por vários meses antes de iniciar a terapia com anti-TNF. A suspeita clínica e a cultura do líquido ou da membrana sinovial obtidas na biopsia são essenciais para o diagnóstico.

SÍFILIS

O envolvimento musculoesquelético pela sífilis (Capítulo 303) é múltiplo e inclui artrite monoarticular ou oligoarticular, poliartralgias, tenossinovite, sacroileíte, espondilite, condrite, osteíte e periostite. Articulações de Charcot, osteíte e artrite crônica são típicas da sífilis terciária. A maior parte dos pacientes com artrite relacionada com a sífilis pode ser tratada com sucesso. A artrite pode complicar a sífilis congênita, secundária e terciária.

INFECÇÃO DE UMA ARTICULAÇÃO PROTÉTICA

A cada ano, são feitas mais de 1 milhão de cirurgias de artroplastia (Capítulo 260) nos EUA, números esses que continuam aumentando. Há infecção em 0,3 a 1,7% das artroplastias de quadril e 0,8 a 1,9% das artroplastias de joelho, sendo o risco de infecção duas a três vezes maior em pacientes com artrite reumatoide. As infecções de uma articulação protética são classificadas como (1) infecções precoces, que ocorrem dentro de 3 meses depois da cirurgia de artroplastia; (2) infecções retardadas, que ocorrem de 3 meses a cerca de 1 ano depois da cirurgia de artroplastia; e (3) infecções tardias, que ocorrem mais de 1 a 2 anos depois da cirurgia de artroplastia. As infecções que ocorrem no primeiro ano geralmente estão relacionadas com a cirurgia de artroplastia em si, e as infecções tardias costumam decorrer de disseminação hematogênica.

O desenvolvimento de um biofilme bacteriano na articulação protética é característico da infecção da prótese articular, aumentando a suscetibilidade à infecção em modelos animais experimentais com apenas 100 unidades formadoras de colônias. Esses biofilmes são formados pelo glicocálice bacteriano, o que aumenta a resistência dos organismos aos agentes antimicrobianos e provavelmente é responsável pela dificuldade de obtenção de organismos viáveis na articulação infectada. Mais da metade de todas as infecções de próteses articulares de quadril e joelho é causada por estafilococos. Outros organismos, incluindo bacilos gram-negativos, anaeróbios e espécies de *Candida*, também podem causar infecção. Em particular, espécies de *Propionibacterium* estão associadas a próteses de ombro infectadas. Cerca de 20% dos casos são polimicrobianos e em 7% as culturas são negativas.

Os fatores de risco associados ao desenvolvimento de infecção da prótese articular incluem complicações na cicatrização de feridas, infecção prévia do sítio cirúrgico superficial, infecção prévia da articulação, cirurgia prévia na articulação, artrite reumatoide, idade avançada, obesidade, tabagismo, câncer e diabetes melito. Outros fatores de risco incluem artroplastia bilateral simultânea, tempo cirúrgico prolongado, necessidade de transfusão de sangue e ocorrência de infecção em outra parte do corpo que pode se disseminar por via hematogênica à prótese.

Pacientes com infecção de início precoce podem apresentar sinais e sintomas clássicos de artrite séptica, incluindo dor articular, derrame, eritema e febre. Pacientes com infecção atrasada podem apresentar apenas dor articular, com ou sem afrouxamento do implante, exigindo um alto grau de suspeita clínica para a presença de infecção.

O diagnóstico definitivo de infecção da articulação protética baseia-se em recuperação de organismos de vários espécimes de líquido sinovial e tecido periprotético, sonicação da prótese em si, inflamação aguda sugestiva de infecção no exame patológico do tecido periprotético coletado na cirurgia ou presença de um trato sinusal comunicando-se com a prótese, mesmo na ausência de microrganismos.[13]

Elevação na velocidade de hemossedimentação ou na proteína C reativa sem outra causa óbvia, como artrite inflamatória ou cirurgia recente, é muito sugestiva de infecção em um paciente com prótese.[14] Radiografias simples podem mostrar afrouxamento, formação de osso novo e lucências ao longo da margem do implante, geralmente não específicas. A cintilografia à base de tecnécio, combinada com a varredura de leucócitos marcados com índio, sugere infecção estabelecida, mas muitas vezes não é realizada em razão do custo. A ressonância magnética e a tomografia computadorizada têm pouca utilidade no diagnóstico de infecções da articulação protética.

O tratamento cirúrgico da infecção da articulação protética geralmente consiste em desbridamento com retenção da prótese à procura de infecção aguda, artroplastia de ressecção com ou sem reimplante em etapas na infecção crônica ou amputação em alguns casos limitados. A antibioticoterapia sistêmica em um paciente com infecção da prótese articular é direcionada pelos patógenos e incitada pelo tratamento cirúrgico usado para controlar a infecção.[15] Depois de uma tentativa de resgate da prótese com 2 a 6 semanas de antibioticoterapia intravenosa eficaz, quase sempre usa-se terapia supressiva crônica com agentes antimicrobianos orais. Em infecções estafilocócicas suscetíveis à rifampicina, recomenda-se sua adição a um antimicrobiano intravenoso ou oral associado para evitar o surgimento de resistência, para tratar organismos do biofilme e para melhorar a chance de salvar a prótese. Depois da artroplastia de ressecção, é típico administrar 4 a 6 semanas de terapia intravenosa dirigida pelos patógenos antes de uma tentativa de reimplante várias semanas depois. Também é muito comum o uso de terapia antimicrobiana local de depósito com espaçadores de polimetilmetacrilato impregnados com antibiótico depois da artroplastia de ressecção. O leitor deve consultar as diretrizes lançadas recentemente para obter informações mais específicas sobre o diagnóstico e o tratamento da infecção da articulação protética (diretrizes da Infectious Diseases Society of America).

PREVENÇÃO

Além de otimizar comorbidades como o diabetes melito e interromper o tabagismo no pré-operatório, é prudente realizar o rastreamento minucioso da infecção, incluindo infecções do trato urinário assintomáticas, ao considerar uma cirurgia articular. O tratamento peroperatório com antibióticos que contenham cefalosporina em pacientes submetidos à cirurgia de artroplastia reduz o risco de infecção em aproximadamente três vezes. Deve-se administrar terapia antimicrobiana dentro de 60 minutos depois da incisão inicial, idealmente antes da aplicação do torniquete. Pode-se administrar cefazolina ou cefuroxima a pacientes com função renal normal e vancomicina a pacientes alérgicos à penicilina.[16] Não se sabe se os agentes antirreumáticos devem ser interrompidos antes da cirurgia de artroplastia. A prática usual é interromper medicamentos como o metotrexato, agentes anti-TNF e outros biológicos, incluindo o abatacepte e o tocilizumabe, uma a quatro meias-vidas antes e depois da cirurgia. Existem diretrizes publicadas a respeito da prescrição perioperatória de medicamentos usados para tratar doenças reumáticas quando tais pacientes são submetidos à artroplastia eletiva de quadril e joelho.[17,18]

OSTEOMIELITE

DEFINIÇÃO

A osteomielite é uma infecção bacteriana do osso que causa destruição e pode ocorrer por meio de uma variedade de mecanismos.[19]

EPIDEMIOLOGIA

A osteomielite dos ossos do pé em pacientes adultos com diabetes, neuropatia e insuficiência arterial é muito comum.[20] O tratamento da osteomielite em pés diabéticos é discutido no Capítulo 216. Também ocorre disseminação hematogênica da coluna vertebral, mas com menos frequência. A incidência de osteomielite por traumatismo e cirurgia está aumentando.

BIOPATOLOGIA

A osteomielite pode se desenvolver por (1) disseminação hematogênica de uma infecção distante; por (2) disseminação contígua da pele e articulações próximas; e por (3) penetração de microrganismos no osso durante um traumatismo ou cirurgia. A menos que haja traumatismo ou a presença de um corpo estranho, o osso normalmente é muito resistente à infecção. Organismos como o *S. aureus* causam doenças com mais frequência, porque colonizam a pele em até 30 a 40% dos indivíduos, quase sempre causam celulite e bacteriemia e têm a capacidade de se ligar ao osso por meio da expressão de receptores para fibronectina e colágeno.[21]

Em geral, a osteomielite de causa hematogênica ocorre em idosos; normalmente envolve duas ou mais vértebras e os espaços discais intermediários. As bactérias obtêm acesso a essas estruturas por meio dos sistemas arterial e venoso (plexo venoso de Batson). A bacteriemia de qualquer origem pode causar osteomielite da coluna vertebral, mas celulite, infecção do trato urinário e pneumonia são as fontes mais comuns.

A osteomielite de foco contíguo é comum em adultos, normalmente ocorrendo na terceira idade. Resulta da disseminação da infecção da pele próxima, geralmente dos pés em pacientes com diabetes, neuropatia ou insuficiência vascular, ou dos ossos pélvicos naqueles com úlceras de decúbito, em razão da sensibilidade prejudicada por lesão ou doença medular. De maneira alternativa, pode ocorrer durante uma cirurgia ortopédica, por contaminação no momento de uma fratura exposta, ou por mordida humana ou animal.

A osteomielite aguda dura menos de 10 dias, enquanto a infecção crônica perdura por mais de 10 dias. *S. aureus* é a causa mais comum de osteomielite hematogênica e contígua em adultos. A osteomielite decorrente de estreptococos beta-hemolíticos e bacilos gram-negativos aeróbios é muito menos comum, mas pode ocorrer se as infecções decorrentes desses organismos resultarem em disseminação hematogênica, se a osteomielite nosocomial contígua ocorrer em razão de uma infecção do local cirúrgico ou se houver contaminação no momento de uma fratura exposta traumática. A infecção polimicrobiana, incluindo a infecção por organismos anaeróbios, é muito comum na osteomielite dos ossos dos pés, associada ao diabetes e à insuficiência vascular. Os estafilococos coagulase-negativos podem ser patogênicos em pacientes com implantes ortopédicos.

MANIFESTAÇÕES CLÍNICAS

A dor localizada nos ossos afetados é uma característica marcante da osteomielite. Um trato sinusal ou inchaço e eritema decorrentes de infecção ou abscesso concomitante dos tecidos moles podem estar presentes na osteomielite decorrente de infecção contígua. Os sintomas constitucionais, incluindo febre, estão presentes na minoria dos casos, mais frequentemente na osteomielite hematogênica. Se houver envolvimento de estruturas neurológicas, pode haver sinais e sintomas neurológicos. Também pode haver sinais e sintomas decorrentes de infecção coexistente que provocou osteomielite hematogênica. O diagnóstico diferencial de osteomielite inclui doenças que podem causar dor óssea aguda e crônica em adultos, incluindo osteoartrite, malignidade metastática, fraturas e síndrome SAPHO (sinovite, acne, pustulose, hiperostose e osteíte), bem como dor pós-operatória e infecção de tecidos moles sem osteomielite concomitante.

DIAGNÓSTICO

A contagem de leucócitos quase sempre está elevada na osteomielite hematogênica e aguda. Os níveis séricos de marcadores inflamatórios, como a velocidade de hemossedimentação e a proteína C reativa, costumam estar anormais, principalmente em casos de infecção hematogênica, mas podem estar normais na osteomielite crônica contígua. As hemoculturas são positivas em 25 a 50% dos casos de infecção hematogênica, mas quase sempre são negativas na osteomielite crônica, a menos que haja infecção de tecidos moles concomitante. No contexto de osteomielite crônica contígua, as radiografias simples costumam mostrar anormalidades específicas; na osteomielite vertebral, elas normalmente não são úteis para confirmar o diagnóstico de infecção.

A capacidade de sondar percutaneamente ou de palpar o osso com uma sonda (insere-se uma sonda de metal estéril na úlcera, sendo o teste positivo caso seja sentida uma superfície dura e arenosa) é um teste diagnóstico simples e eficaz em pacientes com diabetes melito e possível osteomielite contígua dos pés. Por exemplo, o teste sonda-osso tem sensibilidade de 87% e especificidade de 83% para o diagnóstico de osteomielite do pé.[22]

A ressonância magnética é a técnica de imagem mais sensível e diagnóstica para identificar uma osteomielite, exceto quando há implantes ortopédicos no local. As varreduras com gálio são mais sensíveis e específicas do que as varreduras ósseas trifásicas com tecnécio-99m (^{99m}Tc) ou leucócitos marcados com índio para o diagnóstico de osteomielite vertebral. A varredura com gálio pode ser usada quando há presença de placas na coluna vertebral que degradam as imagens de ressonância magnética e em casos de osteomielite do osso do crânio decorrente de otite externa maligna.

Múltiplas amostras de osso envolvido, tecido mole contíguo e purulência devem ser enviadas para coloração de Gram, cultura aeróbia e anaeróbia e exame patológico no momento da biopsia ou desbridamento cirúrgico do osso. Se a história, o exame físico ou as imagens forem sugestivos de infecção atípica, deve-se realizar cultura para fungos e micobactérias ou outros organismos incomuns.

TRATAMENTO

Não há grandes ensaios clínicos randomizados que comparem agentes de terapia antimicrobiana para a osteomielite. Recomendam-se antimicrobianos para patógenos específicos com base em testes de suscetibilidade *in vitro*. A Tabela 256.2 mostra exemplos de agentes antimicrobianos usados para tratar patógenos que comumente causam osteomielite e artrite séptica. Depois de 1 semana de terapia intravenosa, antibióticos orais podem alcançar níveis adequados nos ossos,[23] e as terapias oral e parenteral podem atingir taxas de cura semelhantes.[A2] A dalbavancina (1.500 mg IV nos dias 1 e 8) pode ser uma alternativa para infecções gram-positivas.[A3] Embora já se tenha acreditado que a osteomielite por pé diabético precisasse de ressecção cirúrgica, na atualidade recomenda-se a realização de tratamento conservador, desde que a sensibilidade aos antibióticos possa ser confirmada.[24]

A duração da terapia antimicrobiana é quase sempre ditada pelo tratamento cirúrgico na osteomielite crônica. Por exemplo, se for realizada uma amputação, pode ser necessário um curso curto de terapia antimicrobiana, ao passo que, se for realizado um desbridamento extenso da osteomielite crônica, normalmente é recomendada terapia antimicrobiana intravenosa prolongada por 4 a 6 semanas. Se o tratamento cirúrgico puder levar a um desfecho pior do que a não realização da cirurgia, pode ser recomendada supressão antimicrobiana oral crônica. A osteomielite vertebral hematogênica aguda em adultos geralmente é tratada com 6 semanas de terapia antimicrobiana intravenosa, que é tão boa quanto 12 semanas de tratamento,[A4] sem intervenção cirúrgica, depois da identificação do patógeno por meio de biopsia percutânea ou aberta.[25] O uso de oxigenoterapia hiperbárica para a osteomielite crônica é controverso. A terapia conservadora é a base do tratamento da tuberculose espinal, sendo a cirurgia indicada para situações específicas.[26]

PREVENÇÃO

A melhora do controle do diabetes e a diminuição da incidência de doença vascular periférica reduzirão a incidência de infecção óssea do pé diabético. Estratégias ideais para prevenir a infecção do sítio cirúrgico depois de procedimentos ortopédicos prevenirão a infecção do implante ortopédico depois de cirurgias e fraturas expostas.

Tabela 256.2 Terapia antimicrobiana para microrganismos específicos na osteomielite ou na artrite séptica em adultos.

MICRORGANISMO	PRIMEIRA ESCOLHA*	ESCOLHA ALTERNATIVA
Estafilococos sensíveis a meticilina/oxacilina/nafcilina	Nafcilina sódica ou oxacilina sódica 1,5 a 2 g IV a cada 4 a 6 h, por 4 a 6 semanas, ou cefazolina 1 a 2 g IV, a cada 8 h	Vancomicina 15 mg/kg IV, a cada 12 h, por 4 a 6 semanas
Estafilococos resistentes a meticilina/oxacilina/nafcilina (MRSA)	Vancomicina[†] 15 mg/kg IV, a cada 12 h, *ou* daptomicina 6 mg/kg IV, a cada 24 h	Linezolida 600 mg VO/IV, a cada 12 h, *ou* daptomicina 6 mg/kg IV, a cada 24 h,[†] *ou* 500 a 750 mg VO/IV, diariamente
Estreptococos sensíveis à penicilina	Penicilina G aquosa 20 × 10^6 U/24 h IV, continuamente ou dividida igualmente em seis doses diárias, *ou* ceftriaxona 1 a 2 g IV, a cada 24 h, *ou* cefazolina 1 a 2 g IV, a cada 8 h	Vancomicina 15 mg/kg IV, a cada 12 h
Enterococos sensíveis à penicilina e à vancomicina	Penicilina G cristalina aquosa 20 × 10^6 U/24 h IV, continuamente ou dividida igualmente em seis doses diárias, *ou* ampicilina sódica 12 g/24 h IV, continuamente ou dividida igualmente em seis doses diárias; a adição de sulfato de gentamicina 1 mg/kg IV ou IM, a cada 8 h, por 1 a 2 semanas, é *opcional*	Vancomicina[†] 15 mg/kg IV, a cada 12 h; a adição de sulfato de gentamicina 1 mg/kg IV ou IM, a cada 8 h, por 1 a 2 semanas é *opcional*
Enterobacteriaceae	Ceftriaxona 1 a 2 g IV, a cada 24 h	Ciprofloxacino[†] 500 a 750 mg VO, a cada 12 h
Pseudomonas aeruginosa	Cefepima 2 g IV, a cada 8 a 12 h	Ciprofloxacino[†] 750 mg VO, a cada 12 h, *ou* ceftazidima 2 g IV, a cada 8 h

*A seleção do antimicrobiano deve se basear em dados de sensibilidade *in vitro*, bem como alergias, intolerâncias e interações medicamentosas no paciente específico. [†]As doses apresentadas baseiam-se em funções renal e hepática normais e podem necessitar de ajuste ou monitoramento dos níveis séricos (vancomicina). MRSA = *Staphylococcus aureus* resistente à meticilina. Adaptada de Berbari EF, Steckelberg JM, Osmon DR. Osteomyelitis. In: Mandell GL, Bennett JE, Dolin R, eds. *Mandell, Douglas, and Bennett's Principles and Practice of Infectious Diseases*, 7th ed. Philadelphia: Churchill Livingstone/Elsevier; 2010:1457-1467.

PROGNÓSTICO

O sucesso do manejo da osteomielite depende tanto do tratamento conservador quanto cirúrgico empregados e da capacidade de melhorar comorbidades, como a insuficiência arterial. A habilidade dos cirurgiões ortopédicos em realizar cirurgias reconstrutivas mais extensas tem permitido um desbridamento mais extenso e maiores taxas de sucesso, bem como restauração da função. A falha do tratamento pode levar à recidiva da infecção ou à progressão da infecção, com o envolvimento de maior parte do osso afetado. A osteomielite de longa data pode ser complicada por amiloidose, carcinoma de células escamosas da pele em um trato sinusal crônico ou malignidade óssea primária.

Grau A — Recomendações de grau A

A1b. Gjika E, Beaulieu JY, Vakalopoulos K, et al. Two weeks versus four weeks of antibiotic therapy after surgical drainage for native joint bacterial arthritis: a prospective, randomised, non-inferiority trial. *Ann Rheum Dis.* 2019;78:1114-1121.

A1. Qin YF, Li ZJ, Li H. Corticosteroids as adjunctive therapy with antibiotics in the treatment of children with septic arthritis: a meta-analysis. *Drug Des Devel Ther.* 2018;12:2277-2284.

A2. Li HK, Rombach I, Zambellas R, et al. Oral versus intravenous antibiotics for bone and joint infection. *N Engl J Med.* 2019;380:425-436.

A3. Rappo U, Puttagunta S, Shevchenko V, et al. Dalbavancin for the treatment of osteomyelitis in adult patients: a randomized clinical trial of efficacy and safety. *Open Forum Infect Dis.* 2019;6:1-8.

A4. Bernard L, Dinh A, Ghout I, et al. Antibiotic treatment for 6 weeks versus 12 weeks in patients with pyogenic vertebral osteomyelitis: an open-label, non-inferiority, randomised, controlled trial. *Lancet.* 2015;385:875-882.

REFERÊNCIAS BIBLIOGRÁFICAS

As referências bibliográficas, bem como os outros materiais suplementares deste livro, encontram-se no GEN-IO, nosso ambiente virtual de aprendizagem.

257 DOENÇAS POR DEPÓSITO DE CRISTAIS

N. LAWRENCE EDWARDS

O potencial destrutivo dos cristais intrassinoviais é reconhecido há mais de um século. Os mecanismos pelos quais certos cristais induzem à inflamação e à destruição das articulações tornaram-se muito mais claros nas últimas décadas. As três artropatias induzidas por cristais mais comuns são causadas pela precipitação de urato monossódico mono-hidratado, pirofosfato de cálcio di-hidratado e fosfato de cálcio básico e são denominadas *gota, artropatia por pirofosfato de cálcio* e *artropatia por cálcio básico*, respectivamente.

Os cristais de cálcio básico são ultramicroscópicos em tamanho e não são detectados à microscopia de luz polarizada compensada usada para identificar cristais de urato monossódico e pirofosfato de cálcio di-hidratado. Como os cristais de urato monossódico e de pirofosfato de cálcio, os cristais de fosfato de cálcio básico são biologicamente ativos e podem acelerar as alterações atróficas nos ossos e na cartilagem. Este capítulo definirá essas artropatias cristalinas distintas e descreverá suas diferentes patogêneses e tratamentos.

GOTA E HIPERURICEMIA

DEFINIÇÃO

A gota é um distúrbio metabólico resultante do depósito tecidual de cristais de urato monossódico dentro ou ao redor das articulações e/ou da cristalização de ácido úrico no sistema coletor renal. A gota se manifesta mais comumente como artrite e é a doença inflamatória articular mais comum em homens e mulheres idosas. Sua incidência e prevalência estão aumentando em todo o mundo. O distúrbio metabólico responsável pela gota é a supersaturação do sangue e dos líquidos corporais com o íon urato, a ponto de possibilitar a formação de seus cristais. Em pH fisiológico e temperatura corporal normal, o urato é considerado supersaturado em concentrações de 6,8 mg/dℓ ou acima disso. Portanto, de uma perspectiva biológica, há hiperuricemia em qualquer nível sérico de urato maior que 6,8 mg/dℓ em homens e mulheres. Embora a hiperuricemia seja um pré-requisito necessário para o desenvolvimento de gota, apenas 20% de todos os indivíduos hiperuricêmicos acabarão por desenvolver gota.

EPIDEMIOLOGIA

A incidência e a prevalência da gota variam muito em todo o mundo. Nos EUA, no Reino Unido e em grande parte da Europa Ocidental, as estimativas mais recentes da prevalência de gota variam de 3 a 6% em homens e de 1 a 2% em mulheres. Nos países em desenvolvimento, a prevalência é muito mais baixa, normalmente menos de 1%. Ao mesmo tempo, observou-se uma prevalência mais alta em certos grupos étnicos, especialmente em populações oceânicas, incluindo aborígines taiwaneses, maori e habitantes das ilhas do Pacífico que vivem na Nova Zelândia, onde as estimativas de prevalência são superiores a 10%.[1,2] Nas sociedades ocidentais, incluindo os EUA, a taxa mais do que dobrou nas últimas três décadas. Vários fatores foram propostos para explicar esse drástico aumento. Isso inclui o aumento geral da longevidade; o aumento da prevalência de hipertensão arterial, síndrome metabólica e obesidade; o uso onipresente de diuréticos tiazídicos e ácido acetilsalicílico em baixas doses; mudanças nas tendências dietéticas, incluindo o maior uso de xarope de milho rico em frutose como adoçante; e, por fim, o aumento da sobrevida de pacientes com doença renal em estágio terminal e transplante de órgãos.

Existe uma correlação direta entre o grau de elevação dos níveis séricos de urato e a probabilidade de desenvolver gota. A incidência anual relatada de gota em indivíduos com níveis séricos basais de urato maiores ou iguais a 9 mg/dℓ é de 4,9%, em comparação com apenas 0,5% em indivíduos com níveis séricos de urato de 7,0 a 8,9 mg/dℓ.

BIOPATOLOGIA

O ácido úrico é o produto final do metabolismo das purinas em humanos. Na maior parte dos mamíferos, o catabolismo das purinas é levado um passo adiante por meio da enzima ácido úrico oxidase ou uricase, com o produto final da purina nessas espécies sendo a alantoína, muito solúvel. Os humanos e a maior parte dos outros hominoides perderam a capacidade de produzir a enzima uricase há quase 18 milhões de anos. Como resultado, é possível que haja acúmulo de ácido úrico. Seja causado pela superprodução de ácido úrico ou por sua subexcreção pelos rins, esse acúmulo leva à supersaturação do íon urato no sangue e à precipitação de cristais de urato monossódico no líquido sinovial, nos tecidos moles e nos órgãos. O urato é produzido pela conversão de uma molécula muito solúvel, a hipoxantina, em xantina (menos solúvel) que, por sua vez, é convertida no ácido úrico (muito insolúvel) por oxidações progressivas do anel de purina catalisadas pela enzima xantina oxidase. A xantina oxidase está presente em vários órgãos, mas a maior parte de sua atividade no corpo é encontrada no fígado e nos intestinos. Em razão do seu potencial para causar doenças, a eliminação de urato é muito importante. O acúmulo diário total de ácido úrico da síntese *de novo*, da degradação de nucleotídios e do consumo alimentar normalmente é equilibrado pela excreção renal de aproximadamente dois terços do *turnover* total de urato e pela eliminação intestinal do terço restante.

Simplificando, a hiperuricemia ocorre quando a produção de urato não é equilibrada pela excreção renal. Em 90% de todos os pacientes com gota, a causa desse desequilíbrio é a baixa excreção renal. Os 10% restantes dos casos de gota são causados pela superprodução de purinas ou uma combinação de superprodução e baixa excreção. As causas não genéticas de hiperuricemia incluem outras condições clínicas, componentes da dieta e medicamentos (Tabela 257.1). Esses fatores podem resultar em superprodução ou diminuição da depuração renal de ácido úrico. Da mesma maneira, as causas genéticas da hiperuricemia (Tabela 257.2) podem afetar a produção ou a eliminação do ácido úrico.[3]

Baixa excreção renal de urato

Como o ácido úrico é pequeno e não se liga a proteínas, ele é completamente filtrado pelo glomérulo. Em indivíduos normais, aproximadamente 8 a 10% da carga filtrada são, por fim, eliminados na urina. Os vários transportadores tubulares renais responsáveis por determinar quanto do ácido úrico filtrado é realmente excretado estão localizados nos túbulos contorcidos proximais e são chamados coletivamente de *transportassoma* (Figura 257.1). Tanto a reabsorção quanto a secreção ocorrem nesse segmento por meio da ação de vários transportadores de ácido orgânico, com o efeito líquido sendo a reabsorção de quase 90% do ácido úrico filtrado no glomérulo. Esses transportadores de ácido orgânico também são responsáveis pela eliminação de outros ácidos orgânicos além do ácido úrico, bem como de muitos medicamentos comumente usados. O transportador tubular mais importante de ácido úrico é o URAT1. Este transportador troca os íons urato por outros íons orgânicos monocarboxilato em ambas as direções através da membrana luminal das células tubulares proximais. Esse sistema pode ser levado a reabsorver mais ácido úrico do lúmen tubular, aumentando as concentrações epiteliais tubulares de lactato, de piruvato ou dos cetoácidos acetoacetato e β-hidroxibutirato. Certos medicamentos, quando presentes no lúmen tubular, podem deslocar o ácido úrico do transportador, fazendo com que mais ácido úrico seja perdido na urina. Esses compostos incluem o lesinurade, a benzbromarona e a probenecida.

Quando se compara a depuração renal do ácido úrico em homens adultos normais e em homens gotosos, os indivíduos gotosos excretam apenas 70% da quantidade de ácido úrico dos indivíduos normais, em qualquer concentração sérica de urato. Em geral, os indivíduos gotosos requerem concentração sérica de urato 1,7 mg/dℓ mais alta para obter o mesmo nível de excreção observado em indivíduos normais.

A maior parte dos polimorfismos genéticos associados à gota em estudos de associação genômica ampla codificam os vários componentes do transportassoma do ácido úrico (ver Figura 257.1). Polimorfismos no transportador de glicose GLUT-9 (codificado pelo gene *SLC2A9*) são, estatisticamente, os determinantes mais significativos do urato sérico. O ABCG2 é um transportador multifuncional que pertence à família de cassetes de ligação de adenosina trifosfato (ATP), encontrada no túbulo proximal do rim, bem como no intestino delgado e no fígado. Polimorfismos no gene que codifica o URAT1 podem causar hipouricemia ou hiperuricemia. A mutação de perda de função resulta em hipouricemia renal familiar.

Tabela 257.1 Causas não genéticas da hiperuricemia.

EXCREÇÃO DE ÁCIDO ÚRICO PREJUDICADA
Condições clínicas
Taxa de filtração glomerular reduzida
Hipertensão arterial
Obesidade
Esclerose sistêmica
Nefropatia por chumbo
Fármacos e substâncias
Diuréticos
Etanol
Salicilatos de baixa dosagem (0,06 a 3,0 g/dia)
Ciclosporina
Tacrolimo
Levodopa
Inibidores da enzima conversora de angiotensina
Betabloqueadores
Ácido nicotínico
Extrato pancreático
PRODUÇÃO EXCESSIVA DE ÁCIDO ÚRICO
Condições clínicas
Neoplasias mieloproliferativas e linfoproliferativas
Obesidade
Psoríase
Componentes da dieta
Bebidas alcoólicas (especialmente cerveja)
Carne vermelha, miúdos, marisco
Xarope de milho rico em frutose

Tabela 257.2 Causas genéticas da hiperuricemia.

SÍNDROME	FENÓTIPO
ERROS INATOS DO METABOLISMO DA PURINA	
Deficiência de hipoxantina-guanina fosforribosiltransferase	Disfunção neurológica, gota de início precoce
Hiperatividade da fosforribosil pirofosfatase sintetase	Disfunção neurológica, gota de início precoce
MORTE CELULAR EXCESSIVA E PRODUÇÃO DE URATO	
Doença de armazenamento do glicogênio I	Restrição de crescimento, acidose láctica, gota de início precoce
Doença de armazenamento do glicogênio III	Gota de início precoce
Doença de armazenamento do glicogênio V	Gota de início precoce
Doença de armazenamento do glicogênio VII	Gota de início precoce
Deficiência de frutose-1-fosfato aldolase	Restrição de crescimento, insuficiência hepática, gota de início precoce
Deficiência de mioadenilato desaminase	Miopatia, gota
Deficiência de carnitina palmitoiltransferase II (início tardio)	Rabdomiólise, gota
EXCREÇÃO RENAL REDUZIDA DE ÁCIDO ÚRICO	
Doença renal cística medular	Disfunção renal, gota de início precoce
Nefropatia hiperuricêmica juvenil familial	Disfunção renal, gota de início precoce
Mutações no transportassoma de ácido úrico	
GLUT-9	Gota familial
ABCG2	Gota familial
URAT1	Gota familial

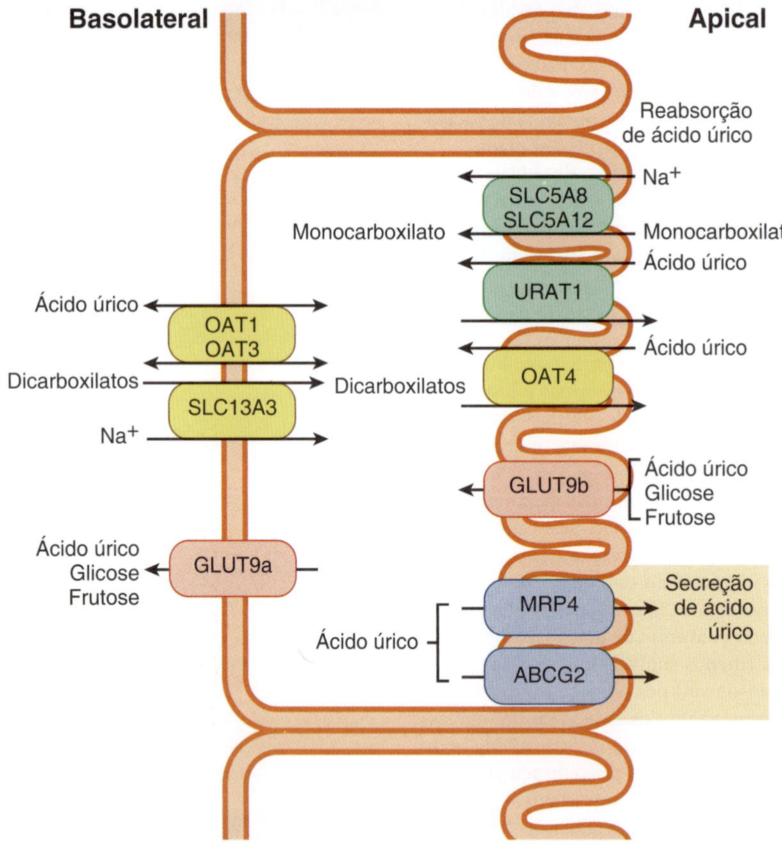

FIGURA 257.1 **Transporte renal de urato no túbulo renal proximal. O urato sérico alcança o lúmen tubular por filtração glomerular e por secreção através do epitélio tubular proximal. A secreção de urato é facilitada na direção luminal pelo MRP4, UAT, ABCG2 e NTP1, e na membrana basolateral pelo OAT1 e OAT3. A reabsorção de urato do lúmen tubular é facilitada pelo URAT1, OAT4, OAT10 e pela isoforma curta do GLUT (GLUT9b) e na membrana basolateral pela isoforma longa (GLUT9a). ABCG2 = transportador de cassete de ligação de trifosfato de adenosina; GLUT = transportador de glicose; MRP = proteína relacionada com a resistência a múltiplos fármacos; NTP = proteína de transporte de fosfato de sódio; OAT = transportadores de ácido orgânico; URAT = transportador de ácido úrico.**

A variância dos níveis séricos de urato explicada por essas variantes genéticas comuns é apenas cerca de 6% da variância total observada entre indivíduos gotosos e não gotosos. Técnicas de estratificação de risco semelhantes demonstram que 67% da variância são causados por fatores não genéticos, como níveis séricos de creatinina, consumo de etanol e componentes da síndrome metabólica.

Superprodução de urato

Em aproximadamente 10% dos indivíduos gotosos, a hiperuricemia é causada pela superprodução de ácido úrico, e não pela excreção renal reduzida. Na maior parte dos indivíduos, a hiperuricemia reflete a renovação celular acelerada (p. ex., doenças linfoproliferativas e mieloproliferativas, psoríase, estados hemolíticos crônicos, policitemia vera e certas glicogenoses musculares) ou a quebra aumentada dos nucleotídios da purina (p. ex., uso abusivo de álcool ou ingestão de frutose). Além dessas causas secundárias de superprodução de urato, existem processos patológicos primários que também são responsáveis pela superprodução de urato. Esses incluem erros inatos do metabolismo que resultam no aumento da síntese de purina *de novo*, conforme observado na hiperatividade da fosforribosil pirofosfato (PRPP) sintetase ou diminuição da recuperação da purina, conforme observado nas deficiências completa e parcial de hipoxantina-guanina fosforribosiltransferase (HPRT) (síndrome de Lesch-Nyhan e síndrome de Kelley-Seegmiller, respectivamente). Independentemente da causa, a superprodução de urato é documentada por um exame de urina de 24 horas mostrando mais de 1.000 mg de ácido úrico durante a ingestão de uma dieta ocidental padrão.

Patogênese dos cristais de urato monossódico mono-hidratado e inflamação

Os cristais de urato monossódico nas articulações, tecidos moles e órgãos são a causa da dor e da destruição na gota. Cristais de urato se formarão apenas quando as condições fisiológicas possibilitarem. No plasma, o urato se torna insolúvel em concentrações de 6,8 mg/dℓ (408 μmol/ℓ) com um pH de 7,40 e temperatura corporal normal. A redução no pH ou na temperatura diminuirá ainda mais o limiar de solubilidade. No entanto, nem todos os indivíduos hiperuricêmicos formarão cristais. Parece haver um requisito adicional de um "fator de nucleação" que ainda está mal definido.

Cristais de urato monossódico se formam nas articulações e tecidos moles dos indivíduos muito antes de causar qualquer sintoma de gota. Eles se depositam em pequenas estruturas reticuladas chamadas *microtofos* da superfície da cartilagem e do revestimento sinovial. Esses microtofos crescem lentamente, mas geralmente são estáveis, desde que o ambiente ao seu redor não mude drasticamente em relação ao pH, à concentração de urato ou à temperatura. No momento da primeira crise e das crises subsequentes, algo muda no ambiente articular que faz com que essas estruturas cristalinas se quebrem e espalhem uma grande quantidade de cristais no espaço articular. Esses cristais recém-liberados e não opsonizados ativam receptores em macrófagos sinoviais e são fagocitados por monócitos e macrófagos, levando à interação com o inflamassoma NLRP3. Isso resulta na rápida produção de interleucina-1β (IL-1β), que é responsável por todas as características cardinais da inflamação grave associada à gota aguda.[4]

Embora monócitos e macrófagos sejam as principais fontes celulares de IL-1β, há predomínio de neutrófilos no local da inflamação (p. ex., nas articulações), onde os cristais de urato monossódico se tornam extremamente pró-inflamatórios ao ativar os neutrófilos que, então, produzem espécies reativas de oxigênio. No entanto, os neutrófilos também têm um papel importante na resolução da gota aguda por meio da formação de armadilhas extracelulares de neutrófilos (NET). As proteases de neutrófilos são liberadas nas NET e causam a formação de agregados celulares que contêm fragmentos celulares e DNA. Esses agregados celulares no interior das NET podem degradar rapidamente as citocinas pró-inflamatórias, possibilitando, assim, a resolução espontânea da inflamação articular depois de 3 dias (mesmo na ausência de tratamento). Portanto, os neutrófilos desempenham um papel duplo na inflamação gotosa, amplificando-a inicialmente, mas depois mediando sua resolução.[5]

MANIFESTAÇÕES CLÍNICAS

Gota clássica

O curso natural da gota clássica passa por três estágios: hiperuricemia assintomática, sintomas agudos de gota intermitente e sintomas crônicos de gota persistente.[6] A velocidade de progressão dos sintomas iniciais para sintomas persistentes varia consideravelmente de um indivíduo para outro e depende de vários fatores, sendo o mais importante o grau de aumento dos níveis séricos de urato.

A hiperuricemia assintomática refere-se a um estado em que o urato sérico excede o nível de solubilidade (6,8 mg/dℓ), mas os sintomas de depósito cristalino ainda não ocorreram. Apenas 15 a 20% de todos os indivíduos hiperuricêmicos têm propensão a desenvolver cristais de urato monossódico; nesse grupo, o período de hiperuricemia assintomática inicia um estágio de mudanças estruturais subclínicas. Nos homens, a hiperuricemia assintomática frequentemente começa na puberdade, enquanto nas mulheres costuma demorar até a menopausa.

As manifestações clínicas iniciais da gota geralmente ocorrem depois de décadas de hiperuricemia assintomática. Nos homens, a primeira crise geralmente ocorre entre a quarta e a sexta décadas de vida. Nas mulheres, a idade de início é mais avançada e varia de acordo com vários fatores, principalmente a idade da menopausa. A crise clássica de gota é caracterizada pelo rápido desenvolvimento de calor, inchaço, eritema e dor intensa em uma ou, ocasionalmente, duas articulações. A dor, caracteristicamente intensa, evolui de uma pontada mais leve para o nível mais intenso em um período de 8 a 12 horas. Os episódios iniciais geralmente são monoarticulares e envolvem as articulações dos membros inferiores. A articulação mais comumente envolvida é a primeira articulação metatarsofalângica (denominada *podagra*), seguida pelo tornozelo, mediopé e joelho (Figura 257.2). Depois de anos de crises gotosas recorrentes, as articulações dos membros superiores, incluindo os punhos, os cotovelos e pequenas articulações das mãos, também podem ser afetadas. Os sintomas sistêmicos de febre, calafrios e mal-estar podem acompanhar as crises gotosas, junto com um eritema intenso que se estende além da área da articulação envolvida. Isso pode ser confundido com um processo infeccioso.

Os fatores capazes de provocar episódios de crise são aqueles que causam flutuações nos níveis séricos de urato, incluindo traumatismo, cirurgia, inanição, permissividade excessiva de certos alimentos ricos em purinas e ingestão de qualquer medicamento que aumente ou diminua os níveis séricos de urato.

Outra característica das crises clássicas de gota é sua natureza autorremitente, pelas razões discutidas anteriormente. Nas primeiras crises agudas, a duração da crise é de 5 a 8 dias. A resolução dos sintomas é gradual, mas completa, mesmo que sem qualquer terapia anti-inflamatória. Os períodos entre as crises são desprovidos de dor articular, embora a aspiração de líquido sinovial durante esse estágio continue mostrando uma inflamação de baixo grau e a presença de cristais de urato monossódico.

Por fim, o paciente não tratado progredirá para artrite gotosa persistente, também conhecida como *gota avançada*. Esse estágio geralmente se desenvolve depois de 10 anos ou mais de gota aguda intermitente e é evidente quando os períodos intercríticos sem dor desaparecem. As crises de gota podem continuar ocorrendo nesse quadro constantemente doloroso. A intensidade da dor crônica não é tão grave quanto a experimentada nas crises agudas.

O tofo subcutâneo é a lesão mais característica da gota avançada. O desenvolvimento de depósitos tofáceos de urato monossódico depende da duração e da gravidade da hiperuricemia, bem como da presença de proteinúria. Os tofos subcutâneos podem ocorrer em qualquer parte do corpo, porém mais comumente nos dedos, punhos, orelhas, joelhos e bolsa do olécrano e em pontos de pressão sob o aspecto ulnar do antebraço e do tendão calcâneo (Figura 257.3). Nesse estágio, a gota pode ser confundida com uma artrite reumatoide, especialmente se os tofos forem erroneamente diagnosticados como nódulos reumatoides.

Manifestações atípicas da gota

Aproximadamente 5% dos pacientes com gota apresentam início dos sintomas antes dos 25 anos. A gota de início precoce representa um subgrupo especial de pacientes que geralmente têm um componente genético (ver Tabela 257.2), com um curso clínico mais acelerado exigindo terapia hipouricemiante mais agressiva.

Na maior parte das grandes revisões, as mulheres representam não mais do que 5% de todos os indivíduos com gota. Essa demografia está mudando, com a gota em mulheres idosas se tornando mais comum. A maior parte das mulheres com gota está na pós-menopausa. As mulheres com gota na pré-menopausa geralmente apresentam insuficiência renal e hipertensão arterial e estão tomando diuréticos tiazídicos, ou têm forte predileção genética. A gota em mulheres idosas pode diferir da gota clássica em sua propensão a ocorrer em articulações previamente danificadas por osteoartrite, como joelhos ou articulações interfalângicas distais com nódulos de Heberden.

DIAGNÓSTICO

A hiperuricemia é um fator de risco essencial para o desenvolvimento de gota, mas não é um teste diagnóstico confiável porque muitos indivíduos com níveis séricos elevados de urato nunca desenvolverão gota. Os níveis séricos de urato durante um surto agudo de gota também não são confiáveis porque podem ser suprimidos em até 1,5 a 2,0 mg/dℓ em relação aos valores basais. O diagnóstico definitivo de gota é feito por microscopia de luz polarizada compensada de um aspirado de líquido sinovial da articulação afetada. A presença de cristais intracelulares em forma de agulha com birrefringência negativa forte é o *padrão-ouro* para o diagnóstico. Achados microscópicos semelhantes em um aspirado de tofo ou líquido de drenagem espontânea também confirmariam o diagnóstico de gota.

A confirmação via líquido sinovial é obtida em apenas 10% dos pacientes com gota. O diagnóstico presuntivo de gota é baseado em um padrão de sintomas articulares agudos, juntamente com os antecedentes de saúde do paciente ou uma história familiar. As principais características incluem eritema articular, dificuldade para caminhar, tempo até a dor máxima inferior a 24 horas, resolução em 2 semanas, presença de tofo e história de envolvimento da primeira articulação metatarsofalângica.[7]

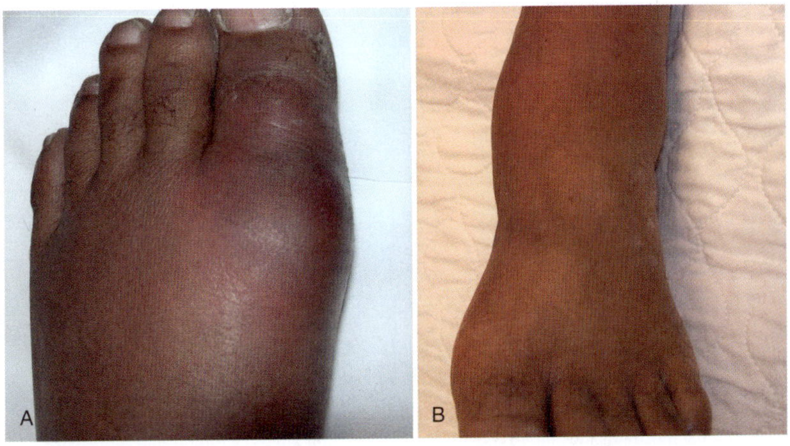

FIGURA 257.2 **Inflamação intensa da artrite gotosa aguda. A.** Observa-se inchaço acentuado da primeira articulação metatarsofalângica (podagra). Uma tonalidade azul-escura sobre eritema intenso é característica. **B.** Observa-se inchaço do tornozelo com eritema estendendo-se além da área da articulação tibiotalar.

Os antecedentes de saúde do paciente podem revelar comorbidades frequentemente associadas à gota ou o uso de medicamentos associados à retenção de urato.

A manifestação clínica característica é o início rápido (mais de 8 a 12 horas) de dor intensa em uma ou várias articulações dos membros inferiores (especialmente do hálux, do mediopé e do tornozelo). O diagnóstico presuntivo recebe muito mais crédito se houve crises anteriores semelhantes que se resolveram espontaneamente para um estado livre de sintomas.

A avaliação radiográfica não é útil na fase inicial da gota, exceto para descartar fratura. Na gota avançada, as articulações afetadas podem apresentar erosões periarticulares perfuradas com bordas salientes clássicas. A ultrassonografia pode detectar cristais de urato monossódico em camadas sobre a cartilagem articular no início da doença e pode ser diagnóstica (Figura 257.4). A ressonância magnética não faz parte de uma avaliação padrão, mas revelará tofos em tecidos moles e intra-articulares muito antes de estes se tornarem clinicamente evidentes.

O diagnóstico diferencial da gota aguda inclui infecção bacteriana, traumatismo, sarcoidose e artropatia por pirofosfato de cálcio (pseudogota). As doenças ocasionalmente confundidas com a gota avançada incluem a artrite reumatoide, a artrite reativa e a artropatia por pirofosfato de cálcio.

TRATAMENTO E PREVENÇÃO

Na ausência de ensaios clínicos randomizados definitivos, as diretrizes de prática atuais para o tratamento divergem em algumas áreas.[8,9] O American College of Rheumatology recomenda uma abordagem *"treat to target"* (tratar para atingir um alvo), usando medicamentos para baixar o urato a fim de reduzir os níveis séricos de ácido úrico para menos de 6 mg/dℓ em pacientes com história de duas ou mais crises clínicas, com monitoramento rigoroso dos níveis séricos de ácido úrico. Em contraste, a diretriz do American College of Physicians de 2016 defende o uso de uma abordagem "tratar os sintomas", enfatizando o uso de medicamentos anti-inflamatórios (ver mais adiante) para controlar as crises e reservando fármacos redutores do urato para pacientes com crises frequentes. Esta última abordagem não é baseada em evidências.

Independentemente da abordagem escolhida, é necessária uma grande ênfase na educação do paciente para obter um desfecho de tratamento ideal.[10] Não apenas os pacientes devem ser informados em relação a mudanças na dieta e no estilo de vida, como perda de peso,[A1] que reduzirão seu nível sérico de ácido úrico e diminuirão as crises (Tabela 257.3), como eles também devem saber que sua doença é causada por uma carga excessiva de cristais de urato monossódico já presentes em suas articulações e tecidos moles. Essa compreensão do

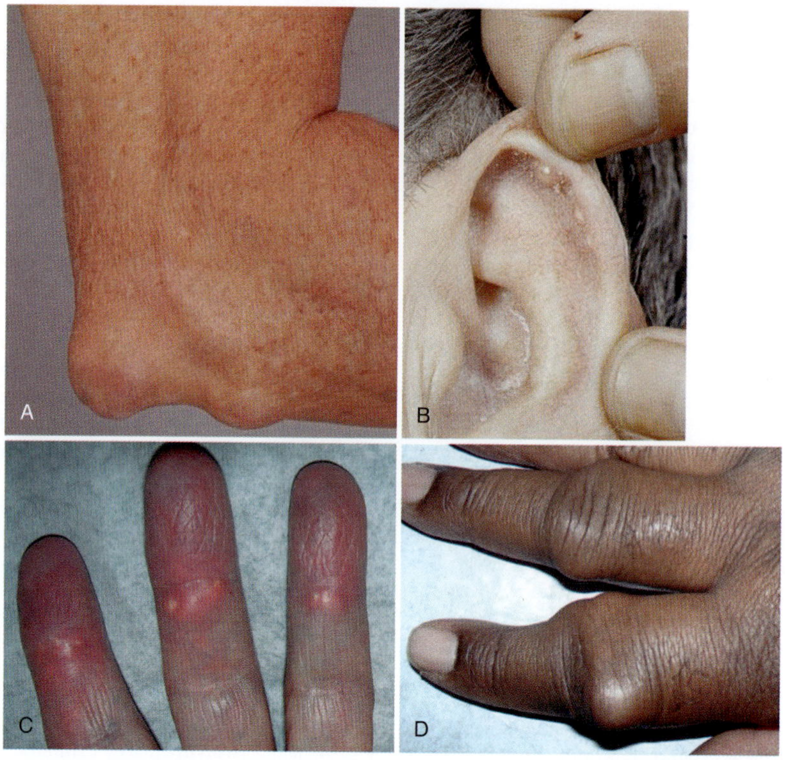

FIGURA 257.3 **Localizações características dos tofos gotosos. A.** No cotovelo, os tofos se manifestam como nódulos rígidos ao longo da crista ulnar ou como nódulos múltiplos no interior da bolsa do olécrano. **B.** Tofos de orelha são incomuns, mas podem ser uma fonte fácil de confirmação de cristais na gota, quando presentes. **C.** Pequenos tofos subcutâneos podem ocorrer ao longo das pregas ventrais dos dedos. **D.** Tofos sobre as articulações interfalângicas proximais ou interfalângicas distais podem ser confundidos com os nódulos de Bouchard ou Heberden, respectivamente.

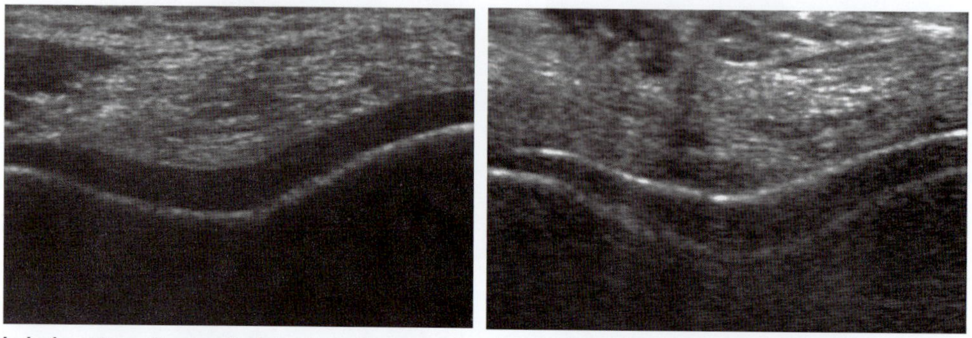

FIGURA 257.4 **Sinal de duplo contorno.** Comparação da aparência ultrassonográfica do joelho normal (*esquerdo*) e gotoso (*direito*) com a sonda na orientação suprapatelar, transversa e o joelho em flexão. O joelho normal mostra tecidos moles recobrindo uma camada anecoica (preta) que representa a cartilagem hialina. A faixa única clara representa o córtex ósseo do fêmur distal anterior. O joelho gotoso apresenta o sinal de "duplo contorno", composto por uma camada de cristais recobrindo a cartilagem hialina, sendo o contorno inferior claro o córtex femoral.

Tabela 257.3 Recomendações específicas do American College of Rheumatology em relação ao estilo de vida e dieta para pacientes gotosos.

Perda de peso em caso de pacientes obesos	Evitar: Miúdos (vísceras) Bebidas adoçadas com xarope de milho rico em frutose Consumo excessivo de álcool
Dieta geral saudável	Limitar: Carne bovina, suína, ovina, mariscos Cerveja
Realizar exercícios para alcançar boa aptidão física	Incentivar: Laticínios desnatados
Parar de fumar	
Manter-se bem hidratado	

processo da doença subjacente à artrite gotosa ajudará a mudar o foco dos sintomas para a "carga de urato" como o verdadeiro alvo do tratamento.

Crise gotosa

O objetivo do tratamento na crise gotosa é aliviar a dor e interromper a crise o mais rápido possível. O repouso da articulação dolorida e a aplicação de gelo geralmente são úteis, mas normalmente é necessária intervenção farmacológica para alterar o curso da dor excruciante que pode perdurar de alguns dias a mais de 1 semana. As opções terapêuticas incluem anti-inflamatórios não esteroides (AINEs),[A2] colchicina oral[A3] e corticosteroides. Os AINEs são amplamente utilizados, mas podem ser inadequados para pacientes com insuficiência renal ou úlcera péptica. A colchicina oral administrada na dose de 1,2 mg (dois comprimidos de 0,6 mg) no momento do início da crise, seguida em 1 hora por um terceiro comprimido de 0,6 mg, é a posologia recomendada para as primeiras 24 horas. Isso é seguido por 7 a 10 dias de colchicina 1 ou 2 vezes/dia, dependendo da função renal. Os corticosteroides podem ser administrados por via oral (p. ex., prednisolona, 30 mg 1 vez/dia), intramuscular ou intra-articular para sintomas agudos de gota e constituem opção valiosa em pacientes com função renal deficiente ou intolerância à colchicina. Metanálise de ensaios clínicos randomizados e controlados duplos-cegos indica que a prednisolona oral pode ser de eficácia semelhante e ligeiramente mais segura do que os AINEs (naproxeno ou indometacina) para o tratamento da gota aguda e ativa.[A4] As questões essenciais para o sucesso do tratamento de uma crise gotosa são o início precoce do tratamento, garantir a dosagem adequada de terapia anti-inflamatória e continuar o tratamento até que a crise tenha se resolvido completamente (geralmente 6 a 10 dias). Durante a crise aguda, os indivíduos que já estão recebendo terapia para redução do urato devem continuar o medicamento, enquanto aqueles que não o recebem não devem passar a receber.

Tratamento para redução do urato

O principal objetivo do tratamento da gota é reduzir os níveis séricos de ácido úrico abaixo de seu ponto de saturação, de maneira que o processo de cristalização cesse e a carga de urato acumulada diminua gradualmente. As diretrizes de 2012 do American College of Rheumatology recomendam meta de urato sérico de menos de 6 mg/dℓ em todos os indivíduos, com meta ainda mais baixa (< 5 mg/dℓ) para pacientes com gota mais avançada. A terapia para redução de urato é recomendada a todos os pacientes com duas ou mais crises gotosas por ano, pacientes com doença avançada e aqueles com cálculos renais. Tanto o alopurinol[A5] quanto o febuxostate são inibidores da xantina oxidase considerados terapia de primeira linha para redução do urato. As diretrizes do American College of Rheumatology recomendam que a dose inicial de alopurinol não seja superior a 100 mg/dia. A dose é gradualmente aumentada em 100 mg/dia a cada 2 a 5 semanas, com monitoramento dos níveis séricos de urato até que o nível desejado seja alcançado.[A6] A dose máxima de alopurinol aprovada pela Food and Drug Administration (FDA) dos EUA é de 800 mg/dia. Em indivíduos com doença renal crônica avançada, a dose inicial deve ser reduzida para 50 mg/dia, com incrementos na dose de 50 mg. O febuxostate é uma terapia alternativa para a redução do urato e deve ser usado em pacientes que apresentaram falha no tratamento com alopurinol ou demonstraram sensibilidade ou intolerância ao alopurinol.[11] A dose inicial de febuxostate de 40 mg/dia pode ser aumentada para 80 mg/dia após 2 semanas de terapia, se a meta de urato sérico não for alcançada. Em um ensaio clínico randomizado de pacientes com gota com doença cardiovascular coexistente, as taxas gerais de eventos cardiovasculares graves foram semelhantes em pacientes tratados com febuxostate e alopurinol, mas as mortes por causas cardiovasculares ou por qualquer causa foram mais frequentes no grupo do febuxostate do que no grupo do alopurinol por motivos pouco claros.[A7]

Em pacientes com gota que não alcançaram os níveis séricos alvo de urato apesar das doses máximas de alopurinol ou febuxostate, pode-se adicionar agentes uricosúricos (como a probenecida, até 2 g/dia)[A8,A9] ao inibidor da xantina oxidase. A pegloticase (8 mg por infusão IV a cada 2 semanas) é uma uricase recombinante conjugada com monometoxipoli (etilenoglicol) administrada por via intravenosa que reduz drasticamente os níveis séricos de urato. É aprovado pela FDA para o tratamento da gota em pacientes para os quais a terapia convencional tiver sido ineficaz.

Antes de introduzir qualquer modalidade de terapia de redução do urato, o paciente deve ser colocado em terapia anti-inflamatória para prevenir ou minimizar o aumento previsto na atividade da crise, que está associado ao início da terapia de redução do urato.[A10] A profilaxia anti-inflamatória prévia é feita com colchicina 1 ou 2 vezes/dia ou AINE em baixas doses. A profilaxia anti-inflamatória deve ser continuada até que o indivíduo tenha ficado livre de crises de gota por 6 meses ou mais.

DOENÇA POR DEPÓSITO DE CRISTAIS DE PIROFOSFATO DE CÁLCIO

DEFINIÇÕES

O heterogêneo grupo de condições clínicas associadas aos cristais de pirofosfato de cálcio di-hidratado são chamados coletivamente de *doença por depósito de cristais de pirofosfato de cálcio*. Dentro desse espectro está o achado radiográfico comum de condrocalcinose, que frequentemente é assintomática. A sinovite aguda associada a cristais de pirofosfato de cálcio intra-articulares pode ser muito parecida com os achados de gota e, portanto, é chamada de *pseudogota*. As alterações mais crônicas associadas à destruição do osso e da cartilagem induzidas pelo pirofosfato de cálcio são chamadas de *artropatia por pirofosfato*. Essas condições são ainda classificadas como familiares (genéticas), metabólicas e esporádicas.

EPIDEMIOLOGIA

A verdadeira prevalência da doença por depósito de cristais de pirofosfato de cálcio é desconhecida, mas em geral é considerada subdiagnosticada por ser confundida com outras formas de artrite.[12] A prevalência de condrocalcinose visualizada em radiografias foi extensivamente estudada e é, claramente, um fenômeno relacionado com a idade. A condrocalcinose da cartilagem meniscal e articular do joelho é observada em 4% dos indivíduos entre 55 e 59 anos; em 18% daqueles de 80 a 84 anos; e em aproximadamente 27% dos maiores de 85 anos.

BIOPATOLOGIA

A doença clínica decorrente do pirofosfato de cálcio é dividida em três categorias, com base na etiologia da alteração no metabolismo do pirofosfato inorgânico. As categorias são hereditária (familiar), esporádica (idiopática) e metabólica. Os três tipos de doença por pirofosfato de cálcio estão associados ao acúmulo de pirofosfato inorgânico extracelular ao redor dos condrócitos, e pirofosfato inorgânico extracelular para a formação de cristais de pirofosfato de cálcio.

As formas hereditárias da doença por depósito de cristais de pirofosfato de cálcio podem ser causadas pelo aumento do transporte transmembrana do pirofosfato inorgânico intracelular dos condrócitos para sua matriz extracelular pela atividade diminuída das hidrolases de pirofosfato protetoras, ou em razão da alteração na influência de fatores que levam ao aumento do pirofosfato inorgânico extracelular, incluindo o fator transformador de crescimento-β, a proteína morfogênica óssea-2 e -4, o ácido ascórbico e a osteopontina.

Mutações no transportador raramente são observadas na forma esporádica da doença por pirofosfato de cálcio. Os condrócitos que envelhecem em cultura produzem consideravelmente mais pirofosfato inorgânico do que os condrócitos mais jovens, embora o mecanismo exato para isso não seja claro.

As doenças metabólicas que predispõem à doença por depósito de cristais de pirofosfato de cálcio incluem a hemocromatose, o hiperparatireoidismo, a hipomagnesemia (como na síndrome de Gitelman) e a hipofosfatasia. Todas essas condições metabólicas resultam em aumento do pirofosfato inorgânico extracelular ou outras alterações na matriz da cartilagem que são permissivas à formação de cristais de pirofosfato de cálcio.

MANIFESTAÇÕES CLÍNICAS E DIAGNÓSTICO

A doença por depósito de cristais de pirofosfato de cálcio manifesta-se de diversas maneiras. Frequentemente, é assintomática (lantânica) e é reconhecida apenas pelo aparecimento de condrocalcinose nas radiografias. A manifestação clínica mais comum responsável por aproximadamente 60% dos casos de doença por pirofosfato de cálcio é uma artrite poliarticular que afeta as articulações não tipicamente envolvidas na osteoartrite primária, incluindo punhos, ombros e articulações metacarpofalângicas (particularmente as segunda e terceira metacarpofalângicas).[13] Esse tipo de doença por pirofosfato de cálcio é chamada de *pseudo-osteoartrite* e pode estar associada a ataques inflamatórios ocasionais. A apresentação monoarticular aguda é conhecida como *pseudogota*. A dor e o inchaço da pseudogota podem ser semelhantes aos observados na gota. O início geralmente não é tão abrupto como na gota, e os ataques tendem a durar mais – frequentemente meses. A pseudogota ocorre em maior frequência nas grandes articulações do que nas pequenas. A doença por depósito de cristais de pirofosfato de cálcio pode, ocasionalmente, se manifestar como uma doença inflamatória poliarticular crônica que pode mimetizar a artrite reumatoide ou a polimialgia reumática.

A doença por pirofosfato de cálcio é diagnosticada pela identificação de condrocalcinose na radiografia em um paciente com história clínica sugestiva da doença (Figura 257.5). O diagnóstico definitivo é feito pelo achado de cristais de pirofosfato de cálcio à microscopia óptica de luz polarizada compensada do líquido sinovial aspirado.[14]

PREVENÇÃO E TRATAMENTO

Não há tratamento específico para a doença por depósito de cristais de pirofosfato de cálcio.[15] Em pacientes com associação de doença metabólica–doença por pirofosfato de cálcio, o tratamento e o controle da doença metabólica podem proporcionar alguma melhora na artrite, embora este não seja o caso da hemocromatose hereditária tratada por flebotomia. Nas formas aguda e crônica da doença por depósito de cristais de pirofosfato de cálcio, o tratamento é direcionado aos sintomas. Os AINEs são a base do tratamento. Pode-se usar colchicina oral em baixas doses tanto em quadros agudos quanto crônicos. Os corticosteroides intra-articulares também demonstraram ser benéficos para a doença por depósito de cristais de pirofosfato de cálcio sintomática. O inibidor da IL-1, anacinra, tem sido usado *off-label* (uso não regulamentado) com efetividade para o tratamento de crises da doença por pirofosfato de cálcio. Por outro lado, a viscossuplementação intra-articular (ácido hialurônico) pode exacerbar os sintomas articulares.

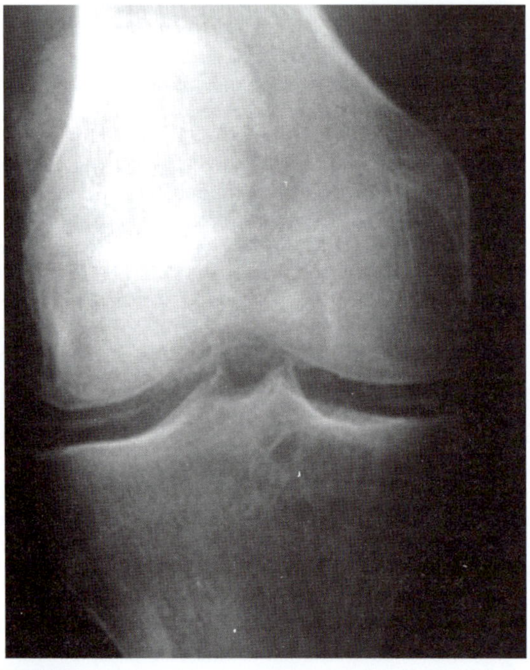

FIGURA 257.5 Artropatia por pirofosfato de cálcio di-hidratado do joelho. Evidência radiográfica de condrocalcinose mostrando calcificação da fibrocartilagem na forma de depósitos lineares espessos paralelos e separados do osso subcondral.

Tabela 257.4 Manifestações clínicas da doença por depósito de fosfato de cálcio básico.

Osteoartrite e depósito de fosfato de cálcio básico
Artrite inflamatória aguda
Periartrite calcificada aguda
Artropatia não inflamatória crônica
Hiperostose esquelética idiopática difusa (DISH)
Calcinose tumoral
Calcificações associadas a estados hipercalcêmicos
Hiperparatireoidismo
Hipervitaminose D
Sarcoidose
Câncer metastático
Mieloma
Leucemia

ARTROPATIA ASSOCIADA À APATITA (FOSFATO DE CÁLCIO BÁSICO)

Os cristais de fosfato de cálcio básico incluem várias espécies de cristais diferentes. O mais comum deles é a hidroxiapatita. Os cristais de fosfato de cálcio básicos são diferentes dos cristais de urato monossódico ou pirofosfato de cálcio porque não são identificáveis à microscopia de luz polarizada. Esses minúsculos cristais são responsáveis por várias condições clínicas importantes. Embora os cristais de fosfato de cálcio básicos sejam encontrados em 50% dos líquidos sinoviais com osteoartrite, a incidência e a prevalência das manifestações clínicas individuais associadas à apatita não foram estabelecidas. Isso se aplica especialmente às síndromes de apatita mais graves e destrutivas, como ombro de Milwaukee e calcinose tumoral. A prevalência da condição mais comumente associada à apatita, a periartrite calcificada do ombro, foi de 3% em um grande estudo norte-americano.

BIOPATOLOGIA

Como os cristais de urato monossódico e de pirofosfato de cálcio, os cristais de fosfato de cálcio básico exercem seus efeitos pró-inflamatórios ao serem fagocitados por sinoviócitos residentes e influxo de leucócitos. Ao contrário dos cristais de urato monossódico e pirofosfato de cálcio, os cristais de apatita aparentemente não atuam por meio do inflamassoma NLRP3. Em vez disso, os cristais de fosfato de cálcio básicos são dissolvidos no fagossomo ácido e aumentam os níveis de cálcio intracelular e, em seguida, ativam as vias de sinalização dependentes de cálcio. Os sinoviócitos são estimulados por essas vias a aumentar a produção de fator de necrose tumoral-α e IL-6, e o influxo de neutrófilos é estimulado a aumentar os radicais de oxigênio pró-inflamatórios. Os fibroblastos no revestimento articular e nos tecidos moles circundantes são estimulados a aumentar a produção de muitas das metaloproteinases da matriz, como colagenase 1, colagenase 3 e estromelisina 1.

MANIFESTAÇÕES CLÍNICAS DO DEPÓSITO DE FOSFATO DE CÁLCIO BÁSICO

As manifestações clínicas do depósito de fosfato de cálcio básico podem ser agudas ou crônicas; sua causa pode ser idiopática, hereditária ou secundária a outras doenças que causam hipercalcemia (Tabela 257.4). Cristais de fosfato de cálcio básico podem ser encontrados em 50% dos líquidos sinoviais de joelhos com osteoartrite. A presença de cristais de fosfato de cálcio básico se correlaciona com alterações radiográficas mais graves secundárias à deterioração mais rápida desses joelhos com osteoartrite.[16] A artrite inflamatória aguda associada ao depósito de fosfato de cálcio básico é semelhante em muitos aspectos à gota e à pseudogota e foi chamada de *pseudopseudogota*. Os pacientes tendem a ser mais jovens e geralmente apresentam evidências de depósito de fosfato de cálcio básico em tecidos moles de outras partes do corpo. As calcificações periarticulares costumam ser assintomáticas. No entanto, o depósito de fosfato de cálcio básico pode causar uma inflamação aguda e grave dos ligamentos, tendões e bolsas ao redor de uma articulação, denominada *periartrite cálcica aguda*. Isso ocorre com frequência em torno dos ombros e dos quadris, mas também pode ocorrer nos dedos das mãos, pés, punhos e tornozelos.

A artropatia mais destrutiva associada ao fosfato de cálcio básico é o ombro de Milwaukee, que é caracterizado por grandes derrames não inflamatórios com sangue contendo cristais de fosfato de cálcio básico, com ou sem cristais de pirofosfato de cálcio. O processo resulta na destruição do manguito rotador, levando a acentuadas instabilidade e dissolução da cartilagem glenoumeral. Esse processo também pode afetar os joelhos. Como a periartrite calcificada aguda discutida anteriormente, o ombro de Milwaukee é quatro vezes mais frequente em mulheres do que em homens.

A hiperostose esquelética difusa idiopática (HEID) é observada predominantemente em homens e em pessoas idosas. A aparência radiográfica dessa condição é de ossificações fluindo ao longo do aspecto anterolateral das vértebras espinais, especialmente na coluna torácica. A HEID geralmente é assintomática, mas os osteófitos em ponte muito grandes podem causar dor; na coluna cervical, podem até resultar em disfagia.

A calcinose tumoral idiopática é rara, porém mais prevalente em pacientes jovens de ascendência africana. Esses indivíduos têm grandes massas calcificadas irregulares nos tecidos moles ao redor dos ombros, quadris e cotovelos. Alguns casos mostram ocorrência familiar e condições clínicas associadas à hiperfosfatemia.

Por fim, calcificações metastáticas podem surgir em qualquer condição clínica associada à hipercalcemia, como hiperparatireoidismo, hipervitaminose D, sarcoidose, câncer metastático, mieloma múltiplo e leucemia.

TRATAMENTO E PREVENÇÃO

O tratamento da maioria das síndromes associadas ao fosfato de cálcio básico é conservador.[17] Na artrite inflamatória aguda e na periartrite, a colchicina oral em baixas doses e os AINEs são a base do tratamento sintomático. O grande derrame persistente observado no ombro de Milwaukee deve ser aspirado em série para diminuir a pressão intracapsular. A eficácia adicional das injeções de corticosteroides neste cenário não foi comprovada. A calcinose associada ao metabolismo anormal do cálcio e do fosfato é mais bem controlada pelo tratamento do processo metabólico subjacente.

Grau A Recomendações de grau A

A1. Nielsen SM, Bartels EM, Henriksen M, et al. Weight loss for overweight and obese individuals with gout: a systematic review of longitudinal studies. *Ann Rheum Dis.* 2017;76:1870-1882.

A2. van Durme CM, Wechalekar MD, Buchbinder R, et al. Non-steroidal anti-inflammatory drugs for acute gout. *Cochrane Database Syst Rev.* 2014;9:CD010120.

A3. van Echteld I, Wechalekar MD, Schlesinger N, et al. Colchicine for acute gout. *Cochrane Database Syst Rev.* 2014;8:CD006190.

A4. Yu J, Lu H, Zhou J, et al. Oral prednisolone versus non-steroidal anti-inflammatory drugs in the treatment of acute gout: a meta-analysis of randomized controlled trials. *Inflammopharmacology.* 2018;26:717-723.

A5. Seth R, Kydd AS, Buchbinder R, et al. Allopurinol for chronic gout. *Cochrane Database Syst Rev.* 2014;10:CD006077.

A6. Stamp LK, Chapman PT, Barclay ML, et al. A randomised controlled trial of the efficacy and safety of allopurinol dose escalation to achieve target serum urate in people with gout. *Ann Rheum Dis.* 2017;76:1522-1528.

A7. White WB, Saag KG, Becker MA, et al. Cardiovascular safety of febuxostat or allopurinol in patients with gout. *N Engl J Med.* 2018;378:1200-1210.

A8. Kydd AS, Seth R, Buchbinder R, et al. Uricosuric medications for chronic gout. *Cochrane Database Syst Rev.* 2014;11:CD010457.

A9. Perez-Ruiz F, Sundy JS, Miner JN, et al. Lesinurad in combination with allopurinol: results of a phase 2, randomised, double-blind study in patients with gout with an inadequate response to allopurinol. *Ann Rheum Dis.* 2016;75:1074-1080.

A10. Hill EM, Sky K, Sit M, et al. Does starting allopurinol prolong acute treated gout? A randomized clinical trial. *J Clin Rheumatol.* 2015;21:120-125.

REFERÊNCIAS BIBLIOGRÁFICAS

As referências bibliográficas, bem como os outros materiais suplementares deste livro, encontram-se no GEN-IO, nosso ambiente virtual de aprendizagem.

258 FIBROMIALGIA, SÍNDROME DA FADIGA CRÔNICA E DOR MIOFASCIAL

DANIEL J. CLAUW

DEFINIÇÃO

Fibromialgia é o termo moderno para indivíduos com dor musculoesquelética crônica generalizada, para a qual nenhuma causa alternativa pode ser identificada. Se fadiga for a principal queixa apresentada, em vez da dor, os indivíduos costumam ser diagnosticados com a síndrome da fadiga crônica.[1] Os gastroenterologistas costumam atender exatamente os mesmos pacientes e se concentrar em suas queixas gastroenterológicas; costumam usar os termos distúrbio gastrintestinal funcional, síndrome do intestino irritável (SII), dispepsia não ulcerosa, dor torácica não cardíaca ou dismotilidade esofágica para explicar os sintomas do paciente. Neurologistas atendem esses pacientes em razão de cefaleias ou dor facial inexplicável; urologistas, por queixas de dor pélvica e sintomas urinários (e usam rótulos como cistite intersticial, prostatite crônica, vulvodinia e vestibulite vulvar); odontologistas. por queixas de disfunção temporomandibular (DTM), e assim por diante.

Até recentemente, essas síndromes dolorosas inexplicáveis deixavam pesquisadores, médicos e pacientes perplexos, e usavam-se termos como idiopático, funcional ou somatização. No entanto, agora está claro que:

- Alguns indivíduos apresentam apenas uma dessas síndromes dolorosas "idiopáticas" ao longo da vida. Porém, com mais frequência, eles, e seus familiares, tendem a ter várias dessas condições. Muitos termos têm sido usados para descrever essas síndromes e sintomas coagregados, incluindo síndromes somáticas funcionais, distúrbios de somatização, condições de espectro aliado, síndromes de hipersensibilidade sensitiva, doenças crônicas multissintomas e sintomas clinicamente inexplicados. O termo mais recente cunhado pelos National Institutes of Health (NIH) dos EUA é, provavelmente, o mais aceito no momento: condições de dor crônica sobrepostas
- Alguns desses indivíduos têm comorbidades psicológicas ou psiquiátricas identificáveis, mas muitos não. Portanto, é importante entender que a biopatologia desses processos é independente, mas às vezes se sobrepõe àquela observada nos transtornos de humor, transtorno de estresse pós-traumático (TEPT) e outros
- As mulheres são mais propensas a ter esses distúrbios do que os homens (1,5 a 2 vezes mais), mas a diferença entre os sexos é muito mais aparente em amostras clínicas (especialmente na atenção terciária) do que em amostras populacionais
- Grupos de indivíduos com essas condições (p. ex., fibromialgia, síndrome da fadiga crônica, SII, cefaleia, DTM etc.) normalmente apresentam distúrbios no processamento sensorial e da dor, incluindo aumento da dor a estímulos normalmente dolorosos ou a estímulos normalmente não dolorosos. Isso pode ser identificado na anamnese do paciente (p. ex., ao questionar sobre a hipersensibilidade a luzes fortes, odores, substâncias), bem como em estudos usando testes sensoriais quantitativos ou neuroimagem funcional. Isso sugere que esses indivíduos têm um problema mediado pelo sistema nervoso central, com aumento no processamento sensorial ou da dor, que está contribuindo para a dor e para outras hipersensibilidades somáticas que o indivíduo está experimentando, em vez de simplesmente um foco nociceptivo restrito à região do corpo em que a pessoa está sentindo dor no momento
- Tipos semelhantes de terapia são eficazes para todas essas condições, incluindo tanto os tratamentos farmacológicos (p. ex., compostos tricíclicos, inibidores da recaptação de serotonina e de norepinefrina e gabapentinoides) quanto não farmacológicos (p. ex., orientações, exercícios, terapia cognitivo-comportamental [TCC]). Por outro lado, os indivíduos com essas condições podem não responder às terapias que geralmente seriam eficazes para esse perfil de pacientes, quando a dor for causada por lesão ou distúrbios inflamatórios dos tecidos (p. ex., AINEs, opioides, injeções locais, procedimentos cirúrgicos)
- Subgrupos de indivíduos com qualquer condição de dor crônica (p. ex., dor lombar, osteoartrite, doenças autoimunes, doença falciforme etc.) também têm as mesmas características fenotípicas e mecanismos subjacentes que aqueles observados na fibromialgia. Esse perfil de pacientes apresenta ainda as mesmas características patológicas, e capacidade semelhante de resposta diferencial às terapias direcionadas perifericamente *versus* direcionadas centralmente
- É fundamental que os médicos que atendem pacientes com dor crônica avaliem os indivíduos quanto à presença desse fenótipo, pois ele pode influenciar muito os tratamentos que funcionarão ou não para determinado indivíduo com dor crônica.

Até cerca de uma década atrás, essas condições tinham bases científicas um tanto iguais (e tênues). Mas, em um período relativamente curto, métodos de pesquisa como testes experimentais de dor, exames de imagem funcionais e a genética levaram a enormes avanços na compreensão de várias dessas condições, principalmente da fibromialgia, da SII e da DTM. Muitos profissionais que atuam na área da dor (Capítulo 27) agora sentem que grande parte da dor crônica em si é uma doença neural, e que muitos dos mecanismos subjacentes operantes nessas síndromes dolorosas até então consideradas idiopáticas ou funcionais podem ser semelhantes, não importa se a dor está presente em todo o corpo (p. ex., na fibromialgia) ou se está localizada na região lombar, no intestino ou na bexiga. Por isso, os termos mais contemporâneos usados para descrever condições como fibromialgia, SII, DTM, síndrome da fadiga crônica, vulvodinia e muitas outras entidades incluem "dor de origem central" ou "sensibilização central" para indicar que o sistema nervoso central está desempenhando um papel proeminente em amplificar ou causar a dor na maior parte dos indivíduos com essas síndromes (ver Tabela 258.1). Muitos desses achados também foram observados na síndrome da fadiga crônica, mas as várias teorias fisiopatológicas da síndrome da fadiga crônica variam amplamente e são fonte de grande discórdia; portanto, este capítulo focará nos tópicos em que a base de evidências é significativamente mais forte na fibromialgia.

EPIDEMIOLOGIA

Fibromialgia e dor crônica generalizada

Os estudos epidemiológicos do componente histórico dos critérios do American College of Rheumatology (ACR) para fibromialgia e dor crônica generalizada (DCG) foram extremamente instrutivos. A DCG é tipicamente considerada uma dor acima e abaixo da cintura, envolvendo os lados esquerdo e direito do corpo e também envolvendo o esqueleto axial. Estudos populacionais da DCG sugerem que cerca de 4 a 12% da população apresenta esse sintoma em algum momento da vida.[2] A dor crônica regional é encontrada em 20 a 25% da população. Tanto a dor crônica generalizada quanto a dor regional ocorrem cerca de 1,5 vez mais frequentemente em mulheres do que em homens. Esses achados são muito semelhantes em diferentes países, etnias e culturas.

FIBROMIALGIA

Os critérios originais de 1990 do ACR para fibromialgia exigiam que o indivíduo tivesse uma história de DCG e o achado de 11 ou mais de 18 pontos sensíveis (*tender points*) possíveis ao exame. Os pontos sensíveis representam nove pares de regiões do corpo predefinidas, geralmente sobre inserções musculotendíneas. Se o indivíduo relata dor quando uma região é palpada com 4 kg de pressão, esse é considerado um ponto sensível positivo. Na época em que os critérios do ACR de 1990 foram publicados, acreditava-se que poderia haver algum significado único para as localizações dos *tender points*. Desde então, aprendeu-se que a hipersensibilidade na fibromialgia se estende por todo o corpo.

O requisito de pontos sensíveis dos critérios do ACR de 1990 não apenas representa erroneamente a natureza da hipersensibilidade nessa condição (ou seja, localizada em vez de generalizada), mas também influencia fortemente as características demográficas e psicológicas da fibromialgia. As mulheres têm probabilidade apenas 1,5 vez maior do que os homens de experimentar DCG, mas têm probabilidade 11 vezes maior do que os homens de ter 11 ou mais pontos sensíveis. Assim, as mulheres têm probabilidade aproximadamente 10 vezes maior de atender aos critérios do ACR de 1990 para fibromialgia do que os homens. No entanto, muitos homens têm os mesmos sintomas, e esta é uma das muitas razões pelas quais em 2010 desenvolveram-se novos critérios para fibromialgia que não exigiam a realização de uma contagem de pontos dolorosos e apreciavam mais plenamente outros sintomas mediados pelo SNC comumente encontrados na fibromialgia e em condições relacionadas, incluindo a fadiga e problemas de sono e memória.

A maior parte dos pacientes com fibromialgia desenvolve seus sintomas de dor em várias regiões do corpo no início da vida, frequentemente começando na infância ou na adolescência. Os indivíduos que por fim desenvolvem fibromialgia têm maior propensão a sentir cefaleia, dismenorreia, disfunção temporomandibular (DTM), síndrome da fadiga crônica, dor miofascial, SII e outros distúrbios gastrintestinais funcionais, cistite intersticial/síndrome da bexiga dolorosa, endometriose e outras síndromes dolorosas regionais (particularmente com dores nas costas e no pescoço). Em muitos casos, o que pode parecer a um profissional de saúde um tipo inteiramente novo de dor aguda ou subaguda é, na verdade, apenas outra região do corpo acometida pela dor. O conceito em evolução entre os especialistas em dor é que esses distúrbios "centrais" de dor na verdade representam uma única doença que perdura ao longo da vida, com um espectro de sintomas nas diferentes regiões do corpo ao longo do tempo. O National Institutes of Health dos EUA recentemente usou o termo "condições de dor crônica sobrepostas (CDCS)" para denotar o fato de que essas condições costumam coocorrer nos mesmos indivíduos e compartilhar muitas características patogênicas.

Diversos tipos de estressores ambientais, entre eles os fatores psicológicos, provavelmente desencadeiam o desenvolvimento de fibromialgia (Tabela 258.2). Fibromialgia e distúrbios relacionados são encontrados em taxas muito mais altas do que o esperado em indivíduos que experimentaram infecções específicas (p. ex., vírus Epstein-Barr, doença de Lyme, febre Q, hepatite viral), traumatismos (como acidentes automobilísticos) e serviço militar em tempos de guerra. Esta é uma questão legal controversa e nem todos concordariam que todos esses tipos de entidades aparentemente distintas podem desencadear ou exacerbar a fibromialgia. Certamente, avaliar causa e efeito em um dado indivíduo é quase impossível, porque todos os indivíduos experimentam estressores intermitentes da variedade que aparentemente pode desencadear a fibromialgia. Também é provável que esses diferentes estressores aparentemente agravem a fibromialgia ou os seus sintomas em parte pela maneira como eles afetam o nível de atividade, o sono ou a angústia geral, qualquer um dos quais pode levar ao agravamento da dor e outros sintomas.

A fibromialgia frequentemente é encontrada como comorbidade em outras condições de dor crônica, como osteoartrite e doenças reumáticas autoimunes. Até 25% dos pacientes com diagnóstico correto de distúrbios inflamatórios generalizados, como lúpus eritematoso sistêmico (LES), artrite reumatoide (AR) e espondilite anquilosante, também preencherão os critérios da ACR para fibromialgia. No entanto, na prática clínica, essa associação muitas vezes não é reconhecida, especialmente quando a fibromialgia se desenvolve depois do distúrbio autoimune ou da síndrome dolorosa regional. Nesse contexto, quando a fibromialgia comórbida não

Tabela 258.1 Caracterização mecanicista da dor.

	NOCICEPTIVA	NEUROPÁTICA	CENTRAL
Causa	Inflamação ou dano	Dano ou aprisionamento de nervo	Problema do SNC ou sistêmico
Características clínicas	A dor é bem localizada, efeito consistente da atividade sobre a dor	Acompanha a distribuição dos nervos periféricos (ou seja, dermátomos ou meia/luva), episódica, lancinante, dormência, formigamento	A dor é generalizada e acompanhada por fadiga, transtornos do sono, memória e/ou humor, bem como história de dor prévia em outras partes do corpo
Ferramentas de rastreamento		PainDETECT	Mapa corporal ou FM Survey
Tratamento	AINEs, injeções, cirurgia, opioides	Tratamentos locais direcionados aos nervos (cirurgia, injeções, tópicos) ou fármacos que atuem no SNC	Fármacos que atuam no SNC, tratamentos não farmacológicos
Exemplos clássicos	Osteoartrite Doenças autoimunes Dor oncológica	Neuropatia diabética dolorosa Neuralgia pós-herpética Ciática, síndrome do túnel do carpo	Fibromialgia Distúrbios gastrintestinais funcionais Disfunção temporomandibular Cefaleia tensional Cistite intersticial, síndrome da bexiga dolorosa

Graus variáveis de qualquer mecanismo podem contribuir em qualquer doença. SNC = sistema nervoso central; FM = fibromialgia; GI = gastrintestinal; AINEs = anti-inflamatórios não esteroides.

Tabela 258.2 Estressores capazes de desencadear fibromialgia e condições relacionadas.

- Síndromes de dor periférica
- Infecções (p. ex., parvovírus, vírus Epstein-Barr, doença de Lyme, febre Q; raramente, infecções do trato respiratório superior)
- Trauma físico (acidentes automobilísticos)
- Estresse/sofrimento psicológico
- Alterações hormonais (p. ex., hipotireoidismo)
- Fármacos
- Vacinas
- Certos eventos catastróficos (guerra, mas não desastres naturais)

é reconhecida, os pacientes costumam ser tratados desnecessariamente de maneira mais agressiva com agentes biológicos e imunossupressores potencialmente tóxicos.

Essa forma comórbida de fibromialgia foi denominada "fibromialgia secundária". Um termo mais popular para esse fenômeno é que esses indivíduos "centralizaram" sua dor. Embora *inputs* nociceptivos periféricos possam estar envolvidos em parte da dor desse paciente, fatores relacionados com o SNC provavelmente a estão amplificando, levando a outros sintomas associados, como fadiga, problemas de memória e transtornos do sono e do humor. O termo "sensibilização central" também é usado algumas vezes para descrever esse fenômeno, mas muitos defendem que esse termo seja reservado ao distúrbio mais geral mediado por uma infinidade de diferentes mecanismos espinais e supraespinais. Independentemente da terminologia, está se tornando cada vez mais importante identificar o distúrbio porque evidências emergentes sugerem que as terapias que funcionam melhor para a dor nociceptiva periférica (p. ex., AINEs, opioides, injeções, procedimentos cirúrgicos) têm menor probabilidade de serem eficazes nesses pacientes.[3]

A forma "primária" de fibromialgia também está associada a comorbidades graves, com estressores no início e ao longo dela da vida. Muitos, senão a maioria, desses pacientes têm um histórico de transtorno psiquiátrico, como depressão ou ansiedade. Normalmente, há mais comorbidades psiquiátricas e psicológicas observadas em indivíduos refratários ao tratamento. A relação bidirecional entre a fibromialgia e as condições psiquiátricas provavelmente se deve, pelo menos em parte, aos gatilhos comuns a ambos os conjuntos de doenças, bem como à fisiopatologia compartilhada. Fatores de risco potencialmente modificáveis para o desenvolvimento de fibromialgia ou piora de seu curso incluem sono insatisfatório, obesidade, sedentarismo e insatisfação com a vida ou com o trabalho. Fatores cognitivos como catastrofização (pensamento irracional de que a dor é muito pior ou mais grave do que realmente é) ou medo do movimento são fatores de mau prognóstico na fibromialgia e em outros estados de dor crônica.

BIOPATOLOGIA

Modelos animais de fibromialgia

Embora poucas pessoas afirmem que existe um modelo animal que mimetize todas as principais características clínicas da fibromialgia, os modelos animais podem ser muito úteis na compreensão da patogênese dessa condição.[4] Os animais desenvolvem as características críticas de sensibilização central ou centralização da dor quando expostos ao estresse da natação, separação neonatal de suas mães e muitos outros estímulos estressantes não dolorosos.

Fatores genéticos

A forte predisposição familiar da fibromialgia e de outras condições de dor crônica levou muitos pesquisadores a estudar polimorfismos genéticos específicos que podem estar associados a maior risco de desenvolver fibromialgia. Em primeiro lugar, os estudos de genes candidatos mostraram que achados genéticos como o fenótipo T/T do polimorfismo do gene receptor de serotonina 5-HT2A, polimorfismos do transportador de serotonina, do receptor da dopamina 4 e da COMT (catecolamina *o*-metil transferase) foram observados em maior frequência em pacientes com fibromialgia do que em controles. Estudos subsequentes confirmaram algumas dessas associações, mas outros não. Os estudos de ligação genômica ampla e de genes candidatos identificaram outros alvos putativos. Os estudos de ligação confirmaram a forte contribuição genética para a fibromialgia e sugeriram a ligação da fibromialgia à região cromossômica 17p11.2-q11.2. O grande estudo de genes candidatos identificou diferenças significativas nas frequências de alelos entre casos e controles para três genes: *GABRB3*, *TAAR1* e *GBP1*. Considerando que os estudos genéticos clássicos ainda não identificaram polimorfismos ou haplótipos fortes e reprodutíveis associados à fibromialgia, e como há evidências claras de que fatores ambientais, como estresse, desempenham um papel proeminente na patogênese, outros grupos postularam que achados epigenéticos podem ser importantes na fibromialgia.[5] Essas são áreas promissoras de investigação, que precisam de mais pesquisas.

Evidência de distúrbios do sistema nervoso central na dor e no processamento sensorial

A característica distintiva da fisiopatologia da fibromialgia é o processamento central da dor aumentado. Estudos subsequentes usando medidas mais sofisticadas de testes experimentais de dor mostraram que os indivíduos com fibromialgia são mais sensíveis em todo o corpo, não apenas nas 18 regiões originalmente consideradas "pontos sensíveis". Diversos possíveis mecanismos foram experimentalmente citados como potencialmente responsáveis pela amplificação da dor na fibromialgia, incluindo diminuição na atividade das vias analgésicas descendentes e aumento difuso no processamento de todos os estímulos sensoriais (não apenas da dor).

Exames de imagem do encéfalo

Exames de neuroimagem funcionais, químicos e estruturais do encéfalo forneceram a melhor evidência "objetiva" de que a dor da fibromialgia e a síndrome de amplificação da dor relacionada são "reais". Exames de ressonância magnética funcional (RMf) demonstraram que, em indivíduos com fibromialgia, a aplicação de uma leve pressão ou estímulo de calor que outros indivíduos perceberiam como toque, e não dor, é sentida como dor. Indivíduos com ou sem fibromialgia utilizam padrões de ativação cerebral e áreas cerebrais envolvidas semelhantes no processamento da dor. A ínsula é uma região do encéfalo que está consistentemente hiperativa e provavelmente desempenha um papel patogênico importante na fibromialgia e condições relacionadas. Observou-se que essa região desempenha um papel essencial na integração sensorial, com a ínsula posterior desempenhando um papel sensitivo mais puro, e a ínsula anterior sendo associada ao processamento emocional das sensações.

Os pacientes com fibromialgia têm maior conectividade entre as regiões do encéfalo envolvidas no aumento da transmissão da dor e nas redes neurais normalmente não envolvidas na dor. Durante um estímulo doloroso, a conectividade é diminuída entre regiões antinociceptivas-chave e uma região identificada como uma potencial fonte de inibição da dor disfuncional na fibromialgia. Estudos com testes sensoriais quantitativos demonstraram que os pacientes com fibromialgia são mais sensíveis a uma série de estímulos sensoriais além da dor, e que os paradigmas de aprendizado de máquina podem distinguir com precisão pacientes com fibromialgia de indivíduos sem fibromialgia com mais de 90% de acurácia.[6]

Também se utilizaram técnicas de imagem para identificar anormalidades de neurotransmissores que podem estar "impulsionando" a amplificação da dor observada na fibromialgia e outros distúrbios de dor crônica. Relatou-se disponibilidade diminuída do receptor opioide *mu* (possivelmente em razão do aumento da liberação de opioides *mu* endógenos) na fibromialgia. Sugeriu-se que este achado, assim como estudos anteriores que mostraram aumentos de opioides endógenos no líquido cerebrospinal (LCS) de pacientes com fibromialgia, seja uma evidência de por que os analgésicos opioides parecem não ser eficazes na fibromialgia.

Utilizando espectroscopia de prótons (H-MRS) para sondar outros neurotransmissores, pacientes com fibromialgia mostraram ter aumento nas concentrações encefálicas do principal neurotransmissor excitatório do corpo, o glutamato, em regiões de processamento da dor, como a ínsula. Fármacos como a pregabalina e a gabapentina provavelmente atuam juntos na fibromialgia, reduzindo a atividade glutamatérgica. Os indivíduos com fibromialgia que apresentavam os níveis de glutamato pré-tratamento mais elevados na ínsula posterior eram os que tinham a maior probabilidade de responder à pregabalina. Quando a pregabalina levou à melhora dos sintomas nesses indivíduos, houve normalização da RMf e dos achados de conectividade, sugerindo que esse neurotransmissor desempenhe um papel essencial na patogênese da fibromialgia, pelo menos em alguns indivíduos. Esses estudos também ajudam a esclarecer por que nenhuma classe isolada de analgésicos do SNC tem probabilidade de ser eficaz em todos os pacientes com dor de origem no SNC.

DIAGNÓSTICO

Anamnese e exame musculoesquelético detalhados continuam sendo o teste diagnóstico mais importante para indivíduos com dor crônica. Existem vários critérios diagnósticos que podem ser usados para a fibromialgia. Pelas razões citadas anteriormente, o uso dos critérios originais de 1990 está agora sendo substituído pelos critérios mais contemporâneos propostos em 2010 e depois modificados em 2011 e 2016.[7] A vantagem desses novos critérios é que eles são simples de usar e reconhecem os sintomas não dolorosos da fibromialgia e dor de origem central. Por fim, além de esses critérios serem usados com um ponto de corte para diagnosticar alguém com fibromialgia, eles também servem como uma boa medida da presença e gravidade da fibromialgia, ou "estado de fibromialgia". Demonstrou-se que, em indivíduos com doenças como AR, dor lombar ou osteoartrite, o escore de fibromialgia de um indivíduo, derivado de medidas muito semelhantes aos critérios de 2010/11/16, é tipicamente mais preditivo da dor e incapacidade do que medidas mais objetivas da atividade dessas doenças, como medidas de inflamação ou dano articular.

Como a dor é manifestação definidora da fibromialgia, seu tratamento ideal deve ser baseado nas características da dor que podem distingui-la de outros distúrbios dolorosos. A dor da fibromialgia tipicamente é difusa ou multifocal, é difícil de localizar, frequentemente aumenta e diminui e comumente é de natureza migratória. Essas características da dor de origem central são bastante diferentes da dor nociceptiva, na qual tanto a localização quanto a intensidade geralmente são mais constantes. Os pacientes podem se queixar de desconforto ao serem tocados ou ao usar roupas apertadas, e podem apresentar disestesias ou parestesias que acompanham a dor, como ocorre com a dor neuropática.

Atualmente não há exames laboratoriais ou de imagem capazes de distinguir a dor da fibromialgia. A duração dos sintomas do paciente deve orientar a intensidade da investigação diagnóstica. Se os sintomas do paciente persistem por vários anos, são necessários testes mínimos, enquanto se deve empregar uma estratégia mais agressiva em caso de início agudo ou subagudo dos sintomas. Os testes básicos podem ser limitados a hemograma completo e exames químicos séricos de rotina, junto com a análise da tireotropina e da velocidade de hemossedimentação (VHS). Estudos sorológicos, como testes de ANA e fator reumatoide, geralmente não são necessários, a menos que haja aspectos clínicos que não sejam característicos da fibromialgia ou que sejam encontradas anormalidades no exame físico.

Além das muitas comorbidades já discutidas, a fibromialgia pode se manifestar de maneira semelhante a uma série de distúrbios ou concomitantemente a outros distúrbios que podem confundir o diagnóstico. A Tabela 258.3 mostra as condições que muitas vezes mimetizam ou se manifestam simultaneamente à fibromialgia. O hipotireoidismo e a polimialgia reumática podem ser diferenciados da fibromialgia pelos resultados da tireotropina e da VHS. A apneia do sono e a hepatite C também mimetizam a fibromialgia e tendem a se manifestar com mais frequência em homens do que em mulheres.

O exame físico geralmente não é digno de nota em indivíduos com fibromialgia, mas é útil para avaliar se há hipersensibilidade difusa. Isso é algo que pode ser feito de várias maneiras que não envolvam contagem de pontos sensíveis. Por exemplo, indivíduos com fibromialgia apresentam hipersensibilidade à insuflação do manguito do medidor de pressão arterial. A avaliação dos limiares de dor nas mãos e nos braços de qualquer paciente com dor crônica pode fornecer informações diagnósticas valiosas. Um teste rápido envolve a aplicação de pressão firme sobre várias articulações interfalângicas (IF) de cada mão e também sobre as falanges adjacentes e, em seguida, mais proximalmente de modo a incluir uma palpação firme dos músculos do antebraço, incluindo a região do epicôndilo lateral. Se o indivíduo estiver hipersensível em muitas dessas áreas, ou apenas nos músculos do antebraço, é provável que ele esteja difusamente dolorido e com baixo limiar de dor. No entanto, se o indivíduo estiver hipersensível apenas nas articulações IF, mas não nas outras regiões, e especialmente se houver sinais inflamatórios adicionais (p. ex., inchaço, eritema, calor) associados à hipersensibilidade, deve haver mais preocupação com um distúrbio reumatológico autoimune sistêmico. Se a hipersensibilidade estiver restrita apenas aos ossos, pode-se suspeitar de uma doença óssea metabólica (Capítulo 229) ou uma condição que cause periostite (p. ex., hiperparatireoidismo).

Tendo descartado outros potenciais distúrbios no diagnóstico diferencial da dor do paciente, um passo importante no tratamento da fibromialgia é confirmar o diagnóstico. Apesar da preocupação de que ser "rotulado" com fibromialgia pode, em geral, causar mais danos do que benefícios, quase todos os estudos existentes sugerem o contrário. O diagnóstico de fibromialgia costuma ser uma fonte de alívio para o paciente e leva à diminuição da utilização de cuidados de saúde pela redução nos encaminhamentos e testes diagnósticos para "procurar a causa da dor".

Tabela 258.3 Condições que mimetizam a fibromialgia.

COMUNS
Hipotireoidismo
Polimialgia reumática
Fase inicial do curso de doenças autoimunes (p. ex., artrite reumatoide ou LES)
Síndrome de Sjögren
MENOS COMUNS
Hepatite C
Apneia do sono
Malformação de Chiari
Doença celíaca

TRATAMENTO

Abordagem geral

Indivíduos com diagnóstico de fibromialgia devem receber orientações básicas em relação a esse distúrbio.[8] Os médicos podem fazer isso no contexto de sua prática (p. ex., com educadores da enfermagem ou outros profissionais de saúde aliados) ou eletronicamente por meio de *sites* e vídeos (ver, p. ex., vídeos de pacientes no YouTube a partir da busca pelo nome do Dr. Clauw). Essas orientações devem enfatizar a importância do papel ativo do paciente no seu tratamento. Deve ser explicado desde o início que algumas das terapias mais eficazes são intervenções não farmacológicas, como praticar exercícios, melhorar o sono e reduzir o estresse. Embora as diretrizes de tratamento recentes favoreçam o uso de terapias não farmacológicas *versus* farmacológicas,[A1] existem fatores pragmáticos na prática rotineira (falta de disponibilidade ou reembolso, o paciente não quer tentar essas terapias até que seus sintomas estejam um pouco mais controlados) que muitas vezes tornam isso impraticável.[9] A maior parte dos pacientes precisará de alguma combinação coordenada de terapias farmacológicas e não farmacológicas para alcançar melhora significativa nos sintomas e na função. A Tabela 258.4 descreve todos os tratamentos baseados em evidências para indivíduos com fibromialgia.

Tratamento farmacológico

Existem várias classes de medicamentos que podem ser benéficos na fibromialgia, mas, como em outras condições de dor crônica, os medicamentos funcionam bem em um subgrupo de pacientes, e o efeito geral de qualquer uma dessas terapias para qualquer tipo de dor crônica é pequeno a modesto, na melhor das hipóteses.

Tabela 258.4 Tratamentos.

TRATAMENTOS FARMACOLÓGICOS
• **Evidência forte:** tricíclicos (amitriptilina, ciclobenzaprina); inibidores da recaptação duplos (IRSN/IRNS – venlafaxina, duloxetina, milnaciprana); ligantes alfa-2-delta (pregabalina, gabapentina)
• **Evidência modesta:** tramadol; inibidores seletivos da recaptação de serotonina (ISRS); naltrexona em baixas doses; canabinoides; gama-hidroxibutirato (GHB)
• **Evidência fraca:** hormônio do crescimento, 5-hidroxitriptamina, tropisetrona, S-adenosil-L-metionina (SAMe)
• **Não se mostraram eficazes:** opioides, AINE, corticosteroides, hipnóticos benzodiazepínicos e não benzodiazepínicos, melatonina, guanifenesina, desidroepiandrosterona
TRATAMENTOS NÃO FARMACOLÓGICOS
• **Evidência forte:** exercício cardiovascular, terapia cognitivo-comportamental, orientações ao paciente, terapia multidisciplinar
• **Evidência modesta:** treinamento de força, *tai chi*, ioga, atenção plena, hipnoterapia, *biofeedback*, balneoterapia
• **Evidência fraca:** acupuntura, quiropraxia, terapia manual e massagem, eletroterapia, ultrassom terapêutico
• **Nenhuma evidência:** injeções de pontos sensíveis (gatilho), exercícios de alongamento

Agentes tricíclicos

O tratamento farmacológico mais antigo estudado para a fibromialgia consiste em baixas doses de compostos tricíclicos. A eficácia dos antidepressivos tricíclicos – particularmente amitriptilina,[A2] ciclobenzaprina,[A3] e mirtazapina[A4] – no tratamento dos sintomas de dor, sono insatisfatório e fadiga associados à fibromialgia é sustentada por vários ensaios clínicos randomizados e controlados. A tolerabilidade pode ser melhorada começando com doses muito baixas (p. ex., 10 mg de amitriptilina ou 5 mg de ciclobenzaprina), administrando a dose algumas horas antes de deitar e, em seguida, aumentando a dose muito lentamente. A ciclobenzaprina em doses muito baixas demonstrou ser bastante eficaz em um subgrupo de indivíduos com fibromialgia com um padrão de sono específico, com menos efeitos colaterais do que os observados em alguns dos estudos anteriores com doses mais altas.

Inibidores da recaptação de serotonina e de norepinefrina

Em razão do melhor perfil de efeitos colaterais, os antidepressivos mais novos, como os inibidores seletivos da recaptação de serotonina (ISRS), são frequentemente usados na fibromialgia. Os ISRS fluoxetina, citalopram e paroxetina foram avaliados em ensaios clínicos randomizados controlados por placebo. Os inibidores da recaptação de serotonina "altamente seletivos" mais recentes (p. ex., citalopram) parecem ser menos eficazes do que os ISRS mais antigos, que têm alguma atividade noradrenérgica em doses mais altas.

Como os antidepressivos tricíclicos e altas doses de certos ISRS, como fluoxetina e sertralina, que têm a inibição de recaptação mais equilibrada, foram os analgésicos mais eficazes na fibromialgia e em outras condições de dor crônica, muitos concluíram que inibidores de receptor duais, como inibidores da recaptação de serotonina-norepinefrina e norepinefrina-serotonina (IRSN e IRNS), devem ser mais eficazes do que os fármacos serotoninérgicos puros.[A5] Quanto ao primeiro IRSN disponível, a venlafaxina, há dados que apoiam o seu uso no tratamento da dor neuropática. Dados de ensaios retrospectivos demonstram que este composto também é eficaz na profilaxia da enxaqueca e de cefaleias tensionais. Dois estudos na fibromialgia relataram resultados conflitantes, com o que usou uma dose mais alta mostrando eficácia.

Dois IRSN mais recentes, a duloxetina e o milnaciprana, foram submetidos a ensaios multicêntricos mais recentes e mostraram-se eficazes em uma série de variáveis de desfecho. Ambos foram aprovados nos EUA para o tratamento da fibromialgia. Esses fármacos parecem mais ou menos comparáveis no perfil de eficácia geral, com estudos geralmente observando melhora modesta (embora não alcancem significância estatística em todos os estudos) em características clínicas como dor, melhora geral, aspecto físico, nível de fadiga e grau de incapacidade física relatado. Para ambos os compostos, esses efeitos parecem não estar relacionados com o seu efeito sobre o humor, sugerindo que os efeitos analgésicos e outros efeitos positivos dessa classe de fármacos na fibromialgia não se devem simplesmente aos seus efeitos antidepressivos. A dose máxima aprovada de duloxetina é de 60 mg/dia, mas ensaios clínicos estudaram doses de até 120 mg, que se mostraram seguras. Da mesma maneira, a dose inicial de milnaciprana é de 100 mg, mas alguns pacientes se beneficiam com o aumento da dose para até 200 mg. A hipertensão arterial tem maior probabilidade de ser um problema no caso de milnaciprana, porque ele parece ser mais noradrenérgico; por esses mesmos motivos, pode ser um pouco mais provável que ajude em sintomas como a fadiga. A esreboxetina, um inibidor seletivo da recaptação de norepinefrina, também foi testada e demonstrou ser eficaz na fibromialgia, mas esse fármaco não está aprovado para uso no momento.[A6] Em resumo, evidências emergentes sugerem que a atividade de recaptação de norepinefrina pode ser muito mais importante do que a de recaptação de serotonina para efeitos analgésicos em pacientes com fibromialgia.

Anticonvulsivantes

Ensaios clínicos controlados por placebo demonstraram que a pregabalina é eficaz para a dor, transtornos do sono e fadiga na fibromialgia. Tornou-se o primeiro medicamento aprovado nos EUA para essa condição. A gabapentina tem eficácia e perfil de efeitos adversos semelhantes na fibromialgia.[A7] Esses dois medicamentos têm o mesmo mecanismo de ação, ligando-se à subunidade alfa-2-delta dos canais de cálcio, e ambos foram anteriormente aprovados para o tratamento da dor neuropática e outras indicações. A tolerabilidade desses medicamentos pode ser aumentada começando com uma dose baixa e administrando dois terços da dose ou a dose inteira ao deitar. A dose máxima aprovada de pregabalina é de 450 mg, mas ensaios clínicos estudaram doses de até 600 mg, que se mostraram seguras e eficazes. Para a maior parte dos pacientes, a dose de gabapentina necessária para analgesia geralmente é de 1.800 a 2.400 mg/dia. Dois outros fármacos que provavelmente atuam de maneira semelhante aos gabapentinoides, neutralizando os efeitos da atividade glutamatérgica aumentada, são a memantina[A8] e a cetamina, ambas com alguma evidência de eficácia. Outro composto antiepiléptico, o clonazepam, demonstrou eficácia no tratamento da disfunção temporomandibular e da dor na mandíbula associada e é útil no tratamento da síndrome das pernas inquietas e, portanto, pode ser útil em subgrupos de pacientes com fibromialgia com essas comorbidades. Em geral, porém, os riscos associados ao uso crônico de benzodiazepínicos provavelmente superam seu potencial benefício.

Outros fármacos que atuam no SNC

Alguns relatos sugeriram que certos hipnóticos não benzodiazepínicos, como zopiclona e zolpidem, podem melhorar o sono e, possivelmente, a fadiga em pacientes com fibromialgia, mas não têm efeitos significativos sobre a dor.

O gama-hidroxibutirato (também conhecido como oxabato de sódio), um precursor do GABA com poderosas propriedades sedativas, demonstrou ser muito eficaz na melhora da fadiga, do sono e da dor em pacientes com fibromialgia. No entanto, esse fármaco é uma substância proibida nos EUA, em razão do seu potencial de uso abusivo, e não foi aprovada pela FDA dos EUA por questões de segurança. Outros agonistas GABA menos tóxicos podem ter um papel importante no futuro para o tratamento da fibromialgia.

Os canabinoides são outra classe de fármacos que tem recebido um interesse renovado no tratamento de condições de dor crônica. Dois ensaios clínicos randomizados controlados de canabinoides sintéticos na fibromialgia (ambos com nabilona) concluíram que o fármaco é modestamente eficaz (em um estudo para a dor e sono, no outro estudo em doses mais baixas apenas para o sono).[A9] Há um reconhecimento crescente de que esta classe de fármacos possa ter utilidade na dor de origem neural.

Analgésicos clássicos

Nenhum ensaio clínico randomizado controlado adequado testou a eficácia dos opioides para a dor da fibromialgia. No entanto, a experiência anedótica indica que esta classe de fármacos não é eficaz neste contexto. Na verdade, exames de imagem de pacientes com fibromialgia que foram estudados com RMf e PET com um ligante opioide sugeriram que o estado nativo da fibromialgia pode ser semelhante ao da hiperalgesia induzida por opioides; assim, é possível que, pelo menos em um subgrupo de indivíduos com fibromialgia, os opioides possam piorar a hiperalgesia em vez de melhorar. O tramadol, um composto que tem alguma atividade opioide (atividade agonista μ fraca) combinado com a inibição da recaptação de serotonina/norepinefrina, parece ser um tanto eficaz no tratamento da fibromialgia, tanto como medicamento único quanto em combinação de dose fixa com paracetamol.

Uma grande quantidade de pacientes com fibromialgia faz uso de anti-inflamatórios não esteroides (AINEs) e paracetamol. Muitos estudos não conseguiram confirmar sua eficácia como analgésicos na fibromialgia quando usados como um único agente,[A10] mas a combinação de celecoxibe e aciclovir demonstrou ser eficaz na fibromialgia.[A11] Não se sabe se o benefício veio de um ou de ambos os medicamentos. Os pacientes também podem apresentar analgesia intensificada quando tratados com combinações de AINEs e outros agentes.

Terapia combinada

A combinação de várias classes de medicamentos adjuvantes para a dor tem sido uma prática comum. Um estudo demonstrou que a combinação de duloxetina e pregabalina foi superior a qualquer um dos fármacos isoladamente no tratamento da fibromialgia,[A12] condizente com outros estudos que sugeriram que isso também se aplica à dor neuropática.

Terapias neuroestimulatórias

A estimulação elétrica nervosa transcutânea (TENS) tem sido usada há algum tempo para tratar dores musculoesqueléticas. Está surgindo um novo grupo de terapias neuroestimulatórias que, se espera, sejam mais eficazes para a dor de origem central, porque todas essas terapias visam estimular o SNC para modular a transmissão da dor. Isso inclui técnicas não invasivas, como estimulação magnética transcraniana repetitiva (rTMS) e estimulação transcraniana por corrente contínua (tDCS). Os desfechos com essas terapias produziram resultados inconsistentes, mas está surgindo uma tendência que sugere que esses tratamentos podem ser mais eficazes em estados de dor de origem central em vez de puramente periféricos. Além disso, eles têm parâmetros de estimulação que possibilitam que os sinais percorram tecidos corticais mais profundos do que ocorre com a entrega típica da rTMS e da tDCS. Abordagens mais invasivas, como estimulação medular, estimulação cerebral profunda e estimulação do nervo vago, são promissoras em estados de dor refratária.

Terapias não farmacológicas

Os pacientes devem ser fortemente incentivados a realizar terapias não farmacológicas, especialmente exercícios e práticas mente-corpo. As terapias não farmacológicas mais bem estudadas na fibromialgia são a TCC e os exercícios, ambos os quais mostraram ser eficazes.[A13] Esses tratamentos podem produzir melhorias sustentadas (p. ex., mais de 1 ano), especialmente quando um indivíduo adere à terapia.

Para fazer exercícios, é importante "começar devagar, ir devagar". O exercício de diferentes tipos (aeróbico, alongamento, fortalecimento) foi particularmente bem estudado como um tratamento tanto para a síndrome da fadiga crônica quanto para a fibromialgia e talvez tenha a base de evidências mais forte dentre quaisquer terapias. Em geral, o exercício melhora a fadiga, a dor e a função nessas doenças. Na síndrome da fadiga crônica, isso foi denominado terapia por exercícios graduais e também demonstrou ser útil. Muitos pacientes com fibromialgia, síndrome da fadiga crônica e outros pacientes com dor crônica tendem a ser sedentários. Nesses indivíduos, pode ser mais útil primeiro se concentrar em se tornar mais "ativo", em vez de "se exercitar".

Dentre as diferentes modalidades de TCC, as que têm recebido maior atenção são as medidas comportamentais para tratar transtornos do sono observados em condições como a fibromialgia. Pesquisas pré-clínicas e clínicas mostraram o importante papel do sono na transmissão da dor. Há um *site* gratuito para pacientes (www.fibroguide.com) que possibilita que eles acessem essas intervenções comportamentais pela Internet em vez de pessoalmente, e este *site* foi considerado eficaz em um ensaio clínico randomizado. Um estudo também sugeriu que adicionar um contexto emocional à TCC padrão pode ser benéfico para um subgrupo de pacientes.[A14]

Como em outras doenças, há uma crescente base de evidências na fibromialgia para uma série de outras terapias não farmacológicas, complementares e alternativas, incluindo atenção plena, *tai chi*, ioga, *biofeedback*, manipulação quiroprática e acupuntura. Há algumas evidências de que o uso de terapias alternativas dê aos pacientes maior senso de controle sobre sua doença; portanto, eles devem ser encorajados a escolher a terapia não farmacológica que mais bem se enquadre em suas crenças e esteja acessível nas redondezas.

As injeções em pontos-gatilho podem ser úteis para o tratamento da dor miofascial localizada, mas não há evidências de que a adição de corticosteroides ou mesmo de anestésicos locais acrescente algo a seu efeito benéfico.

Grau A Recomendações de grau A

A1. Macfarlane GJ, Kronisch C, Atzeni F, et al. EULAR recommendations for management of fibromyalgia. *Ann Rheum Dis*. 2017;76:318-328.
A2. Moore RA, Derry S, Aldington D, et al. Amitriptyline for neuropathic pain and fibromyalgia in adults. *Cochrane Database Syst Rev*. 2012;12:CD008242.
A3. Moldofsky H, Harris HW, Archambault WT, et al. Effects of bedtime very low dose cyclobenzaprine on symptoms and sleep physiology in patients with fibromyalgia syndrome: a double-blind randomized placebo-controlled study. *J Rheumatol*. 2011;38: 2653-2663.
A4. Welsch P, Bernardy K, Derry S, et al. Mirtazapine for fibromyalgia in adults. *Cochrane Database Syst Rev*. 2018;8:CD012708.
A5. Welsch P, Uceyler N, Klose P, et al. Serotonin and noradrenaline reuptake inhibitors (SNRIs) for fibromyalgia. *Cochrane Database Syst Rev*. 2018;2:CD010292.
A6. Arnold LM, Hirsch I, Sanders P, et al. Safety and efficacy of esreboxetine in patients with fibromyalgia: a fourteen-week, randomized, double-blind, placebo-controlled, multicenter clinical trial. *Arthritis Rheum*. 2012;64:2387-2397.
A7. Derry S, Cording M, Wiffen PJ, et al. Pregabalin for pain in fibromyalgia in adults. *Cochrane Database Syst Rev*. 2016;9:CD011790.
A8. Olivan-Blazquez B, Herrera-Mercadal P, Puebla-Guedea M, et al. Efficacy of memantine in the treatment of fibromyalgia: a double-blind, randomised, controlled trial with 6-month follow-up. *Pain*. 2014;155:2517-2525.
A9. Walitt B, Klose P, Fitzcharles MA, et al. Cannabinoids for fibromyalgia. *Cochrane Database Syst Rev*. 2016;7:CD011694.
A10. Derry S, Wiffen PJ, Hauser W, et al. Oral nonsteroidal anti-inflammatory drugs for fibromyalgia in adults. *Cochrane Database Syst Rev*. 2017;3:CD012332.
A11. Pridgen WL, Duffy C, Gendreau JF, et al. A famciclovir + celecoxib combination treatment is safe and efficacious in the treatment of fibromyalgia. *J Pain Res*. 2017;10:451-460.
A12. Gilron I, Chaparro LE, Tu D, et al. Combination of pregabalin with duloxetine for fibromyalgia: a randomized controlled trial. *Pain*. 2016;157:1532-1540.
A13. Bidonde J, Busch AJ, Schachter CL, et al. Aerobic exercise training for adults with fibromyalgia. *Cochrane Database Syst Rev*. 2017;6:CD012700.
A14. Lumley MA, Schubiner H, Lockhart NA, et al. Emotional awareness and expression therapy, cognitive behavioral therapy, and education for fibromyalgia: a cluster-randomized controlled trial. *Pain*. 2017;158:2354-2363.

REFERÊNCIAS BIBLIOGRÁFICAS

As referências bibliográficas, bem como os outros materiais suplementares deste livro, encontram-se no GEN-IO, nosso ambiente virtual de aprendizagem.

259 DOENÇAS SISTÊMICAS NAS QUAIS A ARTRITE É UMA CARACTERÍSTICA

STERLING G. WEST

Artrite, artralgias e mialgias podem ser características significativas de várias doenças sistêmicas e podem ser os sintomas iniciais de algumas delas (Tabela 259.1). A avaliação adequada desses sintomas musculoesqueléticos, incluindo exames laboratoriais e radiografias específicos, pode fornecer pistas para o diagnóstico precoce dessas doenças. Biopsias sinoviais raramente são necessárias, mas podem ser diagnósticas. A seguir serão apresentadas breves descrições das manifestações artríticas de alguns desses distúrbios sistêmicos; uma discussão mais detalhada de cada um delas é encontrada nos seus capítulos específicos. Em razão da raridade de muitas dessas doenças, faltam tratamentos baseados em evidências, com medicamentos aprovados pela Food and Drug Administration dos EUA.

HEPATITE AUTOIMUNE

Pacientes com hepatite autoimune tipo I (Capítulo 140) podem manifestar uma síndrome semelhante ao lúpus eritematoso sistêmico (LES; Capítulo 250).[1,2] Pacientes com o subgrupo de início precoce frequentemente são jovens e mulheres, com queixas de poliartralgia e, ocasionalmente, febre. O exame laboratorial pode mostrar leucopenia, anticorpo antinuclear positivo (70 a 90%), velocidade de hemossedimentação elevada, gamopatia policlonal e enzimas associadas ao fígado elevadas. Hipocomplementemia e anticorpos contra DNA de cadeia dupla geralmente não são encontrados, enquanto anticorpos contra o antígeno de músculo liso (actina F1) respaldam o diagnóstico. As radiografias das articulações mostram inchaço de tecidos moles sem erosões nem deformidades. A dor nas articulações remite com a terapia com corticosteroides para a doença hepática. Pacientes com hepatite autoimune têm risco aumentado de doença autoimune concomitante, incluindo síndrome de Sjögren em cerca de 7% dos casos.

COLANGITE BILIAR PRIMÁRIA (CIRROSE)

Até 50% dos pacientes com colangite biliar primária (CBP) (Capítulo 146) têm outros distúrbios autoimunes, incluindo artrite reumatoide (AR), síndrome de Sjögren, esclerose sistêmica, lúpus eritematoso sistêmico e tireoidite autoimune. Além dos anticorpos antimitocondriais, o fator reumatoide, os anticorpos antinucleares e os anticorpos anticentrômeros estão frequentemente presentes. Mais de 10% dos pacientes com CBP têm uma artrite inflamatória de pequenas articulações, simétrica ou assimétrica. Ao contrário da AR, pode envolver articulações interfalângicas distais e raramente é erosiva ou deformante. Outras manifestações musculoesqueléticas incluem osteomalacia relacionada com a deficiência de vitamina D, osteoporose relacionada com a acidose tubular renal e osteoartropatia hipertrófica associada à doença hepática.

DOENÇA DE WHIPPLE

Uma artrite inflamatória ocorre em 60 a 90% dos pacientes com doença de Whipple (Capítulo 131) e pode preceder outras manifestações clínicas em anos.[3] O envolvimento articular é tipicamente uma oligoartrite migratória intermitente, que afeta mais as grandes articulações do que as pequenas ou a coluna vertebral, durando várias horas a dias. O líquido sinovial é inflamatório, com predomínio de células mononucleares. Nódulos subcutâneos são vistos ocasionalmente, contribuindo para um diagnóstico errôneo de febre reumática ou AR. No entanto, os pacientes apresentam consistentemente resultados negativos para fator reumatoide e anticorpos antinucleares. As biopsias sinoviais mostram bacilos em forma de bastonete à microscopia eletrônica, que foram identificados como *Tropheryma whipplei*. Suspeita-se do diagnóstico quando as biopsias duodenais, sinoviais ou de linfonodos mostram macrófagos positivos para ácido periódico de Schiff. A infecção é confirmada pela demonstração do organismo no tecido por coloração imuno-histoquímica com antissoros específicos para *T. whipplei*. A reação em cadeia da polimerase quantitativa para detectar

Tabela 259.1 Doenças sistêmicas associadas à artrite.

DOENÇA	TESTE*
DOENÇAS GASTRINTESTINAIS	
Hepatite autoimune	Enzimas associadas ao fígado, *ASMA*
Cirrose biliar primária	Fosfatase alcalina, *Ac antimitocondrial*
Síndrome de artrite-pancreatite	Lipase, amilase, *TC de abdome*
Doença de Whipple	*Biopsia tecidual, coloração imuno-histoquímica para Tropheryma whippelii, PCR para DNA de T. whippelii*
Enteropatia sensível ao glúten	*Ac antitransglutaminase, biopsia do intestino delgado*
Doença inflamatória intestinal	Exame de fezes com guáiaco, *colonoscopia*
Hepatite B/hepatite C	Enzimas associadas ao fígado, *sorologia para hepatite, crioglobulinas*
Artrite por desvio intestinal	*Crioglobulinas*
DISTÚRBIOS HEMATOLÓGICOS	
Hemofilia	TTP, *níveis de fator VIII e IX*
Hemoglobinopatias	HC, *eletroforese de hemoglobina*
Hipogamaglobulinemia	Proteína total baixa, *EPS, imunoglobulinas*
Discrasias das células plasmáticas	Proteína total elevada, *EPS, EPU, IEF*
DISTÚRBIOS ENDÓCRINOS	
Diabetes melito	Glicose, *hemoglobina* A_{1c}
Distúrbios da tireoide	Tireotropina, *tiroxina*
Distúrbios da paratireoide	Cálcio, fósforo, *PTH*
Acromegalia	Radiografias, *hormônio do crescimento, IGF-I*
Hiperlipoproteinemia	Perfil lipídico
Doença de Paget	Fração óssea da fosfatase alcalina, radiografias, *cintilografia óssea*
DISTÚRBIOS MALIGNOS	
Osteoartropatia hipertrófica	Radiografias (mãos, punhos, tórax)
Leucemia e linfoma	HC, LDH, *biopsia da medula óssea/tecidual*
Poliartrite carcinomatosa	*Rastreamento à procura de câncer*
Fasciite palmar e artrite	*CA-125, TC pélvica, rastreamento à procura de câncer*
OUTRAS DOENÇAS	
Hemocromatose	Perfil do ferro, radiografias, *gene HFE*
Retículo-histiocitose multicêntrica	Radiografias, *biopsia da pele/sinovial*
Sarcoidose	Radiografia de tórax, *nível de ECA, biopsia do tecido*
Doença relacionada com a IgG4	Nível sérico de IgG4, *histopatologia dos espécimes de biopsia, incluindo imunocoloração para IgG4*
Alcaptonúria	Radiografias, *nível urinário de ácido homogentísico*
Doença de Fabry	Angioceratomas, *alfagalactosidase de nível A ou mutação de gene*
Policondrite recidivante	*Biopsia da cartilagem*
Fibrose cística	Radiografia de tórax, *cloreto do suor, mutação do gene CFTR*
Tumor de células gigantes tenossinoviais: tipo difuso (sinovite vilonodular pigmentada difusa)	Análise do líquido sinovial, *RMN, biopsia sinovial*
Infecções sistêmicas	Culturas, sorologias (TRPR, HIV, VEB, parvovírus)

*Os exames listados são exames laboratoriais comuns e radiografias solicitados com frequência; esta informação deve fornecer uma pista de que uma doença sistêmica é uma possível causa dos sintomas musculoesqueléticos do paciente. Esses exames, juntamente com a anamnese e o exame físico, devem ser seguidos de exames e biopsias mais específicos (listados em itálico) para confirmar o diagnóstico. Ac = anticorpo; ECA = enzima de conversão da angiotensina; ASMA = anticorpo antimúsculo liso; HC = hemograma completo; CFTR = regulador da condutância transmembrana da fibrose cística; TC = tomografia computadorizada; VEB = vírus Epstein-Barr; HIV = vírus da imunodeficiência humana; IEF = imunoeletroforese; IGF-I = fator de crescimento semelhante à insulina-I; IgG4 = imunoglobulina G4; LDH = lactato desidrogenase; RMN = ressonância magnética; PCR = reação em cadeia da polimerase; PTH = hormônio da paratireoide; TTP = tempo de tromboplastina parcial; TRPR = teste da reagina plasmática rápido; EPS = eletroforese de proteínas séricas; EPU = eletroforese de proteínas na urina.

o DNA de *T. whipplei* é usada como um teste de confirmação, realizada em tecidos e líquidos corporais,[4] incluindo a urina.[4b] Normalmente, a artrite não causa alterações radiográficas nem deformidades. A antibioticoterapia prolongada resulta na resolução dos sintomas musculoesqueléticos e de outros sintomas desta doença. Recidivas, especialmente neurológicas, podem ocorrer em até 35% dos pacientes após a interrupção da antibioticoterapia.

ENTEROPATIA SENSÍVEL AO GLÚTEN (DOENÇA CELÍACA)

Observa-se oligoartrite assimétrica ou poliartrite simétrica em até 25% dos adultos com doença celíaca (Capítulo 131), que pode preceder os sintomas enteropáticos em meses a anos em até 50% dos casos. Grandes articulações, como joelhos e tornozelos, mais do que quadris e ombros, são as mais comumente envolvidas. Relata-se envolvimento axial. A artrite não causa deformidades nem alterações radiográficas e se resolve com uma dieta sem glúten em 40 a 50% dos casos. Outra manifestação musculoesquelética é a osteomalacia relacionada com a má absorção de vitamina D, que pode mimetizar uma fibromialgia difusa. Artralgias por sensibilidade ao glúten sem doença celíaca também são relatadas.[5]

SÍNDROME DE PANCREATITE-ARTRITE

A paniculite pancreática é uma síndrome sistêmica que ocorre em alguns pacientes com carcinoma de células acinares pancreáticas e menos comumente em pacientes com pancreatite ou neoplasias hematológicas. Esta síndrome é caracterizada por nódulos vermelhos sensíveis, geralmente nas extremidades, que frequentemente são diagnosticados como eritema nodoso, mas a biopsia mostra áreas de paniculite lobular com necrose gordurosa. A artrite ocorre em 60% dos pacientes e geralmente envolve os tornozelos e joelhos. O líquido sinovial é tipicamente não inflamatório e de cor creme. Ele contém várias gotículas de lipídios em razão da necrose da gordura na membrana sinovial. Outras manifestações incluem lesões osteolíticas (10%) pela necrose da gordura da medula óssea, pleuropericardite, febre e eosinofilia. A ressonância magnética (RNM) mostra necrose da gordura intraóssea multifocal e artrite dos joelhos e dos pés.[6] A necrose gordurosa proeminente se deve à liberação de lipase, amilase e tripsina do pâncreas doente. Outra manifestação musculoesquelética decorrente da doença pancreática é a osteomalacia por deficiência de vitamina D relacionada com a má absorção.

HEMOFILIA

A hemofilia A (deficiência de fator VIII) e a hemofilia B (deficiência de fator IX) (Capítulo 165) estão associadas à hemartrose.[7] Quase todos os pacientes com níveis de fator menores que 1% do normal apresentam hemartroses recorrentes espontaneamente ou após traumatismos leves. As grandes articulações (joelhos, cotovelos, tornozelos) são as mais comumente envolvidas. Também pode ocorrer hemorragia intramuscular. A hemartrose recorrente pode levar a sinovite proliferativa e degradação da cartilagem, resultando em alterações erosivas e degenerativas nas radiografias. O exame físico mostra ampliação do osso, crepitação, músculos atróficos e contraturas articulares. O tratamento da monoartrite aguda consiste na reposição de fator para alcançar um nível de 30% ou mais, administrado ao primeiro sinal de inchaço articular. Pacientes com febre (temperatura > 38°C) ou que não respondem à reposição de fator precisam de artrocentese para descartar, por meio da análise do líquido sinovial, artrite séptica, a qual ocorre com maior incidência na hemofilia. A artrite crônica é tratada com anti-inflamatórios não esteroides (AINEs), que não inibem a função plaquetária; sinovectomia artroscópica ou por radiação na sinovite crônica; e artroplastia total da articulação na doença articular em estágio terminal. A administração profilática regular de reposição de fator reduziu o risco de desenvolvimento de artropatia crônica. A artrite aguda e crônica é menos frequente e menos grave em pacientes com hemofilia B em comparação com a hemofilia A.

HEMOGLOBINOPATIAS

Pacientes com anemia falciforme (Capítulo 154) ou estados heterozigotos de betalassemia falciforme e hemoglobina C falciforme frequentemente apresentam poliartralgia.[8] A falcização local das células leva à obstrução da microcirculação e a infartos ósseos. Os pacientes costumam apresentar crises com dores no tórax, nas costas e nas articulações, que podem ser decorrentes ou agravadas pela terapia com glicocorticoides. Também pode ocorrer uma artrite dolorosa de grandes articulações (geralmente nos joelhos), que dura de dias a 3 semanas. Os derrames sinoviais geralmente não são característicos de inflamação, mas podem ser levemente inflamatórios em razão da fagocitose local das células falciformes. Comumente encontram-se infartos nas metáfises dos ossos nas radiografias das articulações. Os corpos vertebrais têm uma aparência característica de um brinquedo de montar chamado "Lincoln log", com uma endentação central semelhante a uma taça ("vértebras de bacalhau"). A osteonecrose da cabeça do fêmur e do úmero pode ocorrer em até 33% dos casos de anemia falciforme e hemoglobina C falciforme. Em razão do autoinfarto esplênico, artrite séptica (*Staphylococcus aureus*) e osteomielite (50% causada por *Salmonella*) foram associadas à doença falciforme. Em adultos, foi relatada gota. O tratamento inclui hidratação intravenosa, oxigênio e analgésicos. A hidroxiureia pode reduzir a frequência das crises dolorosas. Em pacientes com betatalassemia maior (anemia de Cooley; Capítulo 153), desenvolve-se uma expansão significativa da medula óssea como resultado do aumento dos precursores eritroides, levando a osteoporose e microfraturas que afetam principalmente os membros inferiores. A terapia de quelação com deferiprona (para reduzir a sobrecarga de ferro) pode causar artralgias em 20% dos pacientes.

HIPOGAMAGLOBULINEMIA

A imunodeficiência comum variável (CVID) e a deficiência seletiva de imunoglobulina A (IgA) são as imunodeficiências mais comuns[9] (Capítulo 236). Adultos com CVID podem desenvolver oligoartrite de grandes articulações não erosiva e não infecciosa, que responde ao tratamento com imunoglobulina intravenosa. No entanto, a artrite séptica causada por patógenos comuns ou *Mycoplasma* também pode ocorrer e deve ser rigorosamente excluída. Doenças autoimunes ocorrem em 30% dos pacientes com CVID e podem ser a manifestação inicial. As mais comuns são citopenias autoimunes e a anemia perniciosa. A deficiência seletiva de IgA (Capítulo 236) está associada a várias manifestações reumáticas, incluindo autoanticorpos positivos, na ausência de doença clínica. Doenças autoimunes sistêmicas, incluindo LES, artrite idiopática juvenil e outras, bem como doenças autoimunes específicas de órgãos, como diabetes melito tipo 1 e miastenia *gravis*, também ocorrem em indivíduos com deficiência de IgA.

AMILOIDOSE

A amiloidose primária e a amiloidose associada ao mieloma são distúrbios das células plasmáticas que causam superprodução e depósito tecidual de cadeias leves de imunoglobulinas monoclonais (Capítulo 179). Os depósitos amiloides na sinóvia podem causar sintomas reumáticos. A artropatia amiloide ocorre em até 5% dos pacientes com mieloma e pode ser a manifestação inicial.[10] Ela afeta homens e mulheres na idade média de 60 anos. A poliartrite ou oligoartrite afeta mais comumente os ombros, joelhos, punhos e pequenas articulações das mãos. Nódulos subcutâneos e síndrome do túnel do carpo podem ser manifestações adicionais. Pode ser diagnosticada erroneamente como AR ou polimialgia reumática. A velocidade de hemossedimentação é sempre elevada, mas outras sorologias (fator reumatoide, anticorpos antinucleares) são negativas. O líquido sinovial geralmente é normal ou minimamente inflamatório. A coloração com vermelho congo do líquido sinovial centrifugado pode mostrar depósitos amiloides em fragmentos sinoviais. As radiografias articulares não indicam erosão, mas podem mostrar lesões ósseas líticas. Os sintomas da artrite não respondem aos glicocorticoides ou outros medicamentos anti-inflamatórios.

DIABETES MELITO

Não foi estabelecida uma relação causal entre a artrite em geral e o diabetes melito.[11] No entanto, determinados distúrbios musculoesqueléticos específicos estão associados ao diabetes.[12] A síndrome da mão rígida diabética de mobilidade articular limitada[13] (quiroartropatia diabética) ocorre em mais de 30% dos pacientes com diabetes melito tipo 1 ou 2 de longa data e mal controlado (Capítulo 216). Ocorre o desenvolvimento insidioso de contraturas em flexão e espessamento da pele dos dedos, que podem ser confundidos com esclerodermia. Essas alterações podem ser decorrentes do excesso de glicosilação das estruturas tendíneas e do acúmulo de alcoóis de açúcar, produzindo excesso de água nos tecidos, que leva ao aumento da rigidez. Além disso, a hiperglicemia intracelular causa estresse oxidativo e formação de produtos finais de glicação avançada, que danificam o endotélio vascular e formam ligações cruzadas com o colágeno da pele e dos tendões, levando à disfunção biológica. Como resultado da incapacidade de estender totalmente os dedos, observa-se o "sinal de oração" no exame físico. Ao contrário da síndrome da mão rígida do diabético, as contraturas de Dupuytren[14] são decorrentes de um espessamento crônico da aponeurose palmar, causando deformidades em flexão, mais comumente do terceiro e quarto dígitos. É uma complicação musculoesquelética frequente, ocorrendo em mais de 20% dos pacientes com diabetes tipo 2. Manifestação menos comum são as articulações de Charcot, ou neuropáticas, que ocorrem em menos de 1% de todos os pacientes com diabetes de longa data. Todos os pacientes têm neuropatia diabética periférica e tipicamente apresentam inchaço indolor dos pés causado, mais comumente, pela destruição das articulações tarsometatarsais. Com o colapso da região média do tarso, podem ocorrer deformidades (pés em "fundo de rocha"), predispondo à ulceração e à infecção da pele, especialmente sobre proeminências ósseas sem sensibilidade. As radiografias são diagnósticas, e o tratamento deve incluir calçados com apoio e descarga de peso protegida.

Ao contrário da articulação de Charcot, a osteólise diabética e a amiotrofia diabética são exclusivas do diabetes. A osteólise é caracterizada pela reabsorção do osso metatarsal distal e das falanges proximais dos pés, dando às radiografias uma aparência característica de "doce lambido". A dor é variável e o tratamento é conservador porque o processo pode se encerrar sozinho. A amiotrofia diabética é uma polirradiculopatia lombar (L2 a L4) que surge com dor intensa, disestesias e atrofia rápida dos músculos proximais de uma ou ambas as coxas. Síndrome do túnel do carpo (25%), capsulite adesiva do ombro (ombro congelado), tenossinovite flexora (dedo em gatilho) das mãos, hiperostose esquelética idiopática difusa (HEID) (diabetes tipo 2), osteopenia (diabetes tipo 1), infarto muscular diabético (geralmente da coxa), osteomielite do pé e articulações sépticas são condições musculoesqueléticas que ocorrem com frequência aumentada em pacientes diabéticos. O controle agressivo da glicose no sangue ajuda a prevenir algumas dessas complicações musculoesqueléticas.

DISTÚRBIOS DA TIREOIDE

Sintomas musculoesqueléticos ocorrem em 33% dos pacientes com hipotireoidismo clínico (níveis de tireotropina > 20 μU/mℓ) (Capítulo 213). Os pacientes podem apresentar síndrome do túnel do carpo, fenômeno de Raynaud ou dores musculares e rigidez semelhantes a fibromialgia e polimialgia reumática. Pacientes com hipotireoidismo grave podem apresentar miopatia não inflamatória com fraqueza muscular proximal e elevação da creatinoquinase, que pode ser confundida clinicamente com polimiosite. Da mesma maneira, os pacientes mixedematosos podem desenvolver uma artropatia simétrica das grandes articulações, especialmente dos joelhos, associada a líquido sinovial não inflamatório com viscosidade aumentada. A associação do hipotireoidismo com a condrocalcinose é controversa, mas claramente os pacientes que iniciam a terapia de reposição tireoidiana podem apresentar uma crise aguda de pseudogota. Pacientes com hipertireoidismo podem desenvolver miopatia proximal (70%), capsulite adesiva do ombro (10%), osteoporose ou acropaquia tireoidiana. A acropaquia tireoidiana ocorre em menos de 1% dos pacientes com doença de Graves e consiste em inchaço dos tecidos moles das mãos, baqueteamento digital e periostite, principalmente envolvendo as diáfises dos ossos metacarpais e falângicos. A dor geralmente é leve, as radiografias são características, e não há terapia eficaz. Pacientes com doença autoimune da tireoide têm prevalência aumentada de anticorpos antinucleares positivos e associação aumentada com doenças sistêmicas do tecido conjuntivo, como a síndrome de Sjögren.[15]

DISTÚRBIOS DA PARATIREOIDE

O hiperparatireoidismo primário (Capítulo 232) pode se desenvolver com osteoporose e fraturas ou com condrocalcinose e episódios de pseudogota aguda. No hiperparatireoidismo grave, que é raro, podem-se observar mialgias e artralgias vagas que lembram fibromialgia; miopatia proximal reversível e indolor com creatinoquinase normal; e osteíte fibrosa cística com dor óssea. A osteíte fibrosa cística ocorre principalmente em pacientes com hiperparatireoidismo secundário associado à insuficiência renal; tem aparência radiográfica característica, com reabsorção subperiosteal no aspecto radial das falanges, pequenas erosões nas mãos e clavículas distais e lesões ósseas líticas discretas (tumores marrons). Relataram-se calcificações ectópicas, frouxidão articular e rupturas de tendão em pacientes com hiperparatireoidismo grave. O hipoparatireoidismo também foi associado a miopatia e calcificações ligamentares ectópicas e periespinais. Pacientes com pseudo-hipoparatireoidismo tipo Ia e pseudopseudo-hipoparatireoidismo têm um quarto osso metacarpal encurtado bilateralmente.

ACROMEGALIA

Até 75% dos pacientes com acromegalia (Capítulo 211) desenvolvem uma forma atípica de osteoartrite (OA). Os joelhos, ombros, quadris e colunas lombossacra e cervical são as áreas mais frequentemente sintomáticas; entretanto, as mãos revelam as alterações radiográficas mais características, com osteofitose, e, ao contrário da OA primária, com espaços articulares aumentados em razão da hipertrofia da cartilagem. Também podem ocorrer síndrome do túnel do carpo (50%), fenômeno de Raynaud (33%), HEID (15%) e fraqueza muscular proximal com creatinoquinase sérica normal.

HIPERLIPOPROTEINEMIA

A hiperlipidemia familiar do tipo IIa (Capítulo 195) está associada a xantomas tendíneos e tubero-ósseos, bem como à tendinite calcânea episódica. Uma artrite inflamatória migratória aguda que persiste por até 1 mês e se assemelha à febre reumática ocorre em até 50% dos pacientes. Afeta predominantemente grandes articulações. Além disso, pode ocorrer uma artrite monoarticular ou oligoarticular aguda autolimitada, envolvendo o joelho ou o tornozelo. Pacientes com hiperlipoproteinemia familiar tipo III podem desenvolver xantomas tendíneos e ósseos. Pacientes com infecção pelo vírus da imunodeficiência humana (HIV) em uso de medicamentos inibidores da protease podem desenvolver dislipidemia, levando a xantomas tendíneos. Em todas as hiperlipidemias, deve-se excluir gota antes de se atribuir os sintomas à hiperlipoproteinemia. Deve-se realizar terapia com AINE e o tratamento do distúrbio lipídico subjacente. Notavelmente, algumas das terapias usadas para tratar a hiperlipidemia podem causar sintomas musculoesqueléticos, incluindo hiperuricemia e gota pelo uso de ácido nicotínico e mialgias (com ou sem creatinoquinase elevada) ou miosite inflamatória pelo tratamento com estatinas.

DOENÇA DE PAGET

A doença de Paget (Capítulo 233) pode causar dor e deformidade nos ossos. Níveis séricos elevados de fração óssea da fosfatase alcalina e alterações radiográficas características podem ajudar a fazer o diagnóstico. Dor nas articulações causada por OA secundária em áreas de envolvimento ósseo pela doença de Paget ocorre mais comumente nos quadris, joelhos ou vértebras. Foi relatada estenose espinal por doença de Paget da coluna vertebral. A terapia com bisfosfonatos é altamente eficaz.

OSTEOARTROPATIA HIPERTRÓFICA

A osteoartropatia hipertrófica é uma síndrome que inclui baqueteamento dos dígitos e artelhos, periostite dos ossos longos (tíbia distal, fêmur, rádio) e artrite (Figura 259.1). A osteoartropatia hipertrófica é classificada nas formas primária (hereditária) e secundária. Entre 80 e 90% dos casos de osteoartropatia hipertrófica secundária estão associados a neoplasias intratorácicas, especialmente câncer de pulmão de não pequenas células.[16] Causas adicionais incluem outras neoplasias, infecções pulmonares crônicas, doença cardíaca congênita, cirrose, infecção pelo HIV, medicamentos (voriconazol) e doença inflamatória intestinal. Os pacientes com osteoartropatia hipertrófica secundária podem apresentar dor óssea aguda e intensa em queimação e artrite não inflamatória causada por periostite periarticular. A dor é acentuada pelo posicionamento dos ombros em posição dependente. Pode-se observar edema depressível, calor e hipersensibilidade nas pernas e nos antebraços. As radiografias mostram alterações diagnósticas de elevação periosteal, neoformação óssea, ou ambas, ao longo das extremidades distais dos ossos longos. A terapia é sintomática com AINE, e a osteoartropatia hipertrófica melhora com o tratamento bem-sucedido da doença primária subjacente. Em casos resistentes, o tratamento com ácido zoledrônico intravenoso ou octreotida tem sido eficaz na modulação dos sintomas.

LEUCEMIA E LINFOMA

A leucemia pode surgir como uma poliartrite assimétrica ou migratória, monoartrite (rara), dor nas costas (10%) ou dor óssea noturna. As manifestações articulares ocorrem em 14 a 50% das crianças e 4 a 16% dos adultos com leucemia aguda e podem preceder o diagnóstico em meses.[17] A dor nas articulações é atribuída à infiltração sinovial leucêmica; geralmente envolve o tornozelo ou o joelho, mas pode ser poliarticular, assemelhando-se à AR juvenil ou adulta. A dor nas articulações é desproporcionalmente mais intensa do que os achados clínicos. Derrames sinoviais são incomuns, e evidências de células leucêmicas no líquido sinovial são raras. Dor óssea em razão da infiltração de células leucêmicas subperiosteais ocorre em até 50% dos pacientes, com a dor nos ossos longos (membros inferiores) mais comum em crianças e a dor nas costas mais comum em adultos. As radiografias são normais em 50% dos casos. Os sintomas musculoesqueléticos são pouco responsivos aos AINEs, mas podem ser resolvidos com o tratamento bem-sucedido da leucemia. Sintomas musculoesqueléticos ocorrem em 25% dos pacientes com linfoma não Hodgkin. A dor óssea noturna é a queixa musculoesquelética mais comum. Pode ocorrer monoartrite ou poliartrite soronegativa, que deve ser suspeitada em pacientes com sintomas constitucionais graves ou linfadenopatia desproporcional ao grau de artrite. Pacientes com linfoma angioimunoblástico de linfócitos T (Capítulo 176) podem, ocasionalmente, desenvolver poliartrite crônica não erosiva com eritrodermia.

POLIARTRITE CARCINOMATOSA

Em casos raros (< 2%), a poliartrite pode ser a primeira manifestação de malignidade oculta; pode preceder a descoberta da malignidade em vários meses. As neoplasias malignas de mama, cólon intestinal, pulmão, ovário e linfoproliferativas são os cânceres mais comumente associados. As características clínicas que sugerem poliartrite carcinomatosa incluem o início explosivo de poliartrite assimétrica com fator reumatoide negativo, envolvendo predominantemente os membros inferiores e poupando as mãos e os punhos em um paciente com mais de 50 anos. Outra apresentação é a sinovite simétrica remitente soronegativa com edema depressível (RS3PE) das mãos e dos pés. Ambas as apresentações estão associadas a sintomas constitucionais profundos, marcadores inflamatórios elevados, ausência de erosões nas radiografias e resposta insuficiente aos glicocorticoides. Deve-se excluir polimialgia reumática e AR de início tardio. O tratamento da malignidade subjacente resulta na melhora da artrite.

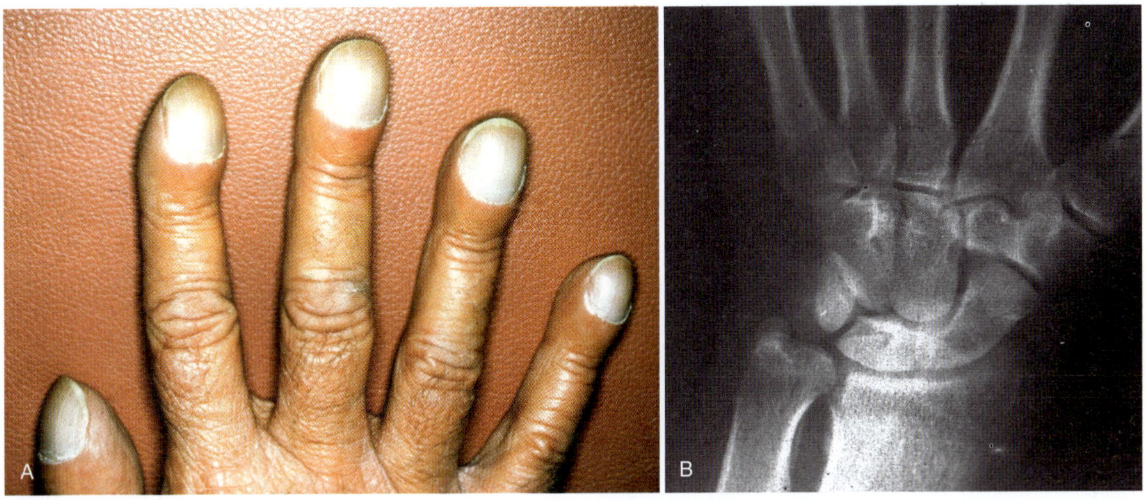

FIGURA 259.1 **Osteoartropatia hipertrófica. A.** Baqueteamento grave das unhas. **B.** Radiografia mostrando elevação periosteal do aspecto distal do rádio e da ulna.

Os inibidores do *checkpoint* imune direcionados ao PD-1 e CTLA-4 podem causar vários eventos adversos relacionados com o sistema imune (iRAEs) em 15 a 30% dos pacientes tratados.[18] Até 5% podem desenvolver um iRAE reumatológico, incluindo artrite inflamatória semelhante a AR ou artrite reativa, síndrome *sicca*, miosite, polimialgia reumática ou vasculite. Os pacientes podem ou não responder aos glicocorticoides e/ou à descontinuação da imunoterapia contra o câncer.

SÍNDROME DE FASCITE PALMAR E ARTRITE

O carcinoma de ovário (Capítulo 189) é a neoplasia maligna mais comumente encontrada em pacientes (37%) com fascite palmar e artrite. Essa manifestação musculoesquelética também pode ser observada em pacientes com adenocarcinoma de mama, estômago ou pâncreas. Os pacientes apresentam poliartrite inflamatória simétrica e dolorosa grave das mãos e dos punhos, bem como fascite/tendinite nodular que causa contraturas em flexão principalmente dos dedos e, menos comumente, dos pés. Os pacientes podem ter instabilidade vasomotora, causando confusão diagnóstica com a síndrome dolorosa regional complexa ou AR. Essa síndrome pressagia um prognóstico ruim porque normalmente se manifesta depois de metástase tumoral. A resposta ao tratamento é ruim, embora possa ocorrer melhora clínica com a erradicação bem-sucedida do tumor subjacente.

HEMOCROMATOSE

O envolvimento articular ocorre em 40 a 75% dos pacientes com hemocromatose hereditária (Capítulo 201) e pode ser o primeiro sintoma da doença (Figura 259.2). As articulações metacarpofalângicas (MCF) (especialmente a segunda e terceira articulações MCF), punhos, joelhos, quadris, ombros e tornozelos são as mais frequentemente envolvidas, em um padrão simétrico. A artropatia se assemelha à OA, com edema articular resultante da ampliação óssea, mas se distingue clinicamente pelo envolvimento de articulações atípicas, como articulações MCF, punhos e tornozelos. As radiografias mostram estreitamento do espaço articular, cistos subcondrais, esclerose e osteófitos em forma de gancho nas articulações MCF. A condrocalcinose está presente em até 50% dos pacientes. É tipicamente assintomática, mas em alguns pacientes leva a ataques de sinovite inflamatória aguda (pseudogota), que podem resultar no diagnóstico incorreto de AR. A prevalência de artrite evidente aumenta com a idade e pode ser apenas minimamente sintomática quando a doença surge em outros órgãos. No entanto, não é incomum que a dor articular seja a queixa inicial (33%). Consequentemente, todos os pacientes (especialmente homens caucasianos) que apresentam OA prematura ocorrendo em articulações atípicas, especialmente articulações MCF e punhos, devem ser examinados à procura de hemocromatose hereditária com exames do ferro. O mecanismo pelo qual o ferro causa artrite não é claro, mas pode estar relacionado com depósitos de hemossiderina na membrana sinovial e ativação de enzimas degradativas pelos condrócitos. O tratamento é sintomático com AINEs e, quando grave, artroplastias totais. A flebotomia para remoção do ferro não altera o curso da artrite. Manifestações reumáticas adicionais em pacientes com hemocromatose incluem a osteoporose relacionada com o hipogonadismo hipogonadotrópico, a osteomalacia relacionada com a deficiência de vitamina D quando a doença hepática é grave e a suscetibilidade aumentada à artrite séptica por *Yersinia*.

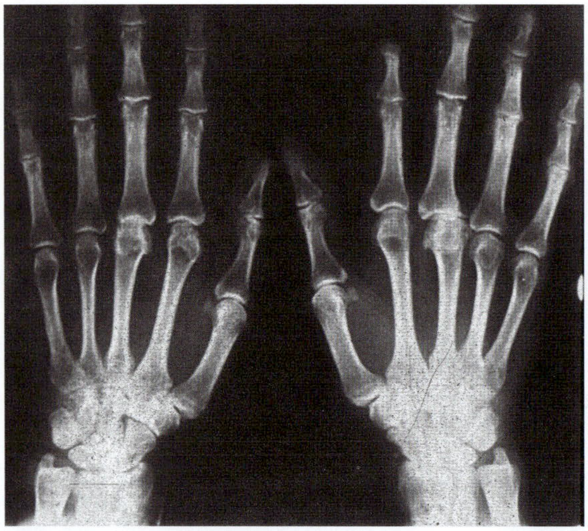

FIGURA 259.2 Artropatia hemocromatótica. Radiografia mostrando alterações degenerativas, com osteófitos em forma de gancho na segunda e terceira articulações metacarpofalângicas bilateralmente.

RETÍCULO-HISTIOCITOSE MULTICÊNTRICA

A retículo-histiocitose multicêntrica (RHM) é uma poliartrite inflamatória crônica, soronegativa, simétrica, que afeta mais comumente as mãos, os ombros e os joelhos.[19] Ela pode se parecer com a AR, mas pode ser diferenciada por sua sinovite proeminente da articulação interfalângica distal. A doença também pode causar espondilite com envolvimento axial (50%). O envolvimento das articulações remite e recidiva inicialmente, mas em 50% dos casos piora para uma artrite mutilante deformante grave. Há lesões papulonodulares firmes, não pruriginosas, marrom-avermelhadas ou amarelas ("contas de coral") que aumentam e diminuem ao redor do leito ungueal e na face, nas mãos, nas orelhas e em outras áreas predominantemente acima da cintura. As lesões cutâneas têm histologia diagnóstica. Em 50 a 66% dos pacientes, esses nódulos diagnósticos seguem o início da artrite em meses a anos. Associações adicionais incluem xantelasma (33%) e doenças malignas de vários tipos (25%), que podem preceder ou seguir o início da RHM. A RHM geralmente remite espontaneamente em 8 a 10 anos, mas geralmente deixa danos cutâneos e articulares permanentes. O tratamento pode incluir metotrexato ou terapia citotóxica se a artrite for agressiva. A terapia com fator de necrose tumoral α (anti-TNF-α) e bisfosfonatos são relatados como benéficos em casos resistentes.

SARCOIDOSE

As manifestações articulares, incluindo artrite, periartrite e artralgias, ocorrem em 4 a 38% dos pacientes com sarcoidose (Capítulo 89).[20] O envolvimento reumático é dividido em tipos agudo e crônico. O primeiro consiste na tríade de artrite, eritema nodoso e adenopatia hilar nas radiografias de tórax (síndrome de Löfgren), que pode ser acompanhada por febre. A artrite surge com mais frequência nos joelhos e nos tornozelos, e a dor periarticular pode ser intensa. O tratamento é feito com AINEs, glicocorticoides ou ambos, e os sintomas geralmente remitem espontaneamente ao longo de várias semanas. O tipo menos comum de envolvimento articular (< 5%) na sarcoidose consiste em sinovite que acompanha a forma sistêmica de início mais lento e mais crônica. Poliartrite, oligoartrite ou monoartrite podem afetar articulações pequenas ou grandes; normalmente não são destrutivas, mas em alguns casos podem ser agressivas. Podem ocorrer dactilite resultante de osso sarcoide e envolvimento de tecidos moles (Figura 259.3). Em contraste com o tipo agudo,

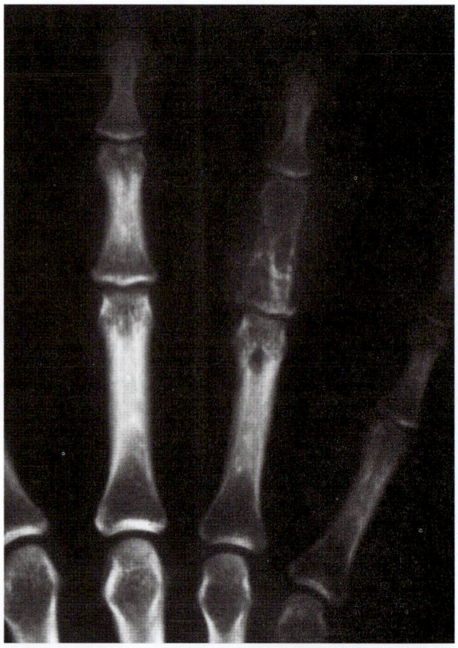

FIGURA 259.3 Envolvimento sarcoide do osso. Lesões líticas "em saca-bocado" (*punched-out*) da falange média, com inchaço dos tecidos moles.

a artropatia sarcoide crônica é caracterizada por líquido sinovial moderadamente inflamatório e granulomas histológicos na biopsia sinovial. O tratamento consiste em AINEs, corticosteroides em baixas doses, hidroxicloroquina, metotrexato ou azatioprina. Em casos refratários, a terapia com anti-TNF-α tem sido bem-sucedida. Outras manifestações musculoesqueléticas da sarcoidose incluem lesões ósseas líticas ou escleróticas (3 a 13%) e miopatia aguda ou crônica sintomática (3%). Notavelmente, as lesões assintomáticas envolvendo ossos e músculos são muito mais comuns na ressonância magnética e em biopsias de tecidos.

DOENÇA RELACIONADA COM A IMUNOGLOBULINA G4

Os pacientes com doença relacionada com a IgG4 tipicamente são homens (70 a 75%) com mais de 50 anos. Apresentam uma variedade de manifestações locais e sistêmicas, algumas das quais podem se assemelhar a várias doenças reumáticas (Capítulo 241).[21,22] Por exemplo, lesões tumefativas das glândulas salivares podem mimetizar a síndrome de Sjögren. Lesões destrutivas dos seios da face e da orelha média ou massas periorbitais podem sugerir poliangiite granulomatosa (GPA) (anteriormente granulomatose de Wegener). Além disso, os pacientes com doença relacionada com IgG4 frequentemente (40%) apresentam manifestações alérgicas, incluindo sinusite crônica e sintomas pulmonares, que podem aumentar a confusão diagnóstica com a GPA. A doença relacionada com a IgG4 também pode causar aortite inflamatória com formação de aneurisma, que pode ser confundida com arterite de células gigantes. A manifestação fibrosclerótica no abdome pode mimetizar fibrose retroperitoneal. Os órgãos que podem ser acometidos são pâncreas, árvore biliar, rins, linfonodos, meninges, tireoide, mama, próstata, pericárdio, pele, entre outros. Embora até 70% dos pacientes tenham um nível sérico elevado de IgG4 (> 1,35 g/ℓ), a análise histopatológica de amostras de biopsia é o *padrão-ouro* para o diagnóstico. As principais características patológicas são infiltrado linfoplasmocitário denso organizado em padrão estoriforme, flebite obliterativa e infiltrado eosinofílico leve ou moderado. O infiltrado de células plasmáticas mostrará mais de 10 células positivas para IgG4 por campo de grande aumento e uma proporção de células IgG4:IgG positivas superior a 40%. Os glicocorticoides são eficazes na maior parte dos pacientes. Vários medicamentos (azatioprina, micofenolato de mofetila, metotrexato) têm sido usados como agentes poupadores de corticosteroides para manter a remissão. Para a doença refratária, a terapia de depleção de linfócitos B com rituximabe é eficaz.

ALCAPTONÚRIA (OCRONOSE)

Embora seja um transtorno hereditário, a alcaptonúria[23] geralmente não é diagnosticada até que o paciente apresente OA prematura progressiva quando adulto jovem (antes dos 30 a 35 anos). A coluna vertebral é inicialmente envolvida, seguida por joelhos, ombros e quadris. Pequenas articulações periféricas são poupadas. As radiografias mostram vários discos de vácuo, ossificação do espaço discal e alterações osteoartríticas na coluna vertebral. As características não articulares incluem descoloração marrom-azulada do pavilhão auricular, esclera e cartilagem nasal. O depósito de pigmento ocronótico nas fibras colágenas faz com que a cartilagem articular se torne quebradiça e fragmentada. O líquido sinovial não inflamatório pode mostrar pequenos fragmentos de cartilagem pigmentada ("pimenta moída"). Suspeita-se do diagnóstico de alcaptonúria quando a urina fresca se torna marrom-escura ou preta quando inerte ou à alcalinização. O diagnóstico é confirmado por medição quantitativa do ácido homogentísico aumentado na urina. O teste de mutação no gene *HGD* que codifica a enzima homogentisada 1,2-dioxigenase também pode ser realizado. Não há terapia eficaz para a alcaptonúria, embora a nitisinona esteja atualmente sob investigação. A artrite é tratada sintomaticamente com analgésicos.

POLICONDRITE RECIDIVANTE

A policondrite recidivante é um distúrbio multissistêmico incomum caracterizado por episódios recorrentes de inflamação dos tecidos cartilaginosos.[24] Pacientes com policondrite recidivante geralmente apresentam início súbito de dor e eritema na cartilagem da orelha externa, laringe, traqueia ou nariz. Os sintomas iniciais também podem incluir poliartrite ou oligoartrite soronegativa não erosiva que afeta articulações pequenas, grandes ou paraesternais (23 a 47%); inflamação ocular, incluindo episclerite ou esclerite; e distúrbios audiovestibulares. A artrite tipicamente é aguda, migratória e episódica e remite espontaneamente ao longo de dias a semanas. Raramente, pode se tornar crônica. A tenossinovite também é comum. A policondrite recidivante é provavelmente decorrente de uma resposta imune humoral e mediada por células contra os componentes da cartilagem; biopsias mostrando inflamação aguda e crônica que destroem a cartilagem dão suporte ao diagnóstico. As sequelas tardias da policondrite recidivante incluem deformidades da orelha ou do nariz, visão ou audição reduzida, estreitamento ou colapso da traqueia e insuficiência aórtica resultante da dilatação do anel aórtico, bem como outras anormalidades cardiovasculares. Pacientes com policondrite recidivante frequentemente apresentam doenças coexistentes associadas, como vasculite sistêmica, várias doenças do tecido conjuntivo (p. ex., AR), síndromes mielodisplásicas e outros cânceres e doenças da tireoide. O tratamento depende da gravidade das manifestações e se órgãos principais estão envolvidos. Episódios leves de inflamação são tratados com AINE, colchicina, dapsona e corticosteroides em baixas doses. As complicações que ameaçam a vida ou órgãos são tratadas com corticosteroides em altas doses e agentes imunossupressores, como metotrexato ou ciclofosfamida. O infliximabe e o tocilizumabe foram anedoticamente eficazes em casos resistentes ao tratamento.

NO FUTURO

Com os avanços obtidos na imunologia e na genética, haverá maior compreensão da patogênese de muitas dessas doenças. Tratamentos com agentes biológicos imunomoduladores ou terapias de preservação da cartilagem serão desenvolvidos com base nas novas descobertas que elucidarão a etiologia dessas doenças incomuns. Em razão da raridade de muitas dessas doenças, o estabelecimento de registros e bancos de dados internacionais detalhando as características clínicas e a resposta aos tratamentos seria um recurso valioso.

REFERÊNCIAS BIBLIOGRÁFICAS

As referências bibliográficas, bem como os outros materiais suplementares deste livro, encontram-se no GEN-IO, nosso ambiente virtual de aprendizagem.

260 TRATAMENTO CIRÚRGICO DE DOENÇAS ARTICULARES

C. RONALD MACKENZIE E EDWIN P. SU

As estimativas da prevalência de artrite e outras doenças reumáticas demonstram o enorme impacto que essas condições têm na população e no sistema de saúde em geral. Mais de 21% dos adultos norte-americanos (46 milhões de pessoas) relatam atualmente artrite diagnosticada por médicos. Embora a maior parte dessa carga surja como consequência da osteoartrite, toda a extensão das doenças reumáticas contribui para o impacto dessa classe de condições. Já sendo a principal causa de incapacidade na nação, a quantidade de indivíduos com artrite e limitação nas atividades atribuível à artrite deve chegar a 67 milhões de adultos afetados até o ano de 2030. Em última análise, a intervenção cirúrgica é necessária em muitos desses indivíduos. Fatores como conscientização do paciente quanto aos benefícios da cirurgia, o desejo de melhorar os níveis de atividade e as melhorias nas técnicas cirúrgicas têm, em conjunto com o aumento da prevalência de artrite crônica, alimentado o crescimento da realização de cirurgias ortopédicas. Até o ano de 2030, prevê-se que serão realizadas mais de 500 mil artroplastias de quadril e 3 milhões de artroplastias de joelho a cada ano.

BIOPATOLOGIA

A biopatologia da artrite que leva à intervenção cirúrgica é essencialmente a lesão da cartilagem articular que resulta na perda de propriedades mecânicas, acompanhada por inflamação do revestimento articular. Com a deterioração contínua da cartilagem, seguem-se rigidez e dor. Sem a camada protetora da cartilagem articular, os receptores nociceptivos e proprioceptivos do periósteo são ativados, causando dor persistente.

A osteoartrite é a causa mais comum da artrite em estágio terminal. A osteoartrite pode ser primária, decorrente de alterações bioquímicas na cartilagem, ou secundária a uma doença sistêmica que afeta a cartilagem, lesão articular por doença inflamatória articular preexistente ou traumatismo. A sobrecarga e o desequilíbrio mecânicos levam à degradação adicional da cartilagem. Processos adaptativos importantes, como esclerose subcondral e formação de osteófitos, ocorrem em resposta à sobrecarga da articulação e, se cronicamente presentes, também pode ocorrer a formação de cistos no osso subarticular. Com o tempo, osteófitos ou esporões ósseos levarão à restrição da amplitude de movimento (Figura 260.1).

A artrite inflamatória, ao contrário, é uma constelação de doenças que envolvem a sinóvia. Incluem-se nesta classe de doenças condições importantes como a artrite reumatoide, a artrite psoriásica e as espondilartropatias soronegativas. Em um nível patológico, todas envolvem a liberação de mediadores inflamatórios na sinóvia adjacente, levando à destruição da cartilagem. Em contraste com a osteoartrite, não há sobrecarga mecânica e não há esclerose óssea ou formação de osteófitos. Em vez disso, a sinovite inflamatória leva a característica perda da matriz da cartilagem, erosões ósseas marginais e osteopenia (Figura 260.2).

O traumatismo é outra importante causa de destruição das articulações. A artrite pós-traumática é iniciada por danos à cartilagem no momento da lesão ou por desequilíbrios mecânicos secundários que resultam de fraturas do osso justarticular. As condições anormais de carga levarão, subsequentemente, a uma forma de desgaste de cartilagem da artrite.

A osteonecrose é outra entidade que pode causar artrite articular. Nesse processo, o suprimento sanguíneo para o osso fica comprometido, levando à necrose do osso que sustenta a superfície articular. As articulações mais comumente afetadas são o quadril, o ombro e o joelho. Conforme a doença progride, o osso necrótico pode colapsar, levando a perda da integridade articular e deterioração progressiva da cartilagem.

Outras causas de artrite que podem causar lesões nas articulações incluem distúrbios metabólicos (condrocalcinose, gota), tumorais (condromatose sinovial), infecciosos (pós-sépticos) e hemorrágicos (hemofilia).

CONSIDERAÇÕES PRÉ-OPERATÓRIAS

As indicações para cirurgia ortopédica são dor articular refratária e incapacidade. Em última análise, o paciente e os médicos precisam concordar que os possíveis benefícios da cirurgia superam seus riscos. A decisão de prosseguir com a cirurgia, portanto, reflete o resultado de uma parceria entre o paciente, o cirurgião ortopédico e o médico principal ou reumatologista do paciente. Alcançar o equilíbrio necessário para a tomada de decisão pode ser complicado, especialmente em razão da carga crescente de comorbidades que acompanham o envelhecimento do paciente.

No contexto eletivo, a cirurgia de artroplastia e a cirurgia da coluna vertebral são os procedimentos mais comumente considerados. No primeiro caso, a dor intensa e a limitação funcional não aliviadas pelo tratamento conservador são as indicações mais comuns para a intervenção cirúrgica. No caso da cirurgia da coluna vertebral, entretanto, radiculopatia grave, disfunção nervosa (ou seja, pé caído agudo) e mielopatia são considerações adicionais. Em contraste com a cirurgia eletiva, há circunstâncias em que uma abordagem deliberativa não é possível em razão do desenvolvimento de problemas clínicos mais urgentes, às vezes com risco à vida. Os exemplos incluem fratura de quadril, mielopatia aguda ou o paciente com uma articulação nativa ou protética infectada. Como a saúde geral do paciente está em risco nesses contextos, a equipe médico-cirúrgica deve estabilizar o paciente o mais rápido possível para otimizar o desfecho. Em razão da combinação dos avanços médicos com as crescentes restrições financeiras e de recursos, há uma tendência dominante da realização de cirurgias ambulatoriais. Na verdade, a porcentagem de todos os procedimentos cirúrgicos realizados em regime ambulatorial nos EUA aumentou de 20% em 1982 para 60% em 1995, um fenômeno particularmente relevante para as técnicas artroscópicas de cirurgia ortopédica. Entre os benefícios desses desenvolvimentos está a oportunidade de mover a avaliação clínica pré-operatória para a arena ambulatorial. Essa prática possibilita que se tenha tempo para discutir com os demais médicos envolvidos no cuidado do paciente, para realizar consultas e investigações complementares e para instituir tratamentos voltados à otimização do estado clínico do paciente antes da cirurgia contemplada. Abordada dessa maneira, a avaliação pré-operatória passa a ser um ponto focal de comunicação entre todos os membros da equipe de saúde, potencializando o caráter colaborativo do processo consultivo e, por fim, do atendimento ao paciente.

Embora a eficácia da avaliação pré-operatória não tenha sido definitivamente estabelecida, o envelhecimento e a progressiva complexidade dos pacientes cirúrgicos atuais justificam essa prática clínica. Embora não exista consenso sobre o que constitui uma avaliação médica pré-operatória ideal, uma crescente literatura relativa à medicina peroperatória apoia vários princípios básicos da consulta médica eficaz neste contexto clínico.

ANESTESIA NO PACIENTE ORTOPÉDICO

Dadas as características clínicas multifacetadas que acompanham a artrite crônica e as doenças do tecido conjuntivo, várias questões, como considerações sobre as vias respiratórias, o sítio cirúrgico (região da articulação), a previsão da duração da cirurgia e as comorbidades, são importantes determinantes do tipo de anestesia a ser empregado, se

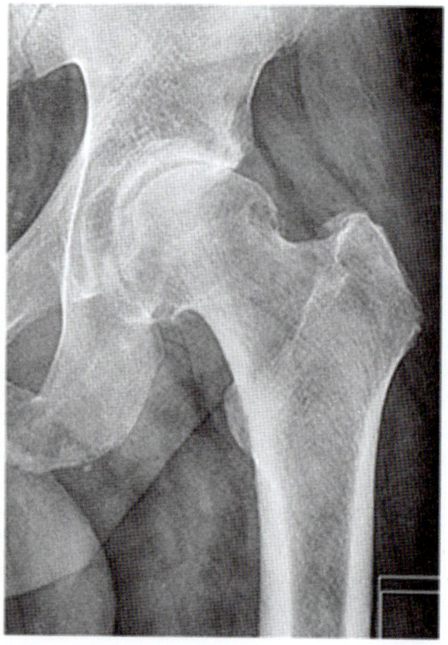

FIGURA 260.1 **Radiografia de um quadril esquerdo com osteoartrite.** Observe o estreitamento assimétrico do espaço articular e a esclerose subcondral, que são características de um padrão de desgaste de deterioração articular.

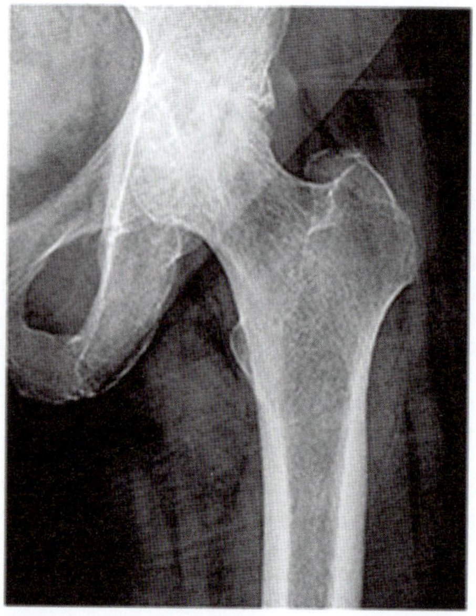

FIGURA 260.2 **Radiografia de um quadril esquerdo com artrite inflamatória em estágio terminal.** Observe o padrão simétrico da perda de cartilagem e a presença de osteopenia.

será necessário monitoramento invasivo e por quanto tempo o paciente precisará de monitoramento intensivo depois da cirurgia.

Comumente se usam anestesia geral e regional no paciente ortopédico. A anestesia geral com intubação endotraqueal pode representar um perigo particular em pacientes com artrite reumatoide ou espondilite anquilosante. Pacientes com instabilidade da coluna cervical ou via respiratória rígida podem requerer intubação por fibra óptica. A anestesia regional pode envolver anestesia local ou bloqueio de nervos periféricos para procedimentos menores ou anestesia epidural/espinal para artroplastia total da articulação.

Embora o debate a respeito dos méritos relativos da anestesia regional *versus* geral perdure, as técnicas de anestesia regional são adequadas a muitos procedimentos, particularmente na cirurgia ortopédica. As vantagens da anestesia regional incluem redução de perda de sangue, trombose venosa profunda e embolia pulmonar, eventos adversos respiratórios pós-operatórios e morte. A dor pós-operatória prolongada, um problema significativo para pacientes com doença reumática dolorosa, pode ser mais bem tratada com anestesia regional. Por exemplo, bloqueios de nervos periféricos usando anestésicos de ação mais longa e metodologias de infusão são frequentemente realizados porque fornecem anestesia intraoperatória excelente e alívio da dor pós-operatória.

Existem várias opções para o controle da dor pós-operatória, incluindo as vias intravenosas ou intramusculares tradicionais usadas para fármacos narcóticos (sistêmicos), o uso de analgesia epidural e a infiltração local de anestésicos no sítio cirúrgico.[1] A administração direta de misturas locais de medicamentos, incluindo anestésicos de ação prolongada e anti-inflamatórios, tornou-se mais popular em razão da facilidade de uso e excelente eficácia, especialmente em torno das articulações do quadril e do joelho. A analgesia controlada pelo paciente (ACP) de administração por via peridural também é um método eficaz de controle da dor depois de cirurgias de membros inferiores. Além disso, a ACP epidural e as injeções locais em tecidos moles facilitam a fisioterapia pós-operatória, que é importante para a restauração da amplitude de movimento em pacientes submetidos a procedimentos ortopédicos. Ambos os métodos também reduzem a absorção sistêmica de analgésicos, minimizando, assim, o problema da depressão respiratória induzida por narcóticos. Anti-inflamatórios não esteroides (AINEs) administrados por via parenteral também são úteis e podem ser usados para reduzir as necessidades de narcóticos depois de uma cirurgia de grande porte. No entanto, as contraindicações comuns à terapia com AINEs, como úlcera péptica, doença renal e cardíaca isquêmica, devem ser observadas no pós-operatório.

TRATAMENTO CIRÚRGICO

O tratamento cirúrgico da doença articular concentra-se principalmente no alívio da dor; os objetivos secundários são melhorar o movimento articular, o inchaço, promover o retorno à função e prevenir a destruição continuada da cartilagem. Percebendo que o tratamento cirúrgico tem limitações e complicações, a decisão de seguir em frente deve ser individualizada a cada paciente. Fatores como a gravidade da doença, o nível de atividade desejado pelo paciente e a longevidade prevista do paciente são relevantes para a tomada de decisão. Normalmente, os pacientes candidatos ao tratamento cirúrgico de doenças articulares apresentam falha em medidas conservadoras (AINEs, fisioterapia, injeções intra-articulares) e apresentam dor diária que prejudica sua qualidade de vida.

PROCEDIMENTOS ORTOPÉDICOS

Osteotomia

Em circunstâncias nas quais uma anormalidade estrutural ao redor de uma articulação levou à sobrecarga mecânica, a osteotomia (ressecção óssea) pode ser uma opção para corrigir problemas de alinhamento. Os locais mais comuns para osteotomia são o quadril, para tratar a displasia acetabular, e a tíbia, para realinhar o joelho. Na displasia acetabular, o encaixe do quadril é excessivamente raso, levando a tensões anormais na cartilagem articular e osteoartrite prematura. Uma osteotomia acetabular pode ser realizada em pacientes nos quais ainda exista cartilagem. Ao girar os ossos pélvicos, pode-se formar uma cavidade mais profunda, reduzindo as tensões na cartilagem e, assim, retardando o processo artrítico. Na osteotomia tibial, a articulação do joelho pode ser realinhada para direcionar as forças para longe da região do dano à cartilagem. Normalmente, uma deformidade em varo (perna arqueada) indica que o compartimento medial do joelho está excessivamente desgastado e, assim, uma osteotomia tibial realinharia a articulação de modo a direcionar as forças para o compartimento lateral não envolvido. Normalmente, a osteotomia é considerada uma opção para pacientes mais jovens (< 40 anos); além dessa idade, a perda de cartilagem geralmente é tal que resultados mais reprodutíveis seriam obtidos com a artroplastia total da articulação.

Artroscopia

A cirurgia artroscópica é realizada pela inserção de uma câmera e instrumentos especializados em uma articulação por meio de pequenas incisões do tipo furos. A cirurgia artroscópica é eficaz no tratamento de condições intra-articulares, como rupturas meniscais do joelho, rupturas labrais do quadril, retalhos de cartilagem, pequenos defeitos condrais e corpos soltos. No entanto, depois que a cartilagem articular está significativamente danificada, o desbridamento artroscópico geralmente é ineficaz na ausência de sintomas mecânicos, como travamento e estalidos.[A1-A4] Em alguns casos, a artrite subjacente pode causar rupturas no menisco ou no lábio; se essa ruptura resultar em novos sintomas mecânicos, a cirurgia artroscópica pode ser útil em casos específicos. O benefício da descompressão subacromial artroscópica para a síndrome do impacto do ombro é variável, mas, no geral, parece ser mínimo.[A5,A6]

Na avaliação do quadril, houve um foco maior na arquitetura de cabeça e colo femorais como causa da osteoartrite. Em certos pacientes, a anatomia de cabeça e colo femorais pode levar ao impacto do colo femoral contra a borda acetabular, normalmente à flexão e à rotação medial.[2] Essa condição, conhecida como impacto femoroacetabular, resulta no contato repetitivo entre colo femoral e borda acetabular, e acredita-se que resulte em rupturas labrais, danos à cartilagem e eventual artrite. Assim, atualmente há muito interesse em remodelar os ossos do fêmur e do acetábulo pela chamada osteocondroplastia. Esse procedimento está sendo realizado como um procedimento aberto ou artroscópico e fornece um bom alívio sintomático a curto prazo.[A6b] Os efeitos a longo prazo, especificamente o impacto no desenvolvimento futuro de artrite, ainda não foram demonstrados.[A7]

Sinovectomia

A sinovectomia se refere à remoção do revestimento sinovial da articulação, por meio de uma abordagem aberta ou artroscópica. Em condições como a artrite reumatoide, em que o processo da doença envolve uma sinóvia ativamente inflamada, conclui-se que a citorredução do tecido patológico pode reduzir os sintomas e retardar a destruição da cartilagem.[3] Na prática, a sinovectomia pode ser eficaz no alívio da dor, desde que haja cartilagem remanescente. No entanto, o procedimento não tem sido previsível em termos de recuperação do movimento articular. Além disso, depois que a cartilagem está completamente desgastada, a deterioração da articulação é muito avançada para que a sinovectomia seja útil. Portanto, a sinovectomia geralmente é realizada em pacientes com artrite reumatoide (ou outras formas de artrite inflamatória) que apresentam sinovite ativa com cartilagem articular relativamente preservada. As articulações que mais comumente se beneficiam da sinovectomia são o joelho e o cotovelo. No entanto, deve-se considerar a realização de uma sinovectomia com o objetivo de "ganhar tempo", porque a sinóvia vai reaparecer.

Artrodese

A artrodese, ou fusão de uma articulação, alcança seu objetivo de aliviar a dor ao criar uma articulação imóvel. Em vez de as superfícies articulares artríticas provocarem dor ao movimento, uma fusão cirúrgica (artrodese) dos ossos articulados cria uma estrutura que pode suportar peso e é estável. Isso é conseguido removendo as superfícies articulares da articulação e imobilizando os ossos de maneira que eles se consolidem em uma união sólida. Este procedimento era previamente o tratamento preferencial para a artrite de quadril e joelho em trabalhadores jovens e ativos em razão de sua durabilidade e por evitar implantes, com sua propensão ao desgaste. No entanto, criar rigidez em uma articulação aumentará as tensões nas articulações acima e abaixo da articulação fundida.

A fusão do quadril pode ser realizada em pacientes jovens para tratar as sequelas de uma epífise femoral capital deslizada, doença de Legg-Calvé-Perthes, artrite pós-séptica ou osteonecrose da cabeça femoral. A cirurgia de fusão pode conseguir uma articulação de suporte indolor, capaz de suportar cargas pesadas, evitando implantes artificiais. Porém, a mecânica da marcha será alterada, exigindo mais energia para a deambulação. Além disso, a falta de movimento no quadril aumenta as tensões nas articulações acima e abaixo dele. Assim, a evolução natural de uma fusão do quadril é o desenvolvimento de artrite ipsilateral do joelho e lombalgia depois de 20 a 25 anos, exigindo muito mais tarde a conversão de um quadril fundido em uma artroplastia de quadril (remoção da fusão). Embora a artrodese do quadril ainda seja uma opção viável para o paciente jovem com artrite, o desejo dos pacientes de manter a mobilidade do quadril para sentar e dirigir fez disso um tratamento do passado.

A fusão da articulação do joelho é realizada com menos frequência do que a fusão do quadril. Além da falta de movimento que pode dificultar sentar ou subir escadas, a fusão do joelho não pode ser convertida em artroplastia total do joelho. Assim, a fusão do joelho geralmente é considerada um procedimento de salvamento, principalmente empregado em situações em que a artroplastia não é possível (p. ex., ausência de função muscular ou infecção persistente).

A fusão do tornozelo ainda é comumente realizada como o tratamento preferencial para a artrite tibiotalar.[4] Como os resultados históricos da artroplastia de tornozelo não são duradouros, a fusão do tornozelo é o melhor método para criar uma articulação sem dor. Além disso, a capacidade do joelho e das articulações subtalares de compensar a rigidez do tornozelo torna esse procedimento mais tolerável.

Artroplastia total articular

Artroplastia articular é um termo que se refere à recriação de superfícies articulares congruentes, normalmente com peças artificiais. Em certos pacientes e em articulações que não suportam carga, como o cotovelo, pode-se realizar uma artroplastia interposicional colocando-se um enxerto de tecido entre as superfícies artríticas. No caso de articulações que recebem carga, como quadril e joelho, entretanto, os materiais de metal e plástico produzem resultados mais duráveis. Em tais circunstâncias, as superfícies articulares são substituídas por materiais moldados projetados para recriar a cinemática da articulação; portanto, os procedimentos são comumente chamados de artroplastia total do quadril, do joelho e do ombro.

Em geral, quando a cartilagem articular está completamente desgastada ou destruída em ambos os lados da articulação, a artroplastia é a opção mais previsível para o alívio da dor. Depois de uma artroplastia total da articulação, é aconselhável reduzir as tensões na articulação para promover a longevidade do implante. Isso inclui perda de peso e prevenção de atividades de impacto; caminhadas, ciclismo e atividades envolvendo deslizamento são permitidas, mas, em geral, não se deve correr nem pular. Como uma artroplastia total envolve componentes artificiais móveis, as articulações substituídas estão sujeitas ao mesmo desgaste que as articulações nativas. Assim, elas têm uma vida útil finita que depende do peso e do nível de atividade do paciente e dos materiais do implante. As subsequentes revisões das artroplastias podem ser difíceis e menos duráveis; portanto, é aconselhável adiar a artroplastia articular até que não haja outras opções.

A artroplastia total de quadril (ATQ) foi desenvolvida pela primeira vez na década de 1950 no Reino Unido, usando componentes de metal e plástico fixados ao osso com cimento. Os primeiros resultados eram tão previsíveis e reproduzíveis que a técnica se espalhou rapidamente pelo mundo. O National Institutes of Health, em 1994, publicou uma declaração de consenso de que a ATQ "é um dos procedimentos cirúrgicos de maior sucesso e proporciona melhora imediata e substancial na dor, mobilidade e qualidade de vida do paciente. Em comparação com os tratamentos para outras doenças crônicas debilitantes, a ATQ tem uma alta relação custo-benefício."

A ATQ é o tratamento preferencial para a artrite em estágio terminal causada por qualquer um dos processos biopatológicos mencionados previamente.[5] Envolve a exposição da articulação, a remoção da cabeça femoral artrítica no nível do colo femoral e a remoção de osso acetabular suficiente para colocação de um soquete protético. O implante femoral é inserido no canal intramedular e ancorado com técnicas de *bone-ingrowth* (formação de pontes ósseas entre o osso e os poros do componente) ou cimento ósseo. Todos os materiais de apoio nessa articulação são implantes de metal sobre polietileno, cerâmica sobre polietileno e cerâmica sobre cerâmica. Essas combinações de materiais podem ser escolhidas com base na idade e no nível de atividade do paciente e na preferência do cirurgião (Figura 260.3). A ATQ metal sobre metal, popular por um período entre o início e meados dos anos 2000, agora caiu em desuso em razão dos achados de reações adversas nos tecidos locais aos fragmentos de metal.

Com materiais de implante e técnica cirúrgica modernos, as taxas de sobrevida do implante são de 90 a 95% de sucesso em 15 anos; entretanto, a longevidade irá variar dependendo de fatores relacionados com o paciente, como peso e atividade.[6] Houve casos em que os implantes de ATQ duraram mais de 30 anos. Como os materiais atuais, como o polietileno altamente reticulado, só estão em uso há aproximadamente 15 anos, sua durabilidade final é desconhecida.

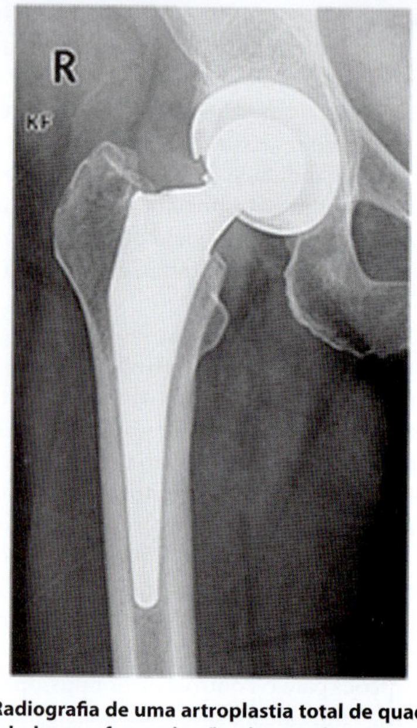

FIGURA 260.3 **Radiografia de uma artroplastia total de quadril consistindo em componentes acetabulares e femorais não cimentados.** Os materiais articulantes são uma bola de metal e um receptáculo de polietileno.

Uma das principais causas de falha na ATQ tem sido o desgaste dos materiais do implante, juntamente com a reação do corpo aos detritos particulados lançados no espaço articular ao longo do tempo. No processo de captação imune dos detritos, são liberadas citocinas inflamatórias, fazendo com que os osteoclastos reabsorvam o osso periprotético. O resultado final desse processo osteolítico é que as fixações do implante ao osso podem ficar comprometidas, causando afrouxamento da prótese e dor. A esperança é que a geração atual de materiais de implante reduza a quantidade de detritos particulados do desgaste, aumentando ainda mais a longevidade.

A artroplastia total de joelho (ATJ) foi desenvolvida nos EUA logo depois da ATQ. A cirurgia envolve a remoção das superfícies artríticas da tíbia e do fêmur seguida por sua substituição por um implante femoral de metal e um componente tibial de metal e/ou polietileno (Figura 260.4). É denominada artroplastia "total" de joelho para diferenciá-la de uma artroplastia unicompartimental ou "parcial" do joelho.[7] A recuperação da ATJ é mais difícil do que da ATQ em razão da maior dor pós-operatória e à ênfase na recuperação do movimento. No entanto, o alívio da dor e a função geralmente são excelentes depois que a recuperação está completa. A8 Os estudos atuais demonstram que a sobrevida dos implantes modernos é de 90 a 95% em 15 anos, novamente dependendo de fatores relacionados com o paciente.

Embora menos comumente realizada do que a artroplastia de quadril e de joelho, a artroplastia total de ombro é um excelente procedimento para o alívio da dor na artrite glenoumeral.[8] Desenvolvida com base na experiência adquirida com a artroplastia total de quadril e de joelho, a artroplastia total de ombro usa um implante umeral em haste com uma bola de metal e um soquete glenoidal de metal e/ou polietileno. A artroplastia total de ombro requer um extenso protocolo de reabilitação para recuperar a amplitude de movimento e a força muscular; no entanto, 1 ano depois da cirurgia, 95% dos pacientes fazem uso do ombro sem dor.

Em geral, articulações menores, como punho e tornozelo, são mais bem tratadas com artrodese porque os implantes necessários para a artroplastia nessas articulações têm superfícies ósseas limitadas nas quais a prótese pode ser fixada. Além disso, a localização dessas articulações possibilita que as articulações adjacentes compensem de maneira mais eficaz. No entanto, houve melhorias significativas na fixação do implante total de tornozelo, o que torna esta uma opção viável para tratar a artrite tibiotalar, com preservação do movimento do tornozelo como o principal benefício.

Inovações cirúrgicas na artroplastia articular

Cirurgia minimamente invasiva

Como em todas as subespecialidades cirúrgicas, tem havido um movimento em direção à cirurgia minimamente invasiva. Este pode ser um nome impróprio porque o trabalho real feito no interior da articulação não mudou. Alguns cirurgiões sugeriram que a terminologia fosse alterada para "cirurgia de incisão menor" ou "cirurgia menos invasiva". De qualquer maneira, a ideia é que seja utilizada a menor incisão possível para a realização da cirurgia, resultando em menor traumatismo tecidual. O interesse por esse tipo de cirurgia resultou em melhorias no *design* dos instrumentos e no treinamento cirúrgico. Até recentemente, uma artroplastia de quadril era realizada através de uma incisão de 25 cm, mas agora pode ser feita através de uma incisão de 10 a 13 cm. Da mesma maneira, as incisões para artroplastia de joelho têm cerca de metade do seu comprimento anterior. Apesar desses avanços cirúrgicos, benefícios ainda maiores resultaram da maior atenção às várias modalidades não cirúrgicas, todas direcionadas a uma recuperação cirúrgica mais rápida. Os exemplos incluem o aumento do uso de bloqueios de nervos periféricos, analgesia preemptiva e uma abordagem mais rápida à reabilitação. Essas abordagens reduziram o tempo médio de internação hospitalar para 1 a 2 dias depois de uma ATQ e para 2 a 3 dias depois de uma ATJ. Há uma tendência crescente nos EUA de realizar a artroplastia total como procedimento ambulatorial em um centro cirúrgico, com pacientes selecionados podendo receber alta para casa no mesmo dia da cirurgia.

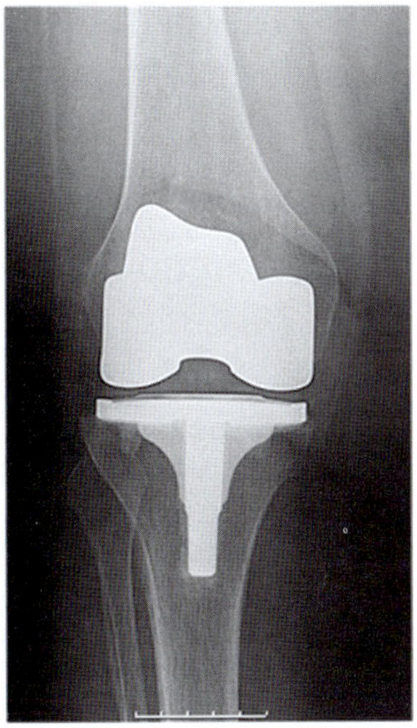

FIGURA 260.4 **Radiografia de uma artroplastia total do joelho.** Os componentes são metálicos, com uma parte de polietileno entre os componentes tibial e femoral.

Melhorias na tecnologia dos implantes

À medida que a idade média dos pacientes submetidos à artroplastia de quadril e joelho diminui, enquanto aumentam seus níveis de atividade, a quantidade de cirurgias de revisão deve crescer. Portanto, estão sendo realizadas muitas pesquisas para melhorar a longevidade dos materiais dos implantes. O *padrão-ouro* da artroplastia é usar um implante de cromocobalto (metal) contra uma superfície de polietileno (plástico). Infelizmente, a superfície de metal mais dura acabará por desgastar a superfície de plástico mais macia. Portanto, os engenheiros biomecânicos desenvolveram um polietileno mais resistente e "altamente reticulado" que demonstra maior resistência ao desgaste em simuladores de laboratório. Esse polietileno altamente reticulado está em uso clínico há cerca de 15 anos, e a experiência inicial sugere um desgaste significativamente menor em comparação com o polietileno padrão. Outros materiais, como cerâmicas e metais, também estão sendo usados na tentativa de aumentar a longevidade. No entanto, até o momento, não há consenso sobre as superfícies de apoio ideais.

Também foram desenvolvidos implantes de preservação óssea para ter mais opções quando a cirurgia de revisão for necessária. Esses procedimentos podem exigir a remoção do implante e a colocação de um novo dispositivo protético; assim, com mais osso disponível, as opções cirúrgicas são aprimoradas. Um desses implantes de preservação óssea é o dispositivo de *resurfacing* do quadril. Ele será discutido com mais detalhes posteriormente.

A artroplastia unicompartimental do joelho é um implante de preservação óssea para o joelho. Como sugerido pelo nome, envolve a substituição de apenas um dos três compartimentos do joelho por um dispositivo protético (Figura 260.5). Portanto, os candidatos à prótese unicompartimental do joelho devem ter artrite limitada a um único compartimento. Como o traumatismo cirúrgico e a dissecção são significativamente

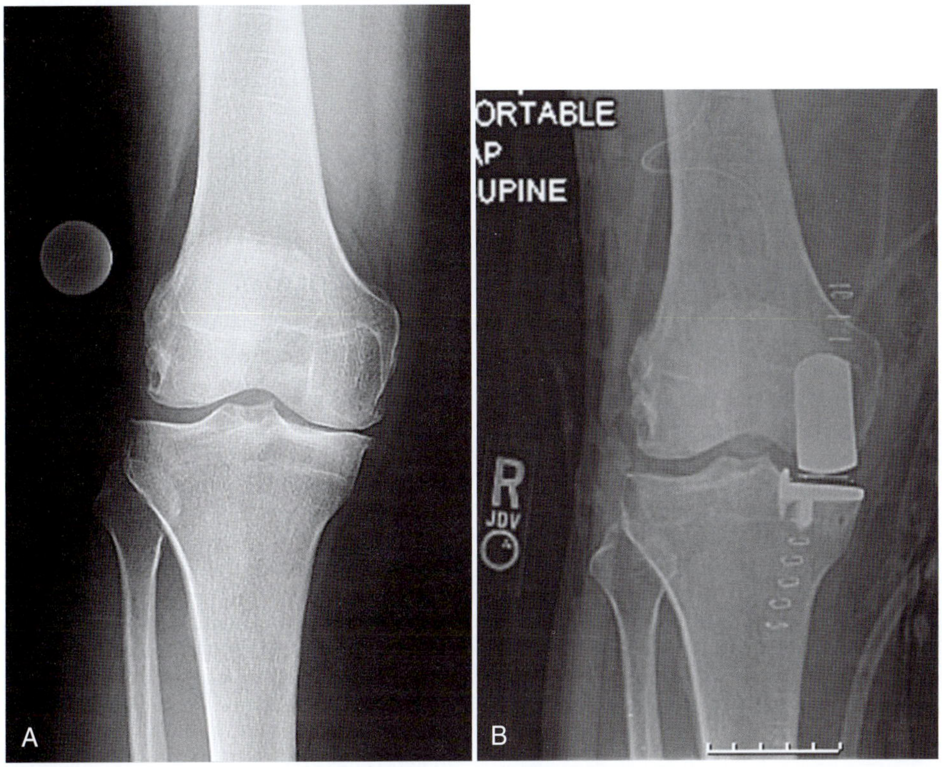

FIGURA 260.5 **A.** Radiografia de um joelho com artrite limitada ao compartimento medial. **B.** Substituição unicompartimental medial do joelho.

reduzidos em comparação com a ATJ, a recuperação do paciente tende a ser menos dolorosa e mais rápida. No entanto, a artroplastia unicompartimental do joelho continua tendo uma taxa de falha mais alta quando comparada com a ATJ em razão da possibilidade de desenvolver alterações artríticas em outras partes da articulação.

Artroplastia de resurfacing

O *resurfacing* do quadril está crescendo rapidamente como um tratamento alternativo à ATQ no paciente mais jovem e ativo.[9] O principal benefício é a preservação do osso femoral proximal no caso da necessidade de uma cirurgia futura (revisão). Em vez da remoção da cabeça femoral e da porção do colo femoral como na ATQ, o osso é esculpido para receber uma capa de metal (como um dente), preservando 4 a 5 cm adicionais de osso (Figura 260.6). O acetábulo é preparado para receber um encaixe de metal, criando uma articulação de metal sobre metal. Atualmente não há alternativas para a articulação metal sobre metal de um implante de *resurfacing* de quadril; no entanto, em contraste com a ATQ metal sobre metal, parece haver menos problemas decorrentes do material no *resurfacing* do quadril. A explicação provável para esse achado é que há menos peças e junções no *resurfacing* de quadril em comparação com a ATQ. A preservação do osso femoral proximal aumenta o risco adicional de falha (ou seja, fratura do colo femoral abaixo do implante de *resurfacing*), que se estima ocorrer em 1% dos casos. Embora não haja limites de idade definidos para o *resurfacing* do quadril, os melhores candidatos são homens com menos de 55 anos, provavelmente porque a qualidade óssea nesse grupo demográfico é mais forte e robusta. Nessa faixa etária, os resultados de 10 anos do *resurfacing* de quadril na Austrália demonstraram uma taxa de sobrevida de mais de 94% (livre de revisão), que é superior à da ATQ. No entanto, preocupações com relação à longevidade, uma taxa de falha a curto prazo maior do que a da ATQ, resultados piores em mulheres e liberação de íons metálicos levaram a superioridade do procedimento a ser questionada.

Navegação por computador e cirurgia robótica

Um cirurgião ortopédico depende de visualização, experiência e gabaritos de instrumentos para recriar a mecânica articular adequada. Embora o cirurgião saiba exatamente como os componentes artificiais devem ser colocados, pode ser difícil obter um alinhamento perfeito em todas as cirurgias. A navegação computadorizada é uma ferramenta que pode ser utilizada para auxiliar no posicionamento reproduzível de implantes, e as informações fornecidas pelo aparelho de navegação são utilizadas pelo cirurgião para melhorar a precisão. A cirurgia robótica refere-se ao uso de uma máquina que auxilia no preparo do osso e na inserção dos implantes; normalmente, isso é feito por meio de limites guiados ao toque impostos ao cirurgião por um braço robótico. Embora alguns erros sejam inerentes à precisão da navegação do computador e da cirurgia robótica, essas técnicas diminuíram de maneira confiável os resultados discrepantes. Ainda não foi determinado se a longevidade das próteses de quadril e de joelho inseridas com o auxílio de navegação por computador difere daquelas inseridas por abordagens convencionais. Por essa razão, assim como o custo e o tempo associados ao seu uso, a navegação por computador e a cirurgia robótica não são universalmente praticadas.

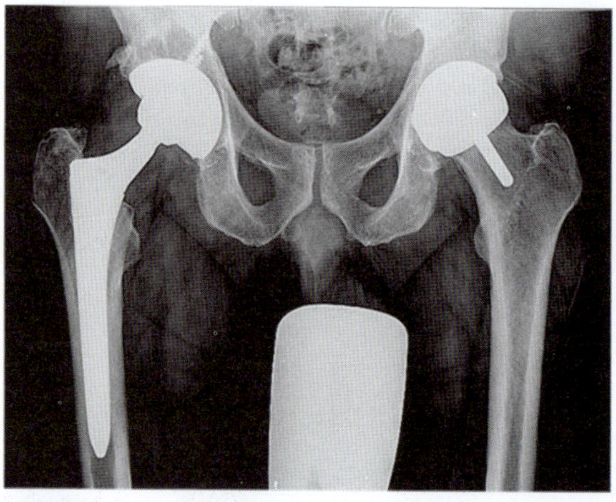

FIGURA 260.6 **Radiografia de um paciente com artroplastia total do quadril direito e *resurfacing* do quadril esquerdo. A artroplastia total de quadril consiste em uma haste mais longa colocada no canal medular do fêmur. O implante de *resurfacing* do quadril preserva o osso femoral proximal.**

PROCEDIMENTOS ORTOPÉDICOS PARA OUTRAS ARTICULAÇÕES

Cotovelo, tornozelo e punho

O cotovelo,[10] o tornozelo e o punho são articulações substituídas com menos frequência. Com exceção do punho reumatoide, essas articulações são menos comumente afetadas pela artrite crônica. Além disso, os ossos menores que compõem essas articulações também se traduzem em uma área de superfície diminuída para a fixação do implante, reduzindo, assim, a durabilidade dos procedimentos cirúrgicos. Embora a artroplastia total da articulação possa ter sucesso no alívio da dor a curto prazo, os resultados de 10 anos não se aproximam dos da artroplastia total de quadril ou de joelho. A sinovectomia continua sendo uma opção cirúrgica eficaz em pacientes selecionados com artrite inflamatória do cotovelo, do tornozelo ou do punho.

Coluna vertebral

Ver Capítulo 372.

PROBLEMAS DE MANEJO EM PACIENTES COM ARTRITE SUBMETIDOS A CIRURGIA

Prevenção de infecção pós-operatória

Os esforços para prevenir e detectar quaisquer processos infecciosos no pré e pós-operatório são de extrema importância. A pele e o trato urinário são locais de preocupação especial, e pode-se descartar infecções com um exame físico detalhado e cultura de urina de rotina no pré-operatório. Além disso, pode ser apropriado realizar consulta odontológica em pacientes com más higiene oral e dentição.

A antibioticoterapia profilática para pacientes submetidos à artroplastia total da articulação deve começar menos de 2 horas antes da cirurgia e continuar por 24 horas. Um protocolo comum envolve cefazolina 1 g a cada 8 horas (total de três doses) ou, em pacientes alérgicos à penicilina, vancomicina 1 g a cada 12 horas (total de duas doses).

Lesões de nervo periférico

A lesões de nervo periférico surgem mais frequentemente depois de cirurgias de membros superiores e inferiores, porque geralmente resultam de tração excessiva no nervo ou, alternativamente, como consequência da compressão do nervo resultante do posicionamento prolongado do membro durante a cirurgia ou como resultado de um aparelho gessado. A detecção e a intervenção precoces são fundamentais para o desfecho nessas circunstâncias. Pacientes com doenças neurológicas crônicas, como neuropatias no contexto de diabetes ou estenose espinal, apresentam risco aumentado de lesão nervosa.

Tromboembolismo venoso

A prevenção do fenômeno tromboembólico venoso depois de uma cirurgia ortopédica é a mais estudada das potenciais complicações pós-operatórias, e a embolia pulmonar continua sendo uma importante causa de mortalidade. A literatura ortopédica tem se concentrado na artroplastia de membros inferiores, embora um estudo recente sugira que abordagens semelhantes também devam ser consideradas depois de uma artroplastia total de ombro, quando o risco de tromboembolismo pode ser maior do que geralmente estimado.

Depois de uma cirurgia ortopédica, existe um complicado equilíbrio entre uma possível embolia pulmonar com risco à vida e o potencial de hemorragia pós-operatória. Diversos protocolos documentam a eficácia da profilaxia, que deve começar no momento do procedimento. O tempo intraoperatório curto reduz o risco de trombose venosa profunda, assim como o tipo de anestesia. A anestesia peridural reduz o risco de trombose venosa profunda proximal depois de uma ATQ em duas a três vezes e também reduz o risco de trombose venosa profunda geral em pelo menos 20%. Outras intervenções intraoperatórias, como anestesia hipotensiva e administração de heparina no intraoperatório, reduzem ainda mais a trombogênese. Os métodos mecânicos também têm eficácia comprovada na redução do risco de tromboembolismo. Isso inclui metodologias de compressão, como meias e vários aparelhos pneumáticos, exercícios de flexão-extensão dos pés e deambulação precoce. Essas são abordagens seguras e eficazes que não aumentam o risco de sangramento.

A base da prevenção é a anticoagulação profilática, que deve começar imediatamente após a cirurgia. Os regimes incluem heparina de baixo peso molecular (ver Tabela 76.2) e vários anticoagulantes orais modernos (ver Tabela 76.5), frequentemente usados em combinação com diversos dispositivos de compressão mecânica.

Síndrome da embolia gordurosa

A embolia gordurosa (Capítulo 74), uma complicação bem descrita do traumatismo esquelético, também pode ocorrer depois de procedimentos que envolvem instrumentação do canal medular femoral. Embora se acredite que a embolização da gordura ocorra em quase todos os pacientes com fraturas de quadril ou fêmur, 1 a 3% dos pacientes submetidos à cirurgia de artroplastia da articulação (particularmente procedimentos bilaterais simultâneos) desenvolvem a síndrome de embolia gordurosa.

Os sinais e sintomas da síndrome da embolia gordurosa envolvem os sistemas respiratório, neurológico[11] e hematológico, além da pele. O tempo de início é variável, com instabilidade hemodinâmica se desenvolvendo quase imediatamente em alguns ou insidiosamente durante os primeiros 2 a 3 dias de pós-operatório em outros. Neste último caso, os pacientes tornam-se gradualmente hipoxêmicos, podem ficar hipotensos e frequentemente ficam confusos. Os sinais respiratórios são a manifestação mais comum. A maior parte dos pacientes desenvolve hipoxemia leve a moderada ou alterações radiográficas (principalmente infiltrados alveolares bilaterais), mas apenas minoria desenvolverá síndrome do desconforto respiratório do adulto com risco à vida. As manifestações neurológicas variam de leve sonolência a estados confusionais agudos ou a embotamento grave e coma, todas consequências da hipoxemia e efeito direto da embolização de gordura no encéfalo. As erupções cutâneas, raras no paciente submetido a artroplastia total, assumem a forma de erupção petéquica envolvendo as dobras do pescoço e axilas, além de petéquias subconjuntivais e na mucosa oral. Edema retiniano e hemorragia também são comumente observados. A trombocitopenia transitória é comum.

Embora os pacientes com suspeita de desenvolver síndrome de embolia gordurosa precisem ser monitorados atentamente depois de cirurgias de artroplastia total da articulação, na maior parte das vezes, a condição é relativamente benigna. O tratamento é de suporte e inclui a administração de oxigênio e a prevenção da hipertensão pulmonar (com restrição de líquidos e uso de diuréticos e venodilatadores). Os corticosteroides não são eficazes. Na maior parte dos pacientes, a condição remite em 3 a 7 dias, embora em casos graves a taxa de mortalidade permaneça na faixa de 5 a 15%, mesmo com terapia agressiva moderna.

Coluna cervical

Nos pacientes reumatoides que apresentam doença destrutiva avançada, deve-se descartar instabilidade da coluna cervical antes da cirurgia realizando-se radiografias em flexão-extensão em pacientes com dor no pescoço ou crepitação no teste de amplitude de movimento, sintomas radiculares ou fraqueza nos braços ou pernas. Os pacientes afetados devem usar um colar cervical macio no centro cirúrgico. Quando possível, deve-se empregar anestesia peridural ou raquidiana.

Por outro lado, nos pacientes com espondilite anquilosante, a coluna cervical rígida também pode apresentar desafios técnicos para o anestesiologista durante a intubação. Métodos de fibra óptica são frequentemente empregados nesse contexto clínico.

Terapia imunossupressora e anti-inflamatória

Os fármacos antirreumáticos são categorizados como agentes que supostamente modificam a atividade da doença (DMARD), ou como biológicos, agentes que têm como alvo mediadores específicos (citocinas) da resposta inflamatória. Os corticosteroides, assim como outros agentes de mecanismo de ação incerto, também são frequentemente empregados. Na prática clínica, as principais questões de manejo incluem o momento em que determinado medicamento deve ser interrompido no pré-operatório e, para evitar surtos da doença no pós-operatório, quando ele pode ser reiniciado posteriormente. No primeiro caso, as decisões são baseadas na meia-vida do medicamento; no segundo caso, na evolução pós-operatória do paciente.

A literatura na qual as recomendações de tratamento podem ser baseadas é esparsa, sem ensaios clínicos randomizados controlados sobre esse problema clínico. No entanto, uma colaboração recente do American College of Rheumatology e da American Association of Hip and Knee Surgeons produziu diretrizes baseadas em evidências para o manejo perioperatório do tratamento com fármacos antirreumáticos. Essa declaração constitui a avaliação mais exaustivamente analisada deste problema clínico[12] (e-Tabela 260.1).

Grau A Recomendações de grau A

A1. Sihvonen R, Paavola M, Malmivaara A, et al. Arthroscopic partial meniscectomy versus placebo surgery for a degenerative meniscus tear: a 2-year follow-up of the randomised controlled trial. *Ann Rheum Dis.* 2018;77:188-195.
A2. van de Graaf VA, Wolterbeek N, Mutsaerts EL, et al. Arthroscopic partial meniscectomy or conservative treatment for nonobstructive meniscal tears: a systematic review and meta-analysis of randomized controlled trials. *Arthroscopy.* 2016;32:1855-1865.
A3. Sihvonen R, Englund M, Turkiewicz A, et al. Mechanical symptoms and arthroscopic partial meniscectomy in patients with degenerative meniscus tear: a secondary analysis of a randomized trial. *Ann Intern Med.* 2016;164:449-455.
A4. Abram SGF, Hopewell S, Monk AP, et al. Arthroscopic partial meniscectomy for meniscal tears of the knee: a systematic review and meta-analysis. *Br J Sports Med.* 2019. [Epub ahead of print.]
A5. Beard DJ, Rees JL, Cook JA, et al. Arthroscopic subacromial decompression for subacromial shoulder pain (CSAW): a multicentre, pragmatic, parallel group, placebo-controlled, three-group, randomised surgical trial. *Lancet.* 2018;391:329-338.
A6. Paavola M, Malmivaara A, Taimela S, et al. Subacromial decompression versus diagnostic arthroscopy for shoulder impingement: randomised, placebo surgery controlled clinical trial. *BMJ.* 2018;362:1-11.
A6b. Palmer AJR, Ayyar Gupta V, Fernquest S, et al. Arthroscopic hip surgery compared with physiotherapy and activity modification for the treatment of symptomatic femoroacetabular impingement: multicentre randomised controlled trial. *BMJ.* 2019;364:15-28.
A7. Griffin DR, Dickenson EJ, Wall PDH, et al. Hip arthroscopy versus best conservative care for the treatment of femoroacetabular impingement syndrome (UK FASHIoN): a multicentre randomised controlled trial. *Lancet.* 2018;391:2225-2235.
A8. Skou ST, Roos EM, Laursen MB. A randomized, controlled trial of total knee replacement. *N Engl J Med.* 2016;373:1597-1606.
A9. Caldeira D, Rodrigues FB, Pinto FJ, et al. Thromboprophylaxis with apixaban in patients undergoing major orthopedic surgery: meta-analysis and trial-sequential analysis. *Clin Med Insights Blood Disord.* 2017;10:1-8.

REFERÊNCIAS BIBLIOGRÁFICAS

As referências bibliográficas, bem como os outros materiais suplementares deste livro, encontram-se no GEN-IO, nosso ambiente virtual de aprendizagem.

SEÇÃO 24

DOENÇAS INFECCIOSAS

261

INTRODUÇÃO ÀS DOENÇAS MICROBIANAS: FISIOPATOLOGIA E DIAGNÓSTICO

W. MICHAEL SCHELD E ROBIN PATE

As doenças infecciosas influenciaram profundamente o curso da história humana. A *peste negra* (causada por *Yersinia pestis*) modificou a estrutura social da Europa medieval, eliminando aproximadamente um terço da população no processo. Os resultados de campanhas militares foram alterados por surtos de doenças como a disenteria e o tifo. Entre os exemplos, destacam-se a retirada de Napoleão da Rússia após o tifo ter causado mais danos a seu exército do que as forças inimigas; a decisão da França de vender o território da Louisiana após a morte de soldados franceses em consequência da febre amarela em Cuba e na Costa do Golfo; e a introdução da varíola na população não imune do Novo Mundo pelos europeus, facilitando, assim, a "conquista" e o alvorecer da era colonial. A malária influenciou o padrão geográfico e racial e a distribuição de hemoglobinas e antígenos eritrocitários na África. O desenvolvimento do *Plasmodium falciparum* é inibido pela presença da hemoglobina S, e os eritrócitos negativos para o grupo sanguíneo Duffy são resistentes à infecção pelo *Plasmodium vivax*. Em consequência, populações com esses fatores eritrocitários são encontradas em áreas onde a malária é comum.

As infecções constituem uma importante causa de morbidade e de mortalidade no mundo. Dos aproximadamente 54 milhões de mortes em todo o mundo no ano de 2016, pelo menos 25% foram causados por doenças infecciosas. Nos EUA, a pneumonia é a quinta causa principal de morte global e a causa mais comum de morte relacionada com infecção. A síndrome da imunodeficiência adquirida (AIDS) ameaça prejudicar a estrutura social em muitos países da África e representa uma séria sobrecarga ao sistema de saúde nos EUA e em outras partes do mundo. Cerca de 36,7 milhões de indivíduos em todo o mundo estão atualmente infectados pelo vírus da imunodeficiência humana (HIV), e, desde 1981, aproximadamente 36 milhões morreram (cerca de 700.000 apenas nos EUA). As mortes pelo HIV/AIDS tiveram um pico de 1,9 milhão em 2005 e diminuíram para 1,0 milhão em 2016. Nesses últimos anos, houve também um declínio nas mortes globais por malária e pneumonia. De modo semelhante, as taxas de mortalidade de seis doenças infecciosas comuns (responsáveis por cerca de 96% de todas as mortes por doenças infecciosas) diminuíram em 18% nos EUA durante o período de 1980 a 2014,[1] embora diferenças regionais sejam notáveis por município e, na verdade, as mortes por diarreia tenham aumentado, provavelmente por *Clostridioides* (*Clostridium*) *difficile*. Alguns desses avanços globais recentes podem ser ameaçados pela elevação das temperaturas.[2] Segundo previsão da Organização Mundial da Saúde (OMS), as mudanças climáticas resultarão em 250.000 mortes adicionais por ano entre 2030 e 2050. Desse aumento, cerca de 108.000 das mortes estarão relacionadas com a malária, em decorrência da expansão das populações de insetos vetores e sua distribuição, e com a doença diarreica, dado o aumento das inundações costeiras.

Uma *infecção* pode ser definida como a multiplicação de micróbios (desde vírus a parasitas multicelulares) nos tecidos do hospedeiro. O hospedeiro pode ou não apresentar sintomas. Por exemplo, a infecção pelo HIV pode não causar sinais ou sintomas evidentes de doença durante anos. A definição de infecção também deve incluir a multiplicação de micróbios na superfície ou no lúmen do hospedeiro, causando sinais ou sintomas de enfermidade ou doença. Por exemplo, as cepas de *Escherichia coli* produtoras de toxinas podem multiplicar-se no intestino e provocar doença diarreica sem invadir os tecidos. Os micróbios podem causar doenças sem realmente entrar em contato com o hospedeiro, por meio da produção de toxinas. O *Clostridium botulinum* pode crescer em determinados alimentos inadequadamente processados e produzir uma toxina que, ao ser ingerida, pode ser letal. Uma infecção relativamente trivial, como aquela causada pelo *Clostridium tetani* em uma pequena ferida por punção, pode causar doença devastadora, em virtude de uma toxina liberada pelo microrganismo que cresce nos tecidos. Hoje, tornou-se evidente que múltiplos fatores de virulência de microrganismos podem ser carregados juntos nas denominadas ilhas de patogenicidade do genoma (o "viruloma").

Vivemos em uma espécie de mar de microrganismos e todas as nossas superfícies corporais apresentam uma flora bacteriana nativa. De fato, somos um "superorganismo", visto que a nossa flora nativa ultrapassa em número as nossas próprias células humanas em uma razão de cerca de 10:1. Na verdade, essa flora normal nos protege de infecções. A redução da colonização intestinal aumenta a suscetibilidade a infecções por patógenos, como *Salmonella enterica*. Acredita-se que as bactérias que compõem a flora normal de microrganismos exerçam seus efeitos protetores por meio de vários mecanismos: (1) pela utilização de nutrientes e ocupação de um nicho ecológico, competindo, assim, com os patógenos; (2) pela produção de substâncias antibacterianas que inibem o crescimento de patógenos; e, (3) pela indução da imunidade do hospedeiro, que apresenta reatividade cruzada e é efetiva contra patógenos. Entretanto, essas conclusões parecem ser uma excessiva simplificação. Por exemplo, a colonização do sistema digestório por *Bacteroides fragilis*, que expressa um polissacarídeo bacteriano imunodominante, provoca ativação das células dendríticas e indução de uma resposta mediada por T_H1, levando a uma resposta esplênica caracterizada por números normais de células T $CD4^+$, arquitetura linfoide e expansão linfocítica sistêmica. Por conseguinte, é necessária uma única molécula bacteriana em nosso intestino para nos tornar "imunologicamente aptos". De fato, tornou-se evidente que a presença de um microbioma diversificado e saudável é de importância vital para o funcionamento apropriado do sistema imune. O momento de ocorrência de mudanças no microbioma também pode ter importância crucial. Por exemplo, fêmeas de camundongo grávidas alimentadas com antibacterianos passam seu microbioma intestinal alterado para sua prole. Por sua vez, os camundongos recém-nascidos apresentam diminuição no número total e na composição dos micróbios intestinais, que estão associados à redução do número de neutrófilos na circulação e na medula óssea. Esse distúrbio da homeostasia dos neutrófilos leva ao comprometimento das defesas do hospedeiro e a um aumento da suscetibilidade à sepse por *E. coli* K1 e por *Klebsiella pneumoniae*, que são patógenos neonatais clássicos em seres humanos. Além disso, como as crianças frequentemente recebem prescrições de múltiplos ciclos de agentes antibacterianos, é preciso indagar se essas exposições (frequentemente desnecessárias) irão predispô-las, mais tarde, a distúrbios epidêmicos, como asma, autoimunidade, doença inflamatória intestinal e obesidade.

Apenas uma pequena proporção de espécies microbianas pode ser considerada como patógenos primários ou profissionais, e, até mesmo entre essas espécies, foi constatado que um número relativamente pequeno de clones provoca doença. Por exemplo, a meningite meningocócica epidêmica e a meningococemia são causadas por um pequeno número de clones de *Neisseria meningitidis*, e a explosão mundial do *Streptococcus pneumoniae* resistente à penicilina pode ser atribuída a alguns clones que se originaram na África do Sul e na Espanha. Essa observação respalda o conceito de que os microrganismos patogênicos são altamente adaptados ao estado patogênico e desenvolveram características que lhes permitem ser transmitidos, aderir às superfícies, invadir tecidos, evitar as defesas do hospedeiro e, dessa maneira, causar doença. Por outro lado, os patógenos oportunistas causam doença principalmente em hospedeiros com comprometimento imunológico, e esses microrganismos, que podem ser membros inofensivos da flora normal em indivíduos saudáveis, podem atuar como invasores virulentos em pacientes com graves defeitos nos mecanismos de defesa. Embora a infecção oportunista tenha sido tradicionalmente interpretada como a exploração de um hospedeiro enfraquecido em consequência de estresse fisiológico ou de imunocomprometimento (ou ambos) por patógenos relativamente "não virulentos", essa visão é uma simplificação excessiva. Por exemplo, *Pseudomonas aeruginosa* reconhece a ativação imune do hospedeiro, especificamente por meio da ligação da interferona-γ a uma proteína de superfície celular, OprF, que, por sua vez, por meio de um sistema de sinalização sensor de quórum, leva à hiperexpressão de determinantes de virulência, como PA-I (LecA) e piocianina. Por conseguinte, as bactérias desenvolveram um "sistema de contingência" que reconhece a presença de perturbações imunológicas no hospedeiro e neutraliza essa resposta pela expressão de fatores de virulência.

Os microrganismos patogênicos podem ser adquiridos por diversas vias. Por exemplo, o contato direto foi implicado na aquisição da doença estafilocócica. A disseminação pelo ar, habitualmente por perdigotos, ocorre em doenças respiratórias, como influenza, síndrome respiratória aguda grave (SARS, *severe acute respiratory syndrome*) e na síndrome respiratória do Oriente Médio (MERS, *Middle East respiratory syndrome*). A água contaminada constitui o veículo habitual na infecção por *Giardia* e na febre tifoide. As doenças tóxicas transmitidas por alimentos podem ser causadas por toxinas extracelulares produzidas por *Clostridium perfringens* e *Staphylococcus aureus*. O sangue e hemocomponentes podem ser vetores para a transmissão dos vírus das hepatites B e C, bem como do HIV. A transmissão sexual também é importante para esses agentes e para uma variedade de outros patógenos, incluindo *Treponema pallidum* (sífilis), *Neisseria gonorrhoeae* (gonorreia) e *Chlamydia trachomatis* (uretrite). O feto pode ser infectado intraútero, e a infecção pode ser devastadora se o agente for o vírus da rubéola, o citomegalovírus ou o parvovírus B19. Os artrópodes vetores podem ser importantes, conforme ilustrado pelos mosquitos na malária e na dengue, pelos carrapatos na doença de Lyme e na erliquiose e pelos piolhos no tifo.

Os patógenos são capazes de causar doença em virtude de um arranjo preciso de adaptações, incluindo a capacidade de se fixar às células apropriadas, frequentemente mediada por estruturas especializadas, como *pili*.[3] Os micróbios, como espécies de *Shigella*, têm a capacidade de invadir células e causar lesão. As toxinas podem atuar a distância ou podem intoxicar apenas as células infectadas. Os patógenos têm a capacidade de impedir a atuação das defesas do hospedeiro por uma variedade de manobras engenhosas. A camada antifagocítica do pneumococo é um exemplo. Os microrganismos podem modificar a apresentação de seus antígenos de superfície em uma velocidade impressionante para vencer o sistema imune do hospedeiro. Os exemplos incluem o vírus influenza e os tripanossomas. Certos patógenos (p. ex., *Toxoplasma gondii*) têm a capacidade de inibir a explosão respiratória dos fagócitos, enquanto outros (p. ex., *Streptococcus pyogenes*) são capazes de destruir as células fagocíticas que os englobaram. O ambiente desempenha um importante papel na infecção, tanto na transmissão quanto na capacidade do hospedeiro de combater o invasor. A umidade e a temperatura do ar podem afetar a infectividade dos patógenos transmitidos pelo ar. As condições sanitárias dos alimentos e da água, lamentavelmente precárias em muitas áreas do mundo em desenvolvimento, constituem um importante fator na aquisição de patógenos entéricos, que representam uma das principais causas de mortalidade, morbidade e deficiência, como atraso do desenvolvimento físico e mental, levando a um baixo desempenho na escola. A associação da malária ao "mau ar" dos pântanos era, de fato, decorrente da presença de mosquitos nessas regiões; entretanto, a associação ambiental foi apropriada. O estado nutricional do hospedeiro representa, claramente, um fator significativo em determinadas doenças infecciosas. É provável que a deficiência de micronutrientes contribua para a invasão e a multiplicação de certos patógenos. Um novo conceito é a possibilidade de que as doenças infecciosas causem desnutrição por meio de um ciclo vicioso de diarreia, que leva à desidratação e ingestão oral deficiente, resultando em diarreia secundária, com propensão ao "atraso do crescimento" e retardo do desenvolvimento intelectual. O estabelecimento de uma infecção consiste em uma interação complexa de fatores que envolvem o micróbio, o hospedeiro e o ambiente.

A reação do hospedeiro à infecção pode resultar em doença. Por exemplo, a infecção prévia por *Campylobacter jejuni* é responsável por cerca de 40% dos casos de síndrome de Guillain-Barré. Acredita-se que o mecanismo consista na produção de anticorpos contra lipopolissacarídeos do *C. jejuni*, que exibem reação cruzada com os gangliosídios presentes nos nervos periféricos. De modo semelhante, grande parte da lesão que resulta da meningite provém da resposta do hospedeiro aos patógenos bacterianos invasores.

Com algumas exceções, as doenças infecciosas são passíveis de tratamento e cura. Assim, é importante estabelecer um diagnóstico etiológico acurado (ver seção mais adiante) e instituir imediatamente um tratamento adequado. Nas infecções agudas, como a pneumonia, a meningite ou a sepse, a rápida instituição do tratamento pode salvar a vida do paciente; por conseguinte, deve-se estabelecer um diagnóstico etiológico presuntivo antes do diagnóstico definitivo. Esse diagnóstico presuntivo baseia-se na anamnese, no exame físico, na epidemiologia da doença na comunidade e no uso de técnicas rápidas, como exame microscópico de amostras apropriadas coradas pelo método de Gram ou, então, técnicas como a detecção de antígeno ou o teste de amplificação de ácido nucleico (NAAT, *nucleic acid amplification test*). Em seguida, pode-se instituir uma terapia antimicrobiana para os supostos agentes etiológicos, porém ela precisa ser reavaliada quando forem obtidas informações diagnósticas mais definitivas.

O estudo e a compreensão das doenças infecciosas constituem um processo dinâmico. Diversos fatores ou temas de interesse atual contribuem para essa conclusão, incluindo os seguintes.

INFECÇÕES EMERGENTES

A mais óbvia das infecções emergentes é a AIDS; entretanto, exemplos recentes com grande impacto sobre a saúde pública nos EUA incluem o *S. aureus* resistente à meticilina e associado à comunidade, uma cepa hipervirulenta de *C. difficile*, a influenza H1N1 de 2009 e bactérias gram-negativas multidrogarresistentes, como as Enterobacteriaceae produtoras de carbapenemase. Mais de 400 novas doenças infecciosas emergentes ou reemergentes foram descritas nos últimos 70 anos; aproximadamente 60% consistem em zoonoses associadas a "pontos quentes" (*hot spots*) geográficos. A emergência dessas doenças é impulsionada, em grande parte, por fatores ecológicos, socioeconômicos e ambientais. Surtos recentes (2016 a 2018) de infecções novas e/ou reemergentes incluem os seguintes: *Candida auris* em todo o mundo, cólera no Iêmen (cerca de 1 milhão de casos!), difteria em Bangladesh, influenza H7N9 na China, hepatite A nos EUA (p. ex., San Diego, Louisville), listeriose na África do Sul (o maior surto de *Listeria* da história), peste em Madagascar, salmonelose associada ao kratom (medicamento obtido de *Mitragyna speciosa*) nos EUA, escarlatina na Inglaterra e em Hong Kong e febre amarela no Brasil (possibilidade do pior surto desde 1942 e decisão recente de vacinar 78 milhões de brasileiros até o final de 2018).

GENÔMICA E OUTRAS "ÔMICAS"

Foi determinada a sequência exata do genoma de milhares de micróbios importantes para os seres humanos. Essa nova informação, juntamente com a informação genômica de organismos multicelulares, como o mosquito *Anopheles*, oferece a promessa de desenvolvimento de novos tratamentos e vacinas. A análise cuidadosa dos genomas dos patógenos continuará a fornecer importantes informações sobre a patogenia da infecção.[4] Por exemplo, o sequenciamento do genoma de *S. pyogenes*, obtido ao longo do tempo com informações clínicas relevantes e robustas, detectou a aquisição de novos determinantes (frequentemente por meio de profagos) responsáveis por um aumento de virulência e resultando em síndrome do choque tóxico, fasciite necrosante ou ambas, até mesmo em um único paciente, com amostras sequenciais. A proteômica, a transcriptômica, a metabolômica e a virulômica transformaram a pesquisa das doenças infecciosas e prometem levar a avanços significativos no diagnóstico e no tratamento no futuro.

FATORES GENÉTICOS QUE ALTERAM A SUSCETIBILIDADE A INFECÇÕES E A RESPOSTA A DOENÇAS INFECCIOSAS

Esse campo promete novas e significativas informações sobre a ampla variedade de respostas dos seres humanos às doenças infecciosas. Por exemplo, uma resposta excessivamente vigorosa, com produção de fator de necrose tumoral α, pode acentuar o desenvolvimento de complicações cerebrais na malária por *falciparum*. A análise de polimorfismos de nucleotídio único do genoma humano poderá levar a uma melhor compreensão de duas questões fundamentais nas doenças infecciosas: por que a doença manifesta e invasiva desenvolve-se apenas em uma pequena fração de indivíduos expostos a determinado micróbio, e por que as infecções são mais graves em alguns indivíduos do que em outros. Variantes nos genes que codificam moléculas mediadoras da fixação, do reconhecimento do patógeno, da resposta inflamatória das citocinas e da imunidade inata e adaptativa estão sendo identificadas com surpreendente velocidade.

IMUNIDADE INATA

Trata-se de um campo ativo na imunologia das doenças infecciosas. A identificação de receptores de reconhecimento de padrões (p. ex., receptores *toll-like* e receptores semelhantes ao domínio de oligomerização de nucleotídios), que reconhecem padrões moleculares associados a patógenos, bem como substâncias endógenas que refletem a ocorrência de lesão tecidual (p. ex., alarminas), revolucionou nossa compreensão da resposta inicial do hospedeiro à infecção. Agonistas ou antagonistas dos receptores *toll-like* já se tornaram objeto de ensaios clínicos como terapias adjuvantes ou para melhorar a imunogenicidade de vacinas. A outra área que recentemente explodiu é o estudo dos peptídios antimicrobianos (p. ex., defensinas, catecidinas, histatinas, galectinas) e seus papéis na resposta inicial às doenças infecciosas.

RESISTÊNCIA ANTIMICROBIANA

O desenvolvimento de novos agentes antibacterianos teve o seu ritmo diminuído, apesar do problema crescente da resistência a antimicrobianos. Essa desconexão tem sido tema de encontros entre a indústria farmacêutica, a Infectious Diseases Society of America, a U.S. Food and Drug Administration e outros órgãos governamentais, a American Society for Microbiology e órgãos internacionais. Os pneumococos multirresistentes, o *S. aureus* e enterococos resistentes à vancomicina e, talvez, os mais importantes, os bacilos gram-negativos multidrogarresistentes[5] são apenas alguns exemplos. Não é surpreendente que essas bactérias resistentes a fármacos possam se propagar facilmente por meio de viagens internacionais.[6] Talvez de modo um tanto contraintuitivo, a administração de agentes não antimicrobianos (p. ex., antipsicóticos) também possa contribuir para a resistência[7] e a redução da diversidade do microbioma intestinal. Alguns bacilos gram-negativos multidrogarresistentes são sensíveis a apenas alguns agentes de "último recurso", como a colistina ou a tigeciclina; outros são realmente impossíveis de tratar. Em 2014, o Wellcome Trust previu que, se as tendências atuais persistirem, a resistência a agentes antibacterianos terá um custo de 100 trilhões de dólares e causará 10 milhões de mortes *por ano* até 2050! A Assembleia Geral das Nações Unidas teve uma sessão especial sobre resistência a antibacterianos no final de 2016, apenas a terceira vez que um tema de saúde foi discutido nesse formato.

PAPEL DOS AGENTES INFECCIOSOS EM DOENÇAS CRÔNICAS

Muitas das denominadas doenças idiopáticas podem, de fato, ter uma base infecciosa. As doenças para as quais há algumas evidências (porém sem prova conclusiva) de uma base infecciosa incluem o diabetes melito, a aterosclerose, a leucemia aguda, as doenças vasculares do colágeno e a doença inflamatória intestinal. A detecção de microrganismos "não cultiváveis" por técnicas mais recentes, como a análise do gene do RNA ribossômico 16S ou da metagenômica *shotgun*, pode descobrir agentes responsáveis por doenças "não infecciosas" ou sugerir um papel em condições consideradas infecciosas, mas nas quais o patógeno ou patógenos são controversos. Além disso, sabemos que o vírus da hepatite B, o papilomavírus humano e o *Helicobacter pylori* causam câncer nos seres humanos. Tendo em vista a localização, em contato com a microbiota intestinal, os cânceres colorretais frequentemente contêm bactérias. Entretanto, quando o câncer metastatiza para o fígado, as bactérias podem "pegar uma carona"! Além disso, xenoenxertos em camundongos de adenocarcinomas colorretais primários de seres humanos mantêm *Fusobacterium nucleatum* (e outros microrganismos) viável. O tratamento de camundongos que apresentam xenoenxerto de câncer de cólon com metronidazol reduz a carga de *Fusobacterium*, a proliferação das células cancerosas e o crescimento global do tumor.[8] As implicações para o tratamento do câncer podem ser substanciais. Além disso, mudanças em nosso próprio microbioma podem levar à doença. Alterações no microbioma intestinal estão associadas à obesidade. Outro exemplo recente provém de experimentos com camundongos que carecem de TLR5. Esses camundongos desenvolvem hiperfagia e características essenciais da síndrome metabólica, incluindo hiperlipidemia, hipertensão, resistência à insulina e aumento da adiposidade, associadas a uma alteração do microbioma intestinal. Além disso, a transferência dessa microbiota modificada em camundongos de tipo selvagem e livres de germes induz a maioria das características da síndrome metabólica nos receptores. A explosão de novos conhecimentos sobre o papel do microbioma humano na saúde e na doença tem sido tão rápida e profunda nessa última década, que pensamos ser necessário redigir um capítulo específico sobre esse assunto (ver Capítulo 262).

DIAGNÓSTICO LABORATORIAL DA INFECÇÃO

Introdução

Os exames diagnósticos para doenças infecciosas exigem conhecimento para a solicitação de exames apropriados e interpretação dos resultados. Em razão dos avanços na tecnologia, doenças infecciosas específicas são diagnosticadas com mais frequência atualmente do que no passado.[9] À medida que os exames em microbiologia clínica se tornam cada vez mais complexos, entretanto, a solicitação de exames e a interpretação dos resultados também se tornam mais difíceis; recomenda-se uma consulta com especialistas em doenças infecciosas ou microbiologistas clínicos para situações problemáticas. Os exames microbiológicos envolvem mais tipos de amostras (p. ex., líquido, tecido, *swab*) e fontes de amostras (p. ex., pulmão, trato gastrintestinal, osso, articulação) do que qualquer outra área da medicina laboratorial. As infecções podem ser causadas por centenas de espécies de organismos, que variam desde bactérias a vírus, fungos, protozoários, parasitas e até mesmo algas. A simples detecção de um organismo não significa necessariamente que ele seja a causa da doença do paciente, em razão da possibilidade de pertencer à flora contaminante ou originar-se de uma infecção prévia. Os métodos utilizados nos exames, que incluem detecção direta por meio de visualização (frequentemente com corantes específicos), cultura (que pode ser especializada, dependendo do tipo de organismo) e métodos moleculares, proteômicos, metabolômicos e imunológicos, estão sempre em expansão e podem variar de um laboratório para outro. Os testes de amplificação de ácido nucleico (NAATs), que amplificam o ácido nucleico microbiano (DNA e/ou RNA, dependendo dos organismos estudados) são cada vez mais utilizados na prática clínica. O NAAT de uso clínico mais comum é a reação em cadeia da polimerase (PCR), porém existem muitas outras tecnologias disponíveis.[10] Na PCR, um segmento específico de DNA é amplificado utilizando um par (direto e reverso) de iniciadores (*primers*) (Figura 261.1), em uma reação que inclui as bases necessárias para a síntese de DNA (trifosfatos de desoxinucleotídios) e uma DNA polimerase termoestável. A reação em si envolve ciclos seriados de temperaturas para anelamento dos iniciadores, a síntese do DNA entre eles (uma função da enzima DNA polimerase) e, em seguida, conversão do DNA de um DNA de fita dupla para fita simples, de modo que a reação possa repetir-se. O resultado é que, no final do ciclo de temperatura, o segmento do DNA-alvo, quando presente, está exponencialmente amplificado. O DNA amplificado é detectado por meio de uma variedade de estratégias, incluindo sondas marcadas com fluorescência que hibridizam para o DNA amplificado durante a ocorrência da reação PCR – a denominada PCR em tempo real. Pode-se avaliar a resposta do hospedeiro à infecção, incluindo testes sorológicos tradicionais, ensaios de liberação de interferona-γ e medição mais moderna das respostas transcricional ou proteômica do hospedeiro. Pode ser necessário enviar a um laboratório de referência testes especializados que não são realizados no laboratório local. Historicamente, os organismos isolados em cultura eram identificados bioquimicamente; entretanto, hoje, eles são cada vez mais identificados por meio da tecnologia proteômica, baseada em espectrometria de massa com ionização por dessorção a *laser* assistida por matriz-tempo de voo, que possibilita a identificação acurada de inúmeros isolados de bactérias e fungos em poucos minutos.

A qualidade dos resultados microbiológicos depende não apenas dos testes realizados no laboratório, mas também da seleção, coleta e transporte adequados das amostras para teste. De maneira ideal, as amostras para exames microbiológicos, em particular testes baseados em cultura, devem ser coletadas antes da administração de agentes antimicrobianos. É importante que aqueles que coletem a amostra assegurem uma coleta apropriada; as amostras de baixa qualidade podem ser rejeitadas pelo laboratório, porém apenas se este for capaz de identificar essa falta de qualidade (p. ex., uma suposta amostra de escarro que, na realidade, consiste apenas em secreções orofaríngeas). Certos tipos de testes não são apropriados para alguns tipos de amostras (p. ex., culturas anaeróbias em amostras de escarro). Os *swabs* coletam volumes minúsculos e são recomendados apenas em situações limitadas (p. ex., *swab* de garganta para o diagnóstico de faringite por *S. pyogenes*); os *swabs* flocados, que liberam eficientemente o seu conteúdo, são cada vez mais utilizados. Entretanto, se for possível coletar amostras de tecidos ou líquidos, são quase sempre preferidas aos *swabs.*

Três questões precisam ser respondidas em relação aos testes microbiológicos. A primeira é saber se a doença do paciente é de natureza microbiana. A segunda é definir o(s) microrganismo(s) causador(es) da doença; e a terceira, determinar como o paciente deve ser tratado. Se o tratamento não for diretamente evidente a partir da natureza do microrganismo detectado, deve-se efetuar um teste de sensibilidade, normalmente com o microrganismo isolado em cultura. A seguir, são apresentados os testes de microbiologia comuns.

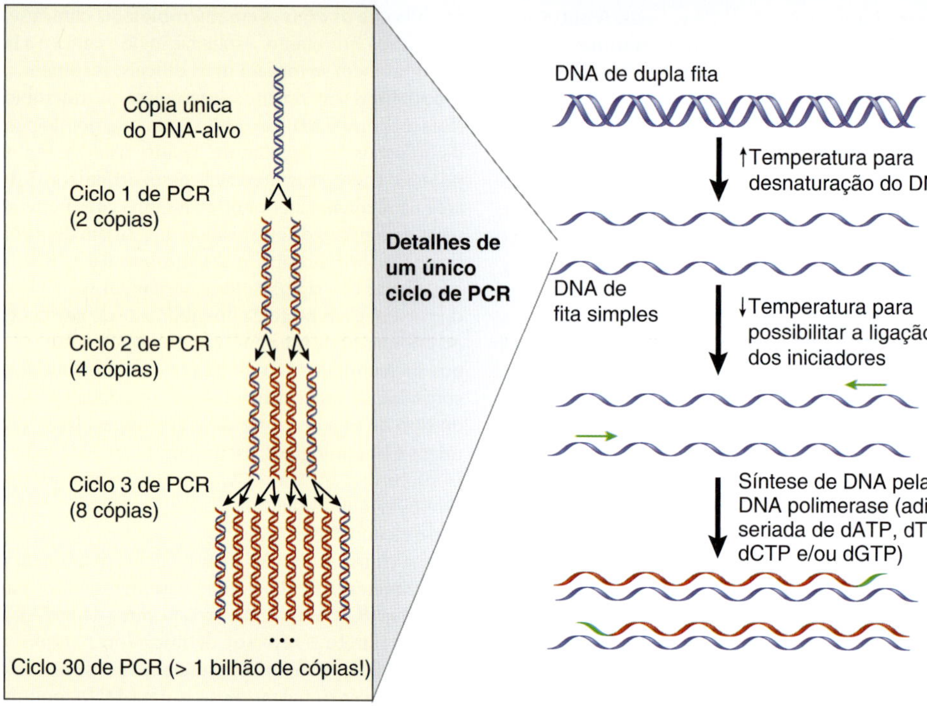

FIGURA 261.1 **Reação em cadeia da polimerase (PCR).** dATP = trifosfato de desoxiadenosina; dCTP = trifosfato de desoxicitidina; dGTP = trifosfato de desoxiguanosina; dTTP = trifosfato de timidina.

Hemoculturas

As hemoculturas convencionais, que normalmente são incubadas por 5 dias em modernos instrumentos de hemocultura de monitoramento contínuo, possibilitam o isolamento da maioria das bactérias cultiváveis, juntamente com a maioria das espécies de *Candida*. As micobactérias e os fungos dimórficos necessitam, em condições ideais, de hemoculturas especializadas e tempos de incubação mais prolongados. A coleta de um volume ideal de sangue e a obtenção de hemoculturas antes da administração de antibióticos constituem práticas de qualidade nas hemoculturas convencionais. Nos adultos, são recomendados dois conjuntos de culturas ou coletas de locais diferentes de punção venosa, consistindo, cada amostra, em 20 a 30 mℓ de sangue, que são inoculados em pelo menos um frasco aeróbio e um frasco anaeróbio por conjunto. Não há necessidade de tempo de intervalo entre as coletas de hemocultura. As hemoculturas realizadas a partir de uma única coleta são fortemente desencorajadas. Os médicos são notificados quando uma hemocultura se torna positiva; na ocasião da notificação, pode não estar claro ainda se o microrganismo representa um patógeno ou um contaminante, uma decisão que precisa ser feita clinicamente e aprimorada à medida que são obtidos mais resultados dos testes dos frascos de hemocultura positivos. As hemoculturas contaminadas são comuns, com taxas de contaminação aceitáveis de até 3%, e podem causar confusão clínica. A contaminação pode ser reconhecida quando as hemoculturas apresentam microrganismos como espécies de *Staphylococcus* coagulase-negativas ou espécies de *Corynebacterium* de um único conjunto. Para minimizar a contaminação, o ideal é ter uma equipe especializada de flebotomia; o local de punção venosa precisa ser adequadamente desinfetado (p. ex., com clorexidina ou tintura de iodo a 2%). Muitos laboratórios utilizam hoje métodos rápidos, como painéis moleculares multiplex, para a identificação de bactérias e espécies de *Candida* que crescem em frascos de hemocultura positivos, bem como para a detecção de genes de resistência a antimicrobianos selecionados. Em condições ideais, esses testes são realizados em conjunto com um programa de administração de antimicrobianos.

Embora as hemoculturas realizadas com amostras coletadas a partir de cateteres geralmente sejam desencorajadas, uma hemocultura de amostra de cateter realizada com uma hemocultura simultânea de amostra de sangue periférico pode ser útil para o diagnóstico de bacteriemia associada ao uso de cateter. Se houver crescimento do mesmo microrganismo em ambas as hemoculturas, e a hemocultura coletada do cateter intravascular se tornar positiva mais de 2 horas antes da cultura com coleta de sangue periférico (o denominado tempo diferencial para positividade), existe uma alta probabilidade de infecção da corrente sanguínea relacionada com o uso de cateter. No caso de cateteres de múltiplos lumens avaliados quanto à bacteriemia associada a cateter, deve-se considerar a coleta de sangue de cada lúmen, além de uma coleta de sangue periférico.

No diagnóstico de endocardite infecciosa, sugere-se a realização de hemoculturas de rotina; se forem negativas, deve-se considerar a sorologia para *Bartonella* e febre Q. As valvas ressecadas podem ser submetidas a exame histopatológico, colorações e análise molecular (p. ex., PCR do gene do RNA ribossômico 16S/sequenciamento, NAAT para *Tropheryma whipplei*) para o diagnóstico de endocardite infecciosa.

Exame do líquido cerebrospinal

O líquido cerebrospinal pode ser útil para o diagnóstico de meningite e de alguns casos de encefalite (p. ex., herpes-vírus simples e casos de enterovírus). Deve-se coletar uma amostra suficiente para todas as análises desejadas; é útil coletar uma quantidade adicional de líquido para armazenar em laboratório, em caso de necessidade posterior de exames complementares (de modo a evitar a necessidade de uma segunda punção lombar). Normalmente, são coletadas três a quatro amostras de líquido cerebrospinal em tubos separados. O primeiro tubo tem maior possibilidade de contaminação e, portanto, não deve ser utilizado para estudos de microbiologia. Deve-se efetuar uma coloração de Gram preparada após a citocentrifugação do líquido cerebrospinal e cultura bacteriana (juntamente com hemoculturas convencionais), com contagem de células, contagem diferencial, glicose e proteína, para o diagnóstico de meningite bacteriana. Os NAATs do líquido cerebrospinal constituem os exames de escolha para o diagnóstico de meningite/encefalite enteroviral e por herpes. Embora se disponha de um painel de NAAT multiplex aprovado pela U.S. Food and Drug Administration para o diagnóstico de meningite e de encefalite, ele não deve ser considerado como substituto da cultura, visto que ele não é abrangente e já foram relatados problemas de especificidade.

O teste do antígeno criptocócico, realizado em amostra de líquido cerebrospinal, deve ser utilizado para o rápido diagnóstico de meningite causada por *Cryptococcus neoformans/gattii*. Para o diagnóstico da meningite causada por *Mycobacterium tuberculosis,* recomenda-se a realização de esfregaço para bacilos álcool-acidorresistentes e cultura de grandes volumes ($\geq$ 5 mℓ) de líquido cerebrospinal, juntamente com NAAT.

Exame de amostras respiratórias

A faringite por *S. pyogenes* é diagnosticada por meio de *swab* de garganta e tonsilas (evitando os dentes, as gengivas e as bochechas) para realização de cultura, teste rápido de antígeno ou NAAT. A obtenção de um resultado negativo no teste rápido de antígeno para *S. pyogenes,* particularmente em crianças, deve ser confirmada por meio de cultura ou ensaio molecular. Os NAATs são utilizados, idealmente, para a detecção de vírus respiratórios. Um *swab* nasofaríngeo posterior para NAAT de *Bordetella pertussis* constitui a abordagem preferencial para o diagnóstico de coqueluche. Dispõe-se de painéis de NAAT multiplex, e o seu papel ideal na prática clínica está em processo de definição.

Nos casos ambulatoriais de pneumonia adquirida na comunidade, a realização de um teste específico é geralmente considerada opcional. Entretanto, nos pacientes internados com pneumonia adquirida na comunidade, recomenda-se a obtenção de hemoculturas antes do tratamento, juntamente com coloração de Gram e cultura de escarro e, se a doença for grave, teste de antígeno urinário para *Legionella pneumophila* e *S. pneumoniae.* Os NAATs são preferidos para o diagnóstico de pneumonia causada por *Mycoplasma pneumoniae* e, apesar de ser um patógeno muito raro, por *Chlamydophila pneumoniae.* Para o diagnóstico de legionelose, podem-se efetuar um NAAT para *Legionella* e cultura das secreções respiratórias inferiores, sendo o NAAT mais sensível do que a cultura. Para o diagnóstico de pneumonia hospitalar e pneumonia associada à ventilação mecânica, o escarro, o escarro induzido ou os aspirados nasotraqueais de pacientes não intubados e aspirados endotraqueais de pacientes intubados podem ser avaliados por meio de coloração de Gram e cultura. Dispõe-se de um painel de NAAT multiplex, porém o seu papel ideal na prática clínica está sendo definido.

Para o diagnóstico de tuberculose pulmonar, devem-se obter amostras de escarro expectorado (ou escarro induzido, ou amostras obtidas por broncoscopia) para realização de esfregaço para bacilo álcool-acidorresistente (BAAR) (três amostras), cultura de micobactérias (três amostras) e NAAT para *M. tuberculosis* (uma amostra). Em pacientes com esfregaço positivo para BAAR, a obtenção de um resultado negativo do NAAT para *M. tuberculosis* torna improvável o diagnóstico de tuberculose pulmonar. Em pacientes com esfregaço negativo para BAAR, com nível intermediário ou alto de suspeita de tuberculose pulmonar, a obtenção de um NAAT negativo para *M. tuberculosis* não pode excluir a possibilidade de tuberculose pulmonar. Alguns NAATs para *M. tuberculosis* detectam o microrganismo e também fornecem um teste molecular rápido para sensibilidade a fármacos (rifampicina, com ou sem isoniazida). Deve-se assinalar que os ensaios de liberação de interferona-γ e os testes cutâneos tuberculínicos não diferenciam a tuberculose latente da ativa e não são positivos em todos os casos de tuberculose ativa.

Exame de fezes

A diarreia adquirida na comunidade frequentemente desaparece em menos de 1 semana na ausência de tratamento; em geral, não há necessidade de exames laboratoriais, a não ser que o paciente tenha febre, diarreia sanguinolenta, disenteria, dor abdominal intensa e desidratação, ou esteja hospitalizado ou imunocomprometido. Os exames laboratoriais podem ser úteis nos casos de diarreia relacionada com viagens ou adquirida na comunidade com duração de 1 semana ou mais. As fezes diarreicas constituem a amostra preferencial. Normalmente, as coproculturas de rotina avaliam a presença de espécies de *Salmonella, Shigella* e *Campylobacter,* e também devem incluir uma avaliação para *E. coli* produtora de toxina Shiga, utilizando o NAAT ou ensaio de antígeno. A cultura para *Vibrio* e *Yersinia* pode ser separada, com solicitação específica para uso de meios especializados. A infecção por espécies de *Giardia,* espécies de *Cryptosporidium* ou *Cyclospora cayetanensis* pode ter uma apresentação semelhantes à da gastrenterite bacteriana, e a maneira ideal de identificar esses microrganismos consiste na detecção de antígeno ou em NAATs. De modo semelhante, os NAATs constituem a maneira ideal de detecção de norovírus e outras etiologias virais da gastrenterite; como alternativa, o rotavírus pode ser detectado utilizando um ensaio de detecção de antígeno. Patógenos da gastrenterite bacteriana, parasitária e viral podem ser detectados em um teste com NAATs multiplex comerciais, alguns dos quais podem fornecer resultados em apenas 1 hora.

A diarreia associada a *C. difficile* frequentemente está relacionada ao uso precedente de antibióticos ou à hospitalização, embora também ocorram casos adquiridos na comunidade. Nos casos de suspeita de diarreia associada a *C. difficile,* recomendam-se exames específicos realizados em amostras de fezes diarreicas, utilizando um ensaio de detecção de antígeno de glutamato desidrogenase (GDH), mais detecção de toxinas A e B por meio de um ensaio de detecção de antígeno (com ou sem mediação por um NAAT para genes associados a toxinas), ou por meio de um NAAT com teste de toxinas. Como alternativa, pode-se utilizar um NAAT isoladamente, contanto que o paciente tenha probabilidade de apresentar diarreia associada a *C. difficile.*

Exame de urina

A diferenciação da bacteriúria assintomática, cistite e pielonefrite exige uma avaliação clínica, visto que a coloração de Gram e os achados de cultura podem ser semelhantes nas três condições. As amostras de urina enviadas para cultura bacteriana devem ser coletadas de modo a minimizar a contaminação pela microbiota perineal. O uso de meios de transporte ou de refrigeração da urina após a sua coleta e a coleta de amostras com cateterização direta "dentro e fora" diminuem o crescimento de pequenos números de microrganismos contaminantes, que podem levar a resultados falso-positivos. As amostras de urina de pacientes com cateteres urinários inseridos, mesmo que durante poucas horas, frequentemente apresentam colonização por microbiota, decorrente da formação de biofilme na superfície do cateter; isso pode não representar uma verdadeira infecção do trato urinário.

Para o diagnóstico de prostatite bacteriana aguda, pode-se utilizar a abordagem de "Meares e Stamey" clássica de quatro amostras, que consiste na coleta de 10 mℓ de urina de primeiro jato, urina do jato médio, secreções prostáticas e 10 mℓ de urina pós-massagem prostática; o exame é considerado positivo se houver uma contagem bacteriana 10 vezes maior nas secreções prostáticas do que na urina do jato médio. Como alternativa, pode-se utilizar uma versão de duas amostras, envolvendo apenas a urina do jato médio e as secreções prostáticas.

Testes de sensibilidade a antimicrobianos

Se o tratamento não for evidente com base na detecção/identificação dos microrganismos, deve-se efetuar um teste de sensibilidade a antimicrobianos. Em razão da resistência emergente, a terapia antimicrobiana precisa, atualmente, ser guiada por resultados dos testes de sensibilidade mais do que no passado. Isso assegura que o paciente infectado por bactérias resistentes seja rapidamente identificado e receba tratamento apropriado, e também garante que aqueles infectados por bactérias suscetíveis sejam tratados com agentes antimicrobianos de espectro estreito apropriados. As bactérias podem adquirir resistência aos agentes microbianos por meio de troca genética (p. ex., aquisição de plasmídios de resistência) ou mutação (p. ex., aquisição de resistência a macrolídios por meio de mutações do gene do RNA ribossômico). Em alguns casos, os mecanismos de resistência a combinações de agentes antimicrobianos contra microrganismos específicos são tão distintivos que possibilitam um teste de sensibilidade molecular (p. ex., detecção de *mecA* e *mecC* para o diagnóstico de infecção por estafilococos resistentes à meticilina). Em outros casos, os mecanismos moleculares de resistência são complexos, impedindo uma perfeita previsão da sensibilidade fenotípica com abordagens moleculares simples (p. ex., resistência à ceftriaxona em *E. coli*). O método padrão de referência para o teste de sensibilidade a antimicrobianos é o teste de sensibilidade fenotípica, que envolve o crescimento do microrganismo com e sem concentrações específicas de antimicrobianos e comparação dos resultados. A medição tradicional da sensibilidade é a concentração inibitória mínima (CIM), que é a menor concentração do agente antimicrobiano capaz de inibir o crescimento do microrganismo. Os métodos utilizados para determinar as CIMs são padronizados e compreendem o uso de quantidades uniformes de microrganismos e condições de crescimento, incluindo meios de cultura, condições de incubação e duração da incubação. Para medir a CIM, o microrganismo é cultivado em concentrações variáveis de um agente antimicrobiano, abrangendo uma gama de concentrações clinicamente significativa. Diluições podem ser preparadas em cavidades de uma placa de microtitulação (ou alternativamente testadas em tubos de ensaio ou incorporadas em placas de ágar) e, por convenção, são duplicadas utilizando uma base de 1 μg/mℓ, por exemplo, 0,5, 1, 2, 4, 8 e assim por diante. Um inóculo do isolado é acrescentado, e, após incubação por um tempo definido, as cavidades são examinadas quanto à turbidez produzida pelo crescimento microbiano. A primeira cavidade em que não há crescimento visível, indicado pelo caldo claro, é a CIM do microrganismo. A CIM obtida é convertida nas categorias "sensível", "intermediária", "sensível-dependente da dose" ou "resistente", consultando uma tabela interpretativa. O uso do termo "sensível" implica que a CIM esteja em uma concentração passível de ser alcançada no sangue ou em outro líquido corporal apropriado utilizando doses habitualmente recomendadas. "Resistente", o inverso de "sensível", implica que a CIM não seja ultrapassada por níveis normalmente alcançados. Como em todos os sistemas biológicos, a CIM de alguns microrganismos situa-se entre os níveis "sensível" e "resistente". Os resultados limítrofes podem ser referidos como "intermediários" ou "sensível-dependente da dose", em virtude da variabilidade técnica e/ou para indicar que o agente antimicrobiano ainda pode ser utilizado, porém em doses elevadas. Os níveis urinários de alguns agentes antimicrobianos podem ser altos o suficiente para possibilitar o seu uso no tratamento de infecções do trato urinário na presença de CIM elevados. Por conseguinte, no caso de alguns agentes antimicrobianos, diferentes interpretações de "sensível" podem ser aplicadas a isolados urinários *versus* não urinários. De modo semelhante, nas infecções do sistema nervoso central (p. ex., meningite), podem haver interpretações distintas.

O teste de sensibilidade a antimicrobianos é automatizado com o uso de sistemas comerciais, como o sistema Vitek® (bioMérieux) e o sistema BD Phoenix™ Automated Microbiology (BD Diagnostics). Nos sistemas automatizados, os microrganismos são incubados com múltiplos agentes antimicrobianos em módulos especializados, e a leitura é efetuada automaticamente em intervalos regulares.

No teste de disco-difusão, o inóculo é semeado sobre a superfície de uma placa de ágar, à qual são aplicados discos contendo quantidades definidas de agentes antimicrobianos. Enquanto as placas são incubadas, os agentes antimicrobianos difundem-se no meio, produzindo um gradiente circular ao redor do disco. Após incubação, os tamanhos da zona de inibição do crescimento bacteriano ao redor dos discos são utilizados como medida indireta das CIMs dos microrganismos. Esse teste é influenciado pela velocidade de crescimento dos micróbios, grau de difusão do agente antimicrobiano no meio e outros fatores técnicos. O diâmetro da zona de inibição obtido com o antibiótico testado é convertido nas categorias de "sensível", "intermediário", "sensível-dependente da dose" ou "resistente", consultando uma tabela interpretativa. Outro procedimento de difusão utiliza tiras que contêm concentrações gradientes de agentes antimicrobianos e produzem zonas elípticas de inibição, as quais podem ser diretamente correlacionadas com o CIM (p. ex., ETEST®).

REFERÊNCIAS BIBLIOGRÁFICAS

As referências bibliográficas, bem como os outros materiais suplementares deste livro, encontram-se no GEN-IO, nosso ambiente virtual de aprendizagem.

262

MICROBIOMA HUMANO

VINCENT B. YOUNG

O microbioma humano vem recebendo uma atenção considerável como fator até então subvalorizado na saúde e na doença humana.[1] Nessa última década, houve um aumento exponencial no número de artigos publicados que mencionam a palavra microbioma. Com esse aumento exclusivo no interesse do papel que as comunidades microbianas habitantes dentro e fora de nós desempenham na saúde, surge a necessidade de que os médicos entendam o que realmente queremos dizer quando utilizamos o termo microbioma, como ele é estudado, que associações existem entre mudanças no microbioma, a ocorrência de doença e como futuras terapias poderão ser dirigidas especificamente para o microbioma. Este capítulo fornece uma introdução a essa nova e empolgante área de pesquisa e foco clínico.

DEFINIÇÕES

Os médicos se referem tradicionalmente à "flora normal" quando falam da multidão de microrganismos que vivem dentro e fora do corpo humano. Enquanto fica claro ao que esse termo se refere, nossa maior compreensão da evolução da vida na Terra divide toda a vida em três ramos principais: Bacteria, Eukarya, Archaea. O termo flora, que se origina do Latim, refere-se a plantas que florescem. Inicialmente, acreditava-se que as bactérias representassem um ramo das plantas e, consequentemente, foram descritas como microflora ou flora. Entretanto, essa terminologia é incorreta, agora que entendemos que as plantas representam um pequeno ramo do reino Eukarya e que as bactérias representam, na verdade, um reino filogenético totalmente separado. Desse modo, a maioria dos cientistas atualmente prefere utilizar o termo *microbiota* (literalmente, "pequena vida"). Esse termo será usado neste capítulo para se referir especificamente aos microrganismos que compõem determinada comunidade. Embora a maior parte da atenção tenha sido dispensada para membros do domínio Bacteria, devemos assinalar que esse termo também pode abranger os domínios Archaea e Eucariota microbianos, como leveduras e vírus. O termo *microbioma* tem usos variados na literatura. Embora alguns autores empreguem os termos microbiota e microbioma indistintamente para se referir a comunidades de microrganismos endógenos, reservaremos o termo *microbiota* para nos referir aos próprios microrganismos. O termo *microbioma* será utilizado para se referir a uma comunidade específica de microrganismos, isto é, microbiota, e o ambiente específico no qual habitam. Esse uso reflete a incorporação do termo *bioma*, que, do ponto de vista ecológico, refere-se a uma comunidade de organismos – plantas e animais no sentido ecológico clássico em que o termo foi criado – que ocupa uma região determinada com ambiente específico. Essa distinção é importante, visto que o microbioma não apenas inclui a microbiota, mas também o ambiente que ela habita. Esse ambiente é moldado não apenas pelos microrganismos, mas também pelo hospedeiro. Por exemplo, o microbioma intestinal é composto dos microrganismos que habitam esse órgão, e o conteúdo intestinal engloba compostos derivados de alimentos, bem como do hospedeiro humano, como enzimas digestivas, mucina e ácidos biliares.

RELAÇÕES DE ESTRUTURA E FUNÇÃO DO MICROBIOMA

A discussão anterior da terminologia não pretende ser simplesmente um exercício acadêmico. O microbioma tem sido referido como um "órgão oculto". Assim, para compreender o que se entende por esse conceito, é útil pensar o microbioma em termos de relações de estrutura e função. Os estudantes de medicina aprendem sobre sistemas de órgãos em termos de sua anatomia e fisiologia. De maneira semelhante, podemos pensar sobre a anatomia e a fisiologia da microbiota endógena. Em termos de anatomia e estrutura do microbioma, podemos determinar a variedade de espécies microbianas, bem como sua abundância relativa em determinada comunidade, isto é, a composição da microbiota. Para aprofundar mais a analogia da anatomia e da fisiologia, o simples conhecimento da estrutura da microbiota não fornece necessariamente informações sobre a função específica. A função dos microrganismos em um ambiente específico pode ser determinada pelo exame não apenas dos membros da comunidade, mas também do ambiente metabólico completo em que esses microrganismos residem. Conforme assinalado anteriormente, esse ambiente metabólico é definido não apenas pelos microrganismos, mas também pelo hospedeiro. Um exemplo específico disso é o metabolismo dos ácidos biliares ocorrido no trato intestinal. Sintetizados no fígado e excretados na bile na forma de sais biliares conjugados aos aminoácidos taurina e glicina, esses sais biliares conjugados primários são ainda metabolizados por membros da microbiota intestinal, capaz de remover esses aminoácidos conjugados e alterar ainda mais a estrutura química por meio de atividades enzimáticas, como desidroxilação. Os ácidos biliares secundários – resultantes da conversão dos ácidos biliares primários mediada pelo microbioma – têm propriedades químicas diferentes e, portanto, influenciam a fisiologia do hospedeiro de modos distintos. Os receptores de ácidos biliares são estimulados de maneira diferente por vários ácidos biliares secundários; como consequência, o metabolismo dos ácidos biliares pela microbiota terá uma influência direta sobre a fisiologia do hospedeiro. Exemplos específicos serão fornecidos posteriormente sobre o modo pelo qual a microbiota é capaz de influenciar uma ampla variedade de respostas fisiológicas e como isso pode alterar o estado de saúde do hospedeiro.

ESTUDO DO MICROBIOMA

Uma revolução no estudo das comunidades de microrganismos surgiu com o trabalho pioneiro de Carl Woese, que redefiniu a "árvore da vida" por meio do estudo da sequência do componente RNA ribossômico (RNAr). Trabalhos subsequentes realizados por Norman Pace e outros permitiram caracterização de comunidades complexas de microrganismos por meio da recuperação de sequências gênicas codificadoras de RNAr independente de culturas. Inicialmente empregada para estudar comunidades de microrganismos em ambientes como o solo e a água do mar, essas técnicas foram logo estendidas para comunidades associadas a hospedeiros, como as encontradas em associação a invertebrados, bem como raízes e folhas de plantas. Subsequentemente, nas últimas duas décadas, comunidades microbianas encontradas em associação a hospedeiros mamíferos foram estudadas com o uso dessas técnicas. Os avanços na tecnologia do sequenciamento de ácidos nucleicos que foram realizados, em parte, em razão do Projeto Genoma Humano, facilitaram os progressos no estudo de comunidades associadas a hospedeiros, inicialmente patrocinados por esforços como os National Institutes of Health Human Microbiome Project e os esforços European MetaHIT. Ademais, avanços na espectroscopia de massa possibilitaram a caracterização funcional de comunidades ao catalogar e definir o perfil das pequenas moléculas presentes em determinado ambiente povoado por microrganismos.

Ainda que uma discussão detalhada das técnicas específicas utilizadas no estudo do microbioma – por meio do uso de técnicas baseadas no sequenciamento de ácido nucleico e análise por espectrometria de massa – esteja além do escopo deste capítulo, é útil entender como essas técnicas podem ser empregadas para adquirir informações específicas sobre a estrutura e a função do microbioma (Figura 262.1).[2] É importante assinalar que, em alguns casos, a informação se limita à estrutura (anatomia) de uma comunidade microbiana em termos da composição das espécies e da abundância relativa dos microrganismos presentes. Dados funcionais (sobre fisiologia) podem ser obtidos por meio de análise do potencial metabólico ou medição direta dos resultados funcionais em termos de expressão gênica e catalogação dos metabólitos presentes no microbioma. Em geral, grande parte do trabalho realizado para associar estados específicos do microbioma a saúde e doença está sendo feito dessa maneira "multiômica", em que são determinadas tanto a estrutura quanto a função do microbioma. Uma questão restante que frequentemente permanece nesses estudos é estabelecer se as mudanças específicas associadas a um estado de saúde específico são positivas ou meramente refletem o ambiente alterado criado pela presença desse estado. Muitos dos estudos atuais estão se empenhando para determinar se existe realmente um papel causal para as alterações observadas no bioma e na doença resultante. Para condições nas quais isso seja verdade, conforme discutido mais adiante, a alteração intencional do microbioma em uma modalidade preventiva ou terapêutica pode representar uma nova maneira de se manter a saúde e de tratar a doença.

ESTABELECIMENTO DO MICROBIOMA

Uma das questões fundamentais que tem sido considerada em relação ao papel do microbioma e da saúde humana diz respeito ao modo pelo qual os recém-nascidos estabelecem suas comunidades microbianas em vários locais do corpo. É geralmente aceito que o feto seja estéril no útero e a colonização inicial ocorra depois do nascimento. Houve algumas sugestões de que a placenta possa abrigar uma comunidade microbiana distinta, que, por sua vez, pode desempenhar um papel no estabelecimento da microbiota neonatal, porém esse achado não foi amplamente confirmado. Um aspecto estabelecido com razoável nível de certeza é o fato de que o modo de nascimento pode exercer pelo menos um efeito a curto prazo sobre a composição da microbiota de um recém-nascido. Os indivíduos nascidos por parto vaginal apresentam um microbioma distinto logo após o nascimento, em comparação aos nascidos por cesariana. Essas distinções desaparecem à medida que a criança cresce. O que não se sabe é se essas diferenças na colonização inicial têm efeitos duradouros sobre a saúde da criança. Por exemplo, essas diferenças no estabelecimento do microbioma inicial podem ser subjacentes às associações epidemiológicas conhecidas entre cesariana e determinadas condições, como asma e alergias.

Além do modo de nascimento, acredita-se que diversos fatores pós-natais, como uso de antibióticos, amamentação, dieta e genética do hospedeiro, possam afetar o desenvolvimento da microbiota da criança (Figura 262.2).[3] Após o estabelecimento de uma microbiota "semelhante à do adulto", é evidente que existem diferenças regionais na composição da microbiota (Figura 262.3). No entanto, embora a distribuição dos microrganismos presentes em cada local anatômico represente uma composição média, com base em numerosas pesquisas realizadas por diversos laboratórios, é importante lembrar que há uma variação significativa na composição específica de determinado indivíduo. O Projeto Microbioma Humano, que caracterizou a microbiota de várias centenas de indivíduos saudáveis, confirmou ainda mais essa variação na composição das espécies da microbiota. Contudo, quando a capacidade funcional de alto nível da microbiota em cada local anatômico foi examinada por meio de pesquisa das funções potenciais da soma total dos genes presentes na comunidade (a denominada análise metagenômica), houve muito menos variação (Figura 262.4). Isso levou à crença de que, mesmo que a composição específica da microbiota normal e saudável possa variar de uma pessoa para outra, existem funções conservadas presentes em uma comunidade saudável.

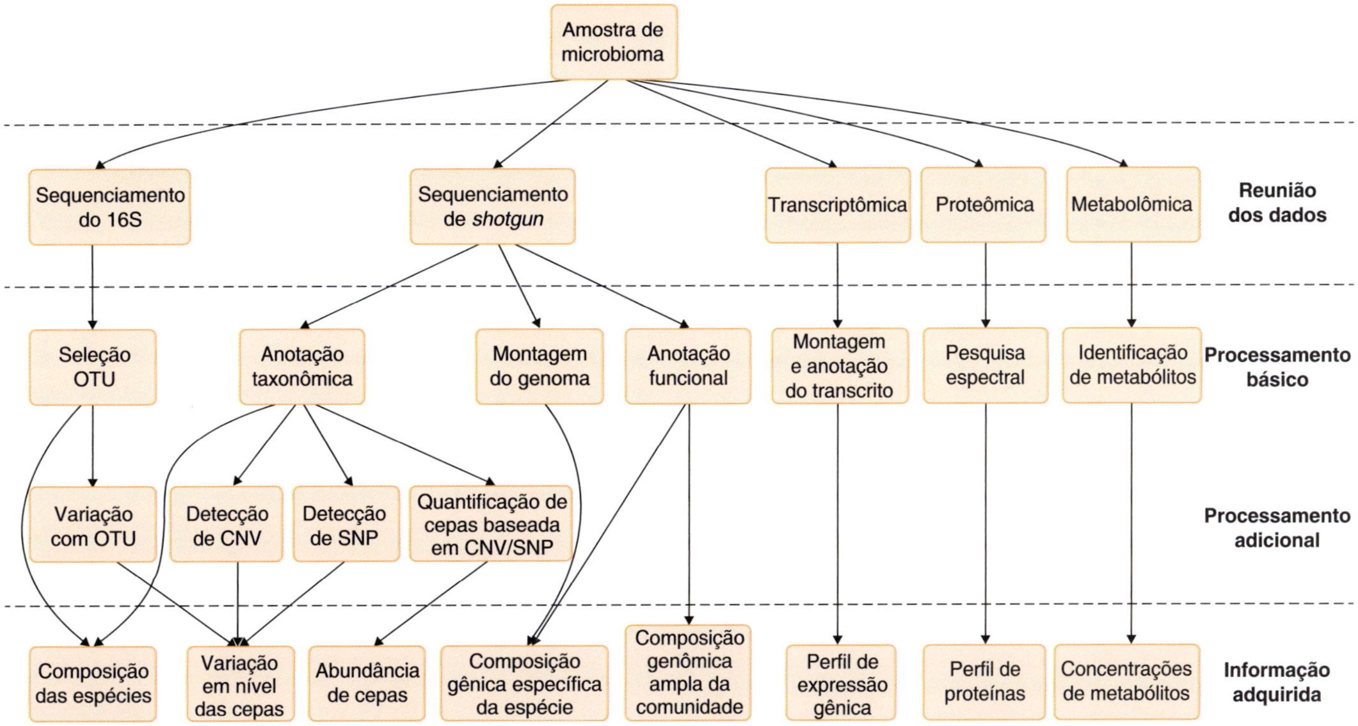

FIGURA 262.1 Esquemas de análise do microbioma. Os dados "ômicos" do microbioma podem ser processados e analisados de várias maneiras para abordar um conjunto diversificado de questões relativas a composição, capacidade e função do microbioma. (De Noecker C, McNally CP, Eng A, Borenstein E. High-resolution characterization of the human microbiome. *Transl Res.* 2017;179:10-23.)

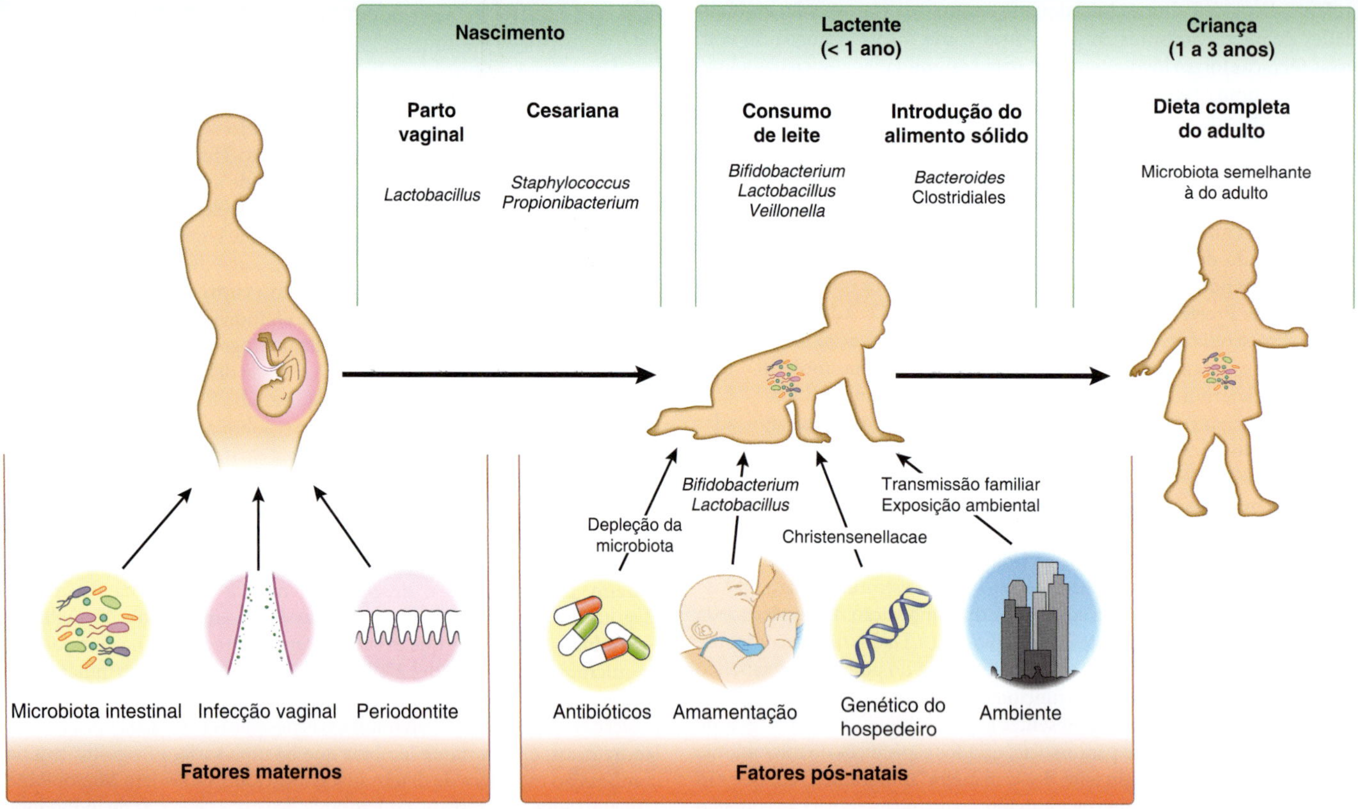

FIGURA 262.2 **Fatores que moldam o microbioma neonatal. A periodontite e as infecções vaginais maternas podem resultar em invasão do ambiente uterino por bactérias. O tipo de parto determina o inóculo bacteriano inicial do recém-nascido. Fatores pós-natais, como uso de antibióticos, dieta, genética e exposição ambiental configuram ainda mais o microbioma no início da vida. À medida que a dieta se diversifica com a idade, o microbioma muda gradualmente para uma configuração semelhante à do adulto, que habitualmente é alcançada em torno de 3 anos. (De Tamburini S, Shen N, Wu HC, Clemente JC. The microbiome in early life: implications for health outcomes. *Nat Med.* 2016;22:713-722.)**

ALTERAÇÃO DO MICROBIOMA

Tendo em vista a aparente conservação da função do microbioma em indivíduos saudáveis, não é surpreendente que haja uma extensa literatura sobre a presença de microbiota alterada no contexto de uma variedade de doenças. Entretanto, conforme assinalado anteriormente, foram inicialmente relatos de alteração da microbiota em associação a doenças específicas em muitos casos. Somente em poucas condições foi demonstrado um papel causal para as mudanças que ocorrem na microbiota, levando à doença. Isso se deve, em parte, ao fato de que os primeiros estudos transversais simplesmente compararam indivíduos com e sem doença. Como a presença de doença é frequentemente acompanhada de alteração da função do hospedeiro, isso pode resultar em alteração do ambiente para a microbiota. Por isso, não é possível discernir se as diferenças observadas na estrutura e na função da comunidade microbiana seguem pela via causal da doença. Na seção seguinte, serão discutidas associações a doenças específicas. Quando forem fornecidas evidências de um papel causal para a microbiota em determinada condição, isso será destacado.

Antes de discutirmos associações de doenças específicas com o microbioma, é conveniente considerar como a ocorrência de mudanças na microbiota pode desempenhar um papel no desenvolvimento da doença. Inicialmente, podemos considerar algumas das funções potenciais normalmente fornecidas pela microbiota endógena (Figura 262.5). Conforme destacado anteriormente, a microbiota tem um rico potencial metabólico capaz de executar uma variedade de atividades catabólicas e de bioconversão.[4] Substâncias alimentares, como carboidratos e proteínas, podem ser metabolizadas pela microbiota intestinal endógena. Além disso, biomoléculas derivadas do hospedeiro – incluindo ácidos biliares, conforme discutido anteriormente, e compostos como secreções mucosas e da mucosa – podem atuar como substratos para o metabolismo microbiano. Os xenobióticos, como fármacos e substâncias tóxicas ambientais, também podem estar sujeitos à conversão mediada por microrganismos. Além do catabolismo e da bioconversão, os microrganismos podem sintetizar uma ampla variedade de compostos, que podem influenciar a fisiologia do hospedeiro. Foi demonstrada a síntese microbiana de vitaminas e compostos bioativos, como aminas e neurotransmissores, por exemplo, levodopa.[4b] Por fim, o contato entre hospedeiro e microrganismo pode alterar diretamente a função dos tecidos do hospedeiro. O contato microbiano com o sistema imune e a superfície da mucosa – durante tanto o desenvolvimento e quanto a maturidade pós-natais – pode influenciar a expressão gênica e, portanto, a função do hospedeiro.

Tendo em vista a amplitude de funções atribuídas à microbiota endógena, é evidente que a alteração da microbiota pode levar a uma ruptura da homeostasia. Essa ruptura pode ser decorrente de perda de determinada função, expressão inapropriada de uma função no tempo ou no espaço ou introdução de funções mal adaptativas. Todos esses fatores podem levar a uma alteração da função da comunidade e com consequente patologia. É importante considerar os mecanismos pelos quais a microbiota endógena normal pode ser alterada (Tabelas 262.1 e 262.2). Esses mecanismos podem envolver o hospedeiro, os microrganismos – tanto residentes quanto invasores – e fatores ambientais. Estes últimos podem ser importantes e incluir fatores iatrogênicos, como medicamentos, notavelmente antibióticos, assim como procedimentos cirúrgicos que podem alterar a anatomia ou introduzir material estranho. Embora habitualmente pensemos nessas condições da microbiota como perturbadoras, é também importante enfatizar que muitos dos mecanismos também estão sendo investigados como meio de restaurar uma microbiota perturbada para a homeostasia. Isso será discutido mais adiante.

ASSOCIAÇÕES DE DOENÇAS

O microbioma está sendo associado a uma ampla variedade de condições e é provável que sejam descritas muito mais associações nos próximos anos. Esta seção se concentrará em condições específicas sobre as quais existe muito conhecimento acerca do papel potencial do microbioma na patogenia; ademais, descreverá as condições que exemplificam os principais mecanismos pelos quais a microbiota pode influenciar a saúde.

Obesidade

Tendo em vista a ampla capacidade metabólica da microbiota, é tentador pensar que esses microrganismos podem influenciar a coleta de energia dos alimentos. Os primeiros estudos que utilizaram a caracterização da

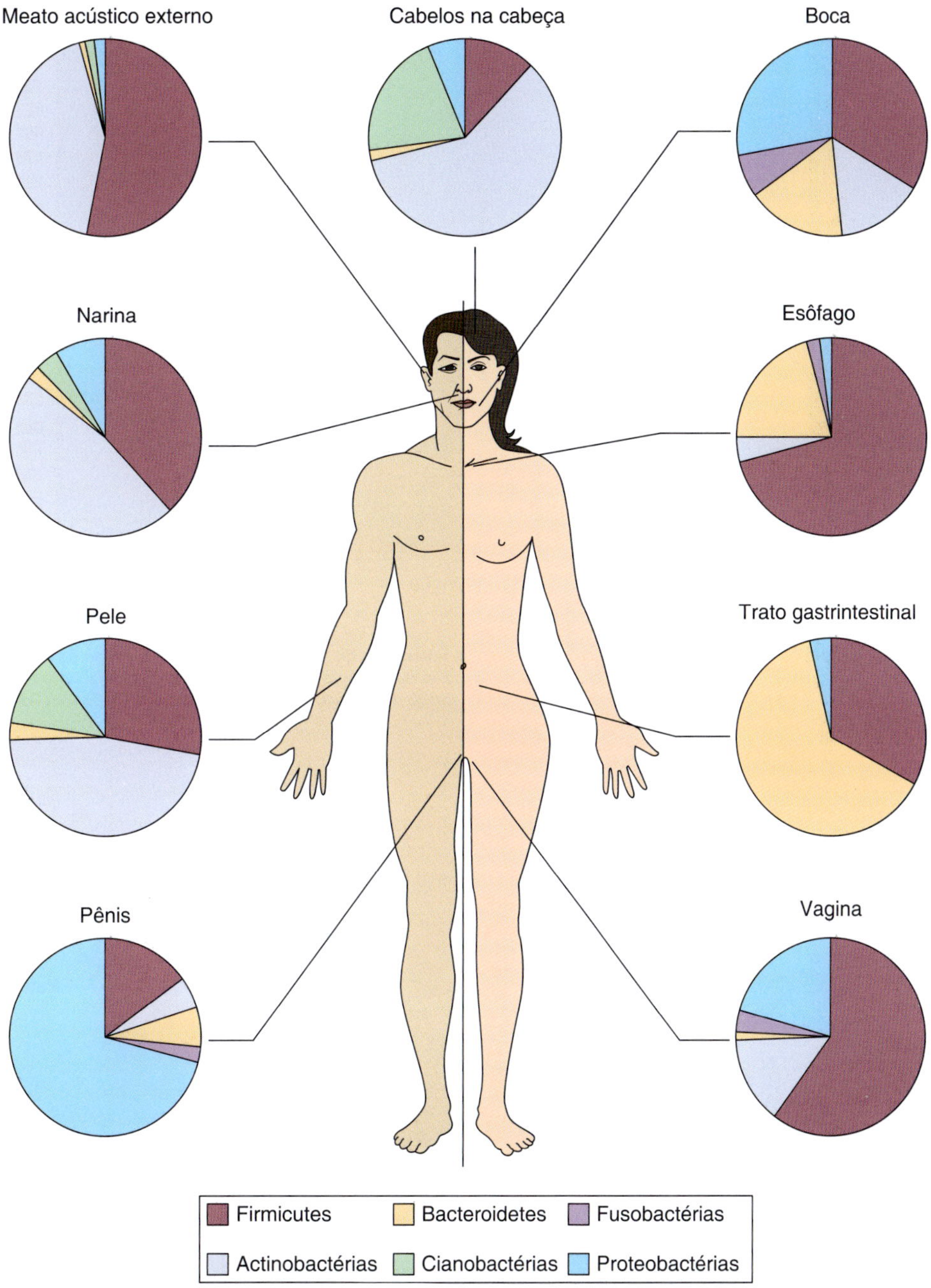

FIGURA 262.3 **As abundâncias relativas dos seis filos bacterianos dominantes em diferentes locais do corpo.** Os dados foram obtidos de diversos levantamentos da microbiota. (De Spor A, Koren O, Ley R. Unravelling the effects of the environment and host genotype on the gut microbiome. *Nat Rev Microbiol.* 2011;9:279-290.)

microbiota independente de cultura mostraram que a obesidade em pessoas e em animais experimentais estava associada a uma alteração da composição da microbiota. Depois desses estudos, foram realizados outros estudos envolvendo a transferência da microbiota em camundongos sem germes para examinar a ligação causal entre uma microbiota específica e a obesidade. Conforme assinalado anteriormente, acreditou-se inicialmente que a microbiota intestinal – por meio de sua capacidade de fermentar uma variedade de carboidratos não digeríveis – pode aumentar a quantidade de energia coletada da dieta; entretanto, dados mais recentes sugerem que a relação pode ser muito mais complexa. A microbiota pode influenciar diretamente o metabolismo de seu hospedeiro por meio de uma variedade de mecanismos (Figura 262.6).[5] Além de aumentar a coleta de energia, a alteração da sinalização metabólica e o tônus inflamatório alterado se combinam-se com a dieta para permitir que a microbiota module múltiplas vias que podem levar à obesidade. A ideia de que a doença é um produto da interação entre hospedeiro, microbiota e ambiente é generalizável a todas as condições nas quais se acredita que a microbiota possa contribuir para patogenia.

Doença intestinal inflamatória

Há muito tempo, foi formulada a teoria de que alterações na microbiota gastrintestinal eram responsáveis pelo início ou pela persistência da inflamação encontrada na doença intestinal inflamatória (DII). Evidências disso surgiram da resposta clínica de alguns pacientes a antibióticos, além dos primeiros estudos baseados em cultura, em que patógenos potenciais foram isolados de pacientes com DII. Mais recentemente, o reconhecimento de que polimorfismos em genes envolvidos na detecção e na resposta a microrganismos – incluindo a proteína 2 contendo o domínio de oligomerização de ligação a nucleotídios (*NOD2*) – estão associados a um aumento do risco de DII forneceu evidências adicionais sobre o papel dos microrganismos na patogenia. A ideia atual é a de que a microbiota desempenha um papel de importância crítica na DII, mais provavelmente por meio do papel que esses microrganismos desempenham ao iniciar e modular as respostas imunes da mucosa.[6]

A DII é uma condição em que o uso de métodos modernos independentes de cultura para estabelecer o perfil da microbiota endógena demonstrou diferenças significativas entre pacientes com a doença e

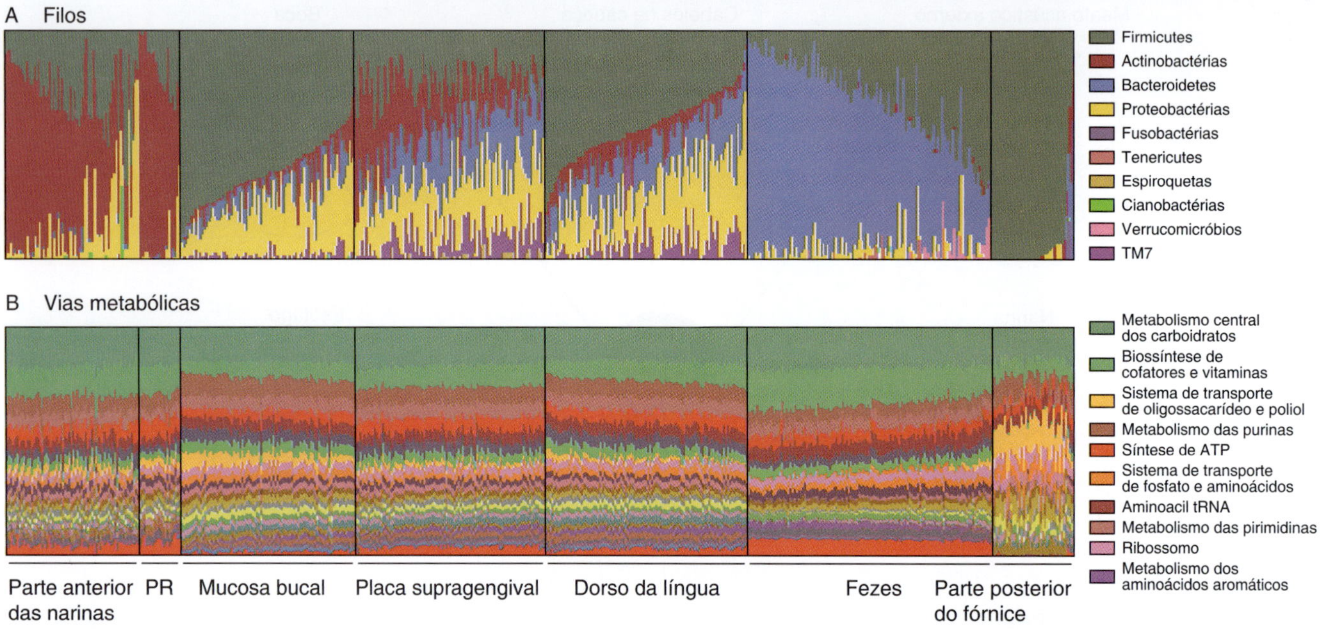

FIGURA 262.4 **Comparação da composição microbiana (A) e função prevista (B) da microbiota de sete locais diferentes do corpo de indivíduos saudáveis do Projeto Microbioma Humano.** Observa-se uma variação interindividual significativa na composição da comunidade, enquanto a função metabólica é uniformemente distribuída e prevalente em ambos os indivíduos e locais do corpo. ATP = trifosfato de adenosina; PR = prega retroauricular. (De Human Microbiome Project Consortium. Structure, function and diversity of the healthy human microbiome. *Nature.* 2012;486:207-214.)

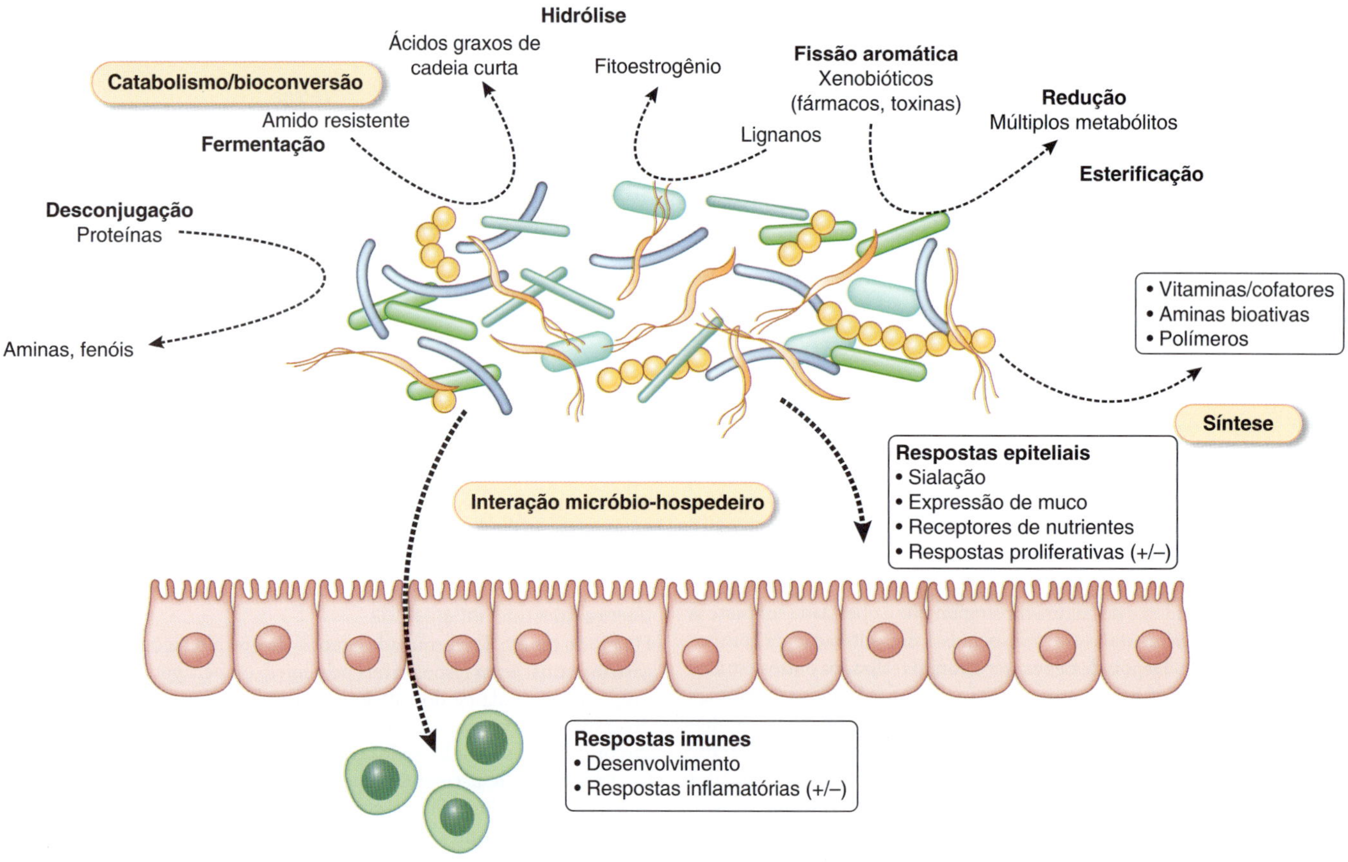

FIGURA 262.5 **Funções potenciais da microbiota endógena.** A microbiota pode ter efeitos por meio da atividade metabólica de síntese e catabolismo dos microrganismos ou por meio de interações diretas entre hospedeiro e microrganismos. O catabolismo e a bioconversão de compostos alimentares ou derivados do hospedeiro podem tornar os nutrientes mais disponíveis ao hospedeiro ou podem alterar a biodisponibilidade dos medicamentos. Alguns membros da microbiota são capazes de sintetizar cofatores importantes ou moléculas de sinalização bioativas, como as aminas. A sinalização entre a microbiota e o hospedeiro pode desencadear alterações na função do hospedeiro, como alteração da expressão do muco ou alteração da resposta imune. (De Young VB. The role of the microbiome in human health and disease: an introduction for clinicians. *BMJ.* 2017;356:j831.)

Tabela 262.1 Fatores passíveis de alterar a estrutura e a função da microbiota.

FATORES DO HOSPEDEIRO
Modo de nascimento Genética Sexo Estado imunológico Idade Doença preexistente Ruptura anatômica (p. ex., cirurgia gastrintestinal, implantação de dispositivos médicos)
FATORES AMBIENTAIS/IATROGÊNICOS
Dieta Residência (urbana *versus* rural) Exposição a animais (incluindo animais de estimação) Agentes tóxicos ambientais (de ocorrência natural ou de origem humana) Antibióticos Outros medicamentos (p. ex., quimioterapia, inibidores da bomba de prótons, agentes anti-inflamatórios)
FATORES MICROBIANOS
Infecções (virais, bacterianas, fúngicas, helmínticas) Ingestão de alimentos fermentados (p. ex., iogurte, *kimchi*, kefir) Uso de microrganismos probióticos

Tabela 262.2 Estratégias para uso terapêutico específico da microbiota.

ADMINISTRAÇÃO DE MICRORGANISMOS
Transplante de microbiota fecal Probióticos de agente único Comunidades microbianas desenvolvidas (probióticos de múltiplas espécies)
MODULAÇÃO DE MICRORGANISMOS EXISTENTES EM UMA COMUNIDADE
Nutrientes microbianos (pré-bióticos) Antibióticos

controles. À semelhança de muitos desses estudos transversais, esses tipos de estudos de associação são incapazes de testar diretamente a causalidade. Todavia, estudos mais recentes foram desenvolvidos a fim de examinar os indivíduos antes do início de doença franca, de modo a investigar mais diretamente o papel desempenhado pela microbiota na iniciação da DII. Os primeiros resultados apontam para a ideia de que a própria microbiota é capaz de iniciar a resposta inflamatória desregulada que é observada na DII, contanto que ocorra em indivíduos com predisposição genética a esse tipo de resposta. Assim, a DII ressalta ainda mais a ideia de que a microbiota faz parte de um complexo sistema de fatores inter-relacionados, incluindo hospedeiros, microrganismos endógenos e o meio ambiente – todos os quais se cruzam para influenciar a homeostasia de todo o sistema.

Infecção por *Clostridium difficile*

Embora fosse esperado que o uso disseminado dos antibióticos conseguisse iniciar o fim das doenças infecciosas, estamos agora muito cientes de que as consequências indesejadas do uso desses medicamentos – como o aumento e a disseminação de microrganismos resistentes – frustraram essas esperanças iniciais. Mesmo que a resistência a antibióticos tenha sido reconhecida já no início da era dos antibióticos, levou-se mais tempo para que os médicos reconhecessem que o *dano colateral* à microbiota endógena também teria efeitos negativos na saúde. À medida que antibióticos com espectros de atividade ainda mais amplos se tornaram disponíveis, o desenvolvimento de colite associada a antibióticos começou a aumentar. Em 1977, os postulados de Koch foram cumpridos, implicando o *C. difficile* como causa da maioria dos casos de colite associada a antibióticos.

Foram realizadas pesquisas consideráveis que definiram alguns dos mecanismos pelos quais a ruptura da microbiota intestinal endógena causada por antibióticos pode levar a uma suscetibilidade à infecção por *C. difficile* (Figura 262.7). A microbiota normal pode ser capaz de prevenir a colonização e a doença por *C. difficile* por meio de uma variedade de mecanismos (incluindo competição por nutrientes, estimulação das respostas do hospedeiro e alterações de aspectos fundamentais da fisiologia do microrganismo), como germinação de esporos e crescimento vegetativo com produção de toxina.[7] Conforme destacado posteriormente, a infecção por *C. difficile* também constitui uma área em que atualmente existe muito interesse no tratamento dessa doença – em particular a forma recorrente – por meio de manipulação intencional da microbiota para restaurar a resistência à colonização.

Câncer de cólon

Uma vez que o trato gastrintestinal, em particular as porções distais, abriga a maior e mais densa população de microrganismos do corpo humano, não é surpreendente que eles possam afetar profundamente a saúde do cólon. Em virtude de seu extenso potencial metabólico, os microrganismos endógenos do cólon são capazes de executar um grande número de biotransformações passíveis de alterar a suscetibilidade ao desenvolvimento do câncer colorretal.[8] Os microrganismos intestinais desempenham um papel fundamental no metabolismo das nitrosaminas e aminas policíclicas, as quais podem ter atividade carcinogênica. Do lado oposto, a fermentação de carboidratos não digeríveis pela microbiota intestinal pode levar à produção de ácidos graxos de cadeia curta, como o butirato, que apresenta atividade anti-inflamatória e antitumoral. Desse modo, a microbiota pode desempenhar um papel tanto potencializador quanto protetor no desenvolvimento do câncer na parte inferior do intestino. Além disso, a inflamação da mucosa é capaz de desempenhar um papel fundamental no desenvolvimento do câncer de cólon, e, tendo em vista a relação entre a microbiota intestinal e a inflamação intestinal – conforme discutido na DII – não é surpreendente que esse aspecto tenha sido investigado como mecanismo pelo qual o microbioma intestinal pode influenciar a carcinogênese colônica.

Além de estudar o papel da microbiota nos mecanismos de desenvolvimento do câncer de cólon, um trabalho interessante tem sido realizado na investigação sobre a possibilidade da microbiota ser utilizada como ferramenta diagnóstica ou preditiva na detecção de tumores francos. Ainda que a colonoscopia e a detecção de sangue fecal por meio de técnicas – como o teste imunoquímico fecal (FIT) – constituam a base do rastreamento do câncer de cólon, muitos pacientes hesitam em se submeter ao primeiro exame invasivo, enquanto o segundo tem menor sensibilidade. Recentemente, um grupo determinou se a avaliação da estrutura comunitária da microbiota poderia melhorar o desempenho do FIT na detecção de vários estágios da neoplasia do cólon.[9] Curiosamente, esses pesquisadores relataram que a inclusão de uma avaliação da microbiota melhorou acentuadamente a sensibilidade do FIT para lesões iniciais, como adenomas. Essa pesquisa fornece evidências para futuras funções na avaliação da microbiota na medicina clínica.

Asma

Anteriormente, foi observado que o modo de nascimento e as exposições no início da infância, como amamentação e uso de antibióticos, estão associados a um risco alterado ao desenvolvimento de asma e atopia. A cesariana e a exposição precoce a antibióticos estão associadas a um aumento do risco, enquanto a amamentação tem uma associação protetora. Essas observações sugerem que a microbiota pode estar envolvida em uma via causal, visto que foi constatado que essas exposições neonatais e durante a infância estão associadas a uma variação na microbiota bacteriana. Ademais, isso representa a evolução da *hipótese higiênica*, que postula que o desenvolvimento de uma variedade de doenças caracterizadas por alteração das respostas imunes – incluindo asma, doença intestinal inflamatória, alergia alimentar e diabetes melito tipo 1 – resulta da exposição alterada a microrganismos e parasitas (helmintos) no decorrer do início da vida.

Distúrbios neurológicos

Uma nova área empolgante de pesquisa examinou como o sistema nervoso central e o sistema nervoso periférico podem responder a sinais da microbiota, em particular da microbiota intestinal. Essa pesquisa sugere que a microbiota intestinal pode desempenhar um papel fundamental no "eixo intestino-cérebro" já observado há muito tempo. Alterações na microbiota

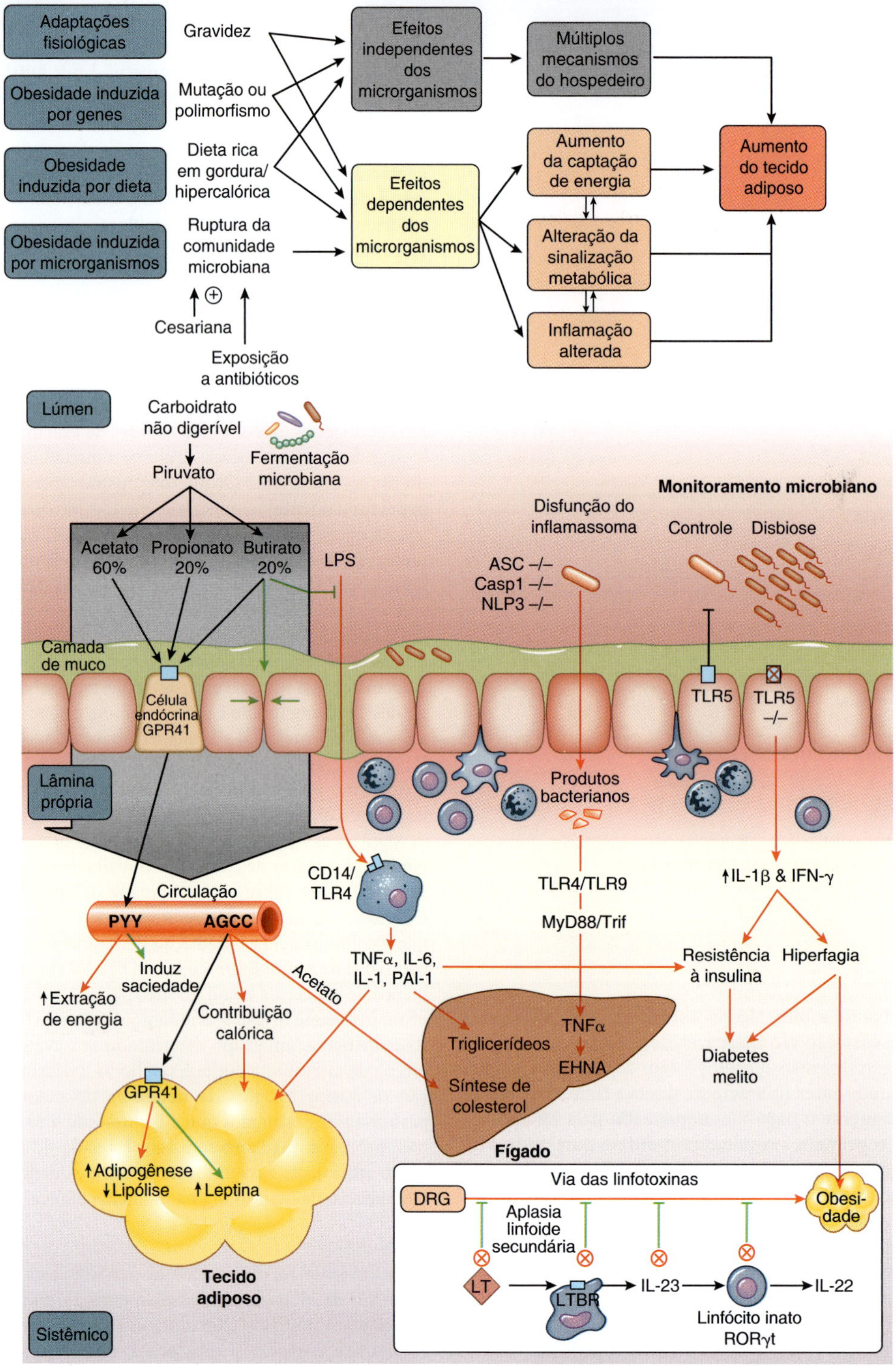

FIGURA 262.6 **Mecanismos pelos quais a microbiota pode influenciar o metabolismo do hospedeiro.** Os carboidratos não digeridos são fermentados pela microbiota intestinal em ácidos graxos de cadeia curta (AGCC). Os AGCC podem produzir sinais para o hospedeiro e modificar a atividade metabólica. Os AGCC são prontamente absorvidos, contribuem com até 10% do aporte calórico e podem aumentar a adipogênese por meio de sua ligação ao GPR41 nos adipócitos. Mudanças no tônus inflamatório (p. ex., por meio de estimulação de LPS) aumentam o ganho de peso, a adiposidade corporal total e do fígado e a resistência à insulina. (*Detalhe*) A exclusão de qualquer componente da via das linfotoxinas resulta em perda de controle do microbioma, bem como bloqueia a capacidade dos camundongos de ganhar peso com uma dieta rica em gordura. O *cohousing* de camundongos com deficiência do receptor de linfotoxina B (LTBR) e camundongos de tipo selvagem (WT) restaura a obesidade induzida pela dieta e restabelece parcialmente uma microbiota WT/dieta rica em gordura (DRG). EHNA = esteato-hepatite não alcoólica; IFN = interferona; IL = interleucina; LT = linfotoxina. (De Cox LM, Blaser MJ. Pathways in microbe-induced obesity. *Cell Metab.* 2013;17:883-894.)

intestinal têm sido associadas a uma variedade de condições neurológicas, que variam desde autismo e depressão até esclerose múltipla. Grande parte desse trabalho ainda precisa fornecer ligações mecanísticas entre a microbiota e essas doenças neurológicas. No entanto, à semelhança das outras associações, os possíveis mecanismos envolvidos variam desde a produção de produtos microbianos bioativos até a modulação imunológica pela microbiota.

TERAPIAS DIRECIONADAS ESPECIFICAMENTE PARA O MICROBIOMA

Tendo em vista a série de associações entre a alteração de estrutura e função da microbiota e a ocorrência de doença, é interessante imaginar que a modulação intencional da microbiota endógena poderia representar uma nova estratégia para prevenção e tratamento de doenças. Esse trabalho está apenas emergindo agora, porém tem o potencial de

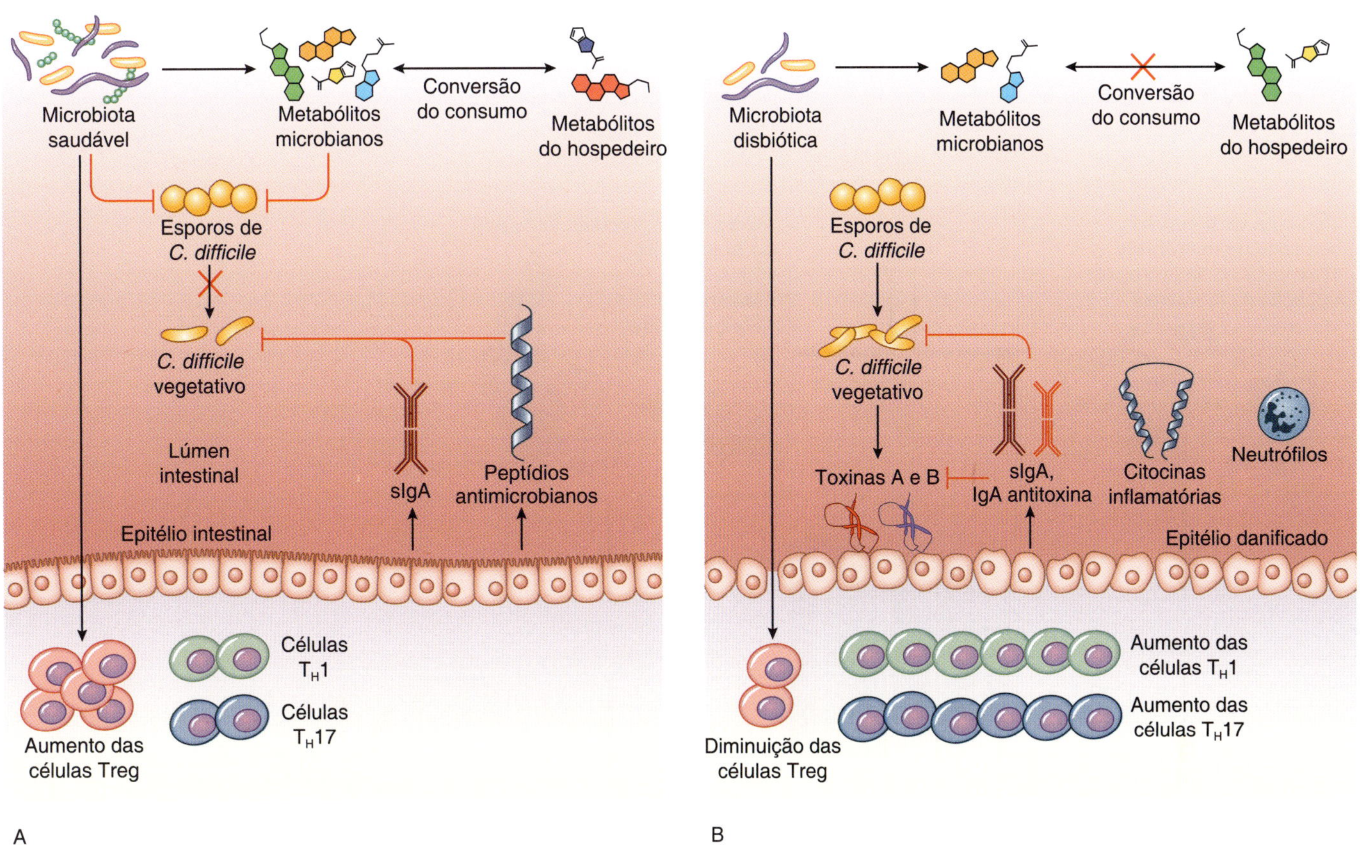

FIGURA 262.7 Mecanismos propostos da microbiota na resistência a patógenos e do hospedeiro durante a infecção por *Clostridium difficile*. A. Fatores tanto microbianos quanto do hospedeiro podem inibir a germinação e o crescimento do *C. difficile*. Uma microbiota saudável é capaz de consumir os metabólitos tanto microbianos quanto gerados pelo hospedeiro, limitando o crescimento de *C. difficile*. A interação cruzada entre a microbiota e o sistema imunológico do hospedeiro resulta em uma resposta imune mediada. Ademais, a microbiota pode estimular a produção de peptídios antimicrobianos e a imunoglobulina A secretora (sIgA), que pode manter a composição da microbiota. **B.** A perturbação da microbiota, decorrente de certos fatores – como uso de antibióticos, medicamentos, dieta ou inflamação – pode levar ao desenvolvimento de infecção por *C. difficile*. Uma microbiota disbiótica pode resultar em perda da resistência à colonização, em razão das alterações no ambiente estrutural e/ou metabólico. A perda de membros específicos da comunidade afeta potencialmente os níveis de metabólitos microbianos e gerados pelo hospedeiro, resultando em um estado funcional diferente, que promove a germinação dos esporos, além do crescimento vegetativo excessivo. Uma microbiota disbiótica também pode resultar em desequilíbrio da resposta imune por meio da perda da regulação imunológica e de um estado pró-inflamatório – os quais podem afetar o desenvolvimento de doença. A produção de toxinas pelo *C. difficile* vegetativo pode estimular a produção de citocinas inflamatórias, neutrófilos e anticorpos antitoxina. (De Seekatz AM, Young VB. *Clostridium difficile* and the microbiota. *J Clin Invest.* 2014:124:4182-4189.)

alterar radicalmente a prática da medicina.[9b] Existem muitas barreiras antes que esse tratamento se torne comum, e não menos importante é o fato de que, em muitos casos, ainda não temos ligações causais entre estado funcional do microbioma e doenças específicas. Entretanto, as primeiras pesquisas sugerem que o uso da microbiota como alvo intencional de terapia pode ser promissor para determinadas condições. Uma área que tem sido estudada é a infecção recorrente por *C. difficile*.[A1] Mesmo antes que o *C. difficile* fosse demonstrado como agente etiológico da colite associada a antibióticos, sabia-se que o transplante de fezes de pacientes saudáveis para pacientes com infecção grave ou recorrente por *C. difficile* podia ter uma notável eficácia. Pesquisas subsequentes demonstraram uma complexidade diminuída da microbiota intestinal dos pacientes que apresentavam infecção por *C. Difficile*, assim como que o transplante fecal teve eficácia clínica e foi associado a um aumento na complexidade da comunidade por meio do estabelecimento de uma porção dos microrganismos transplantados na comunidade endógena do receptor.

O transplante fecal tem sido realizado em estudos preliminares de várias outras condições, incluindo doença intestinal inflamatória, autismo, desnutrição[9c] e obesidade. Até o momento, os resultados obtidos foram mistos, porém as pesquisas continuam tentando determinar se essa modalidade terá alguma utilidade além da infecção recorrente por *C. difficile*. Várias outras estratégias também estão sendo investigadas para manipular terapeuticamente a microbiota.[10] Embora os probióticos na forma de alimentos fermentados e microrganismos isolados de alimentos fermentados – como lactobacilos e leveduras – tenham sido utilizados há séculos, as abordagens mais modernas estão procurando identificar microrganismos presentes nas comunidades de indivíduos saudáveis e administrá-los como agentes isolados ou comunidades planejadas. Outra estratégia é fornecer carboidratos complexos (não digeríveis) para promover o crescimento e a atividade de microrganismos preexistentes em uma comunidade. O uso desses *pré-bióticos* isoladamente ou em combinação com microrganismos probióticos (os denominados simbióticos) constitui outra área ativa de pesquisa. Por fim, outra estratégia potencial que está sendo investigada é ter como alvo direto membros deletérios de uma comunidade microbiana – por meio de antibióticos ou abordagens potencialmente mais direcionadas, como bacteriófago ou bacteriocinas derivadas de microrganismos.

CONSIDERAÇÕES FINAIS

O microbioma representa um avanço empolgante sobre como pensamos acerca do papel que os microrganismos podem desempenhar na saúde e na doença. À medida que continuamos a entender como a ocorrência de mudanças na estrutura e na função de nossos simbiontes microbianos afeta nossa saúde, isso poderá levar à elaboração de novos métodos para prevenção e tratamento de uma variedade de condições de saúde. A avaliação do estado funcional da microbiota endógena e a manipulação terapêutica do microbioma provavelmente serão uma parte fundamental do paradigma em desenvolvimento da medicina de precisão (Figura 262.8), que tem o potencial de alterar radicalmente a medicina.

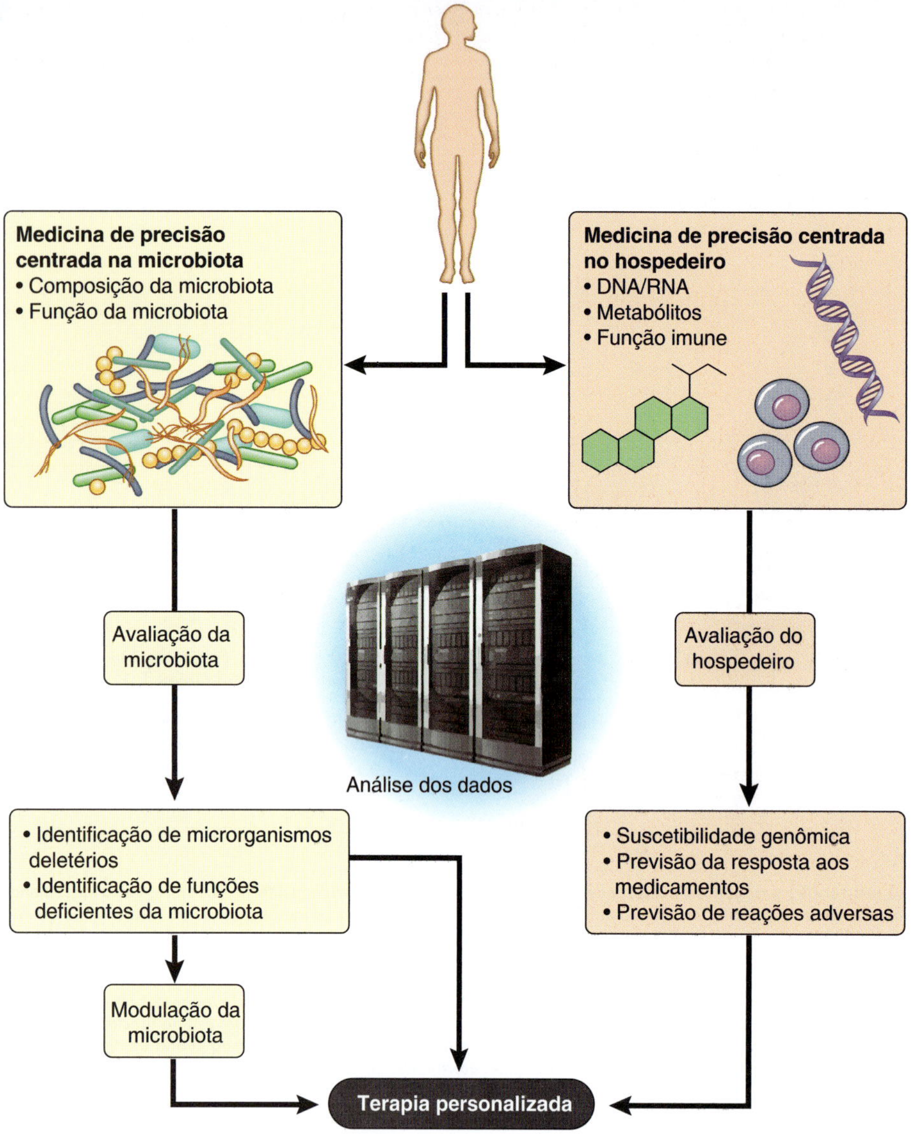

FIGURA 262.8 **Incorporação da microbiota no desenvolvimento do paradigma da medicina de precisão.** A medicina de precisão, como está sendo atualmente desenvolvida, propõe-se a determinar as respostas ao tratamento de acordo com a avaliação da genômica, do metabolismo e da função imunológica nos seres humanos. Com base nesses dados, é possível prever a suscetibilidade à doença, a resposta ao tratamento e as possíveis reações adversas e, assim, planejar uma terapia personalizada. Como a microbiota também pode influenciar essa mesma suscetibilidade e resposta ao tratamento, propomos que a avaliação da microbiota também possa ser incorporada a uma abordagem de medicina de precisão completa. (De Young VB. The role of the microbiome in human health and disease: an introduction for clinicians. *BMJ*. 2017;356:j831.)

Grau A Recomendação de grau A

A1. Hui W, Li T, Liu W, et al. Fecal microbiota transplantation for treatment of recurrent *C. difficile* infection: an updated randomized controlled trial meta-analysis. *PLoS ONE*. 2019;14:1-14.

REFERÊNCIAS BIBLIOGRÁFICAS

As referências bibliográficas, bem como os outros materiais suplementares deste livro, encontram-se no GEN-IO, nosso ambiente virtual de aprendizagem.

263 PRINCÍPIOS DE TERAPIA ANTI-INFECCIOSA

M. LINDSAY GRAYSON E GEORGE M. ELIOPOULOS

Entre os mais influentes agentes farmacêuticos já desenvolvidos, os antimicrobianos ocupam um lugar de destaque visto que o sucesso de muitos campos da medicina depende de sua eficácia. Embora o termo *agente anti-infeccioso* possa ser empregado de modo mais abrangente para incluir substâncias que amenizam a infecção por alterar a virulência do patógeno ou modular a resposta do hospedeiro, neste capítulo, especificamente, os termos *agente anti-infeccioso* e *agente antimicrobiano* são utilizados como sinônimos para referir-se a fármacos que inibem o crescimento de patógenos microbianos. Embora este capítulo se concentre principalmente em agentes dirigidos contra patógenos bacterianos, princípios semelhantes aplicam-se a agentes antimicrobianos que são ativos contra infecções fúngicas, virais ou parasitárias. Em todos os casos, a seleção do esquema antimicrobiano mais adequado depende da suscetibilidade do patógeno, do local da infecção, da farmacocinética e da farmacodinâmica próprios do agente (afetando, assim, a dose selecionada) e das características conhecidas do hospedeiro afetado (idade, gênero, função renal etc.). Alguns médicos utilizam o acrônimo Mind Me para ajudar na prescrição adequada de agentes antimicrobianos (Tabela 263.1).

Na escala de tempo da história da humanidade, a era moderna dos antibióticos é curta. Desde a introdução da penicilina para uso clínico geral, em meados da década de 1940, os numerosos agentes antimicrobianos desenvolvidos para uso humano salvaram incontáveis vidas e levaram a avanços incríveis nos cuidados de saúde. Com efeito, no espaço de apenas uma vida humana, esses compostos foram descobertos, purificados ou sintetizados para uso seguro e, em seguida, utilizados frequentemente de modo abusivo, tanto na saúde humana quanto na produção agrícola, de tal maneira que a resistência a eles emergiu rapidamente ameaçando a sua eficácia e valor – retornando, possivelmente, a uma situação que lembra a era pré-antibiótica. Qualquer avaliação objetiva dos últimos 80 anos provavelmente concluiria que o (mal) gerenciamento dos antimicrobianos constitui uma das maiores oportunidades perdidas da humanidade.

Tabela 263.1 Acrônimo *Mind Me* para prescrição adequada.

M	**M**icrobiologia orienta a terapia, sempre que possível
I	**I**ndicações devem ser baseadas em evidências
N	Espectro mais restrito (***N****arrowest*) de terapia é preferencial
D	**D**osagem é individualizada para cada paciente e adequada ao local e ao tipo de infecção
M	**M**inimizar a duração do tratamento
E	Assegurar (***E****nsure*) que a terapia oral seja utilizada quando clinicamente adequada

Modificada de Antibiotic Expert Group. Therapeutic Guidelines: Antibiotic. 15th ed. Melbourne: Therapeutic Guidelines Limited; 2014.

SELEÇÃO DA TERAPIA ANTIMICROBIANA DIRECIONADA AO PATÓGENO

Terapia antimicrobiana empírica

Na maioria dos casos, a seleção da terapia antimicrobiana inicial é feita de maneira empírica, antes da identificação de um microrganismo causador ou antes da realização de um teste de sensibilidade a agentes antimicrobianos. A primeira decisão do médico é avaliar se os sintomas de um paciente são passíveis de representar uma infecção. A febre pode resultar de doenças neoplásicas, doenças reumatológicas ou de outros processos não infecciosos e não implica, necessariamente, a presença de infecção. As causas não infecciosas de febre, como tromboflebite de veias profundas, reações medicamentosas e vasculite, podem representar, para o paciente, um risco tão grande quanto uma infecção e não devem passar despercebidas. Além disso, o paciente pode ter infecção grave sem apresentar febre – particularmente na presença de determinadas comorbidades, como diabetes melito ou imunossupressão.

Outros sinais, sintomas e dados laboratoriais ou radiológicos ajudam a definir a probabilidade de infecção e, quando presente, a localizar os sistemas orgânicos acometidos. Essas informações possibilitam fazer uma previsão inicial sobre os microrganismos provavelmente envolvidos. Por exemplo, se os dados iniciais levarem à suspeita de um diagnóstico de pneumonia adquirida na comunidade por um indivíduo previamente saudável, que não teve nenhuma exposição incomum, *Streptococcus pneumoniae* e bactérias *atípicas,* como *Mycoplasma pneumoniae* ou *Chlamydophila pneumoniae,* estariam nos primeiros lugares da lista de possíveis patógenos a combater na escolha da terapia antimicrobiana. O exame de uma lâmina de escarro expectorado corada por Gram pode fornecer informações valiosas. A presença proeminente de cocos gram-positivos agrupados, por exemplo, alertaria o médico sobre a possível presença de *Staphylococcus aureus,* do qual muitas cepas isoladas são, agora, resistentes à meticilina, levando-o, assim, a selecionar opções de tratamento direcionadas a esses microrganismos.

Dispõe-se de orientações sobre os prováveis patógenos de infecções específicas em determinados locais e sobre a sensibilidade desses microrganismos a agentes antimicrobianos (que podem variar, dependendo da localização geográfica do paciente e da exposição) a partir de diversas fontes e diretrizes nacionais de tratamento. Em alguns casos, é possível prever com alto grau de certeza a sensibilidade dos patógenos suspeitos. Por exemplo, *Streptococcus pyogenes* continua sendo uniformemente sensível à penicilina G. Em outros casos, houve desenvolvimento de resistência a antimicrobianos antes considerados altamente ativos contra determinada espécie. As taxas de resistência de determinado microrganismo podem variar amplamente de acordo com a região, a instituição de cuidados de saúde ou mesmo do setor de atendimento de pacientes dentro de um hospital. Por essa razão, é importante ter acesso a dados cumulativos e periodicamente atualizados sobre o perfil de sensibilidade a antibióticos específicos em uma instituição. Normalmente apresentados na forma de tabela, esses antibiogramas apresentam a porcentagem de bactérias recentemente isoladas que demonstraram sensibilidade aos antibióticos testados e podem ajudar a orientar a escolha de esquemas empíricos apropriados nesse local de atendimento.

Há evidências crescentes de que a instituição imediata de um tratamento empírico apropriado produza melhores resultados clínicos em pacientes com infecções graves. Por conseguinte, a seleção do esquema antimicrobiano mais adequado depende da escolha do medicamento certo (mais efetivo considerando-se o patógeno), da via de administração certa (p. ex., oral *versus* intravenosa, dependendo da absorção) e da duração certa. Para conseguir isso, é necessário ter uma compreensão clara dos antimicrobianos mais importantes. Por exemplo, diretrizes publicadas para o tratamento da pneumonia adquirida na comunidade (ver Capítulo 91) recomendam a administração da primeira dose de terapia antimicrobiana adequada enquanto o paciente ainda se encontra no serviço de emergência.

Sempre que possível, deve-se obter amostras de exsudatos purulentos, sangue ou outros líquidos corporais com suspeita de infecção para cultura (e, em alguns casos, análise molecular) antes de iniciar a terapia antimicrobiana. A identificação e o teste de sensibilidade dos microrganismos detectados podem ser utilizados para direcionar o tratamento definitivo subsequente. Entretanto, algumas vezes, esse princípio precisa ser ignorado. Por exemplo, quando há suspeita de meningite bacteriana, a antibioticoterapia (frequentemente com corticosteroides adjuvantes) não deve ser adiada se não for possível efetuar imediatamente uma punção lombar para a coleta de líquido cerebrospinal para cultura. Nesses casos, as coletas de sangue para hemoculturas antes da administração de antibióticos revelam, com frequência, o microrganismo causador, ou o patógeno pode ser isolado do líquido cerebrospinal, mesmo se a punção lombar for retardada.

Terapia antimicrobiana definitiva

A identificação do patógeno causador e a determinação de sua sensibilidade aos fármacos disponíveis constituem a base para otimizar os esquemas antimicrobianos definitivos. Se forem escolhidos adequadamente, os antibióticos utilizados na terapia empírica são, com frequência, apropriados como terapia definitiva e podem ser continuados. Outras vezes, os resultados de cultura permitem a realização de mudança para um antimicrobiano de espectro mais estreito, mais bem tolerado e de menor custo. Em alguns casos, os resultados dos exames indicam a necessidade de ampliar o espectro de um esquema anti-infeccioso, acrescentando ou substituindo agentes ativos contra patógenos inadequadamente tratados pelo esquema empírico inicial. Em todas as circunstâncias, a escolha do agente de espectro mais estreito, porém efetivo, é preferível para evitar danos colaterais desnecessários à flora bacteriana normal – particularmente no trato gastrintestinal, onde a interferência no microbioma normal pode resultar em diarreia e crescimento excessivo de espécies bacterianas e de fungos resistentes.

Em quase todos os casos, é desejável e útil testar a suscetibilidade de um microrganismo infeccioso aos antimicrobianos. Mesmo para patógenos com sensibilidades relativamente previsíveis, como *S. pyogenes,* alguns isolados, embora sensíveis à penicilina G, são resistentes aos antibióticos macrolídios (p. ex., eritromicina, azitromicina) e a outros fármacos, de modo que pode ser útil testar agentes alternativos para pacientes que são intolerantes aos antibióticos betalactâmicos. De modo semelhante, estudos de vigilância que examinaram centenas de isolados de *S. aureus* anteciparam que a vancomicina ou a linezolida inibiriam praticamente todas as cepas clínicas; por conseguinte, em bases estatísticas, o teste desses agentes não seria justificado. Entretanto, raras cepas isoladas resistentes a esses fármacos foram encontradas agora, e é importante detectá-las para fins tanto terapêuticos quanto epidemiológicos. Para a maioria dos patógenos bacterianos, a resistência aos agentes comumente utilizados é frequente o suficiente para que o teste de antimicrobianos seja considerado essencial à terapia definitiva. Isso é particularmente o caso dos patógenos gram-negativos, como Enterobacteriaceae, *Pseudomonas aeruginosa, Acinetobacter baumannii* e *Stenotrophomonas maltophilia,* em que isolados multidrogarresistentes são agora muito comuns e, com frequência, estão associados a genes de resistência transmissíveis (habitualmente transportados por plasmídios) ou são inerentemente resistentes.

Testes de sensibilidade

Dispõe-se de vários métodos para determinar a sensibilidade de um isolado bacteriano a agentes antimicrobianos considerados para a terapia. Os testes utilizados com mais frequência em laboratórios de microbiologia clínica são, hoje, variações de três métodos: diluição seriada em caldo/ágar, disco-difusão e difusão por gradiente. A concentração inibitória mínima (CIM) representa a menor concentração de um antimicrobiano testado que inibe o crescimento do microrganismo em meios de cultura.

No método de diluição, o antimicrobiano é diluído em caldo ou ágar para incluir uma faixa de concentrações (geralmente) duas vezes decrescentes, e o meio é inoculado com um número padronizado de microrganismos. Após incubação por um período específico (habitualmente 16 a 24 horas) entre 35°C e 37°C, a série de tubos de diluição ou poços de microdiluição (para diluição em caldo) ou placas de ágar (para diluição em ágar) é examinada à procura de crescimento dos microrganismos. A CIM é determinada por inspeção direta como a menor concentração que evita a turbidez do caldo ou a formação de colônias em ágar. Modificações desse método permitem a automação de muitas etapas do processo, possibilitando um desempenho mais eficiente dos testes nos laboratórios clínicos.

No método de difusão em disco, discos de papel impregnados com uma quantidade padronizada do antimicrobiano são colocados em uma placa de ágar cuja superfície foi semeada com a bactéria a ser testada. Durante a incubação, o antimicrobiano difunde-se do disco para o ágar adjacente e inibe o crescimento dos microrganismos semeados. Depois de um período específico de incubação, a zona de inibição do crescimento em torno do disco é medida. Com esse método, a CIM não é determinada diretamente mas com base em dados acumulados que correlacionam as zonas de inibição com as CIM. A zona medida é utilizada para prever a sensibilidade do microrganismo ao fármaco testado.

O método de gradiente de difusão é semelhante ao método de difusão em disco mas, em vez de utilizar um disco de papel impregnado com uma única concentração do antimicrobiano, esse teste utiliza uma fita impregnada com o antimicrobiano aplicado em um gradiente de concentração ao longo de seu comprimento (p. ex., uma marca comumente utilizada é Etest®, anteriormente conhecida como teste epsilométrico). A tira é colocada na superfície de uma placa de ágar que foi inoculada com uma suspensão do microrganismo a ser testado e, então, incubada. Ao inspecionar visualmente onde a zona de inibição do crescimento na superfície do ágar cruza a fita (que é marcada por intervalos que correspondem a equivalentes de CIM), é possível determinar diretamente o valor da CIM.

Para realizar testes de sensibilidade e interpretar os resultados, é necessário identificar o microrganismo a ser testado. Esse conhecimento possibilita a escolha dos métodos e dos critérios de interpretação adequados para determinar se um microrganismo é sensível, intermediário ou resistente a um antimicrobiano com base na determinação da CIM e no diâmetro da zona de inibição. Para ilustrar esse ponto, considere que um enterococo seja classificado como sensível à penicilina se a CIM for inferior ou igual a 8 μg/mℓ, ao passo que, para estreptococos *viridans*, o ponto de corte correspondente para a sensibilidade à penicilina seja o CIM de 0,12 μg/mℓ. Por conseguinte, saber que a CIM da penicilina contra um coco gram-positivo que cresce em cadeias curtas é de 2 μg/mℓ não permite determinar se ele é sensível à penicilina, a não ser que o microrganismo tenha sido identificado.

Algumas vezes, são necessários testes adicionais para avaliar a sensibilidade a determinado agente antimicrobiano. No caso de *S. aureus*, sensível à oxacilina, efetua-se um teste de produção de penicilinase para avaliar a sensibilidade à penicilina G. No caso de *S. aureus* resistente à eritromicina e sensível à clindamicina, o laboratório pode realizar um teste suplementar da zona D ou equivalente antes de fornecer o resultado de sensibilidade à clindamicina. Um resultado positivo do teste de zona D (*i. e.*, atenuação da zona de inibição ao redor de um disco de clindamicina na proximidade de um disco de eritromicina) prediz a presença de genes *erm*. Seu produto, uma metilase ribossômico, pode conferir resistência à clindamicina se ele for expresso; entretanto, a clindamicina é um indutor fraco desse traço de resistência (diferentemente da eritromicina, que é um forte indutor). Por conseguinte, a obtenção de um resultado positivo implica a presença de traços de resistência induzíveis. Mutantes com produção constitutiva de metilase podem ser selecionados durante o tratamento, resultando no surgimento de resistência à clindamicina e aumento do risco de insucesso clínico quando esse medicamento é utilizado no tratamento de infecções estafilocócicas causadas por cepas com o gene *erm*.

Em princípio, os testes para determinar a presença de genes de resistência, seus produtos ou ambos podem ser utilizados no lugar do teste de resistência fenotípica. Esses métodos têm o potencial de fornecer informações de suscetibilidade provável mais rapidamente do que as que podem ser obtidas com os testes habituais de sensibilidade de inibição do crescimento, que geralmente exigem várias horas de incubação. Hoje, esses testes ainda não são amplamente utilizados, com exceção do teste para resistência à meticilina por meio de detecção do gene *mecA* ou seus produtos, proteína 2a de ligação à penicilina ou teste para resistência à rifampicina por meio da detecção de mutações de resistência em *Mycobacterium tuberculosis*. Tecnologias mais recentes, como a espectrometria de massa com fonte de ionização e dessorção a *laser* assistida por matriz-tempo de voo (MALDI-ToF), estão sendo exploradas como meio de proporcionar não apenas uma identificação mais rápida dos microrganismos, mas também a sua sensibilidade prevista a agentes antimicrobianos.[1]

Atividade bactericida

Os antimicrobianos podem diferir em termos de sua capacidade de matar substancialmente um patógeno (*bactericidas*) ou de simplesmente inibir de maneira acentuada o crescimento das colônias, ou seja, a reprodução dos microrganismos (*bacteriostáticos*). A atividade bactericida *in vitro* é habitualmente definida como uma redução de 99,9% no número de unidades formadoras de colônias (UFC) viáveis em relação à densidade do inóculo em um tempo de incubação específico, que geralmente é de 20 a 24 horas. Entretanto, esses testes são trabalhosos, e os resultados podem variar de acordo com os métodos exatos e meios utilizados. Em algumas circunstâncias, agentes bactericidas são teoricamente preferíveis a um agente bacteriostático – por exemplo, na meningite bacteriana, em que a penetração dos antimicrobianos através da barreira hematencefálica pode ser limitada e rápida, é crucial instituir uma terapia efetiva para resultados a longo prazo. Por conseguinte, os agentes bactericidas têm sido geralmente preferidos para infecções graves, como endocardite ou meningite, embora o verdadeiro impacto clínico disso dependa do hospedeiro, do agente e das circunstâncias da infecção. Por exemplo, os antibióticos bactericidas não demonstraram ser melhores do que os antibióticos bacteriostáticos para infecções abdominais, cutâneas, de tecidos moles ou para a pneumonia. A1

ESCOLHA DA TERAPIA ANTIMICROBIANA ADEQUADA PARA A INFECÇÃO E O PACIENTE

Natureza da infecção

A determinação da sensibilidade de um microrganismo patogênico a um antibiótico *in vitro* não assegura que o tratamento com esse medicamento produzirá um resultado clínico bem-sucedido. O antimicrobiano precisa alcançar o local de infecção em concentrações adequadas (em geral, várias vezes a CIM) e precisa demonstrar atividade nas condições específicas associadas à infecção (p. ex., o meio de um abscesso abdominal tende a ser diferente daquele de uma infecção em um osso esponjoso). No caso de algumas infecções e agentes antimicrobianos, essas exigências não podem ser facilmente atendidas.

Por exemplo, diversos antimicrobianos são incapazes de penetrar no líquido cerebrospinal suficientemente bem para possibilitar o seu uso no tratamento da meningite bacteriana em adultos, como as cefalosporinas de primeira geração e os aminoglicosídeos que, mesmo quando administrados por via intravenosa, não alcançam níveis efetivos adequados no espaço subaracnóideo. Os aminoglicosídeos têm sido administrados por injeção intratecal ou intraventricular, quando necessário, para o tratamento da meningite por bactérias gram-negativas, porém, a disponibilidade de novos betalactâmicos com ampla atividade, alta potência e penetração razoável no líquido cerebrospinal, quando administrados por via intravenosa, eliminou, em grande parte, a necessidade de instilação direta de agentes antimicrobianos. Em outras situações, os agentes antimicrobianos podem, ao penetrar no local de infecção, ser inativados por fatores locais. Por exemplo, a daptomicina é inativada pela sua interação com o surfactante pulmonar, de modo que esse antibiótico não é indicado para o tratamento da broncopneumonia, embora seja altamente ativo contra isolados de *S. pneumoniae in vitro*. Os antibióticos também podem ser inativados por restos celulares ou macromoléculas presentes dentro de abscessos, e alguns exibem uma redução de sua potência no pH baixo e nas pressões de oxigênio reduzidas que prevalecem nesses locais. Por fim, os microrganismos em alta densidade dentro de abscessos podem produzir concentrações de betalactamases altas o suficiente para inativar alguns antibióticos betalactâmicos relativamente instáveis. Todos esses fatores fornecem uma justificativa crítica para a drenagem de grandes abscessos como adjuvante fundamental da terapia antimicrobiana.

As infecções bacterianas associadas a corpos estranhos, como próteses articulares, marca-passos cardíacos ou próteses de valvas cardíacas, podem ser particularmente difíceis de erradicar sem a retirada do material estranho. As razões não são totalmente compreendidas, porém, estão relacionadas, pelo menos em parte, com a presença de biofilme, que é composto de bactérias incorporadas ao material extracelular que adere ao corpo estranho.[2] As bactérias recuperadas de biofilmes são metabolicamente diferentes e menos sensíveis a agentes antimicrobianos do que as células planctônicas (*i. e.*, aquelas livremente suspensas em meio líquido) do mesmo microrganismo. Algumas espécies bacterianas, particularmente os estafilococos, constituem uma causa comum de infecções de dispositivos protéticos e produzem rapidamente um biofilme em certos materiais de prótese, tornando difícil a terapia antimicrobiana efetiva. Em algumas situações, acrescenta-se um fármaco, como a rifampicina (um inibidor da RNA polimerase) aos esquemas antimicrobianos para o tratamento dessas infecções, visto que ela geralmente penetra bem em biofilmes e demonstra atividade relativamente semelhante tanto contra células associadas ao biofilme quanto a células planctônicas de um microrganismo sensível. Entretanto, como a resistência à rifampicina surge rapidamente, se ela for utilizada como único fármaco, precisará ser combinada com um segundo fármaco ativo para diminuir o risco de emergência da resistência. Por conseguinte, o tratamento dessas infecções pode ser complexo exigindo vários antimicrobianos em combinação e, ainda assim, ser ineficaz sem a remoção do material estranho carregado de biofilme infectado.

Fatores do hospedeiro

Após ter considerado a natureza da infecção e os antimicrobianos contra a bactéria isolada ativos *in vitro* (ou provavelmente ativos contra prováveis patógenos, quando um isolado ainda não está disponível), a escolha final de um esquema antimicrobiano precisa levar em conta uma série de outros fatores específicos do paciente.

Alergias

É fundamental obter uma história pregressa de reações alérgicas a agentes antimicrobianos (ver Capítulo 239). Algumas reações são, por natureza, tão graves e potencialmente fatais que é preciso evitar o uso do mesmo agente ou de fármacos da mesma classe que podem induzir uma reatividade cruzada. Exemplos dessas respostas incluem uma reação de hipersensibilidade imediata à penicilina (p. ex., urticária, edema dos lábios, edema de laringe, colapso circulatório) e erupção bolhosa mucocutânea causada por uma sulfonamida (p. ex., síndrome de Stevens-Johnson).

Nos casos em que a reação alérgica é leve, como exantema discreto e autolimitado em um paciente que recebe penicilina, o médico pode optar por utilizar um antimicrobiano relacionado, como uma cefalosporina, quando a probabilidade de sensibilidade cruzada e o risco de um resultado adverso grave caso ocorra uma reação são considerados baixos. Nesses casos, é essencial proceder a um monitoramento cuidadoso do paciente para reações adversas. Raramente, em pacientes com alergias significativas a agentes antimicrobianos com potencial de salvar a vida, para os quais não há alternativa, pode-se tentar a dessensibilização do paciente ao antimicrobiano, de modo que o agente possa ser administrado. Por exemplo, dispõe-se de protocolos de dessensibilização para a penicilina e para o sulfametoxazol-trimetoprima. Em razão dos riscos envolvidos, pode ser necessário realizar esses procedimentos em ambientes rigorosamente monitorados (p. ex., em unidade de terapia intensiva).

Gravidez

Vários agentes antimicrobianos têm o potencial de causar dano ao feto se forem administrados à mulher grávida (ver Capítulo 226). Por exemplo, as tetraciclinas podem causar descoloração dos dentes e hipoplasia do esmalte dental, portanto, devem ser evitadas em gestantes e em crianças pequenas. Os aminoglicosídeos (como a estreptomicina), quando administrados durante a gravidez, podem atravessar a placenta e causar toxicidade/dano do oitavo nervo craniano no recém-nascido. A Food and Drug Administration (FDA) dos EUA estabeleceu um novo sistema de classificação de risco do uso de vários antimicrobianos e outros medicamentos durante a gravidez e a lactação em termos de risco para a mãe, para o feto e para o recém-nascido.[3] No planejamento de esquemas antimicrobianos, deve-se considerar a possibilidade de gravidez para toda mulher em idade fértil, de modo que os riscos dos prováveis agentes sejam revisados individualmente e a terapia mais segura seja selecionada. De modo semelhante, muitos antibióticos utilizados no tratamento de mulheres durante a lactação podem ser encontrados no leite materno. Assim, pode ser necessário suspender a amamentação durante o tratamento, se for preciso evitar a exposição do lactente ao medicamento, ou escolher um agente alternativo que seja seguro para o recém-nascido amamentado.

As mulheres grávidas podem ser particularmente suscetíveis a determinadas toxicidades associadas a antimicrobianos. Foi descrita a ocorrência de morte por insuficiência hepática em mulheres grávidas que receberam grandes doses de tetraciclina. Foi observada a ocorrência de esteatose hepática potencialmente fatal em pacientes tratadas com algumas combinações de agentes antirretrovirais mais antigos (p. ex., didanosina mais estavudina). Por conseguinte, as alterações metabólicas associadas à gravidez podem afetar as taxas de toxicidade dos fármacos, mesmo em pacientes nas quais esses efeitos colaterais não ocorreriam se não estivessem grávidas.

Idade

As diferenças metabólicas e a dinâmica do crescimento relacionadas com a idade constituem fatores importantes na escolha dos medicamentos, particularmente nos extremos de idade (infância e idosos). Conforme assinalado anteriormente, deve-se evitar o uso de tetraciclinas em crianças durante o desenvolvimento dos dentes, de modo a prevenir a descoloração e a hipoplasia do esmalte dos dentes permanentes. De modo semelhante, como as quinolonas provocam erosão da cartilagem e artropatia em animais jovens, geralmente é melhor evitar o seu uso em crianças, a não ser que a condição seja grave (p. ex., infecção complicada do trato urinário e pielonefrite) ou que não haja alternativas efetivas adequadas.

Os esquemas posológicos pediátricos diferem daqueles apropriados para adultos. Alguns agentes, como a linezolida, são eliminados mais rapidamente em crianças pequenas (excluindo os recém-nascidos prematuros) do que em crianças de mais idade e adultos, de modo que, em certos casos, podem ser necessárias doses mais altas (por quilograma de peso corporal). Em lactentes prematuros e recém-nascidos, a função renal ainda não alcançou a sua capacidade máxima e a eliminação de alguns agentes antimicrobianos pode ser retardada. Da mesma maneira, a atividade de depuração hepática não está totalmente desenvolvida em crianças muito pequenas, o que pode afetar alguns fármacos (p. ex., foi relatada a ocorrência de colapso cardiovascular em recém-nascidos tratados com cloranfenicol). A absorção de antimicrobianos orais também pode ser diferente de acordo com a idade, se a sua absorção depender do pH gástrico. O pH gástrico de crianças pequenas é mais alto que o de adultos, e a acloridria em consequência de pH gástrico elevado é mais comum em adultos maiores de 60 anos do que em adultos jovens. Por conseguinte, em crianças pequenas e adultos de mais idade a absorção de fármacos orais que são instáveis em ácido, como a penicilina G, pode ser maior que a de adultos mais jovens. Por outro lado, antimicrobianos como o cetoconazol exigem a presença de ácido gástrico para sua absorção e podem apresentar menor biodisponibilidade em indivíduos com produção reduzida de ácido gástrico.

Uma associação curiosa entre o aparecimento de exantema e a idade e o sexo do paciente foi observada durante o desenvolvimento do gemifloxacino, uma quinolona. Em estudos clínicos, o exantema foi mais comum em mulheres jovens do que em homens e mulheres idosos, sugerindo que pode haver influências hormonais sobre o risco de desenvolvimento de exantema.

Funções renal e hepática

A excreção renal e a excreção hepatobiliar constituem as principais vias de eliminação da maioria dos agentes antimicrobianos. Relativamente poucos agentes antibacterianos podem ser administrados sem ajustes posológicos em pacientes com disfunção renal. Entre esses fármacos estão a nafcilina, a ceftriaxona, a doxiciclina, a azitromicina e a linezolida.

Vários agentes antimicrobianos exigem maior ajuste posológico na presença de disfunção renal. O intervalo entre as doses de ceftazidima, que habitualmente é administrada a cada 8 horas em pacientes com função renal normal, é aumentado para uma vez a cada 24 ou 48 horas em indivíduos cuja depuração de creatinina é inferior a 10 mℓ/min. De modo semelhante, a dosagem de aminoglicosídeos exige um ajuste na presença de comprometimento da função renal para evitar a toxicidade. A vancomicina também é administrada em intervalos substancialmente aumentados ou em doses menores à medida que a função renal declina. Em razão do aumento de eficiência das novas membranas de hemodiálise na remoção da vancomicina, as doses baseiam-se habitualmente nas concentrações séricas medidas do fármaco e pode ser necessária a administração de uma dose depois de cada sessão de diálise.

Em alguns casos a depuração do agente antimicrobiano não é afetada pela disfunção renal, porém, os excipientes podem se acumular, com o potencial de causar efeitos tóxicos. Por exemplo, a depuração do voriconazol, um agente antifúngico, não depende da função renal. Entretanto, a sua formulação intravenosa contém o agente solubilizante sulfobutil éter betaciclodextrina, que se acumula na presença de insuficiência renal. Em geral, a formulação intravenosa deve ser evitada em pacientes que apresentam disfunção renal moderada a grave, porém, a formulação oral que não contém betaciclodextrina pode ser administrada.

Vários outros antimicrobianos podem acumular-se na presença de doença hepática grave, com possibilidade de risco aumentado de eventos adversos. Os antimicrobianos que necessitam de ajustes da dose para vários níveis de insuficiência hepática incluem metronidazol, cloranfenicol, tigeciclina, caspofungina e voriconazol. No caso da ceftriaxona, podem ser necessários ajustes posológicos ou monitoramento cuidadoso em pacientes com disfunção hepática e renal.

Interações medicamentosas

Uma das considerações mais importantes na escolha de um esquema antimicrobiano apropriado é determinar se o fármaco ou fármacos irão interagir com outros medicamentos que o paciente esteja tomando. Algumas interações medicamentosas podem ter consequências graves ou até fatais. Em razão da existência de um número excessivamente grande de interações potenciais para listar de modo abrangente aqui, os médicos devem verificar cuidadosamente as interações quando se considera o acréscimo de novos antimicrobianos. Felizmente, existem agora recursos disponíveis que permitem ao médico verificar possíveis interações medicamentosas quando um agente antimicrobiano é prescrito.

Entretanto, existem alguns aspectos comuns a muitas interações medicamentosas. Por exemplo, ocorre eliminação de um grande número de agentes antimicrobianos por meio das vias do citocromo P450. Em consequência, podem interferir na eliminação de outros fármacos depurados por essas vias, levando a seu acúmulo em níveis potencialmente perigosos. Vários antibacterianos macrolídios, algumas quinolonas e inibidores da protease do vírus da imunodeficiência humana estão entre os antimicrobianos com mais probabilidade de inibir a depuração de outros fármacos. Por exemplo, o uso do inibidor da protease, darunavir/ritonavir, é contraindicado para uso com vários medicamentos, incluindo derivados do esporão do centeio (*ergot*), o medicamento neuroléptico pimozida, certos agentes sedativos hipnóticos e outros. Os macrolídios podem resultar em níveis aumentados de alguns inibidores da 3-hidroxi-3-metilglutaril coenzima A redutase, podendo levar ao desenvolvimento de rabdomiólise.

Por outro lado, a administração de rifampicina induz o sistema do citocromo P450 e pode aumentar a depuração de outros fármacos, alguns dos quais têm janelas terapêuticas estreitas. Isso pode resultar em vários efeitos importantes, incluindo redução da eficácia dos contraceptivos orais e aumento das necessidades de varfarina para manter níveis desejados de anticoagulação. É importante considerar essas interações potenciais não apenas ao iniciar a terapia com rifampicina, mas também ao *interromper* o tratamento. Quando a rifampicina é interrompida, a não ser que a dose previamente aumentada de varfarina seja reduzida em conformidade, podem ocorrer anticoagulação e, possivelmente, sangramento grave.

Foram descritas numerosas outras interações medicamentosas. Por exemplo, a linezolida tem atividade fraca como inibidor da monoaminoxidase. Assim, tem o potencial de aumentar o efeito hipertensivo de agonistas adrenérgicos e tem sido associada ao desenvolvimento da síndrome serotoninérgica em pacientes que tomam antidepressivos serotoninérgicos. Os pacientes com essa síndrome podem apresentar diversos sinais e sintomas, incluindo febre, taquicardia, tremores, agitação, confusão e clônus, ocasionalmente com resultados fatais. A síndrome serotoninérgica (ver Capítulo 406) tem sido descrita em pacientes que tomam linezolida juntamente com outros fármacos diferentes dos inibidores seletivos da recaptação de serotonina; em princípio, pode ocorrer quando a linezolida é combinada com qualquer um de um grande número de agentes que aumentam as concentrações de serotonina no sistema nervoso central.

Outros fatores do hospedeiro

Vários outros fatores do hospedeiro podem influenciar a escolha de um esquema antimicrobiano adequado. Alguns antimicrobianos têm o potencial de induzir hemólise em pessoas com deficiência de glicose-6-fosfato desidrogenase (ver Capítulo 152). Entre os fármacos que devem ser evitados nesses indivíduos, destacam-se a primaquina, a nitrofurantoína e várias sulfonamidas.

Além disso, deve-se levar em consideração a possibilidade de doenças coexistentes. O uso de quinolonas ou de linezolida tem sido associado a anormalidades na homeostasia da glicose. Foi observada a ocorrência de hiperpotassemia em pacientes com insuficiência renal durante o tratamento com sulfametoxazol-trimetoprima, visto que o trimetoprima bloqueia a excreção renal de potássio no túbulo distal.

Em alguns casos, a profissão do paciente pode desempenhar um papel na escolha do esquema de tratamento. Os antibióticos que podem causar tontura ou perda do equilíbrio transitórias (minociclina) ou permanentes (estreptomicina) podem provocar situações perigosas em indivíduos cujas ocupações exigem equilíbrio excelente. Os agentes antimicrobianos com potencial de causar fotossensibilidade, como as tetraciclinas, as quinolonas, o trimetoprima e as sulfonamidas, podem ser problemáticos em indivíduos com exposição solar significativa durante o trabalho ao ar livre ou outras atividades, como viagem em áreas tropicais.

COMBINAÇÕES DE ANTIMICROBIANOS

Muitas vezes, infelizmente, é necessário que alguns pacientes hospitalizados sejam tratados com mais de um agente antimicrobiano simultaneamente. Existem várias razões potenciais para essa terapia combinada, entretanto, com frequência, a justificativa não é claramente definida ou bem considerada e levanta a possibilidade de possíveis desvantagens e toxicidades sem qualquer benefício claro. Existem, todavia, situações definíveis nas quais a terapia combinada é benéfica. Essas situações são divididas amplamente em cinco categorias.

Maior espectro antimicrobiano durante a terapia empírica

Uma razão comum para o uso de mais de um agente antimicrobiano em pacientes hospitalizados é fornecer uma terapia de espectro amplo contra possíveis patógenos e maximizar a probabilidade de fornecer um agente antimicrobiano ativo o mais rápido possível para pacientes gravemente enfermos. Quando o patógeno é desconhecido, o esquema antimicrobiano inclui, com frequência, um agente amplamente ativo contra bactérias gram-positivas, em particular estafilococos (e, em certas ocasiões, enterococos), bem como um agente ativo contra bactérias gram-negativas aeróbias ou facultativas, cuja seleção é fortemente influenciada pelos padrões locais de resistência a antimicrobianos específicos da instituição e pode incluir uma cefalosporina de espectro estendido, um aminoglicosídeo, uma quinolona, um agente betalactâmico-inibidor da betalactamase ou um carbapeném – todos dependendo do contexto clínico. Se houver probabilidade de sepse intra-abdominal, é preciso considerar também o uso de antibióticos com atividade contra anaeróbios gram-negativos, que incluem metronidazol, clindamicina, agentes betalactâmicos inibidores da betalactamase e carbapenéns. Em razão da alta frequência de resistência dos isolados de *P. aeruginosa* aos antibióticos em ambientes onde esse patógeno é assiduamente encontrado, o uso empírico de dois agentes com atividade antipseudômonas pode ser justificado para aumentar ao máximo a probabilidade de que pelo menos um dos agentes inibirá o microrganismo.

A terapia combinada é amplamente utilizada no tratamento inicial de pacientes hospitalizados com pneumonia adquirida na comunidade (ver Capítulo 91), de modo a fornecer tratamento para patógenos tanto típicos (p. ex., pneumococos) quanto *atípicos* (p. ex., *Legionella*, *Mycoplasma*). Os esquemas comumente utilizados incluem uma cefalosporina de terceira geração, como ceftriaxona, mais um macrolídio ou, em certas ocasiões, penicilina G mais doxiciclina. Essa cefalosporina apresenta atividade de espectro mais amplo do que a penicilina G, incluindo contra *S. pneumoniae*, *Haemophilus influenzae*, *Moraxella catarrhalis* e *K. pneumoniae*; todavia, em muitas situações, estes últimos patógenos são incomuns e a penicilina G é adequada. A azitromicina, um macrolídio, é comumente acrescentada para proporcionar atividade contra bactérias atípicas que causam pneumonia, incluindo *M. pneumoniae*, *C. pneumoniae* e *Legionella*. Nos EUA, porém com menos frequência em outros locais, pode-se utilizar uma das quinolonas respiratórias; entretanto, embora as quinolonas aprovadas para infecções do sistema respiratório provavelmente forneçam tratamento para a maioria ou todos os microrganismos que são alvos das cefalosporinas, existem isolados de *S. pneumoniae* resistentes à quinolonas, de modo que várias diretrizes recomendam a terapia combinada em pacientes com pneumonia grave que exige hospitalização.

Tratamento das infecções polimicrobianas

Para muitos casos de infecções em que são isolados dois ou mais patógenos é possível fornecer uma terapia adequada com um único agente antimicrobiano amplamente ativo. A mudança para um único agente diminui a exposição do paciente às possíveis toxicidades dos antibióticos, é habitualmente mais conveniente para a equipe de enfermagem e pode ter menor custo. Todavia, existem situações em que os perfis de sensibilidade dos patógenos ou as alergias do paciente a agentes de amplo espectro justificam o uso de combinações de antibióticos para o tratamento de infecções polimicrobianas.

Como evitar a toxicidade dos medicamentos

Em algumas circunstâncias, o uso de combinações de antibióticos de diferentes classes com atividades antimicrobianas aditivas e toxicidades independentes, cada qual em doses modestas, pode ser benéfico para obter a potência suficiente e evitar a toxicidade. Entretanto, não existem situações nas quais sejam usadas doses subterapêuticas. Na era atual, de rápida emergência de resistência, particularmente entre alguns patógenos gram-negativos, a terapia combinada é frequentemente necessária para alcançar uma boa eficácia sem a necessidade do uso de doses extremamente altas de um único agente tóxico. Nessas situações, o monitoramento terapêutico das concentrações séricas dos medicamentos torna-se particularmente importante, de modo que sejam alcançadas concentrações teciduais adequadas, enquanto a toxicidade é minimizada. Por conseguinte, o monitoramento terapêutico de medicamentos (MTM) constitui um importante campo emergente que todos os médicos devem compreender.

Como prevenir o surgimento de resistência a medicamentos

O tratamento da tuberculose fornece um bom exemplo do uso de combinações de medicamentos para alcançar uma boa eficácia e evitar, ao mesmo tempo, o surgimento de resistência a qualquer um dos agentes. A base para essa abordagem é: se ocorrer resistência a dois agentes diferentes por mecanismos independentes, a probabilidade de desenvolvimento de resistência a ambos os medicamentos é o produto da probabilidade do desenvolvimento de resistência a cada fármaco, que provavelmente é muito baixa, de modo que não deve haver emergência de resistência.[4] Um raciocínio semelhante justificou o uso de esquemas de combinação quando há necessidade de rifampicina para o tratamento de infecções não micobacterianas. A rifampicina raramente é utilizada como monoterapia, visto que a resistência a esse medicamento pode surgir rapidamente. Entretanto, a atividade do medicamento contra bactérias associadas a biofilmes, responsáveis pela infecção de dispositivos estranhos, é tal que a sua combinação com outro antimicrobiano ativo pode ser útil em algumas circunstâncias. Por exemplo, a rifampicina mais vancomicina pode ser útil na endocardite de prótese valvar causada por estafilococos coagulase-negativos; de modo semelhante, a rifampicina mais uma quinolona (p. ex., ciprofloxacino) pode ser efetiva para algumas infecções relacionadas com dispositivos ortopédicos.

Apesar desses exemplos limitados, existem outros casos em que a terapia combinada não demonstrou ser efetiva na prevenção do desenvolvimento de resistência – particularmente quando as infecções estão relacionadas com patógenos gram-negativos, como *P. aeruginosa* ou espécies de *Enterobacter*, que frequentemente apresentam múltiplos mecanismos de resistência (ver Capítulo 289). Além disso, pode ocorrer penetração diferencial dos dois antimicrobianos no local infectado ou diferenças de atividade no local de infecção, de modo que as concentrações adequadas de ambos os agentes não são alcançadas. Por conseguinte, um agente de penetração mais fácil pode ficar relativamente desprotegido dos mecanismos de resistência em um local de infecção "privilegiado". Em segundo lugar, no caso de alguns patógenos, os mecanismos de resistência contra classes de antimicrobianos não relacionados podem ser verdadeiramente independentes. Por exemplo, algumas bombas de efluxo bacterianas reconhecem substratos quimicamente não relacionados, de modo que a suprarregulação da atividade da bomba pode conferir resistência simultaneamente a várias classes de agentes antimicrobianos. Em outros casos, pode haver suprarregulação coordenada de mecanismos de efluxo e infrarregulação de canais proteicos da membrana externa (porinas), mais uma vez conferindo potencialmente o desenvolvimento de resistência simultânea a duas ou mais classes de antimicrobianos.

Como obter sinergia na atividade antibacteriana

A sinergia antibacteriana refere-se ao fenômeno pelo qual a atividade de dois antibióticos juntos é maior do que a simples soma da atividade de cada agente isoladamente. Um bom exemplo desse fenômeno é o reconhecimento de que a administração concomitante de penicilina com um aminoglicosídeo (p. ex., estreptomicina, gentamicina) no tratamento da endocardite enterocócica é mais efetiva do que a eficácia esperada de cada medicamento individualmente. Em geral, a penicilina isolada inibe, mas não elimina os enterococos, e as taxas de insucesso eram altas quando a penicilina G era utilizada isoladamente no tratamento da endocardite enterocócica. A estreptomicina isolada não tem nenhuma atividade significativa contra enterococos em concentrações clinicamente relevantes. Todavia, a combinação resulta em sinergia bactericida *in vitro* e em altas taxas de cura nos pacientes com endocardite enterocócica. Estudos detalhados desse fenômeno demonstraram que, na presença de um antibiótico ativo contra a parede celular, a captação do aminoglicosídeo na célula bacteriana aumenta de modo substancial. Infelizmente, nesses últimos anos, taxas crescentes de resistência de alto nível à estreptomicina (CIM > 2.000 μg/mℓ), à gentamicina (CIM > 500 μg/mℓ) ou a ambas anularam o benefício dessas combinações contra um número substancial de enterococos isolados.

Combinações de agentes ativos contra a parede celular e aminoglicosídeos demonstraram alcançar atividade bactericida sinérgica contra ampla variedade de bactérias gram-positivas e gram-negativas quando testadas *in vitro*. Entretanto, apenas em contextos clínicos limitados é que essa observação *in vitro* foi traduzida em benefícios significativos para o tratamento clínico – incluindo a endocardite estreptocócica e enterocócica, na qual a terapia combinada está associada a um aumento das taxas de cura e/ou menor duração dos esquemas de tratamento. Observou-se benefícios clínicos modestos quando ciclos curtos de gentamicina foram acrescentados à nafcilina para o tratamento da endocardite por *S. aureus*, porém à custa de nefrotoxicidade adicional. Para as cepas de estreptococos *viridans* que são relativamente insensíveis à penicilina, o acréscimo de um aminoglicosídeo nas primeiras duas de um ciclo de 4 semanas de penicilina G pode resultar em maior probabilidade de cura.

Embora tenha sido considerado importante no tratamento de infecções por bactérias gram-negativas, particularmente em pacientes imunocomprometidos (p. ex., com neutropenia), o valor clínico de uma combinação sinérgica de um agente ativo contra a parede celular e um aminoglicosídeo tem sido de difícil comprovação nas experiências recentes. Em grande parte, a introdução de agentes com atividade potente contra bactérias gram-negativas diminuiu o valor percebido de combinações sinérgicas nessas infecções. Outros exemplos incluem a combinação de sulfametoxazol e trimetoprima em que esses agentes bloqueiam as etapas iniciais da síntese de ácido fólico, de modo que é obtida a sinergia bactericida (ou bacteriostática) contra diversos patógenos gram-positivos e gram-negativos importantes. De modo semelhante, a quinupristina e a dalfopristina são dois antibióticos de estreptogramina que apresentam atividade sinérgica bactericida contra alguns microrganismos gram-positivos e, por esta razão, os dois medicamentos foram formalmente combinados em uma única formulação comercial.

Os antimicrobianos betalactâmicos-inibidores da betalactamase representam outro exemplo de combinações sinérgicas. Atualmente, dispõe-se de um número crescente dessas combinações e os exemplos comuns incluem amoxicilina-clavulanato, ampicilina-sulbactam, ticarcilina-clavulanato, piperacilina-tazobactam, ceftazidima-avibactam e ceftolozana-tazobactam. Os próprios inibidores da betalactamase – ácido clavulânico, sulbactam e tazobactam – carecem de atividade antimicrobiana significativa; entretanto, ao inibir as betalactamases comuns que são sensíveis a esses agentes, os inibidores restauram a atividade das penicilinas associadas hidrolisáveis contra muitos patógenos-alvo que elaboram essas enzimas.

Raramente, as combinações de antibióticos podem resultar em antagonismo microbiológico, de modo que a combinação pode ter atividade *reduzida* em comparação com o agente isolado mais ativo do esquema de tratamento. Por exemplo, foram demonstradas interações antagonistas contra *S. aureus* entre antimicrobianos menos bactericidas (linezolida) e mais bactericidas (vancomicina) *in vivo* na endocardite experimental. Além disso, é possível demonstrar um antagonismo *in vitro* quando determinados betalactâmicos são testados em combinação contra bactérias gram-negativas com betalactamases induzíveis. Aqui, a exposição a um betalactâmico pode desinibir a síntese de betalactamases induzíveis que, então, degradam o segundo antibiótico. Entretanto, felizmente, é raro encontrar um antagonismo clinicamente aparente entre antibióticos nos cuidados de pacientes, e essa interação medicamentosa raramente precisa ser considerada.

CONSIDERAÇÕES NA ADMINISTRAÇÃO DE ANTIMICROBIANOS

Vias de administração

Em quase todos os casos, a terapia antimicrobiana para infecções de gravidade leve a moderada, que são tratadas no ambiente ambulatorial, pode ser realizada com agentes orais visto que a maioria das formulações antimicrobianas é bem absorvida pelo trato gastrintestinal. Existem exceções notáveis, como o uso de injeções intramusculares de penicilina benzatina para o tratamento da sífilis ou de ceftriaxona para o tratamento da otite média ou gonorreia causadas por cepas resistentes aos medicamentos orais.

Fármacos como a doxiciclina, o metronidazol, o cloranfenicol, algumas quinolonas (p. ex., levofloxacino, moxifloxacino) e linezolida demonstram uma biodisponibilidade praticamente completa quando administrados por via oral a indivíduos com função normal do trato gastrintestinal e, com frequência, podem ser utilizados como alternativa à terapia intravenosa em muitos pacientes com infecções mais graves. Entretanto, mesmo no caso desses antimicrobianos bem absorvidos, o tratamento de pacientes gravemente enfermos no hospital é, com frequência, iniciado com formulações intravenosas decorrente da incerteza da função do trato gastrintestinal em condições de instabilidade hemodinâmica.

A terapia antimicrobiana pode ser administrada por outras vias, incluindo administração tópica no tratamento de lesões de pele infectadas (p. ex., pomadas de mupirocina) e administração intravaginal para candidíase (p. ex., cremes de medicamentos azóis) ou vaginose bacteriana (p. ex., gel de metronidazol). A administração tópica *sobre* o olho é utilizada no tratamento da conjuntivite bacteriana ou como terapia adjuvante para infecções mais profundas; a administração *no* próprio bulbo do olho é um componente de esquemas para o tratamento da endoftalmite. As infecções associadas à diálise peritoneal são frequentemente tratadas por meio de instilação intraperitoneal de antimicrobianos misturados com a solução de diálise. Raramente, há necessidade de administração direta no espaço tecal ou nos ventrículos cerebrais para o tratamento da meningite quando os antimicrobianos necessários não alcançam concentrações adequadas no líquido cerebrospinal após administração sistêmica. No tratamento da diarreia associada ao *Clostridium difficile*, a vancomicina alcança altas concentrações no intestino quando administrada por via oral; todavia, em certas ocasiões, é administrada diretamente no cólon para o tratamento intraluminal de infecções graves.

Em geral, a administração intravenosa tem a vantagem de maior certeza em relação à obtenção de concentrações séricas adequadas, porém a necessidade de acesso intravenoso e suas complicações potenciais associadas contribuem para a complexidade clínica. A disponibilidade de cateteres venosos longos, de inserção central ou periférica, tornou possível o uso de ciclos prolongados de alguns agentes antimicrobianos que não são bem absorvidos por via oral. Por exemplo, infecções como a endocardite, a osteomielite, a neuroborreliose (doença de Lyme) e outras condições, como abscessos profundos, frequentemente podem ser tratadas de modo ambulatorial, em geral depois de um período inicial de hospitalização para a avaliação completa da infecção, instituição da terapia e estabilização da condição médica. Além do monitoramento dos efeitos adversos do próprio antibiótico, os pacientes tratados por meio de dispositivos intravenosos necessitam de observação rigorosa à procura de complicações relacionadas ao cateter, como tromboflebite, infecções no local de entrada ou infecções da corrente sanguínea relacionadas com o acesso.

Considerações farmacodinâmicas

A escolha de um esquema posológico apropriado depende tanto das características farmacocinéticas dos agentes antimicrobianos quanto de suas propriedades farmacodinâmicas – isto é, as concentrações do antibiótico após a administração da dose, os efeitos antimicrobianos observados contra os prováveis patógenos e os possíveis efeitos adversos do agente. Os estudos das propriedades farmacocinéticas e farmacodinâmicas dos agentes antimicrobianos permitem a previsão de suas atividades com vários esquemas de dosagem (ver Capítulo 26).

No caso dos antibióticos betalactâmicos, o tempo durante o qual a concentração de fármaco livre (*i. e.*, a fração não ligada às proteínas) ultrapassa a CIM do patógeno está mais bem relacionado com a eficácia antimicrobiana em modelos animais. Isso fornece a justificativa para os esquemas de dosagens frequentes de betalactâmicos com meias-vidas curtas, como a penicilina G e as penicilinas antiestafilocócicas, bem como para o uso de infusões intravenosas estendidas quando são utilizados betalactâmicos no tratamento de microrganismos suscetíveis limítrofes.

Em contrapartida, os aminoglicosídeos e as quinolonas demonstram que a eliminação das bactérias depende da concentração. Para esses medicamentos, os modelos animais mostram que a razão entre a concentração máxima e a CIM ou entre a área sob a curva (ASC) de concentração do fármaco em 24 horas e a CIM fornece uma melhor previsão de sua eficácia. No caso desses agentes, dosagens mais altas e menos frequentes geralmente seriam ideais. Para os aminoglicosídeos, dosagens menos frequentes também podem possibilitar maior tempo para o *washout* (eliminação) do fármaco do rim, minimizando potencialmente o risco de nefrotoxicidade.

Para medicamentos como a daptomicina, a absorção de uma dose diária reduz em grande parte a toxicidade muscular que tem sido observada com doses mais frequentes e permite o uso desse agente para infecções graves por microrganismos gram-positivos.

MONITORAMENTO DAS CONCENTRAÇÕES DE ANTIMICROBIANOS

Em condições ideais, as concentrações de todos os antimicrobianos devem ser monitoradas para assegurar níveis terapêuticos adequados e prevenir concentrações excessivamente altas e potencialmente tóxicas. Todavia, na prática, relativamente poucos ensaios de fármacos estão prontamente disponíveis. As exceções incluem ensaios comerciais para a medição das concentrações séricas de aminoglicosídeos que, em decorrência de seu grande potencial de toxicidade, são com frequência utilizados clinicamente. Dispõe-se também amplamente de ensaios comerciais para medir as concentrações de vancomicina, e o monitoramento das concentrações séricas é particularmente importante em pacientes com função renal instável, naqueles submetidos à hemodiálise, em pacientes nos extremos de composição corporal ou naqueles com infecções particularmente graves, para os quais pode ser desejável alcançar concentrações elevadas. Em alguns adultos jovens, a depuração da vancomicina pode ser tão grande a ponto de resultar em concentrações inesperadamente baixas com os esquemas posológicos habituais, razão pela qual os níveis devem ser monitorados.

ASPECTOS ADMINISTRATIVOS DA TERAPIA ANTIMICROBIANA

Formulários

Atualmente, na maioria dos ambientes de prática, a escolha dos antimicrobianos é de certo modo restrita. Por exemplo, em hospitais e outros estabelecimentos, os formulários institucionais podem limitar a escolha dos agentes antimicrobianos disponíveis, exigir aprovação especial para uso de determinados agentes ou ambos. Em princípio essas políticas podem melhorar a eficiência ao evitar a necessidade de estocar e dispensar múltiplos agentes com atividades antimicrobianas semelhantes, minimizar os custos ao possibilitar a compra dos agentes alternativos de melhor relação custo-efetividade e aumentar potencialmente a segurança do paciente, incentivando os profissionais de saúde a ter familiaridade com um número controlável de agentes. Embora dois medicamentos possam ter espectros antimicrobianos tão semelhantes que apenas um deles precise ser incluído em um formulário, nem sempre é seguro assumir que a atividade de qualquer um dos agentes pode ser perfeitamente prevista pela sensibilidade ao outro. Por exemplo, para a maioria das espécies de bactérias, a porcentagem de isolados sensíveis ao meropeném e ao imipeném será aproximadamente comparável. Entretanto, existem diferenças nos mecanismos de resistência a esses dois carbapenéns, de modo que é possível que uma cepa específica seja sensível a um deles, porém resistente ao outro. Nas infecções graves, mesmo quando dois medicamentos são considerados intercambiáveis, deve-se determinar a sensibilidade ao antimicrobiano específico que será utilizado. No ambiente ambulatorial, os agentes orais geralmente são preferidos pela sua conveniência e pelo seu menor custo. Em ambos os ambientes de cuidados de saúde, o médico precisa estar familiarizado com as opções disponíveis aos pacientes diante dessas restrições.

Gerenciamento do uso de antimicrobianos – prescrição adequada para limitar a emergência de resistência

Diferentemente de outros medicamentos, que quase sempre afetam apenas o paciente que os recebe, o uso de antimicrobianos também pode ter impacto significativo sobre o ambiente institucional e a comunidade em termos de emergência geral de resistência.[5] Programas de gerenciamento do uso de antimicrobianos, incluindo prescrição fornecida eletronicamente e suporte de decisão,[A1b] devem ter por objetivo assegurar que o medicamento adequado seja utilizado para a indicação correta, na dose e duração certas. O propósito desses programas é gerenciar o uso de agentes antimicrobianos em nível administrativo para evitar uma pressão seletiva que leve à disseminação da resistência a antibióticos (ver Capítulo 266). Os programas de gerenciamento de uso de antibióticos demonstraram reduzir de modo considerável a incidência de infecções e a colonização por bactérias resistentes a antibióticos e a infecção por *C. difficile* em pacientes hospitalizados.[A2,6,7] Nas instituições, os microrganismos resistentes a antimicrobianos não ameaçam apenas o paciente tratado com o antimicrobiano, mas também podem ser transmitidos a outras pessoas vulneráveis, incluindo indivíduos que não foram expostos ao medicamento. Esses programas também devem estar interligados com programas efetivos de controle de infecção para reduzir o risco da transmissão cruzada de cepas resistentes. Em nível nacional e internacional, o gerenciamento adequado do uso de antimicrobianos pode ter efeitos importantes não apenas em ambientes de cuidados de saúde,[8] mas também no meio ambiente onde a presença de altas concentrações de resíduos carregados de antimicrobianos podem ter grandes consequências ambientais. Nos EUA e em muitos outros países, mais de 50% (em tonelagem de fármacos) de todo o uso de antimicrobianos é feito na produção agrícola, onde os sistemas de controle de resíduos são, com frequência, limitados; por conseguinte, o uso adequado de antimicrobianos não é simplesmente uma questão de cuidados de saúde.

Grau A Recomendações de grau A

A1. Nemeth J, Oesch G, Kuster SP. Bacteriostatic versus bactericidal antibiotics for patients with serious bacterial infections: systematic review and meta-analysis. *J Antimicrob Chemother*. 2015;70:382-395.

A1b. Gulliford MC, Prevost AT, Charlton J, et al. Effectiveness and safety of electronically delivered prescribing feedback and decision support on antibiotic use for respiratory illness in primary care: REDUCE cluster randomised trial. *BMJ*. 2019;364:28-40.

A2. Baur D, Gladstone BP, Burkert F, et al. Effect of antibiotic stewardship on the incidence of infection and colonization with antibiotic-resistant bacteria and *Clostridium difficile* infection: a systematic review and meta-analysis. *Lancet Infect Dis*. 2017;17:990-1001.

REFERÊNCIAS BIBLIOGRÁFICAS

As referências bibliográficas, bem como os outros materiais suplementares deste livro, encontram-se no GEN-IO, nosso ambiente virtual de aprendizagem.

264 ABORDAGEM DA FEBRE OU DA SUSPEITA DE INFECÇÃO NO HOSPEDEIRO NORMAL

JAMES E. LEGGETT

Estamos constantemente expostos a microrganismos por meio da pele ou das membranas mucosas. Esses microrganismos estão adaptados, em sua maioria, a nichos no meio ambiente que os tornam avirulentos para os seres humanos ou que resultam em colonização apenas transitória ou estável. A infecção pode ser definida como a invasão de um patógeno que desencadeia uma resposta imune, independentemente da infecção ser assintomática ou sintomática. As manifestações da infecção são multifacetadas e se devem tanto à nossa resposta imune quanto aos atributos do patógeno em particular.

A resposta inflamatória que acompanha a infecção se caracteriza – na maioria dos casos, embora não sempre – por febre. A febre é uma elevação mantida da temperatura do corpo acima da faixa normal, em resposta a uma alteração do sistema nervoso central no ponto de ajuste hipotalâmico. A temperatura oral normal, em 99% da população, varia de 36,0 a 37,7°C, com variação circadiana de 1°C ou mais entre o mínimo da manhã e o pico da noite. A temperatura oral média em adultos saudáveis é de 36,8 ± 0,4°C, com valores ligeiramente mais altos nas mulheres do que nos homens (36,9 *versus* 36,7°C). As temperaturas retais medidas são 0,4°C mais altas do que as orais e 0,8°C mais elevadas do que as temperaturas aurais (membrana timpânica). Os termômetros periféricos carecem de acurácia clinicamente aceitável em comparação aos termômetros centrais.[1] Os médicos geralmente definem febre clinicamente significativa como uma temperatura superior a 38,3°C.[a] Apesar das afirmações históricas, os padrões de febre não são particularmente úteis para estabelecer um diagnóstico específico.

As doenças febris agudas com menos de 2 semanas de duração habitualmente têm uma causa infecciosa. Essas infecções ocorrem predominantemente onde as superfícies do corpo interagem com o ambiente, como as vias respiratórias superiores e inferiores, os sistemas gastrintestinal e geniturinário, assim como a pele. As infecções respiratórias e gastrintestinais agudas são, em sua maioria, de natureza viral. Quando a duração da enfermidade febril se estende por mais de 3 semanas, outras doenças inflamatórias se tornam mais proeminentes no diagnóstico diferencial. A maioria das doenças febris crônica não é causada por infecção.

BIOPATOLOGIA DA INFECÇÃO E DA FEBRE

Ocorre infecção quando um patógeno supera as respostas imunes celulares e humorais adaptativas. A microflora endógena normal, as barreiras físicas do hospedeiro (p. ex., pele, membranas mucosas, cílios) e os fatores solúveis (p. ex., citocinas, complemento) fornecem barreiras importantes contra a invasão dos patógenos. A ruptura dessas barreiras pelos patógenos invasores desencadeia a imunidade adaptativa mediada por linfócitos e macrófagos. Essa resposta inflamatória desempenha um importante papel na contenção da infecção, porém uma resposta exagerada pode agravar o quadro clínico. Uma resposta neutrofílica provoca o dano observado na artrite séptica, enquanto uma resposta imune não controlada precipita a síndrome da resposta inflamatória sistêmica.

A temperatura corporal é regulada tanto por mecanismos fisiológicos quanto comportamentais. Os processos metabólicos basais – governados pelos hormônios tireoidianos, pelas catecolaminas e pelo hormônio do crescimento – são responsáveis pela temperatura normal do corpo em repouso. A termogênese pode aumentar até 80% no hipertireoidismo e diminuir até 50% no hipotireoidismo. A atividade moderada resulta em aumento transitório da temperatura até que os processos de dissipação de calor sejam ativados. Cada aumento de 0,6°C na temperatura resulta em um aumento de 7% na taxa metabólica basal. A vaporização dos pulmões e da pele é responsável por um terço da perda de calor basal, bem como até por toda a perda de calor em ambiente seco com temperaturas acima de 36°C. Os indivíduos idosos apresentam uma redução do metabolismo basal, além de respostas atenuadas a estímulos termogênicos, todavia apresentam a mesma temperatura corporal média do que pessoas jovens.

O hipotálamo contém neurônios sensíveis à temperatura, cujos receptores para citocinas pró-inflamatórias e anti-inflamatórias mantêm um ponto de ajuste homeotérmico. A temperatura corporal elevada desencadeia vasodilatação cutânea e sudorese, e os indivíduos podem reduzir suas atividades e procurar um ambiente mais frio. Por outro lado, uma temperatura corporal baixa desencadeia os processos de calafrios, piloereção, vasoconstrição cutânea, uso de mais roupas e busca de um ambiente mais quente. Os sintomas causados pela febre podem resultar da doença subjacente ou da própria febre. O mal-estar é a regra, e muitos pacientes febris apresentam mialgia em consequências das contrações musculares desencadeadas para gerar a febre. Embora se acreditasse antigamente que a dor nas costas e nas coxas relacionada ao frio pudesse sugerir a presença de bacteriemia, qualquer estímulo febril pode produzir esses sintomas. O calafrio, associado ao frio, pode estar relacionado à vasoconstrição de superfície que acompanha o aumento da temperatura central.

[a]N.R.T.: No Brasil, é mais comum aferir a temperatura axilar, que é, em média, 0,5°C menor do que a temperatura oral. Na prática médica, consideramos febre clinicamente significativa uma temperatura axilar ≥ 37,8°C.

A febre é produzida por um complexo processo fisiológico, que envolve respostas metabólicas e imunológicas (Figura 264.1). Os pirogênios exógenos causam febre em grande parte, mediados por citocinas pirogênicas pró-inflamatórias endógenas (produzidas por leucócitos fagocitários, incluindo interleucina-1, interleucina-6, fator de necrose tumoral α e interferona-γ), que estimulam respostas imunes das células T e B, macrófagos e leucócitos polimorfonucleares. Ativam receptores *toll-like* para induzir a síntese de prostaglandinas. As respostas inibitórias de retroalimentação (mediadas pelo hormônio adrenocorticotrófico, pela arginina vasopressina, serotonina, dopamina e outros mecanismos homeostáticos) enfatizam a natureza coordenada da produção da febre e da resposta à infecção. Os mecanismos termorreguladores raramente permitem que a febre ultrapasse 41°C.[2] As temperaturas superiores a 41°C são produzidas habitualmente por um desequilíbrio induzido por substâncias nesses mecanismos, bem como podem causar dano celular direto.

A ausência de desenvolvimento de febre durante uma infecção bacteriana grave pode estar associada a maiores morbidade e mortalidade. Ainda não foi determinado se isso se deve à ausência de febre ou a condições associadas (p. ex., insuficiência renal crônica, uso de corticosteroides). Os efeitos favoráveis da febre sobre as interações do hospedeiro com os micróbios são sugeridos pela inibição da multiplicação de alguns patógenos (p. ex., *Streptococcus pneumoniae* e *Treponema pallidum*), pela proliferação reduzida de patógenos na presença de hipoferremia, pelo aumento da lise mediada por meio do complemento e pela entrada aumentada de neutrófilos nos locais de inflamação. A dissociação temperatura-pulso,[3] em que há bradicardia relativa em comparação ao aumento habitual de 2,44 batimentos por minuto (bpm) por 0,6°C, foi descrita em febre tifoide, leptospirose, riquetsiose, dengue, legionelose e babesiose, por motivos não esclarecidos.

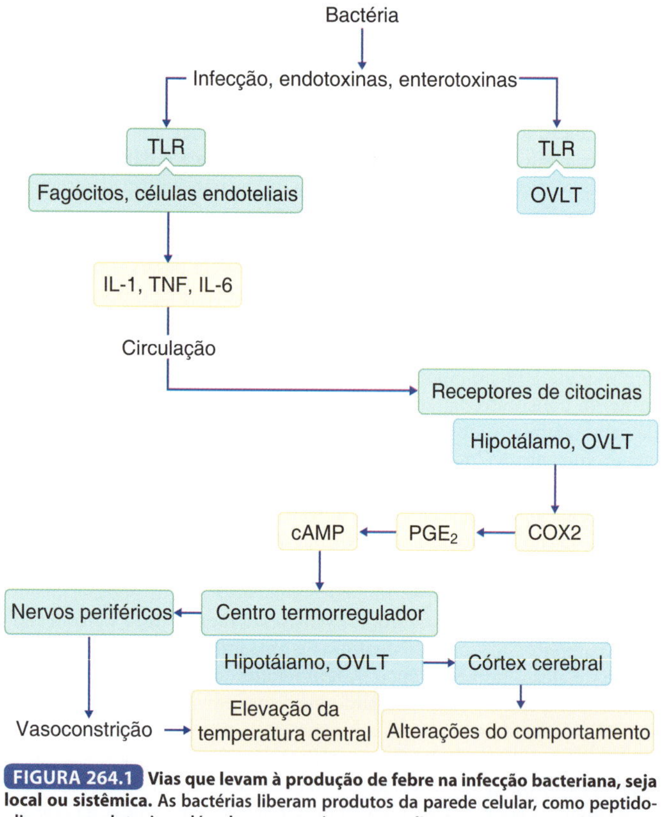

FIGURA 264.1 Vias que levam à produção de febre na infecção bacteriana, seja local ou sistêmica. As bactérias liberam produtos da parede celular, como peptidoglicanos e endotoxina, além de enterotoxinas, que se ligam a receptores *toll-like* (TLR) nos fagócitos (neutrófilos, macrófagos) e nas células endoteliais. Em consequência, ocorre a liberação de citocinas pirogênicas, como a interleucina (IL)-1, a IL-6 e o fator de necrose tumoral (TNF)-α na circulação, que se conectam a receptores de citocinas no órgão vascular da lâmina terminal (OVLT) do hipotálamo. Os produtos bacterianos também podem se ligar diretamente aos TLR no OVLT. A ativação dos TLR e dos receptores de citocinas induz a ciclo-oxigenase 2 (COX2), que leva à produção de prostaglandina E_2 (PGE_2), assim como resulta em elevação do monofosfato de adenosina cíclico (cAMP) no cérebro. Isso, por sua vez, estimula neurônios no centro termorregulador a elevar o ponto de ajuste termostático do hipotálamo. Além disso, sinais neuronais para o córtex desencadeiam alterações comportamentais para conservar o calor (p. ex., postura, uso de mais roupas). O hipotálamo também estimula os nervos eferentes periféricos simpáticos, que causam constrição dos vasos sanguíneos periféricos, assim como conservam o calor central até a redução dos níveis de PGE_2 do hipotálamo.

As infecções virais agudas benignas típicas não são acompanhadas de nenhuma anormalidade laboratorial. A leucocitose (ver Capítulo 158) de várias linhagens é habitualmente observada em outras infecções em adultos imunocompetentes. A presença de neutrofilia é a norma na maioria das infecções agudas, independentemente da causa. Os indivíduos idosos podem não produzir uma resposta neutrofílica embora geralmente apresentem blastonemia durante uma infecção bacteriana aguda. A neutropenia (ver Capítulo 158) pode ser observada em riquetsioses, infecções virais graves e infecções bacterianas fulminantes. A eosinofilia (ver Capítulo 161) é típica das infecções invasivas por helmintos e por alguns protozoários. A linfocitose pode acompanhar infecções virais e por riquétsias, e a sua ocorrência é comum durante a convalescença de uma infecção bacteriana aguda. Pode-se observar a ocorrência de monocitose na tuberculose. Praticamente todas as infecções têm impacto no sistema eritroide. Tendo em vista a meia-vida longa dos eritrócitos, apenas as infecções crônicas ou outras doenças inflamatórias habitualmente resultam em anemia (ver Capítulo 149). Poucas infecções agudas produzem rapidamente anemia. Por exemplo, *Helicobacter pylori* pode induzir uma úlcera hemorrágica, *Babesia* e *Plasmodium falciparum* podem lisar diretamente os eritrócitos, as infecções fulminantes por clostrídios e outras infecções bacterianas associadas à coagulação intravascular disseminada podem causar anemia hemolítica, e *Mycoplasma pneumoniae* pode induzir hemólise imunologicamente mediada.

ABORDAGEM DA DOENÇA FEBRIL EM PACIENTES AMBULATORIAIS E HOSPITALIZADOS

A epidemiologia da doença infecciosa depende da interação entre patógenos, hospedeiros suscetíveis e condições ambientais que permitam a exposição. A transmissão da maioria das infecções é horizontal entre pessoas por meio de contato (p. ex., mãos, fômites), de um veículo comum (p. ex., alimentos, água), do ar (p. ex., tuberculose) ou de vetores (p. ex., mosquitos). A avaliação deve determinar se a condição pode ser decorrente de um agente transmissível e sua fonte – se o paciente fez alguma viagem recente, se existem causas secundárias e que medidas precisam ser tomadas para entrar em contato com as autoridades do serviço de saúde e prevenir outras infecções.

A idade do paciente influencia as doenças a ser consideradas. A exposição natural ou a imunização geralmente limitam determinadas doenças, como o sarampo, a rubéola e a varicela. A redução da imunidade também pode levar à coqueluche ou à caxumba em adultos jovens ou à reatividade da tuberculose no indivíduo idoso. Outros efeitos fisiológicos do envelhecimento, como comprometimento do esvaziamento da bexiga, levam a um aumento nas taxas de infecção do trato urinário no indivíduo idoso.

A profissão do paciente e o histórico de viagens devem ser considerados. Um indivíduo que trabalha em abatedouro tem mais probabilidade de ser exposto a *Brucella* (ver Capítulo 294) do que alguém com outra atividade. Os residentes de Indiana, nos EUA, têm mais probabilidade de ser infectados com histoplasmose (ver Capítulo 316), enquanto os que moram no deserto do sudoeste dos EUA podem apresentar coccidioidomicose (ver Capítulo 316), apesar de terem uma doença febril semelhante. Muitas outras doenças também estão diretamente relacionadas à exposição geográfica específica, com períodos de incubação variáveis antes do início da doença (ver Capítulo 270). A febre tifoide se manifesta em poucas semanas, enquanto o abscesso hepático amebiano pode não causar sintomas por vários meses após o retorno de uma viagem a uma área endêmica (Tabela 264.1). O *site* dos Centers for Disease Control and Prevention (http://www.cdc.gov) e muitos outros *sites* fornecem informações mais específicas sobre as infecções prevalentes em todas as partes do mundo (ver Capítulo 270).

Muitos viajantes voltam para casa com febre depois de um período de incubação variável, geralmente com outros sinais e sintomas também. A maioria das infecções não está relacionada a viagens. Uma vez descartadas as infecções de rotina, o diagnóstico diferencial deve incluir infecções relacionadas a viagens, em uma região dos EUA (p. ex., babesiose, erliquiose, febre do carrapato do Colorado, hantavírus) ou no exterior (p. ex., leishmaniose visceral, encefalite transmitida por carrapato na Europa)[4] (ver Capítulo 270). Por exemplo, deve-se efetuar uma avaliação imediata de um paciente que viajou para uma área de malária endêmica, bem como efetuar um exame de sangue para determinar a presença de parasitas.

O ambiente onde ocorre a doença febril influencia tanto a abordagem diagnóstica quanto o diagnóstico diferencial. No ambiente ambulatorial, com um paciente febril geralmente saudável, não há necessidade de o médico investigar um diagnóstico de modo tão agressivo quanto em um paciente hospitalizado ou cronicamente doente. O tratamento empírico de uma suposta infecção do trato urinário ou respiratória é justificado no paciente ambulatorial – em que o custo relacionado à realização de uma cultura ou de um teste diagnóstico rápido é, com frequência, maior que o do antibiótico. Entretanto, o custo de exames complementares no ambiente hospitalar é mínimo, em comparação ao custo diário dos cuidados, e a identificação acurada do patógeno pode acelerar a alta hospitalar. Os patógenos que geralmente causam doença febril em estabelecimentos de cuidados de saúde, incluindo casas de repouso, podem ser diferentes dos observados no ambiente ambulatorial. A maioria dos pacientes no ambiente ambulatorial apresenta infecções autolimitadas que não são graves.

A febre é habitualmente causada por doença visceral invasiva, como pneumonia adquirida na comunidade ou pielonefrite, mas pode ser produzida por citomegalovírus. As infecções respiratórias e gastroentéricas virais comuns, bem como alguns casos de endocardite bacteriana subaguda, são acompanhadas por temperaturas inferiores a 39°C. Além disso, muitas infecções podem não estar associadas à febre – por exemplo, doença de Lyme, osteomielite e a maioria das infecções sexualmente transmissíveis. O médico precisa sempre ter em mente que certas infecções – como as sexualmente transmissíveis (ver Capítulo 269), incluindo sífilis ou herpes-zóster – normalmente ocorrem em hospedeiros imunocompetentes, bem como podem sinalizar um maior risco à infecção pelo vírus da imunodeficiência humana (HIV) ou a uma imunodeficiência já estabelecida.

Febre em pacientes ambulatoriais

No ambiente ambulatorial, o paciente com febre aguda representa um problema comum e só raramente constitui um desafio diagnóstico enigmático. Na maioria dos casos, uma doença febril acompanhada de sinais e sintomas localizados sugere um diagnóstico específico. Por exemplo, a ocorrência de eritema nas pernas, dor e febre em um paciente com tinha do pé ou com incisão de enxerto de veia safena sugere celulite estreptocócica.[5] Se o paciente teve um início gradual e não aparenta toxemia, apenas observação clínica e acompanhamento são necessários. Se o paciente tiver aparência toxêmica, com taquipneia e apreensão ou confusão acompanhadas de achados localizados, devem-se efetuar imediatamente exames complementares clinicamente focalizados, assim como deve-se considerar a possibilidade de hospitalização.[6] Quando o paciente apresenta febre e apenas sintomas constitucionais inespecíficos, pode ser mais difícil abordar o problema em uma única consulta ambulatorial, tornando necessário um equilíbrio entre observação e investigação.

Febre em pacientes hospitalizados

A febre e a leucocitose constituem os principais parâmetros clínicos na avaliação de infecções potenciais em pacientes hospitalizados. Entretanto, cerca de 10% das bacteriemias nosocomiais ocorrem sem febre, e as infecções associadas aos cuidados de saúde também acontecem sem febre em pacientes idosos ou que apresentam condições comórbidas significativas. A maioria dos casos de febre associada à hospitalização representa uma infecção hospitalar, que normalmente acomete as vias respiratórias inferiores, o trato urinário ou feridas cirúrgicas (Tabela 264.2). Algumas causas importantes de febre nosocomial podem não exibir sinais ou sintomas localizados de fácil identificação. A colite induzida por antibióticos, secundária ao *Clostridium difficile* (ver Capítulo 280) está aumentando na sua prevalência, bem como pode ser caracterizada por pouca ou nenhuma diarreia. Trata-se da causa mais comum de reação leucemoide em pacientes hospitalizados. Outros processos intra-abdominais envolvendo sistema hepatobiliar, infarto intestinal, perfuração de vísceras ou abscessos podem apresentar poucos sinais ou sintomas localizados.

A febre e a infecção são mais frequentes em pacientes em estado crítico com comorbidades na unidade de terapia intensiva (UTI) do que em outros ambientes.[7] Recentemente, foi constatado que ocorre infecção em mais de 80% dos pacientes febris na UTI embora possam coexistir causas infecciosas e não infecciosas de febre. Tanto a isquemia quanto a desvitalização de tecidos provocam uma resposta inflamatória semelhante àquela desencadeada pela infecção. Cerca da metade dos pacientes com infarto agudo do miocárdio, trombose venosa profunda ou embolia pulmonar apresenta uma temperatura entre 38,0 e 38,5°C nos primeiros 2 a 3 dias após o estabelecimento do diagnóstico. Um terço ou mais dos pacientes com acidente vascular encefálico apresentam febre, que também é uma consequência comum de hemorragia subaracnóidea ou intracerebral e de hematoma subdural, particularmente nas primeiras 72 horas após o início.[8] Podem-se observar febre e calafrios em até um quarto dos pacientes que recebem transfusões de plaquetas ainda que a frequência seja bem menor com outros hemocomponentes.

ABORDAGEM SINDRÔMICA

Febre e exantema

A abordagem sindrômica restringe as numerosas causas possíveis de suspeita de infecção. Duas abordagens justapostas são essenciais no reconhecimento de padrões. O médico precisa estar ciente (1) do diagnóstico diferencial do tipo específico de lesão observada e (2) da constelação de achados produzida por patógenos individuais. A variedade das possíveis manifestações, assim como os sinais e sintomas frequentemente sobrepostos ilustram que ambos os elementos são fundamentais para o estabelecimento de um diagnóstico provável. Ademais, a febre e os achados associados, como exantema, linfadenopatia ou icterícia, podem ser atribuídos a doenças sistêmicas não infecciosas e doenças infecciosas. Por exemplo, a vasculite leucocitoclástica e a febre podem ser encontradas na meningococcemia, na maculosa das Montanhas Rochosas e na hepatite C, porém também são observadas em doenças inflamatórias não infecciosas. De modo semelhante, a febre e a adenopatia podem ser causadas por linfoma ou pela doença da arranhadura do gato.

Um exantema reconhecível pode levar à identificação imediata de um patógeno específico (ver Capítulo 412); todavia, com frequência, é preciso considerar um diagnóstico diferencial mais amplo. O médico deve reconhecer o tipo ou os tipos de lesões cutâneas presentes, a distribuição do exantema e a progressão cronológica em relação ao início da febre e de outros sintomas (Tabela 264.3). As variações morfológicas nas lesões

Tabela 264.1 Exemplos selecionados de febre associada a viagem recente.

	PERÍODO DE INCUBAÇÃO	
DOENÇA	**< 2 a 3 SEMANAS**	**> 3 a 4 SEMANAS**
COMUNS		
Dengue	+	
Disenteria	+	
Abscesso hepático amebiano		+
Febre entérica	+	
Malária	+	+
Tuberculose pulmonar		+
Hepatite viral		+
MENOS COMUNS		
Erliquiose	+	
Leptospirose	+	
Esquistossomose		+
Virais (hemorrágica, encefalítica)	+	
Leishmaniose visceral		+

Tabela 264.2 Causas selecionadas de febre associada à hospitalização.

COMUNS	MENOS COMUNS
INFECCIOSAS	**INFECCIOSAS**
Enterocolite por *Clostridium difficile*	Doença do trato biliar
Pneumonia	Endometrite
Ferida cirúrgica	Abscesso intra-abdominal
Trato urinário	Mediastinite
Cateter vascular	Sinusite
NÃO INFECCIOSAS	**NÃO INFECCIOSAS**
Febre induzida por medicamentos	Insuficiência suprarrenal
Hematoma	Gota
Estado pós-operatório imediato	Infarto do miocárdio
Reação transfusional	Infarto de órgãos
Tromboembolismo venoso	Pancreatite

Tabela 264.3 Infecções selecionadas com febre e exantema.

ETIOLOGIA	MÁCULAS, PÁPULAS	VESÍCULAS, BOLHAS	PETÉQUIAS, PÚRPURA
BACTÉRIAS			
Borrelia burgdorferi	+ (anular)		
Neisseria meningitidis			+
Rickettsia rickettsii	+		+
Treponema pallidum	+ (secundárias)		
Vibrio vulnificus		+	
FUNGOS E MICOBACTÉRIAS			
Doença disseminada	+ (nodulares)		
PROTOZOÁRIOS			
Plasmodium falciparum			+
VÍRUS			
Chikungunya	+		
Enterovírus	+	+	+
Epstein-Barr	+		+
Febre hemorrágica			+
Herpes		+	
HIV	+		
Zika	+		

HIV = vírus da imunodeficiência humana.

cutâneas ajudam o diagnóstico diferencial. Com frequência, são observados exantemas maculopapulares em doenças virais, em reações de hipersensibilidade a medicamentos e em doenças mediadas por imunocomplexos. O eritema multiforme, um subgrupo do exantema maculopapular, pode resultar de diversas infecções virais ou de erupções por medicamentos (ver Capítulo 411); além disso, pode haver um espectro de doença que inclua desde formas benignas a potencialmente fatais do complexo da síndrome de Stevens-Johnson/necrólise epidérmica tóxica. O herpes-vírus simples constitui, talvez, a causa mais comum de eritema multiforme. Embora os medicamentos, em particular os antibióticos, sejam o principal fator desencadeante do complexo da síndrome de Stevens-Johnson/necrólise epidérmica tóxica, o *M. pneumoniae* também foi associado a esse complexo. A evolução dos achados cutâneos com o passar do tempo pode fornecer indícios da causa; assim, por exemplo, as lesões maculopapulares – eritematosas iniciais que empalidecem à pressão – podem mais tarde evoluir para petéquias conforme observado na meningococcemia, na febre maculosa das Montanhas Rochosas e na dengue. A sífilis secundária pode-se manifestar por inúmeras lesões cutâneas morfológicas. Algumas vezes, muitas manifestações diferentes ocorrem simultaneamente no mesmo paciente. Os exantemas cutâneos vesiculobolhosos são, em sua maioria, imunologicamente mediados. As poucas infecções associadas a essas erupções incluem o herpes-vírus simples e o vírus da varicela-zoster, bem como enterovírus, como vírus ECHO e vírus coxsackie. Os poxvírus, que também podem causar esses exantemas, são muito mais raros ou estão associados a bioterrorismo. As pústulas ou vesículas contendo leucócitos estão habitualmente associadas à psoríase ou a infecções por *Pseudomonas, Staphylococcus* ou *Neisseria*. Na presença de sepse, os exantemas bolhosos sugerem celulite estreptocócica grave ou fasciite necrosante, impetigo estafilocócico ou infecções por *Vibrio*.

As erupções petequiais ou purpúricas são causadas pelo extravasamento de eritrócitos e sempre devem levar à consideração de uma doença potencialmente grave. Os patógenos mais comumente responsáveis por essas lesões incluem *Neisseria meningitidis, Rickettsia* e *Capnocytophaga canimorsus*, porém essas erupções podem ser observadas na presença de uma variedade de outros patógenos, incluindo *Staphylococcus aureus*, estreptococos do grupo B e outros bacilos gram-negativos. Pode-se observar também um exantema petequial nas infecções por enterovírus e nas febres hemorrágicas virais. As causas mais comuns de petéquias não atribuíveis a infecções incluem a trombocitopenia e a vasculite.

A presença de febre e exantema que acomete as palmas das mãos e as plantas dos pés permite restringir de maneira considerável o diagnóstico diferencial (Tabela 264.4). Além do eritema difuso associado à síndrome do choque tóxico, deve-se considerar a possibilidade de doenças como a febre maculosa das Montanhas Rochosas, a sífilis secundária, a doença

Tabela 264.4 Febre e exantema acometendo as palmas das mãos e plantas dos pés.

Eritema multiforme
Doença mão-pé-boca
Infecção por *Neisseria*
Febre maculosa das Montanhas Rochosas
Infecção por *Streptobacillus moniliformis*
Endocardite bacteriana subaguda
Sífilis (secundária)
Síndrome do choque tóxico
Infecção por vírus varicela-zoster

mão-pé-boca, as infecções por *Neisseria*, assim como a febre da mordida do rato em pacientes com exantemas maculopapulares que acometem essas áreas.

As lesões cutâneas nodulares podem ser não infecciosas – conforme observado na doença maligna e com determinados medicamentos (p. ex., sulfonamidas) – ou infecciosas, como as que ocorrem em uma variedade de doenças inflamatórias. As micobactérias atípicas e os fungos disseminados frequentemente produzem nódulos cutâneos. Os nódulos hipersensíveis do eritema nodoso ocorrem habitualmente em grupos localizados na região pré-tibial, mas também podem ser solitários ou acometer outras partes do corpo. Normalmente, não supuram e cicatrizam sem deixar cicatrizes. Os agentes infecciosos constituem a causa mais provável de eritema nodoso. O eritema difuso pode ser observado na escarlatina, na síndrome do choque tóxico, na doença de Kawasaki, na síndrome de Stevens-Johnson e na necrólise epidérmica tóxica, com ocorrência tardia de descamação em todas essas síndromes. A síndrome de Sweet, uma dermatose neutrofílica febril, representa uma reação de hipersensibilidade frequentemente precedida de infecção das vias respiratórias superiores.

Febre e queixas musculoesqueléticas

A febre e a hipersensibilidade, edema ou eritema localizados geralmente acompanham a artrite séptica e, com frequência, estão associados à osteomielite (ver Capítulo 256). Em geral, a artrite bacteriana séptica em adultos se manifesta de forma aguda e acomete uma única articulação grande, como a do joelho, do quadril ou do ombro, a não ser que a infecção seja inoculada diretamente por traumatismo ou cirurgia. Pode-se observar a ocorrência de oligoartrite séptica na endocardite e na febre da mordida do rato. A doença gonocócica disseminada constitui a causa habitual de artrite que acomete as pequenas articulações do punho, tornozelo e dedos, frequentemente com tenossinovite. A poliartrite aguda ou subaguda pode ser observada em várias doenças virais, incluindo chikungunya, dengue, parvovírus B19, hepatite B e doença de Lyme. Nos adultos, a osteomielite hematogênica frequentemente acomete as vértebras e quase sempre começa com discite, com comprometimento simétrico de vértebras adjacentes – diferentemente da metástase maligna, que é assimétrica e não acomete o disco.

A miosite secundária a infecções por clostrídios, estreptococos ou infecções mistas por aeróbios/anaeróbios habitualmente produz um quadro séptico agudo, com comprometimento doloroso e edematoso do membro ou do tronco. Com frequência, a piomiosite acomete músculos profundos, como o psoas ou o glúteo, bem como é habitualmente causada por *S. aureus*. A miosite difusa pode ser observada na leptospirose ou na toxoplasmose, assim como ocorre rabdomiólise com uma variedade de infecções virais e legionelose.

Febre e linfadenopatia ou hepatoesplenomegalia

A febre e a linfadenopatia sugerem uma variedade de doenças – tanto infecciosas quanto não infecciosas (Tabela 264.5). A linfadenopatia (ver Capítulo 159) pode ser regional ou generalizada, bem como pode ocorrer aumento local na infecção local ou em algumas doenças sistêmicas (p. ex., linfadenopatia cervical posterior com vírus Epstein-Barr e doenças virais). A linfadenopatia generalizada sugere um distúrbio sistêmico, que pode ser infeccioso ou não infeccioso. A combinação de febre e de linfadenopatia secundária à infecção é particularmente comum durante a infância, mas também é observada em adultos. À semelhança de outras síndromes, a adenopatia aguda *versus* crônica conduz o diagnóstico para diferentes categorias amplas de doenças. Na adenopatia crônica, a avaliação histopatológica dos linfonodos aumentados pode apontar para um diagnóstico particular. Por exemplo, a toxoplasmose ou a doença da arranhadura do gato podem ser facilmente diferenciadas da doença micobacteriana ou da sarcoidose.

A febre e a hepatoesplenomegalia (ver Capítulo 159) podem fornecer um importante indício sobre a causa de uma doença febril, que normalmente é uma infecção ou uma neoplasia maligna que se origina da medula óssea ou do sistema reticuloendotelial. A icterícia também pode limitar o diagnóstico diferencial (Tabela 264.6). Além das hepatites virais e de outras doenças que afetam principalmente o fígado, muitos patógenos produtores de sepse podem causar hiperbilirrubinemia.

ABORDAGEM À FEBRE DE ETIOLOGIA OBSCURA

As doenças febris são, em sua maioria, de curta duração, porém a febre pode persistir por várias semanas ou meses como parte de uma doença infecciosa, de um distúrbio inflamatório ou de uma neoplasia oculta. Quando a febre é causada por infecção, o local é uma área não facilmente controlada pelas defesas do hospedeiro, levando à liberação contínua de citocinas inflamatórias. De modo semelhante, o comprometimento dos macrófagos e dos linfócitos em distúrbios inflamatórios provoca a produção persistente de citocinas, além de algumas neoplasias. Em razão dessa via final comum, é fácil compreender que a maioria dos casos de febre de etiologia obscura (FEO), genericamente definida como tendo uma duração de mais de 3 semanas, apesar da investigação de rotina, é encontrada nessas três grandes categorias.[9] Doenças diversas e não diagnosticadas completam o grupo de casos de FEO (Tabela 264.7). A proporção de pacientes em cada categoria varia de acordo com a localização geográfica, a idade, a duração da febre e o estado imunológico. À medida que métodos de diagnóstico molecular mais efetivos se tornam disponíveis para o diagnóstico de infecções virais e bacterianas, a proporção de pacientes com FEO nas categorias de doenças diversas e doenças não diagnosticadas aumentou para aproximadamente um terço do total nos países desenvolvidos. Quanto mais uma doença febril persistir sem diagnóstico ou sem terapia adequada, menor a probabilidade de ser causada por uma infecção.

As espécies bacterianas, particularmente *Mycobacterium tuberculosis*, formam a maior categoria de infecções que causam FEO prolongada. Outras infecções que provocam FEO podem estar localizadas em abscessos crípticos – principalmente os intra-abdominais – ou podem residir em valvas cardíacas, onde a resposta inflamatória é atenuada. As infecções virais persistentes constituem um pequeno subgrupo de pacientes com FEO, visto que as modernas técnicas disponíveis podem detectar mais rapidamente múltiplas infecções virais, incluindo pelo vírus Epstein-Barr, citomegalovírus e outros vírus. O citomegalovírus constitui a causa mais comum de mononucleose em adultos, enquanto a malária é uma causa comum de febre em pessoas que retornam de viagem.

A doença maligna pode resultar em febre persistente em decorrência da produção de citocinas inflamatórias, necrose ou presença de infecção como complicação. As neoplasias malignas que se manifestam como FEO incluem linfomas, leucemias e tumores sólidos com metástases para o fígado. Os distúrbios do tecido conjuntivo podem produzir febre como característica proeminente da doença, incluindo a doença de Still do adulto (ver Capítulo 245) – o principal distúrbio reumatológico que se manifesta como FEO. A artrite temporal e a polimialgia reumática (ver Capítulo 255) são observadas quase exclusivamente em pacientes com mais de 50 anos. O lúpus eritematoso sistêmico (ver Capítulo 250) representa uma causa ocasional de FEO.

A categoria diversa de FEO inclui vários grupos distintos de doenças. As doenças granulomatosas – como a hepatite granulomatosa, a doença de Crohn ou a sarcoidose – podem induzir respostas imunes celulares que resultam em febre. Foi constatada a presença de hepatite granulomatosa em até 6% dos casos dos National Institutes of Health com de febre de mais de 6 meses de duração. Em certas ocasiões, a pancreatite crônica pode causar FEO, assim como a embolia pulmonar recorrente.

A febre medicamentosa (Tabela 264.8) pode constituir a única manifestação de uma reação adversa a fármacos em até 5% dos casos de hipersensibilidade medicamentosa. Os mecanismos pelos quais os medicamentos desencadeiam febre não estão totalmente elucidados em muitos casos. Esses eventos podem resultar de reações de hipersensibilidade, homeostasia termorreguladora alterada diretamente relacionada à administração do medicamento ou com sua ação farmacológica – ou de reação idiossincrásica. Em geral, as reações de hipersensibilidade causam exantema ou enantema e possível disfunção hepática, renal ou pulmonar, além da febre. Os agentes antimicrobianos parecem ser a causa mais comum de febre medicamentosa e são responsáveis por aproximadamente um terço dos episódios em alguns estudos. Os betalactâmicos e as sulfonamidas respondem pela maioria dos casos, bem como são os antimicrobianos administrados com mais frequência. Os anticonvulsivantes também constituem uma causa comum de febre medicamentosa. É possível a ocorrência de alteração da termorregulação com uma variedade de fármacos, incluindo medicamentos com atividade anticolinérgica, como fenotiazinas e antidepressivos tricíclicos. Os agentes simpaticomiméticos, como as anfetaminas e a cocaína, também podem causar febre. A administração do medicamento em si pode causar febre se o veículo do fármaco

Tabela 264.5 Causas comuns de febre e linfadenopatia.

REGIONAIS	GENERALIZADAS
Cervicais	Citomegalovírus
Estreptococos	Vírus Epstein-Barr
Tuberculose	HIV
Infecção viral das vias respiratórias superiores	Linfoma
Periféricas	Sarcoidose
Bartonella henselae	Sífilis (secundária)
Herpes-vírus	Toxoplasmose
Linfoma	Hepatite viral
Câncer metastático	
Esporotricose	
Estreptococos	
Inguinais	
Cancroide	
Herpes	
Linfogranuloma venéreo	
Sífilis (primária)	

HIV = vírus da imunodeficiência humana.

Tabela 264.6 Causas infecciosas comuns de febre e icterícia.

Sepse bacteriana
Colangite
Abscesso hepático
Leptospirose
Malária
Hepatite viral
Febre amarela

Tabela 264.7 Frequência de doenças febris crônicas selecionadas.

INFECÇÃO, 25 A 50%	DOENÇA MALIGNA, 20 A 30%	DOENÇA DO TECIDO CONJUNTIVO, 15 A 30%	DIVERSAS, 10 A 20%	SEM DIAGNÓSTICO, 10 A 30%
Citomegalovírus	Carcinomatose	Poliarterite nodosa	Febre induzida por medicamentos	
Endocardite	Leucemia	Artrite reumatoide	Hepatite granulomatosa	
Intra-abdominal	Tumor local	Doença de Still	Doença inflamatória intestinal	
Micoses	Linfoma	Lúpus eritematoso sistêmico	Pancreatite	
Abscesso oculto		Arterite temporal	Embolia pulmonar	
Tuberculose				

Tabela 264.8 Agentes selecionados associados à febre medicamentosa.

COMUNS	MENOS COMUNS
ANTIMICROBIANOS	
Anfotericina B Betalactâmicos Sulfonamidas	Clindamicina Quinolonas Rifampicina
CARDIOVASCULARES	
Procainamida Quinidina	Diltiazem Hidralazina
SISTEMA NERVOSO CENTRAL	
Carbamazepina Fenitoína	Haloperidol Inibidores da recaptação de serotonina
DIVERSOS	
Bleomicina Interferona-alfa Interleucina-2	Alopurinol Cimetidina Tacrolimo

estiver contaminado com pirogênios exógenos ou se ocorrer flebite química. Alguns medicamentos têm propriedades pirogênicas intrínsecas, como a anfotericina B e a bleomicina. Outros causam febre em consequência de sua atividade farmacológica, como a interferona-alfa ou a interleucina-2. No caso dos antibióticos, ocorre uma forma de febre induzida por fármacos com a rápida lise dos espiroquetas ou de outras bactérias, conhecida como reação de Jarisch-Herxheimer. As reações febris idiossincrásicas induzidas por fármacos incluem hipertermia maligna, síndrome neuroléptica maligna e síndrome da serotoninérgica (ver Capítulo 406). Os fármacos implicados nessas reações incluem agentes anestésicos inalados, agentes causadores de depleção de dopamina do sistema nervoso central e inibidores da recaptação da serotonina, entre outros. A febre medicamentosa é um diagnóstico de exclusão. A duração da exposição ao medicamento antes do início da febre, a aparência clínica do paciente e o padrão da febre não são particularmente úteis. A eliminação de um único medicamento de cada vez, começando por aquele mais provavelmente implicado, é a maneira habitual de identificar o agente causador. A febre diminui após a eliminação do fármaco do corpo, habitualmente nos primeiros 3 a 4 dias após a interrupção do medicamento.

Na abordagem de um paciente com febre de origem indeterminada, a avaliação laboratorial e o diagnóstico por imagem devem ser selecionados de acordo com as informações obtidas da anamnese detalhada e do exame físico. Eles podem incluir inicialmente um hemograma completo e bioquímica do sangue, velocidade de hemossedimentação ou proteína C reativa, hemoculturas, ferritina e pesquisa de anticorpos (anticorpo antinuclear, citomegalovírus, vírus Epstein-Barr, HIV), bem como uma radiografia de tórax e tomografia computadorizada do abdome. A tomografia por emissão de pósitron com 18-fluoro-2-desoxi-D-glicose (FDG-PET) também pode ser útil nos casos difíceis.[10–12] Apesar do recente foco nas doenças infecciosas emergentes, a causa da FEO ainda é, com mais probabilidade, um patógeno comum que se manifesta de maneira atípica.

MANEJO INICIAL DE SUSPEITA DE INFECÇÃO NO AMBIENTE AMBULATORIAL

Um paciente com febre aguda no ambiente ambulatorial representa um problema diagnóstico comum, porém frequentemente complexo. Na maioria dos casos, a anamnese e o exame físico revelam indícios diagnósticos, bem como podem orientar as decisões sobre outros exames ou a terapia. É mais difícil diagnosticar a febre que ocorre sem sintomas de localização ou que é apenas acompanhada de sintomas inespecíficos, como mal-estar ou anorexia. Felizmente, as doenças febris indiferenciadas e agudas são, em sua maioria, benignas, assim como ocorre resolução espontânea em 1 ou 2 semanas sem o estabelecimento de um diagnóstico específico. Nesses casos, não se justifica nenhuma avaliação complementar, além da consulta inicial. Se os sintomas persistirem, a anamnese e o exame físico devem ser repetidos à procura de indícios anteriormente não investigados e de novos achados físicos. Pode haver necessidade de exames laboratoriais.[13]

Em pacientes com doença envolvendo tosse de menos de 3 semanas de duração, a avaliação deve se concentrar na exclusão de uma possível doença grave. Os sinais vitais e o exame de tórax normais descartam efetivamente a maioria dos casos de pneumonia. Essas doenças com tosse são causadas por patógenos virais em mais de 90% dos casos. Nesses pacientes, os antibióticos são ineficazes e tampouco a terapia antimicrobiana previne a pneumonia bacteriana. A presença de escarro e suas características não são úteis para diferenciar infecções bacterianas de virais. Os adultos com tosse prolongada de mais de 3 semanas de duração ou com episódios recorrentes devem ser avaliados à procura de doença reativa das vias respiratórias, refluxo gastresofágico e outras doenças. As infecções que raramente causam tosse prolongada incluem *Bordetella pertussis*, *M. pneumoniae* e *Chlamydophila pneumoniae*. Nesse caso, o médico deve obter uma radiografia de tórax, tratar a exacerbação da doença pulmonar obstrutiva crônica (febre, leucocitose, escarro purulento), quando presente, tratar uma infecção bacteriana confirmada (ver Capítulo 90), além de direcionar o tratamento para uma causa subjacente específica ou outras causas.

Os sinais e sintomas de faringite incluem febre, exsudados tonsilares, hipersensibilidade dos linfonodos cervicais anteriores e ausência de tosse. Se pelo menos dois desses critérios estiverem presentes, o paciente deve ser tratado como se a causa fosse uma faringite viral. Nos adultos, 90% dos casos de faringite são de origem viral. Quando dois ou mais desses critérios são preenchidos, deve-se considerar a obtenção de um teste rápido de antígeno estreptocócico.[14] Em razão da baixa incidência de infecção estreptocócica e febre reumática aguda em adultos, um teste rápido negativo isoladamente é suficiente para descartar a possibilidade de infecção por *Streptococcus pyogenes*. Se o resultado do teste de antígeno for positivo, o paciente pode ser tratado com antibiótico betalactâmico, se não for alérgico. Em um paciente com sintomas de infecção das vias respiratórias superiores e secreção nasal mucopurulenta de menos de 10 dias de duração, as secreções nasais purulentas não indicam infecção bacteriana. Os casos de rinossinusite aguda observados no ambiente ambulatorial são causados, em sua maioria, por infecção viral não complicada das vias respiratórias superiores.[A1] Se os sintomas persistirem por mais de 10 dias sem melhora ou se houver sintomas específicos de sinusite de qualquer duração (secreção nasal purulenta de 3 a 4 dias de duração, dor e pressão faciais unilaterais, dor de dente maxilar ou agravamento dos sintomas após uma melhora inicial), deve-se considerar o uso de amoxicilina ou de outro betalactâmico, com uso de outras classes de antimicrobianos em pacientes alérgicos à penicilina. Os resultados clínicos não são, em sua maioria, afetados de maneira adversa pelo uso tardio de antibióticos no tratamento de infecções das vias respiratórias superiores.[A2]

Deve-se suspeitar de pneumonia adquirida na comunidade (ver Capítulo 91) em pacientes com tosse, produção de escarro ou dispneia, particularmente se esses sintomas forem acompanhados de febre e alteração dos sons respiratórios. Deve-se efetuar uma radiografia de tórax para confirmar o diagnóstico. A decisão imediata mais importante é determinar onde o paciente receberá assistência. Em geral, a assistência ambulatorial é suficiente para: pacientes com menos de 50 anos sem doença cardiopulmonar; pacientes que não apresentam comorbidades (incluindo doença maligna, insuficiência cardíaca, diabetes melito ou hospitalização no último ano); e para aqueles sem achados no exame físico, como alteração do estado mental, pulso de 125 bpm ou mais ou frequência respiratória de 30 por minuto ou mais. As diretrizes desenvolvidas pela American Thoracic Society e pela Infectious Diseases Society of America sugerem o uso de um betalactâmico, macrolídio ou doxiciclina. Entre pacientes internados em um estabelecimento sem UTI, com suspeita clínica de pneumonia adquirida na comunidade, a monoterapia empírica com betalactâmico é tão satisfatória quanto a terapia combinada com betalactâmico-macrolídio ou a monoterapia com quinolonas.[A3] As quinolonas devem ser utilizadas em pacientes ambulatoriais somente quando o paciente não responde à terapia de primeira linha, apresenta comorbidade significativa ou tem alergia conhecida a um agente de primeira linha.

As infecções da pele e dos tecidos moles são causadas, em sua maioria, por estreptococos; uma minoria é causada por *S. aureus* e, raramente, por outras bactérias, cuja presença pode ser sugerida por considerações epidemiológicas (p. ex., nadar em água doce, onde *Aeromonas* pode ser o patógeno). A dor já pode estar presente há 12 horas ou mais antes da observação de uma coloração da pele. A formação de furúnculo ou de abscesso deve levar à consideração de *S. aureus* e, raramente, do grupo do *Streptococcus anginosus*. A incisão e a drenagem podem ser suficientes no tratamento de um abscesso cutâneo embora o fenótipo de *S. aureus* resistente à meticilina, virulento, de rápida expansão e adquirido na comunidade possa exigir terapia antimicrobiana. A bursite séptica quase sempre é causada por *S. aureus,* e a bolsa infectada deve ser aspirada e drenada, além da administração de antibióticos (ver Capítulo 256).

As infecções gastrintestinais podem ser causadas por toxinas ingeridas, vírus ou, com menos frequência, por bactérias, com ou sem produção associada de toxinas. A abordagem apropriada depende do contexto epidemiológico, como armazenamento inadequado de alimentos, viagens ao exterior ou contato com outra pessoa doente (ver Capítulo 267). Os sintomas de cistite em uma jovem sexualmente ativa podem ser tratados com antibióticos empíricos; entretanto, havendo dor no flanco e febre com náuseas, pode ser necessário considerar uma internação breve ou a administração de uma dose intravenosa inicial de antibióticos (ver Capítulo 268). Deve-se considerar a possibilidade de doença inflamatória pélvica.

Na avaliação inicial de um paciente com febre persistente e crônica, a anamnese cuidadosa e o exame físico fornecem indícios importantes para o diagnóstico, direcionando à investigação complementar. O objetivo inicial consiste em caracterizar a doença de maneira acurada, além de obter informações sobre fatores importantes do hospedeiro e epidemiológicos. É necessária uma cuidadosa análise dos sistemas para compreender a extensão do comprometimento de vários sistemas orgânicos, bem como observar as condições clínicas anteriores. O exame deve ser mais abrangente do que aquele para uma doença febril aguda com sinais e sintomas de localização. Os exames laboratoriais também podem desempenhar um papel mais importante na orientação da pesquisa complementar. Nesses casos, as avaliações repetidas são mais a norma do que a exceção.

Desaconselha-se iniciar uma terapia empírica às cegas em pacientes febris sem risco iminente de dano clínico grave ou morte, visto que isso pode impedir um diagnóstico no momento oportuno, possibilitando um tratamento definitivo. A pró-calcitonina – que é um precursor da calcitonina – é um reagente de fase aguda que tem mais tendência a estar elevado nas infecções bacterianas do que nas virais, bem como seu uso pode reduzir a administração desnecessária de antibióticos em algumas situações, como no caso de pacientes com infecções respiratórias.[A3b] No entanto, ela não pode ser utilizada isoladamente para a tomada de decisões[14b] e sua consideração não melhorou os cuidados em hospitais com altos níveis de adesão às medidas de qualidade para o tratamento da pneumonia.[A4,A4b] A pró-calcitonina distingue fracamente a sepse da inflamação sistêmica não séptica (sensibilidade de 71%, especificidade de 71%, área sob a curva característica operacional do receptor = 0,63), assim como sua utilidade nesses contextos.[A5,A5b] Em consequência, o melhor papel da pró-calcitonina ainda precisa ser determinado.[14c] A multiplex rápida com comentários padronizados do laboratório pode reduzir o tratamento de contaminantes de hemocultura e o uso de antimicrobianos de amplo espectro.[A6]

MANEJO INICIAL DE SUSPEITA DE INFECÇÃO NOSOCOMIAL

A determinação da natureza de uma doença febril em paciente hospitalizado precisa considerar o hospedeiro, o ambiente e o momento do traumatismo recente ou o tipo e a duração da cirurgia, além da abordagem geral utilizada para pacientes ambulatoriais. Um mnemônico clássico – os seis *w* (*w's*) – pode ajudar a orientar a avaliação: vento (*wind*), água (*water*), ferimento (*wound*), caminhar (*walk*), medicamento milagroso (*wonder drug*) e o que fizemos (*what we did*). "Vento" (*wind*) se refere à febre nas primeiras 24 horas após a cirurgia, uma febre que, com frequência, acredita-se estar relacionada ao agente anestésico ou ao traumatismo cirúrgico. Acredita-se que as únicas bactérias capazes de causar infecções significativas nas primeiras 24 horas após uma cirurgia sejam *S. pyogenes* e espécies de *Clostridium*, ambas as quais são incomuns no paciente hospitalizado típico. A "água" (*water*) se refere à infecção do trato urinário, que ocorre depois do terceiro dia de cateterização urinária. Como quase todas as infecções do trato urinário nosocomiais ocorrem em pacientes com cateteres urinários de demora ou naqueles submetidos à instrumentação urológica, a análise da urina ou a urinocultura (ou ambas) devem ser realizadas de modo rotineiro apenas em pacientes febris que apresentam esses fatores de risco. Existe uma alta prevalência de bacteriúria em pacientes que foram cateterizados por 3 dias ou mais, bem como observa-se uma baixa incidência de infecção verdadeira atribuível à bacteriúria. As infecções de "ferida" (*wound*) ocorrem, em geral, cerca de 5 a 7 dias após a cirurgia, sejam feridas de superfície ou complicações de deiscência de anastomoses gastrintestinais. Algumas das taxas mais elevadas de infecção da pele e dos tecidos moles no banco de dados do National Nosocomial Infection Surveillance são observadas em procedimentos gastrintestinais. A infecção por *C. difficile* produtor de toxina constitui a única infecção gastrintestinal nosocomial observada em pacientes hospitalizados, de modo que não há necessidade de coprocultura bacteriana de rotina. "Caminhar" (*walk*) se refere à possível ocorrência de trombose venosa profunda ou embolia pulmonar em um indivíduo que não recebeu profilaxia apropriada ou que, de outro modo, corre risco de trombose. A febre induzida por um "medicamento milagroso" ("*wonder drug*") é normalmente observada depois de aproximadamente 7 a 10 dias de uso do medicamento se o paciente ainda não apresenta alergia ao medicamento, caso em que a recorrência é imediata. Uma exceção a essa regra é o sulfametoxazol, em que cerca da metade das reações de hipersensibilidade ocorre nos primeiros 3 dias após a instituição do tratamento. Por fim, "o que fizemos" (*what we did*) alerta o médico sobre a possibilidade de infecção iatrogênica, como bacteriemia relacionada ao uso de cateter intravenoso.

CONSIDERAÇÕES FINAIS

O tratamento inicial de pacientes com doenças febris exige três considerações importantes. Em primeiro lugar, a doença tem mais probabilidade de ser infecciosa ou mais probabilidade de estar relacionada a algum outro processo? O uso excessivo de antibióticos em situações nas quais não há justificativa, como infecções virais ou doença vascular do colágeno, pode causar uma reação adversa, além de contribuir para o aumento mundial da resistência a antimicrobianos. Todavia, o uso de antibiótico empírico é apropriado em muitos casos de febre e sinais localizados de infecção bacteriana. Em segundo lugar, o médico precisa avaliar rapidamente a gravidade da doença e determinar se existe probabilidade de que ela cause dano orgânico significativo ou até mesmo morte. Em um paciente febril com sinais de sepse, o médico precisa decidir rapidamente qual terapia específica está indicada, visto que uma demora na instituição da terapia antimicrobiana está correlacionada a um aumento da morbidade e da mortalidade. Por fim, o médico precisa determinar se apenas cuidados de suporte, incluindo terapia antipirética, são justificados.

A prevalência quase universal das respostas febris adaptativas à presença de microrganismos sugere que a febre apresenta um benefício efetivo ao hospedeiro. Além dos estudos clínicos que correlacionam a temperatura central elevada e uma melhora do prognóstico durante a infecção, as investigações dos principais mediadores endógenos forneceram evidências do efeito protetor das citocinas pirogênicas. Ainda que o uso de medicamentos antipiréticos seja uma prática estabelecida há muito tempo e difundida, o benefício real da redução da temperatura em pacientes febris é incerto. A terapia antipirética não protege contra a recorrência de convulsões febris na infância, nem sua relação risco-benefício foi determinada em pacientes com doenças cardiopulmonares e outros distúrbios subjacentes. Em resumo, a febre habitualmente não é prejudicial e os antipiréticos podem confundir o quadro clínico ao reduzi-la – embora seus efeitos anti-inflamatórios sejam, com frequência, benéficos.[A7]

Grau A Recomendações de grau A

A1. Lemiengre MB, van Driel ML, Merenstein D, et al. Antibiotics for clinically diagnosed acute rhinosinusitis in adults. *Cochrane Database Syst Rev.* 2012;10:CD006089.

A2. Spurling GK, Del Mar CB, Dooley L, et al. Delayed antibiotic prescriptions for respiratory infections. *Cochrane Database Syst Rev.* 2017;9:CD004417.

A3. Postma DF, van Werkhoven CH, van Elden LJ, et al. Antibiotic treatment strategies for community-acquired pneumonia in adults. *N Engl J Med.* 2015;372:1312-1323.

A3b. Schuetz P, Wirz Y, Sager R, et al. Effect of procalcitonin-guided antibiotic treatment on mortality in acute respiratory infections: a patient level meta-analysis. *Lancet Infect Dis.* 2018;18:95-107.

A4. Huang DT, Yealy DM, Filbin MR, et al. Procalcitonin-guided use of antibiotics for lower respiratory tract infection. *N Engl J Med.* 2018;379:236-249.

A4b. Huang DT, Yealy DM, Angus DC. Longer-term outcomes of the ProACT trial. *N Engl J Med.* 2020;382:485-486.

A5. Andriolo BN, Andriolo RB, Salomão R, et al. Effectiveness and safety of procalcitonin evaluation for reducing mortality in adults with sepsis, severe sepsis or septic shock. *Cochrane Database Syst Rev.* 2017;1:CD010959.

A5b. Meier MA, Branche A, Neeser OL, et al. Procalcitonin-guided antibiotic treatment in patients with positive blood cultures: a patient-level meta-analysis of randomized trials. *Clin Infect Dis.* 2019;69:388-396.

A6. Banerjee R, Teng CB, Cunningham SA, et al. Randomized trial of rapid multiplex polymerase chain reaction-based blood culture identification and susceptibility testing. *Clin Infect Dis.* 2015;61:1071-1080.

A7. Jefferies S, Weatherall M, Young P, et al. The effect of antipyretic medications on mortality in critically ill patients with infection: a systematic review and meta-analysis. *Crit Care Resusc.* 2011;13:125-131.

REFERÊNCIAS BIBLIOGRÁFICAS

As referências bibliográficas, bem como os outros materiais suplementares deste livro, encontram-se no GEN-IO, nosso ambiente virtual de aprendizagem.

265 ABORDAGEM DA FEBRE E DA SUSPEITA DE INFECÇÃO NO HOSPEDEIRO IMUNOCOMPROMETIDO

COSTI D. SIFRI E KIEREN A. MARR

DEFINIÇÃO

Os indivíduos saudáveis apresentam sistemas de defesa antimicrobianos robustos constituídos por barreiras físicas na forma da pele e das membranas mucosas, por defesas imunes inatas, que são conservadas ao longo da evolução, e pela defesa imune adaptativa (adquirida) (ver Capítulos 39 e 40). Esses sistemas estão altamente interconectados e trabalham em conjunto por meio de uma série de superfícies, células e fatores solúveis defensivos com a finalidade de proteger o hospedeiro de possíveis agressores microbianos. A microflora comensal normal da pele e da mucosa protegem o hospedeiro ao ocupar nichos de superfície corporal, sem ativar o sistema imunológico, e desempenha um importante papel na maturação do sistema imunológico e na homeostasia. O estado nutricional, a função de vários órgãos e a idade contribuem para a função imunológica normal. Danos a qualquer um desses componentes de defesa do hospedeiro aumentam o risco de infecção. Embora uma grande variedade de condições, incluindo queimaduras da superfície do corpo, distúrbios endócrinos e metabólicos e certos medicamentos, como os glicocorticoides, possam afetar componentes desses sistemas de defesa e fazer que o indivíduo corra risco aumentado de infecção, o foco deste capítulo será a respeito dos indivíduos que têm comprometimento do sistema imunológico decorrente do tratamento de doenças neoplásicas (com atenção particular para distúrbios hematológicos, como leucemia e linfoma), receptores de transplantes de órgãos sólidos ou de células-tronco hematopoéticas e pacientes que tomam medicamentos imunomoduladores para doenças vasculares do colágeno (imunológicas) e reumatológicas. O tratamento de indivíduos com síndrome da imunodeficiência adquirida (AIDS) é discutido nos Capítulos 364 e 365, enquanto uma discussão mais completa da imunodeficiência primária é fornecida no Capítulo 236.

CONCEITOS GERAIS

Os componentes do sistema imunológico e outros mecanismos de defesa do hospedeiro são apresentados na Tabela 265.1. O sistema imunológico inato é antigo (suas origens datam dos primeiros eucariontes unicelulares) e atua como primeira linha de defesa do hospedeiro contra o ataque de patógenos. Seus componentes incluem barreiras físicas e químicas naturais, células fagocíticas e sistemas de sinalização codificados por linhagens germinativas que reconhecem os componentes moleculares invariáveis, exclusivos e essenciais à sobrevivência dos micróbios. Esses sistemas de sinalização distinguem rapidamente (em minutos a horas) o "não próprio" do "próprio", levando à ativação de células fagocitárias protetoras, cascatas de enzimas proteolíticas, peptídios e outros produtos antimicrobianos (ver Capítulo 39). O sistema imunológico inato também prepara o sistema imunológico adaptativo que é mais

Tabela 265.1 Componentes do sistema imunológico.

SISTEMA IMUNOLÓGICO INATO (IMEDIATO, NÃO ESPECÍFICO CONTRA PATÓGENOS, DE ORIGEM EVOLUTIVA ANTIGA, SEM MEMÓRIA)	
Mecanismos de defesa físicos	Pele Membranas mucosas (p. ex., mucosa oral, mucosa olfatória, mucosa gástrica, mucosa intestinal, mucosa brônquica, mucosa geniturinária) Lágrimas Muco Epitélio ciliado respiratório Fluxo urinário
Mecanismos de defesa solúveis e celulares inatos	Ácido gástrico Cascata do complemento Fagócitos (*i. e.*, neutrófilos, macrófagos, células dendríticas) Lectina de ligação da manose Receptores *toll-like* e Nod Citocinas (p. ex., IL-1, IL-4, IL-5, IL-6, IL-8, IL-10, IL-12, G-CSF, TNF-α, IFN-γ) Produtos antimicrobianos naturais (p. ex., defensinas, lactoferrina, lisozima, espécies reativas de oxigênio)
SISTEMA IMUNOLÓGICO ADAPTATIVO (TARDIO, ESPECÍFICO CONTRA PATÓGENOS, ORIGEM EVOLUTIVA COM OS VERTEBRADOS MANDIBULADOS [CERCA DE 0,5 BILHÃO DE ANOS] DOTADO DE MEMÓRIA)	
Sistema imunológico adaptativo celular	Linfócitos T • $CD8^+$ (citotóxicos) • $CD4^+$ (auxiliares) • Γδ (TCR alternativos)
Sistema imunológico adaptativo humoral	Linfócitos B • Imunoglobulinas (anticorpos IgM, IgG, IgA, IgE, IgD)
EFETORES DA FUNÇÃO IMUNE	
Efetor	Flora microbiana residente Função orgânica Idade Estresse Nutrição Homeostasia metabólica (p. ex., pH, ferro, uremia)

G-CSF = fator de estimulação de colônias de granulócitos; IFN-γ = interferona-γ; IL = interleucina; TNF-α = fator de necrose tumoral α.

recente na sua origem evolutiva e se distingue pela capacidade de criar respostas específicas contra o patógeno além da memória imunológica ao longo de vários dias. À semelhança do sistema imunológico inato, o sistema imunológico adaptativo é constituído de fatores tanto celulares quanto solúveis (ver Capítulo 40).

O risco de infecção depende do tipo específico de defeito nas defesas do hospedeiro. Por exemplo, o comprometimento da função dos macrófagos em consequência da terapia com fator de necrose tumoral (TNF) constitui um risco predisponente para a infecção por patógenos intracelulares, como *Mycobacterium tuberculosis* e *Histoplasma capsulatum*, enquanto a esplenectomia e o asplenismo funcional predispõem à sepse causada por bactérias encapsuladas, incluindo pneumococos e meningococos. A compreensão detalhada da natureza dos mecanismos de defesa do hospedeiro comprometidos e de como o defeito influencia a suscetibilidade aos possíveis patógenos virais, bacterianos, fúngicos e parasitários permite efetuar avaliações diagnósticas apropriadas, definir terapias e buscar estratégias de prevenção (por meio de vacinação, profilaxia antimicrobiana, monitoramento preventivo e mudanças no estilo de vida).

Determinar se um indivíduo imunocomprometido apresenta uma doença infecciosa clinicamente significativa pode ser um desafio. Diversos fatores dificultam a identificação de doenças infecciosas em indivíduos com comprometimento das defesas imunes. As possíveis etiologias da infecção são diversas e variam desde patógenos típicos adquiridos na comunidade até patógenos oportunistas menos comuns. Os sinais de inflamação, incluindo febre, dor e eritema podem ser reduzidos e os marcadores laboratoriais de infecção, como alterações na contagem dos leucócitos e níveis de transaminase hepática, podem ser sutis ou difíceis de interpretar em virtude da influência de processos não infecciosos de base (p. ex., medicamentos, disfunção orgânica). Os achados radiográficos também podem estar atenuados. Em consequência, a infecção pode estar avançada quando se apresenta. Além disso, múltiplas infecções ou processos têm chance de ocorrer simultaneamente. O diagnóstico pode representar um desafio, visto que os testes sorológicos podem não ser úteis. Entretanto, avanços recentes no desenvolvimento e na adoção de ensaios diagnósticos moleculares por laboratórios clínicos de microbiologia demonstraram ser ferramentas particularmente úteis em pacientes imunocomprometidos. Por fim, numerosas causas não infecciosas de febre, incluindo doença neoplásica, doença vascular do colágeno, rejeição de aloenxerto, doença do enxerto *versus* hospedeiro (DEVH) e determinados medicamentos (p. ex., febre induzida por antibióticos, síndromes de liberação de citocinas após terapia com anticorpos monoclonais), podem causar doença febril que é indistinguível dos processos infecciosos. Portanto, é necessário envidar esforços significativos e acelerados para estabelecer a etiologia da febre no hospedeiro imunocomprometido. Para estabelecer o diagnóstico, podem ser necessários procedimentos invasivos como biopsia guiada por exame de imagem, procedimentos endoscópicos e cirurgia.

ABORDAGEM AO PACIENTE

Em termos gerais, os fatores que predispõem os pacientes imunocomprometidos à infecção podem ser divididos em duas categorias: fatores intrínsecos do hospedeiro como consequência da doença e fatores associados ao tratamento médico. Os fatores intrínsecos do hospedeiro incluem imunodeficiências subjacentes, comorbidades médicas, infecções anteriores, distúrbios metabólicos e estado nutricional precário. Em pacientes com câncer, a obstrução mecânica produzida por tumores pode predispor à disfunção orgânica, infecção e formação de abscessos. Os tumores de cabeça e pescoço, das vias respiratórias, do trato gastrintestinal e do sistema geniturinário feminino predispõem a infecções nesses espaços anatômicos e adjacentes a eles. Os pacientes com disfunção orgânica crônica progressiva e falência estão predispostos à infecção em consequência de sua doença. Problemas pulmonares estruturais, como doença pulmonar cavitária, representam um risco para a colonização e a superinfecção por *Aspergillus* e por micobactérias não tuberculosas. A insuficiência respiratória progressiva predispõe os indivíduos à pneumonia por patógenos associados à comunidade, aos cuidados de saúde e oportunistas. A insuficiência hepática progressiva predispõe a infecções fúngicas, incluindo criptococose. A imunodeficiência como consequência direta de distúrbios adquiridos do sistema imunológico, como neoplasias malignas hematológicas ou infiltração da medula óssea por metástase de tumores sólidos, acrescenta outra camada de risco de infecção.

O tratamento médico é outra consideração importante, que influencia o risco de infecção. A radioterapia e a quimioterapia citotóxica de doenças malignas são direcionadas, direta ou indiretamente, para as células do sistema imunológico, levando a um risco significativo de infecção. As barreiras físicas e naturais, como a pele, as membranas mucosas, o uroepitélio e o epitélio respiratório ciliado, podem ser lesionadas ou debilitadas em consequência de doença ou de tratamento. A cirurgia e o uso de dispositivos médicos, como cateteres venosos centrais, cateteres vesicais de longa permanência e dispositivos de suporte circulatório, entre outros, predispõem às infecções por uma variedade de patógenos nosocomiais, incluindo *Staphylococcus aureus*, estafilococos coagulase negativos, enterococos, bactérias gram-negativas entéricas, *Pseudomonas aeruginosa*, outras bactérias gram-negativas multidrogarresistentes e *Candida*. O sangramento e as coleções em órgãos, como urinomas e bilomas, podem ser invadidos e infectados após cirurgia. Repetidas cirurgias representam um risco tanto para receptores de transplante de órgãos quanto para pacientes com tumores sólidos. Os pacientes com câncer de pulmão primário ou metastático são suscetíveis à pneumonia recorrente. Os pacientes com câncer de cabeça e pescoço e câncer cerebral têm predisposição à pneumonite e pneumonia por aspiração. O uso de medicamentos imunossupressores após transplante alogênico de células hematopoéticas ou de órgãos constitui obviamente um fator de risco. As consequências de infecções anteriores, o uso de antibióticos empíricos e o tratamento de infecções levam a alterações desequilibradas na composição do microbioma gastrintestinal (processo denominado *disbiose*), podendo reduzir as barreiras à colonização por patógenos resistentes a fármacos e alterar o risco de infecção.

A abordagem ao paciente imunossuprimido exige a obtenção de informações detalhadas sobre a natureza da imunodeficiência e os riscos relacionados conhecidos.[1] A Tabela 265.2 fornece um resumo dos defeitos imunes específicos nas respostas do hospedeiro que estão associados aos tipos de condições que caracterizam as categorias de pacientes clinicamente imunossuprimidos, incluindo condição subjacente e intervenção. À luz da grande expansão de classes de intervenções imunomoduladoras hoje disponíveis, o conhecimento das terapias anteriores recebidas pelo indivíduo, em particular, adquiriu uma importância crítica no desenvolvimento de uma abordagem informada do paciente imunocomprometido com suspeita de infecção.

Pacientes com doença neoplásica

Em pacientes com neoplasias malignas, a condição subjacente contribui de modo significativo para determinar os riscos infecciosos. Por exemplo, ocorrem neutropenia absoluta ou disfunção dos leucócitos na presença de neoplasias malignas específicas (como leucemias agudas ou crônicas). Nesses casos, o risco de infecções bacterianas é aumentado, mesmo na ausência de quimioterapia. Em outras condições subjacentes, como leucemia linfocítica crônica, existem, com frequência, defeitos quantitativos nos produtos de defesa humorais do hospedeiro, como diminuição das imunoglobulinas e dos componentes da cascata do complemento, que são bactericidas. Outros tipos de células fagocitárias incluem monócitos circulantes e macrófagos teciduais, as células mononucleares fixas do sistema reticuloendotelial. Normalmente, essas células colaboram com linfócitos T auxiliares na defesa contra patógenos intracelulares, como as micobactérias, os fungos e alguns vírus e parasitas. O espectro de riscos infecciosos é ainda mais ampliado e prolongado quando pacientes com esses defeitos imunes subjacentes são tratados com fármacos citotóxicos. As quimioterapias também podem ser deletérias para a função de outros órgãos que são fundamentais para a defesa do hospedeiro, particularmente a integridade da barreira mucosa do trato gastrintestinal e os mecanismos de depuração inatos das vias respiratórias, resultando em suscetibilidades adicionais a bactérias e fungos patogênicos. Por conseguinte, a própria neoplasia maligna subjacente e as terapias específicas utilizadas no seu tratamento combinam-se para produzir o perfil dos tipos de infecções que representam um risco para o paciente, tanto aguda quanto cronicamente.

Receptores de transplantes de células-tronco hematopoéticas e de órgãos sólidos

O transplante de células-tronco hematopoéticas (TCTH) (ver Capítulo 168) expõe os receptores a riscos adicionais em consequência dos agentes utilizados na terapia de condicionamento para preparação do transplante de células-tronco, da taxa e magnitude variáveis de enxerto celular e, nos receptores de TCTH alogênico, da administração de medicamentos adicionais para reduzir os riscos de DEVH. A própria DEVH e os tratamentos utilizados para a sua modulação criam riscos adicionais de infecção. A disfunção orgânica, a perda de barreiras naturais (como a pele e o intestino) e a neutropenia determinam um aumento dos riscos precoces de infecção por bactérias e fungos que residem no trato gastrintestinal; o comprometimento da imunidade humoral e secundária aumenta os riscos tardios para infecções causadas por vírus, fungos e bactérias encapsuladas, particularmente em indivíduos tratados de maneira agressiva para a DEVH.

A imunodeficiência em receptores de transplante de órgãos sólidos é causada principalmente pela instituição da terapia imunossupressora, da necessidade de sua manutenção crônica para suprimir a função dos linfócitos T e B e diminuir os riscos de rejeição precoce e tardia do enxerto (ver Capítulo 43). Outros fatores que podem exacerbar os riscos gerais de infecção incluem alteração da anatomia no pré-operatório e no pós-operatório, a própria intervenção cirúrgica e o potencial de infecção transmitida pelo enxerto (*i. e.*, infecção que se origina do doador).

É importante ter em mente que os receptores de transplante apresentam um aumento nos riscos de infecção aguda, bem como de reativação de infecções latentes após o início da imunossupressão. Por conseguinte, a avaliação antes do transplante deve concentrar-se na detecção de herpes-vírus latentes (p. ex., citomegalovírus [CMV]) e de outros patógenos (p. ex., *M. tuberculosis*), que podem ser transferidos ou reativados com o transplante e a imunossupressão.

O risco global de infecção em receptores de transplante de órgãos é determinado por interações entre (1) a exposição epidemiológica do paciente e (2) o estado efetivo de imunossupressão.[2] A exposição epidemiológica a infecções virais (tanto reativação quanto doença) aumenta os riscos de outras infecções. Por exemplo, sabe-se que a infecção por CMV (ver Capítulo 346) constitui um risco para infecções adicionais por outros microrganismos em receptores de transplante de células-tronco hematopoéticas

Tabela 265.2 Condições, intervenções e defeitos imunes normalmente encontrados em hospedeiros imunocomprometidos.

CONDIÇÃO SUBJACENTE	INTERVENÇÃO	TIPO DE DEFEITO
Tratamento de doenças neoplásicas (particularmente neoplasias malignas hematológicas)	Doença subjacente (sem intervenção)	Defeitos na produção de células da medula óssea associados a defeitos na imunidade celular e na função fagocítica (p. ex., citopenias associadas à infiltração da medula óssea por células malignas)
	Quimioterapias citotóxicas	Supressão da medula óssea; defeitos na imunidade humoral e celular primária e secundária; violação das barreiras da mucosa (pele, intestino); comprometimento da depuração mucociliar; defeitos na função de outros órgãos (p. ex., rim, fígado)
Transplante de células-tronco hematopoéticas	Doença subjacente, sem intervenção (p. ex., neoplasias malignas hematológicas)	Defeitos na imunidade humoral e celular primária e secundária; defeitos na quantidade e na função das células fagocíticas
	Terapia de condicionamento citotóxica (± irradiação corporal total)	Supressão da medula óssea; defeitos na imunidade humoral e celular primária e secundária; violação das barreiras da mucosa; defeitos na função de órgãos
	Manipulação de células-tronco (p. ex., depleção de linfócitos T)	Atraso na pega do enxerto celular
	Profilaxia e tratamento da doença do enxerto *versus* hospedeiro (p. ex., corticosteroides, inibidores da calcineurina, antimetabólitos, antagonistas do TNF-α)	Função defeituosa das células fagocíticas e disfunção da imunidade humoral primária e secundária
Transplante de órgãos sólidos	Doença subjacente sem intervenção (p. ex., diabetes melito, doença hepática terminal)	Disfunção orgânica e disfunção imune diversa
	Terapias de indução (p. ex., corticosteroides, globulina antilinfócito, esplenectomia, Ac anti-interleucina-2, Ac anti-CD52, inibidores da calcineurina	Depleção e comprometimento da imunidade celular e humoral primária e secundária
	Intervenção cirúrgica e alteração da anatomia	Violação das barreiras da mucosa; defeitos na função orgânica
	Profilaxia e tratamento da rejeição aguda e crônica (p. ex., corticosteroides, inibidores da calcineurina, antimetabólitos e agentes alquilantes, plasmaférese, globulina antitimócito, anticorpos monoclonais contra linfócitos B e T, terapia anticitocina, bloqueadores da coestimulação de linfócitos T)	Função defeituosa das células fagocíticas, imunidade humoral e celular primária e secundária
Tratamento das doenças vasculares do colágeno e autoimunes	Agentes anti-inflamatórios e imunossupressores (corticosteroides, agentes anti-inflamatórios não esteroides, inibidores da calcineurina, sirolimo, micofenolato de mofetila)	Função defeituosa das células fagocíticas, imunidade humoral e celular primária e secundária
	Antimetabólitos e agentes alquilantes	Supressão da medula óssea, defeitos da imunidade humoral e celular primária e secundária
	Modificadores biológicos da resposta imune (p. ex., globulina antitimócito, anticorpos monoclonais contra linfócitos B e T, terapias anticitocinas, bloqueadores da coestimulação das linfócitos T)	Função defeituosa da imunidade humoral e celular primária e secundária

Ac = anticorpo; TNF-α = fator de necrose tumoral α.

e transplante de órgãos sólidos. O *estado efetivo de imunossupressão* é uma medida conceitual de todos os fatores que contribuem para o risco individual de um paciente para infecção em qualquer momento específico. A Tabela 265.3 fornece uma lista de alguns dos fatores clínicos que influenciam o estado efetivo de imunossupressão. Incluem condições médicas subjacentes (p. ex., diabetes melito, idade avançada, desnutrição), uso de terapias imunossupressoras específicas (e sua sinergia potencial), problemas técnicos durante a cirurgia, disfunção orgânica pós-transplante, administração de antibióticos de amplo espectro e intubação prolongada das vias respiratórias ou uso de acesso urinário ou vascular. Esse conceito, que se originou de uma compreensão do transplante de órgãos sólidos, talvez possa ser aplicado aos cuidados de todos os pacientes imunossuprimidos.

Um número cada vez maior de tipos de terapia imunossupressora é administrado frequentemente a pacientes com doenças ativas do tecido conjuntivo e distúrbios autoimunes. Essas condições são apresentadas na Tabela 265.2. Essa população de pacientes está crescendo em termos de importância com o uso cada vez maior de modificadores biológicos da resposta imune (ver Capítulos 32 e 33), que aumentam os riscos de

Tabela 265.3 Fatores que contribuem para o estado efetivo de imunossupressão.

Terapia imunossupressora: tipo, sequência temporal e intensidade
Terapias anteriores e atuais (quimioterapia, radioterapia, agentes antimicrobianos)
Integridade da barreira de tegumento (p. ex., cateteres, acessos, drenos)
Neutropenia, linfopenia, hipogamaglobulinemia
Defeitos imunes subjacentes (p. ex., doença autoimune, polimorfismos genéticos)
Condições metabólicas: uremia, desnutrição, diabetes melito, cirrose, idade avançada
Infecção viral (p. ex., herpes-vírus [CMV, EBV], HBV, HCV, HIV, RSV, influenza)

CMV = citomegalovírus; EBV = vírus Epstein-Barr; HBV = vírus da hepatite B; HCV = vírus da hepatite C; HIV = vírus da imunodeficiência humana; RSV = vírus sincicial respiratório. Adaptada de Fishman J.A. Infection in organ transplantation. *Am J Transplant.* 2017; 17:856-879.

reativação de infecção latente (p. ex., *M. tuberculosis* e *H. capsulatum*) e de manifestações graves de infecção aguda. Os riscos infecciosos devem ser considerados ao ponderar a necessidade dessas terapias e ao planejar esquemas preventivos.

FEBRE NO HOSPEDEIRO IMUNOCOMPROMETIDO

O início da febre em um paciente imunocomprometido pode constituir um evento ameaçador. Dependendo da natureza e da magnitude das defesas comprometidas do hospedeiro, incluindo comorbidades, uma resposta febril pode indicar o início de uma infecção sistêmica potencialmente fatal. Deve-se obter uma abordagem diagnóstica pela cuidadosa análise dos sinais e sintomas de infecção do paciente, forma(s) exata(s) de imunocomprometimento e da possibilidade de risco aumentado de reativação de infecção latente. Como a infecção pode progredir rapidamente, em particular em pacientes com neutropenia absoluta (ver adiante), a terapia antimicrobiana empírica com frequência é indicada, mesmo antes da identificação definitiva de uma infecção.

MANIFESTAÇÕES CLÍNICAS E DIAGNÓSTICO

No contexto da neutropenia associada a doença ou induzida por quimioterapia, a febre normalmente é uma indicação clínica importante de infecção e, com frequência, a única. Alguns pacientes com neutropenia e infecção grave, particularmente os idosos, podem estar afebris ou mesmo com hipotermia na apresentação. O risco de infecção bacteriana aumenta proporcionalmente com o declínio das contagens de neutrófilos, particularmente com neutropenia significativa de duração prolongada.[3] As taxas de infecção aumentam com níveis de neutrófilos inferiores a 1.000 células/$\mu\ell$, aumentando progressivamente à medida que as contagens declinam para menos de 100 células/$\mu\ell$. A duração da neutropenia significativa também é um importante determinante do tipo de infecção mais provável de ocorrer, com aumento do risco de infecções bacterianas e fúngicas a cada semana sucessiva em que as contagens de leucócitos são inferiores a 500 células/μℓ.

As causas mais comuns de febre durante a neutropenia costumavam ser bactérias gram-negativas, que se originavam habitualmente do trato gastrintestinal. Na década de 1990, concomitantemente ao aumento no uso de antibióticos profiláticos e empíricos que proporcionavam cobertura contra bactérias gram-negativas, em particular quinolonas e betalactâmicos de espectro estendido, houve declínio nas taxas de bacteriemia gram-negativa e aumento recíproco nas taxas de bacteriemia gram-positiva. Os estudos realizados sustentaram o uso liberal e imediato de agentes antimicrobianos empíricos em pacientes febris com neutropenia, selecionando medicamentos ativos contra os patógenos mais prováveis, levando em consideração a exposição epidemiológica dos pacientes e os microrganismos colonizadores, particularmente no trato gastrintestinal.

A apresentação de um paciente febril com neutropenia deve levantar imediatamente as questões e considerações delineadas na Tabela 265.4. Nesses casos, o diagnóstico diferencial de febre deve ser influenciado pelas exposições locais e hospitalares e pelo tipo de antibióticos preventivos que o paciente pode estar recebendo, que provavelmente podem ter alterado a composição do microbioma gastrintestinal. O tipo e a duração da imunodeficiência (*i. e.*, o estado efetivo de imunossupressão) podem alterar os riscos gerais. A disfunção orgânica específica, como doença pulmonar subjacente ou comprometimento renal, pode predispor a síndromes infecciosas únicas (ver adiante). As exposições epidemiológicas devem ser meticulosamente exploradas. Os agentes antimicrobianos atuais e administrados anteriormente afetam os riscos de infecções específicas. Em particular, com pacientes que estão hospitalizados em um centro de cuidados agudos, cuidados crônicos ou que recentemente foram hospitalizados, é útil obter informações sobre microrganismos colonizadores que possam exibir perfis complexos de resistência, como enterococos resistentes à vancomicina, bactérias que expressam betalactamases de espectro estendido ou outros determinantes de resistência (p. ex., carbapenemases). O conhecimento da colonização recente por esses microrganismos ou a epidemiologia institucional local devem ser considerados quando se ajusta o tratamento antibiótico inicial.

O início da febre em um paciente com neutropenia ou com imunocomprometimento exige uma avaliação imediata e completa à beira do leito. Em particular, os pacientes com neutropenia podem não ser capazes de mobilizar um número suficiente de leucócitos para desencadear uma resposta inflamatória clinicamente aparente. Por exemplo, podem não exibir os sinais peritoneais esperados de um abdome agudo, os sinais meníngeos de uma infecção do sistema nervoso central (SNC) ou a hipersensibilidade localizada, edema e eritema para um abscesso. Por conseguinte, nesses indivíduos, é de suma importância proceder a um exame físico cuidadoso e completo e obter exames de imagem guiados. Começando com o exame da cabeça e pescoço, deve-se efetuar um exame específico à procura de evidências de infecção do SNC, bem como uma avaliação geral do estado mental. A orofaringe precisa ser examinada à procura de faringite e hipersensibilidade focal. As membranas sinusais devem ser avaliadas quanto à presença de eritema e necrose. O exame completo do coração, dos campos pulmonares e do abdome é de importância crítica, com atenção para a possível presença de novos sopros, sons respiratórios anormais e hipersensibilidade intra-abdominal. Todo o tegumento, incluindo a área perirretal, deve ser examinado. Os pacientes com neutropenia grave tendem a adquirir infecções em ambas as extremidades do trato gastrintestinal. Os locais de saída dos cateteres intravenosos e túneis devem ser cuidadosamente inspecionados, e deve-se obter uma amostra de sangue por meio de cateteres para cultura. Como os sinais clássicos de infecção dos locais de saída dos cateteres e túneis podem estar ausentes ou atenuados em pacientes com neutropenia (com sinais de infecção apenas presentes após a recuperação dos neutrófilos), o exame deve ser realizado diariamente e com inspeção rigorosa à procura de evolução de infecção localizada, que pode exigir a retirada do cateter.

Deve-se efetuar exames laboratoriais, com ênfase em procedimentos capazes de fornecer resultados imediatos, como coloração de Gram de líquidos corporais, exsudatos ou aspirados. Deve-se obter imediatamente hemoculturas e culturas de outros líquidos corporais, de preferência antes de iniciar antibióticos empíricos. Os exames de sangue de rotina devem incluir um hemograma completo com contagem diferencial, nível sérico de creatinina e provas de função hepática. A radiografia de tórax deve constituir parte da avaliação inicial, mesmo se o exame do tórax for normal, assim como uma análise da urina de rotina. Como as radiografias de rotina não são sensíveis para a detecção de pequenas lesões nodulares, particularmente aquelas causadas por fungos filamentosos, deve-se efetuar uma tomografia computadorizada (TC) para a avaliação de febre persistente, particularmente na presença de sintomas das vias respiratórias. As causas não infecciosas de febre (p. ex., febre medicamentosa) não podem ser omitidas em pacientes com neutropenia, embora frequentemente possam exigir uma intervenção menos urgente. Até o momento, nenhum biomarcador demonstrou ser confiável na discriminação entre infecção grave e outras causas de febre durante a neutropenia, embora estudos sobre a utilidade da proteína de ligação de lipopolissacarídeo, da interleucina-6 e interleucina-8, da procalcitonina, do TREM-1 (receptor de gatilho expresso em células mieloides 1) solúvel e proteína C reativa, para citar apenas alguns, estejam sendo realizados. É importante ter maior consciência da possibilidade de infecção fúngica.[3b]

Não é raro haver múltiplos episódios de febre durante a hospitalização prolongada e neutropenia. Cada episódio exige uma avaliação abrangente. Após uma infecção documentada, não se deve pressupor que um episódio subsequente de febre seja causado pela recrudescência do mesmo patógeno.

TRATAMENTO

Uma consideração inicial no manejo da febre durante a neutropenia é decidir se o paciente necessita de hospitalização para terapia.[4] A avaliação dos riscos constitui parte integrante da avaliação inicial para determinar a viabilidade da terapia ambulatorial. Foram desenvolvidos dois sistemas de avaliação de risco e, um deles, o escore de índice de risco da Multinational Association of Supportive Care in Cancer (MASCC) (Tabela 265.5) foi validado como preditor útil de desfecho, auxiliando potencialmente na identificação de pacientes que podem ser tratados com antibióticos orais e monitoramento rigoroso em casa, em vez de terapia com o paciente hospitalizado. Entretanto,

Tabela 265.4 Abordagem da febre durante a neutropenia induzida por quimioterapia.

CONSIDERAÇÕES CLÍNICAS ANTERIORES E ATUAIS
Qual é o tipo e a duração da deficiência imunológica?
O paciente apresenta alguma disfunção orgânica passível de predispor a uma infecção em particular?
O paciente apresenta alguma exposição ambiental ou epidemiológica singular?
Quais são as infecções anteriores e os microrganismos colonizadores do paciente?
Quais são os agentes antimicrobianos atuais e administrados recentemente?
Existem sinais ou sintomas de apresentação específicos que possam sugerir determinado tipo de infecção ou síndrome?

Tabela 265.5 Índice da Multinational Association for Supportive Care in Cancer (MASCC).

COMPONENTES DO ÍNDICE DA MASCC	
CARACTERÍSTICA CLÍNICA	**ESCORE***
Carga da doença (1 das 3 opções apenas):	
Assintomático ou sintomas leves	5
Sintomas moderados	3
Sintomas graves	0
Ausência de hipotensão (PA sistólica > 90 mmHg)	5
Ausência de doença pulmonar obstrutiva crônica	4
Tumor sólido ou ausência de infecção fúngica em um paciente com neoplasia hematológica	4
Ausência de desidratação (não há necessidade de hidratação com líquidos IV)	3
Ambulatorial no momento de aparecimento da febre	3
Idade < 60 anos	2

*Pontuação máxima: 26 (5 + 5 + 4 + 4 + 3 + 3 + 2). Baixo risco de complicação = pontuação ≥ 21; alto risco de complicação = pontuação < 21. PA = pressão arterial; IV = via intravenosa. Dados de Klastersky J, Paesmans M, Rubenstein EB, et al. The Multinational Association for Supportive Care in Cancer risk index: a multinational scoring system for identifying low-risk febrile neutropenic cancer patients. *J Clin Oncol.* 2000;18:3038-3051.

outros fatores também devem ser considerados na tomada dessa decisão, como doença subjacente, duração prevista da neutropenia, outras comorbidades, acesso imediato do paciente a um hospital e julgamento clínico do médico assistente. As diretrizes da American Society of Clinical Oncology e da Infectious Diseases Society of America fornecem uma estrutura para considerações programáticas e critérios de seleção para o manejo ambulatorial de pacientes com neutropenia febril (Figura 265.1).[5,6]

A progressão da infecção pode ocorrer rapidamente em hospedeiros com neutropenia. As taxas muito elevadas de mortalidade associadas à bacteriemia, em particular aquela causada por bactérias gram-negativas, levaram à introdução de terapias empíricas de rotina. A escolha inicial do antibiótico deve ser ajustada individualmente a cada paciente e às variáveis institucionais, conforme delineado na Tabela 265.2 e na Figura 265.2. Em pacientes de baixo risco que podem ser potencialmente tratados com antibióticos orais,[A1] a combinação de uma quinolona, como o ciprofloxacino, com amoxicilina-clavulanato demonstrou ser efetiva. Em pacientes de alto risco, é necessário proceder à internação para tratamento e administração imediata de um esquema de antibióticos intravenosos de amplo espectro. A International Surviving Sepsis Campaign recomenda iniciar os antibióticos o mais rápido possível, de preferência dentro de 1 hora após o reconhecimento da febre durante a neutropenia. Alguns estudos indicam que qualquer atraso na administração de antibióticos pode levar a internações hospitalares prolongadas.

Os estudos preliminares demonstraram a eficácia da combinação de um betalactâmico antipseudômonas e um aminoglicosídeo. Entretanto, uma metanálise mostrou que a monoterapia com um dos mais novos betalactâmicos de amplo espectro está associada a melhores resultados, em comparação com a terapia combinada.[A2] Os agentes de espectro estendido, como

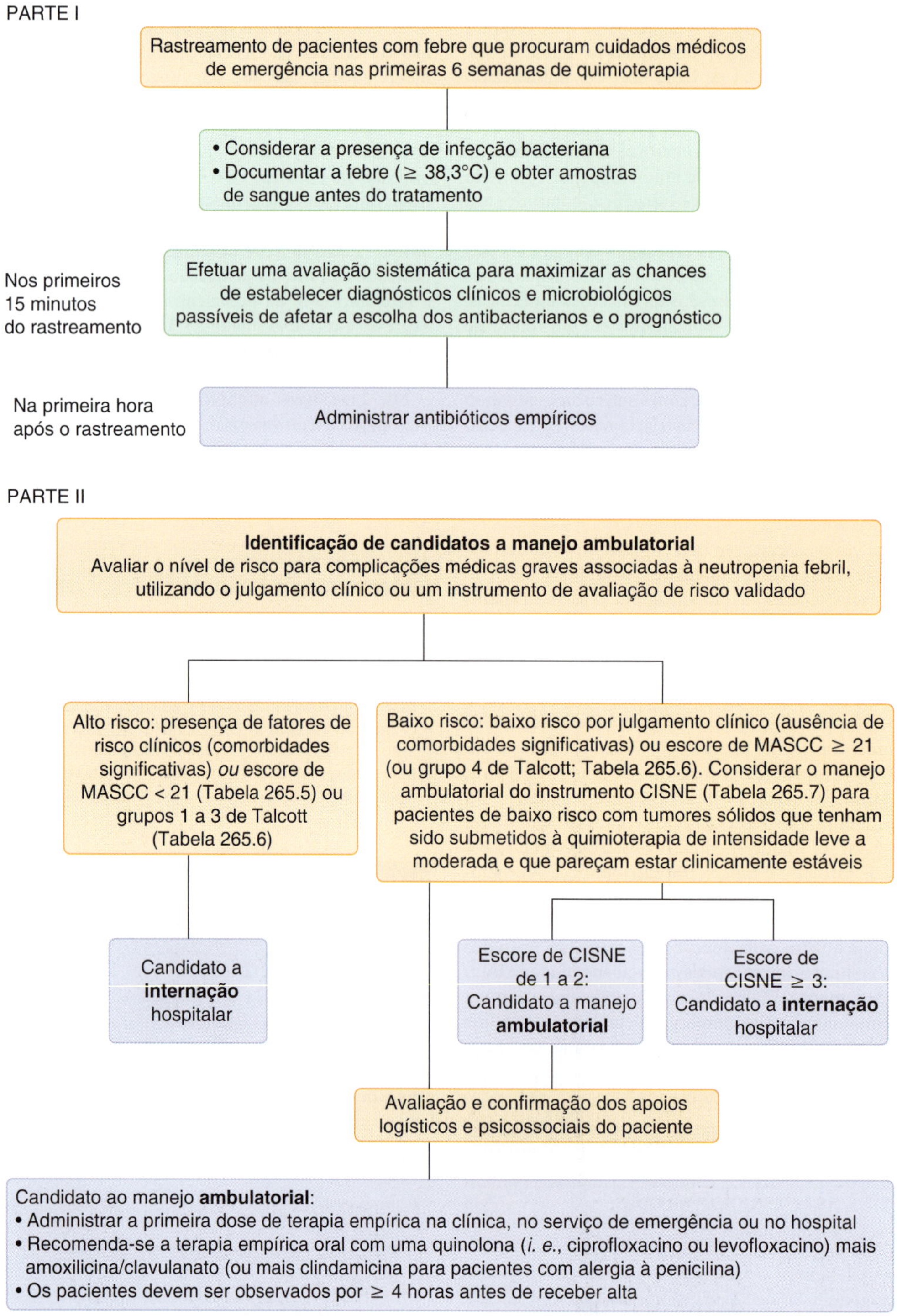

FIGURA 265.1 **Resumo das recomendações para tratamento ambulatorial da febre e da neutropenia em adultos tratados para neoplasia maligna.** CISNE = Clinical Index of Stable Febrile Neutropenia (Índice Clínico de Neutropenia Febril Estável); MASCC = Multinational Association for Supportive Care in Cancer. (Modificada de Taplitz RA, Kennedy EB, Bow EJ, et al. Outpatient management of fever and neutropenia in adults treated for malignancy: American Society of Clinical Oncology and Infectious Diseases Society of America clinical practice guideline update. *J Clin Oncol.* 2018;36:1443-1453.)

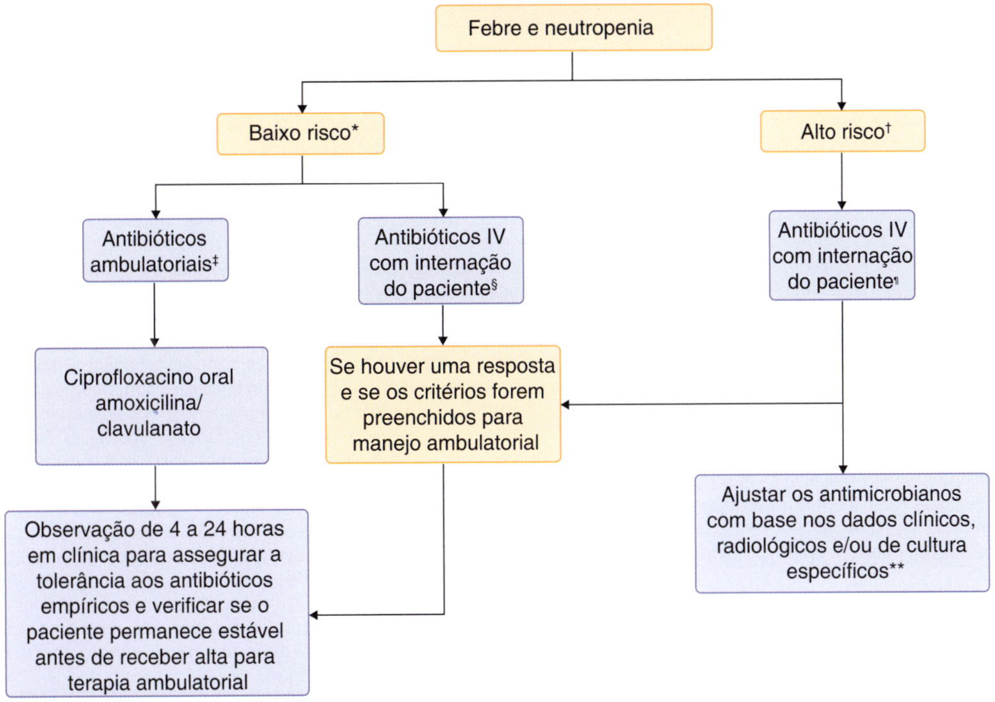

* Baixo risco = neutropenia prevista ≤ 7 dias, clinicamente estável e sem comorbidades médicas.
† Alto risco = neutropenia prevista > 7 dias *ou* clinicamente instável *ou* qualquer comorbidade médica.
‡ Se for capaz de tolerar e absorver; disponibilidade de cuidador, acesso e transporte; decisão por parte do paciente e do médico.
§ Se houver infecção documentada exigindo antibióticos IV; presença de intolerância gastrintestinal; decisão por parte do paciente e do médico.
¶ Monoterapia antibiótica empírica com qualquer um dos seguintes medicamentos: piperacilina/tazobactam ou carbapeném ou ceftazidima ou cefepima.
** Por exemplo: vancomicina e linezolida para a celulite ou a pneumonia; acrescentar um aminoglicosídeo e passar para um carbapeném em caso de pneumonia ou bacteriemia por patógenos gram-negativos; metronidazol para sintomas abdominais ou suspeita de infecção por *C. difficile*.

FIGURA 265.2 **Manejo inicial da febre (≥ 38,3°C) e da neutropenia (≤ 0,5 × 10^9 células/mℓ).** Dados limitados para sustentar a recomendação. IV = via intravenosa. (Modificada de Freifeld AG, Bow EJ, Sepkowitz KA, et al. Clinical practice guideline for the use of antimicrobial agents in neutropenic patients with cancer: 2010 update by the Infectious Diseases Society of America. *Clin Infect Dis.* 2011;52:e56-e93.)

Tabela 265.6 Classificação por grupos de Talcott.

GRUPO	CARACTERÍSTICAS
I	Pacientes internados (no momento de aparecimento da febre)
II	Pacientes ambulatoriais com comorbidade aguda que exige, por si só, hospitalização
III	Pacientes ambulatoriais sem comorbidade, porém, com câncer não controlado
IV	Pacientes com câncer controlado e sem comorbidade

Adaptada de Taplitz RA, Kennedy EB, Bow EJ, et al. Outpatient management of fever and neutropenia in adults treated for malignancy: American Society of Clinical Oncology and Infectious Diseases Society of America clinical practice guideline update. *J Clin Oncol.* 2018:36:1443-1453.

Tabela 265.7 Índice clínico de neutropenia febril estável (CISNE).

VARIÁVEL EXPLICATIVA	Nº DE PONTOS
Estado de desempenho do Eastern Cooperative Oncology Group ≥ 2	2
Doença pulmonar obstrutiva crônica	1
Doença cardiovascular crônica	1
Mucosite de grau ≥ 2 de acordo com os Critérios de Toxicidade Comum do National Cancer Institute	1
Monócitos < 200/μℓ	1
Hipoglicemia induzida por estresse	2

As seis variáveis estão integradas em um escore que varia de 0 a 8, que classifica os pacientes em três classes de prognóstico: baixo risco (0 ponto), risco intermediário (1 a 2 pontos) e alto risco (≥ 3 pontos). Adaptada de Taplitz RA, Kennedy EB, Bow EJ, et al. Outpatient management of fever and neutropenia in adults treated for malignancy: American Society of Clinical Oncology and Infectious Diseases Society of America clinical practice guideline update. *J Clin Oncol.* 2018:36:1443-1453.

as cefalosporinas de terceira e de quarta gerações (p. ex., cefepima), as penicilinas antipseudômonas e os carbapenéns (p. ex., meropeném), subsequentemente demonstraram ser opções efetivas quando administrados como monoterapia,[A3,A4] enquanto o uso rotineiro de um aminoglicosídeo em combinação pode resultar em mais toxicidades sem produzir resultados melhores.

Uma questão controversa é determinar se e quando iniciar a vancomicina em pacientes de alto risco. Enquanto alguns defensores argumentam que as infecções por microrganismos gram-positivos resistentes (p. ex., *S. aureus* resistente à penicilina) causam morbidade em pacientes neutropênicos, várias metanálises mostraram que a vancomicina não reduz a mortalidade de todas as causas ou a mortalidade relacionada com a infecção e pode estar associada a efeitos adversos aumentados, incluindo nefrotoxicidade e exantema. Em consequência, a maioria das diretrizes não sustenta a administração rotineira de glicopeptídios para tratamento da neutropenia febril. Todavia, pode-se considerar o uso empírico de vancomicina em contextos clínicos específicos, como infecção relacionada ao cateter documentada ou suspeita, bacteriemia por microrganismos gram-positivos aguardando identificação final e teste de sensibilidade, colonização por *S. aureus* resistente à meticilina, sepse com instabilidade hemodinâmica enquanto são aguardados os resultados de cultura, pneumonia e infecção de tecidos moles. O uso da vancomicina deve ser reavaliado nos primeiros 2 a 3 dias quando o medicamento for iniciado para uma dessas condições; se as culturas não identificarem um patógeno gram-positivo resistente, a vancomicina intravenosa deve ser interrompida.

A resposta clínica aos primeiros dias de terapia é um determinante essencial da evolução da terapia antimicrobiana prolongada. O tempo mediano para a defervescência é menor em pacientes de baixo risco do que em pacientes de alto risco (2 dias *versus* 5 a 7 dias). Se o paciente estiver estável, porém ainda febril durante um período de neutropenia prolongada e grave, é necessária uma avaliação clínica para decidir a necessidade de manter o esquema inicial ou passar para um esquema alternativo.[7] Mesmo quando os pacientes se tornam afebris depois de 3 a 5 dias de antibioticoterapia e as culturas estão negativas, os dados são inconclusivos.A5 Algumas autoridades recomendam continuar a cobertura intravenosa de amplo espectro até a recuperação da contagem absoluta de neutrófilos, porém isso pode não ser possível em pacientes com um período previsivelmente prolongado de neutropenia. Outros acreditam que a mudança para o tratamento oral seja justificável (p. ex., uma quinolona possivelmente associada com um betalactâmico) se um paciente de baixo risco apresentar defervescência e aparência clinicamente estável. Se houver recuperação da contagem de neutrófilos para níveis acima de 500 células/µℓ e a febre persistir é preciso recorrer ao julgamento clínico para definir a necessidade continuada de terapia antimicrobiana, enquanto prossegue a investigação da causa da febre. A deterioração clínica deve levar à consideração de infecções resistentes ao esquema empírico.

As causas de febre persistente podem ser infecciosas ou não infecciosas. As causas não infecciosas incluem reações medicamentosas, reações transfusionais, embolia pulmonar, infartos esplênicos e doença maligna subjacente. A febre persistente pode indicar infecção por um microrganismo resistente ou não coberto pelos antibióticos empíricos escolhidos, ou uma área loculada de infecção, como abscesso, que também exige drenagem para cura. Outra possibilidade é a existência de patógenos não bacterianos, como fungos (particularmente espécies de *Candida* e *Aspergillus*), o que deve levar a uma avaliação e consideração de terapia empírica antifúngica em caso de febre que persista por mais de 4 a 7 dias. Muitos fármacos foram avaliados e demonstraram ser efetivos nesse contexto, incluindo azóis, equinocandinas e polienos.

Os hospedeiros persistentemente comprometidos podem permanecer febris por várias semanas sem a identificação da causa. Em um paciente com febre persistente, no qual não se identifica nenhum patógeno, a duração da terapia deve se basear na integração dos dados clínicos e da melhor estimativa de direção do curso do hospedeiro. Conforme assinalado anteriormente, a terapia pode ser descontinuada em pacientes estáveis e sem febre contanto que a contagem absoluta de neutrófilos ultrapasse 500 células/µℓ. Se for necessário interromper a terapia antibacteriana de amplo espectro, o paciente deve ser monitorado cuidadosamente. Em pacientes cujas contagens de neutrófilos permanecem inferiores a 500 células/µℓ, particularmente o subgrupo com neutropenia profunda e grave de menos de 100 células/µℓ, é prudente continuar a terapia antibacteriana e antifúngica empírica, com reavaliação de todas as medidas diagnósticas. As Figuras 265.3 e 265.4, respectivamente, apresentam algoritmos de manejo proposto para o uso de antimicrobianos empíricos em pacientes com neutropenia febril depois de 2 a 4 dias de terapia antimicrobiana empírica e depois de 5 dias de febre persistente.

O uso de fatores de estimulação de colônias de granulócitos para a prevenção da neutropenia febril é discutido no Capítulo 158. Para o manejo da febre estabelecida em pacientes com neutropenia e para o uso de fatores de crescimento mieloides em pacientes com neoplasias malignas, foram publicadas diretrizes baseadas em evidências pela American Society of Clinical Oncology e pela Infectious Disease Society of America.[8,9] As diretrizes geralmente concordam e sustentam o uso de fatores de estimulação de colônias em circunstâncias semelhantes que indicam um alto risco de complicações associadas a infecção e resultados clínicos insatisfatórios, como em pacientes com previsão de netropenia profunda de longa duração, idade avançada, doença primária não controlada, comprometimento hemodinâmico, pneumonia e infecções fúngicas invasivas.

A Tabela 265.8 fornece um resumo de algumas das síndromes infecciosas e não infecciosas mais comuns que acometem a pele, os pulmões, o trato gastrintestinal e o sistema nervoso em pacientes imunocomprometidos que serão discutidas a seguir.

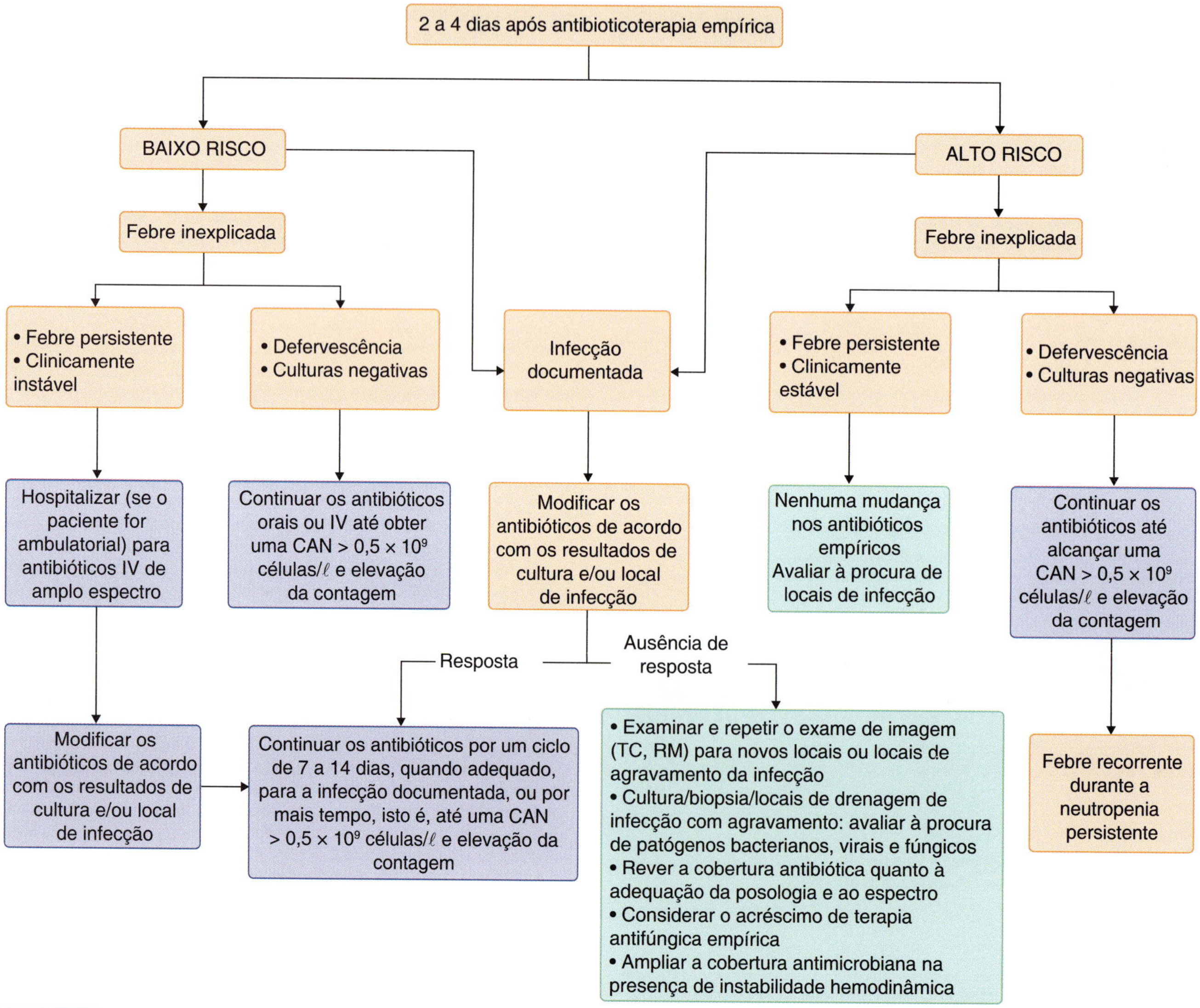

FIGURA 265.3 **Reavaliação depois de 2 a 4 dias de antibioticoterapia empírica.** CAN = contagem absoluta de neutrófilos; TC = tomografia computadorizada; IV = via intravenosa; RM = ressonância magnética. (Modificada de Freifeld AG, Bow EJ, Sepkowitz KA, et al. Clinical practice guideline for the use of antimicrobial agents in neutropenic patients with cancer: 2010 update by the Infectious Diseases Society of America. *Clin Infect Dis.* 2011;52:e56-e93.)

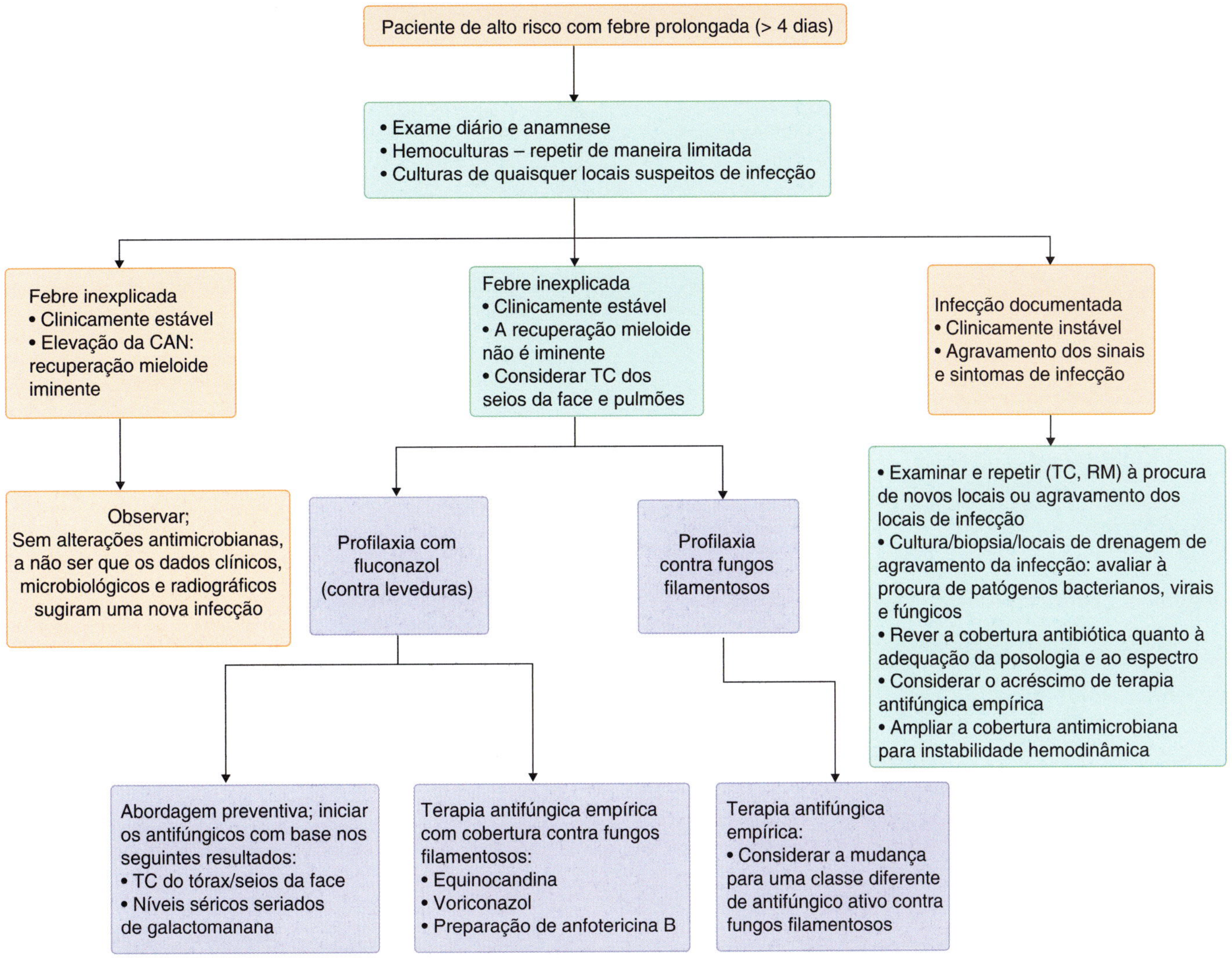

FIGURA 265.4 Pacientes de alto risco com febre depois de 4 dias de antibióticos empíricos. CAN = contagem absoluta de neutrófilos; TC = tomografia computadorizada; IV = via intravenosa; RM = ressonância magnética. (Modificada de Freifeld AG, Bow EJ, Sepkowitz KA, et al. Clinical practice guideline for the use of antimicrobial agents in neutropenic patients with cancer: 2010 update by the Infectious Diseases Society of America. *Clin Infect Dis.* 2011;52:e56-e93.)

SÍNDROMES CUTÂNEAS

As manifestações cutâneas podem fornecer uma pista para a presença de bacteriemia, e a aspiração e cultura das lesões suspeitas podem ser tão valiosas quanto uma hemocultura. Pode ocorrer celulite estreptocócica ou estafilocócica ascendente em pacientes tanto imunocomprometidos[10] quanto imunocompetentes. Os abscessos metastáticos constituem uma complicação bem reconhecida da síndrome de bacteriemia por *S. aureus*. A vasculite necrosante está classicamente associada a infecções por *P. aeruginosa*; a lesão cutânea do ectima gangrenoso consiste em uma lesão eritematosa, endurecida, em alvo ou "olho de boi", com uma área de necrose central, que pode aparecer em grupos (Figura 265.5 e Capítulo 412). Todavia, outras bactérias gram-negativas produtoras de endotoxinas foram associadas a lesões cutâneas similares.

Podem ocorrer infecções micobacterianas cutâneas em pacientes com deficiência crônica de linfócitos T e comprometimento da imunidade celular após TCTH ou transplante de órgãos sólidos, ou como consequência do tratamento com antagonistas do TNF. Normalmente, as micobactérias não tuberculosas causam lesões nodulares eritematosas e hipersensíveis, que podem ulcerar. Podem surgir após inoculação direta (p. ex., após traumatismo ou cirurgia estética) ou, normalmente em pacientes imunocomprometidos, como consequência de doença disseminada e propagação hematogênica (ver Capítulo 309). As espécies importantes incluem micobactérias não tuberculosas de crescimento rápido (*i. e., Mycobacterium chelonae, M. abscessus* e *M. fortuitum*), *M. haemophilum* frequentemente com doença pulmonar concomitante e *M. marinum* após exposição à água doce ou salgada (Figura 265.6). *Mycobacterium tuberculosis* é uma causa rara de doença cutânea, mas que deve ser considerada em caso de epidemiologia sugestiva; pode surgir em consequência de disseminação contígua, como, por exemplo, a partir de um linfonodo infectado (p. ex., escrofuloderma) ou na presença de infecção disseminada (p. ex., lúpus vulgar).

As espécies de *Nocardia* constituem outra causa importante de infecções de pele e subcutâneas em hospedeiros imunocomprometidos e não imunocomprometidos (ver Capítulo 314). As espécies de *Nocardia* são saprófitas onipresentes no meio ambiente, encontradas no solo e que podem causar infecção local após inoculação direta. Entretanto, a nocardiose cutânea também pode constituir o primeiro sinal de doença sistêmica em hospedeiros imunocomprometidos. A identificação de infecção da pele ou dos tecidos moles por *Nocardia* em pacientes imunocomprometidos, particularmente naqueles sem histórico de traumatismo penetrante, deve levar à avaliação de infecção disseminada, incluindo exames de imagem dos pulmões e do cérebro. A nocardiose cutânea pode ser variável na sua apresentação, incluindo nódulos subcutâneos (frequentemente com distribuição linfocutânea de tipo esporotricoide), úlceras, abscesso, pioderma e celulite.

No hospedeiro neutropênico, as infecções fúngicas disseminadas podem ser inicialmente reconhecidas pela presença de lesões cutâneas características. A candidíase disseminada nesses indivíduos pode apresentar lesões maculopapulares difusas, eritematosas e, algumas vezes, hipersensíveis. Normalmente, a aparência das lesões cutâneas muda de caráter com o enxerto de neutrófilos (Figura 265.7). As infecções disseminadas causadas por microrganismos filamentosos, como espécies de *Aspergillus*, provocam lesões semelhantes, porém habitualmente em menor número e, com mais frequência, com algum componente de necrose central. Outros fungos filamentosos, isto é, aqueles com os quais a infecção se caracteriza por uma

Tabela 265.8 Síndromes infecciosas e não infecciosas comuns em hospedeiros imunocomprometidos.

SISTEMA ORGÂNICO PRINCIPAL	BACTÉRIAS	FUNGOS	VÍRUS	PARASITAS E PROTISTAS	NÃO INFECCIOSAS
Cutâneo	Bactérias gram-positivas e gram-negativas disseminadas, por exemplo, *Staphylococcus aureus* *Pseudomonas aeruginosa* *Mycobacterium* spp. *Nocardia* spp.	*Candida spp.* *Fungos filamentosos, por exemplo,* *Aspergillus spp.* *Zygomycetes* *Fusarium spp.* *Scedosporium spp.* *Cryptococcus spp.*	Herpes simples Varicela-zóster CMV HHV-6 Adenovírus Parvovírus B19	*Leishmania* spp. *Acanthamoeba* *Naegleria fowleri* *Balamuthia mandrillaris*	Erupções medicamentosas DEVH Síndrome de Sweet
Sinopulmonar	Microrganismos gram-positivos e gram-negativos como causa de sinusite e pneumonia *S. aureus* *Streptococcus pneumoniae* *P. aeruginosa* *Haemophilus influenzae* Anaeróbios *Legionella* *Nocardia* spp. *Mycobacterium* spp.	Fungos filamentosos, por exemplo, *Aspergillus* spp. Zygomycetes *Fusarium* spp. *Scedosporium* spp. *Cryptococcus* spp. Fungos endêmicos, por exemplo, *Histoplasma capsulatum* *Coccidioides immitis* *Blastomyces dermatitidis* *Pneumocystis jiroveci*	Vírus respiratórios, por exemplo, RSV Parainfluenza Influenza Adenovírus Reativação de herpes-vírus, por exemplo, CVM, VZV	*Toxoplasma gondii* Síndrome de hiperinfecção por *Strongyloides stercoralis*	Toxicidades pulmonares relacionadas com medicamentos Pneumonite (sirolimo) Dano alveolar difuso Síndrome de bronquiolite obliterante
Digestório	Enterocolite neutropênica ("tiflite") Anaeróbios gram-positivos, gram-negativos mistos (*Bacteroides fragilis, Clostridium septicum*) Colite por *Clostridium difficile* Patógenos entéricos diarreicos *Salmonella* spp. *Shigella* spp. *Escherichia coli* *Campylobacter* spp.	*Candida* spp. Microsporídeos	CMV DLPT-EBV Adenovírus Vírus coxsackie Rotavírus Norovírus	*Cryptosporidium* *Giardia lamblia* *Cystoisospora belli* *Cyclospora cayetanensis* *Strongyloides stercoralis*	Toxicidades relacionadas com medicamentos, por exemplo, MMF
Neurológico	Bactérias gram-positivas e gram-negativas *Listeria monocytogenes* Pneumococo Meningococo *Nocardia* spp. *Mycobacterium tuberculosis* Sífilis	Fungos filamentosos *Cryptococcus* spp.	Herpes-vírus HSV HHV-6 VZV Vírus JC Vírus do Nilo ocidental Diversas encefalites virais	*Toxoplasma gondii* Acanthamoeba *Naegleria fowleri* *Balamuthia mandrillaris*	Toxicidades relacionadas com medicamentos, por exemplo, toxicidade do inibidor da calcineurina SEPR Crises convulsivas associadas a carbapenéns Toxicidade do SNC causada por voriconazol Encefalopatia induzida por cefepima

CMV = citomegalovírus; DLPT-EBV = distúrbio linfoproliferativo pós-transplante-vírus Epstein-Barr; DEVH = doença do enxerto *versus* hospedeiro; HHV-6 = herpes-vírus humano 6; HSV = herpes-vírus simples; MMF = micofenolato de mofetila; SEPR = síndrome da encefalopatia posterior reversível; RSV = vírus sincicial respiratório; VZV = vírus varicela-zóster.

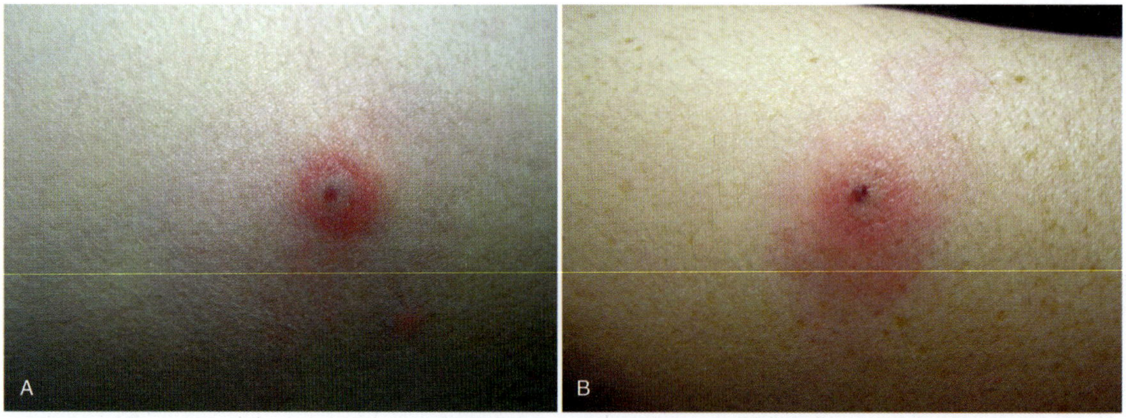

FIGURA 265.5 **Ectima gangrenoso.** Mulher de 28 anos com febre e neutropenia enquanto estava recebendo quimioterapia para leucemia aguda desenvolveu várias pápulas edematosas hipersensíveis nas coxas. **A.** Crosta central e eritema circundante. **B.** As pápulas tornaram-se necróticas em 1 a 2 dias, com formação de uma escara preta bem demarcada. A hemocultura e a cultura da escara necrótica revelaram o crescimento de *Pseudomonas aeruginosa*. (©DermAtlas; http://www.dermatlas.net.)

elevada carga de fungos, como espécies de *Fusarium*, normalmente causam mais lesões cutâneas em múltiplos estágios de evolução, variando desde pápulas até lesões eritematosas maiores com necrose central. Múltiplos fungos filamentosos, como espécies de *Aspergillus* e Zygomycetes também podem causar lesões cutâneas primárias, particularmente com solução de continuidade na integridade da pele. A infecção por *Cryptococcus neoformans* pode ser acompanhada de comprometimento cutâneo, com manifestações que variam desde lesões semelhantes ao molusco até celulite cutânea primária, que pode ser particularmente comum em receptores de transplantes de órgãos sólidos. As lesões cutâneas fornecem uma oportunidade para estabelecer o diagnóstico por meio de aspiração, biopsia e cultura.

As erupções morbiliformes ou exantemas maculopapulares são frequentes em pacientes com neutropenia e em receptores de transplante. Podem ser causadas por reações medicamentosas, DEVH e numerosas

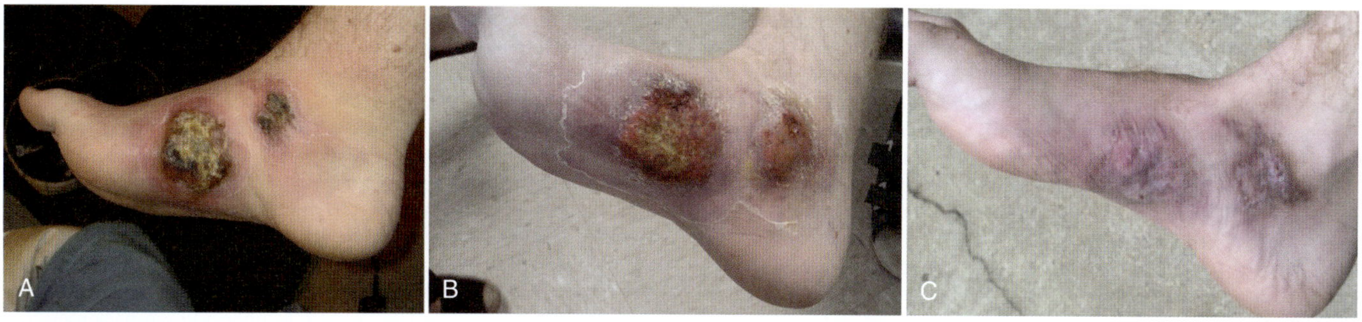

FIGURA 265.6 ***Mycobacterium marimum*.** Um homem de 20 anos com doença de Crohn tratado com infliximabe desenvolveu úlceras de pé que pioraram progressivamente e não cicatrizaram após traumatismo e exposição a água salobra há 2 anos. Houve crescimento de *Mycobacterium marinum* nas culturas de biopsia da úlcera. **A.** Duas úlceras necróticas com escaras centrais, eritema circundante e edema do pé por ocasião do diagnóstico. **B.** Depois de 1 mês de tratamento, o tecido de granulação é evidente na base da úlcera, e observa-se redução do eritema e do edema. **C.** Depois de 10 meses de tratamento, as úlceras fecharam com cicatrizes residuais e hiperpigmentação.

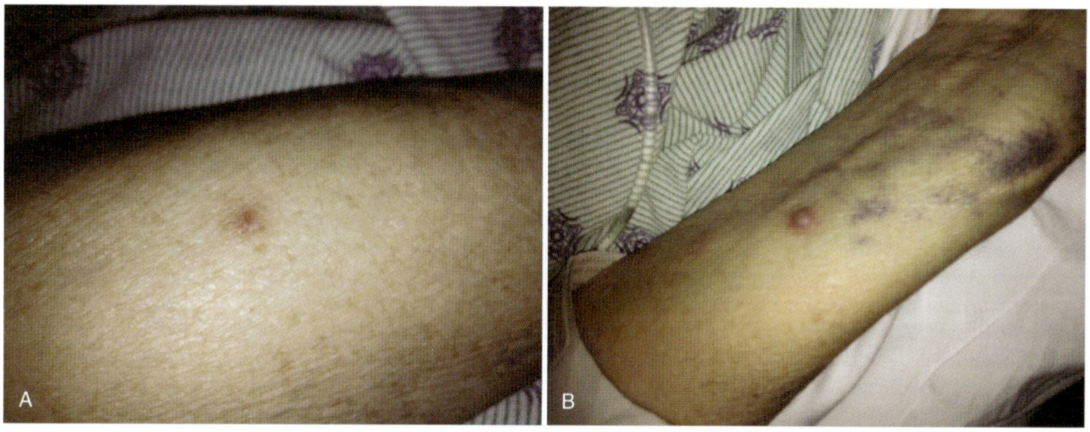

FIGURA 265.7 **Candidíase disseminada.** Mulher de 60 anos com febre durante a neutropenia que desenvolveu após tratamento para leucemia aguda apresentou lesões papulares hipersensíveis nos membros, no tronco e nas costas. **A.** As hemoculturas foram positivas para *Candida tropicalis*. **B.** Após a resolução da neutropenia, as lesões adquiriram um aspecto mais pustuloso.

infecções virais. A infecção primária e a reativação por herpes-vírus, como o CMV e o vírus Epstein-Barr, podem ser acompanhadas de exantema. O herpes-vírus humano 6, que é a principal causa da roséola infantil na infância, leva à latência e pode causar doença em hospedeiros imunocomprometidos por meio de reativação e por infecção primária. A doença pode ser acompanhada de febre, exantema, mielossupressão e comprometimento de outros sistemas de órgãos (p. ex., SNC). Em pacientes imunocomprometidos, o adenovírus pode ser principalmente adquirido, em geral pelo sistema respiratório, e reativado; provoca febre, exantema e potencialmente doença que acomete múltiplos sistemas de órgãos (pulmões, trato gastrintestinal, rins, fígado, SNC). Em receptores de TCTH, a constelação de febre, exantema, diarreia e hepatite pode ser confundida com DEVH grave. A infecção por parvovírus B19 pode ser grave em hospedeiros imunocomprometidos e pode estar associada a febre, exantema e manifestações de hemofagocitose, embora também existam outras causas infecciosas de síndromes hemofagocíticas (ver Capítulo 160). O exantema vesicular característico da reativação da varicela é relativamente frequente em receptores de transplante de células-tronco e de órgãos sólidos com deficiências crônicas de linfócitos T, particularmente na ausência de profilaxia antiviral. A doença disseminada em pacientes imunocomprometidos está associada a taxas elevadas de mortalidade, a não ser que a terapia antiviral seja imediatamente iniciada. Os antivirais administrados como profilaxia a receptores de TCTH e de transplante de órgãos sólidos de alto risco podem diminuir tanto a morbidade precoce quanto a mortalidade tardia associadas ao herpes-vírus simples (HSV) ao vírus varicela-zóster (VZV) e à doença por CMV, embora seja necessário considerar a ocorrência de toxicidades relacionadas com os medicamentos nos cálculos de risco-benefício.

Existem numerosas causas não infecciosas de exantemas e lesões que são comuns em indivíduos imunocomprometidos, particularmente síndromes de hipersensibilidade induzidas por fármacos, que podem ser leves e graves e que raramente progridem para a necrólise epidérmica tóxica potencialmente fatal.

A síndrome de Sweet ou dermatose neutrofílica febril aguda caracteriza-se por lesões cutâneas, com infiltração neutrofílica da derme (ver Figura 411.23). Pode aparecer durante a recuperação iminente dos neutrófilos, no tratamento com fator de estimulação de colônias de granulócitos, em associação a numerosos medicamentos, ou como manifestação paraneoplásica, particularmente em neoplasias malignas hematológicas (mais comumente, leucemia mieloide aguda). A biopsia com coloração e cultura microbianas apropriadas é essencial para diferenciar essas lesões de causas infecciosas de ectima gangrenosa e outras infecções disseminadas, como aquelas causadas por micobactérias, *Nocardia* e fungos.

SÍNDROMES RESPIRATÓRIAS

Deve-se suspeitar de pneumonia em um paciente com sintomas respiratórios como tosse, dispneia, dor torácica e hipoxia, mesmo na ausência de anormalidades radiológicas iniciais. Embora as infecções oportunistas sempre devam ser consideradas, a pneumonia em pacientes imunocomprometidos é, com mais frequência, causada por patógenos adquiridos na comunidade, como pneumococos e *Haemophilus influenzae*, que podem causar pneumonia lobar ou difusa. Os pacientes submetidos a ventilação mecânica correm risco de pneumonia secundária por bacilos gram-negativos ou pneumonia estafilocócica.

Os fungos oportunistas têm sido cada vez mais reconhecidos como causa de infecção pulmonar em pacientes imunocomprometidos com neutropenia e em receptores de transplantes. As micoses epidêmicas, como a blastomicose, a coccidioidomicose e a histoplasmose, podem se manifestar como pneumonia aguda após exposição recente em pacientes imunocomprometidos, exigindo a obtenção de uma história de viagens. Embora as espécies de *Candida* colonizem comumente os cateteres vasculares e urinários de longa permanência, a pneumonia por *Candida* é rara na ausência de candidíase sistêmica. Embora esteja classicamente associada a um "padrão intersticial" de infiltração pulmonar, a pneumonia causada por espécies de *Pneumocystis* pode se manifestar como consolidação local ou nódulos pulmonares, exibindo inflamação granulomatosa no exame patológico. O tratamento dos fungos filamentosos, incluindo *Aspergillus*, Zygomycetes, espécies de *Fusarium* e espécies de *Scedosporium*, representam um desafio. A partir de um foco inicial, a infecção por *Aspergillus* pode se propagar através da vascularização pulmonar, o que estabelece o estágio para a hemorragia localizada, criando um sinal de halo na TC, infarto e necrose. Esse quadro pode evoluir para lesões cavitárias. A aspergilose pulmonar invasiva é habitualmente causada por *Aspergillus fumigatus*, e pode ser muito difícil a sua identificação, particularmente com o uso de métodos convencionais para a detecção de infecções fúngicas. Os métodos moleculares baseados em hibridização *in situ* fluorescentes constituem uma abordagem promissora.[11] Esses microrganismos também podem causar doença primária das vias respiratórias, manifestando-se com características típicas de traqueobronquite, com ou sem achados aparentes na TC. Essa infecção é particularmente bem descrita em receptores de transplante de pulmão, que também podem apresentar comprometimento da anastomose brônquica.

Existe um alto risco de infecção pulmonar grave causada pela reativação de *M. tuberculosis* em indivíduos que são tratados com modificadores biológicos da resposta imune (ver Capítulo 33), particularmente antagonistas do TNF, na presença de doença autoimune ou outras doenças inflamatórias, como artrite reumatoide, psoríase e doença inflamatória intestinal. Os mesmos pacientes também correm risco aumentado de infecções fúngicas invasivas, incluindo reativação de infecções endêmicas, como histoplasmose, justificando um maior rastreamento e alto nível de suspeita da doença.

Uma preocupação particularmente comum é a pneumonite de reativação, causada por membros da família do herpes-vírus, particularmente o CMV, que ocorre mais frequentemente em caso de depressão crônica das linfócitos T associada a transplante. Os vírus respiratórios, que infectam os hospedeiros imunocomprometidos com a mesma frequência que a população geral, causam doença das vias respiratórias inferiores e pneumonite mais frequentemente em hospedeiros com imunidade celular suprimida. Os pacientes que apresentam defeitos na imunidade celular normalmente exibem cargas virais maiores e eliminação prolongada do vírus, causando preocupação quanto ao desenvolvimento de resistência a antivirais e controle da infecção.[12]

As causas não infecciosas de infiltrados pulmonares em hospedeiros imunossuprimidos incluem complicações precoces da administração de quimioterapia (p. ex., dano alveolar difuso e hemorragia), complicações tardias da DEVH e rejeição de órgãos (p. ex., síndromes de bronquiolite obliterante). Certos medicamentos que são administrados com frequência a essas populações de pacientes, como o sirolimo, podem causar toxicidade pulmonar direta.

SÍNDROMES GASTRINTESTINAIS

A diarreia no hospedeiro imunocomprometido pode ser causada por uma ampla variedade de etiologias infecciosas e não infecciosas,[13] incluindo patógenos entéricos convencionais, como *Salmonella* (ver Capítulo 292), *Shigella* (ver Capítulo 293) e *Campylobacter* (ver Capítulo 287). Os pacientes atualmente hospitalizados ou com hospitalização recente, que receberam ciclos de tratamento antibiótico, são comumente infectados por *Clostridium difficile* (ver Capítulo 280). A colite por *C. difficile* pode ser grave e persistente em hospedeiros imunossuprimidos. Mais recentemente, o norovírus emergiu como importante causa de gastrenterite crônica em pacientes imunocomprometidos, nos quais o diagnóstico tem sido comumente evasivo e aplicado incorretamente a síndromes não infecciosas (p. ex., DEVH), e os desfechos nesses casos podem ser precários (ver Capítulo 356). Vários protozoários intestinais estão associados à ocorrência de diarreia em pacientes imunocomprometidos.[14] Três protozoários de coloração álcool-acidorresistente – espécies de *Cryptosporidium*, *Cystoisospora belli* e *Cyclospora cayetanensis* – estão associados a um comprometimento predisponente da imunidade celular (ver Capítulos 329 e 332). A *Giardia lamblia* está classicamente associada à hipogamaglobulinemia. Os Microsporidia constituem uma família de parasitas intracelulares obrigatórios eucariontes, outrora considerados protozoários, foram recentemente classificados taxonomicamente mais próximo dos fungos. Além de causar diarreia em pacientes imunossuprimidos, esses parasitas distinguem-se pela sua capacidade de provocar doença extraintestinal em praticamente qualquer outro órgão.

Como a diarreia aguda e crônica em pacientes imunocomprometidos pode ser causada por uma grande variedade de patógenos bacterianos, virais e protozoários, com apresentações clínicas amplamente sobrepostas, os painéis moleculares multiplex que têm a capacidade de detectar rapidamente uma a duas dúzias de patógenos gastrintestinais potenciais tornaram-se ferramentas importantes de diagnóstico nesses últimos anos. Entretanto, é preciso ter cautela na interpretação, visto que um resultado positivo pode refletir uma infecção ativa ou uma colonização assintomática. O intestino delgado constitui o principal local de absorção e metabolismo do inibidor da calcineurina (p. ex., ciclosporina, tacrolimo); a elevação das concentrações sanguíneas de inibidores da calcineurina para níveis tóxicos pode constituir um sinal de enterite, por exemplo, decorrente de rotavírus ou de *Cryptosporidium*, talvez em consequência do metabolismo alterado pelo medicamento.

O CMV constitui importante causa de doença gastrintestinal em receptores de transplante e cada vez mais é reconhecido em pacientes com comprometimento da imunidade celular que não foi provocada por transplante ou AIDS (ver Capítulo 352). Pode acometer todo o trato digestório, do esôfago até o ânus, e os pacientes normalmente apresentam sinais e sintomas de doença disseminada, incluindo febre, mal-estar e supressão da medula óssea (*i. e.*, uma síndrome semelhante à mononucleose). Os sintomas de gastrite, enterite e colite por CMV incluem anorexia, náuseas, desconforto abdominal e diarreia. A infecção por CMV também provoca elevações discretas das enzimas hepáticas e, raramente, hepatite fulminante ou pancreatite, habitualmente no contexto de infecção primária após transplante de fígado ou de pâncreas, respectivamente. A maioria dos laboratórios utiliza ensaios moleculares (ensaios de amplificação de ácido nucleico do CMV ou ensaios de antigenemia pp65 do CMV) para estabelecer o diagnóstico de doença gastrintestinal por CMV. Todavia, em certas ocasiões, a sensibilidade desses ensaios pode ser muito baixa ou indetectável, em decorrência da doença invasiva de tecidos que é isolada (compartimentalizada) no trato alimentar. Nesses casos, a endoscopia é necessária para estabelecer o diagnóstico. De fato, como a colite e a diarreia em pacientes imunocomprometidos podem ser causadas por uma ampla variedade de problemas, incluindo infecções múltiplas, distúrbio linfoproliferativo pós-transplante focal associado ao vírus Epstein-Barr, DEVH e toxicidade induzida por fármacos, a incerteza quanto ao diagnóstico ou ausência de resposta ao tratamento adequado exigem uma avaliação complementar com endoscopia.

Os indivíduos que receberam ciclos longos de quimioterapia, radioterapia e antibióticos apresentam comumente um crescimento excessivo de *Candida* na mucosa da boca e do esôfago. O HSV e o CMV podem causar sintomas idênticos aos da esofagite por cândida. Em pacientes com neutropenia grave, os estreptococos anaeróbios e os patógenos gram-negativos, como *P. aeruginosa*, podem causar mucosite e faringite graves. Em pacientes com câncer, esses microrganismos aproveitam os efeitos citotóxicos da quimioterapia, que promove a descamação das superfícies de mucosa e predispõe subsequentemente à infecção. Os pacientes neutropênicos também podem desenvolver enterocolite, que pode ser de origem bacteriana, constituída por uma mistura de anaeróbios e aeróbios. A enterocolite neutropênica, também conhecida como tiflite ou síndrome ileocecal, resulta do dano quimioterápico à mucosa intestinal na presença de neutropenia. Em geral, a apresentação consiste em febre, dor abdominal, náuseas, vômitos e diarreia. Como a enterocolite neutropênica pode progredir rapidamente para a perfuração intestinal, a sepse e a falência de múltiplos órgãos, o diagnóstico imediato e a intervenção médica ou cirúrgica agressiva são necessários.

SÍNDROMES NEUROLÓGICAS

Em pacientes imunocomprometidos, o abscesso cerebral ou a meningite podem ser causados por bactérias gram-positivas ou gram-negativas, bem como por anaeróbios.[15] A *Listeria monocytogenes* constitui uma causa particularmente comum de meningite nesses pacientes. As bactérias encapsuladas, como pneumococos e estafilococos, podem causar doença metastática do SNC e meningite. Em pacientes com comprometimento da imunidade celular, *C. neoformans* também constitui importante causa de infecção do SNC, manifestando-se habitualmente como meningite criptocócica ou meningoencefalite e, algumas vezes, como lesões expansivas parenquimatosas do cérebro. As espécies de *Aspergillus* podem infectar o SNC por invasão sinusal direta ou por disseminação hematogênica. Os pacientes que têm comprometimento da imunidade celular podem desenvolver infecção do SNC por *Toxoplasma gondii*, *M. tuberculosis*, *H. capsulatum* ou espécies de *Nocardia*, sendo a infecção grave por microrganismos latentes ou por reativação. A sífilis do SNC também deve ser considerada em pacientes com grave comprometimento imunológico.

Entre as numerosas etiologias virais de meningoencefalite em indivíduos imunocomprometidos destacam-se os enterovírus, o vírus do sarampo, os herpes-vírus neurotrópicos (HSV-1, CMV, VZV) e o herpes-vírus humano 6. Pode ocorrer leucoencefalopatia multifocal progressiva por poliomavírus JC em indivíduos com linfocitopenia CD4 crônica e receptores de transplantes de células-tronco hematopoéticas ou de órgãos sólidos, bem como em indivíduos tratados com natalizumabe, rituximabe e, possivelmente, outros anticorpos monoclonais imunomoduladores. Os receptores de transplante também correm risco aumentado de meningoencefalite causada pelo vírus do Nilo ocidental. Em pacientes com sintomas do SNC que surgem precocemente após transplante, pode-se suspeitar de infecções graves adquiridas do doador, incluindo vírus do Nilo ocidental, vírus da raiva, HIV, vírus da coriomeningite linfocítica ou outros vírus que são transmitidos por meio de doação de órgãos.

Além da infecção oportunista, é preciso considerar as causas não infecciosas de sintomas neurológicos em pacientes imunocomprometidos incluindo toxicidade medicamentosa, distúrbios imunológicos, síndromes paraneoplásicas e síndrome de Guillain-Barré. A síndrome de encefalopatia posterior reversível (SEPR) deve ser incluída no diagnóstico diferencial das complicações neurológicas em receptores de transplante, em pacientes com doenças autoimunes e naqueles que recebem altas doses de quimioterapia para o câncer, particularmente quando a apresentação clínica inclui o início súbito de cefaleia "em trovoada" intensa, crises convulsivas, confusão e distúrbio visual. A SEPR pode ser confirmada pelos padrões característicos na TC ou ressonância magnética de edema cerebral predominantemente posterior e por evidências angiográficas de vasoconstrição reversível. A SEPR pode ser causada por lesão endotelial, vasospasmo ou edema associado a determinados medicamentos, como inibidores da calcineurina (p. ex., ciclosporina, tacrolimo).

Grau A Recomendações de grau A

A1. Vidal L, Ben Dor I, Paul M, et al. Oral versus intravenous antibiotic treatment for febrile neutropenia in cancer patients. *Cochrane Database Syst Rev*. 2013;10:CD003992.

A2. Beyar-Katz O, Dickstein Y, Borok S, et al. Empirical antibiotics targeting gram-positive bacteria for the treatment of febrile neutropenic patients with cancer. *Cochrane Database Syst Rev*. 2017;6:CD003914.

A3. Nakane T, Tamura K, Hino M, et al. Cefozopran, meropenem, or imipenem-cilastatin compared with cefepime as empirical therapy in febrile neutropenic adult patients: a multicenter prospective randomized trial. *J Infect Chemother*. 2015;21:16-22.

A4. Horita N, Shibata Y, Watanabe H, et al. Comparison of antipseudomonal beta-lactams for febrile neutropenia empiric therapy: systematic review and network meta-analysis. *Clin Microbiol Infect*. 2017;23:723-729.

A5. Stern A, Carrara E, Bitterman R, et al. Early discontinuation of antibiotics for febrile neutropenia versus continuation until neutropenia resolution in people with cancer. *Cochrane Database Syst Rev*. 2019;1:CD012184.

REFERÊNCIAS BIBLIOGRÁFICAS

As referências bibliográficas, bem como os outros materiais suplementares deste livro, encontram-se no GEN-IO, nosso ambiente virtual de aprendizagem.

266 PREVENÇÃO E CONTROLE DAS INFECÇÕES ASSOCIADAS AOS CUIDADOS DE SAÚDE

DAVID P. CALFEE

CARGA DAS INFECÇÕES ASSOCIADAS AOS CUIDADOS DE SAÚDE

Os Centers for Disease Control and Prevention (CDC) definem as infecções associadas aos cuidados de saúde (IACS) como infecções que os pacientes adquirem enquanto recebem tratamento para outras condições. A *infecção nosocomial* é um termo que se refere especificamente a uma IACS que se desenvolve em associação a cuidados hospitalares. Entretanto, o desenvolvimento de infecção durante os cuidados de saúde não se limita ao ambiente hospitalar de cuidados agudos. Assim, a *infecção associada aos cuidados de saúde* é o termo preferido para se referir ao espectro mais amplo de infecções que se desenvolvem durante o curso dos cuidados de saúde, onde quer que sejam fornecidos – incluindo hospitais de cuidados agudos, estabelecimentos de cuidados prolongados, centros de reabilitação, serviços de diálise e até mesmo o domicílio do paciente enquanto ele recebe cuidados domiciliares.

Os dados mais extensos sobre a incidência e os desfechos associados às IACS provêm do ambiente hospitalar de cuidados agudos.[1] Com base em um estudo de prevalência pontual – conduzido em 183 hospitais dos EUA, em 2011 – foi estimado que até 1,4 milhão de IACS ocorrem em pacientes hospitalizados a cada ano, com aproximadamente 75.000 mortes associadas (Tabela 266.1). Em 2015, houve uma redução de cerca de 16% na prevalência, de 4 para 3,2%.[2] Estudos anteriores conduzidos na Europa estimaram que 4,1 milhões de IACS acontecem em hospitais europeus de cuidados agudos a cada ano. Desse modo, cerca de 1 em cada 14 a 20 pacientes internados em hospitais nos EUA e na Europa desenvolve uma IACS, tornando essas infecções uma das complicações mais comuns associadas ao recebimento de cuidados de saúde.[a] Além disso, esses dados indicam que as IACS constituem uma das 10 causas principais de morte nos EUA. Enquanto muitas dessas mortes associadas a IACS ocorrem entre pacientes que já estão gravemente doentes ou que apresentam uma alta probabilidade de morte, em decorrência de doença subjacente, uma proporção substancial de mortes relacionadas a IACS acontece entre indivíduos que se esperava que sobrevivessem de outro modo à hospitalização. Em um estudo realizado em um único centro, 31% das mortes hospitalares inesperadas foram determinados como tendo uma relação possível ou provável a uma IACS. Além de um aumento no risco de morte, os pacientes que desenvolvem IACS sofrem de vários outros efeitos adversos, incluindo permanência prolongada no hospital, intervenções médicas adicionais e tratamento com antibióticos, além de desconforto e perda da função e dos rendimentos. Essas estatísticas são particularmente preocupantes quando são consideradas com o conhecimento de que muitas dessas infecções são evitáveis. De fato, em uma análise sistemática, foi constatado que 55 a 70% de quatro dos tipos mais comuns de IACS são evitáveis por meio do uso de estratégias de prevenção baseadas em evidências e atualmente disponíveis (ver Tabela 266.1).

Embora a maioria das estatísticas sobre IACS venha de hospitais de cuidados agudos, existem dados que demonstram que as IACS também representam problemas significativos em outros ambientes de cuidados de saúde. Levantamentos de prevalência pontual realizados em instituições de cuidados prolongados da Europa e do sistema U.S. Veterans Affairs constataram que a prevalência de IACS em residentes de estabelecimentos de cuidados prolongados variou de 2,4 a 5,2%. A carga global de IACS entre residentes de instituições de cuidados prolongados foi estimada em 1,64 a 3,83 milhões de infecções por ano nos EUA e em pelo menos 2,6 milhões de infecções por ano na Europa. As infecções associadas a acessos vasculares constituem as IACS mais comuns entre pacientes que necessitam de hemodiálise crônica para doença renal terminal, com uma incidência relatada de 1,1 a 5,5 episódios por 1.000 cateteres/dia, bem como estão associadas a um aumento de morbidade, hospitalização e morte.[3] A magnitude das IACS relacionadas a cuidados fornecidos em outros ambientes – como cirurgia ambulatorial e centros de endoscopia – não foi tão bem estudada, porém essas infecções foram bem descritas.

BIOPATOLOGIA

As IACS podem ser causadas por microrganismos que fazem parte da flora normal do paciente (*i. e.*, infecção endógena) ou por patógenos adquiridos durante a exposição aos cuidados de saúde (*i. e.*, infecção exógena) por meio das mãos contaminadas dos profissionais de saúde, do ambiente, do equipamento médico contaminado, de outros pacientes ou de visitantes. Diversos fatores podem contribuir para o desenvolvimento de IACS e, em muitos casos, essas infecções são de natureza multifatorial. Esses fatores podem estar relacionados ao patógeno, ao hospedeiro, às intervenções específicas relativas aos cuidados de saúde que um paciente recebe, ao ambiente em que os cuidados de saúde são prestados e aos

[a]N.R.T.: No Brasil, segundo dados do Ministério da Saúde (dados de 2019), a taxa de infecções hospitalares atinge 14% das internações.

Tabela 266.1 Estimativas da carga, dos custos e do potencial de prevenção (em %) das infecções comuns associadas aos cuidados de saúde em hospitais nos EUA.

TIPO DE INFECÇÃO	NÚMERO DE INFECÇÕES POR ANO†	CUSTO MÉDIO ATRIBUÍVEL* POR INFECÇÃO‡	TAXA DE FATALIDADE DE CASOS§	PROPORÇÃO DE PREVENÍVEIS‖
Infecção do trato urinário	28.100 a 176.700	US$ 749 a US$ 1.007	2,3%	65 a 70%
Infecção do trato urinário associada a cateter	19.024 a 119.626			
Infecção do sítio cirúrgico	50.800 a 281.400	US$ 11.087 a US$ 34.670	2,8%	55%
Pneumonia	50.800 a 281.400	US$ 14.806 a US$ 28.508	14,4%	55%
Pneumonia associada à ventilação mecânica	19.863 a 110.027			
Infecção da corrente sanguínea	20.700 a 140.200	US$ 6.461 a US$ 29.156	12,3%	65 a 70%
Infecção da corrente sanguínea associada a acesso central	17.388 a 117.768			
Infecção por *C. difficile*	23.700 a 155.000	US$ 5.682 a US$ 9.124	2,9%	

*Em 2007, dólares. †Magill SS, Edwards JR, Bamberg W, et al. Multistate point-prevalence survey of health care-associated infections. *N Engl J Med.* 2014;370:1198-1208. ‡Scott RD. The direct medical costs of healthcare-associated infections in U.S. hospitals and the benefits of prevention. Centers for Disease Control and Prevention; 2009. Disponível em: http://www.cdc.gov/hai/pdfs/hai/scott_costpaper.pdf. Acesso em 14 de agosto de 2017. §Klevens RM, Edwards JR, Richards CL, Jr., et al. Estimating health care-associated infections and deaths in U.S. hospitals, 2002. *Public Health Rep.* 2007;122:160-166. ‖Umscheid CA, Mitchell MD, Doshi JA, et al. Estimating the proportion of healthcare-associated infections that are reasonably preventable and the related mortality and costs. *Infect Control Hosp Epidemiol.* 2011;32:101-114.

métodos pelos quais essas intervenções são realizadas. As estratégias de prevenção das IACS se concentram na eliminação, na redução ou na modificação de um ou mais desses fatores de risco.

Fatores relacionados ao patógeno

Diversos fatores relacionados ao patógeno contribuem para a capacidade de um microrganismo causar infecção. Esses fatores incluem o reservatório normal do microrganismo, o modo de transmissão (p. ex., transmissão por contato direto ou indireto, gotículas respiratórias, partículas transportadas pelo ar), a capacidade de sobreviver em superfícies e objetos inanimados, a capacidade de produzir um biofilme, os fatores de virulência e a resistência a agentes antimicrobianos e, no caso de alguns microrganismos (p. ex., *Clostridium difficile*), a desinfetantes.

Fatores relacionados ao hospedeiro

Muitos fatores específicos do hospedeiro estão associados a um risco aumentado inerente de um ou mais tipos de infecção, independentemente dos cuidados de saúde prestados; todavia, quando um paciente com um ou mais desses fatores de risco entra no sistema de cuidados de saúde, esses fatores contribuem para um aumento do risco de IACS. Esses fatores de risco incluem a idade (com risco aumentado de infecção em recém-nascidos e adultos de idade mais avançada, em razão do desenvolvimento incompleto ou da senescência do sistema imune, respectivamente), a obesidade, o tabagismo, a gravidade da doença e certas condições médicas (p. ex., queimaduras, doença hepática ou renal em estágio terminal, diabetes melito mal controlado, alguns tipos de câncer, imunodeficiência congênita ou adquirida). Esses fatores refletem a supressão do sistema imune ou a violação de outros mecanismos normais de defesa do hospedeiro. Enquanto muitos desses fatores não são passíveis de intervenção ou não podem ser efetivamente modificados a curto prazo, as intervenções que abordam os fatores de risco remediáveis (p. ex., obesidade, tabagismo, diabetes melito mal controlado) têm o potencial de reduzir o risco de IACS durante futuros episódios de cuidados de saúde.

Fatores relacionados aos cuidados de saúde

Os fatores de risco para IACS são os que resultam de intervenções destinadas a tratar ou, de outro modo, beneficiar as condições médicas de um paciente; todavia, além disso, elas introduzem um aumento no risco de infecção. Esses fatores podem romper as defesas normais do hospedeiro ou podem alterar a flora microbiológica normal do paciente. Os fatores de risco relacionados aos cuidados de saúde incluem o uso de dispositivos invasivos (p. ex., cateteres venosos centrais, cateteres urinários, tubos endotraqueais), procedimentos cirúrgicos, exposição a antibióticos, administração de medicamentos imunossupressores e hospitalização prolongada. Como cada uma dessas intervenções proporciona, pelo menos, algum grau de aumento no risco de infecção, a razão risco-benefício de cada intervenção precisa ser reavaliada com frequência, de modo que os pacientes não sejam expostos a um risco desnecessário. Por exemplo, os cateteres venosos centrais e os cateteres urinários de demora constituem fatores de risco importantes para infecção primária da corrente sanguínea e infecção do trato urinário, respectivamente. Em um paciente com necessidade médica efetiva de um desses dispositivos, os benefícios do cateter ultrapassam o risco de infecção. No entanto, a partir do momento em que o paciente se recupera da condição que exigiu o uso do cateter, os riscos associados ao dispositivo passam a superar os benefícios.

A exposição a antibióticos constitui um fator de risco bem estabelecido para a colonização e a infecção por microrganismos multidrogarresistentes (MDR) e desenvolvimento de infecção por *C. difficile* (ICD) por meio de um mecanismo conhecido como pressão de seleção de antibióticos. O uso de agentes antimicrobianos é comum em hospitais de cuidados agudos e em outros ambientes de cuidados de saúde, como instituições de cuidados prolongados e instalações de diálise e cuidados ambulatoriais. Em 2009, um levantamento de prevalência pontual em hospitais de 25 países europeus constatou que 29% dos pacientes internados recebem um ou mais agentes antimicrobianos durante a hospitalização. Em um estudo realizado em 2011, a prevalência global de uso de antimicrobianos entre pacientes em 193 hospitais nos EUA foi de 49,9%. Contudo, a prevalência de uso de antimicrobianos variou de maneira substancial entre diferentes serviços do hospital, variando de 2,9% em berçários a 77,3% em unidades de cuidados críticos cirúrgicos. Ainda mais importante foi a realização de estudos mostrando que 25 a 75% do uso de agentes antimicrobianos em serviços de cuidados agudos, de cuidados prolongados e de hemodiálise são desnecessários ou inapropriados. A utilização inadequada e desnecessária de antimicrobianos inclui a administração de esquemas antimicrobianos de espectro mais amplo ou de maior duração do que o necessário, o uso de antibióticos que não têm atividade contra o patógeno causador, o tratamento para resultados de testes que não refletem a presença de infecção (p. ex., contaminação da amostra, colonização assintomática), o uso de agentes antibacterianos no tratamento de condições que não são causadas por infecção bacteriana (p. ex., infecções virais do sistema respiratório) e prescrição de doses inapropriadas de um antibiótico. O uso incorreto e o uso excessivo de agentes antimicrobianos no ambiente ambulatorial também constituem problemas bem reconhecidos nos EUA e em outros países, incluindo muitos países onde antimicrobianos podem ser adquiridos sem prescrição. Esse uso inadequado de agentes antimicrobianos introduz um risco desnecessário de desenvolvimento de complicações da antibioticoterapia, incluindo ICD, infecção por microrganismos MDR e toxicidade, representando um importante alvo de intervenção.

Fatores relacionados à prestação de cuidados de saúde

Esse grupo de fatores de risco inclui aqueles que são introduzidos como resultado da maneira pela qual os cuidados de saúde são prestados. Esses fatores de risco não oferecem nenhum benefício potencial aos pacientes, porém estão associados apenas a riscos. Os fatores de risco associados à prestação de cuidados de saúde incluem, entre outros, a não realização da higiene das mãos quando indicada ou de técnicas assépticas ou estéreis durante procedimentos invasivos, práticas inseguras de injeção (p. ex., perfuração de um frasco multidose com agulha usada), assim como a falha na limpeza e na desinfecção ou na esterilização adequadas do ambiente do paciente e dos equipamentos e instrumentos médicos. Todos esses riscos são passíveis de modificação e, portanto, constituem importantes alvos para iniciativas de prevenção de IACS. O uso de antibióticos – que já foi discutido como fator de risco específico do paciente relacionado aos cuidados de saúde – também pode ser considerado como fator de risco relativo à prestação de cuidados de saúde. Diferentemente de outros tipos de medicamentos, o uso e o abuso de antibióticos em um paciente ou uma população pode introduzir riscos entre a população maior por meio de mudanças na ecologia microbiana (*i. e.*, seleção e aumento da prevalência de patógenos resistentes a antimicrobianos).

Muitos desses fatores relacionados à prestação de cuidados de saúde resultam da falta de adesão às práticas de prevenção de infecção recomendadas e baseadas em evidências. Apesar do reconhecimento de que a prática inadequada de higienização das mãos constitui uma das principais causas de transmissão de patógenos, da existência de importantes diretrizes nacionais e internacionais e das iniciativas para melhorar as práticas de higienização das mãos entre profissionais de saúde, a adesão às práticas de higiene das mãos recomendadas entre profissionais de saúde continua inaceitavelmente baixa. Nos EUA, as taxas médias de adesão dos profissionais de saúde às práticas de higiene das mãos recomendadas foram relatadas em menos de 50% – e alguns estudos individuais relatam taxas baixas, de apenas 20% – em algumas unidades de terapia intensiva (UTI). De modo semelhante, as práticas de injeção inseguras continuam sendo identificadas como a causa de transmissão de patógenos transportados pelo sangue associada aos cuidados de saúde, como os vírus das hepatites B e C.

Nos últimos anos, foi constatado um reconhecimento crescente do papel da contaminação ambiental na transmissão de patógenos associados aos cuidados de saúde.[4] A contaminação ambiental por esses microrganismos é comum, e muitos deles podem persistir no ambiente de cuidados de saúde por longos períodos de tempo. Por exemplo, a contaminação ambiental por *C. difficile* tem sido detectada em até 100% dos quartos hospitalares ocupados por pacientes com ICD, enquanto o *Staphylococcus aureus* resistente à meticilina (MRSA) foi detectado em superfícies ambientais de aproximadamente 70% dos quartos de hospital que abrigam pacientes infectados e colonizados por MRSA. Alguns – mas nem todos – estudos identificaram taxas igualmente altas de contaminação ambiental com patógenos gram-negativos multidrogarresistentes. Essa contaminação pode resultar em transmissão de paciente para paciente por meio de contaminação transitória das mãos e dos equipamentos de profissionais de saúde ou por contato direto do paciente com o ambiente contaminado. Os estudos realizados demonstraram que a internação em um quarto de hospital em que o ocupante anterior estava colonizado ou infectado por um de vários organismos MDR constitui um fator de risco significativo para a aquisição desse organismo. Todavia, a contaminação ambiental é um fator de risco potencialmente modificável para IACS. A limpeza e a desinfecção do ambiente e dos equipamentos médicos portáteis que são compartilhados entre os pacientes são, com frequência, aquém do ideal. Por exemplo, um estudo multicêntrico conduzido em 36 hospitais de cuidados agudos nos EUA constatou que, em condições basais, apenas 48% das superfícies ambientais de alto risco foram higienizadas durante a limpeza de rotina após a alta do paciente. A melhoria nas práticas de limpeza e outras intervenções para reduzir a carga microbiológica no ambiente de cuidados de saúde demonstraram diminuir a carga microbiana de organismos no ambiente e foi associada a uma redução do risco de aquisição de organismos MDR e ICD. A identificação de estratégias ótimas para reduzir ou eliminar o risco para pacientes representado por um ambiente de cuidados de saúde contaminado constitui uma área de investigação ativa, com estudos sobre métodos para melhorar a limpeza e desinfecção de rotina, bem como estudos de novos métodos de desinfecção.[A1] Surtos recentes de infecção decorrente de dispositivos médicos contaminados (p. ex., duodenoscópios, dispositivos aquecedores-resfriadores utilizados em procedimentos de cirurgia cardiotorácica) destacam o papel fundamental que a limpeza e a desinfecção ou a esterilização de equipamentos médicos desempenha na prevenção de infecções associadas aos cuidados de saúde. Além da limpeza e da desinfecção de superfícies ambientais e da desinfecção ou da esterilização de equipamentos médicos compartilhados, as intervenções de controle de infecção ambiental são importantes para evitar que os pacientes possam adquirir patógenos em consequência de exposição à água (p. ex., espécies de *Legionella*) e ao ar (p. ex., fungos ambientais) no ambiente de cuidados de saúde.

Patógenos nas infecções associadas aos cuidados de saúde

Os microrganismos mais comumente identificados em infecções associadas a dispositivos e a procedimentos (*i. e.*, infecção da corrente sanguínea associada a acesso central, infecção do trato urinário relacionada a cateter, pneumonia associada à ventilação mecânica e à infecção do sítio cirúrgico) variam ligeiramente entre os diferentes tipos e locais de infecção. Nos EUA, de modo geral, 10 grupos de patógenos foram responsáveis por mais de 75% dos patógenos identificados em infecções associadas a dispositivos e procedimentos notificados aos CDC pela National Healthcare Safety Network, entre 2011 e 2014.[5] Esses grupos de patógenos e a proporção de patógenos relatada que representaram incluem *Escherichia coli* (15%), *Staphylococcus aureus* (12%), espécies de *Klebsiella* (8,0%), estafilococos coagulase-negativos (8%), *Enterococcus faecalis* (7%), *Pseudomonas aeruginosa* (7%), *Candida albicans* (7%), espécies de *Enterobacter* (4%), *Enterococcus faecium* (4%) e outras espécies de *Enterococcus* (4%). Ainda que muitos desses patógenos representem a flora endógena do paciente, justifica-se uma discussão mais detalhada sobre vários dos microrganismos que podem ser adquiridos durante a exposição aos cuidados de saúde.

Organismos multidrogarresistentes

Um problema cada vez mais preocupante é a emergência de resistência adquirida a antimicrobianos entre muitos dos patógenos bacterianos que constituem causas comuns de IACS (Tabela 266.2). Os microrganismos MDR representam uma ameaça significativa à saúde, visto que as infecções causadas por muitos deles têm sido associadas a desfechos mais graves do que aqueles causados por cepas do mesmo microrganismo sensíveis a antimicrobianos – incluindo tempo excessivo de permanência hospitalar, aumento dos custos relacionados com os cuidados de saúde e maior

Tabela 266.2 Taxas de resistência a antimicrobianos entre isolados patogênicos de infecções associadas aos cuidados de saúde.

		PROPORÇÃO DE ISOLADOS RESISTENTES A ANTIBIÓTICOS		
MICRORGANISMO	**CLASSE DE ANTIBIÓTICOS**	***EUA (2011-2014)****	***UTI em 43 países da Ásia, África, Europa e América Latina (2007-2012)†***	***UTI em 13 países da Europa (2014)‡***
Staphylococcus aureus	Penicilinas antiestafilocócicas (p. ex., oxacilina, meticilina)	42 a 57%	36 a 62%	25%
Espécies de *Klebsiella*	Cefalosporinas de espectro estendido	10 a 28%	63 a 71%	44%
	Carbapenéns	3 a 13%	14 a 20%	8%
Pseudomonas aeruginosa	Carbapenéns	8 a 28%	34 a 43%	28%
Enterococcus faecium	Glicopeptídios (vancomicina)	58 a 86%	NR	NR
Acinetobacter baumannii	Carbapenéns	33 a 69%	66 a 77%	64%
Escherichia coli	Cefalosporinas de espectro estendido	13 a 24%	62 a 66%	17%
	Carbapenéns	1 a 2%	5 a 8%	1%
	Quinolonas	29 a 49%	64 a 70%	NR

UTI = unidade de terapia intensiva; NR = não relatado. *Weiner LM, Webb AK, Limbago B, et al. Antimicrobial-resistant pathogens associated with healthcare-associated infections: summary of data reported to the National Healthcare Safety Network at the Centers for Disease Control and Prevention, 2011-2014. *Infect Control Hosp Epidemiol.* 2016;37:1288-1301. †Rosenthal VD, Maki DG, Mehta Y, et al. International Nosocomial Infection Control Consortium (INICC) report, data summary of 43 countries, for 2007-2012. *Am J Infect Control.* 2014;42:942-956. ‡European Centre for Disease Prevention and Control. Annual Epidemiological Report 2016 – Healthcare-associated infections acquired in intensive care units. Stockholm: ECDC;2016. Disponível em: https://ecdc.europa.eu/en/publications-data/healthcare-associated-infections-acquired-intensive-care-units-annual. Acesso em 12 de agosto de 2017.

mortalidade, com taxas de mortalidade que se aproximam de 50% em alguns estudos. Possíveis explicações para o aumento observado na taxa de desfechos adversos associados às infecções por microrganismos MDR incluem a presença de doença subjacente mais grave, demora na instituição de terapia efetiva e uso de terapia mais tóxica e menos efetiva no tratamento da infecção. Independentemente da causa, os desfechos precários associados a infecções por microrganismos MDR destacam a necessidade crucial de medidas preventivas efetivas e do desenvolvimento de novos antibióticos com atividade contra esses microrganismos, particularmente bacilos gram-negativos multidrogarresistentes (BGN-MDR).

Os microrganismos podem desenvolver resistência a agentes antimicrobianos aos quais foram previamente sensíveis por meio de uma variedade de mecanismos – incluindo indução, mutação genética e aquisição de novo material genético (p. ex., conjugação com transferência intercelular de material genético por plasmídios ou transpósons). Porém, no ambiente dos cuidados de saúde, a transmissão de microrganismos MDR de paciente para paciente é mais comum do que o desenvolvimento de resistência *de novo* em um microrganismo anteriormente sensível dentro do microbioma existente do paciente. Os fatores de risco identificados para a aquisição de microrganismos MDR incluem exposição a antibióticos, exposição frequente ou prolongada aos serviços de cuidados de saúde (p. ex., hospitais, casas de repouso), práticas de controle de infecção inadequadas entre profissionais de saúde, contaminação ambiental com microrganismos MDR e prevalência de microrganismos MDR entre outros pacientes dentro de uma instituição de cuidados de saúde.

Entre os patógenos notificados ao CDC, entre 2011 e 2014, como causas de infecções associadas a dispositivos e infecções de sítio cirúrgico, cerca de 20% tinham perfis de sensibilidade a antimicrobianos que obedeciam à tabela de deficiência de multidrogarresistência do CDC (ver Tabela 266.2). É interessante assinalar que 58 a 86% dos isolados de *Enterococcus faecium* foram resistentes à vancomicina (VRE), enquanto 42 a 57% dos isolados de *S. aureus* foram resistentes à meticilina (MRSA). Esses patógenos gram-positivos multidrogarresistentes têm sido reconhecidos como importantes patógenos associados aos cuidados de saúde por várias décadas. Mais recentemente, o surgimento de multidrogarresistência entre vários patógenos gram-negativos foi identificado como uma crescente ameaça de saúde global entre indivíduos que recebem cuidados de saúde (ver Capítulo 289). Por exemplo, cerca de 55% dos isolados de *Acinetobacter baumannii* notificados aos CDC no período de 2011-2014 demonstraram resistência adquirida a pelo menos um fármaco em três ou mais classes de antibióticos. Essas definições de multidrogarresistência também foram atendidas por 13% dos isolados de *Klebsiella* e por 14% dos isolados de *P. aeruginosa*. A resistência a antimicrobianos representa um problema importante em muitas regiões do mundo. Por exemplo, dados do International Nosocomial Infection Control Consortium de unidades de terapia intensiva em 43 países na Ásia, na África, na Europa e na América Latina – coletados entre 2007 e 2012 – demonstraram resistência à meticilina em 61% dos isolados de *S. aureus* e resistência às cefalosporinas de espectro estendido em 66% dos isolados de *Klebsiella pneumoniae* e 63% dos isolados de *E. coli*. A falta de utilização de uma definição padronizada de multidrogarresistência limita as comparações diretas dos dados de resistência de populações diferentes. Foram propostas definições padronizadas para multidrogarresistente, extensamente drogarresistente e pandrogarresistente. A adoção dessas e de outras definições padronizadas é necessária para possibilitar uma compreensão mais completa da carga global de resistência antimicrobiana entre patógenos associados aos cuidados de saúde.

Um exemplo da emergência e da rápida disseminação de BGN-MDR é fornecido pelas Enterobacteriaceae resistentes aos carbapenéns (CRE), em particular *Klebsiella pneumoniae* (ver Capítulo 289). A resistência aos carbapenéns entre microrganismos era rara nos EUA antes do ano 2000 – época em que menos de 1% dos isolados de *K. pneumoniae* relatados aos CDC demonstrou essa resistência. No período de 2009 a 2010, 8 a 13% dos isolados de *K. pneumoniae* de infecções hospitalares foram resistentes aos carbapenéns. Nos EUA, a resistência aos carbapenéns entre Enterobacteriaceae se deve mais comumente à produção de carbapenemase de *K. pneumoniae* (KPC) – uma serina betalactamase da classe A que hidrolisa todos os antibióticos betalactâmicos. A enzima KPC – descrita pela primeira vez em 2001 – é codificada pelo gene bla_{KPC} encontrado em um plasmidio transmissível, que também transporta outros genes que conferem resistência a várias outras classes de agentes antimicrobianos. Por isso, além da resistência aos carbapenéns, esses microrganismos demonstraram resistência a outros antibióticos betalactâmicos e várias outras classes de antibióticos.

O estado de portador assintomático de microrganismos MDR é relativamente comum entre indivíduos com exposições aos cuidados de saúde. De fato, os pacientes com infecções clinicamente aparentes por microrganismos MDR representam uma proporção relativamente pequena da carga total desses patógenos. As taxas relatadas de estado de portador de MRSA variaram de 4,6 a 13,6% entre pacientes hospitalizados, 2 a 22%, entre pacientes submetidos a diálise ambulatorial nos EUA e 10 a 100%, entre residentes de instituições de cuidados prolongados. A prevalência do estado de portador VRE entre pacientes hospitalizados e pacientes submetidos à diálise ambulatorial foi de 6,3 a 67% e de 0 a 16%, respectivamente. Os estudos que incluíram uma variedade de BGN-MDR relataram taxas de estado de portador de 19 a 32% em pacientes de UTI e pacientes hospitalizados com diarreia, de 25%, entre residentes de instituições de cuidados prolongados e de 16%, entre pacientes submetidos à hemodiálise crônica. Os estudos que se concentraram especificamente em Enterobacteriaceae resistentes aos carbapenéns demonstraram taxas de prevalência que variaram de 2 a 5,4% entre pacientes hospitalizados de alto risco nos EUA e de 2 a 49%, entre pacientes pós-cuidados agudos em Israel. Esses portadores assintomáticos desempenham um importante papel na epidemiologia das infecções por microrganismos MDR. Em primeiro lugar, esses indivíduos correm risco substancial de infecção subsequente pelo organismo colonizador, e até um terço dos portadores de MRSA, VRE e BGN-MDR desenvolve infecção sintomática nos primeiros 12 meses. Em segundo lugar, os portadores assintomáticos de microrganismos MDR podem contribuir para a transmissão desses patógenos dentro do sistema de cuidados de saúde por meio de contaminação do ambiente circundante e das mãos, das roupas e do equipamento médico dos profissionais de saúde. Com efeito, diversos estudos demonstraram que o risco de adquirir um microrganismo MDR – como MRSA, VRE e BGN-MDR – durante a hospitalização está relacionado à prevalência ou à pressão de colonização desse microrganismo MDR entre outros pacientes. Por fim, a internação em um quarto de hospital em que o paciente anterior estava colonizado ou infectado por MRSA, VRE ou BGN-MDR tem sido associada a um risco aumentado de aquisição desses microrganismos.

No entanto, existem alguns dados alentadores relacionados à incidência de alguns microrganismos MDR, particularmente MRSA. Nos EUA, a incidência de infecções invasivas por MRSA de início hospitalar diminuiu 54% entre 2005 e 2011. Nos EUA, durante o mesmo período de tempo, foi também observada uma redução significativa na incidência de infecções invasivas por MRSA entre pacientes submetidos à diálise, um grupo com taxa de infecção invasiva por MRSA que é aproximadamente 100 vezes maior do que a da população geral. Essas mudanças ocorreram, apesar da emergência de MRSA associado à comunidade como importante causa de infecções da pele e dos tecidos moles entre indivíduos sem fatores de risco típicos associados aos cuidados de saúde e da introdução de MRSA associado à comunidade como patógeno adquirido em ambientes de cuidados de saúde.[6] Na Inglaterra, entre 2004 e 2012, foi observada uma redução de 86% no número de casos de bacteriemia por MRSA relatados por meio de um sistema de notificação compulsória. A causa específica dessas reduções observadas na IACS por MRSA é incerta, bem como pode representar a consequência de melhorias nas práticas básicas de controle de infecção, na introdução de práticas de prevenção específicas de MRSA ou outras mudanças na epidemiologia desse patógeno. Há também exemplos de contenção bem-sucedida de outros microrganismos MDR. Por exemplo, a disseminação de CRE em hospitais de Israel foi substancialmente reduzida com a introdução de uma intervenção a nível nacional.

Clostridium difficile

C. difficile – o agente etiológico da colite pseudomembranosa – constitui a causa mais comum de diarreia infecciosa associada aos cuidados de saúde (ver Capítulo 280). Embora ocorra ICD associada à comunidade,[7] a maioria dos casos está relacionada à prestação de cuidados de saúde. A análise dos dados dos CDC de 2010 constatou que 94% dos casos de ICD foram associados a uma exposição aos cuidados de saúde, enquanto 75% dos casos tiveram o seu início fora do hospital (p. ex., na comunidade ou em instalações de cuidados prolongados). As manifestações clínicas da ICD variam desde portadores assintomáticos até diarreia leve e colite potencialmente fatal, megacólon tóxico e sepse. Foi relatado que a mortalidade global associada à ICD variou de 2 a 6%, com mortalidade substancialmente maior entre pacientes que desenvolvem megacólon tóxico e outras manifestações graves da doença. Em comparação a pacientes sem ICD, os pacientes hospitalizados que desenvolvem ICD apresentam uma longa duração de hospitalização, assim como cerca de 15 a 30% desses pacientes terão pelo menos uma recorrência da doença, normalmente nos primeiros 1 a 2 meses após o episódio inicial. Os indivíduos que sofrem recorrência têm uma probabilidade de 50 a 60% de apresentar recorrências adicionais. Nos EUA, as estimativas dos custos hospitalares atribuíveis à ICD variam de 5.682 a 9.124 dólares por caso (em 2007), com um custo total de 1 a 4,8 bilhões de dólares por ano.

Um maior número de IACS se deve, agora, a *C. difficile* do que ao MRSA. Nos EUA, a incidência de ICD entre pacientes hospitalizados teve um aumento de mais de duas vezes entre 2000 e 2009. Dados dos CDC indicam que cerca de 250.000 casos de *C. difficile* ocorrem a cada ano nos EUA. Além de um aumento na incidência de ICD, a taxa de mortalidade relacionada com *C. difficile* aumentou mais de quatro vezes nos EUA durante a última década, causando cerca de 14.000 mortes por ano. Os aumentos observados na incidência e na mortalidade associadas à ICD foram temporalmente associados à emergência e à disseminação da cepa 027/NAP1/BI de *C. difficile*, que tem sido associada a uma maior mortalidade e taxas mais altas de recorrência em comparação a outras cepas circulantes. Inicialmente identificada na América do Norte, essa cepa epidêmica agora já está disseminada globalmente.

O problema de *C. difficile* se estende para além do ambiente hospitalar de cuidados agudos. Por exemplo, dados de Ohio indicam que 62% dos casos de ICD em 2006 ocorreram em casas de repouso. Dados dos CDC mostraram que 20% das ICD de início hospitalar ocorrem entre indivíduos com residência recente em uma casa de repouso, bem como dois terços dos casos de ICD de início em casa de repouso ocorrem entre residentes que recentemente receberam alta de um hospital de cuidados agudos. Esses achados demonstram a complexa epidemiologia da ICD.

O desenvolvimento de ICD é um processo em duas etapas, que exige inicialmente a aquisição de *C. difficile* por meio de transmissão fecal-oral e, em seguida, a presença ou a introdução de fatores que possibilitam a progressão para a doença sintomática. Mesmo que alguns indivíduos saudáveis sem exposição a cuidados de saúde sejam portadores intestinais de *C. difficile*, a aquisição do microrganismo durante o contato com o sistema de cuidados de saúde desempenha um papel fundamental na epidemiologia da ICD. A transmissão no ambiente de cuidados de saúde pode ocorrer em consequência da exposição a microrganismos presentes nas mãos de profissionais de saúde, em superfícies do ambiente ou em equipamentos médicos. A contaminação das mãos dos profissionais de saúde é comum após contato com a pele ou o ambiente de indivíduos com ICD.[8] Na ausência de práticas efetivas de higiene das mãos, os profissionais de saúde contaminados podem transmitir o microrganismo para outros pacientes. A contaminação do ambiente e do equipamento médico por *C. difficile* também é comum. Testes realizados em quartos de hospital identificaram *C. difficile* em superfícies do ambiente em até 100% dos quartos onde se encontravam pacientes com ICD ativa e em até 33% dos quartos com pacientes sem ICD. As superfícies comumente contaminadas incluem grades da cama, mesas de cabeceira, telefones, botões de chamada e manguitos de pressão arterial. Os esporos de *C. difficile* são resistentes à eliminação por muitos desinfetantes hospitalares comuns e podem persistir no ambiente por longos períodos de tempo, contribuindo ainda mais para o risco de exposição a um ambiente contaminado. Foi constatado que os pacientes internados em um quarto de hospital em que o ocupante anterior tinha ICD correm maior risco de desenvolvimento de ICD do que pacientes internados em quartos de hospital em que o ocupante anterior não tinha ICD.

Uma vez ingerido *C. difficile*, são reconhecidos diversos fatores que estão associados ao desenvolvimento de ICD sintomática. O principal fator de risco é o uso de antibióticos. Essas exposições rompem a flora intestinal normal e possibilitam a multiplicação de *C. difficile* para números maiores, bem como a produção de toxinas que resultam em doença. Embora a exposição a qualquer agente antimicrobiano possa aumentar o risco de desenvolvimento de ICD, a clindamicina, as cefalosporinas de terceira geração, as penicilinas e as quinolonas podem representar um maior risco. Outros fatores que têm sido associados a um aumento do risco de desenvolvimento de ICD incluem a administração de agentes quimioterápicos citotóxicos e medicamentos supressores, como inibidores da bomba de prótons, incapacidade de desenvolver uma resposta de anticorpos a *C. difficile* e idade avançada (*i. e.*, acima de 64 anos).

Vírus

Vírus respiratórios

Os vírus respiratórios comuns, como o vírus da influenza, podem ser transmitidos no ambiente de cuidados de saúde por profissionais de saúde, visitantes e pacientes, resultando em doença adquirida nos cuidados de saúde. Foram observadas taxas mais elevadas de morbidade e de mortalidade entre pacientes que adquirem a infecção durante a hospitalização, provavelmente em decorrência da presença de doença médica subjacente significativa. Apesar de vários estudos que associaram maiores taxas de imunização contra influenza de profissionais de saúde a menores taxas de transmissão nosocomial de influenza, a vacinação desse público contra a influenza continua relativamente baixa. Isso levou muitos serviços de saúde pública e sociedades de profissional a solicitar políticas de vacinação obrigatória contra a influenza para todos os profissionais de saúde elegíveis. A transmissão associada aos cuidados de saúde de vírus respiratórios de emergência recente – como o coronavírus da síndrome respiratória aguda grave (SARS-CoV), em 2003, a pandemia de infuenza, em 2009, e o coronavírus da síndrome respiratória do Oriente Médio (MERS-CoV), em 2013 – destaca a importância da vigilância sindrômica para possibilitar a rápida identificação de pacientes com doença potencialmente transmissível e a implementação de precauções de controle de infecção apropriadas.

Vírus transmitidos pelo sangue

Embora o rastreamento de rotina do sangue para patógenos transmitidos pelo sangue (PTS) – vírus da hepatite B, vírus da hepatite C e vírus da imunodeficiência humana – tenha reduzido drasticamente a incidência de infecções por PTS associadas aos cuidados de saúde, a transmissão desses patógenos em ambientes de cuidados de saúde continua ocorrendo. A maior parte da transmissão de PTS associada aos cuidados de saúde que ocorre atualmente se deve à falta de adesão às práticas básicas recomendadas de controle de infecção. As práticas de injeção não seguras (p. ex., reutilização de seringas, contaminação de frascos multidose, uso e desinfecção inadequados de dispositivos de monitoramento da glicemia que são utilizados em diversos pacientes) e limpeza, desinfecção e esterilização inadequadas de equipamentos médicos e do ambiente de cuidados de saúde (p. ex., serviços de diálise) foram identificadas em vários surtos recentes de transmissão de PTS de paciente para paciente. Uma grande proporção de eventos documentados de transmissão do vírus da hepatite B e do vírus da hepatite C associados aos cuidados de saúde tem ocorrido em ambientes ambulatoriais e instituições de cuidados prolongados, destacando a importância dos programas de prevenção de infecção em todo o sistema de cuidados de saúde. A transmissão de PTS de profissionais de saúde para pacientes é incomum, mas pode ocorrer normalmente no contexto de procedimentos invasivos "sujeitos a exposição", todavia também como resultado do desvio de medicamentos por profissionais de saúde. Dispõe-se de diretrizes para ajudar os profissionais de saúde e as instituições de cuidados de saúde a minimizar o risco para os pacientes de um profissional de saúde infectado por PTS, permitindo que a maior parte desses profissionais de saúde continue envolvida em atividades de cuidados ao paciente (e-Tabela 266.1).

Fungos

A *Candida albicans* e outras espécies de *Candida* são responsáveis por cerca de 9,3% de todos os patógenos notificados aos CDC, entre 2011 e 2014, como causas de infecções associadas a dispositivos e infecções do sítio cirúrgico, colocando-os entre os patógenos mais comuns implicados em IACS. A recente emergência de *C. auris* multidrogarresistente como causa de surtos associados aos cuidados de saúde destaca ainda mais a importância das espécies de *Candida* na epidemiologia das IACS. A exposição a fungos ambientais, como espécies de *Aspergillus,* no ambiente de cuidados de saúde pode resultar em IACS, particularmente em hospedeiros imunocomprometidos. Essa exposição e a infecção resultante estão mais comumente associadas a medidas inadequadas de controle ambiental durante a construção, a demolição ou os danos causados pela água na instituição de cuidados de saúde. Nos EUA, um surto de infecções fúngicas invasivas em vários estados, decorrentes principalmente de *Exserohilum rostratum* associado a injeções de metilprednisolona contaminada, demonstra que os medicamentos e outros produtos médicos contaminados constituem outras fontes potenciais de exposição a fungos patogênicos durante os cuidados de saúde.

Infecções associadas a dispositivos

Infecções da corrente sanguínea associadas a acesso central

As infecções da corrente sanguínea associadas a acesso central (ICSAAC) são infecções da corrente sanguínea que ocorrem em pacientes com cateter venoso central e nos quais não há nenhuma outra fonte identificada de infecção. O desenvolvimento de ICSAAC tem sido associado a internações hospitalares mais prolongadas, aumento do risco de morte e maiores custos hospitalares do que aqueles observados entre pacientes semelhantes nos demais aspectos, que não desenvolvem ICSAAC (ver Tabela 266.1). Entretanto, as taxas de morbidade e de mortalidade variam de modo substancial, dependendo do patógeno etiológico e das características do paciente que apresenta a infecção. Embora a ICSAAC seja frequentemente considerada como complicação que ocorre entre pacientes de UTI, o uso de cateteres venosos centrais em enfermarias não UTI aumentou substancialmente nessas últimas décadas. Desse modo, a incidência e a carga global da ICSAAC em algumas enfermarias não UTI agora ultrapassam, com frequência, as das UTI. As ICSAAC também representam problemas importantes entre indivíduos não hospitalizados com cateteres venosos centrais, como pacientes que recebem nutrição parenteral total crônica, quimioterapia ou diálise em ambiente ambulatorial ou domiciliar.

As infecções da corrente sanguínea decorrentes de cateteres venosos centrais resultam, em grande parte, da contaminação ou da colonização da superfície externa ou da superfície intraluminal do cateter. Essa contaminação pode ocorrer durante ou após a inserção do cateter, relacionada a diversos aspectos do uso e cuidados do cateter. Foram identificadas estratégias efetivas para reduzir o risco de contaminação do cateter durante a inserção e durante todo o tempo em que o cateter permanece *in situ*.[9] Essa pesquisa levou ao desenvolvimento de diretrizes baseadas em evidências para a prevenção de infecções relacionadas ao cateter vascular (ver e-Tabela 266.1). O pacote de intervenções (*central line bundle*) refere-se a um pequeno número de práticas baseadas em evidências que, quando utilizadas em conjunto, podem reduzir o risco de ICSAAC mais do que se esperaria quando os componentes do pacote são introduzidos individualmente. O pacote de intervenções inclui higiene das mãos, precauções de barreira máxima durante a inserção (*i. e.*, uso de avental e luvas esterilizadas, gorro cirúrgico e máscara pelo cirurgião, com campos estéreis que cubram todo o paciente), assepsia da pele com clorexidina, seleção do sítio de inserção ideal (*i. e.*, evitando o uso do sítio femoral em pacientes adultos) e revisão diária da necessidade de permanência do acesso venoso, com remoção imediata dos cateteres que não são mais necessários. No que concerne ao uso de um antisséptico cutâneo antes da inserção do cateter venoso central, um ensaio clínico randomizado recente constatou que uma solução antisséptica de clorexidina-álcool proporcionava maior proteção contra infecções associadas a cateter de curta permanência do que uma solução de iodopovidona-álcool.[A2] Outras intervenções que têm sido associadas a reduções nas taxas de ICSAAC incluem cobertura do sítio de inserção com gaze esterilizada ou filme transparente semipermeável, limpeza do sítio de inserção do cateter com um antisséptico, como clorexidina, uso de técnica asséptica para acessar e manipular o cateter, escovação do canhão (*hub*) do cateter com um desinfetante antes de acessar o lúmen do cateter para a administração de medicamentos ou outros produtos ou para aspiração de sangue, uso de cateteres revestidos de antimicrobianos ou antissépticos e uso de clorexidina em vez de água e sabonete comum para o banho diário de pacientes na UTI. A adoção generalizada do pacote de intervenções e de outras estratégias de prevenção de ICSAAC tem sido associada a uma redução substancial da incidência da ICSAAC em hospitais nos EUA. Os dados dos CDC demonstram uma redução de 50% na incidência de ICSAAC em hospitais nos EUA, entre 2008 e 2014.

Infecções do trato urinário associadas ao uso de cateter

A infecção do trato urinário associada a cateter (ITUAC) é uma infecção que se desenvolve em um paciente que tem ou que recentemente teve um cateter vesical de demora. À semelhança da patogenia das infecções da corrente sanguínea relacionadas a cateter, as ITUAC se desenvolvem em consequência da introdução de patógenos na bexiga decorrente da contaminação e da colonização das superfícies interna ou externa do cateter. Entre os pacientes com cateteres urinários de demora, a incidência de bacteriúria é de 3 a 8% por dia, e, subsequentemente, 10 a 25% dos pacientes com bacteriúria apresentarão sintomas consistentes com infecção do trato urinário.

Para reduzir o risco de ITUAC, são recomendadas diversas práticas básicas, como técnica asséptica durante a inserção, a manutenção de limpeza e higiene adequadas, a fixação do cateter de modo a evitar a ocorrência de movimento do cateter semelhante a um pistão no interior da uretra e a manutenção de um sistema fechado com fluxo não obstruído da urina da bexiga até o sistema coletor.[10] Foi estimado que, com a implementação dessas práticas, seria possível evitar 65 a 70% das ITUAC que ocorrem em hospitais de cuidados agudos. Vários estudos demonstraram que os cateteres uretrais de demora são, com frequência, inseridos por motivos inapropriados, e que muitos cateteres que foram inicialmente inseridos para uma indicação correta permanecem no local, mesmo após resolução da indicação inicial para cateterização. Isso pode ser decorrente, em parte, da falta de familiaridade com as indicações adequadas para a inserção de cateteres ou com a existência de opções sobre alternativas para o uso de cateteres uretrais de demora. Outros estudos constataram que, com frequência, os médicos não têm conhecimento de que o seu paciente tem um cateter urinário. Logo, talvez a maior oportunidade para a prevenção de ITUAC seja evitar a inserção desnecessária de cateter e a remoção imediata dos cateteres quando eles não são mais necessários. O desenvolvimento de protocolos que definem explicitamente indicações apropriadas para a inserção de cateteres urinários, a introdução de intervenções que lembrem os médicos da necessidade de reavaliar a adequação do cateter urinário de um paciente, assim como dos protocolos destinados a enfermeiros que permitem que os enfermeiros removam cateteres urinários desnecessários têm sido associados a uma redução do uso de cateter e menores taxas de ITUAC.

Pneumonia associada à ventilação mecânica

Em pacientes hospitalizados, a ventilação mecânica constitui um dos fatores de risco mais comuns para o desenvolvimento de pneumonia. A ventilação mecânica e as intervenções necessárias para fornecer ventilação mecânica (p. ex., intubação endotraqueal, sedação) aumentam o risco de infecção pulmonar por meio de uma variedade de mecanismos, incluindo aumento do risco de aspiração das secreções orofaríngeas e gastrintestinais e comprometimento do reflexo da tosse. Do ponto de vista tanto clínico quanto epidemiológico, a pneumonia associada à ventilação mecânica (PAVM) é um diagnóstico difícil de se estabelecer com certeza, em virtude da natureza subjetiva de muitas das variáveis consideradas (p. ex., achados na radiografia de tórax, alterações nas características das secreções das vias respiratórias), explicações alternativas para anormalidades clínicas e radiográficas (p. ex., síndrome do desconforto respiratório agudo, atelectasia) e dificuldade em determinar se os resultados das culturas das vias respiratórias representam uma verdadeira infecção ou colonização das vias respiratórias. Para minimizar a subjetividade envolvida no estabelecimento do diagnóstico de PAVM, foi proposta uma nova classificação de vigilância que caracteriza todos os eventos adversos associados à ventilação mecânica (EAVM) para substituir a definição atual de PAVM.[11]

Com base em um estudo de prevalência pontual, a pneumonia é um dos dois tipos mais comuns de IACS, e aproximadamente 39% dos casos estão associados à ventilação mecânica. Essas infecções estão associadas a taxas de mortalidade e custos de cuidados de saúde que estão entre os mais altos observados entre todas as IACS (ver Tabela 266.1). Os estudos realizados sugerem que pelo menos 55% dos casos de PAVM são passíveis de prevenção. À semelhança de outras infecções associadas a dispositivos, a maneira mais efetiva de prevenir a infecção consiste em evitar o uso do dispositivo. Para a prevenção de PAVM e de outras complicações da ventilação mecânica, o uso de métodos não invasivos de ventilação, o uso minimizado de sedação (p. ex., manejo dos pacientes sem sedativos, se possível, interrupção da sedação diária e avaliação da prontidão do paciente extubado) e a mobilização precoce podem eliminar ou pelo menos reduzir a duração da ventilação mecânica. Para os pacientes que necessitam de ventilação mecânica, as seguintes medidas são recomendadas de modo rotineiro para a prevenção da PAVM: limpeza, desinfecção, esterilização, uso e manutenção adequados do equipamento respiratório; redução ao máximo do acúmulo de secreções acima do manguito do tubo endotraqueal; e elevação da cabeceira da cama – a não ser que haja contraindicação médica. A higiene oral de rotina, normalmente com um antisséptico, como a clorexidina, também é uma estratégia comumente utilizada que pode ser benéfica – embora os dados que sustentam essa prática sejam limitados. Para pacientes que são submetidos à ventilação mecânica e os tratados com hipotermia após parada cardíaca (ver Capítulo 57), a administração de amoxicilina-clavulanato por via intravenosa (em doses de 1 g e 200 mg, respectivamente), 3 vezes/dia, durante 2 dias, reduz a incidência de pneumonia precoce associada à ventilação mecânica.A2b Em alguns ensaios clínicos, controlados e randomizados, a descontaminação orofaríngea ou digestiva seletiva foi associada a uma redução significativa de PAVM, porém essa abordagem ainda não foi amplamente adotada como padrão de cuidados nos EUA, pelo menos em parte, em razão das preocupações de que essa intervenção possa levar à seleção de microrganismos resistentes a antimicrobianos.

Outras infecções relacionadas a dispositivos

Com os avanços que ocorreram na tecnologia médica nos últimos anos, houve melhorias substanciais na capacidade dos dispositivos médicos disponíveis e no desenvolvimento de novos dispositivos implantáveis no tratamento e no manejo de uma variedade de condições médicas, particularmente dos sistemas circulatório e nervoso. Esses dispositivos incluem dispositivos eletrônicos implantáveis cardiovasculares, como marca-passos e cardioversores-desfibriladores implantáveis, dispositivos de assistência ventricular, estimuladores cerebrais profundos e bombas intratecais. Os possíveis benefícios que esses dispositivos podem oferecer aos pacientes vêm acompanhados de pelo menos certo grau de risco de infecção relacionada ao uso de dispositivos.

Infecções do sítio cirúrgico

As infecções do sítio cirúrgico (ISC) são infecções que se desenvolvem no local de um procedimento cirúrgico. Embora apenas uma proporção relativamente pequena de pacientes submetidos a cirurgia desenvolva subsequentemente uma ISC, bem como a taxa global de mortalidade associada à ISC seja relativamente baixa, o número absoluto de ISC que ocorrem e o custo e a carga de morbidade e mortalidade globais associados à ISC são grandes – em razão do volume de procedimentos cirúrgicos realizados a cada ano (ver Tabela 266.1). Diversos fatores contribuem para o risco de ISC: o sítio e tipo específicos de procedimento cirúrgico; a duração do procedimento; a hipoxia tecidual no sítio cirúrgico; a contaminação da ferida por microrganismos endógenos ou exógenos; a técnica cirúrgica; as práticas de prevenção de infecção peroperatória; o controle ambiental relacionado a temperatura, umidade e pureza do ar no centro cirúrgico; assim como as condições médicas subjacentes do paciente, como tabagismo, e outros fatores passíveis de aumentar o risco inerente de infecção. Embora alguns desses fatores não sejam passíveis de intervenção corretiva, muitos deles podem ser corrigidos e diversas intervenções demonstraram reduzir o risco de ISC. De fato, foi estimado que 55% das ISC poderiam ser evitados por meio da aplicação rotineira de medidas preventivas baseadas em evidências. O uso de técnica estéril, a preparação pré-operatória da pele com um agente antisséptico,A3 a administração de profilaxia antimicrobiana 60 minutos antes da incisão cirúrgica, a manutenção da normotermia e o controle peroperatório da glicose constituem práticas que demonstraram reduzir o risco de infecção associado a uma ampla variedade de procedimentos cirúrgicos. Há também evidências de que, pelo menos em alguns tipos de cirurgia, o uso de oxigênio suplementar (p. ex., fração de oxigênio inspirado de 80%) no período peroperatório pode reduzir o risco de ISC. Embora haja oportunidades substanciais de melhoria, dados de vigilância relatados à National Healthcare Safety Network dos CDC por hospitais dos EUA, entre 2008 e 2014, mostraram uma redução de 17% na incidência de ISC que ocorrem em associação a 10 procedimentos cirúrgicos comuns.

ESTRATÉGIAS DE PREVENÇÃO DAS INFECÇÕES ASSOCIADAS AOS CUIDADOS DE SAÚDE

Muitas IACS são evitáveis. Isso já é reconhecido desde pelo menos meados de 1800, quando Semmelweiss demonstrou uma redução drástica das mortes relacionadas à sepse entre pacientes de uma maternidade após intervenção para melhorar a higiene das mãos entre os profissionais de saúde. O grau de possível prevenção das IACS foi mais claramente quantificado em um estudo multicêntrico conduzido na década de 1970. Nesse estudo, foi constatado que 32% das IACS poderiam ser evitadas pelo estabelecimento de um programa efetivo de controle de infecção. Estimativas mais recentes que levam em consideração pesquisas mais recentes e a tecnologia desenvolvida durante as três décadas seguintes sugerem que pelo menos 55 a 70% de algumas das IACS mais comuns podem ser evitadas. A investigação científica e a experiência clínica levaram à publicação de diretrizes baseadas em evidências para a prevenção das IACS (ver e-Tabela 266.1).

Gerenciamento do uso de antimicrobianos

O gerenciamento do uso de antimicrobianos se refere a intervenções destinadas a melhorar a adequação do uso de antimicrobianos ao promover a seleção de um esquema antimicrobiano ideal (*i. e.*, o medicamento, a dose, a duração e a via de administração mais apropriados) para um paciente específico. Os objetivos de um programa de gerenciamento do uso de antimicrobianos consistem em otimizar os resultados clínicos (p. ex., cura da infecção relacionada ao uso de antimicrobianos, redução ao máximo da toxicidade e de outros eventos adversos) e em limitar a pressão de seleção dos antimicrobianos que impulsiona a emergência de cepas resistentes a antimicrobianos. Os programas de gerenciamento do uso de antimicrobianos multidisciplinares têm sido associados a vários resultados desejáveis, incluindo reduções significativas no uso de antimicrobianos, diminuição das taxas de resistência a antimicrobianos entre patógenos associados aos cuidados de saúde, redução da incidência de desfechos adversos associados ao uso de antibióticos (p. ex., toxicidade, infecção por *C. difficile*) e reduções significativas dos custos associados a antimicrobianos hospitalares.

Diversas abordagens têm sido utilizadas por programas bem-sucedidos de gerenciamento do uso de antimicrobianos, assim como foram publicadas as diretrizes que descrevem essas estratégias (ver e-Tabela 266.1).[12,13] Uma das estratégias mais efetivas e mais comumente utilizadas inclui formulário de restrição e exigência de pré-autorização antes da prescrição de determinados antibióticos (p. ex., antibióticos que apresentam amplo espectro antimicrobiano, que estão associados à toxicidade significativa ou que são de alto custo). Uma segunda abordagem que tem sido considerada como estratégia central nas atividades de gerenciamento do uso de antimicrobianos é a auditoria prospectiva da adequação da terapia antimicrobiana prescrita, com fornecimento de um parecer ao médico que prescreve se houver oportunidades de maior otimização da terapia (p. ex., estreitamento ou ampliação do espectro da terapia, interrupção da terapia antimicrobiana ou alteração da dose do fármaco ou do intervalo de administração com base em dados clínicos disponíveis). Outras abordagens que foram incluídas em programas bem-sucedidos de gerenciamento do uso de antimicrobianos incluem educação, desenvolvimento de diretrizes e algoritmos clínicos, suporte de decisão assistida por computador e protocolos a fim de otimizar a conversão da via de administração parenteral para oral, quando apropriado. Além dos desafios comuns associados à implementação de intervenções que exigem mudança no comportamento humano e na prática clínica, os programas de gerenciamento do uso de antimicrobianos também devem abordar as questões e problemas complexos e em constante mudança associados à resistência aos antimicrobianos.

Mesmo que uma proporção crescente de hospitais de cuidados agudos e de instituições de cuidados prolongados tenha introduzido programas de gerenciamento do uso de antimicrobianos, muitos desses programas não dispõem de recursos adequados para alcançar seu pleno potencial. Existe também uma necessidade reconhecida do desenvolvimento desses programas em outros ambientes de cuidados de saúde, como hospitais de cuidados agudos prolongados, serviços de diálise e práticas ambulatoriais.

Terapia de descolonização

A descolonização se refere à administração ou à aplicação de agentes antimicrobianos ou antissépticos em um indivíduo para eliminar ou reduzir a carga do estado de portador de um ou mais patógenos. Por exemplo, a descontaminação orofaríngea ou digestiva seletiva tem sido utilizada na prevenção da PAVM e da ISC após cirurgia colorretal, respectivamente. Mais recentemente, a descolonização tópica foi estudada como intervenção horizontal para prevenção de uma variedade de IACS e prevenção da transmissão de diversos patógenos. Vários estudos quase experimentais de antes e depois associaram o uso de clorexidina, em comparação ao sabão não antimicrobiano, para o banho diário de pacientes, com reduções significativas nas taxas de infecções da corrente sanguínea, incluindo ICSAAC, aquisição de microrganismos MDR, contaminação de hemoculturas e contaminação do ambiente e dos profissionais de saúde. Até o momento, foram publicados dois estudos de alta qualidade sobre o banho diário com clorexidina. Um ensaio clínico multicêntrico randomizado em *cluster* – realizado em oito UTIs de adultos e em uma unidade de transplante de medula óssea nos EUA – constatou que o banho diário com clorexidina, em comparação ao sabão comum, foi associado a uma redução de 23% na aquisição combinada de MRSA e VRE.[A4] Um estudo semelhante realizado em UTIs pediátricas constatou uma redução significativa da incidência de bacteriemia na análise por protocolo embora a diferença observada na análise de intenção de tratamento não tenha alcançado uma significância estatística.[A5] Um terceiro ensaio clínico randomizado em *cluster* – conduzido em 74 UTIs de adultos nos EUA – constatou que o uso de terapia de descolonização para todos os pacientes da UTI, que consistiu na aplicação intranasal de mupirocina durante 5 dias e em banhos diários de clorexidina. Além disso, ela reduziu de modo significativo as culturas positivas para MRSA atribuíveis à UTI em 37%, bem como foi associada a uma menor incidência de infecções da corrente sanguínea de todas as causas, em comparação ao uso de vigilância ativa e às precauções de contato para pacientes colonizados com MRSA, sem terapia de descolonização.[A6] Estudos randomizados de um único centro – mais recentemente publicados – forneceram resultados diferentes. Em um estudo, o banho diário com clorexidina não foi associado a uma redução na incidência de infecções relativas aos cuidados de saúde em pacientes adultos na unidade de terapia intensiva,[A7] ao passo que, em outro estudo, o banho com clorexidina em dias alternados foi associado a uma redução significativa das infecções hospitalares.[A8] Assim, o papel do banho rotineiro com clorexidina como estratégia de prevenção de IACS continua sendo uma questão não resolvida. Os resultados inconsistentes obtidos de ensaios clínicos sugerem que certos fatores, como adesão e técnica dos banhos, bem como fatores hospitalares específicos relacionados à epidemiologia das IACS, podem influenciar os resultados observados em nível hospitalar e em nível de cada paciente. Em outro ensaio clínico randomizado em *cluster* conduzido em UTI, a descontaminação do sistema digestório seletiva (DDS) e a descontaminação orofaríngea seletiva (DOS) foram comparadas com base no seu impacto sobre a prevalência de bactérias gram-negativas resistentes a antimicrobianos, mortalidade, bacteriemia adquirida em UTI e tempo de permanência na UTI. A DDS foi associada não só a uma menor incidência de bacteriemia adquirida na UTI, mas também a um aumento do estado de portador de bactérias gram-negativas resistentes a aminoglicosídeos, levando, assim, a uma preocupação sobre os riscos de resistência a antimicrobianos a longo prazo com o uso dessa estratégia.[A9] A descolonização do MRSA após receber alta com clorexidina e mupirocina pode reduzir em 30% a infecção subsequente por MRSA.[A10]

Teste de vigilância ativa

A vigilância ativa identifica portadores assintomáticos de um patógeno de interesse (p. ex., MRSA, VRE, BGN-MDR) com a intenção de introduzir intervenções adicionais em portadores identificados, de modo a prevenir a infecção no portador ou a transmissão para outras pessoas. As intervenções que podem ser aplicadas aos portadores identificados incluem precauções baseadas na transmissão (p. ex., precauções de contato), terapia de descolonização (em grande parte aplicável a *S. aureus*) e terapia antimicrobiana alterada (p. ex., profilaxia antimicrobiana cirúrgica). O papel da vigilância ativa tem sido, há muito tempo, objeto de debate e investigação. Ela é comumente utilizada em esforços de controle de surtos, juntamente a outras intervenções. No contexto sem surto, existem numerosos relatos do uso da vigilância ativa como parte de um programa abrangente para reduzir a transmissão ou a infecção por microrganismos MDR em hospitais individuais, em grandes centros hospitalares e instituições de cuidados de saúde em regiões geográficas específicas, como diversos países do norte da Europa. Em um ensaio clínico randomizado em *cluster* – conduzido em UTI nos EUA – foi constatado que não houve nenhuma diferença significativa na incidência de colonização ou na infecção por MRSA e VRE em UTIs que realizaram testes de vigilância ativa com a introdução de precauções de contato para pacientes identificados como portadores de MRSA ou VRE, em comparação a UTIs que não realizaram testes de vigilância ativa.[A11] No entanto, houve um atraso na divulgação dos resultados dos testes de vigilância que foi mais longo do que seria esperado na prática clínica normal, o que pode limitar a capacidade de generalizar os resultados do estudo para todos os contextos.

O uso rotineiro de aventais e luvas para todos os pacientes é outra intervenção que tem sido utilizada pela sua capacidade potencial de reduzir o risco de transmissão de patógenos entre pacientes, reduzindo a contaminação das mãos e roupas dos profissionais de saúde. Um estudo randomizado em *cluster* constatou que o uso universal de aventais e luvas para todos os pacientes em unidades de terapia intensiva não foi associado a uma redução no desfecho primário de aquisição de MRSA ou VRE. Contudo, houve uma incidência significativamente mais baixa de aquisição de MRSA, um resultado secundário do estudo, associada ao uso universal de aventais e luvas.[A12] Consequentemente, a utilidade dessa estratégia na prevenção da transmissão de patógenos continua incerta.

METAS E INCENTIVOS PARA PREVENÇÃO DA INFECÇÃO ASSOCIADA AOS CUIDADOS DE SAÚDE

Além do incentivo altruísta óbvio na prevenção de danos ao paciente, existem diversos outros incentivos para os profissionais de saúde e as instituições de cuidados de saúde na prevenção de IACS. Nos EUA, o grau de atenção dispensada a IACS e sua prevenção aumentou acentuadamente desde a divulgação, em 1999, do estudo do Institute of Medicine, *To Err Is Human: Building a Safer Health System*. Esse nível de atenção foi seguido de uma pressão crescente do público, dos órgãos reguladores, assim como de credenciamento e pagadores de cuidados de saúde para a indústria de cuidados de saúde, de modo a melhorar seus esforços e resultados relacionados com a prevenção da IACS. As Conditions of Participation dos Centers for Medicare and Medicaid Services (CMS) listam exigências específicas para processos de prevenção e controle de infecção em unidades de cuidados da saúde que recebem financiamento dos CMS. Os hospitais considerados deficientes na implementação das exigências correm risco de perder o financiamento que eles recebem da agência. De modo semelhante, as agências de credenciamento de hospitais, como a Joint Commission, estabeleceram padrões para programas de prevenção de infecções, bem como procedem a uma inspeção periódica dos hospitais para determinar se esses programas estão em vigor. Além disso, relatórios públicos de dados de IACS específicos de hospitais pelos CMS e outras agências fornecem incentivos adicionais aos hospitais que otimizam seus esforços de prevenção de IACS.

Grau A — Recomendações de grau A

A1. Anderson DJ, Chen LF, Weber DJ, et al. Enhanced terminal room disinfection and acquisition and infection caused by multidrug-resistant organisms and *Clostridium difficile* (the Benefits of Enhanced Terminal Room Disinfection study): a cluster-randomized, multicenter, crossover study. *Lancet.* 2017;389:805-814.

A2. Mimoz O, Lucet JC, Kerforne T, et al. Skin antisepsis with chlorhexidine-alcohol versus povidone iodine-alcohol, with and without skin scrubbing, for prevention of intravascular-catheter-related infection (CLEAN): an open-label, multicentre, randomised, controlled, two-by-two factorial trial. *Lancet.* 2015;386:2069-2077.

A2b. François B, Cariou A, Clere-Jehl R, et al. Prevention of early ventilator-associated pneumonia after cardiac arrest. *N Engl J Med.* 2019;381:1831-1842.

A3. Tuuli MG, Liu J, Stout MJ, et al. A randomized trial comparing skin antiseptic agents at cesarean delivery. *N Engl J Med.* 2016;374:647-655.

A4. Climo MW, Yokoe DS, Warren DK, et al. Effect of daily chlorhexidine bathing on hospital-acquired infection. *N Engl J Med.* 2013;368:533-542.

A5. Milstone AM, Elward A, Song X, et al. Daily chlorhexidine bathing to reduce bacteraemia in critically ill children: a multicentre, cluster-randomised, crossover trial. *Lancet.* 2013;381:1099-1106.

A6. Huang SS, Septimus E, Kleinman K, et al. Targeted versus universal decolonization to prevent ICU infection. *N Engl J Med.* 2013;368:2255-2265.

A7. Noto MJ, Domenico HJ, Byrne DW, et al. Chlorhexidine bathing and health care-associated infections: a randomized clinical trial. *JAMA.* 2015;313:369-378.

A8. Swan JT, Ashton CM, Bui LN, et al. Effect of chlorhexidine bathing every other day on prevention of hospital-acquired infections in the surgical ICU: a single-center, randomized controlled trial. *Crit Care Med.* 2016;44:1822-1832.

A9. Oostdijk EA, Kesecioglu J, Schultz MJ, et al. Effects of decontamination of the oropharynx and intestinal tract on antibiotic resistance in ICUs: a randomized clinical trial. *JAMA.* 2014;312:1429-1437.

A10. Huang SS, Singh R, McKinnell JA, et al. Decolonization to reduce postdischarge infection risk among MRSA carriers. *N Engl J Med.* 2019;380:638-650.

A11. Huskins W, Huckabee C, O'Grady N, et al. Intervention to reduce transmission of resistant bacteria in intensive care. *N Engl J Med.* 2011;364:1407-1418.

A12. Harris AD, Pineles L, Belton B, et al. Universal glove and gown use and acquisition of antibiotic-resistant bacteria in the ICU: a randomized trial. *JAMA.* 2013;310:1571-1580.

REFERÊNCIAS BIBLIOGRÁFICAS

As referências bibliográficas, bem como os outros materiais suplementares deste livro, encontram-se no GEN-IO, nosso ambiente virtual de aprendizagem.

267 ABORDAGEM AO PACIENTE COM SUSPEITA DE INFECÇÃO ENTÉRICA

HERBERT L. DUPONT E PABLO C. OKHUYSEN

EPIDEMIOLOGIA

As infecções entéricas ocupam o segundo lugar entre os problemas médicos infecciosos mais comuns, sendo superadas apenas pelas infecções do sistema respiratório. Em certas populações, as infecções entéricas são hiperendêmicas: crianças malnutridas que vivem em países tropicais em desenvolvimento, apresentando taxas excessivas de mortalidade; lactentes em certas creches; residentes sem higiene de instituições de custódia para indivíduos com deficiências intelectuais graves; pessoas imunossuprimidas; e viajantes de áreas industrializadas para regiões em desenvolvimento com diarreia do viajante.

ETIOLOGIA

Na abordagem de um paciente com infecção entérica, as características epidemiológicas (Tabela 267.1) e clínicas (Tabela 267.2) sugerem um possível agente etiológico responsável pela doença, bem como um plano de avaliação (Tabela 267.3) e tratamento (Tabela 267.4).[1]

Uma viagem recente (ver Capítulo 270) para regiões montanhosas ou lagos da América do Norte deve levantar a suspeita de infecção causada por espécies de *Giardia*.[2] Quando ocorre diarreia durante ou após uma viagem para uma região tropical em desenvolvimento, deve-se suspeitar de um enteropatógeno bacteriano.[3] As principais causas de diarreia do viajante em todo o mundo são a *Escherichia coli* diarreiogênica, a *E. coli* enterotoxigênica (ETEC) e a *E. coli* enteroagregativa (EAEC). As bactérias invasivas (espécies de *Shigella*, *Salmonella* e *Campylobacter*) causam diarreia entre viajantes em todas as regiões, porém são mais comuns na Ásia. Deve-se suspeitar de infecção por espécies de *Cyclospora* quando ocorre diarreia persistente ou recorrente após uma viagem ao Nepal, Haiti, Peru ou outras regiões do mundo em desenvolvimento (as infecções relacionadas com viagens são discutidas de modo detalhado no Capítulo 270).

Não se pode suspeitar de veículos alimentares ou de água específicos, a não ser que ocorram múltiplos casos de doença com uma exposição comum. Com demasiada frequência, as pessoas pressupõem que o alimento consumido em sua última refeição antes do aparecimento da doença seja o responsável pelos sintomas. O período de incubação altamente variável da doença diarreica, que pode ser muito curto, de apenas 2 horas após a ingestão de um alimento com toxinas pré-formadas, até 1 semana ou mais para enteropatógenos microbianos, torna impossível determinar um alimento ou uma bebida específicos em um caso isolado de doença. Quando um surto de diarreia resulta em

Tabela 267.1 Características epidemiológicas importantes na determinação da causa potencial de infecção entérica em um indivíduo com diarreia.

CARACTERÍSTICA EPIDEMIOLÓGICA	AGENTE ETIOLÓGICO SUSPEITO
Viagem para áreas montanhosas da América do Norte	*Giardia* spp.
Viagem para a Rússia (particularmente São Petersburgo)	*Cryptosporidium*, *Giardia* spp.
Viagem ao Nepal	*Cyclospora* spp.
Viagem a países tropicais/subtropicais em desenvolvimento a partir de uma região industrializada	*Escherichia coli* enterotoxigênica, *E. coli* enteroagregativa; *Shigella*, *Campylobacter*, *Salmonella* spp.; outras causas bacterianas; *Giardia*, *Cyclospora*, *Cryptosporidium* spp. e norovírus
Presença de casos associados (um surto)	Utilizar o período de incubação e as características clínicas para determinar a causa provável
Uso de antibióticos, quimioterapia ou inibidores da bomba de prótons nos últimos 2 meses, particularmente com história de hospitalização recente ou atual	*Clostridium difficile*
Contato com creches	Qualquer enteropatógeno, frequentemente microrganismos em baixa dose: *Giardia*, *Cryptosporidium*, *Shigella* spp. ou patógenos virais
Contato anogenital, oroanal ou digitoanal	Qualquer microrganismo disseminado por via fecal-oral; em indivíduos com proctite, suspeitar de *Neisseria gonorrhoeae*, *Chlamydia trachomatis*, herpes simples ou *Treponema pallidum*
Indivíduo imunossuprimido	Qualquer agente, particularmente, *C. difficile*, norovírus, *Cryptosporidium*, *Cyclospora*, *Cystoisospora*, *Shigella* e *Salmonella* spp.; *C. jejuni*, *Mycobacterium avium-intracellulare*, microsporídeos, herpes-vírus simples e citomegalovírus
Viagem de cruzeiro recente ou atual	Norovírus, com menos frequência *E. coli* enterotoxigênica

Tabela 267.2 Características clínicas da infecção entérica.

SÍNDROMES CLÍNICAS	AGENTES ETIOLÓGICOS SUSPEITOS	CONSIDERAÇÕES ESPECIAIS
Febre contínua, frequentemente com toxicidade sistêmica (febre entérica ou tifoide)	*Salmonella typhi*, *Salmonella* spp. não tifoide, *Campylobacter* spp., *Shigella* spp., *Yersinia enterocolitica*	Hemoculturas e coproculturas; antibióticos empíricos geralmente indicados. Para esta e outras síndromes, os testes de amplificação de ácido nucleico multiplex são acurados e fornecem resultados rápidos. Recomenda-se a confirmação com cultura e teste de sensibilidade para agentes bacterianos de diarreia
Diarreia aquosa aguda (secretora)	Qualquer agente. Considere *Vibrio cholerae* (se as perdas de água forem importantes), *Escherichia coli* enterotoxigênica ou enteroagregativa, *Shigella* spp., *Salmonella* spp., *Campylobacter jejuni*, patógeno viral ou parasita protozoário	O tratamento com líquidos e eletrólitos é crucial para a recuperação da desidratação
Vômitos recorrentes (gastrenterite)	Agentes virais (rotavírus ou norovírus) ou toxina pré-formada (*Staphylococcus aureus* ou *Bacillus cereus*)	Em caso de surto, o período de incubação sugere a etiologia
Diarreia sanguinolenta (disenteria)	*Shigella* spp., *C. jejuni*, *Salmonella* spp., *E. coli* produtora de toxina Shiga (p. ex., O157:H7 ou outro sorotipo) ou *E. coli* enteroinvasiva, *Aeromonas hydrophila*, espécies de *Vibrio* não causadoras de cólera, *Yersinia enterocolitica*, *Entamoeba histolytica* ou doença intestinal inflamatória	Coprocultura e, em certas ocasiões, exame parasitológico importantes para determinar a causa; a síndrome hemolítico-urêmica pode complicar a doença diarreica causada por *E. coli* produtora de toxina Shiga ou, raramente, *Shigella dysenteriae*
Diarreia ≥ 2 semanas de duração (diarreia persistente)	*Giardia* spp. e outros parasitas protozoários, supercrescimento bacteriano, *Tropheryma whipplei*, deficiência de lactase, diarreia de Brainerd, síndrome do intestino irritável pós-infeccioso (SII-PI), doença intestinal inflamatória (DII) desmascarada ou espru celíaco. Raramente causada por agentes convencionais da diarreia bacteriana	Coprocultura e exame parasitológico indicados; a terapia anti-*Giardia* empírica pode ser útil; retirar o leite da dieta; o consumo anterior de leite cru ou água não tratada (de poço ou superfície) ou uma viagem internacional podem predispor à diarreia de Brainerd; na doença de > 30 dias de duração, considerar a possibilidade de diarreia de Brainerd, SII-PI, doença celíaca ou DII

Tabela 267.3 Exames laboratoriais e procedimentos úteis no diagnóstico da diarreia infecciosa.

EXAME OU PROCEDIMENTO ESPECÍFICO	QUANDO É INDICADO	IMPORTÂNCIA CLÍNICA
Exame de leucócitos fecais	Para casos moderados a graves	Quando presentes, indicam inflamação colônica difusa, frequentemente causada por *Shigella*, *Salmonella*, *Campylobacter* spp., *Escherichia coli* produtora de toxina Shiga ou *Clostridium difficile*
Lactoferrina fecal	Casos moderados a graves para ajudar a identificar formas inflamatórias de infecção entérica, utilizar em casos de diarreia associada a cuidados de saúde para ajudar a determinar se há necessidade de efetuar o teste para toxina de *C. difficile*	Exame mais sensível que o de leucócitos fecais, com identificação dos mesmos patógenos que o de leucócitos fecais, além de patógenos associados a graus menos acentuados de inflamação (*E. coli* enteroagregativa e *C. difficile*)
Toxinas A e B de *C. difficile*	Diarreia associada ao uso de antibióticos, quimioterapia ou inibidores da bomba de prótons, particularmente associada a hospitalização atual ou recente. Casos de aquisição na comunidade sem exposição aos cuidados de saúde estão sendo cada vez mais relatados	Os exames mais sensíveis são a cultura e o ensaio de neutralização de toxina em cultura tecidual. Os testes de amplificação de ácido nucleico são sensíveis, porém carecem de especificidade. Os testes mais específicos são o imunoensaio enzimático para toxinas A e B; pode-se utilizar um procedimento em duas etapas: o teste de antígeno de glutamato desidrogenase de *C. difficile* sensível, porém inespecífico, seguido de ensaio para toxinas *ou* teste de amplificação de ácido nucleico seguido de imunoensaio para toxina
Testes de amplificação de ácido nucleico (NAATs) multiplex	Pacientes com diarreia persistente, viagem recente a países em desenvolvimento, pacientes imunocomprometidos (HIV, receptores de transplante de órgãos sólidos e transplante de células-tronco hematopoéticas)	Dispõe-se de várias plataformas no mercado. Podem detectar até 22 alvos de vírus, bactérias e protozoários. Podem detectar portadores incidentais ou podem produzir resultados falso-positivos, decorrentes de um baixo número de alvos ou da falta de especificidade da sonda. O papel de certos patógenos testados por essas plataformas, como *E. coli* enteropatogênica e enteroagregativa, não foi validado em adultos nos EUA
Coprocultura para *Shigella*, *Salmonella*, *Campylobacter* spp. e *E. coli* produtora de toxina Shiga (O157:H7 e outras)	Diarreia moderada a grave e fezes positivas para marcadores inflamatórios ou contendo sangue e muco macroscópicos (disenteria)	As quatro bactérias inflamatórias da mucosa são as únicas pesquisadas de modo rotineiro pela maioria dos laboratórios. A cultura oferece a vantagem do teste de sensibilidade a antimicrobianos e o estudo de surtos
Coprocultura especializada para *Vibrio* spp.	Para casos de diarreia aquosa profusa em áreas endêmicas de cólera e surtos de diarreia ou disenteria associados a frutos do mar	Os casos de cólera podem necessitar de terapia agressiva com líquidos. Os *Vibrio* não produtores de cólera podem causar disenteria
Exame de parasitas: (1) NAAT, (2) imunoensaio enzimático para *Giardia* spp., *Cryptosporidium* spp. ou *Entamoeba histolytica*; (3) coloração álcool-acidorresistente para *Cyclospora*, *Cryptosporidium* spp. ou *Cystoisospora*; ou (4) coloração tricrômica e exame microscópico	Em qualquer paciente com diarreia persistente e ocorrência de diarreia após viagem a lagos montanhosos ou recreativos na América do Norte, Nepal, Haiti, Peru ou Rússia	Os NAATs são cada vez mais utilizados para detecção de *Cyclospora*, *Cryptosporidium* e *Giardia*. Se for efetuado um exame microscópico, a experiência do técnico de laboratório é importante. Os imunoensaios enzimáticos disponíveis no mercado são sensíveis
Esofagogastroduodenoscopia e sigmoidoscopia flexível	Diarreia persistente em pacientes sem evidências de causa de doença	A causa identificada da diarreia é tratada; sem diagnóstico, os indivíduos podem receber tratamento sintomático

Tabela 267.4 Tratamento e prevenção da diarreia infecciosa.

OPÇÃO TERAPÊUTICA	INDICAÇÃO	AGENTE FARMACOLÓGICO
Terapia com líquidos e eletrólitos orais	Para lactentes, pacientes idosos e qualquer pessoa com diarreia aquosa profusa	Sopas, refrescos e biscoitos salgados são suficientes; a terapia de reposição oral formal pode ser necessária nas formas desidratantes de diarreia
Dieta: alimentos de fácil digestão	Em todas as formas de diarreia, para facilitar a renovação e a recuperação dos enterócitos	Sopas e caldos, biscoitos salgados, vegetais cozidos a vapor, carnes assadas ou grelhadas
Tratamento inespecífico	Para controle temporário (≤ 48 h) da diarreia em crianças de mais idade e adultos sem evidência de diarreia grave causada por bactéria invasiva ou inflamatória ou por patógeno parasita	A loperamida é o tratamento sintomático mais efetivo, que diminui em 60% o número de evacuações; o subsalicilato de bismuto é muito menos efetivo e reduz o número de evacuações em 40%; o agente antissecretor crofelêmer é útil na diarreia associada ao HIV
Fármacos antibacterianos empíricos	Febre entérica com toxicidade	Quinolonas durante 7 a 10 dias
	Diarreia disentérica febril	A azitromicina é recomendada quando a doença é complicada por febre ou disenteria
	Diarreia do viajante	Rifaximina, 200 mg, durante 3 dias, azitromicina, 1.000 mg, em dose única, ou quinolona durante 1 a 3 dias durante viagens para áreas com baixa resistência aos antibióticos
Tratamento antibacteriano específico	Shigelose, campilobacteriose, cólera	Ver Capítulos 286, 287 e 293
Fármacos antiparasitários	Giardíase, amebíase, criptosporidiose, ciclosporíase	Ver Capítulos 329, 330 e 332
Profilaxia da diarreia do viajante	Indivíduos que viajam para áreas em desenvolvimento com agenda apertada, indivíduos com histórico de diarreia do viajante, pessoas com doenças clínicas subjacentes instáveis e aqueles interessados em profilaxia	Rifaximina, 200 mg, 2 vezes/dia nas refeições, enquanto o indivíduo estiver em uma região de alto risco

múltiplos casos, é possível determinar uma categoria de etiologia (toxina pré-formada *versus* infecção entérica) calculando-se o período de incubação após identificar o momento da exposição comum e o momento dos primeiros sintomas. Os períodos de incubação curtos são característicos de intoxicação alimentar associada a enterotoxinas (2 a 7 horas para casos provocados por *Staphylococcus aureus*; 2 a 4 horas para a intoxicação alimentar pela enterotoxina de *Bacillus cereus*). Os períodos de incubação mais longos (habitualmente 12 a 72 horas ou mais) estão associados à maioria dos casos de infecção intestinal.[4]

A expressão clínica da doença diarreica fornece indícios sobre o agente etiológico envolvido na doença (ver Tabela 267.2).[4b] No paciente com diarreia que está recebendo ou que recentemente concluiu um ciclo de tratamento com agente antibacteriano, um inibidor da bomba de prótons ou um agente antineoplásico, particularmente em caso de hospitalização recente ou atual, deve-se suspeitar de infecção por *Clostridium difficile* (ver Capítulo 280). Um número crescente de casos de diarreia por *C. difficile* está ocorrendo na comunidade sem contato anterior com unidades de saúde ou uso de antimicrobianos. Quando um indivíduo tem contato próximo com um lactente ou com lactentes que frequentam uma creche, deve-se suspeitar de diversos patógenos infecciosos em dose baixa encontrados nesse ambiente (p. ex., espécies de *Giardia*, *Cryptosporidium*, *Shigella* ou patógenos virais, particularmente norovírus). Os indivíduos que têm contato oroanal ou digitoanal apresentam taxas mais altas de infecção entérica adquirida por meio de contaminação fecal-oral, frequentemente associada à infecção por múltiplos patógenos ou pela prática do sexo anal receptivo desprotegido, levando ao desenvolvimento de proctite por microrganismos sexualmente transmissíveis. Em indivíduos com síndrome da imunodeficiência adquirida (AIDS) avançada ou outras formas de imunodeficiência grave associada a quimioterapia, o transplante de células-tronco hematopoéticas ou de órgãos sólidos, o uso crônico de fármacos imunossupressores e a imunidade intestinal diminuída podem levar à infecção entérica por uma variedade de parasitas e patógenos bacterianos ou virais (ver Tabela 267.1) (ver Capítulo 265). Os lactentes com desnutrição podem desenvolver diarreia persistente e morbidade substancial a longo prazo, em decorrência de parasitas protozoários, incluindo *Giardia* e *Cryptosporidium*.

As síndromes de infecção entérica podem ser divididas em pelo menos cinco grupos, com base na apresentação clínica: (1) doença sistêmica febril (febre entérica); (2) diarreia aquosa aguda (diarreia secretora); (3) vômitos recorrentes como manifestação primária de doença entérica (gastrenterite); (4) evacuação frequente de fezes de pequeno volume contendo sangue e muco (disenteria); e (5) diarreia de 2 semanas ou mais de duração (diarreia persistente). A Tabela 267.2 fornece uma lista das principais síndromes, juntamente com a causa esperada.[5]

Os norovírus (ver Capítulo 356) tornaram-se a principal causa de gastrenterite transmitida por alimentos e a causa mais comumente identificada de doença entérica transmitida pela água.[6] Esses vírus foram identificados como causa de diarreia persistente em pacientes imunocomprometidos, particularmente naqueles submetidos a transplante de células-tronco hematopoéticas. O *Campylobacter* (ver Capítulo 287) é um enteropatógeno bacteriano comumente relatado nos países industrializados e constitui a causa definível mais importante da síndrome de Guillain-Barré (ver Capítulo 392), resultando, com frequência, em doença grave que exige ventilação assistida, internação em unidade de terapia intensiva e causa sequelas neurológicas permanentes. A *E. coli* O157:H7 e a *E. coli* produtora de toxina Shiga (STEC) (ver Capítulo 288) constituem importantes causas de colite transmitida por alimentos e pela água, complicada pela síndrome hemolítico-urêmica em crianças e, em certas ocasiões, em indivíduos idosos.

Os patógenos detectados com mais frequência na diarreia endêmica em um estudo realizado nos EUA foram norovírus (26%), rotavírus (18%) e espécies de *Salmonella* (5,3%). As cepas de EAEC demonstraram ser causas importantes de diarreia pediátrica nos EUA com o avanço dos métodos de diagnóstico. Em maio e junho de 2011, houve um grande surto de diarreia e síndrome hemolítico-urêmica relatado na Alemanha e na França, decorrente de uma cepa de O104:H4 de EAEC, que adquiriu o fago STEC, que controla a produção da toxina Shiga. No futuro, com o avanço das ferramentas de diagnóstico, provavelmente identificaremos mais desses superpatógenos híbridos com múltiplas propriedades de virulência.

DIAGNÓSTICO

Achados laboratoriais

Os exames laboratoriais (Figura 267.1; ver Tabela 267.3) podem ser úteis e têm valor particular nos pacientes mais gravemente enfermos, quando os indivíduos são forçados pela sua doença a alterar suas atividades ou estão totalmente incapacitados e confinados ao leito, ou quando muitos pacientes são afetados durante um surto. Em cada uma dessas situações, o laboratório pode ajudar a estabelecer a causa e permitir a elaboração de um plano adequado de tratamento (ver Tabela 267.3). Os exames laboratoriais padrão incluem procedimentos para investigação de marcadores inflamatórios fecais, como detecção microscópica de leucócitos fecais ou o exame mais sensível e disponível no mercado, a lactoferrina fecal ou calproteína. Esses exames mostram-se particularmente úteis para sugerir a presença dos patógenos bacterianos invasivos, como espécies de *Shigella*, *Salmonella* e *Campylobacter* ou o *C. difficile* não invasivo, porém inflamatório.

Os enteropatógenos associados à diarreia infecciosa podem ser rapidamente identificados com novos métodos moleculares, incluindo reação em cadeia da polimerase em tempo real, quantificação da carga de patógenos e sequenciamento de última geração.[7-11] A coprocultura é realizada nos casos mais graves de diarreia esporádica e em surtos da doença, e é efetuada com hemocultura no paciente com febre e toxicidade sistêmica. Outras indicações para a coprocultura incluem a presença de disenteria (evacuação de fezes visivelmente sanguinolentas) e achado de marcadores inflamatórios fecais. Na diarreia disentérica, particularmente na presença de um surto, o laboratório também deve ser instruído para pesquisar a presença de *E. coli* O157:H7 e de outras *E. coli* produtoras de toxina Shiga. O exame parasitológico é indicado em caso de diarreia e doença persistente (≥ 14 dias); de evidências de que o indivíduo pratica sexo oroanal ou coito anal receptivo desprotegido; ou de imunossupressão associada. Outros exames são indicados em situações especiais, incluindo coprocultura para *Vibrio cholerae* em um paciente com diarreia aquosa grave, com perda excessiva de líquidos, que se encontra ou retornou recentemente de uma área endêmica de cólera, e cultura para o complexo *Mycobacterium avium*, herpes-vírus simples e citomegalovírus naqueles com imunossupressão. Em pacientes com diarreia persistente sem diagnóstico etiológico quando são realizados exames de rotina, pode-se indicar a endoscopia (esofagogastroduodenoscopia e sigmoidoscopia flexível ou colonoscopia) na tentativa de determinar a natureza e a causa da doença.

TRATAMENTO

O tratamento da diarreia deve ser adaptado para a síndrome clínica. A terapia de reidratação oral com líquidos e eletrólitos é utilizada no tratamento da diarreia aquosa aguda, gastrenterite e de todas as formas de infecção entérica, particularmente quando complicadas por algum grau de desidratação.[A1] A reidratação oral é particularmente importante nos lactentes; ela pode salvar a vida de lactentes com diarreia grave nos países em desenvolvimento. Os pacientes com diarreia devem ser alimentados com alimentos de fácil digestão, de modo a facilitar a renovação dos enterócitos e acelerar a recuperação da doença. Na diarreia não disentérica e sem febre, a administração de medicamentos sintomáticos a crianças de mais idade e adultos com a doença pode permitir que retornem mais cedo à escola ou ao trabalho. A loperamida é o fármaco mais ativo para melhorar os sintomas. O subsalicilato de bismuto pode reduzir a diarreia e é ligeiramente efetivo na redução da náuseas e dos vômitos associados à gastrenterite viral.

Na febre entérica, na doença disentérica febril e nos casos moderados a graves de diarreia do viajante, indica-se a terapia antimicrobiana empírica (ver Tabela 267.4). Nos surtos de diarreia disentérica, particularmente em crianças em quem a febre não é significativa, os antibacterianos e inibidores da motilidade devem ser inicialmente evitados enquanto a etiologia do surto está sendo estabelecida, de modo a evitar que pacientes infectados por cepas STEC se tornem predispostos à síndrome hemolítico-urêmica. Na diarreia por patógenos bacterianos e parasitas específicos, o tratamento antimicrobiano é, com frequência, recomendado (ver outros capítulos no texto para a descrição de tratamentos específicos). Em razão da importância da diarreia quando indivíduos de regiões industrializadas viajam para países em desenvolvimento, a profilaxia com rifaximina administrada por via oral, de baixa absorção, pode ser utilizada em alguns grupos (ver Tabela 267.4), com taxas de proteção esperadas de mais de 70%.

Nos casos esporádicos de diarreia aguda ou persistente, nem sempre os agentes infecciosos são responsáveis. A Tabela 267.5 fornece uma lista parcial das causas não infecciosas de diarreia que devem ser consideradas.

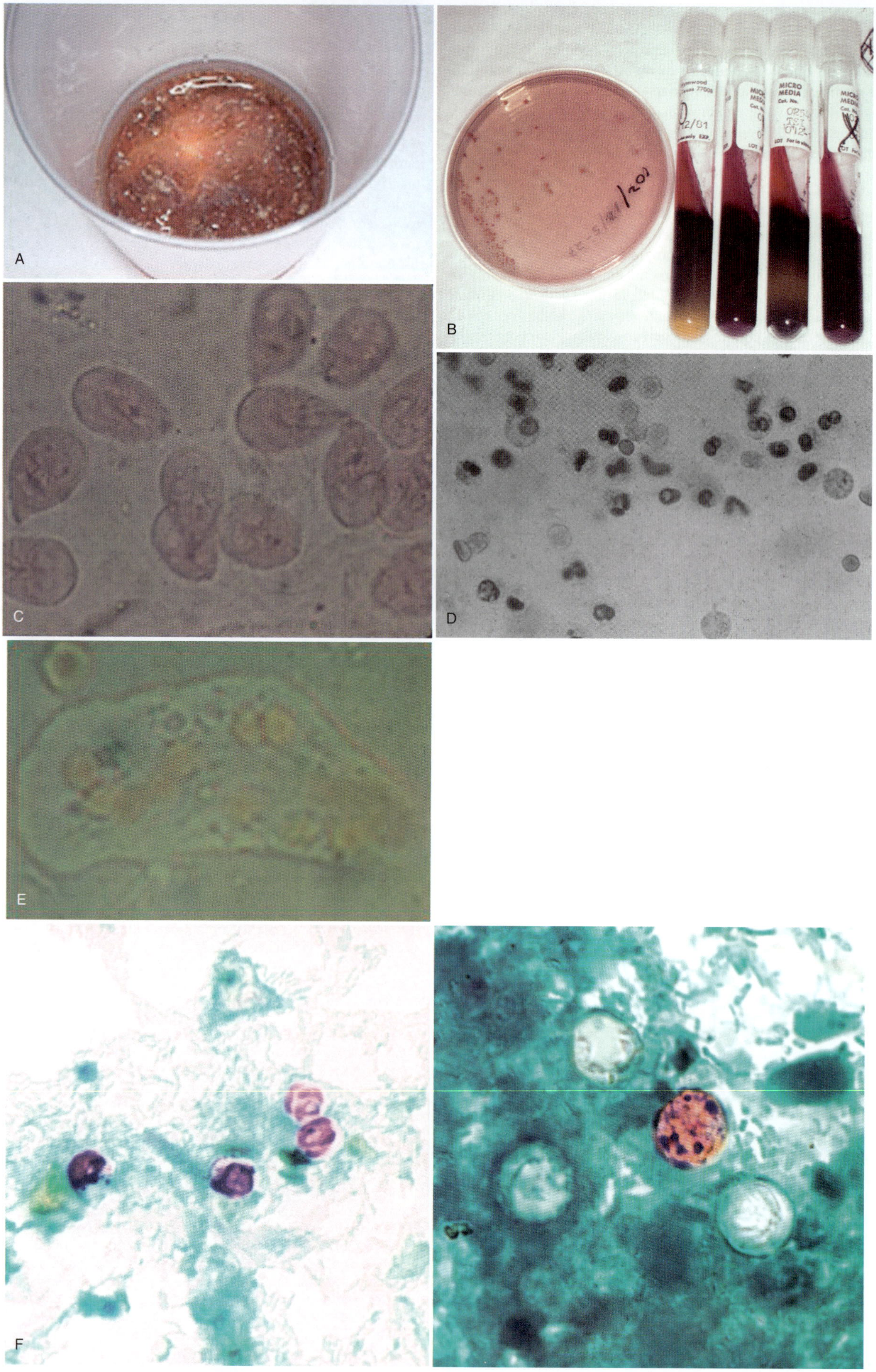

FIGURA 267.1 **Exames laboratoriais para diagnosticar as causas de diarreia.** **A.** Fezes disentéricas. **B.** Coprocultura e exames bioquímicos para confirmação de *Salmonella*. **C.** Trofozoítas de *Giardia*. **D.** Muitos leucócitos na inflamação colônica difusa. **E.** Trofozoíta de *Entamoeba histolytica* com eritrócitos ingeridos. **F.** Oocistos de *Cryptosporidium* (*à esquerda*) e *Cyclospora* (*à direita*). (De CDC Public Health Information Library. http://phil.cdc.gov/phil/home.asp: imagens 7829 e 7827.)

Tabela 267.5 Causas não infecciosas de diarreia.

Corrida	Sobrecrescimento bacteriano do intestino delgado
Impactação fecal	Mastocitose sistêmica e gastrenterite eosinofílica
Medicamentos e laxantes	Espru tropical
Alimentação enteral	Espru celíaco
Irradiação	Dermatite herpetiforme
Insuficiência pancreática	Doença do enxerto *versus* hospedeiro intestinal
Linfangiectasia intestinal	Tireotoxicose
Alimentos (particularmente dietéticos)	Insuficiência suprarrenal
Cirrose e obstrução biliar	Factícia
Diarreia diabética	Doença intestinal inflamatória
Alcoolismo	Alergia alimentar
Colite colagenosa	Síndrome carcinoide
Colite microscópica	Adenoma viloso
VIPoma	Estresse com estimulação autonômica
Doença isquêmica do intestino	
Síndrome do intestino irritável	

DIARREIA PERSISTENTE

Observa-se o desenvolvimento de diarreia persistente de mais de 2 semanas de duração em cerca de 3% dos indivíduos que viajam para países em desenvolvimento. As causas comuns incluem infecções por parasitas (p. ex., *Giardia* [ver Capítulo 330], *Cryptosporidium* [ver Capítulo 329]) e infecções bacterianas (p. ex., *E. coli* enteroagregativa [ver Capítulo 288]). A avaliação deve incluir uma cultura para patógenos bacterianos e métodos para a detecção de infecções bacterianas, virais e por protozoários (p. ex., testes de amplificação de ácido nucleico), incluindo NAATs multiplex, bem como microscopia para infecções causadas por protozoários. Pode-se administrar terapia antimicrobiana empírica a pacientes que recentemente retornaram de países em desenvolvimento; entretanto, deve ser administrada, de preferência, com base nos resultados dos exames laboratoriais.[12] O tratamento deve limitar-se aos casos mais graves para evitar o estado de portador pós-antibiótico de Enterobacteriaceae multidrogarresistentes, que se disseminam para os membros da família e persistem por até 12 meses.

Grau A **Recomendação de grau A**

A1. Riddle MS, DuPont HL, Connor BA. ACG clinical guideline: diagnosis, treatment and prevention of acute diarrheal infections in adults. *Am J Gastroenterol*. 2016;111:602-622.

REFERÊNCIAS BIBLIOGRÁFICAS

As referências bibliográficas, bem como os outros materiais suplementares deste livro, encontram-se no GEN-IO, nosso ambiente virtual de aprendizagem

268 ABORDAGEM AO PACIENTE COM INFECÇÃO DO TRATO URINÁRIO

LINDSAY E. NICOLLE E DIMITRI DREKONJA

DEFINIÇÕES

A infecção do trato urinário (ITU) é uma infecção bacteriana ou fúngica da urina com sinais ou sintomas associados. A apresentação clínica varia desde cistite (infecção da bexiga ou das vias urinárias inferiores) até pielonefrite (infecção renal e das vias urinárias superiores) e urossepse (síndrome de resposta inflamatória sistêmica ou choque séptico de origem urinária). A uretrite causada por *Chlamydia trachomatis, Ureaplasma urealyticum* (ver Capítulo 269) ou *Neisseria gonorrhoeae* (ver Capítulo 283), a prostatite (ver Capítulo 120) e a tuberculose renal (ver Capítulo 308) são discutidas em outras partes desta obra. A bacteriúria assintomática, apesar de ser discutida neste capítulo, é considerada um estado de colonização, que só exige tratamento em circunstâncias clínicas específicas.

A ITU não complicada ocorre principalmente em mulheres com sistema geniturinário normal. A maioria dos episódios manifesta-se como cistite; a pielonefrite não obstrutiva aguda também é observada nessas mulheres, porém, com menor frequência. A ITU complicada ocorre em pacientes com anormalidades estruturais ou funcionais do sistema urinário. As causas das complicações são fatores do hospedeiro que facilitam o estabelecimento e a persistência de bacteriúria ou de infecção (Tabela 268.1). Em homens jovens, a ITU não complicada raramente ocorre. Nos homens que apresentam ITU deve-se considerar a possibilidade de infecção complicada, até prova em contrário. Normalmente, a infecção recorrente é considerada uma reinfecção quando causada por uma cepa bacteriana, enquanto a recidiva é considerada quando a mesma cepa que causou infecções anteriores é isolada, particularmente quando ocorre infecção subsequente nos primeiros 30 anos após completar a terapia. Do ponto de vista clínico, é importante classificar as ITU com base no local de infecção, na tendência à recorrência e na presença ou ausência de fatores que causam complicações.

EPIDEMIOLOGIA

A ITU é a infecção bacteriana mais comum. É ligeiramente mais comum em meninos do que em meninas no período neonatal, em decorrência da maior frequência de malformações da uretra nos meninos. Posteriormente, na infância, as ITU são mais comuns em meninas, assim como a bacteriúria assintomática. Mais de 50% de todas as mulheres saudáveis apresentam pelo menos uma ITU sintomática durante a vida e, a cada ano, 2 a 10% das mulheres sofrem pelo menos um episódio. A ITU é incomum em homens com sistema geniturinário normal, porém sua incidência aumenta depois dos 65 anos principalmente em razão da hipertrofia da próstata e da prostatite. A frequência de infecção em pacientes com fatores que causam complicações varia de acordo com a anormalidade que promove a infecção. Por exemplo, os pacientes com bexiga neurogênica apresentam altas taxas contínuas de infecção, enquanto os pacientes cujas anormalidades podem ser corrigidas não correrão mais risco de infecção. A ITU também constitui uma das infecções hospitalares mais comuns; cerca de 80% dessas infecções resultam do uso de cateter vesical de demora. Entretanto, muitas dessas ITU associadas ao uso de cateter consistem em bacteriúria assintomática detectada por culturas de urina desnecessárias.

A bacteriúria assintomática é comum. A prevalência aumenta de 1 a 2% em meninas em idade escolar para 3 a 5% em mulheres pré-menopáusicas sexualmente ativas, para 10 a 20% nas mulheres saudáveis na pós-menopausa e até 40 a 50% em mulheres idosas em casas de repouso. É infrequente nos homens até uma idade mais avançada, e a sua presença é detectada em 5 a

Tabela 268.1 Fatores do hospedeiro associados a infecção complicada do trato urinário.

	EXEMPLOS
Obstrução	Estenose uretral ou ureteral Tumor Divertículos Obstrução da junção pielocalicial Hipertrofia/hiperplasia prostática Urolitíase Compressão extrínseca
Funcional	Bexiga neurogênica Refluxo vesicoureteral Defeitos anatômicos Gravidez Fluxo urinário uretral turbulento Cistocele
Intervenções urológicas	Cateterismo uretral e suprapúbico Cirurgia urológica *Stents* ureterais Tubos de nefrostomia Cistoscopia Neobexigas
Doenças metabólicas ou congênitas	Valvas uretrais Rins policísticos Nefrocalcinose Rim em esponja medular
Anormalidades imunológicas	Transplante renal

10% dos homens idosos na comunidade e em 35 a 40% daqueles em casa de repouso. Alguns pacientes com complicações geniturinárias também apresentam uma prevalência muito elevada. Por exemplo, 50% dos pacientes com bexiga neurogênica e sem cateter de demora e 100% daqueles com cateteres de demora crônicos apresentam bacteriúria.

BIOPATOLOGIA

A ITU não complicada aguda surge após a ascensão até a bexiga ou os rins de microrganismos uropatogênicos da flora intestinal normal, que colonizaram a vagina e a mucosa periuretral. A capacidade desses microrganismos, habitualmente *Escherichia coli,* de colonizar e de permanecer no trato urinário depende de uma variedade de fatores de virulência que incluem adesinas, toxinas e proteínas removedoras de ferro. A virulência do microrganismo constitui um importante determinante do desenvolvimento de infecção sintomática ou de sua manifestação como cistite ou pielonefrite. Normalmente, as cepas que causam infecção não complicada expressam a adesina FimH, porém, essa adesina não é específica de ITU. As *E. coli* isoladas da pielonefrite não complicada caracterizam-se pela presença da adesina da fímbria P, o globosídio dissacarídeo Gal(α1-4)Galβ, que inicia a inflamação da mucosa. A aderência dos microrganismos na bexiga ou no rim ativa a resposta imune inata, levando à liberação de citocinas, particularmente interleucina-6 e interleucina-8, e mobiliza os leucócitos. Esse processo resulta em piúria e em sintomas locais ou sistêmicos, incluindo febre em pacientes com pielonefrite.

A ocorrência de ITU aguda não complicada em mulheres saudáveis na pré-menopausa é determinada por fatores tanto genéticos quanto comportamentais. A predisposição genética é sustentada por observações de que a obtenção de uma história de ITU prévia constitui, de maneira consistente, uma das associações mais fortes com ITU recorrente não complicada, e as mulheres que apresentam essas infecções relatam maior proporção de parentes em primeiro grau do sexo feminino com ITU recorrentes do que as que não têm infecção. Uma associação genética estabelecida é apresentar o fenótipo não secretor do antígeno de grupo sanguíneo ABH (*i. e.*, ser incapaz de secretar antígenos de tipo sanguíneo nos líquidos corporais), caracterizada por uma ligação mais ávida de microrganismos uropatogênicos ao epitélio vaginal nos indivíduos não secretores. Polimorfismos genéticos que afetam a imunidade inata estão correlacionados a um aumento da frequência de infecção, bem como a apresentações específicas. Os fatores comportamentais mais fortes associados à ITU não complicada incluem relações sexuais e uso de espermicida. Nas mulheres sexualmente ativas na pré-menopausa, 75 a 90% dos episódios são atribuídos a relações sexuais. Isso está principalmente relacionado com a ascensão de microrganismos periuretrais na bexiga com a relação sexual; paralelamente, foi também observado que o sexo vaginal não protegido resulta em redução da atividade anti-*E. coli* endógena.[1] A flora normal de lactobacilos da vagina mantém um ambiente ácido que impede a colonização por possíveis uropatógenos e o uso de espermicidas suprime esses microrganismos. O uso de contraceptivos orais ou de preservativos, a micção após o coito, o tipo de roupa íntima utilizada, a higiene pessoal após a micção ou a defecação e o banho em vez da ducha parecem não estar associados à recorrência da ITU, apesar da percepção popular. Os fatores de risco comportamentais são semelhantes nas mulheres com cistite e pielonefrite e até mesmo na bacteriúria assintomática. A relação sexual não é um importante fator que contribui para a ITU em mulheres na pós-menopausa. Os determinantes mais importantes de infecção nessas mulheres incluem história de ITU em idade mais jovem e fenótipo não secretor (ver anteriormente).

O risco de ITU complicada é determinado pela anormalidade subjacente. As anormalidades geniturinárias facilitam a infecção por meio da entrada aumentada de microrganismos na bexiga, como ocorre no cateterismo intermitente ou em procedimentos urológicos, e persistência dos microrganismos no trato urinário decorrente da micção incompleta ou à presença de biofilme em dispositivos urológicos. Os determinantes que promovem a ocorrência de infecção sintomática em vez de colonização assintomática não estão bem caracterizados. Entretanto, a obstrução e o traumatismo da mucosa com sangramento constituem antecedentes bem reconhecidos na bacteriemia e sepse em pacientes com bacteriúria preexistente. Embora seja geralmente aceito que os pacientes com diabetes melito tenham uma incidência aumentada de ITU, isso está mais correlacionado às complicações a longo prazo do diabetes, como bexiga neurogênica, do que com o diabetes em si mas os pacientes com diabetes melito inadequadamente controlado correm risco de apresentar manifestações mais graves de infecção.[2]

A aquisição de bacteriúria em indivíduos com dispositivos urinários de demora, incluindo cateteres, *stents* e tubos de nefrostomia, é atribuída principalmente ao desenvolvimento de biofilmes ao longo do dispositivo. O biofilme é composto de material polissacarídico extracelular produzido pelos microrganismos, que incorpora componentes da urina, incluindo proteína de Tamm-Horsfall e íons de magnésio ou de cálcio. Após a inserção do dispositivo, ele é imediatamente recoberto por uma camada composta de proteínas e outros componentes do hospedeiro. Os microrganismos aderem a essa camada condicionante e iniciam a formação do biofilme. Em geral, a colonização começa no óstio externo da uretra ou na bolsa coletora de urina e, em seguida, o biofilme ascende pelo cateter. Os microrganismos que crescem no biofilme permanecem em um ambiente relativamente protegido dos antibióticos ou das defesas do hospedeiro. Em pacientes com cateter de demora, ocorre bacteriúria em uma taxa de 3 a 7% por dia. A bacteriúria que surge após a inserção do cateter de demora é habitualmente causada por um único microrganismo no início, porém, a flora polimicrobiana é típica em biofilmes maduros de dispositivos urinários de demora. O *Proteus mirabilis* é um microrganismo particularmente importante na formação de biofilmes em dispositivos de uso crônico. Essas cepas podem produzir quantidades abundantes de biofilme e a produção de urease cria um ambiente alcalino que leva à precipitação de íons cálcio e magnésio, formando cristais. Isso cria um *biofilme cristalino*, semelhante ao material que provoca cálculos, podendo causar obstrução do cateter. Cerca de 80% dos episódios de obstrução do cateter urinário são atribuídos ao *P. mirabilis*.

ETIOLOGIA

A Tabela 268.2 fornece um resumo dos microrganismos infecciosos mais comuns. Em todos os tipos de ITU, a *E. coli* é a espécie dominante de bactéria, que causa até 85% de todas as ITU sintomáticas em mulheres com infecções adquiridas na comunidade.[3] A segunda espécie mais comum como causa de cistite não complicada é o *Staphylococcus saprophyticus,* que é isolado, com mais frequência, no final do verão e o início do outono. Em pacientes com ITU complicada recorrente, espécies como *Enterococcus*

Tabela 268.2 Etiologia microbiana das infecções do trato urinário.

MICRORGANISMOS	CARACTERÍSTICAS CLÍNICAS
BACTÉRIAS GRAM-NEGATIVAS	
Escherichia coli	Típicas
Klebsiella pneumoniae	Reinfecção frequente
Enterobacter spp.	Reinfecção frequente ou infecção associada aos cuidados de saúde*
Proteus spp.	Pode indicar cálculos; frequente com uso de dispositivos
Providencia stuartii	Reinfecção frequente ou infecção associada aos cuidados de saúde*
Morganella morganii	Reinfecção frequente ou infecção associada aos cuidados de saúde*
Serratia marcescens	Infecção frequente associada aos cuidados de saúde*
Acinetobacter baumannii	Infecção frequente associada aos cuidados de saúde*
Burkholderia spp.	Infecção frequente associada aos cuidados de saúde*
Pseudomonas aeruginosa	Infecção frequente associada aos cuidados de saúde*
Stenotrophomonas maltophilia	Infecção frequente associada aos cuidados de saúde*
BACTÉRIAS GRAM-POSITIVAS	
Staphylococcus saprophyticus	Mais comum no final do verão e no outono
Staphylococcus aureus	Pode indicar um foco fora do sistema geniturinário
Enterococcus spp.	Reinfecção frequente
Outras bactérias gram-positivas	Na maioria dos casos, contaminantes ou colonizadoras
FUNGOS	
Candida spp.	Pode indicar um foco fora do sistema geniturinário

*Inclui hospitais e casas de repouso.

faecalis, Enterococcus faecium, espécies de *Klebsiella,* espécies de *Proteus, Providencia stuartii* e *Morganella morganii* tornam-se mais comuns. Os pacientes com recorrência muito frequente ou com cateteres vesicais, particularmente aqueles que estão hospitalizados ou em casas de repouso, em que os antimicrobianos são frequentemente utilizados, podem apresentar *Pseudomonas aeruginosa, Acinetobacter baumannii, Serratia marcescens* e *Stenotrophomonas maltophilia.* Nesses pacientes, a *E. coli* é responsável por menos de 50% das infecções. A urolitíase atribuída a cálculos de infecção está associada a microrganismos produtores de urease; a urina alcalina criada facilita a formação de estruvita.[4] O tratamento antimicrobiano repetido administrado a pacientes com ITU recorrente complicada frequentemente leva a um aumento da resistência aos antimicrobianos nos microrganismos isolados de infecções recorrentes. Em estabelecimentos de cuidados de saúde, o trato urinário cateterizado constitui o local mais comum de isolamento de microrganismos gram-negativos multidrogarresistentes, incluindo Enterobacteriaceae produtoras de betalactamase de espectro estendido e de carbapenemase. As espécies de *Candida* constituem a causa mais comum de ITU fúngica. Os pacientes com infecção por *Candida* caracterizam-se pela presença de diabetes melito ou de cateter urinário de demora e exposição a agentes antimicrobianos de amplo espectro.

MANIFESTAÇÕES CLÍNICAS

Os sintomas típicos de cistite, pielonefrite e urossepse estão listados na Tabela 268.3. O início da cistite é rápido e, em geral, os sintomas surgem nas primeiras 24 horas.[5] Do ponto de vista clínico, a ausência de corrimento vaginal diferencia a cistite da uretrite causada por clamídias, ureaplasma ou gonococos. As mulheres com episódios de ITU aguda recorrente não complicada fazem um autodiagnóstico 90% confiável.

A pielonefrite também pode ter início rápido e estar ou não associada a sintomas de cistite. A bacteriemia, que é observada em 10 a 30% dos pacientes, não tem significado prognóstico. A dor típica no flanco e a hipersensibilidade, que resultam da inflamação e do edema do parênquima renal, podem ser mascaradas pelo uso de agentes analgésicos, como o paracetamol, que também pode reduzir a febre. A possibilidade de cálculo renal é um diagnóstico diferencial importante. A dor por cálculo renal pode ter uma localização semelhante à das dores por ITU, porém, não causa febre, a não ser que seja complicado por infecção.

A ITU complicada manifesta-se ao longo de um espectro clínico que inclui desde anormalidades mínimas da micção até sintomas compatíveis com cistite, pielonefrite ou sepse grave. A urossepse constitui uma condição que comporta risco à vida, habitualmente associada a bacteriemia.[6] A obstrução ou o traumatismo da mucosa por cateter de demora ou por cirurgia urológica podem precipitar a bacteriemia. Os pacientes que apresentam urossepse normalmente têm ITU complicada em vez de pielonefrite não obstrutiva.

DIAGNÓSTICO

Achados laboratoriais

A característica fundamental para o diagnóstico de ITU é a demonstração de bacteriúria em amostra de urina. Deve-se obter uma amostra de urina para cultura antes de iniciar a terapia em todos os pacientes que apresentam pielonefrite, urossepse ou ITU complicada, ou quando o diagnóstico é incerto. Em geral, a urinocultura não é recomendada na cistite aguda não complicada, visto que o quadro clínico é característico e o uso de terapia empírica de curta duração leva frequentemente à resolução dos sintomas quando a cultura se torna disponível. Entretanto, com a resistência crescente das bactérias, os resultados de cultura podem ser necessários e a urinocultura certamente deve ser obtida na presença de sintomas persistentes, apesar da terapia antimicrobiana empírica ou de recorrência precoce após o tratamento. A amostra de urina deve ser coletada de modo a limitar a possibilidade de contaminação. O método de coleta habitual consiste em uma amostra de urina de jato médio. As amostras de pacientes com cateteres de demora devem ser coletadas a partir da entrada do cateter e não da bolsa coletora. Todas as amostras devem ser levadas imediatamente ao laboratório, de modo a impedir o crescimento durante o transporte. As amostras de urina para cultura devem ser coletadas antes da instituição da terapia com antimicrobianos, visto que a urina é rapidamente esterilizada após o início de antimicrobianos sistêmicos.

A interpretação da urinocultura quantitativa varia de acordo com a apresentação clínica e o método de coleta (Tabela 268.4). A *bacteriúria significativa* refere-se habitualmente a 10^5 UFC/mℓ ou mais, em que uma unidade formadora de colônias (UFC) corresponde a uma ou mais células bacterianas que formam uma colônia quando crescem em uma placa de ágar. Em mulheres com sintomas de cistite não complicada, a presença de 10^2 UFC/mℓ ou mais de *E. coli* ou *S. saprophyticus* na urina de jato médio é compatível com infecção. Outros microrganismos gram-positivos em qualquer contagem quantitativa devem ser interpretados como contaminantes.

Ocorre piúria na maioria dos pacientes com ITU sintomática ou bacteriúria assintomática. Entretanto, muitas outras anormalidades estão associadas à piúria, e a sua presença não estabelece o diagnóstico de infecção, nem diferencia a infecção sintomática da assintomática. A ausência de piúria apresenta alto valor preditivo negativo para excluir a possibilidade de ITU na maioria dos pacientes. Entretanto, a ausência de piúria em amostra de urina de uma mulher com sintomas compatíveis com cistite não é uma indicação para interromper a terapia antimicrobiana empírica.

Para o rastreamento de bacteriúria, a identificação de nitritos na urina pode ser útil. As bactérias gram-negativas, com exceção de *P. aeruginosa,* metabolizam o nitrato a nitrito, cuja presença pode ser demonstrada por reação colorimétrica em uma tira reagente. As bactérias gram-positivas e os fungos não metabolizam o nitrato. A técnica é rápida (< 1 minuto) e de baixo custo. Apresenta alto grau de especificidade, porém, não é sensível, visto que não detecta as infecções causadas por microrganismos gram-positivos.

Por outro lado, alguns pacientes com piúria evidente apresentarão urinoculturas negativas. As causas infecciosas de piúria estéril incluem tuberculose (ver Capítulo 308), gonorreia (ver Capítulo 283), clamídia (ver Capítulo 302), micoplasma (ver Capítulo 301) e ureaplasma (ver Capítulos 269 e 301), herpes genital (ver Capítulo 350), tricomoníase (ver Capitulo 332), infecções fúngicas (ver Capítulo 322) e esquistossomose (ver Capítulo 334).[7]

Tabela 268.3 Sintomas clínicos de infecções do trato urinário.

TIPO DE INFECÇÃO DO TRATO URINÁRIO	SINAIS OU SINTOMAS TÍPICOS
Cistite	Polaciúria Disúria Urgência Estrangúria (dificuldade na micção) Dor suprapúbica Hematúria
Pielonefrite	Dor ou hipersensibilidade no ângulo costovertebral Febre Calafrios Sintomas de cistite (podem estar ausentes)
Urossepse	Febre Calafrios, tremores Síndrome de sepse

Tabela 268.4 Interpretação da urinocultura quantitativa.

	CONTAGEM QUANTITATIVA DE BACTÉRIAS
Bacteriúria assintomática	≥ 10^5 UFC/mℓ em duas amostras consecutivas para mulheres
Cistite aguda não complicada	≥ 10^2 UFC/mℓ de *Escherichia coli* ou *Staphylococcus saprophyticus*
Pielonefrite aguda não complicada	≥ 10^4 UFC/mℓ (95% apresentam ≥ 10^5 UFC/mℓ)
Infecção do trato urinário complicada	≥ 10^5 UFC/mℓ (podem ocorrer contagens mais baixas com diurese)
Coleta por cateterismo intermitente ou dentro e fora	≥ 10^2 UFC/mℓ
Aspiração suprapúbica ou percutânea	Quaisquer microrganismos isolados

Devem-se obter amostras para hemoculturas em todos os pacientes com suspeita de urossepse. Os pacientes com pielonefrite aguda, mas não aqueles com cistite aguda, apresentam níveis séricos elevados de proteína C reativa.

Exames de imagem

Devem-se efetuar exames de imagem precocemente em qualquer paciente com urossepse para identificar anormalidades que exigem controle imediato da fonte. A modalidade ideal de imagem é a tomografia computadorizada com contraste intravenoso. A ressonância magnética pode não identificar a presença de gás nos tecidos ou pequenos cálculos. A ultrassonografia pode fornecer um exame rápido para excluir a possibilidade de obstrução significativa. Exames de imagem também estão indicados para pacientes com resposta tardia ou ausência de resposta à terapia antimicrobiana apropriada, ou quando recidiva precoce da pielonefrite após o término da terapia. O manejo ideal da infecção urinária complicada exige a caracterização das anormalidades subjacentes e a sua correção, sempre que possível. Em pacientes selecionados, podem ser necessários exames para o diagnóstico de refluxo vesicoureteral ou para caracterizar a função renal diferencial.

Diagnóstico diferencial

Habitualmente, as manifestações clínicas permitem diferenciar a cistite aguda da pielonefrite aguda (Tabela 268.5). A polaciúria de início recente, a disúria e a urgência sem corrimento vaginal associado ou dor apresentam um valor preditivo positivo de 90% para a cistite aguda. O diagnóstico diferencial em mulheres que apresentam sintomas irritativos agudos das vias urinárias inferiores inclui infecções sexualmente transmissíveis, candidíase vulvovaginal e causas não infecciosas, como cistite intersticial. Alguns pacientes que apresentam apenas sintomas das vias urinárias inferiores podem ter infecção renal, designada como pielonefrite oculta. Os pacientes com apendicite e colecistite podem apresentar dor no flanco semelhante àquela da pielonefrite do lado direito, e a doença inflamatória pélvica pode ser diagnosticada incorretamente como infecção urinária.

Tabela 268.5 Processo de decisão para o diagnóstico e o tratamento das infecções do trato urinário superior (pielonefrite) *versus* inferior (cistite).

	CISTITE	PIELONEFRITE
SINAIS E SINTOMAS		
Febre	Não	Sim
Disúria	Sim	Pode estar presente
Polaciúria	Sim	Pode estar presente
Dor no flanco	Não	Sim
DIAGNÓSTICO		
Piúria	Sim	Sim
Resultado do teste de nitritos	Normalmente positivo	Normalmente positivo
Bacteriúria	Sim	Sim
Proteína C reativa	Normal	Elevada
Hemoculturas	Negativas	Positivas em cerca de 10 a 30%
TRATAMENTO		
Primeira linha	Terapia oral de curta duração (Tabela 268.6)	Oral: quinolona durante 7 dias Parenteral: cefalosporina, quinolona ou aminoglicosídeo durante 7 a 14 dias (Tabela 268.7)
Segunda linha	Quinolona durante 3 dias ou cefalosporina durante 7 dias	Cefalosporina injetável até o desaparecimento da febre, seguida de redução oral para um total de 2 semanas
Mulheres grávidas	Nitrofurantoína ou cefalosporina durante 5 a 7 dias	Cefalosporina injetável até o desaparecimento da febre, seguida de cefalosporina oral durante 14 dias

Tabela 268.6 Agentes antimicrobianos utilizados no tratamento da cistite.

ANTIMICROBIANO	DOSE* E DURAÇÃO
TERAPIA DE PRIMEIRA LINHA	
Trimetoprima	100 a 150 mg a cada 12 h, durante 3 dias
Sulfametoxazol-trimetoprima	800/160 mg a cada 12 h, durante 3 dias ou 1.600/320 mg em dose única
Nitrofurantoína	50 a 100 mg a cada 8 h, durante 5 a 7 dias
Nitrofurantoína macrocristais	100 mg, 2 vezes, durante 5 dias
Fosfomicina trometamol	3 g em dose única
Pivmecilinam	400 mg, 2 vezes/dia, durante 3 a 5 dias
OUTROS	
Amoxicilina-clavulanato	500 mg (dose de amoxicilina) a cada 8 h, durante 7 dias
Amoxicilina	500 mg, 3 vezes/dia, durante 7 dias
Cefpodoxima proxetila	100 mg, 2 vezes/dia, durante 3 dias
Axetilcefuroxima	500 mg, 2 vezes/dia, durante 7 dias
Cefixima	400 mg/dia, durante 7 dias
Ceftibuteno	400 mg/dia, durante 5 a 7 dias
Norfloxacino⁺	400 mg, a cada 12 h, durante 7 dias
Ciprofloxacino⁺	250 mg, a cada 12 h, durante 7 dias (500 mg/dia de liberação prolongada)
Levofloxacino⁺	250 a 500 mg/dia, durante 7 dias
Doxiciclina	100 mg, 2 vezes/dia, durante 7 dias

*As doses apresentadas são para adultos com função renal normal. Deve-se considerar sempre a necessidade de reduzir a dosagem em razão do comprometimento renal relacionado com a infecção dos rins, outras doenças renais ou idade avançada. ⁺A FDA adverte que os efeitos colaterais das quinolonas superam seus benefícios quando pacientes com infecções do trato urinário agudas não complicadas apresentam outras opções.

Tabela 268.7 Agentes antimicrobianos utilizados no tratamento da pielonefrite.

VIA DE ADMINISTRAÇÃO E ANTIMICROBIANO	DOSE* E DURAÇÃO
PARENTERAL	
Terapia de primeira linha	
Gentamicina	4,5 mg/kg/dia durante 10 a 14 dias
Tobramicina	4,5 mg/kg/dia durante 10 a 14 dias
Ciprofloxacino	400 mg/kg a cada 12 h durante 7 dias
Levofloxacino	750 mg/dia durante 5 dias
Cefepima	2 g a cada 8 a 12 h durante 14 dias
Cefotaxima	1 g a cada 8 h durante 10 a 14 dias
Ceftriaxona	1 a 2 g/dia durante 10 a 14 dias
Outros	
Ceftazidima	1 g a cada 8 a 12 h durante 10 a 14 dias
Ertapeném	1 g/dia durante 10 a 14 dias
Meropeném	500 mg a cada 6 h durante 10 a 14 dias
Piperacilina-tazobactam	4,5 g a cada 6 h durante 10 a 14 dias
Doripeném	500 mg a cada 8 h durante 10 a 14 dias
Amicacina	15 mg/kg/dia durante 10 a 14 dias
Sulfametoxazol-trimetoprima	800/160 mg a cada 12 h durante 14 dias
ORAL	
Terapia de primeira linha	
Ciprofloxacino	500 mg a cada 12 h durante 7 dias
Levofloxacino	250 a 500 mg/dia durante 5 a 7 dias
Outros	
Amoxicilina-clavulanato	500 mg (dose de amoxicilina) a cada 8 h durante 14 dias
Axetilcefuroxima	500 mg a cada 12 h durante 14 dias
Cefixima	400 mg/dia durante 14 dias
Ceftibuteno	400 mg/dia durante 14 dias

*As doses apresentadas são para adultos com função renal normal. Deve-se considerar sempre a necessidade de reduzir a dosagem, em razão do comprometimento renal.

TRATAMENTO

As ITU sintomáticas devem ser tratadas com agentes antimicrobianos para diminuir a duração dos sintomas e, na pielonefrite, para limitar o dano ao tecido renal. Os agentes antimicrobianos selecionados para o tratamento devem ser excretados pelos rins, de modo que possam ser obtidas altas concentrações do antimicrobiano no parênquima renal e na urina.

Cistite

A Tabela 268.6 fornece uma lista das opções recomendadas para o tratamento antimicrobiano da cistite. Deve-se utilizar o tratamento efetivo de menor duração com o antimicrobiano. A trimetoprima, o sulfametoxazol-trimetoprima, a fosfomicina, o pivmecilinam (andinocilina pivoxila) e a nitrofurantoína são tratamentos de primeira linha recomendados, visto que são efetivos em ciclos relativamente curtos e, como há um efeito limitado sobre a flora normal, a emergência de resistência não constitui uma preocupação.[8] Em um ensaio clínico randomizado, a nitrofurantoína, 100 mg, 3 vezes/dia, durante 5 dias, comparada com a fosfomicina em dose única, 3 g, resultou em uma probabilidade significativamente maior de resolução clínica e microbiológica 28 dias após o término do tratamento de ITU não complicada das vias inferiores em mulheres.[A1] A trimetoprima ou o sulfametoxazol-trimetoprima devem ser selecionados para terapia empírica inicial apenas se a prevalência local de resistência a esses fármacos nas infecções por *E. coli* adquiridas na comunidade for inferior a 20%. As quinolonas não são recomendadas como terapia de primeira linha em razão da preocupação quanto a sua toxicidade e pelo fato de que seu uso disseminado promove o desenvolvimento de resistência. Os antimicrobianos betalactâmicos são cerca de 10% menos efetivos do que os agentes de primeira linha.[A2] Os pacientes com cistite recorrente podem ser tratados efetivamente com uma estratégia de autotratamento precoce. Em geral, o tratamento empírico precoce leva à melhora imediata dos sintomas. A nitrofurantoína e as cefalosporinas por via oral constituem a terapia preferida em mulheres grávidas, visto que esses fármacos são seguros para o feto.[9]

Pielonefrite

Para o tratamento antimicrobiano da pielonefrite, a decisão inicial é estabelecer se o tratamento parenteral é necessário ou se o tratamento oral isoladamente será suficiente. A Tabela 268.7 fornece uma lista de agentes antimicrobianos apropriados para o tratamento da pielonefrite. Após o tratamento inicial com um medicamento por via parenteral, a transição para um tratamento oral que produza níveis teciduais adequados (*i. e.*, não nitrofurantoína nem fosfomicina) normalmente é possível nas primeiras 24 a 48 horas se o paciente tiver melhora clínica. A duração recomendada do tratamento é de 7 a 14 dias, porém uma duração de 5 a 7 dias é adequada para o ciprofloxacino ou o levofloxacino.[A3-A5]

Infecção urinária complicada

O esquema antimicrobiano selecionado para o tratamento de ITU complicada é individualizado, com base no local da infecção, na gravidade das manifestações, no microrganismo infectante novo ou presumido e sensibilidade, na tolerância do paciente e na natureza das anormalidades subjacentes. Quando os sintomas são leves, é preferível atrasar o início da terapia antimicrobiana até a obtenção dos resultados da cultura de urina para possibilitar a seleção do antimicrobiano ideal. A terapia antimicrobiana empírica deve ser iniciada na presença de sintomas graves. As opções incluem plazomicina por via intravenosa (15 mg/kg, 1 vez/dia) ou meropeném (1 g, a cada 8 horas), durante 4 a 5 dias, seguidos de terapia oral apropriada para outros 5 a 6 dias.[A6] Outras opções incluem meropeném vaborbactam (2 g/2 g, durante 3 horas) ou piperacilina tazobactam (4 g/0,5 g, durante 30 minutos), a cada 8 horas, durante 4 a 5 dias, seguidos de 5 a 6 dias de tratamento oral.[A7] A plazomicina e o meropeném vaborbactam são particularmente úteis para microrganismos altamente resistentes para os quais as opções de tratamento são limitadas. A terapia oral ou parenteral é selecionada com base na apresentação e na probabilidade de microrganismos resistentes. Os resultados de urinoculturas anteriores do paciente e uma história recente de exposição a agentes antimicrobianos são úteis para variar a probabilidade de microrganismos resistentes. A nitrofurantoína pode ser utilizada para episódios de infecção da bexiga, porém não é efetiva na infecção renal e está contraindicada para indivíduos com insuficiência renal. A terapia empírica selecionada deve ser reavaliada depois de 48 a 72 horas, quando os resultados da urinocultura devem estar disponíveis, e a resposta ao tratamento inicial pode ser avaliada. Se o microrganismo isolado da amostra de cultura de urina obtida antes do início do tratamento for resistente à terapia antimicrobiana empírica iniciada, o esquema antimicrobiano deve ser modificado e substituído por um agente ao qual o microrganismo seja sensível, independentemente da resposta clínica. A profilaxia antibiótica por ocasião da retirada do cateter para reduzir o risco de infecção sintomática subsequente continua controversa.

Bacteriúria assintomática

A bacteriúria assintomática está sendo cada vez mais reconhecida como importante fator de uso desnecessário de antimicrobianos. As evidências sustentam o tratamento da bacteriúria assintomática antes da realização de procedimentos urológicos com possível traumatismo da mucosa geniturinária. Há também evidências que sustentam o tratamento da bacteriúria assintomática em mulheres grávidas.[A8] Entretanto, um estudo recente realizado em mulheres grávidas de baixo risco, constatou que a bacteriúria assintomática progrediu para a pielonefrite em apenas 2,4% dos casos, levantando, assim, a questão da indicação de rastreamento de rotina e de tratamento para todas as mulheres grávidas,[10] particularmente em decorrência da preocupação de promover o surgimento de organismos resistentes aos antibióticos.[11]

Para todas as outras populações, incluindo mulheres e homens idosos, o tratamento da bacteriúria assintomática não tem sido associado a melhores resultados, porém é consistentemente seguido de reinfecção por microrganismos de resistência crescente aos antimicrobianos.[12] Para algumas populações, as evidências sugerem que a bacteriúria assintomática pode proteger os indivíduos de ITU sintomática. A bacteriúria em pacientes com cateteres de demora não deve ser tratada, a não ser que o paciente tenha sintomas atribuíveis à infecção urinária. A administração de agentes antimicrobianos a pacientes cateterizados com bacteriúria assintomática resulta inevitavelmente em reinfecção por microrganismos mais resistentes. O tratamento ideal para pacientes com sintomas inespecíficos (fadiga, letargia, falta de concentração) e bacteriúria não é conhecido. Os cuidados de suporte com observação *versus* uma tentativa de tratamento com agentes antimicrobianos constituem opções potencialmente válidas, mas que ainda não foram estudadas.

Infecções em homens idosos

A infecção do trato urinário constitui a principal causa de bacteriemia em homens idosos, quase sempre no contexto de anormalidades subjacentes da próstata, bexiga ou rim, incluindo prostatite bacteriana (ver Capítulo 120). Nas infecções das vias urinárias inferiores, a terapia empírica inicial pode ser a mesma utilizada em mulheres com cistite. Entretanto, a terapia antimicrobiana orientada pela cultura está indicada o mais cedo possível. Os antibióticos não evitam a necessidade de consulta urológica e de avaliação urológica completa,[13] que orientarão o seguimento da terapia. Normalmente, a duração do tratamento é maior do que nas mulheres, porém a duração efetiva mínima não é conhecida.[A9]

Urossepse

Os princípios de manejo da urossepse assemelham-se aos de pacientes com sepse grave de qualquer local. O tratamento antimicrobiano empírico por via parenteral e os cuidados de suporte devem ser iniciados imediatamente.[14] Os agentes antimicrobianos selecionados devem proporcionar uma cobertura de amplo espectro para os possíveis uropatógenos, incluindo bactérias resistentes. A terapia antimicrobiana deve ser reavaliada quando os resultados de urinocultura e de hemocultura se tornarem disponíveis, e o microrganismo infeccioso e sua sensibilidade forem identificados.

Fungúria

A fungúria deve ser tratada apenas quando acompanhada de sintomas de ITU. A infecção sintomática é tratada com 400 mg de fluconazol 1 vez/dia, durante 1 dia, seguidos de 200 mg, 1 vez/dia, durante 7 a 14 dias. Se for isolada uma espécie de *Candida* resistente ao fluconazol, o desoxicolato de anfotericina B constitui a terapia alternativa recomendada visto que outros antifúngicos apresentam excreção renal limitada.

Acompanhamento

Os pacientes não necessitam de culturas de urina de acompanhamento, a não ser que haja persistência ou recorrência da infecção sintomática. Quando há recorrência precoce (< 30 dias), o microrganismo infeccioso deve ser reavaliado para assegurar que ele seja sensível ao agente antimicrobiano administrado.

PREVENÇÃO

As mulheres na pré-menopausa com ITU aguda não complicada recorrente devem evitar o uso de espermicida e podem se beneficiar de um aumento na ingestão diária de água para mais de 1,5 ℓ/dia.[A10] Nas mulheres com ITU aguda não complicada recorrente e frequente (mais de dois episódios em 6 meses ou três em 12 meses), que apresentam cistite ou pielonefrite, a terapia antimicrobiana profilática é efetiva, como profilaxia a longo prazo com baixas doses[A11] ou como profilaxia pós-coito (Tabela 268.8). O uso de comprimidos ou de suco de oxicoco (*cranberry*) não diminui de maneira segura a bacteriúria[A12] nem a frequência de infecção recorrente, e os

Tabela 268.8 Esquemas profiláticos para prevenção da infecção do trato urinário recorrente em mulheres.

PREFERIDOS	OUTROS
Dose baixa a longo prazo	
Nitrofurantoína, 50 mg/dia ou 100 mg/dia	Cefalexina, 250 a 500 mg/dia*
Sulfametoxazol-trimetoprima, 200/40 mg/dia ou em dias alternados	Norfloxacino 200 mg/dia
	Ciprofloxacino 125 mg/dia
Pós-coito (dose única)	
Nitrofurantoína, 50 ou 100 mg*	Cefalexina 25 mg*
Sulfametoxazol-trimetoprima, 200/40 mg	Ciprofloxacino 125 mg
Trimetoprima 100 mg	Norfloxacino 200 mg

*Medicamento adequado para uso durante a gravidez.

probióticos não são efetivos. Em mulheres na pós-menopausa, o uso tópico de estrogênios vaginais pode diminuir a frequência de infecção.[A13] Entretanto, o uso de estrogênios sistêmicos está associado a um aumento da frequência de ITU. A terapia antimicrobiana profilática é mais efetiva do que o estrogênio vaginal tópico nessas mulheres.

As recomendações atuais sugerem que as mulheres grávidas devam ser submetidas a rastreamento para bacteriúria assintomática no início da gravidez, habitualmente com 12 ou 16 semanas.[A13b] Na presença de bacteriúria, essas mulheres devem ser tratadas, e devem-se obter amostras para cultura de acompanhamento subsequente, a cada mês. Se houver colonização assintomática ou infecção recorrente, deve-se considerar a terapia antimicrobiana profilática com cefalexina ou nitrofurantoína durante toda a duração da gravidez, de modo a diminuir o desenvolvimento de pielonefrite no final da gravidez.[14b] Em outras circunstâncias, não se recomenda o rastreamento para bacteriúria assintomática.[14c]

A terapia antimicrobiana profilática não demonstrou ser efetiva em pacientes com ITU complicada, incluindo aqueles com lesão da medula espinal ou com cateteres de demora de uso crônico. Nesses pacientes, a anormalidade que leva ao comprometimento da micção significa que a bacteriúria é inevitável, e a terapia antimicrobiana simplesmente promove a ocorrência de bacteriúria por microrganismos cada vez mais resistentes.

Os programas de controle de infecção dos estabelecimentos de cuidados de saúde (ver Capítulo 266) devem incluir práticas para prevenir a ITU associada a cateter.[15] As diretrizes baseadas em evidências fornecem recomendações claras para os componentes do programa, incluindo vigilância contínua. A intervenção mais importante é evitar o uso de cateter de demora sempre que possível e, quando houver indicações claras para o uso, limitar a sua duração pelo menor período de tempo possível. A limpeza do óstio com solução de clorexidina antes da inserção do cateter pode diminuir a incidência de bacteriúria assintomática associada a cateter e ITU.[A13c] Nos adultos que necessitam de autocateterização intermitente, a profilaxia antibiótica contínua pode reduzir as ITU recorrentes, porém, com o risco de desenvolvimento de microrganismos resistentes.[A14] O futuro desenvolvimento de materiais resistentes à formação de biofilmes poderá ajudar a reduzir o problema da ITU associada a cateter.

PROGNÓSTICO

O prognóstico da cistite e da pielonefrite não complicadas é bom. As mulheres com cistite aguda não complicada que não recebem terapia antimicrobiana habitualmente apresentam resolução dos sintomas em 1 a 2 semanas. Mulheres com ITU aguda não complicada recorrente, ainda que acometidas de modo frequente, não apresentam resultados adversos a longo prazo, como comprometimento renal ou hipertensão. Uma pequena proporção de mulheres com apresentação grave de pielonefrite aguda não obstrutiva desenvolve cicatrizes renais, que não estão associadas ao comprometimento da função renal. Os pacientes com ITU recorrente complicada e frequente podem apresentar morbidade substancial com infecções recorrentes, porém, os resultados médicos precários a longo prazo são, em geral, determinados pela anormalidade subjacente, e não pela infecção. Os pacientes com urossepse apresentam uma taxa de mortalidade de cerca de 10%. Os fatores que aumentam o risco de morte consistem em idade avançada e doenças subjacentes significativas, bem como tratamento antimicrobiano inicial inadequado.

Recomendações de grau A

A1. Huttner A, Kowalczyk A, Turjeman A, et al. Effect of 5-day nitrofurantoin vs single-dose fosfomycin on clinical resolution of uncomplicated lower urinary tract infection in women: a randomized clinical trial. *JAMA*. 2018;319:1781-1789.

A2. Hooton TM, Roberts PL, Stapleton AE. Cefpodoxime vs ciprofloxacin for short-course treatment of acute uncomplicated cystitis: a randomized trial. *JAMA*. 2012;307:583-589.

A3. Sandberg T, Skoog G, Hermansson AB, et al. Ciprofloxacin for 7 days versus 14 days in women with acute pyelonephritis: a randomised, open-label and double-blind, placebo-controlled, non-inferiority trial. *Lancet*. 2012;380:484-490.

A4. Dinh A, Davido B, Etienne M, et al. Is 5 days of oral fluoroquinolone enough for acute uncomplicated pyelonephritis? The DTP randomized trial. *Eur J Clin Microbiol Infect Dis*. 2017;36:1443-1448.

A5. Fox MT, Melia MT, Same RG, et al. A seven-day course of TMP-SMX may be as effective as a seven-day course of ciprofloxacin for the treatment of pyelonephritis. *Am J Med*. 2017;130:842-845.

A6. Wagenlehner FME, Cloutier DJ, Komirenko AS, et al. Once-daily plazomicin for complicated urinary tract infections. *N Engl J Med*. 2019;380:729-740.

A7. Kaye KS, Bhowmick T, Metallidis S, et al. Effect of meropenem-vaborbactam vs piperacillin-tazobactam on clinical cure or improvement and microbial eradication in complicated urinary tract infection: the TANGO I randomized clinical trial. *JAMA*. 2018;319:788-799.

A8. Widmer M, Lopez I, Gulmezoglu AM, et al. Duration of treatment for asymptomatic bacteriuria during pregnancy. *Cochrane Database Syst Rev*. 2015;11:CD000491.

A9. van Nieuwkoop C, van der Starre WE, Stalenhoef JE, et al. Treatment duration of febrile urinary tract infection: a pragmatic randomized, double-blind, placebo-controlled non-inferiority trial in men and women. *BMC Med*. 2017;15:1-9.

A10. Hooton TM, Vecchio M, Iroz A, et al. Effect of increased daily water intake in premenopausal women with recurrent urinary tract infections: a randomized clinical trial. *JAMA Intern Med*. 2018;178:1509-1515.

A11. Price JR, Guran LA, Gregory WT, et al. Nitrofurantoin vs other prophylactic agents in reducing recurrent urinary tract infections in adult women: a systematic review and meta-analysis. *Am J Obstet Gynecol*. 2016;215:548-560.

A12. Juthani-Mehta M, Van Ness PH, Bianco L, et al. Effect of cranberry capsules on bacteriuria plus pyuria among older women in nursing homes: a randomized clinical trial. *JAMA*. 2016;316:1879-1887.

A13. Beerepoot MA, Geerlings SE, van Haarst EP, et al. Nonantibiotic prophylaxis for recurrent urinary tract infections: a systematic review and meta-analysis of randomized controlled trials. *J Urol*. 2013;190:1981-1989.

A13b. Henderson JT, Webber EM, Bean SI. Screening for asymptomatic bacteriuria in adults: updated evidence report and systematic review for the US Preventive Services Task Force. *JAMA*. 2019;322:1195-1205.

A13c. Fasugba O, Cheng AC, Gregory V, et al. Chlorhexidine for meatal cleaning in reducing catheter-associated urinary tract infections: a multicentre stepped-wedge randomised controlled trial. *Lancet Infect Dis*. 2019;19:611-619.

A14. Fisher H, Oluboyede Y, Chadwick T, et al. Continuous low-dose antibiotic prophylaxis for adults with repeated urinary tract infections (AnTIC): a randomised, open-label trial. *Lancet Infect Dis*. 2018;18:957-968.

REFERÊNCIAS BIBLIOGRÁFICAS

As referências bibliográficas, bem como os outros materiais suplementares deste livro, encontram-se no GEN-IO, nosso ambiente virtual de aprendizagem.

269

ABORDAGEM AO PACIENTE COM INFECÇÃO SEXUALMENTE TRANSMISSÍVEL

HEIDI SWYGARD E MYRON S. COHEN

INFECÇÕES SEXUALMENTE TRANSMISSÍVEIS

DEFINIÇÃO

As infecções sexualmente transmissíveis (IST) incluem uma ampla variedade de microrganismos, que são transmitidos por meio de contato íntimo envolvendo a pele ou as superfícies mucosas da orofaringe, vagina, pênis e reto. Em geral, as IST podem ser divididas em cinco grandes categorias (síndromes): uretrite, úlceras genitais, distúrbios de células epiteliais, corrimento vaginal e ectoparasitas (Tabela 269.1).

ETIOLOGIA

A interação entre o hospedeiro e o patógeno da IST desempenha um papel fundamental, e as alterações teciduais características oferecem indícios excepcionalmente fortes sobre a etiologia. Vários patógenos

Tabela 269.1 Síndromes de infecções sexualmente transmissíveis.

SÍNDROME	MICRORGANISMO
URETRITE	
Gonocócica	*Neisseria gonorrhoeae*
Não gonocócica	*Chlamydia trachomatis* *Trichomonas vaginalis* *Mycoplasma genitalium* *Ureaplasma urealyticum* *Neisseria meningitidis* Herpes simples (infecção primária)
ÚLCERAS GENITAIS	
Sífilis (cancro duro)	*Treponema pallidum*
Herpes genital	Herpes simples
Cancroide (cancro mole)	*Haemophilus ducreyi*
INFECÇÕES DE CÉLULAS EPITELIAIS	
Verrugas genitais	Papilomavírus humano
Molusco contagioso	*Molluscum contagiosum*
Neoplasia cervical	Papilomavírus humano tipos 16 e 18
CORRIMENTO GENITAL FEMININO	
Cervicite	*Neisseria gonorrhoeae* *Chlamydia trachomatis* *Trichomonas vaginalis* Herpes simples
Doença inflamatória pélvica	*Neisseria gonorrhoeae* *Chlamydia trachomatis*
Vaginite	*Trichomonas vaginalis* *Candida albicans*
Vaginose bacteriana	*Gardnerella vaginalis*, anaeróbios
ECTOPARASITAS	
Pediculose pubiana	*Phthirus pubis*
Escabiose	*Sarcoptes scabiei*

causadores de IST provocam apenas inflamação local (*Neisseria gonorrhoeae, Chlamydia trachomatis, Trichomonas vaginalis*), com potencial de invasão tecidual local (*N. gonorrhoeae, C. trachomatis*) ou disseminação sistêmica (*N. gonorrhoeae*). Alguns patógenos de IST causam ulceração tecidual (*Treponema pallidum, Haemophilus ducreyi*, herpes-vírus simples 1 e 2). Os papilomavírus humanos (HPV) causam alterações das células epiteliais e predispõem a neoplasias. Vários patógenos causadores de IST (vírus da imunodeficiência humana [HIV], vírus das hepatites B e C, citomegalovírus) utilizam rotineiramente o trato genital como via de acesso, sem causar qualquer alteração local.

EPIDEMIOLOGIA

As IST estão entre as infecções mais comuns em todo o mundo, e a maioria nunca é notificada. De acordo com as estimativas da Organização Mundial da Saúde (OMS), quase 1 milhão de indivíduos em todo o mundo torna-se infectado a cada dia por uma das quatro IST passíveis de cura: clamídia, gonorreia, sífilis e tricomoníase.[1] A cada ano, há quase 10 milhões de novos casos de IST notificados entre indivíduos de 15 a 24 anos só nos EUA; muitas infecções são subclínicas e podem não ser detectadas, sugerindo que esses números representam uma subestimativa. Um motivo de grande preocupação é o fato de que as IST são geralmente transmissíveis, sejam elas sintomáticas ou assintomáticas.

A propagação das IST depende do microrganismo, do hospedeiro, do tempo em que uma pessoa infectada permanece contagiosa e do número de indivíduos expostos. Esses parâmetros foram reduzidos à seguinte fórmula:

$$R_0 = B \times D \times C$$

Em que R_0 é a taxa de reprodução básica de uma infecção ou o número médio de casos secundários produzidos em uma população por uma única pessoa infectada típica; B é a eficiência da transmissão; D é a duração da infectividade; e C, o número de parceiros sexuais.

BIOPATOLOGIA

Os patógenos causadores de IST dependem totalmente da transmissão entre seres humanos, embora o *T. vaginalis* possa ter algumas fontes inanimadas. A eficiência da transmissão reflete a infectividade do caso índice (que depende da concentração e do fenótipo do microrganismo no sistema genital) e a suscetibilidade do parceiro sexual (reflete a resistência do hospedeiro que pode ser hereditária, adquirida ou inata). Como a imunidade às IST é rara, as reinfecções são comuns e o desenvolvimento de vacinas tem sido difícil; as únicas vacinas disponíveis para IST são as vacinas contra hepatite B e HPV.

As IST produzem síndromes, precisamente pelo fato de que cada patógeno apresenta propensão a um ou mais tecidos e (quando sintomáticas) pode induzir uma resposta inflamatória previsível. Assim, por exemplo, os gonococos que infectam a uretra masculina geralmente provocam intensa resposta de neutrófilos que leva a uma secreção purulenta e dor na micção, enquanto *C. trachomatis* tem menos probabilidade de produzir esse tipo de resposta no mesmo tecido e tem mais tendência a provocar uma leve secreção aquosa ou nenhum sintoma.

As IST servem como marcadores de comportamento sexual de risco, de modo que as coinfecções são comuns. A detecção de uma IST deve levar à realização de outros exames. Os patógenos das IST avançam em conjunto: a gonorreia e a clamídia causam uretrite; as úlceras genitais aumentam acentuadamente a probabilidade de aquisição do HIV.

DIAGNÓSTICO E TRATAMENTO

Estratégias sindrômicas

O manejo sindrômico refere-se ao tratamento empírico do caso índice com base nos sinais e sintomas e o tratamento concomitante dos parceiros sexuais é essencial. Essa abordagem reflete o fato de que a acurácia diagnóstica de alguns exames não é perfeita, a coinfecção exige terapia combinada que substitua a pesquisa de patógenos individuais e os pacientes que não são tratados imediatamente podem não retornar para tratamento. As síndromes de doença ulcerosa genital e corrimento uretral (ver Capítulo 283) apresentam alta sensibilidade e especificidade em comparação com o diagnóstico laboratorial, e a terapia empírica é tão bem-sucedida que, em geral, não há necessidade de cuidados de acompanhamento (prova de cura).[2] Entretanto, a síndrome de corrimento vaginal é muito menos sensível ou específica em relação ao diagnóstico verdadeiro de IST.[3] Além disso, muitas mulheres com infecção endocervical ou vaginal podem ser assintomáticas. Em um estudo de mulheres sul-africanas, quase 90% daquelas com diagnóstico de IST confirmado por laboratório não apresentaram sintomas clínicos e, portanto, não teriam sido tratadas sem a realização de exames.

A abordagem sindrômica é particularmente importante em países com recursos limitados, em áreas onde não se dispõe de exames laboratoriais ou onde o seu custo é proibitivo. Nos EUA, o diagnóstico microbiológico concomitante é preferido, visto que ele (1) confirma a escolha da terapia empírica ou redireciona os cuidados subsequentes; (2) permite a detecção e o monitoramento de resistência ao tratamento; e (3) permite que diagnósticos específicos sejam notificados às autoridades de saúde pública, o que é exigido por lei estadual para muitas IST. Entretanto, mesmo quando são solicitados exames laboratoriais, os agentes mais apropriados para tratamento devem ser fornecidos empiricamente no local de atendimento para resolver a infecção e reduzir a transmissão subsequente.

Relação das IST com a infecção pelo HIV

O diagnóstico de IST revela um comportamento sexual de risco maior, o uso inconsistente de preservativos e serve como marcador de possível infecção pelo HIV. Todo paciente submetido a uma avaliação ou tratamento para uma IST deve ser testado para HIV. O diagnóstico e o tratamento precoces da infecção pelo HIV têm importantes benefícios individuais e para a saúde pública, incluindo redução da transmissão secundária do HIV.[A1]

Além disso, as IST também contribuem para a aquisição do HIV e dificultam os esforços de prevenção ideais contra a sua transmissão. As úlceras genitais causam lesão do epitélio da mucosa genital possibilitando a entrada do HIV, e a inflamação provocada pela ulceração recruta macrófagos e linfócitos, aumentando o número de células-alvo para o vírus e o número de receptores por célula.

SÍNDROMES

Uretrite

A uretrite caracteriza-se por alguma combinação de corrimento uretral e disúria, porém a prostatite pode causar queixas semelhantes. A uretrite é causada por um grupo limitado de patógenos (ver Tabela 269.1), que podem ser difíceis de visualizar ao microscópio ou de cultivar. Por conseguinte, a terapia empírica é instituída para tratar um espectro de microrganismos potencialmente causadores.

A uretrite é diagnosticada quando um ou mais dos seguintes achados são demonstrados: (1) corrimento uretral mucopurulento ou purulento, (2) coloração de Gram das secreções uretrais, demonstrando a presença de dois ou mais leucócitos por campo microscópico de imersão em óleo, (3) resultado positivo da esterase leucocitária no primeiro jato de urina, ou (4) exame microscópico da urina do primeiro jato, demonstrando a presença de 10 ou mais leucócitos por campo de grande aumento. Se não for possível obter nenhuma secreção uretral do óstio da uretra, um *swab* de alginato de cálcio pode ser inserido 5 mm dentro da uretra; o material coletado é transferido para uma lâmina, rolando o *swab* ao longo do vidro.

A coloração de Gram do corrimento uretral é um exame diagnóstico simples e rápido para documentar a presença tanto de uretrite quanto de infecção gonocócica (ver Capítulo 283), que se caracterizam pela detecção de leucócitos contendo diplococos gram-negativos intracelulares. A confirmação de uretrite gonocócica não exclui a possibilidade de infecção concomitante por *Chlamydia* ou *Mycoplasma*. À medida que a cultura e a coloração de Gram tornam-se menos populares e menos disponíveis, os testes de amplificação de ácido nucleico (NAAT), que são altamente sensíveis e específicos para a detecção de microrganismos, têm sido utilizados de modo rotineiro. Os médicos devem ter cautela ao depender exclusivamente dos NAAT para o diagnóstico de gonorreia; um surto de *Neisseria meningitidis* sexualmente transmitida em Atlanta não foi facilmente avaliado, visto que os NAAT desenvolvidos para a gonorreia podem não detectar essa outra espécie de *Neisseria*.

Os NAAT para gonorreia, *Chlamydia* e *Trichomonas* podem ser aplicados a amostra de urina do primeiro jato (o óstio não é limpo intencionalmente, de modo que a urina seja contaminada por esses microrganismos) ou a material obtido por *swab* uretral. Os NAAT não estão aprovados para uso em testes extragenitais; entretanto, os laboratórios podem decidir validar internamente o seu uso. Recomenda-se a realização de teste extragenital em homens que fazem sexo com homens (HSH), visto que o teste baseado em urina apenas pode omitir uma grande proporção de indivíduos infectados, contribuindo para a transmissão contínua. O diagnóstico específico pode melhorar o manejo dos parceiros sexuais, e os resultados desses testes devem ser comunicados ao departamento de saúde. Todavia, na prática, os pacientes e (na maioria dos casos) os parceiros sexuais precisam ser tratados antes que os resultados desses testes estejam disponíveis.

O tratamento da uretrite deve ser iniciado o mais rápido possível após o diagnóstico clínico e deve ser diretamente observado, se viável (Tabela 269.2). A *N. gonorrhoeae* (ver Capítulo 283) tornou-se resistente a muitos agentes antimicrobianos, incluindo quinolonas e cefalosporinas orais, que não são mais recomendados. Por conseguinte, a escolha da terapia ideal é limitada. A terapia dupla com azitromicina e ceftriaxona aumenta a taxa de cura da gonorreia urogenital, anorretal e faríngea não complicada e pode ajudar a prevenir o desenvolvimento de resistência. A2

No passado, a azitromicina curava a maioria dos casos de uretrite não gonocócica (UNG), incluindo aqueles provocados por *Mycoplasma genitalium*, uma causa cada vez mais reconhecida de UNG. Todavia, hoje em dia, as taxas de cura relatadas são mais baixas, algumas vezes na faixa de 70%.[4] Alguns estudos sugerem que a doxiciclina é mais efetiva do que a azitromicina na UNG, porém é preciso considerar também um ciclo mais longo do tratamento dependente da adesão do paciente. Atualmente, não existe nenhum exame diagnóstico disponível no comércio para *M. genitalium*, o que complica a questão do tratamento. Em algumas situações nas quais se deve considerar a possibilidade de *M. genitalium*, a UNG persistente ou recorrente deve ser tratada com moxifloxacino durante 7 a 10 dias.[5,6] O *P. vaginalis*, que é sensível ao metronidazol ou ao tinidazol, também provoca uretrite e deve ser considerado nos casos de falha do tratamento da UNG.

As mulheres com uretrite apresentam alguma combinação de disúria e piúria, que precisam ser diferenciadas da cistite bacteriana. Como o tratamento dos patógenos do trato urinário também pode levar à resolução da uretrite sexualmente transmitida, o médico que trata uma suposta infecção vesical também deve considerar a possibilidade de IST.

Tabela 269.2 Tratamento sindrômico da uretrite.

GONOCÓCICA*
Recomendado
Ceftriaxona, 250 mg injetáveis IM, uma vez, *e* azitromicina, 1 g VO (dose única)
NÃO GONOCÓCICA
Recomendado
Azitromicina, 1 g VO (dose única), *ou* Doxiciclina, 100 mg VO, 2 vezes/dia, durante 7 dias
Alternativa
Eritromicina base, 500 mg VO, 4 vezes/dia, durante 7 dias, *ou* Etilsuccinato de eritromicina, 800 mg VO, 4 vezes/dia, durante 7 dias, *ou* Ofloxacino, 300 mg VO, 2 vezes/dia, durante 7 dias, *ou* Levofloxacino, 500 mg VO, 1 vez/dia, durante 7 dias
Recorrente ou persistente
Se a azitromicina foi utilizada no episódio inicial: moxifloxacino, 400 mg VO, 1 vez/dia, durante 7 dias Se a doxiciclina foi utilizada no episódio inicial: azitromicina, 1 g VO (dose única) *MAIS* Para homens que fazem sexo com mulheres que residem em áreas de alta prevalência de *T. vaginalis:* metronidazol, 2 g VO (dose única) *ou* tinidazol, 2 g VO (dose única)

*Doença anorretal e genital não complicada. Adaptada de Bachmann LH, Manhart LE, Martin DH, et al. Advances in the understanding and treatment of male urethritis. *Clin Infect Dis.* 2015;61 Suppl 8:S763-769.

Úlceras genitais

Nos EUA, o HSV-1, o HSV-2 (ver Capítulo 350) e o *T. pallidum* são responsáveis por praticamente todas as úlceras encontradas, porém o HSV-1 e o HSV-2 constituem, de longe, a causa mais comum.

LINFOGRANULOMA VENÉREO

O linfogranuloma venéreo (LGV), que é causado por um sorovar de *C. trachomatis* (ver Capítulo 302), caracteriza-se por supuração local de linfonodo, ulceração e fibrose subsequente, formação de fistulas e edema distal. O LGV pode se manifestar como síndrome que simula a proctocolite, com achados clínicos de secreção retal (de aspecto mucoide ou hemorrágico), tenesmo, dor anal, constipação intestinal e febre. Sem tratamento, pode causar dano local extenso, com fistulização e formação de estenoses. Podem ocorrer infecções bacterianas secundárias, algumas das quais podem ser invasivas. Nos EUA e na Europa, foram relatados surtos entre HSH.

HERPES GENITAL

O herpes genital desenvolve-se habitualmente depois de um período de incubação de menos de 21 dias e manifesta-se na forma de vesículas agrupadas em uma base eritematosa. As vesículas tornam-se pustulosas e, em seguida, sofrem ruptura, formando úlceras superficiais e dolorosas, que podem coalescer. As úlceras cicatrizam com a formação de crostas, e o processo habitualmente é concluído 2 a 3 semanas após o aparecimento das lesões iniciais. As recorrências passam pelos mesmos estágios, porém geralmente têm uma duração de apenas cerca de 5 a 7 dias. O primeiro episódio (incidente) de infecção por HSV-2 pode ser acompanhado de sinais e sintomas sistêmicos, incluindo febre e cefaleia, refletindo, esta última, a disseminação do HSV para o sistema nervoso central. O HSV-2 constitui a suposta causa da meningite recorrente de Mollaret e pode ocorrer após uma infecção genital primária ou como reativação. É possível que aconteça também na ausência de lesões genitais ou como diagnóstico conhecido de infecção pelo HSV-2.

Cerca de 20% dos indivíduos infectados manifestam a apresentação geral clássica; 60% apresentam sinais e sintomas leves e atípicos; e os 20% restantes são totalmente assintomáticos. Os indivíduos que adquiriram o HSV-2 eliminam o vírus em cerca de 3 a 4% dos casos (mesmo quando o indivíduo é assintomático), o que representa um risco contínuo para os parceiros sexuais. O rastreamento sorológico para herpes genital está associado a uma elevada taxa de resultados falso-positivos e possíveis prejuízos psicossociais. Evidências obtidas de ensaios clínicos controlados randomizados não estabelecem se a terapia antiviral preventiva tem qualquer benefício na infecção assintomática pelo HSV-2.[7]

SÍFILIS

A lesão ulcerativa da sífilis (ver Capítulo 303) – o cancro – é endurecida e indolor e, em muitos casos, escapa à detecção. O exame em campo escuro de raspados suspensos em solução salina de uma úlcera genital pode revelar a presença de espiroquetas móveis, e esse achado é diagnóstico. Ocorre sífilis secundária quando os espiroquetas sofrem disseminação sistêmica, levando a um exantema característico, alopecia, placas na mucosa oral ou condiloma plano. Essas manifestações cutâneas devem levar à realização de um teste para sífilis. O teste sorológico de escolha para rastreamento da sífilis baseia-se na formação de anticorpos anticardiolipina, um constituinte da parede celular dos espiroquetas (p. ex., teste da reagina plasmática rápida, *Venereal Disease Research Laboratory* [VDRL], teste da toluidina vermelha com soro não aquecido [TRUST]). O teste confirmatório exige a pesquisa de anticorpo antitreponêmico (p. ex., ensaio de micro-hemaglutinação-*T. pallidum*, teste do anticorpo antitreponêmico fluorescente). O teste da anticardiolipina fornece um título que deve ser utilizado para monitorar a resposta ao tratamento.

Alguns laboratórios comerciais de maior porte inverteram a sequência dos testes e utilizam um teste antitreponêmico, seguido do teste da anticardiolipina, que possibilita a automatização e que pode ser efetivo em termos de custo em áreas de baixa endemicidade da sífilis. Isso representa mudança nos testes e na interpretação e precisa ser feito com cautela, uma vez que essa abordagem não consegue distinguir imediatamente as infecções antigas e tratadas das novas infecções (e-Figura 269.1).

Com o aumento das taxas de sífilis desde 2000, houve também um aumento nas sequelas graves da sífilis, incluindo sífilis congênita e sífilis ocular. Entre 2014 e 2015, os CDC identificaram 388 casos de sífilis ocular, acometendo principalmente homens, cuja maior parte foi identificada como HSH. Cerca de 50% dos casos notificados de sífilis preenchem os critérios de vigilância para sífilis precoce (primária, secundária ou latente precoce). Todos os pacientes com diagnóstico de sífilis devem ser questionados sobre a presença de sintomas oculares, bem como de sintomas sugestivos de neurossífilis. A neurossífilis pode ocorrer em qualquer estágio da infecção, e deve-se suspeitar de sua presença em todo paciente com teste sorológico positivo que também apresenta achados sugestivos de comprometimento do sistema nervoso, incluindo sintomas oculares e vestibulares. A sífilis ocular e a neurossífilis são doenças graves, que exigem avaliação e manejo imediatos; o tratamento de ambas exige 14 dias de penicilina G aquosa por via intravenosa. Os estágios mais tardios da sífilis podem ser identificados apenas por sorologia ou em amostras patológicas. A sífilis latente tardia e a sífilis de duração indeterminada são tratadas com três injeções intramusculares semanais de penicilina.

No mundo inteiro, a sífilis tem sido detectada em um número substancial de indivíduos com infecção pelo HIV diagnosticada ou não reconhecida, particularmente em HSH. A Preventative Services Task Force dos EUA recomenda o rastreamento para sífilis em indivíduos que correm risco aumentado de infecção.[8,9] O rastreamento de homens ou de HSH HIV-positivos para sífilis a cada 3 meses está associado a um aumento na detecção de sífilis.

CANCROIDE (CANCRO MOLE)

O cancroide (ver Capítulo 285), uma infecção causada por *H. ducreyi*, produz úlceras irregulares e dolorosas, bem como linfadenopatia inguinal hipersensível, que pode ser flutuante. Diferentemente das lesões da infecção por HSV, essas úlceras genitais tendem a variar de tamanho.

Infecções das células epiteliais

PAPILOMAVÍRUS HUMANO

A infecção pelo HPV sexualmente transmitida (ver Capítulo 349) é, em geral, transitória e assintomática, porém alguns pacientes apresentam verrugas genitais visíveis. Essas verrugas são indolores, de consistência macia, úmidas e de cor rosa ou cor da pele, que variam de formato. Podem ser elevadas ou planas, isoladas ou múltiplas, pequenas ou grandes e, algumas vezes, em forma de couve-flor. As verrugas ocorrem na vulva, na vagina e no ânus; no colo do útero; e no pênis, no escroto, na virilha ou na coxa. As verrugas genitais são diagnosticadas por inspeção visual. O tratamento consiste principalmente em agentes tópicos, porém geralmente não é curativo.

Dois genótipos do HPV oncogênicos (16 e 18) são responsáveis por quase todos os cânceres anogenitais, do colo do útero, orofaríngeos e lesões pré-cancerosas. Os tipos 6 e 11 do HPV são responsáveis pela maioria dos casos de verrugas genitais e papilomatose respiratória recorrente. Recomenda-se o esfregaço de Papanicolaou para mulheres sexualmente ativas a partir dos 21 anos, independentemente do fator de risco ou da idade de início das relações sexuais. Entretanto, o teste do HPV não é recomendado para mulheres com menos de 30 anos. A frequência de novos rastreamentos é influenciada pela idade, pelos resultados de rastreamentos anteriores e pelos resultados do HPV. O sexo masculino, o tabagismo e o estado HIV-positivo estão significativamente associados ao HPV oral prevalente.[10]

Três vacinas HPV estão atualmente aprovadas pela Food and Drug Administration para uso em homens e mulheres: uma vacina quadrivalente (que protege contra o HPV dos tipos 6, 11, 16 e 18), uma vacina bivalente (que protege contra o HPV dos tipos 16 e 18) e uma vacina 9-valente (6, 11, 16 e 18, 31, 33, 45, 52 e 58). Recomenda-se a vacinação para homens e mulheres de 26 anos ou mais jovens, incluindo indivíduos imunocomprometidos previamente não vacinados (p. ex., HIV).

Corrimento vaginal feminino

As infecções do trato geniturinário feminino produzem diversas síndromes com sintomas sobrepostos (disúria, corrimento vaginal, irritação vulvar), cuja causa habitualmente pode ser estabelecida com anamnese cuidadosa, exame físico e exames laboratoriais. A abordagem inicial depende do local anatômico primário da infecção – trato urinário, endocérvice ou vagina. O epitélio colunar da endocérvice é suscetível à infecção por *N. gonorrhoeae*, *C. trachomatis* e *T. vaginalis*, enquanto a vagina é suscetível à infecção por *Candida albicans*, *T. vaginalis* e a síndrome da vaginose bacteriana. O colo do útero pode ter uma aparência totalmente normal em mulheres com infecção cervical, enquanto uma secreção mucopurulenta no óstio do útero ou a friabilidade da mucosa sugerem infecção. A vaginite está associada a corrimento visível, e as características do líquido vaginal oferecem indícios para o diagnóstico.

O corrimento vaginal feminino é uma condição em que as estratégias de manejo sindrômico geralmente carecem de sensibilidade e especificidade. Em mulheres com corrimento vaginal, o exame microscópico de uma preparação a fresco pode aumentar a eficácia do tratamento sindrômico, porém a interpretação dos resultados é difícil e não consegue excluir a infecção concomitante por vários patógenos.

VAGINOSE BACTERIANA

A vaginose bacteriana (VB) constitui a causa mais comum de corrimento vaginal nos EUA. Ela é uma disbiose polibacteriana anaeróbia do microbioma vaginal (*i. e.*, um microbioma vaginal que não é dominado por lactobacilos).[11] Com frequência, as mulheres com vaginose bacteriana apresentam sintomas mínimos, mas podem queixar-se de leve corrimento vaginal e odor vaginal (que frequentemente aumenta após o coito).[12] A flora vaginal normal contém lactobacilos produtores de peróxido de hidrogênio, como o *Lactobacillus crispatus* e o *Lactobacillus jensenii*, que provavelmente ajudam a defender a vagina contra diversos patógenos (um exemplo de imunidade inata). O *Lactobacillus acidophilus* é raramente encontrado na vagina normal, o que explica a incapacidade do iogurte de servir como tratamento ou prevenção. A vaginose bacteriana começa com o desaparecimento inexplicado da flora vaginal normal, que é substituída por *Gardnerella vaginalis* e por muitas espécies de bactérias anaeróbias. O mecanismo preciso que provoca essa mudança da flora vaginal não está bem elucidado. Mais recentemente, espécies de bactérias anaeróbias (bactérias associadas à vaginose bacteriana), previamente não reconhecidas, foram descritas como possíveis causas. Em um estudo de 220 mulheres com vaginose bacteriana, o meio vaginal demonstrou uma grande diversidade de espécies. As mulheres afro-americanas sem vaginose bacteriana por ocasião da obtenção de amostras apresentaram maior número de bactérias associadas à vaginose bacteriana, o que pode contribuir para um risco aumentado de vaginose bacteriana.

O corrimento da vaginose bacteriana é homogêneo e pode conter bolhas. O pH vaginal está elevado acima do normal de 4,0 a 4,5. O acréscimo de hidróxido de potássio a 10% ao corrimento vaginal em uma lâmina de microscópio ou ao corrimento presente no espéculo produz um odor de peixe podre semelhante à amina, gerando um teste das aminas (do "cheiro") positivo, decorrente da elaboração de aminas pela flora anaeróbia. O exame da secreção vaginal em preparação a fresco revela a ausência bacilos e a sua substituição por aglomerados de cocobacilos. Algumas células epiteliais da vagina são recobertas por cocobacilos, que podem obscurecer as suas bordas (células indicadoras) ou a aparência normalmente clara do citoplasma, algumas vezes descrita como semelhante a um ovo frito que foi salgado e salpicado com pimenta. São observados relativamente poucos leucócitos polimorfonucleares; a presença de grandes números de leucócitos na preparação a fresco de mulher com vaginose bacteriana sugere infecção concomitante, possivelmente tricomoníase ou cervicite bacteriana.

A vaginose bacteriana não representa necessariamente uma mudança benigna na flora. Ela está associada a uma taxa elevada de infecção do trato genital superior (endometrite, salpingite) e a complicações da gravidez, incluindo ruptura prematura das membranas e parto prematuro. Todavia, o tratamento de mulheres assintomáticas com vaginose bacteriana que não correm alto risco de parto prematuro não parece conferir nenhum benefício. As mulheres com vaginose bacteriana podem correr risco aumentado de adquirir o HIV; os parceiros também podem apresentar risco aumentado de infecção pelo HIV. Em geral, o tratamento é dirigido contra a flora anaeróbia e consiste em metronidazol, tinidazol ou clindamicina durante 5 a 7 dias. Existem esquemas alternativos de tratamento, porém não se recomenda uma dose oral única de metronidazol para a vaginose bacteriana, em razão da elevada taxa de insucesso. A taxa de recidiva da vaginose bacteriana é de cerca de 30%, e o tratamento dos parceiros sexuais masculinos não oferece nenhum benefício.

CANDIDÍASE

A candidíase vulvovaginal (ver Capítulo 318) é comum e é observada com mais frequência em mulheres tratadas com antibióticos ou em uso de contraceptivos orais, quando espécies de *Candida* endógenas crescem e ultrapassam a flora bacteriana. Em geral, as mulheres queixam-se de prurido e desconforto vulvares e podem ou não se queixar de corrimento vaginal associado. Em geral, a vagina mantém números normais de lactobacilos, de modo que o pH vaginal é habitualmente normal, o que pode ser útil na diferenciação entre candidíase e outras infecções vaginais. Os lábios do pudendo e as paredes da vagina podem estar eritematosos. Embora seja classicamente descrita como "semelhante a coalho", o corrimento da candidíase é, com frequência, fluido e difícil de distinguir de outros corrimentos. O material vaginal pode ser tratado com hidróxido de potássio a 10% para destruir outros elementos celulares e facilitar a visualização dos fungos. Entretanto, o exame a fresco tem uma sensibilidade de apenas cerca de 50%, e a mulher com apresentação clínica clássica deve ser tratada, mesmo quando não são observados elementos fúngicos.

Dispõe-se de uma ampla variedade de medicamentos antifúngicos tópicos (muitos sem prescrição médica) e todos esses fármacos têm uma eficácia aproximadamente igual, embora a taxa de cura com alguns tratamentos tópicos de dose única pareça ser menor do que a obtida com esquemas de maior duração. O fluconazol administrado em dose oral única de 150 mg é altamente efetivo. A infecção por outras leveduras diferentes de *C. albicans* pode exigir terapia mais prolongada.[13] A candidíase vulvovaginal recorrente é um problema para muitas mulheres, e o manejo ideal ainda não foi definido. A infecção recorrente deve levar o médico a considerar a possibilidade de diabetes melito subjacente ou infecção pelo HIV. O tratamento dos parceiros sexuais de mulheres com candidíase não confere nenhum benefício.

TRICOMONÍASE

A incidência anual estimada do *Trichomonas vaginalis* em todo o mundo ultrapassa a da clamídia e gonorreia combinadas.[14] As mulheres com infecção por *T. vaginalis* podem se queixar de corrimento purulento e irritação vulvar. As paredes da vagina são vermelhas, e a vagina pode conter uma secreção amarela ou verde excessiva, de aparência espumosa. A ectocérvice também pode estar inflamada ou pode exibir micro-hemorragias puntiformes, produzindo o "colo de morango" (colpite macular) patognomônico. O pH vaginal é elevado, porém, o resultado do teste das aminas é, em geral, negativo. O exame a fresco revela um grande número de leucócitos polimorfonucleares, bem como protozoários móveis aproximadamente do mesmo tamanho que os leucócitos, com flagelos visíveis; pode-se identificar a presença de microrganismos móveis em cerca de dois terços dos casos. Em razão do baixo desempenho da microscopia no exame a fresco, recomenda-se a realização de um teste mais sensível; dispõe-se de uma variedade de plataformas (p. ex., NAAT, hibridização com sonda de DNA e detecção de antígeno).

A terapia para a tricomoníase exige o uso de metronidazol ou tinidazol, porém são encontrados microrganismos resistentes com frequência cada vez maior. O tratamento preferido em mulheres consiste em um ciclo de 7 dias de metronidazol (500 mg, 2 vezes/dia),[A3] porém pode-se utilizar uma dose única de 2 g nos homens.

CERVICITE

O diagnóstico de cervicite é sugerido pela ocorrência de hipersensibilidade ao exame bimanual, inspeção visual revelando inflamação ou corrimento. O diagnóstico específico pode ser estabelecido pela detecção de microrganismos do colo do útero. *N. gonorrhoeae* e *C. trachomatis* apresentam tropismo para o tecido cervical, enquanto outros patógenos (incluindo o HIV) podem aparentemente infectar também os tecidos vaginais.

DOENÇA INFLAMATÓRIA PÉLVICA

Nos EUA, mais de 800.000 mulheres desenvolvem doença inflamatória pélvica (DIP) a cada ano. As causas bacterianas de DIP são numerosas e incluem *N. gonorrhoeae*, *C. trachomatis* (cerca de 35% dos casos)[15] e *Mycoplasma* (particularmente *M. genitalium*); outras bactérias anaeróbias e aeróbias que colonizam a vagina e o CMV também foram implicadas como causas dessa infecção, que ascende a partir do colo do útero até a cavidade uterina, provocando endometrite, algumas vezes com extensão para as tubas uterinas, causando salpingite. O tratamento deve incluir terapia dirigida contra anaeróbios (ver Capítulo 283; Tabela 269.3).[A4][16] Uma metanálise recente de 37 ensaios clínicos randomizados não encontrou nenhuma evidência conclusiva sobre um esquema de antibióticos que fosse mais seguro ou mais efetivo do que qualquer outro esquema para a cura da DIP, e não houve evidências claras sobre o uso dos nitroimidazóis (metronidazol) em comparação com o uso de outros fármacos com atividade contra anaeróbios.[A5] A salpingite por *Chlamydia* pode ser leve, e as pacientes podem não procurar assistência médica; entretanto, a adição empírica de tratamento inicial para clamídia pode melhorar os resultados em pacientes com DIP.[16b] Alguns dispositivos intrauterinos foram associados a um aumento no risco de salpingite, e alguns dados sugerem que o uso de duchas vaginais constitui um fator predisponente.

A hipersensibilidade dos anexos ao exame bimanual leva ao diagnóstico clínico de salpingite. Algumas vezes, observa-se a ocorrência de hipersensibilidade cervical, febre, leucocitose e elevação da velocidade de hemossedimentação. O diagnóstico clínico é confirmado por laparoscopia em cerca de 70% dos casos, sugerindo um considerável erro no diagnóstico. A ultrassonografia transvaginal ou a tomografia computadorizada são frequentemente úteis na definição da causa das síndromes de dor pélvica. As gestantes com evidência de salpingite devem ser hospitalizadas. Outras indicações para internação incluem ausência de resposta ou intolerância a um esquema oral, presença de abscesso tubo-ovariano e incapacidade de excluir a possibilidade de emergência cirúrgica, como

Tabela 269.3 Esquemas de antibióticos para o tratamento da doença inflamatória pélvica.

AMBULATORIAL (DOENÇA LEVE A MODERADA)
Doxiciclina (100 mg VO, 2 vezes/dia, durante 14 dias), com ou sem metronidazol (500 mg VO, 2 vezes/dia, durante 14 dias), *mais* um dos seguintes: Ceftriaxona (250 mg IM, em dose única) *ou* Cefoxitina (dose única de 2 g IM, concomitantemente com probenecida, 1 g VO)
COM PACIENTE INTERNADA (DOENÇA MODERADA A GRAVE)
Cefotetana (2 g IV) *mais* doxiciclina (100 mg VO ou IV) a cada 12 h *ou* Cefoxitina (2 g IV a cada 6 h) *mais* doxiciclina (100 mg VO ou IV, a cada 12 h) *ou* Clindamicina (900 mg IV a cada 8 h) *mais* gentamicina (3 a 5 mg/kg/IV, 1 vez/dia)

Adaptada de Brunham RC, Gottlieb SL, Paavonen J. Pelvic inflammatory disease. *N Engl J Med.* 2015;372:2039-2048.

apendicite.[17] As mulheres devem apresentar alguma melhora clínica nas primeiras 72 horas após o início da terapia. A ausência dessa melhora constitui uma indicação para hospitalização. Ocorre infertilidade como complicação em aproximadamente 15% dos episódios iniciais de salpingite e em cerca de 75% das mulheres que apresentam três ou mais episódios. As complicações da salpingite incluem gravidez ectópica, infertilidade e abscessos tubo-ovarianos.

PREVENÇÃO

As IST são evitáveis. Os Centers for Disease Control and Prevention recomendam cinco estratégias como base de um programa de prevenção efetivo: (1) educação e aconselhamento dos indivíduos de risco para motivar a adoção de comportamento sexual mais seguro; (2) identificação de indivíduos infectados assintomáticos e dos indivíduos sintomáticos que provavelmente não procuram serviços de diagnóstico e tratamento; (3) diagnóstico e tratamento rápidos e efetivos dos indivíduos infectados; (4) avaliação, tratamento e aconselhamento dos parceiros sexuais expostos; e (5) vacinação pré-exposição de indivíduos de risco para IST evitáveis por vacinas.

Intervenções comportamentais

A abstinência sexual ou a manutenção duradoura de uma relação mutuamente monogâmica com um parceiro não infectado constituem as maneiras mais confiáveis de evitar IST. A abstinência deve ser recomendada durante o tratamento de uma IST e para qualquer indivíduo que queira evitar IST e uma gravidez indesejada. Ambos os parceiros devem ser testados para IST, incluindo infecção pelo HIV, antes de iniciar as relações sexuais.

O aconselhamento é essencial para indivíduos com IST. O aconselhamento interativo, a apresentação de vídeos, a formação de grupos e outros formatos que enfatizam o uso correto do preservativo têm reduzido a incidência de infecções subsequentes entre pacientes e adolescentes em clínicas de IST. Os ensaios clínicos controlados randomizados demonstram que o aconselhamento estruturado para a redução de risco pode diminuir a incidência de infecções em 25 a 40% entre algumas populações de pacientes em clínicas de IST.[A6] O teste para HIV é precedido de uma sessão de aconselhamento, porém há poucas evidências de benefício preventivo dessa comunicação.

Métodos de barreira

Quando utilizados de maneira consistente e correta, os preservativos de látex masculinos são efetivos na prevenção da transmissão sexual da infecção pelo HIV e podem reduzir o risco de outras IST (gonorreia, clamídia e tricomoníase). Entretanto, como os preservativos não cobrem todas as áreas expostas, provavelmente são mais efetivos na prevenção de infecções transmitidas por fluidos de superfícies mucosas (p. ex., gonorreia, clamídia, tricomoníase, infecção pelo HIV) do que na prevenção daquelas transmitidas pelo contato da pele com a pele (p. ex., HSV, HPV, sífilis, cancroide). A falha do preservativo masculino habitualmente resulta de seu uso inconsistente ou incorreto, mais do que da ruptura do preservativo. Os preservativos sem látex (de poliuretano ou de outro material sintético) podem ser utilizados por indivíduos com alergia ao látex. Dispõe-se de menos informações sobre o efeito dos preservativos femininos sobre a incidência de IST. Embora os capuzes cervicais e diafragmas cubram o colo do útero, há poucas evidências de que possam prevenir as IST ou a infecção pelo HIV.

Circuncisão masculina

A circuncisão masculina reduz a suscetibilidade da mucosa ao HIV e aos patógenos causadores de IST. A circuncisão de homens adultos diminui a aquisição do HIV em mais de 70% em até 5 anos após o procedimento.[A7] A circuncisão também parece reduzir a aquisição de outros patógenos virais causadores de IST, incluindo HSV-2 e HPV.

Abordagem nos parceiros

A detecção de uma IST exige a consideração dos parceiros sexuais do indivíduo infectado que podem apresentar doença grave e não detectada. Além disso, na ausência de tratamento dos parceiros, pode-se esperar a reinfecção do caso-índice. A probabilidade de que um parceiro sexual também seja infectado reflete a eficiência da transmissão do patógeno das IST, conforme descrito anteriormente. Por exemplo, a maioria dos homens com uretrite gonocócica infecta suas(seus) parceiros(as), enquanto apenas cerca da metade dos pacientes com infecção pelo HIV infectou suas(seus) parceiros(as) por ocasião do contato íntimo; os parceiros que diferem em relação ao estado de IST ou de infecção pelo HIV são designados discordantes.

Os parceiros sexuais podem ser notificados diretamente pelo indivíduo infectado ou por profissionais de saúde, algumas vezes por meio de rastreamento proativo dos contatos. Em geral, depender do indivíduo infectado é uma maneira menos segura de conseguir tratar os parceiros. Todavia, nos EUA, é legal, em muitos estados, prosseguir nos cuidados, fornecendo ao paciente infectado o tratamento adequado para o seu parceiro ou a sua parceira.[A8]

Intervenções pré-exposição

A vacinação pré-exposição constitui o método mais efetivo para a prevenção da transmissão de certas IST. Por exemplo, como a infecção pelo vírus da hepatite B é, com frequência, transmitida sexualmente, recomenda-se a vacinação contra a hepatite B para todos os indivíduos não vacinados que estão sendo avaliados para uma IST. Além disso, recomenda-se a vacina contra a hepatite A para HSH e para usuários de drogas (tanto injetáveis quanto não injetáveis). Dispõe-se, atualmente, de vacinas contra o HPV para ambos os sexos (ver Capítulo 349). Essas vacinas têm agora mais de 10 anos de acompanhamento e demonstram taxas elevadas e contínuas de proteção nas mulheres. A vacina contra o HPV para homens pode reduzir a aquisição de verrugas genitais e protege contra lesões pré-cancerosas anais, levando à sua recomendação pelo Advisory Committee on Immunization Practices para meninos a partir de 9 anos até homens de 26 anos.

Vários estudos avaliaram a eficácia dos agentes antirretrovirais na profilaxia pré-exposição ao HIV. Os resultados indicaram uma prevenção do HIV, porém apenas no contexto de adesão de alto nível (> 85%) dos indivíduos à medicação. Além disso, como o único agente antirretroviral atualmente aprovado pela Food and Drug Administration para a prevenção do HIV também é uma combinação de fármacos utilizada na terapia, é necessário um rastreamento regular do HIV para evitar o desenvolvimento de resistência se o paciente se tornar infectado.[18] Apesar de rara, ocorre transmissão do HIV no contexto de adesão de alto nível à medicação. A prevenção tópica do HIV por meio de microbicidas vaginais tem sido apenas parcialmente bem-sucedida, em parte em razão da pouca adesão da pessoa à medicação. Os fármacos injetáveis de ação longa, os anéis vaginais e as opções coformuladas (*i. e.*, contraceptivos e agentes antirretrovirais) estão em fase de avaliação.

Profilaxia pós-exposição

Após exposição sexual consensual ou não consensual, uma variedade de IST pode ser prevenida com antibióticos empíricos. A prevenção da infecção pelo HIV exige o uso de agentes antirretrovirais em combinação (dois inibidores nucleosídios da transcriptase reversa e um inibidor da integrase), que precisa ser iniciada pouco depois da exposição (< 72 horas) e administrada durante 28 dias.

Contracepção

Todos os métodos de controle de natalidade podem influenciar a aquisição e o desfecho de uma IST. Além disso, a própria gravidez (na ausência de contraceptivo efetivo) afeta a aquisição de IST, a saúde da mulher e do recém-nascido. Por conseguinte, o manejo das IST exige uma consideração da saúde reprodutiva de ambos os parceiros, bem como questões de planejamento familiar. Uma revisão sistemática sugeriu que não houve nenhum aumento do risco de infecção pelo HIV em usuárias de contraceptivos orais; entretanto, com base em dados de contraceptivos hormonais injetáveis, a contracepção apenas com progesterona injetável pode estar associada a um aumento do risco de HIV; existe um ensaio clínico em andamento para comparação de implantes, injeções e DIU. As mulheres que utilizam contracepção hormonal injetável devem ser alertadas sobre o uso consistente de preservativo para a prevenção de IST até que essas relações sejam mais bem esclarecidas.[19]

RUMO A UMA ESTRATÉGIA DE MANEJO ABRANGENTE

Embora as IST sejam, em sua maioria, autolimitadas e prontamente tratadas, o manejo abrangente e adequado do paciente com IST exige considerável habilidade. Em primeiro lugar, é necessário reconhecer a síndrome correta e tomar uma decisão sobre os exames diagnósticos específicos. Em segundo lugar, a terapia empírica precisa ser fornecida e deve ser ampla o suficiente para esperar uma cura ou reduzir a duração da doença. Em terceiro lugar, o médico é obrigado a investigar outras IST de importância para a pessoa e para a saúde pública. Em quarto lugar, o médico deve lidar com os parceiros sexuais do paciente, por meio de encaminhamento ou terapia disponibilizada ao parceiro. Em quinto lugar, o paciente necessita de aconselhamento e medidas preventivas coadjuvantes, quando apropriadas. Essas medidas podem incluir vacinação para a hepatite B ou o HPV ou administração de antibióticos para prevenir outras IST, como sífilis no período de incubação ou infecção pelo HIV.

Grau A Recomendações de grau A

A1. Eshleman SH, Hudelson SE, Redd AD, et al. Treatment as prevention: characterization of partner infections in the HIV prevention trials network 052 trial. *J Acquir Immune Defic Syndr.* 2017;74:112-116.

A2. Workowski KA, Bolan GA. Sexually transmitted diseases treatment guidelines, 2015. *MMWR Recomm Rep.* 2015;64:1-137.

A3. Kissinger P, Muzny CA, Mena LA, et al. Single-dose versus 7-day-dose metronidazole for the treatment of trichomoniasis in women: an open-label, randomised controlled trial. *Lancet Infect Dis.* 2018;18:1251-1259.

A4. Creighton S. Gonorrhoea. *BMJ Clin Evid.* 2014;2:1-12.

A5. Savaris RF, Fuhrich DG, Duarte RV, et al. Antibiotic therapy for pelvic inflammatory disease. *Cochrane Database Syst Rev.* 2017;4:CD010285.

A6. Ross JD. Pelvic inflammatory disease. *BMJ Clin Evid.* 2013;12:1-28.

A7. Gray R, Kigozi G, Kong X, et al. The effectiveness of male circumcision for HIV prevention and effects on risk behaviors in a posttrial follow-up study. *AIDS.* 2012;26:609-615.

A8. Ferreira A, Young T, Mathews C, et al. Strategies for partner notification for sexually transmitted infections, including HIV. *Cochrane Database Syst Rev.* 2013;4:CD002843.

REFERÊNCIAS BIBLIOGRÁFICAS

As referências bibliográficas, bem como os outros materiais suplementares deste livro, encontram-se no GEN-IO, nosso ambiente virtual de aprendizagem.

270 ABORDAGEM AO PACIENTE ANTES E DEPOIS DE VIAGENS

DAVID O. FREEDMAN E LIN H. CHEN

As estratégias de prevenção e as intervenções médicas para o viajante precisam ser individualizadas, de acordo com uma avaliação dos riscos que considere tanto o itinerário quanto os fatores que dependem do viajante potencial.[1] Uma abordagem estruturada para a interação com o paciente (Tabela 270.1) é a maneira mais eficiente de incluir as intervenções educativas e preventivas necessárias. Como muitas dessas medidas serão iniciadas apenas muito mais tarde no destino do viajante, aconselha-se fornecer instruções claramente impressas em linguagem acessível. A epidemiologia mundial das doenças relacionadas com viagens está em constante mudança. Os viajantes com necessidades especiais, como os imunocomprometidos, as gestantes ou aqueles que apresentam doença subjacente significativa, devem ser encaminhados a uma clínica especializada em medicina do viajante.

Em nível internacional, aproximadamente 100 milhões de pessoas viajam de países industrializados para países em desenvolvimento a cada ano. Várias análises recentes têm fornecido muitos dados novos necessários sobre os perfis das doenças relacionadas com viagens, determinadas pelo destino de viagem.[2] Dependendo do destino, 22 a 64% dos viajantes relatam alguma doença; esses problemas consistem, em sua maioria, em doenças leves e autolimitadas, como diarreia, infecções respiratórias e doenças de pele. As doenças infecciosas são responsáveis por até 10% da morbidade durante as viagens, porém, por apenas 1% das mortes, sendo a malária a causa mais comum.

Tabela 270.1 Consulta pré-viagem com um viajante para países em desenvolvimento – abordagem estruturada.

EFETUAR UMA AVALIAÇÃO DE RISCO
Os seguintes itens precisam ser sempre pesquisados inicialmente para determinar as recomendações médicas preventivas adequadas. Podem-se utilizar formulários de registro médico pré-impressos para esse propósito.
Itinerário exato, incluindo as regiões em cada país visitado
Datas da viagem para avaliar o risco de doenças sazonais
Idade
Histórico de vacinação
Doenças subjacentes
Medicamentos atuais
Estado de gravidez
Alergias
Propósito da viagem
Exposições de risco – sangue, líquidos corporais, viagem de aventura ou exposições extensas ao ar livre
Viagem urbana *versus* rural
Tipo de alojamento
Nível de aversão ao risco
Limitações financeiras que possam exigir a priorização de intervenções
ADMINISTRAR IMUNIZAÇÕES
Administrar as vacinas de rotina que não estão atualizadas
Administrar as vacinas indicadas para o tipo de viagem
Fornecer ao paciente as Vaccine Information Statements legalmente obrigatórias dos Centers for Disease Control and Prevention (http://www.cdc.gov/vaccines/pubs/vis/)
Fornecer uma lista de verificação impressa ao paciente, relacionando as vacinas administradas
Registrar no formulário clínico as vacinas administradas, o número de lote e a data
Documentar as vacinas recomendadas, porém, recusadas pelo paciente, bem como vacinas não recomendadas que foram administradas a pedido do paciente
PROVIDENCIAR A PREVENÇÃO CONTRA MALÁRIA (QUANDO INDICADO)
Determinar se existe o risco de malária no país de destino. Se houver:
O itinerário do paciente dentro desse país o coloca em risco? Se a resposta for afirmativa:
Recomendar a quimioprofilaxia da malária. Podem ser indicados vários medicamentos igualmente efetivos. Verificar qual é o mais adequado para o paciente e o itinerário específico
Educar sobre a proteção pessoal contra artrópodes
EDUCAR SOBRE A DIARREIA DO VIAJANTE
Recomendar precauções sobre alimentos e água
Educar sobre o uso de hidratação oral e o uso de loperamida e prescrever uma terapia para diarreia grave com azitromicina ou uma quinolona
ENSINAR COMPORTAMENTOS PREVENTIVOS ESSENCIAIS
É possível evitar a maioria dos problemas de saúde relacionados com viagens, incluindo doenças evitáveis por vacinação, por meio de comportamentos simples realizados pelo viajante
Educar sobre estratégias apropriadas nas seguintes categorias (alguns tópicos não são válidos para todos os destinos): doenças transmitidas pelo sangue e infecções sexualmente transmissíveis, segurança e prevenção de crime, prevenção de lesões, segurança para natação, raiva, cuidados com a pele/feridas, tuberculose, arrumação das malas para uma viagem saudável e obtenção de cuidados de saúde no estrangeiro
DISCUTIR OUTRAS QUESTÕES PERTINENTES À SAÚDE
Aconselhar e prescrever para doença da altitude, cinetose ou dissincronose (*jet lag*)
Discutir a prevenção de infecções específicas relacionadas com a viagem que representem algum risco para o viajante e têm uma possível estratégia preventiva não incluída nas estratégias anteriores
Discutir quaisquer condições de risco mínimo (p. ex., febres hemorrágicas) que constituam uma causa frequente de ansiedade do paciente

IMUNIZAÇÃO

A escolha das vacinas para um viajante individual baseia-se no risco de exposição a doenças preveníveis por vacinas no itinerário escolhido, na gravidade da doença se esta for adquirida e em quaisquer riscos apresentados pela própria vacina.

Os viajantes diferem na sua tolerância ao risco. Para as doenças preveníveis por vacina, a incidência mensal em viajantes não imunes para países em desenvolvimento é mais significativa para a influenza, de 1% no total, e para a hepatite A sintomática, de 0,03%; o risco de hepatite B sintomática é mais significativo para viajantes de longa permanência, em 0,25% por mês.[3] A febre entérica (febre tifoide e paratifoide) está associada a um risco de 0,03% por mês no subcontinente indiano e é 10 vezes menor na África e em partes do Sudeste Asiático e América Latina. O risco de contato com animais que representam ameaça de transmissão da raiva também é substancial, de cerca de 1% por mês. O risco de febre amarela pode ser alto, de até 0,1% por mês de viagem para uma área com transmissão epidêmica atual, mas o risco varia acentuadamente entre os destinos incluídos no mapa da área endêmica. O risco de meningite meningocócica, cólera, poliomielite, varicela e encefalite japonesa em viajantes não é conhecido, todavia acredita-se que seja pequeno (< 0,0001%). Os surtos mundiais de sarampo e o declínio das taxas de vacinação levaram a um aumento na incidência de sarampo relacionada com viagens.

A Tabela 270.2 fornece dados sobre a dosagem, administração, necessidade de reforços e os possíveis esquemas acelerados para vacinas administradas no contexto da medicina do viajante. Detalhes sobre a composição das vacinas, o mecanismo de ação, o uso de vacinação primária de rotina em adultos e crianças e reações adversas podem ser encontrados no Capítulo 15. A seguinte discussão concentra-se em indicações para vacinas no contexto de viagem.

Verificação e atualização das imunizações de rotina

Em virtude do aumento na prevalência de muitas infecções em todo o mundo, as imunizações de rotina em adultos precisam ser atualizadas.[4] Se o viajante nunca recebeu nenhuma dose de vacina contra tétano/difteria/pertússis acelular (DTPa) para adultos, deve-se administrar uma dose de DTPa, independentemente do tempo decorrido desde a última vacinação contra tétano/difteria. As pessoas nascidas nos EUA antes de 1957 ou nascidas em qualquer ano nos países em desenvolvimento são consideradas imunes ao sarampo. Os outros viajantes adultos devem ter recebido pelo menos duas doses de vacina de sarampo vivo durante a vida, a não ser que se possa documentar um histórico de sarampo. As pessoas não vacinadas que apresentam as indicações de rotina aceitas para as vacinas influenza e pneumocócica (ver Capítulo 15) devem recebê-las durante a consulta pré-viagem. Duas doses de vacina varicela, com intervalo de pelo menos 4 semanas, devem ser consideradas em viajantes adultos sem evidências de imunidade contra a varicela. Os adultos nascidos antes de 1980 nos EUA são considerados imunes.

Vacinas a considerar para todos os viajantes a países em desenvolvimento

Devem-se administrar algumas vacinas adicionais, dependendo do destino da viagem.[5]

Hepatite A

A vacina contra a hepatite A está indicada para todos os viajantes não imunes a países ou áreas com risco moderado a elevado de infecção, o que inclui praticamente todas as pessoas que viajam para fora dos EUA, Canadá, Japão, Austrália, Nova Zelândia, países escandinavos e países desenvolvidos da Europa. Como ocorrem surtos também nos países desenvolvidos, a vacina é benéfica para todos os indivíduos e tem sido incorporada no calendário de imunização infantil de rotina nos EUA. Uma dose única da vacina contra a hepatite A administrada a qualquer momento antes da viagem proporciona uma proteção adequada. As pessoas com histórico de hepatite ou que viveram anteriormente em um país endêmico por um período prolongado podem se beneficiar de teste de anticorpos séricos pré-vacinação.

Hepatite B

A vacina contra a hepatite B antes de uma viagem está indicada para todos os viajantes não vacinados com indicações-padrão, como profissionais de saúde, e todos os viajantes de permanência mais prolongada que irão visitar ou residir em áreas de risco alto ou moderado. A transmissão por determinadas vias, como contato sexual, transfusão de sangue, equipamento médico contaminado, *piercing*, tatuagem, acupuntura e compartilhamento de banheiro, é difícil de controlar ou de prever no contexto de viagem. Aconselha-se a vacinação para alguns viajantes de permanência curta, particularmente viajantes mais jovens e os que antecipam estar em contato próximo com populações locais, mesmo se não tiverem nenhum

Tabela 270.2 Vacinas de adultos relacionadas com viagens.

DOENÇA	VACINA	SÉRIE PRIMÁRIA (A: ESQUEMA ACELERADO)	VIA DE ADMINISTRAÇÃO	REFORÇOS
VACINAS CONSIDERADAS PARA TODOS OS VIAJANTES A PAÍSES EM DESENVOLVIMENTO				
Hepatite A	Vírus mortos	0, 6 a 18 meses	IM	Nenhum
Hepatite B	Antígeno viral recombinante	0, 1, 6 meses A: 0, 1, 2 meses e 12 meses A: 0, 1, 3 semanas e 12 meses*	IM IM IM	Nenhum
	Recombinante, com adjuvante	0, 1 mês		
Hepatites A/B	Combinação de preparações monovalentes	0, 1, 6 meses A: 0, 1, 3 semanas e 12 meses	IM IM	Nenhum
Febre tifoide	Polissacarídeo capsular Vi Bactérias atenuadas vivas Ty21a	Dose única 0, 2, 4, 6 dias	IM Oral	2 a 3 anos 5 anos
Influenza	Vírus inativado Vírus vivo atenuado	Dose única Dose única (< 50 anos apenas)	IM Nasal	Anual Anual
Varicela	Vírus vivo atenuado	0, 4 a 8 semanas	SC	Nenhum
VACINAS PARA DETERMINADOS DESTINOS				
Febre amarela	Vírus vivo atenuado 17D	Dose única	SC	10 anos
Meningococo	Polissacarídeo conjugado tetravalente (A, C, Y, W135)	Dose única	IM	5 anos
Raiva	Cultura celular de vírus inativado	0, 7, 21 a 28 dias 0, 7 dias de acordo com a OMS, porém aguardando aceitação nacional	IM†	Nenhum rotineiramente, porém duas doses após cada exposição
Encefalite japonesa (célula Vero)	Vírus inativado	0, 28 dias A: 0, 7 dias‡	IM IM	1 ano se houver risco contínuo; nenhum dado para doses subsequentes
Poliomielite§	Vírus inativado	Dose única se a série infantil estiver adequada	SC; IM aceitável	Nenhum
Cólera‖	Bactérias vivas atenuadas (CVD 103-HgR) Bactéria mortas + subunidade toxina B recombinante¶	Dose única 0, 1 semana	Oral Oral	3 meses 2 anos para a cólera; 3 meses para ETEC

*Esquema não aprovado pela U.S. Food and Drug Administration para vacina contra a hepatite B monovalente, porém aprovado para vacina contra hepatite tipos A/B combinados contendo a mesma quantidade de antígeno da hepatite B. †A vacina contra raiva intradérmica pré-exposição não é mais produzida, e os frascos de 1,0 mℓ intramusculares não estão licenciados para uso intradérmico em uma dose de 0,1 mℓ. ‡Esquema recentemente aprovado pela U.S. Food and Drug Administration após aprovação anterior pela European Medicines Agency. §A vacina contra poliomielite oral não é mais produzida nos EUA. ‖Não disponível nos EUA, porém disponível no Canadá e na maioria dos países europeus. ¶Aprovada também em alguns países para a diarreia do viajante causada por *Escherichia coli* enterotoxigênica. A = esquema acelerado para ser usado em partidas iminentes; ETEC = *E. coli* enterotoxigênica; IM = intramuscular; SC = subcutânea.

fator de risco específico. Os viajantes de aventura (propensos a acidentes), os mochileiros e os que apresentam condições médicas subjacentes têm mais probabilidade de entrar em contato com o sistema médico. Esquemas acelerados e hiperacelerados (ver Tabela 270.2) são amplamente utilizados na prática e estão aprovados em muitos países. São úteis na administração de todas as três doses primárias necessárias para garantir uma alta proteção na circunstância frequente em que o viajante está partindo para uma viagem de curta duração e corre risco de exposição à hepatite B. Uma vacina contra a hepatite B de duas doses com adjuvante, recentemente aprovada, produz excelente resposta rápida.

Vacina contra hepatite A e hepatite B combinada

A vacina contra hepatite A e hepatite B combinada é conveniente para viajantes com sobreposição de indicações para uso das vacinas individuais. Um esquema acelerado de 3 semanas menos conhecido (ver Tabela 270.2) foi aprovado pela Food and Drug Administration.

Febre tifoide

A vacina contra a febre tifoide está indicada para todos os viajantes com destino ao subcontinente indiano e deve ser considerada para os que viajam com destino a outras áreas endêmicas em todas as condições, exceto as de luxo e mais protegidas. O risco aumenta com a duração da viagem, o alojamento, as refeições compartilhadas com moradores locais e a extensão da viagem para fora dos itinerários turísticos habituais. As vacinas atuais contra febre tifoide não protegem contra *Salmonella paratyphi*, que está emergindo em muitas áreas.[6] A adesão ao esquema de vacina oral pode ser de apenas 70%.

Influenza

A influenza é transmitida nos trópicos durante todo o ano. Dados recentes mostram que a influenza é a doença prevenível por vacina mais comum em viajantes. Foi relatado um risco aumentado de influenza entre passageiros de cruzeiros. Todos os viajantes cujos destinos apresentam uma circulação atual do vírus influenza, e não apenas aqueles com os fatores de risco habituais, devem considerar fortemente a vacinação contra a influenza.[7]

Vacinas para destinos específicos

Febre amarela

A principal indicação para vacinação contra a febre amarela é prevenir a infecção em indivíduos de risco. Pode-se encontrar um mapa das áreas de risco em www.cdc.gov/travel. Entretanto, a febre amarela é, atualmente, a única doença cuja vacina está incluída nas International Health Regulations que pode exigir vacinação exclusivamente por motivos regulamentares. Diversos países da África e um país da América do Sul (Guiana Francesa) exigem comprovação de vacinação contra a febre amarela de todos os viajantes que chegam. Outros países, tanto dentro quanto fora da zona de risco, apresentam exigências mais complexas da Organização Mundial da Saúde. As atuais exigências de entrada quanto à febre amarela em cada país encontram-se em www.gov.br/anvisa/pt-br/assuntos/paf/certificado-internacional-de-vacinacao. Um centro de vacinação de febre amarela designado pelos Centers for Disease Control and Prevention deve ser consultado para exigências detalhadas. Nem a vacina contra a febre amarela nem qualquer outra vacina são atualmente exigidas para readmissão nos EUA. Em geral, todos os viajantes adultos saudáveis com destino a áreas de risco para transmissão de febre amarela devem ser vacinados. A duração verdadeira da imunidade com a vacinação contra a febre amarela parece ser muito mais longa do que 10 anos e pode exceder 30 anos.[8]

Meningococo

A vacina meningocócica é recomendada para viajantes com destino ao "cinturão da meningite" da África Subsaariana durante a estação seca, de dezembro a junho, particularmente se houver probabilidade de contato prolongado com a população local. Ocorreram epidemias fora de estação na Etiópia, Somália e Tanzânia, indicando possíveis mudanças nas tendências epidemiológicas. Os muçulmanos que realizam peregrinações para Hajj e Umrah na Arábia Saudita correm maior risco de doença meningocócica, e é necessário um comprovante de vacinação com vacina tetravalente nos últimos 3 anos (para vacina polissacarídica) ou 5 anos (para vacina conjugada) para a obtenção de um visto de peregrinação. A vacina polissacarídica não é mais produzida nos países ocidentais.

Raiva

Indica-se uma série de vacinas pré-exposição contra a raiva para viagens de longa permanência em áreas endêmicas da América Latina, Ásia ou África, onde a ameaça de raiva é constante e o acesso adequado à imunoglobulina antirrábica e à vacina contra a raiva pós-exposição são provavelmente limitados. Para viagens de curta duração, os grupos de risco para os quais se deve considerar a imunização incluem viajantes de turismo de aventura, ciclistas, caminhantes, exploradores de cavernas e viajantes de negócios que fazem viagens curtas, porém frequentes, e planejam sair ao ar livre durante essas viagens.

Encefalite japonesa

A encefalite japonesa é endêmica em muitas áreas rurais agrícolas do Sudeste Asiático e do subcontinente indiano. Casos esporádicos com sequelas graves continuam ocorrendo em viajantes.[9] Nas regiões temperadas, a estação de transmissão estende-se de maio até outubro. Em regiões tropicais ou subtropicais da Oceania e do Sudeste Asiático, a transmissão pode ocorrer durante todo o ano. Recomenda-se a vacinação para (1) viagens de longa permanência para uma área rural endêmica; (2) expatriação para qualquer lugar em país endêmico; (3) viagens de curta duração para áreas rurais endêmicas com extensa exposição ao ar livre, como turismo de aventura; e (4) viagens de curta duração no momento de uma epidemia local atual.

Poliomielite

Como resultado dos esforços de erradicação, a poliomielite permanece apenas em alguns países, porém, o controle completo continua difícil. Os adultos que viajam a países que atualmente têm poliomielite endêmica (informação atualizada em www.polioeradication.org) e que já completaram uma série de vacinação primária devem receber a dose única de vacina contra a poliomielite inativada como reforço.

Cólera

A vacinação contra a cólera não é mais exigida por nenhum país e o risco para viajantes típicos é insignificante.[10] Entretanto, os profissionais de saúde e auxiliares que permanecem por curtos períodos de tempo em áreas de desastre ou campos de refugiados podem considerar a administração da vacina contra a cólera. Nos EUA, dispõe-se de uma vacina bacteriana viva atenuada oral e, fora dos EUA, dispõe-se amplamente de uma vacina de subunidade B de células integrais mortas por via oral.

Sequência de vacinas relacionadas com viagem

Todas as imunizações atualmente indicadas podem e devem ser administradas ao mesmo tempo ou em qualquer combinação (ver Capítulo 15). Se dois antígenos virais vivos não forem administrados no mesmo dia, eles precisam ter um intervalo de 1 mês. É necessário respeitar os intervalos mínimos entre as doses de vacinas, embora a sua administração 4 dias ou menos antes do intervalo seguinte seja aceitável. Os esquemas que envolvem intervalos de 1 semana (raiva, encefalite japonesa, hepatite acelerada) constituem exceções. Não existe nenhum intervalo máximo entre as doses de uma série de vacinas primária; uma série interrompida (com exceção da vacina contra a febre tifoide oral e contra a raiva) não precisa ser reiniciada, podendo ser retomada a partir da dose atrasada.

QUIMIOPROFILAXIA DA MALÁRIA

Nos EUA, 1.500 casos importados de malária, em média, são notificados anualmente. As estimativas de risco em viajantes que não tomam quimioprofilaxia variam amplamente de acordo com o destino, porém incluem desde 3,4% por mês na África Ocidental a um décimo desse valor no subcontinente indiano e a uma redução adicional de 10 vezes na América do Sul. Nos EUA e na Europa, a maioria dos casos de malária importada ocorre em imigrantes que visitam amigos e parentes no exterior.

Os recursos que descrevem a atual microepidemiologia da malária específica de cada país devem ser imediatamente acessíveis aos que prescrevem profilaxia para a malária. A posologia e as propriedades farmacêuticas dos agentes antimaláricos são descritas no Capítulo 324. No número limitado de países onde ainda é efetiva, a cloroquina, na dose de 500 mg de sal (300 mg de base) por semana, com início na semana que antecede a primeira exposição à malária e continuada por 4 semanas após a última exposição, continua sendo o fármaco de escolha. Entretanto, a combinação atovaquona/proguanil ainda pode ser utilizada para viajantes de curta permanência, que preferem o esquema de menor duração.

Para todas as outras áreas do mundo, quatro medicamentos são igualmente efetivos e a escolha depende tanto do viajante quanto dos fatores relacionados com o itinerário. A combinação atovaquona/proguanil (250/100 mg) é um fármaco bem tolerado em dose única diária, que deve ser iniciada 1 dia antes da chegada à área de malária e continuada por 7 dias após a última exposição. O curto período de uso pós-exposição faz que seja conveniente para os numerosos viajantes com itinerários típicos de 1 a 3 semanas. O custo e a posologia diária da medicação dificultam o seu uso por longos períodos. A mefloquina semanal (250 mg) é administrada 2 e, de preferência, 3 semanas antes da primeira exposição à malária e deve ser continuada por 4 semanas subsequentemente. A posologia semanal e o longo registro de sua eficácia fazem que esse medicamento seja o mais efetivo para viajantes de longa permanência. Se houver contraindicações para o uso da mefloquina em viajantes de longa permanência, pode-se utilizar a doxiciclina diária (100 mg) a partir de 1 dia antes da exposição; diferentemente da combinação atovaquona/proguanil, a doxiciclina precisa ser continuada por 4 semanas após a exposição. Cerca de 5% dos indivíduos que tomam mefloquina ou doxiciclina interrompem o tratamento em decorrência de efeitos colaterais. A quimioprofilaxia pode ser iniciada bem antes da partida (3 a 4 semanas para a mefloquina) em indivíduos preocupados quanto à possibilidade de intolerância a qualquer medicamento. A tafenoquina, recém-aprovada pela FDA, pode ser utilizada para quimioprofilaxia somente após confirmação de níveis adequados da enzima G6PD. A dose é de 200 mg/dia, por 3 dias antes da chegada na área de malária, continuada semanalmente durante a exposição e por 1 semana após a última exposição.

É preciso lembrar por escrito aos viajantes sobre a necessidade de continuar o uso dos antimaláricos durante o período de tempo adequado após a última exposição possível, ressaltando que a malária ainda pode ocorrer apesar da quimioprofilaxia, e que há necessidade de efetuar um esfregaço de sangue ou um teste diagnóstico rápido para malária na presença de qualquer doença febril que ocorra nos primeiros 3 meses após a viagem. A prevenção da malária em viajantes que residem em áreas de malária durante 6 meses ou mais apresenta problemas complexos, que foram analisados em outra parte.

DENGUE, VÍRUS CHIKUNGUNYA E VÍRUS ZIKA

Estima-se que ocorram anualmente 100 milhões de casos de dengue e 250.000 casos de febre hemorrágica da dengue (ver Capítulo 357). Nos últimos 20 anos, foi observada uma dramática expansão geográfica da epidemia da dengue e da febre hemorrágica da dengue.[11] A dengue é responsável por até 2% de todas as doenças em pessoas que retornam de viagem, e ela constitui a doença febril sistêmica mais comum em viajantes que retornam de qualquer região, com exceção da África Subsaariana, onde a malária ainda predomina.

Um surto de infecção pelo vírus chikungunya (ver Capítulo 358), causado por um alfavírus, surgiu no Quênia, em 2004, e propagou-se amplamente na África, na Ásia, no Pacífico e nas Américas.[12] De modo semelhante, o vírus Zika foi inicialmente identificado em Uganda, em 1947, porém permaneceu relativamente desconhecido até 2007, quando houve um surto em Yap. A disseminação subsequente, com epidemias nas Américas, levou ao reconhecimento das consequências lamentáveis associadas à infecção intraparto, agora denominada síndrome Zika congênita. A infecção pelo vírus Zika também pode causar síndrome de Guillain-Barré (ver Capítulo 392), que pode se manifestar apenas depois do retorno do viajante para casa.[13]

A dengue, a infecção pelo vírus chikungunya e a infecção pelo vírus Zika são transmitidas por picadas de mosquitos *Aedes* durante o dia, reforçando a necessidade de instruir os viajantes com destino às regiões tropicais sobre a necessidade do uso de repelentes tanto durante o dia quanto à noite. Várias vacinas candidatas estão em desenvolvimento, das quais as mais avançadas são vacinas contra a dengue.[a]

[a]N.R.T.: Segundo a OMS, na região das Américas, entre a semana epidemiológica (SE) 1 e a SE 49 de 2021, ocorreu um total de 1.324.108 casos notificados de arboviroses. Desses, 1.173.674 (89%) foram casos de dengue, 131.630 foram casos de chikungunya e 18.804 foram casos de Zika.
Em 15 de outubro de 2021, a ANVISA atualizou a bula da vacina contra a dengue: "Como parte do processo de atualização da bula da vacina contra a dengue, a Agência Nacional de Vigilância Sanitária (ANVISA) anunciou publicamente que **a vacina deve ser usada apenas em indivíduos com história prévia de infecção por dengue**."
Vale lembrar que a vacina Dengvaxia® é administrada por via subcutânea para pessoas entre 9 e 45 anos de idade. É contraindicada para gestantes, lactantes e imunossuprimidos.

DIARREIA DO VIAJANTE

A causa mais frequente da diarreia do viajante é a *Escherichia coli* enterotoxigênica e, em alguns locais, *E. coli* enteroagregativa. *Salmonella*, *Shigella* e *Campylobacter* respondem, cada uma, por cerca de 5 a 15% dos casos (Tabela 270.3).[14] Na Ásia, os *Vibrio* não causadores de cólera são significativos.[15] Os protozoários são responsáveis por menos de 5% dos casos. Em adultos, o norovírus e o rotavírus são cada vez mais detectados. A duração média da diarreia do viajante, mesmo se não for tratada, é de 4 dias.

Todos os viajantes com destino a países em desenvolvimento devem ser minuciosamente instruídos sobre o autotratamento para a doença diarreica e devem transportar medicamentos adequados durante a viagem (Tabela 270.4).[16,17] A maioria dos pacientes responde à loperamida. Nos casos graves ou que não respondem a esse agente farmacológico, o autotratamento com azitromicina 1.000 mg em dose única é habitualmente suficiente; entretanto, os pacientes podem continuar tomando 500 mg/dia durante até 3 dias se a diarreia do viajante persistir. Outras alternativas incluem levofloxacino 500 mg em dose única ou rifaximina 1.650 mg.[A1]

Tabela 270.3 Diferenças regionais na causa da diarreia do viajante.

	% APROXIMADA			
	AMÉRICA LATINA E CARIBE	**SUL DA ÁSIA**	**SUDESTE ASIÁTICO**	**ÁFRICA**
BACTÉRIAS				
E. coli enterotoxigênica	≥ 35	15 a 25	5 a 15	25 a 35
E. coli enteroagregativa	25 a 35	15 a 25	Desconhecida	< 5
Campylobacter	< 5	15 a 25	25 a 35	< 5
Salmonella	< 5	< 5	5 a 15	5 a 15
Shigella	5 a 15	5 a 15	< 5	5 a 15
VÍRUS E OUTROS				
Norovírus	15 a 25	5 a 15	< 5	15 a 25
Rotavírus	15 a 25	5 a 15	< 5	5 a 15
Giardia	< 5	5 a 15	5 a 15	< 5

Adaptada de Steffen R, Hill DR, DuPont HL. Traveler's diarrhea: a clinical review. *JAMA*. 2015;313:71-80.

Tabela 270.4 Tratamentos para a diarreia do viajante.

AGENTE FARMACOLÓGICO	DOSE RECOMENDADA	EFICÁCIA E EVENTOS ADVERSOS
Subsalicilato de bismuto	525 mg (30 mℓ de líquido ou 2 comprimidos bem mastigados), se necessário, até 16 comprimidos em 24 h	Moderadamente efetivo, torna as fezes e a língua pretas, pode causar zumbido decorrente da absorção sistêmica do salicilato
Loperamida	4 mg e, em seguida, 2 mg após cada evacuação de fezes de consistência mole, até 8 mg/dia	Rápido alívio da diarreia, porém precisa ser combinada com antibiótico em pacientes com febre ou disenteria
Azitromicina	500 mg/dia, durante 3 dias, ou dose única de 1.000 mg	Primeira escolha para todos os casos de diarreia grave, porém é frequente a ocorrência de náuseas
Ciprofloxacino	500 ou 750 mg/dia, durante 1 a 3 dias	As quinolonas podem ser utilizadas na diarreia não grave, exceto na Índia e no Sudeste Asiático, onde é comum a presença de *Campylobacter* resistente às quinolonas
Rifaximina	200 mg 3 vezes/dia, durante 3 dias	Ineficaz contra patógenos invasivos (p. ex., *Shigella*, *Salmonella*, *Campylobacter*)

Adaptada de Steffen R, Hill DR, DuPont HL. Traveler's diarrhea: a clinical review. *JAMA*. 2015;313:71-80; Riddle MS, Connor BA, Beeching NJ, et al. Guidelines for the prevention and treatment of travelers' diarrhea: a graded expert panel report. *J Travel Med*. 2017;24(Suppl 1):S2-S19.

Em razão de um aumento significativo de *Campylobacter* resistente às quinolonas no Sudeste Asiático, Índia e Nepal, o antibiótico preferido para automedicação é a azitromicina, embora uma alternativa seja o ciprofloxacino, 500 mg/dia durante 3 dias.

Para a prevenção da diarreia do viajante, pode-se utilizar subsalicilato de bismuto. A maioria das diretrizes não recomenda a profilaxia com antibióticos para o viajante típico, em razão dos efeitos adversos potenciais do fármaco enquanto está longe de assistência médica e em decorrência da disponibilidade de terapia efetiva de início rápido para a diarreia, caso esta ocorra. As exceções incluem viajantes com infecção avançada pelo vírus da imunodeficiência humana (HIV), aqueles com problema médico crônico subjacente que os torna mais propensos às consequências adversas da diarreia e viajantes em missão vital por um curto período (menos de 1 semana), que não podem tolerar nem 1 dia de incapacidade. Quando indicada, a profilaxia antibiótica pode ser efetuada com rifaximina (200 mg), 2 vezes/dia;[A2] a profilaxia só deve ser utilizada para viagens de 2 semanas ou menos.

COMPORTAMENTOS DE PREVENÇÃO

É possível reduzir consideravelmente a maioria dos problemas de saúde relacionados com viagens, incluindo muitas doenças infecciosas, por meio de comportamentos adequados por parte do viajante.

Proteção contra mosquitos

Os agentes antimaláricos quimioprofiláticos apresentam uma eficácia inferior a 100%. A proteção contra artrópodes ajuda a prevenir a dengue, a leishmaniose, a filariose e diversas doenças importantes por arbovírus. Os viajantes devem ser instruídos a se vestir para reduzir a maior parte possível de pele exposta e aplicar um repelente contendo DEET (na concentração de 30 a 35%) em todas as áreas não sensíveis expostas do corpo, a cada 4 a 6 horas. É necessária uma aplicação mais frequente para agentes que contêm concentrações mais baixas de DEET. Os viajantes devem dormir com proteção de um mosquiteiro impregnado com permetrina em áreas de malária, a não ser que estejam em um ambiente fechado com ar-condicionado. Enquanto os mosquitos anofelinos picam à noite, os mosquitos *Aedes* spp. habitualmente picam durante o dia, de modo que é necessário manter uma vigilância em todos os momentos do dia.

Precauções com a alimentação e a água

Os viajantes com destino a países em desenvolvimento devem ser diligentes na lavagem frequente das mãos; devem evitar adquirir alimentos de estabelecimentos, mercados ou vendedores de rua duvidosos; evitar bufês onde não existam tampas para os alimentos ou controle das moscas; evitar alimentos de alto risco como frutos do mar, peixes de recife (risco de ciguatera), carnes bovina e de aves mal cozidas, laticínios, frutas não descascadas, molhos frios e saladas; evitar tanto a água da torneira quanto drinques ou cubos de gelo feitos com água de torneira; e utilizar água engarrafada e tampada ou quimicamente tratada, filtrada ou fervida para beber e escovar os dentes.

Sexo

Independentemente das circunstâncias aparentes do viajante, deve-se fornecer orientações sobre a incidência da infecção pelo HIV e infecções sexualmente transmissíveis entre profissionais do sexo no exterior, sobre o uso de preservativos e a taxa de falha dos preservativos (3 a 5% de ruptura/deslizamento). O sexo sem proteção, mesmo com companheiros de viagem, é considerado de alto risco. A viagem é uma experiência desinibidora em si, e o consumo de álcool tende a aumentar durante as viagens. A profilaxia pré-exposição contra o HIV tornou-se mais amplamente aceita, e o uso diário de 200 mg de entricitabina mais 300 mg de tenofovir é uma opção para a prevenção do HIV em indivíduos com risco de exposição por meio de contato sexual, incluindo viajantes.

Patógenos transmitidos pelo sangue

O sangue e seus produtos, as seringas e os instrumentos médicos ou odontológicos contaminados representam um risco após acidentes ou traumatismo. Os viajantes devem pensar em transportar um equipo de infusão, agulhas e *kit* de sutura para áreas de alto risco. Se possível, devem adiar qualquer tratamento médico e viajar até um estabelecimento onde a segurança possa ser garantida. A tatuagem, a acupuntura e o *piercing* corporal estão associados a riscos semelhantes. Os profissionais de saúde e outros indivíduos em situação de risco, em áreas de alta prevalência do HIV, sem infraestrutura médica sofisticada, podem considerar a necessidade de transportar um suprimento de antirretrovirais de 1 a 2 semanas para iniciar uma profilaxia pós-exposição imediata, com a compreensão de que isso representa apenas uma medida inicial que proporcione tempo suficiente para viajar até um centro médico adequado capaz de fornecer testes sofisticados e aconselhamento. Existem duas opções: (1) entricitabina 200 mg/fumarato de tenofovir alafenamida [TAF] 25 mg, 1 comprimido/dia, mais raltegravir 400 mg, 1 comprimido 2 vezes/dia (ou dolutegravir 50 mg, 1 comprimido/dia); e (2) entricitabina 200 mg/tenofovir 300 mg, 1 comprimido/dia, mais docutegravir 50 mg, 1 comprimido/dia.

Proteção contra doenças da pele

As picadas de mosquitos infectadas são comuns. A prática de uma boa higiene das mãos em ambientes sujos e a cobertura de feridas abertas constituem medidas preventivas a serem tomadas por todos os viajantes. A escabiose e a infestação por piolhos podem ser evitadas por meio de uma boa higiene pessoal. Na África, todas as roupas secas ao ar livre devem ser passadas a ferro para evitar a miíase cutânea causada pela mosca *Cordylobia anthropophaga*. Os chapéus e protetores solares são obrigatórios nos trópicos. O protetor solar deve ser sempre aplicado à pele antes, e não depois, da aplicação de DEET.

Natação e exposição à água

Os viajantes devem ser instruídos a evitar a exposição recreativa (natação, *rafting*, caminhadas aquáticas) ou outra exposição à água doce em áreas que são endêmicas para esquistossomose. Os caminhantes, os ciclistas e os viajantes de aventura devem considerar a profilaxia com 200 mg de doxiciclina, 1 vez/semana, em decorrência do risco significativo de leptospirose que existe na água doce em todo o mundo em desenvolvimento. Andar descalço em áreas tropicais predispõe à infecção por ancilostomídeos, infecção por *Strongyloides*, larva *migrans* cutânea e tungíase.

Prevenção da tuberculose

Indica-se um teste cutâneo tuberculínico antes da partida, com repetição anual do teste, para viajantes de longa permanência em países em desenvolvimento. O tratamento agressivo de conversores do teste cutâneo previne casos posteriores de tuberculose ativa. Os viajantes devem evitar transportes públicos lotados ou lugares públicos com aglomerações e devem se distanciar imediatamente de qualquer pessoa com tosse crônica ou intensa. Os expatriados devem procurar ajuda do governo local para a tuberculose.

PROBLEMAS NÃO INFECCIOSOS RELACIONADOS COM VIAGENS

Trombose do viajante e dissincronose (*jet lag*)

A imobilidade relacionada com viagens está associada à ocorrência de trombose venosa profunda ou embolia pulmonar em viajantes saudáveis nos demais aspectos. O risco de embolia pulmonar está essencialmente ausente em voos com duração inferior a 6 horas. Os indivíduos com fatores de risco bem conhecidos correm maior risco. Todos os viajantes devem evitar a desidratação e o consumo de álcool e devem exercitar regularmente as pernas durante o voo. Entre as numerosas recomendações para prevenção, apenas o uso de meias de compressão de 15 a 30 mmHg para pessoas de maior risco é sustentado em ensaios clínicos,[A3] embora os agentes antitrombóticos profiláticos, como inibidor do fator Xa, inibidor direto da trombina e heparina subcutânea de baixo peso molecular, sejam algumas vezes utilizados na prática. A terapia com ácido acetilsalicílico não tem nenhum benefício comprovado nesse contexto.

A dissincronose (*jet lag*) (ver Capítulo 377) ocorre após atravessar três ou mais fusos horários. A melatonina (0,5 mg, 30 minutos antes da hora programada de deitar) pode ser útil para reduzir a gravidade da dissincronose,[A4] e o zolpidem (5 mg), ingerido por algumas noites antes de dormir no destino, geralmente é efetivo.

Doença da altitude

Seja a subida feita por carro ou avião, o mal da montanha agudo ocorre em pelo menos 25% das pessoas que ascendem rapidamente a 2.500 m ou mais e na maioria das pessoas que ascendem rapidamente até 3.000 m ou mais. A ascensão gradual durante vários dias raramente é praticada pelos viajantes modernos. Para a prevenção da doença da altitude, a acetazolamida 125 mg, 2 vezes/dia, iniciando na manhã do dia anterior à subida e mantida durante todo o dia após a subida, é efetiva.[A5,A6] Se os sintomas do mal da montanha, como náuseas, vômitos, anorexia, tontura, fadiga ou insônia, persistirem além do dia seguinte após a subida, os viajantes podem continuar tomando um comprimido à noite. Outros medicamentos, como a dexametasona (4 mg 2 vezes/dia), também podem ser utilizados para profilaxia ou tratamento (ver Capítulo 88).[A7] As complicações graves, como edema pulmonar ou cerebral, ocorrem raramente abaixo de 3.500 m e são mais bem tratadas com oxigênio e descida imediata. Os que viajam acima de 3.500 m por mais de algumas horas devem consultar um especialista.

CUIDADOS PÓS-VIAGEM

A abordagem ao paciente exige um conhecimento da geografia mundial, da epidemiologia dos padrões de doença em 230 países ou mais e da apresentação clínica de um amplo espectro de doenças. A maioria das doenças é leve, a maior parte é autolimitada e muitas não são infecciosas. Com base em 43.000 viajantes examinados pela GeoSentinel Surveillance Network que retornaram de viagem doentes, os destinos específicos de viagem estão associados à probabilidade do diagnóstico de certas doenças (e-Tabela 270.1). As abordagens diagnósticas e as terapias empíricas podem ser guiadas por essas diferenças específicas do destino. Os dados importantes sobre a ocorrência de doenças em regiões específicas indicam que (1) a doença febril[18,19] é mais importante na África e no Sudeste Asiático; (2) a malária é um dos três principais diagnósticos em todas as regiões; todavia, durante essa última década, a dengue tornou-se a doença febril mais comum de todas as regiões fora da África Subsaariana; (3) na África Subsaariana, a riquetsiose está em segundo lugar após a malária como causa de febre; (4) a doença respiratória é mais importante no Sudeste Asiático e na África Subsaariana; e (5) a diarreia aguda é desproporcional no sul da Ásia Central. A diarreia persistente representa um problema em até 3% das pessoas que retornam de países em desenvolvimento, em que as principais causas consistem em parasitas (particularmente *Giardia* e *Cryptosporidium*) e bactérias (particularmente *E. coli* enteroagregativa e *Shigella*).

A febre em um viajante que recentemente retornou dos trópicos é uma emergência potencial e precisa ser avaliada imediatamente, de modo que o tratamento antimalárico ou outro tratamento definitivo possam ser iniciados rapidamente, se forem indicados. Os sintomas gastrintestinais persistentes em um viajante que regressa exigem avaliação e tratamento imediatos (e-Tabela 270.2).[20] Alguns viajantes de longa permanência devem ser avaliados por um especialista de medicina do viajante ou tropical quando regressam, de modo a serem examinados à procura de condições que podem ser assintomáticas, como esquistossomose ou estrongiloidíase.

Os viajantes que adoecem durante a viagem ou a qualquer momento até vários meses após uma viagem ao exterior frequentemente associam essa doença a uma possível etiologia específica da viagem. Este pode ser o caso, porém isso frequentemente não é observado. Ocorrências rotineiras são comuns, e as ocorrências comuns são comuns, sejam elas adquiridas durante a viagem ou em algum momento após a viagem.

Grau A Recomendações de grau A

A1. Riddle MS, Connor P, Fraser J, et al. Trial evaluating ambulatory therapy of travelers' diarrhea (TrEAT TD) study: a randomized controlled trial comparing 3 single-dose antibiotic regimens with loperamide. *Clin Infect Dis.* 2017;65:2008-2017.

A2. Ng QX, Ho CYX, Shin D, et al. A meta-analysis of the use of rifaximin to prevent travellers' diarrhoea. *J Travel Med.* 2017;24:1-5.

A3. Clarke MJ, Broderick C, Hopewell S, et al. Compression stockings for preventing deep vein thrombosis in airline passengers. *Cochrane Database Syst Rev.* 2016;9:CD004002.

A4. Tortorolo F, Farren F, Rada G. Is melatonin useful for jet lag? *Medwave.* 2015;15(suppl 3):1-9.

A5. Nieto Estrada VH, Molano Franco D, Medina RD, et al. Interventions for preventing high altitude illness: Part 1. Commonly-used classes of drugs. *Cochrane Database Syst Rev.* 2017;6:CD009761.

A6. Low EV, Avery AJ, Gupta V, et al. Identifying the lowest effective dose of acetazolamide for the prophylaxis of acute mountain sickness: systematic review and meta-analysis. *BMJ.* 2012;345:1-14.

A7. Simancas-Racines D, Arevalo-Rodriguez I, Osorio D, et al. Interventions for treating acute high altitude illness. *Cochrane Database Syst Rev.* 2018;6:CD009567.

REFERÊNCIAS BIBLIOGRÁFICAS

As referências bibliográficas, bem como os outros materiais suplementares deste livro, encontram-se no GEN-IO, nosso ambiente virtual de aprendizagem.

271 QUIMIOTERAPIA ANTIBACTERIANA

ARNOLD LOUIE E GEORGE L. DRUSANO

Os antibióticos foram classificados como fármacos "milagrosos" por terem transformado nossas expectativas sobre os desfechos das infecções. Mais recentemente, passaram a constituir a espinha dorsal da moderna medicina intervencionista. Barreiras não destinadas a serem rompidas foram violadas. Foram inseridos cateteres em veias e artérias, na bexiga e na árvore traqueal. Essas intervenções proporcionam suporte ao paciente em estado grave, mas também permitem que bactérias tenham acesso a áreas normalmente estéreis. As terapias para o câncer e para doenças imunomediadas deixam, muitas vezes, os pacientes gravemente imunossuprimidos. Nesses pacientes, as infecções bacterianas são graves e, quando não tratadas ou quando tratadas tardiamente, levam, com frequência, à morte. Os antibióticos fornecem um suporte crítico para salvar a vida desses pacientes.

O que está bem claro é que o uso excessivo ou o uso insuficiente de antibióticos permitiu que muitos patógenos desenvolvessem resistência aos medicamentos. O *Staphylococcus aureus* multirresistente tornou-se uma praga tanto no hospital quanto na comunidade. As betalactamases de espectro estendido e as enzimas carbapenemases de *Klebsiella pneumoniae* têm mediado a resistência a muitos de nossos agentes betalactâmicos mais potentes e de amplo espectro, incluindo os carbapenéns. Em consequência, é importante compreender os princípios da quimioterapia antibacteriana para obter os melhores resultados clínicos em nossos pacientes, mas também, em um sentido mais amplo, para reduzir a probabilidade do surgimento de resistência e manter a potência dos medicamentos que hoje compõem o nosso arsenal terapêutico.[1,2] Nesse contexto, o declínio significativo no uso de antibióticos nos EUA entre 1999 e 2016 é um bom sinal.[3,4]

ESCOLHA DO ANTIBIÓTICO: DOSE E PLANEJAMENTO PARA OTIMIZAR O RESULTADO CLÍNICO

Como ocorre em toda a medicina clínica, a anamnese e o exame físico bem realizados são fundamentais para a tomada de decisão correta e para a obtenção de resultados terapêuticos ideais em pacientes com infecções. A chave para a escolha do medicamento, da dose e do esquema de administração corretos de um antibiótico é o reconhecimento da existência de uma infecção. O próximo passo é documentar onde essa infecção está localizada e, em seguida, identificar os microrganismos dominantes que estão presentes em cada local de infecção. Em seguida, é preciso determinar se existem quaisquer fatores de risco passíveis de prever a presença de patógenos resistentes a medicamentos.

Por exemplo, sabe-se que a pneumonia adquirida na comunidade é causada por certos patógenos tradicionais. O *Streptococcus pneumoniae*, o *Haemophilus influenzae* e, talvez, a *Moraxella catarrhalis* são os patógenos bacterianos *clássicos* associados a essa entidade. Além disso, podem ser observados patógenos *atípicos*, como espécies de *Legionella*, *Mycoplasma pneumoniae* e *Chlamydophila pneumoniae*. Por outro lado, as infecções intra-abdominais são dominadas por *Escherichia coli* e por outras Enterobacteriaceae e microrganismos anaeróbios, como espécies de *Bacteroides*. Em consequência, é importante compreender os patógenos dominantes presentes em diferentes locais de infecção, de modo que o melhor fármaco ou a melhor combinação de fármacos possa ser escolhida para tratar a infecção.

O conhecimento da fonte da infecção também é fundamental, visto que os medicamentos penetram de modo diferente em distintos locais do corpo. Classicamente, a penetração é menor em espaços onde existem zônulas de oclusão, como o sistema nervoso central, o olho e a próstata. Em geral, a penetração de muitas classes de agentes antibacterianos é boa em locais de infecção complicada da pele e de estruturas da pele. O que frequentemente não é reconhecido é a penetração divergente de diferentes agentes e até mesmo de agentes da mesma classe nos pulmões para o tratamento da pneumonia bacteriana. Por exemplo, a penetração de antibióticos macrolídios em locais de infecção da pele é modesta, mas é boa nos pulmões, com coeficientes de penetrância (área sob a curva [ASC] de concentração-tempo no líquido de revestimento epitelial dos pulmões/ASC no plasma) que variam de 4 a 20. A penetração dos agentes betalactâmicos pode variar de 15 a 100%, contudo, não existe nenhum conjunto de variáveis (pelo menos até hoje) que explique essa variação de penetrações. A Tabela 271.1 fornece uma lista parcial dos locais de infecção e seus patógenos dominantes. A questão não é adquirir um conhecimento enciclopédico dos locais de infecção ou dos patógenos, mas reconhecer que os diferentes locais de infecção exigem diferentes medicamentos para fornecer uma cobertura adequada contra os patógenos mais provavelmente presentes.

É importante também compreender outros fatores que aumentam a probabilidade da presença de um microrganismo resistente no local de infecção primária. Um exemplo é o paciente que recentemente tomou antibióticos antes de adquirir a infecção atual. Outros exemplos são a aquisição de uma infecção no hospital ou em uma clínica de cuidados estendidos e em um paciente imunossuprimido. Nesses pacientes, a escolha dos agentes antimicrobianos precisa ser cuidadosamente considerada para cobrir os patógenos mais resistentes.

CULTURA E COLORAÇÃO DE GRAM

Após a identificação definitiva do local de infecção, ou quando a fonte de infecção mais provável foi determinada, é fundamental obter amostras para cultura a partir desse local, bem como amostras de sangue para hemocultura. A coordenação com o laboratório de microbiologia é essencial para assegurar que as amostras de cultura sejam manuseadas de modo adequado. O desempenho e a interpretação de uma coloração de Gram da amostra também são de suma importância. Isso pode ser simples se a amostra for obtida de um espaço normalmente estéril, ou pode exigir habilidade considerável na interpretação, quando a amostra provém de uma área onde existe normalmente uma flora mista, como o escarro expectorado.

Embora não seja possível estabelecer um diagnóstico definitivo com base na morfologia celular do microrganismo, é possível combinar as informações sobre a morfologia, a positividade ou a negatividade da coloração de Gram do microrganismo, o local de infecção e os patógenos mais prováveis para fazer uma escolha inicial do agente antimicrobiano com maior probabilidade de obter uma quimioterapia efetiva. O antibiótico inicial, escolhido para proporcionar cobertura contra os microrganismos presentes no local da infecção primária, apresenta influência significativa sobre o resultado da terapia. As escolhas iniciais devem pecar por excesso de cautela. Quando as culturas definitivas ficam disponíveis, a quimioterapia pode ser racionalizada para fornecer ao paciente o antimicrobiano mais efetivo e menos tóxico. À medida que a gravidade da infecção aumenta, o fornecimento da cobertura inicial correta torna-se mais importante em relação ao resultado final.

Tabela 271.1 Locais de infecção primária e espécies de bactérias dominantes presentes.

LOCAL	BACTÉRIAS
Infecção complicada da pele ou das estruturas da pele	*Staphylococcus aureus* e *Streptococcus* spp.
Úlcera de pé diabético	Microrganismos anteriormente citados mais Enterobacteriaceae
Infecções intra-abdominais	*Escherichia coli* e outras Enterobacteriaceae mais anaeróbios
Pneumonia bacteriana adquirida na comunidade	*Streptococcus pneumoniae, Haemophilus influenzae, Moraxella catarrhalis,* patógenos *atípicos*
Pneumonia hospitalar	*S. aureus, Klebsiella pneumoniae, Enterobacter* spp., *Pseudomonas aeruginosa, Acinetobacter* spp.
Meningite	*S. pneumoniae, H. influenzae* (não tipável), meningococos; em ambientes hospitalares, *S. aureus* e microrganismos gram-negativos
Infecções do trato urinário	Enterobacteriaceae, em particular em mulheres sexualmente ativas; microrganismos gram-negativos multirresistentes em pacientes com infecções complicadas do trato urinário ou após instrumentação; enterococos, particularmente em homens idosos
Prostatite	Enterobacteriaceae, enterococos, patógenos atípicos

SENSIBILIDADE

Como as infecções ocorrem em um local específico, é importante compreender os padrões de sensibilidade aos antimicrobianos em determinado hospital. Com mais frequência, os padrões de sensibilidade da microbiologia são diferentes em amostras de culturas obtidas de pacientes nas enfermarias gerais, em comparação com os que estão em unidades de terapia intensiva (UTI), visto que os primeiros geralmente (mas nem sempre) são infectados por patógenos provenientes da comunidade. Em pacientes gravemente infectados, em particular aqueles cujas infecções foram adquiridas na UTI, é fundamental conhecer os padrões de sensibilidade desses patógenos, que tendem a ser multirresistentes a diferentes classes de fármacos.

Após a cultura definitiva, o patógeno identificado precisa ser examinado em um teste de sensibilidade a antimicrobianos. Esse teste pode ser automatizado; nesse caso, a informação fornecida é a concentração inibitória mínima (CIM); além disso, pode ser relatada a partir de um teste de disco-difusão, em que os resultados são normalmente categorizados em S (sensíveis), I (intermediários) ou R (resistentes). A CIM é, com frequência, interpretada incorretamente como a concentração do medicamento que impede o crescimento do patógeno, mas ela, na verdade, é a concentração do medicamento que permite que um tubo (ou poço) contendo patógeno permaneça claro ao exame visual depois de 16 a 24 horas. Se o teste for iniciado com uma concentração do microrganismo de 1 a 5 × 10^5 unidades formadoras de colônias (UFC)/mℓ, esse critério pode, na realidade, proporcionar um aumento de quase 1 $\log_{10}$ (UFC/mℓ) na contagem de bactérias durante esse período de tempo e ainda ser lido como CIM. Com todas as suas limitações, a CIM fornece informações de importância crítica para a escolha do fármaco. Para diversas infecções como a meningite, a endocardite e, talvez, a bacteriemia, é importante conhecer a concentração bacteriana mínima (definida como a concentração necessária para matar 99,9% dos microrganismos durante um período de 16 a 24 horas). Nesses casos, é importante obter uma eliminação de múltiplos-log do microrganismo para garantir uma alta probabilidade de obter um resultado clínico satisfatório. Na meningite e na endocardite, existe também o problema de confusão da penetração do medicamento no local primário da infecção. Em outras circunstâncias (p. ex., pneumonia associada à ventilação mecânica) em que as cargas bacterianas são altas, otimizar a probabilidade de cura exige uma terapia altamente bactericida.

DETERMINAÇÃO DA DOSE ADEQUADA DO MEDICAMENTO

A dose correta do medicamento é a que produz uma alta probabilidade de obter boa resposta clínica com baixa probabilidade de provocar um evento adverso desencadeado pela concentração. Outro aspecto a considerar é o fato de que a dose ideal deve ter alta probabilidade de suprimir o surgimento de mutantes resistentes. Para ter certeza de que a dose de um fármaco tem alta probabilidade de produzir um bom resultado clínico, é necessário compreender a relação entre a medida da exposição ao fármaco e o resultado sobre a infecção, isto é, a farmacodinâmica (ver Capítulo 26).

Quando se administra um medicamento por via intravenosa ou oral, a sua concentração começa baixa, aumenta até alcançar o valor máximo e, em seguida, declina com o passar do tempo até que outra dose do medicamento seja administrada (em um esquema de múltiplas doses). Esse perfil de concentração-tempo do medicamento deve ser considerado em relação a uma medida da potência do medicamento contra o patógeno em questão: a CIM. É também fundamental observar que a ligação às proteínas é importante, visto que, em quase todos os casos, é o medicamento livre ou não ligado às proteínas que elimina o patógeno causador. Assim, compreender a farmacodinâmica de um medicamento ou de uma classe de fármacos exige, em primeiro lugar, um conhecimento do perfil de concentração-tempo do medicamento, da ligação às proteínas e da CIM (Figura 271.1). Para os medicamentos que eliminam os microrganismos mais rapidamente à medida que suas concentrações aumentam (p. ex., quinolonas, aminoglicosídeos), a razão ASC/CIM do medicamento livre está estreitamente ligada ao efeito do medicamento. Para outros fármacos (p. ex., penicilinas, carbapenéns, cefalosporinas, monobactâmicos), a taxa de eliminação dos microrganismos aumenta com a concentração e alcança rapidamente um platô, caso em que o tempo do medicamento livre maior do que a CIM (T > CIM) está mais estreitamente

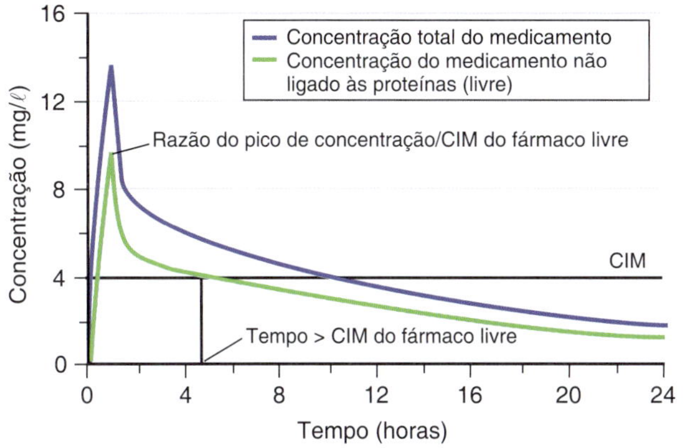

FIGURA 271.1 Três medidas da exposição ao medicamento são importantes para a determinação da potência ou a concentração inibitória mínima (CIM). Essas medidas são a razão do pico de concentração/CIM do medicamento livre, o tempo do medicamento livre maior que a CIM e a razão da área sob a curva (ASC)/CIM do medicamento livre. ASC = área sob a curva de concentração-tempo.

ligado ao efeito do medicamento. Em certas ocasiões, a razão pico de concentração/CIM do fármaco livre está associada ao efeito do medicamento. Essa situação é observada quando há um surgimento rápido e frequente de resistência e o pico da concentração ajuda a suprimir a amplificação de subpopulações de mutantes resistentes.

Essas medidas de exposição ao medicamento precisam estar ligadas ao efeito do medicamento. Existem várias maneiras de fazer isso, porém duas delas são mais comuns. Na primeira maneira, que é mais válida, os pacientes são examinados durante o período de um ensaio clínico. São obtidas múltiplas amostras de plasma para a documentação da farmacocinética do medicamento, que são corrigidas para a ligação às proteínas. A CIM do patógeno infectante é determinada pelo fármaco que está sendo administrado e são calculadas as três medidas de exposição ao medicamento citadas anteriormente. O resultado do paciente é, então, determinado (em geral, como sucesso ou falha, porém, em alguns casos, o tempo para o sucesso ou para a falha serve como medida do resultado). A medida apropriada da exposição ao fármaco é ligada ao resultado por meio de análise de regressão logística. Ao criar essa relação, é possível estimar a probabilidade de um paciente ter um resultado bem-sucedido se for alcançada determinada medida de exposição ao medicamento. Por exemplo, se o paciente que recebeu um medicamento, cuja ação de eliminação é dependente da concentração, alcançar uma razão ASC/CIM do medicamento livre de 88, a relação de regressão logística permite o cálculo de que a probabilidade de um bom resultado seja um número específico (talvez 91%). Nesses últimos 10 anos, essas relações têm sido geradas para um grande número e diferentes classes de medicamentos. As relações mais comuns são para as quinolonas, porém, podem ser encontrados exemplos para os aminoglicosídeos, as oxazolidinonas, os betalactâmicos e as glicilciclinas, entre outros.

A segunda maneira de ligar a exposição ao efeito antibacteriano é por meio de modelos animais pré-clínicos de infecção. Neste caso, o parâmetro é, com mais frequência, microbiológico, embora modelos de sobrevivência tenham sido empregados. No final do experimento, o perfil de concentração-tempo do medicamento nos animais e o número de micróbios no local de infecção antes e depois do tratamento são quantificados. Em seguida, a medida de exposição ao medicamento (conforme discutido anteriormente) pode ser ligada ao número de células bacterianas eliminadas por um esquema específico. Este é mais frequentemente o caso de medicamentos que são administrados aos animais na forma de fracionamento da dose. Por exemplo, um esquema de um betalactâmico de 400 mg/kg/dia pode ser administrado em dose única diária, como metade da dose a cada 12 horas, ou com um quarto da dose a cada 6 horas. Dessa maneira, é possível determinar se a razão de pico de concentração do medicamento livre/CIM, a razão ASC/CIM do medicamento livre ou o tempo do medicamento livre maior que a CIM constituem a melhor medida de exposição do medicamento para a classe de fármacos estudada.

EMERGÊNCIA DE RESISTÊNCIA

Se o medicamento for corretamente escolhido, o microrganismo deve ter alta probabilidade de ser sensível a ele. Todavia, durante o curso do tratamento, o microrganismo apresenta muitos mecanismos disponíveis para torná-lo menos sensível (aumento da CIM) ao medicamento administrado. Isso leva a um menor efeito do que aquele originalmente previsto, resultando em menor probabilidade de cura.

Quando os microrganismos podem se tornar resistentes? Existem numerosos determinantes, porém, cinco fatores são responsáveis pela maioria dos casos de resistência que surge durante o tratamento. O primeiro é a frequência mutacional para a resistência do microrganismo que está sendo tratado. Como o microrganismo comete erros durante a replicação, ocorrem mutações no genoma em uma taxa específica, que é dependente do microrganismo. Para a resistência aos antibióticos, a taxa de frequência mutacional é, em geral, cerca de 1 em 10^6 a 10^8 UFC. Entretanto, existem microrganismos – designados como hipermutantes – que sofrem mutações em outros locais no genoma (frequentemente mutS), que alteram seus mecanismos de verificação de erro da replicação do DNA. As frequências mutacionais desses microrganismos são, em geral, 10 a 100 vezes maiores do que as dos microrganismos sem mutações mutS.

O segundo fator está relacionado com a carga bacteriana. À medida que a carga bacteriana aumenta e, por fim, ultrapassa o inverso da frequência mutacional para a resistência, fica cada vez mais provável que um mutante preexistente resistente aos antibióticos já esteja existindo na população. Por exemplo, se a frequência mutacional para a resistência for de 1 microrganismo resistente por 10^7 UFC, e o paciente tiver uma infecção bacteriana, em que a carga bacteriana total é de 10^9 microrganismo, é altamente provável que haja um microrganismo resistente na população *a priori*. A pressão antibiótica proporciona a esses mutantes uma vantagem seletiva. Eles são amplificados enquanto as bactérias mais suscetíveis são eliminadas pelo antibiótico. Um cálculo da verdadeira probabilidade pode ser feito por uma distribuição de Poisson, pela carga bacteriana e pela frequência mutacional para a resistência. Consequentemente, as infecções com carga bacteriana elevada têm mais probabilidade de gerar resistência durante a terapia. Por exemplo, em ensaios clínicos de pneumonia associada à ventilação mecânica, os agentes betalactâmicos ou as quinolonas como agentes isolados possibilitam a emergência de resistência 33 a 50% do tempo durante o tratamento.

A terceira questão é a penetração do medicamento. Existem circunstâncias (p. ex., empiema), em que a carga bacteriana é alta, porém, a penetração do medicamento no local de infecção é reduzida. Nesse caso, existe maior probabilidade de surgimento de resistência. Por outro lado, uma penetração deficiente com cargas bacterianas relativamente baixas (p. ex., meningite) geralmente não resulta em alta probabilidade de emergência de resistência.

A quarta questão tem a ver com a replicação propensa a erro nos patógenos bacterianos. Quando a resistência surge relativamente tarde na terapia, e a carga bacteriana é modesta, a replicação propensa a erro é frequentemente acusada. Os antibióticos diferem acentuadamente no que concerne à sua capacidade de induzir o isolado bacteriano a sofrer replicação propensa a erro. Talvez o melhor exemplo seja fornecido pelas quinolonas, visto que esses antimicrobianos atacam a replicação do DNA. O microrganismo sente o ataque do antibiótico e ocorre uma cascata completa de eventos, dos quais o mais importante é a indução de polimerases propensas a erro (p. ex., pol V). Essas polimerases aumentam acentuadamente a taxa de erro na replicação do DNA. Esses erros são, em sua maior parte, letais para o organismo e, portanto, inúteis para ele. Entretanto, por ser um processo totalmente aleatório, pode ocorrer uma mutação por acaso em um gene que ofereça proteção contra o ataque do antibiótico (p. ex., uma mutação na DNA girase quando o paciente está recebendo uma quinolona). Percebemos isso como uma vantagem de replicação seletiva para o microrganismo (emergência de resistência), e constatamos um aumento na CIM do microrganismo mutante em relação ao microrganismo de base.

O quinto fator está relacionado com outros mecanismos distintos das mutações de sítios-alvo de antibacterianos, que permitem aos microrganismos sobreviver na presença de quimioterapia antibiótica apropriada. Um mecanismo extremamente comum observado na maioria dos microrganismos gram-positivos e gram-negativos é a suprarregulação de bombas de efluxo. Essas bombas são indiscriminadas na sua capacidade de bombear moléculas; elas podem ejetar múltiplas classes de antibacterianos do microrganismo, bem como substâncias naturais que possam prejudicá-lo, como íons de metais. Essas bombas mantêm as concentrações do medicamento em seus sítios-alvo muito mais baixas do que estariam na ausência das bombas. As bombas podem ser induzidas e, em seguida, infrarreguladas uma vez que a ameaça tiver passado ou, em certas ocasiões, o microrganismo pode adquirir uma mutação na parte do genoma onde a expressão da bomba é regulada, de modo que ela seja sempre expressa (expressão constitutiva).

Observa-se um processo semelhante com a produção de betalactamases. Com frequência, essas enzimas estão situadas em plasmídios e são produzidas o tempo todo. Algumas vezes, à semelhança das bombas de efluxo, as bactérias percebem o betalactâmico e a sua produção de betalactamase é acentuadamente aumentada (o fenômeno de indução, observado com as enzimas tipo ampC, que geralmente residem no cromossomo). Algumas vezes, também, à semelhança das bombas, os microrganismos adquirem uma mutação na parte do genoma que regula a produção da betalactamase. Esse processo é designado *desrepressão estável*, e observa-se a produção contínua de grandes quantidades da enzima. A enzima hidrolisa o seu substrato (o fármaco betalactâmico) impedindo, assim, a ligação dos antibióticos aos sítios-alvo, as proteínas de ligação de betalactâmicos.

Por fim, nos microrganismos gram-negativos, o medicamento precisa atravessar a barreira de difusão da membrana externa para ligar-se às proteínas de ligação de betalactâmicos (se o fármaco for um betalactâmico) no periplasma do microrganismo, ou precisa atravessar a membrana interna se o seu sítio-alvo estiver dentro do microrganismo. Para muitos agentes, particularmente os que são hidrossolúveis, uma grande porcentagem do influxo decorre de sua passagem através de proteínas de porina. Essas proteínas consistem em canais cheios de água que se estendem por toda a membrana externa das bactérias gram-negativas. Parte de sua função é proporcionar acesso do microrganismo aos nutrientes e possibilitar a fácil difusão dos produtos de degradação. Esses canais também são utilizados para obter a passagem de agentes antibacterianos hidrossolúveis. O microrganismo tem a habilidade de infrarregular esses canais de modo temporário ou permanentemente (por meio de mutação). Um exemplo é o *Pseudomonas aeruginosa*, em que a infrarregulação do canal porina oprD diminui acentuadamente a penetração dos antibióticos carbapenéns (agentes betalactâmicos), com consequente aumento de duas a oito vezes na CIM. Com todos os mecanismos que podem ser mobilizados, não é surpreendente que uma dose insuficiente e ciclos prolongados de terapia frequentemente levem ao surgimento de resistência.

Esses mecanismos também interagem. No caso das quinolonas, em que a replicação propensa a erro quase sempre ocorre sob pressão, a suprarregulação das bombas de efluxo alivia parte da pressão antibiótica, permitindo aos microrganismos sofrer mais ciclos de replicação por unidade de tempo, proporcionando ao mecanismo de replicação propensa a erro mais tempo para encontrar uma mutação que não seja letal e que forneça proteção contra o medicamento no sítio-alvo primário.

SUPRESSÃO DA EMERGÊNCIA DE RESISTÊNCIA

A supressão da emergência de resistência é um parâmetro diferente da obtenção de um bom resultado clínico ou microbiológico. A exposição ao antimicrobiano (razão de pico de concentração/CIM do medicamento livre, razão da ASC/CIM do medicamento livre ou tempo do medicamento livre maior que a CIM) necessária para suprimir a resistência é pelo menos tão alta quanto àquela exigida para alcançar uma eliminação máxima das células bacterianas e, em muitos casos, é substancialmente mais alta.

Recentemente, foi demonstrado que é possível identificar experimentalmente as doses e os esquemas de administração de fármaco capazes de suprimir a emergência da resistência e proporcionar a eliminação ideal das células bacterianas. Infelizmente, muitas das exposições necessárias para alcançar esse resultado são altas o suficiente para aumentar a chance de toxicidade do medicamento. Entretanto, com o desenvolvimento de novos agentes, será importante identificar as exposições supressoras da resistência e verificar se elas são demasiado tóxicas para serem utilizadas clinicamente, como maneira de reter a potência do arsenal terapêutico de antibacterianos.

A outra maneira de ajudar a suprimir o desenvolvimento de resistência é empregar a quimioterapia combinada. A terapia combinada tem grandes vantagens, mas também apresenta desvantagens significativas. Entre as vantagens, destaca-se o fato de que a terapia combinada pode melhorar o espectro de cobertura no contexto do tratamento empírico, bem como ajudar a suprimir a emergência de resistência. Isso é mais bem observado no tratamento do *Mycobacterium tuberculosis*, embora haja evidências crescentes de que isso também possa ser válido para patógenos difíceis de tratar, como *P. aeruginosa* e espécies de *Acinetobacter*. A terapia combinada pode ser efetiva contra alguns patógenos em infecções graves para as quais um único agente não seria adequado. A endocardite enterocócica é o exemplo clássico; em geral, a ampicilina ou a vancomicina são estáticas e não cumprem a tarefa de curar essa doença, e o segundo agente (um aminoglicosídeo, estreptomicina ou gentamicina) é um tanto resistente quando utilizado isoladamente (valores de CIM < 500 mg/ℓ), contudo, a combinação produz uma excelente eliminação das bactérias na vegetação endocárdica, com alta probabilidade de cura se o paciente conseguir tolerar a combinação pelo tempo necessário. Alguns autores discutiram a redução das doses dos fármacos em combinação, bem como uma maneira de reduzir a toxicidade, porém, essa vantagem teórica é difícil de demonstrar de modo convincente no contexto clínico.

As desvantagens da terapia combinada também são bem conhecidas. Em doses completas de cada um dos agentes, pode-se observar uma toxicidade acrescida e existem, certamente, custos mais altos associados às combinações. Por fim, as combinações de agentes podem interagir de maneira antagônica em vez de modo aditivo ou sinérgico. Por exemplo, a combinação de tetraciclina e penicilina é um tanto antagonista e causou diversos fracassos no tratamento da meningite pneumocócica na década de 1950. Todavia, existem circunstâncias nas quais um antagonismo fraco é tolerável. Foi demonstrado que a isoniazida mais rifampicina, que constituem parte do tratamento padrão para o *M. tuberculosis*, é ligeiramente antagonista no que concerne à eliminação celular; entretanto, a combinação proporciona uma excelente proteção contra o desenvolvimento de resistência. Em consequência, ao discutir as interações medicamentosas (sinergia, aditividade, antagonismo), é importante ser específico sobre o desfecho a que se refere.

MECANISMO DE AÇÃO

A procura de novos antimicrobianos começa com o princípio de que o alvo que afeta os patógenos não deve estar no genoma humano ou deve ser diferente o suficiente para que o agente em questão não provoque toxicidade humana apreciável. Os antibióticos betalactâmicos fornecem um bom exemplo. A inibição da síntese de peptidoglicanos não tem nenhum efeito sobre os seres humanos, visto que esse alvo simplesmente não está presente. Um exemplo de suscetibilidade diferente à inibição, devido a uma baixa homologia de sequência entre bactérias e seres humanos, pode ser observado nos inibidores do ribossomo bacteriano. O ribossomo bacteriano é muito menor que o dos seres humanos e apresenta diferentes afinidades por medicamentos como aminoglicosídeos, tetraciclinas, macrolídios e clindamicina. Em consequência, esses agentes representam uma importante parte do arsenal terapêutico e provocam apenas efeitos adversos menores, relacionados com o seu principal modo de ação. Em alguns casos, pode ocorrer a denominada toxicidade fora do alvo. Mais uma vez, um exemplo é fornecido pelos betalactâmicos; uma acentuada toxicidade consiste em reação alérgica acelerada, embora o alvo dos agentes não esteja presente nos seres humanos. A Tabela 271.2 fornece uma lista dos locais de ação e dos efeitos de muitos agentes antimicrobianos.

Com frequência, os agentes antimicrobianos são considerados *bacteriostáticos* ou *bactericidas*, para os quais existem definições-padrão. Um agente que provoca o declínio de 1.000 vezes (diminuição de $3 \log_{10}$ [UFC/mℓ]) em um sistema de teste *in vitro* durante 18 a 24 horas é definido como bactericida. Qualquer agente que provoque um declínio menor é definido como bacteriostático. É evidente que essas definições são arbitrárias; todavia, existe uma conexão clínica. Os antibióticos bacteriostáticos e bactericidas são equivalentemente efetivos nas infecções abdominais, nas infecções da pele, dos tecidos moles e na pneumonia,[6] porém, os dados não são suficientes no caso da meningite, endocardite ou neutropenia.[A1] Obviamente, quanto mais microrganismos o antimicrobiano conseguir eliminar, mais fácil a obtenção desse efeito. Em outras circunstâncias, como na pneumonia multilobar, é fundamental eliminar o maior número possível de microrganismos de modo a não sobrecarregar as defesas imunológicas do corpo. Por essas razões, os médicos geralmente preferem os agentes bactericidas aos bacteriostáticos.

MECANISMOS DE RESISTÊNCIA

Anteriormente, foi discutida a maneira de suprimir o desenvolvimento de resistência. Aqui, são examinados os mecanismos pelos quais os

Tabela 271.2 Mecanismos de ação dos agentes antimicrobianos.

AGENTE	LOCAL DE AÇÃO	EFEITO	BACTERICIDA	BACTERIOSTÁTICO
Betalactâmicos (penicilinas, cefalosporinas, carbapenéns, aztreonam)	Parede celular: proteínas de ligação da penicilina	Inibem a ligação cruzada de peptidoglicano (transpeptidação), comprometem a síntese da parede celular	+	Em certas ocasiões (enterococos)
Vancomicina, teicoplanina, dalbavancina, telavancina, oritavancina	Parede celular: D-alanil-D-alanina terminal do precursor de peptidoglicano pentapeptídico	Inibem a polimerização de precursores de dissacarídeos do peptidoglicano (tranglicosilação), comprometem a síntese da parede celular	+	Em certas ocasiões (enterococos)
Daptomicina	Membrana celular	Despolarização rápida do potencial de membrana	+	Em certas ocasiões (enterococos)
Aminoglicosídeos	Síntese de proteínas: subunidade 30S do ribossomo	Inibem o alongamento do peptídio, provocam leitura incorreta do código genético, inibem a síntese de proteínas	+	
Tetraciclinas, glicilciclinas	Síntese de proteínas: subunidade 30S do ribossomo	Inibem a ligação do RNA transportador, inibem a síntese de proteínas	Em certas ocasiões	+
Cloranfenicol	Síntese de proteínas: subunidade 30S do ribossomo	Bloqueia a ligação de aminoacil RNA transportador, inibe a síntese de proteínas	Em certas ocasiões	+
Macrolídios, azalídeos, cetídeos	Síntese de proteínas: subunidade 50S do ribossomo	Bloqueiam a transferência de aminoácidos para a cadeia peptídica, inibem a síntese de proteínas	Em certas ocasiões	+
Clindamicina	Síntese de proteínas: subunidade 50S do ribossomo	Bloqueia a transferência de aminoácidos para a cadeia peptídica, inibe a síntese de proteínas	Em certas ocasiões	+
Quinopristina-dalfopristina	Síntese de proteínas: subunidade 50S do ribossomo	Bloqueiam a extrusão das cadeias peptídicas, inibem a síntese de proteínas	+	+ (com resistência à quinupristina)
Linezolida e tedizolida	Síntese de proteínas: subunidade 50S do ribossomo	Bloqueiam a formação do complexo de iniciação 70S, inibem a síntese de proteínas	Em certas ocasiões	+
Rifampicina	Síntese de ácido nucleico: subunidade β da RNA polimerase dependente de DNA	Inibe a síntese de RNA	+	
Metronidazol	Síntese de ácido nucleico	Causa dano aos ácidos nucleicos, inibe a síntese de DNA	+	
Quinolonas	Síntese de ácido nucleico: DNA girase, topoisomerase IV	Comprometem o superespiralamento do DNA, impedem a descatenação das moléculas de DNA após replicação, inibem a síntese de DNA	+	
Sulfonamidas	Síntese de ácido fólico: di-hidropteroato sintetase	Inibição competitiva a síntese de di-hidrofolato a partir do ácido *p*-aminobenzoico, pteroato e ácido glutâmico	Em certas ocasiões (quando utilizadas com trimetoprima)	+
Trimetoprima	Síntese de ácido fólico: di-hidrofolato redutase	Inibe a redução da di-hidrofolato a ácido tetra-hidrofólico	Em certas ocasiões (quando utilizada com sulfonamida)	+

microrganismos podem se tornar menos sensíveis aos agentes antimicrobianos. Conforme já assinalado, na maioria dos casos, a resistência é causada por uma alteração no sítio-alvo; por uma enzima que altera o medicamento, resultando em ausência de atividade; pelo bombeamento do medicamento para fora do microrganismo; ou, no caso dos patógenos gram-negativos, pela perda ou infrarregulação de uma proteína porina transmembrana. Esses mecanismos, juntamente com a replicação propensa a erro, podem interagir para produzir grandes aumentos da CIM. Por exemplo, um patógeno gram-negativo que adquiriu mutação em sua enzima girase geralmente teria apenas um aumento de quatro vezes no valor da CIM para uma quinolona; entretanto, se esse isolado também tivesse uma bomba de efluxo suprarregulada, a CIM poderia mudar para 8 a 16 vezes. A Tabela 271.3 mostra os mecanismos de resistência para múltiplas classes de fármacos, bem como os microrganismos mais comuns nos quais esses mecanismos são observados (ver também o Capítulo 289 sobre Enterobacteriaceae e multidrogarresistência).

EFEITOS DAS MUDANÇAS FARMACOCINÉTICAS

Enquanto a farmacodinâmica dos antimicrobianos é o estudo do efeito de um fármaco sobre um microrganismo infectante, a farmacocinética é o estudo do efeito dos processos corporais sobre o perfil de concentração-tempo do medicamento e a sua capacidade de penetrar até o local de infecção (ou local de toxicidade). É um determinante fundamental da capacidade de um fármaco de eliminar ou de inibir o patógeno agressor e, como muitas toxicidades estão relacionadas com a concentração, sobre a ocorrência de toxicidade grave relacionada com o medicamento.

Anteriormente, foi delineado o algoritmo para a identificação das doses do fármaco e dos esquemas de administração apropriados. A Tabela 271.4 apresenta as doses recomendadas e os esquemas de agentes antimicrobianos importantes, bem como a sua capacidade de ligação às proteínas e se a presença de alterações da função renal ou hepática produz mudanças importantes no perfil de concentração-tempo. Como em toda quimioterapia, o objetivo é gerar um perfil de concentração-tempo no plasma que produza um perfil de concentração-tempo no local de infecção suficiente para inibir ou eliminar o patógeno sem causar toxicidade.

Embora haja quase sempre um guia para o perfil de concentração-tempo que resulte em um efeito antimicrobiano apropriado, é mais difícil identificar uma ligação entre a exposição ao medicamento e a ocorrência da toxicidade. A associação entre as exposições de aminoglicosídeos e de daptomicina e suas toxicidades foi elucidada.

Para os aminoglicosídeos, foram determinadas as relações entre a exposição ao medicamento e a possibilidade de um bom resultado clínico e entre a exposição ao medicamento e a possibilidade de nefrotoxicidade. Elas estão na forma de funções de regressão logística, de modo que a verdadeira probabilidade de ambos os resultados possa ser calculada. A única diferença é que, para a relação com um bom resultado, o valor da CIM faz parte da avaliação, enquanto não figura na relação de toxicidade. Entretanto, é possível deduzir informações apropriadas ao tornar a relação do resultado específica da CIM. A Figura 271.2 ilustra as relações de efeito e de toxicidade dos aminoglicosídeos em três valores diferentes de CIM. Conforme ilustrado, é relativamente fácil obter uma alta probabilidade de bons resultados clínicos com os aminoglicosídeos quando a CIM é de 0,25 mg/ℓ, porém é praticamente impossível alcançar esse resultado quando a CIM aumenta para o valor de 1,0 mg/ℓ. A avaliação na figura baseia-se em uma dose 2 vezes/dia; a dosagem diária de aminoglicosídeos melhora acentuadamente essa circunstância. Além disso, essas relações permitem o cálculo das probabilidades de efeito e de

Tabela 271.3 Mecanismos de resistência aos antimicrobianos.

AGENTE ANTIBACTERIANO	MECANISMO	MICRORGANISMO REPRESENTATIVO
Betalactâmicos (penicilinas, cefalosporinas, carbapenéns, aztreonam)	Alteração do alvo (proteínas de ligação da penicilina)	*Staphylococcus aureus* resistente à meticilina (MRSA), *Streptococcus pneumoniae* resistente à penicilina, *Enterococcus faecium*
	Redução da permeabilidade	*Enterobacter* spp., *Pseudomonas aeruginosa*, *Acinetobacter* spp.
	Aumento do efluxo	*P. aeruginosa*, *Acinetobacter* spp.
	betalactamases	*S. aureus*, Enterobacteriaceae (inclui ESBL),* *Haemophilus influenzae*, *Moraxella catarrhalis*, *Neisseria gonorrhoeae*, *Enterococcus faecalis*, *P. aeruginosa*, *Acinetobacter* spp.
Aminoglicosídeos	Enzimas inativadoras (acetilação, adenilação, fosforilação)	*S. aureus*, enterococos, *P. aeruginosa*, Enterobacteriaceae
	Redução da permeabilidade	Enterobacteriaceae, *P. aeruginosa*, enterococos
	Aumento do fluxo	*P. aeruginosa*
	Diminuição da ligação ribossômica	*S. aureus*, *E. faecalis*, micobactérias (estreptomicina), patógenos gram-negativos (aminoglicosídeo metilase ribossômico)
Cloranfenicol	Aumento do efluxo	*H. influenzae*
	Redução da permeabilidade	Enterobacteriaceae
	Enzima inativadora (acetilação)	*S. aureus*, *S. pneumoniae*, enterococos
Daptomicina	Alteração do alvo	*S. aureus*
Glicilciclinas	Aumento do efluxo	Enterobacteriaceae, particularmente *Proteus*
Macrolídios, clindamicina, cetolídeo, quinupristina	Alteração do alvo (metilação do RNA ribossômico)	*S. aureus*, *S. pneumoniae* (mas não cetolídeo), estreptococos, *Bacteroides fragilis*
	Aumento do fluxo (mas não a clindamicina ou cetolídeo)	*S. pneumoniae*, estreptococos
	Redução da permeabilidade	Enterobacteriaceae
	Enzimas inativadoras	*Escherichia coli*, *Klebsiella pneumoniae*, *S. aureus*
Oxazolidinonas	Alteração do alvo	Estreptococos, enterococos, *S. aureus*
Quinolonas	Alteração do alvo (DNA girase, topoisomerase IV)	Enterobacteriaceae, *P. aeruginosa*
	Redução da permeabilidade	Enterobacteriaceae, *P. aeruginosa*
	Aumento do efluxo	*E. coli*, *P. aeruginosa*
Tetraciclinas	Alteração do alvo (ribossomo)	*N. gonorrhoeae*, estreptococos
	Aumento do efluxo	*E. coli*, *S. pneumoniae*
	Redução da permeabilidade	Enterobacteriaceae
	Inativação do medicamento	*B. fragilis*
Rifampicina	Alteração do alvo (subunidade beta de polimerase)	*E. coli*, *S. aureus*, *Mycobacterium tuberculosis*
Sulfonamidas, trimetoprima	Alteração do alvo (di-hidropteroato sintetase ou di-hidrofolato redutase)	Enterobacteriaceae, *M. catarrhalis*
	Aumento da produção de ácido *p*-aminobenzoico	*S. aureus*, *N. gonorrhoeae*
	Redução da permeabilidade	*P. aeruginosa*, Enterobacteriaceae
Vancomicina e lipoglicopeptídios	Alteração do alvo (sítio de ligação do precursor do peptidoglicano)	*E. faecium*, *E. faecalis*, *S. aureus*

ESBL = betalactamases de espectro estendido.

toxicidade quando, por exemplo, a ASC do aminoglicosídeo está aumentada, devido à presença de disfunção renal, visto que esses agentes são eliminados, em grande parte, pelos rins.

Quando não há nenhuma relação de toxicidade disponível, ainda existe o alvo de exposição do fármaco para obter um bom efeito clínico. O alcance desse alvo deve ser fundamental e as alterações efetuadas na presença de comprometimento renal ou hepático devem ter como objetivo manter a alta probabilidade de efeito observada em pacientes com função de depuração relativamente normal. Pode-se modificar a dose ou a posologia de um medicamento para diminuir o seu acúmulo na presença de comprometimento renal ou hepático (dependendo do medicamento) e, em seguida, recalcular o impacto sobre a probabilidade de obter um bom resultado clínico. Pode-se calcular também a quantidade de acúmulo com a redução proposta da dose ou o aumento do intervalo de administração. Para o aumento de exposição (em relação ao de pacientes com depuração normal), não existe nenhuma orientação clara, porém pode-se aceitar determinada quantidade máxima de acúmulo, contanto que o ajuste proposto da dose mantenha uma alta probabilidade de obter um bom resultado. A aceitabilidade da exposição aumentada ao medicamento após o ajuste da dosagem baseia-se habitualmente em uma combinação de toxicologia pré-clínica e maiores exposições observadas em ensaios clínicos de fase I e de fase II. Todavia, a questão primordial é que a dose proposta ou a mudança de posologia mantenham a alta probabilidade de obter um bom resultado clínico.

CLASSES DE FÁRMACOS E SUAS PROPRIEDADES

No decorrer dos últimos 75 anos, foi desenvolvido um grande número de diferentes classes de agentes antimicrobianos. Essas classes diferem nos seus mecanismos de ação, mecanismos de desenvolvimento de resistência e capacidade de eliminar um número substancial de microrganismos ou apenas inibir o crescimento bacteriano. As seções a seguir examinam algumas das propriedades das principais classes de agentes antimicrobianos atualmente utilizadas.

Agentes betalactâmicos

Essa classe de medicamentos é seguramente o grupo mais importante de antimicrobianos. Com modificação química, esses agentes apresentam um espectro excepcionalmente amplo de atividade e, em geral, um excelente perfil de segurança. A principal toxicidade está relacionada com reações alérgicas a um produto de degradação do fármaco. Os betalactâmicos incluem as penicilinas, as cefalosporinas, os monobactâmicos e os carbapenéns.

Esses agentes ligam-se a seus alvos, as proteínas bacterianas de ligação de betalactâmicos (também denominadas proteínas de ligação da penicilina). Essas proteínas de ligação apresentam um sítio ativo de serina, e o medicamento forma uma ligação covalente com esse sítio por meio da carbonila do anel betalactâmico. Algumas vezes, a ligação tem efeitos diretos sobre o formato do microrganismo. Por exemplo, nos microrganismos gram-negativos, a ligação à proteína de ligação da penicilina (PBP)-2 faz que o microrganismo assuma uma forma esférica, enquanto a ligação à PBP-3 provoca a formação de longas cadeias de microrganismos. Em geral, a ligação de alta afinidade à PBP-1 leva à rápida morte do organismo, algumas vezes acompanhada de lise. A resposta clássica do *S. pneumoniae* à penicilina G consiste em rápida lise do microrganismo. A ligação à PBP-1 (1a ou 1b) leva à ativação da ácido *N*-acetilmurâmico amidase, que destrói a parede celular da bactéria, resultando em lise.

A elaboração de betalactamases constitui a maneira mais comum pela qual os patógenos se protegem dos betalactâmicos. Os genes para essas

Tabela 271.4 Esquemas posológicos de antibacterianos, farmacocinética e ajuste da dose em pacientes com insuficiência renal ou hepática.

CLASSE/AGENTE	DOSE* PARA INFECÇÃO SISTÊMICA	FORMULAÇÃO ORAL	CONCENTRAÇÃO SÉRICA MÁXIMA (μg/mℓ)	LIGAÇÃO ÀS PROTEÍNAS (%)	MEIA-VIDA SÉRICA NORMAL (h)	INSUFICIÊNCIA HEPÁTICA	INSUFICIÊNCIA RENAL	NÍVEIS SÉRICOS ALTERADOS POR DIÁLISE
AMINOGLICOSÍDEOS								
Amicacina	5 a 6,7 mg/kg a cada 8 h ou 15 a 20 mg/kg a cada 24 h	–	35	0	2 a 3	Não	Importante	Sim (H, P)
Gentamicina	1,7 mg/kg a cada 8 h ou 5 mg/kg a cada 24 h	–	7	0	2 a 3	Não	Importante	Sim (H, P)
Netilmicina	1,7 mg/kg a cada 8 h ou 5 mg/kg a cada 24 h	–	7	0	2 a 3	Não	Importante	Sim (H, P)
Plazomicina	15 mg/kg a cada 24 h	–	74	0	3 a 4	Não	Sim	Sim (H, P)
Tobramicina	1,7 mg/kg a cada 8 h ou 5 mg/kg a cada 24 h	–	7	0	2 a 3	Não	Importante	Sim (H, P)
AGENTES ANTITUBERCULOSOS								
Bedaquilina	400 mg a cada 24 h (VO) durante 2 semanas; em seguida, 200 mg 3 vezes/semana	Sim	5,5	99,9	3.960	Não	Não	Não
Etambutol	15 mg/kg a cada 24 h (VO)	Sim	2	10	3,3	Não	Importante	Sim (H, P)
Isoniazida	5 mg/kg a cada 24 h ou 300 mg a cada 24 h (VO)	Sim	4,5	10	3	Sim	Importante	Sim (H, P)
Pirazinamida	10 mg/kg a cada 8 h (VO)	Sim	12	10	10	Sim	Sim	Sim (H)
Rifampicina	10 mg/kg ou 600 mg a cada 24 h (VO)	Sim	7	81 a 89	3	Sim	Sem importância	Não (H)
CARBAPENÉNS								
Doripeném	0,5 a 1,0 g a cada 8 h	–	23	< 10	1	Não	Sim	Sim (H)
Ertapeném	1 g a cada 24 h	–	155	95	4 a 5	Desconhecida	Sim	Sim (H)
Imipeném	0,5 a 1 g a cada 6 a 8 h	–	40	15	1	Não	Evitar na disfunção renal grave	Sim (H)
Meropeném	0,5 a 2 g a cada 8 h	–	50	< 10	1	Não	Sim	Sim (H)
Meropeném-vaborbactam	4 g a cada 8 h	–	50	< 10	2,3	Não	Sim	Sim (H)
CEFALOSPORINAS DE PRIMEIRA GERAÇÃO								
Cefadroxila	1.000 mg a cada 12 h (VO)	Sim	16	20	1,5	Não	Sim	Sim (H)
Cefazolina	0,5 a 2 g a cada 8 h	–	180	80	2	Não	Importante	Sim (H) Não (P)
Cefalexina	250 a 500 mg a cada 6 h (VO)	Sim	18	15	1	Não	Sim	Sim (H, P)
Cefradina	500 a 1.000 mg a cada 6 a 12 h	Sim†	140	10	103	Não	Sim	Sim (H, P)
CEFALOSPORINAS DE SEGUNDA GERAÇÃO								
Acetilcefuroxima	250 a 500 mg a cada 12 h (VO)	Sim	9	50	1,5	Não	Sim	Sim (H, P)
Cefaclor	250 a 500 mg a cada 8 h (VO)	Sim†	10	25	0,8	Não	Sim	Sim (H)
Cefoxitina	1 a 2 g a cada 6 a 8 h	–	220	70	0,8	Não	Sim	Sim (H) Não (P)
Cefprozila	250 a 500 mg a cada 12 h (VO)	Sim	10	35	1,4	Não	Sim	Sim (H)
Cefuroxima	750 a 1.500 mg a cada 8 h	–	100	50	1,5	Não	Sim	Sim (H, P)
CEFALOSPORINAS DE TERCEIRA GERAÇÃO								
Cefdinir	300 mg a cada 12 h (VO)	Sim	2	65	1,7	Desconhecida	Sem importância	Sim (H)
Cefditoreno pivoxila	400 mg a cada 12 h (VO)	Sim	4	88	1,6	Não	Sim	Sim (H)
Cefixima	400 mg a cada 24 h (VO)	Sim	3 a 5	67	3	Não	Sim	Não (H, P)
Cefotaxima	1 a 2 g a cada 6 a 8 h	–	200	50	1,5	Sem importância	Sem importância	Sim (H) Não (P)
Cefpodoxima proxetila	200 a 400 mg a cada 12 h (VO)	Sim	3	25	2,5	Não	Sim	Sim (H)
Ceftazidima	1 a 2 g a cada 8 h	–	160	60	2	Não	Importante	Sim (H, P)
Ceftazidima-avibactam	2,5 g a cada 8 h	–	160	60	2	Não	Importante	Sim (H)

Tabela 271.4 Esquemas posológicos de antibacterianos, farmacocinética e ajuste da dose em pacientes com insuficiência renal ou hepática. *(continuação)*

CLASSE/AGENTE	DOSE* PARA INFECÇÃO SISTÊMICA	FORMULAÇÃO ORAL	CONCENTRAÇÃO SÉRICA MÁXIMA (μg/mℓ)	LIGAÇÃO ÀS PROTEÍNAS (%)	MEIA-VIDA SÉRICA NORMAL (h)	INSUFICIÊNCIA HEPÁTICA	INSUFICIÊNCIA RENAL	NÍVEIS SÉRICOS ALTERADOS POR DIÁLISE
Ceftibuteno	400 mg a cada 24 h (VO)	Sim	15	65	2,5	Desconhecida	Sim	Sim (H)
Ceftizoxima	1 a 2 g a cada 6 a 8 h	–	130	30	1,3	Não	Importante	Sim (H) Não (P)
Ceftriaxona	1 a 2 g a cada 12 a 24 h	–	250	90 a 95	8	Não	Não	Não (H)
CEFALOSPORINAS DE QUARTA GERAÇÃO								
Cefepima	1 a 2 g a cada 8 h	–	193	20	2	Não	Importante	Sim (H, P)
Ceftarolina	600 mg a cada 8 a 12 h	–	21,3	20	2,6	Não	Importante	Sim (H)
Ceftolozana-tazobactam	1,5 g a cada 8 h	–	74	16 a 21	3,1	Não	Sim	Sim (H)
PENICILINAS								
Amoxicilina	500 mg a cada 8 h (VO)	Sim	10	20	1	Não	Sim	Sim (H) Não (P)
Amoxicilina-ácido clavulânico†	875/125 mg a cada 8 a 12 h	Sim	2,7	25	1,3	Desconhecida	Moderada	Sim (H, P)
Ampicilina	1 g a cada 6 h	Sim†	200	20	1	Não	Sim	Sim (H) Não (P)
Cloxacilina	500 mg a cada 6 h (VO)	Sim†	9	95	0,5	Não	Não	Não (H, P)
Dicloxacilina	500 mg a cada 6 h (VO)	Sim†	18	97	0,5	Não	Não	Não (H, P)
Nafcilina	1 a 2 g a cada 4 a 6 h	–	160	90	0,5	Sim	Não	Não (H, P)
Oxacilina	1 a 2 g a cada 4 a 6 h	–	200	90	0,5	Sim	Não	Não (H, P)
Penicilina G	3 a 4 milhões de unidades a cada 4 a 6 h	Sim†	60	60	0,5	Não	Sim	Sim (H) Não (P)
Penicilina V	500 mg a cada 6 h (VO)	Sim	5	80	1	Não	Não	Sim (H) Não (P)
Piperacilina/tazobactam	3,375 a 4,5 g a cada 6 a 8 h	–	240	50	1	Sem importância	Sem importância	Sim (H)
Ticarcilina/clavulanato	3,1 g a cada 4 a 8 h		220	50	1	Sem importância	Importante	Sim (H, P)
MONOBACTÂMICO								
Aztreonam	1 a 2 g a cada 8 h	–	250	60	2	Não	Importante	Sim (H, P)
QUINOLONAS								
Ciprofloxacino	400 mg a cada 8 a 12 h, 500 a 750 mg a cada 12 h (VO)	Sim†	2 a 3	30	4	Não	Sem importância	Não (H, P)
Delafloxacino	300 mg a cada 12 h	Sim	7,4	84	3,7	Não	Sem importância	Não (H)
Levofloxacino	250 a 750 mg a cada 24 h (IV ou VO)	Sim	6 a 9	30	7	Não	Sim	Não (H, P)
Moxifloxacino	400 mg a cada 24 h (IV ou VO)	Sim	4 a 5	50	10	Não – sem importância	Não	Não (H, P)
TETRACILCINAS, GLICILCICLINAS								
Doxiciclina	100 mg a cada 12 a 24 h (VO) após uma dose de ataque de 200 mg	Sim	1,5 a 2,1	93	15 a 20	Evitar	Não	Não (H, P)
Minociclina	100 mg a cada 12 a 24 h (VO) após uma dose de ataque de 200 mg	Sim	2,2	75	15	Não	Evitar	Não (H, P)
Tetraciclina	500 mg a cada 6 h (VO)	Sim†	4	50	7	Evitar	Evitar	Não (H, P)
Tigeciclina	100 mg, em seguida 50 mg a cada 12 h	–	0,6 a 0,9	70	37 a 38	Sem importância	Não	Não (H, P)
SULFONAMIDAS								
Sulfadiazina	15 mg/kg a cada 6 h	Sim	30	50	3	Evitar	Evitar	Desconhecidos
Sulfametoxazol	0,5 a 1 g a cada 6 a 8 h (VO)	Sim	100	50	9	Evitar	Importante	Sim (H) Não (P)
Trimetoprima (com sulfametoxazol)	3 a 5 mg/kg a cada 6 a 8 h (com base no componente de trimetoprima)	Sim	3 a 9	60	10	Não	Evitar	Sim (H) Não (P)

MACROLÍDIOS, LINCOSAMIDAS, CETOLÍDEOS								
Azitromicina	500 mg na primeira dose, seguidos de 250 mg a cada 24 h ou 500 mg × 3 dias (VO) Terapia de dose única de 1 a 2 g para IST	Sim[†]	0,4	25	12 a 50	Desconhecida	Não	Não (H, P)
Claritromicina	500 mg a cada 12 h (VO)	Sim	2 a 3	70	7	Não	Sem importância	Sim (H) Não (P)
Clindamicina	0,3 a 0,9 g a cada 8 h	Sim	15	90	2,5	Sem importância	Não	Não (H, P)
Eritromicina	500 mg a cada 6 h (VO)	Sim[†]	1,8	70	2	Sem importância	Não	Não (H, P)
Telitromicina	800 mg a cada 24 h (VO)	Sim	2	65	10	Não	Não	Não (H)
OXAZOLIDINONAS								
Linezolida	600 mg a cada 12 h	Sim	18	30	5	Não – sem importância	Não	Sim (H)
Tedizolida	200 mg a cada 24 h	Sim	2	70 a 90	12	Não		
OUTROS AGENTES								
Cloranfenicol	0,25 a 1 g a cada 6 h A administração oral produz concentrações sanguíneas mais altas do que a administração por via intravenosa	Sim	8 a 14	60	1,5	Sem importância	Não	Sim (H) Não (P)
Daplomicina	4 a 6 mg/kg a cada 24 h	–	58 a 100	90	8 a 9	Não	Sem importância	Não (P) Sem importância (H)
Metronidazol	500 mg a cada 6 h (anaeróbios) 250 mg a cada 8 h (tricomoníase) 750 mg a cada 8 h (amebíase) (IV ou VO)	Sim	25	20	8	Sim	Não	Sim (H) Não (P)
Nitrofurantoína	100 mg a cada 6 h (VO)	Sim	Zero	60	0,3	Não	Evitar	Sim (H)
Quinopristina-dalfopristina (30:70)	7,5 mg/kg a cada 8 a 12 h	–	3,2/8[§]	90/30	3/1[§]	Sem importância	Não	Não (P)
Espectinomicina	2 g/24 h	–	100	0	2	Não	Evitar	Desconhecidos
Vancomicina	15 mg/kg a cada 12 h	Sim[¶]	35	50	6	Não	Importante	Não (H, P)
Oritavancina	1.200 mg em dose única	–	138	85	245	Não	Importante	Não (H)
Telavancina	10 mg/kg a cada 24 h	–	108	90	8	Não	Importante	Não (H)
Dalbavancina	1.500 mg em dose única	–	287	93	346	Não	Importante	Não (H)

*Dose em miligramas por quilograma de peso corporal a intervalos de hora e/ou dose oral em miligramas em pacientes com função renal normal; todas as doses são administradas por via parenteral, a não ser que seja especificado VO. [†]Redução significativa ou atraso na absorção quando o medicamento é administrado com alimentos. [‡]Refere-se às informações para o ácido clavulânico. [§]Inclui o composto original e metabólitos ativos. [¶]A vancomicina oral não é absorvida; é utilizada apenas para terapia intraluminal. H = hemodiálise; P = diálise peritoneal; IST = infecção sexualmente transmissível.

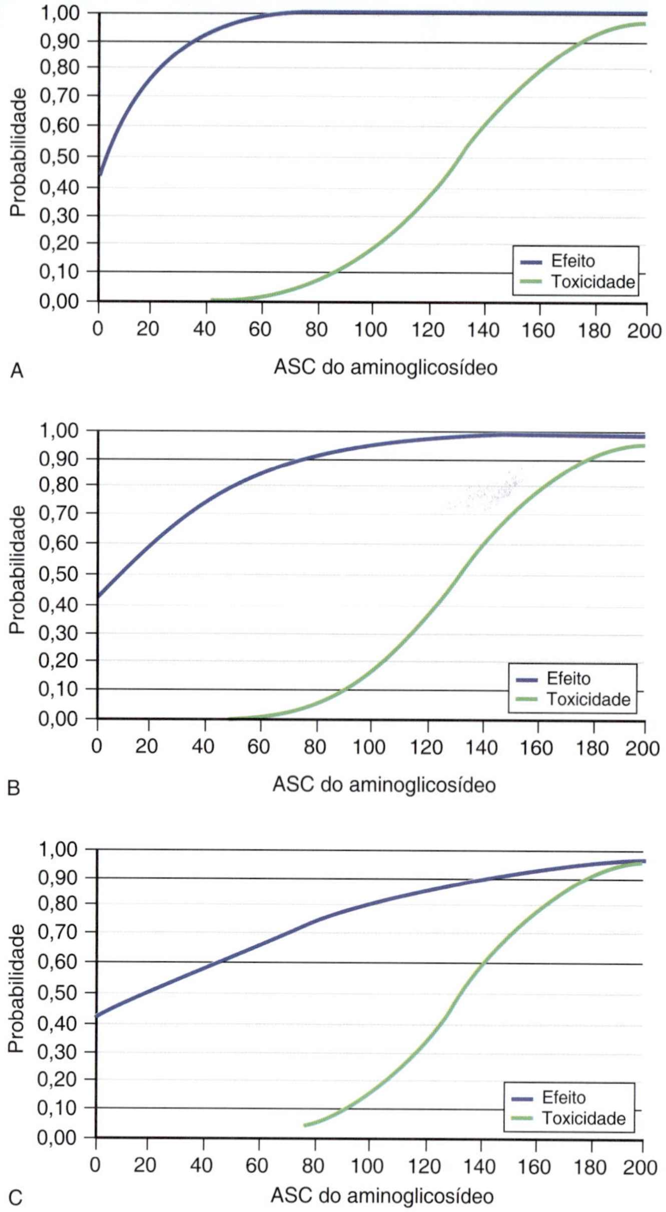

FIGURA 271.2 Probabilidade de efeito clínico *versus* nefrotoxicidade como função da área sob a curva (ASC) do aminoglicosídeo. A. Concentração inibitória mínima (CIM) = 0,25 mg/ℓ. **B.** CIM = 0,5 mg/ℓ. **C.** CIM = 1,0 mg/ℓ.

enzimas podem estar situados em plasmídios ou outros segmentos de DNA transmissível, ou podem residir no cromossomo bacteriano. Alguns medicamentos, como os carbapenéns, são resistentes à hidrólise por muitas enzimas (mas, certamente, nem todas, em particular as metalobetalactamases e as betalactamases tipo carbapenemase de *K. pneumoniae*). A atividade dos betalactâmicos pode ser protegida pela administração desses medicamentos em associação a um inibidor da betalactamase. Os exemplos incluem clavulanato de potássio, sulbactam, tazobactam e, mais recentemente, avibactam e vaborbactam. Esses agentes inibem diferentes tipos de betalactamases, porém apenas os avibactans inibem as enzimas tipo ampC carreadas por *P. aeruginosa*, espécies de *Enterobacter*, espécies de *Citrobacter*, *Serratia marcescens* e *Protea* indol-positivos (microrganismos SPICE).

Todos os betalactâmicos são relativamente não dependentes da concentração na sua taxa de eliminação, e o tempo do medicamento livre (não ligado às proteínas) maior que a CIM (T > CIM) é o índice farmacodinâmico ligado à eliminação aumentada dos microrganismos. As classes diferem de certo modo e os carbapenéns exigem aproximadamente 40% do T do medicamento livre maior do que a CIM para a eliminação quase máxima de bactérias. No caso das penicilinas, essa porcentagem é de cerca de 50%, e, para as cefalosporinas e os monobactâmicos, é de 60 a 70%. Quando esses agentes precisam penetrar em um local de infecção, como o líquido de revestimento epitelial do pulmão ou o sistema nervoso central, os valores-alvo farmacodinâmicos podem variar um pouco.

Aminoglicosídeos

Esses agentes importantes foram descobertos no final da década de 1940 para o tratamento de *M. tuberculosis* (estreptomicina). O rastreamento de produtos naturais identificou diversos aminoglicosídeos diferentes, como canamicina, neomicina, gentamicina (na verdade, uma combinação de três congêneres) e tobramicina. Outros agentes semissintéticos, como amicacina, netilmicina e arbecacina (entre outros), foram descobertos e utilizados para terapia nos EUA e em outros países.

A nefrotoxicidade e a toxicidade da orelha média (perda de audição e perda do equilíbrio) constituem as toxicidades que limitam as doses de aminoglicosídeos e resultaram em seu abandono na década de 1990 e no início da primeira década do século XXI. Agora, foi reconhecido que a maior parte (mas não toda) do potencial nefrotóxico pode ser atenuada por meio de dosagem intermitente desses medicamentos (habitualmente, 1 vez/dia). Entretanto, mesmo com a terapia diária, o seu uso prolongado ainda pode resultar em nefrotoxicidade ou ototoxicidade.

O recente aumento na resistência, particularmente entre bactérias gram-negativas, e os novos mecanismos que medeiam a resistência até mesmo aos melhores agentes betalactâmicos levaram a um renovado interesse pelos aminoglicosídeos já existentes e por uma pesquisa de novos medicamentos que sejam mais resistentes à inativação pelas enzimas modificadoras de aminoglicosídeos, como a plazomicina. Esse aminoglicosídeo foi recentemente aprovado para uso no tratamento das infecções complicadas do trato urinário. Em virtude de modificações estruturais, esse medicamento permanece ativo contra muitos mecanismos de resistência que tornam as bactérias resistentes aos outros aminoglicosídeos.

Esses medicamentos são dependentes da concentração no que diz respeito à eliminação das bactérias e são fármacos que produzem rápida eliminação.[7] Por conseguinte, a razão ASC/CIM (ou, conforme algumas vezes designada, razão pico de concentração/CIM) constitui o índice farmacodinâmico mais estreitamente associado à destruição das bactérias. Por conseguinte, seria de esperar que a administração diária de grandes doses a pacientes com função renal normal pudesse otimizar a eliminação das bactérias. Conforme assinalado anteriormente, a administração de uma dose 1 vez/dia também minimiza a probabilidade de nefrotoxicidade dos aminoglicosídeos.

Os aminoglicosídeos mais antigos (estreptomicina e gentamicina) apresentam o melhor perfil para atuar de modo sinérgico com medicamentos ativos contra estreptococos gram-positivos (particularmente enterococos). Em geral, a tobramicina apresenta a atividade mais potente contra *P. aeruginosa* (dependendo das enzimas modificadoras de aminoglicosídeos presentes em determinado local), e observa-se geralmente menos resistência com a amicacina (mais uma vez, dependendo do local). Em virtude do número de grupos amino transportados, a estreptomicina e a amicacina habitualmente são cerca de quatro vezes menos potentes do que a gentamicina ou a tobramicina. Em consequência, suas dosagens são aproximadamente três a quatro vezes mais altas.

Esses agentes devem ser considerados componentes de esquemas de combinação para pacientes em estado grave, particularmente aqueles que se acredita estarem infectados por microrganismos gram-negativos, no contexto da terapia empírica.

Quinolonas

Esses agentes são totalmente sintéticos e não existem na natureza. São inibidores (dependendo do fármaco e do microrganismo) das topoisomerases II e IV para bloqueio da replicação do DNA, tornando-os rapidamente bactericidas. Uma substituição de flúor aumenta acentuadamente a atividade microbiológica desses medicamentos, tornando-os úteis no tratamento tanto de infecções associadas à comunidade (particularmente infecções do trato urinário e pneumonia) quanto de infecções hospitalares por microrganismos gram-negativos.

Esses medicamentos penetram bem na maioria dos espaços corporais e acumulam-se nas células de mamíferos. Isso os torna ativos contra patógenos intracelulares obrigatórios, como *Chlamydophila*, *Legionella* e *Mycoplasma*. Além disso, têm boa penetração nos espaços corporais com zônulas de oclusão (próstata, olho, sistema nervoso central) e no líquido de revestimento epitelial do pulmão.

Normalmente, as toxicidades desses fármacos estão "fora do alvo". Vários desses medicamentos foram retirados do mercado ou receberam uma tarja preta das autoridades de saúde devido à ocorrência infrequente de ruptura de tendões e *torsade de pointes* (ver Capítulo 59) ou outras toxicidades graves e potencialmente fatais, como hepatite eosinofílica. Recentemente, foram incluídas novas advertências em tarja preta, como hipoglicemia, que pode levar ao coma e a transtornos mentais, incluindo comprometimento da memória e delírio. Em consequência, a Food and Drug Administration adverte que os efeitos colaterais das quinolonas superam seus benefícios quando pacientes com sinusite aguda têm outras opções.

Esses agentes são bactericidas dependentes da concentração, indicando que a razão ASC/CIM do medicamento livre está mais bem associada a uma capacidade do esquema de eliminar as células bactérias. É interessante assinalar que, em particular para um fármaco que é totalmente sintético, existem diversos mecanismos de resistência que permitem o escape das bactérias da pressão exercida pelo fármaco. A combinação de hiperexpressão de bombas de efluxo e replicação sujeita a erro, resultando em mutantes no sítio-alvo, bem como em grave subdosagem para alguns dos primeiros medicamentos da classe, resultou no desenvolvimento de resistência considerável, particularmente entre isolados gram-negativos e no ambiente da UTI.

Macrolídios, tetraciclinas, cetolídeos, clindamicina e oxazolidinonas

Esses agentes ligam-se a diferentes sítios no ribossomo bacteriano, tornando-os inibidores da síntese de proteínas e, em sua maior parte, são medicamentos com atividade bactericida limitada. Uma exceção pode ser a sua atividade contra *S. pneumoniae*.

Os macrolídios (particularmente claritromicina e azitromicina) são mais úteis para as infecções das vias respiratórias adquiridas na comunidade, por duas razões. Em primeiro lugar, o seu espectro é bem adequado para as bactérias clássicas e atípicas encontradas nesses pacientes. Em segundo lugar, esses fármacos concentram-se bem no líquido de revestimento epitelial do pulmão, com acúmulo que varia de seis a quase 20 vezes aquele do plasma. Esse acúmulo explica, em parte, por que esses agentes tiveram melhor desempenho no sistema respiratório do que na pele e nas suas estruturas. A telitromicina, um cetolídeo, conserva a sua atividade contra muitos (mas não todos) isolados resistentes aos macrolídios.

Os macrolídios e a telitromicina são medicamentos dirigidos pela proporção ASC/CIM do medicamento livre no que concerne à atividade bacteriana, mas por motivos diferentes. A telitromicina é ligeiramente dependente da concentração no que diz respeito à sua atividade microbiológica, o que não ocorre com os macrolídios clássicos. A telitromicina assemelha-se mais aos aminoglicosídeos ou às quinolonas em termos de associação entre índices de exposição e efeito bacteriano. Os macrolídios clássicos, particularmente a azitromicina, induzem um longo efeito persistente ou pós-antibiótico e *não* são dependentes da concentração em seu efeito bacteriano. Esse efeito pós-antibiótico suprime o novo crescimento de bactérias após o declínio da concentração do fármaco abaixo da CIM até que a próxima dose seja administrada. Dessa maneira, percebemos a ligação a ser direcionada pela razão ASC/CIM do medicamento livre, porém com um mecanismo diferente daquele dos agentes cuja taxa de destruição de bactérias depende da concentração.

As toxicidades observadas estão, em sua maioria, fora do alvo e são gastrintestinais. Há também algum prolongamento do intervalo QT (ver Capítulo 48), o que explica presumivelmente por que a azitromicina tem sido considerada um fármaco com risco aumentado de arritmia ventricular. Entretanto, uma revisão sistemática e metanálise recentes da segurança cardiovascular dos macrolídios não relataram nenhuma associação com arritmias ou mortalidade cardiovascular.[8]

As tetraciclinas apresentam um espectro de atividade excepcionalmente amplo, incluindo patógenos tanto gram-positivos quanto gram-negativos, além de serem ativas contra patógenos atípicos. A última forma de um agente do tipo tetraciclina (tigeciclina, uma glicilciclina) também apresenta boa atividade contra o *S. aureus* resistente à meticilina (MRSA). A tigeciclina difere das tetraciclinas anteriores (p. ex., doxiciclina, minociclina), visto que a sua estrutura impede que muitas bombas de efluxo removam o fármaco das bactérias e também fornece certo grau de proteção ribossômica.

A clindamicina, um antibiótico da lincosamida, apresenta um espectro que cobre os anaeróbios clinicamente mais significativos, incluindo muitos patógenos do grupo *Bacteroides* (embora se observe alguma resistência). Por conseguinte, trata-se de um agente útil nas infecções em que os anaeróbios desempenham um papel proeminente, como abscessos pulmonares e infecções intra-abdominais. Em muitas áreas dos EUA, a clindamicina mantém a sua atividade contra o MRSA, porém, isso deve ser verificado com um teste D (resistência induzível a macrolídio-lincosamida-estreptogramina) no laboratório microbiológico. Além disso, apresenta boa atividade contra muitos estreptococos. Por ser um inibidor da síntese de proteínas, a clindamicina pode produzir melhores resultados quando o isolado estafilocócico ou estreptocócico elabora toxinas.

Mais uma vez, a maior parte da toxicidade está fora do alvo, sendo os sintomas gastrintestinais mais frequentes. Podem ocorrer diarreia associada ao antibiótico e colite mais grave por *Clostridium difficile*.

A linezolida e a tedizolida são membros da classe oxazolidinona de antibióticos e são inibidores da síntese de proteínas. Apresentam excelente atividade contra microrganismos gram-positivos, incluindo forte atividade contra o MRSA. As oxazolidinonas penetram bem na pele, bem como no líquido do revestimento epitelial. São prescritas no tratamento de infecções da pele e das estruturas cutâneas, e, atualmente, apenas a linezolida está aprovada para o tratamento da pneumonia estreptocócica e estafilocócica (incluindo MRSA) adquirida na comunidade e hospitalar. Dispõe-se de formulações intravenosas e orais de ambos os medicamentos. Tanto a linezolida quanto a tedizolida têm alta biodisponibilidade oral.

A razão ASC/CIM do medicamento livre é o índice farmacodinâmico mais associado à eliminação de células das oxazolidinonas. A toxicidade da medula óssea, incluindo trombocitopenia, neutropenia e anemia, está ligada à dose de oxazolidinona e à duração da terapia. Foi relatada a ocorrência de acidose láctica, neuropatia periférica e neurite óptica. A resistência ocorre raramente e é observada mais frequentemente com enterococos do que com *S. aureus*.

Vancomicina, quinupristina-dalfopristina, daptomicina e lipoglicopeptídios

Apesar de serem estruturados de maneira diferente, esses agentes (juntamente com as oxazolidinonas) distinguem-se por ter atividade segura contra o MRSA.

A vancomicina atua na parede celular e altera a permeabilidade da membrana celular. É bactericida. A razão ASC/CIM do medicamento livre é o propulsor do efeito antimicrobiano. Esse fármaco glicopeptídico apresenta atividade contra muitos patógenos gram-positivos e é ativo contra *C. difficile* quando administrado por via oral. À semelhança da maioria dos medicamentos, o seu uso amplo provocou o desenvolvimento de resistência à vancomicina nos enterococos e *S. aureus* (embora seja rara neste último).

Embora a vancomicina tenha a reputação de ser um bactericida um tanto lento, nenhum agente novo o superou de maneira significativa, pelo menos em ensaios clínicos de infecções da pele e de suas estruturas. Foi documentado um deslocamento da CIM. Embora muitos isolados de *S. aureus* tenham sido, no passado, sensíveis a valores de CIM de 0,25 a 0,5 mg/ℓ, eles agora se tornaram uma minoria distinta; 1,0 mg/ℓ representa o valor modal, e poucos isolados têm valores de 2,0 mg/ℓ. As CIM mais altas fazem que esses isolados sejam mais difíceis de tratar de modo seguro com dosagem padrão (1 g IV, a cada 12 h). Além disso, ficou recentemente claro que as doses mais altas de vancomicina estão associadas a um risco significativamente maior de nefrotoxicidade, mesmo quando o agente é administrado como monoterapia. Além da nefrotoxicidade, a vancomicina provoca liberação de histamina ("síndrome do homem vermelho") quando administrada com muita rapidez por via intravenosa. Recomendam-se tempos de infusão de aproximadamente 1 hora para as doses-padrão.

A oritavancina, a dalbavancina e a telavancina são derivados lipoglicopeptídicos semissintéticos da vancomicina, que eliminam estreptococos, enterococos e estafilococos (incluindo MRSA) de maneira dependente da concentração pelos mesmos mecanismos de ação da vancomicina. Esses medicamentos estão aprovados para o tratamento de infecções da pele e de suas estruturas causadas por esses micróbios. A oritavancina e a dalbavancina têm meias-vidas terminais longas, e administra-se uma dose única no tratamento dessas infecções. A telavancina tem meia-vida sérica de 8 horas e é administrada em uma dose por dia. Esses medicamentos não são utilizados no tratamento da colite por *C. difficile*.

A quinupristina-dalfopristina é uma combinação dos antibióticos estreptogramina A e estreptogramina B. Embora cada um seja bacteriostático, a combinação pode produzir alguma eliminação dos micróbios visto que os dois medicamentos são sinérgicos. Entretanto, a sinergia é perdida com o desenvolvimento de resistência a um dos fármacos. Além disso, a quantidade de bactérias eliminadas é modesta devido às meias-vidas rápidas dos medicamentos e à imposição de um intervalo de 12 horas entre as doses. Esse produto de combinação apresenta atividade contra os enterococos resistentes, bem como contra o MRSA. Sua toxicidade inclui dor muscular relativamente intensa em alguns pacientes. É também flebitogênico e precisa ser administrado com cateter venoso central, o que limita sua utilidade.

A daptomicina é um antibiótico lipopeptídico cíclico, descoberto na década de 1980 e que ressurgiu na década de 1990 com maior compreensão da relação entre exposição e efeito *versus* exposição e toxicidade. Foi constatado que o efeito antibacteriano contra o MRSA é impulsionado pela razão ASC/CIM do medicamento livre. Foram observados efeitos musculares no início de seu desenvolvimento, o que limitou a terapia. As concentrações mínimas de daptomicina produzem essa toxicidade, que pode ser reduzida com a administração de uma única dose ao dia (minimizando, assim, as concentrações mínimas).

Esse agente foi aprovado para as infecções da pele e de suas estruturas e, em particular, para a bacteriemia complicada por *S. aureus* e endocardite do lado direito. Apresenta também atividade contra os enterococos. O medicamento liga-se no líquido de revestimento epitelial pelo surfactante, excluindo o seu uso no tratamento da pneumonia.

A daptomicina pode causar toxicidade muscular, que é rara, mas pode ser precedida por elevação dos níveis de creatinoquinase. O dano muscular é induzido pelas concentrações mínimas de daptomicina, geralmente acima de uma concentração de cerca de 25 mg/ℓ. O monitoramento da concentração de creatinoquinase é útil no manejo de pacientes tratados com daptomicina.

TOXICIDADES

Todos os agentes antimicrobianos apresentam toxicidades. Os efeitos tóxicos mais comuns observados para muitos agentes antimicrobianos são apresentados na Tabela 271.5.

DURAÇÃO DO TRATAMENTO

Sabe-se relativamente pouco sobre a duração ideal da terapia. Foram realizados alguns trabalhos para definir certas circunstâncias em que ciclos curtos de quimioterapia são efetivos. Por exemplo, a gonorreia tem alta probabilidade de ser curada por uma única dose do medicamento (ceftriaxona, cefixima, quinolonas), se o microrganismo for sensível ao medicamento.

No caso do sulfametoxazol-trimetoprima e das quinolonas, ensaios clínicos controlados mostraram que um tratamento de 3 dias de duração é adequado para infecções não complicadas do trato urinário. Para os antimicrobianos betalactâmicos, é necessária uma duração um pouco maior.

Na pneumonia adquirida na comunidade, ensaios clínicos controlados com quinolonas demonstraram resultados ótimos com tratamento de 5 dias de duração. Na sinusite bacteriana, a obtenção de amostra direta do seio infectado demonstrou a erradicação dos patógenos bacterianos no terceiro dia de terapia ou antes, particularmente nas infecções causadas por *S. pneumoniae*.

Na pneumonia associada à ventilação mecânica, uma comparação duplo-cega de 8 *versus* 15 dias de terapia demonstrou que, com uma única exceção, os resultados clínicos foram igualmente bons, houve menos emergência de resistência, foram administrados menos antibióticos e houve menos toxicidade com o tratamento de 8 dias de duração. A única exceção foi observada quando um bacilo gram-negativo não fermentador foi cultivado (*P. aeruginosa* ou espécies de *Acinetobacter*). Nessa circunstância, houve um número significativamente maior de recidivas com o tratamento de 8 dias, em comparação com 15 dias, porém os resultados clínicos foram semelhantes.

Em pacientes hospitalizados que apresentam bacteriemia por microrganismos gram-negativos e estabilidade clínica antes de 7 dias, um ciclo de antibióticos de 7 dias demonstrou ser tão bom quanto 14 dias.[A1b] Em algumas infecções, os microrganismos são de crescimento lento e exigem mais tempo para o seu controle. Tanto a endocardite quanto a osteomielite são exemplos. Podem ser necessários tratamentos de 4 a 6 semanas de duração e, em certas ocasiões, de duração mais longa para obter a cura nessa circunstância.

Por fim, um dos tratamentos de duração mais longa é observado na tuberculose. Nesse caso, alguns microrganismos estão no estado de "persistentes não replicativos" (PNT), indicando que eles não estão crescendo ou não estão metabolicamente ativos. Quando recuperados, esses microrganismos ainda são totalmente sensíveis aos antimicrobianos utilizados; todavia, enquanto se encontram no estado PNT, não podem ser prontamente eliminados com a quimioterapia atual (resistência fenotípica, mas não genotípica). Há necessidade de um tratamento de 6 meses de duração para os microrganismos de tipo selvagem e duração de 18 a 24 meses para a tuberculose multidrogarresistente. Com efeito, uma importante meta de pesquisa é encontrar fármacos capazes de eliminar prontamente microrganismos no estado PNT e, assim, reduzir substancialmente o curso terapêutico para *M. tuberculosis*.

FALHA DA TERAPIA ANTIMICROBIANA

Em certas ocasiões, a terapia antimicrobiana não tem sucesso, e a falha é definida como a persistência dos sinais e sintomas de infecção ou da febre. Quando somos confrontados com o fracasso após o uso de uma terapia antimicrobiana considerada adequada, deve-se estabelecer uma sequência de investigações: houve desenvolvimento de resistência, ou ocorreu superinfecção? Há uma víscera oca obstruída (p. ex., trato urinário ou gastrintestinal)? Há um abscesso não drenado ou um acúmulo infectado (p. ex., empiema)? Existe algum corpo estranho infectado (p. ex., cateter intravenoso ou prótese) ou há algum tecido desvitalizado (p. ex., sequestro na osteomielite)? A febre (se estiver presente) pode ser atribuída a um medicamento que está sendo administrado? Um reexame minucioso deve elucidar a causa em muitos casos.

Tabela 271.5 Toxicidades diversas dos agentes antimicrobianos.

AGENTE	GERAL	PELE	TRATO GASTRINTESTINAL	CÉLULAS SANGUÍNEAS	RIM	SISTEMA NERVOSO	OUTRAS
Penicilinas	Hipersensibilidade, anafilaxia, doença do soro	Exantema, urticária, eritema multiforme	Diarreia (ampicilina, amoxicilina-clavulanato), hepatite (oxacilina)	Anemia hemolítica Coombs-positiva, comprometimento da função das plaquetas (ticarcilina), leucopenia, trombocitopenia	Nefrite (meticilina), hipopotassemia (carboxi e ureidopenicilinas)	Crises convulsivas, contrações (com altas doses, insuficiência renal)	Inativam os aminoglicosídeos quando misturados; possível com terapia concomitante na insuficiência renal
Cefalosporinas	Doença do soro (cefaclor), hipersensibilidade, anafilaxia (rara)	Exantema, urticária	Diarreia, disfunção hepática, precipitados na bile (ceftriaxona), aumento leve das PFH	Neutropenia, aumento do tempo de protrombina, sangramento (devido à cadeia lateral MTT), teste de Coombs positivo	Aumenta a toxicidade dos aminoglicosídeos, insuficiência renal aguda (rara), nefrite intersticial		Reação do tipo dissulfiram com uso de álcool (cadeia lateral MTT)

Tabela 271.5 Toxicidades diversas dos agentes antimicrobianos.

AGENTE	GERAL	PELE	TRATO GASTRINTESTINAL	CÉLULAS SANGUÍNEAS	RIM	SISTEMA NERVOSO	OUTRAS
Carbapenéns	Hipersensibilidade	Exantema, urticária, exantema multiforme	Vômitos com infusão rápida (imipeném), PFH anormais	Supressão da medula óssea, teste de Coombs positivo	Disfunção renal	Crises convulsivas, mioclonia	
Aminoglicosídeos	Febre	Exantema			Insuficiência renal reversível	Toxicidade vestibular irreversível e/ou dano auditivo, bloqueio muscular (com anestésicos e miastenia *gravis*)	
Vancomicina e lipoglicopeptídios	Alergia, febre	Exantema		Leucopenia, trombocitopenia	Nefrotóxicos	Diminuição da audição, neuropatia	Liberação de histamina com rubor e hipotensão (infusão < 1 h, pode ser evitado com anti-histamínicos)
Quinolonas	Cefaleia, alergia, anafilaxia (rara)	Exantema (gemifloxacino), urticária, fotossensibilidade (lomefloxacino)	Distúrbio GI, PFH anormais			Tontura, insônia, nervosismo, tremores, alterações visuais, crises convulsivas	Ruptura de tendão; artropatia em animais jovens
Sulfonamidas	Hipersensibilidade, anafilaxia, doença do soro, febre	Exantema, síndrome de Stevens-Johnson, fotossensibilidade	Hepatite	Hemólise (deficiência de G6PD), agranulocitose, supressão da medula óssea	Cristalúria	Neuropatia	Vasculite
Sulfametoxazol ± trimetoprima	Febre	Exantema, eritema multiforme, síndrome de Stevens-Johnson, NET	Hepatite, pancreatite	Supressão da medula óssea	Hiperpotassemia, insuficiência renal aguda		
Cloranfenicol	Febre			Supressão da medula óssea (relacionada com a dose), anemia aplásica	Neurite óptica, neuropatia	Colapso circulatório (síndrome do bebê cinzento em recém-nascidos)	
Tetraciclinas	Hipersensibilidade	Fotossensibilização (doxiciclina)	Desconforto GI, hepatotoxicidade na azotemia ou gravidez		Agravamento antianabólico da azotemia (exceto a doxiciclina)	Vertigem (minociclina)	Deposição no osso (displasia) e nos dentes (coloração)
Macrolídios	Febre	Exantema	Desconforto GI			Diminuição reversível da audição	Flebite (eritromicina IV), gosto metálico (claritromicina)
Clindamicina	Febre	Exantema	Diarreia, colite pseudomembranosa				
Metronidazol	Cefaleia, hipersensibilidade		Náuseas, gosto metálico, pancreatite	Leucopenia		Neuropatia periférica, ataxia	Mutagênico, carcinogênico em roedores, reação do tipo dissulfiram com uso de álcool

GI = gastrintestinal; G6PD = glicose-6-fosfato desidrogenase; PFH = provas de função hepática; MTT = metiltiotetrazol; NET = necrólise epidérmica tóxica.

Grau A Recomendações de grau A

A1. Nemeth J, Oesch G, Kuster SP. Bacteriostatic versus bactericidal antibiotics for patients with serious bacterial infections: systematic review and meta-analysis. *J Antimicrob Chemother.* 2015;70:382-395.

A1b. Yahav D, Franceschini E, Koppel F, et al. Seven versus 14 days of antibiotic therapy for uncomplicated gram-negative bacteremia: a noninferiority randomized controlled trial. *Clin Infect Dis.* 2019;69:1091-1098.

REFERÊNCIAS BIBLIOGRÁFICAS

As referências bibliográficas, bem como os outros materiais suplementares deste livro, encontram-se no GEN-IO, nosso ambiente virtual de aprendizagem.

272

INFECÇÕES ESTAFILOCÓCICAS

HENRY F. CHAMBERS E GEORGE SAKOULAS

DEFINIÇÃO

Os estafilococos são bem adaptados como microrganismos comensais e patógenos. As espécies coagulase-negativas constituem uma proporção significativa do microbioma cutâneo humano normal. *Staphylococcus aureus*, uma espécie coagulase-positiva, é um colonizador nasofaríngeo em um terço dos indivíduos, cuja maior parte não sofre infecção. *Staphylococcus aureus*, como patógeno, constitui uma das causas mais comuns de infecções bacterianas, cuja gravidade varia desde infecções cutâneas relativamente triviais até uma doença invasiva letal. As espécies coagulase-negativas, que são intrinsecamente menos virulentas e menos invasivas do que *S. aureus*, são, entretanto, responsáveis por uma em cada quatro infecções associadas aos cuidados de saúde, em particular as que envolvem o uso de dispositivos médicos de demora. A prevalência das cepas de estafilococos resistentes a antibióticos tem impacto profundo na terapia.

O gênero *Staphylococcus* consiste em mais de 30 espécies diferentes. Esses microrganismos coevoluíram como flora normal de mamíferos e de aves. Consistem em células esféricas (*i. e.*, cocos) gram-positivas de 0,5 a 1,5 μm de diâmetro, que se dividem em múltiplos planos para formar agrupamentos que se assemelham a uvas (*staphylo* deriva da palavra grega que significa "cacho de uvas") quando examinados ao microscópio. Os estafilococos são microrganismos imóveis, não esporulantes e robustos. São resistentes à dessecação, aos extremos de pH, a altas concentrações de sal e são capazes de crescer em condições aeróbias ou anaeróbias. Os estafilococos produzem catalase, uma enzima que degrada o peróxido de hidrogênio em água e oxigênio, o que, do ponto de vista bioquímico, os distingue definitivamente dos estreptococos e dos enterococos. O teste de coagulase constitui a base para diferenciar o *S. aureus* das numerosas espécies coagulase-negativas não patogênicas. A coagulase é uma proteína secretada que, na presença de uma proteína plasmática semelhante a uma trombina, converte o fibrinogênio em fibrina, formando um coágulo. O *S. aureus* produz uma variedade de outras proteínas de superfície específicas da espécie (p. ex., proteína A), que o diferencia de outras espécies.

O cromossomo do estafilococo é circular. Cerca de 75% dos genes formam um genoma nuclear comum a todas as espécies de estafilococos. Os 25% remanescentes contêm elementos que definem as espécies e elementos genéticos móveis, que são adquiridos por transferência gênica horizontal. O genoma do *S. aureus* apresenta uma quantidade abundante de genes que codificam toxinas, superantígenos e adesinas, enquanto as espécies coagulase-negativas contêm poucos genes de adesina e nenhum gene de toxina ou superantígeno. Do ponto de vista genético, o *S. aureus* é uniforme o suficientemente para classificá-lo como uma única espécie; a maior diversidade observada entre espécies coagulase-negativas merece a sua classificação como espécies distintas.

STAPHYLOCOCCUS AUREUS

EPIDEMIOLOGIA

Staphylococcus aureus é mantido na população humana principalmente por meio de colonização assintomática da parte anterior das narinas, membranas mucosas e outras áreas úmidas do corpo, bem como da virilha, períneo e área perianal de crianças e adultos saudáveis. Os lactentes tornam-se colonizados por cepas provenientes de suas mães nas primeiras semanas após o nascimento. As taxas do estado de portador são mais altas em crianças do que em adultos. As taxas de colonização de *S. aureus* mais altas do que a média estão associadas a dermatite atópica, eczema, úlceras cutâneas crônicas e outras condições cutâneas agudas e crônicas; ao diabetes melito insulinodependente; à diálise; à infecção pelo vírus da imunodeficiência humana; e ao uso de substâncias injetáveis recreativas. Os portadores apresentam um risco várias vezes maior de desenvolver infecção por *S. aureus*, em comparação com indivíduos não portadores. O principal modo de transmissão do *S. aureus* é por contato direto com um indivíduo infectado ou com um portador assintomático, provavelmente por meio da colonização transitória das mãos. O *Staphylococcus aureus* também pode contaminar superfícies ambientais, onde pode conservar-se por vários dias. O papel da contaminação ambiental na transmissão não está bem definido, mas pode ser importante se houver contato com superfícies ou materiais altamente contaminados. A transmissão de *S. aureus* por gotículas e aerossóis desempenha pouco ou nenhum papel.

Nos EUA, *S. aureus* é responsável por milhões de infecções por ano e a maior parte consiste em infecções cutâneas adquiridas na comunidade. Cerca de 5 a 10% das infecções por *S. aureus* são invasivas e três quartos delas estão associadas a bacteriemia. *Staphylococcus aureus* também provoca centenas de milhares de infecções associadas aos cuidados de saúde a cada ano, das quais cerca de 50% são causadas, nos EUA, por *S. aureus* resistente à meticilina (MRSA). Antes de meados da década de 1990, as cepas de MRSA eram quase exclusivamente hospitalares ou associadas aos cuidados de saúde;[1] entretanto, agora tornaram-se prevalentes na comunidade. Embora a disseminação do MRSA seja atualmente global, observa-se uma acentuada variação geográfica na carga de MRSA, devido principalmente a diferenças nas práticas de controle de infecção locais e às características patogênicas específicas dos clones circulantes nativos.[2] As cepas de MRSA associadas à comunidade são distintas, em diversas maneiras, das cepas clássicas de MRSA associadas aos cuidados de saúde (e-Tabela 272.1).

BIOPATOLOGIA

Fatores de virulência

O *S. aureus* tornou-se altamente adaptado aos humanos ao longo de milhões de anos de coevolução com os hominídeos. Bem mais de 50 fatores de virulência podem ser produzidos incluindo adesinas, toxinas, enzimas, proteínas de ligação de superfície e polissacarídeos capsulares (e-Tabela 272.2). Os genes que decodificam os fatores de virulência podem estar localizados no cromossomo, como parte do genoma nuclear, ou dentro de elementos genéticos móveis (ou seus remanescentes), incluindo bacteriófagos, ilhas de patogenicidade e cassetes, ou em plasmídios. A alfatoxina, a leucocidina de Panton-Valentine e as modulinas solúveis em fenóis, que provocam uma resposta inflamatória potencialmente deletéria no hospedeiro e que causam lise das células hospedeiras, parecem ser importantes fatores de virulência que medeiam a gravidade da doença, particularmente em cepas de MRSA da comunidade.[3] A proteína A, um superantígeno de células B que desencadeia promiscuamente a proliferação de células B e expansão supraclonal e apoptose, interfere na imunidade adaptativa mediada por anticorpos do hospedeiro.

Os fatores de virulência de *S. aureus* promovem sua ligação aos tecidos do hospedeiro; permitem que evite, contorne ou rompa as suas respostas imunológicas; possibilitam que escape, evite ou impeça suas respostas imunes; e facilitam a lesão celular e a invasão tecidual. A variabilidade tanto na presença de determinantes de virulência quanto na sua expressão entre cepas possibilita extrema diversidade entre os isolados clínicos, notável adaptabilidade e versatilidade do *S. aureus* como patógeno e a ocorrência de amplo espectro de síndromes clínicas. Uma extensa rede de sistemas de resposta de dois componentes, as proteínas de ligação do DNA e os RNA reguladores, controla a expressão dos fatores de virulência (e outros fatores) em resposta às condições ambientais. Entre eles, o principal é o regulador de genes acessórios *agr*, um sensor de *quorum* de dois componentes e um regulador gênico global que controla a expressão de numerosas proteínas de superfície e proteínas secretadas. As mutações no gene *agr* têm sido associadas à perda da virulência.

A formação de biofilmes, uma propriedade das espécies coagulase-negativas, em particular, ocorre na presença de material estranho, como cateteres vasculares ou dispositivos implantados. O biofilme consiste em uma complexa rede de polissacarídeos extracelulares, DNA e proteína na qual as células bacterianas se incorporam, deixando-as inacessíveis à eliminação pelos mecanismos de defesa do hospedeiro.[4] Os microrganismos no interior dos biofilmes tendem a ser metabolicamente inativos e tolerantes à destruição por agentes antimicrobianos.

Mecanismos de doença

A patogenia da doença por *S. aureus* ocorre por meio de dois mecanismos: invasão tecidual, que pode ser local ou sistêmica, e produção de toxinas. A lesão típica nos tecidos é o abscesso, uma coleção localizada de pus (tecido liquefeito e necrótico do hospedeiro, sangue, células inflamatórias, DNA e restos celulares) e células bacterianas circundadas por uma camada mal definida do tecido edematoso e inflamado, infiltrado por células inflamatórias agudas e crônicas.

As defesas do hospedeiro contra a infecção por *S. aureus* consistem principalmente em uma barreira cutânea intacta e normal e no sistema imune inato.[5] As condições nas quais essas defesas são violadas ou comprometidas estão associadas a um aumentado do risco de infecção por *S. aureus*. Entre essas condições destacam-se o uso de substâncias injetáveis, presença de dispositivos de acesso vascular, queimaduras, doenças cutâneas crônicas, uso de esteroides sistêmicos, feridas traumáticas, escoriações ou traumatismos cutâneos menores, procedimentos cirúrgicos, diabetes melito insulinodependente ou não, diálise peritoneal, hemodiálise, injeções subcutâneas e intramusculares, acupuntura, implantes protéticos e distúrbios congênitos ou adquiridos dos neutrófilos (p. ex., doença granulomatosa crônica, síndrome de Job) e idade avançada. Se a barreira cutânea foi rompida, a próxima linha de defesa é o sistema imune inato. Os neutrófilos recrutados para o local de infecção ingerem e eliminam os estafilococos. Os estafilococos elaboram numerosos fatores de virulência, desenvolvidos especificamente para impedir cada etapa da resposta do hospedeiro. Na presença de grandes números de microrganismos, a resposta do hospedeiro é subjugada, a infecção não é contida e ocorre disseminação. Além disso, podem ocorrer lesão e invasão das células endoteliais. Os microrganismos intracelulares e variantes de colônias pequenas no interior dos fagócitos e das células endoteliais podem desempenhar um papel na recidiva e persistência da bacteriemia, atuando como santuário protegido contra a resposta imune inata do hospedeiro e a terapia antimicrobiana. As altas cargas de microrganismos nos tecidos e a bacteriemia são habitualmente acompanhadas, mas nem sempre, de febre, taquicardia e outros sinais da síndrome da resposta inflamatória sistêmica, incluindo o choque séptico franco.

As três síndromes mediadas por toxinas, que podem ocorrer na ausência de doença invasiva, são a intoxicação alimentar estafilocócica, a síndrome do choque tóxico estafilocócica e a síndrome da pele escaldada estafilocócica. A intoxicação alimentar estafilocócica é causada pela ingestão de uma enterotoxina termoestável pré-formada. A atividade emetogênica da enterotoxina é medida pela liberação intestinal de 5-hidroxitriptamina e pela estimulação dos receptores presentes nos neurônios vagais aferentes. A síndrome do choque tóxico é causada por uma toxina específica, a TSST-1, ou por outras enterotoxinas estafilocócicas que atuam como superantígenos que se ligam a moléculas do complexo principal de histocompatibilidade classe II de células apresentadoras de antígenos e receptores de células T, estimulando a liberação maciça de citocinas das células T e resultando em choque e morte. A síndrome da pele escaldada estafilocócica e o impetigo bolhoso são causados por duas toxinas esfoliativas, A ou B. Essas toxinas consistem em serina proteases, que clivam especificamente a desmogleína 1, uma proteína desmossômica que ancora a epiderme superficial sobrejacente ao estrato granuloso.

MANIFESTAÇÕES CLÍNICAS

Infecções da pele e dos tecidos moles

As infecções da pele e dos tecidos moles constituem, de longe, as infecções mais comuns provocadas pelo *S. aureus*. Nos EUA, ocorrem milhões de casos anualmente (ver Capítulo 412). As cepas de MRSA da comunidade têm sido associadas a um acentuado aumento das taxas de infecções cutâneas e dos tecidos moles nos EUA. Esse grupo heterogêneo de doenças cutâneas inclui impetigo, foliculite, furúnculo, abscesso, erisipela e celulite, mastite (celulite da mama), fasciite necrosante e infecções de feridas.

O impetigo, a foliculite e o furúnculo são infecções superficiais; não há febre nem outros sinais sistêmicos de infecção. O impetigo é uma infecção focal da epiderme, que ocorre mais frequentemente em crianças (Figura 412.1). A lesão típica, que pode ser múltipla ou em grupos, tem cerca de 1 cm de diâmetro, com eritema circundando uma bolha ou bolhas (provocadas pela produção de toxina esfoliativa), contendo líquido turvo ou com aparência de crostas. A coloração de Gram do líquido ou da drenagem das lesões revela o microrganismo. A foliculite é uma infecção superficial com lesões hipersensíveis, eritematosas, maculopapulares ou pustulares centradas ao redor de folículos pilosos. Tanto o impetigo quanto a foliculite respondem prontamente a medidas locais, como aplicação de água e sabão, antibióticos tópicos ou antissépticos; a terapia antimicrobiana sistêmica pode estar indicada para as infecções extensas ou refratárias.

O furúnculo consiste simplesmente em uma coleção focal dolorosa de pus com eritema circundante, que mede 1 a 2 cm ou mais de diâmetro e que se estende através da derme até o tecido subcutâneo (ver Figura 412.2). Pode drenar de maneira espontânea com a aplicação de compressas quentes, ou pode ser cirurgicamente drenado por meio de incisão simples e drenagem. A terapia antimicrobiana melhora as taxas de cura a curto prazo e reduz as taxas de recorrência. A distinção entre um furúnculo e um abscesso é um tanto arbitrária. Os abscessos tendem a ser maiores e mais profundos e podem estar associados a sinais sistêmicos de infecção e bacteriemia. Os furúnculos podem estender-se até a fáscia ou tecidos mais profundos e coalescer em carbúnculos, uma forma mais grave de infecção que pode ser acompanhada de bacteriemia. Os grandes abscessos e carbúnculos, particularmente na presença de febre e de outros sinais sistêmicos de infecção, exigem drenagem cirúrgica e terapia antimicrobiana sistêmica.

A erisipela (ver Figura 412.4) e a celulite, que se assemelham na sua aparência, são infecções dolorosas, quentes, endurecidas, eritematosas e não localizadas, que podem ser acompanhadas de linfangite. A celulite estende-se na derme e na gordura subcutânea, enquanto a erisipela é mais superficial. A celulite deve ser tratada com terapia antimicrobiana sistêmica. A celulite causada por estreptococos (ver Capítulo 274) não pode ser distinguida de modo confiável daquela provocada pelo *S. aureus*, devido à sua aparência semelhante, embora a purulência associada sugira uma infecção estafilocócica.

A fasciite necrosante é uma infecção das camadas profundas da pele e dos tecidos subcutâneos, que se estende até o músculo e ao longo dos planos fasciais. Está associada à toxicidade sistêmica, leucocitose e dor intensa frequentemente desproporcional aos achados físicos. A pele sobrejacente pode parecer não estar acometida, ocultando a natureza grave dessa infecção, que exige intervenção cirúrgica imediata para desbridamento do tecido acometido. A fasciite necrosante, que é mais caracteristicamente causada por estreptococos do grupo A (ver Capítulo 274) ou por microrganismos aeróbios e anaeróbios mistos, tem sido associada a infecção por MRSA adquirida na comunidade.

A piomiosite (também denominada miosite tropical) consiste em abscesso profundo em múltiplos abscessos no músculo esquelético. *Staphylococcus aureus* constitui a causa mais comum. O paciente apresenta febre, dor, edema e induração, que pode ser sentida à palpação profunda. A pele sobrejacente e o tecido mole podem ter aparência normal. Com frequência, há uma história de traumatismo na área infectada. Embora possa ocorrer em crianças e adultos normais sob os demais aspectos, a síndrome de imunodeficiência adquirida e outras condições de imunocomprometimento constituem fatores predisponentes. Acredita-se que essa infecção ocorra em consequência de disseminação metastática de bacteriemia subclínica, embora as hemoculturas possam não ser positivas por ocasião do diagnóstico. Deve-se efetuar uma tomografia computadorizada ou uma ressonância magnética para identificar as lesões. O diagnóstico é estabelecido pela cultura do pus coletado por aspirado com agulha. A drenagem cirúrgica ou percutânea deve ser realizada, e indica-se a terapia antimicrobiana sistêmica.

Nos EUA, *S. aureus* é responsável por 30% das infecções do sítio cirúrgico e por 50% das que acompanham procedimentos neurocirúrgicos ou ortopédicos. Essas infecções ocorrem no local da incisão, normalmente após o segundo ou terceiro dia de pós-operatório.[6] Os sinais e sintomas consistem em febre acompanhada de eritema, edema, induração, drenagem, dor e hipersensibilidade no sítio cirúrgico. As infecções superficiais respondem à remoção dos pontos, ao desbridamento do tecido desvitalizado, à abertura da ferida para possibilitar a drenagem e a um ciclo curto de terapia antimicrobiana. As infecções mais profundas podem exigir desbridamento mais extenso e ciclos prolongados de terapia, particularmente se o osso ou um dispositivo protético estiverem envolvidos. A remoção do material protético infectado ou de um corpo estranho aumenta acentuadamente a possibilidade de cura.

Bacteriemia

A bacteriemia, que se refere à presença de bactérias na corrente sanguínea, exemplifica a patogenicidade do *S. aureus*.[7] Ocorre em aproximadamente 75% dos casos de infecções invasivas. As fontes mais comuns de bacteriemia consistem em infecções cutâneas e do tecido mole, cateteres venosos centrais e outros dispositivos intravasculares, infecções ósseas e articulares, pneumonia e endocardite. A bacteriemia pode se originar de qualquer fonte, que pode não ser óbvia em 25% dos casos. Após invadir a corrente sanguínea, os microrganismos podem se disseminar amplamente por todo o corpo, estabelecendo múltiplos locais metastáticos de infecção, com consequente perpetuação da bacteriemia. Em geral, mas nem sempre, ocorre febre. A síndrome da sepse e o choque séptico são comuns, e ocorre morte em 10 a 20% dos casos. Os pacientes com bacteriemia oculta por *S. aureus* apresentam taxas elevadas de falência de órgãos, choque séptico e alta mortalidade.

A presença de bacteriemia determina a abordagem ao diagnóstico, manejo e tratamento da infecção pelo *S. aureus*. Quando as hemoculturas são positivas, mesmo se a fonte primária for conhecida, existe sempre a possibilidade de endocardite ou de outros focos secundários de infecção. Em geral, recomenda-se a ecocardiografia em casos de bacteriemia por *S. aureus* para investigar a presença de vegetações valvares ou outros sinais de endocardite. Deve-se obter um ecocardiograma em casos de bacteriemia complicada, definida pela presença de qualquer um dos seguintes achados: hemoculturas positivas durante 3 dias ou mais, presença de dispositivo intracardíaco (p. ex., marca-passo, prótese valvar), presença de um foco secundário ou metastático de infecção, recidiva ou recorrência da bacteriemia por *S. aureus* ou suspeita clínica de endocardite. A ecocardiografia transesofágica, que é mais sensível do que a ecocardiografia transtorácica, constitui a modalidade preferida se houver suspeita moderada ou alta de endocardite.[8]

O controle da fonte constitui o pilar da conduta e do tratamento. Os focos tanto primários quanto secundários de infecção devem ser identificados e eliminados sempre que possível, visto que podem levar ao fracasso do tratamento ou à ocorrência de recidiva após interrupção da terapia antimicrobiana. Deve-se considerar a realização de tomografia computadorizada ou ressonância magnética se os sinais e sintomas apontarem para abscessos de tecido profundo ou osteomielite. Devem-se obter hemoculturas de acompanhamento para documentar a eliminação dos microrganismos. A bacteriemia persistente é sugestiva de infecção endovascular, e a ausência de hemoculturas negativas depois de 3 a 4 dias de terapia apropriada constitui um forte preditor de bacteriemia complicada, exigindo um ciclo mais longo de terapia. A terapia antimicrobiana deve ser sempre administrada. Uma terapia de menor duração (*i. e.*, 14 dias) é apropriada para os casos de bacteriemia não complicada (Tabela 272.1). São recomendados ciclos mais longos de 4 a 6 semanas para o tratamento da endocardite ou da bacteriemia complicada por resolução lenta ou pela presença de infecção metastática.

Endocardite

Staphylococcus aureus constitui a principal causa de endocardite das valvas nativas e próteses valvares (ver Capítulo 67), respondendo por cerca de 30% ou mais de todos os casos. A endocardite pode ser adquirida na comunidade ou cada vez mais associada aos cuidados de saúde. Os fatores de risco incluem uso de substâncias injetáveis, diabetes melito, hemodiálise, presença de prótese valvar ou outro dispositivo intracardíaco implantável e hospitalização recente. A apresentação pode ser a mesma de uma doença febril aguda, com desenvolvimento de febre alta em poucos dias. O paciente pode parecer toxêmico e séptico, porém alguns surpreendentemente apresentam poucos sintomas agudos e queixam-se apenas de sintomas variáveis, como falta de ar, mal-estar e fraqueza. A fonte intracardíaca de infecção pode não ser evidente a princípio, visto que um sopro patológico pode não ser evidenciado quando o paciente é examinado pela primeira vez. Em 25% ou mais dos pacientes, há infecção associada do osso, das articulações ou da pele e dos tecidos moles. As valvas da aorta e mitral estão mais comumente acometidas na infecção de valvas nativas, exceto em usuários de substâncias injetáveis (discutido mais adiante). A embolização sistêmica para o encéfalo, os rins, o baço, o intestino ou outros vasos de grande calibre é clinicamente evidente em cerca de um terço dos casos. As manifestações periféricas, incluindo manchas de Roth, nódulos de Osler, lesões de Janeway e petéquias, ocorrem com frequência semelhante. A morbidade e a mortalidade são altas, devido, em parte, à ocorrência dessa infecção em pacientes idosos, muitos dos quais apresentam comorbidades médicas e comprometimento da imunidade inata. Ocorrem acidentes vasculares encefálicos em aproximadamente 20% dos pacientes, e verifica-se a ocorrência de insuficiência cardíaca congestiva em 40 a 50%. Vinte e cinco a 30% dos pacientes não sobrevivem à hospitalização inicial.

A endocardite de valva nativa em usuários de substâncias injetáveis envolve a valva tricúspide em aproximadamente três quartos dos casos. Normalmente, os pacientes apresentam febre, tosse, hemoptise e dor torácica pleurítica em consequência da disseminação hematogênica nos pulmões e êmbolos sépticos da valva. A radiografia de tórax pode revelar infiltrados pulmonares, sinais de consolidação ou derrame pleural ou múltiplos infiltrados pulmonares frequentemente nodulares e periféricos com cavitação, e características marcantes de embolização séptica (Figura 272.1). Os pacientes tendem a ser jovens e saudáveis nos demais aspectos, de modo que a mortalidade é relativamente baixa (≤ 5%). Os usuários de substâncias injetáveis também podem apresentar endocardite de valva da aorta ou de valva mitral, cuja apresentação é semelhante àquela descrita anteriormente. Por outro lado, os pacientes que não são usuários de substâncias injetáveis podem ter endocardite da valva tricúspide com achados pulmonares.

A endocardite de prótese valvar por *S. aureus* está associada a mortalidade hospitalar de 40% ou mais. Embora a endocardite de prótese valvar possa ser tratada clinicamente em alguns casos, os desfechos tendem a ser piores e, em geral, a cirurgia e reimplante da valva são necessários para curar a infecção ou tratar as suas complicações.

Pericardite

Staphylococcus aureus constitui a causa mais comum de pericardite purulenta em crianças e após cirurgia cardíaca em adultos. Pode ocorrer por contaminação durante a cirurgia; por disseminação bacteriêmica de outro local de infecção; como complicação da endocardite, de abscesso paravalvar ou de abscesso do miocárdio; ou por extensão direta da infecção de pneumonia, abscesso pulmonar ou empiema. A apresentação é a mesma da pericardite aguda (ver Capítulo 68), com febre e dor torácica intensa, taquicardia e instabilidade hemodinâmica. A evolução clínica pode ser extremamente rápida, terminando em choque séptico ou tamponamento cardíaco.[9] A drenagem imediata do espaço pericárdico infectado e a administração de terapia antimicrobiana sistêmica são indicadas. A pericardiocentese por agulha é útil para confirmar o diagnóstico e proporcionar uma descompressão temporária do espaço pericárdico, porém a terapia definitiva exige drenagem cirúrgica ou contínua por tubo.

Tabela 272.1 Critérios para o diagnóstico de bacteriemia por *Staphylococcus aureus* não complicada.*

Resolução da febre e dos sinais sistêmicos de infecção no terceiro dia de tratamento
Hemoculturas estéreis nos primeiros 2 ou 3 dias após iniciar a terapia antimicrobiana
Presença de um foco de infecção identificável e de fácil remoção
Remoção imediata do foco primário de infecção
Ausência de sinais ecocardiográficos ou clínicos de endocardite
Ausência de osteomielite
Ausência de focos secundários hematogênicos de infecção
Ausência de anormalidades valvares preexistentes que predispõem à endocardite (p. ex., prótese valvar, doença cardíaca reumática, valva aórtica bicúspide)
Ausência de dispositivo protético implantado (p. ex., prótese de quadril)

*A bacteriemia por *S. aureus* não complicada pode ser tratada com um ciclo mais curto de antibióticos (ver texto).

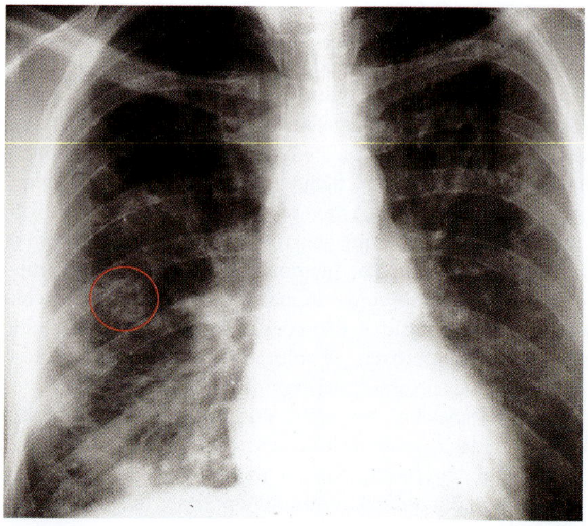

FIGURA 272.1 **Radiografia de tórax mostrando múltiplas lesões pulmonares nodulares, que sugerem embolização séptica em um paciente com endocardite de valva tricúspide por *S. aureus*. O *círculo vermelho* mostra uma lesão com sinais de cavitação.**

Osteomielite

Staphylococcus aureus constitui a causa mais comum de osteomielite, tanto aguda quanto crônica (ver Capítulo 256). A disseminação hematogênica é o principal modo de infecção. Até um quarto dos casos de bacteriemia é complicado por osteomielite, e verifica-se a presença de bacteriemia concomitante em 50% ou mais dos casos de osteomielite. A osteomielite aguda – definida como um episódio inicial com curso clínico de vários dias a semanas, mas não de meses – manifesta-se com febre e dor no local de infecção. Os ossos longos são mais comumente infectados em crianças, ao passo que, nos adultos, a infecção acomete mais comumente as vértebras (com mais frequência, as lombares e cervicais).[10] Os adultos também podem apresentar osteomielite dos ossos longos, habitualmente a partir de um foco contíguo de infecção ou em local de, traumatismo anterior ou dispositivo ortopédico. Com frequência, a osteomielite vertebral é acompanhada de abscessos paravertebrais ou epidurais (Figura 272.2). A dor lombar, acompanhada de sinais de compressão da medula espinal, como dor radicular, perda sensitiva, fraqueza dos membros inferiores, retenção urinária e incontinência intestinal ou vesical, é uma emergência. Deve-se efetuar uma ressonância magnética o mais cedo possível para definir a localização e a extensão da infecção, e deve-se obter uma consulta neurocirúrgica na iminência de descompressão e drenagem cirúrgica.

Artrite séptica

Staphylococcus aureus constitui a causa mais comum da artrite séptica (ver Capítulo 256), habitualmente em consequência de disseminação bacteriêmica, traumatismo ou procedimento cirúrgico.[11] Os fatores de risco incluem diabetes melito, cirurgia recente de articulação ou prótese articular (ver Capítulo 260) e artrite reumatoide (ver Capítulo 248). As principais características consistem em dor articular, história de edema articular e febre. O diagnóstico é estabelecido com base na análise do líquido sinovial, em que a contagem de leucócitos normalmente ultrapassa 25.000/$\mu\ell$, com 90% de neutrófilos. As hemoculturas são positivas em 30 a 50% dos casos, são identificados microrganismos na coloração de Gram do líquido sinovial em cerca de 50% dos casos, e a cultura do líquido sinovial é quase sempre positiva. O quadril, os joelhos, os tornozelos e os punhos são mais comumente afetados. *Staphylococcus aureus* também tem predileção pela infecção das articulações esternoclavicular, sacroilíaca e da sínfise púbica. Diversas articulações são acometidas em 5% dos casos. Tanto a terapia antimicrobiana quanto a drenagem da articulação infectada (por meio de repetidas aspirações por agulha, artrotomia ou artroscopia) são necessárias para evitar a artrite destrutiva.

Infecções do sistema nervoso central

Staphylococcus aureus representa uma causa incomum de infecções do sistema nervoso central adquiridas na comunidade, como meningite, abscesso cerebral primário ou empiema subdural. Com frequência, essas infecções estão associadas à endocardite ou a um foco contíguo de infecção, como trombose do seio cavernoso. A mortalidade em consequência dessas infecções alcança 30 a 50%. *Staphylococcus aureus* constitui uma causa importante de meningite hospitalar após traumatismo cranioencefálico, craniotomia ou implantação de cateteres intra ou extraventriculares.

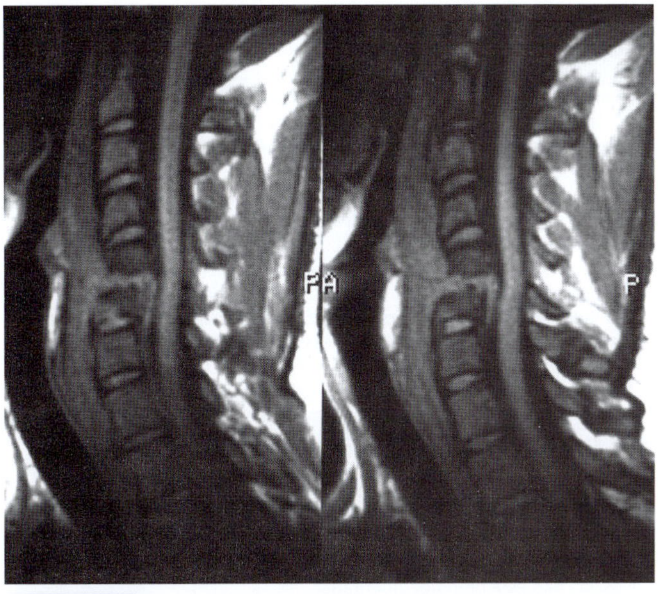

FIGURA 272.2 Sequência sagital ponderada em T1, sem contraste e sem saturação de gordura, mostrando a presença de discite, osteomielite, abscesso pré-vertebral e epidural e compressão da medula espinal em um paciente com infecção da coluna cervical por *S. aureus*.

Infecções pulmonares

Staphylococcus aureus é uma causa incomum de pneumonia adquirida na comunidade (ver Capítulo 91), que responde por 1 a 5% dos casos, porém com variabilidade geográfica e sazonal (*i. e.*, aumento durante a estação da influenza). Pode ser uma pneumonia necrosante fulminante grave e, com frequência, fatal, acompanhada de evidências de cavitação nas radiografias de tórax. A produção da leucocidina de Panton-Valentine tem sido associada à pneumonia grave. Deve-se considerar a pneumonia estafilocócica adquirida na comunidade, e a cobertura para cepas de MRSA deve ser incluída no esquema empírico para a pneumonia grave que exige internação na unidade de terapia intensiva (UTI) e para a pneumonia em paciente com influenza prévia ou concomitante.

As pneumonias hospitalares e associadas ao ventilador são frequentemente causadas por *S. aureus* e MRSA. Os pacientes com lesão traumática ou lesão cerebral médica (p. ex., acidente vascular encefálico, hemorragia) são particularmente propensos à colonização precoce e pneumonia subsequente por esse patógeno. A mortalidade pode alcançar 40 a 50%, o que reflete a virulência do microrganismo e as comorbidades que contribuem para o desfecho sombrio. O diagnóstico é prontamente estabelecido pelo exame de uma coloração de Gram e cultura do escarro, aspirado traqueal ou líquido e lavado (obtido para evitar a contaminação orofaríngea), que normalmente revela a presença de microrganismos e numerosos neutrófilos. A cultura é menos específica do que a coloração de Gram, visto que pode ser positiva em pacientes colonizados, porém é altamente sensível. A cobertura para *S. aureus* pode ser interrompida se o microrganismo não for isolado na cultura.

O abscesso pulmonar e o empiema pleural, infecções mais comumente causadas por bactérias anaeróbias orais, são provocados, em certas ocasiões, pelo *S. aureus*. A evolução clínica pode ser subaguda ou mesmo indolente. Ocorre empiema como complicação de colocação anterior de tubo torácico, cirurgia, traumatismo, pneumonia estafilocócica ou endocardite de valva tricúspide. Essas infecções são tratadas com drenagem e terapia antimicrobiana.

Infecções associadas a dispositivos ortopédicos

As infecções associadas a próteses articulares e implantes, que ocorrem nas primeiras 12 semanas após a cirurgia, são mais comumente causadas por *S. aureus*. *Staphylococcus aureus* ocupa o segundo lugar, perdendo apenas para os estafilococos coagulase-negativos, como causa dessas infecções. A apresentação pode ser aguda, com dor articular, evidências de artrite, febre e sinais sistêmicos de infecção. Como alternativa, a infecção pode seguir um curso mais crônico, com dor e afrouxamento da prótese, porém com pouca ou nenhuma febre. A formação de biofilme faz que o tratamento dessas infecções seja um desafio particular.[12] A inspeção intraoperatória, o desbridamento e a retenção do dispositivo podem ser apropriados para infecções de menos de 3 semanas de duração ou que ocorrem no primeiro mês após a implantação. Por outro lado, o desbridamento e a remoção da prótese ou implante, juntamente com terapia antimicrobiana, oferecem a melhor chance de cura. Isso pode ser realizado como procedimento em uma etapa em que a prótese ou implante infectado é removido e imediatamente substituído, ou como procedimento em duas etapas em que o dispositivo é removido e substituído após conclusão de um ciclo de 6 semanas de terapia antimicrobiana.

Infecções geniturinárias

As infecções geniturinárias surgem por disseminação hematogênica ou como infecção ascendente, habitualmente em consequência de instrumentação, cateterização urinária ou cirurgia. Essas infecções incluem cistite, pielonefrite, microabscessos, abscesso perinéfrico, prostatite e abscesso prostático. *Staphylococcus aureus* também pode ser um contaminante introduzido durante a coleta de urina de uma paciente com colonização vaginal ou perineal assintomática. Deve-se suspeitar de contaminação se as contagens de colônias urinárias estiverem baixas, as culturas repetidas de urina forem negativas, não houver piúria e não forem observados sinais ou sintomas de infecção do trato urinário. Quando a contaminação parece ser improvável, e não há história bem documentada de evento passível de levar a uma infecção ascendente, deve-se suspeitar de disseminação hematogênica. Deve-se obter hemoculturas para determinar a presença de bacteriemia, e é necessário realizar exames de imagem apropriados para identificar um foco profundo de infecção e a presença dos abscessos renais e perinéfricos.

Doenças mediadas por toxina

Essas doenças são causadas pela ingestão de toxina pré-formada ou pela elaboração de toxina por *S. aureus* de um local de colonização ou infecção. A intoxicação alimentar estafilocócica é uma gastrenterite provocada pela ingestão de enterotoxina produzida no alimento contaminado por *S. aureus* proveniente de um manipulador de alimentos infectado ou colonizado.[13] Quando o alimento contaminado é mantido em temperatura ambiente por várias horas, os microrganismos multiplicam-se e produzem uma toxina termoestável, que não é inativada pelo cozimento ou pelas enzimas digestivas. Ocorrem náuseas, vômitos, dor abdominal e diarreia nas primeiras 2 a 6 horas após a ingestão do alimento contaminado. Não há febre, e a doença é autolimitada, geralmente com duração de cerca de um dia. Os antibióticos não desempenham nenhum papel no tratamento, que consiste em reposição hídrica para evitar a desidratação. Os lactentes, as crianças pequenas e os indivíduos idosos são mais gravemente afetados e podem necessitar de líquidos intravenosos.

A síndrome do choque tóxico é causada pela colonização ou infecção por uma cepa que elabora uma toxina específica, a toxina da síndrome do choque tóxico 1 (TSST-1), ou outra enterotoxina estafilocócica. A TSST-1 é responsável por 100% dos casos menstruais, devido à sua capacidade de atravessar a mucosa vaginal e alcançar concentrações sistêmicas.[14] A TSST-1 e as enterotoxinas estafilocócicas SEA, SEB e SEC são responsáveis pela síndrome do choque tóxico não menstrual, que se caracteriza pela sua associação a um foco identificável de infecção, habitualmente da pele. O diagnóstico é clínico, definido pela presença de febre, eritrodermia, hipotensão, comprometimento de três ou mais sistemas orgânicos (renal, hematológico, hepático, pulmonar, gastrintestinal, muscular, do sistema nervoso central, membranas mucosas) e descamação, particularmente das palmas das mãos e plantas dos pés, 1 a 2 semanas após o início da doença. Observa-se a presença de bacteriemia em apenas 5% dos casos. A taxa de mortalidade é de cerca de 5%. O tratamento consiste em terapia antimicrobiana sistêmica, remoção da fonte de produção de toxina e tratamento do choque séptico. A síndrome do choque tóxico estreptocócico é discutida no Capítulo 274.

A colonização ou a infecção por uma cepa de *S. aureus* que produz a toxina esfoliativa A ou B pode provocar a síndrome da pele escaldada estafilocócica, uma doença principalmente de lactentes, porém, em certas ocasiões, observada em adultos (Figura 272.3), e impetigo bolhoso, uma lesão cutânea pustular. A aparência é de escaldadura, queimadura ou bolha. O diagnóstico diferencial da síndrome da pele escaldada estafilocócica inclui reação medicamentosa (ver Capítulo 411), necrólise epidérmica tóxica (ver Capítulo 410), doença de Kawasaki (ver Capítulo 410) e pênfigo foliáceo (ver Capítulo 410).

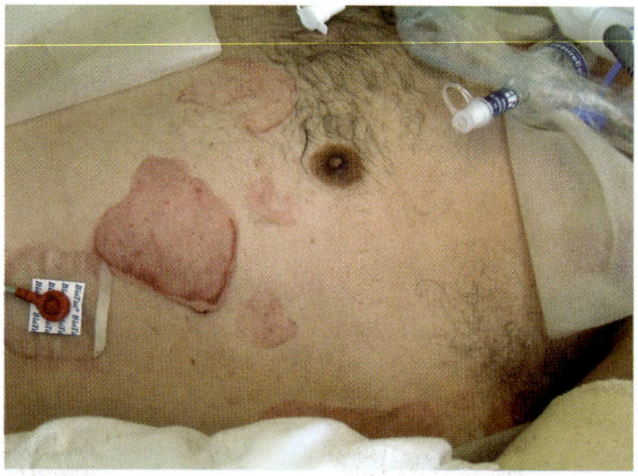

FIGURA 272.3 **Lesões do tipo pele escaldada com múltiplas bolhas rompidas e descamação em um paciente com endocardite da valva da aorta causada por uma cepa de *S. aureus* produtora de toxina esfoliativa.**

DIAGNÓSTICO

A infecção por *S. aureus* é diagnosticada pelo isolamento do microrganismo em amostras de cultura de sangue, tecido ou pus. Dispõe-se também de métodos não baseados em cultura, como testes de amplificação do ácido nucleico. A cultura continua sendo o padrão de referência. A coloração de Gram mostra-se útil para estabelecer um diagnóstico presuntivo de infecção estafilocócica e deve ser realizada, sempre que possível, à procura de cocos gram-positivos no pus, em amostras de osso ou tecido, secreções respiratórias ou líquidos corporais, como líquido cerebrospinal, líquido pleural ou pericárdico, líquido sinovial ou urina. A incapacidade de isolar o microrganismo em cultura constitui uma forte evidência contra a infecção por *S. aureus*, a não ser que o paciente esteja sendo ativamente tratado com antibióticos; mesmo assim, os locais infectados podem permanecer positivos em culturas durante vários dias. A especificidade do isolamento de *S. aureus* do sangue ou de outros locais estéreis do corpo é essencialmente de 100%. Em virtude da colonização nasofaríngea observada em alguns indivíduos não infectados, o isolamento de *S. aureus* da cultura de uma amostra respiratória carece de especificidade; entretanto, se a coloração de Gram também demonstrar a presença de cocos gram-positivos e numerosos neutrófilos, isso é sugestivo de pneumonia por *S. aureus*.

Teste de sensibilidade

Deve-se efetuar um teste de sensibilidade para isolados clinicamente significativos, de modo a orientar a terapia antimicrobiana. A determinação crítica é definir se o microrganismo isolado é resistente à meticilina (*i. e.*, resistente aos antibióticos betalactâmicos). A resistência aos macrolídios e às quinolonas é comum, e esses fármacos não devem ser utilizados no tratamento da infecção estafilocócica suspeita, sem confirmação de sensibilidade *in vitro*. Em geral, a clindamicina é ativa contra cepas adquiridas na comunidade, porém, é menos confiável para cepas hospitalares. As tetraciclinas e o sulfametoxazol-trimetoprima mostram-se ativos contra 80 a 90% das cepas. Apesar de rara, pode ocorrer resistência à vancomicina, daptomicina, telavancina ou linezolida, particularmente quando houve exposição anterior ao fármaco, tornando o teste de sensibilidade importante para esses antibióticos. Nas infecções endovasculares persistentes, há uma tendência particular de redução da atividade da vancomicina e da daptomicina. Isso se deve à penetração relativamente fraca do fármaco nas vegetações, à atividade bactericida diminuída pelos microrganismos em divisão lenta em grandes inóculos e, no caso da daptomicina, à resistência dos microrganismos aos peptídios antimicrobianos do hospedeiro, o que contribui para a falta de sensibilidade à daptomicina.

TRATAMENTO

Os dois princípios do tratamento nas infecções por *S. aureus* são (1) o controle da fonte pela eliminação dos abscessos e do material estranho infectado, sempre que possível, e (2) a administração de terapia antimicrobiana sistêmica. Nos furúnculos e abscessos cutâneos não complicados, a incisão e a drenagem podem ser os únicos procedimentos necessários, embora a terapia antimicrobiana adjuvante melhore as taxas de cura, mesmo nos casos de abscessos simples.[A1,A2] A terapia antimicrobiana está indicada se a infecção não for passível de remoção (p. ex., celulite, pneumonia), se a drenagem for impossível ou inadequada, na presença de sinais e sintomas sistêmicos de infecção ou se houver doença invasiva (*i. e.*, locais metastáticos de infecção, comprometimento dos tecidos profundos, órgãos vitais e locais estéreis) e em todos os casos de bacteriemia. A falta de controle adequado da fonte, como foco de infecção não drenado, retenção de corpo estranho infectado ou infecção endovascular, é a razão mais comum para uma resposta clínica insatisfatória, fracasso do tratamento ou recidiva.

A consideração mais importante na seleção de um antibiótico é a sensibilidade de *S. aureus* aos betalactâmicos. Nas infecções invasivas, uma penicilina resistente à penicilinase, como a nafcilina (1 a 2 g, a cada 4 a 6 horas IV), a oxacilina, a flucloxacilina ou uma cefalosporina (p. ex., cefazolina, 1 a 2 g, a cada 8 horas IV), constitui o agente de escolha para o tratamento das infecções por *S. aureus* sensível à meticilina (MSSA); nenhum outro antibiótico, incluindo vancomicina,[A3] é tão seguro ou tão efetivo quanto um betalactâmico.[A4] A eficácia dos betalactâmicos além das penicilinas resistentes à penicilinase e cefazolina nas infecções estafilocócicas invasivas não está bem documentada.

Estudos retrospectivos recentes demonstraram que a cefazolina é pelo menos tão efetiva quanto os betalactâmicos antiestafilocócicos no tratamento da bacteriemia por *S. aureus*, com menos eventos adversos relacionados com o tratamento. Um estudo de coorte nacional recente nos EUA mostrou uma menor taxa de mortalidade em pacientes tratados com cefazolina em comparação com aqueles tratados com nafcilina ou oxacilina.[15] Entretanto, as cepas de *S. aureus* com betalactamase da classe A são capazes de hidrolisar a cefazolina *in vitro*, tornando-as efetivamente resistentes ao fármaco em grandes inóculos. A importância e o impacto clínicos desse fenótipo sobre o desfecho não estão bem definidos.

Um betalactâmico administrado por via oral (p. ex., dicloxacilina, 500 mg 4 vezes/dia, ou cefalexina, 500 mg 4 vezes/dia) é apropriado na maioria das infecções cutâneas; recomenda-se um agente parenteral, pelo menos no início, para as infecções invasivas. Somente se o paciente for alérgico ou tiver uma reação grave é que outro agente diferente de um betalactâmico é preferido para o tratamento da infecção causada por uma cepa de MSSA. O papel dos agentes orais na redução da terapia da bacteriemia por MSSA ou por MRSA é incerto.

As cepas resistentes à meticilina exibem resistência cruzada a todos os betalactâmicos atualmente disponíveis, com exceção da ceftarolina (na dose de 600 mg IV, a cada 12 horas), que está indicada para o tratamento das infecções da pele e estruturas cutâneas causadas por cepas resistentes à meticilina. De outro modo, não se deve utilizar um betalactâmico no tratamento de uma infecção conhecida ou suspeita de ser causada por uma cepa resistente à meticilina.

A prevalência da resistência à meticilina nos isolados de *S. aureus* de infecções hospitalares ou associadas aos cuidados de saúde nos EUA e em muitos países da Europa é de 25 a 50% ou mais. O MRSA também causa uma proporção substancial de infecções que têm início na comunidade em indivíduos que carecem de outros fatores de risco, particularmente nos EUA. O sulfametoxazol-trimetoprima (um ou dois comprimidos de 160/80 mg, 2 vezes/dia), a clindamicina (300 mg, 3 vezes/dia) e a doxiciclina ou minociclina (100 mg, 2 vezes/dia) são ativos *in vitro* contra a maioria das cepas de MSSA e MRSA adquiridas na comunidade e são efetivos quando administrados por via oral no tratamento das infecções cutâneas e dos tecidos moles em pacientes ambulatoriais. As quinolonas tradicionais não devem ser utilizadas, visto que a maioria das cepas resistentes à meticilina também é resistente às quinolonas. Entretanto, o fármaco de última geração dessa classe, o delafloxacino, foi aprovado pela U.S. Food and Drug Administration, em 2017, para o tratamento das infecções cutâneas, incluindo aquelas causadas por MRSA, e apresenta atividade *in vitro* contra cepas que são resistentes às quinolonas de geração anterior.

Nas infecções invasivas causadas por MRSA, a vancomicina continua sendo o fármaco de escolha. Deve ser administrada por via intravenosa; são recomendadas doses de 30 a 60 mg/kg/dia, ajustadas com base na depuração da creatinina, para obter concentrações séricas mínimas de 15 a 20 μg/mℓ em pacientes com bacteriemia, endocardite ou outras infecções graves. Os fracassos do tratamento não são raros em casos de bacteriemia ou endocardite. Os pacientes podem apresentar bacteriemia persistente (≥ 3 dias ou mais) ou podem sofrer recidiva, mesmo quando a cepa é suscetível *in vitro* (concentração inibitória mínima [CIM] ≤ 2 μg/mℓ). Além da presença de um foco de infecção não drenado, as razões disso ainda não foram esclarecidas. As possíveis explicações incluem a atividade lentamente bactericida da vancomicina; a tolerância, em que o microrganismo isolado é inibido em baixas concentrações, porém não é destruído; ou a denominada heterorresistência, em que uma pequena fração da população de microrganismos apresenta CIM mais alta. A CIM da vancomicina de 2 μg/mℓ foi associada a uma falha do tratamento em alguns estudos retrospectivos, mas não em outros.

As cepas com sensibilidade intermediária à vancomicina (CIM de 4 ou 8 μg/mℓ), que representam 1 a 3% dos isolados de MRSA, devem ser consideradas resistentes, visto que isso é altamente preditivo do fracasso terapêutico com a vancomicina. As cepas resistentes à vancomicina (CIM > 8 μg/mℓ), que expressam o gene *vanA*, são raras.

As alternativas à vancomicina para MRSA incluem a linezolida (600 mg a cada 12 horas, para a pneumonia e infecções da pele e dos tecidos moles), a daptomicina (4 mg/kg, 1 vez/dia para infecções complicadas da pele e dos tecidos moles, e 6 mg/kg, 1 vez/dia, para bacteriemia), a telavancina (10 mg/kg, 1 vez/dia para a infecção da pele e dos tecidos moles e pneumonia, quando os tratamentos alternativos não são adequados), a ceftarolina (infecção da pele e dos tecidos moles), a tedizolida (200 mg, 1 vez/dia, para a infecção da pele e dos tecidos moles), a oritavancina (1.500 mg em dose única para a infecção da pele e dos tecidos moles) e a dalbavancina (1.500 mg em dose única para a infecção da pele e dos tecidos moles). Em ensaios clínicos controlados, randomizados e de alta qualidade, foi demonstrado que esses agentes alternativos não são inferiores à vancomicina e nenhum deles demonstrou ter superioridade. A5-A7

Algumas autoridades recomendam doses mais altas de daptomicina (p. ex., 8 a 12 mg/kg/dia) no tratamento da bacteriemia ou da endocardite, particularmente quando a infecção não respondeu à vancomicina. A daptomicina não deve ser utilizada no tratamento da pneumonia estafilocócica primária, visto que ela é inativada pelo surfactante pulmonar, embora esteja indicada para o tratamento da pneumonia hematogênica, como ocorre na endocardite da valva tricúspide ou na embolia pulmonar séptica.

O papel da terapia de combinação não está bem definido. Os esquemas de combinação com aminoglicosídeos não são recomendados, devido à toxicidade aumentada e aos eventos adversos, sem melhora dos resultados, em comparação com um agente único efetivo. A terapia de combinação com rifampicina é recomendada para o tratamento da osteomielite, da infecção do osso relacionada com dispositivo e infecção de prótese articular ou endocardite de prótese valvar, particularmente aquela causada por cepas de estafilococos resistentes à meticilina. A rifampicina (300 a 450 mg, 2 vezes/dia) precisa ser sempre administrada em combinação com um segundo agente ativo, devido ao rápido aparecimento de resistência durante a terapia. A terapia de combinação com rifampicina não é recomendada no tratamento da bacteriemia ou da endocardite de valva nativa, visto que não há melhora dos resultados em comparação com o tratamento que utiliza um único agente efetivo. No ensaio clínico ARREST randomizado, duplo-cego e controlado com placebo para o tratamento da bacteriemia causada por *S. aureus*, a rifampicina adjuvante (600 ou 900 mg/dia) não proporcionou nenhum benefício global, em comparação com a antibioticoterapia padrão. A8

Relatos e séries de casos demonstraram a eliminação bem-sucedida ou a bacteriemia por MRSA refratário com o uso de terapia de combinação com daptomicina e betalactâmico antiestafilocócico ou ceftarolina. A justificativa é que os betalactâmicos aumentam a ligação da daptomicina à membrana celular. Além disso, a parede celular sintetizada pelo MRSA na presença de um betalactâmico antiestafilocócico induz uma atividade do inflamassoma NLRP3 mais forte dos macrófagos do hospedeiro, um fenômeno que pode estar ausente em alguns casos de bacteriemia persistente por *S. aureus*. O benefício clínico dessas combinações, além dos casos de recuperação de bacteriemia persistente, ainda não foi determinado, particularmente tendo em vista o elevado custo adicional do tratamento.

PREVENÇÃO

A emergência do MRSA da comunidade e a grande carga de infecções estafilocócicas adquiridas em hospitais e associadas aos cuidados de saúde estimularam um renovado interesse por estratégias de prevenção. Os microrganismos que causam essas infecções pertencem habitualmente à flora residente (*S. aureus* ou estafilococos coagulase-negativos) ou são adquiridos por contato direto com uma fonte contaminada, como ferida ou curativo, pele ou mãos de um indivíduo assintomático colonizado ou um profissional de saúde contaminado. A estratégia mais efetiva consiste na adesão aos princípios de controle básico de infecção, cujo componente-chave é a higiene das mãos, seja pela lavagem das mãos ou pelo uso de gel à base de álcool. Isso interrompe a transmissão de microrganismos pelas mãos dos profissionais de saúde, que constituem uma fonte bem documentada de infecção bacteriana. As precauções de barreira (luvas e aventais) são importantes para minimizar o contato com feridas infectadas, secreções contaminadas e curativos. As precauções de isolamento e o rastreamento de portadores assintomáticos são mais controversos e menos bem documentados em termos de sua eficácia. Em pacientes submetidos a procedimentos cirúrgicos, a antissepsia das mãos e do sítio cirúrgico, a técnica cirúrgica asséptica e a profilaxia antimicrobiana constituem medidas preventivas importantes.

Outros meios potencialmente efetivos de prevenção da infecção são o rastreamento e descolonização dos portadores de *S. aureus*.[16] Os estudos realizados para determinar se o rastreamento, a descolonização e o isolamento podem, de fato, prevenir a infecção por MRSA forneceram resultados mistos. No ambiente das UTI, a descolonização universal com banhos, colutórios ou banhos de chuveiro com clorexidina a 2% mais pomada intranasal de mupirocina a 2% demonstrou ser mais efetiva do que o rastreamento direcionado e a descolonização ou educação apenas para reduzir as taxas de MRSA. A9,A10 Entretanto, em outro ensaio clínico, o banho diário com clorexidina não reduziu a incidência de infecções associadas aos cuidados de saúde em adultos em estado crítico na UTI. A11 Essa abordagem ainda precisa ser amplamente adotada, e uma preocupação é a emergência de cepas resistentes.

A descolonização pode ser considerada em dois outros contextos: a prevenção de infecção recorrente em indivíduos que tiveram vários episódios anteriores e a prevenção de infecções do sítio cirúrgico. Os esquemas mais bem estudados consistem na aplicação tópica de pomada nasal de mupirocina (0,5 g, 2 vezes/dia, em cada narina, durante 5 dias), com ou sem banhos com sabonete de clorexidina, e administração oral de rifampicina (600 mg, em uma ou duas doses fracionadas) em combinação com outro agente ativo (p. ex., quinolona se o microrganismo isolado for sensível, sulfametoxazol-trimetoprima ou doxiciclina). Em um ensaio clínico multicêntrico, randomizado, duplo-cego e controlado por placebo, o número de infecções do sítio cirúrgico por *S. aureus* adquiridas no hospital foi reduzido pelo rápido rastreamento de portadores nasais por um ensaio de reação em cadeia da polimerase em tempo real e descolonização dos portadores com pomada nasal de mupirocina e sabão de clorexidina.[A12]

Várias vacinas candidatas antiestafilocócicas estão atualmente em ensaios clínicos de fase inicial; a disponibilidade de uma vacina efetiva seria uma importante ferramenta na prevenção das infecções estafilocócicas. Uma vacina variante da toxina da síndrome do choque tóxico 1 destoxificada recombinante demonstrou ser segura e imunogênica,[A13] porém o seu benefício clínico ainda precisa ser estudado.

PROGNÓSTICO

O prognóstico das infecções por *S. aureus* e desfechos dependem do local de infecção, da adequação do controle da fonte, da presença de comorbidades (p. ex., diabetes melito; imunossupressão; doença cardíaca, renal ou hepática subjacente), da presença de bacteriemia, da existência de focos secundários de infecção, da ocorrência de sepse grave ou choque séptico, da eficácia dos antibióticos e da duração da terapia para a doença complicada. A resistência à meticilina constitui um fator de risco para um prognóstico mais sombrio, em grande parte devido à sua associação aos cuidados de saúde e à sua ocorrência em uma população idosa, na qual são prevalentes as comorbidades médicas e, possivelmente, devido ao uso de antibióticos menos efetivos (não betalactâmicos) para o tratamento dessas infecções. Historicamente, a bacteriemia por *S. aureus* não tratada era letal em 85% ou mais dos casos. A terapia antibacteriana, 4 a 6 semanas ou mais para a bacteriemia complicada ou para infecções dos tecidos profundos, e o reconhecimento da importância do controle da fonte melhoraram drasticamente os resultados. A mortalidade permanece elevada, na faixa de 20 a 40%, em pacientes com sepse grave, choque séptico ou endocardite. Vários estudos demonstraram a existência de uma forte ligação entre as concentrações séricas elevadas de interleucina 10 (> 5 a 8 pg/mℓ) do hospedeiro na apresentação clínica e a mortalidade de pacientes com bacteriemia por *S. aureus*, o que pode oferecer uma oportunidade para a identificação precoce de pacientes de alto risco.

ESTAFILOCOCOS COAGULASE-NEGATIVOS

Foram identificadas mais de 30 espécies diferentes de estafilococos coagulase-negativos, e cerca da metade delas coloniza os humanos. *Staphylococcus epidermidis* é a espécie que causa mais comumente infecção.[17] Os estafilococos coagulase-negativos raramente causam infecção, a não ser que exista algum corpo estranho no local e, embora ocorra bacteriemia, a disseminação metastática em locais secundários de infecção é claramente incomum. Normalmente, os estafilococos coagulase-negativos são resistentes à meticilina e a vários outros antibióticos; além disso, representam um importante reservatório de elementos de resistência a fármacos, que são horizontalmente transferíveis a *S. aureus*. Nos EUA, constituem a causa mais comum de infecções associadas aos cuidados de saúde (ver Capítulo 266); são responsáveis por um terço das infecções da corrente sanguínea associadas a acesso central; e são a segunda causa mais comum das infecções do sítio cirúrgico, particularmente quando foi implantado um dispositivo protético ou outro material estranho. São também responsáveis por 5 a 10% dos casos de endocardite de valva nativa e por cerca de um terço dos casos de endocardite de prótese valvar, particularmente nos casos que têm início mais de 2 meses após a implantação da valva. Apesar de sua virulência relativamente baixa em comparação com *S. aureus*, as taxas de mortalidade de pacientes com endocardite do lado esquerdo causada por estafilococos coagulase-negativos assemelham-se àquelas do MRSA. A mortalidade está associada à resistência aos betalactâmicos (o que ocorre para > 80% de *S. epidermidis*), levantando, mais uma vez, a preocupação sobre a inferioridade dos fármacos não betalactâmicos no tratamento das infecções endovasculares. Com frequência, as infecções são indolentes, provocando pouca febre ou sinais sistêmicos de infecção; todavia, podem ser também agudas e potencialmente fatais, como no caso da endocardite de valva protética.

Os estafilococos coagulase-negativos são produtores eficientes de biofilme. Em consequência, o desbridamento e a retirada do dispositivo protético infectado ou do corpo estranho são de suma importância. As infecções de próteses articulares que ocorrem mais de 1 mês após o implante do dispositivo são mais bem tratadas por meio de retirada da prótese e reimplantação em um procedimento em uma ou duas etapas. A terapia antimicrobiana dessas infecções assemelha-se àquela de *S. aureus*, exceto pelo fato de que ocorre raramente disseminação hematogênica, de modo que a atenção é concentrada principalmente para o controle da fonte.

Os estafilococos coagulase-negativos, por serem parte da flora cutânea normal, constituem os contaminantes mais comuns das hemoculturas. Em cerca de 75% dos casos em que uma hemocultura é positiva para estafilococos coagulase-negativos, isso reflete mais uma contaminação do que uma infecção. Decidir se uma cultura positiva representa uma contaminação ou uma verdadeira infecção pode ser um desafio. Uma única hemocultura ou várias hemoculturas positivas, em que mais de uma cepa esteja presente, tendem a resultar de contaminação. O tempo levado para a positividade da hemocultura, as hemoculturas quantitativas e a obtenção de diversas culturas positivas podem ser úteis para determinar se uma hemocultura positiva representa uma verdadeira infecção. O isolamento de estafilococos coagulase-negativos do sangue de um paciente com prótese valvar, marca-passo intravenoso ou enxerto vascular pode ser particularmente problemático, visto que esses pacientes têm alto risco de infecção verdadeira. A não ser que o paciente esteja hemodinamicamente instável ou em estado grave, é aconselhável não administrar antibióticos até a obtenção de outras amostras para cultura, de modo a documentar a presença de bacteriemia verdadeira. O isolamento de estafilococos coagulase-negativos de culturas de amostras de tecido profundo, osso, dispositivos protéticos ou outros locais normalmente estéreis, particularmente se várias culturas forem positivas, sugere fortemente uma verdadeira infecção.

Staphylococcus lugdunensis causa infecções que se assemelham clinicamente às causadas pelo *S. aureus* e pode ocorrer na ausência de corpo estranho e em hospedeiros normais sob os demais aspectos. Incluem endocardite de prótese valvar ou de valva nativa, bacteriemia, infecção da pele e dos tecidos moles, artrite séptica, infecção de prótese articular e osteomielite. Essa espécie carece de coagulase livre, porém algumas cepas produzem uma forma ligada à membrana, que pode levar à sua classificação incorreta como *S. aureus*. *S. lugdunensis* carece de proteína A e é positivo para ornitina descarboxilase e pirrolidonil arilamidase, o que o diferencia do *S. aureus*. *Staphylococcus lugdunensis* é sensível à maioria dos antibióticos, incluindo a penicilina (aproximadamente 75% dos isolados), e a resistência à meticilina é rara. O tratamento dessas infecções é semelhante ao das infecções causadas por *S. aureus*.

Grau A Recomendações de grau A

A1. Daum RS, Miller LG, Immergluck L, et al. A placebo-controlled trial of antibiotics for smaller skin abscesses. *N Engl J Med.* 2017;376:2545-2555.

A2. Talan DA, Mower WR, Krishnadasan A, et al. Trimethoprim-sulfamethoxazole versus placebo for uncomplicated skin abscess. *N Engl J Med.* 2016;374:823-832.

A3. McDanel JS, Perencevich EN, Diekema DJ, et al. Comparative effectiveness of beta-lactams versus vancomycin for treatment of methicillin-susceptible *Staphylococcus aureus* bloodstream infections among 122 hospitals. *Clin Infect Dis.* 2015;61:361-367.

A4. Bidell MR, Patel N, O'Donnell JN. Optimal treatment of MSSA bacteraemias: a meta-analysis of cefazolin versus antistaphylococcal penicillins. *J Antimicrob Chemother.* 2018;73:2643-2651.

A5. Wang Y, Zou Y, Xie J, et al. Linezolid versus vancomycin for the treatment of suspected methicillin-resistant *Staphylococcus aureus* nosocomial pneumonia: a systematic review employing metaanalysis. *Eur J Clin Pharmacol.* 2015;71:107-115.

A6. Corey GR, Wilcox MH, Talbot GH, et al; CANVAS 1 investigators. CANVAS 1: the first Phase III, randomized, double-blind study evaluating ceftaroline fosamil for the treatment of patients with complicated skin and skin structure infections. *J Antimicrob Chemother.* 2010;65(suppl 4):iv41-iv51.

A7. Rubinstein E, Lalani T, Corey GR, et al; ATTAIN Study Group. Telavancin versus vancomycin for hospital-acquired pneumonia due to gram-positive pathogens. *Clin Infect Dis.* 2011;52:31-40.

A8. Thwaites GE, Scarborough M, Szubert M, et al. Adjunctive rifampicin for *Staphylococcus aureus* bacteraemia (ARREST): a multicenter, randomised, double-blind, placebo-controlled trial. *Lancet.* 2018;391:668-678.

A9. Huang SS, Septimus E, Kleinman K, et al; CDC Prevention Epicenters Program; AHRQ DECIDE Network and Healthcare-Associated Infections Program. Targeted versus universal decolonization to prevent ICU infection. *N Engl J Med.* 2013;368:2255-2265.

A10. Huang SS, Singh R, McKinnell JA, et al. Decolonization to reduce postdischarge infection risk among MRSA carriers. *N Engl J Med.* 2019;380:638-650.

A11. Noto MJ, Domenico HJ, Byrne DW, et al. Chlorhexidine bathing and health care-associated infections: a randomized clinical trial. *JAMA.* 2015;313:369-378.

A12. Bode LG, Kluytmans JA, Wertheim HF, et al. Preventing surgical-site infections in nasal carriers of *Staphylococcus aureus*. *N Engl J Med.* 2010;362:9-17.

A13. Schwameis M, Roppenser B, Firbas C, et al. Safety, tolerability, and immunogenicity of a recombinant toxic shock syndrome toxin (rTSST)-1 variant vaccine: a randomised, double-blind, adjuvant-controlled, dose escalation first-in-man trial. *Lancet Infect Dis.* 2016;16:1036-1044.

REFERÊNCIAS BIBLIOGRÁFICAS

As referências bibliográficas, bem como os outros materiais suplementares deste livro, encontram-se no GEN-IO, nosso ambiente virtual de aprendizagem.

273

INFECÇÕES POR *STREPTOCOCCUS PNEUMONIAE*

THOMAS MCDONALD FILE, JR.

DEFINIÇÃO

Streptococcus pneumoniae (*S. pneumoniae*) é um patógeno bacteriano humano significativo e um importante causador de infecções bacterianas associadas à comunidade. Trata-se da causa bacteriana mais comum de pneumonia (pneumonia pneumocócica), sinusite e meningite bacteriana adquiridas na comunidade. Em crianças, constitui uma causa comum de otite. Este capítulo concentra-se na pneumonia pneumocócica em adultos; outras infecções causadas por *S. pneumoniae* são descritas em outros capítulos (ver Capítulo 384 para a meningite e Capítulo 398 para a sinusite e a otite). Apesar da disponibilidade de uma vacina efetiva, a incidência da pneumonia pneumocócica é alta, particularmente em adultos de idade mais avançada e em pacientes com comorbidade subjacente.[1,2]

O patógeno

Streptococcus pneumoniae (pneumococos) são cocos gram-positivos encapsulados, em forma de ponta de lança. As células medem 0,5 a 1,2 μm e, em geral, estão dispostas em pares alinhados pelas extremidades – um arranjo frequentemente designado como diplococos (Figura 273.1).[3] As colônias aparecem como alfa-hemolíticas em ágar-sangue padrão quando incubadas em condições aeróbias. O principal fator de virulência é uma cápsula de polissacarídeo que recobre o microrganismo e inibe a fagocitose. As cepas de pneumococos são classificadas de acordo com o tipo de cápsula, das quais são conhecidos 97 sorotipos. Foi constatado que a maioria dos sorotipos de *S. pneumoniae* provoca doença, porém apenas uma minoria de sorotipos é responsável pela maior parte das infecções pneumocócicas. Entretanto, os padrões de sorotipos estão mudando lentamente, em parte devido ao uso generalizado da vacina polivalente. Em certas ocasiões, cepas de *S. pneumoniae* podem modificar o tipo capsular por meio da troca de genes entre diferentes sorotipos envolvidos na síntese da cápsula.[4] Além disso, mutações ou deleções genéticas podem resultar na emergência de cepas não encapsuladas.[5] Essas cepas são menos virulentas, mas podem estar associadas à infecção não invasiva (p. ex., conjuntivite ou otite) e, menos comumente, à pneumonia. Outro fator de virulência significativo, a pneumolisina, é uma citolisina que provoca danos às células do hospedeiro e interfere na sua imunidade.

EPIDEMIOLOGIA

Em 2005, a Organização Mundial da Saúde estimou em 1,6 milhão o número de mortes anuais devido a *S. pneumoniae,* em grande parte lactentes e idosos; a maioria das mortes foi causada por pneumonia.[6] Nos EUA, estima-se que cerca de 900.000 adultos desenvolvem pneumonia pneumocócica a cada ano, embora esse número provavelmente seja uma subestimativa, devido à falta de identificação do patógeno na maioria dos casos de pneumonia; segundo estimativas, aproximadamente 175.000 a 400.000 pessoas necessitam de hospitalização. Nos EUA, a incidência de pneumonia pneumocócica entre adultos que exige hospitalização varia de 10 a 100/100.000 habitantes, com taxas mais altas em indivíduos idosos e naqueles com condições médicas subjacentes. Dados comparáveis foram relatados na Europa.[7] A expectativa é que o número de casos aumente à medida que a população de idosos aumenta. A pneumonia pneumocócica está associada à bacteriemia em cerca de 10 a 30% dos casos. Cerca de 5 a 10% dos pacientes com pneumonia pneumocócica morrem, e a taxa de mortalidade é ainda mais alta em indivíduos a partir dos 65 anos. A meningite pneumocócica desenvolve-se em um número menor de indivíduos, porém a taxa de mortalidade por essa infecção é ainda mais alta (ver Capítulo 384 para a meningite).

Streptococcus pneumoniae é transmitido predominantemente por contato direto de pessoa para pessoa, por meio de gotículas transportadas pelo ar. A propagação do microrganismo é influenciada por certos fatores, como aglomerações, particularmente durante o inverno e no início da primavera, quando as doenças respiratórias são mais prevalentes. Após a transmissão, o microrganismo coloniza comumente a nasofaringe, a partir da qual pode se disseminar para os pulmões, os seios paranasais ou a orelha média.[8] Pode também ser transportado pelo sangue até locais distais, como o encéfalo, o coração e as articulações. A colonização na faringe é mediada pela ligação das bactérias às células epiteliais por meio de proteínas adesinas de superfície. As cepas com menor tamanho capsular apresentam maior exposição das adesinas, o que se correlaciona com um aumento da colonização. Os pneumococos podem ser isolados da nasofaringe de 5 a 50% dos indivíduos saudáveis, dependendo da população e do ambiente, e o estado de portador é mais comum no inverno e no início da primavera, particularmente em crianças em idade escolar.

A partir da nasofaringe, os pneumococos podem migrar para as vias respiratórias inferiores por microaspiração das secreções orofaríngeas que contêm o microrganismo. Diferentemente dos conceitos anteriores, as vias respiratórias inferiores não são estéreis. As defesas pulmonares do hospedeiro habitualmente mantêm o microbioma pulmonar em níveis relativamente baixos. O desenvolvimento de pneumonia indica um defeito nas defesas do hospedeiro, a exposição a um microrganismo particularmente virulento ou um inóculo muito grande.

Tradicionalmente, *S. pneumoniae* tem sido a causa mais comum de pneumonia adquirida na comunidade (PAC) (ver Capítulo 91.). Na era pré-antibiótica, *S. pneumoniae* era responsável por mais de 75% dos casos de pneumonia. Entretanto, estudos mais recentes isolaram o microrganismo em apenas 5 a 15% dos casos nos EUA, porém em maior proporção de casos em alguns outros países. Nos EUA, os fatores que provavelmente contribuíram para o declínio de *S. pneumoniae* como causa de PAC incluem uso universal de vacinas pneumocócicas conjugadas em crianças, levando à imunidade de rebanho, uso de vacinas pneumocócicas em adultos e redução do tabagismo. Além disso, com o uso de métodos de diagnóstico padrão, a etiologia da PAC é apenas identificada na minoria dos casos, e é provável que *S. pneumoniae* constitua a causa de um número considerável de casos não identificados.

Os fatores de risco para a pneumonia pneumocócica incluem infecção viral respiratória anterior ou concomitante (particularmente influenza),[9] tabagismo, asma, abuso de álcool, doença pulmonar crônica, hepática ou cardíaca subjacente, diabetes melito, cirrose, insuficiência renal, demência, desnutrição e imunocomprometimento, incluindo infecção pelo HIV, uso de substâncias intravenosas e falta de moradia. Os pacientes com defeitos imunológicos (particularmente relacionados com a produção de anticorpos) correm risco consideravelmente maior (ver Patogenia, adiante).

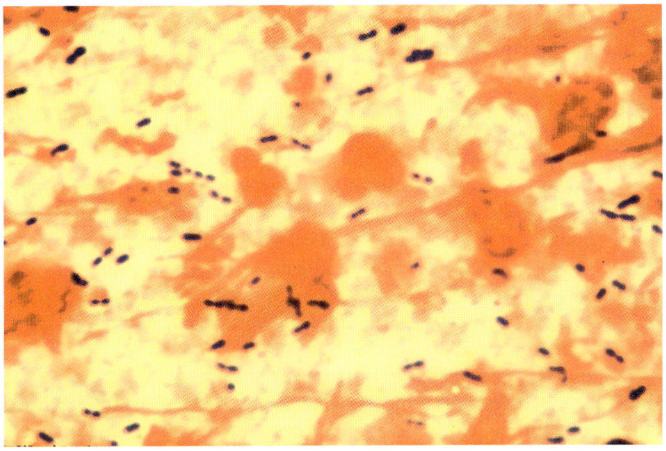

FIGURA 273.1 Coloração de Gram de amostra de escarro de paciente com pneumonia pneumocócica, mostrando diplococos gram-positivos alinhados pelas suas extremidades.

BIOPATOLOGIA

As manifestações da doença por *S. pneumoniae* são causadas principalmente pela resposta do hospedeiro à infecção, e não pela produção de toxinas associadas ao microrganismo. O desenvolvimento de pneumonia pneumocócica torna-se mais provável quando uma cepa mais virulenta ou a quantidade de pneumococos aspirados sobrepujam o sistema de defesa do hospedeiro no sistema respiratório (Figura 273.2). As defesas inatas do hospedeiro, que reduzem o desenvolvimento da pneumonia, incluem a remoção fisiológica das bactérias, que ficam envolvidas pelo muco e são

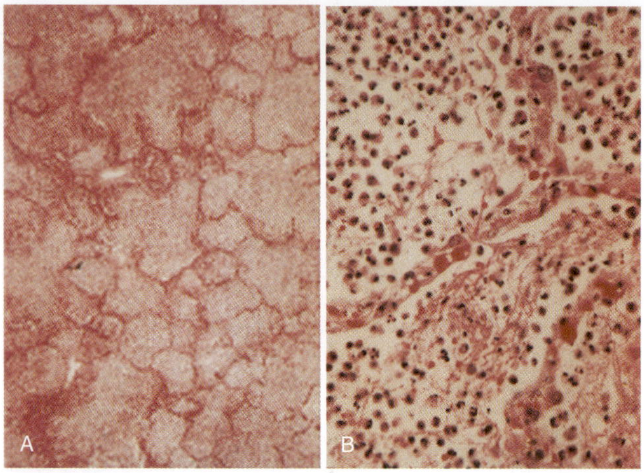

FIGURA 273.2 **Pneumonia. A. Corte histológico do lobo inferior esquerdo do pulmão corado pela hematoxilina e eosina (H&E) com pequeno aumento (100×). Observar as paredes alveolares intactas e os alvéolos preenchidos com edema e exsudatos celulares espessos. B. O mesmo corte de A corado pela H&E com maior aumento (500×). Observar o denso infiltrado de células polimorfonucleares e as paredes alveolares intactas.**

eliminadas pela ação das células epiteliais ciliadas do sistema respiratório. A IgA secretora facilita a retenção das bactérias no muco por meio de ligação das bactérias à mucina; a protease da IgA secretora, que é produzida por *S. pneumoniae,* pode superar essa defesa do hospedeiro. Além disso, a cápsula de polissacarídeo desempenha um papel na redução da fixação ao muco das vias respiratórias.

Streptococcus pneumoniae resiste à fagocitose, em parte, devido à proteção antifagocitária conferida pela sua cápsula. A virulência está diretamente relacionada à cápsula. Anticorpos dirigidos contra o tipo específico de polissacarídeo capsular protegem contra a doença causada por essa cepa específica, facilitando a fagocitose do microrganismo e eliminando as bactérias. Os pacientes com anormalidades relacionadas à produção de anticorpos (p. ex., asplenia, deficiência de imunoglobulinas, mieloma múltiplo, leucemia linfocítica crônica) ou com a função fagocítica (p. ex., doença granulomatosa crônica, síndrome de hiperimunoglobulina E [síndrome de Job], deficiência de mieloperoxidase, síndrome de Chediak-Higashi) correm, portanto, maior risco de pneumonia pneumocócica e de desfechos mais graves quando ocorre infecção.

MANIFESTAÇÕES CLÍNICAS

Apresentação clínica

O início das manifestações clínicas da pneumonia pneumocócica é variável, dependendo da virulência da cepa e dos fatores de resposta do hospedeiro. A doença pode ser leve, porém observa-se uma ampla gama de gravidade, incluindo pacientes com sepse fulminante, nos quais a taxa de mortalidade pode ser superior a 50%. Classicamente, o início é abrupto, com febre, calafrios (frequentemente tremores), tosse e dor (com frequência pleurítica). Entretanto, essa constelação de manifestações só é observada na minoria de casos. As manifestações iniciais sobrepõem-se àquelas associadas a outras causas de pneumonia; por conseguinte, não é possível estabelecer definitivamente a etiologia baseando-se apenas nas características clínicas. Os pacientes de idade mais avançada podem apresentar delírio como manifestação inicial. Outros sintomas incluem vômitos, diarreia, mialgias e artralgias. Com frequência, os pacientes com pneumonia pneumocócica parecem ansiosos. A maioria das pessoas com pneumonia pneumocócica tem febre; a hipotermia está associada ao aumento da mortalidade. Além da febre, a maioria dos pacientes apresenta taquicardia e, com frequência, observa-se a presença de taquipneia e respiração superficial.

A apresentação inicial é frequentemente seguida de uma toxicidade sistêmica crescente associada à hipoxia. Os achados de estertores crepitantes e sons respiratórios brônquicos à ausculta estão localizados no segmento ou lobo acometido. A confusão, a obnubilação e a rigidez de nuca devem levar à suspeita de meningite. Na pneumocócica lobar, o escarro é descrito classicamente como "ferruginoso", devido à mistura de células sanguíneas e hemoglobina nele. As anormalidades laboratoriais incluem leucocitose com desvio para a esquerda. A leucopenia é observada na minoria dos casos e está associada a um prognóstico falho. A infecção grave pode estar associada à disfunção de múltiplos órgãos.

Normalmente, a radiografia de tórax revela infiltrado lobar homogêneo ou alveolar segmentar. Em muitos casos, observa-se a presença de uma pequena quantidade de líquido pleural. Além do infiltrado lobar clássico, a pneumonia pneumocócica pode causar broncopneumonia, que se caracteriza por múltiplas opacidades que tendem a ser irregulares e/ou confluentes.

Complicações

As possíveis complicações da pneumonia pneumocócica incluem bacteriemia com infecção metastática (artrite séptica, peritonite, pericardite, meningite,[10] endocardite)[11] e complicações pulmonares de derrame parapneumônico, empiema, pneumonia necrosante e abscesso pulmonar. Os fatores de risco para uma evolução complicada incluem idade avançada, doença pulmonar preexistente, imunodeficiência ou AIDS e, sobretudo, aquisição de outra infecção nosocomial. O risco de sepse pneumocócica fulminante é maior em pacientes submetidos à esplenectomia, visto que o baço constitui o principal local de eliminação dessa bactéria.

Até um terço dos pacientes hospitalizados com pneumonia pneumocócica apresenta eventos cardiovasculares significativos. Além do estresse, da hipoxemia e da inflamação associados à infecção, a pneumolisina pode desempenhar um papel direto na lesão do miocárdio.

DIAGNÓSTICO

A utilidade dos exames complementares para determinar a etiologia da pneumonia adquirida na comunidade tem sido controversa, devido à falta de métodos rápidos, facilmente executáveis, acurados e com relação custo-benefício favorável capazes de fornecer resultados imediatos para a maioria dos pacientes, na avaliação inicial realizada por um médico no consultório ou em um ambiente de cuidados intensivos. A etiologia da PAC baseada em métodos de diagnóstico padrão é identificada em uma minoria de casos. Entretanto, existem boas razões para estabelecer um diagnóstico etiológico, especificamente para direcionar o tratamento antibiótico para determinado paciente, facilitar o manejo do insucesso do tratamento e, por meio de escalonamento ou estreitamento da antibioticoterapia, reduzir potencialmente os custos de cuidados de saúde, os efeitos colaterais dos medicamentos e a pressão de seleção de resistência a antibióticos. Os exames complementares para pneumonia causada por *S. pneumoniae* incluem a coloração pelo método de Gram e cultura do escarro, hemocultura, imunocromatografia e métodos moleculares.

Coloração de Gram e cultura do escarro

O papel etiológico de *S. pneumoniae* pode ser fortemente implicado pela presença de diplococos gram-positivos em forma de ponta de lança na coloração do escarro pelo método de Gram (Figura 273.1) e pelo isolamento por cultura. A coloração de Gram pode ser confirmada como *S. pneumoniae* pela reação de Quellung, em que são acrescentados anticorpos anticapsulares polivalentes às bactérias, com exame microscópico subsequente; a ocorrência de edema e aumento da refração da cápsula constituem uma reação positiva.

O valor da realização rotineira de uma coloração de Gram e cultura do escarro tem sido debatido. Esses exames são limitados, visto que muitos pacientes não conseguem produzir uma boa amostra, que os pacientes frequentemente recebem agentes antimicrobianos antes da avaliação e que muitas amostras fornecem resultados inconclusivos. Outra limitação da coloração de Gram do escarro, particularmente quando aplicada nos EUA, é o notável declínio de seu uso pela equipe e pelos médicos assistentes quando avaliam inicialmente pacientes com pneumonia. Isso se deve, em parte, ao *Clinical Laboratory Improvement Act* de 1988, que exigia que os funcionários tivessem credenciais para a interpretação da coloração de Gram de qualquer amostra. Por fim, a terceirização de amostras para laboratórios fora do hospital leva a atrasos no processamento e a uma comunicação menos direta entre o laboratório de microbiologia e o médico.

Streptococcus pneumoniae é isolado em uma minoria de culturas de escarro, em parte porque o microrganismo apresenta necessidades nutricionais exigentes e, com frequência, o seu crescimento é superado pela contaminação de bactérias orais. É importante a obtenção de uma amostra de boa qualidade para cultura. Uma amostra de escarro obtida pelo médico examinador no momento da avaliação inicial (frequentemente com o paciente sentado, se possível, e com aplicação de percussão) tem muito mais probabilidade de fornecer uma amostra de boa qualidade do que uma amostra de escarro coletada em um recipiente colocado à cabeceira do paciente por outros profissionais de saúde. Para ser confiável, a amostra deve consistir em escarro, e não em saliva, e, por conseguinte, o exame microscópico deve revelar um elevado número de células polimorfonucleares e poucas células epiteliais. Em uma placa de ágar-sangue, *S. pneumoniae* pode ser identificado pela sua sensibilidade a um disco de optoquina.

Hemoculturas

O rendimento das hemoculturas positivas em pacientes admitidos com PAC é baixo, com taxas habituais de 5 a 15%, dependendo da gravidade da doença; desses resultados, *S. pneumoniae* é responsável por aproximadamente dois terços. Como *S. pneumoniae* é habitualmente considerado como provável patógeno, os resultados positivos das hemoculturas não têm visivelmente levado a melhores resultados ou a uma melhor seleção de antibióticos. Entretanto, as hemoculturas podem ser valiosas, visto que, quando positivas, a etiologia microbiana é estabelecida, que a hemocultura pode ser o único exame diagnóstico realizado, e que elas fornecem informações valiosas para obter dados de resistência e avaliar sorotipos para estratégias de vacina. Em parte devido ao rendimento relativamente baixo em pacientes com PAC admitidos na enfermaria geral, as diretrizes de consenso do IDSA/ATS, de 2007, recomendam a obtenção de hemoculturas de pacientes hospitalizados com indicações específicas, incluindo todos os pacientes que necessitam de internação na unidade de terapia intensiva para PAC, enquanto as consideram opcionais para outros pacientes. As indicações incluem infiltrados cavitários, leucopenia, uso ativo de álcool, doença hepática grave crônica, asplenia, antígeno urinário pneumocócico positivo e grande derrame pleural.

Imunocromatografia

Os testes de antígeno urinário são particularmente interessantes para a detecção da pneumonia pneumocócica quando não é possível obter culturas em tempo hábil, ou quando a antibioticoterapia já foi iniciada. Em amostras seriadas de casos conhecidos de bacteriemia, o antígeno urinário pneumocócico detectado por ensaio imunocromatográfico ainda foi positivo em 83% dos casos depois de 3 dias de terapia. Estudos realizados em adultos mostraram uma sensibilidade de 50 a 80% e uma especificidade superior a 90%.[12]

Ensaios moleculares

Os ensaios moleculares para *S. pneumoniae* incluem técnicas de amplificação de ácido nucleico, como PCR e hibridização do DNA. A PCR é uma ferramenta de diagnóstico atrativa para diagnóstico rápido, visto que não depende do crescimento bacteriano nem da viabilidade dos microrganismos. A interpretação dos testes de PCR em amostras de escarro é complicada pela dificuldade de diferenciar entre colonização pneumocócica e infecção verdadeira. Os ensaios de PCR multiplex que incluem a detecção de *S. pneumoniae* de amostras respiratórias estão atualmente em estágio avançado de desenvolvimento.

TRATAMENTO

Visão geral

A antibioticoterapia para pneumonia adquirida na comunidade (PAC) é normalmente iniciada com base empírica, visto que o microrganismo causador não é identificado em uma proporção apreciável de pacientes (ver Capítulo 91).[13] Os antibióticos devem ser iniciados o mais rápido possível quando o diagnóstico de PAC é considerado provável e antes do paciente deixar o serviço de emergência ou a clínica. Os pacientes com PAC são, em sua maioria, tratados empiricamente com um esquema que provavelmente tenha atividade contra *S. pneumoniae*. Entretanto, uma vez identificado *S. pneumoniae* pela coloração de Gram e cultura do escarro, hemocultura, antígeno urinário pneumocócico ou métodos moleculares, o direcionamento da terapia especificamente contra esse microrganismo deve se basear em dados de sensibilidade disponíveis. A escolha da terapia inicial é complicada pelo desenvolvimento de resistência a antibióticos entre *S. pneumoniae*.[14] Os fatores de risco para *S. pneumoniae* resistente a fármacos (DRSP) em adultos incluem:

- Idade acima de 65 anos
- Terapia com betalactâmicos, macrolídios ou quinolonas nos últimos 3 a 6 meses (um agente antimicrobiano de outra classe é preferido para um paciente que recentemente recebeu um desses medicamentos)
- Alcoolismo
- Comorbidades médicas
- Doença ou terapia imunossupressora
- Exposição a uma criança em uma creche
- Exposição ao ambiente de cuidados de saúde, como em casos de hospitalização anterior ou de residência em uma instituição de cuidados prolongados.

Os dados disponíveis sugerem que o impacto de *S. pneumoniae* drogarresistente varia de acordo com a classe de antibióticos e, possivelmente, com os agentes específicos dentro de uma classe.[15,16]

Resistência aos betalactâmicos

A maioria dos estudos sugere que os níveis atuais de resistência aos betalactâmicos não levam a fracassos do tratamento em pacientes com PAC quando são utilizados medicamentos (*i. e.*, amoxicilina, ceftriaxona, cefotaxima) e doses adequadas. Entretanto, a terapia com cefuroxima tem sido associada a taxas mais elevadas de mortalidade em pacientes com pneumonia pneumocócica com bacteriemia.

Resistência aos macrolídios

Em um estudo de vigilância global de 1.713 isolados de *S. pneumoniae*, realizado em 2014, 37,6% dos microrganismos eram resistentes à azitromicina.[18] Em um estudo realizado em 2014 pelo mesmo grupo, de 1.926 isolados de pneumococos de adultos nos EUA, 43% demonstraram ser resistentes à eritromicina, com 20% apresentando alto nível de resistência (CIM > 16 μg/mℓ). Como a prevalência global de *S. pneumoniae* resistente a macrolídios é elevada em muitas partes do mundo, incluindo nos EUA, muitos especialistas recomendam que um macrolídio **não** seja utilizado como monoterapia empírica nessas áreas.

Resistência às quinolonas

Embora a taxa de prevalência de resistência dos pneumococos às quinolonas mais novas (levofloxacino, moxifloxacino) permaneça baixa (abaixo de 3%) nos EUA, a taxa de resistência aumentou acentuadamente em alguns países. A administração de quinolonas para PAC em pacientes com tuberculose (TB) tem sido associada a atraso no diagnóstico, aumento da resistência e desfechos precários; os médicos devem realizar exames complementares adequados antes de prescrever quinolonas a pacientes com risco ou com sinais de TB.

Seleção de antibióticos

A atividade *in vitro* de antimicrobianos frequentemente usados para *S. pneumoniae* é mostrada na e-Tabela 273.1. As recomendações para terapia antimicrobiana da PAC de modo a incluir uma cobertura efetiva contra *S. pneumoniae* estão incluídas na Tabela 273.1.

A seleção de agentes antimicrobianos para casos de suspeita ou confirmação de pneumonia pneumocócica depende do local de atendimento. Em geral, podem ser utilizados medicamentos orais como tratamento para pacientes ambulatoriais. Os pacientes hospitalizados são, em sua maioria, inicialmente tratados com esquema intravenoso. Entretanto, muitos pacientes sem fatores de risco para pneumonia grave podem ser tratados com terapia oral, particularmente com agentes de alta biodisponibilidade, como as quinolonas respiratórias (levofloxacino, moxifloxacino, gemifloxacino). Outros fatores passíveis de afetar a escolha do esquema antimicrobiano incluem o potencial de induzir resistência a antimicrobianos, propriedades farmacocinéticas e farmacodinâmicas, perfil de segurança e custo. Além disso, se um paciente recebeu um agente antimicrobiano nos últimos 3 meses, existe uma maior probabilidade da cepa causadora de doença de *S. pneumoniae* ser resistente a tal fármaco, e prefere-se o uso de um agente antimicrobiano de outra classe.

Em pacientes com PAC que necessitam de internação hospitalar, a terapia combinada de betalactâmico com um macrolídio ou a monoterapia com uma quinolona respiratória geralmente apresentam eficácia comparável. Entretanto, acredita-se, em geral, que a gravidade dos efeitos adversos (incluindo o risco de infecção por *C. difficile*) e o risco de seleção de resistência em microrganismos colonizadores sejam maiores com as quinolonas. Além disso, muitos estudos observacionais sugeriram que os esquemas de combinação de betalactâmico com macrolídio estão associados a melhores resultados clínicos em pacientes com pneumonia pneumocócica grave, possivelmente devido aos efeitos imunomoduladores dos macrolídios.[A1,A2]

Alergia à penicilina

Em pacientes alérgicos à penicilina, é necessário avaliar o tipo e a gravidade da reação. Os indivíduos com reação prévia leve à penicilina (sem síndrome de Stevens-Johnson, necrólise epidérmica tóxica ou reação medicamentosa

Tabela 273.1 Terapia antimicrobiana para a pneumonia pneumocócica.

	ANTIMICROBIANOS PREFERENCIAIS	ANTIMICROBIANOS ALTERNATIVOS
AGENTES ORAIS		
Sensíveis à penicilina (CIM ≤ 0,06 μg/mℓ)*	Amoxicilina; penicilina	Cefalosporinas orais (cefpodoxima; cefdinir; cefditoreno; cefuroxima); Macrolídios orais se forem sensíveis *in vitro*† Clindamicina, doxiciclina Quinolonas respiratórias (levofloxacino, moxifloxacino, gemifloxacino)
Resistentes à penicilina*	Quinolona; amoxicilina em alta dose (3 g/dia)	Clindamicina; linezolida; agentes mais novos¶
AGENTES INTRAVENOSOS	Cefalosporina de terceira geração (ceftriaxona, cefotaxima); ceftarolina;§ penicilina;‡ ampicilina‡	Quinolonas; vancomicina; clindamicina; linezolida; betalactâmicos de amplo espectro;‖ tigeciclina

*Com base no ponto de corte de não meningite para penicilina oral; o ponto de corte de não meningite para penicilina parenteral é ≤ 2,0 μg/mℓ; se houver preocupação quanto à meningite, o ponto de corte para isolados sensíveis é de 0,06 μg/mℓ. †Taxa elevada de resistência nos EUA; o seu uso não é recomendado para terapia empírica sem o conhecimento dos resultados de sensibilidade. ‡Dose alta (uma dose ≥ 18 milhões de unidades de penicilina ou 12 g de ampicilina provavelmente é efetiva para a maioria das cepas com CIM elevadas). §A ceftarolina é mais potente para *S. pneumoniae* do que a cefalosporina de terceira geração e, com frequência, é ativa, mesmo se houver resistência às cefalosporinas de terceira geração. ‖Piperacilina/tazobactam, cefepima, ceftazidima, ertapeném, imipeném, meropeném. ¶Outros antimicrobianos em desenvolvimento.

com eosinofilia e sintomas sistêmicos [DRESS]), e que não apresentaram características de reação mediada por IgE, podem receber com segurança uma cefalosporina de amplo espectro (de terceira ou de quarta geração) ou carbapeném. Para pacientes alérgicos à penicilina, se um teste cutâneo for positivo, ou se houver uma preocupação significativa que justifique evitar o uso de uma cefalosporina ou carbapeném, deve-se administrar um esquema alternativo.

Resposta clínica à terapia

Com antibioticoterapia adequada, observa-se habitualmente alguma melhora na evolução clínica do paciente em 48 a 72 horas. Embora uma resposta clínica à antibioticoterapia apropriada seja relativamente rápida, o tempo para a resolução de todos os sintomas e achados radiológicos é mais prolongado. Por exemplo, na pneumonia pneumocócica, a tosse costuma desaparecer dentro de 8 dias, enquanto as crepitações à ausculta desaparecem em 3 semanas. Considera-se a ausência de resposta quando o paciente não demonstra nenhuma melhora clínica em 72 horas. As causas mais comuns incluem doença grave, terapia inicial discordante de cepas resistentes, infecção extrapulmonar, como empiema, infecção metastática e instabilidade de condições comórbidas, e causa não infecciosa (embolia pulmonar, carcinoma, toxicidade medicamentosa, distúrbio imunológico). Os pacientes com pneumonia pneumocócica bacteriêmica apresentam maior mortalidade hospitalar e maior tempo de internação hospitalar.[19]

Duração da terapia

A duração recomendada em pacientes que demonstram uma boa resposta clínica nos primeiros 2 a 3 dias de terapia é, no total, de 5 a 7 dias. Antes de interromper o tratamento, o paciente deve permanecer afebril por 48 a 72 horas, respirar sem oxigênio suplementar (a não ser que seja necessário para uma doença preexistente) e não deve ter mais de um fator de instabilidade clínica (definido como FC > 100 bpm, FR > 24 respirações/min e PA ≤ 90 mmHg). É necessária maior duração para os casos de infecções mais complicadas (p. ex., empiema e infecção extrapulmonar, como meningite, endocardite, artrite séptica).

A procalcitonina (PCT), um biomarcador sérico, tem sido utilizada como auxiliar para determinar a duração da terapia antimicrobiana na PAC. A PCT é um precursor peptídico da calcitonina, liberado pelas células parenquimatosas em resposta a toxinas bacterianas e certos mediadores pró-inflamatórios específicos para bactérias (p. ex., interleucina [IL]-1β, fator de necrose tumoral α e IL-6), levando a níveis séricos elevados em pacientes com infecções bacterianas. A PCT apresenta um aumento imediato na infecção inicial, dentro de 6 a 12 horas, e diminui rapidamente quando a infecção bacteriana é controlada pelo sistema imune do hospedeiro e pela terapia antimicrobiana. Em contrapartida, a PCT é infrarregulada em pacientes com infecções virais, devido à liberação de citocinas normalmente associadas às infecções virais (interferona-γ). O nível sérico de PCT tem sido estudado de modo prospectivo para facilitar a tomada de decisão quanto ao uso de terapia antibacteriana[A3] e duração do tratamento em pacientes com pneumonia.[A4] A orientação pela PCT levou a uma redução substancial na duração do uso de antibióticos.

Terapia adjuvante: corticosteroides

Os corticosteroides podem ser benéficos em casos de pneumonia pneumocócica grave, com base em vários estudos e metanálises.[A5,A6] A justificativa para o uso de glicocorticoides como terapia adjuvante dos antibióticos em pacientes hospitalizados com PAC é reduzir a resposta inflamatória à pneumonia, que provavelmente contribui para a morbidade da doença. Os pacientes com mais probabilidade de se beneficiar são aqueles com infecção grave (*i. e.*, os que necessitam de internação na unidade de terapia intensiva) e associada a uma alta resposta inflamatória sistêmica. A vantagem potencial da terapia adjuvante com corticosteroides precisa ser ponderada contra os possíveis efeitos adversos, como hiperglicemia e aumento das readmissões relacionadas com a PAC.[20]

PROGNÓSTICO

A taxa de mortalidade por pneumonia pneumocócica varia de 5 a 50%, de acordo com a gravidade da apresentação e com fatores do hospedeiro. Os fatores associados ao aumento da mortalidade incluem idade avançada, gravidade da doença, necessidade de ventilação, choque, doença bilateral, quantidade e grau de condições subjacentes e insuficiência renal.

PREVENÇÃO

A melhor maneira de prevenir a pneumonia pneumocócica consiste em vacinação e estabilização das condições subjacentes que predispõem à infecção (p. ex., diabetes melito, insuficiência cardíaca congestiva).

Existem dois tipos de vacina pneumocócica recomendados para adultos: a vacina pneumocócica conjugada (PCV13) e a vacina pneumocócica polissacarídica (PPSV23). A vacina conjugada contém antígenos para 13 sorotipos e é mais imunogênica,[A7] enquanto a vacina polissacarídica contém antígenos de 23 sorotipos.

Recomenda-se que os adultos recebam 1 dose de PCV13 e 1, 2 ou 3 doses de PPSV23, dependendo da indicação (ver Capítulo 15). Todos os pacientes com mais de 65 anos ou que apresentam condições de imunocomprometimento (p. ex., HIV, terapia imunossupressora, quimioterapia do câncer) devem receber PCV13. Os pacientes com condições subjacentes (p. ex., doença cardíaca ou pulmonar crônica, diabetes melito) devem receber a vacina PPSV23 até os 65 anos e, em seguida, a PCV13. Quando tanto a PCV13 quanto a PPSV23 são indicadas, a PCV13 deve ser administrada primeiro. Se a PPSV23 tiver sido administrada anteriormente, a PCV13 deve ser administrada pelo menos 1 ano depois da PPSV23. Quando duas ou mais doses de PPSV23 são indicadas, o intervalo entre as doses deve ser de pelo menos 5 anos. Dispõe-se de informações complementares sobre o momento de administração da vacina pneumocócica para adultos a partir dos 65 anos e adultos a partir dos 19 anos com alto risco para doença pneumocócica em www.cdc.gov/vaccines/vpd/pneumo/downloads/pneumovaccine-timing.pdf.

A vacina contra influenza também reduz a pneumonia pneumocócica, visto que, ao diminuir a morbidade da influenza aguda, a incidência de pneumonia bacteriana pós-influenza é reduzida.

Além da imunização, outra consideração para diminuir a carga da pneumonia pneumocócica consiste em reduzir o impacto das comorbidades. As condições associadas à pneumonia pneumocócica incluem doença pulmonar crônica, insuficiência cardíaca crônica, diabetes melito, desnutrição e distúrbios da deglutição, que aumentam o risco de aspiração. Além de predispor à infecção, essas condições agravam de modo significativo o desfecho da pneumonia pneumocócica. Devem-se utilizar intervenções para um controle mais intensivo dessas condições. Como a higiene oral/dentária precária está associada a aumento da colonização bacteriana das secreções orais, a tentativa de melhorar a higiene bucal pode reduzir as consequências infecciosas da aspiração. O ato relativamente simples da escovação diária dos dentes pode ajudar a prevenir a pneumonia pneumocócica.

Recomendações de grau A

A1. Garin N, Genné D, Carballo S, et al. β-lactam monotherapy vs β-lactam-macrolide combination treatment in moderately severe community-acquired pneumonia: a randomized noninferiority trial. *JAMA Intern Med.* 2014;174:1894-1901.

A2. Nie W, Li B, Xiu Q. β-Lactam/macrolide dual therapy versus β-lactam monotherapy for the treatment of community-acquired pneumonia in adults: a systematic review and meta-analysis. *J Antimicrob Chemother.* 2014;69:1441-1496.

A3. Schuetz P, Wirz Y, Sager R, et al. Effect of procalcitonin-guided antibiotic treatment on mortality in acute respiratory infections: a patient level meta-analysis. *Lancet Infect Dis.* 2018;18:95-107.

A4. Pepper D, Sun J, Rhee C, et al. Procalcitonin-guided antibiotic discontinuation and mortality in critically ill adults: a systematic review and meta-analysis. *Chest.* 2019;155:1109-1118.

A5. Torres A, Sibila O, Ferrer M, et al. Effect of corticosteroids on treatment failure among hospitalized patients with severe community-acquired pneumonia and high inflammatory response: a randomized clinical trial. *JAMA.* 2015;313:677-686.

A6. Briel M, Spoorenberg SMC, Snijders D, et al. Corticosteroids in patients hospitalized with community-acquired pneumonia: systematic review and individual patient data meta-analysis. *Clin Infect Dis.* 2018;66:346-354.

A7. Vadlamudi NK, Parhar K, Altre Malana KL, et al. Immunogenicity and safety of the 13-valent pneumococcal conjugate vaccine compared to 23-valent pneumococcal polysaccharide in immunocompetent adults: a systematic review and meta-analysis. *Vaccine.* 2019;37: 1021-1029.

REFERÊNCIAS BIBLIOGRÁFICAS

As referências bibliográficas, bem como os outros materiais suplementares deste livro, encontram-se no GEN-IO, nosso ambiente virtual de aprendizagem.

274 INFECÇÕES ESTREPTOCÓCICAS NÃO PNEUMOCÓCICAS E FEBRE REUMÁTICA

DENNIS L. STEVENS, AMY E. BRYANT E MELISSA M. HAGMAN

CLASSIFICAÇÃO E IDENTIFICAÇÃO DOS ESTREPTOCOCOS

Os estreptococos são bactérias gram-positivas, de morfologia cocoide, anaeróbias facultativas e catalase-negativas, que crescem em cadeias e colonizam a pele e as membranas mucosas. Quando cultivadas em placas de ágar-sangue, podem resultar em hemólise (β) completa, (α) incompleta ou sem hemólise (γ). Na classificação de Lancefield, os estreptococos hemolíticos podem ser classificados em tipos A a G, com base nos antígenos de carboidrato extraíveis em ácido do material da parede celular. Os esquemas mais modernos de classificação reconhecem estreptococos hemolíticos e não hemolíticos com o uso de técnicas bioquímicas e genéticas modernas.

Os principais estreptococos beta-hemolíticos patogênicos são do grupo A (*Streptococcus pyogenes*) e do grupo B (*Streptococcus agalactiae*). Embora a maior parte deste capítulo seja dedicada a discutir esses dois patógenos e as doenças clínicas que eles provocam, o restante do capítulo inclui discussões sobre o *Streptococcus dysgalactiae* subespécie *equisimilis* (estreptococo dos grupos C e G), o estreptococo do grupo *viridans* (sem grupo de Lancefield) e estreptococos zoonóticos (vários grupos de Lancefield).

Streptococcus pyogenes (estreptococo do grupo A)

DEFINIÇÃO

Streptococcus pyogenes contém antígeno do grupo A de Lancefield na superfície da célula e, portanto, é designado como estreptococo do grupo A. Os estreptococos do grupo A são os mais importantes entre os patógenos estreptocócicos humanos e causam uma série de infecções clínicas, que variam desde faringite, infecções superficiais da pele e infecções profundas dos tecidos moles até síndrome do choque tóxico. As sequelas pós-infecciosas consistem em febre reumática, glomerulonefrite pós-estreptocócica e artrite reativa.[1]

EPIDEMIOLOGIA

Os seres humanos são os únicos hospedeiros conhecidos de *S. pyogenes*. Todas as infecções por estreptococos do grupo A são mais comuns em crianças com menos de 10 anos. A prevalência do estado de portador assintomático do estreptococo do grupo A também é mais alta em crianças (15 a 20%) do que em adultos (< 5%). Além da idade, as epidemias do estreptococo do grupo A também estão associadas a condições de aglomeração durante os meses de inverno em climas temperados. De acordo com as estimativas recentes dos Centers for Disease Control and Prevention (CDC) dos EUA, a incidência de infecções invasivas por *S. pyogenes* nos EUA em 2015 foi de 4,8 casos por 100.000 indivíduos por ano.

BIOPATOLOGIA

Os reservatórios naturais de *S. pyogenes* são as membranas mucosas e a pele. Os estreptococos do grupo A aderem ao epitélio do hospedeiro por meio de interações complexas envolvendo fatores estreptocócicos, como a proteína M, o ácido lipoteicoico, a proteína de ligação da fibronectina e fímbrias.[2] Embora os estreptococos precisem aderir ao epitélio para causar a maioria das infecções, essa aderência não é suficiente para provocar a doença, visto que os pacientes podem não desenvolver infecção assintomática apesar do estado de portador assintomático prolongado de estreptococo do grupo A.

O modo de transmissão e a porta de entrada são habitualmente evidentes nas infecções estreptocócicas clínicas. Os estreptococos faríngeos e do grupo A são transmitidos de pessoa para pessoa por meio de microgotículas em aerossóis, e a aquisição cutânea é normalmente por contato direto. Epidemias de faringite e escarlatina também podem ser causadas pelo consumo de alimentos contaminados ou leite não pasteurizado. Infecções por estreptococos do grupo A são frequentemente observadas durante o parto (sepse puerperal), após cirurgia ou queimaduras (infecção de ferida) e em épocas de guerra (gangrena epidêmica) – portanto, na maioria das infecções estreptocócicas clínicas. Por outro lado, entre pacientes com síndrome do choque tóxico estreptocócico, a porta de entrada é evidente em apenas 50% dos casos.

Os estreptococos escapam da opsonofagocitose por meio da expressão da proteína M antifagocítica, uso de proteína de ligação das imunoglobulinas, formação de uma cápsula de ácido hialurônico e/ou produção de uma C5a peptidase, que destrói ou inativa quimioatraentes e opsoninas derivados do complemento.[3] No foco da infecção, a estreptolisina O (SLO), uma exotoxina citotóxica, destrói os fagócitos que se aproximam. Distalmente à infecção, as concentrações mais baixas de SLO estimulam a hiperadesão de leucócitos polimorfonucleares às células endoteliais, impedindo efetivamente uma resposta inflamatória tecidual e promovendo, assim, dano vascular. No hospedeiro não imune, a SLO, as exotoxinas pirogênicas estreptocócicas (SPE) A, B, C, MF e SSA e outros componentes estreptocócicos impulsionam a *tempestade de citocinas* que provoca hipotensão e leucostase vascular, resultando, assim, em lesão microvascular, choque, falência de múltiplos órgãos e até mesmo morte.

MANIFESTAÇÕES CLÍNICAS E DIAGNÓSTICO

Faringite

A faringite é a infecção mais comum por *S. pyogenes*, com pico de incidência em crianças de 5 a 15 anos. A infecção caracteriza-se pelo início abrupto de febre, faringite e adenopatia submandibular. Os calafrios são comuns, porém os tremores francos são raros. A maioria dos pacientes queixa-se de dor na deglutição, porém, a tosse e a rouquidão são raras. No exame físico, há edema da úvula, as tonsilas estão normalmente hipertrofiadas, o palato pode apresentar petéquias e a faringite é habitualmente eritematosa, com exsudato pontilhado ou confluente (Figura 274.1).

A faringite aguda induz anticorpos contra a proteína M, a SLO, a DNase, a hialuronidase e, quando presentes, as exotoxinas pirogênicas. Mesmo sem tratamento, a dor, o edema e a febre da faringite aguda desaparecem habitualmente de modo espontâneo em 3 a 6 dias. Entretanto, dependendo da cepa infectante, a faringite também pode progredir para infecção supurativa de cabeça e pescoço, escarlatina, bacteriemia, febre reumática ou glomerulonefrite pós-estreptocócica. A síndrome do choque tóxico estreptocócico é uma sequela incomum da faringite sintomática.

Embora *S. pyogenes* seja a causa mais comum de faringite aguda (20 a 40% dos casos pediátricos e 5 a 15% dos casos em adultos), o diagnóstico

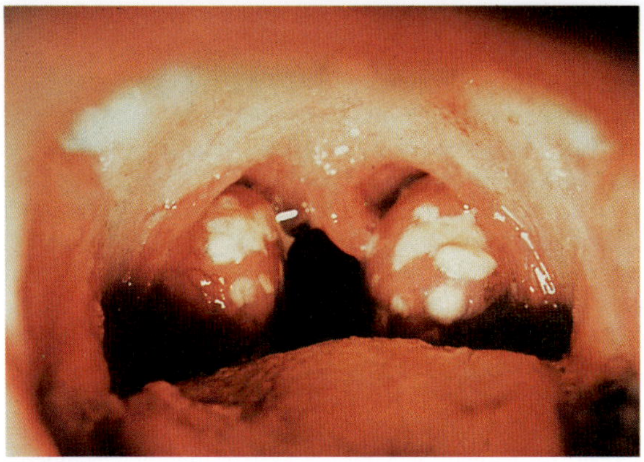

FIGURA 274.1 **Faringite estreptocócica aguda.** Observa-se a presença de pus nas criptas tonsilares, bem como algumas petéquias no palato. (De Forbes CD, Jackson WF. *Color Atlas and Text of Clinical Medicine.* 3rd ed. London: Mosby; 2003.)

definitivo é difícil com base em parâmetros exclusivamente clínicos. Mesmo em crianças de mais idade ou adolescentes, que apresentam todos os achados físicos típicos da faringite estreptocócica, o diagnóstico clínico só é correto em cerca de 75% dos pacientes. O escore Centor modificado foi projetado para auxiliar no diagnóstico e para ajudar a diminuir o uso desnecessário de antibióticos e de testes para estreptococos (Tabelas 274.1 e 401.2). Se qualquer um dos sinais clássicos estiver ausente, a probabilidade de faringite estreptocócica é acentuadamente reduzida. Várias sociedades sugerem evitar o teste para estreptococos e o uso de antibióticos se o escore de Centor modificado for de 0 ou 1.[4] Em geral, os profissionais de saúde evitam efetuar testes em crianças com menos de 3 anos, devido à baixa taxa de complicações da infecção estreptocócica nessa faixa etária.

Os *swabs* de garganta para cultura de *S. pyogenes* continuam sendo o padrão-ouro para o diagnóstico. Os testes de antígeno rápidos no local de atendimento apresentam sensibilidades de 58 a 96%. De acordo com as diretrizes da Disease Society of America, uma abordagem popular consiste em obter dois *swabs* de garganta da superfície tonsilar ou da parte posterior da faringe. O teste de reação em cadeia da polimerase (PCR) no local de atendimento pode ser mais acurado, porém, ainda omite alguns casos confirmados por cultura.[5] Se o teste de antígeno rápido para estreptococo for positivo no primeiro *swab*, o paciente deve ser tratado com antibióticos, e o segundo *swab* pode ser descartado. Se o teste rápido for negativo em crianças e adolescentes, a segunda amostra deve ser enviada para cultura, e o tratamento deve ser interrompido, a não ser que o resultado da cultura seja positivo. Nos adultos, a segunda amostra geralmente não precisa ser enviada para cultura, devido à baixa incidência de faringite por estreptococo do grupo A e devido ao baixo risco de febre reumática aguda subsequente, mesmo na presença de faringite por estreptococo desse grupo. O atraso na administração de antibióticos para casos confirmados de faringite por estreptococo do grupo A é razoável, visto que o tratamento antibiótico agudo apresenta efeito limitado na melhora dos sintomas agudos. Entretanto, um atraso de vários dias na instituição do tratamento reduz o uso desnecessário de antibióticos, enquanto ainda alcança os objetivos de prevenção da febre reumática e redução da disseminação da infecção. Os antibióticos, independentemente do momento oportuno, não reduzem a probabilidade de glomerulonefrite pós-estreptocócica.

Tabela 274.1 Escala de decisão clínica de Centor modificada para diagnóstico de faringite por estreptococo do grupo A em crianças e adultos.

ETAPA 1 – CÁLCULO E ESCORE DE CENTOR MODIFICADO

CRITÉRIOS DIAGNÓSTICOS	PONTOS
Temperatura > 38°C	+1
Ausência de tosse	+1
Edema e hipersensibilidade dos linfonodos cervicais anteriores	+1
Edema ou exsudato tonsilar	+1
Idade de 3 a 14 anos	+1
Idade > 44 anos	–1

ETAPA 2 – DETERMINAÇÃO DO TRATAMENTO SUGERIDO

ESCORE	RISCO DE INFECÇÃO ESTREPTOCÓCICA	TESTE DE ANTÍGENO RÁPIDO E/OU CULTURA	ANTIBIÓTICOS
≤ 0	1 a 2,5%	Não	Não
1	5 a 10%		
2	11 a 17%	Sim	Se o teste for positivo
3	28 a 35%		
≥ 4	51 a 53%	Não	Sim, empíricos

Adaptada de McIsaac WJ, Kellner JD, Aufricht P, Vanjaka A, Low DE. Empirical validation of guidelines for the management of pharyngitis in children and adults. *JAMA*. 2004;291(13):1587-1595.

Escarlatina

A escarlatina é a síndrome definida como infecção estreptocócica e comumente apresenta faringite, febre e exantema característico. Noventa por cento dos casos de escarlatina ocorrem em crianças de 2 a 8 anos. A escarlatina é mais comum durante os meses de inverno nas regiões temperadas. Em geral, o exantema surge como máculas eritematosas pequenas e planas no tronco, 1 a 2 dias após o início da doença. Em seguida, o exantema transforma-se em pápulas minúsculas, conferindo à pele uma sensação de "lixa", à medida que se propaga para os membros, poupando as palmas das mãos e as plantas dos pés. O exantema pode ser acentuado nas dobras cutâneas e pregas flexoras do cotovelo (linhas de Pastia). Outras características incluem bochechas vermelhas com palidez circum-oral e aumento das papilas da língua (língua em morango). À medida que ocorre a resolução do exantema ao longo de 6 a 9 dias, observa-se frequentemente uma descamação que começa nas palmas das mãos e plantas dos pés. A patogenia da escarlatina continua incompletamente compreendida, porém, as SPE parecem desempenhar um papel. Desde o advento do tratamento com penicilina, a escarlatina tornou-se incomum; entretanto, foram relatados surtos recentes na Inglaterra,[6] na Austrália[7] e na China.[8]

Impetigo e ectima

O impetigo (ver Capítulo 412) ocorre mais comumente em crianças de 2 a 5 anos. Pode ser observado durante todo o ano em áreas tropicais, porém, ocorre predominantemente no verão, em climas temperados. Os fatores de risco para impetigo incluem higiene precária e desnutrição. A pele intacta é colonizada e, em seguida, escoriações mínimas ou outros traumatismos levam à infecção da camada superficial de queratina da pele. Nos primeiros 10 a 14 dias, aparecem lesões isoladas ou múltiplas amarelo-douradas, com crosta espessa. O ectima é uma forma ulcerativa de impetigo, que se caracteriza por erosões na derme. No passado, o impetigo não bolhoso, conforme descrito aqui, podia ser diagnosticado com segurança como estreptocócico e diferenciado do impetigo bolhoso causado por *Staphylococcus aureus*. Entretanto, mais recentemente, *S. aureus* tem sido isolado com frequência cada vez maior do impetigo não bolhoso em casos de falha do tratamento com penicilina. A coloração de Gram e a cultura de exsudatos das lesões cutâneas podem ajudar a determinar se a causa consiste em estreptococo do grupo A ou em *S. aureus*.

Erisipela

A erisipela (ver Capítulo 412), que é causada exclusivamente por *S. pyogenes*, caracteriza-se pelo início abrupto de edema vermelho intenso na face ou nas extremidades. A infecção é mais comumente observada em lactentes e indivíduos idosos. A infecção limita-se à derme superior, com comprometimento linfático proeminente resultando em margens bem definidas acima do nível da pele circundante, particularmente ao longo da prega nasolabial, sem as lesões crostosas observadas no impetigo, que compromete a camada superficial de queratina da pele. Outras características distintas da erisipela incluem exantema escarlate ou vermelho-salmão, dor intensa e rápida progressão. Pode-se observar a formação de bolhas flácidas no segundo ao terceiro dia, porém a infecção raramente se estende para os tecidos moles mais profundos.

Celulite

A celulite (ver Capítulo 412) refere-se à infecção dos tecidos subcutâneos, resultando em tonalidade rosada da pele e bordas menos definidas do que na erisipela. A celulite causada por estreptococo do grupo A habitualmente não é purulenta. A celulite purulenta é causada mais comumente por espécies estafilocócicas. Os fatores de risco para a celulite estreptocócica incluem comprometimento da drenagem linfática, insuficiência venosa, edema, obesidade e ruptura da barreira cutânea em consequência de feridas ou infecção por dermatófitos (p. ex., tinha do pé).

Infecções graves por estreptococos do grupo A

Bacteriemia

A bacteriemia por estreptococo do grupo A é relativamente incomum na era antibiótica, e a endocardite é ainda menos comum. Diferentemente da faringite, da escarlatina e do impetigo, a bacteriemia ocorre, com mais frequência, em indivíduos idosos e em recém-nascidos. As exceções a esses extremos de idade incluem usuários de substâncias ilícitas parenterais e indivíduos de meia-idade saudáveis nos demais aspectos, que desenvolvem bacteriemia como parte de uma infecção necrosante dos tecidos moles ou da síndrome do choque tóxico estreptocócico. A bacteriemia não complicada é tratada com penicilina.

Sepse puerperal

As pacientes com sepse puerperal por *S. pyogenes* normalmente apresentam febre, dor abdominal e hipotensão, sem taquicardia ou leucocitose. A mortalidade materna é maior quando a infecção ocorre nos primeiros 4 dias após o parto ou no final do terceiro trimestre. A incidência é de aproximadamente 6 casos por 100.000 nascidos vivos, e a taxa de fatalidade de casos é de cerca de 3,5%. Na Europa e nos EUA, na década de 1850, a transmissão nosocomial era a regra. Nos tempos modernos, ela ainda ocorre; entretanto, como as mulheres têm alta para casa depois de 48 horas, a aquisição pode acontecer no ambiente domiciliar, particularmente se crianças pequenas em casa tiveram recentemente faringite estreptocócica ou se forem portadores de estreptococo do grupo A.

Fasciite necrosante/infecção necrosante dos tecidos moles

A fasciite necrosante é uma infecção dos tecidos subcutâneos profundos e da fáscia, que se caracteriza por necrose extensa e de rápida disseminação (gangrena) da pele e das estruturas subjacentes.[9] A fasciite necrosante estreptocócica pode começar em um local de traumatismo trivial (p. ex., queimadura, picada de inseto ou lesão da varicela) ou em uma incisão operatória. Entretanto, metade dos pacientes com fasciite necrosante desenvolve infecção sem porta de entrada definida. Nesses indivíduos, a infecção "críptica" começa em tecidos profundos, em um local de tensão muscular, contusão ou outra lesão traumática não penetrante. Em pacientes que apresentam fasciite necrosante com porta de entrada, aparecem calor, eritema, edema e hipersensibilidade que, em seguida, propagam-se rapidamente em direção tanto proximal quanto distal nas primeiras 24 horas. No segundo dia, o eritema normalmente passa de vermelho para púrpura e, em seguida, para azul, e o paciente desenvolve vesículas e bolhas que contêm líquido amarelo-claro. Com frequência, há bacteriemia, e podem ocorrer abscessos metastáticos. No quarto ao quinto dia, alterações gangrenosas francas tornam-se evidentes na pele afetada, seguidas de descamação extensa. O processo pode evoluir de modo inexorável em grandes áreas do corpo, a não ser que sejam tomadas medidas para contê-lo. O paciente com fasciite necrosante estreptocócica parece estar perigosamente doente, com febre alta e prostração extrema. As taxas de mortalidade são altas (30 a 60%), mesmo com tratamento adequado, incluindo antibióticos, fasciotomia agressiva e desbridamento cirúrgico.

Em pacientes com fasciite necrosante por *S. pyogenes* críptica/mionecrose, que carecem de uma porta discernível de entrada de bactérias, os sinais cutâneos clássicos de um processo necrosante inicialmente não são evidentes. Na ausência desses indícios clínicos, o diagnóstico correto é frequentemente omitido ou atrasado, até que o paciente manifeste choque sistêmico e falência de órgãos. Esse atraso resulta em morbidade e mortalidade excessivamente altas (70 a 85%). A dor desproporcional à lesão inicial constitui habitualmente um importante indício clínico sobre a presença de infecção profunda. As radiografias de rotina, a tomografia computadorizada (TC) e a ressonância magnética (RM) podem mostrar a presença de edema localizado dos tecidos profundos, porém caracteristicamente não revelam a presença de abscesso franco nem formação de gás. Por conseguinte, esses exames não constituem procedimentos definitivos. A taquicardia inexplicada, um desvio acentuado para a esquerda e a elevação dos níveis de creatina fosfoquinase podem fornecer pistas importantes para o diagnóstico de infecções necrosantes dos tecidos moles, e a sua presença deve exigir uma inspeção cirúrgica dos tecidos profundos. A coloração de Gram do líquido aspirado revela cadeias de cocos gram-positivos e alguns leucócitos, se houver algum. De modo semelhante, uma biopsia com corte congelado pode ajudar no diagnóstico de fasciite necrosante.

Mionecrose

A mionecrose é uma infecção invasiva e destrutiva do músculo e de suas estruturas relacionadas. Entre os microrganismos gram-positivos, *S. pyogenes* continua sendo o agente etiológico mais comum. Isso contrasta com a miosite, que é estritamente definida como uma infecção purulenta localizada do músculo, em que *S. pyogenes* raramente está envolvido. Na mionecrose, os microrganismos provavelmente são transportados por via hematogênica da garganta para os tecidos moles profundos, embora a faringite estreptocócica antecedente ou concomitante não seja um pré-requisito para essa infecção. A toxicidade sistêmica é comum e a taxa de mortalidade é alta (30 a 80%).

Síndrome do choque tóxico estreptocócico

A síndrome do choque tóxico estreptocócico é definida de forma mais completa na Tabela 274.2; todavia, de uma maneira simples, refere-se a qualquer infecção estreptocócica associada ao início súbito de choque e falência de órgãos. Os casos definidos são aqueles em que *S. pyogenes* é isolado de um local do corpo normalmente estéril. Os primeiros casos de síndrome do choque tóxico estreptocócico definitivo foram descritos pela primeira vez em meados e final da década de 1980. Os primeiros relatórios de síndrome do choque tóxico estreptocócico foram em adultos, porém as crianças também podem ser afetadas. O diabetes melito e o alcoolismo parecem ser fatores contribuintes, porém muitos indivíduos afetados não têm nenhuma condição médica subjacente e não estão imunocomprometidos. Isso contrasta fortemente com as revisões de bacteriemia por *S. pyogenes* de várias décadas atrás, que constataram que a bacteriemia ocorria principalmente em indivíduos muito jovens, em indivíduos muito idosos ou em pacientes com condições pré-disponentes, como câncer, insuficiência renal, queimaduras graves ou imunossupressão iatrogênica. A síndrome do choque tóxico estreptocócico raramente ocorre em consequência de faringite estreptocócica sintomática e, com mais frequência, é observada após soluções de continuidade na pele e nas membranas mucosas. Foi sugerido que o uso de agentes anti-inflamatórios não esteroides (AINEs) para alívio da dor associada à distensão muscular, traumatismo, varicela ou parto predispõem os pacientes a um aumento do risco e gravidade da infecção. Evidentemente, os AINEs podem

Tabela 274.2 Definição da síndrome do choque tóxico estreptocócico.

A. DEFINIÇÃO	
Caso definido	Doença que preenche os critérios B1 e C (1 e 2)
Caso provável	Doença que preenche os critérios B2 e C (1 e 2), se não for encontrada nenhuma outra causa da doença
B. ISOLAMENTO DE ESTREPTOCOCOS DO GRUPO A	
1. De um local normalmente estéril (p. ex., sangue; líquido cerebrospinal, pleural ou peritoneal; biopsia de tecido; ferida cirúrgica)	
2. De um local não estéril (p. ex., garganta, escarro, vagina, lesão cutânea superficial)	
C. SINAIS CLÍNICOS DE INFECÇÃO GRAVE	
1. Hipotensão (p. ex., pressão arterial sistólica, ≤ 90 mmHg em adultos ou abaixo do quinto percentil para a idade em crianças)	
2. Dois ou mais dos seguintes sinais:	
Comprometimento renal (*i. e.*, creatinina ≥ 2 mg/dℓ em adultos ou ≥ 2 vezes o limite superior do normal para a idade, ou ≥ 2 vezes o nível basal de creatinina em indivíduos com doença renal preexistente)	
Coagulopatia (*i. e.*, plaquetas com ≤ 100.000/μℓ ou coagulação intravascular disseminada)	
Comprometimento hepático (*i. e.*, níveis séricos de aspartato aminotransferase [AST], alanina aminotransferase [ALT] ou bilirrubina total ≥ 2 vezes o limite superior do normal para a idade, ou ≥ 2 vezes o valor basal em indivíduos com doença hepática preexistente)	
Síndrome do desconforto respiratório do adulto	
Exantema macular eritematoso generalizado que pode descamar	
Necrose dos tecidos moles (p. ex., fasciite necrosante, miosite ou gangrena)	

Adaptada de The Working Group on Severe Streptococcal Infections. Defining the group A streptococcal toxic shock syndrome. Rationale and consensus definition. *JAMA*. 1993;269(3):390-391.

mascarar os primeiros sinais e sintomas de infecção estreptocócica, retardando, assim, o diagnóstico e o tratamento, com consequente aumento da mortalidade. Algumas evidências experimentais, entretanto, sugerem que os AINEs não seletivos (p. ex., ibuprofeno, cetorolaco) aceleram ativamente a evolução da doença e agravam os desfechos. Há pesquisas em andamento para resolver esse problema.

A primeira fase da síndrome do choque tóxico estreptocócico começa com um pródromo semelhante à influenza, caracterizado por febre, calafrios, mialgias, náuseas, vômitos e diarreia. Ocorre hipotensão nas primeiras 24 a 48 horas. Observa-se o desenvolvimento de confusão em mais da metade dos pacientes. A fase 2 caracteriza-se por taquicardia, taquipneia, aumento da dor e febre persistente. Em crianças com varicela, a toxicidade ou a persistência da febre por mais de 4 dias devem levar a uma cuidadosa avaliação à procura da síndrome do choque tóxico estreptocócico. Na fase 3, há desenvolvimento de choque e falência de órgãos. Os exames laboratoriais podem revelar evidências de comprometimento renal e elevação normal a leve da contagem de leucócitos, com acentuado desvio para a esquerda e baixos níveis de albumina e de cálcio. Há desenvolvimento de acidose metabólica na fase 3 da doença. Como a síndrome do desconforto respiratório agudo (SDRA) desenvolve-se em 55% dos pacientes com síndrome do choque tóxico estreptocócico, a gasometria pode ser útil para avaliar a necessidade de ventilação mecânica.

Pneumonia

A pneumonia causada por *S. pyogenes* frequentemente está associada a doença pulmonar crônica ou a infecções virais antecedentes como influenza, sarampo ou varicela. Em um terço ou menos dos casos, obtém-se uma história pregressa de infecção estreptocócica das vias respiratórias superiores. O início é normalmente abrupto e a doença caracteriza-se por febre, calafrios, dispneia, tosse produtiva de escarro com estrias de sangue e dor torácica pleurítica. O quadro pulmonar é de broncopneumonia, sendo rara a ocorrência de consolidação. O empiema, que se desenvolve em 30 a 40% dos casos, tende a aparecer no início da doença e normalmente consiste em quantidades abundantes de líquido sorossanguinolento fino. Ocorre bacteriemia em 10 a 15% dos casos. Em geral, a mortalidade tem sido baixa em terapia com penicilina e drenagem adequada do empiema, porém, pode ser mais alta em pacientes idosos.

TRATAMENTO

Sensibilidade aos agentes antimicrobianos

Os estreptococos do grupo A continuam sendo sensíveis à penicilina *in vitro* e esse é o fármaco de primeira escolha no tratamento da infecção. As cefalosporinas representam uma alternativa razoável à penicilina em alguns casos, devido à facilidade de sua administração. A clindamicina deve ser utilizada, além da penicilina, na infecção grave por estreptococo do grupo A devido à sua capacidade de prevenir a produção de exotoxinas dos estreptococos deste grupo que medeiam as manifestações clínicas da doença. Foram descritos fracassos do tratamento em pacientes com infecções graves por *S. pyogenes* nos casos de resistência à clindamicina. Nos EUA, a resistência à clindamicina alcança 15%.[10] Em outros países, a resistência pode ser muito mais alta. Na China, por exemplo, 95,5% das cepas de estreptococos do grupo A que causam escarlatina são resistentes à clindamicina. A resistência à clindamicina pode ser constitutiva ou induzível. A resistência induzível desenvolve-se após a exposição a um macrolídio e é identificada no laboratório com o uso de um disco de eritromicina no teste de difusão de disco duplo.

Em pacientes com hipersensibilidade à penicilina, a clindamicina ou os macrolídios constituem os fármacos de segunda linha. À semelhança da clindamicina, a resistência aos macrolídios está aumentando. Em um estudo de cepas de *S. pyogenes* de 10 países realizado na Europa, a prevalência da resistência à eritromicina aumentou de 29,3% entre 2002 e 2003 para 45,7% entre 2004 e 2005. Os países com maior uso de eritromicina apresentaram maiores taxas de resistência. As quinolonas podem ser utilizadas como alternativa para infecções da pele e dos tecidos moles por estreptococos do grupo A em pacientes hipersensíveis à penicilina em áreas onde a resistência à clindamicina e aos macrolídios é alta. A resistência às quinolonas é rara. A vancomicina representa uma opção para terapia intravenosa. A resistência à tetraciclina nos estreptococos do grupo A é comum e, portanto, não deve ser utilizada, a menos que as sensibilidades sejam conhecidas. O sulfametoxazol-trimetoprima não é ativo contra estreptococos do grupo A e, portanto, não deve ser utilizado isoladamente para infecções nas quais há suspeita de estreptococo deste grupo.

Infecções específicas

No caso da *faringite*, a penicilina (penicilina VK oral, 250 mg, 3 vezes/dia, ou 500 mg, 2 vezes/dia, durante 5 a 10 dias, ou penicilina benzatina injetável, 1,2 milhão de unidades a cada 4 semanas) constitui o tratamento de escolha, visto que tem uma relação custo-benefício favorável, apresenta espectro estreito de atividade e eficácia comprovada de longa data (ver Capítulo 401).[A1] A axetilcefuroxima (250 mg, 2 vezes/dia, durante 5 a 10 dias) também é efetiva para tratamento primário e nos casos de infecção persistente. Os pacientes com infecções recorrentes comprovadas devem receber clindamicina (300 mg VO, 3 vezes/dia, durante 10 dias) ou amoxicilina-ácido clavulânico (875 mg VO, 2 vezes/dia, ou 500 mg, 3 vezes/dia, durante 10 dias). Para pacientes que são alérgicos à penicilina, a azitromicina (500 mg/dia durante 3 dias ou dose única de 2 g) é outra alternativa.

No caso da *escarlatina*, o tratamento recomendado consiste em 1,2 milhão de unidades de penicilina G benzatina IM ou penicilina VK oral, 250 mg, 4 vezes/dia, durante 10 dias. A maioria dos pacientes recupera-se depois de 4 a 5 dias e, em geral, ocorre resolução completa do exantema no decorrer de um período de várias semanas.

No caso do *impetigo* e *ectima*, a mupirocina[A2] a 2% tópica ou a retapamulina, um novo antibacteriano pleuromutilina, são tão efetivas quanto os antibióticos orais e podem reduzir a probabilidade de transmissão dos estreptococos para outros indivíduos. A penicilina (penicilina VK, 250 mg, 4 vezes/dia, durante 10 dias) constitui o tratamento de primeira linha para o ectima ou para o impetigo presente em múltiplos locais da pele e causados por estreptococos. Se *S. aureus* estiver contribuindo para a infecção, o tratamento deve consistir em uma penicilina semissintética resistente à penicilinase (p. ex., dicloxacilina 250 mg VO, 4 vezes/dia) ou uma cefalosporina (p. ex., cefalexina, 250 mg VO, 4 vezes/dia) para cepas sensíveis à meticilina, ou doxiciclina (100 mg, 3 vezes/dia, durante 10 dias) ou clindamicina (300 mg, 3 vezes/dia durante 10 dias) para cepas resistentes à meticilina. Nenhum desses tratamentos impede a glomerulonefrite pós-estreptocócica.

No caso da *erisipela*, o tratamento consiste em penicilina oral (p. ex., penicilina VK, 250 mg, 4 vezes/dia durante 10 dias) ou, se houver preocupação quanto à possibilidade de *S. aureus* sensível à meticilina, dicloxacilina oral (500 mg, 4 vezes/dia) durante um ciclo de 10 dias. O desbridamento cirúrgico não está indicado. Normalmente, a febre, a dor e a vermelhidão intensa diminuem imediatamente, porém, o edema pode progredir temporariamente, apesar do tratamento. Depois de cerca de 5 a 10 dias de doença ocorre, normalmente, descamação da pele afetada.

No caso da celulite, os esquemas de antibióticos orais frequentemente são tão efetivos quanto os intravenosos.[A3] A penicilina VK (250 a 500 mg, 4 vezes/dia durante 10 dias) é habitualmente efetiva no tratamento da celulite estreptocócica. Em situações nas quais é difícil diferenciar entre infecções estreptocócicas e estafilocócicas da pele e dos tecidos moles, pode-se utilizar uma penicilina resistente à penicilinase. As opções incluem cefalexina oral[A4] (500 mg, 4 vezes/dia durante 10 a 14 dias), clindamicina (300 a 450 mg, 4 vezes/dia durante 10 dias) ou sulfametoxazol-trimetoprima (800/160 mg, 2 vezes/dia durante 10 dias),[A5,A6] dependendo dos patógenos suspeitos, do hospedeiro e da gravidade da toxicidade sistêmica. A vancomicina intravenosa com ceftazidima intravenosa (15 mg/kg, 2 vezes/dia e 0,5 a 1 g, 3 vezes/dia, respectivamente, até que a resposta clínica possibilite uma transição para as medicações orais) pode ser reservada para os casos graves. Nos pacientes alérgicos à penicilina, pode-se utilizar uma cefalosporina de primeira geração se a hipersensibilidade não for do tipo imediato. A clindamicina, a linezolida ou a vancomicina podem ser utilizadas em pacientes que manifestam hipersensibilidade anafilática aos antibióticos betalactâmicos. A penicilina (250 mg, 2 vezes/dia) é efetiva na prevenção da celulite recorrente.[A7]

A *bacteriemia não complicada* é tratada com penicilina intravenosa (3 a 4 milhões de unidades a cada 4 horas). O tratamento inicial com antibióticos empíricos para a *fasciite necrosante* deve ser amplo para proporcionar uma cobertura para uma possível infecção polimicrobiana com vancomicina ou linezolida mais piperacilina-tazobactam ou um carbapeném, ou mais ceftriaxona e metronidazol. Uma vez confirmada a presença de fasciite necrosante por estreptococo do grupo A, os antibióticos podem ser substituídos pela penicilina mais clindamicina. As recomendações de tratamento para a *mionecrose* são as mesmas que para a fasciite necrosante, incluindo intervenção cirúrgica e administração de antibióticos.

A *pneumonia* pode ser tratada com amoxicilina-ácido clavulânico (300-125 mg a cada 6 horas, durante 5 a 7 dias) ou levofloxacino (750 mg/dia), moxifloxacino (400 mg/dia) ou gatifloxacino (320 mg/dia), durante 5 dias. Na pneumonia hospitalar, são necessários esquemas mais agressivos.

Na *síndrome do choque tóxico*, o manejo envolve o controle imediato e agressivo da fonte, incluindo exploração cirúrgica e desbridamento das infecções estreptocócicas suspeitas de localização profunda. A reanimação com líquidos e a terapia antimicrobiana precoce são obrigatórias. Inicialmente, deve-se instituir uma cobertura antimicrobiana empírica de amplo espectro para o choque séptico.[11] Uma vez confirmada a etiologia de *S. pyogenes*, recomenda-se o tratamento com penicilina G IV (3 a 4 milhões de unidades, a cada 4 horas) e clindamicina IV (600 a 900 mg a cada 8 horas, durante 10 a 15 dias), seguido de terapia oral. Essa recomendação baseia-se, em grande parte, em (1) estudos realizados em animais experimentais e alguns relatos em seres humanos, demonstrando que a clindamicina é mais eficaz do que a penicilina no tratamento da fasciite necrosante e mionecrose, e (2) no fato de que, até recentemente, a resistência à clindamicina raramente tem sido relatada. A eficácia superior da clindamicina tem sido atribuída à sua capacidade de suprimir a produção dos fatores de virulência de *S. pyogenes* e ao fato de que, diferentemente da penicilina, seu mecanismo de ação não depende do estado fisiológico do organismo. Além disso, alguns relatórios mostram que a clindamicina suprime a produção de citocinas pró-inflamatórias pelas células mononucleares humanas e, portanto, poderia amenizar a tempestade de citocinas responsável pelas manifestações sistêmicas das síndromes do choque tóxico.[12] A penicilina é incluída na recomendação atual de tratamento, em grande parte pelo fato de que *S. pyogenes* continua sendo universalmente suscetível a ela *in vitro* e também para cobrir a possível resistência à clindamicina. A profilaxia secundária rotineira contra a infecção estreptocócica não é recomendada para contatos domiciliares de pacientes-índice. Pode-se considerar a quimioprofilaxia caso a caso em contatos que apresentam fatores de risco do hospedeiro subjacentes.

Febre reumática aguda e doença cardíaca reumática

A febre reumática aguda (FRA) é o resultado de uma resposta autoimune à infecção pelo estreptococo do grupo A. A doença cardíaca reumática (DCR) é uma sequela a longo prazo de um único episódio ou de episódios repetidos de FRA (ver Capítulo 66). A incidência de FRA e de DCR é baixa nos países desenvolvidos, porém, continua sendo responsável por uma carga significativa de doenças em países com poucos recursos e em populações que vivem aglomeradas e com acesso precário aos cuidados de saúde. Nessas áreas, as infecções por *S. pyogenes* superficiais não tratadas, como a faringite, podem levar ao desenvolvimento subsequente de FRA. É difícil determinar a incidência da FRA, visto que faltam ferramentas de diagnóstico em muitos ambientes. Em 2015, as estimativas globais sugeriram que houve 33,4 milhões de casos de DCR e 319.400 mortes; a maior prevalência de DCR e a maior taxa de mortalidade padronizada por idade em consequência de DCR foram encontradas na Oceania, no sul da Ásia e na África Central Subsaariana.[13]

Febre reumática aguda

A FRA acomete, com mais frequência, crianças de 5 a 15 anos.[14] Como a DCR frequentemente resulta de infecções recorrentes e de dano cumulativo às valvas cardíacas, o pico de prevalência da DCR é observado na terceira e quarta décadas de vida. A FRA ocorre igualmente em homens e mulheres, porém, a DCR é mais comum em mulheres.

O desenvolvimento da FRA ocorre aproximadamente 2 semanas após a infecção estreptocócica aguda e, em geral, os sintomas duram 2 a 4 semanas. As manifestações da FRA consistem em febre (> 90%), poliartrite de grandes articulações (75%), cardite (> 50%), coreia (30%), nódulos subcutâneos (< 10%) e eritema marginado (< 10%). Os AINE reduzem rapidamente a dor da artrite, e a ausência de melhora sintomática com o uso de AINE deve levar o médico a considerar outras causas de artrite. O líquido sinovial na FRA é estéril, com predomínio de linfócitos. A FRA pode afetar todas as partes do coração, porém, o comprometimento clinicamente mais significativo é a valvulite da valva mitral e, com menos frequência, da valva da aorta, levando inicialmente à regurgitação valvar (ver Capítulo 66). Os pacientes desenvolvem sopros cardíacos característicos, e deve-se considerara a realização de ecocardiografia para confirmar os achados clínicos. A coreia (coreia de Sydenham, dança de São Vítor) da FRA caracteriza-se por movimentos involuntários, não rítmicos e sem propósito do corpo, dos membros e da face. Em geral, a coreia é menos pronunciada em um lado do corpo. A coreia para durante o sono. O eritema marginado caracteriza-se por máculas ou pápulas rosadas, não pruriginosas, que empalidecem à pressão e se espalham em um padrão serpiginoso no tronco e nas partes proximais dos membros. Quando ocorrem nódulos subcutâneos, eles habitualmente têm 0,5 a 2 cm de diâmetro, são indolores e são encontrados sobre proeminências ósseas ou tendões extensores. Em certas ocasiões, observa-se uma frequência de pulso rápida no sono na FRA, bem como taquicardia desproporcional à febre. Os marcadores inflamatórios estão habitualmente elevados, e o eletrocardiograma pode revelar um prolongamento do intervalo PR. É comum a presença de anemia normocítica normocrômica e leucocitose.

Não existe nenhum exame definitivo para a FRA. O diagnóstico depende do preenchimento de um conjunto de critérios pelo paciente, sendo os critérios de Jones os mais comumente utilizados (Tabela 274.3).[15] Esses critérios passaram por uma revisão em 2015 com o objetivo de ampliar a sua aplicação a populações de baixo e de alto risco. Para os propósitos dos critérios de Jones, as populações de baixo risco foram definidas como as que apresentam uma incidência de FRA inferior a 2 por 100.000 crianças em idade escolar por ano ou uma prevalência de DCR em todas as idades igual ou inferior a 1 por 1.000 habitantes por ano. Nos critérios de Jones para populações de baixo risco, os critérios concentram-se em sua alta especificidade para evitar diagnósticos falso-positivos. Em populações com maior risco de FRA, os critérios de Jones enfatizam uma alta sensibilidade para reduzir os diagnósticos falso-negativos.

A fisiopatologia da FRA não está totalmente elucidada. A lesão tecidual é mediada por um mecanismo imune, que é iniciado por mimetismo molecular. Semelhanças entre o agente infeccioso e a proteína humana levam a uma ativação cruzada de anticorpos e células T contra o tecido humano. A cardite resulta da ligação de anticorpos ao coração e sua infiltração por células T; a artrite transitória deve-se à formação de imunocomplexos nas articulações; a coreia resulta da ligação de anticorpos aos núcleos da base; e as manifestações cutâneas representam a consequência de reações de hipersensibilidade tardia.

O manejo da FRA começa com uma cuidadosa avaliação para descartar outras causas dos sintomas. A FRA é um diagnóstico de exclusão. Os indivíduos afetados devem ser hospitalizados. A erradicação dos estreptococos do grupo A da garganta e a profilaxia secundária devem ser realizadas com penicilina G benzatina IM a cada 4 semanas, por um período mínimo de 10 anos (e, em alguns casos, indefinidamente). Outras opções menos favoráveis e menos efetivas incluem penicilina oral, sulfadiazina oral e um macrolídio oral (para pacientes alérgicos à penicilina e à sulfa). Tradicionalmente, o ácido acetilsalicílico tem sido a terapia de primeira linha para os sintomas articulares. O naproxeno e o ibuprofeno foram utilizados em estudos de pequeno porte com sucesso. O tratamento com um AINE deve continuar até a resolução de todos os sintomas de FRA e não apenas dos sintomas articulares. Isso leva habitualmente 1 a

Tabela 274.3 Critérios de Jones revisados para a febre reumática aguda.

A. DEFINIÇÃO	
FRA inicial	2 critérios maiores ou 1 critério maior mais 2 critérios menores
Recorrente	2 critérios maiores ou 1 critério maior e 2 critérios menores ou 3 critérios menores
B. CRITÉRIOS MAIORES	
POPULAÇÕES DE BAIXO RISCO*	**POPULAÇÕES DE RISCO MODERADO E ALTO**
Cardite, valvulite ecocardiográfica clínica e/ou subclínica	Cardite, valvulite ecocardiográfica clínica e/ou subclínica
Artrite, poliarticular	Artrite, monoarticular ou poliarticular
Coreia	Coreia
Eritema marginado	Eritema marginado
Nódulos subcutâneos	Nódulos subcutâneos
C. CRITÉRIOS MENORES	
POPULAÇÕES DE BAIXO RISCO	**POPULAÇÕES DE RISCO MODERADO E ALTO**
Poliartralgia	Monoartralgia
Febre ≥ 38,5°C	Febre ≥ 38,5°C
VHS ≥ 60 mm e/ou CRP ≥ 3,0 mg/dℓ	VHS ≥ 30 mm e/ou CRP ≥ 3,0 mg/dℓ
Intervalo PR prolongado (a não ser que a cardite seja um critério maior)	Intervalo PR prolongado (a não ser que a cardite seja um critério maior)

*As populações de baixo risco são aquelas com incidência de FRA < 2 por 100.000 crianças em idade escolar por ano ou prevalência de doença cardíaca reumática em todas as idades ≤ 1 por 1.000 habitantes por ano. FRA = febre reumática aguda; CRP = proteína C reativa; VHS = velocidade de hemossedimentação. Adaptada de Gewitz MH, Baltimore RS, Tani LY, et al. Revision of the Jones Criteria for the diagnosis of acute rheumatic fever in the era of Doppler echocardiography: a scientific statement from the American Heart Association. Circulation. 2015;131(20):1806-1818.

2 semanas. A cardite é controlada pelo tratamento da insuficiência cardíaca associada com diuréticos, restrição hídrica e repouso no leito. Nos casos graves, alguns especialistas recomendam o uso de glicocorticoides sistêmicos, embora faltem evidências de alta qualidade. A cirurgia valvar raramente é necessária para a FRA, porém, pode ser útil em situações de ruptura aguda de um folheto valvar. Em geral, a coreia reumática não necessita de tratamento e ocorre resolução em algumas semanas a meses.

Doença cardíaca reumática

Cerca de 35 a 72% dos pacientes com FRA desenvolvem cardite clínica, e outros 18% apresentam cardite no ecocardiograma sem quaisquer sintomas clínicos.[16] Alguns indivíduos com cardite apresentam uma resolução completa das anormalidades cardíacas, enquanto outros desenvolvem DCR. A resolução da cardite tem mais probabilidade de ocorrer no primeiro ano após a cardite aguda.

A DCR, diferentemente da FRA que é uma pancardite, é uma patologia quase exclusivamente valvar (ver Capítulo 66).[17] A DCR afeta a valva mitral em quase 100% dos casos e a valva da aorta em 20 a 30%. A valva do tronco pulmonar raramente é acometida e a valva tricúspide apresenta evidências histológicas de doença em 15 a 40% dos pacientes, porém, a valvopatia tricúspide, em geral, não é clinicamente relevante. A ecocardiografia é utilizada na avaliação da DCR. A regurgitação da valva mitral é a patologia valvar mais comum na DCR. Pode ocorrer também estenose mitral após cicatrização progressiva dos folhetos da valva mitral. A DCR constitui a causa mais comum de estenose mitral em todo o mundo. Quando a valva da aorta é acometida, a regurgitação é mais comum do que a estenose. Os indivíduos com DCR devem receber profilaxia secundária, conforme delineado anteriormente, com penicilina G benzatina IM. A FRA recorrente pode agravar a DCR e deve ser evitada.

Transtornos neuropsiquiátricos autoimunes pediátricos associados às infecções estreptocócicas

Foi formulada a hipótese de que as infecções por estreptococos do grupo A estejam relacionadas com o início agudo do transtorno obsessivo-compulsivo (TOC) e os tiques em crianças.[18] Esse fenômeno é conhecido como transtornos neuropsiquiátricos autoimunes pediátricos associados a infecções estreptocócicas (PANDAS). PANDAS são um subtipo da síndrome neuropsiquiátrica pediátrica de início agudo (PANS). A PANS consiste em TOC que se manifesta com início abrupto ou exacerbação de sintomas neuropsiquiátricos existentes, incluindo TOC, em crianças. Nem todos os casos de PANS estão associados a infecção estreptocócica, porém, todos os casos de PANDAS estão associados, pelo menos temporalmente, com a infecção estreptocócica. Apesar das controvérsias, PANDAS são definidos como o início agudo de TOC, tiques e movimentos coreiformes de tocar piano dos dedos das mãos e dos pés em crianças, após infecção estreptocócica. Algumas vezes, observa-se também a presença de enurese, ansiedade de separação, regressão da aprendizagem e dificuldades de caligrafia. A infecção por *S. pyogenes* parece desencadear o desenvolvimento de autoanticorpos anticérebro contra receptores da dopamina, levando ao aparecimento de sintomas neuropsiquiátricos em alguns indivíduos. Não existe nenhum tratamento conhecido para PANDAS, porém, antibióticos para o tratamento primário e para a prevenção secundária de infecções recorrentes estão em fase de estudo.

Glomerulonefrite pós-estreptocócica

A glomerulonefrite pós-estreptocócica é uma glomerulonefrite pós-infecciosa mediada por imunocomplexos, associada a infecção anterior da pele ou da garganta por estreptococos do grupo A ou, em certas ocasiões, por estreptococos dos grupos C ou G. (Ver também Capítulo 113.) Ocorre formação de imunocomplexos nos glomérulos, que desencadeiam uma resposta inflamatória, incluindo ativação do sistema complemento, com redução dos níveis circulantes de C3. Historicamente, o paciente típico com glomerulonefrite pós-estreptocócica é um indivíduo entre 2 e 18 anos, com relação masculino:feminino de 2:1. O tempo decorrido entre a infecção estreptocócica inicial e a nefrite é de 7 a 10 dias após a infecção de garganta e de 2 a 4 semanas após infecção da pele. A glomerulonefrite pós-estreptocócica manifesta-se mais comumente como síndrome nefrítica, com hematúria, edema, hipertensão e oligúria. Raramente, a apresentação consiste em síndrome nefrótica ou glomerulonefrite crescêntica rapidamente progressiva. Nos casos típicos, ocorre resolução dos sintomas nos primeiros 2 a 7 dias. A doença assintomática é provavelmente quatro a cinco vezes mais comum do que a doença clinicamente evidente e manifesta-se como hematúria microscópica e queda dos níveis séricos de complemento. Em indivíduos idosos com glomerulonefrite pós-estreptocócica, a azotemia, a insuficiência cardíaca e a proteinúria na faixa nefrótica são mais comuns do que em crianças.

À semelhança de outras complicações pós-infecciosas da infecção estreptocócica, a glomerulonefrite pós-estreptocócica é rara nos países desenvolvidos. Nos países em desenvolvimento, entretanto, a incidência anual da doença é de cerca de 9 casos por 100.000 habitantes. O prognóstico a curto prazo é excelente em crianças; todavia, os adultos apresentam mortalidade precoce, em parte devido a doença cardiovascular e outras comorbidades. O desenvolvimento de doença renal terminal a longo prazo é incomum, a não ser que haja outros fatores contribuintes para doença renal (p. ex., diabetes melito).

Os ensaios sorológicos para anticorpos contra antígenos do *S. pyogenes*, como SLO e DNase B, são úteis para o diagnóstico retrospectivo de infecções por *S. pyogenes* antecedentes em casos de suspeita de glomerulonefrite pós-estreptocócica. A elevação dos anticorpos ocorre 7 a 14 dias após o início da doença e alcança um pico 3 a 4 semanas após a infecção. Raramente há necessidade de biopsia renal; porém, ela deve ser considerada se houver dúvida quanto ao diagnóstico.

TRATAMENTO

Se a infecção estreptocócica ainda estiver presente por ocasião do diagnóstico de glomerulonefrite pós-estreptocócica, a infecção deve ser tratada. Em situações de epidemia de glomerulonefrite pós-estreptocócica, os antibióticos preventivos para contatos domiciliares demonstraram reduzir o número de casos de glomerulonefrite pós-estreptocócica. De outro modo, a terapia da glomerulonefrite pós-estreptocócica é de suporte, com tratamento da sobrecarga de volume e hipertensão com diuréticos de alça, restrição de sal e agentes anti-hipertensivos.

STREPTOCOCCUS AGALACTIAE (ESTREPTOCOCO DO GRUPO B)

DEFINIÇÃO

Streptococcus agalactiae contém antígeno do grupo B de Lancefield na superfície celular e, portanto, é designado como estreptococo do grupo B. *Streptococcus agalactiae* foi identificado pela primeira vez como causa de mastite bovina. Os estreptococos do grupo B colonizam o sistema genital, o trato gastrintestinal e, em certas ocasiões, as vias respiratórias superiores de seres humanos normais. No laboratório, esses microrganismos crescem como colônias branco-acinzentadas, que são ligeiramente maiores do que as dos estreptococos do grupo A; entretanto, produzem uma zona mais estreita de hemólise. Apresentam um teste CAMP positivo e hidrolisam o hipurato de sódio, porém não são sensíveis à bacitracina e não hidrolisam a bile esculina. A identificação bacteriológica definitiva exige antissoro específico de grupo e *kits* comerciais. A cápsula de polissacarídeo, que constitui o principal fator de virulência no estreptococo do grupo B, é de importância crítica para que o microrganismo possa escapar da fagocitose. Os tipos de polissacarídeos capsulares definidos dos estreptococos do grupo B são designados como Ia, Ib, Ic e II a IX. A imunidade baseia-se no desenvolvimento de anticorpos de tipo específico, opsônicos.

EPIDEMIOLOGIA E MANIFESTAÇÕES CLÍNICAS

Os estreptococos do grupo B causam infecção em recém-nascidos, em mulheres grávidas e não grávidas, particularmente em indivíduos idosos e naqueles com diabetes melito ou outra doença médica subjacente.[19] Nos recém-nascidos, os estreptococos do grupo B constituem a causa mais comum de pneumonia, sepse e meningite nos EUA e na Europa Ocidental. De acordo com as estimativas dos CDC de 2015, a incidência de doença invasiva por estreptococo do grupo B de início precoce e tardio combinada foi de 0,53 caso por 1.000 nascidos vivos. Nos recém-nascidos, a infecção por estreptococo do grupo B é causada por transmissão vertical e classificada de acordo com a idade de início. A infecção por estreptococo do grupo B de início precoce manifesta-se habitualmente ao nascimento ou nas primeiras 24 horas de vida, mas pode ocorrer a qualquer momento nos primeiros 6 dias de vida. Os adultos com infecções por estreptococos do grupo B incluem mulheres no pós-parto e pacientes com fatores de risco, como diabetes melito, doença hepática, doença vascular periférica ou neoplasia maligna. As manifestações clínicas mais comuns consistem em infecções de tecidos moles, osteomielite e artrite séptica. Em 2015, os CDC estimaram a ocorrência de 8,9 casos de infecção invasiva por estreptococo do grupo B por 100.000 habitantes nos EUA, incluindo recém-nascidos, crianças e adultos.

PREVENÇÃO

A imunização passiva (com uso de imunoglobulina intravenosa) e a imunização ativa (com vacina polissacarídica multivalente) têm sido promissoras em ensaios clínicos[A8] e podem ser clinicamente úteis na prevenção da sepse neonatal e da infecção materna pós-parto por estreptococo do grupo B. No momento atual, não se dispõe de nenhuma vacina licenciada. Nesse ínterim, a abordagem atual para a prevenção da infecção por estreptococo do grupo B consiste em fornecer profilaxia antimicrobiana intraparto a mulheres com parto anterior de um lactente com infecção invasiva por estreptococo do grupo B, bacteriúria por estreptococo do grupo B durante a gravidez atual, evidências de colonização vaginal ou retal por estreptococo do grupo B em culturas ou estado desconhecido de estreptococo do grupo B e parto antes de 37 semanas de gestação, duração da ruptura das membranas de pelo menos 18 horas ou temperatura intraparto de pelo menos ≥ 38°C. Em todas as mulheres com 35 a 37 semanas de gestação, deve-se efetuar um rastreamento com *swab* retal e vaginal para a presença de estreptococos do grupo B, a não ser que exista alguma outra indicação para profilaxia. A profilaxia consiste em penicilina ou ampicilina. Ambas demonstraram ser efetivas na redução da infecção de início precoce por estreptococo do grupo B. Em indivíduos com alergia à penicilina, recomenda-se o teste de sensibilidade dos estreptococos do grupo B à clindamicina e eritromicina. Quando não se dispõe de teste de sensibilidade, ou quando o estreptococo do grupo B é resistente à clindamicina e à eritromicina, pode-se utilizar a vancomicina.

TRATAMENTO

A penicilina constitui o tratamento de escolha nas infecções por estreptococos do grupo B. As alternativas para pacientes alérgicos à penicilina incluem cefalosporinas de primeira geração ou vancomicina. A clindamicina ou a eritromicina podem ser utilizadas em pacientes alérgicos à penicilina quando a sensibilidade dos estreptococos do grupo B é conhecida, porém a resistência dos microrganismos é de quase 40% para a clindamicina e de 50% para a eritromicina em alguns ambientes. A gentamicina pode ser utilizada além da penicilina em indivíduos com meningite, endocardite, bacteriemia e infecções graves de tecidos moles até que a infecção esteja sob controle.

STREPTOCOCCUS DYSGALACTIAE SUBESPÉCIE *EQUISIMILIS* (ESTREPTOCOCOS DO GRUPO C E DO GRUPO G)

Os estreptococos do grupo C e do grupo G que colonizam o sistema genital humano, o trato gastrintestinal, as vias respiratórias superiores e a pele pertencem a uma única subespécie, *S. dysgalactiae* subespécie *equisimilis*. Produzem estreptolisina O e um espectro de doença que se assemelha ao dos estreptococos do grupo A, incluindo bacteriemia, artrite séptica, infecção de pele, de tecidos moles e faringite.

TRATAMENTO

O tratamento consiste em penicilina ou outros antibióticos betalactâmicos, com ou sem gentamicina concomitante em baixas doses. À semelhança da infecção por estreptococos do grupo A, a clindamicina é utilizada para a infecção por *S. dysgalactiae* subespécie *equisimilis* para casos de fasciite necrosante ou síndrome do choque tóxico estreptocócico. Entretanto, a clindamicina inicialmente não deve ser utilizada como único agente, visto que alguns *S. dysgalactiae* subespécie *equisimilis* são resistentes à clindamicina. *Streptococcus dysgalactiae* subespécie *equisimilis* também pode ser resistente aos macrolídios (15 a 25% dos casos) ou às quinolonas, limitando a utilidade desses antibióticos, a não ser que as sensibilidades sejam conhecidas.

ESTREPTOCOCOS DO GRUPO *VIRIDANS* (GRUPO DO *STREPTOCOCCUS ANGINOSUS*/GRUPO DO *STREPTOCOCCUS MILLERI*)

Os estreptococos do grupo *viridans* incluem o grupo *S. anginosus* (também conhecido como grupo *Streptococcus milleri*). O grupo *S. anginosus* conta com três espécies distintas: *S. anginosus*, *Streptococcus constellatus* e *S. intermedius*. Os membros do grupo *S. anginosus* são anaeróbios facultativos e imóveis, que podem ser beta-hemolíticos, mas que também podem ser alfa-hemolíticos ou não hemolíticos. O grupo do *S. anginosus* normalmente coloniza a orofaringe, o trato gastrintestinal superior e o apêndice. Diferentemente de *S. pyogenes* e de *S. agalactiae*, os microrganismos do grupo *S. anginosus* podem causar formação de abscessos. Em geral, os abscessos são contíguos à superfície mucosa colonizada, como nos abscessos dentais ou periapendiculares. Os pacientes podem desenvolver bacteriemia primária, com ou sem endocardite que, em seguida, pode estabelecer abscessos metastáticos do pulmão, das articulações, dos ossos e do baço. O *S. intermedius* apresenta tropismo para a formação de abscessos no cérebro e no fígado. Em pacientes com infecções orais, de cabeça e pescoço e abdominais, o grupo *S. anginosus* pode se manifestar como parte de uma infecção polimicrobiana e deve ser considerado como verdadeiro patógeno. O empiema pelo grupo *S. anginosus* resulta habitualmente de um procedimento cirúrgico envolvendo as vias respiratórias ou o trato gastrintestinal e, na maioria dos casos, exige toracotomia, devido à loculação dos empiema e à dificuldade de tratamento como antibióticos e toracostomia torácica isoladamente. Na análise de colorações de Gram do pus dessas infecções, esses microrganismos exibem caracteristicamente 20 a 30 cocos gram-positivos dentro dos neutrófilos.

TRATAMENTO

Normalmente, o tratamento do grupo *S. anginosus* consiste em drenagem de qualquer abscesso e terapia com penicilina ou outro antibiótico betalactâmico, visto que os isolados são, em sua maioria, sensíveis aos agentes betalactâmicos. Recomenda-se uma cefalosporina de terceira geração por via parenteral para abscessos cerebrais e bacteriemia. A vancomicina constitui uma alternativa razoável para pacientes alérgicos à penicilina. A resistência às quinolonas, se não for observada no início, pode desenvolver-se rapidamente. Muitas cepas estão desenvolvendo resistência aos macrolídios, a maioria exibe resistência aos aminoglicosídeos, e as sulfonamidas não têm nenhuma atividade contra cepas do grupo *S. anginosus*. *Streptococcus anginosus* é um reservatório para genes de resistência aos antimicrobianos e demonstrou transferir traços de resistência a outros microrganismos patogênicos, como *S. pyogenes* e *S. pneumoniae*.

Outros estreptococos do grupo *viridans*

Existem mais de 30 espécies reconhecidas de estreptococos do grupo *viridans*, incluindo *Streptococcus mitis*, *Streptococcus oralis*, *Streptococcus sanguinis* (anteriormente *sanguis*), *Streptococcus mutans* e *Streptococcus gordonii*. Esses microrganismos estão mais comumente implicados na endocardite bacteriana subaguda; em infecções da corrente sanguínea relacionadas com o uso de cateter e neutropenia; e infecções abdominais, hepatobiliares, cerebrais e dentais purulentas. Nesses microrganismos, a resistência à penicilina é de 30 a 50% em algumas áreas, de modo que o tratamento empírico começa habitualmente com vancomicina e descalonamento para um betalactâmico se o isolado for sensível.

ESTREPTOCOCO ZOONÓTICO

Streptococcus suis

Streptococcus suis (dos grupos R, S e T de Lancefield) é um patógeno de porcos que pode causar meningite, sepse e artrite em seres humanos expostos. A maioria das infecções ocorre em indivíduos com exposição extensa a porcos, como criadores de porcos, trabalhadores em abatedouros e açougueiros. Nesse grupo de indivíduos de alto risco, o risco anual de desenvolver meningite por *S. suis* foi estimado em 1,2 a 3 casos por 100.000 habitantes. *Streptococcus suis* é sensível à penicilina, às cefalosporinas de terceira geração e à vancomicina. Em indivíduos com meningite causada por *S. suis*, o tratamento com esteroides, além dos agentes antimicrobianos, pode ajudar a reduzir as mortes e a incapacidade, incluindo perda auditiva.[20] O uso de luvas para o manuseio da carne de porco crua, a boa higiene das mãos e o cozimento completo da carne de porco devem prevenir a maioria dos casos de infecção por *S. suis*.

Streptococcus canis

Streptococcus canis (grupo G de Lancefield) é mais comumente isolado de cães, porém também tem sido isolado de gatos, toninha-comum, vacas, camundongos, ratos e coelhos. Já ocorreram infecções de tecidos moles e sepse em seres humanos, porém a infecção é rara. O tratamento consiste em um antibiótico betalactâmico, como penicilina.

Grupo do *Streptococcus bovis/equinus* (incluindo *Streptococcus gallolyticus* subespécie *gallolyticus* e *Streptococcus infantarius*)

As bactérias do complexo *Streptococcus bovis/equinus* são estreptococos não enterocócicos do grupo D de Lancefield, que colonizam o intestino em 10% dos indivíduos saudáveis. As bactérias do complexo *S. bovis/equinus* estão associadas a doença hepatobiliar, meningite e endocardite subaguda mais infame na presença de carcinoma colorretal.[21] O complexo *S. bovis/equinus* sofreu uma reclassificação em 2003 para *Streptococcus gallolyticus* subespécie *gallolyticus*, *S. gallolyticus* subespécie *pasteurianus*, *S. gallolyticus* subespécie *macedonicus* e *S. infantarius*. Tanto *S. gallolyticus* quanto *S. infantarius* são altamente sensíveis à penicilina.

Streptococcus iniae

Streptococcus iniae é um estreptococo beta-hemolítico sem antígeno de grupo de Lancefield. Causa doença significativa em peixes, particularmente na tilápia. A infecção humana resulta da manipulação de peixes vivos ou mortos. As infecções de pele e dos tecidos moles são mais comuns e, com frequência, levam à bacteriemia. O tratamento consiste em um antibiótico betalactâmico.

Grau A — Recomendações de grau A

A1. van Driel ML, De Sutter AI, Habraken H, et al. Different antibiotic treatments for group A streptococcal pharyngitis. *Cochrane Database Syst Rev*. 2016;9:CD004406.
A2. Koning S, van der Sande R, Verhagen AP, et al. Interventions for impetigo. *Cochrane Database Syst Rev*. 2012;1:CD003261.
A3. Aboltins CA, Hutchinson AF, Sinnappu RN, et al. Oral versus parenteral antimicrobials for the treatment of cellulitis: a randomized non-inferiority trial. *J Antimicrob Chemother*. 2015;70: 581-586.
A4. Pallin DJ, Binder WD, Allen MB, et al. Clinical trial: comparative effectiveness of cephalexin plus trimethoprim-sulfamethoxazole versus cephalexin alone for treatment of uncomplicated cellulitis: a randomized controlled trial. *Clin Infect Dis*. 2013;56:1754-1762.
A5. Miller LG, Daum RS, Creech CB, et al. Clindamycin versus trimethoprim-sulfamethoxazole for uncomplicated skin infections. *N Engl J Med*. 2015;372:1093-1103.
A6. Talan DA, Mower WR, Krishnadasan A, et al. Trimethoprim-sulfamethoxazole versus placebo for uncomplicated skin abscess. *N Engl J Med*. 2016;374:823-832.
A7. Thomas KS, Crook AM, Nunn AJ, et al. Penicillin to prevent recurrent leg cellulitis. *N Engl J Med*. 2013;368:1695-1703.
A8. Madhi SA, Cutland CL, Jose L, et al. Safety and immunogenicity of an investigational maternal trivalent group B streptococcus vaccine in healthy women and their infants: a randomised phase 1b/2 trial. *Lancet Infect Dis*. 2016;16:923-934.

REFERÊNCIAS BIBLIOGRÁFICAS

As referências bibliográficas, bem como os outros materiais suplementares deste livro, encontram-se no GEN-IO, nosso ambiente virtual de aprendizagem.

275 INFECÇÕES ENTEROCÓCICAS

PATRICE SAVARD E TRISH M. PERL

DEFINIÇÃO

Os enterococos, anteriormente denominados estreptococos do grupo D, constituem parte da flora intestinal endógena humana e, no passado, eram considerados patógenos de baixa virulência. Entretanto, mais recentemente, emergiram como patógenos cada vez mais importantes e associados aos cuidados de saúde. Essa emergência deve-se principalmente à sua resistência inerente aos antimicrobianos comumente utilizados, à aquisição de resistência de alto nível à vancomicina e aminoglicosídeos, à sua persistência no meio ambiente e à transmissão de paciente para paciente pelas mãos contaminadas de profissionais de saúde. Em consequência, o surgimento de enterococos resistentes à vancomicina (VRE, *vancomycin-resistant enterococci*) limitou as opções terapêuticas nos casos de infecções enterocócicas confirmadas, bem como na terapia empírica de infecções em pacientes graves hospitalizados em estado grave, e hoje representa um desafio para o controle da infecção no ambiente de cuidados de saúde. Este capítulo analisa as manifestações clínicas mais importantes dos enterococos e seu diagnóstico, bem como a importância da prevenção da infecção.

O patógeno

Os membros do gênero *Enterococcus* foram classificados, durante muito tempo, no grupo D do gênero *Streptococcus*. Entretanto, nesses últimos 30 anos, foram reclassificados com base em novas análises moleculares e genéticas. Os enterococos são cocos gram-positivos e catalase-negativos que aparecem isoladamente ou em pares ou cadeias curtas. Trata-se de anaeróbios facultativos, cujo crescimento ótimo ocorre em temperaturas de 35 a 37°C e que são habitualmente alfa-hemolíticos ou não hemolíticos no ágar-sangue de carneiro. Os enterococos conseguem crescer em caldo contendo NaCl a 6,5% e hidrolisar esculina na presença de sais biliares a 40% (meio de bile-esculina), o que pode distingui-los da maioria dos estreptococos. *Enterococcus faecalis*, a causa mais comum de infecções enterocócicas em seres humanos, é o agente etiológico em 80 a 90% das infecções enterocócicas, seguido do *Enterococcus faecium*, que é encontrado em 5 a 10% das infecções. *Enterococcus casseliflavus*, *Enterococcus gallinarum* e *Enterococcus raffinosus* estão menos frequentemente associados a infecções, porém foi relatada a ocorrência de agrupamentos de infecção. Outras espécies isoladas de diferentes fontes em seres humanos incluem *Enterococcus avium*, *Enterococcus caccae*, *Enterococcus cecorum*, *Enterococcus dispar*, *Enterococcus durans*, *Enterococcus gilvus*, *Enterococcus italicus*, *Enterococcus hirae*, *Enterococcus malodoratus*, *Enterococcus mundtii*, *Enterococcus pallens*, *Enterococcus pseudoavium* e *Enterococcus sanguinicola*.

EPIDEMIOLOGIA

Os enterococos constituem parte da flora intestinal humana normal, e podem ocorrer infecções em pacientes tanto hospitalizados quanto não hospitalizados a partir de uma fonte endógena ou exógena. A proporção de infecções causadas por enterococos em pacientes hospitalizados tem aumentado nessas últimas décadas. De modo global, as infecções urinárias são a condição clínica mais comum causada por enterococos. Com base em dados relatados aos Centers for Disease Control and Prevention (CDC), entre 2011 e 2014, as espécies de enterococos constituem, agora, os segundos isolados mais comuns em qualquer infecção associada aos cuidados de saúde e representam a única causa mais comum de infecções da corrente sanguínea associadas a acessos centrais (ICSAAC). Os enterococos também constituem uma causa proeminente de infecção urinária associada a cateter e de infecções de local cirúrgico, causando cerca de 15% dessas infecções associadas a cuidados de saúde na América do Norte (ver Capítulo 266). No contexto da comunidade, os enterococos causam infecções urinárias, tanto complicadas quanto não complicadas, e estão envolvidos em aproximadamente 5 a 15% de todos os casos de endocardite infecciosa. Fora dos EUA, esses microrganismos constituem causas menos comuns, porém cada vez mais importantes de infecções.

Na década de 1970, *E. faecalis* representava até 95% dos microrganismos isolados e foi associado à introdução das cefalosporinas de terceira geração. Cada vez mais, pacientes hospitalizados, quando colonizados ou infectados por uma espécie de *Enterococcus*, tendem a apresentar uma cepa resistente à vancomicina e, algumas vezes, à ampicilina (*i. e.*, VRE).[1] *E. faecium* é a cepa mais comum que adquire resistência à vancomicina. VRE foram relatados pela primeira vez na Europa, em 1986. Desde meados da década de 2000, a proporção de cepas de enterococos resistentes à vancomicina, principalmente *E. faecium*, tem aumentado de maneira constante. De acordo com a National Healthcare Safety Network (NHSN) dos CDC, 82,2% de isolados de *E. faecium* e 9,2% de isolados de *E. faecalis* de ICSAAC demonstraram ser resistentes à vancomicina, em 2014.[2] Além disso, de acordo com um relatório recente dos CDC sobre resistência a antimicrobianos nos EUA, são relatadas anualmente

66.000 infecções associadas aos cuidados de saúde por *Enterococcus*, das quais 20.000 são causadas por VRE. Existem dois genótipos principais para a resistência adquirida à vancomicina, VanA e VanB. Os genes que codificam o fenótipo VanA resultam em alto nível de resistência à vancomicina e à teicoplanina e são transportados em um plasmídio ou transpóson conjugativo, que é transferível. VanA é encontrado principalmente em *E. faecium* e, com menos frequência, em *E. faecalis*. VanB está associado a uma resistência variável à vancomicina, porém os isolados são sensíveis à teicoplanina. VanA e VanB raramente são encontrados em outros enterococos, enquanto VanC é recuperado intrinsecamente de *E. casseliflavus* e *E. gallinarum*. Vale assinalar que esses elementos genéticos foram integrados no genoma do *S. aureus* que é resistente à vancomicina. *S. aureus* resistente à vancomicina (VRSA, *vancomycin-resistant S. aureus*) adquiriu um gene de resistência à vancomicina (*VanA*) a partir de um VRE isolado que colonizou um paciente coinfectado por *S. aureus* resistente à meticilina.

A epidemiologia do VRE difere entre a Europa e a América do Norte. Na Europa, o VRE é detectado com frequência em animais de fazenda, provavelmente devido ao uso do antibiótico avoparcina em rações para animais até a sua proibição em 1997. Nos EUA, a avoparcina nunca foi utilizada em rações para animais, e, por conseguinte, os VRE não são habitualmente encontrados em animais de fazenda ou em seres humanos saudáveis. A proporção de VRE entre enterococos isolados em pacientes hospitalizados na Europa tem sido historicamente menor do que nos EUA; entretanto, essas taxas estão aumentando. De acordo com o European Centre for Disease Prevention and Control (ECDC), 8,3% dos *E. faecium* invasivos isolados na Europa, em 2015, mostraram-se resistentes à vancomicina, porém a prevalência de VRE varia amplamente entre países da Europa. Conforme relatado pelo ECDC, em 2017, a proporção de isolados de enterococos de pacientes hospitalizados na Europa que são altamente resistentes à vancomicina varia de acordo com a região geográfica, desde menos de 1% na França até 45,8% na Irlanda.

As infecções causadas por VRE estão associadas, em sua maioria, aos cuidados de saúde e resultam de uma fonte exógena, o que significa transmissão a partir do ambiente, de outro paciente ou das mãos de um profissional de saúde. Quase todas as infecções são precedidas por um período de colonização, principalmente do sistema digestório. Em um estudo de pacientes hospitalizados, foi constatado que o preditor mais sensível de colonização por VRE consistia em admissão prévia em um hospital de cuidados agudos no ano precedente. É importante assinalar que, após colonização por VRE, os pacientes podem abrigar a cepa em seu sistema digestório durante anos. De modo semelhante, um estudo realizado em pacientes submetidos a diálise demonstrou que o principal fator de risco para a colonização por VRE era a hospitalização no ano anterior. Embora muitos pacientes colonizados não desenvolvam infecções, eles ainda são capazes de contaminar o meio ambiente e de eliminar e transmitir bactérias a outros pacientes hospitalizados. O microrganismo apresenta uma predileção para contaminar o meio e equipamentos hospitalares e tem sido associado a surtos.

Além da colonização preexistente do sistema digestório, os fatores de risco para infecções enterocócicas, em particular infecções causadas por VRE, incluem condições subjacentes graves, como insuficiência renal, transplante de medula óssea ou de órgãos sólidos anteriormente, neoplasias malignas sólidas e hematológicas, diabetes melito e neutropenia. Outros fatores associados à infecção incluem procedimentos cirúrgicos ou gastrintestinais prévios, presença de cateter vascular ou urinário de demora, fatores hospitalares, como localização na enfermaria oncológica ou de unidade de terapia intensiva (UTI), proximidade de pacientes colonizados, período prolongado de hospitalização e exposição recente a agentes antimicrobianos.

Numerosas investigações epidemiológicas revelaram que a maioria das classes de agentes antimicrobianos tem sido associada a infecções por VRE. Em particular, a vancomicina, as cefalosporinas e o uso de medicamentos para cobertura contra microrganismos anaeróbios têm sido associados à aquisição de VRE. Entretanto, é difícil medir o impacto atribuível de determinado antibiótico sobre a aquisição de VRE. Cada vez mais, uma associação entre colonização por VRE e infecção por *Clostridium difficile* é relatada em pacientes de alto risco, como os que apresentam neoplasias malignas hematológicas.

BIOPATOLOGIA

Os enterococos são microrganismos comensais, que colonizam o sistema digestório e o sistema genital feminino nos seres humanos. Esses microrganismos contaminam e também podem ser isolados do ambiente. Apesar de não exibirem virulência intrínseca de outros patógenos gram-positivos, em certas condições, a relação comensal é interrompida, e ocorrem infecções graves. Foram identificados diversos fatores de adesão, incluindo substância de agregação, que possibilitam a ligação a superfícies epiteliais e que aumentam a capacidade de colonização. A capacidade de aderir a valvas cardíacas e ao epitélio do sistema urinário possibilita que os enterococos provoquem endocardite e infecção urinária. Sabe-se também que os enterococos secretam fatores de virulência potenciais. Entre esses fatores, destaca-se a citolisina-hemolisina, uma toxina bacteriana que é produzida em uma proporção maior de cepas infectantes, em comparação com as cepas colonizadoras de fezes. As cepas infectantes também apresentam a capacidade de translocação intestinal, embora os mecanismos exatos desse processo ainda não tenham sido determinados. Além disso, alguns determinantes de superfície celular que são codificados podem mediar a aderência aos tecidos do hospedeiro, o que pode ser importante no papel desse microrganismo na endocardite. Até o momento, pouco se sabe sobre os mecanismos de defesa do hospedeiro nas infecções enterocócicas. Além disso, o papel exato dos polissacarídeos capsulares na colonização ou na infecção é desconhecido. Foi demonstrado que há sobrevivência de cepas dentro das células fagocíticas; contudo, ainda não foi esclarecido se isso representa uma defesa bem-sucedida do hospedeiro ou uma evasão dos enterococos. A resistência intrínseca a diversos agentes antimicrobianos (incluindo cefalosporinas, clindamicina, sulfametoxazol-trimetoprima e baixas doses de aminoglicosídeos) apresentada pelos enterococos, juntamente com a sua capacidade de adquirir resistência a uma ampla variedade de antibióticos (incluindo altas concentrações de penicilinas, fluoroquinolonas, tetraciclina, nitrofurantoína e glicolipídios) por meio de mutação ou aquisição de novos genes, aumenta a sua capacidade de sobreviver e de se multiplicar nos numerosos pacientes hospitalizados que são tratados com antimicrobianos de amplo espectro.

MANIFESTAÇÕES CLÍNICAS

Não existe nenhuma manifestação clínica específica que possa ajudar a distinguir as infecções enterocócicas daquelas causadas por outras bactérias. Não se acredita que os enterococos possam causar infecções das vias respiratórias inferiores, e, se forem encontrados nesse ambiente, eles provavelmente representam uma colonização, e não uma infecção. Os enterococos atuam como patógenos oportunistas em pacientes em estado grave e imunocomprometidos. São conhecidos pela sua capacidade de causar infecção urinária, abscessos intra-abdominais, infecção de feridas, bacteriemia (incluindo infecções da corrente sanguínea associadas a acesso central) e endocardite.

Infecções urinárias

As infecções urinárias constituem o tipo de infecção mais frequentemente causada por enterococos.[3] As infecções são, em sua maioria, de origem hospitalar e incluem cistite não complicada, pielonefrite, prostatite e abscesso perinéfrico. Tipicamente, essas infecções são secundárias à cateterização ou instrumentação urinárias. Diferentemente da infecção urinária associada aos cuidados de saúde, os enterococos causam menos de 5% de casos de cistite ou pielonefrite não complicadas em mulheres não hospitalizadas e saudáveis nos demais aspectos. Os pacientes com diabetes melito parecem correr risco aumentado para infecção urinária enterocócica. Raramente bacteriemia está associada à infecção urinária por enterococos.

Bacteriemia

É importante assinalar que os enterococos podem causar infecção ou contaminar hemoculturas por meio de cateteres contaminados ou pele contaminada. Distinguir uma bacteriemia verdadeira de uma hemocultura que não é clinicamente significativa pode representar um desafio. Tendo em vista esse cenário, a incidência de bacteriemia causada por enterococos continua aumentando. Os fatores de risco específicos incluem hospitalização prolongada, cateteres uretrais ou acessos intravasculares preexistentes, cirurgia recente, neoplasia maligna, neutropenia e patologia biliar. A bacteriemia secundária sem endocardite surge habitualmente de infecção urinária, das vias hepatobiliares ou de tecidos moles. A bacteriemia secundária a uma fonte intra-abdominal está associada a elevada taxa de mortalidade. Os fatores de risco para bacteriemia por VRE assemelham-se aos mencionados anteriormente, porém também incluem condições comórbidas graves preexistentes, como neoplasia maligna hematológica, infecção pelo vírus da imunodeficiência humana (HIV), insuficiência renal crônica e transplante de fígado. A exposição prévia a agentes antimicrobianos de amplo espectro, incluindo aqueles com atividade contra anaeróbios, como clindamicina ou metronidazol, e a exposição a terapia antimicrobiana múltipla e prolongada constituem fatores de risco consistentes. A bacteriemia enterocócica é, com frequência, polimicrobiana, e o quadro clínico é frequentemente influenciado pelo fato de ser isolada ou com outras bactérias. Quando apenas enterococos são isolados, a evolução é tipicamente indolente, e, com frequência, a febre é o único sinal. Por outro lado, a bacteriemia polimicrobiana é mais grave, manifestando-se frequentemente com choque ou coagulação intravascular disseminada. A bacteriemia por VRE está associada a taxas mais elevadas de mortalidade do que a bacteriemia causada por cepas sensíveis à vancomicina, e o tratamento precoce com um antibiótico apropriado nas primeiras 48 horas da apresentação tem sido associado a melhores desfechos.

Endocardite

Os enterococos, sobretudo *E. faecalis*, constituem uma causa cada vez mais frequente de endocardite e representam cerca de 10% dos casos em não usuários de substâncias intravenosas. Cerca de 25% dos pacientes com bacteriemia por *E. faecalis*, apresentam endocardite bacteriana definitiva.[3b] Relatos recentes sugerem que 50% dos pacientes com endocardite por *E. faecalis* submetidos à endoscopia apresentam neoplasia colorretal.[4] A doença ocorre com mais frequência em pacientes idosos, com predomínio do sexo masculino. A maioria dos casos parece surgir na comunidade. Os pacientes com valvopatia cardíaca preexistente, incluindo próteses valvares, correm maior risco; todavia, muitos pacientes não têm doença cardíaca subjacente. Os enterococos causam com mais frequência endocardite esquerda, afetando principalmente a valva mitral. Do ponto de vista clínico, esses pacientes apresentam sinais/sintomas muito semelhantes aos da endocardite bacteriana subaguda causada por estreptococos *viridans*. Muitos pacientes apresentam sinais/sintomas durante semanas ou meses antes de procurar assistência médica.

Infecções intra-abdominais

Nas infecções intra-abdominais, os enterococos são frequentemente detectados como parte de um processo polimicrobiano. Tipicamente, essas infecções originam-se de uma fonte hepatobiliar, incluindo infecção pós-operatória no transplante de fígado, e são complicadas por bacteriemia secundária.

Infecções da pele e dos tecidos moles

Os enterococos raramente provocam celulite ou outras infecções de tecidos moles isoladamente; entretanto, com frequência, são isolados em infecções mistas de local cirúrgico, de infecções do pé diabético e de úlceras de decúbito, juntamente com outros bacilos gram-negativos, cocos gram-positivos e bactérias anaeróbias. A sua importância clínica nessas situações não foi adequadamente determinada. Os enterococos não são considerados patógenos primários na osteomielite crônica. Quando identificados, acredita-se que eles possam representar apenas uma superinfecção, e, portanto, o tratamento adequado pode não exigir o uso de antibióticos dirigidos para a erradicação dos enterococos.

DIAGNÓSTICO

O diagnóstico de infecção por *Enterococcus* é estabelecido por meio do isolamento do microrganismo em cultura de um local estéril, como sangue ou urina. Recentemente, foram desenvolvidas técnicas moleculares para a identificação mais rápida do *Enterococcus*. O diagnóstico e o diagnóstico diferencial de condições específicas são os mesmos daqueles discutidos nas infecções urinárias (ver Capítulo 268) e na endocardite (ver Capítulo 67).

TRATAMENTO

O tratamento das infecções enterocócicas é complicado pelo fato de que as cepas exibem resistência inerente a muitos antibióticos comumente utilizados, incluindo cefalosporinas. Além disso, os enterococos podem adquirir resistência a uma ampla variedade de classes de antibióticos, incluindo aminoglicosídeos (resistência de alto nível), betalactâmicos, fluoroquinolonas e vancomicina. Por conseguinte, o tratamento dirigido efetivo para qualquer infecção enterocócica grave exige a realização de antibiograma por laboratórios de microbiologia experientes, e o tratamento deve ser ajustado com base nos resultados obtidos. Na maioria das infecções, o tratamento inclui ampicilina, penicilina ou vancomicina IV. Tendo em vista a resistência ou a tolerância aos antibióticos que atuam sobre a parede celular, incluindo penicilinas e vancomicina, o tratamento padrão com esses antibióticos, exceto nas infecções urinárias, deve incluir o acréscimo de um aminoglicosídeo sinérgico (*i. e.*, gentamicina ou estreptomicina), contanto que não seja detectada resistência de alto nível no laboratório de microbiologia. É interessante assinalar que nem a tobramicina nem a canamicina demonstraram ter atividade sinérgica contra os enterococos. Essa estratégia de tratamento com dois fármacos foi associada a melhores resultados.[5] Isso é particularmente importante em caso de suspeita de endocardite. Recentemente, houve isolamento crescente de cepas de *E. faecium* com resistência intrínseca às penicilinas. Contudo, a maioria das cepas de *E. faecalis* permanece sensível à ampicilina e à piperacilina relacionada, diferentemente da maioria das cepas de *E. faecium*, que demonstra resistência à ampicilina. Mesmo quando os enterococos parecem ser sensíveis ao sulfametoxazol-trimetoprima *in vitro*, ele não deve ser utilizado no tratamento, devido a relatos de fracasso clínico em consequência da capacidade dos enterococos de utilizar folato exógeno. De modo semelhante, o *E. faecalis* é intrinsecamente resistente à quinupristina-dalfopristina, que, portanto, não deve ser utilizada no tratamento de infecções causadas por essa espécie, diferentemente de *E. faecium*, que permanece sensível a esse fármaco. Os antibióticos lipoglicopeptídicos (oritavancina dalbavancina) recentemente aprovados pela FDA são ativos contra estreptococos sensíveis à vancomicina.

Se for constatado que as cepas de VRE são sensíveis, a terapia potencial nessas infecções inclui linezolida, tigeciclina e a daptomicina. A linezolida constitui geralmente o fármaco de escolha,[A1] embora seu uso esteja associado à supressão da medula óssea, incluindo trombocitopenia, e o fármaco tenha apenas atividade bacteriostática contra os enterococos. A linezolida, quando utilizada em combinação com inibidores seletivos da recaptação de serotonina, pode estar associada à síndrome serotoninérgica (ver Capítulo 406). A oxazolidinona mais recente, a tedizolida, demonstrou ter atividade contra enterococos, porém faltam dados clínicos. Embora a daptomicina não seja aprovada pela Food and Drug Administration (FDA) para o tratamento de VRE, esse fármaco é utilizado no tratamento de infecções da pele e dos tecidos moles e bacteriemia.[6] A tigeciclina foi aprovada pela FDA para o tratamento de infecções complicadas da pele e dos tecidos moles e infecções intra-abdominais complicadas causadas por isolados de *E. faecalis* sensíveis à vancomicina, porém uma advertência de tarja preta recente da FDA limita o seu uso. A nitrofurantoína continua sendo uma opção para infecções urinárias causadas por VRE. Tendo em vista a complexidade das infecções enterocócicas, deve-se solicitar o parecer de um infectologista para orientação do tratamento.

Infecções urinárias

Em geral, pode-se utilizar um único agente no tratamento de infecções urinárias enterocócicas, incluindo ampicilina, amoxicilina, penicilina, quinolonas, fosfomicina ou vancomicina (e-Tabela 275.1). Tipicamente, a vancomicina é reservada para pacientes alérgicos à penicilina ou quando a cepa apresenta alto nível de resistência à penicilina/ampicilina. As combinações de betalactâmicos-inibidores da betalactamase são habitualmente reservadas para as infecções polimicrobianas. Em certas ocasiões, utiliza-se também a nitrofurantoína, visto que a maioria das cepas permanece sensível a esse fármaco. A fosfomicina também está indicada para infecção urinária causada por *E. faecalis* sensível.

Bacteriemia sem endocardite

Muitos casos de bacteriemia enterocócica são transitórios ou autolimitados; todavia, foi demonstrado que a antibioticoterapia com penicilina ou ampicilina melhora os desfechos (ver e-Tabela 275.1), particularmente quando instituída nas primeiras 48 horas.[7] Em um estudo de coorte observacional prospectivo de tratamento com daptomicina de infecções da corrente sanguínea por VRE sensíveis à daptomicina, foi constatado que o uso de doses mais altas de daptomicina (≥ 9 mg/kg) foram associadas a uma menor taxa de mortalidade do que nos casos em que foram usadas doses < 7 mg/kg.[8] Ao contrário do tratamento da endocardite, não se sabe se os pacientes beneficiam-se da terapia combinada (penicilina ou ampicilina ou vancomicina mais um aminoglicosídeo), exceto, talvez, na presença de cateter intravascular de demora. Se houver cateter intravascular de demora, particularmente no caso de VRE, indica-se a remoção do mesmo. Se a bacteriemia for secundária a outro local, como abscesso intra-abdominal, a drenagem da fonte é fundamental para obter a cura.

Endocardite

O tratamento combinado (penicilina, ampicilina ou vancomicina associada a um aminoglicosídeo IV) com atividade bactericida para esterilizar as vegetações constitui o tratamento padrão para a endocardite enterocócica. É importante assinalar que o aminoglicosídeo é utilizado para produzir destruição sinérgica do microrganismo. Outra combinação sinérgica descrita para pacientes que não toleram os aminoglicosídeos inclui ampicilina mais ceftriaxona para o tratamento da endocardite por *E. faecalis*: foi aventada a hipótese de que a saturação complementar da proteína de ligação da penicilina (PBP) por ambos os antibióticos constitui um mecanismo-chave. As cefalosporinas ligam-se às PBP 2 e 3 em baixas concentrações, enquanto a ampicilina liga-se às PBP 4 e 5, e a combinação de ampicilina com ceftriaxona constitui uma opção de tratamento satisfatória.[9] Além disso, estudos *in vitro* sugeriram que a ampicilina e a ceftarolina exibem atividade sinérgica quando combinadas com daptomicina, em comparação com a monoterapia com daptomicina. As doses e durações são apresentadas no Capítulo 67 e na e-Tabela 275.1; entretanto, evidências recentes sugerem que é seguro substituir as medicações intravenosas pela via oral depois de 10 dias de tratamento,[A2] e, em geral, indica-se solicitação de parecer de infectologista. Tipicamente, a duração do tratamento é de 4 a 6 semanas, e utiliza-se um tratamento mais longo em pacientes que tiveram sintomas prolongados antes de procurar tratamento, infecção de prótese valvar ou recidiva após tratamento inicial. Se a cepa enterocócica envolvida for extremamente resistente à gentamicina e à estreptomicina, é necessário considerar agentes alternativos ou durações diferentes de tratamento, e deve-se considerar a possibilidade de cirurgia para remoção de valvas infectadas. O tratamento ideal de cepas de VRE resistentes à ampicilina não é conhecido, porém inclui terapia combinada sob orientação de um infectologista. Vários agentes recém-aprovados, incluindo linezolida (não aprovada pela FDA no tratamento da endocardite) e daptomicina (não aprovada pela FDA no tratamento das infecções enterocócicas), podem ser considerados se for constatado que a cepa é sensível. A endocardite causada por VRE pode exigir cirurgia precoce, visto que os resultados com a antibioticoterapia isolada podem ser precários. A avaliação microbiológica e clínica cuidadosa de todos os pacientes com endocardite enterocócica e VRE, em particular, é útil para decidir o momento em que a cirurgia é necessária. Quando as hemoculturas repetidas são positivas por mais de 7 dias após o início do tratamento clínico, ou se houver outros sinais de infecção não controlada (febre ou leucocitose persistente), o reparo cirúrgico ou a substituição da valva devem ser considerados precocemente durante o tratamento, se não houver contraindicação absoluta para a cirurgia. Recomendações detalhadas sobre o manejo da endocardite podem ser encontradas nas diretrizes publicadas pela American Heart Association e aprovadas pela Infectious Diseases Society of America (IDSA) em 2016.[10]

É interessante assinalar que a resistência à linezolida está sendo cada vez mais relatada até mesmo em pacientes sem exposição prévia ao antibiótico. A resistência à daptomicina também é relatada tanto no *E. faecalis* quanto no *E. faecium* após ciclos prolongados de tratamento.

PREVENÇÃO PRIMÁRIA

A prevenção ideal da infecção por VRE, à semelhança de numerosas bactérias multidrogarresistentes (MDR), inclui o uso adequado e adesão à higiene das mãos, uso de precauções de contato, separação dos pacientes colonizados, manejo correto e retirada no momento adequado de cateteres urinários e vasculares, redução da pressão antibiótica seletiva por meio de gerenciamento de antimicrobianos e limpeza de equipamentos e quartos dos pacientes. Esta última medida é particularmente importante para VRE. Um estudo realizado em uma UTI de um hospital norte-americano constatou que o número de pacientes já colonizados por VRE em uma área geográfica definida (*pressão de colonização*) foi a variável mais significativa na previsão de nova aquisição de VRE. Por conseguinte, a descontaminação da pele dos pacientes, denominada controle do foco, pode controlar amplamente a transmissão de patógenos resistentes e reduzir as infecções relacionadas com dispositivos médicos, como infecções da corrente sanguínea associadas a acesso venoso central. O controle do foco por meio de banho diário dos pacientes com panos saturados de gliconato de clorexidina (CHG) foi associado a redução da contaminação da pele dos pacientes e das mãos dos profissionais de saúde por VRE. Um estudo clínico multicêntrico cruzado e randomizado em *cluster* realizado em UTI, foi constatado que o banho diário com solução de CHG reduziu a aquisição de VRE em 25% e diminuiu o risco de bacteriemia por VRE em pacientes colonizados por VRE.[A3] Nem todos os ensaios clínicos relataram achados comparáveis,[A4] porém um estudo pragmático cruzado prospectivo recente em unidades de pacientes sem cuidados críticos confirmou que o banho diário com clorexidina reduziu os VRE associados ao hospital (e também MRSA) em 36% (e 55%, respectivamente), porém a aplicação sustentada e adequada de clorexidina foi um componente fundamental.[A5]

Os métodos de prevenção específica para VRE são direcionados para prevenção da colonização incidente em pacientes hospitalizados de alto risco. Quase todas as infecções enterocócicas, incluindo as causadas por VRE, são precedidas de colonização do sistema digestório, e, embora a maioria dos pacientes colonizados não desenvolva infecção, esses pacientes são ainda capazes de eliminar as bactérias e de transmiti-las a outros pacientes hospitalizados. Pelo menos no caso dos VRE, foi relatada uma razão de colonização:infecção de 10:1, sugerindo que, para cada infecção clínica em uma UTI, pode haver 10 pacientes colonizados que não foram detectados na unidade. Por conseguinte, os pacientes colonizados não identificados representam a população-alvo para esforços de prevenção e controle de infecção, como a vigilância ativa. Os programas de vigilância ativa utilizam *swabs* retais de vigilância para detectar pacientes colonizados previamente não reconhecidos e proceder a seu isolamento para prevenir uma maior transmissão. Atualmente, são recomendadas culturas de vigilância ou PCR no momento de internação de pacientes com alto risco para portadores de VRE, e os pacientes colonizados ou infectados devem ser colocados em isolamento, utilizando precauções de contato. Tipicamente, as precauções de contato exigem quartos particulares, equipamento exclusivo, como estetoscópios, luvas e aventais para todo contato com o paciente, embora em um ensaio clínico randomizado recente, realizado em UTI clínicas e cirúrgicas, o uso de luvas e aventais para todo contato com pacientes, em comparação com os cuidados habituais, não tenha produzido diferença na aquisição de VRE (ou de *S. aureus* resistente à meticilina).[A6] Implícito nisso está o uso contínuo de precauções-padrão, que exigem limpeza e desinfecção dos equipamentos utilizados nos quartos dos pacientes. Muitos hospitais utilizam vigilância ativa na UTI e em outras enfermarias com alta prevalência de VRE, embora a adoção global dessa estratégia tenha sido dificultada pelos altos custos observados dos programas de vigilância e pela ausência de dados de ensaios clínicos de controle randomizados.

PROGNÓSTICO

A bacteriemia enterocócica está associada a hospitalização prolongada e custos adicionais, em comparação com pacientes semelhantes que não apresentam bacteriemia enterocócica. Mesmo assim, com exceção da endocardite enterocócica, é difícil quantificar a taxa de mortalidade atribuível às infecções enterocócicas, em virtude da predileção dos enterococos a infectar pacientes com condições comórbidas preexistentes e alto nível de gravidade de doença. Em certas populações de pacientes, incluindo aqueles com transplantes de fígado e de medula óssea, os estudos realizados sugeriram um aumento de morbidade, do tempo de permanência no hospital e da taxa de mortalidade associada à resistência à vancomicina. Além disso, uma metanálise recente relatou que a probabilidade de morte por infecção da corrente sanguínea por enterococos resistentes à vancomicina era 2,5 vezes maior do que a morte por infecção causada por enterococos sensíveis. A taxa de mortalidade não ajustada na bacteriemia por enterococos sensíveis foi de 20%. Ainda não foi esclarecido por que a resistência está associada a taxa de mortalidade mais elevada; entretanto, acredita-se que a demora na instituição do tratamento empírico adequado possa desempenhar um papel. Esses estudos devem ser interpretados com cautela, visto que o impacto clínico da resistência nos enterococos foi avaliado antes da disponibilidade de agentes antimicrobianos mais recentes com atividade contra VRE.

Grau A Recomendações de grau A

A1. Chuang YC, Wang JT, Lin HY, et al. Daptomycin versus linezolid for treatment of vancomycin-resistant enterococcal bacteremia: systematic review and meta-analysis. *BMC Infect Dis.* 2014;14:1-10.

A2. Iversen K, Ihlemann N, Gill SU, et al. Partial oral versus intravenous antibiotic treatment of endocarditis. *N Engl J Med.* 2019;380:415-424.

A3. Climo MW, Yokoe DS, Warren DK, et al. Effect of daily bathing with chlorhexidine on hospital acquired infection. *N Engl J Med.* 2013;368:533-542.

A4. Noto MJ, Domenico HJ, Byrne DW, et al. Chlorhexidine bathing and health care-associated infections: a randomized clinical trial. *JAMA*. 2015;313:369-378.
A5. Lowe CF, Lloyd-Smith E, Sidhu B, et al. Reduction in hospital-associated methicillin-resistant *Staphylococcus aureus* and vancomycin-resistant *Enterococcus* with daily chlorhexidine gluconate bathing for medical inpatients. *Am J Infect Control*. 2017;45:255-259.
A6. Harris AD, Pineles L, Belton B, et al. Universal glove and gown use and acquisition of antibiotic-resistant bacteria in the ICU: a randomized trial. *JAMA*. 2013;310:1571-1580.

REFERÊNCIAS BIBLIOGRÁFICAS

As referências bibliográficas, bem como os outros materiais suplementares deste livro, encontram-se no GEN-IO, nosso ambiente virtual de aprendizagem.

276 DIFTERIA E OUTRAS INFECÇÕES POR *CORYNEBACTERIUM*

LUCY BREAKWELL E ROLAND W. SUTTER

DEFINIÇÃO

A difteria é uma doença infecciosa aguda causada pelo *Corynebacterium diphtheriae* toxigênico, um bacilo gram-positivo. A característica essencial da doença é a presença de uma pseudomembrana espessa e firmemente aderente no local da infecção. O microrganismo infecta principalmente a mucosa do nariz, da faringe, das tonsilas ou da laringe (difteria respiratória). Raramente, a mucosa de outros locais é infectada (p. ex., conjuntiva, órgãos genitais ou orelha). Nos países em desenvolvimento, é comum a ocorrência de várias lesões cutâneas indolentes (difteria cutânea). A absorção da toxina pode resultar em complicações graves, como miocardite ou polineurite potencialmente fatais.

O patógeno

Corynebacterium diphtheriae é um membro de um grupo de bacilos gram-positivos aeróbios, imóveis, não encapsulados e pleomórficos, sem esporulação. Seu nome origina-se das palavras grega *korynee*, que significa "clava" e descreve o formato do microrganismo em esfregaços corados, e latina *diphtheria*, que significa "couro" e descreve a membrana aderente característica. O gênero *Corynebacterium* caracteriza-se por bacilos que se alinham em grupos paralelos e curvam-se quando se dividem, criando arranjos semelhantes a "caracteres chineses". Existem cepas de *C. diphtheriae* não toxigênicas e toxigênicas. A toxigenicidade é conferida quando um microrganismo não toxigênico é infectado por um fago β portador do gene para a toxina (*tox*), e ocorre expressão do gene *tox*. Na Europa, foram relatadas cepas portadoras do gene *tox* não toxigênicas (NTTB), que apresentam mutação na subunidade A do gene, que impede a sua expressão. *Corynebacterium diphtheriae* tem quatro biotipos – *gravis*, *mitis*, *intermedius* e *belfanti* –, que se distinguem pela morfologia das colônias e por reações bioquímicas e hemolíticas variáveis. As cepas são diferenciadas por técnicas moleculares. As cepas de *C. ulcerans* produtoras de toxina diftérica também podem produzir doença semelhante à difteria respiratória clássica, incluindo complicações toxêmicas distais.

EPIDEMIOLOGIA

Os seres humanos constituem o único reservatório natural do *C. diphtheriae*, embora o microrganismo tenha sido isolado, em certas ocasiões, de vários animais domésticos e outros animais. A transmissão ocorre por contato próximo, por meio de gotículas respiratórias ou por contato direto com secreções respiratórias ou lesões cutâneas. O microrganismo consegue sobreviver durante semanas e, possivelmente, durante meses em superfícies do ambiente e na poeira, podendo ocorrer transmissão por fômites. A maioria das infecções nasofaríngeas por *C. diphtheriae* pode abortar ou resultar em portadores assintomáticos, com desenvolvimento da doença clínica em apenas cerca de 1 em 7 indivíduos. Todavia, os portadores assintomáticos são essenciais para manter a transmissão.

Na era pré-vacina, a difteria respiratória dominava nos climas temperados, com pico de incidência no inverno e na primavera. A maioria dos indivíduos adquiria imunidade natural nos anos da adolescência. A doença cutânea é mais comum em países tropicais, porém a contribuição da difteria cutânea na indução da imunidade é desconhecida. Nos EUA e na Europa, ocorreram surtos de difteria cutânea, porém afetando tipicamente populações de adultos desabrigados e alcoólicos de áreas urbanas pobres. Em países da Europa, houve relatos de casos recentes de difteria cutânea nas populações de refugiados e que pedem asilo.[1,2]

A imunização contra a difteria com toxoide diftérico (toxina tratada com formalina) protege contra a doença, mas não impede o estado de portador. Após a introdução da vacina, na década de 1920, quando a maioria dos indivíduos idosos já tinha imunidade natural, a incidência de difteria respiratória teve um declínio drástico, assim como a proporção de cepas toxigênicas isoladas, presumivelmente em consequência da perda da vantagem seletiva do gene *tox* – promoção de maior replicação e disseminação do microrganismo – no hospedeiro imune. Hoje, a difteria respiratória foi praticamente eliminada dos países desenvolvidos, onde a cobertura de vacinação infantil é alta. Nos EUA, os casos notificados caíram de 147.991, em 1920, para 15.536 em 1940 e para 6 entre 2000 e 2016.[3] Desde 2000, os casos ocorreram, em sua maior parte, em indivíduos não imunizados ou com imunização inadequada e foram associados à importação de *C. diphtheriae* de outros países. Entretanto, a ausência de relatos de casos de difteria respiratória nos EUA não indica que a circulação do *C. diphtheriae* toxigênico tenha cessado. Investigações realizadas em comunidades nativas da América do Norte, em Dakota do Sul e em Ontário, no Canadá, indicaram que cepas de *C. diphtheriae* podem ter circulado independentemente nessas comunidades por mais de duas décadas, apesar da ausência de casos notificados de difteria respiratória. As corinebactérias toxigênicas continuam sendo identificadas em outros países desenvolvidos. Por exemplo, de 2007 a 2013, a Inglaterra notificou 20 casos de corinebactérias toxigênicas (60% dos casos por *C. ulcerans* associados a contato com animais e 40% por *C. diphtheriae* associados a viagens internacionais e a uma imunização incompleta).[4] Mais da metade (55%) dos casos foram observados em adultos com 45 anos ou mais.

Na ausência de reforço ambiental natural, a imunidade induzida pela vacina diminui com o aumento da idade e o tempo decorrido desde a última dose, resultando em aumento potencial do risco de aquisição da infecção em indivíduos idosos. Estudos sorológicos conduzidos em países desenvolvidos, entre 1994 e 2010, indicaram que 13 a 60% dos adultos com mais de 40 anos tinham níveis de anticorpos antitoxina diftérica abaixo dos níveis protetores mínimos.[5] Uma concentração de anticorpos antitoxina diftérica no soro de 0,01 UI/mℓ é considerada como limite inferior de proteção. A proteção a longo prazo contra a difteria exige um nível acima de 0,1 UI/mℓ. Muitos dos indivíduos idosos nessa investigação nasceram antes da introdução do toxoide diftérico nos calendários de imunização nacionais, de modo que é possível que não tenham sido totalmente vacinados. Por outro lado, um estudo sorológico realizado nos países baixos (2010) constatou que, apesar da observação de um declínio das concentrações de anticorpos antitoxina diftérica nas coortes vacinadas com a idade, elas permanecem acima dos níveis protetores mínimos entre todos os que foram vacinados há 40 a 50 anos.

Ocorreram grandes surtos de difteria durante a era vacinal. Na década de 1990, houve um grande ressurgimento de difteria em vários países da antiga União Soviética. Na Rússia, o número de casos notificados aumentou de 593, em 1989, para 39.582 em 1994, com mais de dois terços dos casos ocorrendo em adultos. As campanhas de vacinação em larga escala realizadas em praticamente toda a população dos países afetados reduziram a incidência de difteria de um pico de 50.449 casos, em 1995, para 7.197 casos, em 1997, e para níveis anteriores ao ressurgimento no final da década de 1990 (Figura 276.1). Entretanto, a difteria ainda é um problema de saúde pública nesses países. Por exemplo, na Letônia, a cobertura de imunização contra a difteria entre adultos declinou para menos de 60%, em 2014, e a incidência de difteria aumentou de 0,1 para 0,7 por 100.000 indivíduos durante o período de 2010 a 2014.[6] Mais recentemente, ocorreram grandes surtos no Brasil (2010)[7], na Indonésia (2010 a 2012),[8] na Tailândia (2012), no Laos (2012 a 2013),[9] no Haiti (2015 a 2016)[10] e na Venezuela (2016),[11] bem como na população de refugiados Rohingya de Bangladesh e no Iêmen, devido à guerra,[12] principalmente em crianças com menos de 15 anos, e em consequência de falta de vacinação ou vacinação inadequada. Em geral, os surtos de difteria podem ocorrer em uma população suscetível, devido à disseminação clonal do microrganismo ou à transferência do bacteriófago portador do gene *tox* para cepas não toxigênicas de *C. diphtheriae*. Apesar do declínio global dos casos notificados de difteria, de 11.625 casos em 2000 para 4.530 casos em 2015, alguns países (p. ex., a Índia) continuam apresentando focos endêmicos (Figura 276.1).

BIOPATOLOGIA

Na difteria respiratória clássica, *C. diphtheriae* coloniza a superfície mucosa da nasofaringe ou da laringe e sofre multiplicação local, sem invasão da corrente sanguínea. Os sinais e sintomas da difteria são atribuíveis à produção de toxinas. A toxina diftérica é um inibidor extremamente potente da síntese de proteínas, e a dose letal estimada nos seres humanos é de 0,1 μg/kg. A toxina liberada provoca necrose tecidual local, com formação de uma pseudomembrana rígida, composta por uma mistura de fibrina, células mortas e bactérias, que adere firmemente ao tecido submucoso subjacente. Em geral, a membrana começa nas tonsilas, na parte posterior da faringe ou no nariz. Nos casos mais graves, ela se estende de maneira progressiva sobre a parede da faringe, as fauces, o palato mole e a laringe, podendo resultar em obstrução respiratória. A toxina que entra na corrente sanguínea provoca dano em tecidos distantes, sobretudo no coração (miocardite), nos nervos (desmielinização) e nos rins (necrose tubular). O grau de absorção da toxina varia de acordo com o local de infecção, sendo muito menor na pele ou no nariz do que na faringe. As cepas não toxigênicas causam principalmente doença respiratória local leve e, raramente, produzem uma membrana, porém têm sido associadas a infecções invasivas, como endocardite, artrite séptica e osteomielite.[13]

MANIFESTAÇÕES CLÍNICAS

Difteria respiratória

A infecção limitada à parte anterior das narinas (difteria nasal) manifesta-se como secreção sorossanguinolenta ou soropurulenta crônica, sem febre nem toxicidade significativa. Pode-se observar membrana esbranquiçada no septo. A forma que acometem as fauces (faríngea) é mais comum. Depois de um período de incubação de 2 a 5 dias, mas que varia de 1 a 10 dias, a doença começa com faringite, mal-estar e febre baixa a moderada. No início, ocorre eritema faríngeo leve, que é habitualmente seguido de formação progressiva de um exsudado tonsilar esbranquiçado, que, no decorrer de 24 a 48 horas, consolida-se em uma membrana acinzentada firmemente aderente, que sangra quando se tenta removê-la. Nos casos mais graves, o paciente apresenta toxemia, e a membrana é mais extensa. Podem ocorrer linfadenopatia cervical e edema dos tecidos moles, resultando na aparência típica de pescoço de touro e estridor.[14] O comprometimento da laringe (difteria laríngea), que pode ocorrer por si só ou que pode resultar da extensão da membrana a partir da nasofaringe, manifesta-se na forma de rouquidão, estridor e dispneia. A seguinte classificação clínica foi proposta pela Organização Mundial da Saúde: (1) forma catarral (eritema da faringe, sem membrana), (2) forma folicular (placas de exsudado, sem comprometimento da faringe ou das tonsilas), (3) forma disseminada (as membranas cobrem as tonsilas e a parte posterior da faringe) e (4) forma combinada (comprometimento de mais de um local anatômico, por exemplo, garganta e pele). As manifestações clínicas mais graves estão associadas a níveis crescentes de absorção da toxina.

A probabilidade de complicações toxêmicas depende principalmente do intervalo decorrido entre o início da doença e a administração de antitoxina. A gravidade da doença na apresentação inicial fornece uma previsão exata da probabilidade de evolução clínica grave, complicações e morte. Tipicamente, a miocardite ocorre na primeira ou segunda semana após o aparecimento dos sintomas respiratórios e desenvolve-se de maneira súbita ou insidiosa, com sinais de baixo débito cardíaco e insuficiência cardíaca congestiva. Os distúrbios de condução, que podem ocorrer na ausência de outros sinais de miocardite, incluem anormalidades das ondas ST-T, arritmias e bloqueio atrioventricular (BAV). O comprometimento neurológico manifesta-se como paralisia de nervos cranianos e neurite periférica.[15] Ocorre paralisia do palato e/ou da faringe durante a fase aguda; ocorre neurite periférica, que é simétrica e predominantemente motora, 2 a 12 semanas após o início da doença. O déficit motor pode variar desde fraqueza proximal mínima até paralisia completa; em geral, a recuperação completa do déficit motor é a regra. Na difteria fulminante, algumas vezes denominada "hipertoxêmica", ocorre colapso circulatório toxêmico com características hemorrágicas.

Difteria cutânea

As lesões da difteria cutânea consistem, classicamente, em úlceras indolentes, profundas e em saca-bocado, que podem exibir uma membrana branco-acinzentada. Todavia, as lesões podem ser indistinguíveis do impetigo, ou *C. diphtheriae* pode infectar dermatoses crônicas, resultando em apresentação atípica. Com frequência, ocorre coinfecção por *Streptococcus pyogenes*, *Staphylococcus aureus* ou ambos. As complicações toxêmicas da difteria cutânea isoladamente são raras.

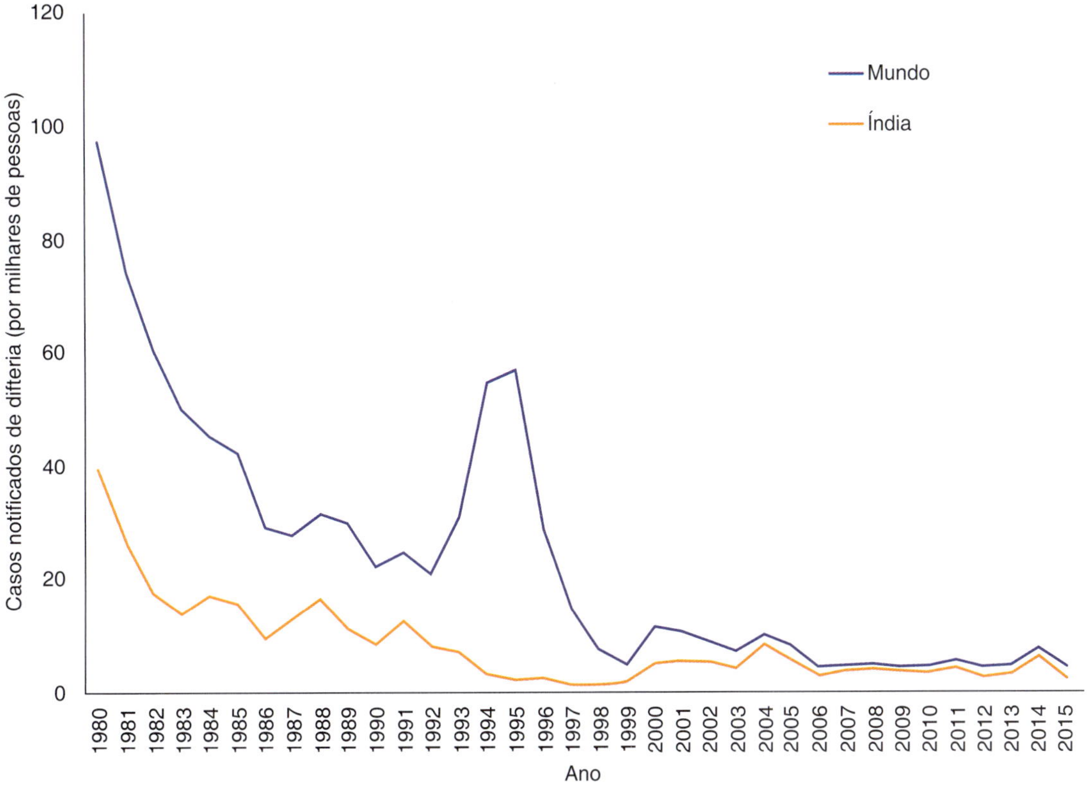

FIGURA 276.1 **Casos notificados de difteria no mundo inteiro, casos de 1980 a 2015.** (Dados da Organização Mundial da Saúde.)

DIAGNÓSTICO

O diagnóstico de *C. diphtheriae* deve se basear na suspeita clínica para possibilitar o início do tratamento o mais cedo possível. As amostras para cultura devem ser coletadas abaixo da membrana, na nasofaringe e em qualquer lesão cutânea suspeita. Devido à necessidade de meios especiais, o laboratório deve ser avisado sobre a possibilidade de difteria. A confirmação da infecção é obtida por isolamento do microrganismo em culturas, em meios seletivos que inibem o crescimento de outros microrganismos da nasofaringe; em geral, utiliza-se um meio que contém telurito de potássio. Com base na morfologia das colônias e na coloração de Gram, é possível estabelecer um diagnóstico presuntivo em 18 a 24 horas. Os resultados das culturas podem ser negativos se o paciente tiver recebido previamente antibióticos. Deve-se efetuar um teste de toxigenicidade em todos os *C. diphtheriae* isolados. Tendo em vista a possibilidade de isolar cepas tanto não toxigênicas quanto toxigênicas do mesmo paciente, deve-se testar mais de uma colônia. Os métodos tradicionais de teste de toxina incluem a inoculação em cobaia e o teste de Elek modificado. No teste de Elek, o microrganismo isolado e controles apropriados são inoculados em uma placa de cultura na qual uma tira de papel de filtro foi embebida com antitoxina; a produção de toxina é formada por uma linha de imunoprecipitação no ágar. A identificação do gene *tox* da difteria possibilitou o desenvolvimento de métodos baseados na reação em cadeia da polimerase para a identificação de cepas toxigênicas.

Diagnóstico diferencial

O diagnóstico diferencial inclui tonsilofaringite estreptocócica e viral, mononucleose infecciosa, angina de Vincent, candidíase e epiglotite aguda. A suspeita de difteria aumenta se o paciente relatar viagem para alguma região com difteria endêmica, ou se teve contato com um imigrante recente dessa área, apresenta um nível sérico de antitoxina inferior a 0,01 UI/mℓ antes do tratamento com antitoxina ou não recebeu vacinação com toxoide diftérico há muitos anos. Contato prévio com animais pode indicar infecção por *C. ulcerans* toxigênico.

Tabela 276.1 Metas e intervenções propostas no manejo de casos suspeitos de difteria.

METAS	INTERVENÇÕES PROPOSTAS
Neutralizar a toxina o mais rápido possível, de modo a reduzir as complicações graves, incluindo morte	Após um diagnóstico presuntivo de difteria, obter e administrar imediatamente antitoxina
Eliminar o microrganismo infectante e fornecer cuidados de suporte	Iniciar o tratamento antimicrobiano e providenciar cuidados de suporte apropriados
Prevenir a transmissão de *C. diphtheriae* a contatos próximos, incluindo equipe hospitalar	Isolar o paciente tão logo haja suspeita de difteria; seguir estritamente os procedimentos de barreira respiratória Notificar o departamento de saúde Verificar o estado de vacinação da família e de outros contatos próximos e iniciar a profilaxia pós-exposição
Confirmar o diagnóstico	Coletar amostras apropriadas para cultura (avisar o laboratório para assegurar que ele possa preparar meios de cultura específicos)
Induzir proteção a longo prazo contra *C. diphtheriae* em casos de contatos próximos	Completar a série primária com vacinas de toxoide diftérico, se necessário

TRATAMENTO

A decisão sobre instituir o tratamento deve se basear na suspeita clínica, visto que o atraso no tratamento está associado a um prognóstico mais sombrio. As metas terapêuticas consistem em neutralizar rapidamente a toxina, eliminar o microrganismo infectante, fornecer cuidados de suporte e evitar futura transmissão (Tabela 276.1). A base da terapia consiste em antitoxina diftérica equina. Como apenas a toxina livre (não ligada) pode ser neutralizada, o tratamento deve ser iniciado tão logo haja suspeita do diagnóstico. Cada dia de atraso na administração aumenta a probabilidade de um desfecho fatal. Administra-se uma dose única, que varia de 20.000 unidades para a difteria tonsilar localizada até 100.000 unidades para a doença extensa com toxicidade grave. As crianças recebem a mesma dose que os adultos. A antitoxina pode ser administrada por via intramuscular ou intravenosa; nos casos mais graves, prefere-se a via intravenosa. Devem-se efetuar testes de sensibilidade à antitoxina antes de sua administração, e, deve-se proceder à dessensibilização do paciente, se necessário.

A antibioticoterapia, ao eliminar o microrganismo, interrompe a produção de toxina, limita a infecção local e previne a transmissão. O fármaco de escolha consiste em eritromicina VO ou injetável (40 mg/kg/dia; dose máxima de 2 g/dia), durante 14 dias, ou penicilina G procaína parenteral (300.000 U se peso for ≤ 10 kg ou 600.000 U se o peso for > 10 kg, a cada 12 horas, IM), até que o paciente possa ingerir o medicamento VO, seguido de penicilina V oral (250 mg, 4 vezes/dia), para um ciclo total de tratamento de 14 dias, ou eritromicina (500 mg, 4 vezes/dia durante 14 dias). Os cuidados de suporte gerais incluem proteção das vias respiratórias (com traqueotomia, se necessário), monitoramento eletrocardiográfico à procura de evidências de miocardite, tratamento da insuficiência cardíaca e arritmias e prevenção de complicações secundárias do comprometimento neurológico, como pneumonia por aspiração.

O paciente deve ser mantido em isolamento restrito até a obtenção de duas culturas consecutivas negativas até a conclusão do tratamento. A infecção natural não confere imunidade à toxina, de modo que os pacientes que ser recuperam da difteria devem completar a imunização ativa durante a convalescença. Os casos de difteria respiratória são de notificação compulsória nos EUA e no Brasil, de modo que o serviço de saúde local deve ser notificado. Os contatos próximos, sobretudo com os contactantes domiciliares, devem efetuar culturas. Os contatos também devem receber antibióticos profiláticos [penicilina G benzatina (600.000 U para indivíduos < 6 anos e 1.200.000 U para indivíduos ≥ 6 anos) ou um ciclo de 7 a 10 dias de eritromicina oral (40 mg/kg/dia em crianças e 1 g/dia em adultos)] e recebem uma dose de reforço de vacina de toxoide diftérico apropriada para a idade. A obtenção de cultura positiva em um contato pode confirmar o diagnóstico, se a cultura do paciente for negativa. Todos os contactantes sem imunização completa nos 5 anos precedentes devem receber toxoide diftérico.

A disponibilidade e o acesso à antitoxina diftérica tornaram-se problemáticos nos últimos anos. Atualmente, existem muito poucos fabricantes no mundo inteiro. Nos EUA, não se dispõe de nenhum produto licenciado pela FDA desde que os fabricantes interromperam a produção de antitoxina diftérica, em 1997. Entretanto, a antitoxina diftérica pode ser obtida nos Centers for Disease Control and Prevention (770-488-7100) com um protocolo Investigational New Drug, que descreve detalhadamente os procedimentos a seguir quando são tratados casos de suspeita de difteria (https://www.cdc.gov/diphtheria/downloads/protocol.pdf). Tendo em vista a escassez de antitoxina diftérica, existe necessidade urgente de preparações alternativas de antitoxina, como anticorpos monoclonais humanos.

PREVENÇÃO

A imunização com toxoide diftérico constitui a única maneira efetiva de prevenção primária. A vacina é aproximadamente 95% efetiva, e acredita-se que a proteção tenha uma duração de pelo menos 10 anos.

Recomenda-se que os adultos recebam doses de vacina de toxoide tetânico, toxoide diftérico reduzido (Td) a cada 10 anos. Os adultos que não receberam uma dose de Tdap, devem receber uma dose de Tdap o mais cedo possível, independentemente do intervalo de tempo decorrido desde a última dose de Td; em seguida, voltam a receber uma dose de Td a cada 10 anos (ver Capítulo 15). Atualmente, a Organização Mundial da Saúde está analisando as evidências disponíveis sobre a soroprevalência da antitoxina diftérica na população e a longevidade da proteção, de modo a reavaliar a necessidade de recomendação da dose de reforço de Td a cada 10 anos para a manutenção da proteção contra difteria em adultos.[17] Desde 2013, recomenda-se que as mulheres grávidas recebam uma dose de Tdap com 27 a 36 semanas de gestação em cada gravidez, independentemente da história pregressa de administração de Tdap. Essa recomendação foi implementada para reduzir as taxas de morbidade e mortalidade da coqueluche em lactentes.

Somente as pessoas com história pregressa de anafilaxia grave a um componente da vacina ou após uma dose prévia não devem receber doses adicionais de toxoide diftérico. A vacinação deve ser adiada quando os indivíduos apresentam doença aguda moderada ou grave. Os eventos adversos sistêmicos graves após a administração de toxoides diftéricos são raros, e não é comum haver febre e outros sintomas sistêmicos. Entretanto, as reações autolimitadas locais, como eritema e induração, são comuns.

Vários países introduziram vacinas de glicoconjugado contendo CRM_{197} (Cross Reactive Material 197), um mutante geneticamente alterado e totalmente imunogênico da toxina diftérica. Os ensaios clínicos realizados

Tabela 276.2 Corinebactérias e microrganismos relacionados associados com doença humana.

LOCAL DE INFECÇÃO	PATÓGENO	SÍNDROME CLÍNICA	COMENTÁRIOS
Sistema respiratório	*Corynebacterium diphtheriae* *Corynebacterium ulcerans* *Corynebacterium pseudodiphtheriticum* *Arcanobacterium haemolyticum*	Difteria clássica Difteria Faringite. Raramente, pneumonia em pacientes com AIDS avançada Faringite, abscesso tonsilar, exantema	Cepas produtoras de toxinas apenas Infecção zoonótica; pode produzir toxina diftérica Clinicamente indistinguível da faringite estreptocócica
Pele e tecidos moles	*Corynebacterium pseudotuberculosis* *Corynebacterium minutissimum* *Corynebacterium kroppenstedtii, Corynebacterium striatum* e *Corynebacterium amycolatum/C. xerosis*	Linfadenite granulomatosa Eritrasma Abscesso granulomatoso da mama	Infecção zoonótica, particularmente em carneiros; risco ocupacional para veterinários e açougueiros
Sistema geniturinário	*Corynebacterium diphtheriae* *Corynebacterium glucuronolyticum* *Corynebacterium urealyticum* *Corynebacterium riegelli*	Infecção urinária em homens; prostatite crônica Infecções urinárias crônicas e recorrentes, cistite incrustada	Mais comum em pacientes idosos, doentes crônicos e imunossuprimidos e naqueles com cateteres de demora
Infecções associadas aos cuidados de saúde	*Corynebacterium jeikeium* e, menos comumente, muitos outros, incluindo *Corynebacterium amycolatum, Corynebacterium striatum, Corynebacterium urealyticum* e *Corynebacterium aurimucosum*	Infecções associadas a cateteres e dispositivos Infecções de feridas e tecidos moles após procedimentos Infecções de prótese valvar, articular Pneumonia hospitalar Infecção de derivação de LCS	*C. jeikeium* é o patógeno do gênero *Corynebacterium* mais comum em hospitais, que provoca infecções graves em pacientes imunossuprimidos e naqueles com dispositivos de demora *C. striatum* tem sido associado à endocardite infecciosa

LCS = líquido cerebrospinal.

mostraram que o CRM_{197} aumentou a imunidade à difteria; entretanto, o papel do CRM_{197} na contribuição ou na manutenção da imunidade da população ainda não está esclarecido. Em um modelo de cobaia, a administração de vacinas meningocócicas CRM_{197} conjugadas (com concentração de CRM_{197} variando de 3 a 44 μg) não proporcionou proteção contra uma dose letal de toxina diftérica.[18] Entretanto, tendo em vista os diferentes comprimentos, estruturas e cargas dos poli/oligossacarídeos conjugados ao CRM_{197} em diferentes vacinas de glicoconjugado, seria necessária avaliar a imunogenicidade do CRM_{197} e a proteção final contra uma dose de toxina diftérica para cada vacina de glicoconjugado.

PROGNÓSTICO

A difteria continua sendo uma doença grave associada a uma elevada taxa de mortalidade. Nos EUA, a taxa de mortalidade da difteria permaneceu praticamente inalterada (5 a 10%) nessas últimas décadas.

OUTRAS ESPÉCIES DE *CORYNEBACTERIUM*

Outras corinebactérias, além de *C. diphtheriae*, são ubíquas no meio ambiente e são encontradas na flora normal que coloniza os seres humanos e animais. O potencial patogênico de muitos desses microrganismos não era reconhecido no passado, porém sabe-se hoje que muitos deles estão associados a doenças infecciosas específicas e, com frequência, graves,[19,20] particularmente em pacientes imunossuprimidos, pacientes com condições crônicas e hospitalizados (Tabela 276.2). Em geral, esses microrganismos permanecem sensíveis à vancomicina, porém a resistência a outras classes de agentes antimicrobianos é comum e varia entre as espécies.

REFERÊNCIAS BIBLIOGRÁFICAS

As referências bibliográficas, bem como os outros materiais suplementares deste livro, encontram-se no GEN-IO, nosso ambiente virtual de aprendizagem.

277 LISTERIOSE

HEATHER E. CLAUSS E BENNETT LORBER

DEFINIÇÃO

A listeriose é uma infecção transmitida por alimentos e causada por *Listeria monocytogenes*, um bacilo gram-positivo.[1] A maioria dos pacientes tem comprometimento da imunidade celular e apresenta bacteriemia ou meningite potencialmente fatais. Entretanto, ocorre também gastrenterite febril autolimitada em indivíduos saudáveis.

O patógeno

Listeria monocytogenes que está amplamente distribuída pela natureza, pode ser encontrada no solo, na vegetação e nas fezes de mamíferos saudáveis, inclusive de seres humanos. Esse bacilo provoca doença em animais, particularmente de rebanho, e em seres humanos. O microrganismo tem sido isolado de muitos alimentos, incluindo vegetais não processados, leite cru, peixes, aves e carne. Ao contrário da maioria dos patógenos transmitidos por alimentos, *L. monocytogenes* consegue crescer em temperaturas de refrigeração.

EPIDEMIOLOGIA

A listeriose não perinatal quase sempre resulta de infecção de origem alimentar.[2] A listeriose é uma doença transmitida por alimentos relativamente rara (cerca de 1% dos casos nos EUA), porém está associada a uma taxa de casos fatais de pelo menos 16 a 20% (ocupando o segundo lugar apenas depois de *Vibrio vulnificus*, com taxa de mortalidade de 35 a 39%) e é responsável por aproximadamente 19 a 28% de todas as mortes relacionadas com doenças transmitidas por alimentos.[3] Já foram documentados surtos em associação com salada de repolho, leite, queijos moles, sorvete, patê, produtos suínos prontos para comer, carnes frias,[4] cachorros-quentes, peixe defumado, manteiga, brotos, tacos ou nachos e melões da variedade cantalupo. Em 2011, cantalupos contaminados por *L. monocytogenes* foram responsáveis pelo surto mais letal de doença transmitida por alimentos na história dos EUA, quando a doença foi notificada em 28 estados, com 146 pessoas infectadas e 30 mortes (taxa de mortalidade de 21%). De 2017 a 2018, a África do Sul sofreu o maior surto já documentado de listeriose, com mais de 1.000 casos confirmados por laboratórios, mais de 200 mortes e uma taxa de casos fatais de aproximadamente 29%.[5]

Nos EUA, a listeriose é uma doença nacionalmente notificável. O Centers for Disease Control and Prevention estabeleceu a PulseNet (http://www.cdc.gov/pulsenet/), uma rede de laboratórios de saúde pública e de regulamentação alimentar, que utilizam a eletroforese em gel de campo pulsado para classificar patógenos transmitidos por alimentos, de modo a detectar imediatamente grupos de doenças que possam ter uma fonte comum. Atualmente, a incidência anual de listeriose é de 0,29 caso por 100.000 e é responsável por 1.700 casos por ano e por cerca de 350 mortes. Os recém-nascidos e os adultos com mais de 60 anos apresentam as maiores taxas de infecção. As gestantes representam 14% de todos os indivíduos afetados; outros adultos com risco aumentado de contrair listeriose invasiva (bacteriemia, meningite) incluem os que apresentam neoplasias malignas hematológicas, síndrome da imunodeficiência adquirida (AIDS) avançada, transplante de órgão sólido, sobrecarga de ferro ou qualquer paciente tratado com corticosteroides ou com um agente antifator de necrose tumoral (TNF). Os inibidores da bomba de prótons aumentam o risco de infecção.[6] Entretanto, até um quarto de todos os casos de listeriose invasiva ocorre em indivíduos aparentemente saudáveis, em particular aqueles com mais de 60 anos.

BIOPATOLOGIA

Listeria monocytogenes penetra no corpo humano via intestino, mais frequentemente após a ingestão de alimentos contaminados. A bactéria induz a sua própria captação pelas células gastrintestinais e por macrófagos. Em certas ocasiões, o comprometimento infeccioso ou a ruptura mecânica do sistema digestório podem promover invasão GI. A transmissão de mãe para filho ocorre por via transplacentária ou através do canal do parto infectado. No interior da célula hospedeira, a bactéria é envolvida por um fagolisossomo; entretanto, por meio da produção de uma exotoxina, denominada listeriolisina O, a bactéria destrói a membrana do fagolisossomo e alcança o citoplasma. Todas as cepas patogênicas da *L. monocytogenes* produzem listeriolisina O, o principal fator de virulência. *Listeria* dividem-se ativamente no citoplasma, migram para a periferia da célula por meio de polimerização da actina da célula hospedeira e, em seguida, "empurram" a membrana celular para formar pseudópodes, que são captados pelas células hospedeiras adjacentes. As bactérias movem-se de uma célula para outra dessa maneira e repetem o seu ciclo de vida sem exposição a anticorpos ou complemento.[8]

Após invasão via sistema digestório, *Listeria* podem se disseminar por via hematogênica para qualquer região do corpo, porém exibem tropismo particular para o sistema nervoso central (SNC). Com menos frequência, *Listeria* podem se disseminar de maneira intra-axonal através dos nervos cranianos, alcançando o SNC; esse modo de invasão do SNC pode resultar em rombencefalite (infecção do tronco encefálico).

A imunidade à infecção por *Listeria* é mediada principalmente pelo braço celular do sistema imune. A infecção por *L. monocytogenes* induz uma resposta robusta de linfócitos T CD8, que é fundamental para a resolução da infecção primária e na produção de imunidade protetora contra a reinfecção.[9] Os indivíduos esplenectomizados ou que apresentam anormalidades exclusivamente da imunidade humoral ou dos leucócitos não correm risco aumentado de infecção.

MANIFESTAÇÕES CLÍNICAS

O período de incubação da listeriose invasiva (tempo decorrido entre a ingestão do alimento contaminado e o início da doença) é, em média, de cerca de 11 dias; em 90% dos casos, esse período é de 28 dias.[10] A listeriose invasiva no adulto imunocomprometido manifesta-se com mais frequência, como bacteriemia sem foco evidente. Nesses casos, os pacientes apresentam queixas inespecíficas como febre, mal-estar, mialgia e dor lombar. A bacteriemia é a forma de listeriose invasiva que complica a gestação; a infecção do SNC é extremamente rara na ausência de outros fatores de risco. A listeriose durante a gestação pode levar ao aborto espontâneo ou à sepse neonatal, porém o tratamento antimicrobiano precoce pode possibilitar o nascimento de uma criança saudável. A endocardite causada por *L. monocytogenes* pode acometer tanto valvas nativas quanto próteses valvares e está associada a uma elevada taxa de complicações por sepse.[11] A endocardite, mas não a bacteriemia em si, pode ser um indício de um câncer de cólon subjacente; deve-se considerar a colonoscopia em todos os casos de endocardite por *Listeria*.

Os pacientes que desenvolvem bacteriemia por *L. monocytogenes* podem progredir para a infecção do SNC (neurolisteriose), que mais comumente se manifesta como meningite. *Listeria* tem predileção tanto pelo tecido cerebral quanto pelas meninges e, diferentemente de outras causas bacterianas comuns de meningite, não raramente causa encefalite ou abscesso cerebral. O abscesso cerebral em consequência de infecção por *L. monocytogenes* exibe características incomuns, em comparação com outras bactérias: o abscesso cerebral por *Listeria* coexiste com bacteriemia em quase todos os casos e com meningite em um quarto deles; além disso, os abscessos são, com frequência, subcorticais.[12]

Listeria monocytogenes é a causa mais comum de meningite bacteriana em pacientes com linfomas, receptores de transplante de órgãos e pacientes tratados com corticosteroides por qualquer razão. Os indivíduos afetados apresentam habitualmente os sinais/sintomas agudos clássicos da meningite, porém a apresentação é subaguda (> 24 horas) em 60% dos casos. A rigidez de nuca está ausente em 20%. Podem ser observados achados neurológicos focais, incluindo ataxia, tremores, mioclonia e crises convulsivas, consistente com o tropismo de *Listeria* para o parênquima cerebral. A coloração de Gram do líquido cerebrospinal (LCS) revela pequenos bacilos gram-positivos em apenas cerca de um terço dos casos. O conteúdo de glicose do LCS é normal em mais de 60% dos casos; há predomínio de células mononucleares em 30%.

A rombencefalite por *Listeria* é uma forma incomum de encefalite causada por listéria, que acomete o tronco encefálico e, diferentemente de outras infecções do SNC por listéria, ocorre habitualmente em adultos saudáveis. O quadro clínico típico é de uma doença bifásica, com pródromo de febre, cefaleia, náuseas e vômitos, de cerca de 4 dias de duração, seguido do início abrupto de déficits assimétricos de nervos cranianos, sinais cerebelares e hemiparesia ou déficits hemissensoriais ou ambos. Ocorre desenvolvimento de insuficiência respiratória em cerca de 40% dos pacientes. Rigidez de nuca é observada em cerca da metade dos casos, e os achados do LCS são apenas levemente anormais, com cultura positiva em cerca de 40% dos casos. Quase dois terços dos pacientes apresentam bacteriemia. A ressonância magnética é superior à tomografia computadorizada para a demonstração de rombencefalite. A taxa de mortalidade é alta, e as sequelas graves são comuns nos sobreviventes.

Pode ocorrer infecção localizada após disseminação hematogênica (p. ex., abscesso hepático, artrite séptica) ou, raramente, após inoculação direta (p. ex., exantema papulopustular, conjuntivite). A listeriose osteoarticular, que acomete principalmente próteses articulares, ocorre em pacientes imunocomprometidos e exige a remoção do implante para a cura.[13]

Relatos bem documentados de surtos transmitidos por alimentos demonstraram que a ingestão de *L. monocytogenes* em um inóculo grande o suficiente pode resultar em doença autolimitada, que consiste em febre, calafrios, diarreia, cólicas abdominais e, algumas vezes, náuseas e vômitos. Os sinais/sintomas, que surgem 1 a 2 dias após a exposição, duram cerca de 2 dias.

DIAGNÓSTICO

Diagnóstico diferencial

As situações clínicas nas quais se deve considerar um diagnóstico de listeriose incluem as seguintes:

- Sepse ou meningite neonatal
- Meningite ou infecção do parênquima cerebral em pacientes com apresentações subagudas, neoplasias malignas hematológicas, AIDS, transplante de órgãos, imunossupressão com corticosteroides, tratamento com agentes inibidores do fator de necrose tumoral ou idade acima de 50 anos
- Infecção simultânea das meninges e do parênquima cerebral
- Abscesso cerebral subcortical
- Febre durante a gravidez
- Sangue, LCS ou outra amostra normalmente estéril que apresentam "difteroides" na coloração de Gram ou em cultura e
- Surto de gastrenterite febril de origem alimentar, quando as culturas de rotina não conseguem identificar o patógeno.

O diagnóstico diferencial de infecção do SNC por *Listeria* inclui as causas mais comuns de meningite bacteriana e abscesso cerebral; a meningite indolente ou a rombencefalite por listéria podem simular a tuberculose do SNC.

Achados laboratoriais

O diagnóstico de listeriose é estabelecido por meio de cultura bacteriana de rotina de amostras obtidas de locais habitualmente estéreis, como o sangue ou LCS. O laboratório precisa ter cautela, visto que *L. monocytogenes* pode ser confundida com difteroides, estreptococos ou enterococos. Recomenda-se a coprocultura específica apenas quando as culturas fezes de rotina são negativas na vigência de surto de gastrenterite; muitas pessoas apresentam colonização entérica por *L.*

monocytogenes sem doença invasiva. O laboratório precisa ser avisado sobre a suspeita de infecção por *Listeria*, visto que o microrganismo tende a não ser identificado com meios de cultura de rotina para fezes.

O teste sorológico (anticorpos antilisteriolisina O) não é útil para doença invasiva, mas pode ajudar na identificação retrospectiva de surtos de gastrenterite febril transmitidos por alimentos, quando as culturas de rotina são negativas.[14] A análise do LCS pela reação em cadeia da polimerase em tempo real para o gene *hly*, que codifica a listeriolisina O, tem-se útil no diagnóstico de listeriose do SNC, incluindo casos em que as culturas bacterianas de rotina foram negativas; todavia, esse teste ainda não está disponível no comércio. O sequenciamento do genoma inteiro tem sido utilizado para aumentar a detecção e a investigação de surtos de listeriose.[15]

PREVENÇÃO

As diretrizes para a prevenção da listeriose assemelham-se àquelas para a prevenção de outras doenças transmitidas por alimentos. Em geral, as orientações são de cozinhar totalmente os alimentos crus de origem animal; lavar minuciosamente os vegetais crus antes de consumi-los; manter carnes cruas separadas dos vegetais e dos alimentos cozidos e prontos para consumo; evitar leite cru (não pasteurizado) ou alimentos preparados com leite cru; e lavar as mãos, as facas e as tábuas após cada manuseio de alimentos crus.

Os indivíduos com alto risco de listeriose (imunocomprometidos por doenças ou medicações, gestantes e idosos) podem decidir evitar o consumo de queijos moles, como feta, *brie*, *camembert*, gorgonzola ou queijo frescal, como o queijo de minas. Os queijos duros, os queijos processados, o *cream-cheese*, o *cottage* e o iogurte são seguros. As sobras de alimentos ou as comidas prontas, como cachorros-quentes, devem ser aquecidas até fervura. É mais seguro evitar alimentos de lojas *delicatessen*, como saladas preparadas, carnes ou queijos, ou pelo menos reaquecê-los até a fervura antes de consumi-los.

A listeriose é prevenida efetivamente com a administração de sulfametoxazol-trimetoprima (SMX-TMP) como profilaxia para *Pneumocystis* a receptores de transplante de órgãos, aos pacientes submetidos a imunossupressão com corticosteroides ou a indivíduos infectados pelo vírus da imunodeficiência humana. Segundos episódios de infecção neonatal por *Listeria* praticamente não são reconhecidos e não se recomenda o uso de antibióticos intraparto em mulheres com história de listeriose perinatal.

Com exceção da transmissão da mãe infectada para o feto, não ocorre transmissão interpessoal da listeriose; não há necessidade de isolamento dos pacientes. Novos métodos de biocontrole para biofilmes de *L. monocytogenes* estão sendo investigados em fábricas de produção de alimentos, de modo a evitar a entrada dos microrganismos nos ambientes de produção alimentar.[16]

TRATAMENTO

As recomendações para o tratamento da infecção por *L. monocytogenes* provêm de dados *in vitro*, modelos animais e experiência clínica com pequenos números de pacientes. Nenhum ensaio clínico controlado foi realizado para comprovar a eficácia de um fármaco em relação a outro. Muitos agentes antimicrobianos exibem atividade *in vitro* contra *L. monocytogenes*. A utilidade clínica é mais relevante do que os resultados dos testes de sensibilidade *in vitro*, visto que as cefalosporinas e outros fármacos aos quais a bactéria parece ser sensível são inadequados para o tratamento da infecção.

Vinte por cento dos casos de meningite bacteriana em indivíduos com mais de 50 anos são causados por *L. monocytogenes*. Por conseguinte, a terapia empírica para meningite bacteriana em todos os adultos com mais de 50 anos deve incluir ampicilina ou SMX-TMP, particularmente na ausência de pneumonia, otite, sinusite ou endocardite associadas, cuja presença indicaria outra causa diferente de *L. monocytogenes*. As cefalosporinas, que são comumente utilizadas no tratamento da meningite bacteriana, não devem ser administradas isoladamente quando *Listeria* é uma consideração diagnóstica.

A ampicilina é considerada o fármaco de escolha para o tratamento de casos confirmados de listeriose. Nos casos de meningite e de endocardite, bem como em pacientes com grave comprometimento da função dos linfócitos T, muitas autoridades no assunto recomendam o acréscimo de gentamicina a ampicilina para obter um efeito sinérgico, com base em testes *in vitro* e modelos animais. Na meningite, o tratamento deve ser mantido durante pelo menos 3 semanas; os pacientes com bacteriemia sem comprometimento do SNC podem ser tratados durante 2 semanas. A endocardite e o abscesso cerebral devem ser tratados durante pelo menos 6 semanas. As doses na meningite devem ser usadas no tratamento de todos os casos de listeriose invasiva, mesmo na ausência de anormalidades do SNC ou do LCS.

Quando os pacientes apresentam hipersensibilidade à penicilina, o fármaco preferido é SMX-TMP. A penicilina é bactericida e parece tão efetiva quanto a combinação de ampicilina e gentamicina. Os medicamentos que devem ser evitados, devido a fracassos do tratamento e recidivas, incluem cefalosporinas, cloranfenicol, tetraciclina, vancomicina ou eritromicina.

O estudo de coorte prospectivo nacional francês, MONALISA, constatou redução significativa da sobrevida de pacientes com neurolisteriose que foram tratados com dexametasona como medicamento adjuvante.

O ferro é um fator de virulência para *L. monocytogenes*, e, do ponto de vista clínico, os estados de sobrecarga de ferro constituem fatores de risco para a infecção por *Listeria*. Por conseguinte, em pacientes com listeriose e deficiência de ferro, é prudente suspender a reposição de ferro até completar o tratamento antimicrobiano.

PROGNÓSTICO

A meningite por *Listeria* está associada a uma taxa de mortalidade de cerca de 25%, que é ainda mais alta em pacientes com doenças malignas subjacentes. A taxa mortalidade por abscesso cerebral e endocardite é de cerca de 50%; os sobreviventes de abscesso cerebral comumente apresentam sequelas neurológicas significativas.

REFERÊNCIAS BIBLIOGRÁFICAS

As referências bibliográficas, bem como os outros materiais suplementares deste livro, encontram-se no GEN-IO, nosso ambiente virtual de aprendizagem.

278 ANTRAZ

DANIEL R. LUCEY E LEV M. GRINBERG

DEFINIÇÃO

O antraz é causado pelo *Bacillus anthracis*, um bacilo gram-positivo formador de esporos, aeróbio ou anaeróbio facultativo. Embora seja principalmente uma doença que acomete animais (zoonose), o antraz foi desenvolvido como arma biológica por várias nações no século XX e utilizado para bioterrorismo nos EUA em 2001, quando foram enviados esporos no interior de cartas.

O patógeno

A bactéria é um grande bacilo (1 a 1,5 por 3 a 5 μm) gram-positivo; tem aspecto de vidro fosco quando cresce em ágar-sangue de carneiro, com colônias não hemolíticas e firmes ("clara de ovo batida") de 2 a 5 mm nas primeiras 24 horas de cultura; apresenta esporos ovais, centrais a subterminais e uma cápsula que pode ser visualizada na coloração com tinta nanquim.

EPIDEMIOLOGIA

A infecção humana pelo *B. anthracis* é frequentemente associada a uma fonte zoonótica como gado bovino, ovelhas, cabras, búfalo de água e outros animais. Foi relatada a transmissão da infecção por carne, ossos, pele dos animais e pelos. Os esporos podem persistir no solo por muitos anos. Os esporos infectam animais ou seres humanos e, em seguida, germinam na forma vegetativa do *B. anthracis* e causam doença. A OMS fornece um banco de dados *online* sobre a epidemiologia global do antraz, juntamente com diretrizes para o manejo da doença em animais, nos seres humanos e no meio ambiente.

Em uma revisão sistemática da literatura médica mundial, foi constatado que, entre 1900 e 2005, foram relatados de maneira detalhada pelo menos 82 pacientes com antraz por inalação. Esses 82 casos incluíram 18 pacientes dos EUA diagnosticados com doença adquirida naturalmente e relacionada com animais no século XX e 11 pacientes com antraz por inalação, devido aos eventos de bioterrorismo ocorridos em 2001. Além desses 82 casos, houve 41 casos de antraz por inalação confirmados por histopatologia e microbiologia no surto ocorrido em Sverdlovsk, em 1979, que foi associado à liberação acidental de esporos a favor do vento de uma instalação militar.

É extremamente raro o diagnóstico de antraz por inalação adquirido de forma natural ou o antraz gastrintestinal em seres humanos. Nesses últimos anos, o antraz por inalação tem sido associado à exposição a esporos que contaminam tambores feitos de peles de animais. O antraz gastrintestinal está ligado ao consumo de carne de animais infectados.

É importante ressaltar que *B. anthracis* não é transmitido de pessoa para pessoa através do ar. Apenas 25% dos casos por inalação confirmados em necropsia apresentaram evidências de pneumonia, especificamente pneumonia hemorrágica aguda.[1] Todos apresentaram adenopatia mediastinal hemorrágica característica, edema e derrames pleurais causados pela inalação primária de esporos. A infecção por reaerossolização pode ocorrer até mesmo ao ar livre ou em escritórios.

A forma mais comum de antraz é a cutânea. O contato direto com animais infectados ou com produtos de origem animal contaminados constitui o modo habitual de transmissão. Casos inexplicáveis de antraz cutâneo poderiam ser um indício precoce de liberação intencional de esporos.

De 2009 a 2010, ocorreram pelo menos 80 casos confirmados ou prováveis de antraz em indivíduos que injetavam heroína na Europa, principalmente no Reino Unido.[2] De 2012 a 2013, ocorreram pelo menos outros 14 casos, mais uma vez no Reino Unido, mas também na Dinamarca, na França e na Alemanha. Um novo termo, o *antraz por injeção*, foi aplicado a essa nova via de infecção e síndrome clínica distinta, que envolvia a ocorrência de infecção grave dos tecidos moles no local de injeção e, algumas vezes, doença sistêmica. A única cepa de *B. anthracis* nesses surtos exibiu uma relação mais estreita com aquela relatada em uma cabra na Turquia, sugerindo que a heroína proveniente do Afeganistão ou do Paquistão e contrabandeada por terra dentro da pele de animal pode ter sido a fonte desses esporos na Europa.

BIOPATOLOGIA

As cadeias encapsuladas circulantes de *B. anthracis* são retidas na rede capilar dos pulmões, um fenômeno que explica por que os pulmões sempre constituem o alvo terminal da infecção humana, independentemente da via original de infecção em um modelo murino.[3] Os principais fatores de virulência de *B. anthracis* incluem suas duas toxinas binárias, o fator de edema e o fator letal, bem como a sua cápsula de ácido poli-D-glutâmico com propriedades antifagocíticas.[4] A toxina do edema é constituída pelo fator de edema ligado a um terceiro componente de toxina do antraz, o antígeno protetor. De modo semelhante, a toxina letal consiste em fator letal ligado ao antígeno protetor. Esses três componentes da toxina, o fator de edema, o fator letal e o antígeno protetor, são codificados em um plasmídio (pX-01). A cápsula antifagocítica é codificada em um segundo plasmídeo (pX-02). Ambos os plasmídios são necessários para causar a doença.

A patogenia do antraz tem sido atribuída principalmente às suas duas toxinas binárias. Entretanto, mais recentemente, papéis essenciais desempenhados por componentes não toxina e de toxina foram implicados na patogenia das alterações cardíacas e endovasculares características, hemorragia e choque. Os componentes não toxina incluem o peptidoglicano que faz parte da parede celular bacteriana e metaloproteinases. Além disso, ocorre inibição das respostas imunes, tanto inata quanto adaptativa pelas atividades de ambas as toxinas e da cápsula antifagocítica.

De modo semelhante, o modelo de sepse foi proposto para explicar a elevada letalidade do antraz por inalação, em vez do modelo de toxina. Nesse modelo de sepse, o principal papel da toxina do antraz consiste em inibir a resposta imune contra a forma vegetativa das bactérias, permitindo, assim, o desenvolvimento dos níveis normalmente elevados de bacteriemia e a ocorrência subsequente de choque, falência de múltiplos órgãos e morte.

A toxina letal é uma metaloproteinase e inibidora da via de transdução de sinal intracelular de proteinoquinase ativada por mitógeno. Contribui para o distúrbio da coagulação, a hemólise e a hemorragia que são observados no antraz por inalação. Não se sabe ao certo se a toxina letal contribuiu para as lesões de vasculite relatadas no surto de 1979, em Sverdlovsk. A toxina de edema contribui para o líquido "gelatinoso" típico no mediastino e no abdome, bem como para o acentuado edema observado tanto no antraz cutâneo quanto no antraz por injeção. O mecanismo é atribuído à produção excessiva de monofosfato de adenosina cíclico (cAMP) a partir do trifosfato de adenosina (ATP) por meio da toxina de edema que atua como uma enzima adenilatociclase. O resultado consiste em desregulação da água e do cálcio, com edema acentuado.

MANIFESTAÇÕES CLÍNICAS

As principais manifestações clínicas da infecção por antraz – por inalação, cutâneo, gastrintestinal, por injeção e meníngeo – estão relacionadas com as vias de entrada do *B. anthracis* no corpo: inalação, contato, ingestão ou injeção (p. ex., por heroína contaminada).

O antraz por inalação quase sempre provoca mediastinite hemorrágica, edema gelatinoso e adenopatia mediastinal, resultando em alargamento do mediastino, bem como em derrames pleurais devido ao bloqueio e à reversão do fluxo linfático normal e da drenagem no interior do mediastino. Esses derrames pleurais podem ser grandes, sanguinolentos e recorrentes, a não ser que sejam repetidamente drenados por toracocentese ou dreno torácico. Foi constatado que esses derrames contribuíram para a insuficiência respiratória ocorrida no surto de 1979, em Sverdlovsk, em parte devido à compressão do parênquima pulmonar e ao comprometimento da troca gasosa. Durante o surto, o líquido pleural era drenado por toracocentese, e não por dreno torácico, e foram injetados antibióticos no espaço pleural. Entretanto, quase todos os pacientes com antraz por inalação que foram submetidos a necropsia nesse surto tinham grandes derrames pleurais (em média, 1.776 mℓ). Embora não se soubesse em 1979 nem em 2001, esses derrames pleurais podem atuar como reservatório para a toxina. Os níveis de toxina no líquido pleural só foram determinados nos dois pacientes norte-americanos, em 2006 e 2011. Foram relatados altos níveis de fator letal.

Em muitos casos, a radiografia revelou infiltrados pulmonares. Por conseguinte, embora algumas pessoas tenham afirmado que o antraz por inalação não causa pneumonia, esses achados radiológicos servem para ressaltar o aspecto diagnóstico importante para os médicos de que não apenas o alargamento do mediastino e os derrames pleurais, mas também os infiltrados pulmonares, são observados com frequência. Por conseguinte, os infiltrados pulmonares nas imagens radiológicas, sejam ou não interpretados como pneumonia, não descartam a possibilidade de diagnóstico de antraz por inalação.

Em 2005, foi publicado um novo sistema de estadiamento clínico em três estágios para o antraz por inalação (Tabela 278.1), acrescentando um estágio progressivo intermediário com base em informações clínicas, microbiológicas e radiológicas adquiridas dos 11 pacientes em 2001. Anteriormente, esses pacientes teriam sido incluídos no estágio avançado, em que a morte era considerada quase certa. É importante ressaltar que todos os seis pacientes que sobreviveram aos ataques do antraz, em 2001, iniciaram rapidamente a terapia, incluindo drenagem pleural, durante esse estágio progressivo intermediário. Esse sistema de estadiamento clínico sintomático em três estágios é citado em www.cidrap.umn.edu/idsa/bt/anthrax/biofacts/anthraxfactsheet.html.

Embora, em 2001, nenhum dos cinco pacientes no estágio fulminante avançado tenha sobrevivido, os dois pacientes dos EUA, em 2006 e em 2011, sobreviveram, embora tenham necessitado de ventilação mecânica, colocando-os no estágio fulminante avançado. Esses dois pacientes receberam tratamento adicional com antitoxina do antraz (ver seção sobre Tratamento), que não estava disponível em 2001.

O período de incubação mais curto *documentado,* microbiológica ou histopatologicamente, é de 4 dias. A faixa é de 4 a 43 dias. Embora possam ter ocorrido períodos de incubação mais curtos, nenhum foi documentado na literatura inglesa ou russa por esses critérios laboratoriais.

O antraz cutâneo representa cerca de 95% dos pacientes com antraz. O período de incubação varia de 1 a 12 dias. À semelhança dos três estágios clínicos do antraz por inalação sintomática, é possível delinear três estágios de antraz cutâneo: (1) uma pápula pruriginosa inicial, que progride para (2) uma lesão vesicular ou bolhosa central, com edema não

Tabela 278.1 Sistema de estadiamento clínico para o antraz por inalação.

I. ESTÁGIO PRODRÔMICO INICIAL

Doença inespecífica, algumas vezes descrita como "semelhante a gripe" e incluindo os seguintes sinais/sintomas: febre, tosse, cefaleia, calafrios, náuseas, dor torácica ou dor abdominal. Os exames laboratoriais e as radiografias não são diagnósticos. O prognóstico de cura é satisfatório com tratamento apropriado, porém é difícil confirmar o diagnóstico agudamente nesse estágio.

II. ESTÁGIO PROGRESSIVO INTERMEDIÁRIO

Quaisquer dos seguintes achados são critérios de definição de inclusão nesse estágio:
1. Hemoculturas positivas (tipicamente positivas em < 24 h)
2. Adenopatia mediastinal
3. Derrames pleurais: sanguinolentos, frequentemente grandes; exigem drenagem e podem sofrer recorrência

Os achados nesse estágio incluem febre alta, dispneia, confusão mental ou síncope ou piora das náuseas e dos vômitos. Os critérios de exclusão para esse estágio incluem os seguintes:
1. Meningite
2. Insuficiência respiratória com necessidade de intubação e ventilação mecânica ou
3. Choque

É importante ressaltar que os pacientes no estágio progressivo intermediário ainda podem ser curados com antibióticos apropriados e drenagem de derrames pleurais por toracocentese repetida ou, de preferência, dreno torácico, de modo a manter o espaço pleural seco para reduzir o efeito mecânico adverso sobre a respiração por derrames de grande volume e remover do espaço pleural o *Bacillus anthracis* potencialmente produtor de toxinas.

III. ESTÁGIO FULMINANTE AVANÇADO

Os critérios de inclusão são qualquer um dos seguintes achados:
1. Meningite
2. Insuficiência respiratória com necessidade de intubação e ventilação mecânica
3. Choque: hipoperfusão de órgão terminal

Os achados nesse estágio também podem incluir qualquer um dos estágios anteriores, de modo que não há critérios de exclusão. A probabilidade de sobrevida é a menor nesse estágio. Novas terapias que neutralizem com segurança e de maneira efetiva a toxina do antraz são necessárias para aumentar a sobrevida.

depressível circundante e, finalmente, (3) uma lesão central necrótica e hemorrágica, que evolui para a escara indolor clássica com edema circundante. A resolução pode levar até 2 meses. Essa progressão em três estágios pode ocorrer até mesmo com a administração de antibióticos apropriados. Durante os ataques de antraz por carta, em 2001, algumas das lesões cutâneas foram inicialmente consideradas como picadas de aranha reclusa marrom. Essas lesões são habitualmente dolorosas, ao contrário das lesões indolores do antraz.

Diferentemente do antraz cutâneo, o antraz por injeção descrito na Europa em indivíduos que injetam heroína contaminada com esporos não desenvolve tipicamente uma escara com crosta preta, pode ser doloroso e pode apresentar graves manifestações gastrintestinais ou do sistema nervoso central, que podem levar rapidamente à morte. O relatório oficial de 2011 da Health Protection Scotland sobre surtos dessa nova forma de antraz aconselha os médicos a suspeitar de antraz por injeção em usuários de heroína com uma dessas três apresentações: (1) infecção grave dos tecidos moles, incluindo fasciite necrosante e celulite/abscesso, sobretudo associados a edema pronunciado (Figura 278.1); (2) sinais de sepse, mesmo se não houver infecção evidente dos tecidos moles; e (3) meningite ou hemorragia subaracnóidea/hemorragia intracraniana.

O antraz gastrintestinal é dividido em uma forma orofaríngea e uma forma intestinal. A forma orofaríngea caracteriza-se por adenopatia cervical dolorosa e período de incubação entre 2 horas e 6 dias. As lesões orais podem ulcerar. Elas também podem progredir, causando uma pseudomembrana branca com disfagia e rouquidão. A forma intestinal tem sido descrita em três fases clínicas, de modo semelhante aos três estágios clínicos progressivos do antraz por inalação e do antraz cutâneo: (1) uma fase prodrômica com febre, mal-estar e, algumas vezes, síncope; seguida de (2) uma fase progressiva com dor abdominal, náuseas, vômitos, distensão abdominal, ascite e fraqueza intensa; e, por fim, (3) uma fase fulminante com rápido aumento da circunferência abdominal e ascite em expansão, dor abdominal paroxística e choque. É interessante assinalar que o paciente norte-americano com antraz gastrintestinal, em 2010, que

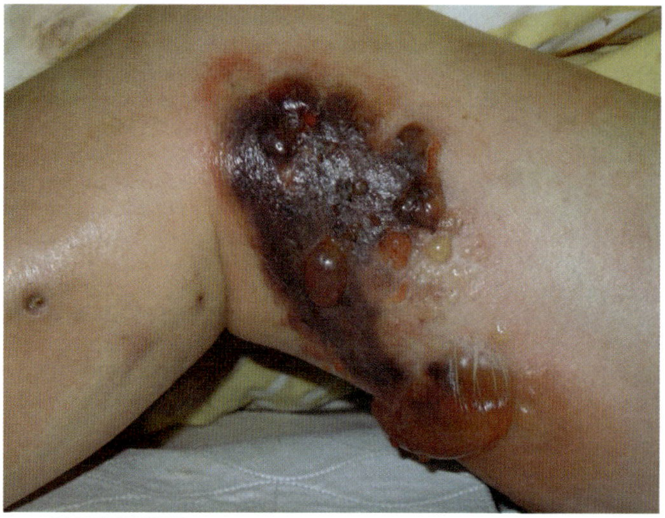

FIGURA 278.1 Exemplo de lesões causadas pelo antraz por injeção.

sobreviveu teve mais de 50 ℓ de líquido ascítico drenados como parte de seu tratamento, juntamente com antibióticos e antitoxina do antraz.

Pode ocorrer meningoencefalite por antraz em associação a qualquer uma das outras formas de antraz, por inalação,[5] cutânea, gastrintestinal ou por injeção e, raramente, sem porta de entrada conhecida. Podem ocorrer edema cerebral, hemorragia parenquimatosa cerebral, vasculite e hemorragia subaracnóidea. Com frequência, o líquido cerebrospinal é sanguinolento na meningite por antraz. Na necropsia, o sangramento extenso produz um aspecto macroscópico característico, denominado chapéu de cardeal. Essa forma de antraz permanece fatal em mais de 95% dos casos.

DIAGNÓSTICO

Se houver suspeita de antraz,[6] deve-se obter uma amostra de sangue imediatamente antes da administração de quaisquer antibióticos, principalmente para cultura microbiológica e, possivelmente, para ensaios mais recentes para toxinas de antraz, sempre que disponíveis. De maneira notável, as hemoculturas de pacientes com antraz por inalação revelam o crescimento de grandes bacilos gram-positivos nas primeiras 24 horas. Tendo em vista esses altos níveis de bacteriemia, é surpreendente o relato de que até mesmo uma dose de um antibiótico efetivo é suficiente para tornar as hemoculturas negativas, daí a necessidade de coletar amostras para hemoculturas antes da administração de antibióticos. As pesquisas de toxinas podem ser ainda positivas após a administração inicial de antibióticos, porém esses ensaios ainda estão atualmente em fase de investigação. Culturas nasais não devem ser realizadas como exame diagnóstico de rotina em pacientes individuais, visto que a obtenção de um resultado negativo não exclui a possibilidade de inalação de esporos. Entretanto, as culturas nasais poderiam ser epidemiologicamente úteis, como parte de uma investigação para ajudar a estimar o perímetro de exposição aos esporos.

No laboratório de microbiologia, se a cultura inicial for sugestiva de *B. anthracis*, três exames podem ser realizados em uma cabine de biossegurança. São os ensaios de motilidade (não móvel), catalase (positivo) e hemólise (negativo). Se essas características forem encontradas, a identificação ainda não está comprovada até que uma amostra seja enviada a um laboratório de referência, onde a análise por reação em cadeia da polimerase pode identificar *B. anthracis*, e a lise das bactérias encapsuladas por fago-gama pode fornecer uma confirmação. Dispõe-se também de um ou mais testes para anticorpos, porém é pouco provável que os resultados sejam positivos durante a fase mais inicial da doença. Por outro lado, diversos testes para toxina de antraz em fase de investigação (p. ex., para o fator letal, o fator de edema ou o antígeno protetor) estão sendo desenvolvidos, e esses exames devem fornecer resultados positivos no início da doença, mesmo se forem administrados antibióticos, e também podem ter valor prognóstico. No momento da redação deste artigo, estes ensaios estão disponíveis nos EUA, esses ensaios estão disponíveis apenas nos Centers for Disease Control and Prevention (CDC).

A TC do tórax sem contraste pode constituir uma ferramenta auxiliar de diagnóstico valiosa para o antraz por inalação. É mais sensível do que a radiografia de tórax para demonstrar a adenopatia mediastinal de hiperatenuação característica que causa o alargamento do mediastino e os derrames pleurais. A hiperatenuação é compatível com a ocorrência de sangramento nos linfonodos e, portanto, ajuda a diferenciar o antraz por inalação da tularemia, histoplasmose, tuberculose, sarcoidose e da maioria das outras causas de adenopatia mediastinal ou hilar.

A meningite por antraz é tipicamente neutrofílica e hemorrágica. Os bacilos gram-positivos muito grandes no líquido cerebrospinal diferenciam a meningite por antraz de outras causas de meningite por microrganismos gram-positivos, como *Listeria monocytogenes* de menor tamanho. Na versão *online* de fevereiro de 2014 da revista *Emerging Infectious Diseases*, os CDC publicaram suas primeiras diretrizes formais atualizadas sobre o antraz desde 2001, incluindo exames complementares, profilaxia, tratamento e monitoramento. As novas recomendações de diagnóstico incluem punção lombar por ocasião da admissão do paciente, a não ser que esteja contraindicada, visto que as novas recomendações de tratamento serão baseadas, em parte, na exclusão de meningite.

TRATAMENTO

O tratamento do antraz sintomático inclui antibióticos e, no caso de antraz por inalação, drenagem do líquido pleural. Além disso, entre 2012 e 2016, a Food and Drug Administration (FDA) licenciou três antitoxinas para o tratamento do antraz por inalação. As recomendações dos CDC para prevenção e tratamento foram atualizadas em 2014, e o leitor pode consultar a página dos CDC na Internet para detalhes completos.[7]

Nas recomendações dos CDC de 2014, aconselha-se o tratamento com três antibióticos por via intravenosa se a meningite for possível ou confirmada. Incluem uma fluoroquinolona bactericida (o ciprofloxacino é o fármaco preferido), um betalactâmico bactericida (meropeném é o fármaco preferido) e um inibidor da síntese de proteínas (a linezolida é o fármaco preferido). Se for excluída a possibilidade de meningite, o tratamento preferido consiste em um fármaco bactericida (o ciprofloxacino é preferido) e um inibidor da síntese de proteínas (clindamicina ou linezolida). Além disso, os CDC recomendaram "o acréscimo de uma antitoxina ao tratamento de combinação com agentes antimicrobianos em qualquer paciente que apresente alto nível de suspeita clínica de antraz sistêmico", com base em sua revisão sistemática da literatura.

Embora não haja evidências conclusivas de que a combinação de terapia com antitoxina do antraz e antibióticos proporcione um benefício em termos de sobrevida no antraz por inalação,[8] um ciclo total de 60 dias de antibioticoterapia, com pelo menos 2 semanas IV com mais de um fármaco, seguido do período restante com um fármaco oral, é recomendado no antraz por inalação, devido à preocupação de que os esporos possam germinar em bactérias vegetativas se a terapia for interrompida mais cedo.

Uma modalidade de tratamento essencial para o antraz por inalação é a drenagem pleural. As diretrizes dos CDC de 2014 declaram: "Acredita-se que a drenagem do líquido pleural e ascite melhore a sobrevida ao reduzir o nível de toxinas e ao diminuir a compressão mecânica dos pulmões. Esses dados respaldam a necessidade de drenagem precoce e agressiva de quaisquer derrames pleurais clínicos ou aparentes em radiografias; recomenda-se a drenagem torácica em vez da toracocentese, visto que muitos derrames necessitam de drenagem prolongada. Pode haver necessidade de toracotomia ou de cirurgia torácica assistida por vídeo para remover os derrames gelatinosos ou loculados".

A partir de 2017, dispõe-se de três tipos de anticorpos contra a toxina do antraz no Strategic National Stockpile. Um deles é policlonal, denominado imunoglobulina antiantraz intravenosa, que deriva do plasma de indivíduos que receberam a vacina contra o antraz. Essa imunoglobulina foi administrada como terapia adjuvante a vários pacientes, incluindo três nos EUA em 2006, 2009 e 2011, bem como a vários pacientes no Reino Unido. Com base em dados obtidos em coelhos, foi recentemente aprovada nos EUA pela FDA para uso, além de antibióticos, no antraz por inalação. Outra antitoxina é um anticorpo monoclonal humanizado, denominado raxibacumabe, que foi licenciado pela FDA em dezembro de 2012 para o tratamento do antraz por inalação tanto em adultos quanto em crianças.[9] Tem sido administrado a todos os pacientes com antraz a partir de setembro de 2017, porém foi licenciada pela FDA com base na sua eficácia em modelos animais de antraz por inalação, juntamente com dados de segurança em voluntários humanos saudáveis. O raxibacumabe não atravessa a barreira hematencefálica. É administrado por via intravenosa durante 2 horas e 15 minutos, após uma dose única do anti-histamínico difenidramina. Outro anticorpo, o obiltoxaximabe, também foi aprovado pela FDA para tratamento do antraz por inalação em combinação com agentes antibacterianos apropriados ou na prevenção do antraz por inalação, com base em sua eficácia em coelhos e macacos e segurança em voluntários humanos saudáveis.[10]

PREVENÇÃO

É possível prevenir o antraz clínico por meio de vacinação pré-exposição ou profilaxia pós-exposição com antibióticos. Além disso, o anticorpo monoclonal antitoxina (raxibacumabe) foi licenciado pela FDA para profilaxia pós-exposição tanto em adultos quanto em crianças "quando terapias alternativas não estão disponíveis ou não são apropriadas."

A atual vacina contra o antraz licenciada pela FDA contém o antígeno protetor, na forma de antígeno de vacina e alúmen como adjuvante. São necessárias cinco injeções intramusculares, três primárias e duas de reforço ao longo de um período de 12 meses quando administrada antes da exposição. Por outro lado, a profilaxia pós-exposição, exige apenas três injeções administradas por via subcutânea durante um período de 1 mês. Essa vacina tem um suprimento limitado e é dedicada principalmente a uso militar; entretanto, está disponível para as populações civis por meio de pelo menos uma clínica de viagem comercial.

Os antibióticos que foram aprovados pela FDA para profilaxia pós-exposição incluem ciprofloxacino, doxiciclina e penicilina G procaína, bem como levofloxacino. A doxiciclina ou o ciprofloxacino são recomendados como fármacos preferidos pelos CDC para profilaxia inicial, quando a sensibilidade de uma cepa de antraz aos antibióticos é desconhecida. Entretanto, durante a gravidez, prefere-se o ciprofloxacino à doxiciclina, de acordo com as diretrizes dos CDC de 2014. O *site* dos CDC sobre antraz (em http://www.bt.cdc.gov/agent/anthrax) contém recomendações detalhadas sobre a escolha dos antibióticos, as doses e a duração tanto para a prevenção quanto para o tratamento do antraz.

A prevenção do antraz devido ao bioterrorismo continua sendo uma prioridade norte-americana. A suspeita de antraz clínico ou de exposição a esporos justifica a participação imediata das autoridades de aplicação da lei, devido à possibilidade de um ato criminoso. Abordagens em desenvolvimento para detectar e responder a quaisquer ataques futuros de bioterrorismo com antraz incluem o sistema BioWatch para a detecção de ameaças em aerossol e o Autonomous Detection System em instalações dos Correios. A Cities Readiness Initiative descrita pelos CDC, é um programa destinado a várias cidades dos EUA para ajudar a preparar emergências de saúde pública em larga escala, incluindo ataques de bioterrorismo (p. ex., com antraz ou outro microrganismo em aerossol). Grandes volumes de suprimentos médicos, incluindo antibióticos, podem ser rapidamente distribuídos pelo Strategic National Stockpile a uma ou mais cidades, seguidos de distribuição local. O relatório do Institute of Medicine de 2012, intitulado *Prepositioning Antibiotics for Anthrax*, discute os Strategic National Stockpile, Cities Readiness Initiative, BioWatch e questões dos antibióticos, incluindo a definição de cepas multidrogarresistentes e de extrema resistência a fármacos.

PROGNÓSTICO

O antraz por inalação de todos os seis pacientes que sobreviveram aos ataques de 2001 foi diagnosticado durante o estágio progressivo intermediário, e a instituição imediata do tratamento impediu a progressão além desse estágio. A taxa de casos fatais de 45%, em 2001, melhorou acentuadamente em relação à taxa de 88% observada nos EUA de 1900 a 1976. A sobrevida é mais provável em pacientes submetidos à drenagem pleural, que recebem esquemas com múltiplos antibióticos, não necessitam de intubação ou de traqueostomia e não evoluem para meningoencefalite por antraz. É importante ressaltar que dois pacientes com antraz por inalação nos EUA (em 2006 e 2011) com insuficiência respiratória, que necessitaram de ventilação mecânica conseguiram sobreviver. Não se sabe ao certo se o acréscimo de antitoxina aos cuidados intensivos, ao esquema de múltiplos antibióticos e à drenagem pleural desempenhou um papel causal na sobrevida desses pacientes. Entretanto, a sua sobrevida ressalta o fato de que até mesmo pacientes no estágio fulminante avançado podem algumas vezes sobreviver.

A taxa de mortalidade por antraz cutâneo é de cerca de 20% se não for tratado, particularmente em pacientes com compressão das vias respiratórias superiores em consequência de lesão no pescoço ou nos quais haja desenvolvimento de meningite bacteriêmica secundária por antraz. A meningite por antraz continua sendo fatal em mais de 95% das vítimas, de modo que são necessárias as melhores terapias. O licenciamento pela FDA da primeira antitoxina do antraz para crianças e adultos, como terapia e também como profilaxia pós-exposição quando terapias alternativas não estão disponíveis ou não são apropriadas, pode melhorar o desfecho clínico nas formas sistêmicas de antraz. Entretanto, continua havendo necessidade de uma antitoxina para tratar a meningite por antraz.

NO FUTURO

Continua havendo necessidade de um teste rápido para o diagnóstico de infecção por *B. anthracis* no estágio prodrômico inicial da doença ou nos estágios clínicos avançados se o paciente recebeu antibióticos antes da coleta de amostras de sangue para cultura. Esse exame provavelmente deve ser baseado em uma toxina ou um componente de toxina. Em 2015, os CDC relataram um ensaio quantitativo baseado na toxina letal, que preencheu esses critérios quando testado em macacos *rhesus* infectados com antraz.[11] Idealmente, esse exame diagnóstico clínico rápido deve estar disponível no local de assistência.

Os inibidores das toxinas do antraz, juntamente com antibióticos, podem ser particularmente úteis no tratamento de pacientes que evoluíram para os estágios sistêmicos do antraz em consequência de antraz por inalação, gastrintestinal ou por injeção causando infecção grave dos tecidos moles. A cronologia de administração efetiva pós-exposição da antitoxina é incerta, porém foi estimada recentemente com base no uso de modelos.[12] Além disso, a antitoxina pode ser útil no contexto de infecção por uma forma de antraz desenvolvida por engenharia genética, multidrogarresistente (MDR) ou extremamente fármaco-resistente. Novas vacinas contra o antraz ainda estão sendo testadas, porém nenhuma foi licenciada pela FDA desde 1970.

REFERÊNCIAS BIBLIOGRÁFICAS

As referências bibliográficas, bem como os outros materiais suplementares deste livro, encontram-se no GEN-IO, nosso ambiente virtual de aprendizagem.

279 INFECÇÕES POR *ERYSIPELOTHRIX*

ANNETTE C. REBOLI

DEFINIÇÃO

Erysipelothrix rhusiopathiae provoca três padrões bem definidos de infecção em seres humanos: (1) erisipeloide, uma celulite dos dedos das mãos e das mãos (também conhecido como dedo de baleia ou dedo de porco), que constitui a manifestação mais comum da infecção com *E. rhusiopathiae*; (2) uma forma cutânea difusa e (3) uma forma sistêmica ou invasiva, com ou sem comprometimento cutâneo, que habitualmente se manifesta como bacteriemia, que pode ser complicada por endocardite.

O patógeno

Erysipelothrix rhusiopathiae é um bacilo gram-positivo delgado, pleomórfico, microaerofílico e não formador de esporos. Pode ser confundido com outros bacilos gram-positivos, em particular *Listeria monocytogenes* (ver Capítulo 277) e espécies de *Corynebacterium* (ver Capítulo 276). Pode ser diferenciado de *L. monocytogenes* pela falta de mobilidade, ausência de produção de catalase e coagulase e resistência à neomicina. A maioria das cepas de *E. rhusiopathiae* produz sulfeto de hidrogênio em meio inclinado de ágar-ferro açúcar tríplice, uma característica que diferencia *E. rhusiopathiae* de *L. monocytogenes* e das corinebactérias. Como é possível observar a ocorrência de alfa-hemólise após 48 horas de incubação de *E. rhusiopathiae*, pode haver também confusão com estreptococos. O termo *erisipeloide* refere-se à infecção cutânea pelo *E. rhusiopathiae* e não deve ser confundido com erisipela (ver Figura 412.4), que é uma celulite superficial causada por estreptococos e estafilococos.

EPIDEMIOLOGIA

Erysipelothrix rhusiopathiae é encontrado em todo o mundo como comensal ou como patógeno em vários animais selvagens e domésticos, incluindo suínos, carneiros, gado, cavalos, cães, gatos, roedores, galinhas, patos, perus, pinguins e papagaios, bem como em moscas, carrapatos, ácaros e piolhos. O maior impacto comercial da infecção por *E. rhusiopathiae* é devido à doença em suínos; entretanto, a infecção de carneiros e aves domésticas também é economicamente importante. As superfícies ambientais em contato com animais infectados ou seus produtos constituem fontes potenciais de *E. rhusiopathiae*. Esse microrganismo pode persistir por longos períodos de tempo no solo contaminado. *Erysipelothrix rhusiopathiae* morre nos primeiros 15 minutos de aquecimento a 55°C e com o uso de vários desinfetantes domésticos disponíveis no comércio.

A incidência de infecção cutânea nos seres humanos parece estar diminuindo, devido aos avanços tecnológicos nas indústrias de animais. Em geral, a infecção resulta do contato com animais infectados ou seus produtos. Os indivíduos com maior risco de contrair a infecção incluem pescadores, peixeiros, agricultores, açougueiros, pessoas que trabalham em matadouros e veterinários.[1-3] O microrganismo entra através de cortes e escoriações na pele e pode resultar em infecção a partir de água doce ou água salgada.[4] A incidência sazonal do erisipeloide acompanha a do erisipeloide suíno, sendo maior no verão e no início do outono. Os raros casos de infecção sistêmica que não apresentam ligação ocupacional tendem a ocorrer em hospedeiros imunocomprometidos, sugerindo a possível ocorrência de colonização orofaríngea ou gastrintestinal pelo microrganismo. O alcoolismo crônico foi reconhecido como condição subjacente comum. Erisipeloide e erisipeloide com bacteriemia têm sido relatados raramente após mordidas de cães e gatos, sugerindo que *E. rhusiopathiae* faça parte da flora oral desses animais.

BIOPATOLOGIA

A virulência do *E. rhusiopathiae* está associada, pelo menos em parte, à resistência à fagocitose por leucócitos polimorfonucleares. Essa capacidade antifagocítica resulta da existência de uma cápsula no microrganismo. Na ausência de anticorpos específicos, *E. rhusiopathiae* escapa da fagocitose; entretanto, mesmo se for fagocitado, esse microrganismo consegue se replicar nessas células. Outros fatores de virulência incluem enzimas (neuraminidase e hialuronidase) e proteínas associadas à parede celular, como proteínas transportadoras e de adesão.

MANIFESTAÇÕES CLÍNICAS

Em virtude de seu modo de aquisição (contato com animais infectados ou seus produtos, inoculação de microrganismos em escoriações da pele), as lesões costumam ser restritas aos dedos das mãos e às próprias mãos (Figura 279.1). Dois a 7 dias após a inoculação dérmica traumática, verifica-se o aparecimento de uma lesão violácea, discretamente elevada e bem definida, acompanhada de sensação muito dolorosa, latejante, em queimação ou pruriginosa. A área infectada torna-se tumefeita. Podem aparecer vesículas, porém não há supuração. A lesão dissemina-se

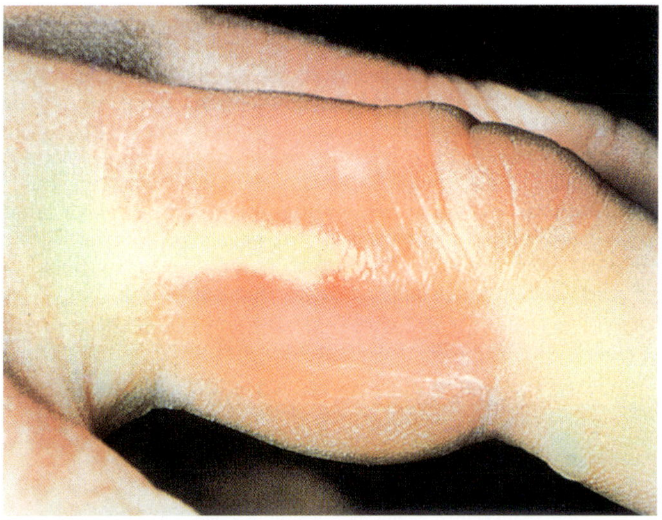

FIGURA 279.1 Erisipeloide com a sua tumefação arroxeada e não purulenta característica do dedo da mão. Também conhecida como dedo de baleia ou dedo de porco, essa forma de celulite causada pelo *Erysipelothrix rhusiopathiae* não deve ser confundida com a erisipela estreptocócica ou estafilocócica (ver Figura 412.4). (De Farrar WE, Wood MJ, Innes JUA, Tubbs H. *Infectious Diseases: Text and Color Atlas.* 2nd ed. New York: Gower Medical Publishing; 1992.)

lentamente para outros dedos das mãos, porém raramente acomete as pontas dos dedos ou a pele acima do punho. À medida que a lesão sofre disseminação periférica, a região central melhora. Os sinais e sintomas sistêmicos são raros. Pode ocorrer artrite estéril de uma articulação adjacente. Em cerca de 20% dos casos, ocorrem linfadenopatia regional ou linfadenite, e há febre baixa em cerca de 10%. As lesões habitualmente desaparecem em 3 semanas sem tratamento. Ocorre recidiva em 1% dos casos.

A forma cutânea difusa é rara. A lesão cutânea evolui proximalmente a partir do local de inoculação ou surge em áreas remotas. Com frequência, os pacientes apresentam febre e artralgias, porém as hemoculturas são geralmente negativas.

A infecção sistêmica por *Erysipelothrix* é incomum. Foram relatados mais de 100 casos de bacteriemia, e a maioria dos pacientes apresentou endocardite.[7] Isso pode representar uma superestimativa, devido a um viés de notificação nos relatos de casos. Embora casos de endocardite de próteses valvares tenham sido relatados, a maioria dos casos envolveu valvas nativas. Em 60% dos casos, houve desenvolvimento de infecção em valvas cardíacas aparentemente normais. Um terço dos pacientes tinha lesão cutânea anterior ou concomitante de erisipeloide. As manifestações clínicas da endocardite secundária ao *E. rhusiopathiae* e a outros microrganismos são semelhantes. A endocardite por *E. rhusiopathiae* exibe uma alta correlação com a ocupação, apresenta tropismo para a valva aórtica, acomete mais o sexo masculino do que o feminino e está associada a elevada taxa de mortalidade. A alta taxa de mortalidade pode refletir um atraso na instituição do tratamento apropriado, devido ao uso empírico de vancomicina, que não constitui um tratamento efetivo de *E. rhusiopathiae*. Casos de endocardite por *E. rhusiopathiae* foram complicados pela formação de abscessos paravalvares e do miocárdio, embolia cerebral, insuficiência cardíaca congestiva, perfuração de valva e insuficiência renal aguda. A bacteriemia por *E. rhusiopathiae* sem endocardite ocorre com mais frequência do que se acreditava anteriormente.[8] A bacteriemia está ocorrendo com maior frequência em pacientes imunocomprometidos, enquanto a endocardite ocorre, em geral, em pacientes imunocompetentes. Já foram relatadas infecções focais, incluindo abscesso cerebral, meningite, endoftalmite, osteomielite, artrite séptica, abscessos epidurais e paravertebrais, abscesso do músculo psoas, abscesso hepático, fasciite necrosante, abscesso intra-abdominal e peritonite. Algumas dessas infecções eram complicações da bacteriemia. Foi constatada a ocorrência de artrite séptica em articulações nativas, em próteses articulares e após cirurgia artroscópica.[9,10] A diálise peritoneal tem sido complicada por peritonite.

DIAGNÓSTICO

O diagnóstico exige um alto grau de suspeita em pacientes com exposições, que habitualmente estão relacionadas com o trabalho.[11] *Erysipelothrix rhusiopathiae* cresce em meios laboratoriais de rotina. Como *E. rhusiopathiae* está localizado apenas nas partes mais profundas da pele em casos de erisipeloide, a biopsia de toda a espessura da derme a partir da borda da lesão possibilita o isolamento máximo do microrganismo. O diagnóstico definitivo por biopsia da pele raramente é necessário, devido à apresentação clínica clássica e à rápida resposta ao tratamento. As técnicas de hemocultura de rotina são adequadas para o crescimento e o isolamento do microrganismo em casos de suspeita de bacteriemia ou de endocardite. Foram utilizados vários meios seletivos para melhorar o isolamento de *E. rhusiopathiae* de amostras contaminadas. Foram desenvolvidas técnicas moleculares, como reação em cadeia da polimerase com iniciadores (*primers*) específicos de *E. rhusiopathiae*, com consequente melhora da eficiência de detecção e identificação. A espectroscopia de massa com ionização e dessorção a *laser* assistida por matriz-tempo de voo (MALDI-TOF MS) identifica rápida e acuradamente *E. rhusiopathiae*.[12]

TRATAMENTO

A maioria dos *E. rhusiopathiae* isolados é sensível a penicilina, cefalosporinas, imipeném, clindamicina, ciprofloxacino, ofloxacino e daptomicina. Foi observada alguma resistência do microrganismo a eritromicina, tetraciclina, cloranfenicol e clindamicina.[13] *Erysipelothrix rhusiopathiae* mostra-se resistente à vancomicina, aos aminoglicosídeos, ao sulfametoxazol-trimetoprima e às sulfonamidas. A penicilina G constitui o tratamento de escolha. Em geral, as lesões cutâneas não complicadas respondem de modo satisfatório a um curso de 5 a 7 dias de penicilina oral. O tratamento acelera a cura, embora ainda possam ocorrer recidivas. É preciso tratar a bacteriemia com penicilina intravenosa; os casos de endocardite devem ser tratados com 12 a 20 milhões de unidades de penicilina G ao dia ou 1 g/dia de ceftriaxona, durante 4 a 6 semanas. Duas semanas de terapia intravenosa, seguidas de 2 semanas de terapia oral foram bem-sucedidas. Pode-se considerar o uso de quinolonas ou de daptomicina em infecções por *Erysipelothrix*, quando o paciente for alérgico aos betalactâmicos. A linezolida oral foi utilizada para completar o tratamento em um caso de bacteriemia complicada por endoftalmite. Pode haver necessidade de substituição de valva cardíaca em pacientes com endocardite. Os dispositivos protéticos infectados devem ser removidos.

PREVENÇÃO

A limpeza e a desinfecção adequadas das superfícies de trabalho e a atenção para as práticas de higiene no trabalho, incluindo o uso de luvas e a higiene das mãos, reduzem o risco de infecção. Dispõe-se de vacina para uso comercial apenas em animais.

REFERÊNCIAS BIBLIOGRÁFICAS

As referências bibliográficas, bem como os outros materiais suplementares deste livro, encontram-se no GEN-IO, nosso ambiente virtual de aprendizagem.

280 INFECÇÕES POR CLOSTRÍDIOS

DALE N. GERDING E STUART JOHNSON

As infecções por clostrídios caracterizam-se por doença produzida por toxinas. Incluem o tétano e o botulismo, ambos causados por neurotoxinas, e a mionecrose por clostrídios ou gangrena gasosa, causada pelas toxinas do *Clostridium perfringens*, bem como as de outras espécies de clostrídios. Embora essas infecções por clostrídios continuem sendo clinicamente importantes, a sua frequência teve um acentuado declínio com o advento das vacinas e as melhores medidas de saúde pública. Várias espécies de clostrídios antes pouco conhecidas, que produzem grandes citotoxinas (LCC, *large clostridial cytotoxins*), cujas dimensões variam de 250 a 308 kDa, tornaram-se cada vez mais proeminentes. Incluem, em particular, *C. difficile*, que é responsável, nos EUA, pelas infecções mais comuns associadas aos cuidados de saúde e por uma taxa de mortalidade cada vez maior em pacientes idosos.[1] Outro microrganismo produtor de LCC, *C. sordellii*, tem causado infecções devastadoras em mulheres jovens em associação à gravidez e aborto induzido, em usuários de substâncias injetáveis e em pacientes com feridas traumáticas. *Clostridium novyi* do tipo A é um terceiro microrganismo produtor de LCC, que também tem causado infecções graves em usuários de substâncias injetáveis.

INFECÇÃO POR *CLOSTRIDIUM DIFFICILE*

DEFINIÇÃO E PATÓGENO

A infecção por *C. difficile* (ICD) é uma infecção gastrintestinal, caracterizada por diarreia (três ou mais evacuações de fezes pastosas ou não formadas em ≤ 24 horas) e exame positivo para toxina A ou toxina B do *C. difficile* nas fezes, evidências de uma cepa de *C. difficile* produtora de toxina nas fezes ou sinais de colite pseudomembranosa na visualização direta do cólon. *Clostridium difficile* é um microrganismo gram-positivo anaeróbio formador de esporos, que sobrevive bem na água, no solo e em animais e que apresenta distribuição mundial.

EPIDEMIOLOGIA

A ICD ocorre, com mais frequência, em ambientes de cuidados de saúde, particularmente em instituições de cuidados prolongados e hospitais de cuidados agudos, e é mais frequente e letal entre idosos, particularmente com mais de 75 anos. Nos hospitais dos EUA, as taxas de ICD quase triplicaram desde 2000 e agora estima-se que, nos EUA, haja 500.000 ICD e quase 30.000 mortes anualmente associadas à ICD.[2] Uma cepa específica de *C. difficile* – identificada como cepa do grupo BI de endonuclease de restrição, tipo NAP1 em gel de campo pulsado e ribotipo 027 na reação em cadeia da polimerase (BI/NAP1/027) – é considerada responsável por grande parte da epidemia que se estendeu até o Canadá e a Europa. As taxas de ICD de início na comunidade também aumentaram durante a última década, em associação a taxas crescentes em hospitais e clínicas de repouso. Entretanto, 94% dos casos de ICD de início na comunidade em um estudo de base populacional foram associados a algum tipo de cuidado de saúde recentemente, incluindo visitas ambulatoriais, pacientes com alta hospitalar recente e os residentes de casas de repouso. É improvável que os casos associados à comunidade (sem exposição a cuidados de saúde) respondam por mais de 10 a 15% de todas as ICD. Os fatores de risco para ICD incluem uso de agentes antimicrobianos, idade avançada[3] e permanência em uma instituição de cuidados agudos ou crônicos. Os hospitais e as casas de repouso são considerados um ambiente particularmente de alto risco, visto que os pacientes são idosos, o uso de antibióticos é frequente, o ambiente está contaminado com esporos de *C. difficile* (que são difíceis de erradicar), os pacientes assintomáticos eliminam *C. difficile* em suas fezes, e os profissionais de saúde transportam *C. difficile* em suas mãos quando não praticam uma boa higiene das mãos.[4] *Clostridium difficile* pode ser cultivado a partir das fezes de cerca de 2 a 3% dos adultos saudáveis, porém a frequência em pacientes hospitalizados assintomáticos aumenta com a duração da hospitalização e pode alcançar 20% ou mais. A exposição a quase todos os agentes antimicrobianos tem sido associada à ocorrência subsequente de ICD, porém aqueles com mais alto risco são a clindamicina, as cefalosporinas e as fluoroquinolonas. A ICD é rara em crianças e adultos jovens, apesar da frequente exposição a agentes antimicrobianos. Entretanto, as crianças com menos de 1 a 2 anos são comumente colonizadas com *C. difficile*, porém permanecem assintomáticas, uma observação que continua, em grande parte, sem explicação.

BIOPATOLOGIA

O risco de ICD parece ser mínimo na ausência de terapia antimicrobiana. Quando são administrados, os agentes antimicrobianos têm a consequência involuntária de comprometer a microbiota intestinal protetora normal durante vários dias a semanas após a interrupção desses fármacos. Se *C. difficile* for ingerido durante esse período, os esporos germinam no intestino, e a forma vegetativa do microrganismo multiplica-se e começa a produzir toxinas. Nesse ponto, o desenvolvimento de diarreia pelo paciente é determinado pelo estado de sua imunidade às toxinas, que está mais bem correlacionado com anticorpos de imunoglobulina G sérica dirigidos contra a toxina A e a toxina B do *C. difficile*. Os indivíduos com boa resposta dos anticorpos serão assintomáticos, porém continuarão colonizados por *C. difficile*, enquanto aqueles com pouca ou nenhuma resposta dos anticorpos desenvolverão diarreia e ICD. A toxina A é principalmente uma enterotoxina, enquanto a toxina B é uma citotoxina. Ambas atuam por glicosilação de pequenas proteínas de GTPase, o que provoca ruptura do citoesqueleto celular, resultando em arredondamento das células epiteliais do cólon, extravasamento de líquido e morte celular. Na presença de colite pseudomembranosa, o cólon aparece coberto por pseudomembranas amarelas a brancas, cujo tamanho varia de puntiforme a totalmente confluente, cobrindo todo o cólon nos casos avançados. Na avaliação histológica, o cólon revela infiltração acentuada de neutrófilos em toda a sua parece, com necrose da mucosa e lesões semelhantes a um vulcão, a partir das quais a pseudomembrana é vista "irromper". A pseudomembrana é composta de material proteináceo e restos celulares.

MANIFESTAÇÕES CLÍNICAS

Os sintomas clínicos da ICD variam desde um estado de portador assintomático até colite pseudomembranosa grave e, por vezes, potencialmente fatal, complicada por grandes perdas de líquidos e complicações sistêmicas. Na ICD leve, os pacientes podem apresentar simplesmente "diarreia incômoda", que desaparece com a interrupção do fármaco implicado. Outros pacientes com ICD mais grave apresentam perdas substanciais de líquido e proteínas, juntamente com febre, cólicas, hipoalbuminemia, leucocitose e hipotensão. A leucocitose é comum (ocorre em até 50% dos pacientes) e constitui um marcador de ICD grave quando ultrapassa 15.000/$\mu\ell$. Contagens extremamente altas de leucócitos (> 50.000/$\mu\ell$) constituem uma indicação de doença fulminante e potencialmente fatal. Outros fatores que podem indicar a presença de doença grave ou em estágio terminal incluem megacólon tóxico, febre alta, insuficiência renal, hipotensão, choque e acidose láctica, com níveis superiores a 5,0 mmol/ℓ.

DIAGNÓSTICO

Deve-se suspeitar do diagnóstico em qualquer paciente que tenha diarreia inexplicável (três ou mais de fezes pastosas ou não formadas em ≤ 24 horas) em associação ao uso recente ou atual de antibióticos. Apenas cerca de 10 a 20% dos pacientes nessa categoria apresentam efetivamente ICD, porém este é o grupo de pacientes que deve ser investigado. Com frequência, os episódios de ICD são diagnosticados de maneira incorreta, principalmente devido à falta de suspeita clínica ou ao uso de exames inadequados. O diagnóstico de ICD baseia-se principalmente nos sinais e sintomas clínicos e é apenas confirmado por exames laboratoriais.[5]

O método convencional para estabelecer o diagnóstico consiste em detectar as toxinas A e B nas fezes ou identificar uma cepa de *C. difficile* produtora de toxina nas fezes. Os exames que detectam apenas a toxina A são inadequados, visto que cerca de 1 a 3% das cepas que causam ICD produzem toxina B, mas não toxina A. O método laboratorial mais comum tem sido um imunoensaio enzimático, porém a sua sensibilidade é de apenas 50 a 80%. A repetição do exame não melhora a acurácia do diagnóstico, visto que os imunoensaios enzimáticos também têm deficiências de especificidade, que aumentam a taxa de resultados falso-positivos com exames repetidos. Os testes de amplificação de ácido nucleico (NAAT), dos quais a reação em cadeia da polimerase (PCR) é o mais comumente utilizado para *C. difficile* nas fezes, estão amplamente disponíveis no comércio e melhoram acentuadamente a sensibilidade do teste para 90 a 95% (em comparação com o padrão-ouro da cultura para cepa toxigênica). Os NAAT são mais caros, porém o seu uso por laboratórios clínicos está disseminado nos EUA. Eles aumentam a sensibilidade do diagnóstico de ICD, porém alguns estudos mostraram que é necessário obter também um resultado positivo para a toxina nas fezes para confirmar o diagnóstico, visto que os pacientes com teste molecular positivo, porém com imunoensaio negativo, apresentam desfechos semelhantes a pacientes sem *C. difficile* por ambos os exames. O ensaio padrão de citotoxinas celulares é pouco utilizado, porém é mais sensível do que o imunoensaio enzimático. Tem as desvantagens de uma demora de 24 a 48 horas e a exigência de instalações para cultura de tecidos. A coprocultura para *C. difficile*, que é o exame mais sensível disponível, também é lenta e exige confirmação da produção de toxina pelo microrganismo antes da notificação. O exame de fezes para a glutamato desidrogenase ou *antígeno comum* pode ser utilizado como teste de rastreamento rápido, porém tem uma especificidade de apenas cerca de 50% e exige confirmação com um teste de toxinas, o que pode aumentar o tempo total necessário para relatar resultados positivos. A ICD também pode ser diagnosticada pela observação direta de colite pseudomembranosa por meio de sigmoidoscopia ou colonoscopia ou durante a cirurgia. Quando um teste com resultado negativo não confirma o diagnóstico em um paciente com sinais/sintomas clínicos muito sugestivos de ICD, deve-se instituir o tratamento empírico da ICD, em vez de repetir o exame. A causa da diarreia infecciosa em um paciente adulto com início em mais de 48 horas após a internação é quase sempre ICD, visto que outros patógenos entéricos infecciosos (com exceção do norovírus) são extremamente raros no ambiente hospitalar. No diagnóstico diferencial, são também comuns as causas não infecciosas de diarreia, como a diarreia associada a antibióticos ou a outros medicamentos, uso de laxantes, colite isquêmica e doença inflamatória intestinal idiopática. Em pacientes com diarreia associada a antibióticos e sem qualquer evidência de colite, a causa da diarreia com ensaio negativo para toxina de *C. difficile* habitualmente não é definida. Nos EUA, novas diretrizes para a ICD recomendam a realização do NAAT isolado apenas quando os pacientes são submetidos a rastreamento para diarreia documentada (três ou mais evacuações de fezes pastosas ou não formadas em 24 horas, sem uso de laxante) antes de proceder a um NAAT nas amostras de fezes. Se não for efetuado nenhum rastreamento, recomenda-se uma combinação de exames que incluam a glutamato desidrogenase (GDH) ou o NAAT e um EIA confirmatório.[6]

PREVENÇÃO

São utilizadas duas estratégias principais de prevenção. A primeira consiste em controle tradicional da infecção, em que são utilizadas barreiras contra a transmissão (aventais, luvas, isolamento, higiene das mãos, limpeza ambiental) para prevenir que esporos de *C. difficile* alcancem o paciente (ver Capítulo 266). A segunda estratégia consiste em reduzir a probabilidade de infecção, se o paciente entrar em contato com *C. difficile* enquanto estiver no hospital. A estratégia mais eficaz, também conhecida como controle de antimicrobianos, consiste em evitar ou minimizar a exposição a agentes antimicrobianos desnecessário, em particular aqueles com alto risco de ICD, como clindamicina, cefalosporinas e fluoroquinolonas. As intervenções para reduzir a exposição à clindamicina e às cefalosporinas foram altamente efetivas na interrupção de surtos de ICD em hospitais. Os probióticos de uso profilático também reduzem o risco de ICD, porém não há atualmente recomendação consistente para o seu uso.[8]

TRATAMENTO

As diretrizes atualizadas de prática clínica para o diagnóstico e o tratamento da ICD foram publicadas em 2018 pela Infectious Diseases Society of America (ISDA) e pela Society for Healthcare Epidemiology of America (SHEA).[9] O tratamento da ICD começa com a interrupção do antibiótico implicado, instituição de cuidados de suporte e evitação de agentes antiperistálticos.[10] Os pacientes com doença leve podem se recuperar com essas medidas conservadoras simples, porém a maioria necessita de tratamento específico. A continuação dos antibióticos implicados enquanto a ICD está começando a ser tratada com vancomicina e outros agentes resulta em menores taxas de cura e taxas mais elevadas de recorrência de ICD nos pacientes. O metronidazol, em uma dose de 500 mg VO, 3 vezes/dia, durante 10 a 14 dias, tem sido o tratamento recomendado para pacientes com ICD leve, devido a seu baixo custo. Entretanto, um ensaio clínico prospectivo e randomizado de grande porte sobre a vancomicina *versus* o metronidazol questionou essa recomendação, visto que demonstrou ser a vancomicina estatisticamente superior ao metronidazol em todos os pacientes com ICD.[A1] Em consequência, as novas diretrizes nos EUA não recomendam mais o metronidazol como tratamento de primeira linha da ICD, seja qual for a gravidade. Pacientes com ICD leve/moderada ou grave (definida, de maneira variável, como uma contagem de leucócitos de > 15.000 ou aumento da creatinina de > 1,5 vez acima do valor basal) devem ser tratados com vancomicina, em uma dose de 125 mg VO, 4 vezes/dia, durante 10 dias, ou com fidaxomicina, em uma dose de 200 mg VO, 2 vezes/dia, durante 10 dias. A fidaxomicina é um antibiótico macrocíclico de espectro estreito, que é tão eficaz quanto a vancomicina e reduz a infecção recorrente.[A2] A resposta antecipada a esses medicamentos consiste em rápida defervescência, com normalização gradual dos hábitos intestinais. O tempo médio para a resolução da diarreia é de cerca de 3 dias; se não houver resolução dos sintomas com 5 ou 6 dias de tratamento, deve-se considerar a mudança no tratamento. Entretanto, não existem dados que sustentem o uso de mais de um medicamento de cada vez no tratamento da ICD, a não ser na presença de doença fulminante. Com frequência, a ausência de resposta significa que a doença progrediu excessivamente, ou que outra condição é responsável pelos sintomas. Em pacientes com ICD grave complicada ou fulminante, o tratamento clínico inclui vancomicina em uma dose mais alta (500 mg, 4 vezes/dia) VO ou por tubo nasogástrico; se houver íleo paralítico, acrescenta-se metronidazol (500 mg IV, a cada 8 horas), e administra-se também vancomicina por enema. Se os sinais/sintomas progridem com essa terapia, a colectomia pode salvar a vida do paciente e deve ser realizada antes que a contagem de leucócitos alcance 50.000/$\mu\ell$ ou que a concentração de lactato alcance 5,0 mmol/ℓ. Um procedimento de ileostomia em alça com preservação do cólon, seguido de infusão de polietilenoglicol e vancomicina, demonstrou reduzir a mortalidade, em comparação com controle históricos de colectomia e pode constituir um procedimento preferido à colectomia.

Outras opções de antibióticos incluem o ácido fusídico oral, a teicoplanina, nitazoxanida, a rifaximina e a bacitracina, porém a maioria desses medicamentos só foi avaliada em um pequeno número de pacientes, e nenhum (como o metronidazol) recebeu aprovação da Food and Drug Administration (FDA) para o tratamento da ICD. Não há evidências convincentes de que os agentes de ligação de toxinas, como a colestiramina e os probióticos, sejam úteis no tratamento de ICD. Cerca de 20 a 25% dos pacientes tratados com vancomicina ou metronidazol apresentam recorrência dos sintomas quando o tratamento é interrompido, devido à persistência dos esporos de *C. difficile* ou à aquisição de uma nova cepa. Recomenda-se o tratamento da ICD recorrente com vancomicina, vancomicina mais redução gradual e pulso, ou fidaxomicina. Os pacientes que sofrem múltiplas recorrências da ICD são extremamente difíceis de tratar e podem se beneficiar de uma consulta com um especialista em doenças infecciosas ou com gastroenterologista. O actoxumabe e o bezlotoxumabe[11] são anticorpos monoclonais humanos dirigidos contra as toxinas A e B de *C. difficile*, respectivamente. Em pacientes que recebem tratamento antibiótico para ICD primária ou recorrente, o bezlotoxumabe (infusão de uma dose de 10 mg por quilograma de peso corporal) foi associado a uma taxa substancialmente menor de infecção recorrente do que o placebo e apresenta um perfil de segurança semelhante ao do placebo. O acréscimo de actoxumabe não melhorou a eficácia.[A3]

Dados observacionais e ensaios clínicos randomizados e prospectivos sugerem que o transplante de microbiota fecal possa ser um tratamento efetivo para a infecção recorrente por *C. difficile*.[A4,A5] Além disso, o transplante de microbiota fecal congelada é tão efetivo quanto a microbiota fresca para a resolução clínica da diarreia em pacientes com infecção recorrente por *C. difficile*.[A6] Em um ensaio clínico randomizado, as fezes de doador administradas por colonoscopia pareceram ser seguras e foram mais eficazes do que o transplante autólogo de microbiota fecal na prevenção de episódios subsequentes de infecção por *C. difficile*.[A7] Em adultos com ICD recorrente, o transplante de microbiota fecal por cápsulas orais demonstrou não ser inferior à administração por colonoscopia na prevenção de infecção recorrente ao longo de 12 semanas.[A8] Em pacientes que tiveram recuperação clínica após tratamento com metronidazol ou vancomicina, a administração oral de esporos da cepa M3 não toxigênica de *C. difficile* pode resultar em colonização do trato gastrintestinal e reduzir significativamente a ICD recorrente.

PROGNÓSTICO

A maioria (cerca de 80%) dos pacientes responde a retirada simples do antibiótico implicado, juntamente com um único ciclo de vancomicina ou fidaxomicina. Alguns pacientes com doença fulminante acabam necessitando de colectomia. A taxa de mortalidade atribuída à doença alcança 7% em grandes séries, e a maioria dos casos letais ocorre em pacientes com mais de 65 anos. Os pacientes com múltiplas recorrências necessitam de ciclos repetidos de antibióticos, habitualmente vancomicina com esquemas de redução gradual e dose pulsada, ou fidaxomicina, que podem precisar ser continuados por semanas a meses, ou podem necessitar transplante de microbiota fecal.

INFECÇÃO TECIDUAL NECROSANTE POR CLOSTRÍDIOS

Clostridium sordellii

DEFINIÇÃO E PATÓGENO

Clostridium sordellii é outra espécie de clostrídio que produz grandes citotoxinas (LCC) e que se tornou mais comum como causa de choque séptico e fasciite necrosante em associação a traumatismo, parto, aborto médico e uso de substâncias injetáveis. A antitoxina contra *C. sordellii* produz neutralização cruzada do efeito citotóxico das toxinas de *C. difficile*, indicando a semelhança dessas LCC.

EPIDEMIOLOGIA

O microrganismo é comumente encontrado no solo e nas fezes de animais e, em certas ocasiões, transitoriamente na vagina ou no reto de seres humanos em todo o mundo.[12] A contaminação de feridas com o solo constitui a via suspeita habitual de infecção. Foram descritas infecções após feridas traumáticas, parto, aborto médico e uso de substâncias injetáveis por via intramuscular ou subcutânea.

BIOPATOLOGIA

Clostridium sordellii produz até sete toxinas identificadas; destas, a toxina hemorrágica (TcsH) e a toxina letal (TcsL), ambas LCC e análogas às TcdA e TcdB de *C. difficile*, são consideradas como principais fatores de virulência. Tanto a TcsL quanto a TcsH estão localizadas em plasmídios de *C. sordellii*. A TcsL demonstrou ser essencial para a virulência. As toxinas produzem necrose local, edema progressivo e choque, resultando em alta mortalidade. As toxinas são glicosiltransferases, que glicosilam as proteínas Rho, Rac ou Ras, causando comprometimento da organização do citoesqueleto e extravasamento capilar maciço, com edema progressivo.

MANIFESTAÇÕES CLÍNICAS

Os sinais/sintomas iniciais são inespecíficos e incluem náuseas, letargia, tontura e dor à compressão do local da infecção. Em algumas horas, surgem taquicardia e hipotensão. Os exames laboratoriais revelam leucocitose acentuada ou reação leucemoide. A hipotensão e a taquicardia são refratárias ao tratamento. O edema secundário ao extravasamento capilar é proeminente, resultando em hemoconcentração, porém com pouca ou nenhuma febre. É comum a ocorrência de derrames peritoneais e pleurais. Elevações dos leucócitos superiores a 75.000/μℓ estão associadas a desfecho fatal.

Infecção associada ao parto e ao aborto médico

Trata-se de uma infecção rara, em que as pacientes, 4 a 7 dias após a administração de mifepristona oral e misoprostol vaginal para aborto médico, apresentam náuseas, vômitos, fraqueza, dor abdominal, hipotensão e taquicardia, com pouca ou nenhuma febre e, com frequência, ausência notável de achados ao exame pélvico. A apresentação assemelha-se à da síndrome de choque tóxico. Há rápida progressão para o colapso vascular e a parada cardíaca. A leucocitose é acentuada, com contagens de leucócitos que se aproximam de 100.000/μℓ na maioria das pacientes. Após o parto, a apresentação é semelhante, porém o edema localizado e a coloração dos lábios do pudendo e do períneo podem ser evidentes se o local de episiotomia estiver infectado. Todas as pacientes até hoje morreram.

Infecção associada ao uso de substâncias injetáveis

A heroína do tipo *black tar* (uma forma de heroína escura, pegajosa, menos refinada e mais barata) tem sido associada à fasciite necrosante no local de injeção subcutânea ou intramuscular, presumivelmente uma consequência dos contaminantes misturados com a heroína. Os pacientes apresentam depois de 2 a 7 dias sintomas de fasciite necrosante do membro superior ou inferior no local de injeção da heroína, acompanhada, em alguns casos, de hipotensão. É necessário proceder ao desbridamento cirúrgico agressivo no local da infecção, juntamente com administração de líquidos e vasopressores. As culturas do tecido desbridado revelam múltiplos microrganismos, além do *C. sordellii*. A taxa de mortalidade nesses pacientes é de 50%.

DIAGNÓSTICO

O diagnóstico é difícil devido à ausência de sinais/sintomas específicos; todavia, em geral, é estabelecido pela identificação da provável fonte de infecção e isolamento do *C. sordellii* do local de infecção ou de hemoculturas. A análise com reação em cadeia da polimerase para *C. sordellii* em tecidos infectados pode ser necessária para estabelecer o diagnóstico quando as culturas são negativas. Outras bactérias também são comumente encontradas no local de infecção. A TC ou a RM podem ser úteis na identificação das infecções localizadas, que podem ser então excisadas ou drenadas cirurgicamente, fornecendo material para o diagnóstico microbiológico.

PREVENÇÃO

As infecções por *C. sordellii* são muito raras, e o mecanismo de ação da infecção, particularmente após aborto médico não é conhecido. Entretanto, a atenção cuidadosa para a limpeza de feridas, evitar a injeção de substâncias na pele ou no músculo e manter uma boa higiene durante o parto provavelmente ajudam a prevenir a infecção por *C. sordellii*.

TRATAMENTO

Não se dispõe de informações sobre o tratamento definitivo. A infecção progride tão rapidamente que as intervenções terapêuticas raramente são bem-sucedidas. A cirurgia para remover os locais necróticos de infecção e a administração de líquidos intravenosos e vasopressores para o tratamento da hipotensão e da taquicardia constituem cuidados de suporte. O antibiograma sugere que os betalactâmicos, a clindamicina, as tetraciclinas e o cloranfenicol são ativos, porém não se dispõe de dados de eficácia sobre o tratamento clínico. Teoricamente, o uso de um antibiótico, como a clindamicina, para suprimir a síntese de toxina, poderia ser um adjuvante útil no tratamento. Atualmente, não existe nenhuma antitoxina disponível.

PROGNÓSTICO

As infecções após o parto ou aborto médico têm sido uniformemente fatais. A mortalidade em usuários de substâncias injetáveis ou em pacientes após traumatismo ou cirurgia é de cerca de 50%.

Infecção por *Clostridium novyi* em usuários de substâncias injetáveis

A alfatoxina do *C. novyi* provoca uma doença produtora de LCC em seres humanos. *Clostridium novyi* é reconhecido há muito tempo como causa de toxemia fatal em animais com feridas contaminadas. Ocorreu um surto extenso de infecções humanas na Escócia, na Irlanda e em outras partes do Reino Unido entre 2000 e 2009 em indivíduos que injetavam heroína extravascularmente (na pele ou no músculo). Uma infecção necrosante localizada foi reconhecida, com edema doloroso, sepse e mortalidade significativa. Os achados consistem em inflamação do tecido mole, edema e necrose nos locais de injeção, colapso circulatório, leucocitose pronunciada e derrames pleurais. Em geral, o tratamento envolve desbridamento e administração de antibióticos (gentamicina, flucloxacilina, penicilina, metronidazol e clindamicina foram utilizados durante esse surto, visto que as infecções são tipicamente de origem polimicrobiana).

Mionecrose por clostrídios (gangrena gasosa)

DEFINIÇÃO

A mionecrose por clostrídios ou gangrena gasosa pode ser causada por várias espécies de *Clostridium*, mais comumente *C. perfringens* após traumatismo ou lesão tecidual e *C. septicum* após disseminação de uma fonte colônica.

EPIDEMIOLOGIA

A gangrena gasosa tem sido historicamente uma complicação de ferimentos em campos de batalha e de traumatismo em situações sem combate. Nos EUA, o número estimado de casos é de cerca de 1.000 por ano. As lesões traumáticas são responsáveis por cerca de 50% dos casos, em que os acidentes automobilísticos são responsáveis pela maioria; o restante desenvolve-se em pacientes após lesões por esmagamento, acidentes industriais, ferimentos por arma de fogo e queimaduras. Em certas ocasiões, a mionecrose por clostrídios pode ser precipitada por lesões menores, como ferimentos penetrantes, injeções intramusculares, lacerações simples e injeções subcutâneas com epinefrina. As complicações pós-operatórias respondem por cerca de 30% dos casos e, com mais frequência, estão associadas à cirurgia de apêndice, do trato biliar ou do intestino. Cerca de 20% são representados por casos "espontâneos" ou não traumáticos e estão sempre associados a uma neoplasia maligna oculta do cólon.

BIOPATOLOGIA

Os clostrídios estão amplamente distribuídos na natureza e podem ser cultivados a partir de quase todas as amostras de solo, do ambiente hospitalar e do intestino humano. Um fator crítico é o estado fisiológico da ferida com condições que sustentam a germinação e a produção de toxinas por clostrídios toxigênicos. O baixo potencial de oxirredução, a hipoxia, substratos apropriados e os íons cálcio são particularmente cruciais. A probabilidade de infecção aumenta de modo substancial com músculo desvitalizado e material estranho, como solo. *Clostridium perfringens* elabora pelo menos 12 toxinas reconhecidas, sobretudo alfatoxina e a tetatoxina do *C. perfringens* tipo A. Embora a interação seja complexa, as evidências sustentam um papel central para a alfatoxina, uma fosfolipase C, e para a tetatoxina ou perfringolisina O, uma citolisina dependente de colesterol, na morte celular extensa e na interrupção da perfusão microvascular, que caracterizam a mionecrose por clostrídios. As alterações na perfusão vascular são provavelmente mediadas pela agregação plaquetária induzida por toxina e marginação dos leucócitos. A alfatoxina do *C. septicum*, uma citolisina formadora de poros não relacionada com a alfatoxina de *C. perfringens*, também provoca morte celular e alterações na perfusão microvascular.

MANIFESTAÇÕES CLÍNICAS

Em geral, os sinais/sintomas iniciais de mionecrose traumática surgem 1 a 4 dias após o evento precipitante, embora esse período possa variar de 8 horas a 3 semanas. O sintoma inicial consiste em dor, que é frequentemente súbita e intensa no local de cirurgia ou traumatismo. A pele acometida apresenta edema intenso e, inicialmente, é pálida antes de evoluir para coloração bronzeada ou magenta, seguida de formação de bolhas. As bolhas contêm líquido, que pode ser claro ou hemorrágico. A secreção tem um odor descrito como "fétido adocicado".

Colapso circulatório e hipotensão que não respondem à reposição volêmica são comuns e podem refletir o efeito da alfatoxina, que suprime a contratilidade cardíaca. Cerca de 15% dos pacientes apresentam bacteriemia, que é habitualmente complicada por hemólise rápida, com acentuada queda do hematócrito, que pode cair até mesmo para 0%. As complicações comuns incluem icterícia, hipotensão, insuficiência hepática e insuficiência renal. Com frequência, a insuficiência renal deve-se à hemoglobulinúria e mioglobinúria, mas também pode ser causada por necrose tubular aguda em consequência da hipotensão. Apesar da gravidade da doença, o estado mental do paciente é, em geral, notavelmente satisfatório até uma fase muito avançada da doença. A intervenção cirúrgica revela necrose muscular, sem contração do músculo com estimulação. A dissecção mais profunda revela músculo necrótico vermelho intenso, que se torna negro e extremamente friável nos estágios finais.

A gangrena gasosa uterina, que outrora era comum após abortos sépticos, é agora rara, mas pode complicar o parto normal, a amniocentese, a cesariana ou o aborto. O início é habitualmente súbito, com febre, taquicardia, hipotensão, insuficiência renal e icterícia. A radiografia pode revelar gás na parede uterina. A urina com frequência tem coloração "vinho do Porto" em consequência da hemoglobinúria, e, muitas vezes, observa-se icterícia, devido à hemólise intravascular maciça. As causas habituais incluem *C. perfringens* e *C. sordellii*.

A mionecrose espontânea ocorre na ausência de traumatismo e, em geral, é causada por *C. septicum*. Uma associação distinta é observada com o câncer de cólon e a enterocolite neutropênica, que representam portas de entrada para a disseminação hematogênica do *C. septicum*. Essa infecção também é observada na leucemia aguda. As portas habituais de entrada são o íleo terminal, o ceco e o cólon ascendente, o que explica o termo *tiflite* ou enterocolite neutropênica. A neoplasia maligna conhecida ou oculta foi associada em 71% dos pacientes, e a taxa de mortalidade alcançou 67% em uma grande revisão recente de mionecrose espontânea por *C. septicum*.[13]

DIAGNÓSTICO

O diagnóstico de gangrena gasosa baseia-se habitualmente em uma constelação de manifestações clínicas características, incluindo mionecrose de um membro ou da parede abdominal, choque e insuficiência renal. O paciente se queixa tipicamente de dor intensa. O reconhecimento precoce é importante, visto que a instituição precoce do tratamento influencia fortemente o prognóstico. O diagnóstico é estabelecido pelo exame da pele e do músculo, que revela secreção podre, bolhas características e crepitações. A coloração de Gram revela numerosos bacilos gram-positivos, sem células inflamatórias. O exame histopatológico da lesão mostra mionecrose sem leucócitos polimorfonucleares, um achado notavelmente diferente da maioria das infecções de tecidos moles, que não exibem necrose e apresentam células inflamatórias em quantidades abundantes. Observa-se a presença de gás no tecido, que pode ser detectado por exame físico, radiografia ou outras técnicas de imagem.

PREVENÇÃO

O princípio básico de prevenção é consiste em manejo adequado das feridas traumáticas – estabelecimento de drenagem adequada, remoção de corpos estranhos, drenagem de hematomas e estabelecimento de uma boa hemostasia.

TRATAMENTO

O aspecto mais importante do tratamento consiste em desbridamento cirúrgico imediato. Muitos casos exigem cirurgia extensa e, com frequência, mutilante. A penicilina e a clindamicina são recomendadas, porém raramente são adequadas sem cirurgia radical, exceto em pacientes com enterocolite neutropênica, que, com frequência, podem ser tratados com antibióticos. A justificativa do uso de penicilina em associação com clindamicina reside no fato de que algumas cepas de clostrídios são resistentes à clindamicina; todavia, esta última é provavelmente um fármaco superior para reduzir a formação de toxina. Outros antibióticos geralmente efetivos incluem o metronidazol e o cloranfenicol. O uso de oxigênio hiperbárico é controverso, em parte pelo fato de que os ensaios clínicos terapêuticos serem de baixa qualidade ou não convincentes.

PROGNÓSTICO

Os fatores associados a um prognóstico sombrio incluem idade avançada, localização no tronco, associação à doença subjacente grave, leucopenia, insuficiência renal, hemólise e choque. Os melhores resultados são observados em pacientes jovens com comprometimento de apenas um membro. O manejo é importante, particularmente a realização de cirurgia precoce e agressiva, bem como o uso de antibióticos. A taxa de mortalidade global de pacientes com gangrena gasosa traumática em centros terciários é de cerca de 25%.

INFECÇÕES POR CLOSTRÍDIOS NEUROTÓXICOS

Botulismo

DEFINIÇÃO

O botulismo é uma doença neuroparalítica grave, caracterizada por paralisia de neurônio motor flácida descendente. É causado pela toxina botulínica produzida por *C. botulinum*.

O patógeno

Clostridium botulinum é um anaeróbio obrigatório gram-positivo, formador de esporos, amplamente distribuído na natureza e encontrado, com frequência, no solo, em ambientes marinhos e em produtos agrícolas. Cada cepa produz uma das oito toxinas designadas pelas letras A a H. A toxina botulínica também pode ser produzida pelas espécies relacionadas de clostrídios, *C. baratii* e *C. butyricum*. Todas essas neurotoxinas provocam a mesma síndrome; as causas habituais da doença em seres humanos são os tipos A, B e E, com raros casos produzidos pelo tipo F.

EPIDEMIOLOGIA

O botulismo nos seres humanos geralmente é um de três tipos: botulismo de origem alimentar, botulismo do lactente ou botulismo de feridas. Raramente, o botulismo é contraído em consequência de acidentes iatrogênicos com toxina botulínica, que é um agente de bioterrorismo potencial se for inalado ou ingerido.

O botulismo transmitido por alimentos é a forma mais comum de botulismo no mundo, porém ocupa um segundo lugar distante em relação ao botulismo do lactente nos EUA. Entretanto, ocorreram recentemente 31 casos de ingestão de álcool feito em prisão (pruno)[14] e oito casos em consequência da ingestão de produtos comerciais enlatados (molho de pimenta para cachorro-quente). Os alimentos implicados com mais frequência são vegetais enlatados caseiros ou alimentos fermentados, e a maioria dos casos consiste em casos isolados esporádicos, envolvendo, em certas ocasiões, duas ou três pessoas. Os alimentos comercialmente conservados e preparados em restaurantes também constituem causas raras de botulismo de origem alimentar. A toxina do tipo A é predominante nos EUA. O Alasca tem a maior taxa entre todos os estados, com aproximadamente 35% de todos os casos; 80% dos casos no Alasca são produzidos pelo tipo E e, com mais frequência, estão associados a métodos de fermentação utilizados no preparo de peixes e mamíferos marinhos pelos povos nativos do Alasca. A carne e os seus derivados frequentemente estão implicados na Europa, onde a toxina predominante é do tipo B. Na China, o veículo mais frequente consiste em um produto vegetal, e o tipo A predomina.

O botulismo do lactente constitui a forma reconhecida com mais frequência nos EUA, bem como o tipo de botulismo mais recentemente descoberto, descrito pela primeira vez em 1976. É causado pela produção de toxina botulínica no intestino após suposta ingestão de esporos e colonização em lactentes de 2 a 36 semanas. O mel foi identificado como fonte de esporos de *C. botulinum*; entretanto, na maioria dos casos, a fonte nunca é identificada. Quase todos os casos são produzidos pela toxina do tipo A ou tipo B. Em geral, os sintomas começam com constipação intestinal, seguida de alimentação deficiente, choro fraco, letargia e fraqueza generalizada, que se caracteriza como a "síndrome do bebê hipotônico", devido à perda do controle da cabeça. Essa forma de botulismo é rara em adultos e ocorrem, com mais frequência, em pacientes com anormalidades anatômicas ou funcionais dos intestinos.

O botulismo por feridas, descrito pela primeira vez em 1943, é a forma menos frequente da doença e, em geral, é causado pela toxina do tipo A ou do tipo B. Raramente, são relatados casos esporádicos em feridas traumáticas contaminadas por solo. Foram descritos surtos no oeste dos EUA em usuários de heroína do tipo *black tar* produzida no México, particularmente se a substância for injetada por via intramuscular ou subcutânea (*skin popping*).[15] Esses usuários de substâncias também desenvolvem infecções por outros clostrídios, incluindo fasciite necrosante causada por *C. sordellii* e *C. novyi* e tétano causado por *C. tetani*.

A inalação ou a ingestão da toxina botulínica é considerada um dos seis principais agentes de arma biológica em termos de probabilidade de uso. O método suposto seria a contaminação do suprimento de alimentos, abastecimento de água ou bebidas comerciais ou aerossolização em uma área densamente povoada, causando botulismo por via inalatória. Estima-se que a liberação da toxina por aerossol de uma fonte pontual poderia incapacitar ou matar 10% das pessoas em um raio de 0,5 km.

O botulismo iatrogênico resulta do uso incorreto de toxina botulínica para fins cosméticos ou terapêuticos. As doses para tratamento estético são muito baixas para causar doença sistêmica, porém o uso de produtos não licenciados com altas concentrações de toxina botulínica pode causar sintomas sistêmicos. Doses mais altas utilizadas no tratamento de distúrbios musculares foram responsáveis por casos esporádicos com sintomas sistêmicos semelhantes aos do botulismo.

BIOPATOLOGIA

Os achados patológicos resultam da absorção de toxinas pelo intestino (toxina pré-formada ingerida em alimentos ou produção *in situ* no intestino em lactentes), de inalação (aerossol de bioterrorismo), absorção de fontes de infecção cutânea (feridas) ou injeção iatrogênica. A toxina é disseminada pela circulação sistêmica e provoca paralisia flácida ao ligar-se às terminações de neurônios motores pré-sinápticos e ao bloquear a transmissão da acetilcolina através da junção neuromuscular. As doses letais estimadas de toxina botulínica A purificada para um ser humano de 70 kg são de 0,09 a 0,15 μg quando administradas por via intravenosa, de 0,8 a 0,9 μg quando inaladas e de 70 μg quando administradas por via oral.

MANIFESTAÇÕES CLÍNICAS

Ao contrário da síndrome de Guillain-Barré (ver Capítulo 392), que é uma paralisia ascendente, o botulismo caracteriza-se por fraqueza generalizada e paralisia descendente. Os sinais/sintomas resultam da absorção da toxina botulínica pelo intestino, pelos pulmões ou por uma ferida. Os sinais/sintomas clínicos consistem em paralisias de nervos cranianos altamente distintas e, em geral, simétricas, seguidas de paralisia flácida descendente simétrica. O comprometimento proeminente dos nervos cranianos III, IV e VI provoca borramento visual e diplopia; o comprometimento do nervo craniano VII causa a face inexpressiva característica e disfagia, e o comprometimento do nervo craniano IX provoca disartria. Assim, os sinais/sintomas iniciais incluem os "quatro *d*" – diplopia, disartria, disfagia e disfonia – embora este último raramente seja relatado, com o borramento visual sendo relatado mais comumente do que a diplopia. Esses achados são seguidos de paralisia descendente do membro superior e paralisia respiratória. O exame neurológico revela paresia bilateral do nervo craniano VI, ptose, pupilas dilatadas com reação lenta e diminuição do reflexo faríngeo, seguidas por comprometimento descendente dos neurônios motores. Os reflexos tendíneos profundos estão diminuídos ou ausentes. O paciente se mantém lúcido, os sinais vitais estão normais e os achados neurológicos são simétricos. A insuficiência respiratória é a causa mais comum de morte. A duração da doença e a magnitude da paralisia na ausência de tratamento são extremamente variáveis. Os sinais/sintomas podem limitar-se a alguns nervos cranianos, ou pode haver paralisia completa de todos os músculos voluntários. Pode haver progressão no decorrer de um período de horas a dias. A cronologia e a magnitude dos déficits neurológicos dependem do tamanho do inóculo da toxina botulínica.

DIAGNÓSTICO

Deve-se suspeitar de botulismo em pacientes com paralisia flácida aguda afetando os nervos cranianos, sobretudo se houver disfunção bilateral do nervo craniano VI, achados neurológicos associados e relato de consumo de alimento suspeito (10 horas a 5 dias antes), como alimentos em conserva ou enlatados caseiros. Náuseas, vômitos, dor abdominal e diarreia são comuns no início da doença, com ocorrência de constipação intestinal quando a paralisia se desenvolve. O achado de dois ou mais casos epidemiologicamente ligados é praticamente diagnóstico de botulismo de origem alimentar, visto que as outras causas de paralisia são raras e esporádicas. Se não houver ingestão alimentar suspeita, deve-se procurar feridas potencialmente infectadas, incluindo locais de injeção em usuários de heroína do tipo *black tar* produzida no México. No bioterrorismo, a epidemiologia pode refletir exposição a uma fonte comum, como abastecimento local de água ou toxina aerossolizada, mas também pode ser amplamente distribuída por meio de uma fonte alimentar contaminada, como o suprimento de leite.

Os exames laboratoriais quando existe suspeita de botulismo de origem alimentar incluem análise do soro, das fezes, do conteúdo gástrico ou do alimento para a toxina botulínica e cultura de fezes e do alimento suspeito ou feridas para *C. botulinum*. As amostras para ensaio de toxina devem ser coletadas antes de iniciar o tratamento com antitoxina. No botulismo de ferida, o diagnóstico é estabelecido pelo isolamento de *C. botulinum* a partir de culturas de feridas ou a detecção da toxina no soro. Em geral, os ensaios para detecção da toxina estão apenas disponíveis em laboratórios de saúde pública. O padrão é um bioensaio em camundongo para a detecção e a quantificação da toxina. O tipo de toxina é determinado por neutralização com anticorpo tipo-específico. Em geral, os pacientes adultos com evidências clínicas de botulismo transmitidos por alimentos apresentam toxina detectável no soro em um terço dos casos e toxina detectável nas fezes em um terço dos casos, porém o microrganismo é isolado das fezes em cerca de 60%.

O diagnóstico diferencial inclui miastenia *gravis*, síndrome de Guillain-Barré, paralisia por carrapato, acidente vascular encefálico, triquinose, síndrome de Eaton-Lambert, hipocalcemia, hipermagnesemia, envenenamento por organofosforado, envenenamento por atropina e envenenamento paralítico por mariscos e baiacu. A eletromiografia (EMG) usando estímulos repetitivos (2 a 50/s) pode ser útil para distinguir as causas de paralisia flácida. Os padrões de eletromiografia com estimulação supramáxima lenta e rápida exibem respostas semelhantes no botulismo e na síndrome de Eaton-Lambert. Os achados na análise do líquido cerebrospinal e nos exames de imagem do encéfalo são normais no botulismo.

PREVENÇÃO

A doença pode ser prevenida pela destruição dos esporos na fonte alimentar original, pela inibição da germinação ou pela destruição da toxina pré-formada.

TRATAMENTO

Os médicos que suspeitam de botulismo devem procurar imediatamente um parecer clínico, notificar as autoridades de saúde pública e administrar antitoxina. Nos EUA, a agência a ser notificada é o departamento de saúde estadual, que entrará em contato com os Centers for Disease Control and Prevention (CDC) se necessário. Dispõe-se de consultas de emergência adicionais a partir do oficial de serviço do botulismo dos CDC por intermédio do CDC Emergency Operations Center (telefone nos EUA: 770-488-7100); em outros países, deve-se entrar em contato com agências de saúde pública semelhantes. O tratamento consiste em cuidados de suporte e em neutralização passiva com antitoxina botulínica equina.[a]

Nos EUA, o tratamento padrão de adultos, desde 2010, é a antitoxina botulínica heptavalente (HBAT) por meio de um protocolo de investigação de novos fármacos da FDA patrocinado pelos CDC. A HBAT contém anticorpo de origem equina contra sete tipos de toxina botulínica conhecidos (A a G) com os seguintes valores de potência nominal: 7.500 U de anti-A; 5.500 U de anti-B; 5.000 U de anti-C; 1.000 U de anti-D; 8.500 U de anti-E; 5.000 U de anti-F; e 1.000 U de anti-G. A imunoglobulina botulínica é um tratamento derivado de seres humanos para o botulismo do lactente dos tipos A e B, disponível para o botulismo do lactente por intermédio do California Infant Botulism Treatment and Prevention Program. A antitoxina deve ser administrada o mais cedo possível, e não se deve adiar o tratamento, aguardando os resultados microbiológicos. Esse tratamento não reverte a paralisia nem neutraliza a toxina que já está ligada às terminações nervosas, porém neutralizar efetivamente a toxina livre na circulação para impedir a progressão. A antitoxina HBAT é derivada de cavalos, e, em consequência, podem ocorrer reações de hipersensibilidade.

A insuficiência respiratória é um importante risco, e os pacientes precisam ser monitorados cuidadosamente, com critérios liberais de suporte ventilatório. A necessidade de ventilação mecânica varia de cerca de 20% em adultos com a doença de origem alimentar até 60% em pacientes com botulismo do lactente. Outras formas de cuidados de suporte incluem alimentação enteral ou parenteral e posicionamento do paciente na posição de Trendelenburg reversa.

[a]N.R.T.: No Brasil, ver *Guia de Vigilância em Saúde*, 3ª edição, 2019: https://portalarquivos2.saude.gov.br/images/pdf/2019/junho/25/guia-vigilancia-saude-volume-unico-3ed.pdf. Acesso em 11 out. 2021.

A toxina pode ser removida do trato gastrintestinal por meio de lavagem gástrica, catárticos e enemas no início da doença. Não há necessidade de tratamento com antibióticos, exceto no botulismo de feridas.

PROGNÓSTICO

A taxa de mortalidade do botulismo de origem alimentar não tratado era de 60 a 70%, porém atualmente é de 3 a 5% com tratamento. Nos EUA, o botulismo do lactente apresenta hoje uma taxa de mortalidade inferior a 1%; o uso de antitoxina humana reduziu a duração mediana de hospitalização de 6 para 3 semanas. Os pacientes que sobrevivem a qualquer forma de botulismo geralmente têm uma recuperação completa.

Tétano

DEFINIÇÃO

O tétano é uma síndrome neurológica, caracterizada por rigidez generalizada e espasmo convulsivo dos músculos esqueléticos causados por uma neurotoxina elaborada no local de lesão pelo *C. tetani*.[15b]

O patógeno

Clostridium tetani é um bacilo gram-positivo anaeróbio, delgado e móvel. Quando esporula, o esporo terminal confere ao microrganismo uma forma característica em "baqueta de tambor" ou "raquete de tênis". A forma vegetativa produz tetanospasmina, uma neurotoxina que consiste em proteína com massa molecular de aproximadamente 151 kDa, incluindo uma cadeia pesada (100 kDa) que se liga às células neuronais e uma cadeia leve, que bloqueia a liberação de neurotransmissores.

EPIDEMIOLOGIA

Clostridium tetani pode ser encontrado em 2 a 23% das amostras de solo, com a maior proporção observada em solo tratado com esterco. O microrganismo também pode ser encontrado nas fezes de uma variedade de animais e aves domésticos e de fazenda. O tétano é mais comum em climas quentes e em áreas rurais intensamente cultivadas. O maior problema ocorre em países de recursos limitados, devido ao elevado número de mães não imunizadas e práticas não higiênicas. O número anual estimado de tétano neonatal nos países em desenvolvimento é de quase 60.000, principalmente em consequência de imunidade passiva inadequada provocada pela ausência de imunidade materna.[16] Nos EUA, foi notificada uma média de 29 casos de tétano entre 2001 e 2008, com taxa de mortalidade de 13,2%, e quase todos ocorreram em indivíduos não imunizados ou inadequadamente imunizados. Nos EUA, os pacientes a partir de 65 anos constituíram 31% dos pacientes e apresentaram a maior taxa de mortalidade de 31%.

BIOPATOLOGIA

A tetanospasmina, também conhecida como neurotoxina tetânica ou TeNT, constitui, com a toxina botulínica, uma das mais potentes toxinas microbianas conhecidas; a dose humana letal é de 2,5 ng/kg. Em geral, o tétano clínico resulta da entrada do microrganismo em uma ferida, em condições de baixo nível de oxigênio, o que possibilita a germinação dos esporos e a sobrevivência do microrganismo vegetativo para produzir a toxina. A entrada ocorre habitualmente por uma ferida traumática ou cirúrgica em local de injeção, queimaduras, úlceras da pele ou cordão umbilical infectado. A tetanospasmina liga-se às terminações nervosas periféricas e é então transportada pelos axônios no interior de vesículas delimitadas por membrana até os neurônios espinais, com velocidade de transporte de aproximadamente 75 a 250 mm/dia. A cadeia leve passa para as terminações pré-sinápticas, onde bloqueia a liberação de neurotransmissores em neurônios motores aferentes inibitórios. A perda da influência inibitória resulta em contração muscular sustentada. A ligação da toxina é irreversível, de modo que a recuperação exige a geração de novas terminações axonais.

MANIFESTAÇÕES CLÍNICAS

As formas de tétano incluem tétano generalizado, localizado, cefálico e neonatal. O tétano generalizado, que constitui a forma mais comum, representa 80 a 90% dos casos notificados nos EUA. O período de incubação habitual é de 3 a 21 dias (em média, de 8 dias), dependendo, em grande parte, da distância entre o local de lesão e o sistema nervoso central. Um curto período de incubação está associado a sinais/sintomas mais graves. O tétano generalizado caracteriza-se por um espasmo tônico persistente, com exacerbações breves. O pescoço e a mandíbula quase sempre são afetados. O trismo (mandíbula travada) constitui a queixa inicial em 75% dos casos, de modo que, com frequência, o paciente é inicialmente examinado por um dentista ou por um cirurgião bucomaxilofacial. Outras manifestações iniciais incluem irritabilidade, inquietação, diaforese e disfagia, com hidrofobia e salivação. O espasmo persistente da musculatura do dorso pode causar opistótono. Essas manifestações precoces refletem o comprometimento dos músculos paravertebrais. Com a progressão, todos os músculos sofrem contração, que é mais acentuada nos músculos mais fortes do que nos músculos mais fracos. Os estímulos sonoros ou táteis podem precipitar espasmos e convulsões generalizadas. O comprometimento do sistema nervoso autônomo pode resultar em arritmias graves, oscilação da pressão arterial, diaforese intensa, hipertermia, rabdomiólise, espasmo da laringe e retenção urinária. Na maioria dos casos, o paciente permanece lúcido e sem febre. A condição pode prosseguir por 3 a 4 semanas, apesar da terapia com antitoxina, devido ao tempo necessário para o transporte intra-axonal da toxina. As complicações incluem fraturas por contrações sustentadas, embolia pulmonar, infecções bacterianas e desidratação.

O tétano local, em que o paciente apresenta contrações musculares persistentes do membro envolvendo uma ferida contaminada, é raro e exibe considerável variação na sua gravidade. Nos casos leves, o paciente pode simplesmente apresentar espasmos do membro acometido; nos casos mais graves, os espasmos dolorosos locais progridem para o tétano generalizado. Essa forma relativamente incomum de tétano apresenta um prognóstico excelente, com apenas cerca de 1% de mortalidade.

O tétano cefálico também é raro e, em geral, surge após uma lesão craniana ou ocorre com infecção da orelha média por *C. tetani*. Os sinais/sintomas clínicos consistem em disfunção isolada ou combinada dos nervos cranianos motores, mais frequentemente o nervo craniano VII. Essa disfunção pode permanecer localizada, ou pode progredir para o tétano generalizado. O período de incubação é de apenas 1 ou 2 dias, e o prognóstico quanto à sobrevida é habitualmente sombrio.

O tétano neonatal é um tétano generalizado, que resulta da infecção por *C. tetani* em recém-nascidos. Ocorre principalmente em países em desenvolvimento, onde é responsável por mais da metade de todas as mortes neonatais.

DIAGNÓSTICO

O diagnóstico de tétano baseia-se habitualmente em observações clínicas. O suposto agente, *C. tetani*, é isolado a partir de cultura de material das feridas em apenas cerca de 30% dos casos. Os resultados da análise do líquido cerebrospinal são totalmente normais. Em geral, não há necessidade de exames diagnósticos, exceto nos casos em que não há uma porta de entrada identificada. O diagnóstico diferencial depende das características clínicas dominantes e inclui reações distônicas em consequência de toxicidade de neurolépticos, transtornos convulsivos, tetania por hipocalcemia ou alcalose, abstinência alcoólica e envenenamento por estricnina. A estricnina também antagoniza a glicina, e o envenenamento por estricnina constitui a única condição que realmente simula o tétano. Os níveis de estricnina no sangue e na urina estabelecem o diagnóstico. As reações distônicas podem assemelhar-se ao tétano e são diferenciadas pela rápida resposta a agentes anticolinérgicos.

PREVENÇÃO

A imunização com toxoide tetânico é praticamente 100% efetiva, de modo que quase todos os casos de tétano são observados em indivíduos não vacinados ou inadequadamente imunizados. O Advisory Committee on Immunization Practices recomendou a vacina de toxoides diftérico e tetânico e pertússis acelular (DTaP) para imunização ativa de lactentes e crianças aos 2 meses, 4 meses, 6 meses, 15 a 18 meses e 4 a 6 anos. Os níveis protetores de antitoxina sérica em indivíduos que completam a séria primária persistem durante pelo menos 10 anos. A Td (toxoides tetânico e diftérico adsorvidos para uso em adultos) é recomendada a cada 10 anos, porém essa recomendação foi modificada, devido a preocupações com a diminuição da proteção por anticorpos antipertússis no adulto; em consequência, o Advisory Committee on Immunization Practices recomenda que todos os adultos a partir de 19 anos que ainda não tenham recebido uma dose de Tdap (toxoide tetânico, toxoide diftérico reduzido e pertússis acelular) devem receber uma dose única, independentemente do intervalo desde a última Td.[17] A série de imunização primária recomendada para indivíduos não vacinados com mais de 7 anos é a Td com 0, 4 a 8 semanas e 6 a 12 meses após a segunda dose e, em seguida, a cada 10 anos. Nos EUA, quase todos os estados exigem agora a imunização DTaP para matrícula escolar. A imunização de mulheres grávidas com Tdap confere proteção aos lactentes por meio da passagem transplacentária de anticorpos maternos e é recomendada durante o terceiro trimestre de cada gravidez para uma proteção passiva ideal do feto por anticorpos.

A prevenção do tétano após lesão (Tabela 280.1) exige o cuidado apropriado da ferida, imunização adequada e consideração de profilaxia antibiótica. O objetivo da cirurgia é eliminar o tecido necrótico, as coleções purulentas e os corpos estranhos que promovam as condições ambientais necessárias para a germinação de esporos. A imunização passiva com imunoglobulina antitetânica (IGAT) só é recomendada para feridas "propensas a tétano" em pacientes com estado de imunização primária inadequada ou desconhecida. A definição de uma ferida como propensa ao tétano depende do intervalo entre a lesão e o tratamento, do grau de contaminação, da extensão do tecido desvitalizado ou de corpos estranhos no local de lesão e da profundidade dessa lesão. Os agentes antimicrobianos como penicilina e metronidazol podem ser administrados para inibir a replicação das formas vegetativas de *C. tetani*, porém a imunização e a limpeza da ferida são consideradas mais importantes.

TRATAMENTO

Os pacientes com tétano necessitam de cuidados intensivos, com atenção particular para o suporte respiratório, administração de benzodiazepínicos, suporte do sistema nervoso autônomo, imunização passiva e ativa, desbridamento cirúrgico e antibióticos contra *C. tetani*. Pode haver progressão clínica durante 2 a 4 semanas, apesar do tratamento com antitoxina, devido ao tempo necessário para completar o transporte da toxina. A gravidade da doença pode ser reduzida por meio de imunidade parcial; em consequência, alguns pacientes apresentam doença leve com mortalidade mínima, enquanto outros têm taxas de mortalidade de até 60%, apesar dos cuidados especializados.

Cuidados de suporte

É de suma importância avaliar a função das vias respiratórias. Muitos pacientes necessitam de intubação endotraqueal com sedação com benzodiazepínicos e bloqueio neuromuscular; deve-se efetuar traqueostomia se o tubo endotraqueal provocar espasmos. Em geral, é necessário colocar um tubo de alimentação para suporte nutricional.

Controle dos espasmos musculares

Os benzodiazepínicos tornaram-se a base da terapia para controlar os espasmos e proporcionar sedação. O benzodiazepínico mais estudado é o diazepam, que é administrado em incrementos de 5 mg; o lorazepam e o midazolam são igualmente efetivos. Os pacientes com tétano podem apresentar alta tolerância aos efeitos sedativos desses fármacos e podem exigir doses excepcionalmente altas. Com a resolução dos sintomas do tétano, os fármacos precisam ser reduzidos gradualmente no decorrer de pelo menos 2 semanas para evitar reações de abstinência. Quando é impossível obter o controle dos espasmos com benzodiazepínicos, pode-se efetuar bloqueio neuromuscular a longo prazo com vecurônio (6 a 8 mg/hora).

Imunização passiva

Deve-se administrar imunoglobulina antitetânica humana o mais rápido possível para neutralizar a toxina que ainda não penetrou nos neurônios. A dose habitual é de 500 UI IM. As doses mais altas ou a administração intratecal não parecem ser mais efetivas. Uma alternativa à imunoglobulina antitetânica consiste em imunoglobulina intravenosa misturada. A imunoglobulina antitetânica equina é igualmente efetiva, porém a taxa de reações alérgicas é elevada, devido à fonte equina; essa preparação não deve ser utilizada se houver disponibilidade de imunoglobulina antitetânica humana.

Imunização ativa

O esquema padrão de três doses de imunização com toxoide tetânico deve ser administrado em um local de injeção diferente daquele utilizado para a imunoglobulina.

Antibioticoterapia

C. tetani é sensível *in vitro* a penicilinas, cefalosporinas, imipeném, macrolídios, metronidazol e tetraciclinas. Os estudos clínicos demonstram o uso preferencial do metronidazol, que deve ser administrado em uma dose intravenosa de 2 g/dia durante 7 a 10 dias.

Disfunção do sistema nervoso autônomo

Em geral, essa complicação reflete a liberação excessiva de catecolaminas e é habitualmente tratada com labetalol (0,25 a 1,0 mg/minuto) para controle da pressão arterial. A hipotensão pode exigir infusão de norepinefrina. Pode ser necessário marca-passo em caso de bradicardia.

Cirurgia

Deve-se efetuar desbridamento apropriado de todas as feridas.

Tabela 280.1 Diretrizes para a profilaxia do tétano no manejo de feridas de rotina.

HISTÓRIA DE VACINAÇÃO COM TOXOIDE TETÂNICO ADSORVIDO (Nº DE DOSES)	*FERIDAS LIMPAS E MENORES*		*TODAS AS OUTRAS FERIDAS**	
	Tdap OU Td†	**IGAT‡**	**Tdap OU Td†**	**IGAT‡**
< 3 ou desconhecido	Sim	Não	Sim	Sim
≥ 3	Não§	Não	Não¶	Não

*Como (mas não limitadas a) feridas contaminadas com sujeira, fezes, solo e saliva; feridas por punção; avulsões; e feridas causadas por projéteis de arma, esmagamento, queimaduras e úlceras de frio. †Para crianças com menos de 7 anos, a DTaP (vacina toxoides diftérico e tetânico e pertússis acelular pediátrica) é recomendada; se a vacina pertússis for contraindicada, administra-se DT (toxoides diftérico e tetânico pediátricos). Para indivíduos de 7 a 9 anos ou a partir de 65 anos, recomenda-se a Td (toxoides diftérico e tetânico para adultos). Em indivíduos de 10 a 64 anos, a Tdap (toxoides tetânico e diftérico mais pertússis acelular para adultos) é preferida à Td se o paciente nunca tiver recebido Tdap e não apresentar contraindicação para a vacina pertússis. A partir de 7 anos, se a Tdap não estiver disponível ou não for indicada, devido à idade, a Td é preferida à TT (toxoide tetânico isoladamente). Observar que as formulações pediátricas (DT e DTaP) contêm uma quantidade de toxoide tetânico semelhante à da Td para adultos, porém contêm três a quatro vezes mais toxoide diftérico. As vacinas DTaP e Tdap não contêm timerosal como conservante. ‡A IGAT é de origem humana. A antitoxina tetânica equina deve ser utilizada quando não houver IGAT. §Sim, se mais de 10 anos desde a última dose. ¶Sim, se mais de 5 anos desde a última dose.

PROGNÓSTICO

A taxa de mortalidade global do tétano generalizado é de 20 a 25%, mesmo em centros médicos modernos com amplos recursos. Os pacientes com tétano generalizado moderado ou grave em geral necessitam de tratamento por 3 a 6 semanas. As taxas de mortalidade mais elevadas são observadas nos extremos de idade. A causa mais frequente de morte é a pneumonia, porém muitos pacientes não exibem achados evidentes na necropsia, sugerindo que a morte foi diretamente causada pela neurotoxina. Os pacientes que sobrevivem habitualmente recuperam-se por completo.

OUTRAS INFECÇÕES POR CLOSTRÍDIOS

Enterite por *Clostridium perfringens* do tipo C

A enterite por *C. perfringens* do tipo C, também denominada enterite necrosante, é uma doença necrosante que acomete a parte proximal do intestino delgado, causada por cepas de *C. perfringens* produtoras de betatoxina. A enterite necrosante ocorre de forma esporádica ou em surtos, com mais frequência em países subdesenvolvidos, e de maneira mais notável na Papua-Nova Guiné nas décadas de 1960 e 1970, onde foi denominada *pigbel*, em virtude de sua associação a banquetes com carne de porco por aborígenes das terras altas. Foram também relatados surtos em refugiados Khmer na Tailândia, na década de 1980, e em Sri Lanka, em 2007. A enterite necrosante também ocorre raramente em casos isolados no mundo desenvolvido, particularmente em pacientes com diabetes melito.

BIOPATOLOGIA

As evidências experimentais e clínicas sustentam a infecção por *C. perfringens* do tipo C e a betatoxina como agente etiológico e como principal fator de virulência na enterite necrosante. O microrganismo foi identificado no local das lesões necróticas, a doença pode ser reproduzida em cobaias, os mutantes nulos do gene da betatoxina isogênica são avirulentos, e a vacinação com preparação de toxoide da betatoxina é protetora. A produção de betatoxina é rapidamente suprarregulada na presença de enterócitos Caco-2, e a toxina localiza-se no endotélio de seres humanos e leitões infectados por *C. perfringens* do tipo C. Esses achados podem explicar as características histopatológicas essenciais dessa doença, isto é, necrose profunda do intestino delgado com necrose vascular e hemorragia na lâmina própria.

MANIFESTAÇÕES CLÍNICAS

Em Papua-Nova Guiné, os pacientes afetados habitualmente desenvolvem dor abdominal intensa 12 horas a vários dias após um banquete ritual com carne de porco (ou, presumivelmente, outro alimento infectado). Com frequência, os achados estão associados a vômitos e diarreia sanguinolenta. O abdome torna-se distendido, e o espessamento das alças intestinais é algumas vezes percebido à palpação. A gravidade da doença e a evolução do paciente para recuperação espontânea ou para perfuração intestinal e morte dependem da extensão do comprometimento intestinal.

DIAGNÓSTICO

O reconhecimento da síndrome clínica é fundamental para o estabelecimento do diagnóstico. A cultura para a identificação de cepas específicas de *C. perfringens* produtoras de betatoxina continua sendo uma ferramenta de pesquisa e não é útil no manejo dos pacientes. As radiografias simples de abdome podem revelar dilatação das alças do intestino delgado e íleo.

PREVENÇÃO

Uma vacina de toxoide efetiva estava disponível e foi utilizada em Papua-Nova Guiné (onde a doença é endêmica) bem como no surto do campo de refugiados Khmer, em 1986. A vacinação foi interrompida em meados da década de 1990, e a vacina não está mais disponível. Um levantamento de crianças nas terras altas de Papua-Nova Guiné, em 2002, sugeriu que o *pigbel* era responsável por 9 a 16% dos casos de abdome agudo e concentrava-se em três regiões geográficas próximas.

TRATAMENTO

O tratamento é principalmente de suporte, incluindo aspiração nasogástrica e hidratação intravenosa. Com frequência, é necessário efetuar a ressecção cirúrgica do intestino infectado em pacientes que inicialmente não respondem às medidas de suporte. Os antibióticos (penicilina, cloranfenicol, metronidazol) são quase sempre administrados empiricamente, porém o seu papel não foi definido. O prognóstico depende da extensão da doença e da disponibilidade de cirurgia para pacientes com comprometimento intestinal mais extenso.

Diarreia por *Clostridium perfringens* do tipo A

Clostridium perfringens do tipo A é uma causa bem reconhecida de envenenamento alimentar, devido à ingestão de alimentos, em geral carne, densamente contaminados por *C. perfringens* produtor de enterotoxina, após a sua conservação em temperaturas inapropriadas. A produção de enterotoxina está associada à esporulação das bactérias vegetativas ingeridas no intestino delgado. O período de incubação é de 7 a 15 horas após a ingestão, e os sinais/sintomas mais proeminentes consistem em diarreia e dor abdominal. Em geral, a síndrome é leve e autolimitada.

Ao contrário do envenenamento alimentar por *C. perfringens* tipo A, uma síndrome de diarreia infecciosa mais grave e prolongada causada por esse microrganismo foi reconhecida em pacientes hospitalizados ou institucionalizados. Esses pacientes com frequência relatam uso prévio ou concomitante de antibióticos, e dispõe-se no comércio de um imunoensaio enzimático para a enterotoxina de *C. perfringens* para uso investigativo. Recomenda-se o tratamento com metronidazol para pacientes com diarreia prolongada. À semelhança da ICD, pode haver recorrência da diarreia após tratamento bem-sucedido.

Apesar da natureza autolimitada da maioria das síndromes diarreicas associadas a alimentos, *C. perfringens* do tipo A também tem sido responsável por surtos de doença fatal em pacientes com doença mental institucionalizados. Um recente surto em um hospital psiquiátrico estadual norte-americano associado ao preparo inadequado de frango foi notável pela ocorrência de três mortes (taxa de mortalidade de 7%) em pacientes em uso de agentes antimotilidade e nos quais foi constatada colite necrosante na necropsia.

Grau A Recomendações de grau A

A1. Johnson S, Louie TJ, Gerding DN, et al. Vancomycin, metronidazole, or tolevamer for *Clostridium difficile* infection: results from two multinational, randomized, controlled trials. *Clin Infect Dis.* 2014;59:345-354.

A2. Cornely OA, Nathwani D, Ivanescu C, et al. Clinical efficacy of fidaxomicin compared with vancomycin and metronidazole in *Clostridium difficile* infections: a meta-analysis and indirect treatment comparison. *J Antimicrob Chemother.* 2014;69:2892-2900.

A3. Wilcox MH, Gerding DN, Poxton IR, et al. Bezlotoxumab for prevention of recurrent *Clostridium difficile* infection. *N Engl J Med.* 2017;376:305-317.

A4. van Nood E, Vrieze A, Nieuwdorp M, et al. Duodenal infusion of donor feces for recurrent *Clostridium difficile*. *N Engl J Med.* 2013;368:407-415.

A5. Hui W, Li T, Liu W, et al. Fecal microbiota transplantation for treatment of recurrent *C. difficile* infection: an updated randomized controlled trial meta-analysis. *PLoS ONE.* 2019;14:1-14.

A6. Lee CH, Steiner T, Petrof EO, et al. Frozen vs fresh fecal microbiota transplantation and clinical resolution of diarrhea in patients with recurrent *Clostridium difficile* infection: a randomized clinical trial. *JAMA.* 2016;315:142-149.

A7. Kelly CR, Khoruts A, Staley C, et al. Effect of fecal microbiota transplantation on recurrence in multiply recurrent *Clostridium difficile* infection: a randomized trial. *Ann Intern Med.* 2016;165:609-616.

A8. Kao D, Roach B, Silva M, et al. Effect of oral capsule- vs colonoscopy-delivered fecal microbiota transplantation on recurrent *Clostridium difficile* infection: a randomized clinical trial. *JAMA.* 2017;318:1985-1993.

A9. Gerding DN, Meyer T, Lee C, et al. Administration of spores of nontoxigenic *Clostridium difficile* strain M3 for prevention of recurrent *C. difficile* infection: a randomized clinical trial. *JAMA.* 2015;313:1719-1727.

REFERÊNCIAS BIBLIOGRÁFICAS

As referências bibliográficas, bem como os outros materiais suplementares deste livro, encontram-se no GEN-IO, nosso ambiente virtual de aprendizagem.

281 DOENÇAS CAUSADAS POR BACTÉRIAS ANAERÓBIAS NÃO FORMADORAS DE ESPOROS

ITZHAK BROOK

DEFINIÇÃO

As bactérias anaeróbias constituem os membros predominantes da flora humana endógena normal, incluindo a pele e as mucosas oral, gastrintestinal e vaginal (Figura 281.1; Tabela 281.1). Entretanto, os tipos de anaeróbios predominantes diferem em cada local.

Os patógenos

Os avanços realizados na taxonomia levaram a reclassificação de muitas espécies anaeróbias (e-Tabela 281.1). O gênero *Bacteroides* é utilizado apenas para espécies do grupo do *Bacteroides fragilis*. As espécies "orais" de *Bacteroides* e as espécies "pigmentadas" de *Bacteroides* foram reclassificadas como *Prevotella* (espécies pigmentadas sacarolíticas), *Porphyromonas* (espécies assacarolíticas) e outros gêneros. Os microrganismos capnofílicos (que necessitam de concentração elevada de dióxido de carbono para o crescimento), algumas vezes designados como microaerófilos, não são anaeróbios verdadeiros e, com frequência, estão mais relacionados com *Campylobacter*, *Capnocytophaga* e outros gêneros. Além disso, foram criados muitos outros gêneros e várias espécies novas para acomodar determinados patógenos, como *Bilophila wadsworthia*, *Sutterella wadsworthensis*, *Centipeda periodontii* e *Anaerobiospirillum thomasii*. *Fusobacterium nucleatum* é a espécie de *Fusobacterium* predominante isolada em amostras clínicas.

EPIDEMIOLOGIA

Os anaeróbios são patógenos oportunistas, que podem causar infecções graves, geralmente infecções em combinação sinérgica com bactérias aeróbias. Como a microbiologia dessas infecções é, com frequência, complexa, e os resultados das culturas podem ser demorados, o reconhecimento da

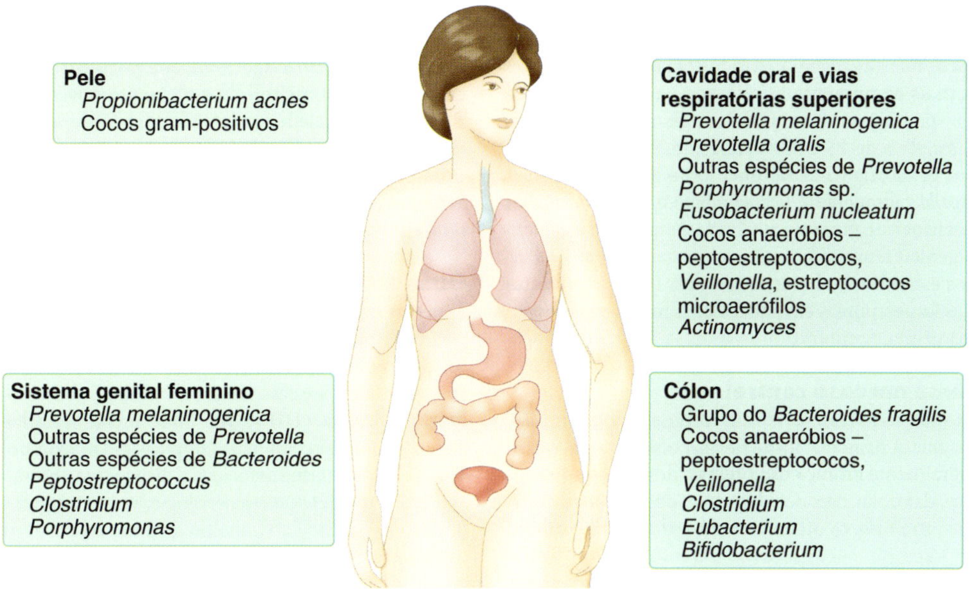

Pele
Propionibacterium acnes
Cocos gram-positivos
Cavidade oral e vias respiratórias superiores
Prevotella melaninogenica
Prevotella oralis
Outras espécies de Prevotella
Porphyromonas sp.
Fusobacterium nucleatum
Cocos anaeróbios – peptoestreptococos,
Veillonella, estreptococos microaerófilos
Actinomyces
Sistema genital feminino
Prevotella melaninogenica
Outras espécies de Prevotella
Outras espécies de Bacteroides
Peptostreptococcus
Clostridium
Porphyromonas
Cólon
Grupo do Bacteroides fragilis
Cocos anaeróbios – peptoestreptococos,
Veillonella
Clostridium
Eubacterium
Bifidobacterium

FIGURA 281.1 **Anaeróbios como microflora normal predominante do corpo humano de acordo com a sua localização anatômica geral.** (Modificada de Finegold SM, Sutter VL. *Diagnosis and Management of Anaerobic Infections*. Kalamazoo, MI: Upjohn; 1976. Copyright por Dr. Finegold.)

Tabela 281.1 Localização de vários grupos de anaeróbios como microflora normal em seres humanos.

LOCALIZAÇÃO	Nº DE MICRORGANISMOS POR GRAMA: AERÓBIOS	Nº DE MICRORGANISMOS POR GRAMA: ANAERÓBIOS	BACTÉRIAS ANAERÓBIAS PREDOMINANTES
Pele	–	–	*Propionibacterium acnes* *Peptostreptococcus* spp.
Boca/vias respiratórias superiores (na saliva)	10^8 a 10^9	10^9 a 10^{11}	Espécies pigmentadas de *Prevotella* e *Porphyromonas* *Fusobacterium* spp. *Peptostreptococcus* spp. *Actinomyces* spp.
Sistema digestório (em material fecal)			
Superior	10^2 a 10^5	10^3 a 10^7	Grupo do *Bacteroides fragilis* *Clostridium* spp.
Inferior	10^5 a 10^9	10^{10} a 10^{12}	*Peptostreptococcus* spp. *Bifidobacterium* spp. *Eubacterium* spp.
Sistema genital feminino (na secreção vaginal)	10^8	10^9	*Peptostreptococcus* spp. *Prevotella bivia* *Prevotella disiens*

flora bacteriana normal no local de infecção fornece um guia indispensável para a seleção e a instituição da terapia antimicrobiana empírica.

BIOPATOLOGIA

As bactérias anaeróbias compreendem desde as que não sobrevivem até mesmo com breve exposição ao oxigênio até aquelas que conseguem sobreviver na presença de oxigênio atmosférico (p. ex., *B. fragilis*). Os anaeróbios necessitam, em sua maioria, de um ambiente com um baixo potencial de oxirredução (gradiente E_h), que pode ser obtido em associação a pH baixo, destruição de tecidos, subprodutos do metabolismo bacteriano aeróbio ou baixo teor de oxigênio. Apesar de não serem anaeróbios verdadeiros, alguns microrganismos, como os estreptococos microaerófilos e outras bactérias capnofílicas ou difíceis de cultivar, são algumas vezes reunidos com os anaeróbios em razão de sua natureza fastidiosa. Alguns gêneros, como *Lactobacillus* e *Actinomyces*, incluem espécies tanto aeróbias quanto anaeróbias.

As bactérias anaeróbias têm vários fatores de virulência, que são específicos de cada espécie (Tabela 281.2).

Tabela 281.2 Fatores de virulência potenciais em vários anaeróbios.

FATOR	ESPÉCIES
ADESÃO	
Cápsula	Grupo do *Bacteroides fragilis*, *Prevotella melaninogenica*
Pili/fímbrias	Grupo do *B. fragilis* *Porphyromonas gingivalis*
Hemaglutinina	*P. gingivalis*
Lectina	*Fusobacterium nucleatum*
INVASÃO/LESÃO TECIDUAL	
Proteases	*Fusobacterium necrophorum* *Bacteroides* spp. *Porphyromonas* spp.
Hemolisinas	Muitas espécies
Endotoxina	*B. fragilis*
Fibrinolisina	Grupo do *B. fragilis* *Porphyromonas* spp.
Heparinase	Grupo do *B. fragilis* *Porphyromonas* spp.
Neuraminidase	Grupo do *B. fragilis* *Porphyromonas* spp.
ANTIFAGOCÍTICOS	
Cápsula	Grupo do *B. fragilis* *P. gingivalis*
Lipopolissacarídeo	Grupo do *B. fragilis* *F. necrophorum*, *P. gingivalis*
Produtos metabólicos	A maioria dos anaeróbios
TOXINAS	
Endotoxina	*B. fragilis* *F. necrophorum*
Enterotoxina	*B. fragilis*

Modificada de Duerden BI. Virulence factors in anaerobes. *Clin Infect Dis*. 1994;18(Suppl 4):253.

MANIFESTAÇÕES CLÍNICAS

Bacteriemia

Ocorre bacteriemia transitória por anaeróbios em cerca de 85% dos pacientes imediatamente após limpeza ou manipulação dentárias. Nos EUA, estima-se que mais de 200 casos de endocardite por anaeróbios sejam notificados a cada ano, habitualmente em associação a anormalidades anatômicas ou a lesões de valvas cardíacas (ver Capítulo 67). As bacteriemias por anaeróbios são, em sua maioria, intermitentes e estão associadas a graves infecções intra-abdominais ou do sistema genital feminino, bem como infecções da pele e dos tecidos moles, frequentemente proximais ao trato gastrintestinal. Os microrganismos envolvidos dependem da porta de entrada e da doença subjacente. Os microrganismos isolados mais comumente pertencem ao grupo do *B. fragilis* (60 a 75% dos isolados). Cerca de 5 a 15% das bacteriemias são causadas por anaeróbios, que constituem os únicos microrganismos isolados em dois terços desses casos. Os anaeróbios mais comumente implicados na bacteriemia são *B. fragilis* e *Clostridium* spp.[1] A taxa de mortalidade associada à bacteriemia pelo grupo do *B. fragilis* é de 15 a 30%. A bacteriemia causada pelo grupo do *B. fragilis* em geral origina-se de uma fonte gastrintestinal;[2] a bacteriemia por *Prevotella* pigmentada, *Porphyromonas* e *Fusobacterium* spp., de uma fonte orofaríngea e pulmonar; a bacteriemia por *Fusobacterium* spp., do sistema genital feminino; e a bacteriemia por *Propionibacterium acnes*, de corpos estranhos. A bacteriemia com *Peptostreptococcus* está associada a todas as fontes, porém em particular as fontes orofaríngea, pulmonar e do sistema genital feminino.

Infecções do sistema nervoso central

Os anaeróbios podem causar abscesso cerebral, empiema subdural, abscesso epidural e meningite. A principal fonte de abscesso cerebral é uma infecção adjacente e geralmente crônica nas orelhas, dos processos mastoides, dos seios da face, da orofaringe, dos dentes ou dos pulmões. Raramente, bacteriemia de outra origem ou endocardite provocam esse tipo de infecção.

A meningite causada por anaeróbios é incomum e pode surgir após infecção respiratória ou dentária, ou pode desenvolver-se como complicação de derivação (*shunt*) do líquido cerebrospinal. Os microrganismos isolados habitualmente cultivados a partir de abscessos cerebrais que complicam infecções respiratórias e dentárias incluem *Prevotella, Porphyromonas, Bacteroides, Fusobacterium* e *Peptostreptococcus* spp. Microaerófilos e outros estreptococos também são frequentemente isolados.[3] *Propionibacterium acnes* é comum em infecções de derivação (*shunt*).

Cabeça e pescoço

As infecções dentárias (ver Capítulo 397) associadas a vários anaeróbios orais incluem doença periodontal, gengivite, pulpite, gengivite ulcerativa necrosante aguda, periodontite juvenil localizada, periodontite do adulto, pericoronite, endodontite, abscessos periapicais e dentários e infecção após extração. Os abscessos peritonsilares, retrofaríngeos e parafaríngeos (ver Capítulo 401) são infecções de localização profunda e potencialmente fatais, que podem se disseminar para os vários espaços potenciais do pescoço ou do mediastino e causar trombose da veia jugular. É possível isolar anaeróbios orais em mais de 50% desses casos, que habitualmente estão misturados com aeróbios. Outras infecções regionais incluem actinomicose cervicofacial (ver Capítulo 313), angina de Ludwig, sepse por *Fusobacterium necrophorum* com infecção metastática (síndrome de Lemierre), sialoadenite supurativa (incluindo parotidite), infecções do espaço do pescoço, tireoidite e sinusite crônica (ver Capítulo 398), otite média (ver Capítulo 398) e mastoidite. O manejo consiste em drenagem cirúrgica e agentes antimicrobianos apropriados.

Pleuropulmonares

Os anaeróbios predominam na flora normal oral e das vias respiratórias superiores, e a maioria dos casos de pneumonia por aspiração[4] é causada por essa flora (ver Capítulo 97). A aspiração pode resultar de alteração do nível de consciência, disfagia ou uso de dispositivos mecânicos, como equipamento de intubação. A falta de higiene oral está associada a aumento da carga de bactérias anaeróbias, e aeróbios ou tecido necrótico diminui o pH, o que facilita o crescimento de anaeróbios. Os anaeróbios estão envolvidos em 90% dos casos de pneumonia por aspiração adquirida na comunidade e em cerca de um terço dos casos de pneumonia por aspiração hospitalar, empiema, abscesso pulmonar e pneumonia associada à traqueostomia. Se o componente anaeróbio da pneumonia por aspiração não for tratado, os anaeróbios podem ocasionar abscesso de pulmão. O manejo exige boa higiene pulmonar e terapia antimicrobiana.

Intra-abdominais

Como os anaeróbios superam os aeróbios em 1.000 para 1 no intestino grosso, esses microrganismos desempenham importante papel em quase todas as infecções intra-abdominais. A maioria dos abscessos viscerais (p. ex., hepáticos; ver Capítulo 142), a colecistite crônica (ver Capítulo 146), a apendicite perfurada e gangrenosa (ver Capítulo 133), as infecções de feridas cirúrgicas e abscessos, a diverticulite (ver Capítulo 133) e qualquer infecção associada à contaminação fecal da cavidade abdominal envolvem tanto aeróbios quanto anaeróbios. Os membros do grupo do *B. fragilis* predominam, visto que são microrganismos encapsulados, que resistem à fagocitose, que frequentemente demonstram resistência a muitos antimicrobianos e que promovem a formação de abscessos. Eles também podem estar associados a bacteriemia e sepse concomitantes. Ensaios clínicos controlados e randomizados constataram que os antibióticos profiláticos com cobertura para bactérias tanto anaeróbias quanto aeróbias, administrados por via oral ou intravenosa antes de cirurgia colorretal eletiva, reduzem o risco de infecção da ferida cirúrgica em até 75%.[A1]

Obstétricas e ginecológicas

Diversas infecções obstétricas e ginecológicas envolvem anaeróbios. São polimicrobianas e incluem vaginose bacteriana; abscessos perineais de tecidos moles, vulvares e da glândula de Bartholin; endometrite; piometra; salpingite; abscessos tubo-ovarianos; abscesso anexial; doença inflamatória pélvica (DIP), que pode incluir celulite e abscesso pélvicos; corioamnionite; celulite da cúpula vaginal; tromboflebite pélvica séptica; infecção intrauterina associada a dispositivo contraceptivo; aborto séptico e infecções obstétricas e ginecológicas pós-cirúrgicas. A vaginose bacteriana tem sido associada ao trabalho de parto ou parto pré-termo, corioamnionite, baixo peso ao nascer, endometrite pós-parto e DIP após aborto. A vaginose bacteriana aumenta o risco de infecção pelo vírus da imunodeficiência humana do tipo I (HIV-1) e desenvolvimento de outras infecções sexualmente transmissíveis (ver Capítulo 269).

Pele e tecidos moles

As infecções cutâneas incluem úlceras infectadas, celulite (incluindo celulite necrosante sinérgica), pioderma, paroníquia, hidradenite supurativa e vários locais secundariamente infectados. Esses locais incluem gastrostomia secundariamente infectada ou feridas no local de traqueostomia, cistos sebáceos subcutâneos ou de inclusão, eczema, psoríase, lesão causada por hera venenosa, dermatite atópica, eczema herpético, escabiose ou quérion e feridas pós-cirúrgicas.

As infecções subcutâneas incluem abscessos, úlceras de decúbito, úlceras diabéticas infectadas (vasculares ou tróficas), feridas de mordidas humanas e de animais, celulite anaeróbia e gangrena gasosa, gangrena sinérgica bacteriana, gangrena de Fournier, cisto ou seio pilonidal infectado e feridas de queimadura. As infecções dos tecidos moles por anaeróbios que ocorrem em locais mais profundos incluem a fasciite necrosante, celulite necrosante sinérgica e gangrena gasosa. Essas infecções podem acometer a fáscia e induzir miosite e mionecrose.

Com frequência, nas culturas crescem microrganismos que fazem parte da flora normal da região onde se encontra a infecção. Além de flora oral e da pele, as infecções por mordida humana frequentemente contêm espécies de *Eikenella*, enquanto as mordidas de animais abrigam *Pasteurella multocida*.

Em geral, as infecções são polimicrobianas, e algumas (p. ex., úlceras de decúbito, úlceras do pé diabético) frequentemente são complicadas por osteomielite ou bacteriemia. As infecções de tecidos profundos, como celulite necrosante, fasciite e miosite, frequentemente envolvem espécies de *Clostridium, Streptococcus pyogenes*, ou uma flora aeróbia e anaeróbia polimicrobiana. Com frequência, estão associadas a gás nos tecidos e pus com aspecto fino e cinza e apresentam taxas elevadas de bacteriemia e morte. O manejo da infecção de tecidos moles de localização profunda inclui desbridamento cirúrgico, drenagem e tratamento cirúrgico vigoroso.

Osteomielite e artrite séptica

Os anaeróbios podem estar envolvidos na osteomielite dos ossos longos após traumatismo e fratura, osteomielite relacionada com doença vascular periférica, úlceras de decúbito e osteomielite dos ossos do crânio e da face. Essas infecções são, em sua maioria, polimicrobianas.

Em geral, a osteomielite craniana e facial é causada pela disseminação de uma fonte contígua de tecido mole ou de seio paranasal, orelha, ou infecção dentária. Os anaeróbios intestinais que se originam de úlceras de decúbito estão envolvidos na osteomielite pélvica. A osteomielite dos ossos longos e a artrite séptica geralmente são causadas por disseminação hematogênica, traumatismo ou presença de dispositivo protético.

Os anaeróbios isolados com mais frequência são peptoestreptococos e *P. acnes* (frequentemente em infecção de prótese articular), grupo do *B. fragilis* e fusobactérias (com frequência, de origem hematogênica) e clostrídios (associados a traumatismo).

DIAGNÓSTICO

Deve-se suspeitar de infecções por anaeróbios em diversos quadros clínicos específicos (Tabela 281.3). A coleta apropriada de uma amostra microbiológica (Tabela 281.4) é fundamental para o estabelecimento do diagnóstico acurado.

Tabela 281.3 Indicadores clínicos de infecção anaeróbia.

Infecção adjacente a uma superfície mucosa
Secreção de odor fétido
Formação de tecido gangrenoso necrótico e abscesso
Gás livre ou crepitação no tecido
Bacteriemia ou endocardite sem crescimento em hemoculturas para microrganismos aeróbios
Infecção relacionada com o uso de antibióticos efetivos apenas contra bactérias aeróbias (p. ex., sulfametoxazol-trimetoprima, aminoglicosídeos, quinolonas mais antigas)
Infecção relacionada com tumores ou outros processos destrutivos
Tromboflebite infectada
Infecção após mordidas
Coloração preta de exsudatos contendo *Prevotella melaninogenica*, que pode fluorescer sob luz ultravioleta
"Grânulos de enxofre" em secreções causadas por actinomicose
Achado clínico de gangrena gasosa ou fasciite necrosante
Condição clínica que predisponha à infecção por anaeróbios (p. ex., após amnionite materna, fístulas, mordidas, infecção dentária, perfuração intestinal)

Tabela 281.4 Aceitabilidade de amostras para cultura anaeróbia.

AMOSTRAS QUE NÃO DEVEM SER CULTIVADAS PARA ANAERÓBIOS
Swabs de fezes ou retais
Swabs de garganta ou nasofaríngeos
Amostras de escarro ou broncoscópicas
Urina de rotina ou cateterizada
Swabs vaginais ou cervicais
Material de feridas superficiais ou de abscessos não coletado de maneira correta para excluir uma contaminação da superfície
Material de feridas abdominais obviamente contaminado com fezes, como fístula aberta
AMOSTRAS APROPRIADAS PARA CULTURA ANAERÓBIA
Todos os líquidos corporais normalmente estéreis diferentes da urina, como sangue, líquido pleural e líquido articular
Urina obtida por aspiração suprapúbica da bexiga
Aspiração transtraqueal percutânea, punção pulmonar direta, escovado brônquico por cateter de duplo lúmen e lavado broncoalveolar (ambos para cultura quantitativa)
Líquido de culdocentese obtido após descontaminação da vagina
Material obtido de abscessos fechados
Material obtido de fístulas ou feridas de drenagem

TRATAMENTO

Os princípios gerais de tratamento (Tabela 281.5) incluem agentes antimicrobianos apropriados, juntamente com drenagem imediata, descompressão de infecções de espaços fechados, alívio da obstrução e desbridamento cirúrgico. Os vários anaeróbios de importância clínica podem ser caracterizados por padrões razoavelmente previsíveis de sensibilidade a agentes antimicrobianos (Tabela 281.6).[5] Entretanto, alguns anaeróbios tornaram-se resistentes aos antimicrobianos, e muitos deles conseguem desenvolver resistências durante o tratamento.[6] A terapia deve ser orientada, em última análise, pelos resultados confiáveis das culturas e do antimicrobiana.[7] A eficácia do oxigênio hiperbárico não está comprovada, mas seu uso em associação a outras medidas terapêuticas não está contraindicado.

Ao escolher antimicrobianos para o tratamento de infecções mistas, devem-se considerar os espectros contra aeróbios e anaeróbios, bem como a sua disponibilidade nas formas oral ou parenteral. Alguns antimicrobianos contam com uma faixa limitada de atividade. Por exemplo, o metronidazol é apenas ativo contra anaeróbios e, portanto, não pode ser administrado como agente único no tratamento de infecções mistas. Outros (*i. e.*, carbapenêmicos, uma penicilina mais um inibidor da betalactamase) têm amplos espectros de atividade contra aeróbios e anaeróbios.

Além dos padrões de sensibilidade, outros fatores que influenciam a escolha da terapia antimicrobiana incluem as características farmacológicas dos vários medicamentos, sua toxicidade, seus efeitos sobre a flora normal e a sua atividade bactericida. Embora a identificação dos microrganismos infecciosos e a sua sensibilidade a agentes antimicrobianos possam ser necessárias para a seleção da terapia ideal, o contexto clínico e a preparação da amostra pela coloração de Gram podem sugerir os tipos de anaeróbios presentes na infecção, bem como a natureza do processo infeccioso.

Tabela 281.5 Princípios gerais de tratamento para infecções por anaeróbios.

Descompressão de espaços fechados
Desbridamento
Drenagem
Alívio de obstruções
Irrigação
Suprimento de circulação adequada, quando possível
Retirada de corpos estranhos
Agentes antimicrobianos
Atividade contra o patógeno ou patógenos mais prováveis: efeito mínimo sobre a flora normal, dependente da localização
Absorção, via apropriada de administração (intravenosa, oral)
Penetração no local de infecção
Dose apropriada para níveis tecidos locais, massa corporal do paciente, funções hepática e renal
Duração apropriada para a condição
Antibiograma do microrganismo isolado para orientar a terapia específica

Tabela 281.6 Padrões de sensibilidade a antimicrobianos das bactérias anaeróbias.*

BACTÉRIAS	PENICILINA	BETALACTAMASE†	CEFOXITINA	CEFOTETANA	CARBAPENÊMICOS, TIGECICLINA	MOXIFLOXACINO	CLINDAMICINA	METRONIDAZOL
Bacteroides fragilis	–	+	+	+	+	+	V	+
Bacteroides thetaiotaomicron	–	+	V	V	+	V	V	+
Grupo do *B. fragilis*, outras	–	+	V	V	+	+	V	+
Prevotella spp.	V	+	+	+	+	+	+	+
Fusobacterium nucleatum	V	+	+	+	+	V	+	+
Fusobacterium necrophorum	+	+	+	+	+	V	+	+
Porphyromonas spp.	+	+	+	+	+	+	+	+
Peptostreptococcus	+	+	+	+	+	+	+	V
Propionibacterium acnes	+	+	+	+	+	+	+	–
Veillonella	+	+	+	+	+	+	+	+
Actinomyces	+	+	+	+	+	+	+	–

*Com base em vários estudos de sensibilidade *in vitro* de diferentes laboratórios e com o uso de diferentes técnicas. †Combinação de inibidor da betalactamase e betalactâmico (p. ex., ticarcilina-clavulanato, ampicilina-sulbactam, piperacilina-tazobactam). + = sensível; – = resistente; V = variável.

Embora a duração do tratamento das infecções por anaeróbios geralmente seja maior que a das infecções aeróbias e facultativas, a duração do tratamento precisa ser individualizada, dependendo da resposta. Em alguns casos, o tratamento exige 6 a 8 semanas, porém é possível reduzir esse tempo por meio de drenagem cirúrgica adequada. Em geral, acrescenta-se um agente ativo contra microrganismos entéricos gram-negativos para o tratamento das Enterobacteriaceae no manejo das infecções intra-abdominais.

Os agentes antimicrobianos disponíveis por via parenteral no tratamento da maioria das infecções incluem metronidazol, cloranfenicol, clindamicina, cefoxitina, uma penicilina (p. ex., ticarcilina, ampicilina, piperacilina) e um inibidor da betalactamase (p. ex., ácido clavulânico, sulbactam, tazobactam), um carbapenêmico (p. ex., imipeném, meropeném, doripeném, ertapeném) e tigeciclina. Infelizmente, estão surgindo cepas resistentes.[8] Em um ensaio clínico randomizado de pacientes adultos com infecções intra-abdominais complicadas, incluindo infecções causadas por patógenos multidrogarresistentes (MDR), o tratamento com ceftolozana/tazobactam mais metronidazol foi equivalente ao meropeném.[A2]

Um agente efetivo contra bacilos gram-negativos entéricos (p. ex., um aminoglicosídeo, fluoroquinolona) ou uma cefalosporina ativa contra *Pseudomonas* (p. ex., cefepima) geralmente é acrescentado ao metronidazol e, em certas ocasiões, à cefoxitina no tratamento das infecções intra-abdominais. Pode-se acrescentar penicilina ao metronidazol no tratamento de infecções intracranianas, pulmonares ou dentárias para cobertura de estreptococos microaerófilos e espécies de *Actinomyces*. A penicilina é acrescentada à clindamicina para suplementar a sua cobertura contra espécies de *Peptostreptococcus* e outros microrganismos gram-positivos anaeróbios. No caso de espécies de *Chlamydia* e *Mycoplasma*, a doxiciclina é acrescentada à maioria dos esquemas no tratamento de infecções pélvicas. Com frequência, a terapia parenteral é substituída por tratamento oral. Os agentes disponíveis para tratamento oral incluem a clindamicina, a amoxicilina e clavulanato e o metronidazol.

Grau A — Recomendações de grau A

A1. Nelson RL, Gladman E, Barbateskovic M. Antimicrobial prophylaxis for colorectal surgery. *Cochrane Database Syst Rev*. 2014;5:CD001181.

A2. Solomkin J, Hershberger E, Miller B, et al. Ceftolozane/tazobactam plus metronidazole for complicated intra-abdominal infections in an era of multidrug resistance: results from a randomized, double-blind, phase 3 trial (ASPECT-cIAI). *Clin Infect Dis*. 2015;60:1462-1471.

REFERÊNCIAS BIBLIOGRÁFICAS

As referências bibliográficas, bem como os outros materiais suplementares deste livro, encontram-se no GEN-IO, nosso ambiente virtual de aprendizagem.

282 INFECÇÕES POR *NEISSERIA MENINGITIDIS*

DAVID S. STEPHENS

DEFINIÇÃO

Neisseria meningitidis (o meningococo) é a causa da meningite bacteriana epidêmica, sepse fulminante (meningococemia), bacteriemia mais leve e, menos comumente, infecções focais (como pneumonia, artrite séptica, pericardite purulenta, uretrite e conjuntivite).

O patógeno

Neisseria meningitidis é um diplococo gram-negativo aeróbio, uma betaproteobactéria e membro da família Neisseriaceae, que também inclui *N. gonorrhoeae* (ver Capítulo 283), a causa da gonorreia. O meningococo é um comensal frequente das vias respiratórias superiores dos seres humanos, mas também pode causar doença humana invasiva local e devastadora. Os principais reservatórios incluem as superfícies mucosas humanas, mais comumente a nasofaringe, porém algumas vezes o reto e o sistema urogenital. Existem 12 sorogrupos confirmados de *N. meningitidis*, com base em diferentes estruturas de polissacarídeos capsulares, porém apenas seis sorogrupos (A, B, C, W, X e Y) são responsáveis por quase todas as doenças meningocócicas invasivas no mundo inteiro (Figura 282.1). Os meningococos altamente patogênicos também se distinguem por complexos clonais geneticamente definidos e genótipos, que podem surgir e se espalhar pelo mundo. A análise detalhada da base da doença meningocócica forneceu importantes lições científicas sobre a evolução e a patogenia das bactérias, os mecanismos de resistência a antibióticos, as respostas imunes inatas e adaptativas nos seres humanos e o desenvolvimento de vacinas.

EPIDEMIOLOGIA

Neisseria meningitidis tem sido reconhecida como causa de morte rápida, incapacidade e medo em diferentes populações humanas ao longo de mais de 200 anos. Começando com as descrições iniciais de surtos em Genebra, em 1805, e em New Bedford, Massachusetts, em 1806, foi constatado que o meningococo tem causado doença esporádica, agrupamentos de casos, epidemias e pandemias de meningite e septicemia e, com menos frequência, de pneumonia e outras infecções locais. Estima-se que 500.000 a 1 milhão de casos venham ocorrendo a cada ano no mundo inteiro, porém a incidência agora está sendo reduzida com o uso disseminado de vacinas.[1] A maior carga da doença ocorreu na África Subsaariana, onde as taxas endêmicas da doença têm sido de 3 a 10 por 100.000 indivíduos.[2] Além disso, na África Subsaariana, os aumentos sazonais da doença e as pandemias cíclicas do sorogrupo A têm ocorrido a cada 8 a 10 anos, desde 1905. Durante epidemias e pandemias cíclicas, a incidência pode aumentar e alcançar 1 por 1.000 indivíduos por semana até haver declínio da frequência da doença na área imediata do surto. A introdução, em 2010, de uma nova vacina meningocócica conjugada para o sorogrupo A eliminou os surtos de sorogrupo A na região, porém surtos menos graves dos sorogrupos C, X e W continuam.[3] As epidemias meningocócicas, sobretudo nos países em desenvolvimento, têm sido catastróficas e têm contribuído para um ciclo de pobreza e, portanto, de desorganização das estruturas sociais.

Embora a incidência global esteja declinando, a doença meningocócica continua esporádica, com surtos/agrupamentos focais nos EUA, no Canadá, no México, na Europa, no Japão, na Austrália, na China, na Rússia, na América do Sul (Chile, Brasil, Argentina), na Índia, no Sudeste Asiático e em outros países. A incidência global nesses países é, agora, inferior a 0,1 a 2 por 100.000 indivíduos. A introdução e o uso disseminado de novas vacinas meningocócicas ACWY conjugadas e do sorotipo B ajudaram a reduzir a incidência global,[4] porém começou a haver um lento declínio da incidência antes da introdução das novas vacinas. Nos EUA, entre 2009 e 2013, casos associados a surtos foram responsáveis por cerca de 5% de todos os casos de doença meningocócica. Os surtos associados a organizações e universitários foram causados, em grande parte, pelo sorogrupo B, enquanto sorogrupo C constituiu a principal causa de surtos na comunidade.[5] A doença meningocócica apresenta a maior incidência em crianças com menos de 4 anos (frequentemente do sorogrupo B) e em adolescentes; entretanto, em contextos esporádicos, metade de todos os casos ocorre em adultos.

BIOPATOLOGIA

Neisseria meningitidis é transmitida entre seres humanos via contato próximo por grandes gotículas respiratórias ou saliva. A colonização das superfícies das mucosas das vias respiratórias superiores ou outras mucosas (p. ex., nasofaringe) por *N. meningitidis* é o primeiro passo no estabelecimento de um estado de portador humano e doença meningocócica invasiva. A aquisição de meningococos por meio de contato com secreções pode ser transitória, levar a um estado de portador prolongado ou resultar em doença invasiva. O tamanho do inóculo necessário para transmissão não é conhecido. Em geral, ocorre doença meningocócica invasiva nos primeiros 1 a 14 dias após a aquisição. Os meningococos podem ser encontrados no sistema urogenital e no reto e podem ser transmitidos sexualmente.

O contato inicial dos meningococos com células epiteliais da mucosa é mediado por *pili* do tipo IV. Essas estruturas proporcionam mobilidade (*mobilidade por contrações*) para penetrar no muco e constituem as adesinas iniciais para as células epiteliais humanas. Os meningococos continuam a proliferar e formam pequenas microcolônias sobre a superfície das células epiteliais não ciliadas humanas. Podem se disseminar a partir das colônias por meio de modificações da glicana dos *pili* pós-traducionais

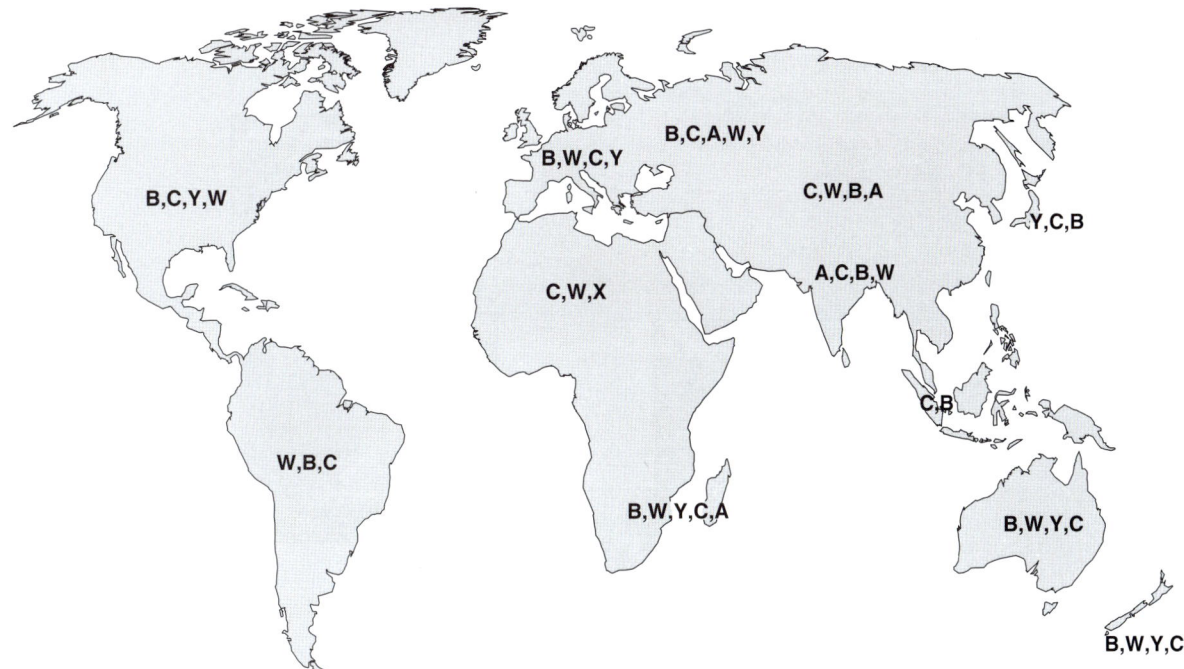

FIGURA 282.1 Epidemiologia atual da doença meningocócica (distribuição mundial dos principais sorogrupos causadores da doença por região. (Modificada de Stephens DS, Greenwood B, Brandtzaeg P. Epidemic meningitis, meningococcemia and *Neisseria meningitidis*. *Lancet*. 2007;369:2196-2210.)

e migram então para as células adjacentes por meio de sua motilidade mediada pelos *pili*. Os meningococos também podem se disseminar da nasofaringe para as superfícies epiteliais adjacentes e, raramente, causam infecções locais, incluindo pneumonia, sinusite e otite média. Outras infecções locais menos comuns incluem conjuntivite, uretrite e proctite. A aderência significativa dos meningococos às células epiteliais do hospedeiro resulta na formação de placas corticais de células epiteliais e leva ao recrutamento de fatores que, em última análise, são responsáveis pela formação e extensão de pseudópodes das células epiteliais do hospedeiro, que podem ligar-se firmemente ao meningococo. A associação meningocócica íntima com a célula epitelial é mediada por componentes de superfície dos meningococos, incluindo proteínas de opacidade Opa e Opc com moléculas de adesão celular relacionadas ao CD66/antígeno carcinoembrionário e integrinas, respectivamente, sobre a superfície da célula humana. Outros mediadores meningocócicos das células epiteliais incluem a adesina meningocócica NadA e o lipo-oligossacarídeo meningocócico. A formação de protrusões e pseudópodes da membrana das células epiteliais deriva da organização de complexos moleculares específicos, que envolvem os ligantes ezrina e moesina, juntamente com o agrupamento de várias proteínas integrais de membrana, incluindo CD44, molécula de adesão intracelular 1 e polimerização da actina cortical. Esses eventos podem levar à internalização de *N. meningitidis* no interior das células epiteliais (Figura 282.2). Os meningococos intracelulares residem dentro de um vacúolo membranoso e são capazes de sofrer translocação através das camadas epiteliais em 18 a 40 horas. Os meningococos são capazes de replicação intracelular (em parte, devido à cápsula protetora), conseguem sobreviver em condições microaerófilas, utilizam o lactato como fonte de carbono e têm a capacidade de adquirir ferro por meio de sistemas de transporte especializados.

Os meningococos podem atravessar as superfícies mucosas, entrar na corrente sanguínea e, em alguns indivíduos, produzir infecções sistêmicas. O dano à superfície da mucosa por coinfecção, ressecamento (p. ex., umidade muito baixa) ou exposição ao fumo aumenta esse risco de invasão meningocócica. Interações moleculares semelhantes àquelas observadas entre os meningococos e as células epiteliais também ocorrem com as células endoteliais, e os meningococos podem translocar-se através da barreira hematencefálica, possivelmente no plexo corióideo ou pela abertura de junções intercelulares, e proliferar no espaço subaracnóideo, causando meningite. No sistema vascular e no líquido cerebrospinal (LCS), níveis elevados de bactérias em multiplicação induzem intensa resposta inflamatória, com elevações pronunciadas das concentrações de fator de necrose tumoral α, interleucinas (1β, 6, 8 e 10), diferentes quimiocinas e outros mediadores inflamatórios.

A resistência dos meningococos à lise mediada pelo complemento ou à fagocitose deve-se à expressão da cápsula, do lipo-oligossacarídeo e de várias proteínas expostas na superfície (proteína de ligação do fator H, NspA, Opc, NalP). A endotoxina meningocócica, liberada em bolhas, desempenha um importante papel nos eventos inflamatórios da meningococemia e da meningite meningocócica. O lipídio A meningocócico é responsável por grande parte da atividade biológica e da toxicidade da endotoxina meningocócica. O receptor *toll-like* 4 (TLR-4) é fundamental para a resposta imune inata às endotoxinas bacterianas, e a endotoxina meningocócica não é exceção. A ativação do TLR-4 pela endotoxina exige a associação com a proteína acessória MD-2, uma proteína *N*-glicosilada de 19 a 27 kDa, expressa em uma forma tanto solúvel quanto ligada à membrana. A ligação da endotoxina à MD-2 em associação ao TLR-4 leva à dimerização ou à oligomerização de dois ou mais TLR-4, à ativação celular subsequente e à liberação de citocinas e quimiocinas.

Ao contrário da doença invasiva, observa-se um estado de portador de *N. meningitidis* assintomático em até 8 a 25% dos indivíduos saudáveis. O estado de portador meningocócico é afetado pela idade, por contato pessoal íntimo, por aglomerações (p. ex., bares, dormitórios) e vacinação ou intervenções de quimioprofilaxia na comunidade. Foram relatadas taxas variáveis de portadores, até mesmo durante epidemias. O estado de portador meningocócico é um processo dinâmico, é menos comum em crianças pequenas (< 3% e com predomínio a *Neisseria lactamica*) do que em crianças maiores, é mais elevado em adolescentes (7 a 37%) e aumenta em populações reclusas (p. ex., recrutas militares, peregrinos do Hajj).[6] Foram relatadas taxas elevadas de até 36 a 71% em recrutas militares. O dano às vias respiratórias superiores por coinfecções (p. ex., *Mycoplasma*, vírus influenza, outras infecções respiratórias virais), por tabagismo, umidade muito baixa, ressecamento das superfícies mucosas e traumatismo induzido por partículas de poeira predispõem tanto ao estado de portador meningocócico quanto à ocorrência de doença meningocócica. O estado de portador meningocócico também foi associado ao estado de secretor de antígenos glicoproteicos do grupo sanguíneo ABO, que são solúveis em água, e à origem étnica. Em um estudo de grande porte conduzido no Reino Unido, o comportamento social (p. ex., presença frequente em bares ou clubes, beijo íntimo, tabagismo ativo ou passivo) foi altamente associado ao risco de portador meningocócico. O estado de portador pode ser transitório ou pode se estender por dias, semanas ou meses e constitui um evento imunizante que leva à imunidade protetora (p. ex., atividade bactericida do soro contra o meningococo).

A ausência de anticorpos bactericidas protetores é o fator predisponente mais importante para a doença meningocócica sistêmica, porém asa deficiências de complemento (congênitas ou adquiridas, como o inibidor

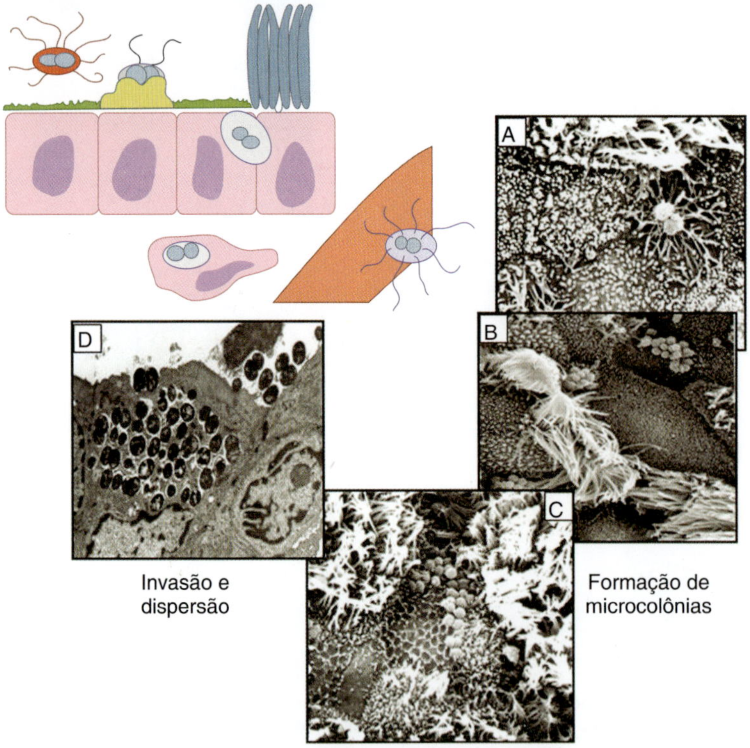

FIGURA 282.2 **Etapas na iniciação do processo de colonização e invasão dos meningococos na nasofaringe humana. A.** Adesão e introdução nas microvilosidades celulares. **B.** Formação de microcolônias. **C.** Formação da placa cortical e adesão estreita. **D.** Invasão das células epiteliais humanas. (Modificada de Stephens DS. Biology and pathogenesis of the evolutionarily successful, obligate human bacterium *Neisseria meningitidis*. *Vaccine.* 2009;27S:B71-B77.)

do complemento, eculizumabe), os polimorfismos genéticos e outros cofatores do hospedeiro podem contribuir para a doença meningocócica e a gravidade da doença. O desaparecimento dos anticorpos maternos protetores aumenta o risco em lactentes de mais idade e crianças pequenas. As deficiências de anticorpos congênitas e adquiridas também aumentam o risco. A opsonização e a função fagocítica contribuem para os mecanismos de defesa do hospedeiro contra os meningococos, conforme demonstrado pela redução da doença após vacinação meningocócica em indivíduos com deficiências terminais do complemento. A meningococemia rapidamente progressiva e fatal pode surgir em pacientes sem properdina, e existe acentuado risco de infecções meningocócicas recorrentes em indivíduos com defeitos na via terminal do complemento (C5 a C9) e deficiência de C3.

Os polimorfismos nos genes que codificam o receptor Fcγ II (CD32), o receptor Fcγ III (CD16), a lectina de ligação da manose, o TLR-4 e o gene do receptor β_2-adrenérgico têm sido associados a aumento do risco. A lectina de ligação da manose é uma opsonina plasmática, que inicia a ativação do complemento; polimorfismos específicos no gene são identificados com mais frequência em crianças com doença meningocócica do que nos controles em alguns estudos. As concentrações do inibidor do ativador do plasminogênio 1 parecem afetar a gravidade e a mortalidade da sepse meningocócica, sugerindo que o comprometimento da fibrinólise constitui um importante fator na sua biopatologia. A doença meningocócica também está ligada a distúrbios imunossupressores, como síndrome nefrótica, hipogamaglobulinemia congênita ou adquirida, esplenectomia e vírus da imunodeficiência humana (HIV)/síndrome de imunodeficiência adquirida (AIDS) (aumento de cerca de 10 vezes no risco de doença meningocócica esporádica). Entretanto, não houve aumento documentado de surtos epidêmicos de doença meningocócica em países com taxas muito altas de infecção pelo HIV.

Os meningococos podem multiplicar-se rapidamente no compartimento vascular, com um tempo de duplicação estimado de 30 a 45 minutos em alguns pacientes, ou no LCS. A liberação de altos níveis de mediadores inflamatórios, como a endotoxina meningocócica na circulação ou no LCS, desencadeia a liberação exagerada de quimiocinas, citocinas, bradicinina e óxido nítrico. Em consequência, ocorre dilatação vascular, hipovolemia, extravasamento capilar e redução pronunciada da função do miocárdio. Em um estágio mais avançado, a ativação substancial do complemento contribui para a alteração da função da barreira endotelial e relaxamento dos músculos lisos da parede vascular por meio da produção de altos níveis de anafilatoxinas (C3a e C5a). A síndrome de extravasamento capilar resulta em aumento do fluxo de albumina e de água através da parede capilar alterada para o espaço extravascular. Um paciente com meningococemia fulminante acumula grandes quantidades de líquido no tecido extravascular. O colapso circulatório e disfunção de múltiplos órgãos são as principais causas de morte por meningococemia. Na meningite, a morbidade e a morte resultam predominantemente do edema cerebral.

É importante desvendar os mecanismos patogênicos desse patógeno humano obrigatório, devastador e evolutivamente bem-sucedido, de modo que se possa compreender a sepse humana, bem como prevenir a doença por meio de vacinas ativas contra os patógenos das mucosas.

MANIFESTAÇÕES CLÍNICAS

O meningococo provoca meningite (37 a 50% dos casos), septicemia (meningococemia, 10 a 18% dos casos) ou ambas (7 a 12% dos casos). As apresentações menos comuns consistem em bacteriemia leve ou pneumonia (10% dos casos) e, em menos de 5% dos casos, artrite séptica, pericardite, bacteriemia crônica ou conjuntivite. Raramente, os meningococos causam uretrite ou proctite, embora recentemente tenham sido relatados surtos de uretrite meningocócica nos EUA e na Europa. Nos surtos endêmicos e epidêmicos da doença, lesões cutâneas hemorrágicas (petéquias, púrpura; Figura 282.3) são encontradas em 28 a 77% dos pacientes com doença meningocócica invasiva no momento da internação; todavia, essas lesões podem estar ausentes, ou a sua visualização pode ser difícil em pacientes de pele escura. Algumas vezes, as lesões hemorrágicas ocorrem em mucosas e na esclera, porém elas são particularmente prevalentes nos membros. As petéquias de meningococemia são habitualmente maiores e mais azuis do que as petéquias puntiformes causadas por trombocitopenia ou vasculite leucocitoclástica induzida por outras infecções ou fármacos. Erupção cutânea macular que não empalidece também pode ser manifestação de bacteriemia meningocócica. São observadas equimoses e púrpura em evolução (diâmetro > 10 mm) principalmente em pacientes com meningococemia e coagulação intravascular disseminada (ver Capítulo 166), porém elas podem não aparecer até 12 horas após o início da doença. Além de vasculite, outras condições no diagnóstico diferencial de meningococemia incluem febre maculosa das Montanhas Rochosas (ver Capítulo 311) e infecções enterovirais (ver Capítulo 355).

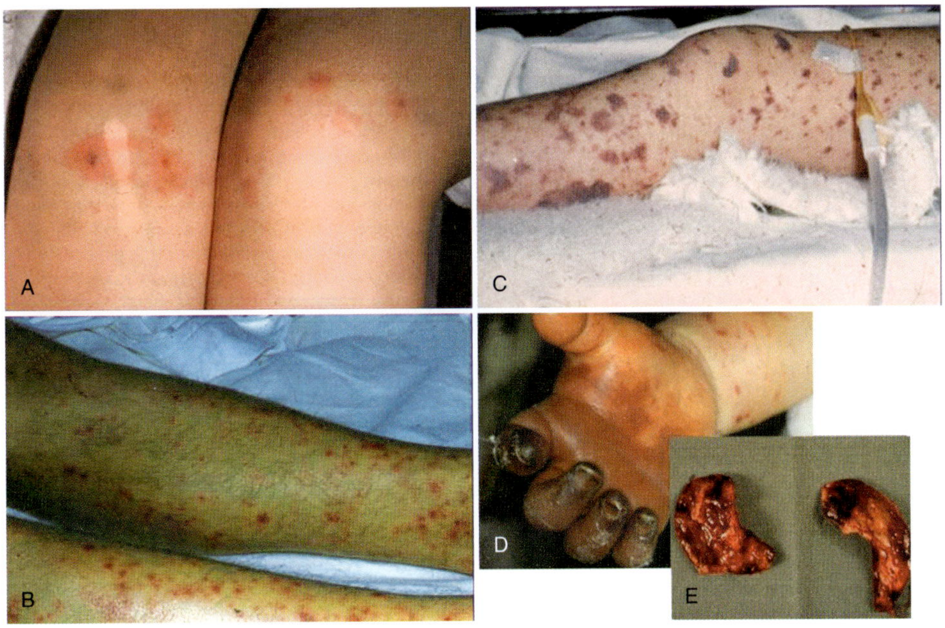

FIGURA 282.3 Manifestações clínicas da doença meningocócica. A e B. Erupções cutâneas maculares e petequiais de bacteriemia meningocócica. **C.** Sepse meningocócica fulminante com equimoses. **D.** Necrose digital da sepse por meningococemia. **E.** Glândulas suprarrenais hemorrágicas na sepse meningocócica fulminante. (Modificada de Stephens DS, Greenwood B, Brandtzaeg P. Epidemic meningitis, meningococemia and *Neisseria meningitidis*. *Lancet*. 2007;369:2196-2210.)

A meningite é a apresentação clínica mais comum da doença meningocócica invasiva.[7] As manifestações características consistem em cefaleia, febre e erupção cutânea com meningismo e alteração do estado mental; entretanto, o paciente pode não apresentar lesões cutâneas, e a apresentação pode assemelhar-se à meningite pneumocócica ou bacteriana de outras causas, meningite viral ou encefalite de estágio inicial. A pneumonia meningocócica bacteriêmica tem sido associada mais frequentemente aos sorogrupos Y e W e é mais comum em adolescentes e adultos, particularmente idosos (cerca de um terço dos casos ocorre em indivíduos com mais de 65 anos). A pericardite séptica isolada ou a artrite séptica também podem constituir uma apresentação, e pode-se observar uma poliartrite autoimune ou mediada por anticorpos na fase de recuperação após a doença meningocócica invasiva. A meningococemia crônica pode se manifestar com febre baixa e artrite poliarticular, que pode ser confundida com a artrite reumatoide.

DIAGNÓSTICO

O diagnóstico clínico da meningite meningocócica baseia-se no reconhecimento de febre, erupção cutânea, sinais de irritação meníngea e alteração do estado mental. O diagnóstico clínico precoce de meningococemia é um desafio, visto que pode não haver lesões cutâneas, sinais de irritação meníngea nem febre alta. A evolução pode ser fulminante (< 24 horas), e os estágios iniciais da doença podem simular infecções virais, como aquelas provocadas por enterovírus ou vírus influenza. Por conseguinte, pode ser difícil identificar e tratar rapidamente a doença. Os pacientes apresentam manifestações gerais de sepse (náuseas, vômitos, sonolência, irritabilidade, dor nas pernas, mãos e pés frios, coloração anormal da pele). Entretanto, essas manifestações (ao contrário da febre e da erupção cutânea) não tendem a ser marcadores específicos. Os pais e familiares devem ser instruídos a tirar a roupa para inspecionar uma criança, adolescente ou adulto febril à procura de erupção cutânea, e os médicos e outros profissionais de saúde devem estar atentos às preocupações dos pais, parentes ou cuidadores sobre a deterioração abrupta ou rápida de um paciente.

O diagnóstico definitivo de doença meningocócica invasiva baseia-se no isolamento bacteriológico ou na identificação de antígeno ou de DNA de *N. meningitidis* em amostra de líquido corporal habitualmente estéril, como sangue, LCS, líquido sinovial, líquido pleural, urina ou líquido pericárdico. O sangue e o LCS constituem as fontes mais produtivas de culturas positivas e para identificação do DNA por reação em cadeia da polimerase (PCR); entretanto, as amostras de urina e as lesões cutâneas também podem fornecer resultados na doença meningocócica sistêmica. O diagnóstico de meningite meningocócica é confirmado por pleocitose do LCS e coloração de Gram com identificação de diplococos gram-negativos (frequentemente dentro de neutrófilos) e cultura do LCS, aglutinação em látex para detecção do polissacarídeo capsular meningocócico no LCS, ou PCR para identificação da *N. meningitidis* no LCS.

A reação da cadeia da polimerase (PCR) está sendo cada vez mais utilizada para o diagnóstico de doença meningocócica, incluindo sorogrupagem e genotipagem pela técnica *multilocus sequence typing* (MLST), e tem o potencial de detectar determinantes de resistência a antibióticos. As técnicas de PCR incluem PCR em tempo real de amostras de LCS, sangue e outros locais estéreis. A urina é um líquido menos sensível para PCR. Um número cada vez maior de pacientes é agora diagnosticado por PCR sem cultura, sobretudo se tiverem recebido antibioticoterapia empírica antes da internação. A sensibilidade da PCR no diagnóstico de meningite meningocócica é de mais de 90 a 95%; por outro lado, a sensibilidade da cultura de LCS ou da hemocultura é inferior a 65%. Além disso, o sequenciamento do genoma completo está sendo cada vez mais utilizado como ferramenta de confirmação epidemiológica e do microrganismo.

TRATAMENTO

O reconhecimento e a administração precoces de antibióticos (Tabela 282.1) são de importância crítica no tratamento efetivo, visto que os antibióticos efetivos interrompem imediatamente o crescimento de *N. meningitidis*. A ceftriaxona e a cefotaxima são os antibióticos mais efetivos,[8] porém a penicilina, o meropeném e o cloranfenicol também são efetivos na maioria dos casos. As fluoroquinolonas e o aztreonam são possíveis alternativas, porém os dados sobre a doença meningocócica são limitados. Os meningococos no LCS são destruídos em 3 a 4 horas após o tratamento IV com uma dose adequada de uma cefalosporina de terceira geração ou penicilina, e as concentrações plasmáticas de endotoxina caem 50% no decorrer de 2 horas. As concentrações de citocinas e quimiocinas essenciais diminuem paralelamente. O tratamento com antibióticos não induz uma grande liberação de endotoxina meningocócica nem leva a aumento da resposta inflamatória.

A antibioticoterapia pré-hospitalar é defendida se houver suspeita da doença.[9] Uma das metas é reduzir a taxa de mortalidade em pacientes com sepse meningocócica fulminante ou meningite com concentrações rapidamente crescentes de meningococos e mediadores inflamatórios na circulação ou no LCS. Se a antibioticoterapia for iniciada antes da internação do paciente, a ceftriaxona ou outro antibiótico efetivo pode ser injetados por via intravenosa ou intramuscular. Durante epidemias em países em desenvolvimento, uma única injeção de ceftriaxona ou de cloranfenicol de ação longa pode ser suficiente para pacientes com meningite, e esse tratamento simples já salvou muitos milhares de vidas. A sensibilidade

Tabela 282.1 Antibiotioterapia da meningite meningocócica e da meningococemia.

FÁRMACO	FAIXA ETÁRIA	DOSE
Ceftriaxona*	Lactentes > 3 meses Adultos	50 mg/kg IV a cada 12 h 1 a 2 g IV a cada 12 h
Cefotaxima	Adultos	50 a 75 mg/kg a cada 6 a 8 h; dose máxima, 12 g/dia
Penicilina G	Adultos	50.000 U/kg IV a cada 4 h; até 4 milhões de U a cada 4 h
Meropeném	Adultos	2 g IV a cada 8 h, 6 g/dia
Se houver alergia à penicilina ou à cefalosporina, cloranfenicol†	Adultos	25 mg/kg IV a cada 6 h, até 1 g a cada 6 h

*Em virtude das preocupações em recém-nascidos com precipitados de cálcio/ceftriaxona e deslocamento da bilirrubina da albumina pela ceftriaxona, os lactentes com menos de 3 meses devem iniciar o tratamento com cefotaxima, 50 mg/kg a cada 6 a 8 horas. †Aztreonam ou fluoroquinolonas são possíveis alternativas.

dos meningococos à penicilina está diminuindo em todo o mundo, devido a redução da afinidade pela proteína de ligação à penicilina 2, embora a resistência de alto nível à penicilina continue rara na maioria dos países. A resistência de meningococos isolados às fluoroquinolonas, apesar de rara, também surgiu. A ceftriaxona e a cefotaxima podem alcançar concentrações no LCS 45 a 8.750 vezes mais altas do que as concentrações inibitórias mínimas (CIMs) para os meningococos. As cefalosporinas de primeira geração não devem ser utilizadas.

Em pacientes com suspeita de meningite bacteriana de causa desconhecida, administram-se, com frequência, ceftriaxona ou cefotaxima, muitas vezes combinadas com vancomicina, até a identificação do agente etiológico. Uma vez identificada *N. meningitidis*, a antibioticoterapia pode ser continuada com uma cefalosporina de terceira geração ou, possivelmente, benzilpenicilina isoladamente. O meropeném também apresenta atividade clínica no tratamento da meningite meningocócica, ou o cloranfenicol é uma escolha em pacientes com alergia à penicilina e às cefalosporinas. Tradicionalmente, os pacientes com meningite meningocócica eram tratados durante 7 dias ou mais; entretanto, um curso de 3 ou 4 dias de tratamento IV pode proporcionar uma cura sem recidiva.

O reconhecimento dos diferentes processos biopatológicos associados à meningite meningocócica (que causa morte e morbidade predominantemente por edema cerebral) e ao choque séptico meningocócico (que provoca morte e morbidade predominantemente por hipovolemia, extravasamento capilar, angústia respiratória, disfunção miocárdica e falência de múltiplos órgãos) aprimorou as estratégias de manejo dessas duas formas diferentes de doença. O tratamento precoce e agressivo do choque com o uso de expansão do volume, oxigenação, monitoramento em cuidados intensivo e suporte inotrópico pode reduzir as taxas de mortalidade da sepse meningocócica de mais de 30% para 5 a 10%. Na meningococemia com hipotensão, o principal objetivo consiste em aumentar o volume de sangue circulante por meio de reposição hídrica agressiva. Soluções coloides ou cristaloides (NaCl a 0,9%) podem ser utilizados sem diferença demonstrada na sua eficácia. Nos adultos, administra-se solução salina, começando com 1 ℓ por meio de infusão intravenosa durante 15 a 20 minutos, seguido de vários litros em uma taxa reduzida. Alguns pacientes necessitam de duas a três vezes o seu próprio volume de sangue durante as primeiras 24 horas. O volume de líquido total necessário por 24 horas é determinado pela resposta ao tratamento – perfusão tecidual, pressão arterial, débito urinário e evidências de sobrecarga do volume intravascular. A reposição volêmica pode ser combinada com um agente vasopressor, como dopamina, norepinefrina, epinefrina ou dobutamina. É importante monitorar e corrigir a acidose, a hipoglicemia, a hipopotassemia, a hipocalcemia e a hipomagnesemia. A hidratação pode ser complicada em pacientes com redução da função renal. Esses pacientes podem necessitar de diálise ou de hemofiltração para compensar a insuficiência renal e reduzir o edema substancial que se acumula.

Os pacientes com meningite sem choque devem receber a necessidade diária normal de líquido, suplementada com o volume perdido antes da internação, a não ser que haja evidências da síndrome de secreção inapropriada de hormônio antidiurético. A reposição volêmica excessiva em pacientes com meningite pode induzir edema cerebral fatal e hérnias. Indica-se o tratamento da pressão intracraniana elevada (soluções hiperosmolares, diuréticos, ventilação mecânica), das crises convulsivas e da hiponatremia em unidade de cuidados neurointensivos.

Não foi documentada melhora do desfecho com o tratamento anticoagulante de pacientes com meningococemia e coagulação intravascular disseminada. Um estudo de fase III da proteína C ativada recombinante em crianças com sepse de todas as causas, incluindo meningococemia, foi interrompido, visto que não foi observado benefício, e a proteína C ativada recombinante foi retirada do mercado. O uso do ativador do plasminogênio tecidual humano recombinante não parece ser benéfico. Ensaios clínicos controlados e randomizados, que utilizaram soro hiperimune, anticorpos ou proteína bactericida ou de aumento da permeabilidade recombinante (desenvolvida para inativar a endotoxina de *N. meningitidis*) não demonstraram ter nenhum efeito benéfico na sobrevida. O bloqueio de outros mediadores inflamatórios específicos não foi adequadamente testado no choque séptico meningocócico.

Os pacientes com septicemia meningocócica fulminante podem desenvolver hemorragia suprarrenal (síndrome de Waterhouse-Friderichsen). A concentração de corticotropina é maior, a concentração de cortisol é menor, e a razão entre corticotropina e cortisol é mais alta em pacientes com choque meningocócico fatal do que nos sobreviventes. São administrados esteroides em doses baixas a adultos com choque séptico e indicações de função suprarrenal inadequada. Embora não se tenha documentado nenhum benefício, muitos especialistas em cuidados intensivos utilizam doses de reposição de estresse de hidrocortisona em crianças com choque causado por *N. meningitidis*.

Plasmaférese, exsanguineotransfusão e oxigenação por membrana extracorpórea têm sido utilizadas em pacientes com meningococemia; todavia, não foram realizados ensaios clínicos controlados para avaliar os resultados. A plasmaférese e a exsanguineotransfusão parecem ter pouco efeito aditivo sobre a eliminação endógena de endotoxinas e citocinas da circulação. A oxigenação por membrana extracorpórea tem sido utilizada em vários centros, com melhores resultados em crianças com insuficiência pulmonar aguda do que naquelas com choque séptico refratário. O uso de insulina para controlar a hiperglicemia leve em adultos em estado crítico não demonstrou ter benefícios (ver Capítulo 100).

Foi constatado que a dexametasona em doses farmacológicas reduz a morbidade na meningite pneumocócica e por *Haemophilus influenzae* tipo b.A1 Entretanto, o benefício da dexametasona para reduzir a taxa de mortalidade causada por edema cerebral ou para evitar sequelas, como surdez em pacientes com meningite meningocócica, ainda não foi comprovado com base em ensaios clínicos controlados e randomizados de grande porte, embora se tenha relatado uma tendência à redução da perda auditiva, da mortalidade e da artrite após a doença meningocócica. Atualmente, muitos recomendam que a dexametasona (10 mg a cada 6 horas nos primeiros 4 dias e, em crianças, em uma dose de 0,15 mg/kg a cada 6 horas, durante 4 dias, com início antes ou juntamente com a primeira dose de antibióticos) seja administrada por ocasião da suspeita ou da confirmação de meningite bacteriana. Outras complicações importantes e potencialmente fatais que exigem tratamento incluem a síndrome do desconforto respiratório do adulto, sequelas neurológicas, que variam desde coma até diabetes insípido, pneumonia que não é necessariamente meningocócica, mas que pode ser secundária à aspiração durante o estado obnubilado, e pericardite.

As complicações mediadas por imunocomplexos, como artrite, vasculite cutânea, irite, episclerite, pleurite e pericardite, podem surgir vários dias a 2 a 3 semanas após o início da doença, quando o paciente está melhorando nos demais aspectos. Essas complicações, que podem ser múltiplas, resultam do depósito de complexos antígeno-anticorpo compostos de polissacarídeo capsular meningocócico ou outros antígenos, imunoglobulinas específicas contra o meningococo e C3; 6 a 15% dos casos de meningite meningocócica ou septicemia apresentam complicações. O tratamento consiste em ácido acetilsalicílico ou anti-inflamatórios não esteroides, e a resolução é completa, habitualmente nos primeiros 14 dias após o início e, em geral, sem sequelas.

PREVENÇÃO

A quimioprofilaxia para eliminar o estado de portador meningocócico é recomendada para contactantes próximos de pacientes, de modo a evitar transmissão adicional e a doença (Tabela 282.2).[10] A ocorrência de doença meningocócica em contactantes domiciliares é aproximadamente 100 vezes maior do que na população em geral. Os casos secundários ocorrem habitualmente nos primeiros 1 a 14 dias após o caso primário. A quimioprofilaxia pode ser útil para controlar surtos localizados, e uma dose única de ciprofloxacino VO pode ser útil em situações de epidemia.A2 A rifampicina, a ceftriaxona, a azitromicina e as quinolonas (mas não a penicilina) têm a capacidade de erradicar os meningococos na nasofaringe. Atualmente, a maioria dos meningococos isolados é resistente às sulfonamidas; a resistência à rifampicina pode se desenvolver rapidamente, e há relatos de resistência dos meningococos às quinolonas.

Tabela 282.2 Quimioprofilaxia contra infecção meningocócica.

FÁRMACO	FAIXA ETÁRIA	DOSE	DURAÇÃO E VIA DE ADMINISTRAÇÃO*	CONSIDERAÇÕES
Rifampicina	Recém-nascidos	5 mg/kg a cada 12 h	2 dias VO	
	Crianças > 1 mês de vida	10 mg/kg a cada 12 h (máximo, 600 mg)	2 dias VO	
	Adultos	600 mg a cada 12 h	2 dias VO	A rifampicina pode interferir na eficácia dos contraceptivos orais e alguns medicamentos anticonvulsivantes e anticoagulantes; pode resultar em coloração de lentes de contato gelatinosas Não recomendada para gestantes
Ceftriaxona	Crianças < 15 anos	125 mg	Dose única por via IM	
	Crianças > 15 anos e adultos	250 mg	Dose única por via IM	A ceftriaxona é recomendada na profilaxia da gestantes
Ciprofloxacino	Adultos	500 mg	Dose única VO	O seu uso rotineiro não é recomendado em indivíduos < 18 anos, porém a sua administração a lactentes e crianças (20 mg/kg) pode ser justificada após cuidadosa avaliação dos riscos e benefícios Não recomendado para gestantes ou lactantes Foram relatados casos de resistência ao ciprofloxacino, e o uso para profilaxia deve se basear na sensibilidade local do meningococo ao fármaco
Azitromicina		10 mg/kg (máximo, 500 mg)	Dose única VO	Equivalente à rifampicina na erradicação dos meningococos da nasofaringe, porém os dados disponíveis são limitados

QUIMIOPROFILAXIA ANTIBIÓTICA PARA CONTACTANTES DOMICILIARES OU ÍNTIMOS

- Contactantes domiciliares e pessoas que compartilham as mesmas acomodações, particularmente crianças pequenas
- Contactantes em creche, pré-escola ou cuidadores; colegas frequentes de crianças pequenas
- Contatos sociais próximos que foram expostos a secreções orais na semana antes do início, como beijar ou compartilhar utensílios de comida e bebida ou escovas de dentes
- Para viagens aéreas com duração de mais de 8 h, os passageiros que estão sentados junto a uma pessoa infectada devem receber profilaxia
- A profilaxia de rotina não é recomendada para profissionais de saúde, a não ser que tenham tido exposição íntima a secreções respiratórias
- Como o risco de casos secundários é maior durante os primeiros dias após a exposição, a quimioprofilaxia deve ser iniciada o mais cedo possível, idealmente < 24 h após a identificação do paciente-índice
- Caso tenham transcorrido mais de 14 dias desde o último contato com o paciente-índice, a quimioprofilaxia provavelmente não será benéfica
- As culturas de amostras de faringe não são úteis para determinar a necessidade de quimioprofilaxia e podem retardar desnecessariamente o uso de quimioprofilaxia efetiva
- A quimioprofilaxia também tem sido recomendada para pacientes que receberam tratamento com penicilina ou cloranfenicol, visto que o estado de portador faríngeo pode não ser eliminado com esses antibióticos, e o paciente pode permanecer colonizado com uma cepa virulenta
- A ceftriaxona é recomendada para gestantes
- Pode ser necessário evitar o ciprofloxacino ou a azitromicina em indivíduos com risco de prolongamento do intervalo QT

Grupos recomendados para quimioprofilaxia, com base na exposição ao caso na semana anterior ao início da doença. *Administração VO, a não ser que indicado em contrário.

A prevenção por meio de vacinação constitui a melhor opção para o controle a longo prazo da doença meningocócica.[11,a] As vacinas de polissacarídeo capsular para diminuir a doença meningocócica pelos sorogrupos A, C, Y e W foram introduzidas nas décadas de 1970 e 1980. Essas vacinas são seguras, com eventos adversos locais leves, e são efetivas (> 85%) em crianças com mais de 2 anos e adultos, porém são menos imunogênicas em crianças menores; a imunidade com as vacinas de polissacarídeo limita-se a 3 a 5 anos de proteção, e pode-se induzir uma hiporreatividade imunológica com doses repetidas do polissacarídeo. Além disso, as vacinas polissacarídicas meningocócicas não induzem memória imunológica e têm pouco ou nenhum efeito sobre o estado de portador da nasofaringe. Embora essas vacinas tenham sido muito utilizadas para controlar a doença em populações militares e em epidemias no cinturão da meningite na África, nesta última situação, elas frequentemente foram distribuídas muito tarde no curso de um surto. Não havia evidências de que o uso disseminado das vacinas de polissacarídeo reduzissem a frequência das epidemias na África.

Um grande avanço nos últimos 20 anos foi o desenvolvimento e, agora, o uso disseminado de vacinas meningocócicas de polissacarídeo-proteína conjugadas para A, C, Y e W e a sua introdução pela primeira vez como conjugado C no Reino Unido e, em seguida, com outros conjugados na Europa, Canadá, Austrália, EUA, cinturão da meningite na África e, agora, no mundo inteiro.[12,b] Essas vacinas são seguras e imunogênicas em crianças pequenas, induzem memória imunológica e podem diminuir o estado de portador nasofaríngeo dos meningococos. No Reino Unido, a introdução da vacina meningocócica conjugada do sorogrupo C, em 2000, para todas as crianças e adultos jovens reduziu acentuadamente a taxa da doença por sorogrupo C (90% de efetividade da vacina em 3 anos para pacientes de 11 a 18 anos). Um importante efeito protetor das vacinas conjugadas é mediado pela imunidade de rebanho. As taxas de estado de portador e doença por sorogrupo C em indivíduos não vacinados foram reduzidas em mais de 50% por meio da imunidade de rebanho. As vacinas meningocócicas de conjugados polissacarídeo-proteína contendo os sorogrupos A, C, Y e W foram introduzidas para adolescentes nos EUA em 2005 e posteriormente foram ampliadas para uso em crianças de 2 meses a 10 anos com risco aumentado de doença meningocócica. Além do uso rotineiro em crianças de mais idade e adolescentes (administração da primeira dose aos 11 ou 12 anos, com reforço aos 16 anos), as populações que se beneficiam das novas vacinas conjugadas são calouros de universidades, recrutas militares, pacientes com deficiências de imunoglobulinas ou de complemento (deficiências herdadas ou crônicas, como C3, properdina, fator D ou componentes tardios do complemento), pacientes com asplenia anatômica ou funcional, microbiologistas com exposição rotineira a *N. meningitidis*, adultos com infecção pelo HIV do tipo 1 e pessoas que viajam para países onde *N. meningitidis* é epidêmico ou que residem nesses países. Um exemplo importante de desenvolvimento de vacina meningocócica conjugada foi o Meningitis Vaccine Program, uma parceria entre a PATH, a Organização Mundial da Saúde e a Global Alliance for Vaccines and Immunization para o desenvolvimento de uma vacina meningocócica conjugada do grupo A para a África, designada MenAfriVac®, ao preço de menos de 0,50 dólar por dose. Em virtude do enorme impacto da imunidade de rebanho das vacinas conjugadas do sorogrupo C no Reino Unido, a vacina MenAfriVac® foi introduzida como estratégia de vacinação em massa para indivíduos entre 1 e 29 anos. Já foram administradas mais de 284 milhões de doses. Até o momento, essa vacinação em massa resultou na eliminação virtual da doença meningocócica por sorogrupo A nos países vacinados.

O desenvolvimento de vacinas para *N. meningitidis* do sorogrupo B também tem apresentado progresso significativo. O sorogrupo B pode

[a]N.R.T.: Atualmente, existem vacinas meningocócicas polissacarídicas não conjugadas e vacinas meningocócicas polissacarídicas-proteínas conjugadas. Estas podem ser monovalentes, constituídas por apenas um sorogrupo, como a vacina meningocócica C (conjugada), ou multivalentes, como a vacina meningocócia ACWY (conjugada). As vacinas conjugadas conseguem induzir memória imunológica por um tempo maior e podem impedir a colonização nasofaríngea por *N. meningitidis* nos vacinados. Ver: http://conitec.gov.br/images/Consultas/Relatorios/2020/Relatorio_CP_acwy_11_12_anos_23_2020.pdf. Acesso em 11 out. 2021.

[b]N.R.T.: Desde 2020, passou a estar disponível no Sistema Único de Saúde (SUS) a vacina ACWY, imunizante conjugado que protege contra quatro sorotipos de meningite bacteriana (a mais grave): A, C, W e Y, e que passa a ser aplicada em crianças de 11 e 12 anos. Atualmente, o SUS também oferece a vacina contra o sorotipo C, que é indicada para lactentes (3 e 5 meses), com reforço aos 12 meses.

causar surtos prolongados durante muitos anos, como aqueles observados na década de 1990 no noroeste dos EUA (Oregon, partes de Washington), no Brasil, na Noruega e na Nova Zelândia, bem como surtos em ambientes, como *campi* universitários. A cápsula do sorogrupo B tem uma estrutura idêntica às estruturas polissiálicas expressas no tecido neural fetal e não induz uma resposta protetora da imunoglobulina G bactericida. Por conseguinte, as estratégias concentraram-se em antígenos não capsulares, como proteínas da membrana externa contendo vesículas (OMV) ou antígenos proteicos conservados. A diversidade das estruturas principais da membrana externa dos meningococos limitou as abordagens com OMV na doença endêmica, porém essa abordagem teve êxito no controle de epidemias do sorogrupo B que são específicas da cepa (p. ex., na Nova Zelândia). Duas novas vacinas do sorogrupo B, MenB4C (Bexsero®)[13,c] e MenBFHbp (Trumenba®),[14,d] baseadas em antígenos proteicos de superfície, estão agora licenciadas. A MenB4C contém três antígenos proteicos de superfície semiconservados – um membro da família da proteína de ligação do fator H, a adesina de *Neisseria* A (NadA) e o antígeno ligador da heparina de *Neisseria* – e uma preparação de OMV contendo sorogrupo B PorA meningocócico, anteriormente utilizada para controlar o surto clonal do sorogrupo B na Nova Zelândia. O adjuvante é o alúmen. Uma segunda vacina do sorogrupo B, a MenBFHbp (Trumenba®), baseia-se em dois membros da família da proteína de ligação do fator H. A imunogenicidade e a segurança dessas vacinas foram demonstradas.A3 A prevenção a curto prazo da doença por sorogrupo B parece representar um passo significativo com essas novas vacinas, que atualmente são utilizadas no tratamento de surtos de doença por sorogrupo B e em populações de alto risco em vários países.

PROGNÓSTICO

Historicamente, a taxa de mortalidade da doença meningocócica sistêmica sem tratamento era de 70 a 90%. Apesar do uso de antibióticos altamente efetivos e dos cuidados de suporte agressivos, a taxa de mortalidade da doença meningocócica invasiva permanece em cerca de 10%. A falta de reconhecimento precoce da doença, o desenvolvimento muito rápido da doença (sobretudo meningococemia) e o tempo levado para a administração de antibióticos continuam sendo os desafios mais significativos. A chance de sobreviver ao choque tem correlação direta com as concentrações plasmáticas de endotoxina, e metade dos pacientes que não sobrevivem ao choque morrem nas primeiras 12 horas de internação.

As sequelas a longo prazo e a morbidade após a doença meningocócica invasiva são significativas. Ocorre comprometimento neurológico em 7 a 10% dos casos de meningite meningocócica, com paralisia do sexto, sétimo e oitavo nervos cranianos e hemiparesia e tetraparesia. Ocorre perda auditiva neurossensorial unilateral ou bilateral em 2 a 9% dos casos, que é profunda em 2% dos indivíduos afetados e que exige implante coclear em 0,4%. Em aproximadamente 10% dos casos, observa-se a ocorrência de comprometimento do desenvolvimento neurológico, incluindo transtornos psicológicos e comportamentais, dificuldades de aprendizagem, déficits de memória, problemas relacionados com a função executiva, diminuição do desempenho acadêmico, espasticidade, crises convulsivas e sinais neurológicos focais. Em 2 a 3% dos casos, relata-se a ocorrência de dificuldades visuais, crises convulsivas e déficits motores, e múltiplas incapacidades neurológicas ocorrem em 1 a 2% dos indivíduos afetados. Os sobreviventes da sepse meningocócica na infância apresentam, em 5 a 20% dos casos quando adultos jovens, problemas comportamentais e emocionais a longo prazo, diminuição da função intelectual e consequências físicas ou sociais relacionados com a doença.

A cicatrização da pele, em consequência da púrpura necrótica, pode variar, desde imperceptível até um grau que exige enxerto de pele. Diversas áreas podem estar acometidas; os membros inferiores são afetados com mais frequência, seguidos dos braços, do tórax e da face. As amputações dos dedos das mãos ou dos membros são frequentemente múltiplas; resultam da necrose da pele, do músculo e do osso das partes afetadas (ver Figura 282.3D) e, dependendo do local e da extensão, podem necessitar de próteses para melhorar a função ou a aparência. Distúrbios do crescimento ósseo, crescimento excessivo do coto, contraturas das cicatrizes e infecções dos tecidos moles e ossos podem complicar as amputações. As discrepâncias no comprimento dos membros, que podem resultar de infarto da placa de crescimento, frequentemente exigem intervenção cirúrgica adicional. Após a insuficiência renal aguda inicial, a função renal recupera-se na maioria dos indivíduos; entretanto, evidências de disfunção renal podem persistir por mais de 4 anos em crianças e em adultos, sendo o risco maior naqueles que necessitaram de terapia de substituição renal.

A doença meningocócica e suas complicações, que, com frequência, ocorrem rapidamente em indivíduos sadios nos demais aspectos, também produzem impacto significativo na família, na comunidade, nos cuidados de saúde e na saúde pública. O impacto emocional nos sobreviventes e nos familiares dos pacientes com doença meningocócica em UTI, dos sobreviventes com complicações e dos pacientes que morreram, é considerável e representa um fenômeno global. Nas comunidades, a doença meningocócica também pode criar medo e ansiedade consideráveis. O transtorno de estresse pós-traumático (TEPT) ocorre com maior frequência nos pacientes e nos familiares, frequentemente meses após a doença. Em um estudo, o TEPT ocorreu em 15% das crianças, em 50% das mães e em 19% dos pais no decorrer de 3 meses. A doença meningocócica e suas complicações também resultam em custos hospitalares e de cuidados de saúde a longo prazo substanciais. Além disso, o atraso no estabelecimento do diagnóstico de sepse meningocócica e meningite e septicemia é um motivo comum de processo por erro médico.

Se os pais e os profissionais de saúde reconhecerem a importância da febre e da cefaleia, associada ou não a erupção cutânea, e procurarem tratamento precoce, é possível reduzir as taxas de morbidade e mortalidade com tratamento antibiótico pré-hospitalar, rápido transporte do paciente para um centro médico e estabilização em unidade de terapia intensiva. A prevenção da doença meningocócica, com novas vacinas e estratégias de vacinação, continua sendo a principal meta no mundo inteiro.

Grau A Recomendações de grau A

A1. Brouwer MC, McIntyre P, Prasad K, et al. Corticosteroids for acute bacterial meningitis. *Cochrane Database Syst Rev*. 2015;9:CD004405.

A2. Coldiron ME, Assao B, Page AL, et al. Single-dose oral ciprofloxacin prophylaxis as a response to a meningococcal meningitis epidemic in the African meningitis belt: a 3-arm, open-label, cluster-randomized trial. *PLoS Med*. 2018;15:1-19.

A3. Ostergaard L, Vesikari T, Absalon J, et al. A bivalent meningococcal B vaccine in adolescents and young adults. *N Engl J Med*. 2017;377:2349-2362.

REFERÊNCIAS BIBLIOGRÁFICAS

As referências bibliográficas, bem como os outros materiais suplementares deste livro, encontram-se no GEN-IO, nosso ambiente virtual de aprendizagem.

283 INFECÇÕES POR *NEISSERIA GONORRHOEAE*

MATTHEW R. GOLDEN E H. HUNTER HANDSFIELD

DEFINIÇÃO

Neisseria gonorrhoeae é um microrganismo sexualmente transmissível, que infecta principalmente o epitélio colunar das superfícies mucosas e que provoca uretrite nos homens e endocervicite e uretrite nas mulheres. Outros locais de infecção primária incluem o reto, a faringe e a conjuntiva, e pode ocorrer vulvovaginite em meninas pré-puberais. A complicação

[c]N.R.T.: Essa vacina adsorvida meningocócica B (recombinante) é comercializada no Brasil com o mesmo nome. É comercializada em seringa preenchida de vidro com 0,5 mℓ. Cada 0,5 mℓ contém 50 μg de proteína de fusão NHBA recombinante de *Neisseria meningitidis* grupo B + 50 μg de proteína NadA recombinante de *Neisseria meningitidis* grupo B + 50 μg de proteína de fusão fHbp recombinante de *Neisseria meningitidis* do grupo B + 25 μg de vesículas de membrana externa (OMV) de *Neisseria meningitidis* do grupo B. O excipiente consiste em cloreto de sódio, histidina, sacarose e água para injetáveis.

[d]N.R.T.: Essa vacina foi aprovada pela ANVISA em 2019 com o mesmo nome comercial.

mais comum da infecção gonocócica é a doença inflamatória pélvica (DIP), que pode levar à infertilidade, gravidez ectópica e dor pélvica crônica. Outras complicações muito menos comuns incluem epididimite, uretrite posterior, estenose uretral, abscesso da glândula de Bartholin e peri-hepatite. Pode ocorrer bacteriemia, com produção de lesões cutâneas características, artrite e, raramente, endocardite ou meningite. A conjuntivite neonatal (oftalmia neonatal) era antigamente uma causa comum de cegueira. Acredita-se também que as infecções gonocócicas aumentem o risco de transmissão do vírus da imunodeficiência humana (HIV) de pessoas duplamente infectadas pelo HIV e pela *N. gonorrhoeae* e também aumentem o risco de aquisição do HIV de indivíduos com gonorreia que são expostos ao HIV.

O patógeno

O envelope do gonococo assemelha-se, em sua estrutura básica, ao de outras bactérias gram-negativas e é constituído por uma membrana citoplasmática interna, uma parede celular intermediária de peptidoglicano e uma membrana externa. A membrana externa contém diversos componentes de superfície, que desempenham um papel central na interação do microrganismo com o hospedeiro e na sua patogenicidade. Os *pili*, que são projeções piliformes também designadas como fímbrias, são compostos por várias subunidades proteicas diferentes. Juntamente com outras adesinas da membrana externa (*i. e.*, proteínas relacionadas com a opacidade) os *pili* facilitam a fixação e a invasão das células hospedeiras. Os gonococos variam na composição dessas proteínas e dos lipo-oligossacarídeos de superfície ao longo do tempo, permitindo ao microrganismo escapar das defesas do hospedeiro. Essa variação de fase também tem sido uma barreira ao desenvolvimento de vacinas bem-sucedidas.

EPIDEMIOLOGIA

A gonorreia é a segunda doença infecciosa mais comumente notificada nos EUA, com notificação de 555.608 casos aos Centers for Disease Control and Prevention (CDC), em 2017.[1,a] Nos EUA, a incidência da gonorreia, em 2017, foi de 171,9 por 100.000 indivíduos; todavia, esse número, que é baseado em casos notificados aos departamentos de saúde dos EUA, é, sem dúvida alguma, uma subestimativa. A incidência global da gonorreia nos EUA teve um aumento de 75% desde 2009, o nível histórico da incidência da gonorreia, embora permaneça menos da metade da taxa observada em meados da década de 1970, o atual pico de incidência da gonorreia nos EUA. A prevalência da gonorreia foi de 0,32% em mulheres examinadas em um levantamento de população (o National Health and Nutrition Examination Survey) entre 1999 e 2008.

À semelhança de praticamente todas as outras infecções sexualmente transmissíveis (ISTs; ver Capítulo 269), as taxas de gonorreia variam amplamente de acordo com a idade, a localização geográfica, a orientação sexual e a raça ou etnia. Nos EUA, a taxa de infecção relatada é a mais alta nas mulheres com 15 a 24 anos e nos homens entre 20 e 29 anos. Nas mulheres, as taxas são maiores no sul e no meio-oeste dos EUA, enquanto nos homens as taxas são mais elevadas no sul e no oeste. Essas diferenças regionais representam, em parte, a consequência de profundas disparidades raciais e do aumento recente explosivo das taxas de gonorreia em homens que fazem sexo com homens (HSH).

Como as estatísticas nacionais não separam de maneira consistente as infecções em homens com base no gênero de seus parceiros sexuais, a epidemia de gonorreia heterossexual é mais bem compreendida quando se enfatiza a epidemiologia da infecção nas mulheres. As taxas de gonorreia notificada em afro-americanas são quase 8,5 vezes maiores do que em mulheres brancas não hispânicas, e as taxas em nativos americanos/nativos do Alasca e hispânicos são 6 e 1,6 vezes maiores, respectivamente, do que aquelas observadas em indivíduos brancos não hispânicos. As variações na notificação provavelmente serão responsáveis por algumas dessas diferenças observadas, visto que o baixo nível socioeconômico está associado a atendimento em clínicas de saúde pública e outros locais onde há notificação mais completa do que no setor privado de cuidados de saúde. Entretanto, a disparidade acentuada nas taxas relatadas também é evidente em estudos de base populacional, estabelecendo claramente que as diferentes taxas de infecção em diferentes grupos raciais e étnicos não são simplesmente um resultado de viés de informação. Os motivos dessa profunda disparidade certamente são multifatoriais e não estão esclarecidos por completo. Nos EUA, diferentes grupos raciais variam pouco quanto ao número de parceiros sexuais, de modo que isso não explica as diferentes taxas de IST. Embora o acesso inadequado aos cuidados médicos provavelmente desempenhe um papel nas disparidades raciais nas taxas de IST, são também observadas disparidades raciais e étnicas profundas no Reino Unido e na Holanda, países que têm sistemas de saúde nacionalizados, em que o acesso aos cuidados deve ser mais uniforme do que nos EUA. As pesquisas ressaltaram a importância da simultaneidade (*i. e.*, parceiros que se sobrepõem no tempo) e padrões de mistura sexual com base na idade, na raça e no nível de atividade sexual como determinantes críticos do risco de IST de uma população. Acredita-se que esses fatores sejam moldados por fatores sociais (p. ex., pobreza, encarceramento, desemprego, racismo), que são cruciais na definição da epidemiologia de todas as ISTs no mundo inteiro.

Numerosas cidades nos EUA, na Europa Ocidental e na Austrália relataram aumentos na taxa e no número de casos de gonorreia em homens que fazem sexo com homens desde meados da década de 1990. Não se dispõe de dados nacionais sobre as taxas de gonorreia nessa população. Entretanto, tendências bem documentadas no Condado de King, estado de Washington, são sugestivas do que tem ocorrido em níveis nacional e internacional. Em 2017, a incidência estimada de gonorreia notificada no condado de King em HSH foi de 4.513 casos por 100.000, em comparação com 78 e 103 por 100.000 em homens que faziam sexo apenas com mulheres e em mulheres, respectivamente. Em parte, a taxa muito elevada de gonorreia observada em HSH no Condado de King e em outros locais reflete as taxas elevadas e provavelmente crescentes de exames, sobretudo de rastreamento para infecções retais e faríngeas assintomáticas. Entretanto, a taxa de gonorreia uretral – uma infecção que é sintomática em mais de 90% dos casos – em HSH no Condado de King foi superior a 1.400 por 100.000 (quase 14 vezes a taxa observada em homens heterossexuais), demonstrando que as disparidades com base na orientação sexual são muito grandes, e não apenas uma consequência de diferenças no rastreamento. Além disso, a taxa de gonorreia uretral em HSH na região aumentou mais de 200% entre 2008 e 2017, ressaltando que a elevação das taxas reflete aumento verdadeiro das infecções. Embora não seja definido com precisão, acredita-se que o risco de transmissão de um homem para uma mulher durante um único episódio de relação sexual vaginal não protegido seja de 50 a 70%, enquanto o risco de transmissão de uma mulher para um homem é de 20%. Os riscos de transmissão associados ao sexo anal, felação ou cunilíngua não estão bem definidos, porém o sexo anal é, provavelmente, um modo de transmissão relativamente eficiente, e alguns dados sugerem que cerca de um terço dos casos de gonorreia uretral em HSH é transmitido por felação. Os gonococos morrem rapidamente por dessecação, e, com a exceção da aquisição ocasional por funcionários de laboratório que trabalham com o microrganismo, não ocorre transmissão não sexual em adultos. A transmissão perinatal, causando oftalmite neonatal ou infecção faríngea, é atualmente rara.

BIOPATOLOGIA

Após sua fixação às células epiteliais dos hospedeiros, os gonococos sofrem endocitose na célula, em um processo que se acredita seja facilitado pela proteína Por (ou proteína 1). Em seguida, os gonococos replicam-se dentro da célula hospedeira e são liberados no espaço subepitelial.

As infecções uretrais típicas resultam em inflamação proeminente, provavelmente em consequência da liberação de fragmentos de lipo-oligossacarídeo e peptidoglicano tóxicos, bem como da liberação de fatores quimiotáticos que atraem os leucócitos neutrófilos. Os motivos de algumas cepas de gonococos causarem seletivamente infecção genital assintomática não estão bem elucidados, porém essa propensão pode estar relacionada com diferenças na capacidade do microrganismo de se ligar a proteínas reguladoras do complemento, que infrarregulam a produção de peptídios quimiotáticos. Em particular, as cepas de gonococos que expressam PorB1A parecem se ligar ao fator H e à proteína de ligação do complemento e exibem maior propensão a causar infecções gonocócicas disseminadas.[2]

Embora o gonococo não seja altamente mutável, muitos gonococos apresentam plasmídios conjugativos e, em consequência, tem a capacidade de transferir eficientemente material genético, conferindo resistência à penicilina

[a]N.R.T.: No Brasil a gonorreia não é de notificação compulsória (ver: https://bvsms.saude.gov.br/bvs/saudelegis/gm/2020/prt0264_19_02_2020.html; acesso em 11 out. 2021).

e à tetraciclina. Os gonococos também conseguem transferir eficientemente o DNA desnudo (transformação). Essas características são importantes na capacidade do microrganismo de desenvolver resistência aos agentes antimicrobianos.[3,4] Por exemplo, evidências recentes sugerem que os gonococos com sensibilidade diminuída às cefalosporinas orais apresentam mutações de resistência genética adquiridas de espécies de *Neisseria* comensais comumente encontradas na orofaringe. A disseminação clonal sustentada de *N. gonorrhoeae* resistente a antibióticos em uma população é ilustrada pelo achado, por meio de sequenciamento do genoma completo, de um único clone de uma cepa com resistência de alto nível à azitromicina responsável por um surto de gonorreia na Inglaterra, entre 2014 e 2017.[5]

MANIFESTAÇÕES CLÍNICAS

As infecções gonocócicas podem resultar em várias síndromes clínicas específicas, cada uma das quais com manifestações, diagnóstico diferencial e avaliação recomendada distintas. As principais manifestações clínicas da infecção gonocócica são discutidas separadamente, mais adiante. A oftalmia gonocócica, que atualmente se tornou uma complicação rara, pode resultar do contato direto ou de autoinoculação em indivíduos com gonorreia anogenital e se manifesta como conjuntivite purulenta aguda, que pode levar à ulceração da córnea se não for tratada imediatamente.[6]

DIAGNÓSTICO

Microscopia

A microscopia de um esfregaço corado pelo método de Gram é positiva quando são observados neutrófilos polimorfonucleares (PMN) com diplococos gram-negativos intracelulares de morfologia típica (Figura 283.1). Os esfregaços uretrais com coloração de Gram têm sensibilidade de 90 a 98% no diagnóstico de uretrite gonocócica sintomática em homens e especificidade superior a 95%. Entretanto, a coloração de Gram tem sensibilidade de apenas cerca de 50% na infecção cervical ou retal e na gonorreia uretral assintomática. Embora a coloração de Gram seja, com frequência, considerada muito específica para essas infecções, o desempenho real varia de acordo com a habilidade e a experiência do examinador, e os esfregaços retais e cervicais não são confiáveis em muitos contextos clínicos. Os esfregaços são insensíveis e inespecíficos na infecção gonocócica da faringe, e não se recomenda a sua realização.

Cultura

O isolamento de *N. gonorrhoeae* por cultura, em geral com meios seletivos contendo antibióticos, é a base histórica do diagnóstico de gonorreia. Apesar da proliferação de métodos de diagnóstico molecular, a cultura ainda é importante na vigilância da resistência a agentes antimicrobianos e contextos clínicos selecionados. De maneira ideal, os meios de crescimento devem ser inoculados diretamente e colocados imediatamente em uma atmosfera úmida, com teor aumentado de dióxido de carbono, como uma jarra de anaerobiose (uma vela no fundo de uma jarra e, a seguir, esta é fechada hermeticamente). Todavia, os sistemas de transporte convencionais (p. ex., Culturette®) são aceitáveis se as amostras forem mantidas úmidas, não forem refrigeradas e forem processadas nas primeiras 6 horas. Para o exame de amostras que provavelmente não estão colonizadas por flora competitiva (p. ex., líquido sinovial), deve-se utilizar ágar-chocolate, não seletivo.

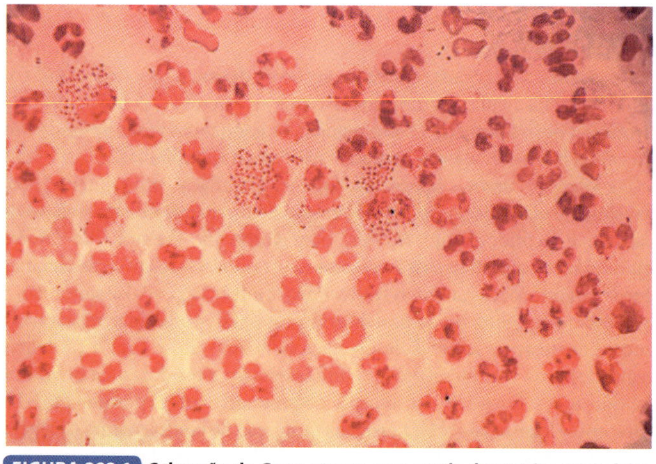

FIGURA 283.1 **Coloração de Gram em um caso agudo de uretrite gonocócica. Essa lâmina é utilizada para demonstrar a distribuição não aleatória dos gonococos entre neutrófilos polimorfonucleares. Observar que existem bactérias tanto intracelulares quanto extracelulares no campo de visão.**

Testes de amplificação de ácido nucleico

Atualmente, nos EUA, os testes de amplificação de ácido nucleico (NAATs) suplantaram a cultura como exame laboratorial dominante utilizado no diagnóstico da gonorreia na maioria das situações. Os NAATs aprovados pela FDA incluem a reação em cadeia da polimerase, a amplificação mediada por transcrição e o deslocamento de fita de DNA. As vantagens dos NAATs incluem aumento da sensibilidade em comparação com a cultura, particularmente nas infecções extragenitais, a capacidade de examinar amostras de urina e *swabs* vaginais obtidos pela própria paciente e o fato de que a maioria dos NAATs é agora comercializada como ensaios de combinação, possibilitando testagem simultânea para *N. gonorrhoeae* e *Chlamydia trachomatis* (ver Capítulo 302). A principal desvantagem dos NAATs é a incapacidade de efetuar um teste de sensibilidade aos agentes antimicrobianos. Já foram identificados muitos genes associados à resistência a agentes antimicrobianos, e é algumas vezes possível identificar microrganismos resistentes com os NAATs. Entretanto, no momento atual, nenhum teste para *N. gonorrhoeae* disponível no comércio tem a capacidade de detectar a resistência do microrganismo a antimicrobianos, e, no caso de muitos fármacos, a existência ou não de determinantes definidos de resistência não são sensíveis nem específicas para definir se um microrganismo é sensível a agentes antimicrobianos específicos.

Embora os NAATs tenham sido aprovados pela Food and Drug Administration apenas para o exame de amostras de urina e do sistema genital, evidências crescentes sugerem que pelo menos alguns NAATs são substancialmente mais sensíveis do que a cultura na detecção de *N. gonorrhoeae* em amostras de faringe e do reto e que esses NAATs são específicos o suficiente para rastreamento de gonorreia retal e faríngea em populações de alto risco. Tendo em vista a disponibilidade decrescente da cultura para gonococos, a baixa sensibilidade da cultura em amostras não genitais, e a elevada prevalência de infecções retais e faríngeas assintomáticas em algumas populações (sobretudo homens que fazem sexo com homens [HSH]), os médicos que cuidam de pacientes de alto risco para infecções gonocócicas não genitais devem ser capazes de utilizar os NAATs. Estudos recentes sugerem que as amostras retais e faríngeas obtidas pelo próprio paciente produzem resultados acurados e são aceitáveis para HSH.

SÍNDROMES CLÍNICAS

Gonorreia urogenital em homens

MANIFESTAÇÕES CLÍNICAS E DIAGNÓSTICO

Tipicamente, a uretrite gonocócica nos homens caracteriza-se por secreção uretral purulenta e disúria. O período de incubação habitual é de 2 a 6 dias. Uma pequena minoria de homens que adquirem infecção uretral – incidência geralmente estimada em 1 a 5%, variando entre cepas específicas de *N. gonorrhoeae* – permanece assintomática.

O exame físico tipicamente revela exsudato uretral purulento (Figura 283.2); em geral, é facilmente evidente, porém a compressão da uretra é algumas vezes necessária para expressar o exsudato. Algumas vezes, observa-se eritema do meato uretral. Tipicamente, a uretrite não gonocócica (UNG; ver Capítulo 269) caracteriza-se por secreção menos copiosa e menos purulenta.

Em geral, suspeita-se do diagnóstico de uretrite gonocócica clinicamente. O diagnóstico é confirmado preliminarmente por um esfregaço com coloração de Gram, mostrando leucócitos com diplococos gram-negativos intracelulares (ver Figura 283.1) e definitivamente quando se identifica *N. gonorrhoeae* por cultura ou NAAT. Apesar das diferenças clínicas habituais entre a uretrite gonocócica e a UNG, existe sobreposição substancial, e o diagnóstico microbiológico deve ser rotineiro, mesmo nos casos clinicamente típicos.

PROGNÓSTICO

Com tratamento imediato, a gonorreia uretral raramente resulta em morbidade significativa a longo prazo. A uretrite gonocócica é complicada por epididimite aguda em menos de 1% dos casos. Em geral, os pacientes com epididimite apresentam dor e tumefação testiculares unilaterais, algumas vezes com febre. A uretrite posterior ou prostatite, que tipicamente se

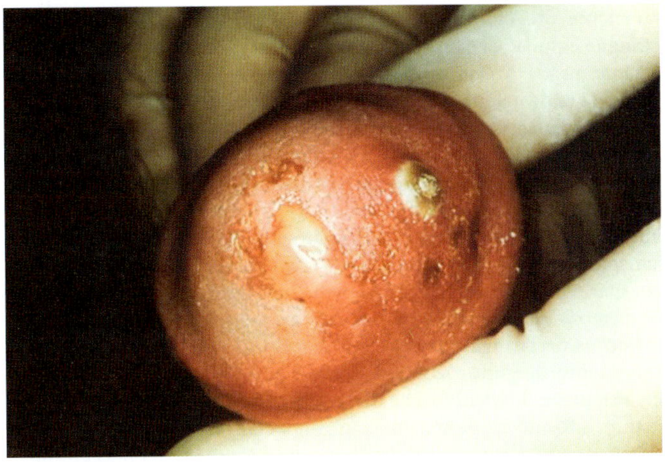

FIGURA 283.2 Homem com secreção peniana purulenta de gonorreia e pioderma sobrejacente. O pioderma envolve a formação de uma lesão cutânea purulenta, que, neste caso, está localizada na glande do pênis.

manifesta como dor pélvica ou perineal e retenção urinária, já foi bastante comum, porém hoje se tornou rara. A estenose uretral, outra complicação antigamente comum, é agora muito rara. A gonorreia está associada a risco elevado de infecção pelo HIV, tanto diretamente quanto como fator de risco epidemiológico. O diagnóstico de gonorreia deve alertar os médicos quanto à necessidade de aconselhar esses pacientes sobre riscos sexuais, de testá-los para infecção pelo HIV e incentivá-los a procurar com frequência um teste de acompanhamento para infecção pelo HIV e outras IST.

Gonorreia do sistema genital inferior em mulheres

MANIFESTAÇÕES CLÍNICAS, DIAGNÓSTICO E PROGNÓSTICO

O canal endocervical é o principal local de infecção em mulheres. A proporção de mulheres infectadas que desenvolvem sintomas não é conhecida com exatidão, mas provavelmente cerca de 50% das infecções incidentes são sintomáticas. Em qualquer caso, as infecções assintomáticas acumulam-se nas populações, enquanto muitas mulheres com infecção sintomática ou a maioria delas procuram assistência médica para diagnóstico e tratamento. Por conseguinte, a maioria das infecções prevalentes em mulheres é assintomática ou está associada a sintomas leves, que não são percebidos pelas pacientes como anormais ou importantes. A gonorreia é algumas vezes associada a corrimento vaginal anormal. Entretanto, outras infecções do sistema genital inferior, como vaginose bacteriana, vaginite por *Trichomonas* e vaginite por *Candida*, são causas muito mais comuns desse sintoma. A gonorreia do sistema genital inferior em mulheres pode estar associada a sangramento vaginal anormal, que habitualmente se manifesta como metrorragia, sangramento intermenstrual escasso ou pequeno sangramento após o coito. Algumas vezes, *N. gonorrhoeae* provoca disúria e pode ser isolada da uretra em até 80% das mulheres com gonorreia. Todavia, a uretra raramente é o único local infectado, exceto em mulheres histerectomizadas. Em uma minoria de mulheres, o exame físico é notável por um corrimento cervical purulento ou mucopurulento, edema do colo do útero ou sangramento cervical facilmente induzido, sinais de cervicite mucopurulenta. Nas infecções não complicadas, o exsudato purulento algumas vezes pode ser expresso do ducto da glândula de Bartholin, próximo ao vestíbulo da vagina lateralmente, ou a das glândulas de Skene, adjacente ao óstio da uretra.

Em geral, o diagnóstico microbiológico baseia-se na identificação de *N. gonorrhoeae* em secreções cervicais por NAATs ou cultura. Os esfregaços com coloração de Gram não são sensíveis e raramente são utilizados.

A complicação comum mais importante da gonorreia do sistema genital inferior em mulheres é a doença inflamatória pélvica (ver adiante). As complicações mais raras incluem abscesso da glândula de Bartholin, que se manifesta como massa dolorosa à palpação no vestíbulo da vagina e que pode envolver superinfecção por bactérias facultativas e anaeróbias.

Doença inflamatória pélvica

MANIFESTAÇÕES CLÍNICAS

A DIP refere-se a uma infecção da parte superior do sistema genital feminino, que pode acometer o útero (endometrite), as tubas uterinas (salpingite) e os ovários (ooforite), bem como estruturas pélvicas adjacentes.[7] Estima-se que 10 a 40% das mulheres com infecções gonocócicas endocervicais desenvolvam DIP, e acredita-se que a gonorreia seja a causa de aproximadamente 5 a 30% de todos os casos diagnosticados de DIP nos EUA. Entretanto, essa proporção varia de acordo com as taxas globais de gonorreia e outras causas de DIP na população, como infecção por clamídias.

Dor na parte inferior do abdome é o sintoma dominante da DIP. A dor é de intensidade variável e, com frequência, leve; em geral, é bilateral, ocorrendo tipicamente vários dias a semanas antes da apresentação clínica e pode ser exacerbada pelo coito. Cerca de um terço das mulheres tem sangramento vaginal anormal. Ocorrem febre, calafrios, anorexia, corrimento vaginal, uretrite e proctite, porém esses sinais/sintomas não são sensíveis nem específicos na identificação de mulheres com DIP. Há pouca ou nenhuma diferença na gravidade dos sinais e sintomas da DIP associada a *N. gonorrhoeae*, *Chlamydia trachomatis* ou nenhum desses patógenos.

Tipicamente, o exame físico é notável pela dor difusa à palpação do abdome, que é mais intensa nos quadrantes inferiores, e pela dor à palpação dos órgãos pélvicos ao exame bimanual, com ou sem manipulação do colo do útero. Na maioria dos casos, as mulheres apresentam sinais de cervicite ou vaginose bacteriana. Ocorre febre em uma minoria de casos. Em certas ocasiões, os sinais abdominais ou anexiais são unilaterais, e esse achado pode gerar confusão com apendicite, gravidez ectópica e outras condições. Algumas vezes, há dor à palpação do quadrante superior direito do abdome, decorrente da peri-hepatite (síndrome de Fitz-Hugh-Curtis), que pode simular colecistite aguda ou hepatite viral. Algumas vezes, a peri-hepatite ocorre na ausência de outros achados abdominais ou pélvicos típicos de DIP, particularmente quando causada por *C. trachomatis*. A DIP grave pode ser acompanhada de sinais de peritonite generalizada.

DIAGNÓSTICO

O diagnóstico clínico de DIP é impreciso. Os estudos publicados, que utilizaram critérios algo variáveis em populações com diferentes prevalências da síndrome, relataram valores preditivos positivos (VPP) de 65 a 90%, em comparação com o padrão-ouro da DIP definida por laparoscopia. Apesar de inespecífico, o achado de neutrófilos em uma preparação a fresco de secreções vaginais com solução salina teve sensibilidade de 91% para endometrite em um estudo. A ausência de leucócitos em uma preparação a fresco de secreções vaginais, em particular na ausência de cervicite mucopurulenta, deve levar à consideração de outros diagnósticos. O diagnóstico diferencial da DIP inclui gravidez ectópica; apendicite; ruptura, sangramento ou torção de um cisto de ovário; endometriose; infecção urinária ou pielonefrite; cálculos renais ou ureterais; doença inflamatória intestinal e, raramente, hepatite viral ou colecistite.

Em razão da gravidade potencial da infecção e da relativa simplicidade, baixo custo e baixa toxicidade do tratamento, os critérios clínicos de diagnóstico enfatizam a sensibilidade à custa da especificidade. Por conseguinte, os médicos devem manter um baixo limiar para diagnóstico e tratamento presuntivo da DIP. Os CDC recomendam que todas as mulheres sexualmente ativas com dor pélvica ou na parte inferior do abdome, dor à palpação do útero e dos anexos ou dor à mobilização do colo do útero sejam tratadas para possível DIP se não houver outra causa prontamente evidente para seus sinais e sintomas. Além disso, o rastreamento de mulheres jovens sexualmente ativas assintomáticas com NAATs é recomendado pela U.S. Preventive Services Task Force. Fatores como febre, elevação da velocidade de hemossedimentação (VHS) ou dos níveis de proteína C reativa e vaginose bacteriana ou cervicite mucopurulenta concomitantes fornecem suporte adicional ao diagnóstico clínico, porém esses achados frequentemente estão ausentes. O diagnóstico definitivo exige a realização de ultrassonografia (US) transvaginal ou outra modalidade de exame por imagem mostrando espessamento ou líquido nas tubas uterinas ou abscesso tubo-ovariano, ou a laparoscopia para demonstrar exsudato purulento, eritema ou edema das tubas uterinas. Além disso, as evidências histológicas de endometrite por plasmócitos na biopsia de endométrio têm sido associadas a evidências laparoscópicas de salpingite, embora a biopsia raramente seja realizada na prática clínica.

PROGNÓSTICO

As cicatrizes das tubas uterinas em consequência de DIP frequentemente resultam em fator tubário de infertilidade, gravidez ectópica[8] e dor pélvica crônica. As infecções prévias por gonococos e *Chlamydia* estão entre os antecedentes mais comuns dessas complicações. Cada episódio de doença inflamatória pélvica, seja causado por *N. gonorrhoeae*, *C. trachomatis* ou por nenhum desses microrganismos, aumenta de modo considerável o risco de salpingite recorrente.

A história natural da DIP clinicamente evidente está bem definida. Naquele que provavelmente é o melhor e único estudo sobre essa condição, o fator tubário de infertilidade ocorreu em 8% das mulheres após um único episódio de DIP comprovado por laparoscopia, em 20% após dois episódios desse tipo e em 40% após três ou mais episódios. A primeira gravidez após um episódio de DIP foi ectópica em quase 8% das mulheres, e, à semelhança do fator tubário de infertilidade, o risco de gravidez ectópica aumentou a cada episódio sucessivo da síndrome. A dor pélvica crônica, cuja intensidade é algumas vezes incapacitante, ocorre em quase 20% das mulheres após um ou mais episódios de DIP. É importante ressaltar que esses desfechos foram mais bem estudados em mulheres com DIP clinicamente evidente, e que os estudos pertinentes foram realizados em um momento em que o reconhecimento e o tratamento foram provavelmente atrasados. Muitas mulheres sofrem de DIP clinicamente leve ou silenciosa. O risco de sequelas associadas à DIP silenciosa não está bem definido, porém a DIP clinicamente mais grave está associada a maior risco de sequelas. A maioria das mulheres com fator tubário de infertilidade nega história pregressa de DIP, e parece provável que a DIP silenciosa, em particular aquela associada a *C. trachomatis*, seja responsável pela maioria dos casos de sequelas do sistema genital relacionadas com IST. Por exemplo, a soropositividade para *C. trachomatis* está fortemente associada ao fator tubário de infertilidade, independentemente das evidências clínicas ou história pregressa de DIP.

Infecção retal

MANIFESTAÇÕES CLÍNICAS

A infecção gonocócica do reto é comum em mulheres e em homens que fazem sexo com homens (HSH).[9] Nas mulheres, a infecção é adquirida por contaminação perineal com secreções cervicovaginais ou por relação sexual anal; acredita-se que esta última seja a via dominante em HSH. Em mulheres com gonorreia cervical e em HSH com gonorreia em qualquer local anatômico, cerca de 40% apresentam infecção retal. Mais de 80% das infecções retais são subclínicas; todavia, a proctite sintomática manifesta-se, algumas vezes, como combinações variáveis de prurido anal, corrimento mucopurulento (frequentemente caracterizado pelo paciente como fezes recobertas por muco), dor, tenesmo e sangramento. A proctite sintomática parece ser mais comum em HSH do que em mulheres com gonorreia retal, o que sugere que o tamanho do inóculo infectante ou traumatismo causado pelo sexo anal podem influenciar as manifestações clínicas. Nos HSH, a gonorreia retal é um potente marcador de risco epidemiológico para a aquisição do HIV e pode constituir um fator de risco direto, visto que a inflamação anorretal aumenta a suscetibilidade à infecção pelo HIV.

DIAGNÓSTICO

O diagnóstico de gonorreia retal depende da identificação de *N. gonorrhoeae*, habitualmente por meio de NAAT. O esfregaço com coloração de Gram é insensível e inespecífico. O diagnóstico diferencial de proctite sintomática inclui outras IST tradicionais (infecção por herpes-vírus, sífilis e infecção por *Chlamydia*, incluindo linfogranuloma venéreo), bem como colite ulcerosa, colite de Crohn, fissura anal, lacerações retais e proctocolite causada por *Shigella*, *Campylobacter*, *Yersinia enterocolitica* e outros patógenos entéricos. Estudos recentes que utilizaram o NAAT em pacientes da clínica de IST sugerem que aproximadamente 5 a 10% dos HSH testados e 1% das mulheres testadas apresentam infecções retais, sem infecções concomitantes do sistema genital. Embora menos de 20% das mulheres com gonorreia tenham infecções extragenitais, mais da metade dos HSH com gonorreia têm apenas infecções extragenitais, ressaltando a importância do rastreamento de rotina de HSH, mas não de mulheres, para a gonorreia retal.

Infecção faríngea

MANIFESTAÇÕES CLÍNICAS

A infecção gonocócica da faringe resulta da exposição orogenital.[10] É mais eficientemente adquirida por felação do que por cunilíngua e é encontrada em aproximadamente 8% dos HSH avaliados em clínicas de IST e em 3 a 7% dos homens heterossexuais e cerca de 30% das mulheres e dos HSH com gonorreia concomitante do sistema genital. A gonorreia faríngea raramente provoca sinais/sintomas, porém raros casos podem exibir faringite exsudativa e linfadenopatia cervical. A infecção faríngea isolada é comum em HSH e também pode ser comum em pelo menos algumas populações de heterossexuais. As complicações são raras, e a maioria das infecções acaba tendo resolução espontânea ou em resposta à terapia para a infecção genital ou retal. Por conseguinte, embora a morbidade modesta associada às infecções de faringe não justifique em si esforços extensos de rastreamento, a orofaringe constitui um importante reservatório de infecção em algumas populações, sobretudo HSH, entre os quais aproximadamente 30% das infecções uretrais resultam de exposição a infecções faríngeas. A orofaringe também é um local de troca gênica entre *N. gonorrhoeae* e espécies de *Neisseria* comensais, e acredita-se que as infecções de faringe possam ter importância crítica na promoção do surgimento de gonococos resistentes aos agentes antimicrobianos. A incapacidade de identificar e de erradicar infecções da faringe ajuda a manter altos níveis de transmissão gonocócica e pode promover a disseminação de gonococos resistentes a antibióticos. Por conseguinte, as diretrizes atuais sugerem que os HSH com risco de IST sejam testados para gonorreia faríngea.

Gonorreia em crianças

Conjuntivite gonocócica pode ocorrer em recém-nascidos quando as mães têm gonorreia, uma condição denominada oftalmia neonatal. Outrora uma causa comum de cegueira, a oftalmia gonocócica é agora rara nos países industrializados, em razão do melhor controle da gonorreia, do uso rotineiro de profilaxia ocular neonatal e da antibioticoterapia imediata. Os recém-nascidos também podem adquirir infecção faríngea ou retal e, raramente, pneumonia gonocócica ou sepse. Depois do período neonatal, a vaginite purulenta é a manifestação mais comum de gonorreia ou de infecção por *Chlamydia* em meninas, enquanto a infecção retal ou faríngea é a manifestação mais comum em meninos pré-puberais. A maioria dos casos é adquirida em decorrência de abuso sexual.

Infecção gonocócica disseminada

MANIFESTAÇÕES CLÍNICAS

Em geral, a IGD manifesta-se com várias combinações de tenossinovite poliarticular, dermatite secundária à embolização séptica focal e artrite séptica. Estudos realizados nas décadas de 1960 e 1970 estimaram que IGD ocorre em 1 a 3% dos adultos com gonorreia, porém o risco depende das características das cepas específicas de *N. gonorrhoeae* que circulam na população. Hoje, IGD provavelmente ocorre em menos de 1% das infecções gonocócicas na maioria das áreas geográficas. As mulheres podem ser um pouco mais suscetíveis à IGD que os homens, e, com frequência, o início coincide com a menstruação. A gravidade varia de uma doença leve, com pequeno desconforto articular, algumas lesões cutâneas e pouca ou nenhuma febre até uma doença fulminante como poliartrite manifesta, inúmeras lesões cutâneas, febre alta e prostração. A maioria dos indivíduos com IGD não apresenta sinais/sintomas de gonorreia genital, provavelmente pelo fato de que algumas cepas de *N. gonorrhoeae* que são propensas a se disseminar também estão associadas a infecções subclínicas das mucosas. A ausência de sinais e sintomas clínicos de infecção da mucosa nessas cepas resulta, provavelmente, de sua capacidade de ligação a moléculas infrarreguladoras do complemento, diminuindo, assim, a resposta inflamatória local.

A apresentação da IGD pode ser dividida nas síndromes clínicas de tenossinovite-dermatite e artrite monoarticular ou oligoarticular, embora haja algumas vezes sobreposição dessas apresentações. Acredita-se que a tenossinovite-dermatite predomine no início do curso da disseminação, e cerca de 70% dos casos de IGD em séries publicadas apresentam essa síndrome. Em geral, esses pacientes sofrem poliartralgias migratórias sem artrite purulenta. Com frequência, há inflamação de tendões, afetando os punhos, os dedos das mãos, os tornozelos ou os dedos dos pés. Tipicamente, as lesões cutâneas são indolores e reduzidas em número (5 a 30), afetam predominantemente os membros e são pustulares ou vesiculopustulares (Figura 283.3), embora raramente ocorram petéquias, máculas hemorrágicas, pápulas, bolhas e nódulos (ver Figura 412.5). O comprometimento do esqueleto axial é raro, constituindo uma característica que pode ajudar a diferenciar infecção gonocócica disseminada da artrite reativa (ver Capítulo 249). Com frequência, a síndrome de tenossinovite-dermatite desaparece de modo espontâneo ou pode evoluir ao longo de um período de vários dias para artrite séptica manifesta, com líquido sinovial

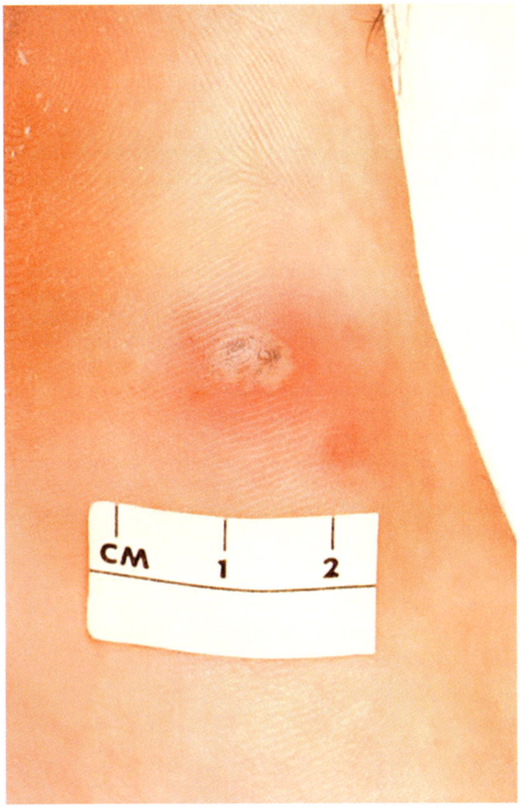

FIGURA 283.3 Lesão gonocócica cutânea secundária à infecção disseminada por *Neisseria gonorrhoeae*. Embora a gonorreia seja uma infecção sexualmente transmissível, se ela não for tratada, as bactérias *N. gonorrhoeae* responsáveis pela infecção podem se disseminar por todo o corpo e formar lesões em locais extragenitais (ver também Figura 412.5). (De Handsfield HH. *Color Atlas and Synopsis of Sexually Transmitted Diseases.* 3rd ed. New York: McGraw-Hill; 2011.)

purulento, acometendo, em geral, apenas uma ou duas articulações. Cerca de 25 a 50% dos indivíduos com IGD apresentam inicialmente artrite monoarticular ou oligoarticular, frequentemente sem evolução sequencial aparente a partir da síndrome de artrite-dermatite. Tipicamente, essa forma de IGD afeta os joelhos, os tornozelos, os cotovelos ou os punhos, porém qualquer articulação pode estar acometida.

DIAGNÓSTICO

Os indivíduos jovens sexualmente ativos com artrite, tenossinovite ou lesões cutâneas papulopustulares devem ser testadas para *N. gonorrhoeae* em todos os locais anatômicos com possível exposição. O diagnóstico de IGD é seguro quando os gonococos são identificados por meio de cultura ou de NAAT em amostra de sangue, lesão da pele ou líquido sinovial; entretanto, com frequência, o diagnóstico é estabelecido de maneira presuntiva na gonorreia genital, retal ou faríngea em um paciente com uma síndrome clínica compatível que responde prontamente aos antibióticos.

As hemoculturas e as culturas de líquido sinovial e das lesões mucosas são positivas em cerca de 4 a 35%, 10 a 34% e 80% dos pacientes, respectivamente. Todavia, o rendimento da cultura varia de acordo com a apresentação clínica. O desempenho do NAAT *versus* da hemocultura e cultura do líquido sinovial ou de lesões da pele não foi estudado em pacientes com IGD. Os pacientes com tenossinovite-dermatite mais apresentam mais frequentemente bacteriemia, enquanto aqueles com artrite gonocócica séptica raramente têm bacteriemia, e quase 50% apresentam culturas do líquido sinovial positivas; é razoável suspeitar que o rendimento possa ser maior com o NAAT. Como a bacteriemia é intermitente, os médicos precisam obter mais de um conjunto de hemoculturas para maximizar a probabilidade de isolar o microrganismo. De modo semelhante, devem-se realizar NAATs ou obter amostras de cultura de todos os locais anatômicos potencialmente expostos (sistema genital, faringe, reto). Em geral, as culturas de amostras de lesões cutâneas são negativas, apesar da demonstração de gonococos por anticorpo fluorescente; todavia, os resultados dos NAATs podem ser positivos em indivíduos com hemoculturas e culturas de mucosa negativas. A contagem de leucócitos do sangue periférico geralmente está elevada, mas pode ser normal. A contagem de leucócitos do líquido sinovial alcança habitualmente 20.000 a 60.000/μℓ, e são observados números mais elevados de leucócitos em indivíduos com artrite clinicamente aparente do que naqueles com tenossinovite-dermatite. Com frequência, as provas de função hepática revelam elevações dos níveis de aminotransferase, sugerindo hepatite leve.

O diagnóstico diferencial da IGD inclui artrite reativa (ver Capítulo 249), meningococemia (ver Capítulo 282), outros tipos de artrite séptica (ver Capítulo 256), artrite reumatoide (ver Capítulo 248), lúpus eritematoso sistêmico (ver Capítulo 250), infecção aguda pelo HIV (ver Capítulo 361), sífilis (ver Capítulo 303) e outras condições reumatológicas e doenças infecciosas. Artrite reativa, desencadeada, com frequência, pela infecção por *Chlamydia* sexualmente adquirida, é a principal consideração em adultos jovens. As lesões cutâneas das duas condições, quando presentes, geralmente são distintas e, com frequência, patognomônicas de uma síndrome ou da outra. Além disso, a conjuntivite e o comprometimento do esqueleto axial (p. ex., sacroileíte) são comuns na artrite reativa e raros na IGD.

PROGNÓSTICO

Muitos casos de síndrome de artrite-dermatite apresentam resolução espontânea. Com o tratamento imediato, poucos pacientes sofrem sequelas da infecção gonocócica disseminada, porém a artrite séptica não tratada pode levar à osteomielite contígua ou destruição da articulação. Em certas ocasiões, ocorrem endocardite, meningite e miocardite, com ou sem síndrome típica de infecção gonocócica disseminada. Em geral, a endocardite gonocócica acomete a valva aórtica e, com frequência, progride rapidamente, levando a destruição da valva e insuficiência cardíaca.

PREVENÇÃO

O controle da gonorreia depende do diagnóstico imediato e do tratamento efetivo dos indivíduos infectados, do rastreamento de mulheres sexualmente ativas e de HSH em contextos nos quais a gonorreia é prevalente, do tratamento de parceiros dos pacientes, do rastreamento repetido de indivíduos com história recente de gonorreia e dos esforços para promover comportamentos sexuais mais seguros (p. ex., uso de preservativo, abstinência, menor número de parceiros). Os HSH sexualmente ativos fora de relacionamentos mutuamente monogâmicos, incluindo homens infectados pelo HIV, correm alto risco de gonorreia e devem ser testados, pelo menos anualmente, para infecção gonocócica retal e da faringe, bem como para infecção por *Chlamydia*, sífilis e infecção pelo HIV. Os HSH, que apresentam qualquer um dos seguintes riscos, devem efetuar rastreamento a cada 3 meses: (1) diagnóstico de gonorreia, infecção por *Chlamydia* ou sífilis no ano precedente; (2) uso de metanfetamina e nitrito de amila; (3) mais de 10 parceiros sexuais no ano precedente; ou (4) uso atual de profilaxia pré-exposição para HIV. Em geral, os médicos devem solicitar um teste para sífilis a cada coleta de sangue em todos os HSH infectados pelo HIV. O valor do rastreamento de homens assintomáticos para infecção uretral (por meio de NAAT de urina) é incerto; o rendimento é baixo para a gonorreia na maioria dos contextos, porém esse rastreamento algumas vezes identifica homens com uretrite por *Chlamydia* assintomática. Os critérios de rastreamento para gonococos em mulheres não estão bem definidos. Entretanto, como a maioria dos NAATs para *C. trachomatis* também investiga *N. gonorrhoeae*, os rastreamentos para *Chlamydia* incluem, em sua maioria, teste para gonorreia.

A orientação pública e o aconselhamento pessoal de indivíduos com gonorreia ou com risco de contraí-la deve ressaltar a efetividade da monogamia mútua e do uso de preservativos para sexo vaginal ou anal com parceiros novos ou casuais. Todo paciente com gonorreia deve ser aconselhado sobre os riscos de infecção pelo HIV e deve ser testado para HIV, *C. trachomatis* e sífilis. Os médicos devem recomendar o uso de profilaxia pré-exposição para HIV quando estabelecem o diagnóstico de gonorreia em HSH não infectados pelo HIV. Como a disponibilidade de dados epidemiológicos acurados é essencial para gerar e manter recursos para a prevenção e o controle das IST, todos os casos de gonorreia, infecção por *Chlamydia*, sífilis e infecção pelo HIV devem ser imediatamente notificados ao departamento de saúde, de acordo com as leis locais. O controle final da gonorreia pode exigir imunização, e alguns dados recentes sugerem que a vacina meningocócica B com vesícula de membrana externa pode proporcionar proteção parcial contra a infecção gonocócica, embora esse achado necessite de confirmação. No momento atual, não se dispõe de vacina com eficácia comprovada contra *N. gonorrhoeae*.

TRATAMENTO

Sensibilidade a agentes antimicrobianos

Os Centers for Disease Control and Prevention identificaram *N. gonorrhoeae* resistente a antimicrobianos como uma das três maiores ameaças de resistência a fármaco nos EUA. Os gonococos com mutações cromossômicas ou transmitidas por plasmídios, que conferem resistência relativa ou absoluta às penicilinas, tetraciclinas e sulfonamidas são prevalentes em todo o mundo, e nenhum desses fármacos é aceitável como terapia empírica em qualquer parte do mundo. A prevalência de plasmídios de betalactamase (penicilinase), que conferem resistência absoluta à penicilina, ampicilina e amoxicilina, varia de cerca de 10% dos gonococos nos EUA e na Europa Ocidental até quase 50% em alguns países de renda baixa e média.

Nos EUA, cerca de 35% das infecções gonocócicas em HSH e 20% das infecções em heterossexuais são causadas por microrganismos resistentes ao ciprofloxacino e a outras fluoroquinolonas. Os gonococos resistentes são mais prevalentes na Europa (até 50% em alguns países). Os gonococos resistentes às fluoroquinolonas são prevalentes no mundo inteiro, e esses fármacos não são mais apropriados para uso rotineiro, a não ser que os dados locais recentes demonstrem baixos níveis de resistência ou que um teste de resistência a agentes antimicrobianos do microrganismo isolado de um paciente demonstre sensibilidade.

A partir de 2014, a proporção de *N. gonorrhoeae* isolados com concentrações inibitórias mínimas (CIM) elevadas à azitromicina aumentou drasticamente, e, em 2016, nos EUA, 3,6% dos isolados de gonococos não eram mais sensíveis à azitromicina de acordo com a definição utilizada nos EUA (CIM $\geq 2\ \mu g/m\ell$), e mais de 11% eram considerados resistentes pela definição empregada no Reino Unido (CIM $\geq 1\ \mu g/m\ell$).[11] Entretanto, essa mudança na sensibilidade dos gonococos não resultou em modificações nas diretrizes de tratamento nos EUA ou na Europa, porém gera a preocupação de que os macrolídios possam não constituir no futuro um componente efetivo dos esquemas de tratamento da gonorreia.

Talvez a maior preocupação relacionada com a resistência dos gonococos seja o aparecimento de resistência às cefalosporinas de espectro estendido. Acredita-se que cepas com resistência relativa às cefalosporinas orais (p. ex., cefixima, que até o momento constitui a base do tratamento da gonorreia) tenham surgido no Japão, na década de 1990, tornando-se comuns durante a primeira década do século XXI. Subsequentemente, em vários relatos de casos, foram descritas infecções por microrganismos resistentes à ceftriaxona, incluindo um relato descrevendo um agrupamento de casos com resistência de alto nível à azitromicina e concentrações inibitórias mínimas elevadas à ceftriaxona no Havaí, em 2016. Até 2017, o achado de *N. gonorrhoeae* com concentrações inibitórias mínimas elevadas às cefalosporinas era raro (< 1% dos casos). Todavia, a vigilância constante para a resistência às cefalosporinas continua tendo alta prioridade, e as decisões sobre como tratar a gonorreia precisam incorporar estratégias para diminuir o desenvolvimento de resistência antimicrobiana em nível populacional. Os médicos que tratam de pacientes com gonorreia e outras IST devem manter-se atualizados com as tendências regionais de resistência e estar alerta para mudanças nas recomendações terapêuticas.

Princípios de tratamento

Em razão da necessidade de reduzir a transmissão, a terapia baseia-se, em geral, na suspeita clínica ou epidemiológica antes da confirmação microbiológica do diagnóstico.[12] Os médicos devem tratar de modo presuntivo todos os pacientes avaliados como contactantes de pessoas com infecções gonocócicas conhecidas, todas as mulheres com DIP ou cervicite mucopurulenta e, se não for possível efetuar uma coloração de Gram, todos os homens que apresentam uma síndrome clínica de uretrite.[13] (Os homens com uretrite e sem evidências de gonorreia na coloração de Gram devem ser tratados para UNG.) O diagnóstico estabelecido por NAAT exclui testes de resistência a agentes antimicrobianos, e até mesmo quando *N. gonorrhoeae* é isolada por cultura, o antibiograma raramente é realizado de modo rotineiro. Assim, o tratamento da gonorreia não complicada é determinado por padrões nacionais ou locais de sensibilidade antimicrobiana, sem o conhecimento da sensibilidade em pacientes individuais. Entretanto, o antibiograma deve ser utilizado para orientar o tratamento da artrite gonocócica séptica, da endocardite ou outras complicações graves, e os médicos devem solicitar culturas com teste de resistência sempre que houver suspeita de fracasso do tratamento após terapia com esquemas padronizados.[14]

O tratamento duplo da gonorreia não complicada, tipicamente com uma cefalosporina e azitromicina ou doxiciclina, é recomendado, há muito tempo, para cobrir a possibilidade de infecção simultânea por *Chlamydia*, que tipicamente é encontrada em 5 a 10% dos HSH, em 15 a 25% dos homens heterossexuais e em 35 a 50% das mulheres com gonorreia na América do Norte. Algumas autoridades sugeriram que o tratamento duplo com antibióticos que têm diferentes mecanismos de ação pode reduzir a pressão de seleção para resistência da *N. gonorrhoeae* a antimicrobianos. Todavia, essa hipótese não foi comprovada e é cada vez mais questionada; alguns especialistas estão agora preocupados com o fato de que o tratamento com ceftriaxona e azitromicina possa promover o desenvolvimento de resistência à azitromicina em *N. gonorrhoeae* e em outros patógenos sexualmente transmissíveis, como *Mycoplasma genitalium*. Atualmente, os CDC continuam recomendando o tratamento duplo. Entretanto, as diretrizes no mundo são variáveis e em afluxo. As diretrizes no Reino Unido recomendam o tratamento com 1 g de ceftriaxona IM sem um segundo fármaco, enquanto as diretrizes da Austrália recomendam 500 mg IM de ceftriaxona com 1 g de azitromicina VO.

Esquemas de tratamento

Apesar das preocupações relacionadas com as taxas crescentes de resistência à azitromicina, até abril de 2019, a ceftriaxona, em uma dose de 250 mg IM, associada à azitromicina, na dose de 1 g VO, continuava sendo esquema de tratamento preferido nos EUA para a gonorreia não complicada (Tabela 283.1).[15] Esse esquema mostra-se altamente efetivo contra a gonorreia faríngea, que pode ser relativamente resistente às terapias orais, e foi planejado para cobrir a infecção simultânea por clamídia.[A1] A substituição da ceftriaxona pela gentamicina (240 mg IM) não é tão efetiva,[A1b] porém constitui uma alternativa se o paciente for alérgico à ceftriaxona ou tiver um microrganismo isolado resistente à ceftriaxona. A cefixima, em uma dose de 400 mg VO (com azitromicina 1,0 g VO), continua sendo apropriada quando o tratamento com ceftriaxona não é viável (p. ex., quando um paciente recusa injeções) ou no tratamento acelerado (não observado) de parceiros sexuais dos pacientes. Os médicos devem estar cientes de que é mais importante assegurar que todos os pacientes e parceiros sejam tratados do que sempre utilizar ceftriaxona IM. Os indivíduos com alergias graves aos betalactâmicos devem receber azitromicina,

Tabela 283.1 Esquemas antibióticos no tratamento da gonorreia nos EUA.*

GONORREIA NÃO COMPLICADA DA URETRA, DO COLO DO ÚTERO OU DO RETO
Preferido
Ceftriaxona, 250 mg IM em dose única *mais* azitromicina, 1 g VO em dose única
Alternativas
Cefixima, 400 mg VO em dose única, *mais* azitromicina, 1 g VO em dose única *Ou* Azitromicina, 2 g VO em dose única *mais* gentamicina, 240 mg IM em dose única, *ou* gemifloxacino, 320 mg VO em dose única
DOENÇA INFLAMATÓRIA PÉLVICA
Ambulatorial (doença leve a moderada)
Doxiciclina (100 mg VO, 2 vezes/dia, durante 14 dias), com ou sem metronidazol (500 mg VO, 2 vezes/dia, durante 14 dias), *mais* um dos seguintes: Ceftriaxona (250 mg IM em dose única) *ou* Cefoxitina (2 g IM em dose única concomitantemente com probenecida, 1 g VO)
Com internação (doença moderada a grave)†
Cefotetana (2 g IV) *mais* doxiciclina (100 mg VO ou IV, a cada 12 h) *ou* Cefoxitina (2 g IV a cada 6 h) *mais* doxiciclina (100 mg VO ou IV, a cada 12 h) *ou* Clindamicina (900 mg IV a cada 8 h) *mais* gentamicina (3 a 5 mg/kg IV, 1 vez/dia)
INFECÇÃO DA FARINGE
Ceftriaxona, 250 mg IM em dose única, *mais* azitromicina, 1 g VO em dose única
CONJUNTIVITE (NÃO OFTALMIA NEONATAL)
Ceftriaxona, 1 g IM em dose única, *mais* azitromicina, 1 g VO em dose única
INFECÇÃO GONOCÓCICA DISSEMINADA
Preferido
Ceftriaxona, 1 g IM ou IV, a cada 24 h‡ *ou* Ceftizoxima, 1 g IV, a cada 8 h *Mais* Azitromicina, 1 g VO em dose única
Alternativa
Cefotaxima, 1 g IV, a cada 8 h

*O tratamento da gonorreia em adultos sempre deve incluir o tratamento dos parceiros sexuais, e deve-se aconselhar abstinência sexual durante 7 dias. †A terapia parenteral é continuada até observação de melhora, quando então a terapia oral é prescrita para completar o tratamento total de 14 dias. ‡Prescrever terapia intravenosa até que o paciente tenha melhora clínica por 24 a 48 horas. Em seguida, passar para a cefixima, 400 mg VO, 2 vezes/dia, para completar um ciclo de 7 dias.

em dose única de 2 g VO, *mais* uma dose única de gentamicina de 240 mg IM ou uma dose única de 320 mg de gemifloxacino VO.[A2] A zoliflodacina, que inibe a biossíntese de DNA, parece ser efetiva como dose única de 2 a 3 g VO no tratamento das infecções gonocócicas urogenitais e retais não complicadas, porém é menos efetiva para infecções da faringe;[A3] esse fármaco está aguardando aprovação da FDA.

As mulheres com DIP aguda devem ser tratadas com antibióticos ativos contra *N. gonorrhoeae* e *C. trachomatis*. O papel das bactérias anaeróbias na DIP é incerto, embora não se saiba se o tratamento anaeróbio seja necessário para a DIP. A maioria das mulheres pode ser tratada ambulatorialmente; entretanto, os seguintes fatores devem levar à internação da paciente: possível causa cirúrgica dos sintomas (p. ex., apendicite), gravidez, ausência de resposta à terapia oral nas primeiras 72 horas após o início do tratamento, incapacidade de tolerar ou aderir à terapia oral, sinais/sintomas graves e abscesso tubo-ovariano.[16] O esquema ambulatorial sugerido consiste em ceftriaxona, 250 mg IM, mais doxiciclina, 100 mg VO, 2 vezes/dia, durante 14 dias, ou cefoxitina, 2 g IM, mais probenecida, 1 g VO em dose única, e doxiciclina, 100 mg VO 2 vezes/dia, durante 14 dias. Qualquer um dos esquemas pode ser administrado com ou sem metronidazol (500 mg VO, 2 vezes/dia) durante 14 dias. Em pacientes hospitalizados ou em outros indivíduos que necessitam de terapia parenteral, os CDC recomendam a cefotetana ou cefoxitina mais doxiciclina oral ou terapia parenteral com clindamicina e gentamicina. Pode-se utilizar também ampicilina-sulbactam IV com doxiciclina oral. A terapia parenteral é continuada até a observação de melhora, quando então a terapia oral é prescrita para completar o tratamento total de 14 dias.

A maioria das pessoas com infecção gonocócica disseminada deve ser hospitalizada e tratada com uma cefalosporina de terceira geração parenteral, como ceftriaxona, cefotaxima ou ceftizoxima. A irrigação ou drenagem articulares não parecem ser necessárias para a artrite séptica, embora a aspiração repetida do líquido sinovial possa acelerar a melhora clínica. Em geral, o tratamento parenteral pode ser substituído por tratamento oral (p. ex., cefixima, cefpodoxima ou uma fluoroquinolona) após o início da melhora e, em seguida, a terapia oral é continuada para completar o ciclo de 7 dias. Um tratamento parenteral mais prolongado e o uso de doses mais altas estão indicados para o tratamento da meningite ou endocardite gonocócicas, embora não se disponha de dados atuais. A epididimite gonocócica, a bartolinite e outras complicações localizadas geralmente devem ser tratadas durante 7 a 14 dias com fármacos ativos contra *N. gonorrhoeae* e *C. trachomatis*. A conjuntivite gonocócica em adultos pode ser tratada com uma dose única dose de ceftriaxona, 1 g IM, com lavagem opcional com solução salina. O diagnóstico de todas as formas de infecção gonocócica complicada deve ser confirmado por cultura, com determinação da sensibilidade aos agentes antimicrobianos (antibiograma), que pode orientar a conclusão do caso após a terapia empírica inicial.

Manejo dos parceiros sexuais

A incapacidade de assegurar o tratamento dos parceiros sexuais dos pacientes contribui para a transmissão continuada da gonorreia e de outras IST bacterianas e, com frequência, resulta em reinfecção do caso-índice. No caso da gonorreia e da infecção por *Chlamydia*, todos os parceiros nos últimos 2 meses devem ser tratados. Se o paciente não teve relações sexuais nos últimos 2 meses, o parceiro mais recente deve ser tratado. Poucos departamentos de saúde nos EUA têm os recursos necessários para assegurar que os parceiros sexuais recebam tratamento, e a responsabilidade de garantir o tratamento dos parceiros é compartilhada pelo paciente e pelo médico que estabelece o diagnóstico. De maneira ideal, os parceiros de pessoas com gonorreia devem efetuar um teste diagnóstico para gonorreia, infecção por *Chlamydia*, sífilis e infecção pelo HIV. Entretanto, os médicos não devem aguardar a obtenção dos resultados dos exames para tratar um parceiro sexual potencialmente exposto; todos os parceiros de pessoas infectadas devem ser tratados quando se apresentam inicialmente para avaliação.

Na maioria dos contextos, cerca de 50% dos parceiros sexuais potencialmente expostos não são tratados, arriscando transmissão continuada e a reinfecção do paciente original. Em um esforço de abortar esse problema, os CDC e vários departamentos de saúde estaduais nos EUA recomendam que os médicos ofereçam aos pacientes heterossexuais com gonorreia ou infecção por *Chlamydia* a medicação necessária para seus parceiros sexuais. Essa prática, denominada terapia do parceiro entregue pelo paciente (TPEP) – algumas vezes denominada terapia acelerada do parceiro – é sustentada por três ensaios clínicos controlados e randomizados, mostrando que o tratamento dos parceiros sexuais sem a necessidade de atendimento presencial para cuidados diminui o risco de reinfecção e aumenta a proporção de parceiros tratados.[A4] A TPEP exige tratamento em dose única, tipicamente com cefixima mais azitromicina para a gonorreia ou azitromicina isolada para os parceiros de pacientes com infecção por *Chlamydia*. Nos EUA, a TPEP é atualmente legal na maioria dos estados, e é provável que seja viabilizada em outros estados; os médicos devem oferecer a TPEP como opção para a maioria dos pacientes heterossexuais com gonorreia ou infecção por *Chlamydia*. O *site* dos CDC mantém informações atualizadas sobre a legalidade da TPEP nos estados e territórios dos EUA (http://www.cdc.gov/STD/ept/legal/default.htm). Além da entrega direta de medicamentos ao paciente para TPEP, é frequentemente possível prescrever ou passar por telefone uma prescrição a uma farmácia parceira. Por mais que a TPEP seja implementada, quando prática, os médicos devem fornecer informações por escrito sobre a medicação e a prevenção de IST, bem como aconselhar a procurar atendimento clínico, além de tomar os medicamentos fornecidos. Exemplos de formulações que podem ser dispensadas com a TPEP podem ser encontrados nos seguintes *sites*: http://www.doh.wa.gov/YouandYourFamily/IllnessandDisease/SexuallyTransmittedDisease/ExpeditedPartnerTherapy; http://www.cdph.ca.gov/HealthInfo/discond/Pages/SexuallyTransmittedDiseases.aspx. Em geral, a TPEP não é recomendada para HSH com gonorreia ou infecção por *Chlamydia*, em decorrência das taxas potencialmente altas de sífilis e de infecção pelo HIV; os parceiros desses pacientes devem ser avaliados, tratados pessoalmente e, na maioria dos casos, devem receber profilaxia pré-exposição para HIV.

Acompanhamento

Os esquemas de tratamento recomendados curam 96 a 100% dos casos não complicados de gonorreia genital ou retal causados por cepas sensíveis e pelo menos 90% das infecções faríngeas. Não se recomenda testar novamente pacientes infectados para documentar a erradicação da *N. gonorrhoeae* ("teste de cura"), exceto gestantes, quando houver dúvida sobre a adesão do paciente ao tratamento, ou quando são utilizados esquemas de tratamento atípicos. Quando o teste de cura está indicado, pode-se efetuar uma cultura 1 semana após a conclusão do tratamento; entretanto, a repetição do NAAT deve ser adiada até pelo menos 2 semanas após o tratamento para reduzir a possibilidade de detecção de RNA ou DNA gonocócico, apesar da erradicação dos microrganismos viáveis.

Embora o teste de cura geralmente não seja aconselhado, todas as pessoas com diagnóstico de gonorreia devem ser submetidas a novo rastreamento 3 a 4 meses após o tratamento. Em estudos prospectivos, 10 a 20% dos homens e das mulheres com gonorreia ou com infecção por *Chlamydia* estão infectados quando são testados de novo após 3 a 4 meses. A probabilidade de infecção gonocócica recorrente ou persistente entre heterossexuais parece ser reduzida em até 70% quando os parceiros recebem TPEP. Um novo rastreamento pode-se efetuado por NAAT em amostra de urina ou *swab* vaginal obtido pela própria paciente e, portanto, não exige uma segunda consulta com um médico.

Grau A Recomendações de grau A

A1. Creighton S. Gonorrhoea. *Clin Evid (Online)*. 2014;2:1-12.
A1b. Ross JDC, Brittain C, Cole M, et al. Gentamicin compared with ceftriaxone for the treatment of gonorrhoea (G-ToG): a randomised non-inferiority trial. *Lancet*. 2019;393:2511-2520.
A2. Kirkcaldy RD, Weinstock HS, Moore PC, et al. The efficacy and safety of gentamicin plus azithromycin and gemifloxacin plus azithromycin as treatment of uncomplicated gonorrhea. *Clin Infect Dis*. 2014;59:1083-1091.
A3. Taylor SN, Marrazzo J, Batteiger BE, et al. Single-dose zoliflodacin (ETX0914) for treatment of urogenital gonorrhea. *N Engl J Med*. 2018;379:1835-1845.
A4. Ferreira A, Young T, Mathews C, et al. Strategies for partner notification for sexually transmitted infections, including HIV. *Cochrane Database Syst Rev*. 2013;10:CD002843.

REFERÊNCIAS BIBLIOGRÁFICAS

As referências bibliográficas, bem como os outros materiais suplementares deste livro, encontram-se no GEN-IO, nosso ambiente virtual de aprendizagem.

284 INFECÇÕES POR *HAEMOPHILUS* E *MORAXELLA*

ADAM J. RATNER E MICHAEL S. SIMBERKOFF

INFECÇÕES POR *HAEMOPHILUS*

DEFINIÇÃO

O nome *Haemophilus* origina-se dos substantivos gregos *haima*, que significa "sangue", e *philos*, que significa "amante". As espécies de *Haemophilus* colonizam o sistema respiratório, causam infecções do sistema respiratório, da pele ou das mucosas dos seres humanos e, a partir desses locais, podem invadir e provocar bacteriemia, meningite, epiglotite, endocardite, artrite séptica ou celulite (Tabela 284.1).

O patógeno

As espécies de *Haemophilus* são pequenos bacilos gram-negativos, imóveis, aeróbios ou anaeróbios facultativos e pleomórficos. O protótipo desse gênero, *Haemophilus influenzae*, foi originalmente isolado de pacientes com *influenza* (gripe) por Pfeiffer, em 1893, e foi considerado a causa da doença durante muitos anos. O isolamento primário de espécies de *Haemophilus* é obtido de maneira mais adequada em meio de ágar-chocolate e em uma atmosfera enriquecida com dióxido de carbono.

EPIDEMIOLOGIA

A prevalência e a incidência precisas das infecções por *H. influenzae* não são conhecidas. Esse microrganismo pode ser detectado na nasofaringe de crianças e adultos. Antes da introdução de uma vacina efetiva, entre 3 e 5% dos lactentes abrigavam *H. influenzae* tipo b na nasofaringe. As crianças que foram imunizadas contra *H. influenzae* tipo b têm muito menos probabilidade de serem colonizadas e infectadas por esse microrganismo. Entretanto, o risco de infecção em contatos domiciliares não imunes de um paciente com doença invasiva por *H. influenzae* é aproximadamente 600 vezes maior do que o risco na população geral ajustada pela idade. *H. influenzae* não tipável pode ser detectado em culturas de nasofaringe de mais de 70% das crianças pequenas, porém a infecção só ocorre em uma pequena porção de indivíduos colonizados.

Antes da introdução de vacinas efetivas na década de 1980, *H. influenzae* tipo b era a causa mais comum de meningite em crianças pequenas. A vacinação teve um enorme impacto, com uma redução de mais de 99% da doença invasiva por *H. influenzae* tipo b. Um estudo que abrangeu o período de 1989 a 2008 dos Centers for Disease Control and Prevention e do sistema de vigilância Active Bacterial Core mostrou que a incidência global de infecções invasivas por *H. influenzae* caiu de 4,39 casos por 100.000 habitantes, em 1989 (aproximadamente na época da introdução da vacina *H. influenzae* tipo b conjugada nos EUA), para 1,55 caso por 100.000, em 2008, e a porcentagem de infecções invasivas causadas por *H. influenzae* tipo b, caiu de 87 para 3% enquanto a porcentagem causada por cepas de *H. influenzae* não tipáveis aumentou de 16,8 para 68,4%. Em razão das infecções causadas pelo tipo b, a importância relativa das cepas não tipáveis e dos sorotipos a e f como causas de doença invasiva por *H. influenzae* aumentou nos EUA[1] e em outros países onde a vacina *H. influenzae* conjugada foi introduzida, embora a taxa global de doença invasiva por *H. influenzae* tenha diminuído de modo substancial com a vacinação.[2]

Os pacientes com infecção pelo vírus da imunodeficiência humana (HIV) correm risco aumentado de infecção por *H. influenzae*.[3] As taxas de infecção por *H. influenzae* invasiva em homens de 20 a 49 anos com infecção pelo HIV e com síndrome da imunodeficiência adquirida (AIDS) foram de 14,6 e 79,2 por 100.000, respectivamente. A maioria dessas infecções foi causada por cepas de *H. influenzae* não tipáveis, embora, em um segundo estudo, 10 de 15 infecções com bacteriemia por *H. influenzae* tipo b observadas em adultos tenham ocorrido em pacientes com risco de infecção pelo HIV, e a AIDS tenha sido documentada em sete desses pacientes.

Tabela 284.1 Locais de colonização e infecção por *Haemophilus influenzae*.

ESPÉCIE	FLORA NORMAL	DOENÇAS ASSOCIADAS
H. influenzae	Nasofaringe Vias respiratórias superiores	Meningite Epiglotite Sinusite Otite Pneumonia Celulite Artrite Osteomielite Infecções obstétricas Endocardite
H. influenzae, biogrupo *aegyptius*		Conjuntivite purulenta Febre purpúrica brasileira

Outros fatores que também aumentam o risco de infecção por *H. influenzae*, incluindo deficiências de imunoglobulinas, doença falciforme, esplenectomia ou asplenia funcional, doença maligna, gravidez, extravasamento do líquido cerebrospinal (LCS), traumatismo cranioencefálico, alcoolismo, doença pulmonar obstrutiva crônica (DPOC) e raça. As crianças esquimós, navajos e apaches apresentam taxas de infecção por *H. influenzae* tipo b significativamente maiores que as de populações comparáveis não nativas. Além disso, foi constatado que as creches, as aglomerações, a presença de irmãos, hospitalizações anteriores e otite média prévia aumentam o risco de doença por *H. influenzae* tipo b em crianças pequenas, enquanto o aleitamento materno diminui esse risco.

BIOPATOLOGIA

Haemophilus influenzae é constituído por formas encapsuladas (tipáveis) e não encapsuladas (não tipáveis). As formas encapsuladas são responsáveis pela maioria das infecções invasivas em crianças e pela epiglotite aguda tanto em crianças quanto em adultos, enquanto as formas não encapsuladas causam infecções da mucosa respiratória, conjuntivite, infecções do sistema genital feminino e doença invasiva em adultos. *Haemophilus influenzae* não tipável também constitui uma causa importante de otite média aguda em crianças. As cápsulas de *H. influenzae* consistem em antígenos polissacarídicos. Existem seis sorotipos capsulares (a a f), que são importantes fatores de virulência que inibem a opsonização, a eliminação e a morte intracelular dos microrganismos. *Haemophilus influenzae* tipo b contém um polissacarídeo capsular de pentose, que consiste em polirribosil ribitol fosfato (PRP). Outros sorotipos contêm polissacarídeos de hexoses. *Haemophilus influenzae* tipo b é mais virulento do que os outros sorotipos, provavelmente por ser altamente resistente à eliminação uma vez iniciada a bacteriemia. Desde a introdução das vacinas *H. influenzae* sorotipo b conjugadas na década de 1990, as infecções são causadas, em sua maioria, por cepas não tipáveis e por sorotipos não b (p. ex., *H. influenzae* sorotipo a ou f).[4-7]

As fímbrias são fatores de virulência importantes que aumentam a aderência de *H. influenzae* às superfícies mucosas. Os isolados de *H. influenzae* tanto tipáveis quanto não tipáveis contêm fímbrias. Os lipo-oligossacarídeos de *H. influenzae* também contribuem para a sua virulência. A variação de fase das modificações dos lipo-oligossacarídeos de superfície de *H. influenzae* altera o tropismo dos receptores e a evasão das defesas imunes inatas. Os lipo-oligossacarídeos parecem desempenhar um papel crucial ao facilitar a sobrevivência do *H. influenzae* nas superfícies mucosas da nasofaringe e ao iniciar a doença invasiva (invasão de corrente sanguínea) a partir desses locais.[8]

As proteínas da membrana externa também servem como fatores de virulência na doença causada por *H. influenzae*. Foram identificadas pelo menos 15 proteínas de membrana externa diferentes do *H. influenzae*. Uma delas (P2, 39 a 40 kDa) atua como porina, enquanto outras estão associadas à ligação de ferro. A retirada bem-sucedida do ferro dentro do hospedeiro humano é crucial para a multiplicação de *H. Influenzae*. Esse microrganismo produz uma protease que cliva especificamente a imunoglobulina A1 (IgA1) humana. Acredita-se que essa estratégia facilite o transporte pela mucosa.

Os anticorpos foram reconhecidos há décadas como importante parte das defesas do hospedeiro contra doenças causadas por *H. influenzae*. Os estudos clássicos de Fothergill e Wright, em 1933, demonstraram que a maioria dos casos de meningite por *H. influenzae* ocorre em crianças pequenas após perder os anticorpos maternos passivamente adquiridos e antes do desenvolvimento da imunidade humoral ativa contra o microrganismo. Esses anticorpos protetores atuam principalmente para opsonizar e facilitar a eliminação de *H. influenzae*, em vez de destruir diretamente os microrganismos virulentos.

O complemento também representa um componente essencial das defesas do hospedeiro contra algumas doenças causadas pelo *H. influenzae*. As crianças com deficiências congênitas de C2, C3 e fator I apresentam um aumento na incidência de infecções pelo *H. influenzae*. Os pacientes sem baço funcional (p. ex., aqueles com doença falciforme) ou esplenectomizados também correm risco de desenvolver infecção fulminante pelo *H. influenzae* tipo b. A Shp2, uma fosfatase que contém o domínio de homologia Src 2, é necessária para coordenar a função dos macrófagos e a imunidade inata contra a infecção pulmonar pelo *H. influenzae*.[9]

MANIFESTAÇÕES CLÍNICAS

Meningite

A meningite por *H. influenzae* ocorre mais comumente em crianças com menos de 5 anos não vacinadas ou inadequadamente vacinadas, populações imunocomprometidas e indivíduos com história pregressa de traumatismo cranioencefálico ou extravasamento do LCS. Um estudo de vigilância da meningite bacteriana realizado nos EUA, de 1998 a 2007, demonstrou que *H. influenzae* causou 61 de 1.083 (5,6%) casos de meningite em adultos, dos quais mais de 75% foram decorrentes de cepas não tipáveis. No mesmo estudo, 42 de 587 (7,2%) de casos de meningite pediátrica foram causados por *H. influenzae*, dos quais cerca de 12% eram do tipo b.

A meningite por *H. influenzae* é clinicamente indistinguível de outras formas de meningite bacteriana aguda. A maioria dos pacientes com meningite por *H. influenzae* apresenta contagens de leucócitos no LCS superiores a 1.000/$\mu\ell$ e hipoglicorraquia. A coloração do LCS pelo método de Gram revela bacilos gram-negativos pleomórficos em 60 a 70% dos casos não tratados. Todavia, em alguns pacientes, a coloração bipolar pode levar a um diagnóstico incorreto de meningite pneumocócica. Por conseguinte, a coloração de Gram não é sensível nem específica para o diagnóstico de meningite por *H. influenzae*.

O diagnóstico de meningite por *H. influenzae* tipo b é estabelecido por cultura. Os painéis múltiplos de reação em cadeia da polimerase, específicos para uma variedade de patógenos do LCS, podem detectar o ácido nucleico do *H. influenzae*, mesmo em casos de tratamento antibiótico prévio.

Epiglotite

Antes da disponibilidade da vacina conjugada, *H. influenzae* tipo b era a causa mais comum de epiglotite aguda, porém constitui raramente a causa nas áreas onde foi introduzida a vacinação.[10] A epiglotite por *H. influenzae* é uma infecção potencialmente fatal em crianças, acometendo, em geral, crianças com menos de 5 anos. Os sinais/sintomas consistem em febre, sialorreia, disfagia e angústia respiratória ou estridor, que aparecem no decorrer de algumas horas. Nos adultos, ocorrem febre, faringite, disfagia e odinofagia. Dor à palpação do pescoço e linfadenopatia cervical ocorrem em todas as idades. A laringoscopia revela epiglote edemaciada e vermelho-cereja. Entretanto, esse procedimento deve ser evitado ou realizado apenas por especialistas, visto que pode precipitar obstrução aguda das vias respiratórias, exigindo uma traqueostomia de emergência. A radiografia lateral do pescoço pode confirmar o diagnóstico de epiglotite aguda. Todavia, o paciente precisa ser mantido em posição ortostática durante esse procedimento, de modo a evitar comprometimento adicional das vias respiratórias. A causa é habitualmente estabelecida por hemocultura. As culturas de faringe e de outras superfícies mucosas são menos úteis, visto que *H. influenzae* pode ser parte da flora normal. A vacinação diminuiu de maneira substancial a incidência global da epiglotite.

Pneumonia

Haemophilus influenzae provoca pneumonia tanto em crianças quanto em adultos. Esses microrganismos também podem causar infecções nosocomiais, incluindo pneumonia associada à ventilação mecânica. As manifestações clínicas da pneumonia por *H. influenzae* consistem em febre, tosse e sinais e achados radiológicos de consolidação lobar. É comum a ocorrência de derrames parapneumônicos ou empiema em pacientes com pneumonia por *H. influenzae*. O achado de bacilos gram-negativos no escarro sugere o diagnóstico, porém o isolamento de *H. influenzae* em cultura de escarro apenas não é adequado para comprovar a causa, em razão da alta frequência de colonização do sistema respiratório por esse microrganismo. Pode-se estabelecer um diagnóstico pelo isolamento do *H. influenzae* do sangue ou do líquido pleural. *Haemophilus influenzae* isolados são, em sua maioria, não tipáveis.

Traqueobronquite

A traqueobronquite é uma condição caracterizada por febre, tosse e escarro purulento, que ocorre na ausência de infiltrados radiográficos sugestivos de pneumonia. Com frequência, ocorre em pacientes com doença pulmonar crônica conhecida. As hemoculturas raramente são positivas. Esse diagnóstico é fortemente sugerido por uma combinação de bacilos gram-negativos pleomórficos que predominam no escarro purulento, elevação dos títulos de anticorpos contra *H. influenzae* após a infecção (embora a sua pesquisa raramente seja efetuada em contextos clínicos) e resposta, pelo menos transitória, ao tratamento da infecção por *H. influenzae*.

Sinusite

Haemophilus influenzae e *Streptococcus pneumoniae* são as bactérias isoladas mais frequentemente de punção antral ou de amostras cirúrgicas de pacientes com sinusite aguda. A maioria dos *H. influenzae* isolados é não tipável. Embora os pacientes possam responder inicialmente ao tratamento direcionado contra o *H. influenzae*, a resposta pode ser transitória se a obstrução sinusal não for aliviada.

Otite média

Haemophilus influenzae é uma causa importante de otite média em crianças pequenas. Quase todos os *H. influenzae* obtidos por timpanocentese são não tipáveis. Os pacientes com otite média podem apresentar otalgia ou irritabilidade. Pode haver drenagem. A membrana timpânica habitualmente está inflamada, opaca, abaulada ou perfurada. A causa pode ser comprovada pela coloração de Gram e cultura do líquido purulento obtido por timpanocentese. A otite causada por *H. influenzae* tipo b pode ocorrer em associação à bacteriemia e meningite.

Celulite

Haemophilus influenzae tipo b era antigamente uma causa importante de celulite em crianças. A maioria das infecções ocorre na face ou no pescoço. A celulite por *H. influenzae* frequentemente provoca coloração azulada ou violácea da pele. Entretanto, a febre, a erupção cutânea e a dor à palpação podem não ser distinguidos dos provocados por outras condições. O diagnóstico é estabelecido por hemocultura ou aspirados teciduais da área acometida ou ambos.

Bacteriemia sem foco primário de infecção

Haemophilus influenzae pode causar bacteriemia primária tanto em crianças quanto em adultos. Em lactentes ou crianças, pode ocorrer meningite oculta ou epiglotite em associação à bacteriemia por *H. influenzae* tipo b. É essencial proceder a uma avaliação clínica e laboratorial rigorosa para evitar que um diagnóstico de infecção focal potencialmente fatal seja omitido nesses pacientes. Nos adultos, a bacteriemia primária por *H. influenzae* ocorre frequentemente em pacientes com doenças subjacentes, como linfoma, leucemia ou alcoolismo.

Infecção obstétrica, ginecológica e urológica

A gravidez está associada a risco significativo de infecção por *H. influenzae*. Em um estudo, 7 de 47 infecções invasivas por *H. influenzae* em adultos ocorreram em gestantes. *H. influenzae* não tipável pode causar abscesso tubo-ovariano e salpingite em mulheres. Um estudo de mulheres na Inglaterra e no País de Gales mostrou que a gravidez estava associada a aumento do risco de infecção invasiva por *H. influenzae* principalmente não encapsulado, e que essas infecções estavam associadas a desfechos desfavoráveis da gravidez, incluindo perda fetal e partos extremamente prematuros ou natimortos. Nos homens, *H. influenzae* e *H. parainfluenzae* são responsáveis por cerca de 7% dos casos de uretrite aguda, talvez relacionada com sexo oral desprotegido.[11]

Pericardite

Antes da imunização de rotina nos EUA, *H. influenzae* tipo b era uma importante causa de pericardite bacteriana primária em crianças. Raramente, essa infecção ocorre em adultos; todavia, pode ocorrer pericardite em associação à pneumonia, provavelmente em consequência de disseminação contígua da infecção.

Endocardite

Haemophilus influenzae é uma causa incomum de endocardite, tendo em vista a frequência com que a doença invasiva ocorre. A maior parte das infecções é observada em pacientes com valvopatia cardíaca preexistente. Em virtude de seu crescimento inicial lento em meios de hemocultura, o diagnóstico dessa infecção pode ser tardio ou pode passar despercebido. Os pacientes com endocardite por *H. influenzae* correm alto risco de fenômenos embólicos arteriais.

Artrite séptica

Haemophilus influenzae tipo b era uma causa comum de artrite séptica em crianças pequenas antes da introdução da vacina conjugada contra *H. influenzae* tipo b. É rara em adultos. A artrite por *H. influenzae* tipo b é clinicamente indistinguível de outras causas de artrite piogênica.

Conjuntivite purulenta e febre purpúrica brasileira

Haemophilus influenzae, do biogrupo *aegyptius* (bacilo de Koch-Weeks), provoca conjuntivite purulenta epidêmica em crianças. Essa doença ocorre comumente em climas quentes ou no verão.

A infecção caracteriza-se por eritema conjuntival, edema, exsudato mucopurulento e grau variável de desconforto ocular. Um clone de *H. influenzae* incomumente virulento, do biogrupo *aegyptius*, causa uma infecção invasiva, denominada febre purpúrica brasileira, que se caracteriza por lesões cutâneas petequiais ou purpúricas e colapso vascular; ocorre alguns dias a semanas após um episódio inicial de conjuntivite em lactentes e crianças com menos de 10 anos.

TRATAMENTO

As cefalosporinas de terceira geração são consideradas o tratamento de escolha para as infecções invasivas pelo *H. influenzae*, como meningite ou epiglotite. O tratamento com ceftriaxona (dose em adultos de 1 a 2 g IV, a cada 12 horas) ou cefotaxima (dose em adultos de 2 g IV, a cada 6 horas) deve ser iniciado em pacientes com confirmação ou suspeita de infecção por *H. influenzae* e deve ser continuado pelo menos até que sejam obtidos dados de sensibilidade aos antimicrobianos.

A ampicilina foi um tratamento efetivo para todas as infecções causadas por *H. influenzae* até meados da década de 1970. Entretanto, desde os primeiros relatos de *H. influenzae* isolados resistentes à ampicilina, em 1972, houve um acentuado aumento na prevalência da resistência a esse fármaco. A maior parte da resistência deve-se a um fator R mediado por plasmídio, uma enzima (TEM-1) betalactamase, que pode ser rapidamente detectada no laboratório. Além disso, alguns isolados apresentam proteínas de ligação da penicilina alteradas, e têm menor afinidade de ligação à penicilina e outros antibióticos betalactâmicos. Por conseguinte, os pacientes com suspeita ou comprovação de infecção pelo *H. influenzae* não devem ser tratados com ampicilina nem com cefalosporinas de segunda geração até que se tenha comprovado a sensibilidade do microrganismo a esses antibióticos.

É comum o uso de antibióticos orais no tratamento da traqueobronquite em pacientes com DPOC e otite média em crianças, nas quais é comum o isolamento de *H. influenzae*. Em razão da resistência, a ampicilina e a amoxicilina não podem ser recomendadas para as formas mais graves dessas infecções, a não ser que a sensibilidade dos microrganismos isolados seja conhecida. A maioria dos *H. influenzae* isolados é sensível à amoxicilina-clavulanato, à azitromicina e à claritromicina. As fluoroquinolonas, como ciprofloxacino, ofloxacino, levofloxacino e gatifloxacino, são habitualmente ativas contra esses microrganismos.[12] Sulfametoxazol-trimetoprima também é efetivo contra a maioria dos *H. influenzae* isolados.

PREVENÇÃO

As primeiras vacinas contra *H. influenzae* tipo b foram licenciadas para uso nos EUA em 1985. Essas vacinas continham antígenos PRP purificados. Todavia, os estudos de vacinas de PRP conduzidos após o licenciamento nos EUA demonstraram eficácia variável. As vacinas de PRP estimulam uma resposta de linfócitos B timo-independente do tipo 2, geram poucos (ou nenhum) linfócitos B de memória e não conseguem estimular uma resposta em recém-nascidos e lactentes.

Vacinas de PRP conjugadas a proteínas foram desenvolvidas para superar o problema da falta de resposta imune nos lactentes e em algumas crianças pequenas mais suscetíveis. Atualmente, existem várias vacinas licenciadas para uso em lactentes. As vacinas PRP conjugadas a proteínas são agora recomendadas para uso em todos os lactentes a partir de 2 meses, mas não antes de 6 semanas. Os estudos realizados demonstraram que as vacinas conjugadas a proteínas são efetivas em diversas populações, incluindo adultos com DPOC.

Recomenda-se a profilaxia antibiótica se houver contactante domiciliar não imunizado ou inadequadamente imunizado com menos de 4 anos de um paciente com doença invasiva pelo *H. influenzae* tipo b. Nessa situação, todos os membros da casa devem receber quimioprofilaxia. A rifampicina é o tratamento de escolha. Deve ser administrada em uma dose de 10 mg/kg 1 vez/dia, durante 4 dias, a recém-nascidos, na dose de 20 mg/kg (até uma dose máxima de 600 mg) 1 vez/dia, durante 4 dias, a crianças de mais idade, e na dose de 600 mg/dia, durante 4 dias, a adultos. Não se recomenda profilaxia para contatos de pacientes com doença por *H. influenzae* não tipável ou não tipo b, embora o médico possa considerar profilaxia para a doença invasiva por *H. influenzae* tipo a.

Outras espécies de *Haemophilus*

Haemophilus parainfluenzae pode ser encontrado como parte da microbiota normal da boca e da faringe (Tabela 284.1). Trata-se de uma rara causa de meningite em crianças e de uma causa ainda mais rara de meningite em adultos. Pode causar infecções ou abscessos dentários. Foram relatados casos de abscesso cerebral, abscesso epidural, abscesso hepático, osteomielite, pneumonia, empiema, epiglotite, peritonite, artrite séptica e bacteriemia produzidos por esse microrganismo. *Haemophilus parainfluenzae* também causa endocardite subaguda, frequentemente em adultos jovens. Outras espécies que podem provocar endocardite eram anteriormente agrupadas no gênero *Haemophilus*, incluindo *H. aphrophilus* e *H. paraphrophilus*. Hoje, essas espécies são consideradas membros do gênero *Aggregatibacter*. *Haemophilus ducreyi* é o agente etiológico do cancroide, uma infecção sexualmente transmissível (IST) que causa doença ulcerosa genital.

INFECÇÕES POR *MORAXELLA*

DEFINIÇÃO

O gênero *Moraxella* está mais comumente associado a infecções do sistema respiratório, incluindo otite média aguda em crianças e exacerbações de bronquite crônica em adultos.

O patógeno

Os microrganismos do gênero *Moraxella* são pequenas bactérias gram-negativas que crescem bem em ágar-sangue ou ágar-chocolate. São catalase-positivas e oxidase-positivas. Esses pequenos diplococos são morfologicamente difíceis de distinguir da *Neisseria*. Algumas espécies de *Moraxella* são cocobacilos gram-negativos. *Moraxella catarrhalis* é o patógeno mais importante desse gênero (Tabela 284.2).

BIOPATOLOGIA

Moraxella catarrhalis é isolada exclusivamente de seres humanos e é encontrada predominantemente no sistema respiratório. *Moraxella catarrhalis* adere às células mucosas com o auxílio de *pili*. Acredita-se que a infecção resulte da disseminação contígua do microrganismo a partir dos locais de colonização, possivelmente em consequência da introdução de novas cepas mais virulentas contra as quais o hospedeiro não tem imunidade. *Moraxella catarrhalis* apresenta múltiplos fatores de virulência, que podem ser transportados por vesículas biologicamente ativas da membrana externa, contribuindo para a biopatologia da otite média.[13]

Com frequência, *M. catarrhalis* pode ser encontrada em secreções respiratórias, juntamente com *H. influenzae*. Embora o mecanismo de coexistência desses patógenos não seja conhecido, as evidências sugerem que as vesículas de *M. catarrhalis* da membrana externa inativam o complemento, aumentando, assim, a sobrevida de *H. influenzae*.

Tabela 284.2 Locais de colonização e infecção por espécies de *Moraxella*.

ESPÉCIE	FLORA NORMAL	DOENÇAS ASSOCIADAS
M. catarrhalis	Cavidade oral e vias respiratórias superiores	Exacerbação de bronquite crônica Otite média Pneumonia Sinusite Bacteriemia, endocardite Artrite, osteomielite, epiglotite (todas extremamente raras)
M. lacunata	Vias respiratórias superiores	Conjuntivite crônica
Outras espécies de *Moraxella*	Vias respiratórias superiores	Casos raros de bacteriemia, endocardite, artrite, meningite

MANIFESTAÇÕES CLÍNICAS

Moraxella catarrhalis está associada a exacerbações da bronquite crônica. Os estudos realizados indicam que esse microrganismo pode ser isolado de 0,2 a 8,1% dos aspirados de escarro de paciente com essa doença. Trata-se do terceiro patógeno mais comum isolado desses pacientes depois do *S. pneumoniae* e do *H. influenzae*.

Moraxella catarrhalis pode causar pneumonia, particularmente em pacientes idosos com DPOC e outras condições subjacentes, como diabetes melito. Foram relatados casos raros de pneumonia bacteriêmica. Além disso, *M. catarrhalis* pode causar pneumonia nosocomial, com evidências de disseminação do microrganismo entre pacientes.

Moraxella catarrhalis é uma causa comum de otite média em crianças pequenas. Estudos microbiológicos indicam que esse microrganismo é encontrado em cerca de 15% dos aspirados desses pacientes. O patógeno também provoca sinusite e constitui uma causa rara de bacteriemia em crianças e adultos.

As infecções graves por outras espécies de *Moraxella* são incomuns. Todavia, esses microrganismos estão associados à conjuntivite crônica. Além disso, relatos de casos documentaram a ocorrência rara de infecções invasivas, incluindo bacteriemia, endocardite, artrite, pericardite e meningite. Podem ocorrer meningite e outras infecções invasivas em pacientes com deficiência do complemento ou outras imunodeficiências.

TRATAMENTO

Os antibióticos orais são suficientes no tratamento da maioria das infecções não invasivas por *M. catarrhalis*. Betalactamases são encontradas em muitos *M. catarrhalis* isolados. Por conseguinte, deve-se iniciar o tratamento com amoxicilina-clavulanato (dose habitual para adultos de 500 mg VO, a cada 12 horas), uma cefalosporina de segunda ou de terceira geração ou um antibiótico não betalactâmico, como uma fluoroquinolona. Além da detecção da betalactamase, antibiograma raramente é efetuado.

REFERÊNCIAS BIBLIOGRÁFICAS

As referências bibliográficas, bem como os outros materiais suplementares deste livro, encontram-se no GEN-IO, nosso ambiente virtual de aprendizagem.

285 CANCROIDE

STANLEY M. SPINOLA

DEFINIÇÃO

O cancroide é uma infecção sexualmente transmissível (IST), causada por *Haemophilus ducreyi* e se caracteriza por úlceras genitais dolorosas e linfadenite inguinal. Recentemente, *H. ducreyi* surgiu como importante causa de úlceras cutâneas não sexualmente transmitidas em crianças que vivem em regiões do sul do Pacífico e da África onde a bouba (ver Capítulo 304) é endêmica. Conforme descrito no Capítulo 304, a bouba ou framboesia é uma treponematose não sifilítica, que causa doença infecciosa desfigurante e debilitante na infância. *H. ducreyi* é um cocobacilo gram-negativo, que não é uma espécie verdadeira de *Haemophilus*. Dentro da família Pasteurellaceae, o *H. ducreyi* é agrupado em uma linhagem distinta com *Mannheimia haemolytica* e *Actinobacillus pleuropneumoniae*. *H. ducreyi* provavelmente divergiu desses patógenos respiratórios animais para ocupar o seu nicho no epitélio humano.

EPIDEMIOLOGIA

O cancroide é endêmico em regiões da África e da Ásia pobres em recursos e facilita a transmissão do vírus da imunodeficiência humana (HIV-1). Na década de 1990, a Organização Mundial da Saúde estimou a prevalência global anual do cancroide em 4 a 6 milhões de casos. Em razão do uso disseminado do tratamento sindrômico, que consiste em tratamento da sífilis e do cancroide sem a realização de exame diagnóstico, a prevalência do cancroide diminuiu drasticamente nas áreas endêmicas.[1] O cancroide só pode ser mantido em situações de altas taxas de trocas de parceiros sexuais; as profissionais do sexo infectadas desempenham um importante papel na sua epidemiologia. O tratamento específico dos profissionais do sexo leva à erradicação da doença nas áreas endêmicas. Apesar desses sucessos, ainda há relatos de cancroide em muitos países. Esses relatos implicam a existência de um reservatório de profissionais do sexo não tratados. Nos EUA, nas décadas de 1980 e 1990, ocorreram surtos urbanos de cancroide associado a profissionais do sexo. Como o resultado do rastreamento de contatos e esforços de tratamento, o número de casos domésticos de cancroide diminuiu de maneira constante, com um mínimo nos últimos 66 anos de seis casos em 2014; esses casos esporádicos provavelmente são importados após contato com indivíduos infectados em áreas endêmicas.

A razão entre homem e mulher para o cancroide é de 3:1. O número excessivo de casos em homens é habitualmente atribuído à infecção de múltiplos parceiros por profissionais do sexo. Entretanto, experimentos de inoculação em seres humanos indicam que os homens são duas vezes mais suscetíveis do que as mulheres para o desenvolvimento de pústulas, sugerindo que o sexo masculino representa um fator de risco para a progressão da doença.

Em países com bouba endêmica, *H. ducreyi* provoca uma síndrome de ulceração crônica nos membros, que acomete principalmente crianças. O contato próximo com familiares com casos de úlcera está implicado na transmissão. Em um estudo de coorte realizado em aldeias com bouba endêmica em Papua-Nova Guiné, a prevalência dessa síndrome foi de 3,2 casos por 100 indivíduos. *H. ducreyi* é mais comum do que *Treponema pallidum* subespécie *pertenue* nesses contextos.[2] A prevalência global da infecção por *H. ducreyi* em crianças de 5 a 15 anos é assombrosamente alta, alcançando 7%. Dados semelhantes são relatados em Gana, nas ilhas Salomão e em Vanuatu, que, juntos com Papua-Nova Guiné, apresentam a maior prevalência de bouba (ou framboesia). O sequenciamento do genoma inteiro sugere que as cepas que causam úlcera cutânea divergiram de múltiplas linhagens de cepas causadoras de úlcera genital no decorrer dos últimos 180.000 anos.[3] As pessoas que viajam para áreas endêmicas podem adquirir úlceras dos membros após traumatismo mínimo. O primeiro caso de úlceras cutâneas provocadas por *H. ducreyi* na Holanda foi relatado em 2018 em uma pessoa que importou o microrganismo da Indonésia.[4]

BIOPATOLOGIA

Grande parte do conhecimento adquirido sobre a patogenia do *H. ducreyi* provém de experimentos em que são inoculadas bactérias na pele do braço de voluntários humanos. São necessárias feridas perfurantes para iniciar a infecção, e a dose infecciosa estimada é de apenas uma bactéria. Pápulas ocorrem em 24 horas e estas sofrem resolução espontânea ou que evoluem para pústulas em 2 a 5 dias. Os neutrófilos e os macrófagos circundam o microrganismo, formando um abscesso que provoca erosão da epiderme. Abaixo do abscesso, existe um "colarinho" de macrófagos e linfócitos T reguladores, bem como um infiltrado dérmico de macrófagos, linfócitos T CD4 e CD8, células natural *killer* (NK) e células dendríticas. Essa histopatologia assemelha-se à de um granuloma supurativo e é idêntica à das úlceras naturais. Nas infecções tanto experimentais quanto naturais, *H. ducreyi* associa-se a neutrófilos e macrófagos, que não conseguem ingerir o microrganismo. Ensaios clínicos de mutantes *versus* cepas parentais revelaram a necessidade de componentes bacterianos para a infecção; vários estão envolvidos na aderência e na resistência ao soro e fagocitose. Além do gênero, o modelo humano demonstrou que existem efeitos do hospedeiro sobre a progressão da doença. A suscetibilidade diferencial do hospedeiro está associada a respostas distintas das células dendríticas ao microrganismo, que podem moldar respostas de linfócitos T e de células NK, que influenciam a capacidade de ingestão do microrganismo pelos fagócitos. Pode haver uma base imunogênica para as respostas diferenciais no hospedeiro.[5]

MANIFESTAÇÕES CLÍNICAS

Para causar cancroide, acredita-se que *H. ducreyi* penetre na pele através de soluções de continuidade no epitélio que ocorrem durante a relação sexual. Há formação de pápulas em questão de horas a dias e estas evoluem para pústulas em 2 a 3 dias. Depois de alguns dias a 2 semanas, as pústulas ulceram. Tipicamente, os pacientes desenvolvem uma a quatro úlceras dolorosas (Figura 285.1), porém só procuram tratamento quando apresentam úlceras durante 1 a 3 semanas. Nessa ocasião, 10 a 40% apresentam linfadenopatia inguinal supurativa ou bubões (ver Figura 285.1).

As úlceras naturais são classicamente muito dolorosas e não endurecidas, com bordas irregulares. A úlcera pode ser coberta por um exsudato necrótico amarelo ou cinza e sangra quando raspada. Entretanto, essa apresentação é observada em uma minoria de pacientes; com frequência, o cancroide é indistinguível da sífilis e do herpes genital. As lesões nos homens estão habitualmente localizadas no prepúcio, sulco coronal ou corpo de pênis. As lesões em mulheres ocorrem habitualmente nos lábios do pudendo; entretanto, as mulheres podem apresentar úlceras vaginais e cervicais internas que são indolores. As lesões também ocorrer nas coxas e nas nádegas ou em locais distantes; acredita-se que as lesões extragenitais resultem de autoinoculação. Se não for tratado, o cancroide persiste por vários meses e provoca úlceras gigantes, erosão da área infectada ou fibrose, levando à fimose nos homens.

Embora as úlceras cutâneas ocorram em adultos, elas são observadas principalmente em crianças e localizam-se nas pernas (Figura 285.2). As úlceras causadas por *H. ducreyi* tendem a ser mais dolorosas à palpação, menores e menos circulares, com bordas menos endurecidas do que aquelas causadas pela bouba ou por infecções duplas. Entretanto, há um acentuado grau de sobreposição clínica. Até 20% das crianças assintomáticas em áreas endêmicas são colonizadas por *H. ducreyi* em sua pele,[6] e é provável que o microrganismo entre e infecte a pele através de pequenas feridas traumáticas.

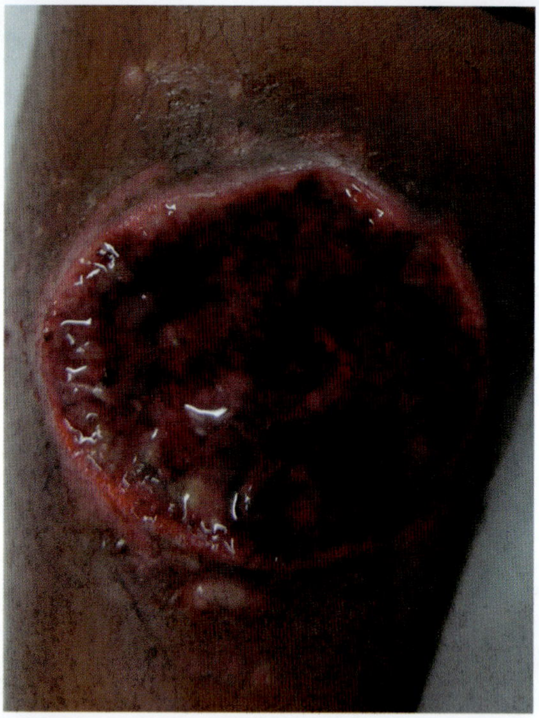

FIGURA 285.2 **Úlcera cutânea causada por *Haemophilus ducreyi* em uma criança de Papua-Nova Guiné.** (Gentilmente cedida por Oriol Mitja.)

DIAGNÓSTICO

O diagnóstico de cancroide ou de úlceras cutâneas exige uma cultura positiva ou um teste de reação em cadeia da polimerase (PCR). Em uma clínica de pesquisa de IST, a PCR tem sensibilidade de 95 a 98% e especificidade de 99% para *H. ducreyi*. Em comparação, a sensibilidade da cultura é de aproximadamente 75%, porém o diagnóstico clínico não é sensível (faixa de 50 a 75%) nem específico (faixa de 50 a 75%). Infelizmente, os testes baseados em PCR não estão disponíveis no comércio. A maioria das clínicas de IST não efetua testes de rotina em pacientes para cancroide, e tipicamente o diagnóstico é estabelecido pela exclusão de herpes genital e sífilis. Se pacientes com úlceras genitais e linfadenite ou fracasso do tratamento para sífilis primária aparecem em uma comunidade, as autoridades de saúde pública devem ser notificadas, de modo que possam ser iniciados exames diagnósticos específicos.

O diagnóstico diferencial do cancroide inclui sífilis, herpes genital, linfogranuloma venéreo e granuloma inguinal. Infecções mistas pelo herpes-vírus simples e sífilis são comuns e ocorrem em cerca de 17% dos casos de cancroide diagnosticados pela PCR. Os pacientes com suspeita de cancroide devem ser testados para herpes genital e devem efetuar testes sorológicos para sífilis e HIV-1 exame em campo escuro. O diagnóstico diferencial das úlceras cutâneas inclui a bouba; entretanto, um número considerável de casos não é diagnosticado.

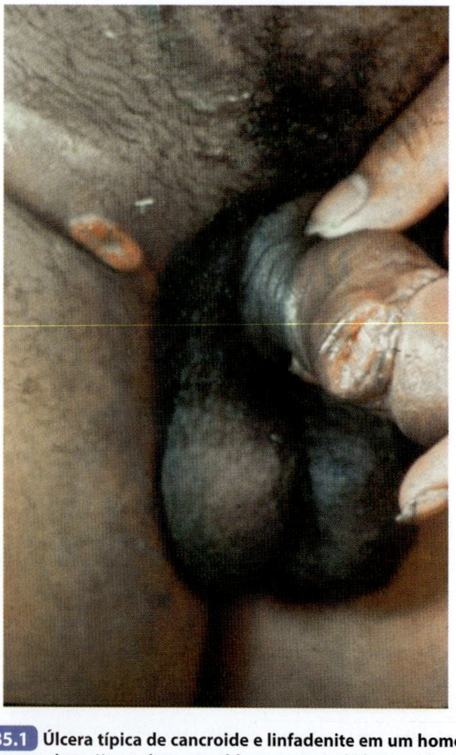

FIGURA 285.1 **Úlcera típica de cancroide e linfadenite em um homem.** (De Herpes-Coldsores.com. http://www.herpes-coldsores.com/std/chancroid_pictures.htm.)

TRATAMENTO

Em razão do tratamento sindrômico, pouco se sabe sobre a prevalência atual da resistência de *H. ducreyi* aos antibióticos; todavia, a maioria dos *H. ducreyi* isolados apresentou resistência à ampicilina, às tetraciclinas e às sulfonamidas mediada por plasmídios. Os únicos esquemas de tratamento confiáveis consistem em macrolídios, quinolonas e cefalosporinas de terceira geração; houve relatos isolados de resistência à eritromicina e ao ciprofloxacino. Em razão da propensão do *H. ducreyi* a adquirir plasmídios, o fato de que algumas Enterobacteriaceae abrigam plasmídios que codificam betalactamases de espectro estendido e resistência às quinolonas é uma preocupação. As recomendações atuais para o tratamento do cancroide incluem azitromicina em dose única de 1 g VO ou ceftriaxona, 250 mg IM, ciprofloxacino, 500 mg VO, 2 vezes/dia, durante 3 dias, e eritromicina base, 500 mg VO, 3 vezes/dia, durante 7 dias.[7] Dispõe-se de poucos dados sobre a sensibilidade dos *H. ducreyi* isolados na pele, porém a maioria das crianças respondeu a uma dose única oral de azitromicina (30 mg/kg).[A1] Foram publicadas as diretrizes europeias de 2017 para o tratamento do cancroide.[8]

Pode ser necessário efetuar aspiração repetida dos bubões para obter a cura. Em um estudo randomizado que comparou a aspiração repetida *versus* incisão e drenagem, a incisão e a drenagem foram consideradas preferíveis. Entretanto, esse procedimento pode causar cicatrizes excessivas, particularmente em indivíduos de ascendência africana, e deve ser evitado na opinião de alguns especialistas.

Os relatos iniciais de coinfecção com HIV e cancroide sugerem que esses indivíduos apresentam um maior número de úlceras que não cicatrizam tão rapidamente após tratamento antibiótico, em comparação com pacientes infectados apenas por *H. ducreyi*, e que os esquemas de dose única podem ser efetivos nesse contexto. O insucesso do tratamento antibiótico também está associado a falta de circuncisão. Se não for possível assegurar acompanhamento rigoroso, a maioria dos especialistas recomenda esquemas de múltiplas doses em indivíduos soropositivos para HIV.

PROGNÓSTICO

A cura clínica correlaciona-se com redução da dor e da purulência e reepitelização da úlcera no decorrer de 7 dias. Os pacientes que não apresentam melhora nos primeiros 7 dias devem ser considerados como fracasso terapêutico e devem receber um medicamento alternativo. Mesmo se *H. ducreyi* for erradicado, as úlceras podem persistir se houver herpes genital ou sífilis e se não forem tratados. A maioria das úlceras cicatriza em 2 semanas; as úlceras grandes podem levar 4 semanas para cicatrizar. Os mesmos princípios parecem aplicar-se às úlceras cutâneas.

PREVENÇÃO

A circuncisão protege contra o cancroide nos homens. Os preservativos provavelmente são protetores. Embora tenham sido identificados vários antígenos passíveis de fornecer proteção em modelos animais, não existe vacina. Os contactantes de pacientes com cancroide devem ser tratados com um esquema aprovado. A prevenção de úlceras cutâneas está em fase de investigação.

Grau A **Recomendação de grau A**

A1. González-Beiras C, Kapa A, Vall-Mayans M, et al. Single-dose azithromycin for the treatment of *Haemophilus ducreyi* skin ulcers in Papua New Guinea. *Clin Infect Dis*. 2017;65:2085-2090.

REFERÊNCIAS BIBLIOGRÁFICAS

As referências bibliográficas, bem como os outros materiais suplementares deste livro, encontram-se no GEN-IO, nosso ambiente virtual de aprendizagem.

286 CÓLERA E OUTRAS INFECÇÕES POR *VIBRIO*

EDUARDO GOTUZZO E CARLOS SEAS

CÓLERA

DEFINIÇÃO

A cólera é uma doença diarreica temida e epidêmica causada pelo *Vibrio cholerae* sorogrupo O1 e, desde 1992, pelo novo sorogrupo O139. A doença caracteriza-se por diarreia aquosa aguda. Em sua forma mais grave, o indivíduo apresenta desidratação grave e choque hipovolêmico; o paciente pode morrer algumas horas após contrair a infecção, se o tratamento não for ministrado. Atualmente, a cólera é endêmica na África, na Ásia e na América Latina. Desde 1817, foram registradas sete pandemias; a mais recente durou mais de cinco décadas desde o seu reconhecimento na Indonésia, em 1961.[1]

O patógeno

Vibrio cholerae é um bacilo gram-negativo curvo, que pertence à família Vibrionaceae e que compartilha características comuns com a família Enterobacteriaceae. *Vibrio cholerae* O1 pode ser classificado em três sorotipos, de acordo com a presença de antígenos somáticos, e em dois biotipos, o clássico e El Tor, com base em características fenotípicas específicas. Não há evidências de espectros clínicos diferentes entre os três sorotipos de *V. cholerae*. O biotipo clássico, que é responsável pelas primeiras seis pandemias de cólera, produz um número aproximadamente igual de casos sintomáticos e assintomáticos, enquanto o biotipo El Tor causa maior número de infecções assintomáticas. O biotipo clássico fica limitado ao sul de Bangladesh, enquanto o biotipo El Tor é responsável pela pandemia atual. Variantes do biotipo El Tor, que compartilham características fenotípicas de ambos os biotipos, são responsáveis pelas epidemias atuais na Ásia, na África e na América Latina e podem causar doença mais grave. O sorogrupo O139 é composto por várias cepas geneticamente diversas, tanto toxigênicas quanto não toxigênicas; do ponto de vista genético, é mais próximo do *V. cholerae* El Tor.

EPIDEMIOLOGIA

A cólera tem predisposição a causar epidemias com potencial pandêmico, além da capacidade de permanecer endêmica em todas as áreas afetadas. Pessoas de todas as idades correm risco de contrair a infecção em situações epidêmicas, enquanto as crianças com mais de 2 anos são principalmente afetadas em áreas endêmicas. *Vibrio cholerae* vive em ecossistemas fluviais, salobros e estuarinos, onde coexistem cepas tanto O1 quanto não O1, com predomínio de cepas não O1 e O1 não toxigênicas sobre cepas O1 toxigênicas. Em seu ambiente natural, *V. cholerae* vive fixado a algas ou a conchas de crustáceos e a copépodes, com os quais coexiste de maneira simbiótica. Diversas condições, como temperatura, salinidade e disponibilidade de nutrientes, determinam a sobrevida do *V. cholerae*; quando essas condições são adversas, os vibriões sobrevivem em um estado viável, porém não cultivável. Dados mais recentes sugerem que fagos da cólera modulam a abundância de *V. cholerae* no ambiente e determinam o início e o término de uma epidemia. Os fagos também podem participar no aparecimento de novos sorogrupos de *V. cholerae* por meio de transferência do material genético para cepas não toxigênicas.

A partir do seu ambiente aquático, *V. cholerae* é introduzido nos seres humanos por meio de contaminação de fontes de água e alimentos.[2] Após a infecção de seres humanos, podem ocorrer taxas muito altas de ataque, particularmente em populações previamente virgens. Foi documentada a aquisição da doença pela ingestão de água contaminada de rios, tanques, lagos e até mesmo de poços. Os fatores de risco incluem ingerir água não fervida, introduzir as mãos em recipientes utilizados para armazenar água potável, ingerir bebidas de vendedores de rua, consumir bebidas às quais foi adicionado gelo contaminado e beber água fora de casa. Esses fatores contribuíram para a aquisição da cólera durante a grande epidemia peruana de 1991. As medidas protetoras incluem ingerir água fervida, bebidas ácidas e água gaseificada e utilizar recipientes de gargalo estreito para armazenar água. Já foram documentadas epidemias de cólera associadas à ingestão de sobras de arroz, peixe cru, caranguejos, frutos do mar, ostras cruas e vegetais e frutas frescas. A transmissão interpessoal é menos provável, visto que é necessário um grande inóculo para transmitir a doença. São relatadas taxas elevadas de transmissão (cerca de 50%) em contactantes domiciliares de pacientes com cólera em áreas endêmicas.

As epidemias de cólera tendem a ocorrer durante a estação quente. Os fatores que afetam a mudança e a variabilidade do clima apresentam impacto sobre a incidência da cólera. O El Niño-oscilação sul (ENOS), um fenômeno periódico representativo da variabilidade do clima global, afeta a transmissão da cólera e de doenças transmitidas por vetores. O ENOS provoca o aquecimento de águas normalmente frias na costa do Peru (Oceano Pacífico), promovendo, assim, a floração (*bloom*) do fitoplâncton e do zooplâncton e a proliferação de *V. cholerae*.[3]

Alguns fatores do hospedeiro são importantes na transmissão da cólera. A gastrite crônica associada ao *Helicobacter pylori* predispõe à cólera ao induzir hipocloridria, o que reduz a capacidade do estômago de conter a infecção. Na Ásia e, mais recentemente, na América Latina, foi observada uma predisposição inexplicada à doença grave causada pelo biotipo El Tor em pessoas do grupo sanguíneo O. Foi também relatada uma predisposição inata em áreas endêmicas. Por conseguinte, associações complexas entre fatores climáticos, sazonais, bacterianos e humanos afetam a transmissão da cólera. Embora a cólera ocorra, em sua maior parte, em países em desenvolvimento, vários países desenvolvidos, como os EUA, o Canadá e a Austrália, relataram casos endógenos e importados.[4] A epidemia mais recente ocorreu no Haiti, em 2010, e no Iêmen, em 2016 e 2017.[5] A Figura 286.1 mostra a distribuição mundial da cólera de 1989 a 2015.[6]

BIOPATOLOGIA

Vibrio cholerae O1 e O139 provocam doença clínica em decorrência da secreção de uma enterotoxina, que promove a secreção de líquidos e eletrólitos pelo intestino delgado. A dose infecciosa de bactérias varia

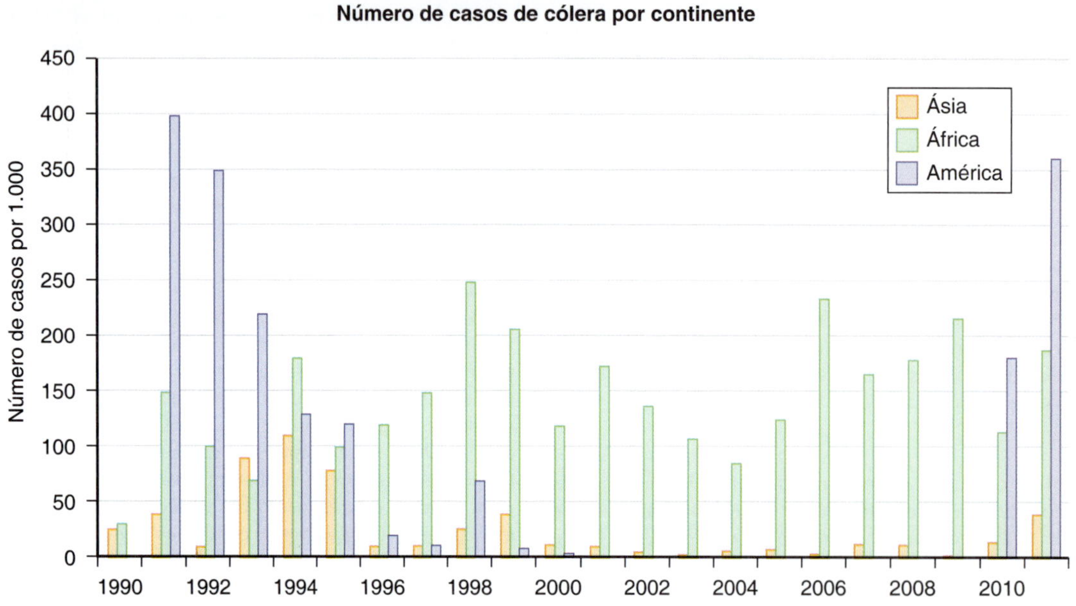

FIGURA 286.1 Distribuição mundial da cólera de 1989 a 2015, com base em relatórios da Organização Mundial da Saúde. (Reimpressa, com autorização, de World Health Organization. Cholera, 2016. *Wkly Epidemiol Rec.* 2017;92:521-530.)

com o veículo. Quando água é o veículo, é necessário maior número de bactérias para causar doença (10^3 a 10^8); entretanto, quando o veículo é alimento, são necessárias menores quantidades (10^2 a 10^4). O período de incubação varia de 12 a 72 horas; a média é de 1,4 dia. A toxina da cólera (CTX) tem duas subunidades: a subunidade B pentamérica e a subunidade A monomérica. A subunidade B possibilita a ligação da toxina a um receptor específico, um gangliosídio (GM_1) localizado na superfície das células que revestem a mucosa ao longo do intestino dos seres humanos e de certos mamíferos em período de amamentação. A subunidade ativa ou A apresenta dois componentes, A1 e A2, ligados por uma ponte dissulfeto. A ativação da adenilato ciclase pelo componente A1 resulta em aumento do monofosfato de adenosina cíclico nas células epiteliais do intestino, que bloqueia a absorção de sódio e cloreto pelas microvilosidades e promove a secreção de cloreto e de água pelas células da cripta. Esses eventos levam à produção de diarreia aquosa, com concentrações de eletrólitos semelhantes às do plasma, como mostra a Tabela 286.1. Algumas outras toxinas foram isoladas de *V. cholerae* patogênico, porém as suas funções na gênese da doença não estão bem esclarecidas.

MANIFESTAÇÕES CLÍNICAS

A cólera caracteriza-se por diarreia aquosa e desidratação, que varia de leve a intensa e potencialmente fatal.[7] Os pacientes com desidratação leve não podem ser diferenciados daqueles infectados por outros patógenos entéricos que provocam diarreia aquosa. Por outro lado, os pacientes com desidratação grave secundária à cólera são fáceis de identificar, visto que suas fezes têm o aspecto de água de arroz, e nenhuma outra doença clínica provoca essa desidratação grave tão rapidamente (em questão de horas) quanto a cólera. O início da doença é abrupto e caracterizado por diarreia aquosa, vômitos, cólicas generalizadas e oligúria. O exame físico mostra um pulso fino e, raramente, febre; o paciente se mostra ansioso e inquieto, os olhos estão afundados, as mucosas estão secas, a pele perde sua elasticidade e quando beliscada, retorna muito lentamente à posição normal, a voz é quase inaudível, e os sons intestinais são proeminentes. Embora diarreia aquosa seja a característica essencial da cólera, alguns pacientes não apresentam diarreia, mas distensão abdominal e íleo paralítico, um tipo relativamente raro de cólera, denominado cólera seca.

Em pacientes com desidratação grave, os achados laboratoriais consistem em aumento do hematócrito, da densidade específica da urina e das proteínas séricas totais; azotemia; acidose metabólica com hiato aniônico elevado; níveis séricos normais ou baixos de potássio; e níveis normais ou ligeiramente baixos de sódio e cloreto. A concentração de cálcio e de magnésio no plasma está elevada, em consequência da hemoconcentração. Observa-se a ocorrência de leucocitose em pacientes com cólera grave. Hiperglicemia, que é causada por altas concentrações de epinefrina, glucagon e cortisol estimulada pela hipovolemia, é observada mais comumente do que hipoglicemia. Insuficiência renal aguda é a complicação mais grave da cólera. No Peru, durante os primeiros meses da epidemia de 1991, foram relatadas taxas de incidência de 10,6 casos por 1.000. Os pacientes com insuficiência renal aguda quase sempre têm história de reidratação inadequada. A cólera em gestantes está associada a um pior prognóstico. As gestantes apresentam doença clínica mais grave, particularmente quando a doença é adquirida no final da gravidez. Ocorre perda fetal em até 50% dessas gestações. A cólera no idoso também apresenta prognóstico sombrio, em razão do aumento das complicações, particularmente insuficiência renal aguda, acidose metabólica grave e edema pulmonar.

DIAGNÓSTICO

A infecção por *V. cholerae* caracteriza-se por movimento caótico dos microrganismos ao microscópio de campo escuro e por um elevado número de bactérias em uma amostra de fezes de pacientes com diarreia.

Tabela 286.1 Composição eletrolítica das fezes na cólera e soluções recomendadas para tratamento.

	Na^+	Cl^-	K^+	HCO_3^-	GLICOSE	OSMOLARIDADE
Fezes de adultos com cólera grave	130	100	20	44		
Solução de lactato de Ringer intravenosa	130	109	4	28*	0	271
Solução salina (NaCl) intravenosa	154	154	0	0	0	308
Solução de reidratação oral padrão indicada pela OMS	90	80	20	10†	111	311
Solução de reidratação oral de osmolaridade reduzida indicada pela OMS	75	65	20	10†	75	245
Solução de reidratação oral à base de arroz	90	80	20	10†		270

*A solução de lactato de Ringer contém citrato em vez de bicarbonato. †O bicarbonato é substituído por citrato trissódico. A concentração de glicose está em mg/dℓ, as concentrações de eletrólitos estão em mEq/ℓ e a osmolaridade, em mOsm/ℓ. Cl^- = cloreto; K^+ = potássio; Na^+ = sódio; OMS = Organização Mundial da Saúde. Modificada com permissão de Seas C, DuPont HL, Valdez LM, et al. Practical guidelines for the treatment of cholera. *Drugs.* 1996;51:966-973.

Antissoros específicos contra o sorotipo bloqueiam o movimento dos vibriões e confirmam o diagnóstico. Em condições epidêmicas, a observação de bactérias com movimento dardejante em uma amostra de fezes de um paciente com suspeita de infecção à microscopia de campo escuro é adequada para estabelecer o diagnóstico. A confirmação definitiva exige o isolamento da bactéria em cultura. É necessário um meio específico para o isolamento de *V. cholerae* das fezes. Foram relatadas maiores sensibilidade e especificidade com a amplificação do DNA pela reação em cadeia da polimerase (PCR) para a detecção dos vibriões em amostras de fezes e amostras ambientais. Já foram desenvolvidos vários testes rápidos, porém poucos são apropriados para os propósitos de saúde pública.

TRATAMENTO

Os objetivos da terapia consistem em restaurar as perdas de líquido causadas pela diarreia e pelos vômitos, corrigir a acidose metabólica, restaurar os déficits de potássio, e repor as perdas hídricas contínuas. O tratamento de pacientes com formas mais leves de desidratação é fácil, porém o tratamento de pacientes com desidratação grave exige experiência e treinamento apropriado. A via intravenosa deve ser restrita a pacientes com alguma desidratação que não toleram a via oral, àqueles que apresentam diarreia de mais de 10 a 20 mℓ/kg/h e a todos os pacientes com desidratação grave. A reidratação deve ser realizada em duas fases: a fase de reidratação e a fase de manutenção. O propósito da fase de reidratação consiste em restaurar o volume intravascular normal e não deve durar mais do que 4 horas. Os líquidos intravenosos devem ser administrados até um volume total de 100 mℓ/kg durante a fase de reidratação em pacientes gravemente desidratados. Prefere-se a solução de lactato de Ringer; todavia, outras soluções também podem ser utilizadas (ver Tabela 286.1). Todos os sinais de desidratação devem ter desaparecido, e o paciente deve eliminar 0,5 mℓ de urina/kg/h ou mais após o término da fase de reidratação. Segue-se imediatamente a fase de manutenção. Durante essa fase, o objetivo é manter o estado de hidratação normal pela reposição das perdas continuadas. A via oral é preferida durante essa fase, e o uso de soluções de reidratação orais é altamente recomendado. A terapia de reidratação oral utiliza o princípio do transporte comum de solutos, eletrólitos e água pelo intestino não afetado pela toxina da cólera. Os indivíduos com diarreia podem ser reidratados com sucesso com o uso de soluções simples contendo glicose e eletrólitos. A Organização Mundial da Saúde recomenda uma solução de reidratação oral (SRO) com osmolaridade reduzida (245 mOsm/ℓ) para o tratamento de todas as doenças diarreicas. Essa solução contém menos sódio do que a SRO padrão promovida desde 1975 (75 *versus* 90 mEq/ℓ). Não se observa hiponatremia sintomática com a solução de osmolaridade reduzida em comparação com a solução padrão. A adição de L-histidina a soluções de reidratação orais à base de arroz reduz o volume e a duração da diarreia e o uso não planejado de terapia intravenosa em pacientes adultos com cólera. Os pacientes sem desidratação grave e que toleram a via oral podem ser reidratados exclusivamente com SRO e podem receber alta imediata do centro de saúde. As recomendações para tratamento de pacientes com cólera são apresentadas na Tabela 286.2. O tratamento da cólera causada por *V. cholerae* O139 é o mesmo daquele descrito anteriormente.

Os agentes antimicrobianos não salvam a vida e sempre precisam ser acompanhados de terapia hidratação. Os antibióticos efetivos em pacientes com grave desidratação diminuem a duração da diarreia e o volume das fezes em quase 50%.[A1] A tetraciclina e a doxiciclina por via oral são os agentes de escolha em regiões onde predominam cepas sensíveis. O esquema preferido consiste em uma dose única de doxiciclina (300 mg). As gestantes podem ser tratadas com eritromicina ou furazolidona. Em virtude do aparecimento de resistência às tetraciclinas e a outros agentes antimicrobianos em muitas áreas endêmicas, as quinolonas e, mais recentemente, a azitromicina foram testadas em ensaios clínicos. O esquema de azitromicina em dose única (20 mg/kg) mostrou resultados clínicos e bacteriológicos comparáveis ao esquema de 3 dias com eritromicina e a um esquema de dose única de ciprofloxacino em crianças e comparáveis a um esquema de dose única de ciprofloxacino (1 g) em adultos, e a administração de 1 g de azitromicina equivale a 3 dias de norfloxacino (400 mg, 2 vezes/dia).[A2] O acréscimo de zinco oral (30 mg/dia) a um esquema de eritromicina em crianças reduziu a duração da diarreia em 12%, com redução adicional de 11% no volume de diarreia, em comparação com placebo. Não se recomenda o uso de agentes antimotilidade, como loperamida ou difenoxilato, adsorventes, analgésicos e antieméticos. Os fármacos antissecretórios, incluindo racecadotrila, um inibidor da encefalinase, não são úteis em pacientes com cólera grave.

Tabela 286.2 Recomendações para o tratamento de pacientes com cólera.

Determinar o grau de desidratação na chegada

Reidratar o paciente em duas fases:
- Fase de reidratação – duração de 2 a 4 h
- Fase de manutenção – dura até o término do episódio de diarreia

Registrar e revisar periodicamente o estado de hidratação em prontuários pré-formatados

Utilizar a IV nas seguintes situações:
- Em todos os pacientes gravemente desidratados, em que o volume total a ser administrado durante a fase de reidratação seja de 100 mℓ/kg. Para pacientes com mais de 1 ano, devem ser administrados 30 mℓ/kg nos primeiros 30 min, e os 70 mℓ/kg restantes devem ser administrados em 2,5 h. Em lactentes, os primeiros 30 mℓ/kg devem ser infundidos em 1 h
- Pacientes com alguma desidratação que sejam incapazes de tolerar a VO
- Pacientes com alto débito de fezes (> 10 mℓ/kg/h) durante a fase de manutenção

Utilizar soluções de reidratação orais, à base de glicose ou de arroz, durante a fase de manutenção ou para equilibrar as perdas continuadas. Em geral, são necessários volumes de 800 a 1.000 mℓ/h. Não se recomenda o uso de soluções de baixa osmolaridade

Iniciar a administração de um agente antimicrobiano oral em pacientes com cólera grave quando for alcançada a reidratação completa, e a tolerância oral for confirmada. O esquema preferido consiste em doxiciclina, em dose única de 300 mg. A eritromicina ou uma quinolona constituem uma alternativa adequada

Os pacientes só devem receber alta se a tolerância oral for adequada (≥ 1.000 mℓ/h), se o débito urinário for satisfatório (≥ 40 mℓ/h), e o volume de fezes for baixo (≤ 400 mℓ/h)

Modificada, com autorização, de Seas C, DuPont HL, Valdez LM, et al. Practical guidelines for the treatment of cholera. Drugs. 1996;51:966-973.

PREVENÇÃO

O acesso à água potável e o manejo adequado dos excrementos para evitar a contaminação de outras fontes de água constituem medidas importantes para reduzir a transmissão da cólera. Nos países em desenvolvimento, são necessárias formas alternativas de prevenção da transmissão da cólera. É possível tornar a água mais segura para ingestão por meio de fervura, adição de cloro ou filtração com tecido de algodão. A quimioprofilaxia dos contactantes domiciliares de casos de cólera não é rotineiramente recomendada.

Uma vacina ideal contra a cólera deve induzir resposta imune rápida e duradoura, com efeitos colaterais mínimos. As vacinas parenterais não são mais recomendadas. Duas vacinas orais, o esquema em duas doses da vacina inativada WC-BS (célula integral mais subunidade B) e uma dose única da vacina viva atenuada CVD 103-HgR, foram extensamente testadas em epidemias e em ensaios clínicos de campo em áreas endêmicas, onde produziram com segurança uma excelente imunogenicidade.[A3,A4] Embora a vacina WC-BS tenha demonstrado um boa eficácia protetora a curto prazo (85% em 6 meses), os resultados aos 3 e 5 anos foram menos impressionantes (40% ou menos).[A5,A6] Um estudo de efetividade de grande porte realizado em Moçambique confirmou a alta proteção a curto prazo proporcionada por essa vacina contra a cólera (80%), particularmente contra desidratação grave (90%). Na Guiné, a vacina oral conferiu uma proteção de 87%. Além disso, uma nova análise dos dados sobre essa vacina em ensaios clínicos de campo e em Zanzibar mostrou que ela também pode conferir uma proteção de rebanho na população não vacinada. O custo-efetividade de intervenções desse tipo exige que os preços da vacina oral estejam abaixo de 1,3 dólar. Mais recentemente, uma dose única da vacina oral de célula inteira morta alcançou efetividade de 89,7% durante um surto de cólera.[8] O uso complementar de vacinação oral contra cólera, o saneamento da água e as intervenções sanitárias podem ter impacto aditivo em áreas endêmicas. Um ensaio clínico de campo de grande porte da vacina viva atenuada em um país endêmico não demonstrou eficácia protetora. Entretanto, essa vacina é imunogênica e efetiva em adultos que viajam e, recentemente, foi licenciada nos EUA.[9] As indicações para uso das vacinas contra a cólera atualmente disponíveis incluem viagem para áreas endêmicas e situações nas quais são esperadas altas taxas de ataque de cólera, como após desastres ambientais, em campos de refugiados e em favelas urbanas em áreas altamente endêmicas. As abordagens de vacinação, preventivas e reativas devem ser avaliadas minuciosamente em situações de epidemia. Novas vacinas orais incluindo *Vibrio*, tanto vivo quanto morto, estão sendo avaliadas em áreas endêmicas, com relatórios preliminares promissores.

PROGNÓSTICO

Os pacientes com cólera grave não tratados ou inadequadamente tratados apresentam prognóstico sombrio, com taxas de mortalidade acima de 50%. Entretanto, as taxas de casos fatais durante epidemias podem ser reduzidas a valores abaixo de 1%, até mesmo em situações de catástrofes, contanto que se possa garantir acesso adequado aos serviços de saúde e manejo apropriado dos pacientes. Por exemplo, as taxas de mortalidade foram extremamente baixas durante a epidemia na América Latina, na década de 1990, porém foram estimadas taxas de 19 a 35 mortes/1.000 pessoas-ano durante a epidemia no Haiti.[10] A falta de tratamento, o atraso na administração do tratamento e a falta de atendimento em um centro de tratamento estabelecido são fatores associados às mortes em um estudo realizado em Camarões.[11]

OUTRAS INFECÇÕES POR *VIBRIO*

Vibrios não *cholerae* apresentam distribuição mundial e coexistem em ambientes onde vive *V. cholerae*. Esses microrganismos causam um espectro de síndromes clínicas, incluindo diarreia aguda, infecções dos tecidos moles e sepse,[12] particularmente em hospedeiros imunocomprometidos. Nos EUA, os CDC estimam cerca de 80.000 casos de vibriose anualmente, dos quais cerca de dois terços são transmitidos por alimentos.[13] *Vibrio parahaemolyticus* predomina (cerca de 45% dos *Vibrio* isolados), porém está associado a uma taxa de mortalidade inferior a 1%. Por outro lado, *Vibrio vulnificus* representa cerca de 20% dos *Vibrio* isolados, porém está associado a taxa de mortalidade de cerca de 30%. Nos EUA, as doenças causadas por *Vibrio* são sazonais e exibem um pico durante o verão. O período de incubação da infecção por *Vibrio* não coleragênico é habitualmente de 12 a 72 horas, mas pode se estender até 1 semana.

Vibrio cholerae não toxigênico provoca gastrenterite; entretanto, diversamente de *V. cholerae* O1 ou O139 toxigênico, *V. cholerae* não toxigênico não causa epidemias. A doença varia na sua gravidade, desde diarreia leve até diarreia aquosa grave. A febre e a diarreia sanguinolenta são incomuns, porém os indivíduos imunocomprometidos e aqueles com doença hepática, podem apresentar doença mais grave, incluindo febre, calafrios e choque séptico.

Vibrio parahaemolyticus vive em ambientes marinhos e constitui uma fonte de doença intestinal associada à ingestão de frutos do mar contaminados. Certas sorovariantes demonstraram disseminação pandêmica (O3:K6 e O4:K68). Não se sabe ao certo como esse *Vibrio* provoca infecção em seres humanos, porém a doença clínica pode simular a cólera, embora a maioria dos casos consista em formas mais leves e autolimitadas de diarreia aquosa aguda. Raramente, foi relatada a ocorrência de disenteria aguda. Os antibióticos orais, conforme utilizados na diarreia do viajante (ver Capítulo 270), são habitualmente eficazes, embora haja variação nos padrões de resistência local.

Vibrio vulnificus está associado a infecções de feridas em indivíduos que entram em contato com água contaminada, bem como à sepse primária em hospedeiros imunocomprometidos. Esse patógeno é responsável por 95% da taxa de mortalidade relacionada ao consumo de frutos do mar nos EUA. As infecções de feridas que ocorrem após traumatismos caracterizam-se por rápida progressão de comprometimento da pele e dos tecidos moles, com ocorrência de necrose e formação de bolhas nos casos mais graves. Em seguida, pode-se observar o rápido aparecimento e febre, calafrios e sepse. A sepse primária com bacteriemia e lesões metastáticas na pele, caracterizadas por lesões eritematosas disseminadas que podem evoluir para lesões necróticas, constitui manifestação clínica distinta em pacientes com doenças hepáticas crônicas ou dependência de álcool, bem como em pacientes com distúrbios hematológicas como talassemia. O relato de ingestão de frutos do mar, habitualmente ostras, é típico. Os pacientes encontram-se em estado agudo com febre alta e precisam ser tratados de modo agressivo com reidratação, desbridamento cirúrgico, cuidados de suporte gerais e cobertura antibiótica. As infecções de feridas por *V. parahaemolyticus* geralmente são menos graves do que aquelas causadas por *V. vulnificus*. Entretanto, podem ocorrer infecções fatais em indivíduos com doença hepática ou em pacientes imunocomprometidos.

A abordagem antibiótica recomendada consiste em uma combinação intravenosa de cefotaxima, 2 g, 4 vezes/dia, mais doxiciclina, 100 mg VO, 2 vezes/dia. Essa combinação é sinérgica *in vitro*. A ceftazidima e o ciprofloxacino são antimicrobianos alternativos.

Grau A — Recomendações de grau A

A1. Leibovici-Weissman Y, Neuberger A, Bitterman R, et al. Antimicrobial drugs for treating cholera. *Cochrane Database Syst Rev*. 2014;6:CD008625.
A2. Bhattacharya MK, Kanungo S, Ramamurthy T, et al. Comparison between single dose azithromycin and six doses, 3 day norfloxacin for treatment of cholera in adult. *Int J Biomed Sci*. 2014;10:248-251.
A3. Lopez AL, Deen J, Azman AS, et al. Immunogenicity and protection from a single dose of internationally available killed oral cholera vaccine: a systematic review and metaanalysis. *Clin Infect Dis*. 2018;66:1960-1971.
A4. Desai SN, Akalu Z, Teshome S, et al. A randomized, placebo-controlled trial evaluating safety and immunogenicity of the killed, bivalent, whole-cell oral cholera vaccine in Ethiopia. *Am J Trop Med Hyg*. 2015;93:527-533.
A5. Bi Q, Ferreras E, Pezzoli L, et al. Protection against cholera from killed whole-cell oral cholera vaccines: a systematic review and meta-analysis. *Lancet Infect Dis*. 2017;17:1080-1088.
A6. Qadri F, Wierzba TF, Ali M, et al. Efficacy of a single-dose, inactivated oral cholera vaccine in Bangladesh. *N Engl J Med*. 2016;374:1723-1732.

REFERÊNCIAS BIBLIOGRÁFICAS

As referências bibliográficas, bem como os outros materiais suplementares deste livro, encontram-se no GEN-IO, nosso ambiente virtual de aprendizagem.

287 INFECÇÕES POR *CAMPYLOBACTER*

BAN MISHU ALLOS

DEFINIÇÃO

Campylobacter jejuni é uma das causas bacterianas mais comumente reconhecidas de diarreia em países tanto desenvolvidos quanto em desenvolvimento. Mais de 95% dos *Campylobacter* isolados em países desenvolvidos são *C. jejuni* ou *C. coli*. Entretanto, outras espécies de *Campylobacter* também estão associadas a doenças humanas.

O patógeno

Os microrganismos do gênero *Campylobacter* são bastonetes gram-negativos curvos e móveis, que são encontrados em animais tanto domésticos quanto selvagens – particularmente em aves – ao redor do mundo. *Campylobacter jejuni* é microaerófilo, necessita de 3 a 15% de oxigênio para seu crescimento e é positivo para oxidase e catalase. Cresce melhor a 42°C. Entretanto, outras espécies de *Campylobacter* que também podem ser patogênicas crescem melhor a 37°C. Foi determinado o sequenciamento do genoma inteiro de múltiplas espécies de *Campylobacter*.

EPIDEMIOLOGIA

As infecções causadas por *C. jejuni* são endêmicas em crianças pequenas nos países em desenvolvimento,[1] onde estão entre as três principais causas de diarreia infantil, juntamente com os norovírus e rotavírus (ver Capítulo 356).[2] Em países desenvolvidos, as infecções por *Campylobacter* estão entre as causas bacterianas mais comuns de diarreia em crianças e adultos. A incidência da infecção por *C. jejuni* nos EUA caiu em mais de 30%, de 21,7 por 100.000 indivíduos em 1998 para 12,7 em 2008; todavia, em 2012, a incidência teve um novo aumento até seu nível mais alto desde 2000 e permaneceu estável desde então. Com efeito, em 2016, o gênero *Campylobacter* tornou-se a causa relatada mais comum de gastrenterite bacteriana.[3] A carga real de doença causada por *Campylobacter* é provavelmente muito maior, visto que até mesmo os sistemas de vigilância ativos sub-relatam substancialmente a verdadeira incidência da infecção. Os estudos epidemiológicos estimaram que, nos EUA, mais de 2 milhões de indivíduos sejam infectados pelo *C. jejuni* a cada ano. Por motivos que ainda não estão esclarecidos, a incidência é maior nos estados do oeste, como Califórnia e Havaí. De modo semelhante, são observadas altas taxas de infecção na Europa. Nos EUA, na Europa e na Austrália, as infecções por *C. jejuni* exibem um pico substancial nos meses mais quentes.[4] Essa sazonalidade não é observada em países tropicais em desenvolvimento, talvez em decorrência da ausência de variações extremas de temperatura.

Atualmente, os métodos de PCR conseguem identificar os patógenos bacterianos na maioria dos indivíduos com diarreia do viajante (ver Capítulo 270). Embora *E. coli* ainda seja o patógeno mais comumente encontrado de modo geral, *Campylobacter* resistente ao ciprofloxacino está frequentemente associado à diarreia do viajante, sobretudo no Sudeste Asiático.[5]

A incidência das infecções por *Campylobacter* é mais alta nos primeiros anos de vida, uma característica epidemiológica comum a muitos patógenos bacterianos transmitidos por alimentos. Todavia, nos EUA e em outros países industrializados, a incidência de infecções apresenta um novo pico no início da vida adulta. Recentemente, a incidência idade-específica da campilobacteriose na Austrália demonstrou um declínio em indivíduos com menos de 40 anos, combinada com aumentos concomitantes em faixas etárias mais avançadas, notavelmente entre 70 e 79 anos.[6] A incidência da infecção também é mais alta nos homens, uma diferença de gênero mais pronunciada em adultos jovens.

A maioria das infecções por *C. jejuni* em seres humanos ocorre de maneira esporádica, e apenas uma minúscula fração ocorre como parte de surtos. A fonte dominante de infecções esporádicas tanto em países desenvolvidos quanto em desenvolvimento é o consumo ou a manipulação de aves. Outras fontes de transmissão em países desenvolvidos incluem viagem ao exterior, contato com animais de estimação e outros animais, consumo de água contaminada e consumo de leite não pasteurizado. Contaminação cruzada dentro de uma cozinha (p. ex., uso dos mesmos utensílios ou tábuas de corte para preparar frango cru e cortar frutas) resultou em vários alimentos sendo implicados como fontes de infecção por *C. jejuni* em seres humanos. Ao contrário das infecções esporádicas, a fonte mais comum de surtos de *C. jejuni* é o leite não pasteurizado; em certas ocasiões, ocorrem grandes surtos transportados pela água. A transmissão de infecção por *C. jejuni* a partir de manipuladores de alimentos que estão doentes é incomum. Mesmo em domicílios nos quais um indivíduo apresenta gastrenterite por *C. jejuni* comprovada por cultura, é raro haver transmissão secundária para outros membros da família.

BIOPATOLOGIA

Os indivíduos tornam-se infectados por *C. jejuni* em consequência da ingestão do mesmo, habitualmente em alimentos ou na água. Os fatores que influenciam se uma infecção por *Campylobacter* resulta em doença incluem a dose de bactérias ingeridas, a virulência do microrganismo e a imunidade específica do hospedeiro ao microrganismo ingerido. O número mínimo de bactérias necessário para causar doença varia entre as pessoas, mas pode ser muito baixo. Como *C. jejuni* é sensível à acidez gástrica, a ingestão de um número muito pequeno de microrganismos pode causar doença se o pH gástrico estiver elevado, em consequência de doença ou do uso de medicação. O período de incubação mediano é 2 a 4 dias, embora possa variar de 1 a 7 dias.

Na fase inicial da infecção, *C. jejuni* multiplica-se na porção superior e rica em bile do intestino. Subsequentemente, observa-se lesão tecidual no jejuno, no íleo e no cólon. A inspeção macroscópica do intestino mostra enterite edematosa hemorrágica e difusa. O exame microscópico revela um infiltrado inflamatório, constituído por neutrófilos, células mononucleares e eosinófilos na lâmina própria. O epitélio da mucosa está ulcerado, e são observados abscessos nas criptas. O aspecto histopatológico é inespecífico e pode simular a retocolite ulcerativa ou a doença de Crohn.

A invasão do epitélio pelo *C. jejuni* parece ser fundamental na sua patogenia, e muitos fatores influenciam como o *C. jejuni* adere aos tecidos intestinais e os invade. Um antígeno conservado superficial, o PEB1, parece ser uma adesina importante e um alvo da resposta imune à infecção por *C. jejuni*. Outros fatores que contribuem para a invasividade e a patogenicidade do *C. jejuni*, que podem ser codificados por um plasmídio de virulência, incluem sistemas e mecanismos de secreção tipo IV, que rompem os microtúbulos nas células do hospedeiro. O achado do plasmídio pVir em *C. jejuni* isolados na prática clínica está significativamente associado a fezes sanguinolentas. *Campylobacter jejuni* também pode invadir por meio de um mecanismo independente de actina e de microtúbulos. Os glicolipídios e as glicoproteínas existentes na superfície do *C. jejuni* são importantes para a sobrevida do microrganismo no lúmen intestinal e na patogenia, visto que eles têm impacto sobre as interações entre células, bem como sobre a resposta imune do hospedeiro à infecção. Os flagelos dessas bactérias viabilizam sua capacidade de colonizar o sistema digestório porque promovem motilidade e quimiotaxia. *Campylobacter jejuni* pode produzir toxinas extracelulares, porém a sua função na patogenia não foi confirmada, com a possível exceção da toxina de distensão do citoesqueleto (cdt), que pode facilitar atividades intracelulares que levam à apoptose.

Independentemente da virulência dos microrganismos, os fatores do hospedeiro são essenciais ao afetar o desfecho clínico da infecção. Em voluntários sadios, a ingestão de uma dose fixa de uma única cepa de *C. jejuni*, observa-se o desenvolvimento de várias doenças. Os pacientes infectados por *C. jejuni* excretam o microrganismo nas fezes durante 2 a 3 semanas. Nos países em desenvolvimento, onde o nível de imunidade ao *C. jejuni* é mais alto em decorrência da exposição recorrente, o período de excreção convalescente de *C. jejuni* é mais curto.

Após a recuperação da infecção por *Campylobacter*, há desenvolvimento de imunidade de curta duração. A diminuição progressiva da razão entre doença e infecção com a idade, observada nos países em desenvolvimento, também sugere que os indivíduos adquirem imunidade. Em pacientes infectados por *C. jejuni*, ocorre desenvolvimento de anticorpos específicos de imunoglobulinas A, G e M no soro e imunoglobulina A nas secreções intestinais. Os pacientes com hipogamaglobulinemia congênita ou adquirida correm risco de infecções graves ou recorrentes por *C. jejuni*. Como a incidência da infecção por *C. jejuni* é acentuadamente mais alta em indivíduos infectados pelo vírus da imunodeficiência humana (HIV), a imunidade celular também poderia participar na prevenção e no término da infecção.

MANIFESTAÇÕES CLÍNICAS

As consequências clínicas da infecção por *Campylobacter* variam desde a ausência completa de sinais/sintomas até sepse fulminante e morte. Entretanto, na maioria dos casos, as doenças são breves e não exigem hospitalização. Nos países desenvolvidos, é rara a detecção de *C. jejuni* nas fezes de indivíduos assintomáticos. Entretanto, nos países em desenvolvimento, onde infecções são endêmicas e onde as infecções recorrentes ocorrem com frequência, as infecções assintomáticas são mais comuns. Nos países tanto desenvolvidos quanto em desenvolvimento, os indivíduos infectados pelo *C. jejuni* normalmente apresentam doença diarreica, que desaparece no decorrer de 1 semana. A taxa de casos fatais associada a essa infecção é baixa, de cerca de 0,05 morte por 1.000 infecções, e não é surpreendente que seja mais alta em idosos e indivíduos com comorbidades.

A gastrenterite causada pela infecção por *C. jejuni* é clinicamente indistinguível daquela causada por outros patógenos entéricos bacterianos, como *Salmonella* (ver Capítulo 292), *Shigella* (ver Capítulo 293) ou *Escherichia coli* O157:H7 (ver Capítulo 288). Os sinais/sintomas mais comuns consistem em diarreia, mal-estar, febre e dor abdominal (Tabela 287.1). O período de incubação da campilobacteriose varia de modo considerável, de 2,5 a 4,3 dias, dependendo do subgrupo.[7] A maioria dos pacientes com gastrenterite por *C. jejuni* apresenta pelo menos 1 dia com 10 ou mais evacuações; as fezes podem ser pastosas, líquidas ou sanguinolentas. É menos provável que indivíduos idosos apresentem diarreia sanguinolenta, contudo, tendem a desenvolver sinais/sintomas graves o suficiente para exigir hospitalização.[7b] Alguns pacientes relatam náuseas, porém vômitos são menos comuns. Mais da metade dos pacientes descrevem febre subjetiva. As cólicas abdominais podem ser intensas e, algumas vezes, são a manifestação predominante. Embora os sinais/sintomas na maioria dos pacientes desapareçam em 7 dias, eles podem persistir em 10 a 20% dos pacientes, e outros 5 a 10% apresentam recidiva.

Tabela 287.1 Manifestações clínicas da enterite por *Campylobacter* proveniente de surtos em que foram infectados mais de 50 pacientes.

SINAL/SINTOMA	FREQUÊNCIA MEDIANA (%)	VARIAÇÃO (%)
Febre	50	6 a 75
Diarreia	84	52 a 100
Cefaleia	41	6 a 69
Dor abdominal	79	56 a 99
Mialgia	42	28 a 59
Vômitos	15	1 a 42
Sangue nas fezes	15	0,5 a 32

Modificada de Blaser MJ, Engberg J. Clinical aspects of *Campylobacter jejuni* and *Campylobacter coli* infections. In: Nachamkin I, Szymanski CM, Blaser MJ, eds. *Campylobacter*. 3rd ed. Washington, DC: ASM Press; 2008:99-121.

Quase independentemente da natureza dos sinais/sintomas, são observados leucócitos fecais em 75% dos pacientes infectados; ocorre sangue macroscópico ou oculto em 50%. As contagens de leucócitos no sangue periférico podem estar elevadas, porém os resultados das provas de função hepática, o hematócrito e os níveis séricos de eletrólitos estão habitualmente normais. A retossigmoidoscopia revela inflamação difusa do cólon, que é inespecífica.

As complicações locais da gastrenterite por *C. jejuni* são raras. Em sua forma mais grave, a infecção pode levar à hemorragia gastrintestinal maciça ou ao megacólon tóxico. A infecção das vias biliares pode resultar em hepatite obstrutiva, colecistite (ver Capítulo 146) ou pancreatite (ver Capítulo 135). Outras complicações locais relatadas incluem peritonite (ver Capítulo 133), ruptura esplênica e exacerbações da colite inflamatória. Bacteriemia é detectada em 1,5 por 1.000 infecções intestinais, com taxas mais elevadas em indivíduos imunocomprometidos ou idosos; entretanto, bacteriemia transitória pode ser mais comum, visto que hemoculturas raramente são obtidas em pacientes com diarreia e as bactérias são rapidamente destruídas apelo soro humano normal. Outras complicações extraintestinais são raras, como meningite, endocardite, osteomielite e artrite purulenta.

A síndrome de Guillain-Barré (ver Capítulo 392), que é uma complicação pós-infecciosa da infecção pelo *C. jejuni*, ocorre cerca de uma vez em cada 2.000 infecções; entre 30 e 50% de todos os casos podem ser desencadeados por uma infecção anterior por *C. jejuni*.[8] Como o início dos sintomas neurológicos é observado cerca de 1 a 3 semanas após o aparecimento dos sintomas gastrintestinais, é provável que a causa consista em uma reação cruzada entre os anticorpos produzidos contra o lipopolissacarídeo e a cápsula do *C. jejuni* e as proteínas da mielina ou de outros glicolipídios dos nervos periféricos. Determinados sorotipos de *C. jejuni* (tipo O 19, tipo O 41) são excessivamente representados em pacientes com desenvolvimento da síndrome de Guillain-Barré após infecção pelo *C. jejuni* documentada por cultura. Outras complicações pós-infecciosas da infecção pelo *C. jejuni* incluem artrite reativa (observada sobretudo em indivíduos com antígenos de histocompatibilidade HLA-B27), uveíte, síndrome hemolítico-urêmica (SHU), eritema nodoso, encefalite, cardite, anemia hemolítica e consequências gastrintestinais crônicas como síndrome do intestino irritável (SII), doença inflamatória intestinal (DII) e doença celíaca.

DIAGNÓSTICO

Deve-se considerar o diagnóstico de infecção por *C. jejuni* em todo paciente com doença diarreica febril aguda. O diagnóstico é estabelecido pela cultura do microrganismo a partir de amostras de fezes ou tecido. O isolamento primário de espécies de *Campylobacter* do sangue pode levar até 14 dias. Exames diagnósticos que não dependem de culturas estão sendo cada vez mais utilizados; entretanto, esses exames não fornecem dados de sensibilidade a antibióticos e tampouco demonstram se um isolado faz parte de um surto maior.

O achado de bacilos gram-negativos curvos em um esfregaço de fezes corado pelo método de Gram é específico, porém tem sensibilidade de apenas 50 a 75% para a detecção do *C. jejuni*. O exame de amostras de fezes por microscopia de campo escuro é útil se for realizado nas primeiras 2 horas após a evacuação; o movimento característico em saca-rolha ou vaivém do *Campylobacter* fornece um diagnóstico presuntivo. Os testes sorológicos em amostras de fezes atualmente só estão disponíveis como ferramentas de pesquisa. O uso de técnicas de reação em cadeia da polimerase para a detecção direta dos microrganismos tem sido bem-sucedido em estudos de pesquisa, porém ainda não foi aplicado ao contexto clínico geral.

Diagnóstico diferencial

Em pacientes com colite aguda e diarreia sanguinolenta, particularmente naqueles com sinais/sintomas de mais de 1 semana de duração, a enterite por *Campylobacter* pode ser confundida com a retocolite ulcerativa ou com a doença de Crohn (ver Capítulo 132). Nesses casos, é fundamental excluir a possibilidade de colite infecciosa antes de iniciar a terapia imunossupressora. Em pacientes com dor abdominal intensa, pode-se suspeitar de apendicite, podendo levar à realização desnecessária de apendicectomia (ver Capítulo 133).

PREVENÇÃO

Como o consumo e a manipulação de aves são a fonte mais comum de transmissão da infecção pelo *C. jejuni* nos humanos em países desenvolvidos, a interrupção dessa via de infecção provavelmente terá o maior efeito sobre a redução da carga da doença causada por *Campylobacter*. A colonização quase universal de bandos de aves por *C. jejuni* torna improvável a erradicação do microrganismo em galinhas, porém as melhorias feitas em abatedouros parecem estar reduzindo o nível de contaminação dos produtos que chegam aos seres humanos. Para o consumidor, é fundamental utilizar métodos cuidadosos de preparo dos alimentos, e o frango precisa ser totalmente cozido. Para evitar a contaminação cruzada na cozinha, as tábuas de cortar, as facas e outros utensílios empregados no preparo do frango cru devem ser lavados com água quente e sabão antes de serem usados no preparo de alimentos consumidos crus, como frutas e vegetais. A transmissão interpessoal de *Campylobacter* não é comum; entretanto, todos os indivíduos com diarreia, particularmente, os que manipulam alimentos, devem lavar as mãos após utilizar o banheiro. As pessoas que viajam e os campistas devem ser avisados para não beber água não tratada. Muitos surtos de infecção por *C. jejuni* também poderiam ser evitados se as pessoas não tomassem leite não pasteurizado. A profilaxia antibiótica para viajantes não é aconselhada. Ainda não foi desenvolvida uma vacina efetiva contra o gênero *Campylobacter*.

TRATAMENTO

A exemplo da maioria dos pacientes com diarreia infecciosa ou não infecciosa, o princípio mais importante do tratamento da gastrenterite por *Campylobacter* é a restauração da hidratação e do equilíbrio eletrolítico, tipicamente com líquidos orais. Em certas ocasiões, são necessários líquidos intravenosos, particularmente para pacientes idosos ou crianças pequenas. As infecções por *C. jejuni* são, em sua maioria, autolimitadas, e ocorre resolução sem tratamento antibiótico específico. Além disso, o tratamento com antibióticos diminui a duração da doença em menos de 48 horas. A terapia antimicrobiana imediata está indicada para pacientes com febre alta (> 38,5°C), doença prolongada (> 1 semana), fezes sanguinolentas ou agravamento dos sinais/sintomas, bem como para aqueles que sofreram recidiva. O tratamento antimicrobiano também está justificado para indivíduos idosos, lactentes, gestantes e pacientes imunocomprometidos, inclusive aqueles infectados pelo HIV.

O antibiótico de escolha atual para o tratamento da gastrenterite por *C. jejuni* é a azitromicina (500 mg/dia, durante 3 dias). Durante muitas décadas, o antibiótico de escolha para o tratamento era a eritromicina (500 mg 2 vezes/dia, durante 5 dias). A azitromicina e a claritromicina são igualmente efetivas, porém o seu custo é consideravelmente maior. Uma preocupação com a eritromicina, que é metabolizada principalmente pela CYP3A4, é o risco de morte cardíaca súbita. O risco aumenta em cinco vezes quando a eritromicina é administrada com medicamentos que inibem a CYP3A4.

As fluoroquinolonas, os carbapenêmicos, os aminoglicosídeos e a clindamicina também podem ser efetivos, porém a resistência às quinolonas tornou-se agora comum em muitas partes do mundo.[10] Em geral, as taxas de resistência à ampicilina, amoxicilina e cefalosporinas são demasiado altas para que esses fármacos sejam úteis no tratamento de infecções por *C. jejuni*.

Os indivíduos em estado crítico ou sépticos com infecção por *Campylobacter* podem se beneficiar dos carbapenêmicos ou dos aminoglicosídeos, agentes aos quais o gênero *Campylobacter* é extremamente sensível, com taxas de resistência consistentemente abaixo de 1%. Por outro lado, os indivíduos com infecção persistente ou recidivante, sobretudo pacientes imunocomprometidos, podem necessitar de uso prolongado de antibióticos (algumas vezes, durante meses). Se não houver sepse continuada, podem-se administrar agentes orais.

OUTRAS ESPÉCIES DE *CAMPYLOBACTER*

Campylobacter fetus pode causar diarreia e doenças sistêmicas, incluindo meningite,[11] em hospedeiros imunocomprometidos e doenças diarreicas em hospedeiros normais. Ao contrário de *C. jejuni*, a maioria das cepas de *C. fetus* não é sensível ao efeito letal do soro humano normal, visto que essa espécie apresenta uma cápsula proteica (camada S). Em indivíduos imunocomprometidos, o *C. fetus* pode causar doenças extraintestinais, como bacteriemia, infecções vasculares e meningite. A infecção por *C. fetus* também pode causar infecção perinatal e perda fetal. O tratamento prolongado com eritromicina associada ao imipeném, meropeném, um aminoglicosídeo ou uma cefalosporina de terceira geração está indicado para as infecções graves por *C. fetus*.

Campylobacter upsaliensis pode causar diarreia aguda ou crônica em pessoas saudáveis ou imunocomprometidas. Com frequência, o microrganismo é isolado de cães com diarreia, que podem constituir uma fonte de transmissão em seres humanos. Algumas cepas de *C. upsaliensis* são resistentes à eritromicina, porém a maioria é sensível às fluoroquinolonas, doxiciclina, cefalosporinas de terceira geração e amoxicilina-clavulanato.

Campylobacter hyointestinalis foi inicialmente reconhecido como causa de enterite proliferativa em suínos; *C. lari* é cultivado mais frequentemente de gaivotas e de outras aves. Ambos os microrganismos foram agora identificados como causas raras de diarreia aquosa e cólicas abdominal em crianças e adultos imunocompetentes. A maioria dos pacientes infectados não necessita de terapia antimicrobiana; todos os isolados estudados *in vitro* têm sido sensíveis à eritromicina.

Campylobacter concisus, que se acredita, há muito tempo, seja parte da microbiota de pessoas saudáveis, é agora considerado uma possível causa de doença gastrintestinal em seres humanos. Um conjunto crescente de evidências também associou a infecção pelo *C. concisus* com a doença de Crohn na infância.

Helicobacter cinaedi e *Helicobacter fennelliae*, anteriormente denominados microrganismos semelhantes ao *Campylobacter*, são causas de proctocolite ou enterocolite e também foram relatados como causa de bacteriemia em pacientes imunocomprometidos. Os microrganismos são frequentemente resistentes à eritromicina; as fluoroquinolonas são consideradas a melhor opção para pacientes que necessitam de terapia antimicrobiana. Os microrganismos também são sensíveis às cefalosporinas de terceira geração, aminoglicosídeos e carbapenêmicos.

Outros microrganismos do gênero *Campylobacter* ou espécies relacionadas que foram associados a doenças humanas incluem *C. mucosalis*, *C. doylei*, *C. curvus*, *C. insulaenigrae*, *C. rectus*, *C. helveticus*, *Arcobacter butzleri* e *A. cryaerophila*. As doenças incluem diarreia e infecções localizadas, presumivelmente em consequência da bacteriemia transitória a partir de fontes intestinais. As espécies de *Campylobacter* recentemente identificadas que podem ser relevantes do ponto de vista clínico incluem *C. ureolyticus*, *C. troglodytis*, *C. lari* subespécie *concheus* e *C. peloridis*. Novas espécies patogênicas de *Campylobacter* estão sendo identificadas com certa regularidade.

PROGNÓSTICO

Até mesmo em pacientes em estado crítico, é geralmente suficiente 1 semana de tratamento para erradicar a infecção. Em pacientes HIV-positivos, as infecções por *Campylobacter* são mais graves, persistem, recidivam e são resistentes aos antibióticos. Acometimento mais grave e extraintestinal também é mais provável em pacientes com hipogamaglobulinemia adquirida ou congênita. A maioria das infecções gastrintestinais por *C. jejuni* em gestantes é leve e autolimitada, sem consequências graves para a mãe ou o feto. Entretanto, se houver desenvolvimento de bacteriemia na mãe, podem ocorrer infecção placentária e morte fetal. A infecção durante o terceiro trimestre também pode causar sepse neonatal e morte se a mulher estiver excretando *Campylobacter* nas fezes no momento do parto.

REFERÊNCIAS BIBLIOGRÁFICAS

As referências bibliográficas, bem como os outros materiais suplementares deste livro, encontram-se no GEN-IO, nosso ambiente virtual de aprendizagem.

288

INFECÇÕES ENTÉRICAS POR *ESCHERICHIA COLI*

THEODORE S. STEINER

DEFINIÇÃO

As bactérias que pertencem à espécie *Escherichia coli* são componentes normais da microbiota intestinal (ver Capítulo 262). A maioria das bactérias da espécie *E. coli* é comensal inócua, porém microrganismos isolados específicos adquiriram genes de patogenicidade, que lhes conferem a capacidade de causar doenças, incluindo infecções urinárias, bacteriemia, meningite e doença diarreica. Um desafio particular para o médico e para o laboratório de microbiologia é diferenciar essas *E. coli* patogênicas das cepas comensais inofensivas para orientar melhor o diagnóstico e o tratamento.

As infecções entéricas causadas por *E. coli* podem acometer o intestino delgado, o cólon, ou ambos, dependendo do código genético do microrganismo para os traços de virulência. Esses traços de virulência incluem várias toxinas, fatores de adesão e mediadores secretados, que atuam em conjunto para perturbar a fisiologia intestinal do hospedeiro. Combinações específicas desses fatores produzem seis patótipos principais de *E. coli* diarreiogênica: enterotoxigênica, enteroinvasiva, êntero-hemorrágica, enteropatogênica, enteroagregativa, e difusamente aderente. Além disso, pode haver sobreposição desses patótipos; assim, por exemplo, algumas cepas expressam toxinas Shiga-*like*, que são características de *E. coli* êntero-hemorrágica, sem os fatores de aderência habituais associados; essas espécies são coletivamente conhecidas como *E. coli* shigatoxigênicas. Em seu conjunto, *E. coli* diarreiogênicas não apenas constituem a principal categoria de patógenos bacterianos entéricos, como também proporcionam importantes modelos científicos para as numerosas maneiras pelas quais os patógenos entéricos podem causar doença.

O patógeno

Escherichia coli é um pequeno bacilo gram-negativo, catalase-positivo e oxidase-negativo da família Enterobacteriaceae. Caracteriza-se pela sua capacidade de reduzir nitratos, fermentar glicose e, em geral, lactose e ser móvel (com flagelos peritríquios) ou imóvel. Exibe reação positiva ao vermelho de metila e reações negativas com Voges-Proskauer, urease, fenilalanina desaminase e agentes contendo citrato. *Escherichia coli* é o membro predominante da classe Gammaproteobacteria encontrada nos intestinos de seres humanos e outros mamíferos, embora seja acentuadamente ultrapassa em número por membros de outros filos bacterianos, que consistem, em grande parte, em anaeróbios estritos.

Escherichia coli apresenta um envelope complexo, constituído de uma membrana plasmática, uma parede celular de peptidoglicano e uma membrana externa. Esta última confere ao microrganismo as suas propriedades mecânicas de rigidez e resistência.[1] A parede celular de lipopolissacarídeo de *E. coli* contém um lipídio A imunoestimulante ligado a um cerne de cadeia oligossacarídica. A maioria das *E. coli* apresenta cadeias de carboidratos imunogênicas, conhecidas como antígenos O, fixadas a esse cerne de glicolipídio, produzindo mais de 170 sorogrupos O.[2] Há também pelo menos 56 antígenos flagelares (H) distintos, com base nos domínios variáveis do gene de flagelina. Já foram descritos cerca de 80 antígenos capsulares (K) variavelmente termolábeis. Essas combinações de antígenos O, H e K permitiram a sorotipagem de milhares de diferentes cepas, que historicamente era a maneira mais simples de distingui-las. Enquanto os sorotipos são algumas vezes úteis na identificação de patótipos específicos de *E. coli*, existem numerosos fatores de aderência, enterotóxicos, citotóxicos e de invasividade, que podem ser adquiridos ou perdidos por determinado sorotipo, visto que eles são caracteristicamente codificados em elementos genéticos transmissíveis, como plasmídios ou bacteriófagos. São esses fatores que transmitem o patótipo da doença, visto que eles possibilitam a colonização e perturbação da fisiologia intestinal do hospedeiro. Com efeito, a análise molecular disponível nessas últimas décadas mostrou que as *E. coli* comensais e patogênicas agrupam-se em conjuntos filogenéticos, que frequentemente são independentes do sorotipo O:H. Entretanto, relativamente poucos sorogrupos O tendem a predominar no cólon humano normal (grupos O 1, 2, 4, 6, 7, 8, 18, 25, 45, 75 e 81), enquanto outros (Tabela 288.1) tendem a estar associados a traços de virulência específicos e, portanto, a diferentes tipos de patogenia no intestino.

Os mecanismos bem estabelecidos de patogenia da *E. coli* incluem secreção de enterotoxinas (*E. coli* enterotoxigênica), invasão de tecido semelhante a *Shigella* (*E. coli* enteroinvasiva) e necrose epitelial em consequência de toxinas Shiga-*like* (SLT-1/2 ou Stx1/Stx2), causando colite hemorrágica de origem alimentar (*E. coli* êntero-hemorrágica e *E. coli* shigatoxigênica) (ver Tabela 288.1). Em comparação, os sorotipos de *E. coli* enteropatogênica classicamente reconhecidos não são enterotoxigênicos nem invasivos, porém fixam-se ao epitélio e o apagam. Outros tipos de *E. coli enteroaderentes* exibem traços agregantes (*E. coli* enteroagregativa) ou de aderência difusa (*E. coli* difusamente aderente), e a *E. coli*

Tabela 288.1 Diferentes tipos de infecções entéricas por *Escherichia coli*.

TIPO	MECANISMO	SOROGRUPOS O PREDOMINANTES	CÓGIDO GENÉTICO	DETECÇÃO	SÍNDROMES CLÍNICAS
***E. COLI* ENTEROTOXIGÊNICA (ETEC)**					
Toxina termolábil (LT)	Ativa a adenilato ciclase intestinal	6, 8, 11, 15, 20, 25, 27, 63, 80, 85, 139	Plasmídio	Sonda de genes, PCR para LT	Diarreia aquosa, diarreia do viajante
Toxina termoestável (Sta: STh ou STp)	Ativa a guanilato ciclase intestinal	12, 78, 115, 148, 149, 153, 155, 166, 167	Plasmídio (transpóson)	EIA, camundongos lactentes, ensaio de alça ileal de 6 h, sondas de genes, PCR	Diarreia aquosa, diarreia do viajante
***E. COLI* ENTEROINVASIVA (EIEC)**					
	Invasão celular e disseminação	11, 28ac, 29, 124, 136, 144, 147, 152, 164, 167	Plasmídio (140 MIa, pWR110)	Teste de Sereny, sonda de genes, PCR para *ipaH*	Disenteria inflamatória
***E. COLI* SHIGATOXIGÊNICA (STEC)**					
Êntero-hemorrágica (EHEC)	Toxinas Shiga-*like* (SLT/Stx) e capacidade de fixação/apagamento	26, 39, 113, 121, 128, 139, 145, 157, occ 55, 111	Fagos Stx e plasmídios de adesina; sistema de secreção tipo III	EIA ou PCR para Stx1/2, sorotipo, adesão celular com formação de pedestais; citotoxicidade de células Vero; ágar sorbitol; PCR para *eae*	Afebril, diarreia sanguinolenta; SHU em alguns casos
STEC não EHEC	Stx apenas sem fixação/apagamento; pode transportar outros fenótipos de virulência	26, 111, 103, 121, 45, 104, 145	Fago Stx; pode ter outros fatores de virulência (p. ex., EAEC O104:H4)	EIA ou PCR para Stx; negativo para *eae*	Colite hemorrágica, SHU ou diarreia aquosa benigna
***E. COLI* ENTEROADERENTE**					
Enteropatogênica típica (EPEC)	Fixação e, em seguida, apagamento da mucosa	55, 86, 111, 114, 119, 127, 142	*Pili* formadores de feixes em plasmídios e LEE cromossômico	Sorotipo, aderência focal a células HeLa, formação de pedestais no epitélio, sonda de genes ou PCR para *eae*	Diarreia infantil em áreas em desenvolvimento
Enteropatogênica atípica (EPEC)	Fixação e apagamento, porém com diferente formação de microcolônias	26, 55, 86, 111, 119, 125, 128	Apresenta o LEE, mas não *pili* formadores de feixes	Sonda de genes ou PCR para LEE; adesão celular (variável)	Diarreia infantil e em animais em áreas desenvolvidas
Enteroagregativa (EAEC)	Coloniza em agregados; toxinas (EAST, Pet), formação de biofilme	3, 15, 44, 51, 77, 78, 91	Plasmídio (AA); cromossomo (Pic/ShET e secreção tipo VI)	Aderência agregativa a células ou estratos; sonda AA; PCR para *aggR* ou outros genes de virulência; formação de biofilme	Diarreia persistente endêmica, diarreia do viajante aguda, diarreia aguda esporádica
Difusamente aderente (DAEC)	Colonização (adesina afimbriada F1845)	86, 75, 15	Cromossômico/plasmídio	Aderência a células HeLa; sonda de gene DA/PCR	Diarreia persistente em crianças > 18 meses

AA = aderência agregativa; DA = aderência difusa; EAST = toxina termoestável; EIA = imunoensaio enzimático; SHU = síndrome hemolítico-urêmica; LEE = *locus* de apagamento do enterócito; LT = termolábil; PCR = reação em cadeia da polimerase; SLT = toxina Shiga-*like*.

enteroagregativa, em particular, está associada a diarreia prolongada em crianças que vivem em países tropicais em desenvolvimento, em pacientes infectados pelo vírus da imunodeficiência humana (HIV) e na diarreia aguda em situações de surto e em viajantes de áreas desenvolvidas. Outras cepas de *E. coli* que apresentam traços genéticos exclusivos (como *E. coli* aderente-invasiva)[3] podem estar envolvidas na doença inflamatória intestinal ou em outras condições intestinais. Essas cepas são consideradas *patobiontes*, em vez de patógenos diarreicos, de modo que não serão discutidas com mais detalhes neste capítulo, porém constituem objeto de pesquisa ativa.

EPIDEMIOLOGIA

Parte do desafio no estudo da epidemiologia das infecções entéricas por *E. coli* é o fato de que, com a exceção das cepas de *E. coli* êntero-hemorrágica/*E. coli* shigatoxigênica, elas não são identificadas em procedimentos de microbiologia de rotina na maioria dos laboratórios clínicos. Além disso, as metodologias de diagnóstico evoluíram, tornando difícil comparar estudos mais antigos com estudos mais recentes. Todavia, vários padrões epidemiológicos claros foram revelados. Além disso, polimorfismos de um único nucleotídio específicos em vários genes humanos que codificam mediadores inflamatórios estão associados à diarreia do viajante causada por *E. coli* enterotoxigênica, *E. coli* enteroagregativa ou ambas.[4]

As infecções entéricas por *E. coli* são adquiridas por via fecal-oral, porém as fontes fecais e a infectividade diferem entre os patótipos. Acredita-se que seja necessário um reservatório humano para a maior parte dos tipos reconhecidos de *E. coli* enteropatogênica e *E. coli* enterotoxigênica, embora cães e gatos domésticos também possam abrigar cepas patogênicas humanas. Diferentes cepas de *E. coli* enterotoxigênicas também podem ser importantes patógenos veterinários, particularmente em bezerros e leitões, porém a fixação e os traços de virulência das cepas animais são diferentes daqueles das cepas que infectam os seres humanos. A dose infecciosa de *E. coli* enterotoxigênica em voluntários é de 10^6 a 10^{10} microrganismos, o que significa que isso habitualmente exige a multiplicação em veículos de alimentos ou água contaminados para a sua transmissão, e não de disseminação direta de uma pessoa para pessoa. Foi documentada contaminação maciça por *E. coli* enterotoxigênica em alimentos preparados em casa e em restaurantes e por vendedores de rua, bem como na água potável em muitas áreas tropicais. A água e os alimentos contaminados provavelmente representam as principais fontes de sua aquisição, principalmente em estações quentes ou úmidas.

Como a maioria das doenças diarreicas, as taxas de ataque mais altas e específicas da idade de *E. coli* enterotoxigênica são encontradas em crianças pequenas, particularmente por ocasião do desmame, quando *E. coli* enterotoxigênica é responsável por 3 a 39% (13%, em média) de doenças diarreicas agudas, dependendo da população estudada. À semelhança das crianças pequenas imunologicamente inexperientes, um viajante que visita áreas tropicais tem uma probabilidade de 30 a 50% de adquirir diarreia do viajante (ver Capítulos 267 e 270) durante uma permanência de 2 a 3 semanas, a não ser que evite estritamente o consumo de água ou gelo não tratados e alimentos crus, como saladas. Na maioria dos estudos de viajantes para áreas tropicais do mundo, o patógeno mais comumente identificado associado com diarreia é *E. coli* enterotoxigênica. *E. coli* enteroagregativa ocupa o segundo lugar, e, atualmente, é relatada em 19 a 33% dos indivíduos afetados que viajam para a Índia ou o México.

Cepas típicas de *E. coli* enteropatogênicas foram reconhecidas principalmente em áreas urbanas pobres, em particular em lactentes hospitalizados no seu primeiro ano de vida, com aparente infecção cruzada em berçários de hospitais. Embora ainda ocorram casos esporádicos, os surtos hospitalares de diarreia por *E. coli* enteropatogênica durante o verão tornaram-se menos comuns e menos graves nos países industrializados nessas últimas décadas. Cepas de *E. coli* enteropatogênica "atípicas", que carecem de certos fatores de virulência, têm tendência a predominar em áreas desenvolvidas, mas também podem ser encontradas em áreas em desenvolvimento.[5] Embora estudos recentes tenham constatado diminuição da prevalência da EPEC, ela continua um patógeno comum, e a EPEC "típica" ainda está geralmente associada à ocorrência de diarreia, em vez de colonização assintomática.[6] Existem evidências emergentes de que *clusters* de genes específicos caracterizam as cepas diarreiogênicas em comparação com as cepas colonizadoras não patogênicas.[7]

Com frequência, *E. coli* êntero-hemorrágica coloniza o gado comercial, porém não o infecta. As infecções por *E. coli* êntero-hemorrágica (O157:H7 e outras) foram inicialmente atribuídas à ingestão de hambúrgueres malcozidos, porém grandes surtos subsequentes foram associados à contaminação de suco de maçã não pasteurizado, espinafre, brotos, farinha[8] e outros vegetais.[9] Cerca de 600 pessoas foram infectadas em um grande surto causado pela contaminação do abastecimento de água doméstica em Walkerton, Ontário, em 2000. Em 2011, na Europa, um surto de *E. coli* shigatoxigênica/enteroagregativa O104:H4 associado a brotos de feno-grego afetou quase 4.000. Em 2016, nos EUA, um surto de doença por cepas de *E. coli* êntero-hemorrágica do sorogrupo O121 e O26, afetando 56 indivíduos em diversos estados foi atribuído à farinha contaminada de um grande produtor doméstico.[10] Além disso, a baixa dose infecciosa de *E. coli* êntero-hemorrágica O157:H7 significa que é possível ocorrer transmissão interpessoal, resultando em casos secundários. Casos secundários de *E. coli* shigatoxigênica/enteroagregativa O104:H4 também podem ter ocorrido, mas parecem ser muito raros. As infecções causadas por *E. coli* êntero-hemorrágica e *E. coli* shigatoxigênica são particularmente alarmantes, em decorrência do risco de síndrome hemolítico-urêmica (SHU) (ver Capítulo 163). A SHU pode ser fatal, apesar da terapia antimicrobiana; todavia, em alguns casos, os antibióticos induzem a produção de toxina Shiga-*like* por bacteriófago transportado dentro do microrganismo e, portanto, sua administração geralmente não é recomendada. Os pacientes que se recuperam da SHU também podem apresentar lesão renal crônica.

O reservatório natural de *E. coli* enteroagregativa não é conhecido, porém os surtos têm sido atribuídos a alimentos contaminados, e podem ser encontrados microrganismos vivos na água potável, em molhos e outros itens consumíveis em áreas tropicais endêmicas. Estudos realizados em voluntários demonstraram a necessidade de uma alta dose infecciosa para a aquisição da *E. coli* enteroagregativa, sugerindo que a disseminação interpessoal direta é difícil. Além de seu papel na diarreia do viajante, *E. coli* enteroagregativa é uma causa importante de diarreia aguda e de diarreia persistente e desnutrição, particularmente em crianças em áreas tropicais e em pacientes com HIV/AIDS. Em vários estudos, foi também demonstrado ser uma importante causa de diarreia esporádica nos EUA, e na Europa e na China, entre outras áreas desenvolvidas.

Dados limitados sobre a *E. coli* enteroinvasiva sugerem que as doses infecciosas são relativamente altas; entretanto, à semelhança das infecções por *E. coli* enterotoxigênica, um número adequado de microrganismos dissemina-se prontamente nos alimentos, com altas taxas de ataque em situações de surto. Isso diferencia, do ponto de vista epidemiológico, a *E. coli* enteroinvasiva da *Shigella*, que se dissemina facilmente de pessoa para pessoa, bem como em água e alimentos contaminados.

E. coli difusamente aderente continua sendo o patótipo menos bem compreendido e não tem sido consistentemente encontrada com mais frequência em casos de diarreia do que nos controles. Entretanto, alguns estudos mostraram a existência de uma associação clara com a diarreia aguda em áreas em desenvolvimento, particularmente em crianças de 1 a 4 anos. Parte da dificuldade reside na heterogeneidade das cepas, algumas das quais expressam diferentes tipos de adesinas e diferentes grupos de traços de virulência, levando a uma patogenicidade inconsistente.

BIOPATOLOGIA

A patogenia da infecção entérica por *E. coli* começa com a ingestão do microrganismo em água ou alimentos contaminados ou, raramente, por meio de disseminação interpessoal direta, no caso de *E. coli* êntero-hemorrágica. Em seguida, o microrganismo enfrenta a barreira normal de ácido gástrico. Tanto *E. coli* enterotoxigênica quanto *E. coli* enteroinvasiva parecem ser sensíveis ao ácido gástrico; a neutralização do ácido gástrico reduz a dose infecciosa em 100 a 1.000 vezes. A hipocloridria aumentou o risco de diarreia por *E. coli* enteropatogênica em um estudo realizado em voluntários. Embora *E. coli* êntero-hemorrágica expresse fatores de tolerância ao ácido capazes de facilitar a sua sobrevida no estômago, foi também constatado, em um estudo, que a hipocloridria constitui um fator de risco para SHU.

Após a ingestão e passagem pelo estômago, *E. coli* entérica coloniza a parte envolvida do intestino, utilizando adesinas especializadas e a expressão coordenada de traços de virulência. Isso pode levar à produção de toxinas, invasão intracelular ou outras alterações da fisiologia da célula hospedeira. Esses traços de virulência podem ser compartilhados por diferentes *E. coli* entéricas, bem como por patógenos entéricos relacionados, e é a sua combinação que leva às características patogênicas e clínicas principais da infecção. O período de incubação entre a ingestão e o aparecimento dos sinais/sintomas varia de acordo com o patógeno. Por exemplo, em estudos realizados com voluntários, esse período foi, em média, de 14 horas para *E. coli* enteroagregativa e de 2 dias para *E. coli* enterotoxigênica; estudos epidemiológicos observaram um período de incubação médio de 3 a 4 dias para *E. coli* êntero-hemorrágica O157:H7, porém de 8 dias para *E. coli* shigatoxigênica/enteroagregativa O104:H4.

Escherichia coli **enterotoxigênica** coloniza a parte superior do intestino delgado, utilizando proteínas de superfície das fímbrias ou fibrilares, conhecidas como antígenos de fator de colonização. Os antígenos do fator de colonização ligam o microrganismo a receptores de superfície celular dos enterócitos. Enquanto essa colonização por si só pode resultar em alterações inflamatórias discretas do epitélio, a maior parte da doença por *E. coli* enterotoxigênica deve-se às suas enterotoxinas. A toxina termolábil, com peso molecular de cerca de 86.000, é constituída de 5 subunidades "B" de ligação e em uma subunidade "A" enzimática e, à semelhança da toxina da cólera estreitamente relacionada, liga-se a um receptor de monossialogangliosídio (GM1). Como a toxina da cólera (ver Capítulo 286), a subunidade A é uma enzima que ADP-ribosila a subunidade reguladora da adenilato ciclase, levando à produção constitutiva de monofosfato de adenosina cíclico. O consequente aumento da secreção de cloreto e a redução da absorção de sódio combinam-se para provocar uma perda efetiva de eletrólitos isotônicos, que pode alcançar até 1 ℓ/hora. Outras cepas de *E. coli* enterotoxigênicas humanas produzem toxina termoestável, que é um peptídio muito menor do que a toxina termolábil (18 a 19 aminoácidos) e que ativa a guanilato ciclase particulada intestinal. À semelhança do monofosfato de adenosina cíclico (cAMP), o monofosfato de guanosina cíclico (GMPc) assim formado também provoca secreção efetiva. Os papéis de outras enterotoxinas, como LTII, EAST, EIET e outras observadas em *E. coli* enterotoxigênica, *E. coli* enteroagregativa e *E. coli* enteroinvasiva, respectivamente, ainda não estão esclarecidos no momento. Tanto os traços de colonização quanto a produção de enterotoxina são codificados em plasmídios transmissíveis. Além das complicações da desidratação, a única alteração histopatológica significativa observada na infecção por *E. coli* enterotoxigênica é a depleção de muco das células caliciformes intestinais.

Escherichia coli **enteroinvasiva**, à semelhança de *Shigella* estreitamente relacionada, consegue invadir as células epiteliais e multiplicar-se nelas, causar conjuntivite experimental em cobaias (conhecida como teste Sereny) e produzir colite inflamatória e diarreia disentérica ou sanguinolenta. Conforme observado na shigelose, ocorre uma notável resposta inflamatória, com numerosos leucócitos polimorfonucleares nas fezes. O cólon apresenta inflamação aguda e irregular da mucosa e da submucosa, com desnudamento focal do epitélio superficial, habitualmente sem invasão mais profunda ou disseminação sistêmica. Embora a invasividade das células epiteliais, tanto na infecção por *E. coli* enteroinvasiva quanto na infecção por *Shigella*, seja codificada em um grande plasmídio de 120 a 140 MDa, vários determinantes cromossômicos, incluindo o antígeno O, são cruciais para a virulência invasiva completa.

As cepas típicas de *E. coli* **enteropatogênicas** expressam genes codificados por plasmídios que conferem aderência localizada às células epiteliais (por meio de *pili* especializados formadores de feixes) e genes cromossômicos que medeiam a fixação e o apagamento das microvilosidades. Estes últimos caracterizam-se pela formação de pedestais celulares que mantêm as bactérias intimamente à superfície da célula. Essas alterações nos epitélios do hospedeiro são mediadas por efetores proteicos injetados diretamente nas células do hospedeiro por um sistema de secreção tipo III especializado, que é codificado no *locus* cromossômico do apagamento do enterócito. Esses efetores secretados provocam alterações celulares que levam à atrofia das vilosidades, adelgaçamento da mucosa, inflamação da lâmina própria e hiperplasia variável das células das criptas. Essas alterações morfológicas estão associadas a uma redução das enzimas da mucosa da borda em escova e podem contribuir para o comprometimento da função absortiva e ocorrência de diarreia. Em geral, as cepas atípicas de *E. coli* enteropatogênica são definidas como as que expressam o *locus* de apagamento do enterócito, mas não os *pili* formadores de feixes; elas mantêm a capacidade de fixação/apagamento e provocam lesão epitelial.

Escherichia coli **êntero-hemorrágicas**, mais notavelmente o sorotipo O157:H7, mas também os sorogrupos O26, O39 e outros, provocam adesão íntima dependente da secreção tipo III e apagamento das microvilosidades, à semelhança da *E. coli* enteropatogênica, mas também produzem toxinas Shiga-*like*, que são responsáveis pela ruptura e hemorragia características da mucosa do cólon, bem como pela complicação da SHU. Essas toxinas ligam-se ao gangliosídio de superfície Gb3, levando à internalização e à inativação enzimática de ribossomos, o que interrompe a síntese de proteínas. O Gb3 é altamente expresso em células endoteliais vasculares do cólon, rim e encéfalo, o que pode explicar a predileção da SHU em afetar esses órgãos. Os microrganismos que produzem toxinas Shiga-*like* sem aderência íntima e formação de pedestais são conhecidos como *E. coli* shigatoxigênica ou *E. coli* verotoxigênica e, com frequência, carecem dos outros traços de virulência necessários para a colonização e a produção de doença. Uma notável exceção foi a *E. coli* shigatoxigênica/enteroagregativa O104:H4, que causou o surto europeu de 2011. Os termos *E. coli* êntero-hemorrágica, *E. coli* shigatoxigênica e *E. coli* verotoxigênica eram frequentemente empregados como sinônimos na literatura mais antiga, até a elucidação do importante papel da capacidade de fixação/apagamento das verdadeiras cepas de *E. coli* êntero-hemorrágica, como O157:H7.[11]

Escherichia coli **enteroagregativa** é definida por um padrão característico de aderência agregativa às células e aos substratos associados à formação de biofilme. Essa aderência exige um grande plasmídio, conhecido como plasmídio AA, que codifica fímbrias especializadas de aderência agregativa especializadas e outros genes de virulência, incluindo uma toxina autotransportadora de serinoprotease, conhecida como Pet, e uma proteína antiagregativa, denominada dispersina. Os traços de virulência cromossômicos incluem uma muquinase, Pic, e uma segunda enterotoxina, ShET, bem como sistemas de secreção tipo VI. Estudos limitados realizados infecções humanas por *E. coli* enteroagregativa sugerem que os microrganismos não aderem intimamente nem invadem, porém se localizam em um biofilme na superfície epitelial, onde fatores secretados contribuem para uma resposta inflamatória prejudicial do hospedeiro.

A patogenia fundamental da *E. coli* **difusamente aderente** ainda é uma área de pesquisa ativa, mas parece depender de interações diretas entre adesinas especializadas (Afa/Dr) e proteínas de membrana do hospedeiro, como CD55 (fator acelerador da decomposição) ou antígeno carcinoembrionário. Muitas cepas de *E. coli* de aderência difusa estão estreitamente relacionadas com *E. coli* uropatogênica, com traços de virulência semelhantes. Algumas também expressam outros fatores de virulência, incluindo a toxina autotransportadora de serina protease SAT e um sistema de secreção do tipo III.

Os fatores de risco do hospedeiro para infecção por *E. coli* diarreiogênica diferem entre os vários patótipos bacterianos, mas, em geral, incluem idade, uso recente de antibióticos e perda de ácido gástrico.

MANIFESTAÇÕES CLÍNICAS

As manifestações clínicas das infecções entéricas por *E. coli* diferem entre os patótipos. Em geral, as infecções por *E. coli* enterotoxigênica provocam diarreia aquosa, sobretudo em crianças pequenas e em pessoas que viajam para áreas tropicais ou em desenvolvimento. A diarreia pode variar de leve a intensa e pode assemelhar-se à cólera; é potencialmente fatal, sobretudo em crianças pequenas e indivíduos idosos, que são particularmente propensos à desidratação, desnutrição e desequilíbrio eletrolítico (especialmente hipopotassemia e acidose). Outros sinais/sintomas característicos incluem mal-estar, cólica abdominal, anorexia e, em certas ocasiões, náuseas, vômitos ou febre baixa. Em geral, a doença é autolimitada a 1 a 5 dias e raramente se estende por mais de 10 a 14 dias. As infecções causadas por *E. coli* enterotoxigênicas que produzem tanto a toxina termoestável quando a toxina termolábil ou a toxina termoestável isoladamente são mais graves do que aquelas causadas por *E. coli* enterotoxigênicas que só produzem toxina termolábil. A persistência de comprometimento da capacidade de absorção da mucosa por 1 a 3 semanas pode agravar ainda mais o ciclo de desnutrição que complica as doenças diarreicas em crianças que residem em áreas tropicais em desenvolvimento.

A infecção por *E. coli* enteroinvasiva caracteriza-se por colite inflamatória, frequentemente com dor abdominal, febre alta, tenesmo e diarreia sanguinolenta ou disentérica, essencialmente semelhante àquela causada por *Shigella*. O período de incubação é habitualmente de 1 a 3 dias, com duração em geral autolimitada a 7 a 10 dias.

Os surtos de infecção por *E. coli* enteropatogênica em berçários de recém-nascidos variaram desde diarreia transitória leve até doenças diarreicas graves e rapidamente fatais, sobretudo em prematuros ou em lactentes imunocomprometidos nos demais aspectos. As doenças mais graves parecem ter sido mais comuns em países industrializados antes de 1950. Entretanto, surtos mais recentes e casos esporádicos estão bem documentados. A EPEC endêmica em lactentes pode provocar sinais/sintomas semelhantes, incluindo diarreia frequentemente profusa.

Os surtos de colite hemorrágica secundária à *E. coli* êntero-hemorrágica começa, classicamente, com diarreia aquosa que rapidamente se torna sanguinolenta ao exame macroscópico, com ausência singular de febre ou exsudato inflamatório nas fezes, porém com dor abdominal significativa. Embora essa doença diarreica seja autolimitada, observa-se subsequentemente o desenvolvimento de SHU ou púrpura trombocitopênica trombótica potencialmente fatais em um número significativo de crianças e adultos de idade mais avançada (ver Capítulo 163). Os surtos de colite hemorrágica secundária à *E. coli* êntero-hemorrágica em clínicas de repouso ou outras instituições podem ser comuns e graves. O período de incubação em dois surtos foi de 3 a 4 dias (variação de 1 a 7 dias), e a doença é caracteristicamente autolimitada a 5 a 12 dias (em média, 7,8 dias). As manifestações clínicas do surto de *E. coli* com toxina termolábil/enteroagregativa O104:H4 foram semelhantes, porém as taxas de SHU foram significativamente mais altas (acima de 20%), e as mulheres foram afetadas de modo desproporcional.[12]

Escherichia coli enteroagregativa tem sido associada a diarreia persistente e desnutrição em crianças de áreas em desenvolvimento, em pacientes com HIV/AIDS e em viajantes que apresentam diarreia (sobretudo aqueles com predisposição genética a respostas inflamatórias mais intensas). Embora a infecção seja, com frequência, assintomática, ela pode causar inflamação subclínica e levar a distúrbios do crescimento.[13] Não foi identificado de maneira consistente manifestações clínicas características da infecção por *E. coli* enteroagregativa, embora alguns surtos tenham sido associados a diarreia sanguinolenta, e diversos estudos sugiram que os marcadores inflamatórios elevados nas fezes são bastante comuns. *E. coli* difusamente aderente também foi associada à ocorrência de diarreia sem identificação de manifestações distintas em crianças com mais de 18 meses.

DIAGNÓSTICO

Com exceção de *E. coli* shigatoxigênica, o diagnóstico etiológico definitivo de diarreia por *E. coli* demanda documentação de um traço de virulência ou sorotipo específico, o que exige o uso de testes imunológicos especializados, cultura de tecidos, bioensaio em animais ou teste molecular,[14] que no passado eram apenas disponíveis em laboratórios de pesquisa e de referência. Com exceção de *E. coli* shigatoxigênica, esses testes raramente são custo-efetivos ou clinicamente indicados, a não ser em situações de surto ou de pesquisa, visto que as infecções são autolimitadas sem tratamento (em condições endêmicas) ou são tratadas de modo empírico com antibióticos (no caso da diarreia do viajante). Entretanto, novas plataformas de testes moleculares múltiplos capazes de identificar esses microrganismos estão sendo introduzidas em laboratórios clínicos, o que pode levar a identificação mais frequente.

Escherichia coli êntero-hemorrágica O157:H7 pode ser identificada com razoável acurácia por meio de cultura em ágar de sorbitol de MacConkey para a identificação de colônias não fermentadoras. Todavia, recomenda-se, há muito tempo, que qualquer amostra de fezes com sangue visível também deva ser testada especificamente para shigatoxinas por imunoensaio enzimático, reação em cadeia da polimerase ou outros métodos moleculares, capazes de identificar sorotipos não O157 e cepas O157 raras fermentadoras de sorbitol.[15] Muitos especialistas recomendam que todas as amostras de fezes para cultura sejam testadas dessa maneira. Na colite hemorrágica causada por *E. coli* êntero-hemorrágica, a sigmoidoscopia, que raramente está indicada, revela, em geral, apenas uma mucosa com hiperemia moderada, e o enema de bário (clister opaco) ou a TC podem mostrar um padrão de impressão digital de espessamento da parede do cólon segmentar ou difuso. Alguns pacientes apresentam ulceração superficial, com infiltração leve de neutrófilos na submucosa edematosa. Essas alterações não são patognomônicas.

Diagnóstico diferencial

É necessário considerar numerosas outras causas de diarreia, dependendo das circunstâncias clínicas (ver Capítulos 131 e 267). Por exemplo, a diarreia não inflamatória autolimitada em países tropicais em desenvolvimento tem mais probabilidade de ser causada por *E. coli* enterotoxigênica, *E. coli* enteroagregativa, rotavírus (crianças pequenas) ou norovírus (crianças de mais idade e adultos) (ver Capítulo 356). A diarreia não inflamatória em crianças de mais idade ou adultos em áreas temperadas tem mais tendência a ser causada por norovírus (ver Capítulo 356). As infecções por *Vibrio* (ver Capítulo 286) são comuns em áreas endêmicas para a cólera ou em qualquer área costeira onde as pessoas podem consumir frutos do mar malcozidos. Se a diarreia não inflamatória persistir por mais de 1 semana, particularmente associada a perda de peso, outras possibilidades incluem infecção por *Giardia lamblia* (ver Capítulo 330), *Cryptosporidium* (ver Capítulo 329), *Cyclospora* (ver Capítulo 332) e *Microsporidium* (ver Capítulo 332). Em surtos de intoxicação alimentar, deve-se considerar a possibilidade de *Staphylococcus aureus* (ver Capítulo 272), *Clostridium perfringens* (ver Capítulo 280) e *Bacillus cereus*.

Colite inflamatória associada a febre alta e tenesmo, bem como leucócitos, muco e sangue nas fezes, pode ser provocada por *E. coli* enteroinvasiva, mas deve ser solicitada coprocultura para patógenos invasivos mais comuns, como *Campylobacter jejuni* (ver Capítulo 287), *Shigella* (ver Capítulo 293), *Salmonella* (ver Capítulo 292), *Yersinia enterocolitica* (ver Capítulo 296) e espécies de *Vibrio* não *V. cholerae* (ver Capítulo 286). Qualquer paciente com diarreia e história de uso recente de antibióticos, cirurgia gastrintestinal ou parto deve ser rastreado para *Clostridium difficile* toxigênico (ver Capítulo 280). Deve-se considerar fortemente a possibilidade de *E. coli* êntero-hemorrágica em qualquer caso de diarreia sanguinolenta, sobretudo se o paciente não apresentar febre; recomenda-se que os laboratórios agora procedam ao rastreamento de rotina para esse patógeno em todas as coproculturas, devendo efetuar rastreamento automático de todas as amostras macroscopicamente sanguinolentas. Colite isquêmica e colite por citomegalovírus podem simular a infecção por *E. coli* êntero-hemorrágica, porém devem ocorrer apenas em indivíduos em risco (doença vascular e imunocomprometimento ou doença inflamatória intestinal, respectivamente).

TRATAMENTO

À semelhança de todas as doenças diarreicas, o principal tratamento na maioria dos de diarreia por *E. coli* consiste em reposição e manutenção da água e eletrólitos, habitualmente com uma solução de reidratação oral simples que utiliza a absorção intacta de aminoácidos ou de glicose acoplada ao sódio (ou ambos) para repor as perdas hídricas. A solução de reidratação oral deve ser administrada à vontade com água livre, e, em lactentes amamentados, a amamentação continuada e a realimentação precoce podem compensar as perdas nutricionais, sem efeito adverso sobre o volume de diarreia.[A1] Recomenda-se também suplementação de zinco na diarreia que ocorre em crianças com mais de 6 meses em áreas em desenvolvimento, onde a deficiência de zinco é comum, visto que reduz significativamente o volume da diarreia.[A2] A racecadotrila, um inibidor da encefalinase, que está disponível na Europa, mas não atualmente na América do Norte, também reduz o volume de diarreia em crianças com gastrenterite aguda e é tão efetiva quanto a loperamida em adultos, porém com menos tendência a provocar constipação intestinal. Em estudos de pequeno porte, foi constatado que algumas preparações probióticas melhoram os sinais/sintomas quando acrescentadas à solução de reidratação oral em crianças com diarreia infecciosa,[A3] porém ainda não são universalmente recomendadas. Os agentes antimotilidade reduzem a frequência das evacuações diarreicas, porém esses fármacos não devem ser utilizados quando o paciente apresenta febre ou diarreia sanguinolenta, visto que aumentam o risco de morte por megacólon tóxico ou SHU. O subsalicilato de bismuto reduz os sinais/sintomas da diarreia do viajante, porém deve ser utilizado com cautela para evitar doses tóxicas de salicilato.[16]

Como a maioria dos casos de diarreia por *E. coli* é autolimitada, o valor dos agentes antimicrobianos é questionado e continua sendo de importância secundária para a reidratação. Uma situação em que o tratamento é geralmente preferido é a diarreia do viajante (ver Capítulo 270), visto que estudos clínicos fortes demonstraram o benefício dos antibióticos na redução da duração dos sinais/sintomas.[A4,A5] Infelizmente, a crescente resistência dos microrganismos aos agentes antimicrobianos reduziu as opções para o tratamento empírico; atualmente, recomenda-se o uso de azitromicina, uma fluoroquinolona, ou a rifaximina, enquanto sulfametoxazol-trimetoprima é uma alternativa um pouco menos confiável. Os agentes antimicrobianos não devem ser utilizados na infecção por *E. coli* êntero-hemorrágica, em razão da possibilidade de aumentar o risco de SHU e pela falta de evidências de sua eficácia.

PREVENÇÃO

A prevenção da maioria das infecções entéricas por *E. coli* está relacionada, em última análise, com o desenvolvimento econômico básico, instalações sanitárias adequadas e disponibilidade suficiente de água potável segura. Entretanto, particularmente em áreas onde não se dispõe de abastecimento de água e instalações sanitárias adequados, medidas como amamentação exclusiva durante pelo menos 6 a 12 meses e higienização das mãos reduzem a probabilidade de adquirir infecções entéricas por *E. coli*. Filtros simples de água potável para reduzir a contaminação bacteriana também estão em desenvolvimento.

Os viajantes para áreas em desenvolvimento ou tropicais devem evitar ingerir água não tratada ou não fervida ou gelo e evitar também o consumo de frutas e vegetais crus, que podem ter sido lavados com água altamente contaminada. Embora vários agentes antimicrobianos sejam efetivos durante curtos períodos de tempo, quando administrados de modo profilático, sua efetividade é, em última análise, limitada pelo rápido desenvolvimento de resistência aos fármacos antimicrobianos, bem como pelos possíveis efeitos colaterais de seu uso disseminado e indiscriminado. Por exemplo, embora diversos estudos tenham sugerido que a rifaximina e as fluoroquinolonas sejam efetivas na redução da incidência da diarreia do viajante,[A6] a resistência a estes últimos fármacos está, agora, inaceitavelmente alta em muitas áreas do mundo para indicar o seu uso. Isso, associado ao rápido efeito dos antibióticos empíricos no início dos sinais/sintomas da diarreia, diminuiu o entusiasmo pelos antibióticos profiláticos. O subsalicilato de bismuto é modestamente efetivo na prevenção da diarreia do viajante, porém com efeitos colaterais. A vacina da subunidade B da toxina da cólera/*Vibrio cholerae* morto, que está disponível em alguns países, pode proporcionar proteção parcial e transitória contra *E. coli* enterotoxigênica em viajantes, embora metanálises recentes tenham mostrado não haver benefício global na prevenção da diarreia do viajante.[A7]

As infecções esporádicas por *E. coli* êntero-hemorrágica podem ser reduzidas pelo cozimento adequado da carne moída, a uma temperatura interna de pelo menos 71°C, e pela lavagem cuidadosa das mãos e outras medidas higiênicas em creches e casas de repouso. Infelizmente, grandes surtos causados por produtos contaminados continuam ocorrendo e, com frequência, estão associados a itens que são consumidos crus (como brotos). Foi desenvolvida uma vacina composta de efetores secretados do tipo III de *E. coli* êntero-hemorrágica para reduzir a colonização do gado, porém ela não está atualmente disponível para uso. A irradiação da carne e de alguns produtos para reduzir a contaminação bacteriana viável está aprovada nos EUA, porém esses alimentos não estão amplamente vendidos no momento.

Os antibióticos continuam sendo importantes no tratamento da diarreia do viajante associada a *E. coli*, porém estratégias sem o uso de antibióticos são fundamentais para limitar a disseminação de cepas resistentes a antibióticos e são necessárias para infecções como aquelas causadas por *E. coli* êntero-hemorrágica, para as quais não se recomenda o uso de antibióticos. O desenvolvimento de vacinas parece ser a estratégia mais promissora; entretanto, no momento atual, não se dispõe de vacina licenciada efetiva contra *E. coli* patogênica intestinal.[17]

PROGNÓSTICO

A maior preocupação com as infecções entéricas por *E. coli* em áreas desenvolvidas é a SHU associada a *E. coli* êntero-hemorrágica/*E. coli* shigatoxigênica, que ocorre em 3 a 7% dos casos esporádicos e em até 20% nos surtos. Tendo em vista que a maioria dos pacientes com SHU se recupera, eles frequentemente necessitam de cuidados médicos intensivos (incluindo hemodiálise temporária), e até 30% dos sobreviventes apresentam sequelas renais, como proteinúria, hipertensão arterial sistêmica, redução da taxa de filtração glomerular (TFG) ou, mais raramente, dependência da diálise.[18]

Em uma escala global, o maior impacto da *E. coli* diarreiogênica é observado em crianças de áreas pobres, em desenvolvimento, que são propensas à morte por desidratação em consequência dessas infecções que são, de outro modo, autolimitadas. Além disso, as crianças que sobrevivem a episódios repetidos de diarreia infecciosa (decorrente de *E. coli* e de outros patógenos) podem apresentar déficits permanentes no crescimento e no desenvolvimento cognitivo, cujo impacto total permanece desconhecido. As infecções letais por *E. coli* enteropatogênica típica também podem estar associadas a certos agrupamentos de genes, porém é muito cedo para utilizar essa informação para fins de prognóstico.[19]

Grau A — Recomendações de grau A

A1. Gregorio GV, Dans LF, Silvestre MA. Early versus delayed refeeding for children with acute diarrhoea. *Cochrane Database Syst Rev*. 2011;7:CD007296.

A2. Lazzerini M, Ronfani L. Oral zinc for treating diarrhoea in children. *Cochrane Database Syst Rev*. 2013;1:CD005436.

A3. Francavilla R, Lionetti E, Castellaneta S, et al. Randomised clinical trial: *Lactobacillus reuteri* DSM 17938 vs. placebo in children with acute diarrhoea—a double-blind study. *Aliment Pharmacol Ther*. 2012;36:363-369.

A4. Hu Y, Ren J, Zhan M, et al. Efficacy of rifaximin in prevention of travelers' diarrhea: a meta-analysis of randomized, double-blind, placebo-controlled trials. *J Travel Med*. 2012;19:352-356.

A5. Riddle MS, Connor P, Fraser J, et al. Trial evaluating ambulatory therapy of travelers' diarrhea (TrEAT TD) study: a randomized controlled trial comparing 3 single-dose antibiotic regimens with loperamide. *Clin Infect Dis*. 2017;65:2008-2017.

A6. Alajbegovic S, Sanders JW, Atherly DE, et al. Effectiveness of rifaximin and fluoroquinolones in preventing travelers' diarrhea (TD): a systematic review and meta-analysis. *Syst Rev*. 2012;1:1-10.

A7. Ahmed T, Bhuiyan TR, Zaman K, et al. Vaccines for preventing enterotoxigenic *Escherichia coli* (ETEC) diarrhoea. *Cochrane Database Syst Rev*. 2013;7:CD009029.

REFERÊNCIAS BIBLIOGRÁFICAS

As referências bibliográficas, bem como os outros materiais suplementares deste livro, encontram-se no GEN-IO, nosso ambiente virtual de aprendizagem.

289 INFECÇÕES CAUSADAS POR OUTROS MEMBROS DA FAMÍLIA ENTEROBACTERIACEAE, INCLUINDO MANEJO DE CEPAS MULTIDROGARRESISTENTES

DAVID L. PATERSON E AMY J. MATHERS

DEFINIÇÃO

As Enterobacteriaceae são uma família de bacilos gram-negativos responsáveis por uma ampla variedade de infecções em seres humanos e animais. Podem ser móveis ou imóveis, dependendo da espécie. Esses bacilos são aeróbios ou anaeróbios facultativos quanto ao crescimento e apresentam predileção pela sua residência no trato gastrintestinal. Neste capítulo, serão discutidas apenas as manifestações extraintestinais da doença. As infecções entéricas causadas por *Escherichia coli* são discutidas no Capítulo 288.

Os membros da família Enterobacteriaceae crescem em uma variedade de meios sólidos e são habitualmente identificados por laboratórios de microbiologia clínica. A determinação acurada da espécie continua sendo importante no contexto clínico em decorrência das diferenças inerentes na sensibilidade a antibióticos entre diferentes espécies. O desenvolvimento de multirresistência aos agentes antimicrobianos em todos os bacilos gram-negativos, incluindo os da família Enterobacteriaceae, vem aumentando em todas as partes do mundo. Este capítulo trata com ênfase particular da epidemiologia, do tratamento e da prevenção das importantes cepas multidrogarresistentes.

Os membros clinicamente importantes da família Enterobacteriaceae estão listados na Tabela 289.1. As infecções causadas por *Salmonella*, *Shigella* e *Yersinia* são discutidas nos Capítulos 292, 293 e 296, respectivamente.

EPIDEMIOLOGIA

As Enterobacteriaceae estão entre os patógenos mais comuns que infectam os seres humanos em todo o mundo. São responsáveis por infecções adquiridas na comunidade, em hospitais e associadas aos cuidados de saúde. Exemplos dessa última categoria incluem as infecções adquiridas em casas de repouso e aquelas associadas ao tratamento ambulatorial de cânceres ou de doença hematológica maligna. Como componentes residentes da flora do trato gastrintestinal, os isolados da família Enterobacteriaceae podem representar exemplos de colonização, mais do que de verdadeira infecção. Isso pode ser aplicado a isolados de *swabs* retais, urina ou secreções respiratórias. Em algumas regiões, membros multidrogarresistentes da família Enterobacteriaceae tornaram-se endêmicos, produzindo problemas substanciais no manejo de infecções graves.[1,2] Enquanto a multidrogarresistência nos EUA continua associada, em grande parte, aos cuidados de saúde, infecções associadas à comunidade também estão começando a surgir.[3,4]

Escherichia coli constitui a causa mais comum de infecções do trato urinário (ITU), sendo responsável por mais de 80% dos isolados da urina na maioria das situações clínicas (ver Capítulo 268).[5] Qualquer um dos membros restantes da família Enterobacteriaceae pode causar essa infecção; *Klebsiella* spp. e *Proteus mirabilis* estão entre outras causadoras comuns de ITU. As Enterobacteriaceae podem causar cistite não complicada em mulheres saudáveis, bem como pielonefrite aguda. Com frequência, ocorrem ITU em pacientes com anormalidades do trato geniturinário ou naqueles que necessitam de cateterização urinária frequente ou crônica. A presença de Enterobacteriaceae na urina nem sempre indica uma infecção, visto que esses microrganismos podem colonizar a bexiga ou podem ser encontrados em amostras inadequadamente coletadas e contaminadas.

Recentemente, foi reconhecida a disseminação de algumas cepas bem-sucedidas de *E. coli* uropatogênica, que são responsáveis por um número desproporcional de doenças (ver adiante, na seção Biopatologia). Em outras palavras, os isolados de *E. coli* a partir de diferentes pacientes com ITU podem estar altamente relacionados do ponto de vista genético. *Escherichia coli* resistente ao sulfametoxazol-trimetoprima é notável pela sua propagação de uma maneira clonal nos EUA (p. ex., "grupo clonal A" e *E. coli* O15:K52:H1). Um clone *E. coli* amplamente disseminado, definido pela tipagem de sequência de múltiplos *loci* como sequência tipo 131 (ST131), está associado à resistência ao ciprofloxacino e à produção de betalactamases de espectro estendido (ESBL). Normalmente, esse clone está associado a ITU adquiridas na comunidade. Foi detectado em

Tabela 289.1 Membros selecionados e clinicamente importantes da família Enterobacteriaceae.

GÊNERO	ALGUMAS ESPÉCIES IMPORTANTES
Citrobacter	*C. freundii*
Enterobacter	*E. cloacae*
Escherichia	*E. coli*
Klebsiella	*K. pneumoniae, K. oxytoca*
Morganella	*M. morganii*
Plesiomonas	*P. shigelloides*
Proteus	*P. mirabilis, P. vulgaris*
Providencia	*P. stuartii*
Salmonella	*S. enterica*
Serratia	*S. marcescens*
Shigella	*S. sonnei*
Yersinia	*Y. pestis, Y. enterocolitica*

todos os continentes habitados. Enquanto a origem genética bacteriana claramente desempenha um importante papel na determinação da resistência aos antibióticos, ela não é suficiente, por si só, para resultar em infecção por *E. coli* uropatogênica multidrogarresistente.[6]

Tendo em vista que o nicho da maioria das Enterobacteriaceae é o trato gastrintestinal, não é surpreendente que essas bactérias sejam proeminentes como causa de peritonite. A *E. coli* constitui a causa mais comum de peritonite bacteriana espontânea (que ocorre em pacientes cirróticos) e de peritonite bacteriana em consequência de perfuração visceral. O abscesso hepático piogênico e o abscesso intra-abdominal também podem ser causados por *E. coli*. Outros membros da família Enterobacteriaceae também podem causar essas infecções intra-abdominais, particularmente em pacientes com peritonite que ocorrem após cirurgia prévia por doença intra-abdominal.

Enterobacteriaceae também podem ser os patógenos responsáveis pela pneumonia. Representam mais frequentemente causa de pneumonia hospitalar e associada aos cuidados de saúde do que de pneumonia adquirida na comunidade. *Klebsiella* era antigamente renomada como causa de pneumonia adquirida na comunidade em alcoólicos, porém a sua importância diminuiu durante as últimas décadas. Desde a década de 1980, uma *K. pneumoniae* hipervirulenta surgiu como patógeno clinicamente significativo. Esse patógeno tem causado infecções disseminadas envolvendo, normalmente, abscessos hepáticos piogênicos, osteomielite e/ou endoftalmite em indivíduos imunocompetentes e saudáveis nos demais aspectos. As descrições iniciais de *K. pneumoniae* hipervirulenta limitaram-se ao leste da Ásia, porém, agora a sua presença está cada vez mais relatada no mundo inteiro. Embora a maioria seja atualmente sensível aos antibióticos, foram identificados alguns casos de multidrogarresistência.[7]

A pneumonia hospitalar causada pelas Enterobacteriaceae pode estar associada à ventilação mecânica. As Enterobacteriaceae constituem as causas mais comuns de pneumonia associada ao ventilador após *Staphylococcus aureus* e *Pseudomonas aeruginosa*.[8] As Enterobacteriaceae também podem causar pneumonia hospitalar em pacientes sem ventilação mecânica, como os que apresentam comprometimento neurológico em consequência de traumatismo cranioencefálico ou acidente vascular encefálico.

Os surtos de infecção por *K. pneumoniae* resistente a antibióticos em hospitais têm sido proeminentes há mais de três décadas. No ambiente hospitalar, *K. pneumoniae* constitui habitualmente causa de peritonite, pneumonia ou ITU complicada. Pode ocorrer também infecção da corrente sanguínea, que surge a partir de outro local de infecção, de cateteres vasculares ou em associação com neutropenia. Na década de 1970, ocorreram surtos decorrentes de cepas resistentes à gentamicina. Nas décadas de 1980 e 1990, surtos hospitalares de *K. pneumoniae* produtora de ESBL tornaram-se comuns. Por fim, nessa última década, com os carbapenêmicos considerados como última linha de terapia confiável para infecções invasivas, *K. pneumoniae* produtora de *K. pneumoniae* carbapenemase (KPC) tornou-se um problema clínico e de controle de infecção substancial em hospitais. A recente mortalidade relatada é de quase 50% entre pacientes hospitalizados que desenvolveram infecções da corrente sanguínea por membros das Enterobacteriaceae resistentes aos carbapenêmicos, em razão da falta de opções de tratamento adequado. Os microrganismos produtores de KPC são discutidos de modo detalhado em seção subsequente deste capítulo.

BIOPATOLOGIA

Os fatores de virulência associados a *E. coli* que causam infecções entéricas são discutidos de modo detalhado no Capítulo 288. Foram descritos pelo menos 40 genes de virulência diferentes em *E. coli* causadora de infecções extraintestinais. Entre as propriedades de virulência dessas cepas destaca-se a capacidade reconhecida da *E. coli* de aderir às células epiteliais. Normalmente, o clone de *E. coli* ST131 é altamente bem-sucedido na produção de infecções extraintestinais. Ele pertence ao "grupo filogenético" B2, que é conhecido por infecções patogênicas extraintestinais. Em uma avaliação do clone ST131, foram encontrados numerosos genes de virulência extraintestinais.

Mecanismos de multidrogarresistência

Infecções difíceis de tratar e até mesmo intratáveis causadas por Enterobacteriaceae produtoras de ESBL e resistentes aos carbapenéns (ERC) surgiram em todo o mundo e tornaram-se uma séria ameaça à saúde pública mundial.[9,10] O problema é agravado por pessoas que viajam de países de alta renda para países de baixa renda, que frequentemente adquirem infecções por Enterobacteriaceae multidrogarresistentes, em particular na Índia, onde a colonização por microrganismos produtores de ESBL alcança 64% (Figura 289.1). A disseminação global da resistência a fármacos é ainda mais facilitada pela migração de refugiados e pelas peregrinações.[11] Em hospitais de cuidados agudos de curta permanência nos EUA, em 2015, o fenótipo ESBL representou 16,5% de todas as espécies de *Klebsiella* e isolados de *E. coli*. A porcentagem de *K. pneumoniae* resistentes aos carbapenéns foi de 3,1%, porém isso representou uma acentuada redução desde 2007, ano em que foi de 10,6%.[12] Nos EUA, a estabilização e até mesmo a redução das infecções causadas por Enterobacteriaceae dos fenótipos ESBL e ERC em instituições de cuidados agudos foram atribuídas à implementação da estratégia de contenção, a Antibiotic Resistance Laboratory Network (ARLN) dos Centers for Disease Control and Prevention (CDC). Iniciativas comparáveis para localizar a resistência a fármacos foram implementadas pelos Centers for Disease Dynamics, Economics and Policy, pelo Antibacterial Resistance Leadership Group e, na Europa, pelo European Centers for Disease Control and Prevention (eCDC) e pelo projeto Combatting Bacterial Resistance in Europe.

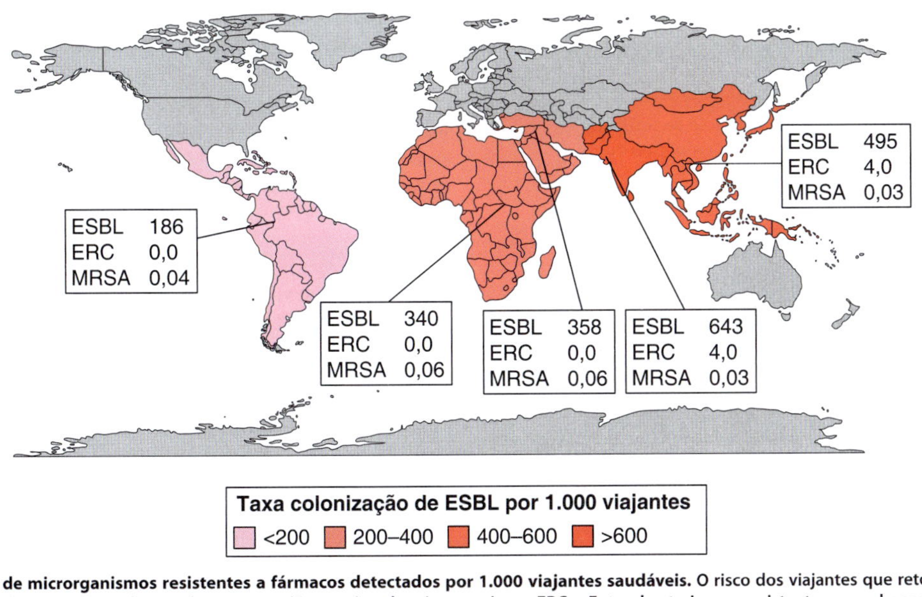

FIGURA 289.1 **Número de microrganismos resistentes a fármacos detectados por 1.000 viajantes saudáveis.** O risco dos viajantes que retornam dos países indicados com bactérias resistentes a fármacos varia de acordo com a região e o tipo de microrganismo. ERC = Enterobacteriaceae resistente aos carbapenéns; ESBL = betalactamase de espectro estendido; MRSA = *Staphylococcus aureus* resistente à meticilina. (De Schwartz KL, Morris SK. Travel and the spread of drug-resistant bacteria. *Curr Infect Dis Rep*. 2018;20:29.)

Os mecanismos moleculares da resistência a antibióticos nas Enterobacteriaceae podem ser intrínsecos ou adquiridos (Tabela 289.2) (ver também Capítulo 271). Ocorre resistência intrínseca quando as bactérias apresentam propriedades que resistem naturalmente à ação de um agente antimicrobiano, frequentemente codificada no cromossomo da população de tipo selvagem de uma espécie bacteriana (p. ex., todas as *Klebsiella* spp. produzem uma lactamase que hidrolisa a ampicilina). Ocorre resistência adquirida por meio de mutações no cromossomo, alteração da expressão gênica ou aquisição de genes que conferem resistência mediante a transferência gênica horizontal de outras bactérias. Do ponto de vista molecular, as bactérias resistem aos agentes antimicrobianos por meio de um entre quatro mecanismos: (1) alteração da captação do agente antimicrobiano no local de ação (p. ex., infrarregulação da expressão de porinas, canais de membrana inespecíficos, reduzindo, assim, a sua permeabilidade ao antibiótico); (2) suprarregulação de bombas de resistência específica ou a múltiplos fármacos para aumentar o efluxo, de modo a expelir o antibiótico; (3) alteração do sítio-alvo, de modo que o agente antimicrobiano é incapaz de se ligar de modo eficiente (p. ex., por mutação, acetilação, fosforilação do sítio-alvo); ou (4) destruição do antibiótico por meio de atividade enzimática (p. ex., betalactamases e carbapenemases).[13] A resistência adquirida pode então proliferar por meio de (a) proliferação de linhagens clonais com mutações de genes de resistência a antibióticos, incluindo betalactamases e carbapenemases adquiridas (p. ex., expansão clonal) e/ou (b) transferência horizontal dos genes de resistência a antibióticos por meio de elementos genéticos móveis, como plasmídios ou transpósons, que podem se propagar por intermédio das cepas e espécies.

Outro avanço importante na resistência a agentes antimicrobianos foi a rápida disseminação da resistência à colistina por meio de um gene de resistência, *MCR*, que rapidamente se disseminou entre bactérias por meio de transferência horizontal do gene. Originalmente identificado na China, o gene *MCR* era prevalente no gado, mas também identificado no varejo de carnes, bem como em pacientes hospitalizados.[14] Isso ressalta a importância do uso de antimicrobianos na criação de animais como fator condutor de disseminação de resistência clinicamente relevante, bem como a importância de considerar áreas fora da medicina para diminuir a velocidade de desenvolvimento de resistência bacteriana a fármacos.

Tabela 289.2 Mecanismos de resistência aos antibióticos e condutores da disseminação de Enterobacteriaceae multidrogarresistentes.

1. MECANISMOS DE RESISTÊNCIA A ANTIBIÓTICOS
Resistência intrínseca
Espécies bacterianas com propriedades inerentes que resistem naturalmente à ação de um antibiótico, frequentemente codificadas no cromossomo da população de tipo selvagem de uma espécie de bactéria (p. ex., todas as *Klebsiella* spp. produzem uma betalactamase que hidrolisa a ampicilina)
Resistência adquirida
Desenvolvimento de resistência a um agente antimicrobiano por meio de mutação, alteração da regulação ou aquisição de genes de resistência a antimicrobianos mediante a transferência horizontal de genes
2. MECANISMO DE RESISTÊNCIA A ANTIMICROBIANOS
Prevenir o acesso ao alvo do antibiótico
Redução do influxo do antibiótico (p. ex., infrarregulação de porinas)
Aumento do efluxo (p. ex., hiperexpressão de bombas específicas ou de multidrogarresistência)
Alteração do alvo do antibiótico
Alteração da estrutura-alvo por meio de mutações para impossibilitar a ligação do antibiótico
Modificação e proteção do alvo por meio de mutação ou modificação pós-traducional
Inativação do antibiótico
Hidrólise enzimática do antibiótico (p. ex., betalactamases, carbapenemases)
Alteração química do antibiótico para impedir a ligação do antibiótico
3. CONDUTORES DA DISSEMINAÇÃO DE BACTÉRIAS MULTIDROGARRESISTENTES
Expansão clonal
Proliferação de linhagens clonais com genes ou mutações capazes de manter de maneira estável os mecanismos de resistência a antimicrobianos
Transferência horizontal de genes
Troca de genes de resistência a antimicrobianos entre bactérias por meio de elementos genéticos móveis, como plasmídios e transpósons

Betalactamases de espectro estreito

A ampicilina foi introduzida na prática clínica no início da década de 1960. Dentro de poucos meses após a liberação da ampicilina, foi descoberta uma betalactamase mediada por plasmídio, denominada TEM betalactamase, levando à resistência de *E. coli*. Os plasmídios que codificam a resistência à ampicilina tornaram-se agora disseminados, e pelo menos 40% de *E. coli* na maior parte do mundo são agora produtores TEM betalactamase. As Enterobacteriaceae como *Klebsiella* e *Enterobacter* spp., com genes que codificam betalactamases inerentes a seu genoma, apresentam resistência intrínseca comprovada à ampicilina.

Betalactamases de espectro estendido

As cefalosporinas de terceira geração (como a ceftriaxona) têm atividade intrínseca contra todas as Enterobacteriaceae. Entretanto, na década de 1980, foram descobertos genes mutantes, que codificam betalactamases capazes de inativar cefalosporinas de terceira geração. Alguns dos genes que codificam essas betalactamases eram idênticos à TEM, exceto por mutações pontuais que levaram a uma sequência alterada de aminoácidos. A alteração estrutural subsequente levou a uma capacidade de hidrolisar as cefalosporinas de terceira geração e, assim, de inativá-las. Tendo em vista o espectro estendido destas capacidades de hidrolisar antibióticos em comparação com as enzimas TEM parentais (e SHV), essas betalactamases foram denominadas ESBL. Além disso, foram descritos até agora muitos tipos novos de ESBL, mais notavelmente o tipo CTX-M.

Com frequência, o clone de *E. coli* ST131 produz um tipo CTX-M de ESBL (especialmente CTX-M-15). Embora as ESBL sejam normalmente suscetíveis a inibidores da betalactamase (p. ex., ácido clavulânico), muitos isolados de *E. coli* ST131 produzem uma betalactamase adicional (OXA-1), que confere resistência aos inibidores da betalactamase. O fenótipo de resistência a antibióticos da *E. coli* ST131-positiva é que os microrganismos são normalmente resistentes a ceftriaxona, cefotaxima, fluoroquinolonas, trimetoprima, sulfametoxazol-trimetoprima, combinações de penicilina-inibidores da betalactamase e tetraciclinas. A resistência aos aminoglicosídeos mostra-se variável. O clone confere multidrogarresistência decorrente da presença de genes de resistência a múltiplos antibióticos. São habitualmente codificados em plasmídios.

AmpC betalactamases

Diversos gêneros dentro da família Enterobacteriaceae apresentam uma betalactamase cromossomicamente codificada, que tem a capacidade de produzir resistência a todas as penicilinas e a todas as cefalosporinas, com exceção da cefepima. Além disso, essas betalactamases não são inibidas por inibidores da betalactamase, como o ácido clavulânico ou o tazobactam. Essas betalactamases são conhecidas como AmpC betalactamases ou cefalosporinases. Não são derivadas das betalactamases precursoras de espectro mais estreito, de modo que não é correto denominá-las ESBL. Essas AmpC betalactamases podem ser produzidas em quantidades excessivas na presença de certos antibióticos (p. ex., os genes que codificam as AmpC betalactamases são "induzíveis"). *Enterobacter* spp., *Citrobacter freundii*, *Serratia marcescens* e *Morganella morganii* têm AmpC betalactamases induzíveis e cromossomicamente codificadas. Os genes das AmpC betalactamases foram agora identificados em plasmídios de *E. coli*, *Salmonella* e de outras bactérias gram-negativas e, com frequência, carecem de regulação, resultando em expressão contínua de alto nível.

KPC, NDM e outras carbapenemases

Com o surgimento das enzimas atualmente denominadas ESBL, os carbapenéns tornaram-se os antibióticos de último recurso no tratamento de pacientes com infecções causadas por Enterobacteriaceae produtoras de ESBL. Em 2001, uma nova betalactamase com capacidade de hidrolisar carbapenéns a partir de uma cepa de *K. pneumoniae* resistente aos carbapenéns foi descrita pela primeira vez: a KPC. Normalmente, os microrganismos produtores de KPC são resistentes às penicilinas, cefalosporinas, aztreonam e carbapenéns e não são inibidos pelo ácido clavulânico ou outros inibidores da betalactamase comumente utilizados, como o sulbactam e o tazobactam. Foi documentada a presença de ERC em *E. coli* e em muitos gêneros da família Enterobacteriaceae, como *Enterobacter*, *Citrobacter*, *Proteus* e *Salmonella*.

O epicentro original de *K. pneumoniae* produtora de KPC foi a cidade de Nova Iorque. Em 2004, cerca de um quarto dos isolados de *K. pneumoniae* em um estudo de vigilância em Brooklyn, Nova Iorque, foram produtores de KPC. A disseminação global está agora bem descrita. Outra ERC produz a metalobetalactamase de Nova Déli (NDM) e surgiu na última década como importante causa de resistência aos carbapenéns. Seu epicentro encontra-se no subcontinente indiano. Entretanto, foi também constatado que ela é endêmica em alguns hospitais nos estados dos Bálcãs; além disso, causou surtos na América do Norte e na Europa. Muitos surtos de microrganismos produtores de NDM foram associados a transferências inter-hospitalares de hospitais do subcontinente indiano. Fato preocupante foi constatar a presença de microrganismos protetores de NDM na água potável na Índia e em animais destinados à alimentação humana na China. Outras betalactamases que hidrolisam carbapenéns encontradas em membros da família Enterobacteriaceae incluem OXA-48-símile, que é encontrado no norte da África, no Oriente Médio e na Índia e que, desde então, propagou-se para outras partes do mundo, bem como uma variedade de outras metalobetalactamases (como os tipos de IMP e VIM). Todas essas enzimas compartilham a capacidade de tornar as Enterobacteriaceae resistentes aos carbapenéns e a muitos outros antibióticos betalactâmicos.

MANIFESTAÇÕES CLÍNICAS

As manifestações clínicas da ITU, peritonite, pneumonia e infecção da corrente sanguínea por espécies da família Enterobacteriaceae são descritas em outros capítulos.

DIAGNÓSTICO

Enterobacteriaceae crescem facilmente em laboratórios de microbiologia clínica após a coleta de amostras apropriadas. O exame da coloração de Gram possibilita a rápida identificação de bacilos gram-negativos e sua diferenciação de patógenos gram-positivos. Entretanto, é frequentemente difícil, em bases clínicas e pelos resultados da coloração de Gram, diferenciar as Enterobacteriaceae de outros bacilos gram-negativos, como *P. aeruginosa*.

Uma vez identificado um membro da família Enterobacteriaceae, é importante assegurar a realização dos testes para determinação da espécie e antibiograma. Em alguns casos, exames especializados precisam ser realizados pelo laboratório de microbiologia clínica para detectar a produção de ESBL carbapenemase. É interessante assinalar que o diagnóstico molecular rápido e o diagnóstico fenotípico estão sendo introduzidos para acelerar a identificação, a sensibilidade e, com frequência, os mecanismos moleculares comuns de resistência. Pode ser necessário efetuar uma avaliação epidemiológica molecular para determinar se um isolado pertence a uma cepa de surto.[15]

TRATAMENTO

O tratamento depende do local da infecção e da extensão da resistência aos antibióticos. As escolhas dos antibióticos empíricos para a terapia administrada por via oral na ITU causada por *E. coli* e pelas outras Enterobacteriaceae podem incluir fluoroquinolonas, sulfametoxazol-trimetoprima, amoxicilina-clavulanato e nitrofurantoína. *P. mirabilis* apresenta resistência intrínseca à nitrofurantoína. As escolhas de antimicrobianos empíricos por via parenteral podem incluir cefalosporinas de terceira geração, combinações de penicilina-inibidor da betalactamase, aminoglicosídeos, fluoroquinolonas e carbapenéns e devem se basear nas taxas de resistência locais dos microrganismos tratados com mais frequência.

O advento da resistência a antibióticos nas Enterobacteriaceae apresenta o potencial de ter um enorme impacto sobre o tratamento de infecções comuns. A ITU é um exemplo pertinente. Escolhas de agentes administrados por via oral, como fluoroquinolonas, sulfametoxazol-trimetoprima e amoxicilina-clavulanato são normalmente inativas na cepa de *E. coli* ST131. Pode haver necessidade de internar agora alguns pacientes com ITU simples para iniciar antibióticos parenterais em decorrência dessa resistência a antibióticos. Uma situação ainda pior é o fato de que alguns pacientes com infecção adquirida no hospital podem necessitar de antibióticos de "última linha", como colistina ou polimixina B, com aumento da toxicidade e menor eficácia.

Tratamento de microrganismos produtores de betalactamase de espectro estendido

Os carbapenéns (incluindo imipeném, meropeném, doripeném e ertapeném) *in vitro* são os que apresentam atividade mais potente contra microrganismos produtores de ESBL. Isso não é surpreendente, visto que esses antibióticos não são inativados pelas ESBL. Entretanto, devem-se utilizar estratégias para poupar os carbapenéns, quando viável, nas infecções por microrganismos produtores de ESBL.[16] Os carbapenéns devem ser considerados os fármacos de escolha nas infecções graves por microrganismos produtores de ESBL, com base em uma vasta experiência clínica positiva. Não há ensaios clínicos randomizados concluídos sobre a comparação dos carbapenéns com outras classes de antibióticos contra microrganismos produtores de ESBL. Não há evidências de que a terapia combinada envolvendo um carbapeném seja superior à administração isolada de um carbapeném para microrganismos produtores de ESBL. Dados observacionais também sugerem que as quinolonas e a cefepimas podem constituir alternativas razoáveis.[17]

Em geral, o meropeném constitui o tratamento de escolha em infecções graves causadas por microrganismos produtores de ESBL. [A1] A capacidade de utilizar o ertapeném 1 vez/dia o torna potencialmente útil nas infecções graves por agentes produtores de ESBL em residentes de casa de repouso ou em pacientes que continuam o tratamento parenteral no ambiente ambulatorial. A ceftolozana/tazobactam mais metronidazol podem constituir outra terapia alternativa a um carbapeném em pacientes com infecções intra-abdominais complicadas causadas por bactérias produtoras de ESBL.[18] As ITU podem ser tratadas com fosfomicina, nitrofurantoína, cefalexina ou amoxicilina-clavulanato VO, se forem sensíveis a esses fármacos.

Tratamento dos microrganismos resistentes aos carbapenéns

O tratamento de microrganismos resistentes aos carbapenéns (p. ex., em decorrência da produção de KPC ou NDM) é difícil, visto que eles podem não apresentar sensibilidade a todos os antibióticos betalactâmicos (incluindo as penicilinas, cefalosporinas, aztreonam e carbapenéns), fluoroquinolonas e aminoglicosídeos. Os microrganismos produtores de carbapenemase algumas vezes podem parecer sensíveis a carbapenéns, como meropeném e imipeném (embora sejam quase sempre reconhecidos como resistentes ao ertapeném), porém, esses antibióticos não devem ser utilizados como monoterapia.

Não há ensaios clínicos controlados e randomizados conduzidos para avaliar diferentes opções de antibióticos para microrganismos produtores de carbapenemase. Com base em estudos observacionais, a terapia combinada parece ser superior à monoterapia. Foram efetuadas combinações de uma polimixina, tigeciclina e meropeném com algum sucesso; entretanto, com frequência, relata-se ainda uma alta mortalidade. Mais recentemente, dois novos agentes com capacidade de inibição clinicamente efetiva da carbapenemase foram aprovados pela Food and Drug Administration (FDA), o que pode ajudar a reduzir a mortalidade: a ceftazidima/avibactam e o meropeném/vaborbactam. A ceftazidima/avibactam é ativa contra bactérias produtoras de KPC e OXA-48,[19] embora o desenvolvimento de resistência seja uma preocupação, e a terapia combinada permanece preferida. O meropeném/vaborbactam foi desenvolvido especificamente para exercer atividade contra bactérias produtoras de KPC. Até que sejam obtidos mais dados, a terapia combinada provavelmente continuará sendo preferida. Nenhum desses dois novos agentes apresenta atividade contra metalocarbapenemases (p. ex., VIM e NDM).

Desenvolvimento de novos agentes para multidrogarresistência de Enterobacteriaceae

Os avanços que levaram à atual crise de saúde pública de ERC de difícil tratamento ou intratáveis são esclarecedores.

A terapia combinada está particularmente indicada para pacientes de alto risco com ERC, como aqueles que apresentam choque séptico ou pneumonia.[20] No momento atual, várias novas combinações de antibióticos com um inibidor da betalactamase estão em fase de desenvolvimento, incluindo cefepima/zidebactam (sendo este último um antibiótico não betalactâmico); cefepima/tazobactam; cefepima/AAI101; meropeném-nacubactam; aztreonam/avibactam; e ceftarolina/avibactam. Os antibióticos não betalactâmicos em ensaios clínicos de fase final incluem a murepavadina, o fármaco antipseudômonas específico de patógeno e a nova fluoroquinolona, finafloxacino. Vários fármacos encontram-se nos estágios finais de desenvolvimento, incluindo cefiderocol, eravaciclina, imipeném-cilastatina/relebactam, omadaciclina e prazomicina. Por fim, o delafloxacino e a plazomicina também foram agentes recentemente aprovados com atividade contra bactérias gram-negativas produtoras de ESBL.

PREVENÇÃO

A prevenção de surtos hospitalares de bactérias produtoras de ESBL, KPC ou NDM baseia-se em vários princípios básicos de controle de infecção. Veja também o Capítulo 266. Em primeiro lugar, se houver um foco de infecção no ambiente hospitalar, ele deve ser removido. Exemplos têm incluído a contaminação do gel de ultrassonografia e broncoscópios. Os surtos foram drasticamente reduzidos quando essas fontes de contaminação foram adequadamente limpas ou removidas do ambiente hospitalar.

As evidências atuais sugerem que o transporte transitório pelas mãos dos profissionais de saúde constitui o meio de transferência mais importante de Enterobacteriaceae produtoras de ESBL, KPC ou NDM de paciente para paciente. As mãos dos profissionais de saúde são presumivelmente colonizadas por contato com a pele, as fezes ou líquidos orgânicos de pacientes com colonização do microrganismo ou pelo contato com um ambiente contaminado em torno do paciente. Muitos pacientes podem ter uma colonização assintomática com microrganismos produtores de ESBL, KPC ou NDM, sem sinais de infecção manifesta. Esses pacientes representam um importante reservatório de microrganismos. Em algumas enfermarias hospitalares que têm problemas constantes com microrganismos produtores de ESBL, KPC ou NDM, mais de 30% dos pacientes apresentam colonização do trato gastrintestinal com esses microrganismos em algum momento. Esses pacientes devem ser cuidados com o uso de precauções de contato. O transporte dos microrganismos pelas mãos dos profissionais de saúde é habitualmente eliminada pela higienização das mãos com agentes à base de álcool. A adesão às precauções de contato de isolamento e a higienização das mãos precisa ser alta para maximizar a eficiência dessas intervenções. Uma estratégia de isolamento de precauções cuidadosas de contato em um ambiente com múltiplos leitos pode ser tão efetiva quanto as precauções de contato em um quarto com um único leito.[A1b]

Sabe-se que a exposição a agentes antimicrobianos constitui um fator de risco para o estado de portador de *E. coli* produtora de ESBL e de ERC, visto que ela elimina a flora suscetível, selecionando, dessa maneira, as bactérias resistentes. Mudanças na política dos antibióticos podem desempenhar um papel no controle de surtos de microrganismos produtores de ESBL, KPC ou NDM, porém esse conceito continua controverso. Em um surto relatado de agentes produtores de ESBL, não foi envidado nenhum esforço para modificar os procedimentos de controle de infecção. Em vez disso, nesse hospital, o uso de ceftazidima diminuiu, e a piperacilina-tazobactam foi introduzida no formulário. Isso coincidiu com uma redução do surto. Em outra instituição, toda a classe de cefalosporinas foi removida para controle exato sobre produtores de ESBL endêmicos. A dificuldade com essa abordagem é que a substituição de uma classe de antibióticos por outra pode resultar na substituição de um problema de resistência a antibióticos por outro. Nenhum estudo demonstrou que a remoção dos carbapenéns de um formulário do hospital levasse à eliminação dos microrganismos produtores de KPC ou NDM. Como esses microrganismos são resistentes a diversas classes de antibióticos, a redução da exposição aos carbapenéns pode não eliminar a seleção de ERC. O uso prudente de todas as classes de antibióticos, com ênfase na redução do tempo de uso dos antibióticos, pode ser mais útil do que a restrição de uma classe individual de antibióticos.

PROGNÓSTICO

O prognóstico da infecção por Enterobacteriaceae depende de numerosos fatores, como local da infecção, presença de doenças subjacentes, controle da fonte de infecção e adequação da antibioticoterapia empírica. Em um dos extremos, a antibioticoterapia oral inadequada para a ITU não complicada causada por um microrganismo produtor de ESBL pode não ter nenhum impacto sobre a mortalidade, embora possa ter um impacto sobre a duração dos sintomas e a necessidade de terapia parenteral para fracasso do tratamento. No outro extremo, os pacientes em uma unidade de terapia com infecções graves causadas por microrganismos produtores de KPC ou NDM podem ter uma taxa de mortalidade durante a internação superior a 70%. Isso pode ser comparado com taxas de mortalidade hospitalar de 20 a 30% em pacientes comparáveis sem infecção causada por microrganismo produtor de KPC ou NDM.

Grau A — Recomendações de grau A

A1. Harris PNA, Tambyah PA, Lye DC, et al. Effect of piperacillin-tazobactam vs meropenem on 30-day mortality for patients with *E coli* or *Klebsiella pneumoniae* bloodstream infection and ceftriaxone resistance: a randomized clinical trial. *JAMA*. 2018;320:984-994.

A1b. Kluytmans-van den Bergh MFQ, Bruijning-Verhagen PCJ, Vandenbroucke-Grauls C, et al. Contact precautions in single-bed or multiple-bed rooms for patients with extended-spectrum beta-lactamase-producing Enterobacteriaceae in Dutch hospitals: a cluster-randomised, cross-over, non-inferiority study. *Lancet Infect Dis*. 2019;19:1069-1079.

REFERÊNCIAS BIBLIOGRÁFICAS

As referências bibliográficas, bem como os outros materiais suplementares deste livro, encontram-se no GEN-IO, nosso ambiente virtual de aprendizagem.

290

PSEUDOMONAS E INFECÇÕES POR BACILOS GRAM-NEGATIVOS RELACIONADOS

MATTHEW E. FALAGAS E PETROS I. RAFAILIDIS

DEFINIÇÃO

Infecções por *Pseudomonas* spp. são causadas por membros da família Pseudomonadaceae. As Pseudomonadaceae formam um grupo de bacilos gram-negativos, incluindo *P. aeruginosa*, o patógeno humano da família isolado com mais frequência. Outras *Pseudomonas* spp. incluem *P. putida*, *P. alcaligenes*, *P. fluorescens*, *P. luteola*, *P. mendocina*, *P. oryzihabitans*, *P. pseudoalcaligenes*, *P. stutzeri*, *P. chlororaphis*, *P. delafieldii*, *P. kingii*, *P. pertucinogena* e *Pseudomonas* do grupo 1 dos CDC.

As infecções por bacilos gram-negativos relacionados incluem aquelas causadas por *Stenotrophomonas maltophilia* (anteriormente conhecida como *P. maltophilia* e *Xanthomonas maltophilia*) e membros do gênero *Burkholderia* (*B. pseudomallei*, *B. mallei* e o complexo de *B. cepacia* [complexo *B. cepacia*]).

Os patógenos

Pseudomonas aeruginosa é um bacilo gram-negativo, não fermentador de lactose, linear ou ligeiramente curvo, com comprimento que varia de 1,5 a 7 μm e largura de 0,5 a 1,0 μm. É uma bactéria catalase-positiva, oxidase-positiva e móvel, com um ou mais flagelos polares. A maioria das espécies oxida a glicose e reduz o nitrato a nitrito ou gás nitrogênio. Tem a capacidade de crescer a 42°C. Esse patógeno é admiravelmente equipado no seu exterior: tem uma cápsula de polissacarídeo, juntamente com lipopolissacarídeos, *pili* e flagelos. Além disso, o arsenal interno inclui toxinas, como a exotoxina A, a piocianina (pigmento azul ou azul-esverdeado), a piorrubina (pigmento vermelho ou vermelho-acastanhado), a piomelanina (pigmento preto) e a pioverdina (pigmento amarelo-esverdeado). *Pseudomonas aeruginosa* é notória pela sua capacidade de adquirir genes de resistência e de se propagar por transferência horizontal. O microrganismo apresenta uma diversidade de mecanismos que promovem a sua sobrevivência, adaptação e resistência a diversas classes de antibióticos, tornando-o uma ameaça emergente para a saúde pública em todo o mundo.[1]

Stenotrophomonas maltophilia é um bacilo gram-negativo não fermentador e móvel, com flagelos polares. É também catalase-positivo; a maioria das cepas é oxidase-negativa, porém algumas são oxidase-positivas. *B. cepacia* e *B. pseudomallei* também são bactérias gram-negativas móveis e não fermentadoras de lactose. Em contrapartida, *B. mallei* carece de motilidade.

EPIDEMIOLOGIA

Pseudomonas aeruginosa é um dos patógenos mais comuns em infecções associadas aos cuidados de saúde. A pneumonia associada à ventilação mecânica, a bacteriemia primária associada a cateteres venosos centrais ou a bacteriemia secundária a infecções presentes em outras partes do corpo, as infecções do trato urinário e as infecções de sítio cirúrgico constituem os principais tipos de infecções associadas a *P. aeruginosa* no ambiente hospitalar. Dados da National Healthcare Safety Network dos Centers for Disease Control and Prevention indicam que, nos EUA, de 2011 a 2014, *P. aeruginosa* foi responsável por 7,3% de todas as infecções associadas aos cuidados de saúde e foi a sexta causa mais frequente entre patógenos.[2] Cerca de 2% dessas cepas são resistentes aos carbapenéns, um poderoso antibiótico contra elas. Esse microrganismo tem a capacidade de sobreviver em ambientes que apresentam apenas componentes nutricionais mínimos. A *P. aeruginosa* pode colonizar as superfícies úmidas das axilas, das orelhas e do períneo. É também isolada de outros ambientes inanimados úmidos no hospital, incluindo água em lavatórios e ralos, aparelhos de ventilação mecânica, equipamento de diálise, banheiros, chuveiros, piscinas de hidroterapia, esfregões, água para flores e até mesmo soluções de limpeza.

As cepas de *P. aeruginosa* resistentes a múltiplas classes de antibióticos, incluindo as quinolonas e os betalactâmicos, constituem uma importante causa de morbidade e de mortalidade em todo o mundo. Durante um período relativamente curto, uma cepa de *P. aeruginosa* multidrogarresistente é capaz de se espalhar por países vizinhos. O uso de antibióticos de amplo espectro constitui, certamente, um fator de risco para o desenvolvimento de *P. aeruginosa* multidrogarresistente, assim como a falta de implementação no controle de infecção.

Diversos hospedeiros são particularmente propensos a infecções por esse patógeno: pacientes com neutropenia, queimaduras, fibrose cística (FC), doença pulmonar obstrutiva crônica (DPOC), câncer, receptores de transplante, diabéticos e pacientes com AIDS. Os pacientes com imunidade comprometida, em consequência de tratamento ou de doença, tanto humoral (hipogamaglobulinemia) quanto celular (tratamento com esteroides), bem como aqueles com corpos estranhos (p. ex., enxertos vasculares, implantes ortopédicos) também são mais vulneráveis a infecções por *P. aeruginosa*.

A infecção por *P. aeruginosa* adquirida na comunidade está relacionada com a exposição à água utilizada em banheiras quentes, banheiras de hidromassagem, piscinas e outros tipos de banhos, bem como ao uso de lentes de contato, particularmente o modelo de uso prolongado. As feridas por punção, incluindo as que ocorrem por meio de calçados como tênis, podem dar origem à infecção por *P. aeruginosa*. A endoftalmite por *P. aeruginosa* após traumatismo ocular pode resultar em comprometimento visual, e, com frequência, ocorre endocardite por *P. aeruginosa* em usuários de substâncias intravenosas. Além disso, existe a possibilidade da existência de *P. aeruginosa* resistente a fármacos na comunidade, e esse risco tem sido considerado na prescrição de antibioticoterapia.

Stenotrophomonas maltophilia, que no passado se acreditava ser de virulência limitada, é um patógeno emergente significativo.[3] Trata-se de um microrganismo gram-negativo ambiental, multidrogarresistente, que causa principalmente pneumonia e exacerbação aguda da DPOC. A bacteriemia, a infecção do trato urinário, as infecções de pele e dos tecidos moles, incluindo celulite, osteomielite, endocardite e meningite, estão entre as infecções provocadas por *S. maltophilia*.

Outrora encontradas nas áreas geográficas do Sudeste Asiático e Austrália, com uma incidência de aproximadamente 50/100.000 na população geral, as infecções causadas por *B. pseudomallei* são de interesse especial, visto que hoje são também relatadas com mais frequência no subcontinente indiano.[4] Felizmente, a infecção por *B. mallei* é rara nos seres humanos.

Burkholderia cepacia pertence ao complexo *B. cepacia*, que inclui também *B. ambifaria*, *B. anthina*, *B. arboris*, *B. cenocepacia*, *B. contaminans*, *B. diffusa*, *B. dolosa*, *B. latens*, *B. lata*, *B. metallica*, *B. multivorans*, *B. pseudomultivorans*, *B. pyrrocinia*, *B. seminalis*, *B. stabilis*, *B. stagnalis*, *B. territorri*, *B. ubonensis* e *B. vietnamiensis*. *Burkholderia cepacia* era anteriormente relatada com o nome de *P. cepacia*. *B. cenocepacia*, *B. multivorans* e *B. cepacia* são as espécies predominantes do complexo *B. cepacia* que infectam principalmente pacientes com FC e doença granulomatosa crônica. Entretanto, há muitos relatos de infecções por *B. cenocepacia*, *B. multivorans* e *B. cepacia* (e por outras espécies do complexo *B. cepacia*) em pacientes hospitalizados sem FC, como pacientes com cateteres venosos centrais, manipulação do trato urogenital (cateterismo, inserção de instrumentos e biopsia), queimaduras e feridas (cirúrgicas e outras).

BIOPATOLOGIA

O espectro patológico das infecções por *P. aeruginosa* depende do local afetado. Podem-se observar hemorragia e necrose nas infecções graves por *Pseudomonas*, como na pneumonia e na endocardite. No que diz respeito à pele no caso do ectima gangrenoso, é notável ressaltar que as bactérias invadem as artérias e as veias da pele, porém com pouca inflamação associada. Isso se reflete em uma quantidade pequena, se houver, de pus presente nessas lesões cutâneas. A patologia da infecção por *B. pseudomallei* está em nítido contraste, com inflamação intensa que leva à formação de abscesso e ocorrência de necrose nos órgãos afetados, como na pele, no fígado, no baço ou nos pulmões.

MANIFESTAÇÕES CLÍNICAS

Uma constelação de manifestações está incluída no espectro clínico das infecções causadas por *P. aeruginosa*. Não há sinais nem sintomas para discriminar de maneira efetiva a infecção por *P. aeruginosa* de infecções por outros patógenos. Até mesmo o ectima gangrenoso, que no passado se acreditava que pudesse representar um efeito único da infecção por *P. aeruginosa*, pode ser causado por outras bactérias, como *S. aureus* ou *Citrobacter freundii*.

Neutropenia febril

As infecções por *P. aeruginosa* durante a neutropenia febril (ver Capítulos 158 e 265) desempenham um papel crucial. É o microrganismo contra o qual é preciso sempre incluir uma cobertura empírica. Esse princípio permaneceu inalterado por muitas décadas. A importância da infecção por *P. aeruginosa* em pacientes com neutropenia não diminuiu, e a resistência da bactéria a agentes antimicrobianos evoluiu até representar um desafio terapêutico árduo. A mortalidade será elevada se a infecção não for adequadamente tratada com terapia empírica. As síndromes clínicas clássicas em pacientes com neutropenia febril consistem em bacteriemia, pneumonia e infecção dos tecidos moles, que se manifesta, principalmente, como ectima gangrenoso.

Bacteriemia

A bacteriemia causada por *P. aeruginosa* continua sendo um dos desafios terapêuticos mais difíceis que pode ser enfrentado pelo médico. Em geral, é causada por uma infecção primária em locais diferentes, como pneumonia, infecção do trato urinário, infecção intra-abdominal complicada (peritonite, abscesso) e endocardite. As manifestações podem incluir as da sepse e do choque séptico, isto é, febre, taquicardia, taquipneia, hipotensão e alterações do estado mental, que variam desde confusão até coma (ver Capítulo 100). Podem ocorrer falência de múltiplos órgãos com síndrome de desconforto respiratório do adulto e insuficiência renal aguda, juntamente com defeitos da coagulação (coagulação intravascular disseminada). No paciente sob ventilação mecânica, é preciso ter um aumento do índice de suspeita de *P. aeruginosa* em caso de deterioração clínica.

Infecções oculares

A ceratite está entre as doenças mais frequentemente observadas e está associada ao uso de lentes de contato, particularmente as de uso prolongado. Entretanto, qualquer forma de traumatismo pode predispor à ceratite por inoculação direta no tecido, incluindo cirurgia e queimaduras. A ceratite causada por *P. aeruginosa* é uma emergência médica, pela velocidade com que pode progredir e levar à perda da visão. As principais manifestações da ceratite consistem em dor e hiperemia ocular. Toda a córnea se torna opacificada, e, algumas vezes ocorre perfuração.

A endoftalmite é outra infecção ocular fulminante causada por *P. aeruginosa*, que pode resultar de lesões penetrantes, cirurgia, perfuração de úlcera da córnea ou invasão por bacteriemia. As manifestações da endoftalmite consistem em dor intensa, quemose, diminuição da acuidade visual ou, até mesmo, perda da visão, uveíte anterior, comprometimento vítreo e panoftalmite.

Outras infecções oculares mais raras incluem blefaroconjuntivite, úlcera de córnea, esclerite e canaliculite (tanto primária quanto relacionada com tampão). Além disso, *P. aeruginosa* pode levar à celulite orbital em pacientes com neutropenia e à necrose com gangrena das pálpebras, ambas as quais constituem focos metastáticos de bacteriemia.

Infecções otológicas

A otite externa aguda que se manifesta com otalgia (é comumente observada em crianças) e resulta de infecção da pele úmida e macerada do meato acústico externo. As fontes do microrganismo consistem, provavelmente, em banheiras quentes ou piscinas para natação (ouvido de nadador), em particular quando não estão cloradas o suficiente. Em geral, a história natural caracteriza-se por resolução sem sequelas, porém ocorre drenagem crônica em alguns pacientes. A otite média supurativa crônica tem sido associada à *P. aeruginosa*. A principal manifestação clínica consiste em drenagem de líquido. As culturas são habitualmente polimicrobianas, incluindo *P. aeruginosa*. Em um terço dos casos ocorre de modo isolado.

Uma das manifestações clínicas mais dramáticas das infecções por *Pseudomonas* é a otite externa maligna.[5] O diagnóstico é facilmente estabelecido, contanto que haja um elevado índice de suspeita, o que deve ser o caso em diabéticos e em pacientes com AIDS. Embora seja literalmente um termo incorreto (visto que não se trata de um processo neoplásico), a evolução fulminante para a morte se não for diagnosticada e tratada adequadamente justifica essa nomenclatura. Em geral, acomete pacientes diabéticos e manifesta-se com dor de ouvido acompanhada de febre (nem sempre), drenagem e paralisias de nervos, que podem ser até mesmo bilaterais. A tração do pavilhão auricular provoca dor na maioria dos pacientes. Com mais frequência, os nervos cranianos VI a XII (em várias combinações) podem ser afetados, e, assim, a rouquidão e a disfagia que acompanham a paralisia facial podem ser evidentes. O estado mental pode ser afetado (obnubilação, coma) e indica disseminação intracraniana da infecção. Uma característica da doença é a presença de tecido de granulação na junção do osso e da cartilagem no meato, em contraste com a membrana timpânica geralmente intacta. Devem-se obter amostras do meato acústico externo para cultura. Os achados na tomografia computadorizada ou na ressonância magnética incluem destruição da articulação temporomandibular, comprometimento da fossa infratemporal e do tecido mole da nasofaringe e evidências de meningite ou empiema.

Outros tipos de infecções otológicas incluem otite média aguda, otite média supurativa crônica, pericondrite e mastoidite aguda com suas complicações.

Infecções agudas do sistema respiratório

O sistema respiratório está entre os locais mais frequentes de infecção provocada por *P. aeruginosa*. Esse microrganismo constitui uma causa bem conhecida e frequente de pneumonia associada à ventilação mecânica (PAV) e pneumonia hospitalar.[6] As manifestações clínicas podem consistir em febre, tosse, produção de escarro purulento, estertores, roncos, cianose central, taquipneia, uso dos músculos respiratórios acessórios, sinais de choque séptico e falência múltipla de órgãos; entretanto, não podem diferenciar a infecção por *P. aeruginosa* daquela causada por outros microrganismos. A identificação da bactéria pode basear-se em cultura de aspirados do tubo endotraqueal, bem como do líquido do lavado broncoalveolar ou até mesmo hemocultura no contexto clínico correspondente. A traqueobronquite associada à ventilação mecânica habitualmente não é inócua, e o tratamento é necessário para evitar a progressão para a PAV mais grave. Naturalmente, para o paciente ventilado, a interrupção da ventilação mecânica, quando viável, é uma questão fundamental do manejo.

A pneumonia causada por *P. aeruginosa* também pode ser adquirida na comunidade, particularmente em pacientes com doença pulmonar estrutural subjacente, como aqueles com DPOC ou bronquiectasia.

Infecções crônicas do sistema respiratório

Pseudomonas aeruginosa é responsável por infecções crônicas das vias respiratórias associadas principalmente à fibrose cística (FC)[7] e à DPOC. A descrição e o tratamento da infecção por *P. aeruginosa* em pacientes com FC podem ser encontrados no Capítulo 83. Os pacientes com DPOC avançada podem ser infectados por *P. aeruginosa* e apresentar exacerbação.

Outra infecção crônica do sistema respiratório associada a *P. aeruginosa* é a pambronquiolite difusa, que afeta principalmente populações asiáticas. Entretanto, foram também relatadas formas dessa doença em pacientes brancos, hispânicos e afro-americanos. Foram estabelecidos critérios para o diagnóstico dessa doença:[8]

1. Tosse persistente, escarro e dispneia de esforço.
2. História de sinusite paranasal crônica.
3. Pequenas opacidades nodulares difusas e bilaterais em uma radiografia simples de tórax ou micronódulos centrolobulares em imagens de tomografia computadorizada do tórax.
4. Crepitações grosseiras.
5. $VEF_1/CVF < 70\%$ e $Pa_{O_2} < 80$ mmHg.
6. Título de hemaglutinina fria > 64.

Os critérios para o diagnóstico definitivo são uma compilação dos critérios 1 a 3, com dois critérios adicionais de 4 a 6. *P. aeruginosa* é isolada nos estágios avançados da doença. Apresenta semelhanças com a FC em relação ao comprometimento do sistema respiratório, porém caracteriza-se pelo acometimento de outros sistemas (pâncreas, trato genital). Além disso, a quantidade de escarro produzida é habitualmente inferior a 50 a 100 mℓ/dia, e a base genética é diferente, com associações relatadas a HLA-Bw52 e HLA-A11.

Infecções ósseas e articulares

Pseudomonas aeruginosa está entre os principais patógenos causadores de infecções ósseas quando são utilizados dispositivos de demora ou próteses em cirurgia ortopédica ou neurocirurgia. Além disso, *P. aeruginosa* é uma causa significativa de infecções ósseas ou articulares (ver Capítulo 256) em pacientes sem corpos estranhos. Essas infecções resultam de bacteriemia, inoculação direta no osso ou disseminação de infecção contígua. A bacteriemia secundária à injeção de substâncias ilícitas contaminadas ou à endocardite infecciosa na população de usuários de substâncias intravenosas tem sido bem documentada como causa de osteomielite vertebral, artrite séptica sacroilíaca e artrite séptica da articulação esternoclavicular. As manifestações clínicas da osteomielite vertebral por *P. aeruginosa* são mais indolentes do que as da osteomielite estafilocócica. A duração dos sintomas na população de adictos com osteomielite vertebral é, em geral, prolongada e varia de várias semanas a meses. A hipersensibilidade da região afetada deve ser provocada, e pode-se observar uma diminuição da amplitude de movimentos. É mais provável haver febre baixa do que febre alta associada mais classicamente à osteomielite estafilocócica. Pode ocorrer com ou sem endocardite, porém o local primário de infecção frequentemente não é encontrado. Seu papel etiológico parece ficar atrás de *S. aureus* no acometimento da articulação esternoclavicular.

A osteomielite do pé por *Pseudomonas* ocorre, com mais frequência, após feridas de perfuração através dos tênis. Em muitos casos, a bactéria é encontrada entre as camadas de borracha da sola dos tênis. Esses casos são relatados, em sua maioria, em crianças, porém também são observados em adultos. A principal manifestação consiste em dor no pé, e pode ocorrer celulite superficial em torno da ferida por punção, bem como hipersensibilidade à palpação profunda da ferida. Além disso, um grupo de pacientes que parece ser propenso às infecções ósseas e articulares por *Pseudomonas* é constituído por pacientes com artropatia de Charcot (articulação neuropática). A permanência prolongada no hospital e um maior número de tratamentos cirúrgicos estão associados à infecção óssea secundária por *P. aeruginosa* em pacientes com artropatia de Charcot. *Pseudomonas aeruginosa* também tem o potencial de causar infecções ósseas e articulares em pacientes com infecção do pé diabético, particularmente quando há alta prevalência local da bactéria, clima quente e exposição frequente à umidade.

Infecções do sistema nervoso central

O comprometimento do sistema nervoso central é quase sempre secundário a um procedimento cirúrgico ou a traumatismo craniano penetrante, e a sua ocorrência é rara após bacteriemia. As entidades observadas com mais frequência são a meningite pós-operatória ou pós-traumática, o empiema subdural e infecções epidurais em consequência da contaminação inicial de vias de acesso. Pode-se observar abscesso cerebral secundário à doença embólica da endocardite. A extensão da infecção para o encéfalo na otite maligna necrosante anuncia uma evolução clínica sombria. O perfil do líquido cerebrospinal de meningite por *P. aeruginosa* é o da meningite piogênica. Em geral, o abscesso cerebral e o empiema epidural e subdural exigem drenagem cirúrgica, além de antibióticos.

Infecções do trato urinário e do sistema genital

As infecções do trato urinário por *P. aeruginosa* (cistite, pielonefrite, abscesso renal/perirrenal) ocorrem habitualmente como complicação da presença de um corpo estranho, como cateter ou *stent* no trato urinário ou em consequência de obstrução (principalmente por cálculo ou neoplasia maligna) do sistema urinário, ou após instrumentação ou cirurgia do trato urinário. Apesar da relação entre lesões obstrutivas e infecções do trato urinário por *P. aeruginosa*, houve descrições de infecções do trato urinário por *P. aeruginosa* em crianças e adultos ambulatoriais sem corpos estranhos relevantes, cálculos ou outras causas de obstrução evidente. Com frequência, a infecção do trato urinário por *P. aeruginosa* está associada a bacteriemia. As infecções do sistema genital causadas por *P. aeruginosa* incluem epididimite, orquite, epidídimo-orquite (com ou sem abscesso) e prostatite (com ou sem abscesso).

Infecções da pele e dos tecidos moles, incluindo queimaduras

Pseudomonas aeruginosa provoca uma variedade de manifestações cutâneas, incluindo ectima gangrenoso em pacientes com neutropenia. Trata-se de pequenas lesões redondas que ocorrem de modo isolado ou em agregados. Nenhum local da pele é poupado. Os membros e o períneo são afetados com mais frequência. A boca também pode ser acometida. Observa-se uma evolução de vesículas para nódulos, que se tornam hemorrágicos e necróticos e, por fim, ulceram. Por conseguinte, encaixam-se melhor no tipo de lesão cutânea vesiculonodular. Com efeito, essa evolução pode levar a um notável aumento de menos de 1 para mais de 10 cm em um período de menos de 24 horas. É preciso deduzir que o ectima é apenas causado por *P. aeruginosa*, como se acreditava no passado. Esse tipo de comprometimento cutâneo também pode ser causado por outras bactérias gram-positivas ou gram-negativas (*S. aureus*, *S. pyogenes*, *Aeromonas* spp., *Serratia* spp., *S. maltophilia*) ou por fungos (*Candida* spp., *Aspergillus* spp., *Mucor* spp. e *Fusarium* spp).

A maceração da pele normal, como a que ocorre com imersão em banheira de água quente, pode levar a uma infecção superficial e, em seguida, à infecção dos tecidos moles e, até mesmo, à disseminação hematogênica. A foliculite e outras lesões papulares ou vesiculares também têm sido atribuídas à *P. aeruginosa*. Outros tipos de comprometimento da pele e dos tecidos moles incluem celulite, abscessos, infecção do espaço interdigital dos pés (intertrigo do espaço interdigital), paroniquia, habitualmente em associação à síndrome da unha esverdeada, e miosite. Além disso, pode ocorrer infecção secundária de úlceras cutâneas crônicas.

As infecções de feridas por queimadura causadas por *P. aeruginosa* constituem um dos problemas mais significativos causados por esse microrganismo. A característica definidora consiste em um quadro clínico distinto de sepse, em que as contagens elevadas de colônias de *P. aeruginosa* excedem 10^5 microrganismos por grama de tecido. Em geral, os pacientes apresentam formação progressiva de uma escara necrótica negra, com ou sem bacteriemia. *P. aeruginosa* continua sendo um importante patógeno em contextos nos quais pacientes com queimaduras apresentam altas taxas de infecção. O diagnóstico pode ser estabelecido por hemocultura ou pelo quadro clínico patognomônico de lesão de queimadura em expansão causada pela infecção por *P. aeruginosa*. Pode ocorrer também infecção de feridas em úlceras de pressão e sítios cirúrgicos.

Infecções endovasculares

Pseudomonas aeruginosa pode causar infecções endovasculares, incluindo endocardite infecciosa, principalmente de valvas nativas, mas também próteses valvares. Podem ocorrer aneurismas micóticos na presença de endocardite. Em usuários de substâncias intravenosas, a fonte consiste geralmente em material, agulhas ou outros equipamentos contaminados; nessa população, a *P. aeruginosa* pode até mesmo levar a surtos de endocardite. As manifestações da endocardite causada por *P. aeruginosa* assemelham-se às de outras formas de endocardite aguda em adictos, exceto pela sua aparência mais indolente do que a endocardite por *S. aureus*. A endocardite por *P. aeruginosa* também ocorre em usuários de substâncias injetáveis não intravenosas. A *P. aeruginosa* também pode levar à tromboflebite séptica.

Infecções intra-abdominais complicadas

Pseudomonas aeruginosa é um patógeno envolvido em infecções intra-abdominais complicadas, habitualmente como parte de uma infecção polimicrobiana. É isolada em casos de peritonite secundária, peritonite terciária, peritonite associada à diálise peritoneal ambulatorial contínua, peritonite bacteriana espontânea e abscessos intra-abdominais.

Infecções gastrintestinais

As infecções gastrintestinais causadas por *P. aeruginosa* incluem enterocolite necrosante em crianças e tiflite em pacientes com neutropenia (enterocolite neutropênica).

Infecções incomuns por *P. aeruginosa*

P. aeruginosa pode causar diversas síndromes raramente observadas: *noma neonatorum*, uma infecção mucosa e perianal necrosante de recém-nascidos; infecções interdigitais dos dedos dos pés; a "síndrome da unha esverdeada" causada por paroniquia por *P. aeruginosa*, em consequência da difusão de piocianina no leito ungueal; e síndrome dos pés ardentes por *Pseudomonas*, que se manifesta com nódulos plantares hipersensíveis. A febre de Shanghai é uma doença esporádica adquirida na comunidade de lactentes previamente saudáveis, que se manifesta como enterite necrosante com febre e diarreia e que pode levar à perfuração intestinal, convulsões e ectima gangrenoso. Os parâmetros laboratoriais incluem leucopenia, trombocitopenia, níveis elevados de proteína C reativa, coagulopatia e hipoalbuminemia. A mortalidade é de aproximadamente 15%.

Infecção por *Pseudomonas* spp. distintas de *P. aeruginosa*

Pode ocorrer infecção por outras espécies de *Pseudomonas*. *Pseudomonas fluorescens* pode levar à bacteriemia associada a cateteres venosos centrais ou bacteriemia relacionada com transfusão. É notável assinalar a ocorrência, nos EUA, de um surto em diversos estados, decorrente da contaminação da solução salina heparinizada. Relatos de infecções por *P. stutzeri* incluem peritonite, meningite, endocardite, pneumonia, bacteriemia e endoftalmite. *Pseudomonas putida* foi descrita como patógeno causador de bacteriemia, pneumonia, colecistite, colangite e infecções da pele e dos tecidos moles.

DIAGNÓSTICO

O diagnóstico de *P. aeruginosa* baseia-se na cultura do patógeno a partir de várias amostras biológicas ou líquidos humanos (sangue, urina, escarro, lavado broncoalveolar, líquido pleural, líquido cerebrospinal, feridas, queimaduras, pus) pertinentes para a apresentação clínica. Um indicador provisório útil sobre o papel etiológico de *P. aeruginosa* pode consistir na coloração de Gram realizada no líquido biológico ou amostra pertinente, enquanto são aguardados os resultados da cultura correspondente. A abordagem inicial de investigação é inicialmente utilizada para documentar a infecção em local(is) específico(s), juntamente com a documentação da bactéria em culturas. Por exemplo, para o diagnóstico de endocardite, são recomendados três conjuntos de hemoculturas com intervalo de tempo de 1 hora e uso eficiente de ecocardiografia.[9] A tomografia computadorizada do encéfalo, tórax, abdome e pelve ou a ressonância magnética do encéfalo, da coluna vertebral ou de uma área óssea específica e a ecocardiografia transesofágica são utilizadas para documentar a presença de infecção, mas não para confirmar a *P. aeruginosa* como possível patógeno. Hoje em dia, a aspiração endotraqueal com culturas semiquantitativas para o diagnóstico de PAV é sugerida em vez de obtenção invasiva de amostras (broncoscopia para lavado broncoalveolar ou obtenção de amostras por meio de escovado protegido ou amostra brônquica cega [mini-LBA]). Na presença de osteomielite, a obtenção de osso por meio de aspiração com agulha fina guiada por TC ou a biopsia e cultura óssea por meio de biopsia aberta podem ser necessárias se as hemoculturas forem estéreis. Métodos mais recentes, incluindo testes de reação em cadeia da polimerase (PCR) multiplex, que se baseiam na detecção do DNA bacteriano, foram aprovados pela Food and Drug Administration (FDA) para uso na prática clínica. Esses testes têm valor especial no contexto da unidade de terapia intensiva, em que a velocidade é um fator importante para reduzir a mortalidade associada à demora no tratamento da sepse. A sorologia não é útil no diagnóstico de infecções causadas por *P. aeruginosa*. A eletroforese em gel de campo pulsado, o polimorfismo de comprimento de fragmentos de restrição, a tipagem sequencial *multilocus* e a PCR amplificada aleatória de DNA polimórfico são utilizados principalmente para fins epidemiológicos. O diagnóstico diferencial situa-se entre *P. aeruginosa* e patógenos capazes de produzir o mesmo espectro de doenças, particularmente no ambiente hospitalar. A otite externa, a infecção após uma lesão ungueal ou a infecção após imersão em água podem fornecer alguns indícios importantes que reduzem o espectro de diagnóstico diferencial em seus respectivos contextos. Todavia, as considerações de diagnóstico também devem incluir outros patógenos. Por exemplo, a otite fúngica precisa ser incluída no diagnóstico diferencial de otite externa, bem como de outras causas de otalgia.

Além disso, deve-se considerar uma alta probabilidade de infecção por *P. aeruginosa* antes dos exames na população de pacientes específicos (p. ex., pacientes com neutropenia, pacientes com queimaduras e feridas, pacientes com FC, pacientes com equipamento ou corpos estranhos inseridos clinicamente). Outros tipos de infecção no ambiente hospitalar exigem cobertura para *Pseudomonas* até a obtenção de dados microbiológicos de culturas ou de testes moleculares para detecção do DNA da bactéria. Em seguida, pode-se realizar um protocolo de descalonamento para reduzir o espectro antibiótico.

Algumas vezes, a perspicácia clínica precisa diferenciar infecção franca por *P. aeruginosa* da colonização principalmente com base nos sinais e sintomas locais (dor, eritema, necrose, exsudado, edema, perda da função, disúria, tosse produtiva) ou sinais e sintomas sistêmicos (febre, hipotensão, taquicardia, dispneia, hipoxia, exantema, falência de órgãos, alterações radiológicas de exames anteriores) da infecção.

TRATAMENTO

Tratamento de bacteriemia por *P. aeruginosa*

As diretrizes da *Surviving Sepsis Campaign* para pacientes com infecções graves associadas a insuficiência respiratória e choque séptico sugerem a terapia de combinação.[10] No caso da bacteriemia por *P. aeruginosa*, a terapia combinada deve incluir, por exemplo, um betalactâmico antipseudômonas e um aminoglicosídeo ou quinolona. Entretanto, a terapia de combinação não deve ser utilizada de modo rotineiro para o tratamento contínuo da maioria das outras infecções graves, incluindo bacteriemia e sepse sem choque, ou de modo rotineiro para a sepse neutropênica/bacteriemia. O tempo é de suma importância, e os antibióticos devem ser iniciados dentro de 1 hora para o tratamento da sepse e do choque séptico. As diretrizes atuais recomendam o descalonamento em resposta a uma melhora clínica ou à resolução da infecção nos primeiros dias (não especificados atualmente, porém estabelecidos em 3 a 5 dias em diretrizes anteriores). O descalonamento para a monoterapia mais adequada deve ser efetuado tão logo se conheça o perfil de sensibilidade ou quando for observada uma melhora clínica. De fato, dados baseados em evidências de metanálises sugerem que uma combinação pode não proporcionar nenhuma vantagem em termos de resultados clínicos, como a cura da infecção, ou menor desenvolvimento de resistência. Além disso, uma combinação de betalactâmico e aminoglicosídeo está associada a uma taxa mais elevada de nefrotoxicidade. Por conseguinte, existe atualmente uma tendência ao possível uso isolado de um betalactâmico/inibidor da betalactamase (piperacilina-tazobactam) ou de um carbapeném antipseudômonas (meropeném ou imipeném-cilastatina) como monoterapia, sem comprometer os desfechos do paciente. Entretanto, a monoterapia com um aminoglicosídeo ou uma quinolona não é sugerida para o tratamento da bacteriemia, visto que está associada a desfechos clínicos insatisfatórios. É necessário levar em consideração os dados locais de sensibilidade aos antimicrobianos *in vitro* relacionados com o nível de resistência dos isolados clínicos locais de *P. aeruginosa* a vários antibióticos.[11] A duração total habitual do tratamento da bacteriemia era considerada de aproximadamente 14 dias no paciente sem neutropenia. Entretanto, as diretrizes atuais sobre infecções mais graves associadas à sepse e ao choque séptico recomendam uma duração adequada de 7 a 10 dias, além do controle da fonte, na maioria das infecções (que não se aplicam à endocardite, à osteomielite e a abscessos cerebrais ou renais), enquanto ciclos mais prolongados são apropriados para pacientes com focos de infecção que não podem ser drenados, deficiências imunológicas, incluindo neutropenia, e pacientes com resolução clínica lenta. A bacteriemia no paciente sem neutropenia pode ser decorrente de cateter venoso central ou de infecção em outra parte do corpo (p. ex., nos pulmões, no trato urinário ou em valvas cardíacas). A remoção de um cateter venoso central infectado pode ser necessária, além dos antibióticos sistêmicos administrados no tratamento da bacteriemia, enquanto a duração do tratamento da endocardite deve ser prolongado para alcançar 6 semanas, além da possibilidade de cirurgia cardiotorácica. No paciente com neutropenia, são necessários pelo menos 14 dias, e os antibióticos devem ser mantidos até que a contagem absoluta de neutrófilos seja igual ou superior a 500 células/μℓ. A bacteriemia no paciente com neutropenia pode exigir um tratamento prolongado de 4 a 6 semanas em caso de endocardite, infecção de localização profunda, trombose séptica ou bacteriemia persistente que ocorre mais de 72 horas após a retirada do cateter com administração de antibióticos apropriados.

A remoção de um cateter vascular infectado ou de outro dispositivo infectado (cateter urinário, implante) pode ser necessária para controlar a infecção relacionada com dispositivos causada por *P. aeruginosa*. O controle da fonte de uma infecção (drenagem de abscesso ou empiema, excisão de tecido necrótico) também é de suma importância.

Dependendo da sensibilidade aos antibióticos de isolados de *P. aeruginosa* rotineiramente encontrados em uma situação específica, um dos seguintes esquemas deve ser apropriado para bacteriemia por *P. aeruginosa*, contanto que a função renal, avaliada pela depuração da creatinina, seja relativamente normal (> 50 a 60 mℓ/min): piperacilina-tazobactam intravenosa, 3,375 a 4,5 g a cada 6 a 8 horas; ceftazidima, 2 g a cada 8 horas; cefepima, 2 g a cada 8 a 12 horas; meropeném, 1 a 2 g a cada 8 horas; imipeném, 0,5 a 1 g a cada 6 horas; doripeném, 0,5 g (infusão de 1 hora) a cada 8 horas; ou aztreonam, 1,5 a 2 g a cada 6 a 8 horas (o aztreonam tem sido utilizado principalmente em pacientes com alergia aos betalactâmicos). O acréscimo de um aminoglicosídeo aos outros esquemas depende do nível de resistência aos antibióticos betalactâmicos observados em qualquer instituição. Se a administração de um segundo fármaco estiver indicada, pode-se acrescentar amicacina, 15 mg/kg a cada 24 horas, à antibioticoterapia com betalactâmicos. Foi sugerido que a adição de ciprofloxacino, 400 mg a cada 8 a 12 horas IV (em vez de um aminoglicosídeo) é igualmente efetiva.

Se for constatada uma resistência aos carbapeněns com espectro antipseudômonas, os antibióticos que devem ser considerados incluem o colistimetato de sódio (polimixina E ou colistina na forma parenteral) e polimixina B. Há duas formas de colistina disponíveis comercialmente: o sulfato de colistina e colistimetato de sódio (também denominado metanossulfonato de colistina, colistimetanossulfato pentassódico ou sulfonilmetato de colistina). O colistimetato de sódio é menos potente do que o sulfato de colistina. O sulfato de colistina é administrado por via oral (comprimidos ou xarope) em esquemas de descontaminação do intestino e topicamente como pó no tratamento de infecções bacterianas da pele. O colistimetato de sódio está disponível em formulações parenterais. O termo *colistina* utilizado ao longo deste capítulo refere-se à formulação de colistimetato de sódio, exceto quando especificado de outro modo.

A dose sugerida de colistina intravenosa em pacientes adultos com função renal normal é diferente entre os fabricantes nos EUA e no Reino Unido. Especificamente, nos EUA, a dosagem recomendada é de 2,5 a 5 mg/kg/dia de atividade de colistina base (75.000 a 150.000 UI/kg), dividida em 2 a 4 doses iguais (1 mg de atividade de colistina base, cerca de 30.000 UI; 1 mg de atividade de colistimetato de sódio, cerca de 12.500 UI). Entretanto, são necessários outros estudos para esclarecer melhor os esquemas posológicos adequados de colistina, particularmente em pacientes com disfunção ou insuficiência renal.

De acordo com uma bula de colistimetato de sódio (colistina) na Europa, são feitas as seguintes recomendações posológicas: 9.000.000 de unidades internacionais (UI) ao dia, em 2 a 3 doses fracionadas, se a depuração da creatinina for superior a 50 mℓ por minuto. Em pacientes em estado crítico, a dose de ataque é de 9.000.000 UI, seguida de dose de manutenção de 4.500.000 UI a cada 12 horas, diariamente. O intervalo entre a dose de ataque e o início da dose de manutenção não é especificado pelo fabricante; uma reunião de consenso internacional sugeriu que seja de 12 a 24 horas após a dose de ataque. São sugeridos os seguintes ajustes, de acordo com a bula: para depuração de creatinina (DC) inferior a 10 mℓ/min: 3.500.000 UI/dia, em 2 doses fracionadas administradas com intervalo de 12 horas; para DC de 10 a menos de 30 mℓ/min: 4.500.000 a 5.500.000 UI/dia em 2 doses fracionadas; para DC de 30 a menos de 50 mℓ/min: 5.500.000 a 7.500.000 UI/dia. Pacientes submetidos a hemodiálise: nos dias de hemodiálise, 3.000.000 de UI após a sessão de hemodiálise. Nos dias sem hemodiálise: 2.250.000 UI/dia, em 2 doses fracionadas.

Recentemente, as seguintes recomendações para a dosagem de metanossulfonato de colistina foram feitas por uma reunião de consenso internacional apoiada por várias sociedades científicas (American College of Clinical Pharmacists, Infectious Diseases Society of America, Society of Critical Care Medicine, entre outras):[12] para DC de 70 a menos de 80 mℓ/min: 9.000.000 (nove milhões) UI/dia, em 2 doses fracionadas, administradas com intervalo de 12 horas em infusão de mais de 30 a 60 minutos; para DC de 60 a menos de 70 mℓ/min: 8.350.000 UI/dia, em 2 doses fracionadas; para DC de 50 a menos de 60 mℓ/min: 7.400.000 UI/dia, em 2 doses fracionadas; para DC de 40 a menos de 50 mℓ por minuto: 6.650.000 UI/dia, em 2 doses fracionadas; para DC de 30 a menos de 40 mℓ/min: 5.900.00 UI/dia, em 2 doses fracionadas; para DC de 20 a menos de 30 mℓ/min: 5.300.000 UI/dia, em 2 doses fracionadas; para DC de 10 a menos de 20 mℓ/min: 4.850.000 UI/dia, em 2 doses fracionadas; para DC de 5 a menos de 10 mℓ/min: 4.400.000 UI/dia, em 2 doses fracionadas.

No que diz respeito às polimixinas B, de acordo com a bula do medicamento, a recomendação é de 15.000 a 25.000 unidades/kg de peso corporal/dia em indivíduos com função renal normal. Essa quantidade deve ser reduzida a partir de 15.000 unidades/kg em indivíduos com comprometimento renal. Podem-se administrar infusões a cada 12 horas, e a dose diária total não deve ultrapassar 25.000 unidades/kg/dia.

Por outro lado, uma reunião de consenso internacional sugeriu uma dose de ataque de polimixina B, com base no peso corporal total (PCT) (equivalente a 20.000 a 25.000 UI/kg) durante 1 hora. Essa dose de ataque é seguida de uma dose de polimixina B de 1,25 a 1,5 mg/kg (equivalente a 12.500 a 15.000 UI/kg PCT), a cada 12 horas, em infusão de 1 hora. É interessante assinalar que se recomenda que as doses diárias de manutenção de polimixina B não sejam ajustadas se o paciente tiver comprometimento renal e que o ajuste da dose indicado na bula para comprometimento renal seja reavaliado, visto que não é respaldado por dados farmacocinéticos modernos. Entretanto, o consenso concluiu que são necessários estudos farmacocinéticos de maior porte em pacientes com insuficiência renal para validar as recomendações. Quando prescrevem colistina, os médicos devem estar atentos para as diferenças existentes nas recomendações posológicas, com base na formulação específica de colistina utilizada. Mais recentemente, a formulação parenteral de fosfomicina sódica tem sido utilizada em vários países da Europa em combinação com outros antibióticos com espectro antipseudômonas.[13]

Outra consideração importante é a infusão intravenosa prolongada dos antibióticos para explorar as propriedades farmacodinâmicas dos betalactâmicos no tratamento da *P. aeruginosa* e de outras infecções. Os antibióticos betalactâmicos têm atividade antimicrobiana que depende do tempo, e, portanto, a sua concentração alcançada no sangue com administração intravenosa prolongada está acima da concentração inibitória mínima durante períodos mais prolongados (proporção do tempo entre as doses acima da concentração inibitória mínima). Uma infusão prolongada de piperacilina-tazobactam durante 4 horas pode proporcionar benefício na sobrevida. Em geral, o meropeném é administrado em infusão relativamente curta de 30 minutos; uma infusão de meropeném longa é a que se estende para 3 horas. O doripeném não deve ser utilizado na pneumonia, de acordo com um aviso da FDA com base em um estudo comparando esse fármaco com o imipeném-cilastatina.

Apesar da introdução de novos antibióticos de amplo espectro no arsenal de antibióticos, é preciso lembrar que o ertapeném, a ceftarolina e a tigeciclina não têm atividade antipseudômonas.

Tratamento da pneumonia

Os pacientes com PAV e PAH por *P. aeruginosa* podem ter isolados resistentes a muitos antibióticos, um problema que parece ser progressivamente mais grave. Considerando as funções renal e hepática normais, as seguintes recomendações foram feitas pela Infectious Diseases Society of America e pela American Thoracic Society sobre o tratamento da PAV causada por *P. aeruginosa* quando uma dupla cobertura antipseudômona é apropriada: ceftazidima IV, 2 g a cada 8 horas; cefepima, 2 g a cada 8 a 12 horas; imipeném, 500 mg a cada 6 horas ou 1 g a cada 8 horas; meropeném, 1 g a cada 8 horas; ou piperacilina-tazobactam, 4,5 g a cada 6 horas ou aztreonam, 2 g IV a cada 8 horas **mais** uma quinolona (levofloxacino, 750 mg IV, 1 vez/dia, **ou** ciprofloxacino, 400 mg IV, a cada 8 horas) **ou** um aminoglicosídeo (amicacina, 15 a 20 mg/kg 1 vez/dia, com nível mínimo inferior a 4 a 5 μg/mℓ para a amicacina, gentamicina, 5 a 7 mg/kg IV, a cada 24 horas, ou tobramicina, 5 a 7 mg/kg a cada 24 horas) **ou** polimixina. A dosagem baseia-se na atividade da colistina base: 30 mg de atividade de colistina base (que correspondem a cerca de 80 mg do profármaco colistimetato) equivalem a 1 milhão de unidades internacionais. Na ausência de outras opções, o uso de aztreonam como adjuvante de outro betalactâmico é considerado aceitável no tratamento da PAV e da PAH, visto que apresenta diferentes alvos dentro da parede bacteriana.

As diretrizes atuais da IDSA sugerem a monoterapia para pacientes com PAV/PAH por *P. aeruginosa* que não apresentam choque séptico ou que não correm alto risco de morte e nos quais os resultados do antibiograma são conhecidos. A terapia de combinação é sugerida para pacientes com choque e com alto risco de morte. Em pacientes com *P. aeruginosa* sensível apenas às polimixinas, sugere-se o uso de polimixinas IV (colistina ou polimixina B) e de colistina inalada (administrada imediatamente após ser misturada com água estéril).

A recomendação atual na PAV consiste em um ciclo de 7 dias de antibioticoterapia, em vez de 8 a 15 dias, dependendo da taxa de melhora dos parâmetros clínicos, radiológicos e laboratoriais. Em relação à subpopulação de PAV causada por bacilos gram-negativos não fermentadores de glicose (que inclui *P. aeruginosa*), é particularmente importante o fato de não ter sido observada diferença na mortalidade ou na recorrência de pneumonia, em comparação com pacientes tratados durante um período mais longo.

Os aminoglicosídeos não apresentam atividade ótima nos pulmões nas concentrações utilizadas para administração intravenosa. Por outro lado, a administração de aminoglicosídeos em aerossol pode produzir níveis adequados do fármaco na árvore traqueobrônquica. A tobramicina (300 mg por inalação, diariamente) e o aztreonam lisina inalado (75 mg, 3 vezes/dia, durante 28 dias) demonstraram ter segurança e eficácia em pacientes com FC[A1] e foram aprovados pela FDA apenas em pacientes com FC. Outro antibiótico que tem sido utilizado em diferentes partes do mundo, incluindo nos EUA (aprovado pela FDA para pacientes com FC), durante décadas para o tratamento das infecções por *P. aeruginosa* em pacientes com FC é a forma inalatória da colistina. A efetividade e a segurança da colistina inalatória em pacientes com FC levou a um ressurgimento do uso do medicamento também em pacientes com infecção por *P. aeruginosa* na unidade de terapia intensiva.[14] A colistina inalatória não tem aprovação da FDA para pacientes sem FC e é utilizada em base compassiva.

Infecções causadas por microrganismos anteriormente classificados como *Pseudomonas*

Stenotrophomonas maltophilia provoca uma variedade de afecções orgânicas. Manifesta-se como pneumonia, exacerbação aguda da DPOC, bacteriemia, infecção dos tecidos moles e da pele, celulite, miosite, osteomielite, bacteriemia ou septicemia associada ao uso de cateter, meningite, endoftalmite, ceratite, esclerite, dacriocistite, endocardite, infecção do trato urinário e sepse biliar. Embora tenha sido considerada um patógeno raro no passado, isso está mudando. Com efeito, trata-se do décimo primeiro microrganismo cultivado com mais frequência em um estudo de vários hospitais dos EUA no período de 1993 a 2004 (4,3% de 74.934 bacilos gram-negativos). Além disso, a prevalência de *S. maltophilia* em pacientes com FC aumentou em um estudo relevante, de 6 a 12,7%, de 1995 a 2008. Foram desenvolvidos meios seletivos (vancomicina-imipeném-anfotericina B, ágar seletivo gram-negativo, BTB e SM2i) para facilitar a detecção de *S. maltophilia*, particularmente pelo fato de o agente ser frequentemente cocultivado em amostras de infecções polimicrobianas. Foi também utilizada a amplificação por PCR do 16 rRNA.

TRATAMENTO

A bactéria é altamente sensível ao sulfametoxazol-trimetoprima [SMX-TMP] (15 a 20 mg/kg/dia de trimetoprima IV, em 3 a 4 doses fracionadas), que é considerado o antibiótico de primeira escolha. Entretanto, estão surgindo cepas resistentes. Outros antibióticos que tem sido efetivos (as taxas de sensibilidade a antimicrobianos *in vitro* variam) contra isolados de *S. maltophilia* incluem ciprofloxacino (400 mg IV, a cada 12 horas/500 a 750 mg VO, a cada 12 horas), moxifloxacino (400 mg IV, 1 vez/dia), levofloxacino (750 mg IV, 1 vez/dia), ceftazidima (2 g IV, a cada 8 horas), ticarcilina-clavulanato (3,1 g a cada 4 horas), tigeciclina (dose de ataque de 100 mg IV, seguida de 50 mg IV, a cada 12 horas) e minociclina (100 mg IV a cada 12 horas); algumas vezes, esses fármacos são utilizados em combinação com sulfametoxazol-trimetoprima. A colistina ou as polimixinas B também têm sido utilizadas. A resistência inerente aos carbapenéns constitui uma característica notável dessa bactéria.

A melioidose é uma infecção causada por *B. pseudomallei*, que ocorre principalmente no Sudeste Asiático e na Austrália.[17,17b] Notavelmente, foi adicionada a essas regiões geográficas o subcontinente indiano e Sri Lanka. É preciso também estar atento a possíveis focos nas Américas (México e parte norte da América do Sul) e na África (Madagascar). Os fatores de risco para melioidose incluem insuficiência renal, diabetes melito, consumo maciço de álcool, doença respiratória crônica, talassemia, terapia com glicocorticoides e câncer. Além disso, pode afetar viajantes imunocompetentes nas regiões anteriormente mencionadas. Curiosamente, observa-se uma associação sazonal com o período das chuvas em mais de três quartos dos casos. As manifestações clínicas variam desde uma infecção assintomática até infecção localizada da pele, pneumonia e sepse fulminante decorrente da bacteriemia. A formação de abscessos constitui uma característica habitual da doença. Outras manifestações consistem em artrite séptica, osteomielite, prostatite, manifestações neurológicas, como encefalite do tronco encefálico associada a paralisias de nervos cranianos ou mielite com fraqueza motora periférica e comprometimento dos rins e do baço. A parotidite supurativa, mesmo bilateral em 10% dos casos, constitui uma característica presente em pacientes com melioidose na Tailândia e no Camboja. A parotidite afeta principalmente crianças. A bactéria pode permanecer dormente e, em seguida, reativar. A porta de entrada inclui o sistema respiratório, a pele e o sistema gastrintestinal. Com efeito, a recorrência da melioidose se deve à reativação em cerca de três quartos dos casos.

TRATAMENTO

É necessário um tratamento prolongado da bactéria, que envolve um esquema de 10 a 14 dias de administração intravenosa de antibiótico: ceftazidima, 2 g a cada 8 horas; meropeném, 1 g a cada 8 horas; ou imipeném, 1 g a cada 6 horas. Justifica-se a mudança do tratamento com ceftazidima para o meropeném se o paciente desenvolver falência de órgãos ou um novo foco de infecção, ou se a hemocultura permanecer positiva com 1 semana de tratamento. O prolongamento desse esquema parenteral para 4 semanas ou mais pode ser necessário em casos de choque séptico contínuo, abscessos de localização profunda ou de órgãos, doença pulmonar extensa, osteomielite, artrite séptica e melioidose com manifestações neurológicas. Após a administração inicial de antibióticos IV, é necessário um ciclo extenso de erradicação oral com SMX-TMP (primeira escolha) durante 12 a 20 semanas).A2 A duração ideal da erradicação oral ainda não foi estabelecida. A dose de SMX-TMP depende do peso: em pacientes com mais de 60 kg, 1.600 mg de SMX/320 mg de TMP, 2 vezes/dia; em pacientes com peso de 40 a 60 kg, 1.200 mg de SMX/240 mg de TMP a cada 12 horas; e em pacientes com peso abaixo de 40 kg, 800 mg de SMX/160 mg de TMP, a cada 12 horas. No caso de alergia ou de eventos adversos, foi proposto o uso de amoxicilina-clavulanato e doxiciclina como alternativas (segunda escolha) ao sulfametoxazol-trimetoprima. A dose de amoxicilina/clavulanato é dependente do peso: em pacientes com 60 kg ou mais, 3 comprimidos de 500/125 mg, 3 vezes/dia; e, em pacientes com menos de 60 kg, 2 comprimidos de 500/125 mg, 3 vezes/dia. É preciso assinalar que *B. pseudomallei* é um fator de bioterrorismo B, e, por conseguinte, o controle adequado da infecção e a notificação das autoridades são obrigatórios. Pode haver necessidade de profilaxia pós-exposição nesse contexto com SMX-TMP ou amoxicilina/clavulanato. As doses de SMX-TMP e de amoxicilina/clavulanato para profilaxia pós-exposição são as mesmas que aquelas sugeridas para erradicação com tratamento oral mencionadas anteriormente, porém com duração de apenas 3 semanas.

O mormo é uma infecção equina causada por *B. mallei*. Os seres humanos adquirem a doença por contato com cavalos ou, mais raramente, burros ou mulas no ambiente ocupacional. Manifesta-se, principalmente, como traqueobronquite, pneumonia, lesões cutâneas ou linfadenopatia. A doença foi erradicada em muitos países. Entretanto, podem ocorrer casos particularmente em associação a um risco ocupacional em veterinários, estudantes de veterinária, ferradores (que trabalham nos cuidados dos cascos), esfoladores (que trabalham com couro), trabalhadores em transportes, soldados, pessoal dos matadouros, agricultores e criadores de cavalos. *Burkholderia mallei* continua sendo uma importante causa de zoonose, e, por conseguinte, é necessária uma vigilância veterinária adequada, particularmente pelo fato de *B. mallei* ser também um agente de bioterrorismo significativo (classe B). O tratamento de mormo nos seres humanos baseia-se em dados limitados.

TRATAMENTO

A abordagem ao tratamento assemelha-se àquela utilizada na melioidose, com administração inicial de meropeném, imipeném ou ceftazidima IV e, em seguida, sulfametoxazol-trimetoprima VO, durante 3 a 12 meses.

B. cepacia é um patógeno de plantas e seres humanos. Sua classificação evoluiu, assim como o seu nome. Antes *P. cepacia*, passou a ser conhecida como *Xanthomonas cepacia*. *B. cenocepacia*, *B. multivorans* e *B. cepacia* pertencem ao complexo *B. cepacia* e são patógenos que afetam principalmente pacientes com FC, doença granulomatosa crônica, doença falciforme, pacientes com queimaduras, pacientes com bronquiectasia e pacientes com neoplasia maligna. O complexo *B. cepacia* está implicado em infecções dos pulmões, do sangue e de outros locais em pacientes imunocomprometidos e, até mesmo, em pacientes imunocompetentes e crianças no ambiente hospitalar, em razão dos surtos. Os medicamentos em aerossol, as soluções de clorexidina, os guardanapos e roupas pré-fabricadas, juntamente com a transmissão horizontal, levaram a morbidade e mortalidade significativas. Normalmente, os pacientes com FC são, no início, portadores assintomáticos. Entretanto, a pneumonia e o declínio progressivo da função pulmonar estão associados a infecções pelo complexo *B. cepacia* em pacientes com FC. A apresentação mais dramática da doença pulmonar é a síndrome *cepacia*, uma pneumonia necrosante fulminante frequentemente acompanhada de bacteriemia. Outros tipos de infecção incluem meningite, endoftalmite, pericardite, endocardite, infecção de queimaduras, colangite, peritonite, abscessos no abdome, períneo ou escroto e pneumonia após transplante de pulmão.

TRATAMENTO

Os dados de alta qualidade na literatura sobre o tratamento de infecções pelo complexo *B. cepacia* são escassos, e o tratamento empírico sugerido é ainda mais complicado pela resistência variável da bactéria aos antimicrobianos. O sulfametoxazol-trimetoprima (10 a 15 mg/kg/dia com base no componente trimetoprima) tem sido considerado o tratamento de primeira linha (observar que existem isolados do complexo *B. cepacia* resistentes ao SMX-TMP), porém outras opções de primeira linha incluem o meropeném (1 a 2 g a cada 8 horas) ou a ceftazidima (2 g a cada 8 horas). As opções de segunda linha incluem aminociclina (100 mg IV, a cada 12 horas), o ciprofloxacino, a ticarcilina/clavulanato e a piperacilina-tazobactam. Embora o ciprofloxacino também tenha sido utilizado no tratamento de infecções pelo complexo *B. cepacia*, o European Committee on Antimicrobial Susceptibility Testing (EUCAST) relatou que *B. cepacia* é inerentemente resistente ao ciprofloxacino. Além disso, o Clinical and Laboratory Standards Institute relatou uma resistência intrínseca à piperacilina/tazobactam, enquanto o EUCAST relatou uma resistência intrínseca à ticarcilina/clavulanato. Em virtude da resistência variável do complexo *B. cepacia*, o tratamento de pacientes em estado crítico tem utilizado combinações de antibióticos de primeira e de segunda linha (combinações duplas ou até mesmo triplas).

PREVENÇÃO

A prevenção primária das infecções por *Pseudomonas* inclui a prevenção da poluição das águas por esse microrganismo. Isso se aplica tanto ao ambiente público quanto ao hospitalar. Os surtos têm sido associados a ambientes aquáticos, como banheiras de hidromassagem, piscinas e *spas*. Por conseguinte, o controle do crescimento desse microrganismo no ambiente de lazer por meio de tratamento antibacteriano adequado da água é fundamental, comparável ao controle praticado em hospitais. Deve-se evitar a contaminação de vários equipamentos e dispositivos (*i. e.*, implantes mamários, implantes oculares e dispositivos de irrigação dos seios). Nunca é demais enfatizar a higienização das mãos na prevenção de infecções causadas por *P. aeruginosa*, *S. maltophilia* e *B. cepacia*. A filtração da água hospitalar no local de utilização também tem sido realizada na luta contra as infecções causadas por *P. aeruginosa* e *S. maltophilia*. As práticas de barreira de enfermagem podem diminuir a transmissão horizontal, particularmente no ambiente de terapia intensiva. O isolamento de pacientes infectados com *P. aeruginosa* extensamente resistente a fármacos e pandrogarresistente e as medidas de controle de infecção estritas (pessoal e equipamentos especializados, uso de aventais e luvas) podem ser necessários para evitar a disseminação intra-hospitalar. Entretanto, até mesmo soluções antissépticas podem estar contaminadas por *P. aeruginosa*, *S. maltophilia* e *B. cepacia*. Os fatores que encurtam o tempo de internação e que diminuem o uso de antibióticos tendem a reduzir a incidência dessas infecções.

PROGNÓSTICO

As infecções por *P. aeruginosa* estão associadas a uma elevada mortalidade, mesmo com tratamento. Foram relatadas taxas de mortalidade de 30% na bacteriemia por *P. aeruginosa*.[18] Existem também diferenças entre infecções por *P. aeruginosa* tratadas adequadamente e tratadas de modo inadequado, com taxas de mortalidade que até mesmo duplicam quando são utilizados antibióticos inapropriados (habitualmente para cepas multidrogarresistentes). Além disso, as infecções causadas por *P. aeruginosa* estão associadas a um aumento do tempo de internação e custos médicos. A perda da visão constitui o resultado grave da infecção oftalmológica. A resistência aos antibióticos associada a *P. aeruginosa* provavelmente continuará representando uma enorme carga para as vidas humanas e recursos financeiros nos próximos anos.

As infecções por *S. maltophilia* estão associadas a mortalidade atribuível de até 37% se não forem tratadas apropriadamente. A melioidose está associada a uma taxa de mortalidade de 14% na Austrália e de até 40% em países do Sudeste Asiático, quando tratada. Felizmente, os relatos de mormo são raros nos seres humanos. A mortalidade associada ao mormo com tratamento é de cerca de 40 a 50%. *B. cepacia* tem predileção por pacientes com FC e, com frequência, sinaliza um prognóstico geral sombrio nesses pacientes. Além disso, *B. cepacia* parece afetar adversamente o transplante. Com efeito, em pacientes que apresentam a síndrome *cepacia*, a sobrevida é incomum. Além disso, muitos centros de transplante não apoiam a realização de transplante na presença de *B. cepacia*, em razão do prognóstico grave associado à infecção no período pós-transplante.

Recomendações de grau A

A1. Smith S, Rowbotham NJ, Regan KH. Inhaled anti-pseudomonal antibiotics for long-term therapy in cystic fibrosis. *Cochrane Database Syst Rev*. 2018;3:CD001021.

A2. Chetchotisakd P, Chierakul W, Chaowagul W, et al. Trimethoprim-sulfamethoxazole versus trimethoprim-sulfamethoxazole plus doxycycline as oral eradicative treatment for melioidosis (MERTH): a multicentre, double-blind, non-inferiority, randomised controlled trial. *Lancet*. 2014;383:807-814.

REFERÊNCIAS BIBLIOGRÁFICAS

As referências bibliográficas, bem como os outros materiais suplementares deste livro, encontram-se no GEN-IO, nosso ambiente virtual de aprendizagem.

291 DOENÇAS CAUSADAS POR ESPÉCIES DE *ACINETOBACTER* E *STENOTROPHOMONAS*

KEITH S. KAYE E ROBERT A. BONOMO

ESPÉCIES DE *ACINETOBACTER*

DEFINIÇÃO

O patógeno

As espécies de *Acinetobacter* são bactérias gram-negativas aeróbias, de formato cocobacilar e, em geral, descritas como aeróbias, não fermentadoras de lactose, não fastidiosas, imóveis, catalase-positivas e oxidase-negativas. Únicas entre os micróbios patogênicos, a aparência das espécies de *Acinetobacter* visualizadas com coloração de Gram depende altamente do ciclo de vida. Nas fases iniciais de crescimento, as espécies de *Acinetobacter* aparecem em forma de bacilo. Na fase estacionária, elas adquirem a morfologia cocobacilar de *Acinetobacter* spp. A descrição dessas espécies como "imóveis" está sendo seriamente questionada.

No contexto deste capítulo, *Acinetobacter* spp. refere-se especificamente a *A. baumannii* e ao complexo *A. baumannii-calcoaceticus*. A e-Tabela 291.1 fornece uma lista representativa das espécies de *Acinetobacter*. Os métodos moleculares utilizados na identificação e na classificação de *Acinetobacter* estão listados na e-Tabela 291.2.

EPIDEMIOLOGIA

As espécies de *Acinetobacter* podem colonizar muitas superfícies do corpo e podem causar infecção em praticamente todos os órgãos e sistemas.[1] Em consequência, existem diversas síndromes clínicas comuns associadas à infecção por *Acinetobacter*. As infecções mais comuns são respiratórias (pneumonia), da corrente sanguínea (bacteriemia), do trato urinário, de feridas, da pele e dos tecidos moles e infecções de queimaduras; osteomielite secundária a traumatismo; e meningite.[2] Em geral, a infecção só é observada em hospedeiros em estado crítico, imunocomprometidos ou que sofreram lesão. Recentemente, infecções por *Acinetobacter* spp. estão sendo descritas em pacientes sem problemas clínicos significativos em contexto comunitário.

Durante essa última década, a *Acinetobacter* spp., nos EUA, passou de um patógeno encontrado principalmente em unidades de terapia intensiva (UTI) para um patógeno capaz de afetar pacientes em enfermarias não UTI, pacientes em ambientes de cuidados prolongados[3,4] e militares com ferimentos de combate sofridos no Oriente Médio. Em geral, existem poucas características distintivas da infecção por *Acinetobacter* spp., com exceção, em alguns casos, das manifestações cutâneas. A frequência das infecções por *Acinetobacter* é, geralmente, maior no verão do que em outras estações.

MANIFESTAÇÕES CLÍNICAS

Pneumonia

Em razão da colonização da orofaringe e de tubos de traqueostomia em pacientes em ventilação mecânica, as vias respiratórias superiores constituem o local mais comum de infecção por espécies de *Acinetobacter*. As duas síndromes distintas associadas à infecção do sistema respiratório por *Acinetobacter* são a pneumonia adquirida na comunidade (PAC) e a pneumonia associada a cuidados de saúde (PACS).[5] Em regiões tropicais da China, Ásia, Austrália e Pacífico Sul, a PAC causada por espécies de *Acinetobacter* está sendo cada vez mais reconhecida. Em alguns locais, a incidência pode ultrapassar 15%. Os relatos têm destacado o surgimento de *Acinetobacter* como causa comum da PAC na China ocidental. Na Arábia Saudita, o *Acinetobacter* é o patógeno mais comum ligado à pneumonia associada à ventilação mecânica (PAV) de início tardio e recorrente em UTI de adultos.

As comorbidades comuns que predispõem à PAC causada por espécies de *Acinetobacter* incluem principalmente a doença pulmonar obstrutiva crônica (enfisema), a doença renal, o diabetes melito e o alcoolismo.[6] A PAC causada por espécies de *Acinetobacter* parece estar associada a uma elevada incidência de bacteriemia, síndrome do desconforto respiratório agudo (SDRA), sepse e morte (em alguns relatos, as taxas de mortalidade são ≥ 50%). As razões para essas apresentações fulminantes ainda não são conhecidas. Raramente, a PAC causada por espécies de *Acinetobacter* pode se manifestar com consolidação e múltiplos abscessos pulmonares.

Com mais frequência, as espécies de *Acinetobacter* constituem uma causa de pneumonia em pacientes que apresentam fatores de risco para microrganismos resistentes a antimicrobianos, frequentemente manifestada como PAV. Nos EUA, as espécies de *Acinetobacter* constituem importante causa de PAV. A PACS por *Acinetobacter* assemelha-se, em grande parte, ao espectro clínico das pneumonias causadas por microrganismos gram-negativos (infiltrados bilaterais, derrame pleural, cavitação, hipoxemia e bacteriemia). A maioria dos casos é descrita em pacientes em ventilação mecânica. Os principais fatores associados à PACS por espécies de *Acinetobacter* incluem ventilação mecânica, exposição prévia a antibióticos, internação em UTI, cirurgia e doença pulmonar subjacente. O grande desafio que complica a pneumonia hospitalar causada por espécies de *Acinetobacter* é o isolamento frequente de cepas multidrogarresistentes (MDR) e, algumas vezes, extensamente drogarresistentes (XDR). Quando os isolados são MDR ou XDR, as opções de tratamento ficam limitadas e as complicações rapidamente surgem.[7,8] A PACS causada por *Acinetobacter* MDR tem sido associada a internações excessivamente prolongadas e mortalidade, embora alguns estudos tenham relatado desfechos semelhantes em comparação com pacientes em controle, com gravidade correspondente de doença e duração de permanência na UTI.

Bacteriemia

A infecção da corrente sanguínea causada por espécies de *Acinetobacter* representa, com frequência, uma consequência da infecção de cateteres intravenosos (p. ex., infecção de corrente sanguínea relacionada a cateter central ou ICSRC) ou secundária à PACS por *Acinetobacter*. Com menos frequência, as infecções de ferida podem causar bacteriemia. Na maioria das séries, a mortalidade associada à infecção da corrente sanguínea varia de aproximadamente 15 a mais de 50%.

Infecção do trato urinário

As infecções do trato urinário são mais comumente causadas por bacilos gram-negativos entéricos; só raramente essas infecções são causadas por espécies de *Acinetobacter*. O cateter vesical de demora tem sido implicado como principal fator de risco na infecção do trato urinário (cistite e pielonefrite) causada por essas espécies.

Infecções de feridas, de queimaduras, da pele e de tecidos moles

Em muitas séries clínicas até hoje, as feridas traumáticas ou pós-operatórias, as queimaduras e as infecções da pele e dos tecidos moles (IPTM) constituem as causas mais comuns de infecções por *Acinetobacter*. Com maior probabilidade, a combinação do uso de antibióticos, a colonização e o comprometimento ou desvitalização dos tecidos é responsável. O espectro da infecção pode se estender desde celulite até fasciite necrosante.

Em consequência do surto de *A. baumannii* entre militares no Iraque e no Afeganistão, os relatos de infecções graves de feridas e IPTM provocadas por esse patógeno estão aumentando em frequência. A IPTM necrosante associada ao *A. baumannii* ocorre em hospedeiros com comorbidades subjacentes (p. ex., traumatismo, cirrose) e, constantemente, é acompanhada de bacteriemia. A infecção por *Acinetobacter* tornou-se cada vez mais comum entre pacientes internados em unidades de queimados, resultando, algumas vezes, em surtos por toda a unidade. O tratamento é frequentemente complicado por multidrogarresistência e presença de copatógenos. A maioria dos casos exige desbridamento cirúrgico e resulta em mortalidade substancial. Além disso, o uso de cateteres venosos centrais e a nutrição parenteral total são mais comuns entre pacientes com IPTM. As IPTM associadas a espécies de *Acinetobacter* podem se manifestar com aparência de casca de laranja, com pequenas vesículas superpostas (Figura 291.1); quando não tratadas, podem evoluir para a infecção necrosante com bolhas (hemorrágica e não hemorrágica).

Osteomielite

Os conflitos no Iraque e no Afeganistão destacaram os primeiros casos de osteomielite causada por espécies de *Acinetobacter*. Antes dessa época, foram relatados raros casos de osteomielite em soldados durante as guerras da Coreia e do Vietnã. A maioria dos relatos iniciais do Oriente Médio descreveu uma osteomielite de "foco contíguo". Esses pacientes tinham fraturas expostas ou osso exposto com sinais visíveis de infecção: purulência, tecido necrótico ou contaminação ambiental com osso exposto; temperatura acima de 38°C; contagem de leucócitos superior a 12.000/$\mu\ell$; e identificação de espécies de *Acinetobacter* em cultura de tecido de ferida profunda obtido no intraoperatório. Muitas vezes, essas infecções exigem vários desbridamentos cirúrgicos do osso necrótico.

Meningite

Em certas ocasiões, observa-se a ocorrência de meningite por *Acinetobacter* no contexto pós-neurocirúrgico, com mortalidade acima de 15 a 30%. Em geral, a infecção envolve cateteres intraventriculares.[9] Embora o *Acinetobacter* seja uma causa incomum de meningite na comunidade, a frequência é maior nos casos de meningite adquirida no hospital, particularmente em pacientes com meningite envolvendo um cateter intraventricular de demora.

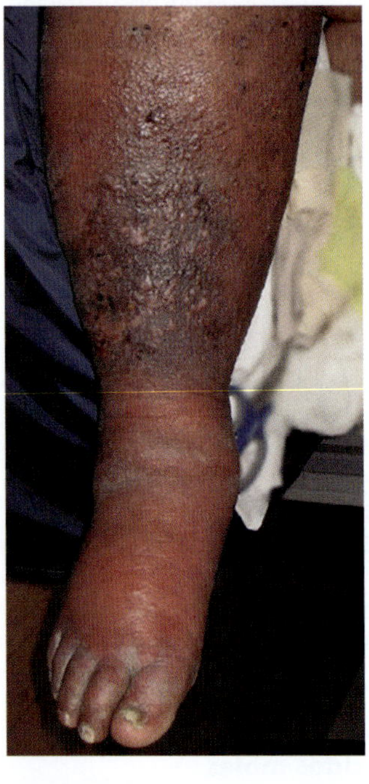

FIGURA 291.1 **Celulite provocada por *Acinetobacter baumannii*. Há um eritema edematoso em casca de laranja característico, com vesículas associadas que podem coalescer, formando bolhas não hemorrágicas. (De Guerrero DM, Perez F, Conger NG, et al. *Acinetobacter baumannii*–associated skin and soft tissue infections: recognizing a broadening spectrum of disease. *Surg Infect* [*Larchmt*]. 2010;11:49-57.)**

DIAGNÓSTICO

Existem hoje mais de 50 espécies diferentes do gênero *Acinetobacter*, e a sua classificação e identificação permanecem problemáticas para os médicos. Os sistemas automatizados e bioquímicos algumas vezes não são acurados na identificação de espécies de *Acinetobacter*. A introdução da ionização e dessorção a *laser* assistida por matriz com analisador por tempo de voo (MALDI-TOF) no laboratório clínico pode facilitar um melhor diagnóstico.

TRATAMENTO

Um número crescente de cepas de espécies de *Acinetobacter* demonstra resistência a todos os antibióticos e, geralmente, essas cepas são responsáveis por surtos em hospitais de grande porte. Essas cepas multidrogarresistentes (MDR) ou extremamente drogarresistentes (XDR) mostram-se resistentes a três ou mais classes de antibióticos. Entre os genes de resistência encontrados em espécies de *Acinetobacter* destaca-se um grande conjunto de genes que codificam betalactamases, enzimas modificadoras de aminoglicosídeos e muitas bombas de efluxo. Ainda mais preocupante é o surgimento de cepas XDR de *Acinetobacter* resistentes aos carbapenéns[10] e ao sulbactam, deixando poucas exceções de tratamento. Infelizmente, também ocorre resistência a agentes de *última linha*, como os peptídios antimicrobianos catiônicos, a colistina (polimixina E),[11] e seu parente próximo, a polimixina B. Lamentavelmente, a resistência à colistina está se tornando mais comum, visto que os médicos são forçados a utilizar esse agente com mais frequência. Em ambientes hospitalares, as espécies de *Acinetobacter* são capazes de suportar o ressecamento (dessecação) e podem ser até mesmo transmitidas por aerossóis/gotículas respiratórias. Combinadas com a resistência a fármacos, essas características criam um enorme desafio ao controle de infecção.

A resistência crescente a uma variedade de agentes antimicrobianos complica o tratamento das infecções causadas por espécies de *Acinetobacter*. Em geral, as infecções por cepas mais resistentes de *Acinetobacter* estão associadas a desfechos menos favoráveis do que as infecções causadas por cepas mais sensíveis. Esses resultados piores provavelmente se devem, em parte, às opções limitadas ou subótimas de tratamento, bem como à demora no tempo de implementação da terapia antimicrobiana efetiva em pacientes com infecções causadas por cepas de *Acinetobacter* MDR e XDR.

As doses de tratamento indicadas a seguir pressupõem uma função renal normal e precisam ser ajustadas com base no grau de insuficiência renal. Quando "sensível", o *Acinetobacter* é habitualmente tratado com sulbactam ou com um carbapeném. Uma dose comumente utilizada de sulbactam (na formulação de ampicilina-sulbactam nos EUA) é de 3 g IV, a cada 6 horas. Alguns especialistas recomendam uma dose mais alta de ampicilina-sulbactam (3 g IV, a cada 4 horas). Os esquemas de carbapenéns comumente utilizados incluem o imipeném, 500 a 1.000 mg IV, a cada 6 horas, ou o meropeném, 500 a 1.000 mg IV, a cada 8 horas. Alguns especialistas recomendam o uso de doses mais altas de meropeném (1 g IV, a cada 6 horas, ou 2 g IV, a cada 8 horas). É preciso ter cautela: a sensibilidade ao imipeném nem sempre se traduz em sensibilidade ao meropeném, e a sensibilidade à ceftazidima nem sempre indica que a cefepima pode ser utilizada. Os aminoglicosídeos constituem uma opção para o tratamento da infecção do trato urinário e, possivelmente, de infecções sistêmicas. Infelizmente, a presença de metiltransferases ribossômicos limita o uso da plazomicina.

O tratamento da infecção por *Acinetobacter* XDR representa um desafio.[12] A tigeciclina (dose de ataque de 100 mg, seguida de 50 mg IV, a cada 12 horas) e a minociclina (200 mg IV ou VO inicialmente, seguidos de 100 mg IV ou VO, a cada 12 horas) apresentam boa atividade *in vitro* contra muitas cepas de *Acinetobacter* XDR. Alguns especialistas recomendam doses mais altas de manutenção da tigeciclina (100 mg IV, a cada 12 horas) e de minociclina (200 mg IV ou VO, a cada 12 horas). Esses agentes são apropriados no tratamento da IPTM; todavia, em razão das baixas concentrações séricas e da falta de experiência clínica no tratamento de *Acinetobacter* MDR e XDR, a monoterapia com esses fármacos deve ser, em sua maior parte, evitada nas infecções invasivas, como bacteriemia e pneumonia. Algumas vezes, não há alternativa ao uso de tigeciclina, visto que pode constituir o único agente disponível com atividade *in vitro* contra cepas de *Acinetobacter* infectantes. A eravaciclina, uma nova fluorociclina sintética, pode desempenhar um papel contra *Acinetobacter* spp., decorrente de uma melhor CIM.

As infecções invasivas causadas por cepas XDR, como bacteriemia, pneumonia e infecções profundas de feridas, são frequentemente tratadas com um antimicrobiano polimixina, o colistimetato de sódio (CMS, frequentemente designado como colistina) ou a polimixina B. Se o CMS for utilizado, deve-se administrar uma dose de ataque de 300 mg de atividade base de colistina, seguida de uma dose de manutenção de 150 a 180 mg de atividade base de colistina, a cada 12 horas, com ajuste subsequente da dose para doença renal, de acordo com as diretrizes publicadas.[13] Se for utilizada a polimixina B, deve-se administrar uma dose de ataque IV de 2,5 mg/kg × 1, seguida de uma dose de 2,5 a 3,0 mg/kg/dia durante infusão IV contínua ou em doses fracionadas, a cada 12 horas, em infusão durante um período de 60 minutos.[14]

Com frequência, os médicos tratam as infecções invasivas causadas por *Acinetobacter* XDR com terapia combinada, embora não se disponha de dados controlados prospectivos que demonstrem a superioridade dessa terapia. Os agentes habitualmente combinados com as polimixinas incluem rifampicina (10 mg/kg/dia, sem ultrapassar 600 mg), imipeném ou meropeném, sulbactam (ampicilina-sulbactam), tigeciclina ou minociclina, e aminoglicosídeos. Entretanto, em ensaios clínicos controlados, nem a rifampicina nem o meropeném contribuíram com algum benefício clínico mensurável comparado à monoterapia com colistina no tratamento da infecção grave por *Acinetobacter* MDR ou XDR.[A1,A2] O papel da terapia combinada na prevenção do surgimento de resistência às polimixinas durante o tratamento permanece incerto. Seria necessário um ensaio clínico prospectivo que incluísse uma análise genotípica das cepas de *Acinetobacter* infectantes para abordar o impacto da terapia combinada sobre o desenvolvimento de resistência. Além disso, o benefício de colistina aerossolizada ainda não foi estabelecido.

O principal efeito adverso da terapia com polimixina é a nefrotoxicidade.[15] Os avanços atuais ampliaram nossa compreensão da farmacocinética, farmacodinâmica e posologia das polimixinas, porém este é ainda um campo emergente e em mudança. Há um interesse promissor no uso de antioxidantes (p. ex., ácido ascórbico) para prevenir a nefrotoxicidade, porém não foram realizados estudos controlados randomizados e adequadamente validados.

Nos casos de meningite causada por espécies de *Acinetobacter*, o tratamento deve consistir em meropeném IV (2.000 mg a cada 8 horas) mais administração intraventricular/intratecal de um aminoglicosídeo (gentamicina ou amicacina, dependendo das sensibilidades). A gentamicina intraventricular/intratecal é administrada em uma dose de 4 mg, 1 vez/dia, a cada 1 a 3 dias, até obtenção melhora clínica e microbiológica. A amicacina pode ser utilizada em lugar da gentamicina, na dose de 30 mg, 1 vez/dia, se necessário. Para os casos de meningite por *Acinetobacter* XDR, a colistina ou polimixina B IV devem ser suplementadas com a administração intraventricular ou intratecal de colistina, 10 mg/dia, ou polimixina B, 5 a 10 mg/dia.

PREVENÇÃO

As práticas de prevenção de infecção, incluindo higienização das mãos, utilização de precauções de contato, manutenção da limpeza do ambiente e implementação de gestão de antimicrobianos, podem ajudar a prevenir a disseminação do *Acinetobacter* no hospital. Durante os surtos, o isolamento dos pacientes e o uso de uma equipe especializada nos cuidados de pacientes isolados podem ser necessários para controlar a disseminação. A retirada de dispositivos de demora de pacientes, incluindo cateteres vasculares e tubos endotraqueais, pode ajudar a prevenir a colonização e a infecção por *Acinetobacter*.

PROGNÓSTICO

A infecção invasiva por *Acinetobacter* tem sido associada a taxas de mortalidade brutas de mais de 50% e a aumentos na duração da permanência na UTI de 6 dias e duração de permanência hospitalar total de mais de 14 dias, com dados indicando que a infecção constitui uma causa, e não um marcador, de prognóstico mais sombrio.[16] As infecções fatais por *A. baumannii* em pacientes relativamente imunocompetentes parecem estar relacionadas com a clade B.[17] Entretanto, com o uso de terapia empírica precoce apropriada, a taxa de mortalidade da infecção adquirida na comunidade pode ser reduzida para 11%.[18] As infecções causadas por cepas de *Acinetobacter* MDR e XDR estão associadas a aumentos da mortalidade e da duração da hospitalização, comparadas a cepas mais sensíveis de *Acinetobacter*.[19]

STENOTROPHOMONAS MALTOPHILIA

DEFINIÇÃO

Stenotrophomonas maltophilia atraiu muita atenção, visto que é frequentemente MDR em decorrência de fatores intrínsecos e adquiridos. *Stenotrophomonas maltophilia* contribui significativamente para a morbidade, mas, em geral, não para a mortalidade de pacientes imunocomprometidos.

O patógeno

Stenotrophomonas maltophilia é uma bactéria gram-negativa que necessita de metionina para o seu crescimento; à semelhança do *Pseudomonas aeruginosa* e de espécies de *Acinetobacter*, esse microrganismo não é fermentador de lactose. *Stenotrophomonas maltophilia* apresenta flagelos que são multitríquios (mais de um flagelo surgindo do polo) e distingue-se de *P. aeruginosa* por ser oxidase-negativo. As colônias de *S. maltophilia* podem aparecer na cor amarelo-pálida ou verde-lavanda em placas de ágar-sangue. O microrganismo emite um leve odor semelhante ao da amônia, que é utilizado na identificação preliminar.

Stenotrophomonas maltophilia pode colonizar superfícies inanimadas no hospital, incluindo cateteres, líquido intravenoso, abastecimento de água e equipamentos hospitalares. Esse patógeno também pode sobreviver em desinfetantes de grau hospitalar. Outras fontes associadas aos cuidados de saúde de *S. maltophilia* incluem líquidos intravenosos contaminados, abastecimento de água e gelo do hospital, nebulizadores, máquinas de diálise, circuitos de ventilação, termômetros, analisadores de gasometria, bombas intra-abdominais com balão e monitores de pressão venosa central e pressão arterial.

EPIDEMIOLOGIA

Apesar de abrigar muitos genes de resistência, pouco se sabe sobre a virulência de *S. maltophilia*. Entretanto, diversos fatores de risco estão associados à infecção por *S. maltophilia* (Tabela 291.1). Embora *S. maltophilia* seja considerada primariamente como patógeno nosocomial (trata-se do terceiro bacilo gram-negativo não fermentador patógeno mais comum associado aos cuidados de saúde), pode ocorrer infecção adquirida na comunidade.[20] A infecção por *S. maltophilia* afeta principalmente pacientes imunocomprometidos (incluindo pacientes com neoplasias malignas hematológicas[21] e pacientes submetidos a transplante de órgãos sólidos), pacientes atendidos em UTI sob ventilação mecânica, pacientes submetidos a hemodiálise com cateteres intravasculares, recém-nascidos e pacientes com fibrose cística. A colonização ou a infecção por *S. maltophilia* entre pacientes com fibrose cística (ver Capítulo 83) foi associada à redução da função pulmonar.

MANIFESTAÇÕES CLÍNICAS

Sistema respiratório

O sistema respiratório é o local mais comum de isolamento de *S. maltophilia* no hospital. Os programas de vigilância relatam uma taxa de positividade das culturas de *S. maltophilia* de pacientes hospitalizados com pneumonia de mais de 3% nos EUA. A pneumonia nosocomial causada por *S. maltophilia* está frequentemente associada a doença pulmonar significativa, como enfisema, bronquiectasia, transplante de pulmão ou obstrução endobrônquica. Além disso, muitos desses pacientes estão sob ventilação mecânica, apresentam tubos de traqueostomia ou estão recebendo antibióticos de amplo espectro. Entre os pacientes sob ventilação mecânica, pode ser um desafio diferenciar a colonização por *S. maltophilia* de sua infecção. A PAC causada por *S. maltophilia* tem sido relatada, porém é muito rara.

Tabela 291.1 Fatores de risco para infecção por *Stenotrophomonas maltophilia*.

Hospitalização prolongada ou permanência prolongada em unidade de terapia intensiva
Cateteres intravasculares
Dispositivos de demora
Ventilação mecânica ou traqueostomia
Neutropenia ou quimioterapia citotóxica
Transplante de órgãos sólidos
Estado de imunocomprometimento
Mucosite
Doença maligna
Doença pulmonar crônica (particularmente fibrose cística e doença pulmonar obstrutiva crônica)
Infecção por HIV
Hemodiálise
Exposição a antibióticos (particularmente a carbapenéns, cefalosporinas de espectro estendido e fluoroquinolonas)
Exposição a outros pacientes com *S. maltophilia*

A incidência de infecção do sistema respiratório por *S. maltophilia* em pacientes com fibrose cística (ver Capítulo 83) está sendo cada vez mais relatada. Podem existir relações claras com a resistência aos antibióticos antipseudômonas (tobramicina, imipeném, ceftazidima) utilizados no tratamento desses pacientes. A presença de infecção crônica por *S. maltophilia* tem sido associada a aumentos nas exacerbações da fibrose cística, declínio da função pulmonar, hospitalização, necessidade de transplante de pulmão e mortalidade. Ainda não foi esclarecido se *S. maltophilia* tem alguma associação causal com desfechos insatisfatórios ou se constitui meramente um marcador de doença subjacente grave.[22]

Infecção da corrente sanguínea e endocardite

A bacteriemia pode ser secundária a uma fonte respiratória, urinária ou gastrintestinal, porém, é mais comumente causada por infecção de um dispositivo intravascular de demora. Em muitos casos, com exceção daqueles que envolvem cateteres intravenosos, a porta de entrada não é aparente. Os pacientes imunocomprometidos com cateteres intravasculares de demora, incluindo aqueles com doença maligna hematológica, correm risco particularmente elevado de ICSRC decorrente de *S. maltophilia*. Nesses casos, a retirada do cateter infectado é um importante componente do manejo. Em certas ocasiões, um reservatório ambiental ou um dispositivo de acesso vascular contaminado estão associados à presença de bacteriemia. Os usuários de substâncias intravenosas correm risco particularmente elevado de contaminação de próteses valvares por *S. maltophilia*. No caso de endocardite, foram relatados desfechos favoráveis com terapia antimicrobiana, porém, a cirurgia também pode ser necessária.

Infecção do trato urinário

Embora *S. maltophilia* seja frequentemente isolada de amostras de urina de pacientes com cateteres urinários de demora, o papel desse microrganismo como patógeno nesse contexto é incerto.

Meningite

Raramente, são relatados casos de infecção do sistema nervoso central por *S. maltophilia*. Essas infecções estão frequentemente associadas a dispositivos do sistema nervoso central ou neurocirurgia prévia.

Infecção da pele e dos tecidos moles

Stenotrophomonas maltophilia pode ser isolada de feridas pós-operatórias, porém o seu papel como patógeno nesse contexto não está bem esclarecido. Em contrapartida, ela pode causar sepse em lesões de queimadura, que se manifesta como uma síndrome muito semelhante ao ectima gangrenoso (ver Capítulo 412) em pacientes oncológicos imunocomprometidos.

TRATAMENTO

Stenotrophomonas maltophilia, por ser uma causa cada vez mais importante de infecções nosocomiais, apresenta resistência intrínseca a muitos antibióticos.[23] A complexidade dos genes de resistência e dos mecanismos envolvidos está resumida na Tabela 291.2. A resistência ao imipeném, à piperacilina-tazobactam, à ceftazidima e aos aminoglicosídeos é comum. Apesar da resistência significativa a muitos agentes, o sulfametoxazol-trimetoprima continua sendo o fármaco de escolha (10 a 15 mg/kg/dia IV, com base no componente trimetoprima). A duração do tratamento é incerta; todavia, em geral, é de 7 a 14 dias, porém pode ser mais longa nos casos de infecções de localização profunda ou endovasculares. Embora seja geralmente observada uma excelente sensibilidade, a resistência ao sulfametoxazol-trimetoprima, tornou-se mais comum, particularmente em pacientes com fibrose cística. Estudos *in vitro* indicam que a ticarcilina-clavulanato (3,1 g a cada 6 horas), a minociclina (dose de 200 mg, seguida de 100 mg a cada 12 horas, sem ultrapassar 400 mg em 24 horas), algumas das fluoroquinolonas (particularmente o levofloxacino e o moxifloxacino) e a tigeciclina podem ser fármacos úteis. Os esquemas à base de polimixina podem constituir alternativas em casos de resistência ao sulfametoxazol-trimetoprima, porém a sensibilidade deve ser confirmada antes da administração (ver anteriormente para maiores detalhes sobre o tratamento com polimixina). O aztreonam mostra-se efetivo contra cepas que exibem resistência aos betalactâmicos por meio de metalobetalactamases, porém, a sua eficácia pode ser comprometida se houver coprodução de outras betalactamases, mais notavelmente a L2 betalactamase cromossômica. O acréscimo do avibactam, um inibidor da betalactamase, ao aztreonam foi explorado no esforço de preservar a atividade do aztreonam na presença de produção de betalactamase.[24] Em certos casos, a ceftazidima combinada com avibactam foi acrescentada ao aztreonam para restaurar a sensibilidade. Vários esquemas de combinação para infecções invasivas por *S. maltophilia* foram estudados e demonstraram sinergia, porém, a sua eficácia em contextos clínicos ainda não está bem definida. Os antibióticos inalados constituem uma opção terapêutica, porém, a sua eficácia clínica permanece desconhecida.

Tabela 291.2 Mecanismos de resistência em *Stenotrophomonas maltophilia*.

FÁRMACO	MECANISMO DE RESISTÊNCIA
Betalactâmicos, incluindo imipeném	Betalactamases L1 e L2 Permeabilidade da membrana externa/efluxo
Aminoglicosídeos	Enzimas modificadoras de aminoglicosídeos, transporte

PROGNÓSTICO

Entre os pacientes com PAV ou bacteriemia por *S. maltophilia*, foram relatadas taxas de mortalidade brutas na faixa de 60%. A bacteriemia tem sido associada a desfechos insatisfatórios, particularmente em pacientes com neoplasia maligna ou condições graves de imunocomprometimento. A mortalidade atribuível à infecção invasiva por *S. maltophilia* foi relatada entre 12 e 37,5%, porém, os pacientes que recebem antibioticoterapia precoce apropriada parecem ter melhores resultados.

PREVENÇÃO

As práticas universais de controle de infecção, incluindo higienização das mãos e limpeza completa do ambiente, podem ajudar a prevenir a disseminação da *Stenotrophomonas* no hospital. Em situações de surto, as precauções de contato e, possivelmente, o isolamento dos pacientes, têm sido utilizados para controlar a disseminação.

Grau A Recomendações de grau A

A1. Durante-Mangoni E, Signoriello G, Andini R, et al. Colistin and rifampicin compared with colistin alone for the treatment of serious infections due to extensively drug-resistant *Acinetobacter baumannii*: a multicenter, randomized clinical trial. *Clin Infect Dis*. 2013;57:349-358.

A2. Paul M, Daikos GL, Durante-Mangoni E, et al. Colistin alone versus colistin plus meropenem for treatment of severe infections caused by carbapenem-resistant Gram-negative bacteria: an open-label, randomised controlled trial. *Lancet Infect Dis*. 2018;18:391-400.

REFERÊNCIAS BIBLIOGRÁFICAS

As referências bibliográficas, bem como os outros materiais suplementares deste livro, encontram-se no GEN-IO, nosso ambiente virtual de aprendizagem.

292 INFECÇÕES POR *SALMONELLA* (INCLUINDO FEBRE ENTÉRICA)

JOHN A. CRUMP

DEFINIÇÃO

Muitos dos mais de 2.500 sorovares (também chamados sorotipos) de *Salmonella* entérica subespécie *enterica* infectam os seres humanos e provocam uma variedade de condições clínicas, desde o estado de portador intestinal assintomático até infecção intestinal e doença invasiva com complicações extraintestinais. Cada designação de sorovar é indicada após o nome da espécie (p. ex., *Salmonella enterica* subespécie *enterica* sorovar Typhimurium) e, com frequência, é abreviada simplesmente como *Salmonella* seguida pelo nome do sorovar (p. ex., *Salmonella* Typhimurium).

O patógeno

As salmonelas, que são membros da família Enterobacteriaceae (ver também Capítulo 289), são bacilos gram-negativos e não formadores de esporos. As salmonelas podem ser diferenciadas em mais de 2.500 sorovares com base em seus antígenos somáticos (O), que são compostos de lipopolissacarídeos e fazem parte da parede celular, e por seus antígenos flagelar (H) e capsular (Vi). Os sorogrupos de *Salmonella* foram tradicionalmente designados por letras baseadas nos antígenos O (p. ex., A, B, C1, C2). Em razão do número crescente de sorogrupos, tornou-se necessário utilizar uma designação numérica. Durante a transição, o sorogrupo tradicional baseado em letras foi mantido entre colchetes após a designação numérica (p. ex., O:2 [A], O:4 [B], O:6,7 [C1], O:8 [C2]). Alguns dos sorovares importantes e seus sorogrupos são Typhi (grupo O:9 [D1]), Choleraesuis (grupo O:7 [C1]), Typhimurium (grupo O:4 [B]) e Enteritidis (grupo O:9 [D1]). As *Salmonella* Enteritidis e Typhimurium são os sorovares não tifoides mais comuns que causam doença em seres humanos. Hoje, o sorovar pode ser deduzido por sequenciamento completo do genoma, e a subdivisão dentro dos sorovares, que é útil para pesquisas epidemiológicas, é habitualmente obtida por métodos moleculares ou de subtipagem genômica.[1]

EPIDEMIOLOGIA

Salmonella Typhi, *Salmonella* Paratyphi A, *Salmonella* Paratyphi B, *Salmonella* Paratyphi C e *Salmonella* Sendai são patógenos única ou quase exclusivamente de seres humanos. Provocam principalmente febre entérica em vez de diarreia, e a transmissão é habitualmente pela água ou por alimentos. Como resultado dos modernos sistemas de tratamento de esgoto e de água e melhorias nas práticas de segurança alimentar, a febre tifoide e a febre paratifoide tornaram-se raras em países de alta renda, porém, continuam sendo um problema em países que carecem de saneamento adequado e de um abastecimento de água seguro. Nos EUA, ocorrem habitualmente menos de 500 casos de febre tifoide por ano, em grande parte adquiridos no exterior;[2] por outro lado, a estimativa em 2017 foi de 10,9 milhões de casos em todo o mundo.[3]

Outros sorovares de *Salmonella* (descritos aqui como *Salmonella* não tifoide) apresentam reservatórios em animais de sangue quente e provocam doença humana após o consumo de carne e produtos animais contaminados, contaminação de produtos ou da água por fezes de animais ou produtos animais, ou exposição a animais e seus ambientes. Alguns sorovares de *Salmonella* não tifoide aparecem com frequência em determinadas espécies animais e cerca de 10% das infecções por *Salmonella* podem ser atribuídas a exposição a animais, incluindo pequenas tartarugas de estimação.[4] A *Salmonella* Enteritidis apresenta um reservatório em galinhas e, com frequência, a infecção está associada ao consumo de ovos malcozidos e produtos avícolas ou exposição a pintinhos vivos. Essa relação é menos clara para alguns outros sorovares não tifoides (p. ex., *Salmonella* Typhimurium). Foi estimado que a *Salmonella* não tifoide transmitida por alimentos esteve associada a cerca de 1 milhão de doenças adquiridas domesticamente e a 378 mortes nos EUA, em 2006. Nos EUA, um número desproporcional de infecções ocorre de julho a outubro, tendo, provavelmente, uma relação com o clima quente. As infecções causadas por *Salmonella* são mais comuns entre lactentes e crianças com menos de 5 anos. No mundo inteiro, foi estimado que a *Salmonella* não tifoide tenha causado 153,1 milhões de doenças e 57.000 mortes em 2010, das quais se estima que 52% tenham sido transmitidas por alimentos.[5]

Resistência antimicrobiana

As salmonelas tornaram-se cada vez mais resistentes aos agentes antimicrobianos, frequentemente pela aquisição de fatores de transferência de resistência (p. ex., mediados por plasmídios). As mutações nos genes *waaY*, *phoP* e *pmrB* também conferem resistência aos peptídios antimicrobianos.[6] Acredita-se que a resistência antimicrobiana nas salmonelas restritas aos seres humanos (p. ex., *Salmonella* Typhi) sejam impulsionadas principalmente pelo uso de agentes antimicrobianos em seres humanos, enquanto a resistência antimicrobiana entre as salmonelas não tifoides (p. ex., *Salmonella* Typhimurium) está associada ao uso de agentes antimicrobianos em animais de criação. Nos EUA, no período de 2008 a 2012, entre os isolados de *Salmonella* Typhi, 10 a 13% mostraram-se resistentes aos antimicrobianos tradicionais de primeira linha, como ampicilina, cloranfenicol e sulfametoxazol-trimetoprima, enquanto 69% apresentaram redução da sensibilidade às fluoroquinolonas. A resistência às cefalosporinas de espectro estendido está surgindo em *Salmonella* Typhi no sul da Ásia, porém, continua rara entre *Salmonella* Paratyphi A. Nos EUA, no período de 2003 a 2013, entre os isolados humanos de *Salmonella* não tifoide na corrente sanguínea, foi comum observar uma resistência a três ou mais classes de agentes antimicrobianos. Além disso, 5,0% dos isolados humanos de *Salmonella* não tifoide na corrente sanguínea foram resistentes à ceftriaxona, enquanto 4,5% apresentaram resistência ao ciprofloxacino.[7] Foram estabelecidos pontos de corte de sensibilidade e critérios de interpretação para a azitromicina, em 2015, em resposta a relatos de *Salmonella* com concentrações inibitórias mínimas elevadas de azitromicina.

BIOPATOLOGIA

Etiologia

As salmonelas são transmitidas pela ingestão de água ou alimentos contaminados por fezes; por contato com animais, seus ambientes e outros fômites; e, raramente, por contato íntimo com indivíduos infectados (p. ex., relação sexual oroanal). As principais fontes de contaminação são os humanos e os animais agudamente doentes ou que estejam eliminando o microrganismo sem sintomas.

Produtos animais contaminados

Nos seres humanos, a infecção por *Salmonella* ocorre habitualmente pela ingestão de produtos animais contaminados, mais frequentemente ovos, aves e carne. *Salmonella* Choleraesuis está associada a produtos suínos, *Salmonella* Dublin ao gado e ao leite de vaca não pasteurizado, e *Salmonella* Enteritidis, a aves e produtos avícolas, incluindo ovos. O material fecal nas carcaças de aves e de outros animais pode se espalhar nos matadouros, como na situação em que muitas carcaças de aves são colocadas no mesmo tanque de água quente para remover as penas. A *Salmonella* que contamina carcaças pode multiplicar-se em altos níveis se a carne ou outros produtos animais não forem refrigerados. Pode ocorrer doença humana se esses produtos animais forem inadequadamente cozidos ou se os utensílios ou outros alimentos não cozidos tiverem contaminação cruzada durante o seu preparo. Uma ampla variedade de alimentos pode ser contaminada com fezes animais ou humanas, desde a produção na fazenda até o consumo doméstico. Há relatos crescentes de surtos de *Salmonella* associados a produtos contaminados por fezes animais ou humanas durante a produção.[8] Ocorreram surtos de *Salmonella* em consequência de queijo, sorvete, vegetais, frutas, sucos e brotos de alfafa contaminados.

Contaminação da água e dos alimentos

Contaminação por animais de estimação

As infecções por *Salmonella* são adquiridas após contaminação da água ou dos alimentos por fezes de tartarugas, pintinhos, patos, pássaros, cães, gatos e muitas outras espécies.

Contaminação por seres humanos

As infecções por *Salmonella* também podem ser adquiridas pela ingestão de água ou alimentos contaminados por eliminadores fecais humanos do microrganismo, que não lavaram adequadamente as mãos. A infecção tem sido disseminada por via fecal-oral entre crianças, por instrumentos de enema e endoscopia de fibra óptica contaminados, por preparações diagnósticas e terapêuticas feitas a partir de produtos de animais ou insetos (p. ex., extrato pancreático, corante carmim) e por contaminação de saladas em restaurantes de forma intencional ou acidental. Podem ocorrer surtos de salmonelose em pacientes institucionalizados, que provavelmente têm maior tendência a desenvolver infecções por *Salmonella*, por três razões: em primeiro lugar, entre populações institucionalizadas, observa-se uma prevalência aumentada de doenças subjacentes que diminuem os mecanismos de defesa do hospedeiro contra salmonelas, como distúrbios da acidez gástrica e motilidade intestinal; em segundo lugar, o uso de agentes antimicrobianos modifica a flora intestinal protetora normal; e, em terceiro lugar, o alimento preparado em larga escala pode ter mais probabilidade de ser contaminada do que as refeições preparadas individualmente. Surtos em berçários e entre indivíduos idosos em casas de repouso estão associados às razões caso-fatalidade mais elevadas (> 5%).

Contato com animais e seus ambientes

Os animais, tanto saudáveis quanto doentes, podem abrigar e eliminar a *Salmonella*. A transmissão de *Salmonella* dos animais e seus ambientes para os seres humanos ocorre principalmente por via fecal-oral. As peles e a saliva de animais frequentemente abrigam microrganismos fecais e pode ocorrer transmissão quando pessoas acariciam, tocam, alimentam ou são lambidas por eles. A transmissão também tem sido associada a camas para animais, assoalho, cercas, outras superfícies ambientais, roupas e calçados. O contato com bezerros, tartarugas e outros répteis, roedores e aves jovens e seus ambientes tem sido associado a surtos de *Salmonella*. Os seres humanos também podem ser infectados quando animais entram em contato com o seu alimento ou água. As infecções podem ser evitadas por meio de orientação, supervisão de contato animal, fornecimento e promoção de locais para lavar as mãos e separação do manuseio e consumo dos alimentos das áreas dos animais.

Contato com pessoas infectadas

O contato íntimo com indivíduos que eliminam *Salmonella* constitui uma fonte ocasional de infecção. A transmissão foi documentada entre pessoas que manuseiam fezes (p. ex., pais que trocam as fraldas de um lactente infectado) e está associada a certas práticas sexuais (p. ex., relação sexual oroanal).

Biopatologia

Após a ingestão dos microrganismos, a probabilidade de desenvolvimento da infecção, bem como a sua gravidade, estão relacionados com a dose, a virulência da cepa da *Salmonella* e o estado dos mecanismos de defesa do hospedeiro. Em geral, são necessários pelo menos 10^2 a 10^3 bactérias para produzir infecção clínica em um hospedeiro normal. Os inóculos maiores estão associados a um aumento da gravidade da doença, enquanto os inóculos menores têm mais probabilidade de resultar em estado de portador intestinal transitório. O ácido gástrico atua como mecanismo de defesa do hospedeiro, matando muitos dos microrganismos ingeridos, e a motilidade intestinal constitui, provavelmente, outro mecanismo de defesa do hospedeiro. Na ausência de acidez gástrica ou em caso de sua diminuição (p. ex., em lactentes e em indivíduos idosos; após gastrectomia, vagotomia ou gastroenterostomia; ou com o uso de fármacos que reduzem a acidez gástrica) e na presença de redução da motilidade intestinal (p. ex., uso de agentes antimotilidade), inóculos muito menores podem produzir infecção, que tende a ser mais grave.

A administração de agentes antimicrobianos antes da ingestão de salmonelas pode reduzir significativamente o tamanho do inóculo necessário para provocar infecção, presumivelmente em virtude da redução da concentração da flora intestinal protetora.

Embora qualquer sorovar de *Salmonella* possa produzir uma das síndromes de *Salmonella* (estado de portador assintomático transitório, enterocolite, febre entérica, bacteriemia e estado de portador crônico), cada sorovar tende a estar associado a certas síndromes com muito mais frequência do que outras. Por exemplo, *Salmonella* Anatum habitualmente provoca infecção intestinal assintomática, enquanto *Salmonella* Typhimurium causa, em geral, enterocolite. *Salmonella* Choleraesuis tem mais probabilidade de produzir bacteriemia (frequentemente com infecção metastática) do que infecção assintomática ou enterocolite, e alguns sorovares, como *Salmonella* Typhi e *Salmonella* Paratyphi A, têm mais propensão a causar febre entérica, bem como estado de portador crônico. Felizmente, os sorovares de *Salmonella* são, em sua maioria, de patogenicidade relativamente baixa para os seres humanos. Por conseguinte, embora produtos alimentícios sejam comumente contaminados, os grandes surtos tendem a envolver os sorovares mais virulentos.

Para produzir infecção, é preciso que ocorra invasão através da mucosa intestinal. Quando os microrganismos alcançam a lâmina própria, um influxo de leucócitos polimorfonucleares atua como mecanismo de defesa do hospedeiro para prevenir a invasão dos vasos linfáticos. Determinados sorovares parecem ter maior capacidade do que outros de realizar essa invasão e, subsequentemente, produzir bacteriemia (p. ex., *Salmonella* Choleraesuis e *Salmonella* Dublin, que produzem comumente bacteriemia após infecção intestinal). O processo inflamatório acomete tanto o intestino delgado quanto o cólon.

No caso da *Salmonella* Typhi e de outras causas de febre entérica, as salmonelas invadem os fagócitos mononucleares nas placas de Peyer no íleo e nos linfonodos mesentéricos. Algumas salmonelas intracelulares formam uma população de "microrganismos persistentes" que não se replicam, podendo proporcionar um reservatório para a recidiva da infecção; a persistência intracelular é determinada por condições no ambiente vacuolar das células infectadas. Outras multiplicam-se no ambiente intracelular e são transportadas pelo sistema linfático e pela corrente sanguínea até o fígado, o baço, a medula óssea e outras partes do sistema reticuloendotelial. Quando se encontram no sistema reticuloendotelial, as salmonelas sofrem multiplicação intracelular nos fagócitos mononucleares e produzem as manifestações sistêmicas da febre entérica. O início da febre está associado à bacteriemia e à liberação de citocinas (p. ex., fator de necrose tumoral e interleucinas) por fagócitos mononucleares. As ulcerações sobre as placas de Peyer são responsáveis pelas manifestações intestinais da febre entérica como dor, perfuração e sangramento.

Na enterocolite por *Salmonella*, os microrganismos permanecem localizados na mucosa intestinal, e a diarreia resulta da inflamação produzida pelos leucócitos polimorfonucleares. Além disso, pode ocorrer diarreia aquosa, aparentemente em consequência da secreção de água e de eletrólitos pelas células epiteliais do intestino delgado, em resposta a uma enterotoxina secretada por algumas cepas de *Salmonella* ou em resposta a mediadores teciduais da inflamação.[9]

Os pacientes com doenças que comprometem os mecanismos de defesa do hospedeiro parecem ter uma frequência aumentada de infecções graves por *Salmonella*. Foi reconhecida uma notável associação entre doenças que provocam hemólise e bacteriemia por *Salmonella*. Especificamente, a bacteriemia por *Salmonella* é comum em pacientes com doença falciforme, malária e bartonelose. Na realidade, em razão da frequência da bacteriemia por *Salmonella* na doença falciforme e doença óssea subjacente, onde as salmonelas se localizam, esses microrganismos constituem a causa mais comum de osteomielite em pacientes com doença falciforme (ver Capítulo 154). Pode ocorrer bacteriemia prolongada por *Salmonella* em pacientes com esquistossomose hepatoesplênica, possivelmente relacionada com a localização na superfície ou no interior dos esquistossomos intravasculares. Os pacientes com linfoma e leucemia também têm maior propensão ao desenvolvimento de bacteriemia por *Salmonella*. Em geral, um acentuado aumento na frequência e na gravidade das infecções por *Salmonella* tem sido observado em pacientes com infecção pelo vírus da imunodeficiência humana (HIV), em particular naqueles com contagens de linfócito T $CD4^+$ inferiores a 200 células/$\mu\ell$. A bacteriemia prolongada, recorrente e refratária por *Salmonella* é comum nesses pacientes. Outros fatores de risco que aumentam a frequência e a gravidade da infecção por *Salmonella* são os extremos de idade, os estados de imunocomprometimento (p. ex., decorrente do uso de agentes imunossupressores), desnutrição e, provavelmente, diabetes melito. Os sorovares de *Salmonella* não tifoide constituem importante causa de infecção da corrente sanguínea adquirida na comunidade na África Subsaariana, onde crianças com menos de 3 anos e adultos infectados pelo HIV carregam a maior parte da carga da doença invasiva.

MANIFESTAÇÕES CLÍNICAS

Estado de portador intestinal assintomático

O estado de portador intestinal assintomático pode resultar de infecção inaparente (que constitui a forma mais comum de infecção por *Salmonella*) ou pode ocorrer após uma doença clínica (caso em que o paciente se torna um portador convalescente). Em geral, o estado de portador autolimita-se por várias semanas a meses, com prevalência de coproculturas positivas que diminuem rapidamente com o passar do tempo. Em 1 ano, bem menos de 1% dos portadores ainda apresenta fezes positivas. A principal exceção é *Salmonella* Typhi. Cerca de 3% dos indivíduos infectados excretam o microrganismo durante toda a vida. As mulheres e os homens idosos têm mais tendência a se tornar portadores crônicos de *Salmonella* Typhi, em associação à presença de doença do trato biliar, em particular cálculos. Um paciente que apresentou salmonelas nas fezes por 1 ano (portador crônico) tem probabilidade de se tornar portador permanente; o reservatório encontra-se na árvore biliar, habitualmente em cálculos da vesícula biliar. Os pacientes com infecção por *Schistosoma haematobium* são predispostos a se tornar portadores urinários crônicos de salmonelas.

Enterocolite

Depois de um período de incubação de habitualmente 12 a 48 horas, a doença começa de maneira súbita, com dor abdominal em cólica e diarreia. Podem ocorrer náuseas e vômitos, porém, eles habitualmente não são proeminentes nem persistentes. A diarreia pode ser aquosa e de grande ou pequeno volume. As fezes podem conter muco e, em certas ocasiões, ser sanguinolentas. Observa-se a presença de leucócitos polimorfonucleares nas fezes. A diarreia pode ser leve ou grave, com até 20 a 30 evacuações por dia. A maioria dos pacientes apresenta febre e a temperatura pode alcançar 40°C ou mais. O abdome é hipersensível à palpação. A bacteriemia transitória pode ocorrer e é observada mais comumente em lactentes, no indivíduo idoso e em pacientes com comprometimento dos mecanismos de defesa do hospedeiro.

Em geral, os sintomas melhoram durante um período de dias. A febre não dura mais do que 2 a 3 dias, e a duração da diarreia não ultrapassa 5 a 7 dias. Entretanto, esses sintomas persistem, em certas ocasiões, por até 14 dias. Observa-se a presença de doença mais grave na presença de desnutrição, doença intestinal inflamatória e infecção pelo HIV. Os indivíduos idosos têm menos tendência a apresentar diarreia sanguinolenta, porém é mais provável que tenham doença grave, exigindo hospitalização.[9b] A enterocolite pode ser acompanhada de artrite reativa em até 7% dos casos, particularmente em indivíduos com o fenótipo HLA-B27.

Febre entérica

A febre entérica é produzida por *Salmonella* Typhi (febre tifoide), *Salmonella* Paratyphi A, B e C (febre paratifoide) e, em certas ocasiões, por outros sorovares. Algumas vezes, ocorre imediatamente após a enterocolite clássica causada pelo mesmo microrganismo. A síndrome caracteriza-se por febre sustentada e prolongada e pode estar associada a bradicardia relativa, esplenomegalia, manchas rosadas e leucopenia.

O tratamento aborta o curso da doença. A seguir, uma descrição da doença não tratada. Depois de um período de incubação de 5 a 21 dias (em geral, de 7 a 14 dias), observa-se o desenvolvimento de febre e mal-estar, frequentemente associados a tosse. Uma pequena proporção de pacientes pode apresentar diarreia durante o período de incubação. A febre tende a aumentar de maneira gradativa nos primeiros dias a 1 semana e, em seguida, torna-se sustentada, habitualmente entre 39,4° a 40°C ou mais. Observa-se a presença de bradicardia relativa em até metade dos pacientes. Podem ocorrer apatia, confusão, delírio e até psicose. Na primeira semana, pode haver distensão, dor e hipersensibilidade abdominais, que podem estar associadas à diarreia ou constipação intestinal; em geral, esses sintomas são mais pronunciados durante a segunda semana de febre. A maioria dos pacientes apresenta hipersensibilidade abdominal durante o curso da doença.

Em cerca de 30% dos pacientes, aparecem manchas rosadas no abdome ou no tórax (ou em ambos) no final da primeira semana ou durante a segunda semana de febre. Essas lesões maculopapulares de cor salmão são sutis e a sua visualização pode ser difícil, particularmente em pacientes de pele escura. As salmonelas podem ser cultivadas a partir de biopsias com *punch* dessas lesões. Ocorre hepatoesplenomegalia em cerca da metade dos pacientes. A leucopenia e a neutropenia são observadas em cerca de 20% dos casos. É comum a obtenção de resultados anormais nas provas de função hepática.

Depois de 2 semanas de doença, pode-se observar a ocorrência de complicações graves de hemorragia e perfuração intestinais relacionadas com a necrose das placas de Peyer em cerca de 5% dos pacientes. Essas perfurações podem exigir tratamento cirúrgico e clínico e podem ocorrer até mesmo em um paciente tratado com agentes antimicrobianos. A perfuração intestinal constitui a principal causa de morte por febre entérica.

A doença habitualmente regride no final da quarta semana no paciente não tratado. Pode ocorrer recidiva em pacientes não tratados, bem como naqueles tratados, porém, a doença é mais leve do que no episódio inicial.

Raramente, podem ocorrer algumas das seguintes complicações: pancreatite, colecistite, endocardite infecciosa, meningite, pneumonia, abscesso hepático ou esplênico, orquite ou infecção focal em praticamente qualquer local.

Bacteriemia

Os pacientes com bacteriemia por *Salmonella* queixam-se habitualmente de febre e calafrios de vários dias a semanas de duração. Os sintomas gastrintestinais são incomuns; todavia, em alguns pacientes, ocorre bacteriemia por *Salmonella* após enterocolite clássica. Outros sintomas são inespecíficos como mal-estar, anorexia e perda de peso. É comum haver infecção metastática dos ossos, das articulações, aneurismas (particularmente da parte abdominal da aorta), meninges (principalmente em lactentes), pericárdio, espaço pleural, pulmões, valvas cardíacas, cistos, miomas uterinos, neoplasias malignas em outros locais, e os sintomas observados podem estar relacionados com o local da infecção metastática. Com frequência, as coproculturas são negativas para salmonelas, porém as hemoculturas são positivas.

Embora qualquer sorovar de *Salmonella* possa produzir bacteriemia, a *Salmonella* Dublin, a *Salmonella* Choleraesuis, a *Salmonella* Heidelberg, a *Salmonella* Oranienburg, a *Salmonella* Panama e a *Salmonella* Sandiego estão associadas a um aumento da probabilidade de bacteriemia.[10]

Ocorre bacteriemia por *Salmonella* com frequência aumentada em lactentes, indivíduos idosos e pacientes que apresentam doenças associadas à hemólise (p. ex., doença falciforme, malária, bartonelose), infecção pelo HIV, linfoma, leucemia, histoplasmose disseminada e, talvez, lúpus eritematoso sistêmico.[11] A localização no osso é comum em pacientes com doença falciforme (ver Capítulo 154). Na África, os sintomas comuns de doença invasiva por *Salmonella* não tifoide, que é observada predominantemente em pacientes com infecção pelo HIV, malária e desnutrição, consistem em febre, hepatoesplenomegalia e sintomas respiratórios; geralmente não há manifestações de enterocolite.

A bacteriemia prolongada por *Salmonella* de vários meses de duração pode ocorrer em pacientes com esquistossomose hepatoesplênica. Em pacientes com infecção pelo HIV pode haver desenvolvimento de bacteriemia por *Salmonella* recorrente. Nesses casos, a cura pode ser difícil com agentes antimicrobianos.

DIAGNÓSTICO

Embora a enterocolite por *Salmonella* seja uma doença invasiva, o diagnóstico diferencial deve considerar todas as causas de diarreia aguda, incluindo bactérias invasivas, como *Campylobacter jejuni*, espécies de *Shigella*, *Escherichia coli* invasiva, *Yersinia enterocolitica* e *Vibrio parahaemolyticus*; bactérias toxigênicas como *Vibrio cholerae*, *E. coli* enterotoxigênica, *E. coli* êntero-hemorrágica, (p. ex., *E. coli* O157:H7), *Staphylococcus aureus*, *Bacillus cereus*, *Clostridium perfringens* e *Clostridium difficile*; vírus; e protozoários, como *Entamoeba histolytica*, *Giardia intestinalis* e espécies de *Cryptosporidium*. As causas bacterianas invasivas de diarreia, a *E. coli* êntero-hemorrágica e a infecção por *C. difficile*, também estão associadas a leucócitos polimorfonucleares nas fezes, enquanto as causas bacterianas toxigênicas (exceto *C. difficile* e *E. coli* êntero-hemorrágica), os vírus e os protozoários habitualmente não exibem essa associação. As causas bacterianas toxigênicas de diarreia, com exceção de *C. difficile* e *E. coli* êntero-hemorrágica, não produzem febre.

A coprocultura é definitiva para o diagnóstico da enterocolite por *Salmonella*; entretanto, quando são obtidos os resultados da coprocultura, a maioria dos pacientes já está se recuperando. Um teste diagnóstico independente de cultura está sendo utilizado cada vez mais; todavia, os resultados positivos para *Salmonella* podem exigir a realização de cultura para a obtenção e isolamento do microrganismo para fins de saúde pública. Um esfregaço corado das fezes demonstra habitualmente a presença de leucócitos polimorfonucleares. As análises sorológicas têm pouco valor clínico na enterocolite por *Salmonella*, mas podem ser utilizadas em estudos epidemiológicos. Os métodos independentes de cultura, incluindo diagnóstico molecular multiplex baseado em painel de amostras de fezes, estão sendo utilizados cada vez mais por laboratórios clínicos.

O diagnóstico diferencial de bacteriemia por *Salmonella* inclui praticamente todas as causas infecciosas e não infecciosas de febre, incluindo bacteriemia causada por outros microrganismos. O diagnóstico é comprovado pelo isolamento do microrganismo no sangue ou em outro local normalmente estéril.

O diagnóstico diferencial de febre entérica é amplo e depende, em parte, da região do mundo onde a infecção foi adquirida. Todas as causas de febre sustentada estão no diagnóstico diferencial, incluindo endocardite infecciosa, tuberculose disseminada, brucelose, tularemia, infecção por *Mycoplasma pneumoniae*, infecções por riquétsias, febre Q e infecções virais, como a mononucleose infecciosa. Dependendo do local de aquisição, doenças como a malária, os abscessos amebianos do fígado e a leishmaniose visceral também são incluídas no diagnóstico diferencial.

O diagnóstico de febre entérica é melhor confirmado por isolamento do microrganismo em amostras de sangue, fezes ou medula óssea.[12] Durante a primeira semana da doença, as hemoculturas são positivas em cerca de 90% dos pacientes, porém, a positividade da cultura diminui nas 2 semanas seguintes para menos de 50% durante a terceira semana. As coproculturas são habitualmente negativas durante a primeira semana, porém tornam-se em geral positivas na terceira semana. As culturas de medula óssea fornecem o melhor resultado, com até 95% de resultados positivos; a sua realização deve ser considerada em casos suspeitos com hemoculturas negativas. As culturas de medula óssea podem ser positivas até mesmo depois de vários dias de tratamento com agentes antimicrobianos, quando as hemoculturas se tornam negativas. As culturas de urina e as culturas de biopsias com *punch* das manchas rosadas também podem ser positivas. O prova do barbante para a obtenção de amostras de bile do duodeno também tem produzido culturas positivas.

Em geral, a contagem de leucócitos periféricos é normal, porém, a leucopenia, que é observada em cerca de 20% dos casos, pode ser sugestiva de febre entérica. Normalmente observa-se a presença de leucócitos fecais.

O teste de Widal e outros testes sorológicos que detectam anticorpos séricos contra a *Salmonella* Typhi são limitados pela falta de sensibilidade e especificidade, e raramente fornecem informações úteis para guiar o tratamento do paciente. A reação em cadeia da polimerase e outras técnicas moleculares carecem de sensibilidade para o diagnóstico em amostras de sangue e outras amostras; entretanto, têm sido utilizadas para determinar o sorovar da *Salmonella* de isolados bacterianos.

TRATAMENTO

Enterocolite

A principal abordagem ao tratamento da enterocolite por *Salmonella* consiste na reposição de líquidos e eletrólitos. Os fármacos com efeitos antiperistálticos, como a loperamida ou o difenoxilato com atropina, podem aliviar as cólicas, porém, devem ser utilizados com moderação, visto que podem prolongar a diarreia.

A enterocolite por *Salmonella* é autolimitada e a terapia antimicrobiana habitualmente não está indicada, exceto, talvez, em grupos de pacientes com alto risco de doença invasiva. Foi relatado que a terapia antimicrobiana tem pouco efeito sobre a evolução clínica e, em alguns estudos, esse tratamento tem prolongado a duração da excreção de *Salmonella* nas fezes. Além disso, a maioria dos pacientes está se recuperando por ocasião em que as salmonelas ou outras bactérias patogênicas são isoladas das fezes.

As fluoroquinolonas são ativas contra praticamente todos os patógenos bacterianos que causam diarreia (incluindo as salmonelas), com exceção do *C. difficile* e de muitos microrganismos do gênero *Campylobacter*. Por conseguinte, é razoável administrar fluoroquinolonas a pacientes com suspeita ou com diagnóstico de enterocolite por *Salmonella* que estão em estado crítico e com suspeita de bacteriemia. O limiar para o tratamento antimicrobiano também está diminuído em pacientes com risco aumentado de doença grave (p. ex., lactentes, indivíduos idosos, pacientes com doença falciforme, indivíduos imunossuprimidos). Por exemplo, em adultos, o ciprofloxacino, 500 mg VO a cada 12 horas ou 400 mg IV a cada 12 horas, durante 3 a 5 dias, ou até defervescência, tem sido amplamente utilizado. Como alternativa, pode-se utilizar uma cefalosporina de espectro estendido, como a ceftriaxona. Na presença de diarreia sanguinolenta, a terapia antimicrobiana deve ser suspensa até descartar a possibilidade de infecção por *E. coli* O157:H7, visto que a administração de agentes antimicrobianos pode aumentar a frequência da síndrome hemolítico-urêmica.

Outros agentes, como amoxicilina e sulfametoxazol-trimetoprima, também têm sido amplamente utilizados em adultos com doença grave. Entretanto, muitas cepas de *Salmonella* são agora resistentes a esses agentes.

Febre entérica

A resistência aos agentes antimicrobianos tradicionais de primeira linha (ampicilina, cloranfenicol, sulfametoxazol-trimetoprima) surgiu mundialmente entre as salmonelas causadoras de febre entérica. Em consequência, prefere-se o uso de agentes antimicrobianos alternativos atualmente.

As fluoroquinolonas continuam sendo agentes de escolha no tratamento de febre entérica em muitas partes do mundo,[A1] porém, a resistência tornou-se muito comum em outras áreas, exigindo o uso rotineiro de agentes antimicrobianos alternativos. As fluoroquinolonas podem ser administradas por via oral e exibem alta biodisponibilidade, concentram-se na bile e no intestino e, com frequência, mantêm a sua atividade contra cepas de *Salmonella* Typhi multidrogarresistentes e outras causas de febre entérica. O aspecto mais importante é que as fluoroquinolonas demonstraram ser efetivas no tratamento da febre entérica, mesmo em ciclos curtos (p. ex., 3 a 7 dias). A proporção de pacientes curados ultrapassa 95% e tanto a recidiva quanto o estado de portador fecal crônico após o tratamento são incomuns. O ciprofloxacino (500 mg VO, 2 vezes/dia), durante 7 a 14 dias, tem sido a fluoroquinolona de escolha para a febre entérica. Se o paciente não conseguir tolerar a terapia oral, as fluoroquinolonas podem ser administradas por via intravenosa. A redução da sensibilidade e o desenvolvimento de resistência às fluoroquinolonas estão sendo cada vez mais relatadas em cepas de *Salmonella* Typhi e *Salmonella* Paratyphi A, tanto nos EUA quanto em outros países, e estão associadas a fracassos do tratamento. Se houver suspeita ou demonstração de sensibilidade reduzida ou resistência às fluoroquinolonas, outros agentes incluem cefalosporinas de espectro estendido (p. ex., ceftriaxona IV) e azitromicina.

As cefalosporinas de espectro estendido, como a ceftriaxona, são agentes recomendados para o tratamento da febre entérica em contextos nos quais a resistência às fluoroquinolonas é comum, e a resistência às cefalosporinas de espectro estendido é rara.[A2,A3] A ceftriaxona, na dose de 1 a 2 g a cada 12 a 24 horas para adultos e 75 mg/kg/dia para crianças, administrada por via intravenosa ou intramuscular, por 10 a 14 dias, resulta em cura de 95% dos pacientes. No sul da Ásia, há surtos de *Salmonella* Typhi extensamente resistente a fármacos, incluindo ceftriaxona.

Se for demonstrada a sensibilidade do isolado de *Salmonella* no antibiograma, pode-se considerar o uso de ampicilina, cloranfenicol ou sulfametoxazol-trimetoprima. A dose de ampicilina é de 25 mg/kg IV, a cada 6 horas. O uso do cloranfenicol deve ser avaliado em relação ao risco de toxicidade da medula óssea. A dose de cloranfenicol é de 50 mg/kg/dia VO, em 4 doses fracionadas. O cloranfenicol pode ser administrado por via intravenosa na mesma dose se o tratamento oral não for possível. O sulfametoxazol-trimetoprima (20/4 mg/kg IV ou VO, a cada 12 horas) é administrado durante 10 a 14 dias.

A azitromicina (10 mg/kg/dia VO, durante 7 dias) mostra-se efetiva no tratamento de pacientes com febre tifoide não complicada provocada por cepas multidrogarresistentes e algumas cepas extensamente resistentes a fármacos. A sua administração por via oral a torna uma escolha particularmente interessante em contextos nos quais a multidrogarresistência é comum, e as cefalosporinas de espectro estendido IV não são práticas, não estão disponíveis ou são muito caras. A doença grave causada por *Salmonella* Typhi extensamente resistente a fármacos pode exigir o uso de carbapenéns.

Com frequência, os pacientes necessitam de cuidados de suporte com solução salina intravenosa, correção dos distúrbios eletrolíticos e do equilíbrio ácido-básico e, na presença de hemorragia intestinal, transfusão de sangue. Se houver suspeita de perfuração, deve-se efetuar um exame de imagem do abdome para avaliar a presença de ar livre. Se houver probabilidade de perfuração, deve-se efetuar uma laparotomia o mais cedo possível para proceder ao reparo da perfuração. Em caso de perfuração, a terapia antimicrobiana deve ser ampliada para fornecer cobertura contra a flora intestinal. Em dois estudos de coorte prospectivos multicêntricos e internacionais de 88 pacientes consecutivos (adultos e crianças) submetidos a cirurgia para perfuração gastrintestinal, foram demonstradas taxas elevadas de mortalidade e de complicação, com taxa de mortalidade em 30 dias de 9,1%, infecção do sítio cirúrgico em 67,0% e infecção do espaço orgânico de 10,2%.[13]

A terapia com esteroides é benéfica em alguns pacientes com febre entérica grave e coma, delírio ou choque. A dexametasona é administrada em doses de 3 mg/kg inicialmente, seguidas de 1 mg/kg a cada 6 horas, por 48 horas. Os esteroides podem mascarar os sinais e sintomas de perfuração abdominal e não devem ser mantidos por mais de 48 horas. Os salicilatos devem ser evitados.

As recidivas da febre tifoide podem ser tratadas com o mesmo esquema antimicrobiano utilizado no ataque inicial.

Bacteriemia

Os agentes de escolha no tratamento da bacteriemia por *Salmonella* são as fluoroquinolonas, como o ciprofloxacino, e as cefalosporinas de espectro estendido, como a ceftriaxona. As doses típicas são de 400 mg de ciprofloxacino a cada 12 horas IV e 1 a 2 g de ceftriaxona, a cada 12 a 24 horas, IV. Quando se estabelece a sensibilidade das salmonelas, podem-se utilizar a ampicilina, 1 a 2 g IV, a cada 4 a 6 horas, ou o sulfametoxazol-trimetoprima, 8 mg/kg/dia (do componente trimetoprima) IV. O cloranfenicol é outra opção. O antibiograma é necessário em razão da emergência de infecções resistentes às fluoroquinolonas ou às cefalosporinas de espectro estendido e, algumas vezes, a ambas.

Nos casos de bacteriemia sustentada, deve-se investigar a possibilidade de infecção endovascular. Na bacteriemia transitória ou bacteriemia sem localização, o tratamento deve ser continuado por 7 a 14 dias. Em caso de localização no osso, aneurismas, valvas cardíacas e vários outros locais, deve-se administrar a terapia antimicrobiana por períodos muito mais longos (p. ex., 6 semanas). Com frequência, há necessidade de drenagem cirúrgica, remoção de corpos estranhos ou ressecção de aneurisma para curar a infecção localizada. Deve-se considerar a possibilidade de esquistossomose, que deve ser tratada quando presente, em pacientes com bacteriemia sustentada por *Salmonella* (ver Capítulo 334). Os pacientes com infecção pelo HIV tendem a sofrer recidivas repetidas após ciclos de terapia para a bacteriemia por *Salmonella*. Nesse grupo, recomenda-se o tratamento inicial com ciprofloxacino, por 2 semanas ou mais. A terapia supressora a longo prazo foi sugerida para os pacientes que sofrem recidivas frequentes.[14]

Portadores

Os portadores crônicos (*i. e.*, > 1 ano) de salmonelas diferentes da *Salmonella* Typhi são raros. As fezes de portadores convalescentes tornam-se espontaneamente negativas no decorrer de um período de várias semanas a meses e não há necessidade de terapia. O raro portador crônico de sorovares de *Salmonella* não Typhi (habitualmente infectado por *Salmonella* Paratyphi A, B ou C) pode ser tratado com uma fluoroquinolona, amoxicilina ou sulfametoxazol-trimetoprima, nas doses apresentadas posteriormente, por 4 a 6 semanas. Os pacientes que sofrem recaída habitualmente apresentam doença da vesícula biliar (com mais frequência, cálculos) e não são curados apenas com terapia antimicrobiana. A combinação de colecistectomia e terapia antimicrobiana pode curar esses pacientes, porém, há dúvida de que o estado de portador seja uma condição suficiente para colecistectomia.

Os portadores crônicos de *Salmonella* Typhi podem ser tratados com ciprofloxacino (de 500 a 750 mg, 2 vezes/dia) por 6 semanas ou com amoxicilina, em doses de 6 g/dia em 3 ou 4 doses fracionadas, mais probenecida, 2 g/dia em doses fracionadas, durante 6 semanas. O sulfametoxazol-trimetoprima (800/160 mg, 2 vezes/dia) mais rifampicina (300 mg, 2 vezes/dia) por 6 semanas pode ser considerado como esquema alternativo. Os pacientes com estado de portador urinário persistente e infecção por *S. haematobium* devem ser tratados com praziquantel antes que seja tentada a erradicação de *Salmonella* Typhi. Em pacientes com estado de portador persistente e anormalidades anatômicas (p. ex., cálculos biliares), a colecistectomia combinada com terapia antimicrobiana é frequentemente necessária. Nos portadores persistentes, apesar da terapia antimicrobiana adequada e na ausência de anormalidade anatômica identificável, pode-se considerar terapia supressora crônica. Os portadores crônicos que não preparam alimentos e que praticam higiene pessoal adequada habitualmente não representam um risco à saúde pública. Por conseguinte, após a instituição das precauções de higiene pessoal apropriadas e na ausência de evidências de um portador crônico infectando outras pessoas, a colecistectomia provavelmente não está indicada para a erradicação do estado de portador.

PREVENÇÃO

A infecção por *Salmonella* é mais bem prevenida por meio de proteção do abastecimento de água, prevenção da contaminação fecal durante a produção de alimentos, cozimento e refrigeração dos alimentos, pasteurização do leite e seus derivados e lavagem das mãos antes do preparo do alimento. Os viajantes devem evitar criteriosamente o consumo de água não tratada (incluindo gelo), vegetais crus e frutas. Os alimentos devem ser cozidos ou descascados e as bebidas devem ser fervidas, gaseificadas ou engarrafadas comercialmente. A presença disseminada de salmonelas no reino animal significa que a redução do risco de infecções por *Salmonella* exige uma abordagem multifacetada.

Não há vacina para a infecção por *Salmonella*, a não ser aquela para *Salmonella* Typhi. Os viajantes devem ser vacinados antes de ir para áreas endêmicas de febre tifoide.[15] Nos EUA, dispõe-se de dois tipos de vacinas. Uma delas é a vacina de polissacarídeo capsular Vi tifoide, que é administrada em única injeção intramuscular, com doses de reforço a cada 2 anos, se necessário. Essa vacina proporciona um grau de proteção de rebanho contra a febre tifoide quando utilizada em nível populacional. A outra vacina licenciada para a febre tifoide é a vacina Ty21a viva atenuada administrada por via oral. A revacinação é necessária a cada 5 anos, quando indicado. A vacina Ty21a não deve ser utilizada em indivíduos imunocomprometidos ou que estejam recebendo antimicrobianos. Ambos os tipos de vacinas conferem uma eficácia protetora de mais de 75%. Mais recentemente, foram desenvolvidas novas vacinas de polissacarídeo Vi proteína-conjugado para uso disseminado; essas vacinas mostram ser mais promissoras para intervenções de saúde de rotina.[A4] Uma vacina conjugada de toxoide tetânico tifoide Vi foi pré-qualificada pela Organização Mundial da Saúde e é recomendada para uso em dose única a partir de 6 meses em países endêmicos para febre tifoide; todavia, essa vacina ainda não foi licenciada nos EUA.[16]

As vacinas conferem apenas imunidade parcial à febre tifoide. Os indivíduos que foram vacinados ainda devem restringir a sua dieta para evitar alimentos e líquidos potencialmente contaminados. Nos EUA, quando são identificados casos importados de febre tifoide, o departamento de saúde local deve ser notificado e deverá monitorar as coproculturas. A febre tifoide adquirida nos EUA é normalmente investigada pelo departamento de saúde pública para identificar fontes potenciais e portadores crônicos.

PROGNÓSTICO

A mortalidade em pacientes com enterocolite por *Salmonella* é rara. Os lactentes e os indivíduos idosos correm maior risco, e a morte ocorre por desidratação e desequilíbrio eletrolítico. A mortalidade por bacteriemia por *Salmonella* não é incomum e tem mais probabilidade de ocorrer em indivíduos muito jovens, muito idosos, desnutridos e imunocomprometidos.

Antes do advento da terapia antimicrobiana, a febre tifoide tinha uma razão de caso-fatalidade de 15 a 20%. Esse índice foi reduzido para menos de 1% em países industrializados. Entretanto, a razão caso-fatalidade permanece elevada em alguns países em desenvolvimento. Na África, a razão caso-fatalidade de *Salmonella* não tifoide invasiva é de aproximadamente 20%. Nos pacientes tratados, a temperatura habitualmente se normaliza depois de 3 a 5 dias de terapia, porém, pode levar mais tempo em pacientes tratados com cefalosporinas de espectro estendido do que naqueles tratados com fluoroquinolonas e naqueles infectados por isolados com diminuição da sensibilidade às fluoroquinolonas, que são tratados com ciprofloxacino.

Na era pré-antibiótica, 5 a 10% dos pacientes que se recuperavam da febre tifoide sofriam recidivas. As recidivas continuam ocorrendo em 10 a 15% dos pacientes tratados com cloranfenicol, ampicilina e sulfametoxazol-trimetoprima, porém, parecem muito menos frequentes (< 5%) entre aqueles que recebem tratamento com ceftriaxona e fluoroquinolonas. Ocorrem hemorragia ou perfuração intestinais em cerca de 5% dos pacientes. Em caso de perfuração, foram relatadas taxas de caso-fatalidade de 10 a 30%.

Até 3% dos pacientes que se recuperam de infecção por *Salmonella* Typhi e *Salmonella* não tifoide tornam-se portadores crônicos, eliminando persistentemente os microrganismos nas fezes. Os pacientes com infecção persistente são, em sua maioria, imunocompetentes, e cerca de dois terços apresentam diarreia recorrente, indicando que eles não são verdadeiramente assintomáticos.[17]

Grau A Recomendações de grau A

A1. Effa EE, Lassi ZS, Critchley JA, et al. Fluoroquinolones for treating typhoid and paratyphoid fever (enteric fever). *Cochrane Database Syst Rev.* 2011;10:CD004530.
A2. Arjyal A, Basnyat B, Nhan HT, et al. Gatifloxacin versus ceftriaxone for uncomplicated enteric fever in Nepal: an open-label, two-centre, randomised controlled trial. *Lancet Infect Dis.* 2016;16:535-545.
A3. Thompson CN, Karkey A, Dongol S, et al. Treatment response in enteric fever in an era of increasing antimicrobial resistance: an individual patient data analysis of 2092 participants enrolled into 4 randomized, controlled trials in Nepal. *Clin Infect Dis.* 2017;64:1522-1531.
A4. Voysey M, Pollard AJ. Seroefficacy of Vi polysaccharide-tetanus toxoid conjugate vaccine (Typbar TCV). *Clin Infect Dis.* 2018;67:18-24.

REFERÊNCIAS BIBLIOGRÁFICAS

As referências bibliográficas, bem como os outros materiais suplementares deste livro, encontram-se no GEN-IO, nosso ambiente virtual de aprendizagem.

293 SHIGELOSE

GERALD T. KEUSCH E ANITA K. M. ZAIDI

DEFINIÇÃO

A shigelose (disenteria bacilar) é uma infecção aguda do intestino grosso causada por quatro espécies do gênero *Shigella* (*dysenteriae*, *flexneri*, *boydii*, *soneii*), que se caracteriza por inflamação da mucosa intestinal e febre.[1]

A doença clínica varia desde diarreia aquosa até diarreia sanguinolenta ou disenteria, uma síndrome que consiste em várias evacuações de fezes sanguinolentas de pequeno volume por dia, cólicas abdominais e tenesmo, um esforço doloroso com necessidade de defecar.

O patógeno

O gênero *Shigella* consiste em bacilos gram-negativos da família Enterobacteriaceae e da tribo Escherichieae. Trata-se, de forma mais acurada, de um patovar[2] de *Escherichia coli* (ver Capítulo 288), porém continua sendo um gênero separado por motivos históricos. Na verdade, vários sorotipos de *E. coli* provocam doenças semelhantes à *Shigella* e apresentam fatores de virulência conservados. *Shigella sonnei* é a espécie mais comum isolada em países industrializados e, embora *S. flexneri* continue predominando nos países em desenvolvimento, há uma propagação global contínua da *S. sonnei* nos países em processo de industrialização na Ásia, na América Latina e no Oriente Médio.[3] *Shigella dysenteriae* tipo 1, responsável por surtos plurianuais na América Latina, na Ásia e na África desde 1969, tem sido, por motivos desconhecidos, raramente identificada desde o final da década de 1990. *Shigella boydii* é encontrada no subcontinente indiano. Novos sorotipos, atualmente não identificados pelos reagentes de tipagem existentes, continuam evoluindo e, no futuro, poderão contribuir para a carga global de doença por *Shigella*.[4]

EPIDEMIOLOGIA

As espécies de *Shigella* são patógenos de seres humanos (e, em certas ocasiões, de grandes primatas não humanos em cativeiro), sem outros reservatórios animais, de modo que a identificação de fontes da infecção invariavelmente remonta a um ser humano infectado. Nos EUA, os Centers for Disease Control and Prevention (CDC) mantêm cinco bancos de dados diferentes sobre infecções por *Shigella*, bem como outro para avaliar a resistência a antimicrobianos, fornecendo, cada um deles, estimativas um tanto diferentes sobre a carga da doença. A incidência da shigelose comprovada por cultura, principalmente causada por *S. sonnei* (85%) e *S. flexneri* (9 a 10%), demonstrou uma tendência a declínio desde 1970 (Figura 293.1). Varia de ano para ano, impulsionada pelo número e pelo tamanho dos surtos.

A transmissão da infecção por *Shigella* ocorre por meio de um pequeno inóculo, de 10 a 10.000 microrganismos, dependendo da espécie envolvida, o que explica por que a shigelose é transmitida com tanta frequência de pessoa para pessoa. É fácil os microrganismos serem transferidos das fezes de uma pessoa infectada para um indivíduo suscetível, frequentemente pelas mãos diretamente até a boca (transmissão fecal-oral) ou indiretamente por meio de objetos (fômites) antes manuseados pela pessoa infectada.

Nos EUA, cerca de 50% das infecções identificadas por *Shigella* são por transmissão direta de pessoa para pessoa. *Shigella* constitui a segunda causa principal nesse contexto, embora seja acentuadamente superada pelo norovírus.[5] A incidência de shigelose é mais alta em crianças de 0 a 4 anos, comumente associada a creches, onde a higiene é difícil de manter, seguida por crianças de 5 a 9 anos. As crianças com menos de 10 anos respondem, em seu conjunto, por um terço de todas as infecções comprovadas. Os indivíduos idosos que residem em instituições de cuidados

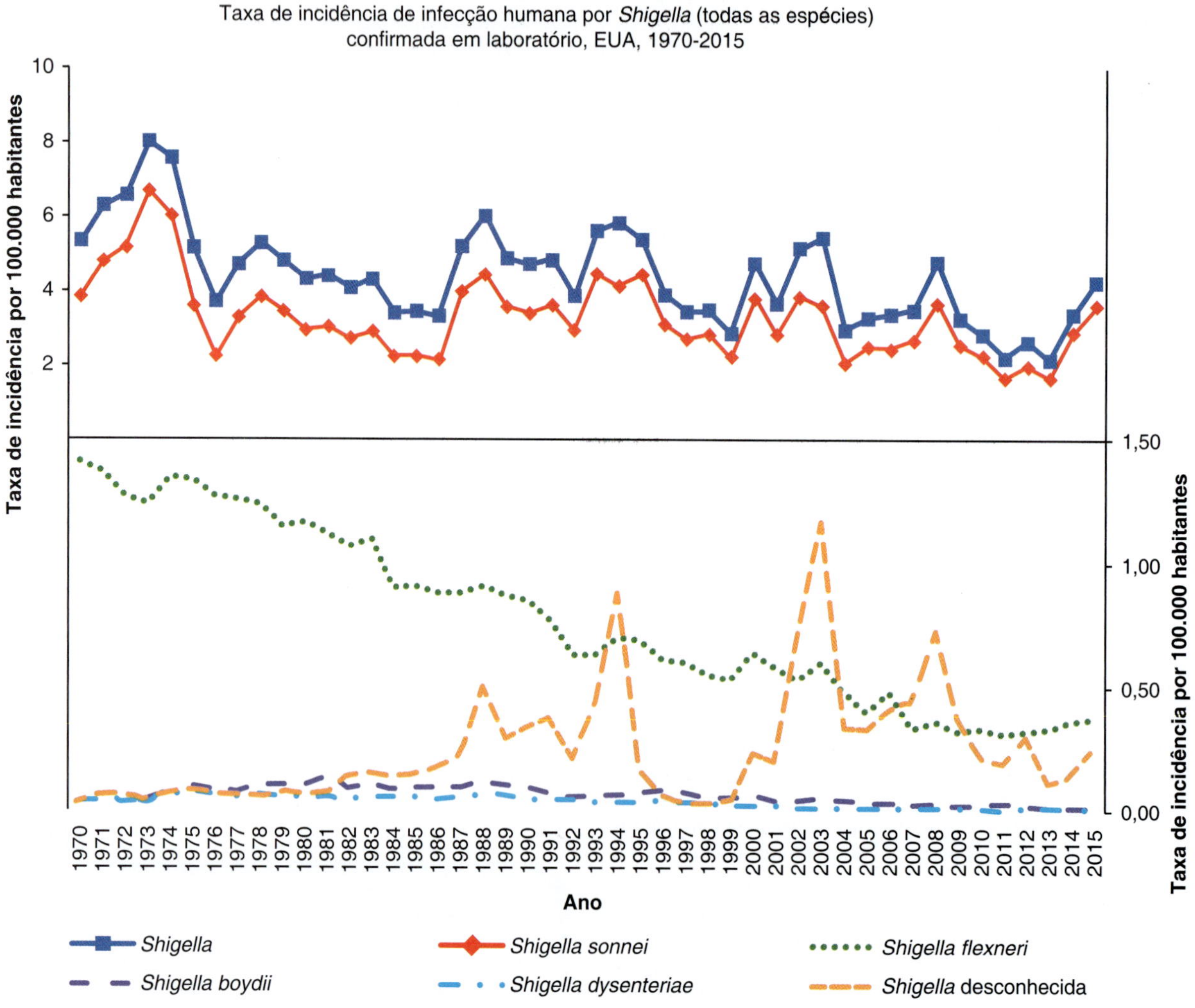

FIGURA 293.1 **Taxa de incidência de infecção por *Shigella* confirmada em laboratório notificada aos Centers for Disease Control and Prevention (todas as espécies) nos EUA, no período de 1970-2015.** *Painel superior*, taxas de incidência de infecção por *Shigella* (todas as espécies) e *Shigella sonnei*. Desde 1970, a taxa de incidência de infecção por *Shigella* (todas as espécies) tem sido impulsionada pela incidência de infecção por *Shigella sonnei*. *Painel inferior*, taxa de incidência de infecção por todas as espécies de *Shigella*, com exceção de *Shigella sonnei*, incluindo infecções por uma espécie não especificada. A taxa de incidência de infecção por *Shigella flexneri* tem diminuído desde a década de1980. Desde meados da década de 1980, a taxa de incidência de infecção por *Shigella*, em que a espécie não é identificada, tem flutuado, provavelmente representando, pelo menos em certa medida, situações de surto, em que os laboratórios de saúde pública não caracterizaram todos os isolados de *Shigella* associados ao surto até o nível de espécie. As infecções causadas por *Shigella boydii* e *Shigella dysenteriae* são raras nos EUA.

prolongados representam outro grupo de alto risco em razão da higiene frequentemente precária nesses ambientes. *Shigella* também pode ser transmitida sexualmente, sobretudo entre homens que fazem sexo com homens (HSH).[6] A prevalência da infecção por *S. flexneri* é maior nesse grupo, em comparação com a população geral, e sabe-se que causa doença mais grave do que a *S. sonnei,* incluindo diarreia sanguinolenta e disenteria. Um surto recente entre HSH revelou uma transmissão coincidente entre outro grupo de risco anteriormente não reconhecido, as pessoas sem-teto, cujo acesso a água e alimentos, saneamento básico e água para se lavar é limitado.[7]

A infecção por *Shigella* também pode ser transmitida por meio de água ou alimentos contaminados. Em 2016, *Shigella* foi o terceiro patógeno mais comum da gastrenterite transmitida por alimentos nos EUA, com 2.913 casos confirmados, representando um aumento de 7% em relação à média registrada de 2013 a 2015.[8] Com frequência, essas exposições devem-se a um manipulador de alimentos infectado, com sintomas mínimos ou assintomático, que ainda está excretando o microrganismo nas fezes. O resultado consiste em um surto de múltiplas pessoas ou em vários estados de uma fonte comum, que tem mais probabilidade de ser investigado, e ter a sua etiologia determinada. Esses surtos identificaram novos veículos para exposição como salada fresca ou guacamole preparados em restaurantes. Os surtos de *S. sonnei* em vários países, em decorrência de alimentos frescos contaminados enviados da África ou do Sudeste Asiático, demonstram como a globalização do fornecimento de alimentos também pode globalizar a infecção por cepas particulares de *Shigella.* Isso tem implicações importantes para a importação de cepas de *Shigella* resistentes a antimicrobianos (RAM) de áreas do mundo onde a resistência a fármacos é particularmente alta. A shigelose entre HSH também representa um mecanismo documentado para a propagação intercontinental de *Shigella* RAM. A contaminação de piscinas ou de áreas de banho, habitualmente por crianças pequenas portadoras do microrganismo e que defecam na água, pode resultar em surtos de fonte comum para indivíduos suscetíveis de qualquer idade. Fora dos surtos, a maioria dos casos de shigelose aguda nos EUA nunca é notificada, visto que o isolado predominante é *S. sonnei,* que resulta em doença leve e autolimitada que não é investigada microbiologicamente. Os CDC estimam que, nos EUA, ocorram cerca de 500.000 casos de infecção por *Shigella* a cada ano, dos quais 130.000 são transmitidos por alimentos contaminados. Apenas um pequeno número de mortes por shigelose é relatado nos EUA. O estado de portador assintomático de *Shigella* normalmente é limitado a poucas semanas; entretanto, como o diagnóstico etiológico de *S. sonnei* raramente é estabelecido, os portadores convalescentes podem retornar às suas atividades normais, enquanto ainda são capazes de transmitir a infecção.

A shigelose nos países em desenvolvimento é uma doença muito diferente. As aglomerações facilitam a transmissão de pessoa para pessoa, e a disponibilidade limitada de água, banheiros, higiene domiciliar e refrigeração para a conservação dos alimentos aumenta a facilidade de contaminação fecal de alimentos ou da água como fonte. Em razão da falta de latrinas ou banheiros, a defecação a céu aberto continua sendo comum, proporcionando uma oportunidade para a transferência de patógenos para alimentos ou água pelas moscas, o que dissemina ainda mais o risco nas comunidades. Em consequência, a transmissão domiciliar de um caso índice de Bangladesh foi 44 vezes maior, em comparação com uma coorte de contatos domiciliares de controles não infectados.[9] Uma análise da shigelose transmitida em alimentos em 2010 estimou houve 849.468 casos de doença e 2.621 mortes em 61 países de renda moderada a alta, e 188.000.000 de casos e 64.993 mortes nos 133 países restantes.[10] A prevalência crescente de *S. sonnei* menos grave pelo mundo, bem como de *S. boydii* no subcontinente indiano, e o desaparecimento de *S. dysenteriae* nesses últimos anos podem explicar parcialmente a queda estimada de 98% na mortalidade por shigelose na Ásia. Entretanto, outras intervenções inespecíficas que reduzem as mortes causadas por *Shigella,* como uso da vacina sarampo, suplementos de vitamina A ou de zinco, melhora do estado nutricional geral ou acesso a melhores cuidados de saúde primários e antibióticos, sem dúvida alguma também desempenham um papel significativo. Enquanto *S. sonnei* e *S. boydii* habitualmente causam infecção leve, as crianças desnutridas expostas a grandes inóculos desses microrganismos podem desenvolver doença grave e até mesmo letal semelhante à da *S. flexneri,* mesmo quando estão hospitalizadas e recebendo cuidados especializados. Por essas razões, a *Shigella* foi a terceira causa principal de mortes por doença diarreica em todo o mundo em 2015, resultando em um número estimado de 164.300 mortes, das quais um terço ocorreu em crianças com menos de 5 anos, constituindo a terceira causa principal nessa faixa etária, com 60% das mortes em indivíduos a partir de 15 anos, nos quais foi a principal causa de morte por diarreia.[11]

Em razão do pequeno tamanho do inóculo infeccioso, ocorrem surtos rapidamente durante emergências humanitárias complexas como inundações, deslizamentos de terra, terremotos ou o agrupamento de refugiados de conflitos em acampamentos aglomerados com condições sanitárias limitadas. Foram identificados surtos recentes de *S. sonnei* e *S. flexneri* com resistência a antibióticos nos acampamentos improvisados na Europa para refugiados e migrantes provenientes da Síria e de países vizinhos, em decorrência da guerra civil.[12]

Nos EUA, a incidência é impulsionada por surtos, não exibe uma acentuada variação sazonal e é semelhante em ambos os sexos. *Shigella sonnei* é um pouco mais comum em mulheres do que em homens de 10 a 39 anos, presumivelmente em razão da maior exposição a crianças pequenas infectadas, enquanto a shigelose grave causada por *S. flexneri* está acentuadamente aumentada em homens em comparação com as mulheres, particularmente entre homens negros, na faixa etária de 20 a 69 anos,[13] provavelmente como resultado da transmissão entre a população de HSH. Nos países em desenvolvimento, a shigelose também ocorre durante o ano, embora possam ocorrer picos sazonais perceptíveis na estação chuvosa, quando os microrganismos da defecação a céu aberto podem ser carregados até fontes de água potável, ou na estação seca, quando a água para higiene pessoal é escassa.

BIOPATOLOGIA

Em consequência de mudanças na expressão gênica, *Shigella* torna-se resistente ao pH ácido à medida que os microrganismos se multiplicam no intestino grosso, fornecendo uma proteção para as bactérias quando elas transitam pelo ambiente ácido do estômago de um novo hospedeiro suscetível, responsável pelo pequeno inóculo necessário para sua transmissão. Após sua passagem pelo estômago, *Shigella* desliga os genes que determinam a resistência ao ácido e passa a expressar outros genes que possibilitam a invasão do epitélio colônico do hospedeiro por meio de mecanismos coordenados complexos.[14] Existem duas barreiras principais a serem ultrapassadas pelo microrganismo: a primeira, é a inibição competitiva do microbioma intestinal normal no cólon por meio de mecanismos ainda não esclarecidos, e a segunda, é a penetração na camada de muco que recobre as células epiteliais, facilitada pela expressão e liberação de moléculas mucolíticas microbianas. *Shigella* também infrarregula a produção de peptídios antimicrobianos pela mucosa intestinal que, de outro modo, poderia prejudicar a invasão inicial das células M que recobrem as placas de Peyer linfoides. As bactérias são, então, transcitosadas pela lâmina própria, onde são ingeridas por macrófagos e induzem a produção de citocinas inflamatórias, levando à morte dos macrófagos e ao recrutamento e migração de leucócitos polimorfonucleares para dentro e através da mucosa. Juntamente com a ruptura das proteínas de junção celular induzida por *Shigella,* a migração de leucócitos força a abertura das zônulas de oclusão entre as células epiteliais. Isso permite que muito mais microrganismos presentes no lúmen tenham acesso à membrana basolateral das células epiteliais do cólon, onde induzem a sua ingestão pelas células hospedeiras por meio de um mecanismo que se assemelha à fagocitose.[15] Em seguida, *Shigella* provoca lise da vesícula fagocítica para entrar no citoplasma, onde se multiplica; embora esses microrganismos sejam imóveis, eles utilizam a sua capacidade de ligação cruzada à actina no citoplasma para se propelirem até a membrana da célula hospedeira. Nesse local, pelo mecanismo induzido semelhante à fagocitose, as bactérias são transferidas de uma célula epitelial para outra. A inflamação e a morte de células epiteliais contíguas invadidas do hospedeiro resultam em ulcerações da mucosa e maior exsudação de sangue e leucócitos no lúmen do cólon e, por fim, nas fezes. Ao mesmo tempo, as vias reguladoras são ativadas para transmitir sinais de alarme, que ativam o sistema imune inato em células espectadoras para confinar os microrganismos invasores na área localizada de acometimento.

MANIFESTAÇÕES CLÍNICAS

As infecções por *S. sonnei* ou *S. boydii* manifestam-se, normalmente, depois de um período de incubação de 1 a 3 dias, com febre e diarreia aquosa leve a moderada (Tabela 293.1). Não causam desidratação grave e, em geral, ocorre resolução sem tratamento específico em 3 a 5 dias. Entretanto,

Tabela 293.1 Síndromes clínicas e complicações da shigelose.

ESTÁGIO	TEMPO DECORRIDO PARA O APARECIMENTO APÓS O INÍCIO DA DOENÇA	SINAIS E SINTOMAS	PATOLOGIA E PATOGENIA
Pródromo	Achados mais precoces	Febre, calafrios, mialgias, anorexia	Nenhuma ou colite precoce com resposta às citocinas
Diarreia aquosa	0 a 3 dias	Febre, cólicas abdominais, fezes de consistência mole	Colite leve com leucócitos e eritrócitos fecais
Diarreia sanguinolenta	1 a 3 dias	Evacuações frequentes de fezes contendo sangue e muco, cólicas abdominais e hipersensibilidade, febre, anorexia	Colite com leucócitos e eritrócitos fecais
Disenteria	1 a 5 dias	Evacuações frequentes de fezes de pequeno volume, que consistem em sangue, muco e pus; cólicas abdominais intensas; tenesmo	Colite mais extensa, com abscessos da cripta e ulcerações da mucosa
Complicações agudas	3 a 7 dias	Convulsões, obnubilação, bacteriemia, obstrução colônica, perfuração da mucosa, peritonite	Colite grave, ileíte terminal
Outras complicações agudas, decorrentes principalmente da infecção por *Shigella dysenteriae* tipo 1	3 a 7 dias	Megacólon tóxico, reação leucemoide, síndrome hemolítico-urêmica	Colite grave, expressão de toxina Shiga
Síndromes pós-infecciosas	1 a 3 semanas	Artrite reativa, com ou sem uretrite e conjuntivite	Resposta inflamatória autoimune, mais comum em indivíduos que expressam o antígeno HLA-B27

se as fezes forem examinadas ao microscópio, observa-se a presença de leucócitos e eritrócitos, indicando a inflamação subjacente da mucosa. Quando a inflamação é mais grave, como no caso de *S. flexneri*, a diarreia aquosa inicial pode se tornar sanguinolenta e, em alguns casos, progride para a disenteria, com evacuações características de fezes mucoides sanguinolentas de pequeno volume, muitas vezes ao dia (10 a > 40), cólicas abdominais e tenesmo. As infecções mais graves são causadas por *S. dysenteriae* tipo 1 e progridem rapidamente da diarreia aquosa para a sanguinolenta e, com frequência, para a disenteria franca.

A gravidade da doença e a variedade das complicações de *S. flexneri* e de *S. dysenteriae* tipo 1 contribuem para a sua importância como causa de morte em crianças nos países em desenvolvimento. Nessa população, pode ocorrer bacteriemia pela cepa infectante ou outra flora entérica, e a intensa inflamação da mucosa pode levar ao megacólon tóxico. A perfuração do cólon e a pancolite constituem complicações raras, que podem exigir intervenção cirúrgica. Em crianças pequenas, nas quais o suporte mesentérico para o cólon retossigmoide não está totalmente desenvolvido, a proctite intensa resulta em esforço para a evacuação, podendo levar ao prolapso retal. Uma rápida elevação da temperatura pode causar convulsão nessa faixa etária, que pode ser distinguida das convulsões febris típicas pela maior idade da criança e pela raridade de múltiplas convulsões. Outras manifestações do sistema nervoso central, como obnubilação, sugerem a presença de hipoglicemia decorrente da ingestão deficiente de alimento e gliconeogênese inadequada, ou hiponatremia, secundária à secreção inapropriada de hormônio antidiurético. A anorexia pode ser intensa e prolongada. Combinada com catabolismo contínuo da proteína muscular do hospedeiro associado à produção excessiva de citocinas pró-inflamatórias e enteropatia perdedora de proteínas em decorrência de colite, resulta em certo grau de desnutrição calórico-proteica que pode evoluir para o kwashiorkor e para a morte (ver Capítulo 203). A infecção por *S. flexneri* também está associada à artrite reativa e a outras manifestações inflamatórias autoimunes como tendinite, conjuntivite, uveíte, uretrite ou eritema nodoso, uma constelação de achados comumente designada como artrite reativa (anteriormente síndrome de Reiter) (ver Capítulo 249). Isso ocorre principalmente em indivíduos positivos para o antígeno HLA-B27 e pode representar uma consequência do mimetismo molecular. A infecção por *S. dysenteriae* tipo 1 pode resultar em reação leucemoide associada à trombocitopenia e anemia hemolítica microangiopática, frequentemente seguida de SHU (ver Capítulo 163) e insuficiência renal aguda.

DIAGNÓSTICO

A shigelose que se manifesta com diarreia aquosa é clinicamente indistinguível das numerosas outras causas de diarreia aquosa, exceto: pela frequência de febre nas infecções por *Shigella*; que as fezes sejam examinadas ao microscópio para demonstrar a presença de eritrócitos e leucócitos; ou que a infecção seja confirmada microbiologicamente ou por diagnóstico molecular (CIDT). Os exames laboratoriais de rotina documentam a presença de leucocitose com muitas formas imaturas em "bastão", particularmente em pacientes com diarreia sanguinolenta ou disenteria. Nos países desenvolvidos, essas manifestações são mais comumente causadas por uma *E. coli* produtora de toxina Shiga (STEC), como o sorotipo O157:H7, ou por *S. flexneri* e, com menos frequência, *Campylobacter jejuni*, espécies de *Salmonella* não tifoides ou, raramente, *Yernisia enterocolitica* ou *Entamoeba histolytica*. Em pacientes que recentemente receberam antibióticos, a diarreia sanguinolenta é, com frequência, uma consequência de *Clostridium difficile* (ver Capítulo 280). Um estudo de grande porte realizado em vários países sobre diarreia pediátrica moderada a grave em países de renda baixa e média documentou a *S. flexneri* como a causa da maioria das diarreias sanguinolentas ou disenteria, sem nenhum caso detectado de *S. dysenteriae* entre mais de 10.000 indivíduos estudados.[16] O diagnóstico sindrômico pode falhar na identificação de indivíduos com infecção por *Shigella*. Em um estudo conduzido no Quênia, apenas 7 de 63 crianças com *Shigella* isolada das fezes apresentaram disenteria clinicamente identificada (sensibilidade de 11%, IC de 4,6 a 21,6%).[17] O diagnóstico com base na cultura não apenas leva dias antes da obtenção dos resultados, mas também subestima frequentemente a prevalência. A obtenção de resultados falso-negativos pode ser decorrente de uma coleta inadequada da amostra, demora no processamento ou falha em utilizar os melhores métodos de cultura, bem como administração prévia de antibióticos, que pode limitar a detecção de microrganismos ainda viáveis, porém, não cultiváveis. Em contrapartida, os resultados do CIDT podem estar disponíveis em poucas horas e, por essas razões, os exames diagnósticos de captura de antígeno ou reação em cadeia da polimerase estão se tornando mais atrativos, embora possam ser de custo mais elevado. Em ambientes de poucos recursos, o uso de mais de um meio de cultura seletivo e a obtenção de várias amostras aumentarão o rendimento de resultados positivos. O rastreamento inicial baseia-se na incapacidade das espécies de *Shigella* fermentarem a lactose, juntamente com o exame das colônias lactose-negativas para detectar a fermentação anaeróbia da glicose e a ausência de motilidade ou a falta de produção de sulfeto de hidrogênio para distinguir *Shigella* das espécies de *Salmonella*. O diagnóstico específico utiliza métodos sorológicos padronizados para antígenos O de *Shigella*. Este é o motivo pelo qual a cultura leva vários dias para confirmar os resultados. No caso de diarreia aquosa leve por *S. sonnei*, o paciente habitualmente está recuperado no momento em que os resultados laboratoriais ficam disponíveis, de modo que eles são de pouca utilidade para orientar o tratamento. Os rendimentos das culturas são maximizados quando se estudam apenas pacientes com diarreia sanguinolenta ou disenteria. Os resultados são valiosos para a seleção do tratamento empírico, bem como para fins epidemiológicos, quando a sensibilidade a antibióticos também é determinada para rastrear o desenvolvimento de resistência e ajudar a selecionar os antibióticos efetivos quando o tratamento está indicado.

TRATAMENTO

Em adultos e crianças saudáveis, a maioria das infecções por *Shigella* causa diarreia leve, de modo que não há necessidade de investigação diagnóstica ou tratamento com antibióticos. As evidências dos ensaios clínicos realizados sustentam o uso de antibióticos para tratar a diarreia sanguinolenta ou a disenteria por *Shigella*, de modo a diminuir a gravidade dos sintomas e a duração da febre e da diarreia.[A1] Ao longo dos anos, foram utilizados antibióticos sucessivos para tratar as infecções por *Shigella*, em decorrência do surgimento de resistência aos medicamentos, incluindo tetraciclina, cloranfenicol, ampicilina, sulfametoxazol-trimetoprima, ácido nalidíxico, pivmecilinam, ciprofloxacino, azitromicina e ceftriaxona. Para as cepas sensíveis a antibióticos, qualquer um desses aqui relacionados é efetivo para a cura clínica e microbiológica, porém, faltam evidências de alta qualidade sobre a superioridade de um em relação a outro. O tratamento em dose única ou de curta duração demonstrou ser promissor, todavia, os dados permanecem limitados e são necessários mais estudos. Alguns estudos sugerem que a cefixima (uma cefalosporina oral de terceira geração) é eficaz em crianças, contudo, menos efetiva em adultos, enquanto a amoxicilina é menos efetiva do que a ampicilina. Os antibióticos não absorvíveis, como a furazolidona, a rifaximina e a gentamicina VO apresentam atividade *in vitro* contra *Shigella*, porém, não são recomendados, uma vez que o tratamento ideal exige níveis terapêuticos dos medicamentos nos compartimentos tanto luminal quanto mucoso, e esses agentes mostraram ter eficácia variável no uso clínico. A Figura 293.2 ilustra a estratégia para a antibioticoterapia e os medicamentos recomendados para a shigelose em crianças e adultos em ambientes de alta e de baixa renda.

As opções terapêuticas para o tratamento da shigelose são cada vez mais limitadas em razão da resistência crescente e amplamente disseminada em países tanto de alta quanto de baixa renda.[18] Em abril de 2017, os CDC publicaram orientações para limitar o tratamento de *Shigella* com antibióticos nos EUA em pacientes imunocomprometidos ou com doença grave, que exige hospitalização, ou com doença invasiva ou complicações.[19] Como a identificação do agente etiológico da diarreia pode levar de 3 a 5 dias, é necessário iniciar a terapia empírica enquanto se aguardam os resultados de cultura nesses casos graves. Os dados de suscetibilidade locais devem orientar a seleção dos antibióticos, e esta é a justificativa para a coleta sistemática de informações sobre sensibilidade a fármacos. A consultoria dos CDC descreve o surgimento e a disseminação de cepas de *Shigella* nos EUA com valores elevados de concentração inibitória mínima (CIM) para o ciprofloxacino, de 0,12 a 1 μg/mℓ. Os médicos devem estar cientes de que os padrões laboratoriais podem categorizar essas cepas como sensíveis ao ciprofloxacino; contudo, elas podem abrigar genes de

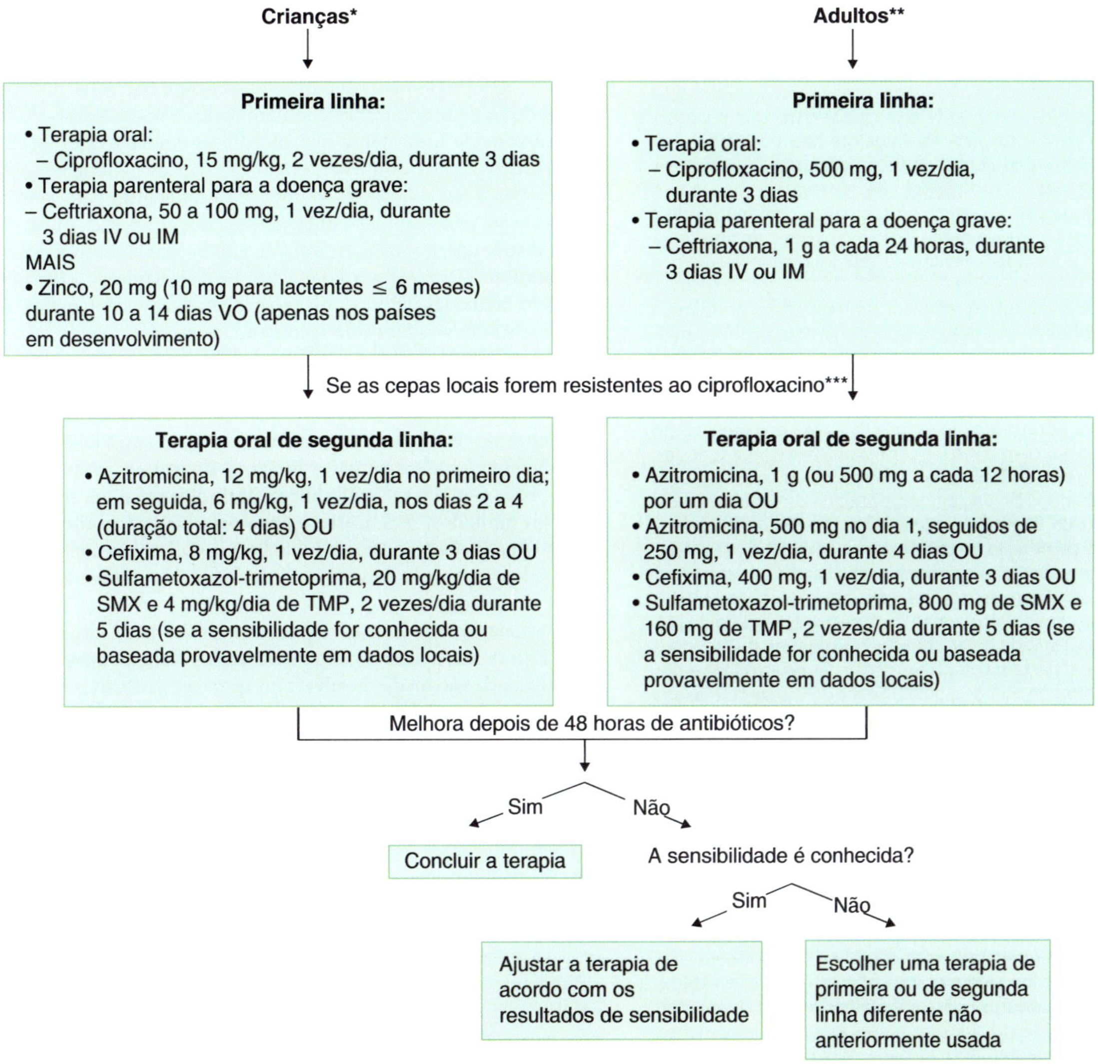

*A comissão de especialistas da OMS sobre o uso de medicamentos essenciais de 2017[19] atualmente recomenda que não seja ministrado nenhum tratamento antibiótico para episódios não febris de diarreia não sanguinolenta, incluindo aqueles causados por *Shigella*.

**Os CDC recomendam limitar o tratamento antibiótico da infecção por *Shigella* a pacientes imunocomprometidos ou que apresentem doença grave, que exija hospitalização, ou com doença invasiva ou complicações.[18]

***Os CDC recomendam que as cepas de *Shigella* com CIM de 0,12 mg/mℓ ou mais não sejam tratadas com quinolonas.[18]

FIGURA 293.2 **Tratamento da shigelose.**

resistência às quinolonas que são conhecidos pela sua capacidade de conferir uma sensibilidade reduzida, levando a um possível insucesso do tratamento ou à eliminação prolongada dos microrganismos, com consequente aumento do risco de casos secundários. Por essas razões, os CDC recomendam que as cepas de *Shigella* com CIM de 0,12 μg/mℓ ou mais não devam ser tratadas com quinolonas. As populações de HSH correm risco aumentado de abrigar cepas resistentes a antibióticos.

A resistência é mais proeminente nos países em desenvolvimento, onde tanto a carga de infecções quanto o uso de antibióticos são elevados. Em consequência, a terapia oral para a shigelose está se tornando cada vez mais um desafio, com grave limitação das opções terapêuticas. No sul da Ásia, as cepas agora são, em sua maioria, resistentes ao ciprofloxacino, e a resistência à azitromicina está surgindo rapidamente. É possível que, em um futuro próximo, não exista um antibiótico oral disponível ao qual *Shigella* seja suscetível, tornando muito difícil o manejo das infecções comuns da infância adquiridas na comunidade. Recentemente, os CDC e a OMS declararam *Shigella* resistente a antibióticos como grave ameaça à saúde pública, exigindo novas intervenções.

A comissão de especialistas da OMS sobre o uso de medicamentos essenciais de 2017[20] atualmente recomenda que não seja ministrado nenhum tratamento antibiótico para episódios não febris de diarreia não sanguinolenta, incluindo aqueles causados por *Shigella*. O ciprofloxacino constitui o antibiótico de primeira escolha para a diarreia sanguinolenta ou a disenteria, enquanto a azitromicina, a cefixima e a ceftriaxona constituem agentes de segunda escolha para cepas resistentes ao ciprofloxacino. Um recente estudo multinacional de grande porte, entretanto, revelou uma alta carga de mortalidade residual em crianças em países em desenvolvimento no período de 60 a 90 dias após a ocorrência de diarreia aquosa aguda clinicamente moderada a grave, em que uma proporção substancial dessas infecções foi atribuída a *Shigella*. Não se sabe se o tratamento empírico com antibióticos para a suspeita de shigelose não disentérica em crianças que apresentam desidratação grave ou desnutrição em países em desenvolvimento confere um benefício de sobrevida, e um ensaio clínico multinacional atual está avaliando se as crianças com menos de 2 anos com diarreia aquosa grave ou desnutrição em países com alta carga de mortalidade infantil podem se beneficiar da antibioticoterapia empírica com azitromicina.

Na shigelose grave, a instituição imediata do tratamento antibiótico efetivo diminui a duração da doença e proporciona uma melhora mais rápida dos sintomas, como febre, cólicas e tenesmo. Evidências obtidas em Bangladesh demonstram que o tratamento imediato das infecções por *S. dysenteriae* tipo 1 reduz a frequência de SHU e, presumivelmente, de outras complicações em consequência da inflamação do cólon, como megacólon, perfuração e prolapso retal. A ceftriaxona parenteral tem sido mais útil na doença grave ou resistente a fármacos em crianças com imunodeficiência, incluindo HIV, ou com incapacidade de tomar medicamentos VO, em razão de vômitos ou diminuição da consciência. Isso, entretanto, exige a hospitalização do paciente ou a administração ambulatorial e monitoramento, condições que diminuem o acesso ao tratamento e aumentam o seu custo. Além disso, a crescente prevalência de isolados de *S. flexneri* e *S. sonnei* com betalactamase de espectro estendido (ESBL), que expressam o tipo CTX-M de betalactamase que confere resistência a todos os antibióticos betalactâmicos, com exceção das cefamicinas e dos carbapenéns, já está comprometendo a possibilidade do uso de ceftriaxona como opção de tratamento efetivo.

Nas infecções mais graves, certas complicações, como hipoglicemia e hiponatremia, podem ser tratadas com glicose adequada ou solução salina administrada por via intravenosa, porém, os pacientes precisam ser monitorados por uma equipe clínica treinada. A colite com megacólon tóxico e a perfuração intestinal representam problemas difíceis, principalmente associados à doença causada por *S. dysenteriae* tipo 1. Para corrigir o prolapso retal em lactentes, a mucosa deve ser mantida úmida com solução salina até que se possa efetuar uma redução manual. Entretanto, em razão do recente desaparecimento da doença por *S. dysenteriae* tipo 1, a frequência dessas complicações também está diminuindo. A anorexia prolongada e as respostas catabólicas na shigelose exigem uma atenção rigorosa para a reabilitação nutricional, particularmente em crianças desnutridas de países em desenvolvimento, onde a alimentação é frequentemente precária. Mesmo com dietas que tenham conteúdo adequado de proteínas e sejam ricas em energia, após a infecção, a reposição das reservas de nutrientes pode levar até quatro vezes a duração da doença clínica, e a recuperação nutricional completa pode não ser possível antes da ocorrência da próxima infecção, causando maior deterioração nutricional. A administração de zinco está associada a um benefício clínico modesto, incluindo redução da duração dos sintomas, bem como diminuição na incidência de diarreia subsequente. As diretrizes da OMS recomendam a suplementação de zinco em todas as crianças com diarreia em locais de recursos limitados, onde a deficiência de zinco é comum.

Pode-se observar a ocorrência de convulsões, que habitualmente são autolimitadas, e outras complicações neurológicas respondem ao manejo hidreletrolítico e à correção da hipoglicemia e da hiponatremia. A artrite reativa constitui um problema maior, visto que se trata de uma resposta autoimune que ocorre principalmente em indivíduos geneticamente suscetíveis e positivos para o antígeno HLA-B27. A artrite destrutiva crônica pode exigir o uso de agentes anti-inflamatórios não esteroides, esteroides ou inibidores das citocinas inflamatórias, além de um tratamento antibiótico efetivo para eliminar o microrganismo causador, bem como manejo médico contínuo.

Algumas evidências sugerem que os agentes antimotilidade estão contraindicados na shigelose, particularmente nos casos de diarreia sanguinolenta ou disenteria em crianças pequenas, visto que esses fármacos podem diminuir a velocidade do peristaltismo e prolongar o contato entre os microrganismos e a mucosa, aumentando, assim, a invasão microbiana, as alterações patológicas e a gravidade, incluindo megacólon tóxico.

PREVENÇÃO

A higiene pessoal (em particular a lavagem das mãos após manusear fraldas de crianças infectadas e antes da preparação de alimentos), a disposição sanitária de fezes e a proteção das fontes de alimentos e água da contaminação microbiana são essenciais para limitar a propagação da shigelose. A prevenção da propagação em creches representa um problema particular, em razão da extrema dificuldade em impedir que as crianças pequenas explorem constantemente seu mundo, pegando bactérias em suas mãos e levando os dedos ou fômites contaminados à boca. Nessas situações, é particularmente importante que os adultos cuidadores observem uma boa higiene pessoal e supervisionem as crianças na lavagem das mãos. Água e sabão são suficientes, porém os desinfetantes para as mãos funcionam e podem ser mais convenientes. Em ambientes onde não haja sabão disponível, a água com areia ou cinzas para esfregar é útil. Manter as crianças infectadas longe das creches até que suas fezes sejam negativas, se forem efetuadas culturas, ou separar crianças recentemente doentes daquelas suscetíveis tem sido recomendado, porém, são medidas de alto custo, cuja implementação não é fácil. A higiene domiciliar na presença de um caso índice, incluindo lavagem frequente das mãos, o cuidado no descarte das fraldas ou roupas íntimas sujas, a limpeza regular da área onde estas são recolhidas com um desinfetante e as precauções no preparo dos alimentos podem ajudar a limitar a disseminação dentro da casa. Todas essas medidas são mais difíceis de implementar em ambientes com recursos limitados, sem acesso à água para higiene, muito menos água potável para beber ou cozinhar, banheiros ou latrinas com manutenção adequada, capacidade de adquirir desinfetantes ou refrigeração para conservar alimentos.

As vacinas, particularmente para as espécies mais virulentas, seriam úteis. Entretanto, apesar de muitos esforços e avanços, uma vacina segura e efetiva ainda não foi desenvolvida ou aprovada para uso geral.[21] O desenvolvimento de vacinas contra *Shigella* tem sido um desafio, em razão das diversas espécies e sorotipos, da compreensão insuficiente da imunidade e proteção cruzada, da falta de um modelo animal confiável e do baixo interesse comercial. As populações dos EUA para as quais uma vacina contra *Shigella* poderia ser recomendada incluem viajantes ou militares que são destacados para locais de alto risco. Em países de baixa renda, uma vacina multivalente amplamente protetora contra *S. flexneri* e *S. sonnei* – as duas espécies de *Shigella* mais comuns nos últimos 20 anos – seria de grande utilidade, visto que a shigelose continua sendo responsável por uma parte significativa da mortalidade anual por doenças diarreicas. Nossa compreensão atual da imunidade na shigelose indica que a imunidade sorotipo-específica é mais importante. As vacinas orais vivas atenuadas provavelmente seriam as mais úteis para viajantes e militares destacados para áreas de alto risco; infelizmente, as vacinas mais efetivas na indução de imunidade também foram as mais reatogênicas, causando febre e, com frequência, diarreia leve nos receptores. Para crianças em áreas endêmicas, as vacinas atuais em fase de desenvolvimento clínico consistem em células integrais mortas,[22] conjugados de antígeno O lipopolissacarídeo (LPS)-proteína e candidatos de subunidades. As vacinas conjugadas de última geração contra LPS parecem ser as mais promissoras. A não ser que sejam identificados antígenos protetores comuns, a estratégia de vacina mais provável será baseada em uma combinação de antígenos sorotipo-específicos dos isolados de *Shigella* mais prevalentes e de proteção cruzada. O aprimoramento dos modelos de desafio humano para *Shigella* é promissor para acelerar o desenvolvimento de uma vacina contra *Shigella*.

PROGNÓSTICO

A infecção por *S. sonnei* e a maioria dos casos de infecção por *S. boydii* são leves e autolimitadas, sem sequelas. A infecção por *S. dysenteriae* ou *S. flexneri* responde ao tratamento adequado com antibióticos. Quando o tratamento não é efetivo, deve-se suspeitar de uma cepa resistente aos medicamentos ou de outro agente etiológico. Em alguns casos, a shigelose grave com pancolite tem sido diagnosticada incorretamente como doença inflamatória intestinal. Isso pode ser um desastre se o paciente for tratado com esteroides. Enquanto o tratamento precoce e efetivo de *S. dysenteriae* tipo 1 reduz o risco de complicações, como SHU e, provavelmente, megacólon e perfuração intestinal, cerca de 25% dos pacientes com SHU terão algum comprometimento renal permanente e uma pequena porcentagem poderá progredir para a insuficiência renal terminal. Em razão da natureza autoimune da artrite reativa, habitualmente associada a *S. flexneri*, o tratamento precoce pode não evitar a sua ocorrência, mas pode diminuir a sua gravidade. A infecção por um sorotipo de *Shigella* geralmente proporciona imunidade durável à reinfecção pela mesma cepa, porém deixa o indivíduo suscetível a outras cepas e sorotipos antigenicamente distintos.

Grau A Recomendação de grau A

A1. Christopher PR, David KV, John SM, et al. Antibiotic therapy for Shigella dysentery. *Cochrane Database Syst Rev*. 2010;8:CD006784.

REFERÊNCIAS BIBLIOGRÁFICAS

As referências bibliográficas, bem como os outros materiais suplementares deste livro, encontram-se no GEN-IO, nosso ambiente virtual de aprendizagem.

294 BRUCELOSE

EDSEL MAURICE T. SALVANA E ROBERT A. SALATA

DEFINIÇÃO

A brucelose, anteriormente conhecida como febre de Malta ou febre ondulante, é uma doença zoonótica causada por bactérias do gênero *Brucella*. A infecção humana, que apresenta manifestações multifacetadas, é adquirida por meio de contato direto, ingestão ou inalação. Na maioria dos casos, a doença é adquirida pela ingestão de produtos derivados do leite não pasteurizados ou carne malcozida. A infecção ocupacional é normalmente adquirida por inalação ou contaminação de feridas e mucosas expostas. A transmissão entre seres humanos ocorre, porém é rara. A brucelose continua sendo uma carga considerável para a saúde pública e a economia em muitos países, apesar dos avanços na sua detecção, tratamento e prevenção. Em regiões onde a doença é endêmica, a brucelose continua tendo importantes efeitos deletérios sobre seres humanos e animais.[1]

O patógeno

Brucella é um cocobacilo gram-negativo, de crescimento lento, pequeno, aeróbio, sem motilidade, não encapsulado e não formador de esporos. *Brucella abortus* (do gado, bisão, alce), *B. suis* (de porcos e suínos selvagens), *B. melitensis* (de ovelhas, cabras e camelos) e *B. canis* (de cães) são as espécies que mais comumente infectam os seres humanos. A análise genética mostra um elevado grau de homologia entre as diferentes espécies apesar de diferentes hospedeiros preferidos, e os fatores de virulência podem variar entre espécies e dentro de uma mesma espécie. O sequenciamento completo do genoma é capaz de distinguir entre genótipos com maior resolução e pode fornecer pistas sobre a origem geográfica do microrganismo.[2]

EPIDEMIOLOGIA

Etiologia

Brucella abortus está habitualmente associada a doença esporádica leve a moderada. As infecções por *B. suis* e *B. melitensis* estão associadas a complicações supurativas ou incapacitantes e podem ter uma evolução prolongada. A infecção por *B. canis* tem início insidioso, recidivas frequentes e evolução crônica, porém, relativamente leve. Duas espécies marinhas, *B. pinnipedialis* (de focas) e *B. ceti* (de botos e golfinhos) podem causar neurobrucelose nos seres humanos. *Brucella microti* (do rato-silvestre, raposa-vermelha) tem elevado potencial de patogenicidade, porém não foi relatado nenhum caso de infecção humana. Outras espécies de *Brucella* com patogenicidade humana conhecida ou potencial incluem *B. inopinata* (infecção de implante mamário), *B. ovis* (infecção de ovelhas; não há casos relatados em humanos) e *B. neotomae* (infecção de roedores; não há casos relatados em humanos). BO2, uma espécie proposta estreitamente relacionada com *B. inopinata*, provocou um caso humano de pneumonia destrutiva crônica. Em virtude de sua patogenicidade e capacidade de permanecer viável em armazenamento por longos períodos, *Brucella* spp. constituem agentes potenciais de bioterrorismo.[3]

Incidência e prevalência

Mais de 500.000 casos de brucelose são notificados anualmente à Organização Mundial da Saúde (OMS) por 100 países. A infecção por *B. melitensis* é responsável pela maioria dos casos diagnosticados, principalmente da região do Mediterrâneo, América Latina, Golfo Pérsico, China e subcontinente indiano. A infecção por *B. abortus* ocorre no mundo inteiro, porém foi efetivamente erradicada na maioria dos países da Europa setentrional e ocidental, no Japão e em Israel. *Brucella suis* é encontrada nos EUA, na América do Sul e no Sudeste Asiático. A infecção por *B. canis* ocorre na América do Norte, América do Sul, Japão e Europa central. Foram relatadas taxas elevadas de soropositividade para *Brucella* em comunidades africanas que mantêm rebanhos e consomem leite não pasteurizado, e a brucelose africana não diagnosticada representa, provavelmente, uma carga de infecção significativa. Os imigrantes e viajantes que retornam de países endêmicos continuam sendo diagnosticados em países de baixa prevalência ou não endêmicos.

Nos animais, a brucelose é uma infecção crônica que pode persistir por toda a vida. Como resultado de programas de controle efetivos em animais, houve uma diminuição drástica da brucelose humana nos EUA, de mais de 6.000 casos em 1947 para menos de 140 casos por ano a partir de 1993. Os estados do Texas, Califórnia, Arizona e Flórida relataram a maioria dos casos em 2010 (https://www.cdc.gov/brucellosis/resources/surveillance.html). Nos EUA, a infecção por *Brucella* ocorre principalmente por meio de contato direto com animais ou suas secreções em grupos de alto risco, incluindo trabalhadores em matadouros, agricultores, trabalhadores em fábricas de produtos lácteos e veterinários. As pessoas que trabalham em laboratórios que manipulam animais infectados ou culturas de *Brucella* também correm risco. Mais da metade dos casos notificados estão associados ao processamento de carne, em particular de "áreas de abate". Muitos casos de infecção por *B. abortus* em veterinários resultaram de exposição acidental a vacinas vivas (que são patogênicas para os seres humanos) utilizadas para imunizar o gado. Infecções em caçadores de suínos selvagens ocorrem de maneira esporádica. O leite e o queijo de cabra importados do México (não pasteurizados)[4] representam uma importante fonte de infecção por *B. melitensis*. A brucelose contraída no exterior pode se tornar sintomática até que a pessoa retorne de viagem. A transmissão entre seres humanos foi documentada em 45 casos e ocorreu por transmissão sexual, amamentação, transfusão de sangue, transplante de medula óssea, exposição nosocomial e no período perinatal.[5] A brucelose na gravidez tem sido associada a abortos espontâneos, anormalidades congênitas e infecções neonatais. A brucelose na infância, que ocorre principalmente em crianças em idade escolar, é responsável por 3 a 10% de todos os casos notificados em todo o mundo. A incidência da brucelose humana está epidemiologicamente associada a graves complicações da gravidez.[6]

BIOPATOLOGIA

Patogenia

Após penetrar nas células epiteliais da pele humana, conjuntiva, faringe, intestino ou pulmão, as *Brucella* induzem uma resposta inflamatória tardia (até 48 horas), com infiltração do local da infecção por leucócitos polimorfonucleares. Em seguida, as *Brucella* são ingeridas por células dendríticas, neutrófilos e macrófagos teciduais, que posteriormente se disseminam para os linfonodos regionais. Se as defesas do hospedeiro nos linfonodos estiverem sobrecarregadas ou se a carga da infecção for alta, ocorre bacteriemia. O período de incubação habitual da infecção até o aparecimento de bacteriemia é de 2 a 4 semanas. A bacteriemia é acompanhada de fagocitose dos microrganismos livres por macrófagos, com localização principalmente no baço, no fígado e na medula óssea. Esses macrófagos formam pequenos granulomas caseosos, que podem servir como fontes persistentes de infecção.

Por ser um microrganismo intracelular, *Brucella* precisa evitar a detecção pelo sistema imune e sobreviver em um ambiente intracelular hostil. As *Brucella* evitam a detecção inicial pelo hospedeiro por meio de diversos mecanismos. O lipopolissacarídeo (LPS liso) de sua parede celular difere significativamente do LPS bacteriano habitual em dois aspectos importantes: tem muito pouco efeito sobre a ativação do receptor *Toll-like* tipo 4 (TLR4) e é resistente à ativação do complemento. Além disso, os microrganismos apresentam uma proteína que interfere na sinalização do TLR. Após a sua entrada bem-sucedida no hospedeiro, as *Brucella* em fagossomos são capazes de sobreviver à acidificação e fusão do lisossomo por meio da indução de fatores de virulência específicos, como o sistema de secreção de VirB tipo IV (T4SS) e urease (ure). Para se replicar, os microrganismos interceptam o tráfego entre o retículo endoplasmático e o aparelho de Golgi. Além disso, parecem inibir a apoptose das células infectadas, como os sinoviócitos, mantendo, assim, a sua presença persistente. Um importante papel desempenhado pela família de proteínas da membrana externa omp25/omp31 foi elucidado na patogenia de *Brucella*. Mutantes nocaute para omp22, omp25 e omp31 exibem uma diminuição substancial da virulência. A omp25 parece inibir a produção de TNF-α pelos macrófagos e facilita a secreção de proteínas periplasmáticas em meio ácido ao modular a permeabilidade da membrana de *Brucella*. A omp22 e a omp25 são necessárias para a invasão e a sobrevida intracelular dos microrganismos nas células hospedeiras. Outros fatores de virulência conhecidos que ocorrem com alta frequência na *Brucella* patogênica incluem a proteína de ligação da membrana integral (MviN), a manose-6-fosfatoisomerase (ManA), a manosil-transferase (WbkA), a perosamina-sintetase (PerA) e a proteína da membrana externa 19 (omp19).[7] A inflamação da resposta imune inata do hospedeiro provavelmente constitui o principal fator impulsionador na patologia, visto que não foram encontradas quaisquer enzimas proteolíticas secretadas ou toxinas bacterianas. *Brucella* induz a produção de citocinas pró-inflamatórias e metaloproteinases do hospedeiro, causando lesão tecidual.[8]

Imunidade

Os fatores humorais desempenham um importante papel na defesa do hospedeiro contra *Brucella* spp. Mesmo na ausência de anticorpos aglutinantes específicos, o soro humano normal é bactericida para *Brucella*. A localização intracelular de *Brucella* spp. dentro dos macrófagos permite ao microrganismo escapar, até certo ponto, dos efeitos letais do soro. O anticorpo aglutinante sérico específico apresenta atividade opsonizante, porém não apresenta nenhuma correlação com o desenvolvimento de imunidade protetora.

Foi demonstrado um papel para os fagócitos mononucleares e a imunidade celular na brucelose. A infecção prévia com *Listeria monocytogenes* ou por *Mycobacterium tuberculosis*, que estimulam os mecanismos de imunidade celular, é protetora contra a infecção por *Brucella* em animais. O teste cutâneo com proteínas de *Brucella* induz uma resposta de hipersensibilidade tardia típica em indivíduos infectados. Os macrófagos, ativados por citocinas do tipo células T auxiliares 1 (T_H1) (incluindo interferona-γ, fator de necrose tumoral-α, interleucina-1, interleucina-12) matam *Brucella*. Apesar dos níveis elevados de produção de citocinas T_H1, a atividade fagocítica efetora deficiente persiste. Posteriormente, no curso da infecção, há evidências de um efeito inibitório inesperado dos neutrófilos. Os modelos animais demonstraram uma destruição mais eficiente de *Brucella* na ausência de células polimorfonucleares, o que de algum modo atenua a resposta imune a esse patógeno.

MANIFESTAÇÕES CLÍNICAS

Do ponto de vista clínico, a brucelose humana pode ser dividida em doença subclínica, doença aguda ou subaguda, doença localizada, infecção recidivante e doença crônica (Tabela 294.1).

Doença subclínica

A brucelose humana assintomática ou clinicamente não diagnosticada ocorre, com frequência, em grupos de alto risco, incluindo trabalhadores em matadouros, agricultores e veterinários. Em geral, o diagnóstico é estabelecido por meios sorológicos. Mais de 50% dos trabalhadores em matadouros e até 33% dos veterinários apresentam títulos elevados de anticorpos anti-*Brucella*, porém sem história de infecção clínica reconhecida. As crianças em áreas endêmicas frequentemente apresentam doença subclínica.

Doença aguda e subaguda

Depois de um período de incubação de várias semanas ou meses, a brucelose aguda pode ocorrer como doença transitória leve (*B. abortus* ou *B. canis*) ou como doença tóxica explosiva, com possibilidade de numerosas complicações (*B. melitensis* ou *B. suis*). Cerca de 50% dos pacientes apresentam início abrupto ao longo de dias, enquanto o restante tem início insidioso ao longo de várias semanas. Os sintomas na brucelose são multifacetados e inespecíficos. Mais de 90% dos pacientes apresentam mal-estar, calafrios, sudorese, fadiga e fraqueza. Mais de 50% dos pacientes têm mialgias, anorexia e perda de peso. Alguns pacientes queixam-se de artralgia, tosse, dor testicular, disúria, dor ocular ou visão embaçada. Poucos sinais físicos localizantes são aparentes. Em 95% dos pacientes, ocorre febre, com temperaturas frequentemente superiores a 39,4°C. Não é raro haver um padrão de febre ondulante ou intermitente. Pode ocorrer um déficit na razão pulso-temperatura (*i. e.*, bradicardia relativa). A esplenomegalia é observada em 10 a 15% dos casos, e ocorre linfadenopatia

Tabela 294.1 Classificação clínica da brucelose humana.

CLASSIFICAÇÃO	DURAÇÃO DOS SINTOMAS ANTES DO DIAGNÓTICO	PRINCIPAIS SINAIS E SINTOMAS	DIAGNÓSTICO	COMENTÁRIOS
Subclínica	–	Assintomática	Sorologia positiva (em baixos títulos), culturas negativas	Ocorre em trabalhadores de matadouros, agricultores e veterinários
Aguda e subaguda	Até 2 a 3 meses e 3 meses a 1 ano, respectivamente	Mal-estar, calafrios, sudorese, fadiga, cefaleia, anorexia, artralgias, febre, esplenomegalia, linfadenopatia e hepatomegalia	Sorologia positiva, hemoculturas e culturas de medula óssea positivas	A apresentação pode ser leve, autolimitada (*B. abortus*) ou fulminante com complicações graves (*B. melitensis*)
Localizada	Ocorre na doença aguda ou crônica não tratada	Associados aos órgãos acometidos	Sorologia positiva, culturas positivas de tecidos específicos	Acometimento mais comum dos ossos ou articulações, sistema geniturinário, comprometimento hepatoesplênico
Recidivante	2 a 3 meses após o episódio inicial	Iguais aos da doença aguda, mas pode haver febre mais alta e mais fadiga, fraqueza, calafrios e sudorese	Sorologia e culturas positivas	Pode ser extremamente difícil de diferenciar a recidiva da reinfecção
Crônica	> 1 ano	Apresentação inespecífica, porém, com sintomas neuropsiquiátricos e febre baixa mais comuns	Baixos títulos ou sorologia negativa, culturas negativas	Classificação mais controversa; pode haver associação de doença localizada

em cerca de 14% dos pacientes. As linfadenopatias axilar, cervical e supraclavicular são mais frequentes e podem estar relacionadas com feridas nas mãos ou com vias de infecção orofaríngeas. A hepatomegalia é menos frequente. Outros achados laboratoriais na doença aguda ou subaguda podem incluir anemia leve; linfopenia; ou neutropenia (particularmente com bacteriemia); linfocitose; trombocitopenia; ou, em casos raros, pancitopenia. A maioria dos indivíduos infectados recupera-se por completo, sem sequelas, se o diagnóstico for estabelecido precocemente, com início imediato do tratamento.

Doença localizada e complicações

Brucella podem se localizar em quase todos os órgãos, porém habitualmente têm como alvo os ossos, as articulações, o sistema nervoso central, o coração, o pulmão, o baço, os testículos, o fígado, a vesícula biliar, os rins, a próstata, o pâncreas, a tireoide e a pele. A doença pode ocorrer em múltiplos locais. Cerca de 47% dos pacientes com infecção por *Brucella* manifestam complicações osteoarticulares. A manifestação mais comum é a artrite periférica, particularmente no contexto agudo, que normalmente afeta os punhos, os joelhos, os quadris e os tornozelos. Geralmente, a sacroileíte ocorre no contexto agudo e é uma apresentação clássica que deve levar a uma investigação imediata de brucelose. A espondilite e a osteomielite vertebral, particularmente na região lombar, são complicações menos comuns, porém bem reconhecidas, que podem estar associadas a abscessos paravertebrais, epidurais e do psoas. Foram observadas infecções de próteses articulares, com notificação de 24 casos principalmente provocados por *B. melitensis*, seguida de *B. abortus*. Normalmente, acometem uma substituição de quadril ou joelho, e um quarto dos casos respondeu à terapia antimicrobiana combinada, enquanto o restante exigiu desbridamento ou revisão.[9]

Infecção recidivante

Até 10% dos pacientes com brucelose sofrem recidiva após terapia antimicrobiana. A localização intracelular de *Brucella* predispõe à recorrência, visto que esses microrganismos estão relativamente protegidos dos mecanismos de defesa do hospedeiro e os agentes antimicrobianos podem ser incapazes de penetrar de maneira eficiente e suficiente para matar todas as bactérias. A resistência intrínseca ou adquirida aos antibióticos constitui outro fator que pode levar ao fracasso do tratamento. Em geral, ocorrem recidivas 3 a 6 meses após o término do tratamento; entretanto, podem ser observadas por até 2 anos após o tratamento inicial. É difícil distinguir a infecção recidivante da reinfecção em grupos de alto risco com exposição continuada. As recidivas estão associadas à terapia antimicrobiana inadequada ou insuficiente, ao crescimento em hemoculturas durante a apresentação inicial e ao início agudo da doença.

Doença crônica

A doença com duração de mais de 1 ano é designada como *brucelose crônica*. A maioria dos pacientes classificados como portadores de brucelose crônica realmente apresenta doença persistente causada por tratamento inadequado do episódio inicial, ou apresentam doença focal no osso, no fígado ou no baço. Cerca de 20% dos pacientes com diagnóstico de brucelose crônica queixam-se de fadiga persistente, mal-estar e depressão; em muitos aspectos, essa condição assemelha-se à síndrome da fadiga crônica.

DIAGNÓSTICO

Cultura

Muitas doenças comuns simulam a brucelose, e é essencial obter uma anamnese completa, incluindo ocupação, viagem para áreas endêmicas, lazer e ingestão de alimentos e bebidas de risco. A maneira mais conclusiva de estabelecer o diagnóstico de brucelose é o isolamento do microrganismo em uma cultura de líquido ou tecido corporal normalmente estéril. A sensibilidade das culturas varia de 15 a 90%, dependendo dos métodos utilizados e do tipo de amostra. A manipulação das culturas de *Brucella* é potencialmente perigosa para o pessoal do laboratório que deve ser informado se houver suspeita desse microrganismo, além da solicitação de prolongamento do tempo de incubação, visto que podem ser necessários mais de 5 dias para o crescimento de *Brucella*.

As hemoculturas são positivas em 10 a 30% dos casos de brucelose aguda, embora essa taxa possa alcançar até 85% com *B. melitensis*. A sensibilidade das hemoculturas diminui com o aumento da duração da doença. Na infecção causada por *B. melitensis*, as culturas de medula óssea são mais sensíveis do que as hemoculturas. Na brucelose localizada (p. ex., linfonodos, baço, fígado, sistema esquelético), as culturas de material purulento ou tecidos habitualmente evidenciam *Brucella*. A cultura do líquido cerebrospinal é positiva em 45% dos pacientes com meningite. Pode-se demonstrar a presença de anticorpos contra *Brucella* no líquido cerebrospinal por ensaio imunoabsorvente ligado à enzima (ELISA).

Aglutinação em tubo padrão e outros testes para anticorpos

Na ausência de confirmação microbiológica, pode-se estabelecer um diagnóstico presuntivo pela anamnese e sorologia. O exame utilizado com mais frequência é o teste de aglutinação em tubo padrão (SAT), que mede os títulos de anticorpos dirigidos contra o antígeno de *B. abortus*. Uma elevação de quatro vezes ou mais nos títulos ao longo de 2 semanas é considerada significativa. Um caso presuntivo é aquele em que o título de aglutinação é positivo (1:160 em áreas endêmicas; 1:80 em áreas não endêmicas) em amostras únicas ou seriadas, com sintomas compatíveis com brucelose. Com 3 semanas de doença, mais de 97% dos pacientes demonstram evidências sorológicas de infecção. O SAT detecta anticorpos contra *B. abortus*, *B. suis* e *B. melitensis*, mas não contra *B. canis*. A confirmação sorológica da infecção por *B. canis* exige o antígeno *B. canis* ou *B. ovis*. Após tratamento antibiótico adequado, títulos significativos de SAT podem persistir por até 2 anos em 5 a 7% dos casos. Em consequência, os títulos de SAT não são úteis para diferenciar a infecção recidivante de outras doenças febris em pacientes com história pregressa de infecções por *Brucella*. Os indivíduos com infecção subclínica podem demonstrar títulos significativos de SAT. Na brucelose crônica, os anticorpos que não aglutinam em pH neutro aumentam e substituem os anticorpos aglutinantes, de modo que se recomenda o uso de um teste complementar para a detecção de anticorpos contra LPS liso, como o teste de Coombs para *Brucella*. Um teste de imunocromatografia de fluxo lateral (LFA) que utiliza o antígeno purificado é outro teste baseado em não aglutinação. Os Centers for Disease Control utilizam um SAT modificado, conhecido como teste de microaglutinação de *Brucella* (BMAT). Títulos falso-positivos de SAT foram associados a teste cutâneo de *Brucella*, vacinação contra cólera ou infecção por *Vibrio cholerae*, *Francisella tularensis* ou *Yersinia enterocolitica*.[10]

Outros exames

A reação em cadeia da polimerase com sequenciamento do DNA oferece um diagnóstico de brucelose altamente acurado em amostras de sangue e de outros líquidos ou tecidos. Entretanto, é ainda necessário padronizar os protocolos em uma escala mais ampla, e o acesso a especialistas e instalações laboratoriais adequadas continua sendo um importante fator limitante.

PREVENÇÃO

O controle da brucelose humana está diretamente relacionado com programas de prevenção em animais domésticos e em evitar o consumo de leite e produtos lácteos não pasteurizados. Nos matadouros, os meios importantes de prevenção incluem curativos adequados das feridas, uso de óculos e roupas de proteção, proibição do consumo de carne crua e seleção de indivíduos previamente infectados (imunes) em áreas de alto risco. Há pesquisas constantes para encontrar uma vacina efetiva para os seres humanos. A profilaxia antimicrobiana pós-exposição é controversa.

PROGNÓSTICO

A brucelose tratada adequadamente no primeiro mês após o aparecimento dos sintomas é passível de cura. Com frequência, a brucelose aguda provoca fraqueza e fadiga intensas e, habitualmente, os pacientes são incapazes de trabalhar por até 2 meses. Na maioria dos indivíduos, ocorre imunidade à reinfecção após infecção inicial por *Brucella*. Com a terapia antimicrobiana precoce, os casos de brucelose crônica ou de doença localizada e suas complicações são raros. Entre os pacientes que morrem de brucelose, 84% apresentam endocardite que acomete uma valva da aorta previamente anormal, associada, com frequência, à insuficiência cardíaca congestiva grave. O tratamento clínico isolado está associado a um risco muito mais elevado de morte em comparação com uma abordagem médica e cirúrgica combinada para a endocardite por *Brucella*.

TRATAMENTO

O tratamento efetivo da infecção por *Brucella* exige o uso de antibióticos capazes de penetrar no compartimento intracelular, que tenham pouca ou nenhuma toxicidade até mesmo com uso prolongado para prevenção de recidiva e que sejam bactericidas para o tratamento adequado da infecção do sistema nervoso central e da endocardite. Continua havendo considerável debate sobre o melhor esquema antibiótico. Nos adultos, a combinação de doxiciclina oral, na dose de 100 mg VO, 2 vezes/dia, durante 6 semanas, mais estreptomicina, 1 g/dia IM, durante 3 semanas, demonstrou produzir uma maior taxa de cura e menor taxa de recidiva do que o ofloxacino mais rifampicina e a doxiciclina mais rifampicina.[A1] Uma quinolona associada com rifampicina pode ser mais bem tolerada do que a doxiciclina mais rifampicina como terapia alternativa.[A2] Esses esquemas são menos efetivos nos casos de espondilite, que podem necessitar de até 3 meses de tratamento com qualquer um dos esquemas anteriormente citados. A combinação tripla de doxiciclina, estreptomicina e rifampicina demonstrou eliminar o DNA de *Brucella* melhor do que uma combinação dupla e pode ser útil no tratamento da brucelose crônica. As recomendações estão resumidas na Tabela 294.2.

Tabela 294.2 Tratamento da brucelose.

	TRATAMENTO	COMENTÁRIOS
Aguda, sem endocardite nem comprometimento do SNC	Doxiciclina (200 mg/dia) por 6 semanas, mais estreptomicina (1 g/dia) por 3 semanas	Tratamento de escolha da OMS; amplamente utilizado; baixa taxa de recidiva; a administração por via intravenosa de estreptomicina pode ser difícil
Agentes alternativos: cloranfenicol, fluoroquinolonas, SMX-TMP, imipeném	Terapia combinada ainda preferida; ofloxacino (800 mg/dia) mais rifampicina (15 mg/kg/dia) é a alternativa preferida	
Em crianças	SMX-TMP mais rifampicina	
SNC	Doxiciclina mais rifampicina e SMX-TMP	Pode ser substituída por cefalosporina de terceira geração se o microrganismo for sensível *in vitro*
Localizada	Drenagem cirúrgica dos abscessos, mais terapia antimicrobiana por ≥ 6 semanas	
Endocardite por *Brucella*	Fármacos bactericidas; pode haver necessidade de substituição valvar precoce	Possível destruição da valva da aorta e/ou êmbolos arteriais importantes

SNC = sistema nervoso central; IM = via intramuscular; SMX-TMP = sulfametoxazol-trimetoprima; OMS = Organização Mundial da Saúde.

Grau A Recomendações de grau A

A1. Hashemi SH, Gachkar L, Keramat F, et al. Comparison of doxycycline-streptomycin, doxycycline-rifampin, and ofloxacin-rifampin in the treatment of brucellosis: a randomized clinical trial. *Int J Infect Dis*. 2012;16:e247-e251.

A2. Yousefi-Nooraie R, Mortaz-Hejri S, Mehrani M, et al. Antibiotics for treating human brucellosis. *Cochrane Database Syst Rev*. 2012;10:CD007179.

REFERÊNCIAS BIBLIOGRÁFICAS

As referências bibliográficas, bem como os outros materiais suplementares deste livro, encontram-se no GEN-IO, nosso ambiente virtual de aprendizagem.

295 TULAREMIA E OUTRAS INFECÇÕES POR *FRANCISELLA*

KAREN C. BLOCH E WILLIAM SCHAFFNER

DEFINIÇÃO

A tularemia é uma zoonose infecciosa causada por *Francisella tularensis*, um pequeno bacilo gram-negativo, pleomórfico e aeróbio. Muitas espécies animais abrigam o microrganismo, principalmente coelhos, esquilos e ratos-almiscarados. Os seres humanos adquirem a infecção de várias maneiras, incluindo contato direto com tecidos animais infectados, ingestão de água ou de carne contaminadas, picada de carrapato ou mosca do cervo infectados ou inalação de aerossol contendo bactérias.[1] *Francisella tularensis* é altamente infecciosa e constitui um risco bem reconhecido para funcionários de laboratórios que manipulam placas de culturas do microrganismo; paradoxalmente, não ocorre transmissão interpessoal da doença. Edward Francis demonstrou que as moscas do cervo são capazes de transmitir a infecção de animais para seres humanos e forneceu descrições detalhadas de suas manifestações clínicas. Coloquialmente, a doença é, com frequência, designada como *febre do coelho* ou *febre da mosca do cervo*.

O patógeno

O microrganismo é encontrado em duas subespécies (biovares) principais. *Francisella tularensis* biovar *tularensis* (tipo A) é mais virulenta em animais e seres humanos, apresenta reações bioquímicas distintas (produz ácido a partir do glicerol e exibe atividade de citrulina ureidase) e constitui o biovar comum na América do Norte. Por outro lado, *F. tularensis* biovar *holarctica* (tipo B) é menos virulenta e ocorre comumente na Europa e na Ásia.[2] O tipo B é isolado, com mais frequência, de espécies de roedores, incluindo o rato-almiscarado (*Ondatra zibethicus*), camundongos (*Mus musculus*), castores (*Castor canadensis*), ratos-silvestres (*Microtus* spp.) e ratos-de-água (*Arvicola terrestris*), e tem sido associado a um surto de infecção em cães-de-pradaria silvestres. Os fatores de virulência específicos de *F. tularensis* não foram identificados.

EPIDEMIOLOGIA

Foram relatados casos de tularemia nos EUA, no Canadá, no México, no Japão e na Europa (particularmente na Escandinávia).[3] No Irã, a soroprevalência varia de 6 a 14%.[4] Não foi relatada no Reino Unido nem no Hemisfério Sul. Nos EUA, os casos notificados diminuíram durante a segunda metade do século XX, de 2.291 casos em 1939 para cerca de 125 casos anualmente (e-Figura 295.1). Em 2015, os Centers for Disease Control and Prevention (CDC) relataram 314 casos, em consequência de um aumento de 975% na incidência de tularemia no Colorado, Nebraska, Dakota do Sul e Wyoming.[5] O aumento da incidência de tularemia nesses estados é notável, visto que, embora a doença tenha sido observada em todos os estados continentais dos EUA, historicamente mais da metade dos casos notificados ocorreram em Arkansas, Missouri, Oklahoma e Dakota do Sul. A ilha de Martha's Vineyard, na costa de Massachusetts, também é um foco de tularemia.

Nos EUA, a tularemia é habitualmente adquirida por meio de picadas de carrapatos ou do contato com animais infectados, particularmente coelhos. Os casos associados a carrapatos constituem a via de transmissão mais comum atualmente e ocorrem principalmente no verão.[6] Os vetores mais comuns nos EUA são os carrapatos de madeira (*Dermacentor andersoni*), o carrapato-do-cão (*Dermacentor variabilis*) e o carrapato-estrela (*Amblyomma americanum*). Ocorre um pico menor de casos no outono e no inverno, em consequência do esfolamento e da evisceração de coelhos abatidos por caçadores. Materiais educativos de saúde pública, com o objetivo de diminuir os perigos associados à manipulação de animais silvestres, contribuíram para a redução da tularemia entre caçadores. No norte da Europa, os mosquitos constituem os principais vetores. Alguns indivíduos adquirem a infecção em decorrência da mordida por um animal infectado ou, mais provavelmente, da mordida por um animal cuja boca estava contaminada por conta da ingestão recente de outro animal infectado. Essa última forma provavelmente explica a maioria dos casos de tularemia adquirida por mordida de gatos.

Os homens apresentam maior incidência da doença em comparação com as mulheres em todas as faixas etárias, provavelmente em consequência da maior exposição dos homens ao ar livre e a atividades relacionadas com animais, e do menor uso de medidas protetoras contra picadas de carrapato. Pessoas de todas as faixas etárias são acometidas, com representação mais proeminente de crianças de 5 a 14 anos e adultos de idade mais avançada. Nos EUA, a maior incidência anual é observada entre nativos americanos e nativos do Alasca (0,5 por 100.000); os brancos apresentam menor risco (0,04 por 100.000) e os afro-americanos e asiáticos/nativos das ilhas do Pacífico são os que apresentam a menor incidência de tularemia (≤ 0,01 por 100.000).

Embora a tularemia seja habitualmente uma infecção esporádica, surtos da doença foram atribuídos à exposição em laboratórios, lençóis freáticos contaminados, manuseio de ratos-almiscarados, uso de pele de lebre morta como vestimenta, corte de grama e poda de arbustos. Nesses últimos dois casos, aparentemente, ocorreu tularemia pneumônica primária quando os indivíduos afetados provocaram a formação de aerossol no ambiente, ao cortar a grama ou podar arbustos contaminados com *F. tularensis* excretada na urina e nas fezes de roedores infectados. Um surto de tularemia orofaríngea na Turquia, que afetou 55 pacientes, foi atribuído em última instância à água encanada contaminada. O microrganismo pode sobreviver na água, na lama e na palha de semanas a meses.

O interesse pela tularemia aumentou em virtude de seu uso potencial como agente de bioterrorismo.[7] Sua alta infectividade (apenas 10 microrganismos induzem doença pneumônica), a facilidade de disseminação e a dificuldade de estabelecer um diagnóstico rápido de doença aguda constituem características que merecem a sua inclusão entre os agentes de ameaça potencial. Por conseguinte, a tularemia precisa ser notificada imediatamente às autoridades locais de saúde pública. Padrões incomuns da doença serão investigados para identificar se a fonte é convencional ou bioterrorista.

BIOPATOLOGIA

Francisella tularensis pode infectar seres humanos por diversos meios, incluindo pele, mucosas, trato gastrintestinal e sistema respiratório. O microrganismo exige uma residência intracelular e pode multiplicar-se no interior dos macrófagos e de outras células. *Francisella* apresenta um grande aparelho de secreção que não está totalmente elucidado, conhecido como sistema de secreção tipo VI (T6SS). Esse sistema é essencial para que *Francisella* possa escapar de seus fagossomos e se multiplicar dentro dos macrófagos do hospedeiro, causando doença.[8] Após inoculação na pele e no tecido subcutâneo, ocorre multiplicação local das bactérias, o que provoca uma reação supurativa necrótica, caracterizada por uma resposta polimorfonuclear inicial, seguida de influxo de macrófagos e linfócitos. Essas lesões supurativas evoluem para granulomas. Pode ocorrer bacteriemia tanto no início quanto na fase avançada desse processo. A infecção pode se disseminar para os linfonodos, o fígado, o baço, os pulmões e a pleura. *Francisella tularensis* viável pode persistir nos tecidos por longos períodos, contribuindo para a tendência à recidiva após o tratamento.

MANIFESTAÇÕES CLÍNICAS

Classicamente, as manifestações clínicas da tularemia foram separadas em seis categorias: ulceroglandular, glandular, oculoglandular, tifoide, orofaríngea e pneumônica.[9] Embora essa classificação tenha raízes históricas, ela não deve ser usada de maneira rígida, visto que muitos pacientes apresentam características de vários tipos. A evolução da doença é determinada pela porta de entrada do microrganismo, pelo grau de comprometimento sistêmico e pelo tamanho do inóculo e virulência da cepa infectante de *F. tularensis*.

As características gerais da tularemia são semelhantes, independentemente da porta de entrada. Após exposição, o período de incubação habitual é de 3 a 5 dias (com faixa de 1 a 21 dias). A doença começa de maneira abrupta, com início de febre (≥ 38,3°C), calafrios, mal-estar e cefaleia. Podem ocorrer também mialgia, vômitos, faringite e dor abdominal. Quase metade dos pacientes apresenta um pulso substancialmente mais baixo do que o esperado com base na febre (dissociação pulso-temperatura). A febre pode ceder ligeiramente depois de 1 a 3 dias, mas retorna e continua, juntamente com outros sintomas, durante 2 a 3 semanas. Sem tratamento, a perda de peso, a fadiga fácil e a linfadenopatia podem persistir por várias semanas.

Doença ulceroglandular

A doença ulceroglandular é a forma da infecção reconhecida com mais facilidade pelos médicos. Além da febre e de outros sintomas constitucionais, o paciente apresenta linfonodos intumescidos e hipersensíveis, que drenam no local de inoculação. Em geral, os linfonodos são axilares ou inguinais, e uma lesão local surge concomitantemente, ou 1 ou 2 dias antes ou depois da linfadenopatia. As lesões no local de inoculação ocorrem inicialmente como pequenas pápulas eritematosas, hipersensíveis ou dolorosas, que evoluem para pústulas e, em seguida, sofrem necrose, produzindo uma úlcera com bordas nítidas e um tanto elevadas, com uma base plana que se torna preta (Figura 295.1). Se não forem tratadas, as

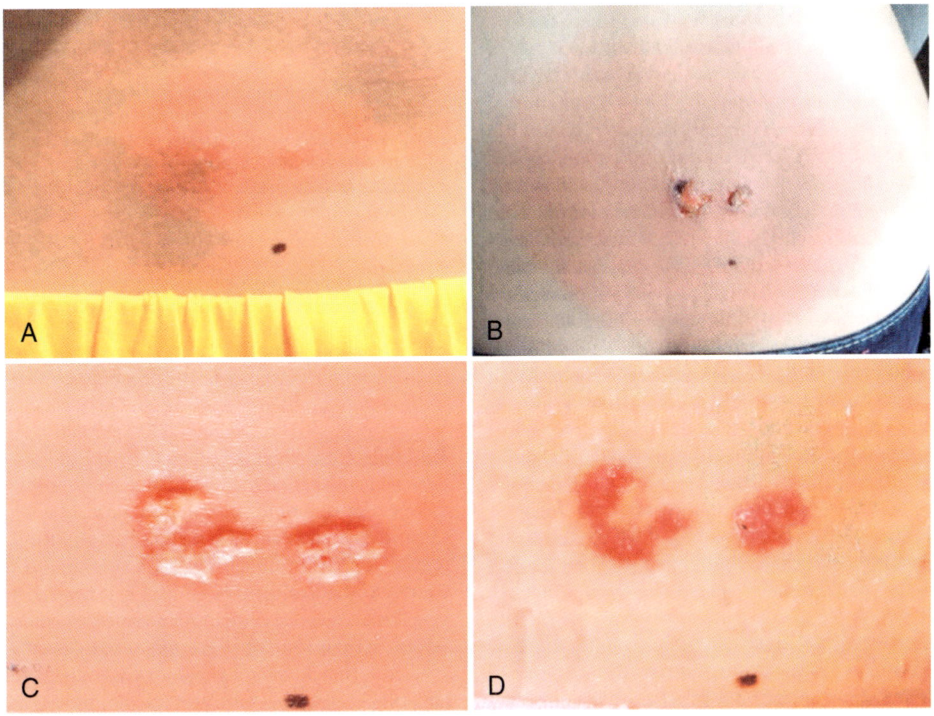

FIGURA 295.1 **Tularemia ulcerativa.** (Fonte: Holland SD, Michelow IC. Tularemia masquerading as ecthyma. *J Pediatr.* 2016 Nov; 178.299. doi:10.1016/j.jpeds.2016.07.023. [Epub 2016 Aug 22].)

úlceras cicatrizam no decorrer de um período de semanas e deixam cicatrizes.[10] As infecções provocadas por picadas de carrapato produzem lesões no tronco, próximo à cintura e no períneo, juntamente com a adenopatia local esperada. Normalmente, as crianças apresentam adenopatia occipital e cervical decorrentes de picadas de carrapatos no pescoço e no couro cabeludo. A exposição a animais frequentemente produz lesões nas mãos e nos antebraços. As lesões podem ser múltiplas. Como os microrganismos desencadeiam uma resposta granulomatosa localizada, não ocorre linfangite manifesta na tularemia não complicada, porém alguns pacientes exibem uma cadeia de nódulos em padrão "esporotricoide" ao longo da drenagem linfática.

Os pacientes com essa doença aparentemente "localizada" frequentemente apresentam sintomas e achados indicando uma infecção mais disseminada. Ocorre faringite, com ou sem hiperemia da faringe, e os achados na radiografia de tórax consistem em infiltrados irregulares nos lobos inferiores, derrame pleural e adenopatia hilar.

Doença glandular e tifoide

A doença glandular é essencialmente a mesma síndrome clínica da doença ulceroglandular, mas sem lesão local. Por conseguinte, o paciente apresenta febre, sintomas constitucionais e linfadenopatia. A lesão local pode ter ocorrido em uma parte do corpo onde não foi vista, ou ter sido pequena e já estar cicatrizada quando o paciente procura assistência médica. A doença glandular representa apenas 3 e 20% dos casos. A doença tifoide não exibe evidências de linfadenopatia e caracteriza-se, essencialmente, por febre de origem indeterminada. Essas doenças são difíceis de diagnosticar, a não ser que o médico considere especificamente a possibilidade de tularemia e pergunte ao paciente sobre qualquer exposição a carrapatos ou outros animais. Em certas ocasiões, o diagnóstico é estabelecido de maneira casual quando se obtém uma hemocultura positiva.

Doença oculoglandular

A doença oculoglandular é rara (< 5% dos casos) e ocorre quando o saco conjuntival é a porta de entrada por meio de aerossol, respingos ou dedos contaminados. É quase sempre unilateral e pode ter uma manifestação dramática, com inflamação e edema das pálpebras, quemose e conjuntivite dolorosa. Com frequência, a conjuntiva palpebral apresenta pequenos nódulos amarelos e úlceras, que equivalem às lesões cutâneas da doença ulceroglandular. Os linfonodos regionais acometidos são os da cabeça e do pescoço.

Doença orofaríngea

A doença orofaríngea também é incomum nos EUA e ocorre quando as membranas mucosas da boca e da faringe constituem a porta de entrada. A fonte da infecção consiste em água e alimentos contaminados (carne de caça malcozida). Observa-se a presença de faringite exsudativa e tonsilite, úlceras faríngeas e aumento dos linfonodos cervicais e retrofaríngeos.

Doença pneumônica

Embora a pneumonia possa ser um aspecto das outras síndromes de tularemia, a *tularemia pneumônica* refere-se a uma doença que se manifesta como uma pneumonia distinta.[11] Representa cerca de 10% dos casos relatados e ocorre por exposição a partir de inalação. Trata-se da forma da doença que resultaria de bioterrorismo. Além da febre e do mal-estar, os pacientes podem apresentar tosse seca, desconforto subesternal, dor pleurítica, dispneia e faringite. Esses sintomas pulmonares podem não ser muito proeminentes no contexto da doença sistêmica. É raro haver hemoptise. Os resultados do exame físico refletem a extensão e a distribuição do processo pneumônico, que pode variar desde uma consolidação pouco evidente até uma franca consolidação, com derrame pleural. Os achados radiográficos variam desde infiltrados peribrônquicos modestos no início da doença até broncopneumonia distinta com derrame. Observa-se a presença de adenopatia hilar em mais de um terço dos casos. O exame de escarro não é útil. Em geral, os derrames pleurais contêm mais de 1.000 linfócitos/$\mu\ell$. Os resultados da coloração de Gram são normalmente negativos e, em certas ocasiões, as biopsias da pleura contêm granulomas, gerando, assim, confusão com a tuberculose. Na ausência de histórico sugestivo de exposição a carrapatos ou outros animais, pode-se considerar que os pacientes com pneumonia tularêmica tenham uma pneumonia adquirida na comunidade com resposta insatisfatória. As quinolonas são comumente utilizadas como tratamento empírico de alguns pacientes com pneumonia da tularemia não diagnosticada. A miocardite constitui uma complicação rara.[12]

DIAGNÓSTICO

O diagnóstico da tularemia envolve testes sorológicos[13] com aglutinação em tubo, microaglutinação ou técnicas de aglutinação em látex. As concentrações de anticorpos só alcançam níveis diagnósticos depois de 11 dias de doença. Um único título de 1:160 na fase aguda é considerado presuntivo; a confirmação do diagnóstico exige uma elevação de quatro vezes nos títulos entre amostras da fase aguda e da fase convalescente. Os títulos de anticorpos imunoglobulina M e imunoglobulina G podem permanecer elevados por muitos anos após a doença. *Francisella tularensis* pode ser isolada de hemoculturas e de amostras de tecido quando são utilizados meios contendo cisteína. Os técnicos de laboratório devem ser notificados quando há suspeita de tularemia, de modo que os meios apropriados possam ser utilizados, a incubação possa ser estendida e medidas de segurança sejam utilizadas para evitar a produção de aerossóis perigosos.[14]

Diagnóstico diferencial

O diagnóstico diferencial de pacientes com tularemia é substancial. As lesões locais podem ser confundidas com a doença da arranhadura do gato, picadas de aranha-marrom, infecção por *Mycobacterium marinum*, herpes simples (ver Capítulo 350) e até mesmo sífilis (ver Capítulo 303) e cancroide (ver Capítulo 285) quando as lesões estão localizadas no períneo ou no pênis. A tularemia pneumônica assemelha-se à pneumonia comum adquirida na comunidade (ver Capítulo 91), bem como a infecções menos comuns, como psitacose, legionelose e febre Q. As formas glandular e tifoide podem assemelhar-se à febre tifoide (ver Capítulo 292), à brucelose (ver Capítulo 294), à erliquiose e a outras doenças acompanhadas de febre inespecífica.

Os exames laboratoriais de rotina não fornecem resultados específicos. A contagem de leucócitos pode estar dentro dos limites normais ou elevada; com certa frequência, ocorrem trombocitopenia, elevação das enzimas hepáticas e piúria estéril.

TRATAMENTO

Como a tularemia é uma doença relativamente incomum, as recomendações terapêuticas baseiam-se em uma combinação de exames *in vitro* e experiência clínica acumulada. Os agentes antimicrobianos preferenciais são a estreptomicina e a gentamicina, que podem ser administradas durante 10 dias. A estreptomicina é administrada em uma dose de 1 g IM, 2 vezes/dia. A gentamicina pode estar disponível mais facilmente e é administrada em 1 dose de 5 mg/kg IM ou IV, 1 vez/dia. Tanto o cloranfenicol quanto as tetraciclinas foram utilizados no passado para o tratamento da tularemia; entretanto, o uso desses agentes bacteriostáticos resultou em maiores taxas de recidiva do que o tratamento com estreptomicina ou gentamicina. Como o cloranfenicol pode produzir mielotoxicidade, ele raramente é utilizado atualmente. A doxiciclina é administrada em uma dose de 100 mg 2 vezes/dia, por 14 dias. Recentemente, o ciprofloxacino tem sido utilizado com sucesso em um número crescente de pacientes; a dose é de 750 mg, 2 vezes/dia, por 10 dias.[15] Ambos os fármacos podem ser administrados por via oral nas mesmas doses tão logo houver tolerância do paciente. Existe a necessidade de desenvolver novas estratégias terapêuticas para melhorar o tratamento de pacientes com tularemia.

PREVENÇÃO

A prevenção da tularemia consiste em minimizar a exposição a carrapatos e em evitar o contato direto com animais selvagens. A proteção contra carrapatos inclui roupas longas até os punhos e os tornozelos, inspeção regular à procura de carrapatos fixados e uso de repelentes de insetos contendo dietiltoluamida (DEET). É necessário usar luvas ao retirar a pele dos animais de caça, particularmente coelhos, e toda carne de coelho selvagem ou outra caça deve ser cozida por completo.

Uma vacina de microrganismos vivos atenuados foi utilizada no passado para proporcionar alguma proteção aos pesquisadores que trabalham com *F. tularensis*. A vacina não está disponível comercialmente, porém outra vacina candidata está em teste pré-clínico.[16]

PROGNÓSTICO

Antes da disponibilidade de tratamento, a tularemia aguda frequentemente se prolongava por até 1 mês, seguido de vários meses de debilidade. A taxa de mortalidade aproximava-se de 10%. Quando diagnosticada e tratada adequadamente, a taxa de mortalidade da tularemia é, hoje, de 1% ou menos.

REFERÊNCIAS BIBLIOGRÁFICAS

As referências bibliográficas, bem como os outros materiais suplementares deste livro, encontram-se no GEN-IO, nosso ambiente virtual de aprendizagem.

296 PESTE E OUTRAS INFECÇÕES POR *YERSINIA*

PAUL S. MEAD E CHRISTINA A. NELSON

Atualmente, o gênero *Yersinia* contém 19 espécies, das quais três são reconhecidas como importantes patógenos humanos: *Yersinia pestis*, *Y. enterocolitica* e *Y. pseudotuberculosis*. As espécies remanescentes são consideradas, em geral, não patogênicas e, com mais frequência, são isoladas de fontes ambientais. Duas exceções possíveis são *Y. intermedia* e *Y. frederiksenii*, que têm sido isoladas de amostras clínicas, sugerindo uma provável atuação como patógenos humanos raros.

PESTE

DEFINIÇÃO

A peste é uma doença potencialmente fatal, transmitida por pulgas, que é mais conhecida como causadora da Peste Negra da Idade Média. Com mais frequência, a doença manifesta-se com linfadenopatia regional, mas também pode assumir a forma de pneumonia primária. A peste pode ser curada se for tratada imediatamente com agentes antimicrobianos apropriados.

O patógeno

A peste é causada por *Y. pestis*, um cocobacilo gram-negativo microaerófilo, sem motilidade e não formador de esporos, que pertence à família Enterobacteriaceae. *Yersinia pestis* pode existir como patógeno intracelular facultativo e exibe coloração bipolar com os corantes de Wayson, Giemsa e Wright (Figura 296.1). *Yersinia pestis* carece de cápsula verdadeira; porém, apresenta um envelope de carboidrato-proteína, composto pelo *antígeno capsular* ou *fração 1*. Embora se acredite que só exista um sorotipo, as cepas podem ser classificadas em biotipos. Os três biotipos clássicos (*antiqua*, *mediaevalis* e *orientalis*) diferem na sua capacidade de fermentar o glicerol e de reduzir nitratos. Os três biotipos ocorrem na Ásia, que é geralmente considerada como o continente a partir do qual se originou a peste. Existem dois biotipos na África (*antiqua* e *orientalis*), mas apenas o biotipo *orientalis* ocorre de maneira natural nas Américas. Todos são altamente virulentos e parecem causar sinais e sintomas praticamente idênticos nos seres humanos.

EPIDEMIOLOGIA

A peste é endêmica em áreas distintas da África,[1,2] Ásia e Américas (Figura 296.2), incluindo o oeste dos EUA (Figura 296.3). Na natureza, *Y. pestis* é mantida por meio de ciclos de transmissão que envolvem certas espécies de roedores e suas pulgas, que atuam como vetores. Foram postulados dois tipos gerais de ciclos. Os ciclos enzoóticos envolvem transmissão de baixo nível entre espécies de roedores relativamente resistentes, e acredita-se que representem pouco risco imediato aos seres humanos. Entretanto, a disseminação para espécies de roedores mais suscetíveis pode desencadear um ciclo epizoótico, em que o patógeno se propaga rapidamente pela população de roedores, causando mortalidade em massa. À medida que os hospedeiros roedores morrem, as pulgas infectadas procuram refeições de sangue de espécies não roedoras, inclusive seres humanos. Embora os mamíferos não roedores sejam normalmente hospedeiros terminais, pode ocorrer alguma transmissão secundária, e os carnívoros e aves de rapina que consomem roedores podem disseminar potencialmente a doença para áreas adjacentes por meio do transporte de pulgas de roedores infectadas. Pesquisas recentes sugerem que as amebas de vida livre desempenham um possível papel na manutenção de *Y. pestis* no ambiente.[3]

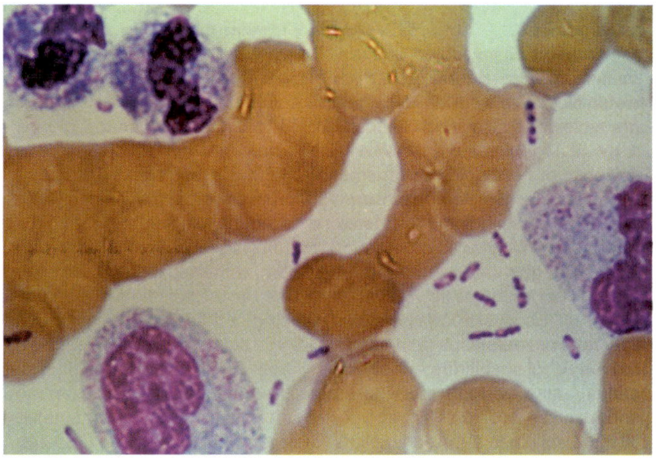

FIGURA 296.1 Esfregaço de sangue com coloração de Wayson de um caso fatal da peste septicêmica humana. (Centers for Disease Control and Prevention.)

Os seres humanos podem adquirir a peste por diversas vias, das quais a mais comum é, de longe, a picada de pulga de roedor infectado (Figura 296.4). O risco é maior em áreas endêmicas dos países em desenvolvimento, onde ratos comensais infestados por pulgas, particularmente *Rattus rattus* e *R. norvegicus* vivem em estreita proximidade com seres humanos. A pulga-do-rato oriental, *Xenopsylla cheops*, é um vetor particularmente eficiente de *Y. pestis* e alimenta-se facilmente tanto em ratos quanto em seres humanos. Nos EUA, o contato com ratos comensais é menos comum, e a maioria dos casos resulta de picadas de pulgas de outros roedores, como esquilos-terrestres, cães-de-pradaria, *Neotoma* e esquilos. Nesse contexto, as picadas de pulgas habitualmente ocorrem durante caminhadas, caça ou outras atividades ao ar livre.[4] Deixar que os cães durmam na cama de seus donos também parece constituir um risco aumentado, principalmente porque esses animais carregam as pulgas que adquiriram enquanto vagavam fora de casa.

Apesar de ser menos comum, os seres humanos também podem tornar-se infectados por *Y. pestis* por meio de contato estreito com outros mamíferos infectados. A exposição percutânea por meio de contato direto com tecidos infectados, como a que ocorre durante o esfolamento de um coelho ou roedor para obtenção de alimento, ou por meio de mordidas ou arranhaduras de carnívoros infectados, como gatos, pode transmitir o microrganismo. A infecção adquirida por meio de inalação de gotículas infecciosas é mais preocupante dentro de uma perspectiva de saúde pública. Isso ocorre habitualmente por meio de exposição a animais ou seres humanos com peste pulmonar e resulta em peste pneumônica primária, uma forma da doença que frequentemente é fatal e pode se disseminar de uma pessoa para outra em certas circunstâncias.

Apesar da presença de áreas endêmicas de peste em vários continentes, a infecção humana é relativamente incomum. Antes da suspensão da notificação compulsória em 2007, apenas 1.000 a 6.000 casos de peste humana foram notificados a cada ano pela Organização Mundial da Saúde (OMS). Durante a segunda metade do século XX, a maior parte dos casos humanos notificados passou do Sudeste Asiático para a África Subsaariana. De acordo com as estatísticas mais recentemente divulgadas pela OMS, cobrindo o período de 2010 a 2015, Madagascar, a República Democrática do Congo, Uganda e outros países da África responderam por 96,2% dos casos notificados no mundo (Figura 296.2). Os países asiáticos são responsáveis por apenas 0,5% dos casos totais, e 3,3% dos casos foram notificados em três países das Américas – Bolívia, Peru e EUA. Grande parte da preocupação relativa à peste não deriva das contagens médias de casos, mas do potencial de ocorrência súbita de surtos. Em agosto de 2017, um homem em Madagascar veio a falecer de peste pneumônica

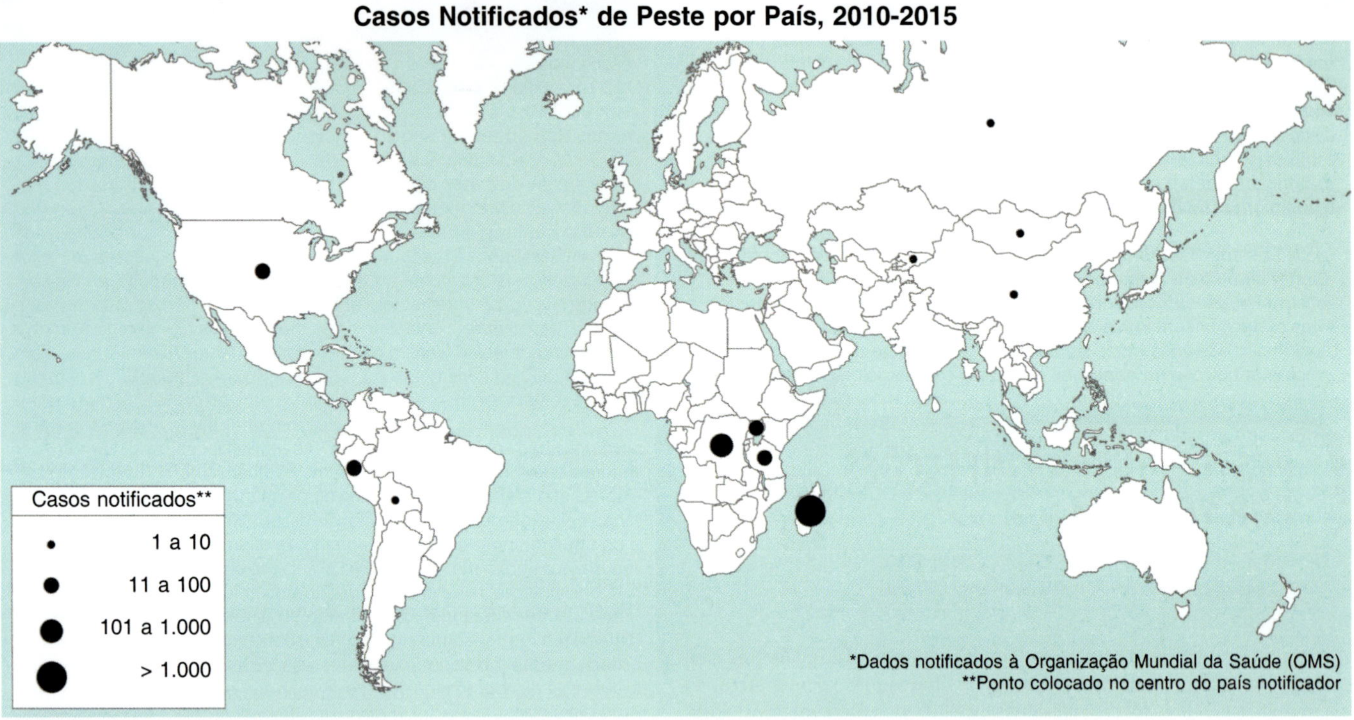

FIGURA 296.2 Distribuição mundial da peste em seres humanos, de 2010 a 2015. (Dados compilados a partir da Organização Mundial da Saúde, dos Centers for Disease Control and Prevention e de outras fontes.)

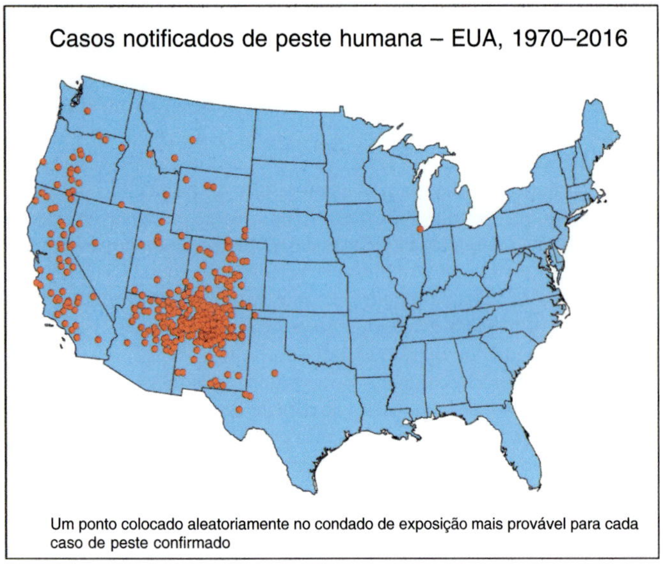

FIGURA 296.3 Distribuição dos casos de peste humana nos EUA, no período de 1970 a 2016. Os pontos dos casos foram aleatoriamente colocados nos condados onde ocorreu exposição para indicar a distribuição geral e o agrupamento de casos por região. Cada ponto colocado no condado de exposição indica um caso de peste. (Centers for Disease Control and Prevention.)

durante um longo passeio de ônibus, desencadeando um surto em que foram identificados mais de 2.400 casos suspeitos. Embora seja provável que muitos desses pacientes não tenham apresentado efetivamente peste, as consequências econômicas e sociais foram substanciais.[5]

Nos EUA, a peste é encontrada nos estados continentais a oeste do meridiano 100. O estado do Novo México responde pela maioria dos casos humanos, seguido de Arizona, Califórnia e Colorado (Figura 296.3). Desde 2000, o número anual de casos variou de 1 a 17, ocorrendo a maioria deles na primavera e no verão. Em certas ocasiões, são relatados casos em outros estados, em decorrência de viagens para o oeste, como ocorreu em um residente de Geórgia, em 2015, ou em razão da exposição laboratorial, conforme relatado em Illinois, em 2009. Foi constatada a ocorrência de infecção relacionada com ocupações em veterinários, biologistas e utilizadores de armadilhas, incluindo casos de peste pneumônica primária em pessoas que manipulam cães ou gatos com sinais de pneumonia por peste, faringite ou abscessos orais. Embora a disseminação da peste pneumônica primária entre seres humanos não tenha sido confirmada nos EUA desde 1924, foi identificada uma possível transmissão interpessoal em 2014, durante um surto no Colorado. Nos EUA, a taxa de caso-fatalidade global da peste é normalmente inferior a 15%.[6]

Surgiu a preocupação de que a peste possa ser utilizada como agente de bioterrorismo (ver Capítulo 18). Na maioria dos cenários projetados, os bioterroristas disseminariam a peste na forma de aerossol, resultando, provavelmente, em numerosos casos pneumônicos primários, elevada taxa de mortalidade e disseminação do pânico, particularmente se as cepas de *Y. pestis* liberadas forem modificadas por engenharia para se tornarem resistentes aos agentes antimicrobianos comumente utilizados para tratar a peste.

BIOPATOLOGIA

Existem poucas bactérias que sejam mais patogênicas do que *Y. pestis* para os seres humanos. A virulência do microrganismo reflete a necessidade de alcançar níveis elevados de bacteriemia, de modo a assegurar a transmissão para pulgas não infectadas. O processo começa quando *Y. pestis* entra no corpo, habitualmente por meio da picada de uma pulga infectada ou outra exposição percutânea. Algumas bactérias são destruídas pelos leucócitos polimorfonucleares; entretanto, outras entram nas células mononucleares e são transportadas por via linfática até os linfonodos regionais, onde se multiplicam. Os linfonodos infectados, denominados *bubões* (Figura 296.5) podem aparecer edemaciados e congestos no início da evolução da doença, porém exibem pouca evidência de infiltrados inflamatórios ou lesão vascular ao exame histológico; entretanto, no decorrer de poucos dias, os bubões passam a conter números maciços de *Y. pestis* e extensos infiltrados de neutrófilos, causando o edema significativo e a hipersensibilidade que caracterizam a *peste bubônica*. À medida que a doença progride, a necrose hemorrágica e o dano vascular no linfonodo tornam-se aparentes; alguns linfonodos sofrem ruptura espontânea, e aparecem os abscessos.

À medida que a arquitetura dos linfonodos infectados é destruída, grandes números de *Y. pestis* entram na circulação, produzindo sinais e sintomas típicos de sepse por gram-negativos. Pode ocorrer coagulação intravascular disseminada (ver Capítulo 166), desencadeando a ocorrência de trombose nos capilares, necrose vascular, equimoses, gangrena de extremidades e petéquias cutâneas, mucosas e serosas (Figura 296.6).

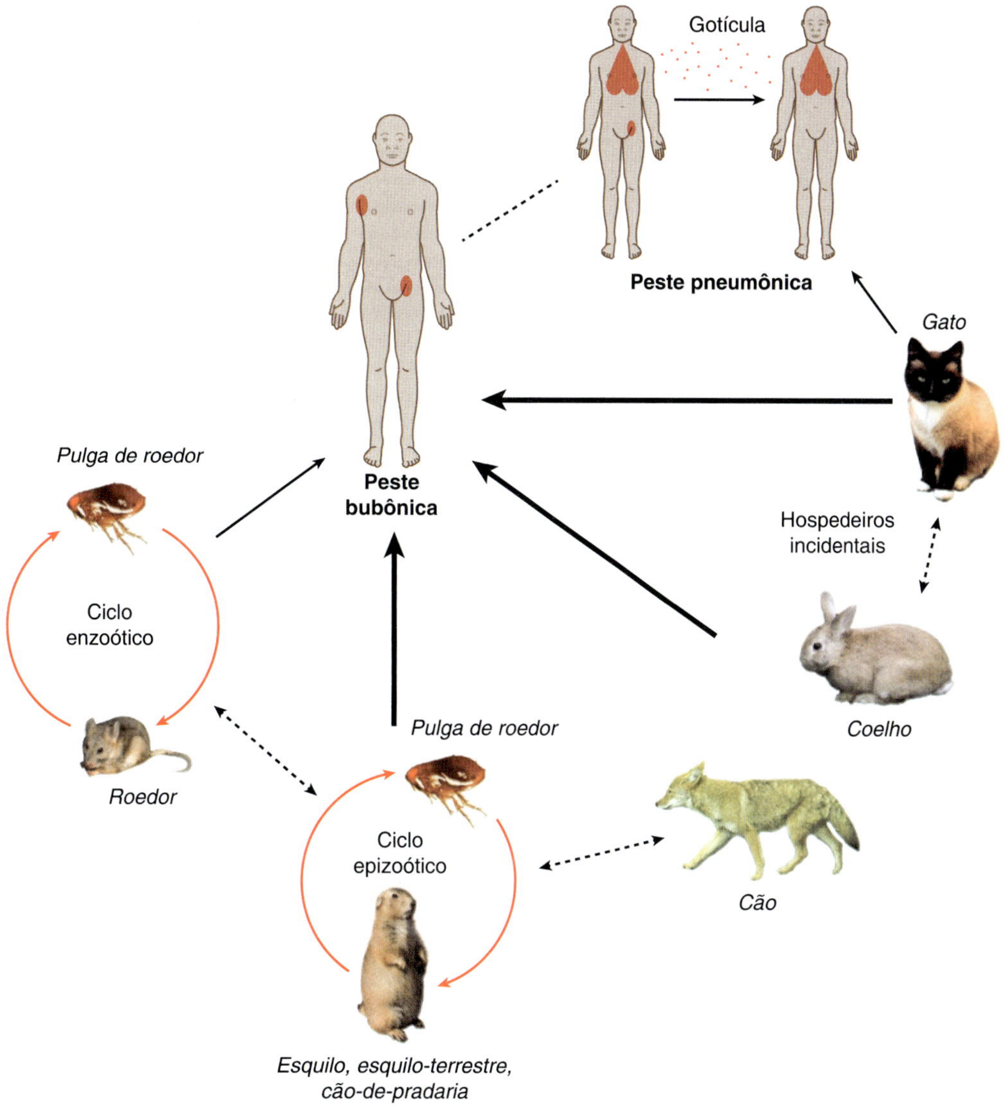

FIGURA 296.4 **Ecologia e transmissão da peste.** Os *círculos vermelhos* indicam ciclos zoonóticos. As vias comuns de transmissão para seres humanos estão indicadas por *setas em negrito* e as vias incomuns, por *setas finas*. (Centers for Disease Control and Prevention.)

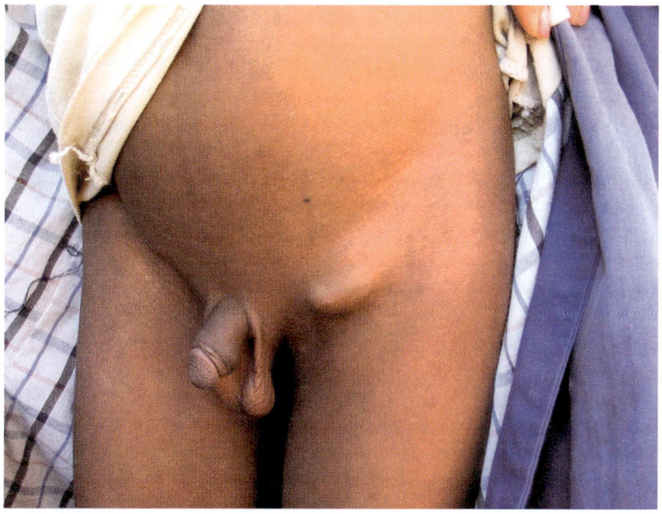

FIGURA 296.5 **Menino de Madagascar com um bubão.** (Cortesia de Brook Yockey, Centers for Disease Control and Prevention.)

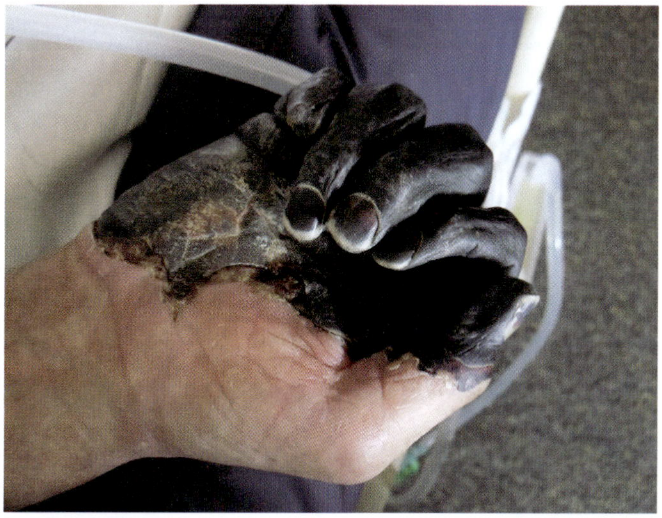

FIGURA 296.6 **Mão de paciente com peste, mostrando a gangrena das extremidades, manifestação que pode ter dado origem ao termo "peste negra".** (Centers for Disease Control and Prevention).

Outras complicações, observadas em amostras de necropsia, incluem necrose esplênica hemorrágica difusa, glomérulos renais contendo trombos de fibrina e necrose multifocal do fígado. A disseminação hematogênica para os pulmões, que pode resultar em *peste pneumônica secundária*, causa preocupação particular. Em geral, a peste pneumônica secundária manifesta-se com produção escassa de escarro e infiltrados pulmonares difusos. Sem tratamento imediato, *Y. pestis* propaga-se dos espaços intersticiais do pulmão para os alvéolos pulmonares; o escarro aumenta em quantidade e pode tornar-se rosado ou tinto de sangue. Nesse momento, o paciente com peste pneumônica secundária pode transmitir a infecção para outras pessoas por meio de gotículas respiratórias produzidas com a tosse.

A inalação de gotículas infecciosas de pacientes com peste secundária provoca infecção pneumônica primária depois de um período de incubação de 1 a 4 dias. Os pacientes com *peste pneumônica primária* apresentam uma infecção pulmonar rapidamente progressiva que, no início, é lobular, em seguida lobar e, por fim, multilobar, com grandes números de *Y. pestis* nos alvéolos e nas secreções pulmonares (Figura 296.7). A peste pneumônica primária também pode ser contagiosa e quase sempre fatal na ausência de tratamento antimicrobiano imediato. É importante assinalar que uma pequena porcentagem de pacientes com peste desenvolve septicemia na ausência de bubões reconhecidos, pneumonia ou outros sinais de infecção localizada, uma condição designada como *peste septicêmica primária*. Ainda não foi esclarecido por que alguns pacientes não apresentam sintomas localizantes, embora, de maneira notável, a dor abdominal seja comum. É possível que esses casos reflitam uma infecção pelo trato gastrintestinal ou uma picada de pulga no tronco, em uma localização em que os linfonodos regionais são, em sua maior parte, internos.

Foi demonstrado que *Y. pestis* apresenta múltiplos fatores de virulência, que influenciam sua evasão bem-sucedida do sistema imune do hospedeiro, e é provável que sejam reconhecidos mais fatores de virulência no futuro.[7] A capacidade de escapar às defesas imunes inatas do hospedeiro e de se disseminar para os linfonodos regionais depende, em parte, de uma protease (Pla) codificada no plasmídio de 9,5 kb, que ajuda a degradar coágulos de fibrina e a promover a produção de plasmina em excesso, o que pode afetar os exsudatos inflamatórios, degradar as proteínas extracelulares e as membranas basais e reduzir os níveis de quimiotáxicos. Outro fator de virulência, YopM, é uma das numerosas proteínas externas de *Yersinia* (Yops), que são codificadas por genes no plasmídio de tamanho médio (70 a 75 kb) de *Y. pestis*. Embora muitas outras Yops sejam degradadas pela protease Pla, a YopM mostra-se resistente à sua atividade e, provavelmente, ajuda na disseminação da *Y. pestis* por meio de competição com plaquetas pela trombina, reduzindo, assim, a coagulação, inibindo a ativação das plaquetas e reduzindo as respostas inflamatórias locais. A invasão inicial e a dispersão para os linfonodos regionais também dependem da capacidade de *Y. pestis* de sobreviver durante ao menos curtos períodos no interior dos fagócitos do hospedeiro. A sobrevivência nesses ambientes é promovida por outras Yops, que atuam em conjunto com um aparelho secretório tipo III para liberar nos fagócitos do hospedeiro essas Yops que atuam como efetores intracelulares. Essas Yops efetoras interferem na dinâmica do citoesqueleto das células fagocíticas e bloqueiam sua produção de citocinas pró-inflamatórias. Os fagócitos afetados tornam-se incapazes de matar *Y. pestis* invasora, possibilitando, assim, a sobrevivência extracelular da bactéria nos tecidos linfoides. A sobrevivência de *Y. pestis* em hospedeiros mamíferos também depende de sua capacidade de adquirir quantidades suficientes de ferro para seu crescimento. A maneira mais importante de captação de ferro por *Y. pestis* consiste em um sistema de sideróforos (yersiniabactina), que pode competir efetivamente com moléculas de ligação do ferro do hospedeiro por esse nutriente essencial. A capacidade de *Y. pestis* de sobreviver no interior dos fagócitos do hospedeiro é complementada durante os estágios tardios da infecção pela expressão de um antígeno capsular de glicoproteína (antígeno caf1 ou fração 1), que confere resistência à fagocitose. A expressão do caf1 depende da temperatura: é reprimida nas temperaturas mais baixas encontradas na pulga vetor e suprarregulada nas temperaturas corporais dos hospedeiros mamíferos.

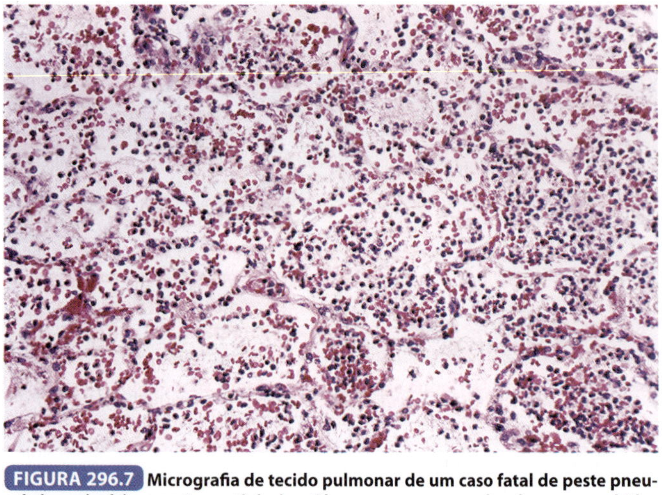

FIGURA 296.7 Micrografia de tecido pulmonar de um caso fatal de peste pneumônica primária e peste septicêmica. Observar os espaços alveolares preenchidos por células inflamatórias e resíduos. (Centers for Disease Control and Prevention.)

MANIFESTAÇÕES CLÍNICAS

As três formas mais comumente observadas de peste (por ordem decrescente de ocorrência) são a bubônica, a septicêmica e a pneumônica. As manifestações incomuns da peste incluem meningite, faringite, úlceras cutâneas e osteomielite. Em raros casos, *Y. pestis* tem sido inoculada através da conjuntiva, resultando em peste oculoglandular. Os períodos de incubação são de 2 a 6 dias para a peste bubônica e de 1 a 3 dias para a peste pneumônica primária.

Os linfonodos edemaciados e hipersensíveis (bubões) característicos da peste bubônica aparecem habitualmente no(s) linfonodo(s) de localização mais próxima ao local de inoculação (Figura 296.5). Nos EUA, acredita-se que a maioria dos casos de peste bubônica seja adquirida por meio de picadas de pulga nas pernas, conforme indicado pela ocorrência de comprometimento de linfonodos inguinais ou femorais do mesmo lado onde houve a picada de pulga. Os bubões axilares também são comuns, indicando, com frequência, o manuseio de um animal infectado ou outro objeto infestado por pulgas. Os bubões cervicais são muito menos comuns nos EUA do que em muitos países em desenvolvimento, talvez pelo fato de que as pessoas, nestes últimos países, tenham mais tendência a dormir em assoalhos sujos de cabanas infestadas por pulgas, aumentando, assim, a probabilidade de picadas, por pulgas infectantes, na cabeça e no pescoço. Em certas ocasiões, uma lesão cutânea aparece no local de picada de pulga infectante ou outro tipo de inoculação.

Os sintomas da peste bubônica consistem em febre, calafrios, mialgia, artralgia, cefaleia, mal-estar e prostração. Os pacientes não tratados com peste bubônica tornam-se cada vez mais toxêmicos, permanecem febris e apresentam taquicardia, agitação, confusão, delírio e convulsões.

A peste septicêmica manifesta-se na forma de endotoxemia fulminante e rapidamente progressiva. Com frequência, os pacientes queixam-se de sintomas gastrintestinais (GI), incluindo náuseas, vômitos, diarreia e dor abdominal. Além disso, pode ocorrer coagulação intravascular disseminada com o aparecimento de petéquias, equimoses, sangramento e isquemia das extremidades. Os pacientes com septicemia em estágio mais avançado têm tendência a apresentar hipotensão refratária, disfunção renal, obnubilação e outros sinais de choque. Os pacientes com peste septicêmica em estágio avançado também podem exibir a síndrome do desconforto respiratório agudo (ver Capítulo 96) que, em certas ocasiões, tem sido confundida com a síndrome pulmonar por hantavírus (ver Capítulo 357) no sudoeste americano. Como a peste septicêmica tende a ser fulminante e fatal, os desfechos favoráveis dependem do rápido estabelecimento do diagnóstico e do tratamento imediato com agentes antimicrobianos apropriados.

A peste pneumônica pode estar acompanhada de febre, tosse, desconforto torácico que se torna cada vez mais doloroso, taquicardia, dispneia, escarro carregado de bactérias, calafrios, cefaleia, dores, fraqueza e tontura. À medida que a doença progride, os pacientes podem apresentar desconforto respiratório crescente, hemoptise, insuficiência cardiopulmonar e colapso circulatório. Nos estágios iniciais da doença, os pacientes com peste pneumônica primária podem apresentar sinais de comprometimento pulmonar localizado, que começa em um único pulmão, progride rapidamente para a consolidação segmentar e, mais tarde, broncopneumonia, ocorrendo morte em apenas 1 a 3 dias após o aparecimento dos sintomas. Existe pouca probabilidade de observar a ocorrência de infecção localizada nos pulmões de pacientes com peste pneumônica secundária, visto que os tecidos pulmonares são infectados inicialmente por disseminação circulatória, resultando em pneumonite intersticial difusa. A aparência do escarro também difere na peste pneumônica primária *versus* secundária, sendo aquoso ou mucoide, espumoso e talvez tinto de sangue nos casos pneumônicos primários, porém, mais escasso, mais espesso e mais viscoso nos casos pneumônicos secundários.

DIAGNÓSTICO

As mortes causadas pela peste normalmente estão relacionadas com a demora na procura de tratamento ou com o estabelecimento de um diagnóstico incorreto.[8] O diagnóstico diferencial para a peste em suas várias formas clínicas inclui: adenite estafilocócica (ver Capítulo 272) ou estreptocócica (ver Capítulo 274) ou pneumonia (ver Capítulo 91); doença da arranhadura do gato (ver Capítulo 299); tularemia (ver Capítulo 295); cancroide (ver Capítulo 285); linfadenite por filariose aguda (ver Capítulo 335); infecção micobacteriana (ver Capítulo 309); septicemia causada por outras bactérias; meningococemia; pneumonia por micoplasma e outras pneumonias adquiridas na comunidade; legionellose (ver Capítulo 298); febre Q; pneumonite por influenza (ver Capítulo 340); síndrome pulmonar por hantavírus (ver Capítulo 357); pneumonia viral causada por vírus sincicial respiratório (ver Capítulo 338), citomegalovírus (ver Capítulo 352) ou outros vírus; e hérnia inguinal estrangulada.

A confirmação laboratorial baseia-se na cultura bacteriana, acompanhada de testes de lise de bacteriófagos específicos ou de detecção de uma elevação de quatro vezes nos títulos de anticorpos contra o antígeno capsular F1 de *Y. pestis* no decorrer de um período de 2 a 4 semanas. As amostras laboratoriais preferidas para cultura incluem sangue, aspirados de bubões, escarro, líquido broncoalveolar e *swabs* de lesões cutâneas ou da mucosa faríngea. Pode-se coletar também uma amostra de líquido cerebrospinal de pacientes com suspeita de meningite por peste. Embora os procedimentos para confirmar o diagnóstico laboratorial de infecção por *Y. pestis* sejam relativamente simples, pode ocorrer demora, visto que a experiência e os reagentes necessários frequentemente estão limitados a poucos laboratórios de saúde pública ou de referência. Habitualmente, os sistemas de identificação bacteriana automatizados identificam incorretamente *Y. pestis* como um microrganismo diferente (p. ex., *Pseudomonas luteola*), o que também pode retardar o diagnóstico correto. Como os casos de peste podem rapidamente progredir para uma doença potencialmente fatal, e tendo em vista que a cultura de *Y. pestis* em meios bacteriológicos pode exigir 48 horas ou mais para que as colônias se tornem visíveis, é essencial que os pacientes com suspeita de peste recebam terapia com antimicrobianos apropriados imediatamente após a coleta das amostras. Podem-se utilizar ensaios de anticorpos fluorescentes diretos para a identificação de *Y. pestis* nos aspirados de bubões, amostras de escarro e lavado traqueal; esse procedimento necessita de cerca de 1 hora e fornece uma forte evidência presuntiva de infecção. Pode-se obter também um diagnóstico presuntivo rapidamente pela detecção do DNA de *Y. pestis* em ensaios de reação em cadeia da polimerase (PCR) ou antígenos específicos de *Y. pestis* em ensaios imunológicos. Em alguns países em desenvolvimento, são utilizados testes rápidos de imunocromatografia para detectar antígenos ou anticorpos da peste. As vantagens potenciais desses testes são que eles precisam de poucos recursos laboratoriais, podem ser realizados em campo e fornecem resultados em menos de 1 hora. Entretanto, a confiabilidade e o desempenho clínico não estão bem estabelecidos, particularmente para amostras como escarro.

PREVENÇÃO

Nos EUA, não existe nenhuma vacina contra a peste comercialmente disponível. Novas vacinas recombinantes, desenvolvidas para estimular uma resposta imune aos antígenos F1 e V de *Y. pestis* forneceram resultados promissores e são efetivas em camundongos,[9] porém é pouco provável que estejam disponíveis em futuro próximo para uso geral.

O risco de peste humana pode ser reduzido por meio da implementação de programas de vigilância efetivos para identificar rapidamente casos humanos e epizoóticos em evolução e possibilitar a implementação de medidas de intervenção efetivas. Quando apropriado, as áreas afetadas podem ser tratadas com inseticidas para reduzir o risco de exposição a picadas de pulgas. É também necessário tomar medidas para diminuir a quantidade de alimento e abrigo disponível para os roedores. Em casos raros podem-se utilizar rodenticidas para diminuir o número de hospedeiros, porém, seu uso não é recomendado antes da implementação de medidas efetivas de controle das pulgas. As pessoas que vivem ou que visitam áreas endêmicas para peste devem evitar qualquer contato com animais doentes e mortos, e devem utilizar repelente de insetos para reduzir o risco de picada de pulgas infectantes. Deve-se impedir que cães e gatos vaguem livremente em áreas infestadas por roedores, e esses animais devem ser tratados com agentes de controle de pulgas que sejam seguros e efetivos. Embora os cães pareçam ser, em sua maioria, ligeiramente resistentes à peste, eles podem se tornar infectados e transmitir diretamente a infecção a seres humanos. Os gatos são altamente suscetíveis e, com frequência, apresentam doença grave, podendo atuar como fonte de infecção para seus donos ou para a equipe veterinária. Os gatos que vagueiam em áreas endêmicas e que, de repente, ficam gravemente doentes, devem ser levados a um veterinário para avaliação.

Os indivíduos com peste pneumônica devem ser mantidos em isolamento respiratório durante pelo menos, 48 horas após o início da terapia antimicrobiana apropriada, e as pessoas que cuidam desses pacientes devem seguir precauções contra gotículas respiratórias (máscaras, luvas, aventais e proteção ocular). Embora a transmissão entre seres humanos não tenha sido confirmada nos EUA durante muitas décadas, ocorreram casos raros de peste pneumônica primária após contato direto com gatos infectados que tinham lesões orais ou sintomas de peste pneumônica. A equipe de veterinários de áreas enzoóticas para peste deve tomar precauções adequadas (máscaras, luvas, aventais, proteção ocular) quando manipulam gatos doentes com sintomas sugestivos de peste.

Em geral, recomenda-se a terapia antimicrobiana profilática para indivíduos com possível exposição à peste apenas em situações de risco relativamente alto, como após contato íntimo com pacientes que apresentam peste pneumônica, manuseio de animais infectados por *Y. pestis* ou após picadas por pulgas de roedores em uma área com história recente de atividade epizoótica. A doxiciclina e o ciprofloxacino são os agentes antimicrobianos profiláticos mais recentemente recomendados (Tabela 296.1).

TRATAMENTO

O agente mais comumente recomendado para o tratamento da peste é a estreptomicina (ver Tabela 296.1); entretanto, um ensaio clínico randomizado conduzido na Tanzânia concluiu que a gentamicina e a doxiciclina também são efetivas no tratamento da peste em adultos e crianças, com baixas taxas de eventos adversos. Uma revisão de casos humanos tratados no Novo México também sugere fortemente que a gentamicina é efetiva e pode substituir a estreptomicina. As tetraciclinas mostram-se efetivas no tratamento de casos não complicados de peste bubônica, e acredita-se que o cloranfenicol seja efetivo, particularmente na meningite por peste. Embora não se acredite que a resistência a antimicrobianos seja um problema nos EUA, foram descritas raramente cepas resistentes às tetraciclinas e a outros agentes, e pode ocorrer também resistência à estreptomicina e ao cloranfenicol. Recentemente, a U.S. Food and Drug Administration aprovou o levofloxacino, o moxifloxacino e o ciprofloxacino no tratamento de pacientes com peste na Animal Efficacy Rule da agência, que permite que evidências obtidas de estudos em animais – neste caso, os que envolvem primatas não humanos – sejam utilizadas para demonstrar a eficácia de um tratamento proposto quando não é possível realizar ensaios clínicos adequados em seres humanos.

PROGNÓSTICO

Os pacientes com peste bubônica não complicada respondem rapidamente à terapia antimicrobiana apropriada e normalmente apresentam defervescência, com alívio da maioria das outras manifestações sistêmicas em 2 a 5 dias. Entretanto, os grandes bubões podem permanecer aumentados por mais de 1 semana, podendo exigir incisão e drenagem se forem necróticos. Em raras ocorrências, a necrose isquêmica em casos septicêmicos resultou em amputação dos dedos.

YERSINOSE

DEFINIÇÃO

Yersinia enteropatogênicas, *Y. enterocolitica* e *Y. pseudotuberculosis*, provocam doença diarreica e pseudoapendicite. Diferem substancialmente de *Y. pestis*, visto que raramente causam morte e, em geral, disseminam-se por via fecal-oral.

Os patógenos

Yersinia enterocolitica é, do ponto de vista genético, bastante distinta de *Y. pseudotuberculosis* e *Y. pestis*;[10] entretanto, as três espécies compartilham

Tabela 296.1 Recomendações para o tratamento de pacientes com peste pneumônica em casos isolados e em condições de surto e para profilaxia pós-exposição.*

CATEGORIA DE PACIENTE	TERAPIA RECOMENDADA
CASOS ISOLADOS	
Adultos	Escolhas preferidas: Estreptomicina, 1 g IM, 2 vezes/dia Gentamicina, 5 mg/kg IM ou IV, 1 vez/dia, ou dose de ataque de 2 mg/kg, seguida de 1,7 mg/kg IM ou IV, 3 vezes/dia Escolhas alternativas: Doxiciclina, 100 mg IV, 2 vezes/dia, ou 200 mg IV, 1 vez/dia Ciprofloxacino, 400 mg IV, 2 vezes/dia[†] Cloranfenicol, 25 mg/kg IV, 4 vezes/dia[‡]
Crianças[§]	Escolhas preferidas: Estreptomicina, 15 mg/kg IM, 2 vezes/dia (dose diária máxima, 2 g) Gentamicina, 2,5 mg/kg IM ou IV, 3 vezes/dia[‖] Escolhas alternativas: Doxiciclina, se ≥ 45 kg, administrar a dose para adultos; se < 45 kg, administrar 2,2 mg/kg IV, 2 vezes/dia (máximo de 200 mg/dia) Ciprofloxacino, 15 mg/kg IV, 2 vezes/dia[†] Cloranfenicol, 25 mg/kg IV, 4 vezes/dia[‡]
Gestantes[¶]	Escolha preferida: Gentamicina, 5 mg/kg IM ou IV, 1 vez/dia, ou dose de ataque de 2 mg/kg, seguida de 1,7 mg/kg IM ou IV, 3 vezes/dia[‖] Escolhas alternativas: Doxiciclina, 100 mg IV, 2 vezes/dia, ou 200 mg IV, 1 vez/dia Ciprofloxacino, 400 mg IV, 2 vezes/dia[†]
CONDIÇÕES DE SURTO E PROFILAXIA PÓS-EXPOSIÇÃO**	
Adultos	Escolhas preferidas: Doxiciclina, 100 mg VO, 2 vezes/dia[††] Ciprofloxacino, 500 mg VO, 2 vezes/dia[†] Escolha alternativa: Cloranfenicol, 25 mg/kg VO, 4 vezes/dia[‡‡]
Crianças[§]	Escolhas preferidas: Doxiciclina,[††] se ≥ 45 kg, administrar a dose para adultos; se < 45 kg, administrar 2,2 mg/kg VO, 2 vezes/dia Ciprofloxacino, 20 mg/kg VO, 2 vezes/dia Escolha alternativa: Cloranfenicol, 25 mg/kg VO, 4 vezes/dia[‡‡]
Gestantes[¶]	Escolhas preferidas: Doxiciclina, 100 mg VO, 2 vezes/dia[††] Ciprofloxacino, 500 mg VO, 2 vezes/dia Escolha alternativa: Cloranfenicol, 25 mg/kg VO, 4 vezes/dia[‡‡]

*Em geral, deve-se selecionar um agente antimicrobiano e a terapia deve ser continuada por 10 dias. Deve-se passar para a terapia oral quando a condição do paciente melhorar. Trata-se de recomendações de consenso do Working Group on Civilian Biodefense, atualizadas para refletir a aprovação de fluoroquinolonas específicas para teste pela U.S. Food and Drug Administration. Embora os estudos em animais e estudos limitados em seres humanos sustentem seu uso, a gentamicina não está atualmente aprovada pela U.S. Food and Drug Administration (FDA) para o tratamento da peste em seres humanos. A estreptomicina, o levofloxacino, o ciprofloxacino e o moxifloxacino foram aprovados pela FDA para o tratamento da peste. [†]Pode ser substituído por outras fluoroquinolonas em doses apropriadas para a idade. A dose de ciprofloxacino não deve ultrapassar 1 g/dia em crianças. [‡]A concentração deve ser mantida entre 5 e 20 μg/mℓ. Concentrações > 25 μg/mℓ podem provocar supressão reversível da medula óssea. [§]Em crianças, a dose de ciprofloxacino não deve ultrapassar 1 g/dia. [‖]As doses de aminoglicosídeos precisam ser ajustadas com base na função renal. Evidências sugerem que a gentamicina, 5 mg/kg IV ou IM, 1 vez/dia, seja eficaz em crianças e possa reduzir os efeitos adversos. Os recém-nascidos de até 1 semana e os lactentes prematuros devem receber gentamicina, 2,5 mg/kg IV, 2 vezes/dia. [¶]Em recém-nascidos, deve-se administrar inicialmente uma dose de ataque de gentamicina de 4 mg/kg. **A duração do tratamento da peste em condições de surto é de 10 dias. A duração da profilaxia pós-exposição para prevenção da peste é de 7 dias. [††]A doxiciclina pode ser substituída por tetraciclina. [‡‡]As crianças com menos de 2 anos não devem receber cloranfenicol. A dose de cloranfenicol não deve ultrapassar 4 g/dia. Dispõe-se de uma formulação oral apenas fora dos EUA. IM = via intramuscular; IV = via intravenosa; VO = via oral. Adaptada de Inglesby TV, Dennis DT, Henderson DA, et al. Plague as a biological weapon: medical and public health management. Working Group on Civilian Biodefense. *JAMA*. 2000;283:2281-2290.

um plasmídio de aproximadamente 70 kb, que codifica várias proteínas (Yops), que são fatores de virulência essenciais. Diferentemente de *Y. pestis*, as yersínias enteropatogênicas são urease positivas e móveis em temperaturas abaixo de 30°C. *Yersinia pseudotuberculosis* é ramnose positiva, distinguindo-a, assim, de *Y. pestis* estreitamente relacionada e de *Y. enterocolitica* mais distantemente relacionada. Do ponto de vista genético, as yersínias enteropatogênicas são mais diversificadas do que a bactéria da peste de evolução mais recente. *Yersinia enterocolitica* contém seis biogrupos, dos quais cinco são patogênicos para os seres humanos, e quase 60 sorogrupos; *Y. pseudotuberculosis* foi classificada em seis sorogrupos distintos (grupos O de 1 a 6).

EPIDEMIOLOGIA

As yersínias enteropatogênicas são transmitidas por via fecal-oral, com uma dose infecciosa mediana relativamente alta de 10^8 a 10^9 bactérias. As fontes típicas de infecção incluem o consumo de carne de porco malcozida, produtos lácteos e certos vegetais. Tanto *Y. enterocolitica* quanto *Y. pseudotuberculosis* podem sobreviver e proliferar lentamente em temperaturas do refrigerador. Apesar de ser bem menos comum, a transmissão interpessoal já foi relatada, assim como a transmissão por transfusão sanguínea. *Yersinia enterocolitica* frequentemente coloniza os tecidos linfoides orofaríngeos de suínos, o que explica sua particular associação com produtos derivados da carne de porco. Outras espécies podem servir como reservatórios, incluindo roedores, coelhos, ovelhas, cabras, gado, equinos, cães, gatos e, algumas vezes, aves. Os hospedeiros atuam, em sua maioria, como portadores assintomáticos, porém, alguns casos em seres humanos foram associados ao manejo de animais doentes. Os pacientes sintomáticos eliminam grandes quantidades de yersínias por um período de até 2 a 3 semanas. Sem tratamento, os indivíduos infectados podem tornar-se portadores e eliminar o microrganismo durante 2 a 3 meses. As condições médicas associadas à sobrecarga de ferro (p. ex., hemocromatose, talassemia, cirrose) aumentam o risco de infecção.

A yersinose é uma doença de notificação compulsória em muitos países. A maioria dos casos resulta da infecção por *Y. enterocolitica*, e esse agente é responsável por 1 a 3% de todos os casos de enterite aguda em algumas áreas. Em 2015, a incidência anual global nos EUA foi de 0,28 caso por 100.000 indivíduos, com taxas aproximadamente três vezes mais altas entre crianças com menos de 5 anos e adultos a partir de 70 anos.[11] Embora historicamente mais altas, as taxas entre afro-americanos tiveram uma redução de 10 vezes desde 1996 e, atualmente, as taxas são cerca da metade da taxa global. As taxas antigamente altas observadas entre populações afro-americanas foram associadas à preparação caseira de *chitterlings* feitos a partir de intestino de porco contaminado. A exposição de produtos derivados de porcos contaminados também é considerada como provável fonte de infecção em americanos asiáticos.

Os sorotipos de *Y. enterocolitica* O:3, O:8, O:9 e O:5,27 foram associados à doença humana. O sorotipo O:3 (biotipo 4) predomina na maioria dos países e é encontrado mais comumente em suínos. O sorotipo O:9 (biotipo 2) foi isolado em ovelhas, vacas e cabras. Estes dois últimos sorotipos constituem as causas mais comuns de infecção em seres humanos no mundo inteiro, porém, são considerados menos patogênicos do que as cepas do sorotipo O:8 (biotipo 1B), que estão associadas aos surtos mais graves. Embora a infecção pelo sorotipo O:8 pareça estar em declínio nos EUA, ela está se tornando cada vez mais importante no Japão, na Itália e na França. Na Europa, a maioria dos casos envolve infecções pelo sorotipo O:3, embora alguns estejam associados aos sorotipos O:9 e O:5,27. Em geral, o biotipo 1A é considerado não patogênico, e o biotipo 5 foi isolado apenas de lebres. As cepas patogênicas em seres humanos são esculina, salicina e pirazinamidase negativas.

Yersinia pseudotuberculosis tem sido isolada de roedores, gado, ovelhas, gatos, cães e aves. Ocorre no mundo inteiro, porém, as infecções humanas são mais comumente notificadas no norte da Europa e na Ásia, incluindo o Japão. As cepas do grupo O 1, 2 e 3 estão associadas à doença humana, e a maioria dos casos é atribuída às cepas O:1 ou O:2. Os animais infectados servem como portadores crônicos e fontes de contaminação da água e de alimentos como carne, produtos lácteos e vegetais armazenados. Alguns casos foram associados ao manuseio de filhotes de gatos e cães. Surtos de *Y. pseudotuberculosis* na Finlândia foram atribuídos à ingestão de alface americana e cenouras (sorotipos O:3 e O:1, respectivamente). Um grande surto no Canadá foi associado ao leite que tinha sido pasteurizado, mas que se tornou contaminado. Surtos na antiga União Soviética foram associados ao consumo de raízes de vegetais que eram armazenadas em subsolos para consumo durante o inverno e que, presumivelmente, foram contaminadas com excrementos de roedores contendo *Y. pseudotuberculosis*.

BIOPATOLOGIA

Yersinia enterocolitica apresenta numerosos fatores de virulência que são responsáveis por sua persistência no trato GI e pela capacidade de causar doença em hospedeiros suscetíveis. Ao alcançar o íleo, *Y. enterocolitica* adere à mucosa, onde podem ocorrer infecções intracelulares das placas de Peyer, células da mucosa e macrófagos. A invasão da mucosa do íleo, que é mediada pela presença de invasina, uma proteína da membrana externa, e por um fator de superfície de 17 kDa (Ail), afeta a função de barreira intestinal.[12] A resposta inflamatória provoca dor abdominal e diarreia, bem como ileíte ulcerativa, adenite mesentérica e necrose das placas de Peyer. A colonização da orofaringe pode causar faringite associada em até 20% dos pacientes. Se as defesas locais forem violadas, as bactérias podem se disseminar e provocar sepse e abscessos hepáticos e esplênicos. Além disso, pode ocorrer poliartrite tardiamente no curso da doença, em particular em indivíduos positivos para o antígeno leucocitário humano (HLA)-B27.

À semelhança de *Y. pestis*, as yersínias enteropatogênicas atacam os tecidos linfoides do hospedeiro. A invasão desses tecidos e a resistência contra as defesas do hospedeiro dependem da presença de um plasmídio de cerca de 70 kb, compartilhado por cada uma das três yersínias patogênicas, que transporta genes de codificação das várias Yops e do denominado antígeno V. Os produtos desse plasmídio atuam em conjunto para inibir a fagocitose e reduzir a inflamação, suprimindo, assim, a resposta imune do hospedeiro e favorecendo a persistência desses micróbios.

Os pacientes com artrite reativa (ver Capítulo 249) têm mais tendência a apresentar menos sintomas GI, menor resposta proliferativa das células T aos antígenos de *Yersinia*, menor resposta inicial da Imunoglobulina (Ig) M, respostas mais altas e mais persistente da IgG e IgA e níveis elevados de IgA com componente secretório. As respostas dos anticorpos específicos contra *Yersinia* também têm mais tendência a persistir em pacientes com artrite reativa do que naqueles com doença GI não complicada. Acredita-se que os antígenos de *Yersinia* que contribuem para a artrite reativa incluam Yops e proteínas liberadas, que estimulam as células CD4 do hospedeiro, e a proteína do choque térmico 60, que se acredita poder atuar em conjunto com outros antígenos para modular a resposta imune do hospedeiro. Existem evidências de que os hospedeiros podem manter infecções crônicas por *Y. enterocolitica* durante anos após a infecção inicial, um fator que pode induzir a inflamação associada à artrite reativa (ver Capítulo 249).

MANIFESTAÇÕES CLÍNICAS

Depois de um período de incubação de cerca de 3 a 7 dias, observa-se normalmente o desenvolvimento de gastrenterite, que pode ser difícil de diferenciar da gastrenterite por *Salmonella* (ver Capítulo 292) ou *Campylobacter* (ver Capítulo 287). As síndromes clínicas mais comuns associadas à infecção por *Y. enterocolitica* são a enterite aguda, com febre, diarreia, vômitos, dor no quadrante inferior direito sugestiva de apendicite (ver Capítulo 133), eritema nodoso e artrite reativa. Outros sintomas comuns incluem faringite associada, exantema, dor articular e cefaleia. O exame das fezes revela leucócitos ou eritrócitos e 25% dos pacientes apresentam diarreia sanguinolenta.

As infecções por *Y. pseudotuberculosis* manifestam-se mais comumente como enterocolite, faringite e pseudoapendicite. Enquanto a enterocolite tem mais probabilidade de ocorrer em crianças pequenas, as crianças de mais idade apresentam, com mais frequência, ileíte terminal aguda, adenite mesentérica e doença sistêmica. Foi relatada a ocorrência de pseudoapendicite em pacientes com linfadenite mesentérica. A sepse é incomum e tem mais tendência a ocorrer em indivíduos com condições subjacentes como diabetes melito, cirrose, imunossupressão, idade avançada e hemocromatose. Pode haver desenvolvimento de abscessos esplênicos, meningite ou endocardite em pacientes sépticos, e a taxa de mortalidade pode aproximar-se de 50%. O eritema nodoso é identificado em cerca de um terço de todos os pacientes e em 10% dos adultos.

DIAGNÓSTICO

Deve-se suspeitar de yersinose em pacientes com dor abdominal e febre, particularmente se residirem em áreas com grande incidência. O diagnóstico é mais bem estabelecido por meio de isolamento da bactéria em amostra de fezes e de sangue ou outras amostras apropriadas. O isolamento de *Y. enterocolitica* e *Y. pseudotuberculosis* de amostras clínicas e ambientais pode ser acentuadamente complicado pela presença de outras bactérias que tendem a predominar. O meio seletivo de escolha para o isolamento do microrganismo em amostras de fezes é o ágar CIN (cefsulodina-irgasan-novobiocina), que é preparado com concentrações relativamente baixas de cefsulodina. O isolamento de yersínias também é facilitado pela cultura em temperaturas de 25° a 30°C, que resulta em melhor crescimento do que quando as culturas são mantidas a 35°C e que favorece o crescimento de yersínias mais tolerantes ao frio em relação a outras bactérias que necessitam de temperaturas mais altas. Uma vez obtidos, os isolados podem ser confirmados como *Yersinia* enteropatogênica por meio de exames bioquímicos. Com frequência, a biotipagem e a sorotipagem só estão disponíveis em laboratórios de pesquisa ou de referência e podem fornecer informações epidemiológicas úteis. As dificuldades de isolamento e a sensibilidade baixa relatada (cerca de 10^3 a 10^6 unidades formadoras de colônias por grama de amostra) das técnicas de isolamento atuais levaram alguns pesquisadores a sugerir que a PCR ou outros métodos baseados no DNA tenham probabilidade de levar a uma detecção mais rápida e sensível dessas bactérias. Dados obtidos dos EUA sugerem uma dependência cada vez maior dos métodos de diagnóstico laboratorial independentes de culturas.[13]

Os testes em tubo ou de microaglutinação são capazes de identificar anticorpos dirigidos contra os sorogrupos O:3, O:9, O:5,27 e O:8 de *Y. enterocolitica* patogênica; entretanto, a ocorrência de reatividade cruzada pode ser um problema, particularmente entre *Y. enterocolitica* O:9 e *Brucella* spp. A PCR para genotipagem O de *Y. pseudotuberculosis* poderá finalmente substituir os métodos de sorotipagem tradicionais. As doenças por *Yersinia* imunologicamente mediadas, incluindo artrite reativa, estão associadas à produção de anticorpos IgA, que podem ser detectados por ensaio imunoabsorvente ligado à enzima (ELISA) ou *immunoblot*. Os anticorpos IgG podem persistir por muitos anos, porém, a persistência de anticorpos IgA por mais de alguns meses pode indicar uma infecção crônica por *Yersinia*.

PREVENÇÃO

A prevenção depende de medidas destinadas a proteger as pessoas do contato com ambientes, fezes ou efluentes contaminados. Incluem o uso de métodos adequados de tratamento de esgoto, proteção dos abastecimentos de água da contaminação com fezes de seres humanos ou animais, implementação de procedimentos apropriados para criação e abate de animais, cozimento completo das carnes (particularmente carne de porco), evitar o acondicionamento prolongado de carnes em temperaturas superiores a 4°C e consumo apenas de leite pasteurizado. Os indivíduos devem lavar bem as mãos após o manejo de carne de porco ou outros alimentos potencialmente contaminados. Os indivíduos com diarreia não devem trabalhar em áreas de manuseio de alimentos, no cuidado de crianças pequenas ou trabalhar com pacientes, e a equipe hospitalar deve seguir as precauções entéricas. Não se dispõe de vacinas.

TRATAMENTO

Os antibióticos não demonstraram melhorar a evolução da enterocolite ou da adenite mesentérica não complicadas e, em geral, não se recomenda a terapia antimicrobiana para as formas intestinais da doença. Entretanto, essa terapia é recomendada para pacientes imunocomprometidos, pacientes com septicemia e aqueles com doença sistêmica ou focos extraintestinais de infecção. Deve-se considerar que o teste de sensibilidade *in vitro* não indica necessariamente uma eficácia *in vivo*.

As cefalosporinas de amplo espectro, algumas vezes acompanhadas de aminoglicosídeos, têm produzido resultados satisfatórios em pacientes com formas extraintestinais de yersinose, incluindo septicemia. O ciprofloxacino, a cefotaxima e a ceftriaxona são considerados os agentes mais efetivos para o tratamento da infecção por *Y. enterocolitica* do sorogrupo O:3. Os isolados de *Y. enterocolitica* dos sorogrupos O:3 e O:9 apresentam betalactamases cromossomicamente determinadas, que podem conferir resistência a ampicilina, carbenicilina e cefalotina. Embora as cepas do sorogrupo O:8, que produzem betalactamase tipo A, exibam resistência aos últimos dois agentes, elas são sensíveis à ampicilina. Ainda não foi determinado se a terapia antimicrobiana é útil no tratamento das formas imunologicamente mediadas da yersinose, incluindo a artrite reativa.

PROGNÓSTICO

Em geral, os casos de enterite por *Y. enterocolitica* são leves e autolimitados depois de uma evolução da doença de 2 a 3 semanas. As sequelas mais comuns incluem artrite reativa e eritema nodoso. Foi também relatada a ocorrência de glomerulonefrite e miocardite, particularmente com infecção por sorogrupo O:3, biotipo 4, fagotipo 8. Outras sequelas podem incluir endocardite, pericardite e osteíte. A artrite reativa induzida por *Y. enterocolitica*, que pode aparecer entre 1 e 3 semanas após a infecção, é oligoarticular, assimétrica e periférica; ocorre, com mais frequência, nos membros inferiores e, por fim, regride depois de um período de algumas semanas a meses. Os pacientes HLA-B27-positivos têm mais tendência a apresentar artrite grave e prolongada.

As infecções por *Y. pseudotuberculosis* também são, em geral, leves e autolimitadas. As complicações relatadas incluem eritema nodoso, irite, artrite reativa e nefrite. Embora a infecção da corrente sanguínea por *Y. pseudotuberculosis* seja rara, uma revisão de 72 desses casos relatou que 26 (36%) foram fatais.

REFERÊNCIAS BIBLIOGRÁFICAS

As referências bibliográficas, bem como os outros materiais suplementares deste livro, encontram-se no GEN-IO, nosso ambiente virtual de aprendizagem.

297 COQUELUCHE E OUTRAS INFECÇÕES POR *BORDETELLA*

CHRISTOPHER J. GILL E ERIK L. HEWLETT

DEFINIÇÃO

A coqueluche, também conhecida como *pertússis*, é uma doença respiratória que afeta todas as faixas etárias e que se caracteriza por episódios de tosse paroxística, violenta e distinta, que podem durar vários minutos e entre os quais o paciente, com frequência, se sente totalmente normal. Nos lactentes, a coqueluche pode se manifestar por crises de apneia e cianose, isoladamente ou em conjunto com tosse, que termina no clássico guincho inspiratório. A doença grave e fatal está concentrada entre lactentes. A coqueluche é causada principalmente pela infecção por *Bordetella pertussis* ou, com muito menos frequência, por *Bordetella parapertussis* ou *Bordetella bronchiseptica*.[1,2]

Os patógenos

Com a inclusão das espécies clássicas de *B. pertussis*,[3] *B. parapertussis* e *B. bronchiseptica* (principalmente um patógeno veterinário), existem agora 16 espécies conhecidas de *Bordetella*, formalmente classificadas na família Alcaligenacae.[4] Além das três espécies originais citadas anteriormente, a *B. holmesii* é reconhecida como causa de infecções pulmonares e doenças semelhantes à coqueluche, bem como de infecções invasivas de tecidos. Outras espécies de *Bordetella* (e-Tabela 297.1) estão associadas a bacteriemia e a infecções de feridas em pacientes que têm comorbidades com comprometimento imunológico, como diabetes melito e câncer/quimioterapia. *Bordetella avium* (principalmente um patógeno de aves domésticas) e *B. hinzii* foram designadas como subespécies de *Alcaligenes faecalis*, um bacilo gram-negativo ambiental, que provoca infecções nosocomiais de tratamento difícil, como sepse e pneumonia associada à ventilação mecânica.

As espécies de *Bordetella* são cocobacilos gram-negativos e, diferentemente das descrições anteriores, *B. pertussis*, *B. parapertussis* e, provavelmente, outras espécies além de *B. bronchiseptica* são móveis em condições específicas. A *B. pertussis* foi isolada pela primeira vez por Bordet e Gengou, em 1906, e o meio mais frequentemente utilizado para o seu isolamento ainda leva seus nomes (ágar de Bordet-Gengou).

EPIDEMIOLOGIA

Historicamente, a pertússis era uma doença infantil. Embora crianças com menos de 1 ano corram maior risco de morte, mais de 50% dos casos notificados nos EUA ocorrem, agora, em crianças com 10 anos ou mais. O uso de vacina de células inteiras contra a coqueluche (Pw), que começou na década de 1940, levou à redução de 99% dos casos de pertússis e a estabeleceu como doença evitável por vacinação.[5] Além disso, as vacinas pertússis mudaram a incidência da doença específica da idade, conforme ilustrado na Figura 297.1,[6] que mostra a distribuição etária dos casos de pertússis na Suécia durante o ano de 1989, quando nenhuma vacina pertússis foi utilizada, e em 2014, 17 anos após a introdução das vacinas pertússis acelulares (Pa). Na era pré-vacina, a coqueluche era contraída na infância; embora a imunidade resultante não fosse duradoura, a exposição contínua manteve a imunidade, com pouca ou nenhuma doença

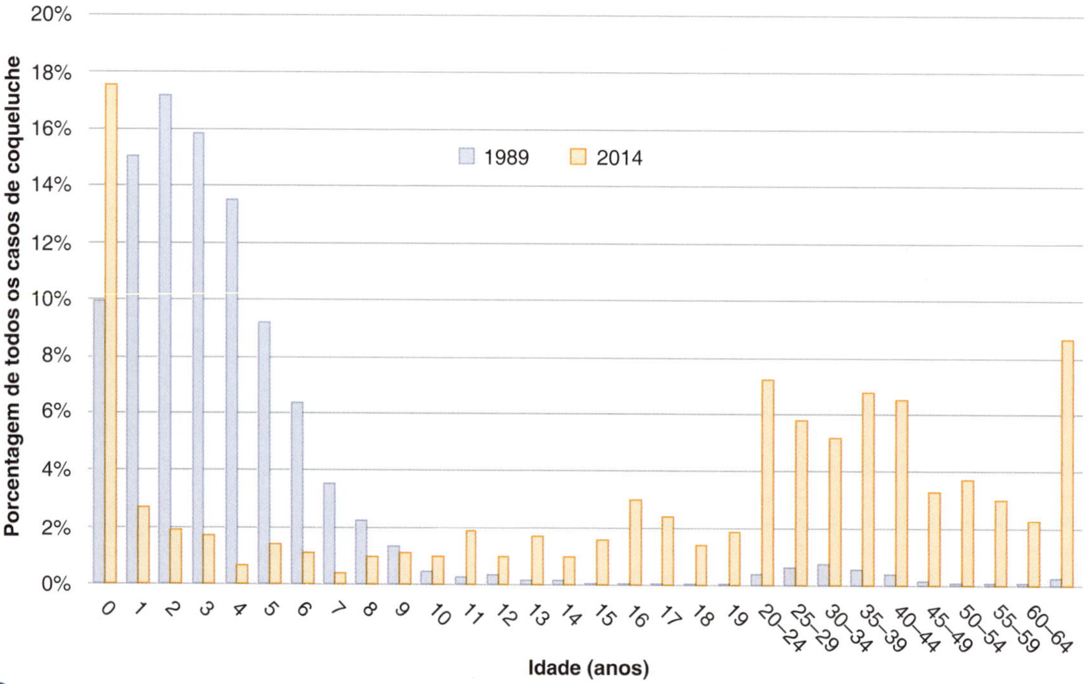

FIGURA 297.1 **Distribuição da coqueluche na Suécia por faixas etárias durante o período em que nenhuma vacina pertússis era utilizada (1989) e um período de 17 anos após a introdução das vacinas pertússis acelulares (2014).** (De Aronsson B vSK, Kallberg H, Bergstrom J, Lindstrand A, Uhnoo I, Tegnell A. *Pertussis Surveillance in Sweden: Seventeen Year Report.* Solna, Sweden: The Public Health Agency of Sweden; 2015.)

clínica. A introdução de Pa para lactentes e crianças produziu uma acentuada redução do número de casos nessas faixas etárias, porém, deslocou a carga da doença para adolescentes e adultos, cuja imunidade estava diminuindo em consequência de exposição limitada.

Em 2012, foram notificados 48.277 casos de coqueluche nos EUA, o maior número desde 1959, e cerca de 60% consistiram em adolescentes e adultos. Ao mesmo tempo, o diagnóstico de coqueluche passou da cultura para o teste de reação em cadeia da polimerase (PCR), que é muito mais sensível e relativamente não afetado por antibióticos. Embora essa mudança provavelmente tenha levado à detecção de casos mais leves e atípicos, a doença grave/fatal em lactentes e o número total de casos também aumentaram e não representam um artefato de viés de detecção. A coqueluche está ressurgindo nos EUA e em outras partes do mundo, e a incidência está mudando para maior proporção de casos em faixas etárias mais avançadas.

A coqueluche é endêmica nos EUA e, nos casos relatados, são observados picos em ciclos de 3 a 5 anos, que se acredita possam refletir o acúmulo de indivíduos suscetíveis. Por conseguinte, o prolongamento dos tempos do ciclo interepidêmico sugeriu fortemente que as Pw reduziram a transmissão, além de ter um papel na prevenção da doença.

Apesar de *B. pertussis* ser fastidiosa e não ser facilmente cultivada, a coqueluche é uma infecção altamente contagiosa, que se propaga principalmente por gotículas de aerossóis. Além disso, a crença antiga de que não existe nenhum estado de "portador" para a coqueluche (indivíduos assintomáticos que abrigam o microrganismo) é desafiada por dados obtidos de experimentos em primatas. Diferentemente dos animais convalescentes da infecção por *B. pertussis* e daqueles que receberam Pw, os receptores de Pa tornam-se infectados por *B. pertussis* e a transmitem a outros animais, apesar de permanecerem sem tosse. Embora não tenha sido documentado em seres humanos, o modelo matemático sugere que a transmissão ocorra por meio de humanos assintomáticos, em concordância com os dados epidemiológicos atuais.

BIOPATOLOGIA

Bordetella pertussis produz diversas toxinas, e a coqueluche foi considerada no passado uma doença mediada por toxinas. Embora muito se saiba sobre os fatores de virulência individuais, o papel que eles desempenham na doença e a compreensão integrada da biopatologia estão apenas começando a se desenvolver.[7] Embora se tenha postulado a existência de uma *toxina para tosse*, os mecanismos subjacentes à tosse clássica ainda não foram identificados. As toxinas e outros fatores de virulência, que são elaborados em diferentes fases do ciclo de vida do patógeno e que atuam em locais distintos, possibilitam a persistência do patógeno ao modular as respostas imunes e inflamatórias do hospedeiro.[8]

O conhecimento das toxinas e adesinas individuais também é importante para o seu uso como antígenos em Pa. A hemaglutinina filamentosa (FHA), a pertactina (PRN) e as fímbrias (FIM) são adesinas e constituem componentes da maioria das Pa, todas as quais contêm PToide. A FHA interage com a integrina CD11b/CD18 (também conhecida como CR3 ou Mac-1) e induz as funções das células mieloides do hospedeiro para modular a inflamação.[9]

A toxina pertússis (TP) é uma toxina de ribosilação de difosfato de adenosina (ADP), que apresenta Giα e várias outras proteínas de ligação de trifosfato de guanosina (GTP) como alvos.[10,11] Trata-se de uma toxina solúvel com efeitos locais e sistêmicos, dos quais o mais notável é a indução de leucolinfocitose. No início da infecção, a TP é imunomoduladora, visto que inibe o recrutamento e a função dos macrófagos alveolares e neutrófilos. Entretanto, suas ações mudam durante o curso da infecção, de modo que, posteriormente, a TP suprarregula as respostas inflamatórias, aumentando talvez a eliminação e a infectividade dos microrganismos. A toxina de adenilato ciclase (ACT) liga-se também ao CR3 para entrar nas células hospedeiras e produzir níveis suprafisiológicos de monofosfato de adenosina cíclico (cAMP), que inibe as funções antibacterianas das células mieloides.

Embora haja relatos de bacteriemia por *B. pertussis* e *B. parapertussis*, as infecções por esses microrganismos estão principalmente localizadas no sistema respiratório. As bactérias aderentes aos cílios provocam dano às células epiteliais e estimulam a secreção de muco. Foi demonstrada a presença intracelular de *B. pertussis*, porém, a importância dessas observações permanece desconhecida.

MANIFESTAÇÕES CLÍNICAS

Embora a tosse paroxística da coqueluche seja notável e inesquecível, nem todos os pacientes a apresentam.[12] Os lactentes podem ter apneia, que só algumas vezes evolui para a tosse paroxística. Além disso, estudos epidemiológicos sugerem que a coqueluche não reconhecida pode ser responsável por alguns casos de síndrome da morte súbita do lactente (SMSL). Após exposição a aerossóis de um paciente com coqueluche, os indivíduos infectados desenvolvem sintomas inespecíficos das vias respiratórias superiores (principalmente coriza) depois de 1 a quase 3 semanas. Esse longo período de incubação complica o rastreamento epidemiológico e o controle de surtos. Embora os lactentes corram maior risco de morbidade e mortalidade, dados recentes mostram que é comum a ocorrência de infecções clinicamente triviais em lactentes, que desaparecem sem tosse clássica; por conseguinte, a coqueluche nessa faixa etária nem sempre é típica na sua apresentação.

É importante ressaltar que os sinais clínicos que indicam o início da fase catarral (rinorreia, lacrimejamento, hiperemia conjuntival e, algumas vezes, febre baixa) são inespecíficos e não sugerem a coqueluche, exceto no contexto de um surto. Essa fase, que pode durar apenas alguns dias até 1 semana, pode incluir tosse não produtiva. Com frequência, somente no início da fase paroxística com tosse típica é que se considera a possibilidade de um diagnóstico de coqueluche. A tosse marcante, que consiste em uma série de expirações incontroláveis seguidas de inalação ofegante e que é responsável pelo som de "grito" ou "uivo" é mais frequente em crianças, pode estar associada a cianose e pode terminar com engasgo e vômitos. No lactente, isso pode resultar em desidratação e desnutrição. O estágio paroxístico pode durar mais de 4 semanas, e o desenvolvimento de febre ou o agravamento da função pulmonar sugerem a possibilidade de pneumonia secundária. Ocorre tosse paroxística em pelo menos 80% dos adolescentes/adultos, porém o uivo e os vômitos pós-tosse[13] são variáveis. Além disso, os adultos podem apresentar sintomas atípicos, como garganta arranhada e episódios de sudorese. Cerca de 3% dos pacientes, em sua maioria crianças com menos de 1 ano, os indivíduos com asma anterior ou doença pulmonar obstrutiva crônica e os adultos com mais de 65 anos necessitam de hospitalização.[13b]

A redução na frequência e na intensidade da tosse marca a transição para a fase de convalescença, que pode durar vários meses. Com frequência, é durante esse período que os adultos procuram cuidados médicos em razão da *tosse crônica*, levando à sua avaliação para doenças como asma, tuberculose, doenças pulmonares crônicas, neoplasias malignas e refluxo gastresofágico. Depois que a tosse parece ter acabado, os pacientes podem voltar a apresentar tosse, juntamente com doenças respiratórias superiores não relacionadas; esse processo é, com frequência, interpretado incorretamente como recorrência da coqueluche. Em 80% dos adultos, a coqueluche tem pelo menos 3 semanas de duração, e 27% dos pacientes ainda apresentam tosse depois de 90 dias.

Complicações

Em lactentes com menos de 12 meses que são hospitalizados, cerca de 25% apresentam pneumonia, 1,1% sofre convulsões e observa-se a ocorrência de encefalopatia em 0,3%, com taxa de mortalidade global de 1%. A coqueluche em lactentes e crianças pequenas pode ser complicada por hipertensão pulmonar, que parece constituir uma consequência direta da linfocitose induzida por PT, levando à congestão vascular pulmonar. Os adolescentes e os adultos podem ter algumas dessas mesmas complicações com menor frequência, e os adultos podem exibir outros problemas relacionados com suas condições médicas subjacentes; foi relatada a ocorrência de síncope por tosse, hérnia de disco intervertebral, perda auditiva de início súbito, episódios de angina e até mesmo dissecção da artéria carótida.[14] A tosse paroxística e os vômitos pós-tosse associados podem ser graves o suficiente para causar fraturas de costelas, hemorragias conjuntivais e outras formas de traumatismo tecidual.

DIAGNÓSTICO

Vários métodos têm sido utilizados para a detecção de *B. pertussis*, seus produtos e a resposta do hospedeiro, porém, cada um deles tem suas limitações. A cultura é o padrão-ouro (com especificidade que se aproxima de 100% em pacientes sintomáticos), porém, até mesmo com meio de transporte especializado e um laboratório cuidadoso e interessado, as taxas de recuperação são, com frequência, inferiores a 50%, e são afetadas pela duração da doença e pelo uso de agentes antimicrobianos antes da coleta das amostras. A cefalexina, que é ineficaz contra *B. pertussis*, é normalmente incluída em meios seletivos, como o Regan-Lowe, porém, irá inibir o crescimento de *B. holmesii*, levando potencialmente a um resultado falso-negativo da cultura para esse microrganismo raro.

Os exames diagnósticos baseados na PCR são muito mais sensíveis do que a cultura e podem permanecer positivos durante dias após o início do tratamento antimicrobiano.[15] Os ensaios de PCR adequadamente projetados distinguem entre *B. pertussis*, *B. parapertussis* e *B. bronchiseptica*, dependendo da sequência de DNA-alvo. Mesmo com essas precauções, foram observados surtos aparentes de coqueluche em consequência de resultados falso-positivos dos ensaios de PCR. Ironicamente, vários desses pseudossurtos foram causados por vacinas pertússis. Convém assinalar que uma vacina pertússis acelular comum utilizada nos EUA inclui o DNA de *B. pertussis*, que pode contaminar áreas clínicas. A detecção de anticorpos séricos contra produtos de *B. pertussis* pode ser utilizada para identificar pacientes no final da infecção; entretanto, é preciso ter cuidado para distinguir uma resposta aguda de anticorpos residuais contra antígenos da vacina; isso é obtido por meio de limiares superiores para respostas positivas de anticorpos.

Outra preocupação é a de que o teste de PCR para *B. pertussis* tenha utilizado uma sequência de inserção (IS481) encontrada em abundância no seu genoma. Entretanto, essa sequência é encontrada em *B. holmesii*, mas não em *B. parapertussis*; em consequência, *B. parapertussis* passa despercebida, e fica impossível distinguir *B. pertussis* de *B. holmesii* baseando-se apenas no teste de rastreamento de IS481. O uso de *primers* adicionais para a detecção do gene PT (não encontrado em *B. holmesii*) e HIS1001 (apenas encontrado em *B. holmesii*) supera esse problema. A PCR multiplex contra cada *primer* identifica todas as três espécies, porém, pode não estar disponível em todos os laboratórios.

Tendo em vista essas limitações diagnósticas, a Organização Mundial da Saúde estabeleceu uma definição de caso clínico: 21 dias ou mais de tosse paroxística com confirmação laboratorial ou ligação epidemiológica. Embora seja útil para ensaios clínicos, é agora evidente que essa definição omite os casos de menor gravidade, a apresentação atípica ou a doença de menor duração.

O diagnóstico da espécie de *Bordetella* muito rara, ambiental e não respiratória é difícil fora do contexto de pesquisa, e não existe nenhum exame complementar padronizado. Algumas das espécies mais recentemente descobertas foram identificadas de modo fortuito com o uso de técnicas como o sequenciamento do genoma completo de amostras de solo ou técnicas MALDI-TOF (espectrometria de massa com fonte de ionização e dessorção a *laser* assistida por matriz – tempo de voo), que estão se tornando mais comuns em centros de microbiologia clínica.

TRATAMENTO

Terapia de suporte

Como os lactentes e as crianças pequenas correm maior risco de complicações e morte por coqueluche, a terapia de suporte constitui, com frequência, o componente mais importante dos cuidados médicos. A observação rigorosa (de preferência no hospital) é essencial para assegurar uma alimentação, oxigenação e hidratação adequadas, de modo a minimizar as complicações nessa faixa etária. Nem os antibióticos (quando administrados após o início da tosse paroxística) nem outras intervenções farmacológicas que tenham sido testadas para aliviar a tosse demonstraram ser efetivos. As crianças em estado crítico com hipoxemia grave podem se beneficiar da oxigenação por membrana extracorpórea (ECMO). A forte associação da linfocitose com hipoxemia e hipertensão pulmonar sugere que a linfocitose pode participar de uma via causal com as duas últimas. Por esse motivo, as terapias de leucorredução, como exsanguinotransfusão ou leucaférese, frequentemente foram tentadas em crianças em estado crítico, porém, com benefício incerto. Essa intervenção nunca foi testada em um ensaio clínico randomizado controlado, apenas em estudos observacionais em que o viés de seleção cria uma barreira óbvia para estimar a eficácia.

Agentes antimicrobianos

Existem dois objetivos no uso de agentes antimicrobianos em um paciente com coqueluche: em primeiro lugar, para limitar o curso da doença no paciente tratado; e, em segundo lugar, para reduzir a transmissão. Como os indivíduos podem permanecer com cultura positiva e podem transmitir potencialmente *B. pertussis* por várias semanas após o início dos sintomas, é apropriado tratar os pacientes dentro desse período de tempo. Entretanto, os agentes antimicrobianos não proporcionam alívio sintomático nem alteram a evolução da doença em um indivíduo infectado, a não ser que sejam iniciados na primeira semana após o aparecimento dos sintomas (bem antes do início da tosse paroxística).

A recomendação dos Centers for Disease Control and Prevention nos EUA para o tratamento da coqueluche em adultos é a azitromicina (500 mg no dia 1, seguidos de 250 mg/dia nos dias 2 a 5) ou claritromicina (1 g/dia em 2 doses fracionadas, durante 7 dias) ou eritromicina (2 g/dia em 4 doses fracionadas, durante 14 dias) ou sulfametoxazol-trimetoprima (sulfametoxazol, 1.600 mg/dia, trimetoprima, 320 mg/dia, em 2 doses fracionadas, durante 14 dias). O tratamento com eritromicina por 7 dias demonstrou agora ser tão efetivo quanto o tratamento de 14 dias de duração.

PREVENÇÃO

Imunização

As Pw mortas foram desenvolvidas logo após o isolamento de *B. pertussis* no início da década de 1900. A introdução dessas vacinas para uso geral no final da década de 1940 teve efeitos dramáticos sobre a incidência da coqueluche, com uma queda de casos notificados nos EUA de mais de 200.000 anualmente para menos de 2.000 em 1980.

Nas décadas de 1970 e 1980, o reconhecimento cada vez maior de eventos adversos em receptores de Pw levou a uma preocupação do público que, juntamente com a pressão burocrática, foi um fator que impulsionou o desenvolvimento e a adoção de vacinas alternativas. As Pa atuais, que contêm um ou mais antígenos proteicos purificados (PToide mais combinações de FHA, PRN e FIM tipos 2 e 3), são seguras e causam significativamente menos reações adversas do que as Pw. Reconhecendo o papel dos adolescentes e adultos na transmissão para lactentes e crianças pequenas, várias Pa foram aprovadas para administração a esses grupos.

Normalmente, as vacinas pertússis (Pw ou Pa) são administradas como parte de vacinas combinadas multivalentes. Nos EUA, por exemplo, os lactentes normalmente recebem DTPa (difteria, tétano, pertússis acelular), combinada com vacina poliomielite inativada (IPV) e vacina hepatite B, ou IPV mais vacina *Haemophilus influenzae* tipo B (Hib). Fora dos EUA, as Pw são combinadas de maneira semelhante com outros antígenos injetáveis comuns em várias combinações. Essas vacinas são comumente designadas como "pentavalentes", embora o número de antígenos combinados possa variar.

Além disso, a estratégia de "encasulamento" – vacinação de todos os contatos próximos de um recém-nascido – está sendo utilizada como meio de prevenir a transmissão para lactentes. Infelizmente, essa abordagem demonstrou ser surpreendentemente ineficaz em vários ensaios clínicos randomizados controlados.[16] Uma explicação para esse resultado aparentemente paradoxal é fornecida por estudos realizados em bebês babuínos, nos quais a Pa preveniu a doença sintomática, mas não conseguiu prevenir infecções e tornar os animais infectados não contagiosos.

Em contrapartida, a TDPa materna (uma vacina de reforço para adultos/adolescentes que contém toxoide tetânico e concentrações reduzidas de antígenos de difteria e pertússis) é administrada no final da gestação, com a intenção de fornecer imunidade passiva contra a coqueluche no lactente. Essa abordagem foi altamente efetiva na redução da coqueluche infantil no Reino Unido e agora é recomendada nos EUA para todas as mulheres grávidas. Por conseguinte, qualquer benefício do encasulamento deve-se, provavelmente, à vacinação das mães e de outros contatos domiciliares *antes* do parto.

Infelizmente, em muitos países, incluindo os EUA e o Reino Unido, as taxas de coqueluche começaram a aumentar 5 a 10 anos após a introdução das Pa. Isso claramente se deve, em parte, à menor duração da proteção imunológica proporcionada pelas Pa. Além disso, as cepas de *B. pertussis* parecem estar evoluindo para escapar dos alelos e antígenos específicos nas Pa. Um exemplo notável dessas mudanças evolutivas é o quase desaparecimento das espécies de *Bordetella* que expressam pertactina nos EUA.[17] Foram relatadas mudanças semelhantes para os alelos da vacina que codificam FIM2, FIM3 e PT. Entretanto, nenhum desses fatores por si só é totalmente responsável pelos padrões epidemiológicos que caracterizam o ressurgimento da coqueluche.[18]

O insucesso do encasulamento e o ressurgimento da coqueluche, apesar das altas taxas de vacinação forçaram uma reavaliação das Pa e a necessidade de um foco nas características imunológicas que as distinguem das Pw. Em um experimento natural, pesquisadores dos EUA examinaram a incidência da coqueluche específica da idade 20 anos após a transição das Pw para as Pa, sendo a idade um indicador de qual tipo de vacina esses indivíduos teriam recebido; os indivíduos com menos de 11 anos só poderiam ter recebido vacinas pertússis acelulares, enquanto aqueles com mais de 15 anos teriam recebido Pw; e os intermediários, representando os anos de transição, provavelmente receberam um esquema combinado dos dois tipos. Embora as taxas de coqueluche no grupo de menos de 11 anos tenham aumentado de modo constante com a idade, de acordo com a curta duração de proteção das Pa, a incidência de coqueluche em crianças de mais idade caiu drasticamente e, entre os indivíduos de 15 anos ou mais, a coqueluche estava quase totalmente ausente. Assim, a duração da proteção oferecida pelas Pw foi maior que a das Pa, e o benefício global, refletindo, em parte, a proteção de rebanho, também foi maior.

A interpretação desses dados epidemiológicos é sustentada pela infecção experimental de bebês babuínos por *B. pertussis*. Em seu conjunto, esses estudos estabeleceram que as Pw e as Pa são efetivas na prevenção de doença clínica, porém afetam a infecção de maneira diferente: as Pw reduzem a duração da infecção pela metade e diminuem o pico de carga bacteriana,[19] enquanto as Pa não têm nenhum impacto sobre a magnitude ou a duração da infecção. Além disso, os animais que receberam Pa foram facilmente infectados pela sua exposição a animais infectados e transmitiram *B. pertussis* a outros animais, mesmo na ausência de tosse. Do ponto de vista imunológico, as Pw induzem uma resposta das células T auxiliares desviada para fenótipos T_H17, enquanto as Pa induzem respostas T_H2. Por conseguinte, os dados disponíveis sugerem que grande parte do ressurgimento reflete respostas imunológicas diferenciais aos dois tipos de vacinas, tendo as Pw maior impacto sobre a infecção e a transmissão do que as Pa.

Esses discernimentos renovaram o interesse no desenvolvimento de vacinas pertússis, enquanto alguns têm defendido um retorno das Pw ou a sua inclusão como parte de um esquema combinado com Pa, a falta de Pw licenciadas nos EUA representa uma importante barreira, e a aceitação do público pode ser um desafio. Alternativas estão sendo examinadas, incluindo uma vacina *B. pertussis* viva atenuada nasal (BPZE1), desenvolvida para otimizar as respostas imunes da mucosa ou uma vacina de conjugado polissacarídeo-proteína ligando a cápsula de *B. pertussis* à PT.[20]

Quimioprofilaxia

A quimioprofilaxia com os agentes antimicrobianos anteriormente citados constitui um importante mecanismo de controle de surtos em hospitais ou na comunidade. Essa abordagem mostra-se efetiva quando iniciada antes do aparecimento dos sintomas e é recomendada para indivíduos expostos nas 3 semanas anteriores, para pessoas de alto risco com problemas de saúde subjacentes, lactentes e outros indivíduos que não foram imunizados.

PROGNÓSTICO

A maioria dos pacientes acaba eliminando *B. pertussis*, mesmo sem tratamento antimicrobiano; entretanto, no hospedeiro não tratado, as manifestações clínicas podem persistir por vários meses, bem além da eliminação do microrganismo causador. Além disso, os antimicrobianos apresentam eficácia limitada na modificação da evolução da doença, a não ser que sejam instituídos bem antes do início da fase paroxística. Por outro lado, as infecções por *B. bronchiseptica* são frequentemente de longa duração e exigem tratamento antibiótico para sua eliminação.

REFERÊNCIAS BIBLIOGRÁFICAS

As referências bibliográficas, bem como os outros materiais suplementares deste livro, encontram-se no GEN-IO, nosso ambiente virtual de aprendizagem.

298 INFECÇÕES POR *LEGIONELLA*

THOMAS J. MARRIE

DEFINIÇÃO

Legionelose é o termo empregado para referir-se à infecção causada por bactérias do gênero *Legionella*, da qual existem duas manifestações principais – a pneumonia (doença dos legionários) e a febre de Pontiac (assim denominada em homenagem a Pontiac, Michigan, onde foi reconhecida pela primeira vez). A febre de Pontiac é habitualmente uma doença leve febril, que se acredita ser uma reação ao lipopolissacarídeo das espécies de *Legionella*.

O patógeno

As legionelas são pequenos bacilos gram-negativos, aeróbios e não formadores de esporos, que medem 0,3 a 0,9 μm de largura por 2 a 20 μm de comprimento (Figura 298.1A a D). Esses microrganismos necessitam de meios especiais para seu crescimento, e muitos laboratórios são incapazes de isolar as legionelas; por conseguinte, quando a competência do laboratório é incerta, a obtenção de uma cultura negativa é inútil. Em geral, as legionelas não se coram com a coloração de Gram. Em amostras de tecido, a coloração de Dieterle ou de Warthin-Starry pode visualizar esses microrganismos. *Legionella micdadei* conserva a coloração acidorresistente modificada e pode aparecer como bacilo álcool-acidorresistente em amostras clínicas. As legionelas são microrganismos aquáticos que crescem em hidrovias tanto naturais quanto construídas pelo homem e em sistemas de distribuição, particularmente tubulações de água quente, aquecedores de água (com mais frequência em aquecedores elétricos do que a gás), torres de resfriamento e fontes de água. Nesses sistemas, as legionelas são encontradas em biofilmes que ajudam a conferir resistência a biocidas e ao cloro. São também encontradas em solo úmido e na lama. Podem sobreviver nesses ambientes por longos períodos e são capazes de tolerar temperaturas de 0° a 68°C e uma faixa de pH de 5 a 8,5. Em seus ambientes naturais, são parasitas intracelulares de protozoários, como as amebas de água doce, *Acanthamoeba* e *Hartmanella* (Figura 298.1E).

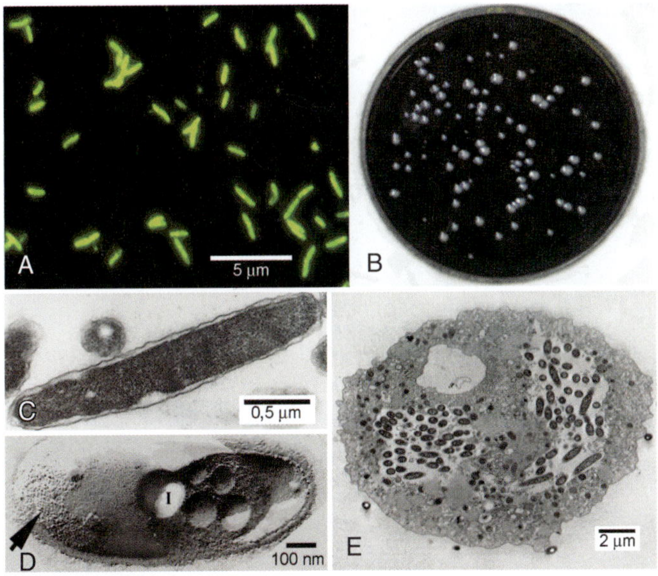

FIGURA 298.1 **A.** Coloração direta com anticorpo fluorescente de *Legionella pneumophila*. **B.** Colônias de *L. pneumophila* crescendo em placa BCYE. **C.** Corte fino da forma replicativa de *L. pneumophila*. **D.** Réplica de criofratura da forma infecciosa madura obtida após crescimento em amebas. Esta última mostra inclusões citoplasmáticas proeminentes (I) e distribuição polar das proteínas de membrana (*seta*). **E.** Micrografia eletrônica de *L. pneumophila* crescendo no interior de *Acanthamoeba castellani*. (**A.** Cortesia de Dr. Paul Hoffman, University of Virginia; **B.** Cortesia da Dra. Sharon Berk, Tennessee Technical University; **C a E.** Cortesia de Drs. Rafel Garduno e Gary Faulkner, Dalhousie University.)

Naturalmente, as legionelas podem viver em pelo menos 20 espécies de amebas, duas espécies de protozoários ciliados e uma espécie de fungo limoso. As legionelas de vida livre encontradas em biofilme são inativadas em poucas semanas, enquanto as que residem no interior de amebas sobrevivem por 6 meses ou mais. Os seres humanos são hospedeiros acidentais, que se tornam infectados pela inalação de *Legionella* ou de amebas carregadas dessas bactérias. Os genomas de mais de 500 cepas diferentes de *L. pneumophila* foram sequenciados, e seu tamanho varia de 3,2 a 3,9 Mb. As legionelas apresentam muitas proteínas semelhantes às dos eucariontes, que podem ajudar no crescimento intracelular desses microrganismos em macrófagos humanos ao simular proteínas do hospedeiro. As espécies de *Legionella* apresentam sistemas de secreção dos tipos I, II, IV e V, que possibilitam a liberação eficiente e rápida de moléculas no interior da célula hospedeira fagocítica.

O número de novas espécies de *Legionella* continua aumentando; existem, agora, pelo menos 59 espécies de *Legionella* e 73 sorogrupos ou mais, incluindo 15 sorogrupos de *L. pneumophila*. Diversos sistemas de tipagem podem ser utilizados para refinar ainda mais os isolados, de modo que seja possível identificar cepas individuais – um fator importante para determinar a fonte de um surto ou para compreender a diferença entre isolados ambientais e clínicos. É importante assinalar que *L. pneumophila* e todos os seus sorotipos causam doença em seres humanos (com predomínio do sorotipo 1), enquanto apenas cerca de 50% das espécies restantes de *Legionella* causam doença humana.

Outras espécies de *Legionella* que constituem causas mais comuns de doença em seres humanos incluem *L. micdadei, L. bozemanae, L. dumoffii* e *L. longbeachae. Legionella longbeachae* é significativamente mais virulenta do que *L. pneumophila* em um modelo murino de doença dos legionários, um achado clinicamente fundamentado, visto que pacientes infectados por *L. longbeachae* têm mais probabilidade de necessitar de tratamento em unidade de terapia intensiva do que aqueles infectados por *L. pneumophila*.[1,2]

EPIDEMIOLOGIA

O período de incubação da doença dos legionários é mais comumente citado em 2 a 10 dias, com extremos de 1 a 28 dias. Não ocorre transmissão interpessoal. A legionelose é encontrada em todo o mundo, predominantemente em países desenvolvidos, em decorrência do uso frequente de torres de resfriamento e sistemas complexos de encanamento. O subdiagnóstico pode ser uma característica nos países em desenvolvimento, em razão das instalações laboratoriais exigidas. Nesses últimos anos, houve um aumento no número de casos de *Legionella* no Japão, de 56 casos em 1999 para 804 casos em 2011, alcançando uma taxa de 1,15 por 100.000 indivíduos; na Europa, a taxa em 2010 foi de 1,25 caso por 100.000 e, nos EUA, a taxa aumentou de 0,42 para 1,62 por 100.000 entre 2000 e 2014. Atualmente, são notificados cerca de 5.000 casos por ano nos EUA.[3] De 1990 a 2005, 23.076 casos de doença dos legionários foram notificados nos EUA. Apenas 1,7% desses casos ocorreu em crianças, enquanto 63% acometeram indivíduos entre 45 e 64 anos. O sexo masculino representou 61% dos casos, e as taxas foram mais altas no leste dos EUA, onde a maioria dos casos ocorre no verão ou no outono. A taxa da doença dos legionários é 10 vezes maior em Nova Iorque do que na Califórnia. Nos EUA, a taxa de doença dos legionários é mais alta em negros do que em brancos e é 2,5 vezes maior em áreas de alta pobreza, em comparação com áreas de menor pobreza. O leste do Canadá também apresenta taxas mais elevadas de doença dos legionários do que o resto do país. Na Europa, a epidemiologia da doença dos legionários não é diferente daquela observada nos EUA. Os países com taxas acima de 2 por 100.000 incluem França, Dinamarca, Espanha, Holanda e Itália. Dessas taxas, 20% foram associados a viagens, e a taxa global de fatalidade de caso foi de 11%. Nos EUA, a taxa de fatalidade de caso é de 9%.

Dados internacionais acumulativos sugeriram que o clima quente e úmido está associado a um risco de *Legionella*. Utilizando o ensaio da reação em cadeia da polimerase (PCR) em tempo real, em amostras das vias respiratórias inferiores, em uma prática de rotina ao longo de uma década, foi demonstrado um padrão sazonal. Em pacientes da Mayo Clinic e Mayo Medic Laboratories, a realização de 44.000 testes de PCR para *Legionella* revelou maior positividade no verão e menor positividade no inverno (Figura 298.2).[4] Essa sazonalidade observada em testes clínicos de rotina de PCR reflete os achados anteriores com cultura na área metropolitana da Filadélfia, na Holanda e em Barcelona.

Existe também uma associação entre o aumento da umidade e da pluviosidade e os casos de doença dos legionários. A conexão pode ser a aerossolização de *Legionella* das poças de chuva nas estradas. Em um estudo, 33 (47,8%) amostras de água de poças foram positivas para *Legionella*, fornecendo 325 isolados. Entre os 14 tipos de sequência de isolados clínicos, quatro estavam presentes em isolados de água de poça.

Os fatores de risco mais comuns para contrair a doença dos legionários estão relacionados na Tabela 298.1.[5,6] As espécies de *Legionella* são responsáveis por 1 a 5% das pneumonias adquiridas na comunidade que exigem internação hospitalar. Em algumas áreas, *Legionella* representa aproximadamente a mesma porcentagem de pneumonias tratadas ambulatorialmente. As infecções por *Legionella* podem ser esporádicas ou podem ocorrer em surtos. Os surtos têm sido associados à exposição a uma variedade de dispositivos produtores de aerossóis, incluindo chuveiros, máquina de limpeza a vapor em supermercados, torres de resfriamento, banheiras

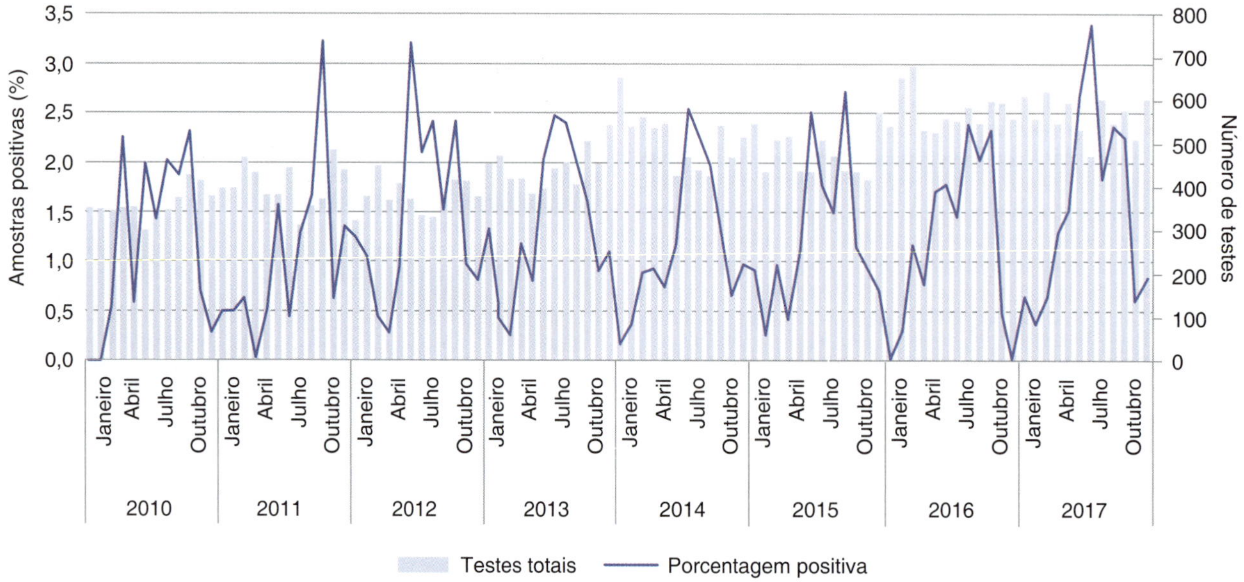

FIGURA 298.2 Sazonalidade da detecção de *Legionella* por reação em cadeia da polimerase (PCR) em tempo real. Os dados foram obtidos com PCR em mais de 44.000 testes de PCR para *Legionella* em pacientes da Mayo Clinic e Mayo Laboratories entre janeiro de 2010 e dezembro de 2017. Taxas médias de positividade de PCR para *Legionella* mensalmente e número de testes ao longo de 8 anos (2010-2017). A *linha em azul-escuro* representa a positividade mensal média, enquanto as *barras em azul-claro* representam o volume médio de testes mensalmente. (De Rucinski SL, Murphy MP, Kies KD, et al. Eight years of clinical *Legionella* PCR testing illustrate seasonal pattern. *J Infect Dis.* 2018 Apr 11. doi:10.1093/infdis/jiy201. [Epub ahead of print.])

Tabela 298.1 Fatores de risco para a doença dos legionários.

FATOR DE RISCO	AUMENTO APROXIMADO DO RISCO (VEZES) EM RELAÇÃO A INDIVÍDUOS SEM ESSE FATOR DE RISCO
FATORES DO HOSPEDEIRO	
Falência renal com necessidade de diálise	20
Terapia com corticosteroides	5 a 10
Leucemia de células pilosas	20
Neoplasia maligna do pulmão ou hematológica	7 a 20
Quimioterapia citotóxica	5
> 3 doses de álcool/dia	3 a 4
Tabagismo	2 a 10
Idade > 50 anos	2
Diabetes melito	2
Transplante de órgãos sólidos (imunossupressão)	2
Tratamento com antifator de necrose tumoral	16 a 21
Doença cardíaca ou pulmonar crônica	> 1
Esplenectomia (apenas cepas não *pneumophila*)	–
FATORES AMBIENTAIS	
Viagem	2
Trabalho recente com encanamentos em casa ou no trabalho	2
Hospitalização	–
Exposição a fontes de água contaminadas – torres de resfriamento, banheiras quentes, fontes decorativas	–
Exposição a substrato para vasos (Austrália) no caso de *Legionella longbeachae*	–

de hidromassagem, fontes decorativas e condensadores de vapor.[7] Outras fontes de água implicadas na transmissão da doença dos legionários incluem a água em trens, piscinas de parto, unidades dentárias, máquinas de pavimentação de asfalto e líquido limpador de para-brisa sem detergente adicionado. A doença dos legionários pode ser adquirida a uma distância de até 10 a 11 km de torres de resfriamento contaminadas. A aspiração de água potável contaminada por pacientes imunossuprimidos constitui outro mecanismo pelo qual *Legionella* é adquirida. Os U.S. Centers for Disease Control and Prevention (CDC) investigaram 38 surtos de doença dos legionários entre 2000 e 2014, dos quais 27 estavam associados ao solo. O número mediano de casos por surto foi de 10, com variação de 3 a 82. Em 85% dos casos, houve informações suficientes para avaliar as deficiências de manutenção.[8] Esses problemas incluíram falhas no processo, erros humanos, falhas do equipamento e trocas externas não controladas.[9] Foi também constatado que os surtos associados aos cuidados de saúde representaram 57% dos casos, com 85% de mortes. Sete surtos associados aos cuidados de saúde ocorreram em instituições de cuidados prolongados.

Os casos associados a hotéis tendem a ser causados por torres de resfriamento e água potável contaminadas, enquanto os casos associados a viagens em navio são habitualmente decorrentes de banheiras quentes contaminadas.

É importante assinalar que os casos associados a surto representam a minoria dos casos de doença dos legionários, apenas 5 a 10%.

A doença dos legionários em receptores de transplante é, com frequência, causada por espécies não *pneumophila*, de modo que não se pode depender do antígeno urinário como instrumento diagnóstico nesse contexto. Apenas cerca de 20% das infecções por *Legionella* nesse contexto ocorrem nos primeiros 3 meses após o transplante.

Diversos agentes modificadores biológicos utilizados no tratamento do câncer, a doença autoimune, a esclerose múltipla e outros fatores que comprometem o hospedeiro parecem aumentar o risco de doença dos legionários. Por exemplo, o tratamento com infliximabe resulta em aumento de 15 vezes no risco, enquanto o adalimumabe está associado a um aumento de 38 vezes.[10]

A exposição a substratos contaminados para vasos constitui um fator de risco para a infecção por *L. longbeachae* na Austrália e na Nova Zelândia.

A febre de Pontiac ocorre predominantemente em surtos, com taxas muito elevadas de ataque. *L. pneumophila*, *L. micdadei* e *L. anisa* foram implicadas em surtos de febre de Pontiac. Entre os residentes de casas de repouso, a febre de Pontiac tem sido associada a concentrações de *L. pneumophila* de mais de 10^4 unidades formadoras de colônia/ℓ na água dos chuveiros. Os pacientes que recebem terapia com corticosteroide apresentam um risco seis vezes maior de desenvolver febre de Pontiac.

BIOPATOLOGIA

Após serem inaladas, as legionelas são fagocitadas nos pulmões pelos macrófagos alveolares. Apenas as cepas virulentas de *Legionella* são capazes de iniciar o processo de endocitose dirigido pelo microrganismo quando ocorre ligação aos macrófagos alveolares por meio dos receptores de E-caderina e β_1-integrina.[11] As legionelas impedem a fusão entre fagossomo e lisossomo e multiplicam-se em um endossomo circundado pelo retículo endoplasmático. No ambiente intracelular, o endossomo carregado de bactérias recruta pequenas vesículas, mitocôndrias e ribossomos e, em 4 a 6 horas, torna-se envelopado pelo retículo endoplasmático, estabelecendo, assim, o endossomo replicativo. Depois de um período de latência de cerca de 12 horas, as bactérias começam a se dividir. Durante esse período, ocorre síntese de até 35 proteínas e repressão de 32 proteínas. É necessária a disponibilidade de ferro no fagossomo para o crescimento. O crescimento continua nos macrófagos por aproximadamente 24 horas quando, então, o macrófago morre e as bactérias são liberadas. Com frequência, as bactérias liberadas são fagocitadas por outros macrófagos, células dendríticas e células epiteliais, perpetuando a infecção. A imunidade celular é necessária para a recuperação da infecção por *Legionella*. A produção de interferonas tipo 1 tem efeito protetor, uma vez que promove a ativação dos macrófagos. Os macrófagos ativados limitam a replicação intracelular das legionelas por meio de infrarregulação da expressão de seus receptores de transferrina e limitação da disponibilidade de ferro para as bactérias.

A patogenia da febre de Pontiac é incerta. O início da doença ocorre nas primeiras 12 a 36 horas após a inalação da suposta endotoxina. Esse período é muito curto para que a multiplicação das bactérias possa causar os sintomas.

MANIFESTAÇÕES CLÍNICAS

A maior parte do nosso conhecimento sobre as características clínicas da doença dos legionários provém de estudos de pacientes que foram hospitalizados com essa doença, isto é, daqueles com as manifestações mais graves. Na maioria dos pacientes, ocorrem febre (frequentemente alta), mal-estar e tosse. São observados calafrios em cerca de 75% dos pacientes e dispneia em pouco mais da metade. Outras características incluem mialgia, cefaleia, dor torácica e diarreia. A tosse não é produtiva em 50% dos pacientes; outros apresentam produção escassa de escarro, que é habitualmente mucoide, raramente purulento e muito raramente sanguinolento.[12] Não há características clínicas que possam distinguir os pacientes com doença dos legionários daqueles com pneumonia causada por outros patógenos.[13] Entretanto, quando pacientes com doença dos legionários são comparados com aqueles com pneumonia adquirida na comunidade causada por outros agentes, os pacientes com doença dos legionários têm mais tendência a apresentar mialgias, cefaleia, diarreia e temperatura oral média mais alta no momento da apresentação. Além disso, são internados mais cedo após o início dos sintomas: 4,7 dias *versus* 7,7 dias. Quando pacientes com doença dos legionários foram comparados com pacientes com pneumonia pneumocócica bacteriêmica, as seguintes características foram mais associadas à pneumonia por *Legionella*: sexo masculino, consumo maciço de álcool, terapia prévia com betalactâmicos, temperatura acima de 39°C, mialgias e sintomas gastrintestinais. A dor torácica pleurítica e o escarro purulento tiveram menos probabilidade de estar presentes. Em um indivíduo jovem e saudável nos demais aspectos com pneumonia rapidamente progressiva (particularmente quando a progressão ocorre no contexto da terapia com betalactâmicos), deve-se suspeitar fortemente de doença dos legionários. A confusão mental é comum e, em certas ocasiões, a apresentação é dominada por certas manifestações extrapulmonares, como artrite reativa, ataxia cerebelar, crises convulsivas, mioclonia ou encefalite. Raramente, ocorre infecção extrapulmonar, como endocardite de prótese valvar, sinusite, infecção do *shunt* de diálise ou formação de abscesso.

Os achados físicos incluem febre, taquipneia, bradicardia relativa e, apenas inicialmente, algumas crepitações ao exame do tórax. Mais tarde, os achados de consolidação pulmonar não são incomuns. Em geral, o exame do abdome é normal. O exantema como manifestação da doença dos legionários é muito raro. A progressão da doença não é incomum, mesmo após a instituição de antibioticoterapia. Cerca de 50% dos pacientes com doença dos legionários que necessitam de hospitalização apresentam uma evolução complicada. Foi constatado que as manifestações clínicas e os desfechos da pneumonia por *Legionella* em pacientes infectados pelo HIV são comparáveis àqueles sem infecção pelo HIV.

Em um estudo, os sobreviventes da doença dos legionários tiveram sequelas importantes, que persistiram por 17 meses após o diagnóstico.

A febre de Pontiac tem um período de incubação de cerca de 36 horas. As manifestações dominantes consistem em febre, mialgia intensa, cefaleia e fadiga extrema. A doença é de curta duração, de 3 dias em média.

DIAGNÓSTICO

É de suma importância ter um alto índice de suspeita clínica de que um paciente possa ter doença dos legionários.[15] Os resultados dos exames laboratoriais de rotina estão inespecificamente anormais. A leucocitose é comum; ocorrem também leucopenia, trombocitopenia e coagulação intravascular disseminada. Outras anormalidades laboratoriais incluem hiponatremia (em cerca da metade dos pacientes, algumas vezes grave), hipofosfatemia (também comum, de ocorrência precoce, com resolução poucos dias após o início do tratamento), anormalidades discretas das provas de função renal (com exceção da fosfatase alcalina que, em certas ocasiões, está muito elevada), nível elevado de creatinoquinase (em determinados casos, com rabdomiólise), hematúria microscópica e proteinúria leve. Os níveis elevados de procalcitonina, que ultrapassa 1,5, estão associados a uma maior taxa de internação em unidade de terapia intensiva e morte. As combinações dos achados podem ser sugestivas de doença dos legionários. Incluem temperatura elevada, ausência de produção de escarro, níveis elevados de lactato, aumento dos níveis de proteína C reativa e baixas contagens de plaquetas.

Existem vários exames específicos para o diagnóstico de doença dos legionários. Dispõe-se no comércio de exames para a detecção do antígeno SG 1 de *L. pneumophila* na urina.[16] São fáceis de utilizar, porém, a taxa de resultados falso-negativos é de até 26%. A sensibilidade do teste do antígeno urinário em uma revisão dos dados publicados foi de 0,74 (0,68 a 0,81), enquanto a especificidade foi de 0,991 (0,984 a 0,997). Raramente, o resultado do teste de antígeno urinário pode permanecer positivo por até 1 ano. A utilização desse teste tem possibilitado o diagnóstico precoce de doença, em decorrência do curto espaço de tempo necessário para sua realização. Isso pode ser um fator que contribua para a menor taxa de mortalidade da doença dos legionários em comparação com as taxas históricas. Se o teste do antígeno urinário for positivo para *Legionella*, deve ser repetido após ferver a urina por 5 minutos e centrifugá-la a 12.000 g por 5 minutos, de modo a evitar resultados falso-positivos. Em hospitais com número elevado de pacientes imunossuprimidos nos quais outras legionelas além do sorogrupo 1 são mais comuns, não se deve depender do antígeno urinário para estabelecer um diagnóstico de doença dos legionários. A cultura de escarro tem baixa sensibilidade, porém especificidade de 100%. Deve ser realizada em todos os pacientes com suspeita dessa doença. Os testes sorológicos não são úteis no tratamento imediato de um paciente, em razão do longo prazo (6 a 12 semanas) necessário para a soroconversão; entretanto, eles desempenham um papel na avaliação de surtos de doença dos legionários. Ocorrem resultados sorológicos falso-negativos e falso-positivos. Um aumento de quatro vezes ou mais no título de anticorpos entre as amostras de soro da fase aguda e da fase convalescente é diagnóstico. O critério antigo de título de anticorpo estável de anticorpos de 1:256 ou mais alto não é mais considerado diagnóstico. A PCR pode ser utilizada para amplificar o DNA de *Legionella* no escarro, lavado broncoalveolar, líquido pleural, tecido pulmonar ou soro. A PCR pode detectar 1 fg de DNA de *Legionella*, o que equivale a um microrganismo. Esses testes ainda não alcançaram uso clínico disseminado. No uso diário, a PCR tem maior sensibilidade do que a cultura e é cerca de 30% mais sensível do que o antígeno urinário de *Legionella*.[17] *Legionella* pode ser isolada do sangue com meios especiais ou por subcultura em placas de ágar BCYE (extrato de levedura com carvão tamponada), embora não seja usada na prática.

É necessária uma radiografia de tórax para estabelecer o diagnóstico de pneumonia. Cerca da metade dos pacientes com doença dos legionários apresenta comprometimento pulmonar unilateral. Os lobos inferiores são mais comumente acometidos. Cerca de um terço dos pacientes apresenta derrame pleural. É comum haver opacificação densa, mas ocorrem também opacidades intersticiais e nodulares. A cavitação é incomum; 70% de 79 pacientes relatados até hoje com abscesso pulmonar por *Legionella* estavam recebendo corticosteroides. As Figuras 298.3 a 298.6 ilustram alguns dos achados radiográficos na doença dos legionários.

O diagnóstico de febre de Pontiac baseia-se na demonstração de *Legionella* na água à qual o paciente foi exposto, na soroconversão para *Legionella* e em uma evolução clínica compatível.

Em pacientes que morreram de doença dos legionários, o exame patológico macroscópico revela lesões focais ou difusas em cerca de um terço dos casos, com pneumonia lobar em cerca da metade e hemorragias focais em cerca de um quarto. Ao exame microscópico, observa-se a presença de broncopneumonia com lesão alveolar difusa e infiltrado denso de neutrófilos, macrófagos, descamação de células epiteliais alveolares e resíduos proteináceos de fibrina. Em certas ocasiões, há inflamação dos vasos sanguíneos, simulando uma vasculite. Os microrganismos podem ser visualizados por meio de impregnação de prata de Dieterle ou por coloração imunofluorescente direta (e-Figura 298.1).

Diagnóstico diferencial

Deve-se considerar a possibilidade de doença dos legionários em todo paciente com pneumonia que seja internado no hospital, particularmente os que necessitam de tratamento na unidade de terapia intensiva. Se *Legionella* estiver presente no abastecimento de água do hospital, deve-se considerar a doença dos legionários em todos os pacientes com pneumonia nosocomial.

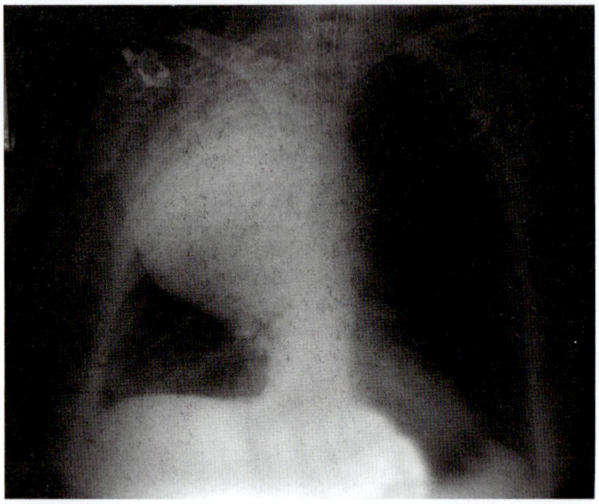

FIGURA 298.3 **Radiografia de tórax anteroposterior de paciente com pneumonia adquirida na comunidade por *Legionella pneumophila*. Observar a consolidação densa do lobo superior direito, com abaulamento da fissura. Essa consolidação densa constitui um aspecto radiográfico comum da doença dos legionários.**

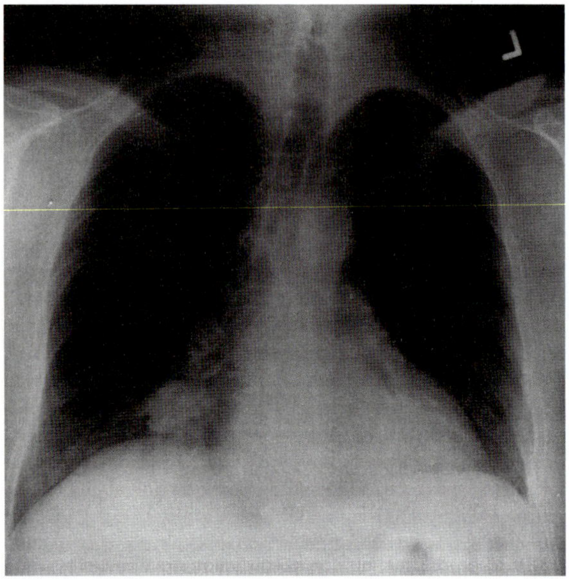

FIGURA 298.4 **Radiografia de tórax anteroposterior de um paciente com doença dos legionários adquirida na comunidade (*Legionella pneumophila*), que se manifesta como opacidade nodular do lobo inferior direito.**

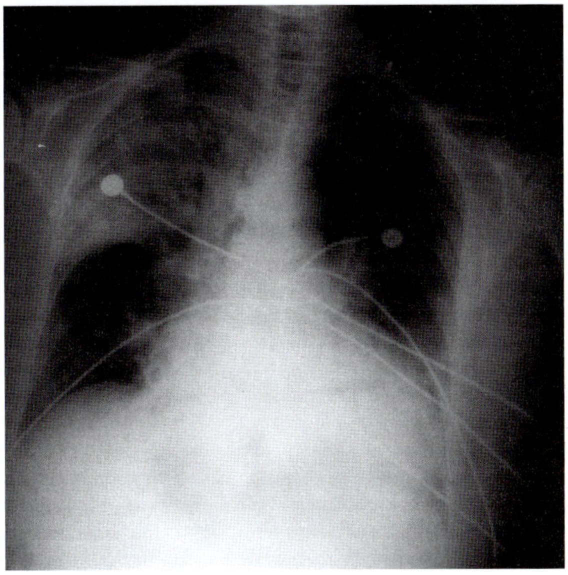

FIGURA 298.5 **Radiografia de tórax anteroposterior de paciente com pneumonia adquirida na comunidade por *Legionella feeleii*.** Há consolidação irregular do lobo superior direito.

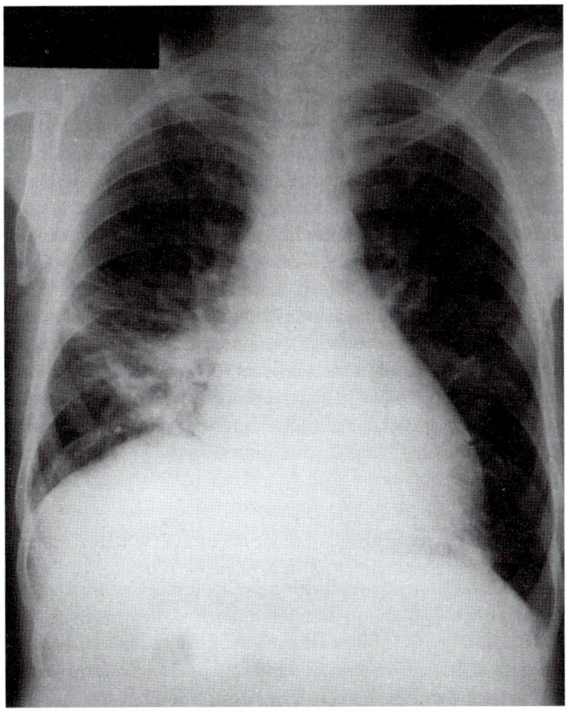

FIGURA 298.6 **Radiografia de tórax anteroposterior de paciente com pneumonia adquirida na comunidade por *Legionella pneumophila*.** Há consolidação irregular na base direita, com atelectasia subsegmentar e elevação do hemidiafragma direito.

TRATAMENTO E PROGNÓSTICO

A ausência de dados de ensaios clínicos randomizados limita a disponibilidade de evidências de alto grau para estabelecer as recomendações no tratamento das infecções por *Legionella*. Entretanto, a convergência dos resultados de dados obtidos de experimentos em animais, os estudos observacionais de grande porte e as metanálises fornecem orientações sobre as recomendações atuais (Tabela 298.2). Antes de analisar esses dados, é importante compreender que a mortalidade das infecções por *Legionella* nos EUA declinou de 1980 até 1998. Nesse período, foram notificados 6.757 casos aos CDC, e o uso do antígeno urinário como método de diagnóstico aumentou de 0 para 69%. A taxa de fatalidade de caso para a legionelose adquirida na comunidade declinou de 26 para 10% e, para as infecções nosocomiais por *Legionella*, de 46 para 14%. Embora o diagnóstico precoce com o antígeno urinário de *Legionella* possa ter desempenhado um papel nesse declínio, é importante assinalar que novas opções terapêuticas, como o levofloxacino, foram introduzidas em 1998 e também podem ter desempenhado um papel nessa redução da mortalidade. Quanto à recomendação da terapia, existem, na verdade, três categorias de infecção por *Legionella*: doença dos legionários adquirida na comunidade leve e moderada-grave e doença dos legionários nosocomial/hospedeiro imunocomprometido.

A análise dos resultados do tratamento de 446 pacientes com doença dos legionários, dos quais 175 foram tratados com levofloxacino, 177 com azitromicina e 58 com claritromicina, mostrou que não houve nenhuma diferença significativa no tempo levado para a defervescência ou para a estabilidade clínica entre pacientes tratados com levofloxacino ou com azitromicina.[18] Os pacientes tratados com claritromicina tiveram uma antibioticoterapia intravenosa de maior duração e maior tempo de permanência em comparação com aqueles tratados com levofloxacino. A taxa de mortalidade global foi de 4,3%.

O paciente imunocomprometido com doença dos legionários é um caso especial. Em um estudo de 49 pacientes com doença dos legionários e câncer ou neoplasia maligna hematológica, a taxa de fatalidade de caso foi de 31%. O tempo mediano para a obtenção de uma resposta clínica foi de 8 dias; 35% dos pacientes necessitaram de um tratamento prolongado de 25 dias, e dois pacientes sofreram recidiva, apesar do tratamento apropriado; 27% dos que receberam terapia combinada não responderam ao tratamento; o mesmo ocorreu com 34% dos que receberam monoterapia. Nenhum dos sete pacientes tratados com claritromicina ou azitromicina teve insucesso. O acréscimo de rifampicina a um macrolídio ou a uma fluoroquinolona deve ser cuidadosamente usado em pacientes submetidos a transplante, em razão da interação com fármacos imunossupressores. Por conseguinte, nesse contexto, a azitromicina ou uma fluoroquinolona são consideradas como tratamento de primeira linha.

Tabela 298.2 Tratamento da doença dos legionários.

GRAVIDADE DA PNEUMONIA POR *LEGIONELLA*	FÁRMACO	DOSAGEM
Pneumonia leve em um indivíduo não imunocomprometido tratado em casa	Azitromicina	500 mg, 1 vez/dia, durante 3 dias VO
	Claritromicina	500 mg, 2 vezes/dia, durante 5 a 7 dias
	Doxiciclina	Dose de ataque de 200 mg; em seguida, 100 mg, 2 vezes/dia, durante 5 a 7 dias
	Levofloxacino	500 mg, 1 vez/dia, durante 5 dias
	Moxifloxacino	400 mg, 1 vez/dia, durante 5 dias
Pneumonia exigindo hospitalização	Levofloxacino	750 mg, 1 vez/dia (inicialmente IV), durante 10 dias
	Azitromicina	500 mg, 1 vez/dia (inicialmente IV), durante 10 dias
	Moxifloxacino	400 mg, 1 vez/dia (inicialmente IV), durante 10 dias
Pneumonia em hospedeiro imunocomprometido	Levofloxacino	750 mg, 1 vez/dia (inicialmente IV), durante 21 dias
	Azitromicina	500 mg, 1 vez/dia (inicialmente IV), durante 21 dias
	Moxifloxacino	400 mg, 1 vez/dia (inicialmente IV), durante 21 dias

A incidência da doença dos legionários está aumentando e a taxa de mortalidade permanece elevada, particularmente em pacientes imunocomprometidos.[19] Os casos de doença dos legionários devem ser notificados a agentes de saúde locais. Com frequência, é necessário efetuar uma investigação para determinar a fonte de *Legionella*.

REFERÊNCIAS BIBLIOGRÁFICAS

As referências bibliográficas, bem como os outros materiais suplementares deste livro, encontram-se no GEN-IO, nosso ambiente virtual de aprendizagem.

299 INFECÇÕES POR *BARTONELLA*

JEAN-MARC ROLAIN E DIDIER RAOULT

DEFINIÇÃO

As espécies de *Bartonella* pertencem ao subgrupo alfa-2 de Proteobacteria e estão estreitamente relacionadas com os gêneros *Brucella, Agrobacterium* e *Rhizobium*. Desde 1993, o gênero *Bartonella* foi reorganizado pela inclusão dos gêneros *Rochalimaea* e *Grahamella* na família Bartonellaceae. Atualmente, foram isoladas mais de 40 espécies conhecidas de *Bartonella,* tanto de animais quanto de seres humanos. Essas bactérias são consideradas patógenos emergentes associados a zoonoses e infecções humanas. Entre elas, 15 espécies validadas foram implicadas em doenças humanas: *B. henselae, B. quintana, B. bacilliformis, B. elizabethae, B. clarridgeiae, B. vinsonii* subesp. *arupensis, B. vinsonii* subesp. *berkhoffii, B. alsatica, B. tamiae, B. grahamii, B. washoensis, B. rochalimae, B. koehlerae, B. mayotimonensis* e *B. ancashensis* (Tabela 299.1). As outras espécies de *Bartonella* foram isoladas apenas do sangue de animais, incluindo roedores, felinos, canídeos, golfinhos, morcegos e ruminantes. A via de transmissão das espécies de *Bartonella* em mamíferos e nos seres humanos ocorre por meio de pulgas, carrapatos, ácaros e piolhos (ver Tabela 299.1).

As infecções por *Bartonella* são doenças infecciosas emergentes, que produzem um amplo espectro de doenças agudas ou crônicas. O estado de resposta imune do hospedeiro desempenha um importante papel no desenvolvimento das diferentes manifestações. Podem ocorrer quatro síndromes clínicas diferentes nas infecções por *Bartonella*: (1) infecção dos eritrócitos e eritrofagocitose, (2) doença granulomatosa controlada pela resposta imune, (3) endocardite e bacteriemia com hemocultura negativa, e (4) doenças vasculoproliferativas.[1] Uma única espécie de *Bartonella* pode causar infecções agudas ou crônicas e manifestações vasculoproliferativas ou supurativas, porém, com diferentes mecanismos patogênicos que dependem principalmente do estado imune do paciente. Por exemplo, *B. quintana* é responsável pela febre das trincheiras, bem como por endocardite, bacteriemia na população de moradores de rua e doenças vasculoproliferativas, enquanto *B. bacilliformis* é o agente da doença de Carrión, que corresponde a uma doença bacteriêmica intraeritrocitária aguda (febre de Oroya) ou a uma doença vasculoproliferativa crônica (verruga peruana). A infecção dos eritrócitos foi bem estabelecida no caso de *B. bacilliformis* (febre de Oroya) e *B. quintana* (febre das trincheiras e bacteriemia em moradores de rua), enquanto *B. henselae* e *B. koehlerae* foram observadas nos eritrócitos de gatos infectados. *Bartonella henselae* pode causar doença granulomatosa, isto é, doença da arranhadura do gato (DAG), que afeta os linfonodos, mas que também pode ser responsável por outras manifestações clínicas ou complicações, como endocardite. As doenças vaculoproliferativas incluem a angiomatose bacilar causada por *B. henselae* e *B. quintana*, a peliose hepática causada por *B. henselae* e a verruga peruana causada por *B. bacilliformis*. O estado imune do hospedeiro desempenha um papel de importância crítica no desenvolvimento dessas diferentes formas da doença. Em geral, *B. henselae* provoca DAG (uma doença autolimitada) em hospedeiros imunocompetentes, enquanto é responsável pela angiomatose bacilar em pacientes imunocomprometidos. Em pacientes com valvopatia, qualquer infecção por *Bartonella* pode resultar em endocardite.

O patógeno

As espécies de *Bartonella* são pequenos cocobacilos gram-negativos, pleomórficos e fastidiosos ou bacilos ligeiramente curvados (0,5 por 1 a 2 μm). Em virtude do crescimento lento dessas bactérias e da falta de métodos bioquímicos reproduzíveis para sua identificação, elas habitualmente são identificadas por métodos moleculares. A espectrometria de massa por ionização/dessorção a *laser* assistida por matriz-tempo de voo surgiu como uma nova técnica para a identificação de espécies e constitui um método acurado e reproduzível para a identificação rápida e de baixo custo das espécies de *Bartonella*. As bactérias podem crescer em meios contendo sangue enriquecido, com uma atmosfera de dióxido de carbono a 5% depois de 5 a 15 dias até 45 dias em cultura primária. A temperatura ideal para o crescimento varia de 28°C para *B. bacilliformis* até 35° a 37°C para outras espécies. As espécies de *Bartonella* também podem ser cocultivadas com células endoteliais. As espécies de *Bartonella* são células flageladas ou sem flagelos. *Bartonella bacilliformis* utiliza o flagelo para ligar-se à superfície dos eritrócitos e deformá-la. As bactérias podem permanecer na corrente sanguínea do hospedeiro como parasitas intraeritrocitários ou podem colonizar as células endoteliais humanas.

EPIDEMIOLOGIA

Quase todas as espécies de *Bartonella* são bactérias transmitidas por vetores (ver Tabela 299.1). Algumas são geograficamente limitadas, como *B. bacilliformis*, que é encontrada apenas na Cordilheira dos Andes, na América do Sul, em altitudes elevadas, onde seu vetor principal, *Lutzomyia verrucarum* encontra-se distribuído; outras apresentam distribuição mundial, como *B. henselae* e *B. quintana*. Cada espécie de *Bartonella* é

Tabela 299.1 Espécies de *Bartonella* causadoras de doença humana.

ESPÉCIE DE *BARTONELLA*	*PRIMEIRA CULTURA* MAMÍFERO	*PRIMEIRA CULTURA* PAÍS	ANO DE DESCRIÇÃO	HOSPEDEIRO RESERVATÓRIO/VETOR	DOENÇA HUMANA
B. alsatica	Coelho selvagem (*Oryctolagus cuniculus*)	França	1999	Coelho	Endocardite, linfadenopatia
B. ancashensis	Ser humano	Peru	2013		Verruga peruana
B. bacilliformis	Ser humano		1909	Ser humano/mosquito-pólvora	Doença de Carrión, febre de Oroya, verruga peruana
B. clarridgeiae	Gato		1996	Gato/pulga de gato	Doença da arranhadura do gato
B. elizabethae	Paciente com endocardite	EUA	1993	Rato	Endocardite, neurorretinite
B. grahamii	Mamífero do bosque (*Clethrionomys glareolus*)	Reino Unido	1995	Rato, insetívoro	Neurorretinite
B. henselae	Gato		1990	Gato/pulga de gato	Doença da arranhadura do gato, endocardite, angiomatose bacilar, peliose bacilar, síndrome oculoglandular de Parinaud, neurorretinite, osteomielite, artropatia, bacteriemia com febre
B. koehlerae	Gato doméstico	EUA	1999	Gato	Endocardite
B. mayotimonensis	Paciente com endocardite	EUA	2009	Desconhecido	Endocardite
B. quintana	Ser humano		1920	Ser humano/piolho-do-corpo	Febre das trincheiras, endocardite, angiomatose bacilar
B. rochalimae	Ser humano	EUA	2007		Bacteriemia, febre, esplenomegalia
B. tamiae	Ser humano	Tailândia	2008		Doença febril
B. vinsonii arupensis	Criador de gado	EUA	1999	Cão, roedor/carrapatos	Bacteriemia com febre
B. vinsonii berkhoffii	Cão	Reino Unido	1998	Cão	Endocardite
B. washoensis			2000	Esquilo-terrestre	Miocardite

altamente adaptada a seu reservatório mamífero, no qual a bactéria causa habitualmente bacteriemia intraeritrocitária de longa duração, que pode ser assintomática. Os seres humanos são hospedeiros e reservatórios de *B. bacilliformis* e *B. quintana*. *Bartonella quintana* é transmitida pelo piolho-do-corpo humano por meio de inoculação de fezes de artrópode através de solução de continuidade da pele. Os gatos constituem os principais hospedeiros reservatórios para a infecção por *B. henselae*; este patógeno é o agente da DAG nos seres humanos, causada por mordidas ou arranhaduras de gatos. Nos EUA, são diagnosticados anualmente cerca de 12.000 pacientes ambulatoriais e 500 pacientes internados.[2] A infecção causada por *B. henselae* é transmitida de um gato para outro pela pulga do gato. As pulgas do gato também podem ser infectadas por *B. quintana*. O papel dos cães como hospedeiros reservatórios foi documentado em várias espécies, incluindo *B. vinsonii* subesp. *arupensis*, *B. vinsonii* subesp. *berkhoffii* e *B. henselae*. Os coelhos selvagens são hospedeiros reservatórios de *B. alsatica*, que é um agente da endocardite e da linfadenopatia em seres humanos que têm contato próximo com coelhos. O papel patogênico e o modo de transmissão de outras espécies de *Bartonella* que causam doenças em seres humanos não estão totalmente elucidados.

INFECÇÃO DOS ERITRÓCITOS: FEBRE DE OROYA E FEBRE DAS TRINCHEIRAS

BIOPATOLOGIA

Na febre de Oroya, *B. bacilliformis* invade até 80% dos eritrócitos e provoca lise maciça, que resulta em anemia hemolítica grave, o principal sintoma da doença. De modo semelhante, a febre das trincheiras caracteriza-se por parasitismo intracelular dos eritrócitos por *B. quintana*, em que a porcentagem de eritrócitos infectados varia de 0,001 a 0,005% (Figura 299.1). As bactérias também podem ser vistas extracelularmente e nos eritroblastos. Esse parasitismo intracelular dos eritrócitos presumidamente pode preservar os patógenos para sua transmissão eficiente por piolhos-do-corpo, proteger *B. quintana* da resposta imune do hospedeiro e contribuir para a diminuição da eficácia dos agentes antimicrobianos. Durante a bacteriemia dos moradores de rua, *B. quintana* também pode ser vista no interior dos eritrócitos.

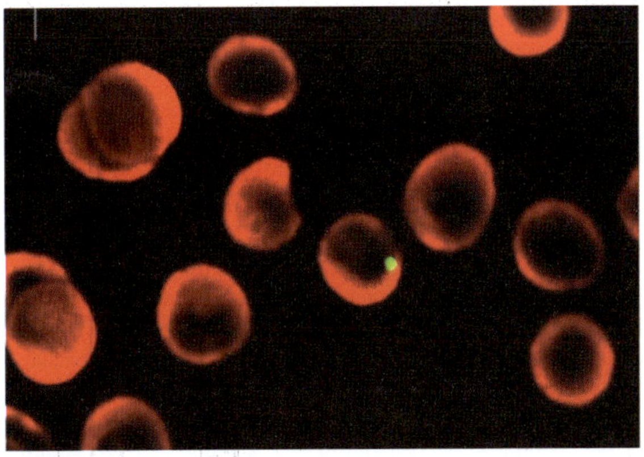

FIGURA 299.1 Corte de eritrócito humano infectado por *Bartonella quintana*, visto ao microscópio confocal.

MANIFESTAÇÕES CLÍNICAS

As principais manifestações clínicas da infecção por espécies de *Bartonella* estão resumidas na Tabela 299.2.

A febre de Oroya representa a fase aguda ou hemolítica da doença de Carrión causada por *B. bacilliformis*;[3] em geral, desenvolve-se de 3 a 12 semanas após a inoculação. A febre de Oroya resulta da invasão maciça dos eritrócitos por *B. bacilliformis* e, sem tratamento antibiótico, leva à morte em até 85% dos seres humanos infectados por hemólise ou, quando complicada por infecções oportunistas, como salmonelose. O início é habitualmente abrupto, com febre alta, calafrios, cefaleia e anorexia. Os pacientes apresentam mialgias e artralgias intensas, dor abdominal e icterícia. As complicações são frequentes, incluindo meningoencefalite, dispneia, delírio e superinfecção, levando à morte. A bacteriemia persistente assintomática pode servir como reservatório do organismo.

A febre das trincheiras é transmitida por piolhos e constitui a manifestação clínica de *B. quintana*. Durante a Primeira Guerra Mundial, a febre das trincheiras afetou mais de um milhão de pessoas; mais recentemente, *B. quintana* foi reconhecida em hospedeiros imunocomprometidos, moradores de rua e alcoólicos crônicos. As manifestações clínicas da febre das trincheiras podem variar desde uma infecção assintomática até doença grave e potencialmente fatal. Depois de um período de incubação de 2 a 3 semanas, observa-se o início súbito de febre, que dura de 1 a 3 dias, associada a cefaleia, dor na canela e tontura. Embora não se tenha relatado nenhum caso fatal, a doença pode persistir por 4 a 6 semanas, resultando em incapacidade prolongada. Podem ocorrer recidivas vários anos depois, e, em alguns casos, pode haver bacteriemia na ausência de sinais clínicos.

DOENÇA DA ARRANHADURA DO GATO

BIOPATOLOGIA

Pouco se sabe sobre a patogenia da linfadenopatia de duração prolongada na DAG. Acredita-se que a imunopatogenia possa desempenhar um importante papel nessa condição, visto que as bactérias só raramente têm sido isoladas dos linfonodos afetados. Por conseguinte, a doença é habitualmente controlada pela resposta imune do hospedeiro, e observa-se a presença de poucas bactérias viáveis ou nenhuma quando são analisadas amostras de biopsia de linfonodos; o exame histopatológico revela necrose.

MANIFESTAÇÕES CLÍNICAS

A DAG típica constitui a manifestação mais comum da infecção por *B. henselae* e, em geral, manifesta-se como linfadenopatia regional autolimitada. A transmissão do gato para os seres humanos ocorre diretamente por arranhadura ou mordida de gato ou, possivelmente, por picada de pulga de gato ou de carrapato. Pode-se observar o aparecimento de uma pápula ou pústula típica, 3 a 10 dias após a arranhadura ou mordida no local da inoculação, que pode durar 1 a 3 semanas. A linfadenopatia subsequente é encontrada principalmente nos linfonodos axilares, cervicais ou submaxilares que drenam a área onde ocorreu a arranhadura do gato. O linfonodo aumentado, com frequência, é doloroso e hipersensível. Algumas vezes, a linfadenopatia tem duração de alguns meses e, em poucos casos, pode persistir por até 1 a 2 anos. Em alguns casos, pode haver supuração dos linfonodos se não forem drenados. A maioria dos pacientes não apresenta febre durante o curso da DAG típica. Pode ocorrer

Tabela 299.2 Manifestações clínicas associadas a espécies de *Bartonella*.

MANIFESTAÇÃO CLÍNICA	*B. BACILIFORMIS*	*B. QUINTANA*	*B. HENSELAE*	*B. ALSATICA*	*OUTRAS*
Bacteriemia intraeritrocitária	+	+			
Bacteriemia crônica	+	+	+		+
Endocardite infecciosa		+	+	+	+
Verruga peruana	+				
Angiomatose bacilar		+	+		
Peliose hepática			+		
Linfadenopatia		+	+ (DAG)	+	+
SENLAT com lesão cutânea			+		
Meningoencefalite			+		
Uveíte-retinite		+	+		+

DAG = doença da arranhadura do gato; SENLAT = escara do couro cabeludo e linfadenopatia cervical.

doença sistêmica ou grave em cerca de 5 a 14% dos pacientes que, em sua maioria, apresentam sintomas sistêmicos graves em consequência da infecção disseminada.[4] Após exposição a *B. henselae*, os pacientes podem desenvolver bacteriemia, com ou sem sinais clínicos de DAG típica e, em pacientes com lesões valvares, isso pode resultar em endocardite infecciosa.[5,6] Por conseguinte, a DAG representa a infecção primária de *B. henselae*, e pode ocorrer endocardite em pacientes que apresentam lesões de valvas cardíacas. Trata-se de uma causa potencial de *endocardite com cultura negativa*.

Cerca de 10% dos pacientes com DAG apresentam manifestações clínicas atípicas, incluindo febre prolongada (> 2 semanas), mal-estar, neurorretinite, encefalite, eritema nodoso, hepatite, fadiga, perda de peso e esplenomegalia. Em um estudo clínico recente, foi constatada a presença de manifestações musculoesqueléticas (mialgia, artrite, artralgia, tendinite, osteomielite, neuralgia) em mais de 10% dos pacientes com DAG, demonstrando que essas manifestações clínicas não são tão raras quanto era esperado dos casos relatados no passado. Nessa série de 913 pacientes, a mialgia e a artropatia foram as manifestações mais comuns, com incidência de 5,8% e 5,5%, respectivamente. Além disso, essas manifestações ocorreram principalmente em adultos com idade de 20 a 59 anos. A mialgia teve uma duração média de 4 semanas e, com frequência, foi grave. A artropatia teve duração média de 5,5 semanas, foi mais comum em mulheres a partir de 20 anos, acometeu as articulações grandes e médias (das quais metade consistiu em articulações de sustentação de peso) e foi associada ao eritema nodoso simétrico no início da evolução da DAG. Com frequência, essas manifestações musculoesqueléticas são graves e podem evoluir para formas crônicas, que persistem por mais de 1 ano. A tendinite, a neuralgia e a osteomielite são menos comuns, com incidência abaixo de 1%.

Manifestações oculares e neurológicas

A síndrome oculoglandular de Parinaud é uma conjuntivite autolimitada associada a linfadenopatia pré-auricular. Outras manifestações atípicas incluem síndromes neurológicas (meningoencefalite, meningite, neurorretinite). Pode ocorrer encefalopatia em 2 a 4% dos pacientes com DAG, principalmente adolescentes e adultos. Em geral, os pacientes apresentam cefaleia persistente, com ou sem febre, e podem desenvolver crises convulsivas. As doenças neurológicas agudas variam desde rigidez de nuca autolimitada até dilatação pupilar ou afasia e hemiplegia; sua duração pode se estender por várias semanas a meses. A neurorretinite tem sido associada à DAG em pacientes que apresentaram perda unilateral súbita da acuidade visual. O quadro mais comum consiste em papiledema associado a exsudatos maculares, causando retinite estrelada. Alguns relatos estabeleceram agora que *B. henselae* pode ser responsável pela ocorrência de uveíte, juntamente com *B. grahamii* e *B. quintana*. Os pacientes apresentam uveíte não granulomatosa ou granulomatosa.[8,9]

Por fim, foi descrita a infecção por *B. henselae* transmitida por carrapatos, incluindo escara do couro cabeludo e linfadenopatia cervical após picadas de carrapato em três pacientes durante os meses frios na França. *Bartonella henselae* foi detectada por ferramentas moleculares tanto em amostras de biopsia de pele (cervical e occipital) quanto no carrapato *Dermacentor marginatus* removido do couro cabeludo de um paciente. Todos os três pacientes apresentaram astenia, porém, nenhum teve alopecia.

ENDOCARDITE

BIOPATOLOGIA

Bartonella quintana, *B. henselae*, *B. alsatica*, *B. vinsonii* subesp. *berkhoffii*, *B. elizabethae* e "*Candidatus* Bartonella mayotimonensis" constituem causas comuns de endocardite com hemocultura negativa, enquanto *B. vinsonii* subesp. *arupensis* foi detectada em um paciente com febre e bacteriemia; *B. washoensis* foi identificada em um paciente com miocardite; *B. rochalimae* foi relatada em um paciente com febre, bacteriemia e esplenomegalia, e *B. tamiae* foi isolada em um paciente com doença febril. Os pacientes com endocardite habitualmente apresentam doença de valva cardíaca preexistente, que promove o desenvolvimento de endocardite infecciosa e, em alguns casos, um fator de risco definido para a infecção especificamente por *Bartonella*. A endocardite provocada por espécies de *Bartonella* caracteriza-se por inflamação leve, com poucas células mononucleares inflamatórias e pequenas vegetações; as bactérias são observadas extracelularmente em agrupamentos imunopositivos densos, que estão principalmente incluídos em vegetações e no citoplasma de neutrófilos e macrófagos.

MANIFESTAÇÕES CLÍNICAS

Os agentes mais comumente identificados na endocardite por *Bartonella* incluem *B. quintana*, seguida de *B. henselae* e outras espécies de *Bartonella*. Os pacientes apresentam endocardite crônica com hemocultura negativa, habitualmente com febre (em 90% dos casos). A ecocardiografia revela vegetações (em 90%).[10] As infecções por *B. henselae* estão epidemiologicamente ligadas a um contato próximo com gatos ou com pulgas de gatos e à doença de valva cardíaca anterior, enquanto a endocardite por *B. quintana* é frequentemente descrita em pacientes moradores de rua e alcoólicos, com infecção por piolhos-do-corpo; pode ser observada em pacientes sem lesões valvares prévias. Em geral, o início é subagudo, e alguns pacientes não apresentam febre por ocasião da admissão. Cerca da metade dos pacientes apresenta fenômenos embólicos. Curiosamente, existe um gradiente de norte (Europa) para sul (norte da África) para a proporção de endocardite causada por *Bartonella* em seres humanos; por conseguinte, *Bartonella* constitui aparentemente uma causa comum de endocardite no norte da África. Casos esporádicos de endocardite também foram associados a *B. koehlerae*, *B. vinsonii* subesp. *berkhoffii*, *B. vinsonii* subesp. *arupensis*, *B. elizabethae*, *B. alsatica* e "*Candidatus* Bartonella mayotimonensis".

DOENÇA VASCULOPROLIFERATIVA: VERRUGA PERUANA, ANGIOMATOSE BACILAR E PELIOSE HEPÁTICA

BIOPATOLOGIA

As espécies de *Bartonella* têm a capacidade de causar lesões vasculoproliferativas por meio de um processo de angiogênese patológica, resultando na formação de novos capilares a partir dos preexistentes.[11] Essas vasoproliferações típicas podem se expressar como lesões cutâneas, denominadas angiomatose bacilar, que são causadas por *B. quintana* e *B. henselae*; existe também uma forma cística no fígado e no baço, denominada peliose hepática, que é causada apenas por *B. henselae*. As lesões cutâneas assemelham-se àquelas descritas na verruga peruana, a forma crônica da doença de Carrión. A angiomatose bacilar é uma proliferação neovascular, que tem sido relatada mais comumente em pacientes com AIDS e que acomete a pele (Figura 299.2) e os linfonodos. Ocorre com menos frequência em pacientes com outras causas de imunossupressão e apenas excepcionalmente em pacientes imunocompetentes. Na angiomatose bacilar, as lesões são constituídas por células endoteliais proliferativas, bactérias e infiltrados mistos de macrófagos/monócitos e neutrófilos polimorfonucleares, levando à inflamação crônica. As bactérias se agrupam em agregados tanto ao redor quanto no interior das células endoteliais, indicando que o endotélio vascular representa um tecido-alvo para a colonização intracelular e extracelular *in vivo*. Na avaliação histológica, a angiomatose bacilar é uma proliferação lobular de pequenos vasos sanguíneos contendo células endoteliais e bactérias, habitualmente observadas em agrupamentos quando coradas pela coloração de Warthin-Starry. À semelhança da angiomatose bacilar, as lesões da verruga peruana caracterizam-se por proliferações lobulares e células endoteliais atípicas, formando lâminas relativamente sólidas e pequenos vasos bem formados com lúmens desobstruídos. As lesões normalmente são infiltradas, indicando um processo inflamatório crônico.

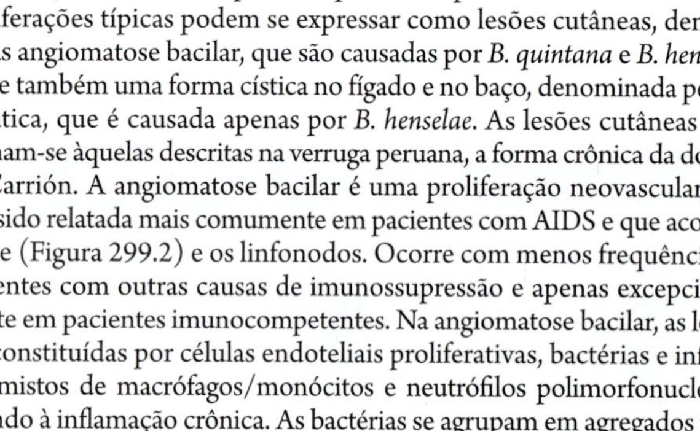

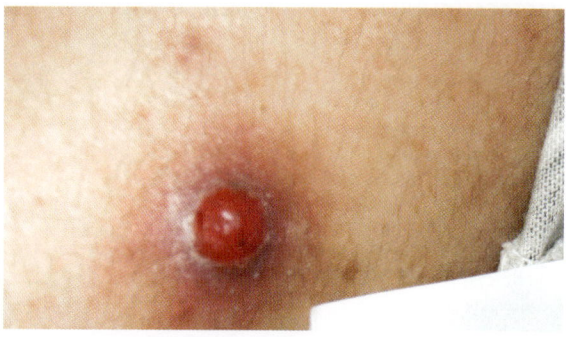

FIGURA 299.2 Lesão cutânea da angiomatose bacilar.

MANIFESTAÇÕES CLÍNICAS

Conforme já assinalado, a angiomatose bacilar é observada com mais frequência em pacientes com AIDS. As lesões cutâneas surgem, com frequência, em grupos e podem consistir em nódulos subcutâneos ou dérmicos, com pápulas vermelhas ou púrpuras com diâmetro de vários milímetros a centímetros. Na ausência de lesões cutâneas, o diagnóstico é geralmente difícil e retardado, visto que os sinais de comprometimento visceral são habitualmente inespecíficos. A natureza potencialmente sistêmica da angiomatose bacilar reflete-se no comprometimento do encéfalo, dos ossos, linfonodos, medula óssea, musculoesquelético, conjuntiva e superfície mucosa do trato gastrintestinal e do sistema respiratório. A peliose hepática afeta órgãos internos sólidos, principalmente o fígado, com elementos reticuloendoteliais; no fígado, é definida como uma proliferação vascular de capilares hepáticos sinusoidais, resultando em espaços preenchidos por sangue. O baço, os linfonodos abdominais e a medula óssea também podem ser acometidos.

Após a febre de Oroya aguda, os pacientes habitualmente desenvolvem tumores cutâneos angioproliferativos, denominados verruga peruana, depois de um período latente que varia de semanas a meses. A infecção caracteriza-se por lesões vasculares cutâneas benignas, que normalmente consistem em pápulas redondas e, com frequência, são pruriginosas e sangram. A infecção é acompanhada de mal-estar e artralgias. As lesões cutâneas podem mudar com o passar do tempo, passando de lesões subcutâneas miliares para nodulares e grandes lesões *mulaire*. Com frequência, essas grandes lesões são ingurgitadas com sangue e propensas à ulceração e ao sangramento. Do ponto de vista clínico, essa fase eruptiva lembra o sarcoma de Kaposi ou a angiomatose bacilar. Entretanto, apresenta baixa morbidade e não há nenhum relato de mortalidade.

DIAGNÓSTICO DA INFECÇÃO POR *BARTONELLA*

Os métodos utilizados para o diagnóstico de infecção por *Bartonella* incluem sorologia, microscopia, cultura, amplificação molecular dos genes das espécies de *Bartonella*, imunofluorescência direta e imuno-histoquímica. A utilidade dessas técnicas pode variar de acordo com a doença envolvida (Tabela 299.3).

Testes sorológicos

A sorologia continua sendo o método mais amplamente utilizado para o diagnóstico da DAG e da endocardite por *Bartonella*, visto que a cultura e o isolamento são difíceis, levam tempo e os métodos moleculares não estão disponíveis em todos os laboratórios. Atualmente, existem dois métodos sorológicos clássicos para o diagnóstico das infecções por *Bartonella*: o ensaio imunoabsorvente ligado à enzima e o ensaio de imunofluorescência. No ensaio de imunofluorescência, um título de imunoglobulina G igual ou superior a 1:64 deve ser considerado positivo para a DAG, enquanto os pacientes com endocardite habitualmente apresentam títulos de anticorpos mais altos (≥ 1:800). Em pacientes moradores de rua, a bacteriemia tem sido associada a testes sorológicos positivos para *B. quintana*. Entretanto, as sensibilidades relatadas do ensaio de imunofluorescência variam de modo considerável, desde quase 100% a menos de 30%, dependendo da natureza dos antígenos utilizados e dos pacientes selecionados.[12] Além disso, em decorrência de anticorpos de reação cruzada entre espécies de *Bartonella*, o diagnóstico de infecção de *Bartonella* em nível de espécies habitualmente não é possível. São necessários métodos mais sofisticados, particularmente o *Western blot* com análise de adsorção cruzada. O *Western blot* também é útil no diagnóstico diferencial da endocardite, visto que o perfil obtido para a endocardite é específico em comparação com aquele da DAG ou da bacteriemia crônica.

Microscopia, imunofluorescência e imuno-histoquímica

O diagnóstico de febre de Oroya baseia-se no exame de um esfregaço de sangue periférico corado pelo método de Giemsa. A porcentagem de eritrócitos infectados é alta o suficiente para que as bactérias sejam visíveis. De modo semelhante, *B. quintana* pode ser visualizada dentro dos eritrócitos com o uso de anticorpo monoclonal específico por imunofluorescência e microscopia confocal (ver Figura 299.1). O exame microscópico após coloração pela prata de Warthin-Starry, a imuno-histoquímica de valva cardíaca ou amostra de biopsia de pele também são úteis para a detecção de *Bartonella* em pacientes com endocardite e angiomatose bacilar.

Cultura

As espécies de *Bartonella* podem ser isoladas do sangue de pacientes com bacteriemia, bem como de valvas cardíacas, amostras de biopsia de pele e de fígado e, raramente, de linfonodos. As bactérias podem ser isoladas diretamente dessas amostras após semeadura em meio sólido de ágar-sangue, hemocultura em caldo e cocultura em células endoteliais. Em geral, as culturas tornam-se positivas depois de 2 semanas de incubação, porém, podem ser necessários até 45 dias para o isolamento primário.

Métodos de detecção molecular

A detecção direta e a identificação final de espécies de *Bartonella* em amostras de sangue e de tecido, incluindo linfonodos, valva cardíaca, pele e fígado, podem ser efetuados por meio de amplificação com reação em cadeia da polimerase (PCR) e sequenciamento de vários genes de manutenção.[13,14] A PCR também pode detectar *Bartonella* no nível de espécie em amostras de linfonodos na DAG, diretamente de valvas cardíacas em pacientes com endocardite e em pacientes com angiomatose bacilar ou peliose hepática. Em um estudo, todos os casos de *Bartonella* com hemocultura negativa foram diagnosticados por PCR em tempo real.[15]

Diagnóstico diferencial

O diagnóstico diferencial da angiomatose bacilar inclui o sarcoma de Kaposi, porém, a visualização de bactérias na amostra de tecido pode ajudar a distinguir entre essas duas entidades. A febre das trincheiras pode ser confundida principalmente com riquetsiose do grupo do tifo, febre recorrente e malária. A DAG pode ser confundida com tularemia, linfadenite piogênica, infecção micobacteriana e neoplasia.

Tabela 299.3 Métodos laboratoriais para o diagnóstico de infecções por *Bartonella*.

MANIFESTAÇÃO CLÍNICA	SOROLOGIA	CULTURA	MÉTODOS MOLECULARES	IMUNO-HISTOQUÍMICA (COLORAÇÃO DE WARTHIN-STARRY)	MICROSCOPIA PARA O MICRORGANISMO INTRAERITROCITÁRIO (GIEMSA OU IF)
Febre de Oroya	–	+	+	–	+++
Verruga peruana	–	–	+	+	–
Febre das trincheiras	+/–	+	+	–	+
Bacteriemia crônica	+/–	+++	+	–	–
Endocardite infecciosa	+++	+++	+++	+++	–
Angiomatose bacilar	+/–	++	+++	+++	–
Peliose hepática	+/–	++	+++	+++	–
Doença da arranhadura do gato	+	–	+++	+/–	+/–
SENLAT com lesão cutânea	+	+	+++	+	–
Meningoencefalite	++	–	++	–	–
Uveíte-retinite	++	–	++	+	–

A utilidade dessas técnicas varia de acordo com a doença que está sendo avaliada. IF = imunofluorescência; SENLAT = escara do couro cabeludo e linfadenopatia cervical.

TRATAMENTO

Febre das trincheiras

Antes do advento dos antibióticos, o ácido acetilsalicílico era o fármaco mais efetivo para aliviar a dor causada pela febre das trincheiras. Entretanto, um ensaio clínico randomizado em moradores de rua com episódios de bacteriemia demonstrou que a combinação de gentamicina e doxiciclina é mais efetiva para interromper a bacteriemia, em comparação com nenhum tratamento ou com o uso de betalactâmicos ou doxiciclina isoladamente. Como a presença de *B. quintana* intraeritrocitária diminui a eficácia dos agentes antimicrobianos, a duração do tratamento é de importância crítica na febre das trincheiras. Os pacientes com a bacteriemia por *B. quintana* devem ser tratados com gentamicina (3 mg/kg de peso corporal/dia IV, durante 14 dias), em combinação com doxiciclina (200 mg/dia VO) durante 28 dias.

Febre de Oroya e verruga peruana

Na febre de Oroya, o tratamento com penicilina, estreptomicina, fluoroquinolonas, tetraciclina ou eritromicina produz rápida defervescência e desaparecimento dos microrganismos do sangue, habitualmente nas primeiras 24 horas. Como tratamento alternativo, o cloranfenicol pode ser utilizado isoladamente ou em combinação com um betalactâmico. O tratamento com cloranfenicol também pode ter a vantagem de proporcionar uma cobertura para espécies de *Salmonella* comumente associadas. Os pacientes com febre de Oroya devem ser tratados com cloranfenicol (500 mg VO, 4 vezes/dia) durante 14 dias, em combinação com outro antibiótico (particularmente um betalactâmico). A estreptomicina (15 a 20 mg/kg/dia durante 10 dias) era o tratamento tradicional para a verruga peruana. Todavia, seu uso é problemático, particularmente em crianças, e a rifampicina tornou-se o fármaco de escolha no tratamento da bartonelose na fase eruptiva. Foram relatadas falhas do tratamento com rifampicina na verruga peruana. Por fim, o ciprofloxacino (500 mg VO, 2 vezes/dia, durante 7 a 10 dias) tem sido utilizado com sucesso no tratamento de múltiplas lesões da fase eruptiva em adultos e foi proposto como alternativa apropriada. A doxiciclina associada à gentamicina pode ser utilizada no tratamento da fase eruptiva da doença de Carrión.

Doença da arranhadura do gato

A típica DAG é uma doença autolimitada, que regride em 2 a 6 meses e que habitualmente não responde à terapia, visto que as bactérias dentro dos linfonodos necróticos não estão vivas. Nos casos de linfadenopatia de longa duração, os pacientes devem ser tranquilizados de que se trata de uma condição benigna, que provavelmente sofrerá resolução espontânea em 2 a 4 meses. O tratamento consiste em analgésicos para alívio da dor e acompanhamento cauteloso. Todavia, a azitromicina (500 mg VO no dia 1 e 250 mg VO nos dias 2 a 5, em doses diárias únicas) constitui uma alternativa para pacientes com linfadenopatia grande e volumosa. Se não houver resolução da linfadenopatia, pode-se proceder à remoção cirúrgica dos linfonodos. Nas apresentações atípicas da DAG não há dados sobre o benefício da terapia antimicrobiana específica em pacientes imunocompetentes. Na neurorretinite, a combinação de doxiciclina (100 mg VO ou IV, 2 vezes/dia) com rifampicina (300 mg VO, 2 vezes/dia) parece promover a resolução da doença, melhorar a acuidade visual, reduzir o edema do disco óptico e diminuir a duração da doença.

Endocardite

Os pacientes com endocardite por *Bartonella* apresentam uma taxa de mortalidade mais alta e são submetidos a cirurgia valvar com mais frequência do que os pacientes com endocardite causada por muitos outros patógenos. Os pacientes com suspeita de endocardite por *Bartonella* (porém, com cultura negativa) ou com endocardite comprovada por *B. quintana* devem ser tratados com doxiciclina oral, 100 mg, 2 vezes/dia, durante 6 semanas, em combinação com gentamicina, 3 mg/kg/dia em dose única diária IV, durante 14 dias.[16] O consenso da American Heart Association para o tratamento da endocardite infecciosa consiste em ceftriaxona mais gentamicina, com ou sem doxiciclina, quando há suspeita de *Bartonella*, e doxiciclina mais gentamicina quando a endocardite por *Bartonella* é confirmada. Entretanto, há evidências diretas de que os pacientes que recebem um aminoglicosídeo têm mais tendência a ter uma recuperação total, enquanto aqueles tratados com aminoglicosídeos durante pelo menos 14 dias têm mais probabilidade de sobreviver do que aqueles que recebem tratamento de menor duração. Na falta de qualquer estudo prospectivo sobre o tratamento da endocardite por *Bartonella*, o mesmo esquema para *B. henselae* e *B. quintana* deve ser utilizado na endocardite quando outra espécie de *Bartonella* é identificada como agente etiológico.

Angiomatose bacilar e peliose hepática

Sem tratamento apropriado, a infecção sofre disseminação sistêmica e pode acometer praticamente qualquer órgão, algumas vezes com desfecho fatal. Por conseguinte, o tratamento antibiótico é justificado em todos os casos de doença vasculoproliferativa associados a *Bartonella*. Com base em relatos clínicos empíricos, a eritromicina continua sendo o tratamento de escolha e tem sido utilizada com sucesso no tratamento de muitos pacientes com angiomatose bacilar. A resposta ao tratamento pode ser notável em pacientes imunocomprometidos com angiomatose bacilar, com resolução das lesões subcutâneas palpáveis em algumas horas. A eritromicina também apresenta efeito antiangiogênico sobre as células endoteliais microvasculares, o que poderia explicar esse rápido desaparecimento das lesões. A eritromicina (500 mg, 4 vezes/dia) durante 3 meses constitui a terapia de primeira linha. A doxiciclina (100 mg VO ou IV, 2 vezes/dia) é atualmente proposta como alternativa apropriada. Em pacientes com infecções graves, a eritromicina ou a doxiciclina podem ser utilizadas em combinação com rifampicina (300 mg VO, 2 vezes/dia). A duração da terapia é de importância crítica. Recomendamos que o tratamento seja administrado durante pelo menos 3 meses para a angiomatose bacilar e por 4 meses para a peliose hepática. A peliose hepática responde lentamente, e as lesões hepáticas continuam melhorando depois de vários meses de tratamento, enquanto a angiomatose bacilar cutânea demonstra melhora depois de 4 a 7 dias de tratamento, com resolução depois de cerca de 1 mês de tratamento. Com frequência, foram relatadas recidivas da peliose hepática e das lesões da angiomatose bacilar após tratamento antibiótico, particularmente em pacientes imunocomprometidos com tratamento de menor duração. Os pacientes que sofrem recidiva após o tratamento recomendado provavelmente devem ser novamente tratados por 4 a 6 meses com eritromicina (500 mg VO, 4 vezes/dia) ou doxiciclina (100 mg VO, 2 vezes/dia), enquanto aqueles que sofrem recidivas repetidas devem receber antibioticoterapia enquanto estiverem imunocomprometidos.

PREVENÇÃO

Como os artrópodes desempenham um importante papel na transmissão das espécies felinas de *Bartonella* para os seres humanos, os profissionais de saúde devem recomendar seu controle rigoroso, particularmente no aconselhamento dos indivíduos imunocomprometidos sobre os riscos relacionados com um animal de estimação. As pulgas de gato vivem tanto em gatos quanto em cães e são mais bem controladas por meio de fumigação das áreas onde esses animais vivem.

PROGNÓSTICO

A mortalidade em pacientes com febre de Oroya alcançava 50% antes da era antibiótica, porém, na atualidade, tornou-se limitada com o uso de antibióticos. A febre das trincheiras deve ser tratada com antibióticos para evitar a doença mais grave, particularmente em pacientes com valvopatia que correm risco de desenvolver endocardite. Em geral, ocorre resolução espontânea da DAG sem qualquer tratamento em pacientes imunocompetentes. No caso de complicações ou em pacientes imunocomprometidos, deve-se administrar antibioticoterapia, e os pacientes em geral respondem bem ao tratamento. Por fim, nas doenças vasculoproliferativas, os antibióticos são habitualmente efetivos se forem administrados por um longo período, porém, as lesões cutâneas da verruga peruana podem se beneficiar da cirurgia.

REFERÊNCIAS BIBLIOGRÁFICAS

As referências bibliográficas, bem como os outros materiais suplementares deste livro, encontram-se no GEN-IO, nosso ambiente virtual de aprendizagem.

300 GRANULOMA INGUINAL (DONOVANOSE)

KHALIL G. GHANEM E EDWARD W. HOOK, III

DEFINIÇÃO

O granuloma inguinal, também conhecido como donovanose, é uma doença ulcerativa lentamente progressiva, que afeta principalmente a pele e os tecidos subcutâneos das regiões genital, inguinal e anal.

O patógeno

O agente etiológico é *Klebsiella granulomatis* (anteriormente *Calymmatobacterium granulomatis*), um parasita gram-negativo intracelular facultativo. A cultura do microrganismo é um desafio; todavia, algumas vezes, pode crescer no saco vitelino e foi relatada cultura celular bem-sucedida na África do Sul e na Austrália. Por sua vez, o sucesso da cultura possibilitou o desenvolvimento de ensaios de reação em cadeia da polimerase, atualmente para fins de pesquisa.

EPIDEMIOLOGIA

O microrganismo é principalmente transmitido por via sexual, porém, é provável que também possa ser transmitido por contato não sexual. A eficiência de transmissão é relativamente baixa, e parecem ser necessários múltiplos contatos sexuais com um parceiro infectado para a transmissão da infecção. A doença raramente é encontrada nos EUA. Apesar de serem ainda relativamente raros, são observados casos esporádicos na Índia, em Papua-Nova Guiné, no Caribe, no Brasil, no sul da África e em partes da Austrália.

MANIFESTAÇÕES CLÍNICAS

Depois de um período de incubação de até 50 dias, a lesão inicial aparece habitualmente como nódulo subcutâneo, que provoca erosão da superfície e desenvolve-se em uma lesão granulomatosa vermelho-vivo elevada (Figura 300.1). A lesão é indolor, porém, tende a sangrar facilmente, e não está associada a sintomas sistêmicos. O exsudato da lesão é frequentemente descrito como de odor fétido. A infecção bacteriana secundária pode causar lesão ulcerativa necrótica e dolorosa, que pode ser rapidamente destrutiva. Pode ocorrer também uma forma cicatricial, com uma área elevada e despigmentada de cicatriz semelhante a queloide, contendo ilhas dispersas de tecido granulomatoso. Cerca de 90% das lesões são observadas na área genital e estão comumente associadas a pseudobubões; essas intumescências habitualmente não são causadas pelo acometimento dos linfonodos inguinais, porém, resultam do comprometimento granulomatoso do tecido subcutâneo. Em certas ocasiões, observa-se a ocorrência de infecção metastática de ossos ou vísceras (p. ex., fígado). A experiência clínica sugere que os carcinomas secundários (normalmente carcinoma espinocelular em pacientes com infecção crônica de longa duração) possam constituir uma complicação rara do granuloma inguinal.[1]

DIAGNÓSTICO

O diagnóstico é estabelecido pela demonstração de corpos de Donovan intracelulares nos histiócitos ou em outras células mononucleares a partir de raspados ou de amostras de biopsia da lesão. A coloração de Wright e a coloração de Giemsa de esfregaços a fresco ou de amostras de biopsia não fixadas demonstram habitualmente os bacilos com relativa facilidade, embora possam ser necessárias várias biopsias nos casos crônicos. O exame histológico das amostras de biopsias revela plasmócitos com alguma infiltração por leucócitos polimorfonucleares, porém, sem células gigantes. Nas lesões infectadas, verifica-se a presença de *K. granulomatis* principalmente nos histiócitos ou em outras células mononucleares. A cultura celular e os métodos de reação em cadeia da polimerase são, hoje, ferramentas principalmente de pesquisa. Não se dispõe de nenhum teste sorológico clínico.

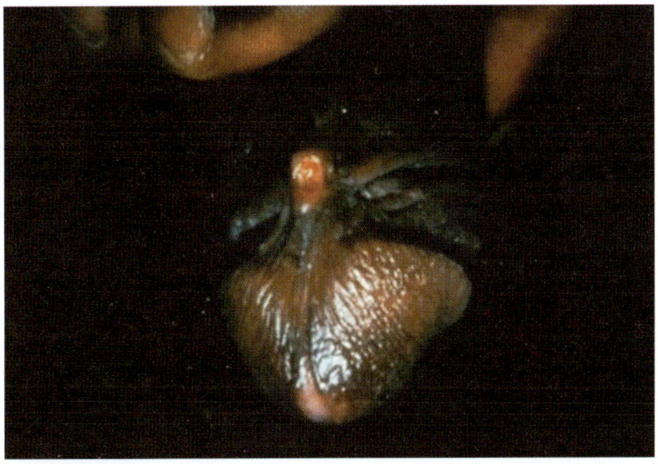

FIGURA 300.1 **Lesão primária típica do granuloma inguinal.** (Reproduzida, com autorização, de Herpes-Coldsores.com. https://www.herpes-coldsores.com/sexual-transmitted-diseases-resource/lymphogranuloma-pictures/)

DIAGNÓSTICO DIFERENCIAL

O diagnóstico diferencial inclui carcinoma espinocelular, cancroide (ver Capítulo 285), linfogranuloma venéreo (ver Capítulo 302), sífilis (ver Capítulo 303) e outras doenças granulomatosas ulcerativas.[2] Na ausência de tratamento, os pacientes podem não procurar assistência médica até que as lesões estejam presentes por vários meses, muito tempo após a resolução das lesões da sífilis e de outras doenças ulcerativas sexualmente transmissíveis. Em geral, o cancroide é diferenciado pelas suas bordas solapadas irregulares, que não são observadas nos casos típicos de granuloma inguinal. O exame em campo escuro e os testes sorológicos devem ajudar a diferenciar o granuloma inguinal da sífilis. A biopsia das lesões pode ser necessária para distinguir o granuloma inguinal de certos tumores.[3]

TRATAMENTO

Não existe nenhum ensaio clínico de alta qualidade sobre o tratamento do granuloma inguinal. O tratamento recomendado consiste em azitromicina, administrada na dose de 1 g/semana ou 500 mg/dia, ou doxiciclina, 100 mg, 2 vezes/dia.[4] Como terapia alternativa, recomenda-se a administração de 1 comprimido de dupla concentração de sulfametoxazol-trimetoprima, 2 vezes/dia, ou eritromicina-base, 500 mg, 4 vezes/dia. Pode-se acrescentar um aminoglicosídeo (p. ex., gentamicina, 1 mg/kg IV, a cada 8 horas) se esses esquemas não produzirem melhora clínica nos primeiros dias. O tratamento deve ser administrado durante pelo menos 3 semanas e até a cicatrização completa das lesões.[5] Os pacientes devem ser monitorados pelo menos durante várias semanas após a interrupção do tratamento pela possibilidade de recidiva. Embora o risco de transmissão pareça ser baixo, os contatos sexuais também devem ser examinados; atualmente, o tratamento dos contatos não é indicado na ausência de doença clinicamente evidente.

REFERÊNCIAS BIBLIOGRÁFICAS

As referências bibliográficas, bem como os outros materiais suplementares deste livro, encontram-se no GEN-IO, nosso ambiente virtual de aprendizagem.

301 INFECÇÕES POR *MYCOPLASMA*

STEPHEN G. BAUM E DAVID L. GOLDMAN

MYCOPLASMA PNEUMONIAE

DEFINIÇÃO

Os microrganismos do gênero *Mycoplasma* da classe Mollicutes são onipresentes como patógenos e agentes colonizadores de vegetais, animais e insetos. Representam as menores formas de vida livre conhecidas; entretanto, como têm exigências fastidiosas para seu crescimento, são difíceis de cultivar. A presença de várias espécies de *Mycoplasma* como comensais em animais e nas mucosas oral e genital de seres humanos frequentemente resulta em contaminação das culturas celulares. Essa contaminação levou à falsa implicação dos micoplasmas como agentes etiológicos de muitas doenças humanas, tanto triviais quanto potencialmente fatais. Entre as doenças humanas que são comprovadamente causadas por micoplasmas, a pneumonia por *Mycoplasma pneumoniae* é, de longe, a mais importante do ponto de vista clínico.[1] Essa infecção representa uma proporção significativa de casos anteriormente classificados como pneumonia atípica, um termo inespecífico para pneumonias difusas que geralmente não respondem aos antibióticos betalactâmicos e apresentam agentes etiológicos que não são facilmente cultivados nem visíveis na coloração de Gram. O termo *pneumonia atípica* persiste, apesar da capacidade cada vez maior de identificar agentes etiológicos específicos, como vírus, *Legionella* e *Chlamydophila*.

O patógeno

Os micoplasmas são bacilos curtos (10 × 200 nm), que não apresentam parede celular e são delimitados por membrana que contém esterol; em consequência, não são afetados por antimicrobianos inibidores da parede celular, como os betalactâmicos. Em cultura de tecido, os micoplasmas são intracelulares; todavia, *in vivo* a infecção é principalmente extracelular e afeta células epiteliais e suas organelas, como os cílios. A fixação ao epitélio respiratório ocorre por proteínas de adesina terminais em organelas de extremidade especializada.

EPIDEMIOLOGIA

A infecção por *M. pneumoniae* é disseminada de uma pessoa para outra por gotículas respiratórias produzidas pela tosse. Parece ser necessária uma associação relativamente estreita com o caso-índice. Em geral, a doença é introduzida na família por uma criança pequena; em alguns estudos, a maioria dos indivíduos infectados consistia nos pais de crianças pequenas. Diferentemente da maioria das infecções respiratórias virais, que se manifestam 1 a 3 dias após a infecção, *Mycoplasma* tem um período de incubação de 2 a 3 semanas. Por conseguinte, a obtenção da anamnese cuidadosa, mostrando um intervalo de várias semanas entre os casos dentro de uma família, pode constituir importante pista sobre a etiologia micoplasmática. Os microrganismos podem ser cultivados a partir do escarro de indivíduos infectados durante várias semanas a meses após o tratamento clinicamente eficaz.

A maioria dos casos de infecção respiratória por *Mycoplasma* ocorre isoladamente ou como surtos familiares. Todavia, em populações fechadas, como acampamentos de recrutas militares e internatos, *Mycoplasma* pode provocar miniepidemias e ser responsável por 25 a 75% dos casos de pneumonia nesses ambientes. Os estudos epidemiológicos baseados na sorologia documentaram a alta incidência de infecção respiratória por *Mycoplasma* em todo o mundo. Nos EUA, estima-se que, a cada ano, pelo menos um caso de pneumonia por *Mycoplasma* ocorra para cada 1.000 indivíduos, ou mais de 2 milhões de casos anualmente. A incidência da infecção respiratória não pneumônica por *Mycoplasma* pode ser 10 a 20 vezes maior. As taxas de ataque mais altas são observadas em indivíduos de 5 a 20 anos, porém, a infecção por *M. pneumoniae* pode ocorrer em qualquer idade e causar doença particularmente grave em recém-nascidos.

Em oposição às infecções respiratórias virais, que apresentam um pico no inverno nos climas temperados, alguns estudos relataram um pico de incidência de surtos de *M. pneumoniae* no outono. Entretanto, a maioria dos levantamentos mostra pouco ou nenhum predomínio sazonal nos casos esporádicos. Apesar disso, foram descritos ciclos epidêmicos recorrentes de 4 anos em diversos países. Existe relação com a idade e a infecção das vias respiratórias superiores *versus* inferiores causada por *M. pneumoniae*. Em crianças com menos de 3 anos, observa-se o desenvolvimento principalmente de infecção das vias respiratórias superiores, ao passo que em indivíduos de 5 a 20 anos, tendem a ocorrer bronquite e pneumonia. Em adultos de mais idade, a pneumonia predomina.

BIOPATOLOGIA

Em virtude da baixa mortalidade da maioria das infecções por *Mycoplasma*, há pouco material patológico humano. A inoculação em culturas orgânicas de traqueias animais é seguida de lesão ciliar e descamação do epitélio de superfície. Este último efeito é provavelmente responsável pela tosse seca na infecção respiratória por *Mycoplasma*.

Várias características de *M. pneumoniae* provavelmente desempenham um papel direto na patogenicidade respiratória desse microrganismo. A primeira delas é a afinidade de *M. pneumoniae* pelas células epiteliais respiratórias. A fixação parece ocorrer entre uma organela terminal na extremidade do microrganismo filamentoso e uma glicoproteína sializada (I-FI) sobre a superfície do epitélio respiratório e dos eritrócitos, que atua como receptor. *Mycoplasma pneumoniae* liga-se às células epiteliais ciliadas na base dos cílios e parece produzir a maior parte de suas alterações fisiológicas e citolíticas enquanto permanece extracelular. O peróxido de hidrogênio produzido por *M. pneumoniae* (o único micoplasma humano a exibir essa capacidade) pode ser responsável por parte do dano celular *in vivo*, assim como a hemólise observada quando os microrganismos crescem em placas de ágar-sangue. A infecção por *Mycoplasma* ativa as células T e B e induz muitas citocinas e quimiocinas pró-inflamatórias e anti-inflamatórias, que podem desempenhar um papel na destruição celular relacionada com a inflamação. *Mycoplasma pneumoniae* também secreta uma toxina da síndrome de angústia respiratória adquirida na comunidade (SARAC), que se liga à proteína surfactante e desregula a ribosilação do difosfato de adenosina (ADP) do hospedeiro. São produzidos altos níveis de toxina da SARAC durante a infecção, e a inoculação dessa toxina em um modelo animal induz muitas das características patológicas da infecção por *M. pneumoniae*, incluindo vacuolização, cilostase e alterações inflamatórias.[2] A elaboração de biofilmes específicos da cepa provavelmente desempenha um papel na proteção do microrganismo das células imunes do hospedeiro e pode diminuir a penetração dos antimicrobianos.

Durante a evolução da infecção por *M. pneumoniae*, alguns pacientes produzem crioaglutininas. Essas imunoglobulinas do tipo M (IgM) oligoclonais exibem reação cruzada com antígenos "I", um dos antígenos de grupos sanguíneos comum a quase todos os eritrócitos humanos maduros. O anticorpo reativo a frio, quando presente em altos títulos, pode causar hemólise (presumivelmente em consequência da destruição Coombs-positiva dos eritrócitos ativada pelo complemento) e levar a algumas das complicações descritas na seção Manifestações Clínicas. À semelhança de outros anticorpos IgM, as crioaglutininas induzidas por *Mycoplasma* (ver Capítulo 151) aparecem precocemente na doença (7 a 10 dias) e, com frequência, já estão presentes na ocasião em que o paciente procura atenção médica. O título dessas aglutininas alcança seu pico em 2 a 3 semanas, e elas persistem por 2 a 3 meses (Figura 301.1).

MANIFESTAÇÕES CLÍNICAS

Tendo em vista a incidência muito alta de infecção respiratória por *Mycoplasma* quando sua epidemiologia é estudada em grandes populações *versus* a raridade de diagnósticos esporádicos individuais, parece que um diagnóstico específico dessa entidade confirmado por laboratório raramente é estabelecido na prática clínica de rotina.[3] Existem provavelmente quatro razões para isso. Em primeiro lugar, a pneumonia por *Mycoplasma* é habitualmente autolimitada e raramente fatal. Esse fato reduz o empenho no estabelecimento da causa da infecção. Em segundo lugar, os micoplasmas são relativamente fastidiosos e de crescimento lento; por conseguinte, os resultados de cultura, se forem obtidos, muitas vezes só retornam após o paciente já estar recuperado. Em terceiro lugar, o *M. pneumoniae* responde à terapia antimicrobiana empírica sugerida para a pneumonia adquirida na comunidade. Por fim, o conhecimento da epidemiologia e das manifestações clínicas da infecção é deficiente, de modo que, com frequência, o diagnóstico não é considerado fora da faixa etária clássica.

Infecção respiratória

A maioria das infecções por *M. pneumoniae* acomete apenas as vias respiratórias superiores. Depois de um período de incubação de 2 a 3 semanas, a doença apresenta um início insidioso, que consiste em febre, mal-estar, cefaleia e tosse (ver Figura 301.1). A tosse é a característica clínica da infecção por *M. pneumoniae*. A frequência e a intensidade da tosse aumentam ao longo dos próximos 1 a 2 dias, e essa tosse pode tornar-se debilitante. O início gradual dos sintomas contrasta com a manifestação frequentemente fulminante da infecção respiratória causada pelos vírus influenza ou por adenovírus.[4]

Em 5 a 10% dos pacientes, dependendo, em certo ponto, da idade, a infecção progride para a traqueobronquite ou a pneumonia. Nesses casos, as manifestações iniciais persistem e a tosse torna-se mais intensa. Em geral, é relativamente não produtiva, mas pode produzir escarro branco ou, em certas ocasiões, salpicado de sangue. A coloração de Gram do escarro revela células inflamatórias, porém, nenhuma espécie bacteriana predominante (parte da definição de pneumonia atípica). Com a tosse continuada, pode aparecer dor torácica paraesternal em consequência da sobrecarga muscular, porém, a dor pleurítica verdadeira é incomum. Em geral, a febre alcança 38,3° a 38,8°C e pode estar associada a calafrios. Diferentemente da pneumonia causada por *Streptococcus pneumoniae* (ver Capítulo 273), aquela causada por *M. pneumoniae* raramente produz calafrios com tremores verdadeiros. Em comparação com a influenza, que também pode se manifestar como síndrome de pneumonia atípica, as mialgias e as queixas gastrintestinais de náuseas e vômitos são incomuns. A diarreia, algumas vezes concomitante com a pneumonia por adenovírus ou por *Legionella*, é incomum na infecção por *Mycoplasma*. Infelizmente,

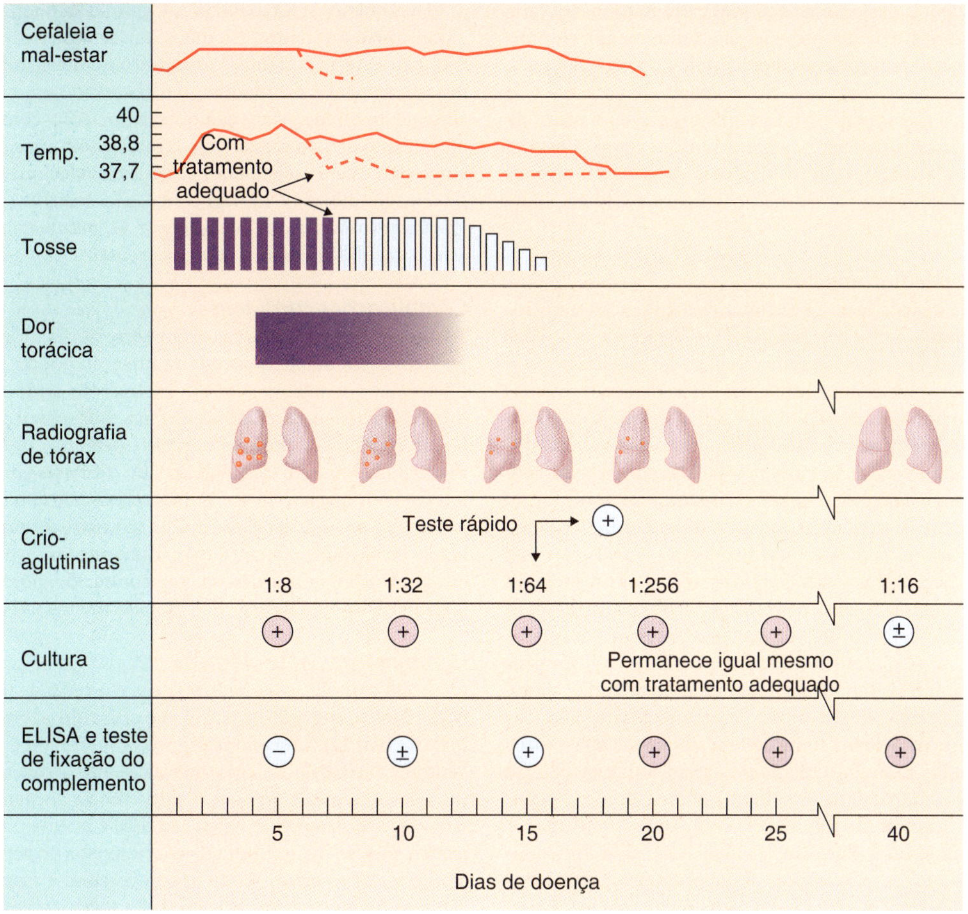

FIGURA 301.1 **Principais manifestações clínicas e laboratoriais da pneumonia por *Mycoplasma*.** ELISA = Ensaio imunoabsorvente ligado à enzima; Temp. = temperatura. (Modificada de Baum SG. Mycoplasmal infections. In: Wyngaarden JB, Smith LH Jr, eds. *Cecil Textbook of Medicine*. 17th ed. Philadelphia: Saunders; 1985:1506.)

não há sinais ou sintomas clínicos que possam diferenciar de modo confiável as infecções por *M. pneumoniae* de outras pneumonias adquiridas na comunidade.

Ao exame físico, o paciente não parece estar em estado crítico. De fato, essa doença é o paradigma do termo *pneumonia ambulante*. A faringe pode estar congestionada e eritematosa, habitualmente sem a acentuada adenopatia cervical observada na faringite estreptocócica do grupo A. *Mycoplasma pneumoniae* não constitui uma causa comum de faringite isolada na população pediátrica ou adulta. Muito se tem falado sobre o achado de miringite bolhosa nessa doença. Embora essa anormalidade esteja presente em cerca de 20% dos voluntários com infecção por *M. pneumoniae* induzida experimentalmente, a miringite bolhosa verdadeira na doença por *Mycoplasma* de ocorrência natural é rara. Em um estudo envolvendo crianças, a otite raramente foi associada ao isolamento de *Mycoplasma* e, pelo contrário, foi frequentemente associada a patógenos bacterianos e virais das vias respiratórias superiores. Por conseguinte, a ausência de miringite, bolhosa ou não, não deve dissuadir o médico de estabelecer um diagnóstico de pneumonia por *Mycoplasma*.

O exame do tórax de pacientes com pneumonia por *Mycoplasma* frequentemente não é revelador, mesmo naqueles com tosse produtiva e intensa. Pode não haver achados à ausculta ou à percussão, ou pode-se verificar a presença de estertores (crepitações) apenas mínimos. A disparidade entre os achados físicos e as evidências radiográficas de pneumonia nessa condição pode ser a maior de qualquer uma das síndromes de pneumonia atípica (Figura 301.2). Embora possam ocorrer sibilos nessa doença, em um estudo de pacientes asmáticos, a presença de sibilos teve uma correlação negativa com o isolamento de *M. pneumoniae* em comparação com o isolamento de patógenos respiratórios virais, como o vírus sincicial respiratório (ver Capítulo 338). *Mycoplasma pneumoniae* não parece ser um patógeno comum em pacientes com doença pulmonar obstrutiva crônica preexistente. A superinfecção bacteriana após infecção respiratória por *M. pneumoniae* é rara. O achado radiográfico de pneumonia intersticial ou alveolar difusa não permite a diferenciação de qualquer uma das outras causas da síndrome de pneumonia atípica.

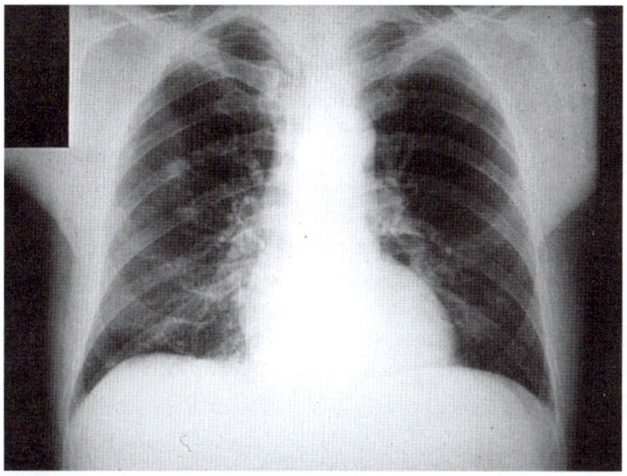

FIGURA 301.2 **Radiografia torácica mostrando a pneumonia intersticial moderada decorrente de infecção por *Mycoplasma pneumoniae* em paciente com escassez de achados na auscultação do tórax.**

Ocorre derrame pleural (habitualmente pequeno) em 5 a 20% dos pacientes com pneumonia por *M. pneumoniae*. Essa baixa incidência de inflamação pleural é consistente com a raridade da dor pleurítica. Na presença de derrame, a toracocentese revela um líquido seroso que é exsudativo, com reação inflamatória mínima. A contagem diferencial de células no líquido é variável e os derrames sanguinolentos são raros. É raro isolar *M. pneumoniae* dos derrames quando estes ocorrem. Embora a pneumonia geralmente seja leve e autolimitada, foram relatados casos fulminantes, graves e letais em adultos jovens normais, e esses casos podem ser subdiagnosticados.

Comprometimento extrapulmonar

Foram descritas anormalidades em quase todos os sistemas de órgãos como exemplos das manifestações extrapulmonares da infecção por

M. pneumoniae. A frequência dessas manifestações extrapulmonares varia acentuadamente de um relato para outro; elas são muito menos comuns quando vistas como parte de um estudo epidemiológico prospectivo e não como a soma de relatos de casos isolados. A conclusão parece ser de que a alta prevalência da infecção por *Mycoplasma* predispõe o relato de muitos eventos concomitantes, mas talvez não relacionados como se fossem parte da doença micoplasmática. Foram descritas diversas síndromes clínicas com frequência suficiente para fornecer algum respaldo para uma relação causal.

Comprometimento dermatológico

Foi relatada uma ampla variedade de distúrbios dermatológicos transitórios em associação à pneumonia por *Mycoplasma*, incluindo erupções maculares, morbiliformes e papulovesiculares, bem como eritema nodoso e urticária. Mais uma vez, a variedade e a alta incidência desses exantemas na ausência de infecção por *Mycoplasma* tornam difícil definir as relações, se houver alguma, entre essas ocorrências. Além disso, o papel da antibioticoterapia concomitante no desenvolvimento de exantemas durante a infecção por *M. pneumoniae* é desconhecido. O eritema multiforme maior ou síndrome de Stevens-Johnson constitui um distúrbio cutâneo que ocorre com frequência suficiente em associação à infecção por *M. pneumoniae* para fornecer alguma base para a existência de uma relação (Figura 301.3). Esse exantema foi descrito em até 7% dos pacientes com pneumonia por *Mycoplasma* e consiste em vesículas eritematosas, placas e bolhas acometendo a pele, com localização particular nas junções mucocutâneas. As conjuntivas também podem estar acometidas, assim como órgãos do trato gastrintestinal e do sistema geniturinário, além das articulações. A síndrome de Stevens-Johnson tem sido associada a casos isolados de muitas outras infecções, incluindo algumas que podem se manifestar na forma de síndrome de pneumonia atípica, como a pneumonia dos legionários, a síndrome respiratória com conjuntivite adenoviral e a infecção por influenza B. Entretanto, a associação com a infecção por *M. pneumoniae* é, de longe, a mais comum. A síndrome de Stevens-Johnson tende a ocorrer em pacientes mais jovens com pneumonia por *Mycoplasma* e exibe uma preponderância masculina definida (2:1 a 4:1).

A patogenia da síndrome de Stevens-Johnson não está bem esclarecida. Supõe-se, há muito tempo, que a imunidade desempenha um importante papel, porém, diversos relatos observaram a cultura de *M. pneumoniae* a partir das lesões. A relação com o nível de crioaglutininas é variável nessa doença. Foi sugerido que o desenvolvimento da síndrome de Stevens-Johnson possa ser o resultado de um aumento da sensibilidade aos antibióticos na presença de infecção por *M. pneumoniae*, mas a síndrome desenvolve-se em alguns pacientes até mesmo na ausência de antibioticoterapia prévia ou concomitante. Na maioria dos pacientes, as lesões desaparecem em 1 a 2 semanas sem formação de cicatriz, a não ser que ocorra impetiginização.

Foi descrita uma forma debilitante de mucosite associada a *M. pneumoniae* sem comprometimento cutâneo como síndrome de Stevens-Johnson atípica; todavia, atualmente, essa forma está sendo cada vez mais reconhecida como entidade distinta, denominada mucosite associada a *M. pneumoniae*.[5,6]

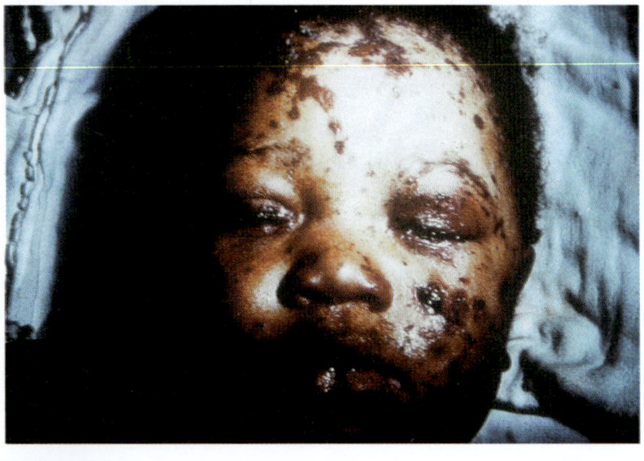

FIGURA 301.3 **Síndrome de Stevens-Johnson em criança com pneumonia por *Mycoplasma*.** (De Baum SG. *Mycoplasma pneumoniae* and atypical pneumonia. In: Mandell GL, Bennett JE, Dolin R, eds. *Mandell, Douglas, and Bennett's Principles and Practice of Infectious Diseases*. 6th ed. Philadelphia: Churchill Livingstone; 2005:2274.)

O fenômeno de Raynaud (ver Capítulo 72), um vasospasmo reversível e transitório dos dedos das mãos que se desenvolve com a exposição ao frio, não é, tecnicamente, uma síndrome dermatológica; todavia, manifesta-se na pele. Esse fenômeno é observado em muitas pessoas, habitualmente mulheres, sem qualquer associação com infecção. Embora o mecanismo biopatológico dessa condição na infecção por *M. pneumoniae* ainda não esteja esclarecido, pode estar relacionado com a ação *in vivo* de crioaglutininas (ver Diagnóstico, mais adiante). Outras complicações vasculares descritas na infecção por *M. pneumoniae* incluem oclusão da artéria carótida interna e infarto cerebral.

Complicações cardíacas

As anormalidades cardíacas estão entre as manifestações extrapulmonares mais comumente descritas da infecção por *M. pneumoniae*. Os sinais e sintomas que sugerem comprometimento cardíaco consistem em arritmia, insuficiência cardíaca congestiva, dor torácica e anormalidades eletrocardiográficas, particularmente defeitos de condução. Embora anormalidades cardíacas tenham sido descritas em até 10% dos casos de infecção por *M. pneumoniae*, outros relatos indicam uma prevalência muito menor. As complicações cardíacas são mais comuns com o aumento da idade. Prolongam a doença, mas raramente levam à morte. O mecanismo envolvido no dano cardíaco não é conhecido, porém, *M. pneumoniae* foi isolado do líquido pericárdico de pelo menos um paciente.

Complicações neurológicas

Ocorrem complicações neurológicas em cerca de 0,1% das infecções por *Mycoplasma*, contudo, a prova da causa do acometimento do sistema nervoso central é um tanto tênue. O comprometimento do sistema nervoso central é mais comum em crianças, sendo a encefalite mais frequente e mais devastadora.[7] Foi relatada a ocorrência de meningite asséptica, encefalomielite disseminada aguda (ADEM), mielite transversa, disfunção do tronco encefálico, síndrome de encefalopatia posterior reversível (PRES), síndrome de Guillain-Barré, ataxia cerebral e neuropatia periférica. Os achados no líquido cerebrospinal são variáveis nesses casos, no entanto, a resposta celular é habitualmente mínima, com ligeira elevação do nível de proteínas e concentração de glicose normal ou levemente reduzida. Com mais frequência, o diagnóstico de comprometimento do sistema nervoso central relacionado com *Mycoplasma* baseia-se na exclusão de outras causas, na presença de doença respiratória antecedente ou intercorrente e em elevação do título de anticorpos contra *M. pneumoniae* no soro. Em certas ocasiões, foram demonstrados anticorpos específicos contra *Mycoplasma* no líquido cerebrospinal, porém, esses títulos acompanharam paralelamente os títulos de anticorpos séricos. Em geral, as complicações neurológicas são reversíveis; entretanto, a mortalidade em pacientes com comprometimento do sistema nervoso central é mais alta do que naqueles que não apresentam esse comprometimento. Embora *M. pneumoniae* tenha sido isolado de alguns desses pacientes, a reação em cadeia da polimerase (PCR) não conseguiu detectar a presença de DNA de *M. pneumoniae* no líquido cerebrospinal de 11 pacientes considerados portadores de doença do sistema nervoso central relacionada com *M. pneumoniae* em bases sorológicas. Em consequência, foram sugeridos mecanismos imunes de lesão neural. Alguns micoplasmas elaboram uma neurotoxina, todavia, esta não foi descrita no caso de *M. pneumoniae*.

Complicações musculoesqueléticas, renais e hematopoéticas

As poliartralgias são comuns na pneumonia por *Mycoplasma*, porém, a artrite monoarticular ou migratória é rara. Foram postulados mecanismos imunes, mas houve poucos relatos de isolamento de *M. pneumoniae* do líquido articular. Foram relatados vários dos casos de artrite franca em pacientes com hipogamaglobulinemia. Os micoplasmas não humanos provavelmente causam artropatia em várias espécies animais, e *M. hominis* tem sido associado à artrite humana. A rabdomiólise também tem sido cada vez mais relatada e pode estar associada a níveis muito altos de enzimas musculares, interleucina-18 e fator de necrose tumoral α.

Foram descritas complicações renais associadas ao depósito de imunocomplexos e títulos elevados de crioaglutininas. Existem vários relatos de casos de anemia aplásica associada a *M. pneumoniae*.

Condições que levam a um aumento de suscetibilidade

Diversos relatos ressaltaram a gravidade incomum da infecção por *M. pneumoniae* em pacientes com doença falciforme ou com hemoglobinopatias relacionadas com falcização (ver Capítulo 154). Nesses pacientes, pode-se observar o desenvolvimento de grandes derrames pleurais e desconforto respiratório acentuado. *Mycoplasma pneumoniae* está associado à síndrome torácica aguda, particularmente em crianças com doença falciforme. A asplenia funcional e as deficiências de opsonização associadas podem contribuir para a infecção fulminante por *M. pneumoniae*, assim como a infecção por *S. pneumoniae*. Alguns pacientes com doença falciforme e com infecção por *M. pneumoniae*, que apresentam títulos extremamente elevados de crioaglutinina, podem sofrer necrose digital, conforme observado na infecção por *S. pneumoniae*. Crianças com síndromes de imunodeficiência foram objeto de relatos de caso de infecção por *M. pneumoniae*. Como as infecções por *Mycoplasma* são muito frequentes em crianças normais, a contribuição da imunodeficiência é incerta. O *M. pneumoniae* não é um agente oportunista muito comum em pacientes com síndrome de imunodeficiência adquirida (AIDS), porém o *M. fermentans* (cepa *incognitus*) foi identificado nesses pacientes. Em crianças com síndrome de Down, foi também relatada a ocorrência de infecção por *M. pneumoniae* extremamente grave, porém, não letal.

DIAGNÓSTICO

O diagnóstico de pneumonia por *Mycoplasma* é estabelecido principalmente em bases clínicas. O microrganismo pode ser cultivado em meios acelulares, contudo, os laboratórios de diagnóstico hospitalares, em sua maioria, não estão preparados para efetuar culturas de micoplasmas. Em consequência, há um considerável interesse no desenvolvimento de exames de diagnóstico rápidos com alta sensibilidade e especificidade. Esses ensaios são divididos em três categorias: detecção de imunoglobulinas específicas de *M. pneumoniae* no soro e detecção de antígenos específicos de *M. pneumoniae* ou sequências nucleotídicas diretamente em amostras clínicas. Em termos de diagnóstico, a imunoglobulina específica de *M. pneumoniae* de detecção mais útil é a IgM, visto que ela mais provavelmente indica uma infecção recente. Foram desenvolvidos imunoensaios ligados a enzimas para detectar IgM e IgG diretamente contra *M. pneumoniae*. Quando utilizado em pacientes com testes positivos para anticorpos fixadores do complemento, o imunoensaio enzimático apresentou uma especificidade de mais de 99% e sensibilidade de 98%. A especificidade foi mantida, porém, a sensibilidade caiu para apenas 46% quando a IgG isoladamente foi o alvo. Variações desses testes detectam anticorpos IgM dirigidos contra antígenos específicos de *M. pneumoniae*. Os testes são de realização simples e apresentam alta sensibilidade e especificidade; todavia, como todos esses exames são desenvolvidos para detectar anticorpos IgM, os resultados podem ser negativos no início da evolução da infecção (< 7 a 10 dias). Por conseguinte, não fornecem a confirmação desejada cedo o suficiente para guiar a terapia inicial.

A detecção de antígenos de *M. pneumoniae* diretamente em amostras de escarro foi obtida com o uso de um imunoensaio enzimático indireto de captura de antígeno. A especificidade do ensaio é alta, e os reagentes interagem apenas com *M. pneumoniae* e *Mycoplasma genitalium*. A sensibilidade também é relativamente alta (91%) quando o ensaio é utilizado em amostras de escarro e aspirados nasofaríngeos de pacientes com diagnóstico de infecção por *M. pneumoniae* por cultura ou sorologia.

A detecção de sequências de nucleotídios específicas de *M. pneumoniae* em material clínico foi realizada com o uso de exames desenvolvidos localmente ou por grandes laboratórios de referência. Esses exames, que podem ser executados em poucas horas, detectam o DNA de *M. pneumoniae* (PCR) ou o RNA ribossômico (amplificação de ácido nucleico de transcriptase reversa). A alta sensibilidade e especificidade da PCR em tempo real realizada em amostra de escarro, aspirado nasofaríngeo ou *swab* de garganta sugerem que esse exame pode constituir um método de diagnóstico específico e rápido.[8]

Quando comparados com a PCR como padrão de referência de infecção comprovada, poucos dos ensaios de anticorpos disponíveis apresentam sensibilidade e especificidade aceitáveis; entretanto, as limitações potenciais desses exames diagnósticos estão relacionadas com sua natureza não quantitativa e o significado incerto dos resultados positivos, que podem ser obtidos na presença de colonização após resolução da infecção aguda. Nesses casos, o uso da sorologia, além da tecnologia da PCR, pode ser útil. Os futuros ensaios provavelmente utilizarão técnicas de detecção quantitativas que devem ajudar a distinguir entre colonização e infecção.

TRATAMENTO

Apesar do número e da variedade de exames disponíveis para o diagnóstico de infecção por *M. pneumoniae*, a maioria dos casos é encontrada em ambiente ambulatorial e a instituição da terapia antimicrobiana é empírica e baseada no reconhecimento clínico da síndrome.

Não há necessidade de terapia antimicrobiana para a infecção das vias respiratórias superiores por micoplasma e a etiologia micoplasmática dessa síndrome frequentemente não é diagnosticada. A pneumonia causada por *Mycoplasma* é autolimitada e não comporta risco à vida na maioria dos casos. Entretanto, o tratamento com agentes antimicrobianos efetivos pode encurtar a duração da doença e, ao reduzir a tosse e o número de microrganismos por unidade de volume de escarro, pode diminuir a disseminação da infecção para contatos. Tendo em vista a natureza esporádica da pneumonia por *Mycoplasma*, a maioria dos estudos de eficácia antimicrobiana não se concentra nesse único agente, mas no tratamento da pneumonia adquirida na comunidade (ver Capítulo 91), da qual *Mycoplasma* representa uma porcentagem variável. Uma análise retrospectiva das causas específicas possibilita, em seguida, estabelecer a eficácia específica contra o micróbio.

Como seria previsto pela ausência de uma parede celular, todos os micoplasmas, incluindo *M. pneumoniae*, não são afetados pelos antibióticos betalactâmicos, como as penicilinas e as cefalosporinas. Os aminoglicosídeos são efetivos *in vitro*, porém, sua eficácia não foi avaliada *in vivo*. A base do tratamento da infecção do sistema respiratório por *M. pneumoniae* é constituída pelos macrolídios e tetraciclinas.[9] O uso de uma dessas classes de medicamentos reduz significativamente a duração da doença. A resolução dos achados radiográficos pode levar 1 semana ou mais, até mesmo com terapia apropriada (ver Figura 301.1), e os microrganismos podem continuar sendo cultivados a partir de amostras de escarro por várias semanas após um ciclo completo de tratamento clinicamente efetivo. Isso pode resultar de que, embora *M. pneumoniae* provoque doença respiratória como parasita extracelular, ele também tem a capacidade de residir intracelularmente, tornando sua erradicação *in vivo* difícil em contraste com culturas celulares. O efeito da terapia sobre as manifestações extrapulmonares não é conhecido. *Mycoplasma hominis* não é sensível à eritromicina.

Em razão dos efeitos adversos da eritromicina e tetraciclina, há considerável interesse pela eficácia antimicoplasmática de outros agentes. A doxiciclina é ligeiramente mais bem tolerada do que a tetraciclina e pode ser administrada em duas doses diárias, em vez de três. A doxiciclina *in vitro* é tão efetiva quanto a tetraciclina contra *M. pneumoniae*.

Várias outras classes de agentes antimicrobianos apresentam atividade *in vitro* e *in vivo* significativa contra *M. pneumoniae* e outras espécies de *Mycoplasma*, incluindo as fluoroquinolonas, os macrolídios de amplo espectro (azitromicina, claritromicina) e membros da classe de antimicrobianos de macrolídios-lincomicina-estreptogramina-cetolídios (MLSK). Não se dispõe de dados satisfatórios sobre a duração ideal da terapia necessária para minimizar o estado de portador e a ocorrência de recidiva com esses agentes.

Os macrolídios são mais ativos *in vitro* do que as tetraciclinas. As fluoroquinolonas têm atividade adequada para o tratamento dessas infecções. São mais ativas do que as tetraciclinas, contudo, pelo menos 100 vezes menos ativas do que os macrolídios. As estreptograminas também são menos ativas do que os macrolídios, porém, mais ativas do que as tetraciclinas. Nos EUA, há um diferencial de custo significativo no uso desses medicamentos, mesmo na forma de genéricos. O custo da azitromicina é 5 a 7 vezes maior que o da eritromicina ou doxiciclina, e o levofloxacino é 12 vezes mais caro do que a eritromicina e 20 vezes mais caro do que a doxiciclina.

Nessa última década, surgiram relatos crescentes, inicialmente da Ásia e, mais tarde, em outras áreas, incluindo os EUA,[10] descrevendo uma redução da sensibilidade dos isolados de *M. pneumoniae* aos macrolídios. Em 2012, um estudo realizado na China relatou uma resistência de 95% aos macrolídios. Nos EUA, a resistência alcançou 13% em 2015. Tendo em vista todos esses dados, a terapia recomendada inclui doxiciclina, 100 mg a cada 12 horas em crianças de mais idade e adultos, ou azitromicina, 500 mg no dia 1 e, em seguida, 250 mg a cada 24 horas. As crianças pequenas devem receber azitromicina (10 a 12 mg no dia 1, seguidos de 5 mg/kg/dia).A1 Em virtude de sua meia-vida mais longa, um ciclo de dez dias de azitromicina deve proporcionar uma terapia adequada. Recentemente, a American Academy of Pediatrics sancionou o uso de um ciclo curto de doxiciclina em crianças com menos de 8 anos, tornando esse fármaco uma alternativa apropriada para crianças de menos idade. A duração habitual da terapia com doxiciclina é de 14 dias; ciclos mais curtos podem levar à ocorrência de recidivas. Foi relatado que o acréscimo de corticosteroides (p. ex., prednisolona, 1 mg/kg, 2 vezes/dia, durante 3 dias, com redução gradual ao longo de 1 semana) diminui a duração dos sintomas em crianças com infecções graves ou refratárias,A2[11] particularmente quando os níveis séricos de lactato desidrogenase são superiores a cerca de 300 UI/ℓ.

PREVENÇÃO

Os surtos de infecção respiratória por *M. pneumoniae* entre recrutas militares despertaram interesse na produção de uma vacina para proteção contra esse microrganismo. As vacinas obtidas induziram respostas específicas de anticorpos, porém, a proteção foi limitada a não mais do que 50% dos indivíduos vacinados. As vacinas vivas utilizando micoplasmas de tipo silvestre atenuados e mutantes sensíveis à temperatura não demonstraram ser mais efetivas. Em um estudo, os voluntários que receberam a vacina mas que não produziram uma resposta de anticorpos, apresentaram doença mais grave quando estimulados novamente com *Mycoplasma* de tipo silvestre em comparação com pessoas não vacinadas.

Embora *M. pneumoniae* seja, talvez, a principal causa de síndrome de pneumonia atípica em populações fechadas, o entusiasmo pelo desenvolvimento de uma vacina para essa doença diminuiu. A nova tecnologia envolvendo imunização com biblioteca de expressão de DNA demonstrou ser bem-sucedida em estudos de animais com micoplasmas não humanos, e esses métodos podem proporcionar um novo estímulo para o desenvolvimento de uma vacina contra *M. pneumoniae*.

Prevenção secundária

O uso de antibióticos profiláticos em membros da família expostos a *Mycoplasma* diminui a doença clínica nesses pacientes, porém, a soroconversão não é evitada. Um estudo mostrou que a profilaxia com azitromicina, administrada em uma dose de ataque de 500 mg e 250 mg/dia nos dias 2 a 5, reduziu significativamente a taxa de ataque secundário de infecção por *M. pneumoniae* em uma instituição de cuidados prolongados.

OUTRAS ESPÉCIES DE *MYCOPLASMA*

Outras infecções comprovadas por *Mycoplasma* incluem aquelas do sistema urogenital causadas por espécies de *Ureaplasma*, *M. hominis* e *M. genitalium*; infecções de feridas causadas por *M. hominis*; e a infecção sistêmica fulminante em pacientes imunocomprometidos causada por *Mycoplasma fermentans* (cepa *incognitus*).

EPIDEMIOLOGIA

Ureaplasma urealyticum, *Ureaplasma parvum*, *M. hominis* e *M. genitalium* são disseminados por via sexual, não estão bem documentados (Tabela 301.1) e são difíceis de cultivar; entretanto, podem ser melhor identificados por meio de teste com amplificação de ácido nucleico. Sua verdadeira incidência e prevalência não estão bem definidas, assim como seu impacto sobre a saúde pública.

BIOPATOLOGIA

Os micoplasmas genitais ligam-se às células por meio de uma proteína de adesão, bem como por meio de proteínas de membrana associadas a lipídios, que aderem por meio de receptores *toll-like*. Uma vez no interior da célula, o *M. genitalium* desencadeia a elaboração de numerosas citocinas que provocam inflamação.

Tabela 301.1 Locais e infecções relacionados com outros micoplasmas humanos diferentes de *M. pneumoniae*.

SUBGRUPO	LOCAIS DE ISOLAMENTO	DOENÇAS	OCORRÊNCIA
M. hominis	Sistema GU (F > M)	Cervicite, vaginite, prostatite?	Comum
	Conjuntiva (recém-nascido)	Conjuntivite	
	Sangue (periparto)	Sepse periparto	
	Feridas cirúrgicas, articulações	Infecção de esternotomia, artrite	
M. orale	Orofaringe	?	Comum
M. salivarium	Orofaringe, gengiva	Doença periodontal?	Comum
M. fermentans	Sistema GU, sangue, tecidos	Doença multissistêmica na AIDS	Incomum
M. genitalium	Sistema GU	Uretrite, cervicite, DIP	Incomum
Ureaplasma spp.	Sistema GU	Uretrite, infecção GU superior	Comum

AIDS = síndrome de imunodeficiência adquirida; F = sexo feminino; GU = geniturinário; M = sexo masculino; DIP = doença inflamatória pélvica.

MANIFESTAÇÕES CLÍNICAS

As doenças atribuídas a espécies de *Ureaplasma* incluem infecção do trato urinário, com e sem formação de cálculos. O microrganismo foi implicado como causa de baixo peso em recém-nascidos.

Há evidências cada vez mais numerosas de que a infecção crônica por *M. genitalium* provoca uretrite não gonocócica (ver Capítulo 269) em homens e cervicite e doença inflamatória pélvica (ver Capítulos 269, 283 e 302) em mulheres, nas quais resulta, em alguns casos, em infertilidade por fator tubário (ver Capítulo 223), nascimento pré-termo e aborto espontâneo.[12,13] A infecção crônica por *M. genitalium* pode aumentar a aquisição do vírus da imunodeficiência humana (HIV) por meio de aumento de sua eliminação, e a prevalência de *M. genitalium* parece ser maior em pacientes com HIV do que na população geral.

Mycoplasma hominis é um comensal geniturinário e oral comum e também foi documentado como causa de endometrite e febre pós-parto. *Mycoplasma hominis* também pode causar infecção de ferida esternal após cirurgia cardiotorácica e foi implicado no desenvolvimento de artrite em pacientes imunocomprometidos.

Mycoplasma salivarium pode estar envolvido na doença periodontal. *Mycoplasma fermentans* cepa *incognitus* foi identificado há aproximadamente quatro décadas como agente infeccioso em pacientes imunocomprometidos, nos quais provoca comprometimento multissistêmico fulminante.

DIAGNÓSTICO

O desenvolvimento de testes de amplificação de ácido nucleico, como a PCR, aumentou a capacidade de detecção de *M. genitalium* e de outros micoplasmas genitais em secreções. Todavia, a sensibilidade e a especificidade desses exames parecem variar. Alguns testes disponíveis no comércio podem detectar vários micoplasmas e clamídias em um único painel, e o aprimoramento e a padronização desses testes deverão levar a uma maior clareza do papel patogênico desses microrganismos.

TRATAMENTO

Mycoplasma hominis não é sensível aos macrolídios, mas é sensível aos outros antimicrobianos recomendados para a infecção causada por *M. pneumoniae*. A azitromicina (1 g em dose única) produz uma taxa de cura significativamente mais alta na uretrite associada a *M. genitalium* do que a doxiciclina em múltiplas doses. A taxa de sucesso de dose única de 500 mg de azitromicina é de apenas cerca de 60%, enquanto o moxifloxacino pode ser bem-sucedido em quase 90% dos casos.[14]

PROGNÓSTICO

O prognóstico da doença em sua fase inicial, sem cicatriz do colo do útero e das tubas uterinas, é relativamente satisfatório. Todavia, o tratamento de todos os parceiros sexuais do caso-índice é de suma importância para evitar a reinfecção. O prognóstico também depende da sensibilidade dos microrganismos envolvidos. É muito provável que haverá resistência aos antimicrobianos no futuro, exatamente como foi o caso da azitromicina no passado.

Grau A Recomendações de grau A

A1. Mulholland S, Gavranich JB, Gillies MB, et al. Antibiotics for community-acquired lower respiratory tract infections secondary to *Mycoplasma pneumoniae* in children. *Cochrane Database Syst Rev*. 2012;9:CD004875.

A2. Huang L, Gao X, Chen M. Early treatment with corticosteroids in patients with *Mycoplasma pneumoniae* pneumonia: a randomized clinical trial. *J Trop Pediatr*. 2014;60:338-342.

REFERÊNCIAS BIBLIOGRÁFICAS

As referências bibliográficas, bem como os outros materiais suplementares deste livro, encontram-se no GEN-IO, nosso ambiente virtual de aprendizagem.

302 DOENÇAS CAUSADAS POR CLAMÍDIAS

WILLIAM M. GEISLER

DEFINIÇÃO

As clamídias são bactérias intracelulares obrigatórias que causam uma variedade de doenças em seres humanos e em animais e muita morbidade. Na taxonomia, as clamídias foram originalmente classificadas em um único gênero, *Chlamydia*. Com base na análise de sequência dos genes rRNA 16S, foi proposta a revisão da taxonomia das clamídias para estabelecer dois gêneros: *Chlamydia* e *Chlamydophila*. Entretanto, com base em dados adicionais sobre sequências do genoma das clamídias e reuniões na comunidade científica especializada em *Chlamydia*, chegou-se ao acordo de que a família Chlamydiaceae deverá conter um único gênero, *Chlamydia*. Nessa família, são atualmente reconhecidas nove espécies: *C. trachomatis*, *C. pneumoniae*, *C. psittaci*, *C. pecorum*, *C. muridarum*, *C. felis*, *C. abortus*, *C. suis* e *C. caviae*. *Chlamydia trachomatis* é classificada em um biovar tracoma e um biovar linfogranuloma venéreo (LGV). O presente capítulo limita-se às doenças humanas causadas por clamídias.

O patógeno

As clamídias apresentam uma estrutura com parede celular gram-negativa, que consiste em uma membrana externa, que contém lipopolissacarídeo, e em uma membrana citoplasmática interna. A membrana externa contém uma única proteína de membrana externa principal de 40 kDa, OmpA (também conhecida como MOMP), e duas proteínas menores associadas à membrana externa ricas em cisteína (OmcA e OmcB); por meio de ligação pontes dissulfeto intermolecular e intramolecular, essas proteínas formam um complexo que confere rigidez estrutural.

As clamídias crescem apenas no interior de vacúolos intracelulares delimitados por membranas, denominados inclusões,[1] que isolam o microrganismo dos ambientes extracelular e citoplasmático. As clamídias compartilham um ciclo de desenvolvimento bifásico distinto (Figura 302.1), que inclui uma forma infecciosa extracelular, metabolicamente inativa (corpo elementar), e uma forma intracelular de replicação (corpo reticulado). Estudos *in vitro* mostram que as clamídias podem entrar em um estado persistente em determinadas condições (tratamento com penicilina, estímulo por determinadas citocinas, restrição de nutrientes selecionados), em que a sua atividade metabólica é reduzida, e elas podem se tornar mais refratárias ao tratamento antibiótico; não se sabe ao certo se esse processo ocorre *in vivo*. As clamídias são incapazes de sintetizar trifosfato de adenosina e, portanto, dependem da célula hospedeira para a obtenção de nutrientes para suprir suas necessidades energéticas.

BIOPATOLOGIA

Os macrófagos constituem as principais células hospedeiras de *C. psittaci* e biovar LGV de *C. trachomatis*, enquanto as principais células hospedeiras do biovar tracoma de *C. trachomatis* e das cepas de *C. pneumoniae* são células epiteliais colunares nas mucosas. O tropismo da célula hospedeira correlaciona-se com o tipo de inflamação desencadeada pelas clamídias. O biovar LGV e *C. psittaci* produzem inflamação granulomatosa, que é característica das reações de hipersensibilidade tardia. O biovar tracoma produz exsudato neutrofílico durante a infecção aguda e infiltração mononuclear da submucosa, com formação de folículos linfoides, durante os estágios mais tardios da infecção.

As clamídias desencadeiam respostas imunes tanto humorais quanto celulares. A infecção pode persistir ou pode sofrer recorrência, mesmo após o desenvolvimento de uma resposta imune adaptativa, sugerindo que o microrganismo desenvolveu estratégias para evasão imune. As infecções persistentes ou recorrentes podem desencadear respostas imunes celulares inflamatórias que causam lesão tecidual.

DOENÇAS CAUSADAS POR CLAMÍDIAS

A Tabela 302.1 fornece um resumo das doenças causadas por clamídias em seres humanos, com suas características clínicas e laboratoriais associadas.

Chlamydia trachomatis

A infecção por *C. trachomatis* é uma infecção bacteriana comum em seres humanos, responsável por uma morbidade significativa em todo o mundo. Os isolados de *C. trachomatis* foram diferenciados em 18 sorovares principais (*i. e.*, os tipos OmpA), com base nas variações da OmpA, identificadas na reatividade cruzada de antígenos no teste de microimunofluorescência. As principais doenças causadas por *C. trachomatis* são o tracoma, que é causado pelos sorovares A, B, Ba e C; infecções sexualmente transmissíveis e transmitidas no período perinatal, causadas pelos sorovares D a K (e, raramente, pelos sorovares B e Ba); e o LGV transmitido sexualmente,

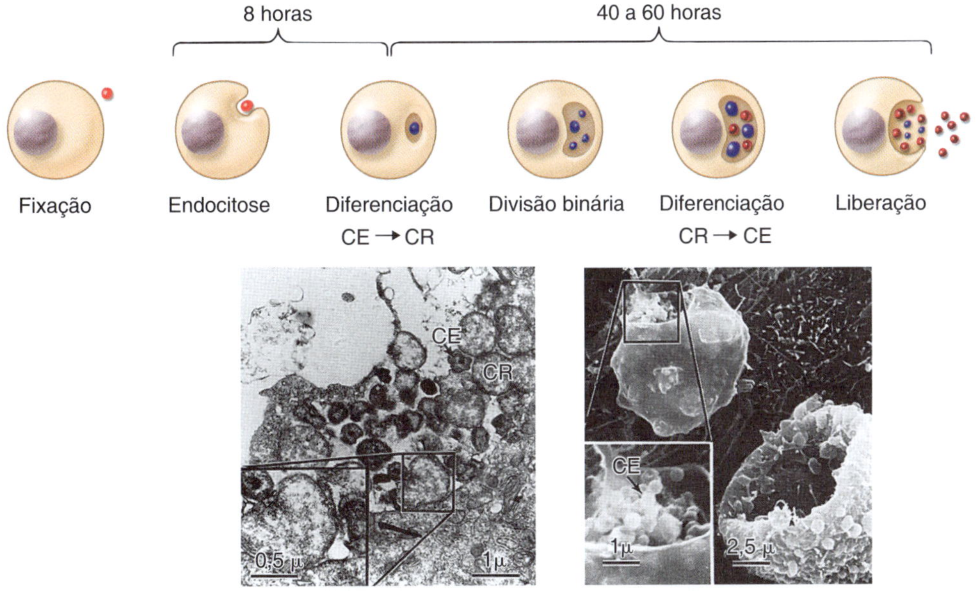

FIGURA 302.1 **Ciclo de desenvolvimento das clamídias.** O *painel superior* mostra o ciclo de desenvolvimento comum a todas as clamídias. Os *pontos vermelhos* representam os corpos elementares (CE), enquanto os *pontos azuis* representam os corpos reticulados (CR). As clamídias infectam as células eucarióticas por meio de vários mecanismos de fixação. Após a fixação, os CE entram na célula, dentro de um vacúolo delimitado por membrana, que não se funde com lisossomos. Os CE se reorganizam em CR e multiplicam-se 8 a 12 vezes de modo assíncrono, com tempo de duplicação de 2 a 3 horas. Ao término do ciclo de crescimento, os CR diferenciam-se de volta aos CE, e cada inclusão produz 100 a 1.000 novos CE infecciosos. No *painel inferior da esquerda*, uma micrografia eletrônica de transmissão obtida 40 horas após a infecção mostra os grandes CR e os CE menores, que apresentam uma estrutura nucleoide condensada dentro do citoplasma. O *painel inferior da direita*, que é uma micrografia eletrônica de varredura obtida 60 horas após a infecção, mostra um vacúolo delimitado por membrana contendo muitos CE saindo de uma célula HeLa infectada.

Tabela 302.1 Principais doenças causadas por clamídias em seres humanos e características clínicas e laboratoriais associadas.

ESPÉCIE	SOROVAR	DOENÇA	VIA DE TRANSMISSÃO	DIAGNÓSTICO	PREVENÇÃO
C. trachomatis	A–C	Tracoma	Fômites, moscas que pousam nos olhos	Critérios clínicos ou cultura/NAAT	Estratégia SAFE
	D–K	Uretrite, cervicite, proctite, epididimite, DIP	Contato sexual	NAAT	Abstinência ou monogamia, educação, uso de preservativos, tratamento do parceiro
	D–K	Conjuntivite de inclusão, pneumonia do lactente	Contato perinatal	Cultura, DFA, NAAT ou sorologia (para a pneumonia)	Rastreamento das clamídias pré-natal: tratamento das mães infectadas
	L1–L3	Linfogranuloma venéreo	Contato sexual	Sorologia ou cultura/NAAT mais tipagem OmpA	Abstinência ou monogamia, educação, uso de preservativos, tratamento do parceiro
C. pneumoniae	Um	Infecções das vias respiratórias superiores, pneumonia atípica, exacerbações da asma	Gotículas respiratórias	Sorologia ou cultura/PCR	Nenhuma
C. psittaci	Múltiplos	Psitacose, pneumonia atípica, doença febril	Secreções aerossolizadas de aves, poeira	Sorologia	Quarentena ou administração de clortetraciclina a aves importadas, evitação ou precauções para indivíduos de risco

DFA = teste com anticorpo fluorescente direto; NAAT = teste de amplificação de ácido nucleico; PCR = reação em cadeia da polimerase; DIP = doença inflamatória pélvica; SAFE = acrônimo para a estratégia recomendada pela Organização Mundial da Saúde (em inglês): cirurgia (para triquíase), antimicrobianos (tratamento periódico da comunidade), limpeza facial e melhoria do ambiente.

que é causado pelos sorovares L1, L2, L2a e L3. O sequenciamento do gene *ompA* levou ao reconhecimento de mais variantes de OmpA, incluindo L2b. A tipagem de sequências *multilocus* é uma ferramenta mais recente que tem sido utilizada para maior discriminação entre cepas de *C. trachomatis* do mesmo genótipo OmpA. O tracoma e o LGV são endêmicos nas áreas em desenvolvimento do mundo (embora surtos de LGV também tenham ocorrido em populações de homens que fazem sexo com homens nos países desenvolvidos), enquanto as infecções por clamídias não LGV sexualmente transmissíveis e transmitidas no período perinatal ocorrem em todo o mundo.

TRACOMA

EPIDEMIOLOGIA

O tracoma é uma conjuntivite folicular crônica. A incidência global é desconhecida, porém, a Organização Mundial da Saúde (OMS) estimou que 21,4 milhões de pessoas apresentam tracoma ativo. O tracoma é endêmico em mais de 41 países e é particularmente comum em áreas pobres da África Subsaariana, onde a prevalência da doença em crianças pode ultrapassar 40%. De acordo com a OMS, existem 190,2 milhões de pessoas que vivem em áreas endêmicas do tracoma. O tracoma é um grande problema de saúde pública, visto que a cicatriz do tracoma provoca cegueira, afetando 7,2 milhões de pessoas de acordo com as estimativas da OMS. O tracoma constitui a causa evitável mais comum de cegueira no mundo. Com frequência, o tracoma ativo ocorre nos primeiros anos de vida. A inflamação por tracoma recorrente ou persistente pode levar à formação de cicatriz conjuntival, que finalmente pode causar dano à córnea e cegueira posteriormente na vida. Os sorovares de *C. trachomatis* que produzem tracoma são disseminados por contato direto com dedos ou fômites (p. ex., toalhas, lenços) contaminados com secreções oculares de uma pessoa infectada ou por moscas que pousam nos olhos. Em razão desse modo de transmissão, o tracoma frequentemente se agrupa em famílias. Os fatores de risco para o tracoma incluem a falta de higiene facial, o acesso limitado à água, a falta de saneamento e a proximidade com outras pessoas infectadas ou existência de uma alta densidade de moscas que pousam nos olhos.

MANIFESTAÇÕES CLÍNICAS

O tracoma apresenta dois estágios, que podem se sobrepor. Inicialmente, o tracoma começa como uma conjuntivite folicular inflamatória (*i. e.*, tracoma ativo). Com a eversão da pálpebra superior, é possível visualizar folículos linfoides brancos ou amarelo-claros na superfície conjuntival tarsal superior, e podem ser observadas papilas entre os folículos. Pode ocorrer também secreção ocular aquosa ou mucoide mínima. No tracoma ativo mais grave, pode haver espessamento e edema da conjuntiva. Subsequentemente, a inflamação conjuntival pode progredir, causando uma cicatriz da conjuntiva tarsal superior (o estágio cicatricial da doença). A cicatriz deforma a pálpebra e pode levar a uma curvatura interna dos cílios, podendo resultar em abrasão da córnea (triquíase). Com o passar do tempo, a triquíase provoca edema da córnea, ulceração, vascularização (*pannus*), cicatrizes e opacificação. O dano à córnea leva a uma diminuição da visão ou cegueira, que ocorre principalmente em adultos jovens e pessoas de meia-idade. A conjuntivite viral (p. ex., por adenovírus) apresenta manifestações clínicas semelhantes às do tracoma ativo, porém, é autolimitada e, em geral, regride no decorrer de 1 semana. O tracoma pode ser complicado por superinfecção por outros patógenos bacterianos (p. ex., *Haemophilus influenzae*), cuja presença deve ser considerada quando houver secreção ocular purulenta ou inflamação significativa da conjuntiva bulbar.

DIAGNÓSTICO

Como a maioria dos casos de tracoma ocorre em países em desenvolvimento sem acesso a exames laboratoriais ou aos recursos necessários, o tracoma é, com frequência, diagnosticado clinicamente com base nos achados de tracoma ativo (presença de folículos na conjuntiva tarsal superior ou espessamento inflamatório pronunciado da conjuntiva tarsal) ou na doença cicatricial. Quando há laboratórios disponíveis, a detecção de *C. trachomatis* fornece evidências definitivas de tracoma ativo e pode identificar a infecção em indivíduos com evidências clínicas mínimas de tracoma ativo. O isolamento do microrganismo em cultura celular é uma maneira de detectar *C. trachomatis*, porém, a sensibilidade do teste é inferior a 50% e os métodos são muito trabalhosos. Os testes sem cultura apresentam maior sensibilidade no tracoma ativo. Por exemplo, os testes de amplificação de ácido nucleico (NAAT) são os exames de diagnóstico mais sensíveis, contudo, não são amplamente disponíveis em muitas áreas endêmicas de tracoma. É incomum que adultos com cicatrização tardia tenham *C. trachomatis* detectada por qualquer um desses ensaios.

TRATAMENTO

O tracoma ativo pode ser tratado com pomada oftálmica de tetraciclina, aplicada 2 vezes/dia, durante 6 semanas ou com macrolídios orais.[2] O tratamento com macrolídios orais é preferido, em parte porque os locais extracelulares, como a nasofaringe, podem estar infectados em crianças pequenas. A azitromicina oral em dose única (20 mg/kg; dose máxima de 1 g) é tão efetiva quanto a pomada de tetraciclina e é mais vantajosa em termos de adesão do paciente ao tratamento e perfil de efeitos colaterais. A aplicação de tetraciclina pode irritar a superfície ocular.

A intervenção cirúrgica constitui o único tratamento efetivo para a triquíase. A cirurgia de rotação da pálpebra impede que os cílios causem abrasão da córnea, evitando a cegueira e outros sintomas não visuais.[3] A recorrência da triquíase após cirurgia é uma grande preocupação, e as taxas de recorrência são altamente variáveis entre os estudos. Outras preocupações incluem a acessibilidade à cirurgia e a aceitação do paciente.

PREVENÇÃO

A OMS comprometeu-se em eliminar o tracoma causador de cegueira até 2020 e recomenda que todos os países com tracoma endêmico adotem a estratégia SAFE: cirurgia (para a triquíase), antimicrobianos (tratamento periódico amplo para a comunidade), limpeza facial e melhoria ambiental. O tratamento em massa de uma comunidade com azitromicina oral em dose única é seguro e reduziu drasticamente a prevalência da infecção por até 1 ano após o tratamento; foi também constatada a redução da mortalidade infantil.A1 O tratamento anual com azitromicina é recomendado para as regiões endêmicas de tracoma. A reintrodução do tracoma após tratamento em massa foi demonstrada, o que pode ser decorrente, em parte, de uma diminuição da imunidade de rebanho. O tratamento repetido em massa (a cada poucos meses) proporciona uma proteção de rebanho para toda comunidade.

É improvável que o tratamento em massa com antibióticos como única intervenção para a eliminação do tracoma seja bem-sucedido se não forem abordados outros fatores que facilitam a transmissão. A lavagem do rosto e a boa higiene ajudam a reduzir o risco de transmissão por meio de contato com os dedos e as moscas. Embora a promoção da limpeza facial por meio de campanhas educacionais possa ser uma das intervenções mais importantes, a manutenção dessa mudança de comportamento pode ser um desafio. A obtenção de melhores condições ambientais, por meio de medidas que reduzam a densidade das moscas na família e na comunidade, melhora no descarte do lixo e acesso à água limpa, também pode limitar a transmissão. A melhora das condições socioeconômicas em uma comunidade correlaciona-se ao declínio na prevalência do tracoma.

INFECÇÕES SEXUALMENTE TRANSMISSÍVEIS E TRANSMITIDAS NO PERÍODO PERINATAL POR CLAMÍDIAS

EPIDEMIOLOGIA

As clamídias são responsáveis pela infecção bacteriana sexualmente transmitida mais prevalente nos EUA. Em 2017, mais de 1,7 milhão de infecções foram notificadas aos Centers for Disease Control and Prevention (CDC).[4] O número de casos relatados aumenta a cada ano; isso pode refletir os maiores esforços de rastreamento das clamídias, em vez de um verdadeiro aumento da carga de infecção,[5] porém não há evidências robustas para respaldar um aumento nas taxas de rastreamento, de modo que é possível que haja um verdadeiro aumento no número de casos de infecção por clamídia. Tendo em vista a subnotificação e o sub-rastreamento, os CDC estimam que mais de 2,8 milhões de novas infecções por clamídia ocorram anualmente nos EUA. As taxas mais altas de prevalência de clamídia foram associadas a pessoas de idade mais jovem (adolescentes e adultos jovens sexualmente ativos), a grupos étnicos minoritários seletos (particularmente afro-americanos) e a parceiros sexuais novos ou múltiplos. A prevalência das clamídias é maior nas mulheres do que nos homens; ainda não foi esclarecido se essa diferença ocorre em razão das maiores taxas de rastreamento em mulheres ou se as mulheres podem ser mais suscetíveis à aquisição ou persistência da infecção. A prevalência das clamídias é mais alta no sudeste dos EUA. O custo total estimado atribuível à doença por clamídia nos EUA ultrapassa 2,4 bilhões de dólares anualmente. Dentro de uma perspectiva global, a OMS estima que ocorrem cerca de 131 milhões de novos casos de infecção por clamídia anualmente. Além dos efeitos adversos sobre a saúde reprodutiva da mulher, as clamídias apresentam impacto substancial sobre os desfechos pré-natais e perinatais e facilitam a transmissão do vírus da imunodeficiência humana (HIV).

MANIFESTAÇÕES CLÍNICAS

Uretrite

Chlamydia trachomatis constitui a causa mais comum de uretrite não gonocócica em homens,[6] sendo responsável por 20 a 50% dos casos. Embora a maioria dos homens com uretrite por clamídia seja assintomática, os estudos em locais de alta prevalência (p. ex., clínicas de infecções sexualmente transmissíveis) relataram que 40 a 60% dos homens com uretrite por clamídia apresentam sintomas. Os sintomas mais frequentes consistem em desconforto uretral (prurido ou dor) com a micção e corrimento uretral. Ao exame físico, é possível visualizar uma quantidade pequena a moderada de corrimento uretral transparente ou turvo/mucoide (raramente purulento) (Figura 302.2A). Algumas vezes, o corrimento uretral torna-se aparente apenas após o esvaziamento da uretra no sentido da base do pênis para a glande; isso deve ser considerado em homens que se queixam de sintomas uretrais, porém, sem corrimento uretral na inspeção inicial. A coloração de Gram de um *swab* uretral revela cinco ou mais leucócitos polimorfonucleares (PMN) por campo de imersão em óleo (1.000×) na maioria das infecções por clamídia (Figura 302.2B). As clamídias não podem ser visualizadas na coloração de Gram. Até 20% dos homens com uretrite por clamídia apresentam menos de cinco PMN por campo de imersão em óleo na coloração de Gram da amostra uretral, refletindo o fato de que a inflamação mínima pode ser desencadeada em alguns casos de uretrite por clamídia. A inflamação uretral também pode ser detectada por um resultado positivo da esterase dos leucócitos urinários em amostra de urina de primeiro jato não centrifugada.

A uretrite por *C. trachomatis* também ocorre em mulheres, que podem ser assintomáticas ou apresentar uma síndrome uretral aguda, caracterizada por disúria, polaciúria e/ou piúria. Essa síndrome uretral aguda simula uma infecção do trato urinário, e deve-se suspeitar da presença de clamídias em mulheres com piúria, porém com nitrito negativo na urina e/ou cultura de urina negativa, particularmente em adolescentes e jovens adultas sexualmente ativas; muitos tratamentos para infecção do trato urinário não são efetivos contra as clamídias. Pode-se observar um leve corrimento uretral. Deve-se efetuar um exame pélvico em mulheres com suspeita de uretrite por clamídia à procura de outros achados clínicos de clamídias (p. ex., cervicite).

Epididimite

As clamídias podem se disseminar da uretra para o epidídimo, causando epididimite em até 1% dos homens infectados.[7] Os sintomas incluem dor testicular, eritema e intumescimento do escroto, que normalmente são unilaterais. Ao exame físico, há edema palpável e hipersensibilidade do epidídimo. Os achados associados podem incluir hipersensibilidade testicular, eritema e edema do escroto, corrimento uretral ou hidrocele. Em homens com menos de 35 anos, *C. trachomatis* constitui a principal causa de epididimite, ao passo que, em homens com mais de 35 anos, uma causa mais comum consiste em infecção complicada do trato urinário por uropatógenos, particularmente em pacientes com doenças da próstata. Até 15% dos casos de epididimite são complicados por dor crônica, que habitualmente é idiopática e que, com frequência, não responde aos antibióticos. Outras complicações incluem diminuição da fertilidade e, raramente, abscesso testicular.

Cervicite

Chlamydia trachomatis constitui a causa mais comum de cervicite, que é responsável por até 50% dos casos. As mulheres com infecção endocervical por clamídia são, em sua maioria, assintomáticas. Os sintomas, quando presentes, são frequentemente leves e inespecíficos para clamídias e incluem corrimento vaginal, sangramento vaginal intermenstrual, disúria e dor durante a relação sexual (dispareunia). Até 13% das mulheres com infecção cervical assintomática por clamídia apresentam cervicite mucopurulenta, que é detectada ao exame pélvico (Figura 302.2C); essa condição caracteriza-se por corrimento endocervical purulento ou turvo, visível no canal endocervical ou na ponta de um *swab* endocervical. Uma proporção semelhante pode ter sangramento endocervical, que é facilmente induzido com a passagem de um *swab* pelo óstio do colo do útero. Os achados inespecíficos podem incluir corrimento vaginal e ectopia edematosa (uma área vermelha mais escura de epitélio colunar visível na superfície do colo do útero). Com frequência, uma preparação a fresco vaginal revela mais de 5 a 10 PMN por campo de 400×.

Doença inflamatória pélvica

As clamídias podem se disseminar do colo do útero para o endométrio (causando endometrite), para as tubas uterinas (onde causam salpingite) e para o peritônio (causando peritonite ou peri-hepatite).[8] Essas infecções da parte superior do sistema genital são designadas, em seu conjunto, como doença inflamatória pélvica (DIP; ver Capítulos 269 e 283). As estimativas da proporção de infecções do colo do útero por clamídia que evoluem para a DIP variam acentuadamente, porém, com mais frequência, são de 10 a 35%. A maioria dos casos de DIP é subclínica ou silenciosa. Os sintomas de DIP consistem em dor pélvica ou abdominal baixa (particularmente durante a menstruação ou nas primeiras 2 semanas do ciclo menstrual) e náuseas. A febre é menos comum. Os achados ao exame incluem hipersensibilidade com a motilidade cervical e hipersensibilidade do útero ou anexos. Embora os casos de DIP por clamídia sejam

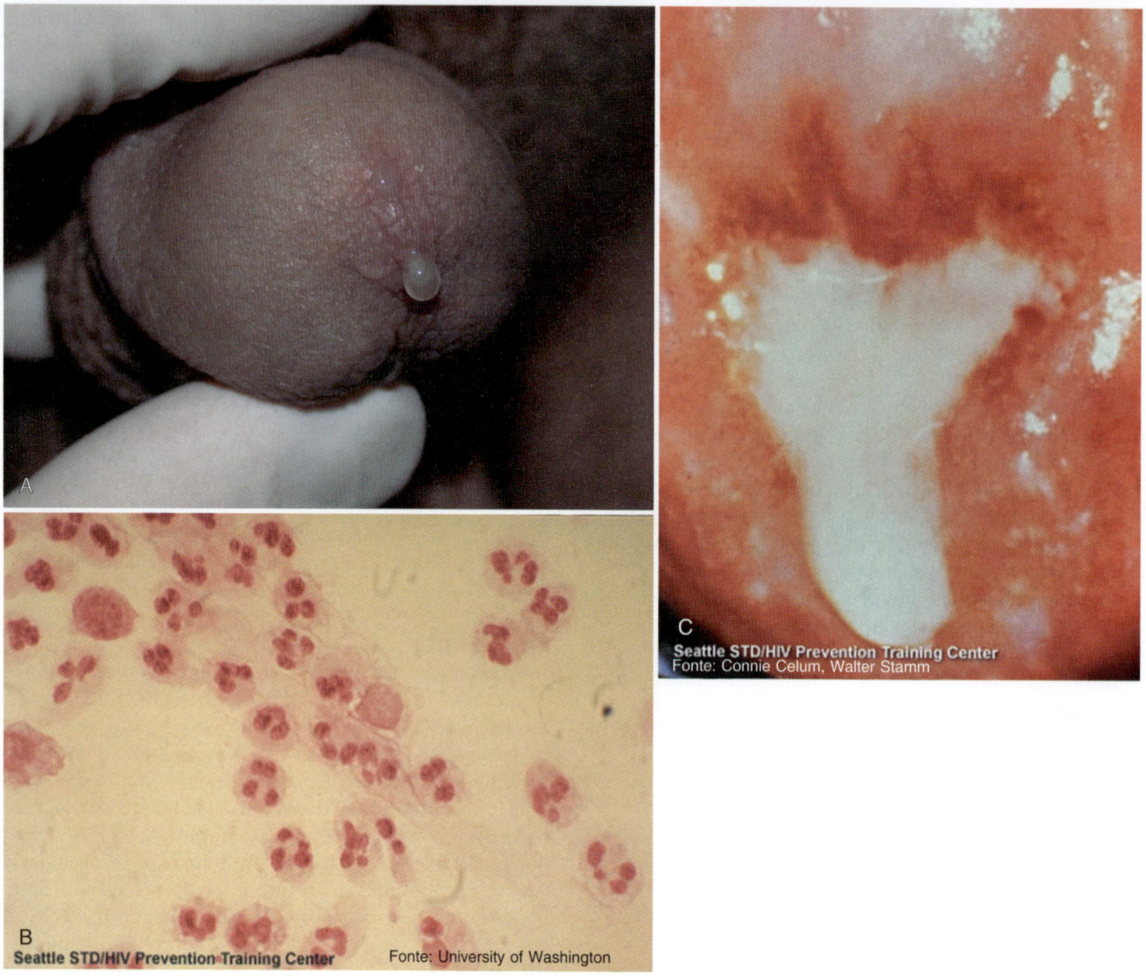

FIGURA 302.2 **Manifestações clínicas de infecção genital por *Chlamydia trachomatis*. A. Corrimento uretral turvo da uretrite. B. Coloração de Gram de amostra uretral, mostrando os achados de uretrite não gonocócica: duas ou mais células polimorfonucleares por campo de imersão em óleo (1.000×) e ausência de diplococos negativos intracelulares. C. Corrimento endocervical purulento de cervicite mucopurulenta. (A. Cortesia do Dr. James Sizemore; B e C. De *Practitioner's Handbook for the Management of Sexually Transmitted Disease.* Acessado de http://depts.washington.edu/handbook.)**

decorrentes, em sua maioria, da progressão natural da infecção, eles também podem ocorrer no pós-parto ou após a interrupção da gravidez. As consequências da DIP a longo prazo incluem infertilidade, gravidez ectópica e dor pélvica crônica.[9b]

Complicações durante a gravidez

Há algumas evidências de que a infecção genital por clamídia durante a gravidez pode levar a desfechos adversos, incluindo trabalho de parto prematuro, baixo peso ao nascer, aborto e natimorto.[10]

Artrite reativa

A artrite reativa, que se caracteriza pela tríade clássica de infecção como fator desencadeante (p. ex., por clamídia), conjuntivite e artrite, pode complicar a infecção por clamídia (ver Capítulo 249). Observa-se uma predominância masculina nos casos de artrite reativa desencadeada por clamídias, e foi estimado que a artrite reativa ocorra em até 1% dos homens que apresentam uretrite por clamídia.

Proctite

A proctite causada por tipos de *C. trachomatis* OmpA não LGV é habitualmente assintomática. Os indivíduos com proctite sintomática aguda podem se queixar de dor ou sangramento retais, tenesmo, prurido, corrimento retal ou diarreia. A anuscopia ou a sigmoidoscopia podem revelar uma mucosa friável e corrimento mucoide ou mucopurulento. Com frequência, a coloração de Gram de um *swab* retal revela a presença de muitos PMN por campo de imersão em óleo.

Conjuntivite

Raramente ocorre conjuntivite folicular aguda em adolescentes ou adultos com infecção genital por clamídia. O suposto modo de aquisição ocorre por autoinoculação com secreções genitais infectadas. A apresentação clínica típica consiste em infecção subaguda ou indolente, caracterizada por hiperemia conjuntival unilateral, secreção ocular mucoide ou mucopurulenta, sensação de corpo estranho e adenopatia pré-auricular.

Infecção orofaríngea

Chlamydia trachomatis tem sido detectada na orofaringe de indivíduos sexualmente ativos e, na maioria dos casos, é assintomática. Evidências recentes sugerem que *C. trachomatis* possa ser transmitida a partir de locais da orofaringe para o sistema genital, fornecendo, assim, uma base racional para o tratamento de clamídias orofaríngeas. Entretanto, como a prevalência de clamídias orofaríngeas é muito baixa na maioria das populações, e o significado clínico de *C. trachomatis* detectada na orofaringe não está bem esclarecido, não se recomenda o rastreamento de rotina de clamídias orofaríngeas.

Conjuntivite de inclusão e pneumonia no lactente

Como a prevalência das clamídias em adolescentes gestantes e adultos jovens nos EUA pode ser alta (> 5%), a morbidade associada às clamídias transmitidas no período perinatal é considerável. Os recém-nascidos expostos a *C. trachomatis* durante a passagem pelo canal de parto podem desenvolver conjuntivite de inclusão (em cerca de 20 a 40%) ou pneumonia (em cerca de 10 a 20%). A conjuntivite, denominada conjuntivite de inclusão pelo fato de que os corpos de inclusão de clamídias citoplasmáticos demonstrados em raspados conjuntivais de recém-nascidos são semelhantes àqueles observados em raspados genitais de adultos com clamídias genitais, desenvolve-se habitualmente 5 a 12 dias após o nascimento, mas pode ocorrer até 4 a 6 semanas após o nascimento. As manifestações clínicas consistem em congestão e espessamento conjuntivais, secreção ocular transparente ou mucopurulenta e edema das pálpebras. Em geral, a pneumonia por clamídias em lactentes ocorre de maneira subaguda entre um e 3 meses. As características clínicas incluem tosse entrecortada repetitiva e ausência de febre. Outros achados clínicos podem incluir taquipneia, estertores à ausculta dos pulmões, secreção nasal e eosinofilia. As radiografias de tórax podem revelar infiltrados difusos bilaterais.

Linfogranuloma venéreo

O LGV é uma infecção sexualmente transmissível, causada por sorovares OmpA de *C. trachomatis* LGV. Diferentemente da infecção por cepas não LGV, o LGV é uma infecção sistêmica mais invasiva, que acomete o tecido linfoide (causando linfadenite) e que pode ser ulcerativa. O LGV é endêmico na África, na Índia, no Sudeste Asiático, na América do Sul e no Caribe. O LGV é incomum nos EUA, entretanto, nos últimos anos, países desenvolvidos apresentaram mudança na epidemiologia e apresentação clínica do LGV e ele surgiu na Europa e na América do Norte como importante causa de proctite e proctocolite em homens que fazem sexo com homens.[11]

Classicamente, as manifestações clínicas do LGV diferem nos estágios iniciais *versus* avançados da infecção. No estágio inicial (3 a 30 dias após a aquisição) do LGV genital, pode surgir uma lesão ou lesões cutâneas primárias na mucosa genital ou na pele adjacente, na forma de pápula, úlcera ou lesão herpetiforme. Em geral, a lesão é assintomática e passa despercebida, porém, pode ser erosiva; ela cicatriza rapidamente sem deixar marca. O LGV genital inicial também pode se manifestar como uma síndrome inflamatória inespecífica (p. ex., uretrite e cervicite), semelhante à infecção por cepas não LGV. O LGV genital pode progredir para uma síndrome inguinal depois de 2 a 4 semanas, caracterizada por linfadenopatia inguinal eritematosa e dolorosa (bubões), e as manifestações sistêmicas consistem em febre, cefaleia, artralgias, mialgias e leucocitose. Os bubões são comumente unilaterais; cerca de um terço sofre ruptura espontânea e libera pus, podendo ser complicados por fístulas ou trajetos sinusais. Os bubões que não sofrem ruptura geralmente cicatrizam. Nos estágios mais avançados, a fibrose do trato genital pode levar a complicações como infertilidade, elefantíase, estenoses, fístulas e esclerose subcutânea.

O LGV também pode se manifestar como síndrome anogenital com proctite invasiva. Os sintomas consistem em febre, tenesmo, prurido anal e corrimento retal, que pode ser mucoide ou, com menos frequência, purulento sanguinolento. Até 20 a 30% dos pacientes são assintomáticos. A mucosa retal é friável, com múltiplas ulcerações superficiais, e a biopsia pode revelar granulomas submucosos e abscessos nas criptas; esses achados clínicos e histopatológicos assemelham-se à doença de Crohn (ver Capítulo 132). As complicações tardias incluem estenoses retais, fístulas anais e linforroidas (crescimentos perianais de tecido linfático).

História natural

A história natural da infecção genital por *C. trachomatis* não tratada ainda não foi totalmente elucidada. Os desfechos das clamídias genitais sem tratamento incluem resolução espontânea (*i. e.*, eliminação imunomediada) e infecção persistente; esta última pode ser subclínica ou progredir para manifestações clínicas (p. ex., uretrite, cervicite), que podem permanecer não complicadas ou levar a uma complicação (p. ex., DIP). Com base em evidências limitadas obtidas de pacientes com clamídias detectadas inicialmente por rastreamento, que retornaram várias semanas a meses depois para tratamento e que foram testados novamente, houve resolução espontânea em cerca de 10 a 40% das infecções antes da instituição do tratamento. Alguns pacientes com infecção persistente desenvolvem manifestações clínicas antes de retornar para o tratamento, incluindo uma pequena proporção de mulheres (até 4%) que desenvolve DIP sintomática. Outros dados escassos em mulheres sugerem que até 50% das infecções genitais por clamídias sofrem resolução depois de 1 ano; entretanto, uma pequena porcentagem (< 10%) poderia persistir por vários anos. Há evidências sugerindo que a resolução das clamídias antes de iniciar o tratamento pode reduzir o risco a curto prazo para reinfecção. Compreender melhor a história natural das clamídias poderia impactar o rastreamento e as recomendações de tratamento.[12]

DIAGNÓSTICO

É difícil diagnosticar clinicamente as infecções por *C. trachomatis*, visto que a maioria é assintomática e, mesmo quando surgem sinais ou sintomas, eles são inespecíficos. Por conseguinte, o diagnóstico definitivo depende da detecção do microrganismo. O diagnóstico laboratorial confirma o diagnóstico clínico em pacientes com manifestações clínicas e detecta a infecção em indivíduos assintomáticos (*i. e.*, rastreamento). Os CDC recomendam o rastreamento anual de clamídias em mulheres sexualmente ativas com menos de 25 anos, bem como em mulheres de mais idade com fatores de risco (p. ex., novos ou múltiplos parceiros sexuais).[13] Estudos selecionados demonstram que o rastreamento de clamídias reduz a taxa de DIP. Dados de vigilância dos EUA, da Inglaterra e da Colúmbia Britânica durante a última década demonstraram um declínio contínuo nas taxas de DIP. Não se recomenda o rastreamento universal de clamídias em homens; o teste seletivo para clamídias é apropriado em locais de alta prevalência (p. ex., clínicas de IST, instalações carcerárias), para homens de alto risco ou para homens sintomáticos.

O padrão de referência para a detecção de *C. trachomatis* tem sido o isolamento do microrganismo em cultura de célula. O desenvolvimento de testes sem cultura foi importante, visto que a cultura é tecnicamente exigente, de alto custo e não está amplamente disponível. Os primeiros testes sem cultura incluíram imunoensaio enzimático, anticorpo fluorescente direto e hibridização de ácido nucleico. Esses testes eram menos caros e menos tecnicamente exigentes do que a cultura, porém, apresentavam menor sensibilidade (limite inferior de detecção $\geq 10^3$ corpos elementares), portanto, detectavam poucas infecções. Esses primeiros testes foram substituídos pelos NAAT, que agora constituem os exames complementares recomendados para clamídias. Os NAAT apresentam sensibilidade mais alta (são capazes de detectar um pequeno número de corpos elementares), podem ser realizados em *swabs* genitais e em amostras coletadas por técnicas não invasivas (primeiro jato de urina e *swabs* vaginais coletados pela própria paciente e *swabs* retais) com acurácia semelhante. As amostras recomendadas pelos CDC para rastreamento com NAAT incluem o primeiro jato de urina em homens e *swabs* vaginais em mulheres. Os NAAT não foram liberados pela U.S. Food and Drug Administration para uso em amostras retais, orofaríngeas ou conjuntivais; entretanto, alguns laboratórios validaram os ensaios para atender às exigências das Clinical Laboratory Improvement Amendments (CLIA).

O papel da sorologia no diagnóstico da infecção por *C. trachomatis* limita-se basicamente a duas indicações: (1) a síndrome da pneumonia do lactente, cujo diagnóstico é sugerido por um título de anticorpo imunoglobulina M (IgM) contra *C. trachomatis* de 1:32 ou mais com o ensaio de microimunofluorescência (MIF); e (2) o LGV, cujo diagnóstico é sugerido por um título de anticorpos de fixação do complemento (FC) superior a 1:64 ou título de anticorpos por MIF superior a 1:256 no contexto clínico apropriado. A MIF apresenta maior especificidade do que a FC. O LGV também pode ser diagnosticado de maneira mais definitiva pela demonstração de um tipo OmpA LGV no DNA de *C. trachomatis* de material infectado.

TRATAMENTO

Chlamydia trachomatis é sensível às tetraciclinas, aos macrolídios e a determinadas quinolonas (ao ofloxacino e levofloxacino, mas não ao ciprofloxacino). O tratamento recomendado pelos CDC para clamídias não complicadas consiste em doxiciclina, 100 mg VO, 2 vezes/dia, durante 7 dias, ou azitromicina, 1 g VO em dose única. Uma metanálise de ensaios clínicos de tratamento das clamídias urogenitais, que utilizaram principalmente a cultura de clamídias revelou que esses esquemas são igualmente eficazes,[A2] com taxas de cura de cerca de 97 a 98%, embora um ensaio clínico randomizado recente, que utilizou o NAAT mais sensível, tenha constatado que a doxiciclina é ligeiramente mais eficaz do que a azitromicina nas clamídias urogenitais;[A3] entretanto, para as clamídias retais, uma metanálise recente de estudos observacionais de tratamentos das clamídias retais demonstrou que a administração de doxiciclina (100 mg, 2 vezes/dia) durante 1 semana foi significativamente mais eficaz do que a azitromicina em dose única (1 g).[14] Existem ensaios clínicos randomizados de tratamento das clamídias retais em andamento, que deverão fornecer evidências mais definitivas da eficácia da doxiciclina e da azitromicina nas clamídias retais.

A adesão ao tratamento é maior com a azitromicina. Os esquemas de tratamento alternativos incluem eritromicina-base, 500 mg VO, 4 vezes/dia, durante 7 dias, ofloxacino, 300 mg VO, 2 vezes/dia, durante 7 dias, e levofloxacino, 500 mg VO, 1 vez/dia, durante 7 dias. A azitromicina constitui o tratamento recomendado para gestantes infectadas por clamídias.

A epididimite por *C. trachomatis* e a DIP devem ser tratadas com doxiciclina durante 10 e 14 dias, respectivamente. O tratamento dessas síndromes é habitualmente empírico antes da disponibilidade dos resultados dos exames; por conseguinte, a ceftriaxona, 250 mg IM em dose única, é acrescentada à doxiciclina para fornecer uma cobertura para gonorreia. O LGV deve ser tratado com doxiciclina durante 3 semanas; alguns especialistas recomendaram a azitromicina, 1 g VO semanalmente, durante 3 semanas, como alternativa.[15] As infecções por clamídias em lactentes são tratadas com eritromicina-base 50 mg/kg/dia VO, em 4 doses diárias fracionadas, por 14 dias; os dados disponíveis sobre outros macrolídios são limitados, porém, um ciclo de tratamento mais curto com azitromicina, 20 mg/kg/dia VO, pode ser efetivo.

Recomenda-se um teste de cura (aproximadamente 3 semanas após concluir o tratamento das clamídias) apenas em gestantes. Os parceiros sexuais (incluindo os parceiros atuais e aqueles que tiveram contato nos 60 dias precedentes) e os pais de lactentes infectados por clamídias devem ser avaliados e devem receber tratamento empírico. A terapia acelerada dos parceiros, em que são oferecidos medicamentos ou uma prescrição aos pacientes infectados por clamídias para entregar a seus parceiros sexuais, ou em que os médicos fornecem medicamentos aos contatos sem exame físico, pode reduzir o risco de clamídias recorrentes. Os pacientes e seus parceiros devem manter abstinência até a conclusão do tratamento.

PREVENÇÃO

A educação e o fornecimento de preservativos constituem medidas preventivas que devem acompanhar o tratamento das clamídias. Em cerca de 10 a 20% dos indivíduos infectados, há recorrência das clamídias dentro de poucos meses de tratamento; por conseguinte, recomenda-se repetir o teste para clamídias aproximadamente 3 meses após o tratamento. O rastreamento de rotina pode reduzir o risco de DIP em mulheres jovens sexualmente ativas. Foi recomendado que todas as mulheres sexualmente ativas com menos de 25 anos e as mulheres de idade mais avançada com risco de clamídias sejam submetidas a rastreamento anual para clamídias. Pode-se efetuar um teste sensível em *swabs* vaginais ou em amostras de urina coletados pela própria paciente, sem necessidade de exame pélvico.

Chlamydia pneumoniae

Em 1986, uma nova clamídia patogênica, que causava infecções agudas do sistema respiratório, foi identificada e designada como *Chlamydia* cepa TWAR. Inicialmente, acreditou-se que se tratava de uma nova cepa de *C. psittaci*, porém, ela foi posteriormente reconhecida como a espécie *C. pneumoniae*.[16] A pneumonia e as infecções das vias respiratórias superiores (faringite, laringite e sinusite) e inferiores (bronquite) são as doenças causadas por *C. pneumoniae* identificadas com mais frequência. Entretanto, *C. pneumoniae* também pode contribuir para exacerbações da bronquite crônica e da asma. Há evidências que sugerem que *C. pneumoniae* pode contribuir para a aterosclerose, embora ensaios clínicos de grande porte sobre tratamento de *C. pneumoniae* não tenham demonstrado qualquer benefício na prevenção de eventos cardiovasculares adversos. Determinados distúrbios do sistema nervoso central (p. ex., doença de Alzheimer, esclerose múltipla) foram associados a *C. pneumoniae*, porém, não foi estabelecida uma relação causal.

EPIDEMIOLOGIA

Nos EUA e em outros países desenvolvidos, os adultos são, em sua maioria, soropositivos para *C. pneumoniae*, e até 80% são soropositivos em algumas populações. Com frequência, a soroconversão ocorre durante a infância ou a adolescência e pode ser subclínica. Os estudos que incorporaram a cultura ou a reação em cadeia da polimerase (PCR) sugerem que a infecção não é rara em crianças com menos de 5 anos. Os CDC estimam que ocorram 300.000 infecções por *C. pneumoniae* anualmente nos EUA. *Chlamydia pneumoniae* provoca uma síndrome de pneumonia atípica, com incidência anual estimada de 1 caso por 1.000 pessoas; os estudos epidemiológicos sugerem um ciclo de 4 anos de aumento da incidência da pneumonia. Até 10% dos casos de pneumonia adquirida na comunidade são atribuídos a *C. pneumoniae* e não é raro haver coinfecção por outros patógenos respiratórios, como *Streptococcus pneumoniae* e *Mycoplasma pneumoniae*. Acredita-se que o microrganismo seja adquirido pela inalação de gotículas respiratórias infectadas de indivíduos com a doença e, possivelmente, de portadores assintomáticos. Esse modo de transmissão pode facilitar a disseminação da infecção entre membros da família e causar epidemias em populações confinadas, como pessoas em acampamentos militares, asilos e escolas.

MANIFESTAÇÕES CLÍNICAS

A maioria das infecções por *C. pneumoniae* ocorre em crianças, que frequentemente apresentam manifestações clínicas leves ou são assintomáticas. As manifestações clínicas são mais evidentes em adultos, particularmente em indivíduos idosos, que apresentam incidência mais alta de pneumonia por *C. pneumoniae*. *Chlamydia pneumoniae* provoca uma pneumonia atípica, cuja gravidade é habitualmente leve a moderada. O período de incubação pode ser de várias semanas, e o início da doença é gradual. Em geral, ocorre tosse não produtiva, que é frequentemente precedida ou acompanhada de congestão nasal, faringite e rouquidão. Pode ocorrer cefaleia em até metade dos pacientes. A febre e a dispneia ocorrem com menos frequência. Ao exame físico, crepitações pulmonares localizadas ou roncos são frequentemente audíveis. A radiografia de tórax revela pneumonite, mais frequentemente evidente como único infiltrado de lobo inferior subsegmentar. Em geral, a contagem de leucócitos é normal. *Chlamydia pneumoniae* também pode se manifestar como bronquite isolada, sinusite, laringite ou faringite não exsudativa. A evolução clínica das vias respiratórias superiores pode se prolongar por várias semanas.

DIAGNÓSTICO

A infecção por *C. pneumoniae* é habitualmente diagnosticada por sorologia ou pela detecção direta do microrganismo em amostras respiratórias por meio de cultura celular ou outros métodos sem cultura. A sorologia é o teste utilizado na maioria dos ambientes clínicos e o ensaio MIF é considerado o padrão de referência para o sorodiagnóstico. A infecção aguda é sugerida por uma elevação de quatro vezes da IgG em amostras de soro pareadas ou por um único título elevado de IgM (> 1:16) ou IgG (> 1:512). Entretanto, a sorologia é limitada pela sua especificidade, reprodutibilidade e correlação clínica. *Chlamydia pneumoniae* pode ser isolada em cultura celular, porém, a cultura representa um desafio técnico e é demorada. A detecção de antígeno com o uso de anticorpos monoclonais fluorescentes apresenta menor sensibilidade do que a cultura e também representa um desafio técnico. A PCR para *C. pneumoniae* é mais sensível do que a cultura, e a PCR em tempo real parece ter vantagens em relação à PCR convencional. Embora haja ainda problemas envolvendo a padronização dos métodos de PCR para a detecção de *C. pneumoniae*, a PCR é promissora e provavelmente se tornará o teste de escolha.

TRATAMENTO

Chlamydia pneumoniae é sensível às tetraciclinas, aos macrolídios e às fluoroquinolonas. Ensaios clínicos sobre o tratamento, que utilizaram a cultura, demonstraram que determinados esquemas de macrolídios e fluoroquinolonas erradicam *C. pneumoniae* em cerca de 70 a 85% dos pacientes com pneumonia. A resposta clínica ao tratamento pode ser lenta e pode ser necessário o retratamento de alguns pacientes. A duração sugerida do tratamento na maioria dos esquemas é normalmente de 10 a 14 dias, excetuando-se o uso de ciclos mais curtos que podem ser efetivos com a azitromicina (10 mg/kg no dia 1, seguidos de 5 mg/kg nos próximos 4 dias; até 1,5 g VO durante 5 dias). As infecções crônicas por *C. pneumoniae* podem exigir ciclos até mais longos de tratamento (p. ex., 6 semanas), e macrolídios são sugeridos nessa situação. Pode não ocorrer imunidade protetora após a infecção por *C. pneumoniae*, de modo que a reinfecção é comum.

Chlamydia psittaci

EPIDEMIOLOGIA

Chlamydia psittaci infecta naturalmente uma variedade de mamíferos e aves. As cepas de *C. psittaci* parecem ser específicas de hospedeiros e a maioria das infecções humanas está ligada a contato com uma ave infectada.[17] Nos seres humanos, a infecção por *C. psittaci* é denominada psitacose, em parte porque a exposição a aves psitacídeas (papagaios, periquitos e periquitos-australianos) está comumente implicada nas infecções. Entretanto, como os casos humanos têm sido associados à exposição a tentilhões, pombos, faisões, patos, perus, galinhas, gaivotas e outras aves, o termo ornitose pode ser mais apropriado. A psitacose em aves varia desde um estado de portador assintomático até uma doença sintomática leve, que se manifesta por penas arrepiadas, anorexia, calafrios, dispneia, diarreia ou depressão. As aves infectadas eliminam *C. psittaci* na urina, nas fezes ou em secreções dos bicos ou dos olhos. As penas e o ambiente ao redor tornam-se contaminados. A transmissão para seres humanos ocorre principalmente pela inalação de secreções aerossolizadas das aves ou poeira. As aves infectadas podem eliminar o microrganismo durante meses. A transmissão interpessoal raramente ocorre.

A psitacose humana é uma infecção rara, decorrente, em parte, da ração para aves contendo antibiótico e da quarentena exigida para aves importadas. Nos EUA, o número de casos de psitacose permaneceu estável nos últimos 10 anos, com menos de 50 casos confirmados anualmente; um número maior de casos é relatado, porém, sem confirmação. Em 2014, ocorreu um surto de psitacose em Nova Gales do Sul (Austrália) a partir de uma nova fonte, a exposição a membranas fetais equinas anormais. Isso sugere que a exposição a equinos pode constituir um possível fator de risco para a psitacose e ressalta a possibilidade de o ser humano adquirir a infecção de outros hospedeiros mamíferos infectados.

MANIFESTAÇÕES CLÍNICAS

A psitacose acomete inicialmente os pulmões e, em seguida, dissemina-se para o sistema reticuloendotelial. O espectro clínico da infecção varia desde casos assintomáticos até fulminantes e as manifestações clínicas podem assemelhar-se a várias outras doenças sistêmicas febris inespecíficas, incluindo febre Q, febre tifoide e doença dos legionários.[18] Depois de um período de incubação de 5 a 14 dias, alguns pacientes podem apresentar uma doença inespecífica de tipo viral ou uma síndrome semelhante à mononucleose. A apresentação mais sugestiva de psitacose é uma pneumonia febril atípica aguda.[19] Inicialmente, os pacientes apresentam início abrupto de calafrios e febre alta de até 40,5°C. Pode ocorrer dissociação entre temperatura e pulso (*i. e.*, temperatura elevada com pulso normal). Os sintomas constitucionais, incluindo cefaleia, mialgias e artralgias, são proeminentes. No início da doença, aparece habitualmente uma tosse não produtiva, que pode acompanhar a dor torácica e que geralmente é não pleurítica. A ausculta pode ser normal ou revelar estertores bilaterais. Em geral, os achados na radiografia de tórax são mais dramáticos do que os achados ao exame pulmonar; o achado mais comum consiste em consolidação de um único lobo inferior, porém, foram descritos infiltrados broncopneumônicos múltiplos localizados, alterações em vidro fosco difusas e padrão miliar. Podem ser observados pequenos derrames pleurais. Diferentemente da pneumonia causada por *C. pneumoniae*, a psitacose é mais grave, com febre alta e queixas respiratórias superiores mínimas ou ausentes.

Com frequência, ocorrem achados extrapulmonares na psitacose. A esplenomegalia é comum. Pode ocorrer um exantema maculopapular fracamente eritematoso que empalidece à pressão (manchas de Horder), lembrando as manchas rosas da febre tifoide, bem como eritema nodoso. Podem-se observar sinais de hepatite, endocardite (com cultura negativa), pericardite, miocardite, meningoencefalite, anemia hemolítica ou coagulação intravascular disseminada. A infecção por *C. psittaci* também foi associada a linfomas de zona marginal extranodais não gastrintestinais do tecido linfoide associado à mucosa, incluindo de localização ocular e no sistema nervoso central.

DIAGNÓSTICO

Deve-se suspeitar de psitacose em pacientes com doença febril (particularmente pneumonia atípica), que relatam uma exposição a aves doentes ou importadas ou que têm exposição regular a aves, incluindo donos de aves, funcionários de *pet shop*, veterinários, guardas de zoológico e trabalhadores em fábricas de processamento de aves. O diagnóstico pode ser estabelecido pela sorologia ou pelo isolamento do microrganismo em cultura celular. *Chlamydia psittaci* é um agente de nível 3 de biocontenção, em razão de sua estabilidade no ambiente e transmissão por aerossóis. Como as infecções por *C. psittaci* adquiridas em laboratório são bem-documentadas, não se incentiva a realização de cultura e prefere-se a sorologia. Se for tentada a realização de cultura, a equipe do laboratório deve ser notificada antecipadamente sobre a necessidade de precauções apropriadas. O diagnóstico sorológico de psitacose é estabelecido pela demonstração (1) de uma elevação de quatro vezes ou mais nos títulos de anticorpos por FC ou MIF contra *C. psittaci* até um título de pelo menos 1:32 da fase aguda para a convalescença em amostras de soro coletadas com pelo menos 2 semanas de intervalo (recomenda-se um intervalo de 3 a 6 semanas) ou (2) de um título de IgM de 1:16 ou mais contra *C. psittaci* por MIF.

TRATAMENTO

A psitacose não tratada pode ser fatal, porém, a mortalidade é rara com tratamento antimicrobiano imediato. Em razão do atraso no diagnóstico laboratorial de psitacose, a terapia empírica deve ser instituída com base na suspeita clínica. Foi demonstrada a sensibilidade de *C. psittaci* às tetraciclinas, aos macrolídios e às fluoroquinolonas de última geração. O esquema de tratamento recomendado, com base em experiência clínica, consiste em tetraciclina, 500 mg, 4 vezes/dia, ou doxiciclina, 100 mg, 2 vezes/dia, durante 10 a 21 dias. São necessários estudos adicionais sobre a eficácia clínica da azitromicina e das fluoroquinolonas. A resposta inicial ao tratamento pode ser notável, com defervescência e acentuada melhora clínica em 24 a 48 horas. A recuperação completa pode levar várias semanas e podem ocorrer recidivas ou reinfecção. O tratamento da endocardite inclui antibioticoterapia prolongada e consideração quanto à necessidade de substituição de valva.

PREVENÇÃO

A psitacose epidêmica é evitável com um período de 30 dias de quarentena de todas as aves psitacídeas importadas e com o seu tratamento com ração contendo clortetraciclina. O U.S. Department of Agriculture recomenda que o tratamento seja estendido por mais 15 dias depois da quarentena. A prevenção da psitacose epidêmica e endêmica também depende de evitar a exposição à poeira, às secreções corporais de aves e às áreas onde vivem, ou se proteger contra essa exposição, assim como evitar o manuseio de aves doentes. O saneamento ambiental constitui outra medida preventiva importante, tendo em vista a resistência do microrganismo ao ressecamento.

Grau A Recomendações de grau A

A1. Evans JR, Solomon AW. Antibiotics for trachoma. *Cochrane Database Syst Rev.* 2011;3:CD001860.

A2. Páez-Canro C, Alzate JP, Gonzalez LM, et al. Antibiotics for treating urogenital *Chlamydia trachomatis* infection in men and non-pregnant women. *Cochrane Database Syst Rev.* 2019;1:CD010871.

A3. Geisler WM, Uniyal A, Lee JY, et al. Azithromycin versus doxycycline for urogenital *Chlamydia trachomatis* infection. *N Engl J Med.* 2015;373:2512-2521.

REFERÊNCIAS BIBLIOGRÁFICAS

As referências bibliográficas, bem como os outros materiais suplementares deste livro, encontram-se no GEN-IO, nosso ambiente virtual de aprendizagem.

303 SÍFILIS

KHALIL G. GHANEM E EDWARD W. HOOK, III

DEFINIÇÃO

A sífilis, doença infecciosa crônica causada pela bactéria *Treponema pallidum*, subespécie *pallidum*, é habitualmente adquirida por contato sexual com outro indivíduo infectado. Notável entre as doenças infecciosas, em virtude de sua ampla variedade de manifestações clínicas, e sem tratamento, a sífilis progride pelas fases primária, secundária e terciária. As fases iniciais (*i. e.*, primária e secundária), na presença de lesões, são infecciosas. Ocorre cicatrização espontânea das lesões iniciais, seguida de um longo período de latência. Em cerca de 30% dos pacientes não tratados, pode-se observar o desenvolvimento de doença tardia que acomete o coração, o sistema nervoso central (SNC) ou outros órgãos dentro de vários anos após a infecção inicial. Embora a doença seja, agora, menos comum do que no passado, ela continua representando um desafio para os médicos, em virtude de suas manifestações multifacetadas; além disso, também é de interesse dos biólogos, em razão do tênue equilíbrio prolongado entre o hospedeiro e o espiroqueta invasor.[1]

O patógeno

O agente etiológico da sífilis, *T. pallidum* subespécie *pallidum*, está estreitamente relacionado com outros espiroquetas patogênicos (ver Capítulo 304), incluindo os que causam a bouba (*T. pallidum*, subespécie *pertenue*) e a pinta (*Treponema carateum*). *Treponema pallidum* é uma bactéria helicoidal fina, com aproximadamente 0,15 μm de largura e de 6 a 15 μm de comprimento. O microrganismo tem de 6 a 14 espirais e é afunilado em suas duas extremidades. Embora seja muito fino para ser visto ao microscópio óptico após coloração de Gram, pode ser visualizado em preparações a fresco por microscopia de campo escuro, em amostras fixadas por coloração de prata ou por métodos de anticorpos fluorescentes.

Diferentemente da maioria das bactérias, cujas membranas externas são ricas em proteínas, a membrana externa de *T. pallidum* parece ser composta predominantemente de fosfolipídios, com poucas proteínas expostas na superfície.[2] Foi aventada a hipótese de que, em virtude de sua estrutura, a sífilis pode evoluir apesar da vigorosa resposta dos anticorpos contra antígenos internos não expostos na superfície, que constitui a base dos testes sorológicos para o diagnóstico e manejo da doença. Entre a membrana externa e a parede celular de peptidoglicano, são encontradas seis fibrilas axiais, três das quais estão fixadas em cada extremidade e se sobrepõem no centro do microrganismo. Do ponto de vista estrutural e bioquímico, assemelham-se aos flagelos e são, em parte, responsáveis pela motilidade do microrganismo.

É possível cultivar *T. pallidum*, porém a cultura *in vitro* sustentada é limitada, e o rendimento é muito baixo. A cultura não é utilizada na prática clínica. Todos os isolados estudados mostraram-se sensíveis à penicilina e são antigenicamente semelhantes. Os únicos hospedeiros naturais conhecidos de *T. pallidum* são os seres humanos e alguns macacos e símios superiores.

EPIDEMIOLOGIA

Com exceção da forma congênita, a sífilis é adquirida quase exclusivamente por contato íntimo com as lesões infecciosas da fase primária ou secundária (p. ex., cancros, placas mucosas, condiloma plano). A doença é comumente adquirida por meio de relações sexuais, incluindo as anogenitais e orogenitais. Algumas vezes, profissionais da saúde são inesperadamente infectados durante o exame de pacientes com lesões infecciosas. A infecção por contato com fômites é extremamente rara. Antes do advento das modernas técnicas de banco de sangue, a sífilis era ocasionalmente transmitida por meio de transfusão de sangue de indivíduos com bacteriemia por *T. pallidum*, sendo que ainda ocorrem casos esporádicos de transmissão parenteral em consequência do compartilhamento de agulhas contaminadas.

A sífilis é mais comum nas grandes cidades, entre indivíduos sexualmente ativos. A maior taxa é encontrada em homens de 20 a 29 anos. Nos EUA, é mais prevalente nas regiões oeste e sul.[3]

A sífilis não poupa nenhuma classe, raça ou grupo. Nos EUA, as taxas da doença são cerca de cinco vezes maiores entre afro-americanos do que entre brancos não hispânicos. Em 2017, mais de 85% dos casos notificados de sífilis primária ocorreram em homens, e quase 60% do total dos casos iniciais foram observados entre aqueles que reconheceram ter relações com pessoas do mesmo sexo. Os pilares tradicionais do controle da sífilis têm sido a investigação epidemiológica e o tratamento dos contatos sexuais de pacientes com lesões primárias ou secundárias, ou de pacientes com sífilis latente precoce. Pacientes com a fase primária ou secundária da doença declaram ter tido, em média, quase três contatos sexuais diferentes nos 90 dias precedentes. À medida que a sífilis tornou-se associada ao uso de substâncias e ao sexo anônimo, as investigações epidemiológicas tornaram-se menos eficazes.

De modo geral, a incidência da sífilis diminuiu no mundo inteiro há mais de 100 anos, com exceção dos períodos de guerra ou de movimentos sociais. Com a introdução da penicilina, em 1957, houve um rápido declínio das fases primária e secundária para aproximadamente 4 casos por 100.000 pessoas. Esse decréscimo foi seguido de reduções dos gastos federais para o controle da doença, o que resultou no ressurgimento da sífilis primária e secundária infecciosa nos EUA; entre 1965 e meados da década de 1990, foram alcançados, várias vezes, picos de mais de 12 casos por 100.000 pessoas.

Nos últimos 40 anos, foi observada a ocorrência seriada de epidemias de sífilis em pelo menos três subgrupos da população dos EUA. Nas décadas de 1970 e 1980, homens que faziam sexo com homens foram responsáveis por um número desproporcional dos casos totais de sífilis infecciosa, e tendências semelhantes foram observadas em outros países. Por conseguinte, depois de um período de declínio, as taxas de sífilis nos EUA quase duplicaram de 1986 a 1990, com 50.578 casos notificados em 1990 em uma epidemia que ocorreu concomitantemente com a do uso do *crack* e que afetou, de modo desproporcional e multirracial, homens e mulheres heterossexuais. Depois de 1990, houve um novo declínio nas taxas de contaminação. Em 2001, foram notificados 6.103 casos de sífilis primária e secundária, um dos menores números desde 1959. A partir de 2001, as taxas da doença mais uma vez começaram a aumentar entre os homens, e, hoje, particularmente naqueles infectados pelo HIV. De modo semelhante, no Reino Unido, a sífilis tem sido uma infecção sexualmente transmissível reemergente, diagnosticada de modo desproporcional em pacientes com HIV, particularmente em homens que fazem sexo com homens.[4]

Em 2017, a taxa de sífilis primária e secundária nos EUA foi de 9,5 casos por 100.000 habitantes, ou seja, mais do que o triplo da taxa mais baixa de 2,1 no ano 2000. Durante o período de 2005 a 2017, as taxas de sífilis primária e secundária aumentaram entre homens de todas as idades, raças e etnias em todas as regiões. Entre as mulheres, as taxas aumentaram no período de 2005 a 2008 e diminuíram de 2009 a 2013. Entre 2013 e 2017, as taxas entre mulheres subiram 155,6%, com aumento concomitante no número de casos de sífilis congênita.

Os pacientes com evidências clínicas de sífilis tardia, particularmente os que apresentam a forma cardiovascular ou gomosa, estão se tornando menos comuns, talvez como resultado da eficácia do tratamento com penicilina na forma precoce da doença. Entretanto, os levantamentos realizados indicam que ainda há números significativos de pacientes com neurossífilis não tratada, particularmente nas faixas etárias mais avançadas.

Evolução natural da sífilis não tratada

O período de incubação desde o momento da exposição até o desenvolvimento da lesão primária é, em média, de cerca de 21 dias (variação de 10 a 90 dias). No início, observa-se o desenvolvimento de uma pápula indolor no local de inoculação, que rapidamente sofre ruptura para formar uma úlcera de base limpa – o cancro – com margens elevadas e endurecidas (Figura 303.1A). A lesão persiste por 2 a 6 semanas e, em seguida, cicatriza espontaneamente. Várias semanas depois, surge normalmente um segundo estágio caracterizado por febre baixa, cefaleia, mal-estar, linfadenopatia generalizada e exantema mucocutâneo, podendo haver comprometimento de órgãos viscerais. A erupção secundária pode ocorrer enquanto o cancro primário ainda está em fase de cicatrização ou até vários meses após o desaparecimento da ferida. As lesões secundárias também cicatrizam de modo espontâneo em 2 a 6 semanas e, em seguida, a infecção torna-se latente. Em mais de 20% dos pacientes com sífilis latente não tratada, surgem posteriormente lesões recidivantes, que se assemelham àquelas da fase secundária; raramente, a recidiva assume a forma de recorrência do cancro primário. Na era que antecedeu os antibióticos, surgiam finalmente lesões terciárias destrutivas, acometendo os olhos, o SNC, o coração e outros órgãos, incluindo a pele, em cerca de um terço dos pacientes não tratados. Essas lesões podem ocorrer desde alguns anos após até 25 anos depois da infecção.

A incidência de complicações tardias da sífilis não tratada é atualmente desconhecida, mas parece ser menor do que a observada anteriormente. Os casos de goma são, hoje, tão raros que passaram a ser relatados.

BIOPATOLOGIA

Treponema pallidum pode penetrar através das membranas mucosas normais e de escoriações leves nas superfícies epiteliais. As primeiras lesões aparecem no local de inoculação primária direta. O número mínimo de treponemas necessário para estabelecer uma infecção não é conhecido, mas pode ser tão baixo quanto um microrganismo. A multiplicação dos microrganismos é lenta, com tempo de divisão em coelhos de aproximadamente

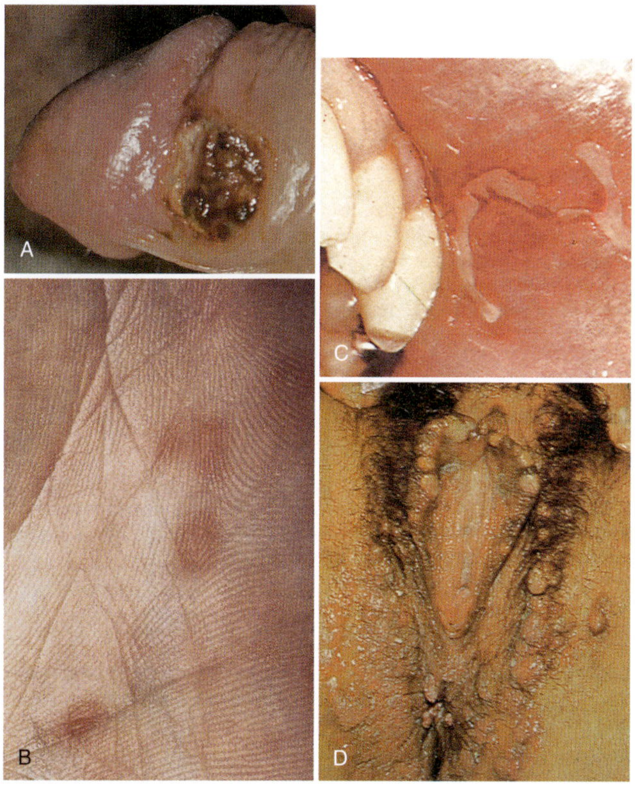

FIGURA 303.1 **Lesões sifilíticas. A.** Cancro na sífilis primária. **B.** Lesões palmares de cor acobreada na sífilis secundária. **C.** Placa mucosa na sífilis secundária. **D.** Condiloma plano na sífilis secundária. (**A, C e D.** De Forbes CD, Jackson WF. *Color Atlas and Text of Clinical Medicine.* 3rd ed. London: Mosby; 2003. **B.** De Habif TP, Cambell JI, Quitadamo MJ, et al. *Skin Disease: Diagnosis and Treatment.* St. Louis: Mosby; 2001.)

33 horas. Nos seres humanos, o crescimento lento dos treponemas explica, em parte, a natureza prolongada da doença, o período de incubação relativamente longo e a necessidade de um tratamento de duração relativamente longa.

A sífilis é uma doença sistêmica desde o início. Os treponemas são capazes de se fixar especificamente às células do hospedeiro, mas não se sabe se a fixação resulta em dano à célula hospedeira. Os treponemas são encontrados, em sua maioria, nos espaços intercelulares, porém são observados, em certas ocasiões, no interior de células fagocíticas. Contudo, não há evidências de sobrevida intracelular prolongada dos treponemas. *Treponema pallidum* não produz toxinas.

A lesão patológica primária da sífilis consiste em endarterite focal com aumento das células adventícias, proliferação endotelial e presença de um infiltrado inflamatório ao redor dos vasos afetados. Há predomínio de linfócitos, plasmócitos e monócitos na lesão inflamatória, e, em alguns casos, foram observadas células polimorfonucleares. Ocorre fibrose considerável com a cicatrização, e frequentemente há obliteração do lúmen vascular. Treponemas podem ser observados na maioria das lesões de sífilis precoce e em algumas das lesões tardias, como a meningoencefalite da paresia geral.

A reação granulomatosa é comum na sífilis secundária e tardia. Os granulomas são histologicamente inespecíficos, e casos de sífilis já foram incorretamente diagnosticados como sarcoidose ou outras doenças granulomatosas. Estudos de inoculação em seres humanos sugerem que a patogenia da goma, que é uma lesão granulomatosa, envolve a hipersensibilidade a pequenos números de treponemas virulentos introduzidos em um hospedeiro previamente sensibilizado.

A inoculação intracutânea de antígenos parcialmente purificados de *T. pallidum* em pacientes com sífilis em várias fases mostrou que a hipersensibilidade celular tardia só se desenvolve no final da sífilis secundária, embora esteja uniformemente presente na sífilis latente. Pacientes com sífilis primária e secundária podem apresentar hiporresponsividade temporária dos linfócitos aos antígenos treponêmicos. É possível que o aumento e a redução das lesões na sífilis precoce dependam do equilíbrio entre o desenvolvimento de imunidade celular efetiva e a supressão da função dos linfócitos derivados do timo.

O hospedeiro responde à infecção pela produção de numerosos anticorpos; em alguns casos, pode também haver formação de imunocomplexos circulantes. Por exemplo, a síndrome nefrótica tem sido reconhecida em certas ocasiões na sífilis secundária, e as amostras de biopsia renal desses pacientes revelaram presença de glomerulonefrite membranosa, caracterizada por depósitos focais subepiteliais da membrana basal contendo imunoglobulina G, C3 e anticorpo antitreponêmico.

MANIFESTAÇÕES CLÍNICAS

Sífilis primária

A lesão típica da sífilis primária, conhecida como cancro, é uma úlcera indolor, de base limpa e endurecida (Figura 303.1A). Surgindo como uma pápula, a consequente erosão superficial do cancro resulta em ulceração, com bordas elevadas, firmes e endurecidas. Em certas ocasiões, infecções secundárias modificam a aparência e provocam uma lesão dolorosa. Os cancros são, em sua maioria, únicos, porém observam-se algumas vezes a presença de múltiplas úlceras, particularmente quando dobras cutâneas são justapostas (*i. e.*, cancros *kissing*). A lesão não tratada desaparece em várias semanas e deixa uma cicatriz tênue. O cancro está habitualmente associado à adenopatia regional, que pode ser unilateral ou bilateral. Os linfonodos regionais são móveis, distintos e elásticos, mas não são palpáveis quando o cancro ocorre no colo útero ou no reto.

Os cancros podem ocorrer em qualquer local da possível inoculação por contato direto, embora seja mais frequente na região anogenital. Também podem ocorrer na faringe, na língua, em torno dos lábios, nos dedos das mãos, nos mamilos e em outras áreas diversas. A morfologia depende, em parte, da área do corpo onde surgem e da resposta imune do hospedeiro. Em indivíduos previamente infectados, os cancros podem ser pequenos e permanecer papulares. Os cancros do dedo podem ter aparência mais erosiva e ser muito dolorosos, enquanto os do canal anal podem passar despercebidos em homens que fazem sexo com homens, a não ser que seja realizado um exame cuidadoso.

Sífilis secundária

Entre 4 e 8 semanas após o aparecimento do cancro primário, surgem normalmente sinais e sintomas de sífilis secundária, que podem incluir: mal-estar, febre, cefaleia, faringite e outras queixas sistêmicas. A maioria dos pacientes apresenta linfadenopatia generalizada, incluindo comprometimento dos linfonodos epitrocleares. Cerca de 30% dos pacientes apresentam evidências de cancro em processo de cicatrização, porém muitos deles (incluindo um número desproporcional de mulheres e homens que fazem sexo com homens) não fornecem nenhuma história de lesão primária.

Pelo menos 80% dos pacientes com sífilis secundária apresentam lesões cutâneas ou mucocutâneas em algum momento da doença. Com frequência, suspeita-se do diagnóstico pela primeira vez com base na erupção cutânea. Quase sempre, o exantema é minimamente sintomático e muitos pacientes com sífilis tardia não se lembram de nenhuma lesão primária ou secundária. O exantema é de aparência variável, porém com certas características. Em geral, as lesões são disseminadas, de distribuição simétrica e, com frequência, rosadas, acobreadas ou vermelho-escuras (particularmente as lesões maculares mais precoces). Em geral, não são pruriginosas, embora haja exceções, e raramente são vesiculares ou bolhosas em adultos. São endurecidas, exceto no caso das lesões maculares muito precoces, e frequentemente apresentam descamação superficial (*i. e.*, lesões papuloescamosas). Tênues e difíceis de localizar, particularmente em indivíduos de pele escura, as lesões tendem a ser polimórficas e arredondadas e, com o processo de cicatrização, podem causar despigmentação ou deixar uma pigmentação residual.

As lesões maculares mais precoces, de cor rósea, normalmente são observadas no tronco e, posteriormente, disseminam-se para o resto do corpo. A face é frequentemente poupada, exceto em torno da boca. Posteriormente, surge um exantema papular, que habitualmente é generalizado, porém pronunciado nas palmas das mãos e plantas dos pés (Figura 303.1B). Com frequência essas erupções estão associadas a uma descamação superficial e podem ser hiperpigmentadas. Quando o exantema acomete a face, este pode ser pustular e assemelhar-se à acne vulgar. Em certas ocasiões, pode ocorrer ulceração, produzindo lesões semelhantes ao ectima, e a descamação pode ser proeminente a ponto de se assemelhar à psoríase. Em pacientes desnutridos ou debilitados, podem ocorrer lesões ulcerativas extensas e destrutivas, com crostas em camada, constituindo as denominadas lesões rupiais. As lesões ao redor dos folículos pilosos podem resultar em alopecia em placas da barba ou do couro cabeludo.

Podem ocorrer lesões em anel ou anulares, especialmente na face e, em particular, nos indivíduos de pele escura. Uma lesão no ângulo da boca ou no canto do nariz pode exibir uma erosão linear central, a denominada pápula dividida.

O palato e a faringe podem estar inflamados. Em cerca de 30% dos pacientes com sífilis secundária, observa-se o desenvolvimento das denominadas placas mucosas (Figura 303.1C); essas áreas ovais e ligeiramente elevadas são recobertas por uma membrana branco-acinzentada que, quando retirada, revela uma base rósea que não sangra. Essas lesões podem ser observadas na genitália, na boca ou na língua.

Em áreas quentes e úmidas, como o períneo, pápulas grandes, pálidas e de superfície plana podem coalescer para formar o condiloma plano (Figura 303.1D). As pápulas também podem ser observadas nas axilas e, raramente, ocorrem de forma generalizada. Essas pápulas não devem ser confundidas com verrugas venéreas comuns (*i. e.*, condiloma acuminado), que são pequenas, frequentemente múltiplas e mais elevadas do que o condiloma plano, que, à semelhança das placas mucosas, é altamente infeccioso.

Outras manifestações da sífilis secundária incluem hepatite, que tem sido relatada em até 10% dos pacientes em algumas séries, e rara ocorrência de icterícia, embora seja comum haver níveis elevados de fosfatase alcalina. A biopsia hepática revela pequenas áreas de necrose focal e infiltrado mononuclear ou vasculite periporta. Com frequência, os espiroquetas podem ser visualizados com corantes de prata. Em certas ocasiões, foi relatada a ocorrência de periostite com lesões líticas disseminadas do osso; a cintilografia óssea parece ser um exame sensível para a osteíte sifilítica precoce. Raramente, foi documentada uma nefropatia do tipo por imunocomplexos, com síndrome nefrótica transitória. Pode haver irite ou uveíte anterior. Entre 10 e 30% dos pacientes apresentam pleocitose no líquido cerebrospinal (LCS), porém a meningite sintomática é observada em menos de 1% dos casos. Pode ocorrer gastrite sintomática.

Sífilis recidivante

Após resolução das lesões cutâneas primárias ou secundárias, 20 a 30% dos pacientes apresentam recorrências cutâneas. As lesões recorrentes podem aparecer em menor número ou podem estar mais firmemente endurecidas do que as lesões iniciais. À semelhança das lesões típicas das lesões primária ou secundária, também são infecciosas para os parceiros sexuais expostos.

Sífilis latente

Por definição, a sífilis latente é a fase em que não há sinais clínicos da doença. A latência, que começa após resolução do primeiro ataque de sífilis secundária, pode durar toda vida e é habitualmente detectada por testes sorológicos reativos para sífilis (ver Diagnóstico). A forma congênita também precisa ser excluída antes que se possa estabelecer o diagnóstico de sífilis latente. Os pacientes podem ou não ter uma história clínica de manifestações de sífilis primária ou secundária anteriores.

A latência foi dividida em dois estágios: latência precoce e tardia. A maioria das recidivas infecciosas ocorre no primeiro ano, e as evidências epidemiológicas mostram que o período mais infeccioso é o primeiro ano de infecção. Por conseguinte, a latência precoce é definida como o primeiro ano após a resolução das lesões primárias ou secundárias, ou como resposta de teste sorológico recém-reativo para sífilis em um indivíduo assintomático nos demais aspectos, que teve um resultado sorológico negativo no ano anterior. A sífilis latente tardia ou, de forma mais acurada, a sífilis latente de duração desconhecida habitualmente não é infecciosa, exceto em gestantes, que podem transmitir a infecção ao feto, apesar da infecção de longa duração.

Sífilis tardia

Em geral, a sífilis tardia ou terciária (Tabela 303.1) é lentamente progressiva, embora algumas síndromes neurológicas possam ter um início súbito, em decorrência da endarterite e da trombose no SNC. A sífilis tardia não é infecciosa por contato sexual. Qualquer órgão do corpo pode ser acometido, porém três tipos principais de doença podem ser distinguidos: doença benigna tardia (gomatosa), cardiovascular e neurossífilis.

Tabela 303.1 Sífilis terciária recém-diagnosticada em 105 pacientes na Dinamarca, 1961-1970.

TIPO DE SÍFILIS TERCIÁRIA	Nº OBSERVADO*
Neurossífilis	72
Assintomática	45
Tabes dorsalis	11
Paresia geral	13
Meningovascular	1
Atrofia óptica	2
Sífilis cardiovascular	44
Insuficiência aórtica	16
Aneurisma aórtico	13
Aortite não complicada†	15
Sífilis benigna tardia (goma)	4

*Alguns pacientes tiveram mais de uma forma de sífilis tardia. †Apenas diagnóstico de necropsia.

Sífilis benigna tardia

Na era da penicilina, as gomas tornaram-se raras. Normalmente, desenvolvem-se 1 a 10 anos após a infecção inicial, e podem acometer qualquer parte do corpo. Na avaliação histológica, a goma consiste em um granuloma, e embora as gomas possam ser destrutivas, elas respondem rapidamente ao tratamento e, portanto, são relativamente benignas.

As gomas podem ser solitárias ou múltiplas e, com mais frequência, chamam a atenção médica como lesões expansivas. Em geral, são assimétricas e, com frequência, agrupadas. Habitualmente indolentes, de progressão lenta e endurecidas à palpação, as gomas podem surgir como nódulo superficial ou como lesão mais profunda, que se rompe para formar úlceras em saca-bocado. As gomas cutâneas podem assemelhar-se a outras lesões ulcerativas granulomatosas crônicas causadas por tuberculose, sarcoidose, hanseníase e outras infecções fúngicas profundas. O diagnóstico histológico preciso pode não ser possível, mas as gomas sifilíticas constituem as únicas dessas lesões a cicatrizar notavelmente com tratamento com penicilina.

As gomas também podem acometer órgãos viscerais profundos, particularmente o sistema respiratório, o trato gastrintestinal e os ossos. Além disso, podem acometer a laringe ou o parênquima pulmonar. As gomas do estômago podem se ocultar na forma de carcinoma do estômago ou linfoma. As gomas hepáticas já foram a forma mais comum de sífilis visceral e, com frequência, manifestam-se como hepatoesplenomegalia e anemia; e, em certas ocasiões, como febre e icterícia. Normalmente, as gomas esqueléticas produzem lesões nos ossos longos, no crânio e nas clavículas; um sintoma característico é a dor noturna. As anormalidades radiológicas, quando presentes, incluem periostite e osteíte destrutiva lítica ou esclerosante.

Sífilis cardiovascular

As principais complicações cardiovasculares da sífilis consistem em insuficiência aórtica (ver Capítulo 66) e aneurisma de aorta (ver Capítulo 69), habitualmente na parte ascendente da aorta. Com menos frequência, outras artérias de grande calibre podem ser afetadas, e o comprometimento do óstio do seio coronário raramente resulta em insuficiência coronariana. Todas essas complicações são causadas por endarterite obliterativa dos *vasa vasorum*, com consequente dano à íntima e média dos grandes vasos, que resulta em dilatação da parte ascendente da aorta, embora as cúspides valvares permaneçam normais. Em certas ocasiões, um aneurisma manifesta-se como massa pulsátil, produzindo abaulamento na parede torácica anterior. A aortite sifilítica também pode acometer a parte descendente da aorta, proximal às artérias renais.

Em geral, a sífilis cardiovascular começa nos primeiros 5 a 10 anos após a infecção inicial, mas pode se manifestar clinicamente até 20 a 30 anos depois. A sífilis cardiovascular não ocorre após infecção congênita, um fenômeno que permanece sem explicação.

A aortite assintomática é mais bem diagnosticada pela visualização de calcificações lineares na parede da parte ascendente da aorta na radiografia. Os sinais de insuficiência aórtica sifilítica são os mesmos que os da insuficiência aórtica de outras etiologias. Na insuficiência aórtica resultante da dilatação do anel aórtico, o sopro decrescente é frequentemente mais alto ao longo da margem direita do esterno. Os aneurismas sifilíticos podem ser fusiformes, porém normalmente são mais saculares e não levam à dissecção da aorta. Entre 10 e 20% dos pacientes com sífilis cardiovascular apresentam neurossífilis concomitante.

Neurossífilis

Ocorre comprometimento do SNC ao longo da história natural da doença. A neurossífilis[5] pode ser dividida em cinco grupos: assintomática, meningite sifilítica, sífilis meningovascular, *tabes dorsalis* e paresia geral. A neurossífilis assintomática pode ocorrer a qualquer momento, enquanto a meningite sifilítica é mais comum durante a fase secundária da infecção. A sífilis meningovascular, a *tabes dorsalis* e a paresia geral normalmente são manifestações da sífilis tardia. As divisões não são absolutas, e é típico haver sobreposição entre as síndromes. Nos EUA, estima-se que 1,8% dos pacientes com sífilis precoce tenham neurossífilis, que é cerca de duas vezes mais frequente em pacientes que são HIV-positivos.[5b]

Meningite sifilítica

Pode ocorrer meningite asséptica aguda a subaguda em qualquer momento após a fase primária; entretanto, ela ocorre habitualmente no primeiro ano da infecção. Com frequência, acomete a base do encéfalo, e pode resultar em paralisias bilaterais de nervos cranianos. A meningite asséptica leve pode ser relativamente comum em pacientes com sífilis precoce, porém a doença grave só ocorre em cerca de 1,5% dos pacientes não tratados. A meningite sifilítica normalmente desaparece sem tratamento.

Sífilis meningovascular

Alguns pacientes apresentam endarterite e inflamação perivascular suficientes para resultar em trombose e infarto vasculares encefálicos, geralmente 5 a 10 anos após a infecção inicial. Entretanto, relatos de casos sugerem que, em pacientes com sífilis e com infecção coexistente pelo HIV, a sífilis meningovascular pode se manifestar de maneira mais precoce ou constituir manifestação do fracasso terapêutico. Com frequência, os pacientes apresentam meningite asséptica associada. A maioria dos acidentes vasculares encefálicos não é causada por arterite sifilítica, mesmo em pacientes com resultado reativo dos testes sorológicos para sífilis. Entretanto, a doença deve ser considerada como possível causa em pacientes relativamente jovens com história de sífilis e sem outros fatores de risco para doença vascular encefálica.

Tabes dorsalis

A *tabes dorsalis*, que parece ser muito menos comum do que na era pré-penicilina, é uma doença degenerativa e lentamente progressiva, que acomete as colunas e raízes posteriores da medula espinal, resultando em perda progressiva dos reflexos periféricos, comprometimento do sentido vibratório e da propriocepção e ataxia progressiva. Nos casos avançados, as alterações sensitivas podem levar a alterações destrutivas crônicas nas grandes articulações dos membros afetados (*i. e.*, articulações de Charcot). A incontinência urinária e a impotência são comuns, e as crises súbitas e intensamente dolorosas de origem incerta constituem uma parte característica da síndrome. A dor abdominal intensa e aguda pode levar a uma laparotomia exploradora.

Observa-se a presença de atrofia óptica em 20% dos casos. Em 90% dos pacientes, ambas as pupilas são pequenas e não conseguem se contrair mais em resposta à luz, porém respondem normalmente à acomodação (*i. e.*, pupilas de Argyll Robertson).

O início da *tabes dorsalis* é habitualmente observado em 20 a 30 anos após a infecção inicial. Sua causa não está bem definida, e não se consegue demonstrar a presença de espiroquetas na coluna ou na raiz posteriores.

Paresia geral

Essa forma de neurossífilis é uma meningoencefalite crônica, que resulta em perda gradual e progressiva da função cortical. Normalmente, ocorre 10 a 20 anos após a infecção inicial. Ao exame patológico, observa-se uma reação inflamatória crônica perivascular e meníngea, com espessamento das meninges, ependimite granular, degeneração do parênquima cortical e espiroquetas em quantidades abundantes nos tecidos.

Em seus estágios iniciais, a paresia geral resulta em sintomas inespecíficos de demência precoce, tais como irritabilidade, fadiga, cefaleia, esquecimento e alterações da personalidade. Mais tarde, há comprometimento da memória, perda da capacidade de julgamento, falta de discernimento, confusão e, com frequência, depressão ou euforia acentuada. Os pacientes podem apresentar delírio, e, algumas vezes, ocorrem crises convulsivas. Além disso, também pode haver perdas corticais, incluindo paralisia ou afasia.

Os sinais físicos são principalmente os do estado mental alterado. As paralisias de nervos cranianos são incomuns, e a atrofia óptica é rara. A pupila de Argyll Robertson completa também é incomum, porém pupilas irregulares ou anormais nos demais aspectos não são raras. Com frequência, os reflexos periféricos estão ligeiramente aumentados.

Sífilis ocular e otossífilis

Os olhos e as orelhas podem ser afetados durante qualquer fase da sífilis. A pan-uveíte constitui a manifestação ocular mais comumente relatada, porém qualquer parte do olho pode ser afetada.[6] Em consequência, as manifestações clínicas da sífilis ocular são amplas. Em metade dos casos, observa-se um comprometimento ocular bilateral. Em 70% dos casos, são detectadas anormalidades concomitantes do líquido cerebrospinal compatíveis com neurossífilis. A otossífilis manifesta-se com perda auditiva neurossensorial súbita, flutuante ou persistente, ou com sintomas vestibulares. Além da perda auditiva, as queixas comuns consistem em zumbido e vertigem. Em metade dos casos, ambas as orelhas são afetadas. Diferentemente da sífilis ocular, mais de 90% dos indivíduos com otossífilis apresentarão exame normal do líquido cerebrospinal.

Interações sífilis-HIV

A sífilis, à semelhança de outras doenças ulcerativas genitais, está associada a um aumento de 3 a 5 vezes no risco de aquisição de infecção pelo HIV. Presumivelmente, as úlceras genitais atuam como portas de entrada através das quais o HIV pode infectar mais facilmente os indivíduos expostos. Por esse motivo, recomenda-se a realização de um teste sorológico para HIV 3 meses após o diagnóstico de sífilis em todos os pacientes. Por outro lado, em indivíduos com infecção pelo HIV que adquirem sífilis, a história natural da infecção pode ser modificada.[7] Pacientes com sífilis infectados pelo HIV tem ligeiramente mais tendência a apresentar inicialmente a forma secundária do que os pacientes não infectados pelo HIV. Pacientes com sífilis secundária infectados pelo HIV também têm mais tendência do que os pacientes com sífilis secundária HIV-negativos a apresentar cancros concomitantes, o que sugere que a cicatrização das lesões é retardada, ou que o aparecimento das manifestações secundárias é acelerado na presença de coinfecção pelo HIV. Pacientes coinfectados podem correr maior risco de desenvolver complicações neurológicas, particularmente neurossífilis precoce.

Sífilis congênita

A sífilis congênita resulta da disseminação hematogênica transplacentária da sífilis da mãe para o feto.[8] Em 2017, foram notificados 918 casos de sífilis congênita nos EUA, com um número estimado de 660.000 casos anuais em todo o mundo.[9] Todas as gestantes no início da gravidez devem realizar um teste sorológico para sífilis, e esse teste deve ser repetido durante o terceiro trimestre em mulheres que vivem em áreas onde a doença é relativamente comum.[10,11]

O risco de infecção fetal é maior nos estágios iniciais da sífilis materna não tratada e, em seguida, declina lentamente; entretanto, a mãe não tratada pode infectar o feto durante pelo menos os 5 primeiros anos após sua infecção. O tratamento adequado da mãe antes de 16 semanas de gestação habitualmente evita a doença clínica no recém-nascido. Após esse período, o tratamento pode não evitar as sequelas tardias da doença na criança. A infecção materna não tratada pode resultar em natimorto, morte neonatal, prematuridade ou síndromes de sífilis congênita precoce ou tardia nos lactentes sobreviventes.

As manifestações de sífilis congênita precoce são frequentemente observadas no período perinatal, mas podem não aparecer até que o lactente tenha recebido alta hospitalar. A doença assemelha-se à sífilis secundária do adulto, com exceção do exantema, que pode ser vesicular ou bolhoso. Com frequência, a criança apresenta rinite, hepatoesplenomegalia, anemia hemolítica, icterícia e pseudoparalisia (*i. e.*, imobilidade de um ou mais membros), em consequência da osteocondrite dolorosa.

A sífilis congênita tardia é definida como uma sífilis congênita diagnosticada mais de 2 anos após o nascimento e pode permanecer latente, sem qualquer manifestação de dano tardio. Não foram observadas alterações cardiovasculares em pacientes com sífilis congênita. As manifestações neurológicas são comuns e podem incluir surdez do oitavo nervo craniano e ceratite intersticial. A periostite pode resultar em ossos frontais do crânio proeminentes, depressão da ponte do nariz (nariz em sela), desenvolvimento deficiente da maxila e arqueamento anterior das tíbias (tíbias em sabre). Também pode ocorrer artrite de início tardio dos joelhos (articulações de Clutton). A dentição permanente pode exibir anormalidades características, conhecidas como dentes de Hutchinson. Os incisivos centrais superiores são amplamente espaçados, com chanfradura central e afilados como uma chave de fenda, enquanto os molares podem apresentar múltiplas cúspides pouco desenvolvidas (molares em amora).

DIAGNÓSTICO

Exame em campo escuro

A maneira mais definitiva de estabelecer o diagnóstico de sífilis consiste no achado de espiroquetas típicos em lesões de sífilis adquirida precoce ou congênita. O exame em campo escuro é frequentemente positivo nos casos da forma primária, bem como em pacientes com lesões de mucosas úmidas da sífilis secundária e congênita. Em certas ocasiões, o resultado pode ser positivo nos aspirados de linfonodos da sífilis secundária, mas podem ser obtidos resultados falso-negativos na sífilis primária, em decorrência da aplicação de sabão, antissépticos ou outros compostos tóxicos para *T. pallidum* nas lesões. A obtenção de um único resultado negativo é, portanto, insuficiente para excluir a doença. Em indivíduos de alto risco (p. ex., usuários de substâncias, homens que fazem sexo com homens), é adequado tratar de maneira presuntiva, com base nas lesões suspeitas após a realização de testes sorológicos. Além disso, pode surgir confusão, em razão da presença de espiroquetas que são morfologicamente indistinguíveis de *T. pallidum* na boca, particularmente em torno das margens gengivais. *Treponema pallidum* vivos exibem movimento gradual para lá e para cá, movimento rotacional em torno do eixo longitudinal e flexão bastante súbita de 90° próximo ao centro do microrganismo.

Testes sorológicos

Dois tipos básicos de testes sorológicos (Tabela 303.2) são amplamente utilizados para diagnosticar a infecção por *T. pallidum*: (1) testes não treponêmicos, que detectam anticorpos reativos contra o difosfatidilglicerol (cardiolipina), um componente normal de muitos tecidos; e (2) testes que detectam anticorpos contra antígenos treponêmicos específicos.

Testes não treponêmicos

Os testes padronizados para detectar o anticorpo anticardiolipina são o teste da reagina plasmática rápida (RPR) e o Venereal Disease Research Laboratory (VDRL), que são testes de floculação em lâmina. A RPR e o VDRL são facilmente quantificados, de modo que constituem as principais escolhas para monitorar as respostas dos pacientes ao tratamento. A proporção relativa de pacientes com resultado falso-positivo da RPR depende da prevalência da sífilis na comunidade: quanto menor a prevalência da sífilis, maior a proporção de resultados reativos da RPR por causas não sifilíticas.

O resultado do teste de RPR começa a ficar positivo menos de 1 semana após o início do cancro; por conseguinte, um resultado não reativo do teste de RPR não descarta a possibilidade de sífilis primária, particularmente se a lesão tiver menos de 1 semana. O resultado do teste de RPR é positivo em 99% dos pacientes com sífilis secundária (Tabela 303.3). Pacientes com infecção avançada pelo HIV podem ter resultados negativos, e alguns deles apresentam títulos tão elevados de anticorpos que estes estão em excesso; paradoxalmente, a diluição de seu soro resulta em conversão de um resultado negativo para um positivo, constituindo a denominada reação prozona. A reatividade da RPR tende a diminuir nas fases tardias da sífilis, e apenas cerca de 70% dos pacientes com sífilis cardiovascular ou neurossífilis tardia apresentam resultados positivos da RPR.

Embora seja ligeiramente útil no estabelecimento do diagnóstico, o *título quantitativo* de RPR ou VDRL tem grande utilidade no monitoramento da resposta terapêutica. A maioria dos pacientes com sífilis secundária apresenta títulos de pelo menos 1:16, e a maioria dos pacientes com resultados falso-positivos do teste de RPR tem títulos inferiores a 1:8. Nenhum título isoladamente é diagnóstico por si só. Entretanto, elevações significativas (de quatro vezes ou mais) em soro pareados indicam fortemente a presença de sífilis aguda.

Testes treponêmicos

Testes treponêmicos de vários tipos são amplamente utilizados. Os imunoensaios enzimáticos (EIA) e os imunoensaios de quimioluminescência (CIA) treponêmicos, que utilizam antígenos treponêmicos clonados para detectar anticorpos antitreponema tornaram-se disponíveis em vários fabricantes e adquiriram popularidade em virtude de seu baixo custo e facilidade de uso. Além dos EIA e CIA, a aglutinação de partículas às quais foram fixados antígenos de *T. pallidum* constitui a base do teste de aglutinação de partículas de *T. pallidum* (TP-PA) amplamente utilizado. O teste de absorção de anticorpos treponêmicos fluorescentes (FTA-ABS) também tem sido bastante usado e é expresso em termos de brilho relativo de fluorescência, desde um valor limítrofe a 4+; a maioria dos laboratórios relata apenas os resultados dos testes com reatividade de 2+ ou superior como positivos. Em pacientes que carecem de evidências clínicas ou antecedentes de sífilis, mas que apresentam um resultado reativo do teste de FTA-ABS, deve-se repetir o exame. O uso de outro teste treponêmico pode ser útil nos casos em que há problemas. O teste de TP-PA é ligeiramente menos sensível do que o teste de RPR ou FTA-ABS na sífilis primária. Sua sensibilidade e especificidade são, nos demais aspectos, quase idênticas às do teste de FTA-ABS.

Tendo em vista que os testes sorológicos de EIA e CIA possibilitam o rastreamento de um grande número de soros e apresentam características de desempenho (sensibilidade, especificidade, valores preditivos) semelhantes às de outros testes treponêmicos, eles têm sido cada vez mais utilizados no rastreamento da sífilis. Indivíduos com resultado reativo no EIA ou CIA devem ser avaliados com um teste não treponêmico quantitativo, como o teste de RPR ou VDRL, para confirmação e para possibilitar seu uso na avaliação de resposta subsequente à terapia. Não é raro que os pacientes tenham um resultado reativo do EIA ou CIA para sífilis e um resultado não reativo de RPR ou VDRL. Uma proporção substancial desses resultados dos testes EIA ou CIA apenas positivo é falso-positiva ou detecta a presença de sífilis de longa duração e, com frequência, previamente tratada; todavia, em certas ocasiões, pode detectar uma infecção muito recente antes mesmo de os resultados dos testes de RPR ou VDRL se tornarem positivos.

Quando são utilizados testes não treponêmicos, como RPR ou VDRL, no rastreamento, os testes treponêmicos são utilizados para confirmar que os indivíduos com resultados reativos dos testes não treponêmicos apresentam anticorpos dirigidos contra *T. pallidum*. Os resultados dos testes treponêmicos não são quantificados de modo confiável. Eles são sensíveis e apresentam alto grau de especificidade, visto que apenas cerca

Tabela 303.2 Testes sorológicos para sífilis.

TIPO	USO
ANTICORPOS NÃO TREPONÊMICOS (ANTICARDIOLIPINA)	
VDRL (floculação em lâmina)	Rastreamento, quantificação da resposta ao tratamento
RPR (cartão circular) (aglutinação)	Rastreamento, quantificação da resposta ao tratamento
ANTICORPOS TREPONÊMICOS ESPECÍFICOS	
FTA-ABS (imunofluorescência com soro absorvido)	Confirmatório, diagnóstico; não é usado para rastreamento de rotina
TP-PA (micro-hemaglutinação)	Semelhante ao FTA-ABS, mas pode ser quantificado e automatizado
EIA e CIA	Confirmatórios e cada vez mais usados para rastreamento; automatizados

EIA = imunoensaio enzimático; CIA = imunoensaio de quimioluminescência; FTA-ABS = teste de absorção de anticorpo treponêmico fluorescente; RPR = teste da reagina plasmática rápida; TP-PA = aglutinação de partículas de *Treponema pallidum*; VDRL = Venereal Disease Research Laboratory.

Tabela 303.3 Frequência de resultados positivos dos testes sorológicos na sífilis não tratada.

FASE	VDRL (%)	FTA-ABS (%)	TP-PA (%)
Primária	70	85	50 a 60
Secundária	99	100	100
Latente ou tardia	70	98	98

FTA-ABS = teste de absorção de anticorpo treponêmico fluorescente; TP-PA = aglutinação de partículas de *Treponema pallidum*; VDRL = Venereal Disease Research Laboratory.

de 1% dos indivíduos normais tem resultados reativos dos testes treponêmicos. Esses testes são reativos em 85% dos pacientes com sífilis primária, em 99% com sífilis secundária e em pelo menos 95% com sífilis tardia. Por conseguinte, podem constituir o único teste com resultado positivo em pacientes com sífilis cardiovascular ou neurossífilis. Em pacientes com sífilis tardia, os resultados dos testes treponêmicos frequentemente permanecem reativos durante toda a vida, apesar do tratamento adequado.

Atualmente, dispõe-se de testes sorológicos para sífilis no local de assistência do paciente (*point of care*). Esses testes têm a capacidade de detectar anticorpos treponêmicos, não treponêmicos ou ambos. As características de desempenho variam, embora, de modo geral, sejam razoavelmente boas.[12]

Diagnóstico diferencial

O diagnóstico diferencial de uma úlcera genital (ver Capítulo 269) inclui herpes genital (ver Capítulo 350), cancroide (ver Capítulo 285), linfogranuloma venéreo (ver Capítulo 302) e vários outros processos ulcerativos. Classicamente, as úlceras herpéticas são múltiplas, dolorosas, superficiais e, quando examinadas precocemente, vesiculares. Entretanto, as manifestações atípicas podem ser indistinguíveis de um cancro sifilítico. O herpes genital é muito mais comum do que a sífilis e, hoje, constitui a causa mais comum de *cancro típico* na América do Norte. Cancros sifilíticos também podem ser coinfectados pelo herpes-vírus simples em cerca de 15% dos casos. As úlceras do cancroide são habitualmente dolorosas, frequentemente múltiplas e habitualmente exsudativas, e não endurecidas. O linfogranuloma venéreo pode produzir uma pequena lesão papular associada à adenopatia regional. Outras condições que precisam ser distinguidas incluem granuloma inguinal (ver Capítulo 300), erupções farmacogênicas, carcinoma, infecções fúngicas superficiais (ver Capítulo 409), lesões traumáticas e líquen plano (ver Capítulo 409). Na maioria dos casos, a distinção final baseia-se no exame em campo escuro, que é positivo apenas na sífilis, e nos resultados dos testes sorológicos.

O diagnóstico diferencial das lesões cutâneas da sífilis secundária inclui pitiríase rósea (ver Capítulo 409), que pode ser diferenciada pela ocorrência de lesões ao longo das linhas de clivagem da pele e, frequentemente, pela presença de uma placa heráldica. Erupções farmacogênicas, exantemas febris agudos, psoríase, líquen plano, escabiose e outras doenças também precisam ser considerados em alguns casos. Uma placa mucosa pode lembrar superficialmente a candidíase oral (*i. e.*, sapinho). A mononucleose infecciosa (ver Capítulo 353) pode ter uma aparência semelhante à sífilis secundária, com faringite, adenopatia generalizada, hepatite e exantema generalizado. A hepatite (ver Capítulo 139) também pode causar confusão no diagnóstico.

Resultados falso-positivos dos testes sorológicos para sífilis

Os testes de RPR ou VDRL fornecem resultados reativos em pacientes com outras doenças treponêmicas, como pinta, bouba e sífilis endêmica (ver Capítulo 304). Esses resultados também podem ser falsamente reativos em indivíduos que não apresentam infecção treponêmica, com base em uma história clínica negativa ou em resultados negativos dos testes treponêmicos séricos.

As origens dos resultados falso-positivos foram mais bem estudadas nos testes não treponêmicos do que nos treponêmicos. Ocorrem resultados do teste de RPR falso-positivos agudos (< 6 meses) com baixa frequência em pacientes com pneumonia atípica, malária e outras infecções bacterianas ou virais; além disso, também podem ser observados após vacinação contra a varíola ou outras vacinas. Os resultados falso-positivos crônicos do teste de RPR (com persistência > 6 meses) são relativamente comuns em pacientes com doenças autoimunes, como lúpus eritematoso sistêmico (LES) (ver Capítulo 250), em usuários de substâncias intravenosas, pacientes infectados pelo HIV, pacientes com hanseníase e idosos. Entre 8 e 20% dos pacientes com LES apresentam resultados falso-positivos no teste de RPR. Os resultados falso-positivos crônicos do teste de RPR em pacientes do sexo feminino com 20 anos ou menos indicam um risco significativo de futuro desenvolvimento de LES, tireoidite ou outros distúrbios autoimunes. Até um terço dos usuários de substâncias intravenosas apresentam resultados falso-positivos no teste de RPR. Mais de 1% dos indivíduos com 70 anos e 10% daqueles com mais de 80 anos também apresentam resultados do teste de RPR falso-positivos com baixos títulos. Na maioria dos casos, o título é inferior a 1:8, porém alguns pacientes com linfoma e outras doenças apresentam resultados falso-positivos com títulos muito elevados.

Neurossífilis

Em um paciente com sífilis, na ausência de sinais e sintomas de doença neurológica, a neurossífilis assintomática é diagnosticada quando existem anormalidades no LCS, como pleocitose linfocítica, elevação das proteínas ou resultado reativo do VDRL. Diferentemente dos testes sorológicos, os testes de VDRL e RPR não têm o mesmo desempenho no LCS, e recomenda-se apenas o VDRL. Embora vários outros processos possam causar pleocitose ou elevação das proteínas no LCS, a obtenção de resultados falso-positivos do VDRL no LCS é rara na ausência de punção traumática. Se o LCS for normal 2 anos ou mais após a infecção inicial, não é provável que apareçam posteriormente achados positivos do LCS. As punções lombares de rotina para exame do LCS não estão indicadas para pacientes imunocompetentes e neurologicamente assintomáticos com sífilis precoce. A punção lombar em indivíduos infectados pelo HIV com sífilis precoce é objeto de controvérsia.[13] Embora os indivíduos infectados pelo HIV, particularmente aqueles com contagens de células CD4 inferiores a 350 células/μℓ ou com título de RPR igual ou superior a 1:32, possam ter mais probabilidade de apresentar anormalidades do líquido cerebrospinal compatíveis com neurossífilis, não há evidências de que a punção lombar nesses pacientes assintomáticos possa levar a uma melhora dos desfechos clínicos. Embora um FTA-ABS não reagente do LCS possa ser útil para excluir o diagnóstico, nenhum diagnóstico de neurossífilis deve se basear exclusivamente no teste de FTA-ABS no LCS.

Na meningite sifilítica, o LCS revela pleocitose linfocítica, com aumento das proteínas e, em geral, concentrações normais de glicose. O teste de VDRL do LCS é frequentemente reativo. Raramente, a concentração de glicose do LCS está diminuída. Sem tratamento, ocorre geralmente resolução da meningite sifilítica, à semelhança do curso de outras manifestações da sífilis precoce. Essa síndrome pode simular a meningite tuberculosa ou fúngica ou a meningite não purulenta de várias causas.

Na *tabes dorsalis*, o teste de VDRL sérico não é reativo em até 30 a 40% dos pacientes, e 10 a 20% dos pacientes (até mesmo antes do advento da penicilina) apresentam resultados normais do VDRL no LCS. O teste de FTA-ABS no soro é quase sempre reativo. Na paresia geral, o LCS é quase sempre anormal, com pleocitose linfocítica e aumento da concentração total de proteínas. O teste de VDRL é habitualmente reativo no LCS e no soro.

Sífilis congênita

Como muitos lactentes com sífilis congênita podem ser clinicamente normais ao nascimento, porém desenvolvem doença grave e sintomática algumas semanas mais tarde, é importante determinar se um recém-nascido com teste sorológico reativo para sífilis apresenta anticorpos maternos de transferência passiva ou se está ativamente infectado. Se a mãe foi adequadamente tratada para sífilis durante a gravidez, e o lactente for clinicamente normal ao nascimento, uma opção é monitorar cuidadosamente o lactente por meio de exames seriados e títulos de RPR. Se o resultado positivo da RPR no lactente for causado pela transferência passiva de anticorpos maternos, o título cairá acentuadamente nos primeiros 2 meses de vida; um título crescente indica doença ativa e necessidade de tratamento. Entretanto, o risco de acompanhamento inadequado de recém-nascidos RPR-positivos, porém clinicamente normais, torna a administração empírica imediata de terapia efetiva uma alternativa atraente.

TRATAMENTO

Treponema pallidum é inibido por menos de 0,01 μg/mℓ de penicilina G. Como os treponemas se dividem lentamente, e a penicilina só atua nas células em divisão, é necessário manter níveis séricos de penicilina durante muitos dias (Tabela 303.4).[14]

Sífilis infecciosa precoce

A sífilis precoce (< 1 ano) pode ser tratada com uma injeção única de 2,4 milhões de unidades de penicilina G benzatina, que proporciona níveis séricos baixos, porém efetivos, durante cerca de 2 semanas, produzindo cura em aproximadamente 95% dos pacientes. Não é necessário analisar o LCS nesse estágio, visto que a penicilina previne o desenvolvimento posterior de neurossífilis.

Indivíduos com outras infecções sexualmente transmissíveis podem ter sido expostos à sífilis no momento em que se infectaram. O tratamento com uma dose única de antibióticos betalactâmicos (penicilinas, cefalosporinas), que proporcionam níveis séricos relativamente elevados por um breve período de tempo, é ineficaz na sífilis precoce estabelecida, porém é curativo se a doença ainda estiver na fase de incubação. O esquema de ceftriaxona para tratamento da gonorreia (ver Capítulo 283) provavelmente é curativo para a sífilis durante o período de incubação, porém indica-se um acompanhamento cuidadoso do paciente se houver suspeita de exposição à sífilis em um paciente tratado com ceftriaxona para gonorreia. Um ensaio clínico randomizado multicêntrico realizado na China mostrou que a ceftriaxona (1 g IV, 1 vez/dia, por 10 dias) não foi inferior à penicilina G benzatina (2,4 milhões de unidades IM, 1 vez/semana, durante 2 semanas) em pacientes imunocompetentes não grávidas com sífilis precoce.[A1] O tratamento com dose única de 2 g de azitromicina administrada por via oral foi tão efetivo quanto a terapia com penicilina benzatina em diversos estudos de sífilis precoce, porém foram relatadas falhas do tratamento em indivíduos coinfectados pelo HIV. Atualmente, a azitromicina não deve ser utilizada no tratamento da sífilis precoce, a não ser que se possa garantir um acompanhamento rigoroso do paciente. Por outro lado, a combinação de amoxicilina oral, na dose de 3 g, mais probenecida é altamente efetiva e tolerada no tratamento da sífilis em pacientes com infecção pelo HIV.[15]

Em pacientes alérgicos à penicilina, recomenda-se a administração oral de 100 mg de doxiciclina, 2 vezes/dia, durante 14 dias. É necessário um acompanhamento particularmente cuidadoso em pacientes tratados com outros fármacos além da penicilina, visto que eles podem não aderir totalmente a esses ciclos prolongados de terapia oral, e visto que esses esquemas foram menos avaliados clinicamente. A ceftriaxona, administrada em doses diárias de 500 mg a 1 g IM, durante 10 dias, pode ser efetiva, mas só foi estudada em um pequeno número de pacientes com sífilis. As quinolonas não têm essencialmente nenhum efeito sobre a doença.

Sífilis com mais de 1 ano de duração

O tratamento prolongado com injeções intramusculares de 2,4 milhões de unidades de penicilina G benzatina, 1 vez/semana, durante 3 semanas, é recomendado no tratamento da sífilis latente tardia e da sífilis latente de duração desconhecida. Evidências limitadas sugerem que o tratamento da sífilis latente com uma dose total de 7,2 milhões de unidades de penicilina benzatina por um período de 3 semanas é curativo, mesmo se o paciente tiver neurossífilis assintomática.

Embora não haja nenhuma evidência de que a terapia com antimicrobianos seja clinicamente benéfica em pacientes com sífilis cardiovascular, recomenda-se o tratamento para evitar a progressão continuada da doença, e tendo em vista que aproximadamente 15% dos pacientes com sífilis cardiovascular apresentam neurossífilis associada. Se o paciente for alérgico à penicilina, é obrigatório que o LCS seja examinado antes de iniciar o tratamento; se o LCS estiver anormal, uma dessensibilização à penicilina é recomendada. Na presença de LCS normal, a tetraciclina (500 mg VO, 4 vezes/dia) ou a doxiciclina (100 mg VO, 2 vezes/dia) administrada por 4 semanas são provavelmente efetivas.

Neurossífilis, sífilis ocular e otossífilis

São recomendadas doses maiores de penicilina para indivíduos com neurossífilis diagnosticada (ver Tabela 303.4). A paresia geral responde bem à terapia com penicilina se for administrada precocemente, embora possa ocorrer declínio neurológico progressivo mais tarde em até um terço dos pacientes tratados. Foi relatado que a carbamazepina, em doses de 400 a 800 mg/dia, alivia efetivamente a dor fulgurante da *tabes dorsalis*. Embora estudos publicados mostrem que um total de 6 a 9 milhões de unidades de penicilina G produz uma resposta clínica satisfatória em cerca de 90% dos pacientes com neurossífilis que não apresentam infecção pelo HIV, as diretrizes atuais recomendam doses mais altas de penicilina (até 24 milhões de unidades de penicilina G intravenosa ao dia, durante pelo menos 10 dias) em todos os pacientes com neurossífilis, sífilis ocular e otossífilis. A terapia para neurossífilis pode resultar em aumento da pleocitose do LCS por 7 a 10 dias após o início do tratamento e pode converter transitoriamente um LCS normal em anormal.

Sífilis durante a gravidez

Em razão do risco para o feto, a avaliação e o tratamento de uma paciente grávida RPR-positiva precisam ser rápidos, particularmente se a paciente for examinada pela primeira vez nos estágios finais da gestação. Se o resultado de um teste treponêmico confirmatório for positivo, e a paciente ainda não tiver sido tratada, deve-se administrar penicilina em doses apropriadas para a sífilis precoce ou tardia, conforme descrito anteriormente. Nas pacientes alérgicas à penicilina, é preferível efetuar a dessensibilização ao fármaco. Em razão da toxicidade (tetraciclina) ou da falta de eficácia (eritromicina), as pacientes não devem ser tratadas com tetraciclina ou eritromicina. Em pacientes que são RPR-positivas, mas que apresentam teste treponêmico negativo e não têm sinais clínicos de sífilis, o tratamento pode ser suspenso; um teste de RPR quantitativo e outro teste treponêmico devem ser repetidos em 4 semanas. Se houver elevação de 4 vezes ou mais no título treponêmico, ou se houver desenvolvimento de sinais clínicos de sífilis, a paciente deve ser tratada. Se o diagnóstico permanecer equívoco após repetir o exame, a paciente deve ser tratada para evitar a possibilidade de doença no recém-nascido. Após o tratamento, o título de RPR quantitativo deve ser monitorado mensalmente; se houver uma elevação de 4 vezes, a paciente deve ser novamente tratada.

Sífilis congênita

O tratamento adequado da mãe evita habitualmente a sífilis congênita ativa no recém-nascido. Entretanto, os lactentes infectados podem ser clinicamente normais ao nascer e o lactente pode ser soronegativo se a infecção da mãe foi adquirida no final da gestação. O lactente deve ser tratado ao nascimento se a mãe não tiver recebido nenhum tratamento, se recebeu tratamento inadequado ou, ainda, se foi tratada com outros fármacos diferentes da penicilina, se a mãe ainda não respondeu à terapia possivelmente efetiva ou se o lactente não pode ser cuidadosamente monitorado por vários meses após o nascimento. O LCS do lactente deve ser analisado antes do tratamento. Se o LCS estiver normal, a criança pode ser tratada com uma única injeção intramuscular de 50.000 unidades/kg (até 2,4 milhões de unidades) de penicilina G benzatina. Se o LCS estiver anormal, o lactente deve ser tratado com 50.000 unidades/kg de penicilina G aquosa administrada por via intramuscular ou intravenosa, 2 vezes/dia, durante um mínimo de 10 dias. Como alternativa, pode-se administrar uma única injeção intramuscular diária de 50.000 unidades/kg de penicilina procaína durante 10 dias. Outros agentes antimicrobianos diferentes da penicilina não são recomendados no tratamento da sífilis congênita.

Tabela 303.4 Tratamento da sífilis com penicilina, de acordo com as recomendações do U.S. Public Health Service.

INDICAÇÕES PARA TRATAMENTO DA SÍFILIS*	DOSAGEM E ADMINISTRAÇÃO†	
	PENICILINA G BENZATINA	BENZILPENICILINA G AQUOSA OU PENICILINA G PROCAÍNA
Sífilis primária, secundária e latente precoce (< 1 ano); tratamento epidemiológico	Total de 2,4 milhões de unidades; dose única IM de duas injeções de 1,2 milhão de unidades em uma única sessão	Total de 4,8 milhões de unidades IM em doses de 600.000 unidades/dia, durante 8 dias consecutivos
Sífilis latente tardia (> 1 ano); sífilis cardiovascular, benigna latente (cutânea, óssea, goma visceral)	Total de 7,2 milhões de unidades IM em doses de 2,4 milhões de unidades a intervalos de 7 dias, durante um período de 21 dias	Total de 9 milhões de unidades IM em doses de 600.000 unidades/dia, durante um período de 15 dias
Neurossífilis sintomática ou assintomática	2 a 4 milhões de unidades de penicilina G aquosa (cristalina) IV, a cada 4 h, durante pelo menos 10 dias	2 a 4 milhões de unidades de penicilina procaína IM diariamente e 500 mg de probenecida VO, 4 vezes/dia, durante 10 a 14 dias
Congênita		
Lactentes	LCS normal: total de 50.000 unidades/kg IM em dose única ou fracionada em uma sessão	LCS anormal: total de 50.000 unidades/kg/dia IM durante 10 dias consecutivos‡
Crianças de mais idade	LCS normal: o mesmo que para a sífilis congênita precoce, até 2,4 milhões de unidades	LCS anormal: 200.000 a 300.000 unidades/kg/dia de penicilina cristalina aquosa IV, durante 10 a 14 dias

LCS = líquido cerebrospinal. *Durante a gravidez, o tratamento depende da fase da sífilis. †As doses individuais podem ser fracionadas para injeção em cada nádega para minimizar o desconforto. ‡Para a penicilina aquosa, administrar em 2 doses intravenosas fracionadas por dia; para a penicilina procaína, administrar uma dose única diária IM. Dados de Workowski KA, Bolan GA. Sexually transmitted diseases treatment guidelines, 2015. *MMWR Recomm Rep.* 2015;64:1-137.

Reações de Jarisch-Herxheimer

Até 60% dos pacientes com sífilis precoce e uma proporção significativa de pacientes com sífilis em fases tardias apresentam uma reação febril transitória após tratamento da sífilis. A patogenia não está bem esclarecida, mas pode ser causada pela liberação de antígenos dos espiroquetas.

Em geral, essa reação ocorre nas primeiras horas após a terapia, alcança um pico em 6 a 8 horas e desaparece nas primeiras 12 a 24 horas de terapia. Em certas ocasiões, as reações de Jarisch-Herxheimer são confundidas com reações alérgicas à terapia da sífilis. Em geral, a elevação da temperatura é de baixo grau, e, com frequência, há mialgias, cefaleia e mal-estar associados. As lesões cutâneas da sífilis secundária são frequentemente exacerbadas durante a reação de Jarisch-Herxheimer, e as lesões cutâneas que não eram aparentes podem se tornar visíveis. A reação geralmente não tem nenhum significado clínico, e a maioria dos casos pode ser tratada com salicilatos. Os corticosteroides têm sido utilizados na prevenção dos efeitos adversos da reação de Jarisch-Herxheimer, porém não há evidências de que sejam clinicamente benéficos (além de reduzir a febre) ou necessários. A instituição do tratamento com pequenas doses de penicilina não evita a reação.

RASTREAMENTO E PREVENÇÃO

Os homens HIV-positivos ou que fazem sexo com homens devem ser submetidos a rastreamento para sífilis, alguns talvez a cada 3 meses.[16] Recomenda-se também o rastreamento para outros indivíduos de alto risco, como pacientes com sífilis anterior, parceiro sexual infectado ou mais de quatro parceiros sexuais no ano precedente.[17]

Todos os pacientes com sífilis devem ser notificados às autoridades de saúde pública. Na ausência de uma vacina efetiva, o controle da doença depende da identificação e do tratamento dos indivíduos com lesões infecciosas de sífilis primária e secundária, antes que possam transmitir a infecção, bem como da identificação e do tratamento de indivíduos com sífilis em período de incubação, antes do desenvolvimento das lesões infecciosas. Todos os pacientes com sífilis precoce (primária, secundária ou latente precoce) devem ser cuidadosamente entrevistados por pessoas qualificadas para determinar a natureza de seus contatos sexuais recentes. Constata-se que cerca de 16% dos contatos recentes declarados por pacientes com sífilis precoce apresentam sífilis ativa não tratada ao exame.

Recomenda-se o tratamento dos contatos sexuais de pacientes com sífilis precoce com 2,4 milhões de unidades de penicilina G benzatina IM, mesmo se os contatos forem clínica e sorologicamente normais ao exame. Isso se deve ao fato de que 30% dos contatos clinicamente normais que não são tratados acabam desenvolvendo sífilis. Em geral, administra-se um tratamento preventivo a todos os contatos sexuais nos últimos 90 dias, embora quase todos os casos de sífilis em contatos se desenvolvam nos primeiros 60 dias após a exposição.

Estima-se que aproximadamente 1 milhão de mulheres grávidas estejam infectadas com sífilis em todo o mundo. O rastreamento e o tratamento pré-natais com uma dose única de benzilpenicilina benzatina cura a sífilis tanto materna quanto congênita. As estratégias preventivas para eliminar a transmissão da doença da mãe para o filho estão em fase de estudo.[18]

PROGNÓSTICO

Exames de acompanhamento

Todos os pacientes soronegativos para HIV com sífilis precoce ou congênita devem retornar para determinação dos títulos quantitativos de VDRL e exame clínico 6 e 12 meses após o tratamento. Nos pacientes HIV-positivos, os testes sorológicos devem ser repetidos em 3, 6, 9 e 12 meses. Os pacientes com sífilis latente tardia também devem ser examinados 24 meses após a terapia.

Em cerca de 80 a 85% dos pacientes com sífilis precoce (*i. e.*, primária, secundária ou latente precoce), os títulos quantitativos de RPR declinam em duas ou mais diluições (4 vezes) 6 e 12 meses após o tratamento. Em pacientes com cicatriz sorológica (*serofast*) (*i. e.*, aqueles cujos títulos não declinam adequadamente), os resultados reagentes prolongados do teste de RPR estão associados à idade avançada, aos títulos iniciais mais baixos de RPR, à infecção prolongada ou de fase mais avançada (primária < secundária < latente precoce). A repetição do tratamento em pacientes com cicatriz sorológica na RPR aos 6 meses leva a uma resposta sorológica à sífilis em uma minoria de pacientes. A reatividade crônica da RPR em baixos títulos após tratamento é muito mais comum nos casos de sífilis tardia e não deve ser vista de modo alarmante. Os resultados dos testes treponêmicos podem permanecer positivos por vários anos, apesar do tratamento adequado. Uma elevação de 4 vezes ou mais no título de RPR após terapia constitui uma evidência suficiente para repetir o tratamento. Pacientes com sífilis precoce tratada são suscetíveis à reinfecção, e muitas recidivas clínicas e sorológicas após a terapia constituem, provavelmente, reinfecções.

Pacientes com neurossífilis devem ser monitorados com testes sorológicos durante pelo menos 3 anos e com exames repetidos do LCS em intervalos de 6 meses. A pleocitose do LCS é a primeira anormalidade a desaparecer, porém as contagens de células podem não ser normais durante 1 a 2 anos. Os níveis elevados de proteína do LCS diminuem ainda mais lentamente, seguidos de uma alteração no resultado positivo do VDRL no LCS, que pode levar anos para se tornar negativo. A elevação das contagens de células, dos níveis de proteínas e dos títulos de VDRL no LCS observada durante o acompanhamento constitui uma indicação para a repetição do tratamento. Declínios apropriados nos títulos séricos de anticorpos não treponêmicos refletem melhora dos parâmetros do LCS.

A antibioticoterapia deve, em última análise, curar praticamente todos os pacientes com sífilis precoce ou secundária, embora possam ocorrer falhas terapêuticas em pacientes com infecção concomitante com HIV. Na *tabes dorsalis*, a penicilina habitualmente interrompe a progressão da doença, porém não reverte os sintomas. Em geral, a sífilis meningovascular responde de modo satisfatório, exceto no caso de dano residual em consequência de infartos isquêmicos.

Grau A Recomendação de grau A

A1. Cao Y, Su X, Wang Q, et al. A multicenter study evaluating ceftriaxone and benzathine penicillin G as treatment agents for early syphilis in Jiangsu, China. *Clin Infect Dis.* 2017;65:1683-1688.

REFERÊNCIAS BIBLIOGRÁFICAS

As referências bibliográficas, bem como os outros materiais suplementares deste livro, encontram-se no GEN-IO, nosso ambiente virtual de aprendizagem.

304 TREPONEMATOSES NÃO SIFILÍTICAS

KHALIL G. GHANEM E EDWARD W. HOOK, III

DEFINIÇÃO

As treponematoses não sifilíticas – bouba, sífilis endêmica (anteriormente conhecida como bejel) e pinta – são as doenças espiroquetais causadas por subespécies do *Treponema pallidum* (bouba e sífilis endêmica) e pelo microrganismo estreitamente relacionado, *Treponema carateum* (pinta). À semelhança da sífilis, as treponematoses não sifilíticas são habitualmente transmitidas por contato direto com uma lesão cutânea ou mucosa infecciosa. A história natural das treponematoses não sifilíticas também apresenta uma série de semelhanças com a da sífilis (ver Capítulo 303).

O patógeno

A bouba é causada por *T. pallidum*, subespécie *pertenue*, enquanto a sífilis endêmica é causada por *T. pallidum*, subespécie *endemicum*; e a pinta, por *T. carateum*. As subespécies de *T. pallidum* que causam treponematoses não sifilíticas estão estreitamente relacionadas com *T. pallidum*, subespécie *pallidum*, que causa a sífilis venérea; existe um elevado grau (mais de 99%) de homologia do DNA, e elas compartilham antígenos restritos a um único patógeno.[1] Análises recentemente descritas sobre variações em sequências genéticas entre subespécies de *T. pallidum* prometem o futuro esclarecimento das diferenças biopatológicas entre as subespécies, bem como respostas à antiga questão da origem da sífilis. À semelhança de *T. pallidum*, esses treponemas são bactérias espiroquetas com estrutura helicoidal, e medem cerca de 0,2 μm de diâmetro e 10 μm de comprimento. São visíveis por microscopia de campo escuro, porém não podem ser cultivados *in vitro* por períodos prolongados.

EPIDEMIOLOGIA

Em todo o mundo, as treponematoses não sifilíticas são raras. Entretanto, as taxas estão aumentando (particularmente no caso da bouba) em algumas regiões onde programas de controle anteriores, coordenados pela Organização Mundial da Saúde (OMS) reduziram drasticamente a prevalência da doença. A bouba prevalece em regiões úmidas, incluindo áreas rurais da África tropical, Américas, Sudeste Asiático e Pacífico ocidental. A maioria dos casos concentra-se em três países: Gana, Papua-Nova Guiné e Ilhas de Salomão. A maior incidência é observada em crianças de 2 a 5 anos. A sífilis endêmica ocorre em climas mais áridos, incluindo África, países do leste do Mediterrâneo, península Arábica, Ásia central e Austrália. A pinta ocorre em áreas tropicais rurais das Américas Central e do Sul e afeta principalmente crianças de mais idade e adolescentes. Os seres humanos são os únicos portadores conhecidos das treponematoses não sifilíticas, porém foram descritas cepas de *T. pallidum* associadas a lesões genitais em babuínos africanos, e foram obtidas evidências sorológicas de infecção por *T. pallidum* em macacos.[2] O espiroqueta entra na pele somente após ocorrer solução de continuidade, como arranhadura ou picada de inseto. Acredita-se que a transmissão ocorra por contato direto da pele ou por contaminação indireta pelas mãos ou por fômites, o que é facilitado por condições de higiene pessoal precária e aglomeração.

BIOPATOLOGIA

As lesões primárias nodulares ou ulcerativas normalmente surgem nos locais de inoculação, após um período de incubação de várias semanas. As lesões primárias não tratadas servem como fonte de disseminação local através de arranhadura ou por disseminação hematogênica, dando origem a um estágio secundário de infecção, caracterizado pelo desenvolvimento de manifestações generalizadas que acometem a pele, os linfonodos, o osso ou a cartilagem. Sem tratamento, as manifestações primárias e secundárias da infecção desaparecem, e esta torna-se latente e apenas detectável por meio de testes sorológicos. Entretanto, podem ocorrer manifestações secundárias recorrentes periódicas por vários anos. Uma proporção de indivíduos com infecção de longa duração sem tratamento corre risco de sequelas tardias, que podem incluir deformidade óssea, destruição da cartilagem nasal ou alterações crônicas da pele. Diferentemente da sífilis, as treponematoses não sifilíticas são principalmente doenças infantis, não são transmitidas através da placenta e não invadem o sistema nervoso central (SNC) para causar doença clínica.

MANIFESTAÇÕES CLÍNICAS

A bouba, que é a treponematose não sifilítica mais comum, produz uma pápula cutânea no local de inoculação, depois de um período de incubação de 3 a 4 semanas. Os locais mais comuns são as pernas e as nádegas. A pápula aumenta, ulcera e forma uma crosta serosa, a partir da qual os treponemas podem ser recuperados. A pápula, que cicatriza de modo espontâneo em 6 meses, pode ser acompanhada de linfadenite regional. Um exantema secundário generalizado ocorre antes ou depois da cicatrização da lesão inicial; ele também é papular e, com frequência, coberto com crostas marrons. Podem ocorrer recidivas de grupos de lesões, formação de papilomas e acometimento das superfícies plantares dos pés por lesões hiperceratóticas. A periostite dos ossos longos leva à hipersensibilidade, e pode-se observar a presença de febre. Lesões recidivantes da bouba precoce podem ocorrer durante um período de vários anos, resultando em ulcerações crônicas e lesões gomosas destrutivas que afetam a pele e os ossos.

A sífilis endêmica produz placas nas membranas mucosas da cavidade oral e da faringe, podendo causar pápulas divididas na junção mucocutânea dos ângulos da boca. As regiões anal, genital e outras áreas intertriginosas da pele podem ser afetadas por lesões que se assemelham à sífilis secundária. A linfadenite regional é comum, e os exantemas generalizados são raros. A cicatrização dessas lesões precoces é seguida de latência, que se manifesta como soropositividade, ou de lesões tardias que se assemelham à sífilis terciária gomosa (ver Capítulo 303). As lesões incluem úlceras cutâneas nodulares, deformidades ósseas e lesões ulcerativas que podem perfurar o palato.

A pinta começa de modo semelhante como pápula cutânea com linfadenite regional, seguida de erupção maculopapular generalizada. Cerca de 1 a 3 anos após a cicatrização da lesão inicial, observa-se o desenvolvimento de grandes máculas marrons ou azuis hiperpigmentadas; subsequentemente, elas perdem o pigmento e tornam-se brancas. O tempo necessário para que as lesões passem por esses estágios varia, de modo que o mesmo paciente pode apresentar áreas coexistentes de pigmentação aumentada e perda de pigmento.

DIAGNÓSTICO

A diferenciação clínica das úlceras cutâneas pode representar um desafio, exigindo a integração das características epidemiológicas, achados clínicos e resultados dos exames laboratoriais de suporte, mas não diagnósticos. As lesões cutâneas das treponematoses endêmicas podem se assemelhar a outros processos cutâneos, incluindo impetigo (ver Capítulo 410), escabiose, infecções fúngicas cutâneas (ver Capítulo 409) e outras doenças. Na microscopia de campo escuro, é possível observar diretamente os espiroquetas causadores de lesões cutâneas precoces; entretanto, a microscopia de campo escuro raramente está disponível em ambientes onde as treponematoses não sifilíticas são observadas. Não existe nenhum teste específico para qualquer uma das treponematoses não sifilíticas, porém os testes sorológicos para sífilis detectam anticorpos de reação cruzada nessas doenças. O teste da reagina plasmática rápida (RPR),[3] o teste do Venereal Disease Research Laboratory (VDRL) e os testes treponêmicos específicos fornecem resultados positivos se o soro for obtido pelo menos 2 semanas após o aparecimento inicial das lesões. Recentemente, testes realizados no local de assistência do paciente mostraram ter características adequadas de desempenho para a detecção sorológica da bouba.

PREVENÇÃO

A prevalência dessas doenças foi reduzida drasticamente na década de 1950 por meio de campanhas de tratamento em massa com penicilina. Nesse período, a campanha da OMS reduziu a prevalência mundial da bouba, por exemplo, em 95%. Entretanto, essas campanhas não foram adequadas para erradicar a doença, e, nesses últimos anos, houve um aumento na prevalência da bouba. Em 2012, a OMS lançou uma estratégia para a erradicação da bouba até 2020 utilizando azitromicina, em vez de penicilina, como terapia preferida para a infecção. As estimativas atuais são de que até 2,5 milhões de pessoas estejam infectadas no mundo, das quais 75% têm menos de 15 anos. Enquanto a penicilina é efetiva tanto no tratamento quanto na prevenção da infecção, as exigências de transporte a frio, a administração parenteral e, algumas vezes, as alergias comprometem a utilidade do fármaco. Estudos recentes sobre a etiologia das úlceras cutâneas em crianças, realizados em Papua-Nova Guiné, demonstraram que *Haemophilus ducreyi*, o agente causador do cancroide, provoca úlceras cutâneas entre crianças de regiões onde a bouba é endêmica, que são difíceis de diferenciar clinicamente das úlceras da bouba.[4] Os estudos que demonstraram a eficácia da azitromicina oral em dose única para ambas as infecções simplificaram e expandiram as estratégias práticas de intervenção. Por exemplo, dados obtidos de Papua-Nova Guiné indicam que o tratamento em massa com azitromicina pode reduzir a prevalência da bouba ativa e latente em áreas endêmicas.[5]

TRATAMENTO E PROGNÓSTICO

A penicilina G benzatina de ação longa em dose única, de 1,2 milhão de unidades IM, tem sido o tratamento preferido em pacientes com lesões precoces.[6] Em pacientes que apresentam manifestações tardias, essa terapia deve ser repetida 2 vezes, com intervalo de aproximadamente 7 dias. As lesões precoces sofrem cicatrização rápida, e a maioria dos casos soropositivos converte no estado soronegativo. Lesões destrutivas tardias levam mais tempo para apresentar melhora. Um ensaio clínico randomizado demonstrou que a azitromicina VO, 30 mg/kg até uma dose máxima de 2 g, é tão efetiva quanto a penicilina no tratamento da bouba, proporcionando a primeira alternativa em dose única e de administração fácil à penicilina no tratamento e na prevenção das treponematoses não sifilíticas.[A1] Como a bouba e o tracoma são coendêmicos em diversas regiões, e uma dose mais baixa de azitromicina (20 mg/kg) tem sido utilizada para a eliminação do tracoma, foi conduzido um ensaio clínico randomizado para comparar a eficácia da azitromicina em dose padrão (30 mg/kg) com a azitromicina em baixa dose (20 mg/kg) no tratamento da bouba ativa e latente, visto que este último esquema pode ser administrado simultaneamente para a bouba e o tracoma.[7] A azitromicina em baixa dose não alcançou a margem de não inferioridade prescrita em comparação com a azitromicina em dose padrão para produzir cura clínica e sorológica na bouba ativa confirmada por reação em cadeia da polimerase.[A2] Como a margem não foi alcançada em decorrência de um único participante que foi um fracasso sorológico, outras autoridades concluíram que a evidência epidemiológica deve sugerir que ambos os esquemas posológicos parecem ser igualmente efetivos contra a bouba. A erradicação da bouba utiliza um único ciclo de tratamento em massa com azitromicina. Entretanto, um acompanhamento a longo prazo mostrou que essa estratégia não teve sucesso na eliminação a longo prazo da bouba em comunidades altamente endêmicas, em decorrência de doença recorrente e em um caso em razão de uma mutação dos genes que conferem resistência à azitromicina. O tratamento repetido em massa poderia ser necessário para eliminar a bouba.[8]

Grau A Recomendações de grau A

A1. Mitja O, Hays R, Ipai A, et al. Single-dose azithromycin versus benzathine benzylpenicillin for treatment of yaws in children in Papua New Guinea: an open-label, non-inferiority, randomized trial. *Lancet.* 2012;379:342-347.

A2. Marks M, Mitja O, Bottomley C, et al. Comparative efficacy of low-dose versus standard-dose azithromycin for patients with yaws: a randomised non-inferiority trial in Ghana and Papua New Guinea. *Lancet Glob Health.* 2018;6:e401-e410.

REFERÊNCIAS BIBLIOGRÁFICAS

As referências bibliográficas, bem como os outros materiais suplementares deste livro, encontram-se no GEN-IO, nosso ambiente virtual de aprendizagem.

305 DOENÇA DE LYME

GARY P. WORMSER

DEFINIÇÃO

A doença de Lyme (também conhecida como borreliose de Lyme) é uma infecção zoonótica, transmitida por determinadas espécies de carrapatos *Ixodes* e causada por um grupo de espiroquetas inter-relacionados, designados formalmente como *Borrelia burgdorferi lato sensu* ou, simplesmente, como borrélia de Lyme.[1,2] A doença de Lyme foi descrita pela primeira vez em 1977, após a investigação de um grupo de casos de artrite em crianças que viviam na região de Lyme, Connecticut. Com uma estimativa anual de mais de 300.000 casos,[3] trata-se da infecção transmitida por vetor mais comum nos EUA; a doença de Lyme também é uma infecção de importância para a saúde pública tanto na Europa quanto na Ásia. A manifestação clínica mais comum consiste em uma lesão cutânea característica, denominada eritema migratório (ou eritema *migrans*). Essa lesão resulta de inflamação associada à disseminação centrífuga do espiroqueta dentro da pele a partir do local onde o carrapato depositou o microrganismo. O espiroqueta também pode se disseminar por via hematogênica para outros locais da pele, resultando em lesões cutâneas de eritema migratório secundário, ou para outros locais diferentes da pele, como as articulações, o sistema nervoso ou o coração, levando a uma variedade de manifestações clínicas extracutâneas.[4]

O patógeno

Nos EUA, a espécie de borrélia de Lyme que é responsável pela maioria das infecções humanas é *B. burgdorferi* (também designada como *B. burgdorferi stricto sensu*). Embora *B. burgdorferi* também cause doença de Lyme na Europa, em seu conjunto, outras espécies de borrélia de Lyme, que podem ser diferenciadas genotipicamente, são responsáveis pela maioria das infecções na Europa, particularmente *Borrelia afzelii* e *Borrelia garinii*. O fato de que pelo menos seis espécies de borrélia de Lyme possam causar a infecção na Europa criou desafios sorodiagnósticos e explica a variedade mais ampla de possíveis manifestações clínicas, em comparação com os EUA (ver adiante). *Borrelia garinii* parece ser mais neurotrópica, enquanto *B. burgdorferi* é a mais artritogênica entre as espécies de borrélia de Lyme.

EPIDEMIOLOGIA

Nos EUA, mais de 95% dos casos de doença de Lyme estão concentrados em apenas 14 estados: 12 estados do leste e dois na região central do norte. Os estados com o maior número de casos são Pensilvânia, Massachusetts, Nova York, Nova Jersey e Connecticut. *Ixodes scapularis* (também conhecido como carrapato do cervo ou carrapato-de-patas-negras) é o carrapato vetor nesses estados. *Ixodes pacificus* é o vetor nos casos que ocorrem na região do noroeste. A doença de Lyme também ocorre em áreas limitadas do Canadá. Casos de doença de Lyme também ocorrem em toda a região temperada da Europa e são particularmente comuns na Escandinávia e em países da Europa central, como Eslovênia, Áustria e Alemanha. *Ixodes ricinus* transmite a infecção na Europa, enquanto *Ixodes persulcatus* é o vetor na região asiática da Rússia, na China e no Japão. Como a doença de Lyme é principalmente prevalente na região norte do Hemisfério Norte, ela pode ser diagnosticada de modo incorreto particularmente em pessoas que viajam para as partes do sul do mundo.[5]

Os principais reservatórios da borrélia de Lyme (*i. e.*, a fonte de infecção dos carrapatos) nos EUA e na Eurásia são pequenos mamíferos, como camundongos e certas espécies de aves. O cervo desempenha um papel essencial no ciclo de vida das espécies de carrapato *I. scapularis*, porém, não são um reservatório competente de *B. burgdorferi*.

A probabilidade de adquirir a doença de Lyme está diretamente relacionada com a exposição a ambientes onde há carrapatos infectados. Dos três estágios de alimentação no ciclo de vida de *I. scapularis*, o segundo, ou estágio de ninfa, é o mais importante do ponto de vista epidemiológico para a transmissão da infecção nos seres humanos. O primeiro estágio, ou estágio de larva, é um estágio não infectado, que é incapaz de transmitir essa infecção. Embora o terceiro estágio (*i. e.*, o estágio adulto do carrapato) tenha mais probabilidade de ser infectado por *B. burgdorferi* do que o estágio de ninfa, ele é menos importante na transmissão para seres humanos, visto que está presente no ambiente em menor número, e tendo em vista que a atividade humana ao ar livre é menor durante os períodos da primavera e do outono, quando os carrapatos nesse estágio procuram alimentar-se de sangue. Além disso, os carrapatos adultos são maiores, e suas picadas causam mais irritação na pele do que as picadas de carrapatos no estágio de ninfa, aumentando, assim, a probabilidade de serem notados e retirados pela pessoa que foi picada. Se não forem removidos, os carrapatos *Ixodes* habitualmente alimentam-se durante pelo menos 3 dias (Figura 305.1). A transmissão de *B. burgdorferi* por carrapatos *I. scapularis* ou *I. pacificus* normalmente ocorre mais de 36 horas

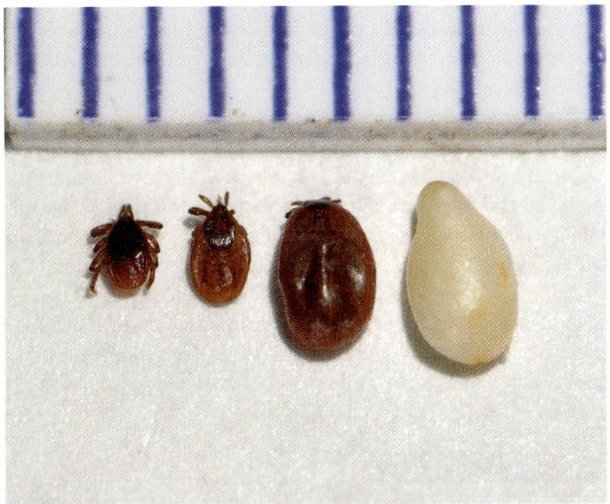

FIGURA 305.1 **Da esquerda para a direita, um carrapato *Ixodes scapularis* no estágio de ninfa não alimentado, um carrapato *I. scapularis* no estágio de ninfa depois de cerca de 48 horas de alimentação, um carrapato *I. scapularis* no estágio de ninfa depois de cerca de 126 horas de alimentação e uma semente de gergelim. A distância entre as marcas da régua é de 1 mm. (Cortesia de Kam Truhn, Fordham University.)**

depois do início da refeição de sangue, dando a oportunidade de prevenção da infecção simplesmente pela identificação e retirada do carrapato.[5] A transmissão de *B. afzelii* pelo carrapato europeu *I. ricinus* é consideravelmente mais rápida, entretanto, ocorre frequentemente nas primeiras 24 horas de alimentação do carrapato.

Nos EUA, a maioria dos casos de eritema migratório ocorre de junho a agosto. Existe uma distribuição etária bimodal, com as maiores incidências em crianças de 5 a 15 anos e em adultos de 45 e 55 anos, embora indivíduos de todas as idades corram risco. Nos EUA, a incidência da doença de Lyme notificada está aumentando, em parte como consequência da expansão da população de cervos e da disseminação dos carrapatos *I. scapularis* infectados para novas áreas geográficas.[6]

As manifestações extracutâneas têm uma probabilidade ligeiramente menor de ocorrer do que o eritema migratório durante o período de junho a agosto, visto que o intervalo entre a picada do carrapato e o aparecimento dessas manifestações é maior. Como os carrapatos *I. scapularis* adultos podem se tornar ativos nos dias quentes do inverno, casos de eritema migratório podem ocorrer, em certas ocasiões, até mesmo nos meses mais frios.

BIOPATOLOGIA

Borrelia burgdorferi é depositada pelo carrapato na pele, e não diretamente na corrente sanguínea. A disseminação hematogênica parece ser um importante mecanismo responsável pela disseminação do espiroqueta para outros locais. Por outro lado, essa disseminação para outros locais pode ocorrer através dos planos teciduais. A probabilidade de entrada na corrente sanguínea é afetada pela cepa de borrélia de Lyme causadora de infecção. Diferentemente dos pacientes que apresentam bacteriemia por patógenos mais convencionais, os pacientes com espiroquetemia raramente apresentam-se "sépticos". Em um estudo, apenas 5% de 93 pacientes com espiroquetemia apresentavam febre quando foi obtida a amostra de sangue para cultura, e quase nenhum tinha leucocitose. A ausência de febre e de outros sinais clínicos de sepse pode resultar da ausência de lipopolissacarídeo na parede celular da borrélia.

A infecção em seres humanos ou em animais desencadeia respostas imunes inatas e adaptativas, que resultam em morte do espiroqueta por macrófagos e mediada por anticorpos. Normalmente, a resposta inflamatória no tecido caracteriza-se por infiltração de linfócitos, macrófagos e plasmócitos, embora haja predomínio de granulócitos em amostras de líquido sinovial de pacientes com artrite de Lyme. Entretanto, a possibilidade de persistência da infecção, apesar de uma resposta imune humoral e celular robusta, é típica da infecção por borrélia de Lyme, conforme observado na infecção por *Treponema pallidum*. Os fatores de virulência responsáveis pela persistência da infecção incluem a capacidade do espiroqueta de infrarregular a expressão de determinadas proteínas imunogênicas expostas na superfície, incluindo OspC, e de alterar de forma rápida e contínua, por recombinação, as propriedades antigênicas de uma lipoproteína de superfície, conhecida como proteína principal variável semelhante de sequência expressa (VlsE). Além disso, a motilidade do espiroqueta e a sua capacidade de ligar-se a vários componentes da matriz extracelular também podem contribuir para a persistência da infecção.

Acredita-se que todas as manifestações clínicas objetivas da doença de Lyme sejam o resultado de uma resposta inflamatória aos espiroquetas vivos ou a seus antígenos não degradados. A endarterite obliterante tem sido observada histologicamente no tecido sinovial, porém, a sua importância na patogenia não está bem esclarecida. As borrélias de Lyme não são conhecidas pela produção toxinas. Nos seres humanos, o único papel estabelecido até o momento para fatores genéticos do hospedeiro consiste no desenvolvimento de artrite de Lyme refratária aos antibióticos, que é observada com mais frequência em pacientes com determinados alelos HLA DR, alguns dos quais coincidem com aqueles associados à artrite reumatoide.

MANIFESTAÇÕES CLÍNICAS

As manifestações clínicas são frequentemente classificadas da seguinte maneira:

- Infecção localizada precoce, que normalmente se manifesta por uma única lesão cutânea de eritema migratório (Figura 305.2), com ou sem sintomas semelhantes aos de uma infecção viral, porém, sem manifestações extracutâneas objetivas
- Infecção disseminada precoce, que habitualmente se manifesta por múltiplas lesões cutâneas de eritema migratório ou por uma manifestação objetiva de doença de Lyme neurológica precoce ou cardite de Lyme
- Doença tardia, que habitualmente se manifesta por artrite, mas que também pode incluir algumas manifestações neurológicas raras ou a condição cutânea conhecida como acrodermatite crônica atrófica (Figura 305.3).

As crianças e os adultos apresentam manifestações clínicas semelhantes. A frequência esperada das várias apresentações clínicas foi bem ilustrada por um estudo de 313 casos de doença de Lyme diagnosticados em Wurzburg, na Alemanha, no decorrer de um período de 12 meses. Nessa série, o eritema migratório, por si só, foi observado em 89% dos casos, as manifestações neurológicas precoces, em 3%, as manifestações cardíacas, em menos de 1%, o linfocitoma por *Borrelia* (ver adiante, em Linfocitoma por *Borrelia*), em 2%, a artrite, em 5%, e a acrodermatite crônica atrófica, em 1%. Nenhum dos pacientes apresentou doença de Lyme neurológica tardia. Foi observada uma distribuição semelhante de casos em uma série recente nos EUA, exceto pela ausência de linfocitoma por *Borrelia* e acrodermatite crônica atrófica. Em estudos anteriores realizados na década de 1980, nos EUA, houve uma proporção muito maior de pacientes com manifestações neurológicas, cardíacas ou articulares. Isso pode ter sido o resultado de um viés de verificação dos estudos mais antigos ou de melhora recente no reconhecimento e tratamento de pacientes com eritema migratório, impedindo, assim, o desenvolvimento de complicações extracutâneas que ocorrem tardiamente.

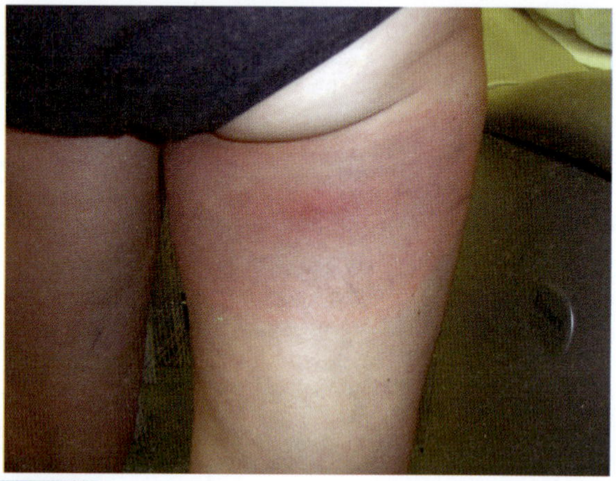

FIGURA 305.2 **Lesão cutânea do eritema migratório na face posterior da coxa direita.**

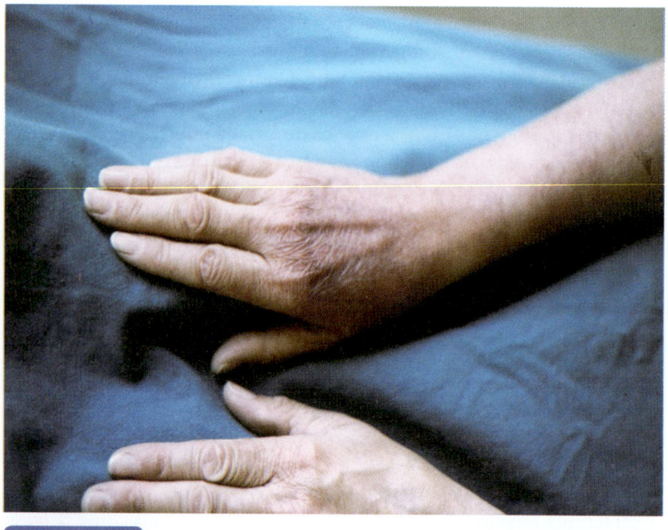

FIGURA 305.3 **Acrodermatite crônica atrófica. Essa manifestação cutânea tardia da borreliose de Lyme caracteriza-se por lesões vermelhas violáceas de expansão lenta, que normalmente acometem as superfícies dorsais de locais acrais e que não cicatrizam espontaneamente. As lesões são inicialmente inflamatórias e, mais tarde, cada vez mais atróficas. (Cortesia do Dr. Franc Strle.)**

Infecção inicial localizada

Lesão cutânea única: eritema migratório

O eritema migratório é, de longe, a manifestação clínica mais comum da doença de Lyme. Embora a aparência da lesão cutânea seja, com frequência, distinta (ver Figura 305.2), ela não é patognomônica da doença de Lyme. O eritema migratório aparece entre 7 e 14 dias (com variação de 3 a 30 dias) após o carrapato se desprender e caracteriza-se por uma lesão cutânea eritematosa plana a ligeiramente elevada e em expansão (habitualmente ≥ 5 cm de diâmetro), que é redonda ou oval. A marca da picada do carrapato pode ser algumas vezes identificada no centro da lesão ou próxima a ela e é denominada de *punctum*. Nos EUA, cerca de 80% dos pacientes com eritema migratório apresentam uma única lesão cutânea. Pode-se observar a presença de sinais ou sintomas inespecíficos, semelhantes aos de uma infecção viral, como mal-estar, dor cervical, cefaleia, fadiga, artralgias migratórias ou calafrios e febre (Tabela 305.1); todavia, esses sinais ou sintomas são mais comuns em pacientes infectados por *B. burgdorferi* ou *B. garinii*, em comparação com *B. afzelii*. Os sintomas respiratórios ou gastrintestinais proeminentes são altamente atípicos da doença de Lyme. Uma doença febril aguda, na ausência de lesão cutânea ou de outra manifestação clínica objetiva, tem sido atribuída à doença de Lyme em sua fase inicial; porém, a possibilidade de erro de diagnóstico é maior nessa situação, em decorrência da possibilidade de obtenção de resultados falso-positivos dos testes sorológicos.

A aparência das lesões cutâneas no eritema migratório pode variar. Algumas lesões (particularmente as de curta duração) exibem uma cor quase uniforme, enquanto outras podem apresentar clareamento central ou aparência semelhante a um alvo. Cerca de 5% apresentam um centro vesiculopustuloso. O eritema migratório nos membros inferiores algumas vezes pode ser purpúrico. As lesões podem ser escamosas quando são de longa duração e apresentam clareamento, que também ocorre após a aplicação de cremes de corticosteroides tópicos. Os locais mais comuns incluem as coxas, o dorso, os ombros e as panturrilhas. Com frequência, as lesões são assintomáticas, mas podem ser levemente dolorosas ou pruriginosas, e pode-se observar a presença de linfadenopatia regional hipersensível. Nos EUA, a maioria dos pacientes com eritema migratório, assim como para todas as outras manifestações clínicas, não se lembra de ter sofrido uma picada de carrapato.

Foram descritos certos sinais e sintomas em um pequeno número de pacientes com eritema migratório em séries de casos antigas, como hepatomegalia, esplenomegalia, faringite, conjuntivite ou edema testicular, porém, podem ter sido achados acidentais. Não houve nenhuma confirmação microbiológica de infecção por borrélia nesses locais.

Linfocitoma por Borrelia

O linfocitoma por *Borrelia* é uma rara manifestação cutânea da doença de Lyme, que quase nunca ocorre nos EUA. Com frequência, manifesta-se em uma picada precedente de carrapato, ou próxima a ela, como intumescimento vermelho-azulado solitário, com diâmetro de até alguns centímetros. As localizações mais comuns incluem o lóbulo da orelha em crianças e a mama em adultos (Figura 305.4). O exame histológico revela infiltração densa da pele e do tecido subcutâneo por linfócitos B predominantemente policlonais, muitas vezes com formação de centro germinativo. A avaliação histológica pode ser necessária para excluir a possibilidade de doença maligna em pacientes com suspeita de linfocitoma por *Borrelia* em outro local diferente do lóbulo da orelha.

Tabela 305.1 Sinais e sintomas clínicos em pelo menos 20% dos pacientes com eritema migratório.

CARACTERÍSTICA	ESTADOS UNIDOS (IC DE 95%)
Infecção de tipo viral	65% (52 a 76%)
Fadiga	47% (37 a 58%)
Cefaleia	36% (27 a 46%)
Mialgias	35% (26 a 45%)
Artralgias	35% (25 a 46%)
Febre	33% (23 a 43%)
Rigidez de nuca	31% (21 a 43%)
Linfadenopatia	22% (13 a 33%)
Disestesia	20% (12 a 32%)
	EUROPA (IC DE 95%)
Infecção de tipo viral	37% (27 a 49%)
Disestesia	35% (25 a 47%)
Cefaleia	20% (14 a 29%)

IC = intervalo de confiança. Modificada de Tibbles CD, Edlow JA. Does this patient have erythema migrans? *JAMA*. 2007;297:2617-2627.

Infecção inicial disseminada

Lesões cutâneas múltiplas do eritema migratório múltiplo

Nos EUA, cerca de 20% dos pacientes com eritema migratório apresentam múltiplas lesões cutâneas na apresentação inicial. As lesões cutâneas do eritema migratório secundário podem medir menos de 5 cm, não apresentam ponto e, em geral, não são hipersensíveis nem pruriginosas. Surgem por disseminação hematogênica para a pele, e não por picadas adicionais de carrapatos.

Doença de Lyme neurológica precoce

Várias semanas a meses após a infecção, os pacientes podem desenvolver manifestações neurológicas, das quais as mais comuns são neuropatia craniana (particularmente paralisia periférica do sétimo nervo craniano, que pode ser bilateral), meningite linfocítica e radiculopatia sensitiva (frequentemente dolorosa).[7,8] As manifestações menos comuns consistem em mononeurite múltipla (acometimento multifocal de nervos anatomicamente não relacionados) e plexopatias braquiais ou lombossacrais. Em certas ocasiões, foi relatado um quadro semelhante ao do pseudotumor cerebral em crianças. A presença de lesão concomitante de eritema migratório ou a lembrança, por parte do paciente, de uma lesão recente compatível com eritema migratório podem ser úteis no estabelecimento do diagnóstico. Os estudos realizados sugerem que cerca de 90% das crianças com meningite de Lyme, nos EUA, apresentaram pelo menos um dos três achados seguintes: eritema migratório concomitante, paralisia dos nervos cranianos ou papiledema.

Doença de Lyme cardíaca

Semanas a meses após a infecção, os pacientes podem desenvolver manifestações cardíacas da doença de Lyme, mais frequentemente graus flutuantes de bloqueio cardíaco atrioventricular ou outras manifestações de

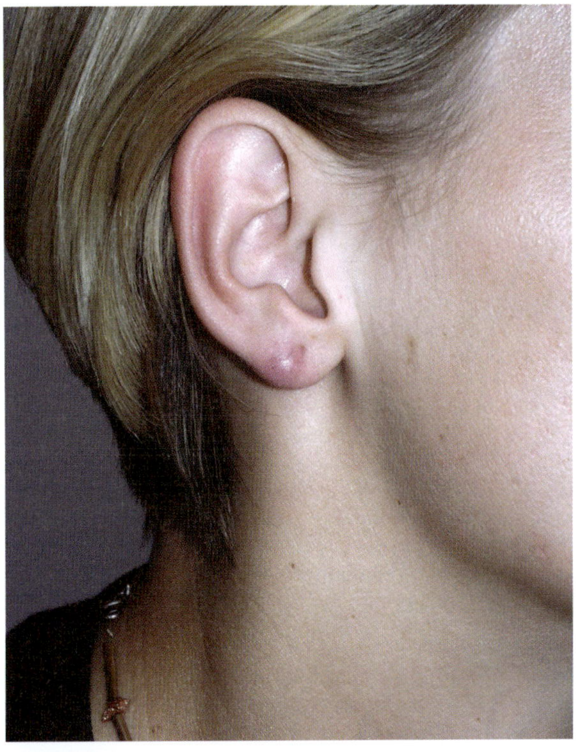

FIGURA 305.4 **Linfocitoma por *Borrelia*.** Trata-se de manifestação cutânea rara da doença de Lyme, que é observada predominantemente fora dos EUA. Manifesta-se como intumescimento vermelho-azulado e solitário, mais comumente no lóbulo da orelha de crianças e na mama de adultos. (Cortesia do Dr. Franc Strle.)

miopericardite, que podem levar a queixas de vertigem, palpitações, dispneia, dor torácica ou síncope por parte do paciente.[9] Normalmente, o bloqueio cardíaco está no nó atrioventricular ou acima. Com frequência, mas não de modo invariável, observa-se a presença concomitante de eritema migratório. Não ocorre disfunção valvar, e foi relatada a presença de miocardiopatia crônica apenas raramente na Europa.

Doença de Lyme tardia

Artrite de Lyme

Nos EUA, se os pacientes com eritema migratório não forem tratados com antibióticos, cerca de 60% desenvolverão artrite monoarticular ou oligoarticular no decorrer de um tempo médio de 6 meses após o início da doença (com variação de 4 dias até 2 anos). Nos pacientes não tratados, a artrite de Lyme caracteriza-se por episódios intermitentes de sinovite, com duração de poucas semanas a vários meses. Uma ou duas articulações são acometidas por vez. São afetadas principalmente as grandes articulações,[10] porém, pode haver comprometimento da articulação temporomandibular, de pequenas articulações e de locais periarticulares. O joelho é a articulação mais comumente acometida. Pode haver formação e ruptura de cistos de Baker. O edema das articulações é, com frequência, pronunciado, mas a dor é, em geral, relativamente modesta. Em crianças, particularmente, pode haver febre concomitante, enquanto os adultos, com frequência, são minimamente sintomáticos, com exceção da artrite.

Em cerca de 10% dos pacientes adultos com artrite de Lyme nos EUA, o comprometimento de uma grande articulação (quase sempre o joelho), pode persistir, apesar do tratamento antibiótico apropriado. Nesses casos, pode ocorrer erosão da cartilagem ou do osso.

Doença de Lyme neurológica tardia

Depois de meses a anos de infecção, podem surgir manifestações neurológicas tardias, que incluem encefalomielite, neuropatia periférica e encefalopatia. Como a maioria dos pacientes com doença de Lyme é atualmente diagnosticada e tratada desde o início do curso da infecção, essas formas mais indolentes de doença de Lyme neurológica são raras.

Em pacientes não tratados, a encefalomielite é monofásica e lentamente progressiva, acometendo principalmente a substância branca. Trata-se da manifestação neurológica mais grave e, apesar de ser infrequente, é provavelmente mais comum na Europa do que nos EUA. Normalmente, o exame do líquido cerebrospinal (LCS) revela pleocitose linfocítica, nível moderadamente elevado de proteínas e nível normal de glicose, com evidência de produção intratecal de anticorpos contra borrélias. A ressonância magnética da região afetada do encéfalo ou da medula espinal pode demonstrar áreas de inflamação, normalmente com aumento de sinal em T2 e imagem de recuperação de inversão com atenuação do líquido e realce após administrar material de contraste.

Nos EUA, a neuropatia periférica manifesta-se normalmente como processo leve, difuso e em "meia e luva". Os pacientes podem se queixar de parestesias intermitentes dos membros e, algumas vezes, dor radicular. A anormalidade mais comum ao exame neurológico é a sensibilidade vibratória reduzida da parte distal dos membros inferiores. Os estudos eletrofisiológicos mostram a presença de neuropatia axonal difusa. A biopsia de nervo revela perda axonal e pequenas coleções perivasculares de linfócitos sem espiroquetas. Entretanto, a existência dessa neuropatia axonal periférica de início tardio é controversa.[11]

A encefalopatia é uma entidade clínica definida de forma imprecisa e caracterizada por anormalidades discretas da memória ou de outras funções cognitivas, que são demonstráveis em um cuidadoso exame do estado mental ou em uma avaliação neuropsicológica formal. O exame do LCS pode ser totalmente normal ou pode revelar produção intratecal de anticorpos, discreta elevação das proteínas ou pleocitose leve. Os exames de imagem do crânio podem, em certas ocasiões, demonstrar áreas focais de suposta inflamação parenquimatosa, porém, os achados são, com mais frequência, normais.

Acrodermatite crônica atrófica

A acrodermatite crônica atrófica (Figura 305.3) consiste na manifestação cutânea tardia da doença de Lyme, mais comumente observada em mulheres com mais de 40 anos. Essa lesão cutânea desenvolve-se de modo insidioso vários anos após a infecção inicial, acometendo habitualmente as faces extensoras das mãos e dos pés. As lesões iniciais caracterizam-se por leve pigmentação vermelho-azulada e edema de consistência pastosa. O exame histológico revela a presença de linfócitos e plasmócitos na pele e, algumas vezes, no tecido subcutâneo, com ou sem atrofia. A lesão, que é inicialmente unilateral, pode mais tarde se tornar bilateral. Com o passar do tempo, ocorre resolução do edema, com desenvolvimento de atrofia cutânea. Pode-se observar o aparecimento de nódulos sobre proeminências ósseas. Cerca de dois terços dos pacientes apresentam neuropatia periférica associada, principalmente do membro afetado, que habitualmente se manifesta como perda da sensibilidade local.

Embora presumivelmente qualquer espécie de borrélia de Lyme possa causar acrodermatite crônica atrófica, o agente etiológico mais comum é, de longe, *B. afzelii*. Por conseguinte, essa manifestação é raramente observada nos EUA.

DIAGNÓSTICO

Exames laboratoriais gerais

As contagens hematológicas são habitualmente normais na doença de Lyme, a não ser que haja coinfecção por *Anaplasma phagocytophilum*, *Babesia microti* ou por um vírus da encefalite transmitido por carrapatos (ver adiante). Entretanto, pode-se observar a ocorrência de linfopenia na ausência de coinfecção reconhecida. Em pacientes com eritema migratório, podem ocorrer anormalidades leves das provas de função hepática (particularmente, elevações dos níveis de aspartato e alanina aminotransferase) em cerca de 35% dos pacientes. A velocidade de hemossedimentação pode estar modestamente elevada em todos os estágios da doença de Lyme, porém os valores acima de 80 mm/hora são claramente incomuns.

O exame do LCS na meningite de Lyme normalmente revela pleocitose com mais de 90% de linfócitos, elevação modesta do nível de proteínas e nível normal de glicose. O exame do líquido sinovial, na artrite de Lyme, normalmente revela a presença de cerca de 25.000 leucócitos/$\mu\ell$ (faixa de 500 a 110.000/$\mu\ell$), com predomínio polimorfonuclear.

Testes sorológicos

As lesões cutâneas do eritema migratório podem passar despercebidas pelo paciente em razão da ausência de sintomas locais proeminentes e ocorrência em partes do corpo que são difíceis de visualizar. Por conseguinte, deve-se efetuar um exame completo da pele em todo paciente com suspeita de doença de Lyme inicial, localizada ou disseminada. O eritema migratório constitui a única manifestação clínica distinta o suficiente para possibilitar o estabelecimento de um diagnóstico clínico na ausência de exame laboratorial de suporte. O eritema migratório é diagnosticado com base no reconhecimento da aparência característica da lesão cutânea em indivíduos que vivem em áreas endêmicas da doença de Lyme ou que recentemente viajaram para essas áreas. Em virtude da curta duração da infecção nesse estágio, os ensaios sorológicos para anticorpos contra borrélias de Lyme raramente são positivos, portanto, só devem ser obtidos em casos atípicos e, em seguida, em conjunto com teste sorológico de fase convalescente, 2 a 4 semanas após obter a amostra de fase aguda (Tabela 305.2).

Tabela 305.2 Diagnóstico da doença de Lyme.

MODALIDADE DE DIAGNÓSTICO	APLICAÇÃO	COMENTÁRIO
Inspeção visual	Eritema migratório	Habitualmente soronegativo por ocasião da apresentação
Sorologia em duas etapas, com *immunoblot* IgM e/ou IgG positivo	Cardite de Lyme	Procurar a presença de eritema migratório concomitante
	Doença de Lyme neurológica precoce	Procurar a presença de eritema migratório concomitante; o anticorpo intratecal pode ser detectável antes do anticorpo sérico na Europa; algumas vezes, a PCR é positiva no LCS
	Linfocitoma por *Borrelia*	A biopsia pode ser necessária para excluir a possibilidade de neoplasia maligna
Sorologia em duas etapas com *immunoblot* IgG positivo	Artrite de Lyme	PCR frequentemente positiva no líquido sinovial
	Doença de Lyme neurológica tardia	Positividade do anticorpo intratecal esperada na encefalomielite de Lyme
	Acrodermatite crônica atrófica	

LCS = líquido cerebrospinal; Ig = imunoglobulina; PCR = reação em cadeia da polimerase.

Nas apresentações da doença de Lyme sem eritema migratório, a base do diagnóstico laboratorial consiste em teste sorológico em duas etapas, no qual o teste de primeira etapa é habitualmente um ensaio imunoabsorvente ligado à enzima (EIA). Se o resultado do EIA for positivo ou indeterminado, são realizados *immunoblot* separados para IgM e IgG na amostra original de soro. Se os sintomas tiverem persistido durante pelo menos 4 semanas, o *immunoblot* IgG especificamente deve ser positivo para que os resultados sejam interpretados como evidência de soropositividade. Os pacientes não tratados que permanecem soronegativos por 6 a 8 semanas provavelmente não têm doença de Lyme e outros diagnósticos possíveis devem ser investigados.

A omissão do EIA como primeira etapa ou a interpretação do *immunoblot* com critérios alternativos que não são baseados em evidências pode diminuir potencialmente a especificidade do teste, o que não é recomendado. Os resultados falso-positivos no *immunoblot* de IgM podem ser produzidos por anticorpos de reação cruzada que surgem a partir da estimulação de células B policlonais. Provavelmente, a causa mais comum de resultados falso-positivos, entretanto, é a leitura errônea de bandas fracas inespecíficas.[12] Taxas de base de soropositividade, que podem ultrapassar 4% em áreas altamente endêmicas dos EUA, com taxas ainda mais altas na Europa, também podem confundir a interpretação da soropositividade. Por conseguinte, a obtenção de um resultado sorológico positivo não significa que o paciente necessariamente tenha doença de Lyme ativa. O valor preditivo positivo é mais informativo quando a probabilidade pré-teste, baseada nas características clínicas é de pelo menos 20%. O teste sorológico não está indicado no acompanhamento de rotina de pacientes após tratamento, visto que os anticorpos IgM ou IgG antiborrélia podem persistir por muitos anos em pacientes tratados com sucesso.

O teste para o anticorpo antiborrélia produzido localmente no sistema nervoso central (*i. e.*, anticorpo intratecal) pode ser útil no diagnóstico da doença de Lyme neurológica, e foi relatado que ele precede a detecção de anticorpos séricos em uma minoria de pacientes na Europa. Entretanto, os resultados positivos para anticorpos intratecais podem persistir por longos períodos após tratamento bem-sucedido com antibióticos.

A European Society for Clinical Microbiology and Infectious Diseases (ESCMID) resumiu as suas recomendações para diagnóstico: (1) o eritema migratório típico deve ser diagnosticado clinicamente e não exige exames laboratoriais; (2) o diagnóstico de neuroborreliose de Lyme exige uma investigação laboratorial do LCS, incluindo produção de anticorpos intratecais; e (3) as outras manifestações da doença exigem teste para anticorpos séricos contra *B. burgdorferi*.[13] Estão sendo estudadas alternativas promissoras aos testes em duas etapas.[14,15]

Outras modalidades de diagnóstico

A cultura para borrélia de Lyme não é efetuada de modo rotineiro nem está disponível para o diagnóstico de doença de Lyme. Não é necessária em pacientes com eritema migratório e é muito insensível para pacientes que apresentam manifestações extracutâneas da doença de Lyme. Em contrapartida, a reação em cadeia da polimerase (PCR) para detecção do DNA borrélia é positiva em amostras de fluido sinovial em aproximadamente 80% dos pacientes não tratados com artrite de Lyme, e a obtenção de um resultado positivo sustenta o diagnóstico em um paciente que é IgG soropositivo. Todavia, a sensibilidade da PCR no LCS tende a ser muito menor e foi de apenas aproximadamente 5% em um estudo de crianças nos EUA com doença de Lyme neurológica precoce. A obtenção de um resultado negativo da PCR em qualquer tipo de líquido não exclui a possibilidade de doença de Lyme.

Diagnóstico diferencial

Eritema migratório

As reações de hipersensibilidade às picadas de carrapatos podem ser confundidas com eritema migratório; todavia, essas reações ocorrem nas primeiras 48 horas após uma picada de carrapato, são habitualmente pruriginosas e tendem a desaparecer em poucos dias. Em contrapartida, as lesões cutâneas do eritema migratório em pacientes não tratados têm duração mediana de aproximadamente 4 semanas nos EUA e duração ainda maior na Europa. A celulite bacteriana raramente ocorre nos locais cutâneos mais frequentemente afetados pelo eritema migratório, e não se espera que ela exiba um clareamento central ou uma aparência em alvo. O eritema migratório, diferentemente do eritema multiforme, não acomete as membranas mucosas, as palmas das mãos ou as plantas dos pés. A doença exantemática associada ao carrapato-do-sul (STARI, *southern tick-associated rash illness*) é o diagnóstico mais provável em pacientes com lesões cutâneas semelhantes ao eritema migratório que foram picados por um carrapato *A. americanum* ou que desenvolveram essa lesão no sul dos EUA (ver Biopatologia). Outras considerações no diagnóstico diferencial de eritema migratório, que habitualmente podem ser facilmente distinguidas, incluem tinha (frequentemente pruriginosa, com borda fina, elevada e escamosa), eczema numular (lesões pruriginosas simétricas, com tendência a descamar e a formar crostas), granuloma anular (de localização acral, particularmente no dorso das mãos e dos pés, de tamanho relativamente fixo e com diâmetro < 5 cm), dermatite de contato (pruriginosa, com estrias ao longo da área de contato e componente vesicular), urticária (elevada, pruriginosa e habitualmente com < 5 cm de diâmetro), erupção medicamentosa fixa (habitualmente nos órgãos genitais, nas mãos, nos pés e na face, de tamanho fixo), pitiríase rósea (múltiplas lesões moderadamente pruriginosas, com escamas periféricas e tamanho relativamente fixo) e picada de aranha (frequentemente muito dolorosa e necrótica com escara central).

Doença de Lyme extracutânea

No diagnóstico diferencial da doença de Lyme neurológica precoce, deve-se incluir a paralisia de Bell. Mesmo em áreas altamente endêmicas dos EUA, outras causas de paralisia do sétimo nervo craniano ultrapassam a doença de Lyme pela margem de 3:1. A meningite viral e a radiculopatia mecânica também podem ser potencialmente confundidas com manifestações da doença de Lyme neurológica precoce. As causas virais ou outras causas de miopericardite podem assemelhar-se à doença de Lyme cardíaca. Muitas causas de sinovite podem ser consideradas no diagnóstico diferencial da artrite de Lyme, porém o padrão de comprometimento articular, como acometimento simétrico de pequenas articulações na artrite reumatoide é, com frequência, nitidamente diferente daquele encontrado na artrite de Lyme. Em certas ocasiões, a encefalomielite de Lyme pode ser confundida clinicamente com um primeiro episódio de esclerose múltipla recorrente-remitente ou esclerose múltipla progressiva primária. O teste para anticorpo antiborrélia no soro (e no LCS nessa última condição) é habitualmente suficiente para diferenciar essas condições da doença de Lyme.

TRATAMENTO

Estudos *in vitro* demonstraram que as borrélias de Lyme são altamente sensíveis às tetraciclinas, à maioria das penicilinas e a muitas cefalosporinas de segunda e terceira gerações. *Borrelia burgdorferi* é resistente a determinadas fluoroquinolonas, à rifampicina e às cefalosporinas de primeira geração. A atividade dos macrolídios *in vitro* depende da cepa de borrélia testada e da técnica de ensaio utilizada. Embora a maioria das manifestações da doença de Lyme sofra resolução espontânea sem tratamento, a antibioticoterapia pode acelerar a resolução e evitar a progressão da doença.

Antibioticoterapia oral é utilizada no tratamento de pacientes com eritema migratório (Tabela 305.3). A doxiciclina, a amoxicilina e a axetilcefuroxima são todas altamente efetivas[A1] e constituem os agentes preferidos para essa indicação. Os macrolídios, como a azitromicina, são um pouco menos efetivos do que outros antibióticos orais e, consequentemente, não são recomendados como terapia de primeira linha.

A doxiciclina isoladamente, entre os agentes de primeira linha, é efetiva contra a coinfecção por *A. phagocytophilum* e é o único agente para o qual um ensaio clínico prospectivo demonstrou a eficácia de um tratamento de apenas 10 dias. Entretanto, a doxiciclina pode causar fotossensibilidade, o que preocupa, visto que a doença de Lyme inicial ocorre mais comumente durante os meses de verão; além disso, esse fármaco está relativamente contraindicado para crianças com menos de 8 anos e para gestantes ou mulheres durante a lactação. Quando o eritema migratório não pode ser diferenciado de maneira confiável da celulite bacteriana adquirida na comunidade, prefere-se o uso de axetilcefuroxima ou de amoxicilina-clavulanato de potássio, visto que esses antimicrobianos geralmente são efetivos contra ambos os tipos de infecção.

Nas 24 horas após a instituição da terapia antimicrobiana, até 15% dos pacientes tratados para eritema migratório apresentam uma reação semelhante à de Jarisch-Herxheimer, que se caracteriza por um aumento do tamanho ou da intensidade do eritema na lesão cutânea e por sintomas sistêmicos mais intensos semelhantes aos de uma infecção viral. A febre, quando presente, deve desaparecer nas primeiras 48 horas, e a lesão

Tabela 305.3 Tratamento recomendado para pacientes adultos com doença de Lyme.*

TRATAMENTO	MANIFESTAÇÃO	DURAÇÃO
Doxiciclina, 100 mg VO, 2 vezes/dia *ou*	Eritema migratório	10 a 14 dias†
Amoxicilina, 500 mg VO, 3 vezes/dia *ou*	Linfocitoma por *Borrelia*	14 dias
Axetilcefuroxima, 500 mg VO, 2 vezes/dia	Acrodermatite crônica atrófica	21 a 28 dias
	Artrite de Lyme	28 dias
	Cardite de Lyme – leve	14 a 21 dias
	Neuropatia craniana	14 dias‡
Doxiciclina, 200 mg/dia VO ou 100 mg VO, 2 vezes/dia	Meningite de Lyme ou radiculopatia	14 dias
Ceftriaxona, 2 g/dia IV	Artrite de Lyme que não responda à terapia oral	14 a 28 dias
	Doença de Lyme neurológica tardia	14 a 28 dias
	Cardite de Lyme que exija hospitalização	14 a 21 dias
	Meningite ou radiculopatia de Lyme que exija hospitalização	14 dias
Azitromicina, 500 mg/dia VO	Eritema migratório em paciente com intolerância à doxiciclina e aos antibióticos betalactâmicos	7 dias

*Independentemente das manifestações clínicas da doença de Lyme, a resposta completa ao tratamento pode ser atrasada e ocorrer depois do período de tratamento. Pode ocorrer recidiva com qualquer um dos esquemas; os pacientes com sinais objetivos de recidiva podem necessitar de outro curso de tratamento. †10 dias para a doxiciclina; 14 dias para a amoxicilina ou axetilcefuroxima. ‡Embora qualquer um dos antibióticos orais de primeira linha pareça ser efetivo em pacientes com neuropatia craniana, há apenas uma experiência limitada em pacientes com neuropatia craniana diferente da paralisia do sétimo nervo craniano ou com outros agentes diferentes da doxiciclina. Modificada de Wormser GP, Dattwyler RJ, Shapiro ED, et al. The clinical assessment, treatment, and prevention of Lyme disease, human granulocytic anaplasmosis, and babesiosis: clinical practice guidelines by the Infectious Diseases Society of America. *Clin Infect Dis.* 2006;43:1089-1134.

cutânea, em 7 a 14 dias. Outros sintomas, como fadiga ou artralgia, tendem a melhorar, porém, nem sempre desaparecem dentro desse mesmo intervalo de tempo, e observa-se uma duração de mais de 3 meses em 25% dos pacientes. O aumento do curso inicial do tratamento não proporciona alívio mais rápido dos sintomas. A antibioticoterapia oral também é utilizada como tratamento de primeira linha para as outras manifestações cutâneas da doença de Lyme discutidas em outras partes deste capítulo e como tratamento inicial de pacientes com artrite de Lyme.

O agente parenteral preferido para a doença de Lyme é a ceftriaxona, visto que é altamente ativa contra as borrélias de Lyme *in vitro*, atravessa bem a barreira hematencefálica e tem uma meia-vida sérica longa, proporcionando a conveniência de sua administração 1 vez/dia. Outras opções de antibióticos administrados por via parenteral incluem a cefotaxima e a penicilina intravenosa. Recomenda-se a antibioticoterapia parenteral para o tratamento de pacientes com doença de Lyme neurológica tardia e para os que apresentam doença de Lyme cardíaca, que são internados para monitoramento (ver Tabela 305.3). Os antibióticos parenterais são frequentemente administrados a pacientes com artrite de Lyme que não responderam a um ou mais ciclos de tratamento com antibióticos orais.

Nos EUA, a terapia parenteral tem sido a estratégia preferida de tratamento da doença de Lyme neurológica precoce, particularmente para a meningite e a radiculite, enquanto a terapia por via oral é reservada para pacientes com paralisia não complicada do sétimo nervo craniano. Entretanto, estudos conduzidos na Europa forneceram evidências convincentes de que a doxiciclina oral é tão efetiva quanto a ceftriaxona para qualquer uma das manifestações primárias da doença de Lyme neurológica precoce, e esse fármaco está sendo cada vez mais utilizado também nos EUA para essa indicação.[A2,A3] Outros antibióticos orais, como a amoxicilina, têm sido utilizados com sucesso no tratamento de pacientes com paralisia do sétimo nervo craniano não complicada; entretanto, os dados publicados sobre a sua eficácia são muito mais limitados para esses agentes. Os dados disponíveis indicam que ocorre resolução da paralisia do sétimo nervo craniano, com ou sem tratamento com antibióticos, e que a taxa de recuperação não é acelerada pelos antibióticos. Por conseguinte, a principal razão para o tratamento desses pacientes consiste em prevenir o desenvolvimento subsequente de complicações tardias, particularmente artrite de Lyme.

A presença de papiledema ou de paralisia do sexto nervo craniano pode indicar uma elevação da pressão intracraniana em pacientes com doença de Lyme neurológica. Normalmente, a pressão elevada diminui em resposta à antibioticoterapia, porém, em casos individuais, pode ser necessário considerar outras medidas convencionalmente utilizadas para reduzir a pressão.

Os pacientes sintomáticos com doença de Lyme cardíaca e os que apresentam bloqueio atrioventricular de primeiro grau (intervalo PR $\geq$ 300 ms) e bloqueio de segundo ou de terceiro grau devem ser hospitalizados e monitorados rigorosamente (ver Capítulo 58). Pode haver necessidade de marca-passo cardíaco temporário. Nos pacientes tratados, o bloqueio atrioventricular completo geralmente desaparece em 1 semana, e ocorre resolução de distúrbios menores de condução em 6 semanas.

Normalmente, a artrite de Lyme responde ao tratamento com antibióticos. Os pacientes cuja artrite apresenta melhora mas não desaparece, depois de um ciclo inicial de terapia oral, podem ser novamente tratados com um segundo ciclo de antibióticos VO, com antibioticoterapia parenteral reservada para aqueles sem qualquer resposta clínica significativa. Todavia, nos EUA, aproximadamente 10% dos pacientes adultos não respondem clinicamente à antibioticoterapia e são referidos como portadores de artrite de Lyme refratária aos antibióticos. Essa condição foi definida como sinovite persistente durante pelo menos 2 meses após a conclusão de um ciclo de ceftriaxona IV (ou 1 mês após a conclusão de dois ciclos de 4 semanas de um antibiótico oral). Como se acredita que esses pacientes não estejam mais ativamente infectados, eles costumam ser tratados com anti-inflamatórios não esteroides, injeções intra-articulares de corticosteroides ou agentes antirreumáticos modificadoras da doença durante um ciclo de 6 a 12 meses.[16] A sinovectomia artroscópica também foi utilizada com sucesso em pacientes com essa condição.

As pacientes grávidas com doença de Lyme geralmente são tratadas de modo semelhante às pacientes não grávidas, exceto pelo fato de que a doxiciclina tem sido considerada relativamente contraindicada. Não há dados publicados que sustentem de forma convincente uma síndrome de doença de Lyme congênita.

Sintomas e síndrome pós-doença de Lyme

O resultado do tratamento na maioria dos pacientes com eritema migratório é excelente. Entretanto, os estudos mostram que, quando questionados 6 meses ou mais após o tratamento do eritema migratório, cerca de 10% dos pacientes relatam sintomas puramente subjetivos, como fadiga ou dor musculoesquelética.[17] Normalmente, esses sintomas subjetivos são leves e podem aumentar e diminuir de intensidade. Esses pacientes foram referidos como portadores de sintomas ou síndrome pós-doença de Lyme, dependendo da duração e da gravidade dos sintomas. Atualmente, a causa desses sintomas é desconhecida. Avaliações microbiológicas cuidadosamente realizadas nos EUA não conseguiram encontrar evidências de infecção persistente por *B. burgdorferi* ou coinfecção por um segundo patógeno transmitido por *Ixodes*. Em pacientes com sintomas persistentes atribuídos à doença de Lyme, foi constatado que o tratamento antibiótico a longo prazo não tem nenhum efeito benéfico adicional sobre a qualidade de vida relacionada com a saúde além daqueles obtidos com tratamento de menor duração.[A4] Por exemplo, em um ensaio clínico randomizado de pacientes com sintomas neurológicos persistentes, a ceftriaxona IV (2 g/dia) administrada durante 2 semanas resultou em melhora neuropsicológica estatisticamente significativa, porém leve, e foi tão eficaz quanto 2 semanas dessa terapia, mais outras 12 semanas de antibióticos orais.[A4b] Além disso, o retratamento não proporcionou nenhum benefício mensurável ou produziu um benefício tão modesto ou ambíguo que foi superado pelos riscos associados à antibioticoterapia. Por conseguinte, recomenda-se o tratamento sintomático nesses pacientes.

Doença de Lyme crônica

O termo *doença de Lyme crônica* é pouco definido, porém amplamente utilizado. Na Europa, o termo tem sido empregado para referir-se às manifestações objetivas que a maioria das autoridades prefere chamar de doença de Lyme tardia. Outros utilizaram o termo para referir-se a pacientes com queixas subjetivas pós-doença de Lyme. Com mais frequência, o termo doença de Lyme crônica é utilizado como diagnóstico em pacientes com dor persistente, queixas neurocognitivas ou fadiga, sem evidências clínicas ou sorológicas objetivas de infecção prévia ou atual por *B. burgdorferi*. Quando utilizado dessa maneira, o termo é incorreto e tornou-se o mais recente de uma série de síndromes postuladas que procuram atribuir "sintomas clinicamente inexplicáveis" a determinadas infecções.[18]

Coinfecções

Os carrapatos *Ixodes* podem ser coinfectados por borrélia de Lyme e transmiti-la juntamente com outros patógenos, como *A. phagocytophilum*, *B. microti* (a principal causa da babesiose) e vírus da encefalite transmitido por carrapatos. A probabilidade de coinfecção depende das espécies específicas do carrapato *Ixodes* e da área geográfica. Assim, picadas de carrapatos *I. scapularis* em determinadas áreas podem levar ao desenvolvimento da doença de Lyme, da anaplasmose granulocítica humana ou da babesiose como infecção isolada ou, com menos frequência, como coinfecção. Além disso, essa espécie de carrapato pode transmitir potencialmente o subtipo do vírus Powassan, o vírus do carrapato de cervo, uma espécie de *Ehrlichia* designada como *Ehrlichia muris eauclarensis* e *Borrelia miyamotoi*.[19] Na Europa, a coinfecção mais comum é a doença de Lyme com infecção pelo vírus da encefalite transmitida por carrapatos.

A possibilidade de coinfecção deve ser considerada em pacientes provenientes de áreas geográficas endêmicas para esses patógenos, que apresentam sintomas iniciais mais graves do que aqueles comumente observados com a doença de Lyme isoladamente. Nessa situação, a coinfecção deve ser considerada particularmente em pacientes que apresentam febre alta por mais de 48 horas, apesar de antibioticoterapia apropriada para a doença de Lyme, naqueles que desenvolvem febre recorrente, e aqueles que apresentam leucopenia, trombocitopenia ou anemia inexplicadas. A coinfecção também pode ser considerada na situação em que houve resolução da lesão cutânea do eritema migratório, porém, sem melhora ou com agravamento dos sintomas semelhantes aos de infecção viral.

Reinfecção

Os pacientes tratados para doença de Lyme inicial não parecem desenvolver uma resposta imunológica que seja adequada para protegê-los contra a reinfecção por uma cepa diferente de *B. burgdorferi*. Por conseguinte, os pacientes com eritema migratório podem se reinfectar em um local diferente da pele se forem picados por outro carrapato infectado. A reinfecção tem sido bem documentada apenas em pacientes que foram tratados para infecção inicial (quase sempre eritema migratório), e não após as manifestações tardias da doença de Lyme, como artrite de Lyme. As manifestações clínicas da reinfecção parecem ser semelhantes às da infecção primária.

PREVENÇÃO

A doença de Lyme pode ser prevenida ao evitar ambientes infestados por carrapatos, ao cobrir a pele exposta e ao utilizar repelentes de carrapatos na pele e nas roupas quando estiver nesses ambientes. A densidade dos carrapatos em torno das residências pode ser reduzida pela remoção de serrapilheira, colocação de pedaços de madeira nos locais onde os gramados estão contíguos com florestas e a construção de cercas para manter os cervos afastados. A aplicação de acaricidas na propriedade de residência pode reduzir o número de carrapatos, mas não necessariamente a um nível que diminua a exposição aos carrapatos de casa ou doenças humanas.[A5] Os banhos nas primeiras 2 horas após exposição a carrapatos demonstraram diminuir o risco de doença de Lyme. As inspeções diárias de toda a superfície cutânea (incluindo couro cabeludo) para remover carrapatos fixados são recomendadas, em razão do período de tolerância entre o momento de fixação do carrapato e a transmissão da *B. burgdorferi*. A remoção é feita segurando o carrapato o mais próximo possível de seu aparelho bucal com uma pinça e, em seguida, retirando-o com delicadeza. Estudos clínicos realizados demonstraram que, sem qualquer outra intervenção, mais de 96% dos pacientes que encontram e removem um carrapato *I. scapularis* fixado permanecem livres da doença de Lyme, mesmo em regiões geográficas altamente endêmicas. Se o carrapato não for encontrado nem removido, a probabilidade de infecção aproxima-se da taxa de infecção da população local de carrapatos (normalmente > 20% dos carrapatos *I. scapularis* na fase de ninfa são infectados em áreas altamente endêmicas do nordeste e centro-oeste dos EUA).

Evidências mostram que a quimioprofilaxia com doxiciclina pode reduzir ainda mais a probabilidade de desenvolver doença de Lyme após a remoção de um carrapato *I. scapularis*. Uma dose única de 200 mg de doxiciclina é cerca de 90% efetiva na prevenção do eritema migratório no local de picada do carrapato.[A6] A administração de uma dose única de doxiciclina nas primeiras 72 horas após a retirada do carrapato deve ser considerada em indivíduos em áreas altamente endêmicas, que foram picados por um carrapato *I. scapularis* ninfa ou adulto, que tenha permanecido fixado durante pelo menos 36 horas. Tendo em vista a eficácia incerta de um curso de curta duração de amoxicilina nessa situação, foi recomendada uma observação, em vez de quimioprofilaxia, em indivíduos para os quais a doxiciclina esteja contraindicada. A azitromicina tópica não tem nenhum efeito preventivo.[A7] Na atualidade, não se dispõe de nenhuma vacina para prevenir a doença de Lyme em seres humanos.

Grau A Recomendações de grau A

A1. Torbahn G, Hofmann H, Rucker G, et al. Efficacy and safety of antibiotic therapy in early cutaneous lyme borreliosis: a network meta-analysis. *JAMA Dermatol.* 2018;154:1292-1303.

A2. Cadavid D, Auwaerter PG, Rumbaugh J, et al. Antibiotics for the neurological complications of Lyme disease. *Cochrane Database Syst Rev.* 2016;12:CD006978.

A3. Dersch R, Freitag MH, Schmidt S, et al. Efficacy and safety of pharmacological treatments for acute Lyme neuroborreliosis—a systematic review. *Eur J Neurol.* 2015;22:1249-1259.

A4. Berende A, ter Hofstede HJ, Vos FJ, et al. Randomized trial of longer-term therapy for symptoms attributed to Lyme disease. *N Engl J Med.* 2016;374:1209-1220.

A4b. Berende A, Ter Hofstede HJM, Vos FJ, et al. Effect of prolonged antibiotic treatment on cognition in patients with Lyme borreliosis. *Neurology.* 2019;92:e1447-e1455.

A5. Hinckley AF, Meek JI, Ray JA, et al. Effectiveness of residential acaricides to prevent Lyme and other tick-borne diseases in humans. *J Infect Dis.* 2016;214:182-188.

A6. Warshafsky S, Lee DH, Francois LK, et al. Efficacy of antibiotic prophylaxis for the prevention of Lyme disease: an updated systematic review and meta-analysis. *J Antimicrob Chemother.* 2010;65:1137-1144.

A7. Schwameis M, Kündig T, Huber G, et al. Topical azithromycin for the prevention of Lyme borreliosis: a randomised, placebo-controlled, phase 3 efficacy trial. *Lancet Infect Dis.* 2017;17:322-329.

REFERÊNCIAS BIBLIOGRÁFICAS

As referências bibliográficas, bem como os outros materiais suplementares deste livro, encontram-se no GEN-IO, nosso ambiente virtual de aprendizagem.

306 FEBRE RECORRENTE E OUTRAS INFECÇÕES POR *BORRELIA*

WILLIAM A. PETRI, JR

DEFINIÇÃO

A febre recorrente é uma infecção por espiroquetas do gênero *Borrelia*. Existem duas formas de transmissão: febre recorrente epidêmica transmitida por piolhos e febre recorrente endêmica transmitida por carrapatos. A doença caracteriza-se por episódios recorrentes de febre e de espiroquetemia, separados por curtos períodos sem febre.[1]

O patógeno

Os membros do gênero *Borrelia* são espiroquetas móveis, que medem 0,5 μm de diâmetro e 5 a 40 μm de comprimento. Trata-se de bactérias aerófilas, que necessitam de ácidos graxos de cadeia longa para o seu crescimento. A febre recorrente transmitida por piolhos é causada por *Borrelia recurrentis*. Os microrganismos causadores da febre recorrente transmitida por carrapatos são designados de acordo com o carrapato vetor e incluem as espécies estreitamente relacionadas *Borrelia duttonii* (Velho Mundo), *Borrelia hermsii*, *Borrelia turicatae* e *Borrelia parkeri* (América do Norte) e *Borrelia miyamotoi* (Velho e Novo Mundo).[2]

EPIDEMIOLOGIA

A febre recorrente epidêmica transmitida por piolhos é causada por *B. recurrentis* e passa de pessoa para pessoa pelo piolho-do-corpo humano (*Pediculus humanus*). Não existe nenhum reservatório animal. O espiroqueta vive na hemolinfa do piolho; a infecção é transmitida aos seres humanos quando o piolho é esmagado na pele humana, e os espiroquetas infecciosos penetram na pele ou nas membranas mucosas. Ocorreram epidemias durante períodos de fome e em tempos de guerra, quando a falta de saneamento favoreceu a transmissão dos piolhos-do-corpo. A doença transmitida por piolhos continua endêmica na África central e na África oriental (Etiópia, Somália, Chade e Sudão) e na região dos Andes, na América do Sul (Bolívia e Peru). Recentemente, está sendo também observada em refugiados na Europa ocidental.[3]

A febre recorrente endêmica transmitida por carrapatos ocorre no mundo inteiro e é transmitida aos seres humanos por carrapatos moles *Ornithodoros*. Os carrapatos são infectados quando se alimentam do sangue de roedores silvestres (incluindo camundongos, ratos, esquilos, esquilos do gênero Tamias), que atuam como reservatórios naturais dos microrganismos. Nos EUA, a febre recorrente limita-se a áreas montanhosas úmidas do oeste, em altitudes de 450 a 2.400 m; o carrapato vetor *Ornithodoros hermsii* reside em florestas de pinheiro (*Pinus ponderosa*) e abeto-de-douglas. Uma pista diagnóstica importante tem sido a história de permanência à noite em cabanas rústicas, infestadas por roedores, em parques nacionais do oeste dos EUA. Na Tanzânia, onde a infestação de casas por carrapatos vetores do gênero *Ornithodoros* pode ser muito alta, a febre recorrente foi identificada em 11% das crianças atendidas com febre em uma clínica. No nordeste dos EUA, a prevalência de anticorpos contra *Borrelia miyamotoi* é de quase 50%, tão alta quanto a da *Borrelia burgdorferi* (ver Capítulo 305).

BIOPATOLOGIA

A infecção por *Borrelia* começa na pele, no local de picada do piolho ou do carrapato, e é seguida de rápida disseminação dos espiroquetas pela corrente sanguínea. Os espiroquetas são visíveis em esfregaços de sangue periférico corados pelo método de Wright durante o episódio febril inicial e a cada recorrência febril, na maioria dos pacientes. A carga de espiroquetas no sangue apresenta uma correlação positiva com a gravidade dos sintomas. A eliminação dos espiroquetas do sangue está associada à produção de soro imune sorotipo-específico; foi demonstrado, em modelos animais, que os anticorpos anti-*Borrelia* constituem o principal mecanismo de depuração imune da infecção.

As recidivas estão associadas a uma variação antigênica cíclica nas proteínas principais variáveis (VMP), que são proteínas da membrana externa abundantes do espiroqueta e apresentam os epítopos sorotipo-específicos. A variação antigênica é a consequência de eventos de recombinação que ocorrem entre os genes VMP em sítios silenciosos e de expressão em plasmídios lineares. Uma única bactéria da espécie *B. hermsii* pode produzir até 40 sorotipos diferentes.[4] Como os espiroquetas passam por uma ou várias fases antigênicas durante a infecção, não foi desenvolvido nenhum procedimento específico ou padrão para o sorodiagnóstico de rotina da febre recorrente.

MANIFESTAÇÕES CLÍNICAS

O início da doença é caracterizado pela ocorrência súbita de febre (temperatura > 39°C na maioria dos pacientes), cefaleia, mialgia e calafrios. As queixas menos frequentes consistem em tosse, náuseas, vômitos e fadiga. Os sinais incluem febre, taquicardia, letargia ou confusão, hiperemia conjuntival e epistaxe. A hepatoesplenomegalia, a icterícia e, com frequência, um exantema petequial do tronco constituem sinais comuns de febre recorrente transmitida por piolhos. Podem ocorrer achados neurológicos, incluindo meningite, meningoencefalite e paralisia facial, embora essas entidades sejam mais comuns na febre recorrente transmitida por carrapatos. A doença transmitida por piolhos, não tratada, tem duração de 6 dias, e ocorre recidiva uma vez depois de um período afebril de 9 dias. O período inicial da febre recorrente transmitida por carrapatos dura cerca de 4 dias sem tratamento antibiótico, com média de duas recidivas (cada uma delas depois de um período afebril de 10 dias, em média) antes do estabelecimento do diagnóstico.[5]

A *Borrelia miyamotoi* manifesta-se com febre alta, calafrios, cefaleia acentuada e mialgia ou artralgia. É comum haver elevação dos níveis das enzimas hepáticas, neutropenia e trombocitopenia.[6] A febre recorrente durante a gravidez pode causar dano placentário e retardo do crescimento intrauterino, resultando em aborto em um terço das pacientes. A infecção neonatal por formas transmitidas tanto por carrapatos quanto por piolhos é acompanhada de icterícia, hepatoesplenomegalia e, com frequência, sepse e hemorragia. A febre e a hepatoesplenomegalia constituem sinais comuns em crianças. Foi também reconhecida em pacientes imunocomprometidos.

DIAGNÓSTICO

Deve-se considerar o diagnóstico em pacientes com febre que retornam de uma estadia em cabanas em áreas montanhosas e de grande altitude do oeste dos EUA.[7] Apenas alguns pacientes lembrarão da exposição a carrapatos visto que *O. hermsii* alimenta-se à noite, tem uma picada indolor e permanece fixado por apenas 15 minutos. No mundo inteiro, a febre recorrente pode ocorrer esporadicamente em qualquer lugar onde as residências são infectadas por carrapatos *Ornithodoros*, bem como em epidemias da doença transmitida por piolhos.

Como o número de microrganismos presentes no sangue é extremamente alto, o diagnóstico é estabelecido, com mais frequência, por visualização direta do microrganismo em um esfregaço sanguíneo (Figura 306.1), embora o diagnóstico também possa ser estabelecido por meio de reação em cadeia da polimerase e testes sorodiagnósticos. No caso da *B. miyamotoi*, apenas 16% dos pacientes são soropositivos, porém, a reação em cadeia da polimerase é altamente sensível e específica.[8] Os espiroquetas podem ser demonstrados em esfregaços de sangue periférico obtidos durante os episódios febris em 70% dos pacientes. Pode-se obter sensibilidade adicional pelo exame de uma preparação de creme leucocitário do sangue periférico. Em virtude de sua locomoção característica, os espiroquetas podem ser facilmente detectados por visualização direta de esfregaços sanguíneos espessos com microscopia óptica de baixo aumento. A cultura do microrganismo exige um meio especial e não é prática em laboratórios clínicos. Em geral, a contagem de leucócitos é normal, porém, são obtidas contagens de plaquetas inferiores a 50.000/μℓ em até 90% dos casos de doença transmitida por piolhos. O tempo de protrombina e o tempo de tromboplastina parcial ativada estão, com frequência, prolongados. Na doença transmitida por piolhos, é comum haver elevação das provas de função hepática (níveis séricos de aminotransferases e bilirrubinas) e ureia sanguínea. O exame de urina pode revelar proteinúria e hematúria microscópica. O exame do líquido cerebrospinal pode mostrar a presença de pleocitose linfocítica e é possível visualizar diretamente os espiroquetas.

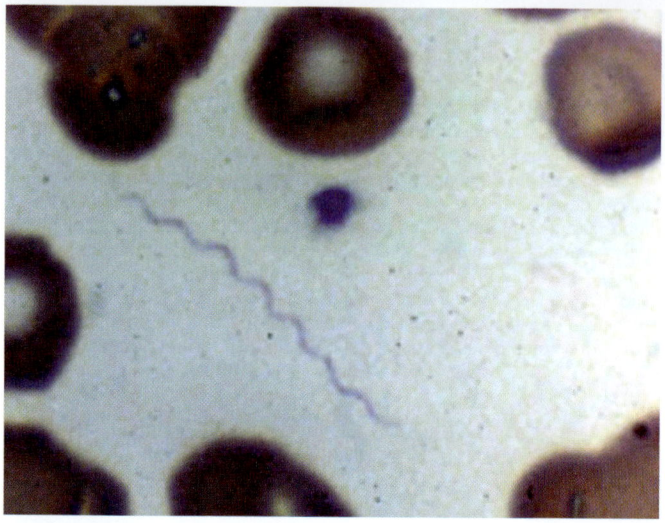

FIGURA 306.1 Um único espiroqueta pode ser visualizado em um esfregaço sanguíneo fino corado pelo método de Wright de um paciente com febre recorrente.

TRATAMENTO

A *Borrelia* é, em geral, muito sensível aos antibióticos, o que levou a recomendações de tratamento com dose única. Embora esse esquema possa ser suficiente, particularmente na doença transmitida por piolhos, relatos recentes sugerem que ocorrem infecções residuais silenciosas que podem ser mais bem controladas por meio de tratamentos mais prolongados. Na infecção recorrente transmitida por carrapatos, o tratamento deve se estender por 7 dias, de modo a reduzir o risco de infecção persistente. A tetraciclina, a doxiciclina, ceftriaxona e a eritromicina são antibióticos efetivos. A eritromicina não deve ser utilizada em gestantes e em crianças com menos de 7 anos (nas quais as tetraciclinas podem provocar pigmentação permanente dos dentes). Foi relatado que o tratamento com penicilina elimina a espiroquetemia mais lentamente do que as tetraciclinas.

A reação de Jarisch-Herxheimer (que normalmente se caracteriza por elevação da temperatura corporal de 1°C, calafrios, elevação da pressão arterial seguida de queda e leucopenia transitória) ocorre 2 a 3 horas após o tratamento em muitos pacientes com doença transmitida por piolhos, menos comumente na doença transmitida por carrapatos, e deve ser antecipada e receber tratamento de suporte. Raramente, ocorre morte em consequência de choque por reação de Jarisch-Herxheimer. Essa reação tem sido associada à fagocitose acelerada dos espiroquetas por neutrófilos e a elevações transitórias do fator de necrose tumoral α (TNF-α), interleucina (IL)-6, IL-8 e IL-10. Em um pequeno número de pacientes com febre recorrente transmitida por piolhos, os anticorpos anti-TNF-α têm sido efetivos na prevenção.

PREVENÇÃO

A prevenção da febre recorrente transmitida por piolhos depende da melhora nas condições de higiene, despiolhamento das áreas afetadas e tratamento com antibióticos de pacientes e contatos íntimos. A prevenção da febre recorrente transmitida por carrapatos pode ser feita por meio da redução do risco de contato com roedores e carrapatos, incluindo o reparo de falhas estruturais das cabanas e outras residências, de modo que os roedores não possam se agrupar no seu interior ou ao redor delas, bem como pulverização de ambientes internos infestados. O rastreamento das picadas de carrapatos e o tratamento profilático com doxiciclina em áreas altamente endêmicas foram apontados como política prática, segura e efetiva na prevenção da febre recorrente transmitida por carrapatos.

PROGNÓSTICO

Foram relatadas epidemias de febre recorrente transmitida por piolhos com taxas de mortalidade que se aproximam de 40%; até 5% da mortalidade estão relacionados com a ocorrência de reações de Jarisch-Herxheimer ao tratamento. A mortalidade causada pela doença transmitida por carrapatos é inferior a 5%. Necropsias de pacientes com doença transmitida por piolhos documentaram a presença de hemorragia intracraniana, edema cerebral, broncopneumonia, necrose hepática e infartos esplênicos.

REFERÊNCIAS BIBLIOGRÁFICAS

As referências bibliográficas, bem como os outros materiais suplementares deste livro, encontram-se no GEN-IO, nosso ambiente virtual de aprendizagem.

307 LEPTOSPIROSE

SHERIF ZAKI E WUN-JU SHIEH

DEFINIÇÃO

A leptospirose é uma doença zoonótica causada por espécies patogênicas de espiroquetas do gênero *Leptospira*. A leptospirose tem uma distribuição mundial e é mais prevalente nos países tropicais em desenvolvimento. As leptospiras frequentemente infectam mamíferos selvagens e domésticos. Os seres humanos são infectados diretamente por contato com animais infectados ou indiretamente por meio de contato com solo ou água contaminados pela urina de animais infectados. A gravidade da doença varia de leve e autolimitada até grave com manifestações potencialmente fatais, incluindo hemorragia pulmonar maciça e doença de Weil (tríade formada por icterícia, insuficiência renal aguda e hemorragia).

O patógeno

As leptospiras são espiroquetas finos, espiralados e altamente móveis do gênero *Leptospira*, da família Leptospiraceae. Esses microrganismos medem entre 6 e 10 μm de comprimento e 0,1 μm de diâmetro. Uma ou ambas as extremidades do espiroqueta tem habitualmente a forma de um gancho. São aeróbios obrigatórios, capazes de sobreviver por várias semanas no meio ambiente. *Leptospira* é geneticamente classificada em 10 espécies patogênicas (*L. interrogans*, *L. kirschneri*, *L. borgpetersenii*, *L. santarosai*, *L. noguchii*, *L. weilii*, *L. alexanderi*, *L. alstoni*, *L. kmetyi*, *L. mayottensis*), cinco espécies intermediárias ou oportunistas (*L. inadai*, *L. broomii*, *L. fainei*, *L. wolffii*, *L. licerasiae*) e sete espécies não patogênicas. As leptospiras patogênicas são ainda classificadas em mais de 25 sorogrupos e 250 sorovares que diferem pela sua distribuição geográfica e especificidade do hospedeiro, e constituem informações úteis para a investigação de surtos e outras investigações epidemiológicas.

EPIDEMIOLOGIA

As estimativas no mundo inteiro são de mais de 350.000 casos de leptospirose a cada ano, os quais geralmente são subnotificados. Nos EUA, a leptospirose é uma doença de notificação compulsória. O National Notifiable Diseases Surveillance System (NNDSS) começou a receber a notificação de casos de leptospirose em 2014. Nos primeiros 2 anos de notificações em conjunto (2014 e 2015), o número total de casos de leptospirose foi de 203 casos notificados em 17 estados, jurisdições e territórios, com número total de 114 casos notificados em Porto Rico, 45 no Havaí e 11 em Guam.[2] As infecções são, em sua maioria, leves e autolimitadas, porém, a mortalidade nos casos notificados pode alcançar 10%. Em áreas endêmicas, até 20 a 30% dos casos de doença febril aguda não diagnosticada podem ser devidos à leptospirose,[3] e a soroprevalência pode variar de 5 a 15%. Com mais frequência, a leptospirose afeta pessoas que trabalham ao ar livre ou com animais, ou as que participam de atividades recreativas envolvendo a água ou o solo, como natação, canoagem e jardinagem. Após enchentes, chuvas torrenciais ou outros desastres naturais, qualquer pessoa que tenha tido contato com o escoamento das águas, com água doce contaminada ou solo pode correr risco de adquirir a infecção. Os principais grupos de risco são moradores de favelas, agricultores de subsistência e pessoas que trabalham com animais, devido à exposição a reservatórios de roedores, animais domésticos e animais selvagens. Em climas tanto tropicais quanto temperados, a população urbana de menor poder aquisitivo constitui um grupo de risco pouco reconhecido. Os seres humanos são considerados hospedeiros acidentais; foram relatados raros casos de transmissão entre seres humanos por infecção transplacentária e amamentação.

BIOPATOLOGIA

As leptospiras podem penetrar diretamente na pele e mucosas escoriadas e sofrer disseminação por via hematogênica até os órgãos-alvo. A doença clássica é bifásica; a primeira fase é caracterizada por leptospiremia e a segunda fase pela eliminação dos microrganismos por anticorpos aglutinantes e resposta associada do hospedeiro, que pode ser imunopatogênica.[4] As leptospiras podem persistir durante certo período nos órgãos-alvo. Nos animais reservatórios assintomáticos, as leptospiras podem alcançar densidades maciças dentro dos túbulos renais, resultando em excreção urinária contínua. Os achados patológicos podem incluir hemorragia pulmonar, lesão alveolar difusa, dissociação hepatocelular leve a pronunciada, hepatite portal leve, nefrite intersticial linfo-histiocitária, necrose tubular renal e hiperplasia mesangial glomerular renal leve (Figura 307.1). Pode-se observar também a presença de hemorragia em outros órgãos, miocardite multifocal, miosite e a hemofagocitose. Com o uso da imuno-histoquímica ou corantes de prata (Figura 307.2), as leptospiras podem ser visualizadas dentro do interstício renal, parênquima e sinusoides hepáticos, e no interior das paredes dos vasos sanguíneos pulmonares de pequeno, médio e grande calibre.

A penetração das leptospiras nos tecidos pode ser mediada por um movimento de escavação e por enzimas secretadas, incluindo colagenase e esfingomielinase. As proteínas das leptospiras interagem diretamente com os componentes da matriz extracelular do hospedeiro, como o colágeno, a fibronectina e as lamininas. As leptospiras são resistentes à via alternativa de lise mediada pelo complemento e podem ligar-se ao fator H inibidor do complemento. Os lipopolissacarídeos e os lipopeptídios de leptospira apresentam baixa potência endotóxica, porém, podem ativar a resposta imune inata por meio de sinalização do receptor *toll-like* (TLR)-2, e acredita-se que possam desencadear uma resposta de citocinas.[6] A imunidade é considerada principalmente humoral e específica de sorotipo. Os imunocomplexos circulantes podem contribuir para a lesão renal e a disfunção endotelial. Ocorre expansão de células T $\gamma\delta$ durante a infecção. As leptospiras também podem ativar diretamente o plasminogênio em plasmina, a principal enzima do sistema fibrinolítico, podendo promover a ocorrência de hemorragia. Estudos genômicos de espécies de leptospiras intermediárias e saprofíticas patogênicas revelaram um genoma relativamente grande, contendo genes envolvidos na sobrevivência ambiental, quimiotaxia e motilidade, que podem participar na patogenia. Pouco se sabe sobre os fatores de risco genéticos do hospedeiro, embora o alelo HLA-DQ6 tenha sido associado a um aumento da suscetibilidade à infecção.

MANIFESTAÇÕES CLÍNICAS

Normalmente, o período de incubação é de 7 a 12 dias (com variação de 2 a 30 dias). Durante a fase inicial da doença (nos primeiros 3 a 7 dias), a maioria dos pacientes apresenta febre alta (38 a 40°C) e mialgia. Pode-se

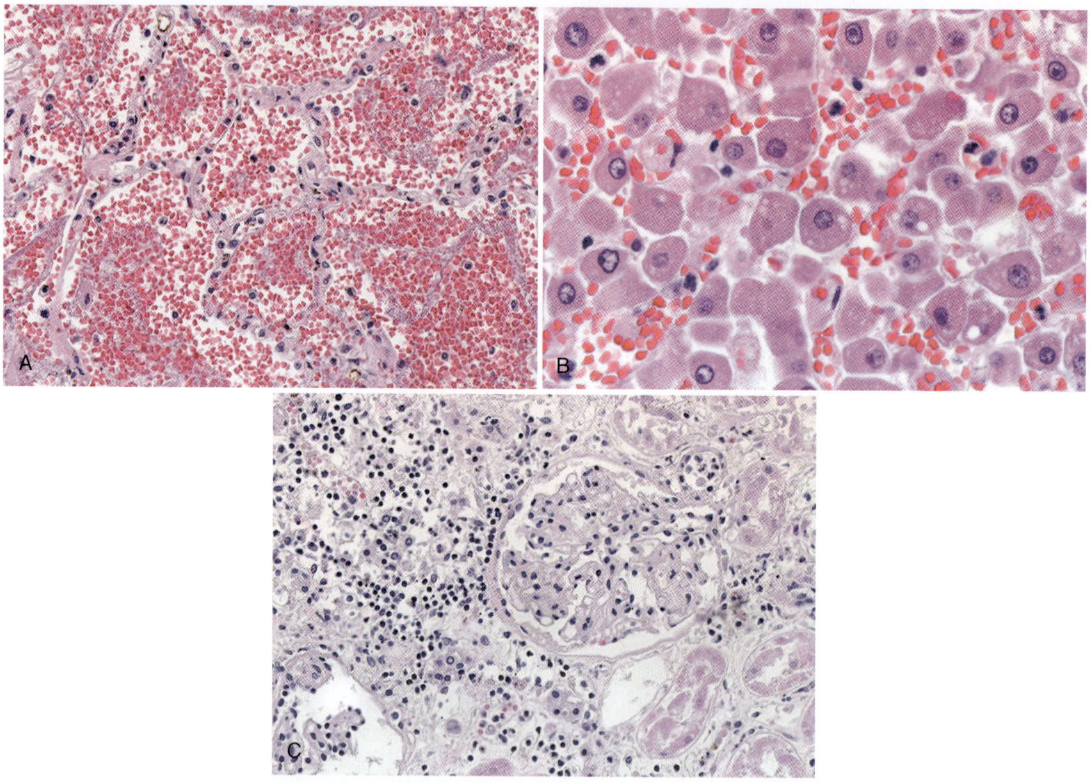

FIGURA 307.1 Características patológicas de leptospirose grave. A. hemorragia pulmonar. B. Dissociação hepatocelular. C. Nefrite intersticial.

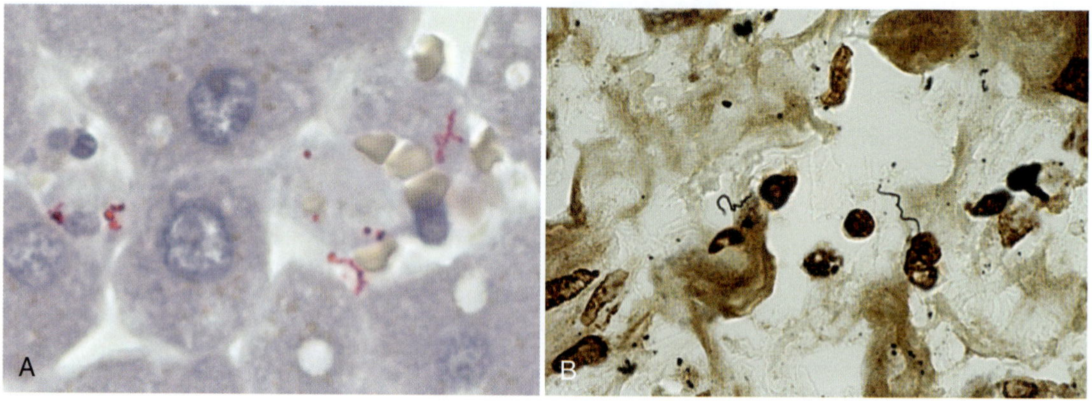

FIGURA 307.2 *Leptospira* no fígado. Observar a natureza espiralada dos espiroquetas. A. Imuno-histoquímica mostrando a coloração dos espiroquetas e antígenos granulares. B. Coloração pela prata de Warthin-Starry, mostrando os espiroquetas.

observar a ocorrência de tosse, náuseas, vômitos, diarreia, cefaleia, fotofobia e exantema. A sufusão conjuntival constitui um achado característico (Figura 307.3), porém, só é observada em um terço dos pacientes, próximo ao término da fase inicial da doença. A mialgia pode ser pronunciada e, com mais frequência, acomete os músculos da panturrilha e a musculatura lombar, com elevação da creatina fosfoquinase. As mialgias cervical e abdominal intensas podem simular rigidez de nuca ou abdome agudo, respectivamente. O exantema, que ocorre em 10 a 20% dos pacientes, pode ser urticariforme, maculopapular ou purpúrico, em uma distribuição típica pré-tibial e no tronco. Pode-se observar também a presença de hepatoesplenomegalia e linfadenopatia. A resolução dos sintomas coincide com a presença de anticorpos de imunoglobulina (Ig)M aglutinantes e com a redução na leptospiremia. Como doença bifásica clássica, pode-se observar a recorrência da febre 3 a 4 dias após a remissão. Em sua fase imune mais tardia, é frequente a ocorrência de cefaleia intensa, que pode estar associada com fotofobia, sinais meníngeos e pleocitose do líquido cerebrospinal (LCS).

A doença grave pode ocorrer de maneira progressiva na apresentação inicial ou durante a leptospirose de fase tardia, resultando em mortalidade de 10 a 50%. As manifestações que comportam risco à vida consistem em insuficiência renal, hipotensão, hemorragia e insuficiência respiratória.

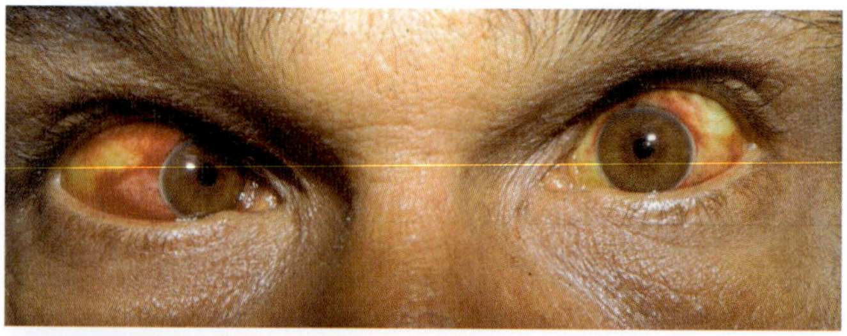

FIGURA 307.3 Sufusão conjuntival em paciente com leptospirose grave. A sufusão conjuntival é um sinal característico de leptospirose, que é mais facilmente observado ao longo da borda palpebral superior direita, acima da hemorragia subconjuntival. (Cortesia de Antonio Seguro e Paulo Marotto, Hospital Emílio Ribas e Universidade de São Paulo.)

Ocorre icterícia em 5 a 10% dos pacientes, e os níveis séricos de bilirrubina podem estar elevados, alcançando 40 a 80 mg/dℓ, com elevações apenas moderadas a leves dos níveis de transaminase e fosfatase alcalina, respectivamente. A leptospirose pode se manifestar como colecistite aguda. Normalmente não são observadas sequelas hepáticas a longo prazo. Os achados renais consistem normalmente em insuficiência renal hipopotassêmica não oligúrica e comprometimento da reabsorção tubular de sódio. A perda de volume pode resultar em insuficiência renal oligúrica e necrose tubular aguda, e ocorre insuficiência renal em cerca da metade dos casos graves. Os achados comuns na análise de urina consistem em proteinúria, leucocitúria, hematúria, cilindros hialinos e granulosos.

Os achados pulmonares podem incluir tosse, dispneia e hemoptise. A hemorragia pulmonar associada à leptospirose e a síndrome de desconforto respiratório agudo são agora reconhecidas como apresentação clínica comum.[7] Os achados radiológicos mais frequentes em pacientes com leptospirose que causam hemorragia alveolar difusa consistem em opacidades em vidro fosco, nódulos nos espaços aéreos, nódulos em vidro fosco e consolidação.[8] Podem-se observar anormalidades da condução cardíaca, que tendem a ser inespecíficas na doença leve. O bloqueio atrioventricular de primeiro grau e características de pericardite constituem os achados mais comuns na doença grave. Além disso, podem ocorrer arritmias, incluindo fibrilação ventricular.

A trombocitopenia constitui uma complicação frequente na leptospirose, e foi constatada a presença desse achado em mais da metade dos pacientes por ocasião de sua internação hospitalar. A doença prolongada e a lesão renal aguda são fatores de risco para trombocitopenia. Normalmente, os tempos de protrombina e de tromboplastina parcial estão normais ou apenas discretamente elevados. Pode-se observar a presença de petéquias, hemorragia conjuntival e púrpura, além das manifestações hemorrágicas mais graves.

A meningite asséptica é a manifestação neurológica mais frequente. Os achados do LCS incluem pleocitose com predomínio de neutrófilos no início da doença, seguida de predomínio de linfócitos na doença de fase tardia. Em geral, a glicose está normal e a pressão do LCS pode estar elevada. Observa-se menos comumente a ocorrência de hemorragia intracerebral, encefalite, mielite e neuropatia periférica. Acredita-se que a leptospirose ocular, incluindo a uveíte crônica, seja causada principalmente por um mecanismo imunopatogênico e ocorra em uma fase tardia da doença.

DIAGNÓSTICO

Poucos sinais clínicos diferenciam a leptospirose em estágio inicial, e a leptospirose grave pode ser reconhecida na forma de doença de Weil, que se caracteriza por insuficiência hepatorrenal. Os exames de referência exigem laboratórios especializados e há necessidade de um teste no local de assistência do paciente nas áreas tropicais. A cultura e os testes sorológicos podem fornecer resultados falso-negativos.

A cultura do microrganismo exige meios especializados (meios de Ellinghausen-McCullough-Johnson-Harris [EMJH] ou Fletcher) e, com frequência, é necessária uma observação com microscopia de campo escuro por mais de 4 semanas. Em geral, as culturas têm baixa sensibilidade e o melhor rendimento é obtido com amostra de sangue periférico nos dias 1 a 4 da doença aguda; a urina pode ser positiva por até 10 dias. A microscopia de campo escuro direta de amostras clínicas também pode ser tentada, porém, apresenta baixa sensibilidade e especificidade.

O teste sorológico padrão de referência é o teste de microaglutinação (MAT), disponível nos Centers for Disease Control and Prevention. O MAT é considerado positivo se houver um aumento de quatro vezes no título entre as amostras de soro da fase aguda e da fase convalescente. Esse teste exige a cultura de *Leptospira*, fornece dados do sorotipo e apresenta uma especificidade muito alta, porém, com menor sensibilidade. O ensaio de imunoabsorvente ligado à enzima (ELISA) e os ensaios de hemaglutinação indireta para IgM, que foram aprovados pela Food and Drug Administration, estão disponíveis e parecem ser tão bons quanto o MAT. Múltiplos testes diagnósticos rápidos de fluxo lateral com *fita reagente* são fabricados e utilizados em outros países; todavia, o seu desempenho pode não estar bem validado. Os ensaios diagnósticos por reação em cadeia da polimerase (PCR) constituem o exame de maior sensibilidade, porém, a PCR e o MAT combinados, suplementados por um teste de ELISA validado no local, podem ser necessários para aumentar ao máximo a sensibilidade.[9,10] Os microrganismos que se encontram dentro dos tecidos podem ser detectados pela coloração de prata de Warthin-Starry ou por imuno-histoquímica.

Diagnóstico diferencial

Conforme discutido anteriormente, poucos achados clínicos ou laboratoriais diferenciam a leptospirose de outras causas de febre aguda. O diagnóstico diferencial depende de outras doenças concomitantes existentes na área geográfica, mais frequentemente malária, dengue, febre tifoide, melioidose, tifo rural e riquetsioses. Outras doenças no diagnóstico diferencial incluem influenza, hepatite viral aguda, febre amarela, meningite bacteriana e viral, sepse bacteriana, vírus Zika, vírus Chikungunya e infecção por hantavírus. É necessário um elevado índice de suspeita em áreas endêmicas. As pistas diagnósticas úteis incluem sufusão conjuntival, hipersensibilidade muscular e hemorragia pulmonar. A hipopotassemia, os níveis elevados de creatinina e creatina fosfoquinase e a trombocitopenia são inespecíficos, mas também podem sugerir leptospirose.

TRATAMENTO

As diretrizes da Organização Mundial da Saúde e a prática clínica generalizada consistem em tratamento precoce dos pacientes que apresentam leptospirose com antibióticos. A penicilina, a doxiciclina ou uma cefalosporina parecem ser igualmente eficazes; a doxiciclina tem a vantagem de tratar também as infecções por riquétsias. É importante assinalar que uma metanálise recente de cinco ensaios clínicos randomizados concluiu que o papel de vários antibióticos no tratamento da leptospirose é incerto e não há evidências suficientes de "grau A" para recomendar ou contraindicar o uso de antibióticos no tratamento da leptospirose.A1 São necessários outros ensaios clínicos controlados randomizados.

Os esquemas de tratamento na leptospirose leve incluem doxiciclina (100 mg VO, 2 vezes/dia), ampicilina (500 mg VO, a cada 6 horas), amoxicilina (500 mg VO, a cada 8 horas) ou azitromicina (1 g seguido de 500 mg/dia, durante 2 dias); para a doença grave, penicilina intravenosa (IV) (1,5 milhão de unidades a cada 6 horas), ceftriaxona (1 g/dia), cefotaxima (1 g a cada 6 horas) ou doxiciclina (100 mg IV a cada 12 horas). Normalmente, a duração do tratamento é de 7 dias. Em 20% dos pacientes que recebem tratamento com antibióticos pode ocorrer a reação de Jarisch-Herxheimer (RJH), uma reação inflamatória febril que é desencadeada com o início do tratamento e que resulta da eliminação dos microrganismos da circulação.[11] Dois fatores de risco foram associados independentemente à ocorrência da RJH: (1) *Leptospira interrogans* sorogrupo Australis como cepa infectante; e (2) iniciar os antibióticos com menos de 3 dias após o aparecimento dos sintomas. Por conseguinte, os pacientes exigem monitoramento no início do tratamento com antibióticos.

O rastreamento imediato dos pacientes de alto risco e os cuidados de suporte agressivos são essenciais. A hipotensão deve ser tratada e a reposição de volume é útil para limitar o dano renal. Os pacientes com insuficiência renal hipopotassêmica não oligúrica podem ser tratados por meio de reposição de volume e potássio. A diálise imediata está indicada na insuficiência renal oligúrica, por hemofiltração contínua ou por diálise peritoneal. Os eletrocardiogramas seriados são úteis no monitoramento das arritmias. A terapia agressiva pode ser necessária para tratar a hemorragia e a insuficiência respiratória.

PREVENÇÃO

As medidas preventivas incluem saneamento para evitar a exposição da população à água contaminada e limitar a contaminação da água por animais reservatórios, como cães, suínos e gado bovino. Dispõe-se de vacinação para animais domésticos e gado. O controle dos roedores é importante. As pessoas que trabalham com exposição ocupacional a animais e a água ou solo contaminados são incentivadas a utilizar equipamentos de proteção como luvas e botas. Os viajantes que se dirigem para áreas endêmicas devem ser orientados sobre a exposição à água doce. Nos EUA, não há vacina disponível para uso humano. Ensaios clínicos de vacina foram realizados em Cuba, na Rússia e na China; entretanto, a segurança e a eficácia da vacina são incertas.

A profilaxia com doxiciclina (200 mg VO por semana) é amplamente utilizada em indivíduos com exposição à água contaminada ou com alto risco de leptospirose. A profilaxia pode ser mais apropriada para reduzir o risco de doença clínica em viajantes a curto prazo com alto risco, em vez de residentes em áreas endêmicas. Uma dose única de 200 mg para profilaxia pode ser efetiva para a prevenção da leptospirose entre vítimas de enchente com feridas por laceração após exposição recente à enchente;A2 são necessários outros ensaios clínicos controlados randomizados.

PROGNÓSTICO

A maioria das infecções é autolimitada, e a taxa mediana de caso-fatalidade entre pacientes que procuram cuidados médicos é de cerca de 2%.

A leptospirose grave está associada a maior taxa de mortalidade: cerca de 12% em pacientes com insuficiência renal, cerca de 20% em pacientes com icterícia e cerca de 60% em pacientes com mais de 60 anos.[12] A morte é mais frequente durante a infecção se houver oligúria, hemorragia pulmonar ou insuficiência respiratória. A doença ocular, incluindo uveíte crônica, pode resultar em grave comprometimento visual.

Grau A Recomendações de grau A

A1. Charan J, Saxena D, Mulla S, et al. Antibiotics for the treatment of leptospirosis: systematic review and meta-analysis of controlled trials. *Int J Prev Med.* 2013;4:501-510.
A2. Schneider MC, Velasco-Hernandez J, Min KD, et al. The use of chemoprophylaxis after floods to reduce the occurrence and impact of leptospirosis outbreaks. *Int J Environ Res Public Health.* 2017;14:1-18.

REFERÊNCIAS BIBLIOGRÁFICAS

As referências bibliográficas, bem como os outros materiais suplementares deste livro, encontram-se no GEN-IO, nosso ambiente virtual de aprendizagem.

308 TUBERCULOSE

JERROLD J. ELLNER E KAREN R. JACOBSON

DEFINIÇÃO

A tuberculose (TB) é uma doença granulomatosa crônica com um estágio latente único, causada pelo bacilo álcool-acidorresistente (BAAR) *Mycobacterium tuberculosis*. O pulmão é o local da doença em 75 a 80% dos casos; os locais extrapulmonares frequentes incluem os linfonodos, a pleura, os ossos e as articulações. A TB é transmitida de pessoa para pessoa principalmente por inalação de gotículas infecciosas aerossolizadas por pacientes com TB pulmonar ativa. A TB é a principal doença infecciosa causadora de mortes em todo o mundo, com mais de 95% dos casos e 99% das mortes ocorrendo em ambientes de recursos limitados. A pandemia do vírus da imunodeficiência humana (HIV) levou a um ressurgimento da TB mundialmente e promoveu surtos nosocomiais explosivos de TB multidrogarresistente. O resultado foi um aumento da atenção prestada à TB como emergência de saúde pública global e aumento do financiamento para a pesquisa e o controle da TB. Os problemas relacionados com o controle da TB são agravados pela prevalência cada vez maior de doença resistente aos medicamentos, cujo tratamento é dispendioso e pode ser refratário aos medicamentos disponíveis.[1]

O patógeno

A TB é causada pela infecção por um dos quatro membros do complexo *Mycobacterium tuberculosis*: *M. tuberculosis*, *M. africanum*, *M. orygis* ou *M. bovis*. O microrganismo causador é um bacilo delgado, imóvel, não formador de esporos e não produtor de toxinas, que pode ter aparência frisada e mede aproximadamente 2 a 4 μm de comprimento. Trata-se de um aeróbio facultativo de crescimento lento (tempo de duplicação de 18 a 24 horas), que pode persistir no meio intracelular por períodos prolongados. O microrganismo é identificado em amostras clínicas como bacilo álcool-acidorresistente (BAAR). O *M. tuberculosis* pode ser corado com carbolfucsina por técnicas de alcalinização (Kinyoun) ou pelo calor (Ziehl-Neelsen). O revestimento céreo do *M. tuberculosis*, composto de ácido micólico e outros lipopolissacarídeos complexos, impede a descoloração do corante com uma mistura de ácido e álcool.

O sequenciamento do DNA do *M. tuberculosis* e as manipulações genéticas promoveram uma compreensão básica do metabolismo e da virulência do microrganismo, de seus antígenos imunodominantes e de sua capacidade de sobreviver a condições adversas e persistir intracelularmente. Os isolados clínicos de *M. tuberculosis* diferem quanto à sua virulência, potencial de transmissão em seres humanos e interação com o hospedeiro (imunopatologia, indução de citocinas do hospedeiro, hipersensibilidade tardia). Por exemplo, a família da cepa Beijing, hipervirulenta, hiperexpressa um glicolipídio fenólico que inibe a imunidade inata e, assim, pode contribuir para a sua patogenicidade.

Existem seis linhagens filogeográficas principais de *M. tuberculosis*, cada uma delas associada a uma população humana específica. As famílias diferem na sua distribuição geográfica e, em alguns casos, no potencial de transmissão e na patogenia. A tipagem das cepas é particularmente útil nas investigações de surtos e pode ser realizada por meio de várias técnicas, incluindo polimorfismo de comprimento de fragmentos de restrição do elemento de inserção IS 6110 ou espoligotipagem e, cada vez mais, sequenciamento profundo do DNA. O achado de que múltiplos casos de TB são causados pela mesma cepa e constituem um *agrupamento* sugere que eles estão epidemiologicamente ligados, embora a transmissão possa ser recente ou remota. O sequenciamento completo do genoma surgiu como uma poderosa ferramenta para estabelecer a transmissão, mesmo na ausência de ligações epidemiológicas fortes.

A TB causada por *M. africanum* é clinicamente idêntica à provocada pelo *M. tuberculosis*. *Mycobacterium bovis* apresenta homologia de DNA de mais de 95% com *M. tuberculosis* e causa doença em seres humanos, no gado, em veados, texugos e outros animais. A principal via de transmissão de *M. tuberculosis* é interpessoal por meio de aerossóis respiratórios gerados pela tosse. Os bacilos no interior de pequenas gotículas (1 a 5 μm de diâmetro) permanecem suspensos no ar por longos períodos e, uma vez inalados, podem alcançar as vias respiratórias, onde apenas um a cinco microrganismos são suficientes para causar infecção. O comprometimento da laringe torna o paciente altamente infeccioso. Ocorre inoculação cutânea direta ("verruga do patologista"). *Mycobacterium bovis* pode ser transmitido por via gastrintestinal, habitualmente pela ingestão de produtos derivados do leite contaminados.

EPIDEMIOLOGIA

A Organização Mundial da Saúde (OMS) estima que, em 2016, houve 10,4 milhões de novos casos de TB (10% em indivíduos infectados pelo HIV) e 1,7 milhão de mortes (incluindo 374.000 entre indivíduos com infecção pelo HIV).[2] Estima-se que 40% das mortes em indivíduos com HIV resultaram de TB. Cinquenta e seis por cento dos casos de TB ocorreram em cinco países: Índia, Indonésia, China, Filipinas e Paquistão. Em todo o mundo, 65% dos casos de TB ocorrem em homens; a prevalência da doença tem um pico em adultos jovens, com consequências econômicas importantes. Mundialmente, houve uma queda na taxa de incidência de TB (com declínio de 2% ao ano) e nas taxas de fatalidade de casos. Entretanto, o declínio da incidência da TB precisa atingir os índices de 4 a 5% ao ano para que alcance os *End TB Strategy* de 2020 da OMS de redução da incidência de 20%, em comparação com 2015.

A infecção pelo HIV apresenta um efeito profundo sobre a epidemiologia da TB, promovendo e acelerando a progressão da infecção para a TB ativa, bem como sobre a reativação e a reinfecção. Setenta e quatro por cento dos casos de TB em indivíduos infectados pelo HIV ocorreram na África Subsaariana, resultando em taxas de casos de TB tão elevadas quanto 1% na África do Sul e na Suazilândia.

Nos EUA, em 2017, a incidência de TB foi de 2,8 por 100.000, com cerca de 9.000 novos casos notificados (cerca de 6% em indivíduos infectados pelo HIV, 5% em moradores de rua e 4% em indivíduos encarcerados).[3] A taxa de incidência em indivíduos nascidos no exterior foi 13 vezes maior do que naqueles nascidos nos EUA, e os indivíduos nascidos no exterior representaram 69% dos novos casos. As taxas foram 30 vezes maiores em asiáticos não hispânicos do que em brancos não hispânicos. Entre os casos em que foi realizada a genotipagem, 14% parecem ser decorrentes de transmissão recente, enquanto 86% parecem consistir em reativação de infecção prévia que, em indivíduos nascidos no exterior, foi adquirida em seu país de origem, ao passo que os indivíduos nascidos nos EUA provavelmente foram infectados quando a TB era mais comum no meio interno. Nos EUA, há mudança correspondente da prevalência da TB relacionada à idade para adultos com idade mais avançada.

O país de origem é um grande determinante tanto do risco de infecção de TB latente quanto da doença. Em um ambiente de baixa prevalência, como os EUA, a prevalência da infecção por TB latente (definida como um resultado positivo do teste cutâneo tuberculínico ou ensaio de liberação de interferona γ [IGRA], porém sem doença ativa) é de aproximadamente 4%. Nos EUA, estima-se que 13 milhões de pessoas tenham TB latente.[4] Os indivíduos infectados estão sob risco bastante aumentado de doença em comparação com os indivíduos não infectados, ainda mais na presença de comorbidades e outros fatores apresentados na Tabela 308.1. O risco não é homogêneo nos grupos afetados, por exemplo, por extensão da imunossupressão no HIV ou pela duração, gravidade e controle do diabetes melito. O tabagismo e o alcoolismo também conferem um aumento do risco de TB, embora menor do que as condições listadas. Em 2016, nos EUA, 16,4% dos indivíduos com TB tinham diabetes melito, 1,3% relatou o uso de substâncias injetáveis, 6,8% declararam usar substâncias não injetáveis, e 10% relataram o consumo excessivo de álcool.

A TB causada por microrganismos resistentes a fármacos representa uma ameaça contínua.[5] A TB multidrogarresistente (MDR) (resistente à isoniazida e à rifampicina) e a TB extensamente resistente a fármacos (XDR) (MDR somada à resistência às fluoroquinolonas [FQ] e a um fármaco injetável de segunda linha [canamicina, amicacina ou capreomicina]) são muito mais difíceis e dispendiosas de tratar e, em alguns casos, podem ser incuráveis. Em 2016, houve 600.000 novos casos de TB com resistência à rifampicina, o fármaco de primeira linha mais efetivo, dos quais 490.000 tinham TB MDR. Quase metade (47%) desses casos ocorreu na Índia, na China e na Rússia. Cerca de 6,2% dos casos de TB MDR são extensamente resistentes a fármacos. Nos EUA, em 2016, foram relatados 97 casos de TB MDR e um caso de TB XDR. Os desfechos para a TB resistente a fármacos continuam precários, e apenas 54% dos pacientes com TB MDR e 30% dos pacientes com TB XDR foram tratados com sucesso. Isso deverá melhorar com a introdução de fármacos e esquemas farmacológicos mais ativos. Foi constatado que a maioria dos casos de TB XDR em uma área com alta carga de TB deve-se, provavelmente, à transmissão, e não ao tratamento inadequado, sugerindo que o controle da epidemia exige maior foco na interrupção da transmissão.[6]

BIOPATOLOGIA

Normalmente, a cadeia de transmissão da TB começa com um caso infeccioso de TB pulmonar (Figura 308.1). A infecciosidade de um paciente é determinada pelo estado do esfregaço de escarro (3 a 4+ BAAR), pela força e frequência da tosse, pela presença de doença pulmonar cavitária e pelas características do espaço físico compartilhado com a fonte (ventilação e recirculação do ar). Entretanto, nem todos os pacientes com TB pulmonar que apresentam esfregaço fortemente positivo para BAAR são igualmente infecciosos, e pode haver indivíduos altamente transmissores, em virtude de fatores do hospedeiro ou bacterianos ou de ambos. Apenas cerca de 50 a 60% dos indivíduos com TB pulmonar e esfregaço de escarro fortemente positivos geram aerossóis que contêm microrganismos viáveis. Certas cepas de *M. tuberculosis* também podem ser propensas à transmissão.

Tanto em países de baixa prevalência quanto em países de alta prevalência podem ocorrer exposição/infecção no ambiente domiciliar. Nesse contexto, em que a exposição pode ser intensa e prolongada, 50 a 75% dos contatos tornam-se infectados. Os números mais altos resultam de estudos em que testes repetidos identificam todos os conversores do teste cutâneo tuberculínico. Em surtos que ocorrem em abrigos residenciais, hospitais e prisões, a infecção ou a doença por *M. tuberculosis* também foram documentadas após exposição de curta duração. Dados recentes sugerem que, em ambientes de alta prevalência, a transmissão na comunidade pode ser mais comum do que a transmissão domiciliar, embora os locais na comunidade possam não ser conhecidos. Variáveis importantes que podem explicar as diferenças na transmissão incluem a virulência do microrganismo, a imunidade inata e a suscetibilidade das populações expostas (p. ex., infectados pelo HIV). Fatores genéticos humanos, como polimorfismos na expressão ou regulação de receptores *toll-like* (TLR), receptores de reconhecimento de padrões importantes para a imunidade inata, podem modular o risco e a expressão da infecção (ensaio de liberação de interferona γ [IGRA] ou teste cutâneo tuberculínico) bem como o risco e a expressão da doença. Observa-se uma predisposição à doença na presença de defeitos dos receptores de interferona (IFN)-γ e interleucina (IL)-12, consistente com seus papéis na imunidade adaptativa. Os polimorfismos que modificam a inflamação (p. ex., afetando a leucotrieno A_4 hidrolase) também podem afetar as manifestações da doença e a resposta à terapia.

As Figuras 308.1 e 308.2 ilustram dois modelos da história natural da TB. Há evidências crescentes de que a história natural representa mais um *continuum* do que entidades distintas de TB latente e ativa. Biomarcadores diagnósticos capazes de estratificar o risco de progressão da TB latente para a TB ativa seriam de enorme valor para intervenções específicas de saúde pública. Atualmente, as assinaturas de RNA do sangue do hospedeiro estão sendo estudadas como preditores dos indivíduos com maior risco de desenvolver tuberculose ativa e, portanto, de receber preferencialmente profilaxia.

O pulmão é o local da maioria dos casos de TB por reativação. A característica principal da patologia é a formação de granuloma, com necrose caseosa e células de Langerhans gigantes multinucleadas. O material caseoso encontrado nas cavidades necróticas contém BAAR. *Mycobacterium tuberculosis* multiplica-se de maneira exuberante no cáseo líquido. Do ponto de vista imunológico, o escarro expectorado contém citocinas e tanto supra quanto infrarreguladores das respostas imune e inflamatória, com predomínio da infrarregulação. O lavado broncoalveolar revela alveolite linfocítica, com influxo de macrófagos imaturos que representam monócitos atraídos a partir do sangue. Em suma, existe uma resposta imune e inflamatória ativa, porém bem regulada, concomitantemente à replicação das bactérias. Em consequência da inflamação, ocorre apoptose extensa, que pode levar à deleção das células T responsivas a *M. tuberculosis*, o que pode desempenhar um papel na necessidade de terapia de longa duração. Isso é consistente com o achado recente de áreas persistentes de inflamação (por PET-TC) no final do tratamento da TB e na suscetibilidade à TB por reinfecção. Em indivíduos infectados pelo HIV com imunossupressão avançada, os granulomas podem estar pouco formados ou podem estar ausentes. O tecido pulmonar é infiltrado por células epitelioides espumosas, que consiste em macrófagos repletos de BAAR. Pode haver ou não caseificação, porém, ocorrem inflamação e necrose extensas.

A TB extrapulmonar pode acometer qualquer órgão. A persistência de microrganismos em áreas que são relativamente bem oxigenadas pode

Tabela 308.1 Fatores de risco para tuberculose.

FATOR DE RISCO	RISCO AUMENTADO DE INFECÇÃO RECENTE*	RISCO AUMENTADO DE PROGRESSÃO DA INFECÇÃO PARA A DOENÇA	PONTO DE CORTE DO TCT
Contato domiciliar com indivíduo com TBP	X		> 5 mm
Receptores de transplante de órgãos sólidos, tratamento imunossupressor (inibidores do TNF, prednisona > 15 mg/dia durante > 1 mês), lesões fibróticas na radiografia de tórax compatíveis com TB prévia		X	> 5 mm
Infecção pelo HIV	X	X	> 5 mm
Nascidos no exterior, usuários de substâncias injetáveis, crianças, adolescentes, adultos jovens com TCT positivo	X		> 10 mm
Residentes ou funcionários de hospitais, abrigos para moradores de rua, instalações penitenciárias, casas de repouso, residências para indivíduos infectados pelo HIV	X		> 10 mm
Baixo peso (> 15%), silicose, diabetes melito (particularmente insulinodependente ou inadequadamente controlado), insuficiência renal, hemodiálise, gastrectomia, derivação jejunoileal, carcinoma de cabeça e pescoço, câncer de pulmão, linfoma, leucemia		X	> 10 mm
Nenhum			> 15 mm

*A infecção recente por si só aumenta o risco de progressão da infecção para a doença (12,9 casos por 1.000 pessoas-ano no primeiro ano, em comparação com 1,6 por 1.000 pessoas-ano nos 7 anos subsequentes.) HIV = vírus da imunodeficiência humana; TBP = TB pulmonar; TNF = fator de necrose tumoral; TCT = teste cutâneo tuberculínico.

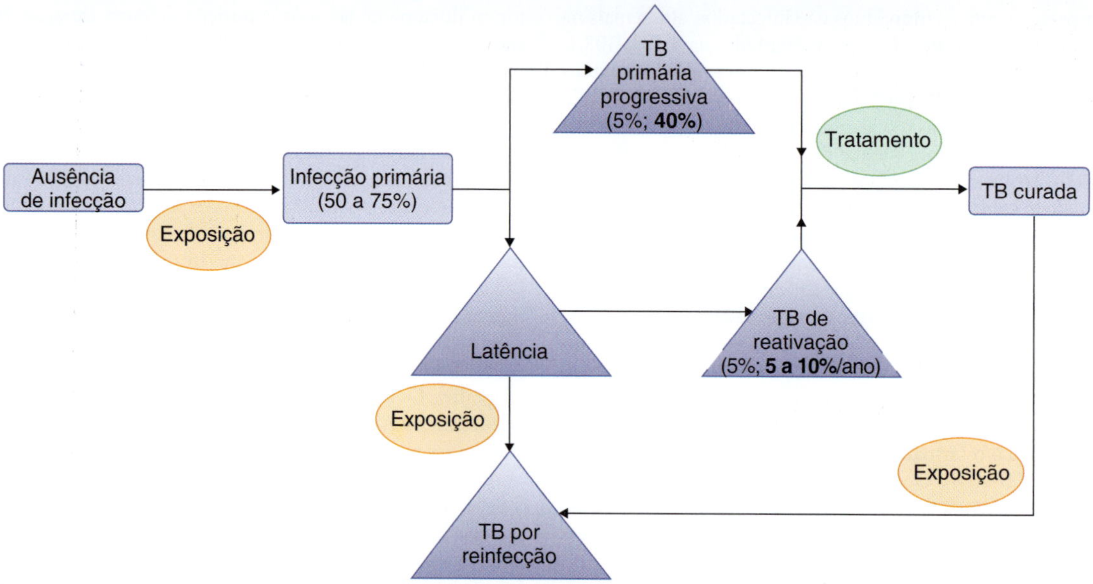

FIGURA 308.1 **História natural da TB. A proporção de indivíduos afetados é mostrada entre parênteses. Os números em negrito referem-se à infecção pelo HIV com imunossupressão grave. Diversos fatores de risco médicos, além do HIV, promovem a progressão da infecção por *Mycobacterium tuberculosis* para a doença (ver Tabela 308.1).**

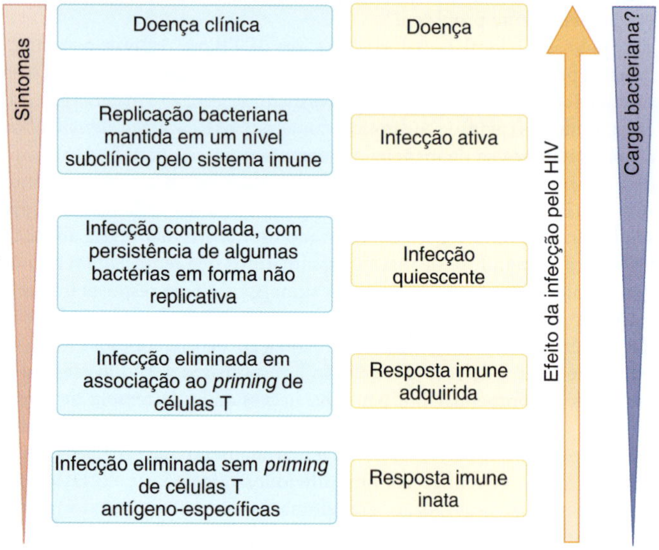

FIGURA 308.2 **Infecção da tuberculose como espectro. O desfecho da infecção por *Mycobacterium tuberculosis* é representado, em geral, como uma distribuição bimodal entre tuberculose (TB) ativa e TB latente, com base na presença ou na ausência de sintomas clínicos. Propõe-se que a TB latente seja representada, de maneira prática, como parte de um espectro de respostas à infecção. Uma consequência desse modelo é que pode haver uma subpopulação dentro do grupo que esteja atualmente definido como portador de TB latente que deveria ser preferencialmente abordada com terapia preventiva. Uma segunda consequência é que os esforços envidados no desenvolvimento de fármacos para o tratamento efetivo da TB latente iriam se sobrepor à pesquisa de fármacos capazes de reduzir os tempos de tratamento da TB ativa. (De Barry CE 3rd, Boshoff HI, Dartois V, et al. The spectrum of latent tuberculosis. Rethinking the biology and intervention strategies. *Nat Rev Microbiol.* 2009;7:845-855, Figure 1.)**

explicar os locais mais frequentes de reativação, como os ápices dos pulmões, o córtex renal e os corpos vertebrais.

Diversas formas de TB extrapulmonar apresentam uma patogenia comum: a descarga de um foco tuberculoso contíguo em uma cavidade serosa, reação inflamatória vigorosa, com base na hipersensibilidade tardia preexistente, febre, esfregaço do líquido exsudativo frequentemente negativo para BAAR e, algumas vezes, resultado transitoriamente negativo do teste cutâneo tuberculínico. O local de infecção que sofre descarga pode ser um foco de longa duração ou um foco desenvolvido durante uma disseminação recente associada à infecção primária. Esse quadro básico é observado na TB pleural, na pericardite, na meningite (o foco parameníngeo é denominado "foco de Rich"), peritonite e artrite tuberculosas.

A TB pleural representa uma reação de hipersensibilidade tardia *in situ*, com ativação de células T auxiliares T_H1, citocinas em quantidades abundantes, incluindo IFN-γ e fator de necrose tumoral (TNF)-α e apoptose. Em indivíduos não infectados pelo HIV, os microrganismos são escassos, o que pode explicar a possível ocorrência de cura espontânea da TB pleural. Entretanto, na ausência de quimioterapia para TB, existe um alto risco de recorrência da doença, habitualmente na forma de TB pulmonar no lado contralateral ao derrame.

Além da reativação de um foco latente, pode ocorrer reinfecção por *M. tuberculosis*, que evolui para a doença. A reinfecção tem mais probabilidade de ocorrer se o hospedeiro for imunossuprimido, ou se houver exposição repetida ou intensa. Os casos tratados de TB pulmonar também têm predisposição à doença por reinfecção, conforme já discutido. A infecção latente por TB confere uma proteção de mais de 70% contra a TB por reinfecção.

MANIFESTAÇÕES CLÍNICAS

Tuberculose primária

A maioria dos casos de TB primária não é reconhecida clinicamente, exceto pela conversão do teste cutâneo tuberculínico ou pelo IGRA. Podem ocorrer febre, falta de ar, tosse não produtiva e, raramente, eritema nodoso. Pode-se verificar a presença de crepitações e sibilos localizados. As radiografias de tórax revelam pequenas opacidades difusas nos campos pulmonares médios, frequentemente com linfadenopatia hilar unilateral. Pode ocorrer também colapso dos lobos superior ou médio em consequência da compressão brônquica por linfonodos aumentados ou derrame pleural transitório. Os exames com tomografia por emissão de pósitrons com tomografia computadorizada (PET-TC) mostraram que a maioria dos contatos domiciliares de casos de TB infecciosa com teste cutâneo tuberculínico positivo apresentam adenopatia mediastinal, que sofre resolução por meio de terapia preventiva com isoniazida. Os indivíduos infectados e não infectados pelo HIV que apresentam infecção latente por TB, e foram estudados por meio dessa modalidade, podem apresentar captação parenquimatosa sugestiva de doença subclínica. Na maioria dos indivíduos (com exceção da imunossupressão), ocorre resolução das manifestações da TB primária sem tratamento, juntamente com o desenvolvimento de uma resposta imune adaptativa. Durante o período subsequente de latência clínica, podem-se observar evidências de infecção primária na forma de uma pequena cicatriz parenquimatosa calcificada nos campos pulmonares médios (complexo de Ghon), algumas vezes associada a achados semelhantes nos linfonodos hilares de drenagem (complexo de Ranke) (Figura 308.3A). Uma pequena cicatriz causada por uma lesão estacionária nos ápices do pulmão é denominada foco de Simon.

Tuberculose primária progressiva

A ausência de desenvolvimento de imunidade adaptativa é mais comum em crianças pequenas, em indivíduos idosos e em pacientes imunocomprometidos. Nesse contexto, pode haver desenvolvimento de TB

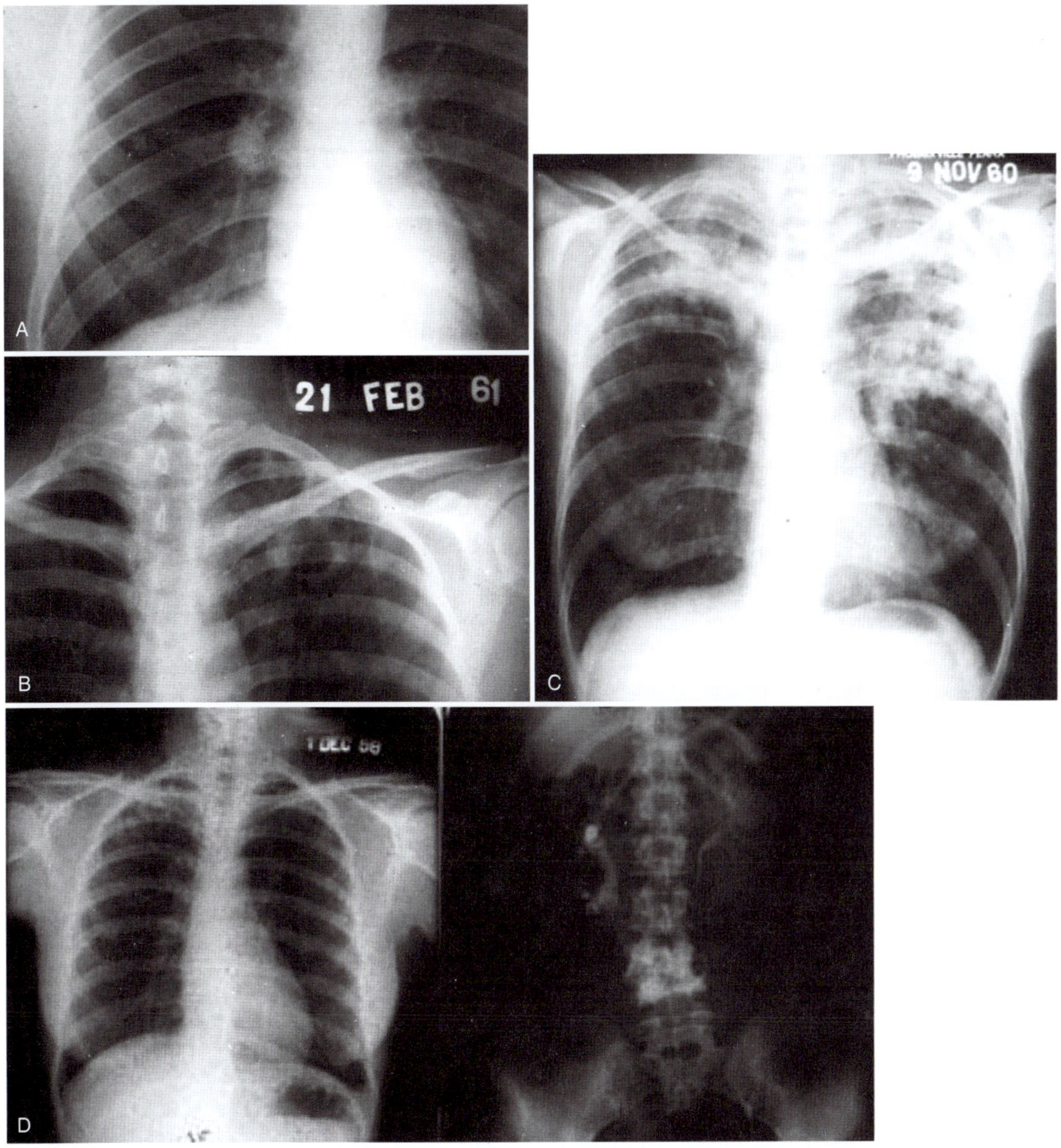

FIGURA 308.3 **A.** Complexo de Ghon. **B.** Tuberculose (TB) pulmonar moderadamente avançada. **C.** TB pulmonar muito avançada. **D.** TB pulmonar (*à esquerda*) e extrapulmonar (*à direita*). (Radiografias, cortesia do Dr. Thomas M. Daniel.)

primária progressiva, manifestada como meningite, TB miliar ou TB disseminada. A infecção primária também pode progredir para a TB pulmonar nos primeiros 1 a 2 anos. Neste caso, a TB pulmonar habitualmente é cavitária e situada no lobo superior, distante do local de infecção primária. Dados recentes indicam que, em áreas de alta prevalência, a maioria dos casos de TB pulmonar representa uma doença primária progressiva. Do ponto de vista clínico, não é possível distinguir entre TB primária progressiva e TB *pós-primária* ou por reativação.

Tuberculose de reativação (pós-primária)

Os termos *TB de reativação* e *TB pós-primária* são utilizados como sinônimos para designar a TB primária seguida por um período variável de pelo menos 2 anos de latência clínica, quando então há desenvolvimento de TB no contexto de hipersensibilidade tardia/imunidade adaptativa: a sensibilização existente aos antígenos micobacterianos contribui de maneira significativa para a patogenia e as manifestações clínicas.

A TB pulmonar constitui a forma mais comum de TB de reativação. Os achados clínicos típicos na TB pulmonar consistem em início insidioso de tosse produtiva, sudorese noturna, anorexia e perda de peso. Ocorre febre em aproximadamente metade dos pacientes afetados. Os pacientes podem ser assintomáticos, e o diagnóstico só é sugerido por uma radiografia de tórax obtida por outras razões (TB subclínica). O escarro pode ser purulento, com estrias de sangue ou francamente sanguinolento. Pode ocorrer dor pleurítica na presença de inflamação subpleural. A dispneia não constitui uma característica principal da TB pulmonar, em parte pelo fato de que a trombose dos vasos limita a perfusão das áreas inflamadas, de modo que a hipoxemia não constitui uma característica clínica proeminente. O exame físico pode revelar macicez à percussão, sopro anfórico (som oco) de baixo timbre e, em certas ocasiões, crepitações que podem ocorrer após a tosse. Com frequência, as radiografias de tórax mostram a presença de mais doença do que sugerido pelo exame físico (Figura 308.3B e C). Normalmente (> 95% dos casos), as lesões são encontradas nos segmentos apicais e posteriores dos lobos superiores e no segmento superior (dorsal) do lobo inferior. Há progressão desde opacidades difusas e consolidação para a cavitação, refletindo a liquefação e caseificação. Técnicas avançadas de exame de imagem com PET-TC mostram uma heterogeneidade na atividade metabólica de diferentes lesões no mesmo paciente (Figura 308.4), que podem estar associadas a uma resposta variável ao tratamento e, em alguns casos, que podem persistir mesmo após haver esterilização. A ruptura e a descarga nos brônquios assim como a disseminação intrabrônquica podem levar à doença em diversas áreas, incluindo o outro pulmão (a denominada broncopneumonia TB). Pode ocorrer acometimento da laringe e da orelha média. As cavidades em fase inicial têm paredes finas e evoluem para cavidades crônicas de paredes espessas características. Dez por cento de todas as cavidades apresentam nível hidroaéreo. Pode ocorrer derrame pleural associado ou, raramente, com ruptura de cavidades no espaço aéreo, o piopneumotórax. Se a

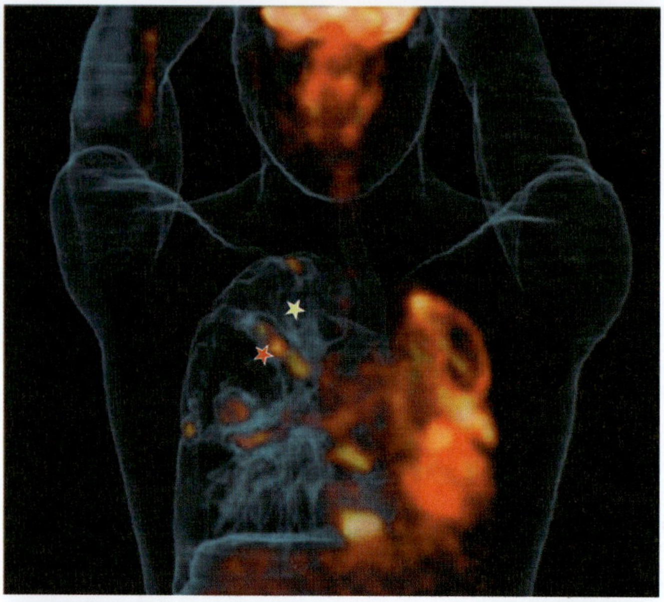

FIGURA 308.4 **Exame de imagem por tomografia por emissão de pósitrons com tomografia computadorizada (PET-TC).** PET-TC com ^{18}F-fluorodesoxiglicose (FDG) de um paciente com tuberculose, com doença bilateral extensa e colapso completo do pulmão esquerdo. O pulmão direito também apresenta doença extensa por todo o órgão e ilustra a variabilidade da captação de PET-FDG entre lesões até mesmo de um único paciente infectado. A *estrela amarela* ilustra uma lesão que não capta a FDG, adjacente a um conjunto de três lesões que captam intensamente o marcador (*estrela vermelha*). Esses diferentes tipos de lesões respondem à quimioterapia com diferentes cinéticas, indicando que representam subpopulações bacterianas distintas em diferentes microambientes. (De Barry CE 3rd, Boshoff HI, Dartois V, et al. The spectrum of latent tuberculosis. Rethinking the biology and intervention strategies. *Nat Rev Microbiol.* 2009;7:845-855, Figura 2.)

doença for mínima, pode ser mais bem visualizada em radiografias de tórax apicolordóticas ou na TC. Raramente, as radiografias do tórax são normais, e os sintomas associados e esfregaços de escarro positivos podem resultar de lesões endobrônquicas ou de ruptura de um linfonodo tuberculoso nos brônquios. A cicatrização, a fibrose e a contração obliteram as pequenas cavidades, porém, as grandes cavidades podem persistir e até mesmo se tornar o futuro nicho de um aspergiloma ou carcinoma "cicatricial".

Nos indivíduos imunocomprometidos, as opacidades podem estar localizadas nos campos pulmonares médios e inferiores e se manifestar como pneumonite lobar ou segmentar de resolução precária, atelectasia, nódulos e cavidades. Em indivíduos com HIV cuja contagem de células $CD4^+$ ultrapassa 200/$\mu\ell$, a TB pulmonar pode ser típica na sua manifestação. Com contagens mais baixas de células $CD4^+$, as anormalidades na parte média e inferior do pulmão são mais comuns. Na presença de uma contagem de células de $CD4^+$ inferior a 100/$\mu\ell$, os achados podem ser muito atípicos, com adenopatia hilar e mediastinal proeminente, doença pleural, opacidades intersticiais ou miliares ou qualquer combinação dessas manifestações. Esse quadro assemelha-se ao da TB primária e, de fato, pode representar TB primária progressiva ou doença por reinfecção. As radiografias de tórax são normais em até 20% dos indivíduos com TB confirmada por cultura, algumas vezes na presença de esfregaço que contém BAAR. Nesses níveis de células CD4, a TB disseminada e extrapulmonar é a regra, com ou sem TB pulmonar concomitante.

Tuberculose por reinfecção

A TB por reinfecção é clinicamente indistinguível de outras formas e constitui um importante mecanismo patogênico em ambientes de alta transmissão. Uma alteração documentada na impressão digital (*fingerprint*) ou na sequência do DNA ou a ocorrência em um contexto de surto, incluindo pacientes hospitalizados em enfermarias de TB, podem constituir a única evidência que sustenta o diagnóstico de TB por reinfecção. Em ambientes com alta carga de TB, os indivíduos que anteriormente receberam tratamento bem-sucedido para essa doença podem correr um risco elevado, de até cinco vezes, em comparação com aqueles sem história de desenvolvimento de doença TB, refletindo a alta frequência de eventos de reinfecção que constituem uma elevada proporção de casos ativos.

Tuberculose extrapulmonar

Cerca de 20% dos casos de TB em populações não infectadas pelo HIV são extrapulmonares (ver Figura 308.3D). Em áreas endêmicas para TB, a TB extrapulmonar, com frequência, ocorre concomitantemente com a TB pulmonar e é mais comum em crianças e adultos jovens, nos quais representa a infecção primária progressiva. Por outro lado, em áreas de baixa prevalência, a TB extrapulmonar isolada é mais comum e observa-se uma mudança de faixa etária para o idoso, que representa a TB de reativação. A infecção pelo HIV está associada a uma maior frequência de doença extrapulmonar, incluindo as formas mais graves de TB disseminada e meningite TB.

Tuberculose pleural

A TB pleural ocorre por extensão direta, quando um foco caseoso subpleural libera líquido no espaço pleural ou por meio de disseminação hematogênica.[7] Pode haver TB pulmonar concomitante. O pico de ocorrência é observado 3 a 6 meses após a infecção primária. A manifestação típica consiste em início abrupto de febre, dor torácica pleurítica e tosse. Em certas ocasiões, a apresentação é insidiosa e consiste em febre, perda de peso e mal-estar. Se o derrame pleural for grande o suficiente, pode-se observar a ocorrência de dispneia. O exame físico revela macicez à percussão e diminuição dos sons respiratórios. Acima da área de macicez pode haver egofonia verdadeira. Normalmente, as radiografias de tórax mostram derrame pleural unilateral, mais frequentemente no hemitórax direito. Ocorre doença bilateral em 10% dos casos. Os derrames pleurais podem ser de tamanho médio, grandes ou, raramente, maciços.

Tuberculose miliar

A TB miliar habitualmente se caracteriza pela sua manifestação insidiosa, que consiste em febre, perda de peso, sudorese noturna e poucos sinais ou sintomas localizados. Pode haver meningite TB concomitante, com sintomas associados. O exame físico pode revelar tubérculos coroidianos (placas branco-amareladas elevadas na fundoscopia, presentes em 15% dos casos), linfadenopatia e hepatomegalia. As radiografias de tórax podem revelar múltiplas opacidades pequenas e bilaterais, denominadas *infiltrados miliares*, em virtude de sua semelhança a sementes de milhete. Os achados nas radiografias iniciais de tórax são, com frequência, sutis e podem ser bem definidos apenas de modo retrospectivo, depois de 3 meses de acompanhamento. A TC ou a TC de alta resolução são úteis, em virtude de sua sensibilidade aumentada (Figura 308.5). Uma variante da TB miliar é a TB arreativa disseminada, como pode ocorrer em pacientes infectados pelo HIV ou naqueles tratados com inibidores do TNF. Nessa entidade, os achados nas radiografias de tórax podem ser ainda menores ou ausentes. Em indivíduos infectados pelo HIV com imunodeficiência avançada, as hemoculturas são positivas para *M. tuberculosis* em 20 a 40% dos pacientes e podem constituir a única manifestação laboratorial de TB.

Meningite tuberculosa

Em geral, a meningite TB caracteriza-se por menos de 2 semanas de febre, cefaleia e meningismo.[8] Pode haver redução do nível de consciência, diplopia e (raramente) hemiparesia. O exame físico revela rigidez de nuca e, em certas ocasiões, neuropatia craniana (nervos cranianos VI, III, IV, VII por ordem de frequência) e sinais piramidais. As radiografias de tórax podem ser compatíveis com TB pulmonar ou TB miliar. A TC de crânio pode mostrar realce das meninges basilares, áreas hipodensas compatíveis com infartos, hidrocefalia e, algumas vezes, lesões inflamatórias focais (tuberculomas). A angiografia por TC pode revelar aprisionamento de vasos ou vasculite.

Linfadenite tuberculosa

A linfadenite pode constituir a única manifestação da TB ou, com mais frequência, particularmente em indivíduos infectados pelo HIV, pode acompanhar a TB pulmonar. Os pacientes com doença isolada de linfonodos podem ser afebris. Os linfonodos supraclaviculares e cervicais posteriores são acometidos com mais frequência, uma afecção designada como escrófula. Isso contrasta com a escrófula causada por micobactérias atípicas ou por *M. bovis*, que é frequentemente observada em crianças, na qual predomina a adenopatia submandibular e cervical anterior alta. Em geral, a linfadenite não é dolorosa, embora possa haver hipersensibilidade e flutuação, e a aspiração do linfonodo com achado de bacilos álcool-acidorresistente (BAAR) constitui uma excelente abordagem para estabelecer o diagnóstico.

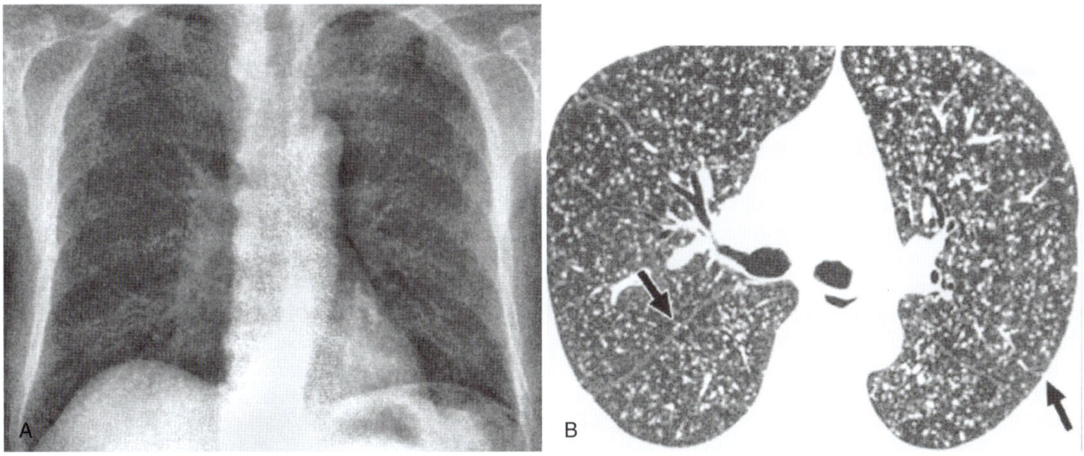

FIGURA 308.5 **Tuberculose miliar em um homem de 70 anos. A.** Radiografia de tórax posteroanterior, mostrando opacidades nodulares de tamanho de milhete uniformes, distintas e de distribuição regular em ambos os pulmões. **B.** Tomografia computadorizada de alta resolução (espessura de corte de 1,0 mm) no nível do brônquio lobar superior direito, mostrando pequenos nódulos de tamanho uniforme, distribuídos aleatoriamente em ambos os pulmões. Observar os nódulos subpleurais e subfissurais (*setas*). (De Jeong YJ, Lee KS. Pulmonary tuberculosis: up-to-date imaging and management. *AJR Am J Roentgenol.* 2008;191:834-844.)

Pericardite tuberculosa

A manifestação habitual da pericardite TB é crônica; todavia, em certas ocasiões, pode ser subaguda, com febre, sudorese noturna, dor torácica, dispneia, edema dos pés e outros sinais de insuficiência cardíaca direita.[9] O exame físico revela sinais de doença pericárdica, insuficiência cardíaca direita e tamponamento (em cerca de 10%). A pericardiocentese e a biopsia são procedimentos diagnósticos de escolha. Quando o derrame pericárdio é grande ou ocorre tamponamento, uma janela pericárdica pode ser diagnóstica e terapêutica.

Peritonite tuberculosa

A peritonite TB pode ser acompanhada de dor abdominal e febre, simulando, algumas vezes, abdome agudo. Como alternativa, a peritonite tuberculosa pode se manifestar de modo insidioso, com dor abdominal, edema, sudorese noturna e perda de peso. A síndrome clínica é causada pela descarga dos linfonodos tuberculosos no espaço peritoneal. A ascite exsudativa habitualmente está presente, a não ser que a TB esteja sobreposta a uma ascite transudativa preexistente, como na doença hepática alcoólica. Ao exame físico, o abdome tem sido descrito como "pastoso", visto que alças intestinais emaranhadas podem ser palpáveis. Uma variante dessa síndrome talvez seja mais bem denominada *TB abdominal*. Neste caso, a dor abdominal é subaguda, os achados associados ao exame físico são menos notáveis, e a ascite é menos proeminente ou está ausente. O melhor método para estabelecer o diagnóstico na presença de ascite é a biopsia peritoneal guiada por laparoscopia. Em áreas endêmicas para TB e HIV, o achado de linfadenopatia intra-abdominal na ultrassonografia do abdome ou TC é frequentemente utilizado para respaldar o diagnóstico de TB abdominal.

Tuberculose gastrintestinal

Os pacientes com TB gastrintestinal apresentam febre, dor abdominal, diarreia e sangramento ou obstrução gastrintestinais. As radiografias do intestino delgado e a TC do abdome revelam comprometimento do íleo terminal, semelhante à doença de Crohn. O diagnóstico é estabelecido com base na suspeição clínica em áreas endêmicas para TB e HIV ou pelo achado de TB em outro local do corpo. Em certas ocasiões, a biopsia intraluminal do íleo terminal ou de outros locais acometidos é utilizada para estabelecer o diagnóstico.

Tuberculose renal

Pode haver poucos sinais e sintomas associados à TB renal; todavia, em certas ocasiões, observa-se a presença de disúria, hematúria e dor no flanco. Com frequência, o diagnóstico é sugerido pelo achado de piúria estéril ou hematúria como anormalidades iniciais que levam à avaliação do paciente. Em geral, o exame físico é inespecífico. A TC revela cicatrizes corticais renais, ocasionalmente com lesões expansivas ou cavitárias, necrose papilar com dilatação calicial e ureteral, ou aparência "em contas" do ureter, decorrentes de estenoses ureterais.

Osteomielite vertebral

A região subcondral da parte anterior do corpo vertebral constitui o local inicial da doença.[10] As vértebras torácicas inferiores e lombares estão acometidas com mais frequência. O espaço discal é inicialmente poupado, porém, é acometido mais tarde, com disseminação para vértebras adjacentes. "Abscessos frios" paravertebrais podem dissecar através dos planos teciduais. Os pacientes apresentam dor lombar e, algumas vezes, radicular. Em certas ocasiões, e com mais frequência na doença cervical, pode haver fraqueza das pernas e incontinência fecal e urinária. O exame físico pode revelar uma deformidade em giba, causada pelas fraturas por compressão anterior ou paraparesia. As radiografias da coluna, bem como a TC e a ressonância magnética, podem mostrar anormalidades em vértebras adjacentes, com compressão anterior (ver Figura 308.3D). Pode-se observar também a presença de abscessos frios.

Outras formas de tuberculose extrapulmonar

A TB dos ossos ou das articulações pode se manifestar de forma subaguda, como combinação de sinovite e osteomielite. As articulações acometidas podem ter sofrido traumatismo anterior. A TB do sistema genital feminino pode resultar em dor pélvica, menorragia, corrimento vaginal ou infertilidade. Os homens podem apresentar uma massa no epidídimo, algumas vezes observada em pacientes com TB miliar. A TB também pode causar uveíte granulomatosa, bem como ceratite flictenular.

DIAGNÓSTICO

Infecção por *Mycobacterium tuberculosis*

O diagnóstico de infecção latente por TB (empregaremos o termo ILTB por ser ainda padrão, embora a infecção por MTB seja um termo mais apropriado) baseia-se no achado de hipersensibilidade de tipo tardio aos antígenos micobacterianos e ausência de TB clinicamente ativa. O teste cutâneo tuberculínico tem sido amplamente utilizado e há fortes evidências epidemiológicas que respaldam a sua interpretação. O derivado proteico purificado (PPD) de tuberculina, derivado de filtrados de cultura de *M. tuberculosis*, autoclavados, é utilizado para induzir hipersensibilidade de tipo tardio. A resposta desencadeada pelo PPD não é específica, em razão da ampla reatividade cruzada entre micobactérias tuberculosas e não tuberculosas e outros microrganismos também. O teste cutâneo tuberculínico é realizado pela injeção de 5 unidades tuberculínicas de PPD em 0,1 mℓ por via intradérmica. A reação é avaliada como endurecimento depois de 48 a 72 horas. Os problemas com o teste cutâneo tuberculínico são numerosos. É o único bioensaio utilizado em medicina clínica, e a sua acurácia depende fortemente da aplicação e interpretação corretas. A sensibilidade do teste cutâneo tuberculínico é menor em pacientes imunossuprimidos, como aqueles com infecção pelo HIV, e também é menor na presença de TB ativa. O teste cutâneo tuberculínico pode se tornar negativo com o passar do tempo, e ter um reforço (*boosted*) pela aplicação repetida de PPD. Com a repetição do teste, o resultado é uma *pseudoconversão*, que não representa uma nova infecção por *M. tuberculosis*. A maior limitação do teste cutâneo tuberculínico é a sua falta de especificidade. Tem havido incerteza na sua interpretação, particularmente nos casos de vacinação prévia com bacilo de Calmette-Guérin (BCG) *M. bovis*. De fato, o BCG administrado uma vez ao nascimento tem pouco efeito sobre o teste cutâneo tuberculínico além do primeiro ano. Em torno dos 10 anos, apenas 1% dos resultados positivos do teste pode ser atribuído à administração prévia de BCG.

O teste cutâneo tuberculínico continua tendo valor no diagnóstico da infecção latente por TB em indivíduos de risco que são candidatos ao tratamento (terapia preventiva). A interpretação do teste cutâneo tuberculínico baseia-se em uma "escala móvel" que leva em consideração o risco prévio de infecção por *M. tuberculosis* em um indivíduo (ver Tabela 308.1). A mudança do ponto de corte para positivos, com efeito, modifica a sensibilidade e a especificidade do teste cutâneo tuberculínico. Não é recomendada a realização de testes de rotina em populações de baixo risco; todavia, os testes podem ser realizados para solicitação de emprego. Algumas populações devem efetuar testes anuais, incluindo equipes ou indivíduos que vivem ou que trabalham em ambientes aglomerados (equipe hospitalar, encarcerados, moradores de rua, indivíduos infectados pelo HIV, equipe de sistema penitenciário), usuários de substâncias injetáveis e outros indivíduos de risco, em razão de fatores sociodemográficos. Nos indivíduos que irão se submeter a um teste cutâneo tuberculínico anual, deve-se estabelecer um nível basal verdadeiro por meio de teste cutâneo em duas etapas. Após o teste cutâneo tuberculínico negativo inicial, o teste é repetido em 1 a 3 semanas (não há necessidade de repetir o teste se o primeiro teste cutâneo tuberculínico for positivo). Um aumento do tamanho da reação no segundo teste cutâneo tuberculínico é conhecido como "reforço" (*boosting*) e pode ser o resultado de infecção prévia por micobactéria não tuberculosa ou por *M. tuberculosis*, ou vacinação com BCG. A conversão do teste cutâneo tuberculínico de negativo para positivo constitui o melhor indicador da ocorrência de nova infecção pelo *M. tuberculosis* e é definido como um aumento no tamanho da reação (induração) de 6 a 9,9 mm para 10 mm ou mais. Além disso, pode ser útil realizar um teste tuberculínico em duas etapas em indivíduos com mais de 60 anos e, portanto, com risco de reversão do teste tuberculínico.

Na infecção pelo HIV, o teste tuberculínico pode ser negativo antes da administração de terapia antirretroviral (TAR) e sofrer conversão para positivo com o tratamento. Por essa razão, recomenda-se que o teste cutâneo tuberculínico seja repetido em indivíduos infectados pelo HIV com teste tuberculínico negativo quando a contagem de células $CD4^+$ alcança $200/\mu\ell$ e, em seguida, anualmente.

A sensibilidade do teste cutâneo tuberculínico encontra-se diminuída nos indivíduos com TB ativa, e ainda mais em determinadas formas de TB extrapulmonar. Embora seja insensível para o diagnóstico de TB ativa, o teste cutâneo tuberculínico apresenta outra aplicação em áreas de baixa prevalência. Se o diagnóstico diferencial de uma condição clínica incluir a TB, o estabelecimento de infecção prévia por *M. tuberculosis* aumenta a probabilidade de que os achados clínicos representem TB. O teste cutâneo tuberculínico apresenta valor particular na avaliação de pacientes com esfregaços negativos que apresentam doença pulmonar sugestiva de TB pulmonar, bem como de pacientes com suspeita de TB extrapulmonar. Para estabelecer o diagnóstico de TB, são necessários achados confirmatórios, como PCR, cultura ou histologia positivas, resposta à terapia e ausência de diagnóstico alternativo.

Os ensaios de liberação de interferona gama (IGRA) (QuantiFERON®-TB PLUS, teste T) também foram aprovados para o diagnóstico de infecção latente por TB, e os CDC os consideram permutáveis com o teste cutâneo tuberculínico para indivíduos com mais de 2 anos. Os ensaios consistem em culturas celulares *in vitro*, nas quais as células sanguíneas são estimuladas com uma mistura de antígenos presentes no *M. tuberculosis*, mas não no BCG e na maioria das micobactérias não tuberculosas. A principal vantagem dos IGRA é a sua especificidade e capacidade de fornecer resultados interpretáveis com apenas uma visita do paciente. As desvantagens dos IGRA são o seu elevado custo, as exigências técnicas e a controvérsia sobre a sensibilidade do teste em determinadas situações, como infecção pelo HIV e contatos domiciliares de pacientes com TB pulmonar. Outra questão tem sido a instabilidade do resultado em indivíduos submetidos a testes anuais com IGRA próximos ao ponto de corte. Dito isso, os IGRA passaram a substituir o TCT em muitos contextos, pela necessidade de uma única visita, não exigência de experiência do operador do teste e a maior especificidade. Outro fator é a atual escassez mundial do PPD.

Como o tratamento da infecção latente por TB é efetivo em indivíduos infectados pelo HIV com teste tuberculínico positivo, e o risco de progressão da infecção é extremamente alto nesses indivíduos, é importante realizar testes com alto valor preditivo negativo. Por conseguinte, tanto o teste cutâneo tuberculínico quanto os IGRA devem ser efetuados em indivíduos infectados pelo HIV e outros pacientes com alto risco de progressão da infecção pelo *M. tuberculosis* para a doença ou com prognóstico sombrio. Em condições ideais, a amostra de sangue para IGRA deve ser coletada antes da realização do TCT para evitar resultados falso-positivos dos IGRA devido ao PPD. Se o teste tuberculínico ou o IGRA forem positivos, o indivíduo é candidato ao tratamento da infecção latente por TB. Estudos recentes indicam que os IGRA podem ser menos sensíveis do que o teste cutâneo tuberculínico em contatos domiciliares recentemente infectados pelo *M. tuberculosis*, um grupo de risco particularmente alto. Isso pode ser decorrente da conversão tardia dos IGRA em relação ao teste cutâneo tuberculínico. Modelos matemáticos sugerem que os IGRA devem substituir o teste cutâneo tuberculínico em indivíduos imunocomprometidos e, talvez, em todos os indivíduos, e que, apesar de seu elevado custo, eles apresentam uma relação custo-benefício favorável nos EUA. Infelizmente, o modelo atualmente baseia-se em dados que são muito variáveis entre os estudos. Um teste de quarta geração, o Quantiferon®-Gold PLUS, também contém antígenos estimuladores de CD8 e está suplantando as gerações anteriores de IGRA. Os estudos iniciais indicam um desempenho semelhante para o ensaio Quantiferon®-GOLD.

Em áreas de alta prevalência de TB, a Organização Mundial da Saúde (OMS) recomenda a terapia preventiva para todos os indivíduos infectados pelo HIV em razão da dificuldade em implementar um programa de teste cutâneo tuberculínico que identificaria as pessoas que irão obter maior benefício da terapia preventiva com isoniazida.

Tuberculose ativa

Em países com alta carga de TB, o diagnóstico da doença baseia-se, com frequência, nos sintomas clínicos e na microscopia do escarro. O diagnóstico clínico sem o benefício da confirmação por cultura ou da radiografia é a regra nos países endêmicos onde o acesso aos exames complementares é limitado. O diagnóstico também é estabelecido apenas em base clínica quando os esfregaços são negativos e existe alta suspeita de TB. O diagnóstico clínico é particularmente importante em indivíduos infectados pelo HIV em razão do risco de rápida progressão da TB se não for tratada, da ocorrência mais frequente de TB pulmonar com esfregaço negativo e naqueles com formas de TB que são *paucibacilares* (pediátrica, meníngea, miliar, abdominal, pleural, pericárdica), nas quais as bactérias são escassas, e os esfregaços para BAAR são normalmente negativos. O diagnóstico de TB miliar, abdominal, pleural e pericárdica pode ser confirmado pelo achado de BAAR em biopsia de tecido ou por cultura. Na ausência de confirmação bacteriológica decorrente da falta de disponibilidade de culturas (e GenXpert® MTB/RIF) ou em razão de culturas negativas, o diagnóstico final depende, com frequência, da resposta à terapia ou do estabelecimento de um diagnóstico alternativo. Deve-se assinalar que a abordagem empírica, considerada necessária em locais com recursos limitados, leva a sobrediagnóstico e tratamento excessivo da TB, o que consome os recursos do programa de tratamento dessa doença e retarda o tratamento de outras infecções. Por conseguinte, é preferível tentar estabelecer um diagnóstico definitivo com base na demonstração do *M. tuberculosis* por esfregaços, culturas ou testes de amplificação de ácido nucleico de secreções infectadas ou de amostras de tecido.

A microscopia do escarro constitui a abordagem padrão para o diagnóstico de TB pulmonar. Um esfregaço necessita de 1.000 a 10.000 bacilos/mℓ para ser considerado positivo. Ambos os métodos de carbol-fucsina quente e frio (Ziehl-Neelsen e Kinyoun) são extensamente utilizados. O uso de corantes de fluorocromo, como auramina-rodamina, possibilita um rastreamento mais rápido dos esfregaços de escarro e melhora a sensibilidade em cerca de 10%. É necessário examinar três amostras, de preferência amostras coletadas pela manhã, para estabelecer o diagnóstico. O rendimento é maior na presença de doença pulmonar cavitária. Cerca de 50% dos indivíduos com TB pulmonar apresentam esfregaço de escarro negativo para BAAR, e essa proporção é maior em pacientes infectados pelo HIV. A quantidade de BAAR presente no esfregaço de escarro fornece uma medida aproximada da infecciosidade dos pacientes com TB pulmonar e é uma maneira conveniente de monitorar a resposta ao tratamento. Dessa maneira, o esfregaço de escarro passou a ter funções adicionais como ferramenta para monitorar a possibilidade de transmissão e a resposta à terapia.

Os indivíduos infectados pelo HIV com TB pulmonar impõem risco particular de transmissão para os profissionais da saúde e têm sido documentados como fontes de surtos nosocomiais. Por conseguinte, nos EUA, em áreas de alta prevalência da TB, os indivíduos infectados pelo HIV que apresentam sintomas pulmonares devem ser colocados em isolamento respiratório até que a TB infecciosa possa ser razoavelmente excluída por três esfregaços de escarro negativos para BAAR em amostras coletadas com intervalo de pelo menos 8 h.

O diagnóstico de TB pediátrica tem sido sempre problemático. As crianças não produzem facilmente escarro e, com frequência, a TB é não cavitária, extrapulmonar ou ambas. Amostras de escarro podem não ser obtidas com facilidade em lactentes e crianças. Neste caso, as opções incluem a indução do escarro e a aspiração gástrica. A sensibilidade dos esfregaços de aspirados gástricos e de escarro induzido para BAAR é de 25 a 30%. Estudos recentes indicam que a indução do escarro, a cultura de *swabs* de nasofaringe e o GenXpert® em amostras de fezes apresentam um rendimento alto o suficiente, de modo que os aspirados gástricos sejam raramente necessários. Entretanto, o diagnóstico baseia-se, com frequência, em características clínicas e epidemiológicas, bem como na resposta à terapia.

A broncoscopia com lavado broncoalveolar ou biopsia transbrônquica é outra opção para o diagnóstico de TB, e demonstra ser útil em todos os indivíduos em estado crítico e pacientes imunocomprometidos, nos quais o diagnóstico de TB ou de outra infecção precisa ser estabelecido rapidamente de modo que o tratamento possa ter impacto sobre o desfecho do paciente. Além disso, a indução de escarro pós-broncoscopia demonstrou ter um maior rendimento.

Os esfregaços para BAAR devem ser efetuados a partir de líquido normalmente estéril obtido de todos os pacientes com suspeita de TB. O rendimento dos esfregaços de líquido pleural, líquido pericárdico, líquido ascítico e líquido cerebrospinal (LCS) é baixo em pacientes com TB, porém pode ser mais alto naqueles com coinfecção pelo HIV, particularmente se a imunodeficiência estiver avançada. Na meningite TB, pode não haver coagulação espontânea do LCS e o esfregaço do coágulo para BAAR apresenta maior rendimento. O diagnóstico rápido de algumas formas de TB extrapulmonar pode ser estabelecido por biopsia de tecido (pleural, pericárdico, peritoneal, sinovial, íleo terminal); a presença de granulomas, em particular se forem necrosantes, confirma virtualmente o diagnóstico. São observados granulomas necrosantes na TB e em doenças fúngicas (particularmente na histoplasmose, blastomicose, coccidioidomicose e esporotricose). Os BAAR também podem ser observados ao exame histológico do tecido, e o *M. tuberculosis* é cultivado a partir da amostra.

O diagnóstico da TB miliar pode ser sugerido pela TC do tórax e confirmado por biopsia pulmonar transbrônquica (que apresenta maior rendimento), bem como por biopsia de fígado, medula óssea ou linfonodos anormais. Se houver suspeita de meningite TB e o paciente estiver imunossuprimido, é particularmente importante excluir a possibilidade de meningite criptocócica pela realização do teste de antígeno polissacarídico criptococócico, bem como uma preparação de tinta nanquim no sedimento do LCS.

O diagnóstico de TB a partir de amostras de líquido normalmente estéril pode ser difícil e é mais bem estabelecido por meio de cultura de volumes relativamente grandes. Além disso, o rendimento da biopsia e da cultura de tecido (pleura, pericárdio) é aditivo. Existem características diagnósticas específicas nas várias formas de TB extrapulmonar. Na meningite TB, o exame inicial do LCS pode revelar um predomínio de neutrófilos, porém, isso progride para uma meningite linfocítica (100 a 500 células/$\mu\ell$) com altos níveis de proteína e nível diminuído de glicose. A TB pleural, a pericárdica e a peritoneal estão associadas ao derrame exsudativo, frequentemente com predomínio de linfócitos. Podem ser observados baixos níveis de glicose em 20% dos derrames da TB, porém, isso limita consideravelmente o diagnóstico diferencial. Por exemplo, a neoplasia maligna, o empiema e a artrite reumatoide constituem as outras causas de derrame pleural com baixa concentração de glicose. O líquido pericárdico em pacientes com pericardite TB pode ser sanguinolento. Pode-se observar também a presença de meningite eosinofílica e derrames pleurais quilosos ou ascite na TB.

Atualmente, o padrão de referência para o diagnóstico de TB é uma cultura em meio sólido (Löwenstein-Jensen) ou líquido (sistema BACTEC™ MGIT™ 960). O sistema de tubo indicador de crescimento de micobactérias (MGIT™) é não radiométrico e baseia-se na extinção do oxigênio na presença de micobactérias em multiplicação. Quando comparada com o meio sólido, a cultura em meio líquido é mais sensível e o crescimento é mais rápido (1 a 3 semanas *versus* 3 a 8 semanas em meio sólido). Uma vez disponível um isolado, deve-se efetuar o teste de sensibilidade a fármacos para orientar a terapia. Isso leva 2 a 4 semanas adicionais em meio sólido, embora os resultados de sensibilidade à isoniazida e à rifampicina estejam disponíveis em vários dias quando se utiliza o ensaio com sonda molecular (descrito adiante). O meio líquido pode ser inoculado em amostras de esfregaço positivo para teste direto de sensibilidade a fármacos, o que também acelera o processo. Quando ocorre crescimento das micobactérias, é possível identificar a espécie em poucas horas com sondas de DNA disponíveis no comércio. Os testes de amplificação de ácido nucleico estão aprovados e disponíveis no comércio para uso no diagnóstico da TB. A sua sensibilidade é um pouco maior que a dos esfregaços para BAAR e sua especificidade é excelente. Entretanto, o elevado custo impede o uso rotineiro desses testes.

O Xpert® MTB-RIF transformou o diagnóstico de TB no mundo inteiro. Por meio de reação de amplificação do DNA *in situ*, esse teste possibilita o diagnóstico específico de TB e a determinação de suscetibilidade à rifampicina em 90 minutos. Após processamento mínimo, o escarro é adicionado a um cartucho. A amplificação gênica é realizada com *primers* baseados no gene *rpoB*, que codifica o alvo da rifampicina, e são detectadas mutações que conferem resistência. Esse método é capaz de estabelecer o diagnóstico de TB em 97% dos pacientes com TB pulmonar, incluindo 98% com esfregaço de escarro positivo para BAAR e 73% de indivíduos com esfregaço negativo, competindo, assim, com a sensibilidade da cultura em meio sólido. Não exige experiência molecular do técnico e não está sujeito à contaminação de *amplicon* (DNA), visto que se trata de um sistema fechado. A aceitação do GeneXpert® tem sido notável. O governo da África do Sul substituiu a análise do esfregaço de escarro pelo GeneXpert® para o diagnóstico de TB. O governo do Brasil está desenvolvendo uma política semelhante. Em Uganda, haverá um único laboratório de referência para cultura e teste de suscetibilidade a fármacos (TSF). Esse teste estará disponível em nível regional e será utilizado principalmente no diagnóstico dos casos com esfregaço negativo. O GeneXpert® tem um preço diferente para os países de baixa renda, porém, o custo ainda pode ser proibitivo em alguns contextos. O teste possibilita o estabelecimento mais rápido do diagnóstico e início do tratamento, porém, não levou a um maior número de casos tratados em locais de alta carga, visto que muitos pacientes com esfregaços negativos estavam recebendo tratamento empírico na presença de suspeita clínica. Em março de 2017, um novo cartucho Xpert® MTB/RIF Ultra foi aprovado pela OMS para substituir o cartucho Xpert® MTB/RIF. O cartucho apresenta maior sensibilidade, particularmente nos casos paucibacilares, porém, ligeira redução da especificidade (de 98 para 96%). O aspecto encorajador é o aumento da capacidade do teste de detectar a meningite TB, cuja sensibilidade para a infecção provável ou definida foi de 70% (IC de 95%, 47 a 87) para o Xpert® Ultra, em comparação com 43% (23 a 66) para o Xpert® MTB/RIF e 43% (23 a 66) para a cultura.

Existem outros testes de amplificação de ácido nucleico (NAAT) que serão submetidos a avaliação, menos dispendiosos do que o GeneXpert® e que podem ser efetivamente realizados no local de assistência do paciente.A1 Por exemplo, os níveis sanguíneos elevados de *BATF2* (fator de transcrição de zíper da leucina básica 2) constituem um biomarcador sensível de TB ativa.[11] Os métodos de diagnóstico para a TB pediátrica e extrapulmonar mais sensíveis do que os NAAT provavelmente devem ser baseados nas respostas do hospedeiro. Quanto ao diagnóstico com base no hospedeiro, existem dados promissores baseados na transcriptômica, na proteômica e na metabolômica. Por exemplo, uma assinatura transcricional de três genes, proposta para o diagnóstico de TB, provavelmente será comercializada, e uma assinatura transcricional de 16 genes de risco indicará um risco aumentado de desenvolvimento de TB no decorrer de 2 anos. Quando o diagnóstico baseado no hospedeiro se tornar disponível, poderá ser mais fácil diagnosticar uma nova categoria de TB subclínica, categoria esta que tem representado um desafio, visto que, por definição, não há sintomas, e o diagnóstico baseado na detecção microbiológica é habitualmente negativo. O tratamento apropriado desses pacientes não está bem esclarecido visto que eles podem apresentar resolução espontânea da doença mínima. Se forem infectados pelo HIV, haverá o risco de "TB desmascarada" com o início da TARV. Mesmo quando não infectados pelo HIV, os pacientes podem representar um grupo de alto risco com ILTB e, provavelmente, devem ser tratados para essa condição.

A TB no paciente infectado pelo HIV representa um problema diagnóstico particular em decorrência do aumento da probabilidade de TB pulmonar com esfregaço negativo e, na infecção avançada pelo HIV, de apresentação atípica e doença extrapulmonar. O teste Alere Determine™ LAM TB é um dispositivo (tira reagente) de fluxo lateral rápido e de baixo custo que detecta a lipoarabinomanana, o principal glicolipídio da parede celular do *M. tuberculosis*. Seu uso como exame diagnóstico para TB melhorou a sobrevida de pacientes infectados pelo HIV internados com baixas contagens de células CD4 (< 100). A OMS aprovou o teste para indivíduos hospitalizados infectados pelo HIV com contagens de células CD4 inferiores a 100 e suspeita clínica de TB.

Novos exames diagnósticos também estão direcionados para a rápida determinação da sensibilidade a fármacos. O teste Xpert® MTB/RIF descrito anteriormente detecta o gene *rpoB*, no qual ocorre a maioria das mutações que conferem resistência à rifampicina. Um novo cartucho permite a rápida detecção de mutações para isoniazida, fluoroquinolonas e fármacos injetáveis de segunda linha.[12] De modo semelhante, o Hain Genotype® MTBDR*plus* detecta mutações para a rifampicina e a isoniazida (em mutações promotoras de *katG* e *inhA*) e, mais recentemente, o Genotype® MTBDR*sl* detecta mutações para as fluoroquinolonas e fármacos injetáveis de segunda linha. Os ensaios Genotype® exigem um técnico treinado em métodos moleculares e os resultados necessitam de vários dias. Esses testes moleculares foram aprovados pela OMS para detecção de resistência a fármacos. Possibilitam a obtenção de informações sobre sensibilidade a fármacos, em muitos contextos, para mais pacientes do que os métodos baseados em cultura.

TRATAMENTO

Existem revisões abrangentes do tratamento da TB que fornecem informações completas sobre os medicamentos utilizados, o monitoramento da terapia, o manejo dos eventos adversos e o tratamento de gestantes, crianças e outras populações especiais:[13]

https://www.cdc.gov/tb/publications/guidelines/pdf/clin-infect-dis.-2016-nahid-cid_ciw376.pdf. (Acesso em: 19 out. 2021)

O tratamento da TB é uma questão tanto clínica quanto de saúde pública. Os objetivos consistem em curar o paciente e minimizar a transmissão. Por esse motivo, o médico tem a obrigação de assegurar que o tratamento seja concluído com boa adesão do paciente aos medicamentos.[14] Em razão da redução do número de casos de TB nos EUA, com declínio subsequente da competência no manejo da TB, o tratamento tem mais tendência a ser realizado em uma clínica de saúde pública do que no setor privado. A base do tratamento na TB consiste em terapia com múltiplos medicamentos. Isso é necessário peço fato de que o *M. tuberculosis* sofre mutações espontâneas que conferem resistência a fármacos em uma frequência tal que a maioria dos pacientes com doença pulmonar cavitária – e, portanto, pacientes com alta carga de microrganismos – tem probabilidade de abrigar mutantes resistentes.

No tratamento da TB causada por microrganismos sensíveis a fármacos, existe uma fase intensiva de terapia nos primeiros 2 meses, dirigida contra os microrganismos de multiplicação e metabolismo rápidos, resultando habitualmente em esterilização do escarro nos pacientes com TB pulmonar.[15] Essa fase é seguida de uma fase de continuação de 4 a 6 meses, que mata os microrganismos persistentes de metabolismo lento. Os quatro fármacos anti-TB de primeira linha (todos administrados por via oral) – isoniazida, rifampicina, etambutol e pirazinamida – formam a base da quimioterapia para a TB. Os preceitos da terapia foram, em grande parte, definidos por ensaios clínicos controlados. A terapia padrão de ciclo curto para a TB pulmonar exige uma fase intensiva de 2 meses com quatro fármacos (isoniazida, rifampicina, etambutol e pirazinamida), seguida de uma fase de continuação de 4 meses com isoniazida e rifampicina. A piridoxina também tem sido administrada para evitar a neuropatia periférica da isoniazida. O etambutol pode ser substituído por linezolida (600 mg/dia), com resultados equivalentes.A2

O uso de esquemas de doses intermitentes aumenta a viabilidade do tratamento diretamente observado (TDO), embora isso seja controverso. Os esquemas intermitentes podem ser ligeiramente menos efetivos do que os esquemas diários 5/7 (5 dias da semana com tratamento observado, 2 dias de autoadministração no final de semana). Em pacientes com doença cavitária extensa e no indivíduo gravemente imunossuprimido, a terapia diária deve ser administrada durante todo o ciclo. Nos indivíduos infectados pelo HIV com TB, que não estão gravemente imunossuprimidos, o tratamento deve ser diário durante a fase intensiva e administrado pelo menos 3 vezes/semana durante a fase de continuação. Os indivíduos não infectados pelo HIV, sem doença cavitária extensa, podem ser tratados totalmente com esquemas intermitentes. O problema da falta de adesão do paciente levou à diretriz de fornecer TDO.

O acréscimo de pirazinamida à fase intensiva possibilita a denominada quimioterapia de ciclo curto; se a pirazinamida não for tolerada, podem ser obtidos resultados comparáveis com 9 meses de isoniazida-rifampicina. Pode-se esperar que o tratamento da TB sensível a fármacos com esse esquema padrão possa curar aproximadamente em 90 a 95% dos casos. Não é recomendado o monitoramento de rotina das provas de função hepática, a não ser que haja alguma doença hepática preexistente. Os pacientes devem retornar imediatamente à clínica se houver quaisquer sinais de toxicidade medicamentosa, particularmente sinais de hepatotoxicidade precoce (náuseas, mal-estar, anorexia, desconforto abdominal superior). As consultas devem ser agendadas mensalmente e devem incluir uma avaliação clínica e exame de escarro. Nos pacientes com TB pulmonar, as culturas de escarro são realizadas até que duas culturas consecutivas se tornem negativas. Na TB pulmonar não complicada, espera-se a defervescência em 2 semanas e deve haver ganho de peso e diminuição da tosse e da dor torácica. Cerca de 20% dos pacientes com TB pulmonar cavitária continuam tendo culturas de escarro positivas depois de 2 meses de terapia. Uma cultura de escarro positiva com 3 meses ou ausência de melhora em radiografias de tórax sugerem uma não adesão do paciente à terapia, baixos níveis dos fármacos em consequência de má absorção, aumento do metabolismo, TB resistente a fármacos ou diagnóstico alternativo passível de complicação. Deve-se investigar a etiologia da cultura positiva persistente. Uma cultura de escarro positiva com 4 meses é definida como falha do tratamento.

A TB extrapulmonar está habitualmente associada a uma menor carga bacteriana do que TB pulmonar e pode ser tratada com esquemas-padrão de ciclo curto de 6 a 9 meses de duração. Entretanto, em razão das consequências graves da falha do tratamento, recomenda-se um tratamento mais prolongado, de pelo menos 9 a 12 meses, na TB miliar, meníngea e esquelética. O desbridamento cirúrgico adjuvante e a estabilização podem ser necessários na TB esquelética. Os corticosteroides adjuvantes estão indicados para a pericardite TB e a pleurisia grave, bem como para a TB pulmonar extensa com toxicidade clínica ou insuficiência respiratória. Na meningite TB, a dexametasona melhora a sobrevida, porém, não tem impacto sobre a proporção de sobreviventes com sequelas neurológicas graves. A derivação ventricular pode ser necessária para aliviar a hidrocefalia.

Coinfecção pelo HIV-TB

A coinfecção pelo HIV-TB cria problemas adicionais no manejo. Felizmente, a resposta ao tratamento da TB é comparável àquela de indivíduos não infectados pelo HIV, exceto pela maior mortalidade precoce em pacientes com baixas contagens de células CD4 no início do tratamento. Os esquemas intermitentes têm tendência a resultar em resistência à rifampicina; por conseguinte, recomenda-se a administração diária dos medicamentos. Em um ensaio clínico randomizado de pacientes HIV-positivos com TB pulmonar, tratados com agentes antirretrovirais, um esquema anti-TB diário demonstrou ser superior a um esquema de 3 vezes/emana quanto à eficácia e desenvolvimento de resistência à rifampicina.A3 Em contextos de recursos limitados, a administração de profilaxia com cotrimoxazol está associada a um aumento da sobrevida. A integração do tratamento da TB e do HIV, em vez do tratamento sequencial da TB, inicialmente, e do HIV, em seguida, está associada a uma redução de 56% na mortalidade. Os resultados de três ensaios clínicos controlados randomizados sustentam as diretrizes atuais do Department of Health and Human Services and Infectious Diseases Society of America, que consistem em iniciar a TARV 2 semanas após o início do tratamento da TB se a contagem de células $CD4^+$ for inferior a 50 células/μℓ.A4 O início precoce da TARV em adultos infectados pelo HIV com diagnóstico recente de TB aumenta a sobrevida de pacientes que apresentam contagens de células T $CD4^+$ inferiores a 50 células/μℓ, embora o tratamento esteja associado a aumento de duas vezes no risco de síndrome inflamatória de reconstituição imune-TB (SIRI-TB) (ver Capítulo 367).[16] A SIRI-TB tem mais probabilidade de ocorrer quando a contagem de células $CD4^+$ é baixa, a carga viral é alta e o intervalo entre o início do tratamento da TB e o início da TARV é curto. A reconstituição imune está associada à inflamação e à exacerbação transitória da doença, simulando uma progressão da TB. Por exemplo, podem ocorrer febre, linfadenite e agravamento da doença parenquimatosa, incluindo consolidação e opacidades nodulares novas ou em progressão nas radiografias de tórax. Em cerca de um terço dos pacientes coinfectados, haverá desenvolvimento da SIRI nos primeiros 2 meses de tratamento e, com frequência, nas primeiras 2 a 3 semanas após iniciar a TARV. Em geral, a SIRI-TB não constitui uma causa importante de mortalidade. Um ensaio clínico controlado mostrou que a terapia com corticosteroides limita a morbidade,[A5] embora não seja útil no tratamento da pericardite tuberculosa.[A6] Mais problemática é a SIRI associada à insuficiência respiratória ou ao comprometimento neurológico. O início da TARV em indivíduos infectados pelo HIV também pode estar associado a uma "TB desmascarada", que ocorre nos primeiros 3 meses. Isso pode resultar da omissão do diagnóstico de TB no rastreamento, do desenvolvimento de inflamação em locais de replicação das micobactérias no tecido ou da progressão da infecção latente consequente à TARV. A TB desmascarada é comum em países endêmicos para TB (p. ex., 5 a 10% em Uganda, porém, cerca de 25% na África do Sul) e está associada à morbidade, mortalidade e risco de transmissão nosocomial.

Em geral, a TB não afeta a resposta do HIV à TARV. Entretanto, uma importante questão diz respeito às interações entre as rifamicinas, que induzem as enzimas microssomais hepáticas CYP3A, e os inibidores da protease, inibidores da integrase e alguns inibidores não nucleosídicos da transcriptase reversa (INNTR). Em virtude de sua potência, simplicidade e à eficácia clínica comprovada, o efavirenz, na dose de 600 mg, com dois INNTR, juntamente com esquemas de TB à base de rifampicina, constitui a estratégia preferida para o cotratamento do HIV e da TB. A rifabutina não foi patenteada e está disponível como indutor menos potente das enzimas do citocromo, porém, a sua própria farmacocinética pode ser afetada por certas TARV. A rifampicina é a rifamicina preferida para os esquemas que contêm efavirenz, enquanto a rifabutina deve ser utilizada na dose de 150 mg/dia com inibidor da protease reforçado. A rifampicina pode ser utilizada com dolutegravir em dose dupla, ou pode-se utilizar rifabutina, 300 mg/dia, com dolutegravir diariamente. Os pacientes não devem ser tratados com tenofovir alafenamida (TAF) com rifamicina, devendo passar para esquemas de HIV alternativos. As diretrizes para outras combinações de fármacos, de modo a evitar interações medicamentosas, foram atualizadas em setembro de 2014[17] e estão disponíveis em: https://www.cdc.gov/tb/publications/guidelines/tb_hiv_drugs/recommendations02.htm. (Acesso em: 19 out. 2021)

O manejo da coinfecção por TB-HIV pode ser complicado para o médico. Por exemplo, uma febre nova pode ser causada por reação medicamentosa, por SIRI-TB, por resistência a fármacos ou pela complicação de uma infecção oportunista.

TB resistente a fármacos

A TB resistente a fármacos é mais difícil de curar do que a TB sensível a fármacos e, em alguns casos, pode ser até incurável. A seleção e o monitoramento do tratamento na TB resistente a fármacos devem ser da responsabilidade dos profissionais com experiência nos esquemas farmacológicos exclusivos e questões envolvidas. É evidente que o acréscimo de um único fármaco a um esquema de tratamento que não tem sucesso nunca deve ser feito, visto que isso aumenta o risco de desenvolvimento de resistência adicional. Um problema importante é a falta de informações sobre a sensibilidade aos fármacos no momento de iniciar o tratamento. Em locais com recursos limitados, pode não haver disponibilidade de testes de sensibilidade a fármacos. Embora a resistência a fármacos possa ocorrer em razão da resistência adquirida em um indivíduo (o paciente é inicialmente infectado por uma cepa sensível a fármacos, que se torna resistente em consequência da falta de adesão do paciente aos medicamentos, baixa qualidade dos medicamentos e esquema fraco), dados moleculares e de modelagem recentes mostram que até 70% das cepas resistentes a fármacos ocorrem em razão da transmissão. Por conseguinte, todos os indivíduos com TB devem se beneficiar do teste de sensibilidade a fármacos para assegurar o uso de um esquema efetivo.

A monorresistência à isoniazida tem pouco efeito sobre o desfecho do tratamento da TB se for identificada precocemente e se forem feitos os ajustes necessários nos esquemas. A TB monorresistente à isoniazida pode ser tratada com rifampicina, pirazinamida e etambutol durante 6 meses. Uma metanálise recente de dados individuais de pacientes sugere que o acréscimo de uma fluoroquinolona ao esquema de 6 a 9 meses de rifampicina, etambutol e pirazinamida pode melhorar os resultados.[A7] Entretanto, em grande parte do mundo, a resistência à isoniazida não é detectada, a não ser que o paciente não responda a um esquema, levando efetivamente à monoterapia (rifampicina apenas) durante a fase de continuação. Como conduta ideal, o teste de rotina de todos os medicamentos relevantes deve ser visto como etapa fundamental para melhorar os desfechos da TB. A aquisição de resistência a um fármaco adicional é mais provável se o isolado inicial foi resistente a um fármaco (6%) ou a mais de um fármaco (14%) em comparação com a sua sensibilidade a todos os fármacos (0,8%).

A TB MDR representa um desafio mais significativo de tratamento.[18] Não apenas a cura é difícil e de custo extremamente alto, como a TB MDR não reconhecida pode levar a surtos nosocomiais e a taxas rápidas e altas de mortalidade. Em 2016, menos de 25% dos 600.000 casos estimados de TB resistente à rifampicina iniciaram o tratamento para TB MDR, e apenas 54% dos que iniciaram a terapia em 2014 tiveram resultados bem-sucedidos (cura ou tratamento concluído). Não há substituto para o teste de sensibilidade a fármacos que inclua todos os fármacos de primeira linha e os de segunda linha disponíveis em uma única amostra, de modo a assegurar um esquema efetivo. A TB MDR não é uma entidade homogênea; alguns isolados são apenas resistentes à isoniazida e à rifampicina, porém, metade dos casos de TB MDR globalmente também apresentam resistência à pirazinamida. Os pacientes com resistência a fármacos adicionais de primeira e de segunda linha beneficiam-se de esquemas mais individualizados com fármacos mais recentes.[19]

Em outubro de 2016, a OMS publicou diretrizes atualizadas a respeito da TB resistente a fármacos. A maior notificação foi a disponibilidade do esquema de menor duração para TB MDR em adultos e crianças, incluindo pacientes com coinfecção pelo HIV. O esquema mais curto consiste em sete fármacos (moxifloxacino, canamicina, etionamida, clofazimida, isoniazida em alta dose, pirazinamida e etambutol) por 4 a 6 meses, seguidos de quatro fármacos (moxifloxacino, clofazamina, pirazinamida e etambutol) por outros 5 a 6 meses, com um ciclo total de 9 a 12 meses.[A8,A8b] Esses esquemas são recomendados para pacientes com TB resistente à rifampicina ou TB MDR que não foram anteriormente tratados com medicamentos de segunda linha e nos quais a resistência às fluoroquinolonas e a agentes injetáveis de segunda linha foi excluída ou é considerada altamente improvável. Se for reconhecida uma resistência a quaisquer fármacos além da isoniazida no esquema, o ciclo curto não é recomendado.

Em todos os outros pacientes, a base do tratamento da TB MDR é o esquema tradicional, que inclui pelo menos cinco fármacos aos quais o isolado é sensível. Normalmente, o esquema deverá incluir fármacos de primeira linha com atividade mantida, uma fluoroquinolona (FQ), um fármaco injetável (amicacina, canamicina ou capreomicina) e fármacos de segunda linha (etionamida, ciclosserina, PAS) com a meta de cinco fármacos efetivos no esquema. A duração do tratamento é estabelecida em 18 a 24 meses. Foi constatado que a sensibilidade residual ao tratamento com FQ e à capreomicina constitui um determinante no resultado do tratamento. Deve-se considerar a ressecção cirúrgica se a doença for localizada, se a cultura do escarro permanecer positiva, se o tratamento clínico não for tolerado ou se houver hemoptise maciça. Podem-se esperar taxas de cura de 60 a 80% se a terapia for baseada nos resultados dos testes de sensibilidade aos fármacos e se os microrganismos MDR permanecerem sensíveis a um número suficiente de agentes quimioterápicos para que se possa estabelecer um esquema razoável. A Food and Drug Administration (FDA) também aprovou a bedaquilina e a delamanida para o tratamento da TB MDR, embora a bedaquilina ainda não seja recomendada para crianças. A bedaquilina, uma diarilquinolina, tem como alvo a ATP sintase micobacteriana, enquanto a delamanida, um nitro-di-hidroimidazoxazol, inibe a síntese de ácido micólico do *M. tuberculosis*. A bedaquilina está substituindo cada vez mais o aminoglicosídeo para evitar o agente injetável e sua toxicidade. Estas são as primeiras novas classes de medicamentos para o tratamento da TB a serem aprovadas pela FDA em 40 anos. Esses fármacos estão revolucionando o tratamento da TB MDR.

A definição de TB extensamente drogarresistente requer que um microrganismo seja MDR com resistência adicional a uma FQ e a pelo menos um de três fármacos injetáveis (amicacina, canamicina, capreomicina). O resultado do tratamento da TB extensamente drogarresistente tem sido variável. Os melhores resultados relatados foram obtidos no Peru com uma abordagem abrangente que incluiu esquemas terapêuticos individualizados de acordo com os resultados dos testes de sensibilidade a fármacos. Os esquemas efetivos incluíram ciclosserina, capreomicina e PAS. O moxifloxacino pode ser ativo até mesmo se o isolado for resistente às FQ de primeira geração. A cirurgia adjuvante deve ser considerada. Os fármacos mais recentes tornaram-se a espinha dorsal desses esquemas, quando disponíveis. Os estudos realizados indicam que a linezolida apresenta notável atividade contra a TB extensamente drogarresistente,[A9] e outras oxazolidinonas estão em fase de desenvolvimento para o tratamento da TB.

A emergência de resistência aos fármacos destacou a necessidade de novos fármacos e novos esquemas medicamentosos. Um esquema capaz de reduzir a duração do tratamento da TB diminuiria o surgimento de resistência a fármacos, visto que a adesão do paciente aumentaria, e o TDO seria simplificado. Uma vez desenvolvida a TB MDR, particularmente no contexto da TB extensamente drogarresistente, são necessários novos fármacos para melhorar a eficácia e diminuir a duração do tratamento.

Há progressos promissores com classes já existentes de fármacos, bem como com novas classes que estão prestes a entrar ou que já estão em ensaios clínicos. A rifapentina, uma rifamicina com meia-vida mais longa do que a rifampicina, mostra um notável aumento na esterilização do escarro em 2 meses. O moxifloxacino tem atividade aumentada contra o *M. tuberculosis*, embora os dados de sua eficácia em esquemas de 4 meses tenham sido decepcionantes. A pretomanida, um nitroimidazol, está sendo agora objeto de ensaio clínico com a bedaquilina e a linezolida como esquema oral de ciclo curto para a TB drogarresistente.

PREVENÇÃO

As diretrizes dos CDC para esquemas de tratamento na infecção latente por TB, atualizadas em junho de 2017, incluem recomendações para indivíduos coinfectados pelo HIV, crianças e gestantes (https://www.cdc.gov/tb/topic/treatment/ltbi.htm).

A abordagem adotada em locais de baixa prevalência, como os EUA, consiste na realização de teste em indivíduos com alto risco de infecção recente por *M. tuberculosis* e naqueles que tenham condições comórbidas que predisponham à progressão da infecção para a doença. Em qualquer uma dessas categorias, um resultado positivo (IGRA ou TCT) torna-se uma indicação para tratamento da infecção latente por TB. Os profissionais de saúde só devem efetuar um teste em indivíduos para infecção por TB como parte de uma investigação para TB ativa ou quando planejam oferecer profilaxia para TB.

A infecção latente por TB pode ser tratada com rifampicina durante 4 meses, isoniazida durante 6 a 9 meses ou isoniazida mais rifapentina semanalmente, por 3 meses (12 doses), diminuindo, assim, o risco cumulativo de desenvolvimento de TB em cerca de 75 a 90%, dependendo do nível de adesão do indivíduo ao tratamento (Tabela 308.2).[20] Essas recomendações são compatíveis com uma metanálise de redes atualizada[A10] das melhores opções de tratamento da ILTB, nas quais essas recomendações foram originalmente baseadas.[A11] A piridoxina deve ser administrada para prevenção da neuropatia periférica induzida por isoniazida em indivíduos de risco. O monitoramento da função hepática está indicado em indivíduos de idade mais avançada (o risco de hepatotoxicidade aumenta depois dos 35 anos) e para aqueles com consumo significativo de álcool ou com doença hepática subjacente (ou ambos). A isoniazida deve ser interrompida se houver desenvolvimento de sintomas (ver Tratamento) ou elevação dos níveis de transaminase hepática de mais de três a cinco vezes o limite superior da normalidade. A rifapentina associada à isoniazida, 1 vez/semana durante 3 meses (12 doses) é tão efetiva quanto a administração isolada de isoniazida durante 9 meses na prevenção de TB ativa em pacientes com infecção latente.[A12] A administração desse esquema deve ser observada diretamente, embora pesquisas mais recentes tenham mostrado que, nos EUA, a autoadministração pode não ser inferior.[A13] É necessário monitorar os efeitos colaterais da rifapentina, incluindo reação de hipersensibilidade. Nos indivíduos infectados pelo HIV, em contextos de alta carga de TB, o tratamento da infecção latente por TB confere eficácia a curto prazo (cerca de 1 ano), porém, isso pode ser prolongado se for administrada TARV. O tratamento durante 3 anos com isoniazida em indivíduos infectados pelo HIV confere um benefício adicional, que é mais acentuado em indivíduos com resultados positivos do teste cutâneo tuberculínico em contextos de alta carga de TB. Infelizmente, o tratamento da infecção latente por TB não tem sido amplamente aplicado. Isso se deve, em parte, à preocupação de que, se o rastreamento for inadequado, os pacientes com TB ativa serão tratados com um único fármaco e, consequentemente adquirirão resistência a fármacos. Os dados disponíveis não sustentam essa preocupação. Em um contexto de poucos recursos, no indivíduo infectado pelo HIV, a ausência de febre atual, perda de peso ou sudorese noturna tem valor preditivo negativo de 97%, pode evitar a necessidade de radiografia de tórax se esta não estiver rotineiramente disponível e identificar um grupo que deveria receber tratamento preventivo com isoniazida, independentemente do resultado do teste cutâneo tuberculínico. Embora a terapia preventiva com isoniazida seja o esquema preferido, existe um renovado interesse na possibilidade de que os esquemas contendo rifamicina possam conferir uma proteção mais sustentada.

Tabela 308.2 Tratamento da tuberculose latente.

ESQUEMA MEDICAMENTOSO	DOSE NO ADULTO
Isoniazida isoladamente, por 6 a 9 meses	5 mg/kg (dose máxima de 300 mg/dia)
Rifampicina isoladamente, durante 4 meses	10 mg/kg (dose máxima de 600 mg/dia)
Rifapentina mais isoniazida semanalmente, por 3 meses	Rifapentina, 15 a 30 mg/kg (dose máxima de 900 mg); isoniazida, 15 mg/kg (dose máxima de 900 mg)

Adaptada de Getahun H, Matteelli A, Chaisson RE, et al. Latent *Mycobacterium tuberculosis* infection. *N Engl J Med*. 2015;372:2127-2135.

Um estudo recém-concluído de indivíduos recém-infectados pelo HIV relatou que o tratamento com isoniazida mais rifapentina diariamente, durante 1 mês, não foi inferior à isoniazida durante 9 meses, apresentou menos eventos adversos e teve mais probabilidade de ser concluído.[A14] Esse ciclo ultracurto pode se tornar padrão no futuro. Atualmente, não se dispõe de nenhum tratamento padrão recomendado para contatos de casos de TB MDR. Os especialistas recomendam que se considere a terapia preventiva à base de fluoroquinolonas. Três ensaios clínicos controlados randomizados são planejados para avaliar a eficácia da terapia preventiva em contatos de indivíduos infectados com TB MDR e incluem o levofloxacino, a isoniazida ou a delamanida.

A terapia preventiva secundária após conclusão do tratamento da TB está indicada para indivíduos infectados pelo HIV no ambiente de exposição intensa ao *M. tuberculosis*. Dados que demonstram a eficácia da prevenção secundária provêm, em grande parte, de estudos em adultos no Congo e em mineiros de ouro na África do Sul.

Um ensaio clínico controlado randomizado demonstrou que, em pacientes HIV-positivos, o início precoce da TARV, em comparação com o tratamento tardio (em que já houve redução das contagens de células CD4 ou doença relacionada com a AIDS), levou a uma diminuição significativa no desenvolvimento de TB.[A15]

A detecção de contatos domiciliares constitui um elemento de importância crítica nos programas de TB. A residência é um importante local de transmissão da TB, particularmente em uma área de baixa endemicidade, de modo que o tratamento dos indivíduos com conversão de TCT ou do IGRA constitui uma importante estratégia na eliminação da TB. Em um ambiente de alta prevalência de TB no Vietnã, um ensaio clínico controlado randomizado de agrupamentos constatou que a intervenção nos contatos domiciliares, juntamente com busca passiva padrão de casos, foi mais efetiva do que a busca passiva padrão de casos isoladamente para a detecção de TB com esfregaço de escarro positivo.[A16] É essencial que a transmissão seja limitada em hospitais e em outros ambientes onde pacientes infecciosos com TB pulmonar podem conviver com hospedeiros suscetíveis. O risco de transmissão a profissionais de saúde deve ser investigado anualmente por meio de testes cutâneos. O achado de um risco excessivo de nova infecção por TB deve levar a medidas focalizadas na redução da transmissão. Todos os pacientes com suspeita de TB devem ser colocados em isolamento respiratório em quartos com pressão negativa, com pelo menos seis trocas de ar por hora e filtração de partículas de ar de alta eficiência (HEPA) ou irradiação ultravioleta. O uso de máscaras N-95 testadas é necessário para os indivíduos que entram em áreas com alto risco conhecido de exposição.

A vacina BCG é amplamente utilizada e relativamente segura, exceto na presença de imunossupressão. Infelizmente, a eficácia tem sido variável de acordo com a idade e a latitude. Uma metanálise indicou eficácia global de 50%. A vacina é aproximadamente 80% efetiva na prevenção das formas graves de TB em crianças, TB miliar e meningite TB. Entretanto, a sua incapacidade de prevenir a TB no adulto, particularmente em baixas latitudes, o que inclui a maioria das áreas endêmicas, significa que a vacina BCG não tem impacto sobre o problema de saúde pública da TB. Uma vacina protetora em fase experimental demonstrou ser promissora na redução dos casos de tuberculose pulmonar ativa.[A17] Entretanto, a história natural da TB é tal que podem ser necessários ensaios clínicos de longa duração, dispendiosos e de grande porte para estabelecer uma eficácia protetora.

PROGNÓSTICO

Na era da pré-quimioterapia, a TB pulmonar mínima ficou estabilizada em cerca de 50% dos casos. A TB pleural também tem cura espontânea, com risco de reativação, conforme assinalado anteriormente. Com o tratamento, o prognóstico dos pacientes com TB depende da extensão da TB pulmonar, dos locais de TB extrapulmonar, da sensibilidade do isolado aos fármacos e da presença de infecção pelo HIV e outras comorbidades. No caso da TB pulmonar extensa, pode ocorrer insuficiência respiratória com prognóstico sombrio. Há também um aumento do risco de hemoptise grave e algumas vezes letal e de pneumotórax. A TB miliar está associada a uma alta taxa de fatalidade de casos, em parte relacionada com o atraso no estabelecimento do diagnóstico. A meningite TB está associada a resíduos neurológicos graves, bem como a uma alta taxa de mortalidade. A TB MDR e a TB extensamente drogarresistente são acompanhadas de taxas elevadas de falha do tratamento, morbidade e mortalidade. A TB em indivíduos infectados pelo HIV está associada a uma elevada taxa de mortalidade precoce, que é pouco caracterizada. Na ausência de TARV, há um risco aumentado de outras infecções oportunistas e de progressão da doença causada pelo HIV. Entretanto, o acréscimo de TARV resulta nas morbidades associadas à administração concomitante de medicamentos para TB e HIV e à SIRI-TB. Os resultados a longo prazo de pacientes na África do Sul com TB extensamente drogarresistente foram precários, independentemente do estado do HIV e, em virtude da escassez de instalações de cuidados prolongados ou de cuidados paliativos, um número substancial de pacientes com TB extensamente drogarresistente, que não tiveram sucesso com o tratamento e apresentaram culturas de escarro positivas estavam tendo alta, provavelmente transmitindo a doença para a comunidade em geral.

Grau A Recomendações de grau A

A1. Theron G, Zijenah L, Chanda D, et al. Feasibility, accuracy, and clinical effect of point-of-care Xpert MTB/RIF testing for tuberculosis in primary-care settings in Africa: a multicentre, randomised, controlled trial. *Lancet.* 2014;383:424-435.

A2. Lee JK, Lee JY, Kim DK, et al. Substitution of ethambutol with linezolid during the intensive phase of treatment of pulmonary tuberculosis: a prospective, multicentre, randomised, open-label, phase 2 trial. *Lancet Infect Dis.* 2019;19:46-55.

A3. Gopalan N, Santhanakrishnan RK, Palaniappan AN, et al. Daily vs intermittent antituberculosis therapy for pulmonary tuberculosis in patient with HIV: a randomized clinical trial. *JAMA Intern Med.* 2018;178:485-493.

A4. Blanc F-X, Sok T, Laureillard D, et al. Earlier vs later start of antiviral therapy in HIV-infected adults with tuberculosis. *N Engl J Med.* 2011;365:1471-1481.

A5. Meintges G, Wilkinson RJ, Morroni C, et al. Randomized placebo-controlled trial of prednisone for paradoxical tuberculosis-associated immune reconstitution syndrome. *AIDS.* 2010;24:2381-2390.

A6. Mayosi BM, Ntsekhe M, Bosch J, et al. Prednisolone and *Mycobacterium indicus pranii* in tuberculous pericarditis. *N Engl J Med.* 2014;371:1121-1130.

A7. Fregonese F, Ahuja SD, Akkerman OW, et al. Comparison of different treatments for isoniazid-resistant tuberculosis: an individual patient data meta-analysis. *Lancet Respir Med.* 2018;6:265-275.

A8. Duan H, Chen X, Li Z, et al. Clofazimine improves clinical outcomes in multidrug-resistant tuberculosis: a randomized controlled trial. *Clin Microbiol Infect.* 2019;25:190-195.

A8b. Nunn AJ, Phillips PPJ, Meredith SK, et al. A trial of a shorter regimen for rifampin-resistant tuberculosis. *N Engl J Med.* 2019;380:1201-1213.

A9. Lee M, Lee J, Carroll MW, et al. Linezolid for treatment of chronic extensively drug resistant tuberculosis. *N Engl J Med.* 2012;367:1508-1518.

A10. Menzies D, Adjobimey M, Ruslami R, et al. Four months of rifampin or nine months of isoniazid for latent tuberculosis in adults. *N Engl J Med.* 2018;379:440-453.

A11. Zenner D, Beer N, Harris RJ, et al. Treatment of latent tuberculosis infection: an updated network meta-analysis. *Ann Intern Med.* 2017;167:248-255.

A12. Sterling TR, Villarino ME, Borisov AS, et al. Three months of rifapentine and isoniazid for latent tuberculosis infection. *N Engl J Med.* 2011;365:2155-2166.

A13. Belknap R, Holland D, Feng PJ, et al. Self-administered versus directly observed once-weekly isoniazid and rifapentine treatment of latent tuberculosis infection: a randomized trial. *Ann Intern Med.* 2017;167:689-697.

A14. Swindells S, Ramchandani R, Gupta A, et al. One sent HIV-related tuberculosis. *N Engl J Med.* 2019;380:1001-1011.

A15. Grinsztejn B, Hosseinipour MC, Ribaudo HJ, et al. Effects of early versus delayed initiation of antiretroviral treatment on clinical outcomes of HIV-1 infection: results from the phase 3 HPTN 052 randomised controlled trial. *Lancet Infect Dis.* 2014;14:281-290.

A16. Fox GJ, Nhung NV, Sy DN, et al. Household-contact investigation for detection of tuberculosis in Vietnam. *N Engl J Med.* 2018;378:221-229.

A17. Van Der Meeren O, Hatherill M, Nduba V, et al. Phase 2b controlled trial of M72/AS01E vaccine to prevent tuberculosis. *N Engl J Med.* 2018;379:1621-1634.

REFERÊNCIAS BIBLIOGRÁFICAS

As referências bibliográficas, bem como os outros materiais suplementares deste livro, encontram-se no GEN-IO, nosso ambiente virtual de aprendizagem.

309 MICOBACTÉRIAS NÃO TUBERCULOSAS

STEVEN M. HOLLAND

DEFINIÇÃO

As micobactérias não tuberculosas geralmente compreendem um número crescente de micobactérias distintas de *Mycobacterium tuberculosis* e seus parentes próximos (ver Capítulo 308) bem como de *M. leprae* (ver Capítulo 310). Outros termos empregados incluem *micobactérias atípicas, micobactérias distintas da tuberculose* e *micobactérias ambientais.* O número de micobactérias não tuberculosas está aumentando rapidamente como resultado do advento do sequenciamento do DNA para o estabelecimento de critérios de classificação de espécies. Por conseguinte, o número de espécies de micobactérias não tuberculosas subiu para quase 170 e deve continuar crescendo no futuro próximo.

Os patógenos

A identificação de qualquer micobactéria exige que os testes apropriados sejam desenvolvidos com antecipação e realizados, visto que os testes microbiológicos de rotina não identificam esses microrganismos. Normalmente, as micobactérias não tuberculosas são detectadas pela primeira vez em esfregaços álcool-acidorresistentes de amostras de escarro ou de outros líquidos corporais. Quando a quantidade de microrganismos é alta, as micobactérias podem ser visualizadas na coloração de Gram como bacilos gram-positivos em cordões, porém esse achado não é confiável. A primeira etapa na identificação do microrganismo consiste em solicitar o esfregaço (álcool-acidorresistente ou fluorocrômico) e a cultura apropriados. As micobactérias não tuberculosas são amplamente diferenciadas em formas de crescimento rápido (< 7 dias) e formas de crescimento lento (> 7 dias). Por outro lado, *M. tuberculosis* normalmente leva 2 ou mais semanas para crescer. A formação de pigmento na presença de luz (fotocromógenos), no escuro (escotocromógenos) e a sua ausência (não cromógenos) também foram utilizadas para ajudar a classificar as micobactérias não tuberculosas. O diagnóstico atual utiliza métodos bioquímicos, ácido nucleico ou composição da parede celular em cromatografia líquida de alta eficiência para definição da espécie (Tabela 309.1). Para fins de diagnóstico, prognóstico e tratamento, a identificação de micobactérias não tuberculosas deve ser efetuada até o nível de espécie.

EPIDEMIOLOGIA

As micobactérias não tuberculosas, como grupo, são ubíquas no solo e na água e, com frequência, são encontradas em certos animais, mas raramente causam doença em seres humanos. Existem pouquíssimos casos de transmissão de micobactérias não tuberculosas entre seres humanos. Entretanto, *M. massiliense* tem causado surtos de infecção em centros de fibrose cística. Como essas infecções não são notificadas às agências de saúde e sua identificação é, algumas vezes, problemática, não se dispõe de dados confiáveis sobre a incidência e a prevalência. Entretanto, nos EUA, os isolados de micobactérias não tuberculosas excederam os de *M. tuberculosis* durante muitos anos. Por exemplo, em pacientes com fibrose cística (ver Capítulo 83), as taxas de infecção clínica por micobactérias não tuberculosas variam até 40%, porém até mesmo um maior número de pacientes abriga o microrganismo. A distinção entre doença ativa e presença do microrganismo como comensal continua problemática. Outros grupos de pacientes, como os que apresentam bronquiectasia, também têm taxas elevadas, porém não definidas, de infecção por micobactérias não tuberculosas.[1] A maior parte das doenças por micobactérias não tuberculosas na América do Norte é causada por *M. kansasii*, pelo complexo *M. avium* (MAC)[2] e por *M. abscessus*.

BIOPATOLOGIA

Como a exposição é essencialmente universal, e a doença é rara, as defesas normais do hospedeiro contra micobactérias não tuberculosas precisam ser altamente efetivas. Por esse motivo, os indivíduos saudáveis nos quais a doença se desenvolve precisam ter fatores de suscetibilidade específicos

Tabela 309.1 Micobactérias não tuberculosas comuns.

MICRORGANISMO	DOENÇA
MICOBACTÉRIAS NÃO TUBERCULOSAS DE CRESCIMENTO RÁPIDO	
M. abscessus	Pulmão, disseminada, linfonodos
M. chelonae	Pele
M. fortuitum	Infecções de acesso vascular, pulmão
M. smegmatis	Quase nunca associado à doença
MICOBACTÉRIAS NÃO TUBERCULOSAS DE CRESCIMENTO LENTO	
Complexo *M. avium*	Pulmão, disseminada, linfonodos
M. kansasii	Pulmão
M. marinum	Pele, tendões (granuloma de aquário)
M. xenopi	Pulmão
M. simiae	Pulmão
M. szulgai	Pulmão
M. malmoense	Pulmão
M. scrofulaceum	Linfonodo
M. haemophilum	Disseminada, pele
M. genavense	Disseminada
M. ulcerans	Pele (úlcera de Buruli; produtor de toxina)
M. neoarum	Disseminada
M. celatum	Disseminada
M. gordonae	Quase nunca causa doença
Complexo *M. terrae*	Disseminada

M. = *Mycobacterium*.

que possibilitam o estabelecimento dessas infecções, a multiplicação dos microrganismos e a produção de doença.

Com o advento da infecção pelo vírus de imunodeficiência humana (HIV), os linfócitos T CD4+ foram identificados como efetores-chave contra as micobactérias não tuberculosas. Foi constatado que grande parte da base genética da suscetibilidade à infecção por micobactérias não tuberculosas fora da infecção pelo HIV deve-se a mutações específicas nas vias de síntese e à resposta da interferona (IFN)-γ/interleucina (IL)-12. Entretanto, apenas cerca de 70% dos casos disseminados não associados à infecção pelo HIV apresentam um diagnóstico genético, e as causas genéticas de predisposição à doença pulmonar por micobactérias não tuberculosas ainda são muito raras.

Normalmente, as micobactérias são fagocitadas por macrófagos, que respondem com a produção de IL-12, um heterodímero composto de p35 e p40, que em conjunto constituem a IL-12p70 (Figura 309.1). A IL-12 ativa os linfócitos T e as células *natural killer* (NK) por meio da ligação a seu receptor (composto de IL-12Rβ1 e IL-12Rβ2/IL-23R), resultando em fosforilação de STAT4 (transdutor de sinal e ativador da transcrição 4). A estimulação da IL-12 leva à produção e à secreção de IFN-γ, que ativa os neutrófilos e os macrófagos para produzir oxidantes reativos e aumentar a apresentação do complexo principal de histocompatibilidade e receptores Fc. A IFN-γ produz sinais por meio de seu receptor (composto de IFN-γR1 e IFN-γR2), levando, assim, à fosforilação de STAT1, que, por sua vez, regula genes responsivos à IFN-γ, como aqueles envolvidos na produção de IL-12 e do fator de necrose tumoral (TNF)-α. Por conseguinte, a alça de retroalimentação positiva entre a IFN-γ e a IL-12/IL-23 é fundamental na resposta imune às micobactérias e a outras infecções intracelulares (principalmente *Salmonella*, *Histoplasma*, *Coccidioides*). O advento dos potentes inibidores do TNF-α, como o infliximabe, o adalimumabe, o certolizumabe, o etanercepte e o golimumabe (ver Capítulo 33), proporcionou a capacidade de neutralizar essa citocina de importância crítica, que, em certas ocasiões, resulta em infecções micobacterianas e fúngicas.

MANIFESTAÇÕES CLÍNICAS

Doença disseminada

A doença disseminada por micobactérias não tuberculosas secundária à infecção por MAC costumava ser frequente na síndrome de imunodeficiência adquirida (AIDS) avançada, porém agora tornou-se incomum na América do Norte, em razão da profilaxia do MAC e do melhor tratamento da infecção pelo HIV. A porta de entrada era o intestino, com disseminação para a medula óssea e a corrente sanguínea. As micobactérias de crescimento rápido, como *M. fortuitum*, algumas vezes infectam os acessos vasculares profundos. A infecção disseminada grave observada em pacientes com defeitos imunes normalmente está associada a mal-estar, febre e perda de peso e, com frequência, é acompanhada de organomegalia e linfadenopatia. O comprometimento disseminado (dois ou mais órgãos) em crianças sem causa iatrogênica subjacente deve exigir sempre uma investigação da via da IFN-γ/IL-12.[3] A osteomielite micobacteriana não tuberculosa é particularmente comum na presença de mutações negativas

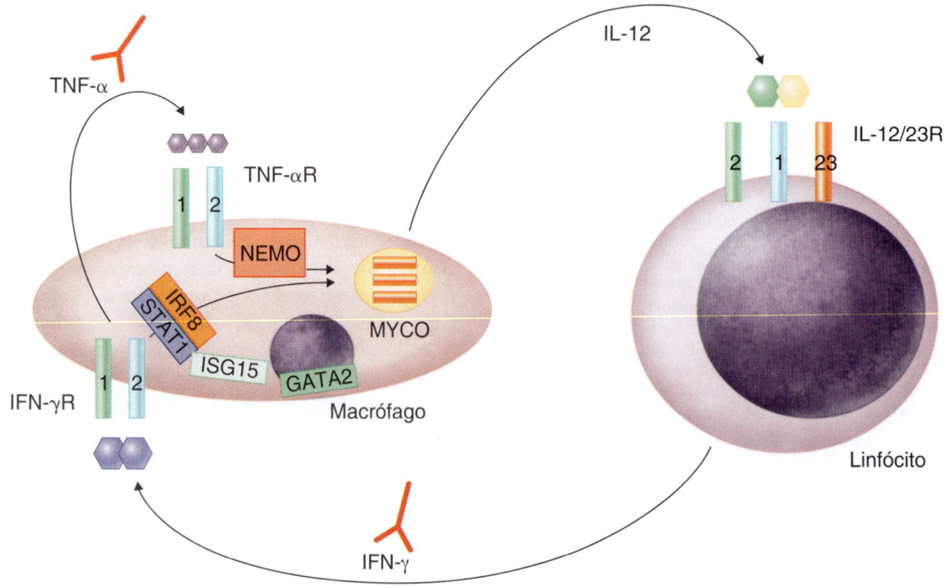

FIGURA 309.1 **Esquematização de interações críticas das citocinas entre macrófagos infectados, linfócitos T e *natural killer*.** Os microrganismos (MYCO) infectam os macrófagos com liberação da interleucina (IL)-12 heterodimérica. Essa interleucina atua sobre o complexo receptor IL-12/23 e leva à produção de interferona (IFN)-γ homodimérica. A IFN-γ atua sobre o seu receptor para estimular a produção do fator de necrose tumoral (TNF)-α e matar microrganismos intracelulares, como micobactérias, salmonelas e alguns fungos. O TNF-α homotrimérico atua sobre o seu próprio receptor e também contribui para a destruição dos microrganismos intracelulares. Tanto a IFN-γ quanto o TNF-α levam à suprarregulação da IL-12. Os anticorpos bloqueadores de TNF-α atuam ao bloquear o ligante (infliximabe, adalimumabe, certolizumabe) ou ao fornecer um receptor solúvel (etanercepte). Foram identificadas mutações em ambas as cadeias de IFN-γR, IL-12p40 e IL-12Rβ1, IL-12Rβ2 e em elementos de sinalização para IFN-γR e TNF-αR por meio de sua predisposição a infecções micobacterianas. IRF8 = fator de regulação de interferona 8; ISG = gene estimulado por interferona; NEMO = modulador essencial do fator nuclear kappa B; STAT1 = transdutor de sinal e ativação da transcrição 1.

dominantes de IFN-γR1. Um homem com dentes cônicos ou em forma de cavilha, ou com um padrão anormal de cabelos e infecção disseminada por micobactérias não tuberculosas deve ser avaliado à procura de defeitos na via que ativa o fator nuclear (NK) κB. Alguns pacientes com infecções disseminadas por microrganismos de crescimento rápido (predominantemente *M. abscessus*) apresentam altos títulos de anticorpos contra a IFN-γ.

Doença pulmonar

A doença pulmonar causada por micobactérias não tuberculosas é, de longe, a forma mais comum da infecção na América do Norte. Os fatores predisponentes incluem doença pulmonar subjacente, como bronquiectasia (ver Capítulo 84), pneumoconiose (ver Capítulo 87), doença pulmonar obstrutiva crônica (ver Capítulo 82), discinesia ciliar primária e fibrose cística.[4] As manifestações da infecção por *M. kansasii* podem ser muito semelhantes às da tuberculose (ver Capítulo 308) e consistem em hemoptise, dor torácica e doença pulmonar cavitária. A infecção por MAC ocorre mais comumente em mulheres na sexta ou sétima décadas de vida, que apresentaram tosse intermitente incômoda e fadiga durante meses a anos, com ou sem produção de escarro ou dor torácica. A bronquiectasia e a infecção micobacteriana não tuberculosa frequentemente coexistem e progridem de maneira sucessiva, tornando difícil determinar a causa. Quando comparadas com homens tabagistas com doença cavitária do lobo superior, que tendem a ser portadores da mesma cepa de MAC indefinidamente, as mulheres não fumantes com bronquiectasia nodular tendem a apresentar simultaneamente diversas cepas, as quais mudam ao longo da evolução da doença. Pacientes com proteinose alveolar pulmonar (ver Capítulo 85) estão propensos a infecções pulmonares por micobactérias não tuberculosas e por *Nocardia*, refletindo, provavelmente, sua associação a autoanticorpos antifator de estimulação de colônias de granulócitos-macrófagos (anti-GM-CSF) e comprometimento da função dos macrófagos alveolares. Os distúrbios da motilidade esofágica, como acalasia (ver Capítulo 129), têm sido associados à doença pulmonar, particularmente aquela causada por micobactérias não tuberculosas de crescimento rápido, como *M. abscessus*. É importante assinalar que a doença pulmonar raramente se dissemina, ilustrando que os defeitos que levam ao comprometimento pulmonar isolado são específicos do epitélio respiratório, enquanto os defeitos que conduzem à doença disseminada afetam as células imunes. Por conseguinte, a avaliação da doença pulmonar isolada deve concentrar-se em causas do sistema respiratório.[5]

Linfonodos cervicais

A linfadenopatia cervical isolada, que mais frequentemente é causada por MAC, constitui a forma mais comum de infecção por micobactérias não tuberculosas em crianças pequenas na América do Norte. Em geral, o microrganismo é o MAC, mas outras micobactérias não tuberculosas também podem causar a doença. O intumescimento cervical frequentemente é firme e relativamente indolor, com escassez de sinais sistêmicos. Como o diagnóstico diferencial de adenopatia indolor (ver Capítulo 159) inclui a neoplasia maligna, muitas dessas infecções são diagnosticadas de modo incidental na biopsia. Em geral, as fístulas locais regridem por completo com ressecção ou antibioticoterapia ou ambas.

Doença da pele e tecidos moles

Mycobacterium marinum causa infecções cutâneas, habitualmente pápulas ou úlceras, que estão associadas à exposição à água e são conhecidas como "granuloma de aquário".[6] Numerosos surtos de infecções da pele provocados por micobactérias de crescimento rápido (particularmente *M. abscessus*, *M. fortuitum* e *Mycobacterium chelonae*) foram decorrentes de contaminação da pele por instrumentos empregados em intervenções cirúrgicas (particularmente cirurgia estética), injeções e outros procedimentos.[7] Normalmente, essas infecções são acompanhadas por nódulos subcutâneos dolorosos, eritematosos e drenagem, habitualmente sem febre ou sintomas sistêmicos associados.

DIAGNÓSTICO

As micobactérias não tuberculosas constituem, agora, as micobactérias mais comumente isoladas de seres humanos na América do Norte.[8] O teste cutâneo tuberculínico convencional (derivado proteico purificado [PPD]) desencadeia uma resposta celular aos antígenos micobacterianos secretados. Infelizmente, o teste do PPD não diferencia adequadamente a infecção por micobactérias não tuberculosas da tuberculose, embora reações grandes do PPD (> 15 mm) indiquem mais comumente tuberculose. Com o declínio progressivo na tuberculose ativa nos EUA, as micobactérias não tuberculosas tendem a ser responsáveis por uma proporção significativa de reatividade ao PPD. Ensaios de liberação de IFN-γ (IGRA) mais recentes, que incubam sangue com proteínas recombinantes relativamente específicas da tuberculose, induzem a secreção de IFN-γ pelas células T, ajudando, assim, a esclarecer se a reatividade ao PPD é decorrente da tuberculose; entretanto, *M. kansasii*, *M. szulgai* e *M. marinum* apresentam reatividade cruzada em alguns IGRA.

O isolamento de micobactérias não tuberculosas de amostras de sangue fornece uma evidência clara de doença. Entretanto, como as micobactérias não tuberculosas de crescimento lento normalmente não crescem bem em meios de hemocultura de rotina, deve-se suspeitar do diagnóstico para o seu estabelecimento. O isolamento de micobactérias não tuberculosas de uma amostra de biopsia constitui uma forte evidência de infecção, porém ocorrem casos de contaminação laboratorial. A identificação de microrganismos em cortes corados de material de biopsia confirma a autenticidade da cultura. Algumas micobactérias não tuberculosas incomuns exigem temperaturas de incubação mais baixas ou aditivos especiais para o seu crescimento (p. ex., *M. haemophilum*).

O aspecto radiográfico da doença por micobactérias não tuberculosas no pulmão varia de normal até a presença de nódulos, bronquiectasia, doença alveolar e cavitação extensa, semelhante àquela observada na tuberculose (Figura 309.2). O isolamento de micobactérias não tuberculosas de amostras respiratórias depara-se com problemas especiais de sensibilidade e especificidade. *Mycobacterium gordonae* é isolado, com frequência, de amostras respiratórias, e acredita-se que ele quase nunca seja um patógeno real. Muitos pacientes, em particular os que apresentam bronquiectasia, terão, em certas ocasiões, micobactérias não tuberculosas em cultura de escarro, sem que esses microrganismos sejam visualizados em esfregaço. Existem critérios específicos para o diagnóstico definitivo de doença pulmonar por micobactérias não tuberculosas para MAC, *M. abscessus* e *M. kansasii*, porém eles também constituem, provavelmente, boas diretrizes para outras micobactérias não tuberculosas. Um diagnóstico positivo exige crescimento de micobactérias não tuberculosas em duas de três amostras de escarro, independentemente dos achados de esfregaço; uma amostra alveolar broncoscópica positiva, independentemente dos achados de esfregaço; ou uma amostra de biopsia de parênquima pulmonar com inflamação granulomatosa ou detecção de micobactérias em cortes e micobactérias não tuberculosas em cultura.

Uma vez isoladas, a identificação das micobactérias não tuberculosas é importante, visto que determinará a classe de antimicobacterianos para o tratamento. Muitos laboratórios utilizam agora sondas de DNA para identificar MAC, *M. gordonae* e *M. kansasii*.[9] O teste de sensibilidade a fármacos apresenta valor limitado e, em grande parte, não comprovado, embora o teste de sensibilidade à claritromicina para MAC e o teste de sensibilidade à rifampicina para *M. kansasii* estejam indicados. Os

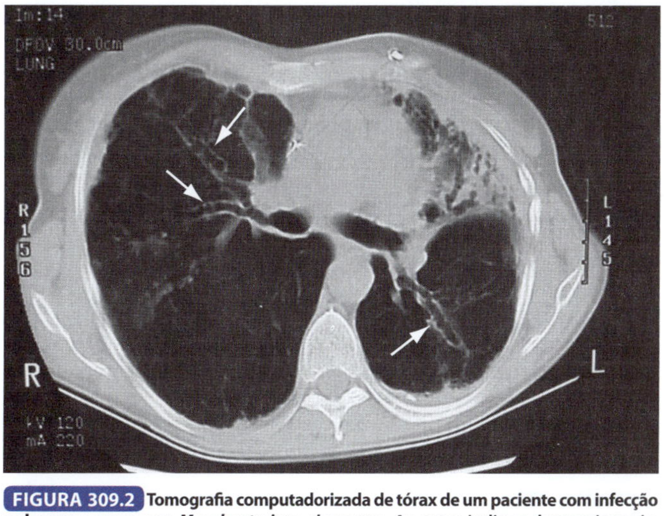

FIGURA 309.2 **Tomografia computadorizada de tórax de um paciente com infecção pulmonar grave por *Mycobacterium abscessus*. As *setas* indicam bronquiectasia. Observar a extensa destruição do lobo superior esquerdo e a reação pleural difusa. Além disso, o pulmão esquerdo é menor do que o direito em consequência da perda extensa de parênquima pulmonar.**

isolados iniciais de MAC que não foram expostos a macrolídios quase sempre são sensíveis a esses fármacos. Quaisquer micobactérias não tuberculosas que tenham demonstrado resistência a um ciclo de agentes antimicrobianos provavelmente devem ser submetidas a um antibiograma.

PREVENÇÃO

A prevenção da doença por MAC em pacientes infectados pelo HIV é iniciada quando a contagem de linfócitos T CD4+ for inferior a 50 células/μℓ. A azitromicina, 1.200 mg/semana; a claritromicina, 1.000 mg/dia; e a rifabutina, 300 mg/dia, são efetivas.

TRATAMENTO

Raramente o início de um tratamento de infecções micobacterianas não tuberculosas é uma emergência, visto que esses microrganismos são de crescimento relativamente lento e causam infecções crônicas que evoluem ao longo de um período de semanas a anos, e não de horas a dias. Por conseguinte, não há necessidade, em geral, de terapia empírica, e aconselha-se a identificar a espécie antes de iniciar esquemas complexos, muitas vezes mal tolerados e potencialmente tóxicos.[10] À semelhança da tuberculose, a terapia com um único medicamento quase sempre está associada ao surgimento de resistência antimicrobiana e, portanto, é fortemente desaconselhada.

Com frequência, a infecção por MAC exige terapia complexa com múltiplos fármacos, cuja base é um macrolídio (claritromicina ou azitromicina), etambutol e uma rifamicina (rifampicina ou rifabutina). Na doença disseminada por micobactérias não tuberculosas em pacientes infectados pelo HIV, o uso de rifamicinas representa um problema especial, em decorrência das interações medicamentosas com inibidores da protease. Na doença pulmonar por MAC, a administração dos fármacos 3 vezes/semana tem sido utilizada com sucesso. A duração do tratamento é prolongada, geralmente de 12 meses após conversão da cultura e, normalmente, por um período total de pelo menos 18 meses. Outros fármacos com atividade contra o MAC incluem aminoglicosídeos, fluoroquinolonas e clofazimina. A ressecção pulmonar adjuvante está associada a uma taxa de complicações relativamente alta, mas também pode proporcionar um alto nível de sucesso em pacientes selecionados que não respondem de modo satisfatório ao tratamento antibiótico isolado.[11]

A doença pulmonar por *M. kansasii* assemelha-se à tuberculose em muitos aspectos e também é tratada efetivamente com isoniazida (300 mg/dia), rifampicina (600 mg/dia) e etambutol (15 mg/kg/dia). O tratamento deve continuar até que as culturas permaneçam negativas durante pelo menos 1 ano. Outros medicamentos com atividade muito alta contra *M. kansasii* incluem claritromicina, fluoroquinolonas e aminoglicosídeos. Nas úlceras cutâneas causadas por *M. ulcerans*, que é sensível a temperaturas acima de 37°C, a termoterapia local é altamente efetiva e segura.[12]

As micobactérias de crescimento rápido representam problemas terapêuticos especiais. A doença extrapulmonar em um hospedeiro imunocompetente resulta habitualmente de inoculação (p. ex., cirurgia, injeção, traumatismo) ou de infecção do vascular e, com frequência, é tratada com sucesso com um macrolídio ou outro fármaco (com base na sensibilidade *in vitro*), juntamente com a remoção do foco agressor. Por outro lado, a doença pulmonar, particularmente aquela causada por *M. abscessus*, é de erradicação extremamente difícil, embora ciclos repetidos de tratamento sejam, em geral, efetivos para reduzir a carga infecciosa e os sintomas. Em geral, a terapia inclui um macrolídio, juntamente com um agente intravenoso, como amicacina, um carbapeném, cefoxitina ou tigeciclina. Outros agentes orais utilizados de acordo com o teste de sensibilidade *in vitro* e a tolerância incluem fluoroquinolonas, doxiciclina e linezolida. A amicacina inalada também pode ser uma opção para as infecções pulmonares refratárias ao tratamento.[13]

O tratamento das outras micobactérias não tuberculosas não está tão bem definido, porém os macrolídios e os aminoglicosídeos são habitualmente efetivos, com acréscimo de outros agentes, quando indicado. Recomenda-se fortemente obter o parecer de um especialista nos casos de infecções por micobactérias não tuberculosas difíceis ou incomuns.

PROGNÓSTICO

O efeito da infecção por micobactérias não tuberculosas sobre a longevidade está estreitamente ligado à condição subjacente (p. ex., defeito da via da IFN-γ/IL-12, fibrose cística). Sem tratamento ou com tratamento inadequado, os sintomas são intrusivos, e as infecções podem levar a complicações fatais, incluindo infecção fulminante ou destruição pulmonar grave.

REFERÊNCIAS BIBLIOGRÁFICAS

As referências bibliográficas, bem como os outros materiais suplementares deste livro, encontram-se no GEN-IO, nosso ambiente virtual de aprendizagem.

310 HANSENÍASE

JOEL D. ERNST

DEFINIÇÃO

A hanseníase (doença de Hansen) é uma infecção crônica causada pelo *Mycobacterium leprae*, uma bactéria álcool-acidorresistente de crescimento lento, que ainda não consegue ser cultivada *in vitro*. A hanseníase é encontrada em todo o mundo, embora três países de alta prevalência (Índia, Brasil e Indonésia) respondam, atualmente, por mais de 80% dos casos notificados.[1] As principais manifestações da infecção por *M. leprae* ocorrem na pele e nos nervos periféricos. Classicamente, as lesões cutâneas da hanseníase são hipopigmentadas, hipoestésicas ou anestésicas e não pruriginosas. Pode haver dano aos nervos periféricos pela infecção direta por *M. leprae* ou pela resposta imune à infecção; o resultado consiste em perda da sensibilidade e da função motora. A morbidade adicional deve-se à disfunção dos nervos periféricos, incluindo lesões traumáticas e queimaduras indolores, infecções bacterianas secundárias, atrofia e contraturas musculares. A hanseníase por si só não constitui uma causa de morte, porém a debilidade associada à doença contribui para o agravamento da pobreza e para a probabilidade de morte por desnutrição e outras infecções. Apesar da baixa transmissibilidade de *M. leprae* e da capacidade de cura da hanseníase por meio de terapia com múltiplos fármacos, ela continua sendo uma doença estigmatizada, que pode representar um desafio para o diagnóstico e a terapia.

O patógeno

Mycobacterium leprae é um bacilo álcool-acidorresistente, que dispõe de uma parede celular rica em ácido micólico e uma única membrana. Apesar de quase 150 anos de esforços, *M. leprae* ainda não é cultivável *in vitro*. Para a sua caracterização bioquímica e estrutural, ele pode crescer em grandes quantidades em tatus-galinha (*Dasypus novemcinctus*), e a inoculação nos coxins das patas de camundongos atímicos possibilita a semiquantificação dos bacilos viáveis.

EPIDEMIOLOGIA

A hanseníase é encontrada em todo o mundo, embora a forma endêmica esteja ausente no norte da Europa, onde esteve presente até o século XIX. A prevalência global da hanseníase é de cerca de 175 mil casos conhecidos, e a incidência atual é de cerca de 211 mil. De acordo com o Plano Estratégico para Eliminação da Hanseníase da Organização Mundial da Saúde (OMS), um paciente recém-diagnosticado que foi tratado por meio de terapia com múltiplos medicamentos é retirado do registro de prevalência, o que explica a prevalência mais baixa do que a incidência dessa infecção crônica. Desde o início do Plano Estratégico da OMS (cujo objetivo é eliminar a hanseníase como problema de saúde pública, isto é, uma prevalência de menos de 1 em 10 mil em todas as regiões), estima-se que 16 milhões de pessoas com hanseníase tenham sido curadas.

Apesar do sucesso da terapia com múltiplos fármacos, a hanseníase continua sendo um problema de saúde pública em 14 países, sendo a Índia, o Brasil e a Indonésia os que têm atualmente o maior número de casos. Embora a transmissão doméstica da hanseníase seja extremamente rara nos EUA, 178 casos de hanseníase foram diagnosticados em 2015, incluindo imigrantes da Índia, do Brasil, das Filipinas, da República Dominicana e do México. Como a hanseníase não é altamente transmissível, ela não é considerada uma doença de viajantes, com exceção dos imigrantes.

A incapacidade de cultivar *M. leprae in vitro* tem sido um grande obstáculo à compreensão dos modos de transmissão e dos reservatórios do microrganismo. Estudos observacionais revelam uma baixa frequência da hanseníase em viajantes casuais ou em residentes temporários de regiões de alta incidência, indicando, assim, que *M. leprae* não é altamente transmissível, conforme já mencionado. Mesmo em áreas de alta incidência, é raro haver agrupamentos de casos de hanseníase fora de famílias ou outras aglomerações com contato próximo prolongado. Acredita-se que a transmissão de *M. leprae* ocorra comumente por via respiratória, visto que as secreções nasais dos indivíduos com hanseníase multibacilar podem conter 10^7 bacilos viáveis por mililitro. Além disso, acredita-se que a transmissão de *M. leprae* ocorra por meio de contato com solo contaminado, embora não se tenha constatado que o solo seja um reservatório dos bacilos.

BIOPATOLOGIA

Imunologia

Existe uma correlação inversa entre o número de linfócitos e o número de bactérias álcool-acidorresistentes presentes nas lesões cutâneas. As lesões tuberculoides apresentam linfócitos em quantidades abundantes, granulomas bem formados e poucas bactérias (por esse motivo, essa forma de hanseníase é também denominada *paucibacilar*). Por outro lado, as lesões dirmorfa e *virchowiana* apresentam um número muito pequeno de linfócitos, granulomas pouco organizados ou nenhum granuloma e um grande número de bactérias (também denominada *hanseníase multibacilar*). Entre esses extremos polares, existem formas intermediárias que representam um *continuum* dos achados histopatológicos e bacteriológicos, denominadas *borderline tuberculoide*, *borderline* e *borderline virchowiana* (Figura 310.1). Além da correlação existente com o número de bactérias nas lesões individuais, as formas polares de hanseníase correlacionam-se com o número total de lesões cutâneas em um paciente individual: a hanseníase tuberculoide exibe poucas (< 5) lesões, enquanto a hanseníase virchowiana se caracteriza por múltiplas lesões (≥ 5, até centenas).

A hanseníase constitui um paradigma para o efeito da resposta imune celular a um patógeno bacteriano sobre as manifestações clínicas da infecção.[2] Os indivíduos que desenvolvem uma resposta imune de células T auxiliares 1 (T_H1) (caracterizada por células T antígeno-específicas, que produzem interferona [IFN]-γ, linfotoxina [LTA] ou interleucina [IL]-2 e nenhuma IL-4 ou IL-5) a *M. leprae* exibem poucas lesões cutâneas e poucas bactérias dentro delas (hanseníase paucibacilar).[3] Em contrapartida, os indivíduos nos quais há desenvolvimento de uma resposta imune T_H2 (células T que produzem pouca IFN-γ, linfotoxina ou IL-2, mas que produzem IL-4, IL-5 e IL-13) apresentam um maior número de lesões cutâneas e um grande número de bactérias nelas (hanseníase multibacilar). A produção de IL-17 é prevalente em indivíduos com hanseníase paucibacilar, enquanto um predomínio de células T reguladoras (Treg) e as citocinas que elas produzem (IL-10 e TGF-β) estão associados à hanseníase multibacilar. O principal determinante da resposta imune diferencial a *M. leprae* não está totalmente elucidado, porém evidências substanciais indicam que polimorfismos genéticos do hospedeiro contribuem para a probabilidade de hanseníase paucibacilar *versus* multibacilar. A ativação do complemento provavelmente está envolvida na patogenia da reação reversa e do eritema nodoso da hanseníase.

Patogenia da lesão nervosa

A lesão de nervos periféricos, que representa a consequência mais importante da infecção por *M. leprae*, é observada em todas as formas de hanseníase e constitui a base das complicações da infecção, com contribuição de diversos mecanismos. *Mycobacterium leprae* invade as células de Schwann, as células gliais dos nervos periféricos,[4] que formam uma unidade funcional com os axônios dos nervos periféricos e são circundadas por laminina-2, uma proteína de matriz extracelular neuroespecífica. O domínio G da laminina-2 pode ligar-se simultaneamente a *M. leprae* e ao receptor da laminina da célula de Schwann, o alfadistroglicano. Após a sua ligação e internalização pelas células de Schwann, *M. leprae* pode causar desmielinização direta dos nervos periféricos na ausência de uma resposta imune, aparentemente por meio de sinalização por intermédio de ErbB2 e Erk1/2.

Além do dano direto causado por *M. leprae* aos nervos periféricos, a resposta imune na hanseníase também contribui para a lesão dos nervos. As citocinas pró-inflamatórias, como o fator de necrose tumoral (TNF)-α, a IL-1B, a IL-17 e a IFN-γ, são particularmente proeminentes nas lesões durante as reações reversas, quando ocorre lesão nervosa irreversível. Como essas moléculas podem contribuir para a lesão tecidual inflamatória e induzir apoptose das células de Schwann *in vitro*, é provável que esses mediadores possam desempenhar um papel ativo na lesão nervosa. As reações reversas também se caracterizam por um aumento no número de linfócitos T $CD4^+$ nas lesões, e pelo menos algumas dessas células $CD4^+$ exibem um fenótipo citotóxico e matam as células de Schwann infectadas por *M. leprae* por meio de secreção do conteúdo dos grânulos citotóxicos, dependente de antígenos e do complexo principal de histocompatibilidade da classe II. Ainda não foi estabelecido se esses mecanismos de lesão nervosa ocorrem na hanseníase tuberculoide crônica, porém observa-se a presença de citocinas semelhantes e linfócitos T nas lesões tuberculoides.

MANIFESTAÇÕES CLÍNICAS

As manifestações mais comuns da hanseníase envolvem a pele e os nervos periféricos e são determinadas pela polaridade da doença: paucibacilar (tuberculoide) ou multibacilar (virchowiana).[5] Em geral, o início da hanseníase é insidioso. Dependendo da forma da doença, a dormência pode constituir uma queixa ou achado inicial, e as lesões cutâneas podem tornar-se aparentes somente meses ou anos mais tarde. A classificação da hanseníase como tuberculoide, virchowiana ou uma das formas *borderline* baseia-se na combinação de exame clínico, do número de bactérias identificadas em esfregaços de linfa cutânea ou amostras de biopsia de pele e do aspecto histológico. Como a natureza das possíveis complicações e o ciclo específico de quimioterapia são determinados pela forma de hanseníase, o diagnóstico e a classificação acurados são essenciais.

Hanseníase tuberculoide

A hanseníase tuberculoide caracteriza-se pela presença de menos do que 5 lesões cutâneas, que normalmente consistem em máculas hipopigmentadas

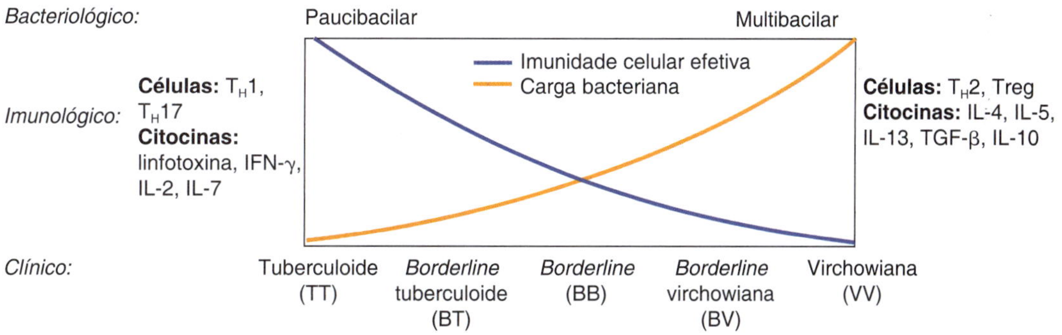

FIGURA 310.1 Espectro bacteriológico, imunológico e clínico da hanseníase. A hanseníase tuberculoide (paucibacilar) caracteriza-se por respostas imunes T_H1 e T_H17 e pela presença de poucos bacilos detectáveis ou nenhum bacilo em amostras de biopsia de lesões cutâneas ou em esfregaços de cortes de pele. No polo oposto do espectro, a hanseníase *virchowiana* (multibacilar) é acompanhada de respostas T_H2 e Treg, numerosas lesões cutâneas e numerosos bacilos álcool-acidorresistentes em amostras de biopsia ou esfregaços de pele. As formas intermediárias podem ser classificadas de acordo com a sua semelhança à hanseníase tuberculoide ou virchowiana. IFN = interferona; IL = interleucina; TGF = fator de crescimento transformador.

ou eritematosas, com bordas eritematosas elevadas e centro atrófico (Figura 310.2). Em geral, as lesões cutâneas na hanseníase tuberculoide são hipoestésicas ou anestésicas; na presença de múltiplas lesões, sua distribuição é assimétrica. As lesões cutâneas podem ser grandes e são mais comumente encontradas na face, no tronco ou nos membros; entretanto, não são encontradas nas axilas, na virilha, no períneo ou no couro cabeludo, presumivelmente em decorrência da preferência de *M. leprae* por temperaturas mais baixas.

O comprometimento local de nervos periféricos é assimétrico e comum na hanseníase tuberculoide. Além da hipoestesia ou anestesia das lesões cutâneas, o comprometimento nervoso nessa forma da doença manifesta-se como aumento ou hipersensibilidade (ou ambos) dos nervos periféricos que suprem a região das lesões cutâneas. Os nervos superficiais, como os nervos ulnar, fibular superficial ou auricular maior, podem estar visivelmente aumentados, dependendo da localização das lesões cutâneas. Por ocasião do diagnóstico de hanseníase tuberculoide, pode-se observar a presença de complicações funcionais do comprometimento nervoso, como atrofia e contraturas musculares. A hanseníase tuberculoide é uma forma estável, que não se converte em formas *borderline* ou virchowiana.

Hanseníase virchowiana

A hanseníase virchowiana caracteriza-se por múltiplas lesões cutâneas e menores do que aquelas observadas na hanseníase tuberculoide (Figura 310.3). Embora os locais das lesões cutâneas sejam semelhantes aos da hanseníase tuberculoide, as múltiplas lesões da hanseníase virchowiana são geralmente caracterizadas por uma distribuição simétrica. As máculas virchowianas podem ter bordas pouco definidas e não apresentar perda da sensibilidade; o aumento local de nervos não é característico. Além das máculas, as lesões cutâneas virchowianas podem consistir em nódulos ou placas, ou podem infiltrar difusamente a pele, em particular a face, podendo causar perda das sobrancelhas e a "face leonina".

O comprometimento nervoso na hanseníase virchowiana caracteriza-se por sua simetria e exibe uma distribuição em meia e luva não relacionada com a localização das lesões cutâneas. Inicialmente, o comprometimento de nervos periféricos pode se manifestar como perda da sensibilidade à temperatura, seguida de perda da sensibilidade ao toque leve, dor e pressão profunda. Além disso, é comum haver disestesia. Na ausência de quimioterapia efetiva contra a doença, ocorre desenvolvimento de complicações motoras, incluindo fraqueza muscular e atrofia dos músculos das mãos, dos pés e da face. A disfunção autonômica pode ocorrer precocemente na hanseníase. Suas manifestações podem consistir em anidrose, comprometimento da função da sudorese, alopecia localizada e redução da variabilidade da frequência cardíaca. O comprometimento do nervo facial pode resultar em exposição da córnea, ulceração e cegueira. Pessoas com hanseníase *virchowiana* também podem apresentar rinorreia em consequência do comprometimento da mucosa nasal e eliminar grandes números de *M. leprae* nas secreções nasais – uma das principais fontes de bacilos para transmissão a outros indivíduos. À semelhança da hanseníase tuberculoide, a hanseníase virchowiana é estável, e não ocorre conversão em outras formas.

Formas *borderline* (limítrofes) de hanseníase

A hanseníase tuberculoide *borderline* (limítrofe) caracteriza-se por lesões cutâneas semelhantes às da hanseníase tuberculoide; entretanto, são mais numerosas e podem ser acompanhadas de lesões satélites em torno de lesões grandes. Na hanseníase *borderline*, as lesões cutâneas são numerosas, porém permanecem assimétricas. Em geral, as lesões consistem em placas, em vez de máculas, e exibem lesões satélites. O comprometimento nervoso na hanseníase *borderline* manifesta-se por espessamento ou hipersensibilidade à palpação de nervos locais, porém as lesões cutâneas mantêm a sensibilidade. A hanseníase virchowiana *borderline* caracteriza-se por numerosas máculas pequenas e simétricas, pápulas, placas e nódulos, porém sem a infiltração cutânea difusa observada na hanseníase virchowiana totalmente manifesta. Diferentemente da hanseníase tuberculoide e virchowiana, as formas *borderline* são instáveis e progridem para a forma virchowiana com o passar do tempo, a não ser que seja instituído um tratamento efetivo. Em indivíduos de forma *borderline* de hanseníase, ocorrem estados reacionais, incluindo reações reversas e reações descendentes.

Hanseníase virchowiana difusa (reação de Lucio)

Na região do México e Caribe, foi observada uma forma grave de hanseníase, caracterizada, clinicamente, por infiltração generalizada e difusa da pele e, ao exame histopatológico, pela invasão das células endoteliais de pequenos vasos por micobactérias e oclusão vascular. Pesquisas recentes implicaram uma espécie distinta, *Mycobacterium lepromatosus*, como causa da hanseníase virchowiana difusa. A comparação das sequências do genoma revelou que *M. lepromatosus* e *M. leprae* compartilham um ancestral comum e que seguiram vias distintas de evolução; todavia, ainda não foram estabelecidas as forças que contribuíram para essa divergência. De modo semelhante, ainda não está bem esclarecido como as diferenças genômicas respondem pelas diferenças clínicas e patológicas observadas.

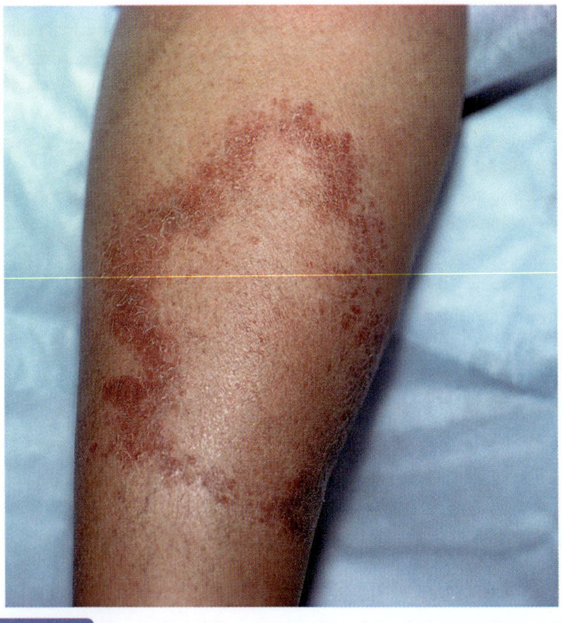

FIGURA 310.2 **Hanseníase tuberculoide.** Uma única lesão grande com bordas irregulares, elevadas e eritematosas e um centro hipopigmentado e deprimido. Essas lesões são habitualmente hipoestésicas ou anestésicas. (De Hansen's disease [leprosy]. In: James WD, Berger TG, Elston DM, eds. *Andrews' Diseases of the Skin*. 10th ed. Philadelphia: Elsevier; 2006.)

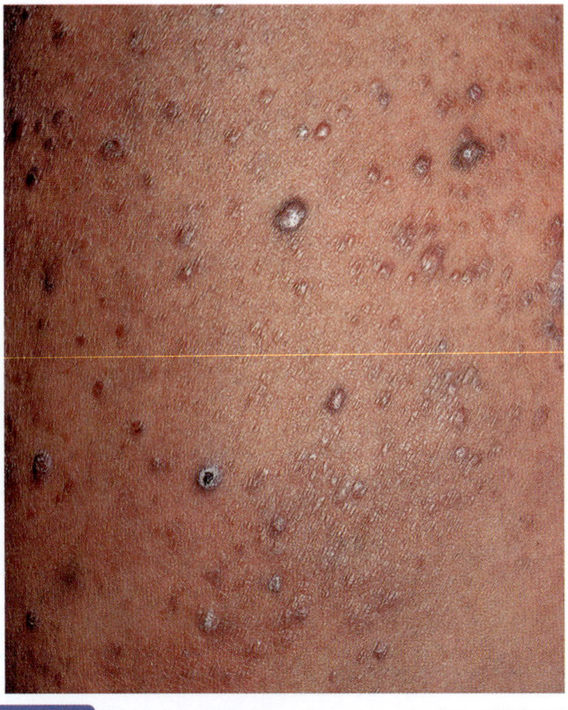

FIGURA 310.3 **Hanseníase *virchowiana*.** Numerosas pápulas e nódulos são aparentes. As máculas *virchowianas* apresentam bordas mal definidas, habitualmente com manutenção da sensibilidade normal. Ver também Figura 411.22 no Capítulo 411. (De Hansen's disease [leprosy]. In: James WD, Berger TG, Elston DM, eds. *Andrews' Diseases of the Skin*. 10th ed. Philadelphia: Elsevier; 2006.)

Estados reacionais

Indivíduos com hanseníase podem exibir sinais e sintomas reacionais agudos, até mesmo antes do estabelecimento do diagnóstico da doença. Os médicos em países desenvolvidos podem encontrar pacientes com estados reacionais em serviços de cuidados agudos.

As reações do tipo 1, que são mediadas por respostas imunes celulares a antígenos de *M. leprae* nas lesões cutâneas e nervos, ocorrem na hanseníase *borderline* tuberculoide, *borderline* e *borderline* virchowiana. Com frequência, as reações do tipo 1 são acompanhadas de agravamento das manifestações nos nervos periféricos e podem resultar em lesão nervosa permanente; devendo ser consideradas como emergências médicas. As reações reversas, que são reações do tipo 1 que ocorrem após o início do tratamento para a hanseníase ou a infecção pelo vírus da imunodeficiência humana (HIV), estão associadas a um aumento das respostas imunes T_H1 que se desenvolvem em indivíduos com grande carga de *M. leprae*; são mais graves em indivíduos com hanseníase *borderline* virchowiana. As reações descendentes ocorrem em associação à transição da doença *borderline* para a forma virchowiana. Embora os mecanismos imunes subjacentes às reações reversas e reações descendentes sejam consideradas distintas, suas manifestações clínicas são indistinguíveis. As reações do tipo 1 podem ter início agudo ou insidioso e caracterizam-se por inflamação das lesões cutâneas e nervosas preexistentes. As lesões cutâneas, que se tornam eritematosas e edematosas, também podem se tornar hipersensíveis à palpação e, portanto, assemelhar-se à celulite; entretanto, as reações do tipo 1 não são acompanhadas de febre nem de outros sinais ou sintomas sistêmicos. Foi constatado um aumento da expressão do TNF em lesões durante as reações do tipo 1, podendo contribuir para as consequências clínicas e funcionais. Além disso, foram relatadas reações de tipo 1 quando a terapia com antagonista do TNF foi interrompida após o diagnóstico de hanseníase *borderline* virchowiana. As análises transcriptômicas também implicaram o sistema complemento na patogenia das reações tipo 1 e tipo 2 da hanseníase.

As reações do tipo 2, também conhecidas como eritema nodoso da hanseníase (ENH), ocorrem em indivíduos com hanseníase *borderline* virchowiana e hanseníase virchowiana; podem ser mediadas por imunocomplexos, em vez de respostas imunes celulares. As reações do tipo 2, que ocorrem mais frequentemente após o início de quimioterapia contra a hanseníase ou durante a gravidez, geralmente são acompanhadas de febre e artralgias. Podem surgir outros sinais de doença inflamatória sistêmica, incluindo hepatoesplenomegalia, linfadenopatia, artrite, nefrite, ceratite e irite. As lesões cutâneas do ENH assemelham-se àquelas do eritema nodoso clássico (ver Capítulo 411 e Figura 411.24), com ampla distribuição de nódulos dérmicos e subcutâneos eritematosos, cuja localização não está relacionada com as lesões da hanseníase. A biopsia de lesões do ENH revela infiltração neutrofílica da derme profunda e do tecido subcutâneo, acompanhada de populações de outros leucócitos, incluindo células T. Pode haver vasculite, embora não seja um achado consistente.

Hanseníase e vírus da imunodeficiência humana

A imunidade mediada por células T $CD4^+$ é essencial no controle de *M. leprae*, e a extensão da imunidade T_H1 determina se um indivíduo terá hanseníase tuberculoide ou virchowiana. Entretanto, a coinfecção pelo HIV e a depleção dos linfócitos T $CD4^+$ não afetam a velocidade de progressão da hanseníase e nem causam conversão da hanseníase tuberculoide na forma virchowiana. Em contrapartida, as reações reversas do tipo 1 podem acompanhar a reconstituição imune que ocorre após o início da terapia antirretroviral efetiva para a infecção pelo HIV (ver Capítulo 367). As manifestações dessas reações reversas assemelham-se àquelas observadas em pacientes que não são infectados pelo HIV.

DIAGNÓSTICO

Deve-se considerar o diagnóstico de hanseníase em todo paciente com manifestações cutâneas e de nervos periféricos, particularmente indivíduos que viveram em países onde a hanseníase é endêmica. Embora a hanseníase seja uma infecção crônica, suas complicações agudas exigem diagnóstico e tratamento imediatos para prevenir o dano irreversível aos nervos periféricos. É também importante classificar a doença do paciente em tuberculoide, virchowiana ou em uma das formas *borderline* específicas, visto que a classificação correta é necessária para selecionar a terapia ideal e antecipar possíveis estados reacionais. Como *M. leprae* não pode ser cultivado *in vitro* e, no atual momento, não se dispõe de nenhum teste sorológico confiável ou outro biomarcador diagnóstico da doença, o diagnóstico e a classificação da hanseníase dependem da combinação do exame clínico, da avaliação histopatológica e da coloração álcool-acidorresistente de amostras de linfa cutânea ou de biopsia de pele.[7]

Exame clínico

O exame de um indivíduo com hanseníase possível ou confirmada precisa incluir uma avaliação e documentação do número, da localização e das características das lesões cutâneas. Além das descrições das lesões cutâneas, a classificação acurada da hanseníase depende da distribuição simétrica das lesões e da presença de lesões hipoestésicas ou anestésicas. O exame também deve incluir a procura de (1) aumento e hipersensibilidade à palpação de nervos periféricos; (2) presença de déficits sensitivos (particularmente sensibilidade à temperatura e dor) e ulcerações da cutâneas; e (3) natureza e distribuição de déficits motores, atrofia e contraturas musculares. Como alguns medicamentos utilizados no tratamento da hanseníase estão contraindicados durante a gestação, as mulheres em idade reprodutiva devem ser avaliadas quanto à possibilidade de gravidez.

Esfregaços e biopsias de pele

Nos países em desenvolvimento, a classificação da hanseníase multibacilar ou paucibacilar é realizada pela combinação dos achados do exame clínico e contagens de bactérias em esfregaços com coloração álcool-acidorresistente de linfa cutânea de lesões e da pele de áreas frias do corpo, como lóbulos das orelhas. Nos países desenvolvidos, são habitualmente realizadas biopsias de pele, em vez de esfregaços de linfa cutânea. As amostras de pele devem ser obtidas das bordas ativas das lesões e devem incluir tecido subcutâneo. Na coloração pela hematoxilina e eosina, a hanseníase tuberculoide caracteriza-se por granulomas com células gigantes, agregados de macrófagos epitelioides que não são vacuolados nem espumosos, e linfócitos na periferia. Embora possam ser encontrados granulomas em outras doenças de pele, a destruição seletiva de troncos nervosos e a fibrose perineural são características específicas da doença. A coloração álcool-acidorresistente (realizada, de preferência, com o procedimento de Fite) revela bacilos raros ou indetectáveis na hanseníase tuberculoide. As lesões da hanseníase virchowiana mostram granulomas pouco organizados, sem células gigantes nem linfócitos; os macrófagos são espumosos e repletos de lipídios. A coloração álcool-acidorresistente das lesões da hanseníase virchowiana revela quantidades abundantes de bacilos, que habitualmente aparecem em grandes aglomerados ("globos"). As formas da hanseníase *borderline* exibem granulomas menos organizados, com menor número de células gigantes e linfócitos, porém com mais macrófagos espumosos e bacilos álcool-acidorresistentes, à medida que o espectro varia de *borderline* tuberculoide para *borderline* virchowiana.

Corantes de imuno-histoquímica especiais, como aqueles para linfócitos T $CD4^+$ ou expressão de citocinas, são úteis em pesquisa, porém não são atualmente utilizados no diagnóstico clínico ou na classificação da hanseníase. A amplificação por reação em cadeia da polimerase (PCR) do DNA genômico da micobactéria a partir de amostras de linfa cutânea ou de biopsia de pele ainda não contribuiu para um aumento na sensibilidade de detecção; entretanto, a PCR pode ser utilizada para diferenciar *M. leprae* de *M. lepromatosus* em pacientes de regiões onde ambos os patógenos podem ser encontrados.[8]

Diagnóstico de estados reacionais

O diagnóstico de reações do tipo 1 baseia-se nos achados clínicos em um paciente com hanseníase *borderline* tuberculoide, *borderline* ou *borderline* virchowiana e inflamação aguda de lesões cutâneas preexistentes, com ou sem agravamento das lesões nervosas. As reações do tipo 1 não são acompanhadas de achados sistêmicos, como febre ou artrite. Pacientes que recentemente iniciaram a quimioterapia contra hanseníase correm maior risco de reações do tipo 1, embora elas possam ocorrer de forma espontânea. O diagnóstico de uma reação do tipo 2 (ENH) também se baseia nos achados clínicos de novos nódulos subcutâneos ou dérmicos eritematosos em um paciente com hanseníase *borderline* virchowiana ou hanseníase virchowiana. Atualmente, não se dispõe de exames diagnósticos ou biomarcadores para ENH, e a biopsia de pele não distingue o ENH do eritema nodoso clássico.

TRATAMENTO

Agentes utilizados no tratamento da hanseníase

Os agentes antimicrobianos de primeira linha para a hanseníase têm sido a dapsona e a rifampicina. A clofazimina, a minociclina, certas fluoroquinolonas e a claritromicina também são úteis em contextos específicos, incluindo intolerância ou resistência a fármacos.

A dapsona, que é de baixo custo, é bem tolerada, apresenta meia-vida sérica longa (cerca de 28 horas) e é segura durante a gravidez. Indivíduos com deficiência de glicose-6-fosfato desidrogenase (G6PD) (ver Capítulo 152) são suscetíveis à metemoglobinemia e hemólise induzidas pela dapsona, de modo que todos os pacientes devem ser submetidos a rastreamento para a deficiência de G6PD antes de iniciar a administração do fármaco. Pacientes com deficiência leve de G6PD (tipo africano, causado por mutações que levam à instabilidade da enzima) podem iniciar a dapsona em uma dose de 25 mg/dia, porém necessitam de monitoramento rigoroso para a anemia hemolítica. A dapsona também pode causar supressão da medula óssea e neutropenia profunda. Outros efeitos adversos raros incluem hepatite, icterícia colestática e síndrome de hipersensibilidade, que habitualmente ocorre nas primeiras 4 a 6 semanas após o início do tratamento com dapsona e que se caracteriza por dermatite esfoliativa, linfadenopatia generalizada, febre e hepatoesplenomegalia. Um estudo realizado na China constatou que a presença do alelo B*13:01 do HLA da classe I confere um risco 7 vezes maior de síndrome de hipersensibilidade à dapsona, implicando fortemente as células T $CD8^+$ na sua patogenia.

A rifampicina, que é o fármaco mais bactericida contra *M. leprae*, é bem absorvida após administração oral e tem meia-vida sérica de cerca de 3 horas. A rifampicina nunca deve ser utilizada como monoterapia, em decorrência de possível desenvolvimento de resistência com mutações pontuais isoladas em seu alvo, a RNA polimerase II. Como a rifampicina é bactericida, e a rápida liberação dos componentes das bactérias mortas pode ter efeitos pró-inflamatórios, alguns especialistas suspendem o uso da rifampicina durante as reações reversas. Os efeitos adversos da rifampicina incluem exantema maculopapular, hepatotoxicidade, síndrome semelhante à influenza (mais frequente com terapia intermitente) e pigmentação alaranjada das lágrimas, urina, saliva e suor. Em certas ocasiões, ocorre trombocitopenia, que habitualmente não é grave. A rifampicina também induz o metabolismo e diminui as concentrações séricas de outros fármacos, incluindo os antirretrovirais inibidores da protease e inibidores não nucleosídicos da transcriptase reversa, metadona e contraceptivos orais. A rifampicina diminui as concentrações séricas de dapsona, porém esse efeito não é clinicamente significativo com uma dose de dapsona de 100 mg/dia.

A clofazimina é um corante lipofílico, que é bacteriostático contra *M. leprae*. Apresenta meia-vida muito longa (cerca de 70 dias) e parece ter atividade anti-inflamatória, bem como atividade bacteriostática direta. Em virtude de sua atividade anti-inflamatória, a clofazimina é útil no tratamento dos estados reacionais do tipo 1. Em geral, a clofazimina é bem tolerada, e seu principal efeito colateral consiste na pigmentação da pele, que ocorre em quase todos os pacientes tratados com clofazimina. A coloração da pele pode variar desde um bronzeado avermelhado até preto-azulado, e pode haver manchas; todavia, é reversível nos primeiros 6 a 12 meses após a interrupção do medicamento. Em pacientes com reações crônicas, mantidos com altas doses de clofazimina (200 a 300 mg/dia), pode haver desenvolvimento de enteropatia com dor abdominal em cólica, náuseas leve ou diarreia (ou ambas) e até mesmo obstrução intestinal.

Esquemas para o tratamento da hanseníase

A quimioterapia na hanseníase envolve o uso de múltiplos fármacos para otimizar a taxa de cura e para evitar a emergência de resistência a fármacos.[9] Nos EUA, o esquema atualmente recomendado para a hanseníase paucibacilar (tuberculoide e *borderline* tuberculoide) em adultos consiste em dapsona, 100 mg, e rifampicina, 600 mg, ambas administradas diariamente, durante 12 meses. O esquema recomendado nos EUA para a hanseníase multibacilar em adultos consiste em dapsona, 100 mg, mais rifampicina, 600 mg, e clofazimina, 50 mg, administradas diariamente durante 24 meses (disponível em http://www.hrsa.gov/hansensdisease/diagnosis/recommendedtreatment.html). Entretanto, um esquema de 6 meses de dapsona/rifampicina/clofazimina pode ser igualmente efetivo.[A1] No momento atual, a clofazimina não está comercialmente disponível, mas pode ser obtida nos EUA no National Hansen's Disease Program (1-800-642-2477). Em países com recursos limitados, onde a carga de hanseníase é maior, o esquema da OMS para a hanseníase paucibacilar consiste em dapsona, 100 mg/dia, e rifampicina, 600 mg 1 vez/mês, durante 6 meses. O esquema da OMS para a hanseníase multibacilar em adultos (que difere da recomendação nos EUA) consiste em dapsona, 100 mg/dia, mais rifampicina, 600 mg 1 vez/mês, mais clofazimina, 50 mg/dia, cada uma delas administrada por 12 meses, com uma dose adicional de clofazimina, 300 mg, 1 vez/mês (disponível em http://www.who.int/lep/mdt/regimens/en/index.html). As doses mensais de rifampicina e de clofazimina devem ser administradas com supervisão. Agentes alternativos para pacientes que apresentam intolerância ou resistência aos fármacos incluem a claritromicina (que pode substituir qualquer um dos fármacos de primeira linha), a minociclina (que pode substituir a dapsona ou a clofazimina) e o ofloxacino (que pode substituir a clofazimina, embora seu uso deva ser evitado em crianças).

Resposta ao tratamento

A resposta à terapia efetiva da hanseníase é observada clinicamente na forma de achatamento e resolução das pápulas, dos nódulos ou das placas, com ou sem melhora da função nervosa. A melhora clínica pode começar nos primeiros meses de terapia, porém a resolução das lesões cutâneas é, com frequência, retardada em até 1 a 2 anos após o término do tratamento. A quantificação da carga bacilar para avaliar a resposta ao tratamento é trabalhosa, semiquantitativa e não recomendada.

Pacientes que foram adequadamente tratados podem sofrer agravamento dos sintomas neurológicos e cutâneos, talvez em consequência de uma reação reversa tardia ou recidiva da hanseníase. Se as amostras de pele não revelarem microrganismos álcool-acidorresistentes, uma prova terapêutica com corticosteroides, que deverá melhorar os sintomas das reações reversas, mas não os da recidiva da hanseníase, pode ajudar a estabelecer a distinção e auxiliar na escolha da terapia subsequente. Pacientes que sofrem recidiva após tratamento da doença paucibacilar devem ser tratados para a doença multibacilar, visto que a causa mais provável de recidiva consiste em doença multibacilar prévia que foi classificada incorretamente. Pacientes com doença multibacilar que sofrem recidiva devem ser novamente tratados com um esquema contendo dapsona e rifampicina, com o acréscimo de pelo menos dois medicamentos que não foram utilizados no esquema inicial de tratamento, a não ser que se disponha de teste de sensibilidade que confirme que os microrganismos permanecem sensíveis à dapsona e à rifampicina. As escolhas entre fármacos adicionais incluem a minociclina, o ofloxacino ou o moxifloxacino e a claritromicina. Pacientes com recidiva multibacilar podem beneficiar-se da terapia de manutenção durante toda a vida após completar 2 anos de esquema de resgate. Como não é possível efetuar um teste de sensibilidade com ensaios *in vitro*, uma abordagem alternativa à determinação da suscetibilidade por meio da detecção de mutações nos alvos da dapsona e da rifampicina (*folP1* e *rpoB*, respectivamente) está começando a ser amplamente utilizada e está disponível no comércio. O ensaio em coxim de pata de camundongo tem sido utilizado, porém está se tornando menos disponível.

Tratamento dos estados reacionais

As reações do tipo 1 podem desenvolver-se antes, no decorrer ou anos após o término da quimioterapia contra a hanseníase.[10] As reações do tipo 1 que envolvem agravamento dos sintomas neurológicos constituem emergências médicas, visto que pode ocorrer dano permanente aos nervos. Em geral, as reações do tipo 1 respondem à prednisona em dose diária de 60 a 80 mg, que pode ser diminuída de maneira gradativa e lentamente após o controle dos sintomas. As reações do tipo 1 também podem responder à clofazimina em alta dose (200 a 300 mg/dia), embora as reações com agravamento dos sintomas neurológicos devam ser tratadas inicialmente com prednisona. Nos pacientes que apresentam reações do tipo 1 que ocorrem antes ou no decorrer da quimioterapia contra hanseníase e cujas reações incluem comprometimento nervoso, deve-se suspender a rifampicina até resolução do agravamento dos sintomas neurológicos, visto que a liberação de componentes pró-inflamatórios das bactérias que estão morrendo pode contribuir para a inflamação e a lesão nervosa. A dapsona e a clofazimina devem ser mantidas durante o tratamento das reações do tipo 1.

A talidomida constitui o tratamento de escolha nas reações do tipo 2 (ENH) graves, exceto em mulheres grávidas ou potencialmente grávidas. A talidomida exige que as pacientes e o médico que a prescreva sejam inscritos no programa Risk Evaluation and Mitigation Strategy (REMS; http://www.thalomidrems.com/) para evitar os efeitos teratogênicos do fármaco. O mecanismo de ação da talidomida não está totalmente elucidado, porém inclui provavelmente a inibição do TNF. Dependendo da gravidade da reação, a dose de talidomida para o ENH pode variar. Em pacientes com ENH e febre alta, artrite franca e grandes placas subcutâneas, pode ser necessária uma dose de até 100 mg, 4 vezes/dia, para obter uma resposta clínica. Uma vez obtida essa resposta, pode-se reduzir gradualmente a dose de talidomida para uma dose de manutenção de 50 a 100 mg, administrada 1 vez/dia, à noite (visto que a talidomida é sedativa). Nos casos mais leves de ENH, uma dose de 50 a 100 mg/noite pode ser suficiente para obter e manter o controle. O ENH em mulheres em idade reprodutiva e nos casos que não respondem à talidomida pode responder aos corticosteroides. O metotrexato pode ser eficaz no ENH resistente a outras formas de tratamento, porém o metotrexato foi designado pela Food and Drug Administration na categoria X para gravidez (os riscos teratogênicos "superam claramente" os possíveis benefícios) e também está contraindicado para mulheres durante a amamentação. A quimioterapia contra hanseníase, incluindo a rifampicina, deve ser mantida em pacientes com ENH.

Outros tratamentos

A lesão nervosa na hanseníase, que pode resultar em atrofia muscular, contraturas e autoamputação, constitui a principal causa de debilidade.[11] O benefício de terapias como os corticosteroides é incerto.[A2] O tratamento de suporte, a cirurgia reparadora, a fisioterapia, a terapia ocupacional e a reabilitação podem ser extremamente valiosos, possibilitando aos pacientes alcançar e manter um funcionamento ótimo.

PREVENÇÃO

Atualmente, não existe nenhuma vacina específica e efetiva contra a hanseníase, porém vários ensaios clínicos observaram um efeito protetor parcial da vacinação com o bacilo de Calmette-Guérin (BCG). É provável que uma melhor compreensão da transmissão de *M. leprae* seja obtida pelo uso de tipagem de cepa baseada no DNA, de modo que seja possível desenvolver medidas preventivas no futuro próximo.

PROGNÓSTICO

A quimioterapia com múltiplos fármacos cura uma alta proporção de indivíduos com hanseníase paucibacilar e multibacilar. Os esquemas atualmente recomendados produzem altas taxas de resposta, com taxas de recidiva de aproximadamente 0,1% por ano nos casos paucibacilares e de até 5% por ano nos casos multibacilares. Alguns casos de hanseníase paucibacilar podem apresentar remissão ou até mesmo cura espontânea, porém todos os casos de hanseníase multibacilar são progressivos. Em virtude de sua eficácia e baixa toxicidade, e para minimizar a morbidade a longo prazo, a quimioterapia com múltiplos fármacos deve ser administrada a todas as pessoas nas quais se estabelece o diagnóstico de hanseníase.

Grau A — Recomendações de grau A

A1. Penna GO, Buhrer-Sekula S, Kerr LRS, et al. Uniform multidrug therapy for leprosy patients in Brazil (U-MDT/CT-BR): results of an open label, randomized and controlled clinical trial, among multibacillary patients. *PLoS Negl Trop Dis.* 2017;11:1-19.

A2. Van Veen NH, Nicholls PG, Smith WC, et al. Corticosteroids for treating nerve damage in leprosy. *Cochrane Database Syst Rev.* 2016;2:CD005491.

REFERÊNCIAS BIBLIOGRÁFICAS

As referências bibliográficas, bem como os outros materiais suplementares deste livro, encontram-se no GEN-IO, nosso ambiente virtual de aprendizagem.

311 INFECÇÕES POR RIQUÉTSIAS

PIERRE-EDOUARD FOURNIER E DIDIER RAOULT

DEFINIÇÃO

As riquetsioses são doenças infecciosas emergentes.[1] Como resultado da disponibilidade de melhores ferramentas diagnósticas e ocorrência de mudanças na exposição aos carrapatos, foram descritas muitas novas doenças causadas por riquétsias nessas última duas décadas. Três famílias de doenças são reunidas com esse nome: as riquetsioses, as erliquioses e anaplasmoses e a febre Q.

Os patógenos

Os agentes causadores de riquetsioses (anteriormente agrupados na ordem *Rickettsiales*) são pequenas bactérias gram-negativas, que crescem dentro de células eucarióticas. Com exceção de *Coxiella burnetii*, o agente da febre Q, essas bactérias nunca cresceram até hoje em meios axênicos e, para a sua cultura, necessitam de hospedeiros vivos, como culturas celulares, ovos embrionados ou animais suscetíveis. Com exceção de *Rickettsia prowazekii*, o agente do tifo epidêmico, essas bactérias infectam os seres humanos de modo incidental e são principalmente patógenos de animais. Com base na filogenia molecular, as bactérias que causam riquetsioses foram reclassificadas em três filos (Tabela 311.1).

Em virtude de seu difícil crescimento *in vitro*, a principal ferramenta diagnóstica para as riquetsioses é a sorologia. Com frequência, a avaliação sorológica é prejudicada pela positividade tardia e pela ocorrência de reatividade cruzada. A coloração direta em esfregaços sanguíneos ou em amostras de biopsia de pele, bem como a amplificação do DNA por reação em cadeia da polimerase (PCR) em amostras de sangue, amostras de biopsia ou *swabs* de escara cutânea, ajudou consideravelmente a identificação dos microrganismos até o nível de espécie e levou à descrição de patógenos emergentes.

RIQUETSIOSES (DOENÇAS CAUSADAS POR ESPÉCIES DE *RICKETTSIA* E *ORIENTIA TSUTSUGAMUSHI*)

DEFINIÇÃO

As espécies de *Rickettsia* são pequenas bactérias gram-negativas, que se multiplicam livremente no citoplasma de suas células hospedeiras. Nos seres humanos, as células-alvo são as células endoteliais vasculares ou os monócitos, e a vasculite constitui a manifestação clínica mais importante. Essas bactérias invadem as células por fagocitose e escapam do vacúolo fagossômico.

Os patógenos

O genoma de *Rickettsia* é pequeno, entre 1,1 e 1,6 Mb; algumas apresentam plasmídios e potencial de conjugação. Essas bactérias têm uma família de proteínas de membrana externa da família dos antígenos de superfície celular, incluindo rOmpA (ausente no grupo do tifo) e rOmpB. Essas proteínas são importantes antígenos que ajudam na identificação das espécies de riquétsias, e seus genes codificantes são utilizados na amplificação e no sequenciamento com propósitos diagnósticos ou taxonômicos. Entre as riquétsias, foram identificados dois subgrupos, o grupo do tifo e o grupo da febre maculosa, com base nas condições de crescimento e antigenicidade. Também foi identificado um antígeno de grupo específico, reconhecido como lipopolissacarídeo. As temperaturas ideais de crescimento são de 37°C para o grupo do tifo e 32 a 35°C para o grupo da febre maculosa. O sequenciamento do genoma completo de *R. prowazekii* (do grupo do tifo) mostrou que ela é principalmente um subgrupo da *Rickettsia conorii* (um membro do grupo da febre maculosa).

Riquetsioses transmitidas por carrapatos

FEBRE MACULOSA DAS MONTANHAS ROCHOSAS

EPIDEMIOLOGIA

A febre maculosa das Montanhas Rochosas (FMMR), considerada a mais grave das riquetsioses transmitidas por carrapatos,[2] é causada por *Rickettsia rickettsii* (Tabela 311.2). Trata-se da principal riquetsiose transmitida por carrapatos reconhecida na América,[3] juntamente com a *Rickettsia africae*, nas ilhas do Caribe, *Rickettsia parkeri* nos estados norte-americanos do sul e, talvez, "*Rickettsia philipii*", que foi descrita pela primeira vez no século XIX no oeste dos EUA. A FMMR é prevalente em pelo menos 44 estados dos EUA (Figura 311.1) e nas Américas Central e do Sul (Argentina, Brasil, Colômbia, Costa Rica, México e Panamá).

Rickettsia rickettsii é transmitida por via transovariana pelo carrapato de uma geração para outra. Os carrapatos infectantes são principalmente *Dermacentor andersoni* (um carrapato de madeira) no oeste dos EUA; *Dermacentor variabilis* (o carrapato-do-cão americano) no leste, no centro-oeste e no sul; e *Rhipicephalus sanguineus* no Arizona. Na América Central e na América do Sul, *Amblyomma cajennense* constitui o principal vetor. Os seres humanos são infectados por meio da saliva contaminada após a picada de um carrapato. A duração da fixação do carrapato é de importância crítica em qualquer riquetsiose transmitida por carrapatos, e não há probabilidade de transmissão quando ele se alimenta por menos de 20 h. A picada do carrapato é indolor e, com frequência, não é percebida. Raramente, observa-se uma escara no local de picada do carrapato na FMMR. A epidemiologia da FMMR sofre variações anuais, em grande parte inexplicáveis. Essa distribuição temporal é determinada pela atividade do carrapato e pelo seu encontro com seres humanos. Ocorrem mais de 500 casos por ano, e mais de 90% dos casos são notificados de abril a

Tabela 311.1 Classificação genética da ordem *Rickettsiales*.

	GÊNERO	GRUPO	ESPÉCIES	SUBESPÉCIES	PRIMEIRO ANO DE ISOLAMENTO OU DESCOBERTA
Rickettsiae	*Rickettsia*	Tifo	*R. prowazekii*		1916
			R. typhi		1920
		Febre maculosa	*R. aeschlimannii*		2001
			R. akari		1946
			R. australis		1950
			R. conorii	*conorii*	1932
				israeli	1974
				caspia	1991
				indica	2001
			R. rickettsii		1919
			R. felis		2001
			R. helvetica		2000
			R. heilongjiangensis		1998
			R. honei		1991
			R. japonica		1992
			R. massiliae		2006
			R. monacencis		2007
			R. parkeri		2003
			"R. philipii"		1966
			R. raoultii		2008
			R. sibirica	*sibirica*	1946
				mongolotimonae	1996
			R. slovaca		1997
	Orientia	Tifo rural (doença de *tsutsugamushi*)	*O. tsutsugamushi*		1920
Ehrlichiae	*Ehrlichia*		*E. chaffeensis*		1991
			E. ewingii		1999
			E. canis		1996
			Semelhante a *E. muris*		2009
			Candidatus Neoehrlichia mikurensis		2007
	Anaplasma		*A. phagocytophilum*		1992
	Neorickettsia		*N. sennetsu*		1957
	Wolbachia		*W. pipientis*		2001
Coxiellae	*Coxiella*		*C. burnetii*		1931

setembro. A doença é mais prevalente em crianças com menos de 10 anos. Nos EUA, foi relatado um aumento recente das riquetsioses do grupo da febre maculosa, porém os ensaios sorológicos de rotina não permitem a discriminação entre a FMMR e outras riquetsioses endêmicas.

MANIFESTAÇÕES CLÍNICAS

Dois a 14 dias após a picada do carrapato, aparecem febre e cefaleia. A febre é alta (temperatura > 38,8°C) e está associada a sintomas inespecíficos, incluindo mal-estar, mialgias, náuseas, vômitos, anorexia e diarreia. Nesse estágio, a FMMR frequentemente não é diagnosticada; entretanto, durante a "estação dos carrapatos", deve-se considerar a possibilidade da doença em pacientes com febre alta que vivem em uma região endêmica ou que fornecem um histórico de viagem a uma localização endêmica e, possivelmente, histórico de picada de carrapato.

O exantema constitui a manifestação mais característica. Entretanto, a tríade clássica de febre, cefaleia e exantema está presente em apenas 44% dos casos confirmados. Observa-se o aparecimento de exantema em 14% dos casos no primeiro dia de doença e em menos de 50% nos primeiros 3 dias. O exantema é macular, aparece inicialmente nos tornozelos e nos punhos e, em seguida, se generaliza. As máculas medem 1 a 5 mm de diâmetro e podem evoluir de uma coloração rosa a purpúrica. O exantema pode surgir tardiamente ou até mesmo não ocorrer; em uma série dos Centers for Disease Control and Prevention (CDC), 34% dos casos de FMMR não apresentaram máculas. O comprometimento das palmas das mãos e das plantas dos pés teoricamente diferencia as doenças do grupo do tifo (em que está ausente) das riquetsioses do grupo da febre maculosa.

Ocorre agravamento progressivo em pacientes não tratados. A doença está associada a vários graus, e as manifestações gerais estão relacionadas à inflamação vascular e aumento da permeabilidade vascular, e ao acometimento de múltiplos órgãos, podendo levar à síndrome de disfunção de múltiplos órgãos (SDMO). Nas formas graves, os pacientes apresentam edema, hipovolemia, hipoalbuminemia e hipotensão, levando ao choque. Nos casos muito graves, ocorrem necrose e gangrena das extremidades. Em alguns casos, observa-se o desenvolvimento de edema pulmonar não cardiogênico; o comprometimento pulmonar que leva à insuficiência respiratória pode causar morte. A insuficiência renal pode resultar de hipovolemia e choque e é reversível, ou pode resultar de necrose tubular aguda, exigindo hemodiálise. Os sintomas neurológicos habituais consistem em confusão, letargia e estupor. Nos casos graves, observa-se a ocorrência de *delirium*, coma e crises convulsivas. A amostra de líquido cerebrospinal (LCS) revela meningite em um terço dos casos; em geral, são observadas poucas células mononucleares (10 a 100), juntamente com aumento do nível de proteínas e concentração normal de glicose. O comprometimento cardíaco pode causar arritmias. O comprometimento hepático manifesta-se como aumento das transaminases em um terço dos pacientes e icterícia em 8%. A icterícia também pode refletir a ocorrência de hemólise. O comprometimento do trato intestinal manifesta-se com dor abdominal, diarreia, vômitos e sangramento grave (a hemorragia gastrintestinal superior pode causar morte). O comprometimento ocular consiste em conjuntivite e anormalidades retinianas, incluindo hemorragias, papiledema e oclusão arterial.[4]

Tabela 311.2 Riquetsioses em seres humanos.

DOENÇA	MICRORGANISMO	HOSPEDEIRO ARTRÓPODE	ÁREA GEOGRÁFICA	EXANTEMA	ESCARA DE INOCULAÇÃO	LINFONODO REGIONAL	FEBRE ALTA	TAXA DE MORTALIDADE
FEBRES MACULOSAS TRANSMITIDAS POR CARRAPATOS								
Febre maculosa das Montanhas Rochosas	*R. rickettsii*	*Dermacentor andersoni* *Dermacentor variabilis* *Rhipicephalus sanguineus* *Amblyomma cajennense*	Américas (do Norte, Central e do Sul)	Sim, pode ser purpúrico	Muito rara	Não	Sim	Alta
Febre maculosa do Mediterrâneo, febre de Astracã, tifo do carrapato indiano, febre maculosa de Israel	*R. conorii*	*Rhipicephalus sanguineus*	Mediterrâneo, Índia, Mar Cáspio, África	Sim, papular; pode ser purpúrica	Sim	Não	Sim	Moderada
Febre por picada de carrapato africano	*R. africae*	*Amblyomma hebraeum* *Amblyomma variegatum*	África Subsaariana, Ilhas do Caribe	Sim, metade dos casos pode ser vesicular	Sim (frequentemente múltipla)	Sim	Não	Baixa
Tifo pelo carrapato de Queensland	*R. australis*	*Ixodes holocyclus*	Austrália oriental	Sim, pode ser vesicular	Sim	?	Sim	Moderada
Tifo transmitido pelo carrapato da Sibéria	*R. sibirica*	*Dermacentor nuttallii*	Sibéria, China, Mongólia	Sim	Sim	Não	Sim	Baixa
Escara do couro cabeludo, linfadenopatia cervical após picada de carrapato (SENLAT)	*R. slovaca* ou *R. raoultii*	*Dermacentor marginatus* *Dermacentor reticulatus*	Europa, Paquistão	Muito raro	Sim, pode ser eritematosa	Sim (dolorosa)	Não	Baixa
Riquetsiose associada a linfangite (RAL)	*R. sibirica mongolotimonae*	*Hyalomma asiaticum*	Mongólia, África, Europa	Sim	Sim	Sim	Sim	Baixa
Febre maculosa das Ilhas Flinders	*R. honei*	*Ixodes granulosus*	Ilhas Flinders, Austrália oriental	Sim	Sim	Sim	Sim	Baixa
Febre maculosa japonesa	*R. japonica*	*Ixodes ricinus*	Japão, Coreia (China?)	Sim	Sim	Não	Sim	Baixa
Febre do carrapato da costa do Pacífico	*"R. philipii"*	*Dermacentor occidentalis*	Norte da Califórnia	Sim	Sim	Não	Sim	Desconhecida
Sem nome	*R. aeschlimannii*	*Hyalomma* sp.	Mediterrâneo, África	Sim	Sim	Sim	Sim	Desconhecida
	R. helvetica	*Ixodes ricinus*	Europa, Ásia	Não	Sim	Não	Não	Desconhecida
	R. massiliae	*Rhipicephalus sanguineus*	Europa, EUA	Sim	Sim	Não	Sim	Desconhecida
	R. monacencis	*Ixodes ricinus*	Europa	Sim	Sim	Não	Sim	Desconhecida
	R. parkeri	*Amblyomma maculatum*	América	Sim	Sim	Não	Sim	Desconhecida
DOENÇAS TRANSMITIDAS POR PULGAS								
Tifo murino	*R. typhi*	*Xenopsylla cheopis* *Ctenocephalides felis* (mosquitos)	Mundial	Sim	Não	Não	Sim	Baixa
Febre maculosa transmitida por pulgas	*R. felis*	*Ctenocephalides felis*, mosquitos *Aedes*	Mundial	Algumas vezes	Algumas vezes	Desconhecido	Sim	Desconhecida
DOENÇAS TRANSMITIDAS POR PIOLHOS								
Tifo epidêmico	*R. prowazekii*	*Pediculus humanus corporis* Carrapatos *Amblyomma* (?)	Mundial	Sim	Não	Não	Sim	Alta
Tifo silvestre americano	*R. prowazekii*	Ectoparasitas de esquilo voador	EUA	Sim	Não	Não	Sim	Baixa
Doença de Brill-Zinsser (recidiva do tifo epidêmico)	*R. prowazekii*		Mundial	Sim, pode estar ausente	Não	Não	Não	Baixa
DOENÇAS TRANSMITIDAS POR ÁCAROS								
Riquetsiose variceliforme	*R. akari*	*Liponyssoides sanguineus*	Mundial	Sim, vesicular	Sim	Sim	Sim	Baixa
Tifo rural (doença de *tsutsugamushi*)	*Orientia tsutsugamushi*	*Leptotrombidium* sp. (ácaros trombiculídeos)	Ásia central e oriental, Austrália	Sim	Sim	Sim	Sim	Alta, podendo ocorrer recidiva

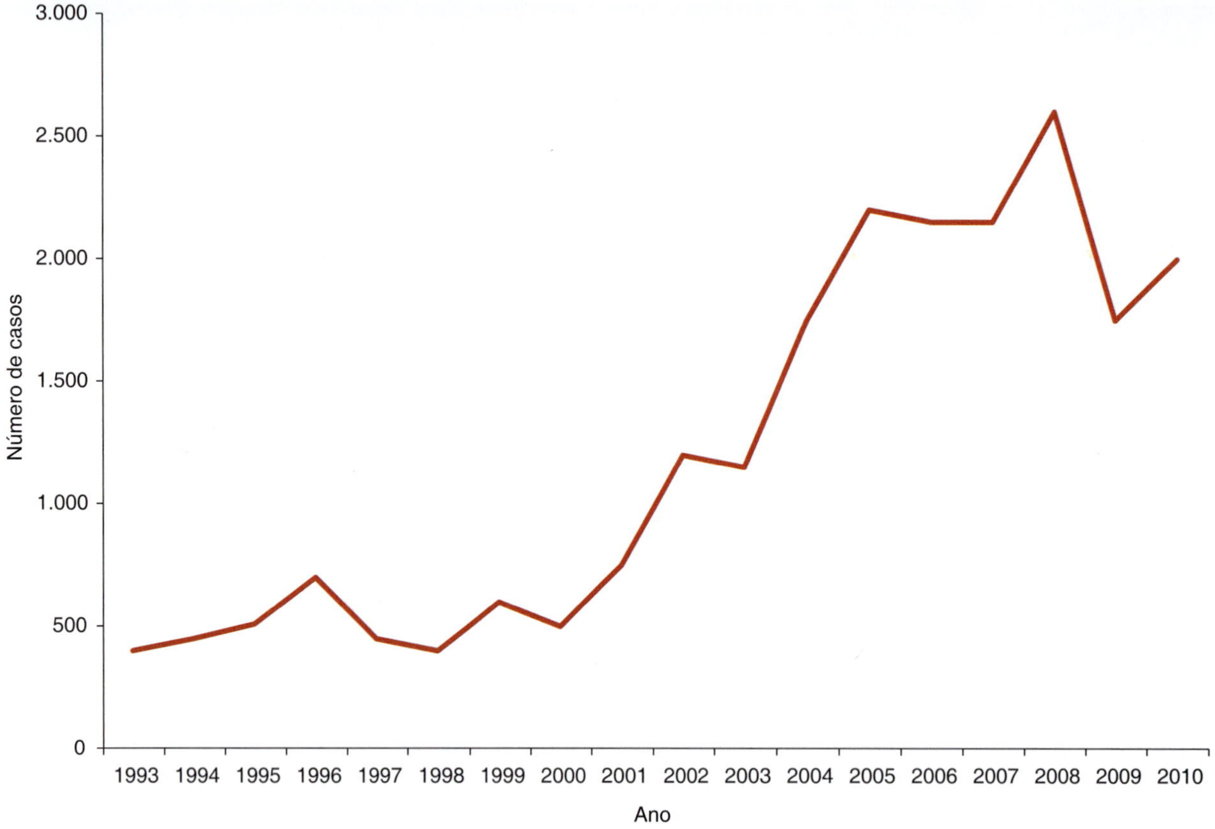

FIGURA 311.1 **Número de casos notificados de febre maculosa das Montanhas Rochosas nos EUA, 1993 a 2010.**

O hemograma revela uma contagem normal de leucócitos, porém frequentemente com células mieloides imaturas. A trombocitopenia, que é observada em 30 a 50% dos casos, pode ser acentuada nos casos graves. Observa-se o desenvolvimento de anemia em 30% dos pacientes. A coagulopatia com diminuição dos fatores da coagulação (incluindo o fibrinogênio) e o prolongamento dos tempos de coagulação podem contribuir para o sangramento. Pode haver hipoalbuminemia, e as proteínas da resposta de fase aguda estão aumentadas (proteína C reativa, ferritina, fibrinogênio). Pode-se observar a ocorrência de hiponatremia e hipocalcemia, que se correlacionam com a gravidade, bem como um aumento dos níveis de creatinina. As concentrações séricas elevadas das enzimas hepáticas e musculares, como aminotransferases (aspartato [AST] e alanina [ALT] aminotransferases), lactato desidrogenase (LDH) e creatinoquinase, refletem habitualmente a gravidade do comprometimento de órgãos, incluindo pulmões, coração, fígado, além de rabdomiólise.

DIAGNÓSTICO

O diagnóstico de FMMR deve se basear nos achados clínicos e epidemiológicos, levando à administração precoce de doxiciclina. O sinal mais importante consiste em febre inexplicável em um paciente com história de exposição a carrapatos em uma área endêmica. Nos casos em que há exantema, deve-se suspeitar de FMMR, e o paciente deve ser tratado de acordo, a não ser que seja demonstrada outra causa. O diagnóstico diferencial deve incluir outras riquetsioses (como aquelas causadas por *R. parkeri* nos estados do sul dos EUA), meningococemia, infecções por enterovírus, febre tifoide, leptospirose, erliquiose, gonococcemia, síndrome do choque tóxico, sífilis, rubéola, sarampo e síndrome de Kawasaki. A hipersensibilidade medicamentosa, particularmente após o uso de antimicrobianos para a doença febril, é algumas vezes confundida com FMMR.

O principal exame diagnóstico baseia-se na sorologia, e o tratamento nunca deve ser retardado para obter uma confirmação diagnóstica. Os critérios de confirmação laboratorial incluem uma elevação de 4 vezes ou mais nos títulos de anticorpos, determinados por sorologia (medidos por meio de ensaio de anticorpo de imunofluorescência [IFA], fixação do complemento ou aglutinação do látex) e detecção direta das bactérias pela demonstração de antígenos específicos por imunodetecção, amplificação genômica pela PCR ou cultura. Uma amostra de biopsia de lesão cutânea constitui a melhor amostra para esse propósito. A cultura das riquétsias leva 3 a 7 dias, e sua realização limita-se a laboratórios especializados. É efetuada em linhagens celulares como células Vero, L929 ou HEL, em condições de biossegurança de nível 3. A imunodetecção por IFA ou imuno-histoquímica é sensível e específica. Pode ser realizada com material congelado ou fixado e embebido em parafina, possibilitando um diagnóstico retrospectivo. A amplificação pela PCR e identificação também constituem um método de detecção sensível e específico das riquetsioses em geral, embora não substituam a IFA para o diagnóstico de FMMR. A biopsia cutânea e a detecção direta em carrapatos removidos fornecem os melhores resultados, visto que o sangue contém inibidores e apenas algumas cópias de DNA das riquétsias.

É necessário testar duas amostras de soro (da fase precoce e convalescente). O soro da fase precoce é habitualmente negativo, visto que os pacientes sofrem soroconversão entre 7 e 15 dias. A IFA pode ser utilizada para detectar anticorpos imunoglobulina G (IgG) ou IgM. Para estabelecer o diagnóstico, é necessário um valor de corte de 1:64 para imunoglobulina total e de 1:32 para IgM. O ponto de corte para a aglutinação do látex é de 1:64 ou 1:128. Foram relatados anticorpos de reação cruzada, principalmente em infecções causadas por outras riquétsias, mas também em infecções por espécies de *Ehrlichia*, *Bartonella*, *Legionella* e *Proteus*. Quando o fator reumatoide está presente no soro, podem ser obtidos resultados falso-positivos, incluindo IgM, bem como em pacientes com infecção viral que induz uma proliferação inespecífica de linfócitos B (citomegalovírus, vírus Epstein-Barr). A fixação do complemento (que carece de sensibilidade) e o teste de Weil-Felix (que utiliza anticorpos que exibem reação cruzada com cepas de *Proteus*) não devem ser utilizados.

TRATAMENTO

O prognóstico em pacientes com FMMR depende do momento de instituição do tratamento antimicrobiano. A doxiciclina pode salvar pacientes com a doença. A dose recomendada é de 100 mg 2 vezes/dia, e o tratamento deve ser mantido durante pelo menos 3 dias após a resolução da febre. O tratamento oral é efetivo; todavia, em pacientes com intolerância gástrica ou em coma, recomenda-se a via intravenosa. Vários antimicrobianos também são efetivos *in vitro* contra *R. rickettsii*, incluindo as fluoroquinolonas, a rifampicina e os antimicrobianos macrolídios (azitromicina e claritromicina, mas não eritromicina), porém não há experiência clínica, o que impede o seu uso na FMMR. Os antimicrobianos betalactâmicos, os aminoglicosídeos e o cotrimoxazol não são efetivos.

Pacientes em estado crítico devem ser tratados em unidades de terapia intensiva, e a administração de líquidos deve ser cuidadosamente monitorada. A ventilação mecânica é utilizada em caso de insuficiência respiratória, a hemodiálise é usada em pacientes com insuficiência renal, e são administrados anticonvulsivantes a pacientes com crises convulsivas. A anemia e as anormalidades da coagulação também podem ser corrigidas. Em pacientes com gangrena das extremidades, pode haver necessidade de amputação. Os glicocorticoides não demonstraram ser úteis.

PREVENÇÃO

A prevenção baseia-se em evitar picadas de carrapatos por meio do uso de repelentes, roupas protetoras ou ambos. Para desestimular a fixação de carrapatos, repelentes contendo permetrina podem ser pulverizados nas botas e nas roupas, e seu efeito tem duração de vários dias. Também podem ser aplicados repelentes que contêm DEET (*N,N*-dietil-*m*-toluamida), porém seu efeito tem uma duração de apenas algumas horas, sendo necessário reaplicar. É também útil verificar a presença de carrapatos após exposição, sendo recomendado um exame cuidadoso do couro cabeludo, da virilha e das axilas. O carrapato pode ser removido com uma pinça, seguido de desinfecção da pele (Figura 311.2).

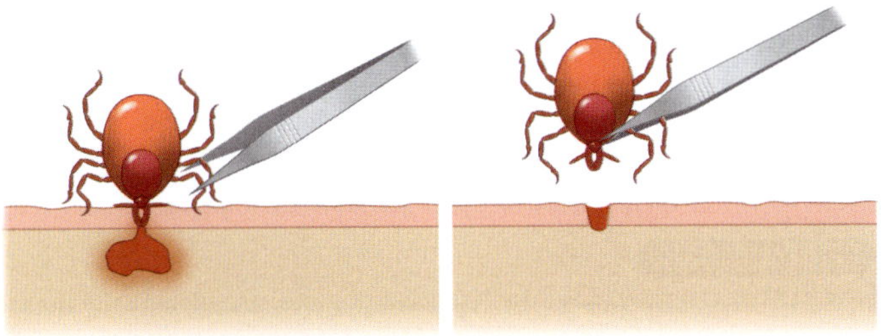

FIGURA 311.2 Técnica para a remoção de carrapato.

PROGNÓSTICO

A evolução da FMMR depende fortemente do momento de estabelecimento do diagnóstico e da instituição do tratamento antimicrobiano. A taxa de mortalidade atual nos EUA é de 2,4%, com base em um levantamento nacional de 4 anos de duração (27 mortes foram atribuídas à FMMR durante esse período). Atualmente, essa taxa está diminuindo, porém esse declínio pode resultar do relato de riquetsioses que geram confusão. Não foi observada nenhuma diferença significativa no desfecho entre negros e brancos, porém a taxa de fatalidade de casos foi maior em indivíduos com mais de 70 anos (9%). Pacientes com deficiência de glicose-6-fosfato desidrogenase (G6PD) são mais suscetíveis à infecção grave. O cloranfenicol foi associado a um desfecho mais sombrio do que o tratamento com doxiciclina. Em geral, a recuperação da FMMR é completa, porém podem permanecer sequelas neurológicas, e pode haver necessidade de amputação de extremidades após a ocorrência de gangrena.

OUTRAS RIQUETSIOSES TRANSMITIDAS POR CARRAPATOS

EPIDEMIOLOGIA

À semelhança de outras doenças transmitidas por carrapatos, as riquetsioses são caracterizadas por uma distribuição geográfica limitada, que é determinada, em grande parte, pela ecologia do carrapato vetor (Figura 311.3). Recentemente, *R. parkeri* foi identificada nos EUA e na América do Sul. *Rickettsia conorii* é encontrada na Europa, nos mares Mediterrâneo e Cáspio (subespécie *caspia*); *Rickettsia slovaca*, *Rickettsia raoultii* e, possivelmente, *Rickettsia helvetica* ocorrem na Europa ocidental e central; e *Rickettsia sibirica mongolotimonae* é encontrada na França e na Grécia. Em outros locais, foram identificados vários agentes específicos de riquetsioses (ver Tabela 311.2).

MANIFESTAÇÕES CLÍNICAS

Rickettsia conorii compreende subespécies diferentes, porém estreitamente relacionadas. Muitos nomes são atribuídos à infecção causada por *R. conorii*: febre maculosa do Mediterrâneo (FMM), febre *boutonneuse*, febre de Marselha, tifo do carrapato do Quênia (causado pela subespécie *R. conorii conorii*), febre de Astracã (causada por *R. conorii caspia*), febre maculosa de Israel (causada por *R. conorii israeli*) e tifo do carrapato indiano (causado por *R. conorii indica*). *Rickettsia conorii* está estreitamente relacionada a *R. rickettsii*, com a qual compartilha muitos antígenos comuns, que geram anticorpos de reação cruzada. A FMM

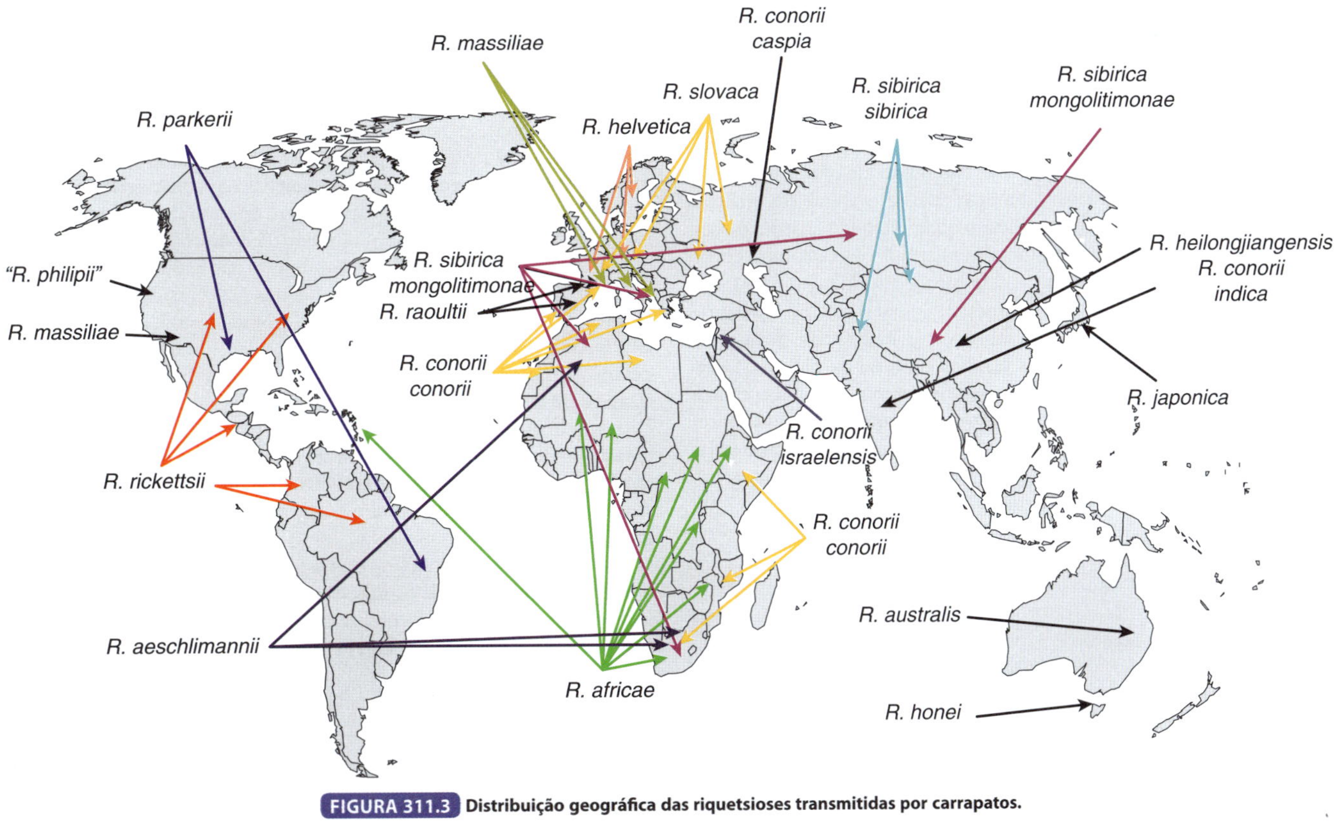

FIGURA 311.3 Distribuição geográfica das riquetsioses transmitidas por carrapatos.

assemelha-se à FMMR, porém dispõe de algumas características distintivas. A evolução espontânea é mais leve, porém ainda se observa uma taxa de letalidade de 1,5 a 2,5% em pacientes hospitalizados. Foi descrita uma forma maligna da doença, com exantema purpúrico, choque e SDMO em pacientes etilistas, diabéticos, infectados pelo vírus da imunodeficiência adquirida (HIV) e idosos ou debilitados. A manifestação clínica típica consiste em um paciente com febre, exantema e mácula negra (*i. e.*, escara negra no local de picada do carrapato), que é encontrada em 50 a 80% dos casos. É raro haver múltiplas escaras, visto que o carrapato do cão vetor, *R. sanguineus*, raramente pica os seres humanos. Com frequência, o exantema é claramente papular, o que originou um dos nomes da doença (febre *boutonneuse*). A febre da picada do carrapato de Israel e a febre de Astracã parecem ser mais leves do que a FMM típica, e, em geral, não há mácula negra.

Rickettsia africae, que causa febre da picada do carrapato africano, pode ser responsável pela maioria das riquetsioses no mundo inteiro, sendo extremamente comum em viajantes que visitam parques de safári no sul da África.[6] É transmitida por carrapatos africanos, *Amblyomma hebraeum* e *Amblyomma africanum*, que frequentemente estão infectados, e até 60% deles podem abrigar *R. africae*. Em geral, alimentam-se de ungulados, porém atacam seres humanos em grupos, ocasionando uma alta prevalência da infecção da parte rural da África (60% dos pacientes testados apresentam anticorpos) e em viajantes. Normalmente, os ataques dos carrapatos produzem grupos de casos em turistas de safári. A doença difere da FMM, visto que é muito mais leve, a febre frequentemente está ausente, e em apenas metade dos pacientes observa-se a ocorrência de exantema, o qual pode ser vesicular (o que nunca foi relatado na FMM confirmada). Além disso, observam-se, com frequência, várias máculas negras. São encontradas principalmente nos membros inferiores e, com frequência, estão associadas a linfadenopatia com drenagem na virilha.

A febre maculosa japonesa (causada por *R. japonica*) e o tifo do carrapato da Sibéria (causado por *R. sibirica*) assemelham-se à FMM. As infecções provocadas por *R. sibirica mongolitimonae* assemelham-se à FMM; todavia, em alguns casos, exibem características clínicas distintas, incluindo mácula negra, linfadenopatia inguinal e linfangite, unindo essas duas lesões. Recentemente, a doença foi designada como riquetsiose associada à linfangite. *Rickettsia australis* (tifo do carrapato de Queensland) e *R. honei* (febre maculosa da Ilha Flinders) causam doenças que se assemelham à FMM, porém o exantema pode ser vesicular.

Rickettsia slovaca e *R. raoultii* causam uma doença comum na Europa, denominada escara do couro cabeludo e linfadenopatia cervical, transmitida por carrapatos (SENLAT, cuja ocorrência foi relatada na República Tcheca, França, Hungria, Alemanha, Itália, Lituânia, Romênia, Espanha). Os carrapatos vetores, *Dermacentor marginatus* e *Dermacentor reticulatus*, picam preferencialmente nos meses frios e na região do couro cabeludo, visto que preferem presas peludas. Diferentemente de outras riquetsioses transmitidas por carrapatos, a doença é mais prevalente em crianças e mulheres. Raramente é exantemática; o quadro clínico típico consiste em lesão cutânea eritematosa no local de picada do carrapato no couro cabeludo, que varia de 2 a 8 cm de diâmetro, e em linfadenopatia cervical (que pode ser dolorosa). Raramente, os pacientes podem apresentar febre e exantema. Pode-se observar a ocorrência de astenia pós-infecciosa profunda e alopecia residual no local de picada do carrapato. A ocorrência dessa riquetsiose sem exantema pode incentivar a pesquisa de outras riquetsioses novas com manifestações apenas localizadas. Outras espécies de riquétsias raramente foram identificadas como causa de SENLAT, incluindo *R. massiliae*, *R. sibirica mongolitimonae* e *Candidatus* Rickettsia rioja.

DIAGNÓSTICO

O diagnóstico de outras riquetsioses transmitidas por carrapatos assemelha-se ao da FMMR e baseia-se principalmente na sorologia (IFA; veja anteriormente). Uma exceção é a infecção por *R. slovaca* que apresenta uma resposta sorológica fraca, possivelmente em virtude da ausência de infecção geral; nesse caso, a PCR de uma amostra de escara cutânea por *swab* ou o aspirado de um linfonodo proporciona o maior rendimento diagnóstico. Na infecção causada por *R. africae*, a resposta sorológica é mais tardia que a da FMMR e FMM, de modo que se recomenda a obtenção de amostras de soro tardias (*i. e.*, 4 semanas após o início dos sintomas).

TRATAMENTO

O fármaco de escolha para o tratamento consiste em doxiciclina (100 mg, 2 vezes/dia para adultos ou 4,4 mg/kg de peso corporal ao dia, em 2 doses fracionadas, para crianças com menos de 45,4 kg). O tratamento com dose única é habitualmente suficiente; todavia, em adultos com doença mais grave, deve ser administrado até que o paciente permaneça afebril por 24 horas. Nas gestantes, a josamicina, um antibiótico macrolídio, demonstrou ser eficiente em uma dose de 3 g/dia, durante 7 dias, na FMM; as quinolonas e os antimicrobianos macrolídios mais recentes fornecem resultados comparáveis aos da doxiciclina, porém exigem cursos de tratamento mais prolongados.

Doenças transmitidas por pulgas

As pulgas (ver Capítulo 104) podem abrigar duas espécies de riquétsias: *Rickettsia typhi*, o agente do tifo murino; e *Rickettsia felis*, o agente da febre maculosa transmitida por pulga. Ambas as riquétsias podem ser transmitidas por via transovariana na pulga. Os vetores são *Xenopsylla cheopis* e *Pulex irritans*, mas também *Ctenocephalides felis*, uma pulga do gato. Ratos, gatos, gambás e cães podem propagar as pulgas infectadas. Esses reservatórios e vetores estão distribuídos pelo mundo inteiro, de modo que essas doenças apresentam uma distribuição mundial. As pulgas podem ser infectadas por ambas as espécies ao mesmo tempo.

TIFO MURINO

DEFINIÇÃO

Em geral, as pulgas são infectadas por *R. typhi* quando se alimentam de ratos aparentemente saudáveis que já apresentam infecção transmitida pelo sangue. Os seres humanos e outros mamíferos são infectados por autoinoculação ao coçar a picada de uma pulga contaminada com fezes infectadas. Em virtude de seu ciclo, o tifo murino é mais prevalente em áreas quentes e úmidas, onde os ratos proliferam.

EPIDEMIOLOGIA

Nos EUA, são notificados 50 a 100 casos por ano, principalmente no sul da Califórnia e sul do Texas. Na Califórnia, foi demonstrado um ciclo de transmissão envolvendo pulgas de gambás e de gatos. O tifo murino é extremamente comum no Sudeste Asiático e no norte da África, e constitui uma causa comum de febre em pessoas que viajam para essas áreas.

MANIFESTAÇÕES CLÍNICAS

Com base em estudos de voluntários infectados, o período de incubação é geralmente de 8 a 16 dias. A doença começa com febre abrupta, náuseas, vômitos, mialgias, artralgias e cefaleia. Observa-se o aparecimento de exantema em 40 a 50% dos pacientes, cerca de 6 dias após o início da doença. É detectado com menos frequência em pacientes de pele escura. O exantema começa como pápulas rosadas, que podem evoluir para maculopapulares. Com frequência, o exantema é distinto e começa nas axilas; em seguida, generaliza-se pelo tronco, porém não acomete habitualmente a face, as palmas das mãos e as plantas dos pés. Nos casos graves, pode se tornar purpúrico. O pulmão é o órgão acometido com maior frequência. Um terço dos pacientes apresenta tosse, e, em um quarto, observa-se o desenvolvimento de pneumonia intersticial inespecífica, que algumas vezes está associada o derrame pleural. Nas formas graves, pode ocorrer insuficiência respiratória. Em pacientes com doença grave, os sintomas neurológicos variam desde confusão e estupor até coma e crises convulsivas, podendo também ocorrer hemorragias cerebrais. O acometimento digestivo pode se manifestar na forma de vômitos, dor abdominal, icterícia e, nos casos graves, hematêmese.

A contagem de leucócitos revela leucopenia e, em seguida, leucocitose. Observa-se a presença de trombocitopenia, bem como anemia, especificamente quando ocorre hemólise (com frequência, em pacientes com deficiência de G6PD). É comum haver um aumento moderado nos níveis séricos de enzimas hepáticas. Em pacientes com doença grave, observam-se hiponatremia e hipoalbuminemia.

DIAGNÓSTICO

O diagnóstico de tifo murino baseia-se principalmente na sorologia (IFA), com títulos semelhantes aos da FMMR. Na avaliação sorológica, *R. typhi* exibe reação cruzada com *R. prowazekii*, podendo ser diferenciada pela comparação dos títulos (duas diluições ou mais se os títulos de IgG e IgM forem discriminativos) ou por adsorção cruzada. Nessa técnica, o soro é absorvido com um antígeno e, em seguida, novamente testado, e o agente etiológico é aquele que está removendo anticorpos para ambas as bactérias. Biopsias cutâneas e amostras de sangue para a cultura e PCR podem ser valiosas.

TRATAMENTO

O tratamento é igual da FMMR.

PROGNÓSTICO

O prognóstico é habitualmente favorável, porém 10% dos pacientes necessitam de cuidados intensivos e 1% morre. Os pacientes mais idosos e aqueles com deficiência de G6PD (ver Capítulo 152) ou condições debilitantes crônicas correm maior risco.

FEBRE MACULOSA TRANSMITIDA POR PULGAS, CAUSADA POR *RICKETTSIA FELIS*

Rickettsia felis é principalmente transmitida por via transovariana. Seu genoma compreende um ou dois plasmídios, sendo um deles aparentemente conjugativo. Trata-se de uma doença nova, cuja definição ainda não está completa. A bactéria é encontrada em pulgas nas Américas, na Ásia, na Europa, na África e na Nova Zelândia. Foram relatados casos isolados no Texas, no México, no Brasil, na França e na Alemanha. Todos os casos relatados apresentaram febre, exantema em seis de sete casos e escara de inoculação em alguns deles. O diagnóstico pode ser baseado na sorologia, utilizando um antígeno específico de *R. felis* ou por PCR de amostras de sangue ou de biopsia cutânea. O tratamento ainda não foi estabelecido, porém a bactéria é altamente sensível à doxiciclina e resistente à eritromicina. *Rickettsia felis* foi encontrada com prevalência muito alta no sangue de africanos subsaarianos febris, e há suspeita de que seja transmitida por mosquitos, conforme sugerido por um modelo animal.

Infecções por piolhos e ácaros

TIFO EPIDÊMICO TRANSMITIDO POR PIOLHOS

EPIDEMIOLOGIA

O piolho-do-corpo humano (ver Capítulo 104) vive em roupas e multiplica-se rapidamente quando o clima frio e a falta de higiene o permitem. Ele transmite três doenças bacterianas: febre das trincheiras (causada por *Bartonella quintana*) (ver Capítulo 299), febre recorrente (causada por *Borrelia recurrentis*) (ver Capítulo 306) e tifo exantemático (causado por *R. prowazekii*). A palavra *tifo* deriva do grego *tuphos*, que descreve a condição neurológica associada a essa doença e à febre tifoide. O piolho-do-corpo é prevalente durante guerras, em países pobres e na população de moradores de rua de países ricos, inclusive EUA e Europa. Durante a guerra civil no Burundi, em 1997, foi relatado um surto de tifo de 100 mil pessoas, e foram notificados casos na Rússia, no Peru, nos EUA, na Algéria e na França na década de 1990. As doenças transmitidas por piolhos mataram mais pessoas do que as armas durante as guerras na Europa central e oriental nos séculos XIX e XX.[7]

A epidemiologia de *R. prowazekii* está principalmente relacionada aos seres humanos como reservatórios e aos piolhos como vetores. Nos EUA, o esquilo voador do leste (*Glaucomys volans volans*) também é um reservatório, e suas pulgas, piolhos e ácaros podem ser infectados.

A *R. prowazekii* também foi encontrada em carrapatos *Amblyomma*, porém seu papel na epidemiologia da bactéria não é conhecido. O piolho é infectado quando se alimenta de sangue, o que ocorre 5 vezes/dia. *Rickettsia prowazekii* multiplica-se no intestino do piolho e é liberada nas fezes. Depois de alguns dias, ela destrói o epitélio intestinal, com liberação de sangue vermelho-vivo que se espalha a partir do intestino (o tifo foi também denominado doença do piolho-vermelho). Em geral, o paciente é contaminado por fezes infectadas (nas quais *R. prowazekii* sobrevive por semanas), por meio de aerossóis ou por autoinoculação da pele após coçadura. Os pacientes que se recuperam do tifo podem abrigar a bactéria em uma forma dormente e sofrer recidiva em condições de estresse anos depois; essa forma recidivante é denominada doença de Brill-Zinsser. Durante a recidiva, ocorre bacteriemia, que possibilita o início de um novo surto se o paciente for picado por piolhos.

MANIFESTAÇÕES CLÍNICAS

O tifo começa de maneira abrupta com febre, cefaleia e mialgias, que podem levar à postura agachada, denominada *sutama*, observada no maior surto recente em Burundi. Tosse e sinais neurológicos (estupor, confusão ou coma) são comuns.[8] Observa-se o aparecimento de exantema em 20 a 80% dos pacientes, dependendo da população estudada; é provável que seja comumente subestimada em indivíduos de pele escura. Em geral, surge nas axilas e, em seguida, dissemina-se. O exantema é habitualmente macular, mas pode ser papular ou purpúrico nos casos graves. Em alguns pacientes, foi relatada a ocorrência de diarreia e icterícia. Raramente, observa-se esplenomegalia. Nos casos graves, ocorre choque, e a taxa de letalidade do tifo epidêmico é de 20 a 30% quando não tratado. Pode-se observar a ocorrência de leucopenia, trombocitopenia e anemia, bem como aumento dos níveis séricos das enzimas hepáticas.

Nos EUA, o tifo silvestre é causado por uma variante de *R. prowazekii* e é uma doença mais leve. As características clínicas mais proeminentes são neurológicas. Foram descritos poucos casos, e quase todos eles ocorreram em áreas onde se encontra o esquilo voador do leste, no leste do Mississippi.

É difícil diagnosticar a doença de Brill-Zinsser, visto que o exantema é raro e pode não haver exposição recente a piolhos. A entrevista do paciente pode revelar exposição anterior a piolhos, associada ou não a um diagnóstico de tifo em anos precedentes. A doença é leve, e o prognóstico é bom.

DIAGNÓSTICO

O diagnóstico de tifo deve ser considerado quando são observados casos agrupados de febre alta com confusão em pacientes expostos a piolhos. O erro diagnóstico mais comum é atribuir os achados à febre tifoide (ver Capítulo 292), o que pode ter consequências fatais, visto que os antimicrobianos normalmente prescritos para essa condição (betalactâmicos, cotrimoxazol e quinolonas) constituem um tratamento ineficaz para a doença. Nos países tropicais, o tifo é frequentemente confundido com a malária, a febre hemorrágica e a dengue. Em indivíduos com piolhos, pode ser confundido com a febre das trincheiras e a febre recorrente, mas é possível prescrever um tratamento para ambos.

O diagnóstico de tifo deve ser clínico, visto que a taxa de letalidade é alta, e o tratamento é seguro e eficiente. Qualquer surto de febre inexplicável em ambientes com falta de higiene pode sugerir tifo, incluindo surtos durante guerras civis, durante colapsos sociais, em penitenciárias e em países clinicamente pobres e frios. O diagnóstico baseia-se principalmente na sorologia, em que há reação cruzada com *R. typhi* (ver anteriormente). Quando a investigação é realizada em condições de campo difíceis, uma gota de sangue aplicada a um papel de filtro e enviada a um laboratório de referência é valiosa para teste sorológico. A cultura e a PCR são úteis e podem ser realizadas com uma amostra de biopsia cutânea ou de sangue. Os piolhos são bons instrumentos diagnósticos, visto que podem ser testados mesmo quando secos e podem ser enviados em frascos fechados sem condições específicas de temperatura.

TRATAMENTO

O tratamento do tifo é extremamente simples, barato e efetivo; a doxiciclina, 200 mg por via oral em duas doses fracionadas, pode salvar a vida do paciente. Os pacientes comatosos devem ser tratados com doxiciclina por via parenteral. Em pacientes alérgicos, o cloranfenicol é a única alternativa conhecida, prescrito em uma dose de 2 g/dia durante 10 dias. Não existe nenhuma vacina atual, e a luta contra os piolhos constitui a principal estratégia de prevenção. Como os piolhos são frágeis, a troca das roupas e a sua fervura são eficientes. Quando isso não for possível, devem-se utilizar inseticida (principalmente permetrina) ou ivermectina por via oral.

TIFO RURAL (*ORIENTIA TSUTSUGAMUSHI*)

EPIDEMIOLOGIA

O tifo rural (doença de *tsutsugamushi*) é uma doença tropical negligenciada, transmitida pela picada de larvas de ácaros trombiculídeos (ver

Capítulo 104) infectadas por *O. tsutsugamushi*. Esses ácaros, também denominados micuins, são infectados verticalmente pela sua progenitora. Embora raros casos tenham sido relatados no Chile, na África Subsaariana e nos Emirados Árabes Unidos, a distribuição do tifo rural limita-se principalmente a um triângulo que se estende entre o norte do Japão, o leste da Austrália e o leste da Rússia, incluindo o Extremo Oriente, a China e o subcontinente indiano.[9,9b] Ao todo, pode ocorrer exposição de 1 bilhão de indivíduos. A sazonalidade é determinada pela emergência das larvas. Trata-se de uma das três causas mais comuns de febre prolongada na Ásia rural; em zonas temperadas, ocorre principalmente no outono e, em menor grau, na primavera. *Orientia tsutsugamushi* apresenta ampla heterogeneidade, o que pode permitir a definição de várias espécies; entretanto, uma única espécie é atualmente reconhecida, com muitos sorotipos. Os mais frequentes são Kato, Karp, Gilliam e Kawasaki.

MANIFESTAÇÕES CLÍNICAS

A doença ocorre em pacientes expostos a focos rurais ou urbanos de tifo rural depois de um período de 10 ou mais dias. O início é habitualmente súbito e caracteriza-se por febre, cefaleia e mialgias. O exame atento pode revelar uma escara de inoculação no local de picada do ácaro e linfonodos hipersensíveis. A maioria dos pacientes com tifo rural apresenta bradicardia relativa.[10] Pode-se observar a presença de linfadenopatia generalizada e exantema. Os sintomas variam de acordo com os órgãos acometidos. Os sintomas neuromeníngeos são relativamente comuns.[11] As formas graves podem se manifestar como choque séptico. A taxa de letalidade do tifo rural não tratado é de 6%. É comum a ocorrência de aborto em gestantes.

Podem ocorrer leucopenia, trombocitopenia e aumento dos níveis das enzimas hepáticas. A evolução depende dos hospedeiros e das cepas, e a taxa de letalidade varia de 0 a 30%.[12] O tifo rural não é mais grave em pacientes infectados pelo HIV, e, de modo surpreendente, parece haver produção de fatores supressores do vírus durante a infecção. Nessa doença, podem ocorrer recidivas.

DIAGNÓSTICO

O diagnóstico pode ser difícil. Como as características clínicas frequentemente são inespecíficas, os fatores epidemiológicos são de importância crítica. Um diagnóstico incorreto de mononucleose infecciosa tem sido estabelecido em pacientes com tifo rural. A bactéria pode ser detectada por meio de cultura (em células ou camundongos) ou pela PCR em amostras de sangue e de biopsia.[13] A técnica sorológica utilizada pela primeira vez foi a aglutinação do sorotipo OXK de *Proteus mirabilis* na reação de Weil-Felix. Esse teste carece de sensibilidade e de especificidade e deve ser substituído pelo ensaio de IFA ou pelo ensaio imunoabsorvente ligado à enzima, utilizando os três ou quatro principais sorotipos. O teste para tifo rural realizado no local de assistência do paciente ainda carece de metodologia padronizada e relato de acurácia diagnóstica.[14]

TRATAMENTO

O cloranfenicol foi a base do tratamento durante muito anos, porém hoje recomenda-se a doxiciclina. O tratamento com doxiciclina em dose única é seguido de recidivas, e até mesmo o tratamento repetido por 2 dias com intervalo de 7 dias não impede todas elas. Por conseguinte, o esquema atualmente recomendado consiste em doxiciclina, 100 mg VO, 2 vezes/dia, durante 7 dias. Foram relatados casos de resistência à doxiciclina, e a rifampicina (600 mg/dia VO) constitui uma alternativa razoável.A1 Deve-se evitar o uso de quinolonas. A profilaxia baseia-se no uso de repelentes.

RIQUETSIOSE VARICELIFORME (*RICKETTSIA AKARI*)

EPIDEMIOLOGIA

A riquetsiose variceliforme foi descrita pela primeira vez na cidade de Nova York, onde ainda prevalece. *Rickettsia akari*, o agente etiológico, é transmitida pela picada do ácaro do camundongo (*Liponyssoides sanguineus*). Sua prevalência é provavelmente subestimada; uma pesquisa ativa revelou 13 casos em um hospital de Nova York na década de 1980. Foram notificados casos no Arizona, em Utah e Ohio. Após os ataques terroristas em 11 de setembro de 2001, casos de escaras negras foram investigados, em razão da possibilidade de antraz na cidade de Nova York; todavia, esses casos eram, de fato, riquetsiose variceliforme. Foi relatada uma soroprevalência elevada entre usuários de substâncias intravenosas em Baltimore. Também foram relatados casos na Rússia, na Ucrânia, na Eslovênia e na Coreia.

MANIFESTAÇÕES CLÍNICAS

Dez dias após a picada do ácaro, o início da doença caracteriza-se por febre, cefaleia e mialgia. Um exame físico cuidadoso revela uma escara de inoculação e linfadenopatia, que pode ser confundida com antraz cutâneo. Depois de 2 a 6 dias, aparece um exantema composto de 5 a 40 máculas que, em seguida, se tornam papulares e vesiculares. Esse aspecto levou ao nome da doença. Com frequência, é confundida com varicela. A doença é habitualmente leve.

DIAGNÓSTICO

O diagnóstico pode ser estabelecido por sorologia com IFA. Os antígenos específicos reagem com altos títulos; todavia, podem ser detectados anticorpos contra outras espécies de *Rickettsia*. O diagnóstico também pode ser estabelecido em amostras de pele por meio de cultura, imunodetecção ou PCR.

TRATAMENTO

A doxiciclina é altamente eficiente nesses casos. A prevenção baseia-se no controle dos camundongos.

ERLIQUIOSES E ANAPLASMOSES

DEFINIÇÃO

As Ehrlichiae multiplicam-se exclusivamente em vacúolos das células eucarióticas de seus hospedeiros, onde formam agrupamentos conhecidos como mórulas. Esses vacúolos derivam de fagossomos e ajudam o microrganismo a escapar da fusão lisossomal bactericida. Nos seres humanos, as erlíquias estão associadas a monócitos (*E. chaffeensis*, *E. canis*, *N. sennetsu*) ou a neutrófilos polimorfonucleares (PMN) (*A. phagocytophilum*, *E. ewingii*).

As erliquioses podem ser adquiridas por meio de picada de carrapatos, ingestão de nematódeos por meio de água ou animais contaminados (peixe, caracóis) ou em consequência de filariose.[15]

Erliquiose monocítica americana humana (*Ehrlichia chaffeensis*)

EPIDEMIOLOGIA

A erliquiose monocítica humana (EMH) é causada pela *E. chaffeensis*. Esse microrganismo tem sido isolado ou identificado pela PCR principalmente nos estados do sudeste, centro-sul e meio-Atlântico dos EUA e na Califórnia (Tabela 311.3). Nos EUA, *A. americanum* (carrapato-estrela) é o vetor (ver Capítulo 104), e o cervo de cauda branca é o principal mamífero reservatório. Os carrapatos imaturos são infectados pelo sangue enquanto se alimentam em reservatórios com bacteriemia persistente. A transmissão de *E. chaffeensis* é transestadial no carrapato; ela infecta o seu próximo hospedeiro (cervo ou ser humano) durante a sua próxima refeição de sangue. A epidemiologia da doença reflete o hábitat e a atividade do carrapato, que, na maioria dos casos, é encontrado no sul dos EUA, em áreas rurais, durante o período de abril a setembro. Em áreas altamente endêmicas, a incidência pode alcançar 100 casos por 100 mil habitantes. A gravidade depende da idade, o que pode explicar a menor incidência relatada em crianças. Os indivíduos do sexo masculino são afetados mais frequentemente do que os do sexo feminino, com uma razão de 4:1.

MANIFESTAÇÕES CLÍNICAS

O período de incubação dura 7 a 10 dias após a identificação de uma exposição a carrapato em 80% dos casos. Os pacientes apresentam febre, cefaleia, mal-estar, náuseas e anorexia. Pode ocorrer agravamento nos pacientes não tratados, que podem necessitar de cuidados intensivos. O comprometimento do sistema digestório é comum e consiste em náuseas, vômitos, diarreia e dor abdominal. A infecção do sistema nervoso central manifesta-se de muitas formas, desde confusão até coma. Observa-se a presença de exantema em um terço dos casos e linfadenopatia em um quarto. Nas formas graves, podem ocorrer sepse e SDMO.

Tabela 311.3 Erliquioses e anaplasmoses.

DOENÇA	AGENTE	VETOR	DISTRIBUIÇÃO GEOGRÁFICA
Erliquiose monocítica americana	*Ehrlichia chaffeensis*	*Amblyomma americanum*	Estados do centro-sul, sudeste e da costa do meio-Atlântico
Erliquiose granulocítica humana	*Anaplasma phagocytophilum*	*Ixodes ricinus*	Europa, China
		Ixodes scapularis	Nordeste, meio-oeste superior, norte da Califórnia
Erliquiose monocítica japonesa	*Neorickettsia sennetsu*	Helminto da tainha cinzenta?	Japão
Sem nome	*Ehrlichia canis*	*Rhipicephalus sanguineus*	Venezuela
	Ehrlichia ewingii	*Amblyomma americanum*	Estados do centro-sul, sudeste e da costa do meio-Atlântico
	Semelhante a *Ehrlichia muris*	*Ixodes scapularis*	Indiana, Michigan, Minnesota, Dakota do Norte, Wisconsin
	Candidatus Neoehrlichia mikurensis	*Ixodes ricinus*	Europa central e oriental, nordeste da China

A contagem de leucócitos normalmente revela leucopenia, causada por linfopenia e neutropenia. Com frequência, observa-se também a presença de trombocitopenia; a anemia pode aparecer mais tarde. Pode-se observar a ocorrência de coagulopatia nas formas graves. A elevação das enzimas séricas, incluindo AST, ALT e LDH, pode refletir o comprometimento orgânico, bem como a creatininemia. O exame do LCS em pacientes com sintomas neurológicos revela pleocitose e aumento dos níveis de proteína. As células podem ser monocíticas ou PMN. O prognóstico depende do tratamento antimicrobiano precoce, porém a taxa de letalidade permanece elevada, de 2,5%. Em indivíduos coinfectados pelo HIV, a doença pode ser mais grave, e, em uma série, 6 de 13 pacientes morreram.

DIAGNÓSTICO

O diagnóstico de EMH deve ser considerado em pacientes com história de exposição a carrapato e febre inexplicável. A EMH assemelha-se à FMMR, porém o exantema é menos frequente. Posteriormente, na evolução da doença, pode ser diagnosticada incorretamente como qualquer condição passível de causar sepse.

A leucopenia associada à trombocitopenia e a elevação dos níveis das enzimas hepáticas podem estabelecer a etiologia. O exame cuidadoso de esfregaços de sangue e de LCS pode ajudar a identificar as mórulas típicas. O tratamento deve ser iniciado em qualquer caso suspeito. O diagnóstico pode ser confirmado por meio de cultura em laboratórios especializados, com o uso de uma linhagem celular canina, DH82. Entretanto, a PCR é mais prática; a PCR confirmatória que utiliza um segundo gene-alvo é útil. A maioria dos casos atuais é diagnosticada pela sorologia, por meio de um aumento de 4 vezes ou mais nos títulos de anticorpos ou por soroconversão. A técnica de referência é o ensaio de IFA. Um único título de 25 indica o diagnóstico. Existem anticorpos de reação cruzada entre espécies de *Ehrlichia* e com *A. phagocytophilum*. O *Western blotting* pode ser valioso para diferenciar essas bactérias.

TRATAMENTO

A doxiciclina (100 mg 2 vezes/dia para adultos) é o fármaco de escolha em pacientes com erliquiose. A duração ideal do tratamento não foi estabelecida, porém os esquemas atuais recomendam a continuação do tratamento durante pelo menos 3 dias após a resolução da febre e até obter evidências de melhora clínica, por um ciclo total mínimo de 5 a 7 dias. A doença grave ou complicada pode exigir ciclos de tratamento mais prolongados. Como as tetraciclinas estão contraindicadas durante a gravidez, a rifampicina tem sido utilizada com sucesso em um número limitado de gestantes com EMH documentada.

Erliquiose granulocítica humana (*Anaplasma phagocytophilum*)

EPIDEMIOLOGIA

O primeiro caso humano de infecção por *A. phagocytophilum* foi reconhecido em 1990. A doença é encontrada na América, na Ásia e na Europa (Figura 311.4). É transmitida pelo *Ixodes scapularis* (leste da América do Norte), *Ixodes pacificus* (oeste da América do Norte), *Ixodes ricinus* (Europa) e *Ixodes persulcatus* (Ásia), os vetores da doença de Lyme (ver Capítulo 305), e sua epidemiologia é semelhante.[16] Pode ocorrer coinfecção pelas duas doenças. A distribuição temporal da doença acompanha paralelamente a atividade da ninfa do carrapato, com dois picos na primavera e no outono. Os carrapatos nascem livres da *Ehrlichia* e são infectados enquanto se alimentam de pequenos mamíferos com bacteriemia. O cervo desempenha um importante papel como hospedeiro dos carrapatos adultos e como reservatório. Em áreas altamente endêmicas, a incidência pode alcançar 50 por 100 mil habitantes ao ano. A idade média dos pacientes diagnosticados é alta, e os homens são infectados mais frequentemente do que as mulheres, com uma razão de 3:1.

MANIFESTAÇÕES CLÍNICAS

O tempo de incubação é habitualmente de 7 a 10 dias, e 80% dos pacientes relatam uma história de exposição ao carrapato. Muitas infecções podem ser assintomáticas ou muito leves para exigir um procedimento diagnóstico. Com frequência, a doença começa de forma abrupta, com febre, cefaleia, mal-estar e mialgias, que podem ser particularmente intensas. O exantema é encontrado em menos de 10% dos casos. Pode-se observar a ocorrência de comprometimento visceral, incluindo sintomas digestivos, como náuseas, vômitos e diarreia. Os sintomas neurológicos podem incluir confusão, meningite e meningoencefalite.

A evolução da doença é favorável na maioria dos casos, mesmo sem tratamento específico, entretanto, em alguns pacientes, a doença pode evoluir para o choque séptico. Pacientes com doenças subjacentes correm maior risco de morrer. A maioria das mortes representa a consequência de imunossupressão induzida por *Anaplasma*, e os pacientes podem apresentar aspergilose invasiva, candidíase, criptococose e esofagite por herpes.

DIAGNÓSTICO

Os achados laboratoriais consistem na associação de trombocitopenia com leucopenia (linfopenia ou neutropenia). É também frequente haver aumento dos níveis séricos de transaminases. O diagnóstico pode ser estabelecido pelo exame cuidadoso de esfregaços sanguíneos à procura de mórulas dentro dos PMN. A hemocultura é possível em células apropriadas (HL-60), e a PCR é útil, como na EMH. A maioria dos casos é diagnosticada por sorologia com IFA, que é comparável com a da EMH (ver anteriormente).

TRATAMENTO

O tratamento assemelha-se ao da EMH, exceto que o *A. phagocytophilum* é sensível às fluoroquinolonas *in vitro*, porém esses fármacos não foram testados em pacientes.

Ehrlichia ewingii

A erliquiose granulocítica canina, relatada nos EUA em 1972, é causada por *E. ewingii*. Essa bactéria foi caracterizada pela amplificação e pelo sequenciamento do gene RNA ribossômico 16S. O vetor de *E. ewingii* é *A. americanum*, que também transmite *E. chaffeensis*. Entre os 60 casos de erliquiose no Missouri, em 1999, 4 foram causados pela *E. ewingii*; outros 4 casos foram relatados desde então pelos CDC. A doença tem sido prevalente em hospedeiros imunocomprometidos coinfectados pelo HIV ou em pacientes em uso de fármacos imunossupressores. Nos pacientes que relatam uma exposição a carrapatos, observa-se a ocorrência de febre, trombocitopenia, leucopenia e vários sintomas, incluindo meningite. As mórulas podem ser observadas em células PMN nos esfregaços sanguíneos. A evolução nos casos notificados foi boa; os pacientes responderam dramaticamente à doxiciclina. Os pacientes apresentaram anticorpos contra *E. chaffeensis*, e a PCR demonstrou ser útil quando aplicada às amostras

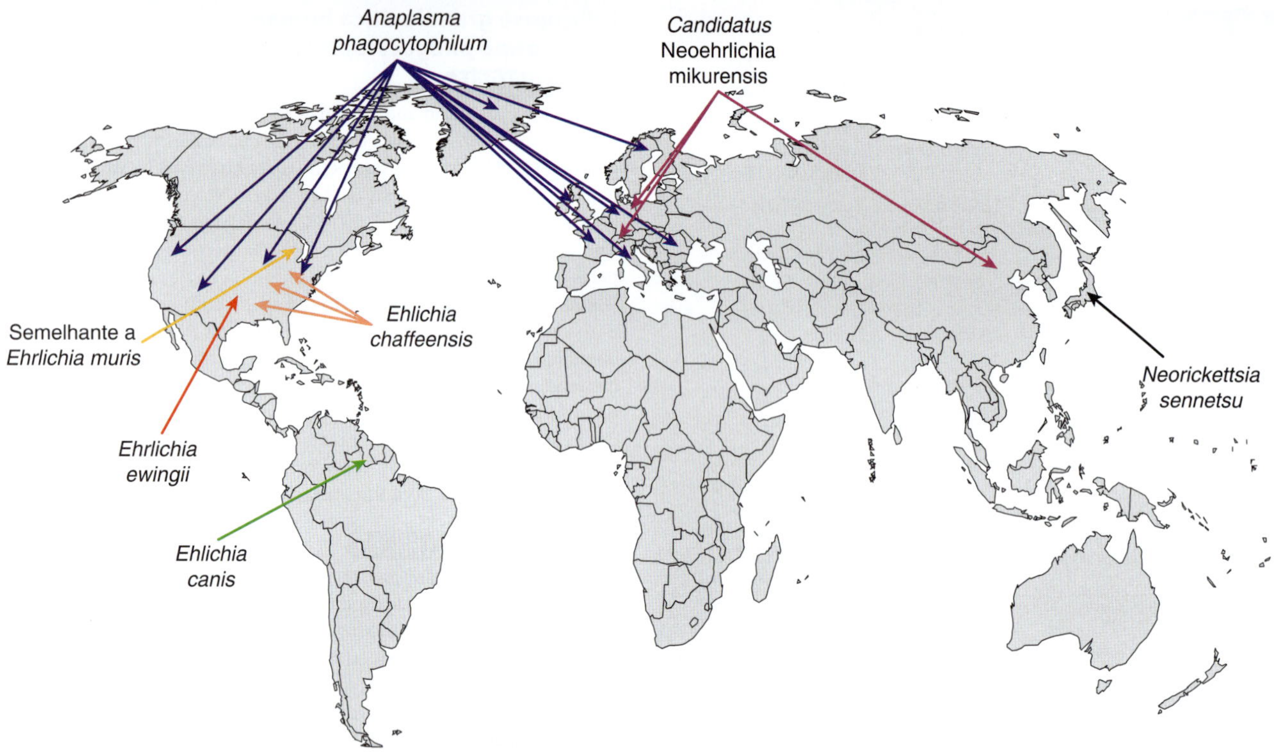

FIGURA 311.4 Distribuição geográfica das erliquioses.

de sangue. Esse diagnóstico deve ser considerado quando houver suspeita de erliquiose em pacientes imunocomprometidos expostos a carrapatos *A. americanum*.

Ehrlichia canis

A erliquiose monocítica canina foi descrita pela primeira vez na Algéria, na década de 1930. É causada pela *E. canis* e transmitida pelo carrapato do cão, *R. sanguineus*, encontrado no mundo inteiro e prevalente em áreas temperadas e quentes. Em 1996, um único caso de infecção foi relatado em um homem assintomático da Venezuela, que tinha um cão infectado. Recentemente, foram descritos casos em pacientes na América do Sul.

Agente semelhante a *Ehrlichia muris*

Desde 2009, mais de 50 casos de erliquiose foram diagnosticados em Wisconsin e Minnesota, causados por uma *Ehrlichia* estreitamente relacionada com *E. muris*. A bactéria também foi cultivada a partir de carrapatos *Ixodes scapularis* nessa área. Os pacientes apresentam febre, cefaleia, mialgias, linfopenia, trombocitopenia e elevação das transaminases; recuperaram-se com tratamento com doxiciclina.

Candidatus Neoehrlichia mikurensis

A *Candidatus* Neoehrlichia mikurensis, transmitida por carrapatos *Ixodes*, foi identificada com base na PCR em amostras de sangue de pacientes imunocomprometidos com febre na Europa e na China.

Espécies de *Wolbachia*

As bactérias *Wolbachia* são endossimbiontes de artrópodes e nematódeos. Sabe-se que estão presentes em filárias; entretanto, posteriormente, foi constatado que elas podem desempenhar um papel na doença humana. Essas bactérias manipulam a fertilidade de seu hospedeiro. A erradicação da *Wolbachia* nas filárias pode levar à infertilidade e interromper a disseminação das microfilárias. Esse efeito foi demonstrado por meio de tratamento de campo com doxiciclina em pacientes com oncocercíase. Os pacientes melhoraram quando tratados com esse fármaco, que é efetivo contra *Wolbachia* e, subsequentemente, sobre a fertilidade do verme, mas não sobre o próprio verme. Em 2001, foi constatado que as reações adversas observadas após o tratamento da filariose linfática podem ser causadas pela liberação de *Wolbachia* dos vermes destruídos. Alguns autores sugeriram que a erradicação de *Wolbachia* antes da prescrição de anti-helmínticos poderia evitar essas reações. Por alguma razão, a *Loa loa* (ver Capítulo 335) não abriga *Wolbachia*, e o genoma da *Wolbachia* integrado ao genoma de *Brugia malayi* a torna inacessível ao tratamento.

FEBRE Q

DEFINIÇÃO

A febre Q é uma zoonose mundial, causada pela *Coxiella burnetii*. O nome "febre Q" provém de "*query*" (busca) para ressaltar o aspecto surpreendente da doença descrita pela primeira vez em Queensland, na Austrália, em 1935, por Derrick. Em seres humanos, a infecção mostra-se variável na sua gravidade, expressão clínica e evolução natural (*i. e.*, aguda ou crônica). É considerada pelos CDC como um agente potencial de bioterrorismo. Os ungulados (mamíferos com cascos) e os animais de estimação constituem as principais fontes de infecção humana.

O patógeno

Coxiella burnetii é uma bactéria gram-negativa que infecta naturalmente os monócitos de seu hospedeiro. Multiplica-se em um vacúolo ácido. As cepas são heterogêneas do ponto de vista genético e antigênico e estão associadas a infecções agudas de gravidade variável. *Coxiella burnetii in vitro* gera um mutante deletado e avirulento, também designado como fase II. Esse mutante exibe antígenos diagnósticos que são úteis por serem mais reativos durante a infecção aguda.

Coxiella burnetii não é totalmente eliminada após a infecção aguda. Em hospedeiros imunocomprometidos e pacientes com lesões de valvas cardíacas, ela continua a multiplicar-se, apesar dos níveis elevados de anticorpos, e provoca infecção crônica. O controle da doença na febre Q aguda está associado à formação de granuloma.

EPIDEMIOLOGIA

Coxiella burnetii infecta uma ampla variedade de animais, incluindo mamíferos, aves e carrapatos. Os ungulados e os animais de estimação (gatos e cães) constituem a fonte mais comum da doença. Mamíferos são infectados por meio de aerossóis e podem eliminar *Coxiella* nas fezes, na urina, no leite e em produtos do nascimento. Em geral, os seres humanos são infectados por meio de aerossóis ou, com menos frequência, pela exposição a derivados do leite. Foram relatadas infecções inter-humanas por meio de relação sexual, durante o parto ou por transfusão sanguínea. *Coxiella* sobrevive no ambiente e pode ser disseminada pelo vento a longas distâncias. Nos últimos anos, os principais surtos foram relacionados com ovinos e caprinos. A doença é, em parte, sazonal e está relacionada com a época de nascimento das ovelhas. Os homens apresentam doença mais grave, porém não são mais frequentemente expostos à febre Q, e os indivíduos de meia-idade são, com mais frequência, afetados e hospitalizados. Recentemente, na Europa e na Ásia, houve um acentuado aumento no número de casos notificados. Muitos soldados norte-americanos foram infectados na guerra do Iraque. Entre 2007 e 2010, foi observado um surto gigante na Holanda.[17]

MANIFESTAÇÕES CLÍNICAS

Após contaminação por *C. burnetii*, 60% dos pacientes apresentam soroconversão sem doença aparente, 38% têm doença autolimitada e apenas 2% exigem uma avaliação diagnóstica. Meses a anos após a infecção primária, observa-se o desenvolvimento de infecção crônica em 0,2 a 0,5% dos pacientes, associada a um estado de imunocomprometimento, lesão de valvas cardíacas, próteses vasculares ou aneurisma.

Pacientes com diagnóstico de infecção aguda podem apresentar uma variedade de sintomas (Tabela 311.4). Foi observada a ocorrência de febre prolongada isolada em 14% de uma série de mais de 1.000 pacientes. Foi constatada a presença de pneumonia em 37%, que constituiu o único sintoma em 17%. Essa porcentagem pode variar de acordo com o local de estudo e pode alcançar 90% dos casos diagnosticados. Alguns casos podem estar associados à insuficiência respiratória.[18] A hepatite, que é observada em 60% dos pacientes, constitui a única manifestação em 40% dos casos. A associação de febre com elevação moderada das transaminases fornece um importante indício. Algumas hepatites, especificamente em homens de meia-idade, estão associadas a uma síndrome inflamatória e à produção de autoanticorpos, e podem ser resistentes ao tratamento antimicrobiano. A biopsia de fígado, quando realizada, exibe granulomas que podem se caracterizar por um vacúolo lipídico, circundado por um anel fibrinoide na forma de rosca. Com menos frequência, em 1,5% dos casos, os pacientes apresentam exantema. Os pacientes podem exibir manifestações neurológicas específicas, como meningite, encefalite, meningoencefalite ou neuropatia periférica. Em 1 a 2% dos casos, os pacientes apresentam manifestações cardiovasculares, como pericardite ou, mais raramente, miocardite e endocardite aguda.[19] Também foram relatados vários casos de infecção de prótese articular.

Tabela 311.4 Situações que exigem sorologia imediata para febre Q.

FEBRE Q AGUDA (ANTÍGENO DE FASE II E IgG ≥ 200 E IgM ≥ 50)
Febre em um paciente em contato com ungulados (mamíferos com casco)
Febre prolongada inexplicável (> 7 dias)
Hepatite granulomatosa
Febre e trombocitopenia
Meningoencefalite
Miocardite
Eritema nodoso
Febre durante a gravidez
Febre em um paciente em contato com animal de estimação parturiente
Pneumonia atípica inexplicável
Febre e elevação das transaminases (2 a 5 vezes o nível normal)
Meningite asséptica
Síndrome de Guillain-Barré
Pericardite
Aborto espontâneo
FEBRE Q CRÔNICA (ANTÍGENO DE FASE I E IgG ≥ 800 E IgA ≥ 100)
Endocardite com hemocultura negativa
Paciente com valvopatia e
Febre inexplicável
Perda de peso
Fadiga
Aumento da velocidade de hemossedimentação
Elevação das transaminases
Trombocitopenia
Paciente com degradação muito rápida de prótese valvar
Febre em paciente com aneurisma vascular ou prótese
Osteomielite asséptica
Pericardite crônica
Múltiplos abortos espontâneos

Em geral, a evolução é favorável, mesmo sem tratamento, exceto em determinados hospedeiros. Nas gestantes, com sintomas ou assintomáticas, a febre Q compromete a gestação. Quando infectada durante o primeiro trimestre, a paciente habitualmente sofre aborto espontâneo. Quando a paciente é infectada mais tardiamente, a doença pode resultar em morte fetal ou prematuridade, embora muitos desfechos possam ser normais. Também pode haver desenvolvimento de infecção uterina crônica em metade das pacientes infectadas durante a gestação; posteriormente, essas mulheres podem sofrer múltiplos abortos espontâneos. Cerca de 30 a 50% dos pacientes com lesões de valvas cardíacas ou lesões vasculares podem apresentar endocardite crônica nos primeiros 2 anos. Essa evolução não é prevenida com tratamento regular.

Pacientes com endocardite crônica por febre Q apresentam infecção crônica com febre baixa, degradação progressiva da função valvar e insuficiência cardíaca progressiva. A febre é intermitente, e, com frequência, não há vegetações no ecocardiograma. Por conseguinte, a endocardite não é frequentemente considerada no diagnóstico diferencial inicial. Se não for diagnosticada, a doença agrava-se progressivamente, e pode-se observar a ocorrência de êmbolos (principalmente cerebrais), bem como insuficiência renal, esplenomegalia e hepatomegalia. Observa-se também a presença de baqueteamento digital. A principal pista para o diagnóstico em um paciente com valvopatia é a presença de doença inexplicável (fadiga, perda de peso e febre inexplicáveis), anormalidade biológica (leucopenia, aumento da velocidade de hemossedimentação, trombocitopenia, elevação das enzimas hepáticas) ou rápida degradação de prótese valvar. Foi relatada a ocorrência de osteomielite crônica, hepatite e infecção de aneurisma e de prótese vascular.[20]

Pode-se observar a presença de leucopenia; a trombocitopenia é frequente, assim como elevação dos níveis das enzimas hepáticas. Também pode haver anticoagulante lúpico associado a anticorpos antifosfolipídio (ver Capítulo 242), bem como anticorpos antimúsculo liso. Durante a endocardite, observa-se com frequência a presença de anticorpos antinucleares, micro-hematúria e fator reumatoide.

DIAGNÓSTICO

O diagnóstico baseia-se principalmente na sorologia (ver Tabela 311.4). A detecção direta por meio de cultura e PCR ou imuno-histoquímica em amostras de valva, fígado ou sangue também é útil, porém a avaliação sorológica por IFA constitui o método de referência. Dois antígenos (de fase I e de fase II) podem ser testados. O diagnóstico de febre Q aguda é obtido quando se obtém uma soroconversão ou um aumento de 4 vezes com o antígeno da fase II. Um único teste sérico com títulos de anticorpos IgG de 200 ou mais e IgM de 50 ou mais contra a fase II também é diagnóstico. Na febre Q crônica, os anticorpos estão presentes em títulos mais elevados e são dirigidos contra a fase I e a II. A IgG dirigida contra a fase I, em títulos de 800 ou 1.600, é diagnóstica de infecção crônica, assim como a IgA em títulos de 100 ou mais. A sorologia mostra-se útil no acompanhamento de pacientes com febre Q aguda e doença subjacente, bem como naqueles com febre Q crônica tratada. Pode-se efetuar uma cultura em um laboratório de BSL-3. Embora se tenha relatado a realização de cultura axênica, *C. burnetii* cresce mais comumente em monocamadas de células (notavelmente células endoteliais de pulmão humano).

A ecocardiografia de rotina pode ser justificada para diagnosticar ou excluir a possibilidade de endocardite em todos os pacientes com febre Q aguda, nos quais a prevalência global de endocardite é de cerca de 3%.[20b] Em pacientes com infecção vascular ou com endocardite de prótese valvar, a tomografia por emissão de pósitrons (PET)-fluorodesoxiglicose (FDG)/tomografia computadorizada (TC) demonstrou ser útil.

TRATAMENTO

O tratamento é direto durante a febre Q aguda. A doxiciclina constitui o antimicrobiano mais eficiente e deve ser prescrita por 2 semanas. Alguns pacientes com hepatite não respondem bem a ele, em decorrência de uma resposta imune excessiva, mas melhoram rapidamente com um ciclo curto de glicocorticoides. Nas gestantes, o cotrimoxazol durante toda a gestação pode diminuir a probabilidade de desfecho desfavorável. Quanto à endocardite, há necessidade de tratamento bactericida. A eficácia antimicrobiana *in vitro* é reduzida pelo pH baixo dos vacúolos intracelulares do hospedeiro no interior dos quais *C. burnetii* reside. A hidroxicloroquina aumenta o pH desses vacúolos e restaura o efeito bactericida da doxiciclina. Em pacientes com endocardite, o tratamento recomendado consiste em uma combinação de doxiciclina (200 mg/dia) e hidroxicloroquina (dose de 600 mg/dia, ajustada, em seguida, para alcançar uma concentração plasmática de 1 mg/mℓ). Esse esquema é prescrito por 18 a 36 meses, com base nos resultados sorológicos. Um resultado favorável mais rápido pode ser obtido com níveis séricos de doxiciclina superiores a 5 μg/mℓ. Algumas cepas podem ser resistentes à doxiciclina, e novos macrolídios podem proporcionar uma alternativa. O principal efeito adverso desse tratamento é a fotossensibilidade, de modo que é necessário evitar a exposição ao sol. Um tratamento alternativo consiste em uma combinação de doxiciclina e ofloxacino por 3 anos ou mais.

PREVENÇÃO

A prevenção baseia-se no controle veterinário dos animais. Atualmente, dispõe-se de uma vacina na Austrália.

Grau A Recomendação de grau A

A1. Kim YS, Kim DM, Yoon NR, et al. Effects of rifampin and doxycycline treatments in patients with uncomplicated scrub typhus: an open-label, randomized, controlled trial. *Clin Infect Dis.* 2018;67:600-605.

REFERÊNCIAS BIBLIOGRÁFICAS

As referências bibliográficas, bem como os outros materiais suplementares deste livro, encontram-se no GEN-IO, nosso ambiente virtual de aprendizagem.

312 ZOONOSES

J. STEPHEN DUMLER E MEGAN E. RELLER

DEFINIÇÃO

As zoonoses – termo derivado das palavras gregas *zōio* (animal) e *nósos* (doença) – são doenças infecciosas transmitidas de animais, tanto selvagens quanto domésticos, para seres humanos ou de seres humanos para animais. De acordo com o Global Burden of Disease Study de 2016, dos 44 bilhões de casos incidentes atribuídos a 328 doenças e lesões, 55% foram causados por doenças infecciosas ou transmissíveis.[1] Entre as doenças transmissíveis, destacam-se, essencialmente, as doenças infecciosas emergentes ou reemergentes, das quais 60 a 75% são zoonoses. Os patógenos zoonóticos, ou suas toxinas, podem ser transmitidos por diversas vias diferentes: por contato direto com animais ou seus produtos (p. ex., tecido, urina ou excrementos); por meio de mordidas e arranhaduras de animais; por artrópodes vetores; e pelo consumo de água ou alimentos contaminados. O vírus Zika, *Borrelia burgdorferi*, *Babesia microti* e *Plasmodium knowlesi* são patógenos zoonóticos bem conhecidos transmitidos por vetores.[2] Entretanto, muitos patógenos transmitidos por artrópodes vetores, como *Plasmodium falciparum* ou *Bartonella quintana*, não são zoonóticos já que são transmitidos entre seres humanos por meio do vetor e carecem de reservatório animal. De modo semelhante, muitas infecções adquiridas do meio ambiente não são zoonoses; são exemplos a melioidose (*Burkholderia pseudomallei*) e a histoplasmose (*Histoplasma capsulatum*). A compreensão da epidemiologia e da transmissão das infecções zoonóticas *versus* não zoonóticas é fundamental para a implementação de medidas de controle em níveis locais, regionais e internacionais.

Implícito na distinção entre *zoonose* e *antroponose*[a] está o conceito de *spillover* (transbordamento) de hospedeiros reservatórios animais.[3] O transbordamento zoonótico ocorre quando as barreiras que impedem que um agente zoonótico tenha acesso a um ser humano e o infecte são violadas ou falham. Infelizmente, os mecanismos específicos envolvidos nem sempre estão bem definidos e podem ser difíceis de prever, o que afeta a nossa capacidade de nos preparar para a emergência de novas zoonoses. Essas barreiras incluem (1) fatores relacionados com a interação entre o hospedeiro reservatório e os patógenos, incluindo tanto a distribuição e a densidade do hospedeiro reservatório quanto a prevalência de patógenos dentro dos hospedeiros e a probabilidade de sua liberação do hospedeiro reservatório infectado; (2) a capacidade do patógeno de sobreviver e de se disseminar após a sua liberação; e (3) exposições específicas ao hospedeiro humano e fatores de risco que afetam a capacidade do patógeno de entrar no hospedeiro humano e de se propagar no seu interior, como barreiras estruturais, imunidade à infecção e predisposição genética à infecção. Não é de surpreender a dificuldade de prever as infecções zoonóticas, visto que barreiras distintas não são igualmente compartilhadas por cada combinação de patógeno/reservatório em virtude da enorme diversidade genômica dos animais, seres humanos e microrganismos.[4]

EPIDEMIOLOGIA

Durante muitos milênios, os seres humanos têm sido associados à vida selvagem e a animais domésticos, tanto animais de criação quanto animais de companhia. Cães, ovelhas, cabras e outros animais foram domesticados por 10.000 a 30.000 anos; hoje, nos EUA, aproximadamente 60% das pessoas têm um animal de estimação, sendo cães e gatos os mais frequentes. Há também outros animais de estimação, como peixes, aves, répteis, hamsters, porquinhos-da-índia, coelhos e cavalos. Nos EUA, animais exóticos, como grandes felinos, primatas e ursos, são aceitos legalmente, com ou sem permissão em muitos estados (16 e 20, respectivamente). O lazer relacionado à vida selvagem faz com que mais de 90 milhões de residentes nos EUA estejam sob maior risco de contrair zoonoses; 72 milhões gostam de observar, alimentar ou fotografar aves e outros animais selvagens. Há uma expectativa de que a mudança climática aumente o risco de zoonoses nos próximos 50 anos em virtude das temperaturas extremas que precipitam mais chuvas e tempestades violentas; da elevação do nível do mar e inundações passíveis de ter impacto em doenças diarreicas zoonóticas; da perda da biodiversidade; do colapso dos ecossistemas; do aumento das pragas; e da propagação e aumento de vetores Neoptera (insetos que picam) e acarídeos (carrapatos e ácaros) de patógenos zoonóticos.[5]

As zoonoses emergentes são adquiridas, em sua maioria, por contato com a vida selvagem. Em modelos analíticos recentes ponderados para viés de relato, os fatores-chave para previsão de emergência de zoonoses consistem em sua origem em regiões de floresta tropical, no aumento da biodiversidade dos mamíferos e nas mudanças no uso antropogênico da terra relacionadas com as práticas agrícolas[6,7] (Figura 312.1). Em modelos não ponderados que não levam em consideração o viés de relato, a residência em áreas urbanas ou terrenos para construção relacionados diretamente com a atividade humana foram, de longe, o preditor mais forte de risco. Análises detalhadas utilizando conjuntos de dados refinados, como estes, ajudarão cada vez mais a definir mecanismos gerais, de modo que a atenção possa ser concentrada em ambientes específicos de alto risco para a detecção e a implementação precoces de intervenções com o objetivo de minimizar ou anular o risco e a emergência de zoonoses.

As zoonoses são transmitidas por um ou mais de vários mecanismos: (1) contato direto com animais ou com materiais infectados e/ou inalação relacionada; (2) mordidas e arranhaduras de animais; (3) picadas ou transmissão mecânica por artrópodes vetores; e (4) consumo de alimentos contaminados (Tabela 312.1). O contato direto com animais é um mecanismo bem documentado para adquirir patógenos zoonóticos virais, bacterianos, protozoários e fúngicos. O risco é particularmente alto para as pessoas cujas ocupações ou lazer envolvem o contato com animais. Por exemplo, em um estudo de veterinários realizado em Oregon, a dermatofitose relacionada com contato foi a zoonose mais comum, e a raiva, a mais perigosa; os gatos constituíram a fonte mais provável de zoonoses relacionadas com contato. Existem também riscos consideráveis para agricultores, trabalhadores em abatedouros e outros profissionais. A leptospirose, que provavelmente é uma das zoonoses mais negligenciadas em todo o mundo, com uma estimativa de 1 milhão de casos e quase 60.000 mortes por ano, é comumente adquirida por meio de contato

[a]N.R.T.: Denominam-se antroponoses (ou antropozoonoses) as doenças nas quais o ser humano é o único reservatório.

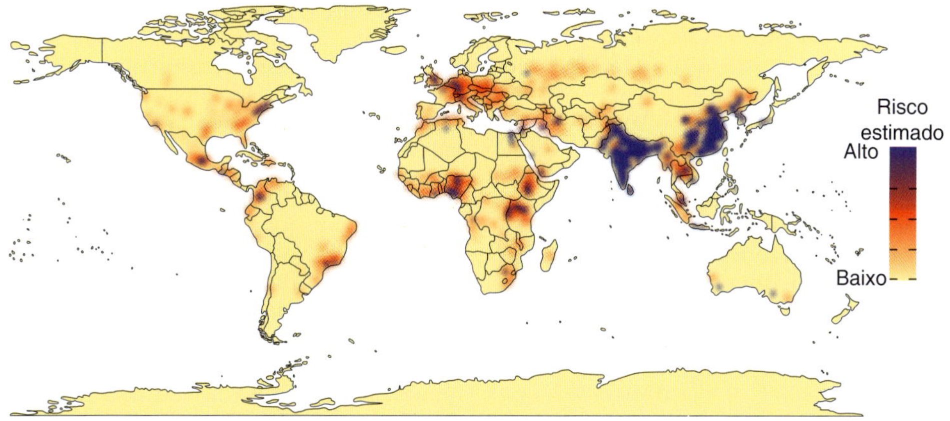

FIGURA 312.1 Mapa de calor de locais de risco estimado de doenças infecciosas zoonóticas emergentes após considerar o viés de relato. Escala de risco estimado à direita do mapa de calor: o maior risco é representado em *azul*; o menor risco, em *amarelo*. (Adaptada de Allen T, Murray KA, Zambrana-Torrelio C. Global hotspots and correlates of emerging zoonotic diseases. *Nat Commun.* 2017;8:1124.)

Tabela 312.1 Exemplos de zoonoses de emergência e reemergência recentes.

DOENÇA/AGENTE ETIOLÓGICO	TRANSMISSÃO	HOSPEDEIRO RESERVATÓRIO	MANIFESTAÇÕES CLÍNICAS
VÍRUS			
Vírus Bourbon	Carrapatos?	?	Febre, fadiga, exantema, cefaleia, mialgia, náuseas, vômitos; leucopenia, trombocitopenia
Vírus Heartland	Picadas do carrapato *Amblyomma americanum*	Cervo?	Febre, cefaleia, fadiga, anorexia, náuseas, mialgia, artralgia; trombocitopenia, leucopenia
Vírus Zika	Picadas dos mosquitos *Aedes aegypti* e *Aedes albopictus*	Primatas não humanos, ovelhas, morcegos, roedores	Exantema, febre, artralgia, conjuntivite, mialgia, cefaleia, dor retro-orbital; microcefalia congênita, síndrome de Guillain-Barré
Influenza aviária (H5N1)	Inalação	Aves domésticas, aves aquáticas selvagens e domésticas, outras aves	Doença semelhante à influenza, dispneia, dificuldade na respiração, pneumonia viral com ou sem síndrome de desconforto respiratório aguda, insuficiência respiratória, doenças de múltiplos órgãos
BACTÉRIAS E RIQUÉTSIAS			
Febre Q *Coxiella burnetii*	Exposição indireta (aerossol)	Cabras, ovelhas, gado, animais selvagens	Aguda: febre, fadiga, fotofobia, cefaleia; tosse com pneumonia; hepatite; crônica: endocardite, imunossupressão, insuficiência renal crônica
Riquetsiose da febre maculosa			
Riquetsiose *maculatum* *Rickettsia parkeri*	Carrapatos *Amblyomma maculatum*	Pequenos mamíferos, gado?	Febre, exantema, escara, mialgia, calafrios, fadiga, artralgia, cefaleia, linfadenopatia
Febre do carrapato da costa do Pacífico *Rickettsia "philipii"* 364D	Carrapatos *Dermacentor occidentalis*	Pequenos mamíferos	Febre, cefaleia, mialgia, artralgia, mal-estar, linfadenopatia (crianças), exantema, escara
Peste *Yersinia pestis*	Pulgas	Pequenos mamíferos	Febre, calafrios, cefaleia, carbúnculos, linfadenopatia com bubões, pneumonia, sepse
PROTOZOÁRIOS E HELMINTOS			
Malária zoonótica *Plasmodium knowlesi*	Mosquitos do grupo *Anopheles leucosphyrous*	Macacos	Febre, calafrios, cefaleia, tremores, mal-estar, mialgia, tosse, náuseas, dor abdominal, vômitos, diarreia
Babesiose *Babesia microti*	Carrapatos *Ixodes scapularis*	Pequenos mamíferos	Febre, anemia, trombocitopenia, nível elevado de lactato desidrogenase, hiperbilirrubinemia, aumento da alanina aminotransferase e aspartato aminotransferase
Doença de Chagas *Trypanosoma cruzi*	Insetos triatomíneos dos gêneros *Triatoma, Rhodnius* e *Panstrongylus*	Roedores, guaxinins, gambás, coiotes	Chagoma (sinal de Romaña), febre, linfadenopatia, edema, hepatoesplenomegalia, miocardite, meningoencefalite; miocardiopatia (arritmia, insuficiência cardíaca, bloqueio atrioventricular/de ramo, tromboembolismo); gastrintestinais (disperistalse, megaesôfago, megacólon)
Baylisascariasis *Baylisascaris* spp.	Ingestão de materiais contaminados	Guaxinins, gambás, texugos	Larva *migrans* (visceral, neural); neurorretinite subaguda unilateral difusa
FUNGOS			
Talaromicose *Talaromyces (Penicillium) marneffei*	Contato direto, contato indireto?	Ratos-de-bambu	Febre, lesão(ões) cutânea(s) ou subcutânea(s), mal-estar, anemia, dispneia, perda de peso, linfadenopatia, tosse não produtiva, anemia

direto com a urina contaminada de roedores; entretanto, muitos animais selvagens e domésticos podem se tornar colonizados e excretar o espiroqueta na urina.[8] A *Coxiella burnetii* tem distribuição mundial e é adquirida pela inalação de poeira contaminada com excreções, como leite, urina e fezes e/ou produtos do parto de animais infectados.[9]

Além da lesão direta do tecido, picadas e arranhões de animais constituem uma causa comum de infecções zoonóticas. Nos EUA, de acordo com as estimativas, ocorrem 4,5 milhões de mordidas de cães anualmente, das quais 900.000 resultam em infecção; por conseguinte, cerca de 1 em cada 72 pessoas é afetada. Exemplos de patógenos incluem *Capnocytophaga canimorsus*, a partir de mordidas de cães, e *Pasteurella multocida* e *Bartonella henselae*, o agente etiológico da doença da arranhadura do gato, a partir de mordidas de gatos. Em algumas regiões do mundo, a raiva endêmica é alarmante.

Talvez as mais conhecidas sejam as zoonoses transmitidas por picadas de artrópodes, como mosquitos, moscas ou carrapatos e ácaros. As infecções virais zoonóticas transmitidas por vetores incluem o vírus do Nilo ocidental, o vírus da encefalite equina do leste, o vírus Hendra, entre outros. *P. knowlesi*, *B. microti*, *Leishmania* spp. e *Trypanosoma* spp. são exemplos de infecções por protozoários zoonóticos transmitidas por vetores. A *Leishmania* está associada a epidemias (799.000 casos em 2016) no sul da Ásia, norte da África e América do Sul. *Trypanosoma brucei rhodesiense* e *T. brucei gambiense*, os agentes da tripanossomíase africana e da doença do sono humana, são transmitidos pela picada de moscas-tsé-tsé na África; em 2016, houve quase 11,5 milhões de novos casos. Os carrapatos e os ácaros são os vetores mais importantes de doença zoonótica no mundo desenvolvido. Nos EUA, no período de 2012 a 2016, 217.000 de 242.000 (90%) casos notificados de zoonose transmitida por vetores foram atribuídos a infecções transmitidas por carrapatos, particularmente *B. burgdorferi* (Figura 312.2); estudos recentes fornecem evidências de que o número real de infecções por *B. burgdorferi* seja mais de 10 vezes aquele relatado. Em todo o mundo, os carrapatos, os piolhos e os ácaros também constituem causas significativas, porém pouco reconhecidas de zoonoses bacterianas transmitidas por vetores. Exemplos de doenças zoonóticas bacterianas transmitidas por vetores negligenciadas incluem a borreliose, febre recorrente transmitida por carrapatos e piolhos; as riquetsioses do grupo da febre maculosa, transmitidas principalmente por carrapatos de corpo duro (ixodídeos); e as riquetsioses do grupo do tifo, transmitidas por pulgas e piolhos. O tifo rural, que é causado pela riquétsia *Orientia tsutsugamushi* e transmitido pela larva de um ácaro trombiculídeo, ocorre em grande parte da Ásia e Oceania e, agora, está emergindo na África e na América do Sul; estima-se que seja responsável por até 1 milhão de infecções a cada ano em todo o mundo.[10]

Muitas infecções zoonóticas importantes são adquiridas pelo consumo de água ou alimentos contaminados. A lista de possíveis agentes patogênicos é vasta e inclui vírus (como o vírus da hepatite E); príons (como a encefalopatia espongiforme bovina); bactérias (como *Salmonella*, *Campylobacter*, *Listeria* e *Brucella*); protozoários (como *Cyclospora*, *Cryptosporidium*,[11] *Toxoplasma* e *Giardia*); e helmintos (como *Taenia*, *Trichinella*, *Opisthorchis* e *Clonorchis*).

MANIFESTAÇÕES CLÍNICAS

As manifestações clínicas das zoonoses são tão variáveis quanto as das infecções não zoonóticas. Os sinais e sintomas podem ser referentes à pele, ao sistema digestório, sistema respiratório, sistema nervoso central, sistema musculoesquelético ou órgãos principais, como fígado, rins e coração; as infecções zoonóticas também podem se manifestar com febre indiferenciada, sepse ou síndromes semelhantes ao choque tóxico. Para as manifestações clínicas associadas a agentes zoonóticos específicos ou síndromes, devem-se consultar os capítulos específicos que tratam de cada um deles. Embora a maioria das zoonoses seja adquirida localmente, a identificação precoce exige uma anamnese abrangente, incluindo possíveis exposições a animais e viagens domésticas e internacionais.

DIAGNÓSTICO

A diferenciação das doenças zoonóticas das não zoonóticas é complexa e representa um desafio, porém inclui, com frequência, as mesmas abordagens diagnósticas gerais. É fundamental obter detalhes suficientes da anamnese que possam sugerir uma exposição zoonótica e o seu tipo específico. A aquisição de informações sobre a exposição potencial a animais precisa ser minuciosa e deve incluir ocupação, viagens, lazer e animais de estimação (p. ex., répteis, pássaros exóticos). Deve-se indagar sobre viagens para áreas suburbanas e rurais, onde geralmente os carrapatos são mais prevalentes, bem como sobre viagens internacionais. É preciso perguntar sobre possíveis contatos diretos ou indiretos com animais, incluindo mordidas e arranhaduras, bem como exposição a vetores associados a infecções zoonóticas. Por fim, deve-se perguntar sobre a ingestão de tipos específicos de alimentos associados a zoonoses transmitidas por alimentos, como laticínios não pasteurizados associados a *Brucella* e *Listeria*.

É importante efetuar um cuidadoso exame físico, incluindo avaliação completa da pele à procura de exantema, escaras, úlceras ou outras lesões. Exames gerais de laboratório e exames de imagem, quando solicitados, podem fornecer dados adicionais. Dependendo do agente suspeito específico, a confirmação da etiologia pode exigir a realização de hemocultura, esfregaço de sangue, sorologia em amostras de fase aguda e convalescente para documentar uma elevação de quatro vezes nos títulos de anticorpos e/ou teste molecular. A notificação compulsória é necessária no caso de

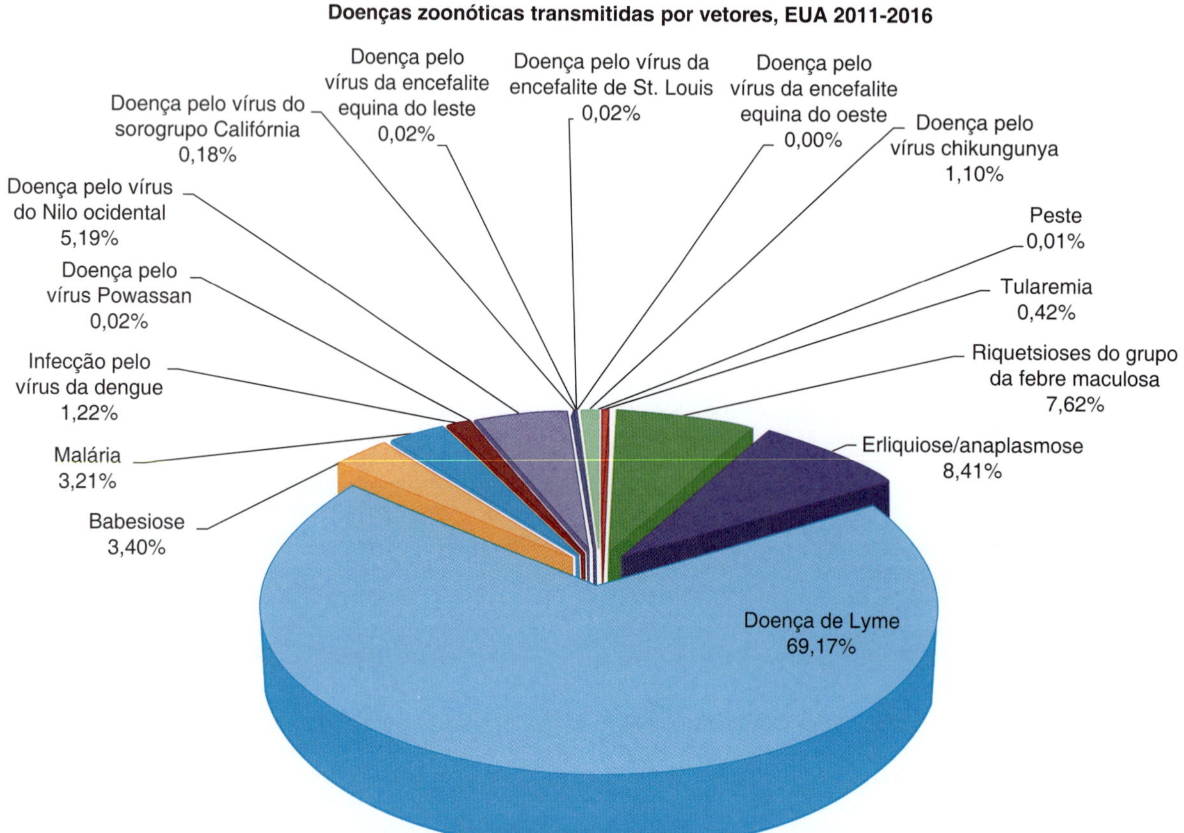

FIGURA 312.2 **Proporção de zoonoses transmitidas por vetores por agente patogênico, conforme notificado aos Centers for Disease Control and Prevention nos EUA, entre 2011 e 2016; *N* = 286.017 casos.** (Dados das referências 9 a 14.)

alguns agentes para proteger a saúde pública.[12] Alguns exames estão apenas disponíveis em grandes laboratórios de referência ou nos U.S. Centers for Disease Control and Prevention.

TRATAMENTO

Por mais diversificadas que sejam, as zoonoses têm tratamentos específicos, com base na identificação do agente etiológico. Essas informações são fornecidas com detalhes nos capítulos pertinentes deste livro.

PREVENÇÃO

A prevenção das doenças zoonóticas exige o uso de proteção pessoal (lavagem das mãos frequente, uso de luvas e desinfetantes) para evitar o contato direto com animais infectados; a aplicação de repelentes de insetos para minimizar a exposição a vetores e suas picadas; e evitar o consumo de carnes mal cozidas, laticínios não pasteurizados, frutos do mar crus e água de torneira em áreas do mundo onde o saneamento é inadequado. Para algumas doenças, dispõe-se de vacinas, e os indivíduos com risco decorrente da ocupação (como fazendeiros, veterinários, trabalhadores florestais, pessoas que trabalham em laboratórios de microbiologia), ao lazer ou a viagens para áreas endêmicas devem ser vacinados. Quando possível, os animais de estimação e animais domésticos de fazenda também devem ser vacinados. Os indivíduos imunocomprometidos que são hospedeiros potenciais precisam ser particularmente cuidadosos.

Por fim, alguns patógenos justificam o isolamento do paciente para evitar a disseminação. Historicamente, essa lista inclui vírus da febre hemorrágica, hantavírus, raiva, coronavírus da síndrome respiratória aguda grave (SARS) e da síndrome respiratória do Oriente Médio (MERS) e antraz; entretanto, a lista cresceu, e unidades de biocontenção podem ser cada vez mais necessárias em hospitais de cuidados terciários.

Foi argumentado que serão necessárias análises mais sofisticadas para calcular o impacto econômico das doenças infecciosas emergentes, cuja maioria é de etiologia zoonótica, de modo a fornecer uma base racional e justificativa para as políticas de saúde global e estratégias de mitigação que no futuro deverão ser implementadas, com despesas consideráveis. Exemplos dessas estratégias globais que foram propostas como tendo alto impacto na prevenção de infecções zoonóticas são a implementação de controles sobre o comércio e o consumo de animais selvagens; a identificação de conversões do uso da terra que mais provavelmente levam ao surgimento de zoonoses; e programas de vigilância global direcionados para a identificação dos novos patógenos de potencial zoonótico antes de sua emergência.[13]

PROGNÓSTICO

O prognóstico das zoonoses é altamente variável e depende do agente específico e da doença. Entretanto, algumas zoonoses apresentam taxas elevadas de fatalidade de casos.

REFERÊNCIAS BIBLIOGRÁFICAS

As referências bibliográficas, bem como os outros materiais suplementares deste livro, encontram-se no GEN-IO, nosso ambiente virtual de aprendizagem.

313 ACTINOMICOSE

ITZHAK BROOK

DEFINIÇÃO

A actinomicose é uma infecção bacteriana subaguda a crônica incomum, que induz inflamação tanto supurativa quanto granulomatosa. A doença caracteriza-se por edema localizado com supuração, formação de abscessos, fibrose tecidual e trajetos fistulosos. A infecção dissemina-se por contiguidade e, com frequência, forma fístulas que eliminam "grânulos de enxofre" característicos, mas não patognomônicos. As infecções das regiões oral e cervicofacial são as mais comuns, porém qualquer parte do corpo pode ser infectada, incluindo as regiões torácica, abdominal e pélvica, além do sistema nervoso central (SNC). A doença musculoesquelética, cutânea ou disseminada é rara, porém ocorre. Algumas vezes, a actinomicose simula outras doenças, particularmente neoplasia maligna.[1]

O patógeno

Os actinomicetos do gênero *Actinomyces, Propionibacterium* e *Bifidobacterium* são os principais patógenos. Entretanto, 98 a 99% das actinomicoses são causadas por espécies de bactérias anaeróbias ou microaerofílicas não formadoras de esporos do gênero *Actinomyces*, família Actinomycetaceae, ordem Actinomycetales. Das 30 espécies de *Actinomyces*, oito podem causar doenças nos seres humanos: *A. israelii, A. gerencseriae* (anteriormente conhecido como *A. israelii* do sorotipo II), *A. odontolyticus, A. naeslundii, A. meyeri, A. viscosus, A. pyogenes* e *A. georgiae* estritamente anaeróbios. *Actinomyces israelii* é a espécie mais comum que provoca doença em seres humanos. *Propionibacterium propionicum* (anteriormente conhecido como *Arachnia propionica*) e *B. dentium* (anteriormente conhecido como *A. eriksonii*) também estão associados a infecções clinicamente indistinguíveis.[2] Os microrganismos são bacilos gram-positivos filamentosos, ramificados, pleomórficos, anaeróbios não álcool-acidorresistentes ou microaerofílicos e não formadores de esporos. Os microrganismos do gênero *Actinomyces* são bactérias fastidiosas, que exigem meios de cultura enriquecidos; um ambiente com 6 a 10% de CO_2 pode ajudar no seu crescimento, que leva de 2 a 3 semanas em cultura. As infecções por *Actinomyces* são, em sua maioria, polimicrobianas e envolvem outras bactérias aeróbias e anaeróbias. Os isolados de ocorrência concomitante mais comuns dependem do local de infecção e incluem: *Actinobacillus actinomycetemcomitans, Aggregatibacter aphrophilus, Eikenella corrodens, Bacteroides, Fusobacterium, Capnocytophaga*, estreptococos aeróbios e anaeróbios, *Staphylococcus* e família Enterobacteriaceae.

EPIDEMIOLOGIA

As espécies dos *Actinomyces* são membros da flora endógena das mucosas da cavidade oral, do sistema digestório inferior, dos brônquios e do sistema genital feminino. Não foi documentado nenhum reservatório ambiental externo, como solo ou palha, e tampouco foi demonstrada a transmissão interpessoal de espécies patogênicas de *Actinomyces*. Embora possa ocorrer infecção em todas as faixas etárias, ela raramente é observada em crianças ou pacientes com mais de 60 anos. A maioria dos casos é encontrada em indivíduos nas décadas médias da vida. Na maioria das séries, foi relatada uma razão entre homem e mulher de 3:1. A explicação para essa proporção reside na maior prevalência de higiene oral precária e em traumatismo oral nos homens. Nos EUA, a incidência anual relatada é de menos de 100 casos. Todavia, em virtude da natureza fastidiosa do microrganismo, muitos casos não são diagnosticados, e a verdadeira incidência é, provavelmente, muito maior.

BIOPATOLOGIA

As espécies de *Actinomyces* são agentes de baixa patogenicidade e exigem a ruptura da barreira mucosa para causar doença. Em geral, a actinomicose ocorre em indivíduos imunocompetentes, mas pode acometer pacientes com diminuição das defesas do hospedeiro. Os fatores de risco incluem esteroides, bifosfonatos, leucemia tratada com quimioterapia, vírus da imunodeficiência humana (HIV), alcoolismo, receptores de transplante de pulmão e rim, além de lesão tecidual local causada por traumatismo, cirurgia recente ou irradiação. As doenças oral e cervicofacial estão comumente associadas a cáries dentárias e extrações, gengivite e traumatismo gengival, infecção da dentição secundária em erupção, tonsilite crônica, otite ou mastoidite, diabetes melito, imunossupressão, imunodeficiência, desnutrição e doença neoplásica. Em geral, surgem infecções pulmonares após aspiração de secreções orofaríngeas ou gastrintestinais; essas infecções têm sido relatadas em pacientes com doenças pulmonares subjacentes, como enfisema, bronquite crônica e bronquiectasia. A infecção gastrintestinal ocorre com frequência, após perda da integridade da mucosa, como cirurgia, traumatismo, corpos estranhos, apêndice perfurado ou diverticulite, neoplasias e cirurgia do cólon de emergência. O uso prolongado (> 2 anos) de dispositivos intrauterinos (DIU) aumenta o risco de desenvolvimento de actinomicose do sistema genital feminino.

Outras espécies de bactérias que frequentemente são copatógenos com espécies de *Actinomyces* podem contribuir na disseminação da infecção ao inibir as defesas do hospedeiro e reduzir a tensão de oxigênio local. Quando o microrganismo já está estabelecido localmente, ele pode se disseminar de maneira progressiva para os tecidos adjacentes. A infecção tende a se propagar sem considerar as barreiras anatômicas, incluindo planos fasciais e canais linfáticos. O resultado consiste em infecção supurativa e endurecida crônica (habitualmente com trajetos fistulosos e fibrose, em particular na infecção pélvica e abdominal). As paredes fibróticas da massa antes da supuração são de natureza "lenhosa" e podem ser confundidas com neoplasia. A disseminação hematogênica pode ser fulminante, porém é rara.

As espécies de *Actinomyces* crescem em agrupamentos microscópicos ou macroscópicos de filamentos emaranhados, circundados por neutrófilos. Com frequência, são observados plasmócitos e células gigantes multinucleadas nas lesões, assim como grandes macrófagos com citoplasma espumoso ao redor de centros purulentos. Quando visíveis, esses agrupamentos, conhecidos como grânulos de enxofre (originalmente denominados drusas), são de cor amarelo-pálida e exsudam através dos trajetos fistulosos. Constituídos por agregados de microrganismos e fosfato de cálcio, esses grânulos (1 a 2 mm de diâmetro) são circundados por uma loculação purulenta central. Os centros exibem propriedade de coloração basofílica, com raios eosinofílicos que terminam em "clavas" piriformes. Pode haver 1 a 6 grânulos por loculação, e pode-se verificar a presença de até 50 loculações em uma lesão. Além disso, podem-se observar células gigantes com múltiplos centros.

MANIFESTAÇÕES CLÍNICAS

Os médicos precisam estar atentos para as manifestações clínicas típicas, como actinomicose cervicofacial após foco de infecção dental, actinomicose pélvica em mulheres com DIU e actinomicose pulmonar em tabagistas com higiene dental precária.[3,4]

Cervicofacial

A infecção cervicofacial constitui a manifestação mais comum da actinomicose (Figura 313.1).[5,6] Em geral, é odontogênica e evolui de maneira crônica ou subaguda, como tecido mole indolor ou doloroso, que se caracteriza por edema ou massa lentamente progressivos e não hipersensíveis, acometendo a região submandibular ou paramandibular. Entretanto, também pode haver acometimento dos espaços submentual e retromandibular, da articulação temporomandibular, das bochechas, do queixo e da parte superior da mandíbula. A massa pode ter consistência lenhosa, em decorrência da fibrose tecidual. Dependendo da composição da flora sinérgica concomitante, o início da actinomicose pode ser agudo, subagudo ou crônico. Quando *Staphylococcus aureus* ou os estreptococos beta-hemolíticos estão envolvidos, a manifestação inicial pode consistir em abscesso doloroso agudo ou celulite flegmonosa. A dor e o trismo podem ser desproporcionais ao grau de inflamação aparente. A forma crônica da doença constitui a apresentação mais comum e caracteriza-se por infiltração indolor e endurecimento azulado ou avermelhado que, em geral, progride para formar múltiplos abscessos e tratos fistulosos que drenam pus que pode conter grânulos de enxofre em até 25% dos casos. Também pode haver infecção periapical, trismo, dispneia disfagia, febre, dor e leucocitose. A infecção pode estender-se até a artéria carótida, a língua,[7] os seios paranasais, as orelhas, a mastoide, a órbita, as glândulas salivares, a faringe, o músculo masseter, a tireoide, a laringe, a traqueia ou o tórax. O osso (mais comumente a mandíbula) pode ser invadido a partir do tecido mole adjacente, resultando em periostite e osteomielite. A infecção da coluna cervical ou de ossos do crânio pode levar ao empiema subdural e invasão do SNC. O diagnóstico diferencial inclui tuberculose (escrófula), infecções fúngicas, nocardiose, infecções supurativas causadas por outros microrganismos e neoplasias.

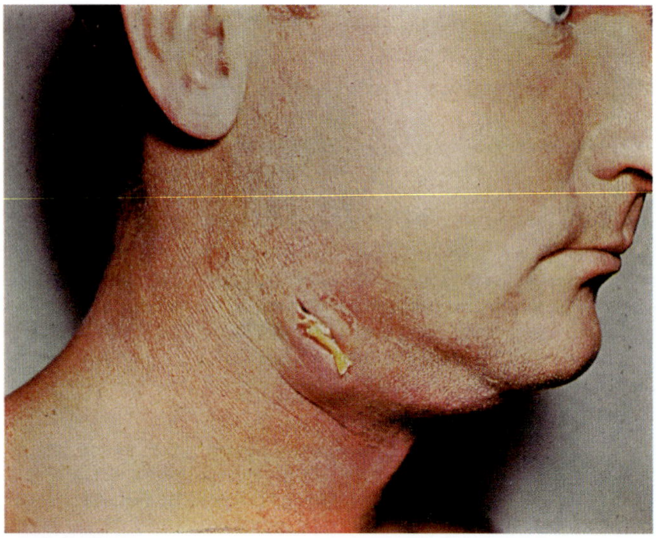

FIGURA 313.1 Actinomicose da mandíbula, observada no Letterman General Hospital, São Francisco, Califórnia, em um sargento que perfurou o assoalho da boca ao palitar os dentes. (Cortesia de Office of Medical History, Office of the Surgeon General, U.S. Army.)

Torácica

A actinomicose torácica é um processo indolente e lentamente progressivo, que acomete o parênquima pulmonar e o espaço pleural. Essa forma é responsável por 15 a 30% dos casos de actinomicose e é causada pela aspiração de material infeccioso da orofaringe e, raramente, após perfuração esofágica, por extensão no mediastino a partir do pescoço, por disseminação a partir de um foco abdominal ou por disseminação hematogênica para o pulmão. A infecção pode se disseminar a partir de um foco pneumônico através das fissuras do pulmão, acometendo a pleura e a parede torácica, com formação final de fístula e drenagem contendo grânulos de enxofre (Figura 313.2). O mediastino, o endocárdio e o pericárdio dificilmente podem ser também afetados. Raramente são

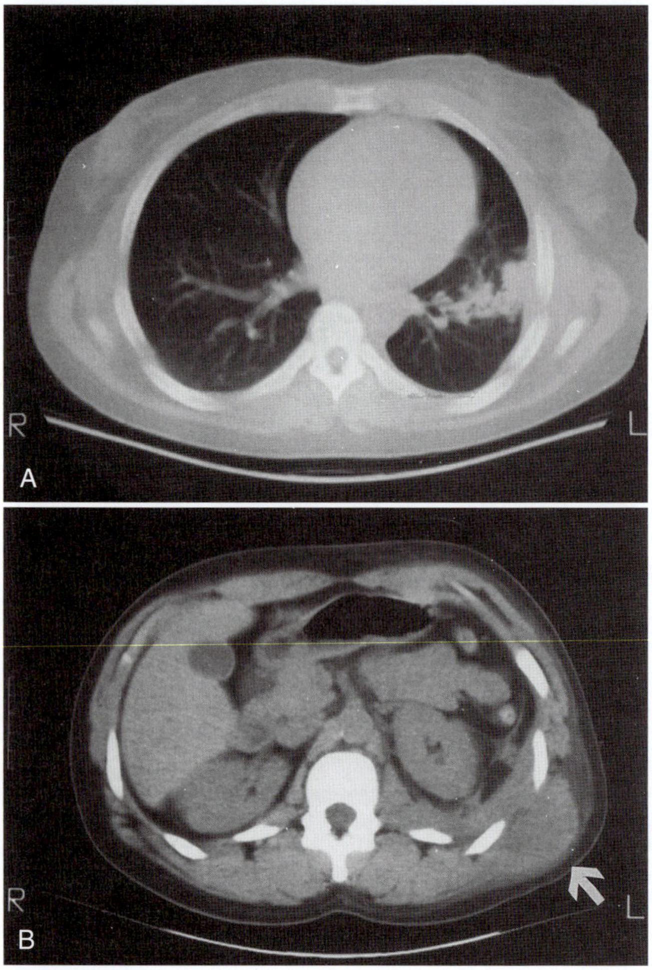

FIGURA 313.2 Tomografia computadorizada do tórax de mulher de 43 anos com actinomicose pulmonar. A. Há consolidação do pulmão, com espessamento da pleural adjacente à doença parenquimatosa. **B.** Abscesso que se estende na mama esquerda e inferiormente ao sulco costofrênico, até o retroperitônio e na parede abdominal lateral (*seta*).

encontrados grânulos no escarro. A incidência dessa complicação, bem como a destruição das vértebras torácicas e costelas adjacentes, declinou na era dos antimicrobianos.

As queixas de pacientes com actinomicose torácica são inespecíficas. As mais comuns consistem em dor torácica, tosse produtiva, dispneia, perda de peso e febre. A anemia, a leucocitose leve e a elevação da velocidade de hemossedimentação são relativamente comuns. Com frequência, obtém-se uma história de doença pulmonar subjacente, e raramente os pacientes são examinados no início com infecção no estágio inicial. A lesão pulmonar consiste em lesão expansiva ou pneumonite, podendo assemelhar-se à tuberculose, particularmente quando ocorre formação de cavidade; ou à blastomicose, que pode destruir as costelas posteriormente, mas que raramente forma trajetos fistulosos. A nocardiose, o aspergiloma, o carcinoma broncogênico, a criptococose, a pneumonia por aspiração e o linfoma também podem simular a actinomicose torácica.[8] É comum a ocorrência de espessamento pleural, derrame ou enfisema.

Abdominal

A actinomicose abdominal responde por aproximadamente 20% de todos os casos de actinomicose. Trata-se de um processo inflamatório localizado e crônico, que pode surgir semanas, meses ou anos após a perda da integridade da mucosa gastrintestinal por cirurgia, câncer ou traumatismo. Pode ocorrer também extensão a partir do tórax, da pelve ou por meio de disseminação hematogênica.[9] A região ileocecal é acometida com mais frequência (habitualmente após perfuração do apêndice), com formação de lesão expansiva. A infecção estende-se lentamente para os órgãos contíguos, em particular para o fígado, e pode acometer tecidos retroperitoneais, a coluna vertebral ou a parede abdominal. A disseminação hepática, renal ou esplênica é uma complicação incomum. Pode haver formação de trajetos fistulosos persistentes, e os que envolvem a região perianal podem simular a doença de Crohn (ver Capítulo 132) ou a tuberculose (ver Capítulo 308). A fibrose extensa das lesões actinomicóticas, reconhecidas pelo examinador como massas, sugere frequentemente a existência de um tumor. Um achado frequente na tomografia computadorizada (TC) é a presença de massa infiltrativa com realce heterogêneo denso do meio de contraste. Os sinais e sintomas constitucionais são inespecíficos, e os mais comuns consistem em febre, diarreia ou constipação intestinal, perda de peso, náuseas, vômitos, dor e sensação de massa.

Pélvica

A infecção pélvica é observada em pacientes com uso prolongado de DIU e também pode ocorrer em consequência de extensão de uma infecção intestinal, comumente a partir de doença ileocecal indolente.[10] As manifestações podem variar desde corrimento vaginal crônico até doença inflamatória pélvica com abscessos tubo-ovarianos ou massas pseudomalignas. Em geral, as pacientes apresentam sangramento ou corrimento vaginal anormal, dor abdominal ou pélvica, menorragia, febre e perda de peso.

A endometrite constitui a forma mais precoce da infecção, seguida de abscessos tubo-ovarianos. Pode ocorrer também extensão para o útero, a bexiga, o reto, a parede abdominal, o peritônio, os ossos pélvicos, o tórax e a circulação sistêmica.

Sistema nervoso central

As infecções no SNC são muito raras e, em geral, manifestam-se como um único ou vários abscessos cerebrais encapsulados,[11] que aparecem como lesões com realce em anel, com parede espessa que pode ser irregular ou nodular na TC contrastada. Não há características que possam distinguir facilmente a actinomicose de outras causas de abscessos cerebrais crônicos. Raramente, são encontradas lesões nodulares ou expansivas, denominadas *actinomicetomas* ou *granulomas actinomicóticos*.[12] Os achados mais comuns consistem em cefaleia e sinais neurológicos focais. As infecções actinomicóticas do SNC ocorrem, em sua maioria, a partir de disseminação hematogênica de um foco primário distante; todavia, ocorre também extensão direta da doença cervicofacial. A formação de fístula não constitui uma característica da doença do SNC. A meningite causada por *Actinomyces* é crônica e de localização basilar; a pleocitose do líquido cerebrospinal é habitualmente linfocítica. Por conseguinte, pode ser diagnosticada de modo incorreto como meningite tuberculosa. A meningite da actinomicose é caracteristicamente uma paquimeningite que envolve espessamento da dura-máter.[13] A extensão para o espaço epidural ou subdural, bem como para o espaço epidural da coluna vertebral, também pode ocorrer a partir de focos adjacentes.

DIAGNÓSTICO

Os exames microbiológicos e patológicos apropriados são essenciais para o estabelecimento do diagnóstico. Um alto índice de suspeita deve ser comunicado ao laboratório de microbiologia, juntamente com material de fístulas, de aspiração profunda com agulha ou de amostras de biopsia. A aspiração por agulha guiada por TC ou ultrassonografia pode ser utilizada para obter uma amostra de biopsia. É importante evitar a contaminação da amostra pela flora normal e a administração de terapia antimicrobiana antes da obtenção de uma amostra. É necessário efetuar uma cultura para anaeróbios, e não se dispõe de meios seletivos para restringir o sobrecrescimento da microflora associada em relação ao *Actinomyces* de crescimento lento. A presença no pus ou em amostras de tecido de microrganismos gram-positivos não álcool-acidorresistentes com ramificação filamentosa sugere o diagnóstico. Os aspectos morfológicos característicos dos grânulos de enxofre são úteis. Em cortes histológicos corados pela hematoxilina e eosina, eles consistem em massas basofílicas redondas ou ovais, com um arranjo de clavas terminais eosinofílicas que se irradiam. Entretanto, as espécies de *Actinomyces* raramente são visíveis em cortes corados pela hematoxilina e eosina; a visualização é facilitada por corantes especiais, como metenamina de prata de Gomori, ácido *p*-aminossalicílico, McCallen-Goodpasture e Brown-Brenn. Recomenda-se a obtenção de múltiplas amostras de biopsia em diferentes níveis do tecido para melhorar o diagnóstico histopatológico. Os grânulos precisam ser diferenciados de estruturas semelhantes que algumas vezes são produzidas em infecções causadas por *Nocardia, Monosporium, Cephalosporium, Staphylococcus* (botriomicose) e outros microrganismos. Em geral, *Actinomyces* e *Arachnia* podem ser diferenciados de outros anaeróbios gram-positivos pela velocidade de seu crescimento (lento), pela produção de catalase (negativo, com exceção de *A. viscosus*) e pela detecção por cromatografia gás-líquido dos ácidos acético, láctico e succínico produzidos em caldo de glicose-levedura-peptona. A coloração específica com teste de anticorpo monoclonal conjugado com fluorescência, a espectrometria de massa com ionização e dessorção a *laser* assistida por matriz-tempo de voo e métodos moleculares podem ser utilizados, porém essas técnicas não estão prontamente disponíveis em laboratórios de microbiologia clínica.

Os métodos de imagem, como radiografia convencional, TC e ressonância magnética, não fornecem um diagnóstico específico, mas permitem uma definição mais acurada das dimensões e da extensão da infecção.

TRATAMENTO

Normalmente, a terapia antimicrobiana prolongada (*i. e.*, 6 a 12 meses) tem sido recomendada para pacientes com todas as formas clínicas de actinomicose para prevenir a recrudescência da doença. Entretanto, recomenda-se a individualização dos ciclos de tratamento, visto que a duração da terapia depende da carga inicial da doença, do local de infecção e da resposta clínica e radiológica. Indica-se uma drenagem adequada na presença de abscessos.

A penicilina G constitui o fármaco de escolha no tratamento da infecção causada por qualquer espécie de *Actinomyces*. É administrada em altas doses durante um período prolongado, visto que a infecção tende a sofrer recorrência. Pode-se esperar que a maior parte das infecções de localização profunda respondam à penicilina G intravenosa, na dose de 18 a 24 milhões de unidades/dia, administrada por 2 a 6 semanas, seguida de fenoxipenicilina oral, na dose de 2 a 4 g/dia. Algumas semanas adicionais de terapia com penicilina oral podem ser suficientes para a doença cervicofacial não complicada; os casos complicados e a doença pulmonar ou abdominal extensa podem exigir tratamento durante 12 a 18 meses. Há poucas evidências de resistência adquirida de *Actinomyces* à penicilina G durante a terapia prolongada. A combinação de uma penicilina (*i. e.*, amoxicilina, piperacilina) e de um inibidor da betalactamase (*i. e.*, clavulanato, tazobactam) oferece a vantagem de uma cobertura contra copatógenos aeróbios e anaeróbios resistentes à penicilina.[14] Outros antibióticos de primeira linha incluem a amoxicilina, a tetraciclina, a eritromicina e a clindamicina. A ceftriaxona, o imipeném e as fluoroquinolonas também têm sido utilizados com sucesso. O metronidazol, os aminoglicosídeos, a oxacilina e a cefalexina não são efetivos. O teste de sensibilidade a antimicrobianos *in vitro* para *Actinomyces* é difícil, e os resultados podem não ser preditivos de efeitos antimicrobianos *in vivo*.

Não foi estabelecida a necessidade de utilizar a terapia antimicrobiana combinada para erradicar os microrganismos que são isolados em associação ao *Actinomyces*. Em uma série, foi obtida um cura clínica e microbiológica em mais de 85% dos casos de actinomicose cutânea com amoxicilina/ácido clavulânico, 875/125 mg VO, 2 vezes/dia, por até 12 semanas.[15] Entretanto, como muitos desses microrganismos são patógenos conhecidos, o tratamento é habitualmente adequado, particularmente nas infecções da parte inferior do abdome. Em alguns casos, a remoção cirúrgica do tecido infectado também pode ser necessária, particularmente na presença de tecido necrótico extenso ou fístulas, quando não é possível excluir a possibilidade de doença maligna e quando grandes abscessos não podem ser drenados por aspiração percutânea. Se houver sintomas bem definidos relacionados com o uso de DIU, e se o esfregaço de Papanicolaou demonstrar a presença de *Actinomyces* por meio de anticorpo específico marcado por fluorescência, o DIU deve ser retirado. Pode-se indicar a administração de agentes antimicrobianos por um período de 2 semanas. As infecções mais graves exigem tratamento prolongado.

PROGNÓSTICO

A disponibilidade de terapia antimicrobiana melhorou acentuadamente o prognóstico de todas as formas de actinomicose. No momento atual, as taxas de cura são altas, e nem a deformidade nem a morte são comuns.

REFERÊNCIAS BIBLIOGRÁFICAS

As referências bibliográficas, bem como os outros materiais suplementares deste livro, encontram-se no GEN-IO, nosso ambiente virtual de aprendizagem.

314 NOCARDIOSE

FREDERICK S. SOUTHWICK

DEFINIÇÃO

A nocardiose refere-se às infecções causadas por espécies de *Nocardia*. Embora a pneumonia seja mais comum, *Nocardia* também pode infectar o sistema nervoso central (SNC) e a pele. Com menos frequência, esse microrganismo pode se disseminar por todo o corpo. Em geral, essas infecções ocorrem em pacientes com imunidade deficiente.

Etiologia

As espécies de *Nocardia* são bacilos gram-positivos aeróbios delgados, que formam filamentos ramificados.[1] As bactérias coram-se de modo irregular e têm aparência de rosário na coloração de Gram. A definição das espécies de *Nocardia* têm sido problemática. A classificação original baseava-se na capacidade do microrganismo de utilizar nutrientes específicos e de decompor substratos, como adenina, caseína, ureia, gelatina e xantina. Entretanto, o sequenciamento gênico e a hibridização DNA-DNA possibilitaram a definição atual da verdadeira taxonomia.[2] A espécie denominada *N. asteroides* era previamente descrita como causa mais comum de doença humana. Todavia, essas bactérias foram, em sua maioria, identificadas de modo incorreto pelos padrões atuais. O número de espécies que causam doença humana é grande e inclui *N. abscessus*, complexo *N. brevicatena/paucivorans*, complexo *N. nova*, complexo *N. transvalensis*, *N. farcinica*, *N. cyriacigeorgica*, *N. otitidiscaviarum*, *N. veterana*, *N. brasiliensis* e *N. pseudobrasiliensis*.

EPIDEMIOLOGIA

As espécies de *Nocardia* são ubíquas e originam-se principalmente no solo. Apesar de serem encontradas em todo o ambiente, elas raramente provocam infecções sintomáticas nos seres humanos. Como a nocardiose não é uma doença de notificação compulsória, sua frequência é, em grande parte, desconhecida. A incidência anual foi estimada em 0,4 em 100.000. O risco de infecção sintomática por *Nocardia* é bastante aumentado (estimado em 140 a 340 vezes) em indivíduos imunocomprometidos, incluindo pacientes tratados com agentes imunossupressores após transplante de medula óssea ou de órgãos sólidos[3] e pacientes com síndrome da imunodeficiência adquirida (AIDS). Os corticosteroides são os agentes imunossupressores mais frequentes associados à nocardiose.[4] Todavia, foram também relatados casos em pacientes tratados com anticorpo antifator de necrose tumoral α (infliximabe) e com outros imunossupressores.[5] É importante ter em mente que a profilaxia com sulfametoxazol-trimetoprima nem sempre protege contra *Nocardia*. Outros grupos de risco incluem pacientes com câncer, doença de Cushing, doença granulomatosa crônica e disgamaglobulinemia. Pacientes com distúrbios pulmonares crônicos, particularmente com proteinose alveolar, também são mais suscetíveis a essa infecção. Em cerca de um terço dos pacientes com nocardiose, não é possível identificar nenhuma condição predisponente.

BIOPATOLOGIA

A maioria das espécies de *Nocardia* entra no hospedeiro pelo sistema respiratório ou, menos comumente, por inoculação na pele. As bactérias invasoras induzem uma resposta dos neutrófilos, que inibe o microrganismo, porém não o mata. As bactérias são fagocitadas por neutrófilos e macrófagos e ficam englobadas em um fagolisossomo delimitado por membrana. Nesse ambiente fechado, os neutrófilos e os macrófagos podem matar muitas espécies de bactéria por meio da síntese de superóxido e peróxido de hidrogênio. Entretanto, *Nocardia* pode sobreviver nesse ambiente hostil, produzindo superóxido dismutase, uma enzima que inativa esses subprodutos tóxicos do oxigênio. Além disso, as espécies de *Nocardia* produzem um ácido micólico, denominado fator corda, que inibe a fusão dos lisossomos com o compartimento fagolisossômico, impedindo que as proteases tóxicas e outros produtos antibacterianos alcancem as bactérias intracelulares. Os lipídios extraíveis da parede celular comprometem a fagocitose e inibem a morte das bactérias. Além dos neutrófilos e dos macrófagos, as imunidades celular e humoral também desempenham um papel na proteção do hospedeiro contra a invasão por *Nocardia*, o que explica a ampla gama de pacientes imunocomprometidos que correm risco aumentado de contrair a nocardiose.

MANIFESTAÇÕES CLÍNICAS

A nocardiose não têm características patognomônicas, e é comum haver um atraso no estabelecimento do diagnóstico.[6] A ausência de resposta da infecção pulmonar ou cutânea à antibioticoterapia convencional deve levantar a possibilidade de infecção por espécies de *Nocardia*. A possibilidade de nocardiose sempre deve ser considerada no paciente imunocomprometido.[7]

Nocardiose pulmonar

Cerca de dois terços dos pacientes com nocardiose apresentam infecção pulmonar.[8] Em geral, a doença pulmonar é de início subagudo, simulando uma infecção fúngica ou micobacteriana, e é mais frequentemente diagnosticada de modo incorreto como tuberculose. As queixas mais comuns consistem em tosse persistente, que produz escarro purulento, febre, anorexia e perda de peso. Menos comumente, os pacientes podem relatar dor torácica pleurítica e dispneia. A hemoptise é rara, mas pode desenvolver-se em pacientes com grandes lesões cavitárias. Em certas ocasiões, foi relatado o início agudo de pneumonia no hospedeiro imunocomprometido.

Infecção do sistema nervoso central

Cerca de 5% dos pacientes com infecção por *Nocardia* apresentam comprometimento do SNC. O abscesso cerebral multilocular constitui a manifestação mais comum do SNC e geralmente representa a disseminação bacteriana transitória do pulmão. Podem ocorrer lesões em qualquer região do encéfalo, e os sintomas dependem da localização. A cefaleia é a queixa inicial habitual e, com frequência, está localizada na área do abscesso. Os pacientes podem apresentar déficits neurológicos, bem como crises convulsivas. Os achados combinados de nódulo pulmonar na radiografia de tórax e lesão do SNC com realce anelar frequentemente são considerados de modo incorreto como carcinoma de pulmão metastático. Outros diagnósticos que devem ser considerados quando o hospedeiro imunocomprometido apresenta um foco tanto no pulmão quanto no SNC incluem a aspergilose disseminada e a toxoplasmose. A meningite é manifestação menos comum do SNC e, com frequência, está associada ao abscesso cerebral (40% dos casos de meningite). A contagem de células do LCS em geral revela um predomínio de neutrófilos, e a cultura do LCS pode ser positiva, particularmente se for mantida por um período prolongado.

Infecção cutânea

Em geral, a infecção cutânea é causada por *N. brasiliensis* e normalmente ocorre após uma solução de continuidade na pele, que é contaminada por solo. Foi relatada a ocorrência de doença cutânea em associação a traumatismo, ferida pós-operatória, picadas de insetos, arranhões em arbustos espinhosos ou até mesmo arranhadura de gatos. No início, observa-se a formação de uma pústula ou de um nódulo não flutuante moderadamente eritematoso no local de inoculação. O eritema, que pode se estender ao longo do sistema linfático, está associado à linfadenopatia hipersensível. Essa forma de infecção cutânea foi denominada doença *linfocutânea* ou *esporotricoide*. Manifestações cutâneas semelhantes são observadas em outras etiologias, incluindo doença da arranhadura do gato, tularemia, *Mycobacterium marinum* e esporotricose. No hospedeiro imunocomprometido, a infecção disseminada pode se manifestar por múltiplos nódulos elevados e eritematosos, e constitui um achado sombrio. Em regiões tropicais da América do Sul e da América Central, as espécies de *Nocardia* podem causar ulcerações e grandes lesões semelhantes a tumores, denominadas *micetomas*, que habitualmente acometem as pernas.

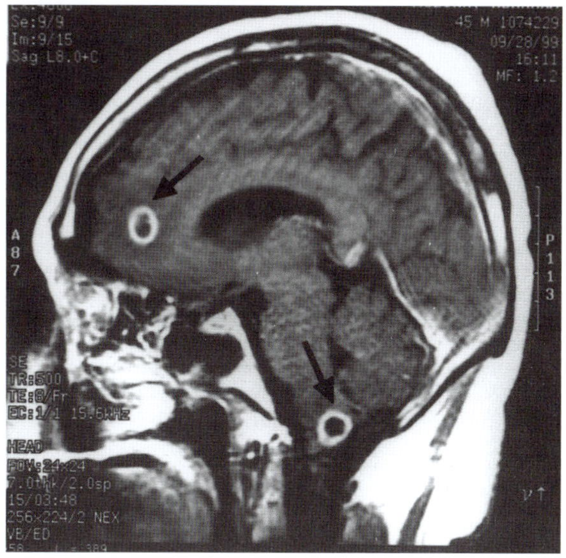

FIGURA 314.2 Múltiplas lesões cerebrais com realce de gadolínio (*setas*) causadas pela infecção por *Nocardia*.

DIAGNÓSTICO

Radiologia

Na doença pulmonar, os achados na radiografia de tórax são variáveis e, com mais frequência, são observados nódulos pulmonares ou lesões expansivas (Figura 314.1). Com menos frequência, ocorrem consolidação, lesões cavitárias com nível hidroaéreo, infiltrados intersticiais e derrames pleurais. A TC do tórax frequentemente demonstra áreas de baixa atenuação dentro das consolidações, múltiplos nódulos e extensão da infecção para a parede torácica. Pacientes com AIDS têm mais probabilidade de apresentar múltiplos nódulos pulmonares, lesões cavitárias e infiltrados dos lobos superiores. Em alguns pacientes, particularmente naqueles com função imune normal, pode ocorrer resolução do infiltrado. Entretanto, o paciente pode apresentar abscesso cerebral vários meses depois, em razão da disseminação transitória. Na infecção do SNC, as imagens de TC ou de ressonância magnética com contraste habitualmente mostram uma ou mais lesões com realce anelar (Figura 314.2). Os abscessos cerebrais causados por *Nocardia* são mais comumente multiloculados; nos demais aspectos, os achados radiológicos assemelham-se àqueles observados em outras causas bacterianas de abscesso cerebral. A tomografia por emissão de pósitrons não é útil na diferenciação do abscesso cerebral por *Nocardia* do tumor, visto que ambos apresentam captação aumentada.

Histopatologia

Em geral, são necessários procedimentos invasivos para o diagnóstico específico. Na infecção pulmonar, recomenda-se a broncoscopia com biopsia transbrônquica ou com agulha fina. O aspirado por agulha guiado por TC é o procedimento diagnóstico de escolha para o abscesso cerebral. Em geral, o exame histopatológico revela uma resposta inflamatória aguda, com predomínio de neutrófilos. Em geral, são encontrados abscessos micronodulares com formação capsular mínima. A coloração de Gram ou a coloração de Brown-Brenn revelam formas gram-positivas, ramificadas e em rosário. A morfologia é idêntica à do *Actinomyces*; entretanto, o alto conteúdo lipídico de sua parede celular frequentemente torna a *Nocardia* positiva na coloração álcool-acidorresistente modificada, enquanto as espécies de *Actinomyces* são negativas. Entretanto, a álcool-acidorresistência pode ser variável quando são coradas colônias de *Nocardia* obtidas de culturas e não é confiável para amostras clínicas diretas.

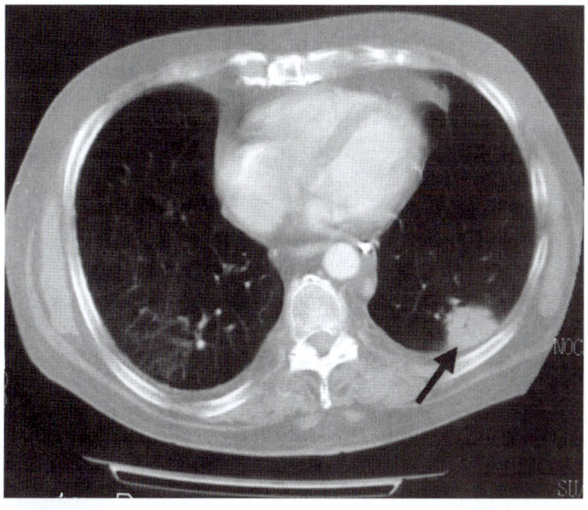

FIGURA 314.1 Tomografia computadorizada do tórax mostrando uma lesão pulmonar nodular periférica (*seta*) causada pela infecção por *Nocardia*.

Cultura

O isolamento do microrganismo em cultura proporciona um diagnóstico definitivo em amostras de aspirado por agulha de abscesso cerebral, e um diagnóstico presuntivo quando os microrganismos crescem a partir de amostras respiratórias e cutâneas. *Nocardia* cresce melhor em condições aeróbias, com 5 a 10% de dióxido de carbono. Como os microrganismos crescem lentamente em ágar-sangue, levando 3 a 5 dias para formar colônias, pode haver sobrecrescimento de outros microrganismos. Quando há suspeita de *Nocardia*, o laboratório clínico deve ser notificado para possibilitar o uso de meios seletivos e incubação prolongada.[9] O sequenciamento gênico do RNA ribossômico 16S possibilita a rápida determinação da espécie dos isolados.[10] Deve-se efetuar sempre um teste de sensibilidade a antibióticos para orientar a terapia de escolha.

TRATAMENTO

Em razão da raridade da nocardiose, não foram realizados ensaios clínicos prospectivos de tratamento, e todas as recomendações baseiam-se em estudos retrospectivos e em testes de sensibilidade *in vitro*. As sulfonamidas continuam sendo o tratamento de escolha para doença pulmonar e cutânea. O sulfametoxazol-trimetoprima administrado por via oral, em uma dose de 800/160 mg (1 comprimido de dupla concentração), 3 vezes/dia, é o esquema mais comumente utilizado em adultos. Quando pacientes com *Nocardia* disseminada e/ou no SNC são tratados apenas com sulfonamidas, a sobrevida é de menos de 50%. Uma das espécies mais comuns que causam doenças disseminadas, *N. farcinica*, também é uma das espécies mais comuns de *Nocardia* resistentes às sulfonamidas. Nessas condições mais graves, recomenda-se geralmente a terapia combinada,[12] e o esquema exato é orientado pelo teste de sensibilidade a antibióticos. Um esquema empírico recomendado é sulfametoxazol-trimetoprima 15 mg/kg/dia IV do componente trimetoprima em 2 a 4 doses fracionadas, amicacina (7,5 mg/kg a cada 12 horas) e ceftriaxona (2 g 2 vezes/dia) ou imipeném (500 mg, 4 vezes/dia). Em um estudo retrospectivo, pacientes que não responderam ao sulfametoxazol-trimetoprima apresentaram resposta ao imipeném, com ou sem amicacina. A linezolida (600 mg, 2 vezes/dia) foi utilizada com sucesso em um pequeno número de infecções do SNC. Entretanto, a terapia prolongada com esse fármaco pode resultar em toxicidade da medula óssea e justifica o monitoramento semanal das contagens hematológicas do sangue periférico. A fluoroquinolona mais recente, o moxifloxacino (400 mg/dia VO) demonstrou ter atividade contra várias cepas de *Nocardia*, incluindo *N. farcinica* e *N. brasiliensis*, e esse agente pode ser útil em pacientes que não conseguem tolerar as sulfonamidas; entretanto, foi relatada a ocorrência de recidiva. A minociclina (100 mg VO, 2 vezes/dia) e a amoxicilina-clavulanato (875/125 mg VO, 2 vezes/dia) são outros tratamentos alternativos potencialmente efetivos para *Nocardia*. Em razão da natureza intracelular da *Nocardia* e da velocidade lenta de crescimento dessas bactérias, é habitualmente necessário um tratamento antibiótico de 6 a 12 meses de duração no hospedeiro imunocomprometido e de 4 a 6 meses no hospedeiro normal para prevenir a recidiva.[13]

Além disso, para pacientes com abscesso cerebral ou abscessos subcutâneos, a drenagem cirúrgica e o uso de antibióticos são necessários para a cura.[14]

PROGNÓSTICO

A mortalidade global da nocardiose é de aproximadamente 25%. Em indivíduos saudáveis nos demais aspectos, a nocardiose pulmonar apresenta melhor prognóstico (mortalidade de 15%). A taxa de sobrevida é pior em pacientes com bacteriemia, pacientes com infecção aguda (sintomas de < 3 semanas), pacientes tratados com corticosteroides ou agentes citotóxicos, pacientes com doença disseminada acometendo dois ou mais órgãos não contíguos e pacientes com meningite.

REFERÊNCIAS BIBLIOGRÁFICAS

As referências bibliográficas, bem como os outros materiais suplementares deste livro, encontram-se no GEN-IO, nosso ambiente virtual de aprendizagem.

315 AGENTES ANTIFÚNGICOS SISTÊMICOS

DAVID A. STEVENS E DAVID W. DENNING

Dispõe-se de métodos para a realização de testes de sensibilidade a agentes antifúngicos *in vitro* como ferramentas padronizadas. Existe também uma variedade de ensaios para o monitoramento terapêutico do soro e outros líquidos corporais. À medida que são identificadas mais mutações comuns que induzem resistência, torna-se possível desenvolver métodos de rastreamento molecular capazes de detectar os genes de resistência em isolados clínicos, antes da obtenção dos resultados dos testes de sensibilidade. A prevalência crescente da resistência a fármacos[1] exige programas de manejo cuidadoso de agentes antifúngicos.[2]

ANTIFÚNGICOS AZÓIS

Mecanismo de ação

O anel azol confere atividade antifúngica a uma variedade de compostos orgânicos sintéticos. A *N*-substituição dos imidazóis criou uma família de fármacos denominados *triazóis*, que dispõem do mesmo mecanismo de ação dos imidazóis, um espectro de atividade semelhante ou mais amplo e de menor efeito sobre a síntese de esteróis nos seres humanos. Tanto os imidazóis quanto os triazóis inibem a C-14α desmetilação do lanosterol nos fungos, levando a uma redução das concentrações de ergosterol, que é essencial para a membrana citoplasmática normal dos fungos. Em alguns estudos, o principal fator farmacodinâmico para a resposta aos agentes antifúngicos triazóis tem sido a razão entre a exposição total ao fármaco (área sob a curva) e a concentração inibitória mínima (CIM). Tendo em vista sua interação com o sistema do citocromo P450 (CYP) e, em alguns casos, as bombas de glicoproteína P, os azóis, como classe, apresentam um grande número de interações medicamentosas, das quais apenas algumas serão discutidas aqui. Em qualquer paciente no qual se considera o uso de terapia com azóis, é preciso consultar a bula do medicamento para determinar qual ou quais das outras medicações do paciente podem resultar em interação medicamentosa significativa.

Os triazóis mais novos contêm propriedades que os tornam preferíveis ao cetoconazol.[3] Essas propriedades incluem não apenas uma menor inibição hormonal, mas também uma melhor distribuição nos líquidos corporais, formulações tanto parenterais quanto orais, menor hepatotoxicidade e espectro mais amplo. Alguns também apresentam menos interações medicamentosas. A resistência aos azóis está surgindo em espécies previamente sensíveis.[4] Os mecanismos de resistência incluem aumento do efluxo do fármaco e alteração ou aumento da C-14α desmetilase. Algumas das mutações comuns nessa desmetilase em isolados de *Aspergillus* de certas áreas geográficas, resultando em resistência, podem ter surgido em consequência do uso disseminado de fungicidas azóis na agricultura. Todos esses agentes dessa classe têm o potencial de embriotoxicidade e teratogenicidade, e devem ser evitados durante a gravidez, particularmente no primeiro trimestre.[5]

Itraconazol

Formulações e farmacologia

O itraconazol é comercializado como cápsula e como suspensão oral em ciclodextrina (um anel oligossacarídeo). O anel aprisiona o fármaco hidrofóbico e insolúvel em água, tornando-o, assim, solúvel; em seguida, é liberado na membrana lipídica do enterócito após administração oral. A solução pode ser administrada por sonda nasoentérica em pacientes intubados e torna mais conveniente a administração das doses a lactentes e crianças pequenas. A absorção oral da cápsula é significativamente intensificada pelo alimento, enquanto a absorção da solução é melhor em jejum. A coadministração de bebida à base de cola com cápsulas de itraconazol aumenta sua absorção. Os níveis máximos com ambas as preparações são alcançados 4 a 6 horas após a administração de uma dose. O estado de equilíbrio dinâmico só é alcançado depois de 13 a 15 dias, quando a meia-vida de eliminação ($T_{1/2}\beta$) é de cerca de 19 a 22 horas. A absorção da cápsula é acentuadamente reduzida em pacientes submetidos a transplantes de medula óssea, provavelmente em decorrência de hipocloridria, mucosite e alterações intestinais da doença do enxerto *versus* hospedeiro (DEVH), bem como em pacientes com síndrome da imunodeficiência adquirida (AIDS), em razão da enterite; todavia, esse problema pode ser aliviado com o uso da solução.

Nas micoses profundas, recomenda-se uma dose inicial de itraconazol de 200 mg, 3 vezes/dia, nos primeiros 3 dias para a rápida obtenção de níveis séricos e teciduais elevados. O hidroxi-itraconazol, um metabólito do itraconazol, aparece no sangue em quantidades aproximadamente 2 vezes maiores que as do fármaco original; apresenta atividade antifúngica e farmacocinética semelhantes às do composto original.

Os bioensaios do itraconazol fornecem concentrações muito mais altas do que a medição por cromatografia líquida de alta pressão; a diferença resulta da sensibilidade do organismo do bioensaio ao hidroxi-itraconazol. As concentrações de itraconazol nos tecidos, no pus e em secreções brônquicas geralmente são mais altas que as concentrações plasmáticas. Os níveis oculares são baixos. As concentrações na saliva persistem por 8 horas após a administração da solução e podem ser benéficas no tratamento da doença oral ou na erradicação da colonização oral. O fármaco é metabolizado no fígado e excretado nas fezes na forma de metabólitos. Menos de 0,5% da ciclodextrina sofre absorção a partir do líquido administrado. Não se observa nenhuma quantidade significativa de itraconazol bioativo na urina. As concentrações plasmáticas não aumentam em pacientes com insuficiência renal e nem diminuem com a hemodiálise. A meia-vida é prolongada em indivíduos com cirrose.

Efeitos adversos

Os efeitos adversos mais comuns consistem em náuseas e desconforto abdominal dose-dependentes, porém os sintomas raramente exigem a interrupção da terapia. O fracionamento da dose e a administração do fármaco 2 vezes/dia podem melhorar a tolerância e aumentar os níveis sanguíneos. Podem ocorrer hipopotassemia e edema com doses de 400 mg/dia ou mais. Em certas ocasiões, foi observada a ocorrência de exantema alérgico. O itraconazol raramente é hepatotóxico. A diarreia, a náuseas e outras queixas gastrintestinais são mais frequentes com a solução. Raramente, observa-se um efeito inotrópico negativo, que se manifesta na forma de início subagudo de insuficiência cardíaca.

Interações medicamentosas

Os níveis sanguíneos são reduzidos praticamente à metade em pacientes em uso de medicamentos que diminuem a acidez gástrica. Algumas das interações medicamentosas mais notáveis são observadas com a rifampicina, rifabutina, isoniazida, fenitoína, carbamazepina e fenobarbital, que diminuem os níveis sanguíneos de itraconazol. O itraconazol diminui os níveis sanguíneos de rifampicina e aumenta os níveis de alguns anti-histamínicos, causando potencialmente taquicardia ventricular polimórfica (*torsade de pointes*), bem como elevação dos níveis de varfarina, benzodiazepínicos, agentes redutores da colesterol hidroximetilglutaril-coenzima A (HMG-CoA) redutase, bloqueadores dos canais de cálcio di-hidropiridínicos, digoxina, quinidina, ciclosporina, tacrolimo, metilprednisolona, inibidores da protease do vírus da imunodeficiência humana (HIV) (ritonavir, indinavir) e alcaloides da vinca.

Usos

O itraconazol mostra-se útil no tratamento da aspergilose invasiva, aspergilose broncopulmonar alérgica, aspergilose pulmonar crônica, blastomicose, histoplasmose, coccidioidomicose meníngea e não meníngea, paracoccidioidomicose, esporotricose, feo-hifomicose, candidíase mucosa, dermatofitose (incluindo onicomicose) e tinha versicolor. O itraconazol também é útil na prevenção de recidivas da histoplasmose disseminada em pacientes com AIDS. Além disso, pode ser útil na profilaxia contra infecções fúngicas durante a neutropenia e como tratamento empírico para episódios febris na neutropenia.

Fluconazol

Formulações e farmacologia

O fluconazol está atualmente disponível em comprimidos orais e vaginais, em pó para suspensão oral e em formulação intravenosa. O fluconazol é bem absorvido pelo sistema digestório. Após administração de uma dose oral, 60 a 75% aparecem em sua forma inalterada na urina. A absorção oral não diminui em pacientes com AIDS ou naqueles que usam agentes bloqueadores H_2. O fluconazol penetra no encéfalo, na saliva, no escarro e na urina.

A meia-vida aumenta na presença de diminuição da função renal. Foi recomendada uma redução da dose em caso de diminuição da função renal; entretanto, como a toxicidade com uma alta exposição é mínima, essa redução precisa ser ponderada contra um tratamento insuficiente. Recomenda-se o dobro da dose em pacientes submetidos a hemofiltração, em decorrência de sua rápida depuração. Pacientes submetidos à hemodiálise devem receber uma dose diária após cada sessão.

Interações medicamentosas

Entre outras indicações medicamentosas, o fluconazol pode causar aumento significativo dos níveis sanguíneos de fenitoína, glipizida, gliburida, tolbutamida, varfarina, rifabutina, cisaprida, quinidina ou ciclosporina. A rifampicina diminui os níveis sanguíneos de fluconazol em cerca de 25%.

Efeitos adversos

Os efeitos adversos são incomuns. Mesmo com tratamento crônico, incluindo doses que ultrapassam 400 mg/dia, os sintomas mais comuns consistiram em cefaleia, queda dos cabelos e anorexia; 10% dos pacientes apresentaram elevação dos níveis de aspartato aminotransferase. A alopecia é reversível na maioria dos casos. Foi descrita a ocorrência de neurotoxicidade após doses extremamente altas de 2.000 mg/dia.

Indicações

Candidíase (ver Capítulo 318)

Contanto que a infecção não seja causada por *Candida* resistente ao fluconazol, esse fármaco mostra-se efetivo no tratamento da candidíase orofaríngea e esofágica. Uma dose única de 150 mg é aproximadamente tão efetiva quanto o tratamento tópico da candidíase vulvovaginal. Na candidemia, candidíase de localização profunda em pacientes imunossuprimidos ou em pacientes com doença grave ou rapidamente progressiva, em particular no início do tratamento, antes da identificação das sensibilidades, prefere-se o uso de uma preparação de equinocandina ou anfotericina. O fluconazol pode ser útil na profilaxia (em recém-nascidos prematuros, alguns pacientes imunocomprometidos, pacientes submetidos a cirurgia intra-abdominal e pancreatite grave) e na terapia de manutenção oral por ocasião da alta hospitalar. O uso desse fármaco na profilaxia pode resultar em mudanças para espécies menos sensíveis na flora do paciente. Em pacientes com endocardite por *Candida*, a terapia com fluconazol a longo prazo tem sido utilizada para prevenir recidivas após terapias com anfotericina B.

Meningite criptocócica (ver Capítulo 317)

Os ensaios clínicos realizados em pacientes com AIDS levaram à prática convencional de tratamento com anfotericina B ou anfotericina B mais flucitosina durante pelo menos as primeiras 2 semanas. Em seguida, o tratamento pode ser substituído por fluconazol, na dose de 400 mg/dia, durante 2 meses, se o paciente estiver clinicamente estável. A propensão dos pacientes com AIDS a sofrerem recidiva levou à terapia de manutenção com fluconazol, na dose de 200 mg/dia, pelo menos até que a terapia antirretroviral produza um aumento das contagens de células CD4 para valores que se aproximem do normal. As cápsulas de itraconazol são inferiores ao fluconazol na terapia de manutenção. A ocorrência de recidiva decorrente da resistência ao fluconazol é rara. O fluconazol mostra-se efetivo na erradicação dos focos geniturinários, e em pacientes sem AIDS é útil para aqueles que completaram um ciclo de anfotericina B e correm alto risco de recidiva.

Outras micoses

O fluconazol é útil no tratamento da meningite por *Coccidioides* e coccidioidomicose não meníngea disseminada; entretanto, uma comparação direta com o itraconazol mostrou uma tendência favorável ao itraconazol, em virtude de sua eficácia superior nas infecções ósseas. Os dois fármacos apresentam eficácia semelhante no tratamento das infecções de tecidos moles e pulmonares. A esporotricose cutânea, a dermatofitose, a histoplasmose e a blastomicose podem responder ao fluconazol, porém os resultados são inferiores aos obtidos com o itraconazol.

Profilaxia em pacientes com síndrome da imunodeficiência adquirida

O fluconazol reduziu a incidência de candidíase oral e vulvovaginal e criptococose em pacientes com infecção avançada pelo HIV, porém os efeitos sobre outras micoses são insignificantes. O custo, a falta de efeito sobre a taxa de sobrevida e a possibilidade de resistência ao azol levaram o comitê consultivo da Infectious Diseases Society of America a não recomendar a profilaxia de rotina com fluconazol em pacientes com AIDS.

Voriconazol

Formulações e farmacologia

O voriconazol é comercializado na forma de comprimidos, solução oral e solução em sulfobutil éter betaciclodextrina para administração intravenosa. É depurado por metabolismo hepático, com menos de 2% da dose excretada em sua forma inalterada na urina. O voriconazol exibe uma farmacocinética não linear em adultos, em decorrência da saturação das vias de depuração em doses mais altas, porém apresenta cinética linear em crianças, nas quais a depuração do fármaco é habitualmente rápida. A principal enzima envolvida na depuração é a CYP2C19 e CYP3A4 hepática. Essa enzima apresenta polimorfismos genéticos significativos, que afetam o metabolismo do voriconazol. Apesar dessas diferenças no metabolismo, ocorre sobreposição dos níveis plasmáticos alcançados, e não há necessidade de ajuste da dose inicial com base no genótipo ou grupo racial. Diferentes estudos sugeriram que existe uma correlação entre os resultados favoráveis e as concentrações séricas superiores a 1 a 2 μg/mℓ, e observa-se a ocorrência de efeitos colaterais neurológicos/psiquiátricos, hepáticos ou cardíacos com níveis acima de 5 μg/mℓ, de modo que o monitoramento terapêutico é recomendado, com ajustes da dose se houver necessidade.

São recomendadas doses de ataque padrões, seguidas de doses de manutenção de 50% do normal em pacientes com mais de 75 anos ou naqueles com cirrose hepática leve a moderada. Não há necessidade de ajustes posológicos na presença de disfunção renal, e o voriconazol não é depurado significativamente pela hemodiálise. Em virtude da possível nefrotoxicidade da ciclodextrina, a formulação intravenosa deve ser utilizada com cautela em pacientes com depuração da creatinina inferior a 50 mℓ/min.

Interações medicamentosas

O voriconazol apresenta muitas interações medicamentosas. A rifampicina, a carbamazepina, os barbitúricos de ação longa, os glicocorticoides e o ritonavir induzem as enzimas hepáticas responsáveis pela depuração do voriconazol e, portanto, reduzem os níveis do fármaco. Ocorre aumento acentuado dos níveis de sirolimo. A redução da depuração da pimozida, da quinidina e de alguns anti-histamínicos pode ser suficiente para que o paciente corra risco de prolongamento do QT. A ciclosporina, o tacrolimo, a varfarina, os cumarínicos orais, as estatinas hipolipemiantes, os benzodiazepínicos, os bloqueadores dos canais de cálcio, as sulfonilureias, a metadona e os alcaloides da vinca podem ser coadministrados, podendo, porém, ser necessário reduzir as doses desses fármacos, e foi sugerido o monitoramento clínico ou laboratorial. A coadministração de voriconazol com omeprazol eleva os níveis dos dois fármacos. O voriconazol com rifabutina, fenitoína ou efavirenz resulta em níveis mais baixos de voriconazol e mais elevados do outro fármaco. Foram documentadas outras interações, e quaisquer inibidores, bloqueadores ou indutores do citocromo P450 podem apresentar uma interação com o voriconazol.

Efeitos adversos

O evento adverso relatado com mais frequência consiste em distúrbio visual reversível e transitório, que começa aproximadamente 30 minutos após a administração de uma dose. Os pacientes devem ser orientados a evitar atividades que exijam acuidade visual precisa enquanto apresentam alterações visuais. Foi também relatada a ocorrência de alucinações e confusão associadas a níveis sanguíneos mais elevados. As anormalidades das enzimas hepáticas correlacionam-se com níveis sanguíneos mais altos. A fotossensibilidade pode ser grave e tem sido associada a câncer de pele em casos raros. Foi observada a ocorrência de prolongamento do intervalo QT e de taquiarritmias em pacientes com fatores de risco pró-arritmogênicos, como distúrbios hidreletrolíticos. Foi constatado o aparecimento de periostite após terapia prolongada, aparentemente relacionada com os átomos de fluoreto na molécula. Raramente, foi relatada a ocorrência de leucoencefalopatia.

Indicações

Aspergilose (ver Capítulo 319)

O voriconazol foi licenciado para o tratamento da aspergilose invasiva, com base em um ensaio clínico comparativo não cego e randomizado, em que, depois de 12 semanas, 53% dos pacientes randomizados para o grupo do voriconazol, porém apenas 32% daqueles designados aleatoriamente para o grupo da anfotericina B, tiveram resultados bem-sucedidos.

Outras micoses

O voriconazol também foi licenciado para o tratamento da fusariose e scedosporiose invasivas, com base em altas taxas de resposta nessas doenças. As infecções causadas pelo complexo *Scedosporium apiospermum* podem responder, porém as infecções por *Lomentospora (Scedosporium) prolificans* geralmente são resistentes. O fármaco mostra-se eficaz na candidíase esofágica, na candidíase invasiva e na candidíase refratária. Embora o voriconazol tenha características interessantes para uso profilático, houve preocupação quanto ao surgimento de zigomicoses com uso a longo prazo.

Posaconazol

Formulações e farmacologia

O posaconazol está disponível em suspensão oral e na forma de comprimidos. Em geral, obtém-se uma maximização da absorção da suspensão pelo fracionamento da dose diária em 4 doses, podendo ser intensificada pela administração da suspensão com alimento gorduroso ou após sua ingestão. Alguns suplementos dietéticos comerciais têm o mesmo efeito do que refeições gordurosas e são mais bem tolerados. Sua meia-vida é de 20 a 35 horas. A depuração é principalmente por excreção fecal, e apenas 13% são excretados por meio de depuração renal. O metabolismo hepático, por meio de glicuronidação com difosfato de uridina, desempenha apenas um pequeno papel na depuração, e não ocorre oxidação mediada por CYP. O posaconazol é concentrado nos fagócitos. A dose é de 800 mg/dia no tratamento das micoses profundas, porém uma dose de 600 mg tem sido utilizada com sucesso na profilaxia, e foram usadas doses de 100 a 200 mg na candidíase mucosa. No estado de equilíbrio dinâmico, a administração de 800 mg/dia da solução produz uma concentração máxima ($C_{máx.}$) de 4,2 μg/mℓ. Os níveis sanguíneos são imprevisíveis com a solução, e os resultados no tratamento da aspergilose correlacionam-se com os níveis. Aconselha-se o monitoramento terapêutico, e foi constatada uma correlação entre níveis superiores a 0,7 μg/mℓ e a eficácia do fármaco na profilaxia. Não há necessidade de ajuste da dose na insuficiência hepática ou renal ou em caso de hemodiálise. A dosagem para o comprimido oral de 100 mg é de 300 mg, 2 vezes/dia, como dose de ataque no primeiro dia e, em seguida, 300 mg/dia. As concentrações sanguíneas após a administração dos comprimidos parecem ser pouco afetadas pelo alimento ou por medicamentos que afetam o pH ou a motilidade gástrica. Os efeitos colaterais dos comprimidos incluem sonolência, diarreia e flatulência. Uma formulação intravenosa do posaconazol também produz níveis séricos confiáveis.

Interações medicamentosas

Embora o posaconazol tenha menos interações do que o itraconazol e o voriconazol, são observadas muitas interações significativas, incluindo aumento dos níveis de bloqueadores dos canais de cálcio, ciclosporina, sirolimo, tacrolimo, quinidina, atazanavir, amiodarona, cisaprida, corticosteroides, digoxina, benzodiazepínicos, metilprednisolona e fármacos para a disfunção erétil. Os níveis de posaconazol são reduzidos pela cimetidina, pelo efavirenz, pela metoclopramida, rifampicina e, em alguns estudos, por inibidores da bomba de prótons e diarreia. O posaconazol com fenitoína, carbamazepina ou rifabutina resulta em níveis mais baixos de posaconazol e níveis elevados do outro fármaco.

Efeitos adversos

A escassez de efeitos colaterais assemelha-se à do fluconazol. Em certas ocasiões, observa-se a ocorrência de sintomas gastrintestinais, cefaleia, exantema acneiforme da face e anormalidade da função hepática. As anormalidades dos eletrólitos devem ser corrigidas antes do tratamento para evitar a ocorrência de arritmias.

Indicações

O posaconazol conta com um espectro de atividade muito amplo contra fungos filamentosos, incluindo numerosos zigomicetos, e a menor reatividade cruzada entre os azóis a mutações na via de síntese do ergosterol que causam resistência. O principal interesse no medicamento tem sido como profilaxia e terapia de resgate das micoses refratárias. Sua eficácia na prevenção de micoses oportunistas foi demonstrada nos pacientes que correm maior risco, pacientes transplantados com doença de enxerto-*versus*-hospedeiro e pacientes com neoplasias hematológicas e neutropenia. Foram demonstrados resultados impressionantes na terapia de resgate na aspergilose e na coccidioidomicose. A candidíase superficial também responde ao posaconazol.

Isavuconazol

Formulações e farmacologia

O isavuconazônio é um profármaco hidrossolúvel que é clivado quase por completo por esterases plasmáticas a isavuconazol. Está disponível para uso por via oral ou intravenosa. A dose recomendada é uma dose de ataque de 372 mg (equivalente a 200 mg de isavuconazol), 3 vezes/dia, durante 2 dias, seguida de mudança para 1 vez/dia. A farmacocinética é linear. O fármaco liga-se altamente às proteínas. Após administração oral, são alcançados níveis máximos em 2 a 3 horas. Sua meia-vida longa, de 60 a 130 horas. Se for administrado por via intravenosa, o frasco não deve ser agitado para evitar a precipitação. A mudança da via intravenosa para a via oral a qualquer momento é facilitada pelo fato de que não há alteração da farmacocinética. O medicamento é dotado de forte efeito pós-antifúngico (sua atividade inibitória persiste por muito tempo após a remoção do fármaco). A farmacologia não é afetada pelas refeições, pela presença de comprometimento renal ou pela idade, raça ou sexo do paciente. A insuficiência hepática produz pequenas alterações farmacológicas, porém não se recomenda nenhuma alteração da dose.

Efeitos adversos e interações medicamentosas

Embora haja interações com as enzimas CYP3A4 hepáticas, a frequência de interações medicamentosas parece ser menor que a dos outros triazóis. Ocorre aumento dos níveis de metotrexato. Os intervalos QT exibem encurtamento, e o fármaco está contraindicado para pacientes com intervalo QT curto familiar.

Os efeitos colaterais observados em ensaios clínicos consistem em náuseas (26%), vômitos (25%), diarreia (22%), e ocorrem cefaleia, hipopotassemia, dispneia, tosse e edema com frequência de 10 a 20% cada. A frequência global de efeitos colaterais graves em ensaios clínicos comparativos parece ser menor que a do voriconazol.

Usos

O entusiasmo demonstrado por esse fármaco está diretamente relacionado à sua atividade em pacientes com zigomicose ou aspergilose. A atividade antifúngica *in vitro* é ampla, e as maiores exceções incluem espécies de *Fusarium* e *Wangiella.* De maneira notável, essa atividade contra espécies de zigomicetos é ampla e, provavelmente, menos variável que a do posaconazol. Em uma pequena série de pacientes, a atividade demonstrou ser promissora contra a criptococose, paracoccidioidomicose, coccidioidomicose, histoplasmose e blastomicose.

Cetoconazol

A principal vantagem do cetoconazol, um agente administrado por via oral, é seu menor custo em comparação com o custo dos triazóis, embora a recente fabricação de genéricos de triazóis tenha diminuído essa vantagem. Embora o fármaco administrado em uma dose de 400 mg/dia seja bastante efetivo no tratamento de muitas micoses, seu uso foi suplantado pelos triazóis, porém menos nas micoses cutâneas. O aumento da dose em casos de resposta precária produziu mais evidências de aumento de toxicidade do que aumento de eficácia. Isso é interessante, visto que o cetoconazol provoca uma redução dose-dependente nos níveis séricos de testosterona e cortisol, que é acentuada o suficiente para permitir seu uso no tratamento da síndrome de Cushing e câncer de próstata. Apesar de raro, o efeito colateral mais grave consiste em hepatite. Algumas vezes, observa-se também a presença de sintomas gastrintestinais e as consequências do comprometimento dos hormônios sexuais (p. ex., irregularidades menstruais, ginecomastia). A absorção oral é afetada na presença de hipocloridria.

PREPARAÇÕES DE ANFOTERICINA

Mecanismo de ação

A anfotericina B é uma molécula lipofílica, que exerce seu efeito antifúngico por meio de sua inserção na membrana citoplasmática do fungo. A anfotericina B provoca aumento da permeabilidade da membrana. A perda de moléculas intracelulares compromete a viabilidade do fungo. O início de ação é rápido. A anfotericina B também age sobre a oxidação, o que pode potencializar a atividade antifúngica.

Espectro de atividade e mecanismos de resistência

A anfotericina B mostra-se ativa contra a maioria dos fungos,[6] e seu espectro de atividade não é influenciado pela escolha da formulação. Quando ocorre resistência,[7–9] ela geralmente é atribuída a uma redução na biossíntese de ergosterol e na síntese de esteróis alternativos, que diminuem a capacidade da anfotericina B de interagir com a membrana do fungo; podem ser também produzidos sequestradores de oxidantes. A resistência primária é comum nas espécies de *Scedosporium* e *Trichosporon.* Entre as espécies de *Candida,* a resistência primária é observada com frequência significativa, mais frequentemente em *C. lusitaniae.* É raro haver desenvolvimento de resistência em isolados de espécies normalmente sensíveis. Em alguns estudos, o principal fator farmacodinâmico da resposta *in vivo* tem sido a razão entre a concentração sérica máxima e a CIM.

Formulações disponíveis

Existem quatro formulações de anfotericina B disponíveis no comércio nos países desenvolvidos: a anfotericina B desoxicolato (ABD) e três formulações associadas a lipídios – a anfotericina B lipossomal, o complexo lipídico de anfotericina B e a dispersão coloidal de anfotericina B (ABCD). Todas as formulações precisam ser infundidas em dextrose a 5%, sem adição de eletrólitos. Os frascos de infusão não precisam ser protegidos na luz. Na tentativa de produzir formulações lipídicas de menor custo, alguns defenderam a mistura de ABD com uma emulsão lipídica parenteral. Embora se tenha observado a ocorrência de menor nefrotoxicidade em adultos aos quais foi administrada essa preparação, em uma dose de 1 mg/kg/dia, em comparação com infusões de ABD em dextrose a 5%, não foi constatada nenhuma vantagem em crianças. As concentrações séricas de anfotericina B também foram mais baixas com a emulsão lipídica, levantando a possibilidade de que a anfotericina B estivesse simplesmente se agregando na emulsão lipídica; entretanto, não foi possível perceber a turvação no lipídio de aparência leitosa. O uso dessas preparações deve ser reservado para contextos de investigação.

Anfotericina B desoxicolato

Formulação

A ABD para uso intravenoso é uma suspensão coloidal. Se for colocado um filtro com poros de diâmetro de 0,22 μm na linha de infusão, uma quantidade considerável do fármaco será removida por ele. O acréscimo de eletrólito agrega os coloides, de modo que a solução torna-se turva, e isso precisa ser evitado. A ABD está disponível na forma de genérico em diversos fabricantes, e as diferenças nas formulações podem explicar, em parte, a variação observada dos efeitos tóxicos entre os indivíduos.

Farmacologia

A maior parte da anfotericina B deixa rapidamente a circulação, e apenas uma pequena porcentagem é excretada na urina ou na bile. A anfotericina B é armazenada no fígado e em outros órgãos; o fármaco parece entrar mais uma vez na circulação lentamente. Os níveis sanguíneos não são influenciados pela insuficiência hepática ou renal. A hemodiálise não altera os níveis sanguíneos, exceto em alguns pacientes com plasma lipêmico, o que pode resultar em perda do fármaco, em razão de sua aderência à membrana de diálise. As concentrações de anfotericina B em líquidos de áreas inflamadas, como pleura, peritônio, articulações, humor vítreo e humor aquoso, correspondem a cerca de dois terços do nível sérico mínimo. A anfotericina B penetra pouco nas meninges normais ou inflamadas, na saliva, nas secreções brônquicas, no encéfalo, no pâncreas, nos músculos, no osso, no humor vítreo e no líquido amniótico normal. As concentrações na urina assemelham-se às concentrações no soro. As concentrações séricas máximas com doses intravenosas convencionais são de cerca de 0,5 a 2 μg/mℓ; essas concentrações caem rapidamente e, em seguida, aproximam-se lentamente de um platô de cerca de 0,2 a 0,5 μg/mℓ. A meia-vida inicial é de aproximadamente 24 horas; a meia-vida da fase β e de cerca de 15 dias. É possível detectar concentrações séricas durante pelo menos 7 semanas após o término do tratamento, refletindo, presumivelmente, a liberação das membranas celulares. O fármaco também apresenta propriedades imunomoduladoras complexas, que têm importância clínica potencial.

Nefrotoxicidade

A ABD provoca redução dose-dependente na taxa de filtração glomerular. O efeito vasoconstritor direto da anfotericina B sobre as arteríolas renais aferentes resulta em diminuição do fluxo sanguíneo glomerular e tubular renal. Outros efeitos sobre o rim incluem perda de potássio, magnésio e bicarbonato, além de diminuição da produção de eritropoetina. A perda da função renal deve-se à destruição das células tubulares renais, à ruptura da membrana basal tubular e à perda das unidades funcionais do néfron. A sobrecarga salina, como a infusão de 1 ℓ de solução salina antes da administração da ABD, tem sido associada à redução da nefrotoxicidade em alguns estudos. A perda de potássio exige, com frequência, uma reposição de potássio oral ou intravenoso. A acidose tubular renal em consequência da perda de bicarbonato raramente exige reposição alcalina; entretanto, outros fármacos e doenças que promovem acidose podem atuar de maneira sinérgica.

A azotemia causada pela anfotericina B frequentemente é mais grave em pacientes em uso de outros fármacos nefrotóxicos. A hipotensão, a depleção do volume intravascular e outras doenças renais preexistentes aumentam os problemas associados à azotemia induzida pela anfotericina B. Essas toxicidades são reduzidas pelo uso das formulações lipídicas de anfotericina B.

No início do tratamento com ABD, a azotemia pode aumentar rapidamente; com frequência, melhora ligeiramente e, em seguida, estabiliza-se depois de vários dias. Os adultos sem outra doença renal apresentam um nível sérico médio de creatinina de 2 a 3 mg/dℓ com doses terapêuticas, e o tratamento não deve ser interrompido, a não ser que a azotemia ultrapasse esse nível. A tentativa de administrar ABD a um adulto sem causar azotemia leva habitualmente a um tratamento inadequado.

Outras toxicidades crônicas
É comum a ocorrência de náuseas, anorexia e vômitos. Ocorre flebite se forem utilizados cateteres em veias periféricas. Observa-se o desenvolvimento gradual de anemia normocítica normocrômica. O hematócrito raramente cai abaixo de 20 a 25%, a não ser que haja outras causas de anemia. Raramente, pode-se observar a presença de trombocitopenia, leucopenia modesta, elevação das transaminases, arritmias, coagulopatia, enterite hemorrágica, zumbido, vertigem, encefalopatia, crises convulsivas, hemólise ou disestesia das plantas dos pés. A anfotericina B continua sendo o agente parenteral de primeira escolha durante a gravidez, apesar de suas toxicidades potenciais.

Reações agudas
Cerca de 30 a 45 minutos após o início das primeiras infusões de ABD, podem ocorrer calafrios, febre e taquipneia, que alcançam um pico em 15 a 30 minutos e, em seguida, diminuem lentamente no decorrer de 2 a 4 horas. Pacientes com doença cardíaca ou pulmonar subjacente podem apresentar hipoxemia. Essas reações são menos comuns em crianças pequenas ou em pacientes que recebem corticosteroides. Infusões subsequentes com a mesma dose causam reações progressivamente mais leves. A pré-medicação com paracetamol ou o acréscimo de hidrocortisona, 25 a 50 mg, à solução de infusão pode diminuir as reações. A meperidina administrada logo no início de um episódio de calafrios reduz os tremores, mas pode induzir náuseas ou vômitos. A preocupação sobre esse tipo de reação em um paciente instável levou alguns médicos a utilizar uma dose-teste de 1 mg administrada durante um período de 15 minutos para avaliar a ocorrência de reação subsequente durante 1 hora antes de decidir se é possível administrar uma dose terapêutica completa. Pacientes com micoses rapidamente progressivas devem receber uma dose terapêutica completa em 24 horas. Essas reações não devem ser confundidas com anafilaxia nem devem ser consideradas como contraindicação para o uso de anfotericina B. As reações alérgicas verdadeiras são extremamente raras.

Administração
A ABD é infundida durante um intervalo de 2 a 4 horas. Em geral, as infusões de 1 hora de duração parecem ser seguras em indivíduos que toleraram infusões mais lentas. A infusão rápida em pacientes com grave comprometimento da função renal pode levar ao desenvolvimento de hiperpotassemia aguda acentuada e fibrilação ventricular.

Pacientes que recebem uma dose diária estável podem passar a receber uma dose dupla em dias alternados, de modo a reduzir a frequência da toxicidade associada à infusão, particularmente a anorexia, e tornar a terapia ambulatorial mais conveniente. Em geral, doses acima de 1,5 mg/kg não são administradas nesse esquema, visto que a toxicidade dessas infusões ainda não está bem descrita. A infusão contínua de anfotericina B com doses de até 2 mg/kg/24 horas é outra abordagem (com base em dados limitados) para reduzir a toxicidade, porém essa conduta não é consistente com a observação de que o principal fator farmacodinâmico de eficácia da anfotericina B é a concentração máxima do fármaco.

Dosagem
Com frequência, doses diárias de ABD de 0,3 mg/kg são suficientes na candidíase esofágica. Uma dose de 0,5 mg/kg é apropriada para a blastomicose, a histoplasmose disseminada e a esporotricose extracutânea. Em geral, são administradas doses de 0,6 a 1 mg/kg a pacientes com meningite criptocócica; aqueles com coccidioidomicose podem precisar de doses de 1 mg/kg. Pacientes com mucormicose ou com aspergilose invasiva recebem doses diárias de 1 a 1,5 mg/kg até obter claramente uma melhora. Com frequência, são utilizadas doses de 0,5 a 1 mg/kg em pacientes neutropênicos que recebem anfotericina B empírica. Raramente, indica-se a instilação local de anfotericina B no líquido cerebrospinal (LCS), nas articulações ou na pleura. Uma exceção é a meningite por Coccidioides, que pode ser tratada com ABD intratecal, visto que pode produzir resultados superiores à terapia sistêmica com azóis, particularmente a longo prazo, embora com toxicidade muito maior. Em certas ocasiões, utiliza-se a administração intraocular na endoftalmite fúngica; doses de 10 μg parecem evitar a toxicidade retiniana.

Formulações de anfotericina B associada a lipídios

Farmacologia e toxicidade
As três formulações associadas a lipídios apresentam padrões farmacocinéticos muito diferentes.[9b] Quando comparadas com base em dosagens iguais (miligrama/quilograma), as formulações lipídicas produzem concentrações teciduais de anfotericina B que variam de 90% menores a 500% maiores que as obtidas com ABD, sendo a redução relativa mais consistente observada nos rins. Normalmente, as formulações associadas a lipídios são administradas em doses 3 a 12 vezes mais altas do que aquelas usadas com ABD. Em geral, todas as três formulações precisam ser administradas em doses mais altas em animais experimentais para alcançar o mesmo efeito terapêutico da ABD.

Essas doses mais altas, porém equipotentes, são notavelmente mais bem toleradas do que a ABD, com redução tanto na frequência quanto na gravidade das reações associadas à infusão aguda e nefrotoxicidade crônica. Uma exceção é a ABCD, que geralmente induz reações agudas associadas à infusão, semelhantes àquelas observadas com ABD.

Os ensaios clínicos randomizados que compararam a ABD como tratamento para micose definida limitam-se a demonstrações de que a eficácia da anfotericina B lipossomal é semelhante na meningite criptocócica e maior na histoplasmose. Comparações randomizadas com ABD em pacientes com câncer persistentemente neutropênicos e febris demonstraram, de maneira consistente, melhor perfil de tolerabilidade, porém com poucos dados relativos ao efeito antifúngico diferencial. O conjunto de dados abertos sobre taxas de eficácia das formulações associadas a lipídios são semelhantes aos da ABD. Embora o custo das formulações lipídicas seja notavelmente maior que o da ABD, o custo de aquisição do composto precisa ser avaliado em relação à morbidade da nefrotoxicidade associada à ABD e dos custos financeiros relacionados com seu tratamento, monitoramento e manejo.

EQUINOCANDINAS ANTIFÚNGICAS

Características gerais
As equinocandinas antifúngicas atuam ao inibir a síntese de 1,3-β-D-glucano na parede celular dos fungos. Nos estudos realizados, o principal fator farmacodinâmico da resposta *in vivo* tem sido a razão entre a concentração máxima e a CIM. Atualmente, existem três equinocandinas licenciadas: a caspofungina, a micafungina e a anidulafungina. Esses agentes assemelham-se entre si, têm poucas interações medicamentosas, apresentam uma taxa de efeitos adversos notavelmente baixas e apresentam espectros antifúngicos essencialmente idênticos. Dos três fármacos, a caspofungina é a que apresenta a mais ampla variedade de indicações aprovadas e dados clínicos mais numerosos. A micafungina tem dados mais detalhados sobre seu uso em recém-nascidos e crianças. A anidulafungina parece ter menos interações medicamentosas. Todas as três são lipopeptídios cíclicos que precisam ser administrados por via intravenosa.

As equinocandinas são fungicidas contra todas as espécies de *Candida*, incluindo isolados resistentes a outros agentes. A atividade reduzida contra isolados de *Candida parapsilosis* e *Candida guilliermondii*, e um efeito paradoxal pelo qual altas concentrações permitem o crescimento *in vitro*, foram observados em uma minoria de isolados de *Candida* e não parecem ser clinicamente relevantes. Apesar de ser incomum, a resistência é cada vez mais observada, e foram descritos casos de desenvolvimento de resistência durante o tratamento, particularmente no caso de *C. glabrata*. Todas as equinocandinas são ativas contra espécies de *Aspergillus*, porém sua atividade limita-se a elementos de hifas em crescimento e divisão, de modo que são fungistáticas. Sua atividade contra outros fungos é limitada.

Caspofungina

Formulações e farmacologia
A depuração da caspofungina ocorre por meio de uma combinação de degradação química espontânea, hidrólise e *N*-acetilação. Não há necessidade de ajuste da dose na presença de comprometimento da função renal ou hemodiálise. Indivíduos com insuficiência hepática moderada apresentam uma redução modesta da depuração da caspofungina, e recomenda-se uma redução da dose diária habitual. A penetração nos tecidos infectados parece ser adequada.

Interações medicamentosas
A caspofungina tem poucas interações medicamentosas significativas. A coadministração com ciclosporina aumenta a exposição à caspofungina e tem sido associada a níveis elevados de transaminases hepáticas, de modo que o uso concomitante desses fármacos exige cautela. A caspofungina diminui a exposição ao tacrolimo em cerca de 20%, e pode ser

necessário um ajuste da dose. A rifampicina reduz os níveis sanguíneos de caspofungina em cerca de 30%, de modo que a dosagem diária de caspofungina deve ser aumentada de 50 para 70 mg se esses fármacos forem coadministrados. De modo semelhante, dados limitados sobre outros indutores da depuração do fármaco (efavirenz, nevirapina, fenitoína, dexametasona e carbamazepina) sugerem que é possível a ocorrência de níveis reduzidos de caspofungina, devendo-se considerar um aumento da dose diária para 70 mg.

Efeitos adversos
De modo geral, as reações adversas à caspofungina tem sido infrequentes e de menor importância. Foi relatada a ocorrência de flebite e sintomas possivelmente relacionados com a liberação de histamina durante a infusão rápida.

Indicações
A caspofungina está indicada para o tratamento da candidíase invasiva, da candidíase esofágica e da aspergilose invasiva em pacientes refratários ou intolerantes a outros tratamentos. Tendo em vista sua atividade contra esses dois principais patógenos oportunistas, o uso da caspofungina no tratamento empírico em situações de alto risco é racional e respaldado por ensaios clínicos.

Micafungina
A micafungina tem um espectro *in vitro* e propriedades semelhantes aos da caspofungina. É igualmente fungicida para espécies de *Candida* e não é fungicida *in vitro* para *Aspergillus.*

Formulações e farmacologia
A micafungina é sensível à luz. Após infusão intravenosa, a meia-vida terminal é de aproximadamente 15 horas. A dose recomendada é de 100 a 150 mg/dia. A administração de uma dose única ao dia produz um estado de equilíbrio dinâmico em 3 dias. O metabolismo parece ocorrer principalmente por meio de excreção fecal, e menos de 1% é excretado na urina. O fármaco parece penetrar particularmente bem nos pulmões, no fígado, nos rins e na mucosa gástrica, de modo que a dose não precisa ser ajustada na presença de insuficiência hepática ou renal.

Interações medicamentosas
A micafungina apresenta menos interações medicamentosas do que a caspofungina. Não há interações com a ciclosporina ou a rifampicina.

Efeitos adversos
A micafungina tem um excelente perfil de segurança. A liberação de histamina, que se manifesta mais proeminentemente por eritema no corpo, pode ser evitada por meio de infusão lenta. Foi relatada a ocorrência de flebite.

Indicações
A eficácia da micafungina é boa na candidíase invasiva e na esofagite por *Candida,* à semelhança da anfotericina ou da caspofungina. Um ensaio clínico de profilaxia em pacientes neutropênicos submetidos a transplante de células-tronco hematopoéticas mostrou uma eficácia do fármaco na dose de 50 mg/dia. A experiência limitada sugere uma atividade comparável com a caspofungina contra a aspergilose invasiva.

Anidulafungina
Formulações e farmacologia
A anidulafungina é lentamente degradada pela abertura química de sua estrutura em anel. Uma dose de 100 mg produz uma $C_{máx.}$ (concentração máxima alcançada) de 8,6 μg/mℓ em um tempo de concentração máxima ($T_{máx.}$) de 6 a 7 horas. A meia-vida é de 30 a 50 horas. O estado de equilíbrio dinâmico é alcançado em 3 a 10 dias. Não há necessidade de ajuste da dose na presença de insuficiência renal ou hepática.

Interações medicamentosas
A anidulafungina não tem nenhuma interação significativa com as enzimas CYP. Não atua como indutor, inibidor ou substrato e não apresenta nenhuma interação com fármacos depurados por essas vias ou com fármacos que as induzem. A ausência de metabolismo sugere que deveria ser a melhor equinocandina para uso na presença de insuficiência hepática.

Efeitos adversos
Em certas ocasiões, foram observados sintomas mediados pela histamina (p. ex., exantema, urticária, rubor, prurido, dispneia, hipotensão); entretanto, esses sintomas não são frequentes quando a velocidade de infusão não ultrapassar 1,1 mg/minuto. Outras reações adversas à anidulafungina geralmente são raras e de menor importância (diarreia, hipopotassemia, elevação das provas de lesão hepática, neutropenia, náuseas, cefaleia, dermatite).

Indicações
A anidulafungina está indicada para o tratamento da candidíase invasiva e da candidíase esofágica. Ensaios clínicos randomizados indicam que esse fármaco é, pelo menos, tão eficaz quanto o fluconazol. A ineficácia contra *C. parapsilosis* pode representar uma maior preocupação com essa equinocandina.

FLUCITOSINA

Formulação e farmacologia
A flucitosina (5-fluorocitosina) é o análogo flúor de um constituinte corporal normal, a citosina. A flucitosina é comercializada em cápsulas de 250 a 500 mg. A absorção pelo sistema digestório é rápida e completa, e cerca de 90% são excretados de modo inalterado na urina. As concentrações no LCS correspondem a cerca de 74% das concentrações séricas medidas simultaneamente; este fármaco também tem boa penetração no humor aquoso, nas articulações, nas secreções brônquicas, no líquido peritoneal, no encéfalo, na bile e no osso e é prontamente depurado por hemodiálise e diálise peritoneal.

A meia-vida da flucitosina no soro de pacientes com função renal normal é de 3 a 5 horas, e é mais prolongada em recém-nascidos. As alterações da função hepática não exercem influência, porém a função renal diminuída prolonga a meia-vida.

Mecanismos de ação e resistência
Uma CIM de 10 μg/mℓ ou menos é considerada suscetível. Em geral, os isolados de espécies de *Candida* são sensíveis, assim como a maioria dos isolados de *Cryptococcus neoformans.* Com frequência, a flucitosina é ativa contra isolados de espécies de *Aspergillus* e contra fungos filamentosos pigmentados de melanina que causam cromoblastomicose. O mecanismo de ação antifúngica parece ser a desaminação da 5-fluoruracila e, em seguida, conversão por meio de várias etapas em ácido 5-fluorodesoxiuridílico monofosfato, um inibidor não competitivo da timidilato sintetase, que interfere na síntese do DNA, ou conversão em 5-fluoruridina trifosfato, que é incorporado no RNA e provoca transcrição aberrante. Em alguns estudos, o principal fator farmacodinâmico da resposta foi a proporção de tempo em que o nível sanguíneo ultrapassou a CIM. A resistência pode ser decorrente de uma perda da citosina permease, que possibilita a passagem da flucitosina através da membrana celular fúngica, ou à perda de qualquer uma das enzimas que levam à sua conversão em formas que interferem na síntese de DNA ou de RNA.

Administração e dosagem
A flucitosina é administrada por via oral, 100 a 150 mg/kg/dia, em 4 doses fracionadas. Como aproximação, a dose diária total deve ser reduzida a 75 mg/kg com uma depuração de creatinina de 26 a 50 mℓ/min e para 37 mg/kg quando a depuração de creatinina for de 13 a 25 mℓ/min. De maneira ideal, em pacientes com azotemia, o nível sanguíneo deve ser medido 2 horas após a última dose e imediatamente antes da próxima. Esses valores obtidos devem variar entre 10 e 100 μg/kg. Pacientes que necessitam de hemodiálise podem receber uma única dose de 37,5 mg/kg após a diálise. As doses subsequentes são ajustadas de acordo com o nível sanguíneo.

A flucitosina, quando administrada isoladamente a pacientes com funções renal, hematológica e gastrintestinal normais, raramente está associada a efeitos adversos, incluindo exantema, diarreia e disfunção hepática. Na presença de azotemia (como aquela causada pela administração concomitante de anfotericina B), podem aparecer leucopenia, trombocitopenia e enterocolite. Essas complicações parecem ser muito mais frequentes em pacientes cujos níveis sanguíneos de flucitosina alcançam e, em particular, ultrapassam 100 a 125 μg/mℓ. Em pacientes tratados com flucitosina e cuja função renal esteja alterada, é necessário determinar as concentrações séricas do fármaco 2 vezes/semana, e as contagens de leucócitos e de plaquetas e as provas de função hepática devem ser determinadas com frequência semelhante. Em pacientes que desenvolvem subitamente diarreia ou dor abdominal intensa, ou que apresentam evidências laboratoriais compatíveis com toxicidade da flucitosina, é necessário determinar os níveis do fármaco, e deve-se considerar sua interrupção até que a situação seja esclarecida. Pacientes com toxicidade medular e gastrintestinal em consequência da flucitosina frequentemente toleram o fármaco em uma dose reduzida. Raramente, foi relatada a ocorrência de vômitos, perfuração intestinal, confusão, alucinações, cefaleia, sedação e euforia. A flucitosina está contraindicada durante a gravidez.

A conversão da flucitosina em 5-fluoruracila no corpo humano ocorre em grau suficiente para possivelmente considerar a toxicidade da medula óssea e do sistema digestório. É provável que o fármaco seja secretado no intestino, onde a flucitosina sofre desaminação pelas bactérias intestinais e é reabsorvida como 5-fluoruracila.

A flucitosina apresenta efeito benéfico em pacientes com criptococose, candidíase e cromoblastomicose. Entretanto, não constitui o fármaco de escolha para qualquer uma dessas infecções, visto que sua eficácia clínica nas primeiras duas micoses é inferior à da anfotericina B, a resistência primária ao fármaco não é incomum na infecção por *Candida* e a resistência secundária ao fármaco é comum na criptococose e na cromoblastomicose.

A flucitosina e a anfotericina B são pelo menos aditivas em seus efeitos. A flucitosina possibilita o uso de uma dose mais baixa de anfotericina B com o mesmo efeito terapêutico, enquanto a anfotericina B evita o aparecimento de resistência secundária ao fármaco. Essas vantagens foram confirmadas em dois estudos multicêntricos de grande porte sobre a meningite criptocócica, e foi demonstrado um efeito antifúngico mais rápido.

É mais difícil manejar a terapia com flucitosina em pacientes com diminuição da reserva da medula óssea. A flucitosina intravenosa não está mais disponível na maioria dos países, porém é utilizada na mesma dose da formulação em cápsulas.

Nos pacientes em que ocorreu resistência à flucitosina, embora seja raro, durante a terapia combinada, esse uso está associado ao risco de toxicidade, sem evidência de que a flucitosina possa contribuir para o efeito terapêutico.

Uso durante a gravidez

A anfotericina B e derivados lipídicos parecem ser seguros durante a gravidez. O fluconazol é teratogênico durante o primeiro trimestre, porém é seguro se for utilizado em dose única baixa. O itraconazol parece ser seguro, mas pode estar associado a um aumento de perda fetal. Dispõe-se de dados insuficientes sobre outros agentes antifúngicos.[10]

OUTROS AGENTES

Combinações de agentes antifúngicos estão sendo cada vez mais utilizadas em um esforço de melhorar as taxas de resposta muito precárias em algumas doenças e combinar fármacos com diferentes mecanismos de ação. Embora possa ser relativamente fácil demonstrar uma sinergia *in vitro*, existem poucos exemplos dela em estudos de modelos animais e ainda menos em pacientes. Os custos são altos, e os efeitos colaterais provavelmente são aumentados. As vantagens clínicas da combinação de anfotericina-flucitosina na criptococose ainda não foram documentadas definitivamente em outras situações.

Os imunomoduladores, particularmente as citocinas, são promissores, porém existem dados clínicos insuficientes para determinar em que situações e como esses fármacos poderiam ser utilizados.[11] O fator de estimulação de colônias de granulócitos-macrófagos demonstrou ser efetivo em um ensaio clínico, quando administrado profilaticamente durante a terapia de indução em pacientes com leucemia que correm alto risco.

O tratamento das várias formas de tinha e onicomicose com agentes sistêmicos é discutido no Capítulo 409. Embora o *Pneumocystis jiroveci* (anteriormente *Pneumocystis carinii*) seja agora classificado entre os fungos, os fármacos utilizados em seu tratamento não são aqueles usados no tratamento das micoses (ver Capítulo 321).

REFERÊNCIAS BIBLIOGRÁFICAS

As referências bibliográficas, bem como os outros materiais suplementares deste livro, encontram-se no GEN-IO, nosso ambiente virtual de aprendizagem.

316 MICOSES ENDÊMICAS

CAROL A. KAUFFMAN, JOHN N. GALGIANI E GEORGE R. THOMPSON, III

BLASTOMICOSE

DEFINIÇÃO

A blastomicose (blastomicose norte-americana) é uma micose endêmica que provoca principalmente infecção dos pulmões e da pele e, com menos frequência, infecção dos sistemas osteoarticular e geniturinário.[1]

O patógeno

O *Blastomyces dermatitidis* é um fungo dimórfico térmico. No ambiente, em que ocorre na fase de bolor, o microrganismo produz conídios, que, quando aerossolizados e inalados, provocam infecção. Em temperatura de 37°C, em meios de cultura e nos tecidos, o microrganismo é uma levedura de aparência distinta, com diâmetro de 5 a 20 μm, com uma parede celular espessa refrativa; produz brotos isolados de base ampla (Figura 316.1).

EPIDEMIOLOGIA

Blastomyces dermatitidis é encontrado em muitas áreas geográficas diferentes em todo o mundo, porém a maioria dos casos de blastomicose é relatada nas regiões centro-sul e centro-norte dos EUA[2] e nas províncias canadenses, em torno dos Grandes Lagos. Acredita-se que o nicho natural de *B. dermatitidis* seja o solo e a vegetação em decomposição, particularmente em áreas onde há rios e lagos. Embora a maioria dos casos seja de ocorrência esporádica, foram observados vários surtos bem descritos, frequentemente em associação a atividades ao longo de cursos de água. O paciente típico que desenvolve blastomicose é um homem de meia-idade com ocupação ou lazer ao ar livre. A associação de desenvolvimento de blastomicose em caçadores e seus cães é bem conhecida em áreas endêmicas.

BIOPATOLOGIA

Após a inalação dos conídios, *B. dermatitidis* transforma-se na fase de levedura e provoca infecção pulmonar. Embora muitos pacientes manifestem apenas sintomas pulmonares, outros apresentam lesões cutâneas na ausência de comprometimento de outros órgãos ou têm infecção disseminada. É provável que a maioria dos pacientes sofra disseminação hematogênica assintomática após a infecção pulmonar inicial. Por conseguinte, as lesões cutâneas devem ser consideradas uma manifestação da disseminação hematogênica do microrganismo. Exceto em casos raros, a blastomicose não é adquirida por inoculação. A imunidade celular,

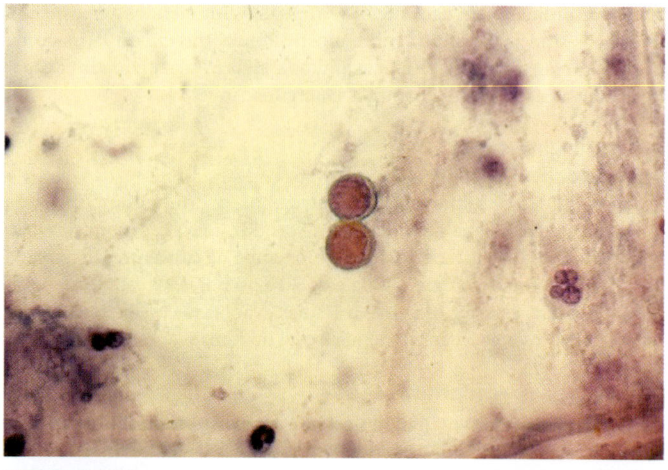

FIGURA 316.1 Coloração de Papanicolaou de amostra de escarro, mostrando uma levedura de parede espessa com brotamento de base ampla, típica de *Blastomyces dermatitidis*.

envolvendo linfócitos T e macrófagos, constitui um importante componente da resposta do hospedeiro à infecção com *B. dermatitidis*, porém os neutrófilos também desempenham um papel. Os pacientes com blastomicose são, em sua maioria, hospedeiros saudáveis. Os pacientes imunossuprimidos têm mais tendência a apresentar doença grave. A infecção em um hospedeiro imunossuprimido pode ocorrer após nova exposição a *B. dermatitidis* ou, com menos frequência, por reativação de um foco latente de infecção adquirida vários anos antes.

MANIFESTAÇÕES CLÍNICAS

Pulmonar

Os pacientes com blastomicose pulmonar aguda são, em sua maioria, assintomáticos, ou acredita-se que tenham pneumonia adquirida na comunidade. Os pacientes com pneumonia aguda apresentam febre, mal-estar, tosse não produtiva e infiltrado pulmonar, que exibe infiltrados lobares ou multilobares, irregulares ou nodulares em radiografias de tórax. O desenvolvimento de lesões cutâneas constitui um forte indício de blastomicose. A blastomicose pulmonar crônica precisa ser diferenciada da tuberculose, de outras infecções fúngicas e do câncer de pulmão. É comum observar a ocorrência de febre, sudorese noturna, perda de peso, fadiga, tosse, produção de escarro, hemoptise e dispneia. Na radiografia de tórax, as lesões são cavitárias, nodulares, fibróticas ou com aparência semelhante a tumor. Não é comum observar a presença de linfadenopatia hilar e mediastinal e derrame pleural. A doença pulmonar fulminante com síndrome de desconforto respiratório agudo (SDRA) ocorre raramente, porém tem uma elevada taxa de mortalidade. Ainda não se sabe se isso resulta da inalação de um grande número de conídios ou de uma resposta exuberante do hospedeiro. Os corticosteroides podem ser benéficos, e a oxigenação por membrana extracorpórea algumas vezes pode salvar a vida do paciente com doença grave.

Infecção disseminada

As lesões cutâneas constituem a manifestação mais comum da blastomicose disseminada. Elas podem ser solitárias ou múltiplas, habitualmente bem circunscritas e indolores. Podem ocorrer pápulas, nódulos, placas ou úlceras; com frequência, são verrucosas e desenvolvem múltiplas áreas puntiformes de drenagem no centro. Do ponto de vista clínico, as lesões simulam aquelas associadas a micobactérias não tuberculosas, outras infecções fúngicas, pioderma gangrenoso e uso de brometo. Manifestação incomum, observada em pacientes imunocomprometidos, é o aparecimento de centenas de lesões pustulosas que prontamente revelam o microrganismo quando aspiradas.

Outra manifestação da blastomicose disseminada é o comprometimento osteoarticular. A osteomielite pode estar associada a lesões cutâneas contíguas ou aparecer em locais distantes das lesões cutâneas. É útil obter uma cintilografia óssea em todos os pacientes com blastomicose disseminada, em razão da propensão do microrganismo a infectar o osso. O comprometimento geniturinário pode ser assintomático ou pode estar associado a sinais de prostatismo e à presença de um nódulo ao exame digital. Os achados de ocorrência infrequente incluem nódulos laríngeos e orofaríngeos; lesões oculares; comprometimento do sistema nervoso central (SNC) na forma de meningite ou lesões expansivas intracerebrais;[3] e disseminação para fígado, baço e linfonodos.

DIAGNÓSTICO

O exame diagnóstico definitivo para a blastomicose consiste no crescimento do microrganismo a partir de aspirado, amostra de biopsia de tecido, escarro ou líquido corporal.[4] A fase de bolor leva várias semanas para crescer à temperatura ambiente. Uma vez ocorrido o crescimento, o microrganismo pode ser rapidamente identificado como *B. dermatitidis* por meio de uma sonda de DNA altamente específica e sensível. O exame histopatológico de lesões cutâneas ou pulmonares, o exame citológico do escarro, o lavado broncoalveolar ou outros líquidos teciduais e a coloração fluorescente de calcoflúor do escarro ou de material purulento de lesões pustulares devem ser realizados à procura da levedura grande e distinta de paredes espessas, com único brotamento de base larga. A identificação dos microrganismos característicos possibilita um diagnóstico provisório de blastomicose e a instituição da terapia antifúngica antes da obtenção dos resultados de cultura.

Há um imunoensaio enzimático para antígenos da parede celular de *B. dermatitidis* para uso em amostra de soro, urina ou líquido de lavado broncoalveolar (LBA). A sensibilidade desse ensaio varia de acordo com diferentes relatos. Como *B. dermatitidis* e *H. capsulatum* compartilham muitos antígenos de parede celular, esse ensaio é frequentemente positivo em pacientes com histoplasmose, bem como naqueles com blastomicose. Os testes de anticorpos para blastomicose têm sido problemáticos, porém um novo ensaio parece ter maior sensibilidade. A reação em cadeia da polimerase em amostras de tecido demonstrou ser útil se o exame histopatológico e a cultura não forem diagnósticos.

TRATAMENTO

A Infectious Diseases Society of America (IDSA) publicou diretrizes para o tratamento da blastomicose.[5] Com exceção dos pacientes que apresentam blastomicose pulmonar aguda, a qual sofreu resolução completa antes do estabelecimento do diagnóstico, todos os pacientes com blastomicose devem ser tratados com um agente antifúngico. Os pacientes que apresentam blastomicose pulmonar ou disseminada leve a moderada devem ser tratados com itraconazol, 200 mg 1 ou 2 vezes/dia. O tratamento dura de 6 a 12 meses para obter cura micológica e prevenir a ocorrência de recidivas. O fluconazol não é tão efetivo quanto o itraconazol. O voriconazol mostra-se efetivo em pacientes que não toleram o itraconazol, enquanto o posaconazol tem sido efetivo em alguns pacientes. As equinocandinas não são ativas contra *B. dermatitidis* e não devem ser utilizadas.

Os pacientes com blastomicose pulmonar ou disseminada grave, todos os pacientes com infecção do SNC e a maioria dos pacientes imunossuprimidos devem ser inicialmente tratados com uma formulação lipídica de anfotericina B. A dose é de 3 a 5 mg/kg/dia, exceto para a infecção do SNC, para a qual se deve utilizar uma dose de 5 mg/kg/dia. Após ocorrer melhora clínica, habitualmente dentro de várias semanas, a terapia pode ser modificada para itraconazol, 200 mg, 2 vezes/dia, durante um total de pelo menos 12 meses de tratamento. Para todos os pacientes que são tratados com itraconazol, deve-se determinar os níveis séricos quando se alcança um estado de equilíbrio dinâmico depois de 2 semanas de tratamento, de modo a assegurar uma absorção adequada. As concentrações séricas devem ser superiores a 1 μg/mℓ. Os corticosteroides têm sido úteis como terapia adjuvante em pacientes com SDRA associada à blastomicose, porém essa prática continua sendo controversa.

PROGNÓSTICO

O prognóstico para pacientes com blastomicose pulmonar ou disseminada é excelente; mais de 90% são curados. A maioria das mortes relatadas ocorre em pacientes com pneumonia ou SDRA fulminante.

HISTOPLASMOSE

DEFINIÇÃO

A histoplasmose é a micose endêmica mais comum nos EUA. As infecções são, em sua maioria, autolimitadas, porém o microrganismo tem a capacidade de causar infecções pulmonares agudas e crônicas e infecção disseminada.[6]

O patógeno

Histoplasma capsulatum var *capsulatum* é um fungo dimórfico térmico. No ambiente e em temperaturas inferiores a 35°C, o fungo assume a forma de bolor, que produz conídios. Ele forma tanto macroconídios tuberculados, que são úteis na identificação laboratorial, quanto microconídios, que constituem a forma infecciosa. Nos tecidos e a temperaturas de 35 a 37°C, *H. capsulatum* transforma-se em minúsculas leveduras ovais de 2 a 4 μm, que se reproduzem por brotamento e que parasitam os macrófagos. A histoplasmose africana é causada por uma subespécie diferente, *H. capsulatum* var *duboisii*, e apresenta diferentes manifestações clínicas, particularmente comprometimento da pele, do tecido subcutâneo, dos linfonodos e do osso, e só raramente acomete pulmões ou outros órgãos internos.

EPIDEMIOLOGIA

Embora seja encontrada em todo o mundo, a histoplasmose é principalmente uma doença da América do Norte e da América Central. *Histoplasma capsulatum* é endêmico nos vales dos rios Mississippi e Ohio, estendendo-se até a bacia de St. Lawrence; existem microfocos em áreas isoladas distintas em vários estados do leste dos EUA. O solo, as cavernas e os prédios abandonados, que contêm altas concentrações de fezes de aves ou guano de morcegos, sustentam o crescimento exuberante do microrganismo. A cada ano, são infectados milhares de indivíduos que vivem em áreas endêmicas para *H. capsulatum*. Os casos são, em sua maioria, esporádicos, e a fonte exata de exposição é desconhecida. Surtos de fontes pontuais foram descritos em associação à manipulação do solo; à limpeza de sótãos, pontes ou celeiros; à renovação ou demolição de antigas estruturas repletas de guano; e à espeleologia.

BIOPATOLOGIA

Após inalação de microconídios nos alvéolos, ocorre infecção pulmonar localizada. Os neutrófilos e os macrófagos fagocitam o microrganismo, que agora se encontra na fase de levedura; o microrganismo é capaz de sobreviver e de ser transportado no interior dos macrófagos até os linfonodos hilares e mediastinais e por todo o sistema reticuloendotelial por meio de disseminação hematogênica. Essa disseminação provavelmente ocorre na maioria dos indivíduos infectados;, nos hospedeiros normais é assintomática. Depois de várias semanas, as células T especificamente sensibilizadas por antígenos de *H. capsulatum* ativam os macrófagos, que então adquirem a capacidade de matar os fungos intracelulares. A histoplasmose é um exemplo clássico da importância fundamental do sistema imune celular na contenção de patógenos intracelulares.

A extensão da doença é determinada pelo número de conídios inalados e também pela resposta imune do hospedeiro. Um pequeno inóculo pode causar infecção grave em pacientes imunossuprimidos. Os indivíduos com maior risco incluem aqueles com síndrome da imunodeficiência adquirida (AIDS), linfoma ou receptores de transplante de órgãos, bem como aqueles em uso de corticosteroides ou inibidores do fator de necrose tumoral. A exemplo de algumas outras micoses endêmicas (ver Coccidioidomicose, Paracoccidioidomicose, mais adiante), a histoplasmose pode resultar dos *distúrbios de imunodeficiência monogênicos* mais recentemente descritos, incluindo defeitos na via de interleucina (IL)-12/interferona gama (IFN-γ) e resposta mediada por IL-17 produzida por células T auxiliares.[7] Esta última inclui *síndrome de hiper-IgE* autossômica dominante (também conhecida como síndrome de Job), que tem sido associada a casos de histoplasmose.

A reativação da infecção latente ocorre em pacientes que apresentam imunidade celular deficiente, conforme evidenciado pela ocorrência de histoplasmose em indivíduos imunossuprimidos que cresceram na área endêmica, mas que não retornaram a essa região por muitos anos.

MANIFESTAÇÕES CLÍNICAS

Histoplasmose pulmonar aguda

A infecção é assintomática na maioria das pessoas infectadas pelo *H. capsulatum*. Os pacientes que apresentam infecção pulmonar sintomática habitualmente têm doença autolimitada que começa várias semanas após a exposição e que se caracteriza por febre, calafrios, fadiga, tosse não produtiva, desconforto na parte anterior do tórax e mialgias. Na radiografia de tórax, observa-se um infiltrado nodular lobar ou multilobar difuso.[8]

O diagnóstico diferencial de histoplasmose pulmonar aguda inclui pneumonia por *Blastomyces dermatitidis*, *Mycoplasma pneumoniae*, *Legionella* sp. e *Chlamydia pneumoniae*. Quando há aumento dos linfonodos hilares ou mediastinais, deve-se considerar fortemente a possibilidade de histoplasmose. A blastomicose pulmonar aguda é mais difícil de diferenciar, em decorrência da sobreposição das áreas endêmicas, da obtenção frequente de histórico comparável de atividades ao ar livre e dos achados semelhantes nas radiografias.

Em pacientes que apresentaram exposição intensa a *H. capsulatum*, como a que pode ocorrer durante a demolição de prédios antigos ou uma exploração espeleológica em uma caverna intensamente infestada, bem como em pacientes imunossuprimidos, a histoplasmose pulmonar aguda pode ser potencialmente fatal. Picos elevados de febre, calafrios, prostração, dispneia e tosse são proeminentes. As radiografias de tórax revelam infiltrados pulmonares reticulonodulares, e pode ocorrer síndrome do desconforto respiratório agudo (SDRA).

Histoplasmose pulmonar crônica

A histoplasmose pulmonar cavitária crônica é uma forma de histoplasmose progressiva e, com frequência, fatal; desenvolve-se quase exclusivamente em pacientes idosos que apresentam doença pulmonar obstrutiva crônica. Os sintomas consistem em febre, fadiga, anorexia, perda de peso, tosse produtiva com escarro purulento e hemoptise. Na radiografia de tórax, os achados habituais consistem em infiltrados unilaterais ou bilaterais dos lobos superiores, com múltiplas cavidades e fibrose extensa nos lobos inferiores.[9] A histoplasmose pulmonar crônica simula a tuberculose, outras pneumonias fúngicas (particularmente a blastomicose e a esporotricose) e infecções micobacterianas não tuberculosas em relação a sinais, sintomas e achados radiográficos.

Complicações da histoplasmose pulmonar

Os linfonodos mediastinais e hilares frequentemente calcificam-se com a resolução da infecção; anos depois, podem erodir para o interior dos brônquios, causando hemoptise e expectoração de broncólitos. A mediastinite granulomatosa é uma síndrome incomum, que se caracteriza por inflamação contínua e necrose dos linfonodos mediastinais. Os linfonodos aumentados são prontamente visíveis em radiografias de tórax; a tomografia computadorizada (TC) revela a presença de necrose central e, em alguns casos, acometimento de estruturas adjacentes, incluindo o esôfago, as vias respiratórias e os vasos sanguíneos. Embora ocorra habitualmente resolução dos sintomas sem tratamento, as síndromes obstrutivas podem ser graves, e os linfonodos podem persistir por vários anos.

A mediastinite fibrosante é uma rara complicação da histoplasmose, em que o hospedeiro responde à infecção com fibrose excessiva inapropriada. Pode ocorrer obstrução das vias respiratórias, da veia cava superior ou das artérias pulmonares, com consequente insuficiência cardíaca direita progressiva e insuficiência respiratória. A obstrução bilateral da vascularização pulmonar é menos comum do que o acometimento unilateral e está associada a um prognóstico mais sombrio. Observa-se a ocorrência de alargamento mediastinal nas radiografias de tórax; TC e angiografia definem a extensão da invasão e da obstrução das estruturas mediastinais.

Pericardite é a manifestação de uma reação inflamatória local à histoplasmose adjacente. Os pacientes respondem imediatamente a medicamentos anti-inflamatórios, sem terapia antifúngica. O comprometimento hemodinâmico, apesar de ser incomum, exige drenagem do líquido pericárdico; apenas raramente foi documentada a progressão para pericardite constritiva.

Histoplasmose disseminada

A histoplasmose disseminada sintomática ocorre sobretudo em pacientes imunossuprimidos, em particular os que apresentam AIDS, os com contagens de células $CD4^+$ inferiores a $150/\mu\ell$ e aqueles que apresentam neoplasia maligna hematológica, além de pacientes submetidos a transplantes de órgãos ou indivíduos em uso de corticosteroides ou de inibidores do fator de necrose tumoral. Os sinais e sintomas consistem em calafrios, febre, anorexia, perda de peso, hipotensão, dispneia, hepatoesplenomegalia e lesões cutaneomucosas. Pode-se observar a ocorrência de pancitopenia, infiltrados pulmonares difusos na radiografia de tórax e TC, achados de coagulação intravascular disseminada e insuficiência respiratória aguda. Essa síndrome é indistinguível da sepse de causa bacteriana ou viral. Em pacientes com AIDS, o diagnóstico diferencial inclui citomegalovírus, infecção disseminada pelo complexo *Mycobacterium avium* e tuberculose.

A histoplasmose disseminada progressiva crônica é uma forma fatal de histoplasmose que ocorre principalmente em homens de meia-idade a idosos sem doença imunossupressora identificada. A doença caracteriza-se por febre, sudorese noturna, perda de peso, anorexia e fadiga. Os pacientes têm aparência de estar cronicamente doentes; a hepatoesplenomegalia e as ulcerações mucocutâneas são comuns; pode haver desenvolvimento de insuficiência suprarrenal. O aumento da velocidade de hemossedimentação, os níveis elevados de fosfatase alcalina, a pancitopenia e os infiltrados reticulonodulares difusos na radiografia e TC do tórax são típicos. Os pacientes com essa forma de histoplasmose frequentemente apresentam febre de origem indeterminada. É necessário excluir a possibilidade de tuberculose miliar, linfoma e sarcoidose.

Na infecção disseminada, foi relatado o comprometimento de quase todos os sistemas de órgãos. Deve-se investigar a presença de insuficiência suprarrenal em qualquer paciente com hipotensão inexplicada, hiponatremia e hiperpotassemia. A TC do abdome revela um acentuado aumento das glândulas suprarrenais. O comprometimento do sistema nervoso central manifesta-se como meningite ou como lesões focais na ressonância magnética, e é mais comum em pacientes com AIDS. As lesões cutâneas, que também são mais comuns em pacientes com AIDS, podem ser papulares, pustulosas ou ulceradas. A endocardite por *Histoplasma* é uma forma rara de infecção disseminada.

DIAGNÓSTICO

O exame diagnóstico definitivo para histoplasmose é o crescimento do microrganismo em cultura. Infelizmente, *H. capsulatum* pode levar até 6 semanas para crescer *in vitro*. As amostras de tecido, o líquido do LBA, o escarro e o sangue são apropriados para cultura. Em pacientes com evidências de disseminação, as hemoculturas são mais bem realizadas pelo sistema de lise-centrifugação (tubo Isolator™); com frequência, as biopsias de medula óssea e de fígado revelam *H. capsulatum* no contexto de disseminação. Se for considerado o diagnóstico de histoplasmose pulmonar, o laboratório deve ser informado, de modo que um meio de cultura especial que diminua o crescimento de fungos comensais possa ser utilizado na cultura de amostras pulmonares. Uma vez detectado o crescimento de um bolor, sondas de DNA altamente específicas para *H. capsulatum* possibilitam a rápida identificação do microrganismo.

No paciente em estado agudo, deve-se efetuar uma biopsia de tecido para pesquisa das leveduras ovais distintas de 2 a 4 μm com brotos isolados, que possibilita um rápido diagnóstico presuntivo. As colorações histológicas de rotina não revelam as leveduras minúsculas; o material de biopsia precisa ser corado por prata metenamina ou ácido periódico de Schiff. Em pacientes com doença disseminada, a medula óssea, o fígado e as lesões cutâneas e mucocutâneas habitualmente revelam numerosos microrganismos. Os microrganismos também podem ser identificados no interior dos neutrófilos em esfregaços de sangue periférico de pacientes com infecção disseminada aguda. Em pacientes com histoplasmose pulmonar crônica ou com mediastinite granulomatosa, a biopsia de pulmão ou de linfonodos pode revelar o microrganismo.

A sorologia desempenha um importante papel no diagnóstico das formas de histoplasmose tanto aguda quanto crônica.[10,10b] Dispõe-se de ensaios de fixação do complemento que utilizam antígenos de micélio e de levedura e ensaios de imunodifusão. Uma elevação de quatro vezes nos títulos de fixação do complemento ou o aparecimento de uma banda M no ensaio de imunodifusão são muito sugestivos de histoplasmose. Um imunoensaio enzimático mais recente demonstrou ser positivo em até 90% dos pacientes com histoplasmose pulmonar aguda.[11] A sorologia raramente é útil em pacientes imunossuprimidos, que frequentemente não podem desenvolver uma resposta de anticorpos. Como os testes sorológicos não são definitivos em pacientes com linfadenopatia mediastinal, os resultados precisam ser sempre confirmados por biopsia tecidual.

Um imunoensaio enzimático para detecção do antígeno polissacarídico de *H. capsulatum* na urina e no soro é extremamente útil em pacientes com infecção disseminada e naqueles com histoplasmose pulmonar aguda. Quase 75% dos pacientes que tiveram exposição maciça e que demonstram infiltrados pulmonares difusos e mais de 90% dos pacientes que apresentam histoplasmose disseminada têm um resultado positivo no teste de antígeno urinário. O ensaio tem menos utilidade em pacientes com histoplasmose cavitária crônica, porém é mais útil na mediastinite granulomatosa ou fibrosante. Reações falso-positivas são observadas de maneira rotineira na blastomicose. Em geral, os níveis do antígeno tornam-se indetectáveis com terapia bem-sucedida. Algumas vezes, a reação em cadeia da polimerase pode ser útil quando a cultura e a sorologia são negativas.

TRATAMENTO

A IDSA publicou diretrizes para o tratamento da histoplasmose. O itraconazol constitui o fármaco de escolha para a histoplasmose leve a moderada, enquanto formulações lipídicas de anfotericina B devem ser utilizadas como terapia inicial para infecções graves e potencialmente fatais. O voriconazol ou o posaconazol têm sido utilizados em menos pacientes, porém parecem ser efetivos. O fluconazol é menos ativo e deve ser considerado agente de segunda linha. As equinocandinas não são efetivas na histoplasmose.

Para todos os pacientes tratados com itraconazol, deve-se determinar os níveis séricos quando for alcançado um estado de equilíbrio dinâmico depois de 2 semanas de terapia, para assegurar uma absorção adequada. As concentrações séricas devem ser superiores a 1 μg/mℓ.

Histoplasmose pulmonar

Em geral, pacientes com histoplasmose pulmonar aguda não recebem tratamento; com frequência, o diagnóstico só é estabelecido após a resolução dos sintomas. Entretanto, se o paciente permanecer sintomático durante pelo menos 4 semanas, deve-se instituir a terapia com itraconazol, 200 mg, 1 ou 2 vezes/dia, durante 6 a 12 semanas. Todos os pacientes com histoplasmose pulmonar grave e todos os pacientes imunossuprimidos devem ser tratados com um agente antifúngico. Recomenda-se a formulação lipídica da anfotericina B, na dose de 3 a 5 mg/kg/dia, por várias semanas, até que seja observada uma resposta, quando então a terapia pode ser modificada para itraconazol VO, 200 mg, 3 vezes/dia, por 3 dias, e, em seguida, 200 mg, 2 vezes/dia. Recomenda-se um ciclo curto de metilprednisolona para pacientes nos quais ocorre desenvolvimento de desconforto respiratório em associação à histoplasmose pulmonar aguda.

Deve-se administrar terapia antifúngica a todos os pacientes com histoplasmose pulmonar crônica. Recomenda-se o itraconazol, 200 mg, 2 vezes/dia, durante 12 a 24 meses. Com frequência, administra-se uma prova terapêutica de itraconazol por 6 a 12 semanas a pacientes com mediastinite granulomatosa sintomática, embora não haja dados comprovando que esse tratamento seja efetivo. A ressecção cirúrgica dos linfonodos que causam sintomas obstrutivos pode ser benéfica. A terapia antifúngica não oferece nenhum benefício a pacientes com mediastinite fibrosante. A cirurgia não está indicada e está associada a uma elevada taxa de mortalidade operatória. *Stents* intravasculares têm sido utilizados com sucesso em pacientes com obstrução vascular.

Histoplasmose disseminada

Todos os pacientes com histoplasmose disseminada sintomática devem receber terapia antifúngica. Os pacientes que apresentam apenas sintomas leves a moderados com doença disseminada aguda e a maioria dos pacientes com histoplasmose disseminada progressiva crônica podem ser tratados com itraconazol, 200 mg, 2 vezes/dia, após uma dose de ataque de 200 mg, 3 vezes/dia, por 3 dias. Em geral, um total de 12 meses de terapia é adequado, porém a duração do tratamento pode ser maior em pacientes com doença progressiva crônica.

Os pacientes que apresentam histoplasmose disseminada moderadamente grave a grave devem ser tratados com anfotericina B lipossomal, 3 mg/kg/dia. A terapia pode ser modificada para itraconazol quando o paciente responde ao tratamento, geralmente em poucas semanas, e deve-se continuar por um total de 12 meses. Nos pacientes imunossuprimidos, a terapia com itraconazol, na dose de 200 mg/dia, deve continuar até resolução da imunossupressão. Em pacientes com AIDS, a terapia imunossupressora pode ser interrompida com segurança naqueles que tiveram 1 ano de terapia, que estejam recebendo terapia antirretroviral e cujas contagens de $CD4^+$ sejam superiores a 150 células/μℓ, com HIV indetectável no sangue durante pelo menos 6 meses.

A prevenção da histoplasmose é difícil, visto que pode ocorrer exposição sem o conhecimento da pessoa em áreas altamente endêmicas. Os indivíduos imunossuprimidos devem ser aconselhados a evitar áreas de demolição, exploração de cavernas e limpeza de construções em fazendas ou sótãos. Em um ensaio clínico randomizado, cego e controlado por placebo de pacientes com AIDS, constatou-se que o itraconazol, na dose de 200 mg/dia, foi efetivo na prevenção da infecção. As recomendações incluem o uso de profilaxia apenas em pacientes com contagens de células $CD4^+$ inferiores a 150/μℓ e que estejam residindo em uma área altamente endêmica, com taxa de histoplasmose de mais de 10 casos por 100 pacientes por ano. Não há recomendações para a profilaxia de outros pacientes imunossuprimidos.

PROGNÓSTICO

A histoplasmose pulmonar aguda é habitualmente uma doença autolimitada. Em geral, os pacientes que precisam de tratamento respondem prontamente aos agentes antifúngicos. Entretanto a resposta dos pacientes com histoplasmose pulmonar cavitária crônica é, com frequência, precária, sobretudo me razão da doença pulmonar subjacente grave. A fibrose mediastinal tem prognóstico sombrio, porém a colocação de *stent* intravascular levou a uma melhora em muitos pacientes. Os pacientes com histoplasmose disseminada, até mesmo aqueles com AIDS avançada, em geral respondem prontamente à terapia antifúngica; a maioria das mortes em pacientes imunossuprimidos ocorre quando o estabelecimento do diagnóstico é atrasado. Os pacientes idosos com histoplasmose disseminada progressiva crônica apresentam uma resposta mais lenta, porém habitualmente completa, à terapia.

COCCIDIOIDOMICOSE

DEFINIÇÃO

A coccidioidomicose é uma infecção fúngica sistêmica causada por espécies de *Coccidioides*, endêmicas em algumas regiões áridas do hemisfério ocidental (Tabela 316.1).

Tabela 316.1 Coccidioidomicose: características clínicas e tratamento.

CARACTERÍSTICA	DESCRIÇÃO
Fungos causadores	*Coccidioides immitis* e *Coccidioides posadasii*
Distribuição geográfica primária	Regiões áridas do hemisfério ocidental, incluindo partes do Arizona, Califórnia, Novo México e Washington; oeste do Texas; partes da América Central e da América do Sul
Principal via de aquisição	Respiratória (inalação de artroconídios)
Principal local da doença	Mais comumente os pulmões; a disseminação para pele, ossos, meninges e outras vísceras é incomum, porém grave
Infecção oportunista em hospedeiros imunocomprometidos	Pneumonia difusa e infecções disseminadas comuns em pacientes com defeitos dos linfócitos T ou durante a terapia com altas doses de corticosteroides ou com inibidores do TNF-α
Fármaco de escolha para a maioria dos pacientes	Não há necessidade de nenhum agente antifúngico para a pneumonia não complicada; fluconazol ou itraconazol para as formas progressivas de infecção
Terapia alternativa	Anfotericina B (particularmente na pneumonia difusa ou nas infecções rapidamente progressivas), voriconazol, posaconazol

O patógeno

Coccidioides immitis e *C. posadasii* são fungos dimórficos classificados como Ascomicetos por homologia dos genes ribossômicos. Em seu estado vegetativo, os micélios com septos verdadeiros amadurecem, produzindo artroconídios, células individuais de aproximadamente 2 a 5 μm de diâmetro. Após a infecção, um artroconídio aumenta para formar uma esférula de até 75 μm de diâmetro e sofre septação interna, produzindo um grande número de endósporos. Quando ocorre ruptura das esférulas, são liberados grupos de endósporos que produzem mais esférulas no tecido infectado ou retornam ao estado de micélio se forem removidas do corpo.

EPIDEMIOLOGIA

Coccidioides pode ser isolado do solo dos baixos desertos do Arizona, de Los Angeles e do Vale Central da Califórnia; de partes de outros estados norte-americanos, incluindo Novo México, Nevada e Texas; e de partes da América Central e América do Sul.[13] Áreas isoladas de endemicidade foram encontradas inesperadamente em outros lugares, como no estado de Washington. Existem regiões endêmicas em áreas áridas que se caracterizam por precipitação moderada, invernos amenos e baixa umidade. Todavia, até mesmo nas áreas mais altamente endêmicas as colônias de fungos são escassas e ocupam apenas uma minúscula fração da área total. Os micélios desenvolvem-se sob a superfície durante os períodos de chuva, e os artroconídios surgem quando a terra seca. As taxas de infecção são maiores durante os meses secos e, em certas ocasiões, acentuadas quando o solo é removido por tempestades de vento ou equipamentos de construção. A exposição a fardos de algodão ou outros fômites contaminados raramente pode resultar em infecção fora das regiões endêmicas. Não foi relatada a transmissão interpessoal da infecção pulmonar e não há necessidade de precauções de isolamento, mesmo em áreas de cuidados agudos. Desde 2013, as espécies de *Coccidioides* não são mais listadas e controladas pelos Centers for Disease Control and Prevention como agentes selecionados.

Incidência e prevalência

Em geral, o risco anual de infecção nas áreas mais fortemente endêmicas é de 3%, resultando em cerca de 150.000 novas infecções por ano. A doença clínica relatada após a infecção está aumentando. Por exemplo, no período de 1998 a 2011, o número de infecções notificadas aumentou mais de oito vezes. Com uma exposição inusitadamente intensa, como em sítios arqueológicos ou durante manobras militares em regiões endêmicas, pode-se observar o desenvolvimento de infecções na maioria dos indivíduos expostos por apenas alguns dias. De todas as infecções nos EUA, Arizona e Califórnia contribuem com 66 e 31%, respectivamente.

BIOPATOLOGIA

A inalação de apenas um único artroconídio até o bronquíolo terminal inicia praticamente todas as infecções por coccídios. A proliferação do fungo provoca inflamação granulomatosa, que está associada a esférulas intactas, bem como inflamação aguda, incluindo eosinófilos, associada à ruptura e proliferação das esférulas. Com frequência, a pneumonia focal está associada à adenopatia hilar ipsilateral; com menos frequência, a infecção causa aumento dos linfonodos peritraqueais, supraclaviculares e cervicais. As lesões que ocorrem em outros locais resultam de disseminação hematogênica, e a maioria torna-se aparente nos primeiros 2 anos após a infecção inicial. Embora a disseminação progressiva ocorra em menos de 1% das infecções, até 8% dos indivíduos com infecção autolimitada apresentam cicatrizes coriorretinianas assintomáticas, o que sugere que a disseminação hematogênica subclínica pode ser frequente. Algumas semanas após a infecção, a imunidade duradoura mediada pelas células T normalmente impede a proliferação do fungo, o que permite a resolução da inflamação e impede a reinfecção no futuro. Entretanto, a infecção é controlada sem esterilização das lesões, e existe a possibilidade de reativação da infecção latente até mesmo muitos anos depois em pacientes cuja imunidade celular se torna deficiente. Os distúrbios de imunodeficiência monogênicos da resposta mediada por IL-12/IFN-γ e pela IL-17 produzida por células T auxiliares podem predispor à coccidioidomicose, assim como à histoplasmose e paracoccidioidomicose.

MANIFESTAÇÕES CLÍNICAS

Dois terços das infecções são assintomáticos e detectados apenas pelo achado de hipersensibilidade dérmica a antígenos do fungo. Os pacientes que adoecem habitualmente apresentam síndromes pulmonares que, de forma eventual, são autolimitadas. Todavia, alguns pacientes desenvolvem complicações ou formas progressivas de infecção que exibem uma ampla variedade de manifestações, e representam problemas difíceis quanto ao manejo.

Infecções pulmonares primárias

Os sintomas surgem nos primeiros 5 a 21 dias após a exposição. Nos residentes ou em visitantes recentes do sul do Arizona, a coccidioidomicose responde por cerca de um terço dos casos de pneumonia adquirida na comunidade. As queixas mais comuns, porém inespecíficas, consistem em febre, perda de peso, fadiga, tosse seca e dor torácica pleurítica. A artralgia de múltiplas articulações sem derrame significativo também é frequente, e é designada como "reumatismo do deserto". Em certas ocasiões, surgem manifestações cutâneas, incluindo exantema maculopapular não pruriginoso de curta duração, eritema multiforme ou eritema nodoso. Essas manifestações artríticas ou dermatológicas são mediadas por imunocomplexos circulantes ou por outros fenômenos imunológicos, e não pela disseminação do fungo, e desaparecem sem destruição dos tecidos. As radiografias de tórax podem não revelar qualquer anormalidade ou podem mostrar infiltrados pulmonares, que são segmentares ou lobares. Com frequência, a adenopatia hilar é um achado característico que pode sugerir linfoma pela sua aparência. Podem ocorrer derrames pleurais peripneumônicos, que em geral desaparecem sem intervenção, embora as culturas de biopsias pleurais habitualmente revelem espécies de *Coccidioides*. A eosinofilia pode ser um achado proeminente nas contagens diferenciais do sangue periférico, e a velocidade de hemossedimentação geralmente está elevada. Com frequência, os sintomas persistem por muitas semanas antes que ocorra claramente melhora, e a doença, em particular o cansaço, pode persistir por meses.

O processo pulmonar primário provoca uma variedade de sequelas. A mais frequente consiste no desenvolvimento de um nódulo pulmonar (Figura 316.2) que tipicamente mede de 1 a 4 cm e se localiza a 5 cm do hilo. Apesar de sua natureza benigna, os nódulos coccidioides podem causar preocupação, em virtude de sua semelhança com massas malignas (ver Capítulos 78 e 182). A tomografia por emissão de pósitrons normalmente é positiva. Por essas razões, o tratamento habitualmente exige aspiração por agulha percutânea ou ressecção.

Outra consequência da coccidioidomicose pulmonar é a cavitação do infiltrado, que ocorre em cerca de 5% dos casos de pneumonia. As cavitações são, em sua maioria, solitárias e de paredes finas, situadas em um lobo superior, próximo à pleura. Em certas ocasiões, podem causar dor, hemoptise ou infiltrados adjacentes. As cavitações podem adquirir micetomas de espécies de *Coccidioides* ou de algum outro fungo colonizador. Raramente, a cavitação sofre ruptura, formando um piopneumotórax. Na metade das vezes, trata-se do primeiro sintoma de infecção por coccídios e normalmente ocorre em homens jovens saudáveis nos demais aspectos. A presença de um nível hidroaéreo no espaço pleural, detectável por

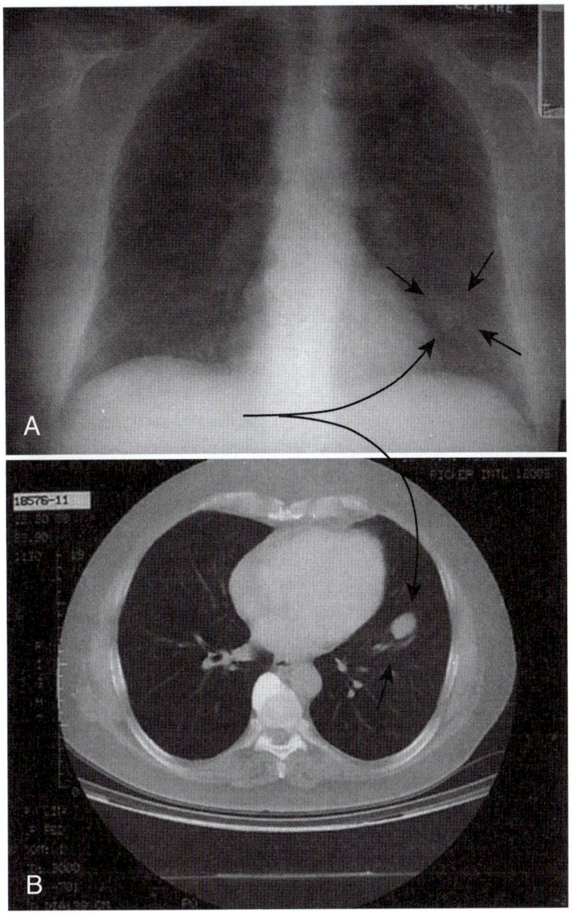

FIGURA 316.2 **Coccidioidomicose. A. Nódulo benigno secundário à coccidioidomicose (*setas*). B. Tomografia computadorizada do nódulo mostrado em A (*setas*).**

radiografia, frequentemente ajuda a diferenciar esse problema de um pneumotórax espontâneo. A ressecção cirúrgica imediata da cavitação constitui o tratamento preferido dessa complicação. A complicação pulmonar menos comum consiste em infecção fibrocavitária persistente, que progride para o comprometimento de ambos os pulmões.

Disseminação extrapulmonar

A coccidioidomicose em pacientes com deficiências da imunidade celular, como receptores de órgãos sólidos, pacientes que recebem terapia imunossupressora, indivíduos com AIDS ou linfoma e mulheres durante o terceiro trimestre de gravidez, resulta habitualmente em disseminação extrapulmonar. As mutações dos genes para gamainterferona ou receptor de interleucina-12 também predispõem os indivíduos à disseminação. Todavia, a infecção disseminada ocorre em alguns pacientes que não apresentam doença subjacente nem manifestam uma suscetibilidade aumentada a outras infecções. A infecção disseminada é mais provável nos homens do que nas mulheres e em indivíduos de determinada ascendência, como africanos, filipinos ou nativos americanos, em comparação com brancos. As localizações mais comuns das lesões disseminadas incluem a pele (pápulas cutâneas ou abscessos subcutâneos), as articulações (particularmente o joelho) e os ossos. A coccidioidomicose espinal afeta mais frequentemente segmentos da coluna (em geral, torácica e lombar) e pode causar abscessos epidurais ou paravertebrais.[14] Além da terapia com azóis (ver adiante), a instabilidade espinal e o comprometimento neurológico são indicações cirúrgicas para descompressão e fusão. Essas infecções podem produzir uma ou muitas lesões e, com frequência, são de apresentação subaguda ou crônica. Em pacientes amplamente imunossuprimidos, as infecções por coccídios podem ser mais fulminantes, com detecção de fungemia por hemoculturas e desenvolvimento de infiltrados pulmonares reticulonodulares difusos. Embora os rins e a bexiga raramente possam ser acometidos, *Coccidioides* pode ser isolado de amostras concentradas de urina, em razão da disseminação focal para a próstata. Diferentemente da histoplasmose, é raro que o sistema digestório seja acometido na coccidioidomicose.

DIAGNÓSTICO

A infecção pregressa por espécies de *Coccidioides* pode ser detectada por teste cutâneo para hipersensibilidade tardia.[15] O diagnóstico é definitivamente estabelecido pelo isolamento de espécies de *Coccidioides* a partir de amostras clínicas. No exame direto de amostras respiratórias ou tecido, as esférulas aparecem como grandes estruturas com paredes refringentes e organização interna; são também observadas em preparações histológicas coradas pela hematoxilina-eosina, prata ou ácido periódico de Schiff. A coloração de Gram não detecta as esférulas. Em cultura, o crescimento dos micélios é frequentemente evidente na primeira semana de incubação, e o uso de sonda de DNA com *kits* comerciais disponíveis possibilita a rápida identificação do gênero. O isolamento de espécies de *Coccidioides* pode ser difícil em pacientes que apresentam apenas secreções respiratórias escassas associadas à pneumonia inicial, bem como do líquido cerebrospinal (LCS) de pacientes com meningite.

O diagnóstico presuntivo de coccidioidomicose baseia-se, com frequência, na detecção de anticorpos específicos no soro. Nas primeiras semanas da infecção inicial, detecta-se um anticorpo do tipo precipitina (IgM), por técnicas de imunodifusão. Mais tarde, surgem anticorpos do tipo fixadores do complemento (IgG). Entretanto, esses testes podem fornecer resultados falso-negativos em até metade das vezes durante as primeiras semanas da doença. Do ponto de vista quantitativo, as concentrações de anticorpos fixadores do complemento são mais elevadas nas infecções mais extensas e diminuem em pacientes cujas infecções são controladas. Uma maneira importante de estabelecer o diagnóstico de meningite por *Coccidioides* consiste na detecção do antígeno do fungo ou de anticorpos de fixação do complemento no LCS, juntamente com outras anormalidades, como leucocitose, elevação da concentração de proteínas ou baixa concentração de glicose. A eosinofilia do LCS pode sugerir coccidioidomicose, porém nem sempre está presente. Dispõe-se também de *kits* comerciais de imunoensaios enzimáticos mais recentes, que geralmente são mais sensíveis do que os testes sorológicos mais antigos; todavia, em certas ocasiões, produzem resultados falso-positivos. Algumas vezes são encontrados antígenos coccidioides na urina ou no soro de pacientes com infecção disseminada. Foi desenvolvido um ensaio de reação em cadeia da polimerase em tempo real, quantitativo e específico para o gênero *Coccidioides* para o diagnóstico precoce de coccidioidomicose. Em 2014, um teste cutâneo para *Coccidioides* tornou-se clinicamente disponível; quando positivo, indica infecção passada.

TRATAMENTO

O papel da terapia antifúngica nas infecções primárias não complicadas não está bem-estabelecido, visto que não foram realizados ensaios clínicos para determinar se o tratamento reduz o curso dos sintomas ou diminui a probabilidade de complicações.[16] Entretanto, o valor do tratamento é evidente em pacientes com doença progressiva. Como muitas infecções por *Coccidioides* são crônicas, o tratamento inicial frequentemente consiste em agentes antifúngicos azóis por via oral, como fluconazol e itraconazol.[17] As respostas a esses dois fármacos são semelhantes, porém o itraconazol é preferido em pacientes com infecções ósseas. As doses desses azóis são de 400 mg/dia ou mais, e o tratamento é habitualmente mantido por 1 ano ou mais. São obtidas respostas satisfatórias em cerca de dois terços dos pacientes. O fluconazol é uma terapia efetiva para a meningite por *Coccidioides* e reduziu acentuadamente o número de pacientes tratados com anfotericina B intratecal. Infelizmente, a interrupção da terapia com azóis é, com frequência, seguida de recorrência dos sintomas, em particular em pacientes com meningite por *Coccidioides*. Por conseguinte, muitos pacientes precisam de terapia prolongada ou até mesmo por toda a vida para controlar a atividade da doença. As evidências limitadas disponíveis para os antifúngicos azóis mais recentes (voriconazol, posaconazol) indicam que eles também são efetivos em alguns pacientes e, algumas vezes, úteis nas infecções refratárias. A anfotericina B continua sendo uma escolha racional quando o tratamento com antifúngicos azóis fracassa. As doses diárias variam de 0,4 a 1 mg/kg para a formulação de desoxicolato original e de até 5 mg/kg/dia para as formulações lipídicas mais recentes. Em certas ocasiões, no paciente com rápida progressão da doença, uma formulação de anfotericina B pode produzir uma resposta terapêutica mais rápida e, portanto, constitui a terapia inicial preferida. Além dos agentes antifúngicos, a remoção cirúrgica do tecido necrótico pode ser essencial para controlar o dano progressivo de lesões específicas.

PROGNÓSTICO

Após a resolução da infecção inicial, a maioria dos pacientes mantém uma imunidade permanente, e as infecções após reexposição são raras. Entretanto, a interrupção dos sintomas é obtida sem erradicação completa de *Coccidioides*, e a recorrência da infecção original muitos anos após esse episódio constitui um risco bem reconhecido para imunossupressão profunda intercorrente. O retratamento de pacientes que apresentam doença reumática com modificadores da resposta biológica ou fármacos antirreumáticos modificadores da doença após coccidioidomicose parece ser seguro para alguns pacientes. Em pacientes nos quais não é possível controlar a infecção inicial, a doença normalmente segue uma evolução prolongada. Embora a infecção seja mais debilitante do que fatal, pode ocorrer insuficiência respiratória fulminante; se não for tratada, a meningite por *Coccidioides* quase sempre será fatal em 2 anos.

ESPOROTRICOSE

DEFINIÇÃO

A esporotricose é uma infecção subaguda ou crônica, habitualmente localizada em estruturas cutâneas ou linfocutâneas, embora possa ocorrer infecção pulmonar, osteoarticular e disseminada em pacientes com estados variáveis de imunodeficiência.

O patógeno

As espécies de *Sporothrix* são fungos dimórficos térmicos. No ambiente, a temperaturas inferiores a 35 a 37°C, o microrganismo é um bolor e produz conídios, a forma infecciosa. Nos tecidos e a 35 a 37°C, as espécies de *Sporothrix* assumem a fase de levedura.

EPIDEMIOLOGIA

As espécies de *Sporothrix* são encontradas em todo o mundo, em climas que variam de temperados a tropicais.[18] O microrganismo é encontrado em uma variedade de nichos ambientais, incluindo solo, esfagno, feno, madeira em decomposição e outras vegetações. A infecção é observada quase totalmente em indivíduos cuja ocupação, lazer ou condições de habitação os colocam em contato com o microrganismo no meio ambiente. Os casos de esporotricose são, em sua maioria, esporádicos, porém já foram descritos surtos. Um surto extenso, que ocorreu durante muitos anos no Rio de Janeiro, acometendo principalmente crianças e mulheres, foi atribuído a gatos domésticos infectados.

BIOPATOLOGIA

A infecção quase sempre é adquirida pela inoculação de conídios e permanece localizada nas estruturas cutâneas, subcutâneas e linfáticas imediatas e contíguas. A inalação de conídios ocorre menos comumente e resulta em esporotricose pulmonar e raramente disseminada. A resposta típica do hospedeiro à infecção por *Sporothrix* consiste em uma reação neutrofílica e granulomatosa mista. A imunidade celular é importante na contenção da infecção. Em indivíduos que apresentam doenças subjacentes, incluindo alcoolismo, diabetes melito e doença pulmonar obstrutiva crônica, as espécies de *Sporothrix* têm mais tendência a acometer estruturas osteoarticulares e pulmões. Observa-se a ocorrência de disseminação generalizada em indivíduos infectados pelo vírus da imunodeficiência humana (HIV), embora seja um evento claramente raro em hospedeiros normais.[19]

MANIFESTAÇÕES CLÍNICAS

Linfocutâneas

Dias a semanas após a inoculação de conídios de espécies de *Sporothrix*, aparece uma lesão papular no local de inoculação; essa lesão torna-se nodular e, com frequência, ulcera (Figura 316.3). A drenagem não é macroscopicamente purulenta, e a lesão não é extremamente dolorosa. Ocorrem lesões semelhantes ao longo da distribuição linfática, proximal à lesão primária. As lesões cutâneas fixas verrucosas ou ulcerativas não exibem extensão linfática. O diagnóstico diferencial de esporotricose linfocutânea inclui infecções por *Nocardia* (ver Capítulo 314); infecções por micobactérias atípicas (ver Capítulo 309), particularmente *Mycobacterium marinum*; infecções por *Leishmania brasiliensis* (ver Capítulo 327); e tularemia (ver Capítulo 295).

Viscerais e osteoarticulares

A esporotricose pulmonar ocorre com mais frequência em homens de meia-idade que apresentam doença pulmonar crônica e abuso de álcool.

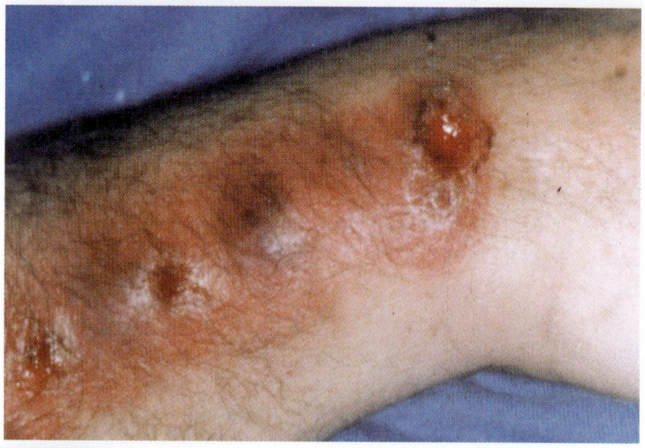

FIGURA 316.3 Esporotricose linfocutânea. A lesão no local de inoculação ulcerou. (De Watanakunakorn C. Photoquiz. *Clin Infect Dis.* 1996;22:765.)

É comum a ocorrência de febre, sudorese noturna, perda de peso, fadiga, dispneia, tosse, escarro purulento e hemoptise. As radiografias de tórax revelam cavidades unilaterais ou bilaterais dos lobos superiores, com quantidades variáveis de fibrose e lesões nodulares. A doença simula a tuberculose por reativação. A esporotricose osteoarticular é encontrada com mais frequência em homens de meia-idade e ocorre mais frequentemente em etilistas. As articulações mais comumente acometidas são joelho, cotovelo, punho e tornozelo. Foi relatada a ocorrência de bursite isolada, tenossinovite e síndromes de compressão de nervos. A inoculação local pode ser seguida de infecção osteoarticular; todavia, na maioria dos pacientes, isso ocorre secundariamente à disseminação hematogênica. A esporotricose disseminada, que se manifesta por lesões cutâneas ulcerativas disseminadas, com ou sem comprometimento visceral, é incomum; a maioria dos casos foi relatada em pacientes com infecção avançada pelo HIV.

DIAGNÓSTICO

O método mais efetivo para estabelecer o diagnóstico de esporotricose consiste no crescimento de espécies de *Sporothrix* em cultura de material aspirado de uma lesão, amostra de biopsia de tecido, escarro ou líquido corporal. O crescimento da fase de bolor do microrganismo é evidente em poucos dias. O exame histopatológico do material de biopsia mostra um processo granulomatoso e piogênico misto; com frequência, os microrganismos estão presentes em pequenas quantidades e, em geral, não são visualizados. A sorologia é oferecida por alguns laboratórios de referência, porém não é padronizada. O teste de reação em cadeia da polimerase, obtido em um laboratório de referência de fungos, tem sido utilizado para confirmar o diagnóstico.[20]

TRATAMENTO

Como a esporotricose é uma infecção localizada subaguda a crônica, são preferidos os agentes antifúngicos orais; a anfotericina B é reservada para as infecções viscerais graves.[21] A Infectious Diseases Society of America publicou diretrizes para o tratamento da esporotricose. O itraconazol é o fármaco de escolha para a esporotricose linfocutânea. A dose habitual é de 200 mg/dia, e o tratamento deve continuar por várias semanas após o desaparecimento de todas as lesões, o que ocorre geralmente em 3 a 6 meses. A solução saturada de iodeto de potássio (SSKI) tem sido utilizada no tratamento da esporotricose há quase um século. A dose inicial é de 5 a 10 gotas, 3 vezes/dia, em água ou suco, com aumento da dose no decorrer de um período de várias semanas, até um máximo de 40 a 50 gotas, 3 vezes/dia. A SSKI tem muitos efeitos colaterais, incluindo edema das glândulas salivares, gosto metálico, exantema e febre; a única vantagem é o seu baixo custo. O fluconazol é menos efetivo do que o itraconazol; entretanto, em pacientes ocasionais, pode ser utilizado em uma dose de 400 a 800 mg/dia. O voriconazol não é ativo contra espécies de *Sporothrix*, e dispõe-se de uma experiência mínima com o uso do posaconazol.

A esporotricose osteoarticular e a esporotricose pulmonar são habitualmente tratadas com itraconazol, 200 mg, 2 vezes/dia, durante 1 a 2 anos. Outros azóis são menos efetivos, e a SSKI é ineficaz. Em um paciente em estado grave com esporotricose pulmonar, deve-se utilizar uma formulação lipídica de anfotericina B como terapia inicial, em uma dose de 3 a 5 mg/kg/dia. Quando o paciente já demonstra melhora, o fármaco pode ser substituído por itraconazol. Uma formulação lipídica de anfotericina B, em uma dose de 3 a 5 mg/kg/dia, constitui o fármaco de escolha na esporotricose disseminada. O tratamento pode ser modificado para o itraconazol, na dose de 200 mg 2 vezes/dia, após estabilização do paciente. Os pacientes com infecção pelo HIV e esporotricose disseminada devem continuar o tratamento de manutenção com itraconazol durante toda a vida, em uma dose de 200 mg/dia.

PROGNÓSTICO

O prognóstico em pacientes com esporotricose cutânea ou linfocutânea é excelente. Obtém-se uma cura em quase todos os pacientes. As formas extracutâneas de esporotricose não respondem bem ao tratamento, em parte pela demora no estabelecimento do diagnóstico e, em parte, em decorrência da identificação frequente de doenças subjacentes nesses pacientes. O prognóstico da esporotricose disseminada em pacientes com infecção pelo HIV melhorou nesses últimos anos com o tratamento antirretroviral efetivo.

PARACOCCIDIOIDOMICOSE

DEFINIÇÃO

A paracoccidioidomicose (blastomicose sul-americana) é uma micose subaguda a crônica, endêmica na América Central e na América do Sul. A doença caracteriza-se sobretudo por lesões pulmonares, das mucosas e cutâneas, porém ocorre também doença disseminada.

O patógeno

Paracoccidioides brasiliensis e *P. lutzii* são fungos dimórficos térmicos. No ambiente e a temperaturas inferiores abaixo de 35°C, os microrganismos crescem na forma de bolor. Nos tecidos e a 37°C *in vitro*, o microrganismo assume a forma de levedura, com múltiplas células-filhas de base estreita ligadas à célula-mãe.

EPIDEMIOLOGIA

As espécies de *Paracoccidioides* são encontradas apenas em áreas úmidas da América Central e da América do Sul. Mais de 80% dos casos ocorrem no Brasil. O solo é o suposto nicho ecológico dessas espécies. A doença é mais prevalente em homens de meia-idade a idosos de áreas rurais. Embora a doença classicamente se desenvolva mais tarde durante a vida, é provável que a exposição inicial ocorra muitos anos antes. Casos observados em áreas fora das Américas Central e do Sul foram todos associados a uma residência anterior dos indivíduos na área endêmica.

BIOPATOLOGIA

A paracoccidioidomicose desenvolve-se após a inalação de conídios aerossolizados encontrados no ambiente. Após alcançar os alvéolos, a fase de micélio converte-se em fase de levedura. Na maioria dos pacientes, as manifestações da doença não surgem por ocasião da infecção inicial. A imunidade celular parece constituir sobretudo o mecanismo de defesa do hospedeiro contra *P. brasiliensis*. O quadro histopatológico inclui respostas tanto neutrofílicas quanto granulomatosas. Em pacientes infectados pelo HIV e em outros pacientes imunossuprimidos, a paracoccidioidomicose manifesta-se como infecção amplamente disseminada. À semelhança da histoplasmose e da coccidioidomicose, os pacientes com paracoccidioidomicose podem apresentar um distúrbio de imunodeficiência monogênico subjacente envolvendo a via de IL-12/IFN-γ.[22] A reativação da infecção latente adquirida há anos constitui a suposta patogenia da maioria dos casos da forma adulta crônica da paracoccidioidomicose e dos casos que aparecem anos após o paciente ter deixado a área endêmica.

MANIFESTAÇÕES CLÍNICAS

Paracoccidioidomicose aguda-subaguda (juvenil)

A forma aguda-subaguda da paracoccidioidomicose ocorre em menos de 10% dos pacientes. Trata-se de uma doença do sistema reticuloendotelial, com ampla disseminação para fígado, baço, linfonodos e medula óssea.[23] Normalmente, os pacientes com menos de 30 anos apresentam essa forma de paracoccidioidomicose; entretanto, os adultos de idade mais avançada, particularmente os que são imunossuprimidos, também podem manifestar esse tipo de doença rapidamente progressiva. Em pacientes com infecção pelo HIV, ocorre progressão rápida com múltiplas lesões cutâneas, linfadenopatia, hepatoesplenomegalia, comprometimento pulmonar grave e hipoxemia.

Paracoccidioidomicose crônica (do adulto)

A paracoccidioidomicose crônica é lentamente progressiva ao longo de muitos anos e constitui a forma observada em mais de 90% dos pacientes. O comprometimento pulmonar é proeminente e, na clínica, simula tuberculose e outras pneumonias fúngicas crônicas. Nas radiografias, são observadas lesões nodulares, intersticiais ou cavitárias, que tendem a se localizar nos campos pulmonares médio e inferior. Muitos pacientes também apresentam lesões mucosas ulcerativas ou nodulares, sobretudo na parte anterior das narinas, na cavidade oral e na laringe; essas lesões são lentamente destrutivas e podem levar a disfonia e estenose das vias respiratórias. As lesões cutâneas, particularmente na face, também são comuns e podem ser papulares, nodulares, ulcerativas ou semelhantes a placas. As lesões mucocutâneas precisam ser diferenciadas da leishmaniose mucocutânea e do carcinoma espinocelular.[24] Foi relatada a ocorrência de comprometimento suprarrenal em mais de 90% dos casos de necropsia, porém a insuficiência adrenocortical só é observada em cerca da metade dos casos.

DIAGNÓSTICO

O diagnóstico definitivo da paracoccidioidomicose é estabelecido pelo crescimento de *P. brasiliensis* em cultura. O microrganismo pode levar até 4 semanas para crescer. Em pacientes em estado grave, o exame direto dos líquidos corporais, do escarro ou do material purulento tratados com hidróxido de potássio ou coloração fluorescente de calcoflúor, ou o exame histopatológico de amostras de biopsia de tecido podem fornecer um diagnóstico presuntivo. A aparência característica do *P. brasiliensis* consiste em células de levedura de paredes espessas, que apresentam múltiplas células-filhas de levedura em brotamento de base estreita e ligadas circunferencialmente – um aspecto morfológico distinto comparado ao timão de um navio.

Dispõe-se de uma variedade de ensaios de imunodifusão, imunoensaios enzimáticos e ensaios de fixação do complemento em áreas endêmicas, porém sua sensibilidade e especificidade variam enormemente. O ensaio de imunodifusão parece ser o mais útil. Foi relatado que o teste de reação em cadeia da polimerase apresenta altas sensibilidade e especificidade.

TRATAMENTO

O itraconazol (200 mg/dia durante 6 a 12 meses) constitui o fármaco de escolha para o tratamento da paracoccidioidomicose. O cetoconazol, em uma dose de 200 a 400 mg/dia, durante 1 ano, é efetivo e menos caro do que o itraconazol, porém a incidência de efeitos colaterais é maior, e ocorrem recidivas com mais frequência em comparação com o itraconazol. O fluconazol é menos efetivo e não deve ser utilizado. Em um estudo-piloto aberto e randomizado, foi constatado que o voriconazol é tão efetivo quanto o itraconazol, e existem alguns relatos do uso bem-sucedido de posaconazol e isavuconazol.[25] As sulfonamidas têm sido utilizadas durante anos no tratamento da paracoccidioidomicose e constituem a forma de tratamento mais barata. Entretanto, as taxas de recidiva são maiores em comparação com os azóis. A anfotericina B é efetiva, porém raramente utilizada, exceto em pacientes imunossuprimidos com doença disseminada potencialmente fatal. Os pacientes infectados pelo HIV têm sido tratados, em sua maioria, com anfotericina B como tratamento inicial, seguido de terapia supressora com itraconazol ou sulfametoxazol-trimetoprima durante toda a vida.

PROGNÓSTICO

Os pacientes com paracoccidioidomicose apresentam uma excelente resposta à terapia antifúngica. Os que apresentam comprometimento pulmonar extenso por ocasião do diagnóstico correm alto risco de fibrose progressiva, apesar da terapia antifúngica.

REFERÊNCIAS BIBLIOGRÁFICAS

As referências bibliográficas, bem como os outros materiais suplementares deste livro, encontram-se no GEN-IO, nosso ambiente virtual de aprendizagem.

317 CRIPTOCOCOSE

CAROL A. KAUFFMAN E SHARON C-A CHEN

DEFINIÇÃO

A criptococose ocorre com mais frequência, em indivíduos imunossuprimidos, particularmente naqueles infectados pelo vírus da imunodeficiência humana (HIV). A manifestação clínica mais comum consiste em meningite, porém ocorre também comprometimento pulmonar, bem como acometimento de outros órgãos.[1]

O patógeno

Cryptococcus neoformans – e, com muito menos frequência, *Cryptococcus gattii* – são as espécies predominantes de *Cryptococcus* que causam infecções em seres humanos. No ambiente, existem espécies de *Cryptococcus* na forma de leveduras, que têm cápsulas mínimas e são facilmente aerossolizadas e inaladas. Nos tecidos, as leveduras são envolvidas por uma grande cápsula de polissacarídeo, que é um importante fator de virulência. *Cryptococcus neoformans* é encontrado no solo e cresce bem em excrementos de aves que têm elevado teor de nitrogênio. *Cryptococcus gattii* é mais restrito geograficamente, porém a sua distribuição aumentou nessa última década. Muitos casos são ainda observados na Austrália e no Sudeste Asiático, onde o nicho ecológico do organismo é a árvore de eucalipto; entretanto, são também relatados casos no Brasil, no noroeste do Pacífico e em outras áreas da América do Norte. A maior parte deste capítulo concentra-se em *C. neoformans*.

EPIDEMIOLOGIA

Antes da ampla disponibilidade da terapia antirretroviral (TARV), a criptococose acometia 5 a 10% dos pacientes com síndrome da imunodeficiência adquirida (AIDS), quase sempre aqueles com contagens de células CD4 inferiores a 50 células/$\mu\ell$. A criptococose é, agora, observada menos comumente na Europa e na América do Norte nessa população, porém é extremamente comum na África, onde a sua prevalência entre pacientes infectados pelo HIV é estimada em até 30%.[2]

Na população sem AIDS, a criptococose é uma infecção oportunista frequente em pacientes que foram submetidos a transplante de órgãos sólidos, naqueles tratados com corticosteroides e outras terapias imunossupressoras ou em pacientes que apresentam doenças subjacentes, como diabetes melito, insuficiência renal, cirrose ou doença pulmonar crônica. Em alguns pacientes, o único fator de risco parece ser a idade avançada. Em todas as séries de casos relatadas, com exceção daquelas que tratam apenas de pacientes com infecção pelo HIV, cerca de 20% dos casos não têm doença subjacente conhecida. Com frequência, *C. gattii* provoca doença em hospedeiros normais.

BIOPATOLOGIA

O microrganismo é inalado do ambiente; de início, causa infecção pulmonar. Nesse estágio, a principal defesa do hospedeiro consiste em fagocitose e destruição do patógeno por macrófagos e neutrófilos, em um processo dependente do complemento. As células *natural killer* também têm a capacidade de matar o microrganismo. Todavia, em última análise, a imunidade de células T constitui o determinante mais importante do hospedeiro para limitar a replicação de *C. neoformans*. Na maioria dos hospedeiros normais, o microrganismo permanece localizado nos pulmões e não provoca infecção sintomática. É provável que alguns microrganismos existam dentro de granulomas subpleurais encapsulados em muitos pacientes que tiveram infecção pulmonar. Se o hospedeiro se tornar imunossuprimido, o microrganismo pode então sofrer reativação e disseminar-se para outros locais. *Cryptococcus neoformans* é claramente neurotrópico, e a principal manifestação da doença consiste em meningoencefalite. Entretanto, é provável que ocorra disseminação para muitos órgãos, particularmente em indivíduos com deficiência da imunidade de células T.

Os fatores de virulência de *C. neoformans* incluem a cápsula, que exige opsonização para a sua fagocitose eficiente, e a produção de melanina, que demonstrou ocorrer *in vivo* e que permite ao organismo resistir à morte intracelular. Esses dois fatores podem ajudar a explicar a virulência dos criptococos quando alcançam o sistema nervoso central (SNC). Os níveis de anticorpos e de complemento são baixos no encéfalo, de modo que a fagocitose do organismo é mínima. O tecido cerebral fornece altas concentrações de substratos, como catecolaminas, para os sistemas enzimáticos de fenol oxidase de *C. neoformans* que produzem melanina, auxiliando, assim, a sobrevivência dos criptococos.

MANIFESTAÇÕES CLÍNICAS

Infecção do sistema nervoso central

A infecção do SNC constitui a manifestação mais comum da criptococose. O quadro típico consiste em meningoencefalite subaguda a crônica. Em geral, os pacientes apresentam cefaleia cada vez mais intensa no decorrer de um período de várias semanas, embora alguns pacientes manifestem a cefaleia ao longo de vários dias. Outros sinais e sintomas incluem rigidez de nuca, letargia, alterações da personalidade, confusão, anormalidades visuais (fotofobia, diplopia, diminuição da acuidade visual, papiledema, paralisias de nervos extraoculares), náuseas e vômitos. Com menos frequência, ocorrem perda auditiva, ataxia e crises convulsivas. Ocorre febre apenas em cerca da metade dos pacientes. Os pacientes idosos com meningite criptocócica podem apresentar apenas demência, sem outros achados neurológicos. Os pacientes com AIDS frequentemente apresentam sintomas sutis do SNC, porém apresentam, em geral, febre e outros sintomas constitucionais, e manifestam rapidamente sinais de disseminação.[3]

Infecção pulmonar

Em pacientes não infectados pelo HIV, o fator de risco subjacente mais comum para a infecção criptocócica pulmonar[4] é a doença pulmonar obstrutiva crônica, seguida do uso de corticosteroides e transplante de órgãos sólidos. *Cryptococcus neoformans* pode ser meramente um colonizador das vias respiratórias em alguns pacientes; em outros, a infecção sintomática, manifestada por febre, tosse e dispneia, exige tratamento com agente antifúngico. A lesão típica observada na criptococose pulmonar é um nódulo pleural. Entretanto, foi observada a ocorrência de pneumonite difusa, múltiplas lesões nodulares, lesões cavitárias, lesões semelhantes a massas e infiltrados pulmonares difusos na criptococose pulmonar. Os pacientes com infecção avançada pelo HIV têm tendência a apresentar infiltrados difusos, que podem progredir rapidamente para a insuficiência respiratória aguda. Todos os pacientes imunossuprimidos que apresentam criptococose pulmonar e todos aqueles com quaisquer sintomas do SNC devem ser submetidos à punção lombar para descartar a possibilidade de meningite. Continua havendo controvérsia sobre a necessidade de punção lombar em hospedeiros normais com criptococose pulmonar isolada e com teste negativo de antígeno sérico.

Comprometimento de outros órgãos

Foi relatado que *C. neoformans* infecta a maioria dos órgãos durante o curso da infecção disseminada, particularmente em pacientes com AIDS. As lesões cutâneas constituem um indício proeminente de disseminação, embora possa ocorrer criptococose cutânea isolada em receptores de transplante de órgãos, bem como em receptores imunocompetentes. Foi relatada a ocorrência de pápulas semelhantes ao molusco contagioso (ver Capítulo 410) ou de exantema acneiforme, nódulos, úlceras, placas, fístulas e celulite. Pode ocorrer comprometimento focal na próstata e em outros órgãos do sistema geniturinário, em estruturas osteoarticulares, nas mamas e nos olhos, na laringe e em outras estruturas da cabeça e do pescoço. A próstata, em particular, demonstrou ser um santuário a partir do qual os criptococos persistentes podem se disseminar posteriormente.

DIAGNÓSTICO

O diagnóstico de criptococose é estabelecido quando a levedura cresce em cultura. As amostras apropriadas para cultura incluem líquido cerebrospinal (LCS), sangue, escarro, material de lesões cutâneas e outros líquidos corporais ou tecidos que aparentemente estão infectados. O organismo cresce em vários dias na maioria dos meios de ágar convencionais. A maior parte dos sistemas de hemocultura automatizados possibilita o rápido crescimento de *C. neoformans*. A visualização da cápsula e a realização de alguns testes simples possibilitam a diferenciação de *C. neoformans* de outras leveduras. A biopsia de tecido mostra uma levedura de 5 a 10 μm circundada por uma cápsula. O diagnóstico definitivo da criptococose pode ser estabelecido por meio da coloração de mucicarmina, que cora seletivamente a cápsula polissacarídica de rosa intenso. No LCS ou em outros líquidos corporais, a coloração com tinta nanquim é útil, visto que possibilita a visualização das células de levedura em brotamento, circundadas pela grande cápsula; entretanto, a obtenção de um teste negativo não exclui a possibilidade de diagnóstico de criptococose (sensibilidade de aproximadamente 50% na meningoencefalite criptocócica).

O teste de aglutinação em látex para o antígeno polissacarídico criptocócico (CRAG) é um exame diagnóstico altamente sensível e específico. O CRAG é positivo no LCS de quase 100% e no do soro de cerca de 75% dos pacientes com meningite.[5] Nos pacientes com AIDS, o CRAG sérico é quase sempre positivo e constitui uma excelente ferramenta de rastreamento. Nesses pacientes, os títulos no LCS e no soro estão excepcionalmente elevados, em razão da enorme carga dos organismos. Em pacientes sem AIDS que apresentam criptococose pulmonar, o ensaio do CRAG é positivo em apenas 25 a 50% dos casos. Os resultados falso-positivos com o ensaio CRAG são incomuns, porém foram relatados em pacientes com infecções causadas por *Trichosporon asahii*, em razão de antígenos de reação cruzada compartilhados por ambos os fungos.

Uma técnica mais recente, a análise de fluxo lateral (LFA) para a detecção do antígeno polissacarídico criptocócico, foi desenvolvida como ensaio de tira reagente, semelhante aos testes de gravidez; ela pode ser realizada no soro ou no LCS no local de assistência por médicos que cuidam do paciente. Essa técnica demonstrou ser tão específica e sensível quanto o teste do CRAG clássico.

Normalmente, o LCS de pacientes com meningite criptocócica apresenta número aumentado de leucócitos (porém raramente > 500/μℓ), predomínio de linfócitos (embora os neutrófilos algumas vezes sejam proeminentes no início da infecção), níveis elevados de proteína e diminuição da glicose. Com mais frequência, os pacientes com AIDS apresentam achados normais ou apenas discretamente anormais, em consequência de sua resposta imune acentuadamente deficiente. Apesar dos achados normais do LCS no que diz respeito às células, às proteínas e à glicose, todos os pacientes com AIDS que apresentam cefaleia precisam efetuar um teste de CRAG ou LFA e uma cultura do LCS. É de suma importância obter uma pressão de abertura quando se realiza uma punção lombar. Em pacientes com AIDS, em particular, a pressão intracraniana extremamente elevada (> 350 mmH_2O) tem sido associada a resultados precários e precisa ser reduzida de modo agressivo.

Todos os pacientes com meningite criptocócica devem ser submetidos a tomografia computadorizada ou ressonância magnética do encéfalo à procura de lesões expansivas e para avaliação do tamanho dos ventrículos. Deve-se considerar se os hospedeiros normais com criptococose pulmonar isolada precisam de exames de imagem do encéfalo em cada contexto individual. A hidrocefalia obstrutiva é incomum, porém exige um procedimento de derivação para diminuir a pressão. Com mais frequência, a elevação da pressão intracraniana na infecção criptocócica está associada a ventrículos de tamanho normal e é causada por bloqueio nas vilosidades aracnoides ou pelo aumento do edema cerebral (ou por ambos), talvez relacionado com o efeito osmótico da cápsula polissacarídica. Nessa situação, são utilizados diferentes métodos para reduzir a pressão.

TRATAMENTO

Foram publicadas diretrizes para o tratamento da infecção criptocócica pela Infectious Diseases Society of America (IDSA) e pela Organização Mundial da Saúde.[6]

Infecção do sistema nervoso central

Os primeiros ensaios clínicos randomizados multicêntricos realizados em pacientes sem AIDS mostraram a superioridade da combinação de anfotericina B e flucitosina durante 6 semanas em comparação com a anfotericina B isolada durante 10 semanas. Ensaios clínicos randomizados subsequentes na era dos azóis foram realizados apenas na população com AIDS. Esses estudos confirmaram o benefício do acréscimo da flucitosina à anfotericina B para terapia de indução e mostraram que o tratamento inicial com fluconazol isolado ou com anfotericina B isolada não é tão efetivo quanto o tratamento com anfotericina B e flucitosina. A combinação de anfotericina B e flucitosina demonstrou ser o esquema fungicida mais rápido, e um número crescente de relatos tem documentado que a atividade fungicida rápida que elimina os organismos do LCS está associada a melhores desfechos. Os esquemas que utilizam a anfotericina B com fluconazol ou a flucitosina com fluconazol[A1] são menos efetivos, porém constituem alternativas razoáveis quando não se dispõe do esquema preferido de anfotericina B com flucitosina. Diferentemente da meningite bacteriana, a administração de dexametasona adjuvante não é benéfica e parece ser prejudicial em pacientes infectados pelo HIV.[A2]

As recomendações atuais para pacientes com AIDS consistem em administrar terapia de indução com desoxicolato de anfotericina B IV, 0,7 a 1 mg/kg/dia, combinado com flucitosina oral, 100 mg/kg/dia em quatro doses fracionadas, durante pelo menos 2 semanas, seguida de terapia de consolidação com fluconazol oral, em uma dose de 400 mg/dia durante um período mínimo de 8 semanas, e, em seguida, terapia supressora com fluconazol, 200 mg/dia. As formulações lipídicas de anfotericina B, em doses diárias de 3 a 5 mg/kg, estão sendo cada vez mais utilizadas por serem menos nefrotóxicas; entretanto, essas formulações frequentemente não estão disponíveis nos países em desenvolvimento. A terapia de indução com anfotericina B (1 mg/kg/dia, durante 4 semanas) mais flucitosina (100 mg/kg/dia, durante 2 semanas) está associada a um aumento da sobrevida entre pacientes HIV-positivos com meningite criptocócica, em comparação com anfotericina B como monoterapia ou anfotericina B mais fluconazol (400 mg, 2 vezes/dia, durante 2 semanas).[A3]

Em um ensaio clínico randomizado de combinações de agentes antifúngicos, foram testadas estratégias de tratamento que pudessem ser mais sustentáveis em áreas subdesenvolvidas do mundo, a fim de tratar a meningite criptocócica na África. A administração de anfotericina B (1 mg/kg/dia) mais flucitosina (100 mg/kg/dia) durante 1 semana e de fluconazol (1.200 mg/dia) mais flucitosina durante 2 semanas demonstrou ser efetiva como terapia de indução[A4] e pode ser utilizada no tratamento da meningite criptocócica em ambientes com recursos limitados.

Em pacientes submetidos a 12 meses de tratamento antifúngico, que apresentem contagens de células CD4$^+$ superiores a 100/μℓ e cuja carga do vírus HIV seja indetectável com terapia antirretroviral, pode-se interromper o tratamento supressor. Recomenda-se a terapia supressora com fluconazol durante 6 a 12 meses para receptores de transplante. As recomendações nas diretrizes da IDSA para indivíduos não infectados pelo HIV e não submetidos a transplante consistem em tratamento com desoxicolato de anfotericina B, 0,7 a 1,0 mg/kg/dia, mais flucitosina, 100 mg/kg/dia, em quatro doses fracionadas, durante pelo menos 4 semanas, como terapia de indução seguida de terapia de consolidação com fluconazol, 400 mg/dia, durante 8 semanas, e terapia supressora com fluconazol, 200 mg/dia, durante 6 a 12 meses. Pode-se utilizar formulações lipídicas de anfotericina B, e a maioria dos médicos prescreve uma dose de 3 a 5 mg/kg/dia em pacientes sem AIDS.

Apenas um ensaio clínico de tratamento utilizou o voriconazol em combinação com anfotericina B, e existem relatos de casos sobre o uso do voriconazol e do posaconazol no tratamento de resgate da meningite criptocócica. Trata-se de alternativas razoáveis se não for possível utilizar outros azóis. As equinocandinas não são ativas contra *C. neoformans*; portanto, não devem ser utilizadas.

Uma observação importante feita nos ensaios clínicos de tratamento da AIDS foi o papel da hipertensão intracraniana como causa de morte precoce na meningite criptocócica. É obrigatório ter uma abordagem agressiva para o diagnóstico e o tratamento da hipertensão intracraniana tanto com AIDS quanto sem AIDS, e a conduta deve incluir punções lombares diárias ou colocação de um dreno lombar temporário ou ventriculostomia até que a pressão de abertura permaneça abaixo de 190 mmH_2O. Punções lombares repetidas têm sido associadas a um aumento da taxa de sobrevida. O tratamento com corticosteroides, acetazolamida ou manitol não provou ser eficaz.

Pode ocorrer desenvolvimento da síndrome inflamatória de reconstituição imunológica (SIRI) em pacientes com AIDS tratados com TARV efetiva com aumento das contagens de células CD4$^+$ (ver Capítulo 367). Os sintomas de meningite reaparecem e resultam da resposta inflamatória, e não de uma recidiva da doença. A SIRI está associada a um influxo de linfócitos CD4 e monócitos no LCS.[7] Em um ensaio clínico controlado randomizado, pacientes HIV-positivos com meningite criptocócica, que anteriormente não haviam recebido TARV, foram distribuídos de modo aleatório para iniciar a TARV mais precocemente (1 a 2 semanas após o diagnóstico de meningite) ou tardiamente (5 semanas após o estabelecimento do diagnóstico). Embora a incidência de SIRI criptocócica reconhecida não tenha apresentado nenhuma diferença significativa entre os grupos de TARV precoce e tardia, o atraso da TARV para 5 semanas após o estabelecimento do diagnóstico foi associado a um aumento significativo da sobrevida, particularmente entre pacientes com escassez de leucócitos no LCS.[A5] A SIRI também pode ocorrer em receptores de transplante nos quais a terapia imunossupressora seja diminuída rapidamente. Em geral, não há necessidade de nenhum tratamento específico para a SIRI leve; todavia, algumas vezes são necessários corticosteroides se houver elevação da pressão intracraniana e/ou evidências de edema cerebral.

Infecções pulmonares e outras infecções não meníngeas

O tratamento da criptococose não meníngea depende da gravidade da infecção. Muitos pacientes com infecção pulmonar isolada ou com outras infecções focais não estão em estado grave, e recomenda-se a administração de fluconazol oral, 400 mg/dia, durante 6 a 12 meses. Em pacientes com doença grave, o tratamento é o mesmo apresentado anteriormente para a infecção do SNC.

PROGNÓSTICO

O desfecho em pacientes com AIDS e naqueles sem AIDS com meningite criptocócica melhorou acentuadamente no mundo desenvolvido.[8] Nos EUA, em uma série de casos de pacientes HIV-positivos com infecção criptocócica (cerca de 70% com meningite), a taxa de mortalidade precoce foi de apenas 17%, porém mais de 50% dos pacientes morreram em cerca de 42 meses.[8b] Entretanto, na África, a mortalidade da meningite criptocócica em pacientes com AIDS aproxima-se de 100% em algumas áreas, em decorrência da falta de acesso ao tratamento específico. Entre pacientes com HIV, aqueles que apresentam um perfil predominante de citocinas T_H1 no LCS e no sangue por ocasião do diagnóstico parecem ter uma melhor sobrevida.[9] A demência, que habitualmente ocorre em pacientes idosos, a perda da audição e a perda visual podem não ser revertidas, mesmo quando se obtém a cura micológica.

O fluconazol, 200 mg 3 vezes/semana, é seguro e efetivo como profilaxia primária contra a doença criptocócica em adultos negativos para antígeno criptocócico, infectados pelo HIV, com contagens de células CD4 inferiores a 200 células/μℓ, antes e no decorrer do tratamento antirretroviral precoce.[A6]

Grau A Recomendações de grau A

A1. Nussbaum JC, Jackson A, Namarika D, et al. Combination flucytosine and high-dose fluconazole compared with fluconazole monotherapy for the treatment of cryptococcal meningitis: a randomized trial in Malawi. *Clin Infect Dis.* 2010;50:338-344.

A2. Beardsley J, Wolbers M, Kibengo FM, et al. Adjunctive dexamethasone in HIV-associated cryptococcal meningitis. *N Engl J Med.* 2016;374:542-554.

A3. Day JN, Chau TT, Wolbers M, et al. Combination antifungal theory for cryptococcal meningitis. *N Engl J Med.* 2013;368:1291-1302.

A4. Molloy SF, Kanyama C, Heyderman RS, et al. Antifungal combinations for treatment of cryptococcal meningitis in Africa. *N Engl J Med.* 2018;378:1004-1017.

A5. Boulware DR, Meya DB, Muzoora C, et al. Timing of antiretroviral therapy after diagnosis of cryptococcal meningitis. *N Engl J Med.* 2014;370:2487-2498.

A6. Parkes-Ratanshi R, Wakeham K, Levin J, et al. Primary prophylaxis of cryptococcal disease with fluconazole in HIV-positive Ugandan adults: a double-blind randomised, placebo-controlled trial. *Lancet Infect Dis.* 2011;11:933-941.

REFERÊNCIAS BIBLIOGRÁFICAS

As referências bibliográficas, bem como os outros materiais suplementares deste livro, encontram-se no GEN-IO, nosso ambiente virtual de aprendizagem.

318 CANDIDÍASE

CAROL A. KAUFFMAN E PETER G. PAPPAS

DEFINIÇÃO

A candidíase compreende uma ampla variedade de síndromes clínicas causadas por leveduras do gênero *Candida*. Entre as espécies que provocam infecção em seres humanos, *Candida albicans* é a mais comum; *Candida glabrata, Candida parapsilosis* e *Candida tropicalis* são responsáveis pela maioria dos demais casos de infecção. Outros organismos, como *Candida krusei, Candida lusitaniae* e *Candida guilliermondii*, constituem causas menos comuns de infecção.

O patógeno

As espécies de *Candida* são organismos leveduriformes de 2 a 6 μm, que se reproduzem por brotamento. Com exceção de *C. glabrata*, a maioria das espécies forma pseudo-hifas (brotos alongados que permanecem fixados à célula-mãe) e hifas em tecidos.

As espécies de *Candida* produzem um amplo espectro de doenças cuja gravidade varia desde uma infecção localizada das membranas mucosas até doença disseminada potencialmente fatal. A resposta imune do hospedeiro constitui o principal determinante da gravidade da infecção. As infecções locais estão, com frequência, relacionadas com a proliferação excessiva de *Candida* em consequência de alterações na microbiota normal. Em geral, ocorrem infecções invasivas que permanecem dentro de um sistema orgânico, como infecções do trato urinário, decorrentes de anormalidades anatômicas locais. No hospedeiro imunossuprimido, particularmente no paciente com neutropenia, é comum haver disseminação visceral.

EPIDEMIOLOGIA

As espécies de *Candida* residem normalmente nos tratos gastrintestinal e geniturinário e na pele. Como colonizadoras, as espécies de *Candida* não causam infecção, a não ser que haja algum defeito nos mecanismos de defesa do hospedeiro ou que fatores exógenos, como uso de antibióticos ou ruptura e/ou maceração da pele, tenham perturbado a ecologia da microbiota normal. *Candida albicans* é a espécie colonizadora mais comumente encontrada nos seres humanos; *C. glabrata* é a segunda espécie mais comum, enquanto *C. tropicalis, C. parapsilosis* e outras são encontradas com menos frequência. Nessas últimas décadas, houve mudança nas espécies de *Candida* que colonizam e infectam pacientes, visto que *C. glabrata*, uma espécie que é cada vez mais resistente ao fluconazol, tornou-se um patógeno proeminente em muitos hospitais. Em muitas partes do mundo, a emergência de *C. auris*, uma espécie de *Candida* multidrogarresistente anteriormente incomum, criou novos desafios na compreensão da epidemiologia, no tratamento e na prevenção desse organismo.

Apesar de ser incomum, foi observada a aquisição de *Candida* de fontes ambientais. Com mais frequência, a espécie de *Candida* associada à transmissão por meio de líquidos ou dispositivos contaminados, particularmente cateteres intravenosos centrais, tem sido *C. parapsilosis.*

A candidíase é a infecção fúngica oportunista mais comum, em virtude da ubiquidade desse fungo e do número crescente de pacientes com fatores de risco para a infecção por esses organismos.[1] O hospedeiro imunossuprimido clássico com risco de adquirir infecção grave por *Candida* é o paciente neutropênico com neoplasia maligna hematológica que foi tratado com agentes citotóxicos e corticosteroides. Entretanto, a candidíase é cada vez mais encontrada em pacientes em unidades de terapia intensiva (UTI). Os fatores de risco para o desenvolvimento de infecções graves por *Candida* em pacientes em UTI incluem diabetes melito,[2] uso de antimicrobianos de amplo espectro, cateteres venosos centrais de demora, procedimentos cirúrgicos prévios, insuficiência renal, nutrição parenteral, pancreatite, qualquer forma de diálise e pontuação elevada na Acute Physiology and Chronic Health Evaluation (APACHE). Determinadas populações de UTI, em particular recém-nascidos de peso muito baixo ao nascer e vítimas de queimaduras, correm risco ainda mais alto de infecção por *Candida* do que o paciente típico de UTI.

A manifestação primária da infecção por *Candida* em pacientes com HIV/AIDS é a infecção mucocutânea, principalmente a candidíase orofaríngea. O desenvolvimento de infecção de mucosa por *Candida* está relacionado com a deficiência da imunidade de células T, que se reflete por uma baixa contagem de linfócitos CD4. Com o uso de terapia antirretroviral apropriada, a candidíase orofaríngea tornou-se uma infecção oportunista incomum.

BIOPATOLOGIA

O modo habitual de infecção por *Candida* consiste em sua saída de seu nicho normal para entrada na corrente sanguínea ou outros tecidos; em geral, a fonte é o sistema digestório, porém a pele e o sistema geniturinário constituem outras fontes. A primeira defesa do hospedeiro em resposta a esse evento consiste em fagocitose e destruição por neutrófilos, monócitos e macrófagos. Os monócitos inflamatórios que expressam o receptor de quimiocina C-C 2 (CCR2) e seus derivados residentes nos tecidos desempenham um papel antifúngico essencial, particularmente nas primeiras 48 horas após a infecção por *Candida*. A fagocitose é intensificada na presença de anticorpos anti-*Candida* específicos e complemento. Vários mecanismos diferentes operam no interior de neutrófilos e dos macrófagos, possibilitando a destruição das leveduras. Por conseguinte, os pacientes que apresentam leucopenia, em particular aqueles com ruptura da mucosa intestinal induzida por quimioterapia, correm alto risco de invasão por espécies de *Candida*. Quando *Candida* tem acesso à corrente sanguínea, a regra consiste em disseminação hematogênica da levedura. A biopsia dos órgãos afetados revela múltiplos microabscessos compostos de neutrófilos (no hospedeiro que tem essas células), leveduras em brotamento e, com frequência, hifas ou pseudo-hifas. Com o decorrer do tempo, as lesões apresentam uma resposta neutrofílica e granulomatosa mista.

A imunidade das células T constitui uma importante defesa do hospedeiro contra a infecção por *Candida* nas superfícies mucosas. Diferentemente daqueles com neutropenia, os pacientes com deficiência da imunidade de células T correm risco de candidíase mucocutânea persistente e recorrente, porém é raro ocorrer desenvolvimento de infecção invasiva. A ubiquitina ligase, Casitas B linfoma B (CBLB), um ativador de células T e indutor da diferenciação dessas células, é crucial para restringir a magnitude da resposta imune inata contra a infecção por *C. albicans*, porém ao mesmo tempo confere proteção subótima ao hospedeiro. Por conseguinte, a CBLB pode constituir um alvo potencial de fármacos para a candidíase sistêmica.[3]

MANIFESTAÇÕES CLÍNICAS

Candidíase mucocutânea

Candidíase orofaríngea

As lesões localizadas das membranas mucosas e cutâneas constituem as formas mais comuns de infecção por *Candida*. A candidíase orofaríngea, ou *sapinho* (ver Capítulo 397), pode resultar de fatores locais ou de disfunção das células T. Os fatores locais incluem o uso de antimicrobianos de amplo espectro ou corticosteroides inalados, xerostomia e radioterapia da cabeça e do pescoço. Com frequência, ocorre estomatite de dentadura em indivíduos que usam dentaduras superiores completas, particularmente aqueles que não as removem à noite.

A candidíase orofaríngea secundária à disfunção das células T é mais comumente observada em pacientes com infecção pelo HIV (ver Capítulo 366) e constitui a infecção oportunista mais frequente descrita em pacientes com AIDS. O aparecimento de candidíase orofaríngea em um indivíduo anteriormente saudável sem nenhum fator de risco conhecido deve levantar imediatamente a suspeita de infecção pelo HIV.

A candidíase orofaríngea manifesta-se com placas brancas na mucosa bucal, no palato, na orofaringe ou na língua (Figura 318.1). A raspagem das lesões com um abaixador de língua revela uma mucosa eritematosa e não ulcerada sob as placas. A estomatite de dentadura quase sempre se manifesta como palato eritematoso doloroso sem placas. A queilite angular, ou perleche, que consiste na presença de rachaduras dolorosas nas comissuras labiais, pode ocorrer com ou sem candidíase orofaríngea.

Esofagite

A esofagite[5] pode acompanhar a candidíase orofaríngea ou pode ocorrer independentemente das lesões na orofaringe (ver Capítulo 129). O desenvolvimento de esofagite por *Candida* quase sempre está relacionado à disfunção imune, e não simplesmente a fatores locais. Ocorre esofagite por *Candida* em pacientes com AIDS que apresentam baixas contagens de células CD4, pacientes com leucemia e outros pacientes em uso de agentes imunossupressores. A esofagite por *Candida* raramente é observada em hospedeiros normais sob os demais aspectos. O sintoma clássico da esofagite por *Candida* consiste em odinofagia localizada em uma área subesternal distinta. O diagnóstico diferencial inclui ulcerações decorrentes de herpes simples ou citomegalovírus e, em pacientes com AIDS, úlceras idiopáticas.

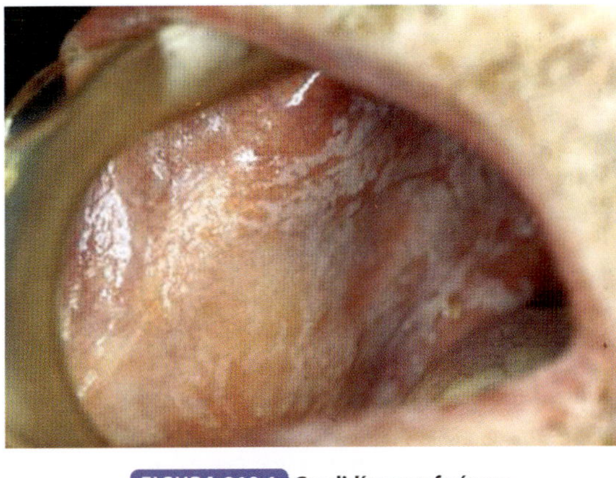

FIGURA 318.1 Candidíase orofaríngea.

Vulvovaginite

A vulvovaginite por *Candida* é uma infecção comum em mulheres em idade reprodutiva e constitui a manifestação mucocutânea mais frequente da infecção por *Candida*. Os fatores de risco incluem condições associadas a níveis elevados de estrogênio, como uso de contraceptivos orais e gravidez, diabetes melito, tratamento com corticosteroides ou antimicrobianos de amplo espectro e infecção pelo HIV. Os sintomas consistem em desconforto vaginal, corrimento e prurido vulvar. O corrimento habitualmente assemelha-se à coalhada, mas também pode ser ralo e aquoso. Os lábios do pudendo apresentam-se eritematosos e edemaciados, e as paredes da vagina revelam eritema e placas brancas. Embora a maioria das mulheres tenha apenas alguns episódios durante a sua vida, uma minoria apresenta recorrências frequentes; na maioria dessas pacientes, não é possível identificar nenhum fator de risco distinto, e acredita-se que a causa seja uma desregulação imune local.

Candidíase cutânea

A infecção da pele por *Candida* (ver Capítulo 412) ocorre principalmente nas áreas intertriginosas ou sob um grande pano ou mamas pendulares. As lesões são eritematosas, pruriginosas e, com frequência, pustulares; têm uma borda distinta e quase sempre estão associadas a lesões-satélites menores, o que ajuda a diferenciar a candidíase da tinha crural ou tinha do corpo. A onicomicose por *Candida* resulta em unhas espessas, opacas e onicolíticas. *Candida* também pode causar paroníquia, particularmente em indivíduos cuja ocupação envolve a imersão frequente das mãos na água.

Candidíase mucocutânea crônica

Essa síndrome incomum começa habitualmente na infância e caracteriza-se por candidíase orofaríngea recalcitrante e recidivante, esofagite, vaginite, onicomicose e lesões cutâneas hiperceratóticas na face, no couro cabeludo e nas mãos. A candidíase mucocutânea crônica autossômica dominante está associada a mutações no domínio CC de *STAT1*, levando a respostas deficientes de T_H1 e T_H17. Alguns pacientes apresentam endocrinopatias autoimunes associadas, incluindo hipoparatireoidismo, hipotireoidismo e hipoadrenalismo (poliendocrinopatia autoimune-candidíase-distrofia ectodérmica [APECED]), causadas por uma mutação de perda de função do gene regulador autoimune, *AIRE*; nesses pacientes, são encontrados autoanticorpos contra a interleucina-17 (IL-17) e a IL-22. (Ver Síndrome poliglandular autoimune do tipo 1, no Capítulo 218.)

Infecções disseminadas

Candidemia

A candidemia constitui a manifestação mais comum da infecção disseminada por *Candida*.[6] Entretanto, a candidemia implica meramente a presença de *Candida* no sangue; ela não define a extensão do comprometimento visceral. *Candida* obtida de hemocultura nunca deve ser considerada contaminante; deve sempre levar à pesquisa da provável fonte e extensão da doença. Os fatores de risco para a candidemia incluem terapia antimicrobiana de amplo espectro, cateteres intravenosos centrais, nutrição parenteral, insuficiência renal, pancreatite, qualquer tipo de diálise, procedimentos cirúrgicos envolvendo o sistema digestório, neutropenia e tratamento com corticosteroides.[7] A mortalidade atribuível à candidemia aproxima-se de 40%. A taxa de mortalidade é mais alta em indivíduos idosos e recém-nascidos e entre pacientes com sepse grave e controle inadequado da fonte.

Embora a candidemia seja a manifestação mais óbvia de infecção grave por espécies de *Candida*, pode ocorrer choque séptico, com invasão de múltiplas vísceras, na ausência de hemoculturas positivas. O quadro clínico de candidíase invasiva é indistinguível daquele da infecção bacteriana. O quadro histológico característico consiste em múltiplos microabscessos em diversos órgãos. Os olhos, os rins, o fígado, o baço e o encéfalo são os locais mais comumente acometidos, porém pode ocorrer comprometimento de praticamente todos os órgãos. O aparecimento de lesões cutâneas e retinianas fornece um indício clínico para o diagnóstico de candidíase invasiva. As lesões cutâneas indolores e não pruriginosas são papulares a pustulosas e circundadas por uma zona de eritema (Figura 318.2). As lesões oculares clássicas aparecem como exsudados brancos distintos na retina (Figura 318.3); com extensão no corpo vítreo, a retina torna-se escurecida.

Endocardite

A endocardite por *Candida* é uma complicação incomum e, com frequência, fatal da candidemia. Ocorre mais frequentemente em usuários de substâncias intravenosas, pacientes que apresentam próteses valvares cardíacas, marca-passo intracardíaco e aqueles com cateteres venosos centrais. Em geral, as hemoculturas são persistentemente positivas, e a ecocardiografia revela grandes vegetações, que podem facilmente embolizar em grandes vasos.

Candidíase disseminada crônica (hepatoesplênica)

Essa síndrome quase sempre ocorre em pacientes leucêmicos, que tiveram um episódio de neutropenia. Após normalização da contagem de neutrófilos, observa-se o desenvolvimento de febre que, com frequência, é muito alta, hipersensibilidade do quadrante superior direito à palpação e náuseas. Em geral, o nível de fosfatase alcalina está elevado, e são observadas lesões em saca-bocado distintas no fígado, no baço e, algumas vezes, nos rins, na tomografia computadorizada (Figura 318.4). A biopsia dessas lesões revela microabscessos que podem conter leveduras em brotamento.

Infecções invasivas focais

Essas formas de candidíase resultam de inoculação local, disseminação contígua ou disseminação hematogênica. É provável que a disseminação hematogênica,[8] que frequentemente não é detectada, constitua o mecanismo patogênico mais comum.

Infecções do trato urinário

A candidúria é um achado frequente em pacientes hospitalizados e está relacionada com determinados fatores, como diabetes melito, tratamento com antimicrobianos de amplo espectro, dispositivos urinários de demora e anormalidades estruturais do sistema geniturinário. A maioria dos pacientes com candidúria apresenta apenas colonização da bexiga, e não uma infecção verdadeira. A infecção do trato urinário por espécies de *Candida* pode se originar de dois mecanismos. Os pacientes com candidemia podem desenvolver múltiplos microabscessos secundários à disseminação hematogênica para os rins. Outros pacientes, que apresentam os fatores de risco assinalados anteriormente, podem desenvolver cistite ou infecção ascendente com pielonefrite. Os pacientes com cistite ou pielonefrite apresentam sintomas indistinguíveis daqueles com infecções bacterianas. Pode haver desenvolvimento de uma bola fúngica composta de hifas em qualquer nível do sistema coletor, levando à obstrução, com infecção subsequente.

Infecções osteoarticulares

As infecções osteoarticulares surgem secundariamente à disseminação hematogênica ou inoculação exógena que ocorre durante uma injeção intra-articular, um procedimento cirúrgico ou ocorrência de traumatismo. A osteomielite vertebral constitui a manifestação mais comum da candidíase osteoarticular. Podem ocorrer sintomas como dor lombar e febre muitas semanas após um episódio de fungemia.

Endoftalmite

A endoftalmite exógena ocorre em consequência de traumatismo ou cirurgia oftálmica. Com mais frequência, o procedimento envolvido é a extração de catarata, com ou sem implantação de lente, e *C. parapsilosis* é a espécie infectante mais comum. A infecção primária ocorre na câmara anterior, porém a câmara posterior também acaba sendo acometida. A endoftalmite endógena por *Candida* resulta de disseminação hematogênica da corioide e da retina, e constitui uma das complicações mais graves da candidemia. As lesões brancas características são visíveis na retina; com a evolução da infecção, ocorre vitrite; o risco de perda da visão é muito alto.

Peritonite

Pode ocorrer peritonite por *Candida* após cirurgia ou perfuração intestinal. Os sintomas são iguais aos observados na peritonite bacteriana. Em geral, esse tipo de infecção é polimicrobiana, e é comum haver formação de abscessos. Em pacientes submetidos à diálise peritoneal ambulatorial contínua, observa-se em geral o desenvolvimento de peritonite por *Candida* como infecção tardia após episódios prévios de peritonite bacteriana. Normalmente, observa-se a presença de dialisado turvo, dor abdominal e febre.

Meningite

A meningite aguda por *Candida* ocorre como parte de infecção disseminada, particularmente em lactentes com baixo peso ao nascer. A

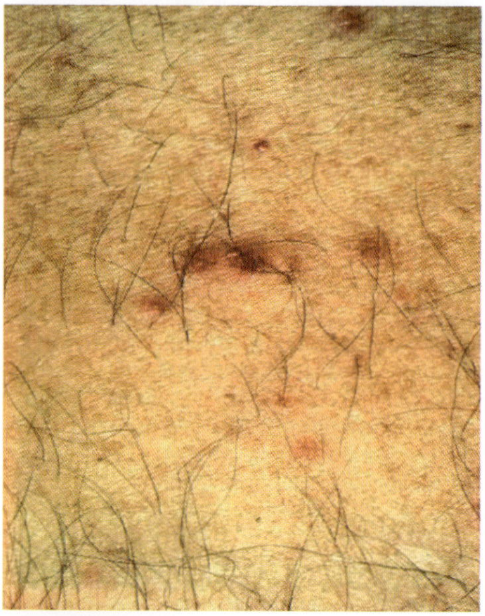

FIGURA 318.2 Lesões cutâneas na candidíase invasiva.

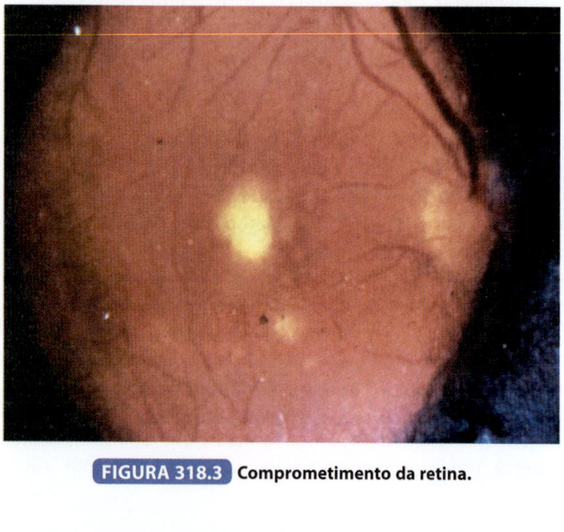

FIGURA 318.3 Comprometimento da retina.

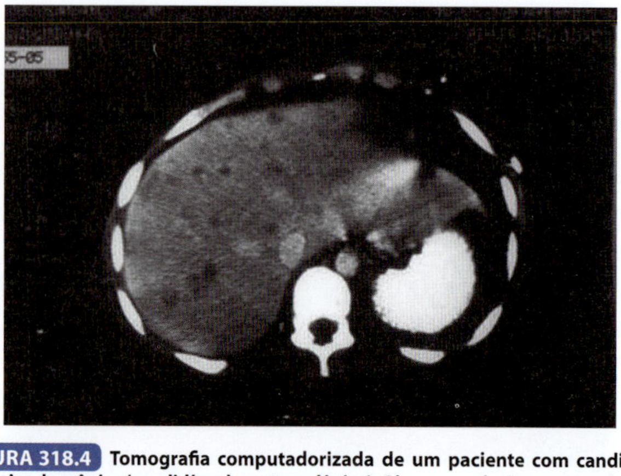

FIGURA 318.4 Tomografia computadorizada de um paciente com candidíase disseminada crônica (candidíase hepatoesplênica). Observar as lesões em saca-bocado distintas no fígado.

meningite crônica, que é uma manifestação incomum da candidíase, assemelha-se à meningite criptocócica ou tuberculosa em relação aos sintomas e aos achados no líquido cerebrospinal.

DIAGNÓSTICO

O diagnóstico de candidíase mucocutânea é, com frequência, estabelecido clinicamente. As culturas raramente estão indicadas. A confirmação pode ser obtida por raspagem das lesões e realização de uma preparação de hidróxido de potássio ou coloração de Gram à procura de leveduras em brotamento (ver Capítulo 407). Nos casos em que a doença é recorrente ou não responde ao tratamento-padrão, é necessário efetuar uma cultura das lesões para estabelecer se o agente etiológico é uma espécie mais resistente, como *C. glabrata* ou *C. krusei*. Em caso de suspeita de esofagite, a endoscopia revela lesões semelhantes a placas ou ulcerações, e a biopsia mostra a invasão da mucosa por leveduras em brotamento e pseudo-hifas.

O diagnóstico de candidíase invasiva é mais difícil. Em geral, são obtidas evidências de disseminação em hemoculturas ou cultura de outros locais estéreis do corpo. Entretanto, as hemoculturas não são sensíveis o suficiente para que os médicos as utilizem como base para estabelecer o diagnóstico de candidíase invasiva em todos os casos ou para descartar a possibilidade de candidíase como diagnóstico. Além disso, são necessários 1 a 4 dias para que ocorra crescimento, e esse atraso é problemático em um paciente em estado grave.

A ponta dos cateteres intravenosos que foram removidos deve ser enviada para cultura. Entretanto, nenhum estudo avaliou o número de leveduras passível de indicar a presença de infecção, e muitos médicos aceitam o crescimento de qualquer levedura como confirmação de infecção que requer tratamento. Muitas formas focais de candidíase são indistinguíveis da infecção bacteriana, e deve-se efetuar uma biopsia para exame histopatológico e cultura.

Em pacientes em estado grave com suspeita de candidíase, o desenvolvimento de lesões cutâneas pustulares ou lesões típicas da retina pode ser útil. Deve-se pesquisar a presença de leveduras em brotamento típicas de espécies de *Candida* em esfregaço de material obtido de pústulas em lâmina com coloração de Gram, ou por meio de biopsia de uma lesão e coloração do corte histológico com um corante de prata. Todos os pacientes com candidemia ou com suspeita de infecção disseminada por *Candida* devem efetuar um exame oftalmológico com dilatação da pupila, de preferência por um oftalmologista, à procura de lesões típicas da retina.

Os exames de imagem são valiosos para certas formas de candidíase, particularmente a candidíase disseminada crônica, e podem ser de grande ajuda na definição da extensão da doença em outros tipos de infecção por *Candida*, como infecções osteoarticulares e do trato urinário e endocardite.

Técnicas que não utilizam cultura estão sendo cada vez mais usadas para auxiliar no diagnóstico de candidíase invasiva,[9] incluindo a β-D-glucana, um componente da parede celular dos fungos, como espécies de *Candida*.[9b] O ensaio para β-D-glucana não é específico para infecções causadas por *Candida*, porém apresenta uma sensibilidade moderadamente boa em pacientes com alto risco de candidíase invasiva. A PCR não está padronizada, porém alguns estudos mostram que ela é mais sensível do que a β-D-glucana e as hemoculturas. Uma técnica mais rápida pode identificar espécies de *Candida* a partir de amostra de sangue total pelo uso da tecnologia de biossensor magnético.[10]

TRATAMENTO

A Infectious Diseases Society of America (IDSA) publicou diretrizes para o tratamento das várias formas de candidíase.[11] Naturalmente, a doença mucocutânea é tratada de maneira muito diferente da infecção disseminada potencialmente fatal. Como os exames diagnósticos não são sensíveis, a terapia empírica está indicada em algumas circunstâncias; em pacientes com maior risco de infecção por *Candida*, a profilaxia antifúngica pode diminuir esse risco (ver adiante em Prevenção).

Infecções mucocutâneas

Na maioria dos casos, as infecções mucocutâneas devem ser inicialmente tratadas com cremes de aplicação local, soluções, pastilhas ou suspensões.[12] Na candidíase orofaríngea, as pastilhas de clotrimazol (10 mg, 4 ou 5 vezes/dia) são preferidas à suspensão de nistatina (comumente utilizada como "bochecho e deglutição" 4 vezes/dia). Os pacientes com AIDS podem não responder ao tratamento local, particularmente quando as contagens de células CD4 estão baixas; nessa situação, administra-se fluconazol oral, 100 a 200 mg/dia. Na vaginite, diversos cremes e comprimidos vaginais (miconazol, clotrimazol e outros) são efetivos, porém muitas mulheres preferem tomar um único comprimido de 150 mg de fluconazol VO. A vaginite recorrente é um problema terapêutico mais complicado, que frequentemente exige tratamento supressor crônico com fluconazol.[13] A esofagite deve ser sempre tratada com um agente de absorção sistêmica; o tratamento habitual consiste em fluconazol, 200 mg/dia, durante 14 dias.

Em pacientes com AIDS avançada e com baixas contagens de células CD4, que frequentemente tomam fluconazol para a prevenção da candidíase recorrente, pode haver desenvolvimento de doença refratária ao fluconazol. Nesses pacientes, o aumento da dose de fluconazol ou a sua substituição por suspensão de itraconazol, 200 mg/dia, voriconazol, 200 mg, 2 vezes/dia, ou suspensão de posaconazol, 400 mg/dia, devem ser efetivos. Se os comprimidos e as soluções orais não forem mais eficazes, a anfotericina B, a caspofungina, a anidulafunginda e a micafungina IV são agentes alternativos que podem ser utilizados. Os pacientes com a síndrome da candidíase mucocutânea crônica precisam de terapia supressora permanente com agentes azóis orais.

Candidemia e candidíase invasiva

Todos os pacientes com candidemia devem ser tratados com um agente antifúngico, incluindo pacientes com uma única hemocultura positiva para *Candida* e aqueles com *Candida* positiva em material de pontas de cateteres vasculares. A justificativa dessa recomendação baseia-se na elevada taxa de focos metastáticos em órgãos importantes associada à candidíase disseminada por via hematogênica. Ensaios clínicos controlados randomizados mostraram a eficácia dos seguintes agentes antifúngicos no tratamento da candidemia: fluconazol, 400 ou 800 mg/dia; as três equinocandinas – caspofungina, 50 mg/dia, anidulafungina, 100 mg/dia, e micafungina, 100 mg/dia;[A1] voriconazol, 3 mg/kg, 2 vezes/dia; anfotericina B, 0,7 mg/kg/dia; e uma formulação lipídica de anfotericina B, na dose de 3 a 5 mg/kg/dia. As diretrizes da IDSA recomendam uma equinocandina como terapia inicial em pacientes com neutropenia e também para aqueles sem neutropenia. O fluconazol é uma alternativa aceitável, porém apenas para pacientes em estado não grave e que provavelmente não apresentam uma espécie de *Candida* resistente aos azóis. O isavuconazol não é tão eficaz quanto a caspofungina.[A1b] Os pacientes estabilizados clinicamente e que apresentam um isolado, como *C. albicans*, que provavelmente seja sensível ao fluconazol, podem passar de uma equinocandina para o fluconazol. O voriconazol pode ser utilizado como terapia de descalonamento se o organismo for sensível, porém oferece pouca vantagem em relação ao fluconazol. As formulações de anfotericina B são utilizadas com pouca frequência, exceto em pacientes com neutropenia e recém-nascidos.

Os cateteres vasculares devem ser removidos quando possível, visto que foi constatado que a sua retirada ajuda a eliminar mais rapidamente a *Candida* do sangue. Deve-se obter hemoculturas repetidas para assegurar a resolução da fungemia, e o tratamento deve ser continuado por 2 semanas após a data da primeira hemocultura negativa. Uma revisão quantitativa em nível de pacientes individuais de sete ensaios clínicos randomizados para o tratamento da candidíase invasiva constatou uma taxa de mortalidade global em todo o conjunto de dados de 31,4%. Os preditores significativos de mortalidade incluíram aumento da idade; uso de terapia imunossupressora; e infecção por *C. tropicalis*. Um aumento da sobrevida e a obtenção de sucesso clínico foram encontrados com o uso de uma equinocandina e a retirada de cateteres venosos centrais.

Como os exames diagnósticos não são sensíveis, os pacientes em estado grave passíveis de apresentar candidíase invasiva podem precisar de tratamento antes da confirmação por cultura. Essa abordagem é utilizada com frequência em pacientes neutropênicos e está sendo usada cada vez mais no ambiente de UTI.[14] Em ensaios randomizados de tratamento clínico, a anfotericina B lipossomal, a caspofungina e o voriconazol demonstraram ser efetivos para uso empírico em pacientes com neutropenia. Um ensaio clínico randomizado, controlado por placebo, de tratamento empírico com fluconazol em pacientes de UTI não conseguiu demonstrar qualquer benefício; entretanto, houve problemas reconhecidos com a escolha do parâmetro de avaliação escolhido, e a taxa de candidemia foi muito baixa para possibilitar uma avaliação adequada do tratamento empírico. As diretrizes da IDSA recomendam que o tratamento empírico seja reservado para pacientes em estado crítico e com febre, que apresentam fatores de risco para a candidíase invasiva. O tratamento preferido consiste em uma equinocandina. Em um ensaio clínico randomizado de 260 pacientes em estado crítico, sem neutropenia e não submetidos a transplante, com sepse adquirida na UTI, colonização por *Candida* e falência de múltiplos órgãos, tratados com antibióticos de amplo espectro, a micafungina empírica (100 mg/dia, durante 14 dias) diminuiu a taxa de nova infecção fúngica invasiva, porém não aumentou a sobrevida livre de infecção fúngica com 28 dias.[A2] Dados convincentes para tratamento precoce foram obtidos de um estudo de 224 pacientes com candidemia que apresentaram choque séptico. Foram observadas taxas de mortalidade de até 98% em pacientes nos quais houve um atraso de mais de 24 horas após o início do choque na instituição da terapia antifúngica e controle da fonte, definida como drenagem de abscessos e retirada dos cateteres venosos centrais.

A endocardite deve ser tratada com uma formulação lipídica de anfotericina B, com ou sem flucitosina. As equinocandinas constituem uma alternativa aceitável. É necessário substituir as valvas infectadas. Em alguns pacientes nos quais a substituição da valva não foi uma opção, a supressão permanente com fluconazol pareceu ser efetiva.

Em geral, a candidíase disseminada crônica precisa de vários meses de tratamento para a cura. A maioria dos pacientes começa o tratamento com uma formulação lipídica de anfotericina B ou uma equinocandina; esse tratamento é substituído por fluconazol, que é mantido até o desaparecimento das lesões na tomografia computadorizada. Esse processo de resolução radiográfica pode precisar de vários meses.

Infecções invasivas focais

O tratamento das infecções focais depende do sistema de órgãos acometido. Talvez as infecções do trato urinário sejam as de tratamento mais simples. Os pacientes com candidúria, em sua maioria, não são infectados, porém apenas colonizados; a remoção da pressão seletiva dos antimicrobianos e dos cateteres de demora elimina a candidúria em muitos desses pacientes. Naqueles que apresentam infecção, recomenda-se o uso de fluconazol oral, em uma dose de 200 mg/dia, durante 2 semanas. A irrigação da bexiga com anfotericina B não deve ser efetuada, visto que erradica apenas a colonização vesical, exige a colocação de um cateter na bexiga e está associada a uma elevada taxa de recorrência. Nenhum dos agentes antifúngicos mais recentes desempenha algum papel no tratamento das infecções do trato urinário.

As infecções osteoarticulares precisam de meses de tratamento. Inicialmente, pode-se administrar uma formulação de anfotericina B ou uma equinocandina, seguida de tratamento a longo prazo com um azol. A peritonite associada à diálise peritoneal ambulatorial crônica pode ser tratada com anfotericina B, fluconazol ou uma equinocandina, dependendo da espécie de *Candida* causadora da infecção. A administração intraperitoneal de anfotericina B pode ser extremamente irritante e não deve ser tentada. Deve-se remover o cateter de diálise. A meningite deve ser tratada inicialmente com uma formulação lipídica de anfotericina B e flucitosina; os pacientes com doença mais crônica podem passar a utilizar o fluconazol para um tratamento de duração mais longa.

O tratamento das infecções oculares por *Candida* varia de acordo com a extensão do comprometimento ocular. As lesões diagnosticadas precocemente no estágio de comprometimento da corioide ou da retina talvez possam ser tratadas efetivamente com agentes antifúngicos sistêmicos isoladamente (anfotericina B, uma equinocandina, fluconazol ou voriconazol). Muitos especialistas preferem utilizar um agente, como o voriconazol ou o fluconazol, que alcance concentrações mais elevadas no olho. As lesões que se estendem para o vítreo exigem tratamento mais agressivo. Os melhores resultados foram obtidos com vitrectomia via *pars plana*, injeção de anfotericina B ou de voriconazol no vítreo e um agente antifúngico sistêmico, como fluconazol ou voriconazol por várias semanas. O tratamento precisa ser individualizado e realizado em conjunto com um oftalmologista que tenha experiência no tratamento dessa infecção. O tratamento da endoftalmite associada a implante de lente intraocular exige retirada do implante, vitrectomia e injeções locais de anfotericina B, bem como tratamento com fluconazol ou voriconazol.

PREVENÇÃO

Em determinadas populações com risco mais elevado de infecções fúngicas invasivas, os agentes antifúngicos profiláticos podem prevenir a infecção. As populações para as quais se recomenda a profilaxia incluem receptores de transplante de células-tronco, pacientes com leucemia aguda submetidos à quimioterapia de indução, receptores de transplante de fígado de alto risco e receptores de transplante de pâncreas e intestino delgado; nesses grupos, vários agentes diferentes são efetivos. Na população de UTI, a profilaxia com fluconazol pode ser efetiva, porém só é recomendada em unidades que tenham uma elevada taxa de candidíase invasiva, e apenas em pacientes com maior risco de infecção. Em um ensaio clínico controlado com placebo de caspofungina como profilaxia antifúngica em adultos internados na UTI durante pelo menos 3 dias, sob ventilação mecânica, tratados com antibióticos e com acesso central e pelo menos um fator de risco adicional, a caspofungina foi segura e demonstrou uma tendência a reduzir a incidência de candidíase invasiva quando utilizada como profilaxia; todavia, a diferença não foi estatisticamente relevante.[A3] É essencial restringir o uso da profilaxia para indivíduos com maior risco de candidíase, de modo a evitar o uso disseminado de azóis, com desenvolvimento subsequente de espécies resistentes. Uma vacina experimental mostrou ser promissora na redução da candidíase vulvovaginal sintomática recorrente.[A4]

PROGNÓSTICO

O prognóstico em pacientes com infecções mucocutâneas é excelente. O prognóstico para as infecções invasivas focais depende do órgão acometido e do estado imunológico do paciente. Por exemplo, enquanto a pielonefrite pode responder de modo satisfatório à terapia antifúngica, a endocardite e a meningite são mais difíceis de tratar e apresentam prognóstico sombrio. A candidíase invasiva apresenta uma alta taxa de mortalidade. O tratamento precoce com um agente antifúngico efetivo é de suma importância para um desfecho favorável.

Grau A Recomendações de grau A

A1. Kullberg BJ, Vasquez J, Mootsikapun P, et al. Efficacy of anidulafungin in 539 patients with invasive candidiasis: a patient-level pooled analysis of six clinical trials. *J Antimicrob Chemother.* 2017;72:2368-2377.

A1b. Kullberg BJ, Viscoli C, Pappas PG, et al. Isavuconazole versus caspofungin in the treatment of candidemia and other invasive *Candida* infections: the ACTIVE trial. *Clin Infect Dis.* 2019;68: 1981-1989.

A2. Timsit JF, Azoulay E, Schwebel C, et al. Empirical micafungin treatment and survival without invasive fungal infection in adults with ICU-acquired sepsis, *Candida* colonization, and multiple organ failure. The EMPIRICUS randomized clinical trial. *JAMA.* 2016;316:1555-1564.

A3. Ostrosky-Zeichner L, Shoham S, Vasquez J, et al. MSG-01: a randomized, double-blind, placebo-controlled trial of caspofungin prophylaxis followed by preemptive therapy for invasive candidiasis in high-risk adults in the critical care setting. *Clin Infect Dis.* 2014;58:1219-1226.

A4. Edwards JE Jr, Schwartz MM, Schmidt CS, et al. A fungal immunotherapeutic vaccine (NDV-3A) for treatment of recurrent vulvovaginal candidiasis-a phase 2 randomized, double-blind, placebo-controlled trial. *Clin Infect Dis.* 2018;66:1928-1936.

REFERÊNCIAS BIBLIOGRÁFICAS

As referências bibliográficas, bem como os outros materiais suplementares deste livro, encontram-se no GEN-IO, nosso ambiente virtual de aprendizagem.

319 ASPERGILOSE

THOMAS J. WALSH

DEFINIÇÃO

A *aspergilose* é uma doença causada por uma ou mais espécies do gênero *Aspergillus*. Estruturas semelhantes a esporos, denominadas *conídios*, são aerossolizadas da forma filamentosa do fungo em crescimento no meio ambiente. Quando os conídios alcançam o tecido, eles germinam para formar filamentos invasivos, denominados *hifas*.

Os patógenos

As espécies mais comuns que infectam os seres humanos são *Aspergillus fumigatus*, *Aspergillus flatus*, *Aspergillus terreus* e *A. niger*, habitualmente identificadas em cultura pelos aspectos microscópicos característicos das hifas e das estruturas que produzem conídios. Quando algumas espécies não são facilmente identificadas, podem ser descritas pelo laboratório clínico como "espécie de *Aspergillus*" ou "*Aspergillus* sp.". *Aspergillus fumigatus* pode ser designado como "complexo de espécies de *A. fumigatus*". Algumas espécies dentro do complexo de *A. fumigatus* podem ser particularmente resistentes aos medicamentos. *Aspergillus terreus* é resistente à anfotericina B. As espécies de *Aspergillus* nos tecidos aparecem como hifas septadas dicotomicamente ramificadas (em forma de Y). As espécies de *Scedosporium* e *Fusarium* também podem produzir hifas septadas em tecidos. A presença de septos e de ramificação dicotômica diferencia as espécies de *Aspergillus* dos Mucorales, que são os organismos causadores de mucormicose (ver Capítulo 320).

EPIDEMIOLOGIA

As espécies de *Aspergillus* são organismos onipresentes no ambiente externo, sendo encontrados no solo, na matéria em decomposição e no ar a temperaturas de 40 a 50°C. São facilmente isoladas de casas, particularmente dos porões, de espaços muito baixos, colchões, umidificadores, ductos de ventilação, plantas em vasos, poeira, condimentos (p. ex., pimenta) e amostras de maconha. Provocam aborto em bovinos e são patógenos importantes de organismos marinhos, insetos e aves domésticas e selvagens. A aflatoxina, um dos carcinógenos mais potentes conhecidos, é produzida por cepas de *Aspergillus flavus* em temperatura ambiente em grãos, especiarias e nozes armazenados. A ingestão de aflatoxina pré-formada em alimentos pode causar necrose hepática ou carcinoma hepatocelular (ver Capítulo 186) em animais e seres humanos.

As espécies de *Aspergillus* podem ser adquiridas de conídios transportados pelo ar em ambientes hospitalares e ambulatoriais. A aspergilose hospitalar está associada à reforma de prédios, construção nova, ar não filtrado, sistemas de ventilação contaminados e materiais à prova de fogo. A água hospitalar, que pode se tornar aerossolizada durante certas atividades, como banho de chuveiro, constitui uma fonte potencial mais recentemente descrita de espécies de *Aspergillus*. Como patógenos humanos, as espécies de *Aspergillus* podem causar doença invasiva aguda, infecção crônica ou sintomas alérgicos.[1,2] A Tabela 319.1 apresenta uma classificação da aspergilose.

A aspergilose invasiva aguda desenvolve-se em populações de pacientes imunocomprometidos, particularmente naqueles com neoplasias malignas hematológicas,[3] transplante de células-tronco hematopoéticas (TCTH), anemia aplásica grave, imunodeficiências primárias e transplantes de órgãos sólidos, particularmente coração, pulmão e fígado. Foi constatado que a deficiência genética do receptor de reconhecimento de padrões solúvel, denominado PTX3 (pentraxina longa 3), causada pelo haplótipo homozigótico (h2/h2) no gene *PTX3* de células do doador, leva a comprometimento da capacidade antifúngica dos neutrófilos e aumento do risco de aspergilose invasiva em receptores de TCTH. Os fatores de risco clínico observados com mais frequência consistem em neutropenia persistente, uso de corticosteroides, outros agentes imunossupressores, doença do enxerto *versus* hospedeiro (DEVH) e doença por citomegalovírus (CMV). A mortalidade da aspergilose invasiva aguda varia de até 100% com infecção do sistema nervoso central (SNC) a aproximadamente 65% com infecção pulmonar em receptores de TCTH. O reconhecimento precoce das manifestações clínicas, seguido de instituição do tratamento antifúngico, pode melhorar o prognóstico sombrio da aspergilose invasiva aguda.

A aspergilose invasiva complica os cuidados de até 13% dos pacientes com imunocomprometimento. Nos EUA, durante o período de 2009 a 2013, com o uso da correspondência de escore de propensão (*propensity score matching*), a aspergilose invasiva foi associada a um aumento das taxas de mortalidade hospitalar e reinternação em 30 dias, bem como a uma duração excessiva de internação hospitalar e custos (custos excessivos, de até 600 milhões de dólares por ano).[4]

Tabela 319.1 Classificação da aspergilose.

CATEGORIA	FORMAS ESPECÍFICAS DE ASPERGILOSE
Aspergilose invasiva aguda	Aspergilose pulmonar invasiva Empiema Infecção traqueobrônquica Aspergilose extrapulmonar Sinusite aguda Rinite focal Infarto cerebral, cerebelar ou do tronco encefálico Endoftalmite Osteomielite Abscesso epidural Aspergilose cardíaca Miocardite Endocardite Pericardite Aspergilose gastrintestinal Infecção renal Lesões cutâneas (nódulos, úlceras) Aspergilose disseminada
Aspergilose crônica	Aspergiloma Aspergilose pulmonar necrosante crônica Aspergilose pulmonar cavitária crônica Otomicose por *Aspergillus*
Formas alérgicas de aspergilose	Aspergilose broncopulmonar alérgica Alveolite alérgica extrínseca Sinusite alérgica por *Aspergillus*

MANIFESTAÇÕES CLÍNICAS

Aspergilose invasiva

As manifestações clínicas clássicas da *aspergilose pulmonar invasiva* em hospedeiros imunocomprometidos consistem em febre e infiltrados pulmonares focais, além de nódulos ou densidades em forma de cunha semelhantes a infartos.[5] Pode-se observar presença de tosse, dor pleurítica e hemoptise. Os infiltrados pulmonares focais podem progredir para uma cavidade com a recuperação da neutropenia; também podem se manifestar como broncopneumonia no paciente imunossuprimido. Em todas essas entidades, a patologia pulmonar consiste em infarto hemorrágico causado pela capacidade do organismo de invadir as paredes dos vasos sanguíneos (angioinvasão). Esses processos levam à formação de um centro necrótico circundado por um anel de hemorragia e edema, que se correlaciona com o *sinal de halo* em torno da densidade nodular. Pode haver desenvolvimento de derrame pleural concomitante, que representa empiema por *Aspergillus*. A aspergilose traqueobrônquica em pacientes imunocomprometidos manifesta-se como doença ulcerativa, pseudomembranosa ou semelhante à placa das vias respiratórias de grande calibre, o que pode prenunciar uma invasão do parênquima pulmonar.

A sinusite aguda por *Aspergillus* pode ocorrer concomitantemente ou de forma independente da aspergilose pulmonar invasiva. Embora os sintomas possam incluir febre, pressão localizada e dor, podem estar ausentes em pacientes com grave imunocomprometimento. Ao exame com espéculo ou na endoscopia, é possível observar escaras no septo nasal e conchas nasais. A sinusite aguda por *Aspergillus* das células etmoidais e seios esfenoidais pode evoluir para a trombose do seio cavernoso, com sintomas atribuíveis aos nervos cranianos III, IV, $V_{1,2}$ e VI. O *A. flavus* tem alta propensão a causar sinusite aguda.

Os alvos teciduais da *aspergilose extrapulmonar* e *disseminada* incluem mais comumente o SNC, no qual abscessos e infartos são característicos. Os pacientes com aspergilose do SNC apresentam paresia focal, déficits de nervos cranianos e crises convulsivas. O nível de glicose no líquido cerebrospinal (LCS) está em geral normal, e as culturas de LCS são negativas. Outras manifestações extrapulmonares incluem endoftalmite, infarto do miocárdio, doença gastrintestinal, infarto renal, lesões cutâneas e síndrome de Budd-Chiari. As úlceras esofágicas e a trombose mesentérica podem produzir sangramento gastrintestinal. A infecção renal pode manifestar-se como dor no flanco e hematúria.

A endocardite por *Aspergillus*[6] começa como infecção isolada em usuários de substâncias intravenosas ou após cirurgia de valva cardíaca. A endocardite por *Aspergillus* manifesta-se mais comumente como embolia arterial significativa. As hemoculturas, que raramente são positivas, podem ter seu crescimento retardado em até 14 a 21 dias. O diagnóstico é difícil; apesar da substituição de valva com tratamento antifúngico, a mortalidade aproxima-se de 100%. A pericardite por *Aspergillus* pode surgir de lesões pulmonares contíguas ou por meio de infecção transmural a partir de infecção do endocárdio.

Em geral, a *aspergilose localmente invasiva* desenvolve-se em pacientes imunocomprometidos como úlceras cutâneas, rinite focal, osteomielite e artrite séptica.[7] As úlceras cutâneas têm sido associadas ao uso de esparadrapos e suportes para braços contaminados. A infecção por via hematogênica em usuários de substâncias ilícitas intravenosas pode se manifestar como focos de disseminação no encéfalo, nos pulmões, nos rins e ossos. Pode haver desenvolvimento de ceratite, endoftalmite e infecção de feridas de queimaduras em consequência de inoculação traumática em pacientes imunocompetentes nos demais aspectos.

Aspergilose pulmonar crônica

O *aspergiloma* aparece na radiografia de tórax como uma bola em uma cavidade. A bola de fungos consiste em hifas emaranhadas e restos celulares em uma cavidade pré-formada por tuberculose pulmonar prévia, histoplasmose ou sarcoidose fibrocística (Figura 319.1). Os pacientes sintomáticos apresentam tosse, hemoptise, dispneia, perda de peso, fadiga, dor torácica ou febre. Normalmente, a cultura de escarro é positiva para

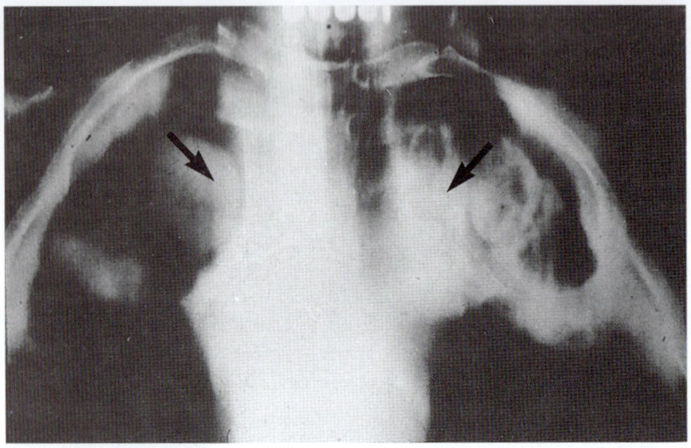

FIGURA 319.1 Tomografia de aspergilomas pulmonares (*setas*).

espécies de *Aspergillus*, em particular *A. niger*. A aspergilose pleural pode complicar a ressecção cirúrgica do aspergiloma ou pode se desenvolver de maneira espontânea como fístula broncopleural ou concomitantemente com tuberculose.

Como estágio no processo de reparo de tecido pulmonar infartado em pacientes com neutropenia, pode-se observar o desenvolvimento de um ou mais "aspergilomas" aparentes em lesões consolidadas durante a recuperação da neutropenia. Esses aspergilomas aparentes não se desenvolvem em cavidades preexistentes e criam um "sinal de ar em crescente", ou sinal de Monod, durante sua formação.

A *aspergilose pulmonar necrosante crônica* e a *aspergilose pulmonar cavitária crônica* ocorrem em pacientes com doença pulmonar crônica subjacente, naqueles com imunossupressão crônica, como a que decorre do uso prolongado de corticosteroides sistêmicos, ou em ambos. Caracteristicamente, a aspergilose pulmonar necrosante crônica provoca uma destruição inflamatória lentamente progressiva do tecido pulmonar sobreposta à doença pulmonar crônica. As manifestações clínicas de agravamento da função pulmonar, tosse e dispneia na aspergilose pulmonar necrosante crônica podem ser indistinguíveis da doença respiratória crônica primária concomitante.

A aspergilose pulmonar cavitária crônica é definida como a presença de múltiplas cavidades relacionadas com *Aspergillus*, que podem ou não conter um aspergiloma. Os pacientes com aspergilose pulmonar cavitária crônica podem apresentar déficits geneticamente mediados das defesas inatas do hospedeiro. As cavidades progressivas da aspergilose pulmonar cavitária crônica, que ocorrem em associação a sintomas de tosse, hemoptise e dispneia, tendem a coalescer com a perda de tecido pulmonar funcional.

A *otomicose por Aspergillus* é uma infecção crônica que acomete o meato acústico externo, com sintomas de dor, prurido, hipoacusia e secreção ótica em pacientes com comprometimento da imunidade mucocutânea, como os que apresentam eczema crônico, hipogamaglobulinemia, diabetes melito ou infecção pelo HIV, e aqueles tratados com corticosteroides. O *Aspergillus* pode acometer a orelha média e estender-se nas células mastóideas se a membrana timpânica tiver sido perfurada.

Formas alérgicas de aspergilose

A *aspergilose broncopulmonar alérgica*[8,9] desenvolve-se com mais frequência em pacientes com história de asma ou fibrose cística. A aspergilose broncopulmonar alérgica, que ocorre em pacientes geneticamente suscetíveis expostos a antígenos específicos de *Aspergillus*, caracteriza-se por obstrução episódica das vias respiratórias, febre, eosinofilia, culturas de escarro positivas, tampões mucosos contendo hifas, presença de flocos castanhos macroscopicamente visíveis (hifas) no escarro, infiltrados transitórios e marcas paralelas em "trilhos de bonde" ou em anel nas radiografias de tórax, bronquiectasia proximal, contração do lobo superior e níveis totais elevados de imunoglobulinas G e E (IgG e IgE). Pode-se observar a presença de eosinofilia no sangue, no escarro e no tecido pulmonar. Os tampões de muco contribuem para o desenvolvimento de infiltrados pulmonares, atelectasia e inflamação peribrônquica. As marcas paralelas ou em anel são produzidas por brônquios espessados e ectásicos, enquanto as alterações do lobo superior resultam de fibrose apical progressiva. Os infiltrados pulmonares na aspergilose broncopulmonar alérgica podem ser não segmentares e transitórios em associação à eosinofilia e asma; como alternativa, podem ser segmentares e estar associados à obstrução brônquica por tampões de muco, podendo não haver asma nem eosinofilia.

A *alveolite alérgica extrínseca* é uma forma alérgica incomum de doença pulmonar por *Aspergillus*, que tem sido mais frequentemente associada ao *Aspergillus clavatus* em indivíduos que trabalham com malte. A pneumonite por hipersensibilidade com dispneia e febre desenvolve-se aproximadamente 4 horas após a exposição. Pode-se observar a presença de infiltrados intersticiais reticulonodulares difusos por ocasião do aparecimento dos sintomas. Os pacientes apresentam precipitinas IgG e reações imunes mediadas por células contra antígenos de *Aspergillus*. São encontrados granulomas no tecido pulmonar. Diferentemente da aspergilose broncopulmonar alérgica, a eosinofilia não constitui uma característica da alveolite alérgica extrínseca por *Aspergillus*.

A sinusite alérgica por *Aspergillus* é uma forma não invasiva de doença sinusal que normalmente se manifesta em pacientes com asma, pólipos nasais, opacificação dos seios e eosinofilia. O aspirado dos seios produz material mucinoso contendo eosinófilos, cristais de Charcot-Leyden (cristais romboides de lisofosfolipase derivados de eosinófilos) e elementos de hifas. A sinusite alérgica por *Aspergillus* e a aspergilose broncopulmonar alérgica podem coexistir em alguns pacientes. As formas avançadas de sinusite alérgica por *Aspergillus* podem se manifestar com proptose e neuropatia óptica, exigindo intervenção cirúrgica imediata.

DIAGNÓSTICO

Aspergilose invasiva

O diagnóstico de aspergilose pulmonar invasiva e de aspergilose disseminada é difícil. Nenhuma das manifestações clínicas anteriormente citadas é diagnóstica de aspergilose invasiva. Os avanços realizados na tomografia computadorizada (TC) revelaram aspectos característicos dos nódulos, sinais de halo, infiltrados em forma de cunha e sinais de ar em crescente em pacientes imunocomprometidos com aspergilose pulmonar invasiva (Figura 319.2).[10] Por exemplo, as consolidações em forma de infarto e o espessamento da parede brônquica lisa são mais frequentes na aspergilose pulmonar invasiva, enquanto as consolidações em forma de massa e nódulos centrolobulares (< 10 mm, agrupados) são mais frequentes na tuberculose.[11] Entretanto, as infecções causadas por espécies de *Fusarium*, espécies de *Scedosporium*, Mucorales e *Pseudomonas aeruginosa* podem ser radiologicamente indistinguíveis da aspergilose pulmonar invasiva. A confirmação microbiológica, quando possível, é importante para diferenciar a aspergilose de outras infecções por fungos filamentosos. O lavado broncoalveolar (LBA), a aspiração por agulha percutânea, a biopsia toracoscópica videoassistida (VATS) e, se necessário, a biopsia pulmonar aberta são procedimentos-padrão para estabelecer um diagnóstico microbiológico de aspergilose invasiva. As amostras obtidas desses procedimentos podem demonstrar hifas septadas com ramificação dicotomicamente à microscopia direta ou crescimento de espécies de *Aspergillus* em cultura. Cada um desses procedimentos está associado a resultados falso-negativos, bem como a complicações. Por outro lado, a presença de *Aspergillus* ao exame direto ou em cultura de um hospedeiro imunocomprometido com nódulos pulmonares ou infiltrados bem circunscritos está associada a uma alta probabilidade de diagnóstico de aspergilose invasiva.

A galactomanana, que é um heteropolissacarídeo da parede celular de *Aspergillus*, é um biomarcador útil liberado na circulação e nos espaços alveolares durante a aspergilose pulmonar invasiva. A detecção de galactomanana por imunoensaio enzimático (EIA) no soro ou no LBA acima de determinados limiares fornece uma forte evidência microbiológica para o diagnóstico de aspergilose invasiva em pacientes imunocomprometidos com manifestações clínicas características. Entretanto, foram relatados resultados falso-positivos em pacientes nos casos em que foi utilizado Plasmalyte para o LBA, bem como em outras micoses invasivas profundas, como a blastomicose e a histoplasmose. A galactomanana sérica pode estar falsamente negativa em pacientes que recebem profilaxia ou tratamento empírico antifúngico.

O (1→3)-β-D-glicana é outro polissacarídeo da parede celular de *Aspergillus*, detectado no soro na presença de doença invasiva. A sensibilidade do ensaio espectrofotométrico com *Limulus* para a detecção de (1→3)-β-D-glicana em pacientes com aspergilose invasiva parece ser

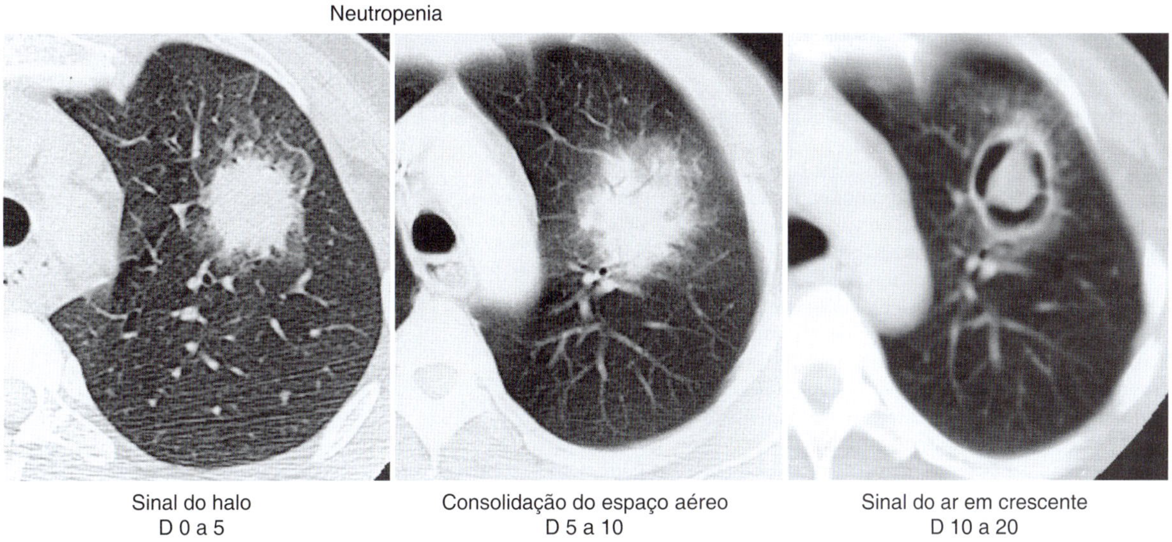

FIGURA 319.2 **Evolução da radiografia da aspergilose invasiva em um hospedeiro imunocomprometido.** D = dias após a lesão ser observada pela primeira vez.

comparável à do EIA para galactomanana. Entretanto, como o (1→3)-β-D-glicana também está presente na parede celular de outros fungos de importância clínica, incluindo espécies de *Candida*, a especificidade do (1→3)-β-D-glicana para espécies de *Aspergillus* é menor que a da galactomanana.

Atualmente, as ferramentas de diagnóstico molecular, como a reação em cadeia da polimerase (PCR), quantitativa, para o diagnóstico de aspergilose invasiva parecem ter acurácia equivalente em comparação com o EIA e o teste de β-D-glicana.[12,13,13b] Por fim, o uso combinado de exames de imagem complementares aprimorados, microscopia, metodologia de cultura, biomarcadores de parede celular e, possivelmente, PCR, em associação com uma cuidadosa avaliação dos fatores de risco e das manifestações clínicas à cabeceira do paciente, deverá melhorar o diagnóstico de aspergilose invasiva e possibilitar a instituição precoce do tratamento. Por exemplo, a combinação dos testes de galactomanana e PCR pode estabelecer o diagnóstico mais precoce de aspergilose e reduzir a incidência de doença invasiva em pacientes com distúrbios hematológicos de alto risco.[A1] Dados cada vez mais numerosos sustentam o monitoramento da galactomanana sérica como marcador de resposta terapêutica.[14]

O diagnóstico de aspergilose extrapulmonar localmente invasiva, que provoca lesões mucocutâneas, osteomielite e artrite séptica, é mais bem-estabelecido por meio de biopsia, microscopia direta e cultura. O diagnóstico de ceratite por *Aspergillus* é estabelecido por meio de cultura cuidadosa de lesões da córnea por um oftalmologista.

Formas alérgicas de aspergilose

O diagnóstico de aspergilose broncopulmonar alérgica baseia-se na presença de uma combinação de critérios clínicos, biológicos e radiológicos (Figura 319.3). Os critérios de consenso para o estabelecimento de um diagnóstico de aspergilose broncopulmonar alérgica diferem-se, dependendo da presença de fibrose cística. Em pacientes com aspergilose broncopulmonar alérgica sem fibrose cística (ver Capítulo 83), os critérios para aspergilose broncopulmonar alérgica incluem asma, reação cutânea imediata ao antígeno de *A. fumigatus*, concentração sérica total de IgE superior a 1.000 ng/mℓ, níveis séricos elevados de IgE específica contra *A. fumigatus*, anticorpos séricos precipitantes contra *A. fumigatus*, bronquiectasia central, eosinofilia do sangue periférico e infiltrados pulmonares característicos. Essas últimas duas características (eosinofilia e infiltrados pulmonares) não são consideradas essenciais, visto que podem estar presentes apenas durante a fase aguda da aspergilose broncopulmonar alérgica.

Em pacientes com fibrose cística, um desafio é distinguir entre a aspergilose broncopulmonar alérgica e um episódio de deterioração clínica com colonização por espécies de *Aspergillus*. Os critérios atuais da Cystic Fibrosis Foundation ajudam a definir a aspergilose broncopulmonar alérgica nesse contexto: agravamento clínico (tosse, sibilos, aumento da produção de escarro, intolerância ao exercício e diminuição da função

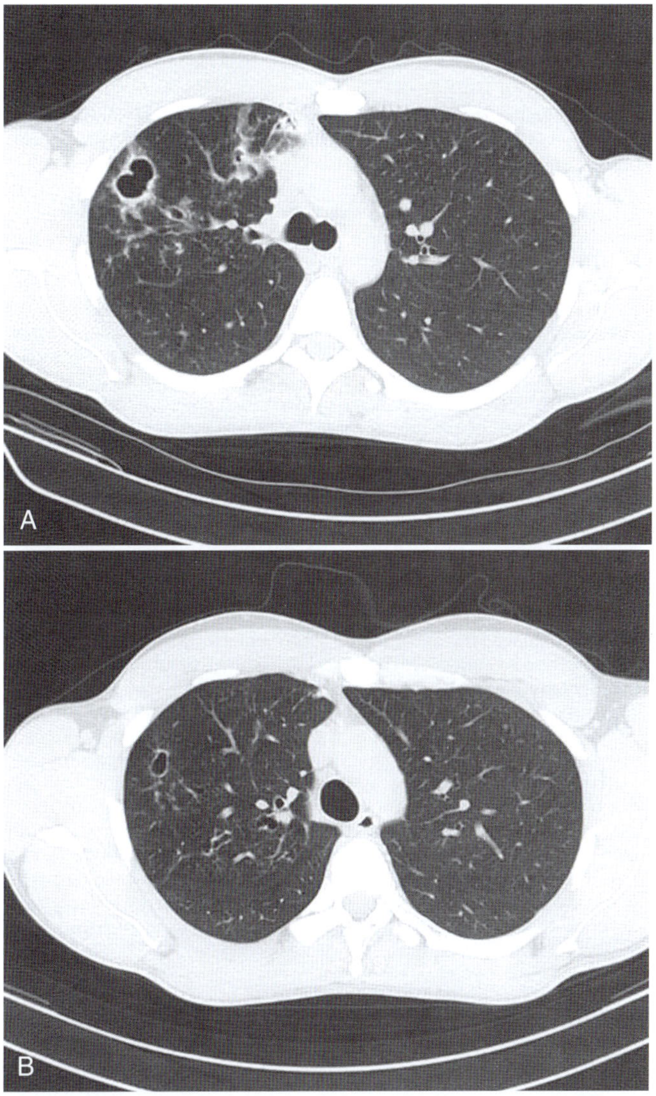

FIGURA 319.3 **Aspergilose broncopulmonar alérgica em um paciente com longa história de asma. A.** Imagem de TC em corte fino, mostrando a bronquiectasia com alterações císticas no lobo superior direito. Esse paciente tinha um histórico subjacente de asma, níveis acentuadamente elevados de imunoglobulina E e outros achados compatíveis com aspergilose broncopulmonar alérgica. **B.** O mesmo paciente após tratamento com esteroides sistêmicos; houve acentuada melhora da bronquiectasia cística. (Cortesia da Dra. Anne E. O'Donnell.)

pulmonar); hipersensibilidade imediata a *A. fumigatus* (teste cutâneo positivo ou resposta da IgE); concentração sérica total de IgE superior a 1.000 ng/mℓ, anticorpos precipitantes contra *A. fumigatus*; anormalidades na radiografia de tórax (bronquiectasia central; tampões de muco; ou alterações inexplicáveis em comparação com uma radiografia de tórax anterior).

Uma resposta bifásica ao teste cutâneo pode ajudar no estabelecimento do diagnóstico. O teste de escarificação com antígenos de *Aspergillus* produz uma reação imediata de pápula e eritema, que é mediada pela IgE e bloqueada por anti-histamínicos, mas não por corticosteroides. O teste intradérmico com os antígenos produz uma reação tardia (6 a 8 horas), mediada pela IgG e pelo complemento e bloqueada por corticosteroides.

Uma história de exposição ocupacional é de importância crítica para o diagnóstico de alveolite alérgica extrínseca. Uma história típica de episódios recorrentes que se desenvolvem em 24 horas após a inalação de antígenos de conídios em um ambiente agrícola, juntamente com um teste de escarificação negativo, um teste intradérmico positivo e granulomas com imunoglobulinas e complemento no tecido, é compatível com o diagnóstico de alveolite alérgica extrínseca por *Aspergillus*.

Sinusite recorrente em paciente com asma, pólipos nasais, eosinofilia, opacificação dos seios e aspirado dos seios que produz um material mucinoso contendo eosinófilos, cristais de Charcot-Leyden e elementos de hifas estabelecem um diagnóstico da sinusite alérgica por *Aspergillus*.

Tabela 319.2 Tratamento antifúngico para a aspergilose invasiva.*

TRATAMENTO DE PRIMEIRA LINHA EM ADULTOS†	
Fármaco de escolha: Voriconazol	Tratamento IV: 6 mg/kg a cada 12 h para duas doses; em seguida, 4 mg/kg a cada 12 h Tratamento oral: 300 mg ou 4 mg/kg 2 vezes/dia
Alternativas (ver texto para as condições):	
Anfotericina B lipossomal	3 a 5 mg/kg/dia IV
Isavuconazol	Tratamento IV ou oral: 372 mg (profármaco isavuconazônio) a cada 8 h por 6 doses; em seguida, 372 mg a cada 24 h
TRATAMENTO DE SEGUNDA LINHA OU DE RESGATE EM ADULTOS†	
Complexo lipídico de anfotericina B	5 mg/kg/dia IV
ou	
Caspofungina	70 mg/dia IV para a primeira dose; em seguida, 50 mg/dia IV
ou	
Posaconazol	200 mg VO (suspensão) 4 vezes/dia ou 400 mg VO 2 vezes/dia 300 mg VO (comprimido de liberação tardia) ou IV 2 vezes/dia 1; em seguida, 300 mg/dia VO ou IV
ou	
Itraconazol	400 mg VO (cápsulas) por dia (em 1 ou 2 doses) ou 2,5 mg/kg VO (solução) 2 vezes/dia

*Ver a bula para modificação da dosagem de agentes antifúngicos na presença de doença hepática ou comprometimento renal. †A duração da terapia antifúngica depende da resposta terapêutica das lesões documentadas, da carga da doença, da imunocompetência do hospedeiro e do tipo de aspergilose (p. ex., invasiva aguda *versus* crônica *versus* alérgica). As diretrizes da Infectious Diseases Society of America recomendam pelo menos 6 a 12 semanas para a aspergilose pulmonar invasiva. Os pacientes imunossuprimidos continuam o tratamento durante todo o período de imunossupressão e até a resolução das lesões. Em pacientes com diagnóstico prévio de aspergilose invasiva, a terapia antifúngica deve ser mantida ou reiniciada durante períodos subsequentes de imunossupressão (p. ex., quimioterapia, transplante de células-tronco, doença do enxerto *versus* hospedeiro), para evitar a recrudescência. Ver referência 16 para mais detalhes.

TRATAMENTO

Aspergilose invasiva

A base do tratamento da aspergilose invasiva consiste em (1) tratamento antifúngico (Tabela 319.2), (2) reversão da imunossupressão e, quando apropriado, (3) ressecção cirúrgica das lesões infectadas.[15,16] As doses dos antifúngicos estão listadas na Tabela 319.2. Recomenda-se o voriconazol na maioria dos pacientes para o tratamento primário da aspergilose invasiva, incluindo infecção pulmonar, disseminada e extrapulmonar isolada. Essa recomendação baseia-se em um ensaio clínico controlado randomizado, mostrando que o voriconazol é superior ao desoxicolato de anfotericina B (D-AmB) como tratamento primário da aspergilose invasiva. Entretanto, nem todos os pacientes são candidatos ao tratamento com voriconazol. Isso inclui pacientes com elevação substancial das transaminases hepáticas, disfunção hepática e história de intolerância ao voriconazol. Esses pacientes podem ser tratados com isavuconazol, que tem potencial de ser igualmente efetivo, com menos eventos adversos relacionados com o medicamento e farmacocinética mais previsível; esse fármaco está se tornando o tratamento de escolha. Outra opção é a anfotericina B lipossomal (L-AmB) como tratamento primário. Essa recomendação baseia-se no ensaio clínico randomizado que demonstrou uma eficácia comparável de cerca de 70% com o uso de doses de 3 mg/kg/dia e 10 mg/kg/dia de L-AmB em pacientes com neoplasias malignas predominantemente hematológicas. A L-AmB ou o isavuconazol também estão indicados como tratamento primário para pacientes nos quais há suspeita ou documentação de mucormicose concomitante. O surgimento recente de resistência ao voriconazol pode ameaçar a futura utilidade dessa classe de agentes antifúngicos.[17]

O tratamento antifúngico de segunda linha ou de resgate está indicado para pacientes que são intolerantes ao tratamento primário, ou cuja infecção não responde a ele. Entre os agentes antifúngicos utilizados nessa situação, estão incluídos uma formulação lipídica de anfotericina B, posaconazol, itraconazol ou uma equinocandina (a caspofungina é o único agente licenciado para essa indicação). Em pacientes que já estão recebendo tratamento com voriconazol, outras possibilidades incluem uma mudança de classe para uma formulação lipídica e o uso de outro azol. Essas decisões são complicadas e exigem uma consulta com especialista em doenças infecciosas, devendo-se considerar os fatores farmacocinéticos e do hospedeiro.

A terapia antifúngica para a aspergilose invasiva deve ser continuada até resolução das lesões, resultados negativos das culturas e biomarcadores e redução das predisposições subjacentes reversíveis. Deve-se considerar o reinício do tratamento em pacientes que responderam anteriormente se a imunossupressão for reinstituída ou se houver recorrência da neutropenia.

A reversão da imunossupressão é um fator de importância crítica no manejo bem-sucedido da aspergilose invasiva. A recuperação da neutropenia e a redução da dose diária, além da suspensão dos corticosteroides, quando possível, constituem duas das formas mais importantes de melhorar a resposta do hospedeiro. Dependendo do protocolo utilizado, as transfusões de granulócitos podem estabilizar as lesões causadas por *Aspergillus* até haver recuperação da neutropenia. O fator de estimulação de colônias de granulócitos (G-CSF) e o fator estimulante de colônias de granulócitos-macrófagos (GM-CSF) podem acelerar a recuperação da neutropenia. O papel do GM-CSF, do G-CSF ou da interferona-γ em pacientes imunocomprometidos sem neutropenia e com aspergilose invasiva ainda precisa ser definido.[18]

O tratamento cirúrgico das lesões infectadas é um importante componente coadjuvante do tratamento primário para várias formas de aspergilose invasiva: endocardite, pericardite, osteomielite, abscesso epidural, infecção de cateteres vasculares e dispositivos protéticos e infecção da pele e dos tecidos moles. O tratamento cirúrgico também é importante em várias condições de aspergilose pulmonar invasiva: hemoptise recorrente de uma única lesão cavitária, invasão de uma lesão pulmonar na parede torácica e lesões pulmonares contíguas com grandes vasos ou com o pericárdio. O empiema por *Aspergillus* exige drenagem torácica fechada e, possivelmente, desbridamento da cavidade pleural infectada. O desbridamento da aspergilose sinusal, em particular quando há infecção das células etmoidais e dos seios frontais, pode evitar a extensão para a órbita ou para o seio cavernoso. A ressecção cirúrgica de lesões selecionadas do SNC pode estar indicada para o estabelecimento de um diagnóstico, para reduzir o aumento da pressão intracraniana e/ou para proteger os centros neurais críticos. A localização das lesões do SNC e as sequelas neurológicas após a ressecção são fatores fundamentais no manejo neurocirúrgico da aspergilose.

A infusão local de agentes antifúngicos, particularmente no tratamento intravítreo da endoftalmite, fornece altas concentrações para os compartimentos que podem não ser alcançados pela terapia sistêmica. A irrigação tópica com voriconazol, anfotericina B ou, se disponível, pimaricina constitui um importante adjuvante no manejo da ceratite por *Aspergillus*.

Aspergilose crônica

O tratamento clínico tem benefício limitado no tratamento do aspergiloma; entretanto, alguns pacientes podem se beneficiar do uso prolongado de um triazol antifúngico. O tratamento com um triazol antifúngico durante toda a vida deve ser contrabalançado com a história natural de resolução espontânea de aproximadamente 10% dos aspergilomas. Por outro lado, o tratamento clínico com itraconazol ou voriconazol constitui o tratamento-padrão para aspergilose pulmonar cavitária crônica. Normalmente, os pacientes com aspergilose pulmonar cavitária crônica obtêm melhora dos sintomas e estabilização ou melhora das alterações radiológicas. Os pacientes com aspergilose primária necrosante crônica também recebem um triazol antifúngico; todavia, a avaliação da resposta é mais difícil, devido à doença pulmonar crônica subjacente. O papel da ressecção cirúrgica em pacientes com aspergiloma solitário ou com aspergilose pulmonar cavitária crônica é limitado, devido a desenvolvimento de fístula broncopleural, infecção do espaço pleural por *Aspergillus* e, potencialmente, maior agravamento da função pulmonar já comprometida. Entretanto, a ressecção cirúrgica pode desempenhar um papel mais importante no tratamento de pacientes com hemoptise recorrente e grave, nos quais os benefícios da remoção da cavidade habitualmente superam os riscos conhecidos. A embolização da arterial brônquica e a instilação intracavitária direta transtorácica de agentes antifúngicos para o aspergiloma têm benefícios apenas transitórios, porém risco substancial.

As soluções de irrigação tópicas de ácido bórico, ácido acético ou um creme de azol antifúngico podem ser efetivos no tratamento da otomicose por *Aspergillus*. O voriconazol, o posaconazol ou o itraconazol podem ser necessários nos casos refratários ou com membrana timpânica perfurada.

Formas alérgicas de aspergilose

A aspergilose broncopulmonar alérgica é tratada com uma combinação de corticosteroides e itraconazol. Essa recomendação baseia-se em dois ensaios clínicos duplo-cegos, randomizados e controlados com placebo para o tratamento da aspergilose broncopulmonar alérgica. Esses estudos demonstraram que o itraconazol (200 mg VO 2 vezes/dia, durante 16 semanas) resultou em melhora significativa da doença, conforme evidenciado por melhora da tolerância ao exercício e da função pulmonar, redução da dose de corticosteroides, aumento do intervalo entre os ciclos de corticosteroides e redução dos parâmetros inflamatórios eosinofílicos e da concentração de IgE. Em um ensaio clínico randomizado de itraconazol ou prednisolona VO, durante 4 meses, para o tratamento da aspergilose broncopulmonar alérgica de estágio agudo como complicação da asma, foi constatado que a prednisolona é mais efetiva na redução da resposta. Entretanto, o itraconazol também foi efetivo em um número considerável de pacientes e com menos efeitos colaterais do que a prednisolona.[A3] Embora a terapia com corticosteroides constitua a base do tratamento da aspergilose broncopulmonar alérgica, a administração crônica de corticosteroides provoca imunossupressão grave e anormalidades metabólicas multissistêmicas. O acréscimo de itraconazol diminui a carga de organismos, atenua o estímulo antigênico para a inflamação brônquica destrutiva e proporciona um efeito poupador de corticosteroides. O uso intermitente de corticosteroides ou o aumento substancial da dose em pacientes submetidos a tratamento crônico podem produzir rápida resolução de episódios sintomáticos acentuados ou deterioração do volume expiratório forçado no primeiro segundo (VEF_1). No momento atual, não há evidências sobre a eficácia e a segurança da terapia anti-IgE (omalizumabe) em pacientes com aspergilose broncopulmonar alérgica e fibrose cística.[A4]

A alveolite alérgica extrínseca é mais bem tratada pela retirada dos pacientes do ambiente alergênico. Uma história ocupacional acurada e do ambiente domiciliar é de importância crítica para essa intervenção.

A sinusite alérgica por *Aspergillus* é tratada por meio de drenagem endoscópica para aliviar a obstrução pela mucina de consistência firme. O itraconazol e os corticosteroides nasais e sistêmicos, isoladamente ou em combinação, podem ser benéficos em alguns pacientes com sinusite alérgica por *Aspergillus*. É necessário ter cautela com o uso crônico de corticoides sistêmicos ou nasais. O itraconazol pode ter um efeito poupador de corticosteroides.

Tratamento antifúngico combinado

Combinações de polienos, triazóis e equinocandinas estão sendo exploradas. O agregado de estudos observacionais clínicos, *in vitro* e *in vivo* bem conduzidos sustenta a interação aditiva ou sinérgica de um triazol e de uma equinocandina no tratamento primário da aspergilose pulmonar invasiva. Em um ensaio clínico randomizado designado para estudar a terapia de combinação para a aspergilose invasiva, pacientes com neoplasias malignas hematológicas e/ou TCTH alogênico foram distribuídos de modo aleatório para receber tratamento inicial com uma combinação de voriconazol e anidulafungina ou monoterapia com voriconazol.[A5] O tratamento combinado foi associado a uma redução da mortalidade de todas as causas em 6 semanas, em comparação com a monoterapia com voriconazol, porém essa diferença não alcançou superioridade estatística. Em pacientes com provável aspergilose invasiva, o tratamento de combinação foi associado a um benefício significativo de sobrevivência.

PREVENÇÃO

Diversas estratégias podem ser utilizadas na prevenção da aspergilose invasiva em pacientes imunocomprometidos: profilaxia primária, tratamento empírico e profilaxia secundária. O posaconazol é licenciado para profilaxia da aspergilose invasiva em pacientes com neoplasias malignas hematológicas e em receptores de TCTH. Essa recomendação nas neoplasias malignas hematológicas baseia-se em um ensaio clínico randomizado de pacientes submetidos à quimioterapia para leucemia mieloide aguda ou mielodisplasia. O posaconazol impediu significativamente as infecções fúngicas invasivas de forma mais efetiva do que o fluconazol ou o itraconazol e aumentou a sobrevida global. Entretanto, ocorreram mais eventos adversos com o posaconazol. O voriconazol também é utilizado para essa indicação, porém com menos evidências.[A6] Em um ensaio clínico multicêntrico, randomizado e duplo-cego que comparou o fluconazol com o voriconazol em receptores de TCTH para a prevenção de micoses, foram constatadas tendências não significativas à ocorrência de menos infecções por *Aspergillus* com o voriconazol. O estudo também demonstrou que, no contexto do monitoramento intensivo e de tratamento antifúngico empírico estruturado, a sobrevida livre de fungos em 6 meses não diferiu entre receptores de TCTH alogênicos tratados com profilaxia com fluconazol ou voriconazol. O tratamento antifúngico empírico proporciona um tratamento precoce para pacientes imunocomprometidos com febre persistente e uma profilaxia sistêmica para hospedeiros de alto risco, com ou sem infiltrados pulmonares. A L-AmB, a anfotericina aerossolizada,[A7] a caspofungina e o voriconazol têm sido utilizados para essa estratégia. A profilaxia secundária da aspergilose invasiva com voriconazol é utilizada em pacientes com história pregressa de aspergilose, que estão programados para um ciclo subsequente de imunossupressão passível de aumentar o risco de recorrência.

Reduzir a exposição a conídios transportados pelo ar, como por meio de filtração HEPA do ar do hospital, evitar atividades capazes de aumentar a exposição a aerossóis de conídios (manutenção do quarto, exposição à poeira e materiais contaminados [p. ex., plantas em vasos]), bem como providenciar sistemas de distribuição de água limpa são ações que podem reduzir a aquisição de *Aspergillus* por pacientes imunossuprimidos ou com neutropenia.

Em pacientes com formas alérgicas de aspergilose, o uso de corticosteroides e de itraconazol, isoladamente ou em combinação, pode evitar as exacerbações debilitantes. A toxicidade da administração crônica de prednisona exige o uso de estratégias para sua administração intermitente ou a administração de itraconazol poupador de corticosteroides.

PROGNÓSTICO

A aspergilose invasiva não tratada está associada a grave morbidade e alta mortalidade em pacientes imunocomprometidos. Obtém-se melhora do prognóstico por instituição precoce da terapia antifúngica, reversão da imunossupressão e tratamento bem-sucedido da doença primária subjacente. Em pacientes com aspergilose crônica, cuidados de suporte especializados multidisciplinares podem melhorar os resultados e a qualidade da vida.

Grau A Recomendações de grau A

A1. Aguado JM, Vázquez L, Fernández-Ruiz M, et al. Serum galactomannan versus a combination of galactomannan and polymerase chain reaction-based *Aspergillus* DNA detection for early therapy of invasive aspergillosis in high-risk hematological patients: a randomized controlled trial. *Clin Infect Dis.* 2015;60:405-414.

A2. Maertens JA, Raad II, Marr KA, et al. Isavuconazole versus voriconazole for primary treatment of invasive mould disease caused by *Aspergillus* and other filamentous fungi (SECURE): a phase 3, randomised-controlled, non-inferiority trial. *Lancet.* 2016;387:760-769.

A3. Agarwal R, Dhooria S, Singh Sehgal I, et al. A randomized trial of itraconazole vs prednisolone in acute-stage allergic bronchopulmonary aspergillosis complicating asthma. *Chest.* 2018;153:656-664.

A4. Jat KR, Walia DK, Khairwa A. Anti-IgE therapy for allergic bronchopulmonary aspergillosis in people with cystic fibrosis. *Cochrane Database Syst Rev.* 2018;3:CD010288.

A5. Marr KA, Schlamm HT, Herbrecht R, et al. Combination antifungal therapy for invasive aspergillosis: a randomized trial. *Ann Intern Med.* 2015;162:81-89.

A6. Wingard JR, Carter SL, Walsh TJ, et al. Randomized, double blind trial of fluconazole vs. voriconazole for the prevention of invasive fungal disease after allogeneic hematopoietic cell transplantation. *Blood.* 2010;116:5111-5118.

A7. Xia D, Sun WK, Tan MM, et al. Aerosolized amphotericin B as prophylaxis for invasive pulmonary aspergillosis: a meta-analysis. *Int J Infect Dis.* 2015;30:78-84.

REFERÊNCIAS BIBLIOGRÁFICAS

As referências bibliográficas, bem como os outros materiais suplementares deste livro, encontram-se no GEN-IO, nosso ambiente virtual de aprendizagem.

320 MUCORMICOSE

DIMITRIOS P. KONTOYIANNIS

DEFINIÇÃO

A mucormicose é o termo unificador utilizado para descrever as infecções causadas por fungos que pertencem à ordem dos Mucorales. A zigomicose, um termo alternativo empregado para descrever essas infecções que comportam risco à vida, tornou-se menos acurado, com base em uma reclassificação taxonômica recente (utilizando métodos moleculares) que aboliu o Zygomycetes como classe (e colocou a ordem dos Mucorales no subfilo Mucormycotina).[1] Normalmente, os organismos da ordem Mucorales causam infecções angioinvasivas agressivas, de início agudo e, com frequência, fatais, particularmente em hospedeiros imunossuprimidos.

EPIDEMIOLOGIA

Os fungos da ordem Mucorales estão distribuídos em todo o mundo e são encontrados em substratos orgânicos em decomposição. A verdadeira incidência da mucormicose não é conhecida e, provavelmente, é subestimada, em razão das dificuldades no diagnóstico *ante mortem*. A frequência relativa das famílias da ordem Mucorales que causam infecção difere. Em uma revisão de mais de 900 casos relatados, as espécies infectantes mais comuns, com confirmação microbiológica, foram *Rhizopus* (47%), *Mucor* (18%), *Cunninghamella bertholletiae* (7%), *Apophysomyces elegans* (5%), *Absidia* (5%), *Saksenaea* (5%) e *Rhizomucor pusillus* (4%). Alguns Mucorales causadores de infecção apresentam associações geográficas e de hospedeiro específicas. Por exemplo, os Mucorales termófilos, *Saksenaea vasiformis elegans*, apresentam distribuições geográficas específicas, conforme observado em vítimas de lesões sofridas em combate no Afeganistão, que desenvolveram infecções necrosantes dos tecidos moles. Além disso, grandes desastres naturais têm sido associados a infecções necrosantes dos tecidos moles rapidamente progressivas por espécies raramente isoladas, como as causadas por *Apophysomyces elegans* nas vítimas do tornado de Joplin, em 2011.

Os fatores de risco clássicos para a mucormicose incluem neoplasia maligna hematológica, transplante de células-tronco hematopoéticas ou de órgãos sólidos,[2] diabetes melito mal controlado, acidemia crônica, prematuridade, debilitação crônica profunda, traumatismo, queimaduras e, muito raramente, uso de substâncias intravenosas.[3] Pode-se observar o desenvolvimento de infecções cutâneas nosocomiais em feridas cirúrgicas e em locais de inserção de cateteres intravenosos. Por fim, a ocorrência inesperada de mucormicose tem sido cada vez mais observada em pacientes com leucemia e em receptores de transplantes de células-tronco hematopoéticas tratados com medicamentos ativos contra *Aspergillus*, como o voriconazol (que não tem atividade anti-Mucorales). Essa associação tem sido objeto de debate.

BIOPATOLOGIA

As espécies da ordem Mucorales são fungos saprofíticos de crescimento rápido. O crescimento angioinvasivo resulta em infarto e necrose do tecido circundante, que constitui a marca fundamental da mucormicose. Os principais modos de transmissão consistem em inalação, ingestão e inoculação cutânea, sendo a inalação de esporos provenientes do ambiente a forma mais comum. A transmissão cutânea ou percutânea ocorre com a ruptura traumática das barreiras da pele e constitui o modo mais importante de transmissão em hospedeiros imunocompetentes. A aquisição gastrintestinal, apesar de ser menos comum, já ocorreu em pacientes com ingestão repetida de esporos durante a desnutrição grave, ingestão de substâncias não nutritivas (pica), produtos fitoterápicos/homeopáticos contaminados ou comprimidos de alopurinol.

A imunidade do hospedeiro em indivíduos saudáveis impede a germinação dos esporos de fungos, a não ser que o inóculo seja grande.[4,5] Para provocar infecção invasiva, os esporos precisam vencer as respostas imunes tanto inata quanto adaptativa para germinar em hifas. Os defeitos da atividade fagocítica causados por números insuficientes (*i. e.*, neutropenia) e os defeitos funcionais provocados por glicocorticoides, hiperglicemia e/ou acidose permitem a livre proliferação de fungos, em razão da ausência de respostas efetivas e coordenadas do hospedeiro.[6] A mucormicose é, com frequência, disseminada em pacientes gravemente imunossuprimidos, com altas taxas de mortalidade.

O ferro livre é um componente essencial da patogenia da mucormicose, conforme sugerido pela predisposição a essas infecções dos pacientes com sobrecarga de ferro. Com frequência, esses pacientes recebem tratamento com quelante de ferro. Tanto a sobrecarga de ferro quanto a administração de desferoxamina para quelação do ferro constituem fatores de risco para a mucormicose angioinvasiva. O *Rhizopus oryzae* pode utilizar desferoxamina como xenossideróforo para formar um complexo de ferroxamina e obter mais ferro para uso. Um fato tranquilizador é que os agentes quelantes de ferro mais novos (p. ex., deferasirox) não estão associados a um aumento do risco de mucormicose; pelo contrário, em modelos pré-clínicos, o deferasirox exibiu efeitos fungicidas diretos contra fungos da ordem Mucorales por meio de inanição de ferro.

Historicamente, o diabetes melito mal controlado (tipos 1 e 2) tem sido um importante fator predisponente, relatado em 36 a 88% de todos os casos de mucormicose. Em particular, os pacientes diabéticos com cetoacidose são suscetíveis à mucormicose. O soro humano normal é incapaz de sustentar o crescimento de *R. oryzae*, diferentemente do soro de pacientes diabéticos que tem essa capacidade. A acidose interrompe a atividade inibidora normal do soro ao atenuar a capacidade de ligação da transferrina ao ferro do fungo. Além disso, ocorre disfunção quantitativa e qualitativa dos neutrófilos e das células fagocíticas em pacientes diabéticos com cetoacidose, e isso pode desempenhar um papel na patogenia da mucormicose.

MANIFESTAÇÕES CLÍNICAS

A apresentação clínica da mucormicose depende do estado imunológico subjacente do hospedeiro e de sua condição médica.[7] Por conseguinte, a mucormicose pulmonar é mais comum em pacientes com neutropenia ou tratados com corticosteroides (p. ex., receptores de transplantes de células-tronco hematopoéticas e de órgãos sólidos). Por outro lado, a mucormicose rino-orbital ou rinocerebral constitui a apresentação característica em pacientes com cetoacidose diabética. Por fim, a mucormicose cutânea em hospedeiros tanto imunocompetentes quanto imunocomprometidos normalmente é observada após traumatismo local ou queimaduras, resultando em degradação da integridade da pele e/ou lesões dos tecidos subcutâneos. As síndromes infecciosas associadas a fungos da ordem Mucorales são agrupadas, com base na apresentação clínica, em seis categorias: (1) rinocerebral, (2) pulmonar, (3) cutânea, (4) gastrintestinal, (5) disseminada e (6) apresentações incomuns, conforme descrito a seguir.

Mucormicose rinocerebral

A mucormicose rinocerebral refere-se a uma infecção que se origina nos seios paranasais após a inalação de esporos de Mucorales e que se estende até a órbita (sino-orbital) ou o encéfalo (rinocerebral), particularmente em pacientes com cetoacidose diabética ou naqueles com neutropenia profunda.[8] A mucormicose rinocerebral constitui a manifestação mais comum. Os sinais e sintomas precoces de invasão dos seios podem ser indistinguíveis das causas comuns de sinusite. Os sintomas comuns consistem em dor sinusal, congestão, cefaleia, dor na boca, sintomas otológicos e hiposmia/anosmia. Os tecidos acometidos tornam-se vermelhos; em seguida violáceos; por fim, negros, em virtude de trombose e necrose tecidual. Os sinais de infecção extensa e rapidamente progressiva consistem em escara necrótica da cavidade nasal e conchas nasais, lesões faciais e lesões exofíticas ou necróticas do palato duro. Uma escara preta dolorosa no palato ou na mucosa nasal é um sinal diagnóstico clássico, porém tardio. A ausência desse achado não exclui a possibilidade de infecção rinocerebral, visto que são observadas lesões nasais ou palatinas necróticas em apenas 50% dos pacientes nos primeiros 3 dias após o início da infecção. A extensão na região periorbital não é incomum na apresentação. Os sinais e sintomas de comprometimento periorbital e orbital incluem edema periorbital, celulite pré-septal e/ou orbital, proptose, quemose, visão turva ou oftalmoplegia externa rapidamente progressiva, diplopia, gangrena de pálpebra, descolamento da retina e endoftalmite. Além disso, os pacientes com doença rino-orbital ou rinocerebral extensa podem apresentar paralisia do nervo trigêmeo ou de outro nervo craniano, o que é compatível com os achados histológicos frequentes de invasão perineural. A infecção pode progredir rapidamente pelos seios cavernosos até o sistema nervoso central, resultando em trombose do seio cavernoso e da artéria carótida interna. Uma secreção nasal sanguinolenta pode ser o único sinal indicando que a infecção invadiu o encéfalo por meio das conchas nasais. Os pacientes com infecção avançada podem apresentar neuropatias cranianas e/ou alteração da consciência; destruição óssea; trombose da artéria da retina, da artéria carótida interna, do seio cavernoso e, com menos frequência, do seio sagital; necrose do lobo frontal; abscessos epidurais e subdurais; e/ou aneurisma da artéria basilar.

As radiografias simples e os achados do líquido cerebrospinal carecem de sensibilidade para o diagnóstico de mucormicose rinocerebral. A tomografia computadorizada (TC) e a ressonância magnética (RM) são mais úteis para revelar o comprometimento dos tecidos moles em torno das bainhas nervosas e destruição óssea. Com frequência, a TC revela espessamento da mucosa, níveis hidroaéreos e erosão óssea. O espessamento orbital pode ser detectado mais precocemente com o uso da RM. A TC e a RM das órbitas podem não apresentar anormalidades durante os estágios iniciais da mucormicose, ressaltando a importância do exame de imagem seriado no monitoramento da progressão da doença. Com frequência, o espessamento dos músculos extraorbitais constitui o primeiro sinal de comprometimento orbital e deve levar à terapia antifúngica empírica imediata, seguida de exploração cirúrgica ou biopsia.

O diagnóstico acurado e a intervenção médica e cirúrgica imediata são fundamentais, em virtude da rápida progressão da infecção. O diagnóstico definitivo de lesões necróticas por meio de biopsia e a rápida avaliação histológica de cortes congelados devem ser efetuados o mais cedo possível, visto que o tempo levado para iniciar o tratamento afeta diretamente o desfecho. Em uma revisão de 929 casos de mucormicose documentada, as taxas de mortalidade foram as seguintes: 62% na mucormicose rinocerebral, 24% no comprometimento sino-orbital e 16% na doença sinusal isolada. A sinusite isolada é passível de cura por meio de intervenção cirúrgica no momento correto e tratamento antifúngico sistêmico.

Mucormicose pulmonar

As manifestações clínicas da mucormicose pulmonar são indistinguíveis daquelas da aspergilose pulmonar invasiva (ver Capítulo 319).[9] Os pacientes podem apresentar febre refratária aos antibióticos de amplo espectro, tosse não produtiva e dispneia progressiva. Com menos frequência, observa-se a presença de dor torácica pleurítica, hemoptise e derrame pleural. Se os principais vasos sanguíneos pulmonares forem invadidos por hifas fúngicas, pode ocorrer hemoptise maciça e potencialmente fatal. A mucormicose pulmonar pode progredir e invadir órgãos adjacentes ao atravessar os planos teciduais, incluindo o diafragma, a parede torácica e a pleura (Figura 320.1). As pistas para distinguir a mucormicose pulmonar da aspergilose pulmonar invasiva incluem a presença de pansinusite, história de profilaxia com agentes antifúngicos contra *Aspergillus*, mas não contra Mucorales (p. ex., voriconazol, equinocandinas) e, possivelmente, ausência contínua de antígeno detectável de *Aspergillus galactomannan* no soro. Em raras circunstâncias, a mucormicose pulmonar pode se manifestar como lesão endobrônquica ou traqueal com evolução menos fulminante, particularmente em pacientes diabéticos. A mucormicose traqueobrônquica pode causar obstrução das vias respiratórias, ou erosão dos principais vasos sanguíneos pulmonares, ou hemoptise fatal. Os sintomas de apresentação mais comuns consistem em febre, tosse, dispneia e hemoptise.[10] Em hospedeiros mais imunocompetentes, a mucormicose pulmonar pode se manifestar com formas mais atípicas e lentamente progressivas. À semelhança das espécies de *Aspergillus*, os fungos Mucorales podem formar micetomas em cavidades pulmonares preexistentes e causar pneumonia lentamente necrosante e síndromes de hipersensibilidade. Os pesquisadores também implicaram espécies de *Rhizopus* na alveolite alérgica que ocorre em trabalhadores agrícolas ou trabalhadores em serraria (doença do trabalhador do setor madeireiro).

Na maioria dos casos, o diagnóstico patológico é estabelecido por biopsia transbrônquica. Como o agente antifúngico de primeira linha normalmente utilizado na aspergilose é o voriconazol, que carece de atividade contra fungos da ordem Mucorales, o atraso no estabelecimento do diagnóstico

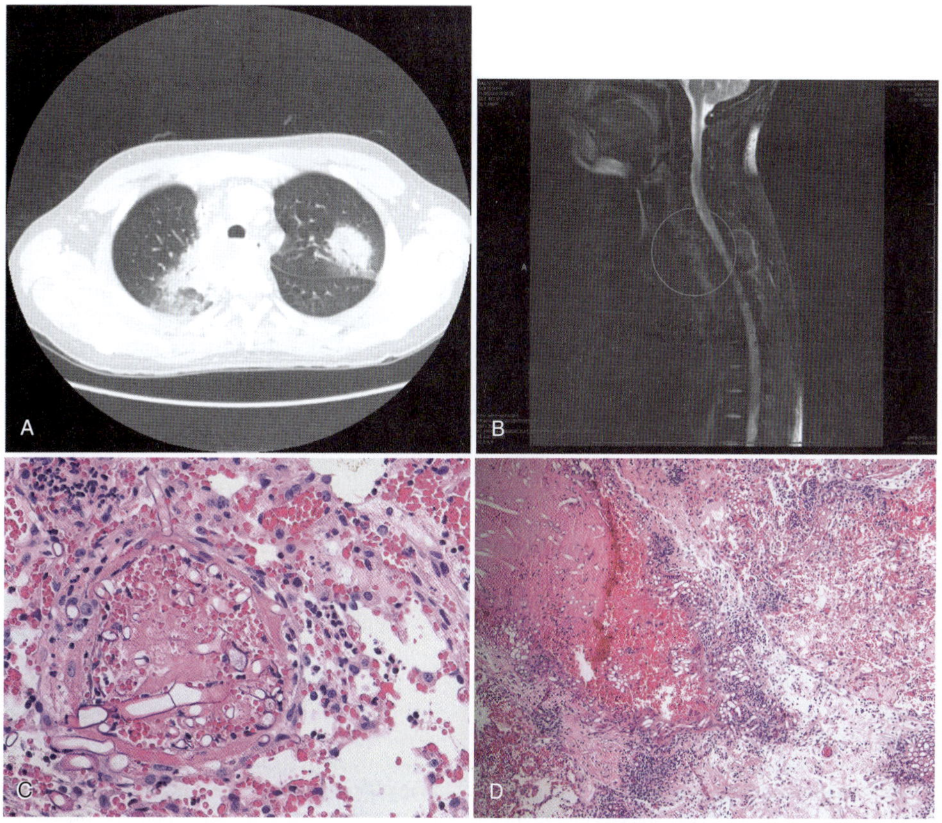

FIGURA 320.1 **Mucormicose pulmonar progressiva e extensa em um paciente com leucemia ativa e neutropenia.** São mostradas as extensões características da infecção através dos planos teciduais até a traqueia (produzindo uma fístula) e o mediastino (**A**), bem como a coluna vertebral adjacente (**B**). As características histopatológicas de necrose profunda e hemorragia, bem como fungos Mucorales, de septação escassa, base larga e em forma de fita também são mostradas (**C** e **D**). A cultura de uma amostra de biopsia de tecido permaneceu negativa. O paciente morreu 3 semanas após o diagnóstico, apesar do uso agressivo de uma formulação lipídica em alta dose de anfotericina B (AMB) e tratamento imune adjuvante.

de mucormicose pulmonar no momento oportuno e o atraso na instituição da terapia antifúngica (p. ex., anfotericina B) agravam rapidamente o desfecho.

Mucormicose da pele e tecidos moles

Normalmente, ocorre mucormicose cutânea em vítimas de lesões cutâneas ou musculares graves.[11] A mucormicose cutânea começa como eritema e endurecimento da pele em um local de punção e progride para a necrose, com escara preta. As infecções cutâneas podem estender-se rapidamente para a fáscia profunda e as camadas musculares. A fasciite necrosante é rara e tem prognóstico sombrio. Os pacientes com neutropenia, em particular, são suscetíveis à invasão dos vasos linfáticos e sanguíneos, ao infarto e à necrose com disseminação eventual. Curiosamente, a pele parece ser um local menos comum de comprometimento secundário com mucormicose disseminada do que com infecções por outros bolores hialinos, como espécies de *Fusarium* ou *Scedosporium*. Mesmo assim, as lesões cutâneas em pacientes com suspeita de mucormicose devem suscitar preocupações sobre a doença disseminada e exigem avaliação clínica cuidadosa. Como o diagnóstico diferencial de lesões cutâneas necróticas é amplo, particularmente em pacientes neutropênicos, deve-se obter amostras de biopsia do centro da lesão até a gordura subcutânea. A excisão e o desbridamento amplo das lesões cutâneas, com o tratamento antifúngico sistêmico e, em certas ocasiões, oxigenoterapia hiperbárica, podem reduzir ainda mais as taxas de mortalidade.

Mucormicose gastrintestinal

A mucormicose gastrintestinal primária é rara. Pode se manifestar como enterocolite necrosante e acometer qualquer parte do sistema alimentar, com taxas de mortalidade de mais de 85%. Ocorre principalmente em pacientes desnutridos e lactentes prematuros, nos quais o estômago é o local mais comumente afetado, seguido de cólon e íleo. Fígado, baço e pâncreas também podem ser acometidos. Os médicos descreveram a ocorrência de abscessos hepáticos após a ingestão de fitoterápicos contaminados por *Mucor indicus*. Os fungos podem invadir a parede do intestino e os vasos sanguíneos, resultando em perfuração intestinal, peritonite e hemorragia gastrintestinal maciça. Em pacientes com neutropenia, a disseminação no sistema digestório provavelmente é mais comum do que se acreditava anteriormente, visto que 75% dos casos de mucormicose gastrintestinal são diagnosticados *post mortem*. Os sinais e sintomas de mucormicose gastrintestinal incluem febre, distensão abdominal, náuseas, vômitos, dor abdominal, diarreia, melena, hematêmese, hematoquezia e lesões do apêndice e do íleo semelhantes a massa. Um número crescente de casos de mucormicose gastrintestinal está sendo relatado em hospedeiros imunocompetentes em todo o mundo.[12]

Mucormicose disseminada

A mucormicose disseminada é raramente aparente *ante mortem*. Os pacientes gravemente imunossuprimidos (p. ex., aqueles com neutropenia prolongada e profunda, receptores de transplante de células-tronco alogênico com doença do enxerto *versus* hospedeiro grave) e os pacientes que recebem terapia de quelação do ferro com desferoxamina correm maior risco. Os sintomas variam, dependendo do local de disseminação e do grau de infarto vascular dos órgãos afetados. O órgão mais comum como fonte de disseminação é o pulmão, e o sítio mais comum de propagação é o encéfalo. O diagnóstico de mucormicose disseminada representa um desafio e exige um alto grau de suspeição, visto que a infecção pode se manifestar como um evento vascular agudo inesperado. A biopsia de locais suspeitos é fundamental, em razão do baixo rendimento das hemoculturas e do isolamento subótimo do fungo de amostras respiratórias. Sem tratamento adequado no momento oportuno, praticamente todos os pacientes com mucormicose disseminada morrem.

Apresentações clínicas raras da mucormicose

A mucormicose tem manifestações multifacetadas, que envolvem qualquer órgão. Os autores relatam casos isolados de comprometimento de traqueia, mediastino, osso, coração, rim, otite externa e córnea. Mais recentemente, houve relatos de mucormicose renal em pacientes com abuso de substâncias intravenosas e/ou aqueles que recebem corticosteroides. A mucormicose cerebral, que frequentemente se manifesta como abscesso cerebral acometendo os núcleos da base e em associação à endocardite infecciosa, normalmente tem sido observada em pacientes em uso de substâncias intravenosas ilícitas.[13] Os relatos de peritonite em pacientes submetidos à diálise peritoneal ambulatorial contínua têm sido raros. Em todos os casos de mucormicose relacionada com o uso de dispositivos, é essencial proceder à remoção imediata do dispositivo e administrar várias semanas de terapia antifúngica sistêmica para a resolução da infecção.

DIAGNÓSTICO

Os sinais e sintomas clínicos da mucormicose são inespecíficos. Por conseguinte, é de suma importância ter um alto grau de suspeição em populações de pacientes suscetíveis.[14] A análise de biopsia e a obtenção de culturas de locais estéreis continuam fundamentais. Em geral, os *swabs* de tecidos e as culturas de escarro das secreções sinusais e do líquido do lavado broncoalveolar não levam ao diagnóstico. Por exemplo, ocorre contaminação fúngica de amostras clínicas, visto que o pequeno tamanho dos esporangiósporos (cerca de 6 μm de largura) possibilita a sua fácil dispersão por meio de propagação pelo ar. As partículas desse tamanho podem ser propagadas pelo ar, até mesmo com movimentos muito leves, com consequente contaminação das amostras clínicas. Por conseguinte, o crescimento em cultura pode não representar uma mucormicose invasiva clinicamente significativa. Entretanto, o valor das culturas positivas para Mucorales (em particular as culturas repetidas) como indicação importante de infecção em pacientes imunocomprometidos é muito alto. O local de infecção tem grande impacto sobre a probabilidade de um diagnóstico histopatológico. Com a sua facilidade de acesso, os seios da face constituem o principal local de infecção definitiva.

Histopatologia

Diversas colorações, incluindo hematoxilina e eosina, o método de Grocott-Gomori de nitrato de prata e metenamina e o ácido periódico de Schiff, revelam elementos característicos de hifas nos tecidos. O exame histopatológico do tecido infectado normalmente revela a presença de hifas largas (3 a 25 μm de diâmetro), de paredes finas e principalmente asseptadas características; dilatação bulbosa focal; e ramificação irregular não dicotômica em ângulos retos ocasionais, acompanhando a necrose do tecido e a angioinvasão fúngica (ver Figura 320.1). Ocorre invasão perineural em 90% dos tecidos que contêm nervos. As respostas inflamatórias à mucormicose podem variar desde neutrofílica, granulomatosa e/ou piogranulomatosa até inflamação mínima com hemorragia. Além disso, é possível examinar diretamente as hifas de fungos com o uso de uma preparação de hidróxido de potássio de uma amostra de tecido ou líquido de lavado broncoalveolar. Embora a contaminação seja sempre uma possibilidade, a identificação de elementos fúngicos em uma amostra obtida de um hospedeiro imunocomprometido é considerada significativa. O tratamento com colorações fluorescentes, como calcoflúor branco e Blankofluor®, pode melhorar a detecção de elementos de hifas durante o exame microscópico. Pode ser importante usar procedimentos de coloração aprimorados quando o número de organismos é pequeno, ou quando a quantidade de tecido é limitada.

Cultura

Os fungos da ordem Mucorales caracterizam-se pela produção de grandes hifas semelhantes a fitas, com diâmetros irregulares e, apenas ocasionalmente, septos, levando à categorização desses organismos principalmente como fungos asseptados. A identificação pode ser confirmada pela observação das estruturas de frutificação saciformes características (esporângios), que produzem internamente esporos amarelos ou marrons esféricos (esporangiósporos). Os esporos variam de 3 a 11 μm de diâmetro e são facilmente aerossolizados. As hemoculturas raramente são positivas para esses patógenos, apesar da sua natureza angioinvasiva. Paradoxalmente, até mesmo quando são identificadas hifas fúngicas no exame histopatológico, as culturas de fungos podem não ser positivas, em virtude da friabilidade das hifas não septadas, tornando-as suscetíveis a danos durante a manipulação dos tecidos. Todavia, é importante coletar várias amostras clínicas adequadas. É possível melhorar o isolamento de fungos da ordem Mucorales de tecido por meio de picagem (sem homogeneização) das amostras de tecido e uso de técnicas de cultura que simulam o crescimento de fungos *in vivo*, incluindo incubação a 35 a 37°C em condições relativamente semianaeróbias.

A importância da diferenciação precoce entre fungos da ordem Mucorales e fungos oportunistas mais comuns, como espécies de *Aspergillus*, gerou considerável interesse no desenvolvimento de exames complementares sem o uso de cultura ou histopatologia, como a detecção de antígenos específicos ou ácidos nucleicos por meio de técnicas de reação em cadeia da polimerase ou de hibridização *in situ*. As técnicas moleculares para a detecção de fungos da ordem Mucorales são poucas, não estão amplamente disponíveis e estão em fase de investigação, porém são promissoras.[15] Essa é uma importante necessidade ainda não atendida para o manejo da mucormicose.

TRATAMENTO

A abordagem ao manejo dos casos de suspeita de mucormicose e a avaliação da resposta ao tratamento são apresentadas na Figura 320.2. O tratamento bem-sucedido da mucormicose baseia-se em uma estratégia multifacetada que inclui: (1) tentativas agressivas de estabelecimento do diagnóstico e início rápido do tratamento antifúngico efetivo, (2) desbridamento cirúrgico extenso e (3) rápido controle das condições clínicas subjacentes.[16]

Mais uma vez, o diagnóstico precoce é fundamental para o desfecho. As pequenas lesões focais podem ser submetidas à ressecção cirúrgica antes que possam progredir e acometer estruturas críticas ou órgãos distais. Com frequência, os pacientes têm apresentações clínicas indolentes até ocorrer invasão ou disseminação extensas da infecção.

Tratamento antifúngico

A administração tardia do tratamento antifúngico sistêmico aumenta a probabilidade de morte do paciente. A maior parte do conhecimento sobre a atividade dos antifúngicos atualmente utilizados provém de pequenas séries de casos, anedotas e modelos animais de infecção. Por conseguinte, a abordagem ideal ao tratamento é incerta. A maior parte da experiência clínica tem sido com a anfotericina B. Anteriormente, a terapia antifúngica recomendada para a mucormicose incluía o desoxicolato de anfotericina B na dose máxima tolerada, habitualmente 1,0 a 1,5 mg/kg/dia. Os efeitos nefrotóxicos e tóxicos sistêmicos da anfotericina B regular levaram ao desenvolvimento das formulações lipídicas de anfotericina B (anfotericina B lipossomal, complexo lipídico de anfotericina B, dispersão coloidal de anfotericina B). Esses agentes são menos nefrotóxicos do que a anfotericina B regular e podem ser administrados em doses mais altas (p. ex., 5 a 10 mg/kg/dia); entretanto, não há evidências convincentes de que essa estratégia esteja associada a melhores resultados.[17] As formulações lipídicas de anfotericina B são agora consideradas os fármacos de escolha para a mucormicose. Além disso, a utilização de anfotericina B percutânea ou em aerossol associada com terapia sistêmica concomitante tem sido bem-sucedida em pacientes selecionados com mucormicose pulmonar. O tratamento tópico com anfotericina B e com outros polienos (natamicina) pode ser efetivo contra a mucormicose primária cutânea ou ocular. O tratamento da mucormicose com combinações à base de anfotericina B tem sido bem-sucedido em pequenas séries de casos retrospectivos. Em particular, foi sugerida a obtenção de um benefício com a combinação de anfotericina B lipossomal-equinocandina em 41 pacientes diabéticos com mucormicose rino-orbital, em comparação com pacientes que receberam complexo lipídico de anfotericina B (ABLC) ou anfotericina B lipossomal isoladamente. Esse benefício foi mais pronunciado em pacientes com comprometimento cerebral. Por outro lado, não há evidências de que a terapia combinada seja benéfica em pacientes com câncer hematológico subjacente que desenvolvem mucormicose.[18]

Embora os azóis tenham sido, tradicionalmente, inativos contra fungos da ordem Mucorales, o posaconazol, um novo triazol de amplo espectro, demonstrou ter atividade promissora. Entre os estudos abertos e os levantamentos retrospectivos que avaliaram a suspensão de posaconazol como terapia de resgate (800 mg/dia) em pacientes com mucormicose refratária, o agente apresentou uma taxa de resposta que se aproxima de 70%. Além disso, o posaconazol foi bem tolerado. São necessários estudos adicionais para determinar o possível valor do posaconazol isoladamente ou em associação com uma formulação lipídica de anfotericina B ou outro agente (p. ex., o deferasirox). O posaconazol apresenta limitações, visto que a absorção da suspensão oral está abaixo do ideal em pacientes com mucosite, diarreia grave, terapia com inibidores de bomba de prótons ou ingestão oral inadequada. A absorção do posaconazol VO é maximizada quando o fármaco é administrado com alimentos ricos em gordura em doses fracionadas (4 vezes/dia). Por fim, as concentrações plasmáticas de posaconazol em estado de equilíbrio dinâmico são apenas alcançadas com cerca de 1 semana de tratamento. A nova fórmula de posaconazol (comprimidos de posaconazol, 300 mg/dia) não foi estudada adequadamente na mucormicose. Em um ensaio clínico aberto de braço único recente de 37 pacientes com mucormicose, o isavuconazol (dose de ataque de 372 mg a cada 8 horas, por seis doses IV/VO, seguida de 372 mg VO ou IV a cada 12 a 24 horas após a última dose), um novo triazol, demonstrou ter eficácia semelhante em comparação com a anfotericina B em uma análise de controle de casos equivalentes.[19]

A duração do tratamento antifúngico deve ser determinada de modo individual. A quase normalização dos exames de imagem, a obtenção de resultados negativos nas amostras de biopsia de acompanhamento e as culturas do local afetado, bem como a recuperação da imunossupressão constituem importantes indicadores para a interrupção do tratamento antifúngico.

Cirurgia

O desbridamento cirúrgico de lesões cutâneas é crucial e deve ser realizado sem demora, em virtude da natureza agressivamente invasiva da

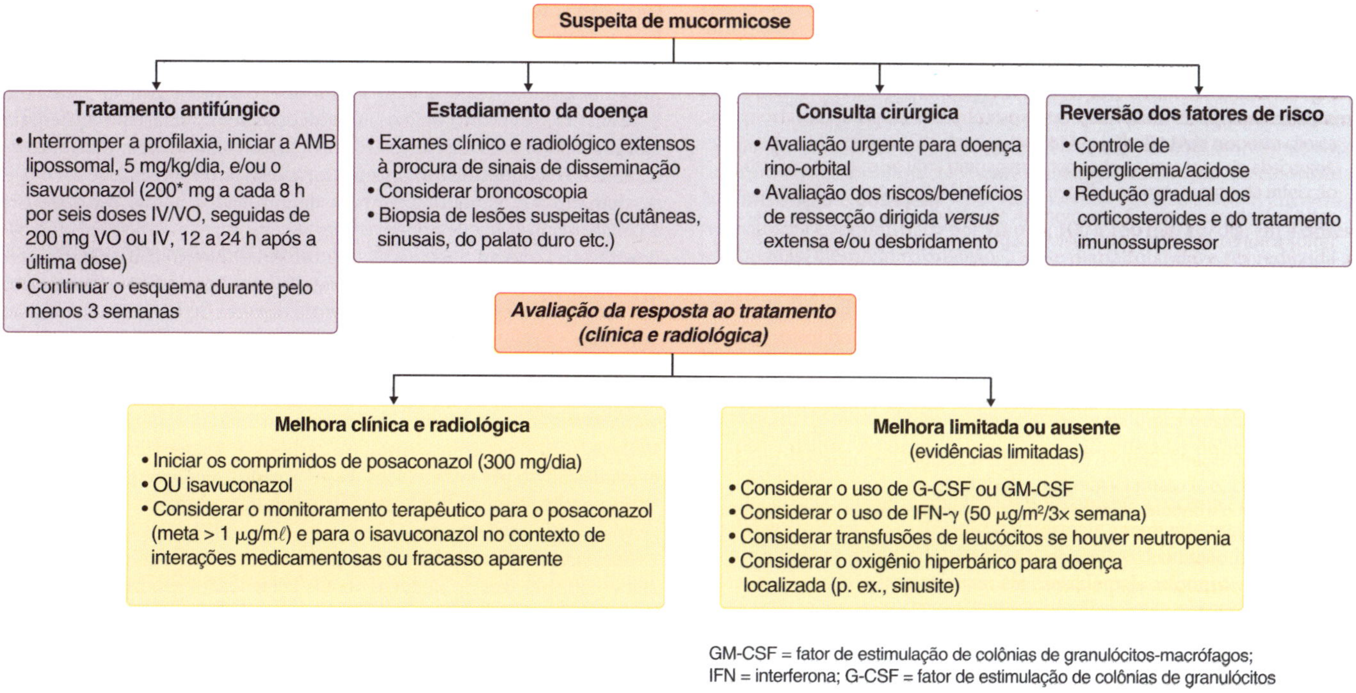

FIGURA 320.2 **Diagrama da abordagem ao tratamento de pacientes com suspeita de mucormicose. *200 mg de isavuconazol = 372 mg de sulfato de isavuconazônio.**

mucormicose. É fundamental a implementação e um esforço coordenado entre todas as especialidades envolvidas (cirurgia, doenças infecciosas, cabeça e pescoço, oftalmologia, patologia, microbiologia clínica e cirurgia plástica), e o internista pode desempenhar um papel vital na coordenação desse esforço.

A remoção repetida de tecido necrótico ou medidas cirúrgicas agressivas, como enucleação do olho, podem ser necessárias para o controle da infecção. As decisões sobre a extensão do desbridamento frequentemente são tomadas à beira do paciente. A TC ou a RM antes da cirurgia e a análise intraoperatória de cortes conjugados ajudam a determinar a extensão do comprometimento do tecido e suas margens. As baixas contagens de plaquetas, como as que podem ser observadas em pacientes com neoplasias hematológicas malignas subjacentes, precisam ser corrigidas com transfusões antes da intervenção cirúrgica. Infelizmente, os problemas hemorrágicos podem limitar as opções cirúrgicas. A cirurgia, com terapia antifúngica sistêmica, demonstrou melhorar significativamente as taxas de sobrevida.

Manejo de comorbidades e tratamentos adjuvantes

Foram propostas medidas adjuvantes para melhorar a imunidade do hospedeiro e a viabilidade do tecido, bem como para impedir a proliferação dos fungos. A rápida correção das condições subjacentes – como controle da hiperglicemia, reversão da cetoacidose,[20] rápida redução gradual da terapia com glicocorticoides e interrupção do tratamento com desferoxamina – pode influenciar os resultados. O oxigênio hiperbárico constitui um tratamento adjuvante benéfico na mucormicose, particularmente em pacientes diabéticos com doença rinocerebral. Especificamente, o aumento da pressão de oxigênio alcançado parece melhorar a atividade dos neutrófilos e a atividade oxidativa dos antifúngicos poliênicos. Além disso, as altas concentrações de oxigênio podem inibir o crescimento dos organismos *in vitro* e melhorar a velocidade de cicatrização de feridas por meio do aumento da liberação dos fatores de crescimento tecidual. Todavia, esse tratamento não foi estudado vigorosamente para determinar a sua eficácia, de modo que ele não pode ser recomendado de modo rotineiro. Os pesquisadores propuseram várias estratégias de aumento do sistema imunológico como terapia adjuvante, incluindo a administração de citocinas (p. ex., fator de estimulação de colônias de granulócitos [G-CSF], interferona). Em pacientes com neutropenia refratária, a transfusão de granulócitos pode ser benéfica até haver a sua recuperação. Essas medidas adjuvantes, apesar de serem promissoras, ainda não foram estudadas o suficiente. Por fim, o novo quelante de ferro, o deferasirox, tem sido considerado como agente antifúngico adjuvante com base em estudos pré-clínicos e na experiência humana muito limitada com pacientes que apresentam mucormicose refratária. Os resultados do ensaio clínico duplo-cego randomizado DEFEAT Mucor de pequeno porte foram publicados em 2012.[A1] Vinte pacientes com mucormicose comprovada ou provável foram randomizados para tratamento com anfotericina B lipossomal mais deferasirox (20 mg/kg/dia, durante 14 dias) ou anfotericina B lipossomal mais placebo. Embora os eventos adversos relatados tenham sido semelhantes entre os dois grupos do estudo, foram constatadas taxas de mortalidade significativamente mais altas nos pacientes randomizados para tratamento com deferasirox em 30 dias (45% *versus* 11%) e 90 dias (82% *versus* 22%, P = 0,01). Todavia, os pacientes no braço de tratamento com deferasirox eram mais propensos do que os pacientes do braço do placebo a apresentar neoplasia maligna ativa, neutropenia e/ou tratamento com corticosteroides, e menos tendência a receber antifúngicos adicionais, tornando os resultados desse estudo-piloto menos conclusivos. Entretanto, os dados atualmente disponíveis não sustentam um papel para o tratamento inicial com deferasirox na mucormicose. A aquisição de maior conhecimento sobre os atributos de virulência singulares dos fungos da ordem Mucorales, com base na análise genômica, poderá ajudar no desenvolvimento de novos alvos terapêuticos.

Grau A Recomendação de grau A

A1. Spellberg B, Ibrahim AS, Chin-Hong PV, et al. The Deferasirox-AmBisome Therapy for Mucormycosis (DEFEAT Mucor) study: a randomized, double-blinded, placebo-controlled trial. *J Antimicrob Chemother*. 2012;67:715-722.

REFERÊNCIAS BIBLIOGRÁFICAS

As referências bibliográficas, bem como os outros materiais suplementares deste livro, encontram-se no GEN-IO, nosso ambiente virtual de aprendizagem.

321 PNEUMONIA POR *PNEUMOCYSTIS*

JOSEPH A. KOVACS

DEFINIÇÃO

Pneumocystis jirovecii é um fungo que provoca pneumonia quase exclusivamente em pacientes imunodeficientes. A pneumonia por *Pneumocystis* (PCP) tem sido a infecção oportunista potencialmente fatal mais comum em indivíduos com HIV/AIDS. Embora a frequência da PCP tenha diminuído em pacientes infectados pelo HIV, inicialmente em associação ao uso generalizado da profilaxia anti-*Pneumocystis* e, mais tarde, com a introdução da terapia antirretroviral combinada efetiva para HIV/AIDS, ela continua sendo diagnosticada com regularidade em indivíduos infectados pelo HIV e em outros pacientes imunodeficientes.[1] Ao longo dessas últimas duas décadas, houve um acentuado aumento nos surtos de PCP entre receptores de transplantes renais, particularmente na Europa e na Austrália.

O patógeno

O *Pneumocystis* é um fungo ascomiceto pertencente ao subfilo Taphrinomycotina, mais estritamente relacionado com espécies de *Schizosaccharomyces*, *Taphrina* e *Saitoella*. Os estudos moleculares envolvendo o sequenciamento completo do genoma demonstraram que o gênero *Pneumocystis* abrange um grupo de organismos estritamente relacionados que apresentam espécies singulares, em que cada uma delas pode infectar apenas uma única espécie de hospedeiro.[2] Isso levou à aplicação de nomes a cada uma das espécies do grupo de organismos anteriormente conhecidos como *Pneumocystis carinii*, um nome que é agora reservado a uma espécie que infecta ratos. O organismo que infecta os seres humanos recebeu o novo nome de *P. jirovecii*. Apesar dessa mudança de nome, a sigla de PCP (pneumonia por *Pneumocystis*) continua sendo utilizada para designar a doença nos seres humanos.

As espécies de *Pneumocystis* exibem uma especificidade estrita de hospedeiros: por exemplo, as tentativas de transmitir *Pneumocystis* de ratos ou seres humanos para camundongos têm sido infrutíferas. Os estudos de evolução molecular sugerem que as espécies de *Pneumocystis* coevoluíram com seus hospedeiros, havendo divergência de *Pneumocystis* de rato e de camundongo há 33 milhões de anos, de acordo com as estimativas. Os estudos sobre *Pneumocystis* têm sido substancialmente dificultados pela incapacidade do crescimento de qualquer espécie em cultura por um período prolongado. Assim, o ciclo de vida do *Pneumocystis* é desconhecido, embora tenham sido propostos possíveis ciclos de vida com base em estudos morfológicos; há evidências substanciais que sustentam a existência de uma fase sexuada no ciclo de vida. Existem duas formas facilmente reconhecidas do organismo: a forma trófica (cerca de 2 a 6 μm de diâmetro) e os cistos (também denominados ascos; cerca de 6 a 8 μm de diâmetro), que podem conter até oito corpos intracísticos (ascósporos); são também observadas outras formas intermediárias. Estima-se que as formas tróficas, que têm formato amorfo, ultrapassem em número os cistos, que são esféricos, na proporção de cerca de 10:1 em um pulmão infectado. O genoma de *P. jirovecii*, de cerca de 8,2 milhões de pares de bases, é acentuadamente contraído em comparação com outros fungos e perdeu múltiplas vias metabólicas, incluindo enzimas necessárias para a síntese de todos os aminoácidos *de novo*, enzimas necessárias para síntese e degradação de quitina e anidrase carbônica, uma enzima importante na regulação do pH intracelular.[3] Esses achados sugerem que *Pneumocystis* viva exclusivamente no hospedeiro mamífero e seja incapaz de sobreviver no ambiente externo.

Pneumocystis desenvolveu mecanismos para evitar as respostas imunes inatas e adaptativas do hospedeiro. Os betaglicanos são mascarados por proteínas de superfície, e as enzimas necessárias para a síntese de mananas de cadeia externa foram perdidas; ambos podem ser identificados por receptores de reconhecimento de padrões do hospedeiro. A proteína de superfície mais abundante de *Pneumocystis*, a glicoproteína de superfície principal, é encontrada tanto nos cistos quanto nas formas tróficas, e é codificada por uma família de genes de múltiplas cópias, dos quais apenas um é aparentemente expresso em determinado organismo, o que confere a *Pneumocystis* o potencial de variabilidade antigênica. Embora, até o momento, tenha sido encontrada apenas uma única espécie de *Pneumocystis* que infecta os seres humanos, as técnicas de tipagem molecular demonstraram um elevado nível de diversidade entre isolados de *Pneumocystis* humanos.

EPIDEMIOLOGIA

Pneumocystis tem uma distribuição mundial. Os estudos sorológicos realizados mostram uma alta prevalência de anticorpos anti-*Pneumocystis* em todas as populações estudadas até o momento. Na América e na Europa, estudos sorológicos demonstraram que a maioria dos seres humanos desenvolve anticorpos contra *Pneumocystis* em idade precoce, sugerindo que se trata de um organismo onipresente. Para sustentar essa hipótese, um estudo sobre necropsia realizado em crianças com menos de 1 ano, sem problemas médicos subjacentes significativos, identificou a presença de infecção do tecido pulmonar por *Pneumocystis* por meio da reação em cadeia da polimerase (PCR) em 100% dos casos.

Estudos em animais demonstraram que *Pneumocystis* é transmitido por via respiratória, e que são necessários os cistos para a transmissão. A infecção humana parece ser transmitida da mesma maneira. Não há evidências de que água ou fômites possam desempenhar um papel na transmissão. Um pequeno número de estudos em animais e dados muito limitados em seres humanos sugerem que a transmissão pode ocorrer por via transplacentária.

Tendo em vista a estrita especificidade de *Pneumocystis* por seu hospedeiro, a fonte de organismos que infectam os seres humanos é presumivelmente constituída por outros humanos, por meio de exposição direta ou indireta; *Pneumocystis* não é uma zoonose. Estudos baseados na PCR identificaram o DNA de *Pneumocystis* em amostra de ar obtida em estreita proximidade com pacientes com PCP, e os surtos, particularmente em pacientes com transplante renal, têm sido associados a uma única cepa de *Pneumocystis*. Esses achados sugerem que os pacientes com PCP podem transmitir o *Pneumocystis* a outros pacientes suscetíveis.[4] Como a PCP clinicamente aparente é rara, e tendo em vista a alta penetração da infecção em populações humanas saudáveis em uma idade jovem, a infecção por *Pneumocystis* também é provavelmente adquirida de seres humanos aparentemente saudáveis, nos quais a infecção subclínica (assintomática ou minimamente sintomática) precisa ser muito comum para possibilitar essa disseminação rápida e ampla. A elevada frequência de detecção em lactentes sugere um importante papel na transmissão.

Embora a infecção por *Pneumocystis* seja disseminada em hospedeiros imunocompetentes, ela não parece causar doença significativa. A PCP clinicamente significativa ocorre de maneira exclusiva em pacientes com graves níveis de imunodeficiência, que em geral estão associados a um alto risco de outros patógenos oportunistas. As populações que correm risco incluem aquelas com imunodeficiências congênitas (ver Capítulo 236), particularmente a imunodeficiência combinada grave (IDCG), a síndrome de hiperimunoglobulina M (IgM) e, em menor grau, a deficiência do receptor de interleucina 21 (IL-21); pacientes com infecção pelo HIV (ver Capítulo 361) e linfoma associado ao vírus linfotrópico T humano 1 (ver Capítulo 176); pacientes submetidos à quimioterapia para o tratamento de neoplasias malignas, em particular linfoma; pacientes transplantados que estão recebendo terapia imunossupressora; e pacientes em tratamento com ciclos prolongados de fármacos imunossupressores (ver Capítulo 32), particularmente corticosteroides, incluindo terapia intermitente para doenças como granulomatose com poliangiite (anteriormente granulomatose de Wegener), lúpus eritematoso sistêmico, nefropatia por IgA, certas doenças dermatológicas e câncer de mama. Os agentes biológicos (ver Capítulo 33), como o alentuzumabe, o rituximabe e aqueles dirigidos para o fator de necrose tumoral-α (TNF-α), também estão associados a um aumento do risco absoluto de PCP (p. ex., 0,18 a 0,4% em pacientes tratados com agentes anti-TNF-α no Japão), bem como o idelalisibe, o ibrutinibe, a gencitabina e o iguratimode (este último aprovado na China e no Japão).[5,6]

Entre pacientes com infecção pelo HIV, o melhor preditor do risco de desenvolvimento de PCP é a contagem de células CD4: os pacientes com contagens de células CD4 inferiores a 200 células/μℓ e, em particular, aqueles com contagens inferiores a 100 células/μℓ correm maior risco. Os pacientes com história pregressa de PCP e aqueles com febre inexplicada, perda de peso ou candidíase oral também correm maior risco. Entre outras populações de pacientes, os parâmetros laboratoriais não são tão úteis na quantificação do risco, embora pacientes não infectados pelo HIV com contagens de células CD4 inferiores a 200 células/μℓ também pareçam correr risco aumentado.[7] Outras informações sobre o risco são fornecidas na seção Prevenção.

Durante muitos anos, acreditou-se que o desenvolvimento de PCP resultava de uma reativação de infecção latente por organismos que permaneciam viáveis após a ocorrência de infecção em uma idade precoce, à semelhança da tuberculose. Entretanto, estudos epidemiológicos moleculares recentes, baseados na detecção de mutações no gene da di-hidropteroato sintase (DHPS) de *Pneumocystis*, bem como a genotipagem dos isolados de surtos de PCP, principalmente em pacientes submetidos a transplante renal, forneceram evidências convincentes de que a cepa infectante é, com frequência, recentemente adquirida. Estudos moleculares também documentaram que, na maioria dos casos de PCP não associados a surtos, é possível identificar múltiplas cepas em amostras respiratórias. Em pacientes que desenvolvem PCP recorrente, essa recorrência pode ser decorrente de uma recidiva, particularmente nos casos de recorrência precoce, ou à reinfecção por uma nova cepa. PCP recorrente ocorre quase exclusivamente em pacientes infectados pelo HIV, nos quais o risco era superior a 50% no início da epidemia de AIDS, antes da disponibilidade da terapia antirretroviral combinada (TARV) e do amplo uso da prevenção anti-*Pneumocystis*.

BIOPATOLOGIA

Estudos realizados em animais forneceram importantes informações sobre a patogenia da infecção por *Pneumocystis*. A exposição a um animal infectado por *Pneumocystis* por apenas 1 dia resulta em transmissão da infecção. Em animais saudáveis, observa-se o desenvolvimento de uma resposta imune adaptativa em aproximadamente 5 a 6 semanas, levando ao controle e à eliminação do organismo antes que a carga de organismos produza sintomas. As células CD4 são de importância crítica nesse controle, embora outras populações, incluindo as células B e os macrófagos, também sejam importantes; as células B parecem desempenhar um importante papel na apresentação de antígenos.[8,9] As células CD8 podem contribuir para a inflamação associada. Em modelos de animais imunodeficientes, a incapacidade de controlar a replicação de *Pneumocystis* leva à pneumonia grave em 2 a 3 meses. Dados limitados em seres humanos sugerem uma evolução temporal semelhante. As respostas inflamatórias do hospedeiro, em parte atribuíveis aos betaglicanos derivados do organismo, parecem desempenhar um papel fundamental no desenvolvimento dos sintomas pulmonares.[10] Isso pode explicar o aparecimento de sintomas de PCP em pacientes nos quais os corticosteroides estão sendo reduzidos de modo gradual, bem como a exacerbação da hipoxia que se desenvolve cerca de 4 dias após o início do tratamento anti-*Pneumocystis* (na ausência de terapia concomitante com corticosteroides).

A patologia pulmonar em pacientes com PCP é característica. A coloração pela hematoxilina e eosina demonstra um exsudato intra-alveolar, eosinofílico, espumoso e acelular associado à inflamação intersticial leve (Figura 321.1). Com a progressão da doença, observa-se a formação de membrana hialina, bem como de fibrose intersticial e intraluminal. Embora a coloração pela prata metenamina destaque os cistos espalhados por todo o exsudato eosinofílico, a coloração de Giemsa de cortes finos, bem como as micrografias eletrônicas, revelam um exsudato composto quase inteiramente de *Pneumocystis*. Pode-se observar também uma patologia atípica, incluindo granulomas não caseosos e alterações císticas intrapulmonares.

Conforme assinalado anteriormente, os pacientes com determinadas imunodeficiências congênitas, em particular pacientes com IDCG, que apresentam defeitos globais das células T e B, e pacientes com síndrome de hiper-IgM, cujo defeito primário reside na sinalização de CD40-CD40L, correm risco aumentado de desenvolver PCP. Entre os pacientes infectados pelo HIV, os polimorfismos no gene de FcγRIIa e no gene do receptor de quimiocina para CCRL2 foram associados, cada um deles, a um risco aumentado de desenvolvimento de PCP em estudos individuais.

MANIFESTAÇÕES CLÍNICAS

Em seres humanos não imunossuprimidos, a infecção por *Pneumocystis* não está associada a nenhuma síndrome clínica bem-definida. *Pneumocystis* foi identificado em lactentes por meio de PCR e pode estar associado a uma

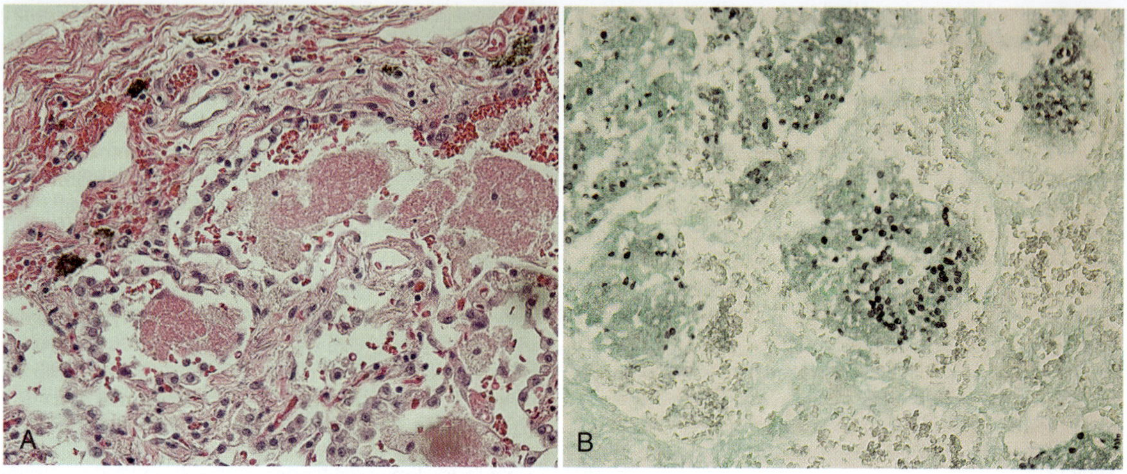

FIGURA 321.1 **Histopatologia do pulmão de um paciente que morreu de pneumonia por *Pneumocystis* (PCP). A.** O corte corado por hematoxilina e eosina mostra o exsudato intra-alveolar eosinofílico acelular característico, que é típico da PCP. **B.** A coloração do tecido pulmonar pela prata metenamina do mesmo paciente demonstra a presença de cistos de coloração preta espalhados pelos exsudatos intra-alveolares.

síndrome respiratória leve, porém uma suposta associação com a síndrome de morte súbita do lactente não foi sustentada pelos dados obtidos de estudos bem-controlados. *Pneumocystis* foi detectado por meio de PCR em amostras pulmonares de pacientes com doença pulmonar obstrutiva crônica (DPOC), e uma história de PCP foi associada a um padrão obstrutivo na espirometria em pacientes infectados pelo HIV; entretanto, o papel que ele desempenha, se houver algum, no desenvolvimento ou na progressão da DPOC (ver Capítulo 82) ainda não foi elucidado.

A pneumonia constitui a principal manifestação clínica da infecção por *Pneumocystis* em pacientes imunossuprimidos. Normalmente, a PCP manifesta-se com febre, tosse não produtiva e dispneia, que inicialmente só ocorre ao esforço; entretanto, sem tratamento, ocorre progressão inevitável para a dispneia em repouso. Apenas um ou dois desses sintomas podem estar inicialmente presentes. O aparecimento dos sintomas pode ser insidioso, ao longo de algumas semanas, como é comum observar em pacientes com infecção pelo HIV;[11] um início mais rápido, no decorrer de apenas alguns dias, é mais frequente em pacientes sem AIDS. A produção de escarro purulento é incomum, e ocorrem calafrios e dor torácica em uma minoria de pacientes. Os pacientes com infecção pelo HIV podem apresentar outras manifestações de imunodeficiência, incluindo perda de peso e candidíase oral.

Em pacientes sem AIDS, os corticosteroides constituem um fator de risco comum.[12] Podem aparecer manifestações clínicas à medida que os corticosteroides são reduzidos de maneira gradual, o que presumivelmente representa o desmascaramento de uma resposta inflamatória à infecção à medida que a imunossupressão diminui.

Raramente a doença extrapulmonar pode acometer pele, olhos (coroidite), sistema nervoso central, medula óssea, glândula tireoide, baço, fígado, sistema digestório, linfonodos ou múltiplos órgãos na doença disseminada. Pode ocorrer doença extrapulmonar, com ou sem pneumonia concomitante. O uso de pentamidina em aerossol para profilaxia foi associado a um aumento do risco de doença extrapulmonar em pacientes infectados pelo HIV; todavia, mesmo nessa circunstância, ela continua sendo extremamente rara. Os sintomas estão relacionados com o local específico acometido e podem ser inespecíficos; com frequência, o diagnóstico é estabelecido na necropsia.

DIAGNÓSTICO

Tendo em vista os sintomas inespecíficos, particularmente no início da doença, os médicos precisam ter um elevado índice de suspeita de PCP, mesmo em pacientes não reconhecidamente imunossuprimidos; muitos pacientes com infecção pelo HIV não têm conhecimento de seu estado até apresentar infecção oportunista. O conhecimento da contagem de células CD4 mais recente é útil na avaliação de pacientes infectados pelo HIV, visto que a PCP é rara naqueles cuja contagem de células CD4 é superior a 200 células/$\mu\ell$.

O exame físico e os exames laboratoriais de rotina habitualmente não são úteis para estabelecer o diagnóstico, visto que muitos processos pulmonares, tanto infecciosos quanto não infecciosos, podem se manifestar de maneira semelhante. Além disso, embora os pacientes possam ter taquipneia e estar aparentemente em angústia respiratória, os que apresentam manifestações precoces no curso da doença podem ter um exame pulmonar totalmente normal. A linfopenia é comum, porém é uma manifestação da doença subjacente, em vez da PCP. Os níveis de lactato desidrogenase podem estar elevados, porém têm pouca especificidade.

A avaliação inicial deve incluir uma radiografia de tórax e avaliação da oxigenação arterial por meio de gasometria arterial ou oximetria de pulso. Normalmente, a radiografia de tórax revela infiltrados peri-hilares ou intersticiais bilaterais difusos, que evoluem para um padrão alveolar difuso (Figura 321.2). Entretanto, a PCP tem sido associada à doença unilateral, doença focal, consolidação, nódulos, cavidades, pneumotórax e, raramente, derrames pleurais. Em até 30% dos pacientes com infecção pelo HIV, a radiografia de tórax aparece normal; nessa situação, uma tomografia computadorizada (TC) do tórax, em particular TC de alta resolução, é invariavelmente anormal, mostrando, em geral, um padrão irregular ou difuso de vidro fosco (ver Figura 321.2).[13]

A oxigenação arterial em repouso frequentemente está anormal, embora esteja dentro dos limites normais em 30% ou mais dos casos. O teste de esforço induz dessaturação e aumento no gradiente alveoloarterial (A-a O_2) na maioria dos pacientes com PCP, mesmo naqueles com oxigenação normal em repouso ou radiografia de tórax normal. É também comum haver anormalidade na capacidade de difusão em repouso. Todavia, embora muitos desses exames tenham alta sensibilidade para a PCP, a sua especificidade é baixa, visto que outros processos respiratórios exibem anormalidades semelhantes.

Em geral, os testes sorológicos não são úteis no diagnóstico de PCP. Embora os títulos de anticorpos contra proteínas recombinantes de *Pneumocystis*, como a glicoproteína de superfície principal, possam estar elevados em pacientes com PCP, esses exames não demonstraram ter utilidade no estabelecimento do diagnóstico em pacientes selecionados. Embora os níveis de β-D-glicana no soro e no lavado broncoalveolar (LBA) estejam elevados em muitos pacientes, trata-se também de um exame inespecífico, visto que outras infecções fúngicas também podem levar a elevações, e certas condições não relacionadas com infecções fúngicas podem produzir resultados falso-positivos. Por conseguinte, embora pareça ter alta sensibilidade, e a PCP seja menos provável em pacientes com baixos níveis, até o momento não se dispõe de dados adequados de ensaios clínicos prospectivos bem-conduzidos para respaldar o uso rotineiro desse ensaio para o diagnóstico definitivo de PCP.

Como não é possível cultivar o *Pneumocystis*, o diagnóstico definitivo de PCP exige a detecção do organismo em uma amostra pulmonar. Isso pode ser obtido por qualquer uma das colorações colorimétricas ou imunológicas ou por técnicas moleculares. Até o desenvolvimento de anticorpos monoclonais anti-*Pneumocystis*, na década de 1980, as colorações colorimétricas eram usadas de modo rotineiro, e elas continuam sendo utilizadas em muitos centros, pelas considerações de custo. Essas colorações incluem metenamina prata de Gomori, azul de toluidina O, Gram-Weigert e violeta de cresil, que coram a parede do cisto do *Pneumocystis*, bem como corantes do tipo Giemsa, incluindo Diff-Quik, que podem

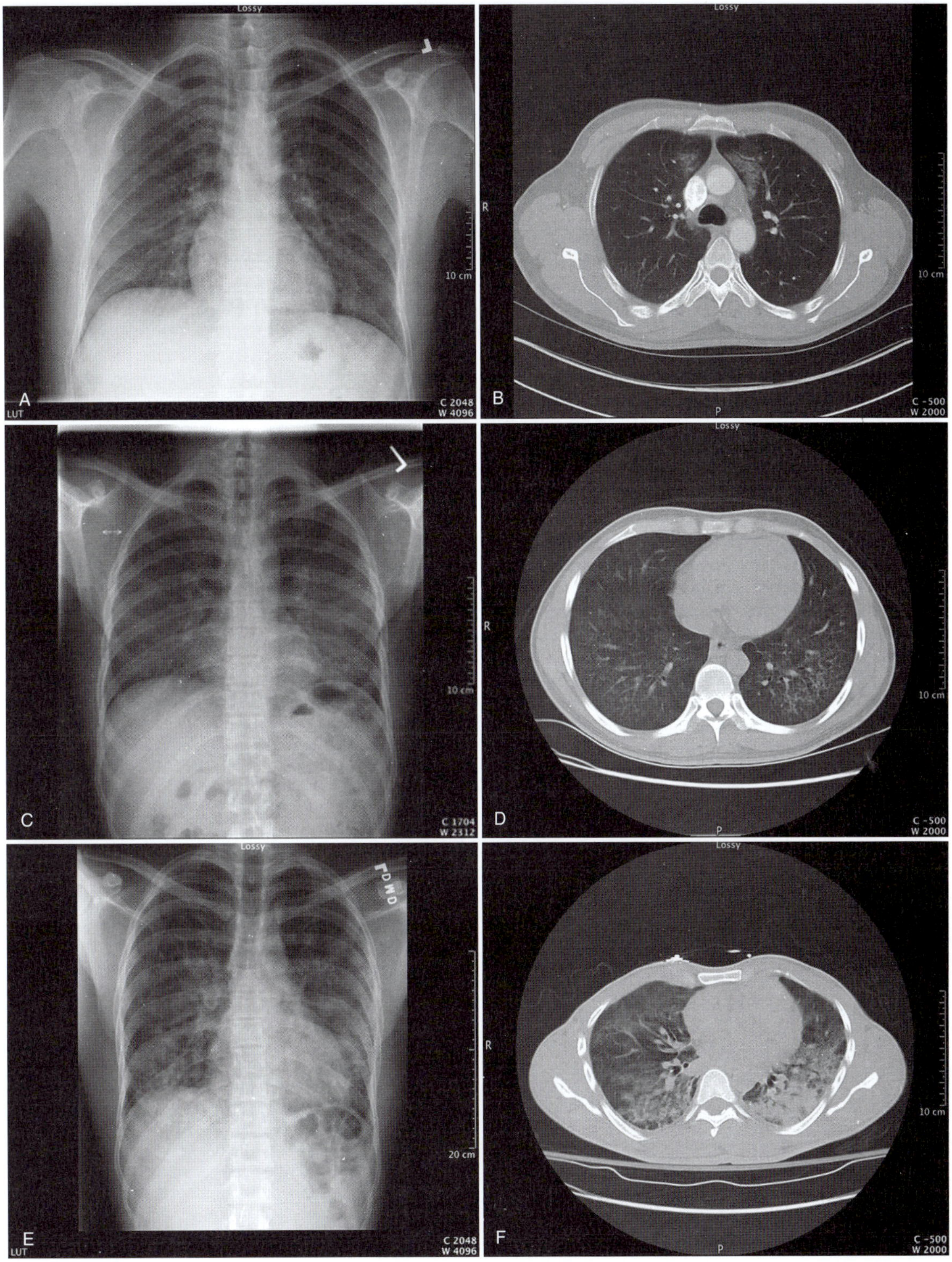

FIGURA 321.2 **Radiografias de tórax (A, C, E) e tomografias computadorizadas (TC) correspondentes (B, D, F) de três pacientes com HIV diagnosticados com pneumonia por *Pneumocystis* confirmada por laboratório.** O paciente 1 não apresentou sintomas; tinha anormalidades mínimas em uma radiografia de tórax incidental (**A**), sugerindo um processo intersticial; e teve infiltrados focais na TC (**B**). O paciente 2 apresentou febre e perda de peso, porém sem dispneia. A oximetria de pulso demonstrou saturação de 99% em repouso, com diminuição para 89% com exercício. A radiografia de tórax (**C**) revelou infiltrados bilaterais dos lobos inferiores, e a TC (**D**) mostrou infiltrados intersticiais bilaterais dos lobos inferiores com manchas de atenuação em vidro fosco. O paciente 3 apresentou uma história de 2 semanas de febre, sudorese noturna, falta de ar e fraqueza. A sua Pa_{O_2}, por ocasião do diagnóstico, foi de 67 mmHg, e o gradiente A-a O_2 foi de 53 mmHg. A radiografia de tórax (**E**) revelou infiltrados bilaterais nos campos pulmonares médio e inferior, e a TC (**F**) mostrou infiltrados bilaterais, com consolidação pulmonar inferior.

corar tanto as formas tróficas, que constituem a forma mais abundante do organismo, quanto os corpos intracísticos dentro dos cistos, mas não a parede do cisto. O *Pneumocystis* também pode ser detectado por calcoflúor branco, Papanicolaou, ácido periódico de Schiff e, raramente, coloração de Gram. Nenhum dos corantes colorimétricos é específico para *Pneumocystis*. Os corantes da parede do cisto, como metenamina prata de Gomori e azul de toluidina O, podem corar outros fungos, e as colorações do tipo Giemsa também coram as células de fundo e restos celulares. Estes últimos exigem experiência substancial para a sua interpretação correta.

Os ensaios imunofluorescentes que utilizam anticorpos monoclonais anti-*Pneumocystis* apresentam diversas vantagens sobre os corantes colorimétricos.[14] São específicos para *Pneumocystis* e não exibem reatividade cruzada com outros organismos, incluindo fungos; podem ser realizados e interpretados rapidamente; e apresentam sensibilidade aumentada, em particular no exame de amostras de escarro induzido (Figura 321.3).

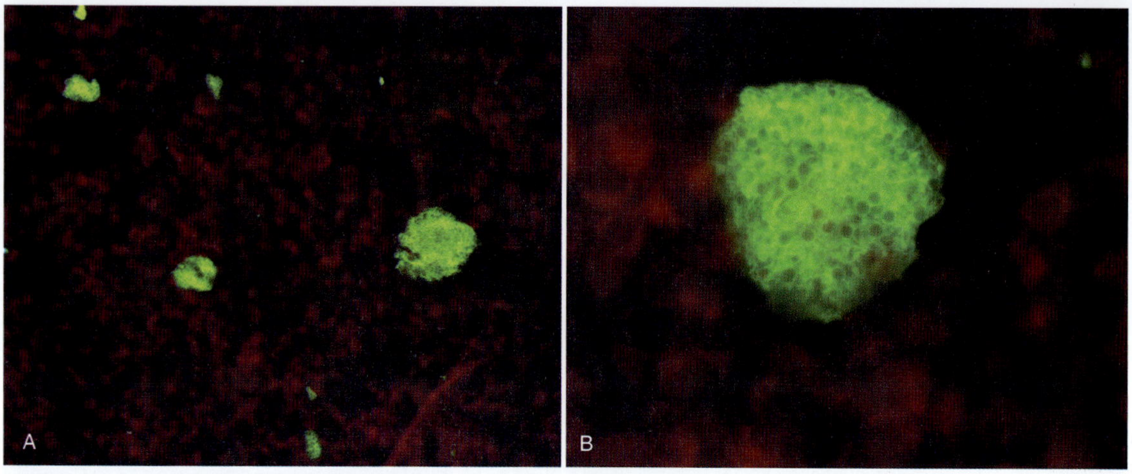

FIGURA 321.3 **Detecção imunofluorescente de *Pneumocystis* utilizando um teste de anticorpo imunofluorescente direto para examinar uma amostra de escarro induzido. A. O baixo aumento (100× o original) possibilita a visualização de vários agrupamentos de organismos de coloração verde brilhante. B. Com grande aumento (400× o original), podem ser observados organismos individuais dentro de um único agrupamento.**

As técnicas moleculares, principalmente os ensaios baseados na PCR, têm sido extensamente avaliadas para o diagnóstico de PCP. Os testes de PCR são 10 a 100 vezes mais sensíveis do que as colorações para a detecção de *Pneumocystis*; isso pode permitir o estabelecimento do diagnóstico com uso de amostras como lavados orais, que apresentam menor carga de organismos do que o escarro induzido ou o LBA.[15] Entretanto, esse aumento de sensibilidade está associado a uma especificidade diminuída, visto que possibilita a detecção de organismos em pacientes que, em última análise, não apresentam PCP. Esta última situação reflete, presumivelmente, uma colonização ou infecção subclínica, que não exige tratamento anti-*Pneumocystis* específico. Os ensaios de PCR quantitativos podem ajudar a diferenciar a colonização da infecção clinicamente significativa.[16] Os ensaios baseados na PCR estão sendo utilizados com frequência crescente para diagnóstico definitivo, porém carecem de padronização entre os laboratórios. Os alvos gênicos mais comumente utilizados para amplificação por PCR incluem o gene da grande subunidade rRNA mitocondrial e a família de genes MSG. Resultados falso-negativos raros podem resultar de mutações no gene-alvo.[17] Nos EUA, não existe nenhum produto comercial disponível aprovado pela Food and Drug Administration, embora existam *kits* comerciais disponíveis na Europa.

Com o aprimoramento dos métodos de detecção para *Pneumocystis*, houve uma melhora paralela na aquisição de amostras. Antes da epidemia da AIDS, era necessária uma biopsia pulmonar aberta para o diagnóstico. Durante a década de 1980, a broncoscopia, inicialmente com escovados e biopsia, e, em seguida, com LBA, demonstrou ter uma sensibilidade superior a 90% para o diagnóstico de PCP. Hoje, o LBA continua sendo a principal modalidade de diagnóstico em muitos centros. Embora o escarro expectorado tenha baixo rendimento para o diagnóstico, o escarro induzido, particularmente quando combinado com coloração imunofluorescente, pode ter uma sensibilidade que se aproxima de 90%. Todavia, em muitos centros, o rendimento diagnóstico é muito mais baixo, provavelmente, em parte, em razão da variabilidade dos métodos utilizados para indução e processamento. Em condições ideais, a indução de escarro deve ser a primeira etapa no diagnóstico, seguido de broncoscopia com LBA (Figura 321.4). A biopsia broncoscópica ou pulmonar aberta é raramente necessária para estabelecer o diagnóstico. A análise por PCR do escarro expectorado, de aspirados nasofaríngeos, de amostras de lavado orofaríngeo e de amostras de sangue total têm sido diagnóstica em estudos limitados.

O diagnóstico diferencial de infiltrados pulmonares em pacientes imunossuprimidos é muito amplo e inclui infecções como adenovírus, citomegalovírus, tuberculose, criptococose, histoplasmose, aspergilose e toxoplasmose, bem como processos não infecciosos, como tumor, insuficiência cardíaca congestiva, embolia pulmonar, pneumonite induzida por radiação e por quimioterapia e, particularmente em pacientes infectados pelo HIV, pneumonite intersticial inespecífica e sarcoma de Kaposi.

TRATAMENTO

O tratamento anti-*Pneumocystis* específico deve ser iniciado imediatamente quando houver suspeita do diagnóstico em um paciente potencialmente suscetível.[18] Os esquemas posológicos com eficácia documentada estão listados na Tabela 321.1. Embora não exista nenhum estudo controlado que possa definir a duração ideal do tratamento, os pacientes infectados pelo HIV devem ser tratados durante 21 dias, e os pacientes sem HIV, durante pelo menos 14 dias.[19] Em pacientes infectados pelo HIV com doença moderada a grave ($Pa_{O_2} < 70$ mmHg ou gradiente A-a $O_2 > 35$ mmHg), deve-se administrar tratamento concomitante com corticosteroide.[A1] Por outro lado, o uso de corticosteroides em pacientes sem HIV não está bem-definido, conforme discutido adiante. O diagnóstico deve ser definitivamente confirmado por indução de escarro ou broncoscopia o mais rápido possível; todavia, o atraso dessa confirmação por alguns dias após o início do tratamento não vai diminuir o rendimento diagnóstico, visto que os organismos podem ser detectados em amostras clínicas por mais de 3 semanas após o início do tratamento. Na ausência de diagnóstico confirmado, o tratamento empírico corre risco de retardar o tratamento apropriado de outra infecção, de administrar um tratamento inapropriado com toxicidades conhecidas e de realizar um procedimento definitivo, como a broncoscopia, quando o paciente não responde ao tratamento e, consequentemente, apresenta comprometimento pulmonar mais grave.

O tratamento de escolha para a PCP ou doença extrapulmonar por *Pneumocystis*, independentemente de sua gravidade, é o sulfametoxazol-trimetoprima, que combina inibidores de duas enzimas da via de síntese de folato de *Pneumocystis*: o sulfametoxazol, um inibidor da di-hidropteroato sintase (DHPS), e a trimetoprima, um inibidor da di-hidrofolato redutase (DHFR).[20] O sulfametoxazol-trimetoprima está disponível em formulações tanto oral quanto intravenosa. O tratamento oral deve ser reservado para pacientes com doença leve a moderada, nos quais a má absorção não constitui uma preocupação. O tratamento ambulatorial deve ser reservado para pacientes com doença leve a moderada que certamente retornarão para acompanhamento.

A elevada incidência de PCP durante os primeiros anos da epidemia da AIDS levou à identificação de vários novos agentes com atividade anti-*Pneumocystis*, e esses fármacos foram extensamente avaliados em ensaios clínicos controlados randomizados, principalmente em pacientes infectados pelo HIV. Em pacientes com doença leve a moderada (gradiente de A-a $O_2 < 45$ mmHg), o sulfametoxazol-trimetoprima apresenta eficácia superior em comparação com a atovaquona e eficácia semelhante em comparação com trimetoprima-dapsona e clindamicina-primaquina. Em estudos de menor força e menor porte, o sulfametoxazol-trimetoprima e a pentamidina demonstraram eficácia semelhante.

As principais toxicidades associadas ao sulfametoxazol-trimetoprima consistem em febre, exantema, neutropenia, trombocitopenia, náuseas, vômitos e elevações das transaminases. Foi também relatada a ocorrência de hiperpotassemia e cristalúria, e a hiponatremia é observada principalmente em associação à administração intravenosa. As toxicidades aparecem habitualmente depois da primeira semana de tratamento. As toxicidades são muito mais comuns em pacientes infectados pelo HIV, ocorrendo em cerca de 50 a 60%; desses pacientes, 15 a 35% interrompem o tratamento, em razão dos eventos adversos. Embora o ácido folínico

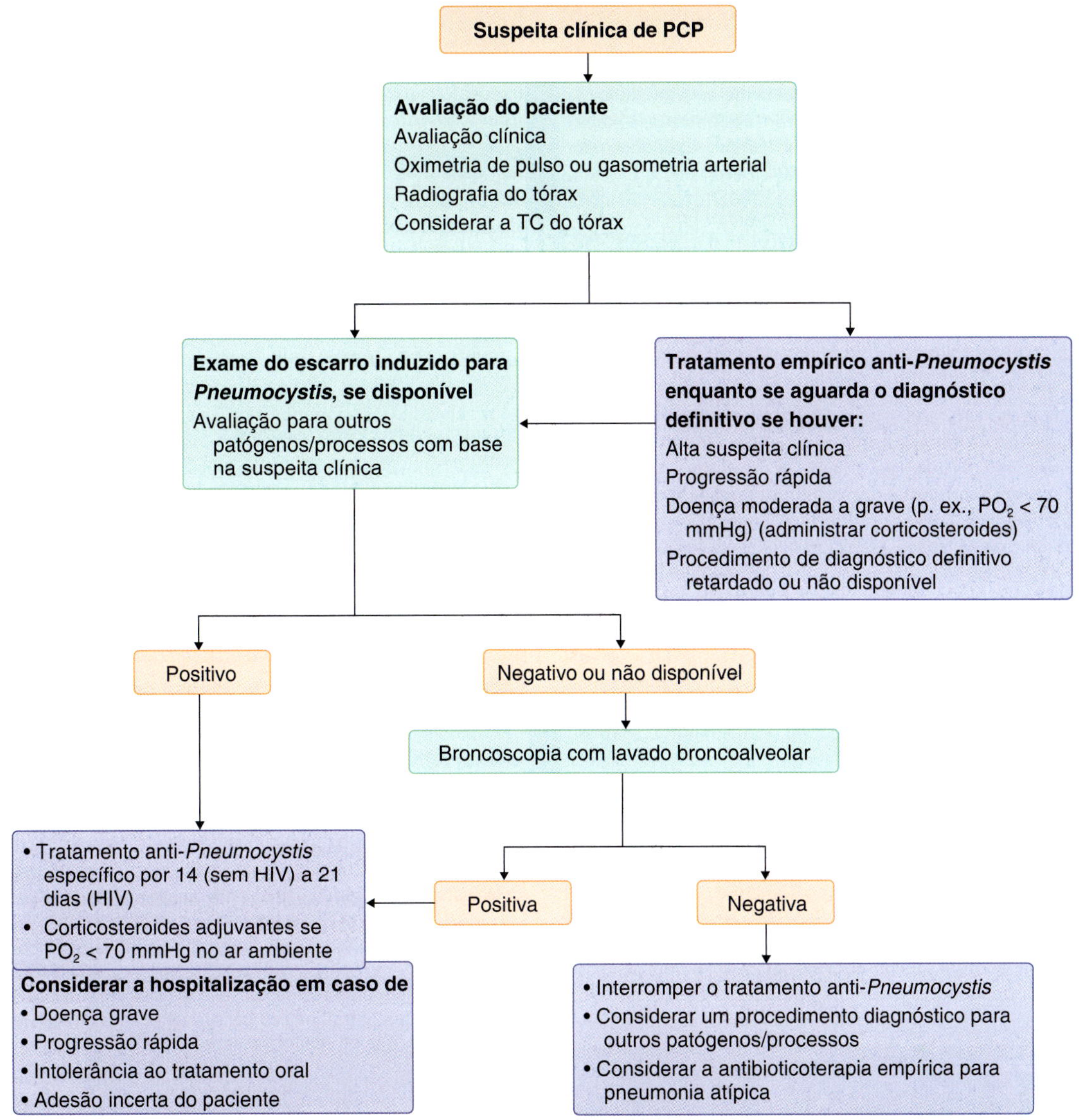

FIGURA 321.4 **Algoritmo para a avaliação de pacientes com suspeita de pneumonia por *Pneumocystis* (PCP). TC = tomografia computadorizada; HIV = vírus da imunodeficiência humana.**

possa diminuir as toxicidades associadas a alguns inibidores da DHFR, como a pirimetamina, ele não deve ser administrado com sulfametoxazol-trimetoprima; em um ensaio controlado por placebo, não diminuiu os efeitos colaterais, porém foi associado a um aumento do risco de falha terapêutica e morte.

Os esquemas alternativos para pacientes com doença leve a moderada incluem trimetoprima-dapsona, clindamicina-primaquina e atovaquona. À semelhança do sulfametoxazol, a dapsona é um inibidor da DHPS de *Pneumocystis*. As reações adversas à trimetoprima-dapsona consistem em exantema, febre, náuseas, vômitos, elevações das transaminases, metemoglobinemia, anemia e hiperpotassemia leve. Cerca de 20 a 30% dos pacientes com reações adversas ao sulfametoxazol-trimetoprima também apresentam reações adversas à trimetoprima-dapsona. As toxicidades associadas à clindamicina-primaquina incluem febre, exantema, diarreia, anemia, neutropenia, elevações das transaminases e metemoglobinemia (ver Capítulo 149). No caso da dapsona e da primaquina e, em menor grau, do sulfametoxazol, a deficiência de glicose-6-fosfato desidrogenase (ver Capítulo 152) pode aumentar o risco de anemia hemolítica e metemoglobinemia. Em um ensaio clínico randomizado que comparou o sulfametoxazol-trimetoprima, a trimetoprima-dapsona e a clindamicina-primaquina em 181 pacientes infectados pelo HIV com doença leve a moderada, as taxas de resposta e as toxicidades foram semelhantes entre os três braços, com taxa global de falha terapêutica de 9% no dia 21 e taxa de toxicidade com limitação da dose de 31%. Elevações pronunciadas das transaminases foram mais comuns no grupo do sulfametoxazol-trimetoprima, e as toxicidades hematológicas graves foram mais comuns no grupo da clindamicina-primaquina.

A atovaquona é uma hidroxinaftoquinona com atividade contra *Toxoplasma* e a malária, bem como contra *Pneumocystis*. A atovaquona (formulação inicial em comprimidos) foi menos efetiva do que o sulfametoxazol-trimetoprima em um ensaio clínico randomizado de pacientes infectados pelo HIV com doença leve a moderada, e, em outro estudo, mostrou uma tendência a apresentar menos eficácia em comparação com a pentamidina. A presença de baixos níveis séricos de atovaquona e a diarreia preexistente foram associadas a uma falha terapêutica. A formulação atual é uma suspensão que apresenta biodisponibilidade aproximadamente 50% maior do que a formulação em comprimidos, podendo resultar em melhores respostas. A atovaquona deve ser tomada com alimentos, visto que isso aumenta a sua biodisponibilidade, porém deve ser evitada em pacientes com absorção gastrintestinal potencialmente diminuída (p. ex., diarreia). O efavirenz pode diminuir as concentrações plasmáticas de atovaquona. As toxicidades de atovaquona incluem exantema, febre, elevações das transaminases, náuseas, vômitos, diarreia, neutropenia e anemia.

As alternativas terapêuticas ao sulfametoxazol-trimetoprima em pacientes com doença que exige tratamento parenteral limitam-se à clindamicina-primaquina (porém apenas a clindamicina está disponível para administração intravenosa) e pentamidina. A caspofungina e outras equinocandinas, que são inibidores da β-1,3-glicana sintase, não podem ser recomendadas, visto que não foram efetuados ensaios clínicos para documentar sua eficácia; β-1,3-glicana está presente no cisto, mas não na forma trófica do organismo.

A pentamidina foi o primeiro fármaco que demonstrou ter atividade anti-*Pneumocystis*. Os dados disponíveis sugerem que o sulfametoxazol-trimetoprima e a pentamidina têm eficácia semelhante; o sulfametoxazol-trimetoprima constitui o esquema preferido, visto que as toxicidades associadas à pentamidina são mais frequentes e potencialmente mais graves. A pentamidina IV foi originalmente associada à hipotensão grave, porém a infusão lenta (> 1 hora) é habitualmente bem tolerada. As toxicidades associadas à pentamidina, que são observadas em cerca de 50 a 60% dos pacientes e que, com frequência, resultam em interrupção do fármaco, incluem nefrotoxicidade, hipoglicemia, hiperglicemia, febre, neutropenia, trombocitopenia, hipotensão, hiperpotassemia, elevações das transaminases e pancreatite. A hipoglicemia pode ser potencialmente fatal e pode preceder o desenvolvimento de hiperglicemia; esta última pode ser irreversível. Raramente, são relatadas *torsade de pointes* (ver Capítulo 59).

Tratamento adjuvante com corticosteroides

O início do tratamento específico anti-*Pneumocystis* está associado a um agravamento da oxigenação depois de aproximadamente 3 a 4 dias; isso resulta, provavelmente, da resposta inflamatória do hospedeiro aos organismos danificados pelo tratamento. Ensaios clínicos controlados randomizados demonstraram que o acréscimo precoce de corticosteroides à terapia específica anti-*Pneumocystis* em pacientes infectados pelo HIV pode impedir essa deterioração e melhorar a sobrevida, sem aumento significativo de complicações oportunistas diferentes da infecção localizada por herpes simples.[A1] No maior estudo desse tipo, a terapia com corticosteroides foi associada a uma redução de 50% na insuficiência respiratória e mortalidade; esse benefício foi limitado a pacientes com doença moderada a grave (E-Figura 321.1). Em pacientes infectados pelo HIV, os corticosteroides e o tratamento específico anti-*Pneumocystis* devem ser iniciados ao mesmo tempo. O acréscimo de corticosteroides depois de 72 horas demonstrou não ter nenhum benefício, embora seja razoável adicioná-los quando os pacientes exibem deterioração depois desse período. Embora o esquema ideal ainda não tenha sido definido por ensaios clínicos controlados, o esquema de redução gradual da dose do estudo de maior porte é o mais comumente utilizado (ver Tabela 321.1).

A utilização ideal de corticosteroides em pacientes sem HIV que frequentemente os recebem como parte dos esquemas de tratamento para a sua doença subjacente está menos clara, visto que não se dispõe de dados de ensaios clínicos controlados randomizados; pode ser necessário individualizar a dosagem para equilibrar os efeitos imunossupressores que possivelmente contribuíram para o desenvolvimento da PCP com os efeitos anti-inflamatórios que podem melhorar a disfunção pulmonar potencialmente fatal.[21] Uma análise retrospectiva de 31 pacientes sugeriu que o aumento dos corticosteroides para um equivalente de 60 mg/dia ou mais de prednisona foi associado a um benefício clínico. Entretanto, em um estudo de coorte retrospectivo subsequente de 323 pacientes hospitalizados com PCP documentada, sem HIV, foi concluído que a adição precoce de corticosteroides não foi associada a melhora dos desfechos respiratórios.[22] Nesse ponto, seria razoável administrar corticosteroides a pacientes sem HIV com doença moderada a grave se não estivessem recebendo esses fármacos, utilizando o mesmo esquema dos pacientes infectados pelo HIV; em pacientes que já tomam corticosteroides em doses mais baixas, deve-se aumentar a dose para os níveis citados.

Início da terapia antirretroviral

Tendo em vista que muitos pacientes com infecção pelo HIV que são diagnosticados com PCP não estão recebendo tratamento antirretroviral, uma questão importante é saber quando iniciar a TARV após o estabelecimento do diagnóstico de PCP. Estudos retrospectivos e prospectivos sugeriram que, em geral, é seguro iniciar a TARV enquanto os pacientes estão sendo tratados para a PCP, e a TARV precoce pode estar associada a um melhor desfecho. Em um ensaio clínico randomizado de 282 pacientes que analisou a instituição precoce *versus* tardia de TARV em pacientes com infecções oportunistas agudas, 63% dos quais tinham PCP, o braço de início precoce (início da TARV 12 dias em média após o início da terapia para a infecção oportunista) apresentou diminuição da taxa de progressão da AIDS ou morte. Achados semelhantes na tuberculose em países em desenvolvimento ressaltaram o benefício do início precoce da TARV.

As principais preocupações relativas ao início do TARV incluem o risco de reações adversas aos fármacos, que podem ser confundidas com reações adversas ao tratamento anti-PCP; o risco de toxicidades sobrepostas, que podem complicar o manejo; e o risco de reconstituição imune (ver Capítulo 367), que foi raramente relatada, mas que pode comportar risco à vida. Por conseguinte, muitos médicos iniciam a TARV durante ou imediatamente após o término do tratamento anti-*Pneumocystis*, pressupondo que o paciente apresenta melhora clínica, é capaz de tolerar medicamentos por via oral e aceita o compromisso de um tratamento por toda a vida. Entretanto, é difícil definir com precisão os parâmetros para esse tipo de abordagem. Os pacientes que iniciaram a TARV de forma precoce devem ser monitorados rigorosamente quanto à recorrência dos sintomas, que podem representar uma reconstituição imune.

Falha do tratamento

A abordagem ideal ao manejo de pacientes cujo tratamento fracassa não foi bem-definida. Em pacientes com deterioração respiratória progressiva, é fundamental confirmar o diagnóstico de PCP, em vez de estabelecer um diagnóstico presuntivo, e descartar a possibilidade de outros processos concomitantes (p. ex., outras infecções, insuficiência cardíaca congestiva, embolia pulmonar); deve-se considerar a broncoscopia para facilitar essas determinações. O tratamento parenteral deve ser utilizado para eliminar as preocupações de absorção, e devem-se acrescentar corticosteroides,

Tabela 321.1 Esquemas de medicamentos para o tratamento da pneumonia por *Pneumocystis* (PCP).

INDICAÇÃO	ESQUEMA DE PREFERÊNCIA	MEDICAMENTO	VIA DE ADMINISTRAÇÃO	DOSE	COMENTÁRIOS
PCP leve: $Pao_2 \geq$ 70 mmHg ou gradiente A-2 $O_2 \leq$ 35 mmHg	Preferido	Sulfametoxazol-trimetoprima (SMX-TMP)	VO	2 comprimidos de dupla concentração (800 SMX + 160 TMP), 3 vezes/dia	
	Alternativo	Trimetoprima mais	VO	5 mg/kg, 3 vezes/dia (15 mg/kg/dia)	Se possível, verificar a presença de deficiência de G6PD antes do uso
		Dapsona	VO	100 mg/dia	
	Alternativo	Clindamicina mais	VO	450 mg, 4 vezes/dia, ou 600 mg, 3 vezes/dia	Se possível, verificar a presença de deficiência de G6PD antes do uso
		Primaquina	VO	30 mg/dia (base)	
	Alternativo	Atovaquona	VO	750 mg, 2 vezes/dia com alimento	
PCP moderada a grave: Pao_2 < 70 mmHg ou gradiente A-a O_2 > 35 mmHg; PCP moderada (gradiente A-a O_2 de 35 a 45 mmHg); pode ser tratada com esquema oral	Preferido	SMX-TMP	IV	5 mg/kg a cada 8 h de TMP e 25 mg/kg a cada 8 h de SMX (15 mg/kg/dia de TMP e 75 mg/kg/dia de SMX)	Pode mudar para o tratamento oral após obtenção de melhora clínica
	Alternativo	Pentamidina	IV	3 a 4 mg/kg/dia	Infundir durante > 60 min
	Alternativo	Clindamicina mais	IV	600 mg a cada 6 h ou 900 mg a cada 8 h	Pode mudar para o tratamento oral após a obtenção de melhora clínica
		Primaquina	VO	30 mg/dia (base)	Não se dispõe de nenhuma formulação parenteral
Terapia adjuvante para PCP moderada a grave: Pao_2 < 70 mmHg ou gradiente A-a O_2 > 35 mmHg	Preferido	Prednisona	VO	40 mg, 2 vezes/dia, nos dias 1 a 5; 40 mg/dia, nos dias 6 a 10; 20 mg/dia, nos dias 11 a 21	Iniciar o mais cedo possível e nas primeiras 72 h; para tratamento iniciado tardiamente, sua eficácia não foi demonstrada
	Preferido	Metilprednisolona	IV	30 mg, 2 vezes/dia, nos dias 1 a 5; 30 mg/dia, nos dias 6 a 10; 15 mg/dia, nos dias 11 a 21	Utilizar se houver necessidade de tratamento parenteral

Nota: Os pacientes infectados pelo HIV devem receber tratamento por 21 dias; os pacientes sem HIV devem receber pelo menos 14 dias de tratamento. G6PD = glicose-6-fosfato desidrogenase.

se isso já não tiver sido feito. Como os pacientes que finalmente respondem podem sofrer deterioração clínica em 3 a 4 dias, conforme assinalado anteriormente, é razoável aguardar 5 a 8 dias antes de considerar uma mudança no tratamento farmacológico.

Apenas o sulfametoxazol-trimetoprima e a pentamidina estão disponíveis em formulações parenterais. Dispõe-se de clindamicina parenteral, porém a primaquina só está disponível em comprimidos. Nenhum ensaio clínico randomizado examinou a eficácia relativa desses agentes em pacientes cujo tratamento fracassou. Em pacientes que não receberam sulfametoxazol-trimetoprima, esta deve ser a primeira opção como agente alternativo, pressupondo que o paciente não tenha tido anteriormente uma reação adversa passível de ameaçar a sua vida. Pode-se considerar uma rápida dessensibilização (semelhante à dessensibilização da penicilina), idealmente com consulta de um especialista em alergia, em pacientes com reações adversas anteriores; todavia, os pacientes com histórico de síndrome de Stevens-Johnson ou necrólise epidérmica tóxica não devem ser submetidos a uma reexposição. Estudos de coorte retrospectivos e metanálises constataram que a clindamicina-primaquina é superior à pentamidina em pacientes que não responderam a um esquema de primeira linha, porém existem vieses potenciais nessas análises (p. ex., a gravidade da doença ou a capacidade de tomar medicamentos orais podem ter afetado a escolha do esquema de resgate), embora alguns estudos tenham procurado corrigi-los. Não há dados disponíveis para recomendar uma mudança para um agente alternativo, em vez de acrescentar um agente alternativo (se a toxicidade não for um problema); ambas as abordagens já foram utilizadas.

Resistência

Embora não seja possível cultivar o *Pneumocystis*, os estudos moleculares identificaram mutações em genes que são alvos da terapia anti-*Pneumocystis*, e essas mutações parecem representar o desenvolvimento de resistência do *Pneumocystis* a esses agentes. As mutações mais bem-caracterizadas foram identificadas no gene DHPS do *Pneumocystis*, que é o alvo do sulfametoxazol e da dapsona. Foram identificadas duas mutações no sítio ativo dessa enzima, que podem ocorrer de maneira individual ou em conjunto, com maior frequência em pacientes submetidos a tratamento profilático com sulfametoxazol-trimetoprima ou dapsona; os estudos *in vitro* sugerem que essas mutações conferem resistência. A relevância clínica dessas mutações continua incerta; alguns estudos constataram desfechos piores em pacientes com essas mutações, porém outros não encontraram essa associação. Os pacientes nos quais essas mutações foram identificadas retrospectivamente foram, em sua maioria, tratados com sucesso com medicamentos contendo sulfa. Diferentemente da DHPS, existem relatos muito limitados sugerindo que o gene DHFR do *Pneumocystis*, que constitui o alvo da trimetoprima e da pirimetamina, desenvolveu mutações potenciais de resistência a fármacos.

A atovaquona liga-se, presumivelmente, ao complexo mitocondrial bc_1 do *Pneumocystis* e, portanto, inibe o transporte de elétrons. Foram identificadas diversas mutações no gene do citocromo B do *Pneumocystis*, que presumivelmente representam uma resistência em pacientes aos quais se administra profilaxia com atovaquona. Entretanto, essas mutações não têm sido associadas a um desfecho clínico.

Como a presença dessas mutações não foi definitivamente associada a um agravamento do prognóstico, as decisões clínicas não devem ser baseadas na sua identificação. Os métodos para a identificação de mutações de DHPS não estão prontamente disponíveis nos EUA, porém estão disponíveis na Europa por meio de um *kit* comercial de PCR;[23] a sua detecção deve continuar sendo uma ferramenta de pesquisa até que a sua importância clínica possa ser mais bem-definida.

PREVENÇÃO

Embora o *Pneumocystis* seja transmitido pelo ar, a exposição ao organismo parece ser ubíqua nos seres humanos, sugerindo que pode ser difícil evitar a exposição. Atualmente, não há necessidade de isolamento respiratório de pacientes com PCP ativa, embora seja razoável evitar que um paciente suscetível compartilhe um quarto com um paciente com PCP. Surtos recentes em pacientes submetidos a transplante renal e hepático sugerem fortemente uma fonte comum de infecção; nesses contextos, a melhor compreensão dos padrões de transmissão pode levar a melhores diretrizes para evitar a disseminação da infecção. É importante ressaltar que, nesses surtos, a ampla instituição de profilaxia anti-*Pneumocystis* foi a intervenção que interrompeu os surtos.

Um grande avanço no manejo de pacientes com risco de desenvolvimento de PCP foi a demonstração de que o sulfametoxazol-trimetoprima foi altamente efetivo na prevenção da doença em uma população pediátrica suscetível. Estudos subsequentes, conduzidos principalmente em pacientes infectados pelo HIV, demonstraram que outros esquemas de medicamentos também foram efetivos. Isso levou à ampla utilização da profilaxia anti-*Pneumocystis* em uma ampla variedade de populações suscetíveis.

Duas questões importantes na administração da profilaxia são a identificação de populações em risco e a definição do período de risco durante o qual a profilaxia deve ser fornecida. Os pacientes com AIDS correm risco particularmente alto; antes do uso de profilaxia ou do TARV, a incidência cumulativa de PCP nessa população foi estimada em 60 a 80%. A contagem mais recente de células CD4 é um marcador substituto validado em pacientes infectados pelo HIV: os pacientes com contagens de células CD4 abaixo de 200 células/μℓ, na ausência de TARV, correm risco substancialmente aumentado de desenvolver PCP, e recomenda-se a profilaxia primária nesse grupo. Embora 10 a 15% dos pacientes que desenvolvem PCP tenham contagens mais altas de células CD4, a incidência é muito baixa nessa população, tendo em vista o grande número de pacientes que se enquadram nessa categoria. Os pacientes com contagens de células CD4 acima de 200 células/μℓ, porém com uma porcentagem de células CD4 inferior a 14% ou com história de doença definidora de AIDS, também são candidatos à profilaxia. Além disso, os pacientes que desenvolvem PCP devem receber profilaxia após a conclusão bem-sucedida do esquema de tratamento (profilaxia secundária). Em pacientes pediátricos com infecção pelo HIV, nos quais a contagem normal de células CD4 modifica-se com a idade, as diretrizes baseiam-se na idade atual. Recomenda-se a profilaxia para crianças com mais de 6 anos, com contagens de células CD4 abaixo de 200 células/μℓ ou 15%; para crianças entre 1 e menos de 6 anos, com contagens de células CD4 inferiores a 500 células/μℓ ou 15%; e para todas as crianças com menos de 12 meses.[24]

Antes da disponibilidade da TARV, quando pacientes com infecção pelo HIV iniciavam a profilaxia, eles se comprometiam a continuá-la durante toda a vida, visto que o declínio imunológico era irreversível. Entretanto, com a TARV, o controle da replicação do HIV leva a um aumento da contagem de células CD4, que está associado a uma redução concomitante no risco de desenvolvimento de PCP. Diversos estudos mostraram que, quando a contagem de células CD4 é superior a 200 células/μℓ durante pelo menos 3 meses (de maneira ideal, em situação de replicação controlada do HIV), a profilaxia pode ser interrompida com segurança, visto que o risco de desenvolvimento de PCP não é maior do que em pacientes cujas contagens de células CD4 nunca caíram abaixo de 200 células/μℓ. Na maioria desses estudos, a contagem mediana de células CD4 era superior a 300 células/μℓ, e as cargas virais de HIV encontravam-se abaixo dos limites de detecção na maior parte dos pacientes. Estudos observacionais recentes sugeriram que a profilaxia também pode ser interrompida com segurança em pacientes com contagens de células CD4 entre 100 e 200 células/μℓ, nos quais o HIV é virologicamente suprimido; entretanto, nesses estudos, não foram definidos os critérios específicos para interrupção (p. ex., duração da supressão viral). Uma abordagem razoável seria suspender a profilaxia primária ou secundária nesses pacientes se a carga viral permanecer abaixo dos limites de detecção por 3 a 6 meses. Em pacientes com contagens de células CD4 abaixo de 100 células/μℓ, deve-se manter a profilaxia, independentemente da carga viral.

Entre os pacientes não infectados pelo HIV, a contagem de células CD4 não é medida de maneira rotineira, e não foi demonstrado ter o mesmo valor preditivo para o desenvolvimento de PCP, em comparação com pacientes infectados pelo HIV; entretanto, contagens de células CD4 inferiores a 200 células/μℓ parecem aumentar a sua suscetibilidade. Em uma metanálise de profilaxia da PCP em uma variedade de tipos de pacientes imunocomprometidos sem infecção pelo HIV, foi constatado que a profilaxia com sulfametoxazol-trimetoprima foi, de modo geral, altamente efetiva,[A2] e uma dose com metade da concentração por dia parece ser tão eficaz quanto doses mais altas e menos tóxica.[A3] As recomendações para a profilaxia da PCP nessas populações baseiam-se em parâmetros clínicos, incluindo a identificação empírica de períodos de risco e a estimativa dos níveis de imunossupressão.[25] Uma profilaxia muito ampla não foi implementada, em virtude dos efeitos colaterais associados a esses esquemas; por exemplo, existe a preocupação de que o sulfametoxazol-trimetoprima possa causar supressão da medula óssea, o que iria interferir no enxerto ou causar nefrotoxicidade, provocando lesão do rim transplantado.

Os fatores de risco para pacientes não infectados pelo HIV incluem doença subjacente, idade avançada, uso de agentes imunossupressores, radioterapia, doença do enxerto *versus* hospedeiro e infecção concomitante por citomegalovírus (ver Capítulo 352). Os pacientes com neoplasias malignas, em particular neoplasias malignas hematológicas, porém cada vez mais com tumores sólidos também, correm risco de PCP principalmente em razão dos tratamentos que eles recebem; a incidência pode variar de 1 a 43% na ausência de profilaxia e depende altamente da intensidade e da duração da imunossupressão. Na ausência de profilaxia, o risco relatado de desenvolvimento de PCP em pacientes transplantados, com transplante de células-tronco hematopoéticas (TCTH) (ver Capítulo 168) ou com transplante de órgãos sólidos (ver Capítulo 43), é de cerca de 5 a 15%, embora pacientes submetidos a transplante de pulmão e de coração-pulmão pareçam ter uma incidência mais elevada (até 43%). Entre os pacientes com doença vascular do colágeno, o risco relatado é inferior a 2% sem profilaxia, enquanto foi relatado que pacientes com granulomatose com poliangiite (anteriormente granulomatose de Wegener) (ver Capítulo 254) apresentam risco de até 12%, presumivelmente em razão do uso de esquemas de tratamento mais imunossupressores. Em pacientes com doença inflamatória intestinal (ver Capítulo 132), a incidência em um estudo de coorte retrospectivo de grande porte foi de cerca de 1% por ano, com maior risco para a doença de Crohn, em comparação com a colite ulcerativa. É difícil quantificar o risco atual de desenvolvimento de PCP em populações sem HIV, em decorrência do uso disseminado da profilaxia e da evolução dos esquemas imunossupressores. Em um recente estudo de coorte de pacientes submetidos a TCTH, o risco de PCP no contexto de profilaxia amplamente utilizada foi de 0,28 a 0,63%, e aproximadamente 25% dos casos ocorreram mais de 270 dias após o transplante.[26]

Para facilitar o manejo da profilaxia em populações de risco sem HIV, foram desenvolvidas diversas diretrizes por grupos de especialistas, que fizeram recomendações com base na força dos dados disponíveis.[27] Nos receptores de transplante de células-tronco alogênicas, recomenda-se a profilaxia a partir do momento do enxerto até pelo menos 6 meses após o transplante e por mais tempo em pacientes que continuam recebendo tratamento imunossupressor ou que apresentam doença do enxerto *versus* hospedeiro crônica. Nos receptores de transplante de células-tronco autólogas, que apresentam menor risco de PCP, deve-se considerar uma profilaxia por 3 a 6 meses se o grau de imunossupressão for substancial, em razão de uma doença subjacente ou tratamento (p. ex., pacientes com leucemia ou com linfoma que recebem terapia de condicionamento intensiva ou imunossupressora). Os pacientes com câncer que apresentam as seguintes condições devem receber profilaxia, conforme indicado: leucemia linfocítica aguda, durante todo o tratamento; terapia com alentuzumabe, durante 2 meses após a conclusão e até alcançar uma contagem de células CD4 superior a 200 células/$\mu\ell$; terapia com idelalizibe com ou sem rituximabe, ou com corticosteroides prolongados, ou temozolomida combinada com radioterapia, pelo menos durante o tratamento ativo; terapia com análogos da purina ou outros esquemas que causam depleção de células T, considerar até uma contagem de células CD4 superior a 200 células/$\mu\ell$.

Em pacientes com transplante de órgãos sólidos, a profilaxia não foi universalmente adotada; tem sido utilizada sobretudo em centros com incidência conhecida superior a 3%. As diretrizes recomendam a administração de profilaxia por 6 a 12 meses na maioria dos pacientes com transplante de órgãos sólidos, com períodos mais longos, até mesmo durante toda vida, em receptores de transplante de coração, pulmão, fígado e intestino.

Conforme assinalado, vários surtos de PCP foram recentemente relatados em pacientes submetidos a transplante renal, e muitos deles desenvolveram a doença mais de 1 ano após o transplante. Assim, alguns autores sugerem que pode ser necessária uma profilaxia permanente nessa população de pacientes.[28] Os fatores de risco identificados em estudos de casos-controle incluíram idade avançada, infecção recente ou concomitante por citomegalovírus e tratamento para a rejeição. Fármacos imunossupressores específicos, como o micofenolato de mofetila e a ciclosporina, não foram consistentemente implicados. Foram também relatados raros surtos em pacientes submetidos a transplante de fígado.

Em pacientes com doença inflamatória intestinal (ver Capítulo 132), que parecem correr risco aumentado com o uso de agentes imunossupressores mais novos, os dados são limitados; entretanto, as diretrizes baseadas em consenso recomendam a profilaxia para pacientes que recebem imunomoduladores triplos, incluindo um inibidor da calcineurina ou um agente anti-TNF. Não se chegou a nenhum consenso em relação a esquemas menos intensivos. Em pacientes com doenças do tecido conjuntivo ou vasculite, não há atualmente nenhuma diretriz de consenso.

A terapia com corticosteroide (ver Capítulo 32) é um fator de risco bem-descrito em pacientes não infectados pelo HIV, e, em alguns estudos, cerca de 90% dos pacientes recebem esse tratamento antes do desenvolvimento de PCP. A administração de doses mais altas e maior duração do tratamento aumentam o risco. Entretanto, nem todos os pacientes que recebem corticosteroides correm risco; por exemplo, os pacientes asmáticos tratados com corticosteroides correm baixo risco. Embora não haja diretrizes de consenso sobre o uso da profilaxia em pacientes tratados com corticosteroides, uma abordagem razoável é fornecer profilaxia a pacientes com doença imunossupressora ou inflamatória subjacente, que recebem pelo menos 20 mg de prednisona ou equivalente por mais de 1 mês. Outros agentes imunossupressores (ver Capítulo 32), como inibidores da calcineurina, sirolimo, antagonistas do TNF e rituximabe, também parecem aumentar o risco de desenvolvimento de PCP, principalmente nas populações de pacientes assinaladas anteriormente.

O sulfametoxazol-trimetoprima é o agente de primeira linha para profilaxia em todas as populações (Tabela 321.2). As alternativas incluem

Tabela 321.2 Esquemas de fármacos para prevenção da pneumonia por *Pneumocystis* (PCP).

INDICAÇÃO	FÁRMACO	VIA DE ADMINISTRAÇÃO	DOSE	COMENTÁRIOS
Preferido	Sulfametoxazol-trimetoprima (SMX-TMP)	VO	1 comprimido de dupla concentração (800 mg de SMX + 160 mg de TMP) ou 1 comprimido de concentração simples (400 mg de SMX + 80 mg/dia de TMP)	Também ativo na prevenção da toxoplasmose
Alternativo	SMX-TMP	VO	1 comprimido de dupla concentração (800 mg de SMX + 160 mg de TMP) 3 vezes/semana	Também ativo na prevenção da toxoplasmose
Alternativo	Dapsona	VO	100 mg/dia ou 50 mg 2 vezes/dia	Teste para deficiência de G6PD antes de sua utilização
Alternativo	Dapsona mais Pirimetamina mais Leucovorina	VO VO VO	50 mg/dia 50 mg, 1 vez/semana 25 mg, 1 vez/semana	Também ativa na prevenção da toxoplasmose Deve ser administrada com pirimetamina para minimizar a toxicidade
Alternativo	Atovaquona	VO	1.500 mg/dia com alimento	Provavelmente ativa na prevenção da toxoplasmose; o efavirenz pode diminuir as concentrações
Alternativo	Pentamidina	Aerossol	300 mg por meio de nebulizador Respirgard II®, 1 vez/mês	Não é ativa na prevenção da toxoplasmose
	Pentamidina	IV	4 mg/kg administrada durante > 1 h	Dados observacionais limitados principalmente em populações pediátricas; não é ativa na prevenção da toxoplasmose

Nota: Os pacientes que recebem tratamento com pirimetamina-sulfadiazina e atovaquona para toxoplasmose não parecem necessitar de profilaxia adicional para a PCP; os pacientes que recebem tratamento com clindamicina-pirimetamina para toxoplasmose necessitam de profilaxia adicional para PCP. G6PD = glicose-6-fosfato desidrogenase.

dapsona isoladamente ou em combinação com pirimetamina mais leucovorina, atovaquona e pentamidina em aerossol administrada pelo nebulizador Respirgard II®. Em um ensaio clínico randomizado de 843 pacientes infectados pelo HIV, que comparou o sulfametoxazol-trimetoprima com dapsona e pentamidina em aerossol, não foram constatadas diferenças significativas baseadas na intenção de tratar, porém foram observadas as menores taxas de falha enquanto os pacientes estavam recebendo sulfametoxazol-trimetoprima. Por outro lado, o sulfametoxazol-trimetoprima foi superior à pentamidina em aerossol em outro estudo randomizado. Em outros ensaios clínicos randomizados de grande porte em pacientes infectados pelo HIV, os seguintes esquemas mostraram ter uma eficácia semelhante: atovaquona suspensão e dapsona, atovaquona suspensão e pentamidina em aerossol e dapsona-pirimetamina e pentamidina em aerossol. Não foi conduzido ensaio clínico randomizado desses esquemas em populações não infectadas pelo HIV, porém a experiência clínica sugere que eles também são efetivos nessas populações. Estudos observacionais realizados principalmente em populações pediátricas sem HIV sugerem que a administração mensal de pentamidina IV também é efetiva. Os pacientes que recebem pirimetamina mais sulfadiazina e leucovorina para o tratamento da toxoplasmose não precisam de profilaxia anti-*Pneumocystis* adicional, visto que esse esquema também previne a PCP.

Embora a combinação de sulfadoxina e pirimetamina também seja eficaz, ela está contraindicada para pacientes com alergia à sulfonamida. Além disso, como a síndrome de Stevens-Johnson e outras reações cutâneas potencialmente fatais são mais comuns com essa combinação do que com sulfametoxazol-trimetoprima, e tendo em vista que a sua meia-vida longa resulta em depuração lenta após a interrupção do fármaco, a sulfadoxina mais pirimetamina provavelmente não deve ser utilizada em pacientes tolerantes à sulfa se o sulfametoxazol-trimetoprima estiver disponível.

Os pacientes infectados pelo HIV com história pregressa de alergia leve às sulfas (p. ex., exantema leve, excluindo aqueles que ocorrem na síndrome de Stevens-Johnson ou na necrólise epidérmica tóxica), frequentemente podem ser reexpostos com segurança ao sulfametoxazol-trimetoprima. Ensaios clínicos randomizados demonstraram que o escalonamento da dose por um período de 6 a 13 dias está associado a uma melhor tolerância do que uma reexposição direta ao sulfametoxazol-trimetoprima em dose completa, e até 75% dos pacientes podem continuar o tratamento com sulfametoxazol-trimetoprima durante pelo menos 6 meses.

PROGNÓSTICO

A mortalidade por PCP não tratada aproxima-se de 100%. Com tratamento, a taxa de sobrevida de pacientes infectados pelo HIV com PCP confirmada alcança, atualmente, 95%, porém foi relatada uma taxa de sobrevida mais precária de 75% em pacientes sem infecção pelo HIV. Os fatores de risco de morte em pacientes infectados pelo HIV incluem hipoxia mais grave, idade avançada, episódios recorrentes de PCP, baixo nível de hemoglobina e presença de comorbidades. Embora a mortalidade de pacientes internados em unidade de terapia intensiva seja elevada, houve um aumento da sobrevida de pacientes infectados pelo HIV nesses últimos anos, que agora se aproxima de 75%.

Grau A Recomendações de grau A

A1. Ewald H, Raatz H, Boscacci R, et al. Adjunctive corticosteroids for *Pneumocystis jiroveci* pneumonia in patients with HIV infection. *Cochrane Database Syst Rev.* 2015;4:CD006150.

A2. Stern A, Green H, Paul M, et al. Prophylaxis for *Pneumocystis* pneumonia (PCP) in non-HIV immunocompromised patients. *Cochrane Database Syst Rev.* 2014;10:CD005590.

A3. Utsunomiya M, Dobashi H, Odani T, et al. Optimal regimens of sulfamethoxazole-trimethoprim for chemoprophylaxis of *Pneumocystis* pneumonia in patients with systemic rheumatic diseases: results from a non-blinded, randomized controlled trial. *Arthritis Res Ther.* 2017;19:1-10.

REFERÊNCIAS BIBLIOGRÁFICAS

As referências bibliográficas, bem como os outros materiais suplementares deste livro, encontram-se no GEN-IO, nosso ambiente virtual de aprendizagem.

322 MICETOMA E INFECÇÕES POR FUNGOS DEMATIÁCEOS

PETER G. PAPPAS E DIMITRIOS P. KONTOYIANNIS

DEFINIÇÃO

Os fungos dematiáceos representam um grande grupo de organismos fúngicos, que se caracterizam pela presença de melanina abundante na parede celular, produzindo uma coloração preto-amarronzada em meios de cultura artificial, que pode ser observada em amostras histopatológicas. Um termo relacionado, a *feo-hifomicose*, refere-se amplamente à infecção causada por esses fungos pigmentados. Os dois termos são empregados, com frequência, como sinônimos. Em geral, as infecções por fungos dematiáceos são classificadas em três grandes categorias: micetoma (p. ex., pé de Madura), cromomicose (também conhecida como cromoblastomicose) e feo-hifomicose.[1,2] O micetoma (um tumor produzido por fungos) é uma doença de interesse histórico, que foi descrita em 1842, no distrito de Madura, Índia, o que explica os termos "pé de Madura", "maduromicose" e "maduromicetoma".

Os patógenos

Foram identificados mais de 100 fungos dematiáceos que causam doenças em seres humanos. Os organismos mais comuns e suas doenças relacionadas estão listados na Tabela 322.1. A taxonomia dos fungos dematiáceos é um pouco confusa, visto que esses agentes pertencem a diferentes classes, incluindo Hyphomycetes, Ascomycetes, Basidiomycetes, Coelomycetes e Zygomycetes. Os agentes mais comuns da feo-hifomicose incluem espécies dos seguintes gêneros: *Alternaria, Bipolaris, Curvularia, Exophiala, Cladosporium, Cladophialophora, Fonsecaea,*

Tabela 322.1 Fungos dematiáceos e doenças associadas.

CONDIÇÃO CLÍNICA	AGENTES ETIOLÓGICOS COMUNS
Cromomicose	*Fonsecaea pedrosoi* *Cladophialophora carrionii* *Phialophora verrucosa*
Doença cutânea ou subcutânea	*Exophiala jeanselmei* *Exophiala dermatitidis* *Phialophora* spp. *Bipolaris* spp. *Alternaria* spp.
Sinusite	*Bipolaris* spp. *Curvularia* spp. *Exserohilum* spp. *Alternaria* spp.
Sistema nervoso central	*Cladophialophora bantiana* *Verruconis (Ochroconis) gallopava* *Rhinocladiella mackenziei* *Chaetomium atrobrunneum* *Exophiala dermatitidis*
Associada aos cuidados de saúde	*Exserohilum rostratum* *Exophiala* spp.
Disseminada	*Exophiala dermatitidis* *Exophiala jeanselmei* *Bipolaris* spp. *Verruconis (Ochroconis) gallopava* *Phialophora* spp. *Lomentospora (Scedosporium) prolificans*
Eumicetoma	*Madurella mycetomatis* *Exophiala* spp. *Curvularia* spp. *Leptosphaeria senegalensis*
Fungos não dematiáceos	*Pseudallescheria boydii* *Acremonium* spp. *Fusarium* spp.

Exserohilum, Ochroconis, Phialophora, Phaeoacremonium e *Chaetomium*. Esses agentes são saprófitas comuns do solo e da matéria em decomposição, e alguns são importantes patógenos de plantas. Nos tecidos, esses organismos existem como células leveduriformes, como hifas septadas ou como uma combinação de levedura e hifas. A maioria desses organismos tem pigmentação de melanina (coloração acastanhada) nas paredes celulares ao exame microscópico.

Na maioria dos casos, a cromomicose é causada por três espécies: *Fonsecaea pedrosoi, Cladosporium carrionii* e *Phialophora verrucosa*. O aspecto histológico distinto caracteriza-se pela presença de corpos marrom-escuros, de paredes espessas, conhecidos como *células escleróticas* ou *moedas de cobre*, que representam microrganismos individuais e podem ser observados em agrupamentos ou como células individuais. Os fungos causadores da cromomicose são indistinguíveis entre si no exame histológico do tecido.

O micetoma é causado por dois grupos de microrganismos: (1) os actinomicetos aeróbios filamentosos (actinomicetoma) e (2) uma ampla variedade de fungos saprófitas do solo e de plantas lenhosas (eumicetoma). O eumicetoma responde por cerca de 50% dos casos de micetoma.[3] Diversas espécies de *Nocardia* (p. ex., *Nocardia brasiliensis, Nocardia asteroides*), espécies de *Actinomadura* (p. ex., *Actinomadura pelletierii, Actinomadura madurae*) e espécies de *Streptomyces* (p. ex., *Streptomyces somaliensis*) causam actinomicetoma. Na maioria dos casos, o eumicetoma é causado por espécies de *Madurella* (p. ex., a *Madurella mycetomatis* é responsável por 70% de todos os casos de eumicetoma no mundo inteiro). Outras causas de eumicetoma incluem alguns fungos não dematiáceos, como espécies de *Fusarium*, espécies de *Acremonium, Pseudallescheria boydii* e vários feo-hifomicetos, incluindo espécies de *Exophiala* e *Curvularia*. O eumicetoma ainda é caracterizado com base na coloração da drenagem granular: os micetomas de grãos brancos a amarelos (piedra branca) normalmente são causados por hialo-hifomicetos (p. ex., *P. boydii*, espécies de *Fusarium*, espécies de *Acremonium*), enquanto os eumicetomas de grãos pretos são causados por espécies de *Madurella* e outros fungos menos comuns.[4]

EPIDEMIOLOGIA

Os agentes dematiáceos são encontrados em todo o mundo. Embora não haja uma área endêmica específica para a maioria dessas infecções, algumas observações são relevantes. A sinusite fúngica alérgica associada a fungos dematiáceos parece ser mais comum no sul dos EUA. As infecções crônicas dos membros inferiores são mais comumente observadas em homens e em áreas tropicais. A cromomicose é mais prevalente em populações rurais nos trópicos e é hiperendêmica em determinadas áreas geográficas, como Madagascar, Índia, Brasil e outros países mais pobres da África e da América do Sul. Em geral, as infecções cutâneas ocorrem em consequência de traumatismo leve da pele e inoculação direta do microrganismo.

A feo-hifomicose é uma importante infecção fúngica emergente em regiões com medicina avançada, particularmente entre pacientes imunocomprometidos, como receptores de transplantes de órgãos sólidos e de células-tronco hematopoéticas, pacientes com neutropenia prolongada e outros indivíduos imunocomprometidos.[5,6] Os fatores de risco para a infecções extracutâneas incluem abuso de drogas intravenosas, sinusite crônica, imersão em água doce e imunossupressão crônica. A feo-hifomicose é relatada em pacientes infectados pelo vírus da imunodeficiência humana (HIV), porém é muito menos comum do que outros fungos oportunistas. A doença invasiva extracutânea também pode ocorrer em pacientes hígidos, porém é muito menos comum. Dados recentes sugerem sutis alterações imunológicas do paciente, incluindo mutações *CARD-9* e outros distúrbios associados à deficiência de TH-17, em um subgrupo desses indivíduos considerados previamente "normais".[7,8]

Nos EUA, uma epidemia de meningite fúngica, abscesso epidural, sacroileíte, osteomielite vertebral, discite e artrite periférica acometeu mais de 750 pessoas e foi causada por *Exserohilum rostratum* após injeção de acetato de metilprednisolona contaminado de uma única farmácia de manipulação; isso é um exemplo dramático do risco de infecções por fungos dematiáceos após procedimentos invasivos em ambientes de cuidados de saúde.[9] Relatos anteriores de infecção causada por espécies de *Exophiala* após injeções de esteroides contaminados, implantes mamários infectados, outros materiais protéticos e, mais raramente, cateteres intravasculares e líquidos intravenosos contaminados reforçam ainda mais a importância desses microrganismos como patógenos potenciais associadas aos cuidados de saúde.

O micetoma tem uma distribuição mundial, porém ocorre principalmente em zonas tropicais. O distúrbio é muito prevalente na Índia, na América Latina, no Oriente Médio e na África Subsaariana (o denominado "cinturão do micetoma"). O Sudão apresenta uma carga particularmente elevada de micetoma.[10] O micetoma de aquisição endógena é esporádico na América do Norte e na Europa. Além disso, a frequência relativa do actinomicetoma e do eumicetoma difere entre áreas geográficas. O eumicetoma é mais comum na Índia e na África, enquanto o actinomicetoma é mais comum nas Américas Central e do Sul. Além disso, os agentes etiológicos do micetoma diferem em sua distribuição geográfica. Por exemplo, *P. boydii* é o agente mais comum de micetoma na América do Norte, enquanto as espécies de *Actinomadura* e *Nocardia* predominam nas Américas Central e do Sul. *Leptosphaeria senegalensis* e *M. mycetomatis* são predominantes na África Subsaariana e na Índia (Figura 322.1).

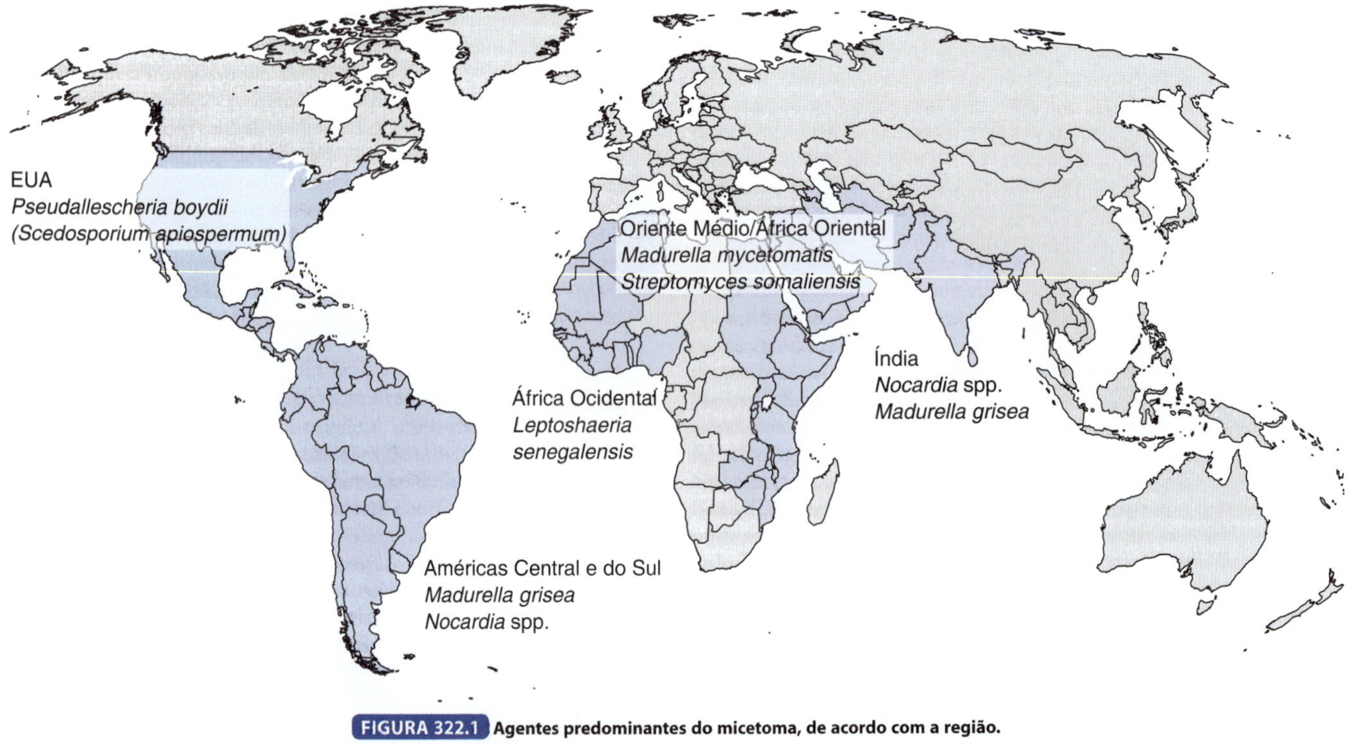

FIGURA 322.1 **Agentes predominantes do micetoma, de acordo com a região.**

A razão entre pacientes do sexo masculino e do sexo feminino com micetoma é de 5:1. A doença é normalmente observada em áreas rurais e em indivíduos suscetíveis a sofrer traumatismos locais e contaminação a partir do solo. Por conseguinte, os agricultores, os jardineiros, os lenhadores, os pastores e as pessoas que trabalham ao ar livre e descalças são mais suscetíveis a essa infecção.

O traumatismo local (p. ex., farpas de madeira) introduz um organismo causador de micetoma na pele e nos tecidos subcutâneos e inicia uma cadeia de eventos que levam à inflamação granulomatosa supurativa crônica, tumefação, formação de diversos trajetos fistulosos em seios da face, abscessos profundos, fibrose e formação de cicatriz, bem como extensão até o tecido conjuntivo adjacente através de linhas de menor resistência (fáscia) e, por fim, até os ossos, músculos, nervos e bainhas tendíneas, causando distorção anatômica macroscópica do local afetado.

A genética e a imunopatogenia do micetoma não estão bem-definidas, porém parece haver diferenças na suscetibilidade dos hospedeiros, visto que alguns indivíduos infectados apresentam reações de hipersensibilidade reduzidas ou tardias, ou polimorfismos em genes que codificam as quimiocinas (p. ex., CCL50) e as citocinas (p. ex., interleucina-10). O micetoma não parece ser mais comum em hospedeiros imunocomprometidos.

MANIFESTAÇÕES CLÍNICAS

A *cromomicose* manifesta-se como uma lesão cutânea ou subcutânea, cujo tamanho pode variar desde uma pequena pápula até uma grande placa confluente, acometendo uma grande porção de uma extremidade.[11] São observadas lesões únicas ou múltiplas e, em alguns casos, pode ocorrer ulceração. As lesões podem permanecer inalteradas quanto ao tamanho e à consistência durante meses ou anos, porém a maioria tenda a progredir na ausência de tratamento específico. As lesões crônicas podem tornar-se secas e formar uma crosta com borda elevada, que pode ser lisa ou irregular, mas que pode adquirir uma aparência verrucosa. Diversas lesões podem coalescer para formar placas maiores, nas quais pode haver formação de uma cicatriz central. Em geral, as lesões cutâneas permanecem limitadas a um local anatômico, embora possam ocorrer linfangite nodular e doença cutânea multifocal em consequência de autoinoculação. As complicações comuns consistem em desfiguração local, em razão da formação de cicatrizes e extenso comprometimento do tecido. É raro haver doença disseminada acometendo vísceras.

A *feo-hifomicose superficial* caracteriza-se por tinha negra e piedra negra.[12] A tinha negra é um escurecimento da pele causado pelo crescimento de *Phaeoannellomyces werneckii* no estrato córneo. A piedra negra está associada ao espessamento focal da haste dos pelos e resulta da colonização da haste pela *Piedraia hortae*. A *feo-hifomicose cutânea* acomete estruturas mais profundas da pele e resulta em dermatomicose e onicomicose; com frequência, é causada por agentes como espécies de *Scytalidium* e *Phyllosticta*.

A *feo-hifomicose subcutânea* pode ser confundida clinicamente com a cromomicose. Os pacientes apresentam nódulos subcutâneos ou cistos, que resultam de inoculação direta ou de traumatismo penetrante. Os microrganismos mais comuns incluem *Exophiala jeanselmei*, *Exophiala dermatitidis*, *Alternaria alternans* e espécies de *Phialophora*. Após traumatismo ou cirurgia da córnea, pode ocorrer *ceratite micótica* em consequência de infecção por espécies de *Curvularia*, *Exophiala* e *Exserohilum*.

As *infecções relacionadas com corpos estranhos* são observadas em pacientes submetidos à diálise peritoneal ambulatorial crônica, nos quais ocorre desenvolvimento de peritonite fúngica; em pacientes com cateteres intravenosos de demora e em outros dispositivos, como implantes mamários.

A *sinusite fúngica*[13] está comumente associada a fungos demáticeos e pode se manifestar como sinusite fúngica alérgica, uma bola de fungo em uma cavidade sinusal ou como sinusite fúngica invasiva com extensão até ossos, tecidos moles e sistema nervoso central. Este último processo destrutivo é indistinguível da zigomicose rinocerebral ou da sinusite invasiva por *Aspergillus*. As espécies de *Bipolaris*, *Curvularia*, *Exserohilum* e *Alternaria* são os agentes mais comuns causadores de sinusite fúngica invasiva.

A feo-hifomicose *sistêmica* pode resultar da extensão direta de uma área colonizada ou de disseminação de uma fonte distante. A maioria dos pacientes com doença sistêmica apresenta imunossupressão subjacente significativa, enquanto os microrganismos têm propensão a acometer o encéfalo, os pulmões, o endocárdio e outros órgãos. Entre pacientes com doença primária do sistema nervoso central, *Cladophialophora bantiana*, *Rhinocladiella mackenziei* e *Chaetomium altrobrunneum* constituem os agentes etiológicos mais comuns, e a maioria é formada por pacientes saudáveis, com pouca ou nenhuma imunodeficiência subjacente. Entre os pacientes imunocomprometidos, *Verruconis* (*Ochroconis*) *gallopava*, espécies de *Bipolaris* e *Exophiala dermatitidis* são mais comumente observados.

Em pacientes imunocomprometidos graves, particularmente aqueles com neoplasias malignas hematológicas ou receptores de transplante de células-tronco, com ou sem neutropenia prolongada e profunda, a infecção por *Lomentospora* (*Scedosporium*) *prolificans* pode se manifestar como disseminação de múltiplos órgãos. A infecção causada por esse patógeno multidrogarresistente está associada a uma taxa de mortalidade excepcionalmente alta.

O micetoma é uma infecção lentamente progressiva e crônica que começa no tecido celular subcutâneo e dissemina-se pelos tecidos até estruturas contíguas. Em geral, a lesão limita-se a um local anatômico. As manifestações clínicas e a história natural do micetoma são variáveis e, em certo grau, estão relacionadas com o agente patogênico envolvido. Por exemplo, a progressão do eumicetoma tende a ser mais lenta que a do actinomicetoma. Além disso, as lesões do eumicetoma tendem a ser mais confinadas e a apresentar menor inflamação ou formação de granulomas e fístulas, porém mais fibrose em comparação com as lesões do actinomicetoma. O pé é o local mais comum acometido no micetoma (Figura 322.2), seguido das mãos; entretanto, qualquer outra parte do corpo pode ser acometida. Um edema nodular e/ou papular indolor constitui uma manifestação precoce comum do micetoma, seguido de evolução lenta para um endurecimento fixo e indolor. Normalmente, essa infecção segue uma evolução rígida e crônica, estendendo-se, algumas vezes, por várias décadas. Caracteriza-se por ciclos recorrentes de supuração, formação de fístulas que drenam, superinfecção bacteriana e formação de cicatriz. As fístulas antigas fecham, enquanto novas aparecem, e é comum haver lesões-satélites. Os sintomas constitucionais são raros. A presença de febre indica, com frequência, superinfecção bacteriana. Pode ocorrer comprometimento importante do osso, simulando uma osteomielite crônica com lesões ósseas cavitárias, reação perióstea ou esclerose (observadas na radiografia, tomografia computadorizada ou ressonância magnética [RM]), osteoporose e formação reativa do periósteo do osso. Todavia, as fraturas patológicas são raras. Como os nervos são relativamente preservados, é incomum haver manifestações neuropáticas. Nos casos crônicos, refratários e avançados, pode-se observar a ocorrência de deformidade inexorável e má utilização dos membros, em consequência da destruição dos tecidos mais profundos.[14] O micetoma não sofre disseminação hematogênica; por conseguinte, não há disseminação visceral, embora possa ocorrer linfadenite regional.

DIAGNÓSTICO

O diagnóstico de infecção por fungos demáticeos é sugerido pelo exame direto de uma amostra clínica com preparação de hidróxido de potássio a 10% ou por meio de colorações especiais para demonstrar a pigmentação

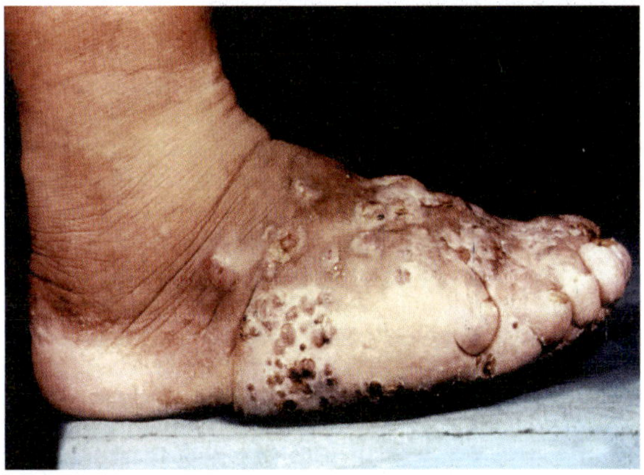

FIGURA 322.2 Apresentação clínica do micetoma. Um agricultor de 40 anos, da área rural da Venezuela, com história de 10 anos de edema do pé e deformidade lentamente progressiva após uma lesão causada por um martelo, apresentou placas crostosas crônicas, vários abscessos hipersensíveis confluentes com fistulização e liberação de grãos pretos. A amplitude de movimento das articulações do tornozelo e do pé do paciente estava limitada, porém as articulações não estavam dolorosas. Foram realizadas biopsia de pele profunda com coloração pela hematoxilina e eosina, coloração com ácido periódico de Schiff, radiografia do pé, coleta de amostras para esfregaços de grãos pretos e cultura micológica. A radiografia do pé revelou osteofibrose, destruição das faces articulares, osteoporose e anquilose, e foi observado o crescimento de *Madurella* spp. na cultura. (Cortesia de Dr. M. Mendoza, Instituto de Biomedicina, Laboratorio de Micología, San Jose Caracas, Venezuela.)

nas paredes celulares desses microrganismos. Em pacientes com cromomicose, o achado de células escleróticas ou moedas de cobre na biopsia de pele é característico e, em geral, não há necessidade de corantes especiais. Em pacientes com outras formas de feo-hifomicose, a coloração de Fontana-Masson é útil para distinguir os microrganismos com conteúdo significativo de melanina. A cultura continua sendo o meio pelo qual se estabelece um diagnóstico etiológico específico, e a identidade do microrganismo baseia-se, em grande parte, na morfologia microscópica e das colônias.[15] Foi desenvolvido um ensaio diagnóstico baseado na reação em cadeia da polimerase para *Exserohilum rostratum* no contexto do surto de meningite fúngica, e esse ensaio serve como marcador confiável de infecção em pacientes expostos. Entretanto, estudos sorológicos e diagnóstico molecular para outros organismos ainda não estão amplamente disponíveis.

O diagnóstico de micetoma é complicado pelo fato de que os agentes etiológicos frequentes não são fúngicos. Deve-se suspeitar do diagnóstico na presença de drenagem granular de uma lesão cutânea característica. Entretanto, pode ser difícil cultivar grãos em tecido isoladamente, visto que podem ser compostos de microrganismos mortos. Além disso, os grãos podem ser contaminados por bactérias ou fungos de superfície. Por conseguinte, uma amostra de biopsia de tecido profundo é ideal para coloração (hematoxilina e eosina, coloração de Gram, coloração de Ziehl-Neelsen modificada, metenamina prata de Gomori, ácido periódico de Schiff), bem como para culturas seletivas apropriadas de bactérias e fungos. Como alternativa, a aspiração de grãos de trajetos fistulosos fechados pode fornecer material adequado para cultura. A cultura deve ser mantida por várias semanas, visto que alguns dos agentes causadores de micetoma (p. ex., espécies de *Nocardia* e *Streptomyces*) podem precisar de 4 a 6 semanas para que sejam detectados pela metodologia de cultura.

Diagnóstico diferencial

As manifestações específicas da cromomicose, da feo-hifomicose cutânea e subcutânea e do micetoma são frequentemente confundidas com outras entidades. É importante considerar a possibilidade de tumores cutâneos benignos ou malignos, outras lesões granulomatosas crônicas (p. ex., granuloma causado por espinhos) e leishmaniose verrucosa. É preciso ponderar a possibilidade de infecções cutâneas e subcutâneas profundas causadas por outros fungos (p. ex., blastomicose, esporotricose, criptococose e coccidioidomicose) e por bactérias de ordem superior (p. ex., nocardiose, micobacteriose). Em certas ocasiões, lesões cutâneas sem fístulas podem assemelhar-se a formas incomuns de esporotricose (esporotricose linfática micetomatosa) e infecção dermatofítica granulomatosa. Esta última afecção, que normalmente é observada em africanos e que algumas vezes é denominada pseudomicetoma (granuloma de Majocchi), consiste em um endurecimento granulomatoso indolor da pele e dos tecidos subcutâneos causado por dermatófitos que podem estar associados a grãos constituídos por fungos. Diferentemente do micetoma, o pseudomicetoma limita-se à pele e aos tecidos subcutâneos e não se dissemina para tecidos mais profundos. A botriomicose grave crônica (normalmente causada por *Staphylococcus aureus*), que cursa com exsudatos purulentos, grãos e trajetos fistulosos de drenagem, pode ser confundida com micetoma. A actinomicose (ver Capítulo 313), que é causada por actinomicetos microaerofílicos endógenos, também tem tendência à formação de grãos e de trajetos fistulosos com drenagem, porém caracteriza-se por sua localização no pescoço, no tórax, no abdome e na pelve. A diferenciação entre micetomas com comprometimento ósseo e osteomielite crônica ou tumores ósseos pode representar um desafio. A ultrassonografia tem sido utilizada de maneira confiável para diferenciar o micetoma de um tumor ou osteomielite. O sinal de pontos em círculos observado na RM (minúsculos focos hipodensos, representando grãos dentro de lesões esféricas de alta hiperintensidade, que representam granulomas espalhados por áreas de fibrose) pode fornecer uma pista diagnóstica precoce e específica para o micetoma.

TRATAMENTO

A excisão cirúrgica de uma lesão cutânea ou subcutânea é, com frequência, curativa na cromomicose,[16] embora o tratamento antifúngico seja habitualmente administrado em conjunto com a cirurgia. Há poucas evidências empíricas e alguns ensaios clínicos de pequeno porte que avaliaram a eficácia do tratamento antifúngico nessa condição. Mais detalhes sobre os agentes antifúngicos sistêmicos podem ser encontrados no Capítulo 315.

Historicamente, a 5-flucitosina oral (5-FC 150 mg/kg/dia em 4 doses fracionadas) tem sido defendida para o tratamento oral da cromomicose, com base em sua atividade *in vitro* moderada e na experiência clínica. Em razão de sua disponibilidade limitada, elevado custo e toxicidade potencial, a 5-FC é raramente utilizada para esse propósito. Os triazóis, incluindo o itraconazol (200 mg VO, 2 vezes/dia), o voriconazol (200 mg, 2 vezes/dia) e o posaconazol (300 mg/dia), demonstram a melhor atividade *in vitro*, embora os estudos clínicos realizados com esses agentes serem muito limitados. A terbinafina (500 mg VO, 2 vezes/dia) tem sido utilizada com sucesso no tratamento da cromomicose e constitui uma alternativa efetiva. A duração do tratamento, com ou sem excisão cirúrgica, é geralmente de 3 a 12 meses, a depender da resposta clínica.

Na feo-hifomicose, os triazóis de amplo espectro, incluindo o itraconazol, o voriconazol, o posaconazol e o isavuconazol, demonstram excelente atividade *in vitro* contra os fungos dematiáceos patogênicos mais comuns. A anfotericina B tem atividade *in vitro* modesta contra a maioria desses fungos e é habitualmente reservada para pacientes com doença disseminada ou que comporta risco à vida. A maioria dos pacientes com infecções epidêmicas por *Exserohilum rostratum* tem sido tratada com sucesso com voriconazol (por via intravenoso, seguida de via oral), com ou sem formulação lipídica de anfotericina B, para o comprometimento grave do sistema nervoso central. O posaconazol tem sido utilizado como terapia de resgate para pacientes que não toleram o voriconazol ou nos quais esse fármaco não teve sucesso. Entre os triazóis, o posaconazol provavelmente oferece o maior potencial nesse ambiente clínico, com base na experiência descrita de pacientes com infecção do sistema nervoso central. A duração do tratamento antifúngico para qualquer uma das feo-hifomicose sistêmicas não está bem definida, porém o tratamento provavelmente deve ser continuado durante pelo menos 4 a 6 meses ou até 1 mês após a resolução de todos os sinais e sintomas de doença.

O tratamento para o micetoma deve ser individualizado. O manejo ideal não está bem definido, e a literatura fornece apenas estudos heterogêneos e não controlados. Assim, não existe nenhum tratamento padrão-ouro para o micetoma. O tratamento bem-sucedido depende da diferenciação do actinomicetoma do eumicetoma, da identificação do patógeno causador e da extensão da invasão tecidual.

No actinomicetoma, o tratamento consiste em terapia antimicrobiana crônica (durante pelo menos 9 a 12 meses), com cirurgia citorredutora limitada em casos selecionados.[17] Vários esquemas (sulfametoxazol-trimetoprima, tetraciclinas, dapsona, estreptomicina) foram utilizados em diferentes sequências e combinações, a depender do microrganismo (p. ex., sulfametoxazol-trimetoprima, com ou sem dapsona, para espécies de *Nocardia*, estreptomicina com dapsona para *A. madurae*). Em geral, a estreptomicina parenteral é reservada para os casos refratários que não respondem ao tratamento oral. A resposta à terapia é lenta (habitualmente 4 semanas), e a recidiva é comum. Pode haver necessidade de vários ciclos de terapia para a doença recorrente crônica.

Os melhores resultados do tratamento no eumicetoma foram obtidos com a utilização prolongada (pelo menos 9 a 12 meses) de um imidazol, como cetoconazol, 200 a 400 mg/dia, ou itraconazol, 200 a 400 mg/dia, combinado com cirurgia apropriada. A atividade *in vitro* e a experiência clínica com os azóis mais novos (voriconazol, posaconazol e isavuconazol) e com a terbinafina são promissoras, porém os dados disponíveis são muito limitados.[18] Os estudos clínicos com anfotericina B para casos refratários foram, em geral, decepcionantes, e muitos dos agentes causadores demonstram resistência *in vitro* a esse fármaco.

A cirurgia frequentemente desempenha um papel central no eumicetoma, visto que a maior parte da doença é refratária ao tratamento antifúngico isolado. A necessidade e a extensão da cirurgia dependem do agente etiológico específico e do grau de invasão tecidual. A cirurgia com margens amplas para lesões localizadas é habitualmente curativa. O desbridamento extenso e a cirurgia desfigurante são reservados para os casos graves e refratários.

O prognóstico do micetoma depende do sítio anatômico e do grau de comprometimento tecidual. A extensão para estruturas ósseas está associada às piores consequências a longo prazo. Por conseguinte, o diagnóstico e a intervenção precoces são fundamentais para otimizar os resultados. Por fim, o micetoma é uma infecção frequentemente ignorada, que representa uma carga socioeconômica significativa em muitas regiões empobrecidas do mundo. Assim, é notável que o micetoma seja atualmente reconhecido pela Organização Mundial da Saúde como *doença tropical negligenciada*.[19] Espera-se que, ao ganhar essa posição, maiores esforços sejam envidados para educação, prevenção, tratamentos específicos e pesquisas.

REFERÊNCIAS BIBLIOGRÁFICAS

As referências bibliográficas, bem como os outros materiais suplementares deste livro, encontram-se no GEN-IO, nosso ambiente virtual de aprendizagem.

323

TERAPIA ANTIPARASITÁRIA

RICHARD D. PEARSON

Apesar dos grandes progressos na redução do impacto das infecções por protozoários e helmintos, incluindo a acentuada diminuição das mortes por malária e a quase erradicação do verme-da-guiné, *Dracunculus medinensis*, as doenças parasitárias continuam sendo uma importante causa de morbidade e de mortalidade em todo o mundo, particularmente nas regiões tropicais desfavorecidas. Nos EUA, as doenças parasitárias são encontradas com mais frequência entre imigrantes e viajantes internacionais para áreas endêmicas e entre os indivíduos imunocomprometidos, que são cada vez mais numerosos, em razão do vírus da imunodeficiência/síndrome da imunodeficiência adquirida (HIV/AIDS), de transplante de órgãos, do uso de medicamentos imunossupressores, de neoplasias, entre outros. Há diversos medicamentos disponíveis para o tratamento de doenças causadas por protozoários e helmintos, porém os médicos que atuam em países industrializados podem não estar familiarizados com o seu uso. Este capítulo concentra-se nas suas indicações terapêuticas, farmacologia e principais efeitos colaterais. Surgem generalizações que ajudam a organizar uma enorme quantidade de informações.

Ao considerar a quimioterapia das doenças parasitárias, e útil classificar as infecções naquelas causadas por protozoários – organismos unicelulares que podem se multiplicar por divisão celular – e por helmintos – vermes multicelulares dotados de estruturas internas complexas. Os protozoários multiplicam-se em seus hospedeiros humanos. Podem ser agrupados naqueles que vivem em condições aeróbias na corrente sanguínea ou em tecidos e naqueles que residem em condições anaeróbias no sistema digestório ou na vagina. As infecções sistêmicas mais importantes causadas por protozoários são atribuíveis a membros do filo Apicomplexa, que são responsáveis pela malária, babesiose, toxoplasmose e criptosporidiose (criptosporidíase), bem como a membros da ordem Kinetoplastida, que são responsáveis pela doença de Chagas, pela tripanossomíase africana humana (doença do sono) e leishmaniose. As amebas e outros tipos de protozoários também podem causar doença.

Os helmintos são subdivididos em nematódeos ou vermes cilíndricos, que podem ser ainda agrupados naqueles que vivem no sistema digestório e naqueles encontrados em outras partes do corpo, e nos platelmintos ou vermes achatados, que são subdivididos em cestódios ou tênias e trematódeos.

Informações detalhadas sobre o diagnóstico e o tratamento de doenças parasitárias específicas podem ser encontradas nos capítulos que se seguem, nos Centers for Disease Control and Prevention (CDC) (ver Índice de A-Z; https://www.cdc.gov/az/a.html),[1] e em livros didáticos de doenças tropicais. Nos EUA, muitos medicamentos antiparasitários estão disponíveis no comércio, enquanto outros só podem ser obtidos diretamente do fabricante, de farmácias especiais ou do CDC Drug Service. Alguns estão disponíveis por meio de novos protocolos de medicamentos em investigação. Nesses últimos anos, surgiram grandes desafios em consequência da escassez de alguns medicamentos antiparasitários e, nos EUA, do extraordinário aumento no custo de outros. Vários medicamentos utilizados no tratamento de patógenos bacterianos e fúngicos também são efetivos no tratamento de doenças parasitárias. Eles são discutidos em outros capítulos (ver Capítulos 271 e 315).

DOENÇAS CAUSADAS POR PROTOZOÁRIOS

Malária (espécies de *Plasmodium*): tratamento e prevenção

Há vários medicamentos disponíveis para o tratamento e a profilaxia da malária. A maioria atua sobre espécies de *Plasmodium* dentro dos eritrócitos. O fármaco antimalárico preferencial depende da espécie infectante e da probabilidade de resistência (ver Capítulo 324). A resistência à cloroquina agora está disseminada entre *Plasmodium falciparum* na maioria das regiões do mundo e está bem documentada em *Plasmodium vivax* em algumas áreas. A terapia combinada à base de artemisinina (ACT), incluindo a combinação em dose fixa de ***arteméter-lumefantrina***, constitui o tratamento preferencial para a malária aguda adquirida em áreas com resistência à cloroquina. A combinação ***atovaquona-proguanil*** em dose fixa ou o antibiótico ***doxiciclina*** são comumente utilizados para profilaxia em viajantes para áreas que apresentam espécies de *Plasmodium* resistentes à cloroquina. A cloroquina é utilizada no tratamento e na profilaxia em áreas onde as espécies de *Plasmodium* são sensíveis. A primaquina e a tafenoquina por via oral matam os hipnozoítos de *P. vivax* e *Plasmodium vivax* no fígado. Recomendações específicas para países para profilaxia e tratamento são fornecidas pelo CDC (www.cdc.gov/travel/) e em "CDC Health Information for International Travel 2018."[2]

As ***artemisininas*** são os medicamentos disponíveis de ação mais rápida para o tratamento da malária.[3] São derivados da lactona sesquiterpênica da planta denominada *Artemisia annua*, da qual deriva o *qinghaosu*, o fitoterápico chinês para a febre. São compostos que contêm endoperóxidos. Na presença de ferro intraparasitário, as artemisininas são convertidas em radicais livres e outros intermediários, que alquilam proteínas específicas da malária e atuam rapidamente para matar os parasitas intraeritrocitários. As artemisininas são administradas com um segundo medicamento antimalárico com mecanismo de ação diferente e meia-vida mais longa, de modo a prevenir o desenvolvimento de resistência.[4] A via de administração das artemisininas varia; algumas são bem absorvidas por via oral, enquanto outras precisam ser administradas por via intravenosa, intramuscular ou por supositório. Em virtude de suas meias-vidas curtas, esses medicamentos não são utilizados para profilaxia. Os efeitos colaterais nos seres humanos são comuns, porém raramente levam à interrupção do tratamento. Foi observada a ocorrência de hemólise tardia, até 4 semanas após o tratamento, em pacientes tratados com artesunato[5] ou algumas outras artemisininas. Foi observada a ocorrência de toxicidade neurológica e disfunção cerebelar em cães aos quais foi administrada terapia crônica com altas doses de artemisinina, porém esses problemas não surgiram em seres humanos tratados para a malária aguda.

A combinação em dose fixa de ***arteméter-lumefantrina*** é utilizada em todo o mundo (incluindo os EUA) para o tratamento da malária resistente à cloroquina. A combinação é administrada com alimento, porém deve-se evitar o consumo de suco de toronja (*grapefruit*). Em adultos, as reações adversas comuns consistem em cefaleia, anorexia, tontura, astenia, artralgia e mialgia. As mais comuns em crianças incluem febre, tosse, vômitos, anorexia e cefaleia. Esses efeitos colaterais habitualmente não levam à interrupção da terapia. O aspecto de maior preocupação é o fato de que a lumefantrina pode resultar em prolongamento do intervalo QT; portanto, o seu uso está contraindicado em indivíduos com QTc anormal. Esse fármaco também inibe a CYP206 e, assim, pode reduzir o metabolismo de outros medicamentos, incluindo os que prolongam o QTc. Pode diminuir também a eficácia dos contraceptivos orais. Deve-se ter cuidado ao rever a lista de medicamentos do paciente para possíveis interações.

O ***artesunato*** está disponível nos CDC como protocolo de novo fármaco investigacional de acesso expandido para o tratamento intravenoso da malária grave (para informações mais detalhadas, entre em contato com CDC Malaria Hot Line). O gliconato de quinidina não está mais disponível nos EUA. O artesunato é rapidamente hidrolisado a di-hidroartemisinina, que é responsável pelo efeito antimalárico. Estudos realizados em regiões endêmicas de malária sugerem que o artesunato por via parenteral apresenta maior taxa de sucesso e menor taxa de eventos adversos do que a quinidina. Além dos efeitos colaterais com o arteméter descritos anteriormente, o artesunato tem sido associado a hemólise tardia (não relacionada com a deficiência de glicose-6-fosfato desidrogenase [G6PD]), que ocorre até 4 semanas após a terapia.

A ***atovaquona-proguanil***, uma preparação em dose fixa, é uma combinação utilizada no tratamento da malária não complicada, resistente e sensível à cloroquina, bem como para profilaxia. A atovaquona é um composto altamente lipofílico, com baixa solubilidade aquosa. A sua administração com alimentos aumenta em duas vezes a absorção do fármaco. As concentrações plasmáticas não aumentam de modo proporcional com a dose. A atovaquona liga-se altamente às proteínas, com meia-vida superior a 60 horas. Sofre extenso ciclo êntero-hepático e, por fim, é excretada em sua forma inalterada nas fezes. A atovaquona inibe seletivamente o transporte de elétrons nas mitocôndrias de *Plasmodium* suscetível em nível do complexo do citocromo bc_1, resultando em colapso do potencial de membrana mitocondrial. Afeta também a biossíntese de pirimidina, que está obrigatoriamente acoplada ao transporte de elétrons no *Plasmodium*. Ocorre rápido desenvolvimento de resistência quando a atovaquona é utilizada isoladamente no tratamento da malária. Em geral, a atovaquona é bem tolerada, mas pode causar náuseas, vômitos, diarreia, exantema e prurido.

O proguanil é absorvido lentamente após administração oral. O nível sérico cai para zero em 24 horas, de modo que é necessário administrá-lo diariamente. Seu metabólito triazina, o cicloguanil, inibe a di-hidrofolato redutase em espécies suscetíveis de *Plasmodium*. A resistência é bem documentada quando o proguanil é utilizado isoladamente. Além disso, esse fármaco atua de modo sinérgico com a atovaquona, causando colapso do potencial de membrana mitocondrial em espécies suscetíveis de *Plasmodium*.

A combinação de atovaquona-proguanil é a mais bem tolerada das opções para a prevenção da malária resistente à cloroquina. É iniciada 1 a 2 dias antes da partida e continuada durante todo o tempo de exposição e por 7 dias depois. São administradas doses mais altas de atovaquona-proguanil em um período de 3 dias no tratamento da malária aguda não complicada. Os efeitos colaterais potenciais incluem dor abdominal, náuseas, vômitos, diarreia, cefaleia, prurido e exantema. Foram observadas elevações transitórias e assintomáticas das enzimas hepáticas com doses utilizadas no tratamento.

A ***cloroquina*** era antigamente a base do tratamento e da prevenção da malária, porém o seu uso é agora limitado pela resistência generalizada entre *P. falciparum* e, em alguns locais, particularmente em Papua-Nova Guiné e Indonésia, *P. vivax*. A cloroquina, uma 4-aminoquinolina, tem sabor amargo, porém é bem absorvida pelo sistema digestório. Sua meia-vida, que varia entre pessoas é, em média, de 4 dias, o que permite a sua administração 1 vez/semana para profilaxia. A cloroquina é concentrada nas vesículas digestivas que contêm hemoglobina dos parasitas intraeritrocitários assexuados. Inibe a heme polimerase do parasita, que incorpora complexos de ferriprotoporfirina tipo IX, potencialmente tóxicos para o parasita, em hemozoína cristalina insolúvel atóxica. As cepas de *P. falciparum* resistentes à cloroquina transportam ativamente o fármaco para fora do compartimento intraparasitário. A hidroxicloroquina, que é utilizada em doenças reumatológicas, também é efetiva contra espécies de *Plasmodium* sensíveis à cloroquina.

Em geral, a cloroquina é bem tolerada quando utilizada nas doses recomendadas para a profilaxia e o tratamento da malária. Os efeitos colaterais consistem em cefaleia, náuseas, vômitos, visão turva, tontura e fadiga. Alguns indivíduos de ascendência africana apresentam prurido, que responde a anti-histamínicos. Os efeitos colaterais raros incluem despigmentação do cabelo, exacerbação da psoríase, discrasias sanguíneas, crises convulsivas, efeitos neuropsiquiátricos e reações em pessoas com porfiria. Ocorreu dano à retina em indivíduos que receberam cloroquina em altas doses para o tratamento de doenças reumatológicas, porém isso não foi documentado como problema em indivíduos que tomaram o fármaco semanalmente, durante um período de muitos anos, para profilaxia da malária. Podem ocorrer colapso cardiopulmonar em morte após superdosagem acidental, bem como em adultos na tentativa de suicídio. Uma dose pequena de apenas 5 g de cloroquina pode ser fatal, a não ser que o tratamento seja imediatamente iniciado com respiração mecânica, anticonvulsivantes e suporte da pressão arterial.

A ***doxiciclina***, na dose de 100 mg/dia para adultos, proporciona uma profilaxia efetiva contra todas as espécies de *Plasmodium*. É iniciada 1 a 2 dias antes da exposição e continuada durante todo o tempo de exposição e por 4 semanas após a partida de uma área endêmica de malária. A doxiciclina ou a tetraciclina também são administradas frequentemente com quinina para o tratamento da malária aguda resistente à cloroquina, porém nem a doxiciclina nem a tetraciclina atuam rapidamente o suficiente para serem utilizadas isoladamente como tratamento em geral, a doxiciclina é bem tolerada, porém pode causar sintomas gastrintestinais e esofagite por "pílula". Para evitar esta última, o medicamento deve ser tomado com um copo cheio de água, e a pessoa deve permanecer em pé por uma hora ou mais após a sua ingestão. Outros efeitos colaterais potenciais importantes incluem dermatite de fotossensibilidade, vaginite por *Candida albicans* e colite por *Clostridium difficile*. Por fim, a doxiciclina e a tetraciclina não devem ser utilizadas em crianças com menos de 8 anos nem em mulheres grávidas ou durante a lactação, a não ser que os benefícios potenciais superem os riscos.

A ***mefloquina***, um composto metanol da quinolina derivado da quinina, era, no passado, comumente utilizada para profilaxia e, em certas ocasiões, no tratamento da malária por *P. falciparum* resistente à cloroquina. O seu uso agora é limitado porque há preocupações sobre problemas neuropsiquiátricos e outras toxicidades e porque estão disponíveis alternativas melhores.

A mefloquina só está disponível para administração oral. Sofre absorção lenta e incompleta, e 99% ligam-se às proteínas. Tem meia-vida variável, de 6 a 23 dias, com média de aproximadamente 14 dias. É metabolizada e excretada lentamente através da bile e das fezes. Seu uso está associado a náuseas, tontura, sonhos vívidos, fadiga e cansaço. Os efeitos colaterais menos comuns, porém de maior preocupação, consistem em ansiedade, depressão, psicose aguda e crises convulsivas. A mefloquina está contraindicada para indivíduos com história de epilepsia ou transtornos psiquiátricos. Ela também deprime a condução atrioventricular e não deve ser utilizada em indivíduos que tomam betabloqueadores para indicações cardíacas. A mefloquina agora apresenta uma advertência em tarja preta da Food and Drug Administration (FDA). Embora não seja aprovada para uso durante a gravidez ou em crianças com peso abaixo de 15 kg, a mefloquina tem sido utilizada nessas situações, quando seus benefícios potenciais são considerados superiores aos riscos. Foi relatada a ausência de efeitos adversos nos desfechos da gravidez (como natimortos e abortos), e não foi observado nenhum efeito sobre a taxa de baixo peso ao nascer e prematuridade.[6]

A ***primaquina***, uma 8-aminoquinolina, e a ***tafenoquina***, um análogo, matam o estágio de hipnozoíto de *P. vivax* e *P. ovale* no fígado. A primaquina é utilizada em um curso de 14 dias no final do tratamento ou profilaxia para a prevenção de recidivas tardias em indivíduos que estão ou que podem ter sido infectados por essas espécies de *Plasmodium*. Constitui também uma alternativa à profilaxia primária diária para *P. vivax* e outras espécies. Nesse caso, a primaquina é iniciada 1 ou 2 dias antes da exposição e continuada durante toda a exposição e por 7 dias após o viajante deixar uma área endêmica de malária. A tafenoquina é administrada em dose única de 300 mg após o tratamento da malária aguda por *P. vivax* e *P. ovale*, de modo a prevenir a ocorrência de recidiva. Ela também pode ser utilizada para profilaxia primária em viajantes; são administrados 200 mg/dia, durante 3 dias antes da viagem e, em seguida, semanalmente enquanto a pessoa se encontra na região de malária, durante a semana após deixar a região e uma dose final 7 dias após a dose prévia na região de malária.

A primaquina é absorvida por via oral e é rapidamente convertida em carboxiprimaquina, que tem meia-vida de aproximadamente 7 dias. Em geral, é bem tolerada, porém alguns pacientes apresentam cólicas abdominais, desconforto epigástrico e náuseas. A tafenoquina é mais bem absorvida, tem meia-vida de aproximadamente 15 dias e menos probabilidade de causar problemas gastrintestinais. A principal preocupação com a primaquina e a tafenoquina é a ocorrência de hemólise em indivíduos com deficiência de glicose-6-fosfato desidrogenase (G6PD) (ver Capítulo 152). É necessário determinar o estado da G6PD no paciente antes da administração do fármaco. Raramente, a primaquina provoca neutropenia, metemoglobinemia, hipertensão ou arritmias. Ambos os medicamentos estão contraindicados durante a gravidez e em mães que amamentam, em razão de possível ocorrência de hemólise potencialmente fatal se o feto ou o lactente tiver deficiência de G6PD. A tafenoquina pode causar reações psiquiátricas graves e está contraindicada para indivíduos com histórico de psicose ou de esquizofrenia.

O ***sulfato de quinina***, um alcaloide da cinchona, é o mais antigo dos agentes antimaláricos. Tem gosto muito amargo. É rapidamente absorvido após administração oral e apresenta meia-vida de 16 a 18 horas em pessoas com malária. A quinina tem a menor razão entre efeito terapêutico e toxicidade entre todos os fármacos antimaláricos. Os efeitos colaterais, conhecidos em seu conjunto como cinchonismo, consistem em zumbido, diminuição da audição, cefaleia, náuseas, vômitos, disforia e distúrbios visuais. Estão relacionados com a dose e são reversíveis. A quinina também tem sido associada à ocorrência de hipoglicemia grave em indivíduos com infecções maciças por *P. falciparum* em consequência da utilização de glicose pelo *Plasmodium* intraeritrocitário e liberação de insulina do pâncreas. A hipoglicemia pode ser tratada e prevenida pela administração intravenosa de glicose. As complicações raras associadas à quinina incluem hemólise maciça em pacientes com infecção grave por *P. falciparum*, resultando em hemoglobinúria e insuficiência renal (febre hemoglobinúrica), reações de hipersensibilidade cutânea, agranulocitose e hepatite. A quinina pode causar paralisia respiratória em pessoas com miastenia *gravis*. Estimula as contrações uterinas durante a gravidez e pode resultar em aborto, porém salvou a vida de muitas mulheres grávidas com malária por *P. falciparum*. O cloridrato de quinina administrado por via intravenosa pode causar depressão miocárdica, colapso vascular periférico, depressão respiratória e até mesmo morte.

O ***gliconato de quinidina***, o estereoisômero da quinina, não está mais disponível nos EUA. É utilizado no tratamento intravenoso de pacientes com malária complicada e naqueles que não conseguem tomar antimaláricos por via oral. O gliconato de quinidina foi, no passado, amplamente utilizado no tratamento da ectopia ventricular, porém foi substituído por novos agentes antiarrítmicos, o que diminuiu a sua disponibilidade em muitos hospitais. Os efeitos colaterais incluem prolongamento do intervalo QT, arritmias e hipotensão, particularmente se for infundido com muita rapidez. Os indivíduos que recebem quinidina por via intravenosa devem ser monitorados em uma unidade de terapia intensiva. A terapia deve ser substituída por um medicamento antimalárico oral o mais breve possível.

Toxoplasmose, babesiose e encefalite amebiana

Toxoplasma gondii (ver Capítulo 328) e as espécies de *Babesia* (ver Capítulo 332) são outros patógenos importantes do filo Apicomplexa. A ***pirimetamina*** e a ***sulfadiazina*** são utilizadas no tratamento da toxoplasmose. Esses fármacos inibem as etapas sequenciais da via metabólica do ácido fólico. A pirimetamina inibe de preferência a di-hidrofolato redutase. É bem absorvida por via oral. O principal efeito colateral consiste em anemia macrocítica, que pode ser prevenida pela administração concomitante de ***leucovorina.*** As sulfonamidas reduzem a atividade da di-hidropteroato sintetase e a ligação do ácido *p*-aminobenzoico a ela. Na toxoplasmose ocular com comprometimento macular, os corticosteroides são utilizados juntamente com terapia anti-*Toxoplasma* para minimizar a resposta inflamatória local. A ***clindamicina*** e a ***pirimetamina*** ou a ***atovaquona*** e a ***pirimetamina*** constituem opções terapêuticas em pacientes que não toleram as sulfonamidas. Os indivíduos com AIDS, com contagens de células $CD4^+$ inferiores a 100/μℓ e com evidências sorológicas de infecção por *T. gondii* devem receber profilaxia com um dos seguintes esquemas: ***sulfametoxazol-trimetoprima***, ***pirimetamina*** e ***dapsona***, ***pirimetamina*** e ***atovaquona*** ou ***atovaquona*** isolada, diariamente. A ***espiramicina***, um macrolídio, é utilizada no tratamento da toxoplasmose durante a gravidez. A pirimetamina está atualmente em falta. O sulfametoxazol-trimetoprima é uma alternativa potencial quando a pirimetamina não está disponível. Dispõe-se de dois esquemas terapêuticos para a babesiose. Em geral, a combinação de ***clindamicina*** e ***quinina*** é utilizada em indivíduos com babesiose grave, porém os efeitos colaterais são comuns. Com frequência, é necessário um tratamento a longo prazo (≥ 6 semanas) para pacientes imunocomprometidos. A ***atovaquona*** e a ***azitromicina*** são mais bem toleradas e são utilizadas no tratamento da babesiose menos grave (ver Capítulo 332). Por fim, o acréscimo de ***miltefosina***, um medicamento antileishmânia[7] aprovado pela FDA, a esquemas de múltiplos fármacos melhorou a probabilidade de sobrevida em indivíduos com encefalite amebiana granulomatosa causada por *Acanthamoeba* ou *Balamuthia*. Atualmente, é recomendada como parte de esquemas de múltiplos fármacos no tratamento da encefalite amebiana granulomatosa, bem como da meningoencefalite amebiana primária causada por *Naegleria*.[8]

Protozoários intestinais e vaginais

Vários patógenos luminais importantes, incluindo *Entamoeba histolytica* (ver Capítulo 331), *Giardia lamblia* (ver Capítulo 330) e *Trichomonas vaginalis* (ver Capítulo 332), vivem em condições anaeróbias no intestino ou na vagina. Os 5-nitroimidazois, o metronidazol e o tinidazol, constituem a terapia de primeira linha contra esses patógenos, porém foi documentada a ocorrência de giardíase e tricomoníase refratárias. O tinidazol apresenta uma farmacodinâmica mais favorável e, em geral, é mais bem tolerado. Como nem o metronidazol nem o tinidazol erradicam de modo confiável os cistos de *E. histolytica* no cólon, administra-se também paromomomicina, um aminoglicosídeo pouco absorvido, ou iodoquinol, ambos os quais são ativos no lúmen do intestino. Qualquer um desses medicamentos ou o furoato de diloxanida são utilizados isoladamente no tratamento de indivíduos com excreção assintomática de cistos.

A giardíase também pode ser tratada com nitazoxanida, que é bem tolerada. Há disponível uma formulação líquida para crianças. A nitazoxanida é o único fármaco efetivo no tratamento da criptosporidiose (ver Capítulo 329). Pode curar pacientes imunocompetentes, mas não aqueles com AIDS. O sulfametoxazol-trimetoprima, que inibe etapas sucessivas da via do ácido fólico, constitui o medicamento de escolha para *Cystoisospora* (*Isospora*) *belli* e *Cyclospora cayetanensis*. O ciprofloxacino é uma alternativa de segunda linha para o primeiro. Tetraciclina, metronidazol ou nitazoxanida podem ser utilizados no tratamento da infecção sintomática por *Balantidium coli*.

O ***metronidazol***, um 5-nitroimidazol, é rapidamente absorvido após administração oral e tem meia-vida de 8 horas. Ocorre metabolismo de mais da metade de cada dose no fígado. Os metabólitos e o fármaco original remanescente são excretados na urina. O metronidazol é ativado pela redução de seu grupo 5-nitro por meio de uma sequência de etapas intermediárias, envolvendo proteínas microbianas de transporte de elétrons de baixo potencial redox. O fármaco concentra-se em microrganismos anaeróbios sensíveis e serve como escoadouro de elétrons. O uso do metronidazol está frequentemente associado a náuseas, vômitos, diarreia e gosto metálico. Esses efeitos são menos comuns com as doses mais baixas recomendadas no tratamento da giardíase do que as doses mais altas administradas na amebíase. Outros efeitos indesejáveis incluem cefaleia, tontura, vertigem e dormência. Ocorrem reações semelhantes ao dissulfiram potencialmente graves em pacientes que consomem álcool enquanto utilizam metronidazol.

O ***tinidazol***, outro 5-nitroimidazol, apresenta um mecanismo de ação e espectro de atividade semelhantes aos do metronidazol, porém com farmacodinâmica mais favorável; em geral, é bem tolerado. O tinidazol tem sido amplamente utilizado em todo o mundo para o tratamento da giardíase, amebíase intestinal e tricomoníase. Em comparação com o metronidazol, o tinidazol temi meia-vida mais longa, esquema posológico de menor duração e menos complicado, bem como menos efeitos colaterais gastrintestinais. Ele também pode causar graves reações do tipo dissulfiram após a ingestão de álcool.

A ***nitazoxanida***, um derivado nitrotiazolil-salicilamida da tiazolida, temi amplo espectro de atividade contra protozoários e helmintos. É formulada como líquido para crianças. A nitazoxanida é bem absorvida por via oral e hidrolisada a seu metabólito ativo, a tizoxanida, que sofre conjugação a glicuronídeo de tizoxanida. O composto original não é detectável no soro. São observadas concentrações máximas dos metabólitos em 1 a 4 horas. São excretados na urina e na bile. A tizoxanida liga-se fortemente às proteínas. Embora seu mecanismo antiparasitário de ação seja incerto, esse fármaco inibe as reações de transporte de elétrons dependentes da piruvato:ferrodoxina oxidorredutase, que são essenciais ao metabolismo dos microrganismos aeróbios suscetíveis. A nitazoxanida é muito bem tolerada em crianças e adultos.

TRIPANOSSOMÍASE AFRICANA (DOENÇA DO SONO), DOENÇA DE CHAGAS E LEISHMANIOSE

Os Kinetoplastida, *Trypanosoma brucei rhodesiense* e *Trypanosoma brucei gambiense*, que causam a tripanossomíase africana humana (doença do sono), *Trypanosoma cruzi*, o agente etiológico da doença de Chagas; e as espécies de *Leishmania*, que causam a leishmaniose cutânea, mucosa e visceral, frequentemente representam desafios terapêuticos significativos.[9]

Tripanossomíase africana (doença do sono)

A ***suramina***, a ***pentamidina***, a ***eflornitina*** e o ***melarsoprol*** são utilizados no tratamento da tripanossomíase africana humana (ver Capítulo 325). A suramina ou a pentamidina são recomendadas para o estágio hemolinfático de *T. brucei rhodesiense* e *T. brucei gambiense*, respectivamente. Ambos os medicamentos estão associados a efeitos colaterais potencialmente graves, e a suramina pode causar reações graves em indivíduos coinfectados por *Onchocerca volvulus*. A ***eflornitina***, que é muito mais bem tolerada, mostra-se efetiva contra os estágios da infecção por *T. brucei gambiense* no sistema hemolinfático e sistema nervoso central (SNC). Não tem atividade contra *T. brucei rhodesiense*. Infelizmente, a eflornitina é de elevado custo, e os suprimentos são limitados. Está disponível nos EUA pelos CDC. Pode ser utilizada isoladamente; todavia, com frequência, a eflornitina é coadministrada com nifurtimox para a infecção do SNC por *T. brucei gambiense*. O melarsoprol é utilizado em indivíduos com comprometimento do SNC por *T. brucei rhodesiense* e *T. brucei gambiense*, quando não há eflornitina disponível. O melarsoprol pode resultar em toxicidade grave, incluindo reações encefalopáticas potencialmente fatais.

Doença de Chagas

Benznidazol ou ***nifurtimox*** por via oral são utilizados no tratamento das infecções por *T. cruzi* (ver Capítulo 326). O benznidazol tem sido o fármaco de escolha em áreas endêmicas da América Latina, e o nifurtimox, nos EUA.[10] Ambos os medicamentos estão disponíveis nos CDC. Eles reduzem a mortalidade e diminuem a duração da doença de Chagas aguda. O tratamento é recomendado para indivíduos com infecção recente, bem como para crianças assintomáticas e adultos até a meia-idade com infecção por *T. cruzi* de estágio indeterminado. A porcentagem de indivíduos que obtêm cura parasitológica com o tratamento tem sido questionada. Nem o benznidazol nem o nifurtimox são capazes de reverter as manifestações cardíacas ou gastrintestinais da doença de Chagas crônicas. Os efeitos colaterais são comuns com ambos os medicamentos, e tanto a sua frequência quanto gravidade aumentam com a idade. O benznidazol é administrado diariamente durante 1 mês e está associado a dermatite alérgica, neuropatia periférica, insônia e sintomas gastrintestinais, incluindo anorexia e perda de peso. O nifurtimox é administrado diariamente, durante 3 meses, e está associado a anorexia, náuseas, vômitos, perda de peso, cefaleia, tontura ou vertigem, parestesias, fraqueza e polineuropatia.

Leishmaniose (cutânea, mucosa e visceral)

O tratamento da leishmaniose cutânea depende do tamanho, do número, da complexidade e da localização das lesões cutâneas, de seu impacto estético, da espécie de *Leishmania* infectante e de sua propensão a causar doença da mucosa.[11] As lesões não complicadas adquiridas na Europa, na África e na Ásia, onde o comprometimento da mucosa é raro, podem ser acompanhadas sem terapia caso pareçam cicatrizar de modo espontâneo. As opções de tratamento relacionadas com as lesões incluem crioterapia; termoterapia, que exige um sistema de fornecimento especializado; ou injeção intralesional de ***estibogliconato de sódio***, que não está disponível nos EUA. Outra opção é o tratamento tópico com aplicação direta de ***paromomicina***. Uma pomada contendo 15% de paromomicina e 12% de cloreto de metilbenzetônio em parafina branca, que foi desenvolvida em Israel, tem sido utilizada. Uma formulação do exército dos EUA de paromomicina tópica também parece ser promissora.

A terapia antileishmânia por via parenteral ou oral é utilizada em indivíduos com leishmaniose cutânea complicada e naqueles que estão ou que podem estar infectados por *Leishmania braziliensis* ou por espécies relacionadas do Novo Mundo potencialmente associadas à leishmaniose mucosa.[12] A ***miltefosina*** foi aprovada pela FDA para o tratamento oral da leishmaniose cutânea causadas por *Leishmania braziliensis*. Sua eficácia para outras espécies de *Leishmania* varia. A ***anfotericina B lipossomal*** e a ***anfotericina B desoxicolato*** são alternativas por via parenteral efetivas, porém mais tóxicas. O ***estibogliconato de sódio*** e o ***antimoniato de meglumina*** já foram amplamente utilizados, porém a sua toxicidade, a necessidade de administração parenteral e a resistência crescente limitaram o seu uso. O fluconazol e outros agentes antifúngicos imidazois apresentam atividade contra algumas espécies de *Leishmania*.

A leishmaniose mucosa é menos responsiva ao tratamento do que a leishmaniose cutânea, e as recidivas são comuns.[13] As opções terapêuticas são anfotericina B lipossomal, miltefosina, anfotericina B desoxicolato, estibogliconato de sódio ou antimoniato de meglumina.

A leishmaniose visceral é uma doença potencialmente fatal. A anfotericina B lipossomal constitui o fármaco preferencial. A miltefosina e a anfotericina B desoxicolato são alternativas. O estibogliconato de sódio ou o antimoniato de meglumina são utilizados em algumas geográficas onde a resistência ainda não surgiu.

A **anfotericina B lipossomal** foi o primeiro fármaco aprovado pela FDA para o tratamento da leishmaniose visceral (ver Capítulo 327) nos EUA. Os lipossomos fornecem a anfotericina aos macrófagos, no interior dos quais residem as leishmânias. A anfotericina B lipossomal é mais bem tolerada do que a anfotericina B desoxicolato, que é uma alternativa. Outras preparações de anfotericina B associadas a lipídios parecem ser efetivas, porém foram menos extensamente estudadas e não estão aprovadas pela FDA para essa indicação.

A ***miltefosina***, um alquilfosfolipídio e análogo da fosfocolina, inicialmente desenvolvido como agente antineoplásico, foi aprovada pela FDA para o tratamento da leishmaniose visceral e leishmaniose cutânea por *L. braziliensis*. Uma grande vantagem desse medicamento é a sua administração oral.[14] A farmacocinética caracteriza-se por uma meia-vida de eliminação longa e acúmulo extenso do fármaco. O mecanismo de ação é incerto, porém a miltefosina induz alterações semelhantes à apoptose no parasita. Os efeitos colaterais são frequentes, porém geralmente leves a moderados. A toxicidade gastrintestinal dependente da dose pode resultar em náuseas, vômitos e diarreia, que tendem a diminuir com a administração continuada do medicamento. As elevações das enzimas hepáticas e da creatinina são comuns, porém habitualmente transitórias. A miltefosina é embriotóxica e, portanto, está contraindicada durante a gravidez. Uma cobertura contraceptiva é obrigatória em mulheres em idade fértil durante e por 4 meses após a terapia. Foram relatadas recidivas após o tratamento da leishmaniose visceral. São frequentes em indivíduos com AIDS concomitante.

O ***estibogliconato de sódio*** e o ***antimoniato de meglumina***, que são fármacos de antimônio pentavalente, eram no passado utilizados no tratamento da leishmaniose visceral, porém a resistência agora é comum entre isolados de *Leishmania donovani* na Índia, em países vizinhos e em algumas outras áreas do mundo. Os antimoniais pentavalentes exigem administração parenteral. Os efeitos colaterais aumentam com a idade e consistem em sintomas gastrintestinais, pancreatite, mialgias, cefaleia, mal-estar, níveis elevados de enzimas hepáticas e, em certas ocasiões, supressão da medula óssea. As alterações inespecíficas da onda ST-T são comuns. Foi relatada a ocorrência de morte súbita em indivíduos idosos e naqueles que recebem mais do que a dose recomendada.

DOENÇAS CAUSADAS POR HELMINTOS

O tratamento das doenças causadas por helmintos é discutido com base na sua taxonomia e no local de infecção. Dispõe-se de vários fármacos anti-helmínticos. Vários deles têm múltiplas indicações. No final dessa seção, são fornecidas informações sobre a sua farmacologia.

Vermes cilíndricos (nematódeos) intestinais

Os vermes cilíndricos intestinais (nematódeos ou nematelmintos) (ver Capítulo 335) estão entre os parasitas mais prevalentes do mundo. O *Ascaris lumbricoides*, os ancilostomídeos *Ancylostoma duodenale* e *Necator americanus* e *Trichuris trichiura* infectam, cada um deles, milhões de pessoas em todo o mundo. *Strongyloides stercoralis* é menos comum, mas pode progredir para uma hiperinfecção potencialmente fatal em indivíduos imunocomprometidos. Muitos residentes de áreas pobres abrigam mais de uma dessas espécies. Dispõe-se de vários medicamentos para o tratamento do *Enterobius vermicularis* (oxiúro) e outros vermes cilíndricos intestinais. O albendazol, o mebendazol, o pamoato de pirantel e a ivermectina substituíram os medicamentos anti-helmínticos mais antigos, que eram tóxicos, como a piperazina e o tiabendazol, ou menos efetivos.

O ***albendazol*** apresenta amplo espectro de atividade. Mostra-se ativo contra o *A. lumbricoides*, os ancilostomídeos e *T. trichiura*. É administrado em dose única de 400 mg e tem sido amplamente utilizado em programas de tratamento em massa em áreas onde esses vermes cilíndricos transmitidos pelo solo são prevalentes.[15] Entretanto, a reinfeção é comum, e, com frequência, o tratamento é repetido em intervalos de 3 a 4 meses. Os CDC recomendam o tratamento presuntivo de imigrantes de regiões endêmicas com uma dose única de albendazol antes de sua chegada aos EUA. São recomendadas doses diárias de albendazol, durante 3 dias, para indivíduos com infecção maciça por *T. trichiura*. O albendazol, 400 mg 2 vezes/dia, durante 7 dias, é utilizado como alternativa à ivermectina no tratamento da infecção por *Strongyloides stercolaris*. A administração desses medicamentos pode não ser bem-sucedida, e, com frequência, eles são utilizados juntos por períodos mais longos para tratar pacientes com hiperinfecção disseminada. O albendazol é efetivo contra o *Enterobius vermicularis*, o oxiúro, em uma dose única que é repetida em 2 semanas. Pode ser utilizado para a larva *migrans* cutânea, que é causada por estágios migratórios do *Ancylostoma braziliense* e outros nematódeos intestinais de animais. Trata-se do fármaco de escolha para a triquinose e também tem sido utilizado no tratamento de espécies de *Trichostrongylys* e *Capillaria philippinensis*. Nos EUA, houve um aumento maciço no custo do albendazol.

O ***mebendazol***, 100 mg VO, 2 vezes/dia, durante 3 dias, apresenta um espectro de atividade semelhante ao do albendazol contra *A. lumbricoides*, ancilostomídeos e *T. trichiura*. Nesse esquema, é mais efetivo do que uma dose única de albendazol e é considerado o tratamento preferencial para infecções maciças por *T. trichiura*. Uma dose única de 500 mg de mebendazol tem sido utilizada em programas de tratamento em massa. O mebendazol é efetivo no tratamento de oxiúros, quando administrado em uma dose de 100 mg VO, seguida de uma segunda dose depois de 2 semanas. Trata-se de uma alternativa ao albendazol no tratamento da triquinose. O mebendazol é pouco absorvido e é ineficaz contra *S. stercoralis*.

O ***pamoato de pirantel*** é um fármaco relativamente seguro, pouco absorvido, de venda livre, com atividade contra *A. lumbricoides*, ancilostomídeos e oxiúros, porém não é efetivo contra *T. trichiura* ou *S. stercoralis*. Quando utilizado na infecção por oxiúros, é administrado como suspensão oral em uma dose de 11 mg/kg (até uma dose máxima de 1 g), que é repetida depois de 2 semanas.

A ***ivermectina***, em dose oral de 200 μg/kg/dia, durante 2 dias, é considerada o tratamento preferencial para a infecção não complicada por *S. stercoralis*. Em indivíduos imunocomprometidos com hiperinfecção, são administradas doses diárias até que os exames de fezes e de escarro sejam negativos para a presença de larvas durante 2 semanas. A ivermectina também é efetiva contra a larva *migrans* cutânea e *A. lumbricoides*, mas não contra ancilostomídeos. Trata-se de uma alternativa ao mebendazol no tratamento de *T. trichiura*.

Vermes cilíndricos (nematódeos) sistêmicos

A ***dietilcarbamazina*** é o fármaco preferencial para o tratamento das infecções por filárias linfáticas (ver Capítulo 335) causadas por *Wuchereria bancrofti*, *Brugia malayi* e *Brugia timori*, bem como para a eosinofilia pulmonar tropical. A dietilcarbamazina promove a eliminação das microfilárias dessas espécies do hospedeiro e também provoca dano ou destruição dos vermes adultos. Os efeitos colaterais inflamatórios são comuns, decorrentes, em parte, da liberação de lipopolissacarídeo das bactérias *Wolbachia* endossimbióticas no interior das filárias moribundas. *Wolbachia* é necessária para o desenvolvimento das filárias e constitui um alvo potencial de fármacos. A terapia a longo prazo com doxiciclina resulta em sua eliminação e tem sido utilizada para tratamento. A dietilcarbamazina também é utilizada nas infecções por *Loa loa* em indivíduos com níveis aceitavelmente baixos de microfilaremia (< 800/mℓ). Pode ocorrer encefalopatia em consequência do tratamento de pacientes com níveis mais elevados. Nesse caso, a aférese ou tratamento com albendazol são utilizados inicialmente para reduzir o número de microfilárias. A dietilcarbamazina não deve ser utilizada para a oncocercose. Ela mata rapidamente as microfilárias de *O. volvulus*, e a liberação de antígenos do parasita e de *Wolbachia* pode resultar em respostas inflamatórias oculares e sistêmicas graves. Esta última, conhecida como reação de Mazzotti, pode ser potencialmente fatal e caracteriza-se por febre, urticária, linfadenopatia, taquicardia, hipotensão, artralgias, edema periférico e dor abdominal. A dietilcarbamazina também tem sido utilizada profilaticamente para prevenção da loíase

A ***ivermectina*** constitui o tratamento preferencial para a oncocercose. É administrada em dose única de 150 μg/kg. O medicamento não mata os vermes adultos de *Onchocerca volvulus*, porém diminui a produção de ovos e reduz as microfilárias na pele e nos olhos. Em geral, o retratamento é necessário em intervalos de 6 a 12 meses até que o paciente não tenha mais sintomas. Para a infecção por *Onchocerca volvulus*, o tratamento bianual leva a reduções substanciais nas taxas de infecção em comunidades depois de quatro ou cinco ciclos de terapia. A ivermectina apresenta atividade contra as microfilárias de *W. bancrofti* e espécies de *Brugia*, porém não mata os vermes adultos e não é recomendada para o tratamento desses microrganismos. A ivermectina não deve ser administrada a pessoas com infecções maciças concomitantes por *Loa loa*, visto que ela mata rapidamente as microfilárias de *Loa loa* e pode resultar em encefalopatia.

Tênias (cestódios)

O ***praziquantel*** apresenta amplo espectro de atividade contra tênias (ver Capítulo 333) e trematódeos. Trata-se do medicamento preferencial para tênias adultas no trato intestinal humano. É efetivo contra *Taenia solium* (tênia-do-porco), *Taenia saginata* (tênia-do-boi), *Taenia asiatica* (tênia-asiática), *Diphyllobothrium latum* (tênia-do-peixe) e *Hymenolepis nana* (tênia-anã), quando administrado em dose única. A niclosamida, que não é absorvida, representa uma alternativa efetiva para o tratamento da *T. saginata* e do *D. latum*. Esse fármaco também mata vermes adultos de *T. solium*, porém a desintegração dos vermes e a liberação de ovos viáveis no lúmen intestinal levantam a possibilidade teórica de autoinfecção. No caso de *H. nana*, uma dose de nitazoxanida, 500 mg, 2 vezes/dia, durante 3 dias, fornece uma alternativa ao praziquantel. A nitazoxanida também apresenta atividade contra *T. saginata* e, possivelmente, outras espécies de tênia.[16]

A neurocisticercose causada pelo estágio larvar ou tecidual de *T. solium* constitui uma importante causa de crises convulsivas e outras anormalidades do SNC em residentes e imigrantes de áreas endêmicas da América Latina e outras regiões endêmicas. Os sintomas podem resultar da presença física de cisticercos, porém a inflamação induzida pela liberação de antígenos de cisticercos mortos é, com frequência, mais importante. Tanto o albendazol quanto o praziquantel são capazes de eliminar os cisticercos presentes no cérebro; o albendazol tem farmacocinética superior. O uso desses fármacos depende da síndrome clínica.[17] A administração concomitante aumenta o efeito parasiticida em pacientes com múltiplos cisticercos cerebrais, sem aumento dos efeitos colaterais.[A1] Os corticosteroides são administrados com a terapia anti-helmíntica para reduzir a resposta inflamatória. A recomendação dos CDC para uso do albendazol é de 15 mg/kg/dia em 2 doses fracionadas, durante 15 dias; para o praziquantel, é de 50 mg/kg/dia, durante 15 dias.[18] A administração concomitante de corticosteroides aumenta o nível sérico de albendazol, porém diminui o do praziquantel. Nem o albendazol nem o praziquantel devem ser utilizados em pessoas com cisticercos no olho ou na medula espinal, visto que a liberação de antígenos com a morte dos cisticercos pode desencadear uma reação inflamatória localmente destrutiva.

A cirurgia ou um procedimento que consiste em aspiração percutânea, injeção de substâncias químicas e reaspiração (PAIR) constitui a abordagem preferida para cistos de *Echinococcus granulosus*. O albendazol é utilizado na doença inoperável causada por *E. granulosus* e *Echinococcus multilocularis* e em indivíduos nos quais o tratamento clínico é preferido por outras razões. O albendazol, administrado em uma dose de 400 mg, 2 vezes/dia para adultos, geralmente durante 1 a 6 meses, pode curar cerca de um terço dos cistos hepáticos não complicados por *Echinococcus granulosus*. O albendazol também é administrado antes do procedimento PAIR ou cirurgia guiados por ultrassonografia, de modo a evitar a disseminação no peritônio se houver extravasamento do conteúdo do cisto. A supressão da medula óssea potencialmente fatal e a hepatite são preocupações em indivíduos que recebem tratamento prolongado com albendazol em altas doses.

Trematódeos

O ***praziquantel*** é o fármaco preferencial para o tratamento de todas as formas de esquistossomose (ver Capítulo 334), bem como de infecções intestinais, pulmonares e hepáticas por trematódeos (ver Capítulo 334), com exceção de *Fasciola hepatica*. Na esquistossomose, dependendo da espécie envolvida, são administradas duas ou três doses de praziquantel em 1 dia. A oxamniquina constitui uma alternativa para o *Schistosoma mansoni*, porém é mais tóxica e menos efetiva. O praziquantel ou o albendazol podem ser utilizados no tratamento do trematódeo hepático *Clonorchis sinensis*. Em geral, *F. hepatica* é tratada com triclabendazol. O bitionol, que é mais tóxico, e a nitazoxanida são alternativas.

Farmacologia dos medicamentos utilizados nas doenças causadas por helmintos

O ***albendazol*** é pouco solúvel em água, porém é bem absorvido quando administrado com uma refeição gordurosa. Sofre rápido metabolismo de primeira passagem no fígado a sulfóxido de albendazol, que apresenta excelente atividade anti-helmíntica. A meia-vida sérica do sulfóxido de albendazol é de 8 a 9 horas. A eliminação do sulfóxido de albendazol e de outros metabólitos ocorre principalmente pelos rins. O albendazol liga-se à tubulina dos parasitas suscetíveis, inibindo a montagem dos microtúbulos e diminuindo a absorção de glicose. Ele não afeta a tubulina humana. Ele também inibe a fumarato redutase nos helmintos. A administração concomitante de dexametasona, que é frequentemente utilizada para prevenir o edema cerebral em indivíduos com neurocisticercose, aumenta os níveis séricos em aproximadamente 50%. A concentração de albendazol no líquido cerebrospinal (LCS) corresponde a cerca de 40% a do soro.

Em geral, o albendazol é bem tolerado quando administrado em dose única para o tratamento das infecções intestinais por nematódeos, embora possa haver desenvolvimento de desconforto gastrintestinal, ou embora possa ocorrer migração de vermes adultos de *A. lumbricoides* a partir do nariz ou da boca, ou possam ser observados nas fezes. O albendazol administrado em doses mais altas e por mais tempo é utilizado em indivíduos com neurocisticercose. Os corticosteroides são administrados concomitantemente para reduzir a inflamação intracraniana e o aumento da pressão intracraniana. O albendazol está contraindicado para pacientes com cisticercos no olho ou na medula espinal. A terapia prolongada com albendazol em altas doses, como aquela recomendada para doença equinocócica, pode ser complicada por alopecia, hepatite ou supressão da medula óssea, a qual nem sempre é reversível após a interrupção do medicamento. O albendazol é embriotóxico em animais e está contraindicado durante a gravidez.

A ***dietilcarbamazina***, um derivado da piperazina, é bem absorvida por via oral e apresenta uma meia-vida de 8 horas. O fármaco original e seus metabólitos são excretados pelos rins. Embora o mecanismo de ação permaneça incerto, o componente piperazina pode resultar em paralisia dos helmintos sensíveis. A dietilcarbamazina também altera as membranas de superfície das microfilárias suscetíveis, resultando, assim, em destruição pelo sistema imune do hospedeiro. Os efeitos colaterais incluem aqueles causados pelo medicamento e aqueles que resultam da liberação de antígenos do parasita e do lipopolissacarídeo de *Wolbachia* endossimbiótica abrigada pelas filárias. Os efeitos adversos consistem em náuseas, vômitos, anorexia, cefaleia, mal-estar, fraqueza, artralgias e, raramente, reações psicóticas agudas. Em pacientes com filaríase linfática, pode haver desenvolvimento de edema localizado ou nódulos ao longo do sistema linfático durante o tratamento, e podem ocorrer linfedema ou hidrocele transitórios.

A ***ivermectina*** é uma lactona macrocíclica produzida por *Streptomyces avermitilis*. Apresenta amplo espectro de atividade contra helmintos e artrópodes, incluindo *Sarcoptes scabiei*, a causa da escabiose. É bem absorvida após administração oral. A ivermectina liga-se fortemente às proteínas, tem meia-vida sérica de 12 horas e acumula-se no tecido adiposo e no fígado. Sofre recirculação êntero-hepática e, por fim, é eliminada nas fezes. A ivermectina ativa a abertura dos canais de cloreto regulados em helmintos e artrópodes suscetíveis. O resultado consiste em influxo de íons cloreto e paralisia do mecanismo de bombeamento faríngeo dos helmintos. Em geral, a ivermectina é bem tolerada nos seres humanos, porém pode-se observar o desenvolvimento de reações inflamatórias em resposta a antígenos liberados dos parasitas moribundos.

O ***mebendazol*** é apenas ligeiramente hidrossolúvel e é relativamente pouco absorvido pelo sistema digestório. Isso é vantajoso para o tratamento de parasitas intestinais, porém limita a sua eficácia contra helmintos estabelecidos em tecidos. O fármaco absorvido é metabolizado no fígado e excretado na urina. O mebendazol liga-se seletivamente à tubulina dos helmintos, bloqueia a sua montagem em microtúbulos e inibe a captação de glicose. Isso leva à depleção das reservas de glicogênio e, por fim, à morte do parasita. O mebendazol é relativamente bem tolerado nas doses utilizadas no tratamento dos helmintos intestinais. Em um pequeno número de pacientes, ocorrem dor abdominal transitória e diarreia. O mebendazol está contraindicado durante a gravidez.

O ***praziquantel*** é bem absorvido após administração oral. Sofre extenso metabolismo de primeira passagem, e os metabólitos, que são inativos, são excretados na urina. Cerca de 80% do praziquantel estão ligados às proteínas, com meia-vida sérica de 4 a 6 horas. O praziquantel é rapidamente captado por cestódios e trematódeos suscetíveis. No caso dos esquistossomos, o praziquantel provoca dano ao tegumento, resultando em vacuolização intensa e aumento da permeabilidade ao cálcio. Os esquistossomos adultos são paralisados e translocados até o fígado por meio da circulação portal. Os antígenos sequestrados são expostos em sua superfície, possibilitando a ligação de anticorpos e fagócitos, com consequente destruição imune. O praziquantel é uma alternativa ao albendazol no tratamento da neurocisticercose. A administração concomitante de corticosteroides, que são necessários para diminuir a inflamação e o edema cerebral, reduz a concentração sérica de praziquantel. A concentração no LCS corresponde a 15 a 20% da concentração sérica.

O praziquantel está frequentemente associado a efeitos colaterais transitórios e leves, incluindo cefaleia, cansaço, tontura, náuseas, vômitos e desconforto abdominal, porém raramente são graves o suficiente para interromper o tratamento. Foram relatadas reações adversas atribuídas à liberação de antígenos dos parasitas em pacientes tratados para a esquistossomose e paragonimíase pulmonar. O aumento da pressão intracraniana em consequência da liberação de antígenos dos cisticercos é uma consequência potencialmente fatal em pacientes que recebem praziquantel para o tratamento da neurocisticercose. Os corticosteroides devem ser administrados concomitantemente. O praziquantel está contraindicado para indivíduos com cisticercos no olho ou na medula espinal.

Grau A **Recomendação de grau A**

A1. Garcia HH, Gonzales I, Lescano AG, et al. Cysticercosis Working Group in Peru. Efficacy of combined antiparasitic therapy with praziquantel and albendazole for neurocysticercosis: a double-blind, randomised controlled trial. *Lancet Infect Dis*. 2014;14:687-695.

REFERÊNCIAS BIBLIOGRÁFICAS

As referências bibliográficas, bem como os outros materiais suplementares deste livro, encontram-se no GEN-IO, nosso ambiente virtual de aprendizagem.

324 MALÁRIA

PHILIP J. ROSENTHAL E MOSES R. KAMYA

DEFINIÇÃO

A malária é causada por uma infecção por protozoários parasitas do gênero *Plasmodium*, que são todos transmitidos por picadas de mosquitos anofelinos infectados.[1,2] Normalmente, a malária se caracteriza por uma doença febril aguda, em que os parasitas infectam grande número de eritrócitos, e envolve, classicamente, episódios recorrentes de febre e calafrios. Foi descrita pela primeira vez há milhares de anos e recebeu esse nome com base na crença de que era causada pelo mau ar dos pântanos que cercavam Roma. A malária é comum e causa centenas de milhões de doenças a cada ano na maior parte dos trópicos. Pode ocorrer doença grave, principalmente com a infecção por *Plasmodium falciparum*, com desenvolvimento agudo de disfunção orgânica grave, ou quando a infecção crônica e repetida leva à anemia grave. A malária por *P. falciparum* matou cerca de meio milhão de pessoas por ano nos últimos anos, acometendo principalmente crianças na África Subsaariana.

O patógeno

Plasmodium falciparum é responsável pela maioria dos episódios de malária grave. É endêmico na maioria das áreas de malária e é, sem comparação, a espécie predominante na África. *Plasmodium vivax* é quase tão comum quanto *P. falciparum*, exceto na África, porém provoca doença grave com muito menos frequência. Entretanto, os estudos realizados sugerem que a doença grave associada à infecção por *P. vivax* é mais comum do que se acreditava anteriormente.[3] *Plasmodium ovale* e *Plasmodium malariae* constituem causas muito menos comuns de doença e, em geral, não provocam doença grave. Um quinto parasita que causa infecções em seres humanos é *Plasmodium knowlesi*, um parasita de macacos, que é uma zoonose bastante comum em partes do Sudeste Asiático e que tem sido responsável por casos de malária, inclusive doença grave, em indivíduos expostos a vetores que picam macacos em áreas de florestas.

EPIDEMIOLOGIA

Malária em países endêmicos

A malária é a doença parasitária mais importante dos seres humanos, com centenas de milhões de casos e centenas de milhares de mortes a cada ano. A doença é endêmica na maior parte dos trópicos, incluindo muitas partes das Américas do Sul[a] e Central, África, Oriente Médio, subcontinente indiano, Sudeste Asiático e Oceania. A transmissão, a morbidade e a mortalidade são maiores na África, onde predomina a infecção por *P. falciparum*. Na maioria das outras áreas endêmicas, é comum a doença causada por *P. falciparum* e por *P. vivax*. Em áreas altamente endêmicas, o grupo de maior risco é constituído por crianças pequenas, que sofrem a maioria dos episódios da doença e a maioria das mortes. Um segundo

[a]N.R.T.: No Brasil, a malária é endêmica nas florestas dos estados que compõem a Região Amazônica (Acre, Amapá, Amazonas, Maranhão, Mato Grosso, Pará, Rondônia, Roraima e Tocantins), onde há presença do mosquito *Anopheles*.

grupo de alto risco é representado por mulheres grávidas, com elevado risco de morbidade materna e fetal por malária causada por *P. falciparum*, incluindo muitas mortes secundárias ao baixo peso ao nascer. Em áreas altamente endêmicas, além da extensa mortalidade observada, a malária provoca grande dano, em virtude dos seus efeitos adversos sobre o desenvolvimento infantil; da contribuição para o absenteísmo na escola e no trabalho; e, de modo global, dos bilhões de dólares em rendimentos perdidos entre os cidadãos mais necessitados dos países mais pobres do mundo. Em áreas de países em desenvolvimento com menores níveis de transmissão da malária, esta pode ser epidêmica, com aumentos intermitentes de transmissão, que causam grande morbidade em populações relativamente não imunes. Embora a carga representada pela malária permaneça enorme, com o aumento das atividades de controle em todo o mundo, foi estimado que a mortalidade diminuiu em 57% entre 2000 e 2015, com 446.000[4] ou 631.000[5] mortes relatadas em 2015, utilizando diferentes modelos de abordagem. Entretanto, após conquistas notáveis, parece que houve uma estabilização na morbidade e mortalidade, com estimativas da Organização Mundial da Saúde (OMS) essencialmente inalteradas desde 2015.

Malária em viajantes

A malária também é comum em viajantes de qualquer idade que se deslocam de áreas não endêmicas para os trópicos, podendo se manifestar em indivíduos que retornaram a áreas não endêmicas até muitos meses após a viagem. Com efeito, a malária é a causa documentada mais comum de doença febril em viajantes que retornam dos trópicos para países desenvolvidos. A malária também é raramente transmitida em áreas consideradas não endêmicas, incluindo os EUA, quando parasitas importados são transmitidos por mosquitos anofelinos locais, por hemocomponentes ou por meio de disseminação congênita da infecção.

Transmissão da malária

A malária é transmitida por diversas espécies de mosquitos do gênero *Anopheles*, que variam quanto à sua distribuição geográfica, preferências ecológicas e suscetibilidade às medidas de controle de mosquitos. Os mosquitos anofelinos picam à noite, de modo que as medidas pessoais de controle de mosquitos concentram-se em evitar as picadas durante o sono. Os níveis de transmissão da malária em áreas endêmicas variam acentuadamente, desde áreas onde os residentes são apenas raramente expostos a picadas infecciosas até regiões da África onde os indivíduos podem receber centenas de picadas infecciosas a cada ano.

Mudanças recentes na epidemiologia da malária

Um grande esforço para erradicar a malária depois da Segunda Guerra Mundial levou à eliminação da doença em muitas áreas, incluindo os EUA e a Europa; entretanto, não conseguiu controlar a doença na maior parte dos trópicos. Durante as décadas seguintes, os aprimoramentos no controle da malária foram poucos, e a morbidade da malária agravou-se em muitas áreas, impulsionada pela perda de entusiasmo pelo controle dos vetores; pela resistência crescente dos mosquitos aos inseticidas; e, em particular, pela resistência dos parasitas aos fármacos antimaláricos comumente utilizados. Mais de 50 anos depois, foi iniciado um novo e grande esforço para controlar e, por fim, erradicar a malária.[6] As principais medidas de controle incluem a pulverização de inseticidas em lugares fechados, a distribuição de mosquiteiros impregnados com inseticidas, o fornecimento imediato de medicamentos efetivos para pacientes com malária e administração de medicamentos específicos para prevenir a infecção em grupos de alto risco. Os esforços recentes levaram a reduções documentadas nos níveis de morbidade e de mortalidade da malária em algumas áreas, notavelmente partes da África, Ásia e Oceania, com níveis relativamente baixos de intensidade de transmissão. É de grande interesse saber se os recentes progressos que resultaram de esforços intensificados de controle podem trazer melhorias sustentadas às regiões do mundo mais afetadas pela malária, em particular, regiões altamente endêmicas da África e da Ásia.

Malária e vírus da imunodeficiência humana

A malária não difere tão acentuadamente entre os indivíduos com infecção pelo vírus da imunodeficiência humana (HIV) e outras pessoas como no caso das outras infecções oportunistas típicas. Entretanto, foram estabelecidas várias interações entre a malária e a infecção pelo HIV. Em primeiro lugar, a infecção pelo HIV parece prejudicar a resposta imune adquirida à malária, aumentando, consequentemente, a sua incidência e gravidade. Em segundo lugar, a malária aguda eleva a carga viral do HIV e, dessa maneira, pode aumentar o risco de transmissão do vírus. Em terceiro lugar, a infecção pelo HIV pode estar associada a uma redução da eficácia do tratamento antimalárico, particularmente em caso de imunossupressão grave. Em quarto lugar, os tratamentos para cada uma das infecções podem ter impacto sobre o outro, levando a efeitos inesperados sobre a eficácia ou a toxicidade dos fármacos. Por fim, as intervenções de rotina na infecção pelo HIV podem afetar a incidência da malária; em particular, o sulfametoxazol-trimetoprima administrado diariamente, um esquema de rotina em pacientes infectados pelo HIV, oferece uma proteção parcial contra a malária. Como tanto a infecção pelo HIV quanto a malária são comuns em muitas áreas, em particular na África Subsaariana, até mesmo associações modestas são importantes. Por conseguinte, a coinfecção da malária em indivíduos infectados pelo HIV pode constituir um importante fator na promoção da disseminação do HIV na África. Todavia, a crescente implementação de telas mosquiteiras tratadas com inseticida, a profilaxia contra infecções oportunistas com sulfametoxazol-trimetoprima e o tratamento antirretroviral provavelmente irão diminuir de modo substancial o risco de malária em pacientes infectados pelo HIV, de modo que o risco naqueles que recebem tratamento ótimo não será substancialmente maior do que na população geral.

BIOPATOLOGIA

Ciclo de vida do parasita

A malária é transmitida pela picada de fêmeas infectadas de mosquitos anofelinos. Durante a alimentação, os mosquitos injetam esporozoítos, que circulam até o fígado e infectam os hepatócitos, causando infecção hepática assintomática (Figura 324.1). Subsequentemente, ocorre liberação de merozoítos a partir do fígado, que infectam rapidamente os eritrócitos para iniciar o estágio eritrocitário assexuado da infecção, que é responsável pela doença humana. Múltiplos ciclos de desenvolvimento dos eritrócitos, com produção de merozoítos que invadem outros eritrócitos, levam a um grande número de parasitas circulantes e à ocorrência de doença clínica. Cada ciclo eritrocítico tem uma duração aproximada de 24 horas para *P. knowlesi*; 48 horas para *P. falciparum*, *P. vivax* e *P. ovale*; e 72 horas para *P. malariae*. Alguns parasitas eritrocitários também se desenvolvem em gametócitos sexuais, que são captados pelos mosquitos. No mosquito, os gametócitos amadurecem em gametas e, após a fusão dos gametas masculino e feminino, produzem zigotos, que se desenvolvem em oocinetos, oocistos e, em seguida, em esporozoítos na glândula salivar, que são infecciosos para os seres humanos, completando o ciclo de vida e a infecção. *Plasmodium vivax* e *P. ovale* também causam infecção hepática crônica, em que os hipnozoítos persistem nos hepatócitos em um estado dormente, não sendo erradicados pela maioria dos tratamentos para a doença aguda; subsequentemente, pode haver evolução para a infecção eritrocitária e recidiva da doença clínica.

Características patogênicas dos parasitas da malária

A febre é a característica clínica mais comum da malária. A febre coincide com a ruptura de grandes números de eritrócitos infectados por esquizontes na conclusão do ciclo eritrocítico e com níveis circulantes elevados do fator de necrose tumoral (TNF). A malária por *P. falciparum* grave está associada a níveis muito elevados de TNF e de outras citocinas inflamatórias, porém as funções específicas das citocinas na patogenia não estão bem compreendidas. *Plasmodium falciparum* infecta eritrócitos de todas as idades, de modo que ele tem a capacidade de provocar parasitemias elevadas de modo rotineiro, com infecção de mais de 1% dos eritrócitos e mais de 10^5 de eritrócitos infectados por microlitro de sangue. Os parasitas não *P. falciparum* infectam um número menor de eritrócitos, limitando, assim, a extensão da infecção e a morbidade. Os parasitas não *P. falciparum* têm mais tendência a causar infecções altamente sincrônicas, que, se não forem tratadas, levam a ciclos regulares de febre a cada 48 horas (*P. vivax* e *P. ovale*) ou 72 horas (*P. malariae*), frequentemente com sintomas mínimos entre os episódios de febre.

A contribuição dos determinantes de virulência do parasita para a gravidade da malária não está bem elucidada. Uma característica biológica importante da infecção por *P. falciparum* é a capacidade dos parasitas de mediar a aderência dos eritrócitos infectados a certo número de ligantes

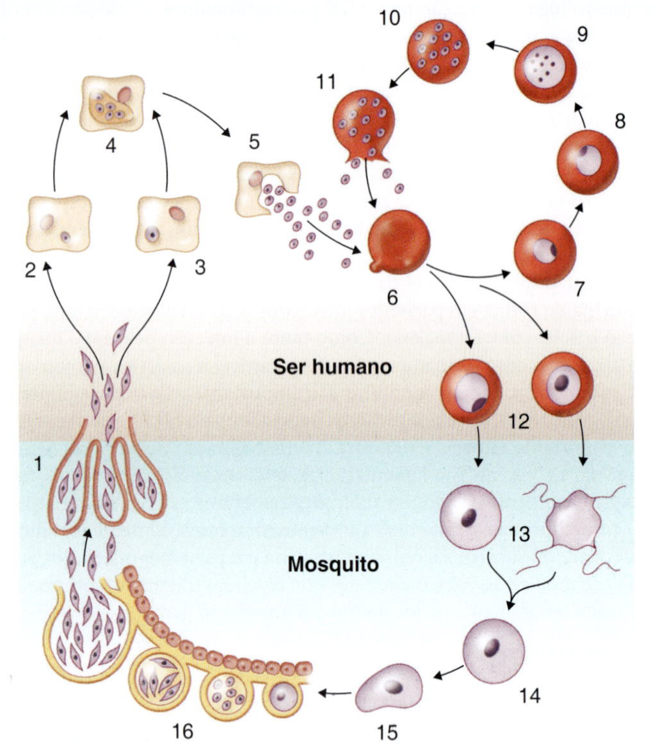

FIGURA 324.1 **Ciclo biológico do parasita da malária.** As *metades superior* e *inferior* do diagrama indicam as fases do ciclo do parasita no ser humano e no mosquito anofelino, respectivamente. A partir da glândula salivar de uma fêmea do mosquito *Anopheles*, os esporozoítos são injetados sob a pele (1). Em seguida, circulam pela corrente sanguínea até o fígado (2) e amadurecem no interior dos hepatócitos, transformando-se em esquizontes teciduais (4). Até 30 mil parasitas são então liberados na corrente sanguínea, na forma de merozoítos (5), produzindo infecção sintomática à medida que invadem e destroem os eritrócitos. Entretanto, na infecção por *Plasmodium vivax* e *Plasmodium ovale*, alguns parasitas permanecem dormentes no fígado, como hipnozoítos (3), que podem mais tarde se desenvolver em esquizontes teciduais e merozoítos, resultando em recaída. Na corrente sanguínea, os merozoítos (5) invadem os eritrócitos (6) e amadurecem nos estágios assexuados em forma de anel (7, 8), trofozoíto (9) e esquizonte (10). Os esquizontes maduros provocam os eritrócitos hospedeiros e liberam a próxima geração de merozoítos (11), que invadem células ainda não infectadas. Alguns parasitas eritrocitários diferenciam-se em formas sexuadas (gametócitos masculinos e femininos) (12). Quando ingeridos pelo mosquito, os gametócitos amadurecem em gametas masculinos e femininos (13), fundem-se para formar os zigotos (14) e, em seguida, desenvolvem-se em oocinetos, que invadem o intestino do mosquito (15) e transformam-se em oocistos (16). Os oocistos maduros produzem esporozoítos, que migram para a glândula salivar do mosquito (1), possibilitando outra infecção humana. (De Krogstad DJ: Blood and tissue protozoa. In: Schaechter M, Medoff G, Eisenstein BI, eds. *Mechanisms of Microbial Diseases*. 2nd ed. Baltimore: Williams & Wilkins; 1993:600.)

nas células endoteliais. Por meio desse mecanismo, os eritrócitos infectados pelos estágios mais maduros dos parasitas eritrocitários não circulam, porém se aderem aos pequenos vasos sanguíneos no encéfalo e de outros órgãos. Esse fenômeno, denominado citoaderência, permite aos parasitas evitar a sua passagem pelo baço, onde os eritrócitos anormais seriam eliminados. A citoaderência provavelmente também desempenha um importante papel na mediação das manifestações graves da malária por *P. falciparum*, com alterações inflamatórias locais mediadas por grandes números de parasitas aderentes, com consequente disfunção orgânica. A malária por *P. falciparum*, em particular, pode evoluir para a malária cerebral, incluindo coma; para o edema pulmonar não cardiogênico, incluindo comprometimento respiratório grave; e para a insuficiência renal, anemia grave, acidose, hipoglicemia e outras síndromes de disfunção orgânica. Durante a gravidez, há uma seleção de um subgrupo de cepas de *P. falciparum* que se fixam especificamente a ligantes da placenta. As mulheres grávidas em áreas endêmicas, particularmente aquelas em sua primeira gravidez que carecem de anticorpos específicos contra os parasitas ligados à placenta, correm alto risco de morbidade, incluindo anemia, em virtude das altas cargas de parasitas na placenta e desfecho fetal sombrio, incluindo retardo do crescimento intrauterino, aborto espontâneo e baixo peso ao nascer.

A anemia grave constitui uma causa comum de morte por malária por *P. falciparum*, particularmente em crianças que residem em áreas endêmicas. A anemia é causada pela destruição de eritrócitos infectados e não infectados, diminuição da hematopoese e sangramento. Em muitas áreas endêmicas, as crianças pequenas assintomáticas são, em sua maioria, infectada com *P. falciparum*, e a infecção crônica provoca anemia crônica. Outros fatores que contribuem para a anemia consistem em déficits nutricionais e infecções por nematódeos intestinais. As crianças que apresentam infecções frequentes por malária e anemia crônica estão mal equipadas para enfrentar o agravamento agudo da anemia causado pela malária grave. Com acesso limitado aos cuidados de saúde, as crianças, se levadas ao médico, o são em uma fase tardia da evolução da doença, o que resulta em muitas mortes.

Os parasitas da espécie *P. falciparum* utilizam a variação antigênica para escapar da resposta imune do hospedeiro. A principal proteína que medeia a citoaderência dos eritrócitos infectados às células endoteliais, a proteína de membrana eritrocitária de *P. falciparum* 1 (PfEMP-1), é transportada até a superfície do eritrócito e constitui um alvo das reações imunes do hospedeiro que limitam a infecção. A família da PfEMP-1 compreende cerca de 60 proteínas, porém apenas uma variante da PfEMP-1 é expressa na superfície de um eritrócito infectado. Durante o curso da infecção, os parasitas frequentemente variam a expressão da PfEMP-1 para impedir as respostas do hospedeiro. Esse fator e a alta variabilidade na sequência de muitas moléculas de PfEMP-1 apresentam um amplo repertório de antígenos e, provavelmente, ajudam a explicar a aquisição lenta da imunidade antimalárica protetora. A variação antigênica e outros aspectos da diversidade imunológica não estão claramente elucidados nos parasitas causadores da malária não *P. falciparum*, porém cada espécie parece ter a capacidade de causar infecções repetidas.

Os plasmódios parasitas diferentes de *P. falciparum* não causam citoaderência dos eritrócitos infectados; além disso, infectam um menor número de eritrócitos e são muito menos comumente responsáveis pela ocorrência de doença complicada e grave. Entretanto, relatos recentes sugerem que *P. vivax* pode causar doença grave, em particular comprometimento respiratório, mais comumente do que antes se havia verificado. *Plasmodium vivax* também é particularmente propenso a causar ruptura esplênica, porém essa complicação pode ser observada com todas as espécies causadoras de malária. *Plasmodium malariae* causa mais comumente uma doença febril leve, porém a infecção crônica ou repetida tem sido associada ao desenvolvimento de glomerulonefrite mediada por imunocomplexos com síndrome nefrótica (ver Capítulo 113). Relatos recentes indicam que *P. knowlesi* pode causar doença grave, incluindo mortes. O ciclo eritrocítico curto (de 24 horas) do *P. knowlesi*, que possibilita uma replicação mais rápida desses parasitas em comparação com os outros, pode explicar, em parte, a propensão desse parasita zoonótico a causar doença grave.

Imunidade e genética do hospedeiro

A natureza das respostas imunes dos seres humanos à malária ainda não está bem caracterizada, porém as respostas protetoras exigem infecções múltiplas e respostas aparentemente humorais e celulares. Nos locais onde a malária por *P. falciparum* é comum, a doença afeta principalmente as crianças. Depois de alguma proteção durante os primeiros meses de vida, provavelmente em virtude dos efeitos protetores dos anticorpos antiplasmódios maternos e da hemoglobina fetal, as crianças pequenas são infectadas com frequência, apresentam repetidas doenças febris da malária e correm alto risco de doença grave. Com episódios repetidos de malária, as crianças desenvolvem imunidade parcial. A imunidade desenvolve-se de forma gradual, com alguma proteção contra a malária grave depois de apenas algumas infecções, proteção crescente contra a doença sintomática e, por fim, forte proteção contra a infecção. Por conseguinte, nas áreas de alta endemicidade, as crianças pequenas sofrem episódios frequentes de malária, particularmente em torno dos 6 meses até 5 anos; as crianças de mais idade são frequentemente infectadas, porém raramente são sintomáticas; e os adultos apresentam menos comumente parasitemia identificável da malária. Entretanto, a imunidade contra a malária não é completa, a doença pode ocorrer em indivíduos de qualquer idade. Além disso, a imunidade exige reforço por infecções repetidas, de modo que os adultos correm risco aumentado de doença se retornarem para uma área altamente endêmica depois de uma longa permanência em uma área não endêmica.

Diversos polimorfismos genéticos humanos oferecem proteção contra a malária. O mais bem caracterizado é a hemoglobina falciforme (ver Capítulo 154). Os heterozigotos para hemoglobina S são parcialmente protegidos contra a malária grave por *P. falciparum*, levando a um polimorfismo equilibrado, em que a vantagem de sobrevida do polimorfismo possibilita a persistência da doença falciforme nos homozigotos. Outros polimorfismos eritrocitários que também têm probabilidade de oferecer proteção contra a malária incluem as hemoglobinas C e E, as talassemias (ver Capítulo 153), a deficiência de glicose-6-fosfato desidrogenase (ver Capítulo 152) e a ovalocitose (ver Capítulo 152). O antígeno Duffy, um receptor de quimiocitocina dos eritrócitos de função incerta, constitui o principal receptor dos eritrócitos humanos para a fixação e invasão subsequente do por *P. vivax*. A maioria dos africanos carece do antígeno Duffy eritrocitário, o que explica a prevalência incomum de *P. vivax* na maior parte da África.

MANIFESTAÇÕES CLÍNICAS

Malária não complicada

A maioria dos episódios de malária, até mesmo na infecção por *P. falciparum*, não apresenta nenhuma complicação. O período de incubação após uma picada infecciosa é, em geral, de 10 a 14 dias para *P. falciparum* e de cerca de 2 semanas para as outras espécies, embora esse período possa ser muito mais longo, particularmente na malária não causada por *P. falciparum* e em indivíduos com imunidade prévia. A característica essencial da malária é a febre, frequentemente com pródromo inespecífico semelhante a uma gripe, incluindo cefaleia e fadiga, seguidas de um paroxismo clássico da malária, incluindo calafrios, febre alta e, em seguida, sudorese. Os pacientes podem se sentir muito bem entre os episódios febris. Normalmente, a febre é irregular no início da doença; todavia, sem tratamento, pode tornar-se regular, com ciclos de 48 horas (*P. vivax* e *P. ovale*) ou 72 horas (*P. malariae*), particularmente na doença não causada por *P. falciparum*. É comum a ocorrência de cefaleia, mal-estar, mialgias, artralgias, calafrios, confusão, tosse, dor torácica, dor abdominal, anorexia, náuseas, vômitos e diarreia. As crises convulsivas são, com frequência, convulsões febris simples, particularmente em crianças pequenas; entretanto, podem representar também evidências de doença neurológica grave. Os achados físicos podem estar ausentes ou podem incluir sinais de anemia, icterícia, esplenomegalia e hepatomegalia discreta. O exantema e a linfadenopatia não são típicos na malária, de modo que a sua presença sugere outra causa para a febre. Os exames laboratoriais geralmente revelam anemia, trombocitopenia e anormalidades das funções hepática e renal.

Malária grave por *P. falciparum*

A malária grave pode ser definida como uma apresentação de sinais de doença grave ou disfunção orgânica (incluindo prostração, comprometimento da consciência, convulsões, desconforto respiratório, choque, acidose, anemia grave, sangramento excessivo, hipoglicemia, icterícia, hemoglobinúria e comprometimento renal) ou cargas elevada de parasitas (em geral, parasitemia periférica > 5% ou > 200.000 parasitas/μℓ). A malária cerebral,[7] que constitui a complicação grave mais comum em crianças, é geralmente definida como uma alteração da consciência na presença de malária por *P. falciparum*. As convulsões são comuns, e pode-se observar a presença de coma profundo, postura anormal, achados neurológicos focais e padrões respiratórios anormais. A taxa de mortalidade é de 15 a 25%, com taxa de cerca de 10% de persistência de sequelas neurológicas; entretanto, muitos pacientes apresentam uma notável melhora com tratamento apropriado.

A anemia grave é uma apresentação comum, particularmente em crianças pequenas. As transfusões, que são evitadas quando possível, desempenham um papel essencial no tratamento de pacientes com anemia grave. A insuficiência respiratória é causada por edema pulmonar não cardiogênico e é mais comum em adultos do que em crianças. A ventilação mecânica, quando disponível, pode salvar a vida do paciente. A insuficiência renal aguda também é mais comum em adultos e, em geral, deve-se à hipoperfusão e necrose tubular aguda; a hemofiltração e a hemodiálise, quando disponíveis, são valiosas. A febre hemoglobinúrica, incluindo hemólise intravascular e hemoglobinúria, tem etiologia incerta, mas pode ser causada pelo quinino. Pode-se observar disfunção hepática, incluindo icterícia, que também pode ser causada por hemólise. É comum haver esplenomegalia, e pode ocorrer ruptura do baço. A hipoglicemia é comum, decorrente do consumo de glicose pelos parasitas, do aumento da demanda, do comprometimento da gliconeogênese e da secreção de insulina induzida pelo quinino; os níveis de glicemia devem ser observados rigorosamente, com reposição da glicose, se necessário. A acidose metabólica, particularmente a acidose láctica é comum; o valor de tratamentos específicos para a acidose ou da reidratação agressiva é incerto. Podem-se observar distúrbios eletrolíticos. A coagulopatia, causada pelo consumo de fatores da coagulação, e a trombocitopenia acentuada, provocada pelo aumento da renovação das plaquetas, podem levar à ocorrência de sangramento significativo. A infecção bacteriana e a sepse podem coexistir com a malária; justifica-se o uso presuntivo de antibióticos quando são observados sinais de sepse.

Complicações da malária não causada por *P. falciparum*

A grande maioria das infecções por parasitas não *P. falciparum* não apresenta complicações em áreas endêmicas e em viajantes não imunes. Entretanto, a infecção por *P. vivax* é comum em muitas áreas, e estudos realizados em vários locais da Ásia e da Oceania mostraram que ela constitui a causa de cerca de um quarto das crianças internadas com malária grave, com taxa de mortalidade de cerca de 1%. As características importantes da malária grave por *P. vivax* incluem anemia grave e desconforto respiratório. Todas as formas de malária, porém em particular a infecção por *P. vivax*, podem ser complicadas por ruptura esplênica. As infecções crônicas podem ser complicadas por esplenomegalia hiper-reativa, com esplenomegalia maciça e achados de hiperesplenismo. As infecções crônicas também podem levar à síndrome nefrótica, particularmente na infecção por *P. malariae*.

DIAGNÓSTICO

Características clínicas

Em indivíduos com doença febril e risco de malária, é essencial estabelecer imediatamente o diagnóstico e é importante distinguir as diferentes espécies que infectam os seres humanos, visto que o tratamento difere de acordo com a espécie infectante. A malária constitui a causa mais comum de doença febril em muitas áreas, e, com os recursos limitados para estabelecimento do diagnóstico, ela frequentemente é diagnosticada com base apenas na sua manifestação como doença febril. Entretanto, prefere-se o diagnóstico formal. Em viajantes que retornam de áreas endêmicas com febre, os detalhes da história podem ajudar no estabelecimento do diagnóstico. A malária é mais provável em indivíduos que não utilizaram medidas de prevenção da infecção ou em viajantes para as áreas de maior endemicidade, como a África Subsaariana rural. Em geral, a malária por *P. falciparum* apresenta um período de incubação bastante curto em indivíduos não imunes, de modo que ela se manifesta nos primeiros 1 a 2 meses após o retorno em mais de 90% dos viajantes. A infecção por outras espécies da malária pode se manifestar dentro de alguns meses e, raramente, mais de 1 ano após a exposição.

Esfregaço sanguíneo

O esfregaço sanguíneo espesso constitui o método padrão de diagnóstico nas áreas endêmicas de malária. Nesse procedimento, deixa-se secar uma gota de sangue em uma lâmina, os eritrócitos são lisados, e os parasitas são então corados pelo método de Giemsa. Os parasitas são facilmente identificados por microscopistas treinados, e é possível estimar a sua densidade com base nas contagens em relação às dos leucócitos. Entretanto, os esfregaços de sangue espessos não permitem identificar a morfologia dos eritrócitos, que é útil no diagnóstico das espécies, que é difícil para aqueles com treinamento limitado. O esfregaço de sangue fino corado pelo método de Giemsa oferece uma melhor forma de caracterizar a morfologia dos parasitas, porém o processo é muito menos eficiente do que o esfregaço espesso. Por conseguinte, os esfregaços espessos constituem o procedimento padrão para o estabelecimento do diagnóstico em áreas de alta endemicidade, enquanto os esfregaços finos são preferidos nos locais onde a malária é incomum e onde os técnicos de laboratório têm tempo suficiente para examinar vários campos microscópicos. É importante distinguir as espécies infectantes de parasitas da malária. Na infecção por *P. falciparum*, observam-se, em geral, apenas parasitas assexuados com forma em anel. Os trofozoítos de *P. vivax* e *P. ovale* são encontrados em eritrócitos aumentados (e ovoides no caso de *P. ovale*) que contêm inclusões conhecidas como pontos de Schüffner. Os trofozoítos intraeritrocitários de *P. malariae* e *P. knowlesi* têm, com frequência, uma forma alongada. São também observados gametócitos do estágio sexuado (que têm uma forma oblonga característica no *P. falciparum*) nos esfregaços de sangue; a maioria dos tratamentos não erradica os gametócitos, de modo que a persistência dessas formas durante algumas semanas não constitui um sinal de fracasso do tratamento.

Detecção do antígeno

A detecção de antígeno constitui um novo método importante de diagnóstico da malária. Atualmente, dispõe-se de vários testes simples, que incorporam a detecção colorimétrica de um ou dois antígenos em um ensaio que exige treinamento limitado e apenas alguns minutos.[8] Os ensaios mais comumente realizados na África utilizam a proteína rica em histidina 2 (HRP2), uma proteína abundante e de longa duração, porém expressa apenas por *P. falciparum*. Outros ensaios identificam a lactato desidrogenase e aldolase dos plasmódios, que são produzidas por todas as espécies causadoras de malária humana. Alguns testes utilizam dois antígenos para identificar separadamente *P. falciparum* e todas as infecções causadas por todas as espécies de plasmódio. Testes diagnóstico rápidos tornaram-se um componente padrão de muitos programas de controle da malária. Um teste foi aprovado nos EUA. Entretanto, com muitos testes diferentes disponíveis em todo o mundo, a padronização não é ótima, e o papel específico de testes rápidos de antígenos para o diagnóstico da malária em diferentes situações epidemiológicos ainda não foi estabelecido. Além disso, há evidências crescentes de ausência da HRP2 em *P. falciparum* em algumas áreas, incluindo partes da América do Sul e outras regiões, levando à preocupação de que os exames diagnósticos baseados em HRP2 possam omitir alguns casos de malária por *P. falciparum*.

Outros exames diagnósticos

Testes sorológicos estão disponíveis para identificar infecções por malária anteriores, porém as respostas desenvolvem-se lentamente e persistem por um longo período, de modo que esses testes apresentam valores limitados diagnósticos. Os parasitas da malária podem ser identificados por meio de ensaios de amplificação molecular utilizando *primers* que codificam sequências específicas de gênero e espécie. Esses testes são altamente sensíveis e convenientes para fins de pesquisa, visto que podem ser realizados em DNA extraído a partir de sangue seco em papel de filtro no ambiente de campo. Os ensaios quantitativos por reação em cadeia da polimerase são mais sensíveis, porém a amplificação isotérmica mediada por alça e ensaios relacionados são altamente sensíveis e mais práticos em muitas situações de campo. Entretanto, os ensaios moleculares não são práticos para diagnóstico de rotina, em razão do tempo necessário, do significado incerto de um resultado positivo em áreas endêmicas onde a parasitemia de baixo nível pode ser clinicamente insignificante e do custo e das exigências de logística.

TRATAMENTO

O tratamento da malária por *P. falciparum* tem sido, por muitos anos, um desafio em razão da resistência aos fármacos.[9,10] Recomenda-se a terapia combinada à base de artemisinina (TCA) em quase todos os países endêmicos para a malária por *P. falciparum* (Tabela 324.1).[11] A malária não causada por *P. falciparum* ainda é geralmente tratada com cloroquina, embora a resistência a esse fármaco esteja aumentando no *P. vivax*; a malária por *P. vivax* resistente pode ser tratada com outros medicamentos utilizados no tratamento da malária por *P. falciparum*.

Cloroquina e outras aminoquinolinas

A cloroquina tem sido amplamente utilizada no tratamento da malária há mais de 70 anos. Continua sendo o tratamento preferencial para a malária não causada por *P. falciparum* e para a malária por *P. falciparum* nas poucas áreas onde não foi observada nenhuma resistência (América Central e Caribe); em geral, é rapidamente efetiva e bem tolerada. Nas infecções por *P. vivax* e *P. ovale*, a primaquina ou a tafenoquina também precisam ser administradas para erradicar as formas hepáticas dormentes e, assim, evitar a ocorrência de recidiva subsequente recorrente. A cloroquina continua efetiva para quimioprofilaxia semanal na prevenção da malária em áreas sem resistência. A amodiaquina e a piperaquina provavelmente compartilham mecanismos de ação com a cloroquina, porém são rotineiramente ativas contra parasitas resistentes à cloroquina, em razão da sua maior potência em comparação com a cloroquina e de algumas diferenças nos mecanismos de resistência; cada uma é, hoje em dia, um componente de uma TCA (Tabela 324.2). A amodiaquina é ligeiramente menos bem tolerada do que outras aminoquinolinas. Em geral, é segura para uso a curto prazo; entretanto, raramente, pode causar toxicidade hepática e medular grave, particularmente com administração crônica, de modo que o seu uso não é recomendado para quimioprofilaxia. A TCA com di-hidroartemisinina-piperaquina demonstrou ter eficácia excelente na maioria das regiões; entretanto, recentemente, foram observadas falhas frequentes no Sudeste Asiático, mediadas por resistência a ambos os componentes do esquema.

Tabela 324.1 Tratamento da malária.*

***PLASMODIUM FALCIPARUM* RESISTENTE À CLOROQUINA, *PLASMODIUM VIVAX* RESISTENTE OU ESPÉCIES NÃO IDENTIFICADAS**	
DOENÇAS NÃO COMPLICADAS	
Arteméter 20 mg, lumefantrina 120 mg	4 comprimidos VO, 2 vezes/dia, durante 3 dias
ou	
Atovaquona 250 mg, proguanil 100 mg	4 comprimidos/dia, durante 3 dias
ou	
Quinino	650 mg de sulfato de quinino, 3 vezes/dia, durante 3 a 7 dias
mais	
Doxiciclina	100 mg, 2 vezes/dia, durante 7 dias
ou mais	
Clindamicina	600 mg, 2 vezes/dia, durante 7 dias
ou	
Mefloquina	750 mg seguidos de 500 mg em 6 a 8 h; pode ser também administrada em dose única de 1.250 mg, embora essa dose seja menos bem tolerada do que a dose fracionada
MALÁRIA POR *P. FALCIPARUM* COMPLICADA OU INCAPACIDADE DE TOLERAR MEDICAMENTOS ORAIS†	
Artesunato IV‡	2,4 mg/kg a cada 12 h no dia 1; em seguida, diariamente por 2 dias adicionais
ou	
Gliconato de quinidina IV§,‖	10 mg/kg durante 1 a 2 h; em seguida, 0,02 mg/kg/min *ou* 15 mg/kg durante 4 h; em seguida, 7,5 mg/kg durante 4 h a cada 8 h
ou	
Dicloridrato de quinino IV§,‖	20 mg/kg durante 4 h; em seguida, 10 mg/kg a cada 8 h
ou	
Arteméter IM‖	3,2 mg/kg IM; em seguida, 1,6 mg/kg/dia
***P. FALCIPARUM* E OUTRAS ESPÉCIES SENSÍVEIS À CLOROQUINA**	
Fosfato de cloroquina	1 g, seguido de 500 mg em 6, 24 e 48 h *ou* 1 g às 0 e 24 h; em seguida, 0,5 g em 48 h
mais (apenas para *P. vivax* e *P. ovale*)	
Primaquina¶	30 mg de base (52,6 mg de fosfato de primaquina) ao dia, durante 14 dias
ou	
Tafenoquina¶	Dose única de 300 mg

*As dosagens referem-se aos sais, a não ser quando indicado, e são para adultos. Para dosagem pediátrica e recomendações completas dos Centers for Disease Control and Prevention (CDC), ver http://www.cdc.gov/malaria/pdf/treatmenttable.pdf. †Os esquemas IV devem ser administrados até que o paciente possa tolerar os agentes orais e, então, são seguidos de um ciclo de tratamento oral (doxiciclina, clindamicina ou ciclo completo de tratamento com outros fármacos, conforme listado), quando o paciente conseguir tolerar isso. ‡Disponível nos EUA em bases experimental nos CDC. §Deve-se efetuar monitoramento cardíaco durante a administração por via intravenosa de quinidina ou quinino. ‖Não disponível nos EUA. ¶Utilizar primaquina somente após a demonstração de níveis normais de glicose-6-fosfato desidrogenase. IM = via intramuscular; IV = via intravenosa.

Mefloquina e lumefantrina

A mefloquina proporciona tratamento e quimioprofilaxia efetivos para a maioria das cepas de *P. falciparum* resistentes à cloroquina e para outras espécies. A resistência à mefloquina é incomum, porém foi observada em partes do Sudeste Asiático, com falhas da TCA com artesunato-mefloquina. A mefloquina é um dos três fármacos recomendados para quimioprofilaxia contra *P. falciparum* pelos Centers for Disease Control and Prevention

Tabela 324.2 Recomendações para o tratamento da malária por *Plasmodium falciparum* nos países em desenvolvimento.*

ESQUEMA	OBSERVAÇÕES
Arteméter-lumefantrina	Tratamento de primeira linha em muitos países; aprovado pela FDA
Artesunato-amodiaquina (ASAQ)	Tratamento de primeira linha em muitos países da África
Artesunato-mefloquina	Tratamento-padrão em partes do Sudeste Asiático
Di-hidroartemisinina-piperaquina	Recentemente limitado pela resistência no Sudeste Asiático, porém altamente efetivo em outras partes

*Recomendações modificadas de World Health Organization. Guidelines for the Treatment of Malaria. Geneva: World Health Organization; 2015. FDA = Food and Drug Administration.

(CDC). A tolerância a doses quimioprofiláticas e, em particular, a doses terapêuticas de mefloquina é frequentemente limitada pelas toxicidades neurológica e gastrintestinal (GI). A lumefantrina é apenas utilizada em combinação e oferece um tratamento efetivo com arteméter, a TCA mais amplamente utilizada no tratamento da malária por *P. falciparum*.

Quinino e quinidina

O quinino tem sido utilizado no tratamento da malária por centenas de anos. Esse medicamento exerce uma rápida ação contra todas as espécies, com resistência conhecida limitada, exceto no Sudeste Asiático, onde os fracassos contra a malária por *P. falciparum* são bastante comuns. O quinino pode ser utilizado no tratamento da malária não complicada, porém a toxicidade GI e outros efeitos tóxicos inespecíficos levam a uma dificuldade em tolerar um ciclo de tratamento completo de 7 dias. Esse problema é evitado pela combinação de um ciclo de 3 dias de quinino com outros agentes. Na doença grave, o quinino por via intravenosa (IV) tem sido o tratamento padrão durante muitos anos, porém apresenta eficácia inferior em comparação com o artesunato IV. Nos EUA, não se dispõe atualmente de quinino e quinidina por via IV, e o artesunato IV constitui o tratamento padrão para a malária grave.

Primaquina e tafenoquina

A primaquina (normalmente 30 mg/dia, durante 14 dias)[A1] e a tafenoquina (dose única de 300 mg)[A2,A3] são aminoquinolinas relacionadas e constituem os únicos fármacos disponíveis para erradicar as formas hepáticas dormentes de *P. vivax* e *P. ovale*. Essas formas podem levar a recidivas após tratamento com cloroquina e outros agentes. A primaquina e a tafenoquina também são fármacos alternativos para a quimioprofilaxia contra *P. falciparum* e outras espécies. Os dois fármacos podem causar hemólise ou metemoglobinemia (ver Capítulo 149) em indivíduos com deficiência de glicose-6-fosfato desidrogenase (G6PD) (ver Capítulo 152). Deve-se efetuar um teste para detectar a possibilidade de deficiência antes da administração desses fármacos. Como nova estratégia para diminuir a transmissão, uma dose baixa única de primaquina em associação com terapia combinada à base de artemisinina é um tratamento bem tolerado para a malária não complicada por *P. falciparum* e pode diminuir a transmissão para os mosquitos em indivíduos com níveis normais de G6PD.[12]

Inibidores do metabolismo do folato

Os inibidores da di-hidrofolato redutase e da di-hidropteroato sintase são utilizados em esquemas de combinação em dose fixa para o tratamento e a prevenção da malária. Para tratamento, a sulfadoxina-pirimetamina tem sido amplamente utilizada no tratamento da malária por *P. falciparum* não complicada, porém houve um acentuado aumento da resistência na maioria das áreas endêmicas. O proguanil, um inibidor da di-hidrofolato redutase, é combinado com atovaquona (ver adiante). Para quimioprofilaxia, a sulfadoxina-pirimetamina não é mais recomendada, em razão da resistência aos fármacos e de uma toxicidade dermatológica rara, porém potencialmente fatal. Entretanto, doses menos frequentes em esquemas de terapia preventiva intermitentes têm sido bem toleradas e diminuíram a malária em grupos africanos de alto risco, particularmente em mulheres grávidas e crianças pequenas, embora a eficácia seja limitada pela resistência aos fármacos. A quimioprevenção sazonal da malária com uma combinação mensal de sulfadoxina-pirimetamina e amodiaquina durante a estação da transmissão é agora recomendada para o controle da malária em áreas da África com transmissão altamente sazonal e resistência limitada aos fármacos. O sulfametoxazol-trimetoprima diariamente, um tratamento profilático comum para prevenção das infecções oportunistas em indivíduos com infecção pelo HIV, tem oferecido alguma proteção contra a malária na África.

Artemisininas

A artemisinina, o componente ativo de um fitoterápico da China, e vários de seus análogos produzem uma rápida eliminação dos parasitas da malária circulante e também apresentam atividade contra os gametócitos, limitando a transmissão da doença. Todos esses fármacos são de ação curta, levando a recrudescências frequentes da infecção após monoterapia de curta duração. Por esse motivo, e para limitar o desenvolvimento de resistência, as artemisininas são agora utilizadas em combinação com fármacos de ação mais longa para o tratamento da malária em esquemas de 3 dias. Várias dessas combinações tornaram-se os tratamentos-padrão para a malária por *P. falciparum* na maioria dos países endêmicos (ver Tabela 324.2). Os principais esquemas consistem em combinações em doses fixas de arteméter-lumefantrina (a única TCA aprovada nos EUA), artesunato-amodiaquina, artesunato-mefloquina e di-hidroartemisinina-piperaquina. Todos esses esquemas demonstraram uma excelente eficácia na África em crianças[A4-A6] e em mulheres grávidas;[A7] diferentes esquemas tiveram eficácia ótima em diferentes regiões. As TCA também demonstraram excelente eficácia no tratamento da malária por *P. vivax*.[A8] Outras TCA que não são atualmente recomendadas pela OMS, mas que estão disponíveis para o tratamento da malária em alguns países e que também demonstraram boa eficácia, incluem artesunato-pironaridina,[A9] arterolano-piperaquina,[A10] artemisinina-piperaquina e artemisinina-naftoquina.[A11] A resistência às artemisininas é uma preocupação recente, com evidência de tempo prolongado para a eliminação dos parasitas no Sudeste Asiático, sugerindo uma diminuição da resposta do *P. falciparum* ao medicamento.[13] Mais preocupante é o fato de que a eficácia das TCA diminuiu recentemente em partes do Sudeste Asiático, mais notavelmente com a di-hidroartemisinina-piperaquina, em que a resistência a ambos os componentes do esquema leva a uma elevada taxa de fracasso clínico.[A12]

As artemisininas também desempenham um papel essencial no tratamento da malária grave. Foi demonstrado que o artesunato IV é superior à quinino no tratamento da malária grave em uma população principalmente de adultos na Ásia e em crianças africanas,[A13] notavelmente com vantagens de sobrevida em comparação com o quinino em ambas as populações. Em ambientes com infraestrutura limitada, o arteméter intramuscular[A14] e o artesunato intramuscular[A15] ou intrarretal também demonstraram eficácia excelente. Atualmente, o artesunato IV deve ser considerado um tratamento de primeira linha para a malária grave nos EUA, onde não está rotineiramente disponível; entretanto, pode ser facilmente obtido dos CDC para essa indicação. Em geral, as artemisininas são muito bem toleradas, com toxicidade mínima, embora possa ocorrer hemólise tardia após o tratamento, em particular com o artesunato IV.[14]

Atovaquona-proguanil

Essa combinação em dose fixa de um inibidor da di-hidrofolato redutase e atovaquona, com mecanismo antimalárico singular, tem excelente eficácia contra a maioria das infecções por *P. falciparum*. Foi aprovada para o tratamento e para a quimioprofilaxia da malária por *P. falciparum* e outras espécies nos EUA, onde agora é amplamente utilizada para ambas as indicações. A combinação de atovaquona-proguanil oferece excelente eficácia, com toxicidade mínima. Os efeitos adversos podem incluir sintomas GI, elevação das enzimas hepáticas, cefaleia e exantema. O seu uso disseminado nos países em desenvolvimento é limitado pelo elevado custo e pela preocupação acerca da resistência, visto que o desenvolvimento de resistência a cada componente é prontamente adquirida; entretanto, foi sugerido que os parasitas resistentes à atovaquona são incapazes de completar o seu desenvolvimento nos mosquitos, impedindo a transmissão desses parasitas.[15]

Antibióticos

Alguns antibacterianos são antimaláricos de ação lenta. As tetraciclinas e a clindamicina não devem ser utilizadas isoladamente no tratamento da malária, porém combinadas com quinino para possibilitar um tratamento de menor duração com esse fármaco. Além disso, a doxiciclina mostra-se efetiva na quimioprofilaxia da maioria dos casos de malária por *P. falciparum* e é recomendada para esse propósito pelos CDC, em particular para pessoas que viajam para regiões do Sudeste Asiático onde há uma alta resistência a outros medicamentos.

Tratamento da malária grave

A malária grave é uma emergência médica, que exige tratamento parenteral. Com o tratamento imediato e os cuidados de suporte apropriados, é possível obter recuperações rápidas, mesmo em indivíduos muito doentes. O tratamento padrão da malária grave consiste em artesunato IV, que precisa ser obtido dos CDC. Se a aquisição for demorada, o tratamento a curto prazo com um agente oral é apropriado até a disponibilidade do artesunato IV. Os cuidados apropriados na malária grave incluem cuidados de enfermagem rigorosos; manutenção dos líquidos, dos eletrólitos e da glicose; suporte respiratório e hemodinâmico; e considerar a necessidade de transfusões sanguíneas, anticonvulsivantes, antibióticos para o tratamento de infecções bacterianas e hemodiálise ou hemofiltração. A reanimação agressiva, a transfusão sanguínea para a anemia moderada, a exsanguinotransfusão e o tratamento específico da acidose têm valor incerto. Após a doença aguda, o artesunato IV deve ser seguido de medicamentos orais de ação mais longa, normalmente um ciclo completo de TCA oral, combinação de atovaquona-proguanil, mefloquina ou quinino mais doxiciclina ou clindamicina.

PREVENÇÃO

As intervenções fundamentais no controle da malária em regiões endêmicas consistem em controle dos mosquitos vetores por meio de pulverização de inseticidas em ambientes fechados; proteção contra picadas de mosquito por meio de mosquiteiros impregnados de inseticida; uso rotineiro de tratamentos combinados à base em artemisinina, que proporcionam um controle imediato da malária e que têm atividade contra os gametócitos, limitando, assim, a transmissão para os mosquitos; e uso selecionado de tratamentos preventivos intermitentes para diminuir a incidência da malária em grupos de alto risco. Uma tela mosquiteira tratada com piperonila butóxido de ação longa e a pulverização de ambientes fechados com piretroide demonstraram melhorar o controle da transmissão da malária em comparação com mosquiteiros com inseticidas padrões de ação longa.[A16,A17]

A ivermectina, que é utilizada no tratamento de algumas infecções por helmintos, também é mosquitocida e pode reduzir a transmissão da malária quando administrada, além do tratamento padrão da malária.[A18]

Ainda não há nenhuma vacina para prevenir a malária, porém há extensas pesquisas em andamento sobre possíveis vacinas. RTS,S, que se baseia em um antígeno de esporozoíto imunogênico, é o candidato mais avançado a vacina. Diversos ensaios clínicos mostraram uma proteção em crianças imunizadas com RTS,S, com proteção de cerca de 25 a 50% contra a malária no ano de imunização; entretanto, foram observados níveis mais baixos de proteção em crianças muito pequenas, em áreas de maior exposição à malária e por períodos mais longos de tempo.[A19-A21] Com base nesses resultados, surgiu um novo conceito, que consiste na imunização sazonal contra malária, com administração de vacinas de ação curta durante a estação de alta transmissão da infecção.[16] Foi evitada a infecção humana controlada em todos os 9 (100%) voluntários adultos saudáveis e virgens de malária que, 10 semanas antes, foram imunizados com esporozoítos de *Plasmodium falciparum* atenuados por radiação e inoculados por mosquitos.[17] Outras abordagens em fase de estudo incluem vacinas que contêm antígenos da fase eritrocitária, hepática e sexuada.

Medidas preventivas para viajantes para regiões endêmicas da malária

É importante que os viajantes não imunes (ver Capítulo 270) para áreas endêmicas sejam protegidos contra a malária potencialmente letal. Os viajantes devem diminuir a exposição aos mosquitos anofelinos que picam à noite com o uso de inseticidas e repelentes e devem dormir em quartos com telas nas janelas ou equipados com mosquiteiros impregnados de inseticida. O conselho padrão para viajantes para áreas endêmicas também consiste em usar doses baixas de medicamentos preventivos, selecionados com base no perfil de resistência da região específica. A cloroquina continua sendo recomendada em regiões endêmicas de malária na América Central e no Caribe. Para quase todas as outras áreas, os CDC recomendam o uso da combinação atovaquona-proguanil diariamente, mefloquina semanal ou doxiciclina diária; os detalhes da posologia variam, porém é importante continuar o tratamento após o retorno da viagem, de modo a eliminar os parasitas à medida que surgem do fígado (Tabela 324.3). A primaquina e a tafenoquina (aprovada pela FDA em 2018) oferecem esquemas alternativos de quimioprevenção. Para as áreas com alto risco de malária por *P. vivax*, algumas autoridades recomendam um ciclo completo de tratamento com primaquina após a viagem, de modo a eliminar o estágio hepático dormente. Em todas as quimioprofilaxias, é importante reconhecer que não há métodos para evitar os mosquitos nem esquemas farmacológicos que sejam totalmente protetores, de modo que é essencial considerar a possibilidade de malária como causa de febre em pessoas que retornam de viagens (ver Capítulo 270).

Tabela 324.3 Quimioprofilaxia da malária.*

ÁREAS COM *PLASMODIUM FALCIPARUM* RESISTENTE À CLOROQUINA	
Combinação de atovaquona-proguanil	1 comprimido (250 mg de atovaquona/100 mg de proguanil) por dia
Mefloquina	250 mg por semana
Doxiciclina	100 mg/dia
Primaquina†	30 mg/dia durante a exposição (quimioprofilaxia) ou 30 mg/dia durante 14 dias (profilaxia terminal contra o *P. vivax* e o *P. ovale*)
Tafenoquina†	200 mg/dia, durante 3 dias antes da viagem; em seguida, 200 mg por semana durante a viagem
ÁREAS SEM *P. FALCIPARUM* RESISTENTE À CLOROQUINA	
Fosfato de cloroquina	500 mg por semana

*As recomendações podem mudar com base nos padrões de resistência aos fármacos. Para mais detalhes e dosagem pediátrica, ver diretrizes dos Centers for Disease Control and Prevention (http://www.cdc.gov). Iniciar a mefloquina 1 a 2 semanas antes da viagem, e a doxiciclina, combinação de atovaquona-proguanil e primaquina, 2 dias antes; continuar a administração por 4 semanas após deixar a área endêmica (1 semana para combinação de atovaquona-proguanil e tafenoquina; 2 semanas para a primaquina). Todas as doses referem-se aos sais, a não ser que indicado. †Utilizar a primaquina somente após a demonstração de níveis normais de glicose-6-fosfato desidrogenase.

PROGNÓSTICO

Os pacientes com malária causada por *P. vivax*, *P. ovale* ou *P. malariae* geralmente respondem bem à cloroquina e apresentam uma recuperação sem complicações. A resistência à cloroquina está aumentando com o *P. vivax* em muitas áreas; as falhas do tratamento inicial habitualmente não são perigosas, porém devem ser seguidas de tratamento com outro esquema, como TCA, combinação de atovaquona-proguanil ou mefloquina. Em geral, os pacientes com malária por *P. falciparum* também respondem bem ao tratamento imediato, contanto que a doença não esteja em um estágio muito avançado na apresentação. A taxa de mortalidade em pacientes com malária por *P. falciparum* não complicada é de cerca de 0,1%. Os principais fatores que contribuem para a maioria das mortes por malária por *P. falciparum* provavelmente consistem em atraso entre o aparecimento dos sintomas e a apresentação para o tratamento definitivo e o uso de tratamentos subótimos. A apresentação do paciente com alto nível de parasitemia (> 200.000 parasitas/μℓ ou > 5% de parasitemia) ou com sinais de malária grave é preditiva de prognóstico sombrio. Todavia, com suporte agressivo, até mesmo indivíduos com doença grave frequentemente podem apresentar recuperações completas.

Grau A Recomendações de grau A

A1. Lacerda MVG, Llanos-Cuentas A, Krudsood S, et al. Single-dose tafenoquine to prevent relapse of *Plasmodium vivax* malaria. *N Engl J Med.* 2019;380:215-228.

A2. Llanos-Cuentas A, Lacerda MVG, Hien TT, et al. Tafenoquine versus primaquine to prevent relapse of *Plasmodium vivax* malaria. *N Engl J Med.* 2019;380:229-241.

A3. Graves PM, Choi L, Gelband H, et al. Primaquine or other 8-aminoquinolines for reducing *Plasmodium falciparum* transmission. *Cochrane Database Syst Rev.* 2018;2:CD008152.

A4. Four Artemisinin-Based Combinations (4ABC) Study Group. A head-to-head comparison of four artemisinin-based combinations for treating uncomplicated malaria in African children: a randomized trial. *PLoS Med.* 2011;8:1-16.

A5. Yeka A, Kigozi R, Conrad MD, et al. Artesunate/amodiaquine versus artemether/lumefantrine for the treatment of uncomplicated malaria in Uganda: a randomized trial. *J Infect Dis.* 2016;213:1134-1142.

A6. Sirima SB, Ogutu B, Lusingu JPA, et al. Comparison of artesunate-mefloquine and artemether-lumefantrine fixed-dose combinations for treatment of uncomplicated *Plasmodium falciparum* malaria in children younger than 5 years in sub-Saharan Africa: a randomised, multicentre, phase 4 trial. *Lancet Infect Dis.* 2016;16:1123-1133.

A7. PREGACT study group. Four artemisinin-based treatments in African pregnant women with malaria. *N Engl J Med.* 2016;374:913-927.

A8. Gogtay N, Kannan S, Thatte UM, et al. Artemisinin-based combination therapy for treating uncomplicated *Plasmodium vivax* malaria. *Cochrane Database Syst Rev.* 2013;10:CD008492.

A9. Pryce J, Hine P. Pyronaridine-artesunate for treating uncomplicated *Plasmodium falciparum* malaria. *Cochrane Database Syst Rev.* 2019;1:CD006404.

A10. Toure OA, Valecha N, Tshefu AK, et al. A phase 3, double blind, randomized study of arterolane maleate-piperaquine phosphate vs artemether-lumefantrine for falciparum malaria in adolescent and adult patients in Asia and Africa. *Clin Infect Dis.* 2016;62:964-971.

A11. Laman M, Moore BR, Benjamin JM, et al. Artemisinin-naphthoquine versus artemether-lumefantrine for uncomplicated malaria in Papua New Guinean children: an open-label randomized trial. *PLoS Med.* 2014;11:1-18.

A12. Amaratunga C, Lim P, Suon S, et al. Dihydroartemisinin-piperaquine resistance in *Plasmodium falciparum* malaria in Cambodia: a multisite prospective cohort study. *Lancet Infect Dis.* 2016;16:357-365.

A13. Dondorp AM, Fanello CI, Hendriksen IC, et al. Artesunate versus quinine in the treatment of severe falciparum malaria in African children (AQUAMAT): an open-label, randomised trial. *Lancet.* 2010;376:1647-1657.
A14. Esu E, Effa EE, Opie ON, et al. Artemether for severe malaria. *Cochrane Database Syst Rev.* 2014;9:CD010678.
A15. Kremsner PG, Adegnika AA, Hounkpatin AB, et al. Intramuscular artesunate for severe malaria in African children: a multicenter randomized controlled trial. *PLoS Med.* 2016;13:1-22.
A16. Tiono AB, Ouedraogo A, Ouattara D, et al. Efficacy of Olyset Duo, a bednet containing pyriproxyfen and permethrin, versus a permethrin-only net against clinical malaria in an area with highly pyrethroid-resistant vectors in rural Burkina Faso: a cluster-randomised controlled trial. *Lancet.* 2018;392:569-580.
A17. Protopopoff N, Mosha JF, Lukole E, et al. Effectiveness of long-lasting piperonyl butoxide-treated insecticidal net and indoor residual spray interventions, separately and together, against malaria transmitted by pyrethroid-resistant mosquitoes: a cluster, randomised controlled, two-by-two factorial design trial. *Lancet.* 2018;391:1577-1588.
A18. Ouédraogo AL, Bastiaens GJ, Tiono AB, et al. Efficacy and safety of the mosquitocidal drug ivermectin to prevent malaria transmission after treatment: a double-blind, randomized, clinical trial. *Clin Infect Dis.* 2015;60:357-365.
A19. Olotu A, Fegan G, Wambua J, et al. Four-year efficacy of RTS,S/AS01E and its interaction with malaria exposure. *N Engl J Med.* 2013;368:1111-1120.
A20. RTS,S Clinical Trials Partnership. Efficacy and safety of RTS,S/AS01 malaria vaccine with or without a booster dose in infants and children in Africa: final results of a phase 3, individually randomised, controlled trial. *Lancet.* 2015;386:31-45.
A21. Olotu A, Fegan G, Wambua J, et al. Seven-year efficacy of RTS,S/AS01 malaria vaccine among young African children. *N Engl J Med.* 2016;374:2519-2529.

REFERÊNCIAS BIBLIOGRÁFICAS

As referências bibliográficas, bem como os outros materiais suplementares deste livro, encontram-se no GEN-IO, nosso ambiente virtual de aprendizagem.

325 TRIPANOSSOMÍASE AFRICANA (DOENÇA DO SONO)

WILLIAM A. PETRI, JR.

DEFINIÇÃO

A tripanossomíase africana humana, comumente conhecida como doença do sono, é uma doença parasitária transmitida por vetores para seres humanos e animais pela picada da mosca-tsé-tsé (do gênero *Glossina*). A infecção é causada por protozoários do gênero *Trypanosoma* e espécie *brucei*.[1] Nos seres humanos, existem duas formas da doença causadas por duas subespécies distintas, que são idênticas na sua morfologia, mas que diferem na sua localização geográfica e apresentação clínica. *Trypanosoma brucei gambiense* é normalmente encontrado na África Ocidental e na África Central, enquanto o *Trypanosoma brucei rhodesiense* ocorre na África Oriental. *Trypanosoma b. gambiense* apresenta uma evolução mais crônica, enquanto *T. b. rhodesiense* causa doença de evolução mais rápida; ambos apresentam estágios avançados, caracterizados por meningoencefalite, resultando em coma e morte se o paciente não for tratado. Existe uma terceira subespécie, *T. brucei*, que provoca uma infecção crônica no gado, denominada nagana; entretanto, os seres humanos não são suscetíveis a esse parasita. A doença de Chagas, ou tripanossomíase americana, é discutida no Capítulo 326.

O patógeno

O parasita, por ser um micróbio extracelular, precisa escapar da eliminação imune para estabelecer uma infecção persistente. A superfície do tripanossoma é recoberta por uma densa camada homogênea de glicoproteínas de superfície variantes (VSG, *variant surface glycoproteins*), que são imunodominantes. Cada tripanossoma expressa apenas uma VSG de cada vez, porém apresenta mais de 1.000 cópias silenciosas diferentes do gene VSG, e a mudança para uma nova VSG ocorre em uma frequência de cerca de 1×10^{-6} parasitas. Por conseguinte, os tripanossomas que expressam determinada VSG serão finalmente eliminados pela resposta dos anticorpos do hospedeiro, porém qualquer tripanossoma que tenha efetuado uma mudança para uma nova VSG escapará da eliminação imune, resultando em novo pico de parasitemia. A recombinação entre os alelos de VSG assegura um repertório praticamente ilimitado de novas VSG; assim, a erradicação do parasita mediada por anticorpos é impossível.

EPIDEMIOLOGIA

A tripanossomíase africana humana é, hoje, um problema relativamente menor do que no século passado, em parte pelas epidemias cíclicas que ocorriam no passado, bem como pelos recentes aumentos nos esforços da saúde pública para o controle da doença do sono.[2] Entretanto, continua sendo uma ameaça iminente para 60 milhões de pessoas que vivem em áreas infestadas pela mosca-tsé-tsé, segundo estimativas, nos 36 países da África Subsaariana e provoca morbidade significativa, sendo responsável por 1,5 milhão de anos de vida ajustados por incapacidade em toda a África.[3]

A primeira epidemia ocorreu na bacia do Congo e em Uganda, entre 1896 e 1906, impulsionada, em parte, por desastres naturais que dizimaram populações de animais domésticos e por secas regionais, bem como por mudanças na distribuição da população influenciadas pelo colonialismo. A segunda epidemia ocorreu em numerosos países endêmicos, na década de 1920; o controle foi obtido após grandes esforços envidados para rastrear sistematicamente e tratar indivíduos, seguidos de extensos programas de controle de vetores, incluindo desmatamento e pulverização de inseticidas. Esses atos quase tiveram sucesso em deter a transmissão na década de 1960; entretanto, a independência de muitas nações africanas aproximadamente nessa época dificultou a sustentabilidade dos programas de prevenção e de controle. A incidência começou a aumentar na década de 1970 e alcançou o seu auge na década seguinte, levando à terceira epidemia do século XX. Entretanto, nos últimos 15 anos, o aumento do acesso das populações de risco ao diagnóstico e ao tratamento levou a uma redução de 68% na incidência de casos notificados.

Apesar do aumento dos esforços de vigilância nesses últimos 15 anos, ainda existem áreas de risco que carecem de programas ativos de monitoramento, e acredita-se que muitas pessoas morram de tripanossomíase africana humana sem diagnóstico acurado. A Organização Mundial da Saúde (OMS) divulgou uma incidência anual de 12.000 casos em 2007, o que representa uma redução drástica em comparação com a incidência estimada de 300.000 casos da década anterior. Estima-se que 300.000 a 500.000 pessoas sejam infectadas, contribuindo para cerca de 100.000 mortes a cada ano. Mais de 90% dos casos notificados são decorrentes de *T. b. gambiense*, a maioria na República Democrática do Congo.

A distribuição geográfica inclui áreas onde o vetor, o parasita, os hospedeiros reservatórios e os hospedeiros humanos coabitam (Figura 325.1). Em geral, incluem áreas focais do continente africano dentro de 15° de latitude norte e 15° de latitude sul, com predileção por áreas rurais.

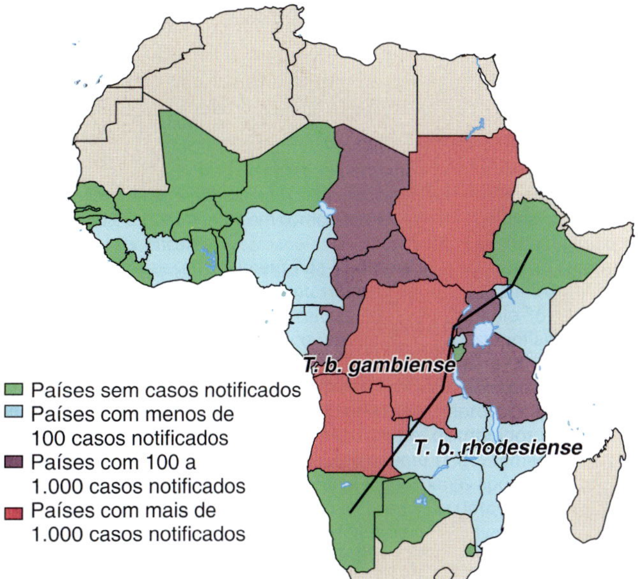

FIGURA 325.1 **Mapa da tripanossomíase africana humana. Esses 36 países da África Subsaariana são considerados endêmicos para a tripanossomíase africana humana. As *áreas sombreadas* representam a incidência relatada no período de 1997 a 2006. A *linha preta* representa aproximadamente a linha divisória entre os dois parasitas, embora possa ocorrer alguma sobreposição.**

Os seres humanos que correm maior risco de infecção são aqueles que dependem da pecuária, agricultura, pesca e caça para a sua subsistência. Com frequência, a doença concentra-se em focos de áreas rurais, com impacto socioeconômico significativo sobre as aldeias afetadas. Com poucas exceções, essa infecção nunca é encontrada em áreas urbanas. Houve menos de 50 casos notificados anualmente fora da África, representando, habitualmente, o resultado de viagens de norte-americanos ou de europeus para reservas de caça africanas.

O *T. b. gambiense* é transmitido pela mosca-tsé-tsé do grupo *Glossina palpalis*, cuja sequência do genoma foi relatada. Normalmente, as moscas-tsé-tsé são encontradas ao longo das margens dos rios, entre áreas arborizadas nas regiões mais tropicais da África Central e África Ocidental. Os reservatórios de *T. b. gambiense* e o foco das campanhas de saúde pública são principalmente os seres humanos. Em consequência, a doença por *T. b. gambiense* geralmente não é considerada zoonótica; o papel do reservatório animal para esse parasita permanece indeterminado, embora infecções naturais tenham sido descritas em animais domésticos, como cães, ovinos, gado e suínos.

Trypanosoma b. rhodesiense é transmitido por moscas-tsé-tsé pertencentes ao grupo *Glossina morsitans*, que são comumente encontrados entre áreas de bosques e savana da África Oriental e África Central. A doença por *T. b. rhodesiense* é zoonótica, em que numerosas espécies de animais selvagens e domésticos atuam como reservatórios. Nessa infecção, o reservatório animal desempenha uma importante função no ciclo, sustentando a transmissão do parasita e as infecções humanas. As espécies domésticas, em particular o gado, têm o potencial de desencadear surtos e, de maneira não surpreendente, têm servido como foco de campanhas de prevenção bem-sucedidas.

BIOPATOLOGIA

Após a picada de uma mosca-tsé-tsé carregando tripomastigotas metacíclicos, pode haver formação de uma reação (cancro) no local de inoculação. Esse sintoma é observado na infecção por *T. b. rhodesiense* e ocorre, com mais frequência, em viajantes, porém raramente aparece na infecção causada por *T. b. gambiense*. Subsequentemente, os parasitas disseminam-se pelos sistemas sanguíneo e linfático, uma fase considerada como estágio I da doença. A propagação dos parasitas no sistema nervoso central (SNC) define o estágio II da doença, que é invariavelmente fatal se ela não for tratada. O parasita parece permanecer extracelular durante toda a evolução da infecção.

Ocorrem picos e ondas de parasitemia durante o estágio I da doença, resultando no sintoma clássico de febre intermitente. Esses surtos de febre correspondem a uma resposta inflamatória do tipo 1 (ver Capítulo 42), em que macrófagos classicamente ativados produzem níveis elevados de fator de necrose tumoral (TNF) e óxido nítrico. Isso ajuda no controle da parasitemia, mas também contribui para o dano aos tecidos. Subsequentemente, podem ocorrer respostas inflamatórias do tipo 2, com alta produção de interleucina-10, o que limita a produção de TNF e de óxido nítrico após controle da parasitemia inicial. As respostas dos anticorpos são dirigidas contra as VSG e outros antígenos dos tripanossomas (p. ex., antígenos de parasitas lisados), porém há também produção de autoanticorpos. Os episódios febris generalizados são observados juntamente com linfadenopatia e inflamação do miocárdio e pericárdio. Normalmente, o comprometimento cardíaco é mais grave na infecção por *T. b. rhodesiense*. Além disso, podem-se observar anemia, trombocitopenia, coagulação intravascular disseminada e doença renal.

No estágio II da doença, os parasitas atravessam a barreira hematencefálica e invadem o SNC. Há desenvolvimento de meningoencefalite aguda, com infiltração do encéfalo por uma variedade de células inflamatórias, incluindo macrófagos, linfócitos, plasmócitos, células de Mott (plasmócitos com inclusões citoplasmáticas esféricas compostas de imunoglobulina) e células morulares (células plasmocitoides com vesículas hialinas transparentes no citoplasma). Essas células inflamatórias são encontradas nas meninges, que sofrem espessamento, bem como nos espaços perivasculares e no neurópilo. Com frequência, observa-se a presença de edema, hemorragia e lesões granulomatosas; além disso, podem ocorrer trombose e degeneração neuronal.

A resistência genética à tripanossomíase africana deve-se a um polimorfismo comum (em indivíduos de ascendência africana) no gene $APOL_1$, um componente de lipoproteína de alta densidade. Esse produto gênico medeia a resistência do soro ao parasita. Uma consequência adversa desse polimorfismo é que os indivíduos com duas cópias do alelo variante (15% dos afro-americanos) correm risco aumentado de doença renal crônica.

MANIFESTAÇÕES CLÍNICAS

As manifestações clínicas da tripanossomíase africana humana diferem com base no organismo infectante. *Trypanosoma b. gambiense* provoca mais uma doença crônica, com duração média estimada de 3 anos, enquanto a infecção por *T. b. rhodesiense* progride muito mais rapidamente, levando ao coma e à morte em questão de semanas a meses. Entretanto, a infecção por *T. b. gambiense* também é conhecida por causar um rápido declínio. Existem outras semelhanças, incluindo um estágio hemolinfático inicial (estágio I) e um estágio tardio, caracterizado por doença proeminente do SNC, incluindo meningoencefalite (estágio II).[4]

Doença do sono da África Ocidental

A infecção começa após a picada de uma mosca infectada por *T. b. gambiense*. No local da inoculação, pode se desenvolver um cancro tripanossomal doloroso, endurecido e eritematoso 1 a 2 semanas após a picada, com resolução espontânea depois de várias semanas. Em certas ocasiões, o cancro pode ulcerar. Entretanto, essas características são raramente observadas no momento da apresentação clínica e, algumas vezes, a sua ocorrência é desconhecida na anamnese; por conseguinte, muitos indivíduos desenvolvem doença disseminada sem o reconhecimento da infecção localizada.

O estágio hemolinfático, quando os parasitas se disseminam por todo o corpo, pode se manifestar clinicamente apenas várias semanas ou meses após a picada inicial. Os sintomas típicos consistem em picos febris intermitentes, acompanhados, em certas ocasiões, por cefaleias e mal-estar. Essas características podem persistir por semanas ou meses, em virtude da natureza cíclica da parasitemia e da produção de anticorpos contra os vários antígenos expressos sequencialmente pelo parasita.

A linfadenopatia (ver Capítulo 159) é um achado comum na doença do sono da África Ocidental. Embora possa ocorrer linfadenopatia regional após a picada inicial, a linfadenopatia generalizada na cabeça e no pescoço frequentemente é observada quando a doença crônica se desenvolve. O achado clássico consiste em aumento dos linfonodos no trígono cervical posterior, comumente conhecido como sinal de Winterbottom; entretanto, outros linfonodos cervicais e supraclaviculares também podem ser acometidos. Os linfonodos afetados são distintos, móveis, elásticos, porém não hipersensíveis à palpação; com o passar do tempo, podem tornar-se mais endurecidos em razão da fibrose.

Outros sintomas relatados incluem prurido, ocasionalmente acompanhado de exantema, artralgias e edema periarticular, bem como edema transitório das extremidades e da face. Os sintomas menos comuns incluem características compatíveis com disfunção neuroendócrina, como perda de libido e impotência, amenorreia e infertilidade, alopecia e ginecomastia. Os sinais da doença incluem hepatomegalia e esplenomegalia; disfunção cardíaca, incluindo taquicardia; anormalidades eletrocardiográficas, como prolongamento do intervalo QTc e alterações de repolarização; e, com menos frequência, pericardite ou miocardite. Podem ocorrer anemia hemolítica e alterações nos resultados das provas de função hepática.

Meses ou até mesmo anos após a infecção inicial, observa-se o desenvolvimento da doença no estágio II, caracterizada por cefaleias, sonolência diurna e alterações neuropsiquiátricas. As alterações comportamentais, como irritabilidade, confusão, incapacidade de concentração e cansaço, estão entre os primeiros sinais de doença do SNC; foi também descrita a ocorrência de psicose. Os achados neurológicos são numerosos e incluem uma variedade de distúrbios motores e sensitivos, como achados extrapiramidais, disestesias e comprometimento visual. Esses sintomas deram à infecção o seu nome comum de doença do sono; manifestam-se por sonolência diurna e irritabilidade noturna. A doença no estágio avançado caracteriza-se por edema cerebral e meningoencefalite. Progressivamente, a perda da função neurológica pode levar à paralisia, e muitos indivíduos podem sucumbir à pneumonia por aspiração ou à desnutrição; de outro modo, o coma leva à morte na ausência de tratamento.

Doença do sono da África Oriental

Em comparação com a doença do sono gambiense, a doença do sono da África Oriental é mais rapidamente progressiva. A picada infecciosa está associada, com mais frequência, ao desenvolvimento de um cancro, embora alguns estudos relatem a presença em apenas 20% dos pacientes.

É necessário um período de incubação de vários dias a semanas de duração antes que os sintomas se manifestem. Os sintomas iniciais incluem febre intermitente alta, que pode se assemelhar àquelas observada na malária. A linfadenopatia não é tão comum com esse organismo infectante, e normalmente o sinal de Winterbottom está ausente. As alterações cutâneas são mais proeminentes, e os exantemas no estágio inicial da infecção são particularmente comuns em expatriados com infecção. Além disso, as manifestações cardíacas são mais comuns e clinicamente relevantes; foi documentada a ocorrência de taquicardia, arritmias, miocardite e insuficiência cardíaca congestiva, que podem ser graves o suficiente para causar morte antes do desenvolvimento de doença grave do SNC. A doença do SNC assemelha-se àquela da doença do sono da África Ocidental, porém o início é mais precoce, e a taxa de deterioração é mais rápida. As anormalidades hematológicas consistem em anemia,[5] trombocitopenia e coagulação intravascular disseminada. Sem tratamento, pode ocorrer morte depois de semanas ou meses.

DIAGNÓSTICO

Os indícios epidemiológicos e os achados clínicos podem, juntos, sugerir o diagnóstico de tripanossomíase africana humana, porém o diagnóstico definitivo depende da demonstração do parasita. No estágio inicial da doença, a microscopia óptica e a coloração de Giemsa podem ser utilizadas para visualizar os parasitas altamente móveis em amostras frescas de líquido obtido de cancros ou de aspirados de linfonodos. Os esfregaços de sangue periférico, incluindo esfregaços espessos e finos e aspirados de medula óssea corados pelo método de Giemsa, têm sido bem-sucedidos. Os esfregaços de sangue demonstram maior sensibilidade quando realizados na doença em estágio I, quando a parasitemia é elevada (Figura 325.2); o limiar para a visualização de parasitas no esfregaço espesso é de aproximadamente 5.000 parasitas/mℓ. O desempenho é superior na infecção por *T. b. rhodesiense*, em virtude da maior carga de parasitas. Se o exame do esfregaço inicial for negativo, devem-se efetuar exames subsequentes. As técnicas de concentração, incluindo exame do creme leucocitário, devem ser utilizadas quando tecnicamente viáveis. A cultura de qualquer um desses líquidos pode ter maior sensibilidade do que as preparações em esfregaços.

O líquido cerebrospinal (LCS) também precisa ser analisado para determinar o tratamento mais apropriado. As anormalidades do LCS frequentemente começam com aumento das contagens de células e progridem para elevação da pressão de abertura e dos níveis de proteína total, com aumento da imunoglobulina M (IgM) policlonal. A doença em estágio II é definida pela presença de mais de 5 leucócitos/μℓ, presença de tripanossomas e nível elevado de proteína total (> 370 mg/ℓ) no LCS. Métodos diagnósticos mais recentes, incluindo a análise do LCS pela reação em cadeia da polimerase e teste de aglutinação em látex para IgM do LCS, são promissores, porém exigem validação para determinar os resultados após tratamento de pacientes com resultados positivos.

A alocação de recursos para esta doença tropical negligenciada nesses últimos anos possibilitou um progresso lento, porém empolgante no campo do diagnóstico da tripanossomíase africana humana. Os genomas das espécies de *T. brucei* foram mapeados, e foram desenvolvidos ensaios moleculares para conseguir distinguir espécies causadoras de tripanossomíase africana humana com um único teste de reação em cadeia da polimerase. Foram desenvolvidos novos usos da espectrometria de massa, que utilizam a análise da assinatura proteômica para identificar impressões (*fingerprints*) específicas da tripanossomíase africana humana no hospedeiro.

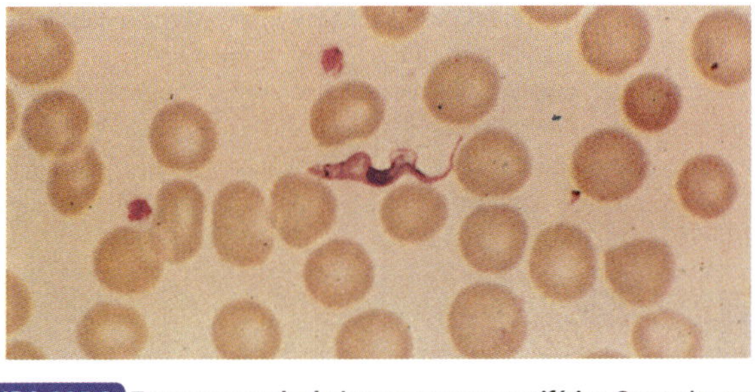

FIGURA 325.2 ***Trypanosoma rhodesiense*** **no sangue periférico.** O parasita apresenta um núcleo, um cinetoplasto posterior, membrana ondulante e flagelo (1.500×).

Em contraste com esses métodos altamente técnicos e de alto custo, outros testes apropriados para o campo estão sendo validados, incluindo o teste dot-ELISA, que seria capaz de fornecer informações sobre o estágio da doença. Há também testes sorológicos para o diagnóstico da infecção por *T. b. gambiense*. O teste de aglutinação em cartão para tripanossomíase por *T. b. gambiense* (CATT) é comumente utilizado por programas de rastreamento; a sensibilidade varia de 87 a 98%, dependendo da população em estudo, e a sua especificidade pode alcançar 95%. Não se dispõe de testes sorológicos para a infecção por *T. b. rhodesiense*. Os testes sorológicos rápidos para a infecção por *T. b. gambiense* incluem o Sero-Strip para tripanossomíase africana humana (que utiliza um método de tira) e o teste Sero + K SeT para tripanossomíase africana humana (que utiliza um dispositivo de fluxo lateral) para teste em amostra de sangue ou de plasma, respectivamente. Os Collaborating Centres da OMS para a tripanossomíase africana humana são importantes recursos para exames diagnósticos clínicos.

TRATAMENTO

Há um número muito pequeno de fármacos disponíveis para o tratamento da tripanossomíase africana humana, e aqueles comumente utilizados são muito tóxicos (Tabela 325.1). O tratamento depende do organismo infectante e do estágio da doença. A distribuição dos medicamentos é feita pela OMS em Genebra. Na doença em estágio I com infecção por *T. b. gambiense*, a pentamidina é o fármaco preferencial.[A1] O esquema padrão consiste na administração parenteral diária durante 1 semana; todavia, estudos estão sendo conduzidos para determinar a eficácia da redução do tratamento para 3 doses.

A suramina também é utilizada na doença em estágio I com infecção por *T. b. rhodesiense*. Esse medicamento é difícil de misturar e administrar. A suramina precisa ser administrado em uma infusão intravenosa lenta periodicamente, durante 3 semanas. Embora a anafilaxia seja rara (cerca de 1 em 20.000 pacientes), recomenda-se uma dose de teste antes de se iniciar o tratamento completo. Vários efeitos colaterais exigem monitoramento rigoroso, sendo a nefrotoxicidade o mais importante. Recomenda-se a realização de exame de urina antes de cada dose, e o fármaco deve ser interrompido se a proteinúria persistir e se forem observados cilindros no sedimento urinário.

A combinação de nifurtimox e eflornitina constitui o tratamento de primeira escolha da doença em estágio II por *T. b. gambiense*.[A2] O nifurtimox é administrado por via oral, enquanto a eflornitina exige administração intravenosa frequente. O melarsoprol continua sendo o único agente disponível para o tratamento da infecção pelo *T. b. rhodesiense* no estágio II. Trata-se de um medicamento altamente efetivo, porém extremamente tóxico utilizado na doença em estágio II causada por qualquer organismo. Os efeitos colaterais são numerosos, porém o mais importante é a encefalopatia potencialmente fatal, que pode se desenvolver em decorrência do arsênio (altamente fatal) ou como reação inflamatória. O uso concomitante de esteroides é útil para reduzir o risco de encefalopatia e morte, sem comprometer a eficácia do melarsoprol. O aumento gradual no primeiro ciclo de tratamento, entre 2 e 3,6 mg/kg em doses fracionadas, 3 vezes/dia, durante 3 dias, também demonstrou reduzir os riscos de encefalopatia. A resistência ao melarsoprol é disseminada. O mecanismo de resistência a esse fármaco tem sido atribuído a mutações que afetam uma aquagliceroporina (AQP2), um transportador de solutos e fármacos do parasita.[6]

A tafenoquina, que é um agente antimalárico oral pertencente à família da 8-aminoquinolina, tem atividade *in vitro* contra *T. brucei*. No momento, não se sabe se esse medicamento será uma alternativa clinicamente útil.[7] Outra alternativa possível e recente, a pafuramidina oral (100 mg, 2 vezes/dia, durante 10 dias), pode proporcionar uma taxa de cura global de cerca de 90% em 12 meses, porém o seu uso foi interrompido em virtude da sua toxicidade renal tardia.

Há poucas opções terapêuticas disponíveis para o tratamento do estágio avançado da tripanossomíase africana. Entretanto, o fexinidazol oral,[8] administrado 1 vez/dia, demonstrou ser efetivo e seguro no tratamento da infecção por *T. b. gambiense*, em comparação com a terapia combinada com nifurtimox e eflornitina na infecção de estágio avançado.[A3]

PREVENÇÃO

Até o momento, não existe nenhuma vacina contra a tripanossomíase africana humana. As bases da prevenção incluem a busca de casos ativos com tratamento precoce e controle dos vetores.[9] Em virtude da natureza de cada infecção, a vigilância dos casos ativos é mais apropriada para a

Tabela 325.1 Medicamentos utilizados no tratamento da tripanossomíase africana humana.

MEDICAMENTO	CLASSE	ESTÁGIO	VIA DE ADMINISTRAÇÃO	DOSE EM ADULTOS	EFEITOS ADVERSOS
TRYPANOSOMA BRUCEI GAMBIENSE					
Pentamidina	Diamidina aromática	I	IM ou IV	4 mg/kg/dia, durante 7 dias	Dor, sintomas GI, hipoglicemia ou hiperglicemia, anormalidades eletrolíticas, leucopenia, trombocitopenia
Eflornitina	Inibidor da ornitina carboxilase	II	IV	100 mg/kg a cada 6 h, durante 14 dias	Sintomas GI, toxicidade da medula óssea, crises convulsivas
Eflornitina mais nifurtimox				Nifurtimox, 15 mg/kg/dia VO, em 3 doses × 10 dias; eflornitina, 400 mg/kg/dia IV, em duas infusões de 2 h (cada dose diluída em 250 mℓ de água para injeção), × 7 dias	
TRYPANOSOMA BRUCEI RHODESIENSE					
Suramina	Naftilamina polissulfonada derivada da ureia	I	IV	1 g IV nos dias 1, 3, 7, 14, 21 (após uma dose de teste de 100 a 200 mg)	Anafilaxia, nefrotoxicidade, febre, exantema, prurido, artralgias, neuropatia periférica reversível e toxicidade da medula óssea
Melarsoprol	Arsenical trivalente	II	IV	1,2 mg/kg a cada 8 h, por 3 dias consecutivos a cada semana, durante 3 semanas (dose diária máxima de 180 mg)	Síndromes encefalopáticas, neuropatia periférica, paralisia, arritmias cardíacas, sintomas GI, exantema, prurido, tromboflebite

GI = gastrintestinal; IM, via intramuscular; IV, via intravenosa.

infecção por *T. b. gambiense*, porém o controle dos vetores é mais efetivo para a prevenção da infecção por *T. b. rhodesiense*. O objetivo do achado de casos ativos é identificar indivíduos infectados que ainda podem estar no estágio assintomático ou inicial. Essa abordagem, que é mais adequada para a doença causada por *T. b. gambiense*, normalmente consiste em exame de rastreamento para linfadenopatia, seguido de teste CATT. Se os resultados de ambos forem positivos, o paciente deve ser submetido a uma avaliação mais detalhada, com aspirado de linfonodos e exames de sangue. Se for constatada a presença de tripanossomas, o paciente deve ser tratado. As medidas de controle de vetores incluem pega-moscas e telas impregnadas de inseticidas; as armadilhas são facilmente mantidas pelos habitantes, porém as telas necessitam de retratamento regular, e, portanto, a sua manutenção é mais trabalhosa e mais cara. A pulverização em massa, outrora considerada um método bem-sucedido até a década de 1960, não é mais praticada. Entretanto, se uma epidemia ocorrer, a pulverização do solo ou aérea, combinada com a interferência no hábitat do animal reservatório, pode constituir o método mais efetivo para obter um rápido controle dos vetores.

Os viajantes para áreas endêmicas devem estar cientes dessa doença e devem seguir medidas básicas de proteção. É necessário usar roupas protetoras de peso pelo menos médio; as cores neutras são mais efetivas, visto que as moscas são atraídas por cores brilhantes e escuras. As moscas-tsé-tsé são atraídas por veículos em movimento, porém descansam na sombra ou em arbustos. Embora o uso de repelente de insetos seja prudente para outras doenças transmitidas por vetores que podem ser endêmicas nessas áreas, não foi comprovado que ele reduza substancialmente o risco de picadas de mosca-tsé-tsé. Não existe nenhuma quimioprofilaxia recomendada para os viajantes.

Grau A — Recomendações de grau A

A1. Pohlig G, Bernhard SC, Blum J, et al. Efficacy and safety of pafuramidine versus pentamidine maleate for treatment of first stage sleeping sickness in a randomized, comparator-controlled, international Phase 3 clinical trial. *PLoS Negl Trop Dis.* 2016;10:1-17.

A2. Kansiime F, Adibaku S, Wamboga C, et al. A multicentre, randomised, non-inferiority clinical trial comparing a nifurtimox-eflornithine combination to standard eflornithine monotherapy for late stage *Trypanosoma brucei gambiense* human African trypanosomiasis in Uganda. *Parasit Vectors.* 2018;11:1-11.

A3. Mesu VKBK, Kalonji WM, Bardonneau C, et al. Oral fexinidazole for late-stage African *Trypanasome brucci gambiense* trypanasomiasis: a pivotal multicentre, randomised, non-inferiority trial. *Lancet.* 2018;391:144-154.

REFERÊNCIAS BIBLIOGRÁFICAS

As referências bibliográficas, bem como os outros materiais suplementares deste livro, encontram-se no GEN-IO, nosso ambiente virtual de aprendizagem.

326 DOENÇA DE CHAGAS

LOUIS V. KIRCHHOFF

DEFINIÇÃO

A doença de Chagas, ou tripanossomíase americana, é causada pelo protozoário parasita *Trypanosoma cruzi*. Os termos *doença de Chagas, tripanossomíase americana* e *infecção por T. cruzi* são sinônimos.

O patógeno

Várias dezenas de espécies estão incluídas no gênero *Trypanosoma*, porém apenas o tripanossoma africano *Trypanosoma brucei* (com as subespécies *T. b. gambiense* [África Ocidental] e *T. b. rhodesiense* [África Oriental]) (ver Capítulo 325) e o tripanossoma americano *T. cruzi* causam doença em seres humanos. Muitas espécies de insetos triatomíneos, também denominados *barbeiros*, atuam como vetores para o *T. cruzi*, e muitas espécies de mamíferos domésticos e selvagens, bem como os seres humanos, estão envolvidos no complexo ciclo biológico desse microrganismo fascinante. Os vetores são infectados pela ingestão de sangue de mamíferos que apresentam parasitas em sua corrente sanguínea. Em seguida, os parasitas multiplicam-se no intestino dos insetos e, por fim, são eliminados nas fezes do vetor. A transmissão para um novo hospedeiro mamífero ocorre quando as fezes do vetor carregadas de parasitas entram em contato com superfícies vulneráveis, como as mucosas da boca e do nariz, a conjuntiva ou soluções de continuidade da pele. Quando entram em contato com tecidos do novo hospedeiro, os parasitas penetram nas células locais e multiplicam-se intracelularmente; à medida que as células parasitadas sofrem ruptura, os parasitas são liberados no sistema linfático e na corrente sanguínea. Os microrganismos que estão na circulação entram em novas células situadas em locais distantes e, dessa maneira, mantêm um processo incessante de multiplicação assíncrona. O ciclo biológico completa-se quando os parasitas são carregados no sangue sugado pelos vetores. Além da transmissão por vetores, *T. cruzi* pode ser transmitido pelo sangue ou órgãos doados de pessoas infectadas, da mãe para o feto, pela ingestão de bebidas ou alimentos contaminados,[1] por pessoas infectadas em contatos sexuais[2] e em acidentes de laboratório.

EPIDEMIOLOGIA

Epizootiologia de *T. cruzi*

Os vetores triatomíneos que transmitem *T. cruzi* são encontrados nas Américas, desde o sul da Argentina até a metade do sul dos EUA.

O parasita foi isolado de mais de 100 espécies de mamíferos domésticos e selvagens, dos quais a maior parte provavelmente adquiriu a infecção ao ingerir vetores infectados ou por meio de transmissão congênita. Os tatus, os roedores do gênero *Neotoma*, os guaxinins e os gambás são mamíferos selvagens reservatórios típicos, e estas e outras espécies que abrigam *T. cruzi* podem ser encontradas em grandes números no sul e sudoeste dos EUA.

Normalmente, os seres humanos adquirem a infecção por *T. cruzi*, que é duradoura, quando vivem em casas localizadas em áreas enzoóticas, onde o ciclo silvestre de transmissão é ativo. O processo começa quando espécies de vetores adaptadas a viver em habitações humanas estabelecem residência em nichos nas casas de madeira, de taipa e de pedra que são típicas em muitas regiões endêmicas. Esses vetores tornam-se domiciliares e, em seguida, ingerem sangue, principalmente à noite, dos seres humanos que ocupam as habitações que eles invadiram, bem como de animais domésticos que dormem no local, particularmente cães. Assim, a doença de Chagas é principalmente um problema de saúde pública entre pessoas pobres que vivem em áreas rurais.

Epidemiologia da doença de Chagas nos países endêmicos

A doença de Chagas é uma zoonose endêmica no México e em todos os países das Américas Central e do Sul. Não é endêmica em nenhuma das ilhas do Caribe. Em 2014, a Organização Pan-Americana de Saúde estimou que, nos 21 países endêmicos, 6 milhões de pessoas apresentem infecção crônica por *T. cruzi*, 30.000 novos casos ocorram a cada ano e até 14.000 mortes sejam causadas anualmente pela doença de Chagas.[3] Desde 1991, um importante programa internacional de controle de vetores nos países do cone sul da América do Sul (Chile, Argentina, Paraguai, Brasil, Bolívia e Uruguai) obteve uma acentuada redução na transmissão vetorial de *T. cruzi* por meio de melhorias nas habitações, educação das pessoas com risco de adquirir a infecção e pulverização de inseticidas de efeito residual. As reduções substanciais nas taxas de prevalência em crianças em idade escolar e em doadores de sangue constituem uma evidência clara do sucesso do programa. O Uruguai, o Chile e o Brasil foram certificados como livres da transmissão vetorial em 1997, 1999 e 2006, respectivamente. Foi também obtida uma acentuada redução da transmissão na Argentina. Programas semelhantes foram iniciados na América Central e nos países andinos. Paralelamente aos programas de controle de vetores, foi implementado um rastreamento de doadores em quase toda a área endêmica, e, com a exceção notável do México, a transmissão de *T. cruzi* por transfusão foi, em grande parte, eliminada.

Epidemiologia da doença de Chagas nos EUA

Conforme já assinalado, o ciclo silvestre de *T. cruzi* é observado em grande parte das regiões sul e sudoeste dos EUA, porém foram relatados apenas seis casos autóctones (doença transmitida a partir de um indivíduo e adquirida por outro indivíduo no mesmo local) de doença de Chagas aguda: três no Texas e três no Tennessee, em Louisiana e na Califórnia, respectivamente. Além disso, nos primeiros 4 anos de rastreamento de doadores de sangue, que iniciou em janeiro de 2007, durante os quais foram testados cerca de 29 milhões de unidades, foram identificados apenas 16 doadores infectados por *T. cruzi*, que parecem ter adquirido a infecção de forma autóctone. Nos últimos 30 anos ou mais, foram notificados aos Centers for Disease Control and Prevention (CDC) menos de 30 casos de doença de Chagas aguda adquirida em laboratório ou importados. Apenas uma dessas últimas infecções ocorreu em um turista que retornou aos EUA, porém três casos foram relatados na Europa e um no Canadá. Por conseguinte, a doença de Chagas aguda é extremamente rara nos EUA, e não há indicação de que a sua incidência esteja aumentando.

Uma estimativa recente estabeleceu o número de pessoas infectadas por *T. cruzi* vivendo atualmente nos EUA em cerca de 240.000 a 300.000.[4] Vários estudos realizados antes do início do rastreamento de doadores de sangue, em 2007, identificaram pessoas infectadas por *T. cruzi* na população de doadores, e foram descritos nove casos de transmissão por transfusão nos EUA e no Canadá. Desde que o rastreamento foi iniciado em 2007, foram examinadas mais de 50 milhões de unidades, e mais de 3.000 doadores infectados por *T. cruzi* foram identificados e permanentemente excluídos da doação. A taxa confirmada de infecção por *T. cruzi* em doadores é de cerca de 1 em 13.300. Com a meta de reduzir o enorme custo do rastreamento universal (100 a 200 milhões de dólares por ano), foi implementado um protocolo de rastreamento seletivo aprovado pela Food and Drug Administration (FDA), baseado em resultados negativos de testes anteriores.

Na Europa, a infecção é observada principalmente em imigrantes da América Latina para a Espanha, a Itália, a França, o Reino Unido e a Suíça. A soroprevalência geral entre esses imigrantes é de cerca de 4%, com soroprevalência de 18% entre imigrantes da Bolívia.[5] Nos EUA, o transplante de órgãos de três pessoas com infecção crônica por *T. cruzi* não diagnosticada resultou em doença de Chagas aguda em cinco receptores, um dos quais morreu da infecção. Até o momento, foram relatados dois casos de transmissão congênita de *T. cruzi*. Nos EUA, uma estimativa razoável do número de recém-nascidos anualmente com doença de Chagas congênita situa-se na faixa de 63 a 315. O fato de que a maioria dos lactentes com doença de Chagas congênita é assintomática e o baixo nível de conhecimento da doença de Chagas entre cuidadores provavelmente explicam a escassez de casos relatados.

BIOPATOLOGIA

Na doença de Chagas aguda, pode aparecer uma lesão inflamatória, denominada chagoma, no local de entrada dos parasitas. As alterações histológicas locais consistem em parasitismo intracelular de músculos e de outros tecidos subcutâneos, infiltração linfocitária, edema intersticial e hiperplasia dos linfonodos que drenam a área. Com a disseminação sistêmica dos parasitas através dos vasos linfáticos e da corrente sanguínea, os músculos, incluindo o miocárdio, são os tecidos mais intensamente parasitados, porém os microrganismos podem invadir praticamente qualquer tecido. Pode haver desenvolvimento de miocardite em associação a áreas focais de cardiomiócitos infectados, inflamação e necrose. Os pseudocistos característicos, observados em cortes de tecidos infectados por *T. cruzi*, consistem, na verdade, em células hospedeiras carregadas de formas do parasita em multiplicação (Figura 326.1). Em alguns pacientes, é possível observar parasitas no líquido cerebrospinal (LCS).

Em indivíduos com doença de Chagas crônica, o coração é o órgão mais comumente afetado. Os corações obtidos em necropsias de pacientes que morreram de miocardiopatia de Chagas habitualmente exibem uma aparência global que reflete aumento biventricular e adelgaçamento das paredes ventriculares (Figura 326.2). Com frequência, observam-se trombos murais, e um aneurisma apical do ventrículo esquerdo é típico em pacientes com doença avançada. Em nível celular, o processo subjacente a essas anormalidades patológicas macroscópicas consiste em inflamação crônica com infiltração de células mononucleares, fibrose intersticial difusa e atrofia das células miocárdicas. A inflamação crônica afeta o sistema de condução e também provoca uma variedade de distúrbios do ritmo, incluindo bradiarritmias e fibrilação atriais; contrações ventriculares prematuras; bloqueio de ramo, frequentemente do ramo direito; taquicardia ventricular; e bloqueio atrioventricular de terceiro grau. Os parasitas raramente são visualizados em tecidos infectados pelos métodos histológicos convencionais; entretanto, vários estudos que utilizaram ensaios da reação em cadeia da polimerase (PCR) constataram uma correlação entre a intensidade da inflamação e a

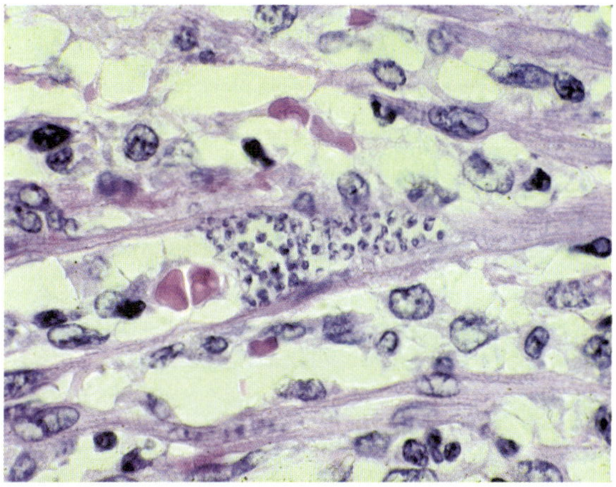

FIGURA 326.1 ***Trypanosoma cruzi*** **no músculo cardíaco de uma criança que morreu de miocardite chagásica aguda.** Um miócito infectado contendo várias dezenas de amastigotas de *T. cruzi* encontra-se no centro do campo (coloração pela hematoxicilina e eosina, 900×).

presença de parasitas. As evidências acumuladas até o momento implicam a persistência dos parasitas e a consequente inflamação crônica nos tecidos afetados – em vez de mecanismos autoimunes – como base da patogenia em pacientes com infecção crônica por *T. cruzi*.

A dilatação e a hipertrofia observadas ao exame macroscópico do esôfago ou do cólon de um paciente com doença de Chagas crônica do sistema digestório (megadoença) podem ser notáveis. São observadas lesões inflamatórias focais com infiltração linfocitária ao exame microscópico de tecidos afetados. Além disso, há uma redução do número de neurônios no plexo mioentérico, e verifica-se fibrose periganglionar e intraganglionar, com proliferação de células de Schwann e linfocitose. Na maioria dos pacientes, as consequências clínicas dessa denervação parassimpática limitam-se ao esôfago ou ao cólon (ou a ambos), porém os ureteres, a árvore biliar e outras vísceras ocas também podem ser afetadas.

MANIFESTAÇÕES CLÍNICAS

Doença de Chagas aguda

A doença de Chagas aguda é habitualmente uma doença de crianças, embora possa ocorrer em qualquer idade. Normalmente, os sintomas são leves e inespecíficos (Tabela 326.1).[6,7] Quando o parasita entra por uma solução de continuidade na pele ou no local de picada do vetor, conforme já assinalado, pode aparecer um chagoma com linfadenopatia local. O sinal de Romaña, o achado clássico na doença de Chagas aguda, consiste em edema indolor das pálpebras e dos tecidos perioculares e pode aparecer quando a conjuntiva for a porta de entrada dos parasitas. Esses sinais locais iniciais podem ser seguidos de febre, mal-estar, anorexia e edema da face e dos membros inferiores. Além disso, pode haver linfadenopatia generalizada e hepatoesplenomegalia. Pode-se observar o desenvolvimento de miocardite grave, e as mortes são causadas, em sua maioria, pela insuficiência cardíaca congestiva resultante. A meningoencefalite constitui uma complicação rara. Em pacientes não tratados, ocorre resolução espontânea da doença aguda ao longo de um período de 6 a 8 semanas, à medida que o paciente passa para o estágio indeterminado da doença de Chagas, que se caracteriza por parasitemia subpatente, ausência de sinais e sintomas associados e anticorpos contra *T. cruzi* facilmente detectáveis.

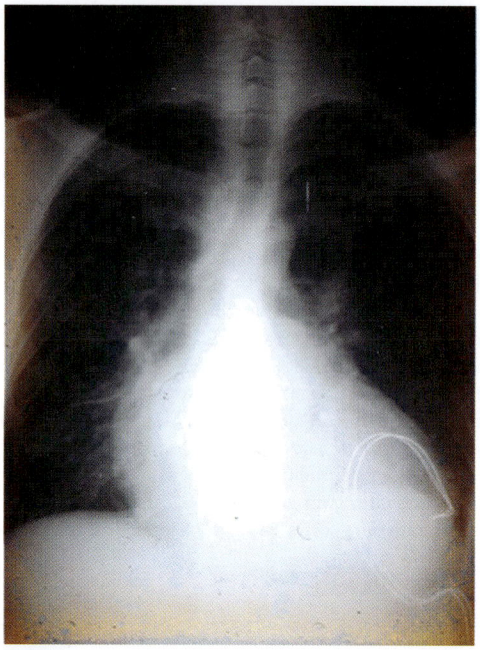

FIGURA 326.2 Radiografia de tórax de um paciente da Bolívia com infecção crônica por *Trypanosoma cruzi*, distúrbios do ritmo e miocardiopatia. Os fios do marca-passo podem ser observados na área do ventrículo esquerdo.

Cardiopatia chagásica crônica

Apenas 10 a 30% dos indivíduos com infecção crônica pelo *T. cruzi* desenvolvem doença clinicamente manifesta. Com mais frequência, envolve distúrbios do ritmo ou miocardiopatia.[8] Os sintomas da doença de Chagas cardíaca podem surgir de modo insidioso ao longo de anos e, com frequência, décadas após a infecção inicial. Os achados clínicos refletem os distúrbios do ritmo, a insuficiência cardíaca congestiva e o tromboembolismo que caracterizam a doença. A tontura, a síncope e até mesmo as convulsões podem resultar de uma ampla variedade de arritmias. Com frequência, a miocardiopatia leva à insuficiência biventricular, e a insuficiência cardíaca direita pode predominar em pacientes com doença avançada. A doença de Chagas crônica constitui um fator de risco independente para o acidente vascular encefálico.

Doença de Chagas gastrintestinal crônica (megadoença)

O esôfago e o cólon são os segmentos do sistema digestório mais comumente afetados em indivíduos com infecção crônica por *T. cruzi*. Em pacientes com megaesôfago, os sintomas assemelham-se aos da acalasia idiopática (ver Capítulo 129) e podem incluir tosse, disfagia, odinofagia e regurgitação. Em alguns pacientes com disfunção esofágica avançada, observa-se o desenvolvimento de hipersalivação e consequente hipertrofia das glândulas salivares. Pode ocorrer aspiração, particularmente durante o sono, e, em pacientes não tratados, é comum a ocorrência de episódios repetidos de pneumonite por aspiração. A perda de peso e até mesmo a caquexia em pacientes com megaesôfago grave podem se combinar com a pneumonite para causar a morte. Os pacientes com megacólon chagásico apresentam dor abdominal intermitente e constipação intestinal crônica e, nos casos avançados, podem decorrer várias semanas entre as evacuações. Raramente, a obstrução aguda, em certas ocasiões com vólvulo, pode levar à perfuração, sepse e morte.

IMUNOSSUPRESSÃO E TRANSPLANTE EM PACIENTES INFECTADOS POR *T. CRUZI*

Quando indivíduos portadores crônicos de *T. cruzi* tornam-se imunossuprimidos, pode ocorrer reativação da infecção, algumas vezes com uma intensidade que é atípica da doença de Chagas aguda em pessoas imunocompetentes.[9] A incidência global de reativação em indivíduos imunossuprimidos que abrigam cronicamente o parasita não é conhecida. Foi relatada a ocorrência de reativação após transplante renal, e, em raros casos, foram envolvidos abscessos do sistema nervoso central e lesões cutâneas. A opinião consensual é a de que a doença de Chagas não deveria constituir uma contraindicação para o transplante de rim. Em pacientes infectados por *T. cruzi* que são submetidos ao procedimento, deve-se efetuar, entretanto, um monitoramento periódico à procura de sinais e sintomas de doença de Chagas aguda, incluindo uma cuidadosa avaliação neurológica, e devem-se realizar testes parasitológicos quando ocorrer doença aguda no pós-operatório.

Tabela 326.1 Manifestações clínicas e diagnóstico da doença de Chagas.

FASE OU FORMA	MANIFESTAÇÕES CLÍNICAS	DIAGNÓSTICO	SUCESSO DO TRATAMENTO
Infecção aguda	Em geral, sintomas leves e inespecíficos	Preparação a fresco de sangue ou PCR	80 a 100%
Infecção congênita	Assintomática ou sintomas leves e inespecíficos	Preparação a fresco de sangue ou PCR	80 a 100%
Infecção crônica	Assintomática, sem alterações no ECG	Sorologia positiva	Pode diminuir a progressão para a miocardiopatia
Miocardiopatia	Arritmias, síncope, disfunção ventricular esquerda, insuficiência cardíaca, anormalidades de condução ECG	Sorologia positiva	Benefício não estabelecido
Gastrintestinal	Dilatação do esôfago, do cólon ou de ambos	Sorologia positiva	Benefício não estabelecido
Reativação em hospedeiros imunossuprimidos	Miocardite aguda, abscessos do SNC, chagomas cutâneos	Preparação a fresco de sangue ou PCR	Supressão dos sintomas agudos e da parasitemia, porém o benefício a longo prazo não está claro

SNC = sistema nervoso central; ECG = eletrocardiograma; PCR = reação em cadeia da polimerase. Adaptada de Bern C. Chagas disease. *N Engl J Med*. 2015;373:456-466.

A reativação da infecção por *T. cruzi* também pode ocorrer em indivíduos coinfectados pelo parasita e pelo vírus da imunodeficiência humana (HIV). Foram descritas dezenas desses pacientes. Em muitos desses casos, é notável observar o desenvolvimento de abscessos cerebrais por *T. cruzi*, que não ocorrem em pacientes imunocompetentes com doença de Chagas crônica. Foi demonstrado um aumento das cargas virais de HIV no contexto da doença de Chagas aguda reativada. Os cálculos baseados nos estudos epidemiológicos sobrepostos de infecções pelo HIV e por *T. cruzi* nos países endêmicos sugerem que a incidência de reativação desta última é baixa em indivíduos coinfectados.

DIAGNÓSTICO

Doença de Chagas aguda

A primeira etapa na consideração do diagnóstico de doença de Chagas aguda é estabelecer que o indivíduo corre risco de infecção por *T. cruzi*. Os fatores de risco consistem em residência recente ou transfusão de sangue em uma área endêmica, no caso de um recém-nascido, nascimento de uma mãe com risco associado à localização geográfica ou à transfusão de sangue, ou acidente laboratorial envolvendo o parasita. O diagnóstico definitivo da doença de Chagas aguda só pode ser estabelecido pela detecção dos parasitas. Os testes sorológicos para IgM específica de *T. cruzi* não são acurados o suficiente para justificar o seu uso. Em indivíduos imunocompetentes com suspeita da doença de Chagas aguda, a abordagem mais produtiva consiste no exame de preparações a fresco de sangue anticoagulado ou do creme leucocitário à procura de parasitas altamente móveis na corrente sanguínea. Eles também podem ser visualizados em esfregaços corados pelo método de Giemsa. Em pacientes imunocomprometidos infectados, os parasitas algumas vezes podem ser encontrados em outras amostras, como aspirados de linfonodos, amostras de biopsia de lesões cutâneas, medula óssea, tecido endomiocárdico, LCS e líquido pericárdico.

Quando esses métodos diretos não conseguem detectar os microrganismos em um indivíduo de risco, as amostras devem ser testadas com ensaio de PCR (ver adiante).[10] Os ensaios de PCR demonstraram ser mais sensíveis do que os métodos diretos descritos anteriormente para a detecção de *T. cruzi*. Outro método é a hemocultura ou a cultura de outras amostras em meio líquido especializado, porém a utilidade dessa abordagem é limitada pela sua baixa sensibilidade (50 a 70% para a hemocultura) e pelo fato de que as culturas levam, no mínimo, 2 semanas para se tornarem positivas. Nos recém-nascidos cujo sangue é negativo tanto no exame direto quanto no ensaio da PCR imediatamente após o nascimento, deve-se efetuar uma avaliação sorológica para a IgG específica de *T. cruzi* 6 a 9 meses mais tarde, quando os anticorpos maternos já terão desaparecido.

Doença de Chagas crônica

A infecção crônica por *T. cruzi* é habitualmente diagnosticada pela detecção de anticorpos IgG, que se ligam especificamente aos antígenos do parasita, e, em quase todos os casos, não há necessidade de isolamento do microrganismo. Não há evidências confiáveis sobre a existência de "doença de Chagas crônica soronegativa". Atualmente, dispõe-se no comércio de mais de 30 testes sorológicos para o diagnóstico da doença de Chagas em países endêmicos, onde eles são amplamente utilizados para testar amostras clínicas e proceder ao rastreamento dos doadores de sangue. Embora esses testes tenham, em geral, uma alta sensibilidade e especificidade, ocorrem reações falso-positivas, normalmente com amostras de indivíduos que apresentam outras doenças infecciosas ou doenças autoimunes. A Organização Mundial da Saúde recomendou a realização do teste com dois ensaios baseados em diferentes formatos. Nos EUA, o sistema do teste ELISA *T. cruzi* Ortho® (Ortho-Clinical Diagnostics, Raritan, NJ) e o ensaio Abbott Prism® Chagas (Abbott Laboratories, Abbott Park, IL) foram aprovados pela FDA para rastreamento do sangue doado. O Abbott ESA Chagas e o Chagas RIPA foram liberados pela FDA para teste de confirmação de amostras de doadores que são positivas nos testes de rastreamento.

Em estudos realizados em seres humanos, a sensibilidade dos ensaios de PCR variou de 44,7 a 100%, sendo a maioria superior a 90%. Em geral, aceita-se que o nível de sensibilidade desses ensaios não é alto o suficiente para justificar o seu uso em testes de confirmação de amostras sorologicamente positivas de doadores. Por outro lado, os exames de PCR podem ser úteis em indivíduos com resultados sorológicos limítrofes, em pacientes com suspeita de doença de Chagas congênita ou aguda, nos quais os parasitas não são detectados ao exame microscópico, e em pacientes infectados que receberam tratamento específico. Em todas essas pessoas, em razão de problema de sensibilidade, apenas os resultados positivos de PCR podem ser considerados verdadeiramente indicativos do estado de infecção.

TRATAMENTO

Fármacos antiparasitários

Os dois fármacos atualmente disponíveis para o tratamento da doença de Chagas (benznidazol e nifurtimox) são insatisfatórios, e a necessidade de um esquema farmacológico parasitologicamente curativo constitui o desafio atual mais importante na pesquisa da doença de Chagas (ver também Capítulo 323).[11] O benznidazol é considerado o fármaco preferencial pela maioria dos especialistas da América Latina.[12]

O benznidazol é um derivado do nitroimidazol. As taxas de cura são semelhantes ou, talvez, um pouco maiores do que as obtidas com o nifurtimox. Foi observada uma taxa de cura superior a 90% com o benznidazol em lactentes com infecção congênita. Os efeitos colaterais podem incluir exantema, neuropatia periférica e granulocitopenia. A dose oral recomendada de benznidazol é de 5 a 10 mg/kg/dia para as crianças e de 5 mg/kg/dia para os adultos, com duração de 60 dias em ambos os casos.[13]

O nifurtimox é um derivado do nitrofurano, que tem sido utilizado há mais de três décadas. O nifurtimox reduz os sintomas e as taxas de mortalidade em pacientes com doença de Chagas aguda, e cerca de 70% obtêm uma cura parasitológica. O nifurtimox também pode curar uma quantidade substancial de crianças no estágio indeterminado; todavia, infelizmente, as taxas de cura podem ser inferiores a 10% em adultos com infecção crônica por *T. cruzi* de longa duração. As desvantagens do nifurtimox incluem o seu longo ciclo de tratamento e, em certas ocasiões, efeitos colaterais incômodos, incluindo queixas GI, como anorexia, náuseas, vômitos, perda de peso e dor abdominal. Os pacientes tratados com esse fármaco também podem apresentar sintomas neurológicos, como insônia, inquietação, parestesias, espasmos, polineurite e até mesmo crises convulsivas. Nos adultos, a dose oral recomendada é de 8 a 10 mg/kg/dia. Nos adolescentes, a dose é de 12,5 a 15 mg/kg/dia, e, nas crianças de 1 a 10 anos, é de 15 a 20 mg/kg/dia. O nifurtimox deve ser administrado diariamente em quatro doses fracionadas, e o tratamento deve ser continuado por 90 a 120 dias. Nos EUA, o nifurtimox só pode ser obtido a partir do CDC Drug Service (404-639-3670).

Os especialistas estão de acordo com a indicação de tratamento para todos os pacientes com infecções agudas ou congênitas, bem como para crianças de até 18 anos com infecção crônica. Essa recomendação é apoiada por vários estudos que sugerem que a maioria desses pacientes parece obter uma cura parasitológica. Além disso, seria razoável tratar qualquer indivíduo a partir de 18 anos com infecção por *T. cruzi* adquirida nos últimos 17 anos. Há também um amplo consenso de que os indivíduos com infecção sintomática avançada por *T. cruzi* não devem receber nenhum tratamento específico. Portanto, o problema restante é saber se os adultos com infecções em estágio indeterminado de longa duração, que, de longe, constituem o maior grupo de pacientes infectados por *T. cruzi*, devem ser tratados. Esta é uma questão polêmica, visto que a carga de um ciclo completo de um medicamento pode ser substancial e que as taxas de cura parasitológica são muito baixas. Em pacientes assintomáticos, o benznidazol pode converter até 90% dos pacientes com PCR positiva que são capazes de tolerar o fármaco em negativos durante 1 ano;[A1,A2] entretanto, não há evidências claras de que esse tratamento possa retardar o início dos sintomas, diminuir a velocidade de progressão da doença ou reduzir as taxas de mortalidade. Em um ensaio clínico randomizado de benznidazol em 3.000 pacientes de 18 a 75 anos com doença de Chagas e doença cardíaca incipiente, a positividade da PCR foi significativamente suprimida nos pacientes tratados com benznidazol durante 5 anos de acompanhamento; entretanto, não foi constatada nenhuma redução significativa na deterioração cardíaca clínica ou nas mortes.[A3] Uma área de esperança nesse cenário sombrio de fármacos para a doença de Chagas está relacionada com o fato de o tratamento antes da gravidez ser capaz de reduzir a probabilidade de transmissão congênita subsequente do *T. cruzi*. Em vários estudos conduzidos na Argentina e na Espanha, envolvendo agora um total de mais de 250 lactentes nascidos de mulheres que foram tratadas com benznidazol ou nifurtimox antes ou durante o estudo, quando tinham menos de 18 anos ou quando adultas, foi constatado que nenhum lactente apresentou doença de Chagas congênita.[14] Esse resultado foi comparado com taxas históricas de transmissão congênita de 2 a 10%, e também com uma taxa de 16% em um dos ensaios clínicos em que houve um braço sem tratamento. O fato de que, nas atuais perspectivas sobre a eficácia do tratamento, uma proporção substancial das meninas e mulheres tratadas não teriam sido curadas parasitologicamente torna esse resultado inesperado. De qualquer modo, os resultados sugerem que todas as meninas de qualquer idade, bem como todas as mulheres em idade reprodutiva, que apresentam risco geográfico ou materno de doença de Chagas, devem ser submetidas a rastreamento sorológico. Aquelas que apresentam resultados positivos, após descartar a possibilidade de gravidez, devem ser tratadas com um ciclo completo de benznidazol, com o objetivo de reduzir a taxa de transmissão congênita aos recém-nascidos que poderão ter, mesmo vários anos depois.

Tratamento da doença de Chagas sintomática

Foi desenvolvido um algoritmo para a avaliação de indivíduos com diagnóstico recente de doença de Chagas (Figura 326.3). Os pacientes infectados por *T. cruzi* que desenvolvem doença cardíaca ou GI sintomática devem ser encaminhados a especialistas apropriados. Além do possível uso de nifurtimox ou benznidazol, o tratamento da doença de Chagas aguda e crônica é sintomático (ver Capítulo 54). Em pacientes com cardiopatia chagásica crônica sintomática, o tratamento deve ser direcionado para o controle dos sintomas com os anticoagulantes e fármacos cardiotrópicos utilizados em pacientes com miocardiopatia de outras causas.[15] Alguns dados sugerem que o carvedilol (titulado até 25 mg, 2 vezes/dia) pode reduzir a mortalidade na miocardiopatia chagásica.[A4] Os marca-passos são úteis em pacientes com arritmias graves. Os cardioversores-desfibriladores implantáveis podem ser úteis em pacientes selecionados com arritmias por cardiopatia chagásica, porém essa questão necessita de mais investigação em ensaios clínicos randomizados prospectivos.[16]

O transplante cardíaco (ver Capítulo 53) é uma opção em pacientes com cardiopatia chagásica de estágio terminal, e mais de 150 desses pacientes já foram submetidos ao procedimento no Brasil e nos EUA.[17] À semelhança do caso de outros pacientes infectados por *T. cruzi* que são imunossuprimidos, a reativação representa um risco, porém é passível de controle. A utilidade e os efeitos colaterais da profilaxia a longo prazo com

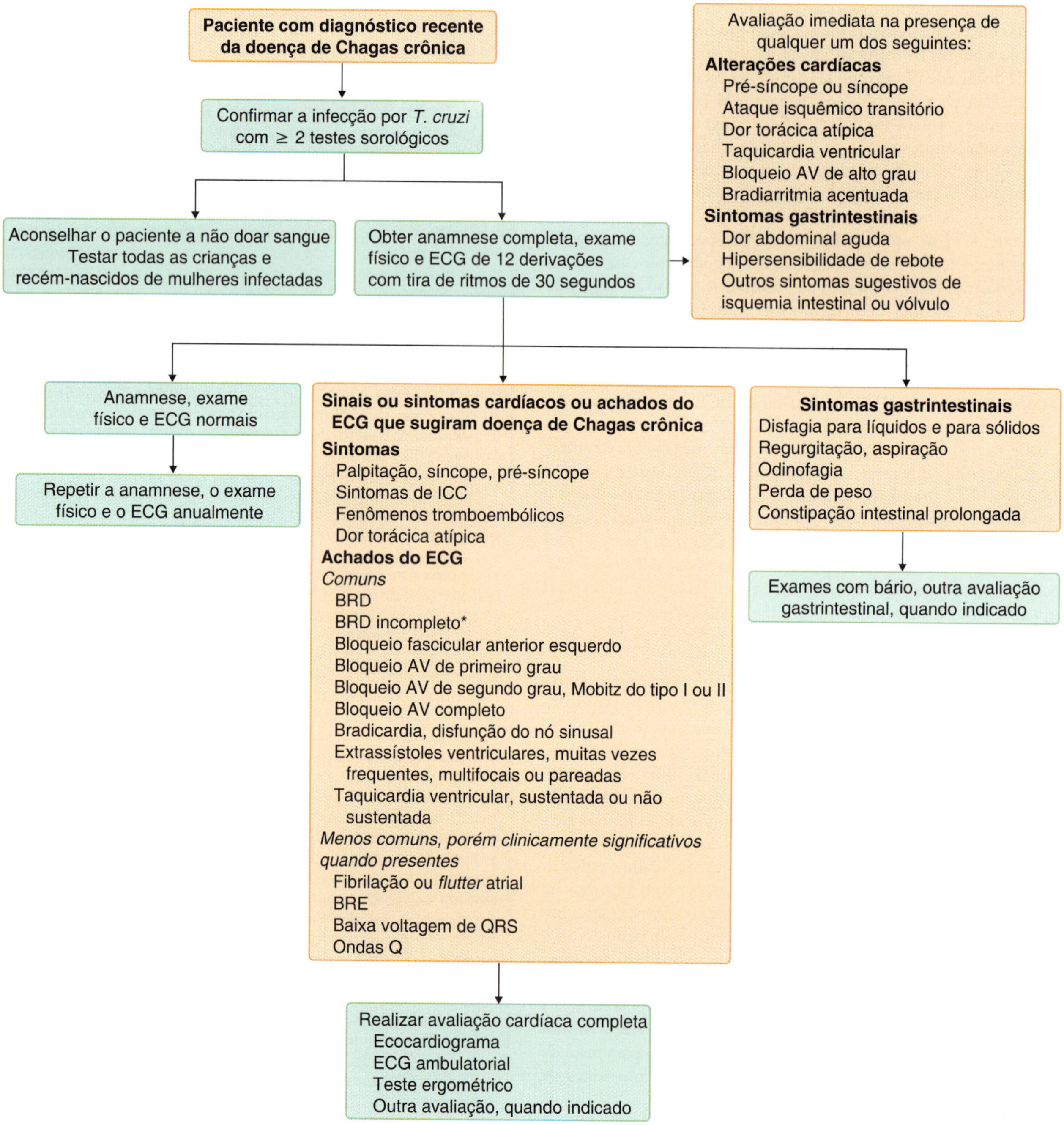

*Intervalo QRS de 0,10 a 0,11 segundo em adultos. Critérios com base no *Minnesota Code Manual of Electrocardiographic Findings* com modificações de Maguire et al. Podem ser necessários critérios diferentes para ECG em crianças.

FIGURA 326.3 **Algoritmo para a avaliação basal de um paciente com diagnóstico recente de infecção crônica por *Trypanosoma cruzi*.** AV = atrioventricular; ICC = insuficiência cardíaca congestiva; ECG = eletrocardiograma; BRE = bloqueio de ramo esquerdo; BRD = bloqueio de ramo direito. (De Bern C, Montgomery SP, Herwaldt BL, et al. Evaluation and treatment of Chagas disease in the United States: a systematic review. *JAMA*. 2007;298:2171-2181.)

benznidazol ou nifurtimox para reativação em pacientes infectados por *T. cruzi* após transplante cardíaco não foram avaliados. A sobrevivência a longo prazo de pacientes com doença de Chagas com transplante cardíaco parece ser maior que a de pacientes submetidos a transplante cardíaco por outras razões, provavelmente pelo fato de que as lesões da patologia associada a *T. cruzi* afetam principalmente o coração.

O megaesôfago chagásico deve ser normalmente tratado como na acalasia idiopática (ver Capítulo 129), que habitualmente responde à dilatação do esfíncter esofágico inferior com balão quando os sintomas são leves. Pode haver necessidade de tratamento cirúrgico em pacientes que não respondem a tentativas repetidas de dilatação com balão. A miotomia laparoscópica está sendo utilizada com frequência crescente no tratamento do megaesôfago chagásico, como é o caso da acalasia.

O megacólon chagásico em seu estágio inicial pode ser tratado com dieta rica em fibras e laxantes ou enemas ocasionais. Pode ocorrer impactação fecal, exigindo desimpactação manual, e o megacólon tóxico exige cirurgia. Em pacientes com megacólon avançado, pode haver desenvolvimento de vólvulo (ver Capítulo 133) quando o cólon sigmoide aumentado e alongado sofre torção e dobra-se sobre si mesmo; o vólvulo provoca diversos sintomas e, em muitos casos, exige cirurgia imediata. Entretanto, mesmo com a resolução dos sintomas associados ao vólvulo sem intervenção cirúrgica, o tratamento cirúrgico, em geral, acaba sendo necessário em razão da tendência de recorrência do vólvulo. Vários procedimentos cirúrgicos são utilizados no tratamento do megacólon chagásico avançado, e todos eles incluem a ressecção do sigmoide e a retirada de parte do reto.

PREVENÇÃO

A redução do contato humano com os vetores triatomíneos por meio de educação das pessoas de risco, a melhoria das habitações e a pulverização de inseticidas para aplicação residual nos países endêmicos resultaram na redução ou eliminação da transmissão vetorial de *T. cruzi* em uma importante parte das áreas endêmicas, e espera-se que esse progresso continue.[18] O rastreamento sorológico do sangue doado eliminou essencialmente a transmissão dos parasitas relacionada com a transfusão na maioria das áreas endêmicas. É possível evitar surtos de doença de Chagas aguda por meio de transmissão oral pela implementação de melhores padrões de segurança alimentar. O tratamento farmacológico de mulheres infectadas por *T. cruzi* antes da gravidez diminui a probabilidade de transmissão congênita. Nenhum protocolo foi definido e validado para a prevenção da reativação da infecção por *T. cruzi* em indivíduos com infecção crônica que apresentam imunossupressão iatrogênica ou pelo HIV. É necessário um esquema de tratamento que seguramente leve à cura parasitológica, de modo a prevenir o aparecimento ou a progressão da doença de Chagas crônica sintomática.

PROGNÓSTICO

O prognóstico de pacientes com doença de Chagas aguda é, em geral, excelente, visto que a maioria dos indivíduos com infecção aguda apresenta apenas sintomas leves que sofrem resolução espontânea, mesmo sem tratamento específico. O paciente ocasional que apresenta miocardite chagásica aguda sintomática geralmente melhora se for tratado precocemente. Nos indivíduos com infecção crônica por *T. cruzi*, o risco cumulativo para o desenvolvimento de disfunção cardíaca ou GI relacionada é de apenas 10 a 30%. Uma ferramenta para a avaliação do escore de risco validada pode estimar o prognóstico na ausência de transplante cardíaco (Tabela 326.2).

Tabela 326.2 Previsão de morte na cardiopatia chagásica.

CARACTERÍSTICA		PONTOS
Sexo masculino		2
Classe funcional III ou IV		5
Baixa voltagem do QRS na eletrocardiografia		3
Miocardiopatia na radiografia de tórax		5
Disfunção sistólica do ventrículo esquerdo na ecocardiografia		3
Taquicardia ventricular não sustentada no monitoramento de Holter		3
Mortalidade em 10 anos:	0 a 6 pontos	9%
	7 a 11 pontos	37%
	12 a 20 pontos	85%

Adaptada de Rassi A, Jr., Rassi A, Little WC, et al. Development and validation of a risk score for predicting death in Chagas' heart disease. *N Engl J Med*. 2006;355:799-808.

Grau A Recomendações de grau A

A1. Molina I, Gomez I, Prat J, et al. Randomized trial of posaconazole and benznidazole for chronic Chagas' disease. *N Engl J Med*. 2014;370:1899-1908.
A2. Morillo CA, Marin-Neto JA, Avezum A, et al. Randomized trial of benznidazole for chronic Chagas' cardiomyopathy. *N Engl J Med*. 2015;373:1295-1306.
A3. Morillo CA, Waskin H, Sosa-Estani S, et al. Benznidazole and posaconazole in eliminating parasites in asymptomatic *T. cruzi* carriers: the STOP-CHAGAS Trial. *J Am Coll Cardiol*. 2017;69:939-947.
A4. Martí-Carvajal AJ, Kwong JS. Pharmacological interventions for treating heart failure in patients with Chagas cardiomyopathy. *Cochrane Database Syst Rev*. 2016;7:CD009077.

REFERÊNCIAS BIBLIOGRÁFICAS

As referências bibliográficas, bem como os outros materiais suplementares deste livro, encontram-se no GEN-IO, nosso ambiente virtual de aprendizagem.

327 LEISHMANIOSE

PIERRE A. BUFFET E SIMON L. CROFT

DEFINIÇÃO

A leishmaniose é causada por protozoários parasitas do gênero *Leishmania*, que geralmente são transmitidos entre hospedeiros mamíferos por fêmeas de mosquitos flebotomíneos. O parasita existe em uma forma flagelada extracelular, o promastigota, no intestino do mosquito, e em uma forma intracelular, o amastigota, que sobrevive e se multiplica em um compartimento fagolisossômico de macrófagos no mamífero hospedeiro. Nos seres humanos, a doença afeta a pele/mucosas ou órgãos internos e varia, quanto à sua gravidade, desde uma lesão cutânea solitária e limitada, de cura espontânea, até comprometimento cutâneo multilesional disseminado, e desde um nódulo solitário até uma doença visceral potencialmente fatal, que acomete o baço, o fígado e a medula óssea.
Essa doença complexa é causada por 20 espécies de *Leishmania*, que estão amplamente distribuídas pela Europa, Ásia, África, América do Sul e América Central, com focos limitados no Sudeste Asiático.[1] As características das principais espécies de *Leishmania* estão resumidas na Tabela 327.1. Há a estimativa de 1,5 a 2,0 milhões de novos casos a cada ano, com até 70.000 mortes, embora esse número provavelmente seja uma subestimativa, visto que a leishmaniose não é uma doença de notificação compulsória em muitos dos 101 países e territórios onde se sabe que ela ocorre. Muitas infecções por *Leishmania* são assintomáticas ou diagnosticadas vários meses após o aparecimento dos sintomas.

Os aspectos clínicos são considerados em seções separadas para a leishmaniose visceral (LV) e a leishmaniose cutânea/mucosa (LC, LM).

EPIDEMIOLOGIA

A infecção é estabelecida no mamífero hospedeiro após uma picada da fêmea do mosquito pertencente a espécies de *Phlebotomus* na Europa, na Ásia e na África ou a espécies de *Lutzomyia* nas Américas. Diferentes espécies de mosquito estão associadas à transmissão de diferentes espécies de *Leishmania*. As espécies que causam LC apresentam, em sua maioria, um ciclo de transmissão zoonótica (adquiridas de outro mamífero), com exceção da *Leishmania tropica*, que frequentemente é antroponótica (transmitida entre seres humanos). Normalmente, a LV é antroponótica (no caso de *Leishmania donovani*) ou zoonótica (no caso da *Leishmania infantum*). Os mamíferos hospedeiros predominantes (os reservatórios) estão associados a diferentes espécies de *Leishmania* em diversos ecossistemas (Figura 327.1).

A LV é causada por *L. donovani* ou *L. infantum* (que é idêntica a *Leishmania chagasi* na América do Sul). Essas espécies apresentam diferentes distribuições geográficas, sendo a maior incidência encontrada nas comunidades mais pobres de seis países (Bangladesh, Nepal, Índia, Sudão, Sudão do Sul, Etiópia e Brasil), e a infecção é potencialmente fatal se não for

Tabela 327.1 Características das principais espécies de *Leishmania*.

LEISHMANIA SPP.	SUBGÊNERO DE *LEISHMANIA*	DISTRIBUIÇÃO: VELHO MUNDO	DISTRIBUIÇÃO: NOVO MUNDO	FORMA PRIMÁRIA	FORMAS SECUNDÁRIAS	ANTROPONÓTICA: ÁREAS DE TRANSMISSÃO	ZOONÓTICA: RESERVATÓRIO	NOME ALTERNATIVO
L. donovani	*Leishmania*	Subcontinente indiano África Oriental		LV	LDPC LC, LM IOLV	Subcontinente indiano África Oriental		Calazar
L. infantum (*L. chagasi*)	*Leishmania*	Europa Ásia	América do Sul e América Central	LV	LC, LM IOLV		Canídeo	
L. major	*Leishmania*	Ásia Norte da África e África Oriental Europa		LC			Roedor	
L. tropica	*Leishmania*	Ásia Europa		LC	Recidivante	Síria Afeganistão	Roedor	Furúnculo de Aleppo
L. aethiopica	*Leishmania*	Etiópia		LC	LCD		Hiracoides	
L. mexicana	*Leishmania*		América Central	LC			Roedor	Úlcera de chicleros
L. amazonensis	*Leishmania*		América Central e América do Sul	LC	LCD		Roedor	
L. braziliensis	*Viannia*		América do Sul	LC LM	LCDiss Linfa		Roedor, marsupial	LM-espúndia
L. panamensis	*Viannia*		América Central e América do Sul	LC	LM Linfa		Roedor edentado	Úlcera de *bejuco*
L. guyanensis	*Viannia*		América do Sul	LC	LM Linfa		Roedores edentados	*Pian bois*
L. peruviana	*Viannia*		América do Sul	LC			Canídeo	Uta
L. martiniquensis/ siamensis	*Leishmania?*	Sudeste Asiático/ Caribe		LC, LV	LCD			

LC = leishmaniose cutânea; LCD = leishmaniose cutânea difusa; LCDiss = leishmaniose cutânea disseminada; Linfa = linfangite nodular; LM = leishmaniose mucosa; IOLV = infecção oportunista com LV em pacientes infectados pelo HIV; LDPC = leishmaniose dérmica pós-calazar; LV = leishmaniose visceral.

tratada. Estima-se que 1 em cada 5 a 50 infecções sejam sintomáticas, dependendo das espécies dos parasitas e da imunidade do hospedeiro, estima-se que uma em cada cinco infecções é assintomática. Desde 2005, foi desenvolvido um programa regional para eliminar a LV, durante o qual houve uma redução da incidência anual em mais de 90% no subcontinente indiano. Entretanto, a carga econômica da infecção permanece enorme.[2]

A LC, que sofre cura espontânea em 20 a 90% dos pacientes em 3 a 18 meses (dependendo da espécie infectante e da localização geográfica), está amplamente distribuída, porém é difícil estimar sua prevalência em razão da subnotificação. A prevalência está associada à idade, possivelmente relacionada com a aquisição de imunidade e fatores de risco, incluindo a presença de animais domésticos, roedores e outros mamíferos hospedeiros. Foram identificadas as condições ecológicas dos mosquitos, incluindo hábitats sombreados e úmidos em fendas e tocas de mamíferos. A urbanização, o desmatamento e a migração resultaram em mudanças nos padrões da doença, com ocorrência da transmissão em ciclos peridomésticos. Foram relatadas outras formas de transmissão, como por transplante de órgãos, agulhas intravenosas compartilhadas por usuários de substâncias ou exposição laboratorial.

BIOPATOLOGIA

A infecção é inicialmente estabelecida na pele após a inoculação de promastigotas metacíclicos infectantes pelo flebótomo. Essas formas infectantes apresentam um revestimento de glicoproteína (um lipofosfoglicano) que lhes confere resistência ao complemento e que permite a sua fixação às células hospedeiras, invadindo-as. Os peptídios na saliva dos flebotomíneos (p. ex., maxadilana) causam vasodilatação e eritema e ajudam a estabelecer a infecção na camada dérmica da pele. As respostas iniciais à infecção envolvem infiltração por neutrófilos e invasão por macrófagos residentes. A progressão da doença depende da espécie de parasita e das respostas do hospedeiro. Tanto na LV quanto na LC, a progressão da doença depende da manutenção de um estado imunossupressor específico para o parasita. Na doença estabelecida, os macrófagos do hospedeiro encontram-se em um estado desativado, porém tornam-se ativados de maneira espontânea ou após tratamento. Em seguida, são capazes de matar os parasitas, que são sensíveis ao óxido nítrico e aos radicais de oxigênio no compartimento fagolisossômico. A resolução da doença, após a ativação dos macrófagos, é potencializada por uma resposta das células T auxiliares tipo 1 (T_H1) após interação das células apresentadoras de antígenos (p. ex., células dendríticas) com células T $CD4^+$ e $CD8^+$ e secreção subsequente de citocinas pró-inflamatórias (p. ex., interleucina-1, [IL-1], interferona-γ, fator de necrose tumoral α). Todavia, em formas clínicas como a LV ativa ou a LC difusa, predomina uma resposta das células T_H2, em que ocorre infrarregulação da atividade dos macrófagos após a produção de citocinas, como IL-4, IL-10 e IL-13 e fator de crescimento transformador β. Esse perfil foi definido em modelos experimentais, principalmente em camundongos consanguíneos, e os estudos clínicos realizados sustentam a noção de um perfil geralmente semelhante em infecções polares típicas em seres humanos. Os padrões imunológicos podem ser mais complexos em algumas formas clínicas, e a imunidade antiparasitária também desempenha um papel patogênico e contribui para o dano tecidual.

Nos pacientes com LV, a ausência de uma resposta imune específica de células T aos antígenos de *Leishmania* está associada a uma progressão descontrolada da infecção. Isso está relacionado com os níveis elevados de IL-10 e a redução na produção de interferona-γ. A suscetibilidade genética a *L. donovani* no Sudão tem sido associada a uma família de carreadores de solutos (anteriormente NRAMP1), que regula a ativação dos macrófagos, e a um polimorfismo no gene de IL-4. Na LC simples localizada, os pacientes apresentam uma resposta do tipo T_H1 e uma resposta de hipersensibilidade do tipo tardio (DTH). Com frequência, a DTH é medida pelo teste cutâneo de Montenegro, que também pode

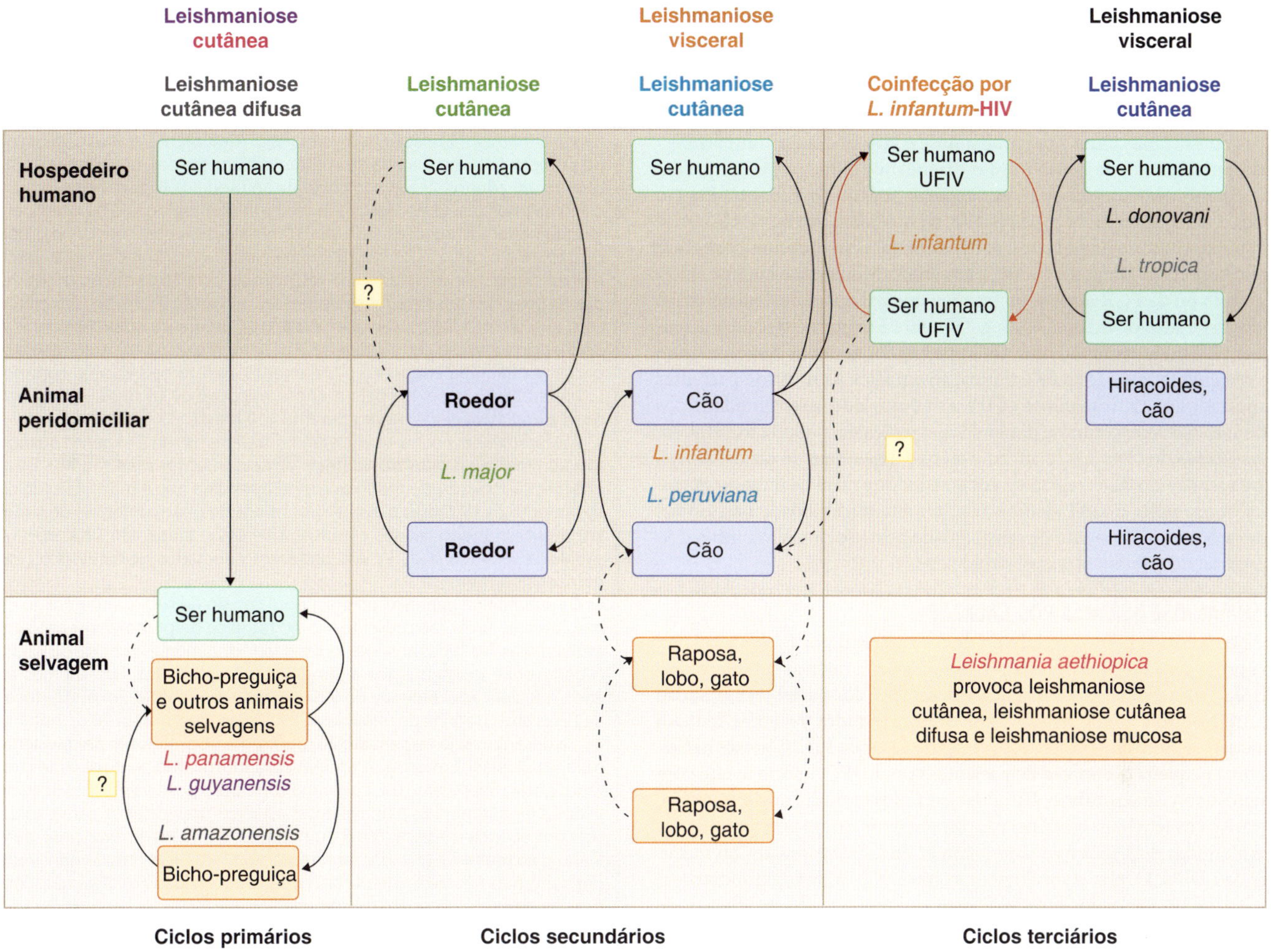

FIGURA 327.1 **Ciclos de vida zoonótico e antroponótico das principais espécies de *Leishmania* do Velho Mundo e Novo Mundo.** A leishmaniose é frequentemente designada como *doença complexa*, visto que diferentes formas da doença podem ser causadas pela mesma espécie de parasita, enquanto formas semelhantes da doença podem ser causadas por diferentes espécies de parasitas. UFIV = uso de fármacos por via intravenosa.

ser utilizado em estudos de prevalência epidemiológica. As infecções crônicas exibem uma resposta do tipo T_H2, mais predominantemente em pacientes com LC difusa, nos quais há anergia total ao antígeno de *Leishmania* e ausência de DTH. Os pacientes com LM apresentam uma reposta de células T_H1 ou T_H2, ou ambas, e uma resposta de DTH forte ou fraca. A leishmaniose dérmica pós-calazar (LDPC), uma sequela rara da cura da LV, é pouco compreendida. Os papéis das células T $CD4^+$ e $CD25^+$ parecem ser diferentes nas formas indiana e sudanesa da LDPC.

LEISHMANIOSE VISCERAL

MANIFESTAÇÕES CLÍNICAS

O início da LV, frequentemente designada como calazar quando causada por *L. donovani*, ocorre algumas semanas a meses após a infecção inicial. Os sinais e sintomas clínicos, como febre, esplenomegalia e hepatomegalia, não distinguem a LV da esplenomegalia hiper-reativa da malária ou de outras doenças infecciosas ou hematológicas. A anemia moderada a grave, a leucopenia leve a moderada, a trombocitopenia, a inflamação sistêmica e a hipergamaglobulinemia policlonal, isoladamente ou combinadas, sugerem o diagnóstico, porém não o confirmam. Por conseguinte, os testes parasitológicos são indispensáveis antes da tomada de decisão terapêutica.[3]

DIAGNÓSTICO

Parasitologia

A visualização microscópica dos amastigotas em amostras de linfonodos, medula óssea, fígado, baço ou outros órgãos era habitualmente a primeira etapa no diagnóstico. Como a aspiração do baço provoca complicações que comportam risco à vida em cerca de 0,1% dos pacientes, ela só deve ser realizada em instalações especializadas e somente se não for possível utilizar outros métodos de menor risco. Continua sendo utilizada em campo, em virtude do maior custo, das restrições logísticas e da menor sensibilidade do aspirado de medula óssea. A reação em cadeia da polimerase (PCR) é mais sensível do que o exame microscópico e tornou-se o exame de primeira linha em vários hospitais de referência e centros de pesquisa.[4] A PCR quantitativa com limiares validados possibilita um diagnóstico acurado com amostras de sangue venoso, evitando, assim, a aspiração de medula óssea.

Sorologia

Os testes sorológicos com base em anticorpos fluorescentes indiretos (IFA), ensaio imunoabsorvente ligado a enzima (ELISA) ou *Western blot* exibem alto desempenho, porém necessitam de equipamento que não está adequadamente adaptado ao ambiente de campo. O teste de aglutinação direta (DAT) e a imunocromatografia (tira) utilizando o antígeno rK39 apresentam alta acurácia diagnóstica e podem ser utilizados em centros de saúde periféricos. Qualquer que seja o teste sorológico utilizado, os anticorpos específicos permanecem detectáveis por vários anos após a cura ou a infecção assintomática.

Testes de detecção de antígeno

Um teste de aglutinação em látex que detecta um antígeno de carboidrato de baixo peso molecular e termoestável na urina de pacientes com LV demonstrou ter boa especificidade, porém sensibilidade baixa a moderada na África Oriental e no subcontinente indiano. O desenvolvimento adicional de testes baseados em antígeno levará a novos produtos.[5]

Manifestações complexas da leishmaniose visceral

COINFECÇÃO POR LEISHMANIOSE VISCERAL – VÍRUS DA IMUNODEFICIÊNCIA HUMANA

Embora as manifestações clínicas em pacientes com LV infectados pelo vírus da imunodeficiência humana (HIV), sem imunossupressão grave, sejam geralmente semelhantes àquelas de pacientes imunocompetentes, podem-se observar características clínicas atípicas em pacientes com baixas contagens de células T CD4+ (< 200 μℓ). Neste último grupo, os médicos podem solicitar uma investigação para LV, mesmo na ausência de sinais clássicos (p. ex., ausência de esplenomegalia). Uma proporção substancial de pacientes coinfectados por leishmaniose e HIV podem ter outras infecções oportunistas que complicam o diagnóstico clínico. A carga parasitária é habitualmente maior, e os parasitas podem ser encontrados em outros tecidos além do baço, do fígado, da medula óssea ou dos linfonodos (p. ex., intestino ou pulmão), particularmente em pacientes com grave imunossupressão. Por conseguinte, a sensibilidade do exame microscópico, da cultura ou da PCR do sangue (sangue normal ou creme leucocitário) ou dos aspirados de medula óssea geralmente é maior do que em pacientes com LV imunocompetentes. Dados limitados também demonstraram alta sensibilidade do teste de aglutinação em látex na urina de pacientes coinfectados por leishmaniose e HIV. Por outro lado, a sensibilidade dos testes sorológicos encontra-se diminuída em pacientes coinfectados, embora os resultados dos estudos sejam equívocos e dependam de vários fatores, como formato do teste, região de endemicidade e nível de imunossupressão. Por exemplo, o DAT demonstrou ter alta sensibilidade na Etiópia. Pode-se obter um aumento de sensibilidade pelo uso de uma combinação sequencial de diferentes testes sorológicos.

LEISHMANIOSE DÉRMICA PÓS-CALAZAR

Após tratamento bem-sucedido da doença visceral por *L. donovani*, em uma proporção de pacientes há progressão para a doença cutânea disseminada.[6] Essa evolução foi relatada em até 20% dos pacientes no Sudão e 0,5% na Índia e em Bangladesh, embora estudos recentes tenham demonstrado um aumento na proporção de casos de LDPC nesses países. Em uma pequena proporção de pacientes com LDPC, ocorre uveíte com prognóstico visual sombrio. Estudos realizados na Índia mostraram que os esfregaços têm mais tendência a apresentar amastigotas se as amostras forem obtidas de lesões nodulares, em vez de lesões papulares ou maculares da LDPC. Os testes sorológicos, como DAT, ELISA e imunocromatografia rK39, têm valor limitado, visto que um achado positivo pode resultar de anticorpos persistentes após o episódio anterior de LV. Entretanto, a sorologia pode ser útil quando a história pregressa de LV é incerta.

TRATAMENTO

Princípios gerais

O manejo terapêutico de pacientes com LV exige renutrição, antibióticos de amplo espectro, se houver suspeita de superinfecção bacteriana, transfusão nos casos de anemia grave e hidratação adequada, particularmente quando a anfotericina B é utilizada para o tratamento leishmanicida específico.

A resposta clínica aos agentes leishmanicidas depende da forma clínica e das espécies infectantes, ou até mesmo das subespécies (zimodema). Muitos agentes leishmanicidas são tóxicos, de elevado custo ou de administração difícil nas condições de campo. Nenhuma opção satisfatória única para o tratamento da maioria das formas clínicas ou espécies foi validada. Embora as decisões terapêuticas e o acompanhamento tenham se tornado relativamente simples para o tratamento da LV em países não endêmicos e em alguns países endêmicos, com base na anfotericina B lipossomal, um agente poderoso e bem tolerado,[7] continua havendo mais complexidade no tratamento da LV na África Oriental e nos países endêmicos, onde a anfotericina B lipossomal não está disponível.[8] A decisão sobre o tratamento da LV recidivante em pacientes imunocomprometidos e para a LC ou LM frequentemente exige o conselho de especialistas.

Leishmaniose visceral em pacientes imunocompetentes

Monoterapias

A *anfotericina B lipossomal* alcança taxas de cura elevadas na Índia, e, atualmente, recomenda-se um único ciclo de tratamento de 10 mg/kg no programa nacional de eliminação da LV. Na África Oriental, as doses de anfotericina B lipossomal necessárias para curar a LV (30 a 50 mg/kg cumulativamente) são acentuadamente mais altas do que aquelas utilizadas na Índia, e o fármaco fracassa em cerca de 20% dos pacientes, até mesmo com essas doses mais altas.[A1] Mostra-se efetiva no tratamento da LDPC.[9] A anfotericina B lipossomal está associada a menos febre e calafrios relacionados com a infusão, menos toxicidade renal e redução no número de infusões e tempo de internação hospitalar, em comparação com o desoxicolato de anfotericina B convencional. A melhor tolerância renal da anfotericina B lipossomal é particularmente benéfica em pacientes com insuficiência renal ou com transplante de rim, bem como naqueles com aumento dos níveis séricos de creatinina durante o tratamento com desoxicolato de anfotericina B. A anfotericina B lipossomal é o agente leishmanicida com melhor relação risco-benefício. Atualmente, trata-se da opção de primeira linha na maioria dos países não endêmicos, tanto em crianças quanto em adultos. O elevado custo da anfotericina B lipossomal reduziu o seu uso nos países endêmicos, e maior implementação é facilitada, em grande parte, por doações. Na Índia, 100% dos pacientes com LV no grupo de tratamento com anfotericina B lipossomal e 98% no grupo de tratamento convencional apresentaram uma resposta de cura aparente no trigésimo dia. As taxas de cura em 6 meses foram semelhantes: 95,7% no tratamento com anfotericina B lipossomal e 96,3% no tratamento convencional.[A2] A *anfotericina B* (dose cumulativa de 7 a 15 mg/kg) cura mais de 98% dos pacientes na Índia enquanto o tratamento da infecção visceral com por *L. infantum/chagasi* exige pelo menos uma dose de 14 mg/kg (em geral, dose cumulativa de 21 mg/kg durante 110 dias).

A *pentamidina* mostra-se eficiente no tratamento da LV apenas quando são administradas altas doses (mais de sete injeções de 4 mg/kg). Essas injeções são tóxicas, de modo que a pentamidina não é mais utilizada no tratamento da LV. Doses mais baixas (menos de quatro injeções de 4 mg/kg) induzem muito menos eventos adversos e ainda são utilizadas na profilaxia secundária da LV em pacientes infectados pelo HIV (injeções quinzenais a mensais).

Os *antimoniais pentavalentes* (estibogliconato de sódio, antimoniato de meglumina) ainda são prescritos como fármaco de primeira intenção em muitas áreas. No subcontinente indiano (principalmente no norte de Bihar), *L. donovani* é resistente aos antimoniais pentavalentes. Nos últimos 40 anos, a sua eficácia diminuiu de 90% para menos de 40%. Em outros focos de LV, as taxas de falha do tratamento inicial não ultrapassam 10%, contanto que a dosagem seja respeitada (20 mg/kg/dia de antimônio pentavalente durante 28 dias). Em um país endêmico, a mortalidade em pacientes tratados pode ultrapassar 10%, com uma correlação positiva entre toxicidade e idade. Os antimoniais pentavalentes estão contraindicados para pacientes com doença cardíaca, renal ou hepática ou de idade avançada, bem como para mulheres grávidas. As formulações genéricas têm demonstrado em geral, mas não de maneira constante, uma atividade e tolerância idênticas às do estibogliconato de sódio.

A *miltefosina* é uma alquilfosfocolina. A forma oral (2,5 mg/kg/dia, durante 28 dias) é muito efetiva para a LV na Índia. Em pacientes da Etiópia com LV (28% com infecção pelo HIV), a mortalidade foi significativamente maior com o estibogliconato de sódio (genérico) do que com a miltefosina (9,7 *versus* 2,1%), apesar da menor eficácia parasitológica da miltefosina (92,1 *versus* 99,3%). A miltefosina está contraindicada para mulheres grávidas e para as que podem engravidar. Em virtude dos níveis persistentes do fármaco, é necessário observar medidas contraceptivas por mais de 3 meses após o tratamento. Em comparação com uma década atrás, foi observado um aumento substancial na taxa de insucesso da miltefosina oral no tratamento da leishmaniose visceral na Índia e no Nepal, desde 2012.

A *paromomicina* (sulfato de aminosidina) (15 mg/kg em forma de sulfato, equivalentes a 11 mg de base por quilograma por via intramuscular, durante 21 dias) é altamente efetiva na Índia, onde foi registrada em 2006. Na África Oriental, a sua eficácia é significativamente menor. À semelhança da situação observada com a miltefosina, a longevidade do produto provavelmente seria mais bem preservada em combinação do que como monoterapia.

Combinações/coadministração

Ciclos mais curtos de terapia combinada estão sendo investigados para limitar a extensão da resistência aos antimoniais pentavalentes, bem como para prevenir o aparecimento de resistência à paromomicina ou à miltefosina. Como apenas a miltefosina pode ser administrada por via oral, essa abordagem baseia-se, pelo menos em parte, em produtos administrados por via parenteral. A combinação de antimônio e paromomicina foi aprovada para uso, visto que foram relatadas taxas de cura elevadas na África Oriental; todavia, esse tratamento ainda exige a administração de muitas injeções. As combinações de anfotericina com miltefosina oral (sequencial) e de paromomicina intramuscular com miltefosina podem alcançar taxas de cura de até 98% com ciclos de tratamento de 7 a 10 dias. Uma única infusão de anfotericina B lipossomal seguida de miltefosina oral tem sido altamente efetiva na Índia; entretanto, são necessários estudos de confirmação nesse país e em outros locais.

Leishmaniose visceral em pacientes imunodeficientes

Coinfecção por *Leishmania infantum*-HIV

À semelhança de outras infecções oportunistas importantes durante a infecção pelo HIV, o tratamento pode ser subdividido em esquema inicial e profilaxia secundária. No tratamento inicial, a eficácia do antimoniato de meglumina e a da anfotericina B são semelhantes. Os efeitos adversos graves dos derivados do antimônio são mais comuns nesse contexto. As doses de anfotericina B lipossomal administradas a pacientes imunodeficientes são mais altas (40 mg/kg em dose cumulativa) do que aquelas administradas a pacientes imunocompetentes. Quando a imunossupressão terapêutica pode não ser reduzida, ou quando não é possível otimizar o tratamento antirretroviral altamente ativo, propõe-se, com frequência, uma profilaxia secundária. O complexo lipídico de anfotericina B reduz moderadamente a frequência de recorrências. Em geral, procede-se à administração descontínua da anfotericina B lipossomal, porém foi relatada uma redução progressiva de sua eficácia, levando, algumas vezes, a uma ausência completa de responsividade. A miltefosina é outra opção, particularmente se a redução da carga parasitária é corroborada por PCR quantitativa com limiar validado (uma baixa carga residual provavelmente está associada a um menor risco de resistência). A administração de pentamidina, 1 ou 2 vezes/mês, constitui outra opção potencialmente interessante, visto que os níveis desse medicamento persistem por semanas ou meses após uma única administração. A tolerância pancreática deve ser monitorada rigorosamente.

Coinfecção por *Leishmania donovani*-HIV

Os pacientes devem se beneficiar do tratamento antirretroviral efetivo. A experiência com a coinfecção por *L. infantum*-HIV é, em parte, transponível. O risco potencial de desenvolvimento de resistência aos agentes leishmanicidas é ainda mais significativa nesse contexto, visto que *L. donovani* (mas não *L. infantum*) pode ser transmitida por flebotomíneos de seres humano para seres humanos. A anfotericina B lipossomal 30 mg/kg mais a miltefosina alcançaram uma taxa de cura inicial mais elevada do que a anfotericina B lipossomal isoladamente (40 mg/kg) na África Oriental,[A3] porém a definição da melhor estratégia para alcançar uma cura sustentada sem recidiva e com prevenção de não responsividade aos fármacos exige mais pesquisas, incluindo a identificação de um esquema farmacológico efetivo e de custo acessível para profilaxia secundária.

LEISHMANIOSE CUTÂNEA

MANIFESTAÇÕES CLÍNICAS

Embora os sinais e sintomas da LC possam variar de maneira considerável (Figura 327.2) – desde lesões nodulares puras até o desenvolvimento de ulceração através de lesões crostosas secas e placas escamosas –, são observadas algumas características bastante constantes. Em primeiro lugar, a ocorrência de infiltração firme é quase constante (com exceção da mácula inicial da LDPC). Em segundo lugar, a evolução é subaguda. Uma lesão que alcança o seu tamanho máximo em menos de 1 semana tem mais tendência a ser causada por LC. Por fim, exceto em pacientes com numerosas papulopústulas satélites, a(s) lesão(ões) é(são) nitidamente definida(s). A colonização da ulceração da LC por bactérias pode conferir à lesão uma aparência purulenta, enquanto a superinfecção evidente acrescenta um anel eritematoso que transborda de maneira distinta sobre a margem infiltrada da ulceração, fazendo com que uma lesão habitualmente fria e indolor se torne quente e dolorosa. Diversas condições dermatológicas, como infecção estafilocócica ou estreptocócica, úlcera por micobactérias, hanseníase, infecção fúngica, câncer, sarcoidose e úlcera tropical, simulam as lesões da LC ou da LM (ver Figura 327.2).[10] Como o tratamento é de elevado custo e potencialmente tóxico, é necessário obter a confirmação do diagnóstico.[11]

DIAGNÓSTICO

Parasitologia

A raspagem, a aspiração por agulha fina ou a biopsia de lesões fornecem amostras adequadas para a identificação dos amastigotas (Figura 327.3). A raspagem deve ser efetuada tanto no centro quanto nas bordas da lesão com uma lâmina de bisturi curva. A anestesia local reduz consideravelmente o desconforto do paciente e aumenta a sensibilidade. O uso de um anestésico local contendo epinefrina (contraindicado para lesões nas extremidades) ou o pinçamento da lesão entre o polegar e o dedo até empalidecer parece ajudar a obter uma raspagem sem sangramento, otimizando, assim, o exame microscópico. Um fragmento de pele de 2 a 4 mm obtido por biopsia com *punch* fornece material abundante, o que facilita a pesquisa de parasitas escassos e o estabelecimento de um diagnóstico alternativo por cultura (p. ex., micobactérias, fungos), bem como exame histopatológico. A cultura de uma amostra de biopsia exige homogeneização em meio salino ou de cultura em condições estéreis.

O material obtido por qualquer um desses métodos pode ser utilizado para exame microscópico, cultura e PCR. O método mais amplamente disponível consiste no exame microscópico de material corado pelo Giemsa.[12] A cultura do parasita em meios específicos (como meio de Schneider suplementado por soro fetal bovino ou meio de Novy-Nicolle-McNeal) possibilita a identificação, a caracterização e o armazenamento dos isolados. A detecção de ácidos nucleicos do parasita por diagnóstico molecular (principalmente por PCR) aumenta a sensibilidade e possibilita a identificação das espécies de *Leishmania*. Isso é particularmente útil em regiões (p. ex., Novo Mundo) onde coexistem várias espécies de *Leishmania*, com vários resultados clínicos e respostas ao tratamento. Tanto a cultura quanto a identificação da espécie baseada em métodos moleculares, incluindo agora a espectrometria de massa, exigem uma infraestrutura laboratorial substancial e experiência técnica.

Sorologia

O diagnóstico sorológico é de uso limitado na LC, em virtude de sua baixa sensibilidade e especificidade variável. O teste cutâneo de leishmanina (ou de Montenegro) (LST) avalia a resposta mediada por células contra *Leishmania* spp. O LST exige a realização de cultura e fixação – de preferência – de espécies locais de *Leishmania* e, portanto, carece de padronização. A produção de formulações comerciais do LST não é sustentável. À semelhança dos testes sorológicos, o LST não distingue infecções passadas de presentes.

Manifestações complexas da leishmaniose cutânea

LEISHMANIOSE MUCOSA

Uma proporção de infecções de LC (cerca de 1 a 10% no Brasil, na Bolívia e no Peru), causadas por *Leishmania braziliensis* ou *L. guyanensis*, progride para uma infecção metastática da mucosa da cavidade oral/nasal ou da laringe, frequentemente 1 a 5 anos após a cicatrização da lesão cutânea inicial simples. A infecção da mucosa por *Leishmania braziliensis* também foi relatada em viajantes que retornam de países endêmicos.[13] A imunopatologia revela uma extensa destruição do tecido local. A rinite alérgica, a paracoccidioidomicose ou outras micoses profundas, o cancro oral (*cancrum oris*), a hanseníase e a sarcoidose podem simular as lesões da LM. A sorologia positiva (p. ex., IFA, ELISA) ou o LST indicam a possibilidade de LM. Os parasitas são escassos nas lesões da mucosa. Por conseguinte, uma pesquisa de parasitas em amostras de mucosa – obtidas por raspagem ou biopsia – por meio de exame microscópico ou cultura carece de sensibilidade. A PCR provou ser a abordagem mais sensível para confirmar a LM.

LEISHMANIOSE CUTÂNEA DIFUSA

Os pacientes com LC difusa apresentam uma resposta anérgica a antígenos de *Leishmania*, e os nódulos não ulcerativos, carregados de parasitas, disseminam-se do local inicial de infecção para diversos locais da pele. Não existe cura espontânea, e o tratamento é difícil. Essa forma da doença é encontrada na América do Sul e na África Oriental, frequentemente associada à infecção por *Leishmania amazonensis* e *Leishmania aethiopica*.

LEISHMANIOSE CUTÂNEA RECIDIVANTE

A LC recidivante caracteriza-se pelo desenvolvimento de lesões que contêm tecido granulomatoso. Com frequência, as lesões levam muitos anos para cicatrizar e podem surgir anos após a cicatrização de uma lesão simples localizada. Pode haver formação de novas úlceras e pápulas ao longo da borda da antiga cicatriz. As infecções normalmente estão associadas à infecção por *L. tropica* e são difíceis de tratar.

TRATAMENTO

As consequências clínicas da LC são dermatológicas; o comprometimento visceral concomitante é excepcional. A intensidade do desconforto, relacionado com uma ou várias lesões exsudativas ou de aparência desagradável, e o impacto das cicatrizes atróficas, hipopigmentadas ou hiperpigmentadas dependem da topografia das lesões. No Novo Mundo, o comprometimento da mucosa pode afetar até 1 a 15% dos pacientes, com maior incidência na Bolívia. O risco de metástase (inicialmente nasal e, em seguida, acometendo toda a zona otorrinolaríngea) tem influenciado fortemente as decisões terapêuticas. Foi recomendado o tratamento

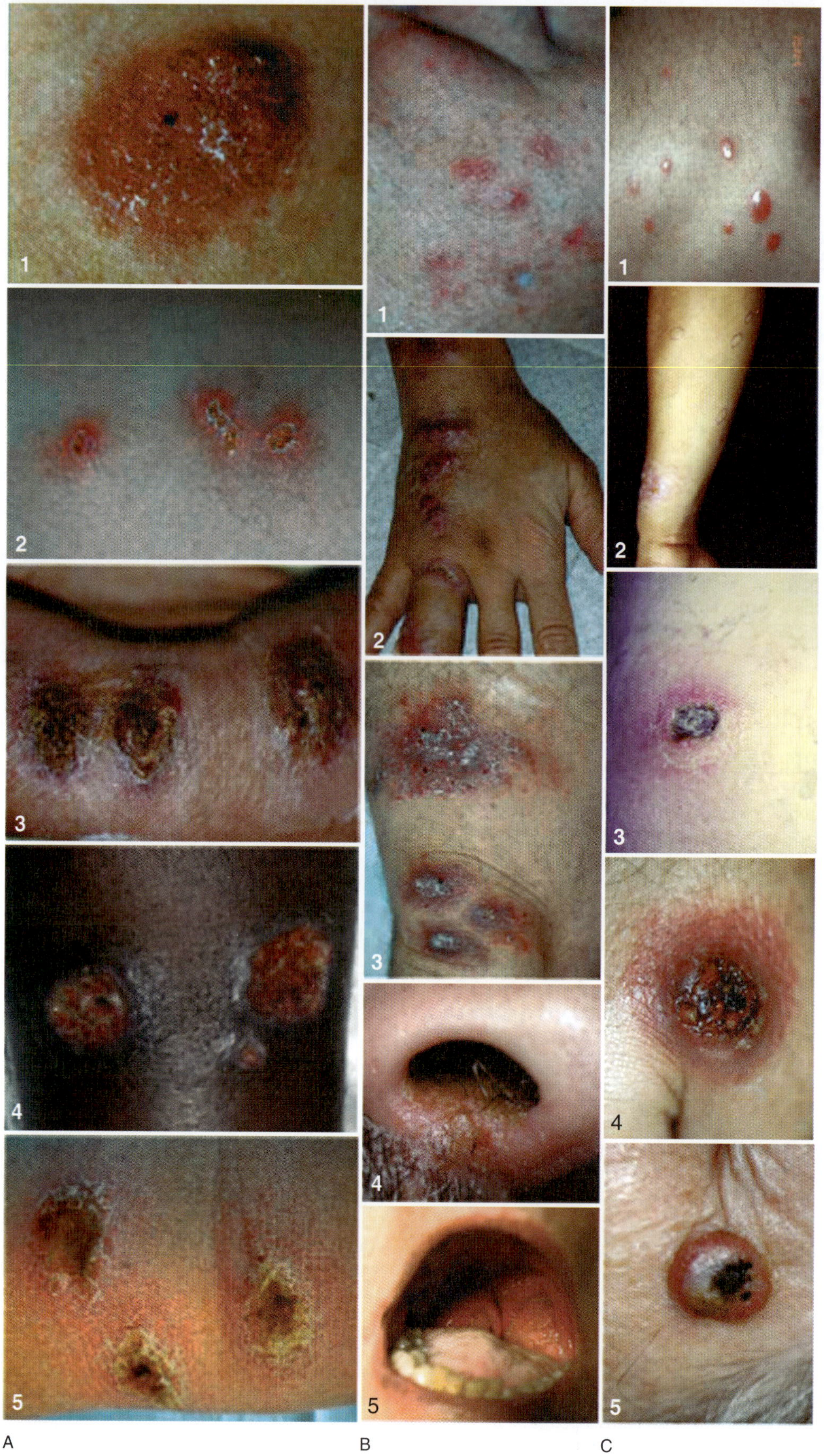

FIGURA 327.2 Características clínicas da leishmaniose cutânea (LC). A. Formas típicas de LC. **A1.** Lesão papulonodular. **A2.** Lesão escamosa. **A3.** Lesão crostosa. **A4.** Lesão ulcerada. **A5.** Lesão superinfectada. **B.** Formas atípicas de LC e leishmaniose mucosa. **B1.** Múltiplas pápulas na face (*L. infantum*, ilhas Baleares). **B2.** Linfangite nodular (*L. braziliensis*, Brasil). **B3.** Múltiplas lesões com numerosas pápulas periféricas (*L. major*, Tunísia). **B4.** Disseminação inicial para a mucosa nasal (septo anterior, *L. braziliensis*, Bolívia). **B5.** Infiltração e ulceração das tonsilas (*L. infantum*, França). **C.** Manifestações clínicas que não consistem em LC. **C1.** Múltiplas pápulas (sífilis secundária tardia) (ver Capítulo 303). **C2.** Linfangite nodular (esporotricose) (ver Capítulo 316). **C3.** Ulceração crostosa única (infecção por *Mycobacterium ulcerans)* (ver Capítulo 309). **C4.** Infecção aguda ulcerada por *Staphylococcus aureus* (ver Capítulo 272). **C5.** Ceratoacantoma de nódulo ulcerado (ver Capítulo 193).

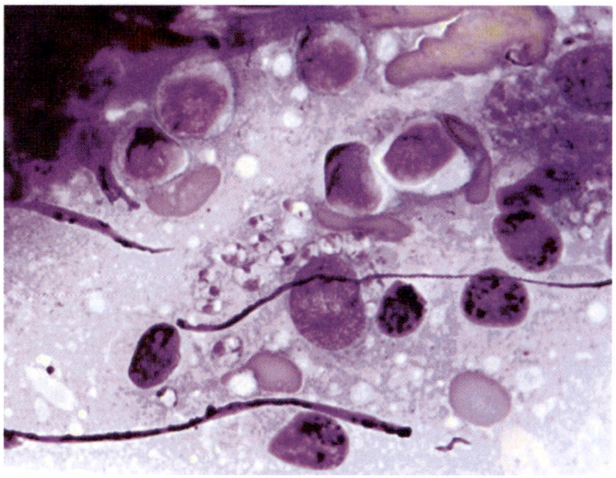

FIGURA 327.3 **Amastigotas de *Leishmania major* em raspados de uma úlcera cutânea.**

sistêmico de qualquer LC do Novo Mundo, porém dados recentes indicam que, provavelmente, deve-se considerar uma estratégia diferente.[14] A excisão cirúrgica inadequada e os antimoniais pentavalentes ou a pentamidina sistêmica, administrados em doses excessivas ou sem acompanhamento suficiente, podem constituir paradoxalmente um risco significativo para pacientes com LC.[15]

O tratamento local com injeções intralesionais de antimoniais pentavalentes[16] (de preferência, após uma breve aplicação de nitrogênio líquido),[A4] a terapia fotodinâmica e a termoterapia constituem opções atrativas para evitar esquemas sistêmicos potencialmente tóxicos, de elevado custo ou impraticáveis.[17] Todavia, a aplicação desses métodos é dificultada por restrições logísticas e exige profissionais de saúde habilitados. Uma pomada tópica eficiente ou métodos físicos simples e indolores resolveriam a maioria desses problemas. Uma pomada contendo paromomicina demonstrou ter eficácia com tolerância local aceitável em pacientes com LC causada por várias espécies na África do Norte e na América Central, bem como em viajantes.[A5,A6] Um algoritmo para decisões terapêuticas precisas é proposto na e-Figura 327.1. Quando o tratamento local não pode administrado ou não teve sucesso, utiliza-se o tratamento sistêmico. O tratamento oral com medicamentos relativamente atóxicos (fluconazol em alta dose,[A7] miltefosina) seria a opção mais simples, porém não existe nenhum esquema farmacológico ideal que tenha sido solidamente validado até o momento.[18] A monoterapia com miltefosina oral tem sido bem-sucedida no Brasil e em viajantes com formas completas.[A8] Na LC causada por *L. guyanensis* ou por *Leishmania panamensis*, a pentamidina em baixas doses, administrada em uma a três injeções, geralmente proporciona cura em mais de 75% dos pacientes.[A9] A eficácia da anfotericina B lipossomal na LC é variável.[19]

PREVENÇÃO

Não existem vacinas para a doença humana nem esquemas farmacológicos profiláticos. A leishmanização, que consiste na inoculação de indivíduos com parasitas virulentos vivos para causar uma lesão limitada local e proporcionar proteção, era usada para a LC (p. ex., no Irã), porém não é recomendada pela Organização Mundial da Saúde.[20] Os flebotomíneos são sensíveis à maioria dos inseticidas, e foram feitas tentativas para controlar a transmissão com pulverização residual nas casas. Os mosquiteiros impregnados de inseticida e as coleiras para cães (para prevenir a transmissão da LC zoonótica) têm sido investigados. A alta incidência de transmissão vertical e venérea em cães pode levar ao fracasso dos programas de eliminação em focos de *L. infantum*, enquanto o estado de portador assintomático prolongado de *L. donovani* em seres humanos ameaça os esforços de eliminação no subcontinente indiano.

PROGNÓSTICO

Na maioria dos pacientes não tratados, a LV estabelecida leva finalmente à morte. A LV tem excelente prognóstico, com uma taxa de mortalidade inferior a 2% em pacientes tratados cedo o suficiente com anfotericina B lipossomal. A mortalidade aumenta quando ocorrem hemorragia (principalmente do sistema digestório ou do pulmão) ou infecção bacteriana secundária, habitualmente após uma evolução prolongada sem tratamento ou ausência de resposta da LV aos fármacos de primeira linha. A recaída após o tratamento é muito frequente em pacientes com coinfecção pelo HIV com baixas contagens iniciais ou contagens persistentemente baixas de células $CD4^+$. Em pacientes imunossuprimidos, a LV contribui para um desfecho fatal. Uma proporção de pacientes infectados por *L. donovani* apresenta LDPC semanas a anos após o episódio inicial, e isso pode, raramente, levar ao comprometimento ocular grave. A LC causada por *L. braziliensis* pode metastatizar para o nariz e outras membranas mucosas com frequência variável em diferentes áreas. A LC causada por *L. tropica* frequentemente sofre recidiva (LC recidivante). Uma pequena proporção de pacientes infectados por *L. amazonensis* e por *L. aethiopica* apresenta LC difusa. Mesmo quando tratadas, muitas lesões da LC deixam cicatrizes desfigurantes, hipotróficas, hipopigmentadas ou hiperpigmentadas e estigmatização.

Grau A Recomendações de grau A

A1. Khalil EA, Weldegebreal T, Younis BM, et al. Safety and efficacy of single dose versus multiple doses of AmBisome for treatment of visceral leishmaniasis in eastern Africa: a randomised trial. *PLoS Negl Trop Dis.* 2014;8:1-9.
A2. Sundar S, Chakravarty J, Agarwal D, et al. Single-dose liposomal amphotericin B for visceral leishmaniasis in India. *N Engl J Med.* 2010;362:504-512.
A3. Diro E, Blesson S, Edwards T, et al. A randomized trial of AmBisome monotherapy and AmBisome and miltefosine combination to treat visceral leishmaniasis in HIV co-infected patients in Ethiopia. *PLoS Negl Trop Dis.* 2019;13:1-19.
A4. Saghafipour A, Mozaffari E, Rezaei F. The evaluation of intralesional glucantime and cryotherapy plus intralesional glucantime therapeutic efficacy on zoonotic cutaneous leishmaniasis: a randomized clinical trial. *J Clin Pediatr.* 2017;5:6689-6697.
A5. Ben Salah A, Ben Messaoud N, Guedri E, et al. Topical paromomycin with or without gentamicin for cutaneous leishmaniasis. *N Engl J Med.* 2013;368:524-532.
A6. Soto J, Soto P, Ajata A, et al. Topical 15% paromomycin-aquaphilic for Bolivian *Leishmania braziliensis* cutaneous leishmaniasis: a randomized, placebo-controlled trial. *Clin Infect Dis.* 2019;68:844-849.
A7. Galvão EL, Rabello A, Cota GF. Efficacy of azole therapy for tegumentary leishmaniasis: a systematic review and meta-analysis. *PLoS ONE.* 2017;12:1-24.
A8. Chrusciak-Talhari A, Dietze R, Chrusciak Talhari C, et al. Randomized controlled clinical trial to access efficacy and safety of miltefosine in the treatment of cutaneous leishmaniasis caused by *Leishmania (Viannia) guyanensis* in Manaus, Brazil. *Am J Trop Med Hyg.* 2011;84:255-260.
A9. Gadelha EPN, Ramasawmy R, da Costa Oliveira B, et al. An open label randomized clinical trial comparing the safety and effectiveness of one, two or three weekly pentamidine isethionate doses (seven milligrams per kilogram) in the treatment of cutaneous leishmaniasis in the Amazon Region. *PLoS Negl Trop Dis.* 2018;12:1-13.

REFERÊNCIAS BIBLIOGRÁFICAS

As referências bibliográficas, bem como os outros materiais suplementares deste livro, encontram-se no GEN-IO, nosso ambiente virtual de aprendizagem.

328 TOXOPLASMOSE

JOSE G. MONTOYA

DEFINIÇÃO

Toxoplasma gondii é um protozoário parasita que infecta a maioria das espécies de animais homeotérmicos, incluindo seres humanos, e que pode causar toxoplasmose. O termo *toxoplasmose* é reservado para a doença, quando as manifestações clínicas estão presentes, enquanto a expressão *infecção por Toxoplasma* é preferida para se referir à presença assintomática do parasita. A toxoplasmose pode resultar em morbidade e mortalidade significativas do feto, do recém-nascido e de indivíduos imunocomprometidos. Entretanto, a toxoplasmose também pode se manifestar em pacientes imunocompetentes, na forma de coriorretinite, linfadenopatia, pneumonia, abscessos cerebrais, miosite, miocardite e hepatite. Em modelos de animais e em estudos epidemiológicos de seres humanos, a infecção por *Toxoplasma* tem sido associada a alterações comportamentais, doença mental e comprometimento neurocognitivo, embora ainda não tenham sido obtidas evidências convincentes e conclusivas sobre essas associações.

Uma forma mais agressiva de toxoplasmose congênita e do adulto parece ocorrer em determinados locais geográficos na América Latina, onde foi relatada a ocorrência de pneumonia, febre de origem indeterminada, abscessos cerebrais e morte em indivíduos HIV-negativos e imunocompetentes nos demais aspectos. Estudos epidemiológicos recentes estabeleceram o papel de novos fatores de risco para a aquisição da infecção aguda, incluindo a ingestão de água não tratada, ostras, mexilhões ou amêijoas.

O patógeno

Toxoplasma gondii é um parasita intracelular, com alta capacidade de invasão das células hospedeiras, em virtude da existência de uma forma invasiva móvel com capacidade de rápida replicação (taquizoíto ou trofozoíto), equipada por um complexo apical evolutivamente único e por um mecanismo de motilidade por deslizamento baseada na actina.[1] O ciclo sexuado do parasita só ocorre no intestino delgado de animais que pertencem à família dos felinos, que constituem o hospedeiro definitivo. O ciclo assexuado ocorre em tecidos e células de seus hospedeiros intermediários (p. ex., seres humanos).

Na natureza, o parasita é encontrado em várias formas, incluindo o taquizoíto (Figura 328.1A), o oocisto que contém esporozoítos (Figura 328.1B) e o cisto tecidual que contém bradizoítos (Figura 328.1C). O taquizoíto é a forma de proliferação rápida do parasita, que é responsável pelas manifestações clínicas da toxoplasmose observadas na infecção aguda ou na reativação de uma infecção latente. O cisto tecidual é a forma metabólica mais lenta do parasita, que é responsável pela infecção crônica e por sua transmissão por meio do consumo de carne em seres humanos e animais. Acredita-se que os cistos teciduais persistem nos tecidos durante toda a vida do hospedeiro; eles não podem ser erradicados pelos fármacos atualmente disponíveis, porém a ideia de persistência do parasita durante a vida do hospedeiro foi recentemente questionada.[3,4] Os cistos teciduais variam quanto a seu tamanho e formato, desde cistos mais jovens, que contêm apenas alguns bradizoítos, até cistos teciduais mais antigos, que podem conter vários milhares de bradizoítos e que podem alcançar um tamanho de mais de 100 μm. O sistema nervoso central (SNC), o olho e os músculos esquelético, liso e cardíaco parecem constituir os locais mais comuns de formação de cistos teciduais (*i. e.*, infecção latente). Os oocistos são principalmente responsáveis pela disseminação mundial e em larga escala do parasita entre diferentes populações de outros animais e seres humanos. Os animais domésticos e selvagens pertencentes à família Felidae eliminam oocistos após a ingestão de qualquer uma das formas infecciosas do parasita: taquizoítos, cistos teciduais ou oocistos. Até 10 milhões de oocistos podem ser eliminados nas fezes de um animal infectado em um único dia por períodos que variam de 7 a 20 dias. Os oocistos podem permanecer viáveis por até 18 meses em solo úmido, o que resulta em um reservatório ambiental a partir do qual hospedeiros incidentais podem se infectados.

EPIDEMIOLOGIA

A prevalência da infecção por *T. gondii* varia de maneira significativa, de acordo com a localidade geográfica e o nível socioeconômico da população. Pode ser baixa, de apenas 7% na Inglaterra, ou elevada, alcançando 78% no Brasil. A soroprevalência aumenta com a idade, devido ao tempo crescente de exposição, e está inversamente associada ao nível socioeconômico, em virtude da forte influência dos hábitos alimentares e higiênicos na transmissão do parasita. Nos EUA, a soroprevalência global ajustada por idade da infecção por *T. gondii* foi recentemente relatada em 11%; entretanto, pode ser mais alta em determinadas áreas geográficas e grupos étnicos e socioeconômicos. A soroprevalência do parasita diminuiu durante os últimos 30 anos nos EUA e em vários outros países,[5] mas parece estar estável ou aumentando em determinadas localidades geográficas, como os trópicos (p. ex., América Latina).

Os seres humanos e os animais não felinos são hospedeiros incidentais e tornam-se infectados principalmente pela ingestão de carne infectada contendo cistos teciduais ou de alimentos, água ou solo contaminados e que contenham oocistos. A infecção também pode ocorrer durante a gestação por transmissão vertical do parasita da mãe para o filho. Além disso, os seres humanos podem ser infectados por meio de transplante de órgãos e, mais raramente, em consequência de acidentes de laboratório. A ingestão de carne crua ou malcozida contendo cistos teciduais, de água não tratada, alimentos ou solo contaminados com oocistos constitui a principal via de infecção pelo parasita nos seres humanos. Foi constatado que a água não tratada constitui a fonte de grandes epidemias de toxoplasmose no Canadá e no Brasil.

Os principais fatores de risco para a infecção por *T. gondii* nos EUA incluem o consumo de: carne moída crua, carne de cordeiro malpassada;

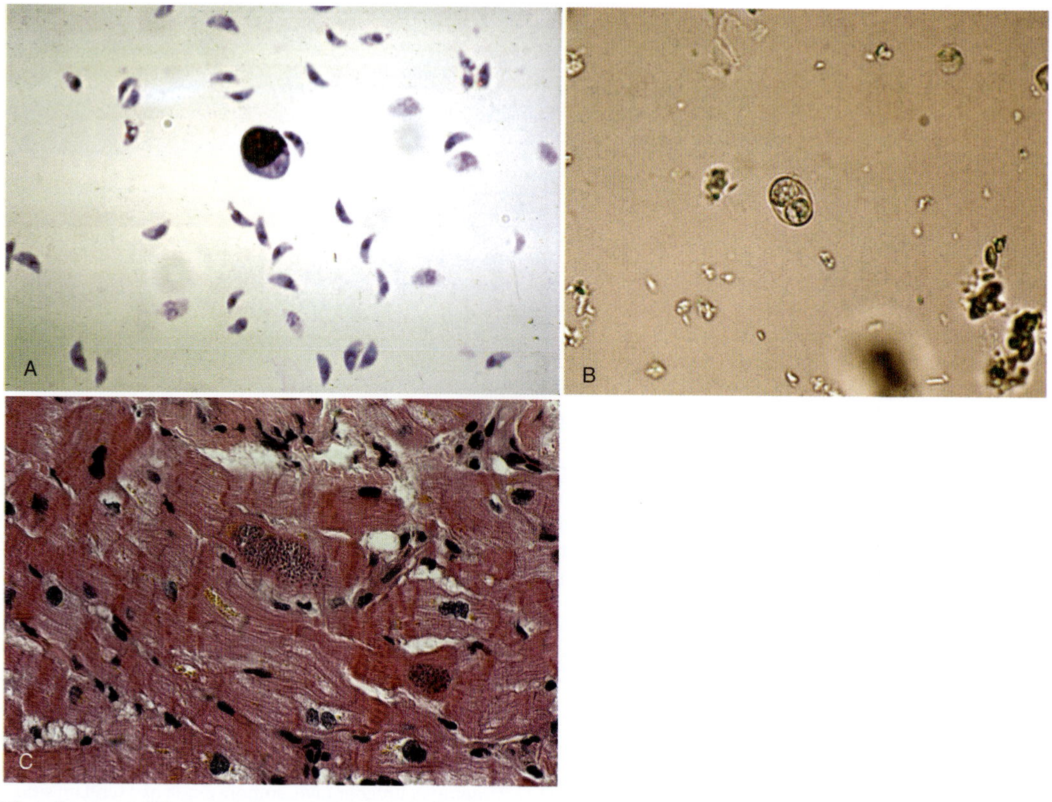

FIGURA 328.1 **O *Toxoplasma gondii* é encontrado na natureza principalmente em três formas. A.** Os taquizoítos têm a forma de um arco, medem de 2 a 3 μm de largura e 5 a 7 μm de comprimento e podem ser corados com a coloração de Wright-Giemsa. **B.** Os oocistos isolados das fezes de gato são subesféricos a esféricos e medem 10 × 12 μm de diâmetro. **C.** Observa-se um cisto tecidual no tecido miocárdio humano corado pela hematoxilina e eosina. Os cistos teciduais variam quanto à sua forma e tamanho e podem alcançar mais de 100 μm.

ingestão de carne curada produzida localmente, seca ou defumada; consumo de ostras, amêijoas ou mexilhões; trabalhar com carne; ingerir leite de cabra não pasteurizado; e ter três ou mais gatos. Vários estudos epidemiológicos de grande porte estabeleceram que a água não tratada constitui um possível veículo para a transmissão de *T. gondii*, e, nos EUA, foi constatado que o seu consumo está associado a uma tendência a um aumento do risco de infecção aguda.

Em até 50% dos indivíduos com infecção aguda por *T. gondii*, não é possível identificar a presença de um fator de risco conhecido para a infecção aguda. Por conseguinte, a tentativa de estabelecer se um paciente corre risco de toxoplasmose apenas com base na história epidemiológica é uma tarefa inútil. Não se deve excluir a possibilidade de toxoplasmose do diagnóstico diferencial de pacientes que apresentam síndromes sugestivas da doença, baseando-se apenas em uma história epidemiológica negativa.

A soroprevalência de *T. gondii* em pacientes imunocomprometidos reflete a da população específica a partir da qual provêm. A infecção latente pode ser reativada nesses pacientes, particularmente naqueles com síndrome da imunodeficiência adquirida (AIDS), bem como em pacientes submetidos a transplante de células-tronco hematopoéticas e transplante renal, cardíaco e hepático. Nesses pacientes, é importante estabelecer se eles foram infectados pelo parasita antes da ocorrência de imunossupressão grave ou da realização do transplante, visto que o teste sorológico na imunossupressão grave ou após transplante pode não ser confiável. Cerca de 30% dos pacientes com AIDS que são infectados por *T. gondii* desenvolverão toxoplasmose por meio de reativação de sua infecção crônica, se a sua contagem de CD4 cair para menos de 200 células/$\mu\ell$ e se não estiverem em uso de profilaxia primária anti-*Toxoplasma*. O advento da terapia antirretroviral altamente ativa, além do uso da profilaxia primária anti-*Toxoplasma* contribuiu claramente para o declínio da incidência da toxoplasmose em pacientes com AIDS. Entre os pacientes submetidos a transplante de células-tronco hematopoéticas (TCTH), os receptores soropositivos para *Toxoplasma* antes do transplante alogênico e que, em seguida, desenvolvem doença do enxerto *versus* hospedeiro correm maior risco de reativação.

Nos transplantes de órgãos sólidos, o maior risco de toxoplasmose é observado quando um aloenxerto de um doador soropositivo para *Toxoplasma* (D^+) é transplantado em um receptor soronegativo (R^-). Em pacientes D^+/R^-, existe um risco de 25% de desenvolver toxoplasmose potencialmente fatal se não for instituída uma profilaxia anti-*Toxoplasma* efetiva. Recomenda-se fortemente que o estado sorológico de *Toxoplasma* do doador e do receptor seja estabelecido antes da realização do transplante. Os resultados dos testes sorológicos são menos confiáveis no período pós-transplante, e eles podem variar de maneira significativa, sem qualquer relevância clínica.

Pode ocorrer transmissão de *T. gondii* para o feto durante a gravidez, quando a mulher adquire a infecção primária durante a gestação. Nos EUA, a incidência de soroconversão em mulheres grávidas foi estimada em 0,27%. A taxa global de transmissão do parasita (prevalência da toxoplasmose congênita) em mulheres com soroconversão foi estimada entre 50 e 60% antes da instituição da espiramicina, em uma tentativa de diminuir a transmissão vertical, e de 25 a 30% posteriormente. A taxa de transmissão aumenta com a idade gestacional em que a infecção materna é adquirida. Em mulheres que foram tratadas para toxoplasmose durante a gestação, essa taxa pode ser de apenas 4,5% durante o primeiro trimestre, de 31,7% durante o segundo trimestre e alcançar 63% no terceiro trimestre. A probabilidade de doença grave é inversamente proporcional à idade gestacional em que a infecção materna é adquirida. Embora não se disponha de dados objetivos sobre a prevalência de toxoplasmose congênita nos EUA, foi estimado que, entre os aproximadamente 4,0 milhões de nascidos vivos por ano, a infecção congênita por *T. gondii* ocorra em 400 a 5.000 recém-nascidos. A incidência global anual da toxoplasmose congênita[6] foi estimada em 190.100 casos. Isso equivale a uma carga de 1,2 milhão de anos de vida ajustados por incapacidade. São observadas cargas particularmente altas na América do Sul e em alguns países do Oriente Médio e de baixa renda. A toxoplasmose também causa morbidade e mortalidade significativa nos EUA.[7]

BIOPATOLOGIA

Patogenia

Após a infecção oral com cistos teciduais (p. ex., carne contaminada) ou oocistos (p. ex., solo, água ou alimentos contaminados), a parede de ambas as formas infecciosas sofre ruptura pelos sucos digestivos do sistema digestório. Os bradizoítos (dos cistos) e os esporozoítos (dos oocistos) são liberados e convertidos na forma de taquizoítos de formação rápida. Os taquizoítos têm a capacidade de infectar células contíguas ou tecidos distantes por via hematogênica ou linfática. Os taquizoítos parecem sofrer migração ativa e rápida através das células epiteliais e podem se deslocar para locais distantes enquanto são extracelulares (infecção aguda) ou no interior de células imunes infectadas subvertidas pelo parasita para facilitar a sua própria disseminação (*i. e.*, hipótese do cavalo de Troia).[8] A formação do vacúolo do parasita no interior das células infectadas parece constituir um importante mecanismo para a sobrevida e a subversão de *Toxoplasma*.[9] A característica histológica dos taquizoítos consiste em necrose circundada por inflamação.

Nos indivíduos imunocompetentes, o sistema imune controla a proliferação dos taquizoítos e induz a sua conversão em bradizoítos, facilitando a formação final de cistos teciduais (infecção crônica). Os cistos teciduais persistem durante toda a vida da maioria dos indivíduos infectados e é possível isolar *T. gondii* de tecidos de indivíduos que morreram de outras causas diferentes da toxoplasmose.

Patologia

Os dados sobre a patologia da toxoplasmose provêm, em sua maioria, de estudos de recém-nascidos com infecção congênita e de pacientes imunossuprimidos. As lesões do SNC de pacientes com toxoplasmose caracterizam-se por necrose significativa e inflamação circundante. Nos casos de infecção congênita, as áreas necróticas podem sofrer calcificação, levando a achados radiológicos típicos sugestivos, porém não diagnósticos de toxoplasmose. A hidrocefalia pode resultar de obstrução do aqueduto do mesencéfalo (de Sylvius) ou do forame interventricular (de Monro) por concentrações muito elevadas de proteína (p. ex., > 1.000 mg/dℓ). Os taquizoítos e os cistos teciduais podem ser visualizados próximo a focos necróticos, próximo a nódulos gliais ou no seu interior, nas regiões perivasculares e no tecido do encéfalo não acometido por alterações inflamatórias.

A formação de múltiplos abscessos cerebrais é relativamente comum em pacientes com AIDS. Nas áreas ao redor dos abscessos, podem-se observar também edema, vasculite, hemorragia e infarto cerebral secundário ao comprometimento vascular. As características associadas importantes na encefalite toxoplasma consistem em arterite, manguito perivascular e astrocitose. Foi descrita uma "forma difusa" de encefalite toxoplasma com achados histopatológicos de nódulos microgliais disseminados, sem formação de abscessos na substância cinzenta do cérebro, cerebelo e tronco encefálico.

O comprometimento pulmonar por *T. gondii* no paciente imunodeficiente pode levar a pneumonite intersticial, pneumonite necrosante, consolidação, derrame pleural ou empiema ou todas essas condições. A coriorretinite em pacientes com AIDS caracteriza-se por pan-oftalmite segmentar e áreas de necrose coagulativa associada a cistos teciduais e taquizoítos.

A linfadenite toxoplasmósica em indivíduos imunocompetentes pode resultar em padrões de achados que frequentemente são diagnósticos da doença: hiperplasia folicular reativa; agrupamentos irregulares de histiócitos epitelioides que comprimem e distorcem as margens dos centros germinativos; e distensão focal dos seios por células monocitoides.

MANIFESTAÇÕES CLÍNICAS

Deve-se considerar a possibilidade de toxoplasmose no diagnóstico diferencial de vários sintomas clínicos em pacientes imunocompetentes, fetos, recém-nascidos, lactentes, crianças, adultos e imunocomprometidos (Tabela 328.1). Os sintomas resultam da infecção primária ou da reativação do parasita, devido à imunodeficiência mediada por células T ou imunodeficiência grave mediada por células B. A infecção primária pode ser assintomática em um número significativo de indivíduos, e pode não haver os fatores de risco convencionais para a infecção aguda em determinado paciente. Por conseguinte, não se deve excluir a possibilidade de toxoplasmose aguda ou de infecção por *T. gondii*, devido à ausência de fatores de risco epidemiológicos (p. ex., exposição a gatos ou consumo de carne malcozida) ou de sintomas em determinado paciente. Por esse motivo, se o objetivo for detectar cada caso de infecção primária por *T. gondii* em determinada população de pacientes (p. ex., gestantes), apenas métodos de rastreamento sistemático e universal podem alcançar esse objetivo; testar apenas pacientes sintomáticos ou aqueles com fatores de risco epidemiológicos convencionais resultará na omissão de um número significativo de casos agudos.

A gravidade da toxoplasmose devida à infecção primária ou reativação em determinado paciente ou população pode ser influenciada pela cepa infectante, pelo tamanho do inóculo, pela forma infecciosa (p. ex., oocisto *versus* cisto), pela genética do hospedeiro (p. ex., presença de HLA-DQ3) ou pelo estado efetivo de imunossupressão. Pacientes infectados em determinados locais geográficos (p. ex., América do Sul) têm apresentações clínicas mais agressivas, incluindo infecção primária mais grave e doença devida à reativação. Essas observações precisam ser consideradas quando se avaliam viajantes doentes que retornam dessas áreas endêmicas ou pacientes que nasceram nessas áreas e nos quais a toxoplasmose por reativação foi incluída no seu diagnóstico diferencial.

A linfadenopatia por toxoplasmose pode ser totalmente assintomática, ou pode ser acompanhada de outros sintomas, como febre (temperatura de até 40°C), cefaleia, mal-estar geral e fadiga. Pode ser localizada ou generalizada. Um linfonodo occipital aumentado, indolor e solitário pode constituir a única manifestação da toxoplasmose em uma criança, mulher grávida ou adulto. Entretanto, foi relatada a ocorrência de linfadenopatia generalizada cervical, axilar e abdominal. Em geral, os linfonodos medem 1 a 3 cm de tamanho, não são supurativos e não apresentam hipersensibilidade à palpação. Em geral, regridem nas primeiras 12 semanas, porém foi observada uma recidiva leve da linfadenopatia entre o terceiro e o sexto mês. A recorrência de linfadenopatia toxoplasma depois do sexto mês é extremamente rara.

Tabela 328.1 Manifestações clínicas da toxoplasmose nos seres humanos.

CATEGORIAS CLÍNICAS	MANIFESTAÇÕES CLÍNICAS E SÍNDROMES
Infecção primária	
Indivíduos imunocompetentes e mulheres grávidas	Os pacientes são, em sua maioria, assintomáticos. Entretanto, em cerca de 10% dos pacientes, foram relatados os seguintes sintomas ou síndromes, isoladamente ou em várias combinações: febre, linfadenopatia, cefaleia, mialgias, artralgias, faringite, rigidez de nuca, náuseas, dor abdominal, anorexia, exantema, confusão, otalgia, dor ocular, mal-estar generalizado, fadiga Coriorretinite, resultando em visão turva, dor ocular, diminuição da acuidade visual, moscas volantes, escotoma, fotofobia ou epífora Hepatite; miosite; miocardite Doença disseminada, pneumonia, abscessos cerebrais e até mesmo morte foram observados em indivíduos imunocompetentes infectados por cepas atípicas de *T. gondii* (p. ex., na América Latina)
Toxoplasmose congênita	
Feto	A ultrassonografia pode ser normal, ou pode revelar hidrocefalia, calcificações cerebrais ou hepáticas, esplenomegalia, ascite, pericardite. A morte fetal também pode resultar de infecção fulminante
Recém-nascido	O recém-nascido pode estar totalmente normal, apresentar doença inespecífica ou achados anormais ao exame físico, incluindo coriorretinite, estrabismo, cegueira, convulsões, encefalite, perímetro cefálico anormal (microcefalia ou hidrocefalia), retardo psicomotor ou deficiência intelectual, hepatoesplenomegalia, pneumonite, diarreia, hipotermia, icterícia, petéquias, exantema. Pode-se observar a presença de calcificações intracranianas nos exames de imagem do encéfalo. Os recém-nascidos também podem morrer em consequência de infecção fulminante
Crianças e adultos	As crianças podem continuar sofrendo as sequelas crônicas da doença congênita. Entretanto, podem nascer aparentemente normais e podem tornar-se sintomáticas pela primeira vez na infância, na adolescência ou na idade adulta, principalmente na forma de reativação da coriorretinite adquirida congenitamente
Infecção crônica	Assintomática. Entretanto, alguns pesquisadores sugeriram um papel da infecção crônica em indivíduos com esquizofrenia, transtorno bipolar e problemas comportamentais, incluindo maior incidência de acidentes por veículos motorizados Pode ocorrer coriorretinite como reativação da doença congênita ou adquirida pós-natal em indivíduos imunocompetentes
Reativação da infecção crônica em pacientes imunocomprometidos	Múltiplos abscessos cerebrais, encefalite difusa, convulsões, coriorretinite, febre de origem indeterminada, pneumonia, miocardite, hepatoesplenomegalia, linfadenopatia, exantema

A doença ocular causada por *T. gondii* pode ser assintomática ou sintomática e pode resultar de infecção congênita ou adquirida pós-natal.[10] Em ambas as condições (congênita e adquirida pós-natal), a coriorretinite toxoplasmósica pode ser descoberta por ocasião do diagnóstico da infecção ou na forma de reativação da infecção latente subsequente, dentro de vários meses a anos mais tarde. Até 17% dos pacientes com infecção aguda pelo parasita no Brasil e em um surto de toxoplasmose no Canadá apresentaram coriorretinite toxoplasmósica sintomática concomitante por ocasião do diagnóstico da infecção aguda. Foram descritos casos semelhantes na Europa e nos EUA. O tipo de cepa de *T. gondii* parece ser um fator contribuinte, que determina a gravidade e a recorrência da toxoplasmose ocular. A doença ocular sintomática consiste, principalmente, em retinocoroidite, que pode resultar em visão turva, dor ocular, diminuição da acuidade visual, moscas volantes, escotoma, fotofobia ou epífora. A morfologia das lesões retinianas no exame de fundoscopia é considerada característica da toxoplasmose. Em geral, há um infiltrado esbranquiçado ativo fixado à borda de pigmentação escura de uma cicatriz antiga (Figura 328.2). Entretanto, as lesões da retina tendem a ser menos típicas em pacientes idosos ou imunocomprometidos.

Outras síndromes menos comuns, porém bem documentadas, foram associadas à infecção aguda, incluindo hepatite, miosite, miocardite e lesões cutâneas. Em pacientes imunocompetentes, na América Latina, foi observada a ocorrência de doença mais agressiva, incluindo pneumonia, abscessos cerebrais e morte.

A infecção primária pode ser observada em pacientes submetidos a transplante de órgãos sólidos, quando um aloenxerto de doador soropositivo é transplantado em um receptor soronegativo (D^+/R^-). Foi relatada a ocorrência de toxoplasmose disseminada e localizada nesse contexto, incluindo miocardite, pneumonia, febre de origem indeterminada e encefalite.

A doença congênita pode ser assintomática no feto, no recém-nascido, na criança ou no adulto. Entretanto, a maior parte da prole infectada finalmente desenvolverá sinais e sintomas de toxoplasmose (ver Tabela 328.1). A tríade clássica de coriorretinite, hidrocefalia (Figura 328.3A e B) e calcificações cerebrais é altamente sugestiva de toxoplasmose e é observada principalmente em lactentes cujas mães não foram tratadas contra o parasita durante a gestação. Um exame realizado por um oftalmologista pediátrico experiente pode revelar coriorretinite toxoplasmósica ativa ou inativa. Foram relatadas novas lesões em até 30% das crianças com infecção congênita examinadas até os 11 anos, quando as

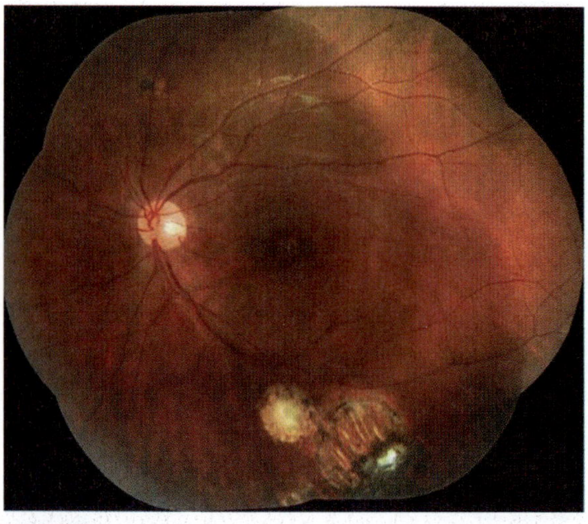

FIGURA 328.2 A morfologia das lesões retinianas ao exame de fundoscopia é considerada característica da retinocoroidite toxoplasmósica. Um infiltrado esbranquiçado ativo está habitualmente fixado à borda pigmentada escura de uma antiga cicatriz.

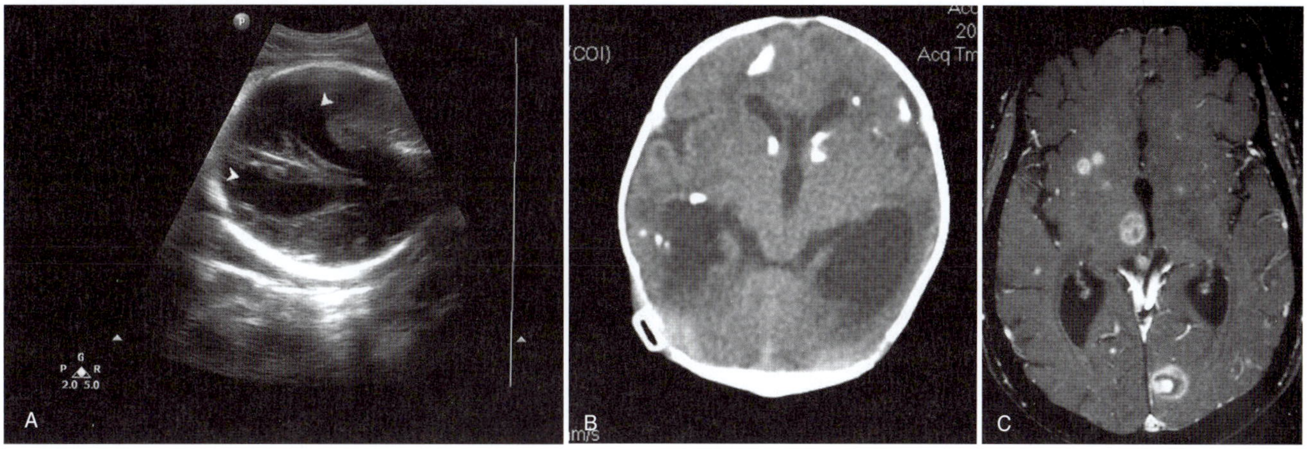

FIGURA 328.3 **Manifestações radiológicas da toxoplasmose do sistema nervoso central. A.** Ultrassonografia de um feto com infecção congênita por *T. gondii* nos EUA, revelando hidrocefalia. **B.** Tomografia computadorizada do cérebro de um recém-nascido com infecção congênita por *T. gondii* nos EUA, revelando hidrocefalia e calcificações. **C.** Ressonância magnética do cérebro de um paciente com AIDS, revelando múltiplas lesões cerebrais com realce em anel.

mães foram tratadas, porém em até 70% quando as mães não receberam tratamento.

Acredita-se que a infecção crônica seja assintomática. Todavia, vários estudos sugeriram, recentemente, a possibilidade de que a infecção crônica possa desempenhar um papel na predisposição de indivíduos infectados a apresentar maior frequência de acidentes de trânsito, doença mental (p. ex., esquizofrenia, transtorno bipolar) e anormalidades comportamentais. O comprometimento neurocognitivo tem sido associado à infecção latente por *T. gondii* em pacientes HIV-positivos, cuja infecção pelo HIV foi controlada com sucesso com terapia antirretroviral.[11]

Em geral, observa-se uma reativação franca da infecção crônica em pacientes com comprometimento significativo da imunidade mediada por células T ou com grave comprometimento da imunidade mediada por células B. A toxoplasmose por reativação pode causar abscessos cerebrais, encefalite difusa, convulsões, coriorretinite, febre de origem indeterminada, pneumonia, miocardite, hepatoesplenomegalia, linfadenopatia e exantema. Embora seja comum descrever a presença de múltiplos abscessos cerebrais (Figura 328.3C) em pacientes com encefalite toxoplasma, foi relatada a identificação de encefalite difusa sem lesões expansivas por ressonância magnética, com mortalidade muito alta. A febre com pneumonia pode ser a única manifestação de toxoplasmose em pacientes imunocomprometidos, incluindo receptores de transplantes de células-tronco hematopoéticas (TCTH) e de órgãos sólidos. A pneumonite toxoplasma pode se manifestar com tosse, dispneia, hipoxia e infiltrados bilaterais difusos ou localizados. Foi relatado que a maioria dos pacientes com pneumonia toxoplasma apresenta opacidades bilaterais em vidro fosco, que podem ser confundidas com pneumonia por *Pneumocystis*, etiologias virais, pneumonia atípica ou estrongiloidíase. Com frequência, foi descrita a ocorrência de febre isolada em pacientes submetidos a TCTH alogênico e pacientes com transplante hepático. Foi descrita a ocorrência de reativação no tecido cardíaco causando insuficiência cardíaca congestiva, arritmias e pericardite.

DIAGNÓSTICO

Os métodos laboratoriais para o diagnóstico de infecção por *T. gondii* e de toxoplasmose incluem testes sorológicos, reação em cadeia da polimerase (PCR), exame microscópico de tecido e líquidos corporais e tentativas de isolamento do parasita (Tabela 328.2).

O primeiro passo é estabelecer se o paciente nunca foi infectado por *Toxoplasma* ou se apresenta infecção aguda ou latente por *T. gondii*; isso pode ser obtido por meio de testes sorológicos. Esses testes podem determinar o estado dessa infecção, independentemente da presença ou ausência de sintomas. As ferramentas sorológicas disponíveis incluem métodos para a detecção de imunoglobulina G (IgG), IgM, IgA e IgE específicas de *T. gondii* e teste de avidez de IgG e aglutinação diferencial (AC/HS).

Com o uso de *kits* comerciais para a detecção de IgG e IgM, a maioria dos laboratórios hospitalares ou comerciais consegue diagnosticar de modo confiável a ausência de infecção por *T. gondii* (IgG negativa/IgM negativa) e a presença de infecção crônica (IgG positiva/IgM negativa). Entretanto, o diagnóstico da infecção aguda representa um maior desafio. Observa-se um resultado positivo do teste de IgM durante a infecção aguda, que pode permanecer positivo por meses a anos em certos indivíduos, sem qualquer relevância clínica aparente. Além disso, os *kits* comerciais de IgM foram desenvolvidos para serem extremamente sensíveis, de modo que uma infecção aguda raramente passe despercebida; em consequência, a sua especificidade é um tanto reduzida. Entre os pacientes que são IgM-positivos em laboratórios hospitalares ou comerciais, foi constatado que 78% têm infecção crônica quando o soro é testado no laboratório de referência nacional para o estudo e o diagnóstico da toxoplasmose nos EUA (Palo Alto Medical Foundation Toxoplasma Serology Laboratory [PAMF-TSL], Palo Alto, Calif; www.pamf.org/serology/; 650-853-4828; toxolab@pamf.org).[13] No PAMF-TSL, efetua-se uma bateria de testes confirmatórios (avidez, aglutinação diferencial, IgA, IgE), além do teste do corante padrão-ouro para IgG e o ensaio imunoabsorvente ligado a enzima de captura tipo duplo (em sanduíche) para IgM, com a finalidade de confirmar os resultados positivos de IgM obtidos em laboratórios hospitalares ou comerciais. Esses testes são utilizados em várias combinações, dependendo da situação clínica de cada paciente e das perguntas do médico assistente. Para uma interpretação adequada dos resultados dos testes sorológicos obtidos no PAMF-TSL, é também crucial ter informações clínicas relevantes disponíveis para o consultor médicos. (Por exemplo, os resultados de baixa positividade para IgG e teste de IgM positivo com resultado elevado no teste de avidez de IgG significam a ausência de risco de toxoplasmose congênita em mulher com 16 semanas de gestação; entretanto, os mesmos resultados podem sustentar fortemente o diagnóstico de encefalite toxoplasma em um paciente com AIDS que apresenta múltiplas lesões cerebrais). No PAMF-TSL, podem ser fornecidas três interpretações aos resultados finais dos testes sorológicos: (1) agudo, isto é, os resultados são compatíveis com uma infecção recentemente adquirida; (2) crônico, compatível com uma infecção adquirida no passado distante; e (3) indeterminado, em que não é possível excluir uma infecção recentemente adquirida – é necessária uma amostra mais precoce ou subsequente para tentar estabelecer se a infecção é aguda ou crônica. Para os resultados dos testes sorológicos compatíveis com uma infecção aguda, os consultores médicos do PAMF-TSL procuram estabelecer a data aproximada em que a infecção foi adquirida.

O diagnóstico definitivo de toxoplasmose (devido à infecção primária ou à reativação de uma infecção crônica) exige a identificação de taquizoítos em tecidos ou líquidos corporais, ou a amplificação do DNA do parasita em qualquer líquido corporal (ver Tabela 328.2). Os taquizoítos podem ser visualizados em cortes histológicos corados com hematoxilina e eosina ou em preparações citológicas sem qualquer coloração específica; entretanto, são mais bem visualizados com os corantes de Wright-Giemsa (ver Figura 328.1A) e de imunoperoxidase específica de *T. gondii*. A PCR em tempo real (em qualquer amostra de líquido corporal, incluindo o líquido cerebrospinal) tornou-se um método útil para o diagnóstico de toxoplasmose em pacientes imunocomprometidos, bem como para o diagnóstico pré-natal de toxoplasmose congênita (no líquido amniótico). O isolamento

Tabela 328.2 Métodos laboratoriais para o diagnóstico de infecção por *T. gondii* e de toxoplasmose* em seres humanos.

MÉTODO	INTERPRETAÇÃO CLÍNICA
Testes sorológicos	
IgG	Um resultado positivo estabelece que o paciente foi infectado por *T. gondii*. Entretanto, pode-se obter um resultado negativo em pacientes infectados nas primeiras 4 semanas antes da coleta de soro ou em pacientes incapazes de produzir IgG (p. ex., hospedeiros imunocomprometidos)
IgM	Um resultado positivo sugere uma infecção aguda, porém não é necessariamente diagnóstico Os soros com resultados positivos para IgM devem ser enviados a um laboratório de referência para testes de confirmação, que incluem um ensaio de IgM mais específico e outros testes, incluindo avidez, teste de aglutinação diferencial de taquizoítos fixados com acetona (AC) *versus* formol (HS) (AC/HS) e IgA e IgE.† Podem-se observar resultados positivos do teste de IgM em pacientes com infecção crônica, devido à persistência da resposta da IgM ou de resultados falso-positivos observados em certos *kits* comerciais
Testes confirmatórios para resultados positivos de IgM	Teste de avidez de IgG; aglutinação diferencial (AC/HS); IgA, IgE realizados em laboratório de referência.† No PAMF-TSL, um resultado do teste de avidez de IgG alto‡ ou um resultado de AC/HS não agudo indicam que o paciente foi infectado há mais de 4 meses (avidez) ou 12 meses (AC/HS)
Reação em cadeia da polimerase (PCR)	Os genes B1 e o elemento repetitivo de 529 pb são os genes-alvo mais comumente utilizados para amplificação O teste da PCR pode ser realizado em qualquer fluido corporal, incluindo líquido amniótico, sangue periférico, líquido cerebrospinal, líquido do lavado broncoalveolar, humor vítreo, humor aquoso, líquido peritoneal, líquido pleural, líquido ascítico e urina. A PCR também pode ser realizada em qualquer tecido Um resultado positivo do teste em qualquer líquido corporal estabelece que o paciente apresenta toxoplasmose aguda ou reativada. Entretanto, um resultado positivo do teste de PCR em tecido é mais difícil de interpretar, visto que ele não diferencia a toxoplasmose sintomática de uma infecção latente Embora a extração do DNA seja mais complicada, pode ser tentada em tecido embebido em parafina
Visualização direta do parasita	A identificação de taquizoítos em qualquer líquido corporal ou tecido é diagnóstica de toxoplasmose, devido a uma infecção aguda ou reativação de uma infecção crônica. Os taquizoítos podem ser identificados por hematoxilina e eosina ou exames citológicos, porém são mais bem visualizados pela coloração de Wright-Giemsa ou de imunoperoxidase A identificação de cistos por coloração pela hematoxilina e eosina ou imunoperoxidase confirma a presença de *T. gondii* no hospedeiro, mas não estabelece necessariamente que o paciente tenha toxoplasmose Entretanto, uma forte resposta inflamatória em torno dos cistos é altamente sugestiva de toxoplasmose, explicando, possivelmente, os sintomas do paciente
Tentativas de isolar o parasita	O isolamento positivo do parasita em qualquer líquido corporal estabelece o diagnóstico de toxoplasmose Pode-se tentar o isolamento de *T. gondii* em culturas de células ou na cavidade peritoneal de camundongos em laboratórios de referência. Esses exames podem ser importantes para tentar estabelecer uma correlação entre a genética do parasita e suas manifestações clínicas
Histologia do linfonodo	A tríade histológica clássica é considerada diagnóstica: hiperplasia folicular, histiócitos epitelioides que entram em contato com as margens dos centros germinativos e células monocitoides que distendem focalmente as paredes dos seios

*Infecção por *T. gondii* = presença assintomática do parasita. Toxoplasmose = presença de sinais e sintomas ativos. †Por exemplo, Palo Alto Medical Foundation Toxoplasma Serology Laboratory (PAMF-TSL), Palo Alto, Calif; www.pamf.org/serology; 650-853-4828; toxolab@pamf.org. ‡A janela de exclusão para a infecção aguda varia para diferentes *kits* de avidez (habitualmente entre 3 e 5 meses).

do parasita em qualquer líquido corporal também é diagnóstico de toxoplasmose e pode ser realizado em laboratórios de referência. O diagnóstico de toxoplasmose pode ser sustentado indiretamente pelo uso de ferramentas sorológicas, demonstração de cistos nos tecidos (ver Figura 328.1C) circundados por uma resposta inflamatória e tentativas de isolamento do parasita (ver Tabela 328.2).

Pacientes imunocompetentes, mulheres grávidas e pacientes com linfadenopatia

Nesses pacientes, o primeiro objetivo no diagnóstico é estabelecer se eles já foram infectados por *T. gondii*. Se os resultados dos testes de IgG e IgM específicas contra *T. gondii* forem negativos, pode-se excluir a possibilidade de o parasita ser responsável pelos sintomas do paciente. Durante a gravidez, esses resultados confirmam que a mãe não foi exposta a *T. gondii*, mas que, se for exposta, ela corre risco de adquirir a infecção primária durante a gravidez e, assim, transmitir o *T. gondii* ao feto. Na tentativa de determinar se o paciente está infectado por *T. gondii*, é importante realizar os testes de IgG e IgM, visto que, durante as primeiras 4 semanas de infecção aguda, a IgG ainda pode ser negativa, enquanto a IgM torna-se positiva. Nesses casos, a soroconversão pode ser diagnosticada pela obtenção de um novo resultado positivo do teste de IgG em uma amostra de soro subsequente. Em casos raros, os pacientes infectados podem ser negativos para IgG, em virtude de sua incapacidade de produzi-la.

Se o paciente for IgG-positivo, o próximo objetivo é determinar se ele apresenta infecção aguda ou teve infecção crônica (p. ex., > 6 meses). Se o título de IgG estiver baixo (p. ex., um teste do corante no PAMF-TSL ≤ 512), e o resultado do teste de IgM for negativo, isso significa que o paciente foi essencialmente infectado há mais de 6 meses. Com esses resultados, um paciente cujos sintomas ou linfadenopatia iniciaram nos primeiros 6 meses após a obtenção das amostras de soro tem pouca probabilidade de ter um diagnóstico de toxoplasmose. Na mulher grávida cujo soro foi obtido nos primeiros 6 meses de gestação, esses resultados significam que a sua infecção foi adquirida antes da concepção, e que o risco de toxoplasmose congênita é essencialmente nulo.

Se o paciente tiver um resultado positivo do teste de IgM confirmado em um laboratório de referência como indicação de infecção recentemente adquirida, e se o início dos sintomas ou a linfadenopatia diminuir dentro do tempo previsto pelos resultados do teste sorológico para a aquisição de *T. gondii*, o paciente terá um diagnóstico de toxoplasmose aguda. No caso da mulher grávida, se o tempo previsto de aquisição da infecção estiver dentro de sua idade gestacional, ela terá um diagnóstico de toxoplasmose durante a gestação e correrá risco de transmitir o parasita para o feto.

Em pacientes com linfadenopatia, o exame histológico do tecido de linfonodo obtido por biopsia excisional pode ser diagnóstico ou patognomônico de linfadenite toxoplasma (ver anteriormente em Patologia).

Diagnósticos pré e pós-natal de toxoplasmose congênita

Após confirmação ou elevada suspeita do diagnóstico de toxoplasmose aguda ou de infecção por *T. gondii* na mãe, o próximo passo é procurar estabelecer se o feto foi infectado. Recomenda-se fortemente uma consulta aos centros de referência para o estudo e diagnóstico da toxoplasmose congênita.

As anormalidades na ultrassonografia podem ser compatíveis com toxoplasmose congênita ou sugestivas de sua presença (ver Figura 328.3A), porém não são diagnósticas. O método preferencial para o diagnóstico pré-natal de toxoplasmose congênita consiste em PCR em uma amostra de líquido amniótico obtida com 18 semanas de gestação. Deve-se evitar qualquer tentativa de diagnóstico de toxoplasmose congênita no líquido amniótico obtido antes de 18 semanas de gestação, visto que os estudos realizados até agora incluíram apenas mulheres grávidas com idade gestacional de 18 semanas ou mais. Além disso, foram relatados resultados falso-negativos em mulheres cuja amniocentese foi realizada antes de 18 semanas de gestação. A sensibilidade global da PCR em amostra de líquido amniótico foi relatada entre 64 e 92% e é altamente dependente da idade gestacional em que a mãe adquiriu a infecção.

No recém-nascido, a toxoplasmose congênita pode ser confirmada pelos resultados positivos dos testes sorológicos específicos para *T. gondii* ou da PCR. As amostras para sorologia devem ser obtidas a partir do sangue periférico do lactente. Deve-se evitar o sangue do cordão umbilical, em virtude da alta taxa de contaminação com o sangue materno. Entretanto, ainda existe um pequeno grau de contaminação com sangue materno na amostra de sangue do recém-nascido obtida por punção venosa periférica nos primeiros 5 dias de vida para anticorpos IgM e nos primeiros 10 dias de vida para anticorpos IgA. A doença congênita é diagnosticada por um resultado positivo do ensaio de aglutinação imunoabsorvente para IgM (depois de 5 dias de vida) ou ensaio imunoabsorvente ligado a enzima para IgA (depois de 10 dias). Os lactentes com infecção congênita podem ter resultado positivo para ambos os ensaios; positivo para um e negativo para o outro; ou negativo para ambos.[14] Um resultado positivo de IgM específica contra *T. gondii* no líquido cerebrospinal (LCS) é diagnóstico de doença congênita, porém recomenda-se fortemente um teste do LCS por PCR, em vez de IgM, em razão da maior sensibilidade do teste de PCR. O diagnóstico também pode ser estabelecido por uma PCR positiva no sangue periférico, no LCS ou na urina. O LCS de lactentes infectados pode apresentar níveis muito elevados de proteína (p. ex., ≥ 1.000 mg/dℓ). A resposta celular no LCS caracteriza-se por linfocitose, e pode-se observar eosinofilia. Os exames de imagem do encéfalo podem revelar calcificações ou hidrocefalia; a tomografia computadorizada é superior à ultrassonografia na detecção dessas anormalidades do SNC (ver Figura 328.3B).

Doença ocular

O teste sorológico e a PCR podem ser úteis no diagnóstico de coriorretinite toxoplasmósica. Um paciente IgG-negativo/IgM-negativo não tem probabilidade de apresentar doença ocular causada por toxoplasmose. Entretanto, os pacientes devem ser testados em laboratórios de referência (p. ex., PAMF-TSL), visto que a IgG específica contra *T. gondii* pode estar presente, porém em níveis muito baixos a ponto de serem apenas detectados por um método padrão de referência, como o teste do corante. Em pacientes com lesões oculares típicas de coriorretinite toxoplasmósica (ver Figura 328.2), um resultado positivo do teste de IgG em título relativamente baixo (p. ex., um teste do corante ≤ 512 no PAMF-TSL) e um resultado negativo de IgM são diagnósticos de doença ocular, em virtude da reativação do parasita. Se o teste sorológico revelar um resultado positivo da IgM e um teste confirmatório no PAMF-TSL estabelecer o diagnóstico de infecção aguda em pacientes de 1 ano ou mais, a doença ocular tem mais probabilidade de resultar de comprometimento ocular no contexto de uma infecção recente ou adquirida pós-natal.

Em pacientes com lesões de aparência atípica ou nos quais a resposta aos fármacos anti-*Toxoplasma* é atípica ou ausente, deve-se considerar uma carga imune específica contra *T. gondii* (humor aquoso) ou PCR nos líquidos oculares (o humor vítreo é preferível ao humor aquoso, pela provável maior sensibilidade, porém a sua obtenção está associada a maior risco).

Pacientes imunocomprometidos

Aparentemente, é raro ocorrer infecção aguda em pacientes imunocomprometidos. Todavia, pode ocorrer doença potencialmente fatal quando a infecção latente do paciente é reativada por AIDS, TCTH, transplante de órgãos sólidos ou outras doenças caracterizadas por grave deficiência de células T ou de células B.

A toxoplasmose também pode se desenvolver quando *T. gondii* é transmitido de um doador soropositivo para um receptor soronegativo por meio de um aloenxerto infectado (p. ex., coração, fígado, rim). Por conseguinte, para estabelecer o risco de toxoplasmose e ter um elevado índice de suspeita quando os pacientes desenvolvem doenças sugestivas de toxoplasmose, todos os pacientes imunocomprometidos devem ser testados para IgG específica contra *T. gondii* tão logo sejam diagnosticados com a doença subjacente ou se tenha estabelecido que apresentarão imunossupressão subsequentemente. Além disso, os testes sorológicos podem não ser confiáveis quando a imunossupressão é avançada ou grave. Os resultados dos testes sorológicos após a realização de transplante para anticorpos IgG podem permanecer positivos ou podem aumentar, diminuir ou até mesmo se tornar negativos. Por conseguinte, os exames sorológicos para *Toxoplasma* antes do transplante são fundamentais para a interpretação dos resultados dos resultados dos testes subsequentes e avaliação clínica. Os doadores de órgãos sólidos também devem ser testados para IgG específica contra *T. gondii*, visto que o seu aloenxerto tem o potencial de transmitir o parasita ao paciente transplantado (p. ex., coração, coração-pulmão, rim, rim-pâncreas, fígado, fígado-pâncreas). A toxoplasmose em receptores de transplante de órgãos sólidos provoca morbidade substancial, incluindo doença disseminada, e mortalidade.

Em pacientes com AIDS com suspeita de encefalite toxoplasma com presença de múltiplas lesões cerebrais e com realce em anel (ver Figura 328.3C), contagem de células CD4 inferior a 200 células/μℓ e IgG positiva específica contra *T. gondii*, a resposta ao tratamento específico anti-*Toxoplasma* é considerado um critério diagnóstico adicional de encefalite toxoplasma. Nesses pacientes, os exames diagnósticos invasivos (p. ex., punção lombar, biopsia do cérebro) são considerados desnecessários, a não ser que eles não respondam ao tratamento em um período de 7 a 10 dias. Esse paradigma diagnóstico não deve ser aplicado a outras populações de pacientes imunossuprimidos (p. ex., pacientes transplantados), visto que o seu diagnóstico diferencial frequentemente inclui outros patógenos, como infecções por fungos invasivos. Nesses pacientes, logo no início da doença do sistema nervoso central, deve-se tentar um exame do LCS por PCR ou biopsia do cérebro.

O diagnóstico definitivo de toxoplasmose em pacientes imunossuprimidos depende da PCR, da visualização direta do parasita e da tentativa de seu isolamento (ver Tabela 328.2). A PCR em amostra de líquidos corporais constitui o método diagnóstico de escolha em pacientes imunossuprimidos com risco de toxoplasmose, que desenvolvem febre inexplicável (p. ex., no sangue total), pneumonia (p. ex., no líquido do lavado broncoalveolar), lesões cerebrais (p. ex., no LCS) ou outras síndromes compatíveis. Teoricamente, a PCR pode ser realizada em qualquer líquido corporal ou tecido, e os laboratórios validaram o seu uso na maioria dos líquidos e em alguns tecidos. As tentativas de identificar o taquizoíto ou o cisto tecidual por meio de microscopia podem ser melhoradas pelo uso de coloração de imunoperoxidase específica para *T. gondii*. O exame do LCS por PCR ou a biopsia cerebral devem ser inicialmente considerados em pacientes com AIDS que tenham baixa probabilidade de apresentar encefalite toxoplasmósica, como os que apresentam uma única lesão na ressonância magnética, são soronegativos para a infecção por *T. gondii*, têm uma contagem de células CD4 acima de 200 células/μℓ ou que não respondem a um esquema anti-*Toxoplasma* apropriado.

TRATAMENTO

Os princípios de terapia antiparasitária são discutidos no Capítulo 323. O tratamento da toxoplasmose está indicado para pacientes imunocompetentes com infecção aguda na presença de febre contínua, miocardite, miosite, hepatite, pneumonia, lesões cerebrais, lesões cutâneas e linfadenopatia acompanhada de sintomas graves ou persistentes. O tratamento também está indicado para pacientes com coriorretinite ativa, devido à infecção primária ou à reativação de uma infecção latente (Tabela 328.3). Em pacientes imunocompetentes, o tratamento é prescrito por 3 a 4 semanas ou até o desaparecimento dos sintomas, o que for mais longo. Na linfadenite toxoplasmósica, o sulfametoxazol-trimetoprima (SMX-TMP) (40 mg de SMX/8 mg/kg/dia de TMP, em 2 doses fracionadas durante 1 mês) aumentou a taxa de cura para 65%, em comparação com uma taxa de resolução de 13% com placebo.[A1] O tratamento também é recomendado com frequência para todas as gestantes com suspeita ou diagnóstico de infecção primária durante a gestação (Tabela 328.4), na tentativa de evitar a transmissão do parasita para o feto (espiramicina) ou, caso a infecção congênita tenha ocorrido, iniciar o tratamento do feto *in utero* (pirimetamina, sulfadiazina e ácido folínico). Durante a gravidez, são prescritos esquemas de tratamento para a duração da gestação. Houve controvérsia mundial sobre a eficácia da espiramicina na redução da incidência da toxoplasmose congênita e da pirimetamina, sulfadiazina e ácido folínico para diminuir a frequência de sinais clínicos nos filhos infectados. Embora nenhum estudo definitivo tenha refutado a sua eficácia, vários estudos epidemiológicos concluíram de maneira errônea que não havia nenhuma evidência de benefício. Entretanto, desde 2006, vários estudos relataram uma forte associação entre o tratamento pré-natal de mulheres infectadas durante a gestação (com espiramicina ou pirimetamina, sulfadiazina e ácido folínico) e reduções na incidência da toxoplasmose congênita e na frequência de sinais clínicos nos filhos infectados. A espiramicina é recomendada para mulheres grávidas com diagnóstico definitivo ou alta suspeita de infecção aguda durante a gravidez, adquirida antes de 18 semanas de gestação. A espiramicina deve ser administrada durante toda a gestação, a não ser que haja suspeita ou documentação de infecção fetal. A infecção fetal deve ser investigada por meio de PCR do líquido amniótico com 18 semanas de gestação para verificar se há amplificação do DNA de *Toxoplasma*, e com ultrassonografia de acompanhamento realizada mensalmente. Recomenda-se o tratamento com pirimetamina, sulfadiazina e ácido folínico em mulheres grávidas com diagnóstico definitivo ou com alta suspeita de infecção aguda durante a

Tabela 328.3 Esquemas de tratamento para pacientes com toxoplasmose aguda ou primária e para pacientes imunocomprometidos com toxoplasmose por reativação.*

	PACIENTES IMUNOCOMPETENTES COM INFECÇÃO AGUDA[†]	PACIENTES IMUNOCOMPROMETIDOS
Pirimetamina (VO)	50 mg a cada 12 h por 2 dias, seguidos de 25 a 50 mg/dia	Dose de ataque de 200 mg, seguida de 50 mg/dia (< 60 kg) a 75 mg/kg (> 60 kg)
mais		
Ácido folínico[‡]	10 a 20 mg/dia (durante o tratamento com pirimetamina e por 1 semana depois) *mais sulfadiazina ou clindamicina ou atovaquona, nas seguintes doses:*	10 a 20 mg/dia (até 50 mg/dia; durante o tratamento com pirimetamina e por 1 semana depois) *mais sulfadiazina ou clindamicina ou atovaquona, nas seguintes doses:*
Sulfadiazina (VO)	75 mg/kg (primeira dose), seguida de 50 mg/kg a cada 12 h (máximo de 4 g/dia)	1.000 mg (< 60 kg) a 1.500 mg (> 60 kg) a cada 6 h
ou		
Clindamicina (VO ou IV)	300 mg a cada 6 h	600 mg a cada 6 h (até 1.200 mg a cada 6 h)
ou		
Atovaquona (VO)	1.500 mg VO, 2 vezes/dia	1.500 mg VO, 2 vezes/dia
Sulfametoxazol-trimetoprima (VO ou IV)	10 mg/kg/dia (de trimetoprima) em 2 ou 3 doses	10 mg/kg/dia (de trimetoprima) em 2 ou 3 doses (doses de até 15 a 20 mg/kg/dia têm sido utilizadas)
Pirimetamina e ácido folínico	As mesmas doses acima	As mesmas doses acima
mais		
Claritromicina (VO)	500 mg a cada 12 h	500 mg a cada 12 h
ou		
Dapsona (VO)	100 mg/dia	100 mg/dia
ou		
Azitromicina (VO)	900 a 1.200 mg/dia	900 a 1.200 mg/dia

Após o uso bem-sucedido de um esquema combinado durante a fase aguda ou primária do tratamento, os mesmos fármacos com metade da dose são habitualmente utilizados para manutenção ou profilaxia secundária. *Esquemas preferidos: pirimetamina, sulfadiazina e ácido folínico ou sulfametoxazol-trimetoprima. Há uma assistência para o diagnóstico e manejo de pacientes com toxoplasmose no Palo Alto Medical Foundation Toxoplasma Serology Laboratory (PAMF-TSL), Palo Alto, Calif; www.pamf.org/serology; 650-853-4828; toxolab@pamf.org. [†]Particularmente no contexto de miocardite, miosite, hepatite, pneumonia, lesões cerebrais ou cutâneas e linfadenopatia acompanhadas de sintomas graves ou persistentes. Também indicados para aqueles com doença ocular ativa, devido à infecção primária ou reativação. [‡]Ácido folínico = leucovorina; o ácido fólico não deve ser utilizado como substituto para o ácido folínico.

Tabela 328.4 Esquemas de tratamento para gestantes que provavelmente adquiriram a infecção por *Toxoplasma gondii* durante a gestação e para lactentes com suspeita ou diagnóstico confirmado de toxoplasmose congênita.

	DURANTE A GESTAÇÃO	NA DOENÇA CONGÊNITA
Espiramicina (oral)	Recomendada para mulheres grávidas com suspeita ou diagnóstico confirmado de ter adquirido a infecção durante a gestação e antes de 18 semanas de gestação. A espiramicina deve ser administrada até o parto em mulheres com resultados negativos do teste de PCR do líquido amniótico e ultrassonografia de acompanhamento normal ou baixa suspeita de infecção fetal A espiramicina não é teratogênica e está disponível nos EUA apenas por meio do procedimento Investigational New Drug (IND) na Food and Drug Administration (301-796-1400). É necessária uma consulta médica prévia* Dosagem: 1 g (3 milhões de unidades) a cada 8 h (para um total de 3 g ou 9 milhões de unidades por dia)	Não recomendada durante a gravidez se não houver documentação ou suspeita de infecção do feto. Na presença de infecção fetal, devem-se administrar pirimetamina, sulfadiazina e ácido folínico (ver adiante)
Pirimetamina (oral) mais sulfadiazina (oral) mais ácido folínico[†] (oral)	Recomendados para mulheres com ≥ 18 semanas de gestação com suspeita ou confirmação de infecção aguda adquirida com 18 semanas ou mais de gestação ou que apresentam um resultado positivo do teste de PCR do líquido amniótico ou ultrassonografia anormal sugestiva de toxoplasmose congênita A pirimetamina é teratogênica e não deve ser utilizada durante a gestação antes da de 18 semanas (em alguns centros da Europa, é utilizada a partir de 14 semanas) A sulfadiazina não deve ser utilizada sozinha Dosagens: Pirimetamina: 50 mg a cada 12 h, durante 2 dias, seguidos de 50 mg/dia Sulfadiazina: 75 mg/kg (primeira dose), seguidos de 50 mg/kg a cada 12 h (máximo de 4 g/dia) Ácido folínico[†] (leucovorina): 10 a 20 mg/dia (durante o tratamento com pirimetamina e por mais 1 semana depois)	**Lactentes** (o esquema de tratamento é habitualmente recomendado por 1 ano): Pirimetamina: 1 mg/kg a cada 12 h, durante 2 dias, seguido de 1 mg/kg/dia durante 2 a 6 meses, seguido de 1 mg/kg/dia a cada segunda-feira, quarta-feira e sexta-feira Sulfadiazina: 50 mg/kg a cada 12 h Ácido folínico[†] (leucovorina): 10 mg 3 vezes/semana Prednisona (se a proteína do LCS for ≥ 1 g/dℓ ou na presença de coriorretinite grave): 0,5 mg/kg a cada 12 h (até que a proteína do LCS esteja < 1 g/dℓ ou se houver resolução da coriorretinite grave) **Crianças de mais idade com doença ativa** (habitualmente, 1 a 2 semanas após a resolução das manifestações clínicas): Pirimetamina: 1 mg/kg a cada 12 h (máximo de 50 mg), durante 2 dias, seguido de 1 mg/kg/dia (máximo de 25 mg) Sulfadiazina: 75 mg/kg (primeira dose), seguidos de 50 mg/kg a cada 12 h Ácido folínico[†] (leucovorina): 10 a 20 mg, 3 vezes/semana Prednisona (coriorretinite grave): 1 mg/kg/dia, em doses fracionadas 2 vezes/dia; máximo de 40 mg/dia, redução rápida

*Palo Alto Medical Foundation Toxoplasma Serology Laboratory (PAMF-TSL), Palo Alto, Calif; www.pamf.org/serology; 650-853-4828; toxolab@pamf.org; ou U.S. (Chicago) National Collaborative Treatment Trial Study (NCCTS), 773-834-4152. [†]O ácido fólico não deve ser utilizado como substituto para o ácido folínico. LCS = líquido cerebrospinal; PCR = reação em cadeia da polimerase.

gravidez, que tenha sido adquirida depois de 18 semanas de gestação, cuja PCR no líquido amniótico seja positiva para a presença de DNA do *Toxoplasma*, ou cuja ultrassonografia de acompanhamento seja sugestiva de toxoplasmose congênita do feto no contexto de infecção aguda por *Toxoplasma* durante a gestação. Além disso, os recém-nascidos e os lactentes com diagnóstico ou com suspeita de toxoplasmose congênita também devem ser tratados durante o primeiro ano de vida (ver Tabela 328.4).

O tratamento em doses mais altas está indicado com urgência para todos os pacientes imunocomprometidos com toxoplasmose em razão da reativação de infecção latente ou da infecção primária adquirida por exposição natural ao parasita ou por meio de transplante de órgãos sólidos (ver Tabela 328.3). Sem tratamento, a toxoplasmose nesses pacientes apresenta uma taxa muito elevada de morbidade e mortalidade.

PREVENÇÃO

Infecção primária

Cerca de 50% dos pacientes podem ser inadvertidamente infectados pelo parasita sem apresentar um fator de risco reconhecido para a infecção aguda, apenas o teste sorológico sistemático pode estabelecer se um paciente foi exposto a *T. gondii*. Por conseguinte, toda gestante e todo paciente imunocomprometido devem ser submetidos a rastreamento para IgG e IgM específicas contra *T. gondii*, independentemente da história epidemiológica. As gestantes e os indivíduos imunocomprometidos soronegativos devem ser aconselhados sobre como maximizar seus esforços de prevenção, de modo a evitar a infecção por *T. gondii*. Além disso, as gestantes soronegativas devem efetuar testes seriados durante a gestação, em uma tentativa de diagnosticar a soroconversão o mais cedo possível. Em alguns países, como a França, as mulheres grávidas soronegativas são obrigadas por lei a efetuar um teste a cada mês para IgG e IgM específicas contra *T. gondii*.[15] Para mulheres com soroconversão, oferece-se um tratamento com espiramicina (se tiver sido infectada antes de 18 semanas de gestação) ou pirimetamina, sulfadiazina e ácido folínico (se tiver sido infectada depois de 18 semanas). Para as mães cujo líquido amniótico seja positivo na PCR ou para as quais a ultrassonografia do feto seja altamente sugestiva de toxoplasmose congênita, oferece-se o tratamento com pirimetamina, sulfadiazina e ácido folínico. Embora a infecção frequentemente ocorra na ausência de fatores de risco conhecidos para a infecção aguda, as intervenções de educação para evitar a exposição ao parasita demonstraram ser efetivas na redução da incidência de soroconversão durante a gestação.

A maioria dos estudos epidemiológicos em todo o mundo reconheceu a carne contaminada e malcozida como um dos principais fatores de risco para transmissão do parasita. Isso parece ser o caso na Europa, na América do Norte e na América Latina. Os cistos teciduais na carne tornam-se inviáveis por meio de irradiação gama (0,4 kGy), aquecimento até 67°C ou congelamento até −20°C por 48 horas, seguido de descongelamento.[16] A carne curada, seca ou defumada tem sido associada à infecção aguda e não deve ser considerada livre de *Toxoplasma*. Foi relatado que a exposição ao solo e as atividades relacionadas com o solo desempenham um papel mais proeminente na transmissão em determinadas áreas geográficas, como a América Latina.

Em receptores soronegativos de órgão sólido de um doador soropositivo, foi relatada a eficácia do SMX-TMP durante pelo menos 6 meses ou da pirimetamina durante pelo menos 6 semanas na prevenção da infecção primária no paciente recém-imunossuprimido.

Reativação da infecção latente em pacientes imunocomprometidos e pacientes com doença ocular

Os fármacos utilizados na prevenção da reativação da infecção latente em hospedeiros imunodeprimidos incluem SMX-TMP (p. ex., concentração simples de 400 mg de SMX e 80 mg de TMP, 1 comprimido/dia) e atovaquona (1.500 mg/dia). Foi também relatada a eficácia da dapsona-pirimetamina e da sulfadoxina-pirimetamina, porém o seu uso parece ser limitado em virtude da toxicidade hematológica potencial.

A profilaxia contra a reativação da infecção latente foi bem-sucedida em pacientes com AIDS infectados por HIV e *T. gondii* (IgG soropositivos para *Toxoplasma*) e cujas contagens de células T CD4$^+$ são inferiores a 200 células/μℓ. Para fins profiláticos, o SMX-TMP provavelmente não deve ser utilizado abaixo de uma dose mínima de 800 mg de SMX/160 mg VO de TMP, 2 vezes/dia, em um esquema de 3 vezes/semana ou de 400 mg de SMX/80 mg de TMP, 1 vez/dia. Em pacientes com AIDS, a administração de 100 mg de dapsona mais 50 mg de pirimetamina VO, 2 vezes/semana, ou atovaquona (1.500 mg/dia) também tem sido efetiva na prevenção da encefalite toxoplasmósica. Os achados nesses estudos foram extrapolados para pacientes imunossuprimidos sem AIDS em razão da ausência de dados nessa população de pacientes.

Os receptores soropositivos para *Toxoplasma* de TCTH alogênico (ver Capítulo 168), que desenvolvem doença do enxerto *versus* hospedeiro, representam um desafio singular. A reativação da toxoplasmose pode se manifestar por uma doença inespecífica (p. ex., febre ou pneumonia), e potencialmente fatal. Com frequência, a doença não é reconhecida. A profilaxia com atovaquona foi proposta como esquema alternativo nesses pacientes, tendo em vista a toxicidade potencial da medula óssea do SMX-TMP. Alguns pesquisadores propuseram uma estratégia preventiva, em que pacientes soropositivos para *Toxoplasma*, que são submetidos a TCTH alogênico, são monitorados de maneira rotineira (p. ex., semanalmente, durante os primeiros 100 dias) com PCR para *T. gondii*.[17] Os pacientes positivos receberiam profilaxia com SMX-TMP ou atovaquona.

A interrupção da profilaxia contra a encefalite toxoplasmósica demonstrou ser segura em pacientes com AIDS que receberam terapia antirretroviral altamente ativa e que demonstram elevação das contagens de células T CD4$^+$ para pelo menos 200 células/μℓ, e cuja carga viral se manteve indetectável durante pelo menos 6 meses.

Em pacientes com toxoplasmose ocular que sofrem recidivas frequentes (p. ex., mais de dois episódios por ano), a administração de 400 mg SMX/80 mg/dia de TMP, durante pelo menos 1 ano, demonstrou ser efetiva na prevenção das recorrências.[A2]

PROGNÓSTICO

A infecção primária tem um amplo espectro de manifestações nos seres humanos, desde assintomática na maioria dos indivíduos até pneumonia ou doença potencialmente fatal se for adquirida em certas áreas do mundo. A infecção primária também pode ser fatal no feto e em indivíduos imunocomprometidos. O diagnóstico e o tratamento precoces podem fazer uma grande diferença no prognóstico desses pacientes.

No momento atual, ainda não está claro se a infecção crônica em indivíduos imunocompetentes é clinicamente irrelevante. Diversos pesquisadores propuseram que a infecção latente pelo parasita pode desempenhar um papel significativo na doença mental (p. ex., esquizofrenia) e na propensão do indivíduo infectado a sofrer acidentes com veículos motorizados. Os pacientes imunocompetentes podem reativar a infecção crônica na retina, e o prognóstico é influenciado pela proximidade das lesões à mácula, pelo comprometimento de um ou de ambos os olhos e pelo número de recidivas. Acredita-se que o tratamento possa retardar a progressão dessas lesões e acelerar a sua cura.

A reativação da infecção latente em indivíduos imunossuprimidos com defeitos significativos da imunidade mediada por células T ou mediada por células B, se não for tratada, é 100% fatal. Mesmo quando tratados em uma unidade de terapia intensiva, a toxoplasmose disseminada em pacientes imunocomprometidos apresenta uma taxa de mortalidade de cerca de 80%.

Grau A Recomendações de grau A

A1. Alavi SM, Alavi L. Treatment of toxoplasmic lymphadenitis with co-trimoxazole: double-blind, randomized clinical trial. *Int J Infect Dis*. 2010;3:e67-e69.

A2. Felix JP, Lira RP, Zacchia RS, et al. Trimethoprim-sulfamethoxazole versus placebo to reduce the risk of recurrences of *Toxoplasma gondii* retinochoroiditis: randomized controlled clinical trial. *Am J Ophthalmol*. 2014;157:762-766.

REFERÊNCIAS BIBLIOGRÁFICAS

As referências bibliográficas, bem como os outros materiais suplementares deste livro, encontram-se no GEN-IO, nosso ambiente virtual de aprendizagem.

329 CRIPTOSPORIDIOSE

CIRLE A. WARREN E ALDO A.M. LIMA

DEFINIÇÃO

A criptosporidiose é uma doença que ocorre em seres humanos e animais, causada por protozoários parasitas do gênero *Cryptosporidium* (Apicomplexa).[1] As espécies de *Cryptosporidium* são os principais parasitas transmitidos pela água em todo o mundo, e foram documentadas mais de 14 espécies que infectam os seres humanos.[2] Duas espécies, *C. hominis* e *C. parvum* genótipo bovino (*C. pestis*), são consideradas de grande importância para a saúde pública. Quatro (*C. cuniculus*, *C. meleagridis*, *C. viatorum* e *C. felis*) e oito (*C. parvum*, *C. fayeri*, *C. canis*, *C. suis*, *C. ubiquitum*, *C. scrofarum*, *C. muris* e *C. andersoni*) das 14 espécies nomeadas são consideradas de importância moderada e pequena para a saúde pública, respectivamente. De 30 espécies, nove são compartilhadas entre os seres humanos e o gado.

O patógeno

A família Cryptosporidiidae apresenta um esporocisto oculto e completa seu ciclo monoxênico em um hospedeiro, no qual pode causar infecções predominantemente intestinais, da cloaca e gástricas.

O ciclo de vida começa com a ingestão de oocistos de *Cryptosporidium* (2 a 5 μm) pelo hospedeiro vertebrado, com excistação subsequente no lúmen do intestino delgado para liberar quatro esporozoítos (Figura 329.1). Os esporozoítos fixam-se às células epiteliais do hospedeiro e penetram nelas para formar vacúolos parasitóforos intracelulares, porém extracitoplasmáticos, nos quais se desenvolvem em trofozoítos e, subsequentemente, em merontes do tipo 1 (esquizontes). Por meio de divisão nuclear assexuada, multiplicam-se e liberam seis a oito merozoítos do tipo 1, que invadem células do hospedeiro adjacentes e desenvolvem-se em merontes do tipo 2 ou trofozoítos para completar o ciclo reprodutivo assexuado. Os merontes do tipo 2 sofrem duas divisões nucleares e liberam quatro merozoítos do tipo 2, que podem infectar as células do hospedeiro e desenvolver-se em forma masculina (microgamonte) ou feminina (macrogameta). Os microgametas liberados do microgamonte podem penetrar nos macrogametas para formar zigotos. Cerca de 20% dos zigotos desenvolvem-se em oocistos autoinfecciosos de parede fina, dos quais cerca de 80% se tornam oocistos de parede espessa, os quais são excretados nas fezes.

Os oocistos de *Cryptosporidium* apresentam pelo menos cinco características que fazem desse organismo um problema comum e que ajudam a definir o risco potencial de disseminação entre pessoas e de surtos de doença transmitida por alimentos e pela água. Em primeiro lugar, os oocistos de *Cryptosporidium* são resistentes a muitos desinfetantes químicos, como o cloro. Em segundo lugar, o organismo é altamente infeccioso, e a dose infecciosa mediana de *C. parvum* é de 132 oocistos ou menos. Em terceiro lugar, o tamanho dos oocistos, de 2 a 5 μm, possibilita sua passagem através de muitos filtros convencionais. Em quarto lugar, o ciclo de vida monoxênico permite a excreção de oocistos infecciosos em grande número nas fezes, os quais podem ser facilmente disseminados. Em quinto lugar, o microrganismo está associado a diferenças geográficas, sazonais e socioeconômicas na distribuição de *Cryptosporidium* spp.

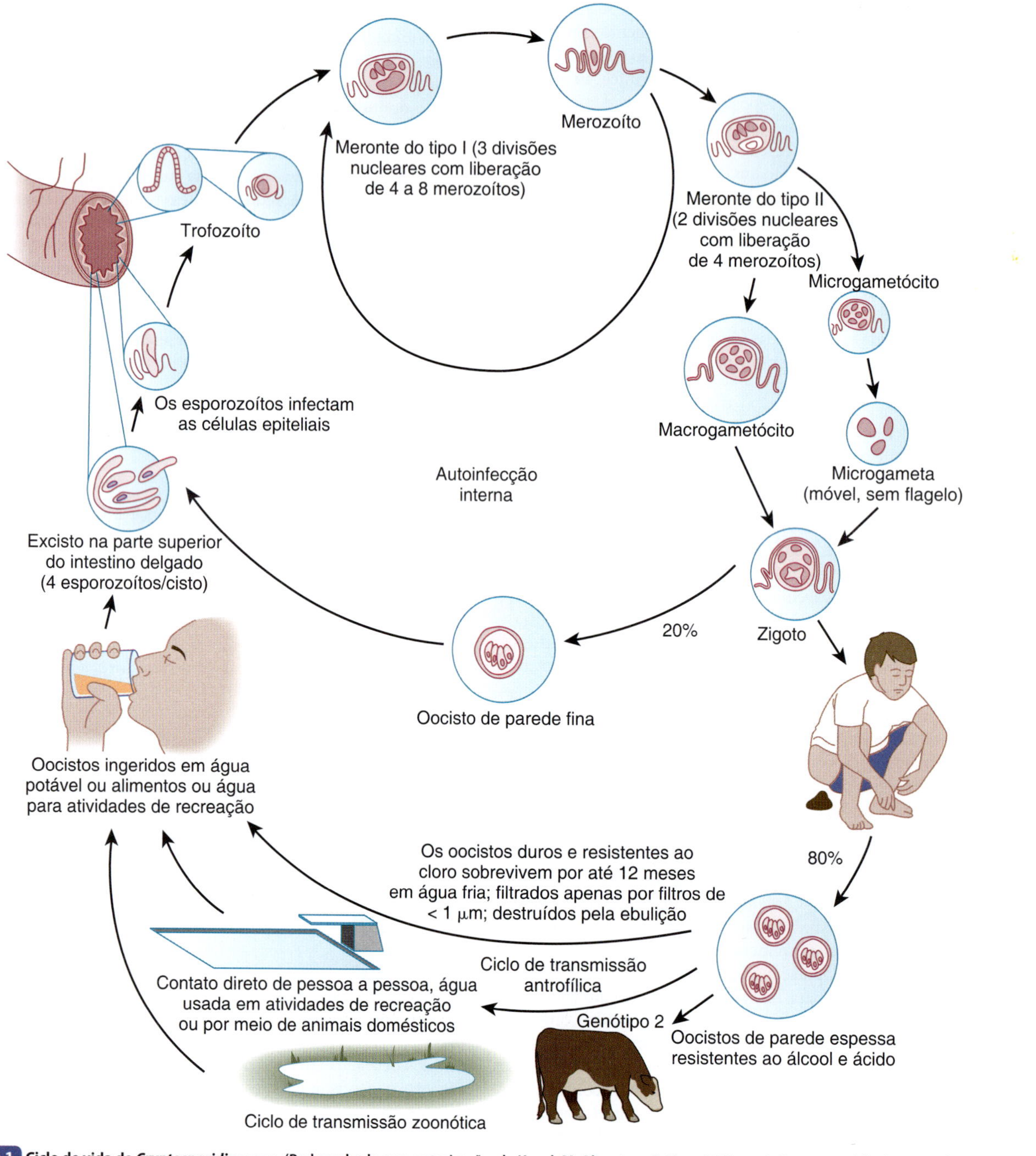

FIGURA 329.1 **Ciclo de vida de *Cryptosporidium* spp.** (Redesenhada com autorização, de Kosek M, Alcantara C, Lima AAM, et al. Cryptosporidiosis: an update. *Lancet Infect Dis.* 2001;1:262-269.)

EPIDEMIOLOGIA

A criptosporidiose é sazonal e está relacionada com a precipitação e as variações de temperatura em todo o mundo. A excistação de *C. parvum* aumenta em água com temperaturas de até 46°C (luz solar natural durante 12 horas). Recentemente, dois surtos de transmissão pela água fizeram com que a criptosporidiose se tornasse alvo de atenção da saúde pública. Em janeiro de 1989, foi relatado um aumento do número de casos de criptosporidiose em Swindon e Oxfordshire, no Reino Unido, com um pico alcançado em março. O mapeamento dos endereços onde ocorreram os casos iniciais mostrou uma associação com o abastecimento de água. Esse surto resultou em 516 casos e, portanto, despertou o interesse público e levou a uma investigação oficial. O segundo surto ocorreu no início da primavera de 1993, em Milwaukee, Wisconsin, e foi o maior surto documentado de doença transmitida por água nos EUA, com uma estimativa de 403.000 pessoas com diarreia aquosa aguda e, potencialmente, 112 mortes. Os achados desse surto indicaram que os oocistos de *Cryptosporidium* passaram pelo sistema de filtração de uma das usinas de tratamento de água da cidade. A contaminação de piscinas, particularmente de piscinas maiores, de piscinas com público mais heterogêneo, como as piscinas municipais, e as piscinas para crianças pequenas, está associada a mais casos.[3,4] Foram também relatados surtos transmitidos por alimentos em associação a sidra de maçã, leite não pasteurizado, salada de frango, vegetais, produtos crus e mariscos contaminados.[5]

A prevalência da criptosporidiose varia de acordo com a região geográfica, e as taxas mais elevadas são observadas em crianças em países em desenvolvimento.[6] Em um estudo de coorte de nascimentos em vários locais, foi avaliada a carga de diarreia da comunidade específica de patógeno em países em desenvolvimento. O *Cryptosporidium* foi um dos cinco patógenos, incluindo norovírus GII, rotavírus, *Campylobacter* e astrovírus, que exibiu as maiores cargas de diarreia atribuíveis ao patógeno no primeiro ano de vida.[7] No Global Enteric Multicenter Study (GEMS) de diarreia moderada a intensa, com uso de ensaio molecular quantitativo, foi constatado que o *Cryptosporidium* constitui uma das causas mais comuns de diarreia em crianças com menos de 5 anos na África e na Ásia.[8] Em crianças com menos de 5 anos, rotavírus, *Cryptosporidium* spp. e *Shigella* spp. demonstraram ser responsáveis pela maioria das mortes associadas a doença diarreicas.[9] A criptosporidiose continua sendo uma causa significativa de infecção intestinal entre indivíduos com vírus da imunodeficiência humana (HIV) e síndrome da imunodeficiência adquirida (AIDS) que não estão recebendo terapia antirretroviral efetiva.[10] Em ambientes com recursos suficientes, a criptosporidiose revelou ser uma importante causa de diarreia entre indivíduos HIV-negativos submetidos a transplante de órgãos sólidos ou de células-tronco hematopoéticas.[11]

BIOPATOLOGIA

Os oocistos e os esporozoítos de *Cryptosporidium* interagem com as células hospedeiras, no processo de excistação, motilidade por deslizamento, fixação, invasão, formação de vacúolo parasitóforo, manutenção intracelular e dano às células do hospedeiro. Os oocistos de *Cryptosporidium* spp. utilizam suas cisteína e serina proteases e a aminopeptidase para excistação na parte superior do intestino delgado, liberando esporozoítos infecciosos, que invadem o epitélio da mucosa e, em certas ocasiões, as células M das placas de Peyer, estendendo-se, com frequência, até o íleo terminal e o cólon. Os esporozoítos secretam proteínas a partir das organelas apicais para sua locomoção e adesão. Em pacientes imunocomprometidos, os microrganismos podem ser encontrados em todo o intestino, no trato biliar, no pâncreas e no sistema respiratório. Conforme assinalado anteriormente, os trofozoítos sofrem reprodução assexuada por merogonia, formando merontes do tipo 1 e, em seguida, do tipo 2. Os esporozoítos e os merozoítos são internalizados por uma maquinaria de invasão semelhante e reorganização da actina. A adesão do parasita é mediada por duas classes de proteínas, as glicoproteínas semelhantes à mucina e as proteínas de adesão relacionadas com a trombospondina. O parasita utiliza proteases para o processamento proteolítico de proteínas complexas de superfície e apicais para a invasão e a saída das células do hospedeiro. A entrada na célula do hospedeiro ocorre em 30 segundos e depende do citoesqueleto de actomiosina do parasita para entrar nos vacúolos parasitóforos bimembranares derivados do hospedeiro em um nicho intracelular único, porém extracitoplasmático. Ocorre formação de actina polimerizada densa na fusão da base das bimembranas do hospedeiro-parasita. A invasão de células do hospedeiro leva ao deslocamento da borda microvilosa, à atrofia das vilosidades, ao embotamento e hiperplasia das células das criptas e à infiltração acentuada por linfócitos, plasmócitos e alguns neutrófilos na lâmina própria, com apoptose das células infectadas e alteração significativa da permeabilidade intestinal. A suprarregulação do fator nuclear κB e a cascata pró-inflamatória provoca diarreia secretora e levemente inflamatória. As citocinas pró-inflamatórias, como o fator de necrose tumoral α, as interleucinas-1β e 8 e a lactoferrina, estão significativamente aumentadas nas infecções murinas e humanas. As interleucinas-1β e 8 suprarregulam a ciclo-oxigenase 2, resultando na síntese de prostaglandina nas células epiteliais e na produção de substância P pelas células inflamatórias; em seu conjunto, esses produtos diminuem a absorção efetiva de sódio e aumentam a secreção efetiva de cloreto, causando a diarreia secretora frequentemente observada nessa infecção.

MANIFESTAÇÕES CLÍNICAS

A criptosporidiose é uma infecção cosmopolita e autolimitada em hospedeiros imunocompetentes, que afeta todas as faixas etárias e ambos os sexos. Nos países em desenvolvimento, a doença ocorre, com mais frequência, em crianças com menos de 5 anos, em razão das taxas elevadas de exposição orofecal e do desenvolvimento de imunidade parcial em crianças mais velhas e adultos. Nos países desenvolvidos, a doença ocorre em todas as idades, e a maioria dos casos está associada a pequenos surtos transmitidos pela água, frequentemente com contaminação da água usada em atividades recreativas. Os pacientes de países desenvolvidos, são, com mais frequência, adultos. O período de incubação é de cerca de 1 semana, com faixa de 1 a 30 dias. A diarreia pode ser de início súbito, frequentemente com fezes aquosas e volumosas, dor abdominal, náuseas, vômitos, distensão, mal-estar, fadiga, perda de peso e febre ocasional. Em crianças pequenas que correm risco nos países em desenvolvimento, pode ter impacto a longo prazo sobre a atividade física, o desempenho escolar e o desenvolvimento da função cognitiva. Raramente, foi relatada a ocorrência de infecção respiratória e tosse. Nos hospedeiros normais, a doença habitualmente dura 1 a 3 semanas, porém algumas vezes pode se estender por mais de 1 mês. Normalmente, a eliminação de oocistos dura 1 a 2 semanas, mas pode se prolongar por até 2 meses. Os pacientes com imunodeficiência de células T, como os que apresentam neoplasias malignas hematológicas (particularmente crianças), deficiências primárias de células T (imunodeficiência combinada grave e deficiência do ligante CD40) e com HIV/AIDS, correm alto risco de desenvolver doença mais grave e apresentam um aumento do risco de morte.

Hospedeiro imunocompetente

Os dados sobre a história natural da criptosporidiose em hospedeiros imunocompetentes foram obtidos, em grande parte, de países desenvolvidos, e essas informações provêm de surtos transmitidos pela água, de pacientes que procuram assistência médica, de viajantes, pessoas que trabalham com animais, crianças em creches e seus contatos. Os pacientes nos surtos e os viajantes são, em sua maioria, adultos e habitualmente apresentam diarreia, com duração mediana de 14 dias e variação de 1 a 100 dias. A duração e a intensidade da diarreia parecem ser semelhantes nas infecções por *C. parvum* e *C. hominis*. A recorrência da diarreia é comum e é observada em 30 a 41% dos pacientes. Relatos do Reino Unido descrevem dor abdominal (96%), vômitos (65%), febre (59%) e diarreia sanguinolenta (11%). As manifestações clínicas em 285 indivíduos pesquisados com diagnóstico laboratorial confirmado de infecção por *Cryptosporidium* no surto maciço de Milwaukee mostraram uma duração mediana de 9 dias (faixa de 1 a 55 dias) com diarreia aquosa em 93%, cólicas abdominais em 84%, febre em 57% e vômitos em 48%. Os pacientes podem continuar eliminando oocistos durante 7 meses, apesar de serem assintomáticos.

Criptosporidiose da infância nos países em desenvolvimento

Nos países em desenvolvimento, a criptosporidiose está associada a diarreia prolongada (7 a 13 dias) ou persistente (≥ 14 dias), aumento da carga total de diarreia, risco de desnutrição e mortalidade infantil. No Brasil, um estudo de caso-controle aninhado de uma coorte de crianças mostrou que as crianças com menos de 1 ano com criptosporidiose apresentaram aumento subsequente da carga de diarreia e déficits de crescimento. Esses achados foram estendidos para uma favela no Peru, onde a criptosporidiose foi associada a oscilação e atraso do crescimento. Isso também foi válido para crianças com infecções assintomáticas, que são ainda mais comuns em áreas endêmicas. O impacto a longo prazo da diarreia e criptosporidiose na infância também foi avaliado em um estudo de coorte no Brasil, em que foi demonstrado que as crianças com mais morbidade por diarreia ou criptosporidiose no início da vida (0 a 2 anos) tiveram redução da aptidão física e comprometimento da função cognitiva aos 6 a 9 anos. Atualmente, vários estudos mostraram que os oocistos são eliminados por mais tempo, e seu número é maior na infecção por *C. hominis* do que por *C. parvum*. No Brasil, um estudo de coorte de recém-nascidos demonstrou que as crianças com infecção por *C. hominis* apresentam lactoferrina fecal mais elevada e retardo do crescimento em comparação com crianças infectadas por *C. parvum*. Diarreia, náuseas, vômitos e mal-estar generalizado estão mais frequentemente associados à infecção por *C. hominis*. A análise da família de subtipos de *C. hominis* (Ia, Ib, Id e Ie) indicou que o Ib está mais comumente associado a náuseas, vômitos e mal-estar generalizado.

Hospedeiros imunocomprometidos

As baixas contagens de linfócitos $CD4^+$ em pacientes infectados pelo HIV estão associadas à diarreia grave por criptosporidiose. Por exemplo, os pacientes com contagens de células $CD4^+$ superiores a 180/μℓ apresentam habitualmente doença transitória ou autolimitada, enquanto aqueles com contagens de células $CD4^+$ inferiores a 50/μℓ frequentemente exibem doença grave, com evacuação de mais de 2 ℓ de fezes por dia. O estado de portador assintomático do parasita é comum em indivíduos com HIV/AIDS em ambientes com recursos limitados. A introdução da terapia antirretroviral altamente ativa (HAART) levou a uma redução das taxas de criptosporidiose em pacientes com HIV/AIDS. A HAART também pode inibir diretamente o desenvolvimento dos esporozoítos e a invasão do parasita nas células do hospedeiro. Os pacientes com outros distúrbios imunes, como imunodeficiência de células T (imunodeficiência combinada grave e deficiência de ligante CD40) ou com neoplasias malignas hematológicas, particularmente crianças, correm maior risco de doença mais grave, prolongada ou extensa, em que a infecção se estende, em certas ocasiões, para a vesícula biliar, o ducto pancreático e, até mesmo, a árvore brônquica. Nesses pacientes, foram descritas várias complicações, incluindo pancreatite, colecistite, colangite esclerosante, papilite e estenose do ducto biliar terminal com cirrose biliar subsequente. Mais recentemente, a infecção por *Cryptosporidium* spp. foi reconhecida como uma das causas de diarreia em receptores de transplante. Em um conjunto de casos de âmbito nacional de pacientes submetidos a transplante de órgãos sólidos na França, ocorreu, em média, 3,4 anos (0 a 19,8) após o transplante.[12] Nesse grupo de pacientes imunocomprometidos, foi relatada a ocorrência de coinfecção por outros patógenos, comprometimento extraintestinal (trato biliar e pulmões) e recidiva.

DIAGNÓSTICO

As manifestações clínicas e os achados ao exame físico de pacientes com criptosporidiose não são exclusivos. O diagnóstico diferencial deve incluir outras causas de gastrenterite infecciosa, como *Giardia*, *Cyclospora*, *Isospora*, microsporídios, patotipos de *Escherichia coli* (enteropatogênica [EPEC], enteroagregativa [EAEC], difusamente aderente [DAEC], êntero-hemorrágica [EHEC], enteroinvasiva [EIEC] e enterotoxigênica [ETEC]), *Campylobacter*, *Salmonella*, *Shigella*, rotavírus, norovírus e outros. O diagnóstico definitivo de infecção entérica por *Cryptosporidium* é estabelecido pelo exame de fezes.[13] Até três amostras de fezes com fixação e concentração antes da coloração permanente ou análise por reação em cadeia da polimerase podem aumentar as taxas de detecção. Os oocistos são corados pela coloração álcool-acidorresistente, coloração de Ziehl-Neelsen modificada, coloração fluorescente com auramina-fenol ou colorações imunofluorescentes. A coloração álcool-acidorresistente exige cerca de 500.000 oocistos por grama para sua detecção em fezes formadas, enquanto a imunofluorescência é, pelo menos, 10 vezes mais sensível, e os imunoensaios ligados a enzima disponíveis no comércio apresentam sensibilidade e especificidade que se aproximam de 100% para *Cryptosporidium*. O teste de reação em cadeia da polimerase pode detectar 50 a 500 oocistos por milímetro de fezes líquidas e pode ser utilizado para diferenciar, ou até mesmo para quantificar, as espécies e genótipos de *Cryptosporidium*.

TRATAMENTO

A nitazoxanida surgiu como o único candidato promissor para o tratamento da criptosporidiose. O fármaco é licenciado nos EUA para o tratamento da criptosporidiose em crianças e adultos sem imunodeficiência, e foi relatado que produz uma redução da duração da diarreia e da eliminação de oocistos em vários ensaios clínicos duplos-cegos controlados por placebo. Um ensaio clínico da nitazoxanida no Egito em adultos (500 mg, 2 vezes/dia, durante 3 dias) e crianças (200 mg dos 4 aos 11 anos e 100 mg de 1 aos 3 anos, 2 vezes/dia, durante 3 dias) com criptosporidiose mostrou que 80% apresentaram resolução da diarreia *versus* 41% do grupo tratado com placebo. Um segundo ensaio clínico de um ciclo de 3 dias de tratamento mostrou a resolução dos sintomas em 4 dias em 96% dos pacientes tratados com comprimidos de nitazoxanida (500 mg, 2 vezes/dia, durante 3 dias) *versus* apenas 41% dos que receberam placebo.

De acordo com uma metanálise, não há evidências de uma redução na duração ou frequência da diarreia com a nitazoxanida, porém o fármaco resultou em eliminação significativamente maior dos oocistos do que o placebo em indivíduos imunocompetentes. Em pacientes com HIV/AIDS, a HAART surgiu como terapia mais importante para prevenir e reduzir a gravidade e a frequência da criptosporidiose. Em receptores de transplante, foi relatado que ciclos prolongados de tratamento antiparasitário e/ou redução da imunossupressão tiveram sucesso.[14] O tratamento com reidratação oral ou reposição intravenosa de líquidos na doença mais grave é fundamental para prevenir a desidratação e o risco de morte imediata.

PREVENÇÃO

A prevenção da disseminação de uma pessoa para outra pode ser obtida com diretrizes de higiene pessoal, como lavagem frequente das mãos após utilizar ou limpar o banheiro, trocar fraldas e cuidar de uma pessoa com diarreia. Recomenda-se que os indivíduos com criptosporidiose sejam afastadas do local de trabalho por até 48 horas após o último episódio de diarreia. É necessária a disponibilidade de instalações para lavagem das mãos, que devem ser usadas em fazendas para facilitar a higiene pessoal. Como os surtos de criptosporidiose estão associados, em sua maioria, a oocistos na água de abastecimento, a pesquisa de rotina da água tratada à procura desse parasita é fundamental para a prevenção de disseminação significativa dessa doença. Recomenda-se fortemente a otimização das abordagens de múltiplas barreiras, incluindo tratamento químico e filtração da água e sistemas de tratamento. A radiação ultravioleta e o ozônio são efetivos na inativação dos cistos de *Cryptosporidium* e *Giardia* na água e podem ser úteis no controle da transmissão de protozoários transmitidos pela água. Em uma revisão sistemática da literatura, foi constatado que a disponibilidade e o uso de instalações sanitárias e o tratamento da água estão associados a uma probabilidade menor de infecções por protozoários em geral, embora apenas o tratamento da água tenha reduzido de maneira significativa as infecções por *Cryptosporidium* spp.[15]

PROGNÓSTICO

A criptosporidiose é habitualmente uma doença autolimitada. Entretanto, os sintomas gastrintestinais e articulares podem persistir por vários meses após a infecção inicial por *Cryptosporidium*.[16] Nas epidemias, a taxa de mortalidade pode alcançar 3 por 10.000 indivíduos sintomáticos na população geral. As crianças nos países em desenvolvimento frequentemente apresentam retardo do crescimento, como reflexo da própria doença ou das condições que levaram à infecção. Em pacientes com AIDS e imunocomprometimento grave, a criptosporidiose pode ser difícil de erradicar e está associada a um prognóstico sombrio.

REFERÊNCIAS BIBLIOGRÁFICAS

As referências bibliográficas, bem como os outros materiais suplementares deste livro, encontram-se no GEN-IO, nosso ambiente virtual de aprendizagem.

330 GIARDÍASE

THEODORE E. NASH E DAVID R. HILL

DEFINIÇÃO

Giardia lamblia (*Giardia duodenalis, Giardia intestinalis*) é um protozoário parasita onipresente do intestino delgado de seres humanos e outros mamíferos. Trata-se da infecção parasitária mais comum do sistema digestório nos EUA, bem como no mundo inteiro, responsável por surtos de diarreia e doença endêmica esporádica.[1,2]

O patógeno

Giardia tem um ciclo de vida simples. O trofozoíto, que mede 9 a 21 μm de comprimento, 5 a 15 μm de largura e 2 a 4 μm de espessura (Figura 330.1), reside no intestino delgado e é responsável pelas manifestações da doença. Apresenta quatro pares de flagelos, dois núcleos e um disco de sucção ventral, por meio do qual pode aderir às células epiteliais intestinais. A superfície dorsal é piriforme e exibe simetria bilateral, com os dois núcleos altamente característicos, mais bem visualizados após coloração. Na parte inferior do intestino delgado, o trofozoíto desenvolve-se em um cisto resistente ao ambiente. A detecção de proteínas solúveis da parede do cisto nas fezes forma a base de muitos dos ensaios de antígeno em amostras de fezes.

Os cistos excretados são maduros e infecciosos. São ovais e medem cerca de 8 a 12 μm de comprimento e 7 a 10 μm de largura (Figura 330.2). Após ingestão e exposição a ácido e às proteases no estômago e no intestino, os cistos excistam no intestino delgado, produzindo dois trofozoítos a partir de cada cisto, que rapidamente se dividem de novo. O número de trofozoítos *in vitro* duplica a cada 6 horas nos isolados de crescimento mais rápido.

Várias *Giardia* idênticas do ponto de vista morfológico, porém geneticamente distintas, infectam os seres humanos e animais e são agora divididas em oito grupos, denominados *assemblages*.[a] Os seres humanos, bem como alguns animais, são normalmente infectados pelo *assemblage* A ou B. Esses dois *assemblages* são, do ponto de vista genético e biológico, diversos e parecem ser duas espécies distintas.[3]

[a]N.R.T.: O termo *assemblage* que, pelo costume, é utilizado sem tradução, se refere a grupos genotípicos, com características moleculares distintas.

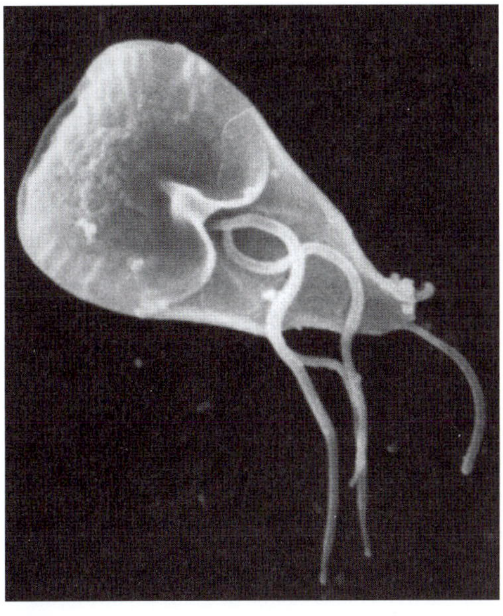

FIGURA 330.1 ***Giardia lamblia*. Esta micrografia eletrônica de varredura revela alguns dos detalhes ultraestruturais externos exibidos por um protozoário parasita flagelado *G. lamblia*.**

Giardia está bem adaptada a sua existência como parasita. Conta com dois núcleos funcionais iguais e carece de mitocôndrias e peroxissomos. Apresenta metabolismo simplificado e depende do hospedeiro para nutrientes, como purinas, pirimidinas, cisteína e colesterol. O isolado WB, o *assemblage* A, tem um genoma compacto (11,7 Mb), com promotores excepcionalmente curtos. O citoesqueleto rígido do parasita é composto de famílias singulares de proteínas estruturais e carboidratos.

Giardia é o único parasita intestinal que sofre variação antigênica. Apenas uma de uma família de cerca de 250 proteínas variantes específicas (VSP) é expressa na superfície do trofozoíto de cada vez.[4] Tanto a seleção imune quanto a biológica dos trofozoítos que expressam VSP específicas ocorrem em seres humanos e animais com giardíase. As VSP expressas precisam ser compatíveis com o ambiente intestinal do hospedeiro e provavelmente não são reconhecidas por seu sistema imune, visto que os anticorpos contra VSP são inibitórios ou citotóxicos. Embora todas as VSP sejam transcritas, todos os transcritos, exceto um, são eliminados por mecanismos baseados no RNA de interferência, resultando na expressão de uma única proteína de superfície VSP. Não se sabe exatamente como a seleção e a mudança ocorrem.

EPIDEMIOLOGIA

Giardia está entre as infecções parasitárias mais comuns nos seres humanos; é altamente infecciosa, e, com frequência, os cistos são excretados em grande quantidade (até 10^7 cistos por grama de fezes), particularmente em crianças pequenas. Os cistos podem sobreviver por meses na água fria, são relativamente resistentes à cloração, porém são intolerantes à dessecação e ao calor, em comparação com os ovos relativamente resistentes de *Cryptosporidium* e dos helmintos. Em condições experimentais, entre 10 e 100 cistos são suficientes para estabelecer uma infecção em quase todos os casos. Em consequência, a ingestão de água ou alimento contendo baixos níveis de contaminação podem resultar em infecção. Nos EUA, são relatadas cerca de 20.000 infecções/ano; entretanto, em razão da subnotificação, o número verdadeiro estimado de infecções é de mais de 1 milhão de casos/ano.

As infecções são mais comuns em crianças pequenas e são mais frequentes nos meses de verão e outono. A giardíase é adquirida após a ingestão de água ou alimentos contaminados ou por meio de contato de uma pessoa com outra. Nas décadas passadas, ocorreram grandes surtos em países ricos, como os EUA, após a ingestão de água potável contaminada, obtida de fontes de superfície, como reservatórios, lagos e rios de montanha.[5] Entretanto, com a melhoria das medidas de tratamento da água, a ingestão de água contaminada de piscinas e lagos é, agora, a fonte mais comum de surtos. Mochileiros que ingerem água de superfície não tratada continuam correndo risco de infecção. Em 2011 e 2012, 1 a 2% dos casos de giardíase foram associados a um surto detectado. Nos EUA, a taxa de incidência global é de cerca de 6 por 100.000 indivíduos.[6]

Embora os surtos decorrentes de alimentos contaminados ou de indivíduos infectados que manipulam alimentos sejam bem descritos, eles são documentados com menos frequência. Em todo o mundo, a transmissão de uma pessoa para outra pode constituir o modo mais frequente de

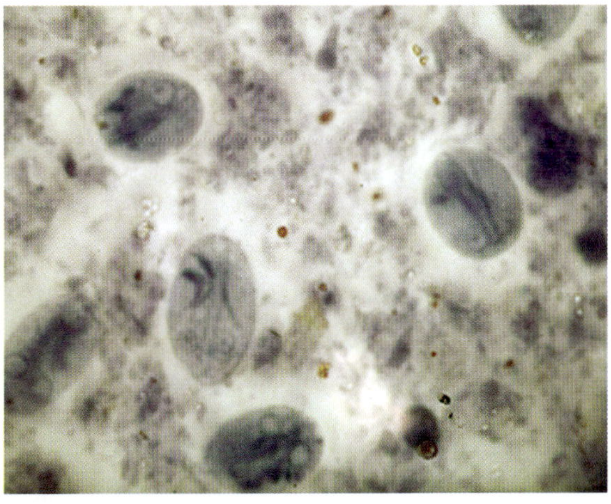

FIGURA 330.2 **Coloração de cistos de *Giardia lamblia* das fezes pela hematoxilina férrica.**

infecção e representa a principal maneira de infecção de crianças em creches, onde a infecção pode ser comum. Ocorre disseminação de uma pessoa para outra entre membros da família com crianças infectadas e após práticas sexuais que levam ao contato fecal-oral.[7] Em regiões de baixa renda e altamente endêmicas, quase todas as crianças são infectadas em torno de 2 a 3 anos, muitas delas de modo persistente.[8] Embora possa ocorrer desenvolvimento de imunidade parcial em adultos previamente expostos, a reinfecção de crianças após tratamento é comum em regiões altamente endêmicas. As viagens de longa duração, particularmente para o sul da Ásia, aumentam o risco de giardíase. No viajante que retorna com diarreia intermitente ou persistente, deve-se excluir a possibilidade de giardíase.

A compreensão da imunidade nos seres humanos baseia-se principalmente em modelos animais, que têm aplicabilidade limitada à infecção e doença nos seres humanos. Além disso, alguns dos achados são divergentes. Nas infecções experimentais clássicas em seres humanos, relatadas por Rendtorff et al., na década de 1950, ocorreu cura espontânea em cerca de 84% das pessoas. Em um estudo experimental mais recente em seres humanos, em que o parasita infectante foi bem caracterizado, e o inóculo conhecido, a reexposição ao mesmo isolado após tratamento resultou em infecções assintomáticas e breves em duas pessoas, sugerindo o desenvolvimento de imunidade parcial. Os seres humanos com hipogamaglobulinemia mostram-se suscetíveis a *Giardia* e apresentam doença mais grave, que é resistente ao tratamento. Estudos realizados em animais sustentam que os anticorpos intestinais (particularmente imunoglobulina A [IgA]) desempenham um importante papel na imunidade protetora, enquanto a imunidade de células T e a interleucina-17 (IL-17) desempenham um papel essencial no controle da infecção por *G. lamblia*.

As infecções por *Giardia* não são mais graves nem mais comuns na maioria dos outros estados imunossuprimidos e em indivíduos com deficiência seletiva de IgA. Embora a maioria dos pacientes infectados pelo vírus da imunodeficiência humana responda ao tratamento habitual, um subgrupo desenvolve infecções recorrentes ou repetidas, cujo tratamento é difícil.

BIOPATOLOGIA

As infecções por *Giardia* envolvem interações complexas entre o hospedeiro e o parasita. As duas *assemblages* (A e B) que infectam os seres humanos são compostos por isolados geneticamente distinguíveis, que podem variar em sua infectividade, antigenicidade e virulência. Os isolados da *assemblage* B são particularmente heterogêneos em comparação com a *assemblage* A. Além disso, os hospedeiros humanos variam na suscetibilidade à infecção e à doença e na resposta ou tolerância à infecção. Os mecanismos patogênicos precisam explicar as manifestações clínicas variadas, bem como a situação contrastante em que são observadas altas taxas de infecção e de doença em surtos de giardíase transmitidos pela água em regiões onde as infecções são esporádicas, como nos EUA, em comparação com as infecções em sua maior parte assintomáticas em crianças de regiões de baixa renda e altamente endêmicas. Além disso, a infecção por *Giardia* pode levar a má absorção, perda de peso e deficiências nutricionais em alguns contextos, enquanto se observa pouco efeito sobre os parâmetros nutricionais em outros contextos.

Giardia é estritamente um parasita intraluminal, que adere ao epitélio por meio de um disco adesivo ou de sucção. A invasão do epitélio não ocorre ou é rara. O número de trofozoítos no intestino pode ser grande a ponto de os microrganismos aderentes cobrirem a maior parte da superfície epitelial. Isso pode prejudicar a borda em escova epitelial e contribuir para a deficiência de dissacaridase observada em alguns pacientes. Diversos estudos demonstraram uma disfunção direta da barreira de células epiteliais *in vitro* e *in vivo* nos seres humanos. Não há evidências de produção de uma enterotoxina clássica, embora seja possível que proteínas secretadas ou de superfície possam causar lesão das células ou possam estimular uma resposta imune. Dos pacientes com giardíase persistente após o tratamento, cerca da metade apresentou inflamação em amostras de biopsia do intestino delgado, sustentando o ponto de vista de que as respostas inflamatórias crônicas contribuem para a doença, pelo menos nesse subgrupo.

MANIFESTAÇÕES CLÍNICAS

As manifestações clínicas, a evolução e a duração das infecções por *Giardia* são variáveis. As infecções podem ser autolimitadas ou persistentes, assintomáticas ou sintomáticas.[9] Em geral, os pacientes não estão tão doentes quanto os que apresentam diarreias bacterianas. As manifestações agudas da doença, que ocorrem comumente em viajantes e em surtos, caracterizam-se por diarreia, náuseas, anorexia, desidratação, flatulência, eructação, fezes fétidas, distensão, cólica abdominal e perda de peso. A má absorção é mais comumente observada na infecção crônica. A febre e os vômitos são incomuns. A presença de sangue, muco e células polimorfonucleares nas fezes, que não constitui uma característica habitual de infecções do intestino delgado, deve sugerir um diagnóstico alternativo ou adicional. A desidratação, apesar de ser incomum, pode ser grave e exigir hospitalização; a hospitalização por giardíase ocorre de fato nos EUA. Em certas ocasiões, haverá predomínio de náuseas e vômitos, sugerindo outras causas.

Em infecções experimentais com inoculação de cistos, foi constatada a eliminação de cistos nas fezes 6 a 15 dias (9 dias, em média) após a inoculação. Em infecções experimentais mais recentes, foi detectado o antígeno de *Giardia* 1 dia antes da excreção de cistos. Em um surto de origem alimentar bem documentado, 74% dos indivíduos ficaram doentes, com um período de incubação de 2 a 19 dias e pico de sintomas em 5 a 6 dias. Os sintomas continuaram por um período mediano de 18 dias.

Os sintomas agudos podem desaparecer, aumentar e diminuir ou estabilizar-se em uma fase crônica, que pode ser prolongada, com duração de semanas a meses. Os sintomas de longa duração devem levar a uma pesquisa do parasita. A deficiência de lactose é comum e pode persistir por algumas semanas após o tratamento; precisa ser distinguida em pacientes sintomáticos da recidiva ou reinfecção. Nos casos extremos, a má absorção e a perda de peso são graves e simulam o espru.

Um cenário típico é representado por uma pessoa leve a moderadamente doente, que se queixa de um número aumentado de evacuações urgentes de fezes de consistência mole, com flatulência, cólica, anorexia e perda de peso. Pode haver períodos durante os quais a pessoa se sente melhor, mas logo sofre recidiva e fica perceptivelmente pior. Depois de alguns dias a várias semanas, ela procura assistência médica. À semelhança de outras causas de diarreia infecciosa, os sintomas podem continuar após o tratamento bem-sucedido. Alguns pacientes desenvolvem síndrome do intestino irritável (ver Capítulo 127). Raramente, *Giardia* é encontrada no ducto colédoco e ducto pancreático e pode causar colecistite e pancreatite. As manifestações extraintestinais e as consequências a longo prazo são incomuns, porém foram documentadas em uma série de casos esporádicos em um terço dos pacientes. As manifestações podem incluir exantema, artrite reativa, queixas oculares e deficiências cognitivas.

Em regiões altamente endêmicas, a infecção é quase universal aos 2 a 3 anos, e as taxas de prevalência permanecem altas durante toda infância, geralmente acima de 20%. Nesses contextos, apesar da elevada prevalência e da reinfecção constante, *Giardia* constitui uma causa incomum de diarreia aguda, em comparação com outros agentes, como rotavírus, *Escherichia coli* enterotoxigênica, *Shigella*, *Campylobacter* e *Cryptosporidium*. Entretanto, *Giardia* tem sido associada à ocorrência de diarreia de duração mais prolongada (≥ 14 dias), e a infecção crônica foi associada em múltiplos locais de estudo a um retardo do crescimento.[10,11] A diarreia persistente em consequência de infecção por *Giardia* constitui uma causa de desnutrição.[12] Por outro lado, visitantes virgens de *Giardia* frequentemente desenvolvem giardíase sintomática ao visitar ou trabalhar em regiões altamente endêmicas.[13] Alguns estudos sugerem que a giardíase pode proteger contra outros patógenos entéricos.

DIAGNÓSTICO

O diagnóstico de giardíase baseia-se na detecção de cistos, trofozoítos, antígenos específicos de parasita ou DNA específico em amostras fecais. Como a excreção de cistos pode ser variável ou em baixas concentrações, uma única pesquisa de ovos e parasitas tem uma sensibilidade de apenas 50 a 80%, e podem ser necessários vários exames de fezes. Na maioria dos laboratórios, os testes de antígenos fecais são padronizados; são mais sensíveis em comparação com a microscopia. Detectam cerca de 80% das infecções em comparação com os testes moleculares, porém ainda não se sabe ao certo se essas infecções omitidas são clinicamente relevantes. Os métodos de detecção moleculares são superiores à detecção de antígenos fecais.[14] Nem os testes de antígenos nem os moleculares exigem um microscopista treinado. O exame de amostras de biopsia do intestino delgado ou do conteúdo intestinal à procura de trofozoítos era o padrão-ouro anterior para diagnóstico, porém hoje ele raramente é necessário para estabelecer ou confirmar ou diagnóstico. Nas infecções de baixa intensidade, esses métodos podem fornecer resultados falso-negativos, exigindo a repetição do teste.

Outros achados laboratoriais são inespecíficos. A contagem de leucócitos e os resultados das provas de função hepática são habitualmente normais. Pode haver distúrbios eletrolíticos se a diarreia e os vômitos forem intensos. As fezes não apresentam leucócitos, lactoferrina, sangue nem muco. Em geral, os níveis de imunoglobulina estão normais, porém anormalmente baixos ou ausentes em indivíduos suscetíveis com hipogamaglobulinemia.

TRATAMENTO

Os detalhes da terapia antiparasitária em geral são fornecidos no Capítulo 323. O tinidazol, um fármaco nitroimidazol aprovado pela Food and Drug Administration (FDA), semelhante ao metronidazol e ao albendazol, tem sido o tratamento de escolha;[A1,A2] outros nitroimidazóis (p. ex., ornidazol e secnidazol), que não estão aprovados nos EUA, também são efetivos. O tinidazol é administrado em dose única e, quando comparado com o metronidazol, tem menos efeitos colaterais e maior eficácia. Nos adultos, a dose é de 2 g VO; em crianças, a dose é de 50 mg/kg em dose única, com um máximo de 2 g. O metronidazol tem sido utilizado durante décadas no tratamento da giardíase, porém nunca foi aprovado pela FDA para essa indicação; exige múltiplas doses de 250 mg VO, 3 vezes/dia, durante 5 a 7 dias para adultos e de 15 mg/kg/dia, em 3 doses fracionadas, por 5 a 7 dias, para crianças. Os efeitos colaterais gastrintestinais do metronidazol são relativamente comuns, e não se deve consumir álcool concomitantemente, devido à possibilidade de uma reação de tipo dissulfiram com ambos os fármacos. O albendazol (400 mg/dia, durante 5 dias), que atualmente não está aprovado pela FDA no tratamento da giardíase, pode constituir uma alternativa aceitável ao metronidazol, com menos efeitos secundários; entretanto, a experiência com esse fármaco é limitada. A nitazoxanida tem ampla atividade contra protozoários, helmintos e bactérias e foi aprovada pela FDA no tratamento da giardíase. A nitazoxanida é administrada em uma dose de 100 mg VO, a cada 12 horas, durante 3 dias, para crianças de 12 meses a 3 anos; uma dose de 200 mg VO, a cada 12 horas, durante 3 dias, para crianças de 4 a 11 anos; e uma dose de 500 mg VO, a cada 12 horas, durante 3 dias, para indivíduos com mais de 12 anos. Como está disponível em suspensão líquida, bem como em comprimidos de 500 mg, pode ser mais fácil de administrar a crianças pequenas. Deve ser administrada com alimentos. Os efeitos colaterais consistem, em sua maioria, em sintomas gastrintestinais e cefaleia.

A paromomicina, um aminoglicosídeo não absorvível, tem sido utilizado em mulheres grávidas para evitar os eventos adversos teóricos dos nitroimidazóis no feto, particularmente durante o primeiro trimestre. É administrada a adultos em uma dose de 500 mg, 3 vezes/dia, durante 5 a 10 dias, e a crianças, 25 a 35 mg/kg/dia VO, em 3 doses fracionadas, durante 5 a 10 dias. A quinacrina e furazolidona (aprovadas pela FDA, porém habitualmente não disponíveis) também são ativas contra *Giardia*, porém devem ser reservadas para uso em situações específicas.

Em geral, os pacientes apresentam alívio dos sintomas com o tratamento. O insucesso do tratamento é frequentemente anunciado por um retorno dos sintomas vários dias a semanas após a interrupção da terapia e exige retratamento com classe de fármacos ou com um aumento da dose da terapia inicial. Casos clínicos de infecções resistentes aos nitroimidazóis estão sendo cada vez mais observados, particularmente em viajantes que retornam do sul da Ásia.[15,16] Em geral, respondem ao tratamento combinado; a quinacrina e o metronidazol têm sido mais efetivos, porém o metronidazol mais albendazol também demonstram ter eficácia.[17]

PREVENÇÃO

A prevenção da infecção requer higiene pessoal escrupulosa, despejo adequado dos esgotos, remoção ou destruição dos cistos dos abastecimentos de água e prevenção da contaminação de alimentos e da água. Os cistos são relativamente lábeis e sensíveis ao aquecimento e à filtração com filtros pequeno volume de água de 0,2 a 1 μm. O aquecimento (até a ebulição) é preferido, visto que outros patógenos encontrados nas fezes também são inativados. Os cistos não apresentam sensibilidade confiável à cloração, visto que as concentrações de cloro, a temperatura da água, a turbidez e o pH presente durante o tratamento dos abastecimentos de água comerciais são subótimos. Quatro gotas de alvejante a 5,25% em um litro durante 1 hora à temperatura ambiente são suficientes para matar os cistos. Em temperaturas mais baixas, a inativação pode não ser completa.

Grau A — Recomendações de grau A

A1. Pasupulet V, Escobedo AA, Despande A, et al. Efficacy of 5-nitromidazoles for the treatment of giardiasis: a systematic review of randomized controlled trials. *PLoS Negl Trop Dis*. 2014;8:1-11.

A2. Escobedo AA, Ballesteros J, Gonzalez-Fraile E, et al. A meta-analysis of the efficacy of albendazole compared with tinidazole as treatments for *Giardia* infections in children. *Acta Trop*. 2016;153:120-127.

REFERÊNCIAS BIBLIOGRÁFICAS

As referências bibliográficas, bem como os outros materiais suplementares deste livro, encontram-se no GEN-IO, nosso ambiente virtual de aprendizagem.

331 AMEBÍASE

WILLIAM A. PETRI, JR.

DEFINIÇÃO

A amebíase resulta da infecção pelo protozoário parasita entérico *Entamoeba histolytica*. A amebíase pode causar colonização assintomática, diarreia, disenteria e colite, bem como disseminação extraintestinal, provocando abscessos hepáticos, e, raramente, cerebrais (Figura 331.1).

O patógeno

Entamoeba histolytica tem uma baixa dose infecciosa (< 100 organismos), é resistente ao cloro e estável no meio ambiente. Essas propriedades a tornam uma ameaça aos suprimentos de água e alimentos, como demonstrou o surto de abscessos hepáticos amebianos ocorrido em 1998, em Tbilisi, Geórgia, decorrente da contaminação da água municipal. Suas propriedades destrutivas para os tecidos constituem a razão pela qual o parasita é denominado *histolytica*.

EPIDEMIOLOGIA

A maioria das infecções por *E. histolytica* ocorre no mundo em desenvolvimento, incluindo o subcontinente indiano, o Sudeste Asiático, a África Subsaariana e as Américas Central e do Sul, em consequência de transmissão fecal-oral. Um levantamento sorológico nacional realizado no México demonstrou a presença de anticorpos contra *E. histolytica* em 8,4% da população. Em uma favela urbana de Fortaleza, no Brasil, 25% da população testada apresentaram anticorpos contra *E. histolytica*, e a prevalência em crianças de 6 a 14 anos foi de 40%. Em Dhaka, Bangladesh, onde doenças diarreicas constituem a principal causa de morte infantil, a incidência anual de infecção por *E. histolytica* em uma coorte de crianças em idade pré-escolar foi de 40%. A incidência anual de abscesso hepático amebiano foi de 21 casos por 100.000 habitantes na cidade de Hué, Vietnã. A melhor estimativa atual da Organização Mundial da Saúde é que a infecção por *E. histolytica* resulta em 34 a 50 milhões de casos sintomáticos por ano em todo o mundo e em até 100.000 mortes.

Nos EUA, a amebíase constitui a terceira infecção parasitária mais comum depois da giardíase e da criptosporidiose (1,2 caso/100.000 pessoas). A maioria dos casos nos países industrializados ocorre em viajantes e em imigrantes de regiões endêmicas, bem como em indivíduos institucionalizados. Nos viajantes que regressam, a diarreia é o principal motivo de consulta de um médico, e a amebíase constitui a segunda causa mais comum de diarreia nesses viajantes. Nos EUA, as elevadas taxas anteriormente relatadas de infecção por *E. histolytica* em homens homossexuais refletem, na verdade, uma alta prevalência de infecção por *E. dispar* nessa população. Por outro lado, na Ásia, a amebíase representa, com mais frequência, um sintoma inicial de infecção pelo vírus da imunodeficiência adquirida (HIV) e da síndrome da imunodeficiência adquirida, em razão do risco comum de aquisição tanto da infecção pelo HIV quanto da

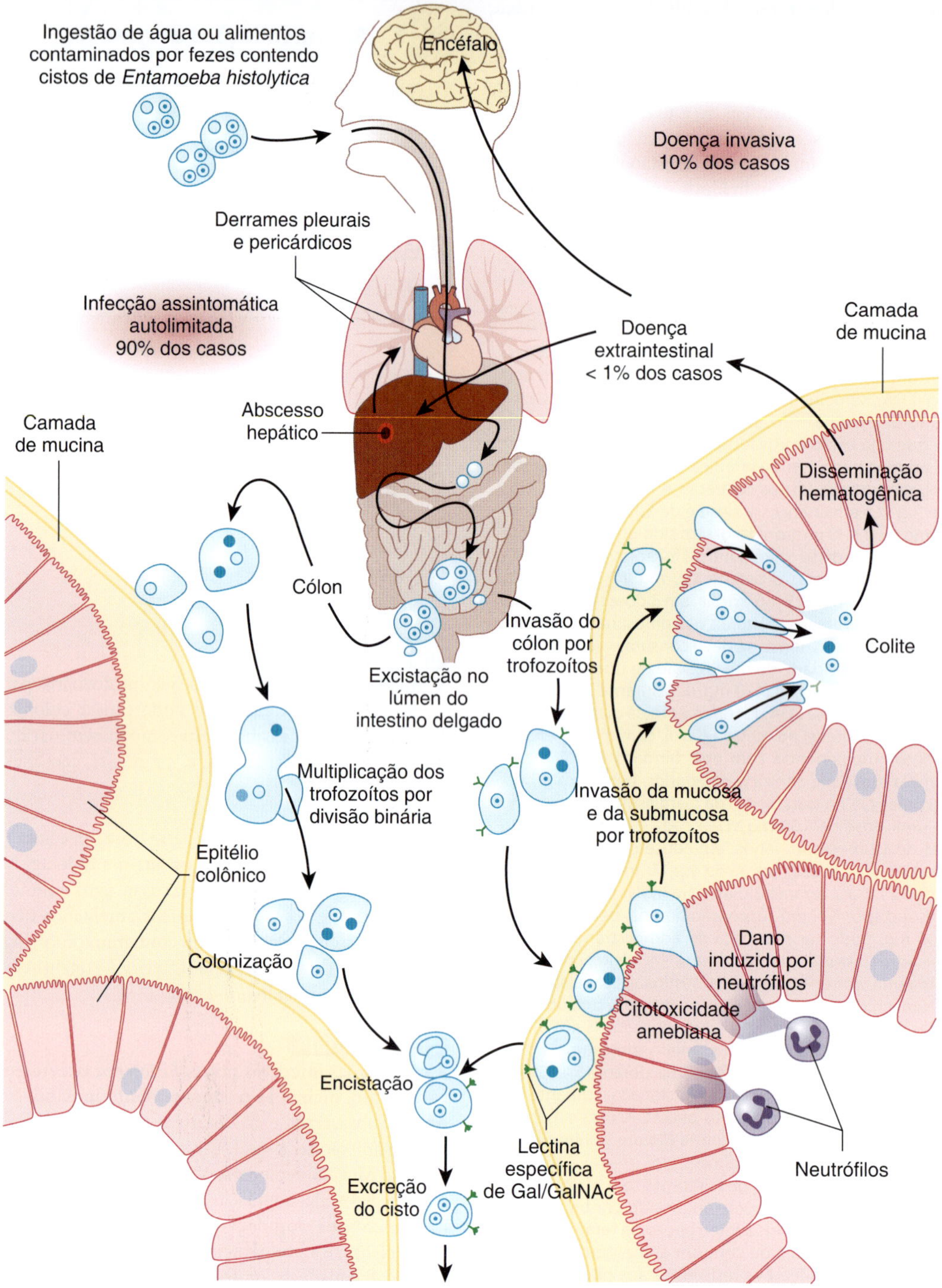

FIGURA 331.1 Ciclo de vida da *Entamoeba histolytica*. A infecção é normalmente iniciada pela ingestão de água ou alimentos contaminados por fezes contendo cistos de *E. histolytica*. A forma cística infectante do parasita sobrevive à sua passagem pelo estômago e pelo intestino delgado. Ocorre excistação no lúmen intestinal, onde são formados os trofozoítos móveis e potencialmente invasivos. Na maioria das infecções, os trofozoítos agregam-se na camada de mucina intestinal e formam novos cistos, resultando em uma infecção autolimitada e assintomática. Entretanto, em alguns casos, a aderência ao epitélio colônico e sua lise, mediadas pela galactose e lectina específica de *N*-acetil-D-galactosamina (Gal/GalNAc), iniciam a invasão do cólon pelos trofozoítos. Os neutrófilos que respondem à invasão contribuem para a proteção celular no local. Uma vez invadido o epitélio intestinal, pode ocorrer disseminação extraintestinal para o peritônio, o fígado e outros locais. Fatores que controlam a invasão, em oposição à encistação, provavelmente incluem sensor de quórum (*quorum sensing*)[a] do parasita, sinalizado pela lectina específica de Gal/GalNAc, por interações das amebas com a flora bacteriana do intestino e pelas respostas imunes inata e adquirida do hospedeiro. (Redesenhada, com a autorização, de Haque R, Huston CD, Hughes M, et al. Current concepts: amebiasis. *N Engl J Med.* 2003;348:1565-1573.)

amebíase por meio de práticas homossexuais entre homens. O paciente típico com abscesso hepático amebiano nos EUA é um imigrante hispânico do sexo masculino de 20 a 40 anos. Vários grupos correm risco aumentado de amebíase grave, incluindo indivíduos muito jovens ou idosos, pessoas desnutridas, mulheres grávidas e pacientes tratados com corticosteroides.

[a]N.R.T.: Este termo (*quorum sensing*) se refere a um mecanismo de comunicação ou interação celular que se dá por meio da produção e difusão de pequenas moléculas sinalizadoras.

BIOPATOLOGIA

A destruição das células do hospedeiro é necessária para a invasão do intestino pelo parasita. O processo de destruição das células do hospedeiro foi experimentalmente dividido em etapas sequenciais de aderência, de um processo semelhante a um mordisco, denominado *trogocitose amebiana*, e citotoxicidade dependente de contato, seguidos finalmente de fagocitose do "cadáver" da célula do hospedeiro.[1] O contato inicial do parasita com o hospedeiro é mediado pela galactose e lectina específica *N*-acetil-D-galactosamina (Gal/GalNAc) do parasita, que se liga a determinantes de carboidratos no epitélio intestinal do hospedeiro. As células humanas morrem por apoptose induzida por *E. histolytica*, um processo que exige a ligação da lectina Gal/GalNAc a um receptor da célula do hospedeiro, bem como vesículas intracelulares ácidas do parasita, que podem atuar como veículos de fornecimento para uma proteína amebiana formadora de poros. *Entamoeba histolytica* inicia a apoptose das células do hospedeiro pela ativação direta do mecanismo apoptótico distal da célula hospedeira; a caspase 3 é ativada poucos minutos após a aderência da *E. histolytica*, um inibidor da caspase 3 bloqueia a destruição de *E. histolytica*, e camundongos com deficiência de caspase 3 ou hiperexpressão de bcl-2 são resistentes à infecção amebiana. O reconhecimento e a ingestão do cadáver apoptótico da célula do hospedeiro são necessários para a infecção colônica pelo parasita, e múltiplos ligantes e receptores estão envolvidos, incluindo a lectina Gal/GalNAc, um receptor de fosfatidilserina, a proteína de *E. histolytica* rica em serina e colectinas. Após a ingestão do cadáver da célula do hospedeiro, outros fatores do parasita participam da invasão da mucosa intestinal. Por exemplo, *E. histolytica* codifica pelo menos 44 genes de cisteína proteinase, que foram implicados na degradação de glicoproteínas mucinas do cólon; na digestão da matriz extracelular, da hemoglobina e vilina; e na inativação da interleucina-18 (IL-18).

A resposta imune inata à infecção amebiana inclui a ativação da via alternativa do complemento com recrutando de neutrófilos, por meio de C3a e C5a, para o local de infecção; entretanto, as amebas resistem à destruição pelo complexo de ataque à membrana por meio da lectina Gal/GalNAc. No modelo murino de amebíase intestinal, a resistência inata é conferida por células não hematopoéticas, sugerindo, assim, a importância da produção epitelial de citocinas, como fator de necrose tumoral α (TNF-α), IL-1α, IL-6, IL-8, oncogene-α relacionado com o crescimento (GRO-α) e fator de estimulação de colônias de granulócitos-macrófagos. Os granulócitos constituem a resposta imune celular inata mais precoce (em 1 a 2 dias) na amebíase tanto intestinal quanto hepática. Em um modelo murino, a depleção de neutrófilos ou eosinófilos resulta em doença hepática e intestinal amebiana exacerbada.[2] Os macrófagos e os linfócitos T também são recrutados em torno do terceiro dia de uma infecção. Os macrófagos adquirem atividade amebicida após estimulação *in vitro* com interferona-γ (IFN-γ), TNF-α ou fator de estimulação de colônias 1. Células *natural killer* podem ser importantes, em parte, como fonte de IFN-γ, bem como os mastócitos infiltrantes, em razão de sua capacidade de contribuir para a resposta imune inata por meio da produção de IL-6 e TNF-α.

A resposta imune adquirida reflete os papéis opostos da IL-4 e da IFN-γ na persistência e na eliminação da infecção amebiana, respectivamente. Camundongos consanguíneos da cepa CBA são suscetíveis à amebíase intestinal e desenvolvem uma resposta imune fenotípica T_H2 rápida, que é deletéria na medida em que a inibição de IL-4 pode converter a resposta em resposta de IFN-γ de cura. Nos seres humanos, a imunidade adquirida efetiva está associada a uma resposta sistêmica de IFN-γ e a uma resposta mucosa de IgA dirigidas contra a lectina Gal/GalNAc. Foi constatado que crianças com IgA da mucosa contra a lectina Gal/GalNAc apresentam 86% menos infecções novas por *E. histolytica* no ano seguinte. De modo semelhante, o risco de amebíase foi 50% menor em crianças que estavam no percentil 50 ou acima para a produção de IFN-γ por células mononucleares do sangue periférico estimuladas com antígeno amebiano solúvel. A composição do microbioma intestinal está associada a amebíase sintomática, provavelmente pela indução de uma resposta imune inflamatória.

MANIFESTAÇÕES CLÍNICAS

Amebíase intraluminal assintomática

O estado de portador assintomático que elimina cistos constitui o tipo mais comum de infecção amebiana. Todas as infecções por *E. moshkovskii* e por *E. dispar* e até 80% das infecções por *E. histolytica* são assintomáticas.[4] Os indivíduos com infecção assintomática representam um risco para a comunidade, visto que constituem uma fonte de novas infecções, bem como um risco para eles próprios, visto que em 1 em cada 10 a 20 indivíduos colonizados ocorre a progressão para a infecção sintomática. O hospedeiro tem uma propensão sobre o fato de a infecção ser assintomática, visto que as crianças heterozigotas para o haplótipo HLA da classe II, DQB1*0601/DRB1*1501, demonstraram ser protegidas contra a infecção sintomática com amebíase. Além disso, certos genótipos de *E. histolytica* parecem estar associados a uma tendência à colonização, em oposição à invasão.

Diarreia amebiana

A diarreia amebiana sem disenteria é a doença amebiana mais comum.[5] É definida como a ocorrência de diarreia em um indivíduo infectado por *E. histolytica*. Não há necessidade da presença de muco ou de sangue visível ou microscópico nas fezes para o diagnóstico de diarreia amebiana. Em um estudo de uma coorte de crianças em idade pré-escolar em Bangladesh, de base comunitária, a incidência anual de infecção, diarreia e disenteria amebianas foi de 45%, 9% e 3%, respectivamente. A duração média da diarreia amebiana foi de 3 dias em um estudo. Provoca cerca de 2% dos casos de diarreia grave o suficiente para justificar uma avaliação hospitalar em países em desenvolvimento, como Bangladesh.

Disenteria ou colite amebiana

A ocorrência de diarreia com muco ou sangue visível ou microscópico em um paciente com infecção por *E. histolytica* define a disenteria ou colite amebiana. Cerca de 15 a 33% dos pacientes com diarreia por *E. histolytica* também apresentam disenteria amebiana. Normalmente, o início dos sintomas é gradual, no decorrer de um período de 3 a 4 semanas após a infecção, com hipersensibilidade abdominal e diarreia cada vez mais grave como principais queixas. Os pacientes com disenteria de causa bacteriana habitualmente apresentam 1 ou 2 dias de sintomas. De maneira surpreendente, ocorre febre em apenas uma minoria de pacientes com colite amebiana. Em crianças pequenas, pode-se observar o desenvolvimento de intussuscepção, perfuração, peritonite ou colite necrosante (Figura 331.2). As manifestações incomuns de colite amebiana incluem megacólon tóxico (0,5% dos casos, exigindo, em geral, intervenção cirúrgica) e ameboma (tecido de granulação no lúmen do cólon, cuja aparência simula um câncer de cólon).

Abscesso hepático amebiano

O abscesso hepático amebiano é 10 vezes mais comum nos homens do que nas mulheres, porém é incomum em crianças. O paciente típico com abscesso hepático amebiano nos EUA é um imigrante de uma área endêmica, um homem de 20 a 40 anos com febre, dor no quadrante superior direito, leucocitose, níveis séricos anormais de transaminase e fosfatase alcalina e defeito observado em exames de imagem do fígado.[6] Entre os viajantes, o intervalo médio entra a exposição e a apresentação clínica pode ser de até 18 meses.[7] A maioria dos pacientes tem inicialmente 2 a 4 semanas de febre, tosse e dor abdominal no quadrante superior direito ou epigástrio. O comprometimento da superfície diafragmática do fígado pode levar à dor pleural do lado direito ou dor referida para o ombro ou hemidiafragma direito elevado observado em uma radiografia de tórax (Figura 331.3). Um achado típico consiste em hepatomegalia com ponto de hipersensibilidade sobre o fígado, abaixo das costelas ou nos espaços intercostais.

Se for observado um defeito compacto no fígado, o diagnóstico diferencial inclui (1) amebíase (mais comum em homens com história de viagem ou residência em um país em desenvolvimento), (2) abscesso piogênico ou bacteriano (com suspeita particularmente em mulheres, pacientes com colecistite, indivíduos idosos, pacientes com diabetes melito e indivíduos com icterícia), (3) abscessos equinocócicos (que seria um achado incidental, visto que o abscesso equinocócico não deveria causar dor nem febre) e (4) câncer. A maioria dos pacientes com abscesso hepático amebiano apresenta níveis séricos detectáveis de antígeno circulante, bem como anticorpos antiamebianos séricos.

Nas crianças, a dor abdominal é relatada infrequentemente na presença de abscesso hepático amebiano. Mais comumente, observa-se a ocorrência de febre alta, distensão abdominal, irritabilidade e taquipneia. Algumas dessas crianças são internadas com febre de origem indeterminada. A hepatomegalia ocorre com frequência, porém a indução de hipersensibilidade hepática não está bem documentada. Em um relato, quatro de cinco crianças com menos de 5 anos morreram de abscesso hepático amebiano, visto que não houve suspeita do diagnóstico.

As manifestações extraintestinais incomuns da amebíase incluem extensão direta do abscesso hepático para a pleura ou o pericárdio e abscesso cerebral. Em geral, a morte resulta de ruptura do abscesso hepático no peritônio, no tórax ou pericárdio; entretanto, pode ser também causada por dano hepático extenso e insuficiência hepática.

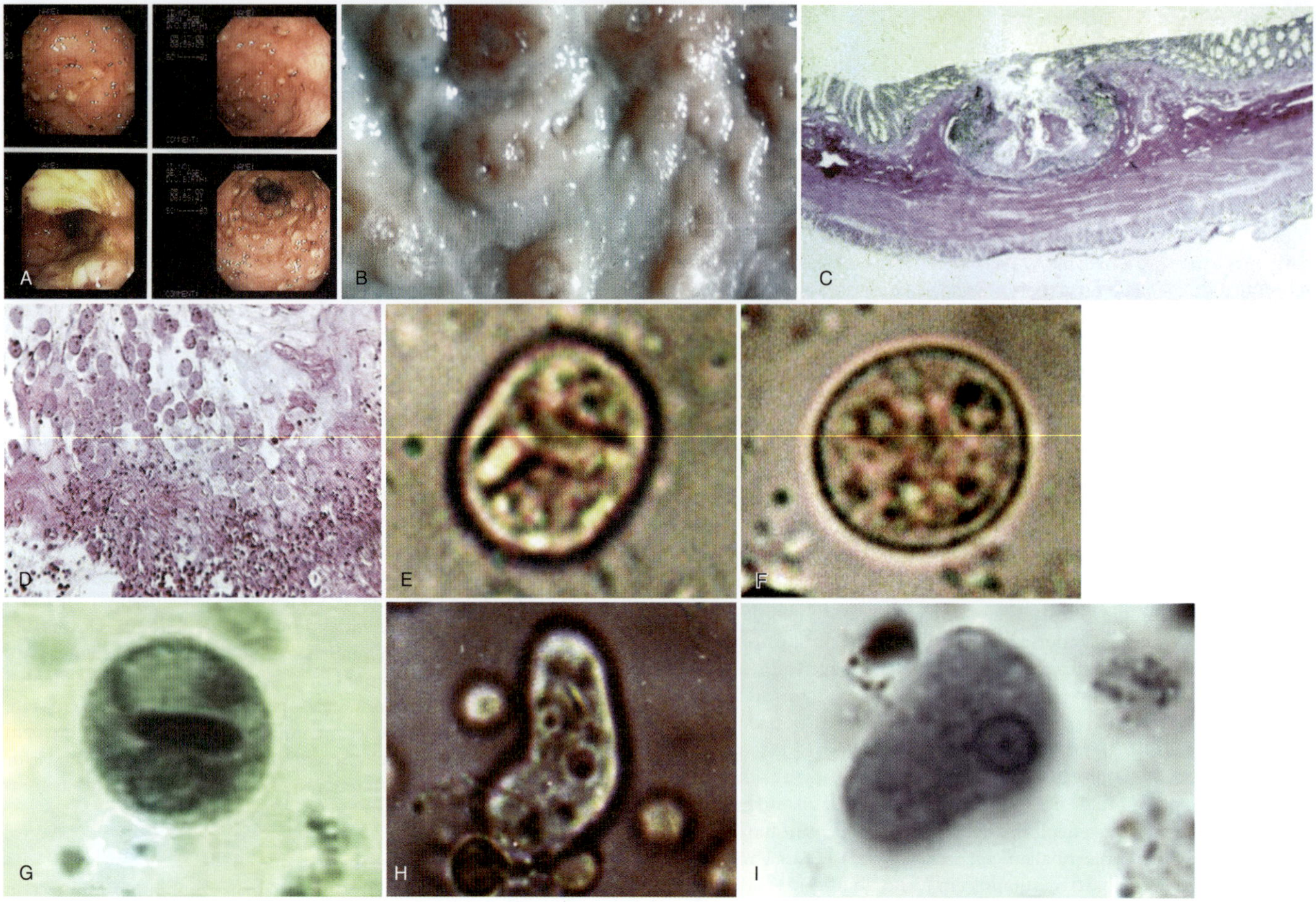

FIGURA 331.2 **Características endoscópicas e patológicas da amebíase intestinal. A.** Aparência colonoscópica da amebíase intestinal. **B.** Úlceras colônicas com diâmetro médio de 1 a 2 mm no exame patológico macroscópico. **C.** Corte transversal de uma úlcera colônica em formato de frasco (coloração pela hematoxilina e eosina, aumento de 20×). **D.** Resposta inflamatória à invasão intestinal por *Entamoeba histolytica* (coloração pela hematoxilina e eosina, aumento de 100×). **E** e **F.** Cistos de *E. histolytica* em preparação salina (aumento de 1.000×). **G.** Cisto em fezes corado pelo iodo (aumento de 1.000×). **H.** Trofozoíto de *E. histolytica* com eritrócito ingerido em uma preparação salina de fezes (aumento de 1.000×). **I.** Trofozoíto de fezes corado com tricromo (aumento de 1.000×). (*B–D*, Da coleção de lâminas do falecido Dr. Harrison Juniper.) (De Haque R, Huston CD, Hughes M, et al. Current concepts: amebiasis. *N Engl J Med.* 2003;348:1565-1573.)

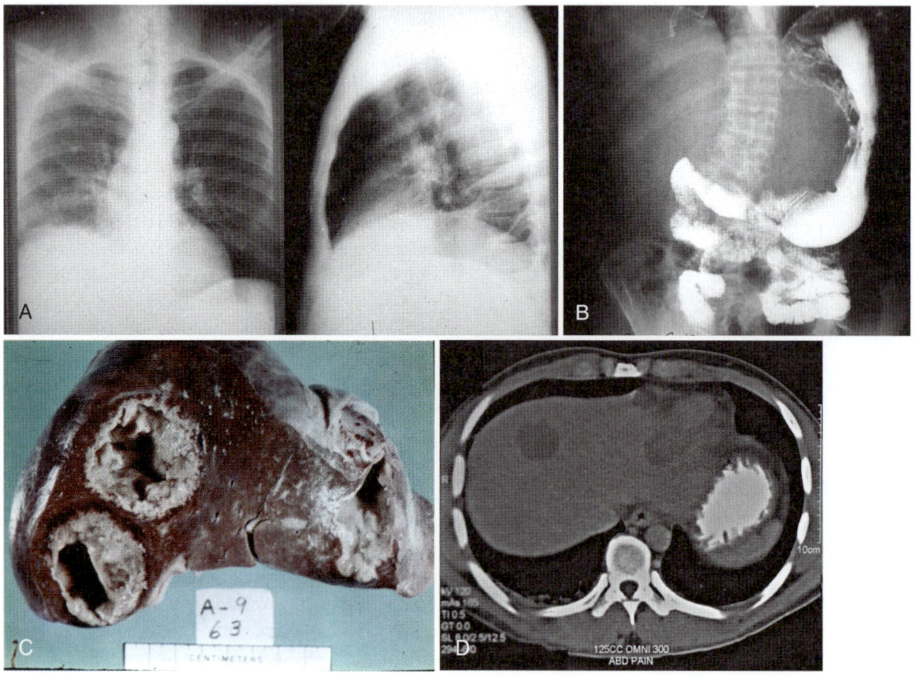

FIGURA 331.3 **Características radiográficas e patológicas da amebíase extraintestinal. A.** Radiografias de tórax posteroanterior esquerda e lateral direita de um paciente com abscesso hepático amebiano. Os achados incluem hemidiafragma direito elevado e evidências de atelectasia. **B.** Estreitamento luminal revelado por exame com enema baritado em um paciente com ameboma. **C.** Dois abscessos no lobo direito e um abscesso no lobo esquerdo de um paciente com abscesso hepático amebiano. **D.** Tomografia computadorizada de abdome, mostrando um abscesso no lobo direito e outro abscesso no lobo esquerdo em um paciente com abscesso hepático amebiano. (De Haque R, Huston CD, Hughes M, et al. Current concepts: amebiasis. *N Engl J Med.* 2003;348:1565-1573.)

Outras infecções extraintestinais

A amebíase torácica é o tipo mais comum de amebíase extra-abdominal depois do abscesso hepático e ocorre em cerca de 10% dos pacientes com abscesso hepático amebiano. Desenvolve-se por extensão direta a partir do fígado. A amebíase pericárdica é a forma seguinte de comprometimento extraintestinal mais comum, que pode resultar de ruptura de um abscesso hepático no lobo esquerdo do fígado para o pericárdio, ou da extensão da amebíase pleural do lado direito. Foram encontrados abscessos amebianos cerebrais em cerca de 0,5 a 5% dos pacientes com abscesso hepático amebiano. Em uma série de 18 pacientes com amebíase cerebral diagnosticada, os achados do exame neurológico inicial foram normais em 13 deles. Outros focos de infecção são raros, porém foi relatada a formação de fístula retovesical amebiana, bem como comprometimento da faringe, do coração, da aorta e da escápula. Pode surgir uma infecção cutânea em consequência da saída dos trofozoítos do reto.

DIAGNÓSTICO

O diagnóstico de amebíase é mais bem estabelecido pela combinação de sorologia e identificação do parasita nas fezes ou em locais de invasão extraintestinais por PCR ou detecção de antígeno (como pus obtido por aspiração com agulha fina de um abscesso hepático).[8] O exame parasitológico de fezes *não* deve ser utilizado para o diagnóstico de amebíase (Tabela 331.1). A abordagem diagnóstica mais sensível consiste no uso combinado de detecção de antígeno específico de *E. histolytica* ou reação em cadeia da polimerase mais sorologia.[9] A colite amebiana também pode ser diagnosticada por colonoscopia, que pode revelar úlceras distintas características ou erosões com exsudatos brancos ou amarelos, particularmente no ceco, e que pode identificar os trofozoítos em cerca de 90% dos pacientes.[10]

TRATAMENTO
(ver também Capítulo 323)

O tratamento para a infecção invasiva difere daquele da infecção não invasiva, que pode ser tratada com paromomicina (Tabela 331.2). As infecções invasivas exibem tratamento com nitroimidazóis, particularmente metronidazol, tinidazol, secnidazol e ornidazol. Na colite amebiana, o tinidazol reduz as taxas de fracasso do tratamento e os efeitos adversos, em comparação com o metronidazol.[A1] No raro caso de colite amebiana fulminante, é prudente acrescentar antibióticos de amplo espectro para tratar bactérias intestinais que podem se espalhar no peritônio. Os parasitas persistem em até metade dos pacientes tratados com um nitroimidazol, de modo que o tratamento deve ser seguido de paromomicina ou de furoato de diloxanida, um agente de segunda linha, para curar a infecção luminal. Um rastreamento de fármacos de alto rendimento identificou a auranofina, um fármaco aprovado pela U.S. Food and Drug Administration, utilizado no tratamento da artrite reumatoide, como agente potencialmente ativo contra *E. histolytica*. Deve-se considerar a drenagem de um abscesso hepático em pacientes que não apresentam resposta clínica à terapia farmacológica nos primeiros 5 a 7 dias ou naqueles com alto risco de ruptura do abscesso, definido por uma cavidade com diâmetro superior a 5 cm ou pela presença de lesões no lobo esquerdo. Aspiração com agulha percutânea ou a drenagem com cateter constituem o procedimento preferencial para drenagem de um abscesso hepático. Em certas ocasiões, há necessidade de intervenção cirúrgica para drenagem de um abscesso hepático, abdome agudo, sangramento gastrintestinal ou megacólon tóxico.

Tabela 331.1 Sensibilidade dos exames para diagnóstico de amebíase.

EXAME	COLITE	ABSCESSO HEPÁTICO
Microscopia: fezes	25 a 60%	10 a 40%
Detecção de antígeno nas fezes	80%	≈ 40%
Detecção de antígeno no soro	65%	> 95%
Microscopia: líquido do abscesso	ND	≤ 20%
PCR em tempo real	> 95%	> 95%
Teste sorológico (hemaglutinação indireta)		
Fase aguda	70%	70 a 80%
Fase convalescente	> 90%	> 90%

ND = não disponível; PCR = reação em cadeia da polimerase. Modificada de Haque R, Huston CD, Hughes M, et al. Current concepts: amebiasis. *N Engl J Med*. 2003;348:1565-1573.

PREVENÇÃO

A viabilidade por meio da prevenção por meio de vacinação com a lectina Gal/GalNAc do parasita é sustentada por dados substanciais obtidos de estudos em seres humanos, modelos animais e *in vitro*.[11] Essa vacina encontra-se nas fases finais de desenvolvimento pré-clínico para a prevenção de amebíase em lactentes e crianças nos países em desenvolvimento. O fornecimento de um sistema de saneamento e água limpa e práticas sexuais seguras para evitar a transmissão fecal-oral são de grande importância, porém não são universalmente efetivos em virtude da baixa dose infecciosa e da resistência dos cistos ao cloro.[12]

PROGNÓSTICO

O tratamento da amebíase é altamente efetivo. Não foi relatada resistência aos fármacos.

AMEBAS DE VIDA LIVRE

Podem-se observar raras infecções do sistema nervoso central por amebas de vida livre dos gêneros *Naegleria*, *Balamuthia*, *Acanthamoeba* e *Sappinia*. *Naegleria fowleri* é o agente da meningoencefalite amebiana primária, que ocorre em crianças e adultos jovens previamente saudáveis, que nadaram em água doce 2 a 5 dias antes do início da meningoencefalite. O líquido cerebrospinal apresenta um predomínio de polimorfonucleares, e podem ser identificadas amebas móveis em uma preparação a fresco de líquido cerebrospinal. A doença é inexoravelmente progressiva até a morte na maioria dos pacientes. Em um caso de tratamento bem-sucedido, foi utilizada uma combinação de anfotericina B e miconazol por via intratecal e intravenosa e rifampicina oral. *Acanthamoeba* pode causar ceratite[13] em

Tabela 331.2 Terapia farmacológica para o tratamento da amebíase.

FÁRMACO	DOSAGEM PARA ADULTOS	EFEITOS COLATERAIS
ABSCESSO HEPÁTICO AMEBIANO		
Metronidazol	750 mg VO, 3 vezes/dia × 10 dias	Efeitos colaterais principalmente GI: anorexia, náuseas, vômitos, diarreia, desconforto abdominal ou gosto metálico desagradável Reação de intolerância a bebidas alcoólicas semelhante ao dissulfiram Neurotoxicidade, incluindo convulsões, neuropatia periférica, tontura, confusão, irritabilidade
ou		
Tinidazol	2 g VO, 1 vez/dia × 5 dias	Efeitos colaterais principalmente GI e reação de intolerância às bebidas alcoólicas do tipo dissulfiram, conforme observado com o metronidazol
Seguido de um agente luminal		
Paromomicina	30 mg/kg/dia VO, em 3 doses fracionadas ao dia × 5 a 10 dias	Efeitos colaterais principalmente GI: diarreia, desconforto GI
ou		
Furoato de diloxanida	500 mg VO, 3 vezes/dia × 10 dias	Efeitos colaterais principalmente GI: flatulência, náuseas, vômitos Prurido, urticária
COLITE AMEBIANA		
Metronidazol	750 mg VO, 3 vezes/dia × 5 a 10 dias	Iguais aos do abscesso hepático amebiano
Mais um agente luminal (igual ao abscesso hepático amebiano)		
COLONIZAÇÃO INTESTINAL ASSINTOMÁTICA		
Tratamento com um agente luminal como para o abscesso hepático amebiano		

GI = gastrintestinal; VO = via oral. Modificada de Haque R, Huston CD, Hughes M, et al. Current concepts: amebiasis. *N Engl J Med*. 2003;348:1565-1573.

Tabela 331.3 Amebas de vida livre.

MICRORGANISMO	DOENÇA	EPIDEMIOLOGIA	DIAGNÓSTICO	EVOLUÇÃO CLÍNICA	TRATAMENTO
Naegleria fowleri	Encefalite amebiana primária	Exposição à água doce quente	Preparação a fresco de LCS para amebas, PCR	Morte em 1 a 2 semanas após o início	Terapia combinada com anfotericina B, miltefosina, rifampicina, fluconazol e azitromicina
Acanthamoeba spp.	Ceratite	Traumatismo da córnea, habitualmente por lentes de contato	Raspado da córnea para pesquisa de amebas e cistos	Subaguda	Poli-hexametileno biguanida, clorexidina, propamidina, hexamidina
Acanthamoeba spp.	Encefalite amebiana granulomatosa	Indivíduos imunodeficientes (transplante de órgãos, HIV/AIDS)	Biopsia de abscesso cerebral ou cutâneo – IFA ou PCR	Subaguda	Terapia combinada com miltefosina, pentamidina, um azol (fluconazol ou itraconazol) e/ou sulfadiazina
Balamuthia mandrillaris	Encefalite amebiana granulomatosa	Indivíduos imunodeficientes, mas também imunocompetentes	Biopsia do cérebro	Subaguda	Terapia combinada com miltefosina, pentamidina, fluconazol e sulfadiazina mais azitromicina ou claritromicina
Sappinia	Encefalite amebiana	Paciente único, sem imunodeficiência			Azitromicina, pentamidina, itraconazol, flucitosina

AIDS = síndrome da imunodeficiência adquirida; LCS = líquido cerebrospinal; HIV = vírus da imunodeficiência humana; IFA = anticorpo fluorescente indireto; PCR = reação em cadeia da polimerase. Modificada de Visvesvara GS, Moura H, Schuster FL. Pathogenic and opportunistic free-living amoebae: *Acanthamoeba* spp., *Balamuthia mandrillaris, Naegleria fowleri* and *Sappinia diploidea. FEMS Immunol Med Microbiol.* 2007;50:1-26.

indivíduos com lesões da córnea (habitualmente decorrente do uso de lentes de contato), bem como encefalite amebiana granulomatosa no indivíduo imunocomprometido. A encefalite amebiana granulomatosa é causada por *Balamuthia* e *Sappinia*;[14] em geral, está associada a achados neurológicos focais e tem uma evolução subaguda. A miltefosina deve constituir parte da terapia combinada (Tabela 331.3).

Grau A Recomendação de grau A

A1. Pandey S, Gupta GK, Wanjari SJ, et al. Comparative study of tinidazole versus metronidazole in treatment of amebic liver abscess: a randomized control trial. *Indian J Gastroenterol.* 2018;37: 196-201.

REFERÊNCIAS BIBLIOGRÁFICAS

As referências bibliográficas, bem como os outros materiais suplementares deste livro, encontram-se no GEN-IO, nosso ambiente virtual de aprendizagem.

332 BABESIOSE E OUTRAS DOENÇAS CAUSADAS POR PROTOZOÁRIOS

SAM R. TELFORD, III E PETER J. KRAUSE

BABESIOSE

A babesiose é uma doença transmitida por carrapatos, semelhante à malária e causada por parasitas esporozoários do gênero *Babesia*.

EPIDEMIOLOGIA

Com poucas exceções, as espécies de *Babesia* são transmitidas por carrapatos ixodídeos. Por conseguinte, quando seres humanos são intensamente expostos a carrapatos duros, a babesiose deve ser incluída no diagnóstico diferencial de um paciente que apresenta febre e anormalidades hematológicas.

Três padrões epidemiológicos são aparentes em todo o mundo. O primeiro envolve *Babesia microti* mantida por roedores, que é um complexo de espécies distribuídas em todo o Holártico. No nordeste dos EUA e nos estados superiores do centro-oeste, foram relatados, em média, 1.400 casos de babesiose por *B. microti* no período de 2011 a 2014, os primeiros 4 anos em que a babesiose humana foi designada como doença infecciosa de notificação compulsória pelos Centers for Disease Control and Prevention (CDC). Em comparação, são notificados cerca de 30.000 casos de doença de Lyme por ano nos EUA. Embora se acredite que tanto a babesiose quanto a doença de Lyme sejam subnotificadas. O vetor de *B. microti* é o mesmo da doença de Lyme (ver Capítulo 305), o carrapato do cervo *Ixodes dammini*, também conhecido como populações de *I. scapularis* do norte.[1] Com efeito, é comum a ocorrência concomitante de babesiose e doença de Lyme. Os indivíduos imunocompetentes, bem como os imunocomprometidos, correm risco. Nessa última década, a ocorrência de *B. microti* foi cada vez mais relatada em uma distribuição expandida nos EUA, a partir dos focos originais na costa da Nova Inglaterra e região superior do centro-oeste, e é possível encontrar casos de babesiose onde a doença de Lyme é intensamente zoonótica. Além disso, foram relatados casos de babesiose por *B. microti* ou semelhante a *B. microti* na Austrália, no Canadá, na China, na Alemanha, no Japão, na Polônia, na Espanha, na África do Sul e em Taiwan; os vetores para essas espécies não foram definitivamente identificados. O segundo padrão é representado por casos de babesiose por *Babesia divergens*, espécies semelhantes a *B. divergens*, ou espécies estreitamente relacionadas (p. ex., *Babesia venatorum*), que foram descritas na Ásia e na Europa. Quase todos os casos na Europa foram observados em pacientes esplenectomizados residentes em locais onde o carrapato da mamona (*Ixodes ricinus*) e o cervo são comuns. Recentemente, foi constatado que *Babesia venatorum* é endêmica no nordeste da China. Nos EUA, foram descritos alguns casos de infecções semelhantes às causadas por *Babesia divergens* (designada como MO-1). O terceiro padrão de babesiose envolve casos esporádicos por diversas espécies de *Babesia*. Incluem *Babesia duncani* (WA-1) e parasitas do tipo CA do oeste dos EUA; uma infecção semelhante a *B. divergens* (MO-1); uma infecção semelhante a *B. motasi* (KO-1) na Coreia; e espécies de *Babesia* não identificadas ou pouco caracterizadas da China, Colômbia, Egito, Índia, México, Moçambique e África do Sul.

Embora os carrapatos vetores zoonóticos conhecidos (*I. dammini*, *I. ricinus*) tenham períodos sazonais característicos de atividade (maio a agosto), e a maioria dos casos relatados seja adquirida nesse período, a babesiose pode ser diagnosticada em qualquer época do ano. Foram relatados mais de 230 casos de babesiose adquirida por transfusão, decorrentes de *B. microti*, e três casos decorrentes de *B. duncani*. Acredita-se que o número real de casos seja muito maior. Atualmente, a babesiose é a doença transmitida por transfusão mais comumente relatada nos EUA, e o número desses casos está aumentando, incluindo os que terminam em morte (ver Capítulo 167). Ocorrem casos durante todo o ano, e cerca de 10% dos casos são observados em áreas não endêmicas, visto que o sangue infectado por *Babesia* é exportado para áreas não endêmicas, ou as pessoas tornam-se infectadas em áreas endêmicas e, posteriormente, doam sangue em áreas não endêmicas. Foram relatados alguns casos de babesiose de transmissão transplacentária.

BIOPATOLOGIA

A biopatologia da infecção por *Babesia* está diretamente relacionada com o desenvolvimento de parasitemia. Foram relatadas parasitemias no sangue periférico de 70% ou mais, embora a maioria dos casos tenha parasitemias de 0,5 a 5%.

A produção excessiva de citocinas pró-inflamatórias parece explicar melhor as manifestações clínicas mais comuns, que consistem em febre, sudorese, calafrios, cefaleia, mialgia, náuseas, vômitos, diarreia e palidez. Esses achados não são observados quando a lise dos eritrócitos é decorrente de causas não infecciosas, o que sugere que a liberação de merozoítos atua como fator desencadeante da cascata pró-inflamatória. Durante a fase aguda da infecção humana por *B. microti*, são detectadas concentrações séricas elevadas de TNF, bem como de interferona-γ, interleucinas 2 e 6, E-selectina, molécula de adesão celular vascular 1 e molécula de adesão intracelular 1, que retornam a seus valores basais dentro de 3 meses após a resolução da infecção.

A doença grave causada pela infecção por *Babesia* inclui um conjunto complexo de anormalidades metabólicas e disfunção orgânica. A doença pulmonar constitui a complicação mais comum em indivíduos que apresentam infecção grave por *Babesia*, e até 20% dos pacientes sofrem de edema pulmonar não cardiogênico. As citocinas pró-inflamatórias parecem mediar as complicações pulmonares da infecção por *Babesia*, pelo menos em parte. As citocinas pró-inflamatórias parecem mediar as complicações pulmonares da infecção por *Babesia*, pelo menos em parte. É também provável que a doença pulmonar e de outro órgão-alvo seja mediada, pelo menos em parte, por estase vascular.

MANIFESTAÇÕES CLÍNICAS

Cerca de um quarto das infecções por *B. microti* em adultos e metade das infecções em crianças são subclínicas.[2] Essa estimativa provém de um estudo epidemiológico que determinou a frequência de indivíduos que apresentavam soroconversão durante a estação da transmissão no verão, mas que não relataram qualquer doença, juntamente com um relato cuidadoso de casos sintomáticos. A maioria das pessoas apresenta doença leve a moderada, de cerca de 1 semana de duração. Observa-se um início gradual de mal-estar, anorexia, fadiga, febre (temperatura alta, de até 40°C), sudorese e mialgia. Foi também relatada a ocorrência de náuseas, vômito, cefaleia, calafrios, labilidade emocional, depressão, hemoglobinúria e hiperestesia. Os achados ao exame físico consistem em febre, palidez, esplenomegalia e hepatomegalia. As anormalidades laboratoriais incluem anemia, trombocitopenia e leucopenia. Em geral, a parasitemia varia desde apenas detectável em esfregaço sanguíneo até 5% em indivíduos previamente saudáveis, mas pode alcançar 85% em paciente com asplenia e outros pacientes imunocomprometidos. Nos casos mais graves, os níveis séricos de desidrogenase láctica, bilirrubinas e transaminases podem estar elevados. Pode ocorrer doença recidivante persistente em indivíduos altamente imunocomprometidos, que não conseguem eliminar a infecção durante meses ou mais de 1 ano, apesar de múltiplos ciclos de antibióticos. A taxa de caso-fatalidade da babesiose por *B. microti* foi estimada em 6 a 9% em pacientes hospitalizados, porém pode alcançar 20% em hospedeiros imunocomprometidos, incluindo aqueles que adquirem a infecção por meio de transfusão de sangue. A revisão do banco de dados de Medicare (2006-2013) demonstrou que cerca de 1% de 10.000 casos em pacientes com mais de 65 anos morreu nos primeiros dias após o diagnóstico. Em geral, a babesiose grave ocorre apenas em indivíduos com asplenia, doença maligna, coinfecção pelo vírus da imunodeficiência humana (HIV), transplante de órgãos, tratamento imunossupressor ou idade inferior a 2 meses ou superior a 50 anos. Cerca de um terço dos pacientes com asplenia e babesiose tratados, sem histórico de doença autoimune, podem apresentar anemia hemolítica autoimune a quente, que exige tratamento imunossupressor.[3]

Os casos de babesiose por *B. divergens* tendem a ser graves, pelo menos em parte, por serem relatados principalmente em pacientes imunocomprometidos. Quase todos os pacientes europeus que apresentam infecção por *B. divergens* foram esplenectomizados, e cerca de um terço dos pacientes morreu. Nesses pacientes, houve início agudo de doença com hemoglobinúria, febre alta não periódica persistente (temperatura de 40 a 41°C), calafrios, sudorese intensa, cefaleia e mialgia, bem como dor lombar e abdominal. Podem ocorrer vômitos e diarreia. Há casos em que se observa o rápido desenvolvimento de insuficiência respiratória, renal ou hepática. Nos casos fatais, os pacientes tornam-se comatosos, com falência múltipla de órgãos. Foram também relatadas infecções semelhantes àquelas causadas por *B. duncani*, *B. venatorum* e *B. divergens* em hospedeiros imunocomprometidos, evolução grave semelhante da doença. Por outro lado, a infecção por *B. venatorum* em 48 pacientes imunocompetentes no nordeste da China foi semelhante à infecção causada por *B. microti*, com recuperação completa de todos os pacientes, incluindo sete pacientes que foram hospitalizados.

DIAGNÓSTICO

O diagnóstico de babesiose baseia-se nos achados epidemiológicos e clínicos e é confirmado por exames laboratoriais. O diagnóstico deve ser considerado em pacientes que vivem em regiões endêmicas de *Babesia* ou que viajam para essas áreas, ou que receberam transfusão de sangue nos últimos 6 meses e cujos achados clínicos são compatíveis com babesiose. O diagnóstico pode ser confirmado pelo exame de um esfregaço de sangue fino corado pelo método de Giemsa para a presença de parasitas dentro dos eritrócitos. Em pacientes imunocomprometidos, as parasitemias tendem a exceder uma célula infectada por campo de imersão em óleo e, portanto, são rapidamente detectadas. Na babesiose por *B. microti* (Figura 332.1), pode ser necessário proceder ao exame de uma lâmina durante 10 minutos ou por um número necessário de campos para alcançar uma contagem de 200 leucócitos (que não são infectados, mas que servem como marcador para esforço) e esfregaços repetidos, realizados 2 vezes/dia. As colorações de Romanowsky padronizadas (Giemsa, Wright) que utilizam protocolos para a malária são ideais. As inclusões artificiais limitam-se principalmente a precipitados de coloração (que podem ser determinados por sua presença nos espaços plasmáticos entre as células), corpúsculos de Howell-Jolly ou de Heinz (ver Capítulo 148) ou plaquetas sobrepostas a eritrócitos, que sempre apresentam um halo de coloração pálida quando visualizadas dessa maneira. As espécies de *Babesia* contam com cromatina claramente definida, com citoplasma de coloração mais clara (Figura 332.2A). Podem ser confundidas com trofozoítos imaturos da malária. Nem os anéis de malária nem os da babesiose apresentam hemozoína (pigmento malárico), de modo que isso não constitui uma boa característica para distinguir as duas doenças. Parasitas piriformes emparelhados, dispostos em *v*, são sugestivos de infecção por *B. divergens* ou infecção semelhante a *B. divergens* (Figura 332.2B). Podem-se observar anéis de todos os tamanhos em todas as espécies. Com frequência, é possível observar múltiplos parasitas em eritrócitos individuais, bem como agregados de parasitas extracelulares. As formas em tétrade (Figura 332.2C) e as formas em cruz de Malta (Figura 332.2D) são diagnósticas, porém raramente são observadas na babesiose por *B. microti*. Parecem ser mais comuns nas infecções por *B. duncani* ou do tipo CA.

Os ensaios de reação em cadeia da polimerase (PCR) são mais sensíveis do que os esfregaços sanguíneos nos casos em que a parasitemia é esparsa e podem ser tão bons ou melhores do que um esfregaço sanguíneo para estabelecer o diagnóstico na prática clínica. Os ensaios de PCR em tempo real, realizados em casa, forneceriam a confirmação quase tão rapidamente quanto a microscopia, com a vantagem agregada de aumento da sensibilidade.[4]

O teste sorológico é útil para confirmar uma infecção por *B. microti*. O teste de imunofluorescência indireta (IFAT), que utiliza um antígeno de eritrócitos de *hamster* infectado é sensível e específico e constitui hoje o método sorológico de escolha. A análise de amostras de soro pareadas da fase aguda e da fase convalescente é mais útil para a confirmação de infecção por *B. microti*. A presença de IgM específica do parasita pode

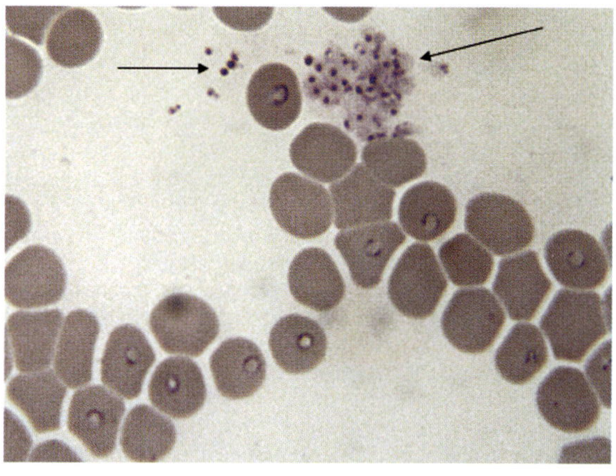

FIGURA 332.1 ***Babesia microti*. Infecção humana, ilha de Nantucket. Predomínio de formas em anel com agrupamento de parasitas extraeritrocitários (*seta*) livres no plasma.**

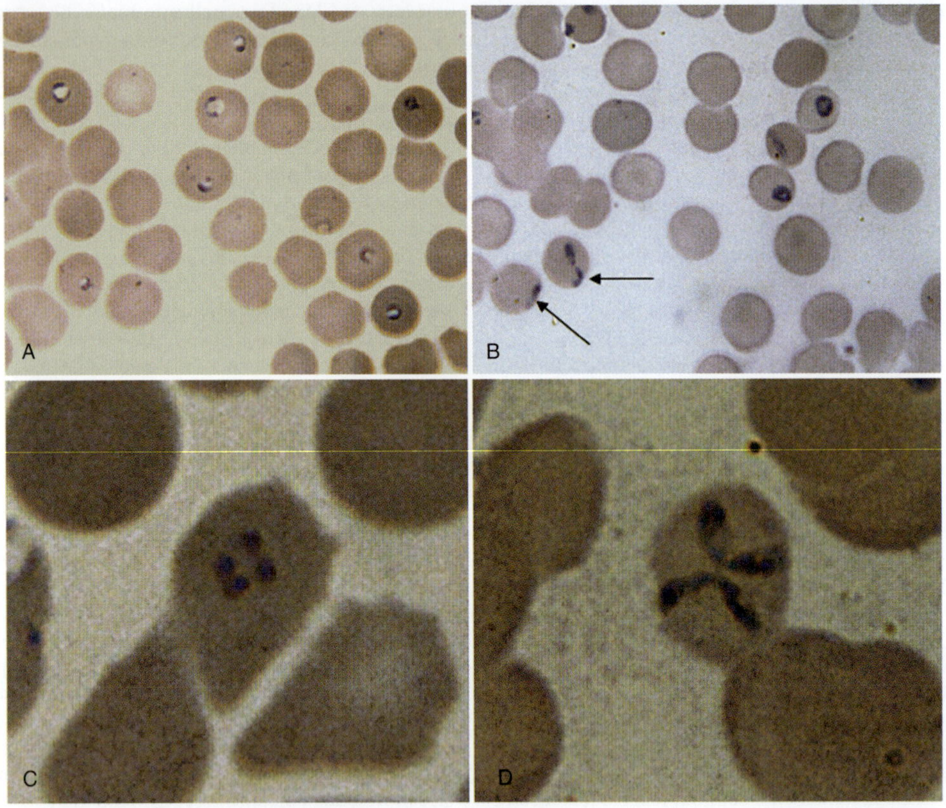

FIGURA 332.2 **Diagnóstico de infecção por *Babesia*. A.** Campo típico em esfregaço fino, mostrando as formas em anel de *B. microti*, com vacúolo ou citoplasma "esbranquiçado", demarcado por uma cromatina definida de coloração escura. **B.** Semelhante a *B. divergens* (MO-1) com anéis robustos; formas agrupadas e parasitas piriformes emparelhados, indicados por *setas*. **C.** Formas de tétrade de *B. microti*. **D.** MO-1, cruz de Malta clássica. (Lâmina de microscópio de um caso humano de MO-1 gentilmente fornecida por Dr. J. F. Beattie, Department of Pathology, The Medical Center, Bowling Green, Ky.)

indicar que o paciente apresenta infecção aguda, mesmo na ausência de parasitemia prontamente demonstrável. Em geral, a sorologia não tem utilidade na babesiose por *B. divergens* (embora o IFAT seja geralmente sensível e específico), em virtude de sua história natural fulminante. Como a parasitemia ocorre antes de uma resposta de anticorpos, e o tempo de duplicação de *B. divergens* pode ser curto, de apenas 8 h, o tratamento precisa ser iniciado imediatamente, com base na suspeita clínica e nos resultados laboratoriais iniciais. A sorologia para *B. duncani* é complicada por uma elevada taxa de resultados falso-positivos, e a especificidade depende do estabelecimento cuidadoso de um limiar de diluição diagnóstico. Não há antígenos para outras espécies diferentes de *Babesia* que infectam seres humanos.

Os vetores conhecidos da babesiose humana são carrapatos que também transmitem o agente da doença de Lyme, da anaplasmose granulocítica humana, infecção por *Borrelia miyamotoi*, infecção semelhante a *Ehrlichia muris* e vírus da encefalite transmitido por carrapato. Por conseguinte, deve-se considerar a possibilidade de coinfecções em todos os pacientes com babesiose. A doença aguda em pacientes coinfectados com doença de Lyme e babesiose é mais grave e mais persistente do que em pacientes que só apresentam doença de Lyme.

TRATAMENTO

A infecção por *B. microti* leve a moderada ocorre normalmente em indivíduos imunocompetentes. A terapia nesses pacientes deve consistir na combinação de atovaquona (750 mg VO, 2 vezes/dia, durante 7 a 10 dias) e azitromicina (dose inicial de 500 a 1.000 mg, seguida de 250 mg/dia VO, durante 7 a 10 dias). Para hospedeiros imunocomprometidos, deve-se aumentar a dose de azitromicina para 600 a 1.000 mg/dia VO, durante 7 a 10 dias).[5,6] Um ensaio clínico randomizado prospectivo demonstrou que os pacientes tratados com atovaquona e azitromicina eliminaram a parasitemia tão efetivamente quanto os que receberam clindamicina e quinina, com menos efeitos colaterais.

A babesiose grave ocorre habitualmente em hospedeiros imunocomprometidos, incluindo lactentes prematuros, indivíduos com mais de 50 anos, pacientes que apresentam asplenia, neoplasia maligna, infecção pelo HIV ou que estão em uso de medicamentos imunossupressores. Na babesiose grave, recomenda-se um ciclo de 7 a 10 dias da combinação de atovaquona (750 mg VO, 2 vezes/dia) e azitromicina (500 mg IV, 1 vez/dia). Uma combinação alternativa consiste em clindamicina (300 a 600 mg IV, a cada 6 horas) e quinina (650 mg VO, a cada 8 horas).

Um achado incidental de parasitas (p. ex., durante um hemograma manual ou em um centro de doação de sangue que efetua o rastreamento de maneira proativa) em um indivíduo saudável nos demais aspectos não necessita de tratamento.

Em certas ocasiões, o tratamento pode não ter sucesso em pacientes de alto risco ou naqueles que precisam interromper a quinina, em virtude do aparecimento de efeitos colaterais, como zumbido intenso e desconforto gastrintestinal, ou pela rara ocorrência de resistência a antibióticos com atovaquona e azitromicina. Pode ser necessário um ciclo prolongado de tratamento para eliminar a parasitemia em certos pacientes imunocomprometidos, incluindo aqueles com linfoma de células B ou outras condições tratadas com rituximabe, pacientes com neoplasia maligna que também apresentam asplenia, pacientes submetidos a transplante de órgãos ou de células-tronco e pacientes com HIV/AIDS. Nesses casos, a terapia combinada que deve ser utilizada pode incluir dois ou mais dos seguintes agentes antimicrobianos: artemisinina, atovaquona, azitromicina, clindamicina, doxiciclina, atovaquona-proguanil, pentamidina, quinina e sulfametoxazol-trimetoprima. Uma vez identificada a combinação efetiva, ela deve ser continuada durante pelo menos 6 semanas e por 2 semanas além do tempo em que não for mais possível visualizar a *Babesia* no esfregaço sanguíneo, ou em que as amostras de sangue para PCR se tornarem negativas. Outros fármacos demonstraram ser efetivos contra *B. microti* em modelos de laboratório (p. ex., robenidina, primaquina, artesunato e quinolonas semelhantes à endoquina), porém aguardam a realização de ensaios clínicos.

Deve-se considerar a exsanguinotransfusão em pacientes em estado grave com parasitemia de mais de 10%, evidências de hemólise grave ou comprometimento orgânico. Nos casos particularmente graves de babesiose, deve-se realizar exsanguinotransfusão parcial ou completa (um a três volumes de sangue), além do tratamento com atovaquona e azitromicina. A aférese pode ajudar a reduzir os fatores circulantes (p. ex., produtos inflamatórios liberados pelo parasita) que contribuem para a patologia.

PREVENÇÃO

A prevenção depende da redução do risco de picadas de carrapato. Os indivíduos imunocomprometidos devem ter cuidado especial no uso de proteção pessoal e podem até mesmo evitar locais altamente endêmicos, como a costa da Nova Inglaterra e Long Island, nos EUA, durante os meses de maio a julho, quando o risco é maior. O uso de repelentes, como DEET, ou a aplicação de permetrina à roupa reduzem acentuadamente a fixação dos carrapatos. Esses produtos devem ser aplicados a calçados, meias e barras das calças. O uso de calças compridas de cores claras e a colocação das barras dentro das meias também ajudam a evitar o acesso dos carrapatos aos locais de fixação. Deve-se efetuar um exame diário à procura de carrapatos fixados; a melhor maneira de detectá-los é sentir novas protuberâncias no corpo ensaboado debaixo do chuveiro. Qualquer carrapato fixado deve ser imediatamente retirado por tração simples, que é mais bem efetuada com o uso de pinças, conforme ilustrado na Figura 311.3 no Capítulo 311. À semelhança do agente da doença de Lyme, os carrapatos precisam estar fixados durante pelo menos 36 a 48 horas antes que haja um inóculo suficiente de esporozoítos de *Babesia*. A prevenção comunitária deve-se concentrar na educação pública sobre os riscos de infecção transmitida por carrapatos, redução do hábitat dos carrapatos (remoção com escova e jardinagem em quintais) ou redução dos hospedeiros reprodutivos dos carrapatos. A redução dos cervos diminuirá a abundância do carrapato de veado vetor da babesiose por *B. microti*. O rastreamento das doações de sangue para anticorpos anti-*B. microti* e DNA de *B. microti* (por meio de PCR) pode diminuir o risco de babesiose associada à transfusão.[7,8]

PROGNÓSTICO

Pode ocorrer morte em pacientes com babesiose grave, porém não foram relatadas outras sequelas a longo prazo em pacientes que receberam tratamento adequado. Na maioria dos pacientes que completam o esquema de tratamento, o DNA de *B. microti* torna-se indetectável pela PCR no decorrer de 3 meses. A infecção não implica imunidade protetora com base em modelos de laboratório de roedores, embora as infecções subsequentes sejam limitadas em sua duração e intensidade. Foram relatadas infecções recrudescentes, principalmente em indivíduos imunocomprometidos.

OUTROS PROTOZOÁRIOS ENTÉRICOS

Os tratos gastrintestinal e urogenital podem conter representantes dos quatro grupos principais de protozoários (amebas, esporozoários, flagelados e ciliados). A diarreia e outros sinais e sintomas do sistema digestório inferior podem ser causados por diversos protozoários. O diagnóstico clínico específico é difícil, visto que é necessário um suporte de parasitologia clínica especializada para determinar se um agente detectado em uma amostra de fezes é uma espécie patogênica. Todavia, os novos testes de detecção de antígenos realizados no local de assistência do paciente ou os testes de amplificação de ácido nucleico (NAAT) são sensíveis e específicos quando podem ser utilizados. É necessária a identificação do patógeno, visto que as opções de tratamento diferem dependendo do agente. Com exceção da infecção por *Trichomonas vaginalis* (sexualmente transmitida), todos os protozoários entéricos são adquiridos pela ingestão de alimentos ou materiais contaminados por fezes humanas; um pequeno subgrupo pode exibir manifestações extraintestinais. Tendo em vista um modo de transmissão compartilhado (fecal-oral), a demonstração da presença de qualquer um desses protozoários em uma amostra de fezes de um paciente justifica uma pesquisa intensificada à procura de patógenos clinicamente significativos (*Entamoeba histolytica*, *Giardia lamblia/intestinalis*, *Cyclospora cayetanensis*,[8b] *Cystoisospora belli* e *Cryptosporidium parvum/hominis*). Outros protozoários, muitos dos quais se assemelham, em sua morfologia, a patógenos verdadeiros, são comumente detectados nas fezes de pacientes com distúrbios do sistema digestório inferior, porém os dados que sustentam seu papel como agentes etiológicos são fracos.

A criptosporidiose (ver Capítulo 329), a giardíase (ver Capítulo 330) e a amebíase (ver Capítulo 331) são discutidas em capítulos separados. A tricomoníase e a enterite por coccídios são discutidas aqui, visto que são infecções relativamente comuns.

Tricomoníase

EPIDEMIOLOGIA

Trichomonas vaginalis está entre os mais prevalentes de todos os protozoários patogênicos e representa uma das infecções sexualmente transmissíveis (IST) mais comuns nos EUA e, provavelmente, em todo o mundo.[9] Foi constatada a infecção de até 30% das estudantes universitárias e de 40% das mulheres grávidas na Nigéria. A maior incidência da infecção é observada em mulheres com múltiplos parceiros sexuais e naquelas com outras IST (ver Capítulo 269): 24% das mulheres HIV-positivas na África do Sul estavam infectadas por *T. vaginalis* em seu primeiro rastreamento pré-natal, e foi constatado que 4,5% de 10.000 mulheres que foram atendidas em clínicas de IST para clamídia e gonorreia com teste de NAAT no Reino Unido apresentaram infecção por *T. vaginalis*. *Trichomonas vaginalis* também pode ser transmitido de mães infectadas para as filhas recém-nascidas, porém raramente é sintomático em meninas antes da menarca. O parasita tem a capacidade de sobreviver por algum tempo em ambientes úmidos, e pode ocorrer transmissão não venérea, embora seja incomum. A tricomoníase, à semelhança de outras IST, pode aumentar a probabilidade de transmissão do HIV.

BIOPATOLOGIA

Trichomonas vaginalis, conhecido coloquialmente como flagelado, é classificado no filo Metamonada e na classe Parabasalia, juntamente com outro patógeno humano, *Dientamoeba fragilis* (anteriormente considerado como ameba). Os trofozoítos de 10 a 15 μm de comprimento multiplicam-se por divisão binária longitudinal na superfície epitelial da vagina ou da uretra, bem como nas secreções vaginais ou uretrais e, portanto, são transmitidos pela relação sexual. Nenhuma forma cística é conhecida, e os trofozoítos morrem facilmente por secagem.

MANIFESTAÇÕES CLÍNICAS

A tricomoníase é uma das três causas comuns de vaginite ou vaginose (juntamente com a vaginose bacteriana e a candidíase vulvovaginal).[10] Caracteriza-se por um corrimento espumoso cinza a verde-amarelado ralo; eritema vulvovaginal; eritema ectocervical ou colo "em morango" observável principalmente por colposcopia; pH superior a 4,5; presença aumentada de leucócitos polimorfonucleares; e resultado positivo do teste de odor, em que um odor fétido de peixe é intensificado pela adição de hidróxido de potássio. O período de incubação da tricomoníase é de 5 a 28 dias. Além de um corrimento espumoso, a vaginite pode ser acompanhada de irritação vulvovaginal, dispareunia, dor abdominal e disúria. Pode ocorrer agravamento dos sintomas durante a menstruação. Estudos baseados em populações indicam que até metade das infecções por *T. vaginalis* em mulheres e a maioria das infecções em homens são assintomáticas. *Trichomonas vaginalis*, que frequentemente pode ser isolado dos parceiros de mulheres infectadas, pode produzir uretrite sintomática. Nesses casos, o corrimento uretral é geralmente escasso. Foi relatada a ocorrência de faringite com NAAT positivo para *T. vaginalis*. Raramente, *T. vaginalis* está associado a epididimite, ulcerações superficiais do pênis que habitualmente estão localizadas sob o prepúcio ou prostatite. A infecção por *T. vaginalis* não está associada a um maior risco de progressão do câncer de próstata.

DIAGNÓSTICO

As diretrizes dos CDC (http://www.cdc.gov/std/treatment/2010/vaginal-discharge.htm#a2) recomendam que todas as mulheres com infecção sexualmente transmissível sejam testadas especificamente para infecção por *T. vaginalis*, e as mulheres HIV-positivas devem ser testadas anualmente. O manejo sindrômico do corrimento vaginal/fluxograma de corrimento vaginal da OMS para o diagnóstico de tricomoníase tem um valor preditivo positivo de 99,93%.[11] Nas mulheres, é necessário examinar as secreções vaginais e uretrais. *Trichomonas vaginalis* é identificado em preparações a fresco de secreções vaginais em cerca de 60% das mulheres infectadas, confirmando, assim, o diagnóstico. *Trichomonas vaginalis* vivo apresenta movimentos de contração ou de "cambalhota" em preparações a fresco, e, em geral, verifica-se a presença de leucócitos polimorfonucleares. A coloração por anticorpos imunofluorescentes diretos é mais sensível do que as preparações a fresco, porém é mais difícil do ponto de vista técnico. A cultura é um método de diagnóstico ainda mais sensível; há *kits* comerciais para cultura, porém os resultados só ficam disponíveis em 3 a 7 dias. Em certas ocasiões, *T. vaginalis* é identificado em esfregaços corados pelo Papanicolaou; a coloração de Giemsa também pode ser utilizada (Figura 332.3). Nos homens, uma preparação a fresco de material de raspado da parte anterior da uretra com alça de platina revela a

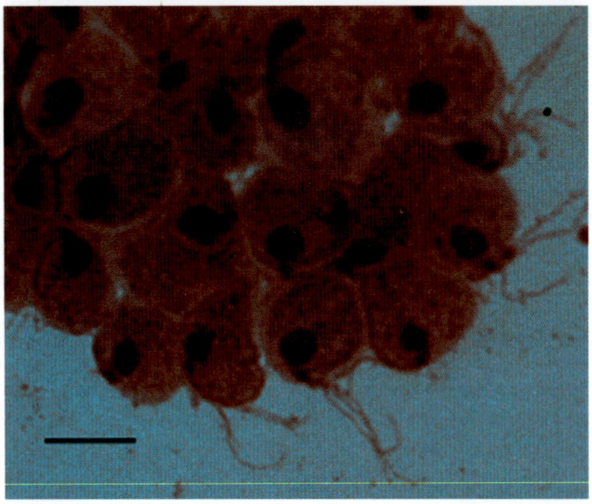

FIGURA 332.3 *Trichomonas vaginalis*, **esfregaço corado pelo Giemsa de trofozoítos cultivados.** (Microscopia de campo claro, 630×. A barra de escala é de 15 μm.)

presença do microrganismo em cerca da metade dos casos. A massagem prostática antes da coleta de urina para a cultura de *Trichomonas* é uma abordagem diagnóstica mais sensível. *Trichomonas vaginalis* não é encontrado no sistema digestório, e a presença de tricômonas em preparações a fresco de fezes ou em esfregaços de fezes fixadas coradas (hematoxilina férrica ou tricromo) representa mais provavelmente o comensal *Pentatrichomonas* (anteriormente *Trichomonas*) *hominis*. A sorologia tem uso clínico limitado, em virtude de problemas de sensibilidade e especificidade, e visto que a evidência de exposição não implica a existência de doença atual. Atualmente, há diversos testes rápidos realizados no local de assistência do paciente dispensados pelo CLIA, de nível moderado pelo CLIA ou aprovados pela FDA, assim como NAAT em laboratórios clínicos comerciais; todos têm excelentes sensibilidades e especificidades[12] e quase sempre superam os exames clássicos baseados em microscopia.

TRATAMENTO
(ver também Capítulo 323)

O tratamento de escolha consiste em tinidazol, em dose única de 2 g VO em adultos, ou metronidazol, em dose única oral de 2 g ou 500 mg, 2 vezes/dia, durante 7 dias, e o tratamento por 7 dias apresenta maior taxa de cura.A1 O tinidazol é o mais bem tolerado. O tratamento em dose única (metronidazol ou tinidazol) assegura a adesão do paciente ao tratamento, mas pode produzir náuseas e gosto metálico na boca, particularmente com o metronidazol. Tanto o tinidazol quanto o metronidazol têm efeito semelhante ao dissulfiram, e os pacientes que consomem álcool dentro de 24 horas após a administração de metronidazol ou 72 horas após o tinidazol podem apresentar náuseas intensa, vômitos e rubor. O uso do tinidazol e do metronidazol está relativamente contraindicado durante a gravidez, em decorrência da falta de estudos bem controlados. Os fracassos do tratamento com metronidazol são incomuns, porém bem documentados. As mulheres HIV-positivas devem ser tratadas durante 7 dias com 500 mg/dia de metronidazol em virtude do recrudescimento frequente com a terapia de dose única. Alguns casos de falha do tratamento em mulheres com sistema imune intacto resultam de reinfecção, outros casos, de baixa adesão ao tratamento; todavia, alguns são decorrentes dos parasitas resistentes ao metronidazol. Pode-se tentar um ciclo repetido de metronidazol (2 g/dia VO, durante 5 dias). Se os pacientes permanecerem refratários ao tratamento apropriado, pode-se testar a sensibilidade ao metronidazol pelos CDC (disponível em www.dpd.cdc.gov/dpdx/HTML/DiagnosticProcedures.htm). O gel de metronidazol por via intravaginal não alcança níveis terapêuticos, porém foi documentada melhora clínica com ácido bórico intravaginal.

PREVENÇÃO

Os preservativos (masculinos ou femininos) reduzem o risco de adquirir tricomoníase. Os parceiros sexuais devem ser tratados concomitantemente de modo a evitar a reinfecção, visto que quase 20% dos parceiros sexuais masculinos são coinfectados.

PROGNÓSTICO

As complicações raras incluem doença inflamatória pélvica. A infecção durante a gestação pode levar a um retardo do crescimento fetal. Não existe imunidade natural ou adquirida, de modo que a reinfecção pode ser comum.

Enterite por coccídios

EPIDEMIOLOGIA

Os coccídios, com 43 gêneros e mais de 1.700 espécies reconhecidas, são patógenos veterinários bem conhecidos. Pelo menos dois coccídios, *Cyclospora cayetanensis* (um eimerídeo) e *Cystoisospora belli* (um sarcocistídeo), são agentes causadores de enterite nos seres humanos. Apesar de sua ubiquidade (foram descritas cerca de 100 espécies), as espécies de *Sarcocystis* têm sido causas raras de enterite em seres humanos e uma causa ainda menos comum de miosite,[13] embora o *Sarcocystis nesbitti* tenha causado uma doença caracterizada por febre, mialgia, cefaleia e miosite em 89 estudantes universitários que tinham viajado para a Malásia. *Cyclospora cayetanensis* pode ter um reservatório tanto animal quanto humano, porém acredita-se que *Cystoisospora belli* seja uma antroponose. A ciclosporíase é uma causa de gastrenterite em áreas tropicais e subtropicais, e esses casos são comumente relatados no Peru, no México, no Haiti, nos países de Caribe e no Nepal. Durante o período de 1996 a 2016, foram notificados 595 casos de ciclosporíase por meio da FoodNet [https://wwwn.cdc.gov/foodnetfast/], porém esse programa de vigilância abrange apenas 10 estados (15% da população dos EUA). Surtos envolvendo centenas de casos são comuns e invariavelmente atribuídos a produtos frescos contaminados, como framboesas, manjericão, ervilhas ou saladas variadas. Esses surtos têm sazonalidade distinta, e a maioria dos casos é observada nos meses de junho e julho. A ciclosporíase é comumente diagnosticada em viajantes internacionais, e foram relatados grandes surtos em navios de cruzeiro.

A isosporíase/cistoisosporíase ainda não estão bem estudadas, embora tenham sido descritas em pacientes militares durante a Primeira Guerra Mundial. Sua ocorrência é relatada principalmente em pacientes com AIDS.

BIOPATOLOGIA

Os oocistos são eliminados nas fezes e devem esporular durante pelo menos 1 dia (*Cystoisospora belli*) ou 5 a 11 dias (*Cyclospora cayetanensis*) antes de alcançar a infectividade. Os esporozoítos são liberados no intestino delgado e penetram nos enterócitos (no caso de *Cyclospora cayetanensis*, principalmente no jejuno). *Cyclospora cayetanensis* parece ter um ciclo de desenvolvimento complicado, com pelo menos dois ciclos merogônicos no intestino, levando à formação de gametas. Os gametas fundem-se no citoplasma do enterócito, e ocorre deposição de uma parede de oocisto em torno do zigoto. O ciclo sexuado começa cerca de 1 semana após a infecção, com liberação de oocistos no lúmen intestinal e, subsequentemente, fora do corpo por meio das fezes. Amostras de biopsia de pacientes infectados demonstram infiltrados mononucleares e eosinofílicos na lâmina própria, bem como alterações na morfologia das vilosidades. Os seres humanos parecem ser hospedeiros intermediários de certas espécies de *Sarcocystis*, com liberação de esporozoítos no intestino delgado, que entram na rede vascular e formam cistos no músculo.

MANIFESTAÇÕES CLÍNICAS

Depois de um período de incubação de aproximadamente 1 semana, os microrganismos produzem diarreia aquosa, náuseas, vômitos, dor abdominal, mialgias, anorexia e fadiga. A doença é habitualmente autolimitada, porém os sintomas podem ser prolongados (10 a 12 semanas) e podem estar associados a esteatorreia, flatulência e perda de peso substancial em indivíduos imunocomprometidos, particularmente aqueles com AIDS. As infecções também podem ser assintomáticas. No caso de *S. nesbitti*, a apresentação dominante consiste em febre e mialgias proeminentes. *Cystoisospora* têm sido detectados na vesícula biliar e aparentemente provocam infecção subclínica em indivíduos imunocompetentes, porém estão associados a colecistite acalculosa em pacientes imunossuprimidos.[14] A sarcocistose pode consistir em infecção por espécies zoonóticas ou por espécies em que os seres humanos são os hospedeiros definitivos. No primeiro caso, diversas espécies causam infecção aberrante, com tropismo para o músculo; em consequência, podem ocorrer mialgias e edema. No segundo caso, os microrganismos colonizam habitualmente o epitélio intestinal, porém não estão associados a doença. Raramente, pode ocorrer doença diarreica. Ambos os tipos de sarcocistose são adquiridos pela ingestão de carne malcozida.

DIAGNÓSTICO

O diagnóstico é confirmado pela identificação de coccídios em amostras de fezes coradas pela coloração de álcool-acidorresistente modificada ou preparações de safranina modificada, ou por microscopia de contraste de fase ou microscopia de campo claro (utilizando iodo como meio de contraste) de preparações a fresco (Figura 332.4). *Cyclospora cayetanensis* e *Cystoisospora belli* podem ser sensivelmente detectados por microscopia fluorescente em preparações a fresco. Os CDC podem ajudar a confirmar a identificação desses protozoários entéricos por telediagnóstico (envio de uma imagem digital dos achados de microscopia suspeitos). A PCR é específica e pode ser sensível, dependendo do modo de extração do DNA, porém não existem ensaios disponíveis aprovados pela FDA; o suporte para PCR pode ser solicitado aos CDC por meio dos departamentos estaduais de saúde pública. *Sarcocystis nesbitti* e provavelmente outras espécies de *Sarcocystis* zoonóticas parecem sofrer um ciclo assexuado aberrante apenas nos seres humanos e podem não produzir oócitos a serem liberados no intestino; por conseguinte, o diagnóstico exige uma biopsia muscular e demonstração de sarcocistos por histologia ou detecção do DNA do microrganismo por PCR.

TRATAMENTO

A reidratação é importante, assim como para qualquer doença diarreica grave. Ambas as infecções podem responder ao tratamento com 800 mg de sulfametoxazol e 160 mg de trimetoprima, 2 vezes/dia, durante 7 a 10 dias. Os pacientes infectados pelo HIV podem necessitar de um ciclo mais longo de tratamento. O uso disseminado da profilaxia com sulfametoxazol-trimetoprima para *Pneumocystis* reduziu a incidência de diarreia por coccídios em pacientes com infecção pelo HIV. Nenhum tratamento específico tem sido recomendado para a sarcocistose.

PREVENÇÃO

Na comunidade, a prevenção da contaminação da água e dos alimentos (principalmente vegetais e frutas) por fezes humanas ou de animais reduz o risco de transmissão. A lavagem dos vegetais e das frutas em água reduz o inóculo potencial, porém não elimina todos os riscos. A sarcocistose pode ser evitada ao assegurar que a carne seja bem cozida.

PROGNÓSTICO

Foi relatada a ocorrência de artrite reativa, síndrome de Guillain-Barré, síndrome de Reiter, colecistite e colangite como complicações da enterite por coccídios, principalmente em pacientes com AIDS. De outro modo, o tratamento parece erradicar o microrganismo. Não se sabe se pode ocorrer reinfecção. Os relatos de desenvolvimento extraintestinal de *Cystoisospora belli* e *Cyclospora cayetanensis* sugerem a possibilidade de reinvasão do intestino, com consequente recrudescência dos sinais e sintomas.

Outros protozoários entéricos

Vários outros protozoários transmitidos por contaminação fecal-oral têm sido associados a doença entérica (Tabela 332.1). Os microsporídios foram classicamente considerados como protozoários, porém sabe-se agora que são fungos intracelulares obrigatórios;[15] formam um grupo diverso, e pelo menos sete gêneros foram implicados como patógenos humanos. São discutidos aqui, uma vez que os laboratórios de parasitologia diagnóstica continuam confirmando o diagnóstico desses agentes. *Dientamoeba*, *Blastocystis*, *Balantidium* e alguns dos microsporídios residem no lúmen do intestino, enquanto outros invadem e multiplicam-se no interior dos enterócitos. A infecção intensa pode resultar em diarreia. Alguns dos microsporídios causam conjuntivite ou outra doença ocular. Os protozoários entéricos devem ser considerados no diagnóstico diferencial de pacientes com diarreia persistente e sintomas abdominais, particularmente naqueles com história de viagem internacional recente. O estabelecimento de um diagnóstico clínico raramente é possível; o diagnóstico é estabelecido por exames laboratoriais, principalmente por exame parasitológico. São necessários microscopistas experientes, visto que esses parasitas podem ser confundidos com restos fecais. Os protozoários patogênicos também precisam ser diferenciados de comensais, como *Entamoeba coli*, *Endolimax nana*, *Iodamoeba bütschlii*, *Pentatrichomonas hominis* e *Chilomastix mesnili*. O tratamento consiste na administração do fármaco antiprotozoário apropriado e em reidratação, conforme indicado na Tabela 332.1 (ver também Capítulo 323).

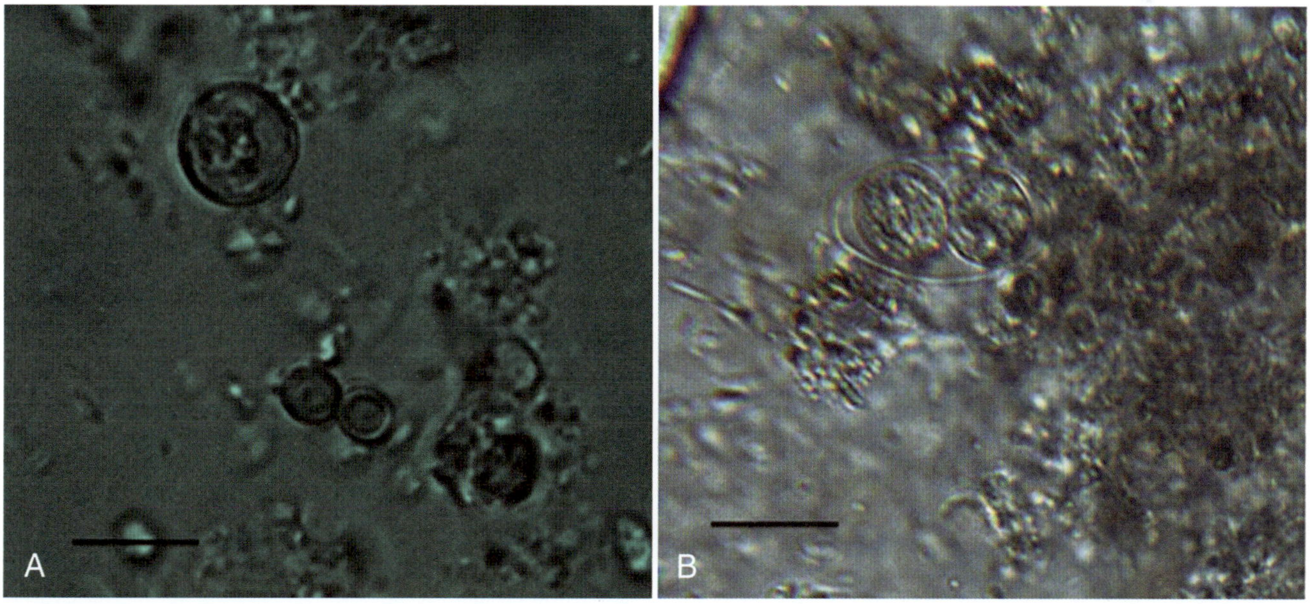

FIGURA 332.4 **Diagnóstico de enterite por coccídios. A.** *Cyclospora cayetanensis*, visto em fezes humanas fixadas em formol, não esporulado. (Microscopia de campo claro, 1.000×, com filtro de contraste verde. A barra de escala é de 10 μm.) Observar o par de células leveduriformes na porção inferior direita da fotomicrografia. **B.** *Cystoisospora belli*, visto em fezes humanas fixadas em formol, parcialmente esporulado. (Microscopia de campo claro, 400×. A barra de escala é de 15 μm.)

Tabela 332.1 Outros protozoários internos.

MICRORGANISMO	EPIDEMIOLOGIA	MANIFESTAÇÕES	TRATAMENTO*
Balantidium coli	Principalmente uma infecção de animais, em particular suínos; todavia, afeta também seres humanos	Assintomática ou leve e de resolução espontânea; em certas ocasiões, mais grave com dor abdominal, sangue e muco nas fezes	Tetraciclina (500 mg, 4 vezes/dia, durante 10 dias). Alternativa: metronidazol (750 mg, 3 vezes/dia, durante 5 dias) ou iodoquinol (650 mg, 3 vezes/dia, durante 20 dias)
Blastocystis hominis	Provavelmente mundial, incluindo América do Norte; frequentemente encontrado com *Giardia lamblia*	A patogenicidade é debatida	A necessidade de tratamento é debatida, porém foi relatada uma melhora sintomática com metronidazol (750 mg, 3 vezes/dia, durante 10 dias) ou sulfametoxazol-trimetoprima (800 mg de SMX/160 mg de TMP, 2 vezes/dia, durante 7 dias)
Dientamoeba fragilis	Distribuição mundial; com frequência, encontrada com *Enterobius*	Frequentemente assintomática; foi relatada a ocorrência de diarreia	Paromomicina (25 a 35 mg/kg/dia, em 3 doses, durante 7 dias), metronidazol (500 a 750 mg, 3 vezes/dia, durante 10 dias) ou iodoquinol (650 mg, 3 vezes/dia, durante 20 dias)
Microsporídios† (*Enterocytozoon bieneusi, Encephalitozoon intestinalis, Anncaliia* sp., *Tubulinosema* sp., *Nosema* sp., *Pleistophora* sp., *Vittaforma* sp.)	Distribuição mundial aparente	Pacientes com AIDS que apresentam diarreia persistente e emaciação; casos autolimitados em indivíduos imunocompetentes; a doença ocular é cada vez mais reconhecida	A fumagilina oral (20 mg, 3 vezes/dia) tem sido efetiva para *E. bieneusi*, porém foi associada à trombocitopenia. O albendazol (400 mg, 2 vezes/dia) tem sido efetivo para *E. intestinalis*. O tratamento com HAART pode levar a uma resposta clínica em pacientes infectados pelo HIV com diarreia por microsporídios
Espécies de *Sarcocystis*	Distribuição mundial, mais comumente em locais de produção de gado ou suínos	Frequentemente assintomática; podem ocorrer náuseas, vômitos, dor abdominal e diarreia; foi relatada a ocorrência de enterite necrosante eosinofílica. A infecção é habitualmente assintomática para *S. hominis* e *S. suihominis* em que os seres humanos são hospedeiros definitivos (os parasitas sofrem reprodução sexuada); as espécies de *Sarcocystis* zoonóticas causam infecção aberrante com tropismo muscular, causando mialgias e edema	Nenhum tratamento específico

*Baseado nas recomendações dos CDC, www.cdc.gov/parasites/az/index.html. Acessado em 9 de maio de 2019. As doses e durações são para adultos. †Associados à diarreia grave e persistente em indivíduos com AIDS. AIDS = síndrome da imunodeficiência adquirida; HAART = terapia antirretroviral altamente ativa; HIV = vírus da imunodeficiência humana.

Grau A **Recomendação de grau A**

A1. Kissinger P, Muzny CA, Mena LA, et al. Single-dose versus 7-day-dose metronidazole for the treatment of trichomoniasis in women: an open-label, randomised controlled trial. *Lancet Infect Dis*. 2018;18:1251-1259.

REFERÊNCIAS BIBLIOGRÁFICAS

As referências bibliográficas, bem como os outros materiais suplementares deste livro, encontram-se no GEN-IO, nosso ambiente virtual de aprendizagem.

333 CESTÓDIOS

A. CLINTON WHITE JR. E ENRICO BRUNETTI

DEFINIÇÃO

Os patógenos

Os parasitas cestódios são membros do reino animal, subfilo Cestoda. Os organismos caracterizam-se por vários estágios do ciclo de vida, que normalmente ocorrem em hospedeiros distintos. A fase adulta é a tênia, que é adquirida por meio da ingestão de tecidos não cozidos que abrigam as formas larvárias. Após a ingestão, as larvas excistam e o escólex fixa-se ao intestino. Os segmentos, denominados *proglótides*, desenvolvem-se na base do escólex e são deslocados do escólex por novas proglótides, formando uma cadeia ou tênia. O hospedeiro no qual a tênia se desenvolve é denominado *hospedeiro definitivo*. As proglótides contêm órgãos sexuais masculinos e femininos e produzem muitos ovos. As proglótides ou seus ovos são eliminados nas fezes.

Os seres humanos são os hospedeiros definitivos de vários tipos de tênias diferentes, incluindo as espécies de *Taenia*, *Diphyllobothrium* e *Hymenolepis nana*. Os seres humanos também podem ser hospedeiros acidentais das tênias de cão e de gato do gênero *Dipylidium* (Tabela 333.1).

Os hospedeiros intermediários abrigam a forma larvária do parasita. A infecção ocorre após a ingestão dos ovos. Sob a influência dos líquidos gástricos e intestinais, os ovos eclodem, liberando as larvas invasivas (oncosferas), que migram para os tecidos, onde produzem formas teciduais. Essas formas nos tecidos variam entre os organismos e podem incluir o cisticerco (uma bexiga contendo um único escólex invaginado), o cenuro (uma bexiga com múltiplos escólices), a hidátide (estrutura cística com uma camada germinativa, que forma numerosos protoescólices) ou o plerocercoide (forma sólida observada em espécies de *Spirometra*). Os seres humanos podem abrigar as formas intermediárias de *Taenia solium* (cisticercose), grupo *Echinococcus granulosus* (hidatidose cística), *Echinococcus multilocularis* (hidatidose alveolar) e, raramente, outros organismos (Tabela 333.2). Os seres humanos podem servir como hospedeiros tanto definitivos quanto intermediários para duas espécies, *T. solium* e *H. nana*. No caso de *T. solium*, os seres humanos são os hospedeiros obrigatórios da fase de tênia (tênia do porco), mas também podem abrigar a forma cística (cisticercose). No caso de *H. nana*, ambos os estágios normalmente se desenvolvem em uma única pessoa, com a forma cisticercoide na parede intestinal e a tênia no lúmen.

INFECÇÕES POR TÊNIAS INTESTINAIS

Espécies *Diphyllobothrium* (tênia do peixe)

As tênias do gênero *Diphyllobothrium* são grandes parasitas segmentados, adquiridos pela ingestão de peixes de água doce malcozidos ou em conserva (sushi, sashimi, ceviche, *carpaccio*, *gefilte fish* [bolinho de peixe típico da culinária judaica]). As tênias desenvolvem-se em poucas semanas e podem sobreviver por mais de 10 anos.

EPIDEMIOLOGIA E BIOPATOLOGIA

A espécie de *Diphyllobothrium* são encontradas em todo o mundo, incluindo focos na Europa, nas Américas do Norte e do Sul e na Ásia. Acredita-se

Tabela 333.1 Infecções comuns por tênias em seres humanos.

ORGANISMO	HOSPEDEIRO INTERMEDIÁRIO	NOME COMUM	APRESENTAÇÃO CLÍNICA	TRATAMENTO
Diphyllobothrium spp.	Peixe	Tênia do peixe	Eliminação de segmentos, anemia perniciosa	Praziquantel, niclosamida
Hymenolepis nana	Seres humanos	Tênia anã	Assintomática, diarreia	Praziquantel, niclosamida
Taenia saginata	Gado	Tênia bovina	Assintomática, eliminação de segmentos	Praziquantel, niclosamida
Taenia asiatica	Porcos	Tênia asiática	Assintomática, eliminação de vermes	Praziquantel, niclosamida
Taenia solium	Porcos	Tênia da carne de porco	Assintomática, eliminação de segmentos	Praziquantel, niclosamida
Dipylidium caninum	Pulgas	Tênia do cão	Eliminação de segmentos	Praziquantel, niclosamida

Tabela 333.2 Infecções por larvas de cestódios em seres humanos.

ORGANISMO	NOME COMUM	ÓRGÃOS ACOMETIDOS
Taenia solium	Cisticercose	Encéfalo, líquido cerebrospinal, olho, músculo
Grupo *Echinococcus granulosus*	Hidatidose cística	Fígado, pulmão, outros
Echinococcus multilocularis	Hidatidose alveolar	Fígado
Taenia multiceps, Taenia spp.	Cenurose	Encéfalo, olhos
Espécies de *Spirometra*	Esparganose	Tecido subcutâneo, vísceras

que talvez 20 milhões de indivíduos estejam infectados no mundo inteiro. Os principais focos incluem Rússia, Japão e América do Sul. A doença era, no passado, altamente endêmica na Escandinávia, onde agora é raramente diagnosticada.

Na maioria dos casos, a infecção tem pouco impacto sobre o hospedeiro. Entretanto, uma espécie, *Diphyllobothrium latum*, contém os receptores de vitamina B_{12} na superfície da tênia, que podem competir com o hospedeiro, levando à deficiência da vitamina B_{12} (ver Capítulo 155). Essa manifestação só foi descrita na Escandinávia.

MANIFESTAÇÕES CLÍNICAS E DIAGNÓSTICO

Na maioria dos indivíduos infectados, as espécies de *Diphyllobothrium* produzem poucos sintomas ou nenhum. Alguns podem se queixar de sintomas gastrintestinais (desconforto abdominal, náuseas, perda de peso). A principal manifestação clínica é a observação de proglótides eliminadas nas fezes. Pode-se observar o desenvolvimento de anemia perniciosa na infecção por *D. latum*, com sintomas de anemia ou neuropatia periférica. O diagnóstico depende da observação dos ovos operculados característicos nas fezes.

TRATAMENTO E PREVENÇÃO

Uma dose oral única de praziquantel (5 a 10 mg/kg) é habitualmente adequada como tratamento (Tabela 333.3). A niclosamida pode ser utilizada como alternativa (2 g [adultos] ou 50 mg/kg [crianças] em dose única mastigada ou deglutida), porém não está disponível nos EUA. Os parasitas nos peixes podem ser mortos por meio de cozimento (> 56°C, > 5 minutos) ou congelamento (–20°C, 24 horas). O peixe infectado também pode ser identificado por meio de inspeção.

Hymenolepis nana

Hymenolepis nana é a tênia anã humana. *Hymenolepis diminuta*, uma tênia do rato, também pode causar infecção em seres humanos.

EPIDEMIOLOGIA E BIOPATOLOGIA

Hymenolepis nana é prevalente em todo o mundo, com estimativas de pelo menos 50 a 75 milhões de pessoas infectadas. A infecção ocorre após a ingestão de ovos. As larvas são liberadas, invadem e desenvolvem-se em formas cisticercoides nas vilosidades intestinais. Depois de alguns dias, os cisticercoides amadurecem, invadem o lúmen e são transformados em um escólex, formando pequenas tênias (de até 5 cm de comprimento), que começam a produzir ovos em 2 a 3 semanas. A autoinfecção no intestino ou por via fecal-oral pode levar a infecções graves.

Tabela 333.3 Tratamento para as infecções intestinais por tênias.

	PRAZIQUANTEL	NICLOSAMIDA	NITAZOXANIDA
Dosagem			
Adultos	5 a 10 mg/kg para todas as faixas etárias (25 mg/kg para *Hymenolepis nana*)	2 g (4 comprimidos)	500 mg
Crianças > 34 kg		1,5 g (3 comprimidos)	200 mg
Crianças 11 a 34 kg		1 g (2 comprimidos)	100 mg
Administração	Dose única	Dose única; os comprimidos precisam ser mastigados e deglutidos	2 vezes/dia, durante 3 dias
Efeitos colaterais	Leves, porém frequentes, incluindo tontura, mialgias, náuseas, vômitos, diarreia, dor abdominal	Náuseas, vômitos, dor abdominal, diarreia, sonolência, tontura, cefaleia, prurido	
Gravidez		Não há efeitos mutagênicos conhecidos; considerada segura, quando indicada	

MANIFESTAÇÕES CLÍNICAS E DIAGNÓSTICO

As infecções são, em sua maioria, assintomáticas. Entretanto, algumas crianças podem ser infectadas por centenas ou milhares de vermes, que podem causar dor abdominal, fezes de consistência mole, diarreia e má absorção. O diagnóstico depende da observação dos ovos característicos nas fezes. Pode ser necessária mais de uma amostra.

TRATAMENTO E PREVENÇÃO

O praziquantel (15 a 25 mg/kg em dose única oral) é habitualmente efetivo no tratamento da infecção por *H. nana*,[1] porém pode ser necessário repeti-lo na infecção maciça (Tabela 333.3). A nitazoxanida (100 mg VO, 2 vezes/dia, durante 3 dias, para crianças de 1 a 3 anos, 200 mg VO, 2 vezes/dia, durante 3 dias para crianças de 4 a 11 anos e 500 mg VO, 2 vezes/dia, durante 3 dias, para crianças de mais idade) é uma terapia alternativa razoável, cuja eficácia é de cerca de 75 a 82%. A niclosamida também pode ser utilizada como opção, porém precisa ser continuada por 7 dias. A transmissão ocorre por via fecal-oral e pode ser evitada com melhor higiene. A quimioterapia em massa foi utilizada para controlar a infecção em algumas populações.

Dipylidium caninum

Dipylidium caninum é uma tênia comum em cães e gatos. Os cães são infectados pela ingestão de pulgas, que transportam a forma cisticercoide nas cavidades do corpo. As tênias também podem se desenvolver em crianças que ingeriram pulgas. A infecção é disseminada em todo o mundo, porém a infecção humana é incomum.

MANIFESTAÇÕES CLÍNICAS E DIAGNÓSTICO

A infecção pode ser assintomática. Em alguns casos, as proglótides móveis podem ser observadas nas fezes. As proglótides assemelham-se a grãos de arroz em seu tamanho e formato. O diagnóstico depende da identificação de ovos nas fezes ou da identificação das proglótides.

TRATAMENTO E PREVENÇÃO

Não foram realizados ensaios clínicos sobre o tratamento da infecção por *Dipylidium*, porém é provável que a infecção responda aos esquemas utilizados para outras tênias (Tabela 333.3). A principal medida de prevenção consiste no tratamento dos animais de estimação contra pulgas e tênias.

Taenia saginata

A teníase refere-se à infecção pela forma da tênia de uma das três espécies de *Taenia*. *Taenia solium* e *T. asiatica* são adquiridas com a ingestão de carne de porco malcozida. *Taenia saginata*, denominada tênia da carne bovina, é uma infecção intestinal comum em todo o mundo. O gado bovino atua como hospedeiro intermediário, abrigando os cisticercos teciduais nos músculos. Os seres humanos são os hospedeiros definitivos obrigatórios, que abrigam a forma da tênia.

EPIDEMIOLOGIA E BIOPATOLOGIA

Taenia saginata é comum em todo o mundo, em áreas onde há criação de gado, e o material fecal humano contamina os pastos. Acredita-se que cerca de 45 a 60 milhões de indivíduos sejam infectados. Essa espécie é encontrada na maioria dos continentes. Foram observadas taxas muito altas (> 20% da população) na África Oriental, em Bali e no Tibete. É também endêmica no Oriente Médio, nas Américas e na Europa. *Taenia saginata* também é comum em outras partes da Ásia, porém muitos dos estudos epidemiológicos não diferenciam *T. saginata* de *T. asiatica*.

As tênias da espécie *T. saginata* são adquiridas pela ingestão de carne bovina malcozida. O escólex fixa-se à parede intestinal, e as proglótides formam-se na base do escólex. As proglótides aumentam gradualmente e são deslocadas do escólex por novas proglótides. A cadeia de proglótides pode alcançar um comprimento de até 9,15 m. As proglótides terminais são eliminadas periodicamente nas fezes. Normalmente, as proglótides terminais são esbranquiçadas e medem 2 a 3 cm de comprimento, 0,5 a 1 cm de largura e 1 a 2 mm de espessura.

MANIFESTAÇÕES CLÍNICAS E DIAGNÓSTICO

Podem-se observar sintomas leves (p. ex., náuseas, desconforto abdominal, anorexia e prurido). As proglótides móveis podem causar desconforto à medida que saem do ânus e podem ser observadas nas fezes.

Os ovos também podem ser observados nas fezes. Eles medem 40 μm de diâmetro e são circundados por estrias radiais marrons; os embriões apresentam seis ganchos. Entretanto, os ovos das três espécies de *Taenia* são morfologicamente indistinguíveis. As proglótides podem ser diferenciadas daquelas de *T. solium* pela contagem do número de ramos uterinos (a presença de ≥ 14 ramos sugerem *T. saginata*). Entretanto, as proglótides de *T. saginata* não podem ser prontamente diferenciadas daquelas de *T. asiatica*.

TRATAMENTO, PREVENÇÃO E PROGNÓSTICO

A teníase pode ser tratada com praziquantel em dose única (Tabela 333.3). A niclosamida em dose única também é efetiva. A nitazoxanida também tem sido utilizada no tratamento de *T. saginata*. A teníase pode ser prevenida por meio da inspeção da carne bovina. Além disso, o cozimento a 56°C durante 5 minutos ou o congelamento a –20°C por 7 ou 10 dias destroem as larvas infectantes. São observados apenas sintomas menores, que são autolimitados, com ou sem tratamento.

Taenia asiatica

Taenia asiatica constitui uma causa de teníase na Ásia, denominada *teníase asiática*. A infecção é adquirida pela ingestão de carne de porco malcozida. Os porcos são infectados pela ingestão de ovos de portadores de tênias. *Taenia asiatica* tem sido amplamente descrita na China, em Taiwan, na Coreia, na Indonésia e no Sudeste Asiático. As manifestações clínicas, o diagnóstico, o tratamento e a prevenção da infecção por *T. asiatica* são semelhantes aos da infecção por *T. saginata*.

Taenia solium

Taenia solium, também conhecida como tênia do porco, pode causar tanto infecção pela tênia quanto infecção larvar, denominada *cisticercose*. As infecções pela tênia de *T. solium* são causadas pela ingestão de carne de porco infectada e malcozida. O escólex sofre evaginação e fixa-se ao intestino, formando proglótides. As proglótides amadurecem gradualmente à medida que são separadas do escólex por novas proglótides. Com frequência, os vermes adultos medem 3,05 a 6,10 metros de comprimento. No interior das proglótides maduras, há desenvolvimento de milhares de ovos microscópicos. Os ovos são excretados nas fezes ou eliminados com as proglótides. Em contrapartida, a ingestão dos ovos resulta no desenvolvimento da infecção larvar, denominada cisticercose (ver adiante). Por conseguinte, o estado de portador de tênia representa um risco de autoinfecção, bem como de infecção de outras pessoas.

EPIDEMIOLOGIA E BIOPATOLOGIA

Taenia solium é comum no mundo inteiro, em áreas onde os porcos são criados e onde estes têm acesso a material fecal humano. Acredita-se que apenas alguns milhões de indivíduos abriguem a forma de tênia. A infecção pela tênia do porco é altamente endêmica na América Latina, na África Subsaariana, no sul, leste e Sudeste Asiático.

As tênias de *T. solium* são adquiridas pela ingestão de carne de porco malcozida. O escólex fixa-se à parede intestinal e as proglótides formam-se em sua base. As proglótides aumentam gradualmente à medida que são deslocadas do escólex por novas proglótides. As proglótides terminais são eliminadas periodicamente nas fezes. Essas proglótides são normalmente esbranquiçadas e medem 2 cm de comprimento, 0,5 a 1 cm de largura e 1 a 2 mm de espessura.

MANIFESTAÇÕES CLÍNICAS E DIAGNÓSTICO

Podem-se observar sintomas leves (p. ex., náuseas, desconforto abdominal, anorexia e prurido). Pode-se observar a presença de proglótides nas fezes. O diagnóstico é estabelecido pelo achado de ovos nas fezes. Os ovos medem 40 μm de diâmetro e são circundados por estrias radiais marrons; os embriões apresentam seis ganchos e são morfologicamente indistinguíveis daqueles das outras espécies de *Taenia*.

TRATAMENTO E PREVENÇÃO

A teníase pode ser tratada com praziquantel em dose única. Entretanto, o praziquantel deve ser utilizado com cautela em áreas onde prevalece a cisticercose, visto que pode precipitar sintomas, como convulsões. A niclosamida em dose única também é efetiva. É possível prevenir a teníase por meio de inspeção da carne de porco. Além disso, o cozimento a 56°C durante 5 minutos ou o congelamento a –20°C durante 7 ou 10 dias destroem as larvas infectantes. As medidas atuais de controle incluem quimioterapia em massa para populações inteiras com praziquantel (ver adiante na seção sobre cisticercose).

INFECÇÕES POR CESTÓDIOS TECIDUAIS (CISTOS)

Taenia solium (cisticercose)

DEFINIÇÃO

Taenia solium constitui a causa da infecção larvar humana denominada cisticercose. Os porcos são os hospedeiros normais das formas larvares (cisticerco). Quando ingeridos pelos porcos, os ovos eclodem, liberando as larvas invasivas (denominadas *oncosferas*), que invadem o intestino, migram para os tecidos (particularmente para os músculos) e amadurecem em cisticercos nos tecidos. O cisticerco consiste em uma bexiga translúcida fina, que contém um escólex invaginado, que está pronto para formar uma tênia após sua ingestão por um hospedeiro humano. Os ovos também são infecciosos para as pessoas, incluindo o portador de tênia. Os ovos pegajosos fixam-se às mãos do portador de tênia e são transmitidas VO ao portador ou a contatos próximos. Após sua ingestão, os ovos podem migrar até os tecidos, onde formam cistos (cisticercose). A presença de cisticercos no sistema nervoso central (SNC) é denominada *neurocisticercose*. A neurocisticercose inclui cisticercos no parênquima cerebral (neurocisticercose parenquimatosa) e cisticercos nos ventrículos, no espaço subaracnóideo, na coluna vertebral e no olho (neurocisticercose extraparenquimatosa).

EPIDEMIOLOGIA

A cisticercose é encontrada em todas as regiões do mundo onde são criados porcos que têm acesso a material fecal humano.[2] Entretanto, dispõe-se de dados exatos sobre a incidência e a prevalência apenas de um número limitado de estudos, em decorrência da necessidade de exames de neuroimagem para estabelecer o diagnóstico. No século XIX, a infecção era altamente endêmica na Europa. Entretanto, com a melhoria dos padrões de vida, a transmissão local limita-se, atualmente, a algumas áreas rurais no sul e leste da Europa. A cisticercose é disseminada em áreas rurais da América Latina. Nas aldeias endêmicas, mais de 10% da população podem apresentar anormalidades nos exames de neuroimagem compatíveis com neurocisticercose.[3] Os estudos realizados ressaltaram a importância da cisticercose na África Subsaariana. A cisticercose é disseminada na Índia, no Nepal, no Sudeste Asiático e em partes da China. Na Índia, a manifestação mais comum da neurocisticercose consiste em crises convulsivas e em uma única lesão expansiva. Nos EUA, são diagnosticados mais de 2 mil casos por ano. A maior parte é observada em imigrantes de aldeias que criam porcos no México e na América Latina. Todavia, existem também casos importados da Ásia e algumas infecções adquiridas localmente.

BIOPATOLOGIA

Na cisticercose, a patogenia e a biopatologia variam de acordo com a localização dos cisticercos e a resposta inflamatória do hospedeiro. Os cisticercos no parênquima cerebral suprimem inicialmente a resposta inflamatória do hospedeiro. Depois de um período silencioso, estimado em vários anos, os cisticercos perdem a capacidade de suprimir a resposta inflamatória do hospedeiro, levando à inflamação parenquimatosa, que, normalmente, manifesta-se por convulsões. Os cisticercos induzem uma resposta granulomatosa, que degrada gradualmente os parasitas. Em alguns casos, ocorrem resolução das lesões. Todavia, em outros, a degradação leva à formação de granulomas calcificados. Essas lesões calcificadas podem sofrer inflamação intermitente (conforme evidenciado pela ocorrência de edema ou pelo realce com contraste na ressonância magnética [RM]) e podem causar convulsões recorrentes durante um período de vários anos. Em alguns casos, os cisticercos desenvolvem-se dentro dos ventrículos cerebrais e podem causar mecanicamente hidrocefalia obstrutiva. Os cisticercos no espaço subaracnóideo podem causar aracnoidite crônica, que pode se manifestar por vasculite e acidente vascular encefálico, hidrocefalia comunicante, meningite basilar e, em alguns casos, efeito expansivo. Os cisticercos também podem se desenvolver na coluna vertebral (manifestados na forma de radiculite), no olho, no tecido subcutâneo e no músculo.

MANIFESTAÇÕES CLÍNICAS

As manifestações clínicas variam de acordo com a localização dos cisticercos e as respostas associadas do hospedeiro (Figura 333.1).[4] Todas as formas da doença podem estar associadas a cefaleias. Em geral, os cisticercos parenquimatosos estão associados a convulsões, enquanto a cisticercose ventricular e subaracnóidea está associada à hidrocefalia.

Lesão contrastada única

Uma lesão contrastada única constitui a manifestação mais comum da cisticercose na Índia e no EUA. Normalmente, os pacientes apresentam convulsões, que podem ser focais ou focais com generalização secundária. Muitos pacientes apresentarão uma única crise convulsiva ou algumas crises durante o período no qual ocorre degeneração do cisticerco, porém a duração das crises é, por fim, autolimitada na maioria dos casos. Entretanto, alguns pacientes desenvolvem lesões calcificadas, que constituem um fator de risco para crises convulsivas recorrentes.

Cisticercos parenquimatosos múltiplos

Em pacientes com lesões múltiplas, a principal apresentação consiste em convulsões, associadas à inflamação parenquimatosa. Diferentemente dos pacientes que apresentam uma única lesão, as convulsões têm mais tendência a sofrer recorrência.

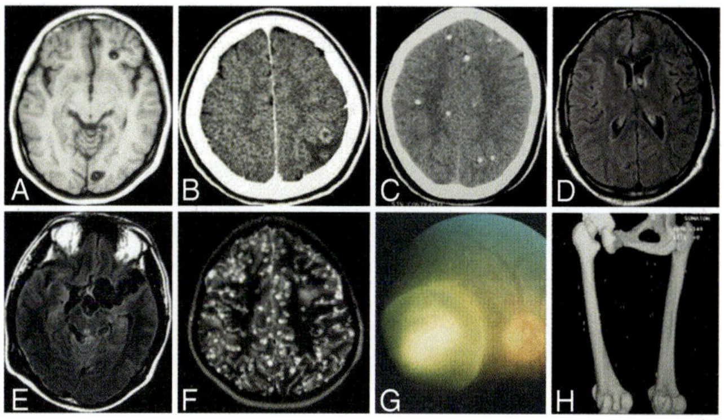

FIGURA 333.1 **A neurocisticercose humana pode ser classificada com base nos exames de neuroimagem. A. Múltiplas lesões císticas. B. Lesão contrastada única. C. Calcificações múltiplas. D. Cisticercos intraventriculares. E. Cisticercos subaracnóideos. F. Infecção difusa com edema cerebral, denominada encefalite cisticercal. G. Cisticercos oculares. H. Calcificações musculares difusas. (Reimpressa de Garcia HH, Del Brutto OH. Neurocysticercosis: updated concepts about an old disease. *Lancet Neurol.* 2005;4:653-661.)**

Lesões calcificadas

Muitos pacientes não apresentam manifestações até o desenvolvimento de lesões calcificadas. Os pacientes com lesões calcificadas podem apresentar crises convulsivas recorrentes durante um período de vários anos. Alguns casos estão associados ao desenvolvimento de esclerose mesial temporal e epilepsia refratária (ver Capítulo 375).

Cisticercos ventriculares

Normalmente, os cisticercos manifestam-se por hidrocefalia obstrutiva. O paciente pode apresentar cefaleia, náuseas, vômitos, tontura, alteração do estado mental ou papiledema com visão alterada. Trata-se de uma emergência médica, que pode ser fatal se não for tratada.

Cisticercos subaracnóideos

Os cisticercos nas cisternas basilares são frequentemente acompanhados de cisticercos em outros locais, incluindo cisticercos parenquimatosos ou calcificações, cisticercos ventriculares e cisticercos da coluna vertebral ou oculares. Os pacientes podem apresentar doença atribuível aos cisticercos nesses locais. Os cisticercos nas cisternas basilares têm propensão particular a causar aracnoidite. As manifestações da aracnoidite podem incluir comprometimento vascular (acidente vascular encefálico de vasos de grande ou pequeno calibre), sinais meníngeos ou hidrocefalia comunicante (cefaleia, náuseas, vômitos, tontura e alteração do estado mental).

DIAGNÓSTICO

As principais manifestações clínicas da neurocisticercose (p. ex., crises convulsivas e hidrocefalia) não são específicas, e é difícil identificar os parasitas. As principais ferramentas utilizadas para o diagnóstico de neurocisticercose consistem em exames de neuroimagem. A tomografia computadorizada (TC) é sensível para identificar as calcificações parenquimatosas, que aparecem como nódulos de 2 a 5 mm. A TC também pode revelar cisticercos parenquimatosos ou hidrocefalia obstrutiva. A RM é mais sensível para a identificação dos cisticercos, principalmente no espaço subaracnóideo e nos ventrículos. As sequências tridimensionais, como *fast imaging employing steady-state acquisition* (FIESTA), são particularmente efetivas para os cisticercos ventriculares e subaracnóideos. Normalmente, os cisticercos são redondos, com 1 a 2 cm de diâmetro. O líquido cístico é habitualmente isodenso com o líquido cerebrospinal. Nos cisticercos não inflamados, as paredes podem não ser visíveis. Entretanto, a maioria dos casos exibe realce das paredes císticas ou dos tecidos circundantes e edema associado. Em alguns casos, o escólex pode ser visível como nódulo sólido de 1 a 2 mm, cilindro ou espiral no lado das lesões císticas. Os testes sorológicos são úteis para confirmar o diagnóstico. Os ensaios que utilizam antígeno bruto, incluindo o ensaio imunoabsorvente ligado à enzima, estão associados a baixa sensibilidade e especificidade e não são confiáveis. O ensaio *immunoblot*, que utiliza glicoproteínas de membrana semipurificadas é altamente específico para o diagnóstico. A sensibilidade é excelente nos casos de cisticercos extraparenquimatosos ou parenquimatosos múltiplos. Todavia, a sensibilidade é baixa em pacientes com lesões únicas com realce ou que apresentam apenas calcificações. Os ensaios de detecção de antígeno são sensíveis e mais específicos para casos viáveis e estão cada vez mais disponíveis nos EUA. Critérios diagnósticos revisados publicados recentemente definiram a neurocisticercose como diagnóstico definitivo ou, então, como diagnóstico provável.[5]

TRATAMENTO

O tratamento varia de acordo com as manifestações clínicas e a forma de infecção.[6,7] As crises convulsivas devem ser tratadas com agentes antiepilépticos (ver Capítulo 375). Normalmente, a fenitoína e a carbamazepina são utilizadas e podem controlar as crises convulsivas. Os novos fármacos antiepilépticos podem ser mais efetivos. Não há parasitas viáveis em pacientes que apresentam apenas lesões calcificadas, de modo que a principal medida consiste em controlar os sintomas (p. ex., fármacos antiepilépticos para pacientes com crises convulsivas). Em pacientes que apresentam hidrocefalia, a cirurgia para restabelecer o fluxo do líquido cerebrospinal (LCS) constitui o passo inicial crítico no tratamento do paciente. O papel dos medicamentos antiparasitários (ver Capítulo 323) varia de acordo com a forma de infecção. Ensaios clínicos controlados e randomizados demonstraram uma resolução mais rápida das lesões císticas parenquimatosas com menos crises generalizadas em pacientes tratados com corticosteroides e albendazol (15 mg/kg/dia em duas doses diárias), em comparação com os que receberam placebo.[A1] O praziquantel (50 a 100 mg/kg/dia em três doses diárias) pode ser utilizado como alternativa. Existem dados emergentes sobre o uso dos dois fármacos em combinação, que pode demonstrar maior atividade cisticida em pacientes com mais de dois cisticercos parenquimatosos.[A2] Vários ensaios clínicos realizados em indivíduos com lesões únicas contrastadas demonstraram uma resolução radiológica ligeiramente mais rápida e menor número de crises convulsivas nos pacientes tratados com esteroides e fármacos antiparasitários.[A3,A4] Os esteroides em doses mais altas podem diminuir as crises convulsivas próximo ao momento do tratamento antiparasitário, porém as diferenças não são acentuadas. Para pacientes com cisticercos nos ventrículos, o tratamento envolve habitualmente a remoção dos cisticercos. Essa remoção pode ser mais bem realizada por meio de neuroendoscopia para os cisticercos nos ventrículos laterais e terceiro ventrículo. Entretanto, a principal abordagem alternativa consiste em *shunt* ventriculoperitoneal. Os esteroides e os medicamentos antiparasitários de uso crônico podem diminuir a taxa de insucesso do *shunt*, que habitualmente resulta da obstrução do *shunt* pelos cisticercos ou por restos proteináceos. Não foram realizados ensaios clínicos controlados sobre o tratamento da cisticercose subaracnóidea. Todavia, a opinião de especialistas sustenta o tratamento da cisticercose subaracnóidea com ciclos prolongados de fármacos antiparasitários (p. ex., albendazol durante meses), doses mais altas de albendazol ou combinações de albendazol e praziquantel. Os anti-inflamatórios crônicos (p. ex., prednisolona 1 mg/kg/dia, ou dexametasona, 24 mg/dia) também são de importância fundamental. Os pacientes que serão tratados com esteroides crônicos devem ser submetidos a rastreamento para infecções por *Mycobacterium tuberculosis* e por *Strongyloides* antes de iniciar a terapia com esteroides. O metotrexato é cada vez mais recomendado como agente poupador de esteroides. Os pacientes com hidrocefalia devem ser tratados com desvio do LCS (p. ex., *shunt* ventriculoperitoneal). Antes do tratamento com agentes antiparasitários, os pacientes devem efetuar um exame de fundo de olho. Os parasitas intraoculares podem provocar respostas inflamatórias acentuadas após tratamento com fármacos antiparasitários. Como essa inflamação pode levar à cegueira, a maioria das autoridades recomenda a extração dos parasitas antes de iniciar a terapia antiparasitária. Entretanto, há também relatos de tratamento dos parasitas intraoculares com fármacos antiparasitários.

PREVENÇÃO

Embora a transmissão de *T. solium* seja potencialmente evitável, os esforços de erradicação na população demonstraram ser muito difíceis. Todavia, recentemente, a transmissão da infecção por *T. solium* foi interrompida em uma região altamente endêmica do Peru por um programa que dá ênfase ao tratamento antiparasitário em massa da população com niclosamida, tratamento dos suínos com oxfendazol e vacinação dos leitões.[A5]

PROGNÓSTICO

O prognóstico varia de modo significativo entre as diferentes formas de neurocisticercose. As lesões parenquimatosas com realce e as lesões císticas parenquimatosas finalmente sofrem resolução, porém isso pode levar meses a anos. Os pacientes que apresentam ou que desenvolvem calcificações correm risco permanente de crises convulsivas recorrentes. Os pacientes com doença ventricular ou subaracnóidea correm alto risco de morbidade e mortalidade. Entretanto, uma série recente de casos não observou nenhuma morte com o tratamento ideal.

Hidatidose cística (grupo do *Echinococcus granulosus*)

DEFINIÇÃO

A equinococose cística, também denominada hidatidose cística, é causada pelo estágio larvar de cestódios do complexo *Echinococcus granulosus*. Inicialmente, acreditava-se que todos esses parasitas fossem de uma única espécie, *E. granulosus*. Todavia, os estudos moleculares mostraram que o *E. granulosus* compreende diversas espécies e genótipos diferentes. Nos seres humanos, as manifestações clínicas variam desde uma infecção assintomática até doença grave e potencialmente fatal.

Os cistos de equinocócicos consistem em tecido do hospedeiro periparasitário (pericisto ou adventícia), que engloba o endocisto larvar, e o endocisto em si. O endocisto tem uma camada externa, laminada e acelular e uma camada interna ou germinativa, que dá origem às cápsulas prolígeras e ao protoescólex. O cisto é preenchido com líquido claro, numerosas cápsulas prolígeras e protoescólex. Alguns cistos também podem abrigar cistos filhos de tamanho variável. Os protoescólices transformam-se em tênias no hospedeiro canino definitivo, mas também podem formar novos cistos quando liberados nos tecidos de mamíferos.

EPIDEMIOLOGIA

As espécies *E. granulosus* ocorrem em todos os continentes e em zonas circumpolares, temperadas, subtropicais e tropicais. A maior prevalência do parasita é encontrada em partes da Eurásia, África, Austrália e América do Sul. Nas zonas endêmicas, a prevalência dos parasitas varia desde esporádica até alta, porém apenas alguns países podem ser considerados livres de *E. granulosus*.

É difícil determinar a verdadeira incidência da equinococose cística, em virtude da taxa lenta de crescimento e apresentação clínica variável. Os relatos epidemiológicos baseiam-se, em sua maioria, em pesquisas hospitalares e cirúrgicas, que subestimam acentuadamente as verdadeiras taxas de infecção, particularmente em grupos de baixo nível socioeconômico com acesso limitado ao diagnóstico e ao tratamento.

Todavia, desde meados da década de 1980, os levantamentos baseados na comunidade em massa, utilizando aparelhos portáteis de ultrassom, foram conduzidos em muitas áreas rurais remotas do mundo. A sensibilidade e a especificidade do ultrassom demonstraram ser superiores às da sorologia nos levantamentos de prevalência.[8] Esses estudos mostraram a carga real da doença, revelando taxas de infecção da população de até 6,6%.

Echinococcus granulosus existe na forma de um complexo de espécies e cepas, que diferem em uma variedade de critérios que podem ter impacto na epidemiologia, na patologia e no controle da equinococose cística. Até o momento, foram identificados 10 genótipos distintos (G1 a G10). Foram identificadas algumas espécies distintas (*Echinococcus equinus*, *Echinococcus ortleppi*). A maioria dos isolados de *E. granulosus* de pacientes humanos até agora apresentou o genótipo de ovelhas (G1).

MANIFESTAÇÕES CLÍNICAS

A apresentação da equinococose cística humana é multifacetada. Os pacientes procuram assistência médica quando um grande cisto exerce algum efeito mecânico sobre a função de órgãos ou quando a ruptura de um cisto provoca reações de hipersensibilidade aguda. Com frequência, o cisto é diagnosticado de modo incidental durante uma ultrassonografia, radiografia de tórax ou cintilografia corporal realizadas por outra razão clínica. O fígado é o local mais frequente de cistos equinocócicos, representando cerca de 70% dos casos.[9] Os pulmões constituem o segundo local mais comum. Todavia, em certas ocasiões, a equinococose cística pode ocorrer em praticamente qualquer outro órgão.

Os sintomas comuns consistem em desconforto e dor na parte superior do abdome, falta de apetite e massa abdominal. Os achados físicos incluem hepatomegalia, massa palpável na superfície do fígado ou em outros órgãos e distensão abdominal. Outras manifestações incluem icterícia, dores semelhantes a cólicas, hipertensão portal, ascite e compressão da veia cava inferior. Se os cistos no pulmão sofrerem ruptura nos brônquios, os sintomas podem consistir em tosse intensa, sabor salgado na boca ou vômito de material hidático e membranas císticas. Os pacientes podem apresentar uma massa no tórax, dor torácica, tosse crônica, pneumotórax, pneumonite eosinofílica, derrame pleural, embolia pulmonar parasitária, hemoptise ou biliptise. Os cistos no coração podem produzir massa cardíaca, derrame pericárdico e embolia. Os cistos na mama precisam ser diferenciados de neoplasias. Os cistos localizados na coluna vertebral e no encéfalo podem provocar sintomas neurológicos graves, incluindo paralisia e crises convulsivas.

DIAGNÓSTICO

O diagnóstico de equinococose cística baseia-se em métodos de imagens e na sorologia, porém esta última só desempenha um papel confirmatório. Os exames laboratoriais de rotina são inespecíficos. A ruptura do cisto na árvore biliar pode causar elevação da fosfatase alcalina, algumas vezes em associação com hiperamilasemia e eosinofilia (até 60% dos casos). A não ser que o cisto tenha sofrido ruptura, a eosinofilia é de baixo grau ou está ausente.

Exames de imagem

As modernas ferramentas de imagens (ultrassonografia, TC e, em menor grau, RM) são fundamentais para o diagnóstico e o tratamento clínico da equinococose cística. A ultrassonografia é o procedimento de escolha para o diagnóstico da equinococose cística assintomática.[10] O ultrassom também é útil em estudos longitudinais, como o monitoramento da resposta dos cistos ao tratamento e o registro da velocidade de crescimento dos cistos. Em 2003, o Informal Working Group on Echinococcosis, da Organização Mundial da Saúde (OMS), propôs uma classificação padronizada com base no ultrassom (Figura 333.2). Essa classificação define seis estágios dos cistos, que foram distribuídos em três grupos clínicos. O grupo ativo compreende cistos em desenvolvimento, que podem ser uniloculares (CE1) ou multivesiculares com cistos filhos (classe CE2) e que geralmente são considerados viáveis. O grupo transicional (classe CE3) contém cistos que habitualmente estão começando a degenerar. Existem dois tipos de CE3: o "sinal do lírio de água" para as membranas flutuantes, que nesse estágio são conhecidos como subclasse CE3a, e cistos predominantemente sólidos, com cistos filhos, ou subclasse CE3b. Essa subdivisão baseia-se na resposta diferente ao tratamento percutâneo (ver mais adiante) e ao albendazol, que geralmente é adequado para CE3a e inadequado para CE3b. Em um estudo que utilizou a espectroscopia por RM, foi constatado que CE3a e CE3b podem apresentar diferentes características metabólicas. O grupo inativo (classes CE4 e CE5) exibe involução e sinais de solidificação do conteúdo do cisto, com graus crescentes de calcificação, e quase sempre é considerado não viável.

A TC tem a vantagem de investigar qualquer órgão, de detectar cistos menores localizados fora do fígado, de localizar cistos com precisão e, algumas vezes, de diferenciar cistos parasitários de não parasitários. A RM pode apresentar algumas vantagens sobre a TC na avaliação de lesões residuais pós-cirúrgicas, recorrências e infecções extra-hepáticas selecionadas, como infecções cardíacas. Além disso, um estudo realizado mostrou que a RM reproduz melhor do que a TC as características da equinococose cística definidas pela ultrassonografia. Se não for possível efetuar uma ultrassonografia, em decorrência da localização do cisto ou por motivos específicos do paciente, a RM com séries intensamente ponderadas em T2 é preferível à TC. As radiografias simples são utilizadas para cistos localizados nos pulmões, nos ossos e nos músculos, bem como para a detecção de cistos calcificados.

Sorologia

Os testes sorológicos são úteis para a confirmação de diagnóstico por imagem presuntivo. Entretanto, dispõe-se de muitos testes, que não são padronizados. Sua sensibilidade varia de acordo com a localização dos cistos. Os cistos hepáticos têm mais tendência a induzir uma resposta imune do que os cistos pulmonares, cerebrais ou esplênicos. Em geral, os resultados dos testes sorológicos são positivos quando o endocisto está separado (CE3a) e nos estágios ativo (CE2) e transicional (CE3b). Os resultados dos testes sorológicos são, em geral, negativos em pacientes com cistos inativos (CE4 e CE5). Os títulos tendem a diminuir lentamente quando o cisto torna-se inativo (CE4, CE5) e após cirurgia radical. Os títulos podem permanecer positivos após cirurgia conservadora, em que a fonte de antígeno (a camada germinativa) não é removida por completo. Em geral, os títulos de anticorpos aumentam imediatamente após tratamentos clínicos ou percutâneos, em virtude da mobilização do antígeno após ruptura da integridade do cisto.

Outros procedimentos diagnósticos

A aspiração do cisto com agulha fina, realizada sob orientação ultrassonográfica, em com acesso trans-hepático, sob cobertura anti-helmíntica, é útil para a diferenciação da equinococose cística, neoplasias malignas, abscessos e cistos não parasitários. O procedimento precisa ser realizado na presença de um anestesista preparado para enfrentar uma possível reação anafilática rara.

TRATAMENTO

O tratamento apropriado depende de fatores individuais do paciente, das características do cisto, dos recursos terapêuticos disponíveis e da preferência do médico.[11] Foram realizados poucos ensaios clínicos randomizados para avaliar as opções de tratamento, de modo que se dispõe de um baixo nível de evidências para sustentar determinada modalidade terapêutica em comparação com outra.

Cirurgia

Durante muito tempo, a cirurgia tem sido a única opção de tratamento da equinococose cística. Entretanto, nessas últimas duas décadas, o tratamento médico, os procedimentos percutâneos e uma conduta expectante

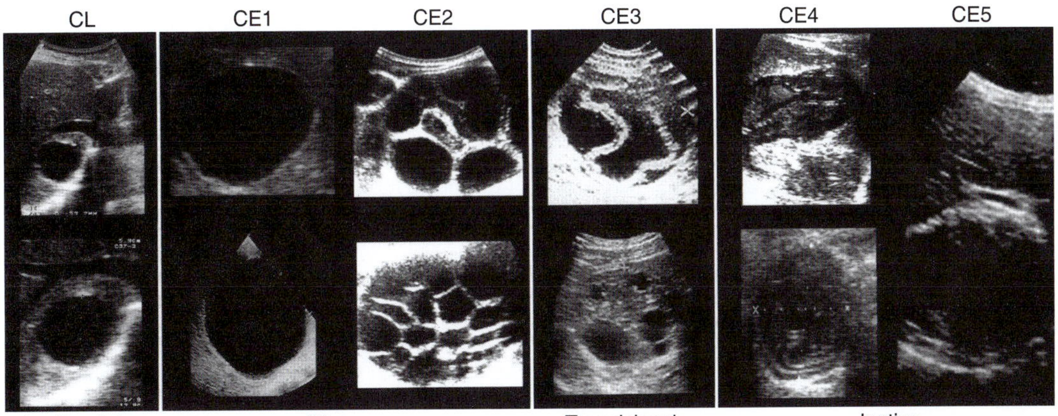

FIGURA 333.2 Classificação padronizada da equinococose cística por ultrassonografia do Informal Working Group on Echinococcosis da OMS. As lesões CL são lesões císticas que carecem de parede distinta e que podem apresentar outros diagnósticos. As lesões CE1 são lesões císticas com parede visível, que podem apresentar protoescólex ("areia hidática"). As lesões CE2 incluem septos internos. As lesões CE3 podem ser separadas da parede (CE3a, fileira superior) ou podem apresentar cistos filhos com espessamento interno (CE3b, fileira inferior). As lesões CE4 são lesões heterogêneas com degeneração. As lesões CE5 exibem calcificação espessa.

foram introduzidos com sucesso e substituíram a cirurgia como tratamento de escolha em casos selecionados. A cirurgia continua sendo o principal tratamento nos cistos complicados (*i. e.*, cistos com ruptura, fístula biliar, compressão de estruturas vitais, superinfecção ou hemorragia), cistos com elevado risco de ruptura ou grandes cistos com muitas vesículas filhas, que não são adequados para tratamentos percutâneos. A cirurgia pode ser realizada como procedimento aberto, com técnicas radicais ou conservadoras, ou por laparoscopia; entretanto, há controvérsias quanto à técnica mais segura e mais efetiva e em quais casos ela deve ser aplicada. Em todos os casos hepáticos, recomenda-se a profilaxia peroperatória com albendazol, desde 1 semana antes da cirurgia até 4 semanas no pós-operatório, como medida de cautela para minimizar o risco de extravasamento de líquido e consequente equinococose secundária decorrente da disseminação dos protoescólices na cavidade abdominal. Algumas autoridades também utilizam tratamento com praziquantel. A maioria dos especialistas recomenda evitar o uso pré-operatório de fármacos antiparasitários na doença pulmonar e intracraniana.

Tratamentos percutâneos

As técnicas percutâneas proporcionam uma alternativa à cirurgia e aos derivados do benzimidazol. Essas modalidades de tratamento têm por objetivo destruir a camada germinativa com agentes escolicidas ou evacuar todo o endocisto. O método mais popular cujo objetivo é destruir a camada germinativa é o PAIR (punção, aspiração, injeção de agente escolicida e reaspiração). Muitas técnicas de cateterização modificadas são utilizadas para evacuar o endocisto e, em geral, são reservadas para os cistos de drenagem difícil ou que tendem a sofrer recidiva após o método PAIR, como cistos multivesiculados ou cistos com conteúdo predominantemente sólido ou cistos filhos. Um número crescente de artigos relatou a segurança no tratamento de cistos equinocócicos abdominais, particularmente hepáticos. Em um estudo em 5.943 punções percutâneas de cistos equinocócicos, ocorreu anafilaxia letal em 0,03% dos procedimentos, enquanto reações alérgicas reversíveis complicaram 1,7% dos procedimentos. A administração profilática de albendazol durante pelo menos 30 dias após a punção é uma medida de cautela que deveria sempre acompanhar a realização de PAIR. Em geral, o PAIR é bem-sucedido na indução de solidificação permanente nos cistos CE1 e CE3a. Alguns relatos com acompanhamento a longo prazo indicam que os cistos multivesiculares (*i. e.*, CE2 e CE3b) tendem a sofrer recorrência repetida após o PAIR.

Quimioterapia

O albendazol (ver Capítulo 323) é o fármaco antiparasitário de escolha para a equinococose cística. É administrado por via oral, em uma dose de 10 a 15 mg/kg/dia; a administração deve ser contínua, sem interrupções do tratamento. Todavia, a dosagem e a duração ideais do tratamento com albendazol não foram avaliadas de modo formal, e os dados de ensaios clínicos de pequeno porte geralmente não levam em consideração as características dos cistos. Uma revisão sistemática recente sobre o efeito do albendazol mostrou que a eficácia do medicamento pode ter sido exagerada em estudos retrospectivos não randomizados anteriores. O albendazol induz a solidificação em cistos CE1 e CE3a pequenos e médios, enquanto geralmente exerce pouco efeito sobre os cistos CE1 e CE3a gigantes (diâmetro > 10 cm). Não tem nenhum efeito na maioria dos casos de cistos CE2 e CE3.

Os efeitos adversos dos benzimidazóis (ver Capítulo 323) incluem hepatotoxicidade, leucopenia, trombocitopenia e alopecia. A elevação das aminotransferases pode resultar da eficácia relacionada com o fármaco ou de toxicidade real do fármaco. Embora os riscos teratogênicos sejam teóricos, é boa prática, entretanto, evitar seu uso durante a gestação, quando possível, e retardar o tratamento até depois do parto, a não ser que seu uso seja absolutamente necessário.

Conduta expectante

Os cistos hepáticos inativos que não apresentam complicações, como compressão de órgãos adjacentes, estão sendo cada vez mais monitorados sem ser tratados.[13] São necessários estudos prospectivos para confirmar a segurança dessa opção.

Acompanhamento

O acompanhamento é crucial para avaliar a eficácia do tratamento. É necessário um acompanhamento a longo prazo, geralmente por mais de 5 anos, para avaliar recorrências locais, que têm sido relatadas em até 10 anos após tratamento aparentemente bem-sucedido. Quando a combinação de exames de imagem e sorologia não é conclusiva, deve-se efetuar uma aspiração com agulha fina para assegurar a viabilidade do conteúdo do cisto.

Hidatidose alveolar (*Echinococcus multilocularis*)

A hidatidose alveolar é causada pelas formas teciduais de *Echinococcus multilocularis*. Nos tecidos, normalmente no fígado, *E. multilocularis* cresce como massa de brotamento, em vez de uma grande lesão cística. Os tecidos assemelham-se aos tecidos pulmonares, o que explica o nome "alveolar". Os hospedeiros definitivos normais são caninos, incluindo lobos e raposas. Os hospedeiros intermediários normais são os roedores. Os seres humanos são infectados acidentalmente por meio de contato com solo contendo ovos.

EPIDEMIOLOGIA

Echinococcus multilocularis é endêmico em áreas árticas e alpinas do hemisfério norte. É altamente endêmico na China Ocidental, no Tibete e na região central da Ásia. Nesses últimos anos, *E. multilocularis* surgiu como importante problema em áreas dos Alpes da Europa Central e áreas florestais adjacentes.[14]

MANIFESTAÇÕES CLÍNICAS E DIAGNÓSTICO

A infecção por *E. multilocularis* em seres humanos quase sempre acomete o fígado, onde se manifesta como massa semelhante a tumor, que se expande de modo gradual durante décadas. Os principais sintomas consistem em desconforto hepático e edema. O diagnóstico é estabelecido pela demonstração de massa característica nos estudos de imagem, sendo a etiologia confirmada por testes sorológicos.[15]

TRATAMENTO E PROGNÓSTICO

A cirurgia continua sendo a base do tratamento de *E. multilocularis*. Quando viável, todos os tecidos infectados devem ser removidos. O tratamento aparentemente curativo deve ser seguido de um ciclo de 2 anos de albendazol para diminuir o risco de recidiva. Em alguns casos, a ressecção só é viável quando acompanhada de transplante de fígado. Nos casos que não são passíveis de ressecção cirúrgica, a administração de ciclos prolongados de albendazol pode suprimir o crescimento da lesão. Após tratamento com benzimidazóis, a mortalidade assemelha-se àquela da população geral da mesma idade e gênero.

Outras infecções por larvas de cestódios

A esparganose é causada pela infecção pelo estágio larvar (plerocercoide) de *Spirometra mansonoides*. A infecção é adquirida pela ingestão ou aplicação de carne infectada (rãs, aves, peixes) ou exposição da pele à carne infectada (p. ex., cataplasmas de tecidos infectados). Após a infecção, os plerocercoides desenvolvem-se nos tecidos, manifestando-se normalmente como nódulos subcutâneos ou do sistema nervoso central ou, em certas ocasiões, como sintomas de larva *migrans*. Em geral, o tratamento envolve a remoção do nódulo.

A cenurose é uma infecção rara por cestódios larvares, causada pela infecção humana com o estágio larvar das tênias caninas, *Taenia multiceps* e *Taenia serialis*. No tecido, a larva forma uma lesão cística que contém múltiplos escólices (o cenuro). Em geral, a lesão cística é solitária e, com mais frequência, é identificada no encéfalo, no olho ou nos tecidos moles. O tratamento envolve habitualmente a remoção.

Echinococcus oligarthrus e *Echinococcus vogeli* têm sido associados à hidatidose policística no norte da América do Sul. *Taenia crassiceps* foi identificada no olho e em tecidos de hospedeiros imunocomprometidos. Organismos semelhantes a *Hymenolepis* também foram identificados em tecidos de pacientes com AIDS.

Grau A Recomendações de grau A

A1. Baird A, Wiebe S, Zunt JR, et al. Evidence-based guideline: treatment of parenchymal neurocysticercosis: report of the Guideline Development Subcommittee of the American Academy of Neurology. *Neurology*. 2013;80:1424-1429.

A2. Garcia HH, Gonzales I, Lescano AG, et al. Efficacy of combined antiparasitic therapy with praziquantel and albendazole for neurocysticercosis: a double-blind, randomised controlled trial. *Lancet Infect Dis*. 2014;14:687-695.

A3. Zhao BC, Jiang HY, Ma WY, et al. Albendazole and corticosteroids for the treatment of solitary cysticercal granuloma: a network meta-analysis. *PLoS Negl Trop Dis*. 2016;10:1-15.
A4. Garcia HH, Gonzales I, Lescano AG, et al. Enhanced steroid dosing reduces seizures during antiparasitic treatment for cysticercosis and early after. *Epilepsia*. 2014;55:1452-1459.
A5. Garcia HH, Gonzalez AE, Tsang VC, et al. Elimination of *Taenia solium* transmission in northern Peru. *N Engl J Med*. 2016;374:2335-2344.

REFERÊNCIAS BIBLIOGRÁFICAS

As referências bibliográficas, bem como os outros materiais suplementares deste livro, encontram-se no GEN-IO, nosso ambiente virtual de aprendizagem.

334 INFECÇÕES POR TREMATÓDEOS

EDGAR M. CARVALHO, ALDO A.M. LIMA, LUIS A. MARCOS E EDUARDO GOTUZZO

ESQUISTOSSOMOSE

DEFINIÇÃO

A esquistossomose, que é uma das doenças parasitárias mais importantes dos seres humanos, representa um problema de saúde pública global no mundo em desenvolvimento. A doença é causada por trematódeos do gênero *Schistosoma*, e calcula-se que 250 milhões de indivíduos estejam infectados, enquanto 779 milhões correm alto risco de infecção. A mortalidade por esquistossomose é estimada em 13.000 mortes por ano, e a carga da doença é calculada em 3,3 milhões de vidas-ano ajustadas por incapacidade perdidas por ano.[1]

O patógeno

Seis espécies principais de *Schistosoma* afetam os seres humanos – *S. mansoni*, *S. haematobium*, *S. japonicum*, *S. intercalatum*, *S. mekongi* e *S. guineensis* – e foi estabelecido o sequenciamento do genoma de *S. mansoni*, *S. haematobium* e *S. japonicum*. Essas espécies diferem biologicamente umas das outras, bem como em sua distribuição geográfica e tipo de doença que provocam. Os esquistossomos são trematódeos parasitas digenéticos. Embora sejam distintos do ponto de vista morfológico, as espécies de *Schistosoma* que infectam os seres humanos compartilham algumas características. O macho grande (0,6 a 2,2 cm × 2 a 4 mm) apresenta um canal ginecofórico ventral no qual a fêmea (1,2 a 2,6 cm × 1 a 2 mm) é mantida durante a cópula.

EPIDEMIOLOGIA

A esquistossomose ocorre principalmente em áreas rurais voltadas para a agricultura e periurbanas. Os programas de controle da esquistossomose estão avançando e ajudando na redução da doença.[2] Todavia, a esquistossomose é ainda endêmica em 78 países. *Schistosoma mansoni* é encontrado na Península Arábica, no Egito, na Líbia, no Sudão, na maioria dos países da África Subsaariana, no Brasil, em Suriname e na Venezuela. *Schistosoma haematobium* é endêmico no Oriente Médio e na maior parte do continente africano, incluindo as ilhas de Madagascar e Maurício. *Schistosoma japonicum* é endêmico na China, na Indonésia e nas Filipinas; foi também relatado na Tailândia. *Schistosoma intercalatum* foi relatado em 10 países da África. *Schistosoma mekongi* é encontrado no Camboja e Laos.

A endemicidade da esquistossomose depende do destino dado, nas áreas urbanas à urina (*S. haematobium*) e às fezes (*S. mansoni*, *S. japonicum*, *S. intercalatum*, *S. mekongi*, *S. guineensis*), da presença de caramujos hospedeiros adequados e da exposição humana às cercárias. Os caramujos de água doce, que são os hospedeiros intermediários, consistem em espécies de *Biomphalaria* na África e *Biomphalaria glabrata* (*Australorbis*) e *Tropicarbis* na América do Sul e no Caribe. Em alguns casos, a endemicidade da esquistossomose pode ser mantida por reservatórios animais. É o caso de *S. japonicum*, que infecta cães e vacas.

Etiologia e ciclo de vida

Os vermes adultos vivem nas veias mesentéricas (*S. mansoni*, *S. japonicum*, *S. mekongi*, *S. intercalatum* e *S. guineensis*) ou no plexo venoso em torno das extremidades inferiores dos ureteres e da bexiga (*S. haematobium*) (Figura 334.1). Nesses locais, eles iniciam sua reprodução sexuada pela liberação. Uma vez depositados no hospedeiro, os ovos podem permanecer na veia mesentérica, ficar retidos nos intestinos, escapar para o lúmen intestinal e migrar pelo sangue da veia porta para o fígado (*S. mansoni*, *S. japonicum*). Os ovos de *S. haematobium* podem ser retidos nos intestinos e na bexiga e podem escapar para o lúmen do intestino ou da bexiga. Após serem excretados na água doce com as fezes ou urina, os ovos eclodem e liberam miracídios ciliados móveis, que penetram no caramujo, o hospedeiro intermediário. Depois da multiplicação assexuada no caramujo, o desenvolvimento das cercárias, as formas infecciosas nos seres humanos, leva de 4 a 7 semanas. Após deixar o caramujo, as cercárias podem sobreviver na água doce por quase 72 horas. Quando ocorre penetração na pele do hospedeiro humano, as cercárias perdem suas caudas e transformam-se em esquistossômulos. Os esquistossômulos migram para os pulmões e, em cerca de 6 semanas, amadurecem e transformam-se em vermes adultos, que descem até seu hábitat final. Os ovos viáveis podem ser vistos nas excreções (*i. e.*, fezes ou urina) 5 a 9 semanas após a penetração das cercárias. O tempo de vida dos vermes varia de 5 a 10 anos.

BIOPATOLOGIA

A patogenia da esquistossomose humana aguda está principalmente relacionada com a deposição dos ovos, a liberação de antígenos dos vermes adultos e dos ovos e com uma resposta inflamatória exagerada, caracterizada por níveis elevados de citocinas pró-inflamatórias, como interleucinas (IL-1 e IL-6) e fator de necrose tumoral (TNF).

Na esquistossomose crônica, a lesão tecidual é mediada por granulomas induzidos pelos ovos e pelo aparecimento subsequente de fibrose. Em *S. haemotobium*, os ovos infectados induzem a formação de granuloma no trato urinário. Como o hábitat de *S. mansoni*, *S. japonicum*, *S. mekongi* e *S. intercalatum* é constituído pelos vasos sanguíneos mesentéricos, os intestinos são principalmente acometidos, e a embolia de ovos resulta em comprometimento secundário do fígado. A genética do hospedeiro, a resposta imunológica e a carga de parasitas, medida pela contagem dos ovos nas fezes, estão associadas a uma probabilidade maior de comprometimento hepatoesplênico. A IL-4, a IL-13 e a IL-17 têm sido associadas à formação de granuloma e fibrose hepática. As enzimas e os antígenos liberados dos ovos sensibilizam os linfócitos do hospedeiro, que migram até as áreas de deposição de ovos e recrutam outros tipos de células, como macrófagos, eosinófilos e fibroblastos. O tamanho desses granulomas e a fibrose resultante levam à maioria das lesões fibro-obstrutivas crônicas características da esquistossomose. No fígado, os granulomas resultam em obstrução perissinusoidal do fluxo sanguíneo portal, hipertensão portal, esplenomegalia, varizes esofágicas e circulação colateral portossistêmica. Não há redução da perfusão das células hepáticas; consequentemente, os resultados das provas de função hepática permanecem normais por um longo período.

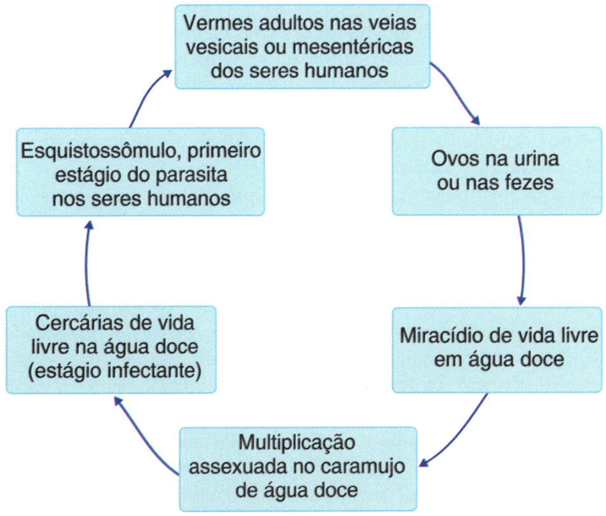

FIGURA 334.1 **Ciclo de vida do esquistossomo.**

Nas populações infectadas pelo esquistossomo, a intensidade da infecção aumenta durante as primeiras duas décadas de vida, quando as crianças acumulam os vermes, e, em seguida, declina. Embora haja uma redução da exposição com a idade, a menor intensidade da infecção em indivíduos de mais idade deve-se, em parte, à resistência adquirida. Existe uma associação entre a IgE específica contra o parasita, os eosinófilos e a resistência à reinfecção. Na população infectada por *S. haematobium*, a IgE aumenta progressivamente com a idade, e os anticorpos IgE dirigidos contra antígenos dos vermes adultos estão associados a baixas intensidades subsequentes de reinfecção. Foram encontradas associações semelhantes entre os níveis elevados de IgE e uma alta razão IgE/IgG4 e a resistência à infecção em indivíduos expostos a *S. mansoni* no Brasil e no Quênia. Por outro lado, a suscetibilidade à reinfecção foi associada à IgG4, que pode atuar como anticorpo bloqueador, inibindo a ação da IgE. Um gene codominante principal, denominado *SM1*, no genoma do hospedeiro humano controla a intensidade da infecção por *S. mansoni*.

A modulação da resposta imune é uma característica da esquistossomose crônica, e os antígenos de *S. mansoni* inframodulam a resposta imune pelo aumento da produção de citocinas reguladoras, como IL-10, e frequência das células T reguladoras.[3] A infecção por *S. mansoni* atenua as manifestações clínicas do diabetes melito tipo 1 e da encefalite autoimune experimental em camundongos. Nos seres humanos, *S. mansoni* atenua as manifestações clínicas da asma e está inversamente associado ao desenvolvimento de mielopatia relacionada com a infecção pelo vírus da leucemia de células T humanas tipo 1 (HTLV-1). A infecção por *S. mansoni* pode comprometer a resposta imunológica às vacinas e alterar as manifestações de outras doenças infecciosas.

MANIFESTAÇÕES CLÍNICAS

As manifestações clínicas da esquistossomose são divididas em dermatite por cercária de *Schistosoma*, esquistossomose aguda e esquistossomose crônica.[4] A dermatite por cercária de *Schistosoma* ou coceira do nadador é observada principalmente quando cercárias aviárias penetram na pele e são destruídas. A dermatite por cercária é um fenômeno de sensibilização, que ocorre em indivíduos previamente expostos. As cercárias desencadeiam uma resposta inflamatória aguda, com edema, infiltração precoce de neutrófilos e linfócitos e invasão posterior dos eosinófilos. Ocorre um exantema papular pruriginoso nas primeiras 24 horas após a penetração das cercárias, que alcança sua intensidade máxima em 2 a 3 dias.

A esquistossomose aguda ocorre habitualmente 20 a 50 dias após a exposição primária. Embora seja assintomática nas áreas endêmicas, a esquistossomose aguda está se tornando um problema clínico frequente e importante em indivíduos não imunes de regiões urbanas, que são expostos pela primeira vez a uma infecção maciça em uma área endêmica. A síndrome clínica (*i. e.*, febre, calafrios, hepatoesplenomegalia e eosinofilia acentuada), originalmente descrita na infecção por *S. japonicum*, e ainda mais comum com essa espécie, está sendo cada vez mais diagnosticada no Brasil e na África em indivíduos com infecção por *S. mansoni*. Nessa fase, foi também documentada a ocorrência de mal-estar, diarreia, perda de peso, tosse, dispneia, dor torácica, insuficiência respiratória restritiva e pericardite. São encontrados níveis elevados de TNF e de imunocomplexos circulantes no sangue do paciente nessa fase da doença, e eles coincidem com o desenvolvimento de dor abdominal, diarreia e perda de peso e com manifestações respiratórias e pericárdicas, respectivamente. A doença aguda não é observada em indivíduos que vivem em áreas endêmicas de esquistossomose.

Na esquistossomose crônica, os principais sintomas de comprometimento intestinal consistem em dor abdominal, evacuações irregulares e sangue nas fezes. Pode ocorrer polipose do cólon secundária à esquistossomose, particularmente no Egito.

O comprometimento hepatoesplênico constitui a causa mais importante de morbidade na infecção por *S. mansoni* e *S. japonicum*. Os pacientes podem permanecer assintomáticos até a manifestação de fibrose hepática e desenvolvimento de hipertensão portal. A fibrose hepática é causada por uma reação granulomatosa aos ovos de *Schistosoma* que foram transportados até o fígado. Embora a intensidade da infecção esteja claramente ligada à lesão hepática, a resposta imune, a extensão da deposição de colágeno e os fatores genéticos podem potencializar a doença em alguns indivíduos com infecções apenas moderadas ou inibir a doença em outros com infecções maciças.

Pode ocorrer hematêmese por hemorragia de varizes esofágicas ou gástricas. Observa-se a presença de anemia, bem como diminuição dos níveis séricos de albumina. Alguns pacientes apresentam doença hepatoesplênica grave, com doença hepática descompensada. Em seguida, observa-se a ocorrência de icterícia, ascite e insuficiência hepática. A infecção concomitante por espécies de *Salmonella* e, em menor grau, por outras bactérias gram-negativas, com *S. mansoni* ou *S. haematobium* leva a um quadro de febre prolongada, hepatoesplenomegalia e leucocitose leve com eosinofilia. A coinfecção por *S. mansoni* e pelo vírus da hepatite B ou C exacerba a patologia hepática. A glomerulonefrite e o hiperesplenismo são outras complicações associadas à esquistossomose hepatoesplênica. A hipertensão pulmonar está sendo cada vez mais reconhecida com o uso de tecnologias de diagnóstico mais avançadas. A hipertensão pulmonar tem sido detectada em 10,7% dos pacientes com fibrose hepática. Em países endêmicos para *S. mansoni*, até 30% de todos os casos de hipertensão pulmonar são decorrentes de esquistossomose. A esquistossomose cerebral é observada em pacientes com infecção por *S. japonicum*. Pode ocorrer apenas 6 semanas após a infecção, e a manifestação mais comum consiste em crises focais. Em certas ocasiões, podem ser observados sinais e sintomas da encefalite generalizada. Na infecção por *S. mansoni*, o comprometimento neurológico caracteriza-se principalmente por mielite transversa. Foi documentada uma associação entre *S. mansoni* ou *S. haematobium* e a infecção pelo vírus da imunodeficiência humana (HIV) em áreas onde ambos os agentes infecciosos são encontrados. Embora a resposta imune de pacientes com esquistossomose esteja alterada pelo HIV, não foi relatada sua associação a qualquer alteração definida no grau de infecção ou na gravidade das manifestações da esquistossomose.

Na infecção por *S. haematobium*, o principal sistema orgânico acometido é o trato urinário. A resposta granulomatosa aguda aos ovos dos parasitas nos estágios iniciais provoca doença do trato urinário, como ulceração uretral e polipose da bexiga. Na doença crônica, habitualmente em pacientes de mais idade, os granulomas na extremidade inferior dos ureteres causam obstrução ao fluxo de urina e podem causar hidroureter e hidronefrose. Nessa fase, observa-se também a ocorrência de fibrose e calcificação da bexiga. Até 70% dos indivíduos infectados apresentam hematúria, disúria ou polaciúria. Os achados radiológicos incluem hidronefrose, hidroureter, estenoses ureterais, dilatação ou distorção, calcificações ureterais, ureterolitíase, bexiga calcificada, pólipos, redução da capacidade vesical, contração irregular da parede da bexiga ou bexiga dilatada, em decorrência de fibrose do colo vesical. Foi relatado um aumento da incidência de carcinoma de células escamosas da bexiga (ver Capítulo 187) em áreas endêmicas de infecção por *S. haematobium*, porém o mecanismo de carcinogênese não é conhecido. Em certas ocasiões, são encontrados ovos de *S. haematobium* nos pulmões, com arterite pulmonar focal subsequente e hipertensão pulmonar.

DIAGNÓSTICO

O diagnóstico definitivo de esquistossomose só pode ser estabelecido pelo achado de ovos de esquistossomo nas fezes, na urina ou em uma amostra de biopsia, habitualmente do reto (Tabela 334.1).[5,6] Uma história de contato com água contaminada e a presença de manifestações clínicas apropriadas constituem etapas importantes no estabelecimento do diagnóstico. Como os ovos de esquistossomo podem estar presentes em pequeno número, deve-se efetuar uma concentração por sedimentação. Todos os ovos das fezes, da urina ou de tecidos devem ser examinados com grande aumento para determinar sua viabilidade com base na visualização da atividade dos cílios das células excretoras em forma de chama do miracídio encapsulado. Os ovos mortos podem persistir por um longo período após tratamento bem-sucedido ou morte natural dos vermes. A presença apenas de ovos mortos não exige necessariamente tratamento. Como a intensidade da infecção está associada à morbidade, recomenda-se o uso de técnicas quantitativas. Para o *S. mansoni* e o *S. japonicum*, utiliza-se o método do esfregaço espesso de Kato-Katz. Em pacientes com infecção crônica por *S. mansoni* e *S. japonicum* e doença hepática, o diagnóstico é algumas vezes estabelecido pela documentação de ovos em amostras de fígado. A ultrassonografia possibilita a determinação do grau de fibrose hepática. A infecção por *S. mekongi* e *S. intercalatum* é diagnosticada pelo exame das fezes à procura de ovos.

O exame de urina para os ovos de *S. haematobium* pode ser realizado por métodos diretos ou de concentração. As amostras devem ser obtidas ao meio-dia, quando a excreção de ovos é máxima. Após o diagnóstico

Tabela 334.1 Diagnóstico da esquistossomose.

ESQUISTOSSOMO	OVOS	DIAGNÓSTICO
S. haematobium	Encontrados principalmente na urina, mas também encontrados nas fezes ou em amostras de biopsia retal Ovos: 143 × 50 μm; fusiformes: redondos na extremidade anterior, cônicos na extremidade posterior, afilando até uma espícula terminal delicada	Obter uma amostra de urina ao meio-dia (quando os ovos são excretados); pode ser necessária mais de uma amostra Examinar a urina diretamente ou após filtragem de 10 mℓ de urina através de uma membrana Nuclepore™ Teste de antígeno na urina circulante para o diagnóstico de infecção leve e teste sorológico para o diagnóstico de infecção precoce ou leve Biopsia retal nos casos suspeitos com urina negativa para ovos e para antígeno catódico circulante
S. mansoni	Ovos nas fezes: 155 × 66 μm; ovais com espícula lateral longa	Examinar as fezes à procura de ovos Utilizar o método do esfregaço espesso de Kato-Katz para avaliação quantitativa Teste do antígeno catódico circulante na urina, teste sorológico ou biopsia retal para o diagnóstico de casos com fezes negativas, particularmente em pacientes com infecção leve
S. japonicum	Encontrados nas fezes Ovos: 89 × 67 μm; ovais ou redondos, com espícula lateral curta, algumas vezes curvas	Examinar as fezes à procura de ovos Esfregaço espesso de Kato-Katz (para avaliação quantitativa) Teste do antígeno catódico circulante na urina, teste sorológico ou biopsia retal para casos de infecção leve, particularmente com manifestações menos comuns (p. ex., esquistossomose cerebral)
S. mekongi	Encontrados nas fezes Ovos: 60 × 32 μm; menores do que os ovos de *S. japonicum*	Examinar as fezes à procura de ovos
S. intercalatum	Encontrados nas fezes Ovos: 180 × 65 μm; espícula terminal	Examinar as fezes à procura de ovos

de infecção por *S. haematobium*, recomenda-se a avaliação de patologia do trato urinário por ultrassonografia. Em razão de um aumento na incidência de carcinoma da bexiga, deve-se efetuar uma vigilância para câncer em pacientes com infecção por *S. haematobium* (ver Capítulo 187).

Os ensaios moleculares e de imunodiagnóstico são úteis no diagnóstico da infecção aguda, bem como em doenças associadas à infecção leve, como na mielorradiculopatia por *Schistosoma* associada à infecção por *S. mansoni* e *S. haematobium*. Os testes sorológicos demonstraram ser clinicamente úteis no diagnóstico, em decorrência da detecção de anticorpos contra antígenos de *S. mansoni*. Entretanto, os testes sorológicos são incapazes de distinguir entre exposição ativa e passada. A quantificação do antígeno catódico circulante (CCA) na urina tem maior sensibilidade do que o método de Kato-Katz e também tem sido utilizado no monitoramento da eficácia da quimioterapia antiesquistossomo.[7] Observa-se uma redução significativa dos níveis de antígeno ou a negatividade do teste com apenas 10 dias após o tratamento. As técnicas moleculares para a detecção do DNA do esquistossomo em amostras de fezes, urina e sangue também aumentam a sensibilidade.[8]

TRATAMENTO E PREVENÇÃO

A quimioterapia constitui a principal modalidade para a profilaxia, controle e cura da esquistossomose. São utilizados vários compostos, incluindo metrifonato, oxamniquina, praziquantel e derivados da artemisinina (artesunato e arteméter) para profilaxia, controle e tratamento da esquistossomose. O praziquantel, um derivado pirazino isoquinolina, constitui o fármaco de escolha para o tratamento da esquistossomose por quatro razões: alta eficácia contra todas as espécies de esquistossomos e contra cestódios, ausência de efeitos colaterais graves em curto e a longo prazo, administração em dose única oral e custo competitivo. Uma revisão recente confirmou que o praziquantel em dose única (40 mg/kg) é um tratamento efetivo para a infecção por *S. mansoni*.[A1] As doses menores podem ser menos efetivas e não se obtém nenhum benefício adicional de doses mais altas. A oxamniquina (40 mg/kg) também é efetiva, e, com base em evidências limitadas até o momento, não se sabe ao certo qual intervenção é mais efetiva. Pesquisas complementares ajudarão a otimizar as doses em crianças pequenas. Uma metanálise também confirmou que os derivados da artemisinina, diferentemente da oxamniquina, utilizados em combinação com praziquantel, aumentam as taxas de cura no tratamento da esquistossomose, mas não os derivados de artemisinina ou a oxamniquina isoladamente.[A2]

O tratamento padrão recomendado consiste em uma dose única de praziquantel, 40 mg/kg, para a infecção por *S. mansoni*, *S. haematobium* e *S. intercalatum*. Na infecção por *S. japonicum*, recomenda-se uma dose total de 60 mg/kg, fracionada em duas ou três doses em um único dia. Embora não se tenha constatado nenhuma diferença significativa nas taxas de cura globais entre os esquemas de tratamento de dose única (40 mg/kg) e dose dupla (40 mg/kg, com intervalo de 2 semanas) de praziquantel para *S. haematobium*, o efeito do tratamento duplo resultou em uma redução significativa da intensidade da infecção e da micro-hematúria, o que pode ter impacto na redução da morbidade. *Schistosoma mekongi* pode necessitar de dois tratamentos com 60 mg/kg de peso corporal. Com essas doses de praziquantel, as taxas de cura registradas são de 75 a 85% para *S. haematobium*, de 63 a 85% para *S. mansoni*, de 80 a 90% para *S. japonicum*, de 89% para *S. intercalatum* e de 60 a 80% para infecções duplas por *S. mansoni* e *S. haematobium*. Foi observada uma redução na eficácia do praziquantel em pacientes coinfectados pelo HTLV-1.

O praziquantel é bem tolerado e mostra-se efetivo em pacientes de todas as idades e para diferentes formas clínicas de esquistossomose, incluindo casos hepatoesplênicos avançados (*S. mansoni*), esquistossomose cerebral (*S. japonicum*) e síndromes neurológicas (*S. mansoni* e *S. haematobium*), possivelmente em associação com corticosteroides. Todavia, o praziquantel tem baixo efeito profilático, o que reduz sua eficácia em áreas de alta transmissão. Houve vários registros de eliminação persistente de ovos de esquistossomos após o tratamento, levantando uma preocupação acerca do surgimento de resistência a fármacos. Revisão sistemática e metanálise mostram que o artesunato ou o arteméter apresentam efeito profilático confirmado em diferentes ensaios clínicos realizados na China. São necessários mais estudos para examinar a combinação de quimioterapia antiesquistossomo para a infecção por *S. haematobium*, em que o tratamento padrão repetido não consegue eliminar a infecção.

Os eventos adversos mais comuns observados com o uso de praziquantel ou de oxamniquina estão relacionados com o sistema digestório: dor ou desconforto abdominais, náuseas, vômitos, anorexia e diarreia. Esses sintomas podem ser observados em até 50% dos pacientes, porém são habitualmente bem tolerados. Outros efeitos colaterais estão relacionados com o sistema nervoso central (SNC) (p. ex., cefaleia, tontura, sonolência) e com a pele (p. ex., prurido, erupções) ou podem ser inespecíficos (p. ex., febre, fadiga). Em geral, a experiência cumulativa de muitos estudos permite chegar à conclusão de que o praziquantel é um fármaco extremamente bem tolerado, que exige supervisão médica mínima e que, portanto, é particularmente apropriado para programas de quimioterapia em massa. A administração de praziquantel em massa tem sido utilizada como base de programas para o controle e a prevenção da morbidade da esquistossomose. Entretanto, essa abordagem isoladamente não é suficiente para eliminar ou interromper a transmissão dessa doença. É necessário o desenvolvimento de vacinas anti-*Schistosoma*.[9] Medidas adicionais, como abastecimento de água limpa, uso de moluscicidas, saneamento adequado e melhoria das condições socioeconômicas, também devem ser implementados para controlar a doença.[10,11]

TREMATÓDEOS HEPÁTICOS

A distribuição geográfica, as manifestações clínicas, o diagnóstico e o tratamento das infecções por trematódeos hepáticos, intestinais e pulmonares estão resumidos na Tabela 334.2.

Tabela 334.2 Manifestações clínicas, diagnóstico e tratamento das infecções por trematódeos hepáticos, intestinais e pulmonares em seres humanos.

TREMATÓDEOS, NÚMERO DE PESSOAS INFECTADAS E DISTRIBUIÇÃO GEOGRÁFICA	MANIFESTAÇÕES CLÍNICAS DAS FASES AGUDA E CRÔNICA	DIAGNÓSTICO*	TRATAMENTO†
TREMATÓDEOS HEPÁTICOS			
Fasciola spp. 17 milhões Cosmopolita	Aguda ‡Hepatomegalia, eosinofilia, febre, dor abdominal, lesões semelhantes a metástases na TC do fígado Crônica §Obstrução biliar, cálculos biliares, fibrose, colangite	Fezes negativas Sorologia (Fas2 ELISA) Ovos nas fezes Fas2 ELISA	TCZ
Opisthorchis spp. 11,2 milhões Ásia	‡Febre, mal-estar, artralgia, linfadenopatia, exantema §Icterícia, colangite, colangiocarcinoma	Sorologia Ovos nas fezes	PZQ
Clonorchis spp. 35 milhões Ásia, Europa Oriental	‡Febre, exantema, mal-estar e desconforto abdominal do QSD §Coledocolitíase, colangite, colecistite, abscesso hepático e possível colangiocarcinoma	Sorologia Ovos nas fezes	PZQ
TREMATÓDEOS INTESTINAIS			
Fasciolopsis buski e outros¶ 50 milhões Ásia e África do Norte	Inflamação do intestino delgado, ulceração, secreção de muco, enteropatia perdedora de proteína, má absorção	Ovos nas fezes	PZQ
TREMATÓDEOS PULMONARES			
Paragonimus spp. 23 milhões Ásia, Américas, África	‡Dor abdominal, dor pleurítica, tosse, eosinofilia §Hemoptise, tosse, derrames pleurais crônicos, cistos pulmonares	Sorologia do abscesso Ovos no escarro ou nas fezes	PZQ ou TCZ

*Para a morfologia e o tamanho dos ovos, ver texto na seção Diagnóstico. †Para esquemas farmacológicos, ver texto na seção Tratamento. ‡Aguda. §Crônica. Para a infecção crônica, prefere-se uma técnica de sedimentação (técnica sugerida: técnica de sedimentação rápida ou de Kato-Katz). ¶O diagnóstico e o tratamento também são válidos para outros trematódeos intestinais. TC = tomografia computadorizada; ELISA = ensaio imunoabsorvente ligado à enzima; PZQ = praziquantel; QSD = quadrante superior direito; TCZ = triclabendazol.

Fasciolíase

A fasciolíase é uma zoonose causada por *Fasciola hepatica* (adulto: 30 × 13 mm) ou *F. gigantica* (adulto: 75 × 20 mm). Os hospedeiros naturais mais comuns consistem em gado, ovinos e caprinos.

EPIDEMIOLOGIA

A infecção tem distribuição mundial. Segundo estimativas, 2,6 milhões de indivíduos são infectados por esse parasita, principalmente na América do Sul, na África e na Ásia. As maiores taxas de prevalência (> 60%) foram relatadas no Peru e na Bolívia.

BIOPATOLOGIA

O ciclo de vida começa quando os ovos do parasita nas fezes são depositados na água; os miracídios aparecem, desenvolvem-se e eclodem em 9 a 14 dias e invadem muitas espécies de caramujos de água doce (*Lymnaea* spp.), nos quais se multiplicam como esporozoítos, rédias e cercárias durante um período de 4 a 7 semanas. Em seguida, deixam o caramujo como cercárias livres, que subsequentemente se fixam a agrião, alface, alfafa, hortelã, salsinha ou *khat*. A principal fonte de infecção consiste no consumo de vegetais crus ou água contaminados com metacercárias. As mulheres apresentam maior incidência da doença, com infecções e complicações mais graves do que as observadas nos homens.

MANIFESTAÇÕES CLÍNICAS

Após o consumo de vegetais contaminados, as larvas sofrem excistação no duodeno e, em seguida, migram pela parede intestinal até o fígado através da cavidade peritoneal. Em 4 semanas, alcançam o fígado, penetram na cápsula de Glisson e causam inflamação e dor. Antes da invasão do fígado, pode ocorrer diarreia aguda com 2 a 5 dias de duração. Durante sua migração pelo fígado, o processo inflamatório é acompanhado de febre, dor e eosinofilia. Em alguns casos, pode ocorrer hemorragia intensa, que se manifesta como hematoma hepático subcapsular. A tomografia computadorizada (TC), a ressonância magnética (RM) ou a ultrassonografia podem detectar essas lesões iniciais. Além disso, a migração do parasita deixa um rastro que pode ser observado em cortes histológicos ou em exames de imagem. Algumas vezes, os trematódeos morrem e deixam cavidades cheias de restos necróticos, que, por fim, são substituídos por tecido cicatricial e que, em seguida, tornam-se calcificados. Depois de 3 a 5 meses de migração no fígado, as larvas juvenis finalmente alcançam os ductos biliares. Durante essa fase invasiva, migratória ou aguda, as manifestações clínicas consistem em febre prolongada, hepatomegalia, dor abdominal e eosinofilia. São observadas múltiplas lesões hipodensas na TC, semelhantes a metástases; entretanto, mudam de posição, atenuação e forma no decorrer do tempo, visto que os parasitas continuam migrando. Do ponto de vista clínico, a fasciolíase aguda assemelha-se à colecistite aguda, porém com o acréscimo de eosinofilia significativa. Pode ocorrer em viajantes com hematoma subcapsular agudo ou lesões semelhantes a metástases observadas na TC do fígado. Nessa fase, há ausência notável de hiperbilirrubinemia. Outras manifestações incluem anorexia, perda de peso, náuseas, vômitos, tosse, diarreia, urticária, linfadenopatia e artralgias. Em certas ocasiões, as larvas juvenis alcançam outros locais ectópicos ou extra-hepáticos, como tecido subcutâneo, pâncreas, olhos, encéfalo e parede do estômago, entre outros. Em áreas endêmicas, a manifestação da fase aguda pode se sobrepor à infecção crônica.

A chegada do parasita nos ductos biliares marca o início da fase crônica. Os trematódeos maduros consomem os hepatócitos e o epitélio dos ductos e residem por anos nos ductos hepático e colédoco e, algumas vezes, na vesícula biliar. Nessa fase crônica, o fígado contém grandes ductos biliares dilatados, de paredes espessas e calcificados, com bile marrom-amarelada. Os ductos biliares apresentam parede hiperplásica espessa, com acentuada fibrose. Em geral, os sintomas refletem a obstrução biliar, com dor em cólica no quadrante superior direito e na área epigástrica. Não há eosinofilia em metade dos casos crônicos. Pode-se observar o desenvolvimento de superinfecção bacteriana desses cistos, com consequente colangite. Outras complicações incluem hemobilia e fibrose hepática. A fosfatase alcalina está comumente elevada, em decorrência da obstrução biliar que, algumas vezes, exige intervenção cirúrgica. No exame de imagem, as lesões iniciais podem, com frequência, ser confundidas com metástases hepáticas. Outros achados na TC incluem hepatomegalia, lesões hipodensas semelhantes a faixas em locais subcapsulares, múltiplas áreas nodulares hipodensas (lesões semelhantes a abscessos) ou lesões ramificadas de baixa densidade, serpiginosas, tortuosas ou semelhantes a túneis, que variam de 2 a 10 mm. A TC também pode revelar a presença de hematoma subcapsular, realce da cápsula de Glisson, granuloma necrótico e calcificações císticas. Após sua maturação, os trematódeos adultos começam a depositar ovos, que são eliminados pelo esfíncter de Oddi no intestino e evacuados no ambiente com as fezes. Os parasitas adultos podem viver nos ductos biliares por até 13 anos. Em populações endêmicas, a infecção crônica tem sido descrita como levemente sintomática, ao passo que, em viajantes ou residentes temporários, foi relatado que ela provoca obstrução biliar, com visualização dos parasitas adultos na colangiopancreatografia retrógrada endoscópica (CRPE).[12,13]

Em resumo, a apresentação clínica típica da fasciolíase aguda precisa ser diferenciada da colecistite; a observação de disseminação hepática, com febre e eosinofilia, deve levantar a possibilidade dessa infecção; e, em crianças e adolescentes, a toxocaríase sistêmica deve ser incluída no diagnóstico diferencial.

Clonorquíase e opistorquíase

A clonorquíase é a doença causada por *Clonorchis sinensis*, também denominada trematódeo hepático chinês ou oriental (adulto: 10 a 25 mm × 3 a 5 mm). A opistorquíase é causada por *Opisthorchis viverrini* (adulto: 5 a 10 mm × 1 a 2 mm) e por *Opisthorchis felineus* (adulto: 7 a 12 mm × 2 a 3 mm). Os hospedeiros naturais mais comuns são: cães, gatos, porcos e alguns mamíferos selvagens de pequeno porte.

EPIDEMIOLOGIA

A estimativa global do número de pessoas infectadas com ambas as infecções é de 46,2 milhões: 35 milhões para *C. sinensis* (15 milhões na China), 10 milhões para *O. viverrini* (8 milhões na Tailândia e 2 milhões na República Democrática Popular do Laos) e 1,2 milhão para *O. felineus*. Há 601 milhões e 79,8 milhões de indivíduos com risco de infecção por *Clonorchis* e *Opisthorchis*, respectivamente. Ambas as infecções são endêmicas no Extremo Oriente, no Sudeste Asiático e na Europa Oriental. O *C. sinensis* é endêmico no nordeste da China, sul da Coreia, Japão, Taiwan, norte do Vietnã e parte mais ao leste da Rússia, enquanto *O. viverrini* é endêmico no Laos, na Tailândia, no Vietnã e no Camboja. A infecção por *O. felineus* é prevalente na Rússia, na Ucrânia e no Cazaquistão.[14]

BIOPATOLOGIA

O ciclo de vida começa quando o verme adulto deposita ovos totalmente desenvolvidos, que, em seguida, alcançam o ambiente por meio das fezes. Os ovos eclodem na água, e os miracídios infectam o primeiro hospedeiro intermediário, o caramujo de água doce (*Bithynia* spp. ou *Parafossarulus* spp.), no interior do qual se transformam em esporocistos, rédias e cercárias. As cercárias são liberadas do caramujo e, em seguida, penetram em peixes de água doce, que representam o segundo hospedeiro intermediário (*Cyclocheilichthys* spp., *Puntius* spp., *Hampala dispar*). As cercárias sofrem encistamento como metacercárias nos músculos e sob as escamas. Em geral, a infecção é adquirida pela ingestão de produtos de peixes ciprinoides crus ou malcozidos em áreas rurais ou pratos como *koi-pla*, uma salada feita de peixe cru. As metacercárias passam pelo estômago e alcançam o intestino delgado ilesas. Em seguida, por meio da ampola de Vater, elas alcançam os ductos biliares, onde amadurecem em vermes adultos no decorrer de 4 semanas e depositam ovos operculados amarelos. Os parasitas podem viver por até 45 anos no hospedeiro humano.

MANIFESTAÇÕES CLÍNICAS

A clonorquíase como infecção aguda causada por *C. sinensis* é habitualmente assintomática; entretanto, alguns pacientes podem apresentar febre, exantema, mal-estar e desconforto abdominal no quadrante superior direito do abdome.[15] As infecções crônicas podem se manifestar como colangite piogênica recorrente, colecistite, icterícia obstrutiva, hepatomegalia, colecistite, tumores hepáticos múltiplos, colelitíase ou pancreatite. Em portadores crônicos com elevada carga de parasitas, pode haver desenvolvimento de colangiocarcinoma, particularmente na Tailândia.[16]

A opistorquíase como infecção aguda causada por *O. viverrini* pode provocar dor abdominal no quadrante superior direito, flatulência, fadiga e sensação de calor sobre o abdome. Na fase crônica, ocorre hepatomegalia leve, principalmente em pacientes com infecção mais maciça (com contagem de ovos > 10.000/g). A icterícia e a esplenomegalia não são observadas. A ocorrência de cálculos no ducto intra-hepático e a colangite supurativa recorrente constituem manifestações comuns da opistorquíase. Sempre que for detectada a presença de icterícia e de colangite ascendente, deve-se suspeitar de colangiocarcinoma relacionado com trematódeos.

Na opistorquíase causada por *O. felineus*, a infestação ocorre habitualmente após o consumo de peixe cru, ligeiramente salgado e congelado (*stroganina*), e aparecem sintomas agudos dentro de 2 a 4 semanas, incluindo febre alta, náuseas, vômitos, dor abdominal, mal-estar, artralgias, linfadenopatia e exantema. A eosinofilia periférica é um achado comum, particularmente nas primeiras 2 a 6 semanas da infecção, juntamente com níveis elevados das enzimas hepáticas. Na infecção crônica, a eosinofilia é habitualmente mais leve. Os pacientes podem apresentar colangite supurativa e abscessos hepáticos, decorrentes de obstrução biliar. A ultrassonografia ou a TC demonstram as alterações patológicas no fígado, incluindo dilatação do ducto intra-hepático e alterações periductais.

As consequências patológicas e clínicas desses trematódeos estão relacionadas a intensidade e a duração das infestações cumulativas. Em geral, causam inflamação em torno da árvore biliar, hiperplasia grave das células epiteliais, metaplasia de células produtoras de mucina na mucosa e fibrose periductal progressiva. Existem associações evidentes entre a infecção por *O. viverrini* e colangiocarcinoma.[17] Vários compostos *N*-nitroso e seus precursores ocorrem em baixos níveis nos alimentos fermentados, como pasta de peixe em conserva (*pla ra*), um condimento que é um componente típico da culinária do nordeste da Tailândia e Laos.

TREMATÓDEOS INTESTINAIS

O trematódeo intestinal mais comum dos seres humanos é *Fasciolopsis buski* (adulto: 20 a 75 mm × 8 a 20 mm). É encontrado principalmente nas partes centrais e no Sudeste Asiático. *Fasciolopsis buski* é um parasita comum em porcos. Outros trematódeos intestinais incluem *Heterophyes* (adulto: 1 a 2 mm de comprimento), *Metagonimus yokogawai* (adulto: 1 a 2,5 mm × 0,4 a 0,75 mm) e *Echinostoma* spp. (adulto: 6,5 × 1 a 2 mm).

EPIDEMIOLOGIA

Foram relatadas mais de 50 espécies de trematódeos intestinais do Extremo Oriente, Oriente Médio e África do Norte como causa de infecção em seres humanos. *Heterophyes heterophyes* também pode ser encontrado na região do delta do rio Nilo, no Egito. Estima-se que 40 a 50 milhões de indivíduos estejam infectadas por uma ou várias espécies de trematódeos intestinais. Os ciclos de vida dessas espécies são semelhantes. O verme adulto, fixado à parede intestinal de seres humanos, produz ovos, que são eliminados nas fezes. Os ovos alcançam a água e os miracídios desenvolvem-se e penetram no primeiro hospedeiro intermediário – os caramujos. Durante as 6 a 7 semanas de permanência nos caramujos hospedeiros, os miracídios transformam-se em esporocistos, rédias e cercárias. As cercárias deixam os caramujos para se encistar no segundo hospedeiro intermediário, que pode consistir em caramujos de água doce, peixes, girinos ou vegetais. Os seres humanos são infectados pela ingestão de caules crus, folhas (principalmente brotos de bambu), agrião ou castanha-de-água com metacercárias encistadas. No duodeno humano, as metacercárias fixam-se às paredes e tornam-se vermes adultos em aproximadamente 3 meses.

BIOPATOLOGIA E MANIFESTAÇÕES CLÍNICAS

Embora a maioria das infecções por trematódeos intestinais seja assintomática, eles podem causar inflamação, ulceração e secreção de muco no local de fixação, particularmente no duodeno e no jejuno. Com efeito, já foi observada a ocorrência de hemorragia gastrintestinal, perfuração e abscessos. O diagnóstico diferencial inclui febre tifoide, tuberculose intestinal e amebíase. Nesses casos endêmicos, a colite ulcerativa e outras doenças inflamatórias do intestino são incomuns. Na infecção maciça, foi relatada a ocorrência de obstrução intestinal, enteropatia perdedora de proteína, má absorção, absorção reduzida de vitamina B_{12}, hipoalbuminemia e anasarca. O verme adulto provoca dano traumático, tóxico e obstrutivo à mucosa intestinal. Alguns casos foram diagnosticados por visualização direta do parasita adulto por meio de esofagogastroduodenoscopia.

TREMATÓDEOS PULMONARES

A paragonimíase é uma zoonose causada por espécies de *Paragonimus* (tamanho do adulto: 10 × 5 mm). Os hospedeiros reservatórios incluem felinos, caninos, viverrídeos, mustelídeos, alguns roedores e porcos. Sabe-se que pelo menos 10 espécies de *Paragonimus* causam doença humana; dessas, *Paragonimus westermani* é a mais comum.

EPIDEMIOLOGIA

Estima-se que 23 milhões de indivíduos sejam infectados no mundo inteiro por espécies de *Paragonimus*, enquanto 293 milhões correm risco de infecção. A paragonimíase humana está distribuída principalmente no Sudeste Asiático, no Japão, na Coreia, na China e nas Filipinas, onde *P. westermani* é a principal espécie. Em outras áreas de baixa endemicidade, foram descritas outras espécies, como *P. mexicanus* na América Latina, *P. kellicotti* na América do Norte, *P. heterotremus* na Índia e *P. africanus* e *P. uterobilateralis* na África Central.

BIOPATOLOGIA

O ciclo de vida começa quando os ovos não embrionados são excretados no escarro ou, como alternativa, podem ser deglutidos e eliminados nas fezes. No ambiente externo, os ovos tornam-se embrionados, e os miracídios eclodem, procuram o primeiro hospedeiro intermediário, um caramujo (das famílias Pleuroceridae e Thiaridae) e penetram em seus tecidos moles. No interior do caramujo, ocorre reprodução assexuada durante várias semanas, com transformação em esporocistos, rédias e cercárias; estas últimas emergem do caramujo e invadem o segundo hospedeiro intermediário, um crustáceo, como caranguejo ou lagostim, onde se encistam e transformam-se em metacercárias. Este é o estágio infectante para o hospedeiro mamífero. A infecção em seres humanos ocorre pela ingestão de caranguejo ou lagostim inadequadamente cozido ou em conserva, que contêm metacercárias do parasita. As metacercárias sofrem excistação no duodeno, penetram na parede intestinal e migram pela cavidade peritoneal até os pulmões. Durante a migração pelo peritônio e diafragma, o processo inflamatório provoca dor abdominal e tosse seca. Quando invadem os pulmões, tornam-se encapsuladas e desenvolvem-se em adultos. As infecções podem persistir por 20 anos nos seres humanos.

MANIFESTAÇÕES CLÍNICAS

Normalmente, a paragonimíase resulta do consumo de crustáceos crus ou malcozidos, particularmente caranguejos. Nos EUA, recentemente, foram relatados alguns casos autóctones no centro-oeste em pessoas que consumiram lagostim cru enquanto acampavam durante o verão. As pessoas infectadas são, em sua maioria, assintomáticas e apresentam doença subclínica. Durante o primeiro mês de infecção, a dor abdominal pode representar a migração das larvas juvenis pela cavidade abdominal antes de alcançar os pulmões. A irritação do diafragma ou da pleura pode causar tosse seca. Em seguida, podem ocorrer febre, dor torácica, fadiga e urticária, bem como eosinofilia. Os derrames pleurais podem ser observados nesse estágio, com eosinofilia significativa na análise do líquido pleural, que pode constituir o primeiro indício para o diagnóstico. Com efeito, as manifestações pleurais predominam no início do processo patológico, enquanto as lesões do parênquima pulmonar predominam posteriormente na evolução da doença. Além disso, podem ocorrer pneumotórax e eosinofilia apenas 1 mês após o início da infecção. Os vermes migratórios podem causar bronquiectasia, pneumonite intersticial, hemorragia transitória ou broncopneumonia. Mais uma vez, as lesões pulmonares e a eosinofilia levantam a possibilidade de paragonimíase. A tosse e a hemoptise recorrente constituem achados clínicos comuns nessa fase. O estágio crônico ocorre quando os vermes são pareados em um cisto no parênquima pulmonar. Os ovos são produzidos 6 semanas após a infecção e, se houver comunicação com a árvore brônquica, podem ser observados em uma amostra de escarro examinada ao microscópio, ou podem ser deglutidos e eliminados nas fezes. A coloração ferrugem do escarro é causada pela presença dos ovos de *Paragonimus* de pigmentação castanha a marrom; o escarro desses pacientes foi classicamente descrito como semelhante a "limalhas de ferro". Podem-se observar cristais de Charcot-Leyden.

Em cerca de 80% dos pacientes, observam-se eosinofilia do sangue periférico e níveis séricos elevados de IgE total. Os achados comuns na TC do tórax consistem em derrame pleural, hidropneumotórax, nódulos pulmonares ou consolidação dos espaços aéreos e cistos. A forma ectópica mais comum é a paragonimíase cerebral, que se manifesta como meningite eosinofílica ou meningoencefalite,[19] tumor cerebral ou apenas calcificações residuais de uma infecção passada.

MANEJO DAS INFECÇÕES POR TREMATÓDEOS HEPÁTICOS, INTESTINAIS E PULMONARES

DIAGNÓSTICO

Em geral, a transmissão das infecções por trematódeos veiculadas por alimentos é geograficamente restrita, e sua distribuição constitui um dos fatores mais importantes na suspeita do diagnóstico. No contexto clínico apropriado, os dados laboratoriais e os exames de imagem podem fornecer informações para reduzir as possibilidades no diagnóstico diferencial. As infecções agudas por trematódeos exigem um alto grau de suspeita. Os testes sorológicos, a visualização direta das larvas migratórias ou a terapia empírica com resposta clínica significativa (incluindo redução da eosinofilia) constituem os principais critérios para a confirmação do diagnóstico. Na fase crônica, o diagnóstico é habitualmente estabelecido pela visualização dos ovos nas fezes ou, no caso do *Paragonimus*, no escarro. Deve-se efetuar uma técnica de sedimentação em uma série de pelo menos três amostras de fezes em dias ou até mesmo semanas alternadas. O imunodiagnóstico é uma excelente ferramenta, particularmente em pacientes que não apresentam ovos demonstráveis em amostras clínicas.

Se houver forte suspeita de fasciolíase aguda, o próximo passo deve consistir em sorologia. O ensaio imunoabsorvente ligado à enzima (ELISA) baseado em catepsina L1 tem sensibilidade de 92% e especificidade de 84%. Se o resultado for negativo, o diagnóstico é improvável. Se não houver disponibilidade e sorologia, a TC do fígado pode visualizar as lesões características semelhantes a faixas. Entretanto, como as lesões parasitárias são muito semelhantes a metástases, pode ser necessária uma biopsia de fígado. Se a sorologia ou a TC não estiverem disponíveis, uma prova terapêutica com triclabendazol com resolução clínica (incluindo eosinofilia) constitui o principal critério para o diagnóstico. Na fasciolíase crônica, a técnica de sedimentação rápida de Lumbreras constitui o método de escolha para a detecção dos ovos nas fezes. Pelo menos três exames de fezes são recomendados. Se forem negativos, a sorologia pode ser útil. A ultrassonografia e a TC apresentam baixa sensibilidade nessa fase. Em geral, a CPRE detecta os parasitas adultos no ducto biliar quando realizada por outras razões. Entretanto, a CPRE pode ser útil para eliminar os parasitas adultos que causam obstrução biliar.

Na opistorquíase, a sorologia ou os exames de fezes podem ser realizados como abordagem ao diagnóstico. O ELISA baseado em Ov-CP-1 tem sensibilidade de 95% e especificidade de 96%. No caso de *C. sinensis*, o ELISA apresenta sensibilidade entre 81,3 e 96% e especificidade entre 92,6 e 96,2%. Para detectar os ovos e medir a intensidade da infecção, prefere-se a técnica de Kato-Katz. Os ovos dos trematódeos intestinais podem ser detectados por uma técnica de sedimentação das fezes, de preferência em amostras de fezes consecutivas.

Na paragonimíase, o ensaio *immunoblot* realizado com extrato de antígeno bruto de *P. westermani* tem sido utilizado no U.S. Centers for Disease Control and Prevention; a sensibilidade do teste é de 96% e a especificidade, de 99%. Isso seria o primeiro passo ideal para confirmar o diagnóstico. Na fase aguda, a localização precisa das larvas migratórias é desconhecida, e uma biopsia pode não necessariamente alcançar o parasita. Quando os achados sorológicos são negativos (ou quando não estão disponíveis), uma prova terapêutica com praziquantel ou triclabendazol com resposta clínica positiva em 48 a 72 horas constitui um importante critério para o diagnóstico. Na fase crônica, é necessário examinar várias amostras de escarro por uma técnica de sedimentação para aumentar a sensibilidade. Os exames de fezes são complementares, visto que os ovos podem ser deglutidos pelo hospedeiro e, em seguida, eliminados nas fezes. Quando um cisto pulmonar contém parasitas adultos com ovos, porém não têm comunicação com os brônquios principais, o exame sorológico está indicado para a confirmação do diagnóstico. Se não estiver disponível, justifica-se a realização de biopsia.

Ao exame com microscópio óptico, as características morfológicas e o tamanho dos ovos podem ser suficientes para identificar o trematódeo específico.

TRATAMENTO E PREVENÇÃO

Na fasciolíase, a administração de 10 mg/kg de triclabendazol, 1 ou 2 vezes, apresenta uma taxa de cura de mais de 90% e constitui o tratamento de escolha; entretanto, foram relatados casos de fracasso. A cura é obtida quando os exames de fezes permanecem negativos durante pelo menos 3 meses. Em geral, a sorologia pode levar mais de 1 ano para sua resolução. No tratamento da fase crônica, os parasitas mortos podem, em certas ocasiões, provocar obstrução biliar, o que pode exigir uma consulta para cirurgia. Em caso de fracasso, alguns especialistas recomendam pelo menos doses duplas de triclabendazol durante 2 dias, e até mesmo múltiplos ciclos são necessários para a resolução da infecção.

Na infecção por *O. viverrini*, uma dose única de praziquantel (40 a 50 mg/kg) apresenta uma taxa de cura de 91 a 97%. Na clonorquíase, a dose recomendada de praziquantel é de 25 mg/kg 3 vezes por 1 dia (dose total de 75 mg/kg), que apresenta uma taxa de cura de 83 a 85%. Foi constatado que a tribendimidina apresenta eficácia comparável à do praziquantel no tratamento da infecção por *C. sinensis*, com menos eventos adversos em um ensaio clínico randomizado aberto.[A3] A tribendimidina (100 a 600 mg

VO) constitui uma alternativa eficaz ao praziquantel no tratamento da infecção por *O. viverrini*;[A4] entretanto, pode ou pode não ser tão eficaz.[A5]

Para os trematódeos intestinais, recomenda-se o praziquantel, 25 mg/kg VO, 3 vezes/dia, por 1 dia.

Na paragonimíase, o praziquantel, 25 mg/kg VO, 3 vezes/dia, por 3 dias, ou o triclabendazol, 10 mg/kg VO, 1 ou 2 vezes, são altamente efetivos. Nos casos ectópicos, a cirurgia pode ser necessária. No acompanhamento, os exames de fezes negativos durante as semanas seguintes podem confirmar a cura. Entretanto, como a taxa de reinfecção é alta em indivíduos que residem em áreas endêmicas, um exame de fezes subitamente positivo é altamente sugestivo de nova infecção, em vez de ausência de resposta ao tratamento.

A prevenção da infecção por esses trematódeos depende de diversos fatores, incluindo reconhecer sua distribuição geográfica e evitar o consumo de vegetais, peixes e lagostins crus ou de água contaminada em áreas endêmicas. É necessário fornecer uma orientação médica adequada aos indivíduos que viajam ou que planejam residir em áreas endêmicas, não apenas para prevenir a infecção por trematódeos, mas também pelo risco de coinfecção por outros parasitas. O controle desses trematódeos em animais não é possível, em razão dos reservatórios de animais selvagens, porém representa um desafio nas infecções em seres humanos. Envolve mudanças de hábitos culturais, alimentares e sanitários estabelecidos há muito tempo. A quimioterapia maciça em populações altamente endêmicas pode reduzir a infecção nos seres humanos e em animais selecionados.

Grau A Recomendações de grau A

A1. Danso-Appiah A, Olliaro PL, Donegan S, et al. Drugs for treating *Schistosoma mansoni* infection. *Cochrane Database Syst Rev*. 2013;2:CD000528.

A2. Pérez del Villar L, Burguillo FJ, López-Abán J, et al. Systematic review and meta-analysis of artemisinin based therapies for the treatment and prevention of schistosomiasis. *PLoS ONE*. 2012;7:1-15.

A3. Xu LL, Jiang B, Duan JH, et al. Efficacy and safety of praziquantel, tribendimidine and mebendazole in patients with co-infection of *Clonorchis sinensis* and other helminths. *PLoS Negl Trop Dis*. 2014;8:1-10.

A4. Sayasone S, Odermatt P, Vonghachack Y, et al. Efficacy and safety of tribendimidine against *Opisthorchis viverrini*: two randomised, parallel-group, single-blind, dose-ranging, phase 2 trials. *Lancet Infect Dis*. 2016;16:1145-1153.

A5. Sayasone S, Keiser J, Meister I, et al. Efficacy and safety of tribendimidine versus praziquantel against *Opisthorchis viverrini* in Laos: an open-label, randomised, non-inferiority, phase 2 trial. *Lancet Infect Dis*. 2018;18:155-161.

REFERÊNCIAS BIBLIOGRÁFICAS

As referências bibliográficas, bem como os outros materiais suplementares deste livro, encontram-se no GEN-IO, nosso ambiente virtual de aprendizagem.

335 INFECÇÕES POR NEMATÓDEOS

DAVID J. DIEMERT

DEFINIÇÃO

As infecções por nematódeos (ou nematelmintos) são altamente prevalentes em todo o mundo, afetando milhões de pessoas. Os nematódeos são vermes cilíndricos complexos e não segmentados, com órgãos especializados que incluem um revestimento externo protetor ou cutícula, um sistema digestório funcional e completo e sistemas muscular, nervoso e reprodutivo. A maioria das espécies é de vida livre no solo ou na água, porém algumas parasitam os seres humanos.

Os nematódeos de importância clínica podem ser classificados naqueles que afetam principalmente o sistema digestório, onde os vermes adultos se estabelecem e provocam doença, e naqueles que afetam outros tecidos e sistemas orgânicos. O primeiro grupo abrange o verme cilíndrico *Ascaris lumbricoides*, os ancilostomídeos *Ancylostoma duodenale* e *Necator americanus*, o oxiúro *Enterobius vermicularis*, o verme filiforme *Trichuris trichiura* e o verme *Strongyloides stercoralis*. Em certas ocasiões, os nematódeos intestinais zoonóticos, como *Trichostrongylus* e *Anisakis*, também infectam e causam doença em seres humanos. Os nematódeos que invadem e causam doença principalmente em tecidos fora do sistema digestório incluem os que provocam filariose linfática (*Wuchereria bancrofti*, *Brugia malayi* e *Brugia timori*), *Onchocerca volvulus*, *Loa loa*, o verme-da-guiné *Dracunculus medinensis* e espécies de *Trichinella* e *Angiostrongylus*.

Os nematódeos que infectam os seres humanos medem desde alguns milímetros até mais de um metro de comprimento e, com frequência, sobrevivem por meses a anos dentro de seu hospedeiro. Com exceção de *S. stercoralis* e *Capillaria philippinensis*, os vermes adultos não incapazes de completar seu ciclo de vida dentro de um hospedeiro humano. Em vez disso, os vermes adultos sexualmente maduros se reproduzem e produzem ovos ou larvas que precisam ter pelo menos um estágio de desenvolvimento fora do hospedeiro, seja no meio ambiente ou em um hospedeiro intermediário.

As infecções por nematódeos raramente são fatais; com mais frequência, resultam em morbidade crônica, como anemia ferropriva causada por ancilostomídeos ou cegueira decorrente da oncocercose. Na maioria dos nematódeos, a gravidade das manifestações clínicas da infecção é proporcional ao número de vermes abrigados por determinado hospedeiro. Embora as infecções leves por apenas alguns vermes sejam habitualmente assintomáticas, aparecem características patológicas com cargas mais intensas de vermes.

As infecções por nematódeos são prevalentes em regiões temperadas e tropicais da África, da Ásia e da América Latina. São transmitidas pela ingestão oral de ovos embrionados ou pela penetração de larvas infecciosas através da pele, tanto por contato direto com solo contaminado quanto pela picada de um artrópode vetor. As infecções por nematódeos são comuns em áreas com falta de saneamento, onde o ambiente é contaminado por fezes humanas, bem como em climas que mantêm a sobrevivência do inseto vetor, se este estiver envolvido no ciclo de vida do nematódeo.

INFECÇÕES INTESTINAIS POR NEMATÓDEOS

Ascaridíase

O patógeno

Ascaris lumbricoides, popularmente conhecido como lombriga, é adquirido pela ingestão oral de ovos embrionados. No estômago, a camada externa protetora do ovo é dissolvida pelo ácido gástrico, liberando as larvas no intestino delgado, onde elas penetram na parede intestinal e entram na circulação portal. As larvas migram para o sistema vascular pulmonar, onde penetram nos alvéolos, ascendem pela árvore brônquica e são então deglutidas de volta para o trato intestinal, onde se desenvolvem em vermes adultos, 9 a 11 semanas após a ingestão dos ovos. Os vermes adultos (Figura 335.1), cujo comprimento varia entre 15 e 50 cm, sobrevivem no hospedeiro por cerca de 18 meses. As fêmeas adultas de *Ascaris* liberam mais de 200.000 ovos por dia, que são eliminados nas fezes. Os ovos fertilizados (Figura 335.2) tornam-se infecciosos após embrionados no solo quente, úmido e sombreado. Os ovos são resistentes a temperaturas extremas e à dessecação e podem sobreviver por até 15 anos no ambiente.

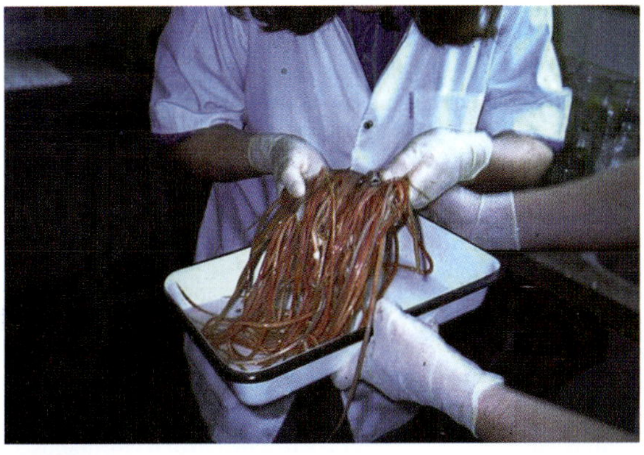

FIGURA 335.1 Massa de vermes adultos de *Ascaris lumbricoides* recuperada de uma criança após a administração de mebendazol. (Reproduzida, com autorização, de Dickson Despommier.)

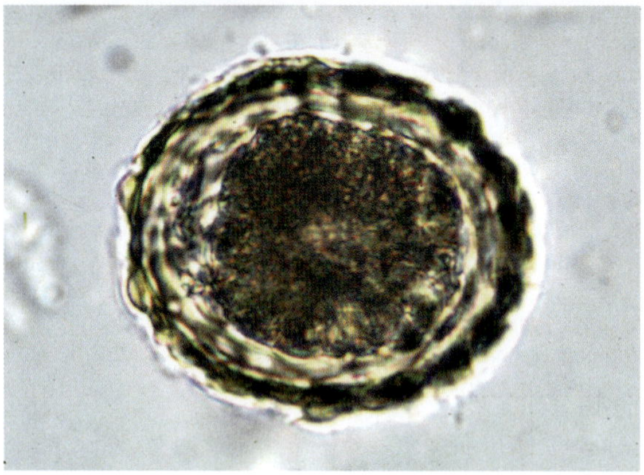

FIGURA 335.2 **Ovo fertilizado não embrionado de *Ascaris lumbricoides*.** (Reproduzida, com autorização, de Dickson Despommier.)

EPIDEMIOLOGIA

Ascaris lumbricoides é a infecção por nematódeo mais prevalente em todo o mundo, afetando cerca de 800 milhões de pessoas na África Subsaariana, no sul e no Sudeste Asiático e na América Latina, principalmente em áreas rurais de alta densidade populacional, com falta de saneamento adequado ou tratamento de esgoto, ou onde as fezes humanas não tratadas são utilizadas como fertilizante.[1] O clima constitui um importante determinante da doença, visto que são necessárias uma temperatura alta e umidade adequada para o embrionamento dos ovos no solo. Em áreas endêmicas, a prevalência e a intensidade da infecção aumentam expressivamente durante os primeiros 2 a 3 anos de vida, permanece elevada entre 4 e 15 anos e, em seguida, declina na vida adulta.

MANIFESTAÇÕES CLÍNICAS

As infecções de baixa intensidade por *A. lumbricoides* são habitualmente assintomáticas. As manifestações clínicas estão associadas a cargas elevadas de vermes e resultam da migração das larvas através dos pulmões e do parasitismo do sistema digestório pelos vermes adultos. Durante a migração pelos pulmões, as larvas de *A. lumbricoides* podem induzir uma intensa reação, que se deve tanto à ruptura física quanto a uma resposta de hipersensibilidade aos antígenos secretados. Esse fenômeno é mais comum em áreas nas quais a transmissão é sazonal, como na Península Arábica, onde normalmente ocorrem surtos de pneumonite após a estação chuvosa, em virtude do reinício da transmissão. Os sintomas consistem em início súbito de sibilos, dispneia, tosse não produtiva paroxística e febre alta e podem durar 2 a 3 semanas antes de sua resolução espontânea. Os sintomas respiratórios podem coincidir ou podem ser precedidos de exantema urticariforme, angioedema, dor abdominal e vômitos.

Nas infecções moderadas ou intensas, a obstrução pode ser causada por uma massa de vermes no intestino delgado ou pela migração de vermes para a árvore biliar, o ducto pancreático e o apêndice. A obstrução intestinal é mais comum em crianças pequenas, em virtude do menor tamanho do lúmen, e caracteriza-se por dor abdominal em cólica e vômitos, que podem progredir para sinais de perfuração intestinal. A ascaridíase hepatobiliar e pancreática é mais comum em adultos. A infecção intestinal crônica pode se manifestar como dor e distensão abdominais, diarreia e náuseas. Os efeitos mais insidiosos, particularmente em crianças, incluem diminuição da absorção de proteínas e gordura, desenvolvimento de deficiências de vitamina A e vitamina C e intolerância à lactose, que, em conjunto, levam a retardo do crescimento e comprometimento do desenvolvimento cognitivo.

DIAGNÓSTICO

O diagnóstico de ascaridíase é habitualmente estabelecido por meio de exame microscópico de uma amostra de fezes à procura de ovos característicos de casca espessa.[2] Entretanto, durante a fase pulmonar da infecção, não haverá ovos detectáveis nas fezes, visto que os vermes adultos ainda não amadureceram e começaram a produzir ovos; em vez disso, as larvas, bem como eosinófilos ou cristais de Charcot-Leyden (formados a partir da degradação dos eosinófilos), podem ser visualizadas ao exame microscópico do escarro. Em geral, a doença pulmonar também se caracteriza por eosinofilia periférica e infiltrados transitórios em radiografias do tórax.

O diagnóstico de obstrução intestinal ou biliar causada por *A. lumbricoides* é habitualmente estabelecido por meio de ultrassonografia ou colangiopancreatografia retrógrada endoscópica (CPRE).

TRATAMENTO

A ascaridíase intestinal é habitualmente curada com uma dose única de albendazol VO (Tabela 335.1).[A1,A2] As alternativas incluem mebendazol, ivermectina e pamoato de pirantel. Não se recomenda nenhum tratamento específico para os sintomas de ascaridíase pulmonar, visto que a condição é autolimitada. Nos casos graves de obstrução biliar, incluindo colangite, a CPRE com ou sem ressecção da ampola de Vater é altamente bem-sucedida e pode evitar a necessidade de cirurgia.

PREVENÇÃO

A maneira definitiva de prevenção da infecção por *Ascaris* é melhorar a higiene e a eliminação adequada dos resíduos humanos.[3] Em comunidades endêmicas onde essas medidas não são viáveis, o controle da morbidade consiste na administração em massa regular (em geral, anualmente) de um medicamento anti-helmíntico, como albendazol ou mebendazol, a crianças em idade pré-escolar e escolar.[4]

Ancilostomídeos

O patógeno

Nos seres humanos, a infecção por ancilostomídeos é causada quase exclusivamente por duas espécies: *N. americanus* e *A. duodenale*. Entretanto, infecções incidentais pelos ancilostomídeos zoonóticos *Ancylostoma caninum*, *Ancylostoma braziliensis*, *Bunostomum phlebotomum* e *Uncinaria stenocephala* podem causar lesões dermatológicas autolimitadas, conhecidas como larva *migrans* cutânea (Figura 335.3). Além disso, foi relatado que o *Ancylostoma ceylanicum*, um ancilostomídeo que normalmente infecta gatos, provoca doença intestinal em seres humanos, particularmente na Ásia, enquanto *A. caninum* foi implicado como causa da enterite eosinofílica na Austrália.

Ocorre infecção quando a pele exposta entra em contato com larvas filariformes infectantes no solo ou na grama contaminados por fezes.

Tabela 335.1 Tratamento dos nematódeos intestinais.

NEMATÓDEO	TRATAMENTO
Ascaris lumbricoides	Albendazol, 400 mg em dose única. Alternativas: mebendazol, 500 mg, 1 vez/dia ou 100 mg, 2 vezes/dia, durante 3 dias, ivermectina, 150 a 200 μg/kg em dose única, ou pamoato de pirantel, 11 mg/kg, 1 vez/dia, não devendo a dose diária máxima ultrapassar 1 g
Ancilostomídeos (*Necator americanus* e *Ancylostoma duodenale*)	Albendazol, 400 mg/dia, durante 3 dias. Alternativas: mebendazol, 500 mg/dia ou 100 mg, 2 vezes/dia, durante 3 dias, ou pamoato de pirantel, 11 mg/kg durante 3 dias, não devendo a dose diária máxima ultrapassar 1 g. Tribendimidina, 400 mg em dose única, isoladamente ou em combinação, comparável ao albendazol
Trichuris trichiura	Albendazol, 400 mg/dia, durante 3 dias. Alternativa: mebendazol, 100 mg, 2 vezes/dia, durante 3 dias, ivermectina, 200 μg/kg/dia, durante 3 dias
Enterobius vermicularis	Pamoato de pirantel, 11 mg/kg/dia, em dose única, com uma segunda dose 2 semanas depois; dose máxima de 1 g. Alternativas: com segunda dose 2 semanas depois; dose máxima de 1 g. Alternativas: mebendazol, 100 mg em dose única, ou albendazol, 400 mg em dose única, repetida em 2 semanas
Strongyloides stercoralis	Infecção não complicada: ivermectina 200 μg/kg/dia, durante 2 dias.* Alternativa: albendazol, 400 mg, 2 vezes/dia durante 7 dias
Trichostrongylus spp.	Pamoato de pirantel, 11 mg/kg em dose única; dose máxima de 1 g. Alternativas: albendazol, 400 mg/dia, durante 10 dias, ou mebendazol, 500 mg/dia, durante 10 dias
Capillaria philippinensis	Albendazol, 400 mg, 2 vezes/dia, durante 10 dias. Alternativa: mebendazol, 500 mg/dia, durante 20 dias

*Pode ser necessário prolongar o tratamento em pacientes imunocomprometidos com doença disseminada.

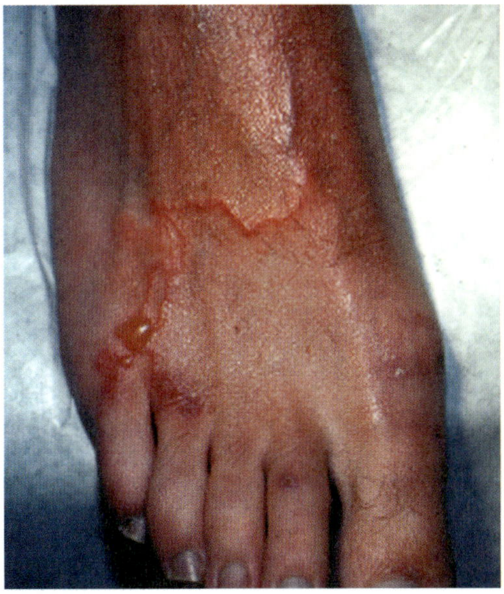

FIGURA 335.3 **Lesão típica de larva *migrans* cutânea. Uma lesão serpiginosa e eritematosa é aparente, causada pela migração intradérmica de um ancilóstomo de cão (*Ancylostoma caninum*) ou de gato (*Ancylostoma braziliense*). (Reproduzida, com autorização, de Gregory L. Zalar.)**

As larvas penetram na pele, entram na circulação aferente e são transportadas até a circulação pulmonar, onde penetram na parede alveolar, ascendem pela árvore brônquica até a laringe e são deglutidas no sistema digestório. As larvas amadurecem em vermes adultos sexualmente maduros 5 a 9 semanas após a penetração na pele. Os ancilostomídeos adultos residem no lúmen do intestino delgado, onde se fixam à mucosa por meio de dente cortantes (*A. duodenale*), ou por meio de uma placa redonda cortante (*N. americanus*). Após o acasalamento no trato intestinal do hospedeiro, as fêmeas adultas produzem ovos que são eliminados do corpo pelas fezes; as fêmeas adultas de *A. duodenale* depositam aproximadamente 28.000 ovos por dia, enquanto a produção das fêmeas de *N. americanus* é, em média de cerca de 10.000 ovos por dia. Os ovos dos ancilostomídeos eclodem em solo quente, úmido e arenoso e liberam larvas que podem infectar outro hospedeiro. Os seres humanos são os únicos hospedeiros definitivos desses dois parasitas, e não há hospedeiros intermediários nem reservatórios. *Ancylostoma duodenale* sobrevive, em média, 1 ano no intestino humano, enquanto *N. americanus* vive 3 a 5 anos.

EPIDEMIOLOGIA

Mais de 450 milhões de indivíduos são infectados por ancilostomídeos em todo o mundo.[5] *Necator americanus* é disseminado, enquanto a infecção por *A. duodenale* é mais restrita em sua distribuição geográfica. A maior prevalência da infecção é observada em áreas rurais de países tropicais e menos desenvolvidos, onde as condições socioeconômicas e ambientais favorecem a transmissão. O clima representa um importante determinante da transmissão, e umidade adequada e temperatura quente são essenciais para o desenvolvimento das larvas no solo. Determinantes igualmente importantes para a infecção são a pobreza e a falta de acesso a condições sanitárias adequadas e a um abastecimento de água limpa. Em crianças que vivem em áreas endêmicas, a prevalência aumenta com a idade até alcançar um ponto de estabilidade em torno dos 10 anos, enquanto a intensidade da infecção aumenta em uma taxa mais lenta durante a infância, alcança um platô em torno dos 20 anos e, em seguida, aumenta novamente no indivíduo idoso. Há controvérsias sobre até que ponto essa dependência de idade reflete diferenças na exposição, na imunidade adquirida ou em uma combinação de ambos os fatores.

Embora a larva *migrans* cutânea seja encontrada em toda a área dos trópicos, nos EUA ela é diagnosticada principalmente em viajantes que recentemente retornaram de férias de alguma praia tropical, em particular do Caribe, Brasil, México e Sudeste Asiático. Em certas ocasiões, foram relatados casos autóctones (que se originam do local onde são encontrados) nos EUA, habitualmente em estados costeiros do sudeste, como Flórida e Carolina do Sul. A larva *migrans* cutânea surge quando a pele exposta entra em contato com os estágios larvais dos ancilóstomos do cão ou do gato, *A. caninum* e *A. braziliense*, respectivamente, presentes no solo úmido ou na areia contaminados com fezes de animais. Outros ancilostomídeos de animais, como *U. stenocephala* e *B. phlebotomum*, são causas menos comuns.

BIOPATOLOGIA

A principal patologia da infecção por ancilostomídeos deve-se à perda de sangue gastrintestinal associada e consequente anemia ferropriva. Os ancilostomídeos fixam-se à mucosa intestinal e secretam enzimas que possibilitam a invasão da submucosa e a ingestão de tecido viloso e sangue. As hemoglobinases dentro do canal digestivo do ancilostomídeo degradam a hemoglobina do hospedeiro para uso como fonte essencial de nutrientes. A quantidade de perda de sangue está diretamente relacionada com a carga total de vermes. *Ancylostoma duodenale* provoca mais perda de sangue do que *N. americanus*: cada verme de *N. americanus* é responsável por uma perda diária de sangue de 0,03 a 0,1 mℓ, enquanto o valor correspondente de *A. duodenale* situa-se entre 0,15 e 0,26 mℓ.

MANIFESTAÇÕES CLÍNICAS

As características clínicas da infecção por ancilostomídeos são decorrentes das manifestações agudas associadas à migração das larvas através da pele e de outros tecidos, ou às manifestações agudas e crônicas resultantes do parasitismo do sistema digestório pelos vermes adultos. A exposição repetida da pele às larvas de ancilostomídeos pode resultar em uma reação de hipersensibilidade, conhecida como "coceira de solo", um exantema eritematoso e papular pruriginoso, que aparece mais comumente nas mãos e nos pés. Em contrapartida, quando larvas de ancilostomídeo zoonótico penetram na pele para produzir larva *migrans* cutânea, mais comumente nos pés, nas coxas e nas nádegas, elas são incapazes de completar seu ciclo de vida no hospedeiro humano e, por fim, morrem após provocar uma síndrome clínica típica de trajetos serpiginosos eritematosos e intensamente pruriginosos (ver Figura 335.3). Essas lesões aparecem depois de um período de incubação de alguns dias, podem ser isoladas ou múltiplas e avançam por uma distância de milímetros a alguns centímetros a cada dia. Pode haver desenvolvimento de lesões papulares ou vesiculobolhosas ao longo desses trajetos, bem como infecção bacteriana secundária em consequência de arranhadura. As lesões não tratadas habitualmente cicatrizam de modo espontâneo em algumas semanas a meses após a morte das larvas na pele.

A migração das larvas de ancilostomídeos através dos pulmões pode induzir sintomas pulmonares leves e transitórios, que consistem em tosse seca, faringite, sibilos e febre baixa. Raramente, pode ocorrer doença sintomática aguda após a ingestão oral de larvas de *A. duodenale*, conhecida como síndrome de Wakana, que se caracteriza por náuseas, vômitos, irritação da faringe, tosse, dispneia e rouquidão.

Os sinais e sintomas abdominais causados pela infecção por ancilostomídeos são raros. Na verdade, as manifestações da doença causada por ancilostomídeos surgem quando a perda de sangue intestinal ultrapassa as reservas nutricionais do hospedeiro e resulta em anemia ferropriva. Em geral, apenas as infecções por ancilostomídeos de intensidade moderada e alta (≥ 2.000 ovos por grama de fezes) produzem doença clínica, que se assemelha à anemia ferropriva secundária a outras causas (ver Capítulo 150). Além disso, as perdas de proteínas associadas à infecção intensa por ancilostomídeos podem resultar em hipoproteinemia e anasarca. À medida que a anemia ferropriva se desenvolve e se agrava, podem ocorrer fraqueza, palpitação, desmaios, tontura, dispneia, cansaço e cefaleia. Raramente, pode haver constipação intestinal ou diarreia com sangue oculto nas fezes ou melena franca, particularmente em crianças; além disso, pode haver um desejo intenso de comer terra (pica). A infecção fulminante por ancilostomídeos pode causar apatia, coma e até mesmo morte, particularmente em lactentes. Como as crianças e as mulheres em idade fértil apresentam redução das reservas de ferro, elas correm risco particular de doença sintomática. A anemia ferropriva grave causada por ancilostomídeos durante a gravidez pode resultar em consequências adversas para a mãe, o feto (aborto, restrição do crescimento intrauterino) e o recém-nascido (anemia, atraso do crescimento). Em crianças, a anemia e a desnutrição proteica associadas ao parasitismo intestinal crônico provocam comprometimento a longo prazo do desenvolvimento físico e cognitivo.

DIAGNÓSTICO

O diagnóstico de infecção por ancilostomídeos é estabelecido pela identificação microscópica dos ovos característicos nas fezes. Não é possível diferenciar os ovos de *N. americanus* e de *A. duodenale*, visto que ambos são incolores e têm uma única casca hialina e fina com extremidades arredondadas; em média, medem 55 a 75 μm por 36 a 40 μm. Podem-se utilizar técnicas de concentração de ovos, como o método de sedimentação com formol-etil acetato, para detectar até mesmo infecções leves, embora um exame direto a fresco seja adequado para a detecção de infecções moderadas a graves. Além disso, a eosinofilia é um achado comum na infecção crônica, bem como durante a migração das larvas através dos pulmões.

TRATAMENTO

O tratamento recomendado para a infecção intestinal por ancilostomídeos consiste em três doses diárias de 400 mg de albendazol VO (ver Tabela 335.1). Foi constatado que a tribendimidina, em uma dose única oral de 400 mg, isoladamente ou em combinação, apresenta um perfil de eficácia semelhante e não inferior ao albendazol.[A3] As alternativas menos efetivas incluem mebendazol, pamoato de pirantel e albendazol em dose única. Deve-se considerar uma suplementação de ferro em pacientes com anemia significativa ou sintomática. No caso da larva *migrans* cutânea, embora a doença seja autolimitada e ocorra resolução espontânea em poucas semanas a alguns meses, o tratamento com uma dose única de ivermectina leva a uma resolução mais rápida dos sintomas e das manifestações cutâneas. O albendazol constitui um tratamento alternativo para a larva *migrans* cutânea.

PREVENÇÃO

O método ideal para a prevenção da infecção por ancilostomídeos consiste em melhorar a higiene e proceder à eliminação adequada dos resíduos humanos. Até que essas medidas sejam implementadas, o controle da doença em comunidades endêmicas consiste na administração em massa regular (pelo menos anualmente) de um medicamento anti-helmíntico, como albendazol ou mebendazol. No caso da larva *migrans* cutânea, os turistas devem ser aconselhados a utilizar calçados ou sandálias quando estiverem andando em praias e a evitar praias frequentadas por gatos e cães de rua.

Tricuríase

O patógeno

Trichuris trichiura, ou tricocéfalo, não tem uma fase migratória nos tecidos como *A. lumbricoides* e os ancilostomídeos, e todo seu ciclo de vida do hospedeiro é limitado ao sistema digestório. Após a ingestão oral dos ovos embrionados, as larvas são liberadas no intestino delgado, onde sofrem uma série de mudas antes de serem transportadas passivamente até o cólon transverso e descendente. A extremidade anterior estreita do verme adulto mergulha no epitélio colunar, enquanto a parte posterior faz protrusão no lúmen, possibilitando, assim, a liberação dos ovos nas fezes, que, em seguida, são eliminados no ambiente, onde precisam embrionar em solo quente e úmido para completar o ciclo de vida. Os vermes adultos podem medir até 50 mm de comprimento e sobrevivem no hospedeiro durante aproximadamente 1,5 a 2 anos. O período entre a ingestão de ovos e sua detecção nas fezes é de cerca de 90 dias.

EPIDEMIOLOGIA

A prevalência mundial estimada da tricuríase é de 477 milhões, mais comumente em áreas rurais pobres dos trópicos e subtrópicos, onde a eliminação de resíduos humanos é inadequada. As crianças são infectadas mais frequentemente do que os adultos e têm mais tendência a apresentar cargas mais altas de vermes. Os seres humanos são os únicos hospedeiros.

MANIFESTAÇÕES CLÍNICAS

As infecções por *T. trichiura* são, em sua maioria, assintomáticas. A doença assintomática é observada principalmente em crianças, visto que a maioria das infecções graves (> 10.000 ovos por grama de fezes) ocorre nessa faixa etária. As infecções intensas podem ser acompanhadas de disenteria aguda ou colite crônica, que se assemelha à doença inflamatória intestinal, resultando em dor abdominal e diarreia. A inflamação crônica da mucosa e o edema do cólon e do reto podem levar ao tenesmo prolongado, resultando em prolapso retal. A colite crônica por *Trichuris* também pode levar à desnutrição, comprometimento do crescimento e anemia.

DIAGNÓSTICO

A infecção é diagnosticada pela identificação microscópica dos ovos típicos em forma de barril com tampas bipolares em esfregaços diretos ou concentrados de amostras de fezes.

TRATAMENTO

Embora a infecção por *T. trichiura* responda menos efetivamente do que o *A. lumbricoides* ou os ancilostomídeos ao tratamento com albendazol ou mebendazol, o tratamento recomendado consiste em um ciclo de 3 dias com um desses dois fármacos benzimidazóis, conforme listado na Tabela 335.1. O acréscimo de ivermectina (200 μg/kg) a qualquer um desses medicamentos aumenta significativamente a taxa de resposta.[A4]

PREVENÇÃO

À semelhança de *A. lumbricoides* e dos ancilostomídeos, o controle da tricuríase em áreas endêmicas consiste na administração em massa regular de medicamentos anti-helmínticos, principalmente a crianças em idade pré-escolar e idade escolar, embora doses únicas de albendazol ou de mebendazol sejam pouco efetivas para esse nematódeo intestinal.

Enterobíase

O patógeno

Enterobius vermicularis, ou oxiúro, é transmitido por via fecal-oral. Os ovos embrionados presentes nas unhas dos dedos das mãos, nas roupas de cama ou roupas de vestir são ingeridos e eclodem no intestino delgado, onde as larvas se desenvolvem em vermes adultos que medem entre 2 e 5 mm. Os vermes adultos migram para o intestino grosso, onde se acasalam. As fêmeas grávidas migram à noite para o ânus, onde depositam um grande número de ovos (11.000 por verme) na pele perianal e perineal, onde eles rapidamente se tornam embrionados em 6 horas. Se ainda estiverem na pele, as larvas infecciosas são liberadas e podem migrar de volta para o reto através do ânus (retroinfecção); como alternativa, ocorre autoinfecção quando os ovos são transferidos para a boca após a coçadura da pele onde foram depositados os ovos, comumente em crianças. Nas mulheres infectadas, as larvas também podem migrar no trato genital e estabelecer uma infecção ectópica.

EPIDEMIOLOGIA

Enterobius vermicularis é encontrado em todo o mundo e constitui a infecção por nematódeo mais prevalente em climas temperados. A transmissão é particularmente frequente nas escolas primárias e creches, onde as crianças ficam em contato próximo umas das outras.

MANIFESTAÇÕES CLÍNICAS

Embora as infecções por oxiúros possam ser assintomáticas, o prurido perianal constitui o sintoma mais comum, causado por uma resposta alérgica às proteínas do verme. O prurido pode ser intenso e resultar em privação crônica do sono. Raramente, o verme adulto de *E. vermicularis* pode precipitar apendicite. Quando as larvas migram para o trato genital feminino, pode haver desenvolvimento de vulvovaginite, salpingite ou peritonite.

DIAGNÓSTICO

A infecção por oxiúros é diagnosticada pela identificação dos ovos ao exame microscópico de um pedaço de fita de celofane aplicada à região perianal imediatamente após o despertar e antes do banho. Os ovos característicos de *E. vermicularis* são ovais e ligeiramente achatados em um dos lados. É raro encontrar ovos nas fezes ou vermes adultos na área perianal. Pode ser necessário repetir o exame.

TRATAMENTO

A infecção por oxiúros é tratada com dose única de pamoato de pirantel, mebendazol ou albendazol, que precisa ser repetida 2 semanas depois, visto que os medicamentos não matam os ovos nem as larvas em desenvolvimento (ver Tabela 335.1). Tendo em vista a elevada taxa de transmissão, todos os membros da casa e os indivíduos em contato próximo com o paciente (p. ex., outras crianças que frequentam a mesma creche) também devem ser tratados. A roupa de cama e a roupa íntima devem ser cuidadosamente lavadas em água quente e secadas com secador quente para matar os ovos remanescentes.

Estrongiloidíase

O patógeno

Strongyloides stercoralis ou verme filiforme é endêmico em regiões de clima quente em todo o mundo, incluindo partes dos EUA. Ocorre infecção quando a pele exposta entra em contato com larvas filariformes de vida livre no solo contaminado com fezes humanas. À semelhança dos ancilostomídeos, as larvas penetram na pele, entram na circulação e migram até os capilares pulmonares, onde penetram nos alvéolos, ascendem pela árvore brônquica até a faringe e são deglutidas no sistema digestório. O desenvolvimento posterior em vermes adultos ocorre na parte superior do intestino delgado, onde os parasitas vivem mergulhados na mucosa. Diferentemente da maioria dos nematódeos, *S. stercoralis* se reproduz por partenogênese, sem a presença aparente de um verme-macho no hospedeiro humano. As fêmeas adultas começam a depositar ovos nos primeiros 25 a 30 dias após a infecção. Os ovos embrionados eclodem rapidamente no lúmen do intestino e liberam larvas rabditiformes não infecciosas, que migram para o cólon e são excretadas nas fezes. Como alternativa, as larvas podem penetrar diretamente na mucosa do cólon ou na pele perianal após migrar fora do ânus e entrar diretamente na circulação, um mecanismo conhecido como autoinfecção. Esse fenômeno pode levar à manutenção do parasitismo por décadas no hospedeiro.

As larvas filariformes infecciosas desenvolvem-se no solo por transformação direta das larvas rabditiformes, ou indiretamente a partir dos ovos produzidos por vermes adultos de vida livre, que se desenvolveram a partir de larvas rabditiformes no solo quente, úmido e arenoso.

A síndrome da barriga inchada, um tipo menos comum de estrongiloidíase que acomete lactentes que vivem na África Central e em Papua-Nova Guiné, foi atribuída à infecção por *S. fuelleborni*, normalmente uma zoonose de primatas não humanos.

EPIDEMIOLOGIA

A infecção por *S. stercoralis* é endêmica nas regiões tropicais e subtropicais da África Subsaariana, Ásia, América Latina e áreas do leste e sul da Europa, com uma prevalência mundial de até 100 milhões.[6] Nos EUA, a infecção é diagnosticada com mais frequência em imigrantes, geralmente do Sudeste Asiático, embora a estrongiloidíase ainda seja endêmica em partes rurais dos Apalaches. *Strongyloides stercoralis* também pode ser transmitido sexualmente por meio de contato oroanal, mais frequentemente entre homens que fazem sexo com homens. Foi também relatada uma transmissão por meio de transplante de órgãos sólidos de doadores infectados.

BIOPATOLOGIA

No indivíduo imunologicamente competente, a infecção em geral não resulta em doença sintomática. Entretanto, podem ocorrer complicações graves da infecção em indivíduos com imunodeficiência mediada por células, como aqueles em uso crônico de corticosteroides, receptores de transplante de órgãos sólidos, pacientes com doença de Hodgkin e outros linfomas, pacientes com leucemia e aqueles infectados pelo vírus linfotrópico de células T humano tipo 1. Nesses pacientes, o ciclo de autoinfecção de *S. stercoralis* pode se tornar amplificado, levando a uma síndrome de hiperinfecção com grande aumento da carga total de vermes no indivíduo infectado. A hiperinfecção pode resultar em disseminação potencialmente fatal de larvas e vermes adultos em locais aberrantes, como cérebro, pâncreas e rins. Por motivos desconhecidos, a síndrome da imunodeficiência adquirida tem sido associada à síndrome da hiperinfecção ou à estrongiloidíase disseminada. Com frequência, a estrongiloidíase disseminada é acompanhada de sepse bacteriana, decorrente da translocação de microrganismos entéricos transportados pela migração das larvas.

MANIFESTAÇÕES CLÍNICAS

As infecções por *S. stercoralis*, particularmente em hospedeiros imunocompetentes, são, em sua maioria, assintomáticas ou estão associadas apenas a manifestações gastrintestinais leves, como dor abdominal, distensão e diarreia aquosa. Em menos de 20% dos indivíduos infectados, ocorre sangramento gastrintestinal, que se manifesta por hematoquezia ou melena. As causas raras de morbidade incluem obstrução do intestino delgado, íleo paralítico e uma síndrome de má absorção (particularmente em crianças).

Durante a fase migratória das larvas pelos pulmões, os sintomas são raros em pacientes imunocompetentes, embora possa haver eosinofilia periférica. Entretanto, os sinais e sintomas pulmonares em pacientes imunocomprometidos com síndrome de hiperinfecção podem ser graves e podem assemelhar-se aos da síndrome do desconforto respiratório do adulto, com início agudo de dispneia, tosse produtiva e hemoptise acompanhada de febre, taquipneia e hipoxemia.

A migração das larvas filariformes a partir do ânus pode levar a uma manifestação dermatológica, conhecida como *larva currens*, que se caracteriza por trajetos de lesões maculopapulares eritematosas, serpiginosas e migratórias, principalmente na pele das nádegas, da virilha e da parte inferior do abdome.

Em indivíduos com deficiência da imunidade celular, podem ocorrer autoinfecção, resultando em cargas de vermes excepcionalmente altas (*i. e.*, hiperinfecção) e estrongiloidíase disseminada. Como a infecção assintomática por *S. stercoralis* pode persistir por várias décadas após a infecção inicial, é importante lembrar que uma alteração do estado imunológico associada a determinadas condições, como administração de agentes imunossupressores seguida de transplante de órgãos sólidos, pode resultar em síndrome da hiperinfecção, embora a infecção tenha sido previamente assintomática. O aumento maciço no número de larvas de *Strongyloides*, decorrente da hiperinfecção, pode se manifestar como enterite aguda, com diarreia intensa e doença ulcerativa do intestino delgado e intestino grosso. Durante a infecção disseminada, as larvas e, algumas vezes, os vermes adultos penetram na mucosa intestinal, migram para locais aberrantes, incluindo o sistema nervoso central, e resultam em abscessos metastáticos e meningite por microrganismos gram-negativos, decorrente do transporte de bactérias entéricas pela migração dos parasitas. As complicações menos comuns da doença disseminada incluem glomerulonefrite e síndrome nefrótica por lesão mínima, síndrome do desconforto respiratório agudo e hemorragia alveolar.[7] A mortalidade em decorrência da hiperinfecção e doença disseminada pode ser elevada, porém o diagnóstico precoce e o início imediato do tratamento estão associados à melhora dos resultados.

Os lactentes com síndrome da barriga inchada causada por *S. fuelleborni* frequentemente apresentam ascite abdominal aguda, que não é acompanhada de diarreia ou febre. A ascite decorre da perda de proteína gastrintestinal; pode ser significativa o suficiente para causar comprometimento respiratório e está associada a uma elevada taxa de mortalidade.

DIAGNÓSTICO

O diagnóstico definitivo da infecção por *S. stercoralis* baseia-se na identificação microscópica das larvas nas fezes, em outros líquidos (como escarro) ou tecidos. A estrongiloidíase intestinal pode ser diagnosticada pela identificação de larvas em esfregaços diretos de fezes recentes, embora a sensibilidade de uma única amostra fecal seja baixa, de apenas 30%. É possível aumentar a sensibilidade por meio de exame de várias amostras fecais, uso de técnicas de concentração e plaqueamento da amostra de fezes e inspeção dos trajetos de colônicas criados por bactérias arrastadas pela migração das larvas.

A síndrome da hiperinfecção e a estrongiloidíase disseminada podem ser diagnosticadas pela detecção de larvas filariformes em líquido duodenal obtido por endoscopia, em amostra de escarro ou no lavado broncoalveolar. As larvas também têm sido identificadas no líquido cerebrospinal, na urina, em lavado peritoneal, na pele e no encéfalo de indivíduos imunocomprometidos.

A eosinofilia flutuante é comum na estrongiloidíase intestinal não complicada, particularmente durante a fase de migração pulmonar da infecção inicial. Entretanto, a eosinofilia pode estar ausente em pacientes com hiperinfecção e disseminação. De fato, os pacientes com hiperinfecção e eosinofilia apresentam um melhor prognóstico do que aqueles sem eosinofilia.

O diagnóstico sorológico com uso de um ensaio imunoabsorvente ligado à enzima (ELISA), que detecta anticorpos dirigidos contra as larvas filariformes, é muito sensível, até mesmo em hospedeiros imunocomprometidos com estrongiloidíase disseminada, embora possam ser obtidos resultados falso-positivos em casos de coinfecção por outros nematódeos, particularmente filária. A especificidade é melhorada com o uso dos ensaios mais recentes de sistemas de imunoprecipitação de luciferase (LIPS), que incorporam antígenos recombinantes específicos de *Strongyloides*. Os ensaios de LIPS têm a vantagem adicional de rápida reversão para soronegatividade após o tratamento, em comparação com o declínio lento dos títulos de ELISA.

TRATAMENTO

A estrongiloidíase intestinal não complicada pode ser tratada efetivamente com ivermectina (200 μg/kg de peso corporal, 1 ou 2 vezes/dia), com taxas de cura, definidas como ausência de larvas por métodos parasitológicos 1 ano após o tratamento, que ultrapassam 85 a 90%.[A5,A5b] O albendazol é um tratamento alternativo (ver Tabela 335.1).[8] A diminuição dos títulos de anticorpos e da contagem de eosinófilos indica uma resposta ao tratamento na ausência de exposição continuada. Depois de 6 meses, os títulos de ELISA devem diminuir de modo significativo, enquanto os ensaios de LIPS devem reverter para negatividade. Entretanto, estudos de acompanhamento a longo prazo mais recentemente relatados, por até 4 anos após tratamento com ivermectina, mostraram que foram novamente detectadas larvas em 14 de 21 pacientes, observados desde 30 dias após o tratamento, e foi detectado o DNA de *S. stercoralis* em todos os pacientes, tanto em 30 dias após o tratamento quanto em amostras de fezes subsequentes. Esses dados sugerem que a cura parasitológica a longo prazo é improvável, de modo que a estrongiloidíase precisa ser considerada uma infecção crônica, para a qual é necessário reavaliar os esquemas de administração de ivermectina.[9]

Em pacientes imunocomprometidos com hiperinfecção ou doença disseminada, o tratamento diário com ivermectina deve ser prolongado. Alguns especialistas recomendam continuar o tratamento por até 2 semanas após a obtenção de resultados negativos nos exames de fezes (*i. e.*, à procura de um ciclo autoinfecção). Em pacientes gravemente doentes que são incapazes de tolerar a terapia oral, foram utilizadas preparações de ivermectina veterinária intravenosa e enema de ivermectina. A terapia combinada com ivermectina e albendazol também pode ser utilizada no tratamento da estrongiloidíase disseminada, porém não se dispõe de dados sobre um efeito de melhora do prognóstico em comparação com a monoterapia.

PREVENÇÃO

Nas áreas endêmicas, é possível reduzir o risco de infecção ao minimizar o contato da pele com solo contaminado, porém a eliminação dessa infecção só ocorrerá com melhorias no saneamento e no tratamento de resíduos humanos. Para prevenir a hiperinfecção em indivíduos já infectados, o diagnóstico deve ser estabelecido antes do início da imunossupressão, se possível, como antes de transplante de órgãos ou quimioterapia do câncer. Todas as pessoas que residiram ou que viajaram para uma área endêmica devem ser submetidas a rastreamento à procura de infecção assintomática, de preferência por sorologia ou, se esta não for possível, pelo exame microscópio de pelo menos três amostras fecais para investigar a presença de larvas. Os pacientes com resultados positivos no rastreamento devem ser tratados empiricamente com ivermectina. Os indivíduos com testes negativos no rastreamento, porém com eosinofilia inexplicada e história de exposição, também devem ser considerados para tratamento empírico. Em pacientes submetidos a transplante de células-tronco hematopoéticas, recomenda-se a documentação da resposta com pelo menos três exames de fezes negativos consecutivos ou um ensaio de LIPS negativo antes de proceder ao transplante.

NEMATODÍASES INTESTINAIS INCOMUNS

Os seres humanos podem atuar como hospedeiros incidentais de alguns nematódeos que normalmente parasitam os intestinos de outros animais.

Trichostrongylus

Foram relatadas infecções humanas por várias espécies do gênero *Trichostrongylus* no Irã, Extremo Oriente e Austrália. Os seres humanos tornam-se infectados quando ingerem larvas com vegetais folhosos que foram contaminados com solo contendo fezes de animais herbívoros. Os vermes do gênero *Trichostrongylus* assemelham-se aos ancilostomídeos quanto à sua morfologia, aparência dos ovos no exame de fezes e patologia induzida. As infecções intensas podem ser acompanhadas de diarreia e anemia. Os medicamentos recomendados para o tratamento incluem pamoato de pirantel, albendazol ou mebendazol (ver Tabela 335.1).

Anisaquíase

A anisaquíase resulta da ingestão das larvas de nematódeos que normalmente infectam mamíferos marinhos, como golfinhos, baleias e focas. As larvas dos gêneros *Anisakis*, *Phocanema* e *Pseudoterranova* infectam a carne de várias espécies de peixes de água salgada que atuam como hospedeiros intermediários. O consumo de peixe cru ou malcozido, frequentemente na forma de *sushi* ou *sashimi*, resulta na liberação de larvas infecciosas no estômago, seguida de invasão do estômago ou da parede duodenal, provocando dor na parte superior do abdome que pode ser intensa. Os anisaquídeos não são capazes de se desenvolver nos seres humanos e morrem em poucos dias; em consequência, pode ocorrer uma reação granulomatosa eosinofílica, simulando um tumor gástrico. O diagnóstico e o tratamento são acompanhados de remoção endoscópica do parasita. A infecção é prevenida pelo cozimento ou congelamento dos frutos do mar antes de seu consumo. É interessante assinalar que salgar, defumar ou marinar os peixes não matam essas larvas.

Capillaria philippinensis

O nematódeo *C. philippinensis* pode causar grave infecção intestinal, que tem sido relatada principalmente nas Filipinas e na Tailândia, embora também tenha sido observada no Japão, Taiwan, Coreia e Egito. Os vermes adultos assemelham-se a *Trichinella spiralis*, embora possam biologicamente simular *S. stercoralis*, visto que apresentam um ciclo de reprodução autoinfeccioso, em que as larvas podem se desenvolver em vermes adultos sem deixar o hospedeiro. Embora o ciclo de vida ainda não esteja totalmente elucidado, esse nematódeo provavelmente parasita aves aquáticas que se alimentam de peixes e crustáceos, que atuam como hospedeiros intermediários. Os seres humanos tornam-se infectados pela ingestão de peixe ou camarão infectados crus ou malcozidos. Os vermes adultos deslocam-se até as criptas da mucosa do intestino delgado, onde depositam as larvas, resultando, algumas vezes, em infecção fulminante. A doença clínica consiste em diarreia intensa associada a anorexia, vômitos e perda de peso. Foram relatadas altas taxas de mortalidade, de até 10%, em que a morte resulta de má absorção grave e enteropatia perdedora de proteínas. O diagnóstico depende da visualização dos ovos ou das larvas nas fezes. O tratamento preferencial consiste em albendazol ou mebendazol (ver Tabela 335.1).

NEMATÓDEOS TECIDUAIS

Os nematódeos teciduais podem ser divididos naqueles cujo principal hospedeiro são os seres humanos (filarioses) e naqueles que habitualmente infectam animais, mas que podem infectar, acidentalmente, os seres humanos. Vários nematódeos zoonóticos, como *Toxocara*, *Trichinella* e *Angiostrongylus*, infectam os seres humanos após a ingestão oral acidental de ovos ou de larvas, que são incapazes de completar seu ciclo de vida no hospedeiro. As manifestações clínicas resultam, principalmente, da migração aberrante de larvas por vários tecidos.

Toxocaríase

DEFINIÇÃO

A ingestão acidental de ovos embrionados do verme canino *Toxocara canis* ou, com menos frequência, do ascarídeo felino *Toxocara cati*, pode levar ao desenvolvimento das síndromes clínicas de larva *migrans* visceral e larva *migrans* ocular. Os sintomas são causados pela migração das larvas através dos órgãos do corpo, resultando em doença grave e até mesmo morte.

EPIDEMIOLOGIA

As infecções por *Toxocara* em animais são ubíquas em todo o mundo. Nos seres humanos, as crianças são infectadas com mais frequência, provavelmente em consequência da exposição ao solo contaminado com fezes de cão ou de gato ao brincar ao ar livre. A larva *migrans* visceral é encontrada mais comumente em crianças com menos de 5 anos, enquanto a larva *migrans* ocular afeta normalmente crianças entre 5 e 10 anos.

BIOPATOLOGIA

O ciclo de vida do *Toxocara* no hospedeiro animal assemelha-se ao de *A. lumbricoides* em seres humanos; as larvas penetram na parede intestinal após serem liberadas dos ovos ingeridos, migram pela circulação até os pulmões, entram no espaço alveolar e ascendem pela árvore brônquica até serem deglutidos de volta ao sistema digestório, onde se desenvolvem em vermes adultos que podem produzir ovos. Entretanto, quando ovos embrionados de *Toxocara* são ingeridos pelos seres humanos, as larvas liberadas migram por todo o corpo (mais comumente para os pulmões, o fígado, o sistema nervoso central [SNC] e, em certas ocasiões, os olhos), porém são incapazes de se desenvolver em vermes adultos. Por fim, as larvas morrem, induzindo reações significativas de hipersensibilidade imediata e tardia, resultando na formação de granuloma eosinofílico. A larva *migrans* visceral e a larva *migrans* ocular parecem ser mutuamente exclusivas, sugerindo que diferentes cepas de *Toxocara* podem ter diferentes tropismos para tecidos. Por outro lado, a larva *migrans* visceral pode resultar de infecções repetidas, enquanto a larva *migrans* ocular pode ser manifestação da infecção em crianças que não foram previamente sensibilizadas.

MANIFESTAÇÕES CLÍNICAS

Nos seres humanos, a maioria das infecções por *Toxocara* é assintomática. A larva *migrans* visceral caracteriza-se por febre baixa, sintomas pulmonares, incluindo tosse e sibilos, e, com menos frequência, hepatoesplenomegalia acompanhada de dor no quadrante superior direito.[10] Os sintomas aparecem de modo gradual e desaparecem depois de 4 a 8 semanas. A miocardite, a nefrite e a doença do SNC são menos comuns. O comprometimento do SNC pode resultar em crises convulsivas, encefalopatia, sintomas neuropsiquiátricos ou meningoencefalite eosinofílica.

Normalmente, a larva *migrans* ocular manifesta-se como comprometimento visual unilateral que, algumas vezes, é acompanhado de estrabismo. O grau de perda de visão depende da estrutura ocular específica acometida, e pode ocorrer cegueira permanente. A larva *migrans* ocular que acomete a retina pode ser difícil de distinguir das outras causas de lesões intrarretinianas focais, como o retinoblastoma ou a tuberculose.

DIAGNÓSTICO

Pode-se suspeitar de toxocaríase com base na apresentação clínica compatível e em uma história de exposição a cães ou gatos. Com frequência, observa-se a presença de eosinofilia e hipergamaglobulinemia. O teste sorológico com ELISA, em combinação com *immunoblot* para a detecção de anticorpos anti-*Toxocara* pode fornecer informações, embora não estabeleça a distinção entre infecção ativa e exposição anterior. O desenvolvimento recente de ELISA que incorporam antígenos recombinantes, de *T. canis* aumentou a sensibilidade e a especificidade do ensaio. A biopsia de tecidos para documentar a presença das larvas não é recomendada, em virtude de sua baixa sensibilidade.

A tomografia computadorizada e a angiografia com fluoresceína podem ser úteis no diagnóstico da larva *migrans* ocular, particularmente para diferenciá-la do retinoblastoma e de outras causas de lesões expansivas intraoculares. Esse diagnóstico também é sugerido por níveis elevados de anticorpos anti-*Toxocara* no humor aquoso e vítreo em comparação com o soro.

TRATAMENTO

O albendazol (400 mg administrados 2 vezes/dia, durante 5 dias) constitui o tratamento preferencial da toxocaríase aguda (Tabela 335.2). O mebendazol não é recomendado, em virtude de sua baixa biodisponibilidade oral. Em pacientes com grave comprometimento pulmonar, cardíaco ou neurológico, os corticosteroides podem reduzem a gravidade e a duração dos sintomas. A larva *migrans* ocular é tratada por vitrectomia, corticosteroides, albendazol ou uma combinação deles.

Ver também Capítulo 323.

PREVENÇÃO

A larva *migrans* visceral e a larva *migrans* ocular podem ser prevenidas por meio de tratamento anti-helmíntico periódico de cães e gatos, descarte adequado das fezes dos animais de estimação, cobertura das caixas de areia, lavagem das mãos após brincar com cães ou gatos e manter as crianças longe de áreas onde animais de estimação defecaram.

Tabela 335.2 Tratamento das infecções teciduais por nematódeos.

INFECÇÃO POR NEMATÓDEOS	TRATAMENTO
Toxocaríase	Albendazol, 400 mg, 2 vezes/dia, durante 5 dias
Triquinelose	Albendazol, 400 mg, 2 vezes/dia, durante 8 a 14 dias*
Angiostrongilíase	O tratamento com albendazol ou mebendazol é controverso, mas pode aliviar os sintomas.
Gnatostomíase	Albendazol, 400 mg/dia, durante 3 semanas Alternativa: ivermectina, 200 μg/kg/dia, durante 2 dias +/– Remoção cirúrgica
Filariose linfática	Dietilcarbamazina, 6 mg/kg/dia divididos em 3 doses durante 12 dias,† mais doxiciclina, 100 a 200 mg/dia durante 6 semanas
Oncocercose	Ivermectina, 150 μg/kg em dose única (alternativa: moxidectina, 8 mg em dose única), repetida a cada 6 a 12 meses até a resolução dos sintomas, mais doxiciclina, 200 mg/dia, durante 6 semanas‡
Loíase	Dietilcarbamazina, 8 a 10 mg/kg/dia divididos em três doses, durante 21 dias†‡
Mansonella perstans	Doxiciclina, 200 mg/dia, durante 6 semanas
Mansonella ozzardi	Ivermectina, 200 μg/kg em dose única
Mansonella streptocerca	Dietilcarbamazina, 6 mg/kg/dia divididos em três doses, durante 12 dias Alternativa: ivermectina, 150 μg/kg em dose única
Dracunculíase	Extração do verme adulto

*O tratamento só é efetivo se for iniciado durante a fase intestinal da infecção. †Iniciar com uma dose de 50 mg no primeiro dia, 50 mg 3 vezes/dia no segundo dia, 100 mg 3 vezes/dia no terceiro e, em seguida, 8 a 10 mg/kg/dia do dia 4 em diante. ‡Com frequência, é necessário repetir o tratamento depois de 6 meses se houver persistência dos sintomas e da eosinofilia.

Bailisascaríase

A bailisascaríase é uma zoonose rara causada pela infecção por *Baylisascaris procyonis*, um parasita ascarídeo do guaxinim e de outros pequenos carnívoros. Na América do Norte, a infecção está mais comumente associada ao contato com guaxinins ou a ambientes contaminados com suas fezes e ocorre predominantemente em lactentes e crianças pequenas que ingerem os ovos embrionados enquanto brincam na terra. Do ponto de vista clínico, a doença manifesta-se como larva *migrans* neural, em virtude da invasão do SNC pelas larvas após os ovos ingeridos serem liberados no sistema digestório. Os achados característicos consistem em febre, alteração do estado mental, déficits neurológicos focais e convulsões. O exame do líquido cerebrospinal (LCS) revela meningite eosinofílica. *Baylisascaris procyonis* também tem sido associado à larva *migrans* ocular. A infecção pode ser fatal ou pode resultar em comprometimento neurológico ou visual permanente. Na presença de larva *migrans* neural, a resposta ao tratamento com anti-helmínticos é precária, porém os corticosteroides podem ser úteis. Foi relatado o uso bem-sucedido da fotocoagulação por *laser* na larva *migrans* ocular. O albendazol profilático (25 mg/kg/dia, durante 20 dias) iniciado poucos dias após uma exposição pode evitar a doença clínica.

Triquinelose

DEFINIÇÃO

Trichinella infecta uma variedade de hospedeiros mamíferos, sendo o porco doméstico o reservatório mais importante em todo o mundo. Os seres humanos são infectados com a ingestão de carne de porco crua ou malcozida ou outras carnes de animais domésticos ou selvagens, que são contaminadas com larvas encistadas no tecido muscular.[11] Embora as larvas se desenvolvam em adultos no trato intestinal humano, com acasalamento e produção larvas, a doença clínica caracteriza-se nem tanto pela infecção intestinal, porém mais pelas larvas recém-nascidas que penetram na parede intestinal e se disseminam por todo o corpo.

EPIDEMIOLOGIA

Várias espécies diferentes de *Trichinella* podem causar doença em seres humanos, embora *Trichinella spiralis* seja a mais comum. *Trichinella spiralis* é enzoótica em todo o mundo em animais selvagens, onívoros e carnívoros, incluindo ursos, javalis e ratos. *Trichinella nativa* afeta predominantemente carnívoros (p. ex., morsas, ursos-polares e focas) que vivem no Ártico e nas regiões subárticas da América do Norte, Europa e Ásia. *Trichinella* é introduzida em populações de animais domésticos, habitualmente porcos ou cavalos, por meio de sua alimentação com pedaços de carne não processada de animais infectados, mais comumente ratos. Graças aos regulamentos que proíbem essa prática nos EUA, no Canadá e na União Europeia, a infecção humana pelo consumo de produtos de carne de porco malcozida ou defumada ou carne bovina contaminada com larvas encistadas foi praticamente eliminada,[12] embora ainda ocorra no resto do mundo. Com efeito, a ingestão de carne de animais de caça malcozida, particularmente carne de urso ou de javali, constitui agora a fonte mais comum de infecção nesses locais. Uma importante fonte de infecção por *T. nativa* em populações nativas do Alasca e Ártico canadense é o consumo de carne de morsa não cozida.

BIOPATOLOGIA

A triquinelose, também denominada triquinose, resulta da ingestão de tecido muscular estriado contendo larvas infecciosas encistadas. As larvas são liberadas do tecido muscular pelas enzimas digestivas no estômago e, em seguida, migram para a parte superior do intestino delgado, onde se desenvolvem rapidamente em vermes adultos sexualmente maduros depois de apenas 2 dias. Os vermes adultos vivem mergulhados no epitélio colunar, onde crescem e alcançam um comprimento de 3 mm (fêmeas) ou 1,5 mm (machos). As fêmeas começam a produzir larvas recém-nascidas 5 dias após o acasalamento. Os vermes adultos permanecem viáveis por mais 3 a 5 semanas, quando a imunidade adquirida se desenvolve, levando à sua expulsão do hospedeiro.

As larvas recém-nascidas apresentam um estilete semelhante a uma espada em sua cavidade oral, que possibilita sua penetração na lâmina própria e entrada nos vasos linfáticos e sanguíneos do hospedeiro, possibilitando sua migração por todo o corpo. As larvas entram em todos os tipos de células, onde elas habitualmente morrem, com exceção das células musculares estriadas e células musculares cardíacas. Únicas entre os nematódeos, as larvas maduras de *Trichinella* têm uma fase intracelular, desenvolvendo e transformando as células musculares em "células cuidadoras" (*nurse cells*), que sustentam o crescimento e o desenvolvimento das larvas (Figura 335.4). Nessas células cuidadoras, as larvas de *Trichinella* podem sobreviver por décadas. Embora as células cuidadoras não resultem em nenhuma doença na maioria dos mamíferos, elas podem induzir uma reação granulomatosa eosinofílica nos seres humanos, que pode resultar em dano e disfunção significativos do tecido.

MANIFESTAÇÕES CLÍNICAS

Nos seres humanos, a doença clínica pode ser dividida em uma fase inicial, seguida de uma fase sistêmica ou muscular. A fase inicial da infecção que ocorre alguns dias após a ingestão das larvas pode estar associada a diarreia leve, dor abdominal e vômitos. Essa fase é autolimitada e, em geral, sofre resolução espontânea nos primeiros 10 dias.

A disseminação sistêmica das larvas de *Trichinella* pode resultar em manifestações miocárdicas, pulmonares e neurológicas focais, embora habitualmente apenas nos indivíduos com infecção mais intensa. Essa fase sistêmica da infecção começa, em geral, 2 a 3 semanas após a

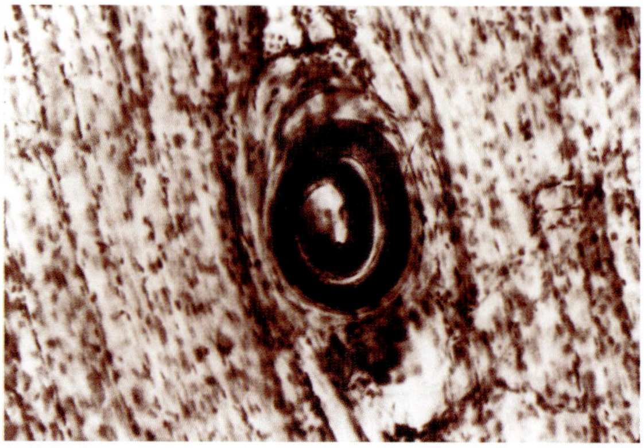

FIGURA 335.4 **"Célula cuidadora" (*nurse cell*) no tecido muscular contendo uma larva de *Trichinella spiralis*.** (Cortesia do Dr. I. Kagan, Centers for Disease Control and Prevention.)

ingestão de larvas infecciosas e pode persistir por várias semanas. Normalmente, as manifestações clínicas consistem em febre, edema periorbital ou facial, miosite inflamatória difusa (ver Capítulo 253), que se caracteriza por mialgias e hipersensibilidade muscular, e hemorragias petequiais, que são observadas com mais facilidade na pele subungueal e nas conjuntivas. A invasão do miocárdio pelas larvas[13] pode levar à miocardite (ver Capítulo 54), que pode resultar em insuficiência cardíaca ou arritmias.

À semelhança da maioria dos nematódeos, a gravidade dos sintomas está relacionada com a carga total de vermes. Como os vermes adultos são incapazes de se reproduzir dentro do hospedeiro, o número de larvas encistadas ingeridas constitui o determinante mais importante do número de larvas que invadem o músculo e outros tecidos.

DIAGNÓSTICO

Deve-se suspeitar do diagnóstico de triquinelose em indivíduos com apresentação clínica compatível, história de ingestão de carne crua ou malcozida, eosinofilia e aumento das enzimas musculares, como creatinoquinase e lactato desidrogenase. O diagnóstico definitivo depende da visualização das *nurse cells* em uma amostra de biopsia muscular ou na detecção do DNA específico de *Trichinella* pela técnica da reação em cadeia da polimerase (PCR), embora essa ferramenta não esteja amplamente disponível. Os achados na biopsia muscular podem ser normais, até mesmo em pacientes com infecção intensa, por um erro de amostragem. A detecção de anticorpos anti-*Trichinella* pode ser muito útil no estabelecimento do diagnóstico; a técnica de ELISA é o método mais comumente utilizado. É possível detectar anticorpos dentro de apenas 12 dias após a infecção inicial.

TRATAMENTO

Durante a fase intestinal da infecção, recomenda-se o albendazol em uma dose de 400 mg administrados 2 vezes/dia, durante 8 a 14 dias, para eliminar os vermes adultos e prevenir a liberação de larvas recém-nascidas (ver Tabela 335.2). Embora não se saiba se o albendazol é efetivo contra larvas recém-nascidas, a administração desse medicamento durante a fase sistêmica da infecção pode agravar potencialmente os sintomas ao exacerbar a resposta inflamatória do hospedeiro às larvas mortas. O tratamento da doença sistêmica grave, incluindo miocardite e doença neurológica, deve ser direcionado para a redução da inflamação, mais comumente com corticosteroides, embora o albendazol também deva ser administrado nesses casos, visto que os corticosteroides podem retardar a expulsão dos vermes adultos do intestino, aumentando, assim, o número de larvas recém-nascidas que podem ser liberadas. Deve-se considerar também o tratamento sintomático com antipiréticos e analgésicos.

Ver também Capítulo 323.

PREVENÇÃO

A infecção da infecção por *Trichinella* consiste no cozimento completo da carne para eliminar as larvas encistadas. O congelamento da carne em −20°C durante pelo menos 3 dias elimina *T. spiralis*, mas não todas as outras espécies de *Trichinella*. É importante assinalar que as técnicas de cura e defumação não são confiáveis para matar esse nematódeo.

Angiostrongilíase

DEFINIÇÃO

Angiostrongylus cantonensis e *Angiostrongylus costaricensis* são nematódeos que normalmente infectam roedores, principalmente ratos. Os vermes adultos do *A. cantonensis* ou verme pulmonar do rato, habitam as artérias pulmonares de roedores. As larvas produzidas migram para a faringe, são deglutidas e, em seguida, eliminadas nas fezes. Certos moluscos, como caracóis e lesmas, e camarões servem como hospedeiros intermediários até serem ingeridos por hospedeiros definitivos. As larvas liberadas migram para o cérebro, onde se desenvolvem em vermes adultos imaturos antes de seguir seu trajeto pela circulação pulmonar, transformando-se em adultos sexualmente maduros. Os seres humanos são incidentalmente infectados após ingerir moluscos crus ou malcozidos ou vegetais frescos contaminados com partes de moluscos infectados. As larvas podem migrar até o SNC, mas não podem se desenvolver mais. Diferentemente de *A. cantonensis*, as larvas de *A. costaricensis* podem se desenvolver em vermes adultos sexualmente maduros nos vasos linfáticos e arteríolas mesentéricas locais dos seres humanos e liberar ovos e larvas no tecido intestinal, causando uma reação granulomatosa eosinofílica intensa.

EPIDEMIOLOGIA

As infecções humanas por *A. cantonensis* ocorrem principalmente no Sudeste Asiático e Pacífico Sul e, com menos frequência, no Brasil, Caribe e Luisiana nos EUA.[14] A angiostrongilíase abdominal causada por *A. costaricensis* foi relatada principalmente na América Latina, em particular em crianças pequenas.

MANIFESTAÇÕES CLÍNICAS

Após a ingestão, as larvas de *A. cantonensis* penetram na parede intestinal e migram para o cérebro, as meninges e, com menos frequência, para a medula espinal e os olhos. Pode haver desenvolvimento de febre, cefaleia intensa, meningismo, náuseas, vômitos, crises convulsivas e déficits neurológicos focais. A infecção por *A. costaricensis* pode simular apendicite, com dor abdominal do lado direito, vômitos e febre. Com menos frequência, pode ocorrer sangramento gastrintestinal.

DIAGNÓSTICO

O diagnóstico da infecção por *A. cantonensis* baseia-se em uma história de ingestão de alimentos potencialmente contaminados, na presença de eosinofilia periférica e na detecção de eosinófilos e, raramente, larvas no LCS. Na angiostrongilíase do SNC ou intestinal, não são encontrados ovos nem larvas nas fezes, embora ambos possam ser observados em amostras de tecido para pesquisa de *A. costaricensis*. Não se dispõe de sorologia no comércio.

TRATAMENTO E PREVENÇÃO

A maioria dos pacientes infectados por ambas as espécies de *Angiostrongylus* recupera-se por completo depois de cerca de 2 semanas. O uso de anti-helmínticos (ver Capítulo 323) é controverso, e há apenas alguns relatos de benefício com o uso de albendazol ou mebendazol, que habitualmente são administrados em combinação com analgésicos e corticosteroides para aliviar os sintomas. As punções lombares seriadas para remoção do LCS podem aliviar os sintomas de pressão intracraniana elevada provocada pela infecção por *A. cantonensis*. O cozimento adequado do alimento e a lavagem dos vegetais podem evitar essa infecção.

Gnatostomíase

Gnathostoma spinigerum é um nematódeo intestinal de cães e gatos, e os hospedeiros intermediários incluem pequenos crustáceos (copépodes), anfíbios, peixes de água doce e aves. A infecção humana ocorre em todo o Extremo Oriente, Tailândia e América Latina, particularmente no México, em virtude do consumo de hospedeiros invertebrados crus ou malcozidos que abrigam larvas. As larvas são liberadas no intestino e, subsequentemente, migram pelo corpo, porém são incapazes de alcançar a maturidade sexual nos seres humanos. A apresentação clínica mais comum consiste em edemas subcutâneos migratórios, dolorosos e pruriginosos. Além disso, podem ocorrer meningite eosinofílica e larva *migrans* ocular, com resultados potencialmente devastadores, incluindo paralisia, hemorragia subaracnóidea e perda visual permanente. Em geral, observa-se eosinofilia periférica, frequentemente significativa; em caso de meningite, os eosinófilos também são encontrados no LCS. Embora não se disponha de teste sorológico nos EUA, ele pode ser realizado por laboratórios na Tailândia e no Japão. Recomenda-se o tratamento da doença cutânea com um ciclo de 3 semanas de albendazol ou com um ciclo de 2 dias de ivermectina (ver Tabela 335.2). Em caso de comprometimento neurológico ou ocular, os anti-helmínticos não são aconselhados, visto que eles podem agravar as manifestações. A gnatostomíase pode ser evitada com cozimento adequado dos peixes.

Filarioses

DEFINIÇÃO E PATOLOGIA

As filarioses são infecções por nematódeos transmitidas por artrópodes, endêmicas principalmente nas áreas tropicais do mundo, em que os vermes adultos maduros vivem nos vasos linfáticos ou no tecido conjuntivo (Tabela 335.3). Oito espécies de filárias infectam os seres humanos: *Wuchereria bancrofti*, *Brugia malayi*, *Onchocerca volvulus*, *Brugia timori*, *Loa loa*, *Mansonella streptocerca*, *Mansonella perstans* e *Mansonella ozzardi*. As primeiras três são as filarioses mais comuns em todo o mundo. Embora sejam habitualmente fatais, essas infecções podem resultar em incapacidade e desfiguração significativas, como linfedema irreversível dos membros (*W. bancrofti* e *B. malayi*) ou cegueira (*O. volvulus*). A maioria das filarioses exige exposição prolongada para que a doença se manifeste, de modo que sua ocorrência é incomum em viajantes que permanecem pouco tempo em áreas endêmicas.

No caso de todas as filárias, a infecção começa com a picada de um artrópode vetor infectado, que deposita larvas infectantes, denominadas microfilárias, na pele ou no sangue. Durante vários meses, as microfilárias amadurecem em vermes adultos capazes de se acasalar para produzir microfilárias, que podem ser ingeridas por outro artrópode vetor para completar o ciclo de vida. Os vermes adultos podem sobreviver por 5 a 17 anos no hospedeiro humano; as microfilárias vivem entre 5 meses e 5 anos. Os seres humanos constituem o único hospedeiro definitivo na maioria das filárias, com exceção de *B. malayi* e *M. perstans*.

MANIFESTAÇÕES CLÍNICAS

As manifestações clínicas da infecção são variadas. Na maioria dos casos, a gravidade da doença é proporcional à carga de vermes abrigados por um indivíduo, e as infecções relativamente leves são, em geral, assintomáticas. No caso de várias das filarioses, a resposta inflamatória do hospedeiro à infecção só se torna aparente com a morte dos vermes adultos ou das microfilárias. Isso pode ser desencadeado pela exposição aos antígenos das filárias que estavam previamente escondidos do sistema imune, ou pela liberação de endossimbiontes bacterianos do gênero *Wolbachia*, que residem no interior de diversas filárias. *Wolbachia* são da ordem Rickettsiales e são encontradas na hipoderme dos vermes adultos e nos oocistos, embriões e microfilárias; desempenham um papel crítico na viabilidade e fertilidade dos vermes.

DIAGNÓSTICO

O diagnóstico das infecções por filárias depende habitualmente do exame microscópico de amostras de sangue ou de pele à procura das

Tabela 335.3 Filárias que parasitam seres humanos.

			MICROFILÁRIAS		
ESPÉCIE	**DISTRIBUIÇÃO**	**VETOR**	**LOCALIZAÇÃO PRIMÁRIA**	**PERIODICIDADE**	**PRESENÇA DE BAINHA**
Wuchereria bancrofti	Trópicos em todo o mundo	Mosquitos	Sangue	Noturna, subperiódica	+
Brugia malayi	Índia, Sudeste Asiático	Mosquitos	Sangue	Noturna, subperiódica	+
Brugia timori	Indonésia	Mosquitos	Sangue	Noturna	+
Onchocerca volvulus	África, América do Sul	Borrachudos *Simulium*	Pele, olho	Nenhuma ou mínima	–
Loa loa	África Ocidental e Central	Moscas *Chrysops*	Sangue	Diurna	+
Mansonella perstans	África, América do Sul, Caribe	Mosquitos-pólvora	Sangue	Nenhuma	–
Mansonella ozzardi	América Central, América do Sul e Caribe	Mosquitos-pólvora, borrachudos *Simulium*	Sangue	Nenhuma	–
Mansonella streptocerca	África Ocidental e Central	Mosquitos-pólvora	Pele	Nenhuma	–

microfilárias características (ver Tabela 335.3). As microfilárias de diferentes espécies de filárias medem entre 170 e 320 μm de comprimento e podem ser diferenciadas com base na fonte tecidual da amostra, na presença ou ausência de bainha e no arranjo dos núcleos na cauda. Para algumas espécies de filárias, as microfilárias são encontradas no sangue apenas durante certos períodos do dia para coincidir com os hábitos de picada do artrópode vetor, o que deve ser levado em consideração no momento da coleta da amostra de sangue para microscopia. A sorologia não é útil nas áreas endêmicas, visto que a obtenção de um resultado positivo não distingue uma infecção anterior da atual, e observa-se uma considerável reatividade cruzada antigênica entre as filárias e outros nematódeos. Entretanto, a detecção de anticorpos antifilária pode ser útil em viajantes a longo prazo que retornam ou em expatriados que não são originalmente de áreas endêmicas.

TRATAMENTO

A dietilcarbamazina (DEC), a ivermectina e o albendazol constituem os principais medicamentos contra as filárias, embora tenham eficácias variáveis contra as diferentes espécies de filárias (ver Tabela 335.2). A DEC é macrofilaricida (ativa contra os vermes adultos) de *W. bancrofti*, espécies de *Brugia* e *L. loa*, embora sejam necessários ciclos prolongados ou repetidos para alcançar esse efeito. Com mais frequência, o objetivo é suprimir a produção de microfilárias pelas fêmeas adultas, o que pode ser obtido com doses únicas de medicamentos antifilária administrados isoladamente ou em combinação, anualmente ou a cada semestre. A redução das microfilárias no sangue ou na pele pode, em alguns casos, melhorar os sintomas ou prevenir a progressão da doença, além de interromper a transmissão. Além disso, a atuação contra *Wolbachia* endossimbiontes de algumas espécies de filárias com ciclos estendidos de antibióticos, como a doxiciclina, pode ser macrofilaricida.

FILARIOSE LINFÁTICA

DEFINIÇÃO

Os três agentes etiológicos da filariose linfática, *W. bancrofti*, *B. malayi* e *B. timori*, são transmitidos aos seres humanos pela picada de um mosquito infectado. Posteriormente, as microfilárias depositadas na ferida da picada migram, através do tecido subcutâneo, para o sistema linfático, onde os vermes adultos se desenvolvem depois de cerca de 4 a 12 meses. Os vermes em espiral residem nos linfonodos e podem se estender para os vasos linfáticos aferentes e para o tecido subcutâneo adjacente. Os linfáticos dos membros inferior e superior e dos órgãos genitais masculinos são mais comumente afetados. Após o acasalamento, as fêmeas, que medem entre 4 e 10 cm de comprimento, isto é, duas vezes o comprimento dos machos, liberam mais de 10.000 microfilárias por dia, que migram para dentro da corrente sanguínea até serem ingeridas por mosquitos. Nas áreas mais endêmicas, as microfilárias estão presentes no sangue periférico apenas à noite, quando as picadas dos mosquitos vetores são mais prováveis. As filárias adultas vivem entre 5 e 8 anos no hospedeiro, embora tenham sido relatadas infecções de várias décadas de duração.

EPIDEMIOLOGIA

Estima-se que 70 milhões de indivíduos sejam afetados pela filariose linfática em todo o mundo; a maioria dos casos é provocada por *W. bancrofti* e menos de 5 milhões são causados por *B. malayi*. *Brugia timori* é de menor importância, e sua distribuição é restrita ao sudeste da Indonésia. *Wuchereria bancrofti* é amplamente distribuída nos trópicos, particularmente no Sudeste Asiático, no subcontinente indiano, na África, na América do Sul, no Caribe e no Pacífico Sul. Os principais vetores da filariose bancroftiana são mosquitos *Culex* em áreas urbanas e mosquitos anofelinos em áreas rurais da África e espécies de *Aedes* no Pacífico.

Os seres humanos são o único hospedeiro definitivo de *W. bancrofti*. Entretanto, *B. malayi*, pode ser zoonótica, e tanto espécies de macacos quanto felinos servem como hospedeiros reservatórios. A filariose por *Brugia* é encontrada principalmente na Índia, na Malásia e em outras áreas do Sudeste Asiático.

BIOPATOLOGIA

A patologia das infecções por filárias deve-se principalmente à obstrução da circulação linfática, em consequência do dano induzido pelos vermes adultos, especificamente linfangite inflamatória local com componentes de resposta imune inata e adaptativa, levando à hipertrofia das paredes dos vasos. Essa resposta inflamatória pode ser desencadeada pela liberação de antígenos dos vermes mortos ou moribundos, porém as evidências sugerem que ela também é induzida pelos vermes vivos e antígenos de *Wolbachia*, que são excretados ou secretados no meio circundante. A lesão inflamatória também é exacerbada por infecções bacterianas e fúngicas secundárias.

A resposta inflamatória inicial leva à proliferação endotelial e do tecido conjuntivo e à dilatação dos vasos, o que compromete a função linfática normal e resulta em linfedema, que inicialmente é reversível. Entretanto, a morte dos vermes resulta em uma reação granulomatosa aos antígenos liberados do verme e de *Wolbachia*. A infiltração de células gigantes, bem como plasmócitos, eosinófilos e neutrófilos, pode provocar obstrução completa do lúmen do vaso linfático. Com o decorrer do tempo, a fibrose progressiva e a obstrução do fluxo linfático resultam em edema irreversível. Embora possam ocorrer recanalização e colateralização dos vasos linfáticos, a função linfática permanece comprometida.

MANIFESTAÇÕES CLÍNICAS

As manifestações clínicas da filariose linfática abrangem um amplo espectro, desde infecção assintomática até obstrução linfática crônica grave acompanhada de linfedema e aumento de tamanho do membro ou da parte do corpo afetados (elefantíase). Outros desfechos clínicos comuns incluem linfadenite episódica aguda, ou febre por filária, e eosinofilia pulmonar tropical. Os indivíduos afetados que vivem em regiões endêmicas são, em sua maioria, clinicamente assintomáticos, embora se possa observar a presença de microfilárias no sangue. Apesar de não haver uma resposta inflamatória significativa, na ultrassonografia, pode-se observar dilatação dos linfáticos afetados, o que precede o início da doença clinicamente aparente.

Por motivos desconhecidos, os indivíduos recém-expostos podem desenvolver reações inflamatórias agudas, que podem progredir rapidamente para alterações crônicas ou irreversíveis, em comparação com aqueles nascidos em áreas endêmicas. Os episódios graves de linfadenite, frequentemente com comprometimento genital, podem levar ao desenvolvimento relativamente rápido de linfedema e elefantíase dentro de 1 ano após a apresentação. Em geral, ocorre rápida resolução dos achados se o indivíduo for imediatamente removido da área endêmica. Em geral, não se detectam microfilárias nesses pacientes.

Linfadenite aguda

Ocorrem episódios agudos de linfadenite retrógrada, mais comumente em adolescentes de áreas endêmicas, com frequência em resposta a vermes adultos moribundos. O aumento eritematoso e doloroso de um linfonodo afetado, mais comumente inguinal, precede o início da linfangite e é acompanhado de febre e calafrios. Em geral, os episódios duram cerca de 1 semana; com frequência, sofrem recorrência e podem ser incapacitantes. A defervescência é abrupta e está associada à descamação da pele sobrejacente. Nos homens, a linfadenite inguinal pode ser complicada por epididimite e orquite. Os pacientes com febre por filária podem apresentar microfilaremia, porém isso não ocorre com frequência.

Elefantíase

Episódios repetidos da linfadenite levam, por fim, à dilatação dos vasos linfáticos, resultando em linfedema crônico depois de um período de meses a anos (Figura 335.5). Os membros, as mamas e os órgãos genitais são mais comumente afetados, embora, na infecção por *B. malayi*, habitualmente apenas as partes inferiores das pernas estejam envolvidas. No início, o edema é de natureza depressível, porém o tecido subcutâneo acaba perdendo sua elasticidade, o que resulta em edema lenhoso, com espessamento do tecido subcutâneo e hiperqueratose. A infecção bacteriana ou fúngica secundária contribui de modo significativo para o processo patológico crônico da elefantíase.

Na filariose bancroftiana, a hidrocele constitui uma manifestação comum da filariose crônica em homens e, algumas vezes, pode se tornar maciça e debilitante. O linfedema da vulva é observado com menos frequência nas mulheres. O comprometimento dos linfáticos retroperitoneais pode levar à sua ruptura, produzindo quilúria ou quilocele intermitentes.

Eosinofilia pulmonar tropical

Ocorre desenvolvimento de eosinofilia pulmonar tropical (ver Capítulo 161) em uma pequena minoria de indivíduos com infecções por

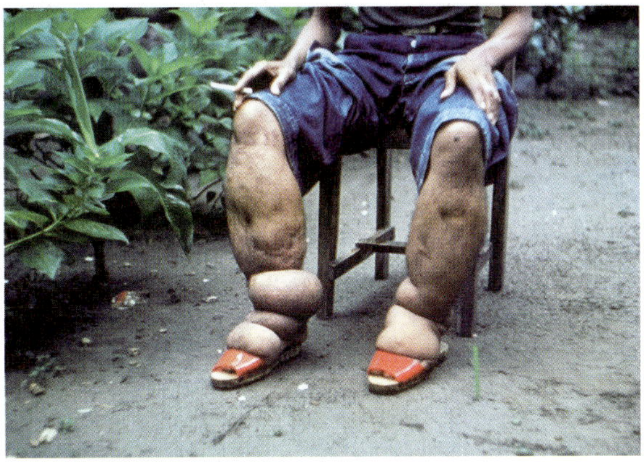

FIGURA 335.5 **Elefantíase ou linfedema crônico decorrente da infecção por *Wuchereria bancrofti*.** (Cortesia dos Centers for Disease Control and Prevention.)

filárias. A síndrome é mais comumente observada em homens jovens que vivem no sul da Índia, embora também ocorra no Paquistão, no Sri Lanka, no Sudeste Asiático e no Brasil. Os achados clínicos característicos consistem em tosse paroxística noturna, sibilos e febre baixa, que são acompanhados de perda de peso e eosinofilia. Os níveis de imunoglobulina E (IgE) total e de anticorpos antifilária normalmente estão elevados. As radiografias de tórax podem mostrar infiltrados intersticiais difusos ou opacidades mosqueadas. Sem tratamento, pode-se desenvolver doença pulmonar restritiva crônica.

DIAGNÓSTICO

Em geral, o diagnóstico definitivo baseia-se no exame microscópico de um esfregaço de sangue corado pelo método de Giemsa para microfilárias. Embora os esfregaços sanguíneos espessos sejam relativamente pouco sensíveis, exceto em casos de alta microfilaremia, as técnicas de concentração ou de filtração podem aumentar o rendimento diagnóstico. As microfilárias características medem 250 a 320 μm de comprimento. A coleta de sangue deve ser programada de acordo com a periodicidade conhecida das microfilárias.

Está disponível um teste de cartão imunocromatográfico rápido para *W. bancrofti* (não há nenhum teste equivalente para infecções por *Brugia*), que tem a vantagem de não exigir a coleta noturna de sangue, visto que detecta o antígeno circulante do verme adulto, e não as microfilárias. Foram desenvolvidos métodos de PCR para detectar os antígenos de filárias no sangue, embora não estejam amplamente disponíveis. A detecção sorológica dos anticorpos antifilária tem valor limitado, em razão da extensa reatividade cruzada antigênica com outros nematódeos. Além disso, os indivíduos com infecção ativa não podem ser distinguidos daqueles previamente infectados, e indivíduos meramente expostos, porém não infectados, também podem ter resultados sorológicos positivos.

A ultrassonografia dos vasos linfáticos do cordão espermático em homens pode ser utilizada para visualizar o "sinal da dança das filárias", que é patognomônico de um ninho de filárias.

Os pacientes com elefantíase podem não apresentar microfilaremia. Por conseguinte, o diagnóstico depende de anamnese e exame físico compatíveis no contexto de uma epidemiologia apropriada, e pode ser confirmado por um teste de antígeno positivo ou, nos homens, por ultrassonografia do escroto sugestiva. Deve ser diferenciada da podoconiose, um linfedema tropical que resulta da exposição a longo prazo dos pés descalços ao solo de barro vermelho derivado de rocha vulcânica, que pode ser uma doença inflamatória mediada por células T.

TRATAMENTO

O tratamento da filariose linfática difere de acordo com a meta a ser alcançada: o controle da doença ou a cura individual do paciente. Em áreas endêmicas, a administração anual de medicamentos em massa, com uma combinação de fármacos antifilária, pode reduzir a transmissão ao diminuir o número de microfilárias disponíveis no sangue para os mosquitos que picam. Esses programas utilizam diferentes combinações de dois fármacos de DEC em dose única, ivermectina e albendazol, administradas pelo menos uma vez por ano, embora um estudo recente tenha demonstrado uma redução sustentada da microfilaremia por 3 anos após a coadministração de todos os três medicamentos em dose única.[A6] A DEC é administrada com o albendazol, exceto em áreas onde a oncocercose ou a loíase também são endêmicas, visto que, nesses casos, utiliza-se a ivermectina mais albendazol.

Todos os indivíduos com infecção ativa por uma filária parasita linfática, sejam eles sintomáticos ou assintomáticos, devem ser tratados com um medicamento antifilária (ver Tabela 335.2). O tratamento preferencial consiste em DEC (6 mg/kg/dia, durante 12 dias). Nos EUA, a DEC só está disponível no serviço de medicamentos dos Centers for Disease Control and Prevention (CDC) (http://www.cdc.gov/laboratory/drugservice/formulary.html). Em pacientes com altos níveis de microfilárias no sangue, o tratamento pode ser iniciado em uma dose baixa de 50 mg/dia, que é aumentada nos primeiros 3 dias para reduzir os efeitos colaterais do tratamento, como febre, cefaleia, tontura, náuseas, vômitos, exantema, mialgias e artralgias. Normalmente, ocorre resolução desses efeitos colaterais depois de alguns dias de tratamento, e podem-se administrar antipiréticos, anti-histamínicos e, se os sintomas forem graves, corticosteroides.

DEC é tanto microfilaricida quanto parcialmente macrofilaricida. Em indivíduos que não irão retornar para áreas endêmicas, tratamentos repetidos com DEC são frequentemente tentados para eliminar os vermes adultos, em vez de reduzir apenas os níveis de microfilárias no sangue. Normalmente, ciclos de DEC são repetidos a cada 6 a 12 meses. Embora a carga de vermes adultos seja reduzida na maioria dos indivíduos tratados, todos os parasitas são eliminados em menos de um quarto dos casos. Em homens com vermes adultos vivos visíveis nos linfáticos do escroto por ultrassonografia, podem ser realizados exames seriados para monitorar os efeitos do tratamento.

Infelizmente, não é comum que o linfedema causado pela filariose linfática seja reversível por meio de tratamento com DEC, exceto nos estágios muito iniciais. Entretanto, as sequelas crônicas da filariose linfática podem ser limitadas pela prevenção de infecção bacteriana e fúngica secundária por meio de higiene meticulosa e tratamento imediato das infecções suspeitas com antimicrobianos. A elevação do membro, a fisioterapia e o uso de meias elásticas podem diminuir o agravamento do linfedema. Em geral, a cirurgia não está indicada, exceto para os casos de hidrocele.

Curiosamente, o tratamento direcionado contra *Wolbachia* endossimbionte demonstrou se efetivo na eliminação dos vermes adultos de *W. bancrofti* e *Brugia*. A doxiciclina, 100 ou 200 mg/dia, durante 4 a 8 semanas, reduz a fertilidade das fêmeas, com consequente supressão da microfilaremia por até 1 ano, e também diminui o número de vermes adultos vivos. Tendo em vista a duração do tratamento, esses esquemas não são ideais para programas de controle da doença em países endêmicos.

A DEC é altamente efetiva no tratamento da eosinofilia pulmonar tropical. O tratamento com uma dose de 6 mg/kg/dia durante 14 a 21 dias, leva à resolução dos sintomas dentro de 1 semana, embora possa ocorrer recidiva até mesmo depois de um intervalo de anos.

Ver também Capítulo 323.

PREVENÇÃO

O tratamento em massa anual com doses únicas de dois medicamentos antifilária pode reduzir de maneira significativa a prevalência da infecção em uma comunidade. Em algumas áreas, o sal de cozinha enriquecido com DEC tem sido utilizado para reduzir os níveis de microfilaremia em comunidades afetadas, de modo a interromper a transmissão. O controle de vetores com o uso de mosquiteiros tratados com inseticida e a pulverização interna residual de inseticidas podem ter alguma eficácia.

ONCOCERCOSE

DEFINIÇÃO

A oncocercose, ou cegueira do rio, causada pelo nematódeo *O. volvulus*, é transmitida aos seres humanos pelos borrachudos *Simulium*. As microfilárias infectantes desenvolvem-se em machos e fêmeas adultos ao longo de um período de vários meses e vivem por 9 a 14 anos enrolados dentro de nódulos fibrosos subcutâneos (oncocercomas). As fêmeas adultas medem entre 20 e 70 cm de comprimento e permanecem confinadas nos nódulos; os machos têm apenas 3 a 5 cm de comprimento e migram livremente pelos tecidos subcutâneos entre nódulos para inseminar as fêmeas. As fêmeas maduras produzem até 1.500 microfilárias por dia, que deixam o nódulo para migrar, principalmente, através da pele e dos tecidos oculares. As microfilárias vivem dentro do hospedeiro durante 12 a 18 meses.

EPIDEMIOLOGIA

A oncocercose é endêmica na África Equatorial, com pequenos focos no Iêmen e em uma área na fronteira entre Brasil e Venezuela. Estima-se que cerca de 18 milhões de indivíduos estejam infectados e que 270.000 estejam cegos em razão desse parasita. Mais de 99% dos casos ocorrem na África Subsaariana, e a Nigéria é o país de endemicidade mais alta. Como os borrachudos *Simulium* necessitam de água corrente e bem oxigenada para a deposição dos ovos e a reprodução, os casos concentram-se ao redor de riachos e rios, frequentemente nas áreas mais férteis para agricultura.

A cegueira causada por *O. volvulus* resulta em morbidade significativa, incapacidade a longo prazo e redução da produtividade econômica. Além disso, a oncocercose tem sido associada a uma redução da expectativa de vida em pelo menos 10 anos, em comparação com a de indivíduos não infectados na mesma área, um efeito que parece ser independente da cegueira que se desenvolve.

BIOPATOLOGIA

As alterações patológicas observadas na oncocercose devem-se, principalmente, a uma reação inflamatória às microfilárias, em maior parte na pele, nos olhos e nos linfonodos. Os vermes adultos contidos nos nódulos são relativamente isolados da resposta imune do hospedeiro. O dano aos tecidos resulta de uma resposta imune celular às microfilárias moribundas, que se torna mais pronunciada à medida que a infecção persiste. O grau de dano tecidual está diretamente relacionado com a intensidade da infecção, bem como com a magnitude da resposta do hospedeiro. A ceratite esclerosante, a principal causa da cegueira, resulta de uma reação inflamatória à morte das microfilárias intraoculares, que é dependente das citocinas das células T auxiliares tipo 2 (T_H2). Com o passar do tempo, a neovascularização e a formação de cicatrizes na córnea levam à opacificação da córnea e, por fim, cegueira. Na pele, respostas imunes semelhantes resultam em prurido e angioedema. A inflamação de baixo grau contínua na pele provoca, por fim, a perda da elasticidade e a atrofia. São também observadas alterações inflamatórias crônicas e fibrose nos linfonodos.

À semelhança dos nematódeos responsáveis pela filariose linfática, os vermes adultos de *O. volvulus* contêm bactérias *Wolbachia* endossimbióticas, que são obrigatórias para o desenvolvimento, a sobrevivência e a fertilidade desses vermes. Proteínas pró-inflamatórias de *Wolbachia*, liberadas pelas microfilárias moribundas, podem ser responsáveis por uma parte significativa da imunopatologia associada à oncocercose. Por exemplo, foi demonstrado que os antígenos de *Wolbachia* interagem com o sistema imune inato por meio de um mecanismo mediado pelo receptor *toll-like* 2.

MANIFESTAÇÕES CLÍNICAS

Oncodermatite

A oncocercose manifesta-se comumente na forma de dermatite papular difusa, que é intensamente pruriginosa.[15] Em indivíduos com infecção intensa em áreas endêmicas, o prurido é intratável, levando a arranhadura e escoriação até o ponto de sangramento e até mesmo suicídio. As reações de hipersensibilidade, a escabiose, as picadas de insetos e a dermatite atópica ou de contato devem ser consideradas no diagnóstico diferencial da dermatite papular aguda observada na oncocercose. A pele das áreas afetadas torna-se edemaciada e espessa, perde sua elasticidade e adquire uma textura de casca de laranja. Pode ocorrer dermatite liquenificada (designada como *sowda*); consiste em erupção intensamente pruriginosa limitada a um membro, habitualmente a perna, com pápulas e placas hiperpigmentadas acompanhadas de edema de todo o membro. Com o passar do tempo, a pele sofre atrofia, e aparecem rugas finas, particularmente sobre as nádegas. O prurido é incomum nessa fase. Podem ocorrer áreas de despigmentação, mais comumente nas canelas, um fenômeno conhecido como pele de leopardo.

Nódulos subcutâneos

Os oncocercomas subcutâneos que contêm vermes adultos são mais frequentemente palpáveis sobre proeminências ósseas. Na África, os nódulos são mais comumente encontrados nos quadris e nos membros inferiores; na América do Sul, localizam-se habitualmente na cabeça e na parte superior do corpo. Os nódulos medem entre 0,5 e 3 cm de diâmetro e são livremente móveis. Em indivíduos com infecção leve, como expatriados, os nódulos não são habitualmente detectáveis.

Lesões oculares

O comprometimento ocular inicial caracteriza-se por conjuntivite, lacrimejamento excessivo e fotofobia em resposta às microfilárias moribundas. Nesse momento da evolução da doença, observam-se ceratite pontilhada ou opacidades da córnea em flocos de neve. Durante 20 a 30 anos, o quadro progride para a ceratite esclerosante, neovascularização e opacificação da córnea. A câmara anterior do olho também pode estar acometida, com irite, iridociclite e glaucoma secundário. A doença ocular posterior pode se manifestar como coriorretinite, neurite óptica e atrofia óptica.

Linfadenopatia

A linfadenopatia é encontrada, com frequência, nas áreas inguinais e femorais na África e na cabeça e no pescoço na América Latina. A doença avançada na região inguinal pode resultar na denominada virilha pendente, com pele atrófica alongada contendo linfonodos indolores e fibróticos.

DIAGNÓSTICO

O diagnóstico definitivo tem sido tradicionalmente estabelecido pela observação de microfilárias móveis sem bainha, com 200 a 300 μm de comprimento, que são liberadas de cortes superficiais da pele. Para obter um fragmento de pele, um pedaço fino da pele sobre uma proeminência óssea, levantado com uma agulha, é fatiado com uma lâmina de bisturi, ou utiliza-se um instrumento *punch* esclerocorneal para obter um pequeno pedaço de pele. É fundamental evitar a contaminação do sangue, de modo a evitar qualquer confusão com microfilárias transmitidas por sangue nos casos em que pacientes estão coinfectados por outras filárias. Normalmente, são obtidos seis fragmentos, um de cada escápula, crista ilíaca e face lateral de cada panturrilha, que são então incubados com soro fisiológico aquecidos e examinados ao microscópio à procura de microfilárias móveis depois de até 24 minutos de incubação, embora períodos mais longos, de até 24 horas, possam ser necessários. Técnicas mais recentes, que incluem amplificação por PCR do DNA das filárias diretamente dos fragmentos de pele é muito mais sensível do que a visualização direta, porém não está amplamente disponível. Na doença ocular, as microfilárias livres podem ser visíveis ao exame com lâmpada de fenda na câmara anterior ou no humor aquoso.

Podem-se obter amostras de nódulos subcutâneos, ou estes podem ser examinados na ultrassonografia para demonstrar a presença de vermes adultos. Em geral, os testes sorológicos são positivos para anticorpos antifilária, porém não são específicos, em virtude da considerável reatividade cruzada antigênica com outros nematódeos. A eosinofilia é um achado comum, porém inconsistente.

No passado, o teste de Mazzotti era utilizado para o diagnóstico de oncocercose. Nesse teste, uma dose de DEC era administrada a pacientes com suspeita de oncocercose. Na infecção por *O. volvulus*, observa-se uma intensa reação cutânea pruriginosa dentro de algumas horas. Todavia, em pacientes com infecções de alta intensidade, a reação de Mazzotti podia ser grave e, até mesmo, agravar a doença ocular, resultando em perda visual permanente. Em consequência, esse teste não é mais recomendado, embora alguns sugiram a aplicação de uma pequena quantidade de creme contendo DEC à pele para provocar uma reação de Mazzotti localizada.

TRATAMENTO

A ivermectina ou a moxidectina constituem o tratamento preferencial para a oncocercose (ver Tabela 335.2). A administração de uma dose única de ivermectina (150 μg/kg) ou de moxidectina (8 mg [idade > 12 anos]) é efetiva para melhorar a doença ocular e dermatológica ao destruir as microfilárias e suprimir sua liberação das fêmeas. Como nem a ivermectina nem a moxidectina são ativas contra os vermes adultos, é necessário repetir o tratamento a cada 6 a 12 meses, provavelmente durante pelo menos 10 anos nos indivíduos sem novas exposições. Por motivos desconhecidos, o prurido em expatriados com infecção leve pode exigir um tratamento mais agressivo e frequente nos primeiros 2 anos. Dentro de 24 horas após o tratamento, podem ocorrer febre e prurido em reação à morte das microfilárias ou aos antígenos liberados de *Wolbachia*, particularmente nos pacientes com altos níveis de microfilárias antes do tratamento. Outro agente potencial é a moxidectina (dose única oral de 8 mg), que parece ser tão efetiva ou, até mesmo, mais efetiva do que a ivermectina. A7

O uso da ivermectina ou da moxidectina em áreas onde *L. loa* (ver adiante) é coendêmica deve ser feito com cautela, visto que o tratamento pode precipitar reações graves, incluindo encefalopatia em pacientes com altos níveis de microfilaremia por *L. loa*. O LoaScope é um videomicroscópio baseado em telefone celular que, com o uso de um *smartphone* acoplado a um dispositivo óptico simples, fornece um rápido método de contato, favorável ao campo e acurado para a quantificação das microfilárias de *L. loa*. Permitiu uma estratégia de testar e não tratar, para identificar indivíduos com altos níveis sanguíneos de microfilárias de *L. loa* circulantes, que correm risco particular de eventos adversos graves e que devem ser excluídos das estratégias de administração de medicamentos em massa para a eliminação da filariose linfática e oncocercose.[16] A DEC nunca deve ser utilizada no tratamento da oncocercose, em razão da ocorrência frequente de reações graves à morte das microfilárias, que variam desde urticária e angioedema até hipotensão e morte. Embora a suramina (disponível no serviço de medicamentos dos CDC nos EUA) seja ativa contra vermes adultos de *O. volvulus*, ela só é utilizada em raras situações, em virtude de sua toxicidade excessiva. A nodulectomia tem sido bem-sucedida na resolução da infecção em alguns casos.

A doxiciclina, 200 mg/dia, administrada por 4 a 6 semanas, seguida de ivermectina em dose única, produziu depleção dos endossimbiontes *Wolbachia* dos vermes adultos, resultando em efeito macrofilaricida significativo e supressão da embriogênese e produção das microfilárias por até 18 meses nos vermes adultos remanescentes.[A8] Esse esquema é cada vez mais recomendado para pacientes com oncocercose que deixaram uma área endêmica e que não serão novamente expostos.

Ver também Capítulo 323.

PREVENÇÃO

A administração em massa regular de ivermectina a comunidades afetadas forma o núcleo da estratégia de erradicação global da oncocercose. A implementação desse programa ficou mais fácil com a doação do medicamento pelo fabricante. Além de beneficiar os indivíduos infectados, a administração do medicamento em massa reduz as microfilárias disponíveis para os vetores e, assim, interrompe o ciclo de transmissão. Para os que viajam para áreas endêmicas, o uso de repelentes de insetos pode ser benéfico.

LOÍASE

DEFINIÇÃO

A loíase é causada pela infecção pelo nematódeo *L. loa*, também conhecido como verme ocular africano. *Loa loa* são transmitidos por moscas do gênero *Chrysops* durante uma refeição de sangue. Os vermes adultos desenvolvem-se durante um período de 1 a 4 anos e vivem até 17 anos. Migram livremente no tecido subcutâneo, incluindo a subconjuntiva ou a esclera do olho. As fêmeas adultas medem entre 40 e 70 mm de comprimento; os machos são menores, medindo entre 25 e 35 mm. Após o acasalamento, as fêmeas liberam microfilárias no sangue. As microfilárias de *L. loa* exibem periodicidade diurna, que coincide com os hábitos alimentares de *Chrysops*, com pico da microfilaremia em torno do meio-dia.

EPIDEMIOLOGIA

A loíase é endêmica nas regiões de florestas tropicais da África Central e Ocidental, sendo a maior prevalência observada no Gabão, na República dos Camarões, na República Democrática do Congo, na Nigéria e na República Centro-Africana.[17] A loíase exige um menor período de exposição do que outras infecções por filárias e pode ser observada em viajantes que retornam ou em expatriados que passaram um longo período na África.

BIOPATOLOGIA

Nem os vermes adultos nem as microfilárias de *L. loa* têm qualquer efeito patológico direto. Em um subgrupo de indivíduos infectados, ocorre uma resposta de hipersensibilidade, denominada *edema de Calabar*, às secreções dos vermes adultos ou das microfilárias liberadas, resultando em angioedema localizado recorrente que, com frequência, precede a migração dos vermes. Esses pacientes apresentam níveis séricos elevados de anticorpos IgE e eosinofilia. Essa reação é mais comumente observada em visitantes do que em residentes nativos de áreas endêmicas. Diferentemente de outras filárias, *L. loa* não contém endossimbiontes de *Wolbachia*.

MANIFESTAÇÕES CLÍNICAS

Os indivíduos com loíase são, em sua maioria, assintomáticos, apesar da microfilaremia. As manifestações clínicas da infecção são mais comuns em visitantes que permanecem por longo tempo em áreas endêmicas do que em nativos dessas regiões. O edema de Calabar recorrente constitui o achado mais comum nesses indivíduos, que habitualmente não apresentam microfilaremia. Consistem em edemas não eritematosos com 5 a 20 cm de diâmetro, que normalmente ocorrem nas extremidades e na face e têm duração de alguns dias. Com frequência, o início é precedido de prurido e dor. Em certas ocasiões, os vermes adultos podem migrar pela subconjuntiva ou esclera do olho, causando dor intensa e inflamação (Figura 335.6). As complicações raras da infecção incluem nefropatia e encefalite, que habitualmente se desenvolvem em pacientes com altos níveis de microfilárias após receber tratados com DEC ou ivermectina para infecções por outras filárias. A fibrose endomiocárdica, que resulta da infiltração eosinofílica do miocárdio, foi relatada em associação com a loíase.

DIAGNÓSTICO

O diagnóstico depende do exame microscópico de um esfregaço de sangue corado pelo método de Giemsa à procura de microfilárias características com bainha. A amostra de sangue deve ser coletada entre 10 horas e 14 horas, em virtude da periodicidade diurna das microfilárias. Como os indivíduos que não são nativos de áreas endêmicas habitualmente não apresentam microfilaremia, o diagnóstico depende de uma história compatível, dos achados clínicos, da eosinofilia periférica e dos níveis elevados de anticorpos antifilária. Algumas vezes, os vermes adultos podem ser cirurgicamente removidos enquanto migram pelo olho ou através dos tecidos subcutâneos. Os edemas de Calabar precisam ser diferenciados dos oncocercomas e de outras causas de angioedema.

TRATAMENTO

A DEC (8 a 10 mg/kg/dia, durante 21 dias) é ativa contra os vermes adultos e as microfilárias de *L. loa* (ver Tabela 335.2). Em geral, aumenta-se a dose de 50 mg/dia no primeiro dia para a dose completa no quarto dia, de modo a minimizar a probabilidade de complicações associadas ao tratamento, das quais as mais graves consistem em glomerulonefrite e encefalopatia potencialmente fatal. As complicações associadas ao tratamento são mais comuns com níveis elevados de microfilárias pré-tratamento e resultam de reações alérgicas do hospedeiro à morte das microfilárias. Anti-histamínicos e corticosteroides podem ser administrados para reduzir os efeitos colaterais alérgicos. Como alternativa, pode-se utilizar a aférese para remover as microfilárias circulantes antes de iniciar a DEC. O albendazol, que é microfilaricida, mas que carece de atividade contra os vermes adultos, tem sido utilizado para reduzir os níveis das microfilárias antes do tratamento com DEC. Podem ser necessários ciclos repetidos de DEC em cerca da metade dos pacientes antes da resolução completa das manifestações clínicas. A eosinofilia ou os níveis de anticorpos antifilária persistentes ou crescentes 6 meses após o tratamento também devem levar a uma reavaliação para a necessidade de retratamento. Os vermes adultos no olho podem ser cirurgicamente removidos.

A ivermectina é microfilaricida, porém não tem efeito macrofilaricida, e pode provocar encefalopatia tóxica em indivíduos com altos níveis de microfilárias. Em áreas onde a oncocercose é coendêmica, essa infecção deve ser descartada e tratada antes do início da DEC para evitar a toxicidade das microfilárias moribundas de *O. volvulus*.

Ver também Capítulo 323.

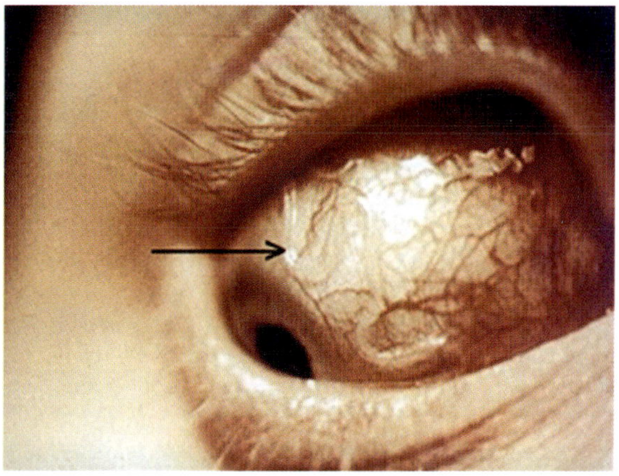

FIGURA 335.6 Verme adulto de *Loa loa* migrando pelo olho (*seta*).

PREVENÇÃO

A quimioprofilaxia semanal com DEC administrada em uma dose de 300 mg é efetiva na prevenção da loíase em residentes de longa duração de áreas endêmicas.

INFECÇÕES POR FILÁRIAS MENOS COMUNS

Mansonella perstans

A infecção por *M. perstans* ocorre em toda a África Ocidental e Central, no nordeste da América do Sul e em partes do Caribe. As microfilárias são transmitidas por mosquitos-pólvora *Culicoides* e desenvolvem-se em vermes adultos que vivem nas cavidades serosas do corpo, como os espaços pleural, pericárdico e peritoneal, bem como nos tecidos mesentéricos e retroperitoneais. As infecções são, em sua maioria, assintomáticas, porém foram relatados nódulos indolores da conjuntiva, com edema das pálpebras. Além disso, podem ocorrer angioedema transitório e edemas tipo Calabar, febre, cefaleia, artralgias e manifestações neurológicas. As microfilárias não apresentam periodicidade e podem ser observadas em esfregaços sanguíneos corados. A eosinofilia é comum. *Mansonella perstans* abriga endossimbiontes de *Wolbachia*, e o tratamento com doxiciclina, 200 mg/dia durante 6 semanas, demonstrou ser altamente efetivo na supressão da microfilaremia por até 3 anos, sugerindo que o tratamento é macrofilaricida.

Mansonella ozzardi

As infecções por *M. ozzardi* ocorrem nas Américas Central e do Sul e em partes do Caribe, particularmente no Haiti. Os vetores incluem borrachudos *Simulium* e mosquitos-pólvora. Os vermes adultos ficam localizados nas cavidades peritoneal e torácica ou nos linfáticos; as microfilárias circulam no sangue, sem periodicidade. Em geral, a infecção resulta em eosinofilia assintomática, embora possam ocorrer artrite e sintomas alérgicos, como urticária e linfadenopatia, em resposta aos vermes moribundos. Foi relatado que a administração de ivermectina em dose única de 200 μg/kg produz supressão da microfilaremia a longo prazo e melhora dos sintomas. Nem a DEC nem os benzimidazóis são efetivos.

Mansonella streptocerca

Mansonella streptocerca é endêmica na zona de florestas tropicais da África Ocidental e Central e é transmitida pela picada de mosquitos-pólvora. À semelhança de *O. volvulus*, os vermes adultos vivem nos tecidos subcutâneos, assim como as microfilárias. Diferentemente da oncocercose, as microfilárias não invadem o olho. A infecção é habitualmente assintomática, embora uma dermatite pruriginosa com despigmentação, semelhante à oncodermatite, possa afetar o tronco e os membros superiores. É comum haver adenopatia axilar ou inguinal associada. As microfilárias apresentam caudas características em forma de gancho e podem ser visualizadas em fragmentos de pele. Em áreas onde a oncocercose é coendêmica, as amostras de pele precisam ser coradas para diferenciar *M. streptocerca* de *O. volvulus*. A DEC é microfilaricida e macrofilaricida e é administrada na dose de 6 mg/kg/dia, durante 12 dias. A ivermectina é efetiva contra as microfilárias, mas não contra os vermes adultos.

Infecções por filárias zoonóticas

Uma infecção acidental rara em seres humanos pelo verme do coração do cão, *Dirofilaria immitis*, ocorre em todo o mundo. As microfilárias de *D. immitis*, que são transmitidas por mosquitos, não conseguem alcançar a maturidade nos seres humanos, porém embolizam no pulmão após sua morte no ventrículo direito. A maioria das infecções é assintomática, porém alguns indivíduos apresentam tosse, dor torácica e hemoptise compatíveis com infarto pulmonar. As radiografias de tórax revelam lesões numulares típicas, que podem ser confundidas com carcinoma. Outras filárias de animais, incluindo *Dirofilaria repens* de cães e *Dirofilaria tenuis* de guaxinins, podem infectar os seres humanos e resultar em nódulos subcutâneos, que podem ser migratórios. Em geral, não há eosinofilia nem anticorpos antifilária nas infecções zoonóticas por filárias. A remoção cirúrgica das lesões é tanto diagnóstica quanto curativa.

Dracunculíase

A dracunculíase é uma doença desfigurante causada pelo nematódeo *Dracunculus medinensis* ou verme-da-guiné. Embora tenha sido previamente encontrada no subcontinente indiano e na América Latina, é atualmente endêmica em apenas quatro países da África Subsaariana (Sudão do Sul, Chade, Mali e Etiópia), graças aos esforços combinados para sua erradicação. Em 2017, foram identificados menos de 50 casos. A transmissão para os seres humanos ocorre por meio da ingestão de copépodes, minúsculos crustáceos que são hospedeiros intermediários e abrigam as larvas infectantes. As larvas liberadas penetram na parede intestinal e migram até os tecidos subcutâneos, onde se desenvolvem em vermes adultos. Depois de aproximadamente 1 ano, as fêmeas induzem lesões cutâneas vesiculares, habitualmente nos membros inferiores, que finalmente sofrem ulceração. Em contato direto com água doce, a fêmea libera milhares de larvas móveis, que podem então completar o ciclo de transmissão ao infectar copépodes na água. Os vermes adultos medem até 1 metro de comprimento. A febre e sintomas alérgicos, incluindo sibilos e urticária, podem preceder a ruptura das vesículas ou podem ocorrer com a tentativa de extração do verme. A infecção bacteriana secundária das lesões cutâneas é frequente. Embora não seja comumente fatal, a dracunculíase pode resultar em incapacidade significativa.

Tradicionalmente, os vermes que emergem são extraídos ao enrolar lentamente alguns centímetros do parasita em um palito diariamente, tomando o cuidado para não o romper. Pode-se tentar também a remoção cirúrgica, porém ela pode exacerbar os sintomas alérgicos. Não se dispõe de nenhuma quimioterapia efetiva para essa infecção. Os esforços de prevenção têm sido altamente bem-sucedidos na interrupção da transmissão e levaram à erradicação do parasita em muitos países. As estratégicas incluem a filtração da água potável por meio de tecido fino, orientação dos indivíduos infectados para não entrar em contato com água doce, tratamento das fontes de água com larvicidas e abastecimento de água potável segura de poços.

Grau A Recomendações de grau A

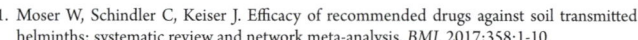

A1. Moser W, Schindler C, Keiser J. Efficacy of recommended drugs against soil transmitted helminths: systematic review and network meta-analysis. *BMJ*. 2017;358:1-10.

A2. Adegnika AA, Zinsou JF, Issifou S, et al. Randomized, controlled, assessor-blind clinical trial to assess the efficacy of single-versus repeated-dose albendazole to treat *Ascaris lumbricoides, Trichuris trichiura*, and hookworm infection. *Antimicrob Agents Chemother*. 2014;58:2535-2540.

A3. Moser W, Coulibaly JT, Ali SM, et al. Efficacy and safety of tribendimidine, tribendimidine plus ivermectin, tribendimidine plus oxantel, pamoate, and albendazole plus oxantel pamoate against hookworm and concomitant soil-transmitted helminth infection in Tanzania and Côte d'Ivoire: a randomised, controlled, single-blinded, non-inferiority trial. *Lancet Infect Dis*. 2017;17:1162-1171.

A4. Knopp S, Mohammed KA, Speich B, et al. Albendazole and mebendazole administered alone or in combination with ivermectin against *Trichuris trichiura*: a randomized controlled trial. *Clin Infect Dis*. 2010;51:1420-1428.

A5. Suputtamongkol Y, Premasathian N, Bhumimuang K, et al. Efficacy and safety of single and double doses of ivermectin versus 7-day high dose albendazole for chronic strongyloidiasis. *PLoS Negl Trop Dis*. 2011;5:1-7.

A5b. Buonfrate D, Salas-Coronas J, Muñoz J, et al. Multiple-dose versus single-dose ivermectin for *Strongyloides stercoralis* infection (Strong Treat 1 to 4): a multicentre, open-label, phase 3, randomised controlled superiority trial. *Lancet Infect Dis*. 2019;19:1181-1190.

A6. King CL, Suamani J, Sanuku N, et al. A trial of a triple-drug treatment for lymphatic filariasis. *N Engl J Med*. 2018;379:1801-1810.

A7. Opoku NO, Bakajika DK, Kanza EM, et al. Single dose moxidectin versus ivermectin for *Onchocerca volvulus* infection in Ghana, Liberia, and the Democratic Republic of the Congo: a randomised, controlled, double-blind phase 3 trial. *Lancet*. 2018;392:1207-1216.

A8. Abegunde AT, Ahuja RM, Okafor NJ. Doxycycline plus ivermectin versus ivermectin alone for treatment of patients with onchocerciasis. *Cochrane Database Syst Rev*. 2016:CD011146.

REFERÊNCIAS BIBLIOGRÁFICAS

As referências bibliográficas, bem como os outros materiais suplementares deste livro, encontram-se no GEN-IO, nosso ambiente virtual de aprendizagem.

336 TERAPIA ANTIVIRAL (EXCETO PARA HIV)

JOHN H. BEIGEL E SHYAMASUNDARAN KOTTILIL

Embora algumas infecções virais sejam autolimitadas, outras podem causar morbidade e mortalidade significativas. Para muitas dessas infecções, há terapia efetiva. Neste capítulo, serão discutidos os agentes antivirais atualmente disponíveis para o tratamento de infecções causadas por outros vírus diferentes do vírus da imunodeficiência humana (HIV). Nem todos os agentes mencionados estão aprovados em todos os países.

Os fármacos atualmente disponíveis podem ser classificados naqueles que inibem diretamente a replicação viral em nível celular (agentes antivirais), naqueles que modificam a resposta do hospedeiro à infecção (imunomoduladores), e naqueles que inativam diretamente as partículas virais (microbicidas/virucidas). Os agentes antivirais podem ser classificados com base em seu mecanismo de ação. Por exemplo, os análogos de ácidos nucleicos inibem a síntese do DNA ou do RNA por meio de sua competição com os ácidos nucleicos endógenos e bloqueiam a DNA polimerase ou RNA transcriptase virais. Em comparação, os inibidores da protease impedem a replicação viral por meio de sua ligação às enzimas que clivam os precursores das proteínas virais em proteínas ativas.

As estratégias antivirais que não são consideradas neste capítulo incluem medidas de destruição locais, que destroem simultaneamente os tecidos do hospedeiro e os vírus, como a crioterapia, o *laser* e o tratamento de verrugas com podofilina. Embora sejam efetivas, essas medidas só apenas úteis nas infecções mucocutâneas distintas ou localizadas.

AGENTES ANTIVIRAIS PARA INFECÇÕES PELO VÍRUS DA HEPATITE B

Em geral, a infecção aguda pelo vírus da hepatite B (ver Capítulo 139) não necessita de tratamento antiviral. Os agentes antivirais atualmente aprovados para a hepatite B crônica (ver Capítulo 140) incluem seis análogos de ácidos nucleicos (adefovir, entecavir, lamivudina, telbivudina, fumarato de tenofovir desoproxila [TDF] e tenofovir alafenamida [TAF], bem como dois imunomoduladores (interferona peguilada alfa-2b e interferona peguilada alfa-2a [PEG]) (Tabelas 336.1 a 336.3).[1] O tratamento pode ser iniciado com quaisquer medicamentos antivirais aprovados, porém o tenofovir, o TAF, o entecavir e a peginterferona alfa-2a geralmente são os agentes preferidos. O tenofovir ou o entecavir são preferidos em pacientes com cirrose compensada (ver Capítulo 144). A meta do

Tabela 336.1 Agentes antivirais para infecções pelo vírus da hepatite.

INFECÇÃO VIRAL	FÁRMACO	VIA DE ADMINISTRAÇÃO	DOSE HABITUAL NO ADULTO
Hepatite B crônica	Fumarato de tenofovir desoproxila	VO	300 mg/dia
	Tenofovir alafenamida	VO	25 mg/dia
	Entecavir		
	Vírus virgens	VO	0,5 mg/dia; a duração ideal da terapia é desconhecida
	Vírus resistentes à lamivudina	VO	1 mg/dia; a duração ideal da terapia é desconhecida
	Interferona-alfa-2b	SC	6 MU/m² (até 10 MU) 3 vezes/semana, durante 16 a 24 semanas
	Peginterferona-alfa-2a	SC	180 µg/semana, durante 48 semanas
	Adefovir	VO	10 mg/dia
	Lamivudina	VO	100 mg/dia
	Telbivudina	VO	600 mg/dia
Hepatite C crônica	Ledipasvir/sofosbuvir	VO	90 mg/400 mg, 1 vez/dia, durante 12 a 24 semanas
	Sofosbuvir/velpatasvir	VO	400 mg/100 mg/dia durante 12 semanas
	Sofosbuvir/velpatasvir/voxilaprevir	VO	400 mg/100 mg/100 mg/dia durante 12 semanas
	Daclatasvir/sofosbuvir	VO	60 mg/400 mg/dia durante 12 a 24 semanas
	Grazoprevir/elbasvir	VO	100 mg/50 mg/dia durante 12 a 16 semanas
	Glecaprevir/pibrentasvir	VO	300 mg/120 mg/dia durante 8 a 16 semanas
	Ombitasvir/paritaprevir/Ritonavir + dasabuvir	VO	12,5 mg/75 mg/50 mg (2 comprimidos 1 vez/dia) + dasabuvir 250 mg, 2 vezes/dia, durante 12 a 24 semanas (+ RBV para o genótipo 1a)
	Daclatasvir/asunaprevir	VO	60 mg/400 mg/dia durante 24 semanas
	Sofosbuvir	VO	400 mg, 1 vez/dia, durante 12 a 24 semanas
	Simeprevir	VO	150 mg, 1 vez/dia, durante 12 semanas
	Peginterferona-alfa-2	SC	180 µg/semana, durante 48 semanas
	ou peginterferona-alfa-2b	SC	1,5 µg/kg/semana, durante 48 semanas
	mais ribavirina	VO	800 a 1.200 mg/dia, dependendo do peso

Tabela 336.2 Mecanismos de excreção e limiares de ajuste da dose.

	PRINCIPAL VIA DE ELIMINAÇÃO	LIMIAR PARA AJUSTE NA INSUFICIÊNCIA RENAL	AJUSTE PARA A INSUFICIÊNCIA HEPÁTICA	AJUSTE ESPECIAL PARA INDIVÍDUOS IDOSOS
Adefovir	Renal	CrCl < 50 mℓ/min	Sem ajuste	
Entecavir	Renal	CrCl < 50 mℓ/min	Sem ajuste	
Lamivudina	Renal	CrCl < 50 mℓ/min	Sem ajuste	
Ledipasvir/sofosbuvir	Renal	CrCl < 30 mℓ/min/1,73 m²	Sem ajuste	
Sofosbuvir/velpatasvir	Renal	CrCl < 30 mℓ/min/1,73 m²	Sem ajuste	
Voxilaprevir	Hepática	CrCl < 30 mℓ/min	Sem ajuste	
Ombitasvir/paritaprevir/Ritonavir + Dasabuvir	Renal	Sem ajuste	Contraindicado	
Ribavirina	Renal	CrCl < 50 mℓ/min	Sem ajuste	
Peginterferona alfa-2a	Renal	CrCl < 50 mℓ/min	Elevação progressiva da alanina transaminase	> 60 anos, considerar uma redução
Telbivudina	Renal	CrCl < 50 mℓ/min	Sem ajuste	
Sofosbuvir	Renal	CrCl < 50 mℓ/min	Sem ajuste	
Simeprevir	Hepática	Sem ajuste	Sem ajuste	
Boceprevir	Hepática	Sem ajuste	Sem ajuste	
Daclatasvir	Hepática	Sem ajuste	Sem ajuste	
Asunaprevir	Hepática	Sem ajuste	Contraindicado	
Glecaprevir/pibrentasvir	Hepática	Sem ajuste	Contraindicado	
Grazoprevir/elbasvir	Hepática	Sem ajuste	Contraindicado	

Tabela 336.3 Efeitos adversos significativos (advertência em tarja preta da FDA).

FÁRMACO	SINOPSE DOS ALERTAS DE BULA
Adefovir	Podem ocorrer exacerbações agudas graves da hepatite B com a cessação do tratamento Pode ocorrer nefrotoxicidade em pacientes com risco de disfunção renal Acidose láctica e hepatomegalia grave com esteatose
Entecavir	Podem ocorrer exacerbações agudas graves da hepatite B com a cessação do tratamento Acidose láctica e hepatomegalia grave com esteatose
Gazoprevir/elbasvir	Reativação do vírus da hepatite B em pacientes com HCV e HBV
Interferona-alfa	Pode causar ou agravar distúrbios neuropsiquiátricos, autoimunes, isquêmicos e infecciosos
Lamivudina	Podem ocorrer exacerbações agudas graves da hepatite B com a cessação do tratamento Acidose láctica e hepatomegalia grave com esteatose
Ledipasvir/sofosbuvir	Reativação do vírus da hepatite B em pacientes com HCV e HBV
Ombitasvir/paritaprevir/ritonavir mais dasabuvir	Insuficiência hepática em pacientes com cirrose hepática descompensada
Voxilaprevir	Insuficiência hepática em pacientes com cirrose hepática descompensada
Glecaprevir/pibrentasvir	Insuficiência hepática em pacientes com cirrose hepática descompensada
Ribavirina	A monoterapia não é efetiva Anemia hemolítica Teratogênica e embriocida
Sofosbuvir	Bradicardia potencialmente fatal quando administrado com amiodarona Insuficiência hepática em pacientes com cirrose hepática descompensada
Telbivudina	Podem ocorrer exacerbações agudas graves da hepatite B com a cessação do tratamento Acidose láctica e hepatomegalia grave com esteatose
Tenofovir mais TAF	Podem ocorrer exacerbações agudas graves da hepatite B com a cessação do tratamento

tratamento antiviral é suprimir a replicação do HBV e reduzir a progressão da doença hepática e suas complicações.

Os pacientes com hepatite B crônica (antígeno de superfície da hepatite B [HBsAg] positivo por > 6 meses, DNA do HBV sérico detectável > 20.000 UI/mℓ e nível de alanina aminotransferase [ALT] de mais de duas vezes o valor normal) devem ser avaliados para tratamento. Os pacientes com hepatite B clinicamente descompensada (p. ex., com icterícia ou outros sinais) precisam, em geral, de tratamento antiviral. A terapia na hepatite B e na hepatite B crônica com antígeno (HBeAg)-positivo deve ser continuada até que o paciente obtenha uma soroconversão de HBeAg e o DNA do HBV sérico seja indetectável, seguida de pelo menos 6 meses de tratamento adicional após o aparecimento de anti-HBe. A terapia na hepatite B crônica HBeAg-negativa deve continuar durante pelo menos 1 ano. Os pacientes com cirrose descompensada ou hepatite B recorrente após transplante de fígado devem receber tratamento durante toda a vida.

Fumarato de tenofovir desoproxila

O tenofovir, um análogo nucleotídico do monofosfato de adenosina, foi aprovado pela primeira vez para o tratamento da infecção pelo HIV. O TDF é um profármaco éster do tenofovir, com uma biodisponibilidade efetiva de tenofovir de 25%. Sua administração após uma refeição com alto teor de gordura aumenta a biodisponibilidade oral.

Usos clínicos

O tenofovir está aprovado para o tratamento da hepatite B crônica em adultos com evidências de replicação viral ativa e elevações persistentes dos níveis séricos de aminotransferases ou doença histologicamente ativa. O tratamento com tenofovir é mais efetivo do que o adefovir ou o entecavir na produção de uma melhora histológica e supressão viral em pacientes com hepatite B crônica negativa para HBeAg ou positiva para HBeAg.[A1] O tenofovir também demonstrou ter eficácia em pacientes com HBV resistente à lamivudina.

Toxicidade

O tenofovir é geralmente seguro e bem tolerado por um período de até 5 anos. Os efeitos colaterais mais comuns consistem em náuseas, diarreia, vômitos e anorexia. Foi relatada a ocorrência de acidose láctica com esteatose hepática, principalmente quando o fármaco é utilizado em combinação com outros análogos de nucleosídios. Foram relatadas exacerbações agudas de hepatite B após a interrupção do tenofovir em pacientes coinfectados pelo HIV e HBV.

Resistência aos antivirais

Ocorrem mutações na polimerase do HBV que conferem sensibilidade reduzida ao tenofovir durante o uso prolongado do medicamento (> 12 meses). Estudos *in vitro* mostraram que as mutações do HBV resistentes ao adefovir estão associadas a uma redução de três a cinco vezes na resposta ao tenofovir, embora as implicações clínicas não sejam conhecidas.

Tenofovir alafenamida

O TAF, um novo profármaco do tenofovir, é um sucessor do TDF. O TAF é convertido intracelularmente em tenofovir. Seu metabólito difosfato ativo é direcionado especificamente para a DNA polimerase RNA dependente do HBV ou do HIV. O TAF está, até mesmo, aprovado para o tratamento da infecção pelo vírus da hepatite B. O TAF acumula-se no tecido linfático e no fígado e penetra nas células de maneira mais eficiente do que o TDF. Por essas razões, o TAF pode ser administrado em uma dose mais baixa, resultando, assim, em níveis plasmáticos mais baixos de tenofovir e em risco bem menor de toxicidade renal ou alterações da densidade óssea.

Usos clínicos

Nos ensaios clínicos realizados, o TAF não foi inferior ao TDF na obtenção de níveis de DNA do HBV abaixo de 29 UI/mℓ.[A2] Os pacientes tratados com TAF apresentaram reduções significativamente menores da densidade mineral óssea no quadril e na coluna vertebral em indivíduos tanto HBeAg-positivos quanto HBeAg-negativos, e os pacientes HBeAg-positivos também tiveram um aumento médio menor nos níveis séricos de creatinina. Pacientes tratados com TDF durante 96 semanas, que em seguida passaram para o TAF, apresentaram melhora da função renal e da densidade mineral óssea 24 semanas após a mudança do medicamento.

Toxicidade

Quando comparado com o TDF, o TAF demonstrou ter menos efeitos adversos na função renal (glomerular e tubular) e na densidade mineral óssea (coluna vertebral, quadril).

Resistência aos antivirais

O TAF está associado ao surgimento reduzido ou insignificante de resistência (ao tenofovir). As observações clínicas mostram uma incidência muito baixa de resistência genotípica ao TFV em pacientes virgens de tratamento tratados com TAF ou TDF. Em pacientes tratados com elvitegravir, cobicistate e entricitabina combinados com TAF ou TDF, o desenvolvimento de resistência ao fármaco não ultrapassou 1% no HIV e no HBV.

Entecavir

O entecavir, que é um análogo de nucleosídio desoxiguanosina com atividade antiviral específica contra os hepadnavírus, é mais potente do que a lamivudina e conserva alguma atividade contra variantes de HBV resistentes à lamivudina. É bem absorvido após administração oral, e sua meia-vida prolongada (128 a 149 horas) possibilita sua administração 1 vez/dia.

Usos clínicos

O entecavir está aprovado para o tratamento da hepatite B crônica em adultos com evidências de replicação viral ativa e elevações persistentes dos níveis séricos de aminotransferases ou de doença histologicamente ativa. Em comparação com a lamivudina ou a telbivudina, o entecavir é mais eficaz na redução dos níveis de DNA do HBV e na normalização das aminotransferases séricas, bem como na melhora das anormalidades histológicas. À semelhança do tenofovir, o entecavir pode ser utilizado nas infecções por HBV resistente à lamivudina, porém são necessárias doses mais altas e períodos mais prolongados de tratamento.

Toxicidade
Os efeitos adversos relatados durante o tratamento com entecavir consistem em cefaleia, fadiga, tontura, náuseas, dor abdominal, rinite, febre, diarreia, tosse e mialgia. Foi relatada a ocorrência de acidose láctica e hepatomegalia grave com esteatose. Foram observadas exacerbações graves de hepatite B após a interrupção da terapia.

Resistência aos antivirais
Pode ocorrer avanço virológico em até 4% dos pacientes; entretanto, ele habitualmente não é indicativo de vírus resistentes. A verdadeira resistência ao entecavir, que é causada por mutações específicas na polimerase do HBV, é incomum (1,2% depois de 5 anos de tratamento). Estudos *in vitro* mostraram que as mutações de resistência ao entecavir são suscetíveis ao adefovir e tenofovir, porém dispõe-se de muito poucos dados clínicos de suporte.

Interferonas
As interferonas são citocinas glicoproteicas com um complexo conjunto de propriedades antivirais, imunomoduladoras e antineoplásicas. As interferonas são atualmente classificadas como α, β ou γ. As fontes naturais dessas classes são, em geral, os leucócitos, os fibroblastos e os linfócitos; entretanto, podem ser agora produzidas pela tecnologia do DNA recombinante. Embora o mecanismo de ação completo da interferona ainda não esteja definido, as interferonas geralmente induzem a síntese de novo RNA celular e proteínas, que medeiam efeitos antivirais por meio de vários mecanismos diferentes.

Em geral, as interferonas precisam ser administradas diariamente ou várias vezes por semana. Entretanto, a combinação da interferona com polietilenoglicol para formar peginterferona prolonga de modo significativo a absorção e proporciona níveis plasmáticos mais elevados e mais sustentados, que possibilitam sua administração 1 vez/semana.

Usos clínicos
Na hepatite B ativa crônica, o tratamento com interferona-alfa leva à perda do DNA do HBV e à melhora bioquímica e histológica em cerca de 25 a 40% dos pacientes. A administração de PEG-interferona-alfa-2a ou PEG-interferona-alfa-2b durante 48 semanas converte cerca de 30% dos casos no estado soronegativo depois de 6 meses de tratamento. Não se sabe se a terapia combinada com interferonas e agentes antivirais confere um benefício adicional, em comparação com a monoterapia no tratamento de hepatite B crônica.

Adefovir
O adefovir, um análogo acíclico do monofosfato de adenosina, é administrado por via oral como profármaco, o adefovir dipivoxila, que sofre rápida conversão enzimática em adefovir no epitélio intestinal.

Usos clínicos
Na hepatite B crônica, a administração prolongada de adefovir mostra-se efetiva na melhora das anormalidades histológicas do fígado, diminuindo os níveis de DNA do HBV e normalizando os marcadores bioquímicos (ALT) em pacientes com hepatite B crônica HBeAg-positiva e HBeAg-negativa. O adefovir é um agente antiviral ligeiramente mais fraco e, portanto, não é considerado como terapia de primeira linha, porém é útil para os vírus resistentes (mostra-se efetivo contra a hepatite B crônica resistente à lamivudina) e para a coinfecção pelo HIV/HBV (ver adiante).

Toxicidade
A nefrotoxicidade constitui o principal efeito adverso, que se manifesta por elevação dos níveis séricos de creatinina e, algumas vezes, hipofosfatemia, ambas as quais são habitualmente reversíveis com a interrupção do fármaco. Os efeitos colaterais comuns incluem astenia, cefaleia, náuseas, vômitos e diarreia. Além disso, foram observadas exacerbações graves da hepatite B após a cessação do tratamento.

Resistência aos antivirais
A resistência ao adefovir em consequência de mutações pontuais na polimerase do HBV desenvolve-se em cerca de 6% dos pacientes depois de 3 anos de tratamento. Em geral, a lamivudina mantém sua atividade contra variantes resistentes ao adefovir.

Lamivudina
A lamivudina é um análogo do nucleosídio desoxicitidina, que é ativa contra retrovírus e hepadnavírus. O trifosfato inibe a polimerase do HBV, e sua incorporação no DNA viral resulta em término da cadeia de DNA.

Usos clínicos
A lamivudina suprime a replicação do vírus da hepatite B, melhora as anormalidades histológicas do fígado, diminui a progressão da fibrose e reduz o risco de complicações tardias. A monoterapia com lamivudina parece ser inferior aos agentes antivirais mais recentes, bem como à monoterapia com interferona, para o controle sustentado da replicação do HBV. A terapia combinada com lamivudina e interferona demonstrou ter benefício inconsistente em comparação com qualquer um dos fármacos isoladamente. A dose para o HBV é menor que a do HIV.

Toxicidade
O efeitos adversos da lamivudina consistem em diarreia, cefaleia e elevação das enzimas hepáticas. Ocorreram graves exacerbações após tratamento da hepatite B, incluindo casos fatais após a interrupção da lamivudina, particularmente em pacientes coinfectados pelo HBV e HIV.

Resistência aos antivirais
A resistência à lamivudina causada por mutações na polimerase do HBV é comum durante o tratamento prolongado da hepatite B e surge em cerca de 20% dos pacientes tratados anualmente. A resistência está associada a aumento da replicação viral e elevação das aminotransferases.

Telbivudina
A telbivudina é um análogo sintético do nucleosídio timidina com atividade contra o HBV, incluindo algumas variantes resistentes à lamivudina. A forma trifosfato inibe competitivamente a DNA polimerase (transcriptase reversa) do HBV.

Usos clínicos
Em ensaios clínicos comparativos com lamivudina ou adefovir, a telbivudina demonstrou uma maior resposta virológica na semana 52 (60% *versus* 40% dos indivíduos apresentaram DNA do HBV negativo pela análise com reação em cadeia da polimerase). O desenvolvimento de resistência à telbivudina é de até 5% depois de 1 ano e de 25% depois de 2 anos. Os vírus resistentes à telbivudina exibem resistência cruzada à lamivudina. Em virtude do acentuado desenvolvimento de resistência e resistência cruzada, a telbivudina não é considerada como tratamento de primeira linha para a hepatite B.

Toxicidade
Os efeitos colaterais comuns incluem cefaleia, náuseas e vômitos. Foram relatadas exacerbações agudas graves da hepatite B em pacientes que interromperam a terapia anti-HBV. A miopatia, que se manifesta por dores ou fraqueza musculares com níveis séricos elevados de creatinoquinase, raramente é relatada.

Considerações especiais: coinfecção pelo HIV/HBV
A lamivudina, o entecavir, o tenofovir e o TAF apresentam atividade contra o HIV e o HBV. A monoterapia com esses agentes no tratamento do HBV não deve ser utilizada em pacientes coinfectados pelo HIV, em virtude do desenvolvimento de resistência do HIV. A entricitabina só está aprovada para o tratamento do HIV, mas também é fracamente ativa contra o HBV. A interrupção dessa medicação, à semelhança da interrupção do tenofovir ou da lamivudina, pode causar exacerbações agudas e, por vezes, fulminantes da hepatite B em pacientes coinfectados pelo HIV/HBV.

Quando o tratamento concomitante do HBV e do HIV é justificado, deve-se considerar o uso de tenofovir mais entricitabina, tenofovir mais lamivudina ou TAF mais entricitabina como suporte nucleosídico de um esquema antirretroviral totalmente supressor.[2] Se não for possível utilizar o tenofovir ou o TAF, o entecavir constitui um fármaco alternativo como parte de um esquema antirretroviral. Em pacientes coinfectados que precisam de tratamento para o HBV, mas não para o HIV, ou que já estão bem controlados com terapia viral anti-HIV, mas que agora necessitam de tratamento da hepatite B, deve-se considerar a monoterapia com peginterferona alfa-2a. Se houver necessidade de modificar o esquema antirretroviral, em razão da falha virológica do HIV, e o HBV estiver adequadamente suprimido, os agentes antivirais ativos contra o HBV deverão ser continuados para o tratamento do HBV.

AGENTES ANTIVIRAIS PARA INFECÇÕES PELO VÍRUS DA HEPATITE C

O tratamento da hepatite C *aguda* continua sintomático, e, em geral, a terapia antiviral não está indicada. Entretanto, na hepatite C *crônica* (ver Capítulo 140), o tratamento tem por objetivo alcançar uma resposta virológica sustentada (ausência de RNA do vírus da hepatite C [HCV] durante pelo menos 12 semanas após a conclusão do tratamento), de modo a prevenir a morbidade e a mortalidade associadas à doença hepática e às complicações a longo prazo, como carcinoma hepatocelular, insuficiência hepática, transplante e morte. O tratamento demonstrou diminuir a inflamação e a cirrose hepática, além de reduzir o risco de carcinoma hepatocelular.

Os esquemas sem interferona são preferidos aos esquemas à base de interferona (ver Tabela 140.5 no Capítulo 140 e Tabelas 336.1 a 336.3).[3] O ledipasvir/sofosbuvir, o sofosbuvir com simeprevir ou o ombitasvir/paritaprevir/ritonavir com dasabuvir são esquemas preferidos para o genótipo 1 do HCV.[A3] O sofosbuvir e a ribavirina baseada no peso são preferidos para os genótipos 2 e 3 do HCV. O ledipasvir/sofosbuvir e o sofosbuvir com simeprevir são esquemas preferidos para o genótipo 4 do HCV. O sofosbuvir/velpatasvir e o ledipasvir/sofosbuvir são considerados esquemas primários para o HCV dos genótipos 5 ou 6.

Os esquemas à base de interferona são agora reservados geralmente para pacientes que não têm acesso aos esquemas sem interferona. Sofosbuvir em combinação com ribavirina e interferona peguilada têm boa eficácia para todos os genótipos. Simeprevir com ribavirina e interferona peguilada podem ser utilizados como esquemas alternativos para os genótipos 1 e 4. Para o retratamento após o insucesso do esquema inicial, geralmente é necessária uma consulta com especialista.

Ledipasvir/sofosbuvir

O ledipasvir é um inibidor da NS5A do HCV. O sofosbuvir é um profármaco nucleotídio que, quando trifosforilado, inibe a NS5B do HCV, uma RNA-polimerase dependente de RNA. Tanto a NS5A quanto a NS5B são importantes na replicação viral do HCV. O ledipasvir/sofosbuvir está disponível como combinação na forma de comprimido oral de dose fixa, 1 vez/dia.

Usos clínicos

A combinação ledipasvir/sofosbuvir está atualmente aprovada para o tratamento da infecção crônica pelo HCV dos genótipos 1, 4, 5 e 6 sem cirrose e dos genótipos 1 e 4 com cirrose descompensada. Em pacientes virgens de tratamento, com ou sem cirrose, o tratamento deve continuar por 12 semanas. Esse esquema tem sido associado a uma resposta virológica sustentada de 99% em 12 semanas, e pode-se reduzir a duração do tratamento para até 8 semanas, sem mudança significativa de sua eficácia.[A4] Em pacientes com tratamentos prévios, recomenda-se um tratamento de 12 semanas para aqueles sem cirrose e de 24 semanas para aqueles com cirrose; a resposta virológica sustentada também é de 94 a 99%.[A5] A combinação ledipasvir/sofosbuvir também foi recomendada no tratamento da infecção crônica pelo HCV de genótipo 4.

Toxicidade

Os efeitos colaterais mais comuns consistem em cefaleia e fadiga. Podem ocorrer interações medicamentosas significativas com determinadas medicações, como rifampicina ou hipérico.

Resistência

A resistência ao componente individual do fármaco pode ocorrer, porém é rara. O ledipasvir é ativo contra vírus resistentes ao sofosbuvir, e este último mantém sua atividade contra vírus resistentes ao ledipasvir, de modo que a importância clínica das mutações de resistência não é conhecida.

Sofosbuvir/velpatasvir

O velpatasvir é um potente inibidor pangenotípico da NS5A do HCV, que está aprovado para o tratamento de pacientes com hepatite C em combinação com sofosbuvir, um inibidor da NS5B. A combinação sofosbuvir/velpatasvir está disponível em comprimido de dose fixa.

Usos clínicos

A combinação sofosbuvir/velpatasvir está atualmente aprovada para o tratamento de pacientes adultos com hepatite C crônica com infecção crônica pelo HCV dos genótipos 1, 2, 3, 4, 5 ou 6, com qualquer grau de lesão hepática, incluindo cirrose descompensada. Recomenda-se o acréscimo de ribavirina no tratamento de pacientes com cirrose descompensada. A duração do tratamento é de 12 semanas e está associada a uma resposta virológica sustentada em mais de 99% dos pacientes.[A6]

Toxicidade

As reações adversas mais comuns associadas ao tratamento com sofosbuvir/velpatasvir de 12 semanas de duração consistem em fadiga e cefaleia. Pode ocorrer bradicardia significativa com o uso concomitante de sofosbuvir/velpatasvir e amiodarona, o que está contraindicado.

Resistência aos antivirais

Os mutantes NS5A preexistentes não parecem influenciar o resultado do tratamento com sofosbuvir/velpatasvir. Variantes de resistência de NS5A, que conferem resistência *in vitro* ao velpatasvir, foram isoladas do sangue de alguns pacientes que sofreram recidiva. A importância desses mutantes não está totalmente elucidada.

Sofosbuvir/velpatasvir/voxilaprevir

O velpatasvir é um poderoso inibidor pangenotípico de NS5A do HCV, que é utilizado no tratamento de pacientes com hepatite C em combinação com o sofosbuvir, um inibidor de NS5B. O voxilaprevir é um inibidor de segunda geração da serina protease do HCV. A Food and Drug Administration (FDA) aprovou uma combinação de sofosbuvir, velpatasvir e voxilaprevir em comprimido de dose fixa única para o tratamento de pacientes com HCV que anteriormente foram tratados com outros agentes antivirais de ação direta.

Usos clínicos

A combinação sofosbuvir/velpatasvir/voxilaprevir está atualmente aprovada no tratamento de pacientes adultos com infecção crônica pelo HCV dos genótipos 1, 2, 3, 4, 5 ou 6, com qualquer grau de lesão hepática, sem cirrose ou cirrose compensada, que foram anteriormente tratados com um esquema de agentes antivirais de ação direta contra o HCV. A duração do tratamento é de 12 semanas e está associada a uma resposta virológica sustentada em mais de 99% dos pacientes.[A7]

Toxicidade

As reações adversas mais comuns associadas a 12 semanas de tratamento com sofosbuvir/velpatasvir/voxilaprevir consistem em fadiga, cefaleia, náuseas e diarreia. Pode ocorrer bradicardia significativa com o uso concomitante de sofosbuvir/velpatasvir/voxilaprevir e amiodarona, o que está contraindicado.

Resistência aos antivirais

Os mutantes de NS5A ou NS3 preexistentes não parecem influenciar o resultado do tratamento com sofosbuvir/velpatasvir/voxilaprevir. As variantes de resistência NS5A que conferem resistência *in vitro* ao velpatasvir têm sido isoladas do sangue de pacientes que sofrem de recidiva. A importância desses mutantes não está totalmente elucidada.

Glecaprevir/pibrentasvir

Uma combinação de dose fixa de glecaprevir, um inibidor da NS3/4A protease, e de pibrentasvir, um inibidor da NS5A, está aprovada para o tratamento de pacientes com infecção crônica pelo HCV dos genótipos 1, 2, 3, 4, 5 ou 6, sem cirrose e com cirrose compensada (Child-Pugh A). A combinação está disponível em pílula única.

Usos clínicos

A combinação glecaprevir/pibrentasvir está atualmente aprovada para o tratamento de pacientes adultos com infecção crônica pelo HCV dos genótipos 1, 2, 3, 4, 5 ou 6, com todos os graus de lesão hepática, sem cirrose ou cirrose compensada (Child-Pugh A). A duração do tratamento é de 8 semanas para pacientes sem cirrose e de 12 semanas para aqueles com cirrose, o que está associado a uma resposta virológica sustentada em mais de 99% dos pacientes.[A8] A pílula de glecaprevir/pibrentasvir também está indicada para o tratamento de pacientes adultos com infecção pelo HCV de genótipo 1, que anteriormente foram tratados com um esquema contendo um inibidor de NS5A do HCV ou um inibidor da NS3/4A protease, mas não para os que falharam a ambos. Em pacientes com genótipo 1 anteriormente tratados, que não responderam a um esquema de HCV prévio contendo um inibidor de NS5A (mas não NS3), recomenda-se um tratamento de 16 semanas. Para pacientes com genótipo 1 anteriormente tratados, que não responderam a um esquema de HCV prévio contendo um inibidor de NS3 (mas não NS5A), recomenda-se um tratamento de 12 semanas para pacientes com HCV de genótipo 1, 2, 4, 5 ou 6 que não responderam a esquemas prévios de HCV que não incluíram um inibidor de NS3 ou de NS5A, recomenda-se um tratamento de 8 semanas (pacientes sem cirrose) ou de 12 semanas (com cirrose). Em pacientes com HCV de genótipo 3 que não responderam a esquemas anteriores que não incluíram um inibidor de NS3 ou NS5a, recomenda-se um tratamento de 16 semanas. A combinação glecaprevir/pibrentasvir é o único esquema sem interferona que demonstrou ser efetivo em pacientes com doença renal crônica em estágio 4 ou 5 e com todos os genótipos do HCV.[A9]

Toxicidade

As reações adversas mais comuns associadas a um tratamento de 12 semanas com glecaprevir/pibrentasvir consistem em fadiga e cefaleia em cerca de 10% de todos os pacientes.

Resistência aos antivirais

Os mutantes NS5A ou NS3 preexistentes não parecem influenciar o resultado do tratamento com glecaprevir/pibrentasvir. Variantes de resistência NS5A e NS3, que conferem resistência *in vitro* a ambos os fármacos, têm sido isoladas do sangue de alguns pacientes que sofrem recidiva. A importância desses mutantes não está totalmente elucidada.

Daclatasvir

O daclatasvir é um inibidor da NS5A, que pode ser utilizado em combinação com sofosbuvir ou asunaprevir no tratamento da infecção pelo vírus da hepatite C.

Usos clínicos

O daclatasvir está aprovado pela FDA para o tratamento de pacientes adultos com infecção pelo HCV de genótipos 1 ou 3 em combinação com sofosbuvir. A duração do tratamento é de 12 semanas. O tratamento está aprovado para pacientes com ou sem cirrose, porém a taxa de resposta é reduzida naqueles com cirrose. O daclatasvir é metabolizado por meio de CYP3A, de modo que a dose precisa ser reduzida na presença de inibidores fortes de CYP3 e aumentada com indutores de CYP3A.

Toxicidade

As reações adversas mais comuns associadas ao tratamento com sofosbuvir/daclatasvir de 12 semanas consistem em cefaleia, fadiga e náuseas. Podem ocorrer bradicardia significativa com o uso concomitante de sofosbuvir e amiodarona, o que está contraindicado.

Resistência aos antivirais

Os mutantes NS5A preexistentes não parecem influenciar o resultado do tratamento com sofosbuvir/daclatasvir. Variantes de resistência de NS5A, que conferem resistência *in vitro* ao daclatasvir, têm sido isoladas do sangue de alguns pacientes que sofrem recidiva, porém a importância desses mutantes não está totalmente elucidada.

Daclatasvir/asunaprevir

O asunaprevir é um inibidor de NS3 (serinoprotease) do HCV, enquanto o daclatasvir é um potente inibidor de NS5A. A combinação está aprovada para o tratamento de pacientes com hepatite C na Europa e no Japão.

Usos clínicos

A combinação está aprovada para o tratamento de adultos que apresentam infecção pelo vírus da hepatite C de genótipo 1 com cirrose compensada, que não são elegíveis ou que não toleram a terapia à base de interferona e que não responderam à terapia à base de interferona. A combinação resultou em altas taxas de resposta em pacientes com genótipos 1a e 1b quando tratados durante 24 semanas.[A10]

Toxicidade

Os eventos adversos mais comuns consistem em nasofaringite, cefaleias e fadiga.

Resistência aos antivirais

Polimorfismos de NS5A e NS3 preexistentes podem levar a uma redução das taxas de resposta à combinação de daclatasvir/asunaprevir, de modo que esses pacientes são tratados por um período prolongado de tempo (24 semanas).

Grazoprevir/elbasvir

O grazoprevir é um inibidor de segunda geração de NS3/4A (serinoprotease) do HCV, enquanto o elbasvir é um potente inibidor de NS5A. A combinação está disponível em comprimido único de dose fixa e foi aprovada para o tratamento de pacientes com hepatite C.

Usos clínicos

A combinação grazoprevir/elbasvir está indicada com ou sem ribavirina no tratamento da infecção crônica por HCV dos genótipos 1 ou 4 em adultos. Em pacientes com genótipo 1a, indica-se a realização de um teste dos polimorfismos associados à resistência de NS5A antes de indicar o tratamento. Para pacientes adultos virgens de tratamento com hepatite C de genótipo 1a (sem polimorfismos), genótipo 1b e genótipo 4, recomenda-se uma duração total de 12 semanas. Para pacientes com hepatite por genótipo 1 que anteriormente receberam tratamento, recomenda-se o acréscimo de ribavirina, com tratamento de 12 semanas. Em pacientes com genótipo 1 e polimorfismos de NS5A, recomenda-se o acréscimo de ribavirina, com duração total de 16 semanas. Uma importante vantagem dessa combinação em relação àquela baseada no uso de sofosbuvir é sua administração a pacientes com comprometimento renal significativo, incluindo pacientes submetidos a hemodiálise,[A11] visto que ambos os fármacos são metabolizados pelo fígado. Por outro lado, essa combinação está contraindicada para pacientes com doença hepática descompensada. A combinação grazoprevir/elbasvir pode ser utilizada em pacientes com doença renal crônica em estágio 4 ou 5 e HCV dos genótipos 1 ou 4.

Toxicidade

As reações adversas mais comuns associadas ao tratamento com grazoprevir/elbasvir durante 12 semanas consistem em cefaleias, fadiga, náuseas e diarreia. O uso concomitante de ribavirina também está associado ao desenvolvimento de anemia.

Resistência aos antivirais

A presença de cinco polimorfismos preexistentes associados à resistência de NS5A (M28A/G/T, Q30 H/K/R/Y, L31F/M/V, H58D, Y93H/N/S) no HCV de genótipo 1a está associada a uma taxa de resposta mais baixa quando os pacientes são tratados com grazoprevir/elbasvir isoladamente; entretanto, são obtidas taxas elevadas de resposta quando se acrescenta a ribavirina e a duração total do tratamento é ampliada para 16 semanas. Por conseguinte, recomenda-se o teste de polimorfismo associado à resistência em pacientes com HCV de genótipo 1a.

Ombitasvir/paritaprevir/ritonavir mais dasabuvir

O ombitasvir é um inibidor da NS5A do HCV, enquanto o paritaprevir é um inibidor da NS3/4A protease do de HCV. O ritonavir não tem nenhuma atividade contra o HCV, porém é um inibidor da CYP3A hepática e é acrescentado para aumentar os níveis de paritaprevir. Esses três fármacos são coformulados em um comprimido, que é fornecido com dasabuvir, um inibidor da NS5B polimerase do HCV.

Usos clínicos

A combinação ombitasvir/paritaprevir/ritonavir mais dasabuvir está atualmente aprovada para o tratamento da infecção crônica pelo HCV de genótipo 1. Em pacientes sem cirrose, o tratamento durante 12 semanas tem sido associado a uma resposta virológica sustentada de 97 a 99%. No caso do genótipo 1a, o acréscimo de ribavirina pode diminuir a falha virológica.[A12]

Toxicidade

As numerosas interações medicamentosas que ocorrem em razão da inibição da CYP3A pelo ritonavir devem ser rigorosamente avaliadas antes de iniciar a terapia. Os efeitos colaterais mais comuns incluem náuseas e diarreia, bem como exantema, cefaleia e fadiga.

Resistência

Foram observadas mutações que surgem com o tratamento em pacientes com falha virológica, embora o significado clínico disso não seja conhecido.

Sofosbuvir

Usos clínicos

O sofosbuvir está atualmente aprovado como componente de um esquema de tratamento antiviral combinado para o HCV dos genótipos 1 a 4. Para os genótipos 1 e 4, o sofosbuvir é utilizado em combinação com peginterferona e ribavirina durante 12 semanas. Esse esquema tem sido associado a uma resposta virológica sustentada de cerca de 90% em 12 semanas. Nos genótipos 2 e 3, o sofosbuvir em combinação com ribavirina durante 12 ou 24 semanas também tem sido associado a uma resposta virológica sustentada de cerca de 90%. Em pacientes que não conseguem tolerar um esquema à base de interferona (doenças autoimunes, doença hepática descompensada, leucopenia, trombocitopenia, anemia ou doença cardíaca preexistente), o sofosbuvir pode ser utilizado com simeprevir ou com ribavirina durante 24 semanas.

Toxicidade

Os efeitos colaterais comuns consistem em cefaleia, fadiga, anemia e diarreia. Foram relatadas pancitopenias graves e depressão também grave. O sofosbuvir é um substrato do transportador de fármacos P-gp, e os medicamentos que são potentes indutores de P-gp (p. ex., rifampicina ou hipérico) podem diminuir a concentração plasmática de sofosbuvir.

Resistência

O aparecimento de resistência durante o tratamento com sofosbuvir é extremamente raro.

Simeprevir

O simeprevir é um inibidor da protease, que se liga à NS3/4A da hepatite C.

Usos clínicos

O simeprevir está atualmente aprovado para o tratamento da hepatite C crônica de genótipo 1, como terapia inicial ou para uso após falha da terapia anterior à base de interferona. O simeprevir é administrado por 12 semanas em combinação com peginterferona alfa e ribavirina, seguido de peginterferona alfa e ribavirina por um período adicional de 12 semanas (virgem de tratamento) ou 36 semanas (sem resposta prévia). Em pacientes virgens de tratamento, a resposta virológica é de cerca de 80%. Embora não seja tão efetivo quanto o sofosbuvir, o simeprevir é superior a outros inibidores da protease e tornou-se o tratamento de segunda linha na hepatite C por genótipo 1 (aprovado pela FDA) e genótipo 4 (não aprovado pela FDA).

Toxicidade

As reações adversas mais comuns consistem em efeitos colaterais dermatológicos (incluindo exantema, prurido e fotossensibilidade) e gastrintestinais.

Resistência

A resistência intrínseca da NS3 ao simeprevir pode ser causada pelo polimorfismo Q80K. Deve-se efetuar um rastreamento dos pacientes para a mutação basal desse gene antes de iniciar o tratamento.

Boceprevir

O boceprevir é um inibidor da protease, que se liga à NS3/4A do vírus da hepatite C.

Usos clínicos

O boceprevir está atualmente aprovado apenas para o tratamento do genótipo 1 em pacientes com doença hepática compensada. É utilizado em combinação com peginterferona e ribavirina em pacientes virgens de tratamento, bem como em pacientes que não responderam de modo adequado ao peginterferona e à ribavirina. O boceprevir não deve ser utilizado como monoterapia. O fármaco é iniciado 4 semanas após a instituição da terapia com PEG-interferona e ribavirina, e a terapia combinada é continuada por um período adicional de 24 a 44 semanas, com base na resposta virológica. Os indivíduos com níveis de RNA do HCV indetectáveis nas semanas 8 e 24 podem ser considerados para um tratamento de menor duração (28 semanas no total). Em pacientes com evidências de falha virológica (nível de RNA do HCV > 100 UI/mℓ com 12 semanas de tratamento ou nível detectável com 24 semanas), o tratamento com todos os três fármacos deve ser interrompido. Em virtude de sua eficácia inferior, o boceprevir não é considerado como terapia de primeira linha para a hepatite C.

Toxicidade

Os efeitos colaterais comuns incluem fadiga, náuseas, tremores, alopecia e disgeusia. Os pacientes devem ser monitorados à procura de efeitos colaterais graves, como anemia e neutropenia, que, em certas ocasiões, podem limitar a dose. Em pacientes que desenvolvem anemia durante a terapia combinada, incluindo boceprevir, o manejo pode consistir em reduzir a dose de ribavirina. O boceprevir é um forte inibidor do citocromo P450 3A4/5, de modo que é necessário considerar as interações medicamentosas (incluindo medicamentos de venda livre e contraceptivos orais).

Resistência

Pode ocorrer resistência ao boceprevir durante o tratamento. Como o boceprevir e o telaprevir são estruturalmente semelhantes, podem surgir mutações de resistência cruzada, e os pacientes não devem ser novamente tratados com outro inibidor da protease.

Telaprevir

O telaprevir foi previamente aprovado para o tratamento da infecção crônica pelo HCV, porém foi retirado do mercado em 2014.

Interferona peguilada 2b e ribavirina

Usos clínicos

Nem a ribavirina nem a interferona devem ser utilizados como monoterapia para a hepatite C. No genótipo 1, a combinação de peginterferona e ribavirina pode ser considerada em indivíduos virgens de tratamento, que não podem receber esquemas sem interferona, embora as taxas de resposta virológica sustentada sejam significativamente inferiores. Maior duração do tratamento, de até 72 semanas, pode melhorar a resposta virológica. A peginterferona e a ribavirina devem ser administradas durante 24 semanas para o HCV dos genótipos 2 e 3 e durante 48 semanas para os genótipos 4, 5 e 6.

Toxicidade

Os efeitos colaterais comuns da administração de interferona incluem sintomas semelhantes aos da gripe (febre, calafrios, cefaleia, mal-estar), porém esses sintomas habitualmente se tornam menos graves com tratamentos repetidos. As principais toxicidades incluem supressão da medula óssea, particularmente granulocitopenia e trombocitopenia, que geralmente são reversíveis com a interrupção do tratamento. Os transtornos neuropsiquiátricos podem se manifestar por depressão, ansiedade, sonolência, confusão e alterações comportamentais. Outros efeitos colaterais incluem fadiga profunda e anorexia, perda de peso, hipotireoidismo ou hipertireoidismo, alopecia e cardiotoxicidade, com arritmias e miocardiopatia reversível. Alguns efeitos colaterais (p. ex., hipotireoidismo) podem surgir 1 ano ou mais após a conclusão do tratamento.

A ribavirina sistêmica está frequentemente associada a anemia hemolítica (em até 60% em algumas séries) e, algumas vezes, a anormalidades eletrolíticas, incluindo hipocalcemia e hipomagnesemia. Foi relatada a ocorrência de arritmias, prurido, exantema, náuseas e mialgia, bem como efeitos colaterais neurológicos, incluindo insônia e irritabilidade. A ribavirina pode ser gonadotóxica e teratogênica em seres humanos.

Considerações especiais: coinfecção pelo HIV/HCV

Os esquemas de tratamento iniciais para pacientes com coinfecção por HCV/HIV são iguais aos recomendados para indivíduos sem infecção pelo HIV. Entretanto, quando tanto o HCV quanto o HIV são tratados, é necessário considerar as interações medicamentosas e as toxicidades aditivas.[4] O ledipasvir pode aumentar os níveis de tenofovir, e os esquemas para o HIV sem tenofovir ou TAF devem ser considerados. A combinação ombitasvir/paritaprevir/ritonavir mais dasabuvir apresenta interações com muitos agentes antirretrovirais. Esse esquema pode ser utilizado com a maioria dos inibidores de nucleosídios e raltegravir, porém, para o uso de outros inibidores da protease, particularmente esquemas com reforço de ritonavir, é necessária consulta com um especialista.

Os agentes antivirais para HIV, didanosina (DDI) e zidovudina (AZT) (ver Capítulo 334), não devem ser utilizados com ribavirina. Os níveis de DDI e seu metabólito ativo são aumentados quando o fármaco é administrado com ribavirina, podendo causar insuficiência hepática, neuropatia periférica grave, pancreatite e acidose láctica. A administração de AZT com ribavirina pode causar anemia neutropênica grave, e a combinação não deve ser utilizada. Se a ribavirina for a terapia preferida, deve-se considerar a suspensão da DDI e da AZT antes de iniciar a ribavirina.

AGENTES ANTIVIRAIS PARA INFECÇÕES POR HERPES-VÍRUS

Aciclovir e valaciclovir

O aciclovir, um análogo acíclico do nucleosídio guanosina, é convertido em sua forma ativa por meio de monofosforilação inicial por uma timidinoquinase (TK) codificada pelo vírus. Embora as células humanas normais apresentem TK, a afinidade do aciclovir pela TK viral é aproximadamente 200 vezes maior do que pela TK humana. Em seguida, o monofosfato sofre duas fosforilações adicionais mediadas por enzimas da célula hospedeira em trifosfato de aciclovir (trifosfato de acicloguanosina), que inibe preferencialmente a DNA polimerase viral. As concentrações mais altas da forma ativada nas células infectadas e sua afinidade pelas polimerases virais resultam em baixa toxicidade para as células normais do hospedeiro.

O valaciclovir é o profármaco éster de L-valil do aciclovir. A adição do éster L-valil promove maior absorção oral, e o valaciclovir é, em seguida, convertido em aciclovir; o profármaco proporciona uma biodisponibilidade três a cinco vezes maior do que o aciclovir oral.

Usos clínicos

O aciclovir e o valaciclovir (Tabelas 336.4 a 336.6) são utilizados principalmente no tratamento de infecções causadas por herpes-vírus simples (HSV [Capítulo 350])[5] e vírus varicela-zóster (VZV [Capítulo 351]). Dependendo do país, o aciclovir está disponível em pomada ou creme para uso tópico, cápsulas orais e formulações intravenosa e oftálmica. O valaciclovir só está disponível em cápsula por via oral.

Tabela 336.4 Agentes antivirais para infecções por herpes-vírus.

INFECÇÃO VIRAL	FÁRMACO	VIA DE ADMINISTRAÇÃO	DOSE HABITUAL NO ADULTO
HERPES-VÍRUS SIMPLES			
Herpes genital			
Primeiro episódio	Aciclovir	VO	400 mg, 3 vezes/dia ou 200 mg, 5 vezes/dia, durante 7 a 10 dias
	Fanciclovir	VO	250 mg, 3 vezes/dia durante 7 a 10 dias
	Valaciclovir	VO	1 g 2 vezes/dia durante 7 a 10 dias
Recorrente	Aciclovir	VO	800 mg, 3 vezes/dia, durante 2 dias, ou 400 mg, 3 vezes/dia, ou 200 mg, 5 vezes/dia durante 5 dias
	Fanciclovir	VO	1.000 mg, 2 vezes/dia por 2 doses
	Valaciclovir	VO	500 mg, 2 vezes/dia, durante 3 dias, ou 1 g/dia durante 5 dias
Supressão	Aciclovir	VO	400 mg, 2 vezes/dia ou 200 mg, 3 vezes/dia
	Fanciclovir	VO	250 mg, 2 vezes/dia
	Valaciclovir	VO	500 mg/dia ou 1 g/dia (10 ou mais episódios/ano)
Herpes orolabial	Penciclovir a 1%	Tópico	Aplicar creme a cada 2 h enquanto acordado, durante 4 dias
	Aciclovir a 5%	Tópico	Aplicar creme 5 vezes/dia durante 4 dias
	Docosanol a 10%	Tópico	Aplicar creme 5 vezes/dia até a cicatrização
	Valaciclovir	VO	2 g a cada 12 h × 2 doses
	Aciclovir	VO	400 mg, 5 vezes/dia, durante 5 dias
	Fanciclovir	VO	1.500 mg em dose única
Doença mucocutânea	Aciclovir	IV	5 mg/kg/8 h durante 7 a 14 dias
	Aciclovir	VO	400 mg, 5 vezes/dia durante 7 a 14 dias
	Valaciclovir	VO	500 mg ou 1 g, 2 vezes/dia durante 7 a 10 dias
Encefalite	Aciclovir	IV	10 mg/kg/8 h durante 10 dias
Neonatal	Aciclovir	IV	10 a 20 mg/kg/8 h durante 14 a 21 dias
Ceratoconjuntivite	Trifluridina	Tópico	1 gota de solução a 1% a cada 2 h, até 9 gotas/dia
	Vidarabina	Tópico	Fita de 1,3 cm de pomada a 3%, 5 vezes/dia
HSV resistentes ao aciclovir	Foscarnet	IV	40 mg/kg a cada 8 a 12 h, até cicatrização
CITOMEGALOVÍRUS			
Retinite por CMV	Ganciclovir	IV	5 mg/kg/12 h durante 14 a 21 dias (manutenção: 5 mg/kg/dia)
	Valganciclovir	VO	900 mg, 2 vezes/dia durante 21 dias (manutenção: 900 mg/dia)
	Cidofovir	IV	5 mg/kg 1 vez/semana × 2 semanas (manutenção: 5 mg/kg a cada 2 semanas)
	Foscarnet	IV	60 mg/kg/8 h ou 90 mg/kg a cada 12 h durante 14 a 21 dias (manutenção: 90 a 120 mg/kg/dia)
	Fomivirseno	Intravítreo	330 µg a cada 2 semanas × 2 semanas (manutenção: 330 µg a cada mês)
Infecção pelo HIV, colite e esofagite por CMV	Ganciclovir	IV	5 mg/kg/12 h durante 14 a 21 dias (até a resolução dos sintomas)
Profilaxia (transplante)	Valganciclovir	VO	900 mg/dia
	Ganciclovir	IV	5 mg/kg/12 h durante 7 a 14 dias; em seguida, 5 mg/kg IV, 1 vez/dia
Profilaxia (transplante de células-tronco)	Letermovir	VO ou IV	480 mg/dia até 100 dias após o transplante
Profilaxia (infecção avançada pelo HIV)	Ganciclovir	IV	5 mg/kg/dia
VÍRUS VARICELA-ZÓSTER			
Varicela	Aciclovir	VO	800 mg 4 vezes/dia, durante 5 dias
Varicela em hospedeiros imunocomprometidos	Aciclovir	IV	10 mg/kg/8 h, durante 7 a 10 dias
Herpes-zóster em hospedeiros imunocomprometidos	Aciclovir	IV	10 mg/kg/8 h, durante 7 a 10 dias
Herpes-zóster em hospedeiros normais	Aciclovir	VO	800 mg, 5 vezes/dia, durante 7 a 10 dias
	Valaciclovir	VO	1 g, 3 vezes/dia, durante 7 dias
	Fanciclovir	VO	500 mg, 3 vezes/dia, durante 7 dias

Tabela 336.5 Mecanismos de excreção e limiares de ajuste da dose.

	PRINCIPAL VIA DE ELIMINAÇÃO	LIMIAR PARA AJUSTE NA INSUFICIÊNCIA RENAL	AJUSTE PARA A INSUFICIÊNCIA HEPÁTICA	AJUSTE PARA A OBESIDADE
Aciclovir IV	Renal	CrCl < 50 mℓ/min	Sem ajuste	Dose por peso ideal
Aciclovir VO	Renal	CrCl < 25 mℓ/min/1,73 m^2	Sem ajuste	Dose por peso ideal
Valaciclovir	Renal	CrCl < 50 mℓ/min	Sem ajuste	Desconhecido
Fanciclovir	Renal	CrCl < 60 mℓ/min	Sem ajuste	Desconhecido
Foscarnet	Renal	CrCl < 1,4 mℓ/min/kg	Sem ajuste	Desconhecido
Ganciclovir IV	Renal	CrCl < 70 mℓ/min	Sem ajuste	Desconhecido
Valganciclovir	Renal	CrCl < 60 mℓ/min	Sem ajuste	Desconhecido
Letermovir	Hepática	Evitar a via intravenosa se CrCl < 50 mℓ/min	Sem ajuste em caso de comprometimento leve ou moderado	Desconhecido
Cidofovir	Renal	CrCl < 55 mℓ/min	Sem ajuste	Desconhecido

Tabela 336.6 Efeitos adversos significativos (advertência em tarja preta da FDA).

FÁRMACO	SINOPSE DOS ALERTAS DE BULA
Cidofovir	Comprometimento renal, incluindo insuficiência renal; pré-hidratar e utilizar probenecida Neutropenia Pode ser carcinogênico e teratogênico e pode causar hipospermia ou aspermia
Foscarnet	Nefrotoxicidade; pré-hidratar Crises convulsivas relacionadas com distúrbios dos minerais e eletrólitos
Ganciclovir	Neutropenia, anemia, trombocitopenia Pode ser carcinogênico e teratogênico e pode causar hipospermia ou aspermia
Valganciclovir	Neutropenia, anemia, trombocitopenia Pode ser carcinogênico e teratogênico e pode causar hipospermia ou aspermia

O aciclovir ou o valaciclovir por via oral diminuem a duração dos sintomas em cerca de 50% e reduzem a duração da eliminação viral em cerca de 90% nos episódios iniciais de herpes genital. Dois ou 3 dias de terapia parecem ser suficientes para o herpes genital recorrente. A supressão crônica é altamente efetiva na redução das recorrências clínicas e virais, e o valaciclovir diminui em 48% o risco de transmissão do HSV genital entre parceiros heterossexuais. No herpes labial, o tratamento com valaciclovir oral por 1 dia melhora o tempo de cicatrização e diminui a dor, enquanto a pomada de aciclovir não tem nenhum benefício clínico consistente.

O aciclovir parenteral está indicado para o tratamento inicial da infecção da mucosa ou cutânea por HSV em pacientes imunocomprometidos, em infecções neonatais por HSV e infecções disseminadas ou invasoras de órgãos em pacientes imunocompetentes. Em algumas circunstâncias, é possível efetuar mudança subsequente para o valaciclovir oral. O aciclovir parenteral em altas doses constitui a terapia preferencial para o tratamento da encefalite por HSV.

O aciclovir e o valaciclovir estão indicados para a infecção aguda por VZV (varicela) em adultos. O aciclovir parenteral deve ser utilizado para a infecção aguda grave por VZV, incluindo pneumonia, encefalite, trombocitopenia e hepatite grave, ou em hospedeiros imunocomprometidos. O aciclovir também está indicado para a reativação do VZV (herpes-zóster). Em adultos tratados nas primeiras 24 h após o desenvolvimento do exantema da varicela, o aciclovir diminui a gravidade da doença e o número de lesões, porém o valaciclovir oral pode ser mais efetivo do que o aciclovir oral. Recomenda-se o aciclovir por via intravenosa para o herpes-zóster em hospedeiros imunocomprometidos. Tanto a quimioprofilaxia com aciclovir quanto a com valaciclovir reduzem a incidência de HSV recorrente em receptores de transplantes de células-tronco e de órgãos sólidos, porém o valaciclovir é superior para a prevenção da doença por citomegalovírus (CMV).

Toxicidade

O aciclovir e o valaciclovir apresentam excelentes perfis de segurança e, em geral, são bem tolerados. Os efeitos colaterais comuns consistem em náuseas, vômitos e cefaleia. Os principais efeitos adversos incluem disfunção renal e toxicidade do sistema nervoso central (SNC). A desidratação e a disfunção renal preexistente predispõem ao desenvolvimento de comprometimento renal. Os efeitos colaterais neurológicos incluem tremor, mioclonia, confusão, letargia, agitação e alucinação. A disfunção renal predispõe ao desenvolvimento de neurotoxicidade. Raramente, foi também relatada a ocorrência de neutropenia e outros sinais de toxicidade da medula óssea.

Resistência aos antivirais

Apesar do uso disseminado do aciclovir, o desenvolvimento de resistência do HSV em indivíduos imunocompetentes é incomum (prevalência < 1%). Todavia, a resistência aos antivirais é maior em indivíduos imunocomprometidos, incluindo aqueles com infecção pelo HIV (prevalência de 5%) ou transplante de medula óssea (prevalência de até 30%). Podem ocorrer infecções por VZV refratárias e resistentes a fármacos em pacientes altamente imunocomprometidos. O foscarnet e o cidofovir por via intravenosa podem ser efetivos nas infecções causadas por vírus resistentes ao aciclovir.

Penciclovir e fanciclovir

O penciclovir é um análogo da guanina acíclico que, diferentemente do aciclovir não é um terminador obrigatório de cadeia e pode ser incorporado ao DNA. O penciclovir é fosforilado pela TK viral a monofosfato de penciclovir, que é então convertido em trifosfato de penciclovir. O penciclovir demonstra atividade *in vitro* contra o VZV e o HSV comparável à do aciclovir. A biodisponibilidade do penciclovir após administração oral é inferior a 2%. Por outro lado, o fanciclovir é um profármaco oral, que é desacetilado e oxidado no fígado para formar penciclovir; a biodisponibilidade do penciclovir é, em média, de 77% após a administração de fanciclovir.

Usos clínicos

O penciclovir e o fanciclovir são utilizados no tratamento das infecções por HSV e VZV. O penciclovir está disponível na forma de creme tópico e, em alguns países, como formulação intravenosa. O fanciclovir está disponível em cápsula.

O penciclovir tópico, que está aprovado para o tratamento do HSV labial recorrente, diminui a dor e as lesões em cerca de 1 dia. O fanciclovir está aprovado para o tratamento do HSV labial recorrente e das infecções genitais e para o herpes-zóster, e sua eficácia assemelha-se à do valaciclovir ou aciclovir. O fanciclovir também pode ser utilizado para terapia supressora.

Toxicidade

O penciclovir tópico é bem tolerado; as reações adversas consistem, em sua maioria, em irritação local e eritema leve. Os efeitos adversos do fanciclovir oral incluem cefaleia, tontura, náuseas e diarreia.

Resistência aos antivirais

A resistência ao penciclovir no HSV tem sido rara em indivíduos imunocompetentes; entretanto, como no caso da resistência ao aciclovir, é mais frequente em hospedeiros imunocomprometidos (2,1%). Os isolados do HSV resistentes ao aciclovir exibem, em sua maioria, resistência cruzada ao penciclovir.

Ganciclovir e valganciclovir

O ganciclovir é um análogo da desoxiguanosina acíclico, com atividade antiviral contra diversos herpes-vírus, incluindo HSV, VZV, CMV (ver Capítulo 352), vírus Epstein-Barr (EBV [Capítulo 353]) e herpes-vírus humano 8. O ganciclovir apresenta atividade contra o HSV e o VZV, porém com mais reações adversas em comparação como o aciclovir. É muito mais ativo do que o aciclovir contra o CMV e EBV. A biodisponibilidade do ganciclovir oral é inferior a 10%. O valganciclovir, o profármaco L-valil do ganciclovir, aumenta a biodisponibilidade deste último para cerca de 60% após a administração oral.

Usos clínicos

O ganciclovir está disponível como cápsula oral, injeção parenteral e implante ocular; o valganciclovir só está disponível como comprimido. O ganciclovir e o valganciclovir são efetivos no tratamento da retinite por CMV, para a qual são comparavelmente ativos. Na ausência de reconstituição imune, é necessária uma terapia de supressão a longo prazo. Esses fármacos também são utilizados em doenças por CMV potencialmente fatais em pacientes com síndrome da imunodeficiência adquirida (AIDS) e outras condições de imunocomprometimento, bem como para a prevenção da doença por CMV em pacientes submetidos a transplante. Em pacientes imunocomprometidos com infecções invasivas por CMV, o ganciclovir por via intravenosa produz taxas de resposta clínica de 70 a 90%, embora as taxas de resposta sejam mais baixas na pneumonite por CMV após transplante de células-tronco ou na encefalite por CMV em pacientes com AIDS. O valganciclovir oral proporciona resultados a longo prazo semelhantes aos do ganciclovir por via intravenosa no tratamento da doença por CMV.

A profilaxia a longo prazo com ganciclovir ou valganciclovir diminui a incidência de doença por CMV após transplante de órgãos sólidos ou de células-tronco, porém essa terapia apresenta efeitos colaterais substanciais, incluindo supressão da medula óssea. Esses fármacos também podem ser utilizados como terapia preventiva para pacientes que apresentam viremia ou antigenemia por CMV. Na prevenção da doença por CMV, a terapia preventiva com valganciclovir pode ser igualmente efetiva à profilaxia crônica com valaciclovir.

Toxicidade

O efeito adverso mais comum observado com o uso de ganciclovir e de valganciclovir é a supressão da medula óssea, particularmente neutropenia e trombocitopenia, que ocorrem em até 50% dos pacientes tratados com ganciclovir por via intravenosa. Foi também relatada a ocorrência de febre, edema, flebite, cefaleia, neuropatia, desorientação, náuseas, anorexia, exantema e mialgia com a terapia com ganciclovir. Os implantes intravítreos de ganciclovir podem causar hemorragia vítrea e descolamento da retina.

Resistência aos antivirais

A resistência ao ganciclovir em consequência de mutações na quinase do CMV e, algumas vezes, na DNA polimerase está relacionada com o tempo de exposição ao ganciclovir e com o grau de imunossupressão. A resistência pode estar associada a doença progressiva durante o uso continuado do ganciclovir; foscarnet e o cidofovir constituem tratamentos alternativos.

Letermovir

O letermovir é o primeiro agente da classe de antivirais da 3,4-di-hidroquinazolina não nucleosídios, que inibe o complexo de DNA terminase do CMV. Essa enzima é necessária para o processamento do DNA.

Usos clínicos

O letermovir está indicado para uma população muito específica – como profilaxia da infecção e doença por CMV em receptores CMV soropositivos de transplante de células-tronco hematopoéticas alogênico. Embora o ganciclovir e o valganciclovir sejam efetivos na prevenção da infecção por CMV, seu uso é limitado pela mielossupressão. A profilaxia com letermovir evita de maneira significativa mais infecções por CMV em comparação com o placebo. O uso do letermovir no tratamento da doença ativa por CMV ou em outras indicações não foi avaliado, de modo que o fármaco não pode ser recomendado até que sejam disponíveis dados adicionais.

Toxicidade

Os efeitos colaterais mais comuns consistem em náuseas, vômitos e diarreia, porém eles ocorrem com uma taxa semelhante à do placebo. A taxa de eventos adversos cardíacos (principalmente taquicardia e fibrilação atrial) é mais alta em pacientes tratados com letermovir do que em indivíduos que recebem placebo (13% *versus* 6%). O letermovir é um inibidor dos transportadores OATP1B1/3 e apresenta numerosas interações medicamentosas, incluindo com agentes imunossupressores e antimicrobianos. Recomenda-se fortemente uma consulta com um farmacologista clínico especializado. Em pacientes com CrCl inferior a 50 mℓ/min e tratados com letermovir por via IV, pode ocorrer acúmulo do veículo intravenoso, hidroxipropil betadex.

Resistência aos antivirais

O desenvolvimento de resistência durante o uso do letermovir é raro. O letermovir é totalmente ativo contra CMV que são resistentes ao cidofovir, foscarnet ou ganciclovir.

Foscarnet

O foscarnet é um análogo pirofosfato, que atua como inibidor não competitivo de muitas RNA e DNA polimerases. Quando um nucleotídio é incorporado a uma fita de DNA ou RNA polimerase, ocorre liberação de pirofosfato. O foscarnet inibe diretamente as polimerases virais sem fosforilação, de modo que o HSV e o VZV deficientes em TK e resistentes ao aciclovir são sensíveis a esse agente.

Usos clínicos

Na doença por CMV extrarretiniana, o foscarnet demonstrou ter eficácia semelhante à do ganciclovir. O foscarnet é tão efetivo quanto o ganciclovir no tratamento da retinite por CMV em pacientes com AIDS, e a terapia combinada com ganciclovir pode ser superior à monoterapia com qualquer um dos agentes para a retinite recalcitrante. A escolha do agente pode ser determinada pelo perfil de efeitos colaterais. O foscarnet também é ativo no tratamento das infecções por HSV e VZV resistentes ao aciclovir.

Toxicidade

A nefrotoxicidade com azotemia e proteinúria limita a dose e ocorre em mais de um terço dos pacientes. Uma velocidade de infusão lenta e o uso de hidratação salina reduzem o risco. Outros efeitos colaterais comuns incluem anemia (30 a 50% dos pacientes), granulocitopenia, diarreia, náuseas, vômitos, febre, crises convulsivas, parestesia, cefaleia e úlceras genitais. Podem ocorrer distúrbios eletrolíticos acentuados, incluindo hipofosfatemia, hipocalcemia, hipopotassemia e hipomagnesemia. O foscarnet pode prolongar o intervalo QT e pode estar associado a arritmias cardíacas, incluindo taquicardia ventricular, fibrilação ventricular e *torsade de pointes*.

Resistência aos antivirais

O desenvolvimento de resistência do CMV ao foscarnet em consequência de mutações na DNA polimerase viral é incomum, exceto após administração prolongada. Em pacientes com AIDS que apresentam retinite, é possível detectar uma resistência ao foscarnet em 13% dos pacientes aos 6 meses e em 37% aos 12 meses.

Cidofovir

O cidofovir, que é um derivado fosfonato acíclico da citosina, é fosforilado à sua forma difosfato ativa por enzimas celulares do hospedeiro. O difosfato de cidofovir competitivamente inibe a DNA polimerase viral e a síntese de DNA viral. Apesar de sua meia-vida sérica curta, os efeitos antivirais são prolongados, graças às concentrações intracelulares prolongadas do metabólito fosforilado.

Usos clínicos

O cidofovir está disponível no comércio como infusão intravenosa, e há formulações em fase de investigação, como gel tópico e injeções intravítreas e intralesionais. O cidofovir por via intravenosa está aprovado para o tratamento da retinite por CMV. Em virtude de sua toxicidade, ele é geralmente reservado para uso quando a terapia com ganciclovir ou foscarnet falha. Dados limitados sugerem que o cidofovir por via intravenosa pode ser efetivo em outras infecções por CMV (pneumonite, gastrenterite), infecções por HSV resistentes ao aciclovir ou ao foscarnet, certas formas de doença por papilomavírus humano, infecções invasivas por adenovírus em receptores de transplante e, possivelmente, infecção pelo vírus BK em pacientes submetidos a transplante renal. Além disso, dados *in vivo* e em animais sugerem que o cidofovir é eficaz contra a varíola, a vacínia e infecção pela varíola do macaco.

Toxicidade

A nefrotoxicidade relacionada com a dose, que se caracteriza por aumento do nível sérico de creatinina, proteinúria e disfunção tubular, constitui o principal efeito colateral de cidofovir por via intravenosa. A hidratação adequada e a administração concomitante de probenecida via oral reduzem o risco. Outros efeitos colaterais comuns incluem diarreia, astenia, náuseas, vômitos, neutropenia, febre e exantema. Foi relatada a ocorrência de irite, alterações da pressão intraocular, perda de acuidade visual e uveíte com o uso do cidofovir por via intravenosa. O cidofovir intravítreo é efetivo, porém é localmente tóxico.

Resistência aos antivirais

A exposição sustentada ao cidofovir não induz resistência com facilidade, embora se tenha descrito a ocorrência de resistência infrequente com o HSV e o CMV.

Fomivirseno

O fomivirseno, que é um oligonucleotídio antissentido que inibe a replicação do CMV, está atualmente disponível como injeção intravítrea, que é efetiva tanto para a retinite por CMV recém-diagnosticada quanto para a retinite por CMV que não responde aos tratamentos habituais, embora faltem comparações diretas com outros agentes. A administração intravítrea de fomivirseno pode causar elevação da pressão intraocular, irite, vitreíte e cataratas em 10 a 20% dos pacientes. Os corticosteroides tópicos podem ser úteis no tratamento de alterações inflamatórias.

Docosanol

O docosanol, que é um álcool graxo saturado de 22 carbonos que inibe a penetração intracelular de vírus com envelope lipídico, está aprovado como creme de venda livre para o tratamento de herpes labial. Foi constatado que as aplicações tópicas frequentes reduzem o tempo de cessação da dor e cicatrização, porém falta uma comparação direta com outros agentes. Os efeitos colaterais comuns consistem em reação local, exantema e prurido

AGENTES ANTIVIRAIS PARA INFECÇÕES PELO VÍRUS INFLUENZA

Os agentes antivirais atualmente aprovados para o tratamento da influenza incluem dois inibidores da neuraminidase (oseltamivir e zanamivir), um inibidor da endonuclease (baloxavir marboxila) e dois adamantanos (amantadina e rimantadina) (Tabelas 336.7 e 336.8). A escolha do tratamento para influenza deve ser determinada pelas cepas circulantes, pela resistência dessas cepas aos antivirais e pelos perfis de efeitos colaterais.

Oseltamivir, zanamivir e peramivir (inibidores da neuraminidase)

O oseltamivir, o zanamivir e o peramivir são análogos do ácido siálico, que inibem o vírus influenza por sua interação competitiva com as neuraminidases dos vírus influenza A e B. A neuraminidase da influenza cliva resíduos de ácido siálico terminais e destrói os receptores reconhecidos pelas hemaglutininas virais. Por meio desse mecanismo, os fármacos inibem a liberação de vírus das células infectadas, impedindo, assim, agregados virais e disseminação no sistema respiratório.

O oseltamivir é administrado por via oral na forma de profármaco de fosfato, que é rapidamente absorvido e hidrolisado à forma ativa, o carboxilato de oseltamivir. A biodisponibilidade ultrapassa 75%. Por outro lado, a biodisponibilidade oral do zanamivir é baixa, de modo que o fármaco é fornecido na forma de pó inalado por via oral. O peramivir só está disponível como solução para infusão parenteral.

Usos clínicos

O oseltamivir e o zanamivir são efetivos no tratamento e na profilaxia de infecções agudas pelos vírus influenza A e B. O tratamento precoce em adultos diminui a duração e a gravidade da doença e reduz as complicações das vias respiratórias inferiores, o uso de antibióticos e, juntamente com o oseltamivir, as hospitalizações. Em indivíduos ambulatoriais de baixo risco, o oseltamivir alivia os sintomas mais rapidamente do que o placebo e também diminui o risco de complicações respiratórias inferiores. Em estudos de coorte de indivíduos hospitalizados, o tratamento com oseltamivir foi associado a uma redução significativa da mortalidade. O zanamivir também é efetivo no alívio dos sintomas e na redução do risco de complicações respiratórias inferiores. Tanto o zanamivir quanto o oseltamivir também são altamente efetivos na prevenção da influenza. O peramivir está aprovado como infusão intravenosa de dose única para a influenza não complicada. Entretanto, como infusão administrada 1 ou 2 vezes/dia a pacientes hospitalizados com influenza, sua eficácia assemelha-se à do oseltamivir.A13 A combinação de oseltamivir com outros agentes antivirais (amantadina e ribavirina) não melhora a eficácia em comparação com o oseltamivir isoladamente.A14

Tabela 336.7 Agentes antivirais para infecções pelo vírus influenza.

VÍRUS	FÁRMACO	VIA DE ADMINISTRAÇÃO	DOSE HABITUAL NO ADULTO
Vírus influenza A e B	Oseltamivir	VO	75 mg, 2 vezes/dia, durante 5 dias
	Peramivir	IV	600 mg IV em dose única
	Zanamivir	Inalação	10 mg, 2 vezes/dia por inalador, durante 5 dias
	Baloxavir marboxila	VO	40 a ≤ 80 kg: 40 mg em dose única > 80 kg: 80 mg em dose única
Vírus influenza A	Amantadina	VO	100 mg, 2 vezes/dia ou 200 mg/dia, durante 5 dias
	Rimantadina	VO	100 mg, 2 vezes/dia, durante 5 dias

Tabela 336.8 Mecanismos de excreção e limiares de ajuste da dose.

	PRINCIPAL VIA DE ELIMINAÇÃO	LIMIAR PARA AJUSTE NA INSUFICIÊNCIA RENAL	AJUSTE PARA A INSUFICIÊNCIA HEPÁTICA	AJUSTE ESPECIAL PARA INDIVÍDUOS IDOSOS
Amantadina	Renal	CrCl < 50 mℓ/min/1,73 m²	Sem ajuste	> 65 anos: 100 mg/dia
Rimantadina	Hepática e renal	CrCl < 10 mℓ/min/1,73 m²	100 mg/dia	100 mg/dia
Oseltamivir	Renal	CrCl < 60 mℓ/min	Sem ajuste	
Peramivir	Renal	CrCl < 50 mℓ/min	Sem ajuste	
Zanamivir	Renal	Sem ajuste	Sem ajuste	
Baloxavir marboxila	Hepática	Não avaliado com CrCl < 50 mℓ/min	Sem ajuste na presença de comprometimento leve ou moderado	Não avaliado em pacientes com > 65 anos

Toxicidade
Os efeitos colaterais mais comuns com o oseltamivir consistem em náuseas e vômitos. Os fármacos também estão associados a cefaleia, exantema e, possivelmente, níveis anormais de aminotransferases. Em geral, o zanamivir é bem tolerado, porém foi relatada a ocorrência de broncospasmo grave principalmente em pacientes com doença subjacente das vias respiratórias. Os efeitos colaterais mais comuns do peramivir incluem náuseas, diarreia e neutropenia leve.

Resistência aos antivirais
A resistência ao oseltamivir pode ser preexistente (disseminada ou local) ou pode surgir durante o tratamento. No hospedeiro imunocomprometido e, possivelmente, em indivíduos com H5N1 ou H1N1, o desenvolvimento de resistência está associado ao insucesso do tratamento. A resistência ao zanamivir é rara, e este fármaco conserva sua eficácia clínica contra as variantes mais comuns resistentes ao oseltamivir.

Baloxavir marboxila
O baloxavir marboxila é um profármaco que é convertido por hidrólise em baloxavir. O baloxavir, que pertence a uma nova classe de agentes antivirais para o tratamento da influenza, inibe a atividade de endonuclease da proteína polimerase ácida (PA), que é uma enzima específica da influenza no complexo de RNA polimerase viral, responsável pela replicação gênica do vírus.

Usos clínicos
O baloxavir marboxila está indicado para o tratamento da influenza A e B aguda em adultos e crianças com mais de 12 anos. A eficácia clínica assemelha-se à do oseltamivir, porém o baloxavir marboxila é singular por ser administrado em dose única.A15 Atualmente, não se dispõe de dados para respaldar seu uso em gestantes, em crianças com menos de 12 anos ou para profilaxia.

Toxicidade
O baloxavir marboxila é bem tolerado, com poucos efeitos colaterais. Os efeitos colaterais mais comuns consistem em diarreia e bronquite e ocorrem em taxa semelhante ao placebo.

Resistência aos antivirais
A resistência circulante ao baloxavir é atualmente rara, embora a resistência emergente ao tratamento tenha sido de 20 a 23% em pacientes de 1 a 11 anos e de 3 a 11% em pacientes de 12 a 64 anos.

Amantadina e rimantadina (adamantanos)
Os vírus H1N1 e H3N2 atualmente circulantes são altamente resistentes aos adamantanos. A não ser que as cepas circulantes sejam documentadas como sensíveis, esses compostos não devem ser utilizados. A amantadina e a rimantadina são aminas tricíclicas simétricas com atividade contra muitos vírus influenza A (ver Capítulo 340). Ao inibir a função dos canais iônicos da proteína M2 do vírus influenza A, esses fármacos interferem no desnudamento do vírus e na liberação do genoma viral.

Usos clínicos
A amantadina e a rimantadina diminuem a duração e gravidade da infecção não complicada pelo vírus influenza A por cepas sensíveis, se forem iniciadas nos primeiros 2 dias após o aparecimento dos sintomas, porém não se sabe ao certo se reduzem o risco de complicações. Ambos os fármacos são formulados para administração oral, e a amantadina também tem uma formulação de xarope pediátrico. Nos últimos anos, aumentos acentuados na resistência aos antivirais em isolados de comunidades limitaram a utilidade desses medicamentos.

Quando os vírus sensíveis à adamantina estão circulando, tanto a rimantadina quanto a amantadina são efetivas quando utilizadas para profilaxia (em geral, média de 66% para a rimantadina e de 74% para a amantadina). Apesar da profilaxia, ainda podem ocorrer infecções subclínicas, que desencadeiam respostas imunes protetoras contra vírus antigenicamente relacionados.

Toxicidade
A amantadina provoca efeitos colaterais no SNC em 10 a 30% dos adultos jovens saudáveis que tomam a dose padrão para adultos; a frequência é significativamente menor com a rimantadina. Efeitos colaterais neuropsiquiátricos consistem em ansiedade, nervosismo, insônia e, particularmente nos idosos ou em pacientes com insuficiência renal, alucinações, confusão, desorientação e psicose ou coma. A amantadina (ou, com menos frequência, a rimantadina) está associada a um risco aumentado de crises convulsivas. Ambos os fármacos provocam efeitos secundários gastrintestinais. Ocorre hipotensão ortostática em 1 a 5%. São observados efeitos colaterais anticolinérgicos, incluindo boca seca, em pacientes que tomam amantadina.

Resistência aos antivirais
A ocorrência de mutações pontuais em M2 confere resistência de alto nível a esses medicamentos, tornando-os ineficazes. Essas variantes resistentes surgem comumente durante o tratamento e são transmissíveis.

OUTROS AGENTES ANTIVIRAIS

Ribavirina
A ribavirina é um nucleosídio de purina, com atividade antiviral contra alguns vírus de DNA e muitos vírus de RNA, incluindo vírus influenza A e B, parainfluenza, coronavírus, incluindo a síndrome respiratória do Oriente Médio (ver Capítulo 352), vírus do sarampo (ver Capítulo 343), vírus sincicial respiratório (RSV [ver Capítulo 338]), retrovírus (ver Capítulo 354), arenavírus, como o vírus de Lassa (ver Capítulo 357) e alguns hantavírus (ver Capítulo 357) e vírus da hepatite C (ver Capítulo 140).

Usos clínicos
A administração de ribavirina em aerossol tem sido utilizada no tratamento da bronquiolite e pneumonia por RSV em crianças e no tratamento das infecções por vírus influenza A e B. Foi observado um benefício limitado com a ribavirina oral na influenza não complicada. A ribavirina em aerossol combinada com imunoglobulina intravenosa, particularmente com o anticorpo monoclonal anti-RSV, palivizumabe, parece reduzir a mortalidade da infecção por RSV em receptores de transplante de medula óssea e outros pacientes imunocomprometidos.

A ribavirina sistêmica reduz a mortalidade associada à febre de Lassa e à febre hemorrágica asiática (coreana) com síndrome renal (ver Capítulo 357), porém não a mortalidade em pacientes com síndrome cardiopulmonar associada a hantavírus. Parece ter atividade na febre hemorrágica da Crimeia-Congo e em infecções pelo vírus Nipah. A ribavirina é frequentemente recomendada como tratamento das febres hemorrágicas de etiologia desconhecida ou secundárias a arenavírus ou buniavírus em caso desses vírus serem utilizados como armas biológicas.

Tendo em vista a amplitude da atividade da ribavirina contra muitos vírus, ela frequentemente é utilizada em doenças infecciosas emergentes (p. ex., síndrome respiratória aguda grave [SARS] e síndrome respiratória do Oriente Médio). Entretanto, as concentrações necessárias para demonstrar eficácia em culturas de células e modelos de animais podem ser significativamente mais altas do que as que podem ser obtidas em seres humanos. Por conseguinte, é necessário ter cautela quando se sugere o uso da ribavirina no tratamento dessas doenças.

A ribavirina pode melhorar a resposta virológica sustentada na infecção crônica pelo vírus da hepatite C quando utilizada com interferonas peguiladas, porém os novos agentes antivirais de ação direta são utilizados sem ribavirina. Entretanto, a ribavirina é ainda utilizada em pacientes com resistência viral ao grazoprevir/elbasvir, bem como naqueles com cirrose (combinada com ombitasvir/paritaprevir/ritonavir com dasabuvir e com sofosbuvir mais ledipasvir em pacientes que anteriormente receberam tratamento.

Imiquimode
O imiquimode e o composto relacionado, resiquimode, são modificadores da resposta imune de uso tópico, que carecem de efeitos antivirais diretos. Em vez disso, esses agentes induzem a ativação das células imunes (monócitos, macrófagos, células *natural killer*) para produzir citosinas antivirais, particularmente interferona-α e fator de necrose tumoral α.

O imiquimode em creme tópico está aprovado para o tratamento do condiloma acuminado (ver Capítulo 349). Em pacientes imunocompetentes, o imiquimode leva à eliminação completa das verrugas em 37 a 52% dos pacientes. É administrado como creme tópico, 3 vezes/semana, durante um período máximo de 16 semanas, e lavado para sua remoção 6 a 10 horas após a aplicação.

Os efeitos colaterais são principalmente locais e incluem eritema, irritação, hipersensibilidade e (com menos frequência) erosão. Em geral, os efeitos colaterais desaparecem com a interrupção do fármaco.

Grau A Recomendações de grau A

A1. Han Y, Zeng A, Liao H, et al. The efficacy and safety comparison between tenofovir and entecavir in treatment of chronic hepatitis B and HBV related cirrhosis: a systematic review and meta-analysis. *Int Immunopharmacol*. 2017;42:168-175.

A2. Abdul Basit S, Dawood A, Ryan J, et al. Tenofovir alafenamide for the treatment of chronic hepatitis B virus infection. *Expert Rev Clin Pharmacol*. 2017;10:707-716.

A3. Zhu GQ, Zou ZL, Zheng JN, et al. Systematic review and network meta-analysis of randomized controlled trials: comparative effectiveness and safety of direct-acting antiviral agents for treatment-naive hepatitis C genotype 1. *Medicine (Baltimore)*. 2016;95:1-10.

A4. Kowdley KV, Gordon SC, Reddy KR, et al. Ledipasvir and sofosbuvir for 8 or 12 weeks for chronic HCV without cirrhosis. *N Engl J Med*. 2014;370:1879-1888.

A5. Afdhal N, Reddy KR, Nelson DR, et al. Ledipasvir and sofosbuvir for previously treated HCV genotype 1 infection. *N Engl J Med*. 2014;370:1483-1493.

A6. Feld JJ, Jacobson IM, Hezode C, et al. Sofosbuvir and velpatasvir for HCV genotype 1, 2, 4, 5, and 6 infection. *N Engl J Med*. 2015;373:2599-2607.

A7. Bourliere M, Gordon SC, Flamm SL, et al. Sofosbuvir, velpatasvir, and voxilaprevir for previously treated HCV infection. *N Engl J Med*. 2017;376:2134-2146.

A8. Kwo PY, Poordad F, Asatryan A, et al. Glecaprevir and pibrentasvir yield high response rates in patients with HCV genotype 1-6 without cirrhosis. *J Hepatol*. 2017;67:263-271.

A9. Gane E, Lawitz E, Pugatch D, et al. Glecaprevir and pibrentasvir in patients with HCV and severe renal impairment. *N Engl J Med*. 2017;377:1448-1455.

A10. Tamori A, Hai H, Uchida-Kobayashi S, et al. Outcomes for cirrhotic patients with hepatitis C virus 1b treated with asunaprevir and daclatasvir combination. *Ann Hepatol*. 2017;16:734-741.

A11. Bruchfeld A, Roth D, Martin P, et al. Elbasvir plus grazoprevir in patients with hepatitis C virus infection and stage 4-5 chronic kidney disease: clinical, virological, and health-related quality-of-life outcomes from a phase 3, multicentre, randomised, double-blind, placebo-controlled trial. *Lancet Gastroenterol Hepatol*. 2017;2:585-594.

A12. Ferenci P, Bernstein D, Lalezari J, et al. ABT-450/r-ombitasvir and dasabuvir with or without ribavirin for HCV. *N Engl J Med*. 2014;370:1983-1992.

A13. Ison MG, Hui DS, Clezy K, et al. A clinical trial of intravenous peramivir compared with oral oseltamivir for the treatment of seasonal influenza in hospitalized adults. *Antivir Ther*. 2013;18:651-661.

A14. Beigel JH, Bao Y, Beeler J, et al. Oseltamivir, amantadine, and ribavirin combination antiviral therapy versus oseltamivir monotherapy for the treatment of influenza: a multicentre, double-blind, randomised phase 2 trial. *Lancet Infect Dis*. 2017;17:1255-1265.

A15. Hayden FG, Sugaya N, Hirotsu N, et al. Baloxavir marboxil for uncomplicated influenza in adults and adolescents. *N Engl J Med*. 2018;379:913-923.

REFERÊNCIAS BIBLIOGRÁFICAS

As referências bibliográficas, bem como os outros materiais suplementares deste livro, encontram-se no GEN-IO, nosso ambiente virtual de aprendizagem.

337 RESFRIADO COMUM

BRUCE BARRETT E RONALD B. TURNER

DEFINIÇÃO

O resfriado comum é uma síndrome clínica, caracterizada por rinorreia e obstrução nasal, que frequentemente é acompanhada de faringite, espirros, tosse e mal-estar geral. A síndrome do resfriado comum está entre as doenças mais prevalentes e está associada a um elevado custo, considerando-se, em particular, o consequente absenteísmo escolar e laboral. O resfriado comum é uma construção tanto clínica quanto cultural. Embora, provavelmente, seja sempre causado por um vírus, ele não é definido pelo agente etiológico específico.

Os patógenos

Os rinovírus humanos são vírus de RNA que infectam o epitélio das vias respiratórias superiores. Os rinovírus, que há muito tempo são conhecidos como vírus do resfriado comum, causam até metade de todas as doenças do resfriado comum.[1] Os mais de 150 genótipos de rinovírus são classificados em espécies A, B ou C, com base na homologia de sequência. Os rinovírus constituem causas importantes de exacerbações da bronquite crônica (ver Capítulo 82) e da asma (ver Capítulo 81). A infecção por rinovírus pode causar bronquiolite em lactentes e crianças pequenas e constitui a causa predominante de exacerbação da asma infantil. Entre pacientes idosos, particularmente os que apresentam doença pulmonar, a infecção por rinovírus é uma importante causa de hospitalização, pneumonia e morte.

A síndrome do resfriado comum também pode ser causada por coronavírus (ver Capítulo 342), vírus parainfluenza (ver Capítulo 339), vírus sincicial respiratório (ver Capítulo 338), metapneumovírus (ver Capítulo 91), adenovírus (ver Capítulo 341), bocavírus (ver Capítulo 347) e vírus influenza (ver Capítulo 340; Tabela 337.1).[2] Certos patógenos bacterianos, como *Mycoplasma pneumoniae* (ver Capítulo 301), *Bordetella pertussis* (ver Capítulo 297), estreptococo do grupo A (ver Capítulo 274), *Streptococcus pneumoniae* (ver Capítulo 273) e *Haemophilus influenzae* (ver Capítulo 284), são, algumas vezes, o único patógeno identificável em um indivíduo com síndrome do resfriado comum, porém o papel desses microrganismos, que colonizam as vias respiratórias superiores em indivíduos saudáveis, não está bem esclarecido. A detecção concomitante de mais de um vírus ou de um vírus com um patógeno bacteriano é bastante comum.

EPIDEMIOLOGIA

A incidência do resfriado comum diminui com a idade, desde cerca de seis episódios sintomáticos por ano em crianças pequenas até aproximadamente dois episódios por ano em adultos. As infecções assintomáticas também são comuns. A incidência da doença é maior em adultos com exposição ocupacional ou domiciliar a crianças, bem como em crianças pequenas que frequentam creches. O resfriado comum ocorre durante todo o ano em climas temperados, porém sua incidência aumenta expressivamente entre o início do outono e o final da primavera. As razões para a sazonalidade dos rinovírus (e de outros vírus respiratórios) não estão bem elucidadas.[3] Nos climas tropicais, os resfriados podem ocorrer durante todo o ano, sem sazonalidade definida.

BIOPATOLOGIA

Os patógenos respiratórios são transmitidos de pessoa para pessoa por contato direto com indivíduos infectados ou com objetos contaminados no meio ambiente, por aerossóis de partículas grandes ou por aerossóis de partículas pequenas. Os rinovírus podem ser transmitidos principalmente por contato direto; entretanto, dados recentes sugerem que outros mecanismos também desempenham um papel. Por exemplo, o vírus sincicial respiratório (ver Capítulo 338) pode ser disseminado por contato direto ou aerossóis de partículas grandes, enquanto o vírus influenza (ver Capítulo 340) pode ser transmitido mais por aerossóis de partículas pequenas.

A síndrome do resfriado comum é iniciada pela infecção viral das células epiteliais nas passagens nasais ou parte superior da faringe. Os vírus influenza e adenovírus provocam dano evidente ao epitélio respiratório. Por outro lado, os rinovírus e o vírus sincicial respiratório têm pouco ou nenhum impacto detectável sobre o epitélio. Independentemente da

Tabela 337.1 Vírus associados ao resfriado comum.

GRUPO DE VÍRUS	TIPOS ANTIGÊNICOS	PORCENTAGEM DE CASOS
Rinovírus	> 150	30 a 60
Coronavírus	5	10 a 15
Vírus parainfluenza	5	5
Vírus sincicial respiratório	2	5 a 10
Vírus influenza	3	5 a 15
Adenovírus	47	5
Metapneumovírus	2	5
Bocavírus	2	5 a 20

De Byington CL, Ampofo K, Stockmann C, et al. Community surveillance of respiratory viruses among families in the Utah Better Identification of Germs-Longitudinal Viral Epidemiology (BIG-LoVE) study. *Clin Infect Dis*. 2015;61:1217-1224; Monto AS. Epidemiology of viral respiratory infections. *Am J Med*. 2002;112(Suppl 6A):4s-12s; Szilagyi PG, Blumkin A, Treanor JJ, et al. Incidence and viral aetiologies of acute respiratory illnesses (ARIs) in the United States: a population-based study. *Epidemiol Infect*. 2016;144:2077-2086.

histopatologia, todos esses vírus estimulam uma resposta inflamatória inespecífica do hospedeiro, que parece ser responsável por muitos dos sintomas associados ao resfriado comum.

A obstrução nasal do resfriado comum parece resultar principalmente do aumento do fluxo sanguíneo nasal e do acúmulo de sangue nos vasos de capacitância das passagens nasais. As vias simpática e parassimpática são acometidas. O aumento da secreção nasal associado ao resfriado comum também pode contribuir para a obstrução nasal. A rinorreia resulta, principalmente, do aumento da permeabilidade vascular, com extravasamento de soro nas secreções nasais, produzindo tanto transudatos quanto exsudatos. O aumento da produção de muco contribui para a secreção durante os estágios posteriores da doença.

A tosse (ver Capítulo 77) ocorre na maioria dos resfriados e tende a ser de maior duração do que os outros sintomas. Diversos fatores podem desempenhar um papel na patogenia da tosse. A tosse pode estar relacionada com a infecção das vias respiratórias inferiores, a irritação dos receptores das vias respiratórias superiores com reatividade das vias mediada neurologicamente ou o gotejamento pós-nasal com irritação da faringe ou da traqueia.

O risco de infecção após exposição aos vírus respiratórios depende, principalmente, da presença de anticorpos neutralizantes específicos. As respostas dos anticorpos aos rinovírus, adenovírus e vírus influenza são protetoras contra a infecção subsequente. A frequência de infecção por esses vírus resulta do grande número de sorotipos distintos de rinovírus e adenovírus e da capacidade dos vírus influenza de se comportar como se houvesse múltiplos sorotipos do vírus, em virtude da rápida mutação dos antígenos de superfície. Os vírus parainfluenza, os vírus sinciciais respiratórios e os metapneumovírus não produzem imunidade protetora, de modo que a reinfecção é comum, embora os anticorpos preexistentes possam moderar a gravidade da doença.

A suscetibilidade ao resfriado comum e sua patogenia são processos multifatoriais, com mecanismos imunes inatos e adaptativos influenciados pela predisposição genética,[4] pela exposição prévia a antígenos e pelo estado de saúde geral. Os polimorfismos de lectina de ligação à manose e vários receptores *toll-like* podem conferir uma suscetibilidade ou proteção parcial. As citocinas inflamatórias associadas à gravidade da doença incluem várias interferonas, interleucinas e outros fatores, que aumentam acentuadamente nas secreções nasais, mas que, em geral, não mudam muito no soro. Pesquisas recentes sugerem que o microbioma respiratório possa estar envolvido. Genes específicos e influências epigenéticas sobre a expressão desses genes podem predispor a níveis mais elevados de citocinas inflamatórias e a uma doença respiratória mais grave. Os pacientes com infecção por rinovírus também podem apresentar comprometimento da fagocitose de determinadas bactérias, como *H. influenza* e *S. pneumoniae*.[4b]

Embora os mecanismos específicos não sejam bem compreendidos, várias décadas de pesquisas mostraram que a suscetibilidade ao resfriado comum é influenciada pela saúde mental. Os fatores de risco incluem estresse percebido, isolamento social, estilo emocional negativo e história de eventos da vida estressantes.[5] Os estudos observacionais sugerem que as pessoas que praticam exercícios regulares apresentam episódios de resfriado comum em menor número e mais leves do que aquelas que não o fazem.

MANIFESTAÇÕES CLÍNICAS

A incubação do resfriado comum é geralmente curta, variando de 2 a 8 dias, embora os adenovírus possam ter um período de incubação de até 13 dias. Em geral, a síndrome do resfriado comum persiste por 5 a 10 dias, porém cerca de 25% dos casos podem persistir por até 2 semanas. Com frequência, o primeiro sintoma relatado consiste em dor ou irritação de garganta. Os espirros também constituem um sintoma inicial comum. A obstrução nasal e a rinorreia desenvolvem-se rapidamente e, no segundo ou terceiro dia após o início da doença, constituem frequentemente os sintomas mais incômodos. Em geral, a tosse aparece mais tarde na doença e, com frequência, é o sintoma mais incômodo após a resolução do resfriado.[6] A tosse pós-viral pode persistir por várias semanas. Quando solicitados a avaliar o quanto os resfriados os incomodam, os indivíduos tendem a identificar o mal-estar geral ou a interferência nas atividades diárias como mais importantes do que a gravidade dos sintomas específicos.

Os achados físicos limitam-se, em geral, às vias respiratórias superiores. O edema do epitélio nasal e o aumento da secreção nasal podem ser evidentes para o examinador. A mudança na cor ou na consistência das secreções nasais é comum durante o curso da doença e não constitui uma indicação de sinusite ou superinfecção bacteriana. A parte posterior da faringe pode exibir sinais de inflamação semelhantes à faringite estreptocócica. Podem ocorrer tosse paroxística ou sibilos.

DIAGNÓSTICO

O diagnóstico diferencial do resfriado comum inclui doenças não infecciosas, bem como outras infecções das vias respiratórias superiores. A rinite alérgica (ver Capítulo 398) apresenta um complexo sintomático semelhante ao do resfriado comum, embora a presença de prurido nasal ou conjuntival sugira uma doença alérgica. A maioria dos pacientes consegue diferenciar com segurança essas doenças.

Ocorre comprometimento dos seios paranasais no resfriado não complicado, e, com frequência, é difícil diferenciar a sinusite bacteriana sobreposta (ver Capítulo 398) de um resfriado não complicado. Os sintomas sinonasais que persistem sem melhora por mais de 10 dias e que são acompanhados de dor sinusal maxilar unilateral e secreção purulenta podem sugerir a presença de sinusite bacteriana, que pode responder aos antibióticos.[7]

Quando os sintomas são mais graves – com início rápido, febre e cefaleia ou dores musculares, acompanhadas de faringite ou tosse – pode-se estabelecer o diagnóstico de "doença semelhante à influenza". Embora a doença semelhante à influenza seja mais provavelmente produzida por infecção pelo vírus influenza do que por outros patógenos, qualquer um dos vírus do resfriado pode causar essa variante mais grave do resfriado comum.[8,9]

Os exames laboratoriais de rotina não são úteis para o diagnóstico ou o tratamento do resfriado comum. Embora os patógenos virais associados ao resfriado comum possam ser detectados, particularmente pela reação em cadeia da polimerase, esses exames têm pouco valor clínico. As contagens de leucócitos e contagem diferencial, bem como as radiografias ou a tomografia computadorizada dos pulmões ou dos seios paranasais, também não apresentam valor clínico comprovado. Em pacientes com exsudatos faríngeos, aumento dos linfonodos cervicais e febre, um teste rápido para faringite estreptocócica (ver Capítulo 274) pode ser útil.

TRATAMENTO

Nenhum tratamento demonstrou reduzir a duração do resfriado comum ou ter impacto substancial na gravidade geral da doença. Entretanto, vários tratamentos podem proporcionar benefício sintomático limitado, que precisa ser equilibrado com o potencial de efeitos colaterais.

Agentes antivirais e antibióticos

Em geral, a terapia antiviral específica não é útil no tratamento do resfriado comum. O oseltamivir e o zanamivir (ver Capítulo 336), que são inibidores da neuraminidase, têm efeito modesto nas infecções pelo vírus influenza, porém a dificuldade de diferenciar a influenza do resfriado comum e a necessidade de iniciar o tratamento em uma fase muito precoce da doença constituem limitações práticas ao uso desses fármacos. A terapia antibacteriana não tem nenhum benefício. Apesar de décadas de esforços para reduzir a prescrição de antibióticos no resfriado comum, essa prática continua sendo perturbadoramente comum.

Congestão nasal

Os agentes adrenérgicos tanto tópicos quanto orais (Tabela 337.2) apresentam eficácia limitada como descongestionantes nasais.[A1] Embora não se tenha feito nenhuma comparação direta, é geralmente aceito que os agentes tópicos de venda livre, como xilometazolina ou oximetazolina, são mais efetivos do que os medicamentos orais para congestão nasal. O uso prolongado de agentes adrenérgicos tópicos deve ser evitado para prevenir o desenvolvimento de um efeito de rebote aparente quando o medicamento é interrompido (rinite medicamentosa). A absorção sistêmica de oximetazolina e xilometazolina raramente foi associada a bradicardia, hipotensão e coma. Os efeitos colaterais sistêmicos dos agentes adrenérgicos orais, como a pseudoefedrina, incluem estimulação do sistema nervoso central, que pode causar insônia, nervosismo ou palpitações. Os descongestionantes adrenérgicos provavelmente devem ser evitados por pacientes que apresentam hipertensão ou doença cardíaca. A solução salina nasal é um tratamento barato e seguro para a congestão nasal, porém as pesquisas até o momento não demonstraram nenhum benefício substancial no resfriado comum.

Rinorreia

O tratamento da rinorreia é feito principalmente por bloqueio da estimulação colinérgica da secreção glandular. O brometo de ipratrópio intranasal reduz a rinorreia nos resfriados em 22 a 31%, em comparação com

Tabela 337.2 Tratamentos para o resfriado comum.

MEDICAMENTO	DOSE E DURAÇÃO	EFEITOS COLATERAIS
Agentes adrenérgicos tópicos: oximetazolina	2 a 3 *sprays* de solução a 0,05% a cada 12 h, quando necessário, por até 3 dias	Congestão nasal de rebote com uso prolongado Sensação de ardência ou queimação nasal
Agentes adrenérgicos orais: pseudoefedrina	60 mg a cada 4 a 6 h até 240 mg/dia, quando necessário, para a congestão nasal	Insônia Agitação
Anti-histamínicos: clorfeniramina	4 mg VO a cada 4 a 6 h até 24 mg/dia, quando necessário, para a rinorreia ou os espirros	Sedação
Anticolinérgicos: brometo de ipratrópio	2 *sprays* por narina de solução a 0,06% a cada 6 a 8 h, quando necessário, para a rinorreia	Ressecamento nasal

placebo.A2 Os efeitos colaterais mais comuns do ipratrópio intranasal consistem em irritação e sangramento nasais, que são duas vezes mais comuns naqueles que recebem ipratrópio intranasal, em comparação com placebo.A3 Os anti-histamínicos de primeira geração (sedativos), em virtude de suas propriedades anticolinérgicas, podem ter efeitos benéficos leves sobre a rinorreia. Os principais efeitos colaterais associados aos histamínicos consistem em sedação e ressecamento dos olhos, da boca e do nariz.

Tosse

A tosse durante os resfriados é produzida por vários mecanismos diferentes, de modo que o tratamento deve ser direcionado para a causa subjacente mais provável (ver Capítulos 77 e 401). Se a tosse for causada por obstrução nasal ou gotejamento pós-nasal, ela poderá responder ao tratamento com um anti-histamínico ou com uma combinação de anti-histamínico e descongestionante. Se uma tosse mais persistente resultar de doença reativa das vias respiratórias induzida por vírus ou de infecção viral das vias respiratórias inferiores, os pacientes poderão se beneficiar da terapia com broncodilatadores (ver Capítulo 81). A supressão da tosse inespecífica com codeína, dextrometorfano ou moguisteína não é útil no tratamento da tosse associada ao resfriado. Os expectorantes como a guaifenesina não são agentes antitussígenos e não são úteis no tratamento da tosse nos resfriados.

Sintomas relacionados com a dor

Com muita frequência, ocorrem cefaleia e dores no corpo entre pessoas com resfriados, particularmente naquelas com sintomas que as qualificam para um diagnóstico de doença semelhante à influenza. O paracetamol (p. ex., 750 a 1.000 mg a cada 4 a 6 horas) e os agentes anti-inflamatórios não esteroides (p. ex., ibuprofeno, 200 mg a cada 4 a 6 horas) são efetivos para a dor, incluindo faringite, cefaleia, dor de ouvido e mialgias que podem acompanhar o resfriado comum. Entretanto, esses analgésicos não aliviam a congestão nasal, a rinorreia ou a tosse.

Terapias combinadas

As terapias combinadas para o resfriado disponíveis em venda livre (p. ex., analgésicos, descongestionantes, anti-histamínicos e/ou antitussígenos) podem ter benefícios modestos em comparação com o placebo, porém quaisquer benefícios sintomáticos devem ser avaliados contra os possíveis efeitos colaterais.A4 As terapias especificamente direcionadas para os sintomas de obstrução nasal, rinorreia ou faringite do paciente são preferíveis para evitar os efeitos colaterais de medicamentos desnecessários.

Outros medicamentos

As pastilhas de zinco (p. ex., acetato de zinco ou gliconato de zinco, em doses de ≥ 75 mg/dia de zinco elementar) podem melhorar as taxas de recuperação do resfriado comum em 20 a 40%.A5 Entretanto, as pastilhas de zinco podem estar associadas a afta e náuseas ocasional, enquanto o zinco intranasal pode causar irritação nasal ou epistaxe. As formulações de equinácea são de benefício incerto no tratamento do resfriado comum.A6

PREVENÇÃO

Em geral, não se dispõe de quimioprofilaxia ou imunoprofilaxia para o resfriado comum.A7 A imunização ou quimioprofilaxia contra a influenza (ver Capítulo 340) podem ser úteis na prevenção da resfriados causados por esse patógeno, porém a influenza é responsável por apenas uma pequena proporção de todos os resfriados. A vitamina C (ácido ascórbico) tem, no máximo, eficácia limitada na prevenção ou no tratamento do resfriado comum.A8 A equinácea pode ter benefício muito modesto como terapia preventiva.A9 Vários ensaios clínicos randomizados também sugerem que o exercício pode ajudar a prevenir o resfriado comum.A10 Outras intervenções não farmacológicas apontadas como profilaxia efetiva para o resfriado comum, porém de benefício não comprovado, incluem zinco, vitamina E, *ginseng* e lavagem das mãos. A lavagem das mãos tem benefícios inegáveis para a saúde pública e pode ser recomendada, apesar das evidências limitadas específicas para a prevenção do resfriado comum. As outras intervenções citadas aqui, embora sejam provavelmente seguras, não tem nenhum benefício demonstrável e podem simplesmente contribuir para os gastos desnecessários com cuidados de saúde relacionados com o resfriado comum.

PROGNÓSTICO

O resfriado comum habitualmente tem pouca importância clínica, visto que é possível esperar uma recuperação completa. Entretanto, essas doenças são frequentemente complicadas por otite média (ver Capítulo 398), sinusite (ver Capítulo 398) ou pneumonia (ver Capítulo 91) que podem constituir um resultado direto da infecção viral ou que podem ser causadas por superinfecção bacteriana. As exacerbações da asma (ver Capítulo 81) e a bronquite (ver Capítulo 82) constituem complicações importantes do resfriado comum. Nos indivíduos idosos que estão debilitados ou que apresentam doença pulmonar avançada, o resfriado comum pode levar à hospitalização ou à morte. A infecção por rinovírus dentro de uma família também parece facilitar a transmissão familiar de *S. pneumoniae*, que pode resultar em pneumonia.[10]

Grau A Recomendações de grau A

A1. Deckx L, De Sutter AI, Guo L, et al. Nasal decongestants in monotherapy for the common cold. *Cochrane Database Syst Rev*. 2016;10:CD009612.
A2. AlBalawi ZH, Othman SS, Alfaleh K. Intranasal ipratropium bromide for the common cold. *Cochrane Database Syst Rev*. 2013;6:CD008231.
A3. De Sutter AI, Saraswat A, van Driel ML. Antihistamines for the common cold. *Cochrane Database Syst Rev*. 2015;11:CD009345.
A4. De Sutter AI, van Driel ML, Kumar AA, et al. Oral antihistamine-decongestant-analgesic combinations for the common cold. *Cochrane Database Syst Rev*. 2012;2:CD004976.
A5. Hemilä H, Fitzgerald JT, Petrus EJ, et al. Zinc acetate lozenges may improve the recovery rate of common cold patients: an individual patient data meta-analysis. *Open Forum Infect Dis*. 2017;4:1-6.
A6. Karsch-Völk M, Barrett B, Kiefer D, et al. Echinacea for preventing and treating the common cold. *Cochrane Database Syst Rev*. 2014;2:CD000530.
A7. Simancas-Racines D, Franco JV, Guerra CV, et al. Vaccines for the common cold. *Cochrane Database Syst Rev*. 2017;5:CD002190.
A8. Hemilä H, Chalker E. Vitamin C for preventing and treating the common cold. *Cochrane Database Syst Rev*. 2013;1:CD000980.
A9. Karsch-Völk M, Barrett B, Linde K. Echinacea for preventing and treating the common cold. *JAMA*. 2015;313:618-619.
A10. Grande AJ, Keogh J, Hoffmann TC, et al. Exercise versus no exercise for the occurrence, severity and duration of acute respiratory infections. *Cochrane Database Syst Rev*. 2015;6:CD010596.

REFERÊNCIAS BIBLIOGRÁFICAS

As referências bibliográficas, bem como os outros materiais suplementares deste livro, encontram-se no GEN-IO, nosso ambiente virtual de aprendizagem.

338 VÍRUS SINCICIAL RESPIRATÓRIO

H. KEIPP TALBOT E EDWARD E. WALSH

DEFINIÇÃO

O vírus sincicial respiratório (RSV), que provoca surtos anuais no inverno em climas temperados, constitui a causa mais importante de bronquiolite e pneumonia em lactentes pequenos, uma causa comum de doença em crianças de mais idade e adultos jovens e uma doença que pode ser grave em indivíduos idosos, adultos com doença cardiopulmonar subjacente e em indivíduos com grave imunocomprometimento.

O patógeno

O RSV é um vírus de RNA de fita simples envelopado da família Paramyxoviridae, do gênero *Pneumovirus,* relacionado com o metapneumovírus humano. As duas glicoproteínas transmembranas principais (proteína G [proteína de ligação]; proteína F [proteína de fusão]) apresentam epítopos neutralizantes, e as duas proteínas não estruturais (NS1 e NS2) bloqueiam a atividade antiviral da interferona tipo I, enquanto uma forma secretada de G portadora do motivo de quimiocina CX3C pode modular as respostas imunes. Podem-se distinguir dois grupos principais do vírus (A e B), cada um deles com múltiplos genótipos.

EPIDEMIOLOGIA

Nos EUA, as epidemias começam no sul, no final do outono, migram regularmente para o norte e exibem um pico em fevereiro e março nos climas mais frios.[1] Nas áreas tropicais, o RSV pode ocorrer durante todo o ano, com picos observados durante a estação chuvosa. O RSV causa anualmente cerca de 100.000 hospitalizações e é responsável por 60% dos casos de bronquiolite e 25% dos casos de pneumonia em lactentes. A mortalidade é rara nos EUA (< 400 mortes por ano), porém o número de mortes é substancialmente maior nos países subdesenvolvidos.[2] Cerca da metade dos lactentes é infectada em seu primeiro inverno, e todos até os 2 anos. O RSV é transmitido principalmente por contato direto com fômites de grandes partículas de secreções respiratórias, em vez de aerossolização de partículas pequenas.

Entre 1 e 3% das infecções primárias resultam em hospitalização, porém o nível socioeconômico mais baixo, as aglomerações, a prematuridade subjacente, as anormalidades cardíacas congênitas, a displasia broncopulmonar e a imunossupressão estão associados a um risco aumentado de doença grave. A doença grave também está associada a polimorfismos específicos nas regiões promotoras de genes das citocinas. A hospitalização é mais frequente entre 1 e 6 meses, alcançando um pico com 2 meses, com uma taxa de 25,9 para cada 1.000 crianças. Entretanto, os lactentes hospitalizados são, em sua maioria, saudáveis e normais, sem quaisquer fatores de risco identificáveis. A carga global do RSV em lactentes de 0 a 6 meses é de 132 consultas, 55 atendimentos em serviços de emergência e 17 hospitalizações por 1.000. A reinfecção ocorre com frequência durante a vida, embora a doença subsequente seja menos grave e a hospitalização seja rara na maioria das crianças de mais idade e adultos jovens; entretanto, pode causar doença grave e hospitalização em indivíduos com condições cardíacas ou pulmonares subjacentes.

Embora frequentemente não seja considerada em adultos, a infecção por RSV é comum e pode ser grave no indivíduo idoso. A RSV é responsável por 15 a 20% das doenças respiratórias ambulatoriais em indivíduos com mais de 45 anos atendidos por médicos, e a taxa de mortalidade associada ao RSV entre indivíduos a partir de 65 anos corresponde a cerca de 90% da mortalidade por influenza A e é mais de duas vezes a da influenza B. A infecção por RSV está implicada em 6 a 15% das internações para sintomas pulmonares agudos durante o inverno entre indivíduos idosos da comunidade, um número que é semelhante ao da influenza.[3,4]

A infecção por RSV tem sido documentada em até 10% dos receptores de transplante de medula óssea (ver Capítulo 168), pacientes com leucemia aguda (ver Capítulo 163) e receptores de transplante de coração/pulmão (ver Capítulos 53 e 93) durante os meses de inverno. Nesse contexto, surtos hospitalares podem ocorrer rapidamente se os pacientes não forem adequadamente isolados.

BIOPATOLOGIA

O vírus entra mais comumente pelo nariz ou pelos olhos e, em seguida, dissemina-se das vias respiratórias superiores para as inferiores. Os achados patológicos incluem infiltração peribronquiolar linfocítica com edema, obstrução e necrose. Em pacientes infectados, observa-se o desenvolvimento de bronquiolite com múltiplas áreas de atelectasia e pneumonia com infiltração intersticial de células mononucleares, bem como alvéolos preenchidos por edema e necrose.

MANIFESTAÇÕES CLÍNICAS

Os lactentes apresentam sintomas respiratórios superiores de hiperemia conjuntival, secreção nasal mucopurulenta, tosse e febre baixa depois de um período de incubação de 2 a 8 dias. Com frequência, a otite média (ver Capítulo 398) está associada a infecção bacteriana secundária. Depois de vários dias, aparecem sintomas das vias respiratórias inferiores em 25 a 50% dos lactentes, com tosse, sibilos, taquipneia e uso dos músculos acessórios à medida que a doença progride. Os sibilos expiratórios, os roncos e estertores finos constituem os achados mais comuns no exame pulmonar. Pode-se observar o desenvolvimento de apneia súbita em lactentes de menos idade. A hiperinflação e a pneumonite intersticial difusa constituem os achados radiográficos mais frequentes. A eliminação do vírus em altos títulos dura 7 a 10 dias, porém os lactentes imunocomprometidos podem excretar o vírus por 1 mês ou mais, mesmo quando assintomáticos. Ocorre coinfecção por outros vírus respiratórios em até 30% dos pacientes; entretanto, em geral, não é clinicamente perceptível nem está definitivamente associada a uma doença mais grave.

Normalmente, os adultos com RSV começam a apresentar sintomas respiratórios superiores, porém muitos pacientes têm sintomas respiratórios inferiores, particularmente sibilos. A eliminação do vírus em baixos títulos frequentemente persiste por 10 dias ou mais. Nos indivíduos idosos, as taxas de ataque do RSV são de 3 a 5% por ano; os sibilos são mais comuns do que na influenza (ver Capítulo 340),[5] enquanto a febre é menos comum. Os sintomas podem evoluir para a insuficiência respiratória. Em indivíduos idosos debilitados ou em pacientes com doença pulmonar obstrutiva crônica subjacente ou insuficiência cardíaca, pode se desenvolver doença grave. As taxas de ataque em surtos nosocomiais de casas de repouso são, em média, de 10 a cerca de 90%, com crepitações e sibilos evidentes em um terço dos pacientes e pneumonia confirmada por radiografia em cerca de 10%. A incidência de superinfecção bacteriana em adultos hospitalizados com RSV é de cerca de 30%, semelhante àquela de outros vírus respiratórios comuns, inclusive influenza.[6]

Nos receptores de transplante de medula óssea, o RSV em geral manifesta-se inicialmente com sintomas respiratórios superiores.[7] Em cerca de 30% dos pacientes, ocorre, em seguida, doença das vias respiratórias inferiores, frequentemente com sintomas graves.

DIAGNÓSTICO

Nos lactentes, um diagnóstico presuntivo é sugerido por sintomas típicos durante a estação epidêmica; entretanto, com frequência, o diagnóstico não é considerado em adultos. O diagnóstico pode ser estabelecido pela reação em cadeia da polimerase com transcrição reversa (RT-PCR), que constitui o exame de escolha e que apresenta alta sensibilidade e especificidade.[7b] A cultura viral, que pode levar até 10 dias, apresenta sensibilidade de apenas cerca de 75%.

Nos adultos, o diagnóstico é frequentemente atrasado,[7c] a cultura viral tem baixa sensibilidade (30%), enquanto a RT-PCR detecta a infecção em três quartos dos casos de cultura negativa que são soropositivos, utilizando amostras de soro das fases aguda e convalescente. Em virtude de sua sensibilidade muito baixa, a detecção de antígenos por imunofluorescência e imunoensaio enzimático não é útil em adultos, mesmo se estiverem imunocomprometidos. Em pacientes com imunocomprometimento, as radiografias de tórax demonstram a presença de infiltrados intersticiais e alveolares difusos. Um indício clínico útil para a presença de RSV consiste na presença frequente de sinusite radiologicamente comprovada. Os sintomas das vias respiratórias superiores distinguem essa doença da pneumonia por citomegalovírus (ver Capítulo 352).

TRATAMENTO

O tratamento na maioria dos lactentes é sintomático e, em geral, limita-se à hidratação e oxigênio suplementar. Os broncodilatadores não demonstraram ser efetivos, embora sejam utilizados em certas ocasiões. De modo semelhante, os glicocorticoides não demonstraram qualquer benefício na maioria dos estudos. A ribavirina inalada (2 g administrados por aerossol, 3 vezes/dia, durante 3 a 5 dias) pode ser benéfica para lactentes com alto risco de doença grave e para aqueles gravemente doentes, embora os ensaios clínicos realizados não tenham demonstrado nenhum benefício na maioria dos lactentes.

Não foram conduzidos estudos controlados por placebo sobre o efeito da ribavirina inalada em adultos com doença grave por RSV; entretanto, as evidências sugerem um possível benefício em adultos imunocomprometidos com pneumonia por RSV (2 g a cada 8 horas, durante 5 a 10 dias), particularmente se o medicamento for iniciado antes do desenvolvimento dos sintomas respiratórios inferiores.

Alguns estudos que utilizaram terapia com anticorpos (o anticorpo monoclonal palivizumabe, 15 mg/kg em dose única, ou imunoglobulina policlonal) combinados com ribavirina inalada sugerem um benefício no tratamento da pneumonia por RSV em adultos imunossuprimidos, embora não haja estudos randomizados conclusivos. Um inibidor experimental da entrada do RSV por via oral e um análogo de nucleosídio oral mostraram-se promissores na redução da carga viral em modelos humanos experimentais de infecção por RSV e, atualmente, são objeto de ensaios clínicos.[8-10] Várias outras abordagens antivirais estão sendo ativamente estudadas. Pode ocorrer superinfecção bacteriana, em que os microrganismos mais frequentes consistem em *Streptococcus pneumoniae* (ver Capítulo 273) e *Haemophilus influenzae* (ver Capítulo 284). Nesses pacientes, o tratamento antimicrobiano apropriado (ver Capítulo 91) é obrigatório.

PREVENÇÃO

A adesão aos princípios padrão de controle de infecção (p. ex., luvas, aventais, lavagem frequente das mãos) reduz de modo substancial a propagação nosocomial. Ainda não há vacina disponível.[11] As vacinas de nanopartículas RSV F têm sido imunogênicas e bem toleradas, porém não demonstraram proteger adultos idosos contra a infecção por RSV.[12] O anticorpo monoclonal humanizado anti-RSV parenteral (palivizumabe, 15 mg/kg por mês, durante a estação do RSV) demonstrou ser benéfico quando administrado de modo profilático a grupos específicos de lactentes de alto risco. A profilaxia com palivizumabe em lactentes pré-termo tardios saudáveis (32 a 35 semanas de gestação) também pode reduzir em 50% os sibilos posteriores durante o primeiro ano de vida.[A1]

PROGNÓSTICO

A infecção por RSV em adultos com imunocomprometimento grave, como receptores de transplante de medula óssea (ver Capítulo 168) e aqueles com leucemia aguda (ver Capítulo 173) submetidos à quimioterapia citotóxica pode estar associada a uma taxa de mortalidade de 60% quando há desenvolvimento de pneumonia. A linfopenia (< 100/$\mu\ell$) e a irradiação corporal total em alta dose estão associadas a doença mais grave, porém a progressão para a pneumonia é muito incomum em pacientes com contagens absolutas de linfócitos acima de 1.000/$\mu\ell$. Nos receptores de transplante de pulmão, pode ocorrer síndrome de bronquiolite obliterante em 10 a 50% dos pacientes como sequela tardia da infecção por RSV.

A taxa de mortalidade é rara em lactentes saudáveis nos demais aspectos, porém pode alcançar 37% naqueles com distúrbios cardíacos. Nas crianças, a ligação entre bronquiolite grave e asma subsequente ainda não foi explicada. Em lactentes normais e adultos saudáveis, o desfecho geralmente é bom, porém o risco de mortalidade em adultos é maior na infecção por RSV do que na influenza.[13,13b] Os adultos idosos hospitalizados podem apresentar taxas de mortalidade de cerca de 10%.

Grau A Recomendação de grau A

A1. Blanken MO, Rovers MM, Molenaar JM, et al. Respiratory syncytial virus and recurrent wheeze in healthy preterm infants. *N Engl J Med*. 2013;368:1791-1799.

REFERÊNCIAS BIBLIOGRÁFICAS

As referências bibliográficas, bem como os outros materiais suplementares deste livro, encontram-se no GEN-IO, nosso ambiente virtual de aprendizagem.

339 DOENÇA POR VÍRUS PARAINFLUENZA

GEOFFREY A. WEINBERG E KATHRYN M. EDWARDS

DEFINIÇÃO

Os vírus parainfluenza humanos (hPIV) representam causas importantes de um amplo espectro de doenças respiratórias. Nos lactentes e nas crianças pequenas, esses vírus provocam infecções agudas das vias respiratórias superiores e inferiores, que incluem desde o resfriado comum (ver Capítulo 337) e otite média (ver Capítulo 398) até o crupe grave, a bronquiolite e a pneumonia (ver Capítulo 91). Em crianças de mais idade e adultos, as infecções por hPIV limitam-se habitualmente às vias respiratórias superiores (ver Capítulo 90), embora os indivíduos imunocomprometidos possam desenvolver insuficiência respiratória fatal.

O patógeno

Os hPIV são vírus de RNA não segmentados, de fita simples e envelopados, que pertencem a dois gêneros da família Paramyxoviridae. Os membros dessa família também incluem o vírus sincicial respiratório (RSV [ver Capítulo 338]), o metapneumovírus humano (ver Capítulo 337), o vírus do sarampo (ver Capítulo 343), o vírus da caxumba (ver Capítulo 345), os vírus Hendra e Nipah e os vírus animais patogênicos da doença de Newcastle, da cinomose canina e da peste bovina. O genoma do hPIV codifica seis proteínas estruturais. A hemaglutinina-neuraminidase (HN) e as proteínas de fusão (F), que estão expostas no envelope lipídico de duas camadas em torno do complexo nucleocapsídio-RNA helicoidal, medeiam tanto a fixação às glicoproteínas do hospedeiro que contêm ácido siálico quanto a penetração do vírus dentro das células de mamíferos suscetíveis. Essas proteínas conservaram sua estabilidade antigênica durante muitos anos, diferentemente da deriva (*drift*) antigênica e da mudança (*shift*) antigênica da hemaglutinina e neuraminidase dos vírus da influenza. Os quatro sorotipos do hPIV são denominados tipos 1 a 4, incluindo dois subgrupos (A e B) do vírus tipo 4.

Os hPIV sofrem replicação nas células epiteliais ciliadas que revestem o sistema respiratório em sua superfície luminal. Esse tropismo seletivo é compatível com a ausência de doença invasiva ou viremia no hospedeiro imunocompetente. A formação de sincícios, que é observada em culturas celulares do vírus e nos pulmões de pacientes imunocomprometidos com pneumonia grave, não é considerada importante nas infecções típicas de indivíduos anteriormente saudáveis.

EPIDEMIOLOGIA

Os hPIV são onipresentes, com distribuição geográfica mundial.[2,3] Sua transmissão ocorre, principalmente, por fômites de grandes partículas pelo contato próximo entre pessoas. A atividade do vírus parainfluenza exibe padrões tanto endêmicos quanto epidêmicos, e cada sorotipo favorece diferentes faixas etárias e síndromes clínicas distintas, porém com sobreposição suficiente para impossibilitar o estabelecimento de um diagnóstico específico baseado apenas em dados clínicos e epidemiológicos.

A infecção primária pelo hPIV ocorre no início da infância. Entre os vírus parainfluenza, o tipo 3 (hPIV-3) geralmente infecta em primeiro lugar os lactentes, de modo que 50 a 67% dos lactentes demonstram evidências sorológicas de infecção no primeiro ano de vida. Em seguida, os vírus parainfluenza 1 e 2 (hPIV-1 e hPIV-2, respectivamente) infectam crianças entre 2 e 5 anos. O vírus parainfluenza 4 (hPIV-4) provoca menos comumente infecções respiratórias sintomáticas; em alguns estudos, o hPIV-4 é encontrado, com mais frequência, em coinfecção viral com outros patógenos.[4]

Até o início da década de 1960, o hPIV-1 causava doença endêmica anual nos EUA. Entretanto, nessas últimas décadas, o hPIV-1 tem sido associado a surtos bienais no outono de anos ímpares. As infecções por hPIV-2 seguem, em grande parte, esse mesmo padrão curioso, porém ocorrem com muito menos frequência do que as infecções por hPIV-1. As infecções por hPIV-3 permanecem endêmicas durante todo o ano, com picos no final da primavera. O período de incubação para todos os sorotipos de hPIV é entre 3 e 6 dias em adultos infectados experimentalmente, porém as infecções naturais em crianças têm períodos de incubação de 2 a 4 dias.

Os hPIV ocupam o segundo lugar depois do RSV como causa de infecções agudas das vias respiratórias superiores e inferiores em crianças pequenas nos EUA. Em um estudo de base populacional realizado em crianças com menos de 5 anos hospitalizadas com febre ou infecção aguda das vias respiratórias, 7% das crianças apresentaram infecção pelo hPIV confirmada por laboratório (por meio de cultura celular e técnicas de amplificação molecular), em comparação com 19% com infecções por RSV e 6% com infecções pelos vírus influenza A ou B.[5] A taxa de hospitalização para infecção com hPIV em crianças com menos de 5 anos foi de 1,02 por 1.000 crianças por ano. Se forem extrapolados para toda a população dos EUA, esses dados sugerem que aproximadamente 23.000 hospitalizações anuais por hPIV ocorrem em crianças com menos de 5 anos. As taxas de consultas no serviço de emergência e de cuidados de saúde ambulatoriais atribuíveis às infecções por hPIV em crianças pequenas são 10 a 50 vezes maiores do que as taxas de hospitalização. Além disso, a imunidade contra a infecção por hPIV não é completa nem durável, de modo que as crianças de mais idade e os adultos podem apresentar infecção sintomática, exigindo, algumas vezes, consultas no consultório médico e hospitalizações.

MANIFESTAÇÕES CLÍNICAS

Infecção primária

A doença associada à infecção primária por hPIV varia de acordo com a idade e o sorotipo viral. As condições médicas subjacentes, como comprometimento cardiopulmonar e distúrbios imunológicos, aumentam a gravidade da doença. Estudos de coorte e de famílias longitudinais de grande porte demonstraram que as infecções por hPIV são responsáveis por cerca de 65% dos casos de crupe, 20 a 40% das infecções respiratórias inferiores e 20% das infecções respiratórias superiores em crianças pequenas. A maioria das crianças já teve infecção primária por hPIV por ocasião de seu ingresso na escola primária. Por conseguinte, embora o hPIV também cause infecções das vias respiratórias superiores em adultos, elas são reinfecções, em vez de infecções primárias (ver adiante). Em geral, o hPIV-1 e o hPIV-2 estão mais comumente associados ao crupe, enquanto a infecção por hPIV-3 manifesta-se, com frequência, como doença febril indiferenciada, bronquiolite ou pneumonia.

Normalmente, a infecção começa com sinais e sintomas respiratórios superiores, notavelmente coriza, rinorreia, faringite sem adenopatia cervical e febre baixa. Em geral, os sintomas persistem por 3 a 5 dias. Cerca de 15 a 25% das crianças infectadas desenvolvem sinais de crupe ou progridem para a doença das avias respiratórias inferiores (p. ex., bronquiolite, pneumonia) que é indistinguível da infecção por RSV.

O crupe caracteriza-se por tosse ladrante rouca, com estridor inspiratório notável, dispneia e desconforto respiratório. Esses sintomas, que geralmente são espasmódicos, resultam de inflamação e edema subglóticos. Em certas ocasiões, pode haver desenvolvimento de estridor grave, tornando difícil a diferenciação da epiglotite causada por *Haemophilus influenzae* tipo b (ver Capítulo 284), embora a epiglotite seja muito menos comum nos EUA desde que a vacinação Hib universal tornou-se rotineira em 1990.

O crupe é muito raro em adultos, porém tem sido associado ao hPIV em casos isolados. A epiglotite é observada com mais frequência em adultos, porém está mais comumente associada à infecção estafilocócica ou estreptocócica. A epiglotite é uma emergência médica em pacientes de todas as idades e precisa ser distinguida do crupe para possibilitar seu tratamento adequado, incluindo intubação de emergência das vias respiratórias. Em pacientes com suposta via respiratória estável o suficiente para possibilitar uma radiografia urgente em vez de traqueostomia de emergência, as diferenças entre essas duas entidades são claramente demonstradas em radiografias laterais do pescoço, nas quais o edema subglótico e o estreitamento são observados no crupe, enquanto o edema da epiglote é observado na epiglotite (Figuras 339.1 e 339.2). As crianças com bronquiolite ou com pneumonia causada por hPIV apresentam tosse, estertores e sibilos associados a hipoxia, e, com frequência, as radiografias de tórax revelam retenção de ar.

Reinfecção

A reinfecção por hPIV é menos grave e, normalmente, causa rinorreia em crianças e adultos normais. Estima-se que a reinfecção por hPIV seja responsável por 1 a 15% de todas as doenças respiratórias agudas em adultos, cuja maioria se manifesta com infecções simples das vias respiratórias superiores. Entretanto, à semelhança do RSV, alguns adultos podem desenvolver doença grave, que exige hospitalização e até mesmo suporte ventilatório.[6,7] Nesses pacientes, é comum a ocorrência de febre, tosse, dispneia e sibilos. São observadas alterações radiográficas, principalmente infiltrados lobares ou intersticiais, em mais de 50% dos adultos hospitalizados com infecção por hPIV.

Pacientes idosos e imunocomprometidos

Os surtos de infecção por hPIV em casas de repouso podem incluir alta incidência de pneumonia, e as infecções por hPIV causam, com frequência, pneumonia grave em crianças e adultos imunocomprometidos. Entre residentes idosos saudáveis de instituições de cuidados prolongados, as infecções por hPIV são tão comuns quanto as infecções causadas por vírus influenza A, vírus influenza B ou RSV. Em 10% das crianças e em 2 a 7% dos adultos com leucemia ou receptores de transplante de células-tronco hematopoéticas ou transplante de órgãos sólidos, observa-se o desenvolvimento de infecções por hPIV, das quais cerca de 90% são causadas por hPIV-3. Embora 80 a 90% das infecções por hPIV entre pacientes com neoplasia maligna sejam adquiridas na comunidade, ocorreram surtos nosocomiais, até mesmo em unidades de transplante de células-tronco.

Cerca de 25% dos receptores de transplante de células-tronco infectados pelo hPIV desenvolvem doença respiratória inferior, em grande parte nos primeiros 100 dias após o transplante, quando a linfopenia e a neutropenia são mais pronunciadas. Os fatores de risco mais fortes identificados para infecção por hPIV nesse contexto incluem neutropenia, linfopenia, doença mais grave e uso de corticoides, particularmente em doses mais altas.[8] A febre, a tosse, a dispneia e a produção de escarro constituem os sintomas mais comuns. Foi também relatada a ocorrência de coinfecção por *Aspergillus* (ver Capítulo 319) e outros patógenos em receptores de transplante de células-tronco hematopoéticas com pneumonia.

DIAGNÓSTICO

Embora se possa suspeitar do hPIV em bases clínicas e epidemiológicas, o diagnóstico específico exige o isolamento do vírus e a detecção do antígeno ou do RNA virais em secreções respiratórias. Os ensaios de reação em cadeia da polimerase com transcrição reversa (RT-PCR) são altamente

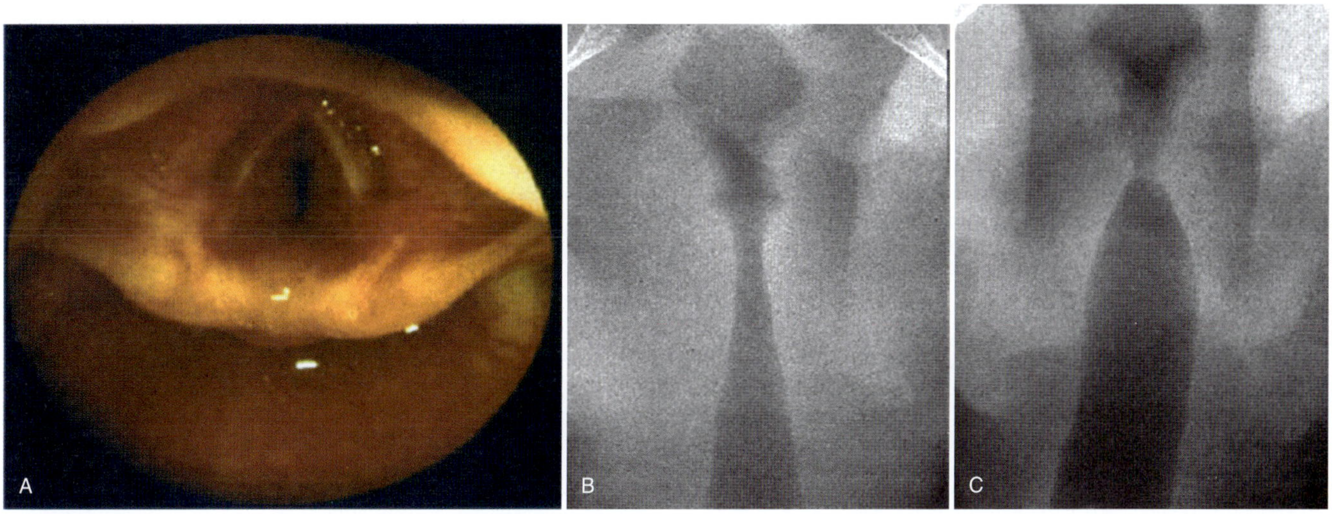

FIGURA 339.1 **Edema subglótico. A.** Vista endoscópica do edema subglótico no crupe viral. **B.** Apresentação radiológica do edema subglótico no crupe viral, causando estreitamento ("sinal do campanário") da sombra aérea traqueal, em comparação com (**C**), uma sombra traqueal normal. (De Hammer J. Acquired upper airway obstruction. *Paediatr Respir Rev.* 2004;5:25-33.)

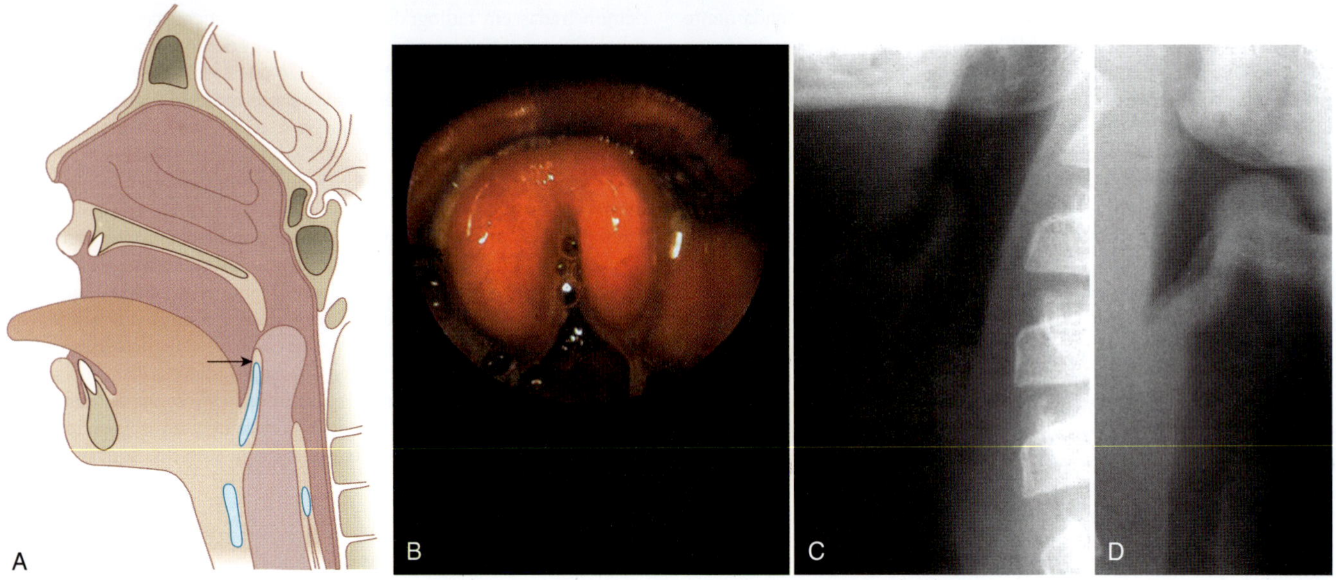

FIGURA 339.2 **Epiglotite.** Vistas esquemática (**A**) e endoscópica (**B**). **C.** Radiografias laterais do pescoço típicas de uma criança normal e (**D**) de uma criança com epiglotite ("sinal do polegar" da epiglote edemaciada). (De Hammer J. Acquired upper airway obstruction. *Paediatr Respir Rev.* 2004;5:25-33.)

sensíveis e específicos para o diagnóstico. Como alternativa, culturas de células de rim de macaco ou de células renais embrionárias humanas podem ser utilizadas para o crescimento do vírus, cujos efeitos citopáticos são detectados em 5 a 10 dias (com exceção do hPIV-4, que exige até 3 semanas). Os testes rápidos de imunofluorescência direta ou indireta são menos sensíveis e específicos do que a cultura ou a PCR, porém ainda são utilizados em alguns laboratórios clínicos.

O diagnóstico definitivo de infecção por vírus parainfluenza em adultos, mesmo por RT-PCR, pode ser mais difícil do que em crianças, talvez em razão da eliminação de uma menor quantidade de vírus em adultos parcialmente imunes. Entretanto, o vírus habitualmente pode ser isolado das secreções nasofaríngeas ou do líquido do lavado broncoalveolar em receptores de transplante de células-tronco hematopoéticas com pneumonia.

TRATAMENTO

Atualmente, não se dispõe de tratamento antiviral específico para a infecção por hPIV. A ribavirina em aerossol apresenta atividade *in vitro* contra o hPIV e está aprovada para uso na infecção por RSV. Embora tenha demonstrado poucos benefícios em crianças e adultos imunocomprometidos com pneumonia grave por hPIV, até mesmo quando administrada concomitantemente com imunoglobulina intravenosa, alguns especialistas prescrevem ribavirina em aerossol ou intravenosa, com ou sem imunoglobulina intravenosa, a pacientes imunocomprometidos com doença grave.

Em crianças anteriormente saudáveis com crupe, recomenda-se amplamente um conforto geral, o que habitualmente significa sentar no colo de um dos pais ou do cuidador. O ar umidificado (névoa) demonstrou repetidamente não ter nenhum benefício; na verdade, seu uso está associado a efeitos adversos, incluindo ansiedade, dificuldade no monitoramento cardiorrespiratório e contaminação bacteriana e fúngica dos umidificadores de névoa quente e fria. Pode-se administrar oxigênio com a extremidade do tubo próximo ao nariz e à boca (oxigênio "*blow-by*").

As crianças com crupe leve a moderado (*i. e.*, sem estridor ou retração significativa da parede torácica em repouso, ou com estridor e retração, porém sem agitação) podem tomar dexametasona VO, 0,6 mg/kg de peso corporal, e ser observadas; se melhorarem, podem receber alta para casa.[A1] As crianças com crupe grave (estridor, retração da parede torácica e agitação) podem beneficiar-se do oxigênio "*blow-by*", epinefrina racêmica inalada (0,05 mℓ/kg de peso corporal de uma solução a 2,25% de epinefrina racêmica para nebulização, até uma dose máxima de 0,5 mℓ) ou L-epinefrina nebulizada (0,5 mℓ/kg de L-epinefrina 1:1.000, até uma dose máxima de 5 mℓ) e dexametasona concomitante.[A2] As crianças devem ser internadas no hospital se não houver melhora clínica significativa depois de várias horas de observação e tratamento.

A dexametasona VO é tão efetiva quanto a dexametasona intramuscular ou a budesonida nebulizada, e sua administração é mais fácil. Os corticosteroides diminuem a necessidade de hospitalização e visitas de retorno, diminuem o tempo de permanência nos serviços de emergência e após internação hospitalar e a necessidade de intubação. Em geral, não há razões para instituir a antibioticoterapia ou a terapia com broncodilatadores de ação curta em crianças com crupe.

As terapias investigacionais para a infecção por hPIV incluem medidas inespecíficas, bem como específicas. A inalação de uma mistura de hélio e oxigênio pode diminuir o trabalho da respiração e melhorar a troca gasosa em crianças com crupe moderado a grave; entretanto, ainda não se dispõe de dados de ensaios clínicos adequadamente controlados. O novo agente antiviral DAS181, uma proteína de fusão sialidase com atividade contra os vírus influenza e parainfluenza, demonstrou ter efeitos benéficos em um pequeno número de adultos e crianças com infecção grave por hPIV e está sendo objeto de ensaios clínicos.[9]

PREVENÇÃO

Existem ensaios clínicos em andamento de vacinas vivas atenuadas de hPIV. Foram utilizadas duas abordagens para produzir vacinas hPIV-3 vivas atenuadas intranasais. Uma das abordagens consiste em atenuar um isolado de hPIV-3 por meio de repetidas passagens em temperatura fria e manipulação por tecnologia recombinante. A segunda abordagem consiste em utilizar um PIV-3 bovino relacionado, porém não virulento, como suporte no qual são inseridos genes do hPIV-3 para produzir um vírus de vacina quimérico atenuado. Outro candidato a vacina em estudo utiliza o vírus PIV-3 bovino-humano quimérico, porém com um gene de RSV adicional inserido no genoma do vírus da vacina em uma tentativa de prevenir ambas as infecções comuns em crianças pequenas. Existem também vacinas contra a infecção por hPIV-1 (com ou sem componentes do RSV) em desenvolvimento.

PROGNÓSTICO

Em crianças saudáveis nos demais aspectos, a mortalidade após infecção por hPIV é inferior a 0,1%. Em comparação, a mortalidade após pneumonia por hPIV em pacientes submetidos a transplante de células-tronco alcança 10 a 30%.

Grau A Recomendações de grau A

A1. Fernandes RM, Oleszczuk M, Woods CR, et al. The Cochrane Library and safety of systemic corticosteroids for acute respiratory conditions in children: an overview of reviews. *Evid Based Child Health.* 2014;9:733-747.

A2. Bjornson C, Russell K, Vandermeer B, et al. Nebulized epinephrine for croup in children. *Cochrane Database Syst Rev.* 2013;10:CD006619.

REFERÊNCIAS BIBLIOGRÁFICAS

As referências bibliográficas, bem como os outros materiais suplementares deste livro, encontram-se no GEN-IO, nosso ambiente virtual de aprendizagem.

340

INFLUENZA

MICHAEL G. ISON E FREDERICK G. HAYDEN

DEFINIÇÃO

A influenza é uma doença viral respiratória febril aguda, que habitualmente ocorre em surtos anuais de gravidade variável e, em certas ocasiões, provoca epidemias mundiais (pandemias). Infecções zoonóticas esporádicas, algumas vezes associadas a uma transmissão limitada entre seres humanos, estão sendo cada vez mais documentadas. Os vírus da influenza infectam o sistema respiratório, são altamente contagiosos e, classicamente, produzem sintomas sistêmicos proeminentes no início da doença. A infecção pelo vírus influenza causa várias síndromes clínicas em adultos, incluindo resfriados comuns não febris (ver Capítulo 337), faringite (ver Capítulos 274 e 401), traqueobronquite (ver Capítulo 90), pneumonia (ver Capítulo 91) e uma variedade de complicações não respiratórias. Por outro lado, as infecções por outros vírus respiratórios, como o vírus sincicial respiratório (RSV [ver Capítulo 338]) ou adenovírus (ver Capítulo 341), podem produzir doença semelhante à influenza. Os vírus influenza A causaram cinco pandemias de gravidade variável nos últimos 120 anos (e-Tabela 340.1). A pandemia de 1918-1919 causou pelo menos 500.000 mortes nos EUA e mais de 40 milhões em todo o mundo, enquanto a pandemia por H1N1 de 2009 foi associada a mortalidade substancialmente menor. As epidemias sazonais podem causar enorme morbidade, perdas econômicas e, com frequência, mortalidade significativa. Nos EUA, a cada ano, as epidemias sazonais de influenza estão associadas, segundo estimativas, a 4,3 a 16,7 milhões de consultas médicas, 140.000 a 710.000 hospitalizações e 12.000 a 56.000 mortes por causas respiratória e circulatória.

O patógeno

Os vírus influenza pertencem à família Orthomyxoviridae e são divididos em quatro tipos (A, B, C e D), com base em sua composição de proteínas e outras propriedades (e-Tabela 340.2). O vírion (e-Figura 340.1) é uma partícula pleomórfica envelopada de tamanho médio, coberta por dois tipos de espículas de glicoproteína de superfície, a hemaglutinina trimérica (H ou HA) e a neuraminidase tetramérica em forma de cogumelo (N ou NA). O envelope é composto de uma bicamada lipídica que recobre a proteína da matriz (M1) que circunda o genoma viral, constituído de oito segmentos de RNA de fita simples e de sentido negativo nos vírus influenza A e B. Os vírus influenza C apresentam sete segmentos e apenas uma única glicoproteína de superfície. A replicação do genoma ocorre no núcleo das células infectadas, e múltiplas proteínas e vias celulares estão envolvidas durante a infecção das células hospedeiras.

Enquanto os vírus influenza B e C são principalmente patógenos humanos, os vírus influenza A infectam principalmente aves aquáticas e, algumas vezes, estabelecem linhagens que circulam em outros hospedeiros animais, incluindo outras aves, suínos, cavalos, mamíferos marinhos e cães. O vírus influenza D parece ser patogênico no gado e, talvez, em outros animais domésticos. Os vírus influenza A são ainda classificados em subtipos, com base em suas glicoproteínas HA e NA. Atualmente, são reconhecidos 16 subtipos HA e nove subtipos NA em aves, e dois outros são reconhecidos em morcegos. Apenas três subtipos HA (H1, H2 e H3) e dois NA (N1 e N2) foram documentados até agora na epidemia e pandemia de vírus influenza A humanos, embora outros HA (p. ex., H5, H6, H7, H9, H10) e NA (p. ex., N4, N7, N8, N9) tenham sido observados em infecções zoonóticas. Cada cepa é identificada pelo tipo, subtipo se influenza A, local, número da amostra e ano de isolamento.

EPIDEMIOLOGIA

Variação antigênica e genética

Os vírus influenza são únicos entre os vírus respiratórios no que concerne a seu grau de variação genética e antigênica, comportamento epidemiológico e frequente associação a uma excessiva mortalidade durante surtos em comunidades – características e uma patogenicidade que exemplificam a transmissibilidade eficiente do vírus influenza humano de um hospedeiro para outro. A mudança de antigenicidade das glicoproteínas de superfície é responsável, em grande parte, pelas epidemias repetidas de influenza. Os anticorpos dirigidos contra HA podem neutralizar a infecciosidade viral e, portanto, constituem o principal determinante da imunidade. As vacinas atuais baseiam-se, em grande parte, na indução da inibição da hemaglutinação (HAI) ou anticorpos neutralizantes contra HA. Os anticorpos anti-NA limitam a replicação do vírus e, provavelmente, reduzem a gravidade da infecção. A variação envolve alterações da antigenicidade relativamente menores (deriva [*drift*] antigênica) ou maior (mudança [*shift*] antigênica). A variação antigênica significativa é muito menos frequente na influenza B ou C do que na influenza A.

A deriva (*drift*) antigênica resulta de mutações pontuais no segmento gênico HA, que provocam substituições de aminoácidos em pelo menos um de cinco sítios antigênicos essenciais em HA. A deriva (*drift*) também pode ocorrer em NA e em epítopos da célula T em proteínas internas. Com frequência, surgem variantes antigênicas (a cada ano ou em intervalos de poucos anos) dentro de um vírus influenza A ou B. Por exemplo, a variante H3N2 original, A/Aichi/68, sofreu sucessivas derivas, resultando em cepas epidêmicas que incluem a circulação recente do vírus semelhante a A/Kansas/14/2017 (H3N2). A seleção imunológica favorece a transmissão da nova variante em relação à antiga, em virtude da menor frequência de anticorpo contra o novo vírus na população.[1]

A mudança (*shift*) antigênica resulta do aparecimento de um novo vírus de influenza A com glicoproteínas HA ou HA e NA, que são novas para os seres humanos ou que reaparecem depois de décadas de ausência. Em virtude da falta de imunidade da população, uma nova cepa com transmissão eficiente de pessoa para pessoa pode causar pandemia. As origens de novas cepas pandêmicas e a base para sua possível recirculação ainda não estão totalmente elucidadas. Os vírus da gripe aviária serviram, com mais frequência, como reservatório de novos genes para vírus pandêmicos. O rearranjo de segmentos gênicos pode ocorrer quando dois vírus influenza infectam simultaneamente uma única célula, e eventos de rearranjo, em que os vírus humanos adquiriram genes aviários, levaram aos vírus pandêmicos de 1957 e 1968. Como os suínos podem sustentar a replicação dos vírus tanto humanos quanto aviários, foi postulado que eles servem como um receptor misto para a geração de novas cepas ou como hospedeiro no qual os vírus aviários podem adaptar-se a mamíferos. O vírus H1N1 da pandemia de 2009 surgiu como rearranjo quádruplo que obteve segmentos gênicos dos vírus de linhagem suína da Ásia e da América do Norte que abrigavam genes derivados de vírus suínos, aviários e humanos.

Podem ocorrer múltiplos eventos de rearranjo ao longo de anos antes do aparecimento de um vírus pandêmico. Por exemplo, o vírus da pandemia de 1918 parece ter sido composto principalmente de genes aviários, que sofreram adaptação em um hospedeiro mamífero antes de causar a pandemia. Ocorre também um rearranjo intrassubtipo frequente entre vírus influenza A humanos sazonais, levando, algumas vezes, a novas variantes antigênicas e, algumas vezes, a uma virulência alterada.

Influenza epidêmica ou interpandêmica

Uma epidemia de influenza é um surto confinado a uma localização geográfica. Nos climas temperados, as epidemias de infecção pelo vírus influenza A em comunidades frequentemente exibem um padrão característico, alcançando normalmente um pico acentuado em 2 ou 3 semanas após o reconhecimento inicial, com persistência de 6 a 10 semanas. O aumento no número de crianças em idade escolar com doença respiratória febril constitui, com frequência, a primeira indicação de influenza em uma comunidade, seguida rapidamente de doença em adultos e, 1 a 2 semanas mais tarde, de aumento no número de internações hospitalares de pacientes com complicações relacionadas com a influenza. As taxas de hospitalização em indivíduos de alto risco aumentam duas a cinco vezes durante grandes epidemias. O absenteísmo na escola e no trabalho aumenta, assim como a mortalidade por pneumonia e condições subjacentes, particularmente em indivíduos idosos durante as epidemias de A/H3N2. As epidemias ocorrem quase exclusivamente no final do outono e durante os meses de inverno nas zonas temperadas, porém a atividade pode se estender para os meses da primavera. A atividade do vírus influenza pode ocorrer durante todo o ano nos trópicos ou pode exibir outros padrões.[2] As razões para a sazonalidade distinta da influenza nos climas temperados são incertas, mas podem incluir o calendário escolar, o aumento do contato próximo em ambientes fechados e a baixa umidade absoluta, que afeta a transmissibilidade pelo ar. Os feriados de inverno retardam os picos das epidemias sazonais e deslocam o risco de infecção para os adultos.[3] Algumas vezes, ocorrem surtos em grupos de excursão (por terra ou por navio) e em instalações de cuidados crônicos nos meses de verão, particularmente após o aparecimento de uma variante de deriva (*drift*). As diferenças regionais no momento de ocorrência, na magnitude e nos vírus causadores de surtos de influenza são comuns. Durante as epidemias, as taxas de ataque global variam normalmente de 5 a 20% nos adultos. Podem ocorrer taxas de ataque de 40 a 50% em populações semifechadas, como em hospitais e instituições de cuidados crônicos, e em faixas etárias altamente suscetíveis, como crianças. Os vírus influenza A e B, dois subtipos diferentes de influenza A, duas linhagens diferentes de influenza B ou duas cepas diferentes dentro de um único subtipo podem cocircular ou podem ocorrer de modo sequencial durante uma estação em determinado local. Além disso, ocorrem surtos simultâneos de vírus influenza A e RSV ou outros vírus respiratórios. As cepas que circulam no final da epidemia de uma estação são algumas vezes responsáveis pelo surto da próxima estação (o denominado fenômeno da onda anunciadora).

As mortes relacionadas com pneumonia e influenza oscilam anualmente, com picos nos meses de inverno nos climas temperados. Quando essas mortes ultrapassam o limiar esperado, a causa consiste normalmente no vírus influenza A, porém o vírus influenza B ou o RSV podem ser, ocasionalmente, responsáveis. As estações com influenza A/H3N2 dominante estão associadas a taxas de mortalidade duas a três vezes maiores que as estações com H1N1 e B dominantes. Embora a mortalidade seja habitualmente maior durante uma pandemia, há mortalidade substancial nas epidemias. Durante a influenza sazonal, mais de 85% das mortes relacionadas com pneumonia e influenza ocorrem em indivíduos com 65 anos ou mais. O risco de mortalidade é particularmente elevado em indivíduos a partir dos 85 anos. Os eventos cardiovasculares (p. ex., infarto do miocárdio) e o agravamento de outras doenças crônicas contribuem de modo substancial para o aumento da mortalidade durante as epidemias de influenza.

Influenza pandêmica

As pandemias de influenza A resultam da emergência de um novo vírus capaz de transmissão sustentada entre pessoas e para o qual a população não tem nenhuma imunidade ou apresenta imunidade limitada. O vírus dissemina-se por todo o mundo, circulando, com frequência, fora da estação habitual de influenza e, habitualmente, entre pessoas de todas as idades. A imunidade preexistente decorrente de uma infecção anterior por vírus antigenicamente relacionados pode proporcionar uma proteção parcial, como a que ocorreu em adultos de idade mais avançada durante a pandemia de H1N1 de 2009. As pandemias estão associadas a taxas elevadas de morbidade, particularmente em crianças, e, algumas vezes, a um aumento notável da taxa de mortalidade em mulheres grávidas e adultos jovens e de meia-idade. Por exemplo, mais de 90% das mortes nas pandemias de 1918 e 2009 ocorreram em indivíduos com menos de 65 anos. Na pandemia de 2009, adultos hospitalizados com H1N1 tiveram mais tendência a apresentar pneumonia grave, choque, sepse e falência de órgãos e a precisar de cuidados na unidade de terapia intensiva (UTI) do que os pacientes com a influenza sazonal.

O intervalo entre as pandemias é variável (10 a 40 anos) e imprevisível. As pandemias mais graves foram associadas a alterações antigênicas importantes em ambas as glicoproteínas de superfície principais. Dependendo da suscetibilidade da população e, talvez, de alterações no vírus, uma ou mais ondas, por vezes com gravidade aumentada, podem seguir-se à onda inicial. À medida que o nível de imunidade na população aumenta, a deriva antigênica dentro do subtipo pode causar repetidas epidemias nos anos seguintes, e o excesso de mortalidade em indivíduos com menos de 65 anos pode prosseguir por alguns anos. Por exemplo, a pandemia do vírus H1N1 em 2009 continuou causando infecções fatais pelo menos 10 anos após seu surgimento inicial.

Influenza zoonótica

As infecções zoonóticas podem ser adquiridas de suínos, aves domésticas ou, raramente, outros animais. Embora a maioria dos vírus da influenza aviária não cause infecções diretamente em seres humanos, as infecções zoonóticas pelos vírus aviários H5, H7, H9 e, raramente, outros subtipos continuam representando ameaças potenciais de pandemia.[4] A princípio reconhecida como um agrupamento de casos humanos em Hong Kong, em 1997, uma epizootia de infecções por H5N1 aviária afetou aves domésticas em muitas áreas da Ásia, Oriente Médio, Europa e África e continua causando doenças humanas esporádicas, com elevada mortalidade e casos esporádicos de transmissão não sustentada entre seres humanos. Desde 2013, ondas repetidas de infecções por H7N9 aviárias na China foram associadas a taxa de fatalidade de casos de aproximadamente 35% em pacientes hospitalizados.[5] Os surtos incluíram agrupamentos familiares limitados, transmissão nosocomial, muitas doenças mais leves na comunidade e propagação geográfica crescente em aves domésticas e seres humanos. Esse vírus continua evoluindo geneticamente, levando, assim, ao aparecimento de variantes com alteração da antigenicidade e, recentemente, com aumento da virulência para aves (alta patogenicidade) e, possivelmente, para seres humanos; em consequência, é atualmente considerado como uma alta ameaça pandêmica. O fechamento de mercados de aves vivas e, talvez, as reduções sazonais das infecções aviárias foram associados a uma rápida diminuição do número de indivíduos afetados. A imunização em massa das aves domésticas foi associada a uma acentuada redução dos casos humanos durante a estação do inverno de 2017 a 2019.

Nos EUA, infecções zoonóticas raras têm sido reconhecidas há décadas em indivíduos expostos a suínos. Desde 2012, os vírus H3N2 suínos recombinantes, que adquiriram o gene M e, algumas vezes, outros genes do vírus H1N1 pandêmico de 2009 (designado como variante H3N2 ou H3N2v) causaram centenas de infecções esporádicas, particularmente no contexto de feiras agrícolas, algumas vezes seguidas de transmissão limitada entre seres humanos e infecções graves. Outros vírus de origem suína variante (H1N1v, H1N2v) também causaram infecção zoonótica.

BIOPATOLOGIA

A infecção pelo vírus influenza é transmitida de uma pessoa para outra por meio de secreções respiratórias contendo vírus. Os aerossóis de gotículas grandes e pequenas a curta distância (1 a 2 metros) parecem contribuir, mas pode ocorrer também transmissão por outras vias, incluindo a contaminação pelas mãos de fômites com secreções, seguida de autoinoculação nos olhos ou no nariz. Pode ocorrer infecção por vírus aviários após contato direto com aves infectadas ou seus excrementos, exposição a ambientes contaminados e aerossóis infecciosos, ingestão de alimentos malcozidos e, algumas vezes, inoculação na conjuntiva.

Os padrões de ligação a receptores celulares e o tropismo tecidual dos vírus influenza constituem determinantes essenciais em sua transmissibilidade e patogenia. A transmissão eficiente do vírus entre seres humanos depende da fixação e da replicação do vírus em células que apresentam sialossacarídeos de ligação α-2,6 no trato respiratório superior e árvore traqueobrônquica. Em comparação, os sialossacarídeos de ligação α-2,3, que constituem os receptores preferidos dos vírus aviários, estão concentrados sobre as células nos bronquíolos distais, alvéolos e conjuntiva. Após o vírus iniciar a infecção no epitélio das vias respiratórias, ocorrem ciclos sucessivos de replicação viral que infectam grande número de células e resultam em destruição do epitélio respiratório e, algumas vezes, dos pneumócitos, por meio de efeitos citopáticos diretos ou apoptose. A virulência, que é uma característica multigênica com contribuições de HA, NA, NS e de proteínas polimerases, varia amplamente entre cepas e não está necessariamente ligada à transmissibilidade.

O período de incubação é, em média, de 2 dias e varia de cerca de 1 a 4 dias na influenza sazonal, mas pode alcançar até 1 semana e, possivelmente, mais nas infecções causadas por vírus aviários. A quantidade de vírus e a duração de sua replicação no sistema respiratório geralmente estão correlacionadas com a gravidade da doença e os níveis de resposta das citocinas-quimiocinas pró-inflamatórias do hospedeiro. As respostas celulares inatas rápidas são induzidas por meio de receptores *toll-like* e pelo gene induzível por ácido retinoico I (*RIG-1*), que detectam o RNA viral e levam à produção de citocinas e interferonas (IFN). Ocorrem níveis elevados de mediadores, como IFN-α, interleucina 6 (IL-6) e fator de necrose tumoral α (TNF-α) no sangue e nas secreções respiratórias, contribuindo para os sintomas sistêmicos e a febre. As respostas deficientes de IFN têm sido associadas a influenza grave.

A duração da replicação viral depende da idade, do estado imunológico, das condições subjacentes, da cepa viral e do método de ensaio. Na influenza sazonal, a detecção do vírus nas vias respiratórias superiores geralmente continua por 3 a 5 dias nos adultos, porém é mais longa no indivíduo idoso e em pacientes hospitalizados, podendo persistir por semanas a meses em hospedeiros imunocomprometidos. Ocorre replicação viral de maior nível e mais prolongada, algumas vezes por várias semanas, nas vias respiratórias inferiores de pacientes com pneumonia viral, incluindo pacientes com infecções pandêmicas por H1N1 de 2009 ou H5N1 e H7N9 aviários. Normalmente, essa evolução ocorre em associação a respostas plasmáticas elevadas de citocinas-quimiocinas pró-inflamatórias, particularmente, IL-6, IL-8 e proteína inflamatória dos macrófagos 1β (MIP-1β), refletindo, provavelmente, a produção no pulmão infectado. Raramente, a viremia ou disseminação extrapulmonar são detectadas na influenza humana, porém ambas são observadas em alguns pacientes com infecções por H5N1 aviário, em que a replicação gastrintestinal também pode ocorrer, e com infecção grave causada por cepas pandêmicas ou sazonais. A detecção do RNA viral no sangue está associada a um prognóstico mais sombrio, particularmente em pacientes imunocomprometidos.

As amostras de biopsia nasal e brônquica de indivíduos com influenza não complicada revelam descamação do epitélio colunar ciliado e perda dos cílios. Os pulmões na influenza fatal podem revelar bronquite necrosante, dano alveolar difuso com necrose epitelial, edema alveolar e hemorragia e formação de membrana hialina, seguida, posteriormente, de metaplasia escamosa e fibrose. Há desenvolvimento de infecções bacterianas secundárias em consequência da alteração da flora bacteriana, dano ao epitélio brônquico com depuração mucociliar reduzida, diminuição das funções dos polimorfonucleares e macrófagos alveolares, acúmulo de líquido alveolar e supressão de outras respostas imunes do hospedeiro.

A imunidade humoral à influenza parece ser, em grande parte, específica para o subtipo e durável para determinada cepa. A primeira infecção por vírus influenza A de uma criança resulta em memória imune do vírus e de seu subtipo, e as infecções ou imunizações subsequentes reforçam as respostas dos anticorpos, contribuindo, talvez, para a proteção contra subtipos AH relacionados (p. ex., redução do risco de doença por H7N9 em consequência de infecção inicial por H3N2).[6] Os anticorpos do ensaio imunoabsorvente ligado à enzima e imunofluorescentes neutralizantes, inibidores da hemaglutinação (HAI), anti-NA, fixadores do complemento começam a surgir no soro de indivíduos com infecção primária pelo vírus influenza durante a segunda semana após a infecção e alcançam um pico em 4 semanas.[7] Anticorpos secretores desenvolvem-se nas vias respiratórias superiores, eles consistem predominantemente em anticorpos de imunoglobulina A (IgA). As respostas dos anticorpos são mais rápidas nas infecções subsequentes ou após imunização em adultos. A imunidade protetora contra a infecção pelo vírus influenza é mediada por anticorpos neutralizantes, e a proteção contra a doença geralmente está associada a títulos séricos de HAI de 1:40 ou mais, títulos séricos de anticorpos neutralizantes de 1:8 ou mais, ou títulos de anticorpos neutralizantes nasais iguais ou superiores a 1:4, embora os títulos protetores possam variar de acordo com a cepa, bem como com a idade e o estado imunológico geral do paciente. Os anticorpos não neutralizantes contra outras proteínas virais, incluindo anticorpos anti-NA, podem inibir a replicação do vírus por meio de citotoxicidade celular dependente de anticorpos, citotoxicidade dependente de complemento e outros mecanismos, como prevenção da liberação do vírus das células.

Em geral, as respostas imunes celulares específicas contra o tipo desenvolvem-se 1 semana após a infecção e são consideradas importantes no término da replicação viral. Os linfócitos de memória de infecções anteriores podem limitar a gravidade da doença, mesmo na ausência de anticorpos específicos, e podem conferir certo grau de imunidade heterossubtípica. As respostas dos linfócitos T $CD4^+$ e $CD8^+$ específicas para o vírus contra epítopos conservados em proteínas internas parecem contribuir.

Um número crescente de fatores genéticos do hospedeiro está sendo reconhecido como capaz de aumentar o risco de influenza grave. Um alelo do gene transmembrana 3 induzido por IFN (*IFITM3*) foi associado à doença pandêmica grave por H1N1 e aviária por H7N9.

MANIFESTAÇÕES CLÍNICAS

Síndrome da influenza

O início abrupto de febre, calafrios, tremores, cefaleia, mialgia e mal-estar é característico da influenza, porém ocorre em menos de dois terços dos casos. No início, predominam os sintomas sistêmicos, e ocorre prostração nos casos mais graves. As mialgias, a artralgia, o mal-estar e a cefaleia são habitualmente os sintomas iniciais mais incômodos, porém sua gravidade está, em geral, relacionada com o nível de febre. Algumas vezes, observam-se sintomas oculares, incluindo fotofobia, lacrimejamento, ardência e dor ao mover os olhos. A conjuntivite é característica em algumas infecções pelo vírus aviário H7, mas não em casos de H7N9 zoonótico recentes. Os sintomas respiratórios, em particular tosse seca e rinorreia, são normalmente precoces na doença, porém são obscurecidos pelos sintomas sistêmicos. A obstrução nasal, a rouquidão e a faringite também são comuns. A pandemia de H1N1 de 2009 e a doença por influenza aviária estão associadas a náuseas, vômitos e diarreia em alguns adultos. À medida que a doença sistêmica diminui, as queixas e os achados respiratórios tornam-se mais aparentes. A tosse constitui o sintoma mais frequente e incômodo e pode ser acompanhada de desconforto ou ardência subesternal. A tosse, o cansaço e o mal-estar podem persistir por várias semanas antes da recuperação completa. Entre pacientes imunossuprimidos, em particular receptores de transplantes de células-tronco e de órgãos sólidos, a febre e os sintomas clínicos inicialmente podem ser mínimos a ausentes. Entretanto, apesar da escassez de sintomas de apresentação, esses pacientes podem apresentar evolução para a doença grave das vias respiratórias inferiores.

A febre constitui o achado físico inicial mais comum, porém pode ser mínima ou ausente, particularmente em pacientes idosos ou hospedeiros imunocomprometidos. Em geral, a temperatura aumenta rapidamente e alcança um pico de 38° a 40°C nas primeiras 12 horas após o início, concomitantemente com sintomas sistêmicos. Em geral, a febre é contínua, mas pode ser intermitente, particularmente se forem administrados antipiréticos. Normalmente, a duração da febre em adultos é de cerca de 3 dias, mas pode durar apenas 1 a 5 dias ou mais. No início da evolução da doença, o paciente tem aparência tóxica, com rosto ruborizado e pele quente e úmida. Os olhos são lacrimejantes e apresentam hiperemia. É comum haver secreção nasal clara. Ocorre hiperemia da mucosa do nariz e da garganta, porém não se observa exsudato. Com frequência, observam-se linfonodos cervicais pequenos e hipersensíveis. Roncos dispersos transitórios ou áreas localizadas de estertores são encontrados em menos de 20% dos casos.

O mesmo padrão de doença ocorre com qualquer cepa do vírus influenza A ou B. A doença é mais frequente e grave em fumantes. Nas crianças, as temperaturas máximas são, com frequência, mais elevadas, a adenopatia cervical pode ser mais frequente, e a náuseas, os vômitos e a dor abdominal são mais comuns do que em adultos. Os adultos de idade avançada, particularmente idosos enfermos, desenvolvem febre, mialgias, faringite e cefaleia com menos frequência, porém apresentam taxas mais altas de alteração do estado mental e complicações pulmonares. Nas infecções zoonóticas pelos vírus H5N1 ou H7N9 aviários, as queixas das vias respiratórias superiores são menos frequentes, as queixas gastrintestinais são mais comuns, e a pneumonia viral progressiva com alta taxa de mortalidade é muito mais provável. O vírus influenza C geralmente provoca doença esporádica das vias respiratórias superiores ou bronquite febril.

Os indivíduos com maior risco de complicações associadas à influenza e hospitalização (Tabela 340.1) incluem mulheres grávidas (em particular durante o segundo e o terceiro trimestres ou no período pós-parto imediato), pacientes com obesidade mórbida, indivíduos imunossuprimidos e pacientes com várias doenças comórbidas. Os adultos hospitalizados com influenza sazonal apresentam, em sua maioria, exacerbações de qualquer doença cardiopulmonar (p. ex., isquemia do miocárdio, insuficiência cardíaca, doença pulmonar obstrutiva crônica) ou metabólica (p. ex., diabetes melito), e cerca de um terço tem pneumonia.

Complicações respiratórias

Foram descritas três síndromes pneumônicas – pneumonia viral por influenza primária, pneumonia bacteriana secundária e pneumonia viral e bacteriana mista (ver Capítulo 91) –, porém há considerável sobreposição em suas apresentações clínicas e evoluções. As infecções pelos vírus influenza A e B estão frequentemente associadas a outras complicações do sistema respiratório, incluindo exacerbações da bronquite crônica, asma ou fibrose cística; crupe e bronquiolite em crianças pequenas; e otite média, sinusite e, raramente, parotidite ou traqueíte bacteriana. Com frequência, a influenza aparentemente não complicada provoca traqueobronquite e é muitas vezes acompanhada de depuração traqueobrônquica anormal, hiperatividade das vias respiratórias e disfunção das pequenas vias respiratórias por várias semanas. Foi também descrita uma síndrome simulando a embolia pulmonar, com alteração transitória nos exames de perfusão.

Tabela 340.1 Uso da vacina influenza em populações e situações especiais.

Quando o suprimento de vacina é limitado, os esforços de vacinação devem concentrar-se nos indivíduos com maior risco de complicações relacionadas com a influenza listados a seguir:

POPULAÇÕES COM MAIOR RISCO DE COMPLICAÇÕES MÉDICAS ATRIBUÍVEIS À INFLUENZA GRAVE

- Todas as crianças de 6 a 59 meses
- Todas as pessoas com ≥ 50 anos
- Adultos e crianças que apresentam doenças pulmonares crônicas (incluindo asma) ou cardiovasculares (exceto hipertensão isolada), renais, hepáticas, neurológicas, hematológicas ou metabólicas (incluindo diabetes melito)
- Indivíduos imunocomprometidos por qualquer causa (incluindo imunossupressão causada por medicamentos ou por infecção pelo HIV)
- Mulheres que estão ou estarão grávidas durante a estação da influenza
- Crianças e adolescentes (de 6 meses a 18 anos) em uso de medicamentos que contenham ácido acetilsalicílico ou salicilato e que possam correr risco de apresentar a síndrome de Reye após infecção pelo vírus influenza
- Residentes de casas de repouso e outras instituições de cuidados prolongados
- Nativos americanos/nativos do Alasca e
- Indivíduos com obesidade extrema (IMC ≥ 40)

INDIVÍDUOS QUE VIVEM OU CUIDAM DE PESSOAS COM MAIOR RISCO DE COMPLICAÇÕES RELACIONADAS COM A INFLUENZA

- Profissionais de saúde, incluindo médicos, enfermeiros e outros profissionais em ambientes de cuidados de pacientes internados e ambulatoriais, pessoas que trabalhem em emergências médicas (p. ex., paramédicos e técnicos de emergência médica) e funcionários de casas de repouso e instituições de cuidados prolongados que tenham contato com pacientes ou residentes e estudantes dessas profissões que terão contato com pacientes
- Contatos domiciliares (incluindo crianças) e cuidadores de crianças de ≤ 59 meses (*i. e.*, < 5 anos) e adultos com ≥ 50 anos, particularmente contatos de crianças com < 6 meses e
- Contatos domiciliares (incluindo crianças) e cuidadores de pessoas com condições médicas que as coloquem em alto risco para complicações graves da influenza

INDIVÍDUOS IMUNOCOMPROMETIDOS

- A LAIV deve ser evitada em pacientes imunocomprometidos
- Estudos sugerem melhora da imunogenicidade com o uso da vacina influenza em alta dose

PESSOAS COM HISTÓRIA DE SÍNDROME DE GUILLAIN-BARRÉ APÓS VACINAÇÃO CONTRA INFLUENZA

História de síndrome de Guillain-Barré nas primeiras 6 semanas após uma dose anterior de qualquer tipo de vacina influenza é considerada como necessidade de precaução para vacinação. Os indivíduos que não correm alto risco de complicações graves da influenza e que são conhecidos por terem apresentado a síndrome de Guillain-Barré nas primeiras 6 semanas após vacina influenza geralmente não devem ser vacinados. A quimioprofilaxia sazonal é uma opção para essas pessoas. Entretanto, os benefícios da vacinação contra a influenza podem superar os riscos para certas pessoas com histórico de síndrome de Guillain-Barré e que também correm alto risco de complicações graves da influenza

PESSOAS COM HISTÓRIA DE ALERGIA AO OVO

Para pessoas que relatam história de alergia ao ovo:

- As pessoas com histórico de alergia ao ovo que apresentaram apenas urticária após exposição ao ovo devem receber a vacina influenza. Qualquer vacina influenza aprovada, recomendada e apropriada para a idade (IIV, RIV4 ou LAIV4), que seja apropriada para o estado de saúde do receptor pode ser utilizada
- Os indivíduos que relatam ter sofrido reações ao ovo, envolvendo outros sintomas além da urticária, como angioedema, angústia respiratória, tontura ou vômitos recorrentes; ou que necessitaram de epinefrina ou outra intervenção médica de emergência, também podem receber qualquer vacina influenza aprovada, recomendada e apropriada para a idade (IIV, RIV4 ou LAIV4), que seja apropriada para o estado de saúde do indivíduo. Deve-se administrar a vacina selecionada em ambiente médico hospitalar ou ambulatorial (incluindo, mas não necessariamente limitado a hospitais, clínicas, serviços de saúde e consultórios médicos). A administração da vacina deve ser supervisionada por um profissional de saúde capaz de reconhecer e tratar reações alérgicas graves
- Uma reação alérgica grave anterior à vacina influenza, independentemente do componente suspeito como responsável pela reação, é uma contraindicação para a aplicação futura da vacina

O receptor da vacina deve ser observado por 15 min após a administração de qualquer vacina

IMC = índice de massa corporal; HIV = vírus da imunodeficiência humana; IIV = vacina influenza inativada; LAIV = vacina influenza viva atenuada; RIV = vacina influenza recombinante.
Modificada de Grohskopf LA, Sokolow LZ, Broder KR, et al. Prevention and control of seasonal influenza with vaccines: recommendations of the Advisory Committee on Immunization Practices–United States, 2018-2019 influenza season. *MMWR Recomm Rep.* 2018;67:1-20.

A pneumonia viral por influenza primária grave e a síndrome do desconforto respiratório agudo (SDRA [ver Capítulo 96]) associada são incomuns durante as epidemias, porém são responsáveis por 20 a 50% das pneumonias em pacientes hospitalizados durante pandemias. A SDRA também tem sido a principal manifestação da pandemia de H1N1 grave de 2009 ou doença por H5N1 e H7N9 aviária. A pneumonia viral grave ocorre predominantemente em indivíduos com distúrbios pulmonares e cardíacos subjacentes, durante a gravidez ou em estados de imunodeficiência, embora até 40% dos casos relatados e a maioria dos pacientes com H5N1 não tenham nenhuma doença subjacente reconhecida. Após um início típico de influenza, os pacientes frequentemente apresentam tosse progressiva, dispneia, algumas vezes hemoptise e até mesmo cianose nos primeiros 3 a 7 dias. Os infiltrados pulmonares bilaterais e a hipoxemia, que frequentemente indicam SDRA, podem evoluir rapidamente. A coloração do escarro pelo método de Gram pode revelar uma quantidade abundante de leucócitos polimorfonucleares, porém com flora bacteriana escassa. O escarro e o aspirado endotraqueal habitualmente fornecem títulos elevados de vírus influenza, porém as amostras das vias respiratórias superiores são algumas vezes negativas, mesmo com ensaios de detecção do RNA viral.

Em pacientes com superinfecção bacteriana clássica, a melhora transitória durante 1 a 4 dias pode ser seguida de recrudescência da febre, aumento da tosse, produção de escarro, dor torácica pleurítica e área localizada de consolidação. Alguns pacientes desenvolvem pneumonia fulminante. A coloração de Gram e a cultura de amostra de escarro ou as hemoculturas revelam, com mais frequência, *Streptococcus pneumoniae* (ver Capítulo 273), *Staphylococcus aureus* (ver Capítulo 272), incluindo *S. aureus* resistente à meticilina adquirido na comunidade, *Haemophilus influenzae* (ver Capítulo 284) ou *Streptococcus pyogenes*. Em geral, esses pacientes respondem à antibioticoterapia específica, embora as infecções estafilocócicas possam ser particularmente virulentas e possam causar lesões pulmonares destrutivas. As pneumonias secundárias causadas por uma variedade de patógenos bacterianos nosocomiais são comuns em pacientes hospitalizados com influenza, em particular os que necessitam de ventilação mecânica. O uso de corticosteroides em altas doses parece constituir um fator de risco para superinfecção bacteriana, aspergilose invasiva e aumento da mortalidade (ver Capítulo 319).

Além disso, durante um surto de influenza, são observadas muitas síndromes menos distintas; os pacientes podem apresentar traqueobronquite viral (ver Capítulo 90), formas mais leves de pneumonia viral localizada ou infecção viral e bacteriana mista. Muitos desses pacientes respondem aos antibióticos. Os hospedeiros imunocomprometidos, incluindo receptores de transplante e pacientes com leucemia aguda submetidos à quimioterapia, podem apresentar altas taxas de pneumonia e mortalidade associada após a influenza, se não forem tratados com medicamentos antivirais e antimicrobianos apropriados.

Complicações não respiratórias

A influenza grave, incluindo tanto a doença pandêmica H1N1 de 2009 quanto a doença aviária por H5N1 ou H7N9, pode estar associada a uma síndrome de sepse (ver Capítulo 100), insuficiência renal aguda (ver Capítulo 112) e falência de múltiplos órgãos. A linfopenia e a trombocitopenia são comuns na influenza grave; podem ocorrer síndrome hemofagocítica e coagulação intravascular disseminada (ver Capítulo 166). Foi reconhecida uma ampla variedade de complicações extrapulmonares em associação à influenza.[8] A miosite com músculos da perna doloridos e níveis séricos elevados de creatinoquinase é incomum em adultos, porém a rabdomiólise (ver Capítulo 105) pode ser grave e causar mioglobinúria. As mulheres grávidas correm maior risco de trabalho de parto prematuro e aborto espontâneo. Pode ocorrer síndrome do choque tóxico (ver Capítulo 272), causada por uma infecção das vias respiratórias por *S. aureus* ou *Streptococcus pyogenes* portador de toxina, e surtos de infecção meningocócica (ver Capítulo 282) foram associados às infecções pelos vírus influenza A e B. Raramente, ocorrem miocardite (ver Capítulo 54) ou pericardite (ver Capítulo 68), podendo resultar em doença grave. As complicações neurológicas incluem meningite asséptica (ver Capítulo 384), mielite (ver Capítulo 383), encefalopatia (ver Capítulo 386), encefalite necrosante, síndrome de Guillain-Barré pós-influenza (ver Capítulo 392) ou encefalite ou cerebelite imunomediadas. A síndrome de Reye (ver Capítulo 141), que constitui uma complicação hepática e do sistema nervoso central bem reconhecida das infecções pelos vírus influenza A e B em crianças e, raramente, em adultos, está associada ao uso de salicilatos. As possíveis associações com síndrome de Parkinson de início tardio ou com transtornos neuropsiquiátricos nos filhos de mulheres com infecção intraparto permanecem incertas.

DIAGNÓSTICO

Clínico

Em casos individuais, a influenza com frequência não pode ser distinguida de uma infecção por vários outros vírus ou por patógenos não virais que produzem manifestações clínicas semelhantes (ver Capítulos 90 e 401). Por outro lado, quando as autoridades de saúde pública relatam uma epidemia de influenza em determinada comunidade, e um paciente adulto é examinado com doença respiratória febril típica, é altamente provável que esses sintomas sejam causados por uma infecção pelos vírus influenza A ou B. Nessas circunstâncias, a ocorrência de febre e de tosse tem valor preditivo positivo de cerca de 80% para influenza comprovada por exames laboratoriais em adultos e crianças ambulatoriais. Entretanto, o valor preditivo de doença semelhante à influenza em pacientes hospitalizados é muito menor.

Os pacientes devem ser questionados acerca de viagens recentes e exposições a pessoas doentes, aves domésticas, suínos e seus ambientes. Uma história de viagem positiva deve levar a uma revisão da possível presença de vírus respiratórios novos ou emergentes na região. Para fatores de risco para influenza zoonótica, estão disponíveis exames laboratoriais específicos na maioria dos departamentos de saúde.

Laboratorial

Atualmente, os métodos moleculares suplantaram a cultura como padrão de referência no diagnóstico da influenza. A detecção do RNA viral por meio do teste de amplificação de ácido nucleico (NAAT) rápido (20 minutos ou menos) pode fornecer resultados confiáveis (com sensibilidade de 92 a 95% e especificidade > 98%) no local de cuidados e constitui o teste de escolha para pacientes com suspeita de infecção pelo vírus influenza e que estão hospitalizados ou que pertencem a grupos de risco especiais (p. ex., hospedeiros imunocomprometidos) ou que são candidatos a tratamento antiviral.[9,9b] Essa ligação do NAAT com a decisão sobre o uso de agentes antivirais é aceitável, contanto que o teste não leve a um atraso significativo na instituição do tratamento. Ensaios comerciais que detectam o vírus influenza e uma variedade de outros vírus respiratórios podem ser realizados em 1 a 2 horas.

Os testes de diagnóstico rápidos de influenza mais antigos podem detectar antígenos do vírus influenza em menos de 15 minutos, porém apresentam baixa sensibilidade (< 20 a 70%) em adultos, de modo que os resultados negativos não devem orientar as decisões de tratamento individuais. Entretanto, esses testes podem ser úteis na investigação de surtos, enquanto são aguardados os resultados de testes mais definitivos. Em virtude da especificidade limitada (em geral, 90 a 95%) de alguns testes rápidos, seu valor preditivo é baixo fora da estação da influenza, embora os leitores ópticos pareçam melhorar sua confiabilidade. As mudanças nos regulamentos da FDA limitam agora o diagnóstico rápido de influenza a testes com sensibilidade de pelo menos 80%.

A cultura viral de secreções nasais, do escarro ou da traqueia durante os primeiros 2 ou 3 dias da doença é menos sensível do que o NAAT e, em geral, leva 48 horas ou mais. Os métodos sorológicos são menos úteis clinicamente, visto que exigem uma amostra de soro da fase convalescente obtida 14 a 21 dias após o início da infecção. Variantes resistentes a agentes antivirais podem surgir durante a terapia ou, raramente, podem circular na comunidade, e a progressão clínica, apesar de 5 a 7 dias de terapia antiviral, exige exames para resistência a antivirais.

A detecção de infecções bacterianas secundárias baseia-se, em geral, em exames microbiológicos padrão (p. ex., hemocultura, coloração de Gram e cultura do escarro, teste de antígeno urinário). Em pacientes hospitalizados, um baixo nível sérico de procalcitonina pode ajudar a discriminar a pneumonia viral da pneumonia mista por vírus influenza-bacteriana e reduzir o uso de antibióticos (ver Capítulo 91).A1

PREVENÇÃO

Vacinação

Nos EUA, recomenda-se a imunização anual contra a influenza para todas as pessoas a partir de 6 meses (ver Capítulo 15).[10,11] Os indivíduos com maior risco de complicações relacionadas com a influenza ou os que cuidam dessas pessoas ou são expostos a elas continuam sendo prioridades dos esforços de imunização (ver Tabela 340.1), particularmente quando ocorrem atrasos ou escassez de vacinas. As políticas de vacinação contra a influenza diferem entre os países. Como a imunização contra a influenza beneficia tanto a mãe quanto os lactentes, a OMS classificou as mulheres grávidas como grupo de maior prioridade, seguido (em nenhuma ordem particular) dos profissionais de saúde, crianças de 6 a 59 meses, indivíduos idosos e indivíduos com condições de alto risco. A imunização materna beneficia tanto a mãe quanto a criança.[12]

A vacina sazonal deve ser administrada a cada ano, no outono, tão logo disponível, de preferência até outubro, antes da estação da influenza em áreas temperadas do norte. As vacinas tetravalentes com dois antígenos de linhagem A (H1N1, H3N2) e dois de linhagem B (Yamagata, Victoria) estão preferidas às vacinas trivalentes, em virtude de seu melhor espectro de cobertura.

As vacinas influenza inativadas cultivadas em ovo, administradas por via intramuscular para indivíduos a partir de 6 meses, uma vacina inativada em alta dose e uma vacina inativada com adjuvante MF-59 para pessoas a partir de 65 anos e uma vacina intranasal viva atenuada para indivíduos saudáveis nos demais aspectos, entre 2 e 49 anos, estão atualmente autorizadas nos EUA (e-Tabela 340.3). Uma vacina inativada desenvolvida em cultura de células de mamífero e uma vacina HA produzida com DNA recombinante, particularmente úteis para os que apresentam alergia grave ao ovo, também foram aprovadas para uso sazonal. As disparidades raciais e étnicas nas taxas de vacinação contra a influenza persistem, e as taxas para grupos-alvo essenciais, incluindo mulheres grávidas e profissionais de saúde, permanecem abaixo do ideal. A imunização dos profissionais de saúde, que representa uma importante questão de segurança para os pacientes, pode ser reforçada por estratégias para melhorar o acesso e, em particular, por exigências do empregador.

As vacinas inativadas (ver Capítulo 15), administradas por injeção intramuscular, oferecem cerca de 50 a 70% de proteção contra a influenza sazonal em adultos saudáveis, apesar de variações substanciais de sua eficácia de ano para ano,A2 e reduzem o absentismo laboral, o uso de recursos de cuidados de saúde e antibióticos quando a vacina está bem adaptada para a cepa epidêmica. Em média, a eficácia da vacinação parece declinar em cerca de 7% por mês durante pelo menos 6 meses após a vacinação.[13]

A imunogenicidade e, portanto, as taxas de proteção com vacinas sazonais inativadas são mais baixas em indivíduos idosos, particularmente residentes doentes em casas de repouso, e em pacientes imunossuprimidos. A eficácia da vacina influenza para a prevenção da doença respiratória aguda atendida clinicamente entre idosos em casas de repouso é estimada em 20 a 40%, em média. Em pacientes ambulatoriais de alto risco, a imunização reduz as internações por pneumonia, influenza e eventos cardiovasculares principais,A3 bem como a mortalidade de todas as causas durante a estação da influenza. Tanto as vacinas inativadas em dose mais alta (quatro ou três vezes mais HA por cepa) quanto a vacina inativada com adjuvante são mais imunogênicas e protetoras do que a vacina padrão contra a influenza sazonal em indivíduos idosos ambulatoriais e constituem as vacinas preferidas para essas pessoas.[A4] A vacina em dose alta também resulta em melhor proteção entre pacientes submetidos a transplante renal.[A5] A imunização de crianças parece reduzir a doença respiratória em contatos domiciliares e na comunidade.[A6] A imunização dos profissionais de saúde reduz o risco de transmissão aos pacientes, bem como seu próprio risco de infecção.

Como a proteção é acentuadamente reduzida ou ausente em algumas estações e em alguns grupos de pacientes, novas vacinas com melhor imunogenicidade estão sendo desenvolvidos. Os adjuvantes de óleo em água (p. ex., MF-59, AS03) são imunogênicos em doses menores de HA e parecem ser particularmente efetivos para induzir respostas imunes adequadas a novos vírus influenza. Para vacinas H5 e H7, duas doses com adjuvante de óleo-em-água parecem ser necessárias para obter uma imunogenicidade adequada. Uma vacina H5N1 com adjuvante AS03 (contendo apenas 3,75 μg de antígeno HA) foi aprovada para adultos nos EUA, em 2013. Uma vacina com virossomo-adjuvante está aprovada na Europa.

Com a vacina inativada, ocorrem febre e sintomas sistêmicos em taxas comparáveis às de adultos que receberam placebo, porém são mais comuns em crianças pequenas. Entre adultos, 25% ou mais podem apresentar reações leves no local da injeção. As reações no local de injeção e as queixas sistêmicas (cefaleia, fadiga, mialgia, artralgia) são mais frequentes após vacinas inativadas com alto conteúdo de HA ou adjuvante de óleo-em-água. A vacina intranasal provoca coriza e faringite em adultos.

Raramente, ocorrem reações de hipersensibilidade a proteínas do ovo residuais ou a outros componentes da vacina, e sua administração está contraindicada para indivíduos com hipersensibilidade anafilática ao ovo de galinha, a não ser que o paciente tenha sido dessensibilizado. A vacina inativada não provoca exacerbação da asma, mas raramente pode estar associada à síndrome de Guillain-Barré em adultos de idade mais avançada.

Medicamentos

O oseltamivir VO e o zanamivir inalado são efetivos para a quimioprofilaxia das infecções pelos vírus influenza A e B, incluindo profilaxia pós-exposição em contatos domiciliares (Tabela 340.2), e cada um deles reduz o risco de infecções sintomáticas pelo vírus influenza em cerca de 60 a 80%. Em virtude da resistência disseminada das cepas circulantes, a rimantadina e a amantadina não são mais efetivas para profilaxia ou tratamento. Quando surge um surto, os indivíduos de alto risco não imunizados podem receber quimioprofilaxia e vacina inativada simultaneamente, com interrupção da quimioprofilaxia depois de 14 dias. Como alternativa, se a vacina não estiver disponível ou for contraindicada, se for pouco compatível, ou se o paciente estiver altamente imunossuprimido, a quimioprofilaxia pode ser continuada durante o período de surto da comunidade. Quando administrados tanto a pacientes quanto à equipe, esses fármacos mostram-se úteis no manejo de surtos nosocomiais.[14] Deve-se considerar o uso de doses terapêuticas (2 vezes/dia) para profilaxia pós-exposição em hospedeiros imunocomprometidos e em indivíduos expostos a novos vírus influenza, de modo a aumentar a eficácia e, possivelmente, reduzir o desenvolvimento de resistência a agentes antivirais.

A maioria das autoridades de saúde pública não recomenda o uso rotineiro de quimioprofilaxia antiviral, em grande parte por preocupações sobre a promoção de resistência aos antivirais e disponibilidade de medicamentos. No ambiente comunitário, o monitoramento rigoroso e o início precoce do tratamento antiviral constituem uma abordagem alternativa após suspeita de exposição ao vírus influenza. Em geral, a quimioprofilaxia não é recomendada se mais de 2 a 3 dias tiverem transcorrido desde a exposição a uma pessoa com influenza sazonal.

Precauções

Ao entrar em um estabelecimento de cuidados de saúde, os pacientes sintomáticos devem proceder ao controle de fonte (p. ex., uso de máscara) e seguir instruções na higiene respiratória e etiqueta de tosse. Os pacientes hospitalizados com suspeita ou com diagnóstico de influenza devem ser tratados com precauções-padrão e de gotículas e, quando possível, devem permanecer em quartos particulares. As máscaras faciais parecem fornecer uma proteção equivalente em comparação com respiradores do

Tabela 340.2 Recomendações de doses de antivirais em adultos.

FÁRMACO	VIA DE ADMINISTRAÇÃO	TRATAMENTO	PROFILAXIA	REDUÇÕES DA DOSE	COMENTÁRIOS
Oseltamivir	Oral	75 mg, 2 vezes/dia	75 mg, 1 vez/dia†	CrCl ≤ 60 mℓ/min	Efeitos colaterais gastrintestinais e (muito raramente) do SNC
Zanamivir	Inalado	10 mg, 2 vezes/dia	10 mg, 1 vez/dia†	Evitar em indivíduos com doença das vias respiratórias subjacente	É importante o treinamento no uso do inalador
Peramivir*	Intravenoso	600 mg em dose IV única na doença não complicada	Não estudado	CrCl < 50 mℓ/min	Dose única aprovada para a influenza não complicada em adultos nos EUA
Laninamivir*	Inalado	40 mg em dose única na doença não complicada (Japão)	20 mg, 1 vez/dia, durante 2 dias (Japão)	Evitar em indivíduos com doença das vias respiratórias subjacente	Atualmente em fase de investigação nos EUA; aprovado no Japão
Zanamivir*	Intravenoso	600 mg a cada 12 h	Não estudado	CrCl < 80 mℓ/min	Atualmente em fase de investigação nos EUA
Favipiravir*	Oral	1.600 mg, 2 vezes no dia 1; 1.600 mg, 2 vezes (Japão) nos dias 2 a 5	Não estudado	Evitar durante a gravidez	Aprovado no Japão, porém em fase de investigação nos EUA; inibitório para vírus resistentes a NAI e adamantano; teratogênico
Pimodivir	Oral	600 mg a cada 12 h	Não estudado		Atualmente em fase de investigação nos EUA; inibitório para vírus resistentes a NAI e adamantano
Baloxavir	Oral	80 ou 40 mg em dose única na doença não complicada	Não estudado	Dose baseada no peso	Aprovado nos EUA, em 2018; inibitório para vírus resistentes a NAI e adamantano
Amantadina	Oral	100 mg, 2 vezes/dia	100 mg, 2 vezes/dia	Idade > 64 anos, CrCl < 50 a 80 mℓ/min	Efeitos colaterais gastrintestinais e do SNC Atualmente, as cepas circulantes são resistentes
Rimantadina	Oral	100 mg, 2 vezes/dia	100 mg, 2 vezes/dia	Idade > 64 anos, CrCl < 10 mℓ/min ou disfunção hepática grave	Menor risco de efeitos colaterais do SNC do que a amantadina Atualmente, as cepas circulantes são resistentes

*O favipiravir oral está aprovado no Japão, porém apenas para tratamento de infecções por vírus influenza novos ou reemergentes, quando outros fármacos não são efetivos ou não são efetivos o suficiente; esquemas de doses mais altas estão sendo estudados nos EUA. †As doses terapêuticas totais para profilaxia pós-exposição (dosagem 2 vezes/dia) são apropriadas para infecções causadas por novos vírus influenza e em hospedeiros imunocomprometidos. A duração padrão do tratamento na doença não complicada é de 5 dias, exceto para o baloxavir ou o peramivir IV, para os quais uma dose única é suficiente. Deve-se considerar maior duração do tratamento (p. ex., 10 dias) para infecções em pacientes gravemente doentes, hospedeiros imunossuprimidos ou infecções causadas por novos vírus. Doses mais altas (p. ex., 150 mg ou 225 mg, 2 vezes/dia) de oseltamivir têm sido utilizadas em pacientes com doença grave das vias respiratórias inferiores, imunocomprometimento ou infecções por vírus novos. A duração da profilaxia depende do contexto epidemiológico; uma duração de 2 semanas após imunização ou de 7 a 10 dias para profilaxia pós-exposição é adequada. A profilaxia antiviral pode interferir na resposta à vacina viva atenuada intranasal, mas não à vacina inativada intramuscular. SNC = sistema nervoso central; CrCl = depuração da creatinina; NAI = inibidor da neuraminidase.

tipo N95 no ambiente ambulatorial, porém a adesão a um respirador desse tipo adequadamente ajustado deve proporcionar melhor proteção em ambiente de internação. Deve-se utilizar um respirador tipo N95 com outras precauções (incluindo luvas, avental e proteção ocular com proteção facial ou óculos; quarto de isolamento para infecção transmitida pelo ar) durante procedimentos que geram aerossóis. Outras estratégias para prevenção da influenza nosocomial incluem vacinação contra a influenza dos profissionais de saúde e dos pacientes, conduta adequada dos profissionais de saúde e visitantes doentes e medidas de engenharia (p. ex., trocas adequadas de ar). A implementação precoce e a adesão ao uso de máscaras e higiene das mãos parecem reduzir ligeiramente o risco de infecções secundárias em contatos domiciliares.

O risco de infecções zoonóticas pode ser reduzido evitando a exposição a aves domésticas ou suínos potencialmente infecciosos e seus ambientes. Embora o vírus H5N1 de alta patogenicidade provoque surtos letais em aves domésticas, o vírus H7N9 de baixa patogenicidade não causa doença discernível em aves afetadas. As pessoas que viajam para países afetados devem evitar visitar mercados que vendem aves vivas, praticar frequentemente a higiene das mãos e não consumir produtos derivados de carnes de aves malcozidas. Evitar fazendas, mercados com animais vivos e feiras agrícolas, particularmente por pessoas de risco, pode reduzir o risco de infecção por vírus influenza suína.

TRATAMENTO

Pacientes hospitalizados

O tratamento antiviral (ver Tabela 340.2) é recomendado o mais cedo possível para pacientes com suspeita ou com diagnóstico de influenza e que manifestam doença grave, complicada ou progressiva; que estão hospitalizados ou que apresentam condições subjacentes passíveis de aumentar o risco de complicações (ver Tabela 340.1), incluindo adultos com mais de 64 anos e crianças com menos de 5 anos.[15] Em pacientes com doença grave ou com condições de alto risco, as decisões sobre o início da terapia antiviral não devem aguardar a confirmação laboratorial de influenza.

A pneumonia fulminante pelo vírus influenza, particularmente após infecção por H1N1 pandêmico de 2009 ou pelo vírus da influenza aviária, exige internação em unidade de terapia intensiva, incluindo suporte ventilatório (ver Capítulo 97), frequentemente com terapia de substituição renal e, algumas vezes, oxigenação por membrana extracorpórea. Os adultos internados com pneumonia adquirida na comunidade (ver Capítulo 91) durante a estação da influenza devem receber inicialmente terapia antiviral precoce[16,16b] e antibióticos, sendo a terapia subsequente guiada pelos resultados dos exames microbiológicos. As complicações da UTI, incluindo pneumonia associada à ventilação mecânica, são comuns. A terapia precoce com inibidor da neuraminidase parece reduzir a mortalidade em pacientes se for instituía antes do início da insuficiência respiratória. As formulações intravenosas de peramivir e zanamivir fornecem altos níveis confiáveis do fármaco em pacientes gravemente doentes,[A7] e o zanamivir está disponível para uso compassivo em um número muito limitado de países. Entretanto, o zanamivir intravenoso não é tão efetivo quanto o oseltamivir VO em pacientes hospitalizados com influenza.[A8]

As doses duplas de oseltamivir e as combinações de oseltamivir, amantadina e ribavirina não parecem ser, do ponto de vista clínico, mais efetivas do que as doses-padrão, embora possam eliminar mais rapidamente os vírus da influenza.[A9] Ciclos mais longos (p. ex., 10 dias) e, talvez, doses mais altas são justificados em pacientes em estado crítico e em hospedeiros imunocomprometidos, nos quais se indica o monitoramento para eliminação virológica.[17] Uma dose única de peramivir[A10] parece ser tão efetiva quanto um esquema de 5 dias de oseltamivir no tratamento da influenza não complicada. Se o peramivir IV for utilizado em pacientes hospitalizados, aconselha-se uma dosagem diária.

O acréscimo de sirolimo ao oseltamivir pode ter acelerado a eliminação do vírus e a recuperação clínica em pacientes com H1N1 pandêmico de 2009 submetidos a ventilação mecânica,[A11] e o acréscimo de naproxeno e claritromicina ao oseltamivir durante 2 dias pode reduzir a mortalidade, em comparação com o oseltamivir isoladamente em adultos hospitalizados.[A12] Os corticosteroides sistêmicos administrados para a pneumonia associada à influenza ou a SDRA têm sido associados a uma replicação viral prolongada, efeitos adversos e aumento da mortalidade, de modo que seu uso rotineiro deve ser evitado.

Durante a terapia, o desenvolvimento de resistência ao oseltamivir é raro, porém é mais comum em crianças e em hospedeiros imunocomprometidos, o que destaca a necessidade de monitoramento contínuo da sensibilidade em pacientes de alto risco com eliminação viral sintomática persistente depois de 5 a 7 dias de tratamento. O zanamivir é inibitório para a maioria das variantes resistentes ao oseltamivir, e sua administração por via intravenosa é atualmente preferida para o tratamento de infecções graves com resistência suspeita ou comprovada ao oseltamivir. O baloxavir e o pimodivir, que são inibidores de polimerase, estão sendo objetos de estudo em combinação com inibidores da neuraminidase em pacientes hospitalizados com influenza.

Pacientes ambulatoriais

Pode-se considerar também o tratamento nos primeiros 2 dias após o início dos sintomas em pacientes ambulatoriais de baixo risco com doença febril não complicada, nos quais a terapia reduz a duração dos sintomas em 1 a 2 dias, o tempo de recuperação funcional e o risco de complicações respiratórias que levam ao uso de antibióticos.[A13] A terapia precoce com oseltamivir também diminui o risco de pneumonia e de hospitalização, e até mesmo seu uso tardio parece reduzir a mortalidade em pacientes hospitalizados.[A14] Embora a instituição da terapia seja mais efetiva se for iniciada nos primeiros 2 dias após o aparecimento dos sintomas, seu início mais tardio parece reduzir a mortalidade. Recentemente, o baloxavir foi aprovado para o tratamento da doença não complicada pelo vírus influenza A. O baloxavir em dose única apresenta eficácia clínica semelhante, porém efeitos antivirais maiores do que o oseltamivir em adolescentes e adultos ambulatoriais, incluindo aqueles com comorbidades;[A15] o baloxavir parece ser mais efetivo do que o oseltamivir na influenza B. Em alguns pacientes tratados, observa-se a emergência de vírus influenza A com redução da sensibilidade ao baloxavir.

A rimantadina ou a amantadina VO reduzem a duração da febre e dos sintomas na influenza A não complicada causada por cepas suscetíveis (ver Tabela 340.2), porém esses fármacos não são atualmente recomendados, em virtude da resistência antiviral disseminada.

O zanamivir inalado raramente pode estar associado a broncospasmo, algumas vezes grave, e a nebulização da forma comercial que contém lactose está contraindicada para pacientes intubados. O oseltamivir está associado a náuseas, vômitos, exantema e, possivelmente, sintomas neuropsiquiátricos raros.

As medidas sintomáticas incluem antipiréticos e supressores da tosse. Os salicilatos não devem ser utilizados, particularmente em crianças com menos de 16 anos, em virtude de sua associação com a síndrome de Reye.

PROGNÓSTICO

A maioria dos pacientes com influenza tem uma recuperação completa, mas pode precisar de várias semanas para retornar a seu estado funcional anterior. O risco de infarto agudo do miocárdio está mais de seis vezes aumentado nos primeiros 7 dias após o diagnóstico.[18] A influenza em indivíduos idosos pode causar perda prolongada da função e comprometimento das atividades da vida diária.

A taxa de mortalidade da influenza sazonal ou da doença pandêmica por H1N1 de 2009 foi baixa (cerca de 1 em 10.000 pessoas), porém o impacto sobre a mortalidade foi diferente de acordo com as faixas etária e os grupos de risco. Embora cerca de 90% das mortes relacionadas com a influenza sazonal ocorram em indivíduos com mais de 65 anos ou com alto risco, pela presença de comorbidades, a maioria das mortes pelo vírus pandêmico em 2009 ocorreu em pacientes com menos de 65 anos. A mortalidade é de cerca de 5 a 10% nos adultos hospitalizados com influenza sazonal, porém ela alcança até 40 a 60% nas infecções zoonóticas por H5N1 e H7N9. As infecções bacterianas (ver Capítulo 91) foram associadas a mais de 90% das pneumonias fatais na pandemia de 1918 e a cerca de 20 a 40% na pandemia de H1N1 de 2009. A detecção de RNA viral no sangue é um achado de prognóstico sombrio, que pode refletir a elevada carga viral nas vias respiratórias inferiores. Quando a pneumonia viral evolui para a insuficiência respiratória, a taxa de mortalidade é, com frequência, igual ou superior a 50%, porém o risco é reduzido pela terapia antiviral precoce e suporte de alta qualidade na unidade de terapia intensiva.

Grau A Recomendações de grau A

A1. Schuetz P, Wirz Y, Sager R, et al. Effect of procalcitonin-guided antibiotic treatment on mortality in acute respiratory infections: a patient level meta-analysis. *Lancet Infect Dis.* 2018;18:95-107.

A2. Demicheli V, Jefferson T, Ferroni E, et al. Vaccines for preventing influenza in healthy adults. *Cochrane Database Syst Rev.* 2018;2:CD001269.

A3. Udell JA, Zawi R, Bhatt DL, et al. Association between influenza vaccination and cardiovascular outcomes in high-risk patients: a meta-analysis. *JAMA.* 2013;310:1711-1720.

A4. Dunkle LM, Izikson R, Patriarca P, et al. Efficacy of recombinant influenza vaccine in adults 50 years of age or older. *N Engl J Med.* 2017;376:2427-2436.

A5. Kumar D, Campbell P, Hoschler K, et al. Randomized controlled trial of adjuvanted versus nonadjuvanted influenza vaccine in kidney transplant recipients. *Transplantation.* 2016;100:662-669.

A6. Yin JK, Heywood AE, Georgousakis M, et al. Systematic review and meta-analysis of indirect protection afforded by vaccinating children against seasonal influenza: implications for policy. *Clin Infect Dis.* 2017;65:719-728.

A6b. Radonovich LJ Jr, Simberkoff MS, Bessesen MT, et al. N95 respirators vs medical masks for preventing influenza among health care personnel: a randomized clinical trial. *JAMA.* 2019;322:824-833.

A7. Nakamura S, Miyazaki T, Izumikawa K, et al. Efficacy and safety of intravenous peramivir compared with oseltamivir in high-risk patients infected with influenza A and B viruses: a multicenter randomized controlled study. *Open Forum Infect Dis.* 2017;4:1-8.

A8. Marty FM, Vidal-Puigserver J, Clark C, et al. Intravenous zanamivir or oral oseltamivir for hospitalised patients with influenza: an international, randomised, double-blind, double-dummy, phase 3 trial. *Lancet Respir Med.* 2017;5:135-146.

A9. Beigel JH, Bao Y, Beeler J, et al. Oseltamivir, amantadine, and ribavirin combination antiviral therapy versus oseltamivir monotherapy for the treatment of influenza: a multicentre, double-blind, randomised phase 2 trial. *Lancet Infect Dis.* 2017;17:1255-1265.

A10. Whitley R, Laughlin A, Carson S, et al. Single dose peramivir for the treatment of acute seasonal influenza: integrated analysis of efficacy and safety from two placebo-controlled trials. *Antivir Ther.* 2015;20:709-719.

A11. Wang CH, Chung FT, Lin SM, et al. Adjuvant treatment with a mammalian target of rapamycin inhibitor, sirolimus, and steroids improves outcomes in patients with severe H1N1 pneumonia and acute respiratory failure. *Crit Care Med.* 2014;42:313-321.

A12. Hung IFN, To KKW, Chan JFW, et al. Efficacy of clarithromycin-naproxen-oseltamivir combination in the treatment of patients hospitalized for influenza A(H3N2) infection: an open-label randomized, controlled, phase IIb/III trial. *Chest.* 2017;151:1069-1080.

A13. Dobson J, Whitley RJ, Pocock S, et al. Oseltamivir treatment for influenza in adults: a meta-analysis of randomised controlled trials. *Lancet.* 2015;385:1729-1737.

A14. Venkatesan S, Myles PR, Leonardi-Bee J, et al. Impact of outpatient neuraminidase inhibitor treatment in patients infected with influenza A(H1N1)pdm09 at high risk of hospitalization: an individual participant data metaanalysis. *Clin Infect Dis.* 2017;64:1328-1334.

A15. Hayden FG, Sugaya N, Hirotsu N, et al. Baloxavir marboxil for uncomplicated influenza in adults and adolescents. *N Engl J Med.* 2018;379:913-23.

REFERÊNCIAS BIBLIOGRÁFICAS

As referências bibliográficas, bem como os outros materiais suplementares deste livro, encontram-se no GEN-IO, nosso ambiente virtual de aprendizagem.

341 DOENÇAS POR ADENOVÍRUS

MICHAEL G. ISON

DEFINIÇÕES

Os adenovírus humanos, que são membros da família Adenoviridae e do gênero *Mastadenovirus*, são divididos em sete espécies (A, B, C, D, E, F e G; Tabela 341.1). O sequenciamento e o diagnóstico molecular modernos identificaram mais de 80 sorotipos. Os adenovírus são vírus de DNA de fita dupla, não envelopados, que codificam 20 proteínas precoces e 15 proteínas tardias. A fibra globular projeta-se a partir da base da fibra (Figura 341.1).

EPIDEMIOLOGIA

Os adenovírus causam uma variedade de infecções, desde infecções respiratórias virais autolimitadas e leves, conjuntivite e diarreia, até doença disseminada grave. Os adenovírus apresentam distribuição mundial, e as infecções ocorrem durante todo o ano, sem variabilidade sazonal significativa. A maioria das infecções ocorre como eventos esporádicos, embora tenham sido descritas epidemias locais ou regionais. A infecção respiratória assintomática é comum e está associada a um estado de portador prolongado, particularmente nas fezes e no tecido tonsilar. Os pacientes com infecção por adenovírus são, em sua maioria, crianças, geralmente com menos de 5 anos, e a maioria das pessoas apresenta evidências sorológicas de exposição ao adenovírus aos 10 anos. Apenas cerca de 25% dos casos sintomáticos são observados em adultos.[1] Os adenovírus 1, 2 e 5 são mais comuns entre crianças, enquanto os adenovírus 3, 4 e 7 são mais comuns em adultos.

Os recentes surtos graves ocorridos nos EUA resultaram em casos que exigiram hospitalização, e a transmissão nosocomial pode causar infecções graves em profissionais de saúde. O adenovírus constitui a principal causa de infecções respiratórias virais entre recrutas militares. Diferentemente da circulação do adenovírus durante todo o ano em civis, são identificados picos da doença nas primeiras 4 semanas de exercícios de treinamento entre recrutas militares. As taxas de adenovírus entre recrutas militares diminuíram de maneira significativa com o uso disseminado de uma vacina oral de vírus vivo atenuado em 1971, aumentaram quando os suprimentos de vacina se esgotaram em 1999 e, em seguida, declinaram mais uma

Tabela 341.1 Correlação dos sorogrupos e sorotipos dos adenovírus com os principais locais de infecção.

SUBGRUPO	SOROTIPO	PRINCIPAIS LOCAIS DE INFECÇÃO
A	12, 18, 31,* 61	Sistema respiratório, trato urinário, sistema digestório
B1	3, 7, 16, 21, 50, 68, 66, 68	Sistema respiratório, olhos (incluindo febre faringoconjuntival), sistema digestório
B2	11,† 14,‡ 34,† 35,† 55,‡ 66	Trato urinário, sistema respiratório
C	1, 2, 5, 6, 57	Sistema respiratório, trato urinário, sistema digestório (particularmente hepatite)
D	8§ a 10, 13, 15, 17, 19§, 20, 22 a 30, 32, 33, 36, 37§ a 39, 42 a 49, 51, 53, 54, 58, 56, 60, 62, 63 a 65, 67, 69, 70 a 71	Olhos, sistema digestório
E	4	Infecção das vias respiratórias superiores, pneumonia
F	40,* 41*	Sistema digestório
G	52	Sistema digestório

*Associado à gastrenterite infantil. †Associado a cistite hemorrágica e nefrite intersticial. ‡Associado à pneumonia epidêmica com alta taxa de mortalidade. §Associado a epidemias.

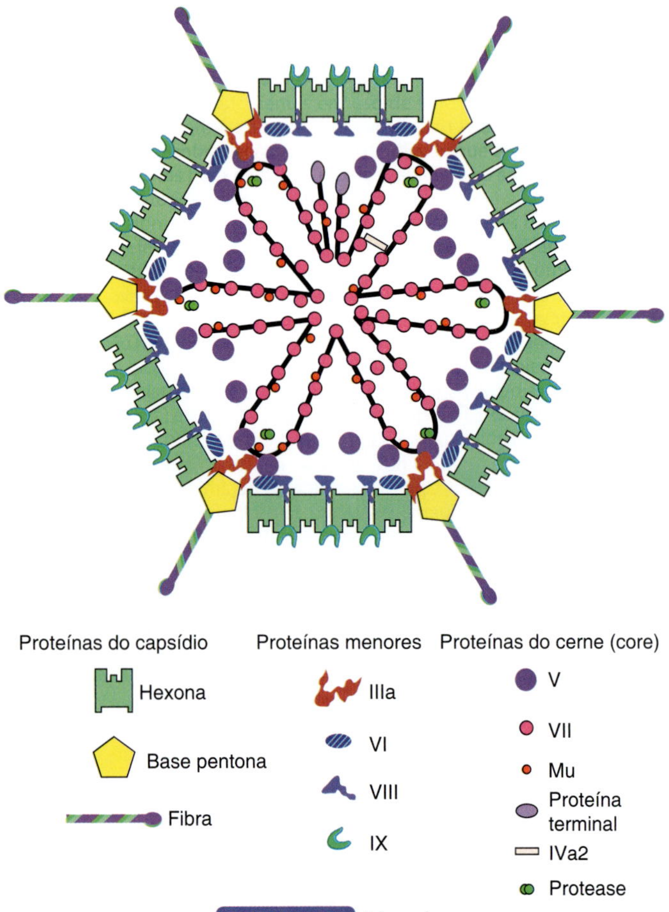

FIGURA 341.1 **Adenovírus.**

vez após a aprovação, em 2011, de uma vacina oral de vírus tipos 4 e 7 vivos atenuados (e-Figura 341.1).[2]

BIOPATOLOGIA

Os adenovírus entram em hospedeiros suscetíveis pela boca, nasofaringe ou conjuntiva ocular. A proteína da fibra do vírus liga-se a um receptor celular, que varia de acordo com o sorotipo. Com a infecção inicial, a replicação local pode induzir considerável dano celular, em virtude da infecção invasiva dos tecidos. Observa-se a ocorrência de bronquite necrosante, bronquiolite, pneumonia intersticial e membranas de fibrina e hialinas dentro dos alvéolos durante as infecções pulmonares. Nas infecções oculares, há desenvolvimento de infiltrados exsudativos e mononucleares sob o epitélio. A replicação resulta em células epiteliais descamadas, que induzem hipertrofia do tecido linfático regional e dos centros germinativos proliferativos ativos. Essa reação pode causar adenoides inchadas ou intussuscepção (ver Capítulo 133) associada a aumento dos linfonodos mesentéricos, particularmente em crianças.

Os componentes das respostas imunes inata e adaptativa são importantes no controle da replicação do adenovírus. Os macrófagos alveolares e as células de Kupffer ajudam a eliminar o adenovírus do pulmão e do fígado e também secretam citocinas inflamatórias, como fator de necrose tumoral (TNF), interferona-gama (IFN-γ) e as interleucinas IL-1β, IL-6, IL-8 e IL-12. Os linfócitos T $CD4^+$ e $CD8^+$ desempenham um papel particularmente importante no controle e na eliminação dos adenovírus que se replicam em seres humanos, e as contagens absolutas de linfócitos e de linfócitos T $CD4^+$ exibem uma correlação inversa com a infecção por adenovírus e o risco de desenvolvimento de infecções adenovirais disseminadas em pacientes imunossuprimidos submetidos a transplantes.

Anticorpos neutralizantes e não neutralizantes específicos dos grupos e dos tipos são produzidos em resposta à infecção e também desempenham um papel na limitação da infecção. Os anticorpos específicos de grupos não neutralizam o vírus, mas podem confirmar a infecção. Os anticorpos neutralizantes podem proteger contra as manifestações da doença no hospedeiro previamente infectado ou contra a reinfecção pelo mesmo sorotipo, porém não eliminam o estado de portador.

MANIFESTAÇÕES CLÍNICAS

As infecções por adenovírus apresentam uma ampla variedade de manifestações clínicas que estão ligadas ao tipo de vírus (Tabela 341.1), bem como à idade e imunocompetência do hospedeiro. As síndromes comuns incluem infecções do sistema respiratório, dos olhos, do sistema digestório, do sistema geniturinário e do sistema nervoso central (SNC). Ocorre também infecção disseminada, particularmente em pacientes imunossuprimidos. Foram também propostas associações do adenovírus com a obesidade.

Infecções do sistema respiratório

Cerca de 10% das pneumonias na infância e até 5% das pneumonias adquiridas na comunidade em algumas séries de adultos[3,4] podem ser atribuíveis ao adenovírus. Os sintomas típicos consistem em congestão nasal, coriza e tosse, que podem simular infecções da coqueluche (ver Capítulo 297). Os sintomas sistêmicos comuns consistem em mal-estar generalizado, febre, calafrios, mialgia, cefaleia e dor abdominal. Observa-se também a ocorrência de tonsilite exsudativa e adenopatia cervical. Se esses sinais e sintomas forem acompanhados de conjuntivite, a doença é designada como febre faringoconjuntival. A otite média é uma apresentação comum, particularmente entre lactentes com menos de 1 ano. Os casos em crianças e adultos, particularmente em recrutas militares, são indistinguíveis de outras infecções respiratórias virais, como influenza (ver Capítulo 340), parainfluenza (ver Capítulo 339) e vírus sincicial respiratório (ver Capítulo 338). Foram descritos surtos recentes de pneumonia por adenovírus algumas vezes grave e fatal, que deve ser considerada no diagnóstico diferencial de pacientes com pneumonia grave.[5]

Infecções oculares

A febre faringoconjuntival e a ceratoconjuntivite epidêmica constituem as duas manifestações mais comuns da infecção ocular por adenovírus. Normalmente, a febre faringoconjuntival é uma forma leve de conjuntivite folicular aguda, que acompanha a faringite febril ou adenite cervical depois de um período de incubação de 6 a 9 dias, podendo afetar ambos os olhos. Pode ocorrer comprometimento conjuntival bulbar e palpebral. As piscinas ou os lagos representam uma fonte comum de infecção. Normalmente, ocorre resolução dos sintomas sem tratamento e sem sequelas.

A ceratoconjuntivite epidêmica é uma doença mais grave, com edema das pálpebras, dor, lacrimejamento e fotofobia.[6] Podem ocorrer opacidades da córnea dolorosas, embora normalmente desapareçam com o tempo. Em geral, a doença acomete apenas um olho e é autolimitada. Entretanto, pode raramente resultar em dano permanente da córnea, e pode ocorrer também grande descolamento de toda a camada epitelial da córnea. A recuperação pode levar até 4 semanas. A doença é altamente contagiosa, incluindo transmissão nosocomial para membros a equipe de saúde; em consequência, é necessário um controle rigoroso da infecção, até mesmo em casos suspeitos.

Infecção do sistema digestório

O adenovírus pode infectar qualquer parte do sistema digestório e causar febre, náuseas, vômitos e diarreia. Até 10% dos casos pediátricos de diarreia são causados por adenovírus, frequentemente com sintomas que persistem por 8 a 12 dias. Alguns adenovírus também podem causar adenite mesentérica, que pode simular clinicamente uma apendicite e, raramente, resulta em intussuscepção (ver Capítulo 133). São observadas inclusões de adenovírus em cerca de um terço a metade dos apêndices removidos na cirurgia.

Infecções do sistema geniturinário

Em crianças com infecção por adenovírus 11 e 21, foi relatada a ocorrência de cistite hemorrágica, que normalmente se manifesta como sangue microscópico ou macroscópico na urina e dor e cólica da bexiga. Os adultos podem apresentar uretrite, com ou sem cistite, causada pelos adenovírus 19 e 37. Ambas as doenças normalmente desaparecem com o passar do tempo, sem nenhuma intervenção.

Outras manifestações do adenovírus

Em certas ocasiões, foi relatada a ocorrência de meningite (ver Capítulo 384) e encefalite (ver Capítulos 359 e 386) em associação com a infecção por adenovírus. A infecção por adenovírus também pode causar miocardite e cardiomiopatia dilatada (ver Capítulo 54).

Vários estudos constataram uma associação entre a detecção de adenovírus no líquido amniótico e anormalidades fetais. Em particular, lesões hepáticas ecogênicas, com ou sem hidropisia e defeitos neurais em fetos, foram mais comuns em pacientes com adenovírus detectado no líquido amniótico.

Doenças por adenovírus em pacientes imunocomprometidos

A infecção primária por adenovírus ou a reativação de infecção provoca uma ampla variedade de síndromes infecciosas em crianças e adultos imunocomprometidos. Na população de pacientes com transplante de células-tronco hematopoéticas (ver Capítulo 168), a incidência da doença varia de 3 a 47%.[7] Os fatores de risco consistem em transplante alogênico, enxertos com depleção de células T, uso de alentuzumabe e doença do enxerto *versus* hospedeiro aguda. Podem ocorrer doença respiratória grave, hepatite, colite, cistite hemorrágica e ceratoconjuntivite adenoviral. A linfopenia grave (< 300 células/$\mu\ell$) está associada à doença disseminada. Embora a doença disseminada afete apenas 1 a 7% dos receptores de transplante de células-tronco hematopoéticas, ela está associada a um risco significativo de mortalidade (8 a 26%).

Entre vários receptores de transplante de órgãos sólidos, é comum a viremia assintomática por adenovírus.[8] Entretanto, a progressão para doença sintomática é mais comum em receptores de transplante de intestino delgado e de fígado, receptores de transplante pediátricos, pacientes que recebem anticorpos antilinfocitários e pacientes com estado de adenovírus doador positivo/receptor negativo. A hepatite adenoviral, habitualmente causada pelos adenovírus 1, 2 ou 5, é mais comum entre receptores de transplante de fígado e pode ser diagnosticada pela detecção de viremia ou visualização de inclusões intranucleares virais em amostra de biopsia. A enterocolite por adenovírus ocorre em receptores de transplante de intestino delgado e pode simular uma rejeição. A pneumonia adenoviral está associada a perda do enxerto, morte ou progressão para a bronquiolite obliterante em receptores de transplante de pulmão. O adenovírus causa cistite hemorrágica, com ou sem nefrite intersticial, em receptores de transplante renal. Normalmente, esses pacientes apresentam febre, hematúria e disfunção renal de início recente. Em amostras de biopsia, o DNA do adenovírus está associado a um prognóstico mais sombrio entre pacientes pediátricos de transplante cardíaco.

As infecções primárias por adenovírus podem causar doença grave e frequentemente fatal em crianças com síndromes de imunodeficiência primária, incluindo doença por imunodeficiência combinada grave (ver Capítulo 236). Foram relatados casos fatais em pacientes com síndrome da imunodeficiência adquirida (AIDS), porém a maioria dos casos é autolimitada, particularmente em pacientes que recebem terapia antirretroviral altamente ativa ou sem linfopenia CD4 significativa.

DIAGNÓSTICO

O diagnóstico de adenovírus depende do isolamento do vírus do tecido infectado e de evidências histopatológicas de replicação local ou sintomas clínicos compatíveis com a infecção. A detecção do vírus isoladamente não é diagnóstica de doença por adenovírus, visto que ele pode estar latente em alguns tecidos e pode ser eliminado intermitentemente da garganta ou nas fezes durante meses a anos após a infecção primária. A reação em cadeia da polimerase (PCR) quantitativa apresenta maior rendimento diagnóstico do que a cultura ou a detecção de antígeno fluorescente direto. Os ensaios de PCR quantitativa também são úteis para prever a progressão da doença disseminada em receptores pediátricos de transplante de células-tronco hematopoéticas e, em menor grau, receptores adultos, bem como para determinar a resposta a intervenções terapêuticas. É fundamental reconhecer que, particularmente em pacientes imunocomprometidos e naqueles com doença não pulmonar, o uso de *swabs* nasais para detecção do adenovírus, utilizando um dos numerosos ensaios de painéis virais respiratórios disponíveis no comércio, pode não ter sucesso na detecção de infecção por adenovírus. É necessário efetuar exames de amostras relevantes (p. ex., fezes para a doença gastrintestinal, urina para a doença do trato urinário, sangue para a doença sistêmica e disseminada e *swabs* ou líquido ocular para a doença ocular) para uma detecção acurada do adenovírus.

TRATAMENTO

Não existem agentes antivirais especificamente aprovados para o tratamento dos adenovírus. A ribavirina não tem sido útil. O cidofovir, que é um potente inibidor do adenovírus em cultura de células, tem sido utilizado (de preferência em uma dose de 1 mg/kg, 3 vezes/semana), porém os dados sugerem que sua razão entre eficácia e toxicidade, predominantemente nefrotoxicidade, é muito estreita para que seja clinicamente útil, exceto nas infecções graves.[9]

O brincidofovir, um fármaco experimental, não é nefrotóxico e está sendo objeto de estudo ativo em pacientes pediátricos e adultos submetidos a transplante de células-tronco hematopoéticas,[10] nos quais tem sido, em geral, bem tolerado e demonstrou suprimir o adenovírus, em comparação com placebo.[A1,A2] Outros ensaios clínicos estão em andamento. Uma abordagem mais recente, que utiliza células T específicas de adenovírus e multivírus, também está sendo estudada em ensaios clínicos prospectivos.[11]

PREVENÇÃO

A atenção estrita para precauções de contato e contra a transmissão por gotículas pode evitar surtos associados a cuidados de saúde e institucionais de infecções por adenovírus, incluindo ceratoconjuntivite epidêmica. Uma vacina oral viva atenuada de adenovírus 4 e 7 é bem tolerada, com eficácia de 99,3%.[A3] Atualmente, a vacina só está indicada e disponível para o pessoal militar dos EUA, dos 17 aos 50 anos.

PROGNÓSTICO

O prognóstico está fortemente ligado à imunocompetência. Normalmente, os pacientes imunocompetentes apresentam doença autolimitada, que, em geral, pode ser tratada com cuidados sintomáticos, embora algumas epidemias, incluindo uma epidemia por adenovírus 7 e 14, tenham resultado em altas taxas de fatalidade de casos. Em adultos imunocomprometidos, a presença de viremia por adenovírus persistentes ou crescentes indica infecção progressiva; nesses casos, a redução da imunossupressão e a instituição de terapia antiviral estão associadas a melhores desfechos. Em comparação, pacientes com recuperação em curso ou prevista das contagens de linfócitos podem eliminar a viremia sem intervenção específica.

Grau A Recomendações de grau A

A1. Hiwarkar P, Amrolia P, Sivaprakasam P, et al. Brincidofovir is highly efficacious in controlling adenoviremia in pediatric recipients of hematopoietic cell transplant. *Blood*. 2017;129:2033-2037.
A2. Grimley MS, Chemaly RF, Englund JA, et al. Brincidofovir for asymptomatic adenovirus viremia in pediatric and adult allogeneic hematopoietic cell transplant recipients: a randomized placebo-controlled phase II trial. *Biol Blood Marrow Transplant*. 2017;23:512-521.
A3. Kuschner RA, Russell KL, Abuja M, et al. A phase 3, randomized, double-blind, placebo-controlled study of the safety and efficacy of the live, oral adenovirus type 4 and type 7 vaccine, in U.S. military recruits. *Vaccine*. 2013;31:2963-2971.

REFERÊNCIAS BIBLIOGRÁFICAS

As referências bibliográficas, bem como os outros materiais suplementares deste livro, encontram-se no GEN-IO, nosso ambiente virtual de aprendizagem.

342 CORONAVÍRUS PRÉ-2019

SUSAN I. GERBER E JOHN T. WATSON

DEFINIÇÃO

Os coronavírus humanos eram, até 2003, reconhecidos como uma causa frequente de sintomas de resfriado comum; em certas ocasiões, como causa de doença das vias respiratórias inferiores; e, raramente ou nunca como causa de doença grave. Em 2003, um novo coronavírus foi identificado em seres humanos como o agente etiológico do surto da síndrome respiratória aguda grave (SARS, *severe acute respiratory syndrome*).[1,2] O surto de SARS demonstrou que os coronavírus podem ser patógenos humanos graves e levou à descoberta de outros coronavírus humanos novos, bem como de múltiplos coronavírus novos em morcegos, o provável reservatório do coronavírus da SARS. Em 2012, o coronavírus da síndrome respiratória do Oriente Médio (MERS, *Middle East respiratory syndrome*) surgiu e forneceu outro exemplo da capacidade dos coronavírus de causar doença grave nos seres humanos.[3,4] Então, em 2019, o coronavírus SARS 2 (SARS-CoV-2) surgiu e causou a doença de coronavírus 2019 (COVID-19), que levou à maior pandemia global em pelo menos um século (Capítulo 342A).

Os patógenos

Os coronavírus são membros da família Coronaviridae, que inclui duas subfamílias, Coronavirinae e Torovirinae. Os coronavírus são vírus de RNA de fita simples e de sentido positivo, com genoma de cerca de 30 kb, o maior genoma entre os vírus de RNA. Esses vírus foram denominados coronavírus, visto que, na microscopia eletrônica, apresentam projeções claviformes na superfície, que lhes conferem a aparência de uma coroa. O genoma codifica quatro ou cinco proteínas estruturais (uma proteína de espícula [S],[a] uma pequena proteína do envelope [E], uma proteína de membrana [M], uma proteína do nucleocapsídio [N] e, algumas vezes, uma proteína hemaglutinina-esterase [HE]), um número variável de fases de leitura aberta distribuídas entre os genes estruturais e uma poliproteína, que é processada em múltiplas proteínas (habitualmente 16) não estruturais. Essas proteínas não estruturais participam da replicação do vírus, porém não são incorporadas ao vírion. Os coronavírus também foram isolados de uma variedade de animais e aves e, em suas respectivas espécies, causam uma ampla variedade de doenças respiratórias, gastrintestinais (GI), neurológicas e sistêmicas. Os coronavírus são divididos em quatro gêneros: alfa, beta, gama e delta. Os vírus 229E e NL63 são alfacoronavírus, enquanto OC43 e HKU1 são betacoronavírus. O coronavírus da SARS, o coronavírus da MERS e o SARS-CoV-2 são betacoronavírus, porém pertencem a linhagens

[a]N.R.T.: A proteína S (*Spike*) parece ser a responsável pela infecção, pois liga o vírus aos receptores celulares do hospedeiro.

diferentes. A detecção e a caracterização de novos coronavírus em morcegos ampliaram enormemente nossa compreensão da diversidade existente entre os coronavírus e, provavelmente, continuará a fazê-lo.

Coronavírus pré-2019

EPIDEMIOLOGIA

Os coronavírus comuns em seres humanos – 229E, OC43, NL63 e HKU1 – parecem ser transmitidos por meio de contato próximo, o que provavelmente inclui a contaminação das mãos no contato de uma pessoa para outra ou a partir de fômites, seguida de autoinoculação nas superfícies mucosas da boca, do nariz ou dos olhos, ou inalação de gotículas e, possivelmente, de aerossóis infecciosos. As infecções são sazonais, com pico de casos nos EUA de dezembro a março.[4b] Dados recentes sugerem que cerca de 25% dos casos são de um contato doméstico infectado.[4c]

Os sintomas surgem 2 a 4 dias após a infecção. Esses coronavírus são detectados em pacientes com doenças respiratórias agudas, com mais frequência, com doença leve das vias respiratórias superiores (*i. e.*, resfriado comum) e também em pacientes com doenças respiratórias mais graves, incluindo pneumonia, bronquiolite e crupe. As infecções por coronavírus são detectadas precocemente na infância, e podem ocorrer infecções repetidas ao longo da vida. Cerca de 50% das crianças apresentam anticorpos contra OC43 aos 3 anos, e cerca de 70% dos adultos os têm. Até 75% das crianças apresentam anticorpos contra NL63 e 229E com 3 a 4 anos. Estudos à procura de infecções semelhantes àquelas provocadas por 229E e OC43 sugerem que os coronavírus estão associados a cerca de 15% dos casos de resfriado comum e a até 10% dos casos de doenças respiratórias agudas em crianças e adultos. Individualmente, 229E, OC43, HKU1 e NL63 são detectados em menos de 1 a 4% dos casos, e suas contribuições individuais variam de acordo com a localização e o ano. Foi relatada a ocorrência de doença grave em surtos entre pacientes idosos residentes em casas de repouso. Em um surto associado à infecção por OC43, por exemplo, 23 residentes e 24 funcionários da equipe relataram doenças semelhantes à influenza, e 3 residentes morreram. Entretanto, alguns relatos observaram taxas de detecção de coronavírus entre crianças hospitalizadas com doença respiratória aguda e/ou febre semelhante às taxas de controles assintomáticos, levantando, assim, a questão sobre o papel do vírus na doença mais grave e na hospitalização. Os coronavírus 229E, OC43, NL63 e HKU1 podem ser detectados ao longo do ano, porém o pico de detecção é, com frequência, durante os meses de outono e inverno nos climas temperados. Um segundo patógeno viral respiratório pode ser detectado em 20 a 60% das amostras positivas para um desses coronavírus.

A maioria das infecções documentadas por coronavírus da SARS em seres humanos ocorreu em indivíduos enfermos com doença semelhante à SARS durante o surto global de 2002-2003. É provável que os mercados de animais silvestres na província de Guangdong, na China, tenham desempenhado um papel fundamental na amplificação e na introdução do vírus nos seres humanos; entretanto, a fonte original do vírus causador do surto consistiu provavelmente em morcegos. A detecção de múltiplos coronavírus semelhantes ao da SARS e de outros coronavírus em morcegos sugere que esses animais constituem uma fonte rica de coronavírus. Um coronavírus recentemente isolado de morcegos apresenta uma identidade de sequência de nucleotídios de 95% com os vírus da SARS e pode infectar os seres humanos por meio do receptor ECA2. Embora os animais tenham sido a fonte original das infecções humanas, a disseminação global do coronavírus da SARS ocorreu por transmissão entre seres humanos e envolveu gotículas, transmissão por fômites e, em alguns casos, provavelmente transmissão por aerossóis de pequenas partículas. A maior parte das transmissões ocorreu em residências, hospitais ou outros estabelecimentos de cuidados de saúde; houve pouca transmissão na comunidade.

O coronavírus da MERS foi reconhecido pela primeira vez na Península Arábica, em 2012. Foram detectados coronavírus semelhantes ao coronavírus da MERS em morcegos, sugerindo que esses animais podem constituir uma fonte desse vírus. Entretanto, os dromedários parecem atuar como reservatórios do vírus e veículo para transmissão humana. Os dromedários no Oriente Médio e na África podem abrigar coronavírus vivos da MERS, e os camelos jovens nessas áreas apresentam quase universalmente títulos de anticorpos detectados aos 2 anos. Além disso, em seres humanos sem exposição prévia conhecida a outros casos humanos de MERS, a exposição direta a dromedários durante as 2 semanas anteriores está independentemente associada ao desenvolvimento de MERS.[5] A disseminação de pessoa para pessoa ocorre em ambientes de cuidado de saúde e está associada à maioria dos casos relatados de transmissão. Por exemplo, um surto de 186 casos na República da Coreia, em 2015, resultou de um único viajante infectado que retornava da Península Arábica.[6] A transmissão entre membros da mesma família em residências também foi relatada, porém até o momento não houve nenhuma evidência de transmissão sustentada na comunidade. O período de incubação é estimado em pouco mais de 5 dias (com variação de 2 a 14 dias), e casos esporádicos em seres humanos e agrupamentos de infecções por coronavírus da MERS continuam sendo relatados.

BIOPATOLOGIA

Os coronavírus humanos caracterizados até o momento infectam os seres humanos pelo sistema respiratório. Os locais onde o vírus se replica são determinados, pelo menos em parte, pelas células que expressam os respectivos receptores. Os receptores para os coronavírus 229E e NL63 são a aminopeptidase N e a enzima conversora de angiotensina 2 (ECA2), respectivamente. Os receptores para os coronavírus OC43 e HKU1 ainda não foram determinados, porém o OC43 pode utilizar várias moléculas de superfície celular como receptores, incluindo o ácido neuramínico 9-*O*-acetilado. O principal receptor para o coronavírus da SARS é a ECA2, porém o vírus liga-se também a duas lectinas do tipo C expressas em células dendríticas, a DC-SIGN e a L-SIGN. A aminopeptidase N é expressa em várias células, incluindo células respiratórias, gastrintestinais, epiteliais renais e mieloides, porém se sabe que o 229E infecta apenas células epiteliais respiratórias. A ECA2 é encontrada em diversos tecidos, incluindo os pulmões, o sistema digestório, o coração e os rins. O coronavírus da SARS tem sido consistentemente detectado em pneumócitos do pulmão e em enterócitos do sistema digestório e, em certas ocasiões, é encontrado em outras células, incluindo células tubulares distais do rim e macrófagos em vários tecidos. Estudos de necropsia sugerem que a infecção nos pulmões leva inicialmente a um dano alveolar difuso e, mais tarde, pode resultar em um processo de reparo, que inclui fibrose das paredes alveolares. Não se sabe se o NL63, que também utiliza a ECA2 como receptor, infecta outros locais além do sistema respiratório. O receptor do coronavírus da MERS é a exopeptidase dipeptidil peptidase 4 (DPP4), também conhecida como CD26. A DPP4 é encontrada em muitos tipos de células diferentes, incluindo células epiteliais brônquicas não ciliadas, células epiteliais bronquiolares, células epiteliais alveolares, células endoteliais e culturas de órgãos de pulmão *ex vivo*. Além disso, a DPP4 é expressa nas células epiteliais do rim, do intestino delgado, do fígado e da próstata, bem como nos leucócitos ativados.

É provável que a doença associada às infecções por coronavírus resulte dos efeitos citopáticos do vírus e da resposta imune e inflamatória do hospedeiro à infecção viral. Entretanto, ainda não se sabe como essa interação contribui para a doença. A evolução bifásica da SARS em alguns pacientes, com início de doença grave na segunda semana da doença e diminuição do número de linfócitos, sugere que a resposta do hospedeiro e a imunossupressão induzida pelo vírus desempenhem um papel no processo patológico. De forma semelhante, parece que a resposta do hospedeiro e a imunossupressão induzida pelo vírus também possam contribuir para a doença causada pelo coronavírus da MERS.

MANIFESTAÇÕES CLÍNICAS

As infecções pelos coronavírus 229E, OC43, NL63 e HKU1 estão comumente associadas a doenças respiratórias agudas, que habitualmente são leves e compatíveis com o resfriado comum (ver Capítulo 337), mas que também podem resultar em toda a variedade de doenças respiratórias agudas, incluindo pneumonia (ver Capítulo 91),[6b] crupe (ver Capítulo 401), bronquiolite e bronquite (ver Capítulo 90). Os coronavírus humanos endêmicos comuns representam cerca de 5% dos adultos hospitalizados com doenças respiratórias agudas.[6]

Os mais bem estudados desses coronavírus, os coronavírus humanos 229E e OC43, causam sintomas respiratórios (p. ex., rinorreia, congestão nasal, faringite e tosse), bem como sintomas sistêmicos (p. ex., febre, cefaleia e mal-estar) quando inoculados por via intranasal em voluntários adultos. Os sintomas surgem 2 e 4 dias após a inoculação, porém cerca de 30% dos voluntários que excretam o vírus não apresentam nenhuma doença associada. Em geral, os sintomas persistem por cerca de 1 semana, porém algumas vezes estendem-se por até 3 semanas. A infecção prévia não induz altos níveis de imunidade protetora. Os seres humanos podem ser reinfectados pelos coronavírus respiratórios ao longo da vida, e voluntários humanos podem ser reinfectados sintomaticamente com a mesma cepa do coronavírus 1 ano depois da primeira infecção. À semelhança de outras infecções, a gravidade da doença varia entre pacientes durante o mesmo surto e entre grupos de pacientes durante surtos diferentes na mesma comunidade.

Diferentemente da doença leve associada ao 229E e ao OC43, a infecção pelo coronavírus da SARS quase sempre resulta em grave doença, que exige hospitalização, frequentemente em uma unidade de terapia intensiva (UTI), com alta taxa de letalidade. Evidências radiológicas de pneumonia foram observadas em quase todos os indivíduos infectados pelo coronavírus da SARS, e foi constatado o desenvolvimento de síndrome do desconforto respiratório agudo (ver Capítulo 96), que exige internação em UTI e ventilação mecânica, em 20% ou mais dos pacientes. A manifestação clínica inicial da SARS frequentemente consistiu em sintomas sistêmicos de febre, mal-estar e mialgias 2 a 10 dias (raramente > 10 dias) após a exposição. Vários dias após o aparecimento dos sintomas sistêmicos, foram observados sintomas das vias respiratórias inferiores de tosse improdutiva e dispneia. Diferentemente dos pacientes com outras infecções virais respiratórias, a maioria dos pacientes nunca apresenta sintomas das vias respiratórias superiores, como rinorreia, faringite e congestão nasal (Tabela 342.1). Durante a evolução da doença, a maioria dos pacientes infectados pelo coronavírus da SARS apresentou níveis elevados das enzimas hepáticas e linfopenia, incluindo uma queda substancial no número de células T $CD4^+$ e $CD8^+$. Em geral, as crianças apresentaram doença menos graves do que os adultos.

O espectro clínico da doença pelo coronavírus da MERS varia desde uma infecção assintomática até doença grave.[7] Os sintomas consistem em tosse, febre, mal-estar, calafrios, artralgias, tremores e dispneia. Cerca de 25% dos pacientes apresentam sintomas GI, que incluem diarreia, vômitos e dor abdominal. Os pacientes em estado grave apresentam pneumonia, que algumas vezes progride para a síndrome do desconforto respiratório agudo.

Os achados laboratoriais incluem leucopenia e linfopenia, e alguns pacientes apresentam trombocitopenia e anormalidades das enzimas hepáticas. Os achados na radiografia de tórax incluem infiltrados irregulares, opacidades lobares e, de modo semelhante ao coronavírus da SARS, aparência de vidro fosco.

DIAGNÓSTICO

Como a doença é habitualmente leve e não existe nenhum tratamento efetivo, o diagnóstico das infecções pelos coronavírus 229E, OC43, NL63 e HKU1 não tem sido importante no manejo dos pacientes. Entretanto, o diagnóstico acurado das infecções pelos coronavírus da SARS e da MERS é fundamental para o tratamento dos pacientes individuais e para elaborar uma resposta de saúde pública apropriada.

Tabela 342.1 Porcentagem de pacientes hospitalizados infectados pelos coronavírus da SARS e da MERS, com características clínicas e laboratoriais selecionadas de infecções por coronavírus da SARS e da MERS.

	SARS	*MERS*
ACHADO CLÍNICO OU LABORATORIAL	**POR OCASIÃO DA INTERNAÇÃO HOSPITALAR**	**NA APRESENTAÇÃO**
Febre	90 a 100%	Cerca de 90 a 100%
Tosse ou dispneia	40 a 75%	83%
Diarreia	20 a 30%	26%
Anormalidades na radiografia de tórax	65 a 90%	100%
Linfopenia*	50 a 90%	34%

*As contagens de linfócitos $CD4^+$ e $CD8^+$ estão diminuídas. MERS = síndrome respiratória do Oriente Médio; SARS = síndrome respiratória aguda grave. De: Assiri A, Al-Tawfiq JA, Al-Rabeeah AA, et al. Epidemiological, demographic, and clinical characteristics of 47 cases of Middle East respiratory syndrome coronavirus disease from Saudi Arabia: a descriptive study. *Lancet Infect Dis.* 2013;13:752-761.

Infecções pelos coronavírus 229E, OC43, HKU1 e NL63

Os ensaios de reação em cadeia da polimerase (PCR) para coronavírus constituem os exames de escolha para o diagnóstico da infecção. Os ensaios de PCR para coronavírus são, em sua maioria, específicos do tipo – isto é, específicos para o coronavírus da MERS, para o coronavírus da SARS, para 229E, OC43, HKU1 ou NL63 RNA. Os ensaios diagnósticos para coronavírus estão, em geral, tornando-se cada vez mais disponíveis e, algumas vezes, fazem parte de um painel de PCR desenvolvido para a detecção de vírus respiratórios. A presença do vírus também pode ser deduzida por microscopia eletrônica e confirmada por ensaios *in situ* ou imuno-histológicos de tecidos afetados. Os exames imuno-histológicos e de hibridização *in situ* positivos documentam o local da infecção e ajudam a sustentar uma ligação entre o vírus e a doença. Vários imunoensaios enzimáticos ou fluorescentes para anticorpos têm sido utilizados com sucesso na detecção e de infecção. A maioria dos ensaios detecta anticorpos imunoglobulina G (IgG), porém os ensaios de anticorpos de neutralização do vírus são mais específicos. Os testes sorológicos para detectar uma elevação diagnóstica dos anticorpos entre amostras de soro da fase aguda e da fase convalescente para infecções pelos coronavírus 229E, OC43, HKU1 e NL63 não são úteis no manejo da doença aguda, mas podem ter utilidade para estudos epidemiológicos.

SARS

Três características dos casos de SARS ajudam a orientar a abordagem ao diagnóstico. Em primeiro lugar, a SARS tem sido documentada apenas em indivíduos que tiveram alguma exposição potencial – isto é, a pacientes com SARS, a uma localização com transmissão da SARS, a um laboratório que trabalha com o coronavírus da SARS ou a um ambiente onde podem estar localizados animais infectados com SARS (p. ex., sul da China). Em segundo lugar, quase 100% dos pacientes infectados desenvolveram anormalidades na radiografia de tórax com aproximadamente 10 dias de doença. Por fim, a SARS quase sempre se desenvolve nos primeiros 10 dias após a exposição. Por conseguinte, a suspeita de SARS e uma avaliação diagnóstica podem ser limitadas a pacientes que apresentam doença grave das vias respiratórias inferiores e que tiveram alguma exposição potencial à SARS até 10 dias antes do início da doença.

A confirmação laboratorial da infecção pelo coronavírus da SARS no início da doença demonstrou ser difícil, mesmo com o uso de ensaios sensíveis de PCR em tempo real. Diferentemente da maioria das infecções virais respiratórias, os títulos mais elevados de vírus ou de RNA viral foram encontrados em amostras clínicas obtidas no início da segunda semana de doença. Durante a primeira semana da doença, a melhor maneira de detectar a infecção consiste em um ensaio de PCR sensível ou imunoensaio enzimático sensível para o antígeno de proteína N em amostras respiratórias e de soro. Durante a segunda semana, as amostras respiratórias ou de fezes têm mais probabilidade de serem positivas para o RNA viral. Algumas vezes, são detectados anticorpos no início da segunda semana de doença; todavia, algumas vezes, esses anticorpos não são detectados até 4 semanas após o início da doença. Como os anticorpos contra o coronavírus da SARS estavam raramente presentes antes do surto de 2003, um único resultado de anticorpos positivos em um indivíduo doente podia ser considerado diagnóstico de infecção aguda pelo coronavírus da SARS. Entretanto, como a reemergência do coronavírus da SARS terá um impacto social, econômico e sobre a saúde pública substancial, e como anticorpos de reação cruzada ocasionais são induzidos por outros coronavírus, um teste de anticorpos de neutralização e um teste de confirmação por um laboratório de referência são necessários para confirmar o diagnóstico. Os serviços de saúde pública devem ser consultados para questões relativas aos exames diagnósticos para SARS.

MERS

Deve-se considerar um diagnóstico de infecção pelo coronavírus da MERS em pacientes com infecção respiratória aguda grave de causa desconhecida e possível exposição ou ligação epidemiológica à Península Arábica.[8,8b] Os ensaios de PCR têm sido utilizados para detectar o RNA em amostras das vias respiratórias superiores (nasofaríngeas, orofaríngeas) e, de preferência, em amostras das vias respiratórias inferiores (escarro, aspirado traqueal e lavado broncoalveolar, que apresentam as maiores cargas virais), bem como no soro, nas fezes e na urina. Um caso confirmado de infecção pelo coronavírus da MERS exige uma PCR positiva em pelo menos dois alvos gênicos específicos ou um único alvo positivo com sequenciamento de um segundo.

Diversos ensaios sorológicos podem detectar anticorpos contra proteínas do nucleocapsídio e das espículas. A sensibilidade e a especificidade desses ensaios para diagnóstico de infecção atual ou passada pelo coronavírus da MERS ainda não foram determinadas. Os serviços de saúde pública devem ser consultados para questões relativas aos exames diagnósticos para MERS.

TRATAMENTO

Não existe nenhum tratamento viral específico para as infecções pelos coronavírus 229E, OC43, HKU1 e NL63, porém as doenças são leves e, em geral, desaparecem em alguns dias a 1 semana. Os pacientes necessitam de tratamento sintomático ou, raramente, tratamento das complicações da infecção.

O tratamento das infecções pelos coronavírus da SARS e da MERS é mais complexo. Para o coronavírus da MERS, uma combinação de interferona beta-1b recombinante e lopinavir-ritonavir, quando administrada dentro de 7 dias após o início dos sintomas, mostrou reduzir a mortalidade de 44% para 28% entre pacientes hospitalizados com doença confirmada laboratorialmente.[A1b] Atualmente, no entanto, não há consenso para o tratamento do coronavírus da MERS e nenhum medicamento antiviral se mostrou eficaz para a SARS. Com a elevada taxa de mortalidade associada a ambos os vírus, são utilizadas medidas de suporte, incluindo ventilação mecânica e esquemas de oxigenação (ver Capítulo 96). No surto de coronavírus da SARS, dados *in vitro* mostraram pouco ou nenhum efeito antiviral com a ribavirina e sugeriram que a interferona-alfa, a imunoglobulina da fase de convalescença da SARS e o lopinavir mais ritonavir poderiam ter sido úteis. Embora muitas pessoas tenham sido tratadas durante o surto, a falta de grupos de controle faz com que seja impossível determinar qual ou quais das terapias foram benéficos, se alguma o foi. Para o coronavírus da MERS, os dados *in vitro* e os modelos em animais demonstram efeitos inibidores de vários agentes antivirais, incluindo interferonas, ribavirina e lopinavir/ritonavir. As opções de imunoterapia em fase de avaliação incluem plasma convalescente e anticorpos monoclonais e policlonais. Todavia, não existe nenhum consenso atual disponível sobre sua eficácia no tratamento da infecção humana.

PREVENÇÃO

A lavagem das mãos e outras medidas de controle de infecção provavelmente diminuem a disseminação dos coronavírus em casa, em estabelecimentos de cuidados de saúde e outros ambientes. Essas estratégias são focadas em reforçar a necessidade de que os pacientes com doenças respiratórias cubram o nariz e a boca quanto tossem ou espirram, utilizem lenços para conter as secreções respiratórias e lavem as mãos após contato com secreções respiratórias. A equipe de profissionais de saúde deve utilizar boas práticas de controle de infecções.

Nos primeiros 4 meses após o início do surto de SARS de 2003, o surto foi contido, e a transmissão entre seres humanos foi interrompida sem uma vacina ou terapia antiviral efetiva, porém com a implementação das ferramentas clássicas de saúde pública de detecção precoce dos casos, isolamento e rastreamento e manejo dos contatos, incluindo quarentena dos contatos. No caso da MERS, a efetividade dessas medidas na interrupção da transmissão também foi repetidamente demonstrada, de maneira mais notável nos surtos associados a estabelecimentos de cuidados de saúde.

Os casos de infecção pelo coronavírus da SARS adquirido em laboratório e a transmissão subsequente da doença a outros indivíduos após esse caso reforçam a importância da atenção estrita às práticas seguras de laboratório. Como a reemergência da SARS pode levar à sua propagação mundial, as comunidades de saúde pública e cuidados de saúde locais, nacionais e globais precisam ser alertadas rapidamente e atualizadas de maneira regular sobre novos casos e sobre o estado de transmissão.

Recomenda-se uma atenção estrita às precauções-padrão de contato e contra a transmissão pelo ar para pacientes infectados pelos coronavírus da SARS e da MERS em ambientes hospitalares. As infecções pelo coronavírus da MERS continuam ocorrendo no Oriente Médio, e as comunidades de saúde pública e cuidados de saúde locais, nacionais e globais devem ser imediatamente notificadas sobre a ocorrência de um caso. O desenvolvimento de uma vacina está em andamento para os coronavírus tanto da SARS quanto da MERS.

PROGNÓSTICO

Os pacientes com infecções por coronavírus típicas adquiridas na comunidade normalmente se recuperam por completo. Entretanto, os pacientes com comprometimento cardíaco, pulmonar ou do sistema imune correm risco aumentado de apresentar doença mais grave das vias respiratórias inferiores, e os surtos de infecções por coronavírus humanos em pacientes idosos em instituições de cuidados prolongados podem causar doenças respiratórias inferiores graves e morte. No surto de SARS, quase 10% dos pacientes morreram. A taxa de mortalidade foi particularmente elevada, aproximando-se dos 50%, em pacientes idosos e pacientes com doenças subjacentes. Embora a maioria dos sobreviventes da infecção pelo coronavírus da SARS tenha obtido uma recuperação completa, até 25% apresentaram achados pulmonares anormais, como opacidades em vidro fosco na radiografia de tórax ou resultados anormais das provas de função pulmonar (p. ex., diminuição da capacidade de difusão) 6 meses ou mais após sua doença. A taxa de mortalidade da MERS foi inicialmente relatada em cerca de 40%, porém agora é menor com a identificação de menos casos graves e indivíduos soropositivos sem infecção óbvia.[9]

Coronavírus 2 da síndrome respiratória grave (SARS-CoV-2) e COVID-19

Ver Capítulo 342A.

Grau A Recomendação de grau A

A1b. Arabi YM, Asiri AY, Assiri AM, et al. Interferon beta-1b and lopinavir-ritonavir for Middle East respiratory syndrome. *N Engl J Med*. 2020;383:1645-1656.

REFERÊNCIAS BIBLIOGRÁFICAS

As referências bibliográficas, bem como os outros materiais suplementares deste livro, encontram-se no GEN-IO, nosso ambiente virtual de aprendizagem.

342A

CORONAVÍRUS 2 DA SÍNDROME RESPIRATÓRIA GRAVE (SARS-COV-2) E COVID-19

LEE GOLDMAN, VINCENT R. RACANIELLO E MAGDALENA E. SOBIESZCZYK

No final de 2019, um novo coronavírus,[1b] o sétimo a sabidamente infectar seres humanos, surgiu na província chinesa de Hubei. O vírus, posteriormente denominado *coronavírus 2 causador de síndrome respiratória aguda grave* (SARS-CoV-2), e a doença por ele provocada (COVID-19) provocaram uma pandemia mundial que não se via desde a pandemia de *influenza* de 1918.[1c]

EPIDEMIOLOGIA

Embora não seja conhecida a origem precisa do SARS-CoV-2, ele provavelmente é proveniente de morcegos, tendo em vista sua semelhança com uma linhagem de coronavírus SARS-símile que circulou sem ser percebida nos morcegos durante décadas. O ancestral comum provavelmente emergiu nos seres humanos em novembro de 2019, embora uma origem mais antiga não possa ser descartada.[1]

Exceto pelos casos muito iniciais, essencialmente toda a transmissão de SARS-CoV-2 ocorre, aparentemente, entre seres humanos. A princípio, o vírus coloniza a nasofaringe, de onde se propaga predominantemente por gotículas respiratórias e aerossóis, bem como, em menor grau, por superfícies contaminadas. As gotículas que contêm vírus são produzidas quando as pessoas falam, tossem ou espirram, e um pequeno número de eventos superpropagadores é responsável pela maioria das infecções.[1d] O vírus consegue sobreviver por aproximadamente 3 horas em suspensão no ar, com dinâmica semelhante à do SARS-CoV-1; contudo, ainda não foi plenamente esclarecido o papel dos aerossóis na propagação da infecção nos seres humanos. O vírus infectante também pode ser detectado em superfícies de plástico e aço inoxidável por até 72 horas, embora os títulos do vírus diminuam bastante ao longo desse período. Para efeito de comparação, nenhum vírus viável é habitualmente encontrado em papelão após 24 horas ou em superfícies de cobre após 4 horas.[2] A transmissão vertical da mãe para o feto pode ocorrer, embora não seja comum. O vírus é eliminado nas fezes e pode se disseminar nas gotículas da descarga do vaso sanitário,[3] embora a transmissão fecal-oral seja provavelmente mínima. As taxas de infecção humana são um pouco menores quando a temperatura ambiente máxima é superior a 11°C e quando o índice de luz ultravioleta é mais elevado.[3b]

Após a exposição, o período de incubação médio é de aproximadamente 5 dias,[4] com ocorrência de aproximadamente 98% dos casos em 12 dias[5] e quase todos os casos em 14 dias. A localização dos casos é complicada, pelo fato de que uma proporção substancial deles, com estimativas variando de cerca de um terço a dois terços, é totalmente assintomática, pré-sintomática ou sem sintomas suficientes para levantar suspeitas,[5b] mas que pode transmitir o vírus.[5c] Aparentemente, a transmissão do vírus começa cerca de 2 a 3 dias antes do aparecimento dos sintomas,[6] atinge seu pico na primeira semana de infecção, torna-se incomum 5 dias após o aparecimento dos sintomas,[7] torna-se extremamente incomumente 10 dias após o aparecimento dos sintomas nas formas leves a moderadas da doença, 15 dias no caso de pacientes em estado grave ou imunocomprometidos[7b] ou 3 dias após a resolução clínica.[8]

O risco de transmissão é maior entre os contatos domiciliares (aproximadamente 6%) do que nos ocupacionais ou sociais (aproximadamente 1,3%). Em todos os contatos, conversas demoradas (> 30 minutos) ou contatos mais próximos (p. ex., compartilhar um quarto ou veículo) aumentam significativamente a transmissão,[8b] que é muito menos comum em ambientes externos (ao ar livre), talvez com risco de apenas cerca de 5% quando comparado ao de ambientes fechados.[8c]

Nos EUA, a COVID-19 é mais prevalente em comunidades mais pobres e de minorias.[8d] As principais explicações para isso parecem ser evidências específicas para edifícios e vizinhanças,[8e] aglomeração e proximidade de indivíduos infectados,[8f,8g] incapacidade de evitar transporte público ou de autoisolamento,[9] comorbidades e menor acesso ao sistema de saúde. O risco de contrair a infecção é igual em homens e mulheres, mas os homens têm probabilidade quase três vezes maior de precisar de tratamento intensivo e 1,4 maior de morte do que as mulheres.[9b]

Casos de COVID-19 ocorreram em todos os países e o número de casos aumentou substancialmente no fim de 2020.[a] Nos primeiros dias de junho de 2021, mais de 170 milhões de casos de SARS-CoV-2 foram confirmados no mundo, com aproximadamente 3,7 milhões de mortes. Só nos EUA, mais de 34 milhões de casos foram confirmados, com mais de 610 mil mortes.[b] Atrás dos EUA, que têm o maior número de casos confirmados, vêm a Índia e o Brasil, com 28 milhões e 17 milhões de casos confirmados, respectivamente.[9c] Todavia, esses números estão aumentando e continuarão a aumentar substancialmente porque os número de casos confirmados ainda está crescendo em aproximadamente 17 mil por dia nos EUA e mais de 450 mil por dia em todo o planeta.

Nos EUA, as taxas de mortalidade de março de 2020 a janeiro de 2021 foram 23% superiores às esperadas, e o excesso de mortes foi maior na população negra não hispânica do que em outros grupos étnicos.[9d] A pandemia de COVID-19 também reduziu substancialmente o número de internações nos EUA por condições como infarto agudo do miocárdio (IAM) e acidente vascular encefálico (AVE),[9e] embora tenha aumentado o número de testes positivos para substâncias psicoativas[9f] e de consultas em pronto-socorro em decorrência de superdosagem de opioides.[9g] Nos EUA, de modo geral, aproximadamente um terço do aumento de mortes por todas as causas durante a pandemia foi, até janeiro de 2021, atribuível ao aumento de mortes por outras causas que não a COVID-19.[9h,9i]

BIOPATOLOGIA

SARS-CoV-2 é inalado para o nariz e a garganta, onde ataca as células epiteliais nasais e brônquicas e se liga à enzima conversora da angiotensina 2 (ACE-2; do inglês, *angiotensin-converting enzyme 2*), um receptor de superfície que normalmente participa na regulação da pressão arterial. ACE-2 também é expressa em outros tecidos, sobretudo nos pulmões, nos rins, no sistema digestório e nas células epiteliais vasculares. A expressão do gene *ACE-2* no epitélio nasal aumenta com a idade,[10] mas a ocorrência de formas mais graves de infecção pelo SARS-CoV-2 em adultos, especialmente nos mais velhos, pode ser consequência da imunossenescência em vez de ligação do vírus ao receptor ACE-2. Um prerrequisito para a penetração do SARS-CoV-2 nas células é a clivagem da glicoproteína S (*spike*) em dois locais por proteases celulares, incluindo a serinoprotease 2 transmembrana (TMPRSS2; do inglês, *transmembrane serine protease 2*),[11] cuja atividade é exacerbada por esteroides androgênicos. Indivíduos com erros imunes inatos da interferona do tipo I[11b] ou autoanticorpos contra interferona tipo I [11c] (muito mais comuns em homens) correm risco aumentado de formas graves da infecção e explicam 14% desses casos. Um *cluster* de genes na região 3p21.31 (que codifica um receptor celular para interferona e para proteínas relacionadas com inflamação e doença pulmonar) é o único local detectado por GWAS (estudo de associação genômica ampla) consistentemente associado com as formas mais graves de infecção.[11d,11e] Todavia, outras variantes, inclusive em *TYK2* no cromossomo 19 (um alvo do baricitinibe), também foram implicadas.[11f] O ciclo de reprodução do coronavírus consegue identificar potencialmente alvos para o tratamento (Figura 342A.1). É mais provável que crianças e adolescentes apresentem anticorpos com reatividade cruzada provenientes de coronavírus sazonais (Capítulo 342) e proteção contra formas graves ou até mesmo sintomáticas de infecção.[11g]

O vírus se propaga da nasofaringe para os pulmões, onde pode provocar uma resposta inflamatória intensa associada a edema alveolar e resultar na síndrome da angústia respiratória aguda (SARA; Capítulo 96), e para outros tecidos que expressam o receptor ACE-2, inclusive os vasos sanguíneos, o coração e os intestinos. Em alguns pacientes, uma "tempestade de citocinas" pode provocar aumento da permeabilidade vascular, trombose, coagulação intravascular disseminada (Capítulo 166) e falência de órgãos. Ao contrário do choque séptico (Capítulo 100), que se caracteriza por vasodilatação, os pacientes infectados pelo SARS-CoV-2 tendem a apresentar constrição vascular, o que explica, em parte, por que aqueles com hipertensão arterial, diabetes melito, idosos e obesos correm um risco muito maior de desenvolver formas graves da doença, ao contrário dos pacientes asmáticos, nos quais não parece tão elevado.

Em fevereiro de 2021, variantes do SARS-CoV-2 foram detectadas no Brasil, na África do Sul e no Reino Unido, todas com subsequente propagação para os EUA e outros locais do planeta. Essas três variantes se mostraram mais contagiosas do que o vírus original,[11h] e a do Reino Unido parece vir acompanhada por uma taxa de mortalidade 60% maior.[11i]

Anatomopatologia

Nos pulmões, a intensa lesão alveolar difusa, os exsudatos e as membranas hialinas[12] são acompanhados por lesão endotelial, microangiopatia e microtrombose, bem como angiogênese vascular.[13] Miocardite linfocítica e pericardite também podem ocorrer.[13b] Esses achados vasculares diferenciam, geralmente, a infecção por SARS-CoV-2 dos achados em pacientes com *influenza* (Capítulo 340). Nos rins, SARS-CoV-2 provoca disfunção tubular proximal, que pode evoluir para necrose tubular aguda (Capítulo 112).[13c]

MANIFESTAÇÕES CLÍNICAS

Após um período de incubação médio de 5 dias, mas ocasionalmente de até 14, surgem sinais e/ou sintomas que incluem febre, tosse, dispneia, alterações do paladar e do olfato, fadiga, mialgias, queixas gastrintestinais, calafrios, cefaleia e dor de garganta (Tabela 342A.1). Alguns pacientes apresentam erupções cutâneas, rinorreia e conjuntivite. De modo geral,

---

[a]N.R.T.: Ver Boletim epidemiológico atualizado da ONU em <https://www.who.int/publications/m/item/weekly-epidemiological-update-on-covid-19---15-february-2022>.

[b]N.R.T.: Em fevereiro de 2022, o número de casos de COVID-19 notificados nos EUA era de 78,4 milhões, com 933.000 mortes.

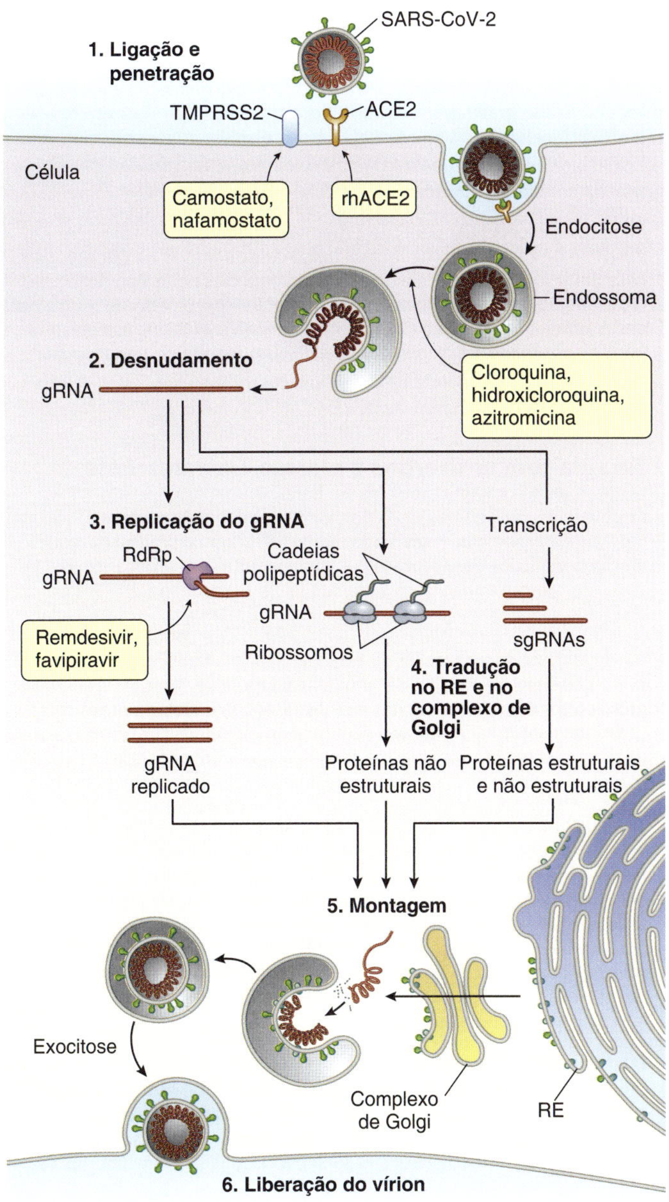

FIGURA 342A.1 **Possíveis alvos no ciclo de vida do coronavírus.** ACE = enzima conversora de angiotensina; gRNA = RNA genômico; RE = retículo endoplasmático; RdRp = RNA polimerase RNA-dependente; rhACE2 = enzima conversora de angiotensina humana recombinante 2; RNA = ácido ribonucleico; SARS-CoV-2 = coronavírus 2 causador de síndrome respiratória aguda grave; sgRNA = RNA subgenômico; TMPRSS2 = serinoprotease 2 transmembrana. (De Guy RK, DiPaola RS, Romanelli F, et al. Rapid repurposing of drugs for COVID-19. *Science.* 2020;368:829-830.)

portadores assintomáticos, que podem transmitir a infecção, desenvolvem posteriormente sintomas,[13d] mas 30 a 40% das pessoas infectadas permanecem assintomáticas.[13e]

Embora muitos pacientes apresentem sintomas leves, alguns desenvolvem tosse intensa, hipoxia e SARA (Capítulo 96).[13f] Manifestações extrapulmonares ocorrem em quase todos os órgãos.[14] As complicações cardíacas incluem trombose, infarto do miocárdio, miocardite (em aproximadamente 2% de pacientes jovens saudáveis)[14b] e arritmias.[15] As complicações neurológicas podem incluir mioclonia, convulsões, *delirium*[15b] e encefalite.[15c] A perda do paladar e do olfato é neuromediada, refletindo o acometimento encefálico. Aproximadamente 25% dos pacientes hospitalizados apresentam diarreia.[16] Lesão renal é comum, e aproximadamente um terço dos pacientes que precisam de ventilação mecânica também necessita de diálise renal. As lesões cutâneas podem incluir eritema acral com lesões que simulam eritema pérnio (Capítulo 72), erupções maculopapulares, urticária e vesículas (Capítulo 412).[16b]

Tabela 342A.1 Sinais/sintomas de COVID-19 em casos sintomáticos.

	% APROXIMADO DE PACIENTES
Febre	70 a 90%
Tosse seca	60 a 85%
Dispneia	50 a 80%
Alterações do paladar ou do olfato	40 a 80%
Fadiga	40 a 60%
Queixas gastrintestinais*	15 a 60%
Mialgias	15 a 45%
Calafrios	15 a 30%
Cefaleia	10 a 20%
Dor de garganta	10 a 20%
Rinorreia	5 a 10%

*Incluindo náuseas, vômitos, diarreia.

Em várias séries, a idade mediana dos pacientes hospitalizados é, habitualmente, 50 a 55 anos, com a maioria (60% ou mais) do sexo masculino. Dos pacientes hospitalizados, aproximadamente 15% precisam de cuidados intensivos, em torno de 12%, de ventilação mecânica e aproximadamente 3 a 4% demandam diálise renal.[17,18] Não há evidências de que inibidores da enzima conversora de angiotensina (IECA) ou inibidores da renina-angiotensina-aldosterona influenciem de maneira adversa a evolução da doença.

Especialmente em crianças e adolescentes, mas ocasionalmente em adultos, a COVID-19 pode precipitar inflamação vascular e multissistêmica grave semelhante à doença de Kawasaki (Capítulo 254).[19,20] Felizmente, a infecção não parece ter efeitos adversos no desfecho neonatal.[20b]

DIAGNÓSTICO

O diagnóstico de COVID-19 se fundamenta na detecção de RNA de SARS-CoV-2 por meio de ensaios de reação da cadeia da polimerase (PCR), habitualmente em *swabs* nasofaríngeos.[20c] Em vários estudos, 20 a mais de 50% dos pacientes com testes positivos são assintomáticos, embora alguns desses indivíduos desenvolvam posteriormente sintomas porque foram testados durante o período de incubação, antes do surgimento dos sintomas. A acurácia da testagem depende da aquisição da amostra, da cronologia da testagem em relação à exposição, da carga viral e das características do ensaio.[21] Estimativas da sensibilidade variam de 80 a mais de 95%, com resultados falso-negativos sendo mais comuns antes do aparecimento dos sintomas;[21b] a especificidade do teste é de aproximadamente 99%.[21c] O risco de resultado falso-positivo parece ser muito baixo, embora possa ocorrer contaminação durante o processamento. e alguns pacientes que se recuperaram continuam eliminando vírus ativo ou partículas virais inativas por um período desconhecido de tempo. Em comparação aos *swabs* nasofaríngeos, os *swabs* de faringe e das narinas são menos sensíveis. Ensaios de fluxo lateral, rápidos e menos dispendiosos, para detectar antígeno viral na saliva são menos sensíveis que os *swabs* nasais, mas seu uso parece razoável para detecção de vírus transmissíveis. Como a testagem da saliva pode ser realizada diariamente, essa abordagem tem o potencial de aumentar a detecção e limitar a transmissão.

Cerca de 60% dos pacientes hospitalizados com RNA viral detectável no escarro ou na saliva também o têm nas fezes e até 40% no soro. Nas amostras respiratórias, o RNA viral permanece detectável por um período médio de 14 dias nos pacientes com formas leves da doença e 21 dias naqueles com formas graves. A duração mediana relatada do vírus nas fezes, 22 dias, é superior à média nas amostras respiratórias ou no soro (16 dias).[22] A probabilidade de coletar vírus com capacidade de replicação diminui após o aparecimento dos sintomas e varia de acordo com a gravidade da doença.

Linfocitopenia, algumas vezes grave, é encontrada em mais de 80% dos pacientes internados, e leucopenia e trombocitopenia são encontradas em aproximadamente um terço dos pacientes internados.[23] É comum encontrar níveis elevados de dímero D, proteína C reativa, desidrogenase láctica (LDH) e creatinoquinase; até 50% dos pacientes hospitalizados apresentam níveis anormais de enzimas hepáticas. Embora inicialmente as radiografias de tórax de alguns pacientes sejam normais, o achado mais comum em pacientes com COVID-19 é uma opacificação progressiva em vidro fosco, mais evidente na tomografia computadorizada de tórax.

O exame sorológico para detectar anticorpos consegue determinar quem já teve uma infecção, com sensibilidade superior a 90% e alto grau de especificidade. Todavia, nem todos os anticorpos detectáveis têm a capacidade de neutralizar o vírus, e não se deve inferir que um teste de anticorpo positivo signifique proteção contra infecção futura.

TRATAMENTO

Princípios gerais

Pacientes com formas leves de COVID-19 conseguem melhora espontânea com cuidados de suporte e não precisam ser hospitalizados. É indicado o autoisolamento em casa, sendo preferível o isolamento em outros ambientes caso não haja possibilidade do isolamento domiciliar.

Todavia, aproximadamente 20% dos pacientes sintomáticos estão adoecidos o suficiente para exigir hospitalização.[24] No intervalo entre a apresentação e a comprovação da COVID-19 por *swab* nasofaríngeo, é razoável prescrever antibioticoterapia empírica ou, na temporada, tratamento para *influenza* (Capítulo 340) para os pacientes em estado muito grave.[25,25b]

Tratamento com anticorpos e soro convalescente parece ser efetivo para pacientes ambulatoriais que correm alto risco de formas graves da doença. Nos hospitalizados, corticosteroides sistêmicos e anti-inflamatórios podem exercer efeitos benéficos adicionais. Os benefícios de agentes antivirais específicos são menos evidentes.

Cerca de 5% dos pacientes sintomáticos desenvolvem doença crítica, e essencialmente todos eles precisam de ventilação invasiva.[26] Além das medidas de isolamento, o tratamento de suporte é geralmente semelhante ao prescrito para a SARA (Capítulo 96). Na enfermaria que não UTI o tratamento respiratório enfoca a colocação do paciente em decúbito ventral e ventilação não invasiva (VNI), tipicamente com a meta de manter a saturação de oxigênio acima de 90% (Capítulos 96 e 97). A VNI com capacete (*helmet*) não é melhor que oxigênio por cateter nasal de alto fluxo (CNAF).[A1b] Oxigenação por membrana extracorpórea parece ser benéfica em pacientes selecionados de modo apropriado.[26b]

Agentes antivirais

Em pacientes hospitalizados com formas graves da doença, o rendesivir (infusão intravenosa [IV] de 200 mg no dia 1, seguida por infusão IV única diária de 100 mg nos dias 2 a 10) reduziu o tempo de recuperação mediano de aproximadamente 15 dias para cerca de 11,[A1,A2] e um benefício similar é alcançável, aparentemente, com 5 dias de tratamento.[A3] Para efeito de comparação, o rendesivir não reduziu a taxa de mortalidade em um grande estudo internacional de pacientes hospitalizados[A3b] e não foi benéfico em um outro de indivíduos com formas moderadas da doença.[A4] O rendesivir foi aprovado, com base em dados cumulativos,[A4b] pela U.S. Food and Drug Administration (FDA), mas não é recomendado pela Organização Mundial da Saúde.[26c] A plitidepsina (Aplidin®), um depsipeptídeo cíclico que inibe o fator de alongamento da tradução eucariótico 1A e com atividades antitumorais, antivirais e imunossupressoras, exibe impressionante atividade antiviral *in vitro* contra SARS-CoV-2 e, atualmente, é avaliada em estudos clínicos.[26d]

A combinação de lopinavir (400 mg a cada 12 horas) e ritonavir (100 mg a cada 12 horas) não é benéfica.[A5,A5b] O acréscimo de interferona beta-1b (três doses de 8 milhões de UI em dias alternados) e ribavirina (400 mg a cada 12 horas) na fase inicial da doença consegue encurtar o intervalo de tempo até que um *swab* nasofaríngeo se torne negativo de uma mediana de 12 para uma de 7 dias,[A6] embora a terapia apenas com interferona não tenha se mostrado benéfica em pacientes hospitalizados.[26e] A hidroxicloroquina não se mostrou benéfica em múltiplos estudos,[A7,A8-A8d,A9] tampouco a azitromicina.[A9b]

Agentes anti-inflamatórios

Corticosteroides sistêmicos reduzem a taxa de mortalidade de aproximadamente um terço dos pacientes em estado crítico,[A10] com benefícios semelhantes aos da dexametasona (≥ 6 mg/dia IV ou por via oral [VO] por até 10 dias)[A11,A11b] e hidrocortisona (200 a 400 mg IV durante aproximadamente 7 dias).[A12,A13] Todavia, os corticosteroides sistêmicos, além de não serem benéficos, ainda podem ser deletérios em pacientes com formas menos graves da doença, em decorrência do risco aumentado de infecção secundária.

O tratamento com medicamentos que bloqueiam as interleucinas e, como resultado, conseguem reduzir a resposta inflamatória à COVID-19 exibe eficácia variável. Embora o tocilizumabe (um inibidor da interleucina [IL]-6) não tenha se mostrado eficaz em vários estudos,[A14-A14d] em estudos de maior porte (na dose de 8 mg/kg IV, 1 ou 2 vezes) reduziu a evolução da doença em pacientes hospitalizados[A14e] e a taxa de mortalidade naqueles em estado grave e em estado crítico que precisam de oxigenoterapia,[A14f,A14g] incluindo os que fazem uso de corticosteroide sistêmico. Para efeito de comparação, o sarilumabe (outro inibidor de IL-6) teve resultados inconsistentes, e a anacinra (um inibidor da IL-1) não se mostrou eficaz.[A14h,A14i]

Baricitinibe (um inibidor de Janus quinase, na dose diária de 4 mg VO) foi aprovado pela FDA para uso emergencial, em combinação com rendesivir, para tratamento de formas moderadas a graves da doença, com base em um estudo que mostrou redução de 8 dias no tempo de recuperação médio, além de diminuição do *endpoint* combinado de morte ou necessidade de ventilação em pacientes hospitalizados que estejam recebendo altos fluxos de oxigênio ou VNI.[A14j] Um estudo de pequeno porte sugeriu benefícios da colchicina VO (0,5 mg, 3 vezes/dia, durante 5 dias, depois 2 vezes/dia durante 5 dias) para reduzir a intensidade clínica em pacientes com formas moderadas a graves da doença.[A14k]

Terapia com anticorpos e plasma convalescente

O tratamento com anticorpos (p. ex., banlanivimabe, associado ou não a etesevimabe, ou a combinação de casirivimabe mais indevimabe) não se mostrou efetivo em pacientes hospitalizados,[A15] porém promissor na redução da carga viral, das hospitalizações e das consultas em pronto-socorro de pacientes ambulatoriais com sintomas leves a moderados.[A15b-A15e] Como resultado, a combinação de banlanivimabe (700 mg) e etesevimabe (1.400 mg) é recomendada para os pacientes que correm alto risco de evolução para doença grave ou hospitalização.[26f] Nanocorpos sintéticos que interferem na ligação do vírus SARS-CoV-2 ao receptor ACE-2 são promissores para prevenção futura e estratégias de tratamento.[26g,26h]

Em um estudo randomizado de adultos mais velhos com formas leves da doença, a terapia com plasma convalescente com altos títulos de anticorpos reduziu de maneira significativa a evolução para formas graves da doença.[A16] Em outro estudo randomizado do uso de plasma convalescente em pacientes com formas graves da doença com angústia respiratória e/ou hipoxemia, o tratamento reduziu a carga viral e melhorou significativamente a porcentagem de pacientes que receberam alta hospitalar ou que melhoraram em 28 dias, mas aparentemente não melhorou os pacientes em estado crítico que apresentavam choque ou falência de órgãos ou precisavam de ventilação mecânica.[A16b] Plasma convalescente não se mostrou favorável em outros estudos randomizados de pacientes com formas leves[A16c] ou graves da doença,[A16d] e os dados gerais sugerem que não há efeitos benéficos.[A16e]

Outros medicamentos

Dados sugerem que os pacientes em uso de IECA ou bloqueadores dos receptores de angiotensina em razão de outras indicações devem continuar a usá-los;[A17] entretanto, não há evidências de que esses medicamentos tenham efeitos benéficos.[27] As recomendações são semelhantes para os anti-inflamatórios não esteroides (AINEs).

Como os homens correm risco de formas mais graves da doença em virtude dos efeitos androgênicos em TMPRSS2, os agentes antiandrogênicos têm utilidade potencial. Em um pequeno estudo, progesterona (100 mg por via subcutânea [SC], 2 vezes/dia, durante 5 dias) acelerou a melhora clínica de pacientes do sexo masculino.[A17b]

Como não há dados de estudos randomizados, o valor da anticoagulação profilática é incerto.[27b] Todavia, heparina de baixo peso molecular (HBPM) em doses profiláticas (p. ex., enoxaparina 40 mg SC, 1 vez/dia) ou fondaparinux (2,5 mg/dia) é tão eficaz quanto os esquemas com doses mais altas[A17c] atualmente preconizados para pacientes hospitalizados.[27c,27d]

PREVENÇÃO

Os pilares da prevenção são proteção respiratória e distanciamento. Dados observacionais sugerem que o distanciamento de 1 metro reduz o risco de infecção em cerca de 80%, com maior proteção quanto maior ele for;[28] o distanciamento físico é um meio efetivo de minimizar a propagação viral.[28b] O isolamento social é, de modo geral, reconhecido como responsável pela redução da velocidade da pandemia na Califórnia e em Nova York, embora os dados sugiram que a imposição mais precoce de restrições em Nova York poderia ter salvo milhares de vidas. O rastreamento dos contactantes, como indicado para o controle epidêmico, possibilita o isolamento deles e é importante no controle de epidemias.[29,30-30c] Estima-se que essas medidas combinadas evitaram 5 milhões ou mais de infecções nos EUA durante os primeiros meses da pandemia.[31]

As máscaras faciais são, obviamente, uma intervenção preventiva efetiva.[31b,31c] Máscaras cirúrgicas descartáveis reduzem a infecção em aproximadamente 75 a 85% e são discretamente superiores às de pano,[32] enquanto as máscaras N95 ou equivalentes reduzem o risco em talvez 95% ou mais.[33] A proteção ocular, utilizada mais comumente em unidades de saúde, também reduz o risco de infecção em aproximadamente 80%. Hidroxicloroquina não é efetiva como profilaxia pré[A18] ou pós-exposição.[A18b,A18c] Luz ultravioleta, inclusive luz solar, consegue inativar o vírus[34] e o uso de luz ultravioleta na faixa de 205 a 230 nm pode ser seguro o bastante para exposição humana recorrente. Anticorpos monoclonais têm o potencial de prevenir doença clínica em pacientes expostos de alto risco,[35] e a administração profilática de banlanivimabe foi 57% efetiva na prevenção de infecção em um ensaio randomizado de residentes e equipe de saúde em unidades de longa permanência.[A18d]

Várias vacinas foram avaliadas em estudos clínicos[36–38] e estão disponíveis em um número crescente de países, com os dados sugerindo até 95% de eficácia na prevenção de infecção e até 98 a 99% nas formas graves da infecção ou morte em adultos (Tabela 342A.2)[A19-A19e] e adolescentes.[A19f] Dados experimentais no mundo real confirmam as elevadas taxas de proteção observadas nos estudos randomizados.[38b–38d] Embora a maioria das vacinas exija a aplicação de uma segunda dose de "reforço",[38e] uma dose apenas pode ser adequada em indivíduos previamente infectados.[38f] A eficiência de neutralização das vacinas contra as novas variantes do vírus parece ser um pouco menor,[A19g],[38g,38h] sobretudo a da vacina AstraZeneca contra a variante B.1.351, que foi observada pela primeira vez na África do Sul;[A19h] entretanto, a eficácia global das vacinas contra as variantes emergentes é incerta.[38i] Duas vacinas chinesas apresentaram efetividade em torno de 75%.[A19i] Efeitos colaterais graves da vacinação são incomuns, com raros casos de trombocitopenia trombótica,[38j,38k] trombose de seio venoso cerebral[38l] e miocardite, com relatos de anafilaxia em 0,025% dos casos.[38m] Ao final de maio de 2021, cerca de 42% da população dos EUA estava plenamente vacinada e 51% pelo menos parcialmente.

PROGNÓSTICO

Atualmente é difícil determinar a taxa de letalidade precisa da COVID-19 dado o número grande, embora incerto, de casos assintomáticos, da ampla variação de taxa de mortalidade entre os grupos etários e do fato de que as séries de casos publicadas incluíram um número substancial de pacientes que ainda estavam hospitalizados e até mesmo em estado crítico. Em uma série de Wuhan, a taxa de letalidade notificada foi de 2,3%, mas de aproximadamente 50% nos casos críticos. Nessa série, não ocorreram mortes de pacientes com menos de 9 anos, mas a taxa de mortalidade foi de 8% naqueles com 70 a 79 anos e 15% nos com mais de 80.[39] Na cidade de Nova York, durante a pandemia de 2020 (primavera), a taxa de letalidade global em pacientes com infecções confirmadas foi de 1,4%: 0,1% na faixa dos 25 a 44 anos; 0,9% na dos 45 a 64; 4,8% na dos 65 a 74; e 14% para pessoas com 75 anos ou mais.[39b] Nos EUA, outra estimativa foi a da taxa de letalidade de 1,3% (o número de mortes dividido pelo número total estimado de infecções, diagnosticadas ou não), após serem levadas em consideração todas essas variáveis;[40] contudo, os dados atuais sugerem uma queda de quase 50% da taxa de mortalidade ajustada em comparação com a fase inicial da pandemia.[40b] Por exemplo, estima-se que a taxa de letalidade da infecção na Islândia seja de 0,3%,[40c] e estimativas dinamarquesas baseadas em dados de soroprevalência, inclusive casos assintomáticos, são de 0,09% para pessoas com menos de 70 anos.[40d] O U.S. Centers for Disease Control and Prevention (CDC) estimou os riscos relativos por grupo etário (Tabela 342A.3).

Além da idade, os fatores de prognóstico ruim incluem sexo masculino, comorbidades subjacentes (sobretudo hipertensão arterial, obesidade e diabetes melito), fragilidade física ou mental,[40e] nível elevado de dímero D (> 1 μg/mℓ), carga viral maior,[40f] níveis mais elevados de biomarcadores inflamatórios[40g] e formas mais graves da doença.[41,41b,42,43] O uso de medicamentos anti-hipertensivos, inclusive inibidores do sistema renina-angiotensina-aldosterona (SRAA), não parece influenciar os desfechos.[44] Populações negras apresentam taxas de infecção e mortalidade mais altas, embora não pareçam ter taxa de letalidade[d] hospitalar mais elevada.[45]

Mais de 95% dos pacientes infectados parecem desenvolver anticorpos e 90% ou mais desenvolvem anticorpos neutralizantes.[46] A imunidade aos coronavírus sazonais (Capítulo 342) é relativamente breve;[46b] entretanto, após a infecção pelo SARS-CoV-2, ela parece durar pelo menos 6 meses.[46c,46d] A infecção prévia reduz o risco de infecção subsequente em aproximadamente 80 a 85%, mas apenas 50% em pessoas com mais de 65 anos.[46e,46f] Todavia, a probabilidade de resultado positivo em um teste de amplificação de ácido nucleico subsequente é reduzida em 90% em pacientes com anticorpos detectáveis pós-infecção.[46g]

As sequelas a longo prazo da COVID-19 e suas complicações nos sobreviventes ainda não são conhecidas; contudo, uma minoria substancial de pacientes apresenta sintomas persistentes perceptíveis[46h,46i] – os

Tabela 342A.2 Vacinas para SARS-CoV-2 com dados publicados de eficácia oriundos de estudos randomizados.

Nome da vacina	Tipo de vacina	Posologia
Moderna (mRNA-1273)*	mRNA	2 doses (28 dias de intervalo)
Pfizer-BioNTech (BNT162b2)*	mRNA	2 doses (21 dias de intervalo)
Johnson & Johnson (Ad26.CoV2.S)†	Vetor viral	1 dose
AstraZeneca/Oxford (ChAdOx1)*	Vetor viral	2 doses (28 dias de intervalo)
Gamaleya National Research Center for Epidemiology and Microbiology (Gam-COVID-Vac [Sputnik V])*	Vetor viral	2 doses (21 dias de intervalo)
CoronaVac (Instituto Butantan)	Vírus inativado	2 doses (14 a 28 dias de intervalo)

*Todas são cerca de 90 a 95% eficazes 2 semanas após a segunda dose e cerca de 98% contra doenças graves.
†Dose única, cerca de 60 a 70% de eficácia geral, 85 a 99% de eficácia contra doença grave em 28 a 50 dias.

Tabela 342A.3 Risco de infecção, hospitalização e morte por COVID-19 segundo grupo etário: razões de taxa de incidência em comparação com o grupo de 5 a 17 anos.[c]

	0 a 4 ANOS	5 a 17 ANOS	18 a 29 ANOS	30 a 39 ANOS	40 a 49 ANOS	50 a 64 ANOS	65 a 74 ANOS	75 a 84 ANOS	> 85 ANOS
Casos	< 1×	Grupo de referência	2×	2×	2×	2×	1×	1×	2×
Hospitalização	2×	Grupo de referência	6×	10×	15×	25×	40×	65×	95×
Morte	2×	Grupo de referência	10×	45×	130×	440×	1.300×	3.200×	8.700×

Todas as taxas são relativas à categoria de 5 a 17 anos. Por exemplo, em comparação com as pessoas de 5 a 17 anos, a taxa de morte é 45 vezes maior no grupo com 30 a 39 anos e 8.700 vezes mais alta no de pessoas com mais de 85 anos.
Adaptada de Centers for Disease Control and Prevention. More Resources about COVID-19: Data and Surveillance: Special Populations Data – Hospitalization and Death by Age. Última atualização em 18 de fevereiro de 2021. https://www.cdc.gov/coronavirus/2019-ncov/covid-data/investigations-discovery/hospitalization-death-by-age.html. Acesso em: 22 jun. 2021.

[c]N.R.T.: É interessante ver dados mais recentes em <https://covid.cdc.gov/covid-data-tracker/#datatracker-home>.

[d]N.R.T.: Lembrar que taxa de letalidade é o número de mortes em relação às pessoas que apresentam a doença ativa, e não em relação à população toda – ou seja, é a porcentagem de pessoas infectadas que evoluem para óbito.

mais comuns na consulta de acompanhamento após 4 a 6 meses são fadiga, astenia, ansiedade e depressão,[46j] anormalidades na difusão pulmonar[46k] e redução da resistência física.

VARIANTES DO SARS-COV-2

Em maio de 2021, a Organização Mundial da Saúde (OMS) atribuiu nomenclaturas simples para as principais variantes do SARS-CoV-2, com o uso de letras do alfabeto grego. A OMS atribuiu nomenclaturas às variantes designadas como variantes de interesse (VOI) ou variantes de preocupação (VOC).

Uma VOC está associada a uma ou mais das seguintes alterações em um grau de significância para a saúde pública global:

- Aumento da transmissibilidade ou alteração prejudicial na epidemiologia da COVID-19 ou
- Aumento da virulência ou mudança na apresentação clínica da doença ou
- Diminuição da eficácia das medidas sociais e de saúde pública ou diagnósticos, vacinas e terapias disponíveis.

A VOI é aquela que, em comparação com a variação original, apresenta em seu genoma mutações que modifiquem o fenótipo do vírus e:

- Foi identificada como causadora de transmissão comunitária, de múltiplos casos ou de *clusters* (agrupamentos de casos) de COVID-19 ou foi detectada em vários países ou
- Foi de outra forma avaliada como uma VOI pela OMS em consulta com o Grupo de Trabalho de Evolução do SARS-CoV-2.

No Brasil, em 21 de fevereiro de 2022, às 18h50, haviam sido constatados:

CASOS	ÓBITOS	INCIDÊNCIA/ 100 MIL HABITANTES	MORTALIDADE/ 100 MIL HABITANTES
28.245.551	644.604	13.440,8	306,7

LINHA DO TEMPO DA COVID-19

- **12 de dezembro de 2019**
  Um grupo de pacientes em Wuhan, China, começa a apresentar dispneia e febre
- **31 de dezembro de 2019**
  O escritório da OMS na China é informado de vários casos de pneumonia de etiologia desconhecida na cidade de Wuhan. Todos os casos estavam conectados ao Mercado Atacadista de Frutos do Mar de Huanan, na mesma cidade
- **2 de janeiro de 2020**
  A OMS ativa seu sistema de manejo em três níveis
- **10 de janeiro de 2020**
  O CDC publica informações sobre o novo coronavírus em seu *website*
- **12 de janeiro de 2020**
  O Ministério de Saúde Pública da Tailândia comprova um caso importado do novo coronavírus confirmado por laboratório
- **17 de janeiro de 2020**
  O CDC começa a rastrear passageiros de voos diretos e de conexão provenientes de Wuhan, China; San Francisco e Los Angeles, Califórnia; e de Nova York
- **20 de janeiro de 2020**
  O CDC comprova o primeiro caso de COVID-19 confirmado por laboratório nos EUA
- **22 de janeiro de 2020**
  A OMS confirma a propagação interpessoal do novo coronavírus
- **27 de janeiro de 2020**
  Nos EUA, a FDA anuncia que "tomará ações importantes para acelerar a elaboração de medidas médicas para atacar o novo coronavírus" em conjunto com outras agências, como o CDC
- **31 de janeiro de 2020**
  A OMS declara o surto de coronavírus uma Emergência de Saúde Pública de Preocupação Internacional
- **4 de fevereiro de 2020**
  A FDA aprova o uso de um teste para detecção de SARS-CoV-2 desenvolvido pelo CDC
- **11 de fevereiro de 2020**
  A Organização das Nações Unidas (ONU) propõe um nome oficial para a doença causada pelo SARS-CoV-2: COVID-19
- **14 de fevereiro de 2020**
  A França anuncia a primeira morte por coronavírus na Europa (um turista chinês de 80 anos)
- **23 de fevereiro de 2020**
  A Itália se torna um *hotspot* global de COVID-19. O governo italiano emite decreto-lei com medidas urgentes para conter e controlar a emergência epidemiológica causada pela COVID-19, efetivamente fechando o país
- **24 de fevereiro de 2020**
  Irã anuncia seus primeiros dois casos de infecção pelo coronavírus em 19 de fevereiro e, menos de 1 semana depois, são notificados 61 casos e 12 mortes, mais do que qualquer outro país na época, com exceção da China
- **26 de fevereiro de 2020**
  As autoridades de saúde brasileiras informam que um homem de 61 anos (em São Paulo), recém-regressado de uma viagem de negócios à Itália, havia testado positivo para o coronavírus, o primeiro caso conhecido na América Latina
- **29 de fevereiro de 2020**
  Em 19 de fevereiro, as autoridades de saúde americanas anunciam a morte de um paciente em decorrência do coronavírus – na época, acreditava-se que se tratava da primeira morte por esse vírus nos EUA. Na verdade, duas pessoas haviam ido a óbito antes, mas o diagnóstico só foi feito meses depois
- **11 de março de 2020**
  A OMS declara a pandemia de COVID-19
- **16 de março de 2020**
  Vários países na América Latina impõem restrições a seus cidadãos para reduzir a velocidade de propagação do coronavírus. A Venezuela anuncia quarentena nacional, iniciada em 17 de março. Equador e Peru implementam *lockdowns*, enquanto Colômbia e Costa Rica fecham as fronteiras
- **17 de março de 2020**
  A Moderna Therapeutics inicia o primeiro estudo em seres humanos de uma vacina para proteger contra a pandemia de COVID-19 em uma instalação de pesquisa em Seattle, Washington.

  Líderes europeus votam a favor do fechamento de, pelo menos, 26 países para todos os visitantes do restante do mundo durante pelo menos 30 dias. Essa proibição de viagens não essenciais fora do bloco é a primeira resposta coordenada à epidemia da União Europeia
- **24 de março de 2020**
  A Índia anuncia *lockdown* de 21 dias
- **28 de março de 2020**
  A FDA emite uma autorização de emergência do uso de sulfato de hidroxicloroquina e fosfato de cloroquina em alguns pacientes hospitalizados com COVID-19.

  O CDC alerta contra o uso de fosfato de cloroquina sem indicação médica após uma pessoa ficar muito doente e outra morrer em decorrência da ingestão desse medicamento (formulação para uso em aquário) para prevenir COVID-19

- **2 de abril de 2020**
  A essa altura, a pandemia já havia acometido mais de 1 milhão de pessoas em 171 países nos seis continentes, com pelo menos 51 mil mortes

- **10 de abril de 2020**
  Os EUA ultrapassam a Itália como líder mundial no número de mortes por COVID-19 (23.036 mortes). Em Moscou, o número de pessoas hospitalizadas com COVID-19 dobra em relação à semana anterior

- **24 de abril de 2020**
  A OMS cria a iniciativa COVAX – um programa com entidades filantrópicas para ampliar a distribuição dos imunizantes para COVID-19 e garantir que nações de baixa renda não sejam negligenciadas

- **26 de abril de 2020**
  Médicos do Reino Unido observam aumento das notificações de síndrome inflamatória grave, com manifestações semelhantes à doença de Kawasaki, em crianças previamente saudáveis. Os casos ocorreram naquelas que testaram positivo para infecção atual ou recente pelo SARS-CoV-2. Posteriormente, essa condição passa a ser denominada síndrome inflamatória multissistêmica em crianças (SIM-C), condição inflamatória que acomete crianças com COVID-19

- **30 de abril de 2020**
  As companhias aéreas passam a exigir o uso de máscaras faciais dos passageiros e tripulantes nos EUA e na Europa

- **1º de maio de 2020**
  A agência americana FDA emite uma autorização para uso emergencial do agente antiviral rendesivir para o tratamento de COVID-19 suspeita ou confirmada em laboratório em adultos e crianças internados com formas graves da doença

- **22 de maio de 2020**
  O Brasil supera a Rússia como a segunda contagem mais elevada de infecções em todo o planeta, com mais de 330 mil notificações. Peru e Chile estão entre os países com contagens mais altas de infecção *per capita* (em torno de 1 em 300). Dados do Equador indicam um dos piores surtos do planeta. Os EUA ainda são o epicentro global, com mais de 1,6 milhão de casos; o número de mortes se aproxima de 100 mil

- **28 de maio de 2020**
  As mortes por COVID-19 ultrapassam 100 mil nos EUA

- **4 de junho de 2020**
  O número de casos conhecidos no planeta aumenta mais rápido do que nunca, com mais de 100 mil novas infecções por dia

- **11 de junho de 2020**
  A OMS declara que os países da África demoraram 98 dias para atingir a marca de 100 mil casos de infecção pelo coronavírus, mas apenas 18 dias para dobrar esse número. Dez países são responsáveis por quase 80% de todos os casos, e a África do Sul tem 25% de todos eles

- **25 de junho de 2020**
  O CDC expande a lista de pessoas que correm risco de apresentar formas graves de COVID-19, passando a incluir aquelas com nefropatia crônica, doença pulmonar obstrutiva crônica, obesidade, imunocomprometimento secundário a transplante de órgãos sólidos, cardiopatias graves, doença falciforme e diabetes melito do tipo 2

- **10 de julho de 2020**
  Hong Kong fecha escolas em meio à terceira onda de COVID-19

- **15 de julho de 2020**
  Tóquio eleva o nível de alerta da pandemia

- **16 de julho de 2020**
  Um estudo realizado na Coreia do Sul constata que crianças maiores propagam o vírus de modo comparável aos adultos

- **17 de julho de 2020**
  A Índia atinge 1 milhão de casos e 25 mil mortes. *Lockdowns* são reinstituídos

- **Agosto de 2020**
  A variante C.37 é detectada pela primeira vez no Peru

- **22 de agosto de 2020**
  O número de mortes em virtude do SARS-CoV-2 em todo o planeta ultrapassa 800 mil

- **22 de setembro de 2020**
  As mortes por COVID-19 ultrapassam 200 mil nos EUA.

  O Advisory Committee on Immunization Practices (ACIP) emite recomendação para o uso da vacina Pfizer-BioNTech em pessoas com 16 anos e mais velhas para a prevenção de COVID-19

- **Outubro de 2020**
  Detectada pela primeira vez a variante beta na África do Sul, considerada variante de preocupação.

  A linhagem B.1.617 do novo coronavírus é detectada pela primeira vez na Índia. A cepa é encontrada em 66 países, incluindo o Brasil, que teve os primeiros casos confirmados no dia 20 de maio

- **17 de novembro de 2020**
  A FDA autoriza o primeiro teste domiciliar para o coronavírus

- **Novembro de 2020**
  Detectada pela primeira vez a variante alfa (B.1.1.7) do SARS-CoV-2 (variante de preocupação) em uma amostra coletada em setembro no Reino Unido

- **11 de dezembro de 2020**
  A FDA aprova a vacina da Pfizer

- **14 de dezembro de 2020**
  O Reino Unido começa a vacinação contra COVID-19

- **14 de dezembro de 2020**
  As mortes por COVID-19 ultrapassam 300 mil nos EUA

- **18 de dezembro de 2020**
  A FDA aprova a vacina da Moderna contra COVID-19

- **20 de dezembro de 2020**
  Israel começa a vacinação contra COVID-19

- **30 de dezembro de 2020**
  A vacina da AstraZeneca e da University of Oxford é aprovada para uso emergencial no Reino Unido e começa a ser distribuída no ano-novo

- **31 de dezembro de 2020**
  A OMS emite validação para uso emergencial da vacina Pfizer-BioNTech COVID-19, a primeira a receber essa validação.

  A OMS informa que a variante do SARS-CoV-2, identificada inicialmente no Reino Unido, é detectada em 31 outros países, territórios e regiões. A variante do vírus encontrada na África do Sul é notificada em quatro outros países. Estudos são iniciados para determinar o impacto no desempenho da vacina

- **2 de janeiro de 2021**
  Variante gama do coronavírus (variante de preocupação) é detectada pela primeira vez no Japão em quatro turistas que visitaram o Amazonas

- **3 de janeiro de 2021**
  A Índia aprova o uso da vacina AstraZeneca/Oxford, bem como o de uma vacina produzida localmente (Covaxin®)

- **4 de janeiro de 2021**
  O número de casos confirmados de COVID-19 ultrapassa 85 milhões

- **5 de janeiro de 2021**
  O Strategic Advisory Group of Experts on Immunization (SAGE) da OMS recomenda que os pacientes recebam duas doses da vacina Pfizer-BioNTech em um intervalo de 21 a 28 dias.
  O Reino Unido adia a administração da segunda dose da vacina Pfizer-BioNTech para 12 semanas a fim de vacinar mais pessoas, atitude que gera debate entre os especialistas

- **7 de janeiro de 2021**
  Pesquisadores brasileiros que supervisionam a fase III de ensaios clínicos da vacina Sinovac no país anunciam que esta é 100% efetiva na prevenção de sinais/sintomas graves de COVID-19 e 78% nas formas leves da doença.
  Um estudo publicado na revista científica *JAMA* relata que 59% de todas as transmissões de COVID-19 provêm de indivíduos assintomáticos, inclusive 35% daqueles pré-sintomáticos e 24% dos que jamais se tornam sintomáticos.
  O Reino Unido aprova a vacina da Moderna para uso emergencial

- **10 de janeiro de 2021**
  Os casos confirmados de COVID-19 ultrapassam 3 milhões na África

- **11 de janeiro de 2021**
  O número de casos confirmados de COVID-19 ultrapassa 19 milhões em todo o planeta.
  A Indonésia autoriza o uso emergencial da vacina Sinovac, e é o primeiro país a fazê-lo (exceto pela China)

- **15 de janeiro de 2021**
  O número de mortes por COVID-19 ultrapassa 2 milhões em todo o planeta

- **16 de janeiro de 2021**
  A Índia começa a vacinação contra COVID-19 com o uso da vacina da Bharat Biotech e da Oxford-AstraZeneca

- **18 de janeiro de 2021**
  O número de casos confirmados de COVID-19 ultrapassa 95 milhões em todo o planeta

- **20 de janeiro de 2021**
  Um ano transcorreu desde que a OMS declarou que o surto de COVID-19 é uma emergência de preocupação internacional

- **26 de janeiro de 2021**
  O SAGE da OMS emite recomendações para o uso da vacina da Moderna, que incluem a administração de duas doses com um intervalo de 28 dias, que pode ser estendido para até 42 dias, dependendo da situação epidemiológica dos países. O SAGE não recomenda que a dose seja dividida. Os especialistas também não aconselham a vacina para gestantes, a menos que elas sejam profissionais de saúde ou corram alto risco de exposição ao coronavírus.
  O número de casos de COVID-19 ultrapassa 100 milhões em todo o planeta

- **29 de janeiro de 2021**
  A vacina da Johnson & Johnson (dose única) demonstra 66% de eficácia total na prevenção de formas moderadas a graves de COVID-19 28 dias após a aplicação. A proteção foi constatada até mesmo 14 dias após a vacinação. A vacina também demonstra 85% de eficácia na prevenção de formas graves da doença e 100% de proteção contra hospitalização e morte

- **5 de fevereiro de 2021**
  O número de pacientes vacinados no planeta supera o número de infecções notificadas de COVID-19, segundo o Diretor-Geral da OMS, Tedros Adhanom Ghebreyesus. Contudo, mais de 3/4 das pessoas vacinadas vivem em apenas 10 países. Existem cerca de 130 países que ainda não administraram uma única dose de vacina contra COVID-19

- **18 de fevereiro de 2021**
  O número de casos confirmados de COVID-19 ultrapassa 110 milhões em todo o planeta

- **2 de março de 2021**
  O painel da OMS de especialistas internacionais emite recomendação contra o uso de hidroxicloroquina para prevenir a infecção pelo coronavírus e aconselha os pesquisadores a reconsiderar estudos com essa substância

- **22 de março de 2021**
  Segundo ensaios clínicos realizados nos EUA, a vacina da AstraZeneca é 79% efetiva na prevenção de formas graves da infecção e hospitalização em pessoas de diferentes grupos etários e etnias

- **31 de março de 2021**
  Ensaios clínicos da vacina Pfizer-BioNTech relatam 100% de efetividade em crianças com 12 a 15 anos, promovendo fortes respostas de anticorpos

- **7 de abril de 2021**
  A European Medicine Agency concluiu que os casos de coágulos sanguíneos incomuns são "efeitos colaterais muito raros" da vacina criada pela AstraZeneca e pela University of Oxford, e reafirma que os benefícios da vacina são superiores aos riscos

- **15 de abril de 2021**
  Na média, uma em cada quatro pessoas recebeu vacina contra COVID-19 nos países de alta renda, enquanto apenas 1 em cada 500 de todas as doses foram administradas em países pobres (declaração do Dr. Richard Mihigo, coordenador do programa de desenvolvimento de vacinas e imunização do WHO Regional Office for Africa)

- **17 de abril de 2021**
  O número de mortes em decorrência de COVID-19 ultrapassa 3 milhões em todo o planeta

- **21 de abril de 2021**
  A Índia enfrenta uma segunda onda da pandemia, com 315.735 novas infecções em todo o país – o maior número de casos relatados em 1 dia em um país desde o início da pandemia

- **28 de abril de 2021**
  A Dra. Carissa F. Etienne, Diretora da Organização Pan-Americana da Saúde, declara que vários países estão relatando aumento do número de casos em pessoas mais jovens

- **30 de abril de 2021**
  O número de casos confirmados de COVID-19 ultrapassa 150 milhões em todo o planeta

- **21 de maio de 2021**
  O número de mortes por COVID-19 na América Latina e no Caribe ultrapassa um milhão. Cinco países são responsáveis pela maioria (quase 89%) das mortes: 44,3% no Brasil, 22,1% no México, 8,3% na Colômbia, 7,3% na Argentina e 6,7% no Peru. No entanto, apenas 21,6% da população dessas regiões foi vacinada até essa data, de acordo com a Organização Pan-Americana da Saúde

- **28 de maio de 2021**
  O número de mortes por COVID-19 supera 3,5 milhões em todo o planeta

- **1º de junho de 2021**
  A OMS adiciona a vacina Sinovac a sua lista de uso emergencial

- **7 de junho de 2021**
  Apesar do declínio mundial de infecções por coronavírus nas 6 semanas anteriores, ocorre aumento de 25% da doença na África

- **14 de junho de 2021**
  A vacina Novavax® tem eficácia global de 90,4%, segundo os resultados do estudo de fase III nos EUA e no México. A vacina é 100% efetiva

contra as formas moderadas e graves de COVID-19 e 93,2% contra as VOC e VOI do SARS-CoV-2.

A variante C.37 passa a ser denominada lambda, e a OMS passa a considerá-la uma VOI

- **18 de junho de 2021**
  Os casos de COVID-19 na África aumentam em 52% em relação à semana anterior e as mortes, em 32%, de acordo com Tedros Adhanom Ghebreyesus, acrescentando que menos de 1% da população do continente africano foi vacinada

- **20 de junho de 2021**
  Uma análise preliminar dos resultados de um estudo de fase III da vacina Soberana 2, de Cuba, mostra eficácia de 62%. Essa vacina passa a ser administrada naquele país

- **1º de julho de 2021**
  A União Europeia lança oficialmente seu certificado digital da COVID-19, que inclui informações do estado vacinal da pessoa

- **7 de julho de 2021**
  O número de mortes por COVID-19 ultrapassa 4 milhões em todo o planeta

- **9 de julho de 2021**
  O subcomitê do Global Advisory Committee on Vaccine Safety da OMS afirma que as evidências sugerem uma "provável associação causal" entre miocardite e vacinas de RNA mensageiro. Essa declaração foi feita após dados dos EUA descreverem 40,6 casos de miocardite por milhão de segundas doses em homens e 4,2 casos por milhão em mulheres com 12 a 29 anos

- **12 de julho de 2021**
  A agência FDA emite um alerta sobre possível aumento de risco de síndrome de Guillain-Barré 42 dias após a aplicação da vacina da Johnson & Johnson, embora não tenha sido confirmada uma relação causal

- **28 de julho de 2021**
  A Pfizer afirma que uma terceira dose de sua vacina poderia aumentar a imunidade

- **30 de julho de 2021**
  Israel afirma que oferecerá uma terceira dose de reforço da vacina Pfizer para pessoas com mais de 60 anos, sendo o primeiro país a oferecê-la em ampla escala

- **5 de agosto de 2021**
  O número de casos notificados de COVID-19 ultrapassa 200 milhões em todo o planeta

- **6 de agosto de 2021**
  Dados preliminares de um estudo na África do Sul sugerem que a vacina de dose única da Johnson & Johnson é extremamente efetiva contra formas graves e morte pela variante delta do coronavírus. No estudo, que incluiu 500 mil profissionais de saúde, foram constatados 95% de efetividade na prevenção de morte e 71% de efetividade na prevenção de hospitalização por essa variante

- **13 de agosto de 2021**
  As agências reguladoras americanas aprovam a aplicação de uma dose de reforço das vacinas contra COVID-19 para pessoas imunocomprometidas

- **18 de agosto de 2021**
  Nos EUA, as autoridades anunciam que começarão a oferecer doses de reforço das vacinas da Pfizer e da Moderna para o público americano 8 meses após a segunda dose

- **23 de agosto de 2021**
  A FDA aprova a primeira vacina contra COVID-19 para pessoas com 16 anos e mais velhas

- **31 de agosto de 2021**
  A OMS informa que está monitorando uma nova variante do coronavírus, conhecida como mu, identificada pela primeira vez na Colômbia, em janeiro de 2021

- **16 de setembro de 2021**
  O Dr. John Nkengasong, Diretor do CDC da África, informa que, entre junho e agosto de 2021, pelo menos 72 mil pessoas morreram no continente africano em decorrência de uma terceira onda de COVID-19

- **21 de setembro de 2021**
  A Johnson & Johnson libera evidências que sua vacina apresenta 74% de eficácia contra formas graves ou críticas de COVID-19, 89% contra hospitalização e 83% contra a morte relacionada a COVID-19. O estudo ENSEMBLE 2, fase III, também descobriu que uma dose de reforço incrementou em 100% a proteção contra formas graves ou críticas de COVID-19 14 dias após a vacinação, quando aplicada 56 dias após a primeira dose

- **24 de setembro de 2021**
  A OMS acrescenta os anticorpos monoclonais casirivimabe e indevimabe a seus tratamentos preconizados para COVID-19. A recomendação é que sejam prescritos para formas não graves da COVID-19 que correm risco mais elevado de internação hospitalar, assim como para pacientes com as formas graves ou críticas da COVID-19 que não desenvolveram anticorpos contra o coronavírus. Essas recomendações baseiam-se em quatro ensaios controlados randomizados e no estudo RECOVERY, no Reino Unido

- **1º de outubro de 2021**
  A Merck afirma que seu agente antiviral, molnupiravir, comprovadamente reduz em 50% o risco de hospitalização ou morte quando administrado a pessoas que correm alto risco de manifestações clínicas graves nos estágios iniciais da doença

- **1º de novembro de 2021**
  O número de mortes confirmadas por COVID-19 ultrapassa 5 milhões em todo o planeta

- **3 de novembro de 2021**
  A OMS libera o uso emergencial da vacina Covaxin®, da Bharat Biotech, tornando-a a oitava vacina a receber essa recomendação

- **4 de novembro de 2021**
  O Reino Unido emite autorização para o uso do antiviral molnupiravir, da Merck

- **11 de novembro de 2021**
  Uma análise da OMS de dados de 13 países africanos encontra uma taxa de letalidade de 10,2% em pacientes diabéticos com COVID-19, em contraste com uma taxa de letalidade de 2,5% em todos aqueles com COVID-19

- **23 de novembro de 2021**
  Um estudo publicado no periódico *The Lancet* afirma que a vacina Covaxin®, da Bharat Biotech, é 50% efetiva contra COVID-19 sintomática, valor inferior aos resultados publicados no estudo clínico de fase III, que mostravam 77,8% de efetividade contra COVID-19 sintomática

- **24 de novembro de 2021**
  Uma nova variante, posteriormente denominada ômicron, é pela primeira vez notificada pela OMS na África do Sul

- **25 de novembro de 2021**
  Uma pesquisa da OMS em 25 nações africanas constatou que, na média, apenas 27% dos profissionais de saúde (1,3 milhão de pessoas) estavam plenamente vacinados contra COVID-19

- **26 de novembro de 2021**
  A OMS considera a ômicron uma variante de preocupação, dadas as numerosas mutações, algumas das quais merecem atenção

- **7 de dezembro de 2021**
A OMS faz uma advertência contra o uso de plasma convalescente em pacientes com COVID-19, informando que "não melhora a sobrevida nem reduz a necessidade de ventilação mecânica"

- **14 de dezembro de 2021**
Especialistas da OMS alertam contra a tirada de conclusões sobre o impacto da variante ômicron na trajetória da pandemia

- **17 de dezembro de 2021**
A OMS libera o uso emergencial da vacina Covovax™, produzida pelo Serum Institute of India (parte da iniciativa COVAX)

- **21 de dezembro de 2021**
A OMS libera o uso emergencial da vacina Nuvaxovid™ (proteína *spike* recombinante)

- **22 de dezembro de 2021**
A OMS recomenda que os profissionais de saúde usem máscaras N95 ou FFP ou então cirúrgicas quando adentrarem o quarto de pacientes com COVID-19, sobretudo em condições de ventilação insatisfatória. Tedros Adhanom Ghebreyesus informa que apenas 50% dos países-membros da OMS atingiram a meta de vacinação de 40% da população. Em 2021, 3,5 milhões de pessoas morreram de COVID-19, um número maior do que a combinação de mortes em decorrência de HIV, malária e tuberculose em 2020. Cerca de 50 mil pessoas morreram em virtude de COVID-19 a cada semana.
A FDA autorizou o uso emergencial de Paxlovid™ (combinação de nirmatrelvir + ritonavir) contra COVID-19

- **28 de dezembro de 2021**
A Índia libera o uso emergencial da vacina Corbevax, desenvolvida pelo Texas Children's Hospital e pelo Baylor College of Medicine nos EUA, a qual é mais de 90% efetiva contra a cepa ancestral de Wuhan da COVID-19 e mais de 80% contra a variante delta em termos de prevenção de infecção sintomática

- **2 de janeiro de 2022**
Israel relata um caso de gestante não vacinada infectada tanto pelo vírus influenza quanto pelo novo coronavírus. O caso resultou em um novo termo – "flurona"

- **5 de janeiro de 2022**
A FDA autoriza o uso emergencial de doses de reforço da vacina Pfizer para adolescentes com 12 a 15 anos

- **14 de janeiro de 2022**
A OMS recomenda mais dois agentes para o tratamento da COVID-19. Baricitinibe, um agente oral prescrito para artrite reumatoide, deve ser receitado para pacientes com formas graves ou críticas de COVID-19 e associado a corticosteroides. O outro agente, sob recomendação condicional, é o sotrovimabe, um anticorpo monoclonal prescrito para pacientes com as formas leves a moderadas de COVID-19 com alto risco de hospitalização, como adultos mais velhos, pessoas com comorbidades e aquelas não vacinadas contra COVID-19

- **19 de janeiro de 2022**
O governo dos EUA lança um *website* para que a população possa acessar e solicitar quatro testes rápidos grátis para COVID-19. A propagação da variante ômicron levou os países a rever suas estratégias de testagem para COVID-19

- **21 de janeiro de 2022**
O SAGE da OMS recomenda que doses de reforço sejam administradas a grupos de alto risco, como profissionais de saúde e adultos mais velhos, em países que conseguiram atingir níveis moderados a altos de imunização. Segundo Kate O'Brien, Diretora do Departamento de Imunização, Vacinas e Imunobiológicos, isso não significa que devam ser oferecidas doses de reforço para todas as pessoas de todos os grupos etários. O principal foco é a vacinação do maior número de pessoas em todo o planeta para evitar o surgimento de novas mutações.
Dois anos já se passaram desde que a OMS declarou o surto de COVID-19 uma emergência internacional

- **1º de fevereiro de 2022**
Segundo a OMS, 30 países ainda não vacinaram 10% da população e 83 países ainda não atingiram a meta de 40% estabelecida para o fim de 2021

- **3 de fevereiro de 2022**
Apenas 11% da população africana está plenamente vacinada

- **7 de fevereiro de 2022**
O Diretor-Geral da OMS, Tedros Adhanom Ghebreyesus, durante o African Union Summit, afirma que houve um aumento preocupante do número de mortes por COVID-19 em muitas regiões do planeta desde que a variante ômicron foi identificada. Quase 90 milhões de casos foram notificados à OMS em 10 semanas, mais do que em todo o ano de 2020.

Grau A Recomendações de grau A

A1b. Grieco DL, Menga LS, Cesarano M, et al. Effect of helmet noninvasive ventilation vs high-flow nasal oxygen on days free of respiratory support in patients with COVID-19 and moderate to severe hypoxemic respiratory failure: the HENIVOT randomized clinical trial. *JAMA.* 2021;325:1731-1743.

A1. Beigel JH, Tomashek KM, Dodd LE, et al. Remdesivir for the treatment of Covid-19—final report. *N Engl J Med.* 2020;383:1813-1826.

A2. Wang Y, Zhang D, Du G, et al. Remdesivir in adults with severe COVID-19: a randomised, double-blind, placebo-controlled, multicentre trial. *Lancet.* 2020;395:1569-1578.

A3. Goldman JD, Lye DCB, Hui DS, et al. Remdesivir for 5 or 10 days in patients with severe Covid-19. *N Engl J Med.* 2020;383:1827-1837.

A3b. Pan H, Peto R, Henao-Restrepo A-M. Repurposed antiviral drugs for Covid-19—interim WHO Solidarity trial results. *N Engl J Med.* 2021;384:497-511.

A4. Spinner CD, Gottlieb RL, Criner GJ, et al. Effect of remdesivir vs standard care on clinical status at 11 days in patients with moderate COVID-19: a randomized clinical trial. *JAMA.* 2020;324:1048-1057.

A4b. Qaseem A, Yost J, Etxeandia-Ikobaltzeta I, et al. Should remdesivir be used for the treatment of patients with COVID-19? Rapid, living practice points from the American College of Physicians (version 2). *Ann Intern Med.* 2021;174:673-679.

A5. Cao B, Wang Y, Wen D, et al. A trial of lopinavir-ritonavir in adults hospitalized with severe Covid-19. *N Engl J Med.* 2020;382:1787-1799.

A5b. Lopinavir-ritonavir in patients admitted to hospital with COVID-19 (RECOVERY): a randomised, controlled, open-label, platform trial. *Lancet.* 2020;396:1345-1352.

A6. Hung IF-N, Lung K-C, Tso EY-K, et al. Triple combination of interferon beta-1b, lopinavir-ritonavir, and ribavirin in the treatment of patients admitted to hospital with COVID-19: an open-label, randomised, phase 2 trial. *Lancet.* 2020;395:1695-1704.

A7. Tang W, Cao Z, Han M, et al. Hydroxychloroquine in patients with mainly mild to moderate coronavirus disease 2019: open label, randomised controlled trial. *BMJ.* 2020;369:m1849.

A8. Cavalcanti AB, Zampieri FG, Rosa RG, et al. Hydroxychloroquine with or without azithromycin in mild-to-moderate Covid-19. *N Engl J Med.* 2020;383:2041-2052.

A8b. Self WH, Semler MW, Leither LM, et al. Effect of hydroxychloroquine on clinical status at 14 days in hospitalized patients with COVID-19: a randomized clinical trial. *JAMA.* 2020;324:2165-2176.

A8c. Skipper CP, Pastick KA, Engen NW, et al. Hydroxychloroquine in nonhospitalized adults with early COVID-19: a randomized trial. *Ann Intern Med.* 2020;173:623-631.

A8d. Horby P, Mafham M, Linsell L, et al. Effect of hydroxychloroquine in hospitalized patients with Covid-19. *N Engl J Med.* 2020;383:2030-2040.

A9. Borba MGS, Val FFA, Sampaio VS, et al. Effect of high vs low doses of chloroquine diphosphate as adjunctive therapy for patients hospitalized with severe acute respiratory syndrome coronavirus 2 (SARS-CoV-2) infection: a randomized clinical trial. *JAMA Netw Open.* 2020;3:e208857.

A9b. Butler CC, Dorward J, Yu L-M, et al. Azithromycin for community treatment of suspected COVID-19 in people at increased risk of an adverse clinical course in the UK (PRINCIPLE): a randomised, controlled, open-label, adaptive platform trial. *Lancet.* 2021;397:1063-1074.

A10. Sterne JAC, Murthy S, Diaz JV, et al. Association between administration of systemic corticosteroids and mortality among critically ill patients with COVID-19: a meta-analysis. *JAMA.* 2020;324:1330-1341.

A11. Horby P, Lim WS, Emberson JR, et al. Dexamethasone in hospitalized patients with Covid-19. *N Engl J Med.* 2021;384:693-704.

A11b. Tomazini BM, Maia IS, Cavalcanti AB, et al. Effect of dexamethasone on days alive and ventilator-free in patients with moderate or severe acute respiratory distress syndrome and COVID-19: the CoDEX randomized clinical trial. *JAMA.* 2020;324:1307-1316.

A12. Dequin PF, Heming N, Meziani F, et al. Effect of hydrocortisone on 21-day mortality or respiratory support among critically ill patients with COVID-19: a randomized clinical trial. *JAMA.* 2020;324:1298-1306.

A13. Angus DC, Derde L, Al-Beidh F, et al. Effect of hydrocortisone on mortality and organ support in patients with severe COVID-19: the REMAP-CAP COVID-19 corticosteroid domain randomized clinical trial. *JAMA*. 2020;324:1317-1329.

A14. Stone JH, Frigault MJ, Serling-Boyd NJ, et al. Efficacy of tocilizumab in patients hospitalized with Covid-19. *N Engl J Med*. 2020;383:2333-2344.

A14b. Salvarani C, Dolci G, Massari M, et al. Effect of tocilizumab vs standard care on clinical worsening in patients hospitalized with COVID-19 pneumonia: a randomized clinical trial. *JAMA Intern Med*. 2021;181:24-31.

A14c. Hermine O, Mariette X, Tharaux PL, et al. Effect of tocilizumab vs usual care in adults hospitalized with COVID-19 and moderate or severe pneumonia: a randomized clinical trial. *JAMA Intern Med*. 2021;181:32-40.

A14d. Rosas IO, Bräu N, Waters M, et al. Tocilizumab in hospitalized patients with severe Covid-19 pneumonia. *N Engl J Med*. 2021;384:1503-1516.

A14e. Salama C, Han J, Yau L, et al. Tocilizumab in patients hospitalized with Covid-19 pneumonia. *N Engl J Med*. 2021;384:20-30.

A14f. Gordon AC, Mouncey PR, Al-Beidh F, et al. Interleukin-6 receptor antagonists in critically ill patients with Covid-19. *N Engl J Med*. 2021;384:1491-1502.

A14g. Horby PW, Campbell M, Staplin N, et al. Tocilizumab in patients admitted to hospital with COVID-19 (RECOVERY): a randomised, controlled, open-label, platform trial. *Lancet*. 2021;397:1637-1645.

A14h. Lescure FX, Honda H, Fowler RA, et al. Sarilumab in patients admitted to hospital with severe or critical COVID-19: a randomised, double-blind, placebo-controlled, phase 3 trial. *Lancet Respir Med*. 2021;9:522-532.

A14i. Effect of anakinra versus usual care in adults in hospital with COVID-19 and mild-to-moderate pneumonia (CORIMUNO-ANA-1): a randomised controlled trial. *Lancet Respir Med*. 2021.

A14j. Kalil AC, Patterson TF, Mehta AK, et al. Baricitinib plus remdesivir for hospitalized adults with Covid-19. *N Engl J Med*. 2020;384:795-807.

A14k. Lopes MI, Bonjorno LP, Giannini MC, et al. Beneficial effects of colchicine for moderate to severe COVID-19: a randomised, double-blinded, placebo-controlled clinical trial. *RMD Open*. 2021;7:e001455.

A15. Lundgren JD, Grund B, Barkauskas CE, et al. A neutralizing monoclonal antibody for hospitalized patients with Covid-19. *N Engl J Med*. 2021;384:905-914.

A15b. Chen P, Nirula A, Heller B, et al. SARS-CoV-2 neutralizing antibody LY-CoV555 in outpatients with Covid-19. *N Engl J Med*. 2021;384:229-237.

A15c. Weinreich DM, Sivapalasingam S, Norton T, et al. REGN-COV2, a neutralizing antibody cocktail, in outpatients with Covid-19. *N Engl J Med*. 2021;384:238-251.

A15d. Gottlieb RL, Nirula A, Chen P, et al. Effect of bamlanivimab as monotherapy or in combination with etesevimab on viral load in patients with mild to moderate COVID-19: a randomized clinical trial. *JAMA*. 2021;325:632-644.

A15e. Coronavirus (COVID-19) update: FDA authorizes monoclonal antibodies for treatment of COVID-19. U.S. Food and Drug Administration. https://www.fda.gov/news-events/press-announcements/coronavirus-covid-19-update-fda-authorizes-monoclonal-antibodies-treatment-covid-19. Accessed November 23, 2020.

A16. Libster R, Pérez Marc G, Wappner D, et al. Early high-titer plasma therapy to prevent severe Covid-19 in older adults. *N Engl J Med*. 2021;384:610-618.

A16b. Li L, Zhang W, Hu Y, et al. Effect of convalescent plasma therapy on time to clinical improvement in patients with severe and life-threatening COVID-19: a randomized clinical trial. *JAMA*. 2020;324:460-470.

A16c. NIH halts trial of COVID-19 convalescent plasma in emergency department patients with mild symptoms. National Institutes of Health. March 2, 2021. https://www.nih.gov/news-events/news-releases/nih-halts-trial-covid-19-convalescent-plasma-emergency-department-patients-mild-symptoms. Accessed March 17, 2021.

A16d. Simonovich VA, Burgos Pratx LD, Scibona P, et al. A randomized trial of convalescent plasma in Covid-19 severe pneumonia. *N Engl J Med*. 2020;384:619-629.

A16e. Janiaud P, Axfors C, Schmitt AM, et al. Association of convalescent plasma treatment with clinical outcomes in patients with COVID-19: a systematic review and meta-analysis. *JAMA*. 2021;325:1185-1195.

A17. Lopes RD, Macedo AVS, de Barros E Silva PGM, et al. Effect of discontinuing vs continuing angiotensin-converting enzyme inhibitors and angiotensin II receptor blockers on days alive and out of the hospital in patients admitted with COVID-19: a randomized clinical trial. *JAMA*. 2021;325:254-264.

A17b. Ghandehari S, Matusov Y, Pepkowitz S, et al. Progesterone in addition to standard of care versus standard of care alone in the treatment of men hospitalized with moderate to severe COVID-19: a randomized, controlled pilot trial. *Chest*. 2021. [Epub ahead of print.]

A17c. Sadeghipour P, Talasaz AH, Rashidi F, et al. Effect of intermediate-dose vs standard-dose prophylactic anticoagulation on thrombotic events, extracorporeal membrane oxygenation treatment, or mortality among patients with COVID-19 admitted to the intensive care unit: the INSPIRATION randomized clinical trial. *JAMA*. 2021;325:1620-1630.

A18. Abella BS, Jolkovsky EL, Biney BT, et al. Efficacy and safety of hydroxychloroquine vs placebo for pre-exposure SARS-CoV-2 prophylaxis among health care workers: a randomized clinical trial. *JAMA Intern Med*. 2021;181:195-202.

A18b. Boulware DR, Pullen MF, Bangdiwala AS, et al. A randomized trial of hydroxychloroquine as postexposure prophylaxis for Covid-19. *N Engl J Med*. 2020;383:517-525.

A18c. Mitjà O, Corbacho-Monné M, Ubals M, et al. A cluster-randomized trial of hydroxychloroquine for prevention of Covid-19. *N Engl J Med*. 2021;384:417-427.

A18d. Cohen MS, Nirula A, Mulligan MJ, et al. Effect of bamlanivimab vs placebo on incidence of COVID-19 among residents and staff of skilled nursing and assisted living facilities: a randomized clinical trial. *JAMA*. 2021. [Epub ahead of print.]

A19. Voysey M, Clemens SAC, Madhi SA, et al. Safety and efficacy of the ChAdOx1 nCoV-19 vaccine (AZD1222) against SARS-CoV-2: an interim analysis of four randomised controlled trials in Brazil, South Africa, and the UK. *Lancet*. 2021;397:99-111.

A19b. Polack FP, Thomas SJ, Kitchin N, et al. Safety and efficacy of the BNT162b2 mRNA Covid-19 vaccine. *N Engl J Med*. 2020;383:2603-2615.

A19c. Ramasamy MN, Minassian AM, Ewer KJ, et al. Safety and immunogenicity of ChAdOx1 nCoV-19 vaccine administered in a prime-boost regimen in young and old adults (COV002): a single-blind, randomised, controlled, phase 2/3 trial. *Lancet*. 2020;396:1979-1993.

A19d. Logunov DY, Dolzhikova IV, Shcheblyakov DV, et al. Safety and efficacy of an rAd26 and rAd5 vector-based heterologous prime-boost COVID-19 vaccine: an interim analysis of a randomised controlled phase 3 trial in Russia. *Lancet*. 2021;397:671-681.

A19e. Janssen investigational COVID-19 vaccine: interim analysis of phase 3 clinical data released. National Institutes of Health. January 29, 2021. https://www.nih.gov/news-events/news-releases/janssen-investigational-covid-19-vaccine-interim-analysis-phase-3-clinical-data-released. Accessed March 17, 2021.

A19f. Frenck RW r J, Klein NP, Kitchin N, et al. Safety, immunogenicity, and efficacy of the BNT162b2 Covid-19 vaccine in adolescents. *N Engl J Med*. 2021. [Epub ahead of print.]

A19g. Shinde V, Bhikha S, Hoosain Z, et al. Efficacy of NVX-CoV2373 Covid-19 vaccine against the B.1.351 variant. *N Engl J Med*. 2021;384:1899-1909.

A19h. Madhi SA, Baillie V, Cutland CL, et al. Efficacy of the ChAdOx1 nCoV-19 Covid-19 vaccine against the B.1.351 variant. *N Engl J Med*. 2021;384:1885-1898.

A19i. Al Kaabi N, Zhang Y, Xia S, et al. Effect of 2 inactivated SARS-CoV-2 vaccines on symptomatic COVID-19 infection in adults: a randomized clinical trial. *JAMA*. 2021. [Epub ahead of print.]

REFERÊNCIAS BIBLIOGRÁFICAS

As referências bibliográficas, bem como os outros materiais suplementares deste livro, encontram-se no GEN-IO, nosso ambiente virtual de aprendizagem.

343 SARAMPO

MARTIN G. OTTOLINI

DEFINIÇÃO

O termo *sarampo* descreve uma doença viral respiratória e sistêmica prolongada, extremamente contagiosa, que se caracteriza por febre alta, exantema maculopapular eritematoso, tosse, coriza e conjuntivite. O vírus do sarampo, que é um membro da família Paramyxoviridae, do gênero *Morbillivirus,* exibe pelo menos 24 genótipos distintos, porém comporta-se como um único sorotipo, visto que a infecção natural ou a imunização adequada confere ampla proteção contra todos os tipos.

EPIDEMIOLOGIA

Na década de 1950, e início da década de 1960, o sarampo era onipresente nos EUA, com mais de 500.000 casos notificados anualmente, e quase todas as pessoas eram infectadas ao alcançar a idade adulta. Em 2000, uma vacina viva atenuada em duas doses levou o sarampo endêmico a ser declarado "erradicado" dos EUA.[2] Todavia, entre 2009 e 2014, a incidência anual variou de 55 a 667 casos, com média de 10 surtos anuais. Aumentos recentes podem estar relacionados a um aumento das viagens internacionais para e a partir de países com sarampo endêmico ou com surtos, combinado com uma vulnerabilidade local em consequência das taxas reduzidas de imunização.[2b]

A incidência global do sarampo diminuiu de 29 milhões de casos estimados, em 2000, para cerca de 7 milhões em 2016, com uma redução das mortes anuais por sarampo de cerca de 650.000 em 2000 para 90.000 em 2016.[3] Entretanto, a proteção global com pelo menos uma imunização estagnou desde 2010, em uma taxa de cerca de 85%, e apenas cerca de 60% dos indivíduos receberam as duas imunizações necessárias.[4] Em 2015, apenas 16% dos países de baixa renda alcançaram a meta de uma cobertura de mais de 90% da primeira dose, objetivo que foi alcançado por 91% dos países de alta renda.[5]

Múltiplos fatores desafiam a meta "teoricamente possível" de eliminação do sarampo: as restrições financeiras do esquema de duas doses, a elevada densidade da população, o aumento da mobilidade, as regiões com infraestrutura de cuidados de saúde fraca, periodicamente agravada por conflitos armados ou desastres naturais, e o surgimento de uma atitude de evitação da vacina eletiva, particularmente nos países desenvolvidos.[6] A dificuldade continua para chegar até as crianças em Índia, Nigéria, Paquistão, Etiópia, Indonésia e República Democrática do Congo. Em 2014, ocorreu um aumento de quase 10 vezes no número de casos de sarampo nas Ilhas Filipinas e no Sudeste Asiático depois que um tufão devastou a infraestrutura de cuidados de saúde no final de 2013. Esse desastre natural convergiu com taxas de imunização regionalmente mais baixas dos EUA, possibilitando a ocorrência do surto de 2014-2015 associado a um parque de diversão no sul da Califórnia, em que a epidemiologia molecular implicou o mesmo genótipo B3 em ambos os surtos.[7]

O sarampo pode ser o patógeno mais contagioso conhecido para os seres humanos, e ele não tem nenhum outro reservatório. Seu número de reprodução básico, o R_0, que representa o número de contatos virgens potencialmente infectados pela exposição a um indivíduo contagioso, foi estimado em 12 a 18,[8] um R_0 muito mais alto do que o R_0 de dois a três para o vírus Ebola (ver Capítulo 357) e a influenza (ver Capítulo 340). O sarampo associado a viagens ocorre com mais frequência em homens adultos jovens que viajam para e a partir da Ásia para turismo, negócios ou visitas sociais. Dos viajantes observados em 24 *sites* na U.S. Global TravEpiNet network, 16% eram elegíveis para uma dose adicional da vacina sarampo-caxumba-rubéola (MMR); contudo, mais da metade não havia recebido a vacina.[9] Infelizmente, mesmo duas doses de vacina não garantem uma proteção contra a infecção se houver exposição a um caso ativo, apesar das evidências de uma boa resposta dos anticorpos.[10]

BIOPATOLOGIA

O vírus do sarampo propaga-se de maneira muito efetiva pelo contato com grandes gotículas ou inalação de pequenas gotículas aerossolizadas, que podem permanecer suspensas por horas após a saída de um indivíduo infectado.[11] Diferentemente de outros paramixovírus, que infectam e inflamam principalmente o epitélio respiratório, o vírus do sarampo tem como alvo o sistema imune. Inicialmente, o vírus do sarampo infecta as células dendríticas das vias respiratórias ou na conjuntiva, que migram para linfonodos regionais, onde infectam células T que expressam CD150 (SLAM) e células B. Em seguida, os linfócitos infectados seguem seu trajeto para outros tecidos linfoides, incluindo o baço, as tonsilas e outros linfonodos para propagar a infecção. O vírus pode entrar no sistema nervoso central (SNC) por meio de linfócitos infectados. A infecção do sistema digestório, rim, fígado e pele ocorre pela circulação de células imunes infectadas. O vírus do sarampo infecta posteriormente o epitélio respiratório por meio do receptor de Nectina-4, dissemina-se de uma célula para outra, causando dano e descamação e é então expelido como gotículas infecciosas pela tosse, repetindo o ciclo.

O vírus do sarampo escapa do reconhecimento imune ao inibir os interferonas tipo 1, de modo que a replicação extensa do vírus e a disseminação sistêmica precedem a doença clínica. As lesões da mucosa bucal (manchas de Koplik) e o exantema clássico resultam da infecção do epitélio capilar pelo vírus do sarampo, com formação de células sinciciais e produção local de óxido nitroso e fator de necrose tumoral α. As respostas imunes das células T do hospedeiro específicas contra o vírus levam à necrose eventual das células infectadas, com eliminação do vírus. São observadas respostas precárias das células T especificas contra o vírus do sarampo em indivíduos com grave desnutrição e imunocomprometimento, com necrose celular reduzida e eliminação viral retardada, explicando, assim, as alterações cutâneas menos óbvias, porém prolongadas.

O aspecto mais dramático da infecção pelo vírus do sarampo pode ser a supressão transitória, porém profunda, do sistema imune, possivelmente tendo como alvo as células que expressam CD150 (SLAM). Enquanto induz uma resposta das células T citotóxicas que elimina as células infectadas e induz a produção de células B de memória específicas contra o vírus do sarampo, o vírus provoca depleção concomitante de subgrupos de células T e B tanto regionais quanto circulantes, com perda da memória imunológica. A depleção dos linfócitos no epitélio intestinal e respiratório leva a um aumento da morbidade e da mortalidade por outras infecções e explica o aumento de mortalidade de todas as causas após infecção pelo vírus do sarampo.

MANIFESTAÇÕES CLÍNICAS

Deve-se suspeitar de sarampo na presença de febre e de exantema maculopapular (não vesicular). O período de incubação é de 7 a 21 dias, com início de febre e mal-estar (pródromo), bem como uma combinação mais específica de tosse "cruposa (asfixiante) ou estridente", coriza, conjuntivite e fotofobia, que começa depois de cerca de 10 dias após a exposição (Figura 343.1).[12] As manchas de Koplik (Figura 343.2),[13] que consistem em pápulas branco-azuladas elevadas dentro de ambas as bochechas, podem aparecer nessa fase; apesar de serem patognomônicas, elas frequentemente passam despercebidas ou são diagnosticadas incorretamente como candidíase oral e desaparecem quando surge o exantema. O clássico exantema maculopapular eritematoso que esmaece à pressão começa na face, espalha-se pelo corpo e torna-se confluente e mais escuro no decorrer de vários dias (Figura 343.3A). O exantema é mais sutil em pacientes de pele escura (Figura 343.3B), nos quais o diagnóstico pode ser retardado. Nos indivíduos desnutridos e imunossuprimidos, observa-se comumente uma dermatite descamativa prolongada (Figura 343.3C). A temperatura corporal é alta, alcança 39 a 40,5°C, começa com o pródromo e continua durante pelo menos 4 dias durante o exantema. Os pacientes são contagiosos para outros pacientes desde 4 dias antes até 4 dias depois do início do exantema. À medida que o exantema escurece e desaparece, a pele frequentemente descama e se desprende. Nos indivíduos com proteção pós-imunização diminuída ou incompleta,[14] o exantema e os sintomas clínicos podem ser mais leves.

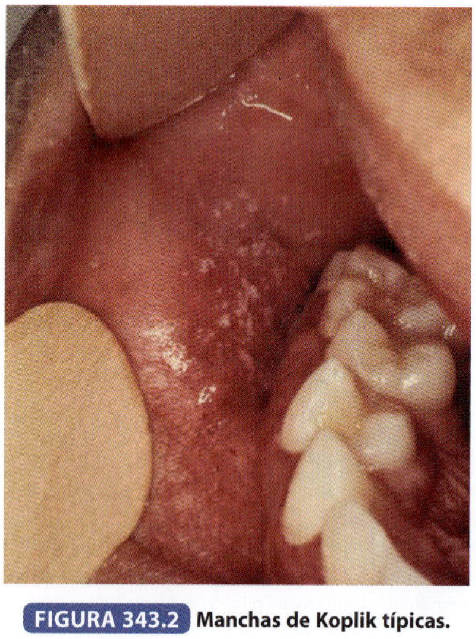

FIGURA 343.2 **Manchas de Koplik típicas.**

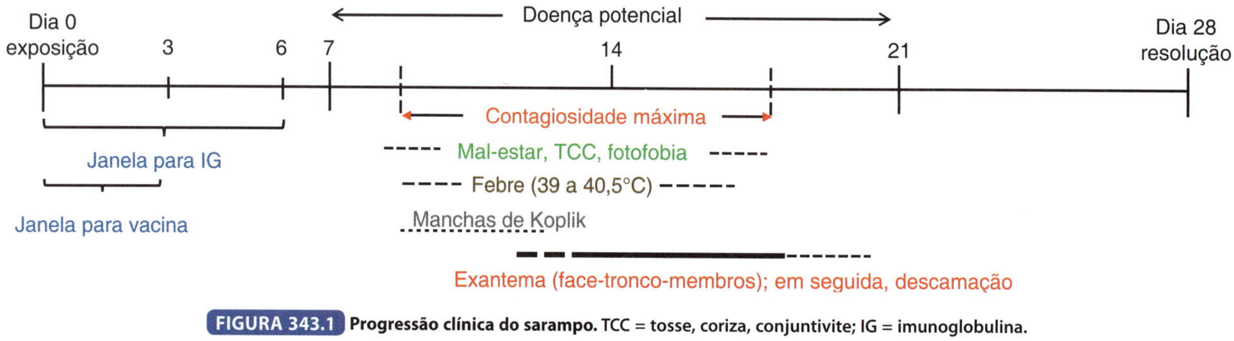

FIGURA 343.1 **Progressão clínica do sarampo.** TCC = tosse, coriza, conjuntivite; IG = imunoglobulina.

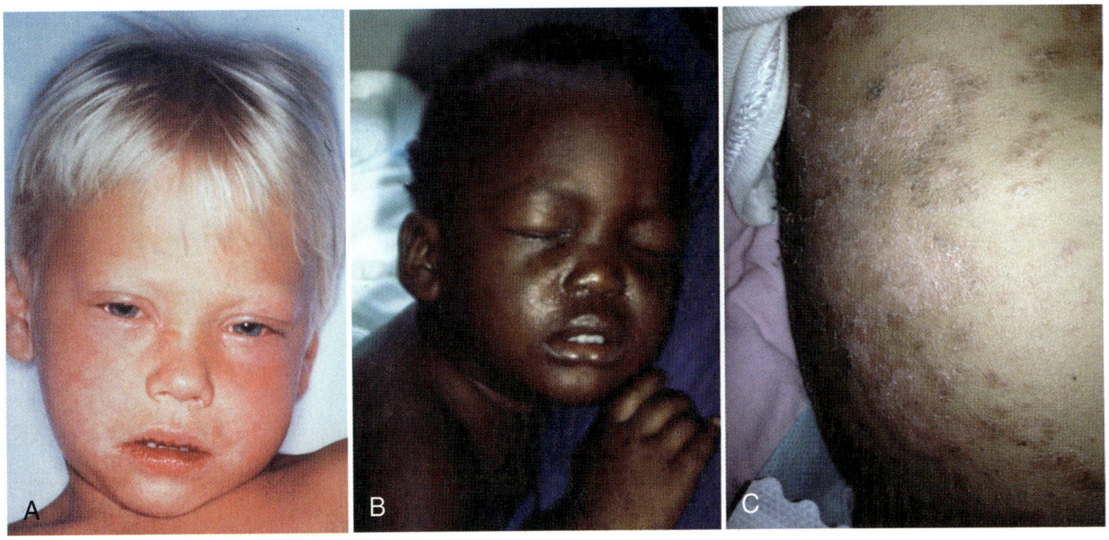

FIGURA 343.3 **O exantema variável do sarampo. A. Exantema eritematoso clássico, conjuntivite e coriza. B. É difícil perceber o exantema na pele escura, porém o paciente apresenta conjuntivite e coriza típicas. C. Dermatite descamativa prolongada em uma criança desnutrida com sarampo.**

Complicações

Antes de sua eliminação nos EUA, as complicações comuns do sarampo incluíam pneumonia viral primária ou bacteriana secundária (6%), otite média (7%) e diarreia (8%). As complicações graves raras incluem sangramento GI e coagulação intravascular disseminada (ver Capítulo 166). Os indivíduos imunossuprimidos podem desenvolver pneumonia viral de células gigantes fatal.

DIAGNÓSTICO

Muitas doenças em crianças e adultos apresentam exantemas morbiliformes e achados sistêmicos, de modo que os médicos precisam recorrer a sua experiência e julgamento para decidir se há um risco substancial de que a doença de um paciente possa ser sarampo e represente o caso índice de um surto potencial (Tabela 343.1). Os pacientes podem apresentar leucopenia e linfopenia acentuadas, porém a suspeita de infecção pelo vírus do sarampo precisa ser confirmada por meio de teste de reação em cadeia da polimerase com transcrição reversa (RT-PCR) de amostras obtidas de locais de eliminação do vírus, incluindo a nasofaringe, orofaringe, conjuntiva e até mesmo urina, ou por sorologia confirmatória.[15] A recuperação do vírus por PCR ou cultura possibilita a genotipagem do isolado pelo epidemiologista e ajuda a controlar os surtos. Os indivíduos infectados não vacinados podem apresentar níveis elevados do anticorpo imunoglobulina M específico contra o sarampo logo no primeiro dia do exantema, enquanto a sorologia das fases aguda e convalescente pode detectar uma elevação de quatro vezes ou mais nos anticorpos específicos contra o sarampo. Os médicos devem conferir com os especialistas de saúde pública regionais ou nacionais se há um caso de sarampo confirmado.

TRATAMENTO

O tratamento é de suporte, com controle da febre, hidratação, nutrição e observação à procura de complicações graves de pneumonia e encefalite (ver Prognóstico). Os médicos que raramente se deparam com casos de sarampo podem ficar alarmados com a prolongada febre alta e o mal-estar. A internação hospitalar para hidratação ou outros problemas precisa ser ponderada contra o desafio do controle da infecção.

Recomenda-se a suplementação de vitamina A para reduzir a mortalidade geral; com efeito, a vitamina reduz potencialmente o risco de xeroftalmia, cicatrizes da córnea e cegueira, bem como a diarreia debilitante prolongada do sarampo, particularmente em populações com deficiência de vitamina A ou desnutrição.[A1] A dose é de 50.000 unidades para lactentes com menos de 6 meses, 100.000 unidades para crianças de 6 a 11 meses e 200.000 unidades para pacientes com mais de 12 meses tanto no primeiro quanto no segundo dias de apresentação. Pode-se administrar um segundo ciclo 4 a 6 semanas depois a pacientes com achados oftálmicos de deficiência de vitamina A.

Tabela 343.1 Como diagnosticar o sarampo.

PRINCÍPIO GERAL	QUESTIONAMENTOS A FAZER
O sarampo é adquirido apenas de uma pessoa com sarampo	Viagem para áreas endêmicas ou regiões com surtos? Avisos do serviço de saúde/CDC sobre a ocorrência de sarampo local? Suspeita de contatos doentes com fatores de risco?
O indivíduo precisa ser suscetível	Imunidade natural (nascido antes de 1957, história de infecção)? O paciente está inadequadamente imunizado ou está imunossuprimido?
A maioria dos pacientes tem aparência doente	Doente o suficiente para considerar uma "internação" hospitalar (um exantema em um indivíduo saudável nos demais aspectos é raramente sarampo)?
Há uma evolução previsível de achados sistêmicos	Tosse cruposa, coriza e conjuntivite? Febre alta contínua por vários dias? As manchas de Koplik precedem o exantema? (frequentemente não reconhecidas)
O exantema é impressionante, com poucas exceções	Paciente previamente saudável com cor de pele mais clara – há um exantema distinto (ver Figura 343.3A)? Difícil de distinguir em razão da cor da pele mais escura nesse lactente previamente saudável (ver Figura 343.3B)? Progressão "cabeça-tronco-membros", com confluência crescente? O paciente está desnutrido/imunossuprimido (o exantema pode estar ausente/atípico; ver Figura 343.3C)
Outros diagnósticos são muito mais comuns	Enterovírus (ver Capítulo 355), parvovírus (ver Capítulo 347), roséola (ver Capítulo 410), rubéola (ver Capítulo 344), EBV (ver Capítulo 346), toxina estreptocócica/estafilocócica (ver Capítulos 272 e 273); toxina? Risco de riquetsioses (ver Capítulo 311) na região, exposição ao ar livre? Doença de Kawasaki (ver Capítulo 254), outras vasculites ou doença imunológica? Riscos de toxicidade medicamentosa – novos medicamentos (ver Capítulo 239)?
A experiência do médico examinador é de importância fundamental	Médicos das décadas de 1960-1980 ou com experiência global? Consenso da equipe? Será uma emergência de saúde pública? Capacidade de rápida confirmação por sorologia IgM aguda ou PCR?

CDC = Centers for Disease Control and Prevention; EBV = vírus Epstein-Barr; IgM = imunoglobulina M; PCR = reação em cadeia da polimerase.

PREVENÇÃO

Imunização com vacinas de vírus vivos

A imunização com vacina de vírus de sarampo vivo atenuado, frequentemente na forma de MMR e, algumas vezes, com varicela (MMRV) estimula os anticorpos de ação longa e a imunidade celular. As estratégias de imunização são elaboradas para proteger o indivíduo e para assegurar que pelo menos 89 a 94% da população sejam protegidos, um nível necessário para diminuir a progressão do sarampo na população, denominado *imunidade de rebanho*.

Devem-se administrar duas imunizações, pelo menos com intervalo de 1 mês, quando os efeitos protetores, mas também inibitórios da vacina dos anticorpos maternos de transferência passiva diminuem (ver Capítulo 15).[16] A primeira dose é administrada rotineiramente aos 9 a 12 meses, mas já pode ser administrada com 6 meses, se o lactente tiver nascido durante um surto ou em uma situação do alto risco ou esteja viajando para uma dessas regiões. Se for administrada antes de 9 meses, é necessária uma terceira dose para assegurar que duas doses sejam administradas após a perda dos anticorpos maternos. Entretanto, uma dose precoce adicional, administrada aos 5 a 6 meses, não proporciona nenhum benefício adicional na redução de hospitalizações subsequentes ou na mortalidade.[A2] A segunda dose pode ser administrada 1 mês a vários anos depois, frequentemente por ocasião do ingresso da criança na escola formal. À medida que a população mundial passar a confiar na imunidade proporcionada pelas vacinas, poderão ser necessárias doses adicionais na idade adulta. Por exemplo, apenas 82% dos recrutas militares recentes dos EUA tinham títulos detectáveis de anticorpos contra o sarampo, ou seja, abaixo do nível desejado para a imunidade do rebanho, e os recrutas com mais de 30 anos tinham taxas ainda mais baixas, sugerindo, possivelmente, títulos decrescentes.

Uma vacina em aerossol experimental poderia se tornar uma opção atrativa, particularmente nos países em desenvolvimento. Embora a vacina em aerossol seja imunogênica, ela não é tão boa quanto a vacinação subcutânea regular (soropositividade subsequente de 85 *versus* 95%).[A3]

Segurança das vacinas

A vacina sarampo é altamente segura, com efeitos colaterais mínimos. As reações comuns consistem em febre, 7 a 12 dias após a imunização em menos de 15% dos casos, e exantemas transitórios ou linfadenopatia em menos de 5% das crianças e 20% dos adultos. Até 25% das mulheres pós-puberais virgens apresentam artralgia, que raramente persiste ou sofre recorrência, 1 a 3 semanas após a imunização. Ocorrem convulsões febris em 1 em cada 3.000 a 4.000 lactentes, 6 a 14 dias após a imunização, e foram registradas ocorrências muito raras de anafilaxia ou trombocitopenia. Nenhuma evidência sustenta qualquer relação causal entre a administração da vacina sarampo e os transtornos do espectro autista ou distúrbios autoimunes, incluindo síndrome de Guillain-Barré, doença inflamatória intestinal ou diabetes melito tipo 1.

A imunização é incentivada para indivíduos com o vírus da imunodeficiência humana (HIV) em estágio inicial, que recebem tratamento bem-sucedido com agentes antivirais, e deve-se considerar a reimunização para crianças que apresentam reconstituição imune mais tarde durante a vida. As vacinas MMR são evitadas em mulheres grávidas ou naquelas que podem engravidar no decorrer dos 28 dias subsequentes, em grande parte para evitar a exposição ao componente da rubéola, embora os problemas associados a vacinas em relação a qualquer componente sejam extraordinariamente raros. As vacinas MMR ou MMRV devem ser evitadas em pacientes com imunodeficiência primária ou adquirida (ver Capítulos 236 e 360), incluindo HIV em estágio avançado ou terapia imunossupressora sistêmica atual, bem como em pacientes que recentemente receberam hemocomponentes contendo anticorpos (imunoglobulina ou sangue total), que podem inibir as vacinas. A vacina sarampo e outras imunizações devem ser planejadas aproximadamente no momento de indução e recuperação da imunossupressão para o grupo crescente de pacientes submetidos a imunoterapias direcionadas para alvos.

Isolamento de indivíduos infectados suspeitos e profilaxia pós-exposição

O isolamento imediato de casos suspeitos e a quarentena de quaisquer contatos sem imunidade presuntiva constituem práticas padrão. Os pacientes hospitalizados são mantidos idealmente em quartos de isolamento com pressão de ar negativa, utilizando precauções contra a transmissão pelo ar.

Se for identificado um risco de exposição precocemente, pode-se efetuar o rastreamento dos contatos para imunidade natural ou imunização adequada; quando indicado, pode-se administrar uma dose de vacina sarampo nas primeiras 72 horas após a exposição.[17] A imunoprofilaxia passiva com preparações de imunoglobulina humana pode proporcionar níveis protetores de anticorpos antissarampo em pacientes que foram expostos 3 a 6 dias antes, em mulheres grávidas, em pacientes que apresentam infecção pelo HIV em estágio avançado ou naqueles que têm outras contraindicações para a vacina.[A4]

Evitação de vacinas

A evitação voluntária ou o adiamento da imunização contra o sarampo constituem um problema crescente, e 3% dos pais pesquisados nos EUA recusam a administração de MMR a seus filhos, enquanto outros 25% relatam um atraso da imunização, frequentemente por oportunidades perdidas ou por recursos limitados de cuidados de saúde, porém algumas vezes por uma preocupação sobre um número excessivo de vacinas ou efeitos colaterais potenciais. O desafio global continua sendo eliminar as barreiras à imunização de todas as populações contra o sarampo no momento adequado.

PROGNÓSTICO

As taxas de mortalidade são de 2 a 3 por 1.000, em sua maior parte em lactentes ou adultos com mais de 30 anos, porém as taxas de mortalidade aumentam para 6 a 30% em populações com desnutrição e deficiência de vitamina A. As complicações do SNC assumem várias formas e consistem mais comumente em encefalite aguda com infecção dos tecidos neuronais em 1 a 3 casos por 1.000, com taxa de mortalidade de 10% e sequelas permanentes em 25% dos sobreviventes. Pode ocorrer encefalite pós-infecciosa precoce, talvez relacionada com uma resposta imune do hospedeiro ao mimetismo molecular pelo vírus, mesmo na ausência de exantema, podendo levar a sintomas recidivantes e desfechos fatais em cerca de uma em cada 1.000 crianças infectadas e 1 a 2 por 1.000.000 de crianças imunizadas. Uma infecção persistente dos neurônios, denominada *encefalite de corpos de inclusão por sarampo*, é uma doença progressivamente fatal, que pode ocorrer em crianças muito pequenas ou em indivíduos imunossuprimidos.[18] A complicação mais dramática a longo prazo do sarampo é a pan-encefalite esclerosante subaguda (PEES; ver Capítulo 346), que ocorre em 1 em cada 25.000 indivíduos vários anos após a infecção pelo vírus do sarampo (não imunização), mais frequentemente em crianças infectadas em tenra idade. A PEES reflete a disseminação lenta de um vírus possivelmente mutado de um neurônio para outro, com perda neuronal progressiva e morte em 1 a 3 anos.[19]

Grau A Recomendações de grau A

A1. Bello S, Meremikwu MM, Ejemot-Nwadiaro RI, et al. Routine vitamin A supplementation for the prevention of blindness due to measles infection in children. *Cochrane Database Syst Rev.* 2016;8:CD007719.

A2. Schoeps A, Nebié E, Fisker AB, et al. No effect of an additional early dose of measles vaccine on hospitalization or mortality in children: a randomized controlled trial. *Vaccine.* 2018;36:1965-1971.

A3. Low N, Bavdekar A, Jeyaseelan L, et al. A randomized, controlled trial of an aerosolized vaccine against measles. *N Engl J Med.* 2015;372:1519-1529.

A4. Young MK, Nimmo GR, Cripps AW, et al. Post-exposure passive immunisation for preventing measles. *Cochrane Database Syst Rev.* 2014;4:CD010056.

REFERÊNCIAS BIBLIOGRÁFICAS

As referências bibliográficas, bem como os outros materiais suplementares deste livro, encontram-se no GEN-IO, nosso ambiente virtual de aprendizagem.

344 RUBÉOLA

SUSAN E. REEF

DEFINIÇÃO

A rubéola, também conhecida como sarampo alemão,[a] é uma doença viral aguda, que habitualmente se manifesta na forma de exantema maculopapular generalizado de 1 a 3 dias de duração, febre baixa ou ausente

[a]N.R.T.: Este nome se deve ao fato de a doença ter sido descrita pela primeira vez na Alemanha, no século XVIII.

e sintomas clínicos associados, como linfadenopatia, artropatia e conjuntivite. Entretanto, cerca de 20 a 50% dos indivíduos infectados com rubéola podem não apresentar exantema nem outros sintomas.

O patógeno

O vírus da rubéola é um membro da família Togaviridae e do gênero *Rubivirus*. Esse vírus é constituído de RNA de fita simples envelopado, com um único tipo antigênico. Mede de 50 a 70 nm de diâmetro e apresenta duas proteínas do envelope (E1, E2) e uma proteína do cerne (c). A proteína de cerne é circundada por um envelope de lipoproteínas de uma única camada com projeções semelhantes a espículas, que contêm duas glicoproteínas, E1 e E2. Os seres humanos são os únicos reservatórios conhecidos.

EPIDEMIOLOGIA

Na era anterior à vacina, ocorriam epidemias de rubéola aproximadamente a cada 6 a 9 anos nos EUA. A última grande epidemia norte-americana, que ocorreu no período de 1964 a 1965, resultou em 12,5 milhões de casos, segundo estimativas, e em aproximadamente 20 mil casos de síndrome da rubéola congênita. Em 1969, vacinas vivas atenuadas de rubéola foram licenciadas nos EUA e introduzidas no programa de imunização infantil de rotina. Em 1979, a vacina do vírus da rubéola RA 27/3 substituiu as vacinas do vírus da rubéola anteriores. Desde 2003, 18 casos ou menos têm sido notificados anualmente nos EUA, e a rubéola não é mais endêmica nesse país.[1]

Em 2015, a rubéola endêmica e a síndrome da rubéola congênita foram consideradas eliminadas nas Américas, e o número de casos de rubéola notificados globalmente diminuiu para cerca de 22 mil em 2016. Entretanto, a rubéola e a síndrome da rubéola congênita continuam sendo importantes para a saúde pública global, e é provável que a incidência global seja substancialmente subestimada, visto que os casos de rubéola em muitos países podem ser identificados erroneamente como casos de sarampo. A verdadeira incidência anual da síndrome da rubéola congênita no momento atual não é conhecida, porém se estima que, agora, apenas 9% das gestantes em todo o mundo sejam soronegativas para rubéola.[2] Todavia, a entrada de pessoas da África e da Ásia buscando asilo na Europa e nos EUA representa um desafio contínuo.[3]

Em 2016, 78% dos países membros da Organização Mundial da Saúde (OMS) incluíram a rubéola no esquema de imunização infantil nacional. No final de 2017, quatro de seis regiões da OMS (Américas, Europa, Pacífico Ocidental, Sudeste Asiático)[4] estabeleceram o controle da rubéola e as metas de prevenção e eliminação da síndrome da rubéola congênita.

BIOPATOLOGIA

Rubéola

O vírus da rubéola é transmitido de pessoa para pessoa por meio de gotículas eliminadas das secreções respiratórias de indivíduos infectados. O primeiro ponto de entrada é a nasofaringe, onde ocorre replicação do vírus que, em seguida, propaga-se para os linfonodos. A viremia subsequente pode estabelecer o vírus em múltiplos órgãos, incluindo a placenta. A viremia ocorre entre 8 e 9 dias após a exposição e alcança seu pico em 10 a 17 dias, imediatamente antes do aparecimento do exantema, que habitualmente ocorre 16 a 18 dias após a exposição. Embora os indivíduos com rubéola sejam considerados apenas moderadamente contagiosos, eles podem eliminar o vírus 7 dias antes do início do exantema até aproximadamente 5 a 7 dias ou mais depois de seu desaparecimento. Os indivíduos com infecções clínicas e subclínicas são considerados contagiosos.

Rubéola congênita

A viremia pelo vírus da rubéola pode infectar a placenta de gestantes, e a replicação viral pode infectar todos os órgãos do feto. Em amostras de tecido, as infecções pelo vírus da rubéola exercem diversos efeitos, que variam desde pequenos focos de células infectadas em tecido aparentemente normal até hipoplasia, vasculite generalizada e destruição celular. A característica essencial da infecção fetal é a infecção crônica, que persiste durante toda a vida fetal, com eliminação do vírus até 1 ano.

Os lactentes com síndrome da rubéola congênita podem eliminar grandes quantidades de vírus das secreções corporais, particularmente da garganta. O vírus da rubéola pode ser encontrado nas secreções nasofaríngeas de mais de 80% dos lactentes infectados durante o primeiro mês de vida. Esse vírus é encontrado em 11% dos lactentes infectados entre 9 e 12 meses e em apenas 3% no segundo ano de vida. A eliminação do vírus por lactentes com síndrome da rubéola congênita pode resultar em surtos nosocomiais, de modo que apenas os indivíduos imunes ao vírus da rubéola devem ter contato com lactentes que apresentam síndrome da rubéola congênita ou infecção congênita, mesmo na ausência de sinais clínicos de síndrome da rubéola congênita.

MANIFESTAÇÕES CLÍNICAS

Rubéola adquirida no período pós-natal

A rubéola adquirida, que ocorre em 50 a 80% dos indivíduos infectados pelo vírus da rubéola, caracteriza-se por exantema maculopapular generalizado, que habitualmente persiste por 1 a 3 dias (Figura 344.1). Em geral, o exantema começa na face e no pescoço e progride em direção descendente. O exantema é mais tênue do que o do sarampo (ver Capítulo 343) e não coalesce. Em virtude da natureza leve do exantema, pode ser difícil detectá-lo em indivíduos de pele mais escura. Em geral, as crianças apresentam poucos sintomas prodrômicos ou nenhum, de modo que, em geral, o exantema constitui o primeiro sinal da doença. Todavia, em crianças de mais idade e em adultos, o exantema é frequentemente precedido de um pródromo de 1 a 5 dias de febre baixa, mal-estar e sintomas das vias respiratórias superiores. O período de incubação é de 14 dias, com variação de 12 a 23 dias. Durante a segunda semana após a exposição, pode-se observar a ocorrência de linfadenopatia, particularmente occipital e pós-auricular.

A doença por rubéola é habitualmente leve e resulta em poucas complicações. É comum observar a presença de artralgia e artrite em adultos infectados, particularmente em mulheres na pós-puberdade. Outras complicações menos comuns incluem trombocitopenia (1 em 3 mil casos de rubéola) e encefalite (1 em 6 mil casos de rubéola).

Síndrome da rubéola congênita

As consequências mais graves da infecção pelo vírus da rubéola surgem quando uma mulher se torna infectada durante a gravidez, particularmente durante o primeiro trimestre.[5] As complicações podem incluir aborto, morte fetal ou nascido vivo com uma constelação de defeitos congênitos, conhecida como síndrome da rubéola congênita. Os defeitos mais comuns da síndrome da rubéola congênita afetam os olhos (p. ex., cataratas, retinopatia pigmentar, microftalmia, glaucoma congênito), as orelhas (p. ex., comprometimento da audição neurossensorial) e o coração (p. ex., persistência

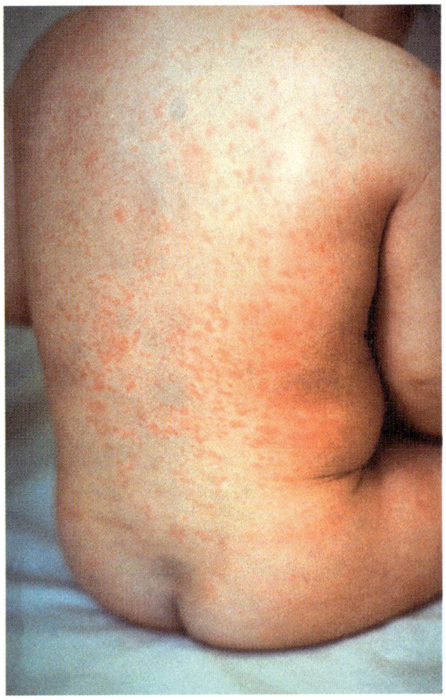

FIGURA 344.1 **Exantema da rubéola na pele do dorso de uma criança. A distribuição assemelha-se àquela do sarampo, porém as lesões são menos intensamente vermelhas. (De Centers for Disease Control and Prevention Public Health Image Library, ID #: 712.)**

do canal arterial, estenose arterial pulmonar). Outras manifestações clínicas da síndrome da rubéola congênita podem consistir em microcefalia, atraso do desenvolvimento e púrpura, incluindo eritropoese dérmica (síndrome de *blueberry muffin*).

Entre as mulheres grávidas infectadas pelo vírus da rubéola durante as primeiras 10 semanas de gestação, até 90% dos nascidos vivos podem apresentar síndrome da rubéola congênita. Entre mulheres infectadas durante as primeiras 20 semanas de gravidez, a taxa de síndrome da rubéola congênita em nascidos vivos é de 20%. Os lactentes que nascem com infecção pelo vírus da rubéola, mas que não apresentam quaisquer sinais ou sintomas aparentes de síndrome da rubéola congênita, são considerados como lactentes que só apresentam infecção por rubéola congênita.

DIAGNÓSTICO

Rubéola adquirida no período pós-natal

Tendo em vista que muitas doenças que apresentam exantema podem simular a infecção pelo vírus da rubéola, e como 20 a 50% das infecções pelo vírus da rubéola podem ser subclínicas, os exames laboratoriais constituem a única maneira de confirmar o diagnóstico. Algumas doenças com apresentação clínica semelhante à da rubéola incluem escarlatina (ver Capítulo 410), roséola (ver Capítulo 410), quinta doença (ver Capítulo 347) e sarampo (ver Capítulo 343).

Durante os primeiros 4 dias após o aparecimento do exantema, a detecção do RNA do vírus da rubéola por meio da reação em cadeia da polimerase com transcrição reversa (RT-PCR) constitui o método mais sensível para estabelecer o diagnóstico.[6] Para um diagnóstico posterior, o anticorpo imunoglobulina M (IgM) é geralmente detectável por até 6 semanas após o início do exantema. O diagnóstico tardio também pode ser estabelecido com base em uma elevação significativa do título de anticorpos IgG em amostras pareadas das fases aguda e convalescente. A amostra de soro da fase aguda deve ser coletada nos primeiros 7 a 10 dias após o aparecimento do exantema, enquanto a amostra de soro da fase convalescente deve ser coletada 14 a 21 dias após a primeira amostra.

O vírus da rubéola pode ser isolado da nasofaringe (*i. e.*, nariz, garganta) e de amostras sangue, urina e líquido cerebrospinal (LCS) de indivíduos com rubéola e com a síndrome da rubéola congênita. Os resultados mais frequentemente positivos são obtidos de *swabs* da garganta. O vírus da rubéola pode ser isolado durante o período prodrômico e por até 2 semanas após o aparecimento do exantema. Para culturas virais, as amostras devem ser obtidas durante o momento de secreção máxima do vírus – até 4 dias após o início do exantema.

Diagnóstico em gestantes

Nos EUA, todas as mulheres grávidas devem ser submetidas a rastreamento para anticorpos IgG antirrubéola como parte do pré-natal de rotina. As gestantes com resultado positivo do teste sorológico para anticorpos IgG contra o vírus da rubéola são consideradas imunes se não tiverem um histórico de exposição recente ao vírus da rubéola. As mulheres grávidas suscetíveis devem ser vacinadas após o parto. As gestantes expostas ao vírus da rubéola devem ser avaliadas quanto a evidências de infecção aguda pelo teste de anticorpos IgM no soro ou elevação significativa dos anticorpos IgG em amostras de soro das fases aguda e convalescente. As gestantes com evidências de infecção aguda devem ser monitoradas clinicamente e avaliadas quanto à idade gestacional por ocasião da infecção, de modo a determinar o risco de infecção fetal.

Rubéola congênita

O diagnóstico da síndrome da rubéola congênita em lactentes pode ser confirmado por métodos sorológicos ou virológicos. Os anticorpos IgM séricos podem estar presentes em um lactente com síndrome da rubéola congênita por um período de até 1 ano após o nascimento. Entretanto, o anticorpo IgM pode não ser detectável durante o primeiro mês de vida. Por conseguinte, os lactentes com menos de 1 mês e que apresentam sintomas compatíveis com a síndrome da rubéola congênita devem ser submetidos a um novo teste com 1 mês. A síndrome da rubéola congênita também pode ser confirmada pela documentação de um título persistente de IgG sérica contra rubéola além do tempo esperado de transferência passiva de anticorpos IgG materno (*i. e.*, um título de anticorpo antirrubéola que não declina na taxa esperada de uma dupla diluição por mês).

O vírus da rubéola de lactentes com infecção congênita pode ser isolado mais comumente de *swabs* da garganta e, com menos frequência, de amostras de urina e do LCS. Os lactentes com rubéola congênita podem excretar o vírus por até 1 ano; entretanto, as amostras para isolamento do vírus têm mais tendência a serem positivas se forem obtidas nos primeiros 6 meses após o nascimento. O vírus da rubéola em lactentes com síndrome da rubéola congênita também pode ser detectado pela RT-PCR com o uso das mesmas amostras para isolamento viral.

TRATAMENTO

Não existe nenhum tratamento específico para a rubéola ou para a síndrome da rubéola congênita. Em indivíduos com rubéola, o tratamento sintomático pode ser justificado para as manifestações clínicas, como artralgias, mialgias e febre. Os lactentes com síndrome da rubéola congênita devem ser avaliados e tratados por especialistas de suas manifestações clínicas específicas.

PREVENÇÃO

Imunização passiva

A administração de imunoglobulina após exposição ao vírus da rubéola não previne a infecção nem a viremia, mas pode modificar ou suprimir os sintomas. Por conseguinte, não se recomenda a imunoglobulina para profilaxia pós-exposição de rotina da rubéola em qualquer circunstância.

Imunização ativa

A administração de uma dose de vacina rubéola atenuada viva (RA 27/3, RCV) induz soroconversão do anticorpo IgG antirrubéola em 95% ou mais dos indivíduos. A imunidade é considerada a longo prazo, provavelmente durante toda a vida da pessoa. A RCV está disponível como formulação monovalente ou em combinação com vacinas sarampo-caxumba (MMR) e sarampo-caxumba-varicela (MMRV) (ver Capítulo 15).

Nos EUA, a política de vacinação de rotina contra a rubéola consiste em imunizar as crianças com a primeira dose de MMR com 12 a 15 meses e administrar uma segunda dose com 4 a 6 anos. A vacina MMRV também pode ser administrada a crianças de até 12 anos. Os indivíduos nascidos a partir de 1957 e que não apresentam contraindicações médicas (p. ex., gravidez) devem receber pelo menos uma dose de MMR, a não ser que tenham documentação de uma dose de vacina de vírus da rubéola vivo ou evidências laboratoriais de imunidade ou confirmação laboratorial da doença. Uma terceira vacinação no início da vida adulta pode soroconverter a maioria dos indivíduos soronegativos, apesar de uma vacinação anterior.[7] Os grupos de alto risco que devem ser vacinados incluem profissionais da área da saúde, indivíduos que frequentam estabelecimentos de ensino superior, militares, viajantes internacionais e mulheres não grávidas reprodutivas.

Em estudos de acompanhamento de mais de 2.700 mulheres suscetíveis que estavam inadvertidamente grávidas e que receberam uma vacina antirrubéola atenuada viva, nenhum lactente nasceu com síndrome da rubéola congênita. Entretanto, em virtude do risco teórico de síndrome da rubéola congênita em lactentes nascidos de mulheres grávidas vacinadas com RCV, a vacina não deve ser administrada a gestantes, e a gravidez deve ser evitada durante pelo menos 28 dias após tomar a vacina. A administração da RCV durante a gravidez geralmente não é considerada como indicação para a interrupção da gravidez.

PROGNÓSTICO

Como a rubéola é habitualmente uma doença leve, o prognóstico é excelente, com recuperação completa em quase todas as pessoas. São observadas mortes em 0 a 50% dos pacientes que desenvolvem encefalite por rubéola. O prognóstico em lactentes com síndrome da rubéola congênita depende das manifestações clínicas e do acesso a cuidados médicos de qualidade.

REFERÊNCIAS BIBLIOGRÁFICAS

As referências bibliográficas, bem como os outros materiais suplementares deste livro, encontram-se no GEN-IO, nosso ambiente virtual de aprendizagem.

345

CAXUMBA

MANISHA PATEL E JOHN W. GNANN, JR.

DEFINIÇÃO

A caxumba é uma infecção viral sistêmica aguda, que ocorre mais comumente em crianças, é, em geral, autolimitada e caracteriza-se, clinicamente, por parotidite não supurativa.

O patógeno

O vírus da caxumba é um membro da família Paramyxoviridae. Os vírions da caxumba são partículas envelopadas, aproximadamente esféricas e pleomórficas, com diâmetro médio de 200 nm. Espículas de glicoproteína projetam-se a partir da superfície do envelope. Um nucleocapsídio helicoidal, composto de nucleoproteínas e de RNA de fita simples, de sentido negativo, linear e não segmentado, de aproximadamente 15,3 quilobases de tamanho, codifica sete proteínas principais, bem como várias proteínas menores. Os seres humanos são os únicos hospedeiros naturais do vírus da caxumba, embora a infecção possa ser induzida experimentalmente em uma variedade de espécies de mamíferos. *In vitro*, o vírus da caxumba pode ser cultivado em muitas linhagens celulares de mamíferos e em ovos de galinha embrionados. Embora o vírus da caxumba seja considerado um vírus monotípico, 12 genótipos foram designados com base na heterogeneidade da sequência dentro do genoma viral.

EPIDEMIOLOGIA

Antes do surgimento das vacinas, a caxumba era principalmente uma doença que acometia crianças em idade escolar (5 a 9 anos), com 90% das crianças em áreas urbanas já infectadas em torno dos 14 anos. Embora a incidência relatada nos EUA tenha alcançado um pico em 1942, com 251 casos por 100.000 habitantes, a caxumba era uma doença endêmica com maior atividade sazonal entre janeiro e maio, resultando em milhões de casos anualmente. Após o licenciamento da vacina caxumba viva, em 1967, a incidência da caxumba diminuiu para 88 casos por 100.000 habitantes em 1968. Em 1985, foram notificados apenas 2.982 casos de caxumba, uma incidência de 1,3 por 100.000 habitantes, o que representou um declínio de 98% em relação ao número de casos notificados em 1968. Ocorreu um ressurgimento de 1986 a 1987, quando foram notificados 20.621 casos, sendo mais da metade observada em crianças de mais idade e adolescentes de 10 a 19 anos, sugerindo, portanto, uma lacuna de imunidade em decorrência da falta de vacinação ou exposição à doença. Após o ressurgimento, surtos esporádicos de caxumba em escolas de ensino fundamental foram atribuídos à falha da vacina entre receptores de uma dose. Depois de 1989, quando o Advisory Committe on Immunization Practices (ACIP) dos Centers for Disease Control and Prevention (CDC) publicou uma recomendação de que todas as crianças devessem receber uma segunda dose da vacina sarampo-caxumba-rubéola (MMR) por ocasião de seu ingresso na escola para melhorar o controle do sarampo, a incidência da caxumba mais uma vez diminuiu para 1,0 por 100.000 habitantes em 1992. As taxas continuaram caindo até 2006, quando um segundo ressurgimento na região central dos EUA aumentou a incidência para 2,2 casos por 100.000 habitantes, principalmente em estudantes universitários vacinados com duas doses. Em resposta a esse ressurgimento, o ACIP recomendou duas doses de MMR para adultos de alto risco, incluindo profissionais de saúde, viajantes internacionais e estudantes que concluíram o ensino médio. Em 2010, outro surto de caxumba resultou em 3.500 casos em Nova Iorque e Nova Jersey, com maior taxa observada entre meninos de 13 a 17 anos, que frequentavam escolas judaicas que seguiam a sua tradição; cerca de 90% dos casos haviam recebido pelo menos duas doses de uma vacina contendo caxumba, sugerindo, assim, que a sua doença resultara de exposição intensa, particularmente entre meninos na escola.[1b] Em outro surto na cidade de Nova Iorque, 90% dos casos haviam recebido pelo menos uma dose da vacina, enquanto 77% receberam duas doses. A eficácia do esquema de duas doses para a prevenção da caxumba foi de 86%. No surto que ocorreu em Guam, no período de 2009 e 2010, 287 dos 505 casos de caxumba ocorreram entre crianças em idade escolar, embora 93% tivessem recebido duas doses da vacina; a aglomeração em casa e as altas taxas de contato com os alunos foram identificadas como fatores de risco para a transmissão. Um terceiro ressurgimento ocorreu no período de 2016 e 2017, decorrente de surtos em ambientes onde o contato pessoal próximo e prolongado era comum, como campus universitários.[1] A maior incidência foi observada entre adultos jovens de 18 a 24 anos; mais de 80% dos casos com estado de vacinação conhecido haviam recebido pelo menos duas doses.[2] Embora ocorra falha primária da vacina (resposta imune protetora inicial insuficiente), o insucesso secundário da vacina (diminuição da imunidade) constitui um fator de risco quando a exposição à infecção é alta, como em surtos que ocorrem em ambientes de contatos próximos.[3] Esses achados sugerem a necessidade de uma nova vacina caxumba com maior duração de proteção.

BIOPATOLOGIA

A caxumba é altamente contagiosa e pode ser transmitida em condições experimentais por meio de inoculação do vírus na mucosa nasal ou bucal, sugerindo que a maioria das infecções naturais resulta da propagação de secreções das vias respiratórias superiores por gotículas. O período de incubação médio da caxumba é de 18 dias. A replicação viral primária ocorre nas células epiteliais das vias respiratórias superiores, seguida de disseminação do vírus para os linfonodos regionais e viremia subsequente. Como o vírus pode ser isolado da saliva durante 5 a 7 dias antes e até 9 dias depois do aparecimento dos sintomas clínicos, um indivíduo infectado é potencialmente capaz de transmitir a caxumba por um período de até 2 semanas.

No início do curso da infecção pelo vírus da caxumba, são detectadas respostas transitórias dos anticorpos IgM, seguidas pelo aparecimento de anticorpos IgG e linfócitos T citotóxicos. A IgG específica para caxumba pode ser detectada durante a primeira semana de infecção aguda, alcança um pico em 3 a 4 semanas e, então, persiste por décadas.

MANIFESTAÇÕES CLÍNICAS

Antes do surgimento das vacinas, estima-se que 30% das infecções pelo vírus da caxumba em crianças fossem subclínicas ou associadas apenas a sintomas inespecíficos de infecção respiratória superior; as taxas de infecção subclínica entre populações altamente vacinadas são desconhecidas, porém provavelmente são mais altas.

Parotidite

Em geral, a caxumba começa com uma fase prodrômica curta de febre baixa, mal-estar, cefaleia e anorexia.[4] As crianças pequenas podem se queixar inicialmente de dor de ouvido. Em seguida, observa-se o desenvolvimento característico de hipersensibilidade e aumento da glândula parótida, em que o lóbulo da orelha é deslocado para a frente e obscurece o ângulo da mandíbula (Figura 345.1). As glândulas parótidas são mais comumente acometidas, embora outras glândulas salivares possam, em

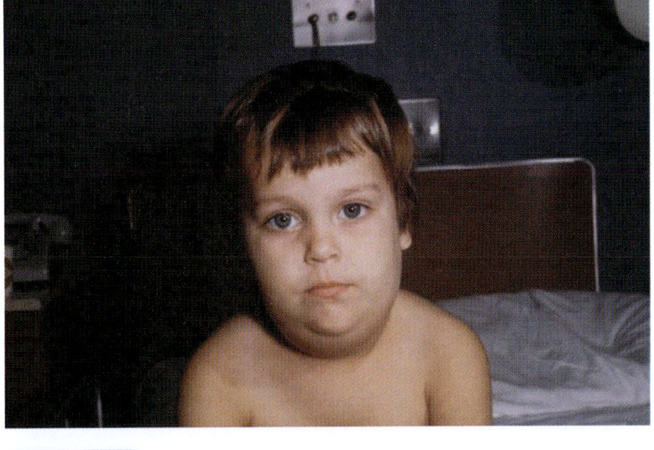

FIGURA 345.1 **Caxumba.** Criança com edema submandibular decorrente de parotidite da caxumba. (De Centers for Disease Control and Prevention Public Health Image Library, ID #:4491.)

certas ocasiões, aumentar de tamanho. Inicialmente, a parotidite pode ser unilateral; entretanto, em 90% dos casos, ocorre edema da glândula parótida contralateral dentro de 2 a 3 dias. O aumento doloroso da glândula parótida progride por um período de cerca de 3 dias, seguido de defervescência e resolução da dor e do edema da glândula em cerca de 7 dias.

Meningite asséptica

Ocorre meningite sintomática em até 10% dos casos; cerca de 50% dos pacientes com parotidite da caxumba apresentam pleocitose do líquido cerebrospinal (LCS), sem qualquer evidência clínica de meningite. Quatro a 5 dias após o início da parotidite, observa-se habitualmente o desenvolvimento de sinais e sintomas de inflamação meníngea (cefaleia, rigidez de nuca, vômitos e letargia), juntamente com febre alta, embora a meningite, em certas ocasiões, possa preceder a parotidite. Com efeito, 40 a 50% de todos os casos documentados de meningite por caxumba ocorrem em pacientes que nunca apresentam parotidite clínica. Por motivos inexplicados, o comprometimento sintomático do sistema nervoso central (SNC) pela caxumba é duas a três vezes mais comum em meninos do que em meninas. Em geral, o exame do LCS revela uma pressão de abertura normal e pleocitose de células mononucleares, com contagem média de células de 450/μℓ. Pode-se observar uma predominância de leucócitos polimorfonucleares no LCS em alguns pacientes precocemente no curso da meningite por caxumba. A proteína do LCS está, em geral, normal ou levemente elevada (< 100 mg/dℓ). A hipoglicorraquia, que não é habitual na meningite viral, pode ser observada em 10 a 30% dos pacientes com meningite por caxumba. O vírus da caxumba pode ser isolado do LCS. Enquanto os sintomas da meningite por caxumba normalmente regridem em 7 a 10 dias, as anormalidades do LCS podem persistir por até 5 semanas.

Encefalite

O espectro da doença do SNC induzida pela caxumba varia desde meningite asséptica leve (que é comum) até encefalite grave (que é rara). Observa-se o desenvolvimento de alguns casos de encefalite concomitantemente com a parotidite, e acredita-se que resultem da extensão direta da infecção viral do epêndima do plexo corióideo para os neurônios parenquimatosos. Outros casos de encefalite por caxumba ocorrem 1 a 2 semanas após o início da parotidite e podem representar uma encefalite pós-infecciosa desmielinizante. Os achados clínicos na encefalite por caxumba incluem obnubilação (e, menos comumente, delírio), crises generalizadas e febre alta. Outros achados neurológicos podem incluir crises focais, afasia, paresia e movimentos involuntários.

Orquite

A epididímo-orquite é rara em meninos de pouca idade com caxumba, porém acomete 15 a 35% dos homens pós-puberais com caxumba. A orquite é mais frequentemente unilateral (ocorre comprometimento bilateral em 17 a 38% dos casos) e resulta da replicação do vírus da caxumba nos túbulos seminíferos, com consequente infiltração linfocítica e edema. Normalmente, a orquite desenvolve-se em 1 semana após o início da parotidite, embora, à semelhança da meningite por caxumba, possa ocorrer antes da parotidite ou até mesmo na sua ausência. A orquite da caxumba caracteriza-se por edema testicular acentuado e dor intensa acompanhada de febre, náuseas e cefaleia. Ocorre resolução da dor e do edema nos primeiros 5 a 7 dias, porém a hipersensibilidade testicular residual pode persistir por várias semanas. A orquite pode ser seguida de atrofia testicular em 35 a 50% dos casos; entretanto, a esterilidade constitui uma complicação incomum, mesmo em homens com orquite bilateral.

Outras manifestações

A caxumba pode causar inflamação de outros tecidos glandulares, incluindo pancreatite e tireoidite. Foi relatada a ocorrência de ooforite e mastite em mulheres pós-puberais com caxumba. Anormalidades transitórias da função renal são comuns na caxumba, e o vírus pode ser facilmente isolado da urina; entretanto, é raro haver dano renal significativo. Outras manifestações infrequentes da caxumba incluem surdez neurossensorial (transitória ou permanente), artrite, miocardite e trombocitopenia. Não foi esclarecido se a caxumba materna durante o primeiro trimestre de gravidez resulta em aumento da frequência de abortos espontâneos, e não existe nenhuma evidência que tenha ligado a caxumba materna a malformações congênitas.

DIAGNÓSTICO

O diagnóstico de caxumba baseia-se habitualmente nos achados clínicos em uma criança com febre e parotidite, particularmente se o indivíduo tem suscetibilidade conhecida e se foi exposto à caxumba durante as 2 a 3 semanas anteriores. Uma apresentação clínica atípica (p. ex., meningite ou orquite sem parotidite) exige confirmação laboratorial. A cultura para vírus da caxumba foi, em grande parte, substituída por ensaios de reação em cadeia da polimerase com transcrição reversa (RT-PCR). A detecção do vírus da caxumba por RT-PCR ou a obtenção de uma cultura positiva para vírus da caxumba confirmam o diagnóstico. A demonstração sorológica da imunoglobulina M (IgM) contra o vírus da caxumba também pode ajudar no diagnóstico de caxumba; todavia, podem ocorrer resultados falso-negativos, em particular em indivíduos anteriormente vacinados. A IgM é detectável durante a primeira semana da doença e persiste por pelo menos 6 semanas, porém pode ser mais transitória em pessoas vacinadas. A detecção da IgM é melhorada se as amostras de soro forem coletadas por mais de 3 dias após o aparecimento dos sintomas. A soroconversão ou uma elevação significativa no título de anticorpos IgG em amostras de soro da fase aguda e da fase convalescente também podem ser diagnósticas, porém a sua detecção pode representar um maior desafio em pessoas vacinadas, cujos títulos de IgG já podem estar elevados. Cerca de 30% dos pacientes apresentam níveis séricos elevados de amilase, que podem ser decorrentes de parotidite ou de pancreatite.

O diagnóstico diferencial de uma síndrome semelhante à caxumba inclui infecções causadas por outros vírus, como vírus Epstein-Barr (ver Capítulo 353), herpes-vírus humano tipo 6, adenovírus (ver Capítulo 341), vírus influenza A (ver Capítulo 340), vírus parainfluenza (ver Capítulo 339), vírus coxsackie (ver Capítulo 355) ou vírus da coriomeningite linfocítica. Entre 101 casos esporádicos de parotidite avaliados nos EUA, no período de 2009 a 2011, por exemplo, os vírus mais comumente detectados foram o vírus Epstein-Barr (23%) e o herpes-vírus humano tipo 6 (10%); o vírus da caxumba não foi detectado em nenhuma amostra, embora 17% dos casos tenham demonstrado uma IgM positiva para caxumba. Mais recentemente, várias centenas de casos de parotidite associada à influenza A (H3N2) foram relatados durante a estação da influenza de 2014–2015.[5] Certas bactérias, como *Staphylococcus*, podem causar parotidite supurativa. Pode ocorrer também aumento da glândula parótida em pacientes com AIDS, particularmente crianças. O aumento de tamanho da glândula parótida também pode estar associado a síndrome de Sjögren (ver Capítulo 252), sarcoidose (ver Capítulo 89), amiloidose (ver Capítulo 179), ingestão de tiazidas, sensibilidade ao iodo, tumor ou obstrução do ducto salivar. Um exame cuidadoso deve diferenciar a parotidite da linfadenopatia.

TRATAMENTO

O manejo de um paciente com caxumba consiste em medidas conservadoras para proporcionar alívio sintomático, hidratação adequada e nutrição. O tratamento da orquite consiste em repouso no leito, suporte escrotal, analgésicos e compressas de gelo. Os pacientes com comprometimento significativo do SNC precisam de hospitalização para observação e para cuidados de suporte. Atualmente, não há nenhum papel estabelecido para agentes antivirais, interferona, corticosteroides ou imunoterapia passiva no tratamento da caxumba.

PREVENÇÃO

A base da prevenção da caxumba é a imunização ativa com vacina caxumba viva atenuada (ver Capítulo 15). Nos EUA, a vacina caxumba é administrada em combinação com as vacinas sarampo e rubéola (MMR) a crianças de 12 a 15 meses, com administração de uma segunda dose aos 4 a 6 anos.[6] A eficácia mediana da vacina é estimada em 78% (com variação de 49 a 91%) para uma dose de MMR e de 88% (com variação de 31 a 95%) para duas doses. A maioria dos adultos (> 90%) nascidos nos EUA antes de 1957 foram naturalmente infectados e, portanto, são imunes, porém a vacina caxumba está indicada para adultos suscetíveis. Os adultos de alto risco, como profissionais de saúde, viajantes internacionais e estudantes que frequentam faculdades ou outras instituições de graduação após o ensino médio devem receber duas doses de MMR se não tiveram outras evidências de imunidade presuntiva. A administração da vacina caxumba viva está contraindicada em mulheres grávidas. A vacinação também não é recomendada em indivíduos que receberam terapia com imunoglobulina, que pode interferir na resposta imune à vacina, nos 3 meses precedentes ou em indivíduos com grave imunossupressão sistêmica causada por doença ou por tratamento médico.

A cepa Jeryl-Lynn (JL) do vírus da caxumba atenuado, que é utilizada nos EUA desde 1967, é uma vacina muito bem tolerada, embora tenham sido relatados raros casos de febre, parotidite e, possivelmente, meningite asséptica após a imunização. A partir de 1988, foi reconhecido um aumento da frequência de casos de meningite por caxumba relacionada com a vacina em outros países. Esses casos foram observados após a administração de vacinas MMR contendo outras cepas do vírus da caxumba, como Urabe AM9 ou Leningrad 3. Esse problema não foi observado nos EUA, onde a cepa da vacina caxumba JL continua sendo utilizada. Apesar de diferenças genotípicas na cepa JL da vacina caxumba (genótipo A) e da cepa circulante atualmente predominante nos EUA (genótipo G), o soro de indivíduos vacinados com a cepa JL da vacina caxumba neutraliza efetivamente as cepas do vírus da caxumba do genótipo G.

Com frequência, surgem questões sobre a prevenção quando o indivíduo sem história de doença pelo vírus da caxumba ou de vacinação é exposto a um paciente com caxumba ativa. A imunidade presuntiva do indivíduo exposto pode ser determinada por teste sorológico (IgM) contra o vírus da caxumba por ELISA). Entretanto, nem a presença nem o nível de IgG específica contra caxumba podem prever totalmente a proteção contra a caxumba, embora os soros de casos tenham tendência a apresentar títulos mais baixos de anticorpos neutralizantes pré-exposição e concentrações mais baixas de IgG específica contra caxumba, em comparação com o soro de casos sem caxumba. Além disso, verifica-se apenas uma correlação moderada entre o nível de anticorpos IgG séricos específicos contra caxumba e as respostas dos anticorpos neutralizantes do vírus. É possível que o nível de imunidade necessário para proteger contra a caxumba clínica clássica dependa do inóculo inicial do vírus, de modo que a proteção pode não ser absoluta em determinado título de anticorpos.

Em ambientes de exposição intensa, em que ocorrem surtos com evidências de transmissão contínua, apesar de uma alta cobertura com vacinação de duas doses, uma terceira dose de vacina sarampo-caxumba-rubéola é benéfica e é recomendada pelos Centers for Disease Control and Prevention para grupos determinados pela saúde pública como grupos de risco para a caxumba e suas complicações.[7–9] A vacina caxumba pode ser administrada com segurança a um indivíduo cujo estado imune não seja conhecido, embora não se tenha determinado a eficácia da vacinação pós-exposição na prevenção da caxumba.

Para fins de controle de infecção, os pacientes com caxumba necessitam de precauções padrão e precauções de gotículas durante pelo menos 5 dias após o início da parotidite. No ambiente ambulatorial, o paciente com suspeita de caxumba deve utilizar uma máscara e ser isolado de outras pessoas potencialmente suscetíveis. Quando um paciente com caxumba é hospitalizado, é necessário um quarto particular; os cuidadores devem utilizar máscara, e o paciente também deve utilizar uma máscara enquanto estiver sendo transportado.

PROGNÓSTICO

As sequelas da parotidite da caxumba a longo prazo são incomuns. As complicações e as taxas de hospitalização são menores entre pacientes vacinados, em comparação com os indivíduos não vacinados. A meningite por caxumba é, em geral, benigna, e as complicações neurológicas significativas são raras. A recuperação da encefalite por caxumba é geralmente completa, porém foram relatadas complicações, como estenose do aqueduto com hidrocefalia, distúrbios convulsivos e retardo psicomotor. A taxa de mortalidade global de encefalite por caxumba é de 1,5%. Ocorre imunidade duradoura após a infecção natural; todavia, em certas ocasiões, pode ocorrer reinfecção sintomática.

REFERÊNCIAS BIBLIOGRÁFICAS

As referências bibliográficas, bem como os outros materiais suplementares deste livro, encontram-se no GEN-IO, nosso ambiente virtual de aprendizagem.

346 INFECÇÕES DO SISTEMA NERVOSO CENTRAL POR CITOMEGALOVÍRUS, VÍRUS EPSTEIN-BARR E VÍRUS LENTOS[a]

JOSEPH R. BERGER E AVINDRA NATH

INFECÇÃO POR CITOMEGALOVÍRUS

O citomegalovírus (CMV) humano é um herpes-vírus onipresente, que é adquirido durante toda a vida (ver Capítulo 352). Nas crianças, o CMV constitui uma causa importante[1] e relativamente comum de déficits neurológicos congênitos. Nos EUA, as taxas de soroprevalência são de 40% em adolescentes e de 60 a 90% em adultos. A infecção primária é habitualmente assintomática em adultos jovens saudáveis, mas pode estar associada a uma síndrome transitória semelhante à mononucleose. O CMV resulta em incapacidade neurológica significativa no contexto da imunossupressão, particularmente em receptores de transplante, em indivíduos com síndrome da imunodeficiência adquirida (AIDS) e naqueles com neoplasias malignas hematológicas. O CMV pode comprometer as meninges, o encéfalo, a medula espinal, os nervos periféricos e o músculo. Além disso, à semelhança de alguns outros herpes-vírus, notavelmente o vírus varicela-zóster (VZV) e os herpes-vírus simples 1 e 2 (HSV), o CMV constitui uma causa de retinite e de necrose aguda da retina.

MANIFESTAÇÕES CLÍNICAS E DIAGNÓSTICO

Encefalite por citomegalovírus

Em pacientes com AIDS, a encefalite por CMV geralmente só ocorre na presença de imunossupressão profunda (contagens de linfócitos T CD4 < 100 células/$\mu\ell$). A apresentação mais típica em pacientes com AIDS consiste em encefalopatia difusa subaguda, que evolui ao longo de um período de várias semanas e que se caracteriza por cefaleia, comprometimento sensorial e cognitivo, apatia e isolamento social. Praticamente todos os pacientes com encefalite por CMV apresentam infecção sistêmica pelo vírus. O exame neurológico revela atividade mental anormal e características motoras variáveis, incluindo hiper-reflexia, ataxia e fraqueza. A presença de ventriculite por CMV é característica, e pode-se observar um aumento ventricular progressivo. Outras características podem sugerir encefalite do tronco encefálico, incluindo oftalmoplegia internuclear, nistagmo, paralisia de nervos cranianos, paresia do olhar, ataxia e quadriparesia. Pode-se observar a ocorrência de infarto cerebral em consequência de vasculite causada por CMV, hemorragia subaracnóidea aguda e hemorragia intracerebral. Além disso, podem ocorrer mielite, polirradiculite e neurite multifocal com encefalite por CMV. A oftalmoscopia pode revelar lesões distintas na retina (ver Capítulo 352), podendo servir como indício útil para o diagnóstico. O CMV também pode ser transmitido verticalmente e causar infecção congênita no feto, resultando na tríade clássica de coriorretinite, microcefalia e calcificações cerebrais.

Em pacientes com encefalite por CMV, os exames de imagem do cérebro apresentam sensibilidade limitada e especificidade baixa. É possível visualizar um realce ependimal ou meníngeo, bem como áreas de infarto focal ou necrose. A ressonância magnética (RM) pode revelar lesões de difusão restrita e de alta intensidade de sinal T2, revestindo o epêndima dos ventrículos laterais. O aumento ventricular progressivo é sugestivo de ventriculite por CMV. Raramente, a infecção por CMV pode manifestar-se como lesão expansiva cerebral.

Os achados no líquido cerebrospinal (LCS) são variáveis. Os pacientes apresentam, em sua maioria, níveis elevados de proteína e pleocitose do LCS; entretanto, os leucócitos podem estar ausentes e os níveis de glicose

[a]N.R.T.: Doenças por vírus lento são as viroses caracterizadas por períodos de incubação lento (meses a anos), início insidioso das manifestações clínicas e evolução clínica prolongada.

podem estar normais ou diminuídos. Diferentemente de outras infecções virais que causam, em geral, um predomínio de linfócitos no LCS, pode ocorrer pleocitose acentuada com preponderância de leucócitos polimorfonucleares em pacientes com ventriculoencefalite por CMV. O CMV raramente consegue ser cultivado a partir do LCS. A reação em cadeia da polimerase (PCR) em tempo real do LCS para CMV apresenta alta sensibilidade e especificidade; entretanto, o diagnóstico é, com frequência, difícil e depende de um elevado índice de suspeita clínica. A sorologia para CMV não é útil no diagnóstico de infecção ativa. O exame histopatológico revela células multinucleadas com inclusões citomegálicas intranucleares (Figura 346.1).

Mielite

A mielite transversa por CMV, que pode ser observada em pacientes tanto imunocompetentes quanto imunossuprimidos, é, do ponto de vista neurológico, indistinguível de outras formas de mielite transversa (ver Capítulos 372 e 383).[2] A mielite necrosante grave por CMV, que em geral apresenta extensão longitudinal e que acomete vários segmentos da medula espinal, pode ocorrer no hospedeiro imunossuprimido, particularmente com infecção pelo vírus da imunodeficiência humana (HIV), e está comumente associada à polirradiculite. Foram descritos alguns casos de mielite necrosante na ausência de uma síndrome de polirradiculite típica, em que os pacientes apresentam paraplegia aguda ou progressiva e distúrbios na função do esfíncter uretral e retal. Os reflexos são preservados ou estão aumentados nas pernas, a não ser que haja neuropatia concomitante. É possível demonstrar um nível sensitivo. A combinação de queixas radiculares e de pleocitose polimorfonuclear do LCS pode servir como indício para o diagnóstico. À semelhança da encefalite por CMV, o diagnóstico é mais bem estabelecido por PCR do LCS por CMV.

Polirradiculomielite

Antes do advento dos antirretrovirais altamente ativos, até 25% dos pacientes que morriam de AIDS apresentavam doença neuromuscular em decorrência do CMV, localizada predominantemente nas regiões perineurais e epineurais. A polirradiculomielite por CMV em pacientes infectados pelo HIV manifesta-se de forma subaguda, durante um período de vários dias a semanas. Os sintomas iniciais de parestesia ou dor disestésica localizada no períneo e nos membros inferiores são seguidos de paraparesia de rápida progressão, com hipotonia e ausência ou diminuição dos reflexos dos membros inferiores. A retenção urinária é característica, e a incontinência do esfíncter retal é comum. Normalmente, vários achados sensitivos são obscurecidos pela fraqueza. Os sinais de Babinski e a diminuição da sensibilidade abaixo de determinado nível no tronco são evidências de mielite associada. Com o passar do tempo, os sintomas progridem e ascendem para acometer os membros superiores e, algumas vezes, os nervos cranianos. Em geral, o exame do LCS revela pleocitose polimorfonuclear, elevação proeminente dos níveis de proteína e baixo nível de glicose. A RM da medula espinal pode ser normal ou pode exibir realce do cone medular, da cauda equina, das meninges e das raízes dos nervos. Os exames eletrofisiológicos revelam neuropatia axonal, com evidência de denervação aguda. Pode ocorrer diminuição variável da condução nervosa.

O aparecimento da síndrome da cauda equina aguda em um paciente com AIDS ou em um receptor de transplante de órgão sólido ou de medula óssea é sugestivo de infecção pelo CMV, particularmente na presença de pleocitose polimorfonuclear do LCS; entretanto, essa síndrome não é patognomônica. Outras condições que podem produzir uma síndrome da cauda equina em pacientes com AIDS incluem meningite linfomatosa, sífilis, toxoplasmose, outras infecções por herpes-vírus e meningite criptocócica ou bacteriana. Em pacientes com infecção pelo CMV, foi também observada a ocorrência de neuropatia motora e sensitiva multifocal progressiva, que evolui no decorrer de um período de semanas a meses. A parestesia e a disestesia são rapidamente seguidas de fraqueza motora proeminente, que acomete tanto os membros superiores quanto inferior de modo assimétrico. A atrofia neurogênica pode ser proeminente. A biopsia de nervos revela neurite necrosante com infiltrados de células mononucleares e polimorfonucleares e citomegalócitos localizados ao redor de capilares endoneurais nos troncos e raízes dos nervos. Alguns pacientes podem apresentar arterite necrosante. À semelhança da encefalite e da mielite por CMV, a PCR para CMV no LCS constitui a medida mais útil para o diagnóstico.

TRATAMENTO

As complicações neurológicas do CMV devem ser tratadas com ganciclovir (5 mg/kg IV, a cada 12 horas) mais foscarnet (60 mg/kg IV, a cada 8 horas, ou 90 mg/kg IV, a cada 12 horas, até obter melhora sintomática), seguidos de terapia de manutenção com valganciclovir oral (900 mg/dia) e foscarnet IV (90 a 120 mg/kg IV durante 2 horas, a cada 24 horas). Entretanto, as evidências de eficácia nessas condições são limitadas principalmente a relatos de casos e a pequenas séries. Nenhum dos medicamentos penetra adequadamente no SNC. O cidofovir é um agente de segunda linha (5 mg/kg por infusão intravenosa durante 1 hora, 1 vez/semana, por 2 semanas consecutivas, com hidratação salina e probenecida, 2 g VO 3 horas antes da dose e 1 g VO, 2 horas e 8 horas após a dose). Surgiram cepas de CMV resistentes a esses fármacos, e houve desenvolvimento de encefalite por CMV na presença da terapia de manutenção com ganciclovir para a retinite por CMV. A terapia de manutenção (foscarnet e ganciclovir) ou fármacos diferentes devem ser considerados em pacientes que já estão submetidos à monoterapia supressiva ou naqueles com pleocitose persistente no LCS. Há necessidade de terapia de manutenção, que consiste no mesmo esquema administrado em semanas alternadas, a não ser que o paciente tenha uma reconstituição imunológica, como após o uso de terapia antirretroviral altamente ativa (HAART) em pacientes com AIDS ou a interrupção dos esquemas imunossupressores em pacientes transplantados ou com câncer. O tratamento intravítreo da retinite por CMV possibilita concentrações mais altas do agente antiviral no local de ação. Implantes de ganciclovir demonstraram produzir um controle local efetivo da retinite a longo prazo. Outros agentes (foscarnet, cidofovir e fomivirseno) exigem injeções intravítreas semanais.

PROGNÓSTICO

O prognóstico para sobrevida a longo prazo, particularmente com a AIDS, é muito sombrio, e a maioria dos pacientes só apresenta recuperação neurológica limitada.

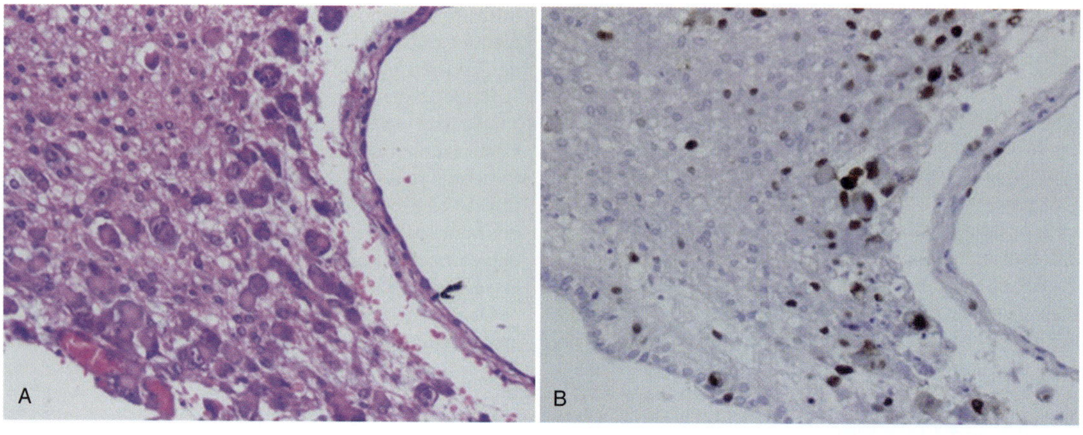

FIGURA 346.1 **Patologia da encefalite por CMV. A.** São observadas grandes células na região perivascular, algumas das quais são multinucleadas. **B.** As inclusões citomegálicas estão presentes no núcleo e coram-se com um anticorpo anti-CMV *(em marrom)*. Aumento de 40×. (Cortesia de Martha Quezado, National Institutes of Health, Bethesda, MD.)

INFECÇÃO PELO VÍRUS EPSTEIN-BARR

O vírus Epstein-Barr (EBV), que constitui a principal causa da mononucleose infecciosa (ver Capítulo 353), apresenta distribuição mundial. Os indivíduos em áreas com alta densidade populacional e baixo nível social adquirem o vírus no início da infância. Entretanto, estudos soroepidemiológicos indicam que mais de 90% dos indivíduos são infectados pelo EBV em torno dos 30 anos.

Ocorrem manifestações neurológicas em 1 a 5% dos pacientes com infecção primária pelo EBV, e essas manifestações podem constituir os achados clínicos predominantes. O distúrbio neurológico mais comum associado à mononucleose infecciosa é a meningoencefalite, que é rara no início da infância e que é observada, com mais frequência, em pessoas entre 15 e 25 anos. Seu início pode ser gradual, ao longo de vários dias, ou pode ser explosivo. As manifestações mais típicas consistem em febre, cefaleia, rigidez de nuca leve, confusão, letargia, crises convulsivas e hiperreflexia. Alguns pacientes podem apresentar predominantemente ataxia, cerebelite ou outras características neurológicas focais, incluindo hemiparesia, crises focais e achados do tronco encefálico. Anormalidades de sinal hiperintenso na RM craniana ponderada em T2 e de recuperação de inversão com atenuação do líquido (FLAIR, *fluid attenuated inversion recovery*) são observadas com frequência, porém não são diagnósticas. A PCR para o EBV no LCS e a comparação dos níveis de anticorpos contra EBV no soro e no LCS podem ser úteis para o diagnóstico.

O tratamento com ganciclovir (10 mg/kg/dia IV, durante 3 semanas, seguidos de 1.000 mg/dia VO por mais 3 semanas ou até a eliminação do vírus) tem sido utilizado em alguns casos, porém, não tem valor comprovado. O prognóstico para pacientes com meningoencefalite por EBV é excelente, frequentemente com resolução completa em 1 a 2 semanas.

Outra consequência neurológica do EBV observada em pacientes imunossuprimidos, particularmente na AIDS, é o linfoma primário do sistema nervoso central (SNC). Nessa população de pacientes, até 90% dos linfomas primários do SNC estão associados ao EBV, embora raramente sejam observados em pacientes imunocompetentes.

INFECÇÕES DO SISTEMA NERVOSO CENTRAL CAUSADAS POR VÍRUS LENTOS

Vírus linfotrópico T humano tipo 1 e vírus da imunodeficiência humana

Esses vírus e suas sequelas neurológicas são considerados nos Capítulos 354 e 366, respectivamente.

Pan-encefalite esclerosante subaguda

EPIDEMIOLOGIA E BIOPATOLOGIA

A pan-encefalite esclerosante subaguda (PEES), que é causada pelo vírus do sarampo (ver Capítulo 343), afeta habitualmente crianças, mas pode ocorrer em adultos jovens.[3] Em geral, os pacientes apresentam um histórico de sarampo nos primeiros 2 anos de vida, e especula-se que essa exposição precoce do hospedeiro possibilita a emergência de replicação viral persistente e defeituosa, visto que o genoma do vírus da PEES, particularmente o gene da matriz, difere do sarampo de tipo selvagem. A PEES ocorre depois de um período de latência de meses a anos após a infecção aguda do sarampo. Em consequência das estratégias efetivas de vacinação contra o vírus do sarampo, a incidência de PEES diminuiu acentuadamente nos EUA para cerca de quatro a cinco casos por ano. Entretanto, a doença ainda persiste em certas áreas do mundo (p. ex., no subcontinente indiano e no Oriente Médio), em razão das baixas taxas de vacinação contra o sarampo.

A substância cinzenta está mais proeminentemente acometida. As características patológicas da PEES incluem gliose, perda da mielina e infiltrados perivasculares de linfócitos e plasmócitos nas substâncias branca e cinzenta. A perda de células neuronais é observada em estágios mais avançados da doença. Nos neurônios e na glia, são identificadas inclusões intranucleares de Cowdry tipo A, que contêm nucleocapsídios virais.

MANIFESTAÇÕES CLÍNICAS E DIAGNÓSTICO

A PEES começa habitualmente com alterações cognitivas e comportamentais, como irritabilidade e labilidade emocional; a cegueira cortical constitui, com frequência, uma característica inicial. A retinite macular também pode constituir uma manifestação precoce. A progressão está associada à disfunção motora, incluindo mioclonia proeminente, com acentuado comprometimento da musculatura axial, declínio cognitivo, coreoatetose, distonia e rigidez. Sua evolução progride no decorrer de um período de 1 a 3 anos para quadriparesia rígida e um estado vegetativo, frequentemente acompanhado de alterações autonômicas, como hipertermia, sudorese excessiva e alteração do pulso e da pressão arterial. A condição afeta mais frequentemente os meninos do que as meninas. As alterações da retina, como retinite macular e alterações pigmentares, podem preceder as manifestações neurológicas em vários meses.

Normalmente, o eletroencefalograma revela complexos periódicos uni ou bilaterais, com rajadas sincrônicas de duas ou três ondas lentas de alta amplitude por segundo, com recorrência em intervalos regulares de 5 a 8 segundos e uma relação de 1:1 com contrações mioclônicas. A RM do cérebro revela lesões de alta intensidade de sinal, que são difusas na substância branca subcortical e periventricular com atrofia cortical, mas que também podem raramente acometer os núcleos da base e o tronco encefálico. Nos estágios iniciais da doença, a RM pode ser normal. A tomografia computadorizada (TC) do cérebro revela atrofia generalizada. Os níveis de proteína, glicose e células no LCS estão habitualmente normais; o LCS caracteriza-se por uma alta concentração de imunoglobulinas, bandas oligoclonais e síntese intratecal de anticorpos contra antígenos do vírus do sarampo. Os títulos séricos de anticorpos contra o vírus do sarampo também estão elevados. Em geral, esses achados são característicos para estabelecer o diagnóstico, porém, o RNA do vírus do sarampo pode ser detectado no encéfalo por PCR. Raramente, a biopsia do encéfalo é necessária para um diagnóstico definitivo nos casos atípicos. O vírus do sarampo também pode causar encefalite subaguda em um hospedeiro imunocomprometido. Nesses pacientes, a importância da disfunção cognitiva e motora assemelha-se àquela observada na PEES; entretanto, no contexto clínico, seu início subagudo, a evolução mais rápida e a presença de crises generalizadas, em vez de mioclonia, são característicos. As anormalidades cerebrais englobam inclusões intranucleares abundantes, porém a inflamação é mínima, e os títulos de anticorpos contra o vírus do sarampo não estão elevados nem no soro nem no LCS. Por essa razão, a biopsia cerebral geralmente é necessária para estabelecer o diagnóstico.

TRATAMENTO E PROGNÓSTICO

Não existe nenhum tratamento estabelecido e inequivocadamente efetivo para a PEES, porém foi relatada a interrupção da evolução da doença em alguns pacientes com PEES após tratamento a longo prazo com interferona-α intratecal, com ribavirina intravenosa ou inosina pranobex VO. Cerca de 5% dos pacientes apresentam remissão espontânea, porém a PEES evolui de modo inexorável para o coma, o comprometimento do tronco encefálico e a morte dentro de 2 a 5 anos no restante dos pacientes. Em crianças imunossuprimidas, como as que apresentam infecção pelo HIV, a PEES pode ser fulminante e pode resultar em morte no decorrer de várias semanas até 3 a 4 meses.

Pan-encefalite progressiva por rubéola

A infecção pelo vírus da rubéola durante a gravidez pode causar uma síndrome da rubéola congênita. As manifestações consistem em microcefalia, cataratas, glaucoma, defeitos cardíacos congênitos e comprometimento da audição neurossensorial. A pan-encefalite progressiva por rubéola é um distúrbio raro, que se assemelha à PEES, mas que é causada pelo vírus da rubéola (ver Capítulo 344). Ocorre como complicação da síndrome da rubéola congênita ou, de maneira mais característica, após a rubéola infantil. Com o advento da imunização disseminada contra rubéola, esse distúrbio foi quase eliminado nos EUA, porém ainda é observado com uma incidência de até 100 mil casos[4] em regiões do mundo onde as crianças não são universalmente vacinadas.

Um intervalo de anos separa a infecção precoce do início da deterioração neurológica, que se caracteriza por alterações comportamentais, comprometimento cognitivo, ataxia cerebelar, espasticidade e, algumas vezes, crises convulsivas. A mioclonia é uma característica menos proeminente do que na PEES. O LCS revela pleocitose leve e bandas oligoclonais. Os anticorpos intratecais do LCS contra o vírus da rubéola ou o isolamento do vírus do encéfalo ou de linfócitos do sangue periférico confirmam a etiologia. As alterações patológicas consistem em inflamação perivascular e nódulos microgliais; em geral, a substância branca está mais acometida do que a substância cinzenta, e há preservação dos axônios, diferentemente da PEES, em que predominam as anormalidades da substância cinzenta. Não existe nenhum tratamento efetivo, e o prognóstico assemelha-se ao da PEES.

Leucoencefalopatia multifocal progressiva

DEFINIÇÃO

Essa doença desmielinizante está associada à infecção dos oligodendrócitos pelo vírus JC, um papovavírus que está amplamente distribuído nos seres humanos e que precisa sofrer rearranjos genéticos em sua região de controle não codificantes para conseguir se replicar eficientemente no tecido glial. A leucoencefalopatia multifocal progressiva (LMP) foi a primeira doença desmielinizante associada de modo inequívoco a uma infecção viral.

EPIDEMIOLOGIA

Os exames sorológicos indicam que a infecção ocorre predominantemente na infância, e mais de metade da população já foi infectada aos 20 anos. A partir daí, são observados incrementos menores da soropositividade do vírus JC em cada década. Apesar da ampla disseminação da infecção pelo vírus JC, a LMP raramente é observada na ausência de imunossupressão celular subjacente e, mesmo assim, não é muito comum. Além disso, é raramente observada na infância. Até a epidemia da AIDS, a LMP era mais comumente observada em pacientes com distúrbios linfoproliferativos (62% dos casos) e, com menos frequência, com doenças mieloproliferativas (7%), doenças carcinomatosas (2%), outros estados de imunodeficiência e distúrbios granulomatosos, como tuberculose e sarcoidose. A prevalência da LMP aumentou drasticamente durante a pandemia da AIDS: até 5% dos pacientes com AIDS desenvolveram LMP na era pré-HAART. Mesmo com uma profunda redução na incidência de LMP relacionada com a AIDS após a introdução da HAART, a AIDS continua sendo o distúrbio subjacente mais comum associado à doença. Embora a LMP tenha sido observada com o uso de uma variedade de agentes imunomoduladores/imunossupressores, existe uma associação exclusiva entre a LMP e o anticorpo monoclonal, o natalizumabe, um inibidor de integrina $\alpha4\beta1$ e $\alpha4\beta7$ utilizado no tratamento de esclerose múltipla (ver Capítulo 383) e doença de Crohn (ver Capítulo 132).[5] Em certas populações tratadas com natalizumabe, a taxa de incidência de LMP é igual ou ultrapassa aquela observada com a AIDS.[6] Em geral, o risco de LMP com outros agentes é várias ordens de magnitude menor do que com o natalizumabe.

BIOPATOLOGIA

A desmielinização, que normalmente é multifocal, mas que, em certas ocasiões, é unifocal, constitui a principal característica da LMP (Figura 346.2). Essas lesões podem ocorrer em qualquer área da substância branca. As lesões variam de 1 mm a vários centímetros de tamanho; as lesões maiores podem refletir a coalescência de múltiplas lesões menores. A outra característica histopatológica essencial da LMP é a presença de núcleos oligodendrogliais aumentados e hipercromáticos e astrócitos bizarros aumentados, com núcleos hipercromáticos lobulados. O exame ao microscópio eletrônico revela os vírions JC, que medem 28 e 45 nm de diâmetro e aparecem isolados ou em conjuntos cristalinos e densos nas células oligodendrogliais e, com menos frequência, nos astrócitos reativos. Normalmente, não há infiltrados inflamatórios, exceto em pacientes que apresentam reconstituição do sistema imunológico, como pacientes infectados pelo HIV tratados com HAART, nos quais é possível encontrar macrófagos e linfócitos.

MANIFESTAÇÕES CLÍNICAS

A principal característica da LMP é a presença de sinais e sintomas neurológicos focais associados a evidências radiológicas de doença da substância branca na ausência de efeito expansivo. Os sintomas iniciais mais comuns incluem fraqueza, anormalidades da fala e da linguagem e distúrbios cognitivos e comportamentais. Em cerca de 20 a 30% dos casos, ocorrem distúrbios da marcha, perda sensitiva e comprometimento visual. As crises convulsivas e os sintomas relacionados com o tronco encefálico são menos comuns. Os sinais observados ao exame físico acompanham

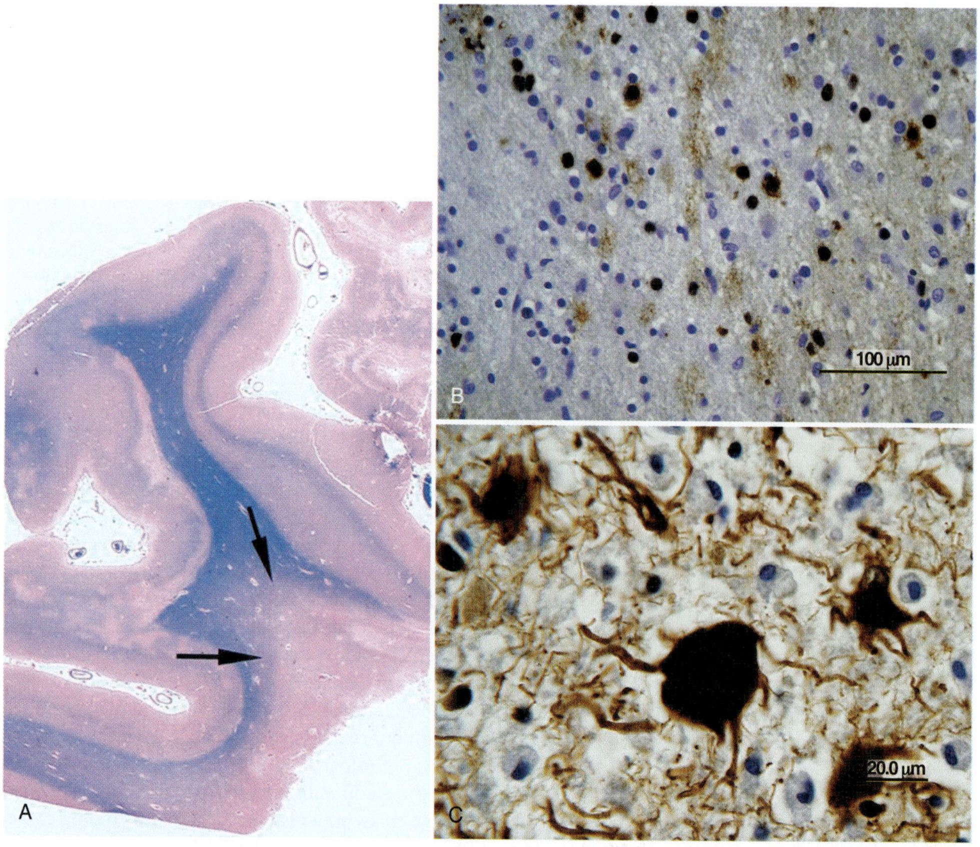

FIGURA 346.2 **Patologia da leucoencefalopatia multifocal progressiva. A.** Observa-se uma área de desmielinização na substância branca, que não se cora com Luxol *fast blue*. **B.** A coloração imuno-histoquímica com anticorpo contra papovavírus mostra núcleos de coloração marrom nos oligodendrócitos, indicando infecção pelo vírus JC. **C.** A coloração imuno-histoquímica para proteína ácida fibrilar da glia mostra grandes astrócitos bizarros. (Cortesia do Dr. Carlos Pardo, Johns Hopkins University, Baltimore.)

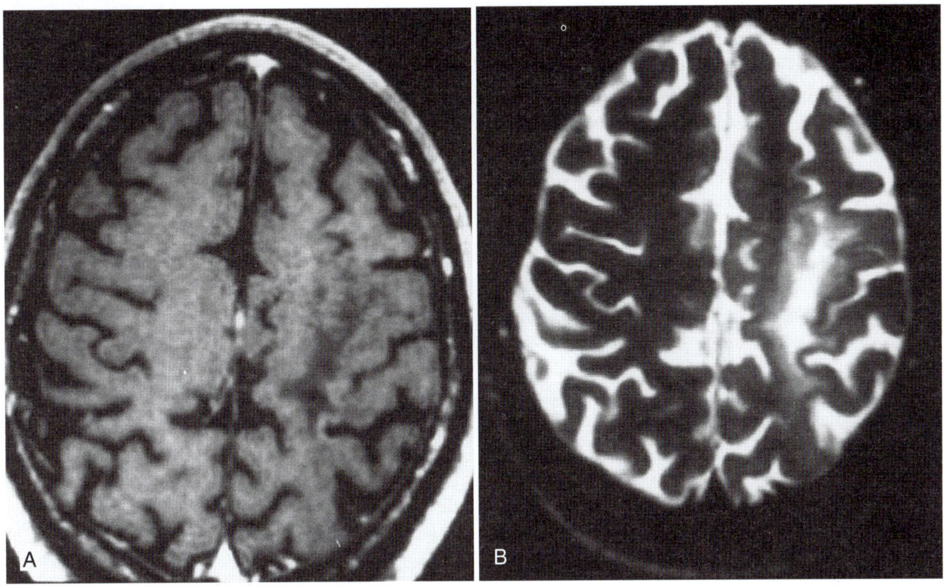

FIGURA 346.3 **Imagens de ressonância magnética do crânio da leocoencefalopatia multifocal progressiva. A.** Uma imagem ponderada em T1 mostra anormalidade de sinal hipointenso da substância branca do lobo frontal esquerdo. **B.** Na imagem ponderada em T2, a lesão é hiperintensa.

paralelamente os sintomas relatados, com detecção de fraqueza, normalmente hemiparesia, em mais da metade dos pacientes na avaliação inicial. Em cerca de 25% dos casos, são observadas alterações da marcha, problemas cognitivos e transtornos da fala e da linguagem (p. ex., disartria e disfasia) como manifestações precursoras. A ataxia dos membros e do tronco, que normalmente reflete o comprometimento cerebelar, é detectada em até 10% dos pacientes. Ocorrem sintomas neuro-oftálmicos em 50% dos pacientes com LMP, constituindo, com frequência, a manifestação inicial do distúrbio. O déficit visual mais comum consiste em hemianopsia homônima ou quadrantanopsia secundária a lesões das radiações ópticas. Pode-se observar o desenvolvimento de cegueira cortical. Outras manifestações neuro-oftálmicas incluem agnosia óptica, alexia sem agrafia e anormalidades oculomotoras. Ocorrem distúrbios sensitivos na LMP; entretanto, são claramente menos comuns do que o comprometimento da força muscular ou função visual.

DIAGNÓSTICO

O diagnóstico de LMP pode ser fortemente sugerido pelas manifestações clínicas e pelos resultados das imagens radiográficas. Uma apresentação clínica e uma RM do cérebro compatível com LMP, na ausência de outros distúrbios passíveis de explicar os achados, em associação a uma PCR do LCS positiva para vírus JC, são consideradas diagnósticas de LMP. A biopsia do cérebro com demonstração da tríade histopatológica característica da LEMP, associada a evidências imuno-histoquímicas ou de microscopia eletrônica do vírus JC, continua sendo o padrão-ouro para o diagnóstico.

A TC do cérebro revela lesões hipodensas da substância branca afetada, que geralmente exibem uma aparência "recortada", decorrente do comprometimento das fibras arqueadas subcorticais situadas diretamente abaixo do córtex. A RM do crânio mostra uma lesão hiperintensa nas imagens ponderadas em T2 ou FLAIR nas regiões afetadas (Figura 346.3) e habitualmente revela uma lesão hipointensa nas imagens ponderadas em T1. Observa-se um realce de contraste fraco, normalmente na periferia das lesões, em cerca de 5 a 10% dos casos patologicamente confirmados de LMP associada à AIDS e em 40 a 50% dos casos de LMP associada ao natalizumabe na RM. Um realce de contraste é uma característica normalmente observada em associação à síndrome inflamatória de reconstituição imune (ver Capítulo 367). As lesões dos lobos frontal e parieto-occipital predominam, porém as lesões podem ser observadas em outros locais, incluindo núcleos da base, cápsulas interna e externa e estruturas da fossa posterior (cerebelo e tronco encefálico).

Os resultados da análise de rotina do LCS não são diagnósticos, porém o nível de proteínas pode estar elevado. A PCR quantitativa ultrassensível para o vírus JC no LCS não é apenas altamente sensível, mas também específica.

TRATAMENTO

Embora diversos compostos possam prevenir a replicação do vírus JC *in vitro*, não existe atualmente nenhuma medicação efetiva para a LMP. O melhor tratamento consiste na recuperação de um sistema imune normal por meio do tratamento da causa subjacente. A terapia baseada em células, dirigida contra o vírus BK[7] e o inibidor de PD-1, o pembrolizumabe, são promissores no tratamento da LMP,[8] porém são necessários estudos complementares antes de sua ampla adoção. Na LMP relacionada com a AIDS, um esquema antirretroviral efetivo melhora o prognóstico. Na LMP associada ao natalizumabe, a plasmaférese pode acelerar a eliminação do fármaco. Quando o sistema imune se recupera, os pacientes podem desenvolver uma síndrome inflamatória de reconstituição imune da LMP, em que o retorno de uma resposta imune robusta é acompanhado de agravamento clínico e radiológico paradoxal.

PROGNÓSTICO

Anteriormente, a LMP era considerada uma doença fatal, com sobrevida média de 3 a 4 meses no paciente típico. Após a introdução da HAART, cerca de 50% dos pacientes com LMP associada à AIDS sobrevivem por mais de 12 meses, frequentemente com recuperação clínica e radiológica parcial ou quase completa.[9] Os fatores associados a uma evolução mais benigna incluem a presença de LEMP como manifestação de definição da AIDS, contagens altas ou crescentes de linfócitos T $CD4^+$, realce de contraste das lesões nos exames radiográficos e qualquer evidência clínica ou radiológica de recuperação. Os linfócitos T específicos contra o vírus JC parecem ser de importância crítica no controle da infecção.

REFERÊNCIAS BIBLIOGRÁFICAS

As referências bibliográficas, bem como os outros materiais suplementares deste livro, encontram-se no GEN-IO, nosso ambiente virtual de aprendizagem.

347 PARVOVÍRUS

NEAL S. YOUNG

DEFINIÇÃO

O parvovírus B19, que foi descoberto em meados da década de 1970 pela observação, ao microscópio eletrônico, de uma reação de precipitina anormal do soro de um doador de sangue normal (ocupando a posição 19 na placa B), foi inicialmente ligado à doença humana pela identificação do anticorpo imunoglobulina M (IgM) específico contra o vírus ou do próprio vírus no soro de pacientes com doença falciforme sofrendo uma crise aplásica transitória (ver Capítulo 154). A doença comum causada pelo vírus foi identificada mais tarde, durante surtos da quinta doença, uma exantemática altamente contagiosa da infância, que há muito se suspeitava fosse de etiologia viral. A capacidade do parvovírus de persistir e de se manifestar como síndrome hematológica isolada foi demonstrada por sua presença no fígado fetal na necropsia de recém-nascidos com hidropisia e em pacientes imunossuprimidos com aplasia pura da série vermelha crônica (ver Capítulo 156).[1]

O patógeno

Os parvovírus formam pequenos capsídios icosaédricos de cerca de 25 nm. Apresentam um genoma limitado de DNA de fita simples. Os aproximadamente 5.600 nucleotídios do parvovírus B19 apresentam uma variação de sequência notavelmente pequena entre os isolados; duas variantes, V9 e A6, são de importância clínica incerta.

A família Parvoviridae contém muitos vírus patogênicos de animais: o vírus da panleucopenia felina, causador de uma agranulocitose fatal em gatos; o parvovírus canino, que provavelmente surgiu a partir do vírus felino como variante de hospedeiro na década de 1970, produzindo uma pandemia global e podendo causar miocardite fatal em filhotes; infecção pelo vírus da doença aleutiana do visom, um modelo de doença por imunocomplexos; e o parvovírus suíno, responsável por morte fetal em ninhadas de porcos. Os anticorpos contra vírus adeno-associados humanos, que são dependentes de parvovírus utilizados como vetores de terapia gênica, ocorrem naturalmente nos seres humanos, porém o B19 é o único parvovírus conhecido como patogênico nos seres humanos.

EPIDEMIOLOGIA

A infecção pelo B19 é global; as taxas de infectividade, deduzidas a partir da presença de anticorpos IgG contra o parvovírus no soro, são semelhantes em todo o mundo. Apenas populações isoladas, como tribos na Amazônia e residentes de ilhas remotas da costa da África, escaparam à exposição. A infecção pelo parvovírus B19 é comum na infância, e metade dos adolescentes de 15 anos apresentam anticorpos antiparvovírus B19 específicos. A infecção persiste durante toda vida adulta, e os indivíduos idosos são, em sua maioria, soropositivos. Nos climas temperados, a maior parte das infecções ocorre na primavera, sendo típica a ocorrência de pequenas epidemias a intervalos de poucos anos. A transmissão é respiratória por disseminação de gotículas, e as taxas de infecção secundária em contatos domiciliares são altas. Podem ocorrer infecções nosocomiais, e o parvovírus B19 tem sido transmitido em hemocomponentes, particularmente componentes misturados, como concentrados de fatores VIII e IX. Atualmente, os fabricantes de derivados plasmáticos efetuam o rastreamento voluntário por meio de medição quantitativa do DNA do B19, de modo a reduzir o risco de transmissão iatrogênica. A ausência de envelope lipídico e o genoma de DNA estável fazem com que o parvovírus sejam notavelmente resistentes à inativação pelo calor ou a detergentes solventes.

BIOPATOLOGIA

A biologia dos Parvoviridae os torna particularmente dependentes da função auxiliar das células hospedeiras ou de outros vírus. Os parvovírus autônomos propagam-se em células em divisão ativa; a família Parvoviridae inclui parvovírus que causam doenças em animais. Os vírus adenoassociados crescem em culturas de tecido infectadas por adenovírus e herpes-vírus e constituem vetores populares para a transdução e terapia gênica. O B19 é o membro típico do gênero *Erythrovirus*, que inclui vírus símios muito semelhantes, todos os quais sofrem melhor propagação nas células progenitoras eritroides, que são responsáveis pela produção de eritrócitos na medula óssea. A replicação ativa do vírus pode ser detectada pela presença de formas intermediárias de fita dupla por métodos de hibridização do DNA simples. O mapa de transcrição dos eritrovírus difere acentuadamente daquele de outros Parvoviridae. Apenas três genes produzem proteínas com função conhecida. Muitos determinantes antigênicos reconhecidos pelo sistema imune do hospedeiro estão localizados em alças helicoidais que formam a superfície de cada capsômero. A maior parte do capsídio é composta de uma proteína estrutural principal, denominada VP2, porém cerca de 5% do capsídio são constituídos pela proteína estrutural menor, a VP1, que difere da VP2 apenas por 226 aminoácidos adicionais na extremidade aminoterminal; essa região única de VP1 está localizada externamente à superfície do capsídio e contém epítopos lineares reconhecidos por sua capacidade de neutralizar anticorpos.

A única célula hospedeira natural conhecida do parvovírus B19 é o progenitor eritroide humano. O tropismo do vírus pela célula eritroide hospedeira resulta de seu receptor celular, o globosídeo, um glicolipídio neutro também conhecido como antígeno eritrocitário P. Raros indivíduos com o fenótipo p, caracterizado pela ausência congênita de globosídeo nos eritrócitos, são geneticamente não suscetíveis à infecção pelo parvovírus B19; esses indivíduos não apresentam evidências sorológicas de infecção prévia e seus progenitores eritroides da medula óssea proliferam normalmente na presença de altas concentrações do vírus. O parvovírus mata os progenitores eritroides pela expressão de sua proteína não estrutural, e é possível que algumas células, como os megacariócitos, possam ser lisadas pela expressão restrita de proteínas virais na ausência de propagação do vírus. O B19 pode ser propagado de modo eficiente em cultura de tecido de células hematopoéticas humanas primárias, cuja diferenciação eritropoética é estimulada pela eritropoetina. Há evidências de que o DNA do parvovírus possa se integrar no genoma das células precursoras eritroides em cultura de tecido.[2]

A resposta imune-humoral é dominante na infecção pelo parvovírus B19. Os níveis da quimiocina CXCL-10 aumentam na presença de viremia aguda.[3] A produção de anticorpos naturais exibe uma correlação com o desaparecimento do vírus do sangue e a presença de IgG parece conferir uma proteção duradoura contra uma segunda infecção. A infecção pelo parvovírus pode persistir se a produção de imunoglobulina é defeituosa, como a situação em que os anticorpos não conseguem neutralizar os vírus; a reatividade dos anticorpos à região aminoterminal única da VP1 é particularmente importante.

MANIFESTAÇÕES CLÍNICAS

Quinta doença

As infecções pelo parvovírus B19 são, em sua maioria, assintomáticas. A manifestação clínica mais comum da infecção consiste em eritema infeccioso ou quinta doença, uma doença exantemática da infância, que se caracteriza pela aparência de "bochechas esbofeteadas" (Figura 347.1). Em voluntários adultos inoculados por via intranasal com B19, foi constatada a ocorrência precoce de queixas inespecíficas semelhantes às da influenza, juntamente com viremia; a erupção cutânea 1 semana depois correspondeu ao aparecimento de anticorpos antivirais. Esses sintomas mais específicos da infecção pelo parvovírus B19 são secundários à formação e depósito de imunocomplexos. Em geral, os testes sorológicos demonstram soroconversão, anticorpos IgM ou aparecimento de anticorpos IgG contra o parvovírus. O exantema da quinta doença pode ser evanescente, e recorrências podem ser provocadas pela luz solar, calor, emoção ou exercício. A quinta doença pode ser confundida com a rubéola. Nos adultos, o exantema é menos característico, pode manifestar-se como púrpura palpável, pode estar associado a prurido em até 50% dos pacientes, e sua visualização pode ser difícil em indivíduos de pele escura.[4]

Artropatia por B19

Diferentemente do curso leve observado em crianças com a quinta doença, a infecção aguda por parvovírus em adultos, particularmente em mulheres de meia-idade imunocompetentes, pode causar artropatia significativa. Em pacientes idosos, pode ocorrer não apenas artralgia, como também artrite inflamatória verdadeira. O comprometimento articular simétrico das mãos, dos tornozelos, dos joelhos e dos punhos pode lembrar a artrite reumatoide (ver Capítulo 248), e o resultado do teste para fator reumatoide pode ser positivo. A artropatia por B19 regride habitualmente em poucas semanas, e não há destruição articular. O parvovírus não constitui a causa da artrite reumatoide, porém relatos de casos sugerem que a infecção pelo B19 pode simular, precipitar ou agravar uma variedade de doenças reumatológicas, incluindo artrite reumatoide juvenil, lúpus eritematoso sistêmico e fibromialgia. Os autoanticorpos que podem aparecer durante a infecção podem representar a ligação entre o vírus e suas manifestações imunomediadas.

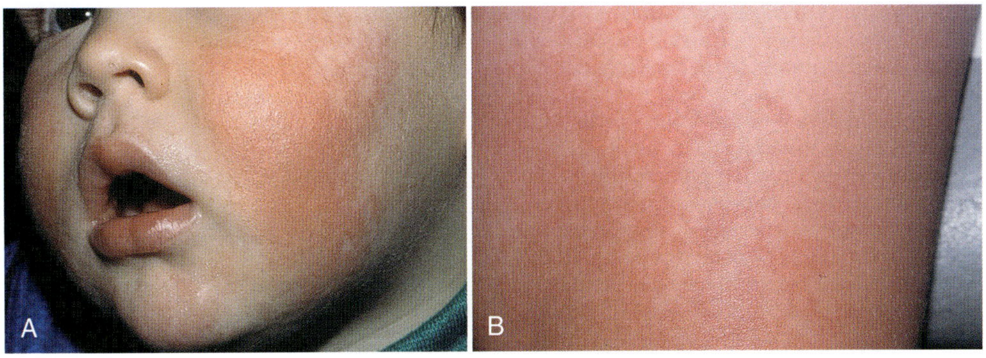

FIGURA 347.1 **Eritema infeccioso.** Nessa infecção pelo parvovírus B19, uma criança desenvolverá eritema proeminente nas bochechas, conhecido como "bochechas esbofeteadas" (**A**), seguido de eritema rendilhado nos membros (**B**) e nas nádegas. Isso também é conhecido como quinta doença.

Crise aplásica transitória

Em pacientes que apresentam neoplasias malignas hematológicas submetidos recentemente a transplantes de células-tronco hematopoéticas, que exibem hemólise subjacente ou têm alta demanda de produção de eritrócitos circulantes, a infecção aguda pelo parvovírus B19 provoca crise aplásica transitória, uma interrupção abrupta na produção de eritrócitos que exacerba ou, em estados previamente compensados, provoca anemia grave.[5,6] A eritropoese é temporariamente suprimida em todas as infecções pelo parvovírus B19, porém os níveis de hemoglobina permanecem estáveis, em razão do longo tempo de vida dos eritrócitos. As crises de anemia associada a uma redução ou ausência de reticulócitos na esferocitose hereditária ou na doença falciforme praticamente são sempre secundárias à infecção pelo parvovírus B19. Verifica-se a presença de parvoviremia em pacientes com crise aplásica transitória, e a produção de eritrócitos é reiniciada após a produção de anticorpos contra o vírus e a resolução da infecção. Em geral, a crise aplásica transitória é um evento único na vida do paciente, sugerindo, assim, a indução de imunidade protetora de longa duração. Embora seja autolimitada, a crise aplásica frequentemente exige transfusão e pode levar ao desenvolvimento de anemia grave e, em certas ocasiões, fatal, que precipita insuficiência cardíaca congestiva ou acidentes vasculares encefálicos. A crise aplásica transitória está associada a morfologia estereotípica da medula óssea, ausência de precursores eritroides em maturação e presença de *pronormoblastos gigantes* (Figura 347.2), que representam o efeito citopático da infecção pelo parvovírus.

As contagens de leucócitos e de plaquetas podem sofrer uma queda modesta durante a crise aplásica transitória, particularmente em pacientes com função normal do baço. Casos esporádicos de agranulocitose podem ser decorrentes do B19; foi relatada a ocorrência de trombocitopenia e pancitopenia, e o B19 pode precipitar uma síndrome hemofagocítica benigna associada ao vírus.

Infecção persistente

Em pacientes que não conseguem produzir uma resposta de anticorpos apropriada, o parvovírus B19 persiste na circulação, frequentemente em níveis muito elevados (> 10^{12} cópias de genoma por mℓ). Os pacientes não desenvolvem as características clínicas da quinta doença, mas apresentam uma síndrome totalmente hematológica de aplasia pura da série vermelha. A anemia é grave e exige transfusão; não há reticulócitos no sangue, assim como precursores eritroides na medula óssea. A observação de pronormoblastos gigantes na medula pode levar ao diagnóstico. Ocorre incapacidade de produzir anticorpos neutralizantes contra o parvovírus B19 em pacientes com imunodeficiência congênita (síndrome de Nezelof), com imunodeficiência iatrogênica (quimioterapia ou fármacos imunossupressores) e com imunodeficiência adquirida. A aplasia pura da série vermelha secundária ao parvovírus pode constituir a primeira manifestação da síndrome da imunodeficiência adquirida (AIDS), porém essa apresentação é menos comum na era da terapia antirretroviral altamente ativa.

Hidropisia fetal

A infecção da mulher grávida pelo parvovírus B19, seguida de transmissão transplacentária ao feto, pode levar a um desfecho adverso, que consiste em aborto ou hidropisia fetal.[7] O parvovírus infecta o fígado do feto, o local de produção de eritrócitos durante o desenvolvimento inicial. A hidropisia resulta de anemia grave, bem como, talvez, de miocardite,

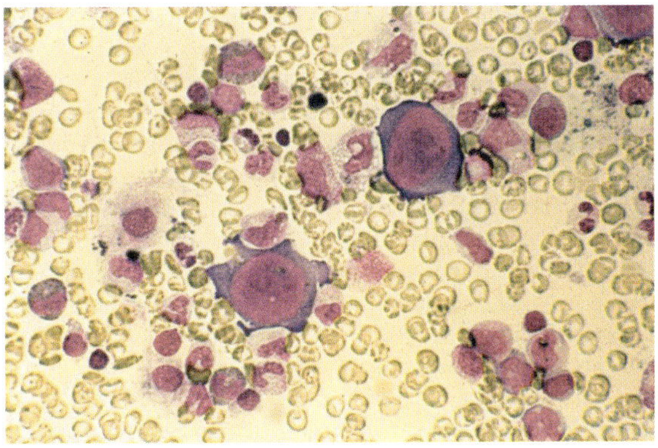

FIGURA 347.2 **Aspirado de medula óssea de um paciente com aplasia pura da série vermelha crônica secundária à infecção por parvovírus B19 persistente.** Os precursores eritroides maduros estão ausentes, e os pronormoblastos gigantes proeminentes são típicos da infecção por B19.

contribuindo para a insuficiência cardíaca congestiva. Estudos prospectivos estimaram em 30% o risco de infecção transplacentária e em 9% o risco de perda fetal em mulheres expostas ao B19 durante a gestação. A infecção durante o segundo trimestre representa maior risco de hidropisia no recém-nascido; o parvovírus B19 é responsável por 10 a 20% de todos os casos de hidropisia fetal não imune. O risco de aborto espontâneo como resultado da infecção no primeiro trimestre é mais difícil de quantificar. A probabilidade de infecção aumenta nos anos de epidemia e correlaciona-se com o nível de contato da gestante com crianças. Embora a maior parte das infecções por B19 durante a gravidez provavelmente não leve à perda fetal nem a anomalias congênitas, essa infecção constitui uma causa de morte fetal. Malformações congênitas não foram consistentemente associadas à infecção intrauterina por parvovírus. Entretanto, uma anemia grave ao nascimento, com histologia da medula óssea compatível com aplasia pura da série vermelha constitucional (anemia de Diamond-Blackfan) ou anemia diseritropoética congênita, ocorreu em lactentes salvos por meio de transfusões de sangue intrauterinas ou exsanguinotransfusão ao nascimento.

Outras síndromes

A quinta doença pode ser acompanhada de níveis elevados de aminotransferases hepáticas, e a infecção por parvovírus tem sido associada a hepatite grave, porém habitualmente autolimitada, em algumas crianças. A presença de sequências genéticas do B19 em tecido cardíaco levou a um diagnóstico de miocardite por parvovírus. Evidências sorológicas e de DNA de infecção pelo B19 implicaram o parvovírus em alguns pacientes com vasculite necrosante, doença de Kawasaki, púrpura de Henoch-Schönlein e arterite de células gigantes. A síndrome do exantema em "luvas e meias", um exantema localizado nas mãos e nos pés e caracterizado por edema, eritema, parestesia e prurido, foi associado ao B19. A síndrome da fadiga crônica pode acompanhar a infecção pelo parvovírus. Podem ocorrer meningite, encefalite e uma variedade de complicações neurológicas na quinta doença e na infecção pelo parvovírus.

Efeitos tardios e sutis da infecção viral, não relacionados com a infecção persistente, podem incluir agravamento das manifestações da malária (ver Capítulo 324), particularmente a gravidade da anemia. A infecção viral prévia também foi associada a infartos cerebrais em pacientes com doença falciforme[8] e a acidentes vasculares encefálicos isquêmicos arteriais em populações pediátricas.[9]

Entretanto, são obtidos resultados falso-positivos quando o diagnóstico de infecção se baseia na detecção do genoma amplificado do B19 por reações em cadeia da polimerase; além disso, o parvovírus B19 pode persistir em baixos níveis em diversos tecidos de indivíduos normais durante muitos meses após a infecção. Por exemplo, o sequenciamento do genoma completo detectou o B19 e 0,12% dos indivíduos sem doença infecciosa aparente, habitualmente, mas nem sempre com abundância viral relativamente baixa.

DIAGNÓSTICO

O diagnóstico laboratorial baseia-se em testes sorológicos e de DNA[10] (Tabela 347.1). Os anticorpos específicos contra o vírus são medidos em imunoensaios marcados com enzima em fase sólida comerciais padronizados, que em geral utilizam proteínas recombinantes do capsídio. Os formatos de "captura" são preferidos para detectar a IgM sérica, que se liga inicialmente a uma fase sólida recoberta por anticorpos anticadeia μ, seguida de adição de antígeno viral e de um anticorpo monoclonal antiviral. Os anticorpos IgM são positivos em quase todos os casos de quinta doença na avaliação inicial e aparecem poucos dias após o início da crise aplásica transitória; a IgM pode persistir por vários meses após a infecção aguda. A IgG é habitualmente determinada por ensaios indiretos convencionais. A IgG circula mais tarde do que a IgM, geralmente no final da primeira semana de doença. Embora os títulos de IgG estejam, em geral, mais altos 1 ano após uma infecção aguda, a variação interpessoal substancial e a presença de IgG em uma grande proporção da população fazem com que a medida da IgG seja menos útil do que outros exames para o diagnóstico do parvovírus. São necessários ensaios de DNA para o diagnóstico da infecção por B19 persistente, em que a produção de anticorpos está ausente ou mínima. O parvovírus também pode ser encontrado no soro de pacientes com crise aplásica transitória inicial. Os métodos de hibridização direta são confiáveis e detectam títulos virais clinicamente relevantes e superiores a 10^6 unidades internacionais (ordens de magnitude abaixo dos níveis presentes na infecção tanto aguda quanto persistente). Os métodos de amplificação gênica são mais sensíveis, porém menos confiáveis, em decorrência da obtenção de resultados falso-positivos. O vírus pode ser detectado no líquido amniótico, e tanto o vírus quanto os anticorpos IgM contra o B19 são encontrados no sangue do cordão umbilical; o soro da mãe apresenta soroconversão durante a gravidez, porém a IgM materna pode estar ausente no início da hidropisia fetal.

PREVENÇÃO

Existem vacinas efetivas contra os parvovírus animais, e a infecção humana pelo B19 também pode ser provavelmente prevenida. Um imunógeno recombinante em desenvolvimento para o vírus humano carece de DNA e, portanto, não é infeccioso; os capsídios vazios foram desenvolvidos por meio de engenharia para hiperexpressar a proteína estrutural menor VP1 altamente imunogênica, e uma dose única de 2,5 μg de capsídios vazios induziu uma excelente resposta de anticorpos neutralizantes em voluntários normais. A vacinação poderia prevenir a crise aplásica transitória em pacientes com doença falciforme e outras anemias hemolíticas, a aplasia pura da série vermelha em alguns indivíduos imunodeficientes e a hidropisia se mães soronegativas forem inoculadas no início da gravidez. Infelizmente, ainda não houve interesse comercial pelo desenvolvimento de uma vacina.

Tabela 347.1 Diagnóstico do parvovírus B19.

DOENÇA	IgM	IgG	*DOT BLOT* DO B19*	PCR DO B19
Quinta doença	+++	++	–	+
Síndrome de poliartropatia	++	+	–	+
Crise aplásica transitória	+/–	+/–	++	++
Anemia persistente	+/–	+/–	++	++
Hidropisia/infecção congênita	+/–	+	+/–	++
Infecção anterior	–	++	–	+/–

*Sensibilidade de cerca de 10^6 cópias de genoma por mℓ. Ig = imunoglobulina; PCR = reação em cadeia da polimerase.

TRATAMENTO

A maior parte das infecções por parvovírus em crianças e adultos normais não necessita de terapia específica. O isolamento dos indivíduos infectados é impraticável, à exceção dos casos hospitalizados. A aplasia pura da série vermelha e a infecção persistente pelo parvovírus B19 podem ser drasticamente interrompidas pela suspensão da terapia imunossupressora ou pela administração de fármacos antirretrovirais efetivos a pacientes com AIDS. As imunoglobulinas comerciais representam uma boa fonte de anticorpos contra o parvovírus, e a infecção persistente pelo B19 responde a um ciclo de 5 ou 10 dias de IgG, 0,4 g/kg, com declínio imediato do DNA viral no soro, conforme determinado por métodos de hibridização, acompanhado de reticulocitose e aumento dos níveis de hemoglobina. Esse esquema demonstrou ser curativo na imunodeficiência congênita; entretanto, o parvovírus em pacientes com AIDS pode persistir em níveis mais baixos e a recidiva da anemia pode exigir a administração repetida de IgG. A terapia com imunoglobulina pode precipitar o exantema da quinta doença e a artralgia. Pode ocorrer resolução espontânea da hidropisia fetal, porém transfusões de sangue intrauterinas têm sido utilizadas com sucesso aparente. A artropatia crônica tem sido tratada sintomaticamente com anti-inflamatórios, porém a administração de imunoglobulina não desempenha nenhum papel. Tão importante quanto o reconhecimento da infecção por parvovírus é evitar a interpretação incorreta dos exames laboratoriais, como sorologia positiva para IgG ou resultados limítrofes da IgM e do DNA, assim como procedimentos incorretamente guiados que retardam os tratamentos alternativos adequados.

REFERÊNCIAS BIBLIOGRÁFICAS

As referências bibliográficas, bem como os outros materiais suplementares deste livro, encontram-se no GEN-IO, nosso ambiente virtual de aprendizagem.

348 VARÍOLA, VARÍOLA DO MACACO E OUTRAS INFECÇÕES POR POXVÍRUS

BRETT W. PETERSEN E INGER K. DAMON

DEFINIÇÃO

A doença humana causada por poxvírus caracteriza-se por manifestações cutâneas. A doença pode ser localizada ou sistêmica, dependendo do poxvírus específico e da via de introdução. Os ensaios baseados no DNA, incluindo o sequenciamento do DNA, constituem os métodos mais precisos para a identificação e a diferenciação dos gêneros, espécies, cepas e variantes dos poxvírus. O conteúdo de guanosina mais citosina dos orthopoxvírus, yatapoxvírus, vírus do molusco contagioso e parapoxvírus é de aproximadamente 33%, 32%, 60% e 63%, respectivamente.

Os patógenos

Todos os poxvírus descritos neste capítulo (Tabela 348.1) pertencem à família Poxviridae, subfamília Chordopoxvirinae.[1]

EPIDEMIOLOGIA

O reconhecimento das características epidemiológicas das doenças por poxvírus é importante na avaliação do possível agente etiológico de determinada lesão suspeita por poxvírus. O conhecimento dos reservatórios zoonóticos, das localizações geográficas e da capacidade de transmissão epidêmica é de importância crítica na avaliação clínica e nas medidas de controle. Todas as infecções humanas por poxvírus são de natureza zoonótica, com exceção do molusco contagioso e da varíola, que são

Tabela 348.1 Taxonomia dos poxvírus conhecidos por infectar seres humanos.

GÊNERO	ESPÉCIE
Orthopoxvirus	Vírus da varíola, vírus da vaccínia, vírus da varíola bovina (cowpox), vírus da varíola do macaco, supostas espécies novas da Geórgia e do Alasca
Parapoxvirus	Vírus orf, vírus do nódulo do ordenhador, vírus da estomatite papular bovina, vírus da varíola da foca
Yatapoxvirus	Vírus de tanapox (vírus da doença semelhante à Yaba), vírus do tumor do macaco de Yaba
Molluscipoxvirus	Vírus do molusco contagioso

patógenos exclusivamente humanos. A transmissão do vírus para seres humanos e para animais ocorre por meio de contato direto com lesões, por fômites ou pela inalação de gotículas respiratórias.

As infecções por parapoxvírus e *molluscipoxvirus* são endêmicas em todo o mundo; as infecções por orthopoxvírus e yatapoxvírus são geograficamente restritas, provavelmente pela distribuição dos hospedeiros reservatórios competentes. O vírus da varíola (o agente causador da varíola, uma doença declarada erradicada em 1980) é o único poxvírus com exigência de notificação compulsória aos sistemas de saúde pública de acordo com as International Health Regulations. Além do vírus da varíola, os vírus da varíola do macaco do clado da bacia do Congo são considerados agentes selecionados pelo governo dos EUA; precisam ser notificados e manipulados apropriadamente se forem descobertos e se as amostras forem mantidas nos EUA. Além disso, como a disponibilidade de exames laboratoriais diagnósticos é limitada em muitas partes do mundo, a verdadeira incidência e prevalência das infecções por poxvírus são incertas.

Orthopoxvírus

A epidemiologia da varíola, causada pelo *orthopoxvirus variola*, foi elucidada por meio de estudos detalhados realizados no final da campanha de erradicação. Em geral, a transmissão do vírus da varíola entre seres humanos ocorria por meio da inalação de grandes gotículas respiratórias do vírus infeccioso transportadas pelo ar. Em geral, a transmissão exigia um contato prolongado entre pessoas ou outro contato próximo, embora a transmissão pelo ar por distâncias mais longas não tenha sido relatada.[2] Ocorria também transmissão por fômites ou por contato com material infeccioso do exantema. Dados em conjunto, reunidos durante a campanha de erradicação da varíola, sugerem uma taxa de ataque secundário de 58,4% em contatos próximos ou domiciliares não vacinados e uma taxa de ataque secundário de 3,8% em contatos próximos ou domiciliares previamente vacinados. As taxas de fatalidade de casos da varíola maior variaram com o tipo de doença manifestada, porém foram registradas taxas agregadas de 10 a 30% em vários surtos. A gravidade da doença exibiu uma correlação com a intensidade do exantema e também foi mais grave em crianças e gestantes. A varíola menor ou alastrim, uma variante da varíola com uma taxa de fatalidade de casos de menos de 1%, tinha características de transmissão semelhante da doença entre seres humanos.

A varíola do macaco apresenta uma epidemiologia mais complexa. O vírus é zoonótico, e foram descritas duas cepas do vírus geneticamente distintas, cada uma delas com parâmetros clínicos e epidemiológicos aparentes distintos. Infecções humanas na África Ocidental e África Central foram identificadas pela primeira vez em 1970. Pesquisas realizadas no Zaire, na bacia do Congo, atualmente República Democrática do Congo, demonstraram que a transmissão da varíola do macaco entre seres humanos era menos prevalente que a da varíola. A taxa de ataque secundário em contatos não vacinados de casos de varíola do macaco foi calculada em 9,3% *versus* 37 a 88% para a varíola. A vacinação anterior contra varíola (administrada 3 a 19 anos antes) forneceu aparentemente uma proteção de 85% na prevenção da aquisição da doença em contatos e também reduziu a gravidade da doença. De modo global, a maioria dos casos identificados adquiriu a doença a partir de suposta exposição a animais; apenas 28% dos casos foram atribuídos à transmissão entre pessoas. Foi observada uma taxa de fatalidade de casos de aproximadamente 10% em indivíduos não vacinados, e a maioria dos casos fatais e manifestações mais graves da doença ocorreu em crianças com menos de 5 anos. Em uma série mais recente de 122 casos confirmados na Nigéria, a taxa de fatalidade de casos foi de 6%.[2b] Levantamentos sorológicos sugeriram que pode ter ocorrido infecção subclínica em até 28% dos contatos próximos dos pacientes com varíola do macaco em algumas comunidades; essa taxa relativamente baixa pode contribuir para a raridade de transmissão inter-humana mantida por gerações em situações de contato domiciliar e outros contatos próximos. Entretanto, estudos mais recentes de taxas de ataque domiciliares em um surto sugeriram que até 50% das infecções podem ser transmitidos entre seres humanos, e a soroprevalência de anticorpos antiorthopoxvírus em indivíduos não vacinados é de cerca de 20 a 25% na África Central e Ocidental.[3,4]

Entre os casos primários, foi identificado um contato próximo recente – por meio de caça, esfolamento, matança, cozimento e ato de brincar com carcaças – com *Cercopithecus*, *Colobus* e *Cercocebus* (primatas); *Cricetomys* (roedor terrestre) e *Funisciurus* e *Heliosciurus* (espécies de esquilos). Amostras de animais coletadas em áreas da África Ocidental e África Central em torno de casos humanos demonstraram uma soroprevalência específica para orthopoxvírus em diversos membros dessas espécies, e o próprio vírus foi isolado de um tipo de esquilo (*Funisciurus anerythrus*) e de um macaco do Velho Mundo (*Cercocebus atys*). A hipótese prevalecente é a de que uma ou mais espécies de esquilos ou roedores sejam os prováveis reservatórios da doença.

A doença reemergiu em 1996 na República Democrática do Congo, dessa vez com 88% dos casos provenientes de contato inter-humano secundário, presumivelmente em decorrência de interrupção da vacinação de rotina contra a varíola em 1980, após sua erradicação. A mortalidade foi de apenas 1%. Levantamentos sorológicos ecológicos mostraram soroprevalência do orthopoxvírus em roedores terrestres (*Cricetomys emini*) e em um porco doméstico (*Sus scrofa*).

O vírus da varíola do macaco foi introduzido nos EUA, em 2003, por meio de uma remessa de animais de Gana, país da África Ocidental. O vírus foi identificado como pertencente a um clado distinto do vírus da varíola do macaco, incluía isolados prévios da varíola do macaco da África Ocidental, bem como isolados derivados de surtos anteriores em colônias de primatas. Os casos nos EUA apresentaram exantema menos pronunciado e doença menos grave, sem mortalidade nem transmissão inter-humana. Quando os casos descritos nos EUA (2003) foram comparados com casos na bacia do Congo (1980 a 1986), a doença nos EUA foi menos grave com base em critérios clínicos, na extensão do exantema e na taxa de fatalidade de casos após controle para a idade e o estado de vacinação. Esses dados, juntamente com estudos de modelos animais e comparação dos genomas dos vírus da varíola do macaco da África Ocidental e da bacia do Congo, sugerem pelo menos duas populações ou clados do vírus. A aparente diminuição da patogenicidade e transmissibilidade da infecção pelo vírus da varíola do macaco do clado da África Ocidental levou, em parte, à sua desclassificação como agente selecionado dos EUA, em 2013.

O vírus cowpox (varíola bovina) é encontrado na Europa e na Ásia e é mantido em roedores; na Grã-Bretanha, os reservatórios consistem em ratazanas (*myodes glareolus*) e camundongos da floresta. A infecção humana é uma zoonose. O gato doméstico tem sido uma fonte comum de infecção humana, o que provavelmente explica a ocorrência de casos em crianças; 26% de 54 casos ocorreram em crianças com menos de 12 anos. A maioria dos casos em felinos e seres humanos ocorre entre julho e outubro nos EUA, com apenas casos esporádicos entre janeiro e junho. Surtos recentes na Europa documentaram ratazanas de estimação ou ratazanas para alimentação de répteis como fonte de transmissão aos seres humanos. O vírus cowpox é prevalente em zoológicos da Europa, onde guepardos, leões, tamanduás, rinocerontes, elefantes e ocapis em certas ocasiões transmitem a infecção para os tratadores de animais. Nenhum caso de varíola bovina foi detectado desde 1976; todavia, recentemente, foram relatados dois casos de uma nova infecção por orthopoxvírus no país de Geórgia em homens que foram expostos a vacas doentes.[5] Outra nova infecção por orthopoxvírus, com apresentação clínica semelhante ao cowpox, foi relatada em um paciente no Alasca, porém a fonte da infecção não foi esclarecida.

A vaccínia é o vírus vivo contido em preparações da vacina varíola utilizada para erradicar essa doença. Nos EUA, a vacina é recomendada para a equipe de laboratórios que utilizam orthopoxvírus competentes para replicação, bem como para militares selecionados. Os contatos de pessoas vacinadas em certas ocasiões desenvolvem infecções por vaccínia. A origem da vaccínia é desconhecida, e nenhum hospedeiro natural do vírus é conhecido. Estudos recentes forneceram maior distinção entre o vírus da varíola bovina (cowpox) e o vírus da vaccínia, ambos os quais têm sido utilizados como vacina varíola, e sugerem que os vírus da vaccínia podem ter se originado do vírus horsepox. Foram descritas variantes da vaccínia, incluindo o bufalopox a partir de contato com animais infectados na Índia e vírus da vaccínia em pessoas que trabalham com gado leiteiro no Brasil e na Colômbia.

Parapoxvírus

A infecção humana representa um risco ocupacional em agricultores, trabalhadores em abatedouros, cirurgiões veterinários, estudantes e pessoas que participam de matança de animais associada a práticas religiosas (p. ex., Eid al-Adha). É mais comum nas estações de parto de ovelhas e de vacas e em indivíduos que trabalham com ovelhas. Recentemente, foi relatado um novo poxvírus com 88% de semelhança com vírus *Parapoxvirus* em um paciente no Tennessee e em outro no Missouri, ambos os quais tinham contato regular com cavalos.[8]

Os fatores responsáveis pela transmissão continuada têm sido atribuídos à estabilidade ambiental do vírus orf em material de crostas, bem como à manifestação de infecções crônicas em alguns animais. Foi identificado um novo parapoxvírus em caçadores de veados, que apresentaram lesões cutâneas após a caça e evisceração de veados.

Molluscipoxvírus

O vírus do molusco contagioso ocorre em todo o mundo, e relatos crescentes da doença têm acompanhado paralelamente o número de casos notificados de síndrome de imunodeficiência adquirida (AIDS). Os modos tradicionais de transmissão estão associados a traumatismo leve da pele, como escoriações, contato direto com uma lesão e, em alguns casos, fômites (p. ex., toalhas compartilhadas). Entretanto, a doença parece ser sexualmente transmissível e as lesões genitais são mais comuns do que lesões em outras partes do corpo. As crianças em creches ou escolas podem transmitir a doença a outras crianças. Pode ocorrer disseminação secundária das lesões por autoinoculação (escoriação de lesões primárias e disseminação para áreas da pele normal), e pelo barbear. Não existe nenhum reservatório animal conhecido.

Yatapoxvírus

O vírus tanapox é restrito à África, principalmente ao Quênia e à República Democrática do Congo, e provavelmente apresenta um reservatório símio. A transmissão direta de primatas para seres humanos por meio de solução de continuidade da pele tem sido raramente descrita em tratadores de animais; entretanto, um inseto ou artrópode intermediário pode estar envolvido na transmissão do vírus tanapox aos seres humanos. Não foi relatada nenhuma transmissão inter-humana. O vírus do tumor do macaco Yaba provoca infecções localizadas após contato com lesões infectadas de primatas. Pouco se sabe sobre a epidemiologia desse vírus.

BIOPATOLOGIA

As infecções pelo vírus da varíola eram iniciadas, em sua maioria, pela inalação de gotículas respiratórias e implantação do vírus na mucosa orofaríngea e respiratória. Nenhum local primário de infecção era evidente quando a via de exposição era por inalação. A doença também podia ser introduzida por meio de suspensões do vírus obtidas de crostas de pacientes que eram introduzidas por via percutânea, constituindo a prática da variolação. Nesses casos (quando realizada adequadamente), a doença era habitualmente menos virulenta, com presença de uma lesão infecciosa primária localizada e o período de incubação assintomático era truncado. Por fim, a transmissão por fômites, como roupas ou roupas de cama sujas, era raramente relatada.

Após sua entrada, o vírus migra para os linfonodos locais e, em seguida, dissemina-se para o sistema reticuloendotelial, de modo a se replicar ainda mais. Nesse momento, o indivíduo está assintomático. Em 10 a 14 dias, ocorre viremia secundária, que anuncia o pródromo da doença sintomática. Durante esse período, o vírus dissemina-se na orofaringe e na epiderme. A ausência de uma estrutura queratinizada na mucosa da orofaringe leva à ulceração e liberação do vírus na saliva; o vírus replica-se na epiderme, causando as erupções maculares, papulares, vesiculares e pustulosas características da varíola.

Em experimentos realizados em macacos, são observados altos níveis de interferonas tipo I, interleucina-6 e interferona-γ; a presença de D-dímeros e de trombocitopenia sugere coagulação intravascular disseminada. Observa-se também a ocorrência de apoptose, com perda de células T nos órgãos linfoides. É interessante assinalar que os níveis do fator de necrose tumoral α (TNF-α) foram mínimos nos animais infectados, com notável redução da expressão de genes regulados pelo fator nuclear κB e TNF-α.

Nos seres humanos, as lesões virais características da doença desenvolvem-se principalmente na epiderme, onde as células da camada de Malpighi sofrem edema, vacuolização e degeneração por balonização. O citoplasma continua aumentando, observa-se uma perda de material nuclear, e a coalescência de vacúolos por meio de ruptura celular cria uma degeneração reticulada nas camadas intermediária e superior do estrato espinhoso. Nos estágios seguintes, ocorre formação da vesícula. São encontrados títulos elevados do vírus dentro das lesões. Nas superfícies mucosas, a ausência de estrato córneo possibilita que a necrose causada pela proliferação dos vírus dentro do epitélio crie úlceras e leve à liberação de grandes quantidades de vírus dentro da orofaringe. A avaliação de outros órgãos na varíola humana só foi efetuada em casos selecionados de necropsia. Nos pulmões, são observadas alterações patológicas leves.

MANIFESTAÇÕES CLÍNICAS

Orthopoxvírus

Varíola

A infecção pelo vírus da varíola adquirida naturalmente caracteriza-se por febre e exantema distinto, com várias apresentações clínicas diferentes (Tabela 348.2). Quando a doença ainda existia, o período de incubação assintomático de 10 a 14 dias (com variação de 7 a 17 dias) era seguido de febre, que rapidamente alcançava cerca de 38 a 40°C), algumas vezes com petéquias dérmicas. Os sintomas constitucionais associados consistiam em dor nas costas, cefaleia, vômitos e prostração. Dentro de 1 ou 2 dias após a incubação, aparecia um exantema sistêmico, com distribuição centrífuga característica (*i. e.*, lesões presentes em maior número na mucosa oral, na face e nas extremidades do que no tronco). Normalmente, a febre desaparecia com o desenvolvimento do exantema. As lesões apareciam comumente nas palmas das mãos e plantas dos pés. As lesões do exantema eram inicialmente maculares e, em seguida, evoluíam para o estágio de pápulas, quando aumentavam e progrediam para vesículas com 4 ou 5 dias e para pústulas no sétimo dia. Quando as lesões se tornavam pustulosas, a febre normalmente retornava. As lesões tornavam-se crostosas com 14 dias e, em seguida, perdiam as crostas. As lesões cutâneas nos estágios vesicular e pustuloso eram profundas e encontravam-se no mesmo estágio de desenvolvimento em qualquer área do corpo (Figura 348.1). O tipo habitual de doença era classificado em três categorias, com base na extensão do exantema na face e no corpo: confluente, semiconfluente e distinta. Na *doença confluente comum*, nenhuma área de pele era visível entre as lesões do exantema vesiculopustuloso no tronco ou na face. Na *doença semiconfluente comum* e *distinta*, áreas de pele normal eram visíveis entre as lesões exantemáticas no tronco e na face, respectivamente. Ocorriam manifestações menos graves (varíola modificada ou

Tabela 348.2 Tipos de varíola de acordo com a Organização Mundial da Saúde (OMS).

TIPO DE VARÍOLA DE ACORDO COM A OMS	DEFINIÇÃO CLÍNICA
Varíola sem erupção	Febre, ausência de exantema
Modificada	Como a varíola comum, com evolução acelerada
Distinta comum	Febre, exantema; áreas de pele normal entre as pústulas, mesmo no rosto
Semiconfluente comum	Febre, exantema; pústulas confluentes no rosto, distintas em outros lugares
Confluente comum	Febre, exantema; pústulas confluentes no rosto e nos antebraços
Plana	Febre, eritema e edema da pele; vesículas macias, planas e bolhosas
Hemorrágica, precoce	Febre (persistente), hemorragias e petéquias, exantema purpúrico no início da doença
Hemorrágica, tardia	Febre (persistente), exantema, hemorragia na base das vesículas no estágio tardio da doença

varíola sem erupção) em indivíduos não vacinados e, mais comumente, vacinados. A taxa de mortalidade correlacionava-se com a intensidade do exantema.

Quatro tipos clínicos principais de varíola podem ser subagrupados, de acordo com o esquema de classificação da Organização Mundial da Saúde (OMS): *varíola ordinária* (cerca de 90% dos casos), que produzia viremia, febre, prostração e exantema, com taxas de mortalidade geralmente proporcionais à extensão do exantema, e que variavam conforme descrito anteriormente; *varíola modificada* (*vaccínia*) (5% dos casos) que produzia um leve pródromo com poucas lesões cutâneas em indivíduos anteriormente vacinados, com taxa de mortalidade bem abaixo de 10%; *varíola plana* (cerca de 5% dos casos hospitalizados), que produzia lesões de desenvolvimento lento, difíceis de identificar, visto que pareciam estar niveladas com a pele (edematosa) no estágio vesicular, e que quase sempre era fatal; e *varíola hemorrágica* (< 1% dos casos), que induzia sangramento na pele e nas membranas mucosas e era invariavelmente fatal. Um tipo distinto da forma comum, com pródromo febril e exantema típicos, resultava da infecção pela varíola menor ou alastrim. Os indivíduos com essa forma da doença não estavam tão doentes ou toxêmicos quanto os indivíduos com varíola maior. A vacinação prévia não era necessariamente protetora contra as formas hemorrágicas da doença, porém parecia proteger contra as formas planas da doença.

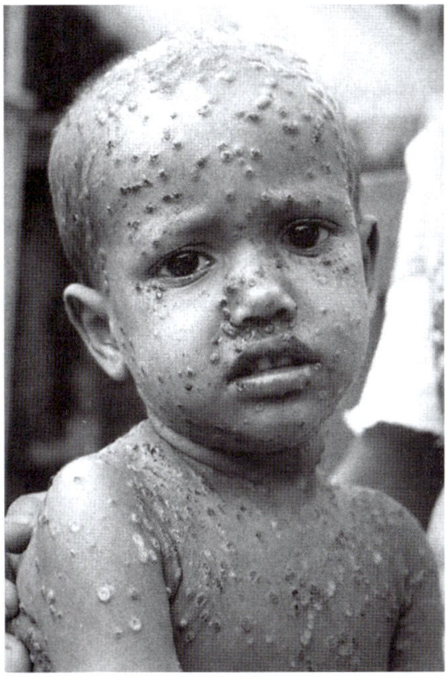

FIGURA 348.1 Lesões pustulosas de varíola e início da cicatrização no rosto e na parte superior do tronco. (De Centers for Disease Control and Prevention Public Health Image Library, ID #: 7055. Fotografia de Stan Foster.)

Na varíola plana, a doença era anunciada pelo início abrupto de febre de 38,3 a 38,9°C e pelo aparecimento do exantema depois de 3 a 4 dias. Com frequência, o enantema oral era confluente, e relatava-se também a ocorrência de descamação da mucosa retal. No estágio papulovesicular da doença, as lesões apareciam como pequenas endentações (no sexto dia), com hemorragias na base, e eram circundadas por um anel eritematoso. No sétimo ou oitavo dia, as lesões mostravam-se planas. Foram relatadas lesões bolhosas que descamavam. A febre persistia durante toda evolução da doença, e, com frequência, eram observadas complicações respiratórias com 7 ou 8 dias da doença. Foi também relatada a ocorrência de trombocitopenia, neutropenia e linfocitose.

Nas formas hemorrágicas da varíola, a doença começava com febre e sintomas prodrômicos típicos; a febre nunca regredia. Após o início da febre, as petéquias e erupções purpúricas tornavam-se aparentes; observava-se também a ocorrência de hemorragias subconjuntivais, hematúria e sangramento vaginal. Em geral, os pacientes morriam no sexto dia da doença, bem antes de qualquer exantema vesiculopustuloso clássico se tornar evidente. Na doença hemorrágica tardia, após o início da febre, observava-se o desenvolvimento de lesões maculopapulares típicas, porém a febre não regredia. A lesão evoluía lentamente, e áreas de hemorragia eram evidentes na base das lesões. O sangramento ocorria nas membranas mucosas, a trombocitopenia era profunda, e ocorria morte entre 8 e 10 dias da doença.

Varíola do macaco

Depois de um período de incubação de 7 a 17 dias (com média de 12 dias), começa um pródromo de febre, cefaleia, dor nas costas e fadiga.[9] A erupção cutânea evolui de modo semelhante à da varíola. As lesões evoluem no mesmo estágio em qualquer parte do corpo, de máculas, pápulas e vesículas para pústulas e, em seguida, formam crostas e cicatrizes (Figura 348.2). Após a resolução do exantema, a hipopigmentação é seguida de hiperpigmentação das lesões cicatrizadas. A linfadenopatia cervical, pós-auricular, submandibular e inguinal pronunciada distingue clinicamente a varíola do macaco da varíola.

Vaccínia

A infecção pelo vírus da vaccínia por meio de múltiplas punções com agulha bifurcada constitui o esquema atual de vacinação contra varíola utilizada para os profissionais de laboratório que trabalham com orthopoxivírus, para profissionais de saúde e militares dos EUA. Com mais frequência, a infecção progride por meio de um curso padronizado de eventos, desde vesículas a pústulas. Espera-se que a única vacina contra a varíola atualmente aprovada nos EUA tenha um perfil de segurança semelhante às vacinas históricas contra a varíola. As principais

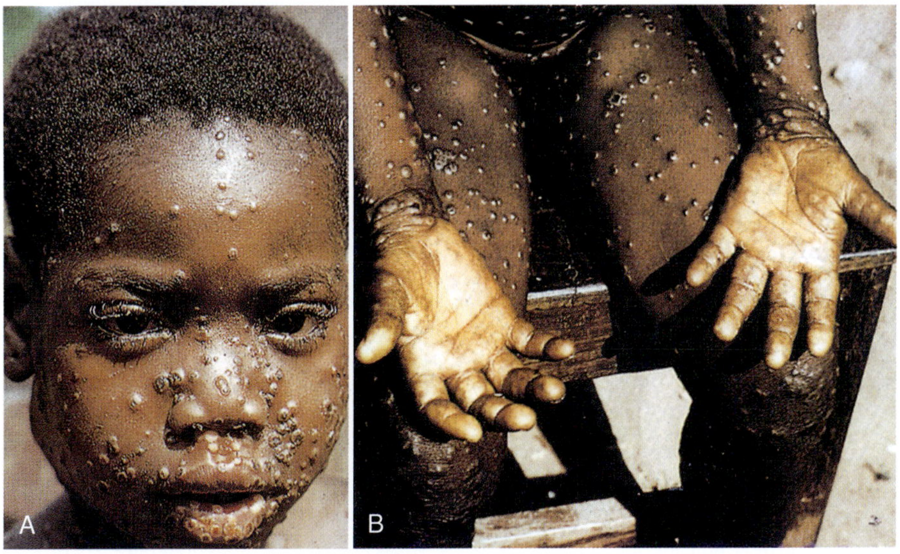

FIGURA 348.2 Exantema da varíola do macaco na cabeça (A) e nos membros (B) em uma menina de 7 anos no Zaire central. (De Peters W, Pasvol G. *Tropical Medicine and Parasitology*. 5th ed. New York: Mosby; 2002:238.)

complicações incluem vaccínia progressiva, eczema vacinal, vaccínia generalizada, encefalite pós-vacinal, infecção acidental e miopericardite.

A *vaccínia progressiva*, que é uma complicação rara e frequentemente fatal da vacina em pessoas com graves deficiências da imunidade celular, ocorre em cerca de 1 em cada 1 milhão de vacinas, com uma taxa de fatalidade de casos de cerca de 35%. A vaccínia progressiva caracteriza-se por crescimento e disseminação frequentemente indolores do vírus da vaccínia além do local de inoculação, levando, com frequência, à necrose e, algumas vezes, a metástases para outras partes do corpo. Deve-se considerar a possibilidade de vaccínia progressiva se a infecção pelo vírus da vaccínia continuar progredindo, expandindo-se sem cicatrização aparente por mais de 15 dias após a vacinação.

O *eczema vacinal* pode ocorrer em indivíduos com história de dermatite atópica (eczema), independentemente de sua gravidade ou atividade, em decorrência de propagação ou disseminação local do sítio de vacinação primário ou do contato com o local de vacinação sem crosta de outra pessoa. Um exantema papular, vesicular ou pustuloso localizado ou generalizado pode desenvolver-se em qualquer parte do corpo ou pode estar localizada em lesões eczematosas prévias. Pode ocorrer doença sistêmica, com febre, mal-estar e linfadenopatia. Na campanha nacional de vacinação contra varíola nos EUA, em 1968, houve 66 casos (sem nenhuma morte) de eczema vacinal entre 14,5 milhões de vacinados (4,6 casos/milhão) e 60 casos (uma morte) entre seus vários milhões de contatos.

A *vaccínia generalizada* descreve o exantema vesicular que surge após a vacinação. Excluindo a disseminação associada ao eczema vacinal e vaccínia progressiva, tem sido extremamente raro documentar o vírus nessas lesões. Acredita-se que a vaccínia generalizada verdadeira represente o produto da disseminação virêmica do vírus, e nenhum fator predisponente foi identificado. Foi estimado que a vaccínia generalizada ocorra em cerca de 242 de cada milhão de vacinações primárias. Os estudos realizados durante o programa de vacinação realizado nos EUA, em 2002, indicam que a maioria dos casos previamente relatados como vaccínia generalizada provavelmente consistiu em exantemas generalizados causadas por respostas inflamatórias ou alérgicas à vacina, e não uma vaccínia generalizada verdadeira, levando, assim, à designação de "pustulose não viral pós-vacinal".

A *encefalomielite pós-vacinação* é uma complicação rara, porém grave, que habitualmente só ocorre em vacinados primários. Os pacientes apresentam, de maneira variável, características clínicas e diagnósticas sugestivas de encefalomielite desmielinizante pós-imunização ou de invasão viral direta do sistema nervoso. Normalmente, essa reação pós-vacinação ocorre 11 a 15 dias após a vacinação. Os sintomas consistem em febre, cefaleia, vômitos, confusão, delírio, desorientação, inquietação, sonolência ou letargia, crises convulsivas e coma. O líquido cerebrospinal pode apresentar pressão elevada; entretanto, geralmente tem uma contagem de células e perfil bioquímico normais. O diagnóstico é de exclusão, e não se dispõe de nenhum exame específico para sua confirmação. Entretanto, foi documentado que alguns casos apresentam respostas de imunoglobulina M (IgM) ou IgG antiorthopoxvírus no líquido cerebrospinal.

Ocorre *infecção acidental* quando o vírus a partir do local de vacinação é transferido para outro local ou para outra pessoa por meio de contato íntimo da pele. Em geral, essa complicação ocorre com primovacinados, e não com revacinados. A autoinoculação acidental, que acomete mais comumente a face, a boca, os lábios ou os órgãos genitais, habitualmente não é grave e não exige tratamento específico. A inoculação do olho ou da pálpebra é mais grave e pode ameaçar a visão se não for avaliada e tratada adequadamente (Figura 348.3). Entre 1963 e 1968, foi observada a ocorrência de vaccínia ocular em 348 indivíduos, incluindo 22 que apresentaram evidências de comprometimento da córnea e 11 que tiveram defeitos permanentes.

Com infecções pelo vírus da vaccínia associado à varíola bovina (p. ex., vírus da varíola do búfalo na Índia e vírus da vaccínia no Brasil e na Colômbia), foram descritas até 10 lesões nas mãos e nos braços de agricultores expostos; a febre, a linfadenopatia, a dor nas costas e a fadiga também são sintomas associados.[10] Acredita-se que a transmissão ocorra por contato desprotegido com lesões ativas presentes nas tetas e úberes dos animais. Foi relatada a transmissão inter-humana do vírus da vaccínia associado à varíola bovina em familiares por meio de contato com exsudatos das lesões.

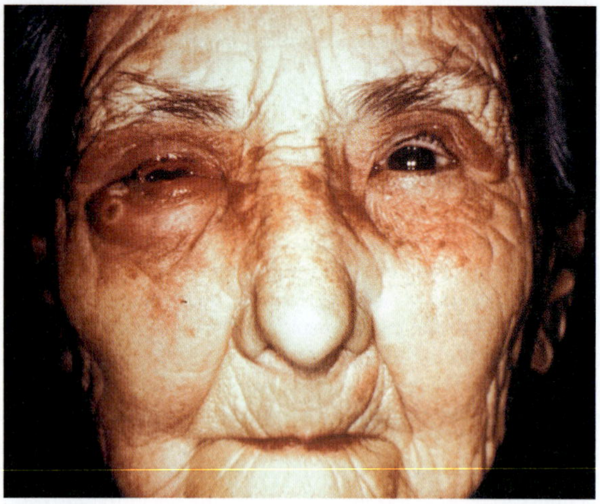

FIGURA 348.3 Autoinoculação de vaccínia de um olho. (De Centers for Disease Control and Prevention Public Health Image Library, ID #: 3322.)

Vírus cowpox

As lesões da varíola bovina geralmente são restritas às mãos e ao rosto; a maioria dos pacientes (72%) apresenta apenas uma lesão. Múltiplas lesões podem ser causadas por várias inoculações primárias, por autoinoculação e, muito raramente, por disseminação linfática ou virêmica. A lesão da varíola bovina passa pelos estágios de mácula, pápula, vesícula e pústula antes de formar uma crosta negra dura. Em geral, a lesão é muito dolorosa, e é comum a ocorrência de eritema e edema nos estágios vesicular avançado e pustuloso. Os pacientes habitualmente apresentam linfadenite, febre e mal-estar geral. Essas características são geralmente graves em crianças, e ausência na escola ou no trabalho é comum. Cerca de 30% podem ser hospitalizados. A maioria dos pacientes leva 6 a 8 semanas para se recuperar, porém podem ser necessárias até 12 semanas. Em certas ocasiões, podem ocorrer infecção muito grave e morte, normalmente em indivíduos imunossuprimidos e em pacientes com distúrbios cutâneos, como dermatite atópica. A cicatriz é habitualmente permanente.

Parapoxvírus

As lesões, como as do vírus orf,[11] começam como pápulas eritematosas e progridem, em 1 a 2 semanas, para lesões-alvo com centro vermelho, circundado por um halo branco e halo inflamado externo. Em seguida, as lesões progridem para um estágio nodular e, então, papilomatoso, que frequentemente tem uma superfície "exsudativa". Em alguns pacientes, as lesões podem aumentar e persistir por semanas antes de sua resolução por um estágio de formação de crosta, que também pode persistir por várias semanas. Em certas ocasiões, lesões granulomatosas muito grandes podem exigir desbridamento ou remoção cirúrgica.

A maioria dos pacientes tem apenas uma lesão, porém pode haver desenvolvimento de múltiplas lesões primárias. A reação sistêmica é relativamente incomum, e, com frequência, a lesão não é particularmente dolorosa. Observa-se a presença de linfadenopatia em alguns pacientes, e a linfangite é relativamente incomum. Pode haver desenvolvimento de eritema multiforme (ver Capítulo 411) em até um terço dos pacientes.

Vírus do molusco contagioso

A infecção ocorre quando o vírus do molusco contagioso entra em contato com pele não intacta. A lesão característica começa como uma pequena pápula que, quando amadurece, consiste em um nódulo distinto de 2 a 5 mm de diâmetro, liso, em forma de cúpula, perolado ou da cor da pele, que frequentemente é umbilicado (ver Figura 411.9 no Capítulo 411).[12] Um material caseoso, esbranquiçado ou amarelado é facilmente espremido das lesões. A maioria dos pacientes apresenta 1 a 20 lesões; todavia, em certas ocasiões, pode haver centenas de lesões. Em razão das múltiplas infecções simultâneas ou da disseminação mecânica, as lesões podem tornar-se confluentes ao longo de uma linha de arranhadura, e, algumas vezes, são observadas lesões-satélite.

Nas crianças, as lesões do molusco ocorrem principalmente no tronco e nas extremidades proximais dos membros; nos adultos, as lesões tendem a ocorrer no tronco, na região púbica e nas coxas. Entretanto, em todos os casos, a infecção pode ser transmitida a outras áreas por autoinoculação. Em homens infectados pelo vírus da imunodeficiência humana (HIV), podem ocorrer lesões do molusco ao longo da linha da barba, resultando em comprometimento ocular.

As lesões individuais persistem por cerca de 2 meses, enquanto a doença permanece habitualmente por 6 a 9 meses. Os indivíduos com comprometimento da imunidade celular, incluindo pessoas com infecção pelo HIV, tendem a apresentar infecção mais grave e prolongada.

Yatapoxvírus

A infecção por tanapox começa com uma curta doença febril (38 a 39°C), que persiste por 2 a 4 dias e, algumas vezes, é acompanhada de cefaleia, dor nas costas ou prostração. A erupção de uma lesão é frequentemente anunciada por prurido no local da erupção. A lesão aparece como mácula hiperpigmentada, que frequentemente apresenta uma elevação central e evolui para uma pápula, com induração palpável. Cerca de 80% apresentam um nódulo solitário, porém podem ocorrer até 10 lesões. A maioria das lesões (72%) é observada nos membros inferiores, e o menor número ocorre na face e em áreas normalmente cobertas por roupa.

A febre e os sintomas sistêmicos diminuem com o aparecimento da lesão. Em seguida, a pápula torna-se semelhante a uma pústula, porém não contém líquido; pode haver desenvolvimento de umbilicação ou pseudocrosta. Normalmente, a pápula evolui para um nódulo firme, elevado e de localização profunda. No final da primeira semana, a lesão é circundada por eritema e pele endurecida, e é comum a presença de linfangite regional. Em seguida, as lesões ulceram ou transformam-se em nódulos maiores (de até 2 cm de diâmetro) em cerca de 2 semanas, quando a resposta inflamatória local diminui, e as lesões começam a granular. A resolução das lesões ocorre em 6 semanas. A infecção parece conferir imunidade durante toda a vida.

DIAGNÓSTICO

Antes de sua erradicação, a varíola era relativamente fácil de reconhecer. A varicela (ver Capítulo 351) produz um exantema de distribuição centrípeta e raramente aparece nas palmas das mãos e plantas dos pés; na varicela, a febre prodrômica e as manifestações sistêmicas são leves, as lesões são de natureza superficial, e podem-se observar lesões em diferentes estágios de desenvolvimento na mesma área do corpo. Outras doenças e condições que poderiam ser confundidas com a varíola em estágio vesicular incluem a varíola do macaco, a vaccínia generalizada, o herpes-zóster disseminado ou a infecção por herpes-vírus simples (ver Capítulos 350 e 351), reações (erupções) a fármacos, eritema multiforme (ver Capítulo 411), infecções por enterovírus (ver Capítulo 355), escabiose (ver Capítulo 104), picadas de insetos, impetigo (ver Capítulo 412) e molusco contagioso. As doenças confundidas com a varíola hemorrágica incluíam leucemia aguda (ver Capítulo 173), meningococemia (ver Capítulo 282) e púrpura trombocitopênica idiopática (ver Capítulo 163). Os Centers for Disease Control and Prevention desenvolveram um protocolo para a avaliação de pacientes quanto à probabilidade de varíola (disponível em https://www.cdc.gov/smallpox/clinicians/algorithm-protocol.html) e um algoritmo para avaliação laboratorial do estágio vesiculopustuloso do exantema (disponível em https://www.cdc.gov/smallpox/lab-personnel/laboratory-procedures/rash-testing.html).

Orthopoxvírus

Atualmente, os testes baseados em ácido nucleico e os ensaios de reação em cadeia da polimerase (PCR) constituem a primeira abordagem para o diagnóstico de infecções por orthopoxvírus. Os testes sorológicos são, em grande parte, específicos para o gênero, detectam a presença de IgG e habitualmente não possibilitam uma diferenciação entre espécies, embora os níveis de IgM possam ajudar a diferenciar uma infecção por orthopoxvírus recente de vacinação remota. A cultura viral e a avaliação por meio de microscopia eletrônica de partículas de vírions de amostras clínicas do exantema constituem outras opções. Se o diagnóstico de varíola está sendo considerado, a cultura viral exige um ambiente de isolamento com nível 4 de biossegurança (BSL-4), que é sancionado pela OMS para uso do vírus da varíola.

Parapoxvírus

O diagnóstico diferencial das lesões causadas por parapoxvírus pode incluir ectima gangrenoso em consequência de infecção por *Pseudomonas aeruginosa* (ver Capítulo 290), vaccínia ou infecção pelo vírus da varíola bovina, antraz cutâneo (ver Capítulo 278), erisipeloide (ver Capítulo 279), tularemia (ver Capítulo 295) e tumor. Os agricultores reconhecem a infecção e tendem a não procurar assistência médica para os casos de rotina, de modo que cerca de 45% dos casos relatados podem não ter contato conhecido com animais infectados, e o diagnóstico clínico desses casos pode ser difícil. Com a microscopia eletrônica de coloração negativa, os vírions com morfologia característica de parapoxvírus em geral são visualizados com facilidade em extratos de lesões, proporcionando um diagnóstico rápido e seguro do gênero. O vírus pode crescer em cultura de células, e pode-se obter sua detecção por PCR. Foram também desenvolvidos diagnósticos baseados em proteínas específicos e genéricos para espécies de parapoxvírus.

Vírus do molusco contagioso

Em geral, a aparência clínica das lesões do molusco é característica o suficiente para possibilitar o estabelecimento de um diagnóstico clínico. Normalmente, podem ser observados vírions em formato de tijolo em grandes números se o material caseoso espremido da lesão for examinado por microscopia eletrônica. O vírus não tem sido cultivado em sistemas padronizados de cultura de tecido. A histopatologia característica dessas lesões é diagnóstica, porém os métodos de PCR também podem identificar o molusco contagioso.

Yatapoxvírus

A distribuição geográfica limitada dos vírus tanapox e o histórico de viagem do paciente ajudam no diagnóstico de infecção por tanapox. As características clínicas únicas que diferenciam a infecção por tanapox de outras infecções por orthopoxvírus consistem na natureza nodular da lesão exantemática, na escassez de lesões, na evolução benigna da doença e na resolução demorada do exantema. As lesões nodulares sólidas e ulceradas são maiores e desenvolvem-se mais lentamente do que as da varíola do macaco, porém são menores e desenvolvem-se mais rapidamente do que as das úlceras tropicais.

O vírus tanapox pode ser detectado por microscopia eletrônica, porém a aparência dos vírions não é capaz de excluir a possibilidade de infecção por outros poxvírus em formato de tijolo morfologicamente semelhantes. O teste do ácido nucleico ou a cultura de linhagem celular podem estabelecer o diagnóstico definitivo.

TRATAMENTO E PREVENÇÃO

Orthopoxvírus

A vacinação com vacina varíola constitui a base para a prevenção da infecção por orthopoxvírus e foi o principal método utilizado na erradicação da varíola. Dispõe-se de estoques de vacina caso haja recorrência da varíola e foram desenvolvidas diretrizes clínicas para seu uso em situação de emergência (disponível em https://www.cdc.gov/mmwr/preview/mmwrhtml/rr6402a1.htm).[13] Entretanto, nos EUA, a vacina varíola está atualmente recomendada apenas para as equipes de laboratório que trabalham com orthopoxvírus infecciosos, determinados profissionais de saúde e certos militares. Em parte, em razão de procedimentos de pré-rastreamento rigorosos, os eventos adversos recentes são raros com a vacinação, porém se estima que a miopericardite ocorra em uma taxa de 5,7 por 1.000 primovacinados, com base em dados de ensaios clínicos com ACAM2000. Uma vacina varíola de replicação deficiente (MVA-BN), que foi desenvolvida para uso em indivíduos com infecção pelo HIV e dermatite atópica, demonstrou ter excelente imunogenicidade e menos efeitos adversos.[13b]

A administração precoce de imunoglobulina antivaccínia (VIG) pode reduzir a mortalidade do eczema vacinal de 30 a 40% para 7%, e a VIG também pode ser útil em outras complicações (p. ex., vaccínia progressiva, vaccínia generalizada grave ou infecção por contato) da administração de vacina de vaccínia (varíola), bem como para infecções por outros orthopoxvírus. Entretanto, a VIG isoladamente não tem benefício definido para o tratamento da própria infecção pelo vírus da varíola.

Os agentes antivirais (ver Capítulo 336) com atividade *in vitro* e *in vivo* contra poxvírus incluem especificamente a 5-iodo-2'-desoxiuridina, a adenina arabinosídeo e a trifluorotimidina. Em virtude de sua toxicidade sistêmica, esses compostos têm sido utilizados topicamente para o tratamento das infecções oculares por orthopoxvírus. *In vitro*, o cidofovir mostra-se ativo contra a varíola bovina, a vaccínia, a varíola do macaco e a varíola; *in vivo*, protege animais expostos quando administrado de modo profilático ou precocemente na evolução da doença. O cidofovir é conhecido por sua toxicidade renal e é administrado com hidratação e probenecida. O brincidofovir tem sido efetivo no tratamento da infecção sistêmica pela varíola do coelho nesses animais e foi utilizado como parte de um esquema de múltiplos fármacos no tratamento de um caso de vaccínia progressiva.[14]

O tecovirimat é uma pequena molécula antiviral efetiva em modelos animais de infecção sistêmica por orthopoxvírus[15,16] e tem sido utilizado com sucesso como parte de um esquema de múltiplos fármacos para o tratamento de um caso humano de eczema vacinal e de um caso de vaccínia progressiva. Faz parte do U.S. Strategic National Stockpile e foi aprovado pela U.S Food and Drug Administration (FDA) para o tratamento da varíola humana em julho de 2018.

Parapoxvírus

Os trabalhadores com risco de infecção por parapoxvírus tornam-se, em sua maioria, infectados, e a reinfecção também ocorre. A vacina utilizada para controlar o vírus orf em carneiros é totalmente virulenta e tem causado infecção humana. As opções de tratamento são limitadas; relatos não científicos descreveram o uso do cidofovir tópico e intralesional, e outras opções podem incluir formulações tópicas de compostos moduladores da interferona, como o imiquimode.

Vírus do molusco contagioso

A infecção pelo molusco contagioso é benigna, e a recuperação é habitualmente espontânea, porém o tratamento pode ser procurado por motivos estéticos, particularmente no caso de lesões faciais ou múltiplas. As opções incluem crioterapia, curetagem mecânica e tratamentos químicos, como podofilina ou podofilox, cantaridina, iodo e tretinoína.[17] A irritação tem sido um efeito colateral de muitos dos tratamentos químicos. Foi relatado o benefício da aplicação tópica de um creme ou uma suspensão antiviral de cidofovir a 3%, assim como o uso de cimetidina potencialmente imunomoduladora ou terapia com imiquimode tópico. Entretanto, nenhuma terapia apresenta benefício documentado por ensaios clínicos randomizados bem controlados,[A1] embora a solução de hidróxido de potássio tópica a 10%, aplicada 2 vezes/dia, seja algumas vezes recomendada. A cobertura das lesões e a higiene adequada das mãos após o contato com lesões devem prevenir a transmissão na maioria das situações. Em indivíduos com AIDS e molusco, a terapia antirretroviral altamente ativa, com consequente melhora da contagem de células $CD4^+$, parece ser eficaz.

PROGNÓSTICO

A varíola do macaco e a varíola causam doença humana, com taxas de mortalidade que variam de 10 a 40%; entretanto, as variantes de varíola menor tinham taxas de mortalidade de menos de 1%. As infecções pelo vírus da vaccínia e vírus da varíola bovina causam habitualmente doença autolimitada, mas que pode ser grave e fatal em indivíduos com imunossupressão ou com certas condições cutâneas, como dermatite atópica. As infecções por yatapoxvírus são autolimitadas, e ocorre resolução da doença em algumas semanas. As infecções por parapoxvírus manifestam-se principalmente por sintomas localizados, e ocorre resolução das lesões dentro de 1 mês ou mais em hospedeiros não imunocompetentes. A infecção por molusco contagioso é benigna, habitualmente com recuperação espontânea, porém a infecção pode persistir por vários meses.

Grau A Recomendação de grau A

A1. van der Wouden JC, van der Sande R, Kruithof EJ, et al. Interventions for cutaneous molluscum contagiosum. *Cochrane Database Syst Rev*. 2017;5:CD004767.

REFERÊNCIAS BIBLIOGRÁFICAS

As referências bibliográficas, bem como os outros materiais suplementares deste livro, encontram-se no GEN-IO, nosso ambiente virtual de aprendizagem.

349 PAPILOMAVÍRUS

WILLIAM BONNEZ E JOHN M. DOUGLAS JR.

DEFINIÇÃO

Os papilomavírus humanos (HPV) formam um grupo de pequenos vírus de DNA, que causam uma variedade de lesões benignas e malignas da pele e das membranas mucosas. As doenças associadas ao HPV mais comumente reconhecidas incluem verrugas (ver Capítulo 411) em locais anogenitais (condiloma acuminado), em outras superfícies da pele (verruga comum, bem como verruga plana) e na superfície plantar do pé (verruga plantar). Além disso, a infecção pelo HPV provoca lesões intraepiteliais escamosas ou cânceres incipientes do colo do útero, também conhecidos como neoplasia intraepitelial cervical, e de outros locais anogenitais. O HPV é considerado o agente etiológico de uma variedade de cânceres, particularmente câncer do colo do útero.

O patógeno

O HPV é um membro da família Papillomaviridae. À semelhança de todos os papilomavírus, o HPV é não envelopado, mede 55 nm de diâmetro e apresenta um genoma de DNA circular de fita dupla de aproximadamente 7.900 pares de bases, envolto por um capsídio icosaédrico. O genoma do HPV contém três regiões funcionais: os genes precoces (total de seis – E1, E2, E4, E5, E6 e E7), que são expressos logo após a infecção e que controlam a replicação, a transcrição e a proliferação celular; os genes tardios (total de dois – L1 e L2), que são expressos em estágios posteriores da infecção e que codificam as proteínas estruturais do capsídio; e a região de controle longa, que contém sequências reguladoras que controlam a replicação e a transcrição dos genes precoces e dos genes tardios. Os papilomavírus completam seu ciclo de vida apenas em células epiteliais de diferenciação terminal e, portanto, não podem crescer em culturas de monocamada de células. A taxonomia do papilomavírus baseia-se em um sistema de genotipagem, que envolve o uso da relação de sequência do DNA do gene que codifica a L1, a proteína principal do capsídio, com diferentes tipos definidos por apresentarem menos de 90% de homologia.

Do ponto de vista taxonômico, os papilomavírus são classificados por gênero (letras gregas) e espécies (números), contendo, cada um deles, um ou mais tipos. Os tipos de HPV estão incluídos, em sua maioria, em três grandes gêneros: alfa (principalmente os tipos da mucosa ou genital), beta e gama (ambos os quais causam lesões cutâneas). Atualmente, foram identificados 230 tipos de HPV, dos quais mais de 40 infectam a pele e a mucosa genitais [http://pave.niaid.nih.gov/#explore/reference_genomes/human_genomes]. Entre os tipos genitais, aproximadamente 15 são considerados de alto risco, visto que estão associados a lesões intraepiteliais escamosas de alto grau e a cânceres do colo do útero, de ânus, pênis, vulva, vagina e orofaringe, enquanto outros são considerados de baixo risco, visto que estão associados, em grande parte, a verrugas genitais e lesões intraepiteliais escamosas de baixo grau.

EPIDEMIOLOGIA

As infecções por HPV são transmitidas principalmente por contato direto da pele ou das membranas mucosas com uma lesão infectada. Normalmente, a infecção genital por HPV é contraída por meio de relação sexual, embora o contato genital sem penetração, o contato orogenital e o contato manual-genital também constituam possíveis vias de transmissão. Além disso, a infecção genital por HPV pode ser transmitida de mães infectadas para a boca e as vias respiratórias superiores dos recém-nascidos no perinatal. Na infecção não genital por HPV, o contato pessoal da pele com a pele também desempenha um importante papel, embora, no caso das verrugas plantares, a transmissão por fômites a partir de superfícies úmidas possa representar uma importante fonte de infecção. Tanto a infecção genital quanto a não genital podem ser transmitidas para novos locais por autoinoculação.

Nos EUA, no que concerne ao HPV genital, estima-se que aproximadamente 45% da população masculina e feminina de 18 a 69 anos, ou cerca de 80 milhões de pessoas, estejam infectados, com ocorrência anual de cerca de 14 milhões de novas infecções, tornando o HPV genital a infecção sexualmente transmissível mais comum.[1] A prevalência de verrugas anogenitais é estimada em aproximadamente 1% na população adulta sexualmente ativa. A aquisição da infecção começa logo após a iniciação sexual, com incidência estimada de 40 a 60% de pelo menos um tipo nos primeiros 2 anos após o início da atividade sexual. Os fatores de risco para a infecção incluem variáveis relacionadas com a provável exposição (p. ex., idade mais jovem no início da atividade sexual, aumento do número de parceiros recentes e ao longo da vida e número de parceiros dos parceiros sexuais), a suscetibilidade (p. ex., falta de circuncisão nos homens) e a ausência de fatores de prevenção (p. ex., falta de uso consistente de preservativos ou imunização). As infecções são, em sua maioria, assintomáticas e desaparecem sem tratamento; estima-se que apenas 10% persistam por mais de 2 anos.[2,3] A incidência e a prevalência da infecção genital por HPV e de verrugas genitais estão diminuindo de maneira mais drástica nos países que apresentam programas de imunização mais bem-sucedidos, incluindo uma redução de 60 a 70% em mulheres norte-americanas com menos de 25 anos.[4,5]

A infecção oral pelo HPV é habitualmente assintomática; entretanto, quando sintomática, assume a aparência de verrugas ou papilomas. Nos EUA, sua prevalência em adultos é menor que a da infecção genital – aproximadamente 5 a 7% em mulheres e quase 12% em homens,[6] dos quais quase a metade é causada por tipos de alto risco. As infecções orais por HPV oncogênicos recém-adquiridas são raras em homens saudáveis, e ocorre resolução da maioria das infecções no decorrer de 1 ano. A infecção cutânea pelo HPV normalmente é reconhecida como verrugas comuns e plantares, particularmente em crianças, nas quais foram relatadas taxas de incidência anual de até 30%.

Todos os tipos e as manifestações da infecção por HPV são mais comuns em indivíduos com comprometimento da imunidade celular, como os indivíduos infectados pelo vírus da imunodeficiência humana (HIV) ou os que recebem terapia imunossupressora. Entre mulheres ou homens que fazem sexo com homens infectados pelo HIV, a prevalência de lesões intraepiteliais escamosas anais de alto grau é de cerca de 13 a 30%, respectivamente; em relação à população geral, essas incidências de câncer anal apresentam aumento de 7 e 30 vezes, respectivamente. Continua havendo controvérsia sobre a possibilidade da infecção genital por HPV de aumentar a suscetibilidade à infecção pelo HIV.

O câncer do colo do útero diminuiu nos países desenvolvidos, desde a introdução de programas de rastreamento citológico, embora ainda ocorram cerca de 13 mil casos e 4.200 mortes anualmente nos EUA.[7] O câncer do colo do útero é o quarto câncer mais comum e letal em mulheres em todo o mundo, e 85% dos 530 mil casos anuais ocorrem em países menos desenvolvidos. Considerando todos os locais anatômicos, mais de 31.500 cânceres associados ao HPV (1,7% de todos os cânceres) ocorrem nos EUA a cada ano, sendo cerca de 60% entre mulheres.[8] A acentuada elevação na incidência de cânceres orais associados ao HPV nos homens é preocupante.[9]

BIOPATOLOGIA

As infecções pelo HPV provocam doença ao induzir a proliferação do epitélio da pele e das membranas mucosas. Nas lesões benignas, como verrugas e condilomas, todas as camadas epiteliais estão acometidas, exceto o estrato basal de replicação dos queratinócitos. A proliferação do estrato espinhoso é denominada acantose; a do estrato granuloso, paraqueratose; e a do estrato córneo, hiperqueratose. O crescimento global é denominado papilomatose, visto que normalmente ocorre, em grande parte, acima da superfície do tecido, mas também está associado a um aprofundamento da camada epidérmica da membrana basal. É também acompanhada de grandes células com núcleo (ou núcleos) retraído hipercromático, circundado por um halo (denominadas coilócitos) no estrato acantoso. Para o citopatologista, a coilocitose constitui a característica essencial da infecção pelo HPV.

A epidermodisplasia verruciforme é uma doença autossômica recessiva incomum com verrugas difusas, que resulta da mutação de um de dois genes adjacentes, *EVER1/TMC6* e *EVER2/TMC8*, que codificam, cada um deles, proteínas envolvidas no fator de transcrição NF-κB, que participa no controle da imunidade celular.

Nas lesões pré-cancerosas ou cancerosas, a discariose é causada pela proliferação das células do estrato basal, que também exibem mitoses anormais. Essa discariose progride ao substituir as camadas superiores do epitélio estratificado, causando neoplasia intraepitelial de graus crescentes 1 a 3, de acordo com a proporção em terços do epitélio acometido. O comprometimento de toda espessura define o carcinoma *in situ*. A ruptura do estrato basal indica câncer invasivo. As neoplasias intraepiteliais (NI) do colo do útero, da vagina, da vulva, do pênis e do ânus também são designadas pelos acrônimos de NIC, NIVA, NIV, NIP e NIA, respectivamente. No caso do colo do útero, a lesão intraepitelial escamosa de baixo grau (LSIL) é o equivalente do condiloma plano e NIC1, enquanto a lesão intraepitelial de alto grau (HSIL) regrupa o NIC2 e 3. Paralelamente a essas alterações, as neoplasias intraepiteliais cervicais baixa e alta (NICB e NICA, respectivamente) são agora termos também utilizados em histologia. Quanto mais alto é o grau citológico ou histológico da neoplasia, maior é a prevalência relativa intralesional de tipos de HPV de alto risco.

Em nível celular, a infecção começa na camada mais baixa e menos diferenciada do epitélio, as células basais, onde são expostas a microtraumatismos. A transcrição e a expressão de proteínas são altamente coordenadas com o nível de diferenciação celular. No estrato basal, o genoma viral se estabelece no núcleo como um epissomo, que se replica em tandem com a replicação celular, mantendo, assim, um número de cópias estável de genomas virais. À medida que as células basais migram para cima e diferenciam-se nas camadas superficiais do epitélio, ocorrem replicação do DNA viral vegetativo completo e expressão de proteínas estruturais, com montagem de vírions infecciosos na camada mais superficial do epitélio. Os vírions são liberados com a descamação das células mortas durante a renovação celular normal.

A infecção persistente por vários tipos de alto risco de HPV genital está firmemente estabelecida como causa do carcinoma espinocelular e adenocarcinoma do colo do útero, e o HPV 16, em particular, desempenha um papel etiológico em outros cânceres anogenitais e espinocelulares da orofaringe. Existem também associações dos tipos de beta-HPV com câncer espinocelular da pele. O DNA do HPV pode ser detectado em mais de 99% dos casos de câncer do colo do útero, sendo 70% dos cânceres causados pelos dois tipos mais comuns de alto risco, o HPV 16 e o HPV 18. A patogenia do câncer induzido pelo HPV envolve a integração do vírus no genoma do hospedeiro, com consequente ruptura do gene regulador da transcrição E2 e aumento da expressão das proteínas E6 e E7. Essas proteínas apresentam atividade oncogênica e afetam o crescimento celular por sua ligação a proteínas supressoras de tumor, a E6 com p53 e a E7 com a proteína supressora de tumor do retinoblastoma, interrompendo, assim, a apoptose e a regulação do ciclo celular.

O risco oncogênico do HPV varia não apenas de acordo com o tipo, em que o HPV 16 é o mais oncogênico, mas também de acordo com variantes (*i. e.*, que compartilham 95 a 98% da homologia do DNA) em determinado tipo. Uma alta carga viral também pode contribuir para o risco. Embora a infecção persistente por um tipo de alto risco seja *necessária* para o desenvolvimento do câncer do colo do útero, ela não é considerada *suficiente*, visto que não há desenvolvimento de câncer na maioria das mulheres persistentemente infectadas. Os possíveis cofatores incluem tabagismo, uso prolongado de contraceptivos hormonais, multiparidade, deficiência de micronutrientes, imunodeficiência (p. ex., infecção pelo HIV) e, possivelmente, outras infecções (*i. e.*, *Chlamydia trachomatis* e herpes-vírus simples tipo 2). Além disso, os dados que sustentam um risco familiar de câncer do colo do útero apontam para possíveis fatores genéticos, incluindo genes que controlam a resposta imune (p. ex., HLA, TNF) e o ciclo celular (p. ex., p53).

O epitélio escamoso da ectocérvice e o epitélio colunar da endocérvice formam uma junção escamocolunar que, a partir do nascimento e durante toda a vida, retrocede para a endocérvice, deslocando-se por uma área denominada zona de transformação, onde surge o câncer do colo do útero (ver Capítulo 189). Existem também junções escamocolunares, porém sem zona de transformação, no ânus e na laringe, e as lesões benignas ou malignas causadas pelo HPV frequentemente surgem no epitélio que está em estreita proximidade (ver Capítulo 136 para o câncer anal).

A resposta imune à infecção pelo HPV é menos robusta do que para a maioria das infecções virais. As proteínas virais e os vírions infecciosos desenvolvem-se em células superficiais com contato limitado com o sistema imune, e não há lise celular nem viremia para desencadear uma resposta inflamatória. Além disso, o HPV suprime vários componentes da resposta imune, incluindo a via da interferona e a expressão de citocinas inflamatórias e MHC I. O anticorpo contra o HPV desenvolve-se em apenas cerca de 60% dos indivíduos infectados, frequentemente 6 a 12 meses após a infecção. Em contrapartida, a dinâmica da resposta imune é bastante diferente após a imunização, com soroconversão de quase 100% em vários meses e níveis de anticorpos muitas vezes mais altos do que aqueles observados após infecção natural. A alta eficácia profilática das vacinas papilomavírus deve-se à imunidade humoral e à produção intensa de anticorpos neutralizantes. Uma vez estabelecida a infecção por papilomavírus, a imunidade celular parece ser de importância crítica para a eliminação da infecção.

MANIFESTAÇÕES CLÍNICAS

As manifestações clínicas da infecção pelo HPV variam de acordo com o local anatômico e o tipo de vírus. As verrugas comuns são pápulas exofíticas, hiperceratóticas, que normalmente ocorrem nas mãos, mas que podem ocorrer em qualquer superfície da pele, incluindo, em certas ocasiões, a pele genital; são mais comumente causadas por HPV dos tipos 1, 2, 4, 27 e 57. As verrugas plantares, que são causadas por tipos semelhantes de HPV, são pápulas hiperceratóticas. Podem ocorrer como verrugas plantares profundas, que frequentemente são muito dolorosas e de crescimento endofítico. Normalmente, estão associadas ao HPV dos tipos 1 ou 63. As verrugas em mosaico mais superficiais e indolores são normalmente causadas por HPV dos tipos 2 ou 4. Por outro lado, as verrugas planas, que são pequenas pápulas cuja parte superior é plana, que ocorrem mais comumente na face, nas mãos e nas pernas, são causadas por um grupo diferente de tipos de HPV não genitais (p. ex., tipos 3, 10, 28, 38, 42, 49, 75 e 76).

A epidermoplasia verruciforme manifesta-se habitualmente na infância como verrugas difusas, que respondem de modo insatisfatório ao tratamento. As verrugas difusas da epidermodisplasia verruciforme podem estar associadas a dois tipos de lesões: verrugas planas causadas pelos mesmos tipos de HPV que nos hospedeiros normais, e lesões escamosas do tipo tinha versicolor causadas por tipos associados à epidermodisplasia verruciforme. Estes últimos estão associados ao desenvolvimento de câncer espinocelular em áreas expostas ao sol em 30 a 70% dos indivíduos a partir dos 30 anos. Pode-se observar o desenvolvimento de lesões cutâneas semelhantes e, raramente, cânceres de pele associados em outros pacientes com defeitos adquiridos da imunidade celular ou que estão imunossuprimidos.

As verrugas anogenitais são crescimentos papilomatosos, que ocorrem em toda a pele e mucosa anogenital, normalmente em locais de atrito genital. São encontrados HPV dos tipos 6 ou 11 em cerca de 85% dos casos, e aproximadamente metade dos indivíduos infectados desenvolve verrugas. As verrugas perianais (ver Capítulo 136) são mais comuns em indivíduos com história de sexo anal e, com frequência, estão associadas a verrugas intra-anais, porém também pode ocorrer sem esse contato, como por meio de autoinoculação durante a higiene. As verrugas anogenitais podem variar desde lesões planas ou papulares até o condiloma acuminado pedunculado clássico, em formato de couve-flor. Normalmente, as verrugas são assintomáticas e são percebidas pelo paciente como uma protuberância ou inadvertidamente durante um exame genital, embora possam causar prurido, ardência, dor ou, raramente, sangramento. Em mulheres grávidas, foi relatada a obstrução do canal do parto.

As manifestações clínicas mais comuns da infecção oral pelo HPV incluem papilomas orais de células escamosas e condiloma acuminado, causados por HPV dos tipos 6 e 11. As verrugas comuns da pele, que são causadas pelo HPV cutâneo, são menos frequentes e diferenciadas por histologia. A hiperplasia epitelial focal é um distúrbio incomum com predileção para norte-americanos nativos e sul-africanos. Manifesta-se como pápulas redondas e planas, que podem ser confluentes e principalmente associadas ao HPV dos tipos 13 e 32. As verrugas causadas pelos tipos genitais também podem ocorrer raramente nas vias respiratórias superiores, onde produzem uma grave papilomatose respiratória recorrente, que pode causar rouquidão e até mesmo comprometimento das vias respiratórias. As lesões intraepiteliais escamosas ou neoplasias intraepiteliais são mais comumente encontradas no colo do útero, como resultado de rastreamento para câncer do colo do útero por citologia (exame de Papanicolaou [Pap]) ou teste molecular de HPV, com confirmação por colposcopia e biopsia. Esses precursores potenciais de câncer e os consequentes cânceres também podem ocorrer em outros locais anogenitais (vulva, vagina, ânus[10] e pênis).[11] As lesões intraepiteliais escamosas não são, em sua maioria, visíveis nas superfícies mucosas sem a aplicação de ácido acético a 3 a 5% e aumento. Nos órgãos genitais externos, podem aparecer como pápulas hiperpigmentadas planas.

A papulose bowenoide combina hiperpigmentação, histologia neoplásica intraepitelial e citoarquitetura de um condiloma. Pode transformar-se em doença de Bowen, que é um carcinoma *in situ*.

DIAGNÓSTICO

Em geral, as verrugas tanto cutâneas (Figura 349.1) quanto genitais (Figura 349.2) apresentam um quadro clínico facilmente reconhecido e podem ser diagnosticadas por anamnese e exame físico, sem necessidade de exames laboratoriais. A aplicação de ácido acético a 3 a 5% à mucosa genital ou anal ou à pele provoca branqueamento das lesões de HPV e facilita enormemente o exame, particularmente quando combinado com aumento por meio de lupa ou colposcopia. As lesões orais também são geralmente identificadas por anamnese e exame físico.

O diagnóstico diferencial das verrugas cutâneas inclui queratoses seborreicas e solares, nevos, acrocórdons irritados, calos e carcinoma espinocelular (ver Capítulos 193 e 411). O líquen plano (ver Capítulo 409) pode simular verrugas planas e calos do pé, porém as verrugas plantares podem ser diferenciadas dos calos quando a raspagem da lesão revela pontuações vermelho-escuro, que consistem em pequenos vasos sanguíneos trombosados. As verrugas genitais precisam ser diferenciadas do condiloma plano da sífilis secundária (ver Capítulo 303), que normalmente consiste em lesões planas e úmidas. As lesões genitais frequentemente são confundidas com molusco contagioso, que se manifesta como pápulas lisas, pálidas ou inflamadas em formato de cúpula, normalmente com uma depressão central (ver Capítulo 411). A biopsia para exame histopatológico pode ser útil para lesões encontradas em todos os locais anatômicos que são atípicas ou que não respondem à terapia, aquelas sugestivas de lesão intraepitelial escamosa de alto grau ou câncer (p. ex., pigmentadas, endurecidas, fixas, hemorrágicas ou ulceradas) ou lesões em pacientes imunocomprometidos.

Tradicionalmente, as lesões intraepiteliais escamosas do colo do útero têm sido detectadas por citologia cervical com testes de Papanicolaou, com avaliação dos resultados anormais por colposcopia e biopsia para exame histopatológico. Entretanto, o teste para HPV é mais sensível do que o teste de Papanicolaou para detecção de neoplasia intraepitelial cervical 2/3 e mais efetivo na prevenção de câncer do colo do útero.A1 O teste de DNA do HPV em combinação com citologia (coteste) pode aumentar a sensibilidade do rastreamento em mulheres com mais de 30 anos e permite ampliar o intervalo entre rastreamentos de um período a cada 3 anos para a cada 5 anos.[12] Os testes para HPV também são recomendados para rastreamento de mulheres cujos resultados do Papanicolaou mostram a presença de células escamosas atípicas de significado indeterminado, que é um resultado equívoco. O teste para HPV não foi validado e não é recomendado para rastreamento de infecção em outros locais (p. ex., ânus, orofaringe).

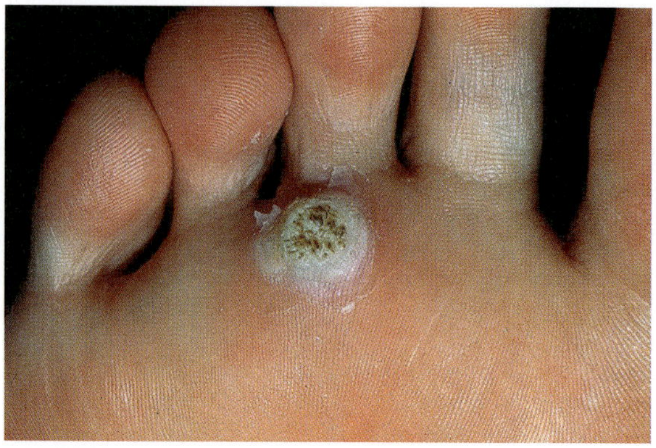

FIGURA 349.1 Verruga plantar. Uma pápula ou placa verrucosa hiperceratótica sob um ponto de pressão na planta do pé é característica. Os HPV tipos 1 (mirmécia), 2 (mosaico) e 4 são os mais comuns. Como as verrugas plantares são empurradas para dentro da pele pela pressão exercida durante a marcha ou a posição ortostática, elas habitualmente são as mais resistentes ao tratamento.

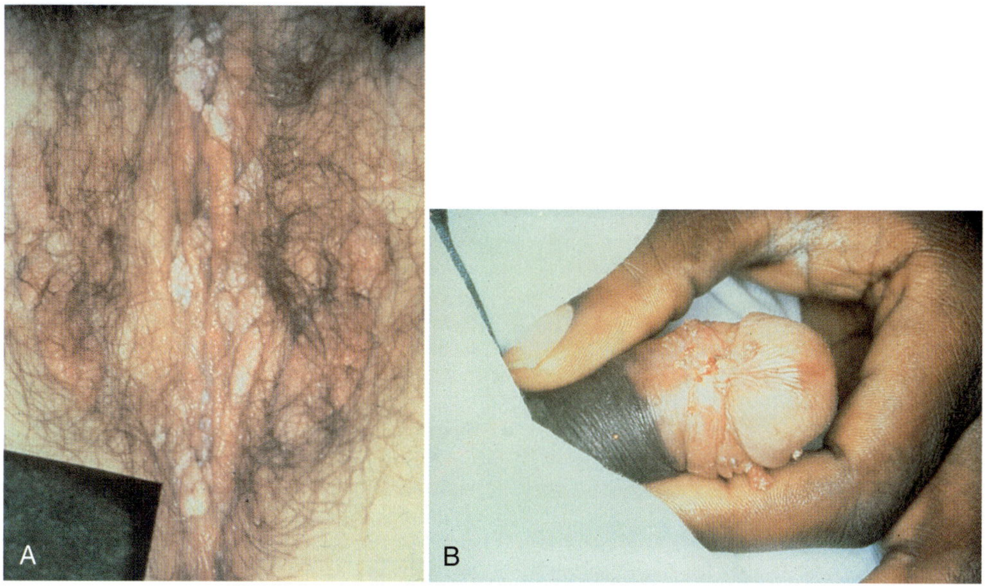

FIGURA 349.2 **Infecção pelo papilomavírus humano (HPV) genital. A.** Infecção por HPV vulvovaginal. **B.** Infecção por HPV do pênis. (De Vermund SH, Bhatta MP. Papillomavirus infections. In: Cohen J, Powderly WG, eds. *Infectious Diseases*, 2nd ed. St. Louis: Mosby; 2004.).

TRATAMENTO

O manejo da infecção por HPV é direcionado para o diagnóstico e o tratamento das próprias lesões, visto que não existe nenhuma terapia específica para o vírus. Ocorre resolução espontânea de muitas lesões, de modo que o tratamento tem por objetivo a melhora ou prevenção dos sintomas ou, no caso de lesões intraepiteliais escamosas de alto grau, a prevenção de progressão para o câncer. O tratamento envolve a destruição das lesões por técnicas físicas ou por agentes citotóxicos de aplicação tópica ou injetados. Como o tratamento não erradica a infecção em tecidos adjacentes, as lesões recorrentes são comuns.

O tratamento das verrugas depende de sua localização e de seu tamanho, das preferências do paciente e da experiência do médico. O tratamento de primeira linha recomendado das verrugas comuns e plantares consiste na aplicação tópica de ácido salicílico. O tratamento de segunda linha das lesões recalcitrantes inclui crioterapia,[A2] que também pode ser utilizada para verrugas planas, bleomicina intralesional, terapia com *laser* de corante pulsado e excisão cirúrgica. O tratamento recomendado das verrugas genitais (Tabela 349.1) inclui podofilotoxina aplicada pelo paciente (solução de 0,5 ou 0,15% ou gel aplicado 2 vezes/dia, durante 3 dias, repetido semanalmente para quatro ciclos), imiquimode ou sinecatequinas, bem como crioterapia administrada pelo clínico, ácido tricloroacético ou excisão cirúrgica; os tratamentos alternativos incluem cirurgia a *laser*, coagulação infravermelha e eletrocirurgia.[13] As lesões orais podem ser tratadas por meio de técnicas físicas de destruição local (excisão com bisturi a frio, crioterapia ou cirurgia a *laser*), enquanto as opções para papilomas laríngeos incluem microdesbridamento, cirurgia a *laser* ou terapia com *laser* fotodinâmica.

Para as lesões cervicais, o tratamento depende do estadiamento histológico após colposcopia e biopsia e do contexto clínico (ver http://www.asccp.org/Guidelines-2/Management-Guidelines-2). Os princípios gerais são os seguintes: como a neoplasia intraepitelial cervical de grau 1 habitualmente regride de modo espontâneo, recomenda-se o acompanhamento (por meio de citologia, teste para HPV ou colposcopia), sem tratamento. Em geral, recomenda-se o tratamento para todas as lesões de neoplasia intraepitelial cervical de grau 2/3, exceto em mulheres grávidas, que apresentam taxas mais elevadas de regressão espontânea e maior risco de complicações do trato reprodutivo após o tratamento, bem como em mulheres jovens com neoplasia intraepitelial cervical de grau 2. As opções de tratamento incluem uma variedade de técnicas ablativas e excisionais, como criocirurgia, procedimento de excisão eletrocirúrgica em alça e cirurgia a *laser*. O tratamento é 90 a 95% efetivo na prevenção de recorrência das lesões, e ensaios clínicos comparativos mostraram eficácia semelhante para diferentes modalidades de tratamento.

Tabela 349.1 Tratamento recomendado para verrugas genitais.

APLICADO PELO PACIENTE
Solução ou gel de podofilotoxina; o medicamento deve ser aplicado até 4 ciclos semanais (2 vezes/dia, durante 3 dias, seguidos de 4 dias sem tratamento)
Imiquimode creme a 3,75% (aplicado 1 vez/dia ao deitar) ou creme a 5% (aplicado 1 vez/dia ao deitar, 3 vezes/semana) por 6 a 10 h, por até 16 semanas
Sinecatequinas pomada a 15%; aplicada 3 vezes/dia, por até 16 semanas
ADMINISTRADO PELO PROFISSIONAL DE SAÚDE
Crioterapia com nitrogênio líquido ou criossonda; aplicação uma vez a cada 1 a 2 semanas*
Ácido tricloroacético ou bicloroacético solução a 80 a 90%; aplicação semanal*
Cirurgia no consultório* (excisão, eletrocautério, curetagem)

*Uso seguro durante a gravidez.

PREVENÇÃO

Prevenção primária

A prevenção primária da infecção pelo HPV depende de evitar qualquer contato com lesões infecciosas e reduzir a suscetibilidade por meio de imunização. Por exemplo, o uso de calçados em vestiários pode prevenir verrugas plantares. Na infecção genital por HPV, o uso correto e consistente de preservativo pode reduzir o risco de infecção pelo HPV e das doenças associadas ao HPV, que consistem em verrugas genitais, lesões intraepiteliais escamosas cervicais e câncer do colo do útero. O uso de preservativo também ajuda na eliminação das lesões cervicais existentes por HPV. A circuncisão pode reduzir a prevalência da infecção genital por HPV nos homens, porém ainda não foi esclarecido se ela afeta a transmissão ou a eliminação dessas infecções.[A3]

De maior importância para a prevenção são as vacinas contra papilomavírus humano (ver Capítulo 15), que são compostas de partículas semelhantes a vírus, cuja montagem é feita a partir da proteína principal do capsídio, L1 (Tabela 349.2). Existe uma vacina nonavalente que estende a cobertura da vacina papilomavírus humano 6, 11, 16 e 18 para tipos de HPV de alto risco adicionais (31, 33, 45, 52 e 58). Além de proteger contra a neoplasia intraepitelial cervical, o adenocarcinoma *in situ* e o câncer do colo do útero, ela também protege contra a neoplasia intraepitelial vulvar, a neoplasia intraepitelial vaginal e os cânceres de vulva ou vagina em mulheres, bem como contra a neoplasia intraepitelial anal[A4,A5] e o câncer anal em homens. Além disso, a vacinação protege tanto homens quanto mulheres contra verrugas genitais.[A5b] A vacina bivalente (tipos 16 e 18) está aprovada para a neoplasia intraepitelial cervical, adenocarcinoma cervical *in situ* e câncer do colo do útero associados a esses dois tipos de HPV. A vacina nonavalente é agora a única vacina disponível nos EUA. A vacinação contra o HPV não tem nenhum benefício terapêutico contra infecções ou lesões já existentes, porém pode diminuir a taxa de recorrência da doença após tratamento bem-sucedido. Como a proteção efetiva só se desenvolve nos indivíduos sem infecção atual ou anterior, é importante administrar a vacina antes do início da atividade sexual para obter todo seu benefício.

Além dos efeitos colaterais locais transitórios no local da injeção intramuscular, que estão principalmente relacionados com o adjuvante, as vacinas HPV têm sido muito seguras.[14] A longevidade da proteção ainda não foi estabelecida, porém alcançou pelo menos 10 anos com o esquema de três doses. Atualmente, são recomendados esquemas de duas doses para alguns indivíduos, em razão da resposta dos anticorpos excelente e durável.[A6,A7] A vacina HPV não contém nenhum vírus vivo e pode ser administrada com segurança a indivíduos imunocomprometidos.

Tabela 349.2 Recomendações do U.S. Advisory Committee on Immunization Practices para vacinação contra HPV.*

QUEM VACINAR
População imunocompetente • 11 a 12 anos (entretanto, pode começar aos 9 anos; deve começar aos 9 anos em crianças com histórico de abuso sexual) • Homens de 13 a 21 anos; pode ser considerada em homens heterossexuais de 13 a 26 anos Indivíduos imunocomprometidos (com alterações das células B e T, HIV, neoplasia maligna, transplante, autoimunidade ou uso de agentes imunossupressores) de ambos os sexos • A vacinação é recomendada o mais cedo possível entre 9 e 26 anos
COMO VACINAR
Dosagem e calendário recomendados: 0,5 mℓ IM • Se a vacinação for iniciada antes dos 15 anos, administrar um esquema de duas doses: 0 e 6 a 12 meses • Se a vacinação for iniciada aos 15 anos ou mais, administrar um esquema de três doses: 0, 1 a 2 meses e 6 meses
CONSIDERAÇÕES ESPECIAIS
Modificação do calendário: se doses forem omitidas, a série não precisa ser reiniciada, mas a segunda e a terceira doses devem ser administradas o mais rápido possível *Rastreamento de câncer do colo do útero*: nenhuma alteração no intervalo recomendado *Situações especiais*: as mulheres com verrugas genitais, resultados anormais do teste de Papanicolaou ou teste para HPV positivo provavelmente não estão infectadas por todos os tipos da vacina e devem ser imunizadas para outras recomendações; os homens com verrugas genitais também devem ser imunizados por outras recomendações *Mulheres grávidas e durante a lactação*: o uso da vacina não é recomendado durante a gravidez, com base na falta de dados; pode ser utilizada em mulheres durante o aleitamento *Indivíduos imunocomprometidos*: não há preocupação quanto à segurança, visto que a vacina não é infecciosa, porém a resposta imune e a eficácia podem ser reduzidas Não recomendada para mulheres ou homens abaixo de 9 e acima de 26 anos

*Essas recomendações foram adaptadas, refletindo que a vacina HPV nonavalente é a única disponível nos EUA. (Modificada de Petrosky E, Bocchini JA, Jr., Hariri S, Chesson H, Curtis CR, Saraiya M, et al. Use of 9-valent human papillomavirus (HPV) vaccine: updated HPV vaccination recommendations of the Advisory Committee on Immunization Practices. *MMWR Morb Mortal Wkly Rep.* 2015;64:300-304. Meites E, Kempe A, Markowitz LE. Use of a 2-dose schedule for human papillomavirus vaccination–updated recommendations of the Advisory Committee on Immunization Practices. *MMWR Morb Mortal Wkly Rep.* 2016;65:1405-1408. National Center for Immunization and Respiratory Diseases. Recommended Immunization Schedule for Adults Aged 19 Years or Older, United States, 2017. Atlanta, GA: February 6, 2017. https://www.cdc.gov/vaccines/schedules/hcp/imz/adult-conditions.html).

Atualmente, o estado de vacinação contra o HPV não altera as recomendações sobre rastreamento do câncer do colo do útero. Entretanto, essa recomendação pode mudar no futuro, se a alta cobertura da vacina continuar reduzindo as taxas de prevalência de infecções cervicais por HPV.[15] Por exemplo, em países nos quais a vacina tem sido utilizada em mulheres, a prevalência de verrugas genitais femininas diminuiu de modo substancial; quando a cobertura da vacina ultrapassa 50%, essa proteção (imunidade de rebanho) pode estender-se a mulheres e homens não vacinados. As evidências também sugerem que a vacinação contra o HBV reduziu a incidência de neoplasia intraepitelial cervical e testes de Papanicolaou anormais e, na Finlândia, a incidência de câncer associado ao HPV. A vacina tem sido efetiva na redução da prevalência do HPV oral,[16] porém não tem sido efetiva na prevenção de infecção anal e de lesões intraepiteliais escamosas de alto grau anais em homens infectados pelo HIV.

Prevenção secundária

O rastreamento e o tratamento das lesões intraepiteliais escamosas cervicais de alto grau constituem uma das estratégias mais bem-sucedidas de prevenção de câncer (Capítulo 189). O valor do rastreamento citológico para lesões intraepiteliais anais (ver Capítulo 136) em homens HIV-positivos que fazem sexo com homens é controverso, porém seu uso atualmente não está recomendado, em razão dos dados limitados sobre a história natural dessas lesões precursoras, da confiabilidade dos métodos de rastreamento e da segurança e eficácia do tratamento.

PROGNÓSTICO

Embora a história natural da infecção pelo HPV não esteja totalmente caracterizada, a maioria das infecções e lesões pré-malignas é autolimitada na maioria dos pacientes imunocompetentes. Ainda não foi esclarecido se as infecções que não são mais detectáveis foram eliminadas pelo sistema imune ou se permanecem latentes no estrato basal do epitélio, com potencial de reativação; todavia, a maior prevalência de infecção detectável na infecção pelo HIV avançada, em comparação com a infecção inicial, bem como em indivíduos imunossuprimidos, sustenta a possibilidade de infecção a longo prazo. Muitas, senão a maioria das lesões clínicas sofrem resolução espontânea após o paciente desenvolver imunidade celular. Estima-se que a regressão espontânea no decorrer de 1 ano ocorra em 25% das verrugas genitais e em mais de 50% das verrugas comuns em crianças.

A história natural da neoplasia intraepitelial cervical tem sido mais intensamente estudada, em virtude de sua relação com o câncer do colo do útero, embora muitas questões permaneçam sem resposta. As estimativas de probabilidade de regressão *versus* risco de progressão para câncer invasivo são de 90 e 1%, respectivamente, para a neoplasia intraepitelial cervical de grau 1, de 40 e 5% para a neoplasia intraepitelial cervical de grau 2 e de 32 e 30% para a neoplasia intraepitelial cervical de grau 3. As lesões intraepiteliais escamosas de baixo grau e de alto grau podem representar um *continuum* do mesmo processo ou processos distintos, em que as lesões de baixo grau representam uma infecção habitualmente transitória, caracterizada pela produção de proteína do capsídio (e, provavelmente, vírions infecciosos) e apenas anormalidades celulares menores, enquanto as lesões de alto grau representam a proliferação de células imaturas, em consequência da atividade de proteínas oncogênicas de tipos de alto risco (Figura 349.3).

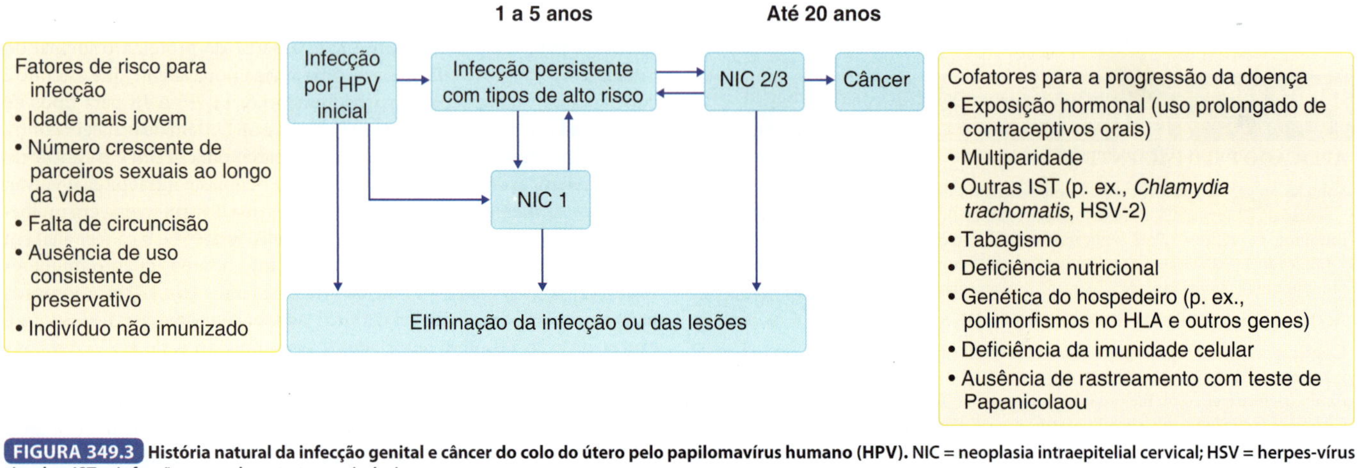

FIGURA 349.3 **História natural da infecção genital e câncer do colo do útero pelo papilomavírus humano (HPV). NIC = neoplasia intraepitelial cervical; HSV = herpes-vírus simples; IST = infecções sexualmente transmissíveis.**

Com frequência, a infecção inicial leva a uma lesão intraepitelial escamosa de baixo grau transitória, com infecção persistente em menos de 10% dos casos. Entretanto, a infecção persistente pode levar diretamente a lesões intraepiteliais escamosas de alto grau no decorrer de vários anos e pode progredir para o câncer invasivo depois de várias décadas. A história natural das lesões intraepiteliais escamosas em outros locais anogenitais não está tão bem definida, porém essas lesões podem estar associadas a taxas mais altas de regressão espontânea.

A maioria dos pacientes com infecção por HPV apresenta um prognóstico excelente, com ocorrência infrequente de câncer entre o grande número de indivíduos infectados. O tratamento pode acelerar a resolução das verrugas cutâneas e genitais e mostra-se altamente efetivo nas lesões cervicais. Entre mulheres com neoplasia intraepitelial cervical de grau 3, estudos a longo prazo indicaram que os 30% de risco de câncer em mulheres não tratadas podem ser reduzidos para menos de 1% com tratamento.

Grau A Recomendações de grau A

A1. Melnikow J, Henderson JT, Burda BU, et al. Screening for cervical cancer with high-risk human papillomavirus testing: updated evidence report and systematic review for the US Preventive Services Task Force. *JAMA*. 2018;320:687-705.

A2. Bertolotti A, Dupin N, Bouscarat F, et al. Cryotherapy to treat anogenital warts in nonimmunocompromised adults: systematic review and meta-analysis. *J Am Acad Dermatol*. 2017;77:518-526.

A3. Zhu YP, Jia ZW, Dai B, et al. Relationship between circumcision and human papillomavirus infection: a systematic review and meta-analysis. *Asian J Androl*. 2017;19:125-131.

A4. Arbyn M, Xu L, Simoens C, et al. Prophylactic vaccination against human papillomaviruses to prevent cervical cancer and its precursors. *Cochrane Database Syst Rev*. 2018;5:CD009069.

A5. Huh WK, Joura EA, Giuliano AR, et al. Final efficacy, immunogenicity, and safety analyses of a nine-valent human papillomavirus vaccine in women aged 16-26 years: a randomised, double-blind trial. *Lancet*. 2017;390:2143-2159.

A5b. Drolet M, Bénard É, Pérez N, et al. Population-level impact and herd effects following the introduction of human papillomavirus vaccination programmes: updated systematic review and meta-analysis. *Lancet*. 2019;394:497-509.

A6. Iversen OE, Miranda MJ, Ulied A, et al. Immunogenicity of the 9-valent HPV vaccine using 2-dose regimens in girls and boys vs a 3-dose regimen in women. *JAMA*. 2016;316:2411-2421.

A7. D'Addario M, Redmond S, Scott P, et al. Two-dose schedules for human papillomavirus vaccine: systematic review and meta-analysis. *Vaccine*. 2017;35:2892-2901.

REFERÊNCIAS BIBLIOGRÁFICAS

As referências bibliográficas, bem como os outros materiais suplementares deste livro, encontram-se no GEN-IO, nosso ambiente virtual de aprendizagem.

350 INFECÇÕES POR HERPES-VÍRUS SIMPLES

RICHARD J. WHITLEY E JOHN W. GNANN, JR.

DEFINIÇÃO

O patógeno

Os textos da Grécia Antiga contêm descrições de lesões cutâneas disseminadas, que agora reconhecemos como doença causada pelo herpes-vírus simples (HSV), um membro da família Herpesviridae. Em 1968, foram demonstradas diferenças antigênicas e biológicas bem definidas entre o HSV tipo 1 (HSV-1) e o HSV tipo 2 (HSV-2). Entre os herpes-vírus, o HSV-1 e o HSV-2 estão mais estreitamente relacionados, com aproximadamente 60% de homologia genômica. Do ponto de vista histórico, o HSV-1 foi, com mais frequência, associado a infecções não genitais, enquanto o HSV-2 era associado a doenças genitais; entretanto, essa distinção está agora se tornando menos definida com o reconhecimento de que o HSV-1 provoca mais da metade das infecções genitais em algumas populações. Esses dois vírus podem ser distinguidos de forma mais confiável pela análise das enzimas de restrição do DNA ou sequenciamento do genoma, porém as diferenças na expressão de antígenos e nas propriedades biológicas também servem como métodos de diferenciação.

A inclusão na família Herpesviridae baseia-se na estrutura do vírion (E-Figura 350.1). O HSV contém DNA de fita dupla em seu cerne central, apresenta um peso molecular de aproximadamente 100 milhões e codifica pelo menos 80 polipeptídios. O cerne de DNA é circundado por um capsídio, que consiste em 162 capsômeros dispostos em simetria icosadeltaédrica. O capsídio tem 100 a 110 nm de diâmetro. O tegumento, que consiste em material amorfo, está firmemente aderente ao capsídio. Circundando frouxamente o capsídio e o tegumento, há um envelope de bicamada lipídica, derivado das membranas celulares do hospedeiro. O envelope consiste em poliaminas, lipídios e glicoproteínas. Essas glicoproteínas conferem propriedades características ao vírus e fornecem antígenos exclusivos, que constituem os alvos da resposta imune do hospedeiro. De maneira notável, a glicoproteína G (Gg) confere especificidade antigênica ao HSV, resultando em uma resposta de anticorpos que possibilita a distinção sorológica entre HSV-1 (Gg-1) e HSV-2 (Gg-2).

EPIDEMIOLOGIA

As infecções por HSV são muito comuns em todo o mundo, em países tanto desenvolvidos quanto em desenvolvimento. Não foram descritos vetores animais das infecções por HSV humanas, e não se observa nenhuma variação sazonal na incidência das infecções por HSV. O HSV é transmitido de indivíduos infectados para indivíduos suscetíveis durante o contato pessoal próximo, e o vírus precisa entrar em contato com as superfícies mucosas ou a pele escoriada para iniciar a infecção. Como cerca da metade da população mundial apresenta infecções por HSV, e tendo em vista que essas infecções raramente são fatais, existe um grande reservatório de HSV na comunidade, perpetuando a transmissão de pessoa para pessoa.

Estudos de soroprevalência demonstraram que a aquisição da infecção por HSV-1 está relacionada com fatores socioeconômicos e comportamentais. Os anticorpos, que indicam infecção passada, são encontrados precocemente na vida em indivíduos de grupos socioeconômicos menos favorecidos, presumivelmente em consequência de condições de vida com aglomerações, que proporcionam maior oportunidade de contato direto com indivíduos infectados. São produzidos anticorpos em até 75 a 90% dos indivíduos de populações socioeconômicas menos favorecidas no final da primeira década de vida. Em contrapartida, apenas 30 a 40% dos indivíduos nos grupos socioeconômicos médios ou mais favorecidos são soropositivos em torno da metade da segunda década de vida.

Como as infecções pelo HSV-2 são habitualmente adquiridas por meio de contato sexual, os anticorpos dirigidos contra esse vírus raramente são observados antes do início da atividade sexual. Observa-se aumento progressivo nas taxas de infecção pelo HSV-2 em todas as populações, começando na adolescência. De modo global, cerca de 15 a 20% dos norte-americanos apresentam infecção genital por HSV-2. As taxas de infecção por HSV-2 são mais altas entre mulheres, indivíduos negros não hispânicos, homens que fazem sexo com homens e indivíduos imunocomprometidos. A infecção por herpes genital demonstrou ser um importante fator de risco para a transmissão do vírus da imunodeficiência humana (HIV; Capítulo 362).

A doença genital por HSV durante a gestação pode resultar em transmissão do vírus para o feto, mais frequentemente relacionada com a eliminação do HSV nas secreções genitais no momento do parto. A incidência de eliminação cervical em mulheres grávidas com infecção assintomática por HSV-2 é de cerca de 1%. Os lactentes que desenvolvem doença neonatal são, em sua maioria, nascidos de mulheres que são totalmente assintomáticas para a infecção genital por HSV no momento do parto e que não apresentam história pregressa de herpes genital nem de parceiro sexual com relato de exantema vesicular genital. Essas mulheres constituem 60 a 80% de todas as mulheres cujos filhos adquirem infecção por HSV neonatal. As mulheres que apresentam infecção primária sintomática ou assintomática no terceiro trimestre de gestação correm risco de 30 a 50% de transmissão de infecção para a criança.

BIOPATOLOGIA

A replicação do HSV é um processo em múltiplas etapas (e-Figura 350.2). Após ligação do vírion à célula hospedeira e liberação do nucleocapsídio no citoplasma, ocorrem desnudamento do DNA, que é transportado até o núcleo. Essa liberação é seguida de transcrição dos genes precoces imediatos, que codificam as proteínas reguladoras, seguida da expressão das proteínas codificadas pelos genes precoces e, em seguida, tardios. Essas proteínas incluem enzimas necessárias para a replicação viral e as proteínas estruturais.

A montagem do cerne e do capsídio do vírus ocorre dentro do núcleo. A formação do envelope na membrana nuclear e o transporte para fora do núcleo ocorrem por meio do retículo endoplasmático e aparelho de Golgi. A glicosilação da membrana viral ocorre no aparelho de Golgi. Os vírions maduros são transportados para a membrana externa da célula hospedeira no interior de vesículas. A liberação da progênie de vírus é acompanhada de morte da célula.

Um fator crítico na transmissão do HSV é o contato íntimo entre uma pessoa que está eliminando o vírus e um hospedeiro suscetível. Após inoculação na pele ou nas membranas mucosas, o HSV sofre replicação nas células epiteliais; o período de incubação é de 4 a 6 dias (e-Figura 350.3). À medida que a replicação prossegue, ocorrem lise celular e inflamação local, resultando na formação das vesículas características em uma base eritematosa. Durante a infecção primária, os linfonodos na área de replicação viral podem aumentar. A viremia pode resultar em disseminação visceral em pacientes imunocomprometidos. Em todos os hospedeiros, o vírus geralmente ascende pelos nervos sensitivos periféricos para alcançar os gânglios das raízes dorsais. A replicação do HSV dentro do tecido neural é seguida de disseminação do vírus para outras superfícies mucosas e da pele por meio dos nervos sensitivos periféricos. O HSV replica-se ainda mais nas células epiteliais e reproduz as lesões da infecção inicial até que a infecção seja contida por meio das respostas imunes do hospedeiro.

As alterações histopatológicas induzidas pela replicação do HSV assemelham-se na infecção tanto primária quanto recorrente, incluindo balonização das células infectadas e aparecimento de cromatina condensada dentro dos núcleos das células, seguido de degeneração dos núcleos. As células perdem as membranas plasmáticas intactas e formam células gigantes multinucleadas. Elas também podem exibir inclusões intranucleares, conhecidas como corpos de Cowdry tipo A, que são sugestivos, mas não diagnósticos, de infecção por HSV. Com a lise celular, ocorre acúmulo de líquido vesicular transparente contendo grandes quantidades de vírus entre as camadas da epiderme e da derme. A derme revela uma intensa resposta inflamatória, que é mais acentuada na infecção primária do que na doença recorrente. À medida que o processo de cicatrização progride, o líquido vesicular claro torna-se pustuloso com o acúmulo de células inflamatórias. A pústula sofre ruptura, resultando em uma úlcera que, em seguida, forma uma crosta; é incomum haver formação de cicatrizes.

As alterações vasculares na área da infecção incluem manguito perivascular e necrose hemorrágica. Essas alterações são particularmente proeminentes quando há comprometimento de outros órgãos além da pele, como no caso da encefalite por herpes simples ou infecção neonatal disseminada por HSV. Os linfáticos locais podem apresentar evidências de infecção com intrusão de células inflamatórias, em decorrência de drenagem de secreções infectadas a partir da área de replicação viral. Com o desenvolvimento das defesas do hospedeiro, pode-se detectar um influxo de células mononucleares para o tecido infectado.

Uma característica peculiar de todos os herpes-vírus é sua capacidade de estabelecer infecção latente, isto é, de persistir em um estado aparentemente inativo durante períodos variáveis e, em seguida, sofrer reativação (e-Figura 350.4). O genoma viral latente pode ser extracromossômico ou pode estar integrado no DNA da célula hospedeira, dependendo do vírus.

A latência é estabelecida quando o HSV alcança os gânglios das raízes dorsais após transmissão retrógrada por meio de vias neurais sensitivas. O vírus latente pode ser reativado e pode entrar em um ciclo replicativo a qualquer momento. A reativação do vírus latente é um fenômeno biológico bem reconhecido, embora não seja claramente compreendido do ponto de vista molecular. Estímulos associados à reativação do HSV latente incluem estresse, febre, menstruação e exposição à luz ultravioleta. Ainda não foi definido precisamente como esses fatores interagem ao nível do gânglio. A reativação pode ser clinicamente assintomática ou pode produzir doença potencialmente fatal.

MANIFESTAÇÕES CLÍNICAS

Gengivoestomatite

A gengivoestomatite (habitualmente causada pelo HSV-1) ocorre, com mais frequência, em crianças com menos de 5 anos. A doença caracteriza-se por febre, faringite, edema de faringe e eritema, seguidos pelo desenvolvimento de lesões vesiculares ou ulcerativas na mucosa oral ou faríngea. As infecções recorrentes por HSV-1 da orofaringe manifestam-se mais frequentemente como herpes simples labial (aftas) e aparecem habitualmente na borda do vermelhão do lábio (Figura 350.1). As recorrências são desencadeadas por febre, estresse e exposição à luz ultravioleta, bem como por outros fatores. As lesões intraorais como manifestação de doença recorrente são incomuns.

Herpes genital

Historicamente, o herpes genital era atribuído ao HSV-2, porém pelo menos 50% de todos os novos casos primários em adultos jovens são causados pelo HSV-1.[1] Um aspecto notável é que bem mais de 50% dos episódios iniciais de herpes genital causados por HSV-1 ou HSV-2 são subclínicos. A infecção primária sintomática em mulheres envolve habitualmente lesões na vulva, na vagina e no colo do útero. Nos homens, a infecção primária sintomática está associada, com mais frequência, a lesões na glande, no prepúcio ou no corpo do pênis. Em indivíduos de ambos os sexos, a doença primária está associada a febre, mal-estar, anorexia e adenopatia inguinal bilateral. Com frequência, as mulheres apresentam disúria e retenção urinária em consequência do comprometimento uretral. Observa-se o desenvolvimento de meningite asséptica em até 10% dos indivíduos com infecção primária. Pode ocorrer radiculomielite sacral tanto em homens quanto em mulheres, resultando em neuralgias, retenção urinária ou constipação intestinal. A cura completa da infecção primária pode levar várias semanas. O primeiro episódio de infecção genital é menos grave em indivíduos que anteriormente apresentaram infecções pelo HSV-1 em outros locais. Os anticorpos dirigidos contra o HSV-1 parecem diminuir a gravidade da doença clínica inicial pelo HSV-2.

As infecções genitais recorrentes, tanto em homens quanto em mulheres, podem ser particularmente angustiantes. A frequência das recorrências varia de modo significativo de um indivíduo para outro, porém é sempre menor na doença genital por HSV-1 do que por HSV-2. No primeiro ano após o herpes genital inicial causado por HSV-2, o número mediano de recorrências sintomáticas é de quatro.

Apenas 10 a 25% dos indivíduos com infecção por HSV-2 confirmada por sorologia têm consciência de que apresentam herpes genital. As investigações que utilizaram a reação em cadeia da polimerase (PCR) constataram que 80 a 90% dos indivíduos infectados pelos HSV-2 têm episódios transitórios de eliminação viral assintomática do trato genital em 10 a 20% dos dias. A eliminação viral assintomática de pacientes não diagnosticados constitui a fonte mais comum de novas transmissões.

Ceratite herpética

A ceratite por herpes simples (ver Capítulo 395) é habitualmente causada pelo HSV-1 e, com frequência, é acompanhada de conjuntivite. Nos EUA, é considerada a causa infecciosa mais comum de cegueira. As lesões características da ceratoconjuntivite por HSV consistem em úlceras dendríticas, que são mais bem detectadas por coloração da córnea com fluoresceína. Foi também relatada a ocorrência de comprometimento estromal profundo, podendo resultar em prejuízo da visão.

Outras manifestações cutâneas

As infecções por HSV podem ocorrer em qualquer local da pele. Em profissionais de saúde, é comum a ocorrência de lesões nos dedos das mãos, conhecidas como panarício herpético. De modo semelhante, em lutadores, pode-se observar o desenvolvimento de lesões cutâneas disseminadas, conhecidas como herpes do gladiador, em consequência do contato físico.

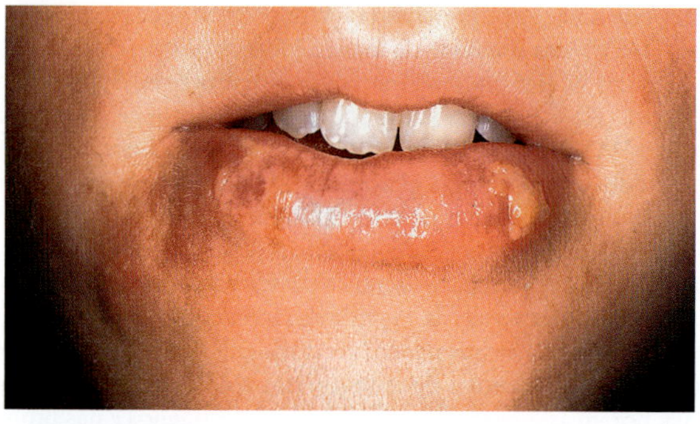

FIGURA 350.1 Herpes labial com vesículas agrupadas clássicas.

Meningite por herpes

O HSV pode causar meningite linfocítica.[2] A meningite por HSV-2, associada ao herpes genital sintomático ou assintomático, pode causar episódios recorrentes de meningite. Os sintomas consistem em febre, meningismo e cefaleia, que podem ser intensos. A meningite por HSV é habitualmente autolimitada e não progride para a encefalite por herpes.

INFECÇÕES POR HERPES-VÍRUS SIMPLES EM HOSPEDEIROS IMUNOCOMPROMETIDOS

As infecções por HSV em hospedeiros imunocomprometidos, incluindo pacientes com síndrome da imunodeficiência adquirida, são habitualmente decorrentes da reativação de infecção latente e, do ponto de vista clínico, são mais graves, podem ser progressivas e exigir maior tempo para a cura. As manifestações das infecções por HSV nessa população de pacientes incluem pneumonite,[3] esofagite, hepatite, colite, doença cutânea disseminada e infecções do sistema nervoso central (SNC). Os indivíduos com infecção pelo HIV podem apresentar ulcerações perineais ou orofaciais extensas. Também foi constatado que as infecções por HSV são de maior gravidade em indivíduos com queimaduras extensas.

DIAGNÓSTICO

O diagnóstico definitivo de infecção por HSV exige a detecção do DNA viral por PCR ou pelo isolamento do vírus. A amplificação do DNA tornou-se o método diagnóstico de escolha na avaliação de amostras de líquido cerebrospinal (LCS) à procura de evidência de infecção do SNC por HSV.[4] A PCR é agora amplamente utilizada para confirmação do HSV como causa de infecções mucocutâneas ou oculares. A cultura viral não é mais utilizada com frequência, porém sua realização é essencial quando é necessário avaliar a possível resistência do isolado do HSV a agentes antivirais.

Na ausência de PCR ou de laboratório de virologia para diagnóstico, o exame citológico de raspado de uma lesão clínica pode ser útil para o estabelecimento de um diagnóstico presuntivo de infecção por HSV (esfregaço de Tzanck). A coloração do material com anticorpos monoclonais específicos contra o HSV melhora a sensibilidade da técnica.

Dispõe-se no comércio de ensaios sorológicos específicos para tipos que estabelecem de maneira segura se um indivíduo apresenta infecção pelo HSV-1 ou HSV-2 (ou ambos). Esses testes baseiam-se nas diferenças antigênicas entre a glicoproteína G do HSV-1 e do HSV-2.

TRATAMENTO

Em pacientes *imunocomprometidos* com doença cutânea extensa por HSV ou doença orgânica visceral, o tratamento de escolha consiste em aciclovir IV (5 a 10 mg/kg a cada 8 horas, durante 5 a 7 dias, com ajuste da dose para a função renal). É preciso ter cautela quando o aciclovir é administrado por via intravenosa, visto que o fármaco pode cristalizar nos túbulos renais se a infusão for muito rápida. O valaciclovir (500 a 1.000 mg, 2 ou 3 vezes/dia) e o fanciclovir (250 a 500 mg, 3 vezes/dia) são agentes antivirais administrados por via oral, que apresentam melhores perfis farmacocinéticos em comparação com o aciclovir oral. Esses medicamentos constituem alternativas efetivas para a infecção por HSV que não comporta risco à vida.

Os hospedeiros imunocomprometidos de alto risco correm risco de desenvolver infecção por HSV resistente ao aciclovir. Em geral, a resistência deve-se a uma mutação que resulta em alteração ou deficiência da enzima timidinoquinase, que é essencial na ativação do aciclovir. Esses pacientes podem ser tratados com foscarnet intravenoso ou cidofovir, porém ambos os fármacos podem ter efeitos adversos significativos (ver as Tabelas 336.4 e 336.5 no Capítulo 336).

Em hospedeiros *imunocompetentes* com infecções mucocutâneas, a administração de aciclovir VO (200 mg 5 vezes/dia, durante 5 dias) reduz as lesões e acelera a recuperação.[A1] O valaciclovir VO (1 g/dia durante 5 dias ou 500 mg 2 vezes/dia, durante 3 dias) e o fanciclovir oral (1 g 2 vezes/dia, durante 1 dia) são igualmente efetivos e mais convenientes.[5] O aciclovir de uso tópico tem eficácia mínima e não é recomendado.[A2] Normalmente, os pacientes imunocompetentes com meningite por HSV melhoram com ou sem terapia antiviral específica. O tratamento desses pacientes pode concentrar-se em reidratação e analgesia, em vez de terapia com aciclovir IV.

O HSV tem sido utilizado para terapia gênica experimental. Com a remoção do gene γ_1*34,5*, tanto a neurovirulência quanto a propensão a estabelecer latência são abolidas. Esses vírus desenvolvidos por engenharia estão sendo testados experimentalmente em pacientes com glioblastoma multiforme e câncer colorretal metastático.

PREVENÇÃO

Prevenção secundária

Não se recomenda o rastreamento de pacientes assintomáticos para herpes simples genital.[6] Todos os pacientes que apresentam recorrências genitais sintomáticas por HSV devem ser considerados candidatos à terapia antiviral supressora crônica. Os possíveis esquemas incluem aciclovir oral, 400 mg, 2 vezes/dia, valaciclovir oral, 500 mg ou 1 g/dia, e fanciclovir oral, 250 mg, 2 vezes/dia.[A3] Esses esquemas foram aprovados pela Food and Drug Administration (FDA) para o herpes genital, mas não para o herpes labial para o qual o benefício da supressão viral é pequeno com agentes orais e não comprovado com agentes típicos. Entretanto, a terapia supressora antiviral não proporciona uma prevenção confiável da meningite recorrente por HSV-2.

Prevenção primária

Atualmente, as vacinas experimentais para HSV-1 e HSV-2 continuam em fase de investigação; entretanto, nenhuma está, no momento, em ensaios clínicos de fase III. Em um ensaio clínico randomizado recente, o uso pericoital de gel de tenofovir, um microbicida antiviral, reduziu em cerca de 50% a aquisição do HSV-2 em mulheres.[A4] O aciclovir, o valaciclovir e o fanciclovir são administrados a receptores de transplantes de órgãos sólidos e de medula óssea no período pós-transplante imediato, em um esforço de prevenir a reativação da doença latente. O valaciclovir (500 mg/dia) pode diminuir a transmissão do HSV-2 de uma pessoa para outra quando tomado pelo parceiro infectado em um casal discordante. A terapia supressora de um indivíduo infectado pelo HSV-2, porém soronegativo para HIV, não previne a aquisição do HIV a partir de parceiros HIV-soropositivos.

ENCEFALITE POR HERPES SIMPLES

A encefalite por herpes simples[7] caracteriza-se por necrose hemorrágica do lobo temporal (ver Capítulo 386). A doença é, no início, unilateral e pode propagar-se para o lobo temporal contralateral (Figura 350.2). Nos EUA, trata-se, atualmente, da causa mais comum de encefalite esporádica focal, ocorrendo em aproximadamente 1 em 150.000 a 500.000 indivíduos por ano. Mais de 90% dos casos em adultos são causados pelo HSV-1. A verdadeira patogenia da encefalite por herpes simples exige maior esclarecimento, embora se tenha especulado que o vírus primário ou recorrente possa alcançar o lobo temporal por vias neurais ascendentes, como os tratos do nervo trigêmeo ou os nervos olfatórios. A encefalite pelo HSV-1 está associada a defeitos nos genes da via do receptor *toll-like*.[8]

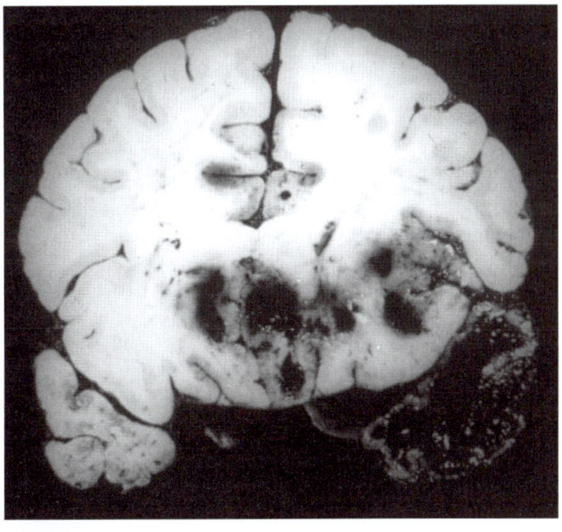

FIGURA 350.2 **Necrose hemorrágica do lobo temporal na encefalite por herpes simples.**

MANIFESTAÇÕES CLÍNICAS E DIAGNÓSTICO

As manifestações clínicas da encefalite por herpes simples refletem o comprometimento do lobo temporal e consistem em cefaleia, febre, alteração do estado de consciência, alterações comportamentais, afasia e outras anormalidades neurológicas focais. As crises convulsivas também são comuns. Nesses pacientes, os achados do LCS são variáveis, porém habitualmente revelam pleocitose linfocítica (25 a 75 leucócitos/μℓ, 75 a 90% de células mononucleares). A concentração de proteína está levemente elevada (65 a 85 mg/dℓ), e o nível de glicose está, em geral, normal. A ressonância magnética (que é mais sensível do que a tomografia computadorizada) pode sugerir o diagnóstico pela demonstração de anormalidades do lobo temporal, que são unilaterais nos estágios iniciais da doença. O diagnóstico pode ser confirmado pela detecção do DNA do HSV por PCR do LCS.

TRATAMENTO E PROGNÓSTICO

Sem terapia antiviral efetiva, a mortalidade ultrapassa 70%, e menos de 10% dos pacientes voltam a ter uma função neurológica basal. Com terapia adequada, utilizando aciclovir IV (10 mg/kg a cada 8 horas, durante 14 a 21 dias), a taxa de mortalidade pode ser reduzida para 10 a 25%, e 40 a 55% dos pacientes são capazes de reassumir as atividades da vida diária. A administração de valaciclovir oral a longo prazo após tratamento com aciclovir não tem nenhum benefício.[A5]

Foram relatados casos de encefalite por HSV recorrente, porém, acredita-se agora que muitos casos de sintomas neurológicos recidivantes sejam decorrentes de fenômenos autoimunes pós-infecciosos, particularmente a encefalite com anticorpos antirreceptor de *N*-metil-D-aspartato (ver Capítulo 386).[9]

INFECÇÃO NEONATAL POR HERPES-VÍRUS SIMPLES

Nos EUA, de acordo com as estimativas, a infecção neonatal por HSV ocorre em aproximadamente 1 em cada 3.500 partos a cada ano.[10] Cerca de 70% dos casos são causados pelo HSV-2 e, em geral, resultam do contato do feto com secreções genitais maternas infectadas no momento do parto. As manifestações da infecção neonatal por HSV podem ser divididas em três categorias: doença da pele, dos olhos e da boca; encefalite; e infecção disseminada. Como o próprio nome sugere, a doença da pele, dos olhos e da boca consiste em lesões cutâneas, sem comprometimento de outros sistemas orgânicos. O comprometimento do SNC pode ocorrer com encefalite ou infecção disseminada e, em geral, resulta em encefalite difusa. A análise do LCS revela, de modo característico, níveis elevados de proteína e pleocitose mononuclear. A infecção disseminada acomete múltiplos sistemas de órgãos e pode causar coagulação intravascular disseminada, pneumonite hemorrágica, encefalite e lesões cutâneas. O diagnóstico é difícil na ausência de lesões da pele, o que ocorre em até 36% dos casos. A taxa de mortalidade em cada categoria de classificação da doença varia de zero na doença da pele, dos olhos e da boca a 5% na encefalite e 25% em recém-nascidos com infecção disseminada, mesmo com o tratamento antiviral apropriado. Além da elevada mortalidade associada a essas infecções, a morbidade é significativa, visto que as crianças com encefalite ou doença disseminada desenvolvem-se normalmente em apenas 40% dos casos, mesmo com terapia antiviral apropriada (aciclovir, 20 mg/kg a cada 8 horas, durante 14 dias, para as infecções da pele, dos olhos e da boca, e durante 21 dias para a doença do sistema nervoso central ou disseminada). A terapia supressora com aciclovir (300 mg, 3 vezes/dia) durante 6 meses pode melhorar significativamente o desfecho neurológico.

Grau A Recomendações de grau A

A1. Hollier LM, Eppes C. Genital herpes: oral antiviral treatments. *BMJ Clin Evid.* 2015;2015:1-17.
A2. Chi CC, Wang SH, Delamere FM, et al. Interventions for prevention of herpes simplex labialis (cold sores on the lips). *Cochrane Database Syst Rev.* 2015;8:CD010095.
A3. Le Cleach L, Trinquart L, Do G, et al. Oral antiviral therapy for prevention of genital herpes outbreaks in immunocompetent and nonpregnant patients. *Cochrane Database Syst Rev.* 2014;8:CD009036.
A4. Abdool Karim SS, Abdool Karim Q, Kharsany AB, et al. Tenofovir gel for the prevention of herpes simplex virus type 2 infection. *N Engl J Med.* 2015;373:530-539.
A5. Gnann JW Jr, Skoldenberg B, Hart J, et al. Herpes simplex encephalitis: lack of clinical benefit of long-term valacyclovir therapy. *Clin Infect Dis.* 2015;61:683-691.

REFERÊNCIAS BIBLIOGRÁFICAS

As referências bibliográficas, bem como os outros materiais suplementares deste livro, encontram-se no GEN-IO, nosso ambiente virtual de aprendizagem.

351 VÍRUS VARICELA-ZÓSTER (CATAPORA, HERPES-ZÓSTER)

JEFFREY COHEN

DEFINIÇÃO

A infecção primária pelo vírus varicela-zóster resulta no exantema da varicela (catapora). Esse vírus estabelece uma infecção latente no sistema nervoso central (SNC) e pode sofrer reativação mais tarde, no decorrer da vida, causando herpes-zóster (cobreiro).

O patógeno

O vírus varicela-zóster é um membro da família alfa-herpes-vírus e apresenta um cerne de DNA circundado por um nucleocapsídio que, por sua vez, é circundado por um envelope viral cravejado de glicoproteínas. Os anticorpos contra as glicoproteínas virais são importantes para neutralizar a infectividade do vírus e para proteger contra a infecção primária. O vírus codifica uma timidinoquinase, que fosforila o aciclovir, que, por sua vez, inibe a replicação do DNA viral por meio de inibição do DNA polimerase do vírus varicela-zóster.

EPIDEMIOLOGIA

Antes do advento de uma vacina efetiva, mais de 95% das crianças em climas temperados eram infectadas pelo vírus varicela-zóster. Em comparação, a infecção é habitualmente retardada até a idade adulta nos climas tropicais. Em geral, a varicela ocorre em crianças com menos de 5 anos. O herpes-zóster é menos comum em áreas tropicais, provavelmente em razão de um retardo na aquisição da varicela. A varicela é mais comum no inverno e a na primavera, enquanto o herpes-zóster não tem nenhuma predileção sazonal.

A infecção primária por varicela pode ocorrer após exposição à catapora ou ao herpes-zóster. O vírus é transmitido por gotículas e aerossóis de pacientes ou por contato com lesões vesiculares. Os indivíduos tornam-se infecciosos cerca de 2 dias antes do aparecimento do exantema e assim continuam até que todas as lesões tenham crostas. Embora 60 a 90% dos contatos domiciliares suscetíveis desenvolvam varicela, apenas 20 a 30% dos indivíduos suscetíveis expostos ao herpes-zóster tornam-se infectados. Mais de 95% das infecções primárias resultam nos sintomas da varicela, e os segundos episódios de varicela são raros. A varicela é mais grave em pessoas com comprometimento da imunidade celular, incluindo pacientes com síndrome da imunodeficiência adquirida (AIDS) e lactentes cujas mães apresentam varicela 5 dias antes até 2 dias depois do parto.

Cerca de 50% dos indivíduos que tiveram varicela e vivem até os 85 anos desenvolverão herpes-zóster. O risco de herpes-zóster aumenta com a idade (particularmente a partir dos 50 anos) e com o comprometimento crescente da imunidade celular. Talvez em razão do avanço dos cuidados médicos e do reconhecimento pelos médicos, a incidência relatada de herpes-zóster aumentou em quatro vezes no decorrer das últimas seis décadas,[1] embora a hospitalização para o herpes-zóster tenha diminuído em adultos desde 2008, aparentemente como resultado da vacina contra herpes-zóster.[2,2b] Os homens com AIDS apresentam um risco 20 vezes maior de desenvolver herpes-zóster do que controles de idade equivalente. Menos de 5% dos indivíduos apresentam um segundo episódio de herpes-zóster, porém o herpes-zóster recorrente é mais comum em pessoas com comprometimento da imunidade celular.

BIOPATOLOGIA

A varicela é transmitida pelas vias respiratórias. Acredita-se que o vírus infecta as células epiteliais e os linfócitos na orofaringe e nas vias respiratórias superiores ou na conjuntiva, e, subsequentemente, os linfócitos infectados disseminam o vírus por todo o corpo. Em seguida, o vírus penetra na por meio das células endoteliais nos vasos sanguíneos e espalha-se pelas células epiteliais, onde causa o exantema vesicular da varicela. As lesões são inicialmente vesiculares, porém tornam-se pustulares após a infiltração de células inflamatórias. Mais tarde, as lesões se rompem e secam, formando crostas que habitualmente não deixam cicatrizes. Durante a infecção primária, os neurônios dos gânglios dos nervos cranianos e da raiz dorsal sofrem infecção latente pelo vírus.

Se a imunidade celular específica contra o vírus varicela-zóster declinar, o vírus pode ser reativado a partir de um gânglio, seguir seu trajeto pelo axônio e replicar-se em células epiteliais, causando herpes-zóster nos dermátomos. Em indivíduos com grave imunocomprometimento, a viremia de alto grau durante a reativação provoca herpes-zóster disseminado.

Os anticorpos, que habitualmente estão presentes por ocasião em que a varicela se manifesta clinicamente, persistem durante toda a vida. Os anticorpos são importantes para a proteção contra a varicela, conforme evidenciado pela capacidade da imunoglobulina antivaricela de atenuar a doença. As células T citotóxicas aparecem 2 a 3 dias após o início da varicela e limitam sua gravidade. A varicela é mais grave em indivíduos com comprometimento da imunidade celular, mas não em pacientes com hipogamaglobulinemia. A imunidade celular, e não os anticorpos, é necessária para prevenir a reativação do vírus e o herpes-zóster.

MANIFESTAÇÕES CLÍNICAS

Varicela

A varicela começa com febre e mal-estar seguidos, dentro de 1 a 2 dias, de exantema vesicular disseminado e pruriginoso (Figura 351.1).[3] O período de incubação habitual da varicela é de 2 semanas (com variação de 10 a 21 dias) após exposição a um indivíduo infectado. As lesões começam como pápulas, que se transformam em vesículas, seguidas de pústulas e, por fim, formação de crostas. As lesões surgem na cabeça e, em seguida, espalham-se para o tronco e, por fim, para os membros; a mucosa também pode estar afetada. Normalmente, há 200 a 500 lesões em diferentes estágios na pele. Novas lesões ocorrem por até 5 dias em hospedeiros normais, e a formação de crostas é completa em 2 semanas.

A complicação mais comum de varicela é a superinfecção bacteriana das lesões cutâneas. A infecção por estreptococos do grupo A (ver Capítulo 274) ou por *Staphylococcus aureus* (ver Capítulo 272) podem causar celulite, bacteriemia e fasciite necrosante. Outras complicações incluem ataxia cerebelar, pneumonite viral, hepatite e trombocitopenia. As complicações menos frequentes consistem em meningite viral, encefalite, vasculopatia (que se manifesta como acidente vascular encefálico [AVE]), coagulação intravascular disseminada (ver Capítulo 166) e síndrome de Reye (mais comum em crianças que recebem ácido acetilsalicílico) (ver Capítulo 141). As complicações que acometem os pulmões e o fígado são mais comuns em crianças com comprometimento da imunidade celular, incluindo as que recebem esteroides sistêmicos, crianças com doença pulmonar crônica ou cutânea, adultos e mulheres grávidas no terceiro trimestre de gestação. A síndrome da varicela fetal, que ocorre em fetos infectados durante o primeiro trimestre, caracteriza-se por atrofia dos membros com cicatrizes da pele, coriorretinite ou cataratas e anormalidades do sistema nervoso central. Os pacientes com AIDS e com contagens moderadamente reduzidas de células CD4 podem desenvolver lesões recorrentes da varicela na ausência de nova exposição, enquanto os pacientes com contagens de células CD4 inferiores a 200/μℓ podem desenvolver varicela progressiva, com ocorrência de novas lesões durante pelo menos 1 mês ou lesões verrucosas crônicas.

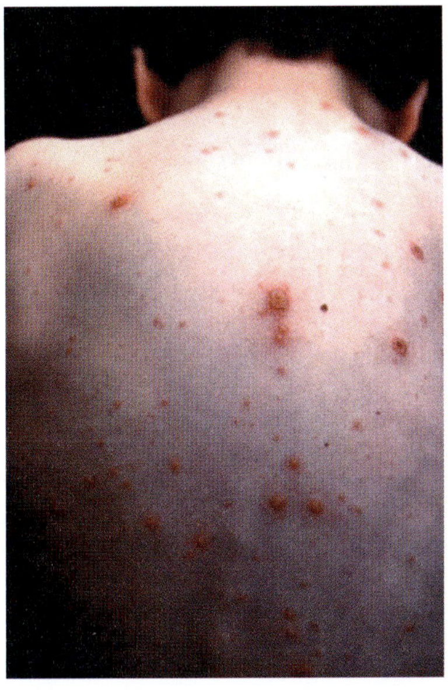

FIGURA 351.1 Criança com varicela. (Cortesia dos Centers for Disease Control and Prevention.)

Herpes-zóster

Em indivíduos saudáveis, o herpes-zóster manifesta-se com dor localizada e aumento da sensibilidade por 1 a 3 dias antes do desenvolvimento de um exantema vesicular nos dermátomos, que não cruza a linha média (Figura 351.2).[4] Com mais frequência, o herpes-zóster ocorre nos dermátomos inervados pelos gânglios trigeminais ou torácicos. Em geral, o exantema é acompanhado de prurido, formigamento ou dor. As lesões passam de vesículas para pústulas, e a formação de crostas é habitualmente completa em 10 dias. Em hospedeiros normais, algumas lesões podem desenvolver-se fora do dermátomo, em razão de uma viremia de baixo grau. Alguns pacientes com "zóster sem herpes" nunca desenvolvem exantema. Em indivíduos com deficiência acentuada da imunidade celular, a reativação frequentemente está associada a uma viremia de alto grau, com disseminação para grandes áreas da pele e comprometimento de múltiplos órgãos. Em consequência, os pacientes com neoplasias malignas subjacentes têm mais tendência a desenvolver complicações graves das infecções por herpes-zóster, e, em certas ocasiões, o herpes-zóster está associado a uma neoplasia maligna hematológica oculta.[5]

Uma complicação temida do herpes-zóster é a neuralgia pós-herpética (ver Capítulo 27), com dor que persiste durante pelo menos 1 mês após a resolução do exantema. Os fatores de risco incluem idade avançada e imunossupressão grave.[6] Os pacientes podem apresentar alodinia (sensação de dor após estímulos não dolorosos), parestesias, disestesias ou dor neuropática intensa. A neuralgia pós-herpética é mais comum em indivíduos com mais de 50 anos. Outras complicações do herpes-zóster incluem superinfecção bacteriana; doença ocular, que acomete qualquer uma das estruturas do olho, em razão da reativação do gânglio trigeminal no nervo oftálmico; paralisia facial causada por reativação no nervo craniano VII; síndrome de Ramsay Hunt, com dor e vesículas na orelha, dormência na parte anterior da língua e paralisia facial ipsilateral, decorrente da reativação no gânglio geniculado do nervo craniano VII; neuropatia motora; e meningite.[7] A vasculopatia por herpes-zóster, que ocorre por ocasião da manifestação do herpes-zóster ou alguns meses mais tarde, pode se manifestar com acidente vascular encefálico, decorrente da inflamação das artérias cerebrais.

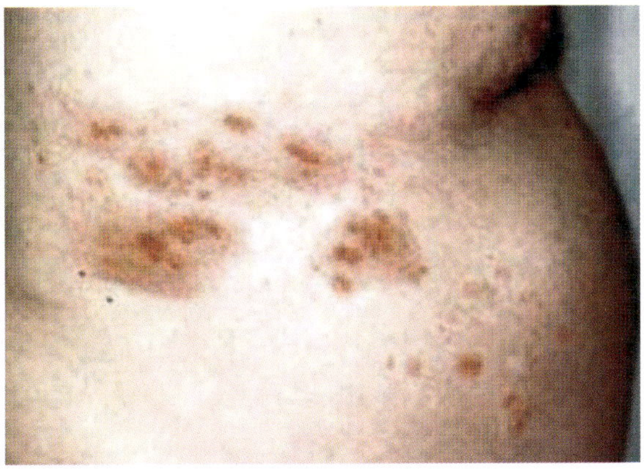

FIGURA 351.2 Herpes-zóster em dermátomos. (Cortesia dos Centers for Disease Control and Prevention.)

A necrose progressiva da parte externa da retina, com algumas células oculares inflamatórias, ocorre quando o vírus varicela-zóster sofre reativação no olho de indivíduos com grave imunocomprometimento, incluindo pacientes com AIDS e com baixas contagens de células CD4. Em contrapartida, a necrose aguda de retina, com acentuada resposta inflamatória, ocorre quando o vírus sofre reativação em indivíduos saudáveis nos demais aspectos. Os pacientes com AIDS ou os receptores de transplante de células-tronco hematopoéticas podem apresentar pancreatite, hepatite e pneumonite na ausência de exantema ou precedendo seu aparecimento. Em um estudo, foi constatada a presença do antígeno do vírus varicela-zóster em 74% das biopsias de artéria temporal em pacientes com arterite de células gigantes (ver Capítulo 255), em comparação com apenas 8% dos controles.[8]

DIAGNÓSTICO

Os casos de varicela e de herpes-zóster são diagnosticados, em sua maioria, com base em sua apresentação clínica. A presença de exantema vesicular disseminado, com lesões em vários estágios de evolução, é, em geral, suficiente para o diagnóstico de varicela. O diagnóstico diferencial inclui impetigo (ver Capítulo 412), infecções por enterovírus (ver Capítulo 355), herpes simples (ver Capítulo 350), síndrome de Stevens-Johnson (ver Capítulo 411) e psoríase gutata (ver Capítulo 409). Um exantema vesicular em dermátomo que não cruza a linha média em um paciente com história pregressa de dor na região é habitualmente diagnóstico de herpes-zóster. O herpes simples é a doença mais comum que se assemelha ao herpes-zóster.

Quando o diagnóstico de varicela ou de herpes-zóster precisa ser confirmado de modo definitivo, a reação em cadeia da polimerase (PCR) para o vírus varicela-zóster, a partir de líquido vesicular, constitui o teste mais sensível e específico.[9] A PCR para vírus varicela-zóster no sangue pode ser útil para o diagnóstico de herpes-zóster visceral em indivíduos altamente imunocomprometidos, antes do início do exantema. A PCR para o vírus varicela-zóster no líquido cerebrospinal e a síntese intratecal de anticorpos específicos contra o vírus varicela-zóster são úteis para o diagnóstico de doenças neurológicas causadas por esse vírus. A cultura é menos sensível do que a PCR, visto que o vírus é muito lábil. O teste de anticorpos fluorescente direto no líquido das vesículas é rápido, porém é menos sensível do que a PCR. A detecção de células gigantes multinucleadas (esfregaço de Tzanck) é menos específica, visto que as lesões do herpes-vírus simples exibem uma aparência semelhante. As amostras de biopsia revelam corpúsculos de inclusão intranucleares eosinofílicos e células gigantes multinucleadas.

A sorologia para o vírus varicela-zóster é útil para determinar a necessidade de profilaxia pós-exposição em indivíduos que correm alto risco da doença após exposição à varicela ou ao herpes-zóster. Os ensaios imunoabsorventes ligados à enzima são menos sensíveis do que o teste de aglutinação em látex e podem não detectar anticorpos nos indivíduos vacinados.

TRATAMENTO

Varicela

O tratamento sintomático consiste em paracetamol para a febre e loção ou banhos para o prurido. Embora o aciclovir esteja aprovado para o tratamento da varicela, o fármaco não é recomendado em crianças saudáveis nos demais aspectos, visto que ele diminui apenas modestamente os sintomas em cerca de 1 dia. O aciclovir reduz a disseminação visceral em indivíduos imunocomprometidos, para os quais se recomenda o aciclovir IV (500 mg/m^2 a cada 8 horas para crianças, 10 mg/kg a cada 8 horas para adultos) durante 7 a 10 dias ou até que todas as lesões tenham crostas. O aciclovir oral (20 mg/kg, 4 vezes/dia para crianças ou 800 mg, 5 vezes/dia para adultos), administrado nas primeiras 24 horas após o início do exantema, reduz a duração dos sintomas e é recomendado para o tratamento de adolescentes, adultos, recém-nascidos cujas mães desenvolveram varicela próximo ao parto, indivíduos imunocomprometidos, crianças com doença pulmonar crônica ou doença cutânea e indivíduos com complicações da varicela. O aciclovir também deve ser considerado para contatos domiciliares de pessoas com varicela ou para gestantes no terceiro trimestre de gestação; esses pacientes frequentemente apresentam doença mais grave. O valaciclovir oral também está aprovado para o tratamento de crianças de 2 anos até menos de 18 anos com varicela (20 mg/kg, 3 vezes/dia, com dose máxima de 1 g). O valaciclovir oral (1 g, 3 vezes/dia) ou o fanciclovir (500 mg, 3 vezes/dia) resultam em níveis dos agentes antivirais mais altos do que o aciclovir oral e podem ser utilizados em mulheres não grávidas.

Herpes-zóster

O aciclovir, o valaciclovir e o fanciclovir (durante 7 dias nas mesmas doses que aquelas usadas na varicela) estão aprovados para o tratamento do herpes-zóster. O valaciclovir oral e o fanciclovir resultam em níveis mais elevados de atividade antiviral do que o aciclovir oral. Embora a terapia deva ser iniciada nos primeiros 3 dias após o aparecimento do exantema, ela ainda pode ser benéfica quando novas lesões continuam ocorrendo depois desse período. Como os pacientes com menos de 50 anos habitualmente têm pouca dor associada ao herpes-zóster, a terapia antiviral frequentemente não é utilizada nesses pacientes, a não ser que tenham dor moderada a intensa, que doença acometa os olhos, apresentem outras complicações ou sejam imunocomprometidos. Os agentes antivirais (ver anteriormente) reduzem a duração das lesões e a dor associada ao herpes-zóster, mas não a incidência de neuralgia pós-herpética.[A1] Em indivíduos gravemente imunocomprometidos, o aciclovir IV (7 a 10 dias ou até que todas as lesões tenham crostas) diminui o risco de disseminação visceral. O valaciclovir oral ou o fanciclovir podem ser utilizados em indivíduos com imunocomprometimento menos grave.

Os corticosteroides (p. ex., prednisona, 60 mg/dia, com redução gradual ao longo de 21 dias), em combinação com aciclovir, reduzem a dor aguda e melhoram a qualidade de vida em indivíduos com mais de 50 anos, porém não reduzem o risco de neuralgia pós-herpética. Os pacientes com dor moderada a intensa frequentemente necessitam de narcóticos.

O tratamento de neuralgia pós-herpética é um desafio.[10] A gabapentina (iniciada em uma dose de 300 mg ao deitar e titulada até uma dose máxima de 1.200 mg, 3 vezes/dia) ou a pregabalina (iniciada em uma dose de 75 mg ao deitar e titulada até uma dose máxima de 300 mg, 2 vezes/dia) podem reduzir a dor.[A2] Outros agentes incluem a nortriptilina (iniciada em uma dose de 25 mg ao deitar e titulada até uma dose máxima de 150 mg/dia), adesivos de lidocaína e capsaicina tópica (que por si só provoca dor que não é tolerada em até um terço dos pacientes). Pode haver necessidade de analgésicos opioides (ver Tabela 27.4), porém há preocupações quanto à sua eficácia e segurança a longo prazo.

Tratamento das complicações por vírus varicela-zóster e vírus varicela-zóster resistente ao aciclovir

O aciclovir IV é recomendado para indivíduos com necrose aguda da retina. Os corticosteroides (p. ex., prednisona, 1 mg/kg/dia, durante 3 a 5 dias) e o aciclovir IV (10 a 15 mg/kg a cada 8 horas, durante 14 dias) são recomendados para indivíduos sem imunocomprometimento que apresentam vasculopatia pelo vírus varicela-zóster. O herpes-zóster que acomete o olho deve ser avaliado por um oftalmologista, de modo a determinar o possível valor da terapia tópica ou intraocular, bem como a necessidade de reduzir a pressão intraocular para o tratamento de glaucoma ou utilizar midriáticos para prevenção de sinequias.

As infecções por vírus varicela-zóster resistentes ao aciclovir são raras e limitam-se quase exclusivamente a pacientes com AIDS ou a receptores de transplante. O foscarnet (40 mg/kg a cada 8 horas) durante 2 semanas ou até que todas as lesões tenham crostas, constitui o tratamento de escolha para vírus varicela-zóster resistente ao aciclovir.

PREVENÇÃO

Varicela

Os pacientes com varicela ou herpes-zóster são considerados infecciosos até que todas as lesões estejam totalmente cobertas com crostas. As precauções de transmissão pelo ar e por contato são recomendadas para a varicela, enquanto apenas as precauções de contato são necessárias para indivíduos imunocompetentes com herpes-zóster localizado.

Recomenda-se a vacina contra varicela viva atenuada para crianças de 1 a 12 anos e para indivíduos a partir dos 13 anos sem imunidade contra o vírus. A vacina tem 92% de eficácia na proteção contra a varicela sintomática e mais de 95% na proteção contra a doença grave.[A3] São administradas duas doses da vacina SC. A vacina contra varicela também é administrada como parte da vacina contra sarampo, caxumba, rubéola (MMRV) em crianças de 1 a 12 anos nos EUA. A taxa de doença por varicela diminuiu em 90% nos EUA durante os primeiros 13 anos após a aprovação da vacina.

As complicações mais comuns da vacina contra varicela consistem em dor no local da injeção, febre e leve exantema nas primeiras 2 semanas após a vacinação. Com frequência, o exantema localiza-se na área de administração da vacina e, com frequência, é papular; em alguns indivíduos saudáveis, o exantema pode ser disseminado, embora haja menos lesões, e os sintomas sejam muito menos graves do que com o vírus selvagem. Em indivíduos com grave comprometimento da imunidade celular, o exantema é mais comum, pode ser extenso e pode ser acompanhado de disfunção orgânica. A vacina contra varicela estabelece latência e pode causar herpes-zóster, embora essa complicação seja observada menos comumente com o vírus da vacina do que com o vírus selvagem. A cepa da vacina contra varicela pode ser transmitida a terceiros, apenas por indivíduos vacinados que desenvolveram exantema. A vacina contra varicela está contraindicada para mulheres grávidas e indivíduos que recebem terapia imunossupressora em altas doses (p. ex., ≥ 2 mg/kg/dia de prednisona) ou com neoplasias malignas hematológicas. Deve-se considerar vacinação em crianças infectadas pelo vírus da imunodeficiência humana (HIV) com contagem de células T $CD4^+$ específica para a idade de 15% ou mais e adolescentes e adultos com contagens de células T $CD4^+$ de 200 células/μℓ ou mais. Não se recomenda a realização de testes sorológico para verificar a imunidade em profissionais de saúde que receberam duas doses de vacina, visto que os ensaios de anticorpos atualmente disponíveis no comércio não são sensíveis o suficiente para detectar níveis protetores de anticorpos.

Herpes-zóster

Duas doses intramusculares de vacina de subunidades contendo glicoproteína E do vírus varicela-zóster e o sistema adjuvante $AS01_B$ (chamado HZ/su) tiveram eficácia de 97% contra o herpes-zóster em todas as faixas etárias,[A4] com eficácia de 90% em pessoas com mais de 70 anos.[A5] Essa vacina foi aprovada pela FDA e é recomendada de preferência em lugar da vacina contra herpes-zóster atenuada pelo Advisory Committee on Immunization Practices (ACIP) para a prevenção do herpes-zóster e suas complicações em pessoas a partir de 50 anos. Essa vacina é recomendada para adultos imunocompetentes, incluindo os que anteriormente receberam a vacina contra herpes-zóster viva atenuada,[11] em virtude de sua melhor eficácia, apesar de mais efeitos colaterais locais e, algumas vezes, sistêmicos. Uma vacina contra herpes-zóster atenuada também foi aprovada pela U.S. Food and Drug Administration (FDA) para indivíduos a partir dos 50 anos e é recomendada pelo ACIP para indivíduos a partir de 60 anos (ver Capítulo 15). A vacina é cerca de 50% protetora na prevenção do herpes-zóster e 66% eficaz na prevenção da neuralgia pós-herpética, embora sua eficácia contra o herpes-zóster decline ligeiramente depois de 3 anos.[12] A dor transitória e o eritema no local da injeção não são raros, porém não foram relatadas complicações graves atribuíveis à vacina. Além disso, a vacina pode ser administrada com segurança a adultos com história pregressa de herpes-zóster. No entanto, ela está contraindicada para pessoas com neoplasias malignas hematológicas, AIDS ou infecção pelo HIV com contagem de células CD4 de 200/μℓ ou menos e para indivíduos que recebem altas doses de terapia imunossupressora (p. ex., ≥ 20 mg/dia de prednisona) ou terapia com antifator de necrose tumoral alfa.

Profilaxia pós-exposição

Nos indivíduos expostos à varicela, dispõe-se de três opções. A vacina contra varicela é preferida se houve exposição nos primeiros 3 dias, e o paciente não estiver imunocomprometido.[A6] A eficácia da vacina é estimada em 70 a 90% em pessoas saudáveis. A VariZIG® (anteriormente disponível como imunoglobulina antivaricela) previne ou atenua a varicela em 90% das pessoas suscetíveis se for administrada nos primeiros 4 dias após a exposição. A FDA aprovou a VariZIG® para uso nos primeiros 10 dias após a exposição; entretanto, deve ser administrada o mais cedo possível após a exposição. A VariZIG® (administrada por via intramuscular na dose de 125 unidades/10 kg de peso corporal, até uma dose máxima de 625 unidades) está indicada para indivíduos suscetíveis com risco de varicela grave (p. ex., mulheres grávidas, lactentes pré-termo, recém-nascidos cujas mães apresentam varicela entre 5 dias antes e 2 dias depois do parto, indivíduos imunocomprometidos), que estão em contato próximo com pacientes que apresentam varicela ou herpes-zóster. A VariZIG® não tem nenhum efeito no tratamento do herpes-zóster.

Estima-se que o aciclovir oral (40 a 80 mg/kg/dia, em quatro doses fracionadas, durante 1 semana, começando 7 a 9 dias após a exposição) seja 80 a 85% efetivo como profilaxia pós-exposição. Com frequência, é utilizado quando a exposição ocorreu há muito tempo para a administração de vacina ou VariZIG.

PROGNÓSTICO

Nos EUA, antes da vacinação, cerca de 200 crianças morriam de varicela a cada ano. Atualmente, a varicela constitui a causa subjacente de morte em média anual de menos de 3 norte-americanos com menos de 20 anos.

Grau A Recomendações de grau A

A1. Chen N, Li Q, Yang J, et al. Antiviral treatment for preventing postherpetic neuralgia. *Cochrane Database Syst Rev*. 2014;2:CD006866.

A2. Wang SL, Wang H, Nie HY, et al. The efficacy of pregabalin for acute pain control in herpetic neuralgia patients: a meta-analysis. *Medicine (Baltimore)*. 2017;96:1-9.

A3. Marin M, Marti M, Kambhampati A, et al. Global varicella vaccine effectiveness: a meta-analysis. *Pediatrics*. 2016;137:1-12.

A4. Lal H, Cunningham AL, Godeaux O, et al. Efficacy of an adjuvanted herpes zoster subunit vaccine in older adults. *N Engl J Med*. 2015;372:2087-2096.

A5. Cunningham AL, Lal H, Kovac M, et al. Efficacy of the herpes zoster subunit vaccine in adults 70 years of age or older. *N Engl J Med*. 2016;375:1019-1032.

A6. Macartney K, Heywood A, McIntyre P. Vaccines for post-exposure prophylaxis against varicella (chickenpox) in children and adults. *Cochrane Database Syst Rev*. 2014;6:CD001833.

REFERÊNCIAS BIBLIOGRÁFICAS

As referências bibliográficas, bem como os outros materiais suplementares deste livro, encontram-se no GEN-IO, nosso ambiente virtual de aprendizagem.

352 CITOMEGALOVÍRUS

W. LAWRENCE DREW E GUY BOIVIN

DEFINIÇÃO

O citomegalovírus (CMV) é um membro da família dos herpes-vírus e compartilha com os outros membros a capacidade de produzir uma infecção latente de longa duração. As doenças clínicas causadas por esse vírus resultam, em sua maioria, da reativação do vírus latente em pacientes com comprometimento do sistema imune, embora a infecção primária nesses pacientes também possa ser devastadora.

O patógeno

O CMV apresenta um genoma linear de DNA de fita dupla, com cerca de 250.000 pares de bases, que codificam cerca de 160 proteínas. Ao exame microscópico, a característica essencial da infecção por CMV consiste em uma grande célula (citomegálica) de 25 a 35 μm, que contém uma grande inclusão intranuclear basofílica central (Figura 352.1), designada como o olho de coruja.

EPIDEMIOLOGIA

Diversos mecanismos são responsáveis pela disseminação desse vírus, incluindo contato vertical (*in utero*, durante o parto vaginal e pelo leite materno) e horizontal (saliva, genital, urina, sangue). Essas vias de transmissão levam, em seu conjunto, a uma soroprevalência de 15 a 20% aos 15 anos nos países desenvolvidos, com maior soroprevalência em contextos de nível socioeconômico mais baixo. A partir dessa idade, há uma tendência crescente e contínua de 1 a 2% por ano, decorrente, em parte, da transmissão sexual. Em consequência, cerca de 50% da população geral dos EUA apresentam anticorpos positivos aos 35 anos, e, depois dessa idade, ocorre uma taxa de aumento de 1% por ano. Nos países subdesenvolvidos, até 90% dos indivíduos podem ser soropositivos aos 2 anos.[1] Presumivelmente, as condições de vida aglomeradas possibilitam a propagação do vírus por meio de contato próximo com líquidos corporais. Um estudo recente mostrou que o CMV permanecia viável em metal e madeira por um período de até 1 hora, em vidro e plástico por até 3 horas,

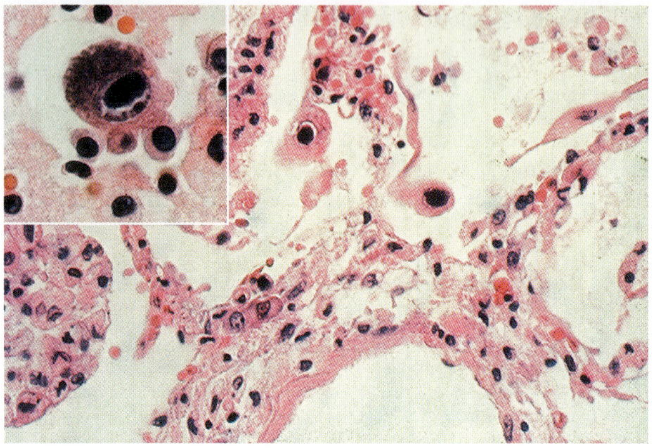

FIGURA 352.1 **Pneumonia por citomegalovírus (CMV).** Uma amostra de biopsia de pulmão foi corada com hematoxilina e eosina e ampliada 250 vezes. O detalhe mostra uma inclusão em "olho de coruja" do CMV.

e em borracha, tecido e bolachas, por até 6 horas. Foi constatado que o CMV tinha mais probabilidade de ser isolado a partir de superfícies úmidas e altamente absorventes. Essas observações foram consideradas particularmente importantes, visto que as crianças podem eliminar ativamente o CMV na saliva e na urina por meses a anos, e a exposição a líquidos corporais de crianças pequenas representa um risco substancial de exposição a CMV entre as mulheres reprodutiva. Dois mecanismos adicionais de transmissão incluem a transfusão de sangue e o transplante de órgãos. Um fato epidemiológico final importante é a possível ocorrência de reinfecção por uma cepa diferente de CMV em indivíduos CMV-soropositivos, particularmente naqueles que estão imunocomprometidos, em mulheres grávidas ou em pessoas sexualmente promíscuas.

BIOPATOLOGIA

Nos indivíduos totalmente imunocompetentes, o CMV constitui uma causa rara de doença de órgãos-alvo clinicamente evidente. Quando os mecanismos imunes estão deficientes, particularmente aqueles mediados por linfócitos $CD4^+$ e $CD8^+$, o vírus latente se replica e provoca efeitos tanto diretos quanto indiretos. Exemplos de doenças diretamente mediadas por vírus incluem a retinite necrosante e a esofagite por CMV. Por outro lado, a pneumonite por CMV manifesta-se, com frequência, na forma de alterações histológicas sutis acompanhadas de replicação viral limitada, o que sugere que a lesão imunomediada pode constituir o principal mecanismo patológico. Essa lesão pode resultar da suprarregulação e liberação de citocinas, incluindo o fator de necrose tumoral alfa, a interferona-gama e a interleucina-2. A lesão tecidual imunomediada também pode ser efetuada por linfócitos T citotóxicos $CD8^+$ dirigidos contra células-alvo infectadas pelo CMV. As manifestações clínicas da infecção por CMV, incluindo meningoencefalite, retinite, enterite, vasculite, pneumonite, miocardite, linfadenite, hepatite, adrenalite e pancreatite, refletem a variedade de tipos de células que o CMV é capaz de infectar. Os efeitos indiretos do CMV incluem aumento do risco de algumas infecções bacterianas e doenças fúngicas invasivas, reativação de outros herpes-vírus, imunossenescência, rejeição, perda de enxerto e morte.

A resposta imune à infecção por CMV envolve os braços tanto humoral quanto mediado por células, porém a resposta das células T citotóxicas $CD8^+$ parece ser o mecanismo mais importante. As glicoproteínas do envelope do CMV que participam na entrada do vírus são gB, gH/gL e gCII. A imunidade humoral dirigida contra gB tem sido detectada em soros da fase convalescente e mostrou bloquear a entrada dos vírus, a transmissão intercelular e a formação de sincício nas células infectadas pelo CMV. Não é surpreendente que a gB seja o alvo primário de vacinas experimentais.

A latência ou persistência do genoma viral em células hospedeira, sem qualquer evidência de replicação produtiva do vírus, é fundamental na patogenia do CMV. Acredita-se que os monócitos e as células progenitoras da medula óssea sejam locais de latência do CMV humano. A reativação do estado latente tem sido classicamente associada à imunossupressão. A exposição a um ambiente rico em citocinas e fatores de crescimento resulta em ativação das vias de transdução de sinais, geração de níveis elevados de fatores de transcrição intracelulares e produção de vírus viáveis.

MANIFESTAÇÕES CLÍNICAS

Infecção congênita e neonatal

No mundo desenvolvido, ocorre infecção congênita em cerca de 0,2 a 0,7% dos recém-nascidos. Assim, nos EUA, cerca de 40.000 lactentes nascem excretando CMV a cada ano, e cerca 10% desses recém-nascidos exibem evidências clínicas de doença congênita, como microcefalia, calcificação intracerebral, hepatoesplenomegalia e exantema. Aproximadamente 90% desses recém-nascidos clinicamente infectados sobrevivem, porém, metade dos sobreviventes apresentará perda auditiva unilateral ou bilateral, deficiência intelectual ou ambas. As mães da maioria dos lactentes com esses estigmas tiveram infecção primária durante a gravidez, embora seja agora bem reconhecido que a infecção congênita clinicamente evidente também ocorre em lactentes nascidos de mães com infecção por CMV passada. Em mães com infecção primária, a amniocentese negativa reduz acentuadamente a probabilidade de comprometimento auditivo e torna a ocorrência de sequelas mais graves altamente improvável.[2] Em lactentes nascidos de mulheres com infecção por CMV primária, porém inicialmente assintomáticos, um nível de DNA do CMV de 12.000 cópias/mℓ ou mais por ocasião do nascimento aumenta a probabilidade de sequelas associadas ao vírus, com aumento do risco de déficit auditivo se a carga viral no sangue for de 17.000 cópias/mℓ ou mais. Até 14% dos lactentes infectados assintomáticos ao nascimento acabam desenvolvendo problemas de aprendizagem ou perda auditiva.[3]

Infecção em indivíduos imunocompetentes

Praticamente todas as infecções por CMV que ocorrem em indivíduos imunocompetentes são assintomáticas. Em alguns pacientes, pode haver desenvolvimento de uma doença clínica semelhante à mononucleose infecciosa (ver Capítulo 353), porém com faringite e linfadenopatia mínimas. Nesses pacientes, ocorre desenvolvimento de linfocitose atípica, que se assemelha à infecção pelo vírus Epstein-Barr, porém observa-se um resultado negativo no teste de anticorpo heterófilo. A reativação do CMV é mais comum em indivíduos idosos e debilitados[4] e é particularmente comum (33%) em pacientes imunocompetentes em estado crítico, nos quais está associada a hospitalização prolongada e mortalidade, embora não se saiba ao certo se ele causa esses efeitos.[5]

Infecção em receptores de transplante

Quando um receptor CMV-soronegativo recebe um órgão sólido de um doador CMV-soropositivo, as doenças resultantes incluem a *síndrome do CMV*, que se caracteriza por febre, neutropenia, linfócitos atípicos e, com frequência, esplenomegalia. A doença por CMV também pode ocorrer no órgão transplantado. Por exemplo, a hepatite por CMV em receptores de transplante de fígado está associada a febre, hiperbilirrubinemia e elevação das enzimas hepáticas; em consequência, pode ocorrer insuficiência hepática, exigindo retransplante.[6] Os receptores de transplante de órgão sólido podem desenvolver doença por CMV em consequência de reativação de infecção latente, reinfecção por cepa exógena ou transmissão do CMV de um doador soropositivo para um indivíduo soronegativo (infecção primária). Felizmente, a doença em receptores CMV-soropositivos é menos grave do que a que resulta de infecção primária. A infecção por CMV ocorre mais comumente em receptores de transplantes de pulmão ou de fígado do que em receptores de transplantes renais.

A pneumonia por CMV pode ocorrer após transplante de órgão sólido, porém é mais comum após transplante de células-tronco.[7] A febre, a tosse improdutiva e a dispneia podem progredir rapidamente. O diagnóstico é sugerido por infiltrados intersticiais a nodulares, em vez de densidades alveolares em radiografias de tórax. Diferentemente do transplante de órgãos sólidos, a doença por CMV após transplante de células-tronco resulta habitualmente da reativação do CMV latente em um receptor soropositivo, em vez de nova infecção primária.

O CMV pode causar doença em todo o sistema digestório. A colite, que é uma síndrome comum em receptores de transplante, manifesta-se como diarreia, perda de peso e febre. Caracteriza-se por hemorragias submucosas difusas e ulcerações.

Infecção em pacientes com síndrome da imunodeficiência adquirida

Na era que antecedeu a terapia antirretroviral altamente ativa, retinite por CMV ocorria em cerca de um terço dos pacientes com síndrome da imunodeficiência adquirida (AIDS), com mais frequência em indivíduos com contagens de células CD4 inferiores a 50/μℓ. Em geral, começa com visão turva unilateral, moscas volantes, diminuição da acuidade e perda dos campos visuais e, em seguida, progride até a cegueira se não for tratada. O exame da retina é anormal, e o achado de hemorragias aparentes e exsudatos constitui o melhor exame diagnóstico (Figura 352.2). A colite por CMV assemelha-se àquela observada em receptores de transplante, porém a esofagite também é comum e caracteriza-se por ulceração distal, que pode ser isolada, porém extensa. A doença neurológica por CMV ocorre em diversas formas, incluindo encefalite e síndrome de polirradiculopatia/mielite. Com a eficácia da terapia antirretroviral combinada, houve uma acentuada redução na incidência de todas essas síndromes por CMV; entretanto, elas são ainda observadas antes do tratamento do vírus da imunodeficiência humana (HIV) ou quando esse tratamento é interrompido ou não é efetivo. Mesmo na era atual do tratamento do HIV, as evidências de infecção por CMV com imunoglobulina G positiva estão associadas a um aumento do risco de eventos graves não definidores de AIDS e morte não relacionada com a AIDS, particularmente eventos cardiovasculares e vasculares encefálicos, sugerindo, assim, um papel da coinfecção pelo CMV em distúrbios vasculares/orgânicos degenerativos em pacientes infectados pelo HIV.[8]

DIAGNÓSTICO

O ensaio do DNA viral pela reação em cadeia da polimerase (PCR) é mais sensível do que a cultura viral e constitui o melhor teste para a detecção precoce da doença por CMV. Esse ensaio, que é principalmente realizado em amostra de sangue total ou plasma, pode fornecer uma quantificação, que é particularmente útil para sustentar o diagnóstico de doença por CMV, possibilitando uma intervenção antiviral preventiva e monitoramento da terapia. Os anticorpos monoclonais também podem ser utilizados para quantificar a viremia por meio de contagem direta de células positivas para antígeno de CMV em leucócitos do sangue periférico (antigenemia) (Figura 352.3). O teste de antigenemia é menos sensível do que o ensaio da PCR e não é apropriado para a avaliação de grandes volumes.

A cultura viral, que era anteriormente o padrão-ouro para o diagnóstico de CMV, foi suplantada pelos ensaios descritos anteriormente. A cultura de rotina pode exigir pelo menos 4 a 6 semanas, enquanto os métodos mais recentes já descritos fornecem resultados dentro de 1 dia. Pode ser difícil determinar o significado clínico de culturas positivas de CMV, particularmente em pacientes imunossuprimidos. Por exemplo, o CMV pode estar presente na saliva ou na urina de até 60 a 90% dos receptores de transplante e pacientes com AIDS, e o vírus nesses locais não prova que o CMV seja a causa da doença de um paciente. As anormalidades citológicas e histológicas não são medidas sensíveis de infecção por CMV, porém são específicas e indicadoras de doença por CMV.

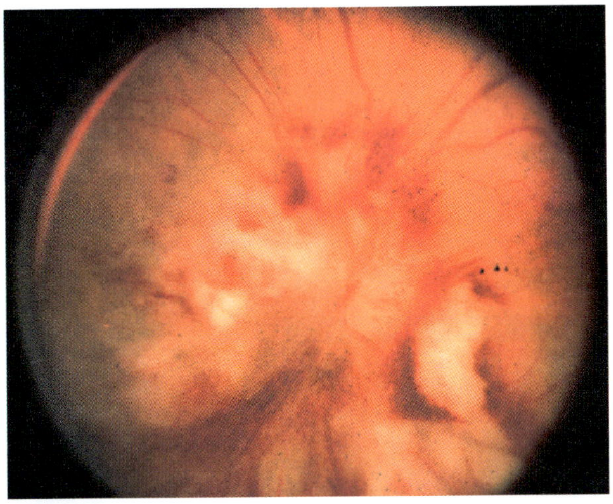

FIGURA 352.2 Retinite por citomegalovírus observada por exame oftalmoscopia direta.

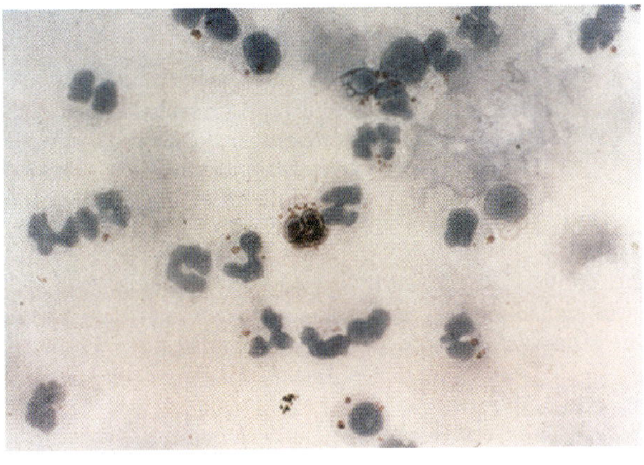

FIGURA 352.3 Leucócitos do sangue periférico corados com anticorpo monoclonal para o antígeno pp65 do citomegalovírus pela técnica de imunoperoxidase (aumento de 500×).

PREVENÇÃO

Uma vacina contra CMV não viável, que contém o antígeno gB com adjuvante MF59, diminui a infecção primária em mulheres jovens em cerca de 45%,[A1] porém não está disponível no comércio. Outros candidatos a vacinas estão sendo desenvolvidos, porém permanecem experimentais, incluindo uma nova estratégia de vacina baseada no complexo gH pentamérico.

Como o CMV é transmitido pela troca de secreções ou excreções, a infecção pode ser diminuída ao reduzir a exposição a líquidos corporais. Por exemplo, a transmissão por meio de relação vaginal ou sexo anal, que constituem riscos bidirecionais, pode ser diminuída por meio de "sexo seguro". De modo semelhante, limitar o contato de mulheres grávidas soronegativas com as secreções e excreções de crianças, particularmente crianças em idade pré-escolar em creches, pode diminuir a infecção primária e, por sua vez, a doença congênita.

O risco de adquirir a doença por CMV pode ser reduzido em pacientes imunossuprimidos soronegativos por meio do uso de hemocomponentes ou enxertos de órgãos de doadores CMV-soronegativos. O valganciclovir e o ganciclovir proporcionam uma profilaxia efetiva no transplantes de órgãos sólidos e são comumente administrado por um período de 3 a 6 meses após o transplante.[A2] Entretanto, pode ocorrer doença de órgãos-alvo por CMV de início tardio quando o agente antiviral é finalmente interrompido. A profilaxia tem sido incomum em receptores de transplante de células-tronco, e normalmente esses pacientes têm sido monitorados em intervalos semanais (do dia 10 até o dia 100 após o transplante) para o DNA do CMV ou antigenemia, com introdução de terapia antiviral preventiva se ocorrer viremia.[A3] Com essa estratégia, a infecção não é prevenida, porém, evita-se a doença de órgãos-alvo.[8b] Mais recentemente, o letermovir, um substituto da CMV terminase, em uma dose de 120 ou 240 mg/dia, demonstrou reduzir a incidência da infecção por CMV nesses pacientes,[A4] e tornou-se um importante complemento da terapia moderna.[9] Outra alternativa é o maribavir (um benzimidazol ribosídeo, administrado na dose de 400 mg 2 vezes/dia, por até 12 semanas), que é tão efetivo quanto o valganciclovir, mas que apresenta mais toxicidade.[9b] A globulina hiperimune específica do CMV (CMVIG) não é efetiva no tratamento de mulheres grávidas com infecção primária por CMV e na prevenção da infecção congênita.[A5] A CMVIG tem sido utilizada de modo profilático em receptores de transplante de órgãos soronegativos de alto risco, nos quais reduziu a doença e a mortalidade por CMV. Entretanto, esse fármaco é de custo muito elevado, e os agentes antivirais são alternativas mais comumente utilizadas. O valaciclovir ou o valganciclovir também podem ser utilizados na prevenção da reativação do CMV em pacientes em estado crítico,[A6] porém não foi estabelecido definitivamente se essa terapia reduz a mortalidade.

TRATAMENTO

O valganciclovir oral, o ganciclovir intravenoso, o ganciclovir intravenoso seguido de valganciclovir oral, o foscarnet IV, o cidofovir IV e a injeção intraocular de ganciclovir juntamente com valganciclovir são tratamentos efetivos das doenças por CMV estabelecidas (Tabela 352.1). Esses fármacos (particularmente ganciclovir/valganciclovir) também podem ser usados de modo preventivo (*i. e.*, quando a carga viral alcança um nível predeterminado, até mesmo antes do desenvolvimento da doença clínica).

O ganciclovir (di-hidroxipropoximetilguanosina [DHPG]) é um análogo de nucleosídio administrado por via intravenosa, na dose de 5 mg/kg,

Tabela 352.1 Tratamento da doença por citomegalovírus.

	TRATAMENTO PREFERIDO	TRATAMENTO ALTERNATIVO
Retinite por citomegalovírus (CMV)*		
Lesões que ameaçam a visão	Valganciclovir, 900 mg VO, 2 vezes/dia ± injeção intraocular de ganciclovir	Ganciclovir IV; foscarnet IV; mais injeção intraocular de ganciclovir
Lesões periféricas	Valganciclovir, 900 mg, 2 vezes/dia VO	Ganciclovir IV ou foscarnet IV
Tratamento de manutenção	Valganciclovir, 900 mg/dia VO	Ganciclovir IV ou foscarnet IV
Recidiva	Reindução com ganciclovir IV ou valganciclovir, 900 mg, 2 vezes/dia VO ± injeção intraocular de ganciclovir	
Resistência ao ganciclovir	Foscarnet IV ± injeção intraocular de ganciclovir	Cidofovir (se houver apenas mutação *UL97*)
Doença gastrintestinal por CMV	Ganciclovir IV durante 3 a 6 semanas ou valganciclovir, 900 mg, 2 vezes/dia VO, durante 3 a 6 semanas	Foscarnet IV, durante 3 a 6 semanas
Doença neurológica por CMV	Ganciclovir IV + foscarnet IV	
Síndrome de viremia do CMV	Valganciclovir, 900 mg, 2 vezes/dia VO ou ganciclovir IV até a resolução da viremia	Foscarnet IV
Resistência ao ganciclovir	Foscarnet IV	

*Se ainda não tiver sido iniciada, a terapia antirretroviral deve ser instituída concomitantemente com a terapia anti-CMV, exceto, possivelmente, no tratamento da doença do sistema nervoso central. Na retinite, a terapia anti-CMV deve ser continuada até que a contagem de células CD4 ultrapasse 100 a 150 células/μℓ durante ≥ 6 meses e a retinite seja inativa. Se a terapia anti-CMV for interrompida, os exames oftalmológicos mensais regulares devem ser continuados. As recidivas precoces de retinite por CMV em pacientes que recebem tratados sistêmico resultam habitualmente da penetração inadequada do fármaco, e a reindução com o mesmo fármaco é, com frequência, efetiva. Pode ocorrer resistência farmacológica em pacientes tratados durante ≥ 3 meses. O tratamento desses pacientes pode ser orientado pela genotipagem. IV = via intravenosa; VO = via oral. (Adaptada de: Drew WL, Erlich KS. Management of herpesvirus infections (cytomegalovirus, herpes simplex virus, and varicella-zoster virus). In: Volberding PA, Greene WC, Lange J, et al., eds. *HIV/AIDS Medicine Medical Management of AIDS 2012*. Philadelphia: Saunders Elsevier; 2012:433).

2 vezes/dia, durante a indução inicial (2 a 3 semanas); a terapia de manutenção consiste em 5 mg/kg, 1 vez/dia (ver Capítulo 336). O valganciclovir (profármaco oral do ganciclovir) alcança níveis comparáveis ao ganciclovir IV, 5 mg/kg, quando administrado por via oral em uma dose de 900 mg. A resposta inicial na retinite (melhora ou estabilização da visão ou aparência oftalmoscópica) é observada em cerca de 75% dos pacientes tratados com ganciclovir ou valganciclovir. A retinite por CMV também pode ser tratada localmente por meio de injeção intraocular de ganciclovir, porém essa abordagem deve ser acompanhada de valganciclovir para tratamento e/ou prevenção da doença extraocular de órgãos-alvo. O ganciclovir juntamente com globulina hiperimune anti-CMV pode reduzir a mortalidade da pneumonia por CMV após transplante de células-tronco de cerca de 85 para 40%, embora o benefício do anticorpo não seja comprovado. Pode ocorrer resistência ao ganciclovir em consequência de mutações no gene da proteinoquinase (*UL97*) e/ou no gene da DNA polimerase (*UL54*). Pode ser necessária a administração do fator de estimulação de colônias de granulócitos para compensar a neutropenia.

O foscarnet ou ácido fosfonofórmico bloqueia o sítio de ligação de pirofosfato da DNA polimerase viral, impedindo a clivagem do pirofosfato a partir do desoxinucleotídio trifosfato. A terapia inicial recomendada com foscarnet é de 60 mg/kg IV a cada 8 horas, ou 90 mg/kg a cada 12 horas. A dose de manutenção varia de 90 a 120 mg/kg/dia. Os efeitos adversos incluem comprometimento renal, anemia, hipocalcemia (particularmente cálcio ionizado), hipomagnesemia e hipofosfatemia. Pode-se observar o desenvolvimento de resistência ao foscarnet em decorrência de mutações no gene da DNA polimerase. Embora seja efetivo no tratamento da retinite por CMV, sua toxicidade e a ausência de uma formulação oral fazem com que o foscarnet seja uma segunda escolha no tratamento da doença por CMV. Algumas vezes, é utilizado em combinação com ganciclovir em certas infecções, como doença do sistema nervoso central, ou no tratamento do vírus resistentes ao ganciclovir.

O cidofovir, ou 3-hidroxi-2-fosfonometoxipropil citosina (HPMPC), é um análogo de nucleotídio, que não exige fosforilação pela enzima codificada pelo vírus. Por conseguinte, mostra-se ativo contra cepas de CMV resistentes ao ganciclovir que apresentam mutações de resistência apenas no *UL97*, o gene da proteinoquinase. Quando ocorrem mutações da DNA polimerase (*UL54*) em pacientes tratados com ganciclovir, a resistência cruzada ao cidofovir é frequente. Essas mutações de resistência também ocorrem em pacientes tratados apenas com cidofovir. O fármaco apresenta uma meia-vida extremamente longa, que possibilita sua administração intravenosa apenas a cada 2 semanas durante o tratamento de manutenção.

O cidofovir é nefrotóxico, particularmente para o túbulo renal proximal, porém esse efeito colateral parece ser reduzido por meio de pré-hidratação e terapia concomitante com probenecida. Em virtude de sua toxicidade, o cidofovir é um agente de segunda ou de terceira linha para o CMV. Outros fármacos em fase de investigação incluem o brincidofovir, o maribavir e o letermovir.[10]

PROGNÓSTICO

Em pacientes imunocompetentes, ocorre resolução espontânea da síndrome do CMV semelhante à mononucleose. As infecções em pacientes imunocomprometidos são muito mais graves e podem resultar em falha de um órgão sólido transplantado e/ou doença sistêmica por CMV. Na pneumonia por CMV, é frequente a ocorrência de morte até mesmo com terapia antiviral, particularmente após transplante de células-tronco. Em pacientes com AIDS, a infecção por CMV geralmente sofre resolução quando as contagens de células CD4 ultrapassam 100/μℓ, porém constitui um sinal de prognóstico grave se as contagens não retornam a esses níveis.

Grau A Recomendações de grau A

A1. Bernstein DI, Munoz FM, Callahan ST, et al. Safety and efficacy of a cytomegalovirus glycoprotein B (gB) vaccine in adolescent girls: a randomized clinical trial. *Vaccine*. 2016;34:313-319.
A2. Mumtaz K, Faisal N, Husain S, et al. Universal prophylaxis or preemptive strategy for cytomegalovirus disease after liver transplantation: a systematic review and meta-analysis. *Am J Transplant*. 2015;15:472-481.
A3. Boeckh M, Nichols WG, Chemaly RF, et al. Valganciclovir for the prevention of complications of late cytomegalovirus infection after allogeneic hematopoietic cell transplantation: a randomized trial. *Ann Intern Med*. 2015;162:1-10.
A4. Chemaly RF, Ullmann AJ, Stoelben S, et al. Letermovir for cytomegalovirus prophylaxis in hematopoietic-cell transplantation. *N Engl J Med*. 2014;370:1781-1789.
A5. Revello MG, Lazzarotto T, Guerra B, et al. A randomized trial of hyperimmune globulin to prevent congenital cytomegalovirus. *N Engl J Med*. 2014;370:1316-1326.
A6. Cowley NJ, Owen A, Shiels SC, et al. Safety and efficacy of antiviral therapy for prevention of cytomegalovirus reactivation in immunocompetent critically ill patients: a randomized clinical trial. *JAMA Intern Med*. 2017;177:774-783.

REFERÊNCIAS BIBLIOGRÁFICAS

As referências bibliográficas, bem como os outros materiais suplementares deste livro, encontram-se no GEN-IO, nosso ambiente virtual de aprendizagem.

353 INFECÇÃO PELO VÍRUS EPSTEIN-BARR

ROBERT T. SCHOOLEY

DEFINIÇÃO

O vírus Epstein-Barr (vírus EB), um membro da família dos gama-herpes-vírus humanos, é o agente etiológico da mononucleose infecciosa e de uma gama diversificada de síndromes neoplásicas.

EPIDEMIOLOGIA

O vírus EB, que é onipresente na população humana, é encontrado em 90 a 95% dos adultos em todo o mundo. Como no caso de outros herpes-vírus, a infecção pelo vírus EB persiste por toda a vida. O vírus reside nos linfócitos B e é eliminado de maneira intermitente e assintomática nas secreções orofaríngeas, o que explica a maior parte de sua transmissão na população humana. O vírus não é contagioso por contato casual e, em geral, é adquirido no início da infância pelo compartilhamento de fômites contaminados com saliva, ou durante a adolescência pelo beijo, embora possa ser adquirido em qualquer momento da vida. Além da disseminação orofaríngea, o vírus pode ser transmitido por transfusão sanguínea ou por doação de órgãos para transplante.

As infecções por vírus EB na infância são, em sua maioria, clinicamente silenciosas, porém a infecção em adolescentes e adultos leva à síndrome clínica da mononucleose infecciosa em 25 a 50% das vezes, dependendo do contexto. A incidência da mononucleose infecciosa é maior na faixa etária dos 15 aos 24 anos. As taxas de incidência são iguais em homens e em mulheres, porém o pico de incidência ocorre 2 anos mais cedo nas mulheres do que nos homens. As taxas de incidência são menores em populações de nível socioeconômico mais baixo, em que a probabilidade de aquisição é maior na infância do que na adolescência.

BIOPATOLOGIA

O vírus EB penetra nos linfócitos B por meio da molécula CD21 na superfície das células B ou células epiteliais nasofaríngeas.[1] Uma vez no interior da célula, o vírus expressa várias proteínas nucleares (denominadas *antígenos nucleares de Epstein-Barr* [EBNA, *Epstein-Barr nuclear antigens*]), que ativam proteínas de membrana latentes codificadas pelo vírus EB e outros produtos gênicos responsáveis pela regulação do crescimento das células B. Esses eventos estão associados à transformação ou imortalização das células B, que constitui a característica fenotípica da infecção das células B. As células B transformadas pelo vírus EB proliferam vigorosamente e mantêm o DNA do vírus EB dentro dos núcleos celulares da progênie em um estado epissomal. Durante a infecção aguda pelo vírus EB, até 20% das células B do sangue periférico expressam EBNA.

A resposta do hospedeiro à infecção aguda pelo vírus EB consiste em uma resposta imune celular e humoral vigorosa e coordenada. A resposta imune humoral inclui anticorpos IgM e IgG, que são dirigidos contra o capsídio viral (VCA) e contra o EBNA, bem como anticorpos heterófilos dirigidos contra antígenos de superfície de eritrócitos de carneiro. Os anticorpos heterófilos são úteis no diagnóstico e estão presentes em algum momento em até 90% dos casos. Esses anticorpos constituem um epifenômeno na defesa do hospedeiro e não exibem reação cruzada com qualquer antígeno viral conhecido.

A resposta imune celular inclui tanto células *natural killer*, quanto linfócitos T $CD4^+$ e $CD8^+$ específicos para o EB. A expansão do subgrupo $CD8^+$ de linfócitos T durante a infecção aguda pelo vírus EB inclui um subgrupo de grandes células ativadas, que podem ser visualizadas em esfregaços de sangue periférico convencionais como linfócitos *atípicos*. Essa vigorosa resposta imune celular está associada à liberação de citocinas, incluindo fator de necrose tumoral, interleucina-1 e interleucina-6, que são responsáveis por muitos sinais e sintomas da mononucleose infecciosa. No decorrer de um período de 4 a 6 semanas após a avaliação inicial na maioria dos pacientes, os mecanismos imunes adaptativos adquirem o controle da proliferação de células B impulsionada pelo vírus EB e o vírus entra em um período duradouro de simbiose com o hospedeiro. O vírus é eliminado de modo assintomático cerca de 15% do tempo nos líquidos orofaríngeos de adolescentes e adultos saudáveis e soronegativos para o vírus da imunodeficiência humana tipo 1 (HIV-1) e é eliminado até mesmo com mais frequência em indivíduos com defeitos das células T, como os que ocorrem na infecção pelo HIV-1 ou na imunossupressão associada a aloenxertos de órgãos.

MANIFESTAÇÕES CLÍNICAS

Os casos de infecção aguda pelo vírus EB são, em sua maioria, clinicamente silenciosos. A síndrome da mononucleose infecciosa consiste na tríade clínica de febre, faringite (ver Capítulo 401) e linfadenopatia, em associação com linfocitose atípica e a aparecimento transitório de heterófilos.

O período de incubação entre a exposição e o aparecimento dos sintomas é, em geral, de 30 a 50 dias. O início dos sintomas pode ser abrupto, ou pode ser precedido de um pródromo inespecífico de mal-estar e febre baixa de vários dias. Embora a síndrome clássica inclua febre, faringite e adenopatia, os achados podem ser dominados por apenas um ou por qualquer combinação desses sintomas.[3] Outras manifestações clínicas comuns incluem cefaleia, mal-estar e anorexia. Ao exame físico, os pacientes são habitualmente febris. Em geral, observa-se a presença de eritema faríngeo, aumento das tonsilas (ver Figura 401.4 no Capítulo 401) e adenopatia cervical. Pode-se observar também a ocorrência de edema periorbital leve. Os achados abdominais podem incluir esplenomegalia ou hepatomegalia ou ambas. A esplenomegalia pode ser demonstrada por ultrassonografia em praticamente todos os pacientes com mononucleose infecciosa, embora a esplenomegalia palpável só esteja presente em cerca de 20% dos pacientes. O aumento do baço torna-se habitualmente máximo na segunda ou na terceira semana da doença e pode não ser detectável na apresentação inicial. Pode ocorrer adenopatia em outras regiões não cervicais, porém ela habitualmente é muito menos proeminente do que nessa localização cervical.

Podem ocorrer infecções primárias mais graves em indivíduos com mais de 30 anos.[4] Cerca de 5% dos pacientes apresentam exantema, que pode ser de natureza macular, escarlatiforme ou pruriginosa. A administração de ampicilina ou seus derivados provoca erupção maculopapular pruriginosa em 15 a 30% dos pacientes com infecção aguda pelo vírus EB em séries recentes, em comparação com 80 a 100% nos relatos anteriores.[5] Os pacientes com exantema induzido pela ampicilina durante a infecção aguda pelo vírus EB geralmente toleram o fármaco e outros derivados da penicilina quando administrados posteriormente durante a vida.

DIAGNÓSTICO

Como as manifestações clínicas da infecção aguda pelo vírus EB são variáveis, e outros microrganismos podem causar síndromes clínicas semelhantes, são necessários instrumentos laboratoriais para confirmar um diagnóstico etiológico. Os anticorpos heterófilos contra eritrócitos de carneiro são classicamente utilizados para o diagnóstico de mononucleose infecciosa induzida pelo EB. Embora sejam demonstráveis, em última análise, em cerca de 90% das infecções sintomáticas pelo EB, esses anticorpos estão presentes em apenas dois terços dos pacientes na avaliação inicial. Se as pesquisas de anticorpos forem negativas no início, e houver alta suspeita clínica, justifica-se a repetição do exame na segunda ou terceira semana da doença. Os anticorpos anti-EB continuam sendo o padrão-ouro para o diagnóstico da infecção aguda pelo EB; entretanto, se os anticorpos heterófilos forem demonstrados em um caso típico de mononucleose infecciosa, não há necessidade, em geral, de exames sorológicos específicos para o EB. Os anticorpos IgM contra o antígeno do capsídio do vírus EB (VCA) constituem o exame sorológico mais útil no diagnóstico da infecção aguda pelo EB.[6] Títulos relativamente altos de anticorpos IgG anti-VCA persistem por toda a vida após a infecção inicial e não são úteis no estabelecimento do diagnóstico de infecção aguda pelo EB. A elevação dos anticorpos anti-EBNA é mais lenta do que aqueles dirigidos contra antígenos do capsídio, e a infecção aguda pode ser diagnosticada pela demonstração de soroconversão a esse antígeno.

Entre os patógenos que causam síndromes clínicas que podem ser confundidas com infecção aguda pelo EB, o citomegalovírus (ver Capítulo 352) é o mais frequente. Os pacientes com infecção pelo citomegalovírus têm menos tendência a apresentar doença de início agudo, e a faringite constitui, com menos frequência, uma manifestação proeminente da doença. A infecção pelo *Toxoplasma gondii* (ver Capítulo 328) também pode se manifestar como doença febril inespecífica, que pode ser confundida com a mononucleose infecciosa. Em certas ocasiões, a faringite estreptocócica (ver Capítulo 274) e a estomatite primária por herpes (ver Capítulo 350) podem causar sintomas, que podem ser confundidos com os da infecção aguda pelo EB. Nenhuma dessas síndromes está associada a anticorpos heterófilos ou outras evidências sorológicas de infecção aguda pelo EB. Em geral, o diagnóstico diferencial é efetuado por exames sorológicos dirigidos para esses microrganismos ou por cultura. Entretanto, os médicos devem estar cientes de que certos microrganismos, como os estreptococos beta-hemolíticos do grupo A (ver Capítulo 274) e o herpes-vírus simples, também são comuns na população humana e podem ser demonstrados em indivíduos cujos sintomas são, entretanto, decorrentes da infecção aguda pelo EB.

PREVENÇÃO E TRATAMENTO

Como o vírus é habitualmente transmitido por pessoas assintomáticas que eliminam o vírus por via oral e é tão comum na população humana, não se justifica a realização de intervenções epidemiológicas para dirigidas para pacientes com infecção aguda para prevenir sua disseminação. Ainda não foi desenvolvida nenhuma vacina. Em geral, a evolução clínica é autolimitada e habitualmente não exige intervenção terapêutica específica, além do uso de ácido acetilsalicílico (AAS) ou paracetamol para controlar a febre e aliviar a dor leve, exceto na presença de complicações específicas, como nos casos em que a linfadenopatia ameaça as vias respiratórias, ou em certos casos de anemia hemolítica autoimune (ver Capítulo 151) ou trombocitopenia (ver Capítulo 163). Os corticosteroides em ciclos curtos têm sido utilizados para acelerar a recuperação sintomática nos casos em que os sintomas são graves ou refratários.[A1] Entretanto, os corticosteroides não devem ser utilizados de maneira rotineira e não devem ser administrados por um ciclo de mais de 10 a 14 dias com redução gradual da dose, que começa com uma dose equivalente a 0,5 mg/kg de prednisona. Embora a replicação de vírus EB possa ser inibida *in vitro* ou *in vivo* pelo aciclovir e por agentes antivirais relacionados, os sintomas da mononucleose infecciosa são desencadeados principalmente pela resposta imune ao vírus e surgem após o período de replicação viral máxima. Os agentes antivirais não demonstraram acelerar significativamente a resolução dos sintomas nem prevenir as complicações da doença.[A2]

PROGNÓSTICO

A maioria dos pacientes recupera-se rotineiramente dos sinais e sintomas agudos da mononucleose infecciosa no decorrer de um período de 2 a 3 semanas, embora muitos pacientes possam ter um período variável de mal-estar e fadiga, que pode se estender por outras 3 a 4 semanas. Alguns pacientes podem levar mais tempo para obter uma recuperação completa e podem apresentar fadiga e dificuldade de concentração por até 6 meses após o diagnóstico. Os sintomas frequentemente aumentam e diminuem de intensidade e podem ser extremamente incômodos. Em geral, a melhor abordagem para esses pacientes é tranquilizá-los. Os corticosteroides não são benéficos nessa situação. A recuperação pode ser menos direta em pacientes com certas complicações específicas da infecção aguda pelo vírus EB (descritas na próxima seção). A morte por mononucleose infecciosa é rara. Quando ocorre, está associada mais frequentemente complicações neurológicas, ruptura do baço ou síndrome linfoproliferativa ligada ao X (discutida adiante).

Complicações

Embora a maioria dos pacientes tenha uma recuperação espontânea da infecção aguda pelo EB, podem surgir certas complicações. Em alguns pacientes, essas complicações dominam os achados clínicos, e a soroconversão para vírus EB pode constituir a única evidência de infecção aguda. A complicação mais grave da infecção aguda pelo vírus EB surge em indivíduos com a síndrome linfoproliferativa ligada ao X. Essa síndrome ocorre em homens que apresentam mutações na proteína associada à molécula sinalizadora de ativação dos linfócitos (SLAM, *signaling lymphocyte activation molecule*), SAP, que regula as células T, e as células *natural killer* (NK). Esses indivíduos saudáveis nos demais aspectos apresentam sintomas clínicos graves, linfocitose pronunciada constituída por células T e B e hepatite grave. Se os pacientes sobreviverem à infecção aguda, a síndrome pode evoluir para agamaglobulinemia progressiva ou linfoma nos meses que se segue. O defeito genético associado a essa síndrome pode ser diagnosticado *in utero*, e o transplante de medula óssea precoce tem sido recomendado para prevenção da síndrome clínica devastadora associada à aquisição da infecção por EB.

Diversas complicações específicas de sistemas orgânicos menos graves são observadas substancialmente com mais frequência do que a síndrome linfoproliferativa ligada ao X. Os pacientes devem ser especificamente alertados sobre a possibilidade de ruptura do baço, uma complicação atribuída à esplenomegalia (ver Capítulo 159) e à distensão associada da cápsula esplênica, que ocorre com mais frequência na segunda ou terceira semana da doença, quando outros sintomas estão regredindo. Pode ser acompanhada de traumatismo, porém também pode ocorrer sem evento precedente óbvio. Os pacientes devem ser aconselhados a evitar atividades passíveis de causar traumatismo abdominal por um período de 6 a 8 semanas após o aparecimento dos sintomas. A dor no quadrante superior esquerdo, particularmente a dor que se irradia para a região subescapular, deve levar à suspeita desse diagnóstico. À semelhança de outras complicações da infecção aguda pelo EB, a ruptura do baço pode, em certas ocasiões, ocorrer em pacientes sem outras manifestações clínicas proeminentes de infecção aguda pelo EB. Outras complicações hematológicas incluem anemia hemolítica autoimune (ver Capítulo 151), trombocitopenia (ver Capítulo 163) e neutropenia (ver Capítulo 158). Em geral, essas complicações surgem de uma combinação de anticorpos autorreativos e hiperesplenismo, são geralmente autolimitadas e regridem com a resolução da doença. Os corticosteroides podem ser benéficos em casos mais graves de anemia hemolítica autoimune ou trombocitopenia.

Podem ocorrer também complicações neurológicas durante a infecção aguda pelo EB. O DNA do vírus EB tem sido detectado no tecido cerebral de raros pacientes com manifestações clínicas compatíveis com encefalite por herpes simples (ver Capítulo 386). Embora esses pacientes tenham um prognóstico muito mais satisfatórios do que aqueles com encefalite por herpes simples, eles devem receber aciclovir ou ganciclovir parenteral. Outras complicações neurológicas incluem meningite asséptica (ver Capítulo 384), cerebelite, mononeurite múltipla (ver Capítulo 395), paralisia de Bell (ver Capítulo 392), síndrome de Guillain-Barré (ver Capítulo 392) e mielite transversa (ver Capítulos 372 e 383). Essas complicações podem ser clinicamente dramáticas; todavia, em geral, são autolimitadas e estão associadas a uma recuperação completa em 85% dos pacientes sem terapia antiviral específica.

A hepatomegalia leve é comum na mononucleose infecciosa aguda, e espera-se observar evidências bioquímicas de hepatite (ver Capítulo 139) em praticamente todos os casos de infecção aguda. Entretanto, as complicações hepáticas mais graves são incomuns. As complicações renais, cardíacas, pulmonares e do músculo esquelético são raras.

OUTRAS MANIFESTAÇÕES CLÍNICAS

Além da mononucleose infecciosa, o vírus EB está associado a neoplasia e distúrbios linfoproliferativos, que são observados, com mais frequência, em pacientes com defeitos da imunidade celular, embora não sejam restritos a esses pacientes.

Doença linfoproliferativa pós-transplante

A proliferação das células B estimulada pelo EB, que não é regulada o suficiente na presença de períodos prolongados de imunodeficiência grave de células T, pode resultar em proliferação policlonal de células B que inicialmente se assemelha àquela observada na mononucleose infecciosa aguda. Embora ocorra com mais frequência em casos de transplante de órgãos, particularmente quando os pacientes são imunossuprimidos com agentes dirigidos especificamente para os linfócitos T, essa síndrome pode ser observada em outras condições com níveis e duração semelhantes de imunodeficiência, como na infecção pelo HIV-1. A doença linfoproliferativa pós-transplante (DLPT)[8] é impulsionada com frequência, mas não invariavelmente, pelo EB. A DLPT associada ao vírus EB é observada mais precocemente no período pós-transplante do que casos não associados ao vírus EB e ocorre mais frequentemente quando o doador é soropositivo para vírus EB e o receptor é soronegativo. A DLPT é mais comum em associação com a doença do enxerto *versus* hospedeiro, em pacientes submetidos à esplenectomia antes do transplante e em pares de paciente/doador com graus mais elevados de incompatibilidade do antígeno leucocitário humano (HLA) e em transplante de órgãos que exigem imunossupressão mais acentuada, incluindo transplantes de vários órgãos, bem como transplantes de pulmão, pâncreas, fígado e coração.

Os pacientes com DLPT frequentemente apresentam febre, adenopatia e esplenomegalia. Se a imunodeficiência persistir, esses distúrbios passam, com frequência, de um estágio policlonal, que pode ser revertido pela restauração da imunidade, para um estágio monoclonal ou oligoclonal, que é progressivo, apesar da restauração da imunodeficiência celular. Esses tumores são observados com menos frequência hoje em dia, em que a imunossupressão associada a aloenxertos é mais bem tratada e menos intensa.

Em geral, não é difícil estabelecer o diagnóstico no contexto clínico apropriado, que deve ser confirmado por meio de exame histopatológico. Os níveis plasmáticos elevados de DNA do vírus EB estão associados a um risco aumentado de DLPT, porém o monitoramento preventivo do DNA do vírus EB não demonstrou ser clinicamente útil. O valor preditivo dos níveis elevados de DNA do vírus EB para a DLPT não está tão bem estabelecido após transplante de órgão sólido, em comparação com o transplante de medula óssea.

Há algumas evidências de que a DLPT possa ser menos frequente em pacientes tratados com aciclovir ou ganciclovir após transplante, todavia, esses agentes são menos úteis após o desenvolvimento da síndrome. O manejo bem-sucedido depende da extensão com que a condição de imunossupressão pode ser revertida antes da evolução da clonalidade restrita.

A terapia com anticorpos anti-CD20, com ou sem quimioterapia, constitui o tratamento de escolha para a DLPT. A radioterapia também é utilizada em alguns pacientes.

Linfoma de Burkitt

O vírus EB foi inicialmente descrito em pacientes com linfoma de Burkitt africano. O tumor é composto de pequenas células B não clivadas e, a não ser que seja tratado de maneira agressiva, é rapidamente fatal.[9] Esse linfoma de células B agressivo, com predileção para a cabeça e o pescoço, é endêmico na África equatorial e está geograficamente ligado à malária por *Plasmodium falciparum*. O DNA do vírus EB é facilmente demonstrado em amostras de biopsia do tumor, e são encontrados altos títulos de anticorpos contra antígenos estruturais do vírus EB no plasma. Casos esporádicos de linfomas de células B abdominais com aspecto histológico compatível com o do linfoma de Burkitt também são observados, porém estão associados ao vírus EB em apenas cerca de 25% dos casos. De modo semelhante, o tumor é observado em pacientes com infecção pelo HIV-1.

Embora o risco de linfoma de Burkitt associado ao HIV aumente com o avanço da imunodeficiência, ele pode ocorrer em pacientes com contagens de células CD4 relativamente preservadas. A terapia antirretroviral diminui, mas não elimina o risco de linfoma de Burkitt em indivíduos infectadas pelo HIV-1. Apesar do comportamento clínico de alto grau do tumor, ele deve ser vigorosamente tratado, visto que é, em geral, muito responsivo à quimioterapia combinada, com ou sem radioterapia (ver Capítulo 176).

Linfoma de Hodgkin

O vírus EB também está associado a um subgrupo de linfomas de Hodgkin (ver Capítulo 177),[10] particularmente aqueles com subtipos histológicos de depleção de linfócitos ou celularidade mista. O DNA e as proteínas do vírus EB são detectados nas células de Reed-Sternberg, que são características do linfoma de Hodgkin. A terapia para o linfoma de Hodgkin associado ao vírus EB é dirigida para o tumor. A abordagem específica utilizada baseia-se na histologia e na extensão da doença (ver Capítulo 177) e não é determinada por sua relação com o vírus EB em determinado paciente.

Linfoma do sistema nervoso central

O vírus EB também está associado ao linfoma do sistema nervoso central (SNC) (ver Capítulo 176).[11] Esse tumor era, com mais frequência, observado no contexto pós-transplante, antes da epidemia do HIV, porém agora constitui a neoplasia no SNC mais frequente em indivíduos infectados pelo HIV-1. O principal desafio no diagnóstico diferencial é a infecção por *T. gondii* (ver Capítulo 328). Embora o diagnóstico histológico seja definitivo, as abordagens neurodiagnósticas não invasivas, juntamente com a demonstração do DNA do vírus EB no líquido cerebrospinal (LCS) por meio de reação em cadeia da polimerase, podem fortemente sustentar o diagnóstico de linfoma, descartando a possibilidade do diagnóstico de infecção por *T. gondii*. A radioterapia pode ser utilizada, porém seus efeitos são, em geral, paliativos.

Carcinoma nasofaríngeo

O vírus EB também tem sido associado a certos casos de carcinoma nasofaríngeo (ver Capítulo 181).[12,12b] Esse tumor é raro nos países ocidentais, porém é muito mais frequente no sul da China e na população inuíte do Alasca. Em geral, os casos associados ao vírus EB são histologicamente menos diferenciados do que as formas esporádicas do carcinoma nasofaríngeo. O DNA do vírus EB pode ser demonstrado no tecido tumoral, e são encontrados no plasma títulos elevados de anticorpos IgA e IgG contra os antígenos do capsídio EB.[13] O prognóstico para esse tumor é sombrio, embora seja frequentemente tratado com radioterapia (ver Capítulo 181).

Outras neoplasias associadas ao EB

O vírus EB colabora com outro gama-herpes-vírus humano, o herpes-vírus humano tipo 8, para causar linfoma de derrame primário na população infectada pelo HIV-1. Esses tumores agressivos ocorrem em cavidades do corpo, como os espaços pleural, peritoneal e pericárdico. O DNA do vírus EB também pode ser encontrado em tumores angiocêntricos faciais da linha média, moderada a lentamente progressivos, com fenótipos de células T e células NK. Do ponto de vista clínico, essa neoplasia manifesta-se como uma síndrome previamente conhecida como granuloma letal da linha média (ver Capítulo 176). O vírus EB também desempenha um papel essencial na patogenia de um tumor de células B angiocêntrico associado ao EB, que se manifesta clinicamente como granulomatose linfomatoide e linfo-histiocitose hemofagocítica (ver Capítulo 160).[14]

Leucoplasia pilosa oral

Essa manifestação clínica da infecção por vírus EB caracteriza-se por uma lesão semelhante a placa ondulada ou "pilosa", que se estende ao redor das faces laterais da língua (ver Capítulo 397). A leucoplasia pilosa oral é mais frequentemente observada em pacientes com formas crônicas de imunodeficiência celular, em particular naqueles com infecção pelo HIV-1 e contagens de células CD4 inferiores a 200/$\mu\ell$. Com mais frequência, é clinicamente confundida com a candidíase mucocutânea (ver Capítulo 318), mas pode ser diferenciada em virtude de sua distribuição restrita à superfície lateral da língua. Diferentemente da candidíase oral, ela não acomete a mucosa bucal, o palato ou a faringe e não é facilmente removida por raspagem superficial. As biopsias, demonstram um padrão histopatológico característico, bem como a presença de antígenos e DNA do vírus EB no interior das células epiteliais escamosas. Embora as lesões possam ser esteticamente incômodas, elas em geral não são dolorosas. No caso da leucoplasia pilosa oral associada ao HIV-1, ocorre resolução das lesões com quimioterapia antirretroviral bem-sucedida.

Infecção ativa crônica pelo EB

Foram descritos alguns pacientes sem defeito aparente da imunidade celular nos quais a infecção crônica pelo vírus EB tem sido associada à hepatite ou doença pulmonar intersticial (ou ambas) persistentes ou intermitentes.[15] Esses raros pacientes com doença sistêmica orgânica genuína não devem ser confundidos com aqueles que apresentam síndrome da fadiga crônica ou fibromialgia reumática (ver Capítulo 258). A síndrome clínica inespecífica, que é observada com mais frequência em mulheres jovens e de meia-idade, caracteriza-se por mal-estar e dificuldade de concentração, sem achados físicos objetivos. Embora se tenha postulado um papel etiológico ou contribuinte para o EB, não há evidências de que o vírus possa desempenhar algum papel nessa condição.

Grau A — Recomendações de grau A

A1. Rezk E, Nofal YH, Hamzeh A, et al. Steroids for symptom control in infectious mononucleosis. *Cochrane Database Syst Rev*. 2015;11:CD004402.

A2. De Paor M, O'Brien K, Fahey T, et al. Antiviral agents for infectious mononucleosis (glandular fever). *Cochrane Database Syst Rev*. 2016;12:CD011487.

REFERÊNCIAS BIBLIOGRÁFICAS

As referências bibliográficas, bem como os outros materiais suplementares deste livro, encontram-se no GEN-IO, nosso ambiente virtual de aprendizagem.

354 OUTROS RETROVÍRUS DIFERENTES DO VÍRUS DA IMUNODEFICIÊNCIA HUMANA

CHARLES R. M. BANGHAM E WILLIAM A. BLATTNER

DEFINIÇÃO

Atualmente, existem quatro membros da família dos vírus linfotrópicos T humanos (HTLV): o HTLV-1, descoberto em 1979; o HTLV-2, descoberto em 1982; o HTLV-3 e o HTLV-4, descobertos em 2005. Foi estabelecida uma relação causal entre o HTLV-1 e a leucemia/linfoma de células T do adulto e várias condições degenerativas crônicas, mais notavelmente a mielopatia associada ao HTLV-1/paraparesia espástica tropical (MAH/PET),[1] enquanto a doença associada ao HTLV-2 é rara, e não foi constatada nenhuma associação de doença com o HTLV-3 ou o HTLV-4.

Os patógenos

Dentro dos táxons dos vírus de RNA de transcrição reversa, os vírus HTLV, juntamente com o vírus da leucemia bovina, são classificados na subfamília Retroviridae dentro do gênero *Deltaretrovirus* (anteriormente denominado *Oncovirus*). A estrutura molecular desses vírus o distingue do outro grupo de retrovírus humanos complexos, os retrovírus da imunodeficiência humana, HIV-1 e HIV-2 (ver Capítulo 362), que são membros do gênero *Lentivirus*. Tanto os deltarretrovírus quanto os lentivírus são capazes de provocar infecção assintomática prolongada. Todavia, *in vitro*, o HIV-1 e o HIV-2 apresentam efeito citopático sobre as células T humanas, enquanto o HTLV-1 e o HTLV-2 são capazes de transformar células T em linhagens celulares imortalizadas. Os HTLV são vírus diploides de RNA de fita simples, que se replicam por meio de cDNA, um intermediário proviral, pela transcriptase reversa, uma polimerase viral.

EPIDEMIOLOGIA

O HTLV-1 está amplamente disseminado em todo o mundo, e estima-se que 5 a 10 milhões de indivíduos estejam infectados, com desenvolvimento da neoplasia maligna agressiva de células T, a leucemia/linfoma de células T do adulto, em 2 a 6%, e ocorrência de doenças inflamatórias crônicas, em particular MAH/PET, em outros 1 a 5% ao longo da vida desses indivíduos.[2] À semelhança do HIV, a epidemiologia molecular sugere que os quatro principais subtipos de HTLV identificados em seres humanos surgiram da transmissão isolada entre espécies, de símios para os seres humanos. A descoberta do HTLV-3 e do HTLV-4 foi feita em Camarões, onde vírus estreitamente relacionados de primatas não humanos levaram à sua descoberta em seres humanos com exposição, como caçadores de animais selvagens. Existem quatro subtipos geográficos de HTLV-1 relacionados com essa transmissão entre espécies: o subtipo A cosmopolita; o subtipo B da África Central; o subtipo C australo-melanésio (aborígenes de Papua-Nova Guiné, Melanésia e Austrália); e o subtipo D africano central/pigmeu. A África Central também apresenta alguns subtipos raros (E, F, G). Dentro do grupo cosmopolita, existem quatro subgrupos: transcontinental, japonês, africano ocidental e norte-africano. O vírus australo melanésio difere em nível molecular das cepas japonesa e africana em 5 a 10%, como resultado da evolução independente dos vírus nessas populações separadas por dezenas de milhares de anos. A estabilidade genética do HTLV-1, em comparação com o HIV-1, reflete a observação de que o HTLV persiste no hospedeiro principalmente por meio da proliferação de células que abrigam o DNA proviral, em vez da infecção de novas células. Do ponto de vista filogenético, os subtipos HTLV diferem entre si em aproximadamente 30 a 40%.

O HTLV-1 não está presente em todas as populações humanas, porém é encontrado em agrupamentos geográficos: sul do Japão; Melanésia; Austrália (em aborígenes); África Ocidental, Central e do Sul e, como resultado do tráfico de escravos da África, Caribe e EUA (em afro-americanos); Américas Central e do Sul; e região de Mashhad no Irã. Na Europa Ocidental, a infecção pelo HTLV-1 está predominantemente ligada aos padrões de migração, porém a alta prevalência da infecção pelo HTLV-1 na Romênia permanece inexplicada. O HTLV-1 é encontrado em algumas populações nativas da América do Norte, bem como em indivíduos que migraram das regiões endêmicas. Há evidências crescentes de infecção por HTLV-1 no subcontinente indiano e na China, porém sua extensão é incerta. O HLTV-2 é encontrado em nativos americanos em toda América do Norte, América Central e América do Sul, bem como na África Ocidental. Ocorrem também infecções pelo HTLV-2 nos EUA e na Europa em usuários de substâncias injetáveis, nos quais o vírus é transmitido pelo compartilhamento de agulhas e outras práticas de injeção, bem como por contato sexual. O HTLV-3 e o HTLV-4 foram originalmente detectados na República dos Camarões e foram detectados apenas em algumas pessoas, porém ainda não se sabe qual é sua extensão na África Ocidental.

Vias de transmissão

O HTLV, à semelhança do HIV-1, é transmitido sexualmente, por via perinatal e por transfusão ou uso de substâncias injetáveis (Tabela 354.1).

Transmissão sexual

A transmissão sexual do HTLV-1 do homem para a mulher, da mulher para o homem e de homens para homens já foi documentada. O HTLV-1 está quase exclusivamente associado a células: a transmissão entre indivíduos exige a transferência de linfócitos, de modo que os hemocomponentes sem células não são infecciosos. A infecção concomitante com outras infecções sexualmente transmissíveis, em particular aquelas associadas a lesões genitais ulcerativas e inflamatórias, amplifica o risco de transmissão. Na infecção pelo HTLV-1, a elevada carga viral está associada a um aumento da transmissão. Nas regiões endêmicas do vírus, ocorre uma elevação da soroprevalência do HTLV-1 característica, que é dependente da idade. Esse aumento torna-se evidente pela primeira vez na adolescência; é mais acentuado nas mulheres do que nos homens e, nelas, continua depois dos 40 anos, enquanto as taxas nos homens alcançam um platô em torno dos 40 anos. Esse padrão reflete uma transmissão mais eficiente de homem para mulher. No caso do HTLV-2, as taxas são iguais em ambos os sexos, sugerindo, assim, que podem existir diferenças na cinética de transmissão entre os dois vírus.

Tabela 354.1 Transmissão de HTLV-1 e HTLV-2.

MODO DE TRANSMISSÃO	HTLV-1	HTLV-2
DA MÃE PARA O LACTENTE		
Transplacentária	Sim	Desconhecida
Leite materno	Sim	Provável
SEXUAL		
Do homem para a mulher	Sim	Sim
Da mulher para o homem	Sim	Sim
Do homem para o homem	Sim	Desconhecida
PARENTERAL		
Exsanguinotransfusão	Sim	Sim
Uso de substâncias injetáveis	Sim	Sim
COFATORES		
Lesões genitais ulcerativas	Sim	Desconhecida
Produtos de transfusão celular	Sim	Sim
Compartilhamento de "material"*	Sim	Sim
CARGA VIRAL ELEVADA		
Da mãe para o lactente	Sim	Desconhecida
Heterossexual	Sim	Desconhecida

*Insumos para injeção intravenosa, como agulhas.

Transmissão perinatal

A transmissão do HTLV-1 por meio do leite materno é mais eficiente do que a transmissão *in utero* ou perinatal. Os principais fatores de risco que aumentam a eficiência da transmissão incluem cargas pró-virais elevadas e maior duração da amamentação (> 6 meses). Em média, 20% dos lactentes amamentados por mães HTLV-1-positivas, sofrem soroconversão para HTLV-1, enquanto apenas 1 a 2% dos lactentes alimentados com mamadeira tornam-se infectados. Por outro lado, a transmissão *in utero* e perinatal é responsável por praticamente todos os casos de transmissão do HIV-1 da mãe para o filho no Ocidente, enquanto o aleitamento materno responde por 15 a 20% das infecções pelo HIV de lactentes na África. O HTLV-2 pode ser detectado no leite materno, e, à semelhança do HTLV-1, o aleitamento é responsável por muitas infecções na infância.

Transfusão e uso de substâncias injetáveis

A transmissão parenteral, seja por transfusão, seja pelo uso de substâncias injetáveis, representa uma importante fonte de infecção pelo HTLV. Entre doadores de sangue nos EUA que são HTLV-positivos confirmados, os principais fatores de risco consistem em uso de substâncias intravenosas, nascimento em partes do Caribe ou no Japão, onde o vírus é endêmico, e contato sexual com uma pessoa que apresenta esse perfil.

Nos EUA, mais de 50% das infecções por HTLV entre possíveis doadores de sangue submetidos ao rastreamento são causadas pelo HTLV-2, e a realização de rastreamento efetivo pode eliminar a infecção relacionada com transfusões. Em comparação, o HTLV-1 predomina em outros países onde ocorrem infecções pelo HTLV. Entre usuários de substâncias injetáveis, a maioria das infecções por HTLV também é decorrente do HTLV-2.

Tanto o HTLV-1 quanto o HTLV-2 são transmitidos apenas por contato direto entre células, por meio de uma estrutura especializada, denominada sinapse virológica, enquanto o HIV-1 é transmitido por sinapse virológica ou pelo plasma ou produtos de plasma. Cerca de 50% dos receptores de sangue HTLV-1 ou HTLV-2-positivo apresentam soroconversão, em comparação com mais de 95% para o HIV-1.

A única doença documentada associada à transmissão do HTLV-1 ou do HTLV-2 por transfusão é a síndrome neurológica desmielinizante associada ao HTLV, MAH/PET. A leucemia não tem sido associada à transfusão de sangue HTLV-positivo. O transplante de órgãos sólidos de doadores infectados por HTLV-1 está associado a uma alta taxa de transmissão e rápido início e progressão da MAH/PET.

Outros meios de infecção

O *contato casual* sem contato sexual nem exposição a componentes celulares do sangue não constitui uma fonte de infecção. Existem dados limitados sobre profissionais de saúde e pessoas que trabalham em laboratório que sofreram picadas de agulha ou exposição da pele ou das membranas mucosas. Entretanto, o risco de infecção deve ser avaliado pela anamnese, em particular de contatos sexuais e transfusões sanguíneas, e deve-se monitorar a possível ocorrência de soroconversão.

Coinfecção pelo HIV

A coinfecção pelo HTLV-1 e pelo HIV-1 parece aumentar a progressão para a síndrome da imunodeficiência adquirida (AIDS) por meio de mecanismos ainda não explicados, possivelmente relacionados com os efeitos do HTLV-1 sobre a proliferação celular das células T infectadas pelo HIV-1 e/ou expressão de correceptor modulando a permissividade das células CD4. As contagens elevadas de células CD4 decorrentes do HTLV-1 em pacientes com coinfecção pelo HIV/HTLV-1 podem subestimar o grau de imunossupressão. Podem ocorrer MAH/PET e leucemia/linfoma de células T do adulto em pacientes coinfectados, porém as manifestações clínicas da coinfecção pelo HIV/HTLV na era da terapia antirretroviral precoce e totalmente supressora não estão bem elucidadas.

BIOPATOLOGIA

Virologia

Os vírus HTLV, que são vírus de RNA de fita que contêm um genoma diploide, replicam-se por meio de um DNA intermediário, que se integra no genoma da célula T alvo como provírus, resultando em uma infecção permanente durante toda a vida do indivíduo. O HTLV-1 mede cerca de 100 nm de diâmetro e apresenta um envelope externo fino e eletrondenso e um cerne aproximadamente esférico e também eletrondenso. O genoma proviral total contém 9.032 nucleotídios, com duas sequências idênticas, denominadas *repetições terminais longas* (LTR, *long terminal repeats*) nas extremidades 5′ e 3′ do genoma, que contêm elementos reguladores que controlam a expressão do vírus e a produção de vírions. Os genes estruturais retrovirais (*gag* e *pol*) codificam grandes poliproteínas sobrepostas que, mais tarde, são processadas em produtos peptídicos funcionais pela protease codificada pelo vírus e por proteases celulares. Os genes virais são *gag* (antígeno específico de grupo), *pol* (polimerase/integrase/protease) e *env* (envelope). Além disso, o HTLV-1 tem uma série de genes reguladores, *tax* e *rex*, bem como vários produtos gênicos menores que regulam a infecção e a expressão viral. Um único gene viral (fator zíper de leucina básica [*HBZ*]) codificado pela fita negativa do provírus do HTLV-1 e transcrito a partir da LTR da extremidade 3′. A proteína Tax desempenham um papel central no aumento da transcrição dos produtos gênicos virais e celulares, que promovem a replicação do vírus e a transformação dos linfócitos T humanos. A Tax, por meio de sua ligação a complexos de fatores de transcrição, promove a ativação transcricional do genoma viral, e, por meio de ligação a proteínas reguladoras essenciais da via de sinalização do NF-κB, a Tax também promove a ativação celular e a patogenia da doença. Por meio de sua ligação a amplificadores reguladores da célula e por meio da revogação de genes supressores essenciais, a Tax inicia a imortalização das células T infectadas. Entretanto, o gene *tax* é suscetível a mutações genéticas e é expresso em apenas cerca de 60% dos casos de leucemia/linfoma de células T do adulto. A proteína viral Rex estabiliza o mRNA viral e é essencial para a exportação do gag/pol completo e do mRNA do Env de *splicing* simples do núcleo para o citoplasma. O *HBZ*, o único gene viral expresso de maneira consistente em todos os pacientes com leucemia/linfoma de células T do adulto, parece ser essencial para a infecção persistente pelo HTLV-1. O HBZ inibe a ativação mediada pela Tax da transcrição dos genes virais por meio da LTR da extremidade 5′, que, em última análise, reprime a expressão de proteínas virais, enquanto promove simultaneamente a proliferação e a sobrevivência das células infectadas. Uma pessoa típica infectada pelo HTLV-1 apresenta entre 10.000 e 100.000 clones de células T infectadas, que parecem sobreviver durante toda a vida do hospedeiro. A maior parte (95%) das células infectadas consiste em células T auxiliares ($CD4^+$); 5% da carga são transportados em células T citotóxicas ($CD8^+$). A carga proviral (a porcentagem de leucócitos mononucleares infectados no sangue), que frequentemente ultrapassa 5%, é limitada pela resposta dos linfócitos T citotóxicos do hospedeiro. A maior parte dos linfócitos T citotóxicos específicos para o HTLV-1 reconhecem a proteína Tax, porém é o reconhecimento da proteína HBZ que está associado a um controle eficiente do vírus. Um indivíduo com resposta eficiente dos linfócitos T citotóxicos à HBZ apresenta uma menor carga proviral e, consequentemente, corre menor risco de doenças tanto inflamatórias quanto malignas causadas pelo HTLV-1.

Ciclo de vida do vírus

O estágio inicial da infecção pelo HTLV envolve a transmissão a partir de um linfócito infectado em contato com uma célula não infectada, por meio de uma estrutura especializada, denominada sinapse virológica. Após a infecção, o ciclo de vida do vírus envolve a fusão da membrana, seguida de transcrição reversa a partir de um molde de RNA de um provírus de DNA circular, que é transportado até o núcleo e integrado no genoma do hospedeiro. Durante a fase crônica prolongada da infecção, a replicação viral é realizada principalmente por meio de proliferação das células que contêm DNA proviral, e não por meio de ciclos repetidos de infecção de célula para célula. Para a entrada do vírus, o HTLV-1 utiliza três moléculas distintas para a infecção de células T ativadas: proteoglicanos de sulfato de heparana, neuropilina 1 e transportador de glicose 1. O HTLV-2, que infecta quase exclusivamente as células T $CD8^+$, também utiliza a neuropilina 1 e o transportador de glicose 1 para sua entrada na célula. Após captação e desnudamento, o RNA viral é transcrito em DNA de fita dupla pela transcriptase reversa, uma DNA polimerase dependente de RNA complexada com o RNA no cerne da partícula viral. Esse DNA viral de dupla fita é integrado ao núcleo da célula hospedeira pela integrase codificada pelo vírus, resultando, assim, em infecção permanente da célula. Os elementos da LTR virais são essenciais para a integração e a regulação da expressão do genoma viral, que é controlada principalmente pela Tax e HBZ.

Patogenia da leucemia de células T do adulto

O HTLV-1 provoca leucemia/linfoma de células T do adulto por meio de um processo em múltiplos estágios.[3] O padrão clonal de integração do HTLV-1 no genoma do hospedeiro na leucemia/linfoma de células T do adulto indica que a doença origina-se de uma única célula tumoral transformada, que se desenvolveu a partir de uma infecção viral *antes* da transformação, e não depois como vírus passageiro. O genoma do HTLV-1 integrado é incompleto em alguns casos de leucemia/linfoma de células T do adulto, porém sempre inclui um gene *HBZ* intacto. A Tax é uma oncoproteína que interage com numerosas proteínas celulares para reprogramar os processos celulares, de modo a alterar a transcrição, a regulação do ciclo celular, o reparo do DNA e a apoptose, permitindo que as células com mutações carcinogênicas potenciais possam sobreviver e escapar da morte celular. O HBZ também é uma proteína ontogênica essencial envolvida na modulação de vias celulares relacionadas com o crescimento e a sobrevida das células, a resposta imune e a diferenciação de células T.

Em alguns portadores saudáveis, a proliferações oligoclonal de células T pode mais tarde progredir para a transformação maligna ou pode desaparecer de modo espontâneo. Em esfregaços de sangue periférico de portadores saudáveis, observa-se a presença de "células em flor" morfologicamente anormais (Figura 354.1), que representam células T com núcleos profundamente lobulados, que se assemelham às células da leucemia/linfoma de células T do adulto, e essas células são detectadas em número aumentado em indivíduos com alta carga viral de HTLV.

Patogenia da mielopatia/paraparesia espástica

A superprodução do vírus, medida pelas cargas virais elevadas parece resultar de respostas imunes deficientes do hospedeiro. Acredita-se que as alterações patológicas locais no tecido neuronal sejam o resultado dos efeitos tóxicos das citocinas liberadas pelas células infectadas pelo HTLV-1 e pelas células T antivirais locais. Infiltrados mononucleares (principalmente de células T) intensos estão associados à perda neuronal

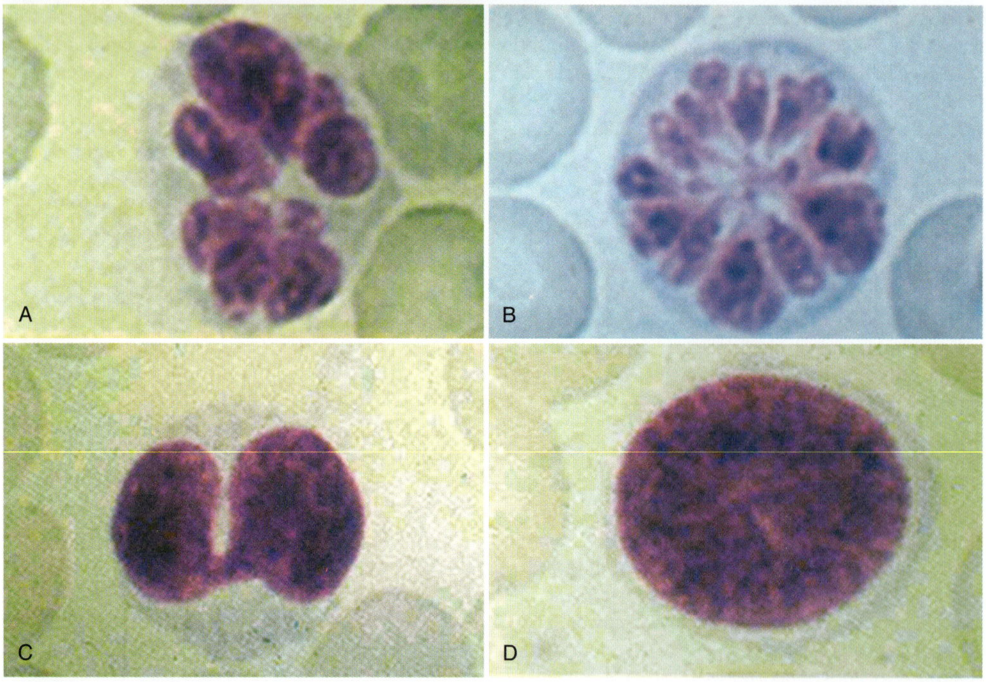

FIGURA 354.1 **Fotomicrografias que mostram as características morfológicas das células leucêmicas observadas em diferentes subtipos de leucemia/linfoma de células T do adulto (LTA). A e B. Morfologia polilobulada do tipo agudo, com a "célula em flor" altamente característica mostrada em B. C. Célula clivada típica observada na LTA do tipo crônico. D. Morfologia típica de LTA indolente. (Cortesia de K. Yamaguchi e K. Takatsuki.)**

progressiva. As lesões estão dispersas por todo o sistema nervoso central (SNC), porém são particularmente frequentes na medula espinal, onde causam a maior parte dos sinais e sintomas da MAH/PET.[4]

LEUCEMIA/LINFOMA DE CÉLULAS T DO ADULTO

EPIDEMIOLOGIA E BIOPATOLOGIA

A incidência cumulativa da leucemia/linfoma de células T do adulto ao longo da vida de indivíduos infectados pelo HTLV-1 situa-se entre 2 e 6%, com cerca de 2.500 a 5.000 casos por ano nos cerca de 5 a 10 milhões de indivíduos infectados em todo o mundo. Quase todos os pacientes que desenvolvem essa doença são infectados na lactância, visto que a doença tem um longo período de latência.[5]

Normalmente, a doença manifesta-se na quinta à sétima décadas de vida;[6] o risco é ligeiramente maior em homens infectados pelo HTLV-1. A taxa de incidência ajustada para a idade da leucemia/linfoma de células T do adulto nos EUA é de 0,05 caso por 100.000 homens e de 0,03 por 100.000 mulheres. Em áreas endêmicas para o HTLV-1, como sul do Japão e as ilhas do Caribe, a leucemia/linfoma de células T do adulto é responsável por metade ou mais das neoplasias malignas linfoides do adulto. A leucemia/linfoma de células T do adulto é raramente observada em crianças; todavia, em uma série de casos pediátricos, quatro dos oito pacientes compartilharam uma deleção homozigótica no *locus* do gene *p16*, e foi detectada uma deleção dos éxons 7 e 8 do *p53* em outra criança, sugerindo a interação de uma predisposição genética com a infecção viral para acelerar a progressão da doença.

MANIFESTAÇÕES CLÍNICAS

A doença mais comum causada pelo HTLV-1 é a leucemia/linfoma de células T do adulto (Tabela 354.2), que é um linfoma de alto grau (ver Capítulo 176), habitualmente de morfologia celular grande, média ou pleiotrópica e estágio clínico avançado.[7] A forma aguda da leucemia/linfoma de células T do adulto, que responde por cerca de 55% dos casos, caracteriza-se por uma leucemia de células T maduras agressiva, que se manifesta com contagem elevada de leucócitos, hipercalcemia e comprometimento cutâneo frequente. O tipo linfoma (cerca de 20% dos casos) compartilha todas as características, com exceção do comprometimento do sangue periférico. Outros casos assemelham-se à leucemia pró-linfocítica T e são denominados de *leucemia/linfoma de células T do adulto crônica* (cerca de 20% dos casos). Um subgrupo de casos crônicos com níveis séricos elevados de lactato desidrogenase (LDH) e ureia sanguínea e baixos níveis de albumina compartilha as características de sobrevida das formas aguda agressiva e de linfoma da leucemia/linfoma de células T do adulto, incluindo uma resposta insatisfatória ao tratamento. A leucemia/linfoma de células T do adulto indolente (cerca de 5%) pode assemelhar-se clinicamente à micose fungoide/síndrome de Sézary (ver Capítulo 176), em que o comprometimento cutâneo manifesta-se da forma de eritema ou placas infiltrativas ou tumores (Figura 354.2).[8] Algumas vezes, observa-se um longo pródromo de sinais (p. ex., exantemas cutâneos) e sintomas (p. ex., febre) na leucemia/linfoma de células T do adulto crônica e indolente antes da transformação no tipo agudo ou de linfoma, que é rapidamente fatal.

DIAGNÓSTICO

Deve-se considerar o diagnóstico em todo adulto que apresenta linfoma de células T maduras e hipercalcemia ou comprometimento cutâneo (ou ambos), com "células em flor" características (Figura 354.1). O diagnóstico é estabelecido pelo exame do soro para anticorpos anti-HTLV-1. A reação em cadeia da polimerase (PCR) pode detectar a infecção, identificar o tipo de vírus e quantificar a carga pró-viral. A "célula em flor" citologicamente distinta (uma condição *sine qua non* da leucemia/linfoma de células T do adulto) também é observada em portadores aparentemente saudáveis. Alguns casos com características clínicas negativas são negativos para anticorpo anti-HTLV-1, porém positivos provírus detectados por PCR em células sanguíneas ou em amostras de biopsia. Em mais de 90% dos casos, o receptor de quimiocina C-C 4 (CCR4) é expresso nas células da leucemia/linfoma de células T do adulto.

TRATAMENTO

O tratamento baseia-se no tipo de leucemia/linfoma de células T do adulto e em sua história natural, mas também é influenciado pela idade do paciente e pela presença de certos biomarcadores.

Leucemia/linfoma de células T do adulto indolente e crônica

A espera vigilante tem sido tradicionalmente recomendada para pacientes com doença indolente e para alguns pacientes com doença crônica que apresentam um perfil de biomarcadores favorável (níveis normais de LDH, ureia e albumina), visto que a terapia citoablativa aumenta o risco de

Tabela 354.2 Doenças associadas ao HTLV.

DIAGNÓSTICO	NATUREZA DA SÍNDROME	FORÇA DA ASSOCIAÇÃO
DOENÇAS ASSOCIADAS AO HTLV-1		
Leucemia/linfoma de células T do adulto	Doença linfoproliferativa maligna agressiva de linfócitos T maduros	Forte
Mielopatia associada ao HTLV/paraparesia espástica tropical (MAH/PET)	Síndrome de desmielinização progressiva crônica dos tratos motores longos da medula espinal	Forte
Polimiosite (ver Capítulo 253)	Síndrome inflamatória degenerativa dos músculos esqueléticos	Provável
Miosite por corpos de inclusão esporádica (ver Capítulo 253)	Doença muscular inflamatória associada ao HTLV recém-descrita	Possível
Dermatite infecciosa	Eczema generalizado crônico em adultos e crianças; possibilidade de pré-leucemia e imunodeficiência	Forte
Uveíte (ver Capítulo 395)	Infiltração inflamatória da úvea do olho	Forte
Síndrome de Sjögren/ceratoconjuntivite seca (ver Capítulo 252)	Perda da produção de lágrimas e olhos secos e boca seca	Provável
Alveolite linfocítica pulmonar/alveolite fibrosante criptogênica	Infiltrado pulmonar envolvendo linfocitose T nos pulmões de pacientes com MAH/PET e uveíte por HTLV	Possível
Bronquiectasia (ver Capítulo 84)	Associada a infecções pulmonares repetidas ou crônicas	Provável
Artrite associada ao HTLV	Poliatropatia das grandes articulações; fator reumatoide positivo, com células HTLV-1-positivas que infiltram a sinóvia	Provável
Imunodeficiência (ver Capítulo 236)	Subclínica (p. ex., diminuição da resposta ao PPD) ou clínica (p. ex., associação à tuberculose clínica e resposta precária à terapia para estrongiloidíase sintomática); associação do HTLV-1 com infecção por estrongiloides [estrongiloidíase] disseminada; esquistossomose	Provável
Condições clínicas diversas	Relatos de casos de câncer de pulmão de pequenas células com integração do HTLV-1 monoclonal e câncer do colo do útero invasivo	Incerta
DOENÇAS ASSOCIADAS AO HTLV-2		
Mielopatia associada ao HTLV	Aumento do número de casos entre doadores de sangue	Definida, porém rara

MAH = mielopatia associada ao HTLV-1; PD = derivado proteico purificado; PET = paraparesia espástica tropical associada ao HTLV-1.

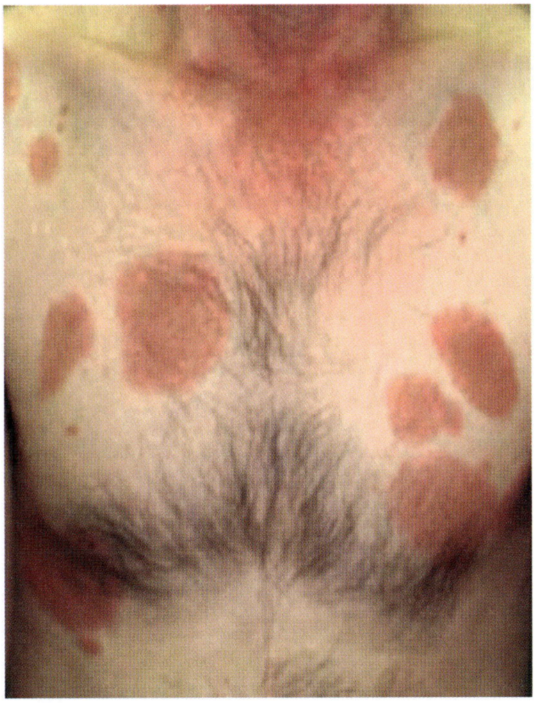

FIGURA 354.2 Comprometimento cutâneo na leucemia/linfoma de células T do adulto. (De Tomita H, Fumihide O, Kuwatsuka S, et al. Attenuation of an adult T-cell leukemia lesion after treatment of a concomitant simplex infection: a case study. *Virol J.* 2012;9:224. http://www.virologyj.com/content/9/1/224. Creative Commons Attribution License.)

infecções oportunistas letais. Entretanto, dados de estudos observacionais sugerem que é possível aumentar a sobrevida em 5 anos por meio de tratamento da leucemia/linfoma de células T do adulto indolente e de casos crônicos selecionados com altas doses do agente antiviral zidovudina (500 a 1.000 mg/dia em doses fracionadas) em combinação com a interferona-α (6 a 9 milhões de unidades). Na ausência de ensaios clínicos controlados para definir a dose e a duração ideais do tratamento, a zidovudina e a interferona são continuados indefinidamente ou enquanto forem tolerados.

Leucemia/linfoma de células T do adulto aguda, do tipo linfoma e crônica agressiva

Um esquema de três combinações sucessivas de fármacos (vincristina, ciclofosfamida, doxorrubicina e prednisona [VCAP], doxorrubicina, ranimustina e prednisona [AMP] e vindesina, etoposídeo, carboplatina e prednisona [VECP] [ver Capítulo 176]) produz uma taxa de 28% de sobrevida sem progressão em 1 ano; um tempo de sobrevida mediano de 13 meses e uma taxa de sobrevida global em 3 anos de 24%; entretanto, esse esquema está associado a complicações hematológicas e infecciosas. Uma série retrospectiva de casos relatou uma taxa de sobrevida a longo prazo de 20 a 40% após transplante alogênico de células-tronco hematopoéticas (ver Capítulo 168), porém com taxa de mortalidade significativa relacionada com o tratamento.[9] O padrão atual de cuidados para pacientes com formas agressivas de leucemia/linfoma de células T do adulto e fatores de prognóstico favorável consiste em VCAP-AMP-VECP isoladamente. Para pacientes com perfil de prognóstico desfavorável (trombocitopenia, eosinofilia, comprometimento da medula óssea, níveis elevados de LDH, nível sérico elevado de interleucina-5, expressão de CCR4, proteína relacionada à resistência pulmonar, mutação *p53* e/ou deleção de *p16*), recomenda-se a quimioterapia VCAP-AMP-VECP seguida de transplante de células-tronco alogênico.

O mogalizumabe (um anticorpo monoclonal anti-CCR4 humanizado) demonstrou ter benefício modesto em pacientes que não responderam ou que sofreram recidiva após terapia convencional.[A1] Outras terapias, como lenalidomida e inibidores da histona desacetilase, demonstraram alguma promessa, porém necessitam de mais estudos. Ainda não foi estabelecido se a terapia com receptor de antígeno quimérico de células T (CART) será útil.

PROGNÓSTICO

Houve pouca mudança no prognóstico da leucemia/linfoma de células T do adulto nos últimos 25 anos. A leucemia/linfoma de células T do adulto indolente apresenta um prognóstico relativamente favorável, com taxa de sobrevida em 5 anos de 70%. No subtipo crônico, a sobrevida em 5 anos é de apenas 20%, incluindo o subgrupo mais favorável de pacientes com níveis de LDH, ureia e albumina. Nas formas agressivas da doença aguda e de tipo linfoma, a sobrevida mediana sem doença é de 0,6 ano, com sobrevida global de apenas 0,8 ano, em razão da mortalidade associada ao rápido crescimento do tumor, às complicações infecciosas e às complicações metabólicas, particularmente hipercalcemia. Os fatores de prognóstico negativos significativos[10] também incluem baixo estado de desempenho por ocasião do diagnóstico, idade mais avançada, estágio avançado e níveis séricos elevados de LDH, bem como perfis de tumor genético adversos.[11] Em geral, a morte resulta do rápido crescimento das células tumorais, da hipercalcemia, da sepse bacteriana e das complicações por microrganismos oportunistas e outras infecções.

MIELOPATIA ASSOCIADA AO HTLV/ PARAPARESIA ESPÁSTICA TROPICAL

EPIDEMIOLOGIA E BIOPATOLOGIA

O HTLV-1 provoca uma síndrome neurológica inflamatória crônica, conhecida como MAH/PET. A incidência cumulativa é aproximadamente metade da taxa para a leucemia/linfoma de células T do adulto, com aproximadamente 1 a 2% dos portadores afetados. A MAH/PET tem aproximadamente duas vezes mais probabilidade de ocorrer em mulheres. A maior parte dos casos em adultos é observada na faixa etária dos 30 aos 50 anos, porém já ocorreram casos em crianças com apenas 3 anos. O período médio de latência antes do início da MAH/PET é menor que o da leucemia/linfoma de células T do adulto, e a exposição tanto no início da vida quanto na idade adulta pode causar MAH/PET. Foram relatados mais de uma dúzia de casos de mielopatia associada ao HTLV-2, porém a ocorrência é muito rara, em comparação com portadores de HTLV-1.

A patogenia resulta do tráfego de células T infectadas em áreas perivasculares e no parênquima da medula espinal, onde causam astrocitose. A inflamação crônica das substâncias branca e cinzenta da medula espinal resulta em degeneração progressiva das colunas lateral e posterior, seguida, com o decorrer do tempo, de perda da mielina e dos axônios nas colunas anteriores.

MANIFESTAÇÕES CLÍNICAS

Os sintomas consistem em marcha rígida, espasticidade, fraqueza dos membros inferiores, dor lombar, incontinência urinária, impotência e (raramente) ataxia. Normalmente, os pacientes apresentam marcha rígida que evolui (em geral, lentamente) para a espasticidade e fraqueza crescentes, com desenvolvimento posterior de incontinência e impotência, embora sintomas vesicais e dor lombar possam ter sido observados durante meses ou anos. Diferentemente da esclerose múltipla clássica (ver Capítulo 383), em que podem ser observadas remissões, a MAH/PET caracteriza-se por uma evolução inexoravelmente progressiva. Embora possam ocorrer lesões em qualquer parte do SNC na MAH/PET, a degeneração dos neurônios motores longos na medula espinal é responsável pela maior parte dos sinais e sintomas. A progressão da doença é habitualmente lenta, porém alguns casos exibem progressão aguda, particularmente aqueles associados à transfusão de sangue HTLV-1-positivo ou a infecção associada a transplante. Outras manifestações de doença *autoimune* associada ao HTLV-1 podem ser observadas concomitantemente com a síndrome neurológica.

DIAGNÓSTICO

Deve-se suspeitar do diagnóstico em pacientes com perda inexplicada das funções do trato piramidal. O diagnóstico é confirmado pela pesquisa de anticorpos anti-HTLV-1 no soro. As bandas de imunoglobulina oligoclonais no líquido cerebrospinal (LCS) de pacientes com MAH/PET reagem a antígenos do HTLV-1, e a razão dos anticorpos anti-HTLV-1 entre LCS e soro é maior que 1. A quantificação por PCR do provírus HTLV-1 associado a células no LCS também é diagnóstica. Com frequência, as lesões da medula espinal aparecem hiperintensas na imagem de ressonância magnética ponderada em T2.

TRATAMENTO

Foram realizados poucos ensaios clínicos controlados randomizados sobre o tratamento da MAH/PET. A International Retrovirology Association elaborou diretrizes para o manejo da MAH/PET, utilizando o sistema GRADE internacionalmente aceito (https://htlv.net/HAMpdf). As evidências mais fortes de benefícios são para os corticosteroides: 1 g/dia de metilprednisolona em pulsos IV, durante 3 a 5 dias, seguida de baixa dose (p. ex., 5 mg/dia) de prednisolona oral a longo prazo como manutenção. Podem ser necessárias doses mais altas de esteroides orais. Uma variedade de terapias de preservação de esteroides tem sido utilizada, notavelmente ciclosporina, 2,5 mg/kg/dia em doses fracionadas, azatioprina, 25 a 100 mg/dia, salazopirina, 1.000 a 1.500 mg/dia, e metotrexato, 7,5 a 12,5 mg/semana com recuperação com folato; entretanto, são necessários estudos complementares para determinar a eficácia a longo prazo. Até o momento, não há evidências para sustentar o uso isolado da terapia antirretroviral, embora as enzimas transcriptase reversa e integrase do HTLV possam ser inibidas *in vitro*. Tampouco há evidências suficientes para sustentar o uso de outras terapias, embora o estudo recente com mogamulizumabe seja promissor.[12]

PROGNÓSTICO

O prognóstico da MAH/PET é sombrio, com progressão inexorável da deterioração neurológica. Depois de 20 anos, cerca de 50% dos pacientes estão confinados a uma cadeira de rodas.

OUTRAS CONDIÇÕES ASSOCIADAS AO HTLV

A MAH/PET é o arquétipo de uma série de síndromes inflamatórias induzidas pelo HTLV-1, que se caracterizam por uma alta carga viral e pela infiltração de células mononucleares nos tecidos. Os exemplos incluem a polimiosite do músculo esquelético, a miosite por corpos de inclusão esporádica, a uveíte (30 a 40% dos casos em áreas endêmicas para o HTLV),[13] comprometimento pulmonar (alveolite linfocítica pulmonar, alveolite fibrosante criptogênica, bronquiectasia), síndrome de Sjögren/ceratoconjuntivite seca e dermatite infecciosa, que é uma síndrome pediátrica caracterizada pela incapacidade de eliminar infecções cutâneas bacterianas (Tabela 354.2). Os portadores de HTLV-1 também apresentam taxas elevadas de câncer do colo do útero invasivo, tuberculose, infestações parasitárias (particularmente estrongiloidíase), escabiose e eczema generalizado refratário associado à dermatite infecciosa. Um estudo prospectivo de usuários de substâncias HTLV-2-positivos mostrou excesso de mortes relacionadas com asma e aumento da frequência de infecções da pele e dos tecidos moles.

PREVENÇÃO

Com frequência, os pacientes procuram assistência médica quando confrontados com o resultado positivo para HTLV, com base no rastreamento de bancos de sangue. É necessária uma confirmação com *Western blot* ou PCR. Os pacientes confirmados com HTLV-positivo devem ser orientados sobre o fato de que as complicações relacionadas com a infecção pelo HTLV-1 são incomuns, e que o HTLV-2 raramente causa doença. Em segundo lugar, é preciso ressaltar que esses vírus não são transmitidos com facilidade, porém o paciente deve ser avisado sobre como a transmissão pode ser evitada. Em terceiro lugar, o paciente deve ser aconselhado sobre a distinção entre HTLV e HIV, visto que o maior medo que os pacientes podem experimentar é saber que são portadores do "vírus da AIDS". Outras diretrizes para a prevenção incluem as seguintes:

- O sangue para doação deve ser submetido a rastreamento antes da transfusão, e os doadores positivos devem ser excluídos da doação
- Todos os doadores para transplante de órgãos sólidos devem ser submetidos a rastreamento para a infecção pelo HTLV-1, e o uso desses órgãos deve ser cuidadosamente considerado em relação ao possível receptor, tendo em vista a elevada taxa de MAH/PET
- As mães positivas para HTLV-1/HTLV-2 devem ser desencorajadas a amamentar, de modo a evitar a transmissão da mãe para o lactente, exceto em situações específicas, em que a doença diarreica em lactentes não amamentados apresenta um risco ainda maior de morbidade e mortalidade
- Os casais discordantes para o vírus devem utilizar preservativos. Entretanto, tendo em vista a frequência relativamente baixa de transmissão sexual em cada relação sexual, os casais que desejam engravidar podem fazer coincidir a relação sexual desprotegida com períodos de fertilidade máxima. Essas decisões exigem uma cuidadosa discussão entre o médico e a paciente.

Diferentemente do HIV, a profilaxia pós-exposição (exposição sexual) não é recomendada de modo rotineiro, visto que não foi estabelecida a eficácia dessa profilaxia para a infecção por HTLV nos seres humanos. As vacinas contendo vírus inteiros e antígenos recombinantes do envelope do HTLV-1 tiveram sucesso na prevenção da infecção pelo HTLV-1 em macacos e em um coelho. Entretanto, é pouco provável que uma vacina para seres humanos tenha alta prioridade, em virtude da incidência relativamente baixa da doença clínica.

Grau A Recomendação de grau A

A1. Phillips AA, Fields P, Hermine O, et al. Mogamulizumab versus investigator's choice of chemotherapy regimen in relapsed/refractory adult T-cell leukemia/lymphoma. *Haematologica.* 2019;104:993-1003.

REFERÊNCIAS BIBLIOGRÁFICAS

As referências bibliográficas, bem como os outros materiais suplementares deste livro, encontram-se no GEN-IO, nosso ambiente virtual de aprendizagem.

355 ENTEROVÍRUS

JOSÉ R. ROMERO

DEFINIÇÃO

Os enterovírus pertencem ao gênero Enterovírus da família Picornaviridae. Com o advento da virologia molecular, as mais de 100 cepas identificadas são classificadas com base na análise filogenética da sequência de ácido nucleico da VP1, a principal proteína de capsídio dos enterovírus (Tabela 355.1).

Os patógenos

Os enterovírus são pequenos vírus (30 nm de diâmetro) icosaédricos e não envelopados. O capsídio viral é composto de quatro proteínas virais (VP1 a VP4). Os enterovírus apresentam um genoma de RNA de fita simples de sentido positivo, de cerca de 7,4 quilobases. A extremidade 5′ do genoma está ligada de modo covalente a uma pequena proteína, a VPg. O genoma está organizado em uma longa região (cerca de 740 nucleotídios) 5′ não traduzida que precede uma única fase de leitura aberta contínua medindo cerca de 6,63 quilobases. Essa fase que é seguida de uma região não traduzida 3′ curta e de uma cauda de poliadenilato terminal, produz uma única poliproteína grande, que sofre modificação pós-tradução para produzir quatro proteínas do capsídio, sete proteínas não estruturais e vários intermediários proteicos funcionais. As regiões não traduzidas 5′ e 3′ da VPg participam na replicação do genoma viral. A região não traduzida 5′ dos enterovírus é essencial para a tradução e contém determinantes de neurovirulência nos poliovírus.

Tabela 355.1 Classificação dos enterovírus.

ESPÉCIES	SOROTIPOS
Enterovírus A	CV- A2-A8, A10, A12, A14, A16 EV- A71, A76, A90-A92, A114, A119-A121
Enterovírus B	CV- A9 CV- B1-B6 E- 1-7, 9, 11-21, 24-27, 29-33 EV- B69, B73-B75, B77, B78, B79-B88, B93, B97, B98, B100, B101, B106, B107, B110-113
Enterovírus C	PV- 1-3 CV- A1, A11, A13, A17, A19-A22, A24 EV- C95, C96, C99, C102, C104, C105, C109, C113, C116-C118
Enterovírus D	EV- D68, D70, D94, D111, D120

EPIDEMIOLOGIA

Em todo o mundo, estima-se em 1 bilhão ou mais o número de infecções por enterovírus que ocorrem anualmente. Nos EUA, cerca de 30 a 50 milhões de infecções por ano resultam em aproximadamente 10 a 15 milhões de casos sintomáticos, em que o vírus coxsackie A6, vírus ECHO 11, vírus ECHO 18, vírus coxsackie A9, vírus coxsackie B4, vírus ECHO 30, vírus ECHO 6 e enterovírus D69 são responsáveis por aproximadamente 50% das infecções enterovirais.[1]

Os seres humanos são o único reservatório conhecido dos enterovírus. As infecções por enterovírus são sazonais, e a maioria ocorre durante o verão e no início do outono em regiões temperadas. Por exemplo, mais de 80% das infecções nos EUA ocorrem no período de junho a outubro. Entretanto, os surtos observados ressaltam sua ocorrência pansazonal. Em regiões tropicais e subtropicais, as infecções ocorrem durante todo o ano, com aumento da incidência na estação chuvosa.

De modo global, os sorotipos dominantes dos enterovírus circulantes podem variar anualmente de acordo com a região geográfica. Nos EUA, 13 sorotipos são responsáveis por quase 70% de todos os isolados relatados (Tabela 355.2).

Mais de 80% das infecções ocorrem em indivíduos com menos de 20 anos, sendo a incidência mais alta observada em lactentes e em crianças de até 4 anos. Quase 45% de todas as infecções ocorrem em lactentes com menos de 1 ano. Entre os membros da família de crianças infectadas, pode-se observar evidências clínicas ou sorológicas de infecção secundária em mais de 50% dos indivíduos suscetíveis. Verifica-se uma preponderância do sexo masculino em indivíduos com menos de 20 anos (razão entre sexo masculino e sexo feminino de 1,4:1), mas não em indivíduos de mais idade.

Foram relatados surtos localizados de enterovírus em unidades neonatais, berçários, creches, escolas, acampamentos, equipes esportivas e estabelecimentos militares. Surtos em toda a comunidade são comuns. Ocorreram surtos regionais extensos de EV-A71 na região da Ásia-Pacífico. Ocorreram também pandemias ocasionais, como conjuntivite hemorrágica aguda causada por EV-D70 e CV-A24.

Programas de vacinação antipólio efetivos erradicaram o poliovírus selvagem do sorotipo 2 em todo o mundo. O sorotipo 3 foi detectado pela última vez em 2012, porém ainda não foi declarado como erradicado. Os casos de sorotipo 1 parecem agora ser restritos ao Afeganistão, Paquistão e Nigéria, onde infelizmente permanecem endêmicos.[2] Apesar das taxas de vacina poliomielite de mais de 95%, os poliovírus selvagens de genótipo tipo 1 tem circulado persistentemente no sul de Israel e de maneira intermitente em outras áreas, felizmente sem nenhum caso de paralisia, conforme determinado por vigilância intensificada. O uso de vacinas de poliovírus vivo atenuado levou ao problema dos poliovírus derivados de vacina (VDPV), em consequência da excreção de cepas da vacina (Sabin)

Tabela 355.2 Os 13 sorotipos de enterovírus mais comuns relatados pelos laboratórios do sistema de vigilância de enterovírus nacional aos CDC, 2009-2013.

SOROTIPO DE ENTEROVÍRUS	PORCENTAGEM
Vírus coxsackie A6	12,3
Vírus ECHO 11	7,9
Vírus ECHO 18	5,6
Vírus coxsackie A9	5,1
Vírus coxsackie B4	5,0
Vírus ECHO 30	5,0
Vírus ECHO 6	5,0
Enterovírus D68	4,3
Vírus coxsackie B5	4,1
Vírus coxsackie B3	4,1
Vírus ECHO 9	4,0
Vírus coxsackie B1	3,5
Vírus coxsackie A16	2,9
Total	69,1

Fonte: Centers for Disease Control and Prevention (CDC). Enterovirus and parechovirus surveillance–United States, 2009-2013. *MMWR Morb Mortal Wkly Rep.* 2015;64:940-943.

com neurorreversão de indivíduos que apresentam imunodeficiências humorais primárias, mas não humorais secundárias nem outras imunodeficiências, ou como resultado de uma recombinação natural entre cepas de Sabin e membros das espécies de *Enterovirus C*.[3] Os VDPV que podem circular no ambiente com evidências de transmissão de pessoa para pessoa foram denominados *poliovírus derivados da vacina circulantes* (cVDPV). Um terceiro grupo de VDPV, designado VDPV ambíguos, é constituído por isolados clínicos de indivíduos sem imunodeficiência conhecida ou isolados de esgoto, cuja fonte original é desconhecida. À semelhança do poliovírus de tipo selvagem, os cVDPV podem causar paralisia flácida aguda em indivíduos não imunizados ou incompletamente imunizados e têm causado múltiplos surtos em todo o mundo. Para eliminar o risco de poliomielite causada por VDPV, seria necessário interromper todas as vacinas orais de poliovírus vivo atenuado. Como etapa inicial em direção a essa meta, foi iniciada, em 2016, mudança sincronizada global da vacina poliomielite oral trivalente para uma vacina bivalente contendo apenas poliovírus atenuados dos tipos 1e 3.[4]

BIOPATOLOGIA

Os poliovírus e a maioria dos enterovírus não pólio são transmitidos por via fecal-oral. As exceções notáveis incluem CV-A21 e EV-D68, que são disseminados por via respiratória, e EV-D70, que pode ser transmitido por meio de fômites contaminados ou secreções oculares e respiratórias. As evidências também sustentam a transmissão transplacentária dos enterovírus.

A ingestão de enterovírus resulta em infecção das células da faringe e, por ser o vírus acidorresistente, do sistema digestório inferior. A replicação viral inicial, que se acredita ocorra nos tecidos da mucosa da nasofaringe e do intestino (*i. e.*, tonsilas e placas de Peyer), leva à disseminação para os linfonodos cervicais profundos e mesentéricos. A replicação posterior nesses locais resulta em viremia menor, com disseminação para múltiplos órgãos, incluindo fígado, pulmões, coração e sistema nervoso central (SNC). A replicação do vírus nesses locais provoca muitas das manifestações clínicas da infecção e é seguida de viremia significativa, que pode infectar o SNC se este foi poupado durante a viremia inicial. O vírus é eliminado por anticorpos neutralizantes tipo específicos dirigidos para as proteínas do capsídio com 7 a 10 após a infecção. Os anticorpos IgA aparecem nos tratos respiratório e gastrintestinal 2 a 4 semanas após a infecção.

A resposta imune humoral do hospedeiro é fundamental na prevenção e na erradicação das infecções por enterovírus. As imunodeficiências de células B congênitas ou adquiridas podem resultar em infecção crônica ou prolongada. Evidências experimentais sugerem que as interferonas são importantes para limitar a propagação do poliovírus uma vez ocorrida a infecção. As células *natural killer* e as células T gama ou delta podem desempenhar um papel na regulação da resposta das células T do hospedeiro.

Os achados histopatológicos em pacientes que morreram de poliomielite revelam necrose neuronal em associação a infiltrados mononucleares e polimorfonucleares, de distribuição inicialmente perivascular, mas que posteriormente são encontrados de modo difuso na substância cinzenta dos cornos anteriores da medula espinal, formação reticular do rombencéfalo, núcleos vestibulares e núcleos do teto do cerebelo. Nas infecções do SNC por enterovírus não pólio em hospedeiros imunocompetentes, os achados incluem edema das meninges e do parênquima cerebral, com infiltração linfocítica perivascular microscópica, aumento do número de oligodendrócitos e áreas focais de necrose e hemorragia. Nos casos de miocardite por enterovírus (ver Capítulo 54), a inflamação de células mononucleares está associada a necrose miocárdica disseminada, seguida de fibrose, que pode ser focal, mas que resulta em dano ao miocárdio.

MANIFESTAÇÕES CLÍNICAS

O período de incubação das infecções por enterovírus é, em geral, de 3 a 6 dias, com variação de 2 dias a 2 semanas. Dependendo do sorotipo e da idade do paciente, até 90% dos indivíduos infectados podem apresentar infecções subclínicas.[5] Os enterovírus são responsáveis por uma grande variedade de síndromes clínicas, que afetam quase todos os sistemas orgânicos, e não existe um sorotipo de enterovírus que esteja exclusivamente associado a uma única doença ou síndrome clínica (Tabela 355.3).

A síndrome enteroviral mais frequente, que é observada em cerca de 50 a 80% dos casos, consiste em doença febril inespecífica, que acomete mais comumente lactentes, crianças de 1 a 3 anos e crianças maiores. O início da doença é abrupto, com febre, falta de apetite, letargia, irritabilidade, vômitos, diarreia[6] e sintomas das vias respiratórias superiores. Os achados físicos são mínimos e consistem em hiperemia faríngea e conjuntival leve e linfadenopatia. Pode-se observar a presença de exantema em cerca de 25% dos casos.

Tabela 355.3 Manifestações clínicas das infecções por enterovírus não pólio.*

SÍNDROME CLÍNICA	VÍRUS COXSACKIE DO GRUPO A†	VÍRUS COXSACKIE DO GRUPO B	VÍRUS ECHO	ENTEROVÍRUS
Infecção assintomática	Todos os sorotipos	Todos os sorotipos	Todos os sorotipos	Todos os sorotipos
Doença febril indiferenciada ("gripe de verão"), com ou sem sintomas respiratórios	Todos os sorotipos	Todos os sorotipos	Todos os sorotipos	D68, D70, A71
Meningite asséptica (frequentemente associada a exantema)	1, 2, 3, 4, 5, 6, 7, 8, 9, 10, 11, 14, 16, 17, 18, 22, 24	1, 2, 3, 4, 5, 6	1, 2, 3, 4, 5, 6, 7, 8, 9, 10, 11, 12, 14, 16, 17, 18, 19, 20, 21, 25, 30, 31, 33	D70, A71
Encefalite	2, 4, 5, 6, 7, 9, 10, 16	1, 2, 3, 4, 5	2, 3, 4, 6, 7, 9, 11, 14, 17, 18, 19, 25, 30, 33	D70, A71
Paralisia flácida aguda (semelhante à poliomielite)	4, 5, 6, 7, 9, 10, 11, 14, 16, 21, 24	1, 2, 3, 4, 5, 6	1, 2, 4, 6, 7, 9, 11, 14, 16, 17, 18, 19, 30	D68?, D70, A71
Miopericardite	1, 2, 4, 5, 7, 8, 9, 14, 16	1, 2, 3, 4, 5, 6	1, 2, 3, 4, 6, 7, 8, 9, 11, 14, 16, 17, 19, 25, 30	
Pleurodinia	1, 2, 4, 6, 9, 10, 16	1, 2, 3, 4, 5, 6	1, 2, 3, 6, 7, 8, 9, 11, 12, 14, 16, 19, 25, 30	
Herpangina	1, 2, 3, 4, 5, 6, 7, 8, 9, 10, 16, 22	1, 2, 3, 4, 5	6, 9, 11, 16, 17, [22], 25	A71
Doença mão-pé-boca	4, 5, 6, 7, 9, 10, 16	2, 5	7	A71
Exantemas	2, 4, 5, 6, 7, 9, 10, 16	1, 2, 3, 4, 5	2, 4, 5, 6, 9, 11, 16, 18, 25	A71
Resfriado comum	2, 10, 21, 24	1, 2, 3, 4, 5	2, 4, 8, 9, 11, 20, 25	
Infecções das vias respiratórias inferiores (bronquiolite, pneumonia)	7, 9, 16	1, 2, 3, 4, 5	4, 8, 9, 11, 12, 14, 19, 20, 21, 25, 30	D68, A71, C104
Conjuntivite hemorrágica aguda§	24			D70
Doença generalizada do recém-nascido	3, 9, 16	1, 2, 3, 4, 5	3, 4, 6, 7, 9, 11, 12, 14, 17, 18, 19, 20, 21, 30	

*Muitos sorotipos de enterovírus foram implicados na maioria dessas síndromes, pelo menos em casos esporádicos. Os sorotipos listados são aqueles que foram clara ou frequentemente implicados. Os sorotipos com forte associação estão sublinhados. †Como a detecção de muitos dos vírus coxsackie do grupo A exigia originalmente a inoculação em camundongos lactentes, eles provavelmente são subnotificados como causa de doença. §A conjuntivite sem hemorragia é, com frequência, observada em associação a outras manifestações em pacientes infectados por muitos vírus coxsackie dos grupos A e B e vírus ECHO, particularmente vírus coxsackie A9, A16 e B1 a B5 e vírus ECHO 2, 7, 9, 11, 16 e 30. Fonte: Modlin JR. Enterovirus. *Cecil Textbook of Medicine.* 23rd ed. Philadelphia: WB Saunders; 2008, com poucas modificações.

DIAGNÓSTICO

As técnicas de amplificação de ácido nucleico (p. ex., reação em cadeia da polimerase com transcrição reversa [RT-PCR] e amplificação de sequência baseada no ácido nucleico) constituem os métodos preferidos para a detecção e a identificação de todos os enterovírus.[7] Diversos estudos documentaram que as técnicas de amplificação de ácido nucleico são mais sensíveis e mais rápidas do que a cultura de células para a detecção de enterovírus no líquido cerebrospinal (LCS). A RT-PCR pode detectar a presença de enterovírus no LCS, sangue, tecidos, fezes e outros líquidos corporais em poucas horas, e os resultados podem reduzir o tempo de hospitalização, diminuir o uso de antibióticos e reduzir os custos associados aos cuidados de saúde.

O teste sorológico é de uso limitado, porém uma alteração de quatro vezes no título de anticorpos contra um sorotipo específico de enterovírus em amostras pareadas de soro das fases aguda e convalescente pode estabelecer o diagnóstico. Não se recomenda a cultura de células, em virtude de sua sensibilidade limitada, positividade prolongada até mesmo após a possível resolução da síndrome clínica relacionada e dos vários dias necessários para a detecção do vírus.

TRATAMENTO E PROGNÓSTICO

Em geral, ocorre resolução das infecções febris inespecíficas por enterovírus em menos de 5 dias, sem quaisquer sequelas. Entretanto, em decorrência da preocupação sobre a possibilidade de infecção bacteriana oculta, um número significativo de lactentes e crianças é hospitalizado para avaliação e terapia empírica. Após a infecção, o vírus pode ser eliminado na nasofaringe durante 2 a 6 semanas e nas fezes durante vários meses.

SÍNDROMES CLÍNICAS ESPECÍFICAS

Infecções do sistema nervoso central

PARALISIA FLÁCIDA AGUDA

MANIFESTAÇÕES CLÍNICAS E DIAGNÓSTICO

Durante as epidemias de poliovírus, 90 a 95% das infecções são subclínicas. Em outros 4 a 8% dos pacientes, a infecção resulta em febre, fadiga, cefaleia, anorexia, mialgia e faringite, que desaparecem em 2 a 3 dias. Ocorre desenvolvimento de poliomielite paralítica em menos de 1 a 2% dos indivíduos infectados.

Casos esporádicos de paralisia flácida aguda também podem ser observados com outros enterovírus, particularmente vírus coxsackie CV-A7 e enterovírus EV-A71 e EV-D68.[8] Recentemente, o EV-A71 causou um surto de paresia na Austrália, e 95% dos pacientes apresentaram RNA enteroviral nas fezes; ocorreu resolução em cerca de 90% dos casos dentro de 1 ano.[9] Em um surto recente de paralisia flácida entre crianças no Colorado, foi documentada uma infecção precedente ou concomitante por EV-D68 em 12 de 25 casos, e acredita-se que tenha sido a causa provável nos outros 13 casos. Entretanto, no Japão, apenas 9 de 58 casos de paralisia flácida aguda foram ligados ao EV-D68, e o vírus foi detectado no LCS em apenas 1 caso.[10] Entre 59 casos de mielite flácida aguda de etiologia desconhecida na Califórnia, entre 2012 e 2015, 54 foram precedidos de doença respiratória ou gastrintestinal ou ocorreram de modo concomitante, porém apenas um terço dos pacientes apresentou evidências sorológicas ou em culturas de infecção enteroviral.[11] Com exceção do EV-A71 e EV-D68, a paralisia associada a enterovírus não pólio tende a ser mais leve, e a febre está ausente no momento do início da paralisia. Os membros superiores, a face e os nervos cranianos são mais comumente acometidos. As vias sensitivas permanecem intactas.

O LCS pode revelar uma contagem normal de células e pleocitose linfocítica leve (< 100 células/μℓ) em associação a um leve aumento das proteínas e concentração normal de glicose. Os exames de neuroimagem geralmente não são úteis, porém, pode-se observar um aumento de sinal nas imagens de ressonância magnética ponderadas em T2 nas regiões do corno anterior da medula espinal em pacientes cuja paralisia flácida aguda é causada por poliovírus e enterovírus não pólio.

TRATAMENTO E PROGNÓSTICO

Não existe nenhum tratamento específico. Os esforços devem concentrar-se no monitoramento para desenvolvimento de insuficiência respiratória ou comprometimento das vias respiratórias, bem como no controle da dor associada aos espasmos musculares.

A taxa de mortalidade associada à poliomielite espinal é de cerca de 5%. As taxas de mortalidade por enterovírus associados à paralisia flácida aguda por enterovírus não pólio não são conhecidas. Antes do desenvolvimento de métodos modernos de suporte respiratório e cardiovascular, taxas de mortalidade superiores a 50% eram comuns em pacientes com poliomielite bulbar ou medular. O resultado da paralisia é altamente variável e pode incluir desde resolução completa até persistência durante toda a vida. Os maiores ganhos na recuperação da força ocorrem nos primeiros 6 meses de convalescença. Os membros paralíticos tornam-se atróficos, levando, assim, a deformidades esqueléticas. Os pacientes com enterovírus não pólio apresentam habitualmente uma recuperação mais rápida e menos atrofia do que aqueles com poliomielite clássica. Entretanto, no surto recente de EV-D68 no Colorado, cerca de 75% dos pacientes tiveram uma melhora limitada ou nenhuma melhora da paralisia flácida em 30 dias, e os outros 25% só tiveram uma recuperação parcial nesse mesmo período.

Uma síndrome de atrofia muscular pós-poliomielite, que pode ser observada em 25 a 85% dos indivíduos, 2 a 3 décadas após a recuperação da doença paralítica, caracteriza-se pelo desenvolvimento gradual de fraqueza, dor e atrofia. Os possíveis mecanismos envolvidos incluem envelhecimento e abandono neuronal nas conexões neuromusculares comprometidas ou, com menos probabilidade, reativação/infecção por poliovírus contínua.

MENINGITE

Os enterovírus, particularmente os das espécies de Enterovirus B, constituem a causa dominante de meningite viral (ver Capítulo 384) em todas as idades. Em um levantamento recente realizado nos EUA no período de 2011 a 2014, foi documentado que quase 52% de todos os casos de meningite e de encefalite consistiram em infecções enterovirais.[12]

MANIFESTAÇÕES CLÍNICAS E DIAGNÓSTICO

O quadro clínico varia de acordo com a idade. Os sintomas predominantes de meningite em recém-nascidos consistem em febre inespecífica, irritabilidade, letargia e má alimentação, frequentemente com fontanela tensa e exantema generalizado. Nos recém-nascidos com meningoencefalite, os achados clínicos podem consistir em febre, letargia, convulsões, fontanela tensa e anormalidades neurológicas focais. Nos casos graves, pode-se observar a presença de hepatite, miocardite ou pneumonite, isoladamente ou em combinação.

Em lactentes e crianças de mais idade, o início abrupto de febre constitui o sintoma inicial mais frequente. A febre pode persistir por 1 a 5 dias e pode exibir um padrão bifásico. É comum haver irritabilidade ou letargia. Outros sintomas inespecíficos incluem má alimentação, vômitos, diarreia e exantema. Ocorre cefaleia em quase todas as crianças com idade suficiente para relatá-la. É comum haver exantema, mal-estar, faringite, dor abdominal e mialgia, e o paciente pode relatar fotofobia. Ocorrem convulsões em menos de 5% dos casos. O exame pode revelar uma fontanela tensa. Os sinais de irritação meníngea (*i. e.*, rigidez de nuca, sinais de Brudzinski e Kernig) são observados em menos de 10% dos lactentes com menos de 3 meses e aumentam com a idade.

Em adolescentes e adultos, a cefaleia quase sempre está presente e é intensa o suficientemente para exigir o uso de analgésicos narcóticos para seu controle. Alguns pacientes relatam um alívio temporário da cefaleia após a punção lombar. A febre não é universal, porém ocorrem fotofobia, sinais de irritação meníngea, náuseas, vômitos e rigidez de nuca em mais de dois terços dos pacientes. A mialgia é relatada em 20 a 90% dos pacientes. Os achados menos frequentes incluem exantema e dor abdominal.

Em geral, a análise do LCS revela pleocitose linfocítica leve a moderada (< 500 células/μℓ).[13] Entretanto, alguns pacientes podem apresentar contagens de linfócitos superiores a 1.000 ou podem ter pleocitose neutrofílica em um estágio precoce da evolução da doença e, em seguida, podem progredir para um predomínio de linfócitos horas a dias mais tarde. Em uma pequena porcentagem de pacientes, em particular lactentes, não há pleocitose, embora se possa detectar a presença do enterovírus. A concentração de proteínas pode estar aumentada. Embora a concentração de glicose geralmente seja normal, pode ocorrer hipoglicorraquia, particularmente em associação a meningite por vírus coxsackie do grupo B. Nos casos de meningite, o exame de neuroimagem geralmente não revela qualquer característica. O teste de amplificação de ácido nucleico pode detectar os enterovírus no LCS. Os sorotipos identificados com mais frequência em amostras de LCS são de espécies de enterovírus B.

TRATAMENTO E PROGNÓSTICO

O tratamento é de suporte, com controle da febre e da dor. Os agentes antivirais atualmente disponíveis não são úteis. Pode não haver necessidade de hospitalização em adolescentes e adultos que parecem estar bem, se for possível excluir com segurança a possibilidade de uma causa bacteriana. Em crianças e lactentes, ou quando não é possível excluir com segurança uma infecção bacteriana em adultos, a hospitalização e a terapia antimicrobiana empírica inicial são aconselháveis (ver Capítulo 384), enquanto se aguardam os resultados das culturas bacterianas do sangue e do LCS. Podem ser necessários líquidos intravenosos para prevenir a desidratação. O controle da cefaleia pode exigir o uso de analgésicos narcóticos. As complicações incomuns em todas as idades incluem coma, aumento da pressão intracraniana e secreção inapropriada de hormônio antidiurético.

A maioria dos pacientes recupera-se por completo. Nos lactentes e nas crianças, a duração da doença é geralmente inferior a 1 semana. Nos adultos, a recuperação completa pode levar até 3 semanas.

ENCEFALITE

Os enterovírus são responsáveis por até 22% das causas identificáveis de encefalite viral (ver Capítulo 386). No maior relatório de encefalite relacionada ao enterovírus, 73% dos casos confirmados ocorreram em indivíduos com menos de 20 anos, incluindo cerca de 40% dos casos em pacientes com menos de 10 anos.

MANIFESTAÇÕES CLÍNICAS E DIAGNÓSTICO

O início dos achados neurológicos pode ser abrupto, ou pode ser precedido por febre, cefaleia, mal-estar, mialgia, sintomas respiratórios superiores, exantema, náuseas, vômitos ou diarreia. É comum a ocorrência de sonolência, letargia e alterações da consciência. Os pacientes podem apresentar irritabilidade, alterações da personalidade ou alucinações. Ocorrem crises generalizadas ou focais em até 30% dos pacientes, e uma minoria de pacientes pode evoluir para o coma. A rigidez de nuca e a ataxia constituem achados físicos frequentes. Em quase 30% dos pacientes, são relatados achados neurológicos focais, como hemiplegia, hemicoreia e parestesias. A natureza focal das crises convulsivas e os achados neurológicos anormais podem lembrar a encefalite por herpes-vírus simples (ver Capítulo 350).

Entre encefalites por enterovírus, o EV-A71 está associado exclusivamente a encefalite grave do tronco encefálico (rombencefalite), principalmente em crianças. A manifestação inicial pode ser um pródromo de doença da mão-pé-boca ou herpangina, que é seguida de mioclonia que pode estar associada a ataxia, tremores ou anormalidades dos nervos cranianos e rápido início de edema pulmonar neurogênico, choque, coma e apneia.

A avaliação do LCS pode revelar pleocitose linfocítica leve a moderada (< 500 células/$\mu\ell$), porém a contagem de leucócitos do LCS pode ser normal. A concentração de proteínas pode estar aumentada e pode constituir a única anormalidade. Em geral, a concentração de glicose está normal. Com frequência, os enterovírus podem ser detectados por teste de amplificação de ácido nucleico no LCS.

TRATAMENTO E PROGNÓSTICO

O tratamento é de suporte, com monitoramento do desenvolvimento de insuficiência respiratória ou comprometimento das vias respiratórias. Quase 50% dos pacientes necessitam de cuidados intensivos. Em pacientes com achados neurológicos focais, justifica-se o uso de aciclovir empírico (10 a 15 mg/kg a cada 8 horas) até excluir a possibilidade de herpes-vírus simples.

A duração mediana de hospitalização é de menos de 1 semana, e a mortalidade é inferior a 10%. Entretanto, na rombencefalite grave por EV-A71, a mortalidade pode aproximar-se de 70%. As sequelas a longo prazo após a rombencefalite incluem mioclonia, paralisia do nervo abducente, diplegia facial, ataxia, disartria, oftalmoplegia internuclear e apneia central.

Miopericardite

Membros da espécie de enterovírus B e, em particular, os vírus coxsackie do grupo B são responsáveis por cerca de um terço dos casos de miocardite aguda (ver Capítulo 54). A maioria dos casos ocorre em adultos jovens.

MANIFESTAÇÕES CLÍNICAS E DIAGNÓSTICO

Uma infecção das vias respiratórias superiores pode preceder o aparecimento de sintomas cardíacos em 1 a 2 semanas. Pode haver febre, e os sintomas iniciais comuns consistem em dispneia, dor torácica e fadiga. O exame físico pode revelar um ritmo de galope ou um atrito pericárdico.

Pode-se observar a presença de cardiomegalia na radiografia de tórax. Os achados eletrocardiográficos variam e incluem complexos QRS de baixa voltagem, depressão do segmento ST, inversão da onda T, ondas Q patológicas, arritmias ventriculares e bloqueio cardíaco. Os achados ecocardiográficos consistem em diminuição da fração de ejeção, dilatação ventricular e derrame pericárdico. Os níveis sanguíneos de troponina frequentemente estão elevados. A ressonância magnética cardíaca pode ajudar a localizar áreas de miocardite. Recomenda-se a biopsia do miocárdio em pacientes selecionados que apresentam insuficiência cardíaca refratária ou suspeita de miocardite de células gigantes (ver Capítulo 54); pode-se detectar o enterovírus por meio de testes de amplificação de ácido nucleico.

TRATAMENTO E PROGNÓSTICO

O tratamento de suporte consiste em repouso no leito e tratamento da insuficiência cardíaca (ver Capítulo 53), das arritmias (ver Capítulos 58 e 59) e da pericardite, com ou sem derrame pericárdico (ver Capítulo 68). Em geral, a terapia imunossupressora não é recomendada (ver Capítulo 54). Em cerca de um terço dos pacientes com miocardite aguda, observa-se o desenvolvimento de miocardiopatia dilatada crônica. Em pacientes com pericardite, pode haver futuro desenvolvimento de derrames pericárdicos recorrentes ou pericardite constritiva crônica.

Exantemas e enantemas

As infecções por enterovírus podem resultar em amplo espectro de exantemas e enantemas febris, incluindo tipos macular, papular, maculopapular, morbiliforme, rubeoliforme, vesicular, urticariforme, papulopustuloso e escarlatiniforme. Os exantemas são mais comumente observados em crianças com 15 anos ou menos. Qualquer sorotipo é capaz de causar vários exantemas diferentes. Com exceção do CV-A16, nenhum sorotipo está associado a um exantema único. O vírus ECHO 9 e o CV-A9 podem causar exantemas petequiais ou purpúricos que lembram os da meningococemia (ver Capítulo 282).

Doença mão-pé-boca e herpangina

A doença mão-pé-boca normalmente está associada a espécies de enterovírus A, em particular CV-A16, CV-A6 e EV-A71.[14,15] A herpangina também é mais comumente causada por vírus coxsackie do grupo A nas espécies de enterovírus A, porém também tem sido associada a vírus coxsackie do grupo B, vírus ECHO e enterovírus das espécies de enterovírus B.

MANIFESTAÇÕES CLÍNICAS E DIAGNÓSTICO

A doença de mão-pé-boca começa com febre baixa, mal-estar, anorexia e dor oral. Em 1 a 2 dias, aparecem máculas orais e, em seguida, sofrem rápida vesiculação e ulceração. Normalmente, as lesões orais estão distribuídas na mucosa bucal e na língua, mas também podem ocorrer no palato, na úvula, nos pilares anteriores e nas gengivas. Em cerca de dois terços dos pacientes, o enantema é acompanhado de exantema, com vesículas hipersensíveis de 3 a 7 mm no dorso das mãos e dos pés, afetando frequentemente as palmas das mãos e as plantas dos pés. Podem aparecer lesões nas nádegas, que não tendem a ser vesiculares. A doença mão-pé-boca associada ao CV-A6 apresenta uma distribuição mais ampla de lesões cutâneas, que aumentam e tornam-se vesiculares. Pode ocorrer onicomadese (perda das unhas dos dedos das mãos) 1 a 2 meses após a infecção.

A herpangina começa com febre alta, particularmente em pacientes jovens. Outros achados incluem faringite, linfadenopatia cervical leve, sialorreia, anorexia, disfagia, dor abdominal e vômitos. O exame da boca e da garganta revela lesões papulovesiculares de 1 a 2 mm, branco-acinzentadas com uma aréola de eritema, localizadas principalmente nos pilares anteriores das fauces. O palato mole, a úvula e as tonsilas também podem ser acometidos. Raramente, as superfícies bucais posteriores e a face dorsal da língua podem ser afetadas. Durante um período de 2 a 3 dias, as lesões aumentam de tamanho, alcançando 3 a 4 mm. Em média, ocorrem cinco lesões.

TRATAMENTO E PROGNÓSTICO

Em geral, ocorre resolução da doença mão-pé-boca em menos de 1 semana, enquanto a resolução da herpangina é geralmente observada em 10 dias, ambas normalmente sem intercorrências, sem a necessidade de hospitalização e sem sequelas. Os lactentes e as crianças pequenas podem necessitar de hospitalização para a administração de líquidos parenterais. A doença associada ao CV-A6 apresenta maior taxa de hospitalização. A doença mão-pé-boca causada por EV-A71 pode preceder o desenvolvimento de rombencefalite potencialmente fatal (ver Encefalite). As vacinas EV-71 experimentais são mais de 90% efetivas contra a doença mão-pé-boca relacionada ao EV-71 e mais de 80% efetivas contra doenças graves associadas ao EV-71, porém não proporcionam proteção contra as infecções por vírus coxsackie A16.

Conjuntivite hemorrágica aguda

A conjuntivite hemorrágica aguda (ver Capítulo 395) está associada ao EV-D70 e CV-A24. As doenças causadas pelos dois sorotipos são indistinguíveis uma da outra. Entretanto, a conjuntivite hemorrágica aguda causada por CV-A24 pode ser mais comumente acompanhada de sintomas respiratórios superiores e sistêmicos e pode estar associada a hemorragia conjuntival menos grave. É comum observar taxas elevadas de episódios secundários dentro das famílias. Outros enterovírus podem causar conjuntivite aguda ou ceratoconjuntivite, porém geralmente sem manifestações hemorrágicas.

MANIFESTAÇÕES CLÍNICAS

Um período de incubação de cerca de 1 a 2 dias precede o rápido aparecimento de edema palpebral associado a lacrimejamento, fotofobia, visão turva e dor ocular intensa. As hemorragias subconjuntivais características variam quanto a seu tamanho, desde petéquias a grandes manchas. Embora ocorra ceratite transitória com frequência, ela raramente resulta em opacidades subepiteliais. A adenopatia pré-auricular é comum, mas não a febre. Em certas ocasiões, pode ocorrer secreção mucopurulenta ocular.

TRATAMENTO E PROGNÓSTICO

O tratamento é de suporte. A doença persiste habitualmente por 1 a 2 semanas, porém a recuperação completa é, em geral, a regra. Em alguns pacientes, pode-se observar o desenvolvimento de radiculomielopatia lombar transitória e doença semelhante à paralisia flácida aguda.

Síndromes das vias respiratórias

Os enterovírus podem causar síndromes das vias respiratórias superiores e inferiores, isoladamente ou em associação a outras síndromes. Conforme determinado pelo teste de amplificação de ácido nucleico, os enterovírus são responsáveis por até 15% das síndromes das vias respiratórias superiores. Eles também causam 18% das síndromes respiratórias inferiores em crianças hospitalizadas e 25% de hospitalizações em pacientes com sibilos agudos. O EV-D68 e EV-C104 estão sendo cada vez mais reconhecidos como causas de doença do trato respiratório.

MANIFESTAÇÕES CLÍNICAS E DIAGNÓSTICO

O "resfriado de verão" por enterovírus (ver Capítulo 3337) consiste em congestão nasal, rinorreia e espirros. Pode haver mal-estar e tosse. Normalmente, a febre e faringite estão ausentes ou são mínimas.

A faringite, a tonsilite ou a faringotonsilite começam de maneira abrupta, com febre e dor de garganta. A nasofaringe, as tonsilas, a úvula e o palato mole apresentam eritema e inflamação. Pode-se observar a presença de petéquias, e a linfadenite cervical é comum. Outras síndromes associadas aos enterovírus incluem bronquite (ver Capítulo 902) e bronquiolite.

As pneumonias por enterovírus começam de maneira gradual, com coriza, anorexia e febre baixa. Pode-se observar a presença de tosse não produtiva, taquipneia, retrações, batimento das asas do nariz e sibilos. Nos casos graves, pode haver desenvolvimento de cianose. A radiografia de tórax pode revelar infiltrados peri-hilares, consolidação irregular, aprisionamento de ar e atelectasia. O EV-D68 tornou-se uma causa de doença respiratória significativa, principalmente em crianças e lactentes, mas também em adolescentes e adultos. Em 70 a 80% dos casos, foi relatada uma condição pulmonar subjacente, como asma ou sibilos. As síndromes respiratórias associadas ao EV-D68 incluem pneumonia, bronquiolite, bronquite asmática, exacerbação da asma e sibilos. Os sinais e sintomas incluem tosse, sibilos, dispneia, taquicardia e retrações inter e subcostais. A paralisia flácida aguda é uma complicação rara. Curiosamente, a febre pode estar ausente, porém a hipoxia é comum. A radiografia de tórax pode revelar infiltrados e atelectasia.

TRATAMENTO E PROGNÓSTICO

O tratamento é de suporte e consiste em controle da febre e dor. Em crianças de mais idade e adultos, a hospitalização habitualmente não é necessária. A resolução ocorre em 7 dias ou menos. A hospitalização e a internação em unidade de terapia intensiva (UTI) podem ser necessárias para suporte respiratório da infecção por EV-D68. A morte é incomum, porém ocorre.

Miosite

PLEURODINIA

Os vírus coxsackie do grupo B constituem a principal causa de pleurodinia esporádica e epidêmica, porém a síndrome também pode ser causada por um número limitado de vírus ECHO e por vírus coxsackie do grupo A nas espécies de enterovírus A e B.

MANIFESTAÇÕES CLÍNICAS E DIAGNÓSTICO

O início da doença é abrupto em cerca de 75% dos pacientes. No restante, o início da dor torácica pleurítica é precedido por um pródromo de cefaleia, mal-estar, anorexia e mialgia vaga, de até 10 dias de duração. A dor pode ser referida para as costelas inferiores ou para o esterno e pode irradiar para os ombros, o pescoço ou a escápula. A dor é exacerbada pela respiração profunda, tosse, espirros ou movimento. Durante os paroxismos, os pacientes tendem a ser taquipneicos e a apresentar respiração superficial. Outros achados podem incluir dor abdominal, cefaleia, tosse, anorexia, náuseas, vômitos e diarreia. A febre pode ser bifásica.

O exame físico geralmente não revela hipersensibilidade muscular, miosite óbvia ou tumefação muscular. Pode-se observar a presença de atrito pleural em 25% dos pacientes. A radiografia de tórax é habitualmente normal.

TRATAMENTO E PROGNÓSTICO

O tratamento é de suporte, com ênfase no uso de analgésicos não esteroides (p. ex., ibuprofeno, 200 a 400 mg por dose, a cada 4 a 6 horas) ou hidrocodona (5 a 10 mg, 4 vezes/dia), isoladamente ou em combinação com paracetamol para controlar a dor. Os sintomas podem persistir por 1 a 14 dias (3,5 dias, em média), e ocorre resolução sem sequelas, embora sintomas recorrentes possam ser observados em 25% dos pacientes.

MIOSITE INFLAMATÓRIA

Múltiplos sorotipos de enterovírus estão associados à miosite focal ou generalizada. Em pacientes com imunodeficiências de células B, pode haver desenvolvimento de uma síndrome semelhante à dermatomiosite.

MANIFESTAÇÕES CLÍNICAS E DIAGNÓSTICO

Os achados inespecíficos incluem febre e calafrios. Os músculos acometidos podem estar fracos, hipersensíveis e edemaciados. As evidências químicas de miosite podem ser obtidas por níveis séricos elevados de creatinoquinase, mioglobinemia e mioglobinúria.

TRATAMENTO E PROGNÓSTICO

O tratamento é de suporte. Com exceção dos pacientes com imunodeficiências de células B, a recuperação é completa e rápida.

Infecções por enterovírus em populações especiais

PACIENTES COM IMUNODEFICIÊNCIAS DE CÉLULAS B

Os enterovírus não pólio e poliovírus podem resultar em infecções crônicas ou prolongadas em pacientes com imunodeficiências de células B congênitas ou adquiridas (ver Capítulo 236), como aqueles com agamaglobulinemia ligada ao X, síndrome de hiper-IgM, síndrome da imunodeficiência combinada grave ou imunodeficiência comum variável, ou em pacientes que recebem quimioterapia ou terapias imunomoduladoras, particularmente rituximabe e obinutuzumabe, que são submetidos a transplante de medula óssea ou de órgãos sólidos.

MANIFESTAÇÕES CLÍNICAS E DIAGNÓSTICO

Podem ocorrer meningoencefalite, infecções pulmonares e gastrenterite grave. Os sintomas iniciais podem consistir apenas em cefaleias persistentes e letargia. À medida que a doença progride, são observados outros achados neurológicos, que podem incluir ataxia, perda das habilidades cognitivas e de memória, demência, labilidade emocional, parestesias, fraqueza, disartria e crises convulsivas. As manifestações extra-SNC incluem uma síndrome semelhante à dermatomiosite, edema, exantemas e hepatite. O LCS revela uma concentração de proteínas persistentemente elevada e pleocitose. O enterovírus pode ser detectado no LCS por RT-PCR.

TRATAMENTO E PROGNÓSTICO

As crianças com imunodeficiência humoral (ver Capítulo 236) devem receber terapia de reposição com imunoglobulina durante toda a vida, na tentativa de prevenir a ocorrência de infecção crônica. Entretanto, alguns pacientes desenvolvem meningoencefalite crônica, que, em última análise, é habitualmente fatal. Foram relatadas infecções graves ou fatais por enterovírus em indivíduos tratados com rituximabe.

PREVENÇÃO

A lavagem das mãos constitui o principal método para a prevenção das infecções por enterovírus. Apenas as infecções por poliovírus são atualmente evitáveis por meio de vacinação. Ensaios clínicos bem-sucedidos de vacinas de EV-71 inativado foram concluídos na China.[A1,A2] Sua eficácia em outras regiões do mundo dependerá de sua capacidade de proteger contra doenças causadas pelos diferentes genótipos encontrados em todo o mundo.

Grau A Recomendações de grau A

A1. Zhu FC, Meng FY, Li JX, et al. Efficacy, safety, and immunology of an inactivated alum-adjuvant enterovirus 71 vaccine in children in China: a multicentre, randomised, double-blind, placebo-controlled, phase 3 trial. *Lancet*. 2013;381:2024-2032.

A2. Zhu F, Xu W, Xia J, et al. Efficacy, safety, and immunogenicity of an enterovirus 71 vaccine in China. *N Engl J Med*. 2014;370:818-828.

REFERÊNCIAS BIBLIOGRÁFICAS

As referências bibliográficas, bem como os outros materiais suplementares deste livro, encontram-se no GEN-IO, nosso ambiente virtual de aprendizagem.

356 ROTAVÍRUS, NOROVÍRUS E OUTROS VÍRUS GASTRINTESTINAIS

MANUEL A. FRANCO E HARRY B. GREENBERG

DEFINIÇÃO

Os vírus constituem a causa principal de gastrenterite infecciosa aguda, uma síndrome que consiste em vômitos, diarreia aquosa ou ambos, que começa de maneira abrupta em indivíduos saudáveis. Dois vírus distintos são responsáveis por grande parte desses casos. Antes da introdução e da ampla utilização das vacinas contra rotavírus nos últimos 15 anos, os rotavírus eram responsáveis por mais de 400 mil mortes anualmente. Os rotavírus continuam sendo a causa mais frequente de gastrenterite grave esporádica em crianças pequenas e, atualmente, são responsáveis pela morte de cerca de 600 crianças por dia em todo o mundo,[1] principalmente nos países em desenvolvimento que ainda não implementaram a vacina disseminada contra o rotavírus. Os norovírus são a principal causa de gastrenterite infecciosa epidêmica em lactentes e adultos nos países desenvolvidos. Por exemplo, surtos de gastrenterite em ambientes fechados, como navios de cruzeiro e casas de repouso, constituem manifestação típica das infecções por norovírus. Todavia, os norovírus também representam uma causa cada vez mais comum de gastrenterite grave esporádica em crianças pequenas e adolescente.[2]

Os patógenos

Norovírus

Os norovírus, que são representados por um dos cinco gêneros da família Caliciviridae, são vírus icosaédricos não envelopados, com genoma de NRA de fita simples de sentido positivo relativamente pequeno. O gênero norovírus é ainda classificado em cinco genogrupos (GI a GV), dos quais apenas três (GI, GII e GIV) são conhecidos por infectarem seres humanos. Os vírus de cada genogrupo são ainda divididos em genótipos (foram descritos mais de 25) e subgrupos. O vírus Norwalk é um vírus protótipo de genótipo I (GI.1), do genogrupo 1. O genoma do norovírus tem aproximadamente 7,7 quilobases de tamanho e consiste em três fases de leitura aberta, das quais a primeira codifica as proteínas não estruturais que são essenciais para a replicação do vírus. A segunda fase de leitura aberta codifica a proteína principal do capsídio, a proteína viral 1 (VP1). Quando a VP1 é expressa como proteína recombinante, ocorre automontagem de 180 moléculas em partículas semelhantes ao vírus (VLP, *virus-like particles*), que se assemelham estreitamente a vírions e que demonstraram ser de importância fundamental no estudo da epidemiologia e imunidade dos norovírus. Os norovírus humanos só recentemente foram cultivados *in vitro* de maneira reproduzível em enteroides humanos,[3] de modo que o diagnóstico depende, em geral, da amplificação dos genes do vírus por meio da reação em cadeia da polimerase (PCR; ver adiante) ou do uso de VLP como antígenos recombinantes para análise sorológica.

Rotavírus

Os rotavírus, que pertencem à família Reoviridae, são vírus icosaédricos não envelopados grandes, com um genoma segmentado de RNA de fita dupla e um revestimento de proteína de três camadas. Os rotavírus são classificados em grupos A a G, com base na presença de epítopos antigênicos de reação cruzada e sua relação genética global. Os rotavírus do grupo A são os patógenos virais entéricos encontrados com mais frequência em seres humanos jovens e muitas outras espécies de mamíferos. Os vírus do grupo B têm sido identificados de modo esporádico em surtos de doença diarreica em adulto na China e, mais recentemente, em estudos de crianças com gastrenterite esporádica, principalmente na Índia. Os rotavírus do grupo C são principalmente patógenos veterinários e, com pouca frequência, estão associados a doença diarreica em seres humanos e em animais em todo o mundo, em comparação com os rotavírus do grupo A. Os rotavírus dos grupos D a G têm isolados apenas de animais, principalmente de espécies de aves. Os rotavírus são partículas de 100 nm, que apresentam três camadas concêntricas de proteínas: o cerne é constituído de VP1, VP2, VP3 e do genoma segmentado de RNA de fita dupla; a camada intermediária é formada por VP6, a proteína viral estrutural antigênica e mais abundante; e a camada externa é composta de VP7 e VP4. O genoma, que é constituído de 11 segmentos de RNA de fita dupla, que juntos medem aproximadamente 18 quilobases e comprimento, codifica seis proteínas estruturais e seis proteínas não estruturais. Conforme observado em praticamente todos os outros vírus de RNA, a RNA polimerase do rotavírus é propensa a erros e, juntamente com a pressão seletiva, como a evolução da imunidade, impulsiona a diversidade viral. Nos rotavírus, o rearranjo de genes, que consiste na mistura de segmentos de genes de diferentes vírus parentais em células coinfectadas por duas ou mais cepas, e o rearranjo do genoma viral também contribuem para a diversidade genética. O rearranjo de segmentos gênicos entre cepas de rotavírus de animais e de seres humanos também ocorre em ambientes naturais, particularmente em países menos desenvolvidos. Recentemente, foi desenvolvido um método livre de vírus auxiliar eficiente e prático para recuperar rotavírus recombinantes, e esse método certamente levará à melhor compreensão da biologia dos rotavírus, bem como a uma possibilidade maior de desenvolver vacinas eficientes.[4]

Outros agentes

Outros agentes virais que causam gastrenterite infecciosa aguda em seres humanos, que é difícil de diferenciar da doença causada por rotavírus e norovírus, incluem o sapovírus (à semelhança do norovírus, um membro da família Caliciviridae), os adenovírus entéricos (ver Capítulo 341) que pertencem aos tipos 40 e 41, e os astrovírus (Tabela 356.1). A frequência de detecção (por ensaios de PCR) desses vírus em indivíduos com gastrenterite aguda depende do ambiente, porém são quase sempre detectados com muito menos frequência do que os rotavírus e os norovírus. Os coronavírus (ver Capítulo 342), os torovírus, os picobirnavírus, os picornavírus (ver Capítulo 355), os bocavírus, os parechovírus e os pestivírus também têm sido isolados ocasionalmente de indivíduos com gastrenterite aguda, porém os seus papéis como agentes etiológicos de doença entérica ainda não foram comprovados. Entre pacientes com gastrenterite aguda, nenhum agente etiológico é encontrado em cerca de 25 a 50% dos casos.

EPIDEMIOLOGIA

Norovírus

Com o passar do tempo, os norovírus parecem sofrer variação antigênica em resposta à aquisição de imunidade na população geral, de modo muito semelhante aos vírus da influenza.[5] Atualmente, os casos de gastrenterite em todo o mundo são, com mais frequência, causados pela cepa do norovírus GII.4; entretanto, novas cepas geralmente evoluem a cada 2 a 4 anos, em virtude da variação antigênica. Com frequência, ocorrem surtos em ambientes de contato humano próximo, como estabelecimentos militares, navios de cruzeiro, casas de repouso e escolas, particularmente com clima frio e seco (Tabela 356.1). A disseminação viral é intensificada pelo nível muito elevado de infectividade dos norovírus, visto que os dados sugerem que 1 a 10 partículas constituem uma dose infecciosa.

Os norovírus dos genótipos GII.4 e GII.3 também são responsáveis por cerca de 12 a 20% dos casos de gastrenterite esporádica em crianças com menos de 5 anos em países tanto desenvolvidos quanto em desenvolvimento.[6] Nos EUA, onde a vacinação contra o rotavírus está agora disseminada, os norovírus recentemente ultrapassaram os rotavírus como principal causa de consultas médicas para gastrenterite em crianças com menos de 5 anos. Em um estudo de coorte de nascimento em oito locais na América do Sul, África e Ásia, os rotavírus tiveram a maior carga atribuível em locais sem vacina contra rotavírus.

Rotavírus

A incidência da doença por rotavírus é semelhante em crianças de países desenvolvidos e em desenvolvimento, sugerindo que as medidas de higiene púbica, como acesso à água limpa, não substituem a necessidade de vacina efetiva. Nos países desenvolvidos, antes da implementação de vacinas altamente efetivas, o rotavírus constituía uma importante carga econômica, porém raramente a causa de doença fatal; após a implementação de vacinas, houve mudança na epidemiologia da doença por rotavírus; assim, por exemplo, o pico de incidência em crianças não vacinadas na Finlândia está agora ocorrendo entre 6 e 16 anos e, nos indivíduos idosos, a partir dos 70 anos.[7]

Nas zonas temperadas do mundo, a doença por rotavírus ocorre principalmente durante picos epidêmicos nos meses mais frios do ano (Tabela 356.1). Entretanto, esse padrão não é observado em países localizados dentro de 10° do Equador, onde a doença ocorre de forma endêmica durante todo o ano. Antes da introdução da vacinação contra o rotavírus, uma onda anual de doença por rotavírus disseminava-se pelos EUA e Europa, seguindo padrões espaço-temporais específicos e recorrentes. Nos EUA, esse padrão de disseminação tem sido correlacionado a variações nas taxas de natalidade, sugerindo que o número de lactentes que apresentam sua primeira infecção constitui um dos principais fatores impulsionadores da epidemia de rotavírus. As altas taxas de natalidade nos países em desenvolvimento também podem influenciar a distribuição epidemiológica diferencial dos rotavírus. O uso generalizado da vacina contra rotavírus reduziu acentuadamente ou até eliminou essa propagação espaço-temporal do rotavírus nos EUA e na Europa.

Os anticorpos dirigidos contra as duas proteínas de capsídio externas constituem a base da classificação sorotípica dos rotavírus em sorotipos G (glicoproteína, VP7) e P (sensível à protease, VP4). Por motivos técnicos, os reagentes de sorotipagem P raramente estão disponíveis e a classificação baseia-se no genótipo P (fornecido entre colchetes). Em todo o mundo, as infecções em seres humanos são causadas, em sua maioria, por apenas cinco tipos de rotavírus do grupo A; o P[8]G1 é, de longe, o mais comum (cerca de 53% das cepas), seguido de P[8]G3, P[4]G2,

Tabela 356.1 Características epidemiológicas e clínicas dos norovírus e rotavírus.

	NOROVÍRUS	ROTAVÍRUS	ASTROVÍRUS
Epidemia	Ocorre durante todo o ano; os surtos tendem a apresentar um pico em clima frio	Durante todo o ano em países equatoriais; pico no inverno em outros	Epidemia no inverno em crianças e endêmico durante todo o ano
Fator-chave da epidemia	Variação antigênica de cepas promovida pela pressão imunológica exercida pela população	Tamanho da coorte de nascimentos suscetíveis	Desconhecido
Transmissão	Surtos transmitidos por via fecal-oral, pela água e pelos alimentos	Fecal-oral	Fecal-oral
Gravidade da diarreia em crianças	Leve a moderada, mas pode ser grave	Mais grave	Mais leve do que a dos rotavírus ou norovírus
Reservatório	Os seres humanos são os únicos reservatórios conhecidos dos norovírus que infectam seres humanos	Principalmente os seres humanos, porém os rotavírus de animais de fazenda e animais de estimação (particularmente nos países em desenvolvimento) podem infectar os seres humanos, porém raramente se disseminam	Os seres humanos são o único reservatório de astrovírus que infectam humanos
Prevenção	Vacina baseada na proteína viral 1 em desenvolvimento	Várias vacinas vivas atenuadas disponíveis	Nenhuma vacina em desenvolvimento
Predisposição pela idade	Todas as idades	Principalmente crianças < 5 anos; a transmissão da doença em contatos familiares de mais idade é relativamente baixa (< 25%)	Geralmente crianças, porém os adultos também podem contrair a doença

P[8]G9 e P[8]G4. Em algumas áreas em desenvolvimento, como a Índia, o Brasil e a África, os rotavírus P[6]G9, G5 e G8, respectivamente, também são encontrados com frequência. Algumas cepas de rotavírus humanas podem ter surgido após rearranjo com rotavírus bovino ou suíno. Recentemente, foi observada uma alta prevalência dos vírus G12 em vários países, sugerindo que esse sorotipo pode representar uma cepa de rotavírus emergente. Os resultados de um grande estudo multicêntrico na África Subsaariana e no sul da Ásia, onde ocorre a maioria das mortes por gastrenterite em crianças com menos de 5 anos, confirmaram que o rotavírus constitui o agente etiológico mais comum dessa síndrome e representa uma importante carga nutricional nas crianças.

BIOPATOLOGIA

Norovírus

Os antígenos de grupo histossanguíneo (HBGA) são os receptores para os norovírus e determinam a suscetibilidade à doença de maneira específica para a cepa. Os HBGA são oligossacarídeos de carboidratos complexos, ligados a proteínas ou lipídios que são expressos nos epitélios da mucosa do sistema digestório. Todas as três principais famílias de HBGA, as famílias ABO, Lewis e secretora, estão envolvidas na ligação dos norovírus. O estado secretor de uma pessoa é controlado pelo gene de fucosiltransferase 2 (*FUT2*). Os indivíduos com estado secretor negativo são especificamente resistentes à infecção pelo vírus Norwalk (GI.1) e também a alguns vírus GII.

Embora o RNA do norovírus tenha sido detectado na corrente sanguínea de até 15% dos pacientes com gastrenterite por norovírus, o local de replicação viral primária é, mais provavelmente, o sistema digestório. Recentemente, norovírus humanos foram cultivados com sucesso e transferidos *in vitro* em culturas enteroides de células epiteliais intestinais derivadas de células-tronco humanas diferenciadas. De forma coerente com a forte associação de vômitos à doença por norovírus, o esvaziamento gástrico é retardado. Amostras de biopsia de jejuno proximal mostram atenuação das vilosidades, com hiperplasia das células da cripta e vacuolização citoplasmática, algumas vezes com aumento da apoptose das células epiteliais. É provável a ocorrência de uma alteração funcional da barreira epitelial. A eficácia e a persistência da imunidade a longo prazo são atualmente desconhecidas no contexto da infecção natural, em que a dose infecciosa é, em geral, muito baixa. A recente cultura bem-sucedida de norovírus sugere que o papel dos anticorpos neutralizantes como determinante de proteção por fim poderá ser cuidadosamente examinado.

Rotavírus

No caso dos rotavírus, os HBGA também foram recentemente propostos como receptores que determinam a suscetibilidade à doença de maneira específica para a cepa. Os rotavírus replicam-se nas células da pontas das vilosidades do intestino delgado, onde o processo patológico inclui encurtamento e atrofia das vilosidades, vacuolização dos enterócitos, infiltração mononuclear da lâmina própria e distensão das cisternas do retículo endoplasmático. Todavia, a gravidade da doença clínica não foi diretamente relacionada com a extensão da doença intestinal, porém relacionada com os níveis de RNA viral nas fezes.

Durante as fases iniciais da doença, a alteração na secreção, motilidade e permeabilidade intestinais contribui para o mecanismo biopatológico da diarreia. Posteriormente, durante a doença, pode ocorrer má absorção. A NSP4 do rotavírus, que é codificada pelo gene 10 do rotavírus, é uma enterotoxina viral que medeia, pelo menos em parte, os componentes secretores iniciais da diarreia. Foi também postulado que a infecção viral aumenta a motilidade intestinal ao estimular o sistema nervoso entérico, possivelmente por meio da NSP4. Ainda não foi determinado se e em que grau o efeito enterotóxico da NSP4 é clinicamente relevante em crianças ou em outras espécies de animais. Os indivíduos infectados apresentam um curto período de viremia, porém suas consequências clínicas não estão bem estabelecidas, a não ser sua correlação com o nível da febre. No entanto, a maioria das crianças infectadas por rotavírus apresenta elevações discretas das enzimas hepáticas, sugerindo, assim, a ocorrência comum de hepatite leve.

Os níveis séricos de IgA contra o rotavírus, medidos pouco depois da infecção natural em crianças, geralmente exibem uma correlação com os níveis de IgA intestinal e também parecem estar relacionados com a proteção. Uma explicação para as infecções recorrentes por rotavírus (e por norovírus) é que a proteção contra reinfecção é mediada pela IgA intestinal, que não é duradoura nos seres humanos. Outra explicação é que a proteção dependente de anticorpos neutralizantes contra uma ou ambas as proteínas externas do capsídio altamente variáveis do rotavírus. Entretanto, uma vacina P[8]G1 monovalente induz proteção significativa contra cepas de diferentes sorotipos, sustentando, assim, a conclusão de que a imunidade protetora contra a infecção por rotavírus é, em grande parte, heterotípica. Recentemente, uma análise de anticorpos monoclonais humanos dirigidos contra VP4 ou VP7 demonstrou que, de fato, a imunidade heterotípica contra essas proteínas é muito comum.[8]

MANIFESTAÇÕES CLÍNICAS

Norovírus

As manifestações clínicas da infecção por norovírus são variáveis e dependem, em parte, da idade do indivíduo infectado. Cerca de um terço das infecções é assintomática, e os sintomas consistem em diarreia, náuseas, vômitos, cólicas abdominais, febre e mal-estar, que geralmente persistem por 1 a 3 dias. Em crianças com menos de 11 anos, a doença normalmente começa com vômitos de início súbitos e pode durar de 4 a 6 dias. O vírus pode ser eliminado em baixos títulos por até 8 semanas em indivíduos saudáveis nos demais aspectos e por mais de 1 ano em pacientes com síndromes de imunodeficiência grave. Em recém-nascidos e lactentes prematuros, os vômitos frequentemente não constituem um sintoma, e a infecção tem sido associada à enterocolite necrosante. Para sustentar o diagnóstico de surtos de norovírus, foram propostos os seguintes quatro critérios: (1) vômitos em mais da metade dos indivíduos afetados; (2) período de incubação médio (ou mediano) de 24 a 48 horas; (3) duração média (ou mediana) da doença de 12 a 60 horas; e (4) ausência de patógenos bacterianos em coproculturas.

Rotavírus

A diarreia e desidratação por rotavírus tendem a ser mais graves do que a doença causada por outros patógenos entéricos na infância. A diarreia por rotavírus é aquosa, persiste durante cerca de 5 dias, é frequentemente precedida pelo início súbito de vômitos e, com frequência, é acompanhada de febre e desidratação. O período de incubação do rotavírus é estimado em menos de 48 horas. A excreção dos vírus nas fezes persiste por 10 dias na maioria das crianças e pode se estender por até 57 dias. Os períodos de excreção são mais longos no exame por ensaios de PCR sensíveis, em vez do imunoensaio em fase sólida. Em torno dos 5 anos, em um ambiente sem vacinação, praticamente todas as crianças adquirem imunidade naturalmente ao rotavírus, e a doença muito grave é rara depois dessa idade.

DIAGNÓSTICO

Norovírus

A PCR com transcrição reversa (RT-PCR) constitui, atualmente, o procedimento de escolha para detectar o norovírus em amostras clínicas, em alimentos e na água. Embora os ensaios imunoabsorventes ligados à enzima (ELISA) para a detecção dos norovírus estejam disponíveis na Europa, sua sensibilidade depende do genótipo, e a especificidade e sensibilidade para diagnóstico variam, com base na diversidade das cepas circulantes na população. Além disso, esses imunoensaios não são facilmente adaptáveis para a detecção de novas cepas. O RNA do norovírus é detectado por RT-PCR em amostras de fezes de até 16% dos indivíduos saudáveis, um achado que complica o diagnóstico de gastrenterite por norovírus. Embora a relação entre os sintomas da doença e a carga viral não tenha sido totalmente estabelecida, foi proposta uma RT-PCR quantitativa, em tempo real, para estabelecer um limiar relativo de positividade para atribuir a doença ao norovírus.

Rotavírus

Antes da introdução da vacina contra rotavírus nos países desenvolvidos, bem mais de 50% dos episódios de diarreia moderada a grave em crianças pequenas durante a "estação" do rotavírus eram causados pelo próprio rotavírus. Em países tropicais, a presença de outros patógenos entéricos e a ausência de ocorrência sazonal da doença por rotavírus tornam mais difícil determinar quais episódios diarreicos são causados por rotavírus sem a realização de um ensaio diagnóstico. Dispõe-se no comércio de numerosos ELISA para rotavírus, que são geralmente sensíveis, específicos e fáceis de usar na maioria das condições. A PCR tem sensibilidade aumentada para a detecção do rotavírus e possibilitou a tipagem fácil dos vírus. Entretanto, com métodos baseados na PCR, até 29% das crianças saudáveis com menos de 1 ano podem ser positivas para rotavírus, de modo que é difícil associar a detecção do RNA do vírus com a gastrenterite. Por conseguinte, é preferível o uso de ELISA ou de RT-PCR quantitativa (utilizando um nível limiar como no caso do norovírus) para o diagnóstico de gastrenterite por rotavírus.

PREVENÇÃO

Norovírus

O desenvolvimento de uma vacina contra norovírus para seres humanos representa provavelmente um desafio, em virtude da heterogeneidade antigênica entre cepas circulantes, propensão dos norovírus a sofrer variação antigênica, diminuição da imunidade e ausência de uma correlação bem estabelecida de proteção.[9] Todavia, um novo candidato a vacina, baseado em VLP, recentemente demonstrou ter eficácia promissora no contexto viral experimental.[A1]

Os higienizadores à base de álcool de alta porcentagem (99,5% de etanol) e os antissépticos de iodopovidona a 10% são superiores a outros higienizadores à base de álcool para reduzir a contaminação por norovírus. O simples sabonete antimicrobiano doméstico e a lavagem das mãos com água da torneira também diminuem a contaminação viral.

Rotavírus

A primeira vacina, que foi uma mistura de rotavírus *rhesus*-humano recombinantes, contendo, cada um, uma proteína G de um sorotipo comum de rotavírus humano, foi licenciada para uso nos EUA; todavia, posteriormente, foi retirada do mercado, em virtude de sua associação com intussuscepção. Subsequentemente, em estudos de grande porte, duas vacinas de segunda geração demonstraram ser seguras, efetivas e com relação custo-benefício favorável em países desenvolvidos e em desenvolvimento. Essas duas vacinas contra rotavírus atuais foram baseadas em duas abordagens diferentes. Um tipo de vacina utilizou uma vacina pentavalente modificada feita de uma mistura de rotavírus bovino e humano recombinantes. Outra abordagem é uma vacina monovalente de vírus humano atenuado. Nenhuma dessas vacinas previne a infecção subsequente por rotavírus ou a doença leve, porém ambos os tipos evitam efetivamente a doença grave, particularmente nos países desenvolvidos.

As taxas de proteção nos países desenvolvidos e de renda média com essas duas vacinas contra rotavírus são muito semelhantes,[10] variando de 70 a 80% contra qualquer doença por rotavírus a 90 a 100% contra a gastrenterite grave. Em locais com poucos recursos, a vacina pode ser administrada a recém-nascidos com segurança e sucesso.[A2] Embora ambas as vacinas aprovadas possam aumentar ligeiramente o risco de intussuscepção,[11] os seus benefícios persistentes[12] superam de longe esse risco de baixo nível. Mesmo nos EUA, onde a carga de doença grave por rotavírus é a menor, a vacina contra rotavírus reduziu de modo significativo a utilização dos cuidados de saúde e despesas com diarreia em crianças.

Nos EUA, a vacinação também teve um efeito inesperado sobre a diarreia induzida por rotavírus entre indivíduos não vacinados, sugerindo, portanto, a indução de imunidade de rebanho. O U.S. Advisory Committee on Immunization Practices (ACIP) (ver Capítulo 15) e a Organização Mundial da Saúde (OMS) recomendam agora o uso rotineiro dessas vacinas.

Atualmente, várias outras vacinas contra rotavírus estão se tornando disponíveis, em grande parte para reduzir os custos; todavia, à semelhança das vacinas em uso, são apenas cerca de 50% eficazes contra as doenças graves nos países em desenvolvimento mais pobres.[A3] Entretanto, mesmo com essa eficácia reduzida, as duas vacinas aprovadas ainda apresentam uma relação custo-benefício favorável nos países menos desenvolvidos.

TRATAMENTO

Como tanto a doença por norovírus quanto a doença por rotavírus desaparecem em questão de dias sem nenhum tratamento, a meta terapêutica básica é prevenir a desidratação aguda. A solução de sais de reidratação por via oral recomendada, que agora tem uma osmolaridade de 331 mmol/ℓ, é tão efetiva quanto as soluções de osmolaridade mais elevadas. Após reidratação, recomenda-se uma rápida realimentação apropriada para a idade. A doença por rotavírus induz deficiência de lactase intestinal autolimitada, porém os produtos que contêm lactose, particularmente o leite materno, não devem ser suspensos.

A imunoterapia passiva oral com diversas preparações de imunoglobulinas pode reduzir a duração da infecção por rotavírus, porém provavelmente só é viável em termos econômicos para pacientes imunodeficientes ou para lactentes com baixo peso ao nascer nos países desenvolvidos. Recentemente, em Bangladesh, um fragmento de anticorpo de cadeia pesada, derivado de lhamas, específico contra o rotavírus, foi capaz de reduzir a taxa de evacuações em lactentes do sexo masculino com diarreia grave associada a rotavírus.[A4] O *Lactobacillus*, uma bactéria presente no iogurte, é segura e, em estudos limitados, parece ser moderadamente efetiva no tratamento da gastrenterite aguda por rotavírus. Entretanto, diferentes preparações de lactobacilos variam acentuadamente na dose das bactérias, e não foi elaborada nenhuma recomendação geral sobre seu uso. Vários estudos realizados em países em desenvolvimento mostraram que a suplementação com zinco (10 mg/dia para lactentes com menos de 6 meses e 20 mg/dia para crianças de mais idade) é útil no tratamento e na prevenção da diarreia; todavia, são necessários estudos adicionais para determinar se o tratamento será útil em todos os países em desenvolvimento e países desenvolvidos.

No momento, não se recomenda o tratamento farmacológico da diarreia por rotavírus ou norovírus. A racecadotrila (4,5 mg/kg/dia), um inibidor da encefalinase que atua sobre o sistema nervoso entérico, demonstrou ser útil como adjuvante no tratamento da diarreia por rotavírus em alguns estudos, mas não em todos eles. A ondansetrona (0,15 mg/kg/dia), um antagonista da serotonina, é efetiva na redução da êmese da gastrenterite durante a fase de reidratação oral.[A5] Em vários estudos de pequeno porte, a nitazoxanida (15 mg/kg/dia) foi útil no tratamento da gastrenterite por rotavírus.[A6] São necessários mais estudos antes que qualquer uma dessas várias preparações possa ser geralmente recomendada para o tratamento da diarreia por rotavírus.

Grau A Recomendações de grau A

A1. Leroux-Roels G, Cramer JP, Mendelman PM, et al. Safety and immunogenicity of different formulations of norovirus vaccine candidate in healthy adults: a randomized, controlled, double-blind clinical trial. *J Infect Dis*. 2018;217:597-607.

A2. Bines JE, At Thobari J, Satria CD, et al. Human neonatal rotavirus vaccine (RV3-BB) to target rotavirus from birth. *N Engl J Med*. 2018;378:719-730.

A3. Isanaka S, Guindo O, Langendorf C, et al. Efficacy of a low-cost, heat-stable oral rotavirus vaccine in Niger. *N Engl J Med*. 2017;376:1121-1130.

A4. Sarker SA, Jakel M, Sultana S, et al. Anti-rotavirus protein reduces stool output in infants with diarrhea: a randomized placebo-controlled trial. *Gastroenterology*. 2013;145:740-748.

A5. Marchetti F, Bonati M, Maestro A, et al. Oral ondansetron versus domperidone for acute gastroenteritis in pediatric emergency departments: multicenter double blind randomized controlled trial. *PLoS ONE*. 2016;11:1-15.

A6. Mahapatro S, Mahilary N, Satapathy AK, et al. Nitazoxanide in acute rotavirus diarrhea: a randomized control trial from a developing country. *J Trop Med*. 2017;2017:1-5.

REFERÊNCIAS BIBLIOGRÁFICAS

As referências bibliográficas, bem como os outros materiais suplementares deste livro, encontram-se no GEN-IO, nosso ambiente virtual de aprendizagem.

357 FEBRES HEMORRÁGICAS VIRAIS

DANIEL G. BAUSCH

DEFINIÇÃO

A febre hemorrágica viral é uma doença sistêmica aguda, que consiste classicamente em febre, em uma constelação de sinais e sintomas inicialmente inespecíficos e em propensão à hemorragia e choque. Pode ser causada por mais de 30 vírus diferentes de quatro famílias taxonômicas – Filoviridae, Arenaviridae, Bunyaviridae e Flaviviridae (Tabela 357.1)[1] –, embora nem todos os vírus dessas famílias provoquem a síndrome. Todos são vírus de RNA de fita simples com envelope lipídico, com

Tabela 357.1 Principais vírus causadores de febre hemorrágica.

VÍRUS	DOENÇA	DISTRIBUIÇÃO GEOGRÁFICA DA DOENÇA	PRINCIPAL RESERVATÓRIO/VETOR	CASOS ANUAIS ESTIMADOS	RAZÃO ENTRE CASOS E INFECÇÃO	TRANSMISSIBILIDADE DE SERES HUMANOS PARA OUTROS SERES HUMANOS
FILOVIRIDAE						
Vírus Ebola*	Doença pelo vírus Ebola†	África Subsaariana	Morcego frugívoro?	–‡	1:1	Elevada
Vírus Marburg	Doença pelo vírus Marburg†	África Subsaariana	Morcego frugívoro: morcego frugívoro egípcio (*Roussetus aegyptiacus*), talvez outros	–‡	1:1	Elevada
ARENAVIRIDAE§,‖						
Grupo do Velho Mundo						
Lassa	Febre de Lassa	África Ocidental	Roedor: *Mastomys natalensis*	50.000 a 100.000	1:5 a 10	Moderada
Lujo¶	FH de Lujo	Zâmbia	Desconhecido, presumivelmente roedor	Desconhecido	Desconhecida	Moderada a elevada
Grupo do Novo Mundo						
Junín	FH argentina	Pampas argentinos	Roedor: *Calomys musculinus*	Cerca de 100	1:1,5	Baixa
Machupo	FH boliviana	Departamento de Beni, Bolívia	Roedor: *Calomys callosus*	≤ 50	1:1,5	Baixa
Guanarito	FH venezuelana	Estado Portuguesa, Venezuela	Roedor: *Zygodontomys brevicauda*	≤ 50	1:1,5	Baixa
Sabiá**	Nome proposto: FH brasileira	Área rural próxima a São Paulo, Brasil?	Desconhecido, presumivelmente roedor	Desconhecido	1:1,5	Baixa?
Chapare††	FH de Chapare	Cochabamba, Bolívia	Desconhecido, presumivelmente roedor	Desconhecido	Desconhecida	Desconhecida
BUNYAVIRIDAE§						
Grupo do Velho Mundo						
Hantaan, Seoul, Puumala, Dobrava-Belgrade, outros	FH com síndrome renal	Hantaan: nordeste da Ásia Seoul: áreas urbanas em todo o mundo Puumala e Dobrava-Belgrade: Europa	Roedores Hantaan: rato de campo listado (*Apodemus agrarius*) Seoul: rato marrom ou norueguês (*Rattus norvegicus*) Puumala: *Clethrionomys glareolus* Dobrava-Belgrade: rato do campo de pescoço amarelo (*Apodemus flavicollis*)	50.000 a 150.000	Hantaan: 1:1,5 Outros: 1:20	Nenhuma
Grupo do Novo Mundo						
Sin Nombre, Andes, Laguna Negra, outros	Síndrome pulmonar por hantavírus	Américas	Roedores Sin Nombre: ratos de cervo (*Peromyscus maniculatus*) Andes: *Oligoryzomys longicaudatus* Laguna Negra: *Calomys laucha*	50.000 a 150.000	Sin Nombre: 1:1 Outros: até 1:20	Nenhuma, exceto para o vírus dos Andes

Febre do Vale do Rift	Febre do Vale do Rift	África Subsaariana, Madagascar, Arábia Saudita, Iêmen	Gado doméstico/mosquitos (*Aedes* silvestre e outros)	100 a 100.000[‡,‡‡]	1:100	Nenhuma
FH da Crimeia-Congo	FH da Crimeia-Congo	África, Bálcãs, sul da Rússia, Oriente Médio, Índia, Paquistão, Afeganistão, China Ocidental	Vertebrados selvagens e domésticos/carrapatos (principalmente espécie de *Hyalomma*)	Cerca de 500	1:1 a 2	Elevada
FLAVIVIRIDAE						
Febre amarela	Febre amarela	África Subsaariana, América do Sul até Panamá	Macaco/mosquito (*Aedes aegypti*, outras espécies de *Aedes* e *Haemagogus*)	5.000 a 200.000[§§]	1:2-20	Nenhuma
Dengue	FH da dengue	Trópicos e subtrópicos em todo o mundo	Ser humano/mosquito (*Ae. aegypti* e *albopictus*)	100.000 a 200.000[§§]	1:10 a 100, dependendo da idade, de infecção prévia, da constituição genética e do sorotipo infectante	Nenhuma
FH de Omsk	FH de Omsk	Sibéria Ocidental	Roedor/carrapato (principalmente espécies de *Dermacentor* e *Ixodes*)	100 a 200	Desconhecida	Não relatada
Doença da Floresta de Kyasanur	Doença da Floresta de Kyasanur	Estado de Karnataka, Índia; Província de Yunnan, China; Arábia Saudita	Vertebrados (roedores, morcegos, aves, macacos, outros)/carrapato (espécies de *Haemaphysalis* e outras)	Cerca de 500	Desconhecida	Não relatada, porém ocorreram infecções laboratoriais
FH Alkhumra[‖‖]	Nome proposto: FH de Alkhumra	Arábia Saudita, Egito	Carrapatos?	≤ 50	Desconhecida	Não relatada

*Cinco espécies ou subtipos de vírus Ebola são reconhecidos, com razões associadas variáveis de casos de fatalidade (Tabela 357.2). Todos são endêmicos na África Subsaariana, com exceção do vírus Ebola de Reston, que é encontrado nas Filipinas. †O reconhecimento crescente de que a hemorragia é observada apenas em uma minoria de pacientes com infecções pelo vírus levou à preferência do termo "doença por vírus Ebola/Marburg", em vez de "febre hemorrágica de Ebola/Marburg". ‡Embora ocorra alguma transmissão endêmica dos filovírus (vírus Ebola > vírus Marburg) e do vírus da febre do Vale do Rift, esses vírus foram, com mais frequência, associados a surtos. §As famílias de vírus Arenaviridae e Bunyaviridae são, com base em sua sorologia, filogenética e distribuição geográfica, divididas em complexos do Velho Mundo (*i. e.*, África e Ásia) e do Novo Mundo (*i. e.*, as Américas). ‖Além dos arenavírus listados na tabela, os vírus Flexal e Tacaribe causaram doença humana em consequência de acidentes de laboratório. Outro arenavírus, Whitewater Arroyo, foi observado em indivíduos doentes na Califórnia, porém seu papel como patógeno não foi claramente estabelecido. ¶Foram observados apenas cinco casos (quatro deles fatais) em um surto ocorrido em 2008. O caso-índice veio da África do Sul, de Zâmbia. **Foram observados apenas três casos (um fatal), dois deles em consequência de acidentes de laboratório. ††Descoberto e reconhecido até o momento apenas em um pequeno surto ocorrido em 2003, em que foi obtida uma amostra de sangue de um caso fatal, e foi isolado o vírus Chapare. Foram fornecidos poucos outros detalhes. ‡‡Embora o vírus da febre do Vale do Rift possa ser encontrado em toda a África Subsaariana, ocorrem habitualmente grandes surtos na região do Vale do Rift da África Oriental. §§Com base em estimativas da Organização Mundial da Saúde (OMS). Ocorre uma subnotificação significativa. A incidência pode flutuar amplamente de acordo com o local e o tempo. ‖‖O Alkhumra é considerado por alguns como uma variante do vírus da doença da Floresta de Kyasanur. Há discordância sobre a ortografia correta do vírus, escrito como Alkhurma em algumas publicações. FH = febre hemorrágica.

pequenos genomas (10 a 19 quilobases), que podem ser inativados de modo relativamente fácil no ambiente. Praticamente todos os vírus causadores de febre hemorrágica são zoonóticos e são mantidos na natureza por uma variedade de reservatórios mamíferos, habitualmente com uma estreita ligação entre o vírus e a espécie específica que atua como reservatório. Dependendo do vírus, a transmissão primária para seres humanos pode incluir o contato com excrementos de animais infectados ou picada de um vetor artrópode. A transmissibilidade entre seres humanos e a patogenicidade variam de acordo com o vírus específico e, algumas vezes, até mesmo entre cepas do mesmo vírus. Muitos dos vírus causadores de febre hemorrágica são considerados como ameaças potenciais de bioterrorismo (ver Capítulo 18).

EPIDEMIOLOGIA

Manutenção na natureza e transmissão a seres humanos

Com exceção do vírus da dengue, para o qual os seres humanos podem ser agora considerados reservatórios, os vírus da febre hemorrágica são zoonóticos e mantidos na natureza em reservatórios mamíferos (ver Tabela 357.1). Embora as febres hemorrágicas virais em seu conjunto possam ser encontradas em todo o mundo, a área endêmica de qualquer vírus da febre hemorrágica é habitualmente menor do que a extensão de seu reservatório natural ou do vetor artrópode. Com exceção do vírus da dengue e de alguns hantavírus, a infecção humana é, em geral, pouco frequente. Os seres humanos são os hospedeiros terminais.

Os vírus das febres hemorrágicas podem ser transmitidos aos seres humanos por exposição direta e habitualmente inadvertida das membranas mucosas ou da pele rachada ao sangue ou excrementos infectados de seu reservatório animal ou, no caso dos flavivírus e da maioria dos buniavírus, pela picada de um vetor artrópode. A dose infecciosa na maioria dos vírus das febres hemorrágicas parece ser baixa, algumas vezes da ordem de apenas alguns vírions. A transmissão por aerossol não constitui um modo predominante de disseminação, se alguma vez ocorrer; entretanto, estudos realizados em primatas não humanos mostram que a transmissão de muitos vírus de febre hemorrágica é possível por meio de aerossóis artificialmente criados, levantando, assim, a possibilidade de seu uso potencial como armas biológicas (ver Capítulo 18).

Vírus transmitidos por morcegos

Os filovírus (do latim *filo*, "filamento", referindo-se à sua forma filamentosa), os vírus Marburg e Ebola, constituem, talvez, os mais temidos de todos os vírus das febres hemorrágicas.[2] Os morcegos frugívoros parecem constituir o reservatório dos filovírus, com transmissão para os seres humanos provavelmente a partir da exposição a excremento ou saliva de morcegos infectados. Os primatas não humanos, particularmente gorilas e chimpanzés, e outros animais selvagens podem ser infectados, presumivelmente por exposição semelhante a morcegos, e podem transmitir os filovírus aos seres humanos por meio de contato com sangue e líquidos corporais desses animais, habitualmente em associação com sua caça. Os primatas não humanos, que também são hospedeiros terminais que desenvolvem doença grave e habitualmente fatal, semelhante àquela observada em seres humanos, podem ser presas mais fáceis de caçadores quando doentes. Como os vírus da febre hemorrágica são rapidamente inativados por aquecimento, é provável que ocorra infecção pela exposição durante o abate e a preparação, e não pelo consumo de carne cozida. Nas Filipinas, o vírus Ebola Reston tem sido isolado de suínos que presumivelmente foram infectados por exposição a morcegos. O surto de doença por vírus Ebola na África Ocidental de 2013 a 2016 superou todos os surtos de Ebola anteriores combinados, com 28.616 casos notificados e 11.310 mortes; entretanto, um surto ocorrido no período de 2018 a 2019 no nordeste da República Democrática do Congo resultou em mais de 1.500 casos notificados e mais de mil mortes.[3]

Vírus transmitidos por roedores

Os arenavírus (do latim *arena*, "areia", para se referir à sua aparência arenosa na microscopia eletrônica) são divididos em complexos do Velho Mundo (ou coriomeningite linfocítica/Lassa) e do Novo Mundo (ou Tacaribe).[4] O vírus de Lassa e o vírus Lujo são encontrados na África, enquanto os vírus de Junín, Machupo, Guanarito, Sabiá e Chapare são encontrados na América do Sul. Embora possa haver diferenças sutis entre as síndromes produzidas pelos arenavírus do Novo Mundo, elas são, em geral, agrupadas simplesmente como febres hemorrágicas da América do Sul.

O gênero Hantavírus da família Bunyaviridae é, de modo semelhante, dividido em complexos do Velho Mundo e do Novo Mundo. Os hantavírus do Velho Mundo, como os vírus Hantaan, Seoul e Puumala, entre muitos outros, causam febres hemorrágicas, com comprometimento renal proeminente em toda a Europa e Ásia. Os hantavírus do Novo Mundo, como Sin Nombre e Andes, entre muitos outros, causam uma febre hemorrágica viral, denominada síndrome pulmonar por hantavírus, algumas vezes também designada como síndrome cardiopulmonar por hantavírus para ressaltar o componente cardiogênico significativo dessa doença.

Os arenavírus e os hantavírus patogênicos são mantidos na natureza por meio de infecção assintomática crônica de roedores da família Muridae, com pareamento estrito entre o vírus e a espécie de roedor específicos. A transmissão entre roedores pode ser por transmissão vertical ou horizontal ou ambas, dependendo do vírus específico. A transmissão para seres humanos ocorre por meio de exposição a excrementos de roedores, a partir de aerossóis produzidos quando os roedores urinam ou por inoculação direta nas membranas mucosas, embora os modos de transmissão exatos ainda não tenham sido elucidados. A geração de aerossóis secundária é notoriamente ineficiente, de modo que a manipulação da urina excretada constitui um mecanismo menos provável de infecção. Na África Ocidental, o vírus de Lassa é algumas vezes contraído quando roedores são capturados e preparados para consumo ou, mais raramente, por meio de mordida do roedor. Dados experimentais sugerem que os seres humanos podem ser infectados por arenavírus pela via oral. A transmissão do vírus de Lassa[5] parece estar aumentando na África Ocidental, com propagação em nível epidêmico na Nigéria, em 2018 e 2019.

Os roedores que transmitem os vírus de Lassa, Machupo e muitos dos hantavírus do Velho Mundo invadem comumente o ambiente peridoméstico, colocando em risco, assim, donas de casa, crianças e outras pessoas que passam seu tempo em casa. Em contrapartida, os reservatórios para os vírus Junín, Guanarito e a maioria dos hantavírus do Novo Mundo normalmente habitam campos agrícolas, terras florestais e outros hábitats rurais, colocando em risco, assim, os trabalhadores ao ar livre, os campistas e caminhantes.

Vírus transmitidos por mosquitos

O vírus da febre do Vale do Rift é mantido em animais domésticos, como gado bovino, búfalos, ovelhas, cabras e camelos, nos quais provoca, com frequência, aborto espontâneo. O vírus pode ser transmitido aos seres humanos por exposição direta a esses animais, particularmente durante o parto, ou por mosquitos. Os agricultores, os que trabalham em matadouros e os veterinários correm risco particular.[6]

O vírus da febre amarela é mantido em um ciclo entre macacos e mosquitos das copas das árvores de floresta. Ocorrem casos esporádicos quando os seres humanos são picados por esses mosquitos. São observados surtos maiores quando os seres humanos trazem o vírus de volta a ambientes mais povoados, onde o mosquito urbano *Aedes aegypti* pode disseminar o vírus diretamente entre seres humanos. Os *Aedes aegypti*, que normalmente depositam os ovos em recipientes artificiais ao redor da casa e que picam durante o dia, tornam-se infecciosos poucas semanas após alimentar-se em um macaco ou ser humano com viremia. Um surto de febre amarela em Angola e na República Democrática do Congo em 2016,[7] e o aumento da transmissão em 2017 a 2018 na América Latina, em particular no Brasil, resultaram em milhares de casos e levaram a campanhas de vacinação em massa de milhões de pessoas.

Embora os primatas não humanos também sejam um reservatório de cepas silvestres de dengue, o vírus agora está adaptado e mantido em seres humanos, com um ciclo de transmissão regular semelhante ao da febre amarela urbana. Apesar da presença do vírus da dengue nos trópicos em todo o mundo, menos de 10% dos indivíduos infectados desenvolvem febre hemorrágica, principalmente crianças entre 4 e 12 anos.

Vírus transmitidos por carrapatos

Os vírus que causam a febre hemorrágica da Crimeia-Congo,[8] a febre hemorrágica de Omsk, a doença da Floresta de Kyasanur e a febre hemorrágica de Alkhumra são mantidos em pequenos mamíferos, como roedores, lebres e porcos-espinhos, entre os quais são transmitidos por carrapatos. Os seres humanos são infectados pelas picadas de carrapatos ou por exposição a sangue contaminado ou excrementos dos animais reservatórios. Os carrapatos também transmitem o vírus da febre hemorrágica da Crimeia-Congo para mamíferos de grande porte, incluindo gado bovino e outros animais domésticos, cuja viremia transitória e assintomática representa um risco para agricultores, pessoas que trabalham em matadouros e veterinários.

Transmissão de um ser humano para outro

A transmissão secundária de um ser humano para outro ocorre com muitos dos vírus da febre hemorrágica (ver Tabela 357.1). As taxas de ataque secundário para vírus da febre hemorrágica são, em geral, baixas (menos de 15% para o vírus Ebola Zaire),[9] provavelmente pelo fato de que a transmissão entre seres humanos exige um contato direto com sangue ou líquidos corporais contaminados. Entretanto, conforme evidenciado pelos eventos ocorridos no período de 2013 a 2016 na África Ocidental, o risco de transmissão pode aumentar de maneira significativa em grandes surtos, quando muitos pacientes doentes sobrecarregam os frágeis sistemas de saúde e as medidas de prevenção e controle de infecção colapsam, particularmente quando os profissionais de saúde não são treinados e equipados o suficiente.[10] A infecção entre seres humanos provavelmente ocorre, em geral, por meio de exposição oral ou das mucosas, mais frequentemente no contexto da prestação de cuidados a um membro doente da família (comunidade) ou a um paciente (transmissão nosocomial). Os rituais fúnebres que envolvem tocar o cadáver foram uma importante fonte de infecção durante o surto do vírus Ebola na África Ocidental. A infecção por meio de fômites não pode ser excluída. Em alguns casos, houve suspeita de "superdisseminadores" altamente infecciosos, porém não há evidências de transmissão por aerossol natural entre seres humanos. Apesar das viagens do mundo moderno, os casos importados de febre hemorrágica viral continuam raros e, em geral, não resultam em transmissão secundária, decorrente de práticas de prevenção e controle de infecção rotineiramente mantidas nos países ricos.

Com exceção dos hantavírus e de alguns dos flavivírus, a infecciosidade acompanha paralelamente o estado clínico. Os indivíduos são mais infecciosos tardiamente no curso da doença grave, quando a carga viral se encontra elevada, e os pacientes eliminam o vírus no ambiente por meio de vômitos, diarreia e sangramento. O risco de transmissão durante o período de incubação ou a partir de indivíduos assintomáticos é insignificante, embora tenha ocorrido um caso de febre hemorrágica argentina a partir da transfusão de sangue de um doador assintomático.

BIOPATOLOGIA

A instabilidade microvascular e o comprometimento da hemostasia constituem as características biopatológicas fundamentais da febre hemorrágica viral. Com exceção da doença causada pelos hantavírus e por alguns dos flavivírus, a patogenia da febre hemorrágica viral parece estar relacionada com a viremia não verificada, e os casos mais fatais são incapazes de produzir uma resposta de anticorpos significativa. Em comparação, o vírus infeccioso é rapidamente eliminado do sangue dos sobreviventes. Na dengue, na febre amarela e nas infecções por hantavírus, em que a viremia é habitualmente eliminada antes da fase mais grave da doença, a resposta imune do hospedeiro pode desempenhar um papel prejudicial. O processo exclusivo de aumento da resposta imune mediada por anticorpos,[11] em que a infecção secundária por um sorotipo diferente do vírus da dengue é mais grave do que a infecção primária, pode desempenhar um papel na patogenia da febre hemorrágica da dengue. Dados de modelos animais sugerem que o inotropismo cardíaco também pode ser inibido, direta ou indiretamente, em algumas febres hemorrágicas virais, em particular na febre de Lassa.

Após a inoculação, o vírus replica-se em primeiro lugar nas células dendríticas e em outros tecidos locais, com migração subsequente para linfonodos regionais e, em seguida, disseminação pela linfa e pelos monócitos sanguíneos para uma ampla variedade de tecidos e órgãos, incluindo fígado, baço, linfonodos, glândulas suprarrenais, pulmões e endotélio. A migração dos macrófagos teciduais resulta em infecção secundária de células parenquimatosas permissivas. Durante a doença aguda, o vírus pode ser encontrado em uma ampla variedade de líquidos corporais, incluindo sangue, saliva, fezes e leite materno.

A interação do vírus com células imunes, particularmente macrófagos e células endoteliais, resulta, direta ou indiretamente (por meio de mediadores solúveis), em ativação das células e no desencadeamento de um processo inflamatório e vasoativo consistente com a síndrome da resposta inflamatória sistêmica. A síntese de fator tecidual de superfície celular desencadeia a via da coagulação extrínseca. O comprometimento da hemostasia pode implicar disfunção das células endoteliais, plaquetas e fatores da coagulação. Com frequência, observa-se a ocorrência de coagulação intravascular disseminada (CIVD), particularmente com os vírus Ebola, Marburg e da febre hemorrágica da Crimeia-Congo.

Os infiltrados de células inflamatórias, que habitualmente são leves, consistem em uma mistura de células mononucleares e neutrófilos. Em algumas febres hemorrágicas virais, como Ebola, a replicação e a disseminação dos vírus são facilitadas pela supressão da resposta imune adaptativa do hospedeiro induzida pelo vírus. A falha da resposta imune para responder adequadamente parece constituir um importante determinante da gravidade na febre de Lassa.

O dano tecidual pode ser mediado por necrose direta das células infectadas ou indiretamente por meio de apoptose das células imunes, conforme observado em outras formas de choque séptico. Os órgãos mais afetados variam de acordo com o vírus (Tabela 357.2). Por exemplo, a necrose tubular renal e o edema retroperitoneal são observados nas febres hemorrágicas com síndrome renal, enquanto a pneumonite intersticial e a depressão do miocárdio constituem as características fundamentais da síndrome pulmonar por hantavírus. O fígado é particularmente afetado na febre amarela, com degeneração gordurosa, necrose coagulativa de zona média dos hepatócitos e presença de corpos de Councilman. O encéfalo e as meninges são particularmente afetados na doença da Floresta de Kyasanur e na febre hemorrágica de Omsk e, com frequência, também nas febres hemorrágicas da América do Sul. Observa-se a ocorrência de proliferação reticuloendotelial na doença da Floresta de Kyasanur, com acentuada eritrofagocitose no baço.

MANIFESTAÇÕES CLÍNICAS

A febre hemorrágica viral é observada em ambos os sexos e em todas as faixas etárias, com um espectro que inclui desde uma infecção relativamente leve ou mesmo assintomática até permeabilidade vascular grave, resultando em choque, falência de múltiplos órgãos e morte. Embora a apresentação clínica possa ser diferente para cada febre hemorrágica viral à medida que a doença progride, os dados limitados não permitem uma clara distinção na maioria dos casos, particularmente nas fases iniciais da doença. Os vírus da dengue e da febre do Vale do Rift causam uma variedade de síndromes, incluindo exantema e comprometimento do sistema nervoso central (SNC) (ver Capítulos 358 e 359). Ocorre febre hemorrágica na minoria das infecções por esses vírus. Depois de um período de incubação que varia de dias a semanas, a maioria dos pacientes apresenta sinais e sintomas inespecíficos, difíceis de distinguir de numerosas outras doenças febris (Tabela 357.2),[12] incluindo febre, mal-estar geral, anorexia, cefaleia, dor torácica ou retroesternal, faringite, mialgia, artralgia e dor lombossacral. A hiperemia ou a hemorragia conjuntivais são frequentes, mas não são acompanhadas de prurido, secreção ou rinite (Figura 357.1). Pode-se observar a presença de bradicardia relativa (sinal de Faget) e hipotensão ortostática, particularmente nas infecções pelos vírus da febre amarela e da dengue. A faringite pode exibir eritema ou, com menos frequência, exsudato, particularmente na febre de Lassa, levando incorretamente a um diagnóstico de faringite estreptocócica ou mononucleose. Com frequência, o paciente apresenta soluço na doença pelo vírus Ebola, embora a patogenia dessa manifestação não esteja bem esclarecida.

Depois dos primeiros dias, aparecem prontamente sinais e sintomas gastrintestinais, incluindo náuseas, vômitos, dor epigástrica e abdominal, hipersensibilidade abdominal e diarreia não sanguinolenta ou constipação intestinal. Um diagnóstico incorreto de apendicite ou de outra emergência abdominal aguda (ver Capítulo 133) leva, algumas vezes, a intervenções cirúrgicas potencialmente perigosas.

É comum a ocorrência de dor e rigidez de nuca, dor retro-orbital, fotofobia e outros sinais meníngeos na febre do Vale do Rift, na doença da Floresta de Kyasanur e na febre hemorrágica de Omsk. A tosse seca, algumas vezes acompanhada de alguns estertores dispersos à ausculta, é comum, porém os sintomas pulmonares proeminentes são raros no início do curso da doença, exceto na síndrome pulmonar por hantavírus. Com exceção da febre amarela, a icterícia não é típica, exceto em pacientes com síndrome de Gilbert subjacente, reações medicamentosas ou coinfecção. A hepatoesplenomegalia é frequente, porém ainda não se sabe se

Tabela 357.2 Aspectos biopatológicos e clínicos das febres hemorrágicas virais.

DOENÇA	PERÍODO DE INCUBAÇÃO (DIAS)	INÍCIO	HEMORRAGIA	EXANTEMA	ICTERÍCIA	CORAÇÃO	PULMÃO	RIM	SISTEMA NERVOSO CENTRAL	OLHO	RAZÃO CASO-FATALIDADE	MANEJO CLÍNICO
FILOVIRIDAE												
Doença por vírus Ebola	3 a 21	Variável	++	+	+	+	+	+	+	++[*]	40 a 85%[†]	De suporte
Doença por vírus Marburg	3 a 21	Abrupto	++	+	+	+	+	+	+	++	22 a 85%[‡]	De suporte
ARENAVIRIDAE												
Febre de Lassa	5 a 16	Gradual	+	+[§]	0	++	+	++	+	0	20%	Ribavirina
FH Lujo	9 a 13	Abrupto	++	+	0	?	+	+	+	0	80%	Ribavirina
FH da América do Sul[‖]	4 a 14	Gradual	+++	+	0	++	+	0	+++	0	15 a 40%	Ribavirina, plasma de fase convalescente
BUNYAVIRIDAE												
FH com síndrome renal	9 a 35	Abrupto	+++	0	0	++	+	+++	+	0	< 1 a 50%, dependendo do vírus específico	Ribavirina
Síndrome pulmonar por hantavírus	7 a 35	Gradual	0 (exceto pela infecção pelo vírus dos Andes)	0	0	+++	+++	+	+	0	< 1 a 50%, dependendo do vírus específico	De suporte, ECMO?
Febre do Vale do Rift[¶]	2 a 5	Abrupto	++	+	++	+?	0	+	++	++	Até 50% nas formas graves	Ribavirina
FH da Crimeia-Congo	1 a 12[**]	Abrupto	+++	0	++	+?	+	0	+	0	15 a 30%	Ribavirina
FLAVIVIRIDAE												
Febre amarela	3 a 6	Abrupto	+++	0	+++	++	+	++	++	0	20 a 50%	De suporte
FH da dengue	3 a 15	Abrupto	++	+++	+	++	+	0	+	0	Sem tratamento: 10 a 15%	De suporte
FH de Omsk	3 a 8	Abrupto	++	0	0	+	++	0	+++	+	Com tratamento: ≤ 1%	De suporte
Doença da Floresta de Kyasanur	3 a 8	Abrupto	++	0	0	+	++	0	+++	+	1 a 3%	De suporte
FH de Alkhumra[††]	3 a 8	Abrupto	++	+	+	+	+	0	++	+	3 a 5%	De suporte

*Em até um terço dos sobreviventes, observa-se a ocorrência de uveíte que ameaça potencialmente a visão, formação precoce de cataratas e outras sequelas oculares. [†]São reconhecidas cinco espécies ou subtipos de vírus Ebola com razões associadas variáveis de caso-fatalidade durante os surtos: Zaire, 85%; Sudão, 55%; Bundibugyo, 40%; Floresta Tai (também denominada Costa do Marfim), 0% (apenas um caso reconhecido, que sobreviveu); Reston, 0% (não patogênico para os seres humanos). [‡]A razão de caso-fatalidade foi de 22% no primeiro surto reconhecido de doença por vírus Marburg na Alemanha e na antiga Iugoslávia, em 1967, porém foi consistentemente superior a 80% em surtos que ocorreram na África Central, onde o vírus é endêmico. As possíveis razões para essa discrepância incluem diferenças na qualidade da assistência, patogenicidade das cepas, via e dose infecciosa, prevalência subjacente de imunodeficiência e doenças comórbidas e suscetibilidade genética. [§]Um exantema morbiliforme ou maculopapular ocorre quase sempre em indivíduos de pele mais clara, que habitualmente são expatriados; todavia, por motivos que ainda não foram elucidados, está raramente presente em africanos de pele mais escura da área endêmica. [‖]Os dados são insuficientes para distinguir entre as síndromes produzidas pelos vários arenavírus encontrados nas Américas. Por conseguinte, são frequentemente agrupadas como febres hemorrágicas da América do Sul. [¶]Pode-se observar a ocorrência de febre hemorrágica, encefalite e retinite na febre do Vale do Rift, independentemente umas das outras. [**]O período de incubação da FH da Crimeia-Congo varia de acordo com o modo de transmissão: normalmente de 1 a 3 dias após uma picada de carrapato e 5 a 6 dias após o contato com sangue ou tecidos de animais infectados. [††]Com base em observações preliminares. Foram relatados menos de 100 casos. ECMO = oxigenação por membrana extracorpórea; FH = febre hemorrágica; 0 = sinal normalmente não observado/órgão normalmente afetado; + = sinal ocasionalmente observado/órgão ocasionalmente afetado; ++ = sinal comumente observado/órgão comumente afetado; +++ = sinal característico/comprometimento grave do órgão.

ela é específica da febre hemorrágica viral ou se representa simplesmente a alta prevalência subjacente de hepatoesplenomegalia em populações da África Subsaariana.

Podem ser observadas várias formas de exantema, incluindo morbiliforme, maculopapular, petequial e equimótico (Tabela 357.2). Um exantema maculopapular no tronco ou na face pode constituir um indicador precoce e relativamente específico, porém insensível, de doença pelo vírus Ebola ou Marburg. O exantema quase sempre ocorre em pessoas de pele clara com febre de Lassa, mas, por motivos não esclarecidos, raramente em negros.

Nos casos graves, os pacientes progridem depois de 7 a 10 dias de doença para uma instabilidade vascular, que pode se manifestar por hiperemia e hemorragia conjuntivais, rubor facial, edema, sangramento, hipotensão, choque e proteinúria. O edema facial e o edema do pescoço constituem sinais clássicos e relativamente específicos de febre de Lassa e da febre hemorrágica de Lujo. A probabilidade de hemorragia clinicamente perceptível varia de acordo com o vírus infectante (Tabela 357.2) e pode se manifestar como hematêmese, melena, hematoquezia, metrorragia, petéquias, púrpura, epistaxe e sangramento gengival ou de locais de punção (Figura 357.2). A hemoptise e a hematúria são infrequentes. A hemorragia quase nunca é observada nos primeiros dias de doença. A febre hemorrágica da Crimeia-Congo caracteriza-se por grandes equimoses. Manifestações do SNC, incluindo delírio, tremor, anomalias da marcha, convulsões e soluços, podem ser observados na doença em estágio terminal, particularmente na doença da Floresta de Kyasanur, na febre hemorrágica de Omsk e nas febres hemorrágicas da América do Sul, sobretudo a febre hemorrágica argentina. Entretanto, os achados do líquido cerebrospinal (LCS) estão habitualmente normais, com exceção de pacientes que apresentam meningoencefalite decorrente de doença da Floresta de Kyasanur e febre hemorrágica de Omsk, nas quais é comum a ocorrência de um nível elevado de proteínas. A insuficiência renal é comum, particularmente na febre hemorrágica com síndrome renal e na febre de Lassa, e está associada a um prognóstico sombrio.

As doenças bifásicas são classicamente observadas nas febres hemorrágicas por flavivírus, em que um período quiescente de alguns dias (febre amarela, dengue hemorrágica e febre do Vale do Rift) a semanas (doença da Floresta de Kyasanur e febre hemorrágica de Omsk) precede as manifestações mais graves, incluindo hemorragia, choque, insuficiência renal e meningoencefalite. Fases progressivas distintas de doença e recuperação são classicamente descritas na febre hemorrágica com síndrome renal (pródromo, hipotensão, oligúria/insuficiência renal, diurese e convalescença) e na febre amarela (infecção, intoxicação, recuperação), porém não são observadas em todos os casos. As manifestações iniciais na síndrome pulmonar por hantavírus podem ser leves e inespecíficas, porém a doença pode progredir de modo a exigir ventilação mecânica e suporte vasopressor nas primeiras 24 horas; podem ocorrer bradicardia sinusal e taquicardia ou fibrilação ventricular. Pode haver desenvolvimento de encefalite e retinite na febre do Vale do Rift, independentemente da presença ou da ausência de febre hemorrágica viral.

O edema pulmonar intersticial não cardiogênico bilateral, consistente com a síndrome do desconforto respiratório agudo (SDRA) constitui a característica essencial da síndrome pulmonar por hantavírus, embora as radiografias de tórax possam ser normais no início da doença, mesmo quando os pacientes se queixam de dispneia. Apenas cerca de 30% dos pacientes com síndrome pulmonar por hantavírus apresentam evidências radiográficas de edema pulmonar na avaliação inicial, embora se desenvolva em praticamente todos os indivíduos nas primeiras 48 horas.

As mulheres grávidas com febre hemorrágica viral habitualmente apresentam doença grave, incluindo aborto espontâneo e sangramento vaginal. Entretanto, foram observados sintomas inicialmente leves, que progridem para doença grave e até mesmo fatal, talvez pelo fato de que a tolerância imune da gravidez atenua as manifestações clínicas inflamatórias iniciais.

DIAGNÓSTICO

Em virtude de sua gravidade associada, risco de disseminação secundária, alto grau de investigação pública e falta de familiaridade da maioria dos médicos, deve-se procurar uma consulta com especialista que tenha experiência com febres hemorrágicas virais tão logo se considere a possibilidade de diagnóstico. O momento de "soar o alarme" de febre hemorrágica viral é uma decisão de caso para caso, que cabe ao médico assistente juntamente com especialistas na área. As febres hemorrágicas virais são, em sua maioria, raras, e as precauções universais de prática rotineira são protetoras na maioria dos casos, pelo menos nas fases iniciais da doença.

A apresentação inespecífica inicial das febres hemorrágicas virais torna seu diagnóstico clínico extremamente difícil, em particular fora do contexto de um surto reconhecido, que habitualmente é detectado quando ocorrem grupos de casos, sobretudo quando envolvem profissionais de saúde. O diagnóstico diferencial inclui uma ampla gama de doenças febris, que variam de acordo com a região geográfica (Tabela 357.3). Uma história epidemiológica completa (incluindo detalhes de viagem, possíveis exposições e riscos ocupacionais), os detalhes da evolução dos sintomas, o exame físico e os resultados laboratoriais básicos preliminares (Tabela 357.4) são fundamentais. Deve-se considerar um diagnóstico de febre hemorrágica viral em pacientes com síndrome clinicamente compatível que, dentro do período de incubação da febre hemorrágica viral em questão,

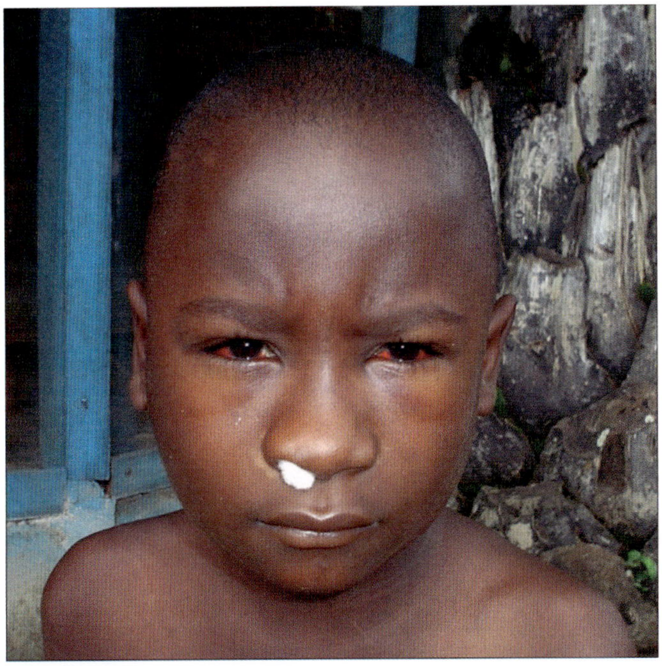

FIGURA 357.1 **Hemorragia subconjuntival e edema facial em um menino com febre de Lassa em Serra Leoa.**

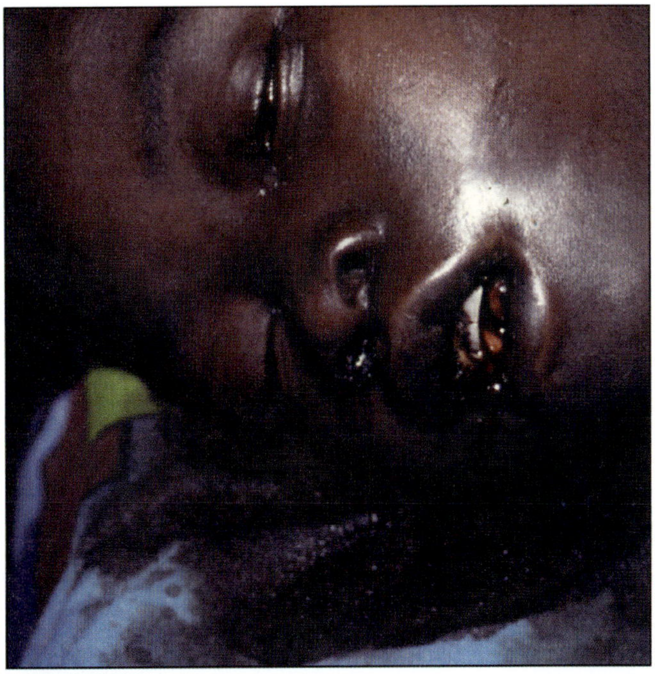

FIGURA 357.2 **Hemorragia em um paciente com doença pelo vírus Ebola.** (De Bausch DG. Viral hemorrhagic fevers. In: Schlossberg D, ed. *Clinical Infectious Disease*. New York: Cambridge University Press; 2008.)

Tabela 357.3 Diagnóstico diferencial das febres hemorrágicas virais.

DOENÇA	CARACTERÍSTICAS DIFERENCIAIS E COMENTÁRIOS
PARASITAS	
Malária	Classicamente apresenta paroxismos de febre e calafrios; manifestações hemorrágicas menos comuns; esfregaços para malária ou resultado de teste rápido habitualmente positivos; coinfecção (ou parasitemia assintomática basal) comum; responde a agentes antimaláricos
Amebíase	Além da diarreia sanguinolenta, não são geralmente observadas outras manifestações hemorrágicas; identificação de trofozoítos amebianos nas fezes por microscopia ou ensaios de antígenos; responde aos agentes antiparasitários
Giardíase	Resultado positivo do teste de antígenos nas fezes ou identificação de trofozoítos ou cistos nas fezes; responde a agentes antiparasitários
Tripanossomíase africana (estágios agudos)	Particularmente a forma da África Oriental; o exame do esfregaço de sangue periférico/creme leucocitário pode revelar tripanossomas
BACTÉRIAS (INCLUINDO ESPIROQUETAS, RIQUÉTSIAS, *EHRLICHIA* E *COXIELLA*)	
Febre tifoide	Além da diarreia sanguinolenta, não é comum observar outras manifestações hemorrágicas; responde aos antibióticos
Disenteria bacilar (incluindo shigelose, campilobacteriose, salmonelose e *Escherichia coli* êntero-hemorrágica e outros)	Além da diarreia sanguinolenta, não são bem observadas outras manifestações hemorrágicas; responde aos antibióticos
Capnocytophaga canimorsus	Associada a mordidas de cão e gato, normalmente em indivíduos com imunodeficiência subjacente, notavelmente pacientes com asplenia; responde aos antibióticos
Meningococemia	A CIVD induzida por bactérias pode simular a diátese hemorrágica das FHV; a hemorragia nas primeiras 24 a 48 h após o início da doença e a doença rapidamente progressiva são típicas; as grandes equimoses típicas da meningococemia são incomuns nas FHV, com exceção da FH da Crimeia-Congo; podem ser utilizados testes séricos rápidos de aglutinação em látex para a detecção de antígeno bacteriano na septicemia meningocócica; pode responder aos antibióticos (sua administração precoce é fundamental)
Estafilococcemia	A CIVD induzida por bactérias pode simular a diátese hemorrágica da FHV; pode responder aos antibióticos
Aborto séptico	História de gravidez e teste de gravidez positivo
Peste septicêmica ou pneumônica	A CIVD induzida por bactérias pode simular a diátese hemorrágica da FHV; as grandes equimoses típicas da peste são incomuns nas FHV, com exceção da FH da Crimeia-Congo; a peste pneumônica pode simular a síndrome pulmonar de hantavírus; pode responder aos antibióticos
Faringite estreptocócica ou por vírus Epstein-Barr	Pode simular a faringite exsudativa algumas vezes observada na febre de Lassa
Tuberculose	A hemoptise da tuberculose pulmonar avançada pode sugerir FHV; todavia, em geral, a tuberculose tem uma evolução da doença muito mais lenta
Tularemia	As formas ulceroglandular e pneumônica mais comuns; responde aos antibióticos
Emergências por abdome agudo	Apendicite, peritonite e hemorragia de úlcera gastrintestinal alta
Pielonefrite e glomerulonefrite pós-estreptocócica	Pode similar a FH com síndrome renal
Antraz (forma inalatória ou gastrintestinal)	Manifestações pulmonares proeminentes e alargamento do mediastino na radiografia de tórax na forma inalatória; responde aos antibióticos
Pneumonia bacteriana atípica (*Legionella*, *Mycoplasma*, *Chlamydophila pneumoniae* e *C. psittaci*, outras)	Pode simular a síndrome pulmonar por hantavírus; exposição a aves; com frequência, não há sintomas até a fase tardia da doença na psitacose; responde aos antibióticos
Febre recorrente	Febres recorrentes e sintomas gripais, com comprometimento neurológico direto e esplenomegalia; espiroquetas visíveis no sangue durante o período febril; responde aos antibióticos
Leptospirose	Icterícia, insuficiência renal e miocardite nos casos graves; responde aos antibióticos
Riquétsias do grupo da febre maculosa (incluindo febre da picada do carrapato africano, febre maculosa do Mediterrâneo, febre maculosa das Montanhas Rochosas)	Período de incubação de 7 a 10 dias após a picada do carrapato, em comparação com 1 a 3 dias na FH da Crimeia-Congo; normalmente, são observadas lesões necróticas (escaras) no local de picada do carrapato em algumas riquetsioses, enquanto pode haver apenas equimose leve no local de picada na FH da Crimeia-Congo; o exantema (quando presente) da riquetsiose acomete classicamente as palmas das mãos e as plantas dos pés
Febre Q (*Coxiella burnetii*)	Amplo espectro de doença, incluindo hepatite, pneumonite, encefalite e doença multissistêmica com hemorragia; responde aos antibióticos
Erliquiose	Diagnóstico por sorologia e PCR; o esfregaço de sangue pode ser útil; responde aos antibióticos
VÍRUS	
Influenza	Componente respiratório proeminente na apresentação clínica; ausência de manifestação hemorrágica; o resultado do teste rápido para influenza pode ser positivo; pode responder a fármacos contra a influenza
Infecção por arbovírus (incluindo dengue e febre do Nilo ocidental)	A encefalite é incomum; entretanto, quando presente, pode simular as FHV com comprometimento neurológico significativo (doença da Floresta de Kyasanur, FH de Omsk); habitualmente menos grave do que a FHV; não foi relatada a ocorrência de hemorragia
Hepatite viral (incluindo as hepatites A, B e E; vírus Epstein-Barr e citomegalovírus)	Icterícia atípica na FH, exceto na febre amarela; os resultados dos testes para antígenos da hepatite são positivos; pode-se observar uma infecção fulminante semelhante à FHV em indivíduos com imunodeficiência subjacente
Herpes simples ou varicela-zóster	Infecção fulminante com hepatite (com ou sem exantema vesicular); a elevação das transaminases e a leucopenia são típicas; pode-se observar a presença de doença disseminada em indivíduos saudáveis nos demais aspectos; resposta precária ao aciclovir, a não ser que seja reconhecido precocemente

Tabela 357.3 Diagnóstico diferencial das febres hemorrágicas virais. *(continuação)*

DOENÇA	CARACTERÍSTICAS DIFERENCIAIS E COMENTÁRIOS
HIV/AIDS	Síndrome de soroconversão ou HIV/AIDS com infecções secundárias, particularmente septicemia
Sarampo	O exantema pode simular aquele observado nos estágios precoces de algumas FHV e, algumas vezes, pode ser hemorrágico; a proeminência da coriza e dos sintomas respiratórios superiores no sarampo deve ajudar a efetuar a diferenciação; prevenível com vacinação
Rubéola	O exantema pode simular aquele observado nos estágios precoces de algumas FHV; em geral, trata-se de uma doença leve; prevenível com vacinação
Varíola hemorrágica ou plana	Lesões hemorrágicas ou maculares difusas; diferentemente das FHV, o exantema pode acometer a mucosa oral, as palmas das mãos e as plantas dos pés; a varíola silvestre foi erradicada
Infecção por alfavírus (incluindo chikungunya e o'nyong-nyong)	Normalmente, a dor articular é uma característica proeminente
FUNGOS	
Histoplasmose	A doença pulmonar pode simular a síndrome pulmonar por hantavírus; entrada recente em minas ou cavernas
ETIOLOGIAS NÃO INFECCIOSAS	
Intermação	História de exposição a calor extremo; ausência de sudorese; a hemorragia não é típica, mas pode ocorrer CIVD
Púrpura trombocitopênica idiopática (PTI) e púrpura trombocitopênica trombótica (PTT)	A apresentação é habitualmente menos aguda que na FHV; podem ocorrer sintomas neurológicos proeminentes na PTT; fatores da coagulação normais e ausência de CIVD; com frequência, responde aos corticosteroides (PTI) ou à plasmaférese (PTT)
Glaucoma agudo	Pode simular as manifestações oculares agudas da febre do Vale do Rift
Neoplasias malignas hematológicas (leucemia, linfoma)	Podem assemelhar-se à reação leucemoide observada ocasionalmente na FH com síndrome renal
Sensibilidade a fármacos ou superdosagem	Síndrome de Stevens-Johnson e superdosagem de anticoagulantes (varfarina)
Envenenamento por substâncias químicas industriais e agrícolas	Particularmente anticoagulantes, porém com ausência de outros sintomas de FHV
Envenenamento por picada de cobra hematotóxica	História de picada de cobra

CIVD = coagulação intravascular disseminada; FH = febre hemorrágica; PCR = reação em cadeia da polimerase; FHV = febre hemorrágica viral.

Tabela 357.4 Exames laboratoriais clínicos indicados e achados característicos em pacientes com febre hemorrágica viral.

EXAME	ACHADOS CARACTERÍSTICOS E COMENTÁRIOS
Contagem de leucócitos	Precoce: leucopenia moderada (exceto na infecção por hantavírus, na qual se observa classicamente a ocorrência de leucocitose precoce com imunoblastos) Tardia: leucocitose com desvio para a esquerda; granulocitose mais sugestiva de infecção bacteriana
Hemoglobina e hematócrito	Hemoconcentração (particularmente observada na febre hemorrágica com síndrome renal e na síndrome pulmonar por hantavírus)
Contagem de plaquetas	Trombocitopenia leve a moderada
Eletrólitos	Alterações do sódio, do potássio e do equilíbrio acidobásico, dependendo do equilíbrio hídrico e do estágio da doença
Ureia/creatinina	Pode ocorrer insuficiência renal tardiamente na doença
Bioquímica do soro (AST [TGO], ALT [TGP], amilase, gamaglutamiltransferase, fosfatase alcalina, creatinoquinase, lactato desidrogenase [LDH], lactato)	Em geral, valores aumentados, particularmente na doença grave; AST > ALT. Um nível de lactato > 4 mmol/ℓ (36 mg/dℓ) pode indicar hipoperfusão persistente e sepse. Normalmente, ocorre acentuada elevação da lactato desidrogenase na síndrome pulmonar por hantavírus
Velocidade de hemossedimentação (VHS)	Normal ou aumentada
Gasometria	A acidose metabólica pode indicar choque e hipoperfusão
Estudos da coagulação (TP, TTP, fibrinogênio, plaquetas, D-dímero)	CIVD comum nos vírus Ebola, Marburg, Lujo, FH da Crimeia-Congo e infecções por arenavírus do Novo Mundo
Exame de urina	Proteinúria comum; em certas ocasiões, pode-se observar hematúria. O sedimento pode revelar cilindros hialinos granulosos e células redondas com inclusões citoplasmáticas
Hemocultura	Útil no início para excluir a FHV e, posteriormente, para avaliar a possibilidade de infecção bacteriana secundária. A amostra de sangue deve ser coletada antes de instituição da antibioticoterapia
Coprocultura	Útil para excluir a possibilidade de FHV (a favor de disenteria bacilar hemorrágica)
Esfregaços de sangue espesso e fino	Podem ajudar no diagnóstico de parasitas do sangue (malária e tripanossomas), sepse bacteriana (meningococo, *Capnocytophaga* e antraz) e erliquiose. Todos negativos na FHV, a não ser na presença de coinfecção
Teste rápido, PCR e outro ensaio para malária	Negativos na FHV, a não ser que haja coinfecção com malária

ALT = alanina aminotransferase; AST = aspartato aminotransferase; CIVD = coagulação intravascular disseminada; FH = febre hemorrágica; PCR = reação em cadeia da polimerase; TP = tempo de protrombina; TTP = tempo de tromboplastina parcial; FHV = febre hemorrágica viral.

(1) residem em uma área endêmica ou viajaram para essa área (ver Tabela 357.1); (2) tiveram um possível contato direto com sangue ou líquidos corporais de uma pessoa que estava doente com febre hemorrágica viral aguda, como profissionais de saúde, indivíduos que cuidam de membros da família em casa ou que preparam corpos para enterro e funcionários de laboratório; (3) tiveram contato com animais selvagens vivos ou recentemente mortos (em particular, primatas não humanos) em uma área onde a febre hemorrágica viral é endêmica ou que recentemente chegaram dessa região (embora o contato direto com o animal reservatório habitualmente não seja relatado, mesmo nos casos confirmados); (4) trabalharam em laboratório ou em instalações para animais, onde são manipulados vírus da febre hemorrágica; ou (5) tiveram relação sexual desprotegida com um homem que se recuperou de uma febre hemorrágica viral no último ano.

O índice de suspeita deve ser particularmente elevado para indivíduos que têm ocupações específicas de alto risco, incluindo profissionais da área de saúde, trabalhadores em matadouros, veterinários, agricultores, caçadores, taxidermistas e viajantes que recentemente retornaram de áreas endêmicas.[13,14] A SDRA (ver Capítulo 96) ou outro comprometimento respiratório em um indivíduo que vive em uma área endêmica de hantavírus do Novo Mundo devem levar à consideração da síndrome pulmonar por hantavírus. Deve-se avaliar o risco de infecção por carrapato, incluindo exame físico à procura de escara, se houver suspeita de febre hemorrágica viral transmitida por carrapatos. Entretanto, a maioria das febres hemorrágicas virais é rara, mesmo em pessoas que apresentam um dos fatores de risco, de modo que é sempre necessário investigar ativamente diagnósticos alternativos, em particular a malária e a febre tifoide em áreas em que elas são endêmicas. É preciso considerar a possibilidade de atos de bioterrorismo (ver Capítulo 18) se houver forte suspeita de febre hemorrágica viral em um paciente sem qualquer um dos fatores de risco anteriormente mencionados, em particular quando ocorrem grupos de casos. É preciso notificar imediatamente todos os casos às autoridades de saúde locais, estaduais e federais.

Exames laboratoriais

É fundamental obter uma confirmação laboratorial imediata, de preferência com ensaios de reação em cadeia da polimerase (PCR).[15] Em geral, os ensaios de PCR apresentam sensibilidade e especificidade superiores a 90%. Podem ser obtidos resultados falso-negativos quando se efetua o teste em um paciente em uma fase muito inicial da doença, quando os níveis do vírus podem estar ainda abaixo do limiar de detecção. Se ainda houver suspeita de febre hemorrágica viral apesar de um resultado negativo, o paciente deve ser monitorado, tratado de maneira empírica, se necessário, e, se ainda estiver doente, repetir o teste alguns dias depois quando, com a exceção das infecções por flavivírus, a carga viral normalmente deve ter aumentado para um nível detectável.

Os ensaios imunoabsorventes ligados à enzima para o antígeno viral e o anticorpo imunoglobulina M, a cultura de vírus e a imuno-histoquímica em tecidos *post mortem* também apresentam, em geral, sensibilidade e especificidade acima de 90%, embora o diagnóstico sorológico de infecção por flavivírus seja, com frequência, complicado por reações cruzadas. A sensibilidade e a especificidade dos exames diagnósticos rápidos recém-desenvolvidos ainda estão sendo avaliadas. Nos EUA, os testes para as febres hemorrágicas virais podem ser providenciados por meio do Centers for Disease Control and Prevention.

TRATAMENTO

A raridade da maioria das febres hemorrágicas virais e sua ocorrência típica em ambientes remotos e pobres em recursos dificultam a realização de estudos controlados sobre o tratamento. Em geral, as diretrizes de tratamento seguem as recomendadas para o choque séptico (ver Capítulo 100). As diretrizes de consenso para cuidados de suporte de pacientes com vírus Ebola incluem isolamento em unidade de terapia intensiva, onde é possível efetuar um monitoramento rigoroso e fornecer cuidados de suporte críticos.[16,17]

Diretrizes de manejo clínico

Manejo dos distúrbios hidreletrolíticos

A instabilidade microvascular grave, frequentemente complicada por vômitos, diarreia grave e, algumas vezes, volumosa e diminuição do aporte de líquidos, normalmente exige reposição ativa de líquido e suporte com agentes vasopressores para prevenir o choque, enquanto se evita a ocorrência de graves desequilíbrios eletrolíticos. Embora a estratégia ideal de reposição de líquidos não seja conhecida, a reidratação excessivamente agressiva e não monitorada pode levar a um aumento significativo do terceiro espaço e edema pulmonar, particularmente na síndrome pulmonar por hantavírus.

Hemocomponentes e manejo da coagulação intravascular disseminada

Embora a hemorragia possa ser profusa em algumas febres hemorrágicas virais, particularmente a febre hemorrágica da Crimeia-Congo e as doenças pelo vírus Ebola e Marburg, os hemocomponentes não devem ser administrados empiricamente, porém apenas para atender os parâmetros clínicos e laboratoriais na presença de hemorragia clinicamente significativa. Devem-se administrar transfusões, de preferência com concentrados de hemácias, para manter uma concentração de hemoglobina superior a 7,0 g/dℓ, enquanto se evita a sobrecarga de volume, levando em consideração que a anemia crônica em consequência de malária e desnutrição pode ser frequente em pacientes que residem em determinadas áreas geográficas. O sangue total representa uma alternativa razoável, se não houver disponibilidade de concentrados de hemácias.

Deve-se avaliar a possibilidade de CIVD (ver Capítulo 166) com base nos parâmetros laboratoriais relevantes (Tabela 357.4), como níveis de D-dímeros. Em geral, não se administram transfusões de plaquetas a pacientes com CIVD, a não ser que eles tenham hemorragia grave. Quando administradas, a contagem de plaquetas geralmente deve aumentar em pelo menos 5 a 10×10^3 μℓ por unidade de plaquetas transfundidas, embora a resposta possa ser menor, se houver CIVD em progressão e consumo de plaquetas. O comprometimento da agregação plaquetária pode promover hemorragia em algumas febres hemorrágicas virais, particularmente a febre de Lassa, mesmo quando as contagens de plaquetas não estão drasticamente baixas. Deve-se considerar a transfusão de plasma fresco congelado (PFC) (15 a 20 mℓ/kg) na presença de hemorragia ou com níveis de fibrinogênio inferiores a 100 mg/dℓ. Podem-se administrar concentrado de fibrinogênio (dose total de 2 a 3 g) ou crioprecipitado (1 U/10 kg) em vez de PFC, embora este último tenha a vantagem teórica de conter todos os fatores da coagulação. Pode-se administrar vitamina K (10 mg IV ou VO em 3 dias consecutivos) particularmente se houver suspeita de desnutrição ou doença hepática subjacentes. O ácido fólico também pode ser algumas vezes acrescentado para evitar o efeito prejudicial da deficiência aguda de folato sobre a produção de plaquetas, particularmente em pacientes desnutridos, embora a eficácia desse tratamento seja desconhecida.

Oxigenação e ventilação

Nas fases iniciais da doença e na ausência de edema pulmonar iatrogênico, é possível sustentar a maioria dos pacientes com oxigênio administrado por cânula nasal ou máscara facial. A exceção é a síndrome pulmonar por hantavírus, na qual a intubação endotraqueal e a ventilação mecânica precoces (ver Capítulo 97) podem, com frequência, salvar a vida do paciente. Em pacientes neurologicamente normais que apresentam hipoxemia, a ventilação com pressão positiva não invasiva pode constituir um adjuvante útil para a oxigenação passiva. Quando há necessidade de ventilação mecânica, devem-se utilizar volumes correntes de proteção de 6 mℓ/kg de peso corporal ideal. A oxigenação por membrana extracorpórea tem sido utilizada com benefício aparente na síndrome pulmonar por hantavírus.

Antibióticos e infecção secundária

Até que se possa confirmar um diagnóstico de febre hemorrágica viral, os pacientes devem receber cobertura imediata com terapia antibacteriana ou antiparasitária apropriada, com consideração específica para a malária (ver Capítulo 324) e as riquetsioses transmitidas por carrapatos (ver Capítulo 311). Como existe a preocupação de translocação das bactérias intestinais para a corrente sanguínea, os esquemas administrados devem proporcionar uma cobertura para os microrganismos entéricos. Em seguida, esses medicamentos devem ser interrompidos, a não ser que haja evidência de coinfecção. Deve-se suspeitar de infecção bacteriana secundária quando os pacientes apresentam febre persistente ou recente depois de cerca de 2 semanas de doença, uma fase em que a maioria das febres hemorrágicas virais resulta em morte ou entram em fase de resolução.

Terapia antiviral

A única terapia antiviral específica atualmente disponível para qualquer febre hemorrágica viral é a ribavirina, embora esse uso não indicado na bula não esteja aprovado pela U.S. Food and Drug Administration (FDA) (Tabela 357.5). Os melhores dados disponíveis são para a febre hemorrágica com síndrome renal. Embora a ribavirina seja considerada, há muito tempo, como padrão de tratamento da febre de Lassa, são necessários mais estudos para confirmar sua eficácia nessa doença. Dados empíricos sugerem sua eficácia em outras febres hemorrágicas por arenavírus, porém os resultados são mistos, e falta um consenso sobre o uso do fármaco na febre hemorrágica da Crimeia-Congo. Em geral, os dados *in vitro* mostram a atividade da ribavirina contra os vírus da dengue, da febre amarela, da febre do Vale do Rift e da febre hemorrágica de Omsk, porém não foram realizados estudos clínicos. Os principais efeitos colaterais da ribavirina IV consistem em anemia hemolítica leve a moderada, que raramente exige transfusão e que desaparece com a interrupção do tratamento, e calafrios, quando a infusão do fármaco é demasiado rápida. Foi relatada a eficácia do fitoterápico chinês *chongcao shenkang* na febre hemorrágica com síndrome renal.

Em um ensaio clínico conduzido durante o surto do vírus Ebola na África Ocidental, o ZMapp, uma combinação de anticorpos monoclonais, reduziu a mortalidade de 37 para 22%, embora o recrutamento de pacientes não tenha sido suficiente para alcançar os parâmetros estatísticos determinados.[A1] Entretanto, dois anticorpos intravenosos mais recentes parecem ser superiores.[A1b] O favipiravir, um inibidor da RNA polimerase, demonstrou ser eficaz apenas nos casos mais leves de doença pelo vírus Ebola. Durante o surto, foi observado um benefício em termos de sobrevida nos pacientes tratados com artesunato-amodiaquina, em lugar de arteméter-lumefantrina, como tratamento empírico para a possível presença de malária, porém essa associação precisa ser mais investigada.

Foi relatado que a transfusão de plasma de fase convalescente adequadamente titulado nos primeiros 8 dias de doença reduziu a taxa de fatalidade de casos da febre hemorrágica argentina de 15 a 30% para menos de 1%. Todavia, esse tratamento foi associado a uma síndrome neurológica de fase convalescente, caracterizada por febre, sinais cerebelares e paralisia de nervos cranianos, em 10% dos pacientes tratados. Os estudos em animais mostram que o plasma convalescente também é eficaz na febre de Lassa, porém apenas quando contém um título elevado de anticorpos neutralizantes, e se houver uma correspondência antigênica estreita entre os vírus infecciosos do doador e do receptor. O plasma convalescente também parece ser eficaz na febre hemorrágica da Crimeia-Congo e na febre do Vale do Rift, porém não existem dados controlados. Um ensaio clínico do plasma convalescente para doença pelo vírus Ebola não demonstrou nenhuma eficácia.

Vários imunomoduladores, incluindo ibuprofeno, corticosteroides, antifator de necrose tumoral α, inibidores do óxido nítrico, estatinas e interleucinas, não demonstraram ter benefício conclusivo no tratamento da sepse. Em um estudo de pequeno porte, a interleucina-2 recombinante reduziu o grau de insuficiência renal aguda na febre hemorrágica com síndrome renal, porém são necessários mais estudos antes que possa ser considerada como padrão de cuidados. Os ensaios clínicos de corticosteroides na febre hemorrágica com síndrome renal mostraram resultados mistos. Os corticosteroides (p. ex., 200 mg/dia de hidrocortisona IV, divididos em duas a quatro doses diárias ou administrados por infusão contínua) são apenas recomendados quando há forte suspeita de insuficiência suprarrenal, quando a pressão arterial alvo não é mantida, apesar da reposição adequada de líquidos e vasopressores, ou quando há suspeita de edema cerebral.

Tabela 357.5 Terapia com ribavirina para a febre hemorrágica viral.

INDICAÇÃO	VIA DE ADMINISTRAÇÃO	DOSE*	INTERVALO
Tratamento	IV†	30 mg/kg (máximo 2 g)‡	Dose de ataque, seguida de:
	IV†	15 mg/kg (máximo de 1 g)‡	a cada 6 h durante 4 dias, seguida de:
	IV†	7,5 mg/kg (máximo de 500 mg)‡	a cada 8 h durante 6 dias
Profilaxia	VO	35 mg/kg (máximo de 2,5 g)‡	Dose de ataque, seguida de:
	VO	15 mg/kg (máximo de 1 g)‡	a cada 8 h durante 10 dias

*Testes de farmacocinética e de sensibilidade para a ribavirina não foram extensamente realizados para cada febre hemorrágica viral. A dose intravenosa utilizada provém daquela considerada eficaz na febre de Lassa. Foi também relatada a eficácia da ribavirina oral em muitas febres hemorrágicas virais, particularmente na febre hemorrágica da Crimeia-Congo, porém, dispõe-se de poucos dados controlados. A administração intravenosa é fortemente sugerida, sempre que possível. †O fármaco deve ser diluído em 150 mℓ de solução salina a 0,9% e infundido lentamente. ‡Reduzir a dose em indivíduos com insuficiência renal significativa diagnosticada (depuração da creatinina inferior a 50 mℓ/min). IV = via intravenosa; VO = via oral.

Manejo da gravidez

A evacuação do útero em pacientes grávidas parece reduzir a mortalidade materna e deve ser considerada, tendo em vista a mortalidade materna e fetal extremamente elevada associada à febre hemorrágica viral. Entretanto, esse procedimento precisa ser realizado com extrema cautela, visto que pode ser considerado de alto risco em relação à possível transmissão nosocomial. Embora seja tecnicamente contraindicada durante a gravidez (Categoria X da FDA), tendo em vista a mortalidade materna e fetal muito elevada, a ribavirina deve, entretanto, ser considerada como medida passível de salvar a mãe que apresenta febre hemorrágica viral para a qual o medicamento é eficaz (Tabelas 357.2 e 357.5). Experiências recentes após essa abordagem no manejo de pacientes com febre de Lassa na Nigéria levaram a resultados favoráveis.

Controle da dor e outras considerações

O paracetamol oral ou parenteral, o tramadol, os opiáceos ou outros analgésicos devem ser utilizados, quando necessário, para o controle da dor (ver Tabela 27.4), devendo-se efetuar um ajuste, quando necessário, para a insuficiência hepática. Deve-se evitar o uso de salicilatos e de anti-inflamatórios não esteroides, em razão do risco de hemorragia. Recomenda-se a terapia profilática para úlceras gastrintestinais de estresse com inibidores da bomba de prótons ou antagonistas dos receptores H_2 de histamina (ver Tabela 129.1). Com frequência, justifica-se o uso de antieméticos, como as fenotiazinas. Em geral, as crises convulsivas podem ser controladas com medicamentos convencionais (ver Capítulo 375).

Alta hospitalar e monitoramento

Como o estado clínico e a infectividade do paciente geralmente exibem uma correlação com o nível de viremia, pode-se afirmar com segurança que os pacientes que se recuperaram da doença aguda não apresentam mais viremia e podem receber alta sem a preocupação de transmissão subsequente, com exceção do risco de transmissão sexual (ver adiante) e, em mulheres infectadas durante a gestação, possível transmissão para o lactente por meio do leite materno. Com frequência, utiliza-se um teste de PCR negativo como critério para alta hospitalar, porém a PCR não avalia a presença de vírus infeccioso.

PREVENÇÃO

Prevenção e controle da infecção

É prudente colocar o paciente em um quarto com fluxo de ar negativo, quando disponível, porém não há necessidade de câmaras de isolamento hermeticamente fechadas. Devem-se utilizar mosquiteiros tratados com inseticida e telas de quarto em ambientes ao ar livre, de modo a evitar a transmissão de vírus da febre hemorrágica transmitidos por artrópodes. O acesso ao paciente deve limitar-se a um pequeno número de funcionários designados, com instruções e treinamento específicos sobre as diretrizes de prevenção e controle de infecção. Embora as precauções de barreira normais de enfermagem para evitar a exposição ao sangue e líquidos corporais por via parenteral ou de gotículas sejam habitualmente adequadas para prevenção da infecção, recomenda-se o uso de medidas de proteção específicas, incluindo equipamento protetor pessoal, se houver suspeita do diagnóstico de febre hemorrágica viral.[18] Outros componentes essenciais da prevenção e controle de infecção incluem proporção adequada entre funcionários e paciente, eliminação de resíduos e procedimentos de desinfecção. Devem-se utilizar precauções de aerossóis de pequenas partículas quando certos procedimentos, como intubação endotraqueal, podem gerar aerossóis.

Rastreio dos contatos

A apresentação inicial inespecífica das febres hemorrágicas virais representa um sério desafio para uma vigilância epidemiológica efetiva. Felizmente, as baixas taxas de ataque secundárias possibilitam medida de segurança, mesmo quando os casos passam despercebidos, contanto que seja mantida uma barreira adequada de enfermagem. Além disso, como os casos leves, cujo reconhecimento pode ser ainda mais difícil, não são habitualmente muito infecciosos, um diagnóstico omitido ou tardio nesses pacientes provavelmente não representará um problema do ponto de vista de controle de infecção.

As pessoas com contato direto desprotegido com um paciente durante a fase sintomática de febre hemorrágica viral transmissível entre seres humanos devem ser monitoradas diariamente à procura de sinais de doença durante o período de incubação mais longo possível, começando após o último contato (Tabela 357.2). Tendo em vista as taxas de ataque secundárias geralmente baixas, em particular fora dos cuidadores, o rastreamento generalizado dos contatos, os exames laboratoriais e a profilaxia pós-exposição não estão indicados para contatos casuais. Os contatos próximos devem verificar diariamente a temperatura e registrar os resultados em um diário. Apesar da falta de evidência de transmissão durante o período de incubação, recomenda-se habitualmente que os indivíduos expostos evitem todo contato próximo com membros da casa que possa resultar em exposição a líquidos corporais, como relação sexual, beijo e compartilhamento de utensílios durante todo o período de incubação. Não há justificativa para o confinamento de indivíduos assintomáticos, porém as pessoas que desenvolvem febre ou outros sinais e sintomas sugestivos de febre hemorrágica viral devem ser imediatamente isoladas até que se possa excluir o diagnóstico.

Vacinas

As vacinas para as febres hemorrágicas virais encontram-se em vários estágios de desenvolvimento. A vacina febre amarela atenuada viva 17D geralmente apresenta um excelente perfil de proteção e segurança, apesar do reconhecimento de raros eventos adversos graves em indivíduos idosos.[A2] A confirmação de vacinação prévia com 17D deve excluir essencialmente a possibilidade de diagnóstico de febre amarela, a não ser que o paciente estivesse imunocomprometido na época da vacinação.[19]

Existe também uma vacina viva atenuada altamente eficaz, Candid 1, para a febre hemorrágica argentina, embora esteja aprovada apenas na Argentina. Essa vacina também pode ser efetiva na febre hemorrágica boliviana, porém não fornece proteção contra outras infecções por arenavírus.

Um ensaio clínico de fase III de uma vacina à base de vírus da estomatite vesicular de replicação competente recombinante, que expressa uma glicoproteína de superfície do vírus Ebola Zaire, demonstrou que essa vacina tem uma eficácia de 100% e tem sido cada vez mais utilizada em surtos dentro de ensaios clínicos.[A3,A4] Os efeitos adversos foram frequentes, porém em sua maioria de menor importância, embora se tenha relatado a ocorrência de artrite, dermatite e vasculite induzidas pela vacina. Várias outras vacinas de vírus Ebola estão em fase de desenvolvimento.[20]

Embora uma vacina tetravalente de vírus da dengue tenha sido inicialmente promissora e tenha sido adotada por diversos países,[A5] a dengue pode ser mais grave em pessoas virgens de dengue que foram vacinadas e contraíram subsequentemente a doença. Vacinas experimentais para a febre hemorrágica com síndrome renal,[21] para a febre do Vale do Rift, a febre hemorrágica de Omsk e a doença da Floresta de Kyasanur podem ser eficazes, porém a maioria ainda não foi amplamente testada e não está totalmente aprovada nem disponível. Diversas vacinas candidatas mostraram ser eficazes em animais infectados pelos vírus Marburg e Lassa.

Profilaxia pós-exposição

A profilaxia pós-exposição só deve ser considerada em indivíduos com exposição distinta de alto risco, definida da seguinte maneira: (1) penetração da pele por um instrumento cortante contaminado (p. ex., lesão por picada de agulha); (2) exposição das membranas mucosas ou da pele rachada ao sangue ou a secreções corporais (p. ex., respingos de sangue nos olhos ou na boca); (3) participação em procedimentos de emergência sem equipamento de proteção pessoal adequado (p. ex., reanimação após parada cardíaca, intubação ou aspiração); e (4) contato prolongado (*i. e.*, horas) e contínuo em um espaço fechado, sem equipamento de proteção individual adequado. Os pacientes mais infecciosos são aqueles que apresentam condições clínicas graves, habitualmente em um estágio avançado do curso da doença. Não se deve utilizar profilaxia quando a única exposição ocorreu durante o período de incubação ou após resolução da doença aguda.

A profilaxia pós-exposição com ribavirina oral tem sido recomendada para a febre de Lassa, outras infecções por arenavírus e febre hemorrágica da Crimeia-Congo, embora não se disponha de dados sistemáticos sobre sua eficácia, e os eventos adversos menores e frequentes possam ser algumas vezes confundidos com os sinais iniciais da doença. A ribavirina oral, quando utilizada, deve ser iniciada imediatamente após a exposição, mas não antes de um aconselhamento entre o paciente e o médico. O medicamento não deve ser tomado com alimentos. Deve-se determinar os níveis basais de hemoglobina, hematócrito, bilirrubina e creatinina, e a terapia deve ser ajustada ou reconsiderada se houver desenvolvimento de anemia significativa ou insuficiência renal.

Administra-se plasma de fase convalescente como profilaxia pós-exposição para a febre hemorrágica argentina. Numerosas vacinas experimentais, anticorpos monoclonais e outros compostos demonstraram ter eficácia como profilaxia pós-exposição em modelos de animais, particularmente no caso das infecções por filovírus, porém não se dispõe de dados confiáveis sobre sua eficácia em seres humanos.[22]

Controle dos reservatórios e vetores

Uma medida de prevenção essencial para os vírus Ebola e Marburg consiste em evitar qualquer contato com morcegos, impedindo principalmente a entrada em cavernas e minas em áreas endêmicas. Pode-se indicar o uso de equipamento de proteção individual para mineiros e outros indivíduos que trabalham nesses ambientes. Os seres humanos também devem evitar a exposição a sangue fresco, líquidos corporais ou carne de animais selvagens, particularmente de primatas não humanos.

Para os vírus transmitidos por roedores, cujos reservatórios frequentemente colonizam as habitações humanas, recomenda-se melhorar a "higiene da aldeia", como eliminar o armazenamento desprotegido de lixo e alimentos e tampar buracos que permitam o acesso dos roedores às casas. A prevenção dos vírus da febre hemorrágica transmitidos por mosquitos depende do controle dos mosquitos *Aedes* em torno e dentro da casa, principalmente pela eliminação de recipientes de água estagnada limpa, que servem de hábitats para as larvas e pelo uso de telas em janelas e portas, mosquiteiros tratados com inseticidas, roupas protetoras, repelente de mosquitos e inseticidas com bomba de aerossol em espaços fechados. Medidas análogas podem ajudar a proteger as pessoas de picadas de carrapatos.

PROGNÓSTICO

A evolução clínica de febre hemorrágica viral ocorre com muita rapidez. Nos casos fatais, a morte ocorre habitualmente nos primeiros 7 a 10 dias após o aparecimento dos sintomas de febre hemorrágica na infecção por filovírus e em cerca de 2 semanas nas infecções por arenavírus e alguns dos outros vírus. Em geral, a mortalidade não resulta diretamente de exsanguinação, e observa-se a ocorrência de sangramento externo em uma minoria de casos de febre hemorrágica viral. Acredita-se que a maioria das mortes resulte de um processo semelhante ao choque séptico (ver Capítulo 100), quando o volume intravascular circulante efetivo insuficiente leva à hipotensão, disfunção celular e falência de múltiplos órgãos. A meningoencefalite, a insuficiência renal, a insuficiência respiratória, a rabdomiólise e as arritmias cardíacas podem contribuir para a morte em alguns pacientes. Foi documentada a ocorrência de trombose coronariana ou acidente vascular encefálico relacionados com a trombocitose e um estado hipercoagulável durante o início da recuperação da doença pelo vírus Ebola.

Os indicadores comuns de prognóstico sombrio incluem choque, hemorragia, manifestações neurológicas, níveis elevados de viremia (ou medições substitutas de antígeno ou cópias de genoma),[23] neutropenia, níveis elevados de alanina e aspartato aminotransferases[23b] e gravidez, particularmente durante o terceiro trimestre, em que a taxa de mortalidade materna e fetal pode ultrapassar 90%.

Entretanto, foram relatados casos leves e até mesmo assintomáticos em situações consideradas como as febres hemorrágicas virais mais virulentas. As razões para essa heterogeneidade são, em grande parte, desconhecidas, porém foram postuladas diferenças na via e dose de infecção, comorbidades subjacentes e predisposição genética do hospedeiro.

Durante o surto de vírus Ebola na África Ocidental, a taxa de fatalidade de casos nos 27 pacientes que receberam cuidados nos EUA e na Europa foi de apenas 18,5%, em comparação com 31 a 76% na África Ocidental.[24] Não se sabe se essa diferença está relacionada com o uso de terapias experimentais, melhores cuidados intensivos, predisposição genética ou menos condições comórbidas.

Sequelas

A convalescença da doença pelo vírus Ebola é prolongada, frequentemente com 1 ano ou mais de artralgia persistente, complicações oculares (incluindo uveíte com possível ameaça da visão, que pode resultar em formação precoce de catarata),[25] dor abdominal, fadiga extrema, anorexia e sequelas de saúde mental. O vírus Ebola pode persistir por meses ou até anos em compartimentos teciduais imunologicamente protegidos, incluindo testículos/sêmen, câmaras do olho, SNC e feto, placenta e saco/líquido amniótico de mulheres infectadas durante a gravidez. Foi detectada a presença de RNA do vírus Ebola no sêmen durante 1 ano após a doença aguda, com evidências raras de transmissão sexual do homem para a mulher no decorrer de 1 ano após a recuperação.[26] Em consequência, recomenda-se a abstinência ou uso de preservativos para relação sexual segura durante pelo menos 1 ano após a recuperação ou até que a eliminação do vírus do sêmen possa ser confirmada por meio de exame laboratorial.

Foram observados dois casos de recrudescência do vírus Ebola em indivíduos tratados em contextos com recursos abundantes, com persistência prolongada do vírus – uveíte dentro de 14 semanas após a recuperação e meningite com crises convulsivas 9 meses após a recuperação. O vírus Ebola foi isolado do líquido da câmara anterior do olho e do LCS, porém ambos os pacientes finalmente eliminaram o vírus e recuperaram-se.

A perda de audição, que pode ser permanente, é observada em até 30% dos sobreviventes da febre de Lassa,[27] bem como após a febre hemorrágica venezuelana. Surge pela primeira vez durante a convalescença, pode ser unilateral ou bilateral e não está associada à gravidade da doença aguda nem ao tratamento com ribavirina. Ocorreu retinopatia óptica com perda da visão em sobreviventes da febre do Vale do Rift. O tratamento das sequelas da febre hemorrágica viral é, em geral, de suporte,[28] com exceção da uveíte, para a qual o tratamento de urgência com esteroides tópicos e atropina pode salvar a visão do paciente.

A amamentação deve ser evitada durante a convalescença, a não ser que não haja outra maneira de alimentar o lactente. A prevenção adequada da infecção e as precauções de controle devem ser implementadas quando se atendem todos os partos de mulheres que foram infectadas por filovírus durante a gravidez.

Grau A Recomendações de grau A

A1. Davey RT Jr, Dodd L, Proschan MA, et al. A randomized, controlled trial of ZMapp for Ebola virus infection. *N Engl J Med.* 2016;375:1448-1456.
A1b. Mulangu S, Dodd LE, Davey RT Jr, et al. A randomized, controlled trial of ebola virus disease therapeutics. *N Engl J Med.* 2019;381:2293-2303.
A2. Gotuzzo E, Yactayo S, Cordova E. Efficacy and duration of immunity after yellow fever vaccination: systematic review on the need for a booster every 10 years. *Am J Trop Med Hyg.* 2013;89:434-444.
A3. Regules JA, Beigel JH, Paolino KM, et al. A recombinant vesicular stomatitis virus Ebola vaccine. *N Engl J Med.* 2017;376:330-341.
A4. Henao-Restrepo AM, Camacho A, Longini IM, et al. Efficacy and effectiveness of an rVSV-vectored vaccine in preventing Ebola virus disease: final results from the Guinea ring vaccination, open-label, cluster-randomised trial (Ebola Ça Suffit!). *Lancet.* 2017;389:505-518.
A5. Hadinegoro SR, Arredondo-Garcia JL, Capeding MR, et al. Efficacy and long-term safety of a dengue vaccine in regions of endemic disease. *N Engl J Med.* 2015;373:1195-1206.

REFERÊNCIAS BIBLIOGRÁFICAS

As referências bibliográficas, bem como os outros materiais suplementares deste livro, encontram-se no GEN-IO, nosso ambiente virtual de aprendizagem.

358 ARBOVÍRUS CAUSADORES DE FEBRE E SÍNDROMES EXANTEMÁTICAS

STANLEY J. NAIDES

FEBRE DO CARRAPATO DO COLORADO

DEFINIÇÃO

A febre do carrapato do Colorado (febre da montanha da América do Norte) é uma doença febril aguda, normalmente bifásica e, com frequência, autolimitada, que é observada nas regiões das Montanhas Rochosas, nas cordilheiras Sierra Nevada e Wasatch e nas regiões montanhosas de Black Hills. O vírus é transmitido pela picada do carrapato duro *Dermacentor andersoni* (carrapato da madeira das Montanhas Rochosas), e a extensão de ocorrência da doença corresponde à distribuição do vetor. Outros coltivírus, como os vírus Salmon River, Eyach, Banna, Beijing e Gansu, também foram implicados em doenças humanas.

O patógeno

O agente etiológico, o vírus da febre do carrapato do Colorado, é um membro do gênero *Coltivirus*, da família Reoviridae. Os coltivírus apresentam um genoma constituído de 12 segmentos de RNA de fita dupla. O vírus da febre do carrapato do Colorado é o membro protótipo.

EPIDEMIOLOGIA

Dermacentor andersoni é encontrado em altitudes de 1.200 a 3.000 metros. As temperaturas das estações tendem a influenciar sua distribuição, sendo o vetor encontrado em altitudes mais elevadas nas estações mais quentes e em altitudes mais baixas nas estações mais frias. A exposição dos seres humanos ocorre habitualmente durante atividades recreativas ao ar livre nessas áreas. Ocorre exposição ocasional em áreas não endêmicas, decorrente de carrapatos exportados da região endêmica em roupas, equipamento de caminhada ou bagagem. Em geral, as infecções ocorrem entre março e setembro, quando o carrapato adulto é mais abundante. Os carrapatos são mais numerosos em hábitats secos e rochosos voltados para o sul, que favorecem a presença de pequenos roedores (p. ex., tâmias, esquilos-terrestres, saguis), com cobertura de vegetação rasteira, tocas e umidade para os carrapatos. O vírus da febre do carrapato do Colorado é encontrado em ninfas e carrapatos adultos que passam o inverno no hospedeiro roedor, no qual a viremia persiste por várias semanas a meses. Na área endêmica, até 14% dos carrapatos *D. andersoni* são portadores do vírus da febre do carrapato do Colorado. Os seres humanos são hospedeiros incidentais. Nos EUA, a febre do carrapato do Colorado não é uma doença notificável federal, porém foram notificados 83 casos no período de 2002 a 2012 no Arizona, Colorado, Montana, Oregon, Utah e Wyoming.[1] O número verdadeiro de casos é, provavelmente, muito maior e inclui casos subclínicos, leves e não notificados.

A distribuição geográfica da febre de carrapato do Colorado pode ser maior do que as regiões montanhosas endêmicas bem reconhecidas. Casos confirmados por sorologia na Califórnia foram atribuídos ao vírus relacionado com a febre do carrapato do Colorado, S1-14-03, que é transmitido por *D. variabilis* (carrapato-do-cão americano). O vírus Salmon River provoca uma doença semelhante à febre do carrapato do Colorado em praticantes de *rafting* no Rio Salmon, em Idaho. Outro vírus semelhante, o vírus Eyach, foi implicado na doença neurológica observada na França e na Alemanha e foi isolado dos carrapatos de veado, *Ixodes ricinus* e *I. ventalloi*. A febre do carrapato do Colorado tem sido relatada raramente na China continental.

BIOPATOLOGIA

O vírus da febre do carrapato do Colorado replica-se em células-tronco CD34$^+$ na medula óssea e leva ao desenvolvimento de leucopenia e trombocitopenia leves a moderadas. O vírus também sofre replicação em precursores eritrocitários condicionados e pode ser detectado nos eritrócitos circulantes até 4 semanas após a infecção.

MANIFESTAÇÕES CLÍNICAS

Em 90% dos casos, os pacientes relatam uma picada ou exposição a carrapatos, porém sem reação local notável à picada. Depois de um período médio de incubação de 3 a 4 dias (com variação de 0 a 14 dias), ocorre febre de início súbito em associação com mal-estar, calafrios, mialgia, fraqueza, cefaleia, fotofobia, dor retro-orbitária e hiperestesia cutânea. Pode-se observar a presença de congestão conjuntival e orofaríngea, enantema do palato, linfadenopatia e esplenomegalia. A ausência de sintomas respiratórios e gastrintestinais proeminentes ajuda a excluir outras doenças febris. O exantema petequial ou maculopapular, observado em 15% dos pacientes, pode ser confundido com o exantema da febre maculosa das Montanhas Rochosas (ver Capítulo 311). A doença apresenta um padrão de febre em "sela", que consiste em resolução da febre inicial na primeira semana e recrudescência depois de um intervalo de 2 a 3 dias. Pode ocorrer um terceiro episódio de febre.

Observa-se o desenvolvimento de leucopenia 5 a 6 dias após o início da doença. Podem ocorrer trombocitopenia e anemia leves.

A infecção no adulto pode ser complicada por miocardite, pneumonite, hepatite, orquite e epididimite, e podem ocorrer meningite asséptica ou encefalite em até 10% das infecções em crianças.

DIAGNÓSTICO

O diagnóstico clínico é confirmado pela demonstração do genoma viral da febre do carrapato do Colorado ou por anticorpos IgM de fase aguda específicos. O genoma viral pode ser detectado até 6 semanas após a infecção por meio de métodos baseados em ácidos nucleicos, como a reação em cadeia da polimerase com transcrição reversa (RT-PCR) em sangue ou coágulos sanguíneos armazenados. Os vírions nos eritrócitos circulantes podem ser detectados por marcação com anticorpo imunofluorescente. O anticorpo IgM antivírus da febre do carrapato do Colorado é detectado por ensaio imunoabsorvente ligado à enzima (ELISA) de captura de anticorpo ou por fixação do complemento. Os ensaios de neutralização que utilizam células Vero ou BHK-21 têm sido úteis.

A diferenciação entre febre do carrapato do Colorado e febre maculosa das Montanhas Rochosas (ver Capítulo 311) pode ser difícil antes do aparecimento do exantema típico desta última. Entretanto, a febre maculosa das Montanhas Rochosas não exibe um padrão de febre em "sela" e é 20 vezes menos comum do que a febre do carrapato do Colorado na área endêmica ocidental.

TRATAMENTO

O tratamento é de suporte. O ácido acetilsalicílico (AAS) está contraindicado para evitar a trombocitopenia como complicação.

PROGNÓSTICO

A fraqueza extrema e o mal-estar podem persistir por várias semanas a meses após a resolução da febre. Os pacientes mais avançada apresentam recuperação prolongada. Setenta por cento dos pacientes com mais de 30 anos podem ainda apresentar fadiga 3 semanas após a febre, enquanto as crianças e os adolescentes podem se recuperar por completo em 1 semana. Foram relatados casos raros de transmissão materno-fetal. Por fim, ocorre recuperação completa, exceto quando a evolução da doença é complicada por agressão neurológica. Os pacientes não devem doar sangue por um período de 6 meses.

DENGUE

DEFINIÇÃO

A dengue é uma doença febril aguda, caracterizada por dor muscular e articular intensa, exantema, mal-estar e linfadenopatia. A gravidade das queixas musculoesqueléticas deu origem ao apelido *febre quebra-ossos*. A dengue ocorre nos climas tropicais e subtropicais do Caribe, das Américas Central e do Sul, da Ásia e da África. A distribuição do mosquito estende-se na parte sudeste dos EUA, onde a dengue ressurgiu na década de 1980. Depois da Segunda Guerra Mundial, uma pandemia global foi associada à erosão dos programas de controle de mosquitos, propagação da população humana em ambientes rurais, aumento das viagens aéreas, deterioração da infraestrutura de saúde pública e aquecimento global. A cada ano, mais de 200 milhões de pessoas em todo o mundo são infectadas pelo vírus da dengue.[2]

O patógeno

O vírus da dengue é um membro da família Flaviviridae, que consiste em vírus de RNA de fita simples com envelope lipídico, de aproximadamente 50 nm de diâmetro. Existem quatro sorotipos de dengue: DEN-1, DEN-2, DEN-3 e DEN-4. Não foi observada nenhuma proteção cruzada entre os sorotipos, de modo que a dengue pode se desenvolver após infecção por outro sorotipo. A infecção por um segundo sorotipo faz com que o indivíduo corra risco de desenvolver febre hemorrágica (ver Capítulo 357).

EPIDEMIOLOGIA

A dengue é transmitida aos seres humanos pela picada da fêmea dos mosquitos *Aedes aegypti* e *Aedes albopictus*. O mosquito *A. albopictus* tornou-se a praga dominante em muitos centros urbanos. Os membros das duas espécies de mosquitos adquirem o vírus da dengue ao picar seres humanos, normalmente durante o dia. Os mosquitos reúnem-se em água estagnada ao redor das habitações humanas; normalmente, não são encontrados na floresta. No hospedeiro humano, o vírus da dengue pode alcançar um título superior a 10^8 dose infecciosa mediana por mililitro. O mosquito torna-se infectado quando se alimenta em um hospedeiro com viremia. O vírus continua sua replicação no epitélio do intestino médio e nas glândulas salivares do mosquito-fêmea, que permanece infeccioso durante toda a vida. Nos primeiros 8 a 12 dias da infecção inicial, as glândulas salivares do mosquito tornam-se infectadas, e o vírus é eliminado com a saliva durante a próxima refeição de sangue. Um mosquito pode infectar múltiplos indivíduos, particularmente em virtude de sua inconstância durante a alimentação – os leves movimentos do hospedeiro interrompem sua refeição, quando retorna ao hospedeiro original ou procura outro hospedeiro. Na África Ocidental e na Malásia foram demonstrados ciclos de vida zoonóticos, que envolvem primatas não humanos (*i. e.*, chimpanzés, gibões e macacos) e espécies de *Aedes* que habitam nas copas das árvores de florestas.

Normalmente, o período de incubação é de 4 a 7 dias, mas pode variar de 3 a 14 dias.[3] Durante surtos no sudeste dos EUA e em Porto Rico, o risco de infecção pode alcançar 79% em hospedeiros sem imunidade anterior, e pode-se observar o desenvolvimento de doença clínica em até 20%. A imunidade contra o sorotipo infectante é provavelmente duradoura, porém os indivíduos permanecem suscetíveis aos outros sorotipos. O pico de transmissão ocorre após grandes chuvas, quando a água da chuva coletada em recipientes domésticos possibilita a expansão das populações de mosquitos. As epidemias tendem a ocorrer em ciclos de 3 a 5 anos, porém, observa-se a ocorrência regular de casos interepidêmicos.

A dengue representa um risco particular para as pessoas que visitam os trópicos e constitui uma importante causa de morbidade e mortalidade infantis em áreas endêmicas. A globalização e as mudanças climáticas contribuíram para a expansão da distribuição geográfica. Em um estudo de indivíduos que agora vivem nos EUA, mas que nasceram, viveram ou viajaram para países com dengue endêmica, 19% apresentam anticorpos IgG contra a dengue, porém 85% deles não têm anamnese de dengue. A dengue é responsável por cerca de 2% das doenças febris em viajantes que retornam aos EUA.

BIOPATOLOGIA

A febre hemorrágica da dengue (ver Capítulo 357) e a síndrome do choque da dengue constituem formas de reinfecção da dengue, que se caracterizam por extravasamento capilar e hemorragia. A infecção prévia por um sorotipo alternativo permite que os anticorpos dirigidos contra o sorotipo anteriormente encontrado se combinem com o sorotipo recém-infectante. Embora os anticorpos contra o sorotipo da primeira exposição não sejam neutralizantes, eles possibilitam aumento da captação dos macrófagos mediada por anticorpos, levando, assim, à ativação dos macrófagos e aumento da replicação e carga virais. A excreção de mediadores inflamatórios vasoativos pelos macrófagos resulta em extravasamento vascular que, quando grave, provoca choque. Podem ocorrer intumescimento das células endoteliais e edema perivascular. Raramente, pode ocorrer síndrome do choque da dengue com infecção primária. A variação na capacidade da cepa de gerar aumento dos anticorpos, bem como diferenças na virulência, pode ser responsável por diferenças no comportamento clínico.

MANIFESTAÇÕES CLÍNICAS

A infecção da dengue é, com frequência, subclínica. Quando sintomática, a dengue pode se manifestar como dengue clássica, febre hemorrágica da dengue ou síndrome do choque da dengue. Os pacientes também podem apresentar doença leve, que se caracteriza por febre inespecífica, anorexia e cefaleia.[4]

A dengue clássica, que normalmente acomete crianças de mais idade e adultos não nativos, caracteriza-se por febre de início súbito, cefaleia frontal intensa, dor retro-orbitária, mialgia e, em muitos casos, náuseas, vômitos, exantema, linfadenopatia e artralgia. Durante os surtos, a perda do apetite e a sede podem constituir sintomas iniciais, cujo reconhecimento pode reduzir o tempo levado para a identificação do caso. Os pacientes podem apresentar fraqueza generalizada, alteração do paladar, calafrios e hiperestesia cutânea. A dengue clássica é autolimitada; entretanto, alguns pacientes evoluem para a febre hemorrágica da dengue ou síndrome do choque da dengue, que se caracteriza por extravasamento capilar, hipotensão, estreitamento da pressão do pulso e choque. A dengue durante a gravidez pode ser grave.[5]

O exame físico revela febre, bradicardia relativa, hiperemia da esclera, hipersensibilidade à compressão ocular e congestão faríngea. Aparece um exantema macular transitório no primeiro ou no segundo dia da doença. No segundo e terceiro dias, a febre e outros sintomas podem melhorar. A febre é normalmente, mas não de modo consistente, bifásica. Depois de um intervalo típico de 2 dias, ocorre recrudescência da febre e de outros sintomas, porém com menos intensidade. Pode haver desenvolvimento de linfadenopatia generalizada não dolorosa nas regiões cervical posterior, epitroclear e inguinal. O exantema também sofre recorrência e aparece como manchas de palidez de 2 a 5 mm, circundadas por eritema e, em certas ocasiões, acompanhadas de disestesia em queimação das palmas das mãos e plantas dos pés. O exantema pode descamar.

DIAGNÓSTICO

Uma história adequada de viagem e o reconhecimento da ocorrência da doença na comunidade podem levar à consideração da dengue no diagnóstico diferencial. Um exame diagnóstico realizado no local de assistência do paciente para a proteína não estrutural 1 do vírus da dengue e IgM específica contra dengue é útil, mas nem sempre conclusivo.[6] Dispõe-se de ensaios baseados na PCR específicos para o sorotipo. O anticorpo IgM específico surge 3 a 5 dias após a infecção. O anticorpo IgG aparece 9 a 10 dias após a infecção. A reatividade cruzada com outros flavivírus impede um diagnóstico específico do sorotipo. O teste de neutralização com inibição da hemaglutinação é mais específico, e o teste de fixação do complemento para IgG em amostras de soro pareadas é útil. A viremia é de intensidade adequada nas infecções por DEN-1, DEN-2 e DEN-3 para possibilitar o isolamento viral. A viremia nas infecções por DEN-4 é, com frequência, mais intensa e mais difícil de detectar por meio de inoculação de células de mosquito *in vitro*.

A leucopenia desenvolve-se no segundo dia de febre, cai para 1.000 a 2.000 células/mℓ no quinto ou sexto dia e está associada à granulocitopenia. Na febre hemorrágica da dengue, a trombocitopenia com menos de 100.000 células/mℓ e o prolongamento do tempo de protrombina são característicos. Podem-se detectar proteinúria leve a moderada e alguns cilindros.[7] Os níveis de aspartato aminotransferase (AST) podem estar elevados.

TRATAMENTO, PREVENÇÃO E PROGNÓSTICO

Ocorre resolução abrupta da dengue clássica em 5 a 7 dias, porém a fadiga e a depressão podem se estender por várias semanas; a sobrevida é uniforme. O prognóstico de pacientes com febre hemorrágica da dengue (ver Capítulo 357) e síndrome do choque da dengue depende do diagnóstico precoce e da introdução de medidas de suporte. O tratamento é de suporte e consiste em antipiréticos e analgésicos. A reanimação inicial de pacientes com síndrome do choque (ver Capítulo 98) com soluções cristaloides e coloidais está indicada para aqueles com síndrome do choque da dengue moderadamente grave. São utilizados plasma fresco congelado e hemocomponentes quando necessário, porém seu benefício não está bem definido.[8] A maioria dos pacientes infectados recupera-se por completo, porém a taxa de mortalidade geral é de cerca de 1%, em decorrência do prognóstico mais sombrio do choque e da febre hemorrágica da dengue (ver Capítulo 357)

Uma nova vacina tetravalente contra a dengue pode prevenir cerca de dois terços dos casos de dengue e cerca de 95% dos casos graves.[A1-A2b] A vacina está aprovada para uso nos EUA e no México, porém uma preocupação sobre um aumento dependente de anticorpo da infecção pós-vacinação[9] levou à maior cautela em sua administração disseminada.

VÍRUS DA FEBRE DO NILO OCIDENTAL

DEFINIÇÃO

A febre do Nilo ocidental é uma doença febril aguda associada a mal-estar, exantema, cefaleia, mialgia e linfadenopatia. A infecção envolve um ciclo de ave-mosquito-ser humano. Ocorre viremia em todas as variedades de aves. Os morcegos, gatos, tâmias, coelhos domésticos, cavalos, gambás, esquilos, cães, ovelhas, lhamas e alpacas podem ser infectados.

O patógeno

O vírus da febre do Nilo ocidental, que é o flavivírus mais amplamente distribuído, é transmitido por uma variedade de espécies de mosquitos. O mosquito vetor varia: *Culex univittatus*, *C. pipiens* e *C. molestus* no Oriente Médio e na África; *Mansonia metallicus* em Uganda; e *C. tritaeniorhynchus* na Ásia. Após a introdução na área de Nova York, em 1999, *C. pipiens* tornou-se o vetor mais importante nos EUA. Outras espécies de mosquitos podem transportar o vírus.

EPIDEMIOLOGIA

A transmissão viral envolve mosquitos e aves silvestres, enquanto os mamíferos, incluindo os seres humanos, são hospedeiros finais incidentais. Nas áreas endêmicas, mais de 60% dos adultos jovens apresentam anticorpos, sugerindo, assim, uma alta prevalência de doença febril inaparente ou indiferenciada em crianças. Não há predomínio quanto ao sexo. Entre 0,5 e 1% dos indivíduos infectados apresenta uma doença mais grave. Normalmente, o período de incubação é de 3 a 15 dias, mas pode ser de apenas 1 dia. Nos EUA, o vírus do Nilo ocidental surgiu em Nova York e espalhou-se por toda região continental dos EUA, Canadá, México, Caribe, América Central e América do Sul. Na América, as aves da família Corvidae (p. ex., corvos, gralhas) são frequentemente infectadas, e o reconhecimento de aumento da mortalidade em populações de corvos continua servindo como sentinela para a presença do vírus do Nilo ocidental. Além da transmissão pelo mosquito, o vírus tem sido transmitido por transplante de órgãos, por meio de transfusão sanguínea, por via transplacentária e em laboratório. Em 2016, foram notificados 2.150 casos de doença pelo vírus do Nilo ocidental aos Centers for Disease Control and Prevention e 61% desses casos foram neuroinvasivos.[10]

BIOPATOLOGIA

O vírus do Nilo ocidental cresce em uma variedade de células *in vitro* e produz efeitos citopáticos em células de *A. albopictus*. Os indivíduos que desenvolvem encefalite apresentam evidências de inflamação cerebral difusa e degeneração neuronal, com detecção precoce do vírus em diversos locais. Inicialmente, o vírus replica-se nos queratinócitos e nas células dendríticas residentes na pele, que, em seguida, migram para linfonodos locais, onde a replicação gera viremia e disseminação para os órgãos. O tráfego das células imunes ou a ruptura da barreira hematencefálica possibilitam a neuroinvasão.

MANIFESTAÇÕES CLÍNICAS

Cerca de 80% das infecções são assintomáticas, e a maior parte das infecções restantes é leve e manifesta-se por febre, mal-estar, cefaleia, náuseas, anorexia, linfadenopatia generalizada e mialgia depois de um período de incubação de 1 a 6 dias.[11] À semelhança da febre do carrapato do Colorado e da dengue, a febre do Nilo ocidental pode ser bifásica. Ocorre exantema macular ou roseolar não pruriginoso no tórax, no dorso e nos braços de metade dos pacientes, com início durante ou com a resolução da febre. O exantema persiste por até 1 semana e, em seguida, desaparece com descamação. Os pacientes podem apresentar vômito, diarreia, dor abdominal e faringite. Podem ocorrer meningite asséptica ou encefalite (ver Capítulo 359) nos indivíduos idosos e, menos comumente, nos indivíduos muito jovens. Pode-se observar o desenvolvimento de doença neurológica grave, incluindo meningite, mielite, encefalite e paralisia flácida dos membros e dos músculos respiratórios, lembrando a poliomielite (ver Capítulo 355).[12] Podem ocorrer também mielite anterior ou hepatite. A doença é habitualmente mais leve nas crianças do que nos adultos.

DIAGNÓSTICO

O vírus do Nilo ocidental pode ser isolado de até 77% dos pacientes com febre do Nilo ocidental no primeiro dia da doença, porém o isolamento do vírus é menos comum em pacientes com encefalite (ver Capítulo 359). A viremia em baixos títulos pode persistir nos primeiros 5 dias da doença. Os testes em amostras de soros da fase aguda e da fase convalescente para anticorpos específicos contra o vírus, utilizando ELISA ou imunofluorescência, são diagnósticos. Entretanto, a IgM específica contra o vírus pode persistir no soro por até 1 ano após a infecção em uma minoria de pacientes. O exame do líquido cerebrospinal (LCS) pode revelar pleocitose linfocítica (1.800 células/μℓ), com algum aumento das proteínas, porém com concentração normal de glicose. O RNA do vírus é detectado no LCS por RT-PCR em cerca de 50% dos casos, porém a detecção da

IgM específica contra o vírus do Nilo ocidental no LCS é mais sensível e diagnóstica de neuroinvasão, visto que a IgM normalmente não atravessa a barreira hematencefálica. Os ensaios de neutralização ajudam a distinguir anticorpos de reação cruzada contra outros flavivírus. A RT-PCR pode detectar o RNA viral em amostras humanas, bem como em amostras de aves e insetos.

TRATAMENTO E PREVENÇÃO

O tratamento é de suporte. Não se dispõe de agentes antivirais aprovados. A infecção é controlada pelo desenvolvimento endógeno de anticorpos neutralizantes contra a proteína E, a proteína do envelope viral. Uma vacina viva atenuada demonstrou ser segura e imunogenética, porém não está atualmente disponível.[13]

PROGNÓSTICO

Em geral, a doença persiste por 3 a 6 dias antes de uma recuperação rápida. Em pacientes com doença neurológica durante a doença aguda, cerca de 50% apresentam sequelas a longo prazo, incluindo fadiga, depressão, fraqueza, tremor, cefaleia e dificuldades de memória e em achar palavras. São observadas taxas de mortalidade de 10% ou mais em pacientes com encefalite (ver Capítulo 359).

VÍRUS ZIKA

O vírus Zika (ver Capítulo 359) pode causar febre, exantema, artralgia e conjuntivite – assemelhando-se, em geral, à dengue e ao vírus chikungunya, porém com infecção habitualmente mais leve. As manifestações mais graves são neurológicas: síndrome de Guillain-Barré (ver Capítulo 392) e microcefalia fetal. O vírus Zika é discutido no Capítulo 359.

FEBRE DO FLEBÓTOMO

DEFINIÇÃO

A febre do flebótomo (*i. e.*, febre do mosquito-palha, *pappataci* e febre de 3 dias) é uma doença febril autolimitada, aguda e leve, transmitida pela picada de mosquitos *Phlebotomus*.

O patógeno

Os vírus da febre do flebótomo são membros do gênero *Phlebovirus*, família Bunyaviridae. Esta última consiste em um grupo de vírus de RNA de fita simples, que medem 80 a 120 nm de diâmetro, apresentam envelope lipídico e apresentam três segmentos no genoma. Um vírus relacionado, o vírus Toscana, hospedado pelo *Phlebotomus perniciosus* e *P. perfiliewi*, causa uma doença semelhante em países que circundam a bacia norte do Mediterrâneo e está emergindo na Europa Ocidental. Os vírus Punique, Granada e da febre do flebótomo da Turquia relacionados podem causar doenças febris semelhantes, meningite aguda ou meningoencefalite. Em 2009, um novo flebovírus causador de febre alta e trombocitopenia, com taxa de casos de fatalidade de até 30%, surgiu na Ásia.[14]

EPIDEMIOLOGIA

A distribuição do vírus acompanha paralelamente a de *Phlebotomus* encontrados em toda a bacia do Mediterrâneo, no Oriente Médio, na Índia Ocidental e no Paquistão. Na América Central, espécies de mosquitos *Lutzomyia* podem transmitir o vírus. Esses minúsculos mosquitos-palha passam através dos mosquiteiros para se alimentar nas primeiras horas da noite. O vírus é mantido por transmissão transovariana e transestadial. Durante os surtos, os seres humanos podem atuar como reservatório. A infecção humana é mais comum em áreas rurais durante os meses do verão.[15] O período de incubação é de 2 a 6 dias. Os flebótomos deslocam-se por saltos, limitando, assim, sua extensão de propagação. O uso de *sprays* contra insetos localmente é efetivo para diminuir o risco.

MANIFESTAÇÕES CLÍNICAS

O vírus da febre do flebótomo provoca uma doença febril aguda associada a mal-estar, cefaleia, fotofobia, dor ocular, alteração do paladar, mialgia e artralgia. As mialgias podem ser localizadas em regiões específicas (p. ex., no tórax) e simular síndromes regionais, como pleurodinia. Pode aparecer um exantema macular ou urticariforme. O exame pode revelar bradicardia relativa depois do primeiro dia, hiperemia conjuntival, papiledema leve ou pequenas vesículas no palato. A febre tem duração de 2 a 4 dias e, em seguida, desaparece. A fraqueza e o mal-estar podem persistir durante a convalescença. Cerca de 15% dos pacientes apresentam recrudescência em 2 a 12 semanas. Pode ocorrer meningite asséptica com pleocitose leve do líquido cerebrospinal. Pode-se observar a ocorrência de leucopenia e linfopenia periféricas no início da doença. Entretanto, a leucopenia pode ser tardia em alguns pacientes, aparecendo no terceiro dia da doença, pode-se observar uma linfocitose relativa de rebote.

DIAGNÓSTICO

O diagnóstico da febre do flebótomo é confirmado pelo isolamento do vírus após inoculação intracerebral em camundongos lactentes, pela detecção do genoma viral por meio de RT-PCR ou pela detecção de anticorpo IgM específico por meio de ELISA.

TRATAMENTO E PROGNÓSTICO

O tratamento é de suporte, e a recuperação é completa. Foi proposto o uso da ribavirina (ver Capítulo 336) como opção terapêutica.

FEBRE DO VALE DO RIFT

A febre do Vale do Rift, que é uma doença febril de início agudo, está frequentemente associada a ondas epizoóticas de aborto espontâneo no gado bovino.[16]

DEFINIÇÃO

O vírus da febre do Vale do Rift é um membro da família Bunyaviridae, do gênero Phlebovirus; entretanto, diferentemente de outros membros do gênero, é transmitido por mosquitos *Aedes*.

EPIDEMIOLOGIA

A febre do Vale do Rift ocorre em quase toda a África, porém a maioria dos surtos epizoóticos ocorrem na África Oriental e do Sul, embora tenham ocorrido surtos na Arábia Saudita e no Iêmen, em 2000 e na Mauritânia, em 1998, 2003, 2010 e 2012. Os principais vetores iniciais são provavelmente as espécies de *Aedes* associadas a inundações, embora as moscas *Stomoxys* tenham também mostrado a capacidade de transmitir o vírus. As águas rasas ao longo dos rios e riachos desempenham um importante papel como locais de reprodução dos mosquitos. Os mosquitos que se alimentam no gado presente nas proximidades possibilitam a ocorrência de um surto epizoótico local e amplificação do vírus em populações de mosquitos locais, incluindo *C. pipiens* no Egito e *C. theileri* na África Oriental. A exposição a gado abortado aumenta o risco de infecção em seres humanos.

Normalmente, a febre hemorrágica em seres humanos surge 1 a 2 semanas após uma onda de aborto no gado. Os casos humanos iniciais ocorrem, em geral, em indivíduos que têm contato próximo com o gado. O vírus é altamente transmissível por meio de aerossolização dos líquidos do gado. Embora o risco de infecção humana grave seja inferior a 1%, a exposição extensa associada a surtos pode resultar em morbidade e mortalidade significativas. Por exemplo, no surto egípcio de 1977-1978 associado ao movimento de camelos provenientes do Sudão, estima-se que 200.000 indivíduos tenham sido infectados, com 600 mortes. O vírus Zinga, isolado na África Central e em Madagascar e reconhecido como responsável por doença humana leve, é uma cepa do vírus da febre do Vale do Rift.

BIOPATOLOGIA

O vírus da febre do Vale do Rift cresce bem em uma variedade de culturas de células e tem efeitos citopáticos. Após a infecção pela picada de um mosquito, o vírus é transportado pelos linfáticos até os linfonodos regionais, onde sua replicação possibilita a amplificação do inóculo de entrada e o desenvolvimento de viremia, com disseminação sistêmica. A replicação viral no fígado, baço, linfonodos, glândulas suprarrenais, pulmão e tecido renal é altamente citopática. Nos casos graves, podem ocorrer necrose hepática e, raramente, necrose cerebral focal. A encefalite não está associada à viremia, sugerindo, portanto, que essa sequela é imunomediada, e não constitui um efeito direto do vírus. A infiltração por células inflamatórias está associada à necrose focal no cérebro. O aborto espontâneo é comum no gado, porém a perda fetal em seres humanos não está claramente correlacionada com a infecção viral.

MANIFESTAÇÕES CLÍNICAS

As infecções humanas são, em sua maioria, leves, com início abrupto de febre, calafrios, mal-estar e artralgia, depois de um período de incubação de 2 a 6 dias. Entretanto, apesar do desenvolvimento de anticorpos neutralizantes, cerca de 1 a 2% das infecções evoluem para uma doença mais grave, incluindo febre hemorrágica grave associada à necrose hepática e coagulação intravascular disseminada. A recuperação é complicada pela vasculite retiniana ou encefalite, que ocorrem em menos de 0,5% dos pacientes no decorrer de 1 a 4 semanas após a recuperação e que estão associadas à febre recorrente. Nos casos graves, a necrose cerebral focal e a encefalite podem levar a alucinações, estupor, coma e morte.

DIAGNÓSTICO

A viremia intensa possibilita a detecção do vírus por RT-PCR quantitativa em tempo real. A IgM e a IgG específicas são detectáveis por meio de ELISA em amostras de soro pareadas das fases aguda e convalescente (depois de 1 a 2 semanas).

TRATAMENTO, PREVENÇÃO E PROGNÓSTICO

O tratamento é de suporte. A ribavirina (ver Tabela 357.5 e Capítulo 336) tem penetração limitada através da barreira hematencefálica, porém demonstrou, em estudos em animais, ser promissora em combinação com favipiravir, um inibidor seletivo da RNA polimerase dependente de RNA. Nas áreas endêmicas, a vacinação do gado constitui a medida preventiva mais efetiva.

O prognóstico é bom na ausência de retinite ou encefalite. Uma elevada carga viral por ocasião da avaliação inicial é um indicador de prognóstico sombrio.

FEBRE CHIKUNGUNYA

DEFINIÇÃO

A febre chikungunya é uma artrite febril, que ocorre em casos esporádicos e em epidemias.

Patógeno

O vírus chikungunya, um vírus de RNA de fita simples e envelopado, de 60 a 70 nm de diâmetro, é um membro da família Togaviridae, gênero *Alphavirus*. O vírus chikungunya é transmitido por mosquitos, principalmente por espécies de *Aedes*, mas também por *Mansonia africana* e outros gêneros. Os reservatórios animais conhecidos incluem macacos, babuínos e, no Senegal, espécies de morcego *Scotophilus*. Durante os surtos, os seres humanos constituem o principal reservatório.

EPIDEMIOLOGIA

O vírus chikungunya, que é endêmico na África Subsaariana, na Índia, nas Filipinas e no Sudeste Asiático, espalhou-se, em 2004–2005, até as Ilhas Seychelles, Maurício e de Mayotte, com um genótipo mais bem adaptado para *A. albopictus*. Em seguida, ocorreu disseminação desse genótipo para a Índia, onde o surto continua com milhões de indivíduos afetados. A emergência global dessa doença é exemplificada por surtos na Ilha da Reunião, no Butão, em Papua-Nova Guiné, na Itália, na Índia e em várias ilhas do Caribe. Nos EUA, foram notificados casos não relacionados com viagens na Flórida.[17] Normalmente, ocorrem surtos após chuvas fortes. Em áreas urbanas, os surtos são explosivos. Nas áreas endêmicas, as taxas de soroprevalência podem alcançar até 90%, sugerindo, assim, que o tempo necessário para a perda da imunidade de rebanho é a razão pela ausência prolongada de casos em determinada região depois de um surto. A globalização pode contribuir para a crescente tendência à disseminação. Após inoculação, o período de incubação é normalmente de 2 a 3 dias, porém varia de 1 a 12 dias.

BIOPATOLOGIA

Observa-se o desenvolvimento de viremia intensa nas primeiras 48 horas após a picada do mosquito, com desaparecimento em 2 a 3 dias. O início da inibição da hemaglutinação e dos anticorpos neutralizantes elimina a viremia. Os capilares superficiais na pele acometida com exantema exibem extravasamento de eritrócitos e manguito perivascular. O vírus sofre adsorção às plaquetas humanas, causando sua agregação. A sinovite provavelmente resulta da infecção direta do líquido sinovial pelo vírus chikungunya.

MANIFESTAÇÕES CLÍNICAS

A febre chikungunya caracteriza-se pelo início exclusivo de febre e artralgia grave.[18] É comum a ocorrência de sintomas constitucionais, febre (temperatura até 40°C), calafrios, cefaleia, fotofobia, dor retro-orbital, hiperemia conjuntival, faringite, anorexia, náuseas, vômitos, dor abdominal, linfadenopatia tensa e mialgia. Na maioria dos pacientes, ocorre um exantema maculopapular localizado no tronco, nos membros e, em certas ocasiões, na face, nas palmas das mãos e nas plantas dos pés dentro de 1 a 10 dias após o início da doença. O aparecimento do exantema com frequência está associado temporalmente à defervescência inicial; o exantema pode sofrer recorrência com febre e pode ser pruriginoso. Podem ocorrer petéquias isoladas e sangramento de mucosas, porém a hemorragia significativa é rara. Pode ocorrer descamação com a resolução do exantema. A doença aguda inicial pode ter uma duração de 2 a 3 dias (com variação de 1 a 7 dias). A febre pode recrudescer depois de um intervalo de 1 a 2 dias. A poliartralgia é migratória e afeta predominantemente as pequenas articulações das mãos, dos punhos, dos pés e dos tornozelos, com comprometimento menos proeminente das grandes articulações.[19] As articulações previamente lesionadas podem ser mais gravemente afetadas. Podem ocorrer rigidez e edema, porém os grandes derrames são incomuns. O líquido sinovial apresenta diminuição da viscosidade, com coágulo de mucina pobre e 2.000 a 5.000 leucócitos por mililitro. Os sintomas, incluindo artralgia, artrite e tenossinovite, podem persistir por vários meses a anos. A transmissão materno-fetal pode resultar em infecção neonatal grave. O vírus chikungunya também pode causar sintomas de doença do sistema nervoso central, incluindo encefalite, particularmente no indivíduo muito jovem ou muito idoso.

DIAGNÓSTICO

A febre chikungunya precisa ser diferenciada da febre da dengue e da febre o'nyong-nyong. O vírus chikungunya pode ser isolado do sangue durante os primeiros 2 a 4 dias de doença. Em alguns pacientes, o antígeno viral pode ser detectado nos soros da fase aguda por meio de ensaio de hemaglutinação, em consequência da intensidade da viremia. Podem ser utilizados ensaios de RT-PCR em tempo real disponíveis no comércio em soro de fase aguda para confirmar o diagnóstico. O anticorpo IgM específico pode ser detectado por 6 meses ou mais. A inibição da hemaglutinação e os anticorpos neutralizantes desenvolvem-se à medida que a viremia é eliminada. Os anticorpos fixadores de complemento são positivos na terceira semana e diminuem lentamente no decorrer do ano seguinte.

A artrite crônica pelo vírus chikungunya precisa ser diferenciada da artrite reumatoide (ver Capítulo 248). Observa-se a presença de pelo menos um isótipo do fator reumatoide em cerca de 25% dos pacientes com artrite chikungunya. O anticorpo antipeptídio citrulinado cíclico é incomum. Os níveis séricos da proteína sinovial 14-33-η estão elevados em apenas 10% dos pacientes com artrite chikungunya em comparação com uma taxa de positividade de 64% na artrite reumatoide precoce.

TRATAMENTO E PROGNÓSTICO

O tratamento é de suporte. Os anti-inflamatórios não esteroides são úteis. Durante a artrite aguda, os exercícios de amplitude de movimento diminuem a rigidez. Na maioria dos casos, os sintomas articulares leves podem persistir durante meses. Após o surto ocorrido na Ilha da Reunião, em 2006, 70% dos pacientes afetados tiveram episódios de artralgia, normalmente simétrica e incapacitante, com edema das articulações em 63% dentro de 3 anos após a infecção. A artropatia destrutiva é rara, porém as cargas iniciais mais altas do vírus pressagiam maior destruição articular e incapacidade residual.[20] A encefalite pode resultar em uma taxa de mortalidade de cerca de 15%, com certo grau de incapacidade permanente em 30 a 45% dos sobreviventes. Atualmente, uma vacina imunogênica segura encontra-se em fase de investigação.[21]

FEBRE DE O'NYONG-NYONG

DEFINIÇÃO

O'nyong-nyong significa "quebrador de articulações" no dialeto Acholi do noroeste de Uganda, onde a febre de o'nyong-nyong apareceu pela primeira vez em fevereiro de 1959.

O patógeno

A febre de o'nyong-nyong assemelha-se clinicamente à febre chikungunya, e os vírus compartilham uma semelhança antigênica. O vírus o'nyong-nyong também é um membro da família Togaviridae, gênero *Alphavirus*.

EPIDEMIOLOGIA

Dois anos após seu aparecimento, em 1959, o vírus da febre o'nyong-nyong espalhou-se por toda a Uganda e leste da África, acometendo 2 milhões de pessoas. As taxas de ataque determinadas por sorologia variaram de 50 a 60%, com taxas de casos de 9 a 78%. A doença disseminou-se com uma velocidade de 2 a 3 km por dia. Depois da epidemia, o vírus não foi detectado novamente até ser isolado de mosquitos *Anopheles funestus* no Quênia, em 1978. *A. gambiae* também serve como vetor. Levantamentos sorológicos sugeriram que o vírus o'nyong-nyong é endógeno; entretanto, não foram detectados casos até 1996–1997, durante um surto que ocorreu na região Central-Sul de Uganda. Em 2003, ocorreu um surto no oeste da Costa do Marfim. O reservatório vertebrado não humano para o vírus o'nyong-nyong é desconhecido. O período de incubação dura pelo menos 8 dias. Os vetores do vírus da febre o'nyong-nyong incluem *A. funestus*, *A. gambiae* e outras espécies.[22]

O vírus Igbo-ora (que significa "a doença que quebra suas asas") é uma variante do o'nyong-nyong, com homologia de 98,5% em nível genômico entre os dois vírus. O Igbo-ora assemelha-se sorologicamente aos vírus chikungunya e o'nyong-nyong. Em 1984, ocorreu uma epidemia de febre, exantema, artralgia e mialgia em quatro aldeias na Costa do Marfim. O vírus foi isolado dos mosquitos *A. funestus* e *A. gambiae* e de indivíduos afetados.

BIOPATOLOGIA

Pouco se sabe sobre a biopatologia da febre de o'nyong-nyong.

MANIFESTAÇÕES CLÍNICAS

A doença começa de maneira súbita com poliartralgia e poliartrite. Quatro a 7 dias depois, o exantema começa com a melhora dos sintomas articulares. O exantema é de natureza uniforme, surge na face e, em seguida, dissemina-se para o tronco e os membros e, em certas ocasiões, para as palmas das mãos. O exantema dura 4 a 7 dias antes de desaparecer. A febre não é proeminente, porém a linfadenopatia cervical posterior pode ser acentuada. A artralgia é incapacitante na maioria dos pacientes por um período de até 1 semana, porém a dor articular residual pode persistir por vários meses.

DIAGNÓSTICO

A febre de o'nyong-nyong é difícil de diferenciar da febre chikungunya e também pode ser confundida com o sarampo. Dispõe-se de testes específicos de inibição da hemaglutinação e fixação do complemento. Os antissoros murinos produzidos contra o vírus chikungunya reagem igualmente bem com o vírus o'nyong-nyong, porém os antissoros o'nyong-nyong não reagem bem com vírus chikungunya. Dispõe-se de RT-PCR específica para o vírus o'nyong-nyong em laboratórios de referência.

TRATAMENTO E PROGNÓSTICO

O tratamento é sintomático. Embora a dor articular residual frequentemente persista, não parece haver nenhuma sequela a longo prazo.

FEBRE MAYARO

DEFINIÇÃO

A febre Mayaro é uma doença febril aguda, que se caracteriza por febre, exantema, artralgia e artrite. O vírus Mayaro foi reconhecido pela primeira vez em Trinidad, em 1954. Causou surtos registrados na Bolívia e no Brasil e é endêmico na região de florestas úmidas na fronteira entre Bolívia, Brasil e Peru. O vírus Mayaro tem como reservatório um macaco e é transmitido aos seres humanos por mosquitos *Haemagogus* que habitam nas copas das árvores da floresta úmida tropical.

O patógeno

O vírus Mayaro é um membro da família Togaviridae, gênero *Alphavirus*.

EPIDEMIOLOGIA

O vírus Mayaro foi responsável por um surto em Belterra, no Brasil, em 1988. Oitocentos a 4.000 seringueiros expostos foram infectados, com uma taxa de ataque clínico de 80%. Os trabalhadores florestais e os caçadores continuam correndo maior risco. Os levantamentos sorológicos demonstram casos entre os surtos. Foram documentados casos de infecção pelo vírus Mayaro importados nos EUA e na Europa após viagem na região endêmica das fronteiras entre Brasil, Bolívia e Peru. O vírus foi isolado de uma ave em Louisiana, levantando, assim o espectro de seu aparecimento na América do Norte.

BIOPATOLOGIA

Ocorre viremia durante os primeiros 1 a 2 dias da doença.

MANIFESTAÇÕES CLÍNICAS

A doença caracteriza-se pelo início súbito de febre, cefaleia, tontura, calafrios e artralgia nas pequenas articulações das mãos e dos pés. Cerca de 20% dos pacientes apresentam edema articular. Em certas ocasiões, observa-se a presença de linfadenopatia inguinal unilateral. A leucopenia é comum. Ocorre resolução da febre depois de 3 a 7 dias, porém aparece em seguida um exantema maculopapular no tronco e nos membros de cerca de dois terços dos pacientes, que dura cerca de 3 dias.

DIAGNÓSTICO

Dispõe-se de RT-PCR com ELISA, que constitui o exame diagnóstico de escolha.[23] O vírus Mayaro pode ser isolado do sangue por crescimento em células Vero ou C6/36. Dispõe-se também de uma IgM específica como ELISA de captura de anticorpo.

TRATAMENTO E PROGNÓSTICO

O tratamento é de suporte. A recuperação é completa, porém alguns pacientes apresentam artralgia persistente até 6 meses depois.

VÍRUS DA FEBRE DO RIO ROSS (POLIARTRITE FEBRIL EPIDÊMICA)

O vírus da febre do Rio Ross causa uma doença febril de início agudo, que se caracteriza por exantema e artralgia. Esse vírus é um membro da família Togaviridae, gênero *Alphavirus*.

EPIDEMIOLOGIA

Foram observadas epidemias de febre e exantema na Austrália desde 1928. O isolamento do vírus do Rio Ross de mosquitos, sua associação sorológica com poliartrite epidêmica e o isolamento do vírus de pacientes com poliartrite epidêmica na Austrália confirmaram o vírus do Rio Ross como o agente etiológico da poliartrite epidêmica. A soroprevalência tem sido observada em populações endógenas de Papua-Nova Guiné, Nova Guiné Ocidental, Arquipélago de Bismarck, Ilha de Rossel e Ilhas Salomão. Um surto nas Ilhas Fiji afetou mais de 40.000 indivíduos no período de 1979 a 1980. Ocorreu uma epidemia semelhante nas Ilhas Cook no início de 1980. Não são encontrados anticorpos contra o vírus do Rio Ross em indivíduos a oeste da linha de Weber, uma linha hipotética que separa a zona geográfica australiana da zona asiática. Ocorrem casos endêmicos e epidemias nas regiões tropicais e temperadas da Austrália. Queensland e

Nova Gales do Sul apresentam uma incidência anual particularmente elevada, associada a uma maior pluviosidade. A forte precipitação habitualmente precede os períodos epidêmicos, com ocorrência subsequente de casos da primavera até o outono. A soroprevalência pode alcançar 6 a 15% nas zonas litorâneas temperadas, porém 27 a 39% nas planícies do sistema fluvial do Vale de Murray. Em Queensland, as taxas anuais de doença variam de 31,5 a 288,3 por 100.000 pessoas-ano. De 1992 a 2006, foram notificados 55.000 casos de infecção pelo vírus do Rio Ross na Austrália.

Aedes vigilax é o principal vetor na costa oriental da Austrália, enquanto *A. camptorhynchus* é encontrado nos pântanos salgados do sul da Austrália. *Culex annulirostris* é um vetor que se reproduz em água doce. Outras espécies de *Aedes* australianas e *Mansonia uniformis* também podem servir como vetores. Em surtos que ocorreram nas ilhas do Pacífico, *A. polynesiensis*, *A. aegypti*, *A. vigilax* e *C. annulirostris* podem ter contribuído para a transmissão. Os animais domésticos, os roedores e os marsupiais podem ser hospedeiros intermediários. O vírus pode persistir nos mosquitos *Aedes*.

Existe um predomínio de mulheres entre os indivíduos infectados. As crianças apresentam uma razão entre casos e taxa de ataque mais baixa que a dos adultos. O período de incubação varia de 7 a 11 dias.

O vírus da Floresta de Barmah, outro alfavírus encontrado na Austrália em 1986, pode se manifestar de modo semelhante à poliartrite febril epidêmica. O número de casos notificados anualmente aumentou desde sua descoberta inicial.

BIOPATOLOGIA

O antígeno do vírus do Rio Ross pode ser detectado em monócitos e macrófagos no início da infecção, porém o vírus intacto não é identificável por microscopia eletrônica ou cultura de células. Os vasos da derme apresentam infiltrados perivasculares leves de células mononucleares, em sua maior parte linfócitos T, em áreas eritematosas e purpúricas. Os vasos nas áreas purpúricas também exibem extravasamento de eritrócitos. O antígeno pode ser demonstrado em células epiteliais na pele eritematosa ou purpúrica e na zona perivascular na pele eritematosa. Entretanto, não foram encontrados antígenos virais na pele normal. A membrana sinovial sofre hipertrofia das células de revestimento e proliferação vascular e infiltração de células mononucleares sob o revestimento. O RNA viral pode ser identificado por RT-PCR. As contagens de células no líquido sinovial variam de 1.500 a 13.800 células/mℓ e consistem em monócitos, macrófagos vacuolados e alguns neutrófilos. Modelos animais da infecção indicam que o vírus do Rio Ross tem como alvo o osso, as articulações e o músculo esquelético e desencadeia uma resposta inflamatória mediada pelo sistema imune inato.

MANIFESTAÇÕES CLÍNICAS

Normalmente, ocorre artralgia de maneira abrupta, seguida, em 1 a 2 dias, de exantema macular, papular ou maculopapular, que pode ser pruriginoso.[24] Três quartos dos pacientes apresentam artralgia incapacitante grave, que segue uma distribuição assimétrica e migratória. As articulações comumente afetadas são as articulações metacarpofalângicas, articulações interfalângicas, punhos, joelhos e tornozelos. Os ombros, os cotovelos, os dedos dos pés, a coluna vertebral, o quadril e a articulação temporomandibular também podem ser afetados. As artralgias são mais graves pela manhã e depois de períodos de inatividade. Ocorre sinovite em um terço dos pacientes. O edema poliarticular e a tenossinovite são comuns. Até um terço dos pacientes apresenta parestesias ou dor nas palmas das mãos ou plantas dos pés. Pode ocorrer síndrome do túnel do carpo clássica.

Em alguns indivíduos, o exantema pode preceder ou ocorrer após os sintomas articulares em 11 ou 15 dias, respectivamente. Em certas ocasiões, são observadas vesículas, pápulas ou petéquias. Normalmente, o tronco e as extremidades são acometidos, porém as palmas das mãos, as plantas dos pés e a face também podem ser afetadas. O exantema desaparece ao adquirir uma coloração acastanhada ou por descamação. A febre tende a ser leve a moderada e tem uma duração de 1 a 3 dias. É comum observar a presença de cefaleia, náuseas e mialgia. Podem ocorrer fotofobia leve, sintomas respiratórios e linfadenopatia.

DIAGNÓSTICO

Nas epidemias australianas que ocorreram antes de 1979, os pacientes tinham anticorpos positivos por ocasião de sua avaliação inicial. Entretanto, na epidemia das ilhas do Pacífico de 1979 a 1980, os pacientes permaneceram com viremia e sorologicamente negativos por até 1 semana após o aparecimento dos sintomas. O vírus no soro é estável durante até 1 mês em temperaturas de 0 a −10°C. O teste na Austrália é atualmente realizado por meio de ELISA indireto. A presença de IgM específica ou evidências de soroconversão para positividade da IgG sustentam o diagnóstico de infecção recente.

TRATAMENTO E PROGNÓSTICO

O tratamento é de suporte. Os anti-inflamatórios não esteroides proporcionam alívio da dor articular. Metade de todos os pacientes retorna às suas atividades diárias normais em 4 semanas, apesar da poliartralgia residual. Os sintomas articulares podem sofrer recorrência, porém há resolução gradual dos episódios. Em alguns pacientes, os sintomas articulares podem persistir por até 3 anos. O exercício físico leve tende a melhorar esses sintomas.

SINDBIS

O vírus Sindbis causa uma doença febril de início súbito, associada à artralgia e exantema. É conhecida como doença de Ockelbo na Suécia, como doença de Pogosta na Finlândia e febre de Carélia no istmo da Carélia, na Rússia. Os mosquitos *Aedes*, *Culex* e *Culiseta* transmitem o vírus aos seres humanos, enquanto as aves servem como hospedeiros intermediários.

EPIDEMIOLOGIA

O vírus foi isolado pela primeira vez de mosquitos *Culex* na aldeia egípcia de Sindbis, em 1952. Com frequência, ocorrem surtos nas áreas de florestas da Suécia, Finlândia e istmo da Carélia, porém foram observados casos esporádicos e pequenos surtos na Uganda, África do Sul, Zimbábue, África Central e Austrália. Os indivíduos envolvidos em atividades ou ocupações ao ar livre correm maior risco. No norte da Suécia, 2,9% da população apresentam positividade para IgG sérica específica contra o vírus Sindbis, indicando infecção prévia.

BIOPATOLOGIA

As lesões cutâneas apresentam hemorragia perivascular, infiltrados linfocíticos, edema e áreas de necrose. O vírus tem sido isolado de lesões cutâneas. A IgM antiviral pode persistir durante anos, levantando a possibilidade de que a artrite pelo vírus Sindbis esteja associada à persistência viral e a um efeito viral direto sobre a membrana sinovial. A autofagia, um mecanismo intracelular evolutivamente conservado para a reciclagem do material citoplasmático por lisossomos para degradação durante períodos de estresse, pode ser interrompida nos neurônios pela infecção pelo vírus Sindbis, levando à morte celular programada ou apoptose.

MANIFESTAÇÕES CLÍNICAS

Os sintomas iniciais consistem em artralgia e exantema, embora um possa preceder o outro em alguns dias. A artralgia e a artrite comprometem as pequenas articulações das mãos e dos pés, punhos, cotovelos, tornozelos e joelhos.[25] Em certas ocasiões, a artralgia afeta a coluna vertebral. A tendinite é comum e, com frequência, acomete os tendões de Aquiles e extensores das mãos. A febre, quando presente, tende a ser leve a moderada. Os sintomas constitucionais, a cefaleia, fadiga, mal-estar, náuseas, vômitos, faringite e parestesias podem estar presentes, porém habitualmente não são graves. Normalmente, o exantema macular começa no tronco e, em seguida, acomete braços, pernas, palmas das mãos, plantas dos pés e, em certas ocasiões, cabeça. As máculas evoluem para pápulas, que têm tendência a formar vesículas. A vesiculação é proeminente nos pontos de pressão, incluindo as palmas das mãos e as plantas dos pés. À medida que a erupção desaparece, observa-se a permanência de uma coloração acastanhada. As vesículas nas palmas das mãos e plantas dos pés podem tornar-se hemorrágicas. Pode haver recorrência do exantema durante a convalescença.

DIAGNÓSTICO

A IgM específica detectada por imunoensaio imunoenzimático confirma o diagnóstico de infecção pelo vírus Sindbis. Os títulos de IgM podem diminuir durante um período de 3 a 4 anos.

TRATAMENTO E PROGNÓSTICO

O tratamento é de suporte. A artropatia crônica não erosiva é comum na Suécia e na Finlândia, e até metade de todos os pacientes apresenta sintomas articulares 2,5 anos depois da infecção. Em alguns casos, os sintomas podem persistir por até 6 anos.

Grau A Recomendações de grau A

A1. Villar L, Dayan GH, Arredondo-Garcia JL, et al. Efficacy of a tetravalent dengue vaccine in children in Latin America. *N Engl J Med.* 2015;372:113-123.

A2. Hadinegoro SR, Arredondo-Garcia JL, Capeding MR, et al. Efficacy and long-term safety of a dengue vaccine in regions of endemic disease. *N Engl J Med.* 2015;373:1195-1206.

A2b. Biswal S, Reynales H, Saez-Llorens X, et al. Efficacy of a tetravalent dengue vaccine in healthy children and adolescents. *N Engl J Med.* 2019;381:2009-2019.

REFERÊNCIAS BIBLIOGRÁFICAS

As referências bibliográficas, bem como os outros materiais suplementares deste livro, encontram-se no GEN-IO, nosso ambiente virtual de aprendizagem.

359 ARBOVÍRUS QUE AFETAM O SISTEMA NERVOSO CENTRAL

THOMAS P. BLECK

Os arbovírus, que também são denominados *vírus transmitidos por artrópodes*, podem afetar o sistema nervoso central (SNC). Esses vírus compartilham várias semelhanças clínicas e epidemiológicas e apresentam um genoma de RNA, porém não formam um grupo taxonômico virológico formal. Em geral, os arbovírus têm como reservatórios aves ou pequenos mamíferos e são transmitidos aos seres humanos e a outros mamíferos de grande porte de modo incidental, quando um mosquito ou outro artrópode infectado alimenta-se de sangue.

EPIDEMIOLOGIA

As doenças humanas são, em sua maioria, subclínicas; alguns pacientes apresentam uma breve doença febril que se assemelha à influenza, e uma pequena porcentagem, habitualmente nos extremos, sofre de meningite ou encefalite.[1] As doenças (Tabela 359.1) refletem as características cotidianas e sazonais de seus insetos vetores. Outros vírus do mesmo gênero causam febre hemorrágica (ver Capítulo 357), e outros arbovírus encontrados com menos frequência também são capazes de produzir encefalite (ver Capítulo 386).

Nos EUA, muitos desses agentes causam doenças de notificação compulsória: vírus St. Louis, do Nilo ocidental, de Powassan, da encefalite equina do leste, da encefalite equina do oeste e da encefalite dos sorogrupos Califórnia. As definições de casos e informações adicionais estão disponíveis em http://www.cdc.gov/ncidod/dvbid/arbor/index.htm.

As doenças descritas aqui são zoonoses (ver Capítulo 312), isto é, doenças causadas por vírus transmitidos de animais para seres humanos. São mais prevalentes nos trópicos e subtrópicos e são habitualmente localizadas, em virtude das restrições ecológicas para sua transmissão. Estudos recentes confirmam que a maioria dos arbovírus, incluindo dengue e chikungunya,[2] também causa encefalite; esses vírus são discutidos no Capítulo 358.

BIOPATOLOGIA

As encefalites por arbovírus têm em comum dois processos patológicos: lesão neuronal e glial mediada pela infecção viral intracelular e migração de células imunologicamente ativas dentro do espaço perivascular e parênquima cerebral. Em algumas encefalites por arbovírus, observa-se a presença de edema e proliferação das células endoteliais, destruição das bainhas de mielina em áreas profundas da substância branca e vasculite.

Após a picada de um artrópode infectado, ocorre replicação viral nos tecidos locais e linfonodos regionais. Surge viremia, que dissemina o vírus nos tecidos extraneurais e persiste, dependendo da extensão da replicação nos locais extraneurais, da taxa de eliminação do vírus pelo sistema reticuloendotelial e do aparecimento de anticorpos humorais. Os locais de infecção extraneural variam entre os vírus. Muitos alfavírus e flavivírus comprometem o músculo estriado e o endotélio, enquanto o vírus da encefalite venezuelana está associado à invasão dos tecidos mieloide e linfoide. Durante a viremia, o parênquima neural pode ser invadido, porém o modo de penetração dos vírus através da barreira hematencefálica não está totalmente esclarecido. Os possíveis mecanismos incluem o movimento passivo do vírus através das membranas vasculares e a replicação viral no endotélio capilar cerebral. Os fatores que aumentam a permeabilidade vascular ou que rompem a barreira hematencefálica promovem

Tabela 359.1 Vírus transmitidos por artrópodes associados à encefalite humana.

VÍRUS	INSETO VETOR	HOSPEDEIROS VERTEBRADOS COMUNS	DISTRIBUIÇÃO GEOGRÁFICA
TOGAVIRIDAE			
Alfavírus	Mosquitos		
Encefalite equina do leste	*Culiseta* spp., *Aedes* spp. e *Coquillettidia* spp.		Leste dos EUA e costa do Golfo, região do Caribe, América do Sul
Encefalite equina do oeste	*Culiseta* spp., *Culex* spp.		Oeste dos EUA, Canadá
Encefalite equina venezuelana	*Aedes* spp., *Culex* spp., *Psorophora* spp. e *Mansonia* spp.		América do Sul, América Central, Flórida e sudoeste dos EUA
FLAVIVIRIDAE			
Sorogrupo japonês	Mosquitos		
Encefalite japonesa	*Culex* e *Aedes* spp.		Leste e Sudeste Asiático, Índia, Austrália
Encefalite do Nilo ocidental	*Aedes* spp., *Culex* spp. e outros		África, Oriente Médio, América do Norte
Encefalite de St. Louis	*Culex* spp.		Hemisfério Ocidental
Encefalite do Vale de Rift	*Culex* spp.		Austrália
Zika	*Aedes* spp.		Mundial
Complexo de encefalites transmitidas por carrapatos			
Encefalite da Europa Central	*Ixodes* spp.	Caprinos, ovinos	Europa, Rússia
Encefalite russa da primavera-verão	*Ixodes* spp.		Europa, norte e centro da Ásia
Doença da floresta de Kyasanur	*Haemaphysalis spinigera*	Roedores, insetívoros	Índia
Febre hemorrágica de Omsk	*Dermacentor reticulatus*	Roedores	Ásia Central
Powasan	*Ixodes* spp.	Esquilos, marmotas	América do Norte, Rússia
Loupingi ill	*Ixodes ricinus*	Pequenos mamíferos, ovinos, aves	Ilhas Britânicas
Langat	*Ixodes* spp.	Roedores	Malásia, Tailândia, partes da antiga União Soviética
BUNYAVIRIDAE			
Encefalite da Califórnia	*Aedes melanimon*, *Aedes dorsalis*	Roedores, coelhos	Califórnia
Encefalite de La Crosse	*Aedes triseriatus*	Tâmias, esquilos	Leste e centro-oeste dos EUA

a invasão do sistema nervoso. Os monócitos infectados também podem transportar o vírus para o SNC. Em infecções experimentais de animais, os flavivírus entram no SNC por meio do epitélio olfatório.

A resposta imune ao flavivírus começa com uma resposta inata da interferona à replicação viral. Em seguida, os neurônios produzem quimiocinas, que recrutam vários componentes da resposta imune celular. O tráfego induzido de células T e de monócitos é necessário para eliminar o vírus do SNC, porém também pode causar dano aos neurônios.

O cérebro imaturo é mais suscetível à lesão pelos vírus das encefalites equina do oeste, equina venezuelana e dos sorogrupos Califórnia (Tabela 359.2). A encefalite de St. Louis e a encefalite do Nilo ocidental afetam principalmente os indivíduos idosos, enquanto a encefalite japonesa e a encefalite equina do leste apresentam uma incidência bimodal e acometem tanto crianças quanto indivíduos idosos. Nas áreas endêmicas, a imunidade acumulada com o aumento da idade pode reduzir a incidência da doença em indivíduos idosos para alguns vírus; entretanto, as razões pelo aumento de gravidade da doença por outros vírus permanecem desconhecidas.

MANIFESTAÇÕES CLÍNICAS

Os sinais e sintomas clínicos variam de acordo com as causas virais (ver adiante), embora todos compartilhem sinais e sintomas comuns de encefalite (ver Capítulo 386).

DIAGNÓSTICO

O diagnóstico depende de uma anamnese cuidadosa, que deve incluir exposição a animais vertebrados e artrópodes vetores, idade do paciente, estação do ano e viagens, incluindo o local geográfico de exposição. A confirmação laboratorial da infecção é essencial. Os vírus podem ser isolados do soro da fase aguda ou do sangue total em animais de laboratório ou em cultura de tecido. O diagnóstico correto também pode ser estabelecido por meio de neutralização, fixação de complemento (FC), inibição da hemaglutinação (IH), anticorpos fluorescentes e ensaio imunoabsorvente ligado à enzima (ELISA) de soros da fase aguda e da fase convalescente de 3 semanas. A detecção de antígeno e o ELISA de captura de IgM frequentemente possibilitam o estabelecimento do diagnóstico na avaliação inicial ou na primeira semana após o início da doença na maioria dos casos. Os ensaios sensíveis de amplificação de ácido nucleico, que utilizam a reação em cadeia da polimerase com transcrição reversa (RT-PCR), estão em fase de desenvolvimento para vários dos arbovírus e podem levar a um diagnóstico mais precoce.

Diagnóstico diferencial

A consideração inicial mais importante consiste em diferenciar as encefalites por arbovírus de outras infecções agudas do SNC, incluindo outras infecções diferentes da encefalite (ver Capítulos 384 e 385), causas de encefalite passíveis de tratamento (ver Capítulo 386) e encefalites paraneoplásica e autoimune (ver Capítulos 384 e 386). A encefalite com antirreceptor de *N*-metil-D-aspartato (NMDA), que é tão comum quanto a maioria das causas virais de encefalite em algumas partes dos EUA (ver Capítulo 383),[3] constitui uma importante parte do diagnóstico diferencial, em particular em mulheres jovens e especialmente pelo fato de – diferentemente das infecções por arbovírus – responder com frequência ao tratamento imunossupressor.

O pródromo inicial assemelha-se à influenza (ver Capítulo 340). A meningite bacteriana (ver Capítulo 384), particularmente no início ou parcialmente tratada; a endocardite bacteriana infecciosa (ver Capítulo 67); o abscesso cerebral (ver Capítulo 385); o empiema subdural (ver Capítulo 385); e a tromboflebite cerebral podem simular a encefalite viral, e, algumas vezes, o perfil do líquido cerebrospinal (LCS) é semelhante. Outras infecções que, em certas ocasiões, causam meningoencefalite que pode se assemelhar à encefalite viral transmitida por artrópodes incluem tuberculose (ver Capítulo 308), criptococose (ver Capítulo 317), histoplasmose (ver Capítulo 316), coccidioidomicose (ver Capítulo 316), febre maculosa das Montanhas Rochosas (ver Capítulo 311), leptospirose (ver Capítulo 307), malária *falciparum* (ver Capítulo 324), triquinose (ver Capítulo 335), meningite por *Naegleria* (ver Capítulo 384), febre tifoide (ver Capítulo 292), doença de Lyme (ver Capítulo 305) e pneumonia por *Mycoplasma* (ver Capítulo 301).

A meningoencefalite aguda pode resultar de infecções por outros vírus, incluindo herpes-vírus (ver Capítulo 350), vírus de imunodeficiência humana (ver Capítulo 362), vírus de caxumba (ver Capítulo 345), enterovírus (ver Capítulo 355), vírus da coriomeningite linfocítica (ver Capítulo 384), raiva (ver Capítulo 386), influenza (ver Capítulo 340) e as infecções virais exantemáticas da infância (ver Capítulos 343 e 344). A história de exposição, a presença de doença semelhante na comunidade e a ocorrência no verão-outono fornecem os principais indícios sobre uma etiologia arboviral. Os enterovírus (ver Capítulo 355) também provocam surtos no verão-outono, porém a síndrome predominante consiste em meningite asséptica, e a ocorrência concomitante de exantema ou pleurodinia fornece um indício útil. A encefalite por herpes simples (ver Capítulo 386) constitui uma importante consideração diagnóstica, visto que se dispõe de terapia ativa, que deve ser iniciada rapidamente. A presença de sinais neurológicos localizados, os achados de localização na tomografia computadorizada (TC) ou na ressonância magnética (RM) e a detecção de DNA do herpes simples no LCS pela PCR ajudam a diferenciar a encefalite por herpes simples das encefalites por arbovírus.

As doenças não infecciosas do SNC, como acidente vascular encefálico (ver Capítulo 379), raramente podem ser confundidas com encefalite viral. A hemorragia subaracnóidea (ver Capítulo 380) produz meningismo, febre, cefaleia e sinais neurológicos que simulam uma etiologia infecciosa. Em certas ocasiões, as encefalopatias metabólicas apresentam características que sugerem encefalite infecciosa. As doenças neoplásicas ou granulomatosas que comprometem o SNC e uma variedade de doenças de etiologia incerta (doença de Behçet [ver Capítulo 254], síndrome de Reye, esclerose múltipla aguda [ver Capítulo 383] e lúpus eritematoso sistêmico [ver Capítulo 250]) também precisam ser consideradas no diagnóstico diferencial.

Tabela 359.2 Características das encefalites por arbovírus de importância nos EUA.

	ENCEFALITE EQUINA DO LESTE	ENCEFALITE EQUINA DO OESTE	ENCEFALITE EQUINA VENEZUELANA	ENCEFALITE DO NILO OCIDENTAL	ENCEFALITE DE ST. LOUIS	ENCEFALITE POR SOROGRUPO CALIFÓRNIA
Casos anuais de doença sintomática nos EUA	10	0 a 2 casos, principalmente lactentes e crianças	Raros, principalmente em crianças	Até 3.000, principalmente > 40 anos	0 a 2.000, principalmente > 50 anos	10 a 50, principalmente crianças
Época do ano	Final do verão, início do outono	Início e metade do verão	Verão	Verão, outono	Metade a final do verão	Julho-setembro
Taxa de caso-fatalidade	50 a 70%, mais elevada em crianças < 15 anos e adultos > 55 anos	3 a 5% em crianças	35% em crianças, < 10% em indivíduos idosos	14 a 19%, 30% em adultos > 70 anos	9% em geral; 0% < 20 anos, 30% > 65 anos	< 1%
Dano residual	30 a 50%, particularmente em crianças	33% em lactentes	Frequente em crianças	50%, mais frequente em indivíduos idosos	Frequente no indivíduo idoso	Provavelmente raro
Achados no líquido cerebrospinal (células/μℓ)	500 a 2.000 células, predominantemente neutrófilos	< 500 células, predominantemente linfócitos	< 500 células, predominantemente linfócitos	< 500 células, predominantemente linfócitos	< 500 células, predominantemente linfócitos	< 500 células, predominantemente linfócitos

PREVENÇÃO

Pode-se obter um controle pela interrupção do ciclo, incluindo vacinação dos animais reservatórios, controle dos vetores e educação para evitar os vetores. As medidas práticas incluem o uso de roupas de mangas longas e repelentes de insetos, limitar as atividades ao ar livre durante o pico da estação dos mosquitos e eliminação dos reservatórios de água estagnada. Atualmente, dispõe-se de vacinas para a encefalite japonesa.

TRATAMENTO

O tratamento é sintomático e pode incluir repouso ao leito, antipiréticos e analgésicos. O tratamento empírico precoce na encefalite por herpes simples (ver Capítulo 350) pode ser adequado, enquanto prossegue a avaliação diagnóstica para documentar a encefalite por arbovírus. Até hoje, nenhuma terapia imunológica demonstrou ter um efeito útil em seres humanos.

ENCEFALITE EQUINA DO LESTE

EPIDEMIOLOGIA

A doença humana é relativamente rara, com ocorrência de menos de 10 casos por ano na Costa do Golfo e nos estados atlânticos dos EUA, habitualmente em associação a uma epizootia equina envolvendo 100 a 300 animais. Em geral, ocorrem surtos no final do verão e começo do outono. A ocorrência de casos equinos ou de surtos de encefalite fatal em aves exóticas em gaiolas precede o aparecimento de casos humanos em várias semanas ou mais. Foi relatada a ocorrência de epizootias de encefalite equina do leste no Caribe (Hispaniola) e na América do Sul.

Nas regiões temperadas, o vírus da encefalite equina do leste circula entre aves selvagens e mosquitos *Culiseta melanura* em um hábitat de pântanos de água doce. Epizootias equinas e casos humanos associados resultam da extensão do ciclo de transmissão para envolver mosquitos *Aedes* e *Coquillettidia*, que se alimentam em cavalos e seres humanos.

BIOPATOLOGIA

O cérebro está visivelmente edemaciado e congesto, e a resposta inflamatória é predominantemente polimorfonuclear. As áreas mais afetadas são os núcleos da base, o tálamo, o hipocampo, o córtex frontal e o córtex occipital. A vasculite focal, o edema das células endoteliais, a formação de trombos intravenosos e arteriolares, a desmielinização, a necrose, a lise dos neurônios e a neuronofagia são proeminentes. O vírus da encefalite equina do leste parece utilizar micro-RNA do hospedeiro para limitar a replicação em células mieloides, restringindo, assim, a resposta imune do hospedeiro e causando dano neurológico mais grave.

MANIFESTAÇÕES CLÍNICAS

O início é abrupto, com febre alta, vômitos e sonolência. O estupor, o coma, a mioclonia e as convulsões generalizadas aparecem nas primeiras 24 horas até 10 dias depois.[4] Os distúrbios autonômicas (sialorreia) podem ser proeminentes, e a dificuldade respiratória e cianose são frequentes. Em crianças, pode-se observar a presença de edema facial, periorbital ou generalizado.

Com frequência ocorre leucocitose periférica notável com neutrófilos imaturos em pacientes com encefalite equina do leste. O exame do LCS revela 500 a 2.000 leucócitos/$\mu\ell$ (predominantemente neutrófilos). À medida que a contagem celular total cai, os neutrófilos podem persistir como fração significativa. Podem-se observar eritrócitos, a concentração de proteína está elevada e o nível de glicose está normal.

DIAGNÓSTICO

A TC e a RM do cérebro frequentemente estão anormais e revelam lesões nos núcleos da base, no tálamo e no tronco encefálico. Raramente, o vírus pode ser isolado do sangue ou do LCS. O diagnóstico sorológico pela demonstração de uma elevação dos títulos de anticorpos em amostras de soro pareadas coletadas com intervalo de tempo apropriado constitui o teste disponível mais prático. Em virtude da rápida evolução da doença clínica, as amostras de soro devem ser obtidas a intervalos de 2 a 3 dias durante a fase aguda da doença.

PREVENÇÃO

Uma vacina experimental de cultura de células de embrião de pinto inativada por formol é utilizada para proteger as pessoas que trabalham em laboratórios e no campo. A redução das populações de mosquitos pelo uso apropriado de inseticidas pode ser efetiva em ameaças de surtos ou em surtos estabelecidos.

TRATAMENTO

O tratamento é de suporte. O controle da febre, da pressão intracraniana, das crises convulsivas, dos distúrbios hidreletrolíticos e das vias respiratórias é fundamental. Embora tenham sido relatadas tentativas de terapia imunológica, não se dispõe de dados controlados.

PROGNÓSTICO

A taxa de caso-fatalidade é de 50 a 70%. A mortalidade, à semelhança da incidência é mais alta em crianças com menos de 15 anos e em indivíduos com mais de 55 anos, sem predileção de gênero. Em geral, a morte ocorre durante a primeira semana; nos pacientes que sobrevivem, a recuperação começa durante a segunda semana e pode progredir rapidamente. Uma boa recuperação funcional está associada a uma evolução prodrômica longa e ausência de coma. O dano residual, observado em 30 a 50% dos pacientes, é frequentemente grave, em particular nas crianças, e caracteriza-se por deficiência intelectual, paralisia espástica e evidência radiográfica de atrofia cerebral.

ENCEFALITE EQUINA DO OESTE

EPIDEMIOLOGIA

Foram relatados poucos casos de encefalite equina do oeste nas últimas décadas; a epidemia mais recente ocorreu no Colorado, em 1987. As epidemias ocorrem no início ou no meio do verão e podem surgir após intenso derretimento da neve ou inundações, que são condições favoráveis para a reprodução dos mosquitos. Casos de encefalite em equinos frequentemente precedem o aparecimento de doença humana. A doença afeta principalmente residentes de comunidades rurais, e a incidência é mais alta nos homens do que nas mulheres.

A razão entre infecção inaparente e infecção clínica também depende da idade e varia de cerca de 1:1 em lactentes com menos de 1 ano, a 58:1 em crianças de 1 a 4 anos até mais de 1.000:1 em indivíduos com mais de 14 anos. O vírus da encefalite equina do ocidente também ocorre na América do Sul. Epizootias equinas na Argentina foram associadas a casos humanos.

O vírus da encefalite equina do oeste circula entre aves selvagens e mosquitos *Culex tarsalis*. *Culex tarsalis* é responsável pela infecção em seres humanos e equinos, que apresentam viremia baixa ou indetectável e que não perpetuam a cadeia de transmissão. Nos climas temperados, a transmissão cessa durante os meses de inverno.

BIOPATOLOGIA

O exame patológico de cérebros de lactentes revela destruição parenquimatosa maciça; as crianças que morrem meses ou anos após a agressão aguda frequentemente exibem grandes lesões císticas em muitas áreas do encéfalo. Em crianças de mais idade e adultos, a encefalite equina do oeste aguda caracteriza-se por necrose focal e manguito perivascular, predominantemente nos núcleos da base e no tálamo, mas também na substância branca cerebral profunda.

MANIFESTAÇÕES CLÍNICAS

Em geral, a doença começa com um quadro semelhante à influenza, que consiste em febre, cefaleia, mal-estar e mialgia, com duração de 1 a 4 dias. Em seguida, podem ocorrer sonolência, letargia, fotofobia, vômitos e rigidez de nuca; o comprometimento neurológico pode evoluir rapidamente para estupor, coma e convulsões. Pode-se observar a presença de paresias, déficits de nervos cranianos, tremores e reflexos anormais. Nos casos fatais, os pacientes morrem 1 a 2 dias após o desenvolvimento de coma. Foram documentadas infecções congênitas, que resultam em deterioração neurológica grave e progressiva.

A leucocitose e um desvio para a esquerda são comuns. O LCS contém menos de 500 leucócitos/μℓ (no início, células polimorfonucleares e, em seguida, mononucleares) e concentração elevada de proteína (habitualmente 90 a 110 mg/dℓ).

DIAGNÓSTICO

O isolamento do vírus do sangue ou LCS quase nunca é bem-sucedido. O diagnóstico é estabelecido pela demonstração de uma elevação de IH, anticorpo fluorescente, FC, ELISA ou anticorpos neutralizantes em soros pareados coletados no momento apropriado (com intervalo de 10 a 14 dias). A demonstração de anticorpos IgM no soro ou no LCS por ELISA fornece um diagnóstico presumível.

PREVENÇÃO

Uma vacina experimental inativada por formol, desenvolvida em culturas de células de embrião de pinto tem sido utilizada para proteger as pessoas que trabalham em laboratórios, porém não está indicada para outros indivíduos. Em situações de ameaça de epidemia ou nos casos de epidemias em andamento, os residentes devem ser aconselhados a utilizar roupas protetoras, repelentes de insetos e telas nas janelas, além de restringir as atividades ao ar livre cedo pela manhã, no fim da tarde e à noite (horas de maior atividade dos mosquitos). As medidas de saúde pública incluem a pulverização de inseticidas contra o vetor *C. tarsalis* adulto.

TRATAMENTO

Não existe nenhum tratamento específico para a encefalite equina do ocidente. O tratamento de suporte assemelha-se ao discutido anteriormente para a encefalite equina do leste.

PROGNÓSTICO

A encefalite equina do oeste é mais grave em lactentes e em crianças pequenas. A taxa de caso-fatalidade situa-se entre 3 e 5%. Em geral, os sobreviventes apresentam recuperação súbita e rápida. Entretanto, cerca de um terço dos lactentes que sobrevivem apresentam deficiência mental, dano cerebelar, coreoatetose e paralisia espástica. As crianças com doença prolongada, que desenvolvem convulsões durante a fase aguda, têm mais tendência a sofrer sequelas neurológicas a longo prazo. Os adultos podem ter uma síndrome de convalescença prolongada, porém os resíduos objetivos são raros.

ENCEFALITE EQUINA VENEZUELANA

Seis subtipos antigênicos do vírus da encefalite equina venezuelana (I a VI) são reconhecidos sorologicamente, com diversas variantes antigênicas dos subtipos I e III. Os subtipos IAB e IC são responsáveis por epidemias que envolvem seres humanos e equinos. Na Flórida, o subtipo II é enzoótico e produz doença humana esporádica. Na década de 1960, foram desenvolvidos métodos de transmissão do vírus da encefalite equina venezuelana como agente de guerra biológica; uma epidemia de encefalite equina venezuelana, em particular se seres humanos e cavalos ficarem simultaneamente doentes, poderia representar um ataque, mais do que uma doença de ocorrência natural.

EPIDEMIOLOGIA

Antes de 1973, ocorriam grandes epizootias equinas a intervalos de 5 a 10 anos na Venezuela, na Colômbia, no Equador e no Peru, envolvendo muitos milhares de animais, com taxas de mortalidade de até 40%. A morbidade humana associada também era elevada (até 32.000 casos clínicos). A doença permaneceu quiescente por vários anos, porém reapareceu na região da Costa do Golfo do México na década passada. O último grande surto ocorreu na Venezuela e na Colômbia, em 1995, com mais de 85.000 casos humanos. As infecções em laboratório são comuns em pessoas não vacinadas que trabalham com o vírus ou com animais infectados.

Uma grande variedade de mosquitos vetores, incluindo espécies dos gêneros *Aedes*, *Psorophora* e *Mansonia*, transmite os subtipos IAB e IC durante epidemias epizoóticas.[5] Os equinos são os principais hospedeiros com viremia. O vírus pode estar presente nas excreções faríngeas de pacientes humanos; a disseminação interpessoal por contato ou aerossóis, apesar de possível, não é importante do ponto de vista epidemiológico.

Os outros membros do complexo viral da encefalite equina venezuelana, incluindo o subtipo II na Flórida, apresentam ciclos de transmissão enzoótica envolvendo mosquitos *Culex* e pequenos roedores e marsupiais das florestas. A doença humana é esporádica e relativamente incomum.

BIOPATOLOGIA

As alterações patológicas no SNC incluem edema, congestão, inflamação meníngea e perivascular, hemorragia intracerebral, degeneração neuronal e vasculite. Além disso, observa-se a ocorrência frequente de degeneração e necrose hepatocelulares, depleção linfoide disseminadas e necrose folicular e pneumonite intersticial. O feto com infecção congênita apresenta necrose maciça e disseminada do tecido cerebral, hemorragia, e reabsorção do material cerebral, resultando em hidranencefalia.

MANIFESTAÇÕES CLÍNICAS

A síndrome predominante é uma doença autolimitada semelhante à influenza; observa-se o desenvolvimento de encefalite em apenas cerca de 4% dos indivíduos infectados, principalmente crianças com menos de 15 anos. As infecções subclínicas são raras.

Depois de um período de incubação de 2 a 5 dias, ocorre início súbito de febre, calafrios, mal-estar e cefaleia, seguidos de mialgias, náuseas, vômitos e, em certas ocasiões, diarreia. O exame físico revela febre, taquicardia, hiperemia conjuntival e, em alguns casos, faringite não exsudativa. Em geral, a doença aguda regride em 4 a 6 dias, e os sintomas convalescentes podem durar até 3 semanas. Algumas vezes, foi observada uma evolução bifásica; os sintomas agudos podem reaparecer depois de uma breve remissão, em 1 semana após o aparecimento inicial.

Quando ocorre, a encefalite grave caracteriza-se por sinais meníngeos, convulsões, tremor, estupor, coma, paralisia espástica, reflexos anormais, paralisias de nervos cranianos e insuficiência respiratória central. Nos casos graves, ocorre dano neurológico residual. As infecções em mulheres grávidas adquiridas durante o primeiro e o segundo trimestres podem resultar em encefalite fetal e morte.

Com frequência, a contagem de leucócitos periféricos está baixa, com diminuição dos linfócitos e dos neutrófilos, ou normal com linfopenia relativa. Em pacientes com sinais do SNC, o LCS contém até 500 células/μℓ, predominantemente linfócitos. As concentrações séricas de lactato desidrogenase e aspartato aminotransferase podem estar elevadas.

DIAGNÓSTICO

Diferentemente das outras encefalites por arbovírus, o vírus da encefalite equina venezuelana pode ser isolado do sangue ou de swabs ou lavados de garganta nos primeiros 3 ou 4 dias da doença. Em geral, o sorodiagnóstico é mais prático e é obtido por meio de teste de soros pareados coletados no momento apropriado por meio de IH, FC, ELISA, neutralização ou imunoensaio de IgM.

PREVENÇÃO

Uma vacina viva atenuada experimental, feita a partir do subtipo IAB, é utilizada em pessoas que trabalham em laboratórios. Essa vacina proporciona uma imunidade sólida contra os subtipos IAB e IC, porém proteção incompleta contra os vírus heterólogos da encefalite equina venezuelana. Um ensaio clínico de fase 1 de uma vacina de DNA sugere que ela é segura e imunogênica. As epidemias e as epizootias podem ser prevenidas por meio de vacinação efetiva dos equinos. A pulverização de inseticidas para reduzir as populações de mosquitos adultos (infectantes) constitui a única maneira de controle imediato na presença de epidemia em evolução. Aconselha-se uma proteção individual contra mosquitos.

TRATAMENTO

Não se dispõe de nenhuma terapia específica, e o tratamento de casos de encefalite é de suporte.

PROGNÓSTICO

A taxa de caso-fatalidade em crianças até 5 anos com encefalite é de aproximadamente 35%, porém é de menos de 10% em indivíduos de mais idade.

ENCEFALITE JAPONESA

EPIDEMIOLOGIA

O vírus da encefalite japonesa é um flavivírus que causa epizootias de encefalite clínica em equinos. A doença ocorre em toda a Ásia, incluindo Japão, China, península da Coreia, Taiwan, Okinawa, Vietnã, Filipinas, Burma, Malásia, Bangladesh, leste e sul da Índia, Sri Lanka, Tailândia e Indonésia. Mais de 30 mil casos clínicos ocorrem anualmente, dos quais cerca de um terço é fatal. A encefalite japonesa é uma doença do verão em regiões temperadas, porém ocorre esporadicamente durante todo o ano nos trópicos. O vírus pode ser transmitido por várias espécies de mosquitos *Culex*, mais notavelmente *C. tritaeniorhynchus*.

As epidemias são mais frequentes ao norte da zona tropical, com observação de uma alta incidência no sul da China. Trata-se de uma doença predominantemente rural, cuja incidência é frequentemente mais alta nos homens do que nas mulheres. Nas áreas hiperendêmicas, mais de 70% das populações adultas pesquisadas apresentam anticorpos, e as crianças com menos de 15 anos são principalmente afetadas pela doença. Entretanto, em áreas sem uma alta prevalência de imunidade básica (p. ex., norte da Índia), todas as faixas etárias são afetadas. No Japão, onde as crianças em idade escolar vêm sendo protegidas por campanhas de vacinação dirigidas para essa faixa etária, a encefalite tornou-se proeminente nos idosos. A razão entre infecção clinicamente inaparente e aparente é superior a 500:1 nas crianças e diminui com a idade; na Coreia, a razão entre militares norte-americanos foi estimada em 25:1.

BIOPATOLOGIA

As alterações neuropatológicas e a distribuição das lesões assemelham-se às descritas na encefalite de St. Louis (ver adiante).

MANIFESTAÇÕES CLÍNICAS

As manifestações da encefalite japonesa incluem febre de início abrupto, cefaleia e sintomas gastrintestinais. A irritação meníngea, que surge nas primeiras 24 horas é seguida, no segundo ou terceiro dia, pelo aparecimento de irritabilidade, comprometimento da consciência, convulsões (particularmente em crianças), rigidez muscular, achados parkinsonianos, ataxia, tremor grosseiro, movimentos involuntários, déficits de nervos cranianos, paresia, hiperatividade dos reflexos tendíneos profundos e reflexos patológicos.[6] A perda de peso e a desidratação constituem, com frequência, achados notáveis. Nos casos leves, a febre regride depois da primeira semana, e ocorre resolução dos sinais neurológicos, no final da segunda semana após seu início. Nos casos graves, a hiperpirexia, a disfunção neurológica progressiva e o coma levam à morte, habitualmente entre o sétimo e o décimo dia. Cerca de 25% dos pacientes apresentam recuperação prolongada, frequentemente com sequelas permanentes. A ocorrência dessas sequelas correlaciona-se com a gravidade do estágio agudo da doença, e as crianças pequenas são mais suscetíveis. As complicações cardiorrespiratórias são frequentes durante o estágio agudo nesses pacientes. Um prognóstico sombrio está associado a febre alta prolongada, convulsões frequentes ou prolongadas, elevado conteúdo de proteína do LCS, sinais de Babinski e depressão respiratória precoce. Foi relatada a ocorrência de morte fetal em consequência de infecção transplacentária pela encefalite japonesa.

DIAGNÓSTICO

Ocorrem leucocitose e neutrofilia periféricas moderadas no início da doença. Os achados habituais incluem pleocitose (predominantemente linfocítica), elevação das proteínas e concentração normal de glicose no LCS.

A RM na encefalite japonesa revela edema nos núcleos da base, tálamos e áreas focais do córtex cerebral; além disso, pode haver evidências de hemorragia nessas áreas. Pode-se observar também um realce nas meninges, no tronco encefálico e na medula espinal.

O vírus é raramente isolado do sangue. O vírus também é raramente recuperado do LCS de pacientes que sobrevivem, mas pode ser recuperado do LCS de um terço daqueles que morrem. Os anticorpos IH e neutralizantes surgem durante a primeira semana, enquanto os anticorpos FC aparecem na segunda semana. As reações cruzadas com outros flavivírus dificultam o sorodiagnóstico. Os anticorpos IgM específicos no soro ou no LCS podem ser detectados por imunoensaios em mais de três quartos dos pacientes por ocasião da internação hospitalar.

PREVENÇÃO

As vacinas inativadas mais recentes derivadas de cultura de células Vero, incluindo IC51, CC-JEV e Jenvac, estão disponíveis para uso em indivíduos com mais de 17 anos e demonstraram ser seguras em crianças.[A1] Essas vacinas são mais imunogênicas do que a vacina inativada mais antiga derivada de cérebro de camundongo. Em crianças que recebem a vacina mais um reforço, cerca de 98% continuam apresentando evidências de soroproteção em 5 anos. Na Austrália e na Tailândia, dispõe-se de uma vacina combinada de febre amarela e encefalite japonesa. Uma vacina quimérica, que é efetiva quando administrada concomitantemente com a vacina sarampo-caxumba-rubéola, é promissora para crianças que residem em áreas endêmicas.[A2] Na China, utiliza-se comumente uma vacina de vírus vivo atenuado (SA14-14-2).

A vacina IC51 está aprovada nos EUA para indivíduos a partir de 2 meses que viajam para áreas de alto risco. Em 0,3% dos casos, podem ocorrer urticária generalizada e angioedema. Como são utilizadas duas doses da vacina inativada, e é necessário aproximadamente 1 mês para conferir proteção, a vacinação não constitui uma medida prática em caso de epidemia em curso.

A redução das populações de mosquitos vetores por meio da aplicação de inseticidas pode ajudar a impedir surtos. A imunização de suínos constitui uma estratégia de controle auxiliar.

TRATAMENTO

O tratamento é de suporte (ver Encefalite equina do leste). Um ensaio clínico randomizado sobre interferona-α não demonstrou nenhum benefício.

PROGNÓSTICO

A taxa de caso-fatalidade é, provavelmente, de cerca de 25%. Em até 75% dos pacientes foram relatadas sequelas como comprometimento mental, labilidade emocional, coreoatetose, tremor, parkinsonismo, distúrbios autônomos, paralisia e transtornos psiquiátricos.

FEBRE E ENCEFALITE DO NILO OCIDENTAL

Os indivíduos infectados pelo vírus do Nilo ocidental são, em sua maioria, assintomáticos, com desenvolvimento de febre e, algumas vezes, exantema em cerca de 20% dos casos. As manifestações do SNC, que são potencialmente graves e incapacitantes, ocorrem em menos de 1% dos pacientes, embora essa porcentagem seja mais alta em indivíduos idosos. O vírus do Nilo ocidental é discutido no Capítulo 358.

VÍRUS ZIKA

O vírus Zika (ver Capítulo 358) é um flavivírus relacionado com o vírus do Nilo ocidental (ver Capítulo 358) e da dengue (ver Capítulo 358). Embora os casos notificados tenham sido transmitidos por *A. aegypti*, particularmente na Oceania, no Brasil e no Caribe, o vírus também foi encontrado em *A. albopictus*, que apresenta uma distribuição muito mais ampla na América do Norte.[8] Os sintomas, que incluem febre, exantema, artralgia e conjuntivite, assemelham-se, com frequência, à dengue (ver Capítulo 358) e ao vírus chikungunya (ver Capítulo 358), porém são habitualmente mais leves. Em um estudo realizado em Yap, quase 75% da população tinham sido infectados com base em pesquisas de anticorpos, porém não houve nenhum caso de hospitalização ou de morte.

O vírus Zika pode causar meningoencefalite, encefalomielite desmielinizante aguda e mielite que se assemelha àquela associada ao vírus do Nilo ocidental.[9] Pode ocorrer síndrome de Guillain-Barré (ver Capítulo 392) em até 1 em 750 casos.[10]

O diagnóstico pode ser confirmado pela detecção do ácido nucleico viral por meio de RT-PCR na primeira semana de doença clínica ou pela detecção de anticorpos IgM por meio de ensaio imunoabsorvente ligado à enzima de captura de IgM (MAC-ELISA) na primeira semana após o aparecimento dos sintomas, com persistência por vários meses. Durante o surto do vírus Zika na Colômbia, cerca de 40% dos casos de síndrome de Guillain-Barré foram associados a evidências imunológicas de infecção recente pelo vírus Zika.

Entretanto, de maior preocupação é o risco para o feto em desenvolvimento.[11] O vírus Zika aumentou o risco de microcefalia fetal para um risco absoluto de cerca de 7% em territórios franceses nas Américas,[12] e o risco de anormalidades neurológicas visíveis para 42% no Rio de Janeiro.[13] As taxas foram superiores a 50% nas infecções durante o primeiro ou segundo trimestre e de 30% nas infecções do terceiro trimestre.

TRATAMENTO E PREVENÇÃO

Não se dispõe de nenhum tratamento comprovado. As vacinas de vírus Zika em desenvolvimento parecem ser seguras e imunogênicas, porém sua eficácia clínica é incerta.[14]

ENCEFALITE DE ST. LOUIS

ETIOLOGIA

O vírus da encefalite de St. Louis, um membro da família Flaviviridae, compartilha relações antigênicas próximas com a encefalite japonesa, a encefalite do vale do Murray e o vírus do Nilo ocidental, e está relacionado com os vírus da febre amarela (ver Capítulo 357) e da dengue (ver Capítulo 358). As cepas associadas a epidemias transmitidas por *Culex pipiens* no norte dos EUA são distintas das cepas endêmicas transmitidas por *C. tarsalis* nos estados ocidentais.

EPIDEMIOLOGIA

O vírus é encontrado em todas as partes do Hemisfério Ocidental, porém as epidemias só ocorrem na América do Norte e em algumas ilhas do Caribe. Durante os anos de epidemia, o vírus tem sido responsável por até 80% de todos os casos notificados de encefalite de etiologia conhecida nos EUA. Ocorreram epidemias de até 2.000 casos, principalmente em localidades urbano-suburbanas da bacia dos rios Ohio e Mississipi, bem como na parte oriental e central do Texas e na Flórida. Pequenos surtos também ocorreram no oeste dos EUA.[15] Em geral, as epidemias são observadas entre julho e setembro, mas podem surgir mais tarde em regiões quentes, como a Flórida. A exposição prévia e imunidade à dengue podem proporcionar certo grau de proteção cruzada contra a encefalite de St. Louis clínica. A razão infecção inaparente e aparente é de 800:1 em crianças de até 9 anos, de 400:1 em pessoas de 10 a 49 anos e de 85:1 em indivíduos com mais de 60 anos.

Na maior parte do leste dos EUA, o vírus da encefalite de St. Louis circula entre aves selvagens e mosquitos *C. pipiens*, que se reproduzem em água poluída. Na Flórida e em partes do Caribe, *C. nigripalpus* é o principal vetor. No oeste dos EUA, o ciclo também envolve aves selvagens, porém o vetor é *C. tarsalis*, que também é da encefalite equina do oeste. Em virtude da ecologia semelhante dos vírus da encefalite de St. Louis e da encefalite equina do oeste no oeste, ocorrem surtos mistos, principalmente em áreas agrícolas rurais.

As temperaturas de verão acima da média e certas condições, como precipitação deficiente, que criam acúmulos de água estagnada apropriados para a reprodução de *C. pipiens*, estão associadas a epidemias no leste dos EUA. A encefalite de St. Louis nos estados do oeste é favorecida por temperaturas quentes da primavera, intenso derretimento da neve e inundação.

BIOPATOLOGIA

As alterações patológicas nos casos fatais limitam-se a achados microscópicos. A leptomeningite caracteriza-se por inflamação linfocítica. As alterações parenquimatosas consistem em formação de manguito perivascular linfocítico, formação de nódulos celulares e degeneração neuronal.

MANIFESTAÇÕES CLÍNICAS

São reconhecidas três síndromes clínicas: cefaleia febril, meningite asséptica e encefalite. Depois de um período de incubação de 4 a 21 dias, observa-se um período variável de sintomas inespecíficos, incluindo febre (temperatura de 38 a 41°C), cefaleia, mal-estar, sonolência, mialgia e faringite, que pode ser seguido de início agudo ou subagudo de sinais meníngeos, encefalíticos ou ambos. A náuseas, os vômitos e a fotofobia são comuns.

Ocorrem anormalidades neurológicas em até 25% dos pacientes. As anormalidades extrapiramidais e alteração da consciência constituem os achados mais significativos. Outros achados incluem meningismo, déficits de nervos cranianos (particularmente o nervo facial), reflexos anormais, tremores, contrações mioclônicas, nistagmo e ataxia. As anormalidades motoras são infrequentes, e as alterações sensitivas são extremamente incomuns. As convulsões, que ocorrem em 10% dos pacientes, constituem um sinal de prognóstico sombrio, assim como uma temperatura alta persistente de 40 a 41°C. Os sinais de pressão intracraniana acentuadamente elevada são incomuns. Em certas ocasiões, uma síndrome semelhante à de Guillain-Barré (ver Capítulo 392) tem sido associada à encefalite de St. Louis, tanto como manifestação aguda quanto durante o período de convalescença.

Nos casos não complicados de encefalite de St. Louis, observa-se a presença de leucocitose neutrofílica periférica moderada e desvio para a esquerda. A pressão do LCS está elevada, ocorre elevação discreta do nível de proteína, e a concentração de glicose está normal; verifica-se a presença de pleocitose de até 500 células/$\mu\ell$, com predomínio de neutrofilia precoce, que muda para linfócitos em questão de dias. Os níveis séricos de creatinoquinase, aspartato aminotransferase e aldolase estão frequentemente elevados. Normalmente, o eletroencefalograma revela atividade delta polimórfica, mais proeminente nas regiões frontal e temporal; as convulsões eletrográficas são comuns. A TC está normal, porém a RM pode revelar edema de estruturas profundas, como a substância negra. Em um terço dos pacientes, observa-se a presença de hiposmolalidade, presumivelmente em consequência da síndrome de secreção inapropriada de hormônio antidiurético (ver Capítulo 221).

Os sintomas geniturinários (urgência, polaciúria, incontinência e retenção), a hematúria microscópica, a piúria, a proteinúria e a elevação da ureia sanguínea são frequentes. O antígeno viral da encefalite de St. Louis em células do sedimento urinário tem sido detectado por técnicas fluorescentes, e foram identificadas partículas semelhantes ao vírus na urina por imunomicroscopia eletrônica.

DIAGNÓSTICO

O vírus da encefalite de St. Louis é raramente isolado do sangue ou do LCS obtido durante a fase aguda da doença. O diagnóstico sorológico é estabelecido pela demonstração de mudança nos títulos de anticorpos; os testes de IH, fluorescência, ELISA e neutralização demonstram a presença de anticorpos na primeira semana após o início da doença, com elevação dos títulos durante as 2 semanas seguintes. Os anticorpos FC surgem 10 a 20 dias após o início. O diagnóstico precoce e rápido é possível pela detecção de anticorpos IgM por meio de ELISA no soro e no LCS. Podem ocorrer reações cruzadas sorológicas em indivíduos com exposições prévias à dengue, ao vírus do Nilo ocidental e a outros flavivírus relacionados. A RT-PCR fornece um diagnóstico mais específico, porém sua sensibilidade é incerta.

PREVENÇÃO

Não se dispõe de vacina para a encefalite de St. Louis. A vigilância da atividade viral em vetores e aves hospedeiras é utilizada para definir o risco de infecção humana e iniciar medidas de controle de vetores. Em um surto estabelecido, as únicas medidas efetivas de controle consistem em evitar as picadas de mosquito e pulverizar para reduzir os mosquitos adultos infectados.

TRATAMENTO

O tratamento é de suporte.

PROGNÓSTICO

Ocorre uma síndrome convalescente, caracterizada por fraqueza, fadiga, nervosismo, tremor, insônia, irritabilidade, depressão, dificuldade de concentração e cefaleias, em 30 a 50% dos indivíduos idosos, que desaparece em 80% no decorrer de 3 anos. A taxa global de caso-fatalidade é de aproximadamente 9%. A mortalidade é insignificante em indivíduos com menos de 20 anos, porém aumenta acentuadamente depois dos 55 anos, alcançando cerca de 30% nos pacientes com mais de 65 anos. Cerca de 50% das mortes ocorrem durante a primeira semana, e 80% nas primeiras 2 semanas após o início da doença.

ENCEFALITE DO VALE DE MURRAY E ENCEFALITE DE ROCIO

A encefalite do Vale de Murray e a encefalite de Rocio, que se assemelham à encefalite japonesa na patogenia e características clínicas, são causadas por flavivírus estreitamente relacionados. A encefalite do Vale de Murray tem ocorrido em pequenas epidemias nos vales dos rios Murray e Darling em Vitória e Nova Gales do Sul, na Austrália. O vírus é endêmico no norte da Austrália e na Nova Guiné, onde é mantido em um ciclo de ave e mosquito. A encefalite de Rocio tem causado epidemias com 1.000 casos ou mais no estado de São Paulo, Brasil.

ENCEFALITE TRANSMITIDA POR CARRAPATOS

PATÓGENOS

Um complexo de seis flavivírus antigenicamente relacionados, transmitidos por carrapatos, causa encefalite: os vírus Powassan, da encefalite transmitida por carrapato, da encefalite ovina (*louping ill*), da doença da Floresta de Kyasanur, da febre hemorrágica de Omsk e de Langat. A síndrome predominante consiste em febre hemorrágica (ver Capítulo 357), porém a meningoencefalite pode ser um componente do espectro da doença. São identificados dois tipos de vírus da encefalite transmitida por carrapato (encefalite da Europa Central e encefalite russa de primavera-verão) por testes sorológicos; esses dois subtipos são ecologicamente distintos e diferem quanto à sua virulência nos seres humanos. Os vírus Powassan e o vírus da encefalite *louping ill* constituem causas raras de encefalite na América do Norte e nas Ilhas Britânicas, respectivamente. No nordeste da China, foi relatado um vírus relacionado, denominado vírus *Alongshan*.[15b] Esses vírus são facilmente diferenciados por sorologia dos flavivírus transmitidos por mosquitos, porém induzem reações cruzadas dentro do complexo.

EPIDEMIOLOGIA

A encefalite transmitida por carrapato ocorre na Europa (incluindo na Europa Oriental e na Ucrânia), no sul da Escandinávia e no leste da Rússia durante os meses de verão, que corresponde ao pico da população de carrapatos vetores. São notificadas várias centenas a mais de 2.000 casos anualmente, com taxas de morbidade de até 20 por 100.000 habitantes. Os adultos com mais de 20 anos são principalmente afetados, e os indivíduos que frequentam áreas de florestas densamente infestadas por carrapatos correm maior risco. Na Europa, a doença é relativamente leve (taxa de caso-fatalidade de 1 a 2%), porém ela é grave no Extremo Oriente (20 a 25%).

Na Europa, o vetor da encefalite transmitida por carrapato é *Ixodes ricinus* e, no Extremo Oriente, *Ixodes persulcatus*. O carrapato vetor também serve como reservatório do vírus. As larvas de carrapato parasitam pequenos roedores, que servem como hospedeiros virêmicos amplificadores durante a primavera e o verão. Os grandes vertebrados (cabras, carneiros e gado) são hospedeiros das ninfas e dos carrapatos adultos. Ocorrem surtos em famílias ou grupos de indivíduos que ingerem leite ou queijo não pasteurizados de cabras ou ovelhas.

MANIFESTAÇÕES CLÍNICAS

As infecções inaparentes são comuns. Na Europa, a encefalite sintomática transmitida por carrapato normalmente (mas nem sempre), apresenta uma evolução bifásica, que começa 7 a 14 dias após a exposição, com doença semelhante à influenza de 1 semana de duração, seguida de um período de remissão clínica por vários dias e, em seguida, início abrupto de meningite asséptica ou meningoencefalite. Em geral, a meningoencefalite é benigna, embora possam ocorrer doença paralítica grave, mielite, mielorradiculite e formas bulbares.

No Extremo Oriente, a encefalite transmitida por carrapato começa de maneira súbita, com febre, cefaleia e sintomas gastrintestinais, seguidos rapidamente de aparecimento de depressão sensorial, como convulsões e paralisia. A paralisia bulbar e a mielite cervical constituem achados frequentes. Nos casos fatais, a morte ocorre na primeira semana após o início da doença. Ocorrem também meningite asséptica e formas mais leves de encefalite. Foram descritas formas crônicas de encefalite transmitida por carrapato, com presença de anormalidades clínicas e patológicas ativas dentro de 1 ano ou mais após o início.

DIAGNÓSTICO

A RM do cérebro em pacientes com encefalite transmitida por carrapato mostra evidências de edema nos núcleos da base, no tálamo e no tronco encefálico em cerca de 20% dos casos. A RM da medula espinal pode revelar lesões das células do corno anterior, que correspondem à fraqueza do neurônio motor inferior ao exame.

O isolamento do vírus do sangue também é possível na fase inicial da doença. O diagnóstico sorológico é estabelecido por técnicas de IH, FC, neutralização ou ELISA.

PREVENÇÃO

Na Europa Oriental e na antiga União Soviética, as vacinas são utilizadas em grupos de alto risco (trabalhadores em florestas e agricultores, militares).[16] Na Áustria, a imunização da população geral resultou em acentuado declínio da incidência. Em áreas de alta atividade de encefalite transmitida por carrapato, pode-se recomendar evitar a exposição aos carrapatos pelo uso de roupas protetoras e uso de repelentes.

TRATAMENTO

O tratamento é de suporte (ver Encefalite equina do leste).

PROGNÓSTICO

Na encefalite transmitida por carrapato da Europa, a convalescença é, com frequência, prolongada, e pode ocorrer paralisia residual nos casos graves. No Oriente, os sobreviventes frequentemente exibem paralisia residual, particularmente paralisia do neurônio motor inferior dos membros superiores ou do cíngulo do membro superior em consequência de comprometimento da medula espinal.

Encefalite da *louping ill*

O vírus da *louping ill* provoca encefalite em ovelhas (raramente no gado, em cavalos e suínos) na Escócia, no norte da Inglaterra e na Irlanda. Foram identificados casos humanos esporádicos. O vírus da *louping ill* é mantido na natureza por carrapatos *I. ricinus* e por uma variedade de hospedeiros, incluindo pequenos mamíferos, aves que residem no solo (tetraz) e, provavelmente, ovelhas. As características clínicas da encefalite da *louping ill* assemelham-se à forma europeia da encefalite transmitida por carrapato.

Encefalite pelo vírus Powassan

A encefalite pelo vírus Powassan foi documentada em um número crescente de casos no nordeste dos EUA e leste do Canadá nesses últimos anos.[17] O vírus não está associado a doença em animais. O ciclo de transmissão do vírus Powassan envolve *Ixodes cookei*, *Ixodes marxi* e, possivelmente, outras espécies de carrapatos, juntamente com mamíferos, em particular roedores e carnívoros. A encefalite pelo vírus Powassan caracterizada por febre e sintomas inespecíficos, seguidos de sinais de encefalite, que frequentemente são graves. As alterações do sangue periférico e do LCS assemelham-se às descritas em outras formas de encefalites por flavivírus. A taxa de caso-fatalidade é de cerca de 50%, e pode-se observar a persistência de paralisia residual nos sobreviventes.

ENCEFALITE PELO SOROGRUPO CALIFÓRNIA

Pelo menos quatro membros do sorogrupo Califórnia da família Bunyaviridae (gênero *Bunyavirus*) – vírus La Crosse, vírus da encefalite da Califórnia, vírus Jamestown Canyon e vírus da lebre-americana – causam encefalite. O vírus da encefalite da Califórnia ocorre no oeste dos EUA (Califórnia, Novo México, Utah, Texas) e foi implicado apenas raramente em infecções humanas. Por outro lado, o vírus La Crosse, de distribuição mais ampla na metade leste dos EUA e sul do Canadá, é um importante patógeno humano. Os vírus Jamestown Canyon e da lebre-americana também foram implicados em casos esporádicos de encefalite humana na parte centro norte dos EUA e Canadá. Os vírus do sorogrupo Califórnia foram implicados em doença humana na China e na antiga União Soviética.

EPIDEMIOLOGIA

A encefalite por sorogrupo Califórnia ocorre como doença endêmica, mais do que epidêmica, com casos individuais ou pequenos agrupamentos de casos espalhados pelas áreas afetadas. São relatados 70 a 120 casos a cada ano, geralmente entre julho e setembro, com pico de incidência em agosto. O vírus afeta principalmente indivíduos com menos de 15 anos que vivem em áreas rurais e suburbanas caracterizadas por florestas de madeira de lei decíduas. É mais prevalente nos estados do norte-centro, onde é responsável por até 20% dos casos de infecção aguda do SNC em crianças. São reconhecidos "pontos quentes" focais (comunidades, até mesmo quintais) de atividade viral recorrente no verão. A razão entre infecção inaparente e aparente foi estimada de modo variável entre 26:1 e 157:1.

O vetor do vírus La Crosse é o *Aedes triseriatus*, que se reproduz em buracos de árvores das florestas e em recipientes artificiais, em particular pneus descartados. Esse vetor também serve como reservatório do vírus La Crosse. Os roedores silvestres (esquilos, tâmias) contribuem para o ciclo de transmissão como hospedeiros com viremia. Os seres humanos adquirem a doença ao serem picados por um mosquito infectado. *Aedes communis*, *A. stimulans*, *A. triseriatus* e, possivelmente, anofelinos estão envolvidos na transmissão do vírus de Jamestown Canyon, enquanto os veados são os principais hospedeiros vertebrados.

BIOPATOLOGIA

As características histopatológicas no SNC assemelham-se, do ponto de vista qualitativo, às de outras encefalites virais. Entretanto, a ausência de lesões inflamatórias no cerebelo, no bulbo e na medula espinal pode constituir uma característica distintiva da infecção pelo vírus La Crosse.

MANIFESTAÇÕES CLÍNICAS

O espectro clínico da infecção pelo vírus do sorogrupo Califórnia inclui doença febril inespecífica, meningite asséptica e meningoencefalite. A doença começa com febre, cefaleia, faringite e sintomas gastrintestinais. Nos casos leves, os sinais do SNC aparecem no terceiro dia após o início e regridem em 7 a 8 dias. Na forma mais grave, os sinais neurológicos surgem nas primeiras 24 a 48 horas após o início, habitualmente na forma de crises generalizadas, elevação da pressão intracraniana e alteração da consciência, e persistem por mais tempo. A encefalite pode ser grave no estágio agudo, porém a doença é quase sempre autolimitada, e a morte é extremamente rara.

A contagem de leucócitos do sangue periférico encontra-se elevada, com predomínio de células polimorfonucleares e desvio para a esquerda. O LCS apresenta até 500 linfócitos/$\mu\ell$; o nível de proteína está normal ou levemente elevado, e a concentração de glicose é normal. O eletroencefalograma revela retardo generalizado na faixa delta e teta; a atividade de ondas delta focal relacionada com a destruição cortical e as crises focais também são achados comuns.

DIAGNÓSTICO

Diferentemente das outras encefalites por arbovírus, a RM do cérebro em pacientes com encefalites pelo sorogrupo Califórnia pode revelar lesões que acometem o lobo temporal em um padrão semelhante ao da encefalite por herpes simples. O vírus não pode ser recuperado do sangue ou do LCS obtidos durante a fase aguda. O diagnóstico é mais bem estabelecido por contraimunoeletroforese, IH, FC, anticorpo fluorescente, ELISA e teste de neutralização para anticorpos em soros pareados da fase aguda e da fase convalescente. Os métodos mais práticos, sensíveis e confiáveis são o teste de IH com o antígeno do vírus La Crosse e ELISA de captura de anticorpo IgM. O RNA viral pode ser detectado no LCS ou no tecido cerebral por RT-PCR, embora a sensibilidade do teste ainda não esteja determinada.

PREVENÇÃO

Não existe nenhuma vacina para a encefalite da Califórnia, embora as pesquisas envolvendo vacinas à base de DNA pareçam ser promissoras. Os métodos de controle de vetores são de utilidade incerta nessa doença. Em pontos quentes definidos de atividade viral recorrente, os locais de reprodução de *A. triseriatus* devem ser eliminados, particularmente por drenagem ou eliminação da água estagnada (p. ex., pneus descartados ou banho de pássaros) e oclusão dos buracos em árvores. Os pais devem proteger as crianças limitando sua exposição e utilizando repelentes de mosquitos.

TRATAMENTO

O tratamento é de suporte.

PROGNÓSTICO

A taxa de caso-letalidade é inferior a 1%. O risco de sequelas neuropsiquiátricas permanentes é incerto, porém foi relatada a ocorrência de hemiparesia e distúrbios convulsivos persistentes.

Grau A Recomendações de grau A

A1. Dubischar KL, Kadlecek V, Sablan B Jr, et al. Safety of the inactivated Japanese encephalitis virus vaccine IXIARO in children: an open-label, randomized, active-controlled, phase 3 study. *Pediatr Infect Dis J*. 2017;36:889-897.

A2. Huang LM, Lin TY, Chiu CH, et al. Concomitant administration of live attenuated Japanese encephalitis chimeric virus vaccine (JE-CV) and measles, mumps, rubella (MMR) vaccine: randomized study in toddlers in Taiwan. *Vaccine*. 2014;32:5363-5369.

REFERÊNCIAS BIBLIOGRÁFICAS

As referências bibliográficas, bem como os outros materiais suplementares deste livro, encontram-se no GEN-IO, nosso ambiente virtual de aprendizagem.

SEÇÃO 25

HIV E SÍNDROME DA IMUNODEFICIÊNCIA ADQUIRIDA

360

EPIDEMIOLOGIA E DIAGNÓSTICO DA INFECÇÃO PELO VÍRUS DA IMUNODEFICIÊNCIA HUMANA E SÍNDROME DA IMUNODEFICIÊNCIA ADQUIRIDA

LARRY W. CHANG E THOMAS C. QUINN

ESTATÍSTICAS GLOBAIS

Desde que a epidemia do HIV iniciou na primeira metade do século XX, mais de 76 milhões de pessoas foram infectadas pelo HIV e 35 milhões morreram em decorrência dessa infecção.[1] Em 2016, de acordo com estimativas do Joint United Nations Program on HIV/AIDS (UNAIDS), 36,7 milhões de pessoas viviam com HIV (PVHIV) (Tabela 360.1 e Figura 360.1). Os adultos constituíram a maioria dos infectados; as crianças (menos de 15 anos) foram responsáveis por 2,1 milhões de infecções. Globalmente, as PVHIV foram divididas igualmente por gênero, embora houvesse uma variação regional substancial. Por exemplo, as mulheres representavam 59% dos adultos que viviam com a infecção pelo HIV na África Subsaariana, em comparação com 35% fora dessa região. A África Subsaariana continuou a apresentar a maioria das PVHIV e as taxas de prevalência do HIV mais altas, mas grandes epidemias ocorrem em todo o mundo (Figura 360.2 e ver Tabela 360.1). O aumento contínuo da população de PVHIV reflete os efeitos combinados da transmissão contínua do vírus e o impacto benéfico do tratamento antirretroviral (TARV), o que resulta em menos mortes.[2]

Em 2016, 1,8 milhão de pessoas foram infectadas pelo HIV em todo o mundo, o que representou um declínio de 16% desde 2010 e um declínio acentuado em relação aos mais de 3 milhões de infecções anuais registradas durante o pico da epidemia na década de 1990 (ver Figura 360.1B e Tabela 360.1). Esses declínios foram mais proeminentes nas crianças, nas quais as novas infecções diminuíram 47% desde 2010; o declínio em adultos ocorreu mais lentamente, 11% desde 2010. Apesar desse progresso, as quedas permaneceram bem abaixo do ritmo necessário para cumprir a meta das Nações Unidas para 2020 de 500.000 infecções por ano. O progresso tem sido desigual entre as regiões do planeta, havendo declínios mais acentuados de novas infecções pelo HIV na África Oriental e na África do Sul (29%), em comparação com o aumento preocupante de 60% das novas infecções na Europa Oriental e na Ásia Central. Populações de baixa e média rendas constituem mais de 90% das novas infecções, e a África Subsaariana isoladamente é responsável por 64% de todas as novas infecções pelo HIV no mundo.

A principal forma de transmissão do HIV em todo o mundo em 2016 foi a transmissão sexual heterossexual, embora as infecções continuem a se espalhar em altas taxas em populações-chave, como homens que fazem sexo com homens (HSH) e usuários de drogas intravenosas (UDIVs). Essas e outras populações-chave continuam a desempenhar papéis importantes em todas as principais epidemias regionais (e-Figura 360.1). Fora da África Subsaariana, as populações-chave e seus parceiros representaram 80% das novas infecções pelo HIV em 2015. Em geral, as mulheres são infectadas pelo HIV aproximadamente na mesma taxa que os homens. No entanto, as novas infecções em mulheres jovens de 15 a 24 anos foram 44% mais altas do que em homens, o que é uma preocupação particular porque essa faixa etária representa 34% de todas as novas infecções pelo HIV em 2016 e faz parte de um aumento demográfico contínuo.

O HIV continua a ser uma fonte importante de morbidade e mortalidade em todo o planeta, embora um progresso significativo tenha sido alcançado na ampliação do tratamento. As mortes pelo HIV diminuíram de um pico de 1,9 milhão em 2005 para 1,0 milhão em 2016 (Figura 360.1C), provavelmente em decorrência do maior acesso ao tratamento para HIV e de menos casos de novas infecções. As disparidades de taxa de mortalidade associada ao gênero são substanciais, com 27% menos mortes de mulheres em comparação com os homens, provavelmente em razão da maior adesão ao tratamento das mulheres. Houve quedas ainda mais acentuadas da taxa de mortalidade infantil pelo HIV, com 120.000 mortes em 2016 em comparação com 210.000 em 2010, um declínio de 43%. A exemplo das reduções de novas infecções pelo HIV, o declínio de mortes consequentes às doenças relacionadas à AIDS foi mais acentuado no leste e no sul da África. Em contrapartida, tem havido um aumento preocupante da taxa de mortalidade relacionada à AIDS no Oriente Médio, no norte da África, no Leste Europeu e na Ásia Central (e-Figura 360.2).

IMPACTO E RESPOSTA GLOBAIS

Durante as primeiras duas décadas da epidemia, as taxas de mortalidade por AIDS aumentaram constantemente e a expectativa média de vida em alguns países da África Subsaariana caiu de 62 para 47 anos. Por exemplo, no Haiti, a expectativa de vida era quase 6 anos menor do que seria na ausência de AIDS. No Camboja houve redução da expectativa de vida de mais de 4 anos. Em 1995, nos EUA, a AIDS era a principal causa de morte de americanos entre 25 e 44 anos. Globalmente, o HIV já ceifou cerca de 35 milhões de vidas.

O advento do tratamento da infecção pelo HIV, que ocorreu em 1996 em países de alta renda, promoveu declínios significativos da taxa de mortalidade associada ao HIV. No entanto, países de baixa renda e a maioria dos países de renda média (com a notável exceção do Brasil) inicialmente não tiveram amplo acesso a esses medicamentos. Em uma sessão especial sem precedentes de 2001 da United Nations General Assembly on AIDS, 189 nações concordaram que a AIDS era uma questão de segurança nacional e internacional da mais alta prioridade. O Global Fund for AIDS, Tuberculosis, and Malaria foi criado em 2002 e levantou fundos de doações privadas e de países industrializados para ajudar a apoiar o acesso a cuidados e tratamento em países de baixa renda. A essa nova organização juntou-se ao U.S. President's Emergency Plan for AIDS

Tabela 360.1 Características e estatísticas regionais relacionadas ao vírus da imunodeficiência humana e à síndrome da imunodeficiência adquirida no final de 2016.

REGIÃO	ADULTOS E CRIANÇAS QUE VIVEM COM HIV/AIDS	ADULTOS E CRIANÇAS RECÉM-INFECTADOS PELO HIV	PRINCIPAIS FORMAS DE TRANSMISSÃO EM ADULTOS VIVENDO COM HIV/AIDS
África Oriental e África do Sul	19.400.000	790.000	Hetero
África Ocidental e África Central	5.100.000	270.000	Hetero
África do Norte e Oriente Médio	230.000	18.000	Hetero, UDIV
Ásia e Pacífico	5.100.000	270.000	Hetero, UDIV
América Latina	1.800.000	97.000	HSH, UDIV, Hetero
Caribe	310.000	18.000	Hetero, HSH
Europa Oriental e Ásia Central	1.600.000	190.000	UDIV, Hetero, HSH
Europa Ocidental e Central e América do Norte	2.100.000	73.000	HSH, UDIV, Hetero
Total	36.700.000	1.800.000	

AIDS = síndrome de imunodeficiência adquirida; Hetero = transmissão sexual heterossexual; HIV = vírus da imunodeficiência humana; UDIV = transmissão pelo uso de drogas intravenosas; HSH = transmissão sexual entre homens que fazem sexo com homens.

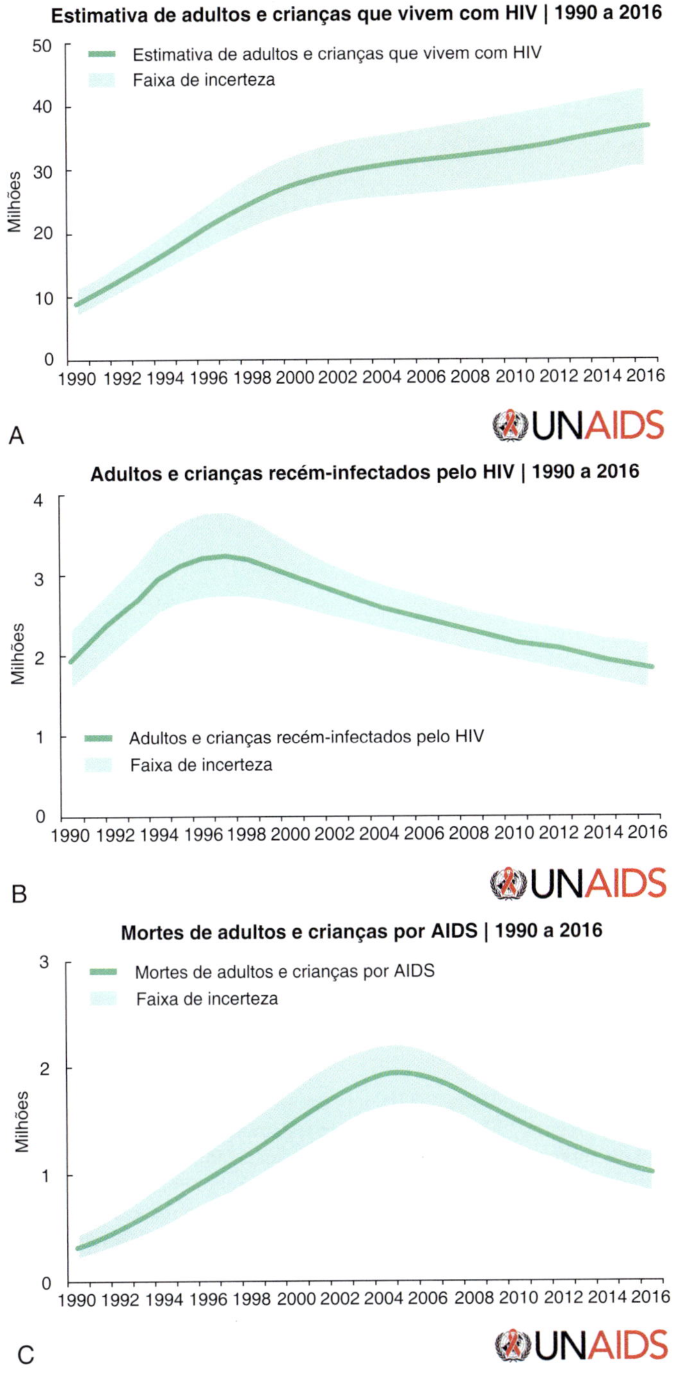

FIGURA 360.1 **Em 2016, um total de 36,7 milhões de pessoas viviam com a infecção pelo HIV.** Tendências globais relacionadas ao número de pessoas que vivem com HIV (**A**), novas infecções (**B**), óbitos (**C**), de 1990 a 2016. (Dados de WHO, 2017.)

Relief (PEPFAR), que começou em 2004 e continua a fornecer tratamento e cuidados para indivíduos infectados pelo HIV em todo o mundo, bem como recursos adicionais para aumentar os esforços de prevenção da transmissão. O PEPFAR tornou-se o maior engajamento global em saúde da história dos EUA.

Em 2016, estimou-se que 70% das PVHIV em todo o mundo conheciam seu estado sorológico. Também foi estimado que 77% dessas pessoas estavam em tratamento, o que significa que cerca de 53% das PVHIV estavam em tratamento (Figuras 360.3 e 360.4). Entre as pessoas sob tratamento, estima-se que 82% apresentavam supressão viral. Assim, em 2016, cerca de 44% de todas as PVHIV apresentavam supressão viral (Figura 360.4). Embora isso represente um progresso notável desde o início dos anos 2000, ainda existem lacunas significativas em termos de testagem e fornecimento de cuidados. Há também uma variação regional considerável, com progressos nas metas 90-90-90 bem avançados ou alcançados em países da Europa Ocidental, da Europa Central e da América do Norte, mas esse progresso não se repete no Leste Europeu, na Ásia Central, no Oriente Médio e no norte da África (e-Figura 360.1). Também há grande variação dentro das regiões. Por exemplo, Botswana é o primeiro país da África a ter atingido a meta 90-90-90.[3]

Em 2016, especificamente em relação ao acesso ao tratamento do HIV, cerca de 19,5 milhões de pessoas estavam em tratamento, um aumento de 35 vezes desde 2005 (ver Figura 360.4). A trajetória de acesso ao tratamento tem sido consistentemente ascendente na última década e meia e tem como objetivo atingir as metas do UNAIDS para 2020 com 30 milhões de pessoas fazendo uso de TARV. Pessoas que vivem com HIV (PVHIV) também parecem ter acesso ao TARV após a infecção inicial pelo HIV, embora 29% das pessoas em todo o mundo ainda iniciem o tratamento com contagens de linfócitos T $CD4^+$ inferiores a $200/\mu\ell$. A rápida expansão da cobertura do TARV é uma das conquistas mais notáveis da história recente da saúde pública. Como resultado dos aumentos rápidos na cobertura do tratamento, as perdas na expectativa de vida foram amplamente revertidas em muitos países (e-Figura 360.2).[4] Os modelos e as evidências empíricas iniciais sugerem que a escalada do tratamento em direção às metas 90-90-90 em conjunto com outras intervenções de prevenção do HIV exercerão um impacto substancial na redução da incidência do HIV.[5] O acesso ampliado ao tratamento para gestantes que vivem com HIV já resultou em grandes declínios na transmissão vertical do HIV.

Embora o progresso na prevenção do HIV e no acesso aos serviços de tratamento tenha sido impressionante, muitos desafios permanecem. Isso inclui disparidades significativas relacionadas ao gênero, com os homens tendendo a apresentar cobertura mais baixa do TARV (47%) em comparação às mulheres (60%). Os homens também têm menos probabilidade de apresentar supressão da carga viral. É menos provável que os jovens infectados pelo HIV conheçam seu estado sorológico, recebam tratamento e apresentem supressão da carga viral em comparação com os grupos de idade mais avançada. Populações-chave, profissionais do sexo, HSH, usuários de drogas intravenosas (UDIV), pessoas transgênero e população carcerária enfrentam barreiras adicionais para testagem e cuidados, o que levou a lacunas desproporcionais na prevenção do HIV e aos cuidados. O acesso ao teste de carga viral aumentou rapidamente: 8,1 milhões de PVHIV tiveram acesso ao teste de carga viral do HIV em 2016, em comparação com 4,4 milhões no ano anterior, contudo, mais de 50% das pessoas em tratamento permanecem sem testes de carga viral periódicos. Em quase todos os países-alvo, a adoção global da circuncisão masculina voluntária, que reduz o risco de homens heterossexuais contraírem HIV em cerca de 55% e de HSH em cerca de 20%,[A1] permanece bem abaixo das metas de 90% da Organização Mundial da Saúde. Os preservativos, uma ferramenta efetiva de prevenção do HIV, continuam subutilizados. Globalmente, programas abrangentes de redução de danos para UDIV, incluindo programas de fornecimento de seringas e agulhas descartáveis e terapia de substituição de opioides, também foram implementados com pouca frequência. Por fim, o estigma, a discriminação e as leis de criminalização do HIV constituem entraves para a aceitação e a adesão aos serviços para o HIV, principalmente nas populações-chave.

Numerosas estratégias estão sendo usadas na resposta global contínua para superar os desafios existentes em toda a continuidade do cuidado. Isso inclui a expansão de intervenções relativamente novas, como a profilaxia pré-exposição (PPrE), tanto sob demanda[A2] quanto diariamente[A3] para pessoas HIV-soronegativas de alto risco (e-Figura 360.3)[A4] e autotestagem para HIV e testagem com base na comunidade para aumentar a conscientização sobre o estado sorológico do HIV. O atendimento diferenciado, uma abordagem centrada no cliente para a prestação de serviços de HIV, é outra abordagem que está sendo implementada e tenta simplificar e adaptar os serviços para HIV às circunstâncias individuais do paciente (p. ex., PVHIV estáveis que seguem o TARV e apresentam cargas virais indetectáveis precisariam de menos consultas médicas, ou um grupo de PVHIV pode formar grupos de tratamento e apoio com base na comunidade). O TARV mais recente, mais barato e aprimorado em muitas regiões do planeta também pode facilitar o acesso e melhorar os desfechos dos pacientes. A adesão das PVHIV ao tratamento e a retenção quando estão sob cuidados também são áreas críticas que precisam ser fortalecidas para atingir as metas globais. Nos próximos anos, recursos adicionais serão necessários para alcançar milhões de pessoas infectadas pelo HIV adicionais que precisam de tratamento e milhões de pessoas HIV-soronegativas que se beneficiariam dos serviços de prevenção do HIV.

Prevalência do HIV entre as idades de 15 e 49 anos por região, em 2016, de acordo com a OMS

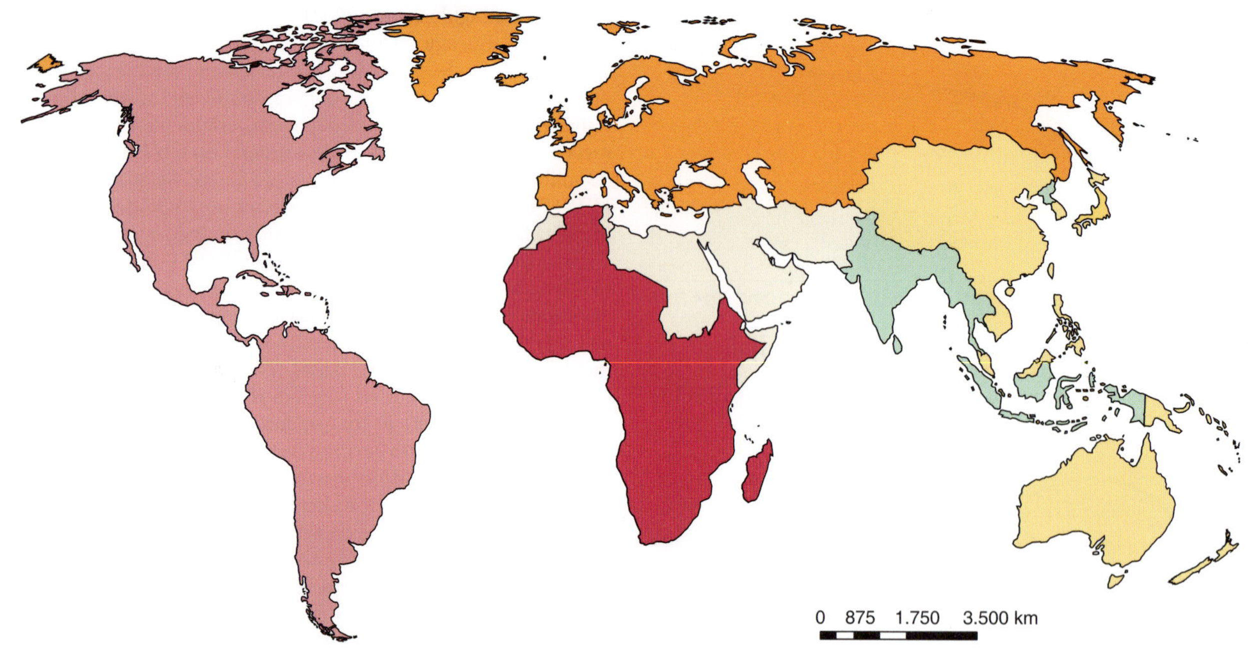

Prevalência (%) por região de acordo com a OMS

- Mediterrâneo oriental: 0,1 [< 0,1 a 0,1]
- Pacífico ocidental: 0,1 [< 0,1 a 0,2]
- Sudeste Asiático: 0,3 [0,2 a 0,3]
- Europa: 0,4 [0,4 a 0,4]
- Américas: 0,5 [0,4 a 0,5]
- África: 4,2 [3,7 a 4,8]

Prevalência global: 0,8% [0,7 a 0,9]

World Health Organization

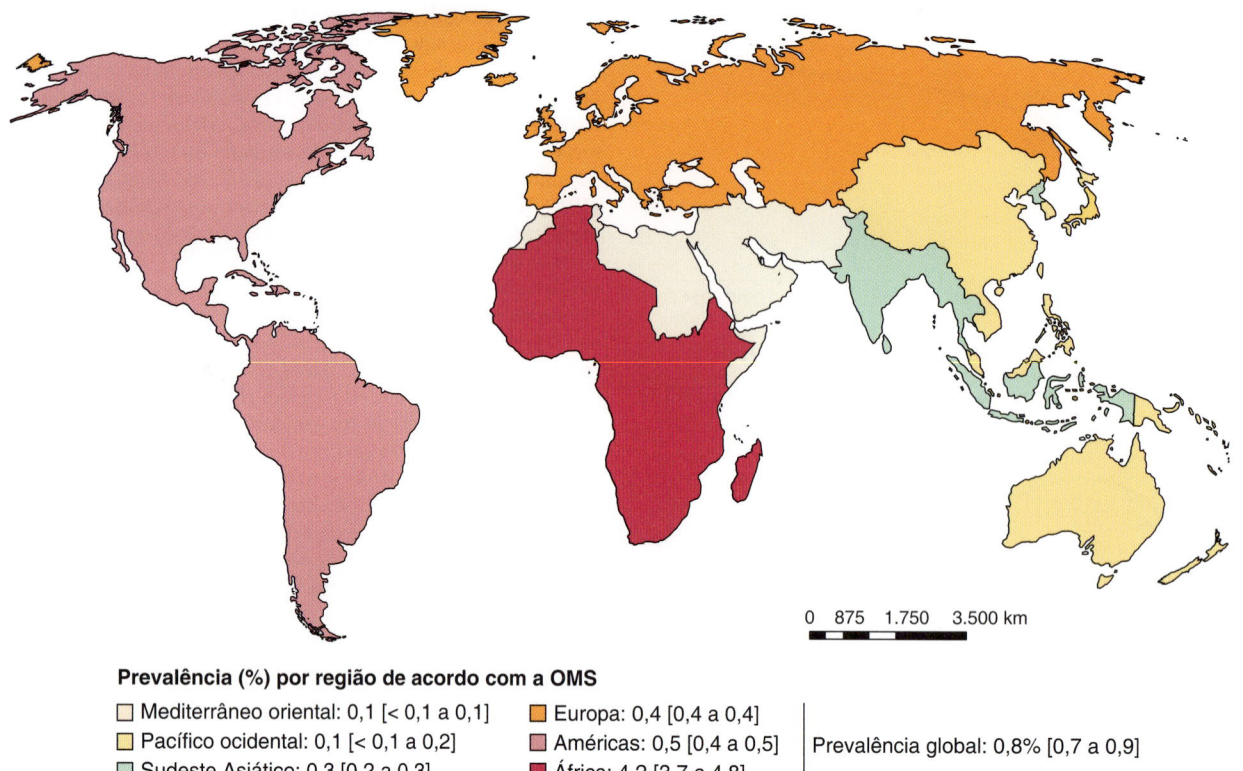

FIGURA 360.2 **Prevalência de HIV em adultos de 15 a 49 anos, em 2016, por região de acordo com a Organização Mundial da Saúde (OMS).** Os limites e nomes apresentados e as designações utilizadas neste mapa não implicam a expressão de qualquer opinião por parte da Organização Mundial da Saúde sobre a situação jurídica de qualquer país, território, cidade ou área de suas autoridades, ou sobre a delimitação de suas fronteiras ou limites. (Dados da OMS, 2017.)

EPIDEMIAS REGIONAIS E RESPOSTAS

África Oriental e África do Sul

Os 19 países que compõem a África Oriental e África do Sul representam o epicentro da pandemia global de HIV/AIDS (ver Tabela 360.1).[6] Na primeira metade do século XX na África Subsaariana, os seres humanos foram inicialmente infectados por um retrovírus semelhante, relacionado a chimpanzés e macacos do Velho Mundo (*Cercocebus atys*). Esse retrovírus então evoluiu no hospedeiro humano para o que atualmente conhecemos como HIV. Por anos, a infecção permaneceu limitada a regiões rurais remotas da África, mas com a urbanização, os indivíduos infectados migraram para os principais centros urbanos, onde a transmissão foi amplificada e o HIV se espalhou para milhares de indivíduos em um período relativamente curto e, por fim, transformou-se em uma pandemia.

Atualmente, mais da metade das PVHIV encontram-se no leste e no sul da África. A prevalência geral do HIV era de 7,0% em 2016, mas variou amplamente entre os países, com um declínio modesto em relação às taxas regionais de até 9% na virada do século. As taxas de prevalência de HIV mais altas no mundo são encontradas na Suazilândia (27,2%). A África do Sul, o país mais populoso da região, apresenta uma prevalência de HIV de 18,9%. A principal forma de transmissão é o contato heterossexual (ver Tabela 360.1). O número de novas infecções pelo HIV nas regiões oriental e meridional da África caiu de 1,1 milhão em 2010 para 790.000 em 2016, um declínio de 29%. No entanto, alguns países, como Etiópia e Madagascar, apresentaram aumento no número de novas infecções no mesmo período. Vale mencionar que a África do Sul isoladamente foi responsável por um terço das novas infecções pelo HIV em 2016. Uma intervenção-chave para prevenir o HIV, a circuncisão masculina voluntária, aumentou apenas modestamente nessa região (e-Figura 360.4).

O conhecimento do estado sorológico para HIV na África oriental e na África do Sul aumentou drasticamente na última década. Atualmente, cerca de 75% de todas as PVHIV nessa região conhecem seu estado sorológico (e-Figura 360.5), 60% estão em tratamento, e cerca de 50% apresentam supressão viral, ainda aquém das metas 90-90-90 de supressão viral de 73% para 2020. No entanto, um progresso significativo foi realizado graças à melhora no fornecimento de tratamento, com cerca de 11,7 milhões de pessoas em tratamento na África oriental e na África do Sul em 2016, o triplo do número de 2010 (e-Figura 360.5). Como resultado, a taxa de mortalidade relacionada à AIDS nessa região diminuiu 42% desde 2010, mas ainda houve 420.000 mortes em 2016. O apoio contínuo de serviços de tratamento e prevenção será necessário se essa região quiser manter e aprimorar os avanços recentes.

África Ocidental e África Central

Essa região inclui 24 países e é responsável por 17% das PVHIV em todo o mundo. A prevalência geral do HIV era de 2,0% nessa região, com uma variação de prevalência de 6,2% na Guiné Equatorial a 0,4% em Níger. A principal forma de transmissão é o contato heterossexual (Tabela 360.1). O número de infecções pelo HIV nessa região diminuiu modestamente em 9% de 2010 a 2016, ou seja, de 400.000 para 370.000. Em países como Congo, Gana e Libéria, o número de novas infecções aumentou em mais de 15%. É importante ressaltar que a Nigéria foi responsável por 59% das novas infecções pelo HIV nessa região em 2016 em decorrência de sua grande população; no entanto, o número de novas infecções diminuiu na Nigéria em 6% entre 2010 e 2016.

O conhecimento do estado sorológico para HIV permanece abaixo do ideal nessa região, onde apenas 42% das PVHIV sabem de sua condição, 35% estão em tratamento e cerca de 25% apresentam supressão viral (e-Figura 360.6), bem abaixo das metas do UNAIDS. Não surpreende que a taxa de mortalidade relacionada à AIDS permaneça substancial nessa região (310.000 mortes em 2016) – uma diminuição menos significativa do que a observada nas regiões oriental e meridional da África

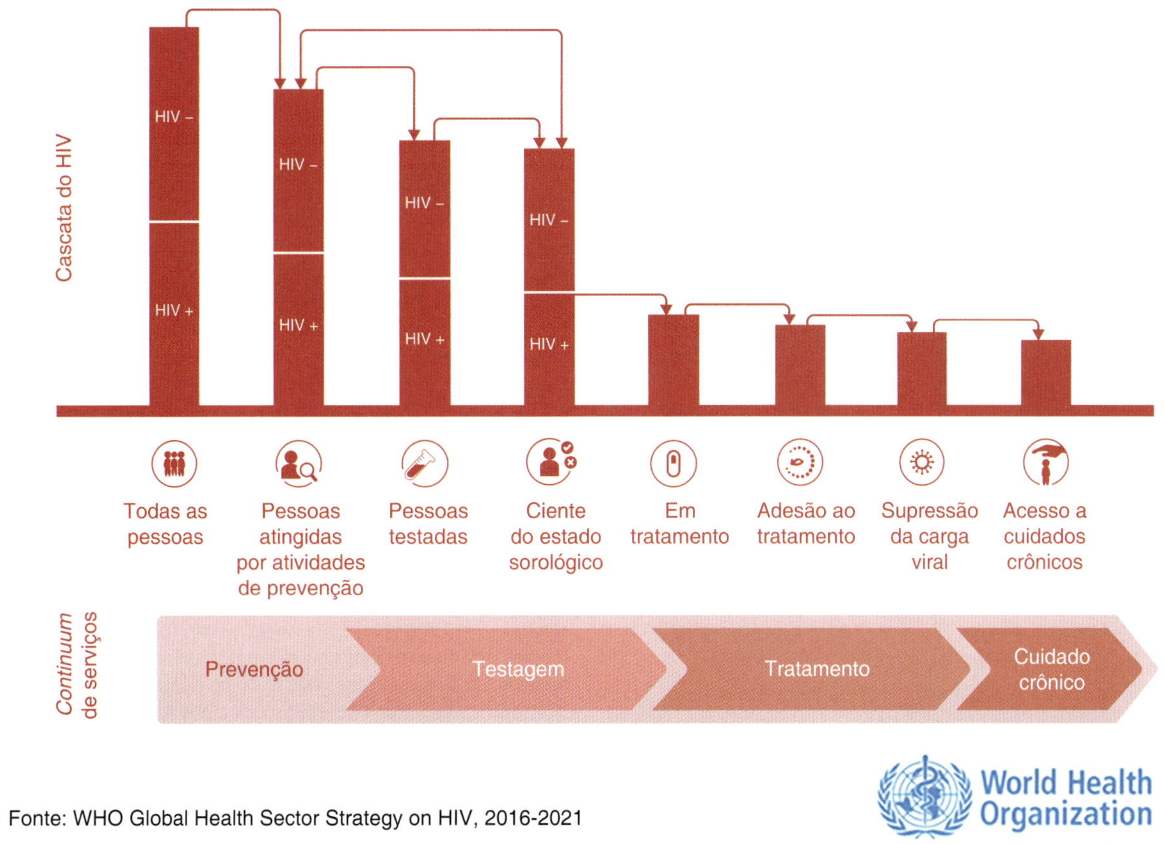

FIGURA 360.3 **A cascata de prevenção e tratamento do HIV descreve o *continuum* de serviços para prevenir e tratar a infecção pelo HIV.** (Dados de WHO Global Health Sector Strategy on HIV, 2016-2021. Geneva: OMS; 2016.)

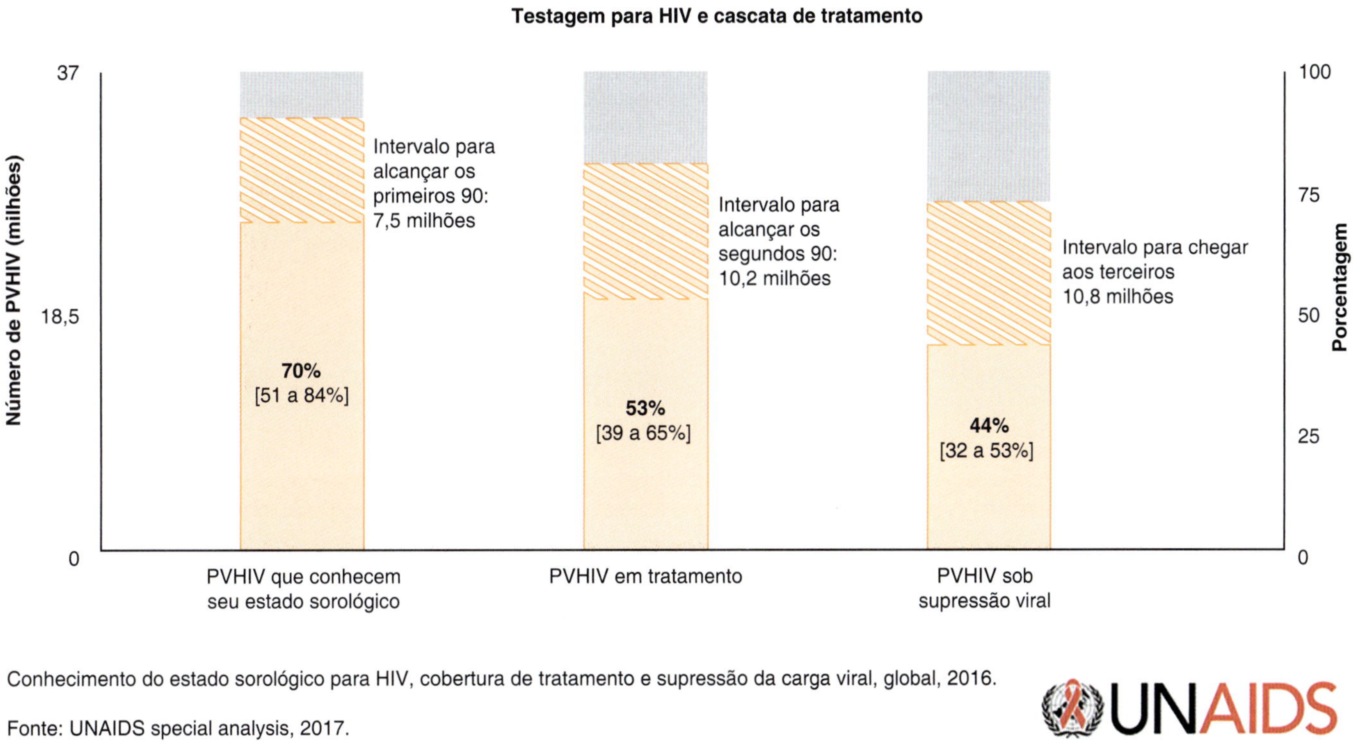

FIGURA 360.4 **Tendências globais no número de pessoas vivendo com HIV em tratamento antirretroviral e meta para 2020.** PVHIV = pessoas que vivem com HIV. (Dados de UNAIDS. UNAIDS Data 2017. Geneva: UNAIDS; 2017.)

(e-Figura 360.6). Os programas de testagem, prevenção e tratamento do HIV precisarão ser expandidos nessa região para melhorar o enfrentamento da epidemia em evolução.

Norte da África e Oriente Médio

Essa região inclui 21 países e contém 230.000 PVHIV. A prevalência do HIV é, em média, inferior a 0,1% nesses países. O número de novos casos de HIV no norte da África e no Oriente Médio permaneceu estável entre 2010 e 2016 em cerca de 18.000 casos anuais. Certos países tiveram quedas em novos casos durante esse período, como Marrocos (42%) e Irã (14%). Todavia, Egito apresentou aumento de 76% e Iêmen apresentou aumento de 44%. Três países – Irã, Sudão e Somália – foram responsáveis por 65% de todas as novas infecções pelo HIV nessa região. A epidemia nessa região é causada principalmente por uma combinação de uso de drogas intravenosas e transmissão heterossexual.

O conhecimento do estado sorológico para o HIV em 2016 era de 58% (e-Figura 360.7). O acesso aos fármacos antirretrovirais (ARVs) das PVHIV foi de 24%, o que está muito longe das metas globais, mas representa uma duplicação do acesso desde 2010. A supressão viral em todas as PVHIV foi de 16%, muito inferior à meta do UNAIDS de 73% de supressão viral. Ao contrário da maioria das outras regiões, as mortes relacionadas à AIDS no norte da África e no Oriente Médio aumentaram de 3.600 mortes em 2010 para 11.000 mortes em 2016, um aumento impressionante de 205%. Essa região ainda precisa de esforços adicionais substanciais para fechar as principais lacunas nas cascatas de tratamento e prevenção.

Ásia e Pacífico

A Ásia e o Pacífico, que abrangem 30 países e 60% da população mundial, têm o segundo maior número de indivíduos infectados pelo HIV no mundo, estimado em 5,1 milhões, cerca de 14% do total global.[7] Com exceção da Tailândia, onde a prevalência do HIV é 1,1%, os níveis nacionais de prevalência do HIV permanecem comparativamente baixos, menos de 1%, na maioria dos países da Ásia e do Pacífico. No entanto, baixas prevalências em grandes populações podem resultar em cargas totais substanciais de HIV. Por exemplo, a taxa de prevalência nacional de HIV em adultos da Índia de 0,3% oferece poucos indícios da grave situação que o país enfrenta, onde cerca de 2,1 milhões de pessoas viviam com HIV no final de 2016 – um dos maiores números do mundo depois da África do Sul. Em 2016, ocorreram 270.000 novas infecções nessa região, uma queda de 13% em relação a 2010; no entanto, houve uma variação significativa por país (p. ex., a Tailândia apresentou uma redução de 50%, enquanto as novas infecções anuais aumentaram no Paquistão em 39% e nas Filipinas em notáveis 141%).

Em toda a região, a epidemia continua a envolver principalmente as populações-chave, embora mais recentemente a epidemia em muitas partes esteja se expandindo continuamente para as populações de baixo risco por meio da transmissão aos parceiros sexuais das populações-chave. Por exemplo, na China, onde a epidemia era anteriormente impulsionada pelo uso de drogas intravenosas, a transmissão heterossexual tornou-se o modo predominante de transmissão do HIV. Para agravar a tragédia da epidemia na China, relatórios da província de Henan, na China central, demonstram que dezenas de milhares e possivelmente mais moradores rurais foram infectados ao vender seu sangue a centros de coleta que não seguiam os procedimentos básicos de segurança para doação de sangue.

O conhecimento da sorologia para HIV na Ásia e no Pacífico aumentou de modo constante e em 2016 era de 71% (e-Figura 360.8). A conscientização do estado sorológico foi particularmente alto na Malásia (96%) e na Tailândia (91%), mas bastante baixo em alguns países como a Indonésia (35%). Cerca de 2,4 milhões de PVHIV nessa região estão em TARV, representando 47% dessa população, um aumento notável de apenas 19% de cobertura em relação a 2010, embora ainda bem abaixo das metas 90-90-90 do UNAIDS. As taxas de supressão viral são estimadas em 39% de todas as PVHIV, uma lacuna muito significativa. Com o aumento do acesso ao tratamento, a taxa de mortalidade caiu para 170.000 mortes em 2016, uma redução de 29% em relação a 2010. Embora algum progresso tenha sido realizado nessa região, esforços adicionais substanciais são necessários para alcançar as populações-chave, abordar as disparidades no acesso ao serviço e tratamento e alcançar as metas 90-90-90.

Europa Oriental e Ásia Central

Os 17 países que compõem essa região incluem 1,6 milhão de PVHIV. A prevalência do HIV, em média, é de 0,9%, mas, em contraste com outras regiões, a epidemia do HIV em muitos países da Europa Oriental e Ásia Central está crescendo.[8] Estima-se que 190.000 novos casos de HIV tenham ocorrido em 2016, um notável aumento de 60% em relação a 2010, quando houve 120.000 novos casos. A epidemia do HIV nessa região é fortemente impulsionada por UDIVs, que representaram 42% de todas as novas infecções em 2015, e é configurada por dois países, Rússia e Ucrânia. A Rússia foi responsável por 81% de todas as novas infecções pelo HIV na região em 2016; a Ucrânia respondeu por 9%. Nos últimos anos, a Federação Russa apresentou um aumento excepcional nas infecções pelo HIV descritas e cerca de metade delas é atribuída ao uso de drogas intravenosas e a outra metade ao sexo heterossexual. O número de novos casos de HIV na Rússia aumentou 108% entre 2010 e 2016.

O conhecimento do estado sorológico para HIV na região melhorou lentamente, com 63% deles em 2016 (e-Figura 360.9). O acesso ao TARV melhorou desde 2010, quando apenas 12% de todas as PVHIV estavam em tratamento, para atuais 28% com acesso aos fármacos ARVs. No entanto, as taxas de cobertura permanecem terrivelmente baixas quando comparadas às metas globais. Entre aqueles que estão em tratamento, a supressão viral é boa, mas em razão das baixas taxas de acesso ao tratamento, apenas 22% de todas as PVHIV nessa região apresentam supressão viral. Os usuários de drogas intravenosas (UDIVs), a população de maior risco para infecção pelo HIV na Europa Oriental e na Ásia Central, costumam ter menos probabilidade de receber tratamento quando são clinicamente elegíveis. Não surpreendentemente, as mortes relacionadas à AIDS nessa região continuaram a aumentar. Em 2016, houve 40.000 mortes relacionadas à AIDS, um aumento de 25% em relação a 2010. Se mais recursos não forem utilizados e intervenções efetivas não forem implementadas nos países mais afetados nessa região, é provável que a epidemia nesses países continue a piorar na próxima década.

América Latina

Estima-se que 1,8 milhão de adultos e crianças vivam com HIV nos 17 países que compõem a América Latina. A prevalência geral do HIV é de 0,5% nessa região. O Brasil, com sua grande população geral, é responsável por 830.000 pessoas infectadas pelo HIV. Em 2016, o número de novas infecções pelo HIV foi de 96.000, uma mudança pouco apreciável em relação a 2010, quando houve 94.000 novas infecções. Embora alguns países tenham apresentado diminuições significativas de mais de 20% em novas infecções desde 2010 (p. ex., Colômbia, El Salvador, Nicarágua e Uruguai), outros países apresentaram aumentos, incluindo Chile (34%) e Guatemala (23%). Em razão de suas dimensões, o Brasil foi responsável por cerca de 50% de todas as novas infecções pelo HIV nessa região. A transmissão do HIV na América Latina é predominantemente por transmissão heterossexual ou homossexual. Populações-chave em certas áreas continuam a ser desproporcionalmente afetadas pela epidemia.

Em geral, a América Latina teve um bom desempenho com o aumento do acesso aos serviços de testagem para HIV, com 81% das PVHIV cientes de sua condição sorológica (e-Figura 360.10). Em 2016, havia 1,0 milhão de pessoas vivendo com HIV sob TARV nessa região, quase o dobro do número de 2010, representando 58% de todas as PVHIV. Em 2016, foi estimado que 46% das PVHIV apresentavam supressão viral, índice bem abaixo das metas 90-90-90. Países como Bolívia, Paraguai e Guatemala têm, em particular, lutado para aumentar o acesso aos ARVs, com apenas cerca de um terço das PVHIV tendo acesso aos ARVs nesses países. A taxa de mortalidade por AIDS diminuiu pouco na América Latina. De 2010 a 2016, houve uma queda de 12%, chegando a 36.000 mortes anuais. Alguns países se saíram particularmente bem, como Peru, Honduras e Colômbia: todos apresentaram quedas de taxas de mortalidade superiores a 45%. Por outro lado, Bolívia, Guatemala, Paraguai e Uruguai apresentaram aumento no número de mortes relacionadas à AIDS. Mais recursos, reduções do custo do TARV e outras estratégias serão necessários para mover essa região em direção às metas de controle da epidemia.

Caribe

Os 16 países da região do Caribe eram responsáveis por 310.000 PVHIV em 2016. A prevalência geral da infecção pelo HIV era de 1,3%. Em vários países do Caribe, as taxas de prevalência do HIV em adultos são superadas apenas pelas taxas da África Subsaariana, o que torna essa região a segunda mais afetada do mundo. O Haiti e as Bahamas continuam sendo os mais afetados, com uma prevalência nacional estimada de 2,1% no Haiti e 3,3% nas Bahamas. O número de novos casos em 2016 permaneceu praticamente o mesmo dos anos anteriores. Quatro países – Cuba, República Dominicana, Haiti e Jamaica – foram responsáveis pela maioria das novas infecções. As novas infecções dobraram em Cuba entre 2010 e 2016, enquanto o Haiti e Trinidad e Tobago apresentaram declínios de quase 25%. A transmissão sexual, tanto homossexual como heterossexual, ainda é a principal forma de transmissão em toda a região, embora haja evidências de que a disseminação do HIV esteja aumentando por meio do compartilhamento de material de uso de drogas infectado.

O conhecimento do estado sorológico para HIV nessa região é de 64%. De todas as PVHIV, 52% recebem TARV, quase o dobro em 2010, e 34% estão reprimidas, o que permanece bem aquém das metas do UNAIDS (e-Figura 360.11). Com o aumento do acesso ao tratamento, as mortes relacionadas à AIDS diminuíram. Em 2016, estima-se que tenham ocorrido 9.400 mortes relacionadas à AIDS, uma redução de 55% em relação a 2010. Os recursos para o tratamento e prevenção do HIV nessa região permanecem limitados e medidas e apoio adicionais serão necessários para atingir as metas 90-90-90.

Europa Ocidental e Central e América do Norte

Quarenta países constituem essa região de alta renda espalhada por dois continentes, onde residem 2,1 milhões de pessoas com HIV. A prevalência geral do HIV é de 0,3%, e nenhum país apresenta prevalência superior a 0,5%. O número de novas infecções pelo HIV diminuiu modestamente (9%) de 2010 a 2016, com uma estimativa de 79.000 novas infecções em 2016. Os EUA (ver mais adiante) foram responsáveis por cerca de 50% de todas essas novas infecções. Alguns países apresentaram quedas substanciais no mesmo período, como a Holanda (redução de 55%). No entanto, a República Tcheca (aumento de 80%), a Sérvia (aumento de 70%) e a Eslováquia (aumento de 60%) seguiram na direção oposta.

A epidemia de HIV na Europa Ocidental resulta de uma infinidade de epidemias que diferem em sua cronologia, sua escala e seus efeitos nas populações. O sexo inseguro entre homens continua sendo o fator mais importante de disseminação na América do Norte e na maioria dos países da Europa Ocidental. Uma grande proporção de novos diagnósticos de HIV nessa região também envolve relações heterossexuais. O uso de drogas intravenosas ainda é um meio de transmissão importante, principalmente nos países bálticos (Estônia, Letônia e Lituânia). A maioria dos dados de países de alta renda demonstra que a epidemia atingiu as camadas pobres e marginalizadas da sociedade. A introdução recente da PPrE provavelmente resultou na redução da transmissão do HIV entre HSH em certos ambientes.

Em 2016, essa região com abundância de recursos apresentava 85% das pessoas com HIV cientes de sua condição (e-Figura 360.12). Em 2016, 76% de todas as PVHIV estavam em tratamento, um aumento de 46% em relação a 2010. De todas as PVHIV, estima-se que 64% apresentam supressão viral, atingindo as metas de 73% da UNAIDS para supressão viral. Como resultado da expansão da testagem e do tratamento, as mortes relacionadas à AIDS diminuíram cerca de 58% de 2000 a 2016, com uma taxa atual de 18.000 mortes anuais. Apesar dos sucessos significativos, as populações marginalizadas continuam a compartilhar desproporcionalmente o fardo das novas infecções e da mortalidade. Novos esforços e estratégias serão necessários para atingir as metas da UNAIDS.

Estados Unidos

Os primeiros cinco casos de HIV nos EUA foram relatados em 1981. Em 2015, estimava-se que 1,1 milhão de pessoas HIV-positivas vivessem nos EUA.[9] A prevalência nacional da infecção pelo HIV em adultos foi estimada em cerca de 0,5%. Esse aumento do número de PVHIV reflete resultados mistos relacionados aos esforços dos EUA para combater sua epidemia. Um número maior de pessoas infectadas pelo HIV está vivendo mais em razão do TARV; contudo, os primeiros grandes ganhos obtidos na prevenção não foram sustentados. Entre as PVHIV, cerca de 162.500 (15%) ainda não sabiam que estavam infectadas pelo HIV em 2015. Dos 973.000 que foram diagnosticados, cerca de 76% eram homens. Desses homens, cerca de 36% eram negros/afro-americanos, 35% eram caucasianos e 23% eram hispânicos/latinos. No caso das mulheres, 59% eram negras/afro-americanas, 17% eram caucasianas e 19% eram hispânicas/latinas. No caso dos homens, a maioria (71%) das infecções foi atribuída ao contato sexual com homens,[10] dos quais 10% são decorrentes de contato heterossexual e 10% por uso de drogas intravenosas. Em contrapartida, 75% das infecções nas mulheres foram atribuídas ao contato heterossexual e 22% ao uso de drogas intravenosas. É importante salientar as enormes diferenças regionais e estaduais em relação à prevalência do HIV (Figura 360.5). As taxas mais altas de diagnóstico da infecção pelo HIV são encontradas nos estados do sul, do nordeste e na Califórnia.

O número de novos casos de HIV em 46 estados com notificações baseadas em nomes confidenciais variou apenas pouco desde o final da década de 1990, embora tenha havido uma tendência recente de queda modesta. Em 2016, havia cerca de 40.300 novas infecções pelo HIV, uma queda de cerca de 6% em relação a 2011. Cerca de 70% dessas novas infecções em 2016 ocorreram em HSH; 24% ocorreram em heterossexuais e 6% ocorreram em UDIV sem contato sexual entre homens. Os homens representaram 81% de todos os novos diagnósticos. Desde 2011, houve um declínio modesto de novas infecções pelo HIV em heterossexuais, UDIV e homens homossexuais e bissexuais caucasianos (cerca de 10 a 15%). Por outro lado, não houve declínio nos homens homossexuais e bissexuais negros/afro-americanos, e as infecções, na verdade, aumentaram em homossexuais e bissexuais hispânicos/latinos em cerca de 14%. Como resultado, o contato sexual entre homens afrodescendentes e o contato sexual entre homens hispânicos/latinos representam percentuais cada vez maiores de todas as novas infecções pelo HIV nos EUA.

Nos EUA, mais de 700.000 pessoas com AIDS morreram desde o início da epidemia. A taxa de mortalidade atingiu o pico em 1995 e tem diminuído constantemente desde então com a cobertura do TARV cada vez mais eficaz, embora a inclinação para declínio seja modesta ou plana por mais de uma década (Figura 360.6). Em 2015, ocorreram 15.800 mortes de pessoas com infecção pelo HIV diagnosticada, uma taxa de 4,9 em 100.000. As disparidades raciais/étnicas eram evidentes, com taxas de mortalidade de negros/afro-americanos (17,5%) muito mais altas do que as de hispânicos/latinos (4,4%) e brancos (2,5%; negros/afro-americanos foram responsáveis por 45% de todas as mortes de pessoas em decorrência da infecção pelo HIV diagnosticada, hispânicos/latinos 16% e caucasianos 32%.

Declínios posteriores na mortalidade exigirão maior sucesso no incentivo ao diagnóstico da infecção pelo HIV e no início dos cuidados. Estima-se que 15% das PVHIV nos EUA desconheçam seu estado sorológico. Além disso, em 2014, 38% das PVHIV não procuraram atendimento para a infecção pelo HIV, e apenas 49% de todas as PVHIV apresentavam supressão viral nos EUA (Figura 360.7). A supressão viral foi especialmente baixa em pessoas com 13 a 24 anos (27%) em comparação com 55 a 57% de supressão em pessoas com mais de 45 anos. Negros/afro-americanos também apresentaram as taxas mais baixas de supressão viral (43%) em comparação com outras raças. Novos recursos e estratégias serão necessários para eliminar essas disparidades e lacunas no *continuum* de atendimento aos portadores de HIV.

Uma vez que a epidemia é de longa data, a complacência aumentou e muitos esforços de prevenção diminuíram como resultado do declínio da taxa de mortalidade. A crescente adoção da PPrE pela maioria dos HSH oferece esperança, mas é atenuada pelo aumento das taxas de infecções sexualmente transmissíveis (ISTs) entre os HSH e o acesso desigual à PPrE para outros grupos de alto risco. Esforços renovados para melhorar o tratamento e esforços de prevenção serão necessários para reduzir as taxas de novas infecções pelo HIV e a taxa de mortalidade associada ao HIV.

DIAGNÓSTICO

Rastreamento de infecção pelo HIV

Embora os pacientes com infecção aguda pelo HIV possam manifestar sintomas como febre, cefaleia ou mal-estar ou sinais como linfadenopatia – mais comumente cerca de 2 semanas após a infecção, quando a contagem viral atinge o pico – estima-se que 10 a 60% dos pacientes não apresentarão sinais nem sintomas.[11] Os achados que mais aumentam a probabilidade de infecção precoce pelo HIV incluem úlceras genitais, perda de peso, vômitos e linfadenopatia. No entanto, como a anamnese e o exame físico têm valor muito limitado para a realização do diagnóstico precoce da infecção pelo HIV, a testagem laboratorial é crucial para o estabelecimento do diagnóstico.[12]

A U.S. Preventive Services Task Force on HIV recomenda que os médicos façam o rastreamento da infecção pelo HIV em todos os adolescentes e adultos entre 15 e 65 anos. Os adultos mais jovens e os idosos com risco

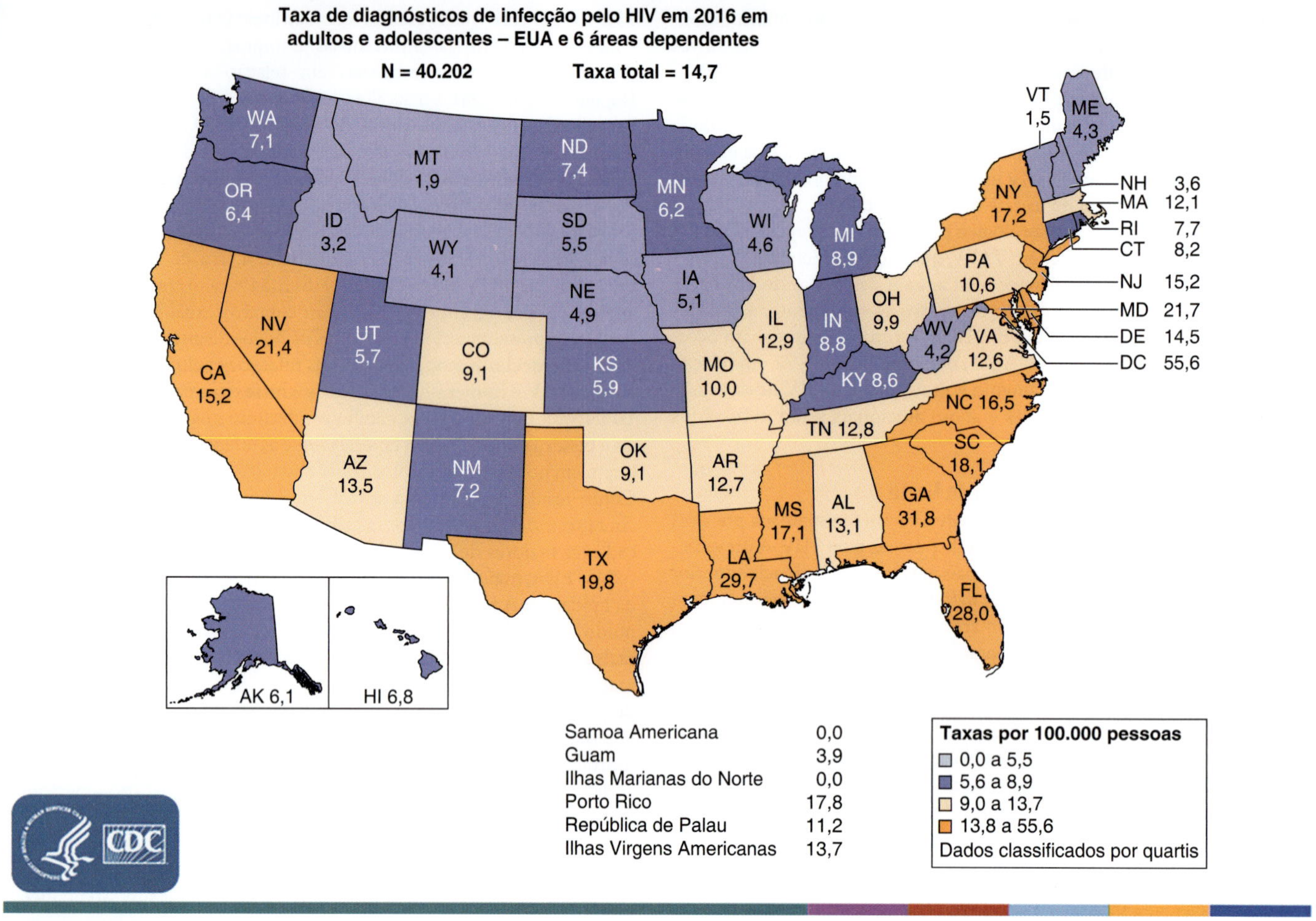

FIGURA 360.5 **Novos diagnósticos de HIV nos EUA nas subpopulações mais afetadas, 2016.** Nota: Os dados para o ano de 2016 são preliminares e baseados em 6 meses de atraso na notificação. (Dados de Centers for Disease Control and Prevention. HIV Surveillance Report, 2016.)

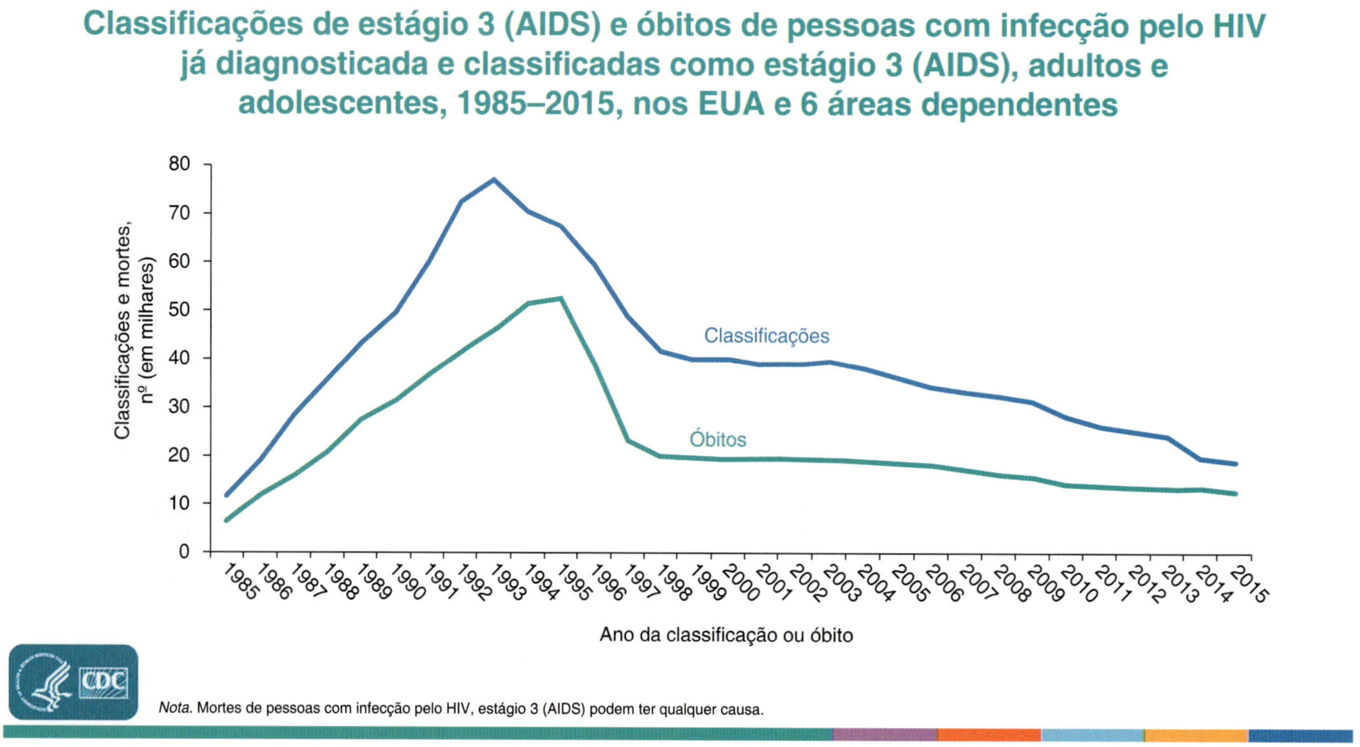

FIGURA 360.6 **Tendências das classificações de AIDS e mortes de adultos e adolescentes nos EUA e áreas dependentes, 1985-2015.** (Dados de Centers for Disease Control and Prevention. HIV Surveillance Report, 2016.)

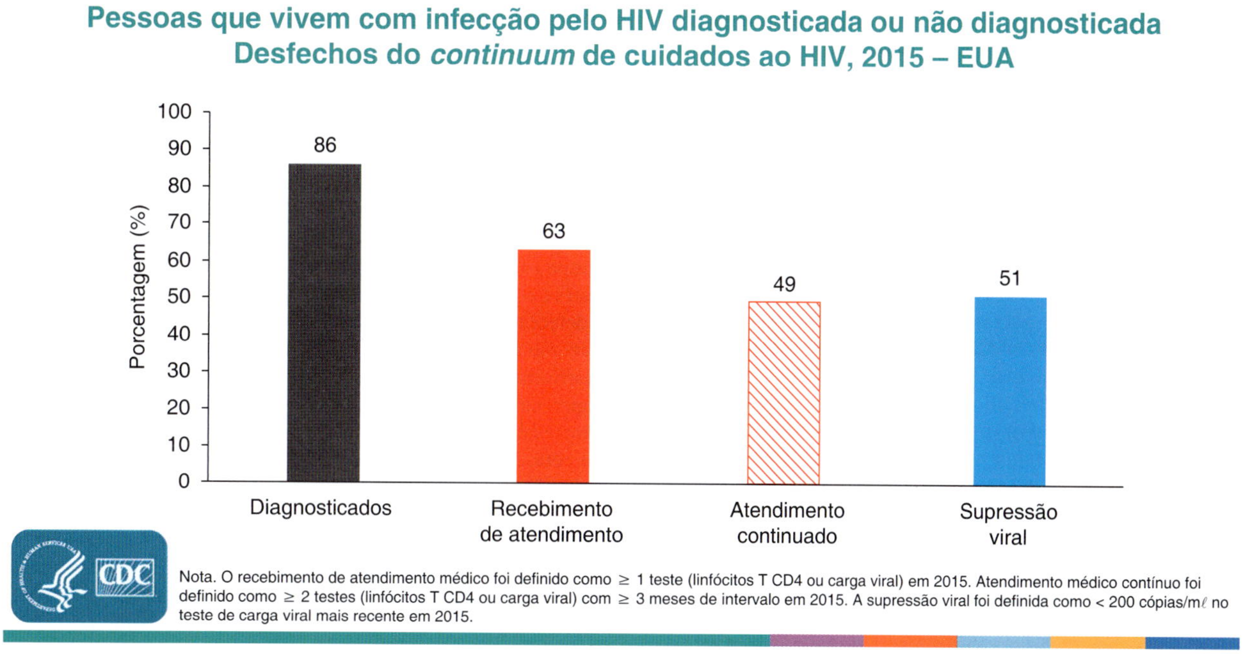

FIGURA 360.7 ***Continuum* da atenção ao HIV nos EUA em 2015.** (Dados de Centers for Disease Control and Prevention. HIV Surveillance Report, 2016.)

aumentado também devem ser rastreados. Além disso, a U.S. Preventive Services Task Force on HIV recomenda que os médicos façam testagem para HIV em todas as gestantes, incluindo aquelas em trabalho de parto que não tenham sido testadas e cujo estado sorológico de HIV não seja conhecido. Essas recomendações são baseadas em evidências crescentes dos benefícios do TARV precoce para pessoas infectadas pelo HIV e sua efetividade na prevenção da transmissão. Essas recomendações de rastreamento se baseiam no fato de que cerca de 15% dos indivíduos infectados pelo HIV nos EUA não sabem disso, bem como no fato de que a identificação e o tratamento da infecção pelo HIV estão associados à redução significativa do risco de progressão para AIDS, eventos relacionados à AIDS e óbito em indivíduos com doença imunologicamente avançada. Um estudo randomizado (HPTN 052) demonstrou claramente que o TARV está associado a diminuição substancial do risco de transmissão de pessoas HIV-positivas para parceiros sexuais não infectados.[A4] Além disso, as evidências também demonstram que a identificação e o tratamento de gestantes reduzem drasticamente as taxas de transmissão de mãe para filho. Os benefícios gerais do rastreamento da infecção pelo HIV em adolescentes, adultos e gestantes são, portanto, substanciais.

Com base nos dados de prevalência do HIV, os HSH e os usuários ativos de drogas intravenosas ilícitas correm risco muito alto de contrair HIV e se qualificariam para rastreamento do HIV mais frequente.[13] Os fatores de risco comportamentais para a infecção pelo HIV incluem ter relações sexuais vaginais ou anais desprotegidas; parceiros sexuais infectados pelo HIV, bissexuais ou UDIVs ou trocar sexo por drogas ou dinheiro. Outras pessoas consideradas de alto risco incluem aquelas que solicitaram testes para outras ISTs. Os pacientes podem solicitar a testagem para HIV na ausência dos fatores de risco relatados. Indivíduos sem risco aumentado de infecção pelo HIV incluem os que não são sexualmente ativos, aqueles que são sexualmente ativos em relacionamentos monogâmicos exclusivos com parceiros não infectados e aqueles que não se enquadram em nenhuma das categorias mencionadas anteriormente. É reconhecido que essas categorias de risco não são mutuamente exclusivas, o grau de risco sexual é um *continuum* e os indivíduos podem não estar cientes dos fatores de risco de seus parceiros sexuais para a infecção pelo HIV. Para pacientes com menos de 15 anos e mais de 65 anos, seria razoável que os médicos considerassem os fatores de risco do HIV individualmente, sobretudo no caso de indivíduos com novos parceiros sexuais. No entanto, os médicos devem ter em mente que adolescentes e adultos também podem relutar em revelar fatores de risco para HIV.

A evidência é insuficiente para determinar os intervalos de tempo ideais para a testagem do HIV. Uma abordagem razoável seria rastreamento único de adolescentes e adultos para identificar pessoas que já são HIV-soropositivas, com repetição do rastreamento em indivíduos que sabidamente correm risco de infecção pelo HIV, em indivíduos ativamente envolvidos em comportamentos de risco, e aqueles que vivem ou recebem cuidados médicos em um ambiente de alta prevalência (soroprevalência de HIV > 1%). Os ambientes de alta prevalência incluem ambulatórios de IST, penitenciárias, abrigos para pessoas em situação de rua, programas de tuberculose, ambulatórios que atendem HSH e ambulatórios para adolescentes com alta prevalência de ISTs. Atualmente, uma abordagem razoável seria rastrear novamente os grupos com risco *muito alto* de nova infecção pelo HIV pelo menos uma vez por ano e os indivíduos com *risco aumentado* em intervalos um pouco mais longos (3 a 5 anos). As mulheres testadas para HIV durante gestações anteriores devem ser rastreadas para HIV em todas as gestações subsequentes. Os U.S. Centers for Disease Control and Prevention (CDC) também recomendam que todas as pessoas com idade entre 13 e 65 anos sejam testadas para HIV em unidades de saúde localizadas em áreas onde a prevalência de infecção pelo HIV não diagnosticada seja maior que 0,1% e que pessoas com risco aumentado para HIV sejam testadas novamente pelo menos uma vez por ano.

Exames laboratoriais

O diagnóstico da infecção pelo HIV geralmente baseia-se na combinação de detecção sorológica de anticorpos tipo imunoglobulina contra proteínas específicas do HIV, detecção de antígenos de HIV (p. ex., p24), ou detecção de RNA do HIV. O algoritmo de testagem preferido nos EUA usa um imunoensaio combinado de quarta geração para HIV-1/HIV-2, que detecta o antígeno p24 do HIV e os anticorpos anti-HIV, seguido por um teste confirmatório com um imunoensaio de diferenciação de anticorpo contra HIV-1/HIV-2 e teste de RNA do HIV conforme necessário para casos indeterminados.[14] Os testes combinados são muito acurados, com sensibilidade e especificidade maiores que 99,5%. Os resultados estão, tipicamente, disponíveis em 1 a 2 dias na maioria dos laboratórios de análises clínicas. Em ambientes com recursos limitados, diferentes algoritmos são recomendados, usando tipicamente uma combinação de dois testes rápidos diferentes para detecção de anticorpos.

A acurácia do diagnóstico da infecção pelo HIV tem melhorado a cada geração de testes sorológicos. Enquanto os testes de primeira geração eram baseados em lisado viral integral e um imunoensaio enzimático indireto, os testes de segunda geração usam antígenos peptídicos sintéticos e recombinantes que melhoraram a sensibilidade e a especificidade. Os ensaios de terceira geração têm usado formatos de ensaio "sanduíche" que possibilitam a detecção simultânea de anticorpos imunoglobulina M (IgM) e IgG. Atualmente, os ensaios de quarta geração associam a testagem de anticorpos e antígenos. Com o aumento da sensibilidade desses exames laboratoriais, o "período de janela" em que os anticorpos contra HIV podem não ser detectados em razão de infecção aguda ou muito recente diminuiu gradualmente de 6 semanas para menos de 3 semanas. Esse encurtamento da janela é importante sobretudo quando não há suspeita de infecção aguda. Em pacientes com sintomas e sinais de infecção aguda pelo HIV ou potencial exposição recente ao HIV, a testagem direta com ensaios sensíveis, como o teste de ácido nucleico (RNA do HIV), é garantido.

Os testes rápidos representam um grande avanço na testagem sorológica para HIV. O teste rápido para detecção do HIV pode usar amostras de sangue ou líquido oral e fornece resultados em até 5 minutos. A sensibilidade e a especificidade dos testes rápidos também são maiores que 99,5%; no entanto, resultados inicialmente positivos precisam ser confirmados por métodos convencionais. A testagem rápida pode ser oferecida em diversos ambientes, incluindo ambulatórios, *vans* móveis, feiras de saúde e locais de culto. A testagem rápida está se tornando a opção preferida para todos os pacientes que solicitam rastreamento com resultado imediato e oportunidades para intervenção e aconselhamento rápidos. Os testes rápidos são particularmente importantes na tomada de decisão no caso de exposições ocupacionais ou não ocupacionais, quando os pacientes provavelmente não retornarão para obter os resultados e as taxas de soroprevalência são altas, como ambulatórios de IST ou departamentos de emergência, e quando pacientes apresentam doença aguda que poderia ser uma complicação relacionada ao HIV e o estado sorológico não é conhecido.

Em 2012, a Food and Drug Administration (FDA) dos EUA aprovou o primeiro teste para HIV domiciliar (OraQuick®), que possibilita a detecção de anticorpos contra HIV-1 e HIV-2. Esse teste pode ser comprado em drogarias ou pode ser encomendado *online*, e os resultados são obtidos 20 a 40 minutos após a coleta de uma amostra de líquido oral (a pessoa esfrega as gengivas superior e inferior e coloca a amostra em um frasco com revelador fornecido como parte do *kit*). Como acontece com todos os testes rápidos para HIV, os resultados positivos são preliminares e precisam ser confirmados por meio de um teste padrão de anticorpos contra HIV.[a] Em ensaios clínicos, o autoteste com esse ensaio rápido de HIV apresentou sensibilidade de 92% e especificidade de 99,98% em comparação com o imunoensaio enzimático (EIA) padrão de rastreamento. No Brasil existe também a possibilidade de fazer o teste rápido com amostras de sangue capilar em unidades básicas de saúde (o teste é gratuito).

[a]N.R.T.: No Brasil, também é possível comprar esse tipo de autoteste nas farmácias.

Outros métodos para estabelecer a infecção pelo HIV incluem o isolamento viral ou a detecção qualitativa ou quantitativa do ácido nucleico do HIV por meio de técnicas de reação em cadeia da polimerase (PCR), teste de DNA de cadeia ramificada ou amplificação baseada na sequência de ácido nucleico. As limitações desses ensaios incluem o custo, a necessidade de punção venosa e maior tecnologia laboratorial e o intervalo de tempo entre a coleta da amostra e os resultados do teste. Nenhum desses testes é considerado superior aos testes sorológicos de rotina. No entanto, a detecção viral é útil em situações específicas, como o diagnóstico de infecção neonatal pelo HIV quando o anticorpo materno é transferido passivamente para o feto, potencialmente fornecendo um resultado sorológico falso-positivo em um recém-nascido não infectado, em pacientes com resultados sorológicos indeterminados, ou naqueles que possam estar no período de janela imunológica.

Em 2014, o CDC avaliou e ofereceu um algoritmo de testagem atualizado para o diagnóstico da infecção pelo HIV nos EUA (Figura 360.8). Nesse algoritmo, toda a testagem sorológica inicial é realizada por imunoensaio de quarta geração para HIV-1/HIV-2 aprovado pela FDA. As amostras que são reativas no ensaio de quarta geração devem ser retestadas/confirmadas por um ensaio de anticorpos de segunda geração aprovado pela FDA que diferencia os anticorpos do HIV-1 de outros anticorpos contra o HIV, proporcionando um diagnóstico definitivo de HIV-1 ou HIV-2. Indivíduos soropositivos devem iniciar cuidados médicos que incluem exames laboratoriais adicionais, como carga viral, contagem de linfócitos T CD4 e ensaios de resistência aos ARVs para estadiamento da doença pelo HIV e seleção de esquemas iniciais de ARVs. As amostras que são reativas no ensaio de quarta geração, mas negativas no ensaio de diferenciação de anticorpos contra HIV-1/HIV-2, devem ser testadas novamente por meio de um teste de ácido nucleico aprovado pela FDA para RNA do HIV-1. Nessas circunstâncias, um teste de ácido nucleico reativo indica infecção aguda pelo HIV, embora níveis de RNA de menos de 1.000 cópias/mℓ possam indicar um raro resultado falso-positivo. Um resultado negativo indicaria ausência de HIV-1 e um resultado falso-positivo no ensaio inicial de quarta geração ou, raramente, infecção recente de HIV-2. Se a infecção pelo HIV-2 for uma possibilidade, pesquisa de

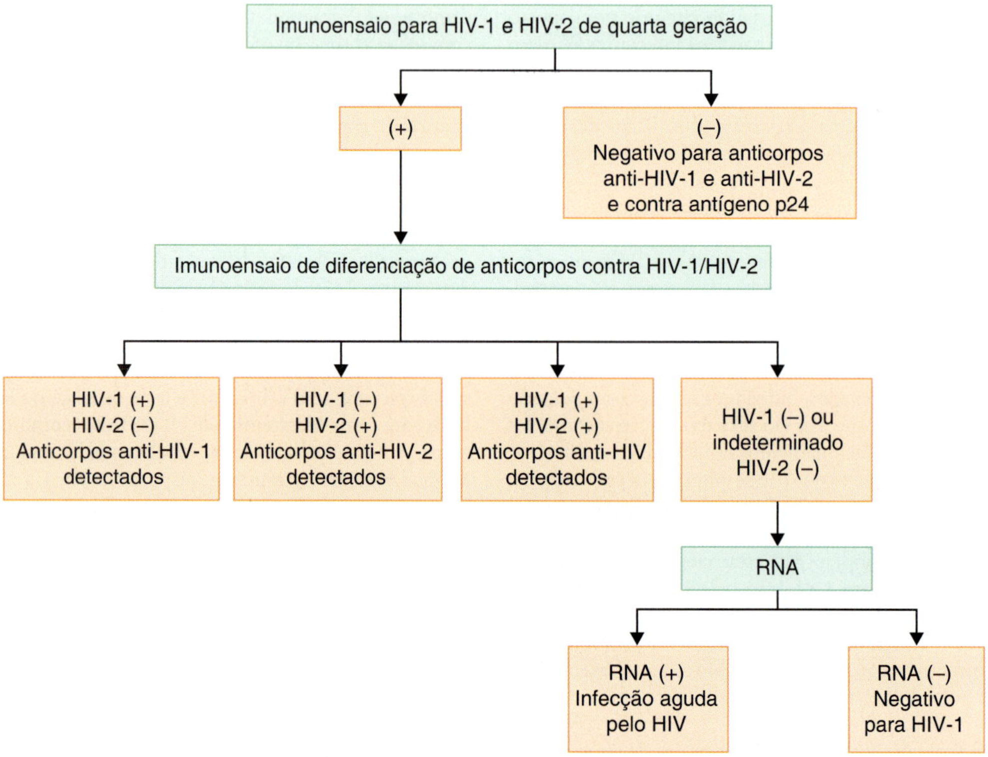

FIGURA 360.8 **Algoritmo de testagem para diagnóstico do HIV avaliado nos EUA.** *Testes adicionais são necessários para descartar infecção dupla pelo HIV-1 e HIV-2. (Modificada de Centers for Disease Control and Prevention and Association of Public Health Laboratories. Laboratory Testing for the Diagnosis of HIV Infection: Updated Recommendations. Published June 27, 2014.)

anticorpo específico contra HIV-2 ou PCR em tempo real para DNA/RNA de HIV-2 pode ser considerada.

O algoritmo descrito anteriormente enfatiza a alta sensibilidade durante a testagem inicial pelo imunoensaio de quarta geração, no qual podem ocorrer resultados falso-positivos e negativos para anticorpos nos testes, mas esses podem ser elucidados durante a testagem laboratorial subsequente, conforme recomendado. O novo algoritmo de diagnóstico substitui o algoritmo anterior mais comumente usado que consiste em *Western blot* com um ensaio de diferenciação de anticorpos HIV-1/HIV-2 como teste complementar e inclui um teste de RNA para elucidar imunoensaios reativos com resultados negativos de testes complementares. Em estudos retrospectivos, este algoritmo teve um desempenho melhor do que o *Western blot* na identificação de pessoas HIV-soropositivas, detecção de infecções agudas pelo HIV e diagnóstico de infecções não suspeitas pelo HIV-2.

Grau A Recomendações de grau A

A1. Sharma SC, Raison N, Khan S, et al. Male circumcision for the prevention of human immunodeficiency virus (HIV) acquisition: a meta-analysis. *BJU Int.* 2018;121:515-526.

A2. Molina JM, Capitant C, Spire B, et al. On-demand preexposure prophylaxis in men at high risk for HIV-1 infection. *N Engl J Med.* 2015;373:2237-2246.

A3. Riddell J 4th, Amico KR, Mayer KH. HIV preexposure prophylaxis: a review. *JAMA.* 2018;319:1261-1268.

A4. Severe P, Juste MA, Ambroise A, et al. Early versus standard antiretroviral therapy for HIV-infected adults in Haiti. *N Engl J Med.* 2010;363:257-265.

REFERÊNCIAS BIBLIOGRÁFICAS

As referências bibliográficas, bem como os outros materiais suplementares deste livro, encontram-se no GEN-IO, nosso ambiente virtual de aprendizagem.

361 IMUNOPATOGÊNESE DA INFECÇÃO PELO VÍRUS DA IMUNODEFICIÊNCIA HUMANA

JOEL N. BLANKSON E ROBERT F. SILICIANO

INFECÇÃO PRIMÁRIA

A história natural da infecção pelo vírus da imunodeficiência humana tipo 1 (HIV-1) é ilustrada na Figura 361.1. O pico de viremia aparece cerca de 2 semanas após a primeira detecção do HIV no sangue, seguido pela redução até um ponto de ajuste de carga viral cerca de 1 mês após a infecção.[1] Durante a infecção aguda pelo HIV-1, a replicação viral maciça ocorre em linfócitos T $CD4^+$ na ausência de uma resposta imune adaptativa. Os linfócitos T $CD4^+$ no tecido linfoide associado ao intestino (GALT) e outros locais da mucosa expressam níveis elevados do correceptor CCR5 do HIV e são, portanto, particularmente propensos à infecção e à depleção pelas variantes R5 do HIV-1 que são comumente transmitidas. Em modelos animais, foi demonstrado que aproximadamente 30% dos linfócitos T $CD4^+$ de memória são infectados e depletados 4 dias após a infecção. Isso contrasta com a infecção crônica, na qual menos de 1% de todos os linfócitos T $CD4^+$ apresentam infecção produtiva. Como resultado dessa infecção inicial maciça, tipicamente são observados níveis plasmáticos de mais de 1 milhão de cópias/mℓ de RNA do HIV-1 associado ao vírion em um período de 2 semanas após a infecção, e os pacientes tendem a apresentar um conjunto de sinais e sintomas conhecidos como *síndrome retroviral aguda.*[2] Na infecção primária pode haver declínio significativo das contagens de linfócitos T $CD4^+$ no sangue periférico, resultando em infecções oportunistas (IOs). Em várias semanas, o desenvolvimento de uma resposta efetiva de linfócitos T citolíticos específicos para o HIV-1 resulta no controle parcial da replicação viral, e o nível de RNA do HIV-1 plasmático (comumente conhecido como "carga viral")

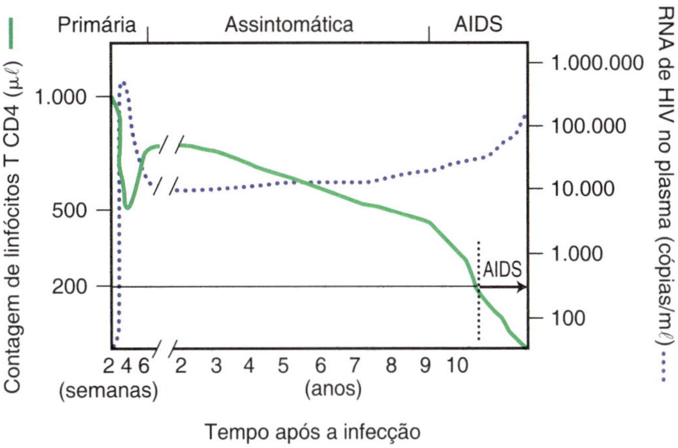

FIGURA 361.1 História natural da infecção pelo vírus da imunodeficiência humana do tipo 1 (HIV-1). A contagem de linfócitos T CD4 e a carga viral são mostradas nas três fases da infecção. AIDS = síndrome da imunodeficiência adquirida.

diminui e atinge um nível estacionário conhecido como ponto de ajuste (*set point*). A magnitude do ponto de ajuste da carga viral durante a segunda fase assintomática da infecção reflete um equilíbrio dinâmico entre a replicação viral e a resposta imune específica ao HIV-1. Esse ponto de ajuste determina a velocidade de progressão para a fase final, a síndrome da imunodeficiência adquirida (AIDS) clínica. O ponto de ajuste médio é de aproximadamente 30.000 cópias de RNA de HIV-1 por mililitro, e a maioria dos pacientes com esse nível de viremia desenvolverá AIDS em um período de 5 a 10 anos se não forem tratados. Pacientes com ponto de ajuste de cargas virais muito mais altas tendem a ser progressores rápidos que desenvolvem AIDS muito mais rapidamente; inversamente, os pacientes com cargas virais muito mais baixas tendem a ser não progressores a longo prazo.

Os controladores de elite, que representam menos de 1% dos indivíduos infectados pelo HIV, suprimem espontaneamente a viremia, mas também demonstram inflamação crônica que aumenta o risco de comorbidades. Nesses indivíduos, os linfócitos T de memória residentes específicos para HIV são abundantes nos tecidos linfoides e exibem propriedades funcionais distintas.[3] Um dos achados mais comuns em controladores de elite é o antígeno leucocitário humano (HLA)-B*27 e/ou alelos HLA-B*57. No geral, os controladores de elite são hospitalizados quase duas vezes mais frequentemente do que pessoas HIV-positivas sob controle clínico, possivelmente em razão de ativação imunológica residual, e as hospitalizações por condições cardiovasculares são um contribuinte importante.[4]

IMUNIDADE ESPECÍFICA PARA O VÍRUS DE IMUNODEFICIÊNCIA HUMANA

O hospedeiro desenvolve uma resposta imune vigorosa à infecção pelo HIV-1. Acredita-se que o vírus ative as células dendríticas plasmocitoides por meio de receptores *toll-like*, resultando na secreção de interferonas do tipo I e outras citocinas inflamatórias. Enquanto as interferonas do tipo I têm propriedades antivirais diretas e aumentam a resposta imune específica ao HIV-1, a secreção excessiva pode ser fundamental na ativação imune patogênica dos linfócitos T $CD4^+$ e $CD8^+$ (Figura 361.2). As células *natural killer* (NK) são efetores importantes na resposta imune inata que se tornam ativadas quando a infecção de células-alvo pelo HIV-1 ou outros vírus resulta na infrarregulação (*downregulation*) de moléculas do HLA ou na expressão de ligantes específicos.[5] Pacientes que expressam determinados alelos do gene NK apresentam maior probabilidade de se tornarem não progressores a longo prazo, sugerindo que essas células possam desempenhar um papel protetor, possivelmente controlando a replicação precoce do HIV-1, levando ao desenvolvimento de uma resposta imune adaptativa efetiva. As células dendríticas mieloides são fundamentais na apresentação dos antígenos do HIV-1 aos linfócitos T $CD4^+$ e $CD8^+$ específicos do HIV-1, o que resulta no início da resposta imune adaptativa. Eles expressam moléculas CD4 e foi demonstrado que se ligam ao HIV-1. Acredita-se que, no processo de apresentação do antígeno, essas células possam transmitir inadvertidamente o HIV-1 para agregados (*clusters*) de linfócitos T $CD4^+$ ativados.

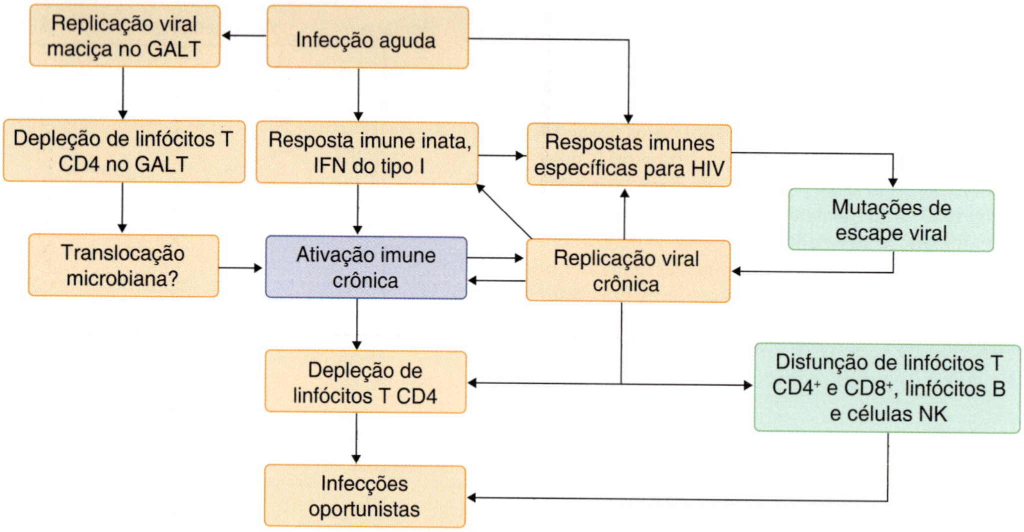

FIGURA 361.2 **Parâmetros envolvidos na ativação imune crônica e depleção de linfócitos T CD4⁺.** GALT = tecido linfoide associado ao intestino; HIV = vírus da imunodeficiência humana; IFN = interferona; NK = *natural killer*.

O papel da resposta humoral na infecção pelo HIV-1 não está claro. Os anticorpos específicos para o HIV-1, que são usados para diagnosticar a infecção pelo HIV-1, não se desenvolvem até que ocorra o pico de viremia. Existe, portanto, um período de janela imunológica na infecção primária de HIV-1 durante o qual há viremia, mas não há anticorpos detectáveis. Um subconjunto dos anticorpos que acabam aparecendo consegue prevenir a infecção, bloqueando a interação da proteína gp120 do envelope do HIV-1 com o linfócito T CD4 e as proteínas correceptoras na superfície das células-alvo. Esses são chamados anticorpos neutralizantes, são encontrados em títulos relativamente baixos e apresentam acesso limitado às regiões críticas da gp120. Estudos sugerem que os anticorpos neutralizantes mais efetivos só se desenvolvem 2 a 3 anos após a infecção. Esses anticorpos amplamente neutralizantes acabar sendo a base de uma vacina ao prevenir novas infecções.[6] No entanto, embora os anticorpos neutralizantes, em geral, possam exercer uma pressão seletiva significativa sobre o vírus, o escape imunológico por meio da rápida evolução viral é comum, e a maior parte das evidências sugere que esses anticorpos não são importantes no controle da replicação viral na maioria dos não progressores a longo prazo.

A depleção seletiva de linfócitos T CD4$^+$ é o principal motivo de a infecção pelo HIV-1 resultar em imunossupressão tão profunda. Esses linfócitos T auxiliares são importantes em todos os aspectos da resposta imune adaptativa. A capacidade de proliferação dos linfócitos T CD4$^+$ específicos contra HIV-1 e a secreção de citocinas-chave, como a interleucina-2 (IL-2), é perdida logo após a infecção primária, de modo que toda a resposta específica para HIV-1 se torna falha.

Os linfócitos T CD8$^+$ contribuem para o controle da infecção pelo HIV-1 por meio da lise direta das células infectadas e pela secreção de fatores solúveis, como a proteína 1β inflamatória dos macrófagos, que se ligam aos receptores de quimiocinas, evitando, assim, a entrada do HIV-1 nas células-alvo. No entanto, a resposta dos linfócitos T CD8$^+$ específicos contra o HIV-1 que controla parcialmente a replicação do HIV-1 após o pico de viremia na infecção primária não atinge imunidade esterilizante,[7] em parte em decorrência de um reservatório de vírus latente nos linfócitos T CD4$^+$ de memória em repouso que se desenvolve logo após a infecção. Essas células quiescentes provavelmente não produzem proteínas do HIV-1 e, portanto, não são reconhecidas pelos linfócitos T citolíticos. Além disso, a resposta dos linfócitos T citolíticos em pacientes com a doença progressiva é de baixa qualidade, com capacidade proliferativa limitada. Além disso, a baixa fidelidade da transcriptase reversa do HIV-1 resulta no desenvolvimento de mutações a cada ciclo de replicação. As mutações que levam ao escape das respostas dos linfócitos T citolíticos têm uma vantagem seletiva e são, portanto, selecionadas rapidamente.

EFEITO DA REPLICAÇÃO DO HIV-1 NO SISTEMA IMUNE

Apesar de a resposta imune específica contra o HIV-1 ajudar a limitar a taxa de replicação viral, a imunidade esterilizante é alcançada e a replicação viral continua a exercer um impacto negativo sobre o sistema imune. A replicação viral contínua resulta em ativação imune crônica (Figura 361.2). O mecanismo não é compreendido. A resposta imune crônica ao vírus resulta em inflamação inespecífica, e a translocação microbiana resultante da depleção de linfócitos T CD4$^+$ no tecido linfoide associado ao intestino (GALT) também é importante. Independentemente do mecanismo, a ativação imunológica parece conduzir à depleção dos linfócitos T CD4$^+$. O nível de marcadores de ativação imune nos linfócitos T CD8$^+$ se correlaciona melhor com a taxa de declínio de linfócitos T CD4 do que a magnitude da carga viral em pacientes não tratados.

Níveis aumentados de marcadores de ativação são observados nas células NK, nos linfócitos B, nos linfócitos T CD4$^+$ e nos linfócitos T CD8$^+$. A ativação é acompanhada por aceleração da renovação dessas células. A função das células NK fica comprometida, o que predispõe ao controle insatisfatório de outros vírus. Os defeitos dos linfócitos B resultam em hipergamaglobulinemia e na produção de autoanticorpos. Respostas fracas de anticorpos às vacinas também são observadas à medida que a contagem de linfócitos T CD4$^+$ diminui.

Estudos sobre dinâmica viral deixam claro que a maioria das células com infecção produtiva vive apenas um curto período (cerca de 1 dia) antes de sucumbir aos efeitos citopáticos virais ou aos linfócitos T citolíticos ou às células NK do hospedeiro. Embora a perda de linfócitos T CD4$^+$ infectados contribua para a depleção de linfócitos T CD4, há depleção acentuada de linfócitos T CD4$^+$, embora em qualquer momento durante a infecção crônica apenas 1% ou menos dessas células tenham infecção produtiva. No entanto, estudos mais recentes sugeriram que linfócitos T CD4$^+$ sem infecção produtiva também são suscetíveis à morte celular por uma resposta pró-apoptótica e pró-inflamatória do hospedeiro. Assim, acredita-se atualmente que a morte de linfócitos T CD4$^+$ infectados sem infecção produtiva e a ativação imune crônica que leva à morte de linfócitos T CD4$^+$ não infectados sejam os principais mecanismos para a depleção de linfócitos T CD4. O suporte para esta ideia vem de estudos sobre o vírus da imunodeficiência símia intimamente relacionado ao HIV que se replica em hospedeiros símios naturais sem causar ativação imunológica ou depleção de linfócitos T CD4. Além da perda quantitativa de linfócitos T CD4$^+$ na infecção pelo HIV-1, observa-se uma distorção acentuada do repertório de linfócitos T CD4 e há diminuição qualitativa da resposta de memória em reconhecer antígenos muito antes de a contagem de linfócitos T CD4$^+$ cair para 200/μℓ. A ativação crônica e a alta taxa de renovação dessas células por fim resulta no declínio progressivo de linfócitos T CD4 que é característico da infecção pelo HIV-1.

Existem evidências de exaustão imunológica dos linfócitos T CD4$^+$ e CD8$^+$, e há declínio nas características qualitativas da resposta dos linfócitos T CD8$^+$ a outros vírus de infecção crônica, como citomegalovírus e vírus Epstein-Barr (EBV). Isso pode ser o resultado de anergia ou depleção dos linfócitos T CD4$^+$ que são necessários para sustentar as respostas funcionais dos linfócitos T CD8$^+$.

CONSEQUÊNCIAS CLÍNICAS DA INFECÇÃO PELO VÍRUS DE IMUNODEFICIÊNCIA HUMANA

A imunodeficiência clínica está associada aos estágios avançados da infecção pelo HIV-1, quando já ocorreu depleção profunda dos linfócitos T CD4+.[8] No entanto, algum nível de imunodeficiência pode ocorrer logo após a infecção em decorrência de alterações qualitativas na resposta imune relacionadas à replicação viral em evolução. Como resultado, os pacientes são mais suscetíveis a infecções como causada por *Mycobacterium tuberculosis* (Capítulo 308) antes que a contagem de linfócitos T CD4 atinja o limite de 200/μℓ que define a AIDS. Os pacientes também são muito mais suscetíveis a neoplasias malignas, como linfoma não Hodgkin (Capítulo 176) em qualquer contagem de linfócitos T CD4+. Outras IOs surgem em contagens de linfócitos T CD4+ razoavelmente previsíveis. As infecções por *Pneumocystis jiroveci* (Capítulo 321) ocorrem em contagens de linfócitos T CD4 inferiores a 200/μℓ, *Cryptococcus neoformans* (Capítulo 317) e infecções por *Toxoplasma gondii* (Capítulo 328) ocorrem em contagens de linfócitos T CD4 inferiores a 100/μℓ e complexo *Mycobacterium avium* (Capítulo 309) e infecções por citomegalovírus (Capítulo 346) ocorrem em contagens de linfócitos T CD4 abaixo de 50/μℓ. Considerando que essas infecções são uma consequência da imunidade celular diminuída, há também aumento acentuado de infecções pneumocócicas invasivas (Capítulo 273) em pacientes infectados pelo HIV-1, possivelmente em decorrência de defeitos na imunidade humoral.

Resposta ao tratamento antirretroviral

O tratamento com determinadas combinações de agentes antirretrovirais (TARV) suprime a replicação viral para níveis abaixo dos limites de detecção dos testes comerciais atuais (20 cópias de RNA do HIV-1 por mililitro de plasma). Evidências atuais sugerem que o TARV provoque interrupção completa ou quase completa da replicação viral nos pacientes que aderem ao esquema terapêutico prescrito, mas viremia vestigial persiste em razão de reservatórios virais estáveis, incluindo o reservatório latente nos linfócitos T CD4+ em repouso. Essa supressão da replicação viral geralmente é acompanhada por aumento substancial das contagens de linfócitos T CD4+. O aumento inicial das contagens de linfócitos T CD4+ ocorre principalmente como consequência da migração dessas células dos linfonodos (onde estão 98% dos linfócitos T CD4) para o sangue periférico conforme a inflamação diminui no tecido linfoide. Posteriormente, ocorre aumento na produção de linfócitos T CD4+ de memória na maioria dos indivíduos. A produção de linfócitos T *näive*, às vezes, também é observada em níveis mais baixos. Estudos clínicos demonstraram que os pacientes que apresentam reconstituição imunológica significativa podem interromper com segurança a terapia profilática para IOs. No entanto, não está claro se os pacientes que mantêm cargas virais indetectáveis durante o TARV, mas não atingiram reconstituição imunológica significativa de linfócitos T CD4, ainda correm risco de IOs. Dois grandes estudos demonstraram que, embora o uso conjunto de IL-2 com TARV cause aumento significativo das contagens de linfócitos T CD4+ nesses pacientes, a reconstituição imunológica intensificada não está associada a benefícios clínicos.

Assim como um declínio é observado na resposta funcional dos linfócitos T CD4+ logo após a infecção primária, há melhora qualitativa na função dos linfócitos T CD4+ logo após o início do TARV. Em alguns casos, há respostas imunes exageradas às IOs que levam à síndrome inflamatória de reconstituição imune (SIRI; Capítulo 367), sobretudo quando há controle rápido da replicação viral após o início do TARV. A SIRI geralmente se apresenta como agravamento paradoxal da doença algumas semanas após o início do TARV e pode ocorrer até mesmo antes de haver alterações significativas nas contagens absolutas dos linfócitos T CD4+. A SIRI tem sido descrita para praticamente todas as IOs conhecidas e, em alguns casos, ocorre em resposta a infecções anteriormente não reconhecidas. Não houve ensaios clínicos para o tratamento dessa condição, mas anti-inflamatórios não esteroides (AINEs) e corticosteroides têm sido usados rotineiramente com graus variáveis de sucesso (Capítulo 367).

REFERÊNCIAS BIBLIOGRÁFICAS

As referências bibliográficas, bem como os outros materiais suplementares deste livro, encontram-se no GEN-IO, nosso ambiente virtual de aprendizagem.

362 BIOLOGIA DA INFECÇÃO PELO VÍRUS DA IMUNODEFICIÊNCIA HUMANA

FRANK MALDARELLI

O vírus da imunodeficiência humana (HIV) compromete a imunidade de modo progressivo e provoca óbito por infecções oportunistas (IOs) ou doenças neoplásicas. Desde a identificação e a caracterização do HIV houve aprimoramento do diagnóstico e melhora da prevenção e do tratamento, com consequente redução das taxas de morbidade e mortalidade.[1] As descobertas inovadoras sobre o retrovírus que causa AIDS (1983 a 1985) foram seguidas pela caracterização dos produtos genéticos do HIV e a elucidação da replicação viral, o que levou à identificação de alvos antivirais críticos e diretamente ao desenvolvimento de terapia antirretroviral combinada efetiva (cART, sigla do inglês) em 1995 a 1996. Conforme descrito no Capítulo 364, a introdução da cART alterou o equilíbrio da propagação da epidemia, com menos mortes do que novas infecções. Esse quadro transformado da epidemia do HIV apresenta novos desafios. O tamanho crescente da população infectada pelo HIV em tratamento, a taxa de mortalidade elevada em indivíduos infectados apesar do tratamento e o surgimento de resistência aos medicamentos antivirais tornam a descoberta de estratégias para erradicar ou controlar o HIV na ausência da cART um imperativo de saúde pública. Aqui, resumimos os conceitos básicos da biologia do HIV, mas nossa compreensão do HIV permanece incompleta; estudos novos e em andamento que caracterizam as interações vírus-hospedeiro continuarão a identificar novos alvos antivirais e resultarão na criação de estratégias inovadoras para erradicar o HIV.

CLASSIFICAÇÃO E ORIGEM

HIV pertence ao gênero *Lentivirus*, subfamília Orthoretrovirinae da família Retroviridae; todos os retrovírus são definidos pela existência de uma enzima específica, a transcriptase reversa, que catalisa a síntese de DNA a partir de um modelo de RNA, o evento central e único na replicação do retrovírus que permite a integração do DNA viral ao genoma do hospedeiro. Retroviridae é uma grande família de vírus que infecta diversos hospedeiros vertebrados, principalmente mamíferos e aves. Os retrovírus são responsáveis por um espectro de doenças, incluindo imunodeficiências e distúrbios neoplásicos, neurológicos, hematológicos, encefalíticos e inflamatórios. Membros do gênero *Lentivirus* causam doenças crônicas, recidivantes ou progressivas, incluindo imunodeficiências, em várias espécies de mamíferos.

Após o desenvolvimento das primeiras ferramentas para o diagnóstico laboratorial da infecção pelo HIV, análises adicionais identificaram indivíduos com AIDS sintomática que não apresentavam respostas sorológicas características do HIV, levando à identificação de um segundo vírus de imunodeficiência distinto, denominado HIV-2. O HIV-2 apresentou distribuição restrita sobretudo à África Ocidental e a países com laços econômicos, políticos ou culturais com a África Ocidental.

O HIV é geneticamente diverso, e a origem e a disseminação das variantes virais que circulam atualmente nos seres humanos foram rastreadas por meio da análise de sequências de ácido nucleico do HIV e do vírus intimamente relacionado em primatas; essas análises indicam fortemente que o HIV emergiu de transmissões zoonóticas dos primatas para humanos, provavelmente durante o período de 1890 a 1930 na África Central e na África Ocidental. A transmissão zoonótica exige contato íntimo com sangue e líquidos corporais; arranhões, mordidas e o abate de animais infectados capturados fornecem mecanismos prontos para transmissão. Oportunidades para a transmissão zoonótica provavelmente ocorreram por milhares de anos os motivos de uma propagação epidêmica não ter ocorrido até recentemente ainda não foram elucidados. Vários fatores contribuíram para a propagação da epidemia durante o final dos séculos XIX e XX, incluindo aumentos substanciais da densidade populacional humana, desnutrição contribuindo para imunodeficiência subjacente, êxodos populacionais decorrentes de crises políticas e desenvolvimento de infraestrutura, como estradas, facilitando as viagens humanas e potencial propagação por longas distâncias.

Análises genéticas e amostragens adicionais de espécies de primatas não humanos lançam uma nova luz sobre as fontes da epidemia do HIV. A variabilidade genética relativamente alta do HIV tem sido útil, tanto para fins de classificação quanto para a caracterização da origem e disseminação do HIV. Atualmente, quatro grupos distintos foram identificados: um grande grupo de vírus encontrados em todo o mundo (M, para "principal" [do inglês *main*]), um grupo relativamente pequeno de vírus na África Central (O, para "outro") e dois pequenos grupos em indivíduos com origem na África Ocidental, denotados N e P (cerca de 20 e 2 infecções, respectivamente). As reconstruções filogenéticas demonstram linhagens distintas para grupos de HIV-1, indicando que cada uma é o resultado de um evento zoonótico distinto (Figura 362.1). Os vírus do grupo M estão intimamente relacionados a um vírus da imunodeficiência símia semelhante, encontrada em espécies de chimpanzés (denominado SIV_{cpz} – vírus da imunodeficiência símia; cpz para indicar o reservatório animal específico). O grupo O está mais intimamente relacionado ao SIV presente em gorilas das planícies ocidentais e nos chimpanzés. Em contrapartida, o HIV-2 é altamente relacionado ao SIV_{smm}, um lentivírus comumente presente em macacos do Velho Mundo (*Cercocebus atys*), que tem uma distribuição nativa incluindo a África Ocidental e a África Central, onde o HIV-2 foi identificado.

Os vírus do grupo M representam a maioria das infecções em humanos e são bastante diversos, com pelo menos nove subtipos, denotados A a D, F a H, J e K. A análise das relações das sequências de ácido nucleico revela uma visão geral filogenética "semelhante a uma estrela" (ver Figura 362.1), indicando que, em geral, todas as variantes atuais emergiram de um ancestral comum. Estudos das primeiras sequências virais identificadas revelaram que é provável que o HIV tenha se diversificado logo após a transmissão a partir de reservatórios animais. A recombinação entre esses subtipos pode ocorrer (ver Figura 362.1, *A/D*; ver mais adiante), produzindo novos vírus recombinantes que são classificados como formas circulantes recombinantes.

Após o surgimento da AIDS, o HIV se espalhou rapidamente pelo mundo; enquanto a África manteve um grupo altamente diverso de vírus, os efeitos fundadores resultaram na disseminação de um ou de um número limitado de subtipos de vírus em países fora da África. A epidemia nos EUA foi iniciada pelo vírus do subtipo B; embora inicialmente atribuída a relatos de casos individuais de pessoas, análises cuidadosas e exaustivas

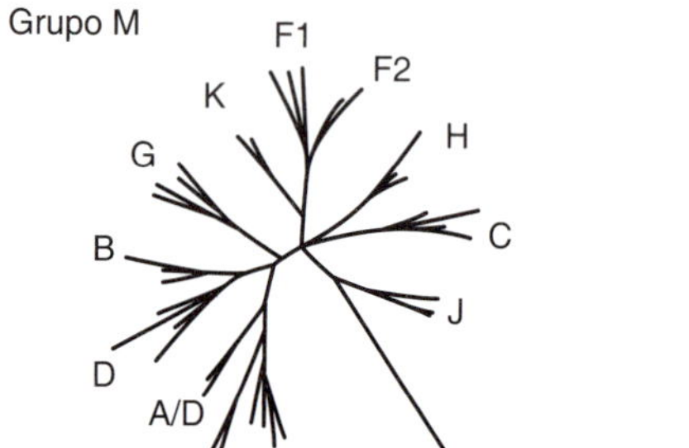

FIGURA 362.1 **Relações filogenéticas de grupos e subtipos de HIV-1.** As sequências de referência da RT HIV foram alinhadas em árvores filogenéticas de máxima verossimilhança construídas e enraizadas no ancestral distante, a sequência de chimpanzé SIV (SIV_{cpz}). Os vírus do grupo M se irradiam como uma estrela, consistente com a presença de um ancestral comum. Um exemplo de sequências recombinantes (A/D) contendo porções dos subtipos parentais A e D é identificado como intermediário entre os subtipos parentais. Os grupos O e N estão distantemente relacionados ao grupo M e provavelmente representam eventos zoonóticos independentes. Marcador = distância genética representando a diferença percentual. (Banco de dados de sequência de HIV, http://www.hiv.lanl.gov/.).

rastrearam a epidemia do HIV da África aos EUA, passando pelo Haiti, e as primeiras expansões nas principais áreas metropolitanas, tendo a cidade de Nova York como um nexo crítico.

Todos os métodos laboratoriais atuais que detectam o HIV identificam *todas* as variantes do HIV-1 e HIV-2. Em indivíduos de origem geográfica relevante, sobretudo África Ocidental, é de suma importância caracterizar a infecção precisamente para direcionar a terapia de forma adequada; o HIV-2 e o HIV-1 do grupo O são naturalmente resistentes aos inibidores da transcriptase reversa não análogos de nucleosídios (ITRNN) e aos inibidores de fusão. Como as infecções duplas pelo HIV-1/HIV-2 são possíveis, é imperativo que todos os indivíduos de regiões endêmicas para esses dois vírus (sobretudo África Ocidental) sejam testados para ambos, HIV-1 e HIV-2.

ESTRUTURA E BIOLOGIA MOLECULAR

Estrutura e organização do genoma

Como todos os retrovírus, o HIV se replica por meio de um intermediário de DNA. O vírion contém duas cópias de RNA de fita simples de polaridade (+) (denominado RNA viral), e a célula infectada de forma estável contém DNA viral de fita dupla integrado ao genoma do hospedeiro (denominado provírus). Conforme mostrado na Figura 362.2 e na e-Figura 362.1, o RNA viral e o provírus apresentam uma organização genômica distinta nas regiões 3′ e 5′ não traduzidas. As regiões não traduzidas em cada extremidade do genoma contêm uma repetição terminal curta, bem como sequências únicas nas regiões 5′ (U5) e 3′ (U3) que são duplicadas durante a replicação, gerando uma sequência duplicada mais longa denominada *repetição terminal longa* (LTR) em cada extremidade do provírus.

O HIV codifica nove genes cujos produtos são necessários para as funções de neutralização imunológica estrutural, enzimática, regulatória e inata (e-Figura 362.1). Por convenção, os genes do HIV são denotados em itálico e letra minúscula (*gag*, *pol* etc.) com nomes que refletem amplamente sua função, localização no vírion ou um vestígio histórico de classificação viral anterior (p. ex., *gag*, "antígeno de grupo"). Já foram caracterizados genes adicionais com funções de regulação ou replicação (*tat*, *rev*, *vpr*) ou no bloqueio de respostas imunes ao HIV (*vif*, *vpu*, *nef*); todos eles críticos para a infecção pelo HIV *in vivo*.

Estrutura do vírion

O vírion do HIV contém produtos dos genes virais e componentes celulares essenciais para transmitir a infecção e estabelecer o estado proviral.[2] Os vírions do HIV são partículas quase esféricas com um diâmetro de 80 a 120 nm, compostos por um cerne (*core*) viral envolvido por uma membrana lipídica (Figura 362.3).

O *core* do vírion maduro é uma estrutura cônica composta pelo capsídio p24 do HIV (CA), que envolve os componentes necessários para a replicação: duas cópias do molde do RNA genômico do HIV complexado ao nucleocapsídio p6 do HIV (NC); iniciador $tRNA^{lis}$; as enzimas transcriptase reversa protease e integrase do HIV; e Vif do HIV. O envelope viral, que é derivado da membrana plasmática da célula hospedeira quando o HIV apresenta brotamento, contém as proteínas virais Gp120 (SU) e Gp41 (TM), bem como uma proteína de matriz estrutural, MA.

Ciclo de replicação

Eventos iniciais na replicação

Ligação e fusão

A replicação do vírus é iniciada pelo contato direto dos vírions ou células infectadas com as células hospedeiras suscetíveis (Figura 362.4).[3] A infecção produtiva exige interações específicas e essenciais mediadas por complexos triméricos da glicoproteína Env de superfície consistindo em sp120 SU HIV ligada de forma não covalente a gp41 TM HIV. A fase de fixação é mediada exclusivamente pela glicoproteína do envelope SU, que se engata a duas proteínas distintas da superfície celular para fixação, um receptor e um correceptor (Figura 362.4). O HIV inicialmente se liga ao CD4, o que leva a uma alteração conformacional em Env, o que facilita a ligação ao correceptor. Tipicamente, as proteínas SU usam o receptor 5 de quimiocina humana (CCR5) ou o receptor 4 de quimiocina humana (CXCR4) para infectar linfócitos T $CD4^+$, mas vírus trópicos duplos CCR5/CXCR4 também circulam. Embora

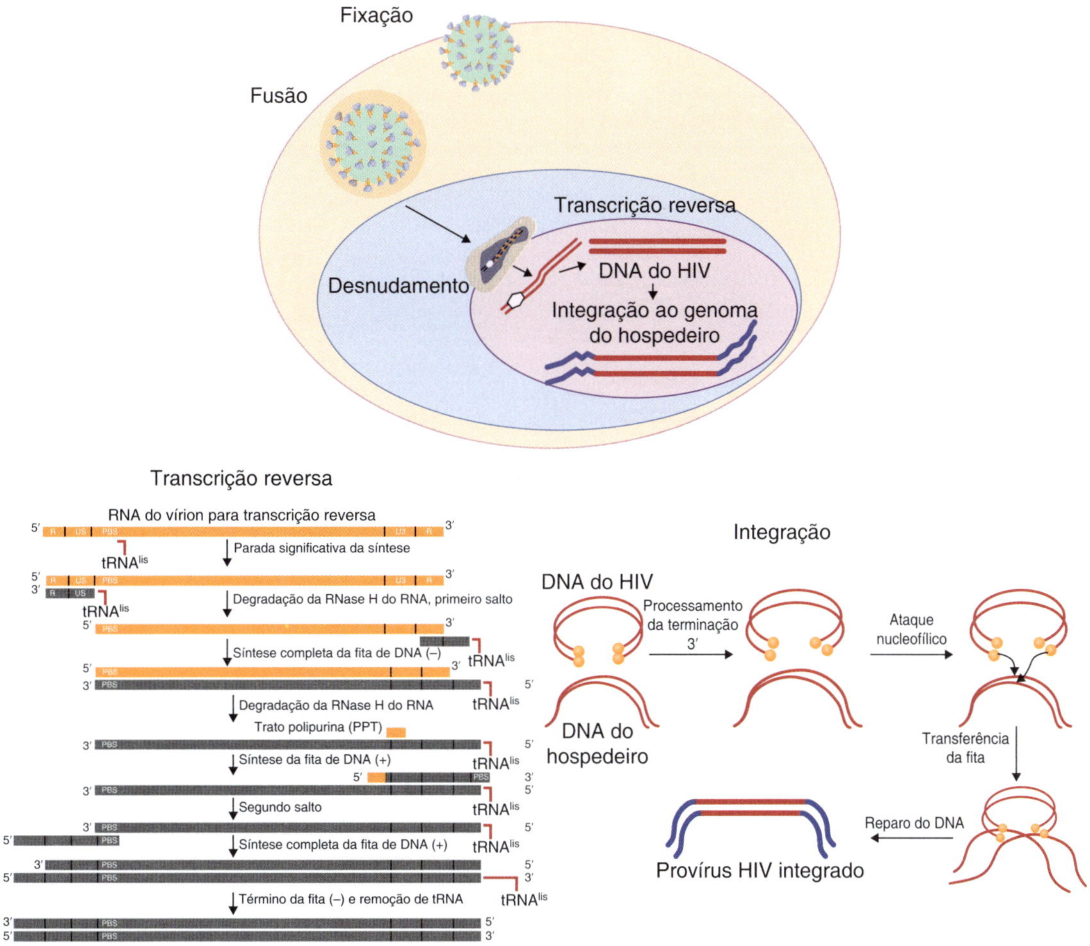

FIGURA 362.2 **Eventos iniciais na replicação do HIV incluem fixação, fusão, desnudamento, transcrição reversa e integração no genoma do hospedeiro.** Detalhes da transcrição reversa e integração do HIV estão descritos.

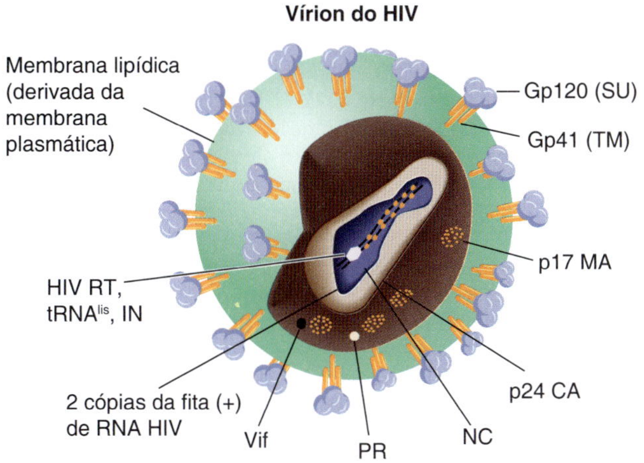

FIGURA 362.3 **Vírion do HIV.** O HIV é um vírus envelopado composto por duas cópias de RNA viral com polaridade (+), enzimas necessárias para a replicação contidas em um cerne (*core*) viral envolvido por membrana derivada por brotamento da célula infectada.

a infecção pelo vírus possa ser propagada utilizando CCR5 ou CXCR4 como correceptor, a infecção inicial provavelmente exige vírus com tropismo para CCR5.[4] Populações humanas apresentam um número significativo de indivíduos que codificam um gene CCR5 mutante, que não sintetizam CCR5 funcional. A infecção pelo HIV de indivíduos homozigotos para mutação CCR5 é extremamente rara, sugerindo que o início da infecção quase sempre exige interações com CCR5.[5] A inibição da interação do correceptor e SU foi alcançada farmacologicamente, e o inibidor de correceptor aprovado pela Food and Drug Administration (FDA) dos EUA denominado maraviroque apresenta atividade anti-HIV potente. Infelizmente, o HIV consegue sofrer mutação para usar o receptor CXCR4 e, portanto, não é mais tratado efetivamente com maraviroque.[6] Um anticorpo monoclonal recém-desenvolvido, o ibalizumabe, dirigido a um domínio CD4 extracelular, interrompe a ligação de Env-CD4 sem bloquear a função imune de CD4; o ibalizumabe mostrou resultados promissores em ensaios clínicos e é aprovado pela FDA para infecção pelo HIV MDR (multifármaco-resistente).

O envolvimento do receptor e do correceptor resulta em alteração conformacional em Gp41, que reorganiza sua estrutura e fornece energia suficiente para conduzir a fusão da membrana. A fusão de membrana mediada por TM pode ser inibida usando inibidores de peptídios específicos que se ligam a Gp41; um desses inibidores de fusão peptídica, a enfuvirtida, é usado na prática clínica.

Desnudamento

Após a entrada nos linfócitos T CD4, o cerne (*core*) do HIV é desnudado (Figura 362.4).[8] O desnudamento representa um ponto de controle (*checkpoint*) crítico para a atividade antiviral inata que pode restringir fortemente a infecciosidade. Uma proteína hospedeira induzível por interferona, TRIM5-alfa, consegue bloquear o desnudamento de vários vírus por meio de interações com o cerne (*core*) viral; infelizmente, TRIM5-alfa não consegue conter o HIV-1 ou HIV-2. TRIM5-alfa está sob seleção genética substancial, com uma das taxas mais rápidas de seleção positiva de qualquer gene humano. Estudos sugerem que a versão atual de TRIM5-alfa existente em populações humanas pode ter sido selecionada durante uma epidemia anterior para proteger contra uma infecção retroviral antiga. Nesse modelo, resumido simplesmente como "os generais estão sempre lutando a última guerra, especialmente se a ganharem", TRIM5-alfa atual foi selecionada no passado para prevenir uma infecção retroviral. Infelizmente, a TRIM5-alfa atual não consegue conter o HIV, e o desnudamento ocorre de modo inalterado nas células humanas. Os requisitos, a localização intracelular precisa e a cinética da remoção do HIV permanecem mal compreendidos, mas disruptores farmacológicos do processo (PF74) estão atualmente sendo estudados.

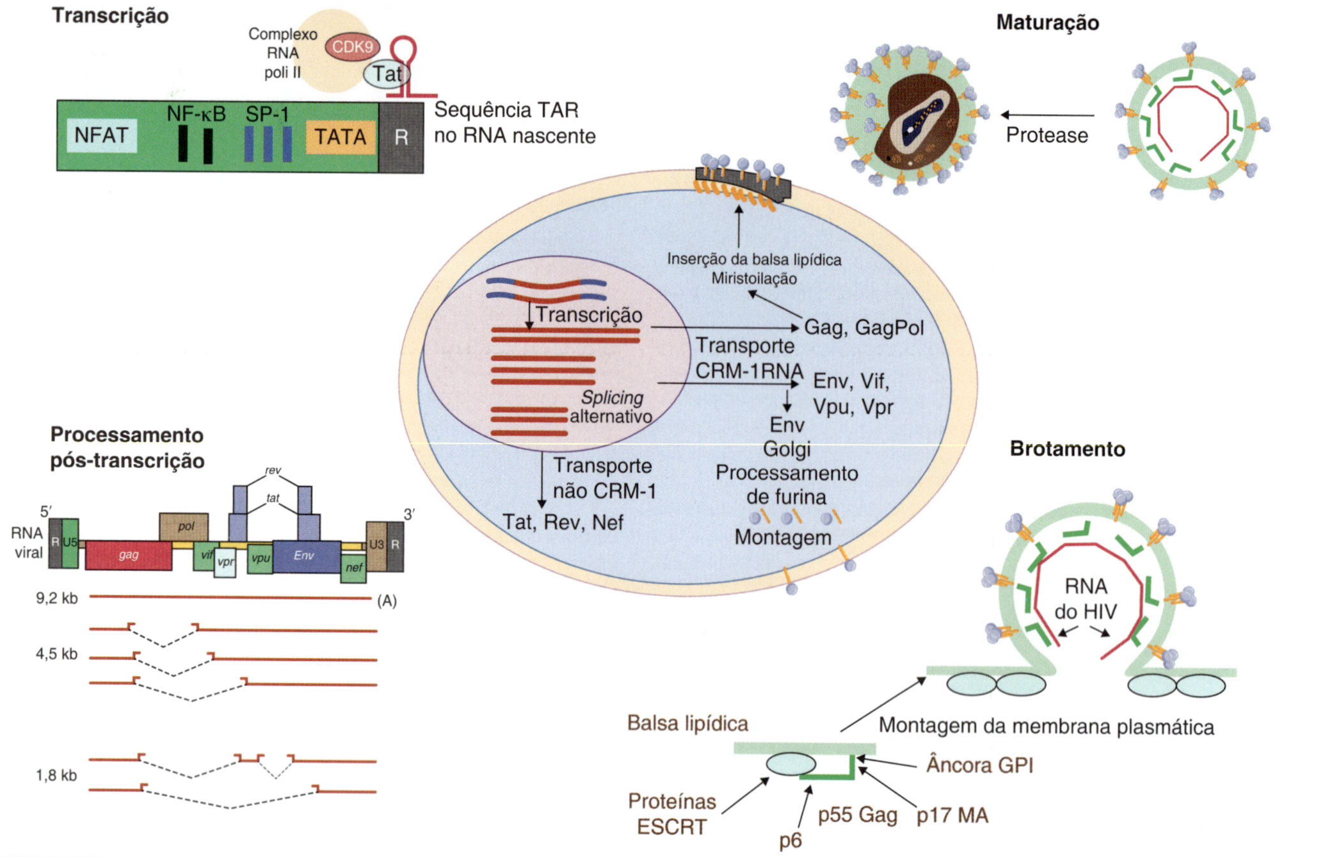

FIGURA 362.4 **Eventos tardios na replicação do HIV. Após o estabelecimento do provírus, a transcrição, a tradução do processamento pós-transcricional, a montagem do vírion, o brotamento e a maturação do vírion ocorrem por cooptação de processos celulares.**

Transcrição reversa: replicação do genoma viral

Após a remoção do revestimento, o HIV tem novo acesso aos trifosfatos de nucleosídios, possibilitando a ocorrência da transcrição reversa (TR). Embora tradicionalmente se acredite que ocorra no citoplasma (Figura 362.4), a TR não é necessária para a importação do núcleo, e o processo pode ocorrer no núcleo. As fitas (+) do RNA do HIV são complexadas à transcriptase reversa e um $tRNA^{lis}$ específico que funciona como um iniciador localizado em um sítio de ligação do iniciador específico (ver e-Figura 362.1) próximo à extremidade 5′ do molde de RNA e RNA do HIV. A transcrição reversa é um processo de várias etapas (Figura 362.2) que primeiro sintetiza uma cópia do DNA do genoma do RNA e, em seguida, corta o RNA do híbrido RNA-DNA usando a função RNase H da transcriptase reversa.[9] A remoção do RNA está incompleta, e o RNA residual em uma região denominada trato de polipurina (ver Figura 362.2) serve para iniciar a "rodada" seguinte de síntese de DNA. Durante a transcrição reversa, vários eventos de transferência de fita ocorrem, possibilitando recombinações frequentes. A TR é extremamente propensa a erros, com apenas uma função de edição rudimentar. Como resultado, a transcrição reversa completa produz aproximadamente uma mutação por vírion sintetizado por ciclo de replicação. O ciclo de replicação do HIV, estimado em 1 a 2 dias, é relativamente curto e o tamanho da população em replicação é substancial. A combinação de síntese rápida e propensa a erros em uma grande população de replicação resulta em uma população geneticamente diversa que pode responder rapidamente à pressão imunológica ou seletiva dos fármacos. Assim, a rápida replicação propensa a erros, reunida com a recombinação, representa um importante determinante patogênico do HIV.

A transcrição reversa foi o primeiro alvo para o tratamento antirretroviral (TARV), e vários inibidores diretos e alostéricos da transcrição reversa foram desenvolvidos. Todos os inibidores da transcrição reversa inibem a síntese de DNA RNA-dependente ou a síntese de DNA DNA-dependente. Os inibidores da transcriptase reversa análogos de nucleosídios e nucleotídios (ITRN) são análogos didesoxi de desoxinucleotídios que são incorporados à medida que o modelo é copiado e atuam como terminadores de cadeia, bloqueando a síntese de ácido nucleico adicional. Os inibidores da transcrição reversa não análogos de nucleosídios (ITRNN) ligam-se à transcriptase reversa em um domínio hidrofóbico próximo ao local ativo, deformando a estrutura da enzima e interrompendo a síntese de ácido nucleico.

Transporte e integração nuclear

O DNA do HIV recém-sintetizado integra-se ao genoma do hospedeiro. Um complexo da proteína integrase do HIV, DNA do HIV recém-sintetizado e proteínas associadas foi rotulado como *intassomo*.[10] Estudos estruturais revelaram um multímero de moléculas de integrase ligadas às extremidades do DNA retroviral, aproximando as extremidades do DNA, posicionadas para integração no genoma em um processo de várias etapas (ver Figura 362.2). A integração é um alvo de grande sucesso para o tratamento antirretroviral (TARV), e os inibidores que bloqueiam a transferência da fita de DNA do HIV para o genoma do hospedeiro são, atualmente, opções de antirretrovirais (ARVs) de primeira linha na prática clínica (Capítulo 364).

Evasão inicial da imunidade intracelular: Vif e Vpu

A infecção pelo HIV desencadeia um conjunto complexo de respostas imunológicas, e vários fatores virais atuam para neutralizar a imunidade inata e adaptativa. Conforme descrito anteriormente, o HIV consegue infectar células humanas porque um mecanismo de restrição que efetivamente bloqueia o desnudamento por TRIM5-alfa não consegue detectar o vírus invasor. A infecção resulta na ativação de dois genes adicionais induzidos por interferona, a família ABOBEC (enzima de edição de mRNA de apolipoproteína B, semelhante ao polipeptídio catalítico) de enzimas de edição de ácido nucleico e BST-2 (teterina). O HIV, por sua vez, codifica funções específicas para neutralizar tais mecanismos antivirais.

A família de proteínas APOBEC induzida por interferona são enzimas de edição de ácido nucleico capazes de catalisar a remoção de grupos amino da porção citosina da citidina; na cópia, essas citidinas desaminadas emparelham-se com adenosina, não guanina, e o resultado final é a introdução de múltiplas mutações de G para A, com hipermutação e inativação viral completa. APOBEC pode, na ausência de fatores virais, ser incorporada em novos vírions. Como resultado, durante a "rodada" seguinte de infecção, após o HIV entrar em uma nova célula hospedeira, a APOBEC continua a hipermutar o genoma do HIV recém-transcrito reversamente. Para bloquear a inativação do HIV mediada por APOBEC, um produto do gene viral, Vif (ver e-Figura 362.1), liga-se diretamente às proteínas APOBEC, redirecionando-as para degradação por vias de ubiquitinação. O redirecionamento de APOBEC para eliminação, em vez de incorporação de vírions, neutraliza efetivamente uma resposta imune inata potente.

Um segundo produto da indução de interferona é o antígeno estromal 2 da medula óssea (BST-2), CD317 ou teterina. O BST-2 é fixado à membrana plasmática em ambos os terminais amino e carboxi e é enriquecido no brotamento do vírion. Teterina consegue bloquear o processo de brotamento de forma direta. Os vírions recém-brotados contêm uma extremidade da molécula de teterina na membrana do vírion, enquanto a outra extremidade da teterina permanece na membrana celular, bloqueando efetivamente a liberação do vírion. Para contrabalançar esse mecanismo do hospedeiro, a proteína Vpu codificada pelo HIV bloqueia efetivamente a teterina por meio de vários mecanismos, incluindo a ligação direta e o redirecionamento da proteína para a degradação intracelular.

Etapas tardias na replicação

Transcrição e tradução: exploração de processos celulares para equilibrar a elaboração de produtos de genes virais

Após o estado proviral estar estabelecido, o HIV produz RNA viral e proteínas usando fatores virais em conjunto com os mecanismos celulares de transcrição e tradução. Assim, o HIV se replica sem desmontar as funções celulares, mas empregando interações específicas dos fatores do hospedeiro, o que garante uma abundância equilibrada de produtos de genes virais.

Transcrição

O provírus integrado é expresso junto à cromatina do hospedeiro. A porção U3 da repetição terminal longa do HIV contém locais de ligação para fatores de transcrição comuns em linfócitos e em linhagens de macrófagos-monócitos, incluindo proteína ativadora 1 (AP-1), proteína específica 1 (SP-1), fator nuclear kappa B (NF-κB) e locais de ligação do fator nuclear de linfócitos T ativados (NFAT). O transativador de fator de transcrição viral da transcrição (Tat) estimula bastante a transcrição por meio da ligação a um intensificador (*enhancer*) de RNA específico, denominado região de transativação (TAR), e do recrutamento de fatores de transcrição adicionais (Figura 362.4).

Processamento pós-transcricional

Os retrovírus transcrevem todos os seus genes a partir de um único promotor. O comprimento total do RNA do HIV é processado expressando todos os nove produtos gênicos e encapsidado como o genoma viral nos vírions. Para fornecer espécies de mRNA suficientes para expressar todas as proteínas do HIV, o processamento do RNA é altamente regulado por *splicing* alternativo e transporte diferencial de RNA (ver Figura 362.4).

Tradução de mRNA

Todos os RNAs do HIV são traduzidos por ribossomos celulares no retículo endoplasmático liso ou rugoso. A abundância de algumas proteínas do HIV é regulada por mecanismos de tradução e modificações pós-tradução mediadas por mecanismos do hospedeiro que são críticos para a função da proteína viral.

O RNA do HIV de comprimento total serve como RNA para encapsidação no vírion e para a síntese de Gag/Pol. Gag é sintetizada como um precursor de poliproteína de 55 kDa em quantidades relativamente abundantes. A proteína Gag é N-miristoilada, possibilitando sua ligação às membranas celulares. Os produtos do gene *pol* são traduzidos por meio de mecanismos de mudança da matriz de leitura (*frameshifting*), que é relativamente ineficiente, e a abundância relativa de produtos do gene da enzima *pol* é substancialmente menor do que as proteínas Gag, controlando efetivamente os níveis de enzimas em favor de uma abundância de proteínas estruturais.

As proteínas Vpu e Env do HIV são traduzidas a partir de um mRNA bicistrônico de 4,5 kb, possibilitando a produção efetiva das proteínas Vpu e Env. Como Vpu sequestra o CD4 por meio de interações proteína-proteína diretas nas membranas intracelulares (ver adiante), evita as interações CD4-Env que prenderiam Env dentro da célula. Assim, a expressão coordenada de Vpu com Env garante uma expressão eficiente de Env. Env é sintetizado como um precursor gp160 de Env SU e TM, inseridos por cotradução no lúmen das membranas do retículo endoplasmático rugoso e glicosilado predominantemente em vários locais de N-glicosilação.

Espécies de mRNA que sofreram *splicing* múltiplo e codificam *tat*, *rev* e *nef* são traduzidas logo após a infecção; Tat e Rev são transportados para o núcleo, onde ativam a transcrição e o transporte (ver anteriormente). Nef desempenha várias funções citoplasmáticas relacionadas à evasão da imunidade do hospedeiro, ligando-se a MHC-1 e CD4, redirecionando-os para longe das membranas plasmáticas. Assim, no início do ciclo infeccioso, as moléculas do sistema imunológico que ajudam a identificar e atingir as células infectadas pelo vírus são infrarreguladas na superfície celular das células infectadas, facilitando a replicação viral.

Transporte e montagem dos componentes do vírion: uma dança elegante

As etapas tardias da replicação do vírus são complexas, mas o isolamento das etapas identificou várias interações críticas do hospedeiro com os componentes do vírion que representam áreas ativas para o desenvolvimento de terapêuticas úteis.

As proteínas do vírion do HIV e as espécies de RNA do vírion se direcionam para a membrana plasmática, onde ocorre a montagem do vírion. Precursores da poliproteína nascente Gag e GagPol sofrem modificações cotradução que direcionam Gag para as membranas.[11] Gag exibe propriedades de automontagem, mas a montagem inicial correta do cerne (*core*) do vírion em uma forma hexagonal inclui a incorporação do RNA do vírion e fatores adicionais. O RNA do vírion sofre dimerização em grande parte por meio de interações diretas RNA-RNA que exigem sequências especializadas do RNA, designadas sequências psi, na região 5′ do genoma, favorecendo a incorporação apenas de espécies de RNA do HIV que não sofreram *splicing*. O precursor da poliproteína Gag pode se ligar diretamente ao RNA do HIV, fornecendo um mecanismo potencial para o transporte até a membrana celular. Gag também se acumula em microdomínios de membrana especializados enriquecidos com fosfolipídios saturados com esfingomielina e colesterol típicos de balsas lipídicas (*lipid rafts*) e se liga a componentes do complexo endossômico necessário para transporte (ESCRT) (ver Figura 362.4). A via ESCRT está, normalmente, envolvida na remodelação da membrana intracelular e nos processos de cisão necessários para eventos como biogênese de organelas, formação de lisossomos e citocinese. Ao recrutar ESCRT para locais de montagem do HIV na membrana plasmática, o HIV se engaja em uma via altamente especializada para executar o brotamento. Estudos bem elaborados sobre a transmissão do HIV sugeriram que esses eventos também participam da transmissão intercelular do HIV em "sinapses virológicas", áreas especializadas de contato entre as células.

Durante o processo de brotamento, o HIV sofre vários eventos de maturação, incluindo o processamento proteolítico das proteínas precursoras Gag e GagPol pela protease do HIV (ver Figura 362.4). A protease é incorporada como parte do precursor GagPol, autoclivada e, em seguida, prossegue para processar Gag e GagPol em proteínas componentes. O processamento é essencial para a infecciosidade do vírion e os inibidores de protease são extremamente efetivos no tratamento da infecção pelo HIV. Durante o processamento, a estrutura central (*core*) começa a se dobrar pela introdução de pentâmeros de CA em pontos críticos da estrutura hexagonal, dobrando efetivamente a estrutura em um cone semelhante ao fulereno que encapsida o RNA-tRNA^{lis} dimérico do HIV e as enzimas virais. Inibidores de maturação que bloqueiam o processamento ligando-se a Gag em vez de inibir a protease representam um novo alvo antiviral.

A glicoproteína precursora Env do HIV é processada por uma protease celular semelhante à furina em produtos maduros, gp120 (SU) e gp41, que se direcionam para as membranas plasmáticas através das membranas de Golgi e pós-Golgi. Como o receptor celular CD4 também é processado por meio de mecanismos semelhantes, a ligação de Env-CD4 intracelular pode impedir efetivamente Env de atingir a superfície celular. A proteína Vpu do HIV, que se liga diretamente e redireciona o CD4 para a degradação proteolítica, aumenta, assim, a proporção de Env que atinge a superfície celular e os locais de brotamento do HIV.

A proteína transmembrana do antígeno 2 da célula do estroma da medula óssea (BST-2/teterina) evita a liberação de partículas do HIV-1 por retenção do vírions nas membranas das células infectadas. Polimorfismos de nucleotídio único em *BST-2*/teterina estão associados a risco reduzido de transmissão vertical do HIV-1 e progressão para AIDS em adultos.[12]

Novos fatores de restrição, proteínas incorporadoras de serina (SERINC) 3 e 5, foram identificados como redutores da infecciosidade do vírion. SERINC3 e SERINC5 são proteínas integrais da membrana plasmática que reduzem a infecciosidade quando incorporadas aos vírions durante o processo de brotamento. A proteína Nef do HIV redireciona efetivamente SERINC3/5 da superfície, aumentando, assim, a infecciosidade. Esses estudos revelam novos alvos potenciais para o desenvolvimento de outros antivirais.

RESUMO

Ao completar o ciclo infeccioso, o HIV produz uma progênie para a próxima rodada de infecção, obstrui as respostas imunes adaptativas e inatas e estabelece um estado proviral na célula infectada. Apesar dos múltiplos mecanismos de evasão imune, a maioria das células infectadas (> 99,9%) morre em 1 a 2 dias após a infecção. Assim, o vírus tem um período surpreendentemente curto para se engajar nas vias celulares críticas para a replicação completa, enquanto as células sofrem destruição. Uma minoria de células sobrevive à infecção e persiste por períodos prolongados. Como consequência, a terapia antirretroviral atual que visa às etapas ativas da replicação do HIV não erradica a infecção pelo HIV. Os mecanismos de persistência permanecem pouco compreendidos, mas provavelmente incluem mecanismos transcricionais e imunológicos. Pesquisas adicionais serão essenciais para determinar os mecanismos de persistência[13] e para identificar novas estratégias para curar a infecção pelo HIV.

REFERÊNCIAS BIBLIOGRÁFICAS

As referências bibliográficas, bem como os outros materiais suplementares deste livro, encontram-se no GEN-IO, nosso ambiente virtual de aprendizagem.

363 PREVENÇÃO DA INFECÇÃO PELO VÍRUS DA IMUNODEFICIÊNCIA HUMANA

CARLOS DEL RIO E MYRON S. COHEN

Mais de 35 anos se passaram desde o primeiro relato de um caso de infecção pelo vírus da imunodeficiência humana (HIV) e, no final de 2017, havia aproximadamente 36,9 milhões de pessoas no mundo vivendo com HIV/AIDS e mais de 35 milhões morreram em consequência da imunodeficiência adquirida (AIDS). Os esforços de prevenção do HIV são proeminentes desde que o vírus foi descoberto como a causa da AIDS, conforme resumido na Figura 363.1. Intervenções comportamentais focadas em pessoas HIV-soronegativas foram importantes na queda da incidência em nível populacional em alguns países, mas o aumento da cobertura do tratamento antirretroviral (TARV) – atualmente há mais de 18 milhões de pessoas em tratamento – exerceu um impacto significativo no número de novas infecções. No entanto, ainda ocorreram 1,8 milhão de novas infecções em 2017, e pouco progresso foi alcançado na redução da incidência do HIV nos grupos de maior risco. Nos últimos anos, várias novas estratégias de prevenção promissoras demonstraram eficácia em ensaios clínicos e atualmente estão sendo implementadas. Este capítulo fornecerá uma visão detalhada das abordagens de prevenção do HIV que são úteis para o clínico.

FORMAS DE TRANSMISSÃO E PREVENÇÃO

Transmissão sexual

A principal forma de transmissão do HIV em todo o mundo é o contato sexual. No entanto, a distribuição geográfica dos casos atribuíveis à transmissão homossexual ou heterossexual varia acentuadamente. Nos EUA, a maioria dos casos de infecção pelo HIV transmitidos sexualmente ocorre em homens que fazem sexo com homens (HSH), e a transmissão heterossexual é responsável por um número menor de novas infecções, exceto entre mulheres. No entanto, a transmissão heterossexual é o principal modo de transmissão no resto do mundo e continua sendo a principal forma de aquisição da doença na África. A transmissão sexual do HIV é relativamente ineficiente, mas fatores comportamentais e biológicos influenciam a probabilidade de transmissão do HIV em determinado contato sexual. A ocorrência simultânea de infecções sexualmente transmissíveis (ISTs) clássicas (sobretudo doenças ulcerativas genitais, como a causada por herpes-vírus simples) aumenta muito a infecciosidade e a suscetibilidade de um indivíduo. As ISTs aumentam a concentração de HIV nas secreções genitais, o que aumenta a probabilidade de transmissão.

O risco de aquisição do HIV por ato sexual foi estimado em 5 a cada 10.000 para a relação sexual insertiva peniana-vaginal desprotegida e 50 a cada 10.000 para a relação anal receptiva desprotegida. No entanto, o risco não é estável e varia dependendo do estágio da infecção e de outros cofatores amplificadores. O risco de transmissão do HIV é maior na fase inicial e na fase avançada da infecção pelo HIV (Figura 363.2), demonstrando que a concentração viral nas secreções genitais é o preditor mais forte do risco de transmissão.

Estratégias de prevenção

As estratégias tradicionais para a prevenção da transmissão sexual do HIV têm enfocado o incentivo à abstinência, a redução de comportamentos sexuais inseguros (especialmente a relação anal desprotegida e relacionamentos

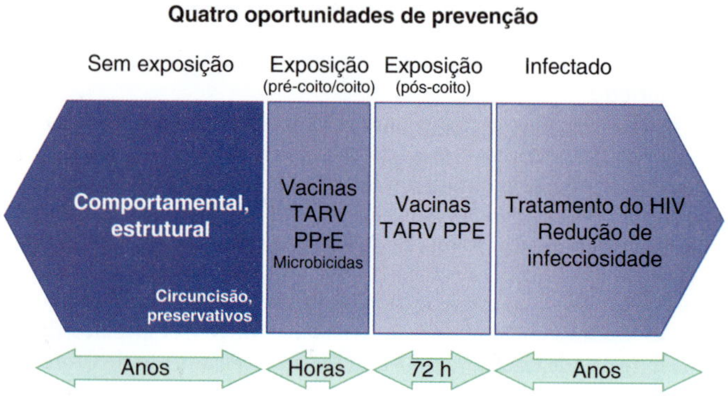

FIGURA 363.1 Oportunidades de prevenção do vírus da imunodeficiência humana (HIV). TARV = tratamento antirretroviral; PPE = profilaxia pós-exposição; PPrE = profilaxia pré-exposição. (Modificada de Cohen MS. Recent developments in HIV prevention. AIDS. 2008, Abstract TUPL0102.)

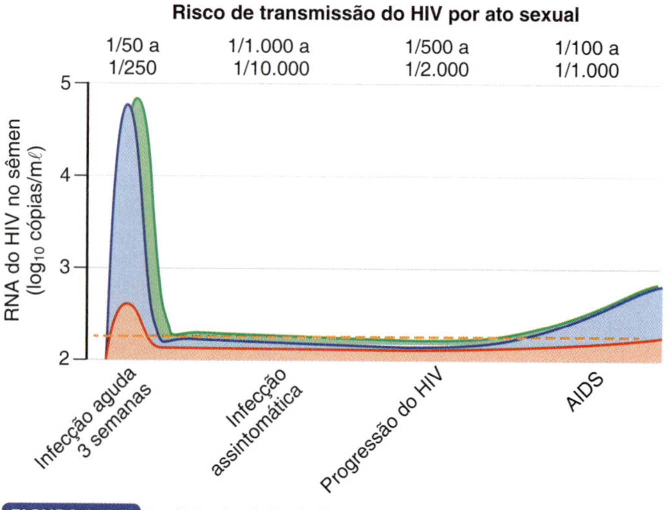

FIGURA 363.2 Predição da eficiência da transmissão do vírus da imunodeficiência humana (HIV) de acordo com a carga viral no sistema genital. Probabilidade de transmissão do HIV de homem para mulher por ato sexual, em função do estágio da doença pelo HIV no caso índice. *Linha tracejada* = limite potencial para transmissão do HIV; *laranja* = efeito teórico de uma intervenção biológica projetada para reduzir a excreção viral; *azul* = distribuição esperada da carga viral no sêmen entre os homens ao longo do tempo. (Modificada de Cohen MS, Pilcher CD. Amplified HIV transmission and new approaches to HIV prevention. *J Infect Dis*. 2005;191:1391-1393.)

simultâneos), o incentivo ao uso adequado de preservativo e o tratamento de ISTs. Essas intervenções focam principalmente em pessoas HIV-soronegativas.

Em situações nas quais a decisão de se envolver em atividade sexual foi tomada e o estado sorológico para HIV do parceiro é positivo, desconhecido ou questionável, práticas sexuais seguras ("sexo seguro") devem ser implementadas. O uso consistente de preservativos de látex é comprovadamente efetivo na prevenção da transmissão do HIV tanto em nível individual quanto populacional. O preservativo deve ser feito de látex e tem de ser usado de modo apropriado. Preservativos de pele natural não devem ser usados porque não impedem a transmissão do HIV. Lubrificantes à base de vaselina aumentam a probabilidade de ruptura dos preservativos de látex e devem ser evitados. Se necessário, lubrificantes à base de água, como o gel K-Y®, devem ser usados.

A efetividade dos preservativos na prevenção da transmissão heterossexual do HIV foi estimada em 87%, mas pode ser tão baixa quanto 60% ou tão alta quanto 96%. A efetividade dos preservativos durante a relação anal é, provavelmente, mais baixa porque a frequência de rompimento e deslizamento do preservativo é consideravelmente maior do que durante a relação vaginal. A circuncisão representa uma estratégia alternativa para proteger os homens do HIV. Estudos clínicos randomizados demonstraram um benefício protetor da circuncisão masculina, com o risco de aquisição de infecção pelo HIV por meio de relações heterossexuais diminuindo em aproximadamente 60%, com redução crescente na aquisição de HIV ao longo do tempo. No entanto, esse benefício não foi confirmado para HSH.

Prevenção antirretroviral

O TARV é uma ferramenta poderosa para diminuir a replicação do HIV e, portanto, a infecciosidade e o risco subsequente de transmissão por contato sexual. No estudo HPTN 052, TARV precoce para pacientes infectados pelo HIV iniciado a uma contagem de linfócitos T CD4 de 350 a 550/μℓ reduziu a transmissão sexual do HIV-1 em 96%.[A1] Estudos observacionais também sugerem que o uso mais amplo de antirretrovirais (ARVs) em nível populacional consegue reduzir a incidência do HIV. Os ARVs também são efetivos para a prevenção do HIV quando administrados profilaticamente a indivíduos HIV-negativos em risco como profilaxia pré-exposição (PPrE). Em um estudo randomizado, a administração diária de uma combinação de tenofovir e entricitabina como PPrE a HSH diminuiu o risco de infecção pelo HIV em 44%.[A2] Outros estudos usando tenofovir com entricitabina mostram diminuição de até 85% nas infecções,[1] embora os achados tenham variado entre os estudos dependendo da adesão.[A3-A6b] Com base nesses estudos, em 2013 a Food and Drug Administration aprovou o uso de uma coformulação de tenofovir e entricitabina como PPrE para evitar a transmissão sexual do HIV. Um gel vaginal contendo tenofovir promoveu uma redução de 39% no risco de infecção pelo HIV entre as mulheres em um estudo,[A7] mas não em uma análise de intenção de tratar em um grande ensaio randomizado.[A8] O uso de um anel vaginal mensal contendo dapivirina comprovadamente reduziu a infecção pelo HIV em cerca de 30%; entretanto, tal produto ainda não está disponível comercialmente.[A9]

O CDC (Centers for Disease Control and Prevention, a U.S. Preventive Services Task Force[1b] e o International Antiviral Society-USA Panel (Tabela 363.1) publicaram diretrizes para médicos relacionadas ao uso de PPrE com medicamentos ARVs para evitar a infecção pelo HIV nos EUA. A PPrE com rastreamento frequente e tratamento imediato para aqueles que são infectados pode reduzir a carga de HIV em usuários de drogas intravenosas (UDIVs) e pode fornecer benefícios de saúde para toda a população, mas continua sendo uma intervenção muito cara em função dos preços atuais dos medicamentos.[2]

Quatro ensaios clínicos randomizados controlados por placebo demonstraram que a PPrE com doses diárias de fumarato de tenofovir desoproxila (TDF)/entricitabina (300/200 mg) diminui significativamente a infecção pelo HIV em HSH, heterossexuais de alto risco e UDIVs que compartilham equipamentos de injeção. A eficácia do uso diário de TDF/entricitabina é superior a 90%, mas está altamente correlacionada ao grau de adesão.[3] A combinação TDF/entricitabina é segura e bem tolerada.[4] Em ensaios em que as mulheres aderiram à PPrE oral, a PPrE foi igualmente eficaz em homens e mulheres. No entanto, em estudos de PPrE oral exclusivamente em mulheres, a adesão foi baixa e não foi eficaz.[5] A adesão também foi considerada um problema em mulheres que usam outras formas de PPrE, como a PPrE tópica, incluindo gel de tenofovir vaginal e o anel de dapivirina mensal,[A10] levando, assim, à conclusão de que uma pesquisa focada é necessária para identificar os agentes e os modos de administração mais efetivos e aceitáveis de PPrE para mulheres.

Profilaxia pós-exposição

Além disso, ARVs podem ser administrados após a exposição para prevenir a aquisição do HIV (profilaxia pós-exposição [PPE]). O CDC, a Canadian Institutes of Health Research (CIHR), a Canadian HIV Trials Network (CIHR), a Organização Mundial da Saúde e organizações profissionais publicaram diretrizes para a PPE antirretroviral após agressão sexual, uso de drogas intravenosas e outras exposições não ocupacionais ao HIV.[6–8] Nessas diretrizes recomenda-se que as pessoas procurem atendimento nas primeiras 72 horas após a exposição não ocupacional ao sangue, secreções genitais ou outros líquidos corporais potencialmente infectados de uma pessoa infectada, potencialmente infectada ou suspeita de infecção pelo HIV para receber TARV por 28 dias (Tabela 363.2).[9]

Transmissão em usuários de drogas intravenosas

A principal forma de transmissão do HIV em UDIVs é o compartilhamento de agulhas e seringas contaminadas. O compartilhamento de equipamentos é comum entre UDIVs e é reforçado pelo ambiente cultural, econômico e legal dessa comunidade. O risco de transmissão do HIV é maior nos UDIVs que compartilham agulhas e usam substâncias que são injetadas com mais frequência, como cocaína ou metanfetaminas.

Estratégias de prevenção

O principal modo de prevenir a transmissão do HIV em UDIVs é interromper o uso das substâncias psicoativas. Programas educacionais que são culturalmente sensíveis e orientados para o público jovem têm a melhor chance de evitar o uso de drogas.[10] O acesso aos centros de tratamento para UDIVs é a melhor abordagem. No entanto, aproximadamente 80% dos usuários ativos nos EUA não estão em tratamento para abuso de substâncias psicoativas em função de escolha ou por indisponibilidade de centros de tratamento. Para UDIVs que não desejam buscar tratamento ou que não têm acesso ao tratamento, a maneira mais efetiva de prevenir a infecção pelo HIV é evitar o compartilhamento de agulhas e de equipamentos de injeção de drogas. Algumas comunidades adotaram programas que fornecem agulhas e seringas gratuitas para os UDIVs, e há fortes evidências de que esses programas, quando implementados de maneira adequada, são efetivos na redução da transmissão do HIV e não resultam em aumento do uso de drogas. Quando não for possível fornecer equipamento, as agulhas e seringas devem ser limpas após cada uso, de

Tabela 363.1 Esquemas de profilaxia pré-exposição.

A PPrE deve ser considerada para pessoas HIV-soronegativas:
- quando a incidência de HIV na população for ≥ 2% ao ano ou que sejam parceiros soronegativos de pessoas infectadas pelo HIV cujo HIV não esteja totalmente suprimido
- que não apresentem osteopenia, osteoporose ou depuração (*clearance*) de creatinina < 60 mℓ/min; a PPrE deve ser usada com cautela em pacientes com infecção crônica pelo vírus da hepatite B

O esquema preferido é fumarato de tenofovir desoproxila/entricitabina

HIV = vírus da imunodeficiência humana; PPrE = profilaxia pré-exposição. Dados de Günthard HF, Saag MS, Benson CA, et al. Antiretroviral drugs for treatment and prevention of HIV infection in adults: 2016 recommendations of the International Antiviral Society-EUA panel. *JAMA*. 2016;316:191-210.

Tabela 363.2 Esquemas de profilaxia pós-exposição.

NÚMERO DE MEDICAMENTOS ANTIRRETROVIRAIS
Um esquema com dois medicamentos é efetivo, mas o uso de três medicamentos é preferido; 28 dias de tratamento são recomendados
ESQUEMA ANTIRRETROVIRAL PREFERIDO
TDF + 3TC (ou FTC) como os dois primeiros medicamentos LPV/r ou ATV/r é o terceiro medicamento preferido, mas RAL, DRV/r ou EFV são alternativas

3TC = lamivudina; ATV = atazanavir; DRV = darunavir; EFV = efavirenz; FTC = entricitabina; HIV = vírus da imunodeficiência humana; LPV = lopinavir; /r = reforçado com ritonavir; RAL = raltegravir; TDF = tenofovir. Adaptada de Ford N, Mayer KH. World Health Organization guidelines on postexposure prophylaxis for HIV: recommendations for a public health approach. *Clin Infect Dis*. 2015;60(Suppl 3):S161-S164.

preferência com produtos de limpeza virucidas de fácil acesso, como alvejante à base de cloro (diluído 1:10). Tal como acontece com a transmissão sexual, dados de Vancouver, Canadá, sugerem que o TARV para usuários de drogas intravenosas diminui a incidência de infecção pelo HIV nesses indivíduos. Um ensaio clínico randomizado conduzido em UDIVs na Tailândia demonstrou a redução de 49% na aquisição do HIV quando o tenofovir foi administrado como PPrE. Como resultado, o CDC emitiu orientações para o uso de PPrE em usuários de drogas intravenosas, mas recomendou o uso de tenofovir mais entricitabina em vez de tenofovir isoladamente como o esquema de PPrE preferido para UDIVs. No entanto, essa é uma indicação *off-label*. Um recente surto de HIV em UDIVs e pessoas dependentes de opioides prescritos na zona rural de Indiana é um lembrete de que a atual epidemia de opioides pode levar a surtos de HIV que se espalham rapidamente.

Transmissão do HIV por hemoderivados e outros tecidos

O HIV é transmitido por meio da transfusão de sangue e hemoderivados de um único doador, incluindo sangue total, plasma fresco congelado, concentrado de hemácias, crioprecipitado, fatores de coagulação e plaquetas (Capítulo 167). A exclusão confidencial de doadores, bem como a instituição de rastreamento de anticorpos contra HIV em 1985, seguida por testagem adicional para anticorpos contra o HIV-2 e antígeno p24 em 1996 e testagem para ácido nucleico em 2002, reduziu o risco de infecção pelo HIV por transfusão de sangue ou hemoderivados para aproximadamente 1 em 2.135.000. Foi descrita a transmissão do HIV por transplante de fígado, coração, rim, pâncreas, ossos e, possivelmente, pele. Em contrapartida, tecidos relativamente avasculares, como córneas e tecidos processados, não foram associados à transmissão.

Estratégias de prevenção

A instituição da testagem de anticorpos contra HIV para sangue e hemoderivados doados em 1985 teve o efeito mais dramático na redução da incidência de transmissão relacionada à transfusão (Capítulo 167). Quando combinados com autoexclusão voluntária e testagem de ácido nucleico, o suprimento de sangue na maioria dos países tornou-se praticamente livre do HIV. Os processos de inativação por calor para crioprecipitados e concentrados de fator de coagulação eliminaram a transmissão do HIV por esses hemoderivados. Outros produtos, como preparações de imunoglobulina e vacinas contra hepatite B, são produzidos por métodos de fracionamento que inativam o HIV e nunca foram associados à sua transmissão. Os doadores de órgãos e tecidos devem ser avaliados e rastreados sorologicamente de maneira semelhante aos doadores de sangue. Além disso, sêmen e osso de um doador vivo são colocados em quarentena até que a testagem subsequente tenha descartado definitivamente a possibilidade de soroconversão tardia no doador.

Transmissão para profissionais de saúde

Estudos detalhados examinando o risco associado a exposições específicas a profissionais de saúde, como ferimentos com agulhas e exposição das membranas mucosas, demonstraram baixo risco de aquisição de doenças no local de trabalho. Mais de 3.628 profissionais de saúde foram examinados prospectivamente em estudos de vigilância cuidadosamente planejados em 10 centros médicos de alta incidência. O risco geral de soroconversão após uma perfuração percutânea por agulha contaminada a partir de uma fonte confirmada de infecção pelo HIV é de 0,3% por exposição. Em um estudo retrospectivo conduzido pelo CDC foi constatado que o risco de transmissão do HIV para profissionais de saúde é mais elevado quando o dispositivo que causa a lesão estiver visivelmente contaminado com sangue, quando o dispositivo tiver sido usado para inserção em uma veia ou artéria, quando o dispositivo causar lesão profunda ou quando o paciente-fonte morrer em até 2 meses após a exposição. A exposição das mucosas ao sangue infectado pelo HIV resultou em soroconversão apenas raramente, e estima-se que o risco de transmissão seja de 0,09% por exposição.

Estratégias de prevenção

Em agosto de 1987, o CDC publicou diretrizes recomendando que os princípios de "precauções universais" fossem incorporados à rotina das unidades de saúde para minimizar a exposição dos profissionais de saúde ao sangue e líquidos corporais que possam estar infectados com patógenos transmitidos pelo sangue, como o HIV. As precauções universais baseiam-se na premissa de que qualquer paciente possa estar infectado por agentes infecciosos transmitidos pelo sangue e é difícil, senão impossível, diferenciar pessoas infectadas das não infectadas. Todas as amostras contendo sangue ou líquidos tintos de sangue obtidas de *qualquer* paciente devem ser consideradas como de risco e devem ser manuseadas como tal. O uso de precauções universais ajuda a minimizar a transmissão de muitas doenças transmissíveis além do HIV.

Capotes, óculos de proteção e máscaras geralmente não são necessários, exceto em circunstâncias nas quais seja provável que ocorram respingos de sangue ou respingos de líquidos que contenham sangue. Os profissionais de saúde com abrasões cutâneas, soluções de continuidade na pele ou dermatite ativa devem evitar o contato direto com o paciente e não devem processar equipamentos ou materiais contaminados. O manuseio de instrumentos perfurocortantes representa o maior risco de transmissão do HIV aos profissionais de saúde. Embora os ferimentos por materiais perfurocortantes não possam ser eliminados inteiramente, o número de exposições pode ser reduzido substancialmente se forem seguidas as precauções universais. Antes de um instrumento perfurocortante ser usado, deve-se pensar onde o instrumento será descartado após o uso. Coletores de material perfurocortante devem estar prontamente disponíveis em todas as áreas de atendimento ao paciente e identificados pelo profissional de saúde *antes* do uso de perfurocortantes. Esses coletores devem ser verificados com frequência e não devem ficar abarrotados (existe uma linha demarcando o volume máximo). As agulhas usadas nunca devem ser manipuladas, dobradas, quebradas ou reencapadas. Reencapar as agulhas é a atividade mais comum que resulta em perfurações. Os instrumentos mais modernos contam com desenvolvimento tecnológico que prescinde da conformidade do profissional de saúde, como as agulhas com bainha automática e também têm sido importantes para diminuir o risco de lesões perfurantes.

Os agentes antirretrovirais (ARVs) também são usados para PPE em profissionais de saúde. Um estudo de caso-controle sugeriu que o risco de soroconversão do HIV após a exposição ocupacional diminuiu em aproximadamente 81% com o uso de zidovudina isoladamente. As recomendações subsequentes incorporaram os ARVs mais novos, bem como a estratificação de risco para o tipo de exposição, no manejo da exposição ocupacional ao HIV. Em 2013, o CDC emitiu recomendações revisadas para o uso de PPE após exposição ao HIV entre profissionais de saúde. Os elementos essenciais no manejo de um profissional de saúde após uma perfuração por agulha (exposição percutânea) ou exposição de membrana mucosa incluem avaliação adequada do doador (paciente) e receptor (profissional de saúde) no momento da exposição, aconselhamento do profissional de saúde e acompanhamento por testagem para HIV. Não há mais a necessidade de determinar a gravidade da exposição para direcionar o número de ARVs a serem utilizados; atualmente, recomenda-se um protocolo com três ou mais medicamentos – o esquema preferido é composto por tenofovir/entricitabina mais raltegravir. Os medicamentos ARVs para PPE devem ser iniciados nas primeiras 72 horas após a exposição e continuados por 4 semanas.

INTERVENÇÕES DE PREVENÇÃO PARA INDIVÍDUOS INFECTADOS

O TARV administrado a indivíduos infectados pelo HIV diminui o risco de transmissão do HIV em mais de 96% e, portanto, a supressão da replicação do HIV alcançando níveis indetectáveis é a intervenção mais efetiva para diminuir a transmissão do HIV a partir de uma pessoa infectada pelo HIV (indetectável = intransmissível ou I = I).[a] Como resultado, atualmente as diretrizes de TARV do U.S. Department of Health and Human Services recomendam o início do TARV, independentemente da contagem de linfócitos T CD4 e monitoramento de supressão viral. A testagem universal em grande escala e o tratamento de indivíduos infectados é uma

[a]N.R.T.: A Nota Informativa nº 5, de 14 de maio de 2019, divulgada pelo Departamento de Vigilância, Prevenção e Controle das IST, do HIV/AIDS e das Hepatites Virais da Secretaria de Vigilância em Saúde (DIAHV/SVS) do Ministério da Saúde, atualiza informações sobre o conceito do termo indetectável = intransmissível para pessoas vivendo com HIV (PVHIV). O termo é válido desde que as PVHIV estejam com carga viral indetectável há pelo menos 6 meses. A justificativa para o uso do conceito está apoiada nas evidências científicas de que as PVHIV em tratamento antirretroviral (TARV) e carga viral indetectável não transmitem o vírus por via sexual. O termo indetectável = intransmissível (I = I) já é utilizado por cientistas e instituições de referência sobre o HIV em abrangência mundial.

estratégia interessante para países com alta prevalência de HIV, mas sua eficácia quando comparada ao tratamento padrão atual tem sido mista.A10b,A10c

Além disso, o CDC, a Health Resources and Services Administration, o National Institutes of Health e a Infectious Diseases Society of America publicaram recomendações conjuntas para incorporar a prevenção do HIV no ambiente de cuidados médicos do HIV.[b] Essas diretrizes refletem quatro prioridades básicas: (1) rastreamento de comportamento de risco e ISTs; (2) fornecimento de orientações gerais e personalizadas sobre redução de risco aos pacientes; (3) quando indicado, encaminhamento de pacientes para outros serviços de redução de risco e outros serviços que possam afetar a redução de risco (p. ex., tratamento de abuso de substâncias psicoativas); e (4) garantia de que os pacientes recebam aconselhamento de parceiros e serviços de referência. Pessoas infectadas pelo HIV devem ser rastreadas e tratadas para ISTs. As diretrizes de tratamento de doenças/infecções sexualmente transmissíveis do CDC de 2010 recomendam que todos os pacientes com infecção pelo HIV recém-diagnosticada sejam submetidos a exames para detecção de gonorreia, infecção por *Chlamydia*, infecção pelos vírus das hepatites B (HBV) e C (HCV) e sífilis. O rastreamento de ISTs curáveis (gonorreia, infecção por *Chlamydia* e sífilis) deve ser realizado pelo menos uma vez por ano em pacientes sexualmente ativos. Rastreamento mais frequente para ISTs poderia ser apropriado dependendo dos comportamentos de risco individuais, da epidemiologia local das ISTs e de as ISTs incidentes serem detectadas por rastreamento ou pelas manifestações clínicas.

PREVENÇÃO EM DESENVOLVIMENTO

Conforme mostrado na Figura 363.1, muitas estratégias de prevenção estão disponíveis e algumas estão em desenvolvimento. As estratégias de vacinação estão cada vez mais focadas na geração de diferentes tipos de anticorpos. Anticorpos neutralizantes amplos oferecem proteção quase completa em primatas contra a infecção por vários meses, sugerindo a viabilidade de uma vacina protetora.[11] Agentes ARVs intravenosos em diferentes classes seriam um avanço para a PPE e PPrE, e tais agentes estão em fase 2 de teste. A administração de tenofovir tópico de liberação lenta a partir de um anel cervical está sendo examinada em dois ensaios clínicos.

Grau A Recomendações de grau A

A1. Cohen MS, Chen YQ, McCauley M, et al. Prevention of HIV-1 infection with early antiretroviral therapy. *N Engl J Med*. 2011;365:493-505.
A2. Grant RM, Lama JR, Anderson PL, et al. Preexposure chemoprophylaxis for HIV prevention in men who have sex with men. *N Engl J Med*. 2010;363:2587-2599.
A3. Baeten JM, Donnell D, Ndase P, et al. Antiretroviral prophylaxis for HIV prevention in heterosexual men and women. *N Engl J Med*. 2012;367:399-410.
A4. Thigpen MC, Kebaabetswe PM, Paxton LA, et al. Antiretroviral preexposure prophylaxis for heterosexual HIV transmission in Botswana. *N Engl J Med*. 2012;367:423-434.
A5. Choopanya K, Martin M, Sutharasami P, et al. Antiretroviral prophylaxis for HIV infection among people who inject drugs in Bangkok, Thailand: a randomized, double-blind, placebo-controlled trial. *Lancet*. 2013;381:2083-2090.
A6. Molina JM, Capitant C, Spire B, et al. On-demand preexposure prophylaxis in men at high risk for HIV-1 infection. *N Engl J Med*. 2015;373:2237-2246.
A6b. Chou R, Evans C, Hoverman A, et al. Preexposure prophylaxis for the prevention of HIV infection: evidence report and systematic review for the US Preventive Services Task Force. *JAMA*. 2019;321:2214-2230.
A7. Abdool Karim Q, Abdool Karim SS, Frohlich JA, et al. Effectiveness and safety of tenofovir gel, an antiretroviral microbicide, for the prevention of HIV infection in women. *Science*. 2010;329:1168-1174.
A8. Marrazzo JM, Ramjee G, Richardson BA, et al. Tenofovir-based preexposure prophylaxis for HIV infection among African women. *N Engl J Med*. 2015;372:509-518.
A9. Baeten JM, Palanee-Phillips T, Brown ER, et al. Use of a vaginal ring containing dapivirine for HIV-1 prevention in women. *N Engl J Med*. 2016;375:2121-2132.
A10. Nel A, van Niekerk N, Kapiga S, et al. Safety and efficacy of a dapivirine vaginal ring for HIV prevention in women. *N Engl J Med*. 2016;375:2133-2143.
A10b. Hayes RJ, Donnell D, Floyd S, et al. Effect of universal testing and treatment on HIV incidence—HPTN 071 (PopART). *N Engl J Med*. 2019;381:207-218.
A10c. Havlir DV, Balzer LB, Charlebois ED, et al. HIV testing and treatment with the use of a community health approach in rural Africa. *N Engl J Med*. 2019;381:219-229.

REFERÊNCIAS BIBLIOGRÁFICAS

As referências bibliográficas, bem como os outros materiais suplementares deste livro, encontram-se no GEN-IO, nosso ambiente virtual de aprendizagem.

[b]N.R.T.: No Brasil, ver *Protocolo clínico e diretrizes terapêuticas para manejo da infecção pelo HIV em adultos*, 2018, do Ministério da saúde (http://www.aids.gov.br/pt-br/profissionais-de-saude/hiv/protocolos-clinicos-e-manuais).

364 TRATAMENTO ANTIRRETROVIRAL PARA INFECÇÃO PELO HIV E SÍNDROME DA IMUNODEFICIÊNCIA ADQUIRIDA

ROY M. GULICK

O desenvolvimento de tratamento antirretroviral (TARV) efetivo para a infecção pelo vírus da imunodeficiência humana (HIV) é uma das conquistas mais notáveis da medicina moderna. A abordagem terapêutica com três fármacos foi usada pela primeira vez em meados da década de 1990 e resultou em redução de dois terços nas mortes relacionadas ao HIV em 2 anos nos países desenvolvidos e diminuição contínua subsequentemente. Atualmente, um total de 32 medicamentos antirretrovirais estão aprovados pela agência Food and Drug Administration (FDA) dos EUA, e os esquemas com a combinação de três medicamentos constituem o padrão de atendimento. Os benefícios do TARV foram estendidos aos países em desenvolvimento, e mais de 21 milhões de pessoas atualmente recebem TARV em todo o mundo. Atualmente, estima-se que a expectativa de vida de um indivíduo infectado pelo HIV recebendo TARV apropriado seja quase a mesma da população em geral, tanto em países desenvolvidos[1] como em países em desenvolvimento.[2]

QUANDO COMEÇAR O TARV?

O tratamento da infecção pelo HIV deve ser iniciado o mais rápido possível. Grandes ensaios clínicos randomizados conduzidos em países desenvolvidos e em desenvolvimento demonstraram redução consistente da progressão clínica em indivíduos que iniciaram o TARV imediatamente em comparação com aqueles que iniciaram o tratamento tardiamente, independentemente de sua contagem de linfócitos T CD4.A1-A3 Além disso, atualmente está bem estabelecido que o TARV em um indivíduo infectado pelo HIV com supressão de viremia reduz o risco de transmissão para outras pessoas em mais de 90%.A4

As diretrizes atuais em todo o planeta recomendam o início do TARV em *todos* os pacientes infectados pelo HIV, em virtude dos benefícios clínicos na pessoa infectada e da redução da transmissão do HIV para outras pessoas. Os esquemas de TARV atuais são potentes, convenientes e geralmente bem tolerados.

O QUE INICIAR?

Desde 1987, a agência FDA aprovou 32 medicamentos antirretrovirais de sete classes mecanísticas (Tabela 364.1). As metas do TARV são suprimir a replicação viral, evitar o surgimento de cepas virais resistentes aos medicamentos, aumentar as respostas imunológicas, diminuir os eventos clínicos e prolongar a vida saudável.[3–7] Os medicamentos antirretrovirais interferem nas etapas individuais do ciclo de replicação do HIV (Figura 364.1). A primeira etapa do ciclo é a entrada do HIV, um processo composto por três etapas que se inicia com a ligação da glicoproteína de membrana externa do HIV (gp120) ao receptor CD4 na superfície do linfócito T $CD4^+$. Essa ligação induz uma alteração conformacional em gp120, permitindo a segunda etapa da entrada do HIV, que é a ligação a um segundo receptor celular, o receptor de quimiocina, seja CCR5 (ligado por vírus R5) ou CXCR4 (ligado por vírus X4). Algumas cepas de HIV apresentam tropismo duplo e podem se ligar ao receptor CCR5 ou CXCR4, e alguns indivíduos são infectados por uma população mista de cepas virais R5 e X4. A ligação do HIV ao receptor de quimiocina induz uma alteração conformacional adicional, permitindo que a proteína viral gp41 perfure a membrana da célula-alvo e, em seguida, dobre-se sobre si mesma em uma interação "espiral enrolada" (*coil-on-coil*), levando à fusão das membranas virais e celulares e à extrusão do conteúdo da partícula viral (RNA viral, proteínas virais) no citoplasma da célula.

Dentro da célula, o RNA viral é transcrito em DNA viral por uma enzima viral específica chamada *transcriptase reversa do HIV*. Após a transcrição, duas fitas de DNA viral formam um complexo de fita dupla

Tabela 364.1 Fármacos antirretrovirais.

CLASSE MECANÍSTICA DO FÁRMACO	NOME GENÉRICO	ABREVIATURA(S)	ANO DE APROVAÇÃO PELA FDA NOS EUA
INIBIDORES DA TRANSCRIPTASE REVERSA DO HIV ANÁLOGOS DE NUCLEOSÍDIOS (ITRN)			
	zidovudina	ZDV, AZT	1987
	didanosina	ddI	1991*
	zalcitabina	ddC	1992†
	estavudina	d4T	1994*
	lamivudina	3TC	1995
	abacavir	ABC	1998
	tenofovir fumarato de desoproxila	TDF	2001
	entricitabina	FTC	2003
	tenofovir alafenamida	TAF	2015
INIBIDORES DA TRANSCRIPTASE REVERSA DO HIV NÃO ANÁLOGOS DE NUCLEOSÍDIOS (ITRNN)			
	nevirapina	NVP	1996
	delavirdina	DLV	1997*
	efavirenz	EFV	1998
	etravirina	ETR	2008
	rilpivirina	RPV	2010
	doravirina	DOR	2018
INIBIDORES DA PROTEASE DO HIV (IP)			
	saquinavir	SQV	1995
	ritonavir	RTV	1996
	indinavir	IDV	1996
	elfinavir	NFV	1997
	amprenavir	APV	1999†
	lopinavir/ritonavir	LPV/r	2000
	atazanavir	ATV	2003
	fosamprenavir	FPV	2003
	tipranavir	TPV	2005
	darunavir	DRV	2006
INIBIDORES DE ENTRADA DO HIV (IE)			
	enfuvirtida	ENF, T-20	2003
	maraviroque	MVC	2007
	ibalizumabe	IBA	2018
INIBIDORES DA INTEGRASE DO HIV (INI)			
	raltegravir	RAL	2007
	elvitegravir	EVG	2011
	dolutegravir	DTG	2013
	bictegravir	BIC	2018‡

*Retirada planejada do mercado. †Retirado do mercado. ‡Atualmente disponível apenas como parte de uma combinação de dose fixa (p. ex., com TAF/entricitabina). FDA = Food and Drug Administration; HIV = vírus da imunodeficiência humana

catalisado por uma segunda enzima específica do vírus chamada *integrase do HIV*, que também promove o transporte do complexo do DNA viral para o núcleo da célula e a transferência da fita de DNA – a integração aleatória do DNA viral no genoma celular. No ponto de integração do DNA viral, a célula é infectada por toda a vida. A célula pode entrar em um período latente, com uma vida útil celular de até 60 anos, ou pode ser ativada para transcrever o DNA celular e viral em RNA e, em seguida, traduzir o RNA em proteínas, incluindo proteínas virais, que se agrupam na superfície da célula e então brotam como novas partículas virais. Após o brotamento, uma terceira enzima viral específica, a *protease do HIV*, cliva as proteínas precursoras virais, uma etapa necessária para a maturação e a infecciosidade viral. Uma célula infectada produz centenas a milhares de partículas virais, e muitas serão capazes de reiniciar o processo ao encontrar outros linfócitos T $CD4^+$.

Os medicamentos antirretrovirais (ARVs) inibem as etapas do ciclo de replicação do HIV (Figura 364.1). Três tipos de inibidores de entrada do HIV têm como alvo a primeira etapa do ciclo de vida do HIV, a entrada viral, inibindo as alterações conformacionais após a ligação com o receptor CD4 (inibidores pós-ligação de CD4), ligação ao receptor de quimiocina CCR5 (antagonistas de CCR5) ou fusão de membrana (inibidores de fusão). Os inibidores da transcriptase reversa análogos de nucleosídios (ITRN) têm como alvo específico a enzima viral *transcriptase reversa*. Uma segunda classe de inibidores da transcriptase reversa do HIV são os inibidores da transcriptase reversa não análogos de nucleosídios (ITRNN), que se ligam a uma parte diferente da mesma enzima. Os inibidores da integrase (INIs) inibem especificamente a enzima *integrase do HIV* ao direcionar particularmente a transferência do DNA viral para o genoma da célula hospedeira. Os inibidores de *protease do HIV* (IP) ligam-se ao sítio ativo da enzima protease viral e evitam a clivagem da proteína precursora, a maturação viral e a infecciosidade.

Atualmente, existem nove esquemas aprovados pela FDA de um comprimido, 1 vez/dia; os médicos e os pacientes aprovam essa apresentação e isso resulta em excelente adesão, com taxas de supressão viral de mais de 85% em alguns grupos (Tabela 364.2).[A5-A9c] No entanto, alguns esquemas ARVs compostos por dois agentes, administrados como tratamento inicial ou de manutenção, alcançaram eficácia não inferior aos esquemas padrão composto por três medicamentos em estudos randomizados de fase 3, incluindo a combinação de dolutegravir com lamivudina ou rilpivirina.[A10,A11] Potência, conveniência e tolerabilidade são qualidades essenciais aos esquemas de fármacos ARVs mais recentes e são responsáveis pelo benefícios clínicos persistentes. Os atuais esquemas iniciais recomendados nas diretrizes para TARV dos EUA (Tabela 364.3) são combinações de dois análogos de nucleosídios juntamente com um terceiro ARV (inibidor da integrase). Globalmente, o esquema ARV mais utilizado é constituído por dois análogos de nucleosídios combinados a um não análogo de nucleosídio (ITRNN), o efavirenz.

QUANDO ALTERAR O TARV?

Em um paciente estável fazendo TARV, o RNA do HIV deve ser monitorado a cada 3 a 6 meses. Mesmo com taxas de supressão viral de mais de 85%, alguns pacientes apresentarão falha virológica, com nível de carga viral suprimido uma vez e então detectado repetidamente acima do limite do teste de RNA do HIV (20, 40 ou 50 cópias/mℓ). Os motivos para a falha do esquema medicamentoso incluem falha na adesão, resistência medicamentosa ou resistência cruzada, uso prévio de TARV, uso de esquemas de ARVs menos potentes, níveis de medicamentos e interações medicamentosas, penetração em reservatórios de tecido (p. ex., sistema genital, sistema nervoso central [SNC]), experiência do médico abaixo do ideal e outras razões desconhecidas. Em geral, um nível de adesão de 80 a 85% pode atingir supressão viral efetiva.[7b] Além disso, mais de um fator pode exercer papel em um paciente individualmente. Um dos desafios perante a falha do esquema terapêutico é tentar determinar sua causa e então selecionar o próximo esquema que possa abordar e superar o motivo da falha inicial.

As diretrizes dos EUA para TARV recomendam abordar a falha virológica alterando os esquemas de ARVs assim que a falha for confirmada. A falha virológica pode ser definida como a detecção repetida de níveis de RNA do HIV em um paciente que adira ao TARV. É improvável que a manutenção dos níveis de RNA do HIV suprimidos abaixo do nível de detecção do ensaio resultem em surgimento de cepas virais resistentes aos medicamentos. Níveis confirmados superiores a 200 cópias/mℓ (e certamente superiores a 500 cópias/mℓ) levarão à seleção de cepas virais farmacorresistentes e resultarão em falha do tratamento. Mais controversos são os níveis repetidos de RNA do HIV entre o nível de detecção e 200 cópias/mℓ (viremia baixa), que podem representar um ponto de ajuste viral mais alto do que a replicação viral em andamento e podem não exigir mudança de tratamento.

O HIV é propenso a erros na replicação genética e, portanto, um indivíduo é infectado não apenas por um vírus, mas por um *grupo* de cepa virais relacionadas com padrões mutacionais genéticos distintos. A farmacorresistência é conferida por cepas virais com substituições específicas de aminoácidos em proteínas virais (transcriptase reversa do HIV, integrase do HIV, protease do HIV) que são selecionadas na presença de um medicamento antirretroviral. Por exemplo, com a replicação viral em evolução na presença de um análogo de nucleosídio, entricitabina ou lamivudina, uma cepa viral com a substituição de valina por metionina na posição de aminoácido 184 (denotado M184V) da transcriptase reversa de HIV será selecionada e conferirá resistência completa a essas medicações. Os fármacos cujas substituições únicas conferem resistência são considerados como uma barreira baixa à resistência e incluem os análogos de nucleosídios entricitabina e lamivudina, os ITRNN efavirenz e nevirapina e os inibidores da integrase elvitegravir e raltegravir. Os medicamentos que exigem múltiplas substituições são considerados como uma barreira mais elevada à resistência, incluindo o análogo de nucleosídio zidovudina, a maioria dos IP do HIV e os inibidores da integrase

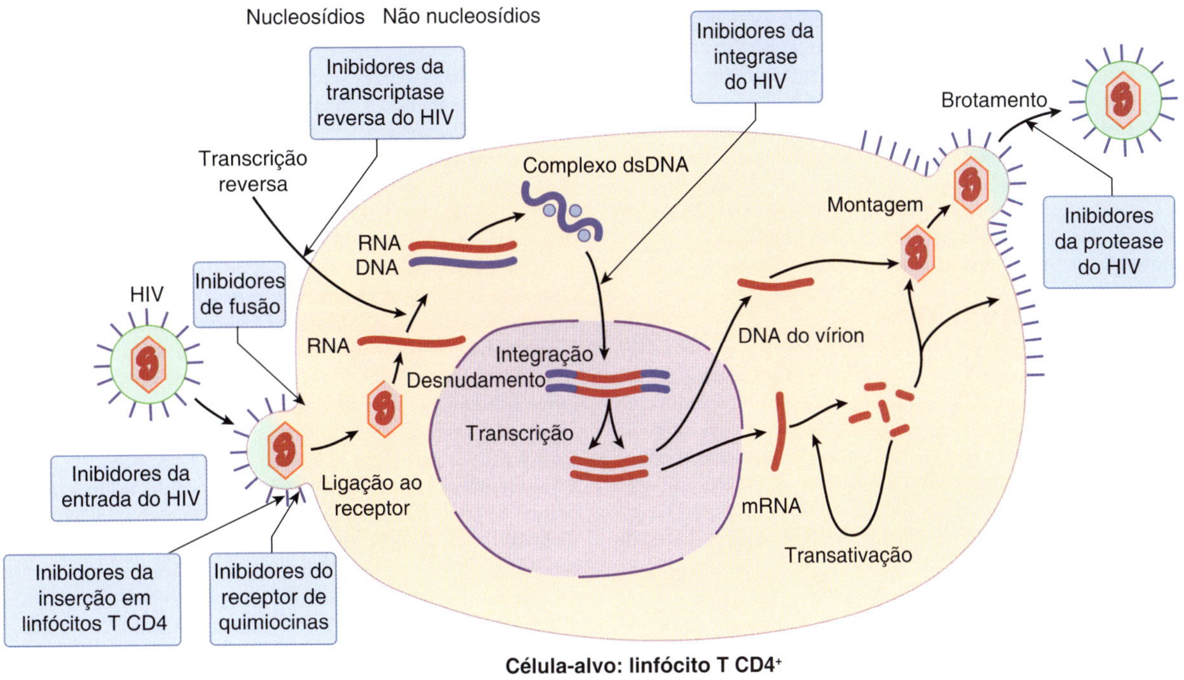

FIGURA 364.1 **Ciclo de vida do vírus da imunodeficiência humana (*HIV*) e mecanismos de ação das sete classes de medicamentos antirretrovirais.** Ver o texto (seção O que começar?) para obter detalhes.

Tabela 364.2 Antirretrovirais em dose fixa combinada (DFC).

CLASSE(S) DE FÁRMACO	NOMES GENÉRICOS	ABREVIATURA(S)	DOSES	ANO DE APROVAÇÃO NA FDA (EUA)
2 ITRN	zidovudina + lamivudina	ZDV/3TC	2 vezes/dia	1997
3 ITRN	abacavir + zidovudina + lamivudina	ABC/ZDV/3TC	2 vezes/dia	2000
IP com reforço	lopinavir + ritonavir	LPV/RTV	1 ou 2 vezes/dia	2000
2 ITRN	tenofovir fumarato de desoproxila + entricitabina	TDF/FTC	1 vez/dia	2004
2 ITRN	abacavir + lamivudina	ABC/3TC	1 vez/dia	2004
2 ITRN + ITRNN	tenofovir fumarato de desoproxila + entricitabina + efavirenz*	TDF/FTC/EFV*	1 vez/dia	2006
2 ITRN + ITRNN	tenofovir fumarato de desoproxila + entricitabina + rilpivirina*	TDF/FTC/RPV*	1 vez/dia	2011
2 ITRN + INI com reforço	fumarato de tenofovir desoproxila + entricitabina + elvitegravir + cobicistate*	TDF/FTC/EVG/c*	1 vez/dia	2012
2 ITRN + INI	abacavir + lamivudina + dolutegravir*	ABC/3TC/DTG*	1 vez/dia	2014
IP com reforço	atazanavir + cobicistate	ATV/c	1 vez/dia	2015
IP com reforço	darunavir + cobicistate	DRV/c	1 vez/dia	2015
2 ITRN + INI com reforço	tenofovir alafenamida + entricitabina + elvitegravir + cobicistate*	TAF/FTC/EVG/c*	1 vez/dia	2015
2 ITRN + ITRNN	tenofovir alafenamida + entricitabina + rilpivirina*	TAF/FTC/RPV*	1 vez/dia	2016
2 ITRN	tenofovir alafenamida + entricitabina	TAF/FTC	1 vez/dia	2016
2 ITRN + INI	tenofovir alafenamida + entricitabina + bictegravir*	TAF/FTC/BIC*	1 vez/dia	2018
2 ITRN + IP com reforço	tenofovir alafenamida + entricitabina + darunavir + cobicistate*	TAF/FTC/DRV/c*	1 vez/dia	2018
2 ITRN + ITRNN	fumarato de tenofovir desoproxila + lamivudina + doravirina*	TDF/3TC/DOR*	1 vez/dia	2018

*Um comprimido, esquema de tratamento antirretroviral (TARV) 1 vez/dia. INI = inibidor da integrase; ITRNN = inibidor da transcriptase reversa não análogo de nucleosídio; ITRN = inibidor da transcriptase reversa análogo de nucleosídio; IP = inibidor de protease.

Tabela 364.3 Recomendações de esquemas iniciais de medicamentos antirretrovirais.

ESQUEMA*	FÁRMACOS
Baseado no inibidor de integrase (INI)	bictegravir/tenofovir alafenamida/entricitabina (coformulado) dolutegravir/abacavir†/lamivudina (coformulado) dolutegravir + ou fumarato de tenofovir desoproxila/entricitabina (coformulado) ou tenofovir alafenamida/entricitabina (coformulado) raltegravir + ou fumarato de tenofovir desoproxila/entricitabina (coformulado) ou tenofovir alafenamida/entricitabina (coformulado)

De Panel on Antiretroviral Guidelines for Adults and Adolescents. Guidelines for the use of antiretroviral agents in HIV-1-infected adults and adolescents. Department of Health and Human Services. http://aidsinfo.nih.gov/contentfiles/lvguidelines/AdultandAdolescentGL.pdf. October 25, 2018. Ver também as diretrizes de The International Antiviral Society–EUA (IAS-EUA),[4] da European AIDS Clinical Society (EACS) e da Organização Mundial de Saúde.
†Para pacientes HLA-B* 5701-negativos.

bictegravir e dolutegravir. Fármacos com padrões de resistência sobrepostos levam à resistência cruzada. Por exemplo, um paciente que desenvolve resistência à entricitabina em função da substituição M184V apresentará resistência cruzada completa à lamivudina, embora o paciente nunca tenha tomado lamivudina. A farmacorresistência pode ser avaliada por um genótipo do HIV que identifique substituições de aminoácidos que tenham de ser correlacionadas à resistência aos medicamentos ou um fenótipo do HIV que avalie o crescimento viral na presença de cada um dos ARVs.[8]

Outro enigma clínico comum é a falha imunológica – um paciente que faz uso de TARV que atinge a supressão viral, mas não consegue aumentar a contagem de linfócitos CD4. A causa da falha imunológica não é clara, mas associações com vários fatores, incluindo contagem de linfócitos T CD4 inferior a 200/μℓ no momento do início do TARV, idade avançada, coinfecções, medicamentos mais antigos (p. ex., zidovudina; a combinação de didanosina e tenofovir), ativação imune persistente e perda de potencial regenerativo foram descritos. Não há tratamento aceito para falha imunológica. Nem alterar nem adicionar ARVs resulta em melhor resposta dos linfócitos T CD4. As terapias de base imunológica foram estudadas, mas não são efetivas. Por exemplo, em dois grandes ensaios clínicos randomizados, a interleucina-2 foi associada a aumento da contagem de linfócitos T CD4, mas não conseguiu demonstrar benefícios clínicos associados. O manejo atual é continuar o TARV, otimizar a profilaxia de infecções oportunistas (IOs) e acompanhar atentamente o paciente.

MUDAR PARA QUAL TARV?

A meta atual para todos os pacientes infectados pelo HIV em uso de TARV, independentemente da experiência do tratamento, é suprimir ao máximo a carga viral abaixo do nível de detecção do ensaio. Em um paciente com experiência de tratamento, isso é feito por meio da revisão do histórico de TARV com foco na adesão, tolerabilidade e possíveis interações medicamentosas; realização de testes de resistência a medicamentos (genótipo do HIV para a primeira ou segunda falha; genótipo e fenótipo do HIV para falha mais avançada); identificação de medicações suscetíveis e classes de medicamentos; e, em última análise, conceber um esquema subsequente com pelo menos dois (e de preferência três) agentes ARVs altamente ativos.

Nos últimos anos, vários ARVs tornaram essa meta possível, incluindo medicamentos em classes mecanísticas existentes com atividade contra vírus resistentes a outras classes (o inibidor de protease darunavir e o ITRNN etravirina) e medicamentos com novos mecanismos de ação (o inibidor de fusão enfuvirtida; o antagonista CCR5 maraviroque; o inibidor pós-fixação de CD4 ibalizumabe; e os inibidores da integrase). Alguns estudos mostram que novos esquemas ARVs ativos resultam em supressão viral na maioria dos pacientes com experiência em tratamento por longos períodos.[A12] Um estudo também descreveu que a inclusão de análogos de nucleosídios em esquemas subsequentes não é necessária se o esquema contiver mais de dois ARVs ativos.[A13] A monoterapia, entretanto, não parece ser adequada para a supressão crônica do HIV.[A13b]

EFEITOS ADVERSOS E TOXICIDADE

Os ARVs (como todos os medicamentos) estão associados a efeitos adversos e toxicidade. Provavelmente, o efeito adverso mais comum do TARV como grupo seja gastrintestinal (náuseas, vômitos, diarreia), embora alguns medicamentos estejam mais associados a esses efeitos do que outros (p. ex., zidovudina, ritonavir). As toxicidades podem ser divididas de acordo com a gravidade e as classes dos medicamentos. Toxicidades com risco à vida ocorrem e incluem hepatite medicamentosa associada aos ITRNN e inibidores de protease (IP). Desses, o ITRNN nevirapina é o único causador de hepatite medicamentosa com mais frequência em pacientes com contagens de linfócitos T CD4 mais altas (> 250/μℓ em mulheres e > 400/μℓ em homens), provavelmente em decorrência de um mecanismo imunológico. Uma reação de hipersensibilidade potencialmente fatal, caracterizada por erupção cutânea e sinais/sintomas constitucionais, está associada ao análogo de nucleosídio abacavir e, menos comumente, aos ITRNN etravirina e nevirapina. Um interessante estudo descreveu a associação da reação de hipersensibilidade ao abacavir a um *locus* genético que pode ser rastreado em pacientes (HLA-B*5701, a um custo de aproximadamente US$ 50); se o medicamento for evitado em pacientes com o marcador genético, o risco de reação de hipersensibilidade é minimizado. A acidose láctica está associada aos análogos de nucleosídios mais antigos (particularmente estavudina e zalcitabina). Os ITRNN, embora estruturalmente não relacionados, estão todos associados à erupção cutânea; a síndrome de Stevens-Johnson raramente é descrita com uso de etravirina ou nevirapina. Embora a teratogenicidade seja descrita para o efavirenz (categoria D da FDA para gestação), as recomendações mais recentes permitem o uso ou continuação[9] do medicamento em gestantes. Um relatório preliminar descreveu defeitos do tubo neural em recém-nascidos de mulheres que faziam uso de dolutegravir no momento da concepção. O efavirenz também está associado a um risco pequeno, mas aumentado, de suicídio.

Os efeitos adversos agudos podem ser preocupantes para o paciente e podem levar a uma adesão abaixo do ideal. Os médicos devem estar em contato próximo com o paciente que esteja iniciando um novo esquema antirretroviral e ter um baixo limiar para substituir medicamentos ofensivos para efeitos colaterais ou toxicidades. Conforme observado, provavelmente o efeito adverso mais comum dos medicamentos antirretrovirais seja a toxicidade gastrintestinal, embora isso geralmente possa ser controlado pela ingestão dos ARVs com alimentos. A zidovudina causa anemia, neutropenia e fadiga. O efavirenz causa efeitos adversos no SNC (p. ex., sonhos vívidos, sonolência) em até 50% das pessoas e deve ser administrado em jejum ao deitar. O atazanavir causa aumento da bilirrubina indireta por inibir a uridina 5′-difosfoglucuronosiltransferase, e está associado a icterícia evidente, mas não está associado a outras anormalidades nas provas de função hepática.

Com a expectativa atual de TARV vitalício, as toxicidades crônicas e cumulativas também são importantes. O aumento dos eventos cardiovasculares está associado a alguns fármacos, mas não a todos, IP[10] e, de forma controversa, ao abacavir. Indinavir e atazanavir causam cálculos renais. Alterações metabólicas, incluindo hiperglicemia e diabetes melito, hiperlactatemia e/ou hiperlipidemia, estão associadas à estavudina e a alguns IP. Alterações morfológicas ocorrem e podem ser muito angustiantes para os pacientes, incluindo lipoatrofia (perda de gordura na face e nos membros) associada à estavudina e à zidovudina e lipoacumulação (ganho de gordura em mamas, abdome e/ou coxim dorsocervical [corcova de búfalo]) associado a alguns IP. Alguns ITRN, incluindo didanosina e estavudina, desencadeiam neuropatia periférica tóxica progressiva. Fumarato de tenofovir desoproxila está associado a disfunção tubular renal proximal (síndrome de Fanconi) caracterizada por hipofosfatemia, proteinúria, glicosúria e, por fim, elevação da creatinina. O fumarato de tenofovir desoproxila e os IP também foram associados à perda de densidade mineral óssea durante o primeiro ano de tratamento que parece estabilizar-se depois desse período.[11] Uma formulação mais recente de tenofovir, tenofovir alafenamida, está associada a menos toxicidade renal e óssea. Novos medicamentos antirretrovirais e agentes ARVs experimentais frequentemente são desenvolvidos e selecionados para melhorar a tolerabilidade e diminuir a toxicidade.

POPULAÇÕES ESPECIAIS

Infecção aguda e profilaxia

As diretrizes atuais recomendam que um indivíduo identificado com infecção aguda pelo HIV inicie TARV com três medicamentos. O TARV reduz os sinais e sintomas da infecção aguda pelo HIV e também evita a transmissão contínua do HIV. Em razão do risco de infecção pelo HIV farmacorresistente, estimada em cerca de 17% nos EUA, o TARV deve ser iniciado enquanto se aguardam os resultados da genotipagem do HIV. As diretrizes recomendam iniciar um esquema contendo IP ou dolutegravir e, em seguida, ajustar quando os resultados da genotipagem estiverem disponíveis.

Infecção oportunista aguda

Um paciente infectado pelo HIV não tratado que apresenta uma IO aguda deve iniciar o TARV. Foi realizado um estudo de pacientes com IO tratável diagnosticada nas 2 semanas anteriores (a maioria com pneumonia por *Pneumocystis*) separados aleatoriamente em grupos que iniciaram o TARV em 48 horas ou esperaram pelo menos 4 semanas. Houve significativamente menos eventos clínicos (progressão da doença e óbito) no grupo que iniciou o TARV mais cedo. Estudos adicionais de pacientes com tuberculose (TB) também demonstraram benefícios clínicos ao iniciar o TARV mais cedo, sobretudo quando a contagem de linfócitos T CD4 for inferior a 50/μℓ.[12] Atualmente, iniciar o TARV em 2 semanas de uma IO é considerado o tratamento padrão. No entanto, deve-se tomar cuidado com infecções oportunistas do SNC (p. ex., meningite criptocócica ou tuberculosa) porque alguns estudos em países em desenvolvimento demonstraram aumento da taxa de mortalidade em pacientes que iniciaram o TARV mais cedo.

Coinfecção por hepatite B

Se for iniciado tratamento para qualquer uma das infecções virais, ambas precisam ser tratadas de maneira ideal: dois medicamentos ativos para hepatite B e três medicamentos ativos para HIV. Os ARVs entricitabina, lamivudina e tenofovir apresentam atividade contra ambos os vírus; assim, um esquema adequado para tratar ambas as infecções seria tenofovir (qualquer das formulações), entricitabina (ou lamivudina) e um terceiro ARV. A suspensão de medicamentos com atividade contra a hepatite B pode resultar em exacerbação grave de hepatite.

Coinfecção por hepatite C

O momento ideal para tratar a infecção pelo HCV em um paciente HIV-positivo não é conhecido. Os IP da hepatite C mais novos não estão relacionados aos IP do HIV e não apresentam atividade contra o HIV. Podem ocorrer interações medicamentosas significativas entre os ARVs e os medicamentos para hepatite C, sendo necessário parecer do infectologista.

Gestação

As *U.S. Perinatal Treatment Guideline* recomendam TARV para todas as gestantes para evitar a transmissão vertical do HIV, independentemente da contagem de linfócitos T CD4 ou do nível de RNA do HIV.[13,a] Com base na eficácia, na tolerabilidade, na conveniência e na segurança, os medicamentos preferenciais na gestação incluem os pares de ITRN abacavir/lamivudina ou fumarato de tenofovir desoproxila/entricitabina (ou lamivudina) combinados a um terceiro medicamento: o IP potencializado com ritonavir atazanavir ou darunavir; ou os inibidores da integrase, dolutegravir (após o primeiro trimestre) ou raltegravir. Outros medicamentos são considerados alternativas e não há dados suficientes sobre os medicamentos mais novos (os inibidores da integrase, bictegravir).[b] As diretrizes dos EUA também recomendam a continuação do efavirenz em gestantes se apresentarem supressão viral máxima.

TARV PARA PREVENÇÃO

Uma das estratégias de prevenção do HIV mais bem-sucedidas é o uso do TARV, tanto em pessoas infectadas como não infectadas pelo HIV (ver também Capítulo 363). O primeiro exemplo disso foi a prevenção da transmissão da mãe infectada pelo HIV para o filho, por meio da administração de TARV à mãe. Em um estudo clássico de meados da década de 1990, o uso de um único ARV, a zidovudina, por uma gestante infectada pelo HIV reduziu o risco de transmissão para o filho de 25% para 8%. O padrão atual de cuidado é tratar a mãe com três ARVs, com redução resultante no risco de transmissão para menos de 0,5%.

Um grande estudo multinacional separou de modo aleatório indivíduos infectados pelo HIV com contagens de linfócitos T CD4 de 350 a 550/μℓ que eram monogâmicos e cujos parceiros não estavam infectados pelo HIV para iniciar o TARV imediatamente e para esperar até que a contagem de linfócitos T CD4 caísse para menos de 250/μℓ e acompanhou os parceiros soronegativos para infecção pelo HIV. Das 46 infecções pelo HIV, 43 ocorreram no grupo que não estava sob TARV e apenas 3 ocorreram em indivíduos recebendo TARV (nenhum deles tinha concentrações detectáveis dos fármacos); portanto, tratar o parceiro infectado pelo HIV com ARVs foi associado a pelo menos 93% de redução na transmissão ao parceiro HIV-negativo.

Administrar TARV em indivíduos sob risco e não infectados pelo HIV para evitar a infecção é uma estratégia que tem sido explorada. A recomendação de profilaxia pós-exposição (PPE) baseia-se em um estudo de caso-controle antigo de profissionais de saúde expostos ao HIV, no qual fazer uso de zidovudina foi associado a uma redução de 81% no risco de soroconversão em comparação com a ausência da profilaxia. Nos EUA, o Centers for Disease Control and Prevention (CDC) recomenda a administração de três ARVs nas primeiras 72 horas após a exposição significativa (ocupacional ou não ocupacional) ao HIV (manter o esquema por 4 semanas).[14]

A profilaxia pré-exposição (PPrE)[15] é uma estratégia na qual dois ARVs são administrados a indivíduos em risco não infectados pelo HIV para reduzir o risco de aquisição da infecção pelo HIV. Estudos recentes em homens que fazem sexo com homens mostraram uma redução de mais de 85% nas novas infecções pelo HIV.[A14,A15] Outros estudos demonstram a eficácia da PPrE em heterossexuais africanos[A16,A17] e usuários de drogas injetáveis tailandeses.[A18] Notavelmente, outros estudos de PPrE em mulheres africanas não mostraram benefício, principalmente em decorrência da adesão deficiente.[A19,A20] A orientação atual do CDC recomenda PPrE para indivíduos de alto risco com dois ARVs, sendo fumarato de tenofovir desoproxila/entricitabina (coformulado) incluído após exclusão de infecção pelo HIV aguda ou crônica juntamente com monitoramento contínuo do estado sorológico para HIV e da função renal, rastreamento de infecções sexualmente transmissíveis (ISTs) e aconselhamento para redução de risco e distribuição de preservativos.

CURA

Embora o TARV atual seja extremamente efetivo, não é curativo. Logo após a infecção, o HIV estabelece um reservatório de linfócitos T $CD4^+$ latentes que pode persistir por décadas. Mesmo após anos de supressão viral prolongada induzida por TARV, o reservatório de células latentes não diminui significativamente. Estratégias de intensificação de cobertura do TARV por meio da troca (*switch*) ou acréscimo de ARVs não tiveram sucesso em diminuir o reservatório viral. A cura do HIV é muito desejada e poderia ser esterilizante (eliminação completa do HIV) ou funcional (supressão do HIV sem TARV).[16] A cura esterilizante mais bem documentada é o caso de um homem com infecção pelo HIV bem controlada usando TARV que desenvolveu leucemia mieloide aguda e passou por radioterapia e quimioterapia citotóxica e, por fim, recebeu o transplante de medula óssea de um doador que apresentava deleção no gene que codifica o receptor CCR5, que é necessário para a entrada do HIV nas células do hospedeiro. Depois de mais de 10 anos sem TARV e sem HIV detectável, ele foi considerado curado. Em comparação, o tratamento de um paciente com HIV e leucemia linfocítica aguda com células-tronco com edição da proteína 9 (Cas9) associada a repetições palindrômicas curtas regularmente espaçadas não foi bem-sucedido, presumivelmente porque muitos linfócitos residuais também foram enxertados.[16b] Um exemplo de cura funcional é a coorte VISCONTI, na qual 14 indivíduos infectados pelo HIV tratados durante a infecção aguda que descontinuaram o TARV mantiveram a viremia suprimida. Atualmente, a cura da infecção pelo HIV é uma área ativa de pesquisa.

Grau A Recomendações de grau A

A1. Severe P, Juste MA, Ambroise A, et al. Early versus standard antiretroviral therapy for HIV-infected adults in Haiti. *N Engl J Med.* 2010;363:257-265.

A2. Lundgren JD, Babiker AG, Gordin F, et al. Initiation of antiretroviral therapy in early asymptomatic HIV infection. *N Engl J Med.* 2015;373:795-807.

A3. TEMPRANO ANRS 12136 Study Group; Danel C, Moh R, et al. A trial of early antiretrovirals and isoniazid preventive therapy in Africa. *N Engl J Med.* 2015;373:808-822.

A4. Cohen MS, Chen YQ, McCauley M, et al. Antiretroviral therapy for the prevention of HIV-1 transmission. *N Engl J Med.* 2016;375:830-839.

A5. Lennox JL, Landovitz RJ, Ribaudo HJ, et al. Efficacy and tolerability of 3 nonnucleoside reverse transcriptase inhibitor-sparing antiretroviral regimens for treatment-naive volunteers infected with HIV-1: a randomized, controlled equivalence trial. *Ann Intern Med.* 2014;161:461-471.

A6. Molina JM, Clotet B, van Lunzen J, et al. Once-daily dolutegravir versus darunavir plus ritonavir for treatment-naive adults with HIV-1 infection (FLAMINGO): 96 week results from a randomised, open-label, phase 3b study. *Lancet HIV.* 2015;2:e127-e136.

A7. Sax PE, Wohl D, Yin MT, et al. Tenofovir alafenamide versus tenofovir disoproxil fumarate, coformulated with elvitegravir, cobicistat, and emtricitabine, for initial treatment of HIV-1 infection: two randomised, double-blind, phase 3, non-inferiority trials. *Lancet.* 2015;385:2606-2615.

A8. Gallant J, Lazzarin A, Mills A, et al. Bictegravir, emtricitabine, and tenofovir alafenamide versus dolutegravir, abacavir, and lamivudine for initial treatment of HIV-1 infection (GS-US-380-1489): a double-blind, multicentre, phase 3, randomised controlled non-inferiority trial. *Lancet.* 2017;390:2063-2072.

A9. Sax PE, Pozniak A, Montes ML, et al. Coformulated bictegravir, emtricitabine, and tenofovir alafenamide versus dolutegravir with emtricitabine and tenofovir alafenamide, for initial treatment of HIV-1 infection (GS-US-380-1490): a randomised, double-blind, multicentre, phase 3, non-inferiority trial. *Lancet.* 2017;390:2073-2082.

A9b. Venter WDF, Moorhouse M, Sokhela S, et al. Dolutegravir plus two different prodrugs of tenofovir to treat HIV. *N Engl J Med.* 2019;381:803-815.

A9c. Kouanfack C, Mpoudi-Etame M, Omgba Bassega P, et al. Dolutegravir-based or low-dose efavirenz-based regimen for the treatment of HIV-1. *N Engl J Med.* 2019;381:816-826.

A10. Llibre JM, Hung CC, Brinson C, et al. Efficacy, safety, and tolerability of dolutegravir-rilpivirine for the maintenance of virological suppression in adults with HIV-1: phase 3, randomised, non-inferiority SWORD-1 and SWORD-2 studies. *Lancet.* 2018;391:839-849.

A11. Cahn P, Madero JS, Arribas JR, et al. Dolutegravir plus lamivudine versus dolutegravir plus tenofovir disoproxil fumarate and emtricitabine in antiretroviral-naive adults with HIV-1 infection (GEMINI-1 and GEMINI-2): week 48 results from two multicentre, double-blind, randomised, non-inferiority, phase 3 trials. *Lancet.* 2019;393:143-155.

A12. Eron JJ, Cooper DA, Steigbigel RT, et al. Efficacy and safety of raltegravir for treatment of HIV for 5 years in the BENCHMRK studies: final results of two randomised, placebo-controlled trials. *Lancet Infect Dis.* 2013;13:587-596.

A13. Tashima KT, Smeaton LM, Fichtenbaum CJ, et al. HIV salvage therapy does not require nucleoside reverse transcriptase inhibitors: a randomized, controlled trial. *Ann Intern Med.* 2015;163:908-917.

[a]N.R.T.: No Brasil, ver recomendações do Ministério da saúde no *Protocolo clínico e diretrizes terapêuticas para manejo da infecção pelo HIV em adultos*, 2018.

[b]N.R.T.: A Anvisa publicou, em 25/11/2019, a aprovação de Biktarvy® (bictegravir, entricitabina e tenofovir alafenamida) para tratamento de infecção pelo HIV em adultos e crianças com mais de 6 anos e com peso corporal de pelo menos 25 kg. O paciente precisa tomar apenas um comprimido ao dia, com ou sem alimentos.

A13b. Hocqueloux L, Raffi F, Prazuck T, et al. Dolutegravir monotherapy versus dolutegravir/abacavir/lamivudine for virologically suppressed people living with chronic human immunodeficiency virus infection: the randomized noninferiority MONotherapy of tiviCAY trial. *Clin Infect Dis.* 2019;69:1498-1505.
A14. Molina JM, Capitant C, Spire B, et al. On-demand preexposure prophylaxis in men at high risk for HIV-1 infection. *N Engl J Med.* 2015;373:2237-2246.
A15. McCormack S, Dunn DT, Desai M, et al. Pre-exposure prophylaxis to prevent the acquisition of HIV-1 infection (PROUD): effectiveness results from the pilot phase of a pragmatic open-label randomised trial. *Lancet.* 2016;387:53-60.
A16. Baeten JM, Donnell D, Ndase P, et al. Antiretroviral prophylaxis for HIV prevention in heterosexual men and women. *N Engl J Med.* 2012;367:399-410.
A17. Thigpen MC, Kebaabetswe PM, Paxton LA, et al. Antiretroviral preexposure prophylaxis for heterosexual HIV transmission in Botswana. *N Engl J Med.* 2012;367:423-434.
A18. Choopanya K, Martin M, Suntharasamai P, et al. Antiretroviral prophylaxis for HIV infection in injecting drug users in Bangkok, Thailand (the Bangkok Tenofovir Study): a randomised, double-blind, placebo-controlled phase 3 trial. *Lancet.* 2013;381:2083-2090.
A19. Van Damme L, Corneli A, Ahmed K, et al. Preexposure prophylaxis for HIV infection among African women. *N Engl J Med.* 2012;367:411-422.
A20. Marrazzo JM, Ramjee G, Richardson BA, et al. Tenofovir-based preexposure prophylaxis for HIV infection among African women. *N Engl J Med.* 2015;372:509-518.

REFERÊNCIAS BIBLIOGRÁFICAS

As referências bibliográficas, bem como os outros materiais suplementares deste livro, encontram-se no GEN-IO, nosso ambiente virtual de aprendizagem.

365 COMPLICAÇÕES MICROBIANAS EM PACIENTES INFECTADOS PELO VÍRUS DA IMUNODEFICIÊNCIA HUMANA

HENRY MASUR E COLLEEN HADIGAN

COMPLICAÇÕES MICROBIANAS

Apesar da ampla disponibilidade de esquemas antirretrovirais efetivos nos EUA desde o final da década de 1990, as infecções oportunistas (IOs) relacionadas à AIDS ainda são vistas com frequência em muitas unidades de saúde, especialmente em populações mais vulneráveis.

Nos EUA, aproximadamente 10% dos pacientes infectados pelo HIV desconhecem esse fato. Esse grupo geralmente procura unidades de saúde em razão de IOs que constituem o indício inicial da infecção pelo HIV.

Além disso, um número substancial de pacientes está ciente de sua infecção pelo HIV, mas não está sob cuidados em virtude de fatores econômicos, comportamentais ou sociais. Esses pacientes também apresentam infecções oportunistas iniciais ou em série porque não estão se beneficiando de tratamento antirretroviral (TARV) estável e efetivo.

Mesmo pacientes que iniciam o TARV e seguem cuidadosamente os esquemas prescritos podem apresentar IOs. Nas primeiras semanas ou meses após o início do TARV, infecções oportunistas podem se desenvolver em decorrência da reconstituição imune ou desmascaramento (síndrome inflamatória da reconstituição imune [SIRI]), ou seja, síndromes infecciosas podem ocorrer em razão do aumento da resposta imune a microrganismos latentes ou ao antígeno residual (ver Capítulo 367). Além disso, mesmo os pacientes que apresentam supressão viral persistente e aumento das contagens de linfócitos T CD4$^+$ decorrente do TARV continuam a correr maior risco ao longo da vida de contrair determinadas infecções, como doença pneumocócica e tuberculose (TB), embora a magnitude do risco diminua à medida que a contagem de linfócitos T CD4$^+$ aumenta. Por fim, algumas infecções oportunistas ocorrem mesmo quando as contagens de linfócitos T CD4$^+$ estão altas.

À medida que os pacientes vivem mais, estão desenvolvendo morbidade e mortalidade crônicas crescentes em razão de certos vírus latentes, como papilomavírus humano (HPV) (Capítulo 349),[1] vírus da hepatite C (HCV)[2] e vírus da hepatite B (HBV) (Capítulo 140),[3] bem como o vírus JC e o herpes-vírus humano 8 (HHV-8) (Capítulo 367).[4] A progressão da infecção por HCV e HBV é acelerada em pacientes HIV-positivos em comparação com pacientes não infectados pelo HIV, levando ao desenvolvimento precoce de cirrose, insuficiência hepática e hepatoma. O HPV está associado a carcinoma de colo do útero e carcinoma anal, bem como a cânceres bucais. O vírus JC está associado à doença neurológica progressiva e o HHV-8 está associado ao sarcoma de Kaposi e outros processos neoplásicos, incluindo a doença de Castleman multicêntrica. Esses processos crônicos associados a vírus latentes estão causando morbidade e mortalidade crescentes.

Além de infecções oportunistas e neoplasias malignas, uma complicação inesperada da doença crônica do HIV, mesmo em pacientes com cargas virais suprimidas, é um estado inflamatório persistente que parece estar relacionado à viremia. Essa viremia está frequentemente abaixo do nível de detecção dos exames de sangue padronizados e pode estar relacionada à replicação viral em reservatórios mal compreendidos. O estado inflamatório persistente parece acelerar a doença aterosclerótica cardiovascular e cerebrovascular, doença renal e doença hepática. Esse estado inflamatório persistente interage com as disfunções metabólicas relacionadas à AIDS, incluindo disglicemias e dislipidemias, que exacerbam e complicam a aterosclerose acelerada induzida pela inflamação (ver Capítulo 366).[5]

BIOPATOLOGIA

A infecção pelo HIV causa disfunção imune celular por mecanismos multifacetados que incluem a redução do número e da função dos linfócitos CD4. O defeito imunológico em pacientes infectados pelo HIV é único: em nenhuma outra população a constelação de PCP, encefalite por *Toxoplasma*, retinite por CMV, complexo *Mycobacterium avium* disseminado (MAC), meningite criptocócica, criptosporidiose, microsporidiose e sarcoma de Kaposi ocorre com tanta frequência. Também é notável que algumas infecções que poderiam ocorrer em pacientes com infecção pelo HIV e contagens de linfócitos T CD4$^+$ baixas sejam de fato incomuns. É raro diagnosticar pneumonia por CMV ou MAC, bacteriemia ou meningite por *Listeria monocytogenes* ou infecção disseminada por HSV ou VZV.

As IOs que ocorrem em pacientes HIV-positivos diferem substancialmente não apenas em incidência, mas também na história natural, em comparação com IOs que ocorrem em pacientes com outras imunodeficiências, como aquelas causadas por corticosteroides ou inibidores da calcineurina. Por exemplo, PCP é caracteristicamente muito mais indolente em pacientes HIV-positivos do que em receptores de transplante de células-tronco ou pacientes que fazem quimioterapia para câncer. É muito mais provável que a toxoplasmose envolva o sistema nervoso central (SNC) em pacientes HIV-positivos, mas é observada de modo mais frequente disseminada em receptores de transplantes. Uma terapia efetiva pode exigir cursos mais longos nos pacientes com HIV/AIDS do que nos pacientes com outras doenças imunossupressoras. Além disso, após a resposta clínica à terapia, as recidivas são extremamente comuns em pacientes HIV-positivos com PCP, retinite por CMV, bacteriemia por MAC ou meningite criptocócica se os pacientes não apresentarem reconstituição imune sob TARV.

O número de linfócitos T CD4 circulantes é um excelente indicador do prognóstico e da suscetibilidade à infecção oportunista dos pacientes com infecção pelo HIV/AIDS (Figura 365.1). O monitoramento prospectivo da contagem de linfócitos T CD4$^+$ tornou-se, portanto, a pedra angular do manejo dos pacientes. A carga viral no sangue também é um preditor independente da suscetibilidade do hospedeiro às IOs, mas não é tão sensível e específica para estimar a sobrevida ou para avaliar a suscetibilidade às IOs como as contagens de linfócitos T CD4$^+$. Embora os linfócitos T CD4$^+$ sejam extremamente importantes para as defesas do

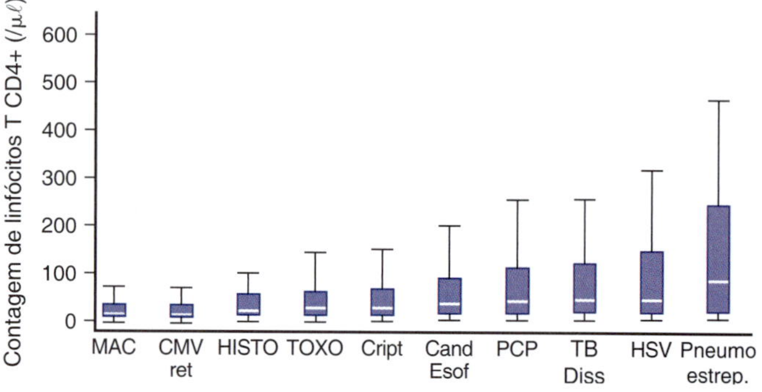

FIGURA 365.1 **Distribuição de contagens de linfócitos CD4$^+$ no diagnóstico de infecção oportunista.**

hospedeiro em todos os pacientes, a contagem de linfócitos T CD4⁺ circulantes é muito mais útil para prever a suscetibilidade à infecção em pacientes HIV-positivos do que em qualquer outra população de pacientes.

As IOs específicas que uma pessoa HIV-positiva desenvolve são influenciadas não apenas por seus defeitos imunológicos específicos, mas também por fatores ambientais. Por exemplo, em áreas do mundo onde a exposição ao *M. tuberculosis* é comum, a tuberculose (TB) é a principal causa de morbidade e mortalidade em pacientes HIV-positivos, independentemente da contagem de linfócitos T $CD4^+$, embora a incidência de TB aumente à medida que a contagem de linfócitos T $CD4^+$ diminui. Por outro lado, em áreas do mundo, como os EUA, onde a exposição ao *Mycobacterium tuberculosis* é relativamente incomum, TB raramente é vista, exceto em imigrantes e pacientes expostos a populações especiais, como pessoas em prisões ou abrigos para população de rua. Infecção por MAC é mais comum que a TB nos EUA (embora a incidência da doença por *M. avium* em pacientes HIV-soropositivos pareça ter diminuído nos EUA nos últimos anos, parcialmente em decorrência da supressão viral mais disseminada promovida pelo TARV). Da mesma maneira, em muitas áreas do mundo em desenvolvimento, os pacientes são expostos a *Salmonella*, *Toxoplasma* e *Cryptococcus* com mais frequência do que nos EUA e, como resultado, a doença em pacientes HIV-positivos é muito mais comum nessas áreas do que nos EUA.

Os estudos do microbioma humano fornecem uma perspectiva interessante sobre os fatores que poderiam influenciar a gama de patógenos que causam doenças nos pacientes HIV-positivos.[6] Por exemplo, pacientes HIV-positivos com contagens de linfócitos T $CD4^+$ mais baixas apresentam alterações demonstráveis em seu microbioma respiratório em comparação a outras populações de pacientes – que tendem a ser revertidas com o tratamento efetivo do HIV.

Fatores comportamentais também são determinantes importantes para o desenvolvimento de IOs. Usuários de drogas injetáveis apresentam maior probabilidade de serem infectados por HCV e HBV do que pacientes sem história pregressa de uso de drogas injetáveis. Também é mais provável que desenvolvam condições não oportunistas, como infecções por *Staphylococcus aureus*, em razão das exposições parenterais. Homens que fazem sexo com homens que desenvolvem proctite ou colite têm maior probabilidade de apresentar doença retal decorrente de *Neisseria gonorrhoeae*, *Chlamydia trachomatis* (especialmente cepas de linfogranuloma venéreo) ou *Shigella* do que homens que não fazem sexo com homens.

Os patógenos que causam doença ativa em pacientes HIV-positivos podem ser microrganismos contraídos recentemente ou podem ser microrganismos latentes reativados e que foram contraídos meses ou anos antes. *Mycobacterium tuberculosis*, *Pneumocystis jiroveci*, *Trypanosoma cruzi*, *Leishmania donovani*, *Histoplasma capsulatum*, *Coccidioides immitis*, herpes-vírus simples (HSV), herpes-zóster e CMV são exemplos de patógenos que podem causar doença aguda logo após a exposição ou após muitos meses ou anos de latência, conforme determinado pela tipagem molecular ou epidemiologia clínica. Assim, muitos patógenos precisam ser considerados como possíveis agentes etiológicos, embora a exposição tenha ocorrido em um passado distante.

MANIFESTAÇÕES CLÍNICAS

Uma das primeiras observações sobre a doença clínica em pacientes com AIDS foi que as manifestações clínicas das IOs não eram idênticas às de outros pacientes imunossuprimidos. Em pacientes com AIDS, por exemplo, é muito mais provável que a PCP se manifeste com sinais/sintomas subagudos ao longo de semanas ou meses do que em pacientes não infectados pelo HIV com câncer ou receptores de transplantes que costumam apresentar sintomas agudos durante alguns dias. Quando os pacientes são diagnosticados com PCP, aqueles com AIDS geralmente são menos hipoxêmicos e apresentam infiltrados radiográficos menos impressionantes, apesar da maior duração dos sinais/sintomas antes do diagnóstico. O número de microrganismos encontrados em amostras de escarro ou no lavado broncoalveolar também é maior em pacientes com AIDS do que em outros indivíduos imunossuprimidos, como pacientes com câncer ou receptores de transplantes, apesar dos sinais/sintomas menos graves. Os pacientes com AIDS também apresentam maior probabilidade de desenvolver toxicidade limitante do tratamento associada ao sulfametoxazol-trimetoprima do que os pacientes com câncer ou receptores de transplante. Eles também apresentam maior probabilidade do que outras populações imunossuprimidas de desenvolver recorrências múltiplas se não receberem quimioprofilaxia.

Nas infecções por *Toxoplasma gondii*, os pacientes com HIV/AIDS desenvolvem caracteristicamente encefalite por *Toxoplasma*. Outras populações imunossuprimidas desenvolvem mais frequentemente doença visceral disseminada que envolve o fígado, o baço ou os rins. De modo semelhante, o CMV causa retinite e colite em pacientes com HIV/AIDS. Em receptores de transplantes de células-tronco, entretanto, a retinite por CMV é relativamente incomum e a pneumonia é frequente.

Alguns patógenos que foram reconhecidos como causadores de doenças frequentes nos pacientes com HIV/AIDS, como *M. avium*, *Cryptosporidium*, *Microsporidium*, *Bartonella* e HHV-8, raramente foram reconhecidos como causas de doenças humanas potencialmente fatais antes da epidemia do HIV/AIDS. Mesmo que os estudos diagnósticos tenham melhorado para esses patógenos, esses microrganismos são reconhecidos com muito mais frequência nos pacientes com HIV/AIDS do que em outras populações de pacientes altamente imunossuprimidos. Por outro lado, como observado anteriormente, alguns patógenos que seriam considerados prováveis de estarem associados à AIDS com base nos mecanismos de resposta imune do hospedeiro, como *Listeria monocytogenes*, HSV ou herpes-zóster disseminado e *Strongyloides stercoralis* disseminado, raramente são encontrados em pacientes com HIV/AIDS. Os motivos de alguns patógenos serem inesperadamente frequentes, ou inesperadamente incomuns, apesar de exposições ambientais semelhantes, ainda não foram totalmente elucidados.

DIAGNÓSTICO

O manejo de qualquer infecção em qualquer população de pacientes tende a ser mais efetivo e associado a menos complicações se a causa específica for identificada de maneira conclusiva, a terapia apropriada for iniciada rapidamente e medicamentos desnecessários forem evitados. Para pacientes com infecção pelo HIV, tal abordagem é especialmente apropriada em relação a complicações oportunistas, dada a ampla gama de IOs e infecções não oportunistas que podem causar uma síndrome específica, bem como as causas não infecciosas, incluindo toxicidades dos fármacos, que podem parecer infecções.

Embora a abordagem diagnóstica sempre deva ser individualizada para o paciente, considerando a contagem de linfócitos T $CD4^+$ recente, exposições anteriores e atuais, infecções prévias, história patológica pregressa, achados físicos e exames laboratoriais de rotina da doença atual, alguns testes são consistentemente úteis. As hemoculturas para bactérias e fungos de rotina, um teste de antígeno criptocócico sérico ou um teste sorológico de sífilis geralmente fornecem informações úteis. Se o paciente tiver disfunção pulmonar, a coloração de Gram e a cultura de rotina do escarro expectorado ou induzido geralmente são úteis. Se houver relato de exposição geográfica apropriada, o antígeno de *Histoplasma* sérico e urinário e os anticorpos contra *Coccidioides* também podem ser úteis, assim como um teste de detecção de IgG para *Toxoplasma*.

A utilidade de exames específicos precisa ser validada em cada população de pacientes para determinar seus valores preditivos positivo (VPP) e negativo (VPN). Certos testes que são úteis em outras populações de pacientes ou para fins de pesquisa não são necessariamente úteis para diagnosticar IOs clinicamente. Por exemplo, a reação em cadeia da polimerase (PCR) para CMV em amostra de sangue é muito útil para o manejo de pacientes que receberam transplantes de células-tronco, porque seus VPP e VPN são altos. No entanto, a PCR para CMV em amostra de sangue de pacientes infectados pelo HIV correlaciona-se principalmente com o grau de imunossupressão e não apresenta VPP e VPN suficientes para ser útil para avaliar a causa da doença do órgão-alvo. A PCR de sangue para o vírus Epstein-Barr (EBV), vírus varicela-zóster (VZV) ou herpes-vírus simples (HSV) também não é útil na maioria das circunstâncias por motivos semelhantes. Um número crescente de laboratórios de análises clínicas está oferecendo outros testes moleculares para patógenos oportunistas, mas é preciso cuidado para ter certeza de que o valor preditivo desses testes é comprovado. Por exemplo, PCR para *Pneumocystis* em lavado broncoalveolar (LBA) pode ter excelente VPN, mas seu VPP é muito baixo porque muitos pacientes imunossuprimidos parecem estar colonizados por *Pneumocystis* e, portanto, um resultado positivo não prova que *Pneumocystis* seja a causa da disfunção pulmonar.

Os exames de imagem são importantes na avaliação do paciente. Por exemplo, pacientes HIV-positivos podem ter processos patológicos, apesar da escassez de sinais/sintomas ou de laudos normais em radiografias de tórax de rotina. A tomografia computadorizada (TC) pulmonar pode revelar achados patológicos inesperados, como infiltrados intersticiais difusos, sugestivos de PCP, apesar da ausência de tosse, dispneia ou dessaturação de oxigênio. Tal achado pode levar a um diagnóstico por meio de escarro induzido ou LBA do processo enquanto a doença é leve e a probabilidade de sucesso do tratamento é alta. A TC do abdome também deve ser considerada em pacientes com febre prolongada ou emaciação e contagens baixas de linfócitos T CD4⁺, mesmo na ausência de sintomas abdominais, porque pode revelar adenopatia inesperada ou infiltração de órgãos que podem ser biopsiados de maneira mais viável do que outros de manifestações clínicas mais óbvias. A tomografia por emissão de pósitrons (PET) e cintilografias podem ser úteis para identificar a causa infecciosa de síndromes clínicas.

TRATAMENTO

Manejo empírico

Para o manejo inicial de uma síndrome infecciosa presumida em um paciente infectado pelo HIV ou com AIDS, os médicos precisam determinar a urgência de iniciar o tratamento antes que o agente etiológico específico seja definitivamente identificado. Dada a gama de processos que podem causar doenças em pacientes com infecção pelo HIV ou com AIDS, a abordagem ideal é estabelecer a causa específica antes de iniciar a terapia. No entanto, alguns pacientes apresentam quadro muito grave ou deterioração rápida que impedem essa abordagem. Assim, para alguns pacientes, a terapia empírica pode ser a melhor estratégia de manejo, com monitoramento cuidadoso do paciente para determinar se a terapia é efetiva.

Ao avaliar um paciente infectado pelo HIV com qualquer síndrome clínica, especialmente uma síndrome febril, as IOs são considerações imediatas. No entanto, a probabilidade de uma infecção oportunista depende da contagem atual de linfócitos T CD4⁺: se for superior a 200 a 300/$\mu\ell$, a probabilidade da maioria das infecções oportunistas (exceto TB e doença pneumocócica) é baixa (mas não zero). Em qualquer paciente, independentemente da contagem de linfócitos T CD4⁺, as infecções comuns adquiridas na comunidade e não oportunistas também precisam ser consideradas, porque os pacientes HIV-positivos são igualmente suscetíveis a elas, da mesma maneira que pessoas não infectadas pelo HIV. Além disso, síndromes não infecciosas precisam ser aventadas, especialmente conforme a população dos pacientes envelhece e podem ocorrer insuficiência cardíaca congestiva, doença cerebrovascular ou doença renal crônica, potencialmente acelerada pelo estado inflamatório relacionado ao HIV. Os pacientes também podem ter mais de um processo simultaneamente. Um quadro familiar, por exemplo, para um paciente com PCP documentada, seria a falha em reconhecer que o motivo da deterioração pulmonar não é PCP progressiva, mas insuficiência cardíaca sobreposta, hipertensão pulmonar, êmbolos pulmonares ou infecção pulmonar secundária por *Staphylococcus aureus* resistente à meticilina (MRSA, Capítulo 272), *Streptococcus pneumoniae* (Capítulo 273) ou *Cryptococcus neoformans* (Capítulo 317).

Para algumas síndromes, a terapia empírica é apropriada e a resposta ao tratamento fornece um diagnóstico presuntivo. Por exemplo, um esquema empírico de 2 semanas de pirimetamina mais sulfadiazina seria apropriado para um paciente com AIDS que apresenta lesão expansiva no SNC, contagem de linfócitos T CD4⁺ inferior a 100/$\mu\ell$ e imunoglobulina G (IgG) antitoxoplasma positiva sérica, antes de considerar um diagnóstico por biopsia cerebral. Dada a morbidade potencial de uma biopsia cerebral e a alta probabilidade de um paciente com AIDS e toxoplasmose cerebral apresentar melhora clínica e radiológica em 14 dias, tal abordagem foi considerada preferencial em comparação à biopsia cerebral imediata ou mesmo punção lombar, se o paciente apresentar elevação da pressão intracraniana ou potencial para hérnia. Da mesma maneira, para um paciente com contagem de linfócitos T CD4⁺ inferior a 200/$\mu\ell$ que apresente febre, tosse, dispneia, hipoxemia grave e infiltrados pulmonares intersticiais bilaterais difusos, a terapia empírica com ceftriaxona ou vancomicina, mais azitromicina, mais sulfametoxazol-trimetoprima (TMP-SMX) proporciona cobertura adequada contra causas comuns de pneumonia adquirida na comunidade, bem como PCP, muitas vezes pode ser apropriada se o paciente estiver muito instável para tolerar broncoscopia sem alto risco de intubação.

Terapia definitiva

No Brasil, o Ministério da Saúde disponibiliza, entre outras diretrizes, o Protocolo Clínico e Diretrizes Terapêuticas para Manejo da Infecção pelo HIV em Adultos (de 2018), o Protocolo Clínico e Diretrizes Terapêuticas para Manejo da Infecção pelo HIV em Crianças e Adolescentes (2018) e o Protocolo Clínico e Diretrizes Terapêuticas para Profilaxia Pós-exposição (PEP) de Risco à Infecção pelo HIV, IST e Hepatites Virais (2018) (ver http://www.aids.gov.br/).

Os tratamentos das IOs são modificados à medida que novos medicamentos e novos dados ficam disponíveis. Assim, as principais diretrizes para a AIDS nos EUA agora são atualizadas imediatamente *online* (www.aidsinfo.nih.gov). Para hepatite C (Capítulo 140), as recomendações estão mudando tão rapidamente que o *site* deve ser consultado antes do início da terapia, a menos que o provedor esteja muito familiarizado com os dados mais recentes (www.hcvguidelines.org).

Os pacientes infectados pelo HIV também correm risco de contrair infecções sexualmente transmissíveis (Capítulos 269, 299 e 303). Em geral, o tratamento para essas infecções é semelhante ao recomendado para pacientes não infectados pelo HIV.

A instituição de fármacos terapêuticos ou preventivos demanda considerações cuidadosas sobre a farmacocinética e interações medicamentosas. Pacientes HIV-positivos frequentemente apresentam disfunções orgânicas que podem alterar a absorção ou a excreção de medicamentos. Esses pacientes também costumam fazer uso de vários medicamentos (relacionados ou não à AIDS) que podem interagir com consequências clinicamente importantes em relação à eficácia ou à toxicidade dos medicamentos. Tal terapia demanda, portanto, considerável experiência e consulta a dados atualizados para orientação.

Quando um paciente com infecção pelo HIV/AIDS que não esteja recebendo TARV desenvolve uma infecção oportunista, estudos prospectivos demonstram que o paciente terá uma sobrevida mais longa e menos complicações definidoras de AIDS se o TARV for iniciado imediatamente.[A1] A definição de "imediato", isto é, a decisão de quando iniciar o TARV, é uma análise complexa que precisa levar em conta vontade e capacidade do paciente de seguir o TARV, evolução da infecção oportunista se o TARV não for iniciado, acesso a cuidados médicos e medicamentos após a hospitalização, capacidade de absorver os medicamentos, potenciais interações do TARV com outros medicamentos, incluindo aqueles usados para tratar a infecção oportunista, capacidade do paciente de tolerar potenciais toxicidades dos medicamentos e possíveis consequências se ocorrer a síndrome inflamatória de reconstituição imune (SIRI). O princípio geral é iniciar o TARV o mais rápido possível, mas cada paciente precisa ser avaliado para determinar o intervalo ideal entre o reconhecimento de uma IO e o início do tratamento antirretroviral. Pacientes HIV-positivos que apresentam tuberculose ou meningite criptocócica que não estejam fazendo TARV exigem considerações especiais em termos de determinação de quando iniciar o TARV e quais agentes antirretrovirais usar. Por exemplo, o TARV pode ser adiado com segurança 6 meses após o início do tratamento da tuberculose se a contagem de linfócitos T CD4⁺ for de 200/$\mu\ell$ ou mais alta, e pode ser mais seguro atrasar o TARV até 5 a 6 semanas após o início da terapia antifúngica em pacientes com meningite criptocócica.[A2,A3]

Quando os pacientes que já estão fazendo TARV desenvolverem uma IO ou qualquer outra complicação não diretamente relacionada ao medicamento em si, o TARV deve ser continuado. O esquema deve ser reavaliado para garantir que seja ótimo em termos de atividade antiviral, tolerabilidade, toxicidade potencial e interações medicamentosas e a capacidade do paciente de atingir níveis séricos adequados, dada sua capacidade de absorver medicamentos orais.

PREVENÇÃO

Logo após o reconhecimento inicial da AIDS, antes da era do TARV ou da quimioprofilaxia específica para patógeno, os médicos reconheceram que a PCP ocorria em 60 a 80% dos pacientes infectados pelo HIV na América do Norte. Além disso, muitos dos pacientes que sobreviveram ao primeiro episódio de PCP desenvolveram um ou mais episódios subsequentes. Uma das primeiras intervenções que comprovadamente prolongou a vida dos pacientes foi a instituição de profilaxia contra *Pneumocystis* em pacientes que apresentavam candidíase oral, leucoplaquia pilosa oral, episódio anterior de PCP ou contagem de linfócitos T CD4⁺ inferior a 200/$\mu\ell$. Posteriormente, o conceito de quimioprofilaxia primária e terapia supressiva crônica foi estendido a outros patógenos, como complexo *M. avium* (MAC) e *Toxoplasma*.

Essas observações sobre *Pneumocystis*, MAC e *Toxoplasma* levaram ao desenvolvimento de uma estratégia preventiva abrangente para minimizar o impacto das IOs nos indivíduos HIV-positivos que sejam imunologicamente vulneráveis, conforme medição da contagem de CD4 e carga viral ou por experiência anterior com IO (CDC-NIH-IDSA Guideline on Management of Opportunistic Infections in Adults and Adolescents, http://www.aidsinfo.nih.gov).[A4] A quimioterapia específica para prevenção primária é indicada durante a imunossupressão, com os limiares de contagem de linfócitos T CD4⁺ dependendo do patógeno. A terapia supressiva crônica deve ser continuada por períodos que dependem do patógeno e da contagem de linfócitos T CD4⁺ do paciente. As recomendações para a profilaxia primária estão resumidas na Tabela 365.2;

Tabela 365.1 Profilaxia para prevenir o primeiro episódio de infecção oportunista.

INFECÇÃO OPORTUNISTA	INDICAÇÃO	PREFERÊNCIA	ALTERNATIVA
Pneumonia por *Pneumocystis* (PCP)	• Contagem de linfócitos T CD4⁺ < 200/μℓ, *ou* • Linfócitos T CD4⁺ < 14% *ou* • Contagem de linfócitos T CD4⁺ > 200, mas < 250/μℓ se não for possível monitoramento da contagem linfócitos T CD4⁺ a cada 3 meses **Nota:** Os pacientes que estão recebendo pirimetamina/sulfadiazina para tratamento ou supressão da toxoplasmose não precisam de profilaxia de PCP	• TMP-SMX 1 comp. concentração dupla (DS)/dia VO *Ou* • TMP-SMX 1 comp. concentração simples (SS) diariamente	• TMP-SMX 1 comp. DS VO, 3 vezes/semana *Ou* • Dapsona 100 mg/dia VO ou 50 mg VO, 2 vezes/dia *Ou* • Dapsona 50 mg/dia VO + (pirimetamina 50 mg + leucovorina 25 mg) VO semanalmente *Ou* • Dapsona 200 mg + pirimetamina 75 mg + leucovorina 25 mg VO semanalmente *Ou* • Pentamidina 300 mg aerossol via nebulizador Respirgard II™ 1 vezes/mês *Ou* • Atovaquona 1.500 mg/dia VO *Ou* • Atovaquona 1.500 mg + pirimetamina 25 mg + leucovorina 10 mg/dia VO
Encefalite por *Toxoplasma gondii*	• Pacientes positivos para IgG contra *Toxoplasma* com contagem de linfócitos T CD4⁺ < 100/μℓ **Nota:** todos os esquemas recomendados para profilaxia primária contra toxoplasmose também são efetivos como profilaxia de PCP	TMP-SMX 1 DS/dia VO	• TMP-SMX 1 comp. DS VO 3 vezes/semana *Ou* • TMP-SMX 1 comp. SS VO, 1 vez/dia *Ou* • Dapsona 50 mg/dia VO + (pirimetamina 50 mg + leucovorina 25 mg) VO semanalmente *Ou* • Dapsona 200 mg + pirimetamina 75 mg + leucovorina 25 mg VO semanalmente *Ou* • Atovaquona 1.500 mg/dia VO *Ou* • Atovaquona 1.500 mg + pirimetamina 25 mg + leucovorina 10 mg/dia VO
Infecção por *Mycobacterium tuberculosis* (TB) (tratamento de infecção latente pelo *Mycobacterium tuberculosis* [ILTB])[a]	• Teste de rastreamento (+) para ILTB, sem evidências de TB ativa e sem tratamento prévio para TB ativa ou ILTB *Ou* • Contato próximo com pessoa com TB infecciosa, sem evidências de TB ativa, independentemente dos resultados do teste de rastreamento	• INH 300 mg + piridoxina 25 a 50 mg/dia VO por 9 meses *Ou* • INH 900 mg VO, 2 vezes/semana (por DOT) + piridoxina 25 a 50 mg/dia VO por 9 meses	• Rifampicina 600 mg/dia VO por 4 meses *Ou* • [Rifapentina (ver dose a seguir) VO + INH 900 mg VO + piridoxina 50 mg VO] 1 vez/semana por 12 semanas *dose de rifapentina*: • 32,1 a 49,9 kg: 750 mg • 50 mg: 900 mg Rifapentina recomendada apenas para pacientes recebendo raltegravir ou esquema de TARV à base de efavirenz Para pacientes expostos à TB MDR, seguir recomendações específicas do Ministério da Saúde
Infecção por *Streptococcus pneumoniae*	Para indivíduos que não receberam nenhuma vacina pneumocócica, independentemente da contagem de linfócitos T CD4⁺, seguido por: • se contagem de linfócitos T CD4⁺ ≥ 200/μℓ • se a contagem de linfócitos T CD4⁺ < 200/μℓ Para indivíduos que já receberam VPP 23-valente Revacinação • Se a idade for 19 a 64 anos e ≥ 5 anos desde a primeira dose de VPP 23-valente • Se a idade ≥ 65 anos, e se ≥ 5 anos desde a dose anterior de VPP 23-valente	VPC 13-valente 0,5 mℓ IM 1× VPP 23-valente 0,5 mℓ IM pelo menos 8 semanas após a VPC 13-valente VPP 23-valente pode ser oferecida pelo menos 8 semanas após receber VPC 13-valente ou pode esperar até que a contagem de linfócitos T CD4⁺ aumente para ≥ 200 μℓ Uma dose de VPC 13-valente deve ser administrada pelo menos 1 ano após a última aplicação de VPP 23-valente • VPP 23-valente 0,5 mℓ IM ou SC 1× • VPP 23-valente 0,5 mℓ IM ou SC 1×	VPP 23-valente 0,5 mℓ IM 1×
Vírus influenza A e B	Todos os pacientes infectados pelo HIV	Vacina antigripal com vírus inativado anualmente A vacina antigripal com vírus atenuado é ***contraindicada*** para pacientes infectados pelo HIV	
Infecção por *Histoplasma capsulatum*	Contagem de linfócitos T CD4⁺ ≤ 150/μℓ e alto risco decorrente da exposição ocupacional ou residência em uma comunidade com taxa hiperendêmica de histoplasmose (> 10 casos/100 pacientes-ano)	Itraconazol 200 mg/dia VO	
Coccidioidomicose	Um teste sorológico de IgM ou IgG positivo recente em pacientes que vivem em uma área endêmica de doença e com contagem de linfócitos T CD4⁺ < 250 μℓ	Fluconazol 400 mg/dia VO	

Tabela 365.1 Profilaxia para prevenir o primeiro episódio de infecção oportunista. *(continuação)*

INFECÇÃO OPORTUNISTA	INDICAÇÃO	PREFERÊNCIA	ALTERNATIVA
Infecção pelo vírus varicela-zóster (VZV)[b]	Prevenção pré-exposição: Pacientes com contagens de linfócitos T CD4⁺ ≥ 200/µℓ que não foram vacinados, não têm história pregressa de varicela ou herpes-zóster, ou que são soronegativos para VZV **Nota:** O teste sorológico de VZV de rotina em adultos e adolescentes infectados pelo HIV não é recomendado Prevenção pós-exposição: Contato próximo com uma pessoa com varicela ou herpes-zóster; e é suscetível (ou seja, sem histórico de vacinação ou de qualquer condição, ou conhecido como soronegativo para VZV)	Prevenção pré-exposição: Vacinação primária contra varicela (Varivax™), 2 doses (0,5 mℓ SC cada) administradas com 3 meses de intervalo Se ocorrer doença em razão do vírus vacinal, recomenda-se tratamento com aciclovir Prevenção pós-exposição: Imunoglobulina humana antivaricela-zóster[c] (IGHAV) 125 UI por 10 kg (máximo de 625 UI) IM, administrada o mais rápido possível e nos primeiros 10 dias após a exposição Os indivíduos que recebem alta dose mensal de IGHAV (> 400 mg/kg) provavelmente estarão protegidos se a última dose de IGHAV tiver sido administrada < 3 semanas antes da exposição	Prevenção pré-exposição: Os contactantes domiciliares suscetíveis ao VZV de pacientes HIV-positivos suscetíveis devem ser vacinados para evitar a transmissão potencial do VZV aos seus contactantes HIV-positivos Prevenção alternativa pós-exposição: • Aciclovir 800 mg VO, 5 vezes/dia durante 5 a 7 dias *Ou* • Valaciclovir 1 g VO, 3 vezes/dia durante 5 a 7 dias Essas alternativas não foram estudadas na população HIV-positiva Se a terapia antiviral for usada, as vacinas contra varicela não devem ser administradas até pelo menos 72 h após a última dose do medicamento antiviral
Infecção pelo papilomavírus humano (HPV)	Idade 9 a 26 anos	Para os pacientes que completaram uma série de vacinação com a vacina bivalente ou tetravalente recombinante, os médicos podem considerar a vacinação adicional com a vacina nonavalente recombinante • Vacina HPV 9-valente 0,5 mℓ IM nos meses 0, 1 a 2 e 6[d]	
Infecção pelo vírus da hepatite A (HAV)	Pacientes suscetíveis ao HAV com doença hepática crônica ou usuários de drogas injetáveis ou HSH	Vacina contra hepatite A 1 mℓ IM (2 doses em 0 e 6 a 12 meses) A resposta de anticorpos IgG deve ser avaliada 1 mês após a vacinação; os que não respondem devem ser revacinados quando a contagem de linfócitos T CD4⁺ > 200 µℓ	Para pacientes suscetíveis à infecção pelo HAV e pelo vírus da hepatite B (HBV) (ver adiante): Vacina combinada HAV e HBV (Twinrix®),[e] 1 mℓ IM como uma série de 3 doses (0, 1 e 6 meses) ou 4 doses (dias 0, 7, 21 a 30 e 12 meses)
Infecção pelo vírus da hepatite B (HBV)	• Pacientes sem infecção crônica por HBV ou sem imunidade ao HBV (*i. e.*, anti-HBs < 10 UI/mℓ) • Pacientes com anti-HBc isolado e DNA de HBV negativo • A vacinação precoce é recomendada antes que a contagem de linfócitos T CD4⁺ caia para menos de 350/µℓ) No entanto, em pacientes com contagens de linfócitos T CD4⁺ baixas, a vacinação não deve ser adiada até que a contagem de linfócitos T CD4⁺ atinja > 350/µℓ, porque alguns pacientes com contagens < 200/µℓ respondem à vacinação	• Vacina HBV IM (Engerix-B®[f] 20 µg/mℓ ou Recombivax®[g] HB® 10 µg/mℓ), 0, 1 e 6 meses *Ou* • Vacina HBV IM (Engerix-B® 40 µg/mℓ ou Recombivax HB® 20 µg/mℓ), 0, 1, 2 e 6 meses *Ou* • Vacina conjugada com CpG (Heplisav B®)[h] 9H nos meses 0 e 1 *Ou* • Vacina combinada (Twinrix®), 1 mℓ IM como uma série de 3 doses (0, 1 e 6 meses) ou 4 doses (dias 0, 7, 21 a 30 e 12 meses) O nível de anticorpos anti-HBs deve ser avaliado 1 mês após a conclusão da série vacinal. Pacientes com anti-HBs < 10 UI/mℓ em 1 mês são considerados não respondedores	Alguns especialistas recomendam a vacinação com doses de 40 µg de ambas as vacinas contra o HBV

Guidelines for the Prevention and Treatment of Opportunistic Infections in HIV-Infected Adults and Adolescents. http://aidsinfo.nih.gov/guidelines. DOT = terapia diretamente observada; HIV = vírus da imunodeficiência humana; IM = intramuscular; IV = intravenosa; HSH = homens que fazem sexo com homens; VO = via oral; VPC = vacina pneumocócica conjugada; VPP = vacina pneumocócica polissacarídica. Comp. SS = 80 mg de TMP + 400 mg de SMX. Comp. DS = 160 mg de TMP + 800 mg de SMX.

[a]N.R.T.: Ver 2ª edição atualizada (2019) do *Manual de Recomendações para o Controle da Tuberculose no Brasil* em https://bvsms.saude.gov.br/bvs/publicacoes/manual_recomendacoes_controle_tuberculose_brasil_2_ed.pdf.

[b]N.R.T.: Ver 4ª edição do *Guia de Vigilância em Saúde* (2019) em http://bvsms.saude.gov.br/bvs/publicacoes/guia_vigilancia_saude_4ed.pdf.

[c]N.R.T.: Imunoglobulina humana antivaricela (IGHAV) é obtida de plasma humano contendo títulos altos de IgG contra o VZV. Contém de 10 a 18% de globulina e timerosol como conservante. Geralmente as apresentações contêm 125 UI por frasco, com o volume variando de 1,25 a 2,5 mℓ.

[d]N.R.T.: No Brasil cada dose de 5 mℓ da vacina papilomavírus humano 6, 11, 16, e 18 (recombinante) do Instituto Butantan contém aproximadamente 20 µg de proteína L1 do HPV 6, 40 µg de proteína L1 do HPV 11, 40 µg de proteína L1 do HPV 16 e 20 µg de proteína L1 do HPV 18. A vacina nonavalente foi aprovada pela ANVISA em dezembro de 2017.

[e]N.R.T.: No Brasil cada dose (1,0 mℓ) de Twinrix® contém: vírus da hepatite A (inativado) + antígeno de superfície da hepatite B. O vírus da hepatite A é produzido com células diploides humanas (MRC-5) e adsorvido em hidróxido de alumínio hidratado, enquanto o antígeno de superfície da hepatite B é produzido em célula de levedura (*Saccharomyces cerevisiae*) por tecnologia de DNA recombinante e adsorvido em fosfato de alumínio.

[f]N.R.T.: No Brasil a vacina Engerix® B é apresentada em 1 seringa monodose de 10 mcg/0,5 mℓ ou 20 mcg/1,0 mℓ.

[g]N.R.T.: No Brasil a vacina RECOMBIVAX® HB é uma suspensão injetável estéril apresentada nas seguintes formulações:
- 5 mcg de antígeno de superfície da hepatite B: 1 frasco-ampola de dose única com 0,5 mℓ.
- 10 mcg de antígeno de superfície da hepatite B: 1 frasco-ampola de dose única com 1,0 mℓ.

[h]N.R.T.: Não é produzida no Brasil.

Tabela 365.2 Tratamento de infecções oportunistas associadas à infecção pelo vírus de imunodeficiência humana (inclui recomendações para tratamento agudo e para profilaxia secundária/supressão crônica/terapia de manutenção).

INFECÇÃO OPORTUNISTA	TERAPIA PREFERENCIAL	TERAPIA ALTERNATIVA	OUTROS COMENTÁRIOS
Pneumonia por *Pneumocystis* (PCP)	Pacientes que desenvolvem PCP apesar da profilaxia com TMP-SMX em geral podem ser tratados com doses padrão de TMP-SMX Duração do tratamento PCP: 21 dias *Para PCP moderada a grave*: • TMP-SMX: [TMP 15 a 20 mg e SMX 75 a 100 mg]/kg/dia IV administrado 6/6 h ou 8/8 h, pode mudar para VO após melhora clínica *Para PCP leve a moderada*: • TMP-SMX: [TMP 15 a 20 mg e SMX 75 a 100 mg]/kg/dia, administrado por via oral em 3 doses divididas *Ou* • TMP-SMX: (160 mg/800 mg ou DS) 2 comp. VO, 3 vezes/dia *Profilaxia secundária, após a conclusão do tratamento da PCP*: • TMP-SMX DS: 1 comp. VO/dia *Ou* • TMP-SMX (80 mg/400 mg ou SS): 1 comp. VO/dia	*Para PCP moderada a grave*: • Pentamidina 4 mg/kg IV por infusão diária durante ≥ 60 min; pode reduzir a dose para 3 mg/kg IV por dia em razão das toxicidades *Ou* • Primaquina 30 mg (base) VO/dia + (clindamicina 600 mg 6/6 h IV ou 900 mg IV, 8/8 h) ou (clindamicina 450 mg VO 6/6 h ou 600 mg VO, 8/8 h) *Para PCP leve a moderada*: • Dapsona 100 mg/dia VO + TMP 5 mg/kg VO, 3 vezes dia *Ou* • Primaquina 30 mg (base) VO/dia + (clindamicina 450 mg VO, 6/6 h ou 600 mg VO, 8/8 h) *Ou* • Atovaquona 750 mg VO, 2 vezes/dia, com alimentos *Profilaxia secundária, após a conclusão do tratamento da PCP*: • TMP-SMX DS: 1 comp. VO, 3 vezes semana *Ou* • Dapsona 100 mg VO, 1 vez/dia *Ou* • Dapsona 50 mg VO, 1 vez/dia + (pirimetamina 50 mg + leucovorina 25 mg) VO semanal *Ou* • Dapsona 200 mg + pirimetamina 75 mg + leucovorina 25 mg VO semanalmente *Ou* • Pentamidina aerossol 300 mg mensalmente via nebulizador Respirgard II™ *Ou* • Atovaquona 1.500 mg VO, 1 vez/dia *Ou* • Atovaquona 1.500 mg + pirimetamina 25 mg + leucovorina 10 mg VO, 1 vez/dia	*Indicações para corticosteroides adjuvantes:* • PaO_2 < 70 mmHg ao ar ambiente, *ou* • Gradiente alveoloarterial de O_2 > 35 mmHg *Doses de prednisona (começando o mais cedo possível e nas primeiras 72 h após ser iniciada a terapia da PCP)*: • Dias 1 a 5: 40 mg VO, 2 vezes dia • Dias 6 a 10: 40 mg VO, 1 vez/dia • Dias 11 a 21: 20 mg VO, 1 vez/dia Metilprednisolona IV pode ser administrada como 75% da dose de prednisona O benefício do corticosteroide iniciado 72 h após o início do tratamento é desconhecido, mas alguns médicos o usam para PCP moderada a grave Sempre que possível, os pacientes devem ser testados para G6PD antes do uso de dapsona ou primaquina. Terapia alternativa deve ser usada em pacientes com deficiência de G6PD Os pacientes que estão recebendo pirimetamina/sulfadiazina para tratamento ou supressão da toxoplasmose não precisam de profilaxia adicional para PCP Se TMP-SMX for interrompido em decorrência de reação adversa leve, a reinstituição deve ser considerada após a resolução da reação. A dose pode ser aumentada gradualmente (dessensibilização), reduzida ou a frequência modificada O TMP-SMX deve ser descontinuado permanentemente em pacientes com síndrome de Stevens-Johnson possível ou diagnosticada
Encefalite por *Toxoplasma gondii*	*Tratamento da infecção aguda*: • Pirimetamina 200 mg VO, 1 vez/dia, seguido por terapia baseada no peso corporal: • Se < 60 kg, pirimetamina 50 mg VO, 1 vez/dia + sulfadiazina 1.000 mg VO, 6/6 h + leucovorina 10 a 25 mg VO, 1 vez/dia • Se ≥ 60 kg, pirimetamina 75 mg VO, 1 vez/dia + sulfadiazina 1.500 mg VO, 6/6 h + leucovorina 10 a 25 mg VO, 1 vez/dia • A dose de leucovorina pode ser aumentada para 50 mg/dia ou 2 vezes/dia *Duração da terapia aguda*: • Pelo menos 6 semanas; maior duração se a doença clínica ou radiológica for extensa ou a resposta for incompleta em 6 semanas • Após a conclusão da terapia aguda, todos os pacientes devem iniciar a terapia de manutenção crônica *Terapia de manutenção crônica*: • Pirimetamina 25 a 50 mg VO, 1 vez/dia + sulfadiazina 2.000 a 4.000 mg/dia VO (em 2 a 4 doses divididas) + leucovorina 10 a 25 mg VO, 1 vez/dia	*Tratamento da infecção aguda*: • Pirimetamina (leucovorina) + clindamicina 600 mg IV ou VO, 6/6 h *Ou* • TMP-SMX (TMP 5 mg/kg e SMX 25 mg/kg) IV ou VO, 2 vezes/dia *Ou* • Atovaquona 1.500 mg VO, 2 vezes/dia com alimentos + pirimetamina (leucovorina) *Ou* • Atovaquona 1.500 mg VO, 2 vezes/dia com alimentos + sulfadiazina 1.000 a 1.500 mg VO, 6/6 h (dosagem baseada no peso, como na terapia preferencial) *Ou* • Atovaquona 1.500 mg VO, 2 vezes/dia com alimentos *Terapia de manutenção crônica:* • Clindamicina 600 mg VO, 8/8 h + (pirimetamina 25 a 50 mg + leucovorina 10 a 25 mg) VO, 1 vez/dia *Ou* • TMP-SMX DS 1 comprimido 2 vezes/dia *Ou* • Comprimido TMP-SMX DS I, 1 vez/dia *Ou* • Atovaquona 750 a 1.500 mg VO, 2 vezes/dia + (pirimetamina 25 mg + leucovorina 10 mg) VO, 1 vez/dia *Ou* • Atovaquona 750 a 1.500 mg VO, 2 vezes/dia + sulfadiazina 2.000 a 4.000 mg/dia VO (em 2 a 4 doses divididas) *Ou* • Atovaquona 750 a 1.500 mg VO, 2 vezes/dia com alimentos	Se a pirimetamina não estiver disponível ou se houver atraso em sua obtenção, TMP-SMX deve ser utilizado no lugar da pirimetamina-sulfadiazina Para pacientes com história pregressa de alergia à sulfa, a dessensibilização à sulfa deve ser tentada usando uma das várias estratégias publicadas A atovaquona deve ser administrada até que as doses terapêuticas de TMP-SMX sejam alcançadas Corticosteroides adjuvantes (p. ex., dexametasona) devem ser administrados apenas quando clinicamente indicado para tratar o efeito expansivo associado a lesões focais ou edema associado; suspender assim que for clinicamente viável Anticonvulsivantes devem ser administrados a pacientes com história de convulsões e mantidos durante o tratamento agudo, mas não devem ser usados como profilaxia para convulsões Se a clindamicina for usada no lugar da sulfadiazina, uma terapia adicional deve ser adicionada para evitar PCP As doses de pirimetamina e leucovorina são as mesmas da terapia preferida

Tabela 365.2 Tratamento de infecções oportunistas associadas à infecção pelo vírus de imunodeficiência humana (inclui recomendações para tratamento agudo e para profilaxia secundária/supressão crônica/terapia de manutenção). *(continuação)*

INFECÇÃO OPORTUNISTA	TERAPIA PREFERENCIAL	TERAPIA ALTERNATIVA	OUTROS COMENTÁRIOS
Doença por *Mycobacterium tuberculosis* (TB)[i]	Após a coleta da amostra para cultura e testes de diagnóstico molecular, o tratamento empírico da TB deve ser iniciado em indivíduos com apresentação clínica e radiográfica sugestiva de TB *Fase inicial (2 meses, administrado diariamente, 5 a 7 vezes/semana por DOT):* • INH + [RIF ou RFB] + PZA + EMB Fase de continuação: • INH + [RIF ou RFB] diariamente (5 a 7 vezes/semana) Duração total da terapia (para TB fármaco-sensível): • TB pulmonar fármaco-sensível: 6 meses • TB pulmonar e cultura positiva após 2 meses de tratamento de TB: 9 meses • TB extrapulmonar com infecção do SNC: 9 a 12 meses • TB extrapulmonar com envolvimento ósseo ou articular: 6 a 9 meses • TB extrapulmonar em outros locais: 6 meses A duração total da terapia deve ser baseada no número de doses recebidas, não no tempo de calendário	*Tratamento para tuberculose MDR* Resistente a INH: • (RIF ou RFB) + EMB + PZA + (moxifloxacino ou levofloxacino) por 2 meses; seguido por (RIF ou RFB) + EMB + (moxifloxacino ou levofloxacino) por 7 meses Resistente a rifamicinas +/− outros fármacos: • O esquema e a duração do tratamento devem ser individualizados com base no padrão de resistência, respostas clínicas e microbiológicas e com consulta a especialistas experientes	O corticosteroide adjuvante melhora a sobrevida em casos de meningite tuberculosa e pericardite tuberculosa. Ver texto para recomendações de medicações, dose e duração Todas as rifamicinas podem causar interações farmacocinéticas significativas com medicamentos antirretrovirais O monitoramento terapêutico deve ser considerado em pacientes que fazem uso de rifamicina e TARV concomitante SIRI paradoxal que não seja grave pode ser tratada com AINEs sem mudança na terapia para TB ou HIV Para SIRI grave, considerar prednisona e reduzir gradualmente ao longo de 4 semanas com base nos sintomas clínicos Por exemplo: • Se estiver recebendo RIF: prednisona 1,5 mg/kg/dia durante 2 semanas, então 0,75 mg/kg/dia durante 2 semanas • Se estiver recebendo RFB: prednisona 1,0 mg/kg/dia durante 2 semanas, então 0,5 mg/kg/dia durante 2 semanas Um cronograma de redução mais gradual ao longo de alguns meses pode ser necessário para alguns pacientes
Doença disseminada pelo complexo *Mycobacterium avium* (MAC)	*Pelo menos 2 medicamentos como terapia inicial:* • Claritromicina 500 mg VO 2 vezes/dia + etambutol 15 mg/kg/dia VO *Ou* • (Azitromicina 500 a 600 mg/dia + etambutol 15 mg/kg/dia) VO se a interação medicamentosa ou intolerância impedir o uso de claritromicina *Duração:* • Pelo menos 12 meses de terapia, pode descontinuar se não houver sinais e sintomas de doença persistente por MAC (> 6 meses), contagem de linfócitos T $CD4^+$ > 100/μℓ em resposta ao TARV	A adição de um terceiro ou quarto medicamento deve ser considerada para pacientes com imunossupressão avançada (contagens de linfócitos T $CD4^+$ < 50/μℓ), altas cargas micobacterianas (> 2 log UFC/mℓ de sangue), ou na ausência de TARV efetivo *As terceira ou quarta opções de medicamentos podem incluir:* • RFB 300 mg/dia VO (pode ser necessário ajuste da dosagem com base nas interações medicamentosas) • Amicacina 10 a 15 mg/kg/dia IV ou estreptomicina 1 g/dia IV ou IM *Ou* • Moxifloxacino 400 mg/dia VO *Ou* • Levofloxacino 500 mg/dia VO	Recomenda-se o teste de sensibilidade à claritromicina e à azitromicina Os AINEs podem ser usados em pacientes que apresentam sintomas moderados a graves atribuídos à SIRI Se os sinais/sintomas de SIRI persistirem, corticosteroides sistêmicos a curto prazo (4 a 8 semanas) (equivalente a 20 a 40 mg de prednisona) podem ser usados
Salmonelose	• Ciprofloxacino 500 a 750 mg VO (ou 400 mg IV) 12/12 h, se suscetível *Duração da terapia:* Para gastrenterite sem bacteriemia: • Se a contagem de linfócitos T $CD4^+$ for ≥ 200/μℓ: 7 a 14 dias • Se a contagem de linfócitos T $CD4^+$ for < 200/μℓ: 2 a 6 semanas *Para gastrenterite com bacteriemia:* • Se a contagem de linfócitos T $CD4^+$ for ≥ 200/μℓ: 14 dias; duração maior se a bacteriemia persistir ou se a infecção for complicada (p. ex., se houver focos metastáticos de infecção) • Se a contagem de linfócitos T $CD4^+$ for < 200/μℓ: 2 a 6 semanas *A profilaxia secundária deve ser considerada para:* • Pacientes com gastrenterite recorrente +/− bacteriemia por *Salmonella* *Ou* • Pacientes com contagem de linfócitos T $CD4^+$ < 200/μℓ com diarreia grave	• Levofloxacino 750 mg (VO ou IV) 24/24 h *Ou* • Moxifloxacino 400 mg (VO ou IV) 24/24 h *Ou* • TMP, 160 mg-SMX 800 mg (VO ou IV) 12/12 h *Ou* • Ceftriaxona 1 g IV 24/24 h *Ou* • Cefotaxima 1 g IV 8/8 h	Todos os pacientes infectados pelo HIV com salmonelose devem receber tratamento antimicrobiano em razão do aumento do risco de bacteriemia (em 20 a 100 vezes) e mortalidade (em até 7 vezes) em comparação com indivíduos HIV-negativos Reidratação oral ou IV, se indicada Agentes antimotilidade devem ser evitados O papel da profilaxia secundária a longo prazo em pacientes com bacteriemia por *Salmonella* recorrente não está bem estabelecido. Deve-se pesar os benefícios em relação aos riscos da exposição a longo prazo aos antibióticos TARV efetivo reduz a frequência, a gravidade e a recorrência das infecções por *Salmonella*

Tabela 365.2 Tratamento de infecções oportunistas associadas à infecção pelo vírus de imunodeficiência humana (inclui recomendações para tratamento agudo e para profilaxia secundária/supressão crônica/terapia de manutenção). *(continuação)*

INFECÇÃO OPORTUNISTA	TERAPIA PREFERENCIAL	TERAPIA ALTERNATIVA	OUTROS COMENTÁRIOS
Candidíase mucocutânea	*Para candidíase orofaríngea; episódios iniciais (por 7 a 14 dias):* Terapia oral • Fluconazol 100 mg/dia VO *Ou* Terapia tópica • Clotrimazol, 10 mg VO, 5 vezes/dia *Ou* • Miconazol, comprimido mucoadesivo bucal de 50 mg – aplicar à superfície da mucosa sobre a fossa canina 1 vez/dia (não engolir, mastigar ou esmagar) *Para candidíase esofágica (por 14 a 21 dias):* • Fluconazol 100 mg/dia (até 400 mg/dia) VO ou IV *Ou* • Itraconazol, solução oral, 200 mg VO, 1 vez/dia *Para candidíase vulvovaginal não complicada:* • Fluconazol oral 150 mg, 1 dose *Ou* • Azois tópicos (clotrimazol, butoconazol, miconazol, tioconazol ou terconazol) por 3 a 7 dias *Para candidíase vulvovaginal grave ou recorrente:* • Fluconazol 100 a 200 mg/dia VO por ≥ 7 dias *Ou* • Antifúngicos tópicos por ≥ 7 dias	*Para candidíase orofaríngea; episódios iniciais (por 7 a 14 dias):* Terapia oral • Solução oral de itraconazol 200 mg/dia VO *Ou* • Posaconazol suspensão oral 400 mg, 2 vezes/dia durante 1 dia, a seguir 400 mg/dia Terapia tópica • Suspensão de nistatina 4 a 6 mℓ, 4 vezes/dia ou 1 a 2 pastilhas, 4 a 5 vezes/dia *Para candidíase esofágica (por 14 a 21 dias):* • Voriconazol 200 mg VO ou IV, 2 vezes/dia *Ou* • Anidulafungina 100 mg IV, 1 vez, em seguida 50 mg IV, 1 vezes/dia *Ou* • Caspofungina 50 mg IV 1 vez/dia *Ou* • Micafungina 150 mg IV, 1 vez/dia *Ou* • Desoxicolato de anfotericina B 0,6 mg/kg/dia IV *Ou* • Formulação lipídica de anfotericina B 3 a 4 mg/kg IV diariamente *Para candidíase vulvovaginal não complicada:* • Itraconazol, solução oral, 200 mg/dia VO por 3 a 7 dias	O uso crônico ou prolongado de azóis pode promover o desenvolvimento de resistência Maior taxa de recidiva de candidíase esofágica observada com uso de equinocandinas do que com o uso de fluconazol A terapia supressiva geralmente não é recomendada, a menos que os pacientes apresentem recorrências frequentes ou graves *Se a decisão for usar terapia supressiva:* Candidíase orofaríngea: • Fluconazol 100 mg/dia VO ou 3 vezes/semana *Ou* • Solução oral de itraconazol 200 mg/dia VO Candidíase esofágica: • Fluconazol 100 a 200 mg/dia VO *Ou* • Posaconazol 400 mg VO, 2 vezes/dia Candidíase vulvovaginal: • Fluconazol 150 mg VO, 1 vezes/semana
Criptococose	*Meningite criptocócica* Terapia de indução (durante pelo menos 2 semanas, seguida por terapia de consolidação): • Anfotericina B lipossomal 3 a 4 mg/kg/dia IV + flucitosina 25 mg/kg VO 4 vezes/dia (**Nota:** a dose de flucitosina deve ser ajustada em pacientes com disfunção renal) Terapia de consolidação (durante pelo menos 8 semanas, seguida de terapia de manutenção): • Fluconazol 400 mg/dia VO (ou IV) Terapia de manutenção: • Fluconazol 200 mg/dia VO durante pelo menos 12 meses *Para criptococose não SNC, extrapulmonar e doença pulmonar difusa:* • Tratamento igual ao da meningite criptocócica *Criptococose não SNC com sintomas leves a moderados e infiltrados pulmonares focais:* • Fluconazol, 400 mg/dia VO por 12 meses	*Meningite criptocócica* Terapia de indução (durante pelo menos 2 semanas, seguida por terapia de consolidação): • Desoxicolato de anfotericina B 0,7 mg/kg/dia IV + flucitosina 25 mg/kg VO, 4 vezes/dia *Ou* • Complexo lipídico de anfotericina B, 5 mg/kg/dia IV + flucitosina 25 mg/kg VO 4 vezes/dia *Ou* • Anfotericina B lipossomal 3 a 4 mg/kg/dia IV + fluconazol 800 mg/dia VO ou IV *Ou* • Desoxicolato de anfotericina B 0,7 mg/kg/dia IV + fluconazol 800 mg/dia VO ou IV *Ou* • Fluconazol 400 a 800 mg/dia VO ou IV + flucitosina 25 mg/kg VO 4 vezes/dia *Ou* • Fluconazol 1.200 mg/dia VO ou IV Terapia de consolidação (durante pelo menos 8 semanas, seguida por terapia de manutenção): • Itraconazol 200 mg VO, 2 vezes/dia durante 8 semanas – menos efetivo do que o fluconazol Terapia de manutenção: • Nenhuma recomendação de terapia alternativa	A combinação de flucitosina à anfotericina B foi associada à esterilização mais rápida do LCS e à redução do risco de recidiva subsequente Pacientes recebendo flucitosina devem ter os níveis sanguíneos monitorados (o nível máximo 2 h após a dose deve ser 30 a 80 μg/mℓ) ou monitoramento cuidadoso de hemogramas para detecção de citopenia. A posologia deve ser ajustada em pacientes com insuficiência renal A pressão de abertura deve sempre ser medida quando for feita punção lombar. Punções lombares repetidas ou *shunt* de LCS são essenciais para o controle efetivo da pressão intracraniana elevada Corticosteroides e manitol não são efetivos na redução da PIC e NÃO são recomendados Corticosteroides não devem ser usados rotineiramente durante a terapia de indução, a menos que seja para o tratamento de SIRI
Histoplasmose	*Doença disseminada moderadamente grave a grave* Terapia de indução (durante pelo menos 2 semanas ou até melhora clínica): • Anfotericina B lipossomal 3 mg/kg/dia IV Terapia de manutenção • Itraconazol 200 mg VO, 3 vezes/dia durante 3 dias, em seguida 200 mg VO, 2 vezes/dia *Doença disseminada menos grave* Terapia de indução e manutenção: • Itraconazol 200 mg VO, 3 vezes/dia durante 3 dias, depois 200 mg VO, 2 vezes/dia Duração da terapia: • Pelo menos 12 meses *Meningite* Terapia de indução (4 a 6 semanas): • Anfotericina B lipossomal 5 mg/kg/dia	*Doença disseminada moderadamente grave a grave* Terapia de indução (durante pelo menos 2 semanas ou até melhora clínica): • Complexo lipídico de anfotericina B 3 mg/kg/dia IV *Ou* • Sulfato de anfotericina B colesteril 3 mg/kg/dia IV Alternativas ao itraconazol para terapia de manutenção ou tratamento de doença menos grave: • Voriconazol 400 mg VO, 2 vezes/dia durante 1 dia, em seguida 200 mg,[i] 2 vezes/dia *Ou* • Posaconazol 400 mg VO, 2 vezes/dia *Ou* • Fluconazol 800 mg/dia VO *Meningite:* • Nenhuma recomendação de terapia alternativa Terapia de supressão a longo prazo: • Fluconazol 400 mg/dia VO	Itraconazol, posaconazol e voriconazol podem apresentar interações significativas com certos agentes do TARV. Essas interações são complexas e podem ser bidirecionais Monitoramento terapêutico do medicamento e ajuste da dosagem podem ser necessários para garantir a eficácia do antifúngico triazólico e dos ARVs e reduzir as toxicidades relacionadas à concentração A concentração sérica aleatória de itraconazol + hidroitraconazol deve ser > 1 μg/mℓ A experiência clínica com voriconazol ou posaconazol no tratamento da histoplasmose é limitada

Tabela 365.2 Tratamento de infecções oportunistas associadas à infecção pelo vírus de imunodeficiência humana (inclui recomendações para tratamento agudo e para profilaxia secundária/supressão crônica/terapia de manutenção). *(continuação)*

INFECÇÃO OPORTUNISTA	TERAPIA PREFERENCIAL	TERAPIA ALTERNATIVA	OUTROS COMENTÁRIOS
	Terapia de manutenção: • Itraconazol 200 mg VO, 2 vezes/dia a 3 vezes/dia durante ≥ 1 ano e até a resolução dos achados anormais no LCS Terapia de supressão a longo prazo: Para pacientes com infecção disseminada ou do SNC grave após a conclusão de pelo menos 12 meses de terapia; e aqueles que recaem apesar da terapia apropriada: • Itraconazol 200 mg/dia VO		A histoplasmose pulmonar aguda em pacientes infectados pelo HIV com contagens de linfócitos T CD4+ > 300/μℓ deve ser tratada como hospedeiro não imunocomprometido
Doença por citomegalovírus (CMV)	*Retinite por CMV* Terapia de indução (seguida por terapia de manutenção crônica) Para lesões que constituam ameaça imediata à visão (dentro de 1.500 mícrons da fóvea): • Injeções intravítreas de ganciclovir (2 mg) ou foscarnete (2,4 mg), 1 a 4 doses durante 7 a 10 dias para atingir alta concentração intraocular mais rápido; *mais* • Valganciclovir 900 mg VO, 2 vezes/dia durante 14 a 21 dias, depois 900 mg, 1 vez/dia Para lesões periféricas • Valganciclovir 900 mg VO, 2 vezes/dia durante 14 a 21 dias, depois 900 mg 1 vezes/dia Manutenção crônica • Valganciclovir 900 mg/dia VO durante 3 a 6 meses até a recuperação imunológica induzida por TARV *Esofagite ou colite por CMV*: • Ganciclovir 5 mg/kg IV, 12/12 h; pode mudar para valganciclovir 900 mg VO, 12/12 h assim que o paciente conseguir tolerar a terapia oral • Duração: 21 a 42 dias ou até a resolução dos sinais/sintomas • A terapia de manutenção geralmente não é necessária, mas deve ser considerada após as recidivas *Pneumonia por CMV bem documentada e histopatologicamente confirmada*: • A experiência no tratamento de pneumonite por CMV em pacientes com HIV é limitada. O uso de ganciclovir IV ou foscarnete IV é razoável (doses iguais às da retinite por CMV) • A duração ideal da terapia e o papel do valganciclovir oral não foram estabelecidos *Doença neurológica por CMV* **Nota: O tratamento deve ser iniciado imediatamente** • Ganciclovir 5 mg/kg IV 12/12 h + (foscarnete 90 mg/kg IV, 12/12 h ou 60 mg/kg IV, 8/8 h) para estabilizar a doença e maximizar a resposta, continuar até a melhora sintomática e resolução dos sintomas neurológicos • A duração ideal da terapia e o valor do valganciclovir oral não foram estabelecidos • Otimizar TARV para obter supressão viral e reconstituição imune	*Retinite por CMV* Para lesões que constituam ameaça imediata à visão (dentro de 1.500 mícrons da fóvea): Terapia intravítrea conforme listado na seção Preferencial, além de um dos seguintes: Terapia de indução sistêmica alternativa (seguida por terapia de manutenção crônica) • Ganciclovir 5 mg/kg IV, 12/12 h por 14 a 21 dias *Ou* • Foscarnete 90 mg/kg IV, 12/12 h ou 60 mg/kg, 8/8 h por 14 a 21 dias *Ou* • Cidofovir 5 mg/kg/semana IV por 2 semanas; hidratação com solução salina antes e após a terapia e probenecida, 2 g VO, 3 h antes da dose, seguido de 1 g VO, 2 h e 8 h após a dose (total de 4 g). (**Nota:** esse esquema deve ser evitado em pacientes com alergia à sulfa em razão da hipersensibilidade cruzada com probenecida) Manutenção crônica (por 3 a 6 meses até a recuperação imune induzida por TARV): • Ganciclovir 5 mg/kg IV, 5 a 7 vezes/semana *Ou* • Foscarnete 90 a 120 mg/kg IV, 1 vez/dia Ou • Cidofovir 5 mg/kg IV a cada 2 semanas com hidratação salina e probenecida como acima *Esofagite ou colite por CMV*: • Foscarnete 90 mg/kg IV, 12/12 h ou 60 mg/kg, 8/8 h para pacientes com tratamento que limite a toxicidade ao ganciclovir ou com resistência ao ganciclovir *Ou* • Valganciclovir 900 mg VO, 12/12 h em doença mais leve e se capaz de tolerar terapia VO *Ou* • Duração: 21 a 42 dias ou até a resolução dos sinais/sintomas • Para doença leve, se TARV puder ser iniciado sem demora, considerar suspensão da terapia para CMV	A escolha da terapia para retinite por CMV deve ser individualizada, com base na localização e gravidade das lesões, nível de imunossupressão e outros fatores (p. ex., medicamentos concomitantes e capacidade de adesão ao tratamento) Dados os benefícios evidentes da terapia sistêmica na prevenção do envolvimento ocular contralateral, reduzir a doença visceral por CMV e melhorar a sobrevida, sempre que possível, o tratamento deve incluir formulações de ação sistêmica O implante ocular de ganciclovir, que é efetivo no tratamento da retinite por CMV, não está mais disponível. Para retinite com risco de perda da visão, injeções intravítreas de ganciclovir ou foscarnete podem ser administradas para atingir concentrações oculares mais altas mais rapidamente O acompanhamento oftalmológico de rotina (ou seja, a cada 3 meses) é recomendado após a interrupção da terapia de manutenção crônica para detecção precoce de recidiva ou URI e, em seguida, periodicamente após reconstituição imunológica sustentada A URI pode se desenvolver no quadro de reconstituição imune *Tratamento de URI* • Corticosteroide periocular ou ciclos curtos de esteroide sistêmico A terapia inicial em pacientes com retinite, esofagite, colite e pneumonite por CMV deve incluir início ou otimização do TARV
Doença pelo herpes-vírus simples (HSV)	*Lesões orolabiais (por 5 a 10 dias)*: • Valaciclovir 1 g VO, 2 vezes/dia *Ou* • Fanciclovir 500 mg VO, 2 vezes/dia *Ou* • Aciclovir 400 mg VO, 3 vezes/dia *HSV genital inicial ou recorrente (por 5 a 14 dias)*: • Valaciclovir 1 g VO, 2 vezes/dia *Ou* • Fanciclovir 500 mg VO, 2 vezes/dia	*Para HSV resistente ao aciclovir* Terapia preferencial: • Foscarnete 80 a 120 mg/kg/dia IV em 2 a 3 doses divididas até a resposta clínica Terapia alternativa: • Cidofovir IV (dosagem como na retinite por CMV), *ou* • Trifluridina tópica, *ou* • Cidofovir tópico, *ou* • Imiquimode tópico • Duração da terapia: 21 a 28 dias ou mais	Pacientes com infecções por HSV podem ser tratados de modo episódico quando ocorrerem lesões sintomáticas ou de modo supressivo diário para prevenir recorrências A composição extemporânea de produtos tópicos pode ser preparada usando solução oftálmica de trifluridina e formulação IV de cidofovir

Tabela 365.2 Tratamento de infecções oportunistas associadas à infecção pelo vírus de imunodeficiência humana (inclui recomendações para tratamento agudo e para profilaxia secundária/supressão crônica/terapia de manutenção). *(continuação)*

INFECÇÃO OPORTUNISTA	TERAPIA PREFERENCIAL	TERAPIA ALTERNATIVA	OUTROS COMENTÁRIOS
	Ou • Aciclovir 400 mg VO, 3 vezes/dia *HSV mucocutâneo grave*: • Terapia inicial aciclovir 5 mg/kg IV, 8/8 h • Após as lesões começarem a regredir, modificar para a terapia VO conforme mencionado antes Continuar até que as lesões estejam completamente curadas *Terapia supressiva crônica:* Para pacientes com recidivas graves de herpes genital ou que desejem minimizar a frequência de recorrências: • Valaciclovir 500 mg VO, 2 vezes/dia • Fanciclovir 500 mg VO, 2 vezes/dia • Aciclovir 400 mg VO, 2 vezes/dia • Continuar indefinidamente, independentemente da contagem de linfócitos T CD4⁺		
Doença pelo vírus varicela-zóster (VZV)	*Infecção primária por varicela (catapora)* *Casos não complicados (por 5 a 7 dias)*: • Valaciclovir 1 g VO, 3 vezes/dia *Ou* • Fanciclovir 500 mg VO, 3 vezes/dia *Casos graves ou complicados*: • Aciclovir 10 a 15 mg/kg IV, 8/8 h por 7 a 10 dias • Pode alterar para valaciclovir, fanciclovir ou aciclovir VO após defervescência se não houver evidências de envolvimento visceral *Herpes-zóster agudo localizado em um dermátomo*: • Por 7 a 10 dias; considerar duração maior se as lesões demorarem a desaparecer • Valaciclovir 1 g VO, 3 vezes/dia *Ou* • Fanciclovir 500 mg, 3 vezes/dia *Lesão cutânea extensa ou envolvimento visceral*: • Aciclovir 10 a 15 mg/kg IV, 8/8 h até que a melhora clínica seja evidente • Pode mudar para terapia VO (valaciclovir, fanciclovir ou aciclovir) após melhora clínica (ou seja, quando não há formação de novas vesículas ou melhora dos sinais/sintomas de VZV visceral), para completar 10 a 14 dias *Necrose retiniana externa progressiva (NREP)*: • (Ganciclovir 5 mg/kg +/– foscarnete 90 mg/kg) IV, 12/12 h + (ganciclovir 2 mg/0,05 mℓ +/– foscarnete 1,2 mg/0,05 mℓ) injeção intravítrea 2 vezes/semana • Iniciar ou otimizar TARV Necrose retiniana aguda (NRA): • (Aciclovir 10 a 15 mg/kg IV, 8/8 h) + (ganciclovir 2 mg/0,05 mℓ injeção intravítrea 2 vezes/semana, 1 a 2 doses) por 10 a 14 dias, seguido por valaciclovir 1 g VO, 3 vezes/dia durante 6 semanas	*Infecção primária por varicela (catapora)* Casos não complicados (por 5 a 7 dias): • Aciclovir 800 mg VO, 5 vezes/dia *Herpes-zóster agudo localizado em um dermátomo*: • Por 7 a 10 dias; considerar duração maior se as lesões demorarem a desaparecer • Aciclovir 800 mg VO, 5 vezes/dia	O parecer de um oftalmologista com experiência no tratamento da retinite por VZV é fortemente recomendado A duração da terapia para retinite por VZV não está bem definida e deve ser determinada com base nas respostas clínicas, virológicas e imunes, além das respostas oftalmológicas A otimização do TARV é recomendada para infecções por VZV graves e difíceis de tratar (p. ex., retinite, encefalite)

TARV = tratamento antirretroviral; ARV = antirretroviral; SNC = sistema nervoso central; DOT = terapia diretamente observada; EMB = etambutol; PIC = pressão intracraniana; SIRI = síndrome inflamatória de reconstituição imune; URI = uveíte de recuperação imunológica; AINEs = anti-inflamatórios não esteroides; IP = inibidor de protease; PZA = pirazinamida; RFB = rifabutina; RIF = rifampicina; TMP-SMX = trimetoprima/sulfametoxazol; LCS = líquido cerebrospinal; DS = dose dupla; SS = dose padrão.

[i]N.R.T.: No Brasil ver *Manual de Recomendações para o Controle da Tuberculose no Brasil:* Ministério da Saúde, Secretaria de Vigilância em Saúde, Departamento de Vigilância das Doenças Transmissíveis. 2ª edição atualizada, 2019 (http://www.AIDS.gov.br/pt-br/pub/2019/manual-de-recomendacoes-parao-controle-da-tuberculose-no-brasil).

informações mais completas sobre a profilaxia primária e secundária estão disponíveis em CDC-NIH-IDSA Guideline on Management of Opportunistic Infections in Adults and Adolescents[j] (http://www.aidsinfo.nih.gov). À medida que o manejo da infecção pelo HIV evolui, os critérios para iniciar e interromper a profilaxia estão sendo modificados. Por exemplo, há um reconhecimento crescente de que a doença por MAC é cada vez menos comum nos EUA e, portanto, a profilaxia para MAC não é mais recomendada.

Embora a reconstituição imune com TARV (Capítulo 367) seja o método mais efetivo para evitar IOs, muitos pacientes com contagens de linfócitos T $CD4^+$ baixas e viremia não controlada continuarão a se beneficiar da quimioprofilaxia. Essa profilaxia pode ser descontinuada quando os pacientes atendem aos critérios de redução induzida por TARV da carga viral e aumento da contagem de linfócitos T $CD4^+$.

As estratégias preventivas se concentram não apenas na quimioprofilaxia, mas também na imunização e na redução da exposição a patógenos oportunistas. Exemplos de intervenções para reduzir a exposição que provavelmente são eficazes incluem: imunização dos contatos domiciliares de pacientes infectados por HIV contra pneumococos e hemófilos para prevenir a propagação desses patógenos respiratórios no domicílio; redução da probabilidade de criptosporidiose restringindo-se a exposição de pacientes infectados por HIV a gatos e cachorros; redução da probabilidade de toxoplasmose evitando-se a exposição de pacientes infectados por HIV a fezes de gato errantes; e limitação da exposição de profissionais de saúde HIV-positivos a pacientes que possam apresentar-se inesperadamente com tuberculose.

Imunizações como a vacina contra HPV e a vacina contra hepatite B também podem ser importantes, porque previnem o desenvolvimento de processos neoplásicos. Vacinas de vírus vivos têm de ser evitadas em pacientes com baixas contagens de linfócitos T $CD4^+$.

Grau A — Recomendações de grau A

A1. Uthman OA, Okwundu C, Gbenga K, et al. Optimal timing of antiretroviral therapy initiation for HIV-infected adults with newly diagnosed pulmonary tuberculosis: a systematic review and meta-analysis. *Ann Intern Med.* 2015;163:32-39.

A2. Mfinanga SG, Kirenga BJ, Chanda DM, et al. Early versus delayed initiation of highly active antiretroviral therapy for HIV-positive adults with newly diagnosed pulmonary tuberculosis (TB-HAART): a prospective, international, randomized, placebo-controlled trial. *Lancet Infect Dis.* 2014;14:563-571.

A3. Eshun-Wilson I, Okwen MP, Richardson M, et al. Early versus delayed antiretroviral treatment in HIV-positive people with cryptococcal meningitis. *Cochrane Database Syst Rev.* 2018;7:CD009012.

A4. Aberg J, Powderly W. HIV: primary and secondary prophylaxis for opportunistic infections. *BMJ Clin Evid.* 2010;2010:1-34.

REFERÊNCIAS BIBLIOGRÁFICAS

As referências bibliográficas, bem como os outros materiais suplementares deste livro, encontram-se no GEN-IO, nosso ambiente virtual de aprendizagem.

366 MANIFESTAÇÕES SISTÊMICAS DA AIDS

SAMUEL T. MERRICK, SIAN JONES E MARSHALL J. GLESBY

Morbidade e mortalidade por infecções oportunistas (IOs) dominaram os primeiros anos da epidemia do HIV até meados da década de 1990, quando os primeiros inibidores de protease foram introduzidos e a terapia antirretroviral combinada (TARc) começou a atingir supressão viral durável e reconstituição imune. Em razão dos efeitos adversos, da carga de comprimidos e das toxicidades dos primeiros esquemas combinados, ou da preferência do paciente, os médicos muitas vezes continuaram a esperar para iniciar a terapia antirretroviral (TAR) até que a supressão imunológica progredisse para a faixa de 200 a 350 células CD4/μℓ. Essa estratégia ocasionalmente levou ao desenvolvimento de IOs, embora com muito menos frequência. Com a criação de esquemas menos tóxicos e mais bem tolerados, incluindo combinações de dose fixa e esquemas de comprimido único, seguidos pela resposta definitiva à questão longamente debatida de quando iniciar a TAR com os resultados do Calendário Estratégico da Terapia Antirretroviral (CETA) (quanto mais cedo melhor), atualmente as IOs[A1] são em geral vistas apenas em pacientes que desconhecem seu estado sorológico para o HIV ou naqueles que são pouco aderentes ou não têm acesso ao tratamento adequado.

No entanto, podem surgir muitas complicações que são exclusivas da infecção pelo HIV ou que ocorrem em uma idade mais jovem ou com maior frequência do que em indivíduos HIV-negativos. Até certo ponto, isso pode ocorrer em razão da alta prevalência de fatores de risco tradicionais para doenças sistêmicas na população infectada pelo HIV, por exemplo, uso de substâncias, hábitos alimentares inadequados ou tabagismo. Além disso, está se tornando mais claro que o estado inflamatório crônico e a ativação imune causados pela infecção pelo HIV, mesmo quando totalmente suprimidos, podem desempenhar um grande papel nas complicações sistêmicas não infecciosas observadas em pessoas que vivem com HIV (PVHIV). Este capítulo aborda as complicações infecciosas e não infecciosas que podem surgir durante a evolução da infecção pelo HIV, com menos ênfase nas IOs, que serão abordadas em detalhes em um capítulo separado.

SÍNDROMES RELACIONADAS AO ENVELHECIMENTO

Na maioria dos países ricos, incluindo os EUA, mais da metade das PVHIV tem 50 anos ou mais. Muitas comorbidades são mais comuns na população com HIV em qualquer idade, e síndromes relacionadas ao envelhecimento, como fragilidade e quedas, também podem ocorrer em idades mais precoces do que na população em geral.[1] Há controvérsias sobre se o HIV ou sua inflamação associada e a ativação imunológica aceleram o processo de envelhecimento ou se isso é apenas um fator de risco adicional para comorbidades e distúrbios relacionados ao envelhecimento. No entanto, a multimorbidade – duas ou mais doenças crônicas concomitantes – é comum em adultos mais velhos infectados pelo HIV. A maior prevalência de fatores potencialmente perturbadores, como tabagismo, uso de álcool e substâncias, depressão, infecção pelo vírus da hepatite C (HCV), pobreza e moradia instável, complica ainda mais a atribuição de multimorbidade e síndromes relacionadas ao envelhecimento à infecção pelo HIV.

Em idosos infectados pelo HIV, os médicos devem prestar atenção a polifarmácia, declínio funcional, risco de queda, disfunção cognitiva, depressão, isolamento social e fragilidade. A consulta geriátrica ou a adoção dos princípios de avaliação e cuidados geriátricos podem ser valiosos.

MANIFESTAÇÕES NEUROPSIQUIÁTRICAS DO HIV

O HIV penetra o sistema nervoso central (SNC) precocemente durante a infecção e, de fato, a meningite asséptica pode ser um sinal na infecção primária.[2] Também é provável que haja propagação do SNC na existência de viremia sistêmica contínua. Foi demonstrada discordância entre as concentrações virais de plasma e líquido cerebrospinal (LCS), e até 10% dos indivíduos com supressão de carga viral do HIV podem ter vírus detectáveis no LCS.[3] A existência de HIV no LCS desencadeia um estado pró-inflamatório evidenciado por níveis elevados de neopterina e citocinas pró-inflamatórias no LCS. Esse estado de inflamação crônica é melhorado, mas não se resolve totalmente com a TAR.

As PVHIV podem desenvolver complicações em qualquer parte do eixo neurológico. Ao contrário das infecções oportunistas do SNC, algumas dessas manifestações podem, na verdade, estar aumentando em incidência desde a introdução da TARc eficaz em função do aumento da sobrevida e do envelhecimento da população infectada pelo HIV.

Disfunções neurocognitivas

Alterações difusas na substância branca ocorrem mais comumente em PVHIV do que em indivíduos não infectados pelo HIV. Essas alterações se tornam mais extensas quanto maior for a duração da infecção pelo HIV e têm sido associadas a déficits neurocognitivos. Na era pré-TARc, de 20 a 30% dos pacientes desenvolviam demência por AIDS, que é

[j]N.R.T.: No Brasil, ver *Protocolo clínico e diretrizes terapêuticas para manejo da infecção pelo HIV em crianças e adolescentes*, 2018, <http://www.aids.gov.br/pt-br/pub/2017/protocolo-clinico-e-diretrizes-terapeuticas-para-manejo-da-infeccao-pelo-hiv-em-criancas-e>.

caracterizada por déficits de memória, transtornos psicomotores e alterações de personalidade. Na TARc, essa condição, atualmente renomeada para *demência associada ao HIV* (DAH), é muito menos comum e apresenta incidência de menos de 5%. No entanto, uma forma mais branda de disfunção cognitiva, o *distúrbio neurocognitivo associado ao HIV* (DNAH), pode afetar até 50% das PVHIV.

O DNAH é subdividido em deficiência neurocognitiva assintomática (DNA) e distúrbio neurocognitivo leve (DNL) com base nos critérios de Frascati.[4] Os critérios para DNA e DNL compõem-se por uma pontuação no teste neuropsiquiátrico padronizado de 1 ou mais desvios padrões (DP) abaixo da média em, pelo menos, dois domínios cognitivos. Enquanto os pacientes com DNA são assintomáticos e não apresentam danos funcionais, os indivíduos com DNL serão pelo menos levemente sintomáticos. Pacientes com DAH, entretanto, têm uma pontuação de 2 ou mais DP abaixo da média em testes neuropsiquiátricos e comprometimento significativo nas atividades de vida diária. É importante observar que DAH é um diagnóstico de exclusão.

A replicação ativa do HIV, medida pela carga viral plasmática, é um fator de risco independente para DNAH. No entanto, embora a supressão viral seja o tratamento mais importante para a DAH, não é suficiente para evitar o desenvolvimento de DNAH. A inflamação crônica relacionada a monócitos e macrófagos ativados é considerada um mecanismo importante relacionado ao desenvolvimento de DNAH. Níveis elevados de neopterina e neuroinfiltração da cadeia leve podem ser encontrados no LCS de pacientes com DNAH, consistentes com ativação de macrófagos, apoiando esta hipótese. Os achados iniciais em imagem por ressonância magnética (RM) mostram alterações na substância branca que progridem para atrofia e redução do volume cerebral.[5] Esses achados na imagem correlacionaram-se ao grau de comprometimento neurocognitivo.

Os agentes antirretrovirais (ARV) diferem em sua capacidade de penetrar no LCS e foi desenvolvido um escore de eficácia de penetração no SNC (CPE). Cada fármaco recebe uma pontuação entre 1 e 4 com base nos dados farmacocinéticos disponíveis e nas concentrações alcançáveis no LCS (Tabela 366.1). Ainda permanece controverso se o uso de fármacos com pontuações mais altas de CPE é benéfico. Alguns estudos mostram melhora neurocognitiva quando são usados agentes ARV com maior pontuação de CPE, mas outros não mostram benefício.

"AIDS mania" é uma condição única que foi descrita em indivíduos com AIDS avançada e atualmente é raramente observada. Ao contrário da mania clássica, essa condição é caracterizada mais por irritabilidade do que euforia e não regride se não for tratada.

Efavirenz, um inibidor não nucleosídio da transcriptase reversa (ITRNN), tem sido comumente associado a efeitos colaterais

Tabela 366.1 Escore de eficácia de penetração no SNC (CPE) dos antirretrovirais.

CLASSE DE ANTIRRETROVIRAL	ESCORE CPE* 1	2	3	4
Inibidor da transcriptase reversa nucleosídico (ITRN)	Tenofovir Zalcitabina (ddC)	Didanosina (ddI) Lamivudina (3TC) Estavudina (d4T)	Abacavir Entricitabina (FTC)	Zidovudina (AZT)
Inibidor da transcriptase reversa não nucleosídico (ITRNN)			Efavirenz Etravirina	Nevirapina
Inibidores de protease	Nelfinavir Ritonavir Saquinavir/ritonavir Saquinavir Tipranavir/ritonavir	Atazanavir Fosamprenavir	Darunavir/ritonavir Fosamprenavir/ritonavir Lopinavir/ritonavir Indinavir	Indinavir/ritonavir
Inibidor da transferência de cadeia da integrase		Elvitegravir	Raltegravir	Dolutegravir
Inibidor de entrada			Maraviroque	
Inibidor de fusão	Enfuvirtida (T20)			

*Pontuações CPE: 1 = abaixo da média; 2 = média; 3 = acima da média; 4 = muito acima da média.

neuropsiquiátricos, como transtornos do sono, depressão e convulsões. Tipicamente, esses efeitos adversos são piores nas primeiras 4 a 6 semanas após o início do tratamento, e muitos pacientes se adaptam ao efavirenz com o tempo. Alguns pacientes, entretanto, nunca são capazes de tolerar o efavirenz. Existem dados de que isso pode, pelo menos em parte, ocorrer em razão de um polimorfismo genético no citocromo CYP2B6, que é a principal via de metabolização do efavirenz. Uma alteração do par de bases de G para T na posição 516 resulta em concentrações plasmáticas de efavirenz significativamente mais altas e maiores efeitos adversos. Esse polimorfismo é super-representado em indivíduos de ascendência africana. A rilpivirina é um ITRNN de segunda geração, que é mais bem tolerado e com menos efeitos adversos no SNC do que o efavirenz, embora também tenha sido relatada depressão com o uso desse medicamento.

Sem surpresa, uma vez que o uso de drogas intravenosas é um fator de risco para o HIV, as PVHIV têm maior prevalência de uso abusivo de substâncias em relação à população em geral. Há também uma prevalência mais alta de condições psiquiátricas comórbidas em PVHIV; indivíduos com problemas de saúde mental subjacentes podem ser mais propensos a comportamentos de alto risco. Por outro lado, PVHIV sem diagnóstico de saúde mental pré-mórbido podem desenvolver depressão e/ou ansiedade como resultado do estresse de lidar com a doença. Distinguir os efeitos de substâncias ilícitas (Capítulo 31) de condições psiquiátricas orgânicas subjacentes pode ser desafiador. O uso ativo de substâncias como metanfetamina ou cocaína, por exemplo, pode fazer com que alguém seja erroneamente diagnosticado com transtorno bipolar. O manejo adequado das questões de saúde mental e uso abusivo de substâncias (Capítulo 31) é muito importante, não apenas para a saúde e o bem-estar geral do paciente, mas também porque essas condições terão impacto negativo significativo na adesão se não forem tratadas adequadamente.

A síndrome inflamatória de reconstituição imune (SIRI) (Capítulo 367) foi descrita junto a uma variedade de infecções oportunistas logo após o início da TAR. Em geral, os pacientes que apresentam contagens de células CD4 baixas, principalmente inferiores a 50 células/$\mu\ell$, ou uma resposta viral rápida aos medicamentos ARV, apresentam maior risco de SIRI. A SIRI também foi descrita como um processo encefálico, que complica a DNAH em pacientes que iniciaram a TAR. A SIRI DNAH pode se apresentar como uma piora da DNAH preexistente ou pode ser a causa de disfunção cognitiva de início recente. Lesões localizadas na substância branca podem ser observadas na ressonância magnética e normalmente apresentam distribuição perivascular. Foi descrita uma apresentação rara, mas fulminante, com infiltração de células CD8 no cérebro e desmielinização. Esta condição foi fatal em 4 dos 10 casos descritos.

Como em outras apresentações de SIRI, os corticosteroides podem ser usados para atenuar a resposta inflamatória de SIRI DNAH; no entanto, não houve estudos controlados que demonstrassem um benefício claro para o uso de corticosteroides.

Neuropatia periférica

A neuropatia periférica (Capítulo 392) é a condição neurológica mais comum que afeta as PVHIV. A polineuropatia periférica simétrica distal (HIV-DSP) é de longe a mais comum das neuropatias periféricas observadas e 30 a 67% das PVHIV podem apresentar essa condição. Os pacientes geralmente desenvolvem dormência, dor em queimação e parestesias sob uma distribuição em forma de "bota e luva". HIV-DSP pode ser resultante dos efeitos indiretos da infecção pelo HIV ou da terapia ARV. Na era pré-TARc, HIV-DSP estava associada a uma contagem de CD4 mais baixa e carga viral do HIV mais alta. Os achados patológicos são degeneração distal nos nervos periféricos de fibras mielínicas e amielínicas predominantemente pequenas. Como o HIV não infecta as células de Schwann ou axônios diretamente, acredita-se que o dano ocorra por meio de mecanismos indiretos relacionados a citocinas pró-inflamatórias. A existência de macrófagos infiltrantes na biopsia apoia essa hipótese, embora as biopsias raramente sejam realizadas para fins clínicos.

A HIV-DSP relacionada à TAR é denominada como neuropatia tóxica antirretroviral (ATN) e acredita-se que resulte de inibição diferencial da polimerase do DNA mitocondrial por certos inibidores da transcriptase reversa nucleosídicos (ITRN), como didanosina (ddI), zalcitabina (ddC) e estavudina (d4T). Esses agentes, conhecidos como "fármacos d", são raramente usados atualmente, e os agentes ITRN mais novos apresentam muito menos probabilidade de causar esses sintomas. O diagnóstico geralmente é realizado clinicamente, com base nos sintomas e em um exame neurológico que revela ausência de reflexos no tornozelo e sensação vibratória e de picada de agulha anormais nos pés. Estudos de condução nervosa (NCS) e eletromiografia (EMG) são reservados para casos com apresentações atípicas. Os achados nos NCS tipicamente mostram potenciais de ação de nervos sensoriais e velocidade de condução reduzidos, enquanto a EMG revela características de denervação aguda ou crônica. É difícil, senão impossível, diferenciar HIV-DSP com base na etiologia subjacente para PVHIV que fizeram uso de fármacos d.

No caso de ATN, a remoção do agente agressor pode resultar em melhora, embora não necessariamente na resolução completa dos sintomas. O sucesso com agentes tipicamente usados para tratar a dor neuropática, como antidepressivos e anticonvulsivantes, tem sido baixo. Os agentes que se mostraram mais promissores, capsaicina tópica, lamotrigina, *cannabis* fumada e fator de crescimento do nervo humano recombinante, todos têm barreiras significativas ao seu uso. A lamotrigina deve ser titulada com cuidado para evitar o desenvolvimento de erupções cutâneas graves ou mesmo a síndrome de Stevens-Johnson, e algumas diretrizes não recomendam seu uso em razão da baixa relação risco-benefício. A capsaicina pode causar dor durante a administração, que é forte o suficiente para exigir opiáceos para analgesia. É importante excluir as causas potencialmente tratáveis de neuropatia distal, como diabetes melito, hipotireoidismo ou deficiência de B_{12}.

Um tipo menos comum de neuropatia periférica é a mononeurite múltipla (Capítulo 392). Nos estágios iniciais da infecção pelo HIV, a mononeurite múltipla normalmente é causada por inflamação relacionada ao HIV, enquanto, na presença de imunossupressão mais avançada, é importante excluir infecções oportunistas, principalmente o citomegalovírus (CMV). Os pacientes geralmente apresentam uma polineuropatia dolorosa e assimétrica envolvendo vários nervos de forma progressiva. O diagnóstico é confirmado por testes eletrofisiológicos. Para pacientes com a forma de início precoce, o tratamento geralmente é de suporte, pois a condição é autolimitada. No entanto, se for observada vasculite na biopsia do nervo, indica-se o tratamento com corticosteroides, imunoglobulina intravenosa (IVIG) ou plasmaférese. PVHIV raramente também podem desenvolver mononeuropatias de nervos cranianos ou periféricos. Pacientes com infecção aguda pelo HIV podem apresentar paralisia do nervo facial unilateral ou bilateral (paralisia de Bell). Outras manifestações incluem perda auditiva neurossensorial e "queda" do pé ou punho. O diagnóstico é confirmado por testes eletrofisiológicos. O tratamento com corticosteroides pode ser útil, mas a TAR não demonstrou ser benéfica.

PVHIV raramente podem desenvolver uma polineuropatia desmielinizante inflamatória (PDI). A PDI pode se apresentar agudamente como uma paralisia flácida simétrica ascendente rápida semelhante à síndrome de Guillain-Barré. Os pacientes apresentam arreflexia e fraqueza, mas não apresentam perda sensorial. Eles também podem ter disfunção autônoma e até desenvolver insuficiência respiratória. Os sintomas atingem o pico por volta das 4 semanas, com recuperação logo em seguida.

A PDI aguda normalmente se desenvolve no início da infecção pelo HIV e pode ocorrer no momento da soroconversão. O LCS na PDI aguda associada ao HIV pode ter pleocitose linfocítica leve (10 a 50 células/$\mu\ell$) e proteína ligeiramente elevada. Isso é diferente da síndrome de Guillain-Barré, na qual a análise do LCS tipicamente mostra proteína elevada, mas sem pleocitose.

Uma forma crônica, *polineuropatia desmielinizante inflamatória crônica* (CIDP), tem um curso recidivante e remitente por mais de 8 semanas. O tratamento para essas condições é semelhante ao de indivíduos não infectados pelo HIV com IVIG, corticosteroides e, potencialmente, plasmaférese.

Neuropatia autonômica

A neuropatia autonômica é tipicamente observada em quadros de AIDS avançada e pode ser assintomática ou pode ser uma causa de hipotensão ortostática, impotência e anormalidades na sudorese. Taquicardia em repouso pode ser observada em indivíduos assintomáticos. O exame patológico dos gânglios simpáticos revela degeneração neuronal e infiltração perivascular por células T e macrófagos. É importante considerar outras condições tratáveis em pacientes que apresentam esses achados, como cardiomiopatia e insuficiência suprarrenal, que também têm sido associadas à infecção pelo HIV.

Os tratamentos que foram testados para a hipotensão ortostática incluem comprimidos de cloreto de sódio, midodrina,[a] mineralocorticoides e meias de compressão.

[a]N.R.T.: A midodrina não está disponível no Brasil.

Mielopatia

A infecção pelo HIV tem sido associada ao desenvolvimento de mielopatia vacuolar. Essa entidade pode ocorrer em qualquer estágio da infecção pelo HIV, mas é mais comum com doença avançada. Na era pré-TARc, a maioria dos pacientes morria em 6 meses após o desenvolvimento dos sintomas. A apresentação típica é de paraparesia espástica lentamente progressiva (semanas a meses), com perda de vibração e sensação de posição. Alguns pacientes podem manifestar espasticidade nas pernas, mas ainda manter a força preservada. Os pacientes também costumam exibir marcha de base ampla. Os sintomas geralmente não envolvem as extremidades superiores. Sintomas urinários, como frequência, urgência e incontinência, são comumente observados. Visto que a demência pelo HIV era anteriormente um achado comum na AIDS avançada, acredita-se que sua coexistência possa ter obscurecido os sintomas de mielopatia concomitante. A RM da coluna geralmente é normal, mas pode mostrar atrofia da medula espinal ou anormalidades irregulares nas imagens ponderadas em T2. A coluna torácica superior tipicamente está envolvida. Os achados do LCS são inespecíficos, como leve elevação dos níveis de proteína ou pleocitose leve, mas ambos podem ser observados quando da infecção pelo HIV, mesmo na ausência de doença neurológica conhecida. A medição dos potenciais evocados somatossensoriais (SEPs) frequentemente é prolongada e pode ser anormal mesmo antes do desenvolvimento da doença clínica.

A patogênese da mielopatia associada ao HIV é desconhecida. No exame patológico, a desmielinização da coluna dorsal e dorsolateral é observada com vacúolos proeminentes nas bainhas de mielina. Não se acredita que o vírus invada diretamente a medula espinal; portanto, as alterações são consideradas relacionadas à ação de citocinas inflamatórias produzidas por macrófagos.

A mielopatia associada ao HIV é um diagnóstico de exclusão e é importante diferenciar de outras causas potencialmente tratáveis. Em particular, a apresentação clinicopatológica da mielopatia associada ao HIV é muito semelhante à observada na deficiência de B_{12} (Capítulo 155).

O vírus linfotrópico de células T humano tipo 1 (HTLV1) (Capítulo 354) é endêmico em áreas da América do Sul, sul do Japão, Caribe, partes do Oriente Médio e Papua-Nova Guiné. Indivíduos que usam drogas injetáveis também podem estar infectados, e PVHIV podem ser coinfectadas pelo HTLV1. O HTLV1 pode causar uma mielopatia conhecida como mielopatia associada ao HTLV1 (HAM) ou, alternativamente, paraparesia espástica tropical. No exame patológico, tipicamente os tratos corticospinais laterais, espinocerebelares e espinotalâmicos estão envolvidos, com preservação relativa das colunas posteriores. O exame do LCS para a produção intratecal de anticorpos para HTLV1 pode ajudar o estabelecimento do diagnóstico.

Um nível sensorial definido, em geral, não é visto na mielopatia associada ao HIV, e um diagnóstico alternativo deve ser investigado se esse achado for encontrado (Capítulo 372). Além disso, os pacientes que apresentam outras características atípicas, como progressão rápida da doença, dor nas costas ou sintomas constitucionais, devem receber uma avaliação detalhada para a ampla gama de doenças infecciosas e malignas que podem envolver a medula espinal.

O benefício da TARc não está claro na mielopatia associada ao HIV, e a base do tratamento é controlar os sintomas relacionados à espasticidade. Os tratamentos mais comuns incluem baclofeno, tizanidina e toxina botulínica.

Miopatia

O ITRN zidovudina (AZT) foi associado à miopatia tóxica em 0,4% dos pacientes que receberam o medicamento. Os pacientes geralmente desenvolvem fraqueza no ombro proximal e na cintura pélvica após mais de 6 meses de tratamento. O mecanismo de toxicidade deve-se à inibição da DNA polimerase mitocondrial nos músculos e, na biopsia muscular, destaca-se a presença de fibras vermelhas irregulares e mitocôndrias anormais. A descontinuação do AZT geralmente resulta em melhora da mialgia ou fraqueza, embora os sintomas possam progredir inicialmente antes de melhorar.

Vale ressaltar que, ao contrário dos ITRN fármacos d, o AZT não foi associado à neuropatia periférica. Acredita-se que isso ocorra em função das afinidades distintas do ITRN para ligação à DNA polimerase mitocondrial em diferentes tecidos.

É importante estar atento à toxicidade potencial relacionada ao uso de estatinas, particularmente em pacientes que fazem uso de inibidores de protease (IP) do HIV ou o potenciador farmacocinético cobicistate, porque as interações medicamentosas podem aumentar os níveis sanguíneos de todas as estatinas, exceto pitavastatina.

A polimiosite associada ao HIV (HIV-PM) é uma condição rara, com incidência inferior a 1%, mas se apresenta de forma semelhante à polimiosite autoimune (Capítulo 253). Na verdade, as duas entidades são essencialmente indistinguíveis, tanto clínica quanto patologicamente. A HIV-PM pode ser observada em qualquer estágio da infecção pelo HIV e os pacientes apresentam fraqueza muscular proximal simétrica lentamente progressiva. Entre 25 e 50% dos pacientes queixam-se de mialgias e 90% terão creatinofosfoquinase (CPK) elevada. Os níveis de CPK não se correlacionam ao grau de fraqueza muscular. Como esses achados são inespecíficos, testes adicionais com EMG ou biopsia muscular são necessários para confirmar o diagnóstico. A EMG pode estar normal, apesar da HIV-PM comprovada por biopsia. A biopsia muscular tipicamente revela inflamação com infiltração de linfócitos CD8 e raros focos de necrose dispersos. Assim como na polimiosite autoimune, o tratamento tipicamente é realizado com corticosteroides. As terapias de segunda linha incluem IVIG, metotrexato e azatioprina.

Disfunção cerebrovascular

Vários estudos de coorte observacionais mostraram taxas mais altas de acidente vascular encefálico (AVE) isquêmico e hemorrágico em PVHIV na era TARc.[6] A prevalência de fatores de risco tradicionais, como diabetes melito, hiperlipidemia, tabagismo e hipertensão é elevada em PVHIV em comparação com a população em geral. No entanto, após o ajuste para esses fatores de risco clássicos, o risco elevado ainda foi estimado em 20 a 80%. O aumento da ativação imune e a inflamação crônica foram apontadas como causas prováveis.

MANIFESTAÇÕES RENAIS DO HIV

A prevalência de doença renal em PVHIV foi relatada entre 2,4 e 12% e a de proteinúria entre 10 e 30%. Tanto a lesão renal aguda (LRA) quanto a doença renal crônica (DRC) ocorrem mais comumente em PVHIV e estão associadas ao aumento da morbidade e mortalidade.[7] A LRA é mais comumente resultado de infecção sistêmica, sepse ou efeitos adversos relacionados aos medicamentos. A DRC é definida como função renal diminuída com uma taxa de filtração glomerular (TFG) de menos de 60 mℓ/min com duração de mais de 3 meses. A DRC pode estar relacionada à própria infecção pelo HIV, aos medicamentos usados para tratar o vírus ou às comorbidades, como diabetes melito e hipertensão arterial, que estão se tornando mais prevalentes conforme a população de PVHIV envelhece.[8]

A infecção pelo HIV também afeta desproporcionalmente os afro-americanos, um grupo que apresenta predisposição semelhante à doença renal. A coinfecção pelo HCV e HIV pode predispor a complicações renais, pois a infecção pelo HCV por si está associada à formação de imunocomplexos e glomerulonefrite membranoproliferativa.

Além das causas específicas do HIV para a DRC, a nefropatia membranosa pode ser observada em PVHIV que também têm sífilis (Capítulo 303) ou infecção crônica pelo vírus da hepatite B (HBV) (Capítulo 140).

Diretrizes para o rastreamento e o tratamento da doença renal em pacientes infectados pelo HIV foram desenvolvidas pela HIV Medicine Association (HIVMA), da Infectious Disease Society of America (IDSA). Em resumo, recomenda-se que a TFG seja monitorada no início do estudo, quando a TARc for iniciada ou alterada, e pelo menos duas vezes ao ano em PVHIV que se encontrem estáveis. Em indivíduos com maior risco de desenvolver DRC, medidas mais frequentes devem ser consideradas. A urinálise e a microalbumina/creatinina pontuais devem ser verificadas no início do estudo, quando a TARc é iniciada ou alterada, e pelo menos anualmente em pacientes estáveis.

Os pacientes devem ser encaminhados a um nefrologista para avaliação se houver diminuição persistente da TFG de mais de 25%, o que resulta em uma depuração de menos de 60 mℓ/min, e quando a proteinúria excede 300 mg/dia ou está associada à hematúria. Pacientes com DRC avançada e TFG inferior a 30 mℓ/min também devem ser encaminhados (Figura 366.1).

O controle adequado das comorbidades, como diabetes melito e hipertensão arterial, também é importante para atenuar a progressão da doença renal. A meta para o controle da pressão arterial deve ser 130/80 mmHg. Os inibidores da enzima conversora de angiotensina (IECA) ou bloqueadores do receptor de angiotensinogênio (BRAs) são tipicamente usados como agentes de primeira linha por seus efeitos benéficos na proteinúria.

Nefropatia associada ao HIV

A nefropatia associada ao HIV (HIVAN) foi descrita pela primeira vez em 1984 e pode manifestar-se como LRA ou DRC. Normalmente, os pacientes apresentam proteinúria na faixa nefrótica. Antes da TARc, ela quase sempre progredia rapidamente para doença renal em estágio terminal (ESRD). Ao contrário dos pacientes com proteinúria de faixa nefrótica por outras etiologias, os pacientes com HIVAN tipicamente não apresentam edema periférico. Acredita-se que isso se deva a um componente perdedor de sal concomitante à nefropatia em HIVAN. A HIVAN ocorre quase exclusivamente em indivíduos de origem africana – cerca de 90% dos indivíduos são de tal origem – e é mais comumente observada em casos avançados de AIDS. O próximo grupo demográfico mais comum é o hispânico. É extremamente raro ver HIVAN em um indivíduo caucasiano. A base genética para essa observação foi atribuída a polimorfismos no cromossomo 22q12. Um gene nesse cromossomo codifica a apolipoproteína L1 (APOL1). APOL1 foi encontrada em podócitos e em células renais tubulares e arteriais proximais, entre outras. Demonstrou-se que a superexpressão de APOL1 pode resultar em autofagia e morte celular. Os alelos de risco APOL1 ocorrem por mutações *missense* das variantes G1 e G2. A frequência desses polimorfismos varia geograficamente, observando-se maior frequência na África Ocidental.[9] APOL1 foi associada à diminuição da suscetibilidade à infecção por *Trypanosoma brucei*, e as variantes observadas em indivíduos de origem no oeste da África provavelmente proporcionaram uma vantagem de sobrevivência em algum momento.

A patogênese da HIVAN é atribuída à infecção direta dos podócitos renais pelo HIV, levando a desdiferenciação e apoptose com apagamento dos processos podocitários. Tanto as células epiteliais tubulares como as glomerulares podem estar infectadas. Acredita-se que a inflamação relacionada à infecção viral crônica e à desregulação imune também contribua para a patogênese. O aspecto histopatológico observado a partir da biopsia renal é muito característico na HIVAN e revela glomerulosclerose segmentar focal (GESF) com colapso dos glomérulos e dilatação tubular microcística. O acúmulo de material proteico resulta em rins atipicamente maiores na ESRD. Outras condições que podem resultar em rins maiores, em vez de diminuídos, na ESRD são diabetes melito, doença renal policística e amiloidose.

O risco de HIVAN diminuiu 60% após a TARc, sendo a TARc a base do tratamento para HIVAN. Os IECA são frequentemente usados como terapia adjuvante. Corticosteroides têm sido usados em pacientes com insuficiência renal progressiva, apesar dessas terapias. Reduções na proteinúria e melhora na TFG foram observadas com o uso de esteroides, mas à custa de um risco aumentado de infecção.

Doença renal por imunocomplexo associada ao HIV

Doença renal por imunocomplexo associada ao HIV (HIVICK) refere-se a um grupo heterogêneo de condições caracterizadas por deposição de imunoglobulina G (IgG) ou imunocomplexo e é o segundo diagnóstico mais comum realizado na biopsia renal.[10] Glomerulonefropatias de imunocomplexo, nefropatia por IgA e glomerulonefrite semelhante à do lúpus são todas abrangidas pela HIVICK. As manifestações renais dessa doença dependem da localização e extensão dos depósitos glomerulares. Proteinúria pode ser de variação nefrótica. Hematúria, diminuição da TFG e baixos níveis séricos de complemento também são frequentemente observados.

Diferentemente da HIVAN, não parece haver uma associação com APOL1 e, portanto, HIVICK pode ser observada em vários grupos étnicos diferentes. A biopsia geralmente revela deposição de imunocomplexos nas regiões mesangial e perimesangial. Pacientes com HIVICK geralmente apresentam doença renal mais branda e imunossupressão menos avançada quando a doença renal é reconhecida do que aqueles com HIVAN. Há também menos probabilidade de a HIVICK progredir para ESRD do que a HIVAN. O papel da terapia ARV não é claro.

Microangiopatia trombótica associada ao HIV

As microangiopatias trombóticas (MATs) incluem púrpura trombocitopênica trombótica (PTT), que pode ser hereditária, adquirida ou relacionada a medicamentos, e síndrome hemolítico-urêmica atípica (SHUa). As MATs ocorrem com maior frequência em PVHIV, mas apresentam-se

Avaliação qualitativa para risco de doença renal

- Raça
- História familiar de doença renal
- Contagem de linfócitos CD4+*
- Nível de RNA do HIV*
- História de uso de fármacos nefrotóxicos
- Comorbidades*
  - Diabetes melito
  - Hipertensão arterial
  - Coinfecção pela hepatite

↓

Rastreamento para diagnóstico

- Proteinúria
  [fita reagente na amostra de urina matinal] — Valores anormais ≥ 1+
- Hematúria
  [fita reagente na amostra de urina matinal]
- Creatinina sérica
  [estimar a depuração da creatinina ou cálculo da eTFG com a fórmula apropriada†]
- Fosfato sérico — Valores anormais < 2,5 mg/dℓ

Valores anormais

- Proteinúria
  Avaliação da relação proteína/creatinina na amostra de urina [uP/uCr] ou urina de 24 h.
  Se confirmado, encaminhar ao nefrologista para avaliação
- Hematúria
  encaminhar ao nefrologista para avaliação
- eTFG < 69 mℓ/min/1,73 m²
  monitorar a cada 3 a 4 meses
- eTFG < 60 mℓ/min/1,73 m²,
  encaminhar ao nefrologista para avaliação
- eTFG diminuindo ao longo do tempo,
  encaminhar ao nefrologista para avaliação
- Fosfato sérico < 2,5 mg/dℓ,
  encaminhar ao nefrologista para avaliação

Se eTFG < 80 mℓ/min/1,73 m², ajustar a dosagem do medicamento de acordo

Valores normais

- Monitorar anualmente em pacientes virgens em ART
- Repetir antes de iniciar a TAR, após 4 semanas e monitorar anualmente
- Se a ART se basear em TDF: após 2, 4 e 12 semanas, então monitorar a cada 6 meses

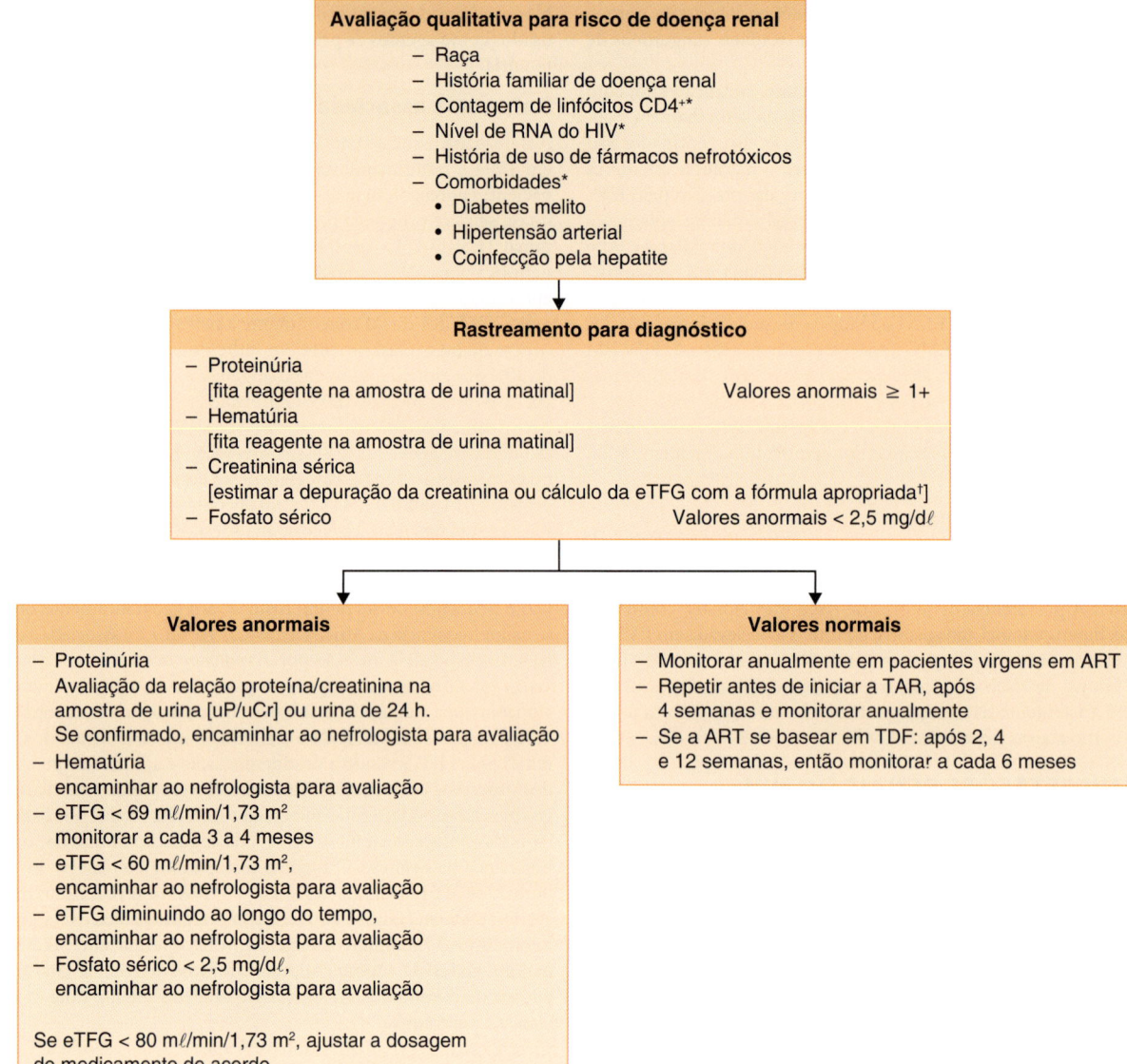

FIGURA 366.1 **Diretrizes para rastreamento e manejo da doença renal em pacientes infectados pelo HIV.** *Reavaliação periódica. †Usar Cockcroft-Gault ou MDRD; usar CKD-EPI apenas se a creatininemia for estimada por Roche IDMS enzimático. ART = terapia antirretroviral; CKD-EPL = colaboração epidemiológica da doença renal crônica; eTFG = taxa de filtração glomerular estimada; MDRD = modificação da dieta na doença renal; TDF = tenofovir. (Modificada de HIV Medicine Association of the Infectious Diseases Society of America. De Maggi P, Bartolozzi D, Bonfanti P, et al. Renal complications in HIV disease: between present and future. *AIDS Rev*. 2012;14:37-53.)

de maneira semelhante em indivíduos não infectados pelo HIV. O quinteto clássico para PTT é descrito como febre, trombocitopenia, anemia hemolítica, anormalidades neurológicas e anormalidades renais (Capítulo 163). No entanto, os achados renais são muito menos comuns na PTT do que na SHUa, em que predominam as anormalidades renais. *Grosso modo*, essas duas síndromes são bastante diferentes e, embora a TTP tipicamente responda à plasmaférese, a SHUa é tratada com eculizumabe, um anticorpo monoclonal para complementar C5. (Ver também Microangiopatia trombótica sob o título Hematologia e oncologia, adiante.)

Nefrotoxicidade induzida por fármacos

Atualmente, o agente ARV mais associado à nefrotoxicidade é o fumarato de tenofovir disoproxila (TDF). O TDF é um ITRN amplamente utilizado para o tratamento do HIV e para a profilaxia pré-exposição (PrEP), em que é administrado como um medicamento formulado com entricitabina (FTC) como Truvada®.

A excreção do tenofovir (TFV) requer uma combinação de filtração glomerular e secreção tubular ativa. O influxo de tenofovir é mediado pelos transportadores de ânions orgânicos humanos (hOAT) 1 e 3 no lado basolateral da célula tubular renal proximal. O efluxo é por meio das proteínas de resistência a múltiplos fármacos (MRPs) 2 e 4. O TDF causa, caracteristicamente, lesão tubular renal proximal, particularmente após uso prolongado. Indivíduos mais velhos, com menor massa corporal ou com comorbidades que predisponham a complicações renais, como hipertensão arterial e diabetes melito, apresentam risco mais alto de toxicidade renal por TDF. Os pacientes podem apresentar síndrome de Fanconi típica com glicosúria euglicêmica, proteinúria, hipopotassemia, hipouricemia, hipofosfatemia e acidose metabólica ou com apenas um desses achados, mais comumente glicosúria ou hipopotassemia isolada.

Dada a alta prevalência de diabetes e pré-diabetes no mundo desenvolvido, pode ser um desafio determinar se a glicosúria isolada deve-se ao pré-diabetes ou à nefrotoxicidade do TDF. Se houver preocupação com a nefrotoxicidade do TDF, testes adicionais para dano tubular, como medição da excreção fracionada de fósforo, podem ser úteis. A disfunção glomerular com diminuição da TFG pode ser observada como um achado isolado ou pode coincidir com as anormalidades tubulares descritas anteriormente.

A toxicidade do TDF pode ser mais alta em razão das interações medicamentosas que desencadeiam elevação dos níveis plasmáticos de TFV. O ritonavir e o cobicistate são usados intencionalmente como intensificadores farmacocinéticos com certos medicamentos ARV, mas também podem aumentar adversamente a concentração plasmática do TFV. Da mesma forma, ledipasvir/sofosbuvir, que é usado para o tratamento do HCV, pode causar níveis elevados de TFV em pacientes coinfectados.

Polimorfismos no gene *ABCC2*, que codifica o transportador celular MRP2, foram envolvidos em um risco elevado de toxicidade por TDF em indivíduos que têm os alelos CC em vez de CT ou TT na posição 24.

Estudos mais recentes também descobriram que polimorfismos em *ABCC4*, que codifica o outro transportador envolvido no efluxo de tenofovir, pode ter impacto semelhante na toxicidade.[11]

O diagnóstico de nefrotoxicidade por TDF baseia-se na apresentação clínica e só requer biopsia renal se a apresentação for atípica. A descontinuação imediata do TDF é crítica se houver suspeita de nefrotoxicidade para evitar danos potencialmente irreversíveis. Uma nova formulação de TDF, alafenamida de tenofovir (TAF), é menos nefrotóxica em razão dos níveis circulantes mais baixos do metabólito tenofovir e do aumento da captação nas células do sistema imune em baixa concentração plasmática. O TAF, portanto, não leva ao acúmulo de TFV nas células tubulares proximais. O TAF foi aprovado para uso em pacientes com TFG de 30 mℓ/min.

Todos os IP do HIV apresentam baixa solubilidade na urina. No entanto, apenas indinavir e atazanavir foram associados a cristalúria e nefrolitíase franca (Capítulo 117) com alguma frequência. A probabilidade de desenvolver cristalúria parece aumentar quanto maior for a duração da terapia.

Foi descrito que 20% dos pacientes que fazem uso de indinavir podem desenvolver cristalúria, mas uma porcentagem muito menor (3%) terá, na verdade, nefrolitíase. Os pacientes podem ser assintomáticos ou se queixar de dor ou desconforto no flanco/irritação ao urinar. Os cálculos são, em grande parte, constituídos por cristais de indinavir ou atazanavir e são radiotransparentes; portanto, uma radiografia de rotina não será reveladora. Os pacientes podem ser instruídos a coar a urina para coletar cristais/cálculos para análise ou outras imagens radiográficas (p. ex., tomografia computadorizada [TC]) podem ser obtidas. A nefrite intersticial (Capítulo 114), que se apresenta como piúria estéril, também foi descrita com indinavir e, em muito menor extensão, com atazanavir. Se não for reconhecido e o medicamento descontinuado, pode evoluir para cicatrizes crônicas e DRC. Sulfametoxazol-trimetoprima (SMX-TMP) é outro medicamento frequentemente usado em PVHIV e é uma causa conhecida de nefrite intersticial.

Foscarnete e cidofovir são medicamentos usados para tratar a infecção por CMV e são raramente usados atualmente; no entanto, eles estão associados a um potencial significativo de nefrotoxicidade.

Ao contrário dos IP e ITRNN, os ITRN (com exceção do abacavir) são excretados principalmente pelos rins e devem ter sua dose ajustada para o comprometimento da função renal. Por outro lado, outros agentes ARV, como rilpivirina e dolutegravir, um inibidor da transferência de fita da integrase, e o intensificador farmacocinético, cobicistate, podem aumentar artificialmente os níveis de creatinina, interferindo na secreção tubular de creatinina. A alteração na medição da creatinina é da ordem de 0,14 mg/dℓ. A rilpivirina e o dolutegravir inibem o transportador renal OCT2, que está localizado na membrana basolateral das células tubulares proximais, enquanto o cobicistate inibe predominantemente o transportador renal MATE1 na membrana luminal. A TFG real, entretanto, não é diminuída. É importante estar ciente desse achado para que os medicamentos não sejam subdosados erroneamente. A medição da cistatina C pode ajudar a esclarecer se há nefrotoxicidade real nessa situação.

Alguns pacientes podem usar suplementos proteicos e, em particular, creatina. A creatina é outra causa do aumento artificial da creatinina. É importante consultar os pacientes sobre todos os suplementos que eles usam, pois essas informações podem não ser fornecidas voluntariamente. Também há um equívoco frequente por parte dos pacientes de que os suplementos são seguros, mas os suplementos podem sofrer interações com agentes ARV e outros medicamentos, além de causar toxicidade.

Doença renal em estágio terminal

PVHIV e ESRD são candidatas à hemodiálise ou diálise peritoneal, e a mortalidade associada ao início da diálise diminuiu dramaticamente na era TARc. Tal como acontece com a ESRD na população em geral, é importante prever quando pode ser necessário iniciar a terapia de reposição renal. Um enxerto arteriovenoso ou fístula deve ser colocado com antecedência para evitar ou minimizar o tempo que um cateter vascular será necessário para hemodiálise, em razão do risco de infecção. Da mesma maneira, dar tempo suficiente para um cateter Tenckhoff amadurecer pode evitar a necessidade de hemodiálise temporária nos pacientes que planejam iniciar a diálise peritoneal.

Além da necessidade de ajuste da dose com base na TFG, é importante observar que os ITRN, exceto o abacavir, não são fortemente ligados às proteínas e podem ser removidos por diálise; portanto, devem ser administrados após a diálise. Os inibidores da integrase, ITRNN e IP, entretanto, não são tipicamente removidos por diálise.

PVHIV também devem ser consideradas para avaliação de transplante, porque tanto a sobrevivência quanto a mortalidade do enxerto se comparam favoravelmente aos indivíduos não infectados pelo HIV. Um ensaio em andamento, o estudo HOPE, foi projetado para avaliar a segurança do transplante renal a partir de doadores infectados pelo HIV para receptores infectados pelo HIV.

Dada a escassez de rins disponíveis para transplante, se esse estudo for bem-sucedido, ele poderá diminuir significativamente o tempo de espera de PVHIV com necessidade de transplante renal.

A complexidade adicional das interações medicamentosas entre os agentes ARV e os imunossupressores frequentemente usados, que também são metabolizados pela via do citocromo P-450, como o tacrolimo, requer acompanhamento rigoroso e monitoramento dos níveis dos medicamentos, quando possível. A comunicação próxima entre a equipe de transplante e o médico responsável pelo tratamento do HIV é crítica antes que os medicamentos ARV sejam ajustados para evitar consequências potencialmente catastróficas. Dependendo das alterações dos medicamentos ARV, os medicamentos imunossupressores também podem precisar ser ajustados para evitar a rejeição do transplante decorrente da diminuição repentina nos níveis de imunossupressores ou, inversamente, a toxicidade do medicamento a partir dos níveis de imunossupressores supraterapêuticos.

HEMATOLOGIA E ONCOLOGIA

Citopenia

Qualquer linhagem celular hematopoética pode estar diminuída no quadro de infecção pelo HIV, e isso pode se manifestar com uma ou várias linhagens celulares afetadas. A patogênese das citopenias relacionadas ao HIV é multifatorial.[12] O HIV pode infectar diretamente as células progenitoras hematopoéticas. Além disso, a medula óssea, que influencia o desenvolvimento das linhagens celulares, é afetada pelas citocinas inflamatórias geradas pela desregulação imune resultante da infecção pelo HIV. Como tal, as citopenias tendem a aumentar na presença de imunossupressão mais avançada e melhorar após TARc.

As citopenias também podem resultar da infiltração da medula óssea por uma doença maligna ou uma infecção oportunista no quadro de AIDS avançada. Micobactérias disseminadas, especialmente o complexo *Mycobacterium avium*, ou infecções fúngicas, principalmente histoplasmose, devem ser patógenos comuns a serem considerados. Em partes do globo onde a leishmaniose visceral é endêmica, esta é outra etiologia potencialmente importante. A maioria das PVHIV com linfoma de Hodgkin ou linfoma não Hodgkin (LNH) (Capítulos 176 e 177) tem envolvimento da medula óssea no momento da apresentação. A doença de Castleman multicêntrica está associada à desregulação de citocinas e a altos níveis da citocina pró-inflamatória interleucina-6 (IL-6). Os indivíduos com essa doença geralmente manifestam febre alta, linfadenopatia e citopenias profundas.

Os medicamentos usados tanto no tratamento do HIV quanto no tratamento das suas complicações também são etiologias importantes a serem consideradas. A zidovudina (AZT) foi o primeiro ARV a ser usado no tratamento do HIV e frequentemente causava anemia macrocítica e neutropenia. Atualmente, esse agente raramente é usado porque os agentes mais recentes apresentam perfis de toxicidade mais favoráveis. Curiosamente, o AZT não está associado à trombocitopenia e, em vez disso, demonstrou ser benéfico no tratamento da trombocitopenia associada ao HIV, conforme discutido posteriormente. Outros medicamentos ainda amplamente usados, como o SMX-TMP e o ganciclovir, comumente causam citopenias, principalmente quando usados no tratamento, em vez de doses profiláticas para infecções oportunistas.

As deficiências nutricionais, em particular B_{12}, folato e ferro, são mais comuns em locais com poucos recursos, mas ainda são etiologias importantes a serem consideradas em locais ricos em recursos e são eminentemente tratáveis.

Anemia

A maior incidência de anemia é observada em PVHIV que ainda não estão fazendo terapia ARV, e a anemia é mais comum em indivíduos com AIDS sintomática. A prevalência de anemia diminuiu de 23% na era pré-TARc para 4% em indivíduos em TARc. Além dos fatores discutidos anteriormente, a anemia isolada pode ser resultado de hemólise mediada por anticorpos ou relacionada a medicamentos e certas infecções (Tabela 366.2).

Autoanticorpos para antígenos de hemácias são observados de maneira relativamente comum em pessoas com HIV. Um estudo observou que 18% das PVHIV apresentavam teste de Coombs direto positivo em comparação com apenas 0,6% do grupo não infectado pelo HIV. Entretanto, a anemia hemolítica autoimune clinicamente significativa (Capítulo 151) é rara. Indivíduos com deficiência de glicose-6-fosfato desidrogenase (G6PD) (Capítulo 152) apresentam risco de sofrer hemólise na presença de certos medicamentos usados em PVHIV, principalmente dapsona e primaquina. Portanto, é muito importante rastrear a deficiência de G6PD antes do uso de medicamentos que possam causar estresse oxidativo. Acredita-se que a anemia hemolítica da ribavirina ocorra em função da lesão oxidativa às membranas das hemácias, levando ao aumento da hemólise extravascular pelo sistema reticuloendotelial.

A malária (Capítulo 324) é uma causa importante de anemia em pacientes coinfectados na África Subsaariana. A infecção pelo parvovírus B19 (Capítulo 347) pode causar anemia grave, incluindo crise aplásica ou aplasia pura hematocitária, mas é prontamente tratável por IGIV.

Os agentes estimuladores da hematopoese (AEEs) foram aprovados pela Food and Drug Administration (FDA) dos EUA para o tratamento da anemia refratária. Os AEEs têm se mostrado eficazes para anemia refratária em PVHIV com níveis de eritropoetina sérica (EPO) inferiores a 500 UI/ℓ. No entanto, o reconhecimento pós-comercialização de uma associação entre o uso de AEE e o aumento das complicações cardiovasculares em pacientes com DRC ou malignidade também levou a uma redução significativa em seu uso em PVHIV.

Tabela 366.2 Avaliação e manejo da anemia em indivíduos infectados pelo HIV.

ETIOLOGIA	AVALIAÇÃO	TRATAMENTO
Infecção pelo HIV não controlada	Carga viral do HIV	Terapia antirretroviral
Inflamação crônica	Excluir outras etiologias como a seguir	Agentes estimuladores de hematopoese para anemia refratária
Nutricional	B_{12}, folato, exames de ferro Endoscopia conforme indicado se o ferro for baixo	Suplementação Tratamento da doença subjacente
Relacionada com a medicação	**Rever lista de medicamentos** Supressão da medula óssea: AZT, SMX-TMP, quimioterapia Hemólise (ver abaixo) Dapsona, primaquina, ribavirina	Trocar a medicação sempre que possível, terapia de suporte com agentes estimuladores da hematopoese
Microangiopatia trombótica	Esfregaço periférico para esquistócitos, nível de ADAMTS13	Plasmaférese para PTT Eculizumabe para SHU atípica
Anemia hemolítica	LDH, contagem de reticulócitos, haptoglobina, bilirrubina indireta	
1. Autoimune	Teste de Coombs	Corticosteroides
2. Relacionada à medicação	Dapsona, primaquina (deficiência de G6PD)	Descontinuar dapsona, primaquina Reduzir a dose de ribavirina
Parvovírus B19	PCR para parvovírus B19 Biopsia de medula óssea (pronormoblastos)	Imunoglobulina intravenosa
Infiltração da medula óssea	Antígeno de urina/sangue do histoplasma Hemocultura para MAI LDH para linfoma Biopsia da medula óssea se os testes não invasivos não forem reveladores	Tratamento da etiologia subjacente

AZT = zidovudina; SMX-TMP = sulfametoxazol-trimetoprima; ADAMTS13 = desintegrina e metaloproteinase com motivo de trombospondina tipo 1, membro 13; LDH = lactato desidrogenase; G6PD = glicose-6-fosfato desidrogenase; PCR = reação em cadeia da polimerase; MAI = *Mycobacterium avium-intracellulare*; PTT = púrpura trombocitopênica trombótica; SHU = síndrome hemolítico-urêmica.

Leucopenia

A infecção pelo HIV foi associada à diminuição do fator estimulador de colônias de granulócitos endógeno (G-CSF), com diminuição resultante nas células progenitoras granulocíticas e macrófagos. O tratamento com medicamentos ARV foi associado à melhora na leucopenia nesse quadro.

Medicamentos como AZT, SMX-TMP e ganciclovir também foram frequentemente envolvidos como agentes causadores de leucopenia. Embora o risco de infecção bacteriana tenha se mostrado mais alto em uma contagem absoluta de neutrófilos (ANC) de menos de 1.000 células/μℓ, e em particular se inferior a 500 células/μℓ, o risco absoluto de infecção bacteriana em PVHIV ainda parece ser relativamente baixo em três a cinco infecções por pessoa-mês conforme descrito em um estudo. No entanto, parece razoável considerar o uso de G-CSF (Capítulo 147) em pacientes que apresentam neutropenia profunda, apesar da remoção do agente agressor. Em apoio a isso, um estudo controlado randomizado de 258 indivíduos com ANC inferior a 0,200 células/μℓ mostrou diminuição na mortalidade quando usado G-CSF em comparação com o grupo-controle.

Trombocitopenia

A trombocitopenia foi comumente observada na era pré-TARc, com até 40% das PVHIV desenvolvendo trombocitopenia em algum momento da vida.

A TARc também levou à uma redução significativa na incidência de trombocitopenia. Os pacientes podem apresentar trombocitopenia em qualquer estágio da infecção pelo HIV; no entanto, é mais comumente observada na doença avançada. Quando manifestada durante os estágios iniciais da infecção pelo HIV, acredita-se que a autoimunidade desenvolvida por reação cruzada de anticorpos à glicoproteína gp160/120 do envelope do HIV e a glicoproteína plaquetária IIb/IIIa seja um fator que contribui de forma importante para a patogênese.

Para aqueles indivíduos que apresentam trombocitopenia durante os estágios finais da AIDS, a infecção direta de megacariócitos é considerada um mecanismo mais importante.

O estado de ativação imune observado na infecção crônica pelo HIV também está associado a níveis elevados de proteína C reativa (CRP). A CRP é conhecida por ser um fator importante na destruição de plaquetas mediada por IgG em virtude do aumento da fagocitose de plaquetas opsonizadas.

Na ausência de um distúrbio de coagulação sobreposto ou do uso de medicamentos que afetem a atividade plaquetária, como agentes inflamatórios não esteroides (AINEs), é incomum ver sangramento significativo em pacientes com contagens de plaquetas acima de $10 \times 10^3/\mu\ell$.

O tratamento para a trombocitopenia associada ao HIV (Capítulo 163) é a supressão viral com terapia ARV. Para aqueles indivíduos que não respondem a esse tratamento, os corticosteroides, a IVIG ou a imunoglobulina anti-D (se o paciente não for esplenectomizado e for Rh positivo) mostraram-se benéficos. Os corticosteroides aumentam a contagem de plaquetas em 40 a 80% dos indivíduos; no entanto, apenas 10 a 20% apresentam remissão a longo prazo. IVIG é cara e de benefício a curto prazo; portanto, normalmente é reservada para uso antes de procedimentos invasivos ou quando houver um quadro de sangramento agudo. A esplenectomia cirúrgica e a irradiação esplênica têm sido usadas em casos particularmente refratários. É importante certificar-se de que os pacientes sejam vacinados adequadamente contra organismos encapsulados, como *Neisseria meningitidis*, *Haemophilus influenzae* e *Streptococcus pneumoniae* antes da remoção ou irradiação do baço.

Mais recentemente, análogos do receptor de trombopoetina, como eltrombopague e romiplostim, têm sido usados com algum sucesso em casos de trombocitopenia refratária relacionada ao HIV. Em razão das preocupações sobre o risco potencial elevado de trombose, é importante usar a menor dose desses medicamentos necessária para obter uma contagem de plaquetas aceitável.

Microangiopatia trombótica

A PTT caracteriza-se por febre, trombocitopenia, anemia hemolítica, anormalidades neurológicas e anormalidades renais (Capítulo 163). A SHUa geralmente não está associada a sintomas neurológicos, mas a lesão renal é um achado importante. Pode ser difícil realizar diferenciação entre essas duas entidades e, juntas, essas duas síndromes constituem as MATs. Uma potencial característica para diferenciação é que a PTT está associada a um nível diminuído da enzima de clivagem do fator de von Willebrand

ADAMTS13, mas a SHUa não está. Em indivíduos não infectados pelo HIV, a diminuição da ADAMTS13 é mediada por autoanticorpos e responde à terapia com plasmaférese. Níveis gravemente baixos de ADAMTS13 também foram descritos na PTT associada ao HIV. O tratamento com TAR é, portanto, importante no manejo dessa condição. De fato, a incidência de MAT em PVHIV diminuiu de 1,4 a 7% na era pré-TARc para 0,3% após o uso amplo de TARc. É importante distinguir SHUa de PTT porque a primeira não está associada a anticorpos para ADAMTS13 e não responde à plasmaférese, mas pode responder ao eculizumabe, um anticorpo monoclonal para complemento C5.

Estado de hipercoagulabilidade

Vários fatores têm sido envolvidos na tendência protrombótica em PVHIV. É provável que um dos principais fatores contribuintes seja o estado pró-inflamatório e a ativação imune observada na infecção crônica pelo HIV. Outros fatores incluem anticorpos antifosfolipídios, como anticoagulante lúpico e deficiência adquirida de proteínas S e C (Capítulo 73). Até 64% das PVHIV apresentam anticorpos anticardiolipina.

É importante observar que os fatores de risco clássicos para trombose, como obesidade, hiperlipidemia e hipertensão arterial, também ocorrem de forma desproporcional na população infectada pelo HIV.

O acetato de megestrol foi usado com frequência na era pré-TARc para estimulação do apetite e como tratamento para a emaciação do HIV. O efeito protrombótico desse medicamento está bem descrito.

Doenças malignas definidoras de AIDS

Linfoma não Hodgkin sistêmico (LNH), sarcoma de Kaposi (SK) e câncer de colo do útero invasivo são observados em taxas substancialmente mais altas em PVHIV do que na população em geral e constituem o que historicamente tem sido chamado de *doenças malignas definidoras de AIDS*.[13] Antes da TARc, o risco de SK era 2.800 vezes maior em PVHIV do que na população em geral, e de LNH e câncer de colo do útero era 10 vezes e três a quatro vezes mais alto, respectivamente. Essas doenças malignas estão todas associadas a infecções virais oncogênicas específicas. O SK está associado ao herpes-vírus humano 8 (HHV8), também conhecido como herpes-vírus associado ao sarcoma de Kaposi (SKHV), o LNH está associado ao vírus Epstein-Barr (EBV) e o câncer de colo do útero, ao papilomavírus humano (HPV). Dessa maneira, o grau de imunossupressão é um fator importante que leva ao aumento da incidência dessas doenças malignas, resultante da falta de controle imunológico dos respectivos vírus oncogênicos. Além do câncer do colo do útero, a incidência de outras doenças malignas definidoras de AIDS diminuiu significativamente desde a introdução da TARc.

A maioria das PVHIV será capaz de tolerar esquemas de quimioterapia padrão. No entanto, é importante estar atento ao potencial de interações medicamentosas em pacientes que estão em esquemas de IP do HIV ou que contenham o potenciador farmacocinético cobicistate. Se houver preocupações relacionadas à toxicidade significativa, pode ser necessário suspender a terapia ARV durante a quimioterapia. Em geral, entretanto, é preferível continuar a terapia ARV sempre que possível.

Linfoma não Hodgkin

Os LNH definidores de AIDS são todos linfomas de células B maduros (Capítulo 176) e incluem linfoma difuso de grandes células B (DLBCL), linfoma primário do sistema nervoso central (PCNSL), linfoma de Burkitt, linfoma primário de efusão e linfoma plasmablástico (PBL). O linfoma de grandes células B (DLBCL) e o PCNSL estão intimamente associados à infecção pelo EBV e ocorrem sob imunossupressão mais avançada. O PCNSL, em particular, é tipicamente observado quando as contagens de CD4 são inferiores a 50 células/μℓ. O linfoma de Burkitt está associado ao EBV em 25 a 40% dos casos e pode se desenvolver no início da infecção pelo HIV. A incidência de LNH diminuiu substancialmente após o início da TARc, mais notavelmente o PCNSL; no entanto, o LNH ainda é a doença maligna definidora de AIDS mais comum.

Dos LNHs associados ao HIV, DLBCL é o mais comumente visto e é geralmente tratado com R-CHOP (rituximabe, ciclofosfamida, doxorrubicina, vincristina, prednisona) ou R-EPOCH (rituximabe, etoposídeo, prednisona, vincristina, ciclofosfamida, doxorrubicina).

Embora não existam ensaios clínicos randomizados avaliando esses dois esquemas em PVHIV, muitos especialistas preferem R-EPOCH. De 2 a 11% dos pacientes com DLBCL recém-diagnosticados apresentarão rearranjos em *BCL2* e *MYC*. Esses chamados linfomas de duplo-*hit* são altamente agressivos e associados a um prognóstico ruim. A infecção pelo HIV não é uma contraindicação para o transplante autólogo de células-tronco (Capítulo 168) para linfoma recidivante ou refratário, porque os resultados são comparáveis à população em geral. O linfoma de Burkitt é um linfoma que expressa o gene *MYC* obrigatório. Representa 1 a 2% dos LNHs na população HIV-soronegativa, mas 10% nas PVHIV. O tratamento é realizado com um esquema de ciclofosfamida em altas doses e quimioterapia intratecal profilática decorrente da alta propensão de envolvimento do SNC. O linfoma de Burkitt em PVHIV é considerado altamente curável porque os pacientes são capazes de tolerar bem a quimioterapia intensiva, como CODOX-M/IVAC (ciclofosfamida, vincristina, doxorrubicina, metotrexato/ifosfamida em altas doses, etoposídeo e citarabina em altas doses). Os resultados com CODOX-M/IVAC em PVHIV e linfoma de Burkitt foram semelhantes aos do grupo não infectado pelo HIV em um pequeno estudo.

O linfoma primário do SNC é uma variante rara do DLBCL, limitada ao cérebro, que não apresenta sintomas sistêmicos. Normalmente, o PCNSL ocorre quando a contagem de células CD4 é inferior a 50 células/μℓ e, historicamente, o prognóstico tem sido muito ruim. Anteriormente, a principal modalidade de tratamento utilizada, além da TARc, era a radiação do cérebro inteiro (WBR). No entanto, a progressão da doença era comum com WBR e havia um risco significativo de encefalopatia de início tardio. Atualmente, tem havido um movimento para evitar o uso de WBR e usar metotrexato em alta dose intravenosa.

O linfoma plasmablástico é um linfoma CD20-negativo associado ao EBV, que geralmente envolve a orofaringe. Em tempos pré-TARc, PBL foi associado a um prognóstico ruim, mas as taxas de sobrevivência melhoraram. Não existe um padrão de tratamento para a quimioterapia, mas, embora EPOCH, HyperCVAD (ciclofosfamida, vincristina, doxorrubicina, dexametasona) e CODOX-M/IVAC tenham sido usados, CHOP é considerado inadequado. Alguns especialistas favorecem o tratamento com EPOCH seguido de transplante autólogo de células-tronco como tratamento de primeira linha.

Linfoma primário de efusão

A infecção pelo HHV8 também foi associada ao linfoma primário de efusão (LPE) e à doença de Castleman multicêntrica (DCM), muito menos comum. O LPE é um LNH raro de células B, que constitui 2 a 4% dos linfomas associados ao HIV e também pode estar associado à infecção por EBV. O LPE apresenta-se como uma efusão maligna, que envolve os espaços peritoneal, pleural ou pericárdico, sem evidência de massa tumoral primária. O LPE geralmente ocorre na AIDS avançada e foi associada a SK prévio em 27 a 71% dos pacientes. CHOP é frequentemente usado para tratar LPE, mas não há um padrão de tratamento e o prognóstico geral permanece ruim, com sobrevida média de 6 meses.

Doença de Castleman multicêntrica

A DCM também está associada à infecção pelo HHV8, e até 70% dos pacientes com DCM podem apresentar SK concomitante. A DCM é um distúrbio linfoproliferativo com alto risco de progressão para linfoma.[13b] Os pacientes tipicamente apresentam febre, perda de peso, linfadenopatia difusa e hepatoesplenomegalia. Anemia e hipergamaglobulinemia são achados laboratoriais comuns. Embora a infecção pelo HHV8 seja universal na DCM associada ao HIV, apenas 40 a 50% dos indivíduos HIV-soronegativos apresentam infecção pelo HHV8. A base subjacente para esses sintomas está relacionada à alta produção da citocina inflamatória IL-6, que é regulada positivamente por produtos virais. Foi demonstrado que o HHV8 infecta células B, que então proliferam como plasmoblastos e secretam uma interleucina-6 codificada pelo vírus (vIL-6), que pode ativar o receptor de IL-6 humano.

A síndrome POEMS (polineuropatia, organomegalia, endocrinopatia, componente M e alterações cutâneas) e a síndrome TAFRO (trombocitopenia, anasarca, febre, fibrose reticulínica, organomegalia) também foram relatadas em conjunto com DCM.

O SK em PVHIV está associado à infecção latente pelo HHV8; no entanto, acredita-se que a DCM em PVHIV esteja associada à replicação lítica do HHV8 e a altas cargas virais séricas de HHV8, que se correlacionam à gravidade da doença clínica. Como a replicação do HHV8 é sensível aos agentes antivirais foscarnete, ganciclovir e cidofovir *in vitro*, o tratamento recomendado para PVHIV com DCM é o uso de ganciclovir e rituximabe. O etoposídeo às vezes é incluído para pacientes com doença mais agressiva.

Os agentes biológicos que visam diretamente à produção de IL-6 foram estudados apenas em pacientes HIV-soronegativos até agora, e não foram recomendados para uso em pacientes infectados pelo HIV com DCM. Atualmente, o siltuximabe, um anticorpo monoclonal para IL-6, é considerado terapia de primeira linha para a DCM em indivíduos não infectados pelo HIV, que também são soronegativos para HHV8. Tocilizumabe, que tem como alvo o receptor da IL-6, foi aprovado para esse uso no Japão e nos EUA.[14] Em pacientes com doença refratária, o sirolimo é uma opção experimental.[14b]

Sarcoma de Kaposi

O SK, no quadro de infecção pelo HIV, é visto principalmente em homens que fazem sexo com homens (HSH) e raramente em mulheres ou indivíduos que usam drogas intravenosas como um fator de risco para infecção pelo HIV.[15] PVHIV que desenvolvem SK geralmente apresentam contagens células CD4 menores que 200 células/$\mu\ell$, embora possa ocorrer, menos comumente, com contagens de células CD4 mais altas. A manifestação mais comum são lesões purpúreas características na pele, que podem aparecer como nódulos ou placas. O SK também pode afetar as superfícies da mucosa e, na orofaringe, as lesões são mais frequentemente vistas na mucosa gengival e no palato duro. A cor das lesões reflete a patologia subjacente, pois o SK é um tumor angioproliferativo. Proliferação de vasos e células tumorais fusiformes de origem endotelial são evidentes na biopsia. Nas lesões de SK mais desenvolvidas, pode haver um infiltrado inflamatório crônico de fundo composto de linfócitos, plasmócitos e células dendríticas. Deve-se observar que, em indivíduos de pele escura, essas lesões podem ser mais difíceis de serem identificadas e podem ser confundidas com dermatofibromas. A angiomatose bacilar também pode exibir uma aparência semelhante às lesões do SK e requer biopsia para ser distinguida. Portanto, é necessário ter um baixo limiar para biopsia de lesões cutâneas em PVHIV.

A maioria dos pacientes com envolvimento visceral terá evidência de doença cutânea, mas é possível desenvolver a doença visceral isolada. Os locais mais comuns para o SK visceral são os pulmões e o trato gastrintestinal (GI). Nos pulmões, o SK pode se apresentar com doença do parênquima, com ou sem efusões associadas. As efusões pleurais são caracteristicamente hemorrágicas, apresentam um prognóstico ruim e podem exigir pleurodese para controlar os sintomas respiratórios. Lesões semelhantes às observadas na pele podem ser verificadas na broncoscopia. Entretanto, a biopsia não é recomendada em razão da natureza altamente vascular dessas lesões. Da mesma maneira, a endoscopia do trato GI superior ou inferior também pode revelar as lesões clássicas do SK. Embora a endoscopia de rotina não seja recomendada na ausência de sintomas, é importante avaliar os pacientes com SK quanto a evidências de perda de sangue gastrintestinal, como deficiência de ferro ou fezes positivas para guáiaco, porque a endoscopia para descartar SK visceral seria indicada nesse quadro. Da mesma maneira, uma radiografia de tórax deve ser realizada para descartar SK pulmonar assintomático em qualquer indivíduo com diagnóstico de SK em outra localização.

A TARc é a base do tratamento para SK, e cargas virais de HHV8 séricas diminuídas foram documentadas após o início da TARc. Embora o SK possa ser resolvido apenas com TARc, os pacientes que apresentam uso difuso ou doença disseminada e aqueles que não respondem à TARc precisarão de terapia adicional. A radioterapia foi usada para tratamento no passado, mas a quimioterapia é, atualmente, o método preferencial de tratamento. Os agentes mais comumente usados são doxorrubicina peguilada, daunorrubicina lipossomal e paclitaxel.

Os pacientes podem ter "desmascaramento" de SK previamente não reconhecido ou piora da doença previamente diagnosticada em razão da SIRI, que pode ser observada logo após o início da TARc (Capítulo 367). Embora os corticosteroides tenham sido usados para outras manifestações de reações graves da SIRI, não é recomendado o uso de corticosteroides no SK porque os corticosteroides aumentam a replicação do HHV8. Em vez disso, recomenda-se que a TARc seja continuada e a quimioterapia seja iniciada se o paciente ainda não estiver em tratamento.

Câncer do colo do útero

Mulheres infectadas pelo HIV são menos capazes de curar a infecção pelo HPV (Capítulo 349) e apresentam risco três a quatro vezes mais alto de desenvolver câncer do colo do útero em comparação com mulheres não infectadas pelo HIV. Esse risco não diminuiu apesar da introdução da TARc. O câncer do colo do útero (Capítulo 189) continua sendo um problema particular em locais com recursos limitados, onde as mulheres não têm acesso imediato ao rastreamento e ao tratamento precoce e é uma das principais causas de mortalidade por câncer nesses países.

As recomendações de rastreamento para mulheres infectadas pelo HIV são ligeiramente diferentes das mulheres HIV-soronegativas;[16] em particular, recomenda-se que as mulheres HIV-soropositivas sejam examinadas ao longo da vida e não interrompam o rastreamento aos 65 anos, como acontece com as mulheres HIV-soronegativas. Um teste de Papanicolaou de colo do útero (Pap) deve ser realizado após 1 ano da atividade sexual e não depois dos 21 anos. Se o teste inicial for normal, ele deve ser repetido entre 6 e 12 meses depois. Se os resultados de três testes consecutivos forem normais, a paciente poderá ser examinada a cada 3 anos a partir de então. Se algum teste de Papanicolaou do colo do útero for anormal, a paciente deve ser encaminhada para colposcopia imediata. Para resultados citológicos ASCUS (células atípicas de significado indeterminado), entretanto, é aceitável repetir a citologia entre 6 e 12 meses e adiar a colposcopia. O coteste (ou seja, citologia de colo do útero e teste de HPV concomitante) não é recomendado para mulheres com menos de 30 anos e não há diretrizes específicas para seu uso. No entanto, se uma mulher tiver um resultado de citologia de colo do útero ASCUS e teste positivo para HPV de alto risco, deve-se realizar colposcopia imediatamente.

O tratamento da displasia do colo do útero é igual ao das mulheres não infectadas pelo HIV. Como as mulheres HIV-soropositivas apresentam maior probabilidade de desenvolver displasia persistente ou recorrente após o tratamento, é importante que elas façam acompanhamento contínuo. Mulheres com displasia de colo do útero também devem fazer o teste de Papanicolaou anal para detectar câncer anal (ver mais adiante).

Cânceres não definidores de AIDS

Várias doenças malignas, que não se qualificam como doenças malignas definidoras de AIDS, no entanto, ocorrem com uma prevalência elevada em PVHIV.[17] O risco de desenvolver tumores sólidos e linfomas não definidores de AIDS é duas a três vezes maior do que na população em geral. À medida que a idade média das PVHIV está aumentando, a prevalência desses cânceres não definidores de AIDS também está aumentando. Alguns estão associados a infecções virais subjacentes; outros podem ser atribuídos a fatores de risco comportamentais elevados, como tabagismo e consumo de álcool. O papel potencial da imunossupressão ou inflamação crônica relacionada à ativação imune crônica não foi bem definido, mas acredita-se que seja um fator. É importante estar ciente desse risco aumentado para que o rastreamento apropriado possa ser realizado.

O linfoma de Hodgkin (Capítulo 177) não é considerado uma doença maligna definidora de AIDS; no entanto, ocorre uma taxa 5 a 20 vezes maior em PVHIV em comparação com a população em geral, e a incidência não diminuiu apesar da introdução da TARc. As PVHIV se apresentam mais comumente com doença avançada e sintomas B, como febre, suores e perda de peso. Além disso, há maior incidência de subtipos mais agressivos, como celularidade mista e depleção de linfócitos, em PVHIV em comparação com a população em geral e maior associação com infecção pelo EBV. ABVD (doxorrubicina, bleomicina, vimblastina e dacarbazina) é o esquema quimioterápico de primeira linha para indivíduos não infectados pelo HIV e também é usado para PVHIV com linfoma de Hodgkin recidivante ou refratário.

O câncer anal (Capítulo 184) está associado à infecção pelo HPV e, na população em geral, é visto mais comumente em mulheres na faixa dos 50 e 60 anos. No quadro da infecção pelo HIV, entretanto, o câncer anal é visto mais comumente em HSH. A diminuição da eliminação do HPV foi associada a contagens de células CD4 mais baixas. Embora incomum na população em geral, a taxa de câncer anal em PVHIV foi 30 vezes maior do que em indivíduos não infectados pelo HIV no estudo *Swiss Cohort*.

Programas de rastreamento foram desenvolvidos paralelamente aos do câncer do colo do útero, na tentativa de evitar que a displasia anal progrida para um câncer invasivo. As diretrizes variam, mas o rastreamento por meio de testes de Papanicolaou anal é recomendado para HSH infectados com HIV, mulheres com histórico de exame histopatológico de colo do útero anormal ou qualquer pessoa com histórico de verrugas anogenitais. Outras diretrizes incluem mulheres com teste de Papanicolaou anormal ou história de relação sexual anal receptiva. Alguns especialistas recomendam o rastreamento de qualquer pessoa com HIV, independentemente da orientação sexual ou histórico de prática sexual, visto que as diretrizes atuais subestimam o risco. Os prestadores de cuidados primários realizam citologia anal (testes de Pap anal) e encaminham qualquer paciente com ASCUS ou anormalidades citológicas de grau superior para anuscopia de alta resolução com biopsia de tecido anormal identificado por coloração com ácido acético. A displasia anal de alto grau pode ser tratada por coagulação infravermelha ou, menos comumente, cirurgia. Lesões mais disseminadas, que não são passíveis de coagulação infravermelha, podem ser tratadas com 5-fluoruracila tópica ou imiquimode. O benefício dessa abordagem, no entanto, não foi validado. O estudo ANCHOR (*Anal Cancer/HSIL Outcomes Research*) é um ensaio randomizado que atualmente envolve PVHIV com lesões intraepiteliais escamosas de alto grau na anuscopia para tratamento imediato (conforme determinado pela preferência médica) ou monitoramento próximo com tratamento apenas se houver progressão da doença. Os resultados desse estudo definirão melhor o padrão de atendimento para essa condição no futuro.

O câncer de pulmão (Capítulo 182) é a causa mais comum de câncer não definidor de AIDS em PVHIV e a principal causa de mortes relacionadas à doença maligna em um grande registro de base populacional nos EUA. O tabagismo é o principal fator de risco para câncer de pulmão, e a prevalência do uso de tabaco em PVHIV é duas a três vezes maior do que na população em geral. Estudos têm mostrado, no entanto, que o risco de câncer de pulmão em PVHIV também é mais alto, independentemente do tabagismo.

Foi descoberto que o câncer colorretal (Capítulo 184) se desenvolve mais cedo e se apresenta com doença mais avançada nas PVHIV.

O risco de desenvolvimento do carcinoma hepatocelular (Capítulo 186) é de três a seis vezes maior em PVHIV em comparação com a população em geral, o que provavelmente está relacionado às altas taxas de coinfecção pelo HBV e HCV observadas. Além disso, as PVHIV com hepatite crônica podem desenvolver fibrose hepática mais rapidamente.

Sabe-se que os cânceres de pele ocorrem com uma frequência muito maior em indivíduos imunocomprometidos. Por exemplo, receptores de transplante de órgãos sólidos apresentam risco entre 65 e 250 vezes maior do que a população em geral. No estudo *Swiss Cohort* de PVHIV, o carcinoma basocelular foi observado mais comumente do que o carcinoma espinocelular, e a taxa geral foi três vezes maior em PVHIV do que na população em geral. No entanto, não houve associação específica com a contagem de células CD4.

O carcinoma de células de Merkel é um tumor neuroendócrino primário raro da pele, que está associado à infecção por poliomavírus. É um tumor muito agressivo e com tendência à recorrência local. Uma taxa de ocorrência 13 vezes maior foi relatada no contexto de infecção pelo HIV.

O câncer de cabeça e pescoço (Capítulo 181) ocorre com uma incidência quatro vezes maior e também está associado à infecção pelo HPV, bem como ao tabagismo e ao consumo de álcool. O manejo não difere substancialmente do paciente não infectado pelo HIV.

Notavelmente, os cânceres de mama e de próstata não apresentam aumento de incidência entre PVHIV.

RASTREAMENTO E PREVENÇÃO

Além dos exames de Papanicolaou do colo do útero para mulheres com infecção pelo HIV, todas as PVHIV que sejam HSH, apresentem histórico de verrugas anogenitais ou exame histopatológico de colo do útero anormal devem fazer o teste de Papanicolaou anal para rastreamento de câncer anal. Mamografias, colonoscopia e tomografias computadorizadas de tórax, para rastreamento de câncer de mama, cólon e pulmão, respectivamente, devem ser realizadas com base na idade e nos fatores de risco, de acordo com as diretrizes para a população em geral. PVHIV que tenham infecção crônica pelo HBV devem ser rastreadas para carcinoma hepatocelular por exame de imagem hepática a cada 6 meses. Os indivíduos com infecção crônica pelo HCV devem ser examinados da mesma forma se tiverem evidências de cirrose, mesmo que tenham alcançado uma resposta viral sustentada após o tratamento para o HCV.

A importância do aconselhamento para a cessação do tabagismo não pode ser exagerada, porque o tabaco tem um impacto em várias outras doenças malignas além do câncer de pulmão, somado aos seus efeitos cardiovasculares e pulmonares adversos. Os pacientes também devem ser orientados sobre o uso de protetor solar com FPS alto e a fazer exames anuais de câncer de pele se estiverem sob alto risco.

A vacina contra o HPV é segura e eficaz em PVHIV e deve ser administrada a indivíduos com idades entre 9 e 26 anos para prevenção do câncer do colo do útero e anal. Da mesma maneira, a vacina contra o HBV deve ser administrada a todas as PVHIV que não apresentem evidência sorológica de infecção por HBV prévia. Como foi demonstrado que PVHIV com contagens de células CD4 inferiores a 200 células/$\mu\ell$ respondem de forma menos robusta às vacinações, é razoável adiar a imunização de pacientes com contagens de células CD4 baixas até que melhorem.

MANIFESTAÇÕES CARDIOVASCULARES DO HIV

Insuficiência coronariana

PVHIV apresentam taxas mais altas de infarto agudo do miocárdio (IAM) do que a população em geral, mesmo após ajuste para fatores de risco cardiovascular tradicionais.[18] Esse risco aumentado também está no subconjunto de pessoas sem fatores de risco cardiovascular principais e naquelas com infecção pelo HIV controlada e assintomática. Embora os dados sejam limitados, o risco de morte cardíaca súbita também pode aumentar na população infectada pelo HIV.

Entre os fatores de risco cardiovascular tradicionais, o tabagismo é responsável por uma proporção considerável do risco entre PVHIV. A prevalência do tabagismo é maior do que na população em geral e seus efeitos adversos podem ser potencializados pelo HIV.

A dislipidemia (Capítulo 195) é outro importante fator de risco cardiovascular modificável em PVHIV. A doença pelo HIV avançada está associada a níveis baixos de colesterol total, colesterol de lipoproteína de baixa densidade (LDL) e colesterol de lipoproteína de alta densidade (HDL), bem como elevação de triglicerídios e proporção relativamente mais elevada de colesterol LDL denso e pró-aterogênico. O início da TARc na doença avançada pelo HIV frequentemente aumenta o colesterol total e LDL para níveis que poderiam ser esperados na ausência da infecção pelo HIV, algumas vezes denominado fenômeno de "retorno à saúde". Entretanto, aumentos no colesterol HDL são variáveis e podem permanecer persistentemente baixos em alguns indivíduos, apesar do controle viral. A hipertrigliceridemia é a anormalidade lipídica mais comum em pacientes infectados pelo HIV, especialmente aqueles em certos esquemas de medicamentos ARV contendo IP.

Certos fatores de risco cardiovascular não tradicionais podem desempenhar papéis importantes na infecção pelo HIV em razão de sua maior prevalência em algumas populações. Isso inclui a coinfecção pelo HCV – mais comum em pacientes com histórico de uso de drogas injetáveis e HSH – que pode estar associada ao aumento da aterosclerose subclínica. O uso de cocaína também pode contribuir para a incidência de IAM.

Tal como acontece em certas doenças autoimunes, como lúpus eritematoso sistêmico, a inflamação e a ativação imune parecem contribuir para a aterosclerose e a ocorrência de eventos cardiovasculares na infecção pelo HIV, mesmo no quadro de supressão viral com TAR. É mais provável que as PVHIV tenham placas ateroscleróticas vulneráveis não calcificadas na angiografia por TC coronária, bem como aumento da inflamação aórtica na tomografia por emissão de pósitrons. Ambas as características radiográficas foram associadas a marcadores de ativação de macrófagos, assim como outras medidas de aterosclerose subclínica, como aumento da espessura da íntima média da artéria carótida na ultrassonografia.

Dados observacionais sugerem que o uso atual ou recente de certos medicamentos ARV está associado ao aumento do risco de IAM após ajuste estatístico para fatores de risco cardiovascular e potenciais variáveis de confusão. Entra os medicamentos ARV mais usados atualmente, o sinal mais forte foi relacionado ao ITRN abacavir e aos IP darunavir e lopinavir/ritonavir. Embora faltem evidências definitivas de ensaios clínicos randomizados e controlados, e os mecanismos potenciais pelos quais esses medicamentos podem aumentar o risco cardiovascular não sejam compreendidos, os médicos quase sempre têm a opção de selecionar outros medicamentos ARV da mesma classe ou de classes diferentes sem sacrificar a eficácia virológica.

Embora não seja exclusivo do HIV, a resistência à insulina, o diabetes melito, a síndrome metabólica e a esteato-hepatite não alcoólica (EHNA) podem ser mais prevalentes do que na população em geral e contribuir para o risco cardiovascular. Conforme discutido mais adiante (ver Manifestações endócrinas do HIV), algumas PVHIV têm excesso de tecido adiposo visceral, que está ligado à aterosclerose subclínica.

Apesar de haver mecanismos patogênicos únicos em PVHIV, a abordagem para prevenção de doenças cardiovasculares reflete a da população em geral, com algumas ressalvas. As ferramentas tradicionais de estratificação de risco, como as American Heart Association (AHA)/American College of Cardiology Pooled Cohort Equations (ACCPCE), podem subestimar as taxas de eventos cardiovasculares na população com HIV, mas são comumente usadas na ausência de equações de risco específicas para HIV validadas. As National Lipid Association Guidelines (NLAG) descrevem a contagem do HIV como um fator de risco cardiovascular importante na estratificação de risco. As estatinas são a base da terapia hipolipemiante, embora os médicos devam estar atentos às interações medicamentosas com certos agentes ARV. Os IP e o cobicistate inibem o metabolismo da maioria das estatinas; lovastatina e sinvastatina não devem ser coadministradas com esses medicamentos (Tabela 366.3), ao passo que atorvastatina e rosuvastatina podem ser usadas com cautela, começando com doses baixas. Pitavastatina não interage significativamente com os medicamentos ARV. A pravastatina é geralmente segura para o uso, embora apenas em doses baixas quando coadministrada com o IP darunavir. A fluvastatina parece ser segura para uso com IP, apesar de os dados serem limitados.

Embora não diminua especificamente a inflamação relacionada ao HIV e a ativação imune, os médicos podem extrapolar as diretrizes da população em geral para considerar ácido acetilsalicílico (AAS) em baixa dosagem para prevenção primária da doença cardiovascular em pacientes infectados pelo HIV de risco moderado a alto que não tenham contraindicações. Existem interações clinicamente significativas entre certos agentes antiplaquetários e IP e ITRNN que podem resultar em aumento do risco de sangramento ou redução da eficácia antiplaquetária.

Cardiomiopatia e insuficiência cardíaca congestiva

Antes da disponibilidade da terapia ARV combinada eficaz, a cardiomiopatia dilatada (Capítulo 52) era uma complicação comum da doença pelo HIV avançada e atribuída ao envolvimento cardíaco direto pelo HIV, infecções oportunistas, deficiências de micronutrientes ou autoimunidade. Dados anedóticos e modelos animais também implicaram a toxicidade mitocondrial dos primeiros fármacos ITRN, como a zidovudina, que raramente são usados atualmente em ambientes com abundância de recursos.

Estudos de ecocardiografia mostraram que a disfunção diastólica é, atualmente, muito mais comum do que a disfunção sistólica em PVHIV, presumivelmente em razão de melhor controle da doença por HIV.[19] A disfunção diastólica nesta população tem sido amplamente atribuída a fatores de risco tradicionais, como idade, aumento do índice de massa corporal, hipertensão, hipercolesterolemia e diabetes melito. A insuficiência cardíaca congestiva com fração de ejeção preservada é consequentemente mais comum do que a atribuível à fração de ejeção reduzida. A esteatose e a fibrose cardíacas também podem ser mais prevalentes em PVHIV. O manejo da função ventricular prejudicada e da insuficiência cardíaca não difere da população em geral (Capítulo 53).

Hipertensão arterial sistêmica

Em alguns estudos, o início da TAR está associado a elevações da pressão arterial sistólica e diastólica, embora os dados sejam conflitantes. A prevalência de hipertensão (Capítulo 70) também pode ser elevada em PVHIV em relação a controles demograficamente semelhantes. Além dos fatores de risco tradicionais, há algumas evidências de que contagem de células CD4 mais baixa, ganho de peso e circunferência abdominal elevada estão

Tabela 366.3 Fármacos que não devem ser coadministrados com antirretrovirais específicos em razão das interações medicamentosas provadas ou suspeitas.

ANTIRRETROVIRAL	FÁRMACOS CARDÍACOS	FÁRMACOS HIPOLIPEMIANTES	FÁRMACOS PARA HIPERTENSÃO ARTERIAL PULMONAR	FÁRMACOS PARA ASMA/DPOC	FÁRMACOS ANTICOAGULANTES/ ANTIPLAQUETÁRIOS
INIBIDORES DE PROTEASE	Dronedarona Eplerenona Ivabradina Ranolazina	Lovastatina Sinvastatina	Sildenafila	Budesonida inalatória,* fluticasona,* mometasona* Prednisona* Salmeterol	Apixabana Dabigatrana se CrCl < 50 mℓ/min Edoxabana Rivaroxabana Ticagrelor Vorapaxar
Fosamprenavir ± ritonavir	Acima mais: Flecainida Propafenona				
Saquinavir/ritonavir	Acima mais: Amiodarona Disopiramida Dofetilida Flecainida Lidocaína Propafenona Quinidina				
Tipranavir/ritonavir	Acima mais: Amiodarona Flecainida Propafenona Quinidina				
ITRNN					
Etravirina					Clopidogrel
InSTI					
Dolutegravir	Dofetilida				
Elvitegravir/cobicistate	Eplerenona Ivabradina Ranolazina	Lovastatina Sinvastatina	Sildenafila	Salmeterol	Apixabana Dabigatrana se CrCl < 50 mℓ/min Edoxabana Rivaroxabana Ticagrelor Vorapaxar

Nota: esta tabela se concentra nas contraindicações. Outros medicamentos podem precisar ser usados com cautela ou em doses mais baixas com base nas interações medicamentosas. *Não coadministrar, a menos que os benefícios potenciais superem os riscos dos efeitos adversos dos corticosteroides sistêmicos. CrCl = depuração da creatinina; InSTI = inibidor de transferência de fita da integrase; ITRNN = inibidor não nucleosídio da transcriptase reversa. Modificada de tabelas do Panel on Antiretroviral Guidelines for Adults and Adolescents. Diretrizes para o uso de agentes antirretrovirais em adultos e adolescentes infectados pelo HIV-1. Department of Health and Human Services. Disponível em: <http://www.aidsinfo.nih.gov/ContentFiles/AdultandAdolescentGL.pdf>. Acesso em: 3 set. 2017.

associados à hipertensão incidente. Não há dados definitivos ligando fármacos ARV específicos ou classes de fármacos à hipertensão.

Embora o manejo da hipertensão não seja fundamentalmente diferente no contexto da infecção pelo HIV, os IP podem aumentar as concentrações de bloqueadores dos canais de cálcio coadministrados. Além disso, certos IP (atazanavir, lopinavir/ritonavir, saquinavir) podem prolongar o intervalo PR, sendo necessário cautela com a coadministração de bloqueadores dos canais de cálcio e betabloqueadores.

Doença pericárdica

Antes da disponibilidade da terapia ARV combinada, a doença pericárdica, incluindo pericardite sintomática e tamponamento cardíaco (Capítulo 68), era uma importante questão cardiovascular em PVHIV, especialmente naquelas com imunodeficiência avançada. A prevalência de efusão pericárdica entre PVHIV nessa época era de aproximadamente 20%. Atualmente, a efusão pericárdica assintomática é incomum em estudos com ecocardiografia, embora a prevalência possa ser maior por RM.

As causas de pericardite aguda em pacientes infectados pelo HIV que não estão gravemente imunocomprometidos são semelhantes às da população em geral, com aproximadamente 80% considerados idiopáticos (presume-se que a maioria seja de etiologia viral). Em locais com acesso reduzido à terapia ARV e em pacientes com doença avançada pelo HIV, predominam as causas infecciosas (principalmente micobacterianas) e doenças malignas relacionadas à AIDS. A avaliação e o manejo da doença pericárdica são realizados de acordo com a população em geral.

Hipertensão arterial pulmonar

A prevalência de hipertensão arterial pulmonar em PVHIV é aproximadamente 10 vezes maior do que a hipertensão arterial pulmonar idiopática na população em geral (Capítulo 75). O prognóstico da condição associada ao HIV no contexto de TAR efetiva parece ser semelhante ao da população em geral.

A patogênese da hipertensão arterial pulmonar associada ao HIV é mal compreendida. Os especialistas não encontraram evidências de invasão viral direta das células endoteliais. Os efeitos adversos diretos das proteínas virais do HIV-1 *nef*, *vpr* e *tat* na vasculatura pulmonar e os efeitos indiretos do HIV por meio da geração de citocinas pró-inflamatórias podem desempenhar papéis importantes. Outros cofatores, como uso de drogas injetáveis e coinfecção com HCV ou HBV, podem contribuir.

Os médicos devem considerar a hipertensão arterial pulmonar no diagnóstico diferencial de dispneia aos esforços no paciente infectado pelo HIV. As causas secundárias de hipertensão arterial pulmonar nessa população incluem doença tromboembólica venosa crônica, apneia obstrutiva do sono e hipertensão portopulmonar em razão de hepatite viral crônica ou outras etiologias.

Como acontece com muitas comorbidades, os aspectos únicos do manejo da hipertensão arterial pulmonar em PVHIV estão relacionados a potenciais interações medicamentosas. Sildenafila, tadalafila e bosentana não devem ser coadministradas com IP ou cobicistate.

Arritmias cardíacas

Embora PVHIV possam apresentar risco mais alto para morte súbita, a contribuição, se houver, da condução cardíaca anormal não é clara. O prolongamento do QTc pode ser mais prevalente entre PVHIV, em grande parte atribuível a fatores de risco tradicionais, incluindo o uso concomitante de metadona e outros medicamentos. O saquinavir potenciado com ritonavir prolonga o intervalo QTc em voluntários saudáveis, mas este não é um efeito de classe dos IP. As interações medicamentosas são conhecidas por prolongar o intervalo QTc e os IP ou cobicistate podem teoricamente predispor a *torsade de pointes*. Além disso, medicamentos psicotrópicos, alguns dos quais prolongam o QTc, são comumente usados em pacientes infectados pelo HIV em razão da alta prevalência de comorbidade psiquiátrica.

Doença valvar

Não há preocupações específicas para o HIV relacionadas à valvopatia. Em particular, a incidência de endocardite infecciosa em pessoas que injetam drogas não difere pelo *status* sorológico do HIV. As taxas de mortalidade, entretanto, são mais altas entre os pacientes infectados pelo HIV com endocardite bacteriana e imunossupressão avançada. O manejo clínico não difere pelo estado sorológico do HIV e a infecção pelo HIV não é uma contraindicação para a cirurgia de troca valvar que seja indicada de outra forma.

MANIFESTAÇÕES ENDÓCRINAS DO HIV

Função das suprarrenais

A insuficiência suprarrenal primária (Capítulo 214) era uma complicação comum da AIDS antes da disponibilidade da TAR efetiva. A adrenalite por CMV foi a causa identificável mais comum na necropsia, embora outras infecções oportunistas e doenças malignas capazes de infiltrar as glândulas suprarrenais ou, em alguns casos, o hipotálamo ou hipófise, também tenham sido descritas, incluindo micobactérias (*Mycobacterium tuberculosis*, complexo *M. avium*), fungos (*Cryptococcus, Histoplasma*), SK e linfoma. A insuficiência suprarrenal iatrogênica também pode ser causada por medicamentos usados em casos avançados de doença por HIV. Por exemplo, itraconazol e cetoconazol prejudicam a produção de esteroides suprarrenais; o acetato de megestrol, usado como estimulante do apetite na perda de peso, pode suprimir o eixo hipotálamo-hipófise-suprarrenal; e a rifampicina pode aumentar o catabolismo do cortisol.

As interações medicamentosas entre corticosteroides administrados de maneira exógena e medicamentos ARV são, atualmente, as principais causas dos problemas relacionados ao cortisol em PVHIV. Os IP e o fármaco de reforço farmacocinético cobicistate inibem o metabolismo de corticosteroides comumente usados, incluindo fluticasona, budesonida e triancinolona, o que pode levar à exposição sistêmica a corticosteroides, que são administrados topicamente ou por injeção nos espaços articulares, por exemplo. O uso concomitante de IP também aumenta a conversão de prednisona em prednisolona. Essas interações podem causar sintomas transitórios de excesso de corticosteroide, seguidos por sintomas de insuficiência suprarrenal decorrente da inibição da produção endógena de cortisol. Com base em um estudo de interação medicamentosa em voluntários saudáveis, a beclometasona é o corticosteroide inalado de escolha para pacientes que tomam IP e, por extensão, cobicistate.

Distúrbios da tireoide

A disfunção da glândula tireoide clinicamente aparente não parece mais prevalente em PVHIV, embora a disfunção subclínica possa ser mais comum, especialmente na doença avançada pelo HIV. Esta última inclui a síndrome do eutireoidiano doente, hipotireoidismo subclínico e níveis baixos de T_4 isolados. Na doença avançada pelo HIV, vários patógenos e doenças malignas podem infiltrar a glândula tireoide, incluindo *Pneumocystis jiroveci*, tuberculose, *Cryptococcus*, *Coccidioides*, SK e linfoma.

A doença de Graves (Capítulo 213) pode ocorrer no quadro de início da TAR como manifestação de SIRI. Ao contrário da maioria das manifestações infecciosas, que ocorrem nos primeiros meses, a doença de Graves pode se desenvolver até 3 anos após o início da TAR.

Distribuição alterada de gordura

Logo após a disponibilidade dos IP, os médicos começaram a relatar casos de distribuição alterada de gordura associada a dislipidemia e resistência à insulina, comumente denominada *síndrome da lipodistrofia associada ao HIV*. Embora os relatórios iniciais incluíssem casos com lipoatrofia subcutânea e acúmulo de gordura abdominal (às vezes denominada *lipo-hipertrofia* ou *adiposidade visceral*), com ou sem aumento da gordura dorsocervical, estudos subsequentes esclareceram que alguns pacientes infectados pelo HIV têm lipoatrofia, alguns têm acúmulo de gordura e alguns têm uma combinação de ambos.

A lipoatrofia tende a ser difusa, porém é mais visível em face, membros e nádegas. É geralmente atribuída à toxicidade mitocondrial pela exposição aos ITRN análogos da timidina (estavudina ou zidovudina). Embora se acreditasse que esses fármacos inibissem especificamente a enzima transcriptase reversa do HIV, mais tarde foi descoberto que eles exerciam efeito fora do alvo, inibindo a DNA polimerase mitocondrial do hospedeiro. Alguns pacientes infectados pelo HIV previamente tratados com análogos da timidina apresentam lipoatrofia residual. Os casos incidentes são considerados incomuns com os esquemas contemporâneos de medicamentos ARV, embora o efavirenz tenha sido associado à perda de gordura nos membros em alguns estudos.

Pacientes com lipoatrofia facial podem ter baixa autoestima e adesão reduzida à TAR, e podem sentir que seu *status* sorológico para HIV é prontamente aparente para outras pessoas. Não há tratamento farmacológico específico para a lipoatrofia, embora o raro paciente que ainda esteja tomando estavudina e zidovudina deva mudar para um medicamento alternativo. Os pesquisadores demonstraram ganhos modestos na gordura dos membros em comparações aleatórias de alteração de estavudina ou zidovudina para outros ITRN, como abacavir ou fumarato de tenofovir disoproxila, que têm menos efeitos inibidores sobre a DNA polimerase mitocondrial *in vitro*. Dois preenchimentos faciais injetáveis temporários são aprovados pela FDA – ácido poli-L-láctico e hidroxiapatita de cálcio. Médicos treinados injetam essas substâncias profundamente na derme em intervalos regulares para induzir o crescimento do colágeno.

PVHIV pode apresentar acúmulo anormal de gordura, geralmente gordura abdominal visceral, mas, às vezes, aumento da camada adiposa dorsocervical, acúmulo de gordura no tronco e na parede torácica superior e aumento das mamas. A prevalência de acúmulo anormal de gordura varia muito entre os estudos, e um grande estudo epidemiológico descobriu que homens e mulheres infectados pelo HIV não apresentavam maiores quantidades de gordura visceral em comparação com controles não infectados. O mesmo estudo também não encontrou relação recíproca entre as quantidades de gordura subcutânea e visceral, sugerindo que as causas da lipoatrofia e do acúmulo de gordura são diferentes. Outros estudos demonstraram aumentos na gordura visceral a partir do início da ART, independentemente do tipo de esquema.

A patogênese do acúmulo de gordura é desconhecida. Nenhuma classe ou fármaco específico de ARVs está claramente associado ao acúmulo de gordura, e a mudança de vários tipos de esquemas, como os baseados em IP para esquemas alternativos, não foi eficaz, sugerindo que o processo possa estar indiretamente relacionado ao controle da infecção pelo HIV em vez de fármacos específicos.

No exame físico, o aumento da gordura abdominal visceral pode ser difícil de ser distinguido da obesidade generalizada, embora o ganho desproporcional de gordura no compartimento visceral possa resultar em um abdome mais firme com gordura subcutânea relativamente menos "pinçável". Medir de forma seriada as circunferências da cintura e do quadril, junto com o peso e o índice de massa corporal, pode ser útil para monitorar as alterações na composição corporal de pacientes que se queixam de alterações na aparência. Os médicos também devem monitorar a glicose em jejum, os painéis lipídicos e as enzimas hepáticas em pacientes com acúmulo de gordura, porque distúrbios metabólicos, incluindo dislipidemia, pré-diabetes/diabetes e doença hepática gordurosa não alcoólica (DHGNA), são comuns.

As opções de manejo para o acúmulo de gordura são limitadas.[20] Os médicos devem aconselhar os pacientes sobre dieta e exercícios de maneira análoga à que aconselham aos pacientes obesos sem infecção pelo HIV. A lipoaspiração dos coxins adiposos dorsocervicais pode ser eficaz, embora a gordura possa voltar a se acumular. A natureza visceral do acúmulo de gordura impede a lipoaspiração abdominal. Algumas mulheres podem se beneficiar da mamoplastia redutora se o aumento das mamas causar sintomas como dor lombar.

A tesamorrelina é um análogo do hormônio liberador do hormônio de crescimento, aprovado pela FDA para o tratamento do acúmulo de gordura abdominal associado ao HIV. A tesamorrelina estimula a hipófise a liberar o hormônio do crescimento, o que aumenta os níveis circulantes do fator de crescimento semelhante à insulina I (IGF-I), resultando em aumento da lipólise. Em ensaios clínicos randomizados e controlados por placebo, a injeção subcutânea diária de tesamorrelina reduziu a gordura abdominal em aproximadamente 15% ao longo de 26 semanas, embora a gordura tenha se reativado rapidamente após a interrupção. Os perfis lipídicos[A2] tendem a melhorar e a gordura hepática tende a diminuir com a tesamorrelina. Não há dados de segurança a longo prazo sobre esse medicamento. Elevações de IGF-I estão associadas a maior risco de doenças malignas em estudos epidemiológicos, o que pode ser motivo de preocupação em pacientes infectados pelo HIV, que já apresentam maior risco para certos tipos de câncer. Como a razão risco-benefício geral da tesamorrelina é incerta, os médicos não devem continuar se não houver redução objetiva na circunferência da cintura após 6 meses. Alguns defendem o monitoramento dos níveis de IGF-I a cada 6 meses e a interrupção da tesamorrelina se os níveis excederem o limite superior do normal para a idade. Embora a tesamorrelina tenha apenas efeitos adversos menores na homeostase da glicose, os médicos devem monitorar os níveis de hemoglobina glicosilada no início e a cada 3 a 4 meses.

Diabetes melito

A incidência de diabetes melito pode ser maior em PVHIV, embora os dados epidemiológicos sejam conflitantes. Tanto os fatores tradicionais quanto os específicos para o HIV podem contribuir para o risco. Idade crescente, índice de massa corporal mais alto, sexo masculino, raça não caucasiana, coinfecção por HCV e uso de opioides estão associados à incidência de diabetes melito na população HIV-positiva. Estudos mais antigos implicaram tanto os primeiros ITRN, como a estavudina e a zidovudina, quanto os IP de primeira geração, como o indinavir, no desenvolvimento de resistência à insulina e diabetes.

Dados limitados sugerem que o próprio HIV possa causar, de forma direta, resistência à insulina e diabetes melito, possivelmente por meio dos efeitos das proteínas do HIV, como a *vpr*, na sensibilidade aos glicocorticoides. Dados mais convincentes suportam um papel indireto do vírus por meio da geração de citocinas pró-inflamatórias, que podem afetar diretamente a sinalização da insulina. O indinavir inibe diretamente o transportador de glicose GLUT-4, e uma única dose do fármaco pode induzir reduções demonstráveis na sensibilidade à insulina em voluntários saudáveis. Atualmente, os IP de uso comum não parecem induzir resistência à insulina. Os ITRN mais antigos, como a estavudina, provavelmente induzem a resistência à insulina por meio da toxicidade mitocondrial, o que não é uma preocupação significativa com os medicamentos dessa classe que estão em uso atualmente. A lipoatrofia subcutânea induzida por ITRN mais antigos, especificamente aqueles na categoria do análogo da timidina (estavudina, zidovudina), pode causar resistência à insulina em virtude da incapacidade desse depósito de gordura de armazenar triglicerídios, levando à deposição ectópica de gordura no fígado e músculo esquelético. O aumento da adiposidade visceral (lipo-hipertrofia) em algumas PVHIV também pode contribuir para a resistência à insulina e o risco de diabetes melito. O uso concomitante mais comum de certos medicamentos diabetogênicos em pacientes infectados pelo HIV é um contribuinte adicional para a incidência de diabetes melito. Antes da TAR efetiva, os pacientes com emaciação frequentemente tomavam acetato de megestrol como estimulante do apetite; os efeitos glicocorticoides desse fármaco podem precipitar o diabetes melito. Na mesma época, a pentamidina intravenosa para pneumonia por *Pneumocystis* às vezes causava lesão de células β e, por fim, diabetes. Atualmente, certas estatinas e medicamentos antipsicóticos atípicos são os agentes mais comumente envolvidos.

As diretrizes de tratamento recomendam o rastreamento de pacientes infectados pelo HIV para diabetes anualmente por meio de glicose em jejum ou níveis de hemoglobina glicosilada. Uma advertência importante tanto para o rastreamento quanto para o monitoramento do diabetes na infecção pelo HIV é a preocupação de que a hemoglobina glicosilada possa subestimar a glicemia nessa população. Vários estudos identificaram o uso de ITRN (especificamente abacavir), maior volume corpuscular médio de hemácias e menor contagem de células CD4 como fatores associados a maior discordância entre os níveis de hemoglobina glicosilada e os valores de glicose. Alguns especialistas defendem a medição da glicose em jejum e, possivelmente, a realização de testes orais de tolerância à glicose, em vez de medir a hemoglobina glicosilada para o rastreamento de diabetes nessa população.

O manejo do diabetes melito (Capítulo 216) não difere nas PVHIV, com algumas exceções. A metformina é geralmente o medicamento de primeira linha para o tratamento de diabetes e pré-diabetes, se indicado. Dolutegravir, um inibidor da transferência de fita da integrase, aumenta a exposição à metformina, sendo necessária a redução da dose deste último medicamento. Do mesmo modo, a exposição ao inibidor da dipeptidil peptidase-4 saxagliptina aumenta quando esse medicamento é utilizado concomitantemente com IP ou com o potenciador farmacocinético cobicistate.

Deficiência de vitamina D

Os dados são conflitantes quanto ao fato de a deficiência de vitamina D ser mais comum em pacientes infectados pelo HIV em relação à população em geral. No entanto, a insuficiência ou deficiência de vitamina D são comuns na infecção pelo HIV. Além dos fatores de risco tradicionais, a ativação imune e a inflamação podem desempenhar um papel. Efavirenz, um ITRNN, pode reduzir os níveis circulantes da forma ativa da vitamina D, induzindo as enzimas do citocromo P-450, que aumentam o catabolismo da vitamina D, para uma forma inativa. Os IP podem inibir a conversão da vitamina D em metabólitos ativos. Não há dados suficientes para recomendar o rastreamento universal ou a suplementação de vitamina D em pacientes infectados pelo HIV. Os médicos devem verificar os níveis de 25-hidroxivitamina D em pacientes com baixa densidade mineral óssea ou histórico de fratura.

Doenças osteometabólicas

A infecção pelo HIV está associada a maior risco de baixa densidade mineral óssea e fratura por fragilidade. Metanálise demonstrou prevalência três vezes maior de osteoporose entre indivíduos infectados pelo HIV em comparação com controles não infectados, com taxas mais altas entre aqueles que usam medicamentos ARV e, especificamente, IP. O início da TAR resulta em perda média de densidade mineral óssea de 2 a 6%, semelhante à observada em mulheres na menopausa. Fatores de risco específicos para HIV para diminuição da densidade mineral óssea em alguns estudos incluem baixa contagem no nadir de células CD4, viremia do HIV e uso de IP e fumarato de tenofovir disoproxila. Um profármaco mais recente do tenofovir, o alafenamida de tenofovir, exerce menos efeitos adversos na densidade mineral óssea. A inflamação e a ativação imunológica na infecção pelo HIV não tratada e tratada também podem contribuir para a osteopenia e a osteoporose.

As diretrizes dos EUA recomendam o rastreamento da osteoporose por varredura de absorciometria de raios X duplos (DXA) em homens com 50 anos ou mais e mulheres na pós-menopausa vivendo com HIV. Alguns especialistas também defendem o cálculo do risco de fratura em 10 anos usando a *Fracture Risk Assessment Tool* (Ferramenta de Avaliação de Risco de Fratura) (FRAX) em homens de 40 a 49 anos e mulheres com mais de 40 anos, seguido por varredura DXA se o risco de fratura osteoporótica importante exceder 10%.[21] Dados apoiam a contagem do HIV como uma causa secundária de osteoporose ao usar essa calculadora de risco. Pacientes que sofreram fraturas por fragilidade apresentam alto risco de quedas ou usam glicocorticoides cronicamente (o equivalente a 5 mg ou mais por dia de prednisona por mais de 3 meses) também devem ser rastreados por DXA. Os médicos devem avaliar os pacientes com osteoporose em razão de causas secundárias, como na população em geral. Como parte dos cuidados de rotina, os pacientes com 50 anos ou mais devem ter a altura medida a cada 1 a 2 anos para rastrear a perda de altura por fraturas vertebrais.

Os critérios para iniciar a terapia para osteoporose (Capítulo 230) em pacientes infectados pelo HIV não diferem da população em geral. Os pesquisadores descreveram aumentos esperados na densidade mineral óssea com alendronato e ácido zolendrônico. Os pacientes que usam fumarato de tenofovir disoproxila devem ter a medicação alterada para alafenamida de tenofovir ou um medicamento alternativo com base na história de tratamento. Os IP também devem ser trocados por fármacos alternativos, quando possível.

Em um ensaio randomizado controlado com placebo, a suplementação de cálcio e vitamina D anulou a perda de densidade mineral óssea associada ao início da TAR com a combinação de fumarato de tenofovir disoproxila, entricitabina e efavirenz em pacientes que nunca receberam tratamento.A3 Essa estratégia não foi estudada com outros esquemas de fármacos ARV, mas pode ser considerada para pacientes com densidade mineral óssea anormal de base conhecida ou múltiplos fatores de risco para osteoporose que estejam iniciando a terapia para HIV.

O fumarato de tenofovir disoproxila causa incomumente a síndrome de Fanconi, e a perda de fosfato urinário associada e a hipofosfatemia podem levar à mineralização óssea defeituosa (osteomalacia) (Capítulo 231), manifestando-se como dor óssea, fraqueza, miopatia, baixa densidade mineral óssea e fratura por fragilidade. A osteomalacia também é causada por deficiência grave de vitamina D e foi raramente relatada em pacientes infectados com HIV recebendo indutores do citocromo P-450, que reduzem os níveis de vitamina D ativa, como efavirenz e rifabutina.

Hipogonadismo masculino

O hipogonadismo está menos prevalente na era da TARc, embora alguns calculem que 15 a 20% dos homens infectados pelo HIV sejam hipogonádicos atualmente. Os fatores de risco incluem baixa contagem de células CD4 e uso de certos medicamentos, como acetato de megestrol, glicocorticoides e cetoconazol. Os pacientes podem apresentar sintomas e sinais clássicos, incluindo fadiga, baixa energia, humor deprimido, diminuição da libido, disfunção erétil, perda de peso, atrofia testicular e ginecomastia. A densidade mineral óssea também pode estar reduzida.

Embora a maioria dos casos de hipogonadismo em homens infectados pelo HIV seja secundária à disfunção hipofisária ou hipotalâmica (Capítulo 211), o hipogonadismo primário também pode ser observado. Em pacientes com contagens de células CD4 inferiores a 100 células/$\mu\ell$, vários patógenos oportunistas e doenças malignas podem infiltrar a hipófise, o hipotálamo ou os testículos. Estes incluem complexo *M. avium*, *Toxoplasma*, CMV, SK e linfoma. Elevações nas citocinas pró-inflamatórias, como o fator de necrose tumoral-α (TNF-α), também podem contribuir para o hipogonadismo em todos os estágios da doença pelo HIV.

Os níveis de globulina ligante de hormônios sexuais costumam estar elevados na infecção pelo HIV, o que pode resultar em níveis normais de testosterona total quando os níveis de testosterona livre estão realmente abaixo do normal (Capítulo 221). Consequentemente, os médicos devem examinar os homens sintomáticos com níveis matinais de testosterona livre. A reposição de testosterona por injeções intramusculares ou preparações tópicas pode resultar em melhora sintomática e melhora da qualidade de vida. É importante excluir o câncer de próstata oculto por meio de um exame retal digital e um teste de rastreamento do antígeno específico da próstata antes de iniciar a terapia com testosterona.

Função ovariana

Alguns estudos observaram início mais precoce da menopausa em mulheres infectadas pelo HIV em relação aos controles, embora seja controverso se a falência ovariana em si está associada à infecção pelo HIV. As irregularidades menstruais são comuns em mulheres infectadas pelo HIV, o que pode complicar o diagnóstico da menopausa com base na anamnese. A baixa contagem de células CD4 foi associada à menopausa precoce em alguns estudos. Mulheres que vivem com HIV também parecem relatar maior número de sintomas da menopausa.

A prevalência de infertilidade aumenta em mulheres infectadas pelo HIV e as taxas de resposta à fertilização *in vitro* também são reduzidas. Os pesquisadores relataram redução da reserva ovariana em mulheres infectadas pelo HIV, avaliada pelos níveis de hormônio antimülleriano. Esse estado foi associado a aumento da ativação de monócitos e aterosclerose subclínica.

MANIFESTAÇÕES PULMONARES DO HIV

A epidemiologia das manifestações pulmonares associadas ao HIV mudou de complicações predominantemente infecciosas para não infecciosas com o surgimento da TAR potente. A incidência de pneumonia bacteriana, mais comumente causada por *S. pneumoniae*, e pneumonia causada pelo fungo *P. jiroveci* diminuiu significativamente, embora esta última permaneça uma preocupação em pessoas com contagens baixas de células CD4. A tuberculose pulmonar permanece prevalente em muitos locais com recursos limitados, embora sua incidência também seja reduzida com a TAR efetiva e o uso de terapia preventiva com isoniazida. Doença pulmonar obstrutiva crônica (DPOC), hipertensão arterial pulmonar e câncer de pulmão (discutido anteriormente em Canceres não definidores de AIDS) surgiram como complicações não infecciosas principais.

Doença pulmonar obstrutiva crônica

Vários estudos epidemiológicos mostraram taxas de prevalência de tabagismo significativamente mais altas em populações infectadas pelo HIV em comparação com a população em geral. Mesmo após o ajuste para exposição ao cigarro, vários estudos demonstraram taxas mais altas de DPOC (Capítulo 82) em PVHIV em relação aos controles não infectados. O HIV é um fator de risco para enfisema, com dados que apoiam o início em uma idade mais precoce e menor limiar de tabaco em anos-maço. A infecção pelo HIV está associada a maiores gravidade e difusão do enfisema, maior taxa de destruição pulmonar contínua e declínio acelerado da função pulmonar.

A patogênese da DPOC em PVHIV é multifatorial. Além da lesão pulmonar induzida pelo tabagismo, a viremia do HIV, a baixa da contagem de células CD4 e a colonização por *P. jiroveci* podem desempenhar papéis. A ativação de monócitos, o aumento da expressão das enzimas metaloproteinase da matriz envolvidas na destruição do tecido pulmonar, as alterações no microbioma e o desequilíbrio oxidante-antioxidante provavelmente contribuem. Lesões pulmonares anteriores por drogas ilícitas inalatórias ou injetáveis também podem predispor alguns pacientes à

DPOC. O papel das coinfecções que podem induzir a ativação imunológica, como o CMV, é incerto.

Em um estudo derivado do ensaio clínico START, as taxas de declínio da função pulmonar ao longo de mediana de 2 anos de acompanhamento não diferiram em pacientes com contagens de células CD4 superiores a 500 células/μℓ randomizados para início imediato de TAR *versus* início adiado até a contagem de CD4 diminuir para menos de 350 células/μℓ.A4 Esses dados sugerem que a TAR por si só não causa declínio na função pulmonar.

O manejo da DPOC em PVHIV não difere fundamentalmente da população em geral, com algumas exceções. As exacerbações agudas da DPOC podem ser mais comuns mesmo no quadro de infecção pelo HIV bem controlada. Conforme observado anteriormente (ver Manifestações endócrinas do HIV), certos corticosteroides inalatórios interagem com IP e cobicistate; beclometasona é o agente preferido para coadministrar. Em razão do risco potencial aumentado de eventos cardiovasculares adversos, o salmeterol não deve ser coadministrado com IP e cobicistate.

Doença tromboembólica venosa

A incidência de tromboembolismo venoso (Capítulo 74) é maior em PVHIV em relação à população em geral. Os fatores de risco incluem contagem baixa de células CD4, existência de infecções oportunistas e uso de IP mais antigos (indinavir, nelfinavir, ritonavir ou saquinavir). Além disso, a infecção pelo HIV predispõe à hipercoagulabilidade, que pode, em parte, estar relacionada à inflamação crônica.

O manejo da doença tromboembólica venosa na infecção pelo HIV é complicado por interações medicamentosas. A exposição à varfarina pode aumentar com a coadministração de IP ou cobicistate, necessitando de monitoramento cuidadoso da razão normalizada internacional. Entre os novos medicamentos anticoagulantes, edoxabana e rivaroxabana não devem ser coadministrados com IP ou cobicistate, enquanto a dabigatrana é provavelmente segura se a taxa de eliminação da creatinina for de pelo menos 50 mℓ/min. Alguns médicos evitam a apixabana com IP ou cobicistate, embora outros a usem em uma dose 50% reduzida.

Apneia obstrutiva do sono

Os dados sobre a apneia obstrutiva do sono em PVHIV são limitados, com alguns dados em homens sugerindo uma prevalência semelhante em relação aos controles não infectados, embora os índices de massa corporal tendam a ser mais baixos no grupo infectado pelo HIV. A apneia do sono é provavelmente subdiagnosticada em PVHIV, e os médicos devem considerá-la no diagnóstico diferencial de fadiga e sonolência diurna. Alguns pacientes com deposição anormal de gordura no pescoço e abdome podem ser predispostos à apneia do sono por motivos anatômicos.

Pneumonite

Várias formas de doença pulmonar intersticial não infecciosa, tanto sintomáticas quanto assintomáticas, eram prevalentes antes da disponibilidade de TAR efetiva; estas são amplamente de interesse histórico na era atual do tratamento.

A pneumonite intersticial linfocítica afeta classicamente crianças infectadas pelo HIV, embora também possa afetar adultos, mesmo em contagens de células CD4 superiores a 350 células/μℓ. Embora geralmente assintomáticos, os pacientes podem apresentar tosse, dispneia e sintomas constitucionais, como febre e perda de peso. O aspecto radiográfico inclui infiltrados reticulonodulares, infiltrados alveolares ou um padrão miliar. A patogênese é desconhecida e o diagnóstico depende da biopsia pulmonar. O início da TAR em um paciente não tratado pode levar à resolução. Caso contrário, o tratamento com corticosteroides com profilaxia para *Pneumocystis* concomitante pode ser indicado.

Pneumonite intersticial inespecífica (Capítulo 86) é comumente um achado assintomático, mas pode se manifestar com febre, dispneia e tosse, tipicamente em pessoas com contagens de células CD4 inferiores a 200 células/μℓ, simulando a pneumonia por *Pneumocystis*. Embora aproximadamente metade dos pacientes tenha radiografias de tórax normais, o espectro de anormalidades na radiografia de tórax inclui infiltrados intersticiais ou alveolares, opacidades em vidro fosco e consolidação. Observa-se infiltração intersticial de células mononucleares no exame histopatológico, embora seja normalmente menos densa do que a observada na pneumonite intersticial linfocítica. O diagnóstico diferencial inclui pneumonia bacteriana adquirida na comunidade, pneumonia por *Pneumocystis*, tuberculose e outras micobactérias, além de tuberculose, toxoplasmose, pneumonia fúngica, SK e linfoma. A pneumonite intersticial não específica é tipicamente autolimitada e responde à TAR.

A síndrome da linfocitose infiltrativa difusa (CD8) é uma doença sistêmica crônica com envolvimento pulmonar em metade dos pacientes. Ela compartilha características clínicas com pneumonite intersticial linfocítica com a adição de características semelhantes à síndrome de Sjögren, incluindo ressecamento de olhos e boca, linfadenopatia, aumento da glândula parótida (às vezes intenso) e hepatoesplenomegalia. Pode haver manifestações neurológicas associadas, incluindo paralisia do nervo facial, meningite asséptica e polineuropatia. O aspecto histopatológico é caracterizado por infiltração de células CD8. A TAR, às vezes com corticosteroides adjuvantes, geralmente leva à melhora ou à resolução dos sintomas.

Outras condições pulmonares

As PVHIV não apresentam maior risco de asma, embora a questão das interações medicamentosas entre os IP ou cobicistaete e o salmeterol e muitos corticosteroides inalatórios se aplique a esse grupo de pacientes. A bronquiectasia pode complicar a pneumonia recorrente em PVHIV e geralmente é diagnosticada por TC de alta resolução. A sarcoidose pode se manifestar como uma síndrome inflamatória de reconstituição imune no contexto da TAR recentemente iniciada.

MANIFESTAÇÕES GASTRINTESTINAIS DO HIV

A emaciação era tão prevalente na África no início dos anos 1980, no início do que seria a pandemia do HIV, que essa nova e misteriosa doença sem causa conhecida era chamada de "doença do emagrecimento". A incidência e o tipo de manifestações gastrintestinais associadas à infecção pelo HIV traçaram a trajetória de avanços do tratamento, que se alterou das infecções oportunistas do início da epidemia, profundas toxicidades de fármacos do início da TARc no final dos anos 1990, até o presente, em pacientes na terapia supressiva, coinfecções como HBV e HCV e complicações metabólicas como DHGNA e EHNA, que são as complicações GI predominantes. Os sintomas e doenças gastrintestinais permanecem como fatores que contribuem de modo importante para a morbidade em PVHIV, particularmente em pacientes que são incapazes de manter a supressão viral por não adesão ou falta de acesso a TAR, ou que apresentam doença avançada no diagnóstico inicial. Embora os medicamentos ARV de primeira linha mais recentes provoquem muito efeitos adversos gastrintestinais mínimos, alguns pacientes podem permanecer em terapias mais antigas ou utilizando medicamentos de segunda ou terceira linha em decorrência da resistência adquirida ao tratamento. Os medicamentos ARV mais antigos são ainda comumente usados em localidades com recursos limitados.

O próprio sistema digestório é, atualmente, uma área ativa de pesquisa em razão do papel que pode desempenhar no estado inflamatório crônico, que parece contribuir para muitas das complicações do HIV não relacionadas à AIDS, como doenças cardiovasculares, neoplasias e distúrbios metabólicos. Com seu abundante tecido linfoide associado ao intestino, um dos maiores reservatórios de linfócitos T no corpo, é um importante alvo para o HIV, particularmente na infecção aguda. No momento da infecção, há uma depleção rápida e maciça de células CD4 no intestino em razão da citopaticidade viral direta e indireta, em contraste com a depleção mais lenta de linfócitos CD4 circulantes. Embora o estado cronicamente ativado pela imunidade e a homeostase de células T alterada resultante encontrada em pacientes infectados com HIV sejam claramente multifatoriais, atualmente cogita-se que a translocação microbiana decorrente da barreira epitelial intestinal do hospedeiro danificada pode ser um fator contribuinte central. A translocação ocorre quando as bactérias luminais ou outros microrganismos atravessam a barreira epitelial e a lâmina própria e não podem ser contidos nos linfonodos mesentéricos, disseminando-se para vários locais extranodais. Essa atividade é mais pronunciada na infecção aguda e pode ser a causa de sintomas gastrintestinais durante a infecção aguda e inicial. O tratamento precoce pode diminuir, mas não interromper esse processo patogênico; ele continuará, embora em uma velocidade mais lenta durante a infecção crônica, mesmo naqueles em que a terapia é efetiva.[22,23]

Embora os pacientes com HIV bem controlado corram o risco de todas as doenças comuns que podem acometer a indivíduos imunocompetentes, eles continuam a apresentar complicações especificamente relacionadas à infecção pelo HIV. A maioria das complicações infecciosas é observada com incidência crescente conforme a supressão imune progride, particularmente sob contagens de CD4 abaixo de 100 células/μℓ, enquanto as complicações não infecciosas podem ocorrer em qualquer contagem de células CD4.

Essa seção aborda as causas infecciosas e não infecciosas das doenças gastrintestinais, embora as causas infecciosas sejam discutidas com mais detalhes em outro momento.

Efeitos adversos gastrintestinais de medicamentos antirretrovirais

INIBIDORES NUCLEOSÍDICOS E NUCLEOTÍDICOS DA TRANSCRIPTASE REVERSA

Todos os medicamentos usados para tratar o HIV podem causar náuseas ou leve desconforto gastrintestinal, embora os medicamentos anteriores, como os ITRN zidovudina (AZT), estavudina (d4T) e didanosina (ddI), fossem mais difíceis de tolerar do que os mais novos e mais comumente usados ITRN, como tenofovir fumarato de disoproxila (TDF), alafenamida de tenofovir (TAF) e abacavir. A lamivudina (3TC) e a entricitabina (FTC) são bem toleradas e permanecem sendo os pilares das terapias combinadas, particularmente em esquemas de combinação de dose fixa. A pancreatite, às vezes fatal, pode ocorrer com o uso dos medicamentos ARV d4T e ddI. Em razão desse e de outros efeitos adversos, como neuropatia e acidose láctica catastrófica com falência dos órgãos, os fármacos d não são mais usados em locais com abundância de recursos. A acidose láctica (Capítulo 110) frequentemente apresenta-se inicialmente com sintomas vagos, como fadiga, mialgias e poucos sinais nos exames de sangue de rotina, mas pode manifestar-se com taquipneia intensa e níveis de lactato sérico acentuadamente elevados. Atualmente, embora seja incomum, em razão do afastamento de medicamentos mais antigos, como d4T e ddI, o diagnóstico requer um índice muito alto de suspeita em razão da alta morbimortalidade associada ao diagnóstico tardio. A etiologia é atribuída à toxicidade mitocondrial decorrente da inibição cruzada da DNA polimerase mitocondrial. Embora todos os análogos nucleosídicos ou nucleotídicos possam causar toxicidade mitocondrial, a acidose láctica raramente é vista no uso de outros medicamentos além de d4T e ddI. O abacavir pode causar síndrome de hipersensibilidade sutil com febre baixa, desconforto abdominal, náuseas e vômitos e, às vezes, erupção cutânea leve, logo após o início da terapia; a interrupção com subsequente reintrodução em pacientes que manifestaram sinais e sintomas de hipersensibilidade pode levar a reações anafilactoides não mediadas por IgE graves e rápidas e óbito. O teste para positividade do alelo HLA-B-5701 antes do início da terapia eliminou amplamente esse risco. Pacientes previamente marcados com hipersensibilidade ao abacavir, com base em sintomas inespecíficos, podem ser desafiados com segurança com abacavir se forem HLA-B-5701-negativos.

INIBIDORES DE TRANSCRIPTASE REVERSA NÃO NUCLEOSÍDICOS

A maioria dos ITRNN é bem tolerada do ponto de vista GI, mas a nevirapina, ainda em uso em locais com poucos recursos, além de apresentar uma taxa mais alta de reações sistêmicas graves, como a síndrome de Stevens-Johnson, foi descrita como causadora de elevação de transaminases e, raramente, de insuficiência hepática, particularmente em homens com contagem de CD4 superior a 400 células/μℓ e mulheres com contagem de CD4 superior a 250 células/μℓ no momento do início da TAR.

INIBIDORES DE PROTEASE

Os IP de primeira geração saquinavir (SQV), indinavir (IDV), nelfinavir (NFV) e ritonavir (RTV) costumam causar problemas gastrintestinais significativos, incluindo náuseas, vômitos e, particularmente no caso do RTV e NFV, diarreia. O RTV foi tão mal tolerado em doses de tratamento que foi rapidamente relegado para a terapia de baixa dosagem, em combinação com outros IP, como um reforço farmacocinético, em razão de sua forte inibição das vias do citocromo P-450. O atazanavir (ATV) tem sido associado à colelitíase e quase sempre causa hiperbilirrubinemia benigna leve indireta, semelhante à doença de Gilbert, decorrente da inibição da UDP-glicuroniltransferase. Como pode ocasionalmente atingir níveis que resultam em icterícia escleral, é importante alertar os pacientes com antecedência sobre esse fenômeno potencial, que é reversível com a interrupção do medicamento. Os IP, particularmente RTV e RTV-lopinavir, têm maior probabilidade de causar hipertrigliceridemia, que pode ser bastante significativa e possivelmente contribuir para o risco de pancreatite e doença hepática gordurosa.

INIBIDORES DE TRANSFERÊNCIA DE FITA DE INTEGRASE

Os medicamentos dessa classe geralmente são bem tolerados, mas há relatos de reação dermatológica com eosinofilia e sintomas sistêmicos (DRESS) com elevação de transaminases concomitante e insuficiência hepática em pacientes em uso de raltegravir.

OUTROS ANTIRRETROVIRAIS

O inibidor de entrada maraviroque e o inibidor de fusão enfuvirtida apresentam poucos efeitos adversos GI, mas são frequentemente usados em pacientes experientes em tratamento com HIV avançado e resistência multiclasse a ARV, quando os pacientes podem ter ou desenvolver outras manifestações GI comuns a pacientes com imunossupressão profunda. A pentamidina, mesmo na forma de aerossol usada para prevenir a pneumonia por *Pneumocystis*, também pode causar pancreatite, mas não foi associada à acidose láctica. A alta dosagem de SMX-TMP usada no tratamento da pneumonia por *Pneumocystis* ou no tratamento de infecções estafilocócicas resistentes à meticilina pode causar hepatite significativa.

Complicações orais

Os pacientes com HIV podem apresentar uma variedade de complicações não infecciosas na cavidade bucal e nas glândulas salivares; essa área facilmente examinada pode, muitas vezes, servir como uma indicação precoce de infecção pelo HIV não diagnosticada ou progressão de doença existente. A prevalência de complicações bucais relacionadas à supressão imune, como candidíase, leucoplasia pilosa oral (etiologia associada ao vírus Epstein-Barr), gengivite ulcerativa necrosante ou periodontite e doenças malignas como SK diminuiu com a TAR mais ampla, mas outras condições relacionadas a boca seca (xerostomia), tabagismo e dificuldade de acesso a atendimento odontológico aumentaram. A prevalência de doenças ulcerativas e relacionadas ao HPV, como o herpes-vírus simples (HSV) ou úlceras aftosas idiopáticas, permaneceu estável em relação aos primeiros anos da epidemia.

As lesões da leucoplasia pilosa oral (Figura 366.2) não podem ser raspadas, em contraste com a cobertura esbranquiçada observada na candidíase oral ou "sapinho" (Figura 366.3). Este último pode ser tratado com suspensão oral de nistatina ou trociscos de clotrimazol na ausência de sintomas esofágicos concomitantes (ver adiante); azóis orais raramente são necessários e devem ser interrompidos após a resolução da candidíase para evitar o desenvolvimento de resistência aos azóis. A leucoplasia pilosa oral é limitada à parte lateral da língua e não aparece nas superfícies da mucosa oral; não requer nenhum tratamento específico além da TAR efetiva e raramente é necessário realizar uma biopsia para diagnóstico. O eritema gengival linear pode se apresentar como uma linha de gengiva bem demarcada e bem inflamada. Organismos gram-negativos e entéricos, bem como *Candida*, podem estar envolvidos. O tratamento consiste em desbridamento e antibióticos como penicilina ou metronidazol. A

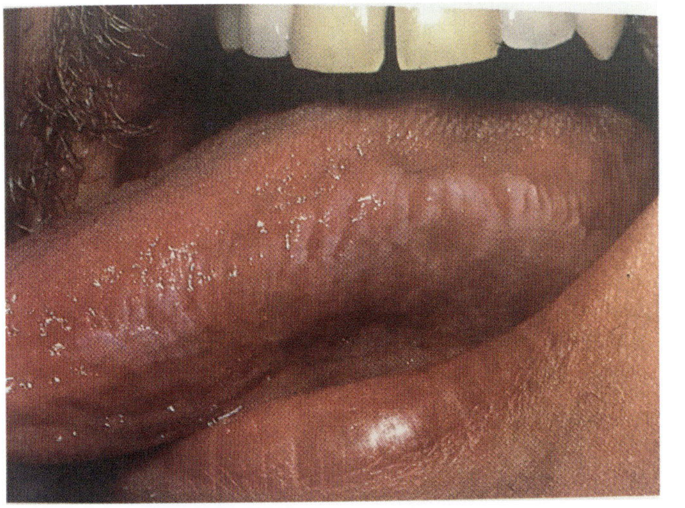

FIGURA 366.2 Lesões de leucoplasia pilosa oral.

gengivite ulcerativa necrosante ou periodontite pode se apresentar como destruição rápida e dolorosa do osso e tecido mole com a mesma flora microbiológica presente no eritema linear gengival. Desbridamento urgente, controle da dor e antibióticos, como no eritema linear gengival, são necessários para preservar o osso alveolar. Também podem ser adicionados agentes antifúngicos orais. O SK geralmente envolve o palato duro ou gengiva (Figura 366.4) e pode causar doença ulcerativa. A biopsia pode ser necessária se o diagnóstico ainda não tiver sido realizado com base na biopsia de lesões cutâneas ou outras lesões viscerais.

A ulceração aftosa oral idiopática (Figura 366.5) pode ser um problema grave e refratário no HIV avançado, colocando os pacientes em risco nutricional e, às vezes, sendo necessário o uso de corticosteroides tópicos ou, em doenças mais extensas, corticosteroides sistêmicos ou talidomida para tratamento. Ulcerações profundas e bem circunscritas, muitas vezes solitárias em oposição às ulcerações múltiplas mais características do herpes simples, ocorrem com a mesma frequência observada em pacientes imunocompetentes, mas podem ser mais graves e levar mais tempo para curar. Elas devem ser diferenciadas das lesões relacionadas ao HSV, lesões pré-malignas ou malignas por meio de cultura ou biopsia, conforme indicado. As ulcerações aftosas também podem ser observadas como parte da infecção aguda pelo HIV. Úlceras pré-malignas ou malignas geralmente são indolores, ao contrário de outras lesões ulcerativas. A xerostomia pode ser o resultado de efeitos adversos de medicamentos ou infiltração linfocítica das glândulas salivares manifestada por aumento indolor da parótida e subsequente hipofunção salivar, às vezes como parte da síndrome de linfocitose infiltrativa difusa (DILS). A DILS é mais comumente observada na população pediátrica ou na doença avançada, mas pode ocorrer em qualquer estágio da infecção pelo HIV. O aumento bilateral da parótida decorrente da infiltração linfocítica ou gordurosa tem um aspecto radiológico característico e raramente são necessárias biopsias para estabelecer o diagnóstico. A xerostomia exerce um grande impacto na qualidade de vida, bem como na saúde dos dentes e gengivas e pode ser muito difícil de tratar. Tipicamente, os agentes lubrificantes de venda livre na forma de géis, pastilhas ou colutórios podem fornecer algum alívio. O líquido salivar artificial por prescrição também pode ser experimentado.

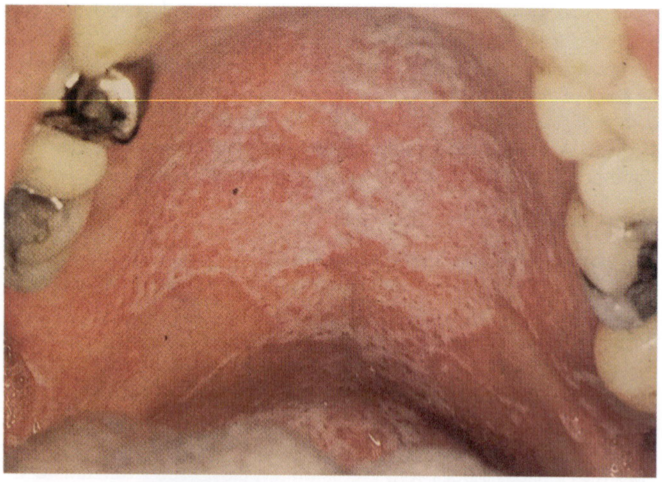

FIGURA 366.3 Candidíase oral ou "sapinho".

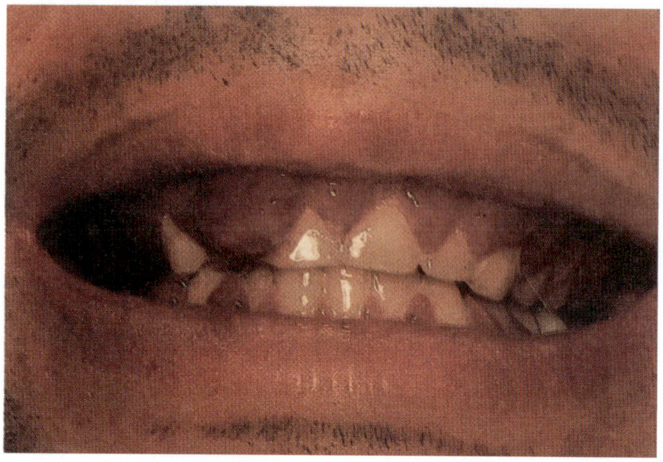

FIGURA 366.4 Sarcoma de Kaposi gengival.

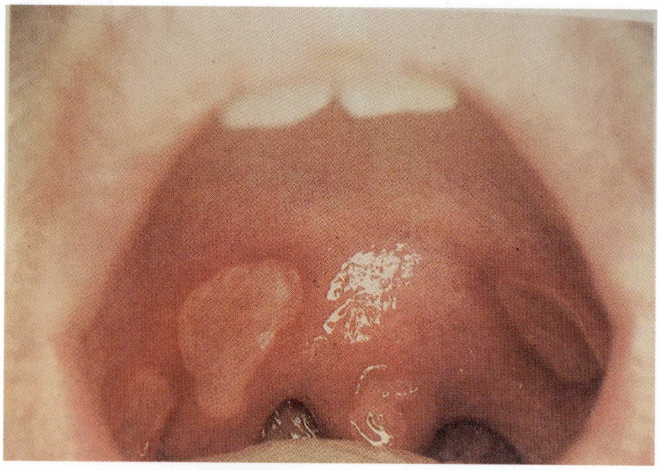

FIGURA 366.5 Úlcera aftosa oral.

Complicações esofágicas

Disfagia e odinofagia podem ser queixas comuns em pacientes com HIV e estão mais comumente relacionadas às complicações infecciosas comuns do HIV em doenças mais avançadas, como candidíase e HSV (CD4 < 200 células/$\mu\ell$) ou CMV (CD4 < 50 células/$\mu\ell$) e, raramente, histoplasmose (normalmente CD4 < 150 células/$\mu\ell$ com CD4 médio < 50 células/$\mu\ell$). No entanto, também podem ser causadas por ulcerações aftosas idiopáticas, como as observadas na cavidade bucal, que podem ocorrer sob qualquer contagem de células CD4, mas são mais graves na doença avançada. A esofagite eosinofílica é uma entidade cada vez mais reconhecida, que pode causar disfagia e desconforto retroesternal à deglutição. A doença do refluxo gastresofágico (DRGE) é uma queixa comum em pessoas com HIV e pode complicar a terapia ART, porque os medicamentos usados para tratar a DRGE (inibidores da bomba de prótons [IBP] e antagonistas do receptor de histamina-2) são contraindicados ou devem ser usados com cautela com medicamentos ARV comumente usados, como atazanavir e rilpivirina. O uso concomitante de ácidos contendo cálcio ou magnésio pode reduzir as concentrações séricas dos inibidores da integrase raltegravir, dolutegravir e elvitegravir. Eles são contraindicados com raltegravir. A terapia empírica com fluconazol para sintomas típicos de esofagite por *Candida*, que pode se manifestar sem candidíase oral, ou um ensaio de IBP para DRGE ou sintomas consistentes com esofagite eosinofílica, como disfagia, pode ser indicado. Os sintomas persistentes relacionados ao esôfago exigirão estudos de motilidade e/ou avaliação endoscópica com biopsias conforme apropriado e tratamento direcionado à causa subjacente.

Complicações gástricas

Muitas complicações gástricas mais graves do HIV são infecciosas e observadas apenas na doença avançada com contagens de CD4 de menos de 50 células/$\mu\ell$: gastrite por CMV, gastrite ou enterite do complexo *M. avium* e candidíase gástrica. A gastrite e a úlcera péptica podem ser vistas com a mesma frequência e pelas mesmas razões que nas pessoas sem infecção pelo HIV. Considerações semelhantes em relação ao IBP e ao uso de antiácido para sintomas de DRGE se aplicam ao tratamento da gastrite e úlcera, necessitando, às vezes, de mudanças temporárias ou permanentes da medicação ARV se o paciente estiver fazendo uso de atazanavir ou rilpivirina. A gastroparesia é uma complicação tardia do diabetes melito, cada vez mais prevalente na população infectada pelo HIV. Pode complicar a TAR efetiva em razão de náuseas e vômitos. Imagens radiológicas, avaliação endoscópica de esofagogramas por vídeo e estudos do trânsito podem ajudar a elucidar a causa dos sintomas gástricos com tratamento direcionado à causa subjacente específica.

Complicações no intestino delgado

Em áreas do mundo onde a TAR é amplamente disponível e prescrita, algumas das doenças infecciosas diarreicas mais devastadoras, como a criptosporidiose, uma complicação letal do HIV avançado, diminuíram a ponto de serem vistas ocasionalmente, apenas como a típica diarreia autolimitada do viajante, que o *Cryptosporidium* ainda pode causar. Da mesma maneira, a microsporidiose refratária crônica era difícil de curar na ausência de reconstituição imune com TARV. *Cyclospora* e *Cystoisospora belli* (anteriormente conhecido como *Isospora belli*) também podem causar diarreia prolongada e perda de peso no HIV avançado, tornando o diagnóstico adequado fundamental, pois é uma enfermidade que pode ser tratada eficazmente com SMX-TMP. A maioria das outras causas infecciosas de diarreia tende a ter apresentação e evolução semelhantes às observadas em pacientes imunocompetentes, como gastrenterites virais ou por *Giardia*, cuja incidência é mais alta em HSH. A enteropatia pelo HIV é uma entidade que pode causar os sintomas típicos de uma doença do intestino delgado, como tumefação, gases, dor abdominal e diarreia aquosa, mas é estabelecida como um diagnóstico de exclusão depois que as causas bacterianas ou parasitárias mais comuns foram eliminadas. As condições para a enteropatia do HIV podem ser estabelecidas no início da doença, com o HIV rompendo a mucosa e, em última instância, causando atrofia das vilosidades e reduzindo a área efetiva do intestino delgado. Embora isso seja mais comum em pacientes com contagens baixas de células CD4, os pacientes podem apresentar sintomas decorrentes de enteropatia do HIV em qualquer contagem de células CD4, particularmente se os sintomas se desenvolverem antes da reconstituição imune, mesmo se o paciente estiver fazendo TAR e estiver totalmente suprimido. A toxicidade do medicamento geralmente pode ser descartada pela obtenção de uma história cuidadosa para estabelecer o momento do início, caso em que a troca da terapia pode levar à resolução dos sintomas. A investigação de doenças diarreicas deve sempre incluir estudos de fezes com colorações apropriadas ou, se disponíveis, ensaios de reação em cadeia da polimerase multiplex (PCR), que têm maior sensibilidade, especialmente para as causas de protozoários. O tratamento deve ser direcionado ao patógeno subjacente ou, no caso de enteropatia pelo HIV, o tratamento da infecção pelo HIV subjacente junto com agentes antimotilidade e suporte nutricional.

Complicações no intestino grosso

Não existem causas não infecciosas principais de patologias do intestino grosso específicas à infecção pelo HIV. Os pacientes podem apresentar diverticulose, doenças inflamatórias intestinais, constipação intestinal crônica (principalmente se estiverem em tratamento de manutenção com metadona ou opiáceos crônicos para controle da dor) e câncer de cólon ou outras doenças malignas, como linfoma, embora o linfoma seja mais comumente visto no intestino delgado. As causas infecciosas mais comuns de colite relacionada ao HIV, como CMV, ocorrem apenas em contagens de CD4 na faixa de menos de 50 células/μℓ e devem ser diagnosticadas por biopsia durante o exame direto do cólon. No exame histopatológico, as células infectadas são até quatro vezes maiores do que as células normais e exibem membranas espessadas com corpos de inclusão intracitoplasmáticos basofílicos clássicos. Da mesma maneira, com a doença avançada, o SK pode envolver qualquer parte do lúmen gastrintestinal, desde a cavidade bucal até o intestino grosso. A infecção por *Clostridium difficile* foi descrita como a infecção bacteriana mais comumente isolada em pacientes com HIV; no entanto, isso também diminuiu com o tempo, pois os pacientes estão sendo hospitalizados com menos frequência e exigindo menos tratamento antimicrobiano.[24] Também é possível que a integridade intestinal prejudicada e a resposta imune humoral mediada por células possam desempenhar um papel na alta incidência de infecção pelo *C. difficile*.

Outras infecções bacterianas, como *Campylobacter*, *Salmonella* e *Shigella*, apresentam sintomas típicos de fezes frequentes, de pequeno volume, sanguinolentas ou não. A resistência às espécies de *Campylobacter* é variável. Em pacientes com contagens de células CD4 superiores a 200 células/μℓ com diarreia leve, pode não ser necessário qualquer tratamento, a menos que os sintomas persistam. Doença mais grave, ou doença em pacientes com contagens de células CD4 mais baixas, deve ser tratada com um macrolídios, como a azitromicina, como terapia empírica, dependendo da suscetibilidade aos antibióticos. O risco de bacteriemia por *Salmonella* é maior em PVHIV, então todos os pacientes devem receber tratamento com fluoroquinolona; a recorrência é comum em pacientes com contagens de células CD4 mais baixas e pode exigir terapia antibiótica supressiva. *Shigella* ocorre com maior frequência e gravidade em HSH infectados pelo HIV e, além do tratamento de suporte, os antibióticos são indicados para encurtar a duração dos sintomas e potencialmente prevenir a disseminação para outras pessoas. A resistência antimicrobiana a múltiplos fármacos é um problema fora dos EUA e está sendo observada com mais frequência nos EUA também. O tratamento da *Shigella* deve ser baseado em testes de sensibilidade antimicrobiana. Quando a terapia empírica é garantida, uma fluoroquinolona é apropriada em áreas com baixa ou nenhuma notificação de resistência, ou uma cefalosporina de terceira geração é usada se houver suspeita de resistência. *Entamoeba dispar* e *Blastocystis hominis* geralmente são parasitas não patogênicos e não requerem tratamento. Pacientes com *Entamoeba histolytica* assintomática encontrada na microscopia das fezes ou por PCR devem receber um agente luminal, como a paromomicina, para eliminar os cistos. Pacientes com doença sintomática devem receber metronidazol seguido por um agente luminal para prevenir a recorrência da infecção. O diagnóstico de diarreia infecciosa diferente de CMV depende de estudos de fezes (cultura bacteriana e colorações para parasitas, testes de antígeno ou, se disponível, PCR multiplex incluindo vírus) e testes para *C. difficile* de acordo com o protocolo laboratorial local. Se nenhuma etiologia for encontrada e os sintomas persistirem, especialmente se a contagem de CD4 for inferior a 50 células/μℓ, a colonoscopia deve ser realizada para visualização direta e a biopsia de quaisquer lesões observadas. O CMV é tipicamente tratado com um esquema de indução de ganciclovir de 2 a 3 semanas seguido de valganciclovir oral até que a reconstituição imune seja alcançada e a terapia não seja mais necessária.

Complicações hepáticas

A doença hepática permanece como a principal causa de morbidade e mortalidade em pacientes com HIV, em parte em decorrência da alta prevalência de coinfecção crônica por HBV e HCV resultante de vias de transmissão compartilhadas. Com o advento de medicamentos ARV de ação direta bem tolerados e altamente eficazes para o tratamento do HCV, espera-se que o tratamento generalizado crie o mesmo efeito de "tratamento como prevenção" que é visto com a terapia totalmente supressora do HIV, levando a taxas mais baixas de novas infecções pelo HCV. Embora muitos medicamentos usados para tratar o HIV possam ter toxicidade hepática direta, especialmente no contexto de hepatite crônica, isso é incomum e evitável com o monitoramento adequado e a interrupção imediata do agente agressor. Como mencionado anteriormente, a nevirapina e, raramente, os inibidores da integrase, notadamente o raltegravir, foram associados à insuficiência hepática fulminante, esta última como parte da DRESS. Houve relatos de hipertensão portal não cirrótica associada a ddI, outra razão além do risco de acidose láctica, pancreatite e neuropatia periférica para evitar seu uso. A insuficiência hepática fulminante aguda ocorreu em pacientes com HBV crônico ativo no contexto de SIRI, mesmo durante o uso de TAR, que também seja ativa contra o HBV. É necessário um acompanhamento rigoroso das enzimas hepáticas durante o início da terapia nesses pacientes. Pacientes infectados pelo HIV com HBV devem ter esquemas de medicação ARV, que incluem fármacos ativos contra HBV (ou seja, TDF, TAF, 3TC ou FTC), e os médicos devem estar cientes de que se a interrupção da TAR for necessária, a doença hepática pode piorar. A hepatite autoimune é incomum na infecção pelo HIV, mas foi descrita.

DHGNA e EHNA são importantes e crescentes causas de morbidade em pacientes com HIV tratado de forma efetiva que, atualmente, na maioria dos casos, apresentam expectativa de vida normal. Atualmente, a prevalência de DHGNA na população geral está estimada em até 25%, aumentando para 35% entre pessoas com monoinfecção pelo HIV (sem coinfecção com HCV). DHGNA é o acúmulo de triglicerídios nos hepatócitos, semelhante à esteatose alcoólica, mas com baixo ou nenhum consumo de álcool. A progressão para EHNA com inflamação franca e fibrose ou cirrose parece ocorrer em uma taxa mais alta do que na população não infectada pelo HIV. Fatores de risco tradicionais, como a síndrome metabólica (resistência à insulina, obesidade central e dislipidemia) e obesidade, estão em jogo, mas outros fatores desconhecidos podem aumentar a incidência e a taxa de progressão do HIV, incluindo a interrupção do microbioma intestinal ou toxicidade do medicamento, especialmente com ITRN. O aspecto radiológico pode ser patognomônico, mas a avaliação da fibrose tradicionalmente baseia-se na biopsia hepática. Marcadores não invasivos estão sendo explorados para o estadiamento da doença. O tratamento tem se baseado na modificação dos fatores de risco, mas há estudos em andamento para identificar candidatos a medicamentos para uma terapia mais efetiva, incluindo aqueles com HIV. Na próxima década, a cirrose por doença hepática gordurosa pode suplantar o HCV como a causa mais comum para transplante de fígado.[25,26]

Complicações pancreáticas

Conforme mencionado anteriormente, d4T e ddI eram causas comuns de pancreatite tóxica e não são mais recomendados para uso em esquemas de medicação ARV por esta e outras razões. A diminuição da incidência de pneumonia por *Pneumocystis* e a redução da necessidade de profilaxia diminuíram drasticamente a necessidade de pentamidina, também uma causa conhecida de pancreatite. Outras infecções oportunistas, como o CMV, foram consideradas possíveis causas de pancreatite. A hipertrigliceridemia tem uma associação conhecida com pancreatite e é prevalente na população infectada pelo HIV, particularmente naqueles que fazem uso de ITRN precocemente, como AZT, d4T e ddI, bem como os IP de primeira geração. Pacientes com hipertrigliceridemia devem ser tratados da mesma maneira que aqueles sem HIV, e mudanças na medicação ARV devem ser realizadas conforme apropriado.

A apresentação e o tratamento da pancreatite são semelhantes aos da população não infectada pelo HIV e requerem a retirada do agente agressor, o tratamento do catalisador infeccioso subjacente ou o tratamento do próprio HIV após o paciente ter se recuperado da doença aguda.

Complicações biliares

Como mencionado anteriormente, o atazanavir foi associado a colelitíase e bilirrubinemia indireta benigna. Em casos de desenvolvimento de icterícia escleral, os pacientes podem preferir mudar para uma terapia diferente por motivos cosméticos. A colangiopatia pelo HIV, resultado de estenoses biliares por patógenos oportunistas, como *Microsporidium* ou CMV, raramente é observada na era atual de TAR efetiva. A colangiopancreatografia endoscópica retrógrada pode ser usada para investigar doenças biliares.

Complicações anorretais

Proctite ou proctocolite como resultado dos patógenos comuns sexualmente transmissíveis *Neisseria gonorrhoeae*, *Chlamydia trachomatis* (tanto linfogranuloma venéreo [LGV] como sorovares não LGV), HSV e *Treponema pallidum* (sífilis) podem aparecer da mesma maneira que na população em geral. No entanto, o LGV, anteriormente encontrado principalmente nas regiões temperadas do mundo como uma proctite ulcerativa com subsequente linfadenopatia inguinal dolorosa e ruptura e drenagem ocasionais, pode aparecer como uma proctocolite hemorrágica dolorosa sem ulceração ou adenopatia. Tem sido cada vez mais observado na população HSH em todo o mundo, embora predominantemente em HSH infectados pelo HIV. Causado pelos sorovares L1, L2 e L3 de clamídia, o diagnóstico definitivo é desafiador em razão da incapacidade de distinguir sorovares LGV de infecções não LGV por clamídia em testes de rotina. O tratamento pode ser baseado apenas na apresentação e na suspeita clínica. A cultura não é sensível nem amplamente disponível. Os anticorpos IgG ou IgA ou títulos por fixação de complemento ou microimunofluorescência podem ser usados para descartar infecção se forem negativos, mas os títulos positivos são apenas de suporte, não diagnósticos, porque não diferenciam infecção passada de infecção recente. O aumento dos títulos com o tempo, se ocorrer, pode ser confirmatório por retrospectiva. Se disponível, o teste de amplificação de ácido nucleico para clamídia, embora não aprovado pela FDA, pode ser usado para apoiar o diagnóstico no quadro de uma proctocolite compatível. O tratamento para LGV é o mesmo que para pacientes não infectados pelo HIV (doxiciclina por 21 dias), mas pode exigir terapia mais prolongada para resolução completa dos sintomas em alguns casos. As infecções por clamídia não LGV podem ser tratadas com azitromicina VO em dose única ou com doxiciclina por 7 dias. A doença ulcerativa por HSV é comum; o CMV e as múltiplas úlceras aftosas recorrentes são menos observadas fora da doença avançada pelo HIV, mas são causas importantes de morbidade em pacientes com contagens de CD4 inferiores a 50 células/$\mu\ell$. Condiloma e displasia anal relacionados ao HPV podem ocorrer em todos os estágios da doença. Eles são mais comuns em HSH, com a prevalência de infecção oncogênica por HPV excedendo 50% nessa população (ver Cânceres não definidores de AIDS). Fissuras anais, fístulas e abscessos perirretais também são mais comuns em HSH (Tabela 366.4).

MANIFESTAÇÕES DERMATOLÓGICAS DO HIV

Problemas cutâneos são extraordinariamente comuns em pessoas com infecção pelo HIV, com até 90% dos pacientes desenvolvendo alguma complicação na evolução da sua doença. Problemas cutâneos podem ser o primeiro sinal da infecção pelo HIV. Dado que as oportunidades perdidas de diagnosticar o HIV são comuns, os prestadores de cuidados primários e dermatologistas devem estar alertas para apresentações atípicas, mais fulminantes ou persistentes de doenças comuns da pele, bem como condições observadas com menos frequência em pacientes HIV-soronegativos. Elas podem ser amplamente divididas em condições infecciosas, não infecciosas e inflamatórias, com apresentações tipicamente semelhantes às que são vistas em indivíduos imunocompetentes, mas, às vezes, mais graves e prolongadas e possivelmente exigindo terapia mais intensiva (Capítulos 407 a 413). Tal como acontece com muitas outras áreas da medicina do HIV, a incidência e a prevalência de certas condições diminuíram à medida que mais pacientes são diagnosticados precocemente e iniciam a TAR. Essa seção enfoca as condições não infecciosas e inflamatórias, embora seja realizada menção aos problemas infecciosos que são discutidos com mais detalhes em outro momento.

Abordagem ao paciente

A caracterização adequada das lesões cutâneas, junto com uma avaliação do estado imunológico atual, pode ajudar a restringir o diagnóstico em pacientes infectados pelo HIV. Pápulas (< 1 cm de diâmetro) e placas (> 1 cm de diâmetro) são lesões elevadas e bem circunscritas, que envolvem a derme e a epiderme, enquanto os nódulos envolvem tecidos mais profundos e são tipicamente maiores que 2 cm. Essas lesões podem estar associadas a qualquer uma das grandes categorias de doença cutânea no HIV. Vesículas e bolhas são lesões elevadas, cheias de líquido, que são novamente diferenciadas pelo tamanho menor ou maior que 1 cm, respectivamente. As máculas e manchas são achatadas com bordas definidas, aparecem isoladas ou em grupos.[27] A abordagem das doenças cutâneas em geral é apresentada no Capítulo 407.

Prurido com e sem achados físicos

O prurido é a queixa dermatológica mais comum na era moderna da TARc e frequentemente tem impacto significativo na qualidade de vida. Condições comuns como xerose, dermatite seborreica, infecções fúngicas e eczema podem se apresentar de forma refratária e mais persistente em pacientes com HIV, mesmo em contagens de células CD4 mais altas, e também podem aparecer como manifestação de apresentação no HIV não diagnosticado. O prurido pode estar presente sem outros achados no exame físico; portanto, uma busca diligente pela doença subjacente deve ser realizada (p. ex., pode ser observado em um subconjunto de pacientes com HCV crônico) (Tabela 366.5).[28]

Doenças malignas

O SK (Figura 366.6) foi o primeiro câncer definidor de AIDS a ser relatado em 1981, quando os casos foram observados em HSH. A incidência e a prevalência nos EUA diminuíram na era moderna do tratamento. O SK é um tumor vascular que pode afetar qualquer sistema orgânico, mas frequentemente se apresenta como lesões cutâneas, incluindo a cavidade bucal. No entanto, pode manifestar-se com doença visceral, como doença pulmonar ou gastrintestinal, na ausência de lesões cutâneas. Está etiologicamente associado ao HHV8 (KSHV) e, nos EUA, é encontrado predominantemente em HSH, transgêneros e bissexuais, mas também pode afetar mulheres. Apresenta-se como lesões papulosas violáceas ou nodulares e, embora tenha uma aparência típica, a biopsia, que geralmente exibe fascículos de células tumorais fusiformes, deve ser realizada para estabelecer o diagnóstico e diferenciá-lo da angiomatose bacilar, que pode manifestar lesões semelhantes de forma isolada ou em conjunto com SK. O SK que se apresenta em pacientes não tratados, incluindo o SK visceral, pode regredir com o início da TAR e reconstituição imune, mas, às vezes, exigirá terapia local, como crioterapia ou injeções intralesionais de agentes quimioterápicos ou, em casos mais avançados de doença sintomática, quimioterapia sistêmica. O SK pode ser induzido ou exacerbado por corticosteroides concomitantes, como as doses usadas para tratar pneumonia por *Pneumocystis* ou trombocitopenia imune idiopática. A regressão ou estabilização ocorre com a retirada dos esteroides.

Indivíduos infectados pelo HIV compartilham os fatores de risco para carcinomas basocelulares e de células escamosas típicos de indivíduos

Tabela 366.4 Manifestações gastrintestinais do HIV.

ORAIS	**APRESENTAÇÃO/DIAGNÓSTICO**	**TRATAMENTO**
Candidíase	Aspecto clínico da candidíase (Figura 366.3) Cultura e teste de sensibilidade raramente para suspeita de resistência	Suspensão de nistatina ou trociscos de clotrimazol Fluconazol oral para doença extensa; interromper quando resolvida para evitar resistência
Leucoplasia pilosa oral	Aspecto clínico (ver Figura 366.2)	Nenhum tratamento específico diferente de TAR; vários tratamentos tópicos foram estudados
Sarcoma de Kaposi	Aspecto clínico (Figura 366.4) Biopsia indicada se o diagnóstico não tiver sido estabelecido anteriormente Pode haver doença em outro lugar	TAR, injeção intralesional Às vezes, quimioterapia ou radioterapia são indicadas para doença cutânea extensa ou visceral concomitante
Ulcerações aftosas	Aspecto clínico (Figura 366.5) Biopsia	Esteroides tópicos Esteroides orais ou talidomida para úlceras extensas ou refratárias
HSV	Aspecto clínico Cultura	Antivirais orais
Aumento da parótida	Aspecto clínico Imagens podem ser úteis	TAR
ESOFÁGICAS	**APRESENTAÇÃO/DIAGNÓSTICO**	**TRATAMENTO**
Candidíase	Disfagia, odinofagia Aspecto clínico e raspagens em EGD	Azóis orais
HSV	Odinofagia Biopsia em EGD	Antivirais orais
CMV	Odinofagia Biopsia em EGD	Ganciclovir, valganciclovir
Úlceras aftosas	Odinofagia Biopsia em EGD	Esteroides orais e/ou talidomida
GÁSTRICAS	**APRESENTAÇÃO/DIAGNÓSTICO**	**TRATAMENTO**
Infecciosas (CMV, MAC, *Candida*)	Doença avançada; náuseas, dispepsia Endoscopia	TAR Tratar o microrganismo subjacente
DRGE, gastrite, úlcera péptica	Dispepsia, dor abdominal, sangramento Endoscopia	PPI, H2RA (atenção às interações medicamentosas com TAR)
INTESTINO DELGADO	**APRESENTAÇÃO/DIAGNÓSTICO**	**TRATAMENTO**
Infecciosas (*Cryptosporidium, Microsporidium, Cyclospora, Giardia*)	Doença avançada Diarreia aquosa de grande volume, distensão abdominal Estudos de fezes	Principalmente reconstituição imune com TAR Metronidazol para *Giardia*
Enteropatia	Perda de peso, distensão abdominal, diarreia Excluir outras causas	Principalmente reconstituição imune com TAR Agentes antimotilidade, suporte nutricional
INTESTINO GROSSO	**APRESENTAÇÃO/DIAGNÓSTICO**	**TRATAMENTO**
CMV	Dor abdominal em cólica, diarreia de pequeno volume Doença avançada Colonoscopia com biopsia	Ganciclovir, valganciclovir TAR
Clostridium difficile	Dor abdominal em cólica, diarreia, febre Exames de fezes	Metronidazol oral, vancomicina
HEPÁTICAS	**APRESENTAÇÃO/DIAGNÓSTICO**	**TRATAMENTO**
Hepatites B e C crônica	Transaminite Sorologias e PCR para viremia	HBV: antivirais (p. ex., TAF, lamivudina) HCV: terapia de combinação antiviral de ação direta
DHGNA, EHNA	Transaminite Imagem, biopsia hepática	Perda de peso, encaminhamento para especialista
Toxicidade de drogas	Transaminite	Retirada ou mudança do agente agressor
PANCREÁTICAS	**APRESENTAÇÃO/DIAGNÓSTICO**	**TRATAMENTO**
Pancreatite	Dor epigástrica medial, náuseas, vômitos, distúrbios metabólicos	NPO, retirada do agente agressor, se presente
BILIARES	**APRESENTAÇÃO/DIAGNÓSTICO**	**TRATAMENTO**
Medicamento (atazanavir)	Hiperbilirrubinemia indireta	Benigna, pode alterar o TAR com base nas preocupações do paciente
Colangiopatia (infecciosa)	Doença avançada Fosfatase alcalina elevada, desconforto no QSD CPRE	TAR
ANORRETAIS	**APRESENTAÇÃO/DIAGNÓSTICO**	**TRATAMENTO**
Proctite (clamídia, sífilis, gonorreia)	Dor, secreção, pode ser assintomática Sorologias, teste de ácido nucleico	Tratamento do organismo subjacente
Doença ulcerativa	HSV; cultura Na doença avançada, CMV, aftas; biopsia	Antivirais Antivirais, esteroides, talidomida
Displasia anal	Assintomática; Pap, HRA com coloração de ácido acético e biopsia	Tópico, IRC
Condiloma	Aspecto clínico Biopsia	Tópico, cirúrgico
Fissura, fístula, abscesso	Dor, drenagem	Fissura: diltiazem composto tópico Fístula, abscesso: cirúrgico

TAR = terapia antirretroviral; CMV = citomegalovírus; EGD = esofagogastroduodenoscopia; CPRE = colangiopancreatografia retrógrada endoscópica; GERD = doença do refluxo gastresofágico; HBV = vírus da hepatite B; HCV = vírus da hepatite C; HRA = anuscopia de alta resolução; H2RA = antagonistas do receptor H_2; HSV = herpes-vírus simples; IRC = cautério infravermelho; MAC = complexo *Mycobacterium avium*; DHGNA = doença hepática gordurosa não alcoólica; EHNA = esteato-hepatite não alcoólica; NPO = nada por via oral; PCR = reação em cadeia da polimerase; PPI = inibidor da bomba de prótons; QSD = quadrante superior direito; TAF = alafenamida de tenofovir.

não infectados pelo HIV, mas desenvolvem esses tumores malignos em uma taxa duas a três vezes maior, em uma idade mais jovem, em vários locais, e às vezes em áreas de pele que não são expostas ao sol.[29] A doença de Bowen e a papulose bowenoide podem ocorrer na área genital de homens e mulheres jovens sexualmente ativos, geralmente apresentando-se como placas eritematosas elevadas e associadas à infecção pelo HPV. A papulose bowenoide frequentemente exibe uma evolução benigna e responde ao tratamento localmente destrutivo ou a agentes tópicos, mas pode progredir para doença de Bowen, que apresenta um risco de 5% de evoluir para carcinoma de células escamosas invasivo. O melanoma maligno ocorre com frequência aumentada e geralmente é mais avançado e agressivo em pacientes que vivem com HIV. Os tumores de células de Merkel podem manifestar-se em uma idade mais jovem do que tipicamente é observado em indivíduos imunocompetentes, mais velhos e de pele clara. Associado ao poliomavírus de Merkel, apresenta-se como uma lesão nodular de tom carnáceo ou azulado, de aumento rápido, indolor e requer um alto índice de suspeita e biopsia para diagnóstico. O tratamento do melanoma e dos cânceres de pele não melanoma em indivíduos infectados pelo HIV é semelhante ao dos indivíduos não infectados pelo HIV.

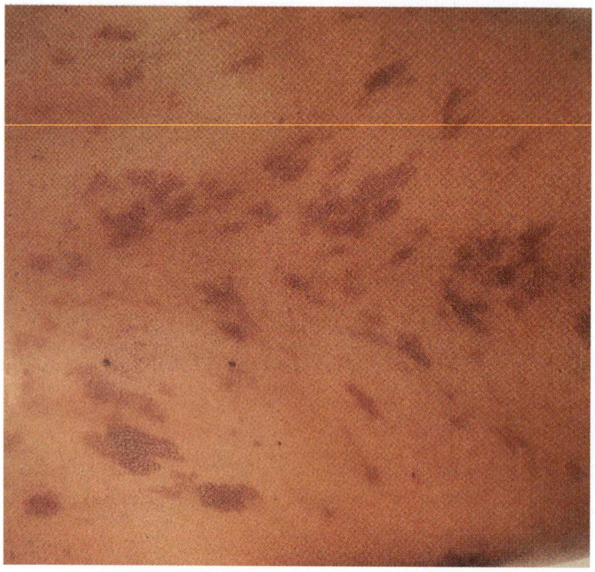

FIGURA 366.6 Sarcoma de Kaposi cutâneo.

Condições inflamatórias

Muitas doenças inflamatórias cutâneas mais graves não são mais observadas com tanta frequência, dada a disponibilidade mais ampla de TAR e as recomendações para ser iniciada em todos os pacientes infectados pelo HIV em qualquer contagem de células CD4. A foliculite pustulosa eosinofílica (Figura 366.7) pode ser intensamente pruriginosa, apresentando-se como múltiplas lesões papulares ou pustulosas originadas de folículos capilares, geralmente em face, pescoço, tronco e membros superiores, embora possa ser encontrada em qualquer parte do corpo. É, tipicamente, uma complicação da doença mais avançada e pode ser particularmente extensa no quadro de reconstituição imune ao iniciar a TAR em pacientes com contagens de células CD4 baixas e cargas virais altas. É tão comum nesse cenário que médico deve alertar o paciente com antecedência sobre a possibilidade de deixar claro que não está relacionado aos medicamentos em si, a menos que isso resulte em um diagnóstico incorreto de uma alergia medicamentosa. Pode durar vários meses, mas geralmente regredirá. Antibióticos tópicos, como eritromicina, junto com corticosteroides tópicos, podem ajudar; o itraconazol tem sido usado com algum sucesso. A terapia ultravioleta B também foi tentada. Os anti-histamínicos podem ajudar com o prurido, especialmente à noite. A erupção papular pruriginosa do HIV é mais comum na África Subsaariana e acredita-se que seja causada por uma resposta exagerada à picada de artrópodes. Outras condições que podem ser incluídas no diagnóstico diferencial são foliculite bacteriana e acne.

Dermatite psoriasiforme e psoríase franca (Figura 366.8), com ou sem artrite, podem ocorrer no HIV e podem ser bastante graves,

Tabela 366.5 Abordagem de lesões cutâneas associadas ao HIV.

LOCALIZADA *VERSUS* GENERALIZADA	DESCRIÇÃO DA LESÃO	DIAGNÓSTICO DIFERENCIAL	ACHADOS CLÍNICOS
Achados cutâneos localizados * Podem ser generalizados em pacientes imunossuprimidos	Pápulas e nódulos	Ectima do molusco contagioso	Pápulas umbilicadas da cor da pele com 2 a 3 mm de pápulas erodidas, ulceradas com crosta sobrejacente
		Furúnculo/carbúnculo	Pápulas e nódulos inflamatórios, sensíveis
		Angiomatose bacilar	Pápulas e nódulos friáveis, cor avermelhada, arroxeada ou cor de carne
		Verruga vulgar	Pápulas hiperceratóticas verruciformes
		Condilomas	Pápulas verruciformes frequentemente pedunculadas da cor da pele
		Prurigo nodular	Pápulas e nódulos escoriados frequentemente hiperceratóticos
		Câncer de pele não melanoma: CCE	Pápulas eritematosas com hiperqueratose variável, crostas e ulceração
		CBC	Pápulas peroladas com telangiectasia sobrejacente
		Sarcoma de Kaposi	Máculas, pápulas ou placas vermelho-acastanhadas
	Placas	Celulite	Placas eritematosas; dolorosas e quentes
		Intertrigo	Pápulas e placas eritematosas delgadas com erosões superficiais e descamação discreta; enrugada
		"Sapinho" (candidíase)	Placa branca na mucosa oral, pode ser removida por raspagem
		Leucoplasia pilosa oral	Placa branca não dolorosa ao longo da borda lateral da língua
		Outras infecções fúngicas ou bacterianas	Apresentação cutânea variável
		Placas eritematosas descamativas: dermatite seborreica	Placas eritematosas descamativas gordurosas com distribuição seborreica
		Psoríase	Placas eritematosas bem demarcadas com descamação prateada, frequentemente em superfícies extensoras
	Vesículas e bolhas	Impetigo	Vesículas superficiais, erosões, crostas cor de mel
		Foliculite	Pápulas e pústulas foliculares
		Herpes simples	Vesículas agrupadas sobre base eritematosa
		Herpes-zóster	Vesículas agrupadas em distribuição dermatômica
		Tínea bolhosa ou Candida	Predominantemente erosões e algumas vesículas superficiais sobre fundo eritematoso
	Exantema + enantema	Doenças virais, exantema agudo do HIV	Erupções maculares morbiliformes, frequentemente associadas a sintomas sistêmicos
Achados cutâneos generalizados	Exantema + enantema	Reação medicamentosa	Erupções maculares morbiliformes frequentemente generalizadas
	Eritema com descamação	SJS, NET	Máculas e manchas eritematosas a escuras; verificar se há envolvimento de mucosa
	Pápulas, placas	Erupção prurítica papular	Pápula difusa da cor da pele a eritematosa com sinais de escoriação
		Sarna	Pápulas escamosas e hiperceratóticas disseminadas; prurido grave
	Eritema com escamação	Eczema/dermatite, xerose	Pápulas e placas escamosas eritematosas, muitas vezes pior no inverno

CBC = carcinoma basocelular; CCE = carcinoma de células escamosas; SJS = síndrome de Stevens-Johnson; NET = necrólise epidérmica tóxica. De Altman K, Vanness E, Westergaard RP. Cutaneous manifestations of human immunodeficiency virus: a clinical update. *Curr Infect Dis Rep*. 2015;17:464.

particularmente em pessoas com imunossupressão mais avançada. Parece haver uma incidência muito maior em pacientes com HIV e também envolve as articulações em uma porcentagem maior em comparação com aqueles pacientes não infectados pelo HIV. Às vezes, é a condição que se manifesta alertando para o HIV não diagnosticado. A terapia ideal é a TAR, porque a doença frequentemente melhora ou entra em remissão com a reconstituição do sistema imune. A terapia é semelhante ao tratamento de pacientes imunocompetentes, incluindo esteroides tópicos, retinoides tópicos e orais, fototerapia e medicamentos como ciclosporina e metotrexato em doenças mais graves, embora os pacientes que fazem uso desses agentes devam ser acompanhados de perto para a potencial toxicidade. Os inibidores do TNF-α, como o etanercepte e o infliximabe, não foram estudados em ensaios clínicos randomizados, mas foram usados com segurança em pacientes que tiveram falhas ou foram intolerantes a outras terapias.[30] Todos os pacientes tratados com esses medicamentos devem ser rastreados para tuberculose antes do início de terapia.

A dermatite seborreica (Figura 366.9) apresenta-se como placas laranja-avermelhadas escamosas, afeta tipicamente couro cabeludo, testa, sobrancelhas, nariz e bochechas, com uma incidência muito maior em pacientes com HIV do que na população em geral. Embora possa ser mais grave e refratária no HIV avançado, pode ocorrer em qualquer contagem de células CD4 e pode ser um sinal de HIV não diagnosticado. A terapia combinada com corticosteroides tópicos e agentes antifúngicos tópicos geralmente é efetiva. A dermatite atópica também tem uma incidência mais alta em pacientes com HIV e é tratada com esteroides tópicos e anti-histamínicos. A fotodermatite também é mais comum em pacientes com HIV, apresentando-se como placas pruriginosas em áreas expostas ao sol, especialmente naquelas pessoas que fazem uso de medicamentos fotossensibilizantes como SMX-TMP ou dapsona para profilaxia de *Pneumocystis*. Outras lesões que podem aparecer em áreas expostas ao sol são o prurigo nodular, caracterizado por hiperpigmentação nodular e prurido intenso, ou porfiria cutânea tardia, que se apresenta como lesões bolhosas no dorso das mãos, antebraços ou face. O prurigo nodular é quase exclusivamente visto na doença pelo HIV muito avançada, enquanto a porfiria cutânea tardia apresenta uma forte associação com a infecção crônica pelo HCV.

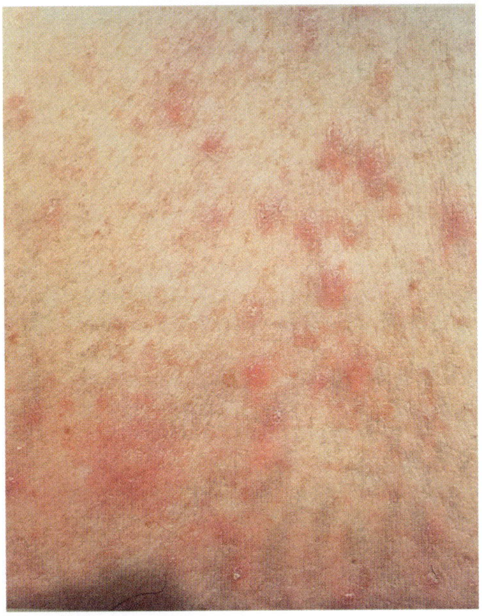

FIGURA 366.7 **Foliculite pustular eosinofílica.**

Complicações infecciosas

BACTERIANAS

Mesmo com controle viral adequado, complicações infecciosas do HIV ocorrem comumente. *Staphylococcus aureus* resistente à meticilina adquirido na comunidade (CA-MRSA) pode ser uma infecção grave e potencialmente fatal, às vezes exigindo intervenção cirúrgica urgente se ocorrer em um espaço fechado ou em tecido profundo. As taxas de colonização são maiores em pacientes infectados pelo HIV em comparação com a população em geral, particularmente em HSH, explicando a maior incidência de infecções graves. Os furúnculos superficiais podem ser incisados e drenados ou podem drenar espontaneamente, mas as infecções profundas requerem intervenção urgente em razão da rapidez da progressão. A base do tratamento é vancomicina intravenosa e, em infecções menos graves, as cepas comunitárias costumam ser sensíveis à doxiciclina ou ao SMX-TMP. A linezolida deve ser reservada para uso em pacientes com contraindicações aos antibióticos de primeira linha. A angiomatose bacilar ou peliose hepática, causada por espécies de *Bartonella* (Capítulo 299), é uma doença incomum, mas séria, que pode aparecer como lesões muito semelhantes ao SK – lesões vasculares, nodulares ou similares a placas – acompanhadas de febre e sintomas constitucionais. Isso tipicamente é visto apenas na doença avançada e responde bem a eritromicina ou doxiciclina. O diagnóstico pode ser realizado por biopsia. Qualquer pessoa que apresentar uma nova erupção cutânea difusa não pruriginosa deve ser testada para sífilis. O cancro típico da sífilis primária pode estar ausente ou não ser percebido pelo paciente; portanto, a apresentação com erupção cutânea durante a sífilis secundária é muito comum. Todos os pacientes sexualmente ativos com HIV devem ser examinados pelo menos uma vez por ano, mesmo na ausência de sinais ou sintomas, e mais frequentemente para aqueles com múltiplos parceiros em grupos de alto risco, como HSH.[31] Os pacientes devem ser educados que o sexo oral sozinho pode transmitir sífilis. A sorologia é confiável em pacientes infectados pelo HIV, e a sífilis responderá bem à penicilina benzatina intramuscular 2,4 milhões de unidades, sendo a doxiciclina o agente de segunda linha em pacientes com alergia à penicilina. Os pacientes que relatam alergias vagas à penicilina devem ser testados na pele de forma proativa, porque a penicilina é o tratamento de escolha.

VIRAIS

A erupção cutânea aguda do HIV ocorre em até 70% dos pacientes, normalmente alguns dias após o início da febre, com um aspecto maculopapular que acomete a face, o tronco e, às vezes, as extremidades, incluindo as palmas das mãos e solas dos pés. Qualquer paciente

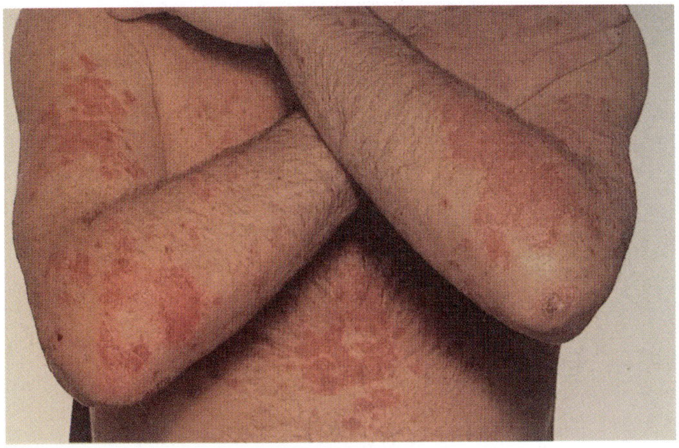

FIGURA 366.8 **Psoríase.**

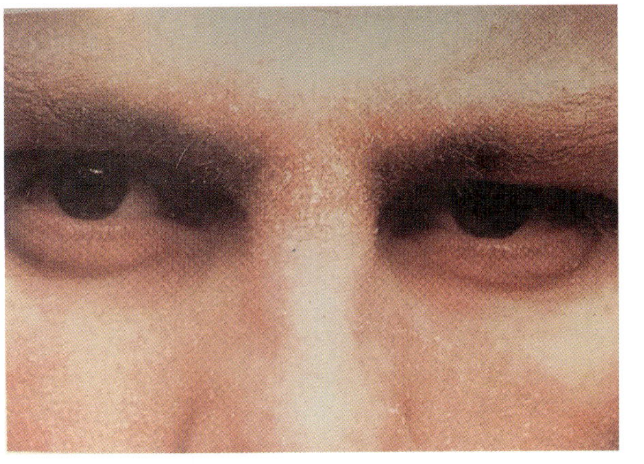

FIGURA 366.9 **Dermatite seborreica.**

sexualmente ativo que apresente erupção cutânea maculopapular eritematosa com um quadro de doença semelhante a gripe ou mononucleose deve ser testado para HIV.

Herpes-zóster (vírus varicela-zóster [VZV]) (Figura 366.10) é muito mais comum em pacientes infectados pelo HIV em todas as contagens de células CD4 do que na população em geral; em pacientes mais jovens deve-se levar em consideração o teste para HIV (Tabela 366.6). Ele se apresentará mais comumente na distribuição do dermátomo tipicamente observada em pessoas sem HIV, mas pode ser visto em vários dermátomos ou disseminado. A terapia antiviral oral deve ser iniciada no momento do diagnóstico, o que geralmente é feito por inspeção visual das lesões vesiculares agrupadas clássicas na distribuição do dermátomo; para VZV em multidermátomos ou disseminado, a terapia intravenosa é o tratamento de escolha. Para manifestações atípicas, a fluorescência direta de raspados das lesões é um método de diagnóstico rápido e específico, embora menos sensível que a PCR. Em pacientes com contagens de CD4 maiores que 200 células/$\mu\ell$ e carga viral suprimida, a vacinação para VZV foi considerada segura em um pequeno estudo, embora nenhum estudo de eficácia tenha sido realizado. É razoável considerar a vacinação em pacientes com mais de 50 anos com HIV após demonstrar infecção prévia por VZV por meio de sorologia. Dada a gravidade da doença em adultos com comprometimento imune, os pacientes sem evidências de imunidade ao VZV devem ser vacinados quando a contagem de células CD4 for superior a 200 células/$\mu\ell$, idealmente com uma carga viral de HIV indetectável também. Os pacientes devem descontinuar os medicamentos ARV crônicos, como aciclovir, fanciclovir e valaciclovir, antes da vacinação e por 14 dias após a vacinação, para permitir uma resposta imune adequada.

O HSV, particularmente a infecção anogenital, é comum em pacientes infectados pelo HIV e tipicamente responde bem à terapia antiviral padrão. A profilaxia com agentes ARV diários é segura e efetiva, apresenta poucas interações medicamentosas e não mostrou desencadeamento de resistência viral. O HSV na doença avançada pode ser difícil de tratar, exigindo ciclos mais longos, doses mais altas ou terapia intravenosa. Quando refratário ao tratamento, a resistência medicamentosa à terapia de primeira linha deve ser considerada e testada. Foscarnete ou cidofovir podem ser experimentados em casos de suspeita de resistência. Embora o foscarnete não seja amplamente usado na era TARc moderna, há relatos de ulceração peniana e vulvar induzida por foscarnete decorrentes de irritação local do próprio medicamento durante a micção, mais comumente em mulheres. Pode ser confundido com o agravamento da doença, mas não requer a interrupção do tratamento e pode ser mitigado por higiene cuidadosa. O cidofovir tópico combinado, embora caro e não amplamente disponível, pode ser eficaz em doenças limitadas. O início da TAR pode levar ao agravamento das infecções cutâneas, incluindo VZV e HSV, e a maior incidência de herpes-zóster, bem como a um aumento da frequência de surtos de HSV tipo 2 nos primeiros meses de terapia ARV.[32]

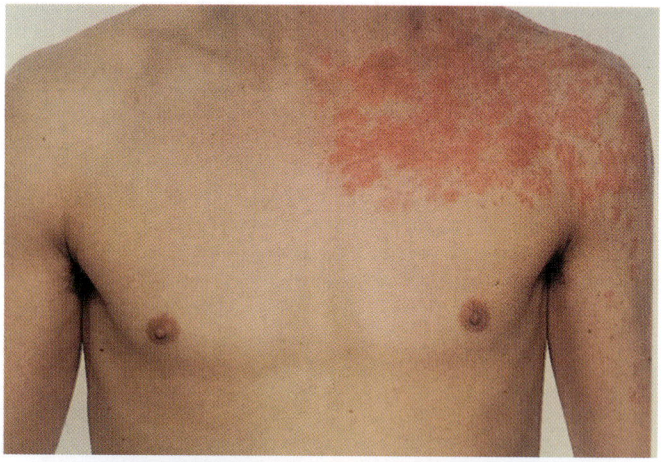

FIGURA 366.10 **Herpes-zóster (vírus varicela-zóster).**

Tabela 366.6	Manifestações cutâneas que devem promover a consideração do teste de HIV.
Candidíase oral	
Sífilis secundária	
Psoríase	
Dermatite seborreica	
Exantema viral com ou sem enantema	
Herpes-zóster (disseminado)	

O HPV é onipresente em homens e mulheres sexualmente ativos (Capítulo 349). Os tipos não oncogênicos 6 e 11 são responsáveis por verrugas genitais, que às vezes podem ser bastante extensas e envolver o canal anal. Crioterapia, coagulação infravermelha, tratamentos tópicos como AAS, imiquimode ou podofilina e agentes quimioterápicos intralesionais têm sido usados para tratar verrugas, embora a excisão cirúrgica possa ser necessária. Os tipos oncogênicos, dos quais existem 14, estão associados à displasia e ao câncer do colo do útero e anal. O teste de HPV raramente é indicado, exceto no rastreamento de testes de Papanicolaou de colo do útero ASCUS. O diagnóstico e o tratamento geralmente são baseados na citologia e na histologia. A vacinação é fortemente recomendada usando a vacina HPV nonavalente em um esquema de três doses em homens e mulheres com idade entre 9 e 26 anos.[33] A utilidade da vacinação em idades mais avançadas permanece não comprovada.

O *molusco contagioso* pode causar lesões umbilicadas (Figura 366.11), que podem ser disseminadas, mas geralmente respondem à TAR e à reconstituição imune. A curetagem ou crioterapia tem sido usada para tratamento mais imediato. O vírus Epstein-Barr é considerado a causa da leucoplasia pilosa oral, uma placa indolor encontrada na lateral da língua em casos mais avançados de HIV. Nenhum tratamento específico é indicado além da TAR.

FÚNGICAS

A existência de candidíase oral deve sempre levar à consideração de realizar teste para HIV (Tabela 366.6). Causada por *Candida albicans*, é uma das manifestações mais comuns na diminuição da função imune em pacientes com HIV e é facilmente tratável com suspensão de nistatina ou trociscos de clotrimazol usados conforme a necessidade em esquemas curtos até a eliminação. O fluconazol pode ser usado em casos mais refratários, mas o uso contínuo pode causar infecção resistente, necessitando de agentes antifúngicos intravenosos alternativos, como equinocandinas ou, em alguns casos, anfotericina. O itraconazol ou voriconazol oral às vezes é usado com resultados variáveis para tratar candidíase refratária. A gama completa de infecções por tínea pode ser observada em pacientes com HIV e, às vezes, são difíceis de erradicar na ausência da reconstituição imune. Os antifúngicos tópicos constituem o tratamento de escolha, embora às vezes sejam necessários medicamentos orais para infecções mais refratárias. Na era moderna, as lesões criptocócicas cutâneas são bastante raras. Elas se apresentam como pápulas umbilicadas semelhantes em aparência ao molusco, mas geralmente fazem parte de um quadro clínico consistente com doença criptocócica disseminada grave. A histoplasmose cutânea disseminada pode se manifestar como lesões papulopustulares disseminadas associadas à doença sistêmica.[34] As lesões cutâneas associadas à infecção por *Talaromyces marneffei* (anteriormente

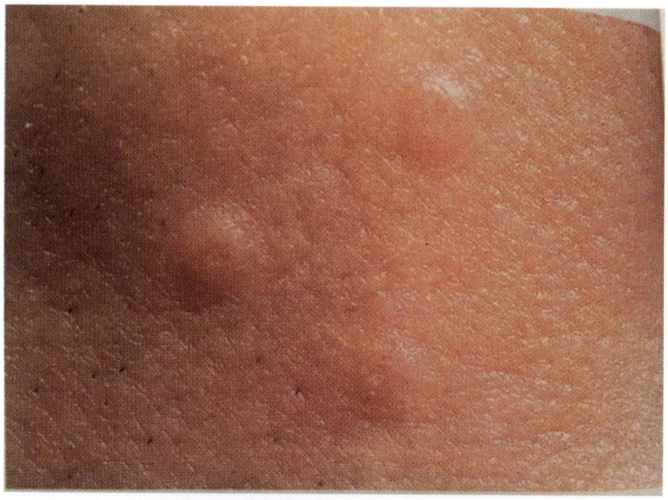

FIGURA 366.11 **Molusco contagioso.**

Penicillium marneffei) têm aparência semelhante. A talaromicose geralmente é observada em pessoas com comprometimento imune grave e é endêmica no Sudeste Asiático, sul da Ásia, China e norte da Austrália.

OUTRAS COMPLICAÇÕES INFECCIOSAS

A escabiose aparece de maneira semelhante aos pacientes não infectados pelo HIV, marcada pelos túneis lineares nos espaços interdigitais entre os dedos das mãos e dos pés, bem como escoriações e pápulas mais disseminadas nas axilas e mamilos e genitália. O tratamento tópico, como a permetrina, geralmente é adequado após a demonstração do ácaro no exame direto. A sarna *norueguesa* é caracterizada por crostas espessas de pele repleta de ácaros e pode ser necessário o uso de ivermectina oral além de tratamentos tópicos; é tipicamente vista apenas em doenças muito avançadas pelo HIV e é altamente infecciosa. Alopecia difusa e alopecia *areata* podem ocorrer em PVHIV e foram observadas em associação a alguns IP; elas podem ser transitórias ou persistentes. A descoloração do leito ungueal pode estar presente com o uso de zidovudina. As áreas hiperpigmentadas, geralmente nas palmas das mãos e solas dos pés e quase exclusivamente em pacientes de origem africana, raramente podem se desenvolver como resultado da terapia com entricitabina. Infecções micobacterianas atípicas, como *Mycobacterium marinum*, *M. haemophilum*, *M. fortuitum* e *M. chelonae* podem causar doenças cutâneas que variam de nódulos eritematosos pustulares a feridas ulcerativas que não cicatrizam, embora muito menos frequentemente na era da TAR ampla. A vasculite associada à crioglobulinemia, frequentemente associada ao HCV crônico e encontrada mais frequentemente na coinfecção pelo HIV, pode causar lesões cutâneas purpúricas e fenômeno de Raynaud. O tratamento do HCV subjacente levará a melhora clínica e resolução na maioria dos casos, embora a crioglobulinemia não associada ao HCV possa ser mais difícil de tratar.

Reações medicamentosas

A necrólise epidérmica tóxica e a síndrome de Stevens-Johnson são complicações devastadoras que ocorrem muito mais comumente em indivíduos infectados pelo HIV do que em indivíduos não infectados pelo HIV. Os dois principais culpados são o SMX-TMP e a nevirapina, sendo que a última não é mais usada em localidades com abundância de recursos. Outros medicamentos, como fluconazol e clindamicina, foram envolvidos com menos frequência. A síndrome de Stevens-Johnson aparece como eritrodermia grave e difusa e pode progredir para esfoliação da pele e envolvimento da membrana mucosa. É uma doença sistêmica que requer tratamento semelhante ao das vítimas de queimaduras e apresenta alta taxa de mortalidade em grande parte em razão do risco de superinfecção bacteriana e sepse. As reações morbiliformes típicas a medicamentos são mais comuns em PVHIV e acontecem com maior frequência em contagens de células CD4 mais baixas, sendo o SMX-TMP novamente uma causa muito comum. Na era anterior à TAR efetiva, a dessensibilização a SMX-TMP às vezes era realizada em razão de sua eficácia na profilaxia de *Pneumocystis*, embora não houvesse uma história anterior de síndrome de Stevens-Johnson.

MANIFESTAÇÕES MUSCULOESQUELÉTICAS DO HIV

Tal como na população em geral, as queixas musculoesqueléticas são comuns ao longo da evolução da doença pelo HIV, com elevada incidência de dores em geral e, especificamente, dores musculares ou articulares. Ainda se debate se o próprio HIV é um agente etiológico dessas doenças. Dor em geral, e particularmente dor musculoesquelética, era uma queixa frequente em pacientes com HIV avançado no início da epidemia; não está claro se a prevalência atualmente é mais alta em pacientes tratados em comparação com a população em geral. No entanto, existem várias entidades distintas, exclusivas do HIV ou que ocorrem com maior incidência em indivíduos infectados pelo HIV, incluindo aqueles em terapia supressora, como a artropatia associada ao HIV e a síndrome articular dolorosa.

Existem descrições de artrite pelo HIV como uma artrite estéril soronegativa, autolimitada, de grandes articulações. Particularmente na África, a incidência de artrite soronegativa assimétrica, às vezes denominada *síndrome articular dolorosa*, parece ter aumentado, principalmente em pacientes que não fazem uso de TAR. Há algumas evidências indiretas que sugerem que o HIV possa causar inflamação direta das articulações, como a detecção do antígeno p24 no líquido articular em níveis até 10 vezes maiores do que no soro; no entanto, não há evidências conclusivas neste momento de uma relação causal direta.[35] Pacientes com infecção aguda pelo HIV frequentemente apresentam mialgias e artralgias como parte de suas queixas, mas essas tipicamente são inespecíficas e autolimitadas. Grande parte da literatura sobre complicações reumáticas do HIV foi relatada na era anterior à TAR efetiva, descrevendo condições mais comumente observadas na doença avançada do HIV. No início da epidemia, foi descrita miopatia caracterizada por dor muscular, tipicamente nos músculos proximais das extremidades, acompanhada por enzimas musculares elevadas. Isso costumava estar associado ao uso de zidovudina, posteriormente presumido como decorrente da toxicidade mitocondrial dependente da dose, e geralmente se resolvia com a retirada do medicamento. Da mesma maneira, a acidose láctica, principalmente em razão do uso de estavudina ou didanosina, pode causar inflamação muscular acentuada como parte da síndrome de toxicidade mitocondrial e lesão ou falência de órgãos. Com a evitação desses agentes específicos, a incidência de miopatias e miosite isoladas não é mais um problema comum.

Outra entidade clínica, observada mais comumente na doença avançada, é a piomiosite. Geralmente é causada por *S. aureus*, mas ocasionalmente por outros organismos. A piomiosite tipicamente começa como dor muscular localizada, progredindo para inchaço, febre e endurecimento e, posteriormente, para o desenvolvimento de um ou mais abscessos no músculo estriado grande. Acredita-se que a bactéria semeie músculos traumatizados; o diagnóstico é realizado por imagem e aspiração. Antibióticos e drenagem cirúrgica são os pilares do tratamento.

A síndrome da linfocitose infiltrativa difusa (DILS) parece ser exclusiva de indivíduos infectados pelo HIV. Constitui uma síndrome semelhante à síndrome de Sjogrën e acredita-se que seja causada por uma expansão oligoclonal de linfócitos $CD8^+$ circulantes, causando uma doença infiltrativa que mais comumente envolve as parótidas e o pulmão, mas, em muitos casos, há também infiltração visceral. Os sintomas são semelhantes aos da síndrome de Sjogrën, com aumento da parótida uni ou bilateral, xerostomia e xeroftalmia. Os infiltrados pulmonares podem ser semelhantes aos encontrados na pneumonia por *Pneumocystis*. Achados adicionais podem incluir miosite infiltrativa linfocítica e hepatite, bem como neuropatia periférica dolorosa e nefropatia. A demonstração de infiltrados de células $CD8^+$ na biopsia, tipicamente da glândula salivar, diferencia esta entidade da síndrome de Sjogrën, que é causada pela infiltração de linfócitos $CD4^+$. A doença foi relatada predominantemente em afro-americanos e africanos ocidentais e diminuiu significativamente com a introdução de TAR efetiva.

Osteoporose, osteopenia e deficiência de vitamina D são comuns em PVHIV (ver Manifestações endócrinas do HIV).

Osteonecrose, ou necrose avascular (NAV), afeta mais comumente o quadril. É caracterizada pela interrupção do suprimento sanguíneo para a articulação, levando a morte óssea e destruição da articulação. Traumatismo é uma causa reconhecida de NAV, mas também há uma variedade de etiologias atraumáticas associadas à osteonecrose, sendo as mais comuns o uso prévio de glicocorticoides e o consumo excessivo de álcool. Há uma discussão sobre se o próprio HIV é um fator de risco independente para o desenvolvimento de NAV; entretanto, a maioria dos estudos mostra uma incidência superior à da população em geral, mesmo na ausência de outros fatores de risco tradicionais. Afeta homens e mulheres, costuma ser bilateral e pode estar presente radiograficamente antes do início dos sintomas.[36] Os pacientes podem apresentar dor no quadril, que se irradia para a virilha e os sintomas são tipicamente progressivos. Os bisfosfonatos têm sido usados com resultados mistos para tentar retardar a progressão da doença, e há uma variedade de procedimentos de preservação das articulações, como descompressão do núcleo ou osteotomia em cunha. O tratamento definitivo envolve artroplastia total do quadril.

A artrite psoriásica (Capítulo 249) teve aumento na gravidade em indivíduos brancos infectados pelo HIV, mas não um aumento na prevalência, em contraste com a África onde, antes rara, a prevalência geral aumentou em pessoas com HIV. Foi descrito que a artrite reumatoide (Capítulo 248) melhora sintomaticamente com contagens de células CD4 mais baixas, com exacerbação concomitante ou nova apresentação em pacientes que iniciam TAR.

A rabdomiólise (Capítulo 105) em pacientes infectados pelo HIV foi observada com o raltegravir e certos IP com maior risco quando usados em conjunto com a terapia com estatinas em virtude da inibição da via do citocromo pelos medicamentos ARV e níveis mais elevados resultantes do medicamento circulante. Deve-se prestar atenção especial às interações medicamentosas com estatinas e TAR, incluindo medicamentos que contenham cobicistate, outro potenciador farmacocinético usado principalmente em esquemas de comprimido único ou em combinação com os IP atazanavir e darunavir como IP potenciados de comprimido único.

A artrite reativa (Capítulo 249) ocorre com frequência semelhante e é causada pelas mesmas etiologias que na população HIV-soronegativa. Tipicamente causada por uma infecção geniturinária ou entérica, como *Shigella, Salmonella, Yersinia* ou *Campylobacter*, as manifestações são semelhantes, incluindo mais comumente oligoartrite, que afeta os membros inferiores, embora às vezes afete as articulações nos membros superiores e, ocasionalmente, as pequenas articulações do mãos ou pés, por vezes acompanhada de entesite. As manifestações extra-articulares podem incluir conjuntivite, uretrite, uveíte e alterações cutâneas, como ceratodermia blenorrágica (lesões hiperceratóticas da pele nas solas dos pés e palmas das mãos) e eritema nodoso. A doença costuma ser autolimitada e pode responder aos AINEs. Doenças mais refratárias podem exigir o uso de corticosteroides orais ou intra-articulares, tendo em mente o potencial de interações medicamentosas com IP. Em casos crônicos que não respondem aos AINEs ou esteroides, podem ser usados agentes modificadores da doença, como sulfassalazina ou inibidores de TNF-α. Os dados são limitados, mas tanto os não biológicos quanto os biológicos podem ser usados com segurança com monitoramento rigoroso em pacientes selecionados. A crioglobulinemia, frequentemente associada ao HCV crônico concomitante, pode causar artralgias na ausência de manifestações cutâneas.

Grau A Recomendações de grau A

A1. The INSIGHT START Study Group. Initiation of antiretroviral therapy in early asymptomatic HIV infection. *N Engl J Med.* 2015;373:795-807.

A2. Mangili A, Falutz J, Mamputu JC, et al. Predictors of treatment response to tesamorelin, a growth hormone-releasing factor analog, in HIV-Infected patients with excess abdominal fat. *PLoS ONE.* 2015;10:1-14.

A3. Overton ET, Chan ES, Brown TT, et al. Vitamin D and calcium attenuate bone loss with antiretroviral therapy initiation: a randomized trial. *Ann Intern Med.* 2015;162:815-824.

A4. Kunisaki KM, Niewoehner DE, Collins G, et al; INSIGHT START Pulmonary Substudy Group. Pulmonary effects of immediate versus deferred antiretroviral therapy in HIV-positive individuals: a nested substudy within the multicentre, international, randomised, controlled Strategic Timing of Antiretroviral Treatment (START) trial. *Lancet Respir Med.* 2016;4:980-989.

REFERÊNCIAS BIBLIOGRÁFICAS

As referências bibliográficas, bem como os outros materiais suplementares deste livro, encontram-se no GEN-IO, nosso ambiente virtual de aprendizagem.

367 SÍNDROME INFLAMATÓRIA DE RECONSTITUIÇÃO IMUNE NA INFECÇÃO PELO HIV/AIDS

MARTYN A. FRENCH E GRAEME MEINTJES

DEFINIÇÃO

O tratamento da infecção pelo vírus da imunodeficiência humana (HIV) com uma combinação de agentes antirretrovirais (TAR) resulta na restauração das respostas imunes patógeno-específicas e na regressão ou prevenção de infecções oportunistas (IOs) e cânceres na maioria dos indivíduos (Capítulo 365). No entanto, a restauração de uma resposta imune contra um patógeno também pode resultar em alterações imunopatológicas em locais do corpo infectados pelo patógeno. Isso tem sido referido como doença de restauração imune (DRI) para diferenciar da doença por imunodeficiência, mas atualmente é comumente conhecida como síndrome inflamatória de reconstituição imunológica (SIRI) porque o quadro inflamatório é sua característica clínica mais comum.[1,2]

Essencialmente, qualquer patógeno que cause uma infecção como resultado da imunodeficiência celular induzida pelo HIV pode estar associado à SIRI após o início do TAR.[3] No entanto, as manifestações clínicas e a gravidade da SIRI associadas a cada tipo de patógeno variam muito (Tabela 367.1) Por exemplo, a SIRI associada à infecção por *Mycobacterium tuberculosis*, criptococose ou poliomavírus JC (JCV) se manifesta de maneira diferente de uma IO causada por esses patógenos, e a doença resultante é frequentemente grave e pode levar ao óbito. Em contrapartida, o herpes-zóster após o TAR geralmente é indistinguível daquele que ocorre antes da terapia, e apenas o momento do início e sua frequência aumentada durante o início do TAR sugerem que resulte da SIRI.

A SIRI se desenvolve principalmente durante os primeiros 3 meses de TAR, embora ocasionalmente se manifeste mais tarde. Dois padrões são reconhecidos. *SIRI paradoxal* refere-se ao agravamento ou manifestação atípica (ou ambos) de uma IO estabelecida após o início do TAR. Na maioria dos casos, a infecção foi tratada antes do início do TAR e a resposta imune parece ser contra antígenos residuais do patógeno ou do microrganismo em decomposição. A *SIRI desmascarada* refere-se à doença que ocorre pela primeira vez após o início do TAR e parece resultar de resposta

Tabela 367.1 Exemplos de síndrome de reconstituição imune inflamatória.

PATÓGENO	NOMENCLATURA	MANIFESTAÇÕES TÍPICAS DA DOENÇA
Mycobacterium tuberculosis	SIRI-TB	Exacerbação paradoxal da TB
Micobactérias atípicas (não *Mycobacterium tuberculosis*)	SIRI-NMT	Principalmente linfadenite, também doença pulmonar e abdominal
Bacilo Calmette-Guérin (BCG)	SIRI-BCG	Linfadenite regional necrosante
Mycobacterium leprae	SIRI associada à hanseníase	Estado reacional do tipo 1 e *borderline*
Cryptococcus neoformans	SIRI-C	Principalmente meningite, também linfadenite
Pneumocystis jiroveci	SIRI associada à pneumocistose	Exacerbação paradoxal de pneumonite
Citomegalovírus (CMV)	Retinite por CMV após TAR ou uveíte de recuperação imune	Retinite aguda após o início de TAR ou uveíte
Poliomavírus JC	SIRI-LMP	Leucoencefalopatia multifocal com características inflamatórias
Herpes-vírus humano 8	SIRI-SK	Progressão rápida de lesões do SK existentes e/ou novas lesões
Vírus da hepatite B ou C	SIRI associada à hepatite B ou C (que se a assemelha à DILI)	Ressurgimento e/ou elevação das enzimas hepáticas
Vírus varicela-zóster (VZV)		Zóster em um dermátomo ou em múltiplos dermátomos e, raramente, mielite após TAR
Herpes-vírus simples (HSV)		Lesões herpéticas com inflamação exagerada e, raramente, mielite ou encefalite após TAR
Vírus do molusco contagioso		Lesões de molusco inflamadas
Malassezia spp.		Dermatite seborreica com inflamação anormal

TAR = tratamento antirretroviral; DILI = lesão hepática fármaco-induzida; C = criptococose; SIRI = síndrome inflamatória de reconstituição imune; SK = sarcoma de Kaposi; LMP = leucoencefalopatia multifocal progressiva; TB = tuberculose.

imune contra uma infecção subclínica por um patógeno oportunista ou um diagnóstico perdido de IO. Tipicamente, o desmascaramento promovido pela SIRI se manifesta com apresentações inflamatórias aceleradas ou exageradas da infecção.

EPIDEMIOLOGIA

A incidência relatada de SIRI variou de 8% a mais de 40% em diferentes estudos. Até certo ponto, a grande variação reflete a falta de critérios diagnósticos universalmente aceitos. Provavelmente também reflete diferenças nos fatores de risco nas populações de pacientes estudadas. Os fatores de risco mais importantes para SIRI são contagem baixa de linfócitos T $CD4^+$ quando o TAR é iniciado e, em pacientes nos quais a SIRI paradoxal se desenvolve, infecção disseminada e um curto intervalo de tempo entre o tratamento da infecção e o início do TAR.

PATOGÊNESE

As informações sobre a patogênese da SIRI foram obtidas principalmente pelo estudo de pacientes que apresentam doença associada a uma infecção por micobactérias.[4] Estudos clinicopatológicos e imunológicos têm descrito uma associação da resposta imune celular T_H1 contra antígenos micobacterianos, que foi demonstrada pela medição de respostas a teste cutâneo de hipersensibilidade ou a frequência de linfócitos T circulantes antígeno-específicos que produzem interferona (IFN)-γ. No entanto, há evidências crescentes de que as respostas imunes inatas por células mieloides (monócitos, macrófagos e neutrófilos) e seus mediadores também contribuem para a imunopatologia, particularmente na SIRI paradoxal relacionada à tuberculose (TB). A imunopatogênese da SIRI associada a outros patógenos é menos bem compreendida e parece variar dependendo do patógeno provocador.[5] Por exemplo, SIRI associada à infecção por JCV (SIRI relacionada à leucoencefalopatia multifocal progressiva [SIRI-LMP]) é caracterizada por um infiltrado de células inflamatórias nas áreas afetadas do cérebro predominantemente composto por linfócitos T $CD8^+$. Outras formas de SIRI associadas a infecções virais também parecem ser mediadas por linfócitos T $CD8^+$.

MANIFESTAÇÕES CLÍNICAS

As manifestações clínicas da SIRI são diferentes para cada patógeno associado e, portanto, serão descritas para cada patógeno individualmente. Apenas as doenças que apresentam um problema significativo de manejo do paciente serão discutidas.

SIRI-TB

M. tuberculosis é o patógeno mais comumente envolvido na SIRI, com estimativas de incidência de SIRI paradoxal associada à TB variando de 4 a 54% dos pacientes com infecção pelo HIV e TB tratada. A maioria dos casos de SIRI-TB desenvolve-se nos primeiros 3 meses após o início do TAR. Os pacientes nos quais a SIRI-TB paradoxal se desenvolve apresentam, tipicamente, melhora com o tratamento da TB antes do início do TAR. Após o início do tratamento antirretroviral, surgem recorrências, agravamento ou novas manifestações clínicas ou radiológicas da TB. As manifestações comuns incluem febre, linfadenopatia e piora dos infiltrados pulmonares radiográficos. A compressão traqueal pelos linfonodos intratorácicos ou derrames pleurais maciços pode causar dispneia potencialmente fatal. Ocasionalmente foi descrita insuficiência respiratória como resultado do agravamento de infiltrados pulmonares e síndrome de angústia respiratória aguda (SARA). Em um estudo prospectivo de casos da África do Sul, a SIRI-TB neurológica representou 12% dos casos de SIRI-TB paradoxal. Meningite e/ou tuberculoma foram as manifestações mais comuns. SIRI-TB pode causar hepatite granulomatosa, tipicamente com hepatomegalia dolorosa à palpação e disfunção hepática colestática. Peritonite decorrente de inflamação peritoneal mediada por SIRI e peritonite secundária à perfuração intestinal ou ruptura esplênica são outras apresentações incomuns. Embora geralmente negativas, as culturas de micobactérias podem ser positivas, principalmente se a SIRI ocorrer no início da terapia anti-TB e em pacientes com TB multifármaco-resistente (MDR). O exame histológico revela, com frequência, granulomas necrosantes.

Altas taxas de TB foram relatadas durante o TAR, especialmente nos primeiros meses de tratamento em locais com escassez de recursos. Esse tipo de TB tem sido denominado TB associada a TAR porque os mecanismos subjacentes às manifestações da TB após o início do TAR são provavelmente heterogêneos. O diagnóstico de TB ativa antes do início do TAR pode não ser realizado nesse grupo de pacientes em razão da insensibilidade inerente da investigação de TB e somente mais tarde serem diagnosticados durante o TAR. Como a recuperação imune induzida por TAR é um processo dependente do tempo e alguns pacientes não respondem imunologicamente, uma proporção de casos pode se desenvolver como resultado de imunodeficiência persistente. Outros pacientes apresentam doença subclínica ativa por ocasião do início do TAR ou TB não diagnosticada, e a progressão para doença sintomática pode ser acelerada com características inflamatórias exageradas pela restauração induzida pelo TAR de uma resposta imune celular contra antígenos de *M. tuberculosis*. Em pacientes desse último grupo, alguns apresentam características clínicas inflamatórias exuberantes que são consistentes com um diagnóstico de desmascaramento de SIRI-TB.

SIRI-NMT

As manifestações atípicas da doença pelo complexo *Mycobacterium avium* (MAC) em pacientes que iniciaram monoterapia com zidovudina foram a primeira indicação de que a SIRI era uma complicação do TAR. MAC e outras micobactérias atípicas (ou seja, não *Mycobacterium tuberculosis*) foram associados a SIRI em até 4% dos pacientes que iniciaram o TAR com uma contagem de linfócitos T $CD4^+$ inferior a 100/μℓ. A doença é geralmente localizada, ao contrário da doença disseminada por micobactérias atípicas de pacientes com síndrome da imunodeficiência adquirida (AIDS) que não estão fazendo TAR, e é mais comumente manifestada por febre, sudorese noturna e linfadenite. O desmascaramento da doença é o mais comum. A linfadenite periférica pode supurar e, às vezes, causar secreção fistulosa cutânea crônica. A doença abdominal frequentemente causa dor, que geralmente está associada a linfadenite e, ocasionalmente, a massas omentais, hepatite e inflamação do baço (Figura 367.1). A doença pulmonar e torácica geralmente causa tosse, às vezes associada a dor torácica. O exame microscópico do material de biopsia ou aspirados dos tecidos afetados geralmente revela micobactérias, mas essas não são cultivadas.

Em crianças soropositivas para HIV vacinadas com bacilo Calmette-Guérin (BCG), a linfadenite associada a BCG com ou sem formação de abscesso pode se desenvolver após o início do TAR (Figura 367.2).

A SIRI associada à hanseníase geralmente se manifesta como desmascaramento de infecção subclínica prévia por *Mycobacterium leprae*, com estado reacional limítrofe (*borderline*) e tipo I (Capítulo 310).

SIRI-criptococose

A proporção de pacientes com infecção pelo HIV e criptococose tratada nos quais se desenvolve SIRI associada à criptococose (SIRI-C) varia de 8 a 49%. A maioria representa uma recorrência da meningite criptocócica

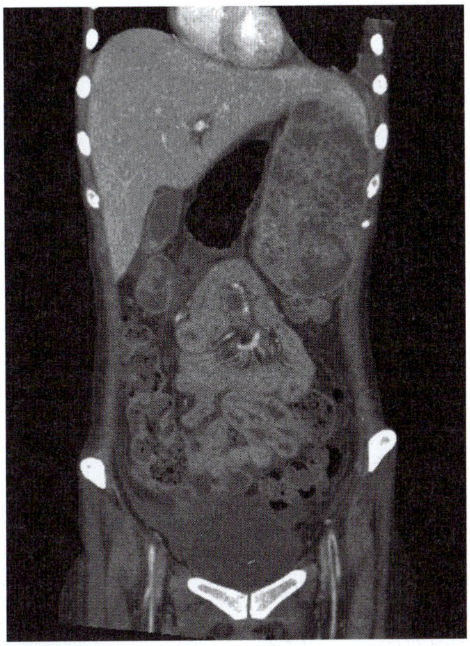

FIGURA 367.1 **Síndrome da reconstituição imune inflamatória associada ao complexo *Mycobacterium avium* manifestada como inflamação necrosante no baço e nos linfonodos abdominais.**

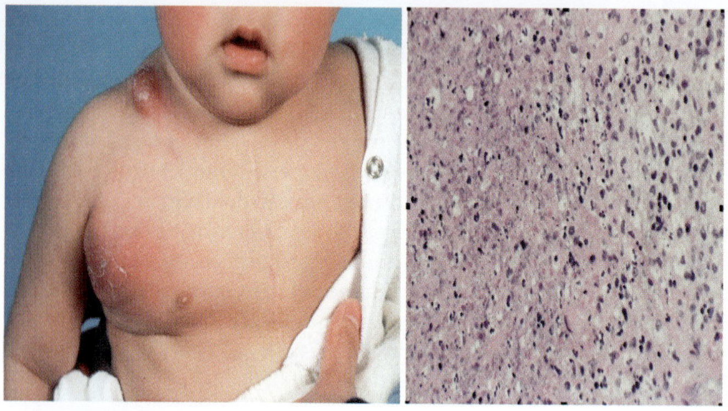

FIGURA 367.2 **Síndrome inflamatória de reconstituição imune associada ao bacilo Calmette-Guérin (BCG) após o início do tratamento antirretroviral para infecção pelo vírus da imunodeficiência humana em uma criança que foi vacinada com BCG logo após o nascimento.** Uma amostra de biopsia da lesão evidenciou a inflamação granulomatosa necrosante.

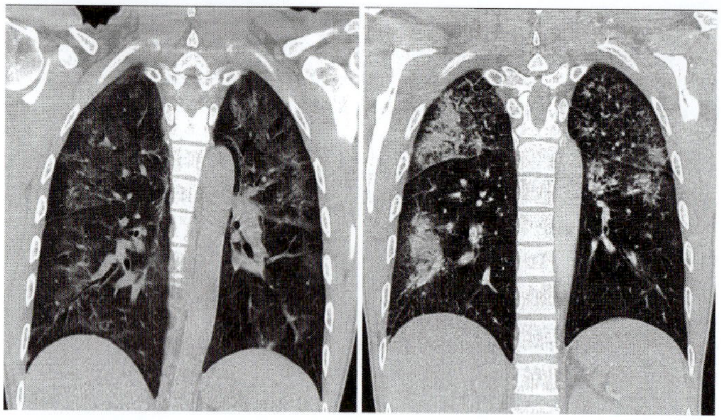

FIGURA 367.3 **Síndrome inflamatória de reconstituição imunológica associada a pneumocistose.** *À esquerda*, antes do tratamento da infecção por *P. jiroveci*. *À direita*, após tratamento da infecção por *P. jiroveci* e início do TAR.

tratada anteriormente. Também foram relatadas reações inflamatórias reveladoras de infecção meníngea não reconhecida durante as primeiras semanas de TAR.[6] O momento do início da SIRI-C varia de 4 dias a cerca de 3 anos após o início do TAR. Além da meningite recorrente, as manifestações características do sistema nervoso central (SNC) da SIRI-C incluem criptococoma ou abscessos intracranianos, abscessos da medula espinal, pressão intracraniana elevada recalcitrante, edema do disco óptico, lesões dos nervos cranianos, disartria, hemiparesia e paraparesia. As manifestações extracranianas da SIRI-C incluem linfadenite, doença ocular, lesões supurativas de tecidos moles e doença pulmonar que pode incluir lesões cavitadas ou nodulares.

No diagnóstico de meningite criptocócica, contagens de leucócitos no líquido cerebrospinal (LCS) de 25/μℓ ou menos e níveis de proteína de 50 mg/dℓ ou menos estão associados ao desenvolvimento de SIRI-C. Por outro lado, os perfis do LCS por ocasião da SIRI-C paradoxal podem exibir aumento da contagem de leucócitos e pressão de abertura aumentada de mais de 25 cmH_2O, mas essas características se sobrepõem significativamente àquelas observadas em pacientes com recidivas de meningite criptocócica relacionadas à SIRI. Uma cultura positiva para *Cryptococcus* a partir do LCS antes do início do TAR é um indicador de SIRI-C paradoxal. As culturas de LCS ou amostras de tecido obtidas por ocasião da SIRI-C paradoxal geralmente são negativas, mesmo quando criptococos podem ser vistos no exame microscópicos.

A importância da SIRI-C é enfatizada pela descoberta de que o início mais precoce (1 a 2 semanas) de TAR na meningite criptocócica resulta em maior taxa de mortalidade em comparação ao início tardio (5 semanas) de TAR, provavelmente em decorrência do aumento do recrutamento e da ativação de células imunes quando o TAR é iniciado muito cedo no contexto de uma infecção do SNC parcialmente tratada.[7,8]

SIRI-pneumocistose

Os pacientes que foram tratados para pneumonite por *P. jiroveci* (PJP) podem apresentar inflamação pulmonar após o início do TAR. Geralmente é caracterizada por febre, tosse, dispneia, desconforto torácico e infiltrados alveolares irregulares na radiografia de tórax (Figura 367.3). Alguns pacientes desenvolvem pneumonia em organização. Essa condição é relativamente rara, ocorrendo em menos de 5% dos pacientes tratados para PJP antes do TAR.

SIRI-LMP

A LMP cerebral ocorre quando as respostas imunes celulares não conseguem controlar a infecção de oligodendrócitos e astrócitos pelo JCV. É caracterizada por escassez de células inflamatórias nas lesões cerebrais. O TAR é efetivo em alguns pacientes, provavelmente porque aumenta as respostas imunes celulares contra os antígenos do JCV. No entanto, o TAR também pode resultar em agravamento paradoxal da LMP estabelecida ou no desmascaramento de uma infecção subclínica pelo JCV e aparecimento de LMP pela primeira vez. Essas manifestações de LMP na TAR são, frequentemente, atípicas e os exames de imagem do cérebro revelam alterações associadas à inflamação e as amostras de biopsia do cérebro demonstram infiltrados de células inflamatórias proeminentemente composto por linfócitos T $CD8^+$. Entre 19 e 23% dos casos de LMP em pacientes infectados pelo HIV devem-se a SIRI-LMP paradoxal ou desmascarada. O tempo médio de início é de 7 semanas com TAR e a maioria dos casos ocorre nos primeiros 3 meses, mas muito ocasionalmente até 26 meses após o início do TAR. Preditores de SIRI-LMP ainda não foram identificados. Outras manifestações de SIRI no SNC, cuja incidência varia muito após o TAR, incluem meningite e meningoencefalite criptocócicas, toxoplasmose cerebral, linfoma primário do SNC e encefalite pelo HIV,[9] bem como acidente vascular encefálico (AVE).[10]

SIRI-SK

Um estudo prospectivo do sarcoma de Kaposi (SK) em pacientes de Moçambique que iniciaram TAR constatou que SIRI-SK paradoxal se desenvolveu em 31% dos pacientes com SK pré-TAR, e que SIRI-SK desmascarada se desenvolveu em 7% dos pacientes sem SK pré-TAR. As manifestações clínicas incluíram um número aumentado de lesões cutâneas preexistentes que às vezes exibiam nodularidade e ulceração mais graves, desenvolvimento de novas lesões cutâneas ou mucosas e linfedema. Os fatores de risco independentes para o desenvolvimento de SIRI-SK foram SK antes do tratamento antirretroviral, DNA do herpes-vírus humano 8 detectável no plasma, hematócrito inferior a 30% e nível plasmático de RNA do HIV superior a 5 $\log_{10}$ cópias/mℓ. Essa forma de SIRI pode ser fatal quando há agravamento do SK pulmonar ou obstrução das vias respiratórias em razão de lesões expansivas do SK.

Alguns casos de SIRI-SK melhoram sem tratamento, mas a quimioterapia geralmente é necessária.

SIRI associada ao citomegalovírus

A doença ocular é a manifestação mais comum de SIRI associada à infecção pelo citomegalovírus (CMV). A retinite geralmente se desenvolve durante as primeiras semanas de TAR como um agravamento "paradoxal" da retinite tratada ou como uma nova manifestação de retinite por CMV. A infecção por CMV tratada anteriormente é a causa mais comum de uveíte de recuperação imune (URI), que presumivelmente resulta da restauração de uma resposta imune contra antígenos do CMV residuais no olho. O risco de desenvolvimento de URI associada ao CMV é mais alto em pacientes que apresentaram uma grande proporção da retina afetada pela infecção pelo CMV. Pode se desenvolver até 21 meses após o início do TAR e as manifestações clínicas variam em gravidade, desde vitreíte transitória até uveíte persistente, papilite, edema macular cistoide e descolamento das membranas epirretinianas.

Doença hepática após TAR associada à infecção pelos vírus das hepatites B e C

Elevações dos níveis séricos de enzimas hepáticas ocorrem em até 18% dos pacientes após o início do TAR. Várias causas foram definidas, mas o fator de risco mais importante é a infecção concomitante pelo vírus da hepatite B (HBV) ou vírus da hepatite C (HCV). Estudos prospectivos de pacientes infectados pelo HIV coinfectados por HBV e/ou HCV que iniciaram TAR demonstraram que 22 a 24% dos pacientes coinfectados pelo HBV, 13,5% dos pacientes coinfectados pelo HCV e 50% dos pacientes coinfectados pelo HBV e pelo HCV apresentaram "exacerbação" de hepatite. As "exacerbações" da hepatite pelo HBV foram associadas a níveis plasmáticos mais altos de vários mediadores imunológicos, sugerindo que, pelo menos, alguns desses casos ocorreram em razão de SIRI relacionada à hepatite B no fígado. Os pacientes que apresentaram "exacerbações" da hepatite B tinham níveis plasmáticos de DNA do HBV e níveis séricos de alanina transaminase mais elevados antes do início do TAR. Hepatite grave após TAR em pacientes infectados pelo HIV e coinfectados pelo HBV ou HBC é incomum, mas ocasionalmente resulta em descompensação hepática e óbito. É difícil determinar com certeza em um caso individual se esse fenômeno ocorre pela hepatotoxicidade direta do medicamento ou SIRI associada aos vírus da hepatite.

Doença por herpes-vírus simples e vírus varicela-zóster após TAR

A recorrência ou exacerbação da doença mucocutânea causada pelo herpes-vírus simples (HSV) pode se dar após o início do TAR. Às vezes, as lesões tornam-se hemorrágicas e exibem necrose tecidual significativa. Raramente, a infecção pelo HSV do cérebro ou da medula espinal é desmascarada com o início do TAR e se manifesta como encefalite ou mielite. Lesões de zóster em um dermátomo ou em múltiplos dermátomos também podem se desenvolver após o início do TAR e geralmente são indistinguíveis do zóster que ocorre em pacientes que não recebem TAR. Raramente, mielite está associada à infecção pelo vírus varicela-zóster (VZV).

DIAGNÓSTICO

Exames imunológicos para o diagnóstico de SIRI não estão disponíveis para uso de rotina. Na ausência de exames específicos, o diagnóstico de SIRI é estabelecido por critérios diagnósticos que levam em consideração a cronologia, as manifestações clínicas e as alterações histopatológicas da doença, bem como a resposta virológica ao TAR medida pela carga de HIV.

TRATAMENTO

A abordagem geral para o tratamento da SIRI é continuar o TAR e prescrever agentes antimicrobianos apropriados para a infecção ativadora. A suspensão do TAR deve ser considerada apenas em pacientes com doença potencialmente fatal, quando todas as outras medidas falharem. Agentes anti-inflamatórios não devem ser administrados rotineiramente; devem ser reservados para pacientes com inflamação grave, principalmente quando correm risco à vida ou apresentam sinais/sintomas significativos. A corticoterapia é usada com mais frequência, mas sua efetividade varia de um tipo de SIRI para outro. Assim, um ensaio clínico randomizado na África do Sul demonstrou que corticosteroides (prednisona 1,5 mg/kg/dia durante 2 semanas, depois 0,75 mg/kg/dia durante 2 semanas) constituem uma opção de tratamento segura e efetiva para SIRI-TB paradoxal.[A1] Por outro lado, em uma análise de dados de casos previamente relatados de SIRI-LMP, foi sugerido que a terapia com corticosteroides não é efetiva, embora tenha sido mencionado que pode ser efetiva se usada precocemente. Há evidências informais que sugerem que a corticoterapia pode ser efetiva em outros tipos de SIRI, mas há riscos potenciais no uso de corticosteroides em pacientes com HIV que já estão muito imunodeficientes. Os corticosteroides só devem ser iniciados após serem considerados os riscos e benefícios. A terapia com corticosteroides para SIRI que afeta o olho deve ser supervisionada por um oftalmologista. A terapia com corticosteroides pode agravar o SK.

PREVENÇÃO

Como a contagem baixa de linfócitos T CD4⁺ é um fator de risco importante para o desenvolvimento de SIRI, iniciar o TAR em pacientes com contagem de linfócitos T CD4⁺ superior a 350/μℓ, conforme recomendado pelas diretrizes de tratamento, prevenirá a maioria dos casos. No entanto, isso não é possível em pacientes que são atendidos pela primeira vez com uma IO ou baixa contagem de linfócitos T CD4⁺. Outras estratégias para prevenir a SIRI paradoxal estão, portanto, sendo investigadas. Um ensaio clínico randomizado demonstrou que o risco de SIRI-TB paradoxal pode ser reduzido em 30% em pacientes de alto risco (contagem de linfócitos T CD4⁺ ≤ 100/μℓ) com TB associada ao HIV iniciando TAR pela prescrição de prednisona durante as primeiras 4 semanas de TAR (40 mg/dia durante 2 semanas e depois 20 mg/dia durante 2 semanas).[A2]

Várias observações indicam que uma alta carga de patógenos é um fator de risco importante para SIRI, incluindo a associação à TB disseminada, uma duração mais curta de tratamento de TB ou meningite criptocócica e culturas de LCS positivas para *Cryptococcus* ou *Mycobacterium tuberculosis* antes do início do TAR. Portanto, adiar a instituição do TAR para que a IO possa ser plenamente tratada pode ser benéfico. No entanto, isso pode aumentar o risco de desenvolvimento de outras IOs ou cânceres e a mortalidade. Os resultados de um estudo do AIDS Clinical Trial Group forneceram evidências que apoiam a introdução do TAR 1 a 2 semanas após o início da terapia antimicrobiana, sobretudo em pacientes com PJP. Além disso, ensaios clínicos randomizados demonstraram que, para pacientes com TB associada ao HIV e contagem de linfócitos T CD4⁺ inferior a 50/μℓ, o benefício em termos de sobrevida do início do TAR nas primeiras 2 semanas de terapia de TB supera o risco de SIRI e outros eventos adversos.[A3-A6] No entanto, um ensaio clínico mais recente sobre o efeito da cronologia de início do TAR nos desfechos do tratamento da TB para pacientes HIV-soropositivos com contagens de linfócitos T CD4⁺ de 220/μℓ ou mais mostrou que o TAR pode ser adiado até após a conclusão de 6 meses de tratamento de TB nesta população.[A7] Em contrapartida, foi constatado que o início do TAR ao mesmo tempo do tratamento da meningite criptocócica aumenta a taxa de mortalidade em comparação com o adiamento do TAR até 5 a 6 semanas após o início do tratamento antifúngico.[A8] Aparentemente, a SIRI que afeta o SNC tende a resultar em taxas maiores de morbidade e mortalidade que outros tipos de SIRI. Portanto, uma única abordagem para essa condição pode não ser possível, e uma estratégia para iniciar a terapia antimicrobiana e TAR tem de ser determinada para cada patógeno ou para infecções do SNC.

PROGNÓSTICO

O prognóstico dos pacientes nos quais a SIRI se desenvolve é bastante variável, em razão das diferenças na magnitude da infecção causada pelo patógeno, das características imunopatológicas desencadeadas pela resposta imune restaurada e do local do corpo afetado. A maioria dos casos de SIRI é autolimitada e os desfechos geralmente são bons. No entanto, taxas de mortalidade de até 66% foram relatadas para SIRI associada a criptococose. A taxa de mortalidade para SIRI-TB é muito mais baixa, mas as internações hospitalares são comuns. As taxas de mortalidade e hospitalização são particularmente altas quando a SIRI-TB ou SIRI-C afeta o SNC. Na verdade, o envolvimento do SNC por qualquer tipo de SIRI pode resultar em óbito ou incapacidade neurológica permanente. Por exemplo, taxas de mortalidade de 53% foram relatadas para SIRI-LMP paradoxal e 31% para SIRI-LMP desmascarada. Além disso, os pacientes que sobrevivem a SIRI-LMP podem apresentar sequelas neurológicas, como hemiparesia ou convulsões. Pacientes com linfadenite resultante de SIRI-TB[11] ou SIRI associada a micobactérias atípicas e aqueles com meningite ou lesões cerebrais resultantes de SIRI associada à criptococose podem apresentar recidivas recorrentes.

Doença autoimune e sarcoidose

Pacientes infectados pelo HIV recebendo TAR apresentam maior suscetibilidade a algumas doenças autoimunes, principalmente doença de Graves e sarcoidose. Embora às vezes sejam chamados de tipos de SIRI, eles parecem ter imunopatogênese diferente.

Grau A — Recomendações de grau A

A1. Meintjes G, Wilkinson RJ, Morroni C, et al. Randomized placebo-controlled trial of prednisone for paradoxical tuberculosis-associated immune reconstitution inflammatory syndrome. *AIDS*. 2010;24:2381-2390.
A2. Meintjes G, Stek C, Blumenthal L, et al. PredART Trial Team. Prednisone for the prevention of paradoxical tuberculosis-associated IRIS. *N Engl J Med*. 2018;379:1915-1925.
A3. Abdool Karim SS, Naidoo K, Grobler A, et al. Timing of initiation of antiretroviral drugs during tuberculosis therapy. *N Engl J Med*. 2010;362:697-706.
A4. Blanc FX, Sok T, Laureillard D, et al. CAMELIA (ANRS 1295–CIPRA KH001) Study Team. Earlier versus later start of antiretroviral therapy in HIV-infected adults with tuberculosis. *N Engl J Med*. 2011;365:1471-1481.

A5. Havlir DV, Kendall MA, Ive P, et al. AIDS Clinical Trials Group Study A5221. Timing of antiretroviral therapy for HIV-1 infection and tuberculosis. *N Engl J Med*. 2011;365:1482-1491.
A6. Uthman OA, Okwundu C, Gbenga K, et al. Optimal timing of antiretroviral therapy initiation for HIV-infected adults with newly diagnosed pulmonary tuberculosis: a systematic review and meta-analysis. *Ann Intern Med*. 2015;163:32-39.
A7. Mfinanga SG, Kirenga BJ, Chanda DM, et al. Early versus delayed initiation of highly active antiretroviral therapy for HIV-positive adults with newly diagnosed pulmonary tuberculosis (TB-HAART): a prospective, international, randomized, placebo-controlled trial. *Lancet Infect Dis*. 2014;14:563-571.
A8. Eshun-Wilson I, Okwen MP, Richardson M, et al. Early versus delayed antiretroviral treatment in HIV-positive people with cryptococcal meningitis. *Cochrane Database Syst Rev*. 2018;7:CD009012.

REFERÊNCIAS BIBLIOGRÁFICAS

As referências bibliográficas, bem como os outros materiais suplementares deste livro, encontram-se no GEN-IO, nosso ambiente virtual de aprendizagem.

SEÇÃO 26

NEUROLOGIA

368

ABORDAGEM AO PACIENTE COM DOENÇA NEUROLÓGICA

GABRIELE C. DELUCA E ROBERT C. GRIGGS

INTRODUÇÃO

As doenças neurológicas são encontradas em todas os domínios da prática clínica. Muitos sintomas de doenças do sistema nervoso fazem parte do dia a dia de pessoas saudáveis, quais sejam trocas de palavras, cefaleia, parestesia, espasmos musculares, tremores ou oscilações do humor com sentimentos de euforia e depressão. O desafio é decifrar quais sintomas estão no espectro de saúde e fisiologia normal ou justificam investigação adicional. A avaliação neurológica demanda uma abordagem pragmática e habilidosa, inserida nos princípios básicos da medicina clínica.

MANIFESTAÇÕES CLÍNICAS

O conhecimento da estrutura e função do sistema nervoso é essencial ao método diagnóstico em Neurologia. Por meio de uma anamnese cuidadosa e de um exame neurológico estruturado, o médico consegue interpretar de maneira adequada os sintomas e sinais essenciais para formular hipóteses dentro de um raciocínio anatômico e biopatológico, visando assim à avaliação completa da sintomatologia e de seu potencial comprometimento anatômico e etiológico.[1] O médico experiente consegue, com frequência, chegar rapidamente ao diagnóstico neurológico, extraindo os detalhes mais relevantes da anamnese e gerando uma hipótese que pode ser testada e refinada por meio de um exame neurológico confiável. Ao avaliar os sinais e sintomas de um paciente, é importante chegar a um diagnóstico clínico sem o suporte inicial de exames complementares, os quais podem, com frequência, se mostrar normais quando os sintomas aparecerem pela primeira vez. Além disso, a ampla disponibilidade de investigação neurodiagnóstica por imagens e as análises eletrofisiológicas, bioquímicas e genéticas podem levar à detecção de "anormalidades" incidentais, que, com frequência, causam preocupação desnecessária, avaliação adicional e tratamento potencialmente perigoso. Em geral, o dito popular de que é difícil melhorar um paciente assintomático sempre deve ser lembrado.

Uma abordagem prática para compreender a base de sintomas neurológicos de um paciente consiste no tratamento de três questões essenciais:

1. *Os sintomas são neurológicos?*

   Um paciente pode apresentar um conjunto de sintomas que parecem ser provenientes do sistema nervoso, (p. ex., "vertigem" em um paciente com doença cardiovascular ou o formigamento perioral em um paciente com ataques de pânico), ou apresentam manifestações não neurológicas, mas associadas a lesões do sistema nervoso (tais como o soluço intratável em um paciente com lesão na área postrema do bulbo ou desconforto abdominal causado por mielopatia torácica). É importante permitir que os pacientes descrevam os sintomas com as próprias palavras, sendo perguntas diretas, com frequência, necessárias para caracterizar o problema por completo. Termos como fraqueza, dormência, opressão, câibras e cansaço podem, cada um deles, significar dor, fraqueza ou alteração da sensibilidade para alguns pacientes. O esclarecimento dos sintomas descritos fornece dicas importantes para verificar se existe base neurológica subjacente para a apresentação em questão.

   O contexto também é relevante, porque o relato de distúrbios clínicos gerais e psiquiátricos pode levar à consideração de uma causa não neurológica. Uma história de maus-tratos físicos (ver Capítulo 228) ou uso abusivo de álcool (ver Capítulo 30) e de substâncias psicoativas (ver Capítulo 31) pode acrescentar variáveis desafiadoras e complexidade à interpretação dos sinais e sintomas específicos.

2. *Onde está a lesão?*

   A organização do sistema nervoso é tal que as doenças que afetam sua estrutura anatômica geralmente dão origem a grupos bem definidos de sinais e sintomas neurológicos, de acordo com a função interrompida dessas estruturas. Por essa razão, o médico deve formular uma opinião diagnóstica em termos anatômicos. A história neurológica e o exame clínico são mais bem interpretados como uma busca para detectar um padrão de disfunção em que sintomas sugerem uma lesão de unidades neuroanatômicas especificas. O médico deve ter como meta descobrir qual nível do sistema nervoso está envolvido – o sistema nervoso central (supratentorial [Vídeos 368.1 a 381.4], fossa posterior [Vídeos 368.5 e 386.6], medula espinal/coluna vertebral [Vídeo 368.7]) ou o sistema nervoso periférico (células do corno anterior [Vídeo 368.8], raiz nervosa, plexo [Vídeo 368.9 e e-Figura 368.1], nervo periférico [Vídeo 368.10 e e-Figura 368.2], junção neuromuscular [Vídeo 368.11], músculo [Vídeos 368.12 e 368.13 e e-Figuras 368.3 a 368.6]) – e se o processo é localizado (ou focal) (linha média ou lateralizado) ou difuso. Questões relevantes incluem o seguinte: Pode uma doença ser responsável por todos os sinais e sintomas? Uma segunda questão é se a anamnese sugere um foco único (p. ex., acidente vascular encefálico [AVE] ou tumor) ou partes múltiplas de envolvimento do sistema nervoso central (p. ex., esclerose múltipla), ou parte de uma doença sistêmica (p. ex., deficiência de vitamina B_{12}, miopatia ou polineuropatia).

3. *O que é a lesão?*

   No método diagnóstico neurológico, a anamnese geralmente indica a natureza da doença ou o próprio diagnóstico, enquanto o exame neurológico localiza a doença e quantifica sua gravidade. Para se chegar a um diagnóstico, os pontos a seguir são úteis: considerar a anamnese completa do paciente e a velocidade e a duração dos sintomas; determinar se estes têm progredido sem remissão ou se houve platôs ou períodos de retorno ao normal. Sintomas com início agudo sugerem uma causa vascular (ver Capítulo 378) ou convulsão (ver Capítulo 375); sintomas subagudos na evolução sugerem lesão expansiva, como um tumor (ver Capítulo 180) ou abscesso (ver Capítulo 385); sintomas que evoluem, com exacerbações e remissões, sugerem causa inflamatória ou desmielinizante (ver Capítulo 383); e sintomas crônicos e progressivos sugerem uma etiologia degenerativa. Síndromes tóxicas e metabólicas (ver Capítulo 388) são tipicamente difusas e podem se manifestar de maneira aguda ou crônica.

DIAGNÓSTICO

Anamnese

A história neurológica é o componente mais importante do diagnóstico neurológico. Para muitas doenças, a anamnese é quase o único caminho a explorar. Exemplos incluem: cefaleias (ver Capítulo 370), vertigens (ver Capítulo 375), distúrbios do desenvolvimento (ver Capítulo 389), problemas de memória (ver Capítulo 374) e doenças comportamentais (ver Capítulo 369). Com frequência, uma anamnese cuidadosa determina a causa. Quando houver suspeita de um problema neurológico, o médico deve, primeiro, tentar localizar a lesão, um processo que ajuda a determinar se a doença é difusa ou localizada.

A anamnese é, com frequência, o único meio de diagnosticar doenças neurológicas que tipicamente apresentam achados normais ou não localizados no exame neurológico. Tais doenças incluem distúrbios paroxísticos (como os vários distúrbios epilépticos [ver Capítulo 375], narcolepsia [ver Capítulo 377], enxaqueca e a maioria das outras síndromes de cefaleia [ver Capítulo 370], assim como as várias causas da vertigem) e a maioria dos tipos de demência. A história neurológica pode, com frequência, fornecer as primeiras dicas de que um sintoma seja de origem psicológica (ver Capítulo 369).

Para orientar o médico a obter uma história neurológica significativa, os seguintes pontos devem ser considerados:

- *Identifique cuidadosamente a queixa principal.* A queixa principal é importante para fornecer a primeira dica sobre o diagnóstico diferencial, mas é também a razão pela qual o paciente está buscando aconselhamento e tratamento específico. Se a queixa principal não for identificada e tratada de maneira apropriada, o diagnóstico correto poderá passar despercebido, com a condução de uma avaliação diagnóstica não apropriada. O estabelecimento de um diagnóstico que não incorpore a queixa principal do paciente foca a atenção, com frequência, em um processo coincidental e irrelevante para as preocupações do paciente
- *Comece com questões abertas e ouça o paciente com cuidado, o quanto for necessário.* Com frequência, o paciente oferece voluntariamente as informações mais importantes logo no início da anamnese. Uma regra empírica é ouvir o paciente inicialmente durante pelo menos 5 minutos,

sem interrompê-lo. Durante esse tempo, tentar entender o estado mental dele pode ser muito útil (incluindo nível de alerta, função cognitiva e comportamento), função de nervos cranianos (p. ex., movimentos oculares [Vídeo 368.5], assimetria facial [Vídeo 368.13], perturbações da fala [Vídeo 368.11]) e função motora (p. ex., aumento ou escassez de movimentos espontâneos, como visualizado nos transtornos de movimento [Vídeo 368.4]. Esse período de escuta e observação intencional propicia ao profissional seguir com questões direcionadas e relevantes, assim como escolher as manobras de exame clínico para formular uma opinião diagnóstica precisa

- *Obtenha um relato paralelo de um acompanhante ou terceiros.* Essas pessoas costumam fornecer informações-chave ou não relatadas pelo paciente sobre o início e a evolução de problemas neurológicos que alteram o estado mental, a saber: episódicos (p. ex., perda da consciência em uma síncope [ver Capítulo 56] ou epilepsia [ver Capítulo 375, Vídeos 368.1 e 368.2]) ou progressivos (p. ex., demência degenerativa [ver Capítulo 374] ou tumor cerebral [ver Capítulo 180]) ou que influenciam a percepção do paciente sobre a doença (p. ex., anosognosia em lesões do hemisfério não dominante). E o mais importante: um acompanhante ou terceiros podem fornecer o contexto da vida real que esclareça a gravidade e o impacto dos sintomas do paciente sobre o *status* funcional dele
- *Obtenha a história patológica pregressa, a história medicamentosa, a história psiquiátrica, a história familiar e social e a história ocupacional.* Muitas doenças neurológicas são complicações de problemas subjacentes ou resultam de efeitos adversos de medicamentos. Por exemplo, a síndrome da vasoconstrição cerebral reversível posterior pode ser uma complicação de doença renal (ver Capítulo 121) e a encefalopatia após cirurgia bariátrica pode ser secundária à insuficiência de tiamina (ver Capítulo 388). O parkinsonismo (ver Capítulo 381) é uma complicação frequente do uso de medicamentos antieméticos (p. ex., metoclopramida ou proclorperazina) e muitos agentes neurolépticos (ver Capítulo 406). Vários problemas neurológicos apresentam um componente hereditário, de modo que a história familiar sempre pode ajudar a estabelecer o diagnóstico. Exposições ocupacionais participam em vários distúrbios neurológicos, como a síndrome do túnel do carpo (p. ex., lesão repetitiva em operadores de máquinas ou pessoas que trabalham em teclados), neuropatia periférica (p. ex., exposição ao chumbo ou a outra toxina) e parkinsonismo (p. ex., exposição a metais pesados)
- *Resuma a anamnese para o paciente.* Um resumo da anamnese é um meio efetivo de assegurar que todos os detalhes tenham sido cobertos o suficiente para uma tentativa de diagnóstico a ser elaborado. Esse resumo fornece ao médico a oportunidade de preencher lacunas não aparentes quando da obtenção inicial da anamnese, assim como para o paciente ou acompanhante corrigir quaisquer informações
- *Encerre perguntando se o paciente considerou ou ficou preocupado sobre um diagnóstico específico e quais são as expectativas dele sobre a consulta.* Essas perguntas permitem ao médico avaliar as preocupações do paciente e a percepção dos sintomas e/ou problema dele. Alguns têm um diagnóstico específico em mente que os impulsiona a buscar atenção médica. Esclerose múltipla (ver Capítulo 383, Vídeos 368.5 e 368.6), esclerose lateral amiotrófica (ver Capítulo 391, Vídeo 368.8), doença de Alzheimer (ver Capítulo 374) e tumores cerebrais (ver Capítulo 180) são situações comumente suspeitadas como a causa dos sintomas neurológicos. A discussão também ajudará a guiar como discutir o prognóstico, especialmente em pacientes com doença neurológica avançada
- *Evite o viés de encaminhamento e mantenha a mente aberta.* Com frequência, os pacientes vão à consulta com um diagnóstico neurológico já em mente, seja ele autoelaborado, seja ele do médico que o encaminhou. Nessas situações, é importante direcionar o paciente para longe de discussões sobre resultados de exames complementares anteriores e das opiniões dos profissionais de saúde prévios. Resultados anormais em exames laboratoriais e estudos de imagem podem ser incidentais ao problema primário do paciente ou, em algumas circunstâncias, simplesmente representar uma variante normal. Além disso, os pacientes sempre procuram *sites* na internet e ajustam os sintomas a um diagnóstico pré-imaginado. Os médicos podem, às vezes, ser influenciados pela opinião dos colegas e, como resultado, não relatar informações que possam provar serem centrais ao diagnóstico.

Considerações importantes: maus-tratos físicos e uso abusivo de substâncias psicoativas

Lesão traumática (ver Capítulo 371) e uso abusivo de substâncias psicoativas (ver Capítulos 30 e 31) são, em geral, difíceis de detectar pela anamnese e pelo exame físico. Pessoas vítimas de abuso físico, sexual e/ou emocional costumam não ser capazes de informar o abuso ou relutam em fazê-lo, mesmo que tal dano possa causar ou contribuir para os sintomas. Pessoas que abusam de álcool (ver Capítulo 30) ou de toxinas (ver Capítulos 31 e 102) não fazem, tipicamente, um relato acurado do consumo desses agentes, os quais, por si mesmos, provocam várias alterações neurológicas. Assim, a consideração sistemática e sensível da possibilidade dessas causas frequentes de sintomas neurológicos é importante em qualquer paciente. É de suma importância a conscientização e a atenção aos sinais quase sempre sutis que sugerem um traumatismo físico (ver Capítulo 228).

TRANSTORNOS NEUROLÓGICOS AGUDOS QUE EXIGEM DIAGNÓSTICO E TRATAMENTO IMEDIATOS

A maioria dos diagnósticos neurológicos é firmada após uma anamnese completa e cuidadosa e um exame neurológico, que pode ser direcionado ou extremamente minucioso. Entretanto, a velocidade de evolução de algumas doenças determina a necessidade de adequado diagnóstico e intervenção imediata, com intenção de retorno à normalidade, redução de danos secundários e até de salvar uma vida. Coma (ver Capítulo 376), crises e estado de mal epiléptico (ver Capítulo 375), AVE (ver Capítulos 379 e 380), suspeita de meningite e de encefalite (ver Capítulos 384 e 386), traumatismo cranioencefálico e de coluna vertebral (ver Capítulo 371) e compressão aguda da medula espinal são diagnosticados por avaliação clínica e exames complementares, com a instituição de tratamento urgente assim que a ventilação e a circulação cardiovascular estiverem estabilizadas.

Para a compressão aguda da medula espinal, o diagnóstico diferencial inclui mielopatia transversa (ver Capítulo 383), choque medular (ver Capítulo 371), síndrome central medular (ver Capítulo 371), síndrome de hemissecção da medula espinal (Brown-Séquard) (ver Capítulo 371), síndrome do cone medular (ver Capítulo 372) e síndrome da cauda equina (ver Capítulos 346 e 372). A causa pode ser traumatismo raquimedular agudo (ver Capítulo 371), abscesso epidural raquimedular (ver Capítulo 385) ou hematoma epidural raquimedular (ver Capítulo 372). A seguir, vem a investigação emergencial por técnicas de imagens, seguida, se possível, por terapia cirúrgica direcionada.[2]

EXAME NEUROLÓGICO

O exame neurológico é uma extensão da anamnese, que pode confirmar a existência de doença, detectar achados não suspeitados ou subclínicos, localizar o processo quando houver lesão estabelecida e fornecer um indício da etiologia. Por essas razões, muitos testes de função neurológica são indicados de modo rotineiro para todos os pacientes. Por questões práticas, porém, não existe exame neurológico "completo"; o médico habilitado realiza um exame de base e adiciona/subtrai testes, conforme indicação clínica.

O exame neurológico deve ser adaptado ao contexto clínico do paciente. A abordagem a um paciente ambulatorial é consideravelmente diferente daquela a um paciente em estado crítico. O exame de um paciente com queixas específicas focaliza nos achados pertinentes. Por isso, é indicada uma análise mais detalhada de cognição em pacientes com transtornos de comportamento ou de memória, com a aplicação de análise mais detalhada de sensibilidade naqueles com queixas de dor, dormência ou fraqueza. É importante realizar todos os testes de rotina em pacientes com anormalidades em uma esfera de disfunção neurológica; caso contrário, pode ocorrer a localização errônea de uma lesão ou doença. Para que desvios do normal sejam reconhecidos e quantificados de maneira adequada, o médico precisa ter ampla experiência na avaliação de rotina de indivíduos sadios.

Exame geral

Sinais ou sintomas neurológicos específicos devem levar a um exame físico geral focado em situações que possam ter significância neurológica. O exame do couro cabeludo e do crânio deve se concentrar em quaisquer anormalidades de contorno ou simetria. Espessamento localizado do crânio ou um aglomerado de vasos sanguíneos anormais pode sugerir um meningioma subjacente (ver Capítulo 180) ou uma malformação arteriovenosa (ver Capítulo 380); depressões no crânio podem representar a consequência de uma fratura (ver Capítulo 371). A circunferência aumentada da cabeça em um adulto (superior a 55 a 60 cm) é ocasionalmente uma variante normal, quase sempre hereditária, mas pode indicar uma anomalia de longa data do cérebro ou da medula espinal em paciente com doença subjacente do sistema nervoso central. Devem ser avaliadas a amplitude de movimento do pescoço, a elevação do membro inferior retificado e a curvatura da coluna vertebral (escoliose; ver Capítulo 92). Deformidades da coluna vertebral ou dos membros sugerem a causa dos sinais neurológicos que se apresentam ou fornecer uma explicação não neurológica adequada para a queixa principal.

A pele deve ser examinada à procura de neurofibromas e manchas café com leite (p. ex., neurofibromatose do tipo I; ver Capítulo 389), adenoma sebáceo (p. ex., esclerose tuberculosa; ver Capítulo 389), lipomas (p. ex., lipomatose), nevos vasculares (p. ex., síndrome de Sturge-Weber [ver Capítulo 389], se ocorrerem na distribuição do nervo trigêmeo), nevos pilosos marrons/coxim de gordura ou covinha da pele (p. ex., espinha bífida ou mielodisplasia quando encontrada sobre a região sacral). Lesões de nervos periféricos podem estar associadas a alterações vasomotoras ou tróficas na pele sobrejacente e/ou crescimento irregular de pelos e unhas.

A aferição de pressão arterial e de frequência cardíaca (com medições ortostáticas, quando indicado) deve ser realizada rotineiramente. A ausculta da artéria carótida à procura de sopros é indicada a adultos, especialmente se houver sinais e sintomas neurológicos localizados. A avaliação de pulsos periféricos pode fornecer indícios importantes e relevantes sobre as queixas sensoriais ou motoras.

Em geral, para pacientes com sintomas de bexiga, intestino ou membros inferiores, recomenda-se a avaliação do tônus do esfíncter retal. A limitação da amplitude de movimento das articulações ou o inchaço articular indolor podem ser sinais de lesão neurológica não suspeita. O achado de linfonodos aumentados levanta a suspeita de infecção subjacente ou de malignidade que afeta não somente os linfonodos, mas também partes do sistema nervoso.

Componentes do exame neurológico

O exame neurológico começa com o primeiro contato do paciente e continua durante toda a consulta. O aperto de mão, a maneira de andar e de se sentar, a natureza do vestuário e o comportamento geral podem fornecer dicas úteis que ajudam a guiar a anamnese e o exame. Aspectos faciais, como cristas supraorbitárias e mandíbula proeminentes (acromegalia; ver Capítulo 211), protrusão dos globos oculares e retração das pálpebras com expressão fixa (bócio exoftálmico; ver Capítulo 213), calvície frontal, ptose e queda dos cantos da boca (distrofia miotônica; ver Capítulo 393, Vídeo 368.12, e-Figura 368.3), ptose fatigável e grunhidos (miastenia *gravis*; ver Capítulo 394, Vídeo 368.11) e fácies com aspecto de máscara com frequência reduzida de piscadela (mal de Parkinson; ver Capítulo 381, Vídeo 368.4) servem de alerta para o médico durante a investigação diagnóstica.

Os vários aspectos e detalhes do exame neurológico serão considerados em seções específicas, de acordo com os sintomas e as doenças. As principais divisões do exame incluem estado mental, nervos cranianos, aparelho motor (incluindo reflexos), sensorial, cerebelar/de coordenação e marcha e deverão fazer parte do exame "central" (ou "de base") do médico e ser abordados em todos os pacientes.

Em geral, uma anamnese cuidadosa possibilita uma avaliação adequada de estado mental: nível de consciência, orientação, memória, função de linguagem, afeto e julgamento;[3] anormalidades em quaisquer dessas funções demandam análise mais detalhada. A análise meticulosa do estado mental é indicada também quando a queixa principal sugere um problema cognitivo.

A função de nervos cranianos que deve ser analisada em todos os pacientes inclui acuidade visual (com e sem correção); fundo de olho; campos visuais; pupilas (tamanho e reatividade à luz direta e consensual); motilidade ocular (Vídeo 368.5); movimento da mandíbula, facial, palatal, do pescoço e da língua (p. ex., fasciculações da língua, Vídeo 368.8); e audição.

O exame das funções motoras (ver Capítulo 393) é essencial em todos os pacientes, que devem ser observados à procura de tremor (ver Capítulo 382, Vídeos 368.4 e 368.10) e outros movimentos anormais, e os músculos inspecionados para fasciculações (Vídeo 368.8). Volume muscular (atrofia ou hipertrofia) e tônus (flácido, espástico ou rígido) e força muscular podem ser avaliados rapidamente. A distribuição de fraqueza costuma esclarecer a localização com base no padrão de comprometimento (p. ex., neurônio motor superior, miotomal, periférico [Vídeos 368.9 a 368.11 e 368.13]). A análise de força deve incluir a avaliação de atividades funcionais específicas, incluindo a capacidade de se sentar a partir do decúbito dorsal, levantar-se a partir de posição agachada ou de cadeira profunda, andar apoiado nos calcanhares e na ponta dos pés, erguer os braços sobre a cabeça e cerrar o punho.

Os reflexos de estiramento muscular são o componente mais objetivo do exame motor e úteis para confirmar a localização (*i. e.*, central *versus* periférica) da disfunção motora. Reflexos e respostas plantares deverão levar em conta a simetria esquerda-direita e a disparidade entre reflexos proximais e distais de um membro ou entre reflexos de braços e pernas. Reflexos bicipital, tricipital, braquiorradial, do quadríceps e aquileu deverão ser quantificados de 0 a 4 (0 = ausente; 1 = hipoativo; 2 = normal; 3 = vivo; 4 = clônus).

A análise de sensibilidade (ver Capítulo 392) não precisa ser detalhada, a menos quando da existência de sintomas e queixas sensoriais. Entretanto, a avaliação de pelo menos uma fibra grande (p. ex., percepção vibratória ou propriocepção com o uso de um diapasão ou pelo movimento de uma articulação distal, respectivamente) e de uma fibra pequena (p. ex., dor ou temperatura com o respectivo uso de um alfinete descartável ou diapasão aquecido) deve ser realizada. Se as alterações sensoriais não seguirem um padrão periférico, a função sensorial cortical deve ser analisada (*i. e.*, discriminação de dois pontos, grafestesia e estereognosia).

A coordenação apendicular (dedo-nariz-dedo, calcanhar a canela) e do tronco (equilíbrio estático) (Vídeo 368.6) deve ser avaliada. Movimentos rápidos e alternados de língua, mãos, dedos e pés (diadococinesia) podem apontar para uma lesão piramidal, extrapiramidal ou cerebelar se a frequência, a amplitude (Vídeo 368.4) ou o ritmo se mostrarem afetados. A assimetria de movimentos sempre deve ser observada.

A avaliação da capacidade de um paciente de ficar em pé e andar fornece indícios importantes sobre as funções motora, sensorial e cerebelar. O paciente deve ser instruído a andar pela sala normalmente, depois apoiado nos calcanhares e na ponta dos pés e depois com marcha em *tandem* (Vídeos 368.4, 368.6 e 368.10). Se um paciente ambulatorial conseguir levantar-se a partir de uma posição agachada e andar nos calcanhares e na ponta dos pés, é provável que a força do membro inferior seja normal, eliminando a necessidade de analisar os músculos de maneira individual. Deve ser pesquisada instabilidade postural (Vídeos 368.4 e 368.6).

Paciente comatoso

Nos pacientes com nível de consciência reduzido, devem ser consideradas lesões no sistema ativador reticular ascendente, no tálamo ou lesão difusa aos hemisférios cerebrais. Para avaliar essas possibilidades, é necessário um exame rápido, que é consideravelmente diferente daquele de um indivíduo lúcido e orientado (ver Capítulo 376). Nesses pacientes, muitos aspectos do exame neurológico não podem ser analisados, mas informações consideráveis ainda podem ser obtidas. Na inspeção, a atenção deve ser direcionada para o exame do nível de consciência, padrão respiratório, posição das pálpebras e dos olhos no olhar primário, tamanho das pupilas e movimentos espontâneos dos olhos e dos membros. Deve-se buscar por sinais de lesão relacionados com crises convulsivas, incluindo mordida de língua e mucosa jugal. O exame do fundo de olho deve buscar hemorragia (Figura 395.22) ou papiledema (Figura 395.25), e o exame dos reflexos dos nervos cranianos, incluindo reflexos pupilares, corneais, vestíbulo-oculares e de vômito, pode fornecer dados valiosos sobre processos intracranianos e função do tronco encefálico que possivelmente contribuam para tal. A natureza e a distribuição de respostas motoras a estímulos (nociceptivos) ajudam na localização dos processos mórbidos. Reflexos tendinosos, quando obviamente assimétricos, sugerem disfunção de unidade motora. Entretanto, assimetrias discretas são menos importantes que em um paciente acordado, dado que os reflexos têm probabilidade de flutuar de um momento para o outro. Elementos particulares do exame geral também devem ser avaliados rapidamente: evidência de traumatismo craniano ou raquimedular, sensibilidade do crânio à percussão, rigidez da nuca (mas não em pacientes com traumatismo na cabeça ou no pescoço) e evidências de maus-tratos físicos.

QUEIXAS COMUNS DE POSSÍVEL ORIGEM NEUROLÓGICA

Movimentos espontâneos

Tremores musculares, abalos, contrações musculares, cãibras e espasmos (ver Capítulo 382) são sintomas frequentes. A causa de movimentos espontâneos pode estar em qualquer nível do sistema nervoso. Em geral, movimentos que ocorrem em todo um membro ou em mais de um grupo muscular ao mesmo tempo são causados por doença do sistema nervoso central. Movimentos confinados a um único músculo são, provavelmente, reflexo de doença da unidade motora (incluindo os neurônios motores do tronco encefálico e da medula espinal; Vídeo 368.8). Quando surgem movimentos espontâneos de um músculo associados a dor intensa, os pacientes costumam usar o termo "cãibra". Trata-se de um distúrbio clinicamente definido que reflete a intensa contração de um grande grupo de unidades motoras. Cãibras nos membros inferiores são, às vezes, um sinal de doença subjacente de células do corno anterior, raízes dos nervos ou de nervo periférico; entretanto, as cãibras, em geral benignas, são frequentes em pessoas normais e particularmente comuns em pacientes mais velhos. Quando as cãibras são intensas, elas podem provocar contração tão intensa do músculo a ponto de causar lesão muscular e elevação dos níveis de enzimas musculares (p. ex., creatinoquinase) no sangue.

As raras doenças musculares nas quais a deficiência de uma enzima interfere no uso do substrato para o exercício (p. ex., doença de McArdle; ver Capítulo 393) estão com frequência associadas a contraturas musculares intensas provocadas por exercício. Essas contraturas são eletricamente silenciosas na eletromiografia, em contraste com a intensa atividade da unidade motora observada nas cãibras. Tais contraturas não devem ser confundidas com a limitação da amplitude de movimento articular resultante de doença articular ou fraqueza de longa data, também denominadas *contraturas*.

As contraturas musculares intensas da tetania costumam ser dolorosas. Embora a tetania seja em geral um reflexo de hipocalcemia (ver Capítulo 232), às vezes ocorre sem distúrbio eletrolítico demonstrável. A tetania resulta de excitabilidade exagerada dos nervos periféricos. Da mesma forma, na síndrome do tétano produzida por uma toxina clostridial (ver Capítulo 280), contrações musculares intensamente doloridas e potencialmente letais surgem de nervos periféricos superexcitáveis. Vários distúrbios tóxicos, como o envenenamento por estricnina e pela aranha viúva-negra, provocam espasmos neurogênicos similares.

Dor muscular

A dor muscular aguda na ausência de contrações musculares anormais é um sintoma extremamente comum. Quando essa dor ocorre após exercício extenuante ou no contexto de uma doença viral aguda (p. ex., *influenza*), ela reflete provavelmente uma lesão muscular. Nesses pacientes, o nível sérico de creatinoquinase está, com frequência, aumentado. Não é incomum associar esse sinal de lesão muscular frequente e essencialmente normal à fraqueza ou à doença muscular em evolução e demonstrável. A dor muscular crônica é um sintoma comum, mas raramente relacionado com uma doença muscular definível. Mialgia associada a fraqueza muscular proximal progressiva sugere miopatia inflamatória ou imunomediada subjacente (ver Capítulos 253 e 393).

Fraqueza

É axiomático que os pacientes apresentem tipicamente sinais motores antes dos sintomas motores e, por outro lado, sintomas sensoriais antes dos sinais sensoriais. Por isso, pacientes com fraqueza, mesmo intensa, podem não informar esses sintomas. Paradoxalmente, o exame de pacientes que se queixam de "fraqueza" não revela, com frequência, achados confirmatórios que documentem a fraqueza.

Quando a fraqueza é confirmada como sintoma de doença neurológica subjacente, a lesão do sistema nervoso periférico (*i. e.*, unidade motora) é, com frequência, a culpada (ver Capítulos 391, 393 e 394). O padrão da fraqueza (*i. e.*, neurônio motor superior *versus* neurônio motor inferior) e sinais e sintomas neurológicos associados ajudam a localizar a lesão responsável (Vídeos 368.3 e 368.6 a 368.13; e-Figuras 368.1 a 368.6). Na ausência de fraqueza objetiva no exame neurológico, o sintoma de fraqueza é mais provavelmente um sintoma de doença fora do sistema nervoso (Tabela 368.1) que atribuível à doença neuromuscular.

Tabela 368.1 Situações em geral acompanhadas por fraqueza.

CAUSAS NEUROLÓGICAS
Sistema nervoso central
• Lesões de neurônios motores superiores – espasticidade (p. ex., esclerose lateral amiotrófica, esclerose múltipla, acidente vascular encefálico)
• Transtornos dos núcleos da base – rigidez (p. ex., mal de Parkinson)
Sistema nervoso periférico
• Distúrbios da unidade motora (p. ex., neuropatia periférica, miopatia)
CAUSAS NÃO NEUROLÓGICAS
• Insuficiência cardíaca
• Insuficiência respiratória
• Doença renal, doença hepática e outras doenças metabólicas
• Alcoolismo e outras doenças relacionadas com toxinas
• Distúrbios funcionais
• Transtornos psiquiátricos (p. ex., depressão, transtornos factícios, simulação para obtenção de ganhos monetários)

Fraqueza episódica e intermitente

A queixa de episódios de fraqueza intensa ou de paralisia em um paciente com força normal é incomum e sugere quadro de canalopatia iônica (p. ex., paralisia periódica; ver Capítulo 393) ou distúrbio de junção neuromuscular (p. ex., miastenia *gravis* [Vídeo 368.11] ou síndrome miastênica (ver Capítulo 394) subjacentes. Pacientes com narcolepsia também se queixam, às vezes, de paralisia intermitente como reflexo da paralisia do sono (ver Capítulo 377). Em um paciente com doença desmielinizante, como a esclerose múltipla (ver Capítulo 383), a exposição ao calor também pode causar fraqueza intermitente, mas outros aspectos de uma lesão de neurônio motor superior subjacente são tipicamente encontrados (Vídeos 368.6 e 368.7).

Tontura

Tontura é um termo vago que pode significar uma de muitas possibilidades para o paciente, incluindo vertigem (ilusão do mundo girando; ver Capítulo 400), instabilidade (desequilíbrio sem sensação anormal na cabeça) e sensação de desfalecimento (sensação de desmaio iminente; ver Capítulo 56) ou de atordoamento (sensação de flutuação difícil de descrever; ver Capítulo 56).[4,5] Vertigem (Figura 400.3) sugere doença do labirinto, do nervo vestibular, do tronco encefálico ou do cerebelo como causa provável. Quando instabilidade e perda de equilíbrio não estão associadas à vertigem, particularmente se a instabilidade parecer desproporcional em relação a outros sintomas do paciente, é provável um transtorno disseminado de função sensorial ou motora (p. ex., esclerose múltipla [Vídeo 368.6] ou doença de Charcot-Marie-Tooth [Vídeo 368.10]). No paciente instável, devem-se também considerar transtornos extrapiramidais (Vídeo 368.4) (p. ex., mal de Parkinson), cerebelares e endócrinos (p. ex., hipotireoidismo). A sensação de desfalecimento não se origina tipicamente de um transtorno neurológico focalizado e deve levar o médico a considerar arritmias cardíacas, síncope de mediação neural (p. ex., vasovagal), causas endócrinas ou autônomas (ver Capítulo 56).

Marcha e postura anormais

A capacidade de ficar em pé e caminhar de maneira bem coordenada e sem esforço exige integridade de todo o sistema nervoso.[6] Déficits relativamente sutis localizados em uma parte do sistema nervoso provocam anormalidades bem características (Tabela 368.2 e Vídeos 368.4, 368.6 e 368.10).

Sintomas sensoriais e dor

Os sintomas sensitivos, que podem ser negativos ou positivos, e a dor estão entre as queixas neurológicas mais comuns. Os sintomas negativos se referem à perda de sensibilidade, como dormência, enquanto os positivos, que podem ocorrer de maneira espontânea ou quando evocados por estimulação de receptores sensoriais, incluem parestesias e disestesias. As parestesias se referem a sensação de formigamento, sensação de algo rastejando na pele, prurido, compressão, aperto, frio ou calor. Disestesias referem-se, a sensações anormais, desagradáveis, com frequência de formigamento, desconforto ou dor, e incluem hiperalgesia (aumento da dor de um estímulo que normalmente a provoca) e alodinia (dor evocada por estímulos não dolorosos). Por outro lado, a hipoestesia denota

Tabela 368.2 Distúrbios de marcha característicos.

DISTÚRBIO ESPECÍFICO	LOCAL DA LESÃO	CARACTERÍSTICAS
Marcha espástica	Vias corticospinais bilaterais na medula cervical ou torácica ou no cérebro	Espasticidade nos membros inferiores, pés voltados para dentro, "marcha em tesoura"
Marcha hemiparética	Unilateral no sistema nervoso central, na medula espinal cervical ou no encéfalo	O membro inferior comprometido faz circundação, pé estendido, braço flexionado
Ataxia sensitiva	Colunas posteriores da medula espinal ou nervo periférico	Base alargada; passos altos. Sinal de Romberg
Ataxia cerebelar	Tronco encefálico ou cerebelo	Passos com base alargada. Sem sinal de Romberg
Marcha parkinsoniana	Núcleos da base	Marcha arrastada, passos curtos
Marcha distônica	Núcleos da base; também vias corticospinais	Postura anormal dos braços, da cabeça, do pescoço
Distúrbio de marcha do idoso	Multifatorial; doença bi-hemisférica, doença da medula espinal, propriocepção prejudicada, fraqueza muscular	Postura encurvada, passos em base larga; com frequência retropulsão
Marcha escarvante	Fraqueza de músculo distal	Passos altos
Marcha miopática (gingada)	Fraqueza de músculo proximal	Ambas as pernas fazem circundação para aproximar os joelhos
Marcha antálgica	Não neurológica; reflete doença de articulações, ossos ou partes moles	Minimiza dor no quadril, na coluna vertebral, no membro inferior
Marcha histérica	Transtorno psiquiátrico ou comportamental	Cambaleando de lado a lado, astasia-abasia associada, movimento bizarro do braço e do tronco

sensibilidade reduzida ao estímulo (p. ex., perda ou comprometimento da percepção tátil) e a hipoalgesia se refere, especificamente, à resposta de dor diminuída a um estímulo normalmente dolorido.

Se o sintoma for dor (ver Capítulo 27), a meta inicial é determinar se a ela é secundária a uma lesão no sistema nervoso (dor neuropática), doença de estruturas viscerais ou somáticas (dor nociceptiva) ou sem causa orgânica identificável (dor idiopática). A dor neuropática se origina mais em geral de lesões dos nervos periféricos e raízes espinais, mas a interrupção de fibras sensoriais no sistema nervoso central também é uma causa importante dela.

As neuropatias periféricas levam a alterações sensoriais, a depender do tipo de nervo afetado (ver Capítulo 392). Em neuropatias de fibras grandes, as parestesias são comuns; no exame a percepção vibratória e a propriocepção estão comprometidas. Por outro lado, a apreciação de dor e temperatura está relativamente preservada. O movimento pode se tornar desajeitado e atáxico, com perda precoce dos reflexos tendinosos. Quando a perda de propriocepção, é importante os pacientes apresentam movimentos pseudoatetoides das mãos esticadas para fora, ataxia sensorial ou tremores posturais e tremores quando fazem movimentos voluntários (Vídeo 368.10). Em contrapartida, neuropatias predominantes de pequenas fibras comumente se manifestam como dor espontânea ardente ou lancinante. Nessas neuropatias, a dor e a temperatura são afetadas de maneira desproporcional, podendo ocorrer disfunção autônoma. Exemplos de neuropatias de fibras pequenas incluem diabetes (ver Capítulo 216) e alcoolismo (ver Capítulo 30). A maioria das neuropatias sensoriais provoca perda sensorial que se inicia distalmente e depende da distância da terminação nervosa a partir da coluna espinal. Por comparação, lesões que afetam os gânglios da raiz dorsal, que dão origem a neuronopatias sensitivas, também podem envolver o tronco e a face. As alterações sensoriais em uma radiculopatia que se deve a uma lesão de raiz nervosa (ver Capítulo 372) seguem a distribuição do dermátomo comprometido. A dor radicular é, tipicamente, agravada ou intensificada por manobras que estiram a raiz nervosa envolvida, como o teste de elevação da perna reta (manobra de Lasègue) ou por inclinação para a frente com tração do nervo ciático. Quando há envolvimento da raiz nervosa distal, como na síndrome da cauda equina, déficits sensoriais envolvem múltiplas raízes nervosas e podem levar à anestesia em sela e à sensibilidade reduzida associada à eliminação de urina ou fezes.

Lesões da medula espinal podem provocar sintomas sensoriais, cuja natureza depende da parte da medula afetada. Quando há envolvimento das colunas dorsais, como ocorre na esclerose múltipla (ver Capítulo 383), na deficiência de vitamina B_{12} (ver Capítulo 388) e na espondilose cervical (ver Capítulo 372), os pacientes em geral informam sensação de compressão ou aperto circular na região afetada. Eles também podem experimentar o sinal de Lhermitte (parestesia ou dor que se irradia para baixo nas costas e/ou membros na flexão do pescoço). O exame revela comprometimento da percepção vibratória e da propriocepção, com preservação relativa da sensibilidade álgica e térmica. De maneira inversa, quando há envolvimento dos tratos espinotalâmicos nas colunas anterolaterais (como na cordotomia) ou na síndrome central medular, em que as fibras espinotalâmicas se cruzam (como na siringomielia; ver Capítulo 389), os pacientes apresentarão menos dor e sensação de temperatura, com preservação relativa da percepção vibratória, sensação de posição articular e toque leve. As lesões talâmicas causam perda sensorial de distribuição em hemicorpo contralateral (*i. e.*, face, braço, tronco e perna) e podem ser associadas a uma síndrome de dor talâmica (síndrome de anestesia dolorosa ou de Dejerine-Roussy). Lesões corticais somatossensoriais causam perda sensorial contralateral de distribuição variada; o envolvimento cortical lateral leva à alteração sensorial na face e no braço, quando comparado ao cortical medial, que causa sintomas predominantes da perna. A disfunção de modalidades sensoriais corticais, incluindo problemas com a discriminação de dois pontos, grafestesia e estereognosia, é um aspecto típico. Para ambas as lesões central e periférica, os déficits motores também podem estar presentes e ajudam a localizar a lesão.

Fadiga

Queixas de fadiga, cansaço e astenia são em geral sintomas de doença fora do sistema nervoso. Quadros clínicos associados a uma queixa de "fraqueza" (p. ex., anemia, disfunção endócrina ou doença inflamatória) e transtornos psiquiátricos e comportamentais (ver Capítulo 369) são causas frequentes de fadiga. A síndrome da fadiga crônica e muitos casos de fibromialgia (ver Capítulo 258) têm a fadiga como um sintoma predominante e incapacitante. Esses distúrbios são definidos, em parte, pela ausência de achados neurológicos consistentes e falta de doença demonstrável no sistema nervoso.

Distúrbios neurológicos associados à fadiga por meio de mecanismos não conhecidos incluem esclerose múltipla (ver Capítulo 383; Vídeos 368.6 e 368.7), mal de Parkinson (ver Capítulo 381; Vídeo 368.4) e doença de neurônios motores (ver Capítulo 391; Vídeo 368.8). Transtornos do sono (ver Capítulo 377) também podem incluir a fadiga como um sintoma proeminente.

PROCEDIMENTOS NEUROLÓGICOS DIAGNÓSTICOS

Punção lombar

A punção lombar acessa o líquido cefalorraquidiano (LCR) na cisterna lombar do espaço subaracnoide para fins diagnósticos e terapêuticos. Em média, o desconforto de um paciente deve ser apenas levemente maior do que aquele para retirada de sangue.[7] A ultrassonografia pode ajudar a identificar o melhor local para o procedimento,[A1] e agulhas atraumáticas podem reduzir a dor e a incidência de cefaleia pós-punção lombar.[A2]

A avaliação laboratorial de LCR é crucial para o diagnóstico acurado de infecções meníngeas e de carcinomatose meníngea, sendo útil na avaliação de doenças inflamatórias e desmielinizantes. A análise do LCR também ajuda a avaliar hemorragia, particularmente quando os exames de imagem são inconclusivos (Figura 368.1). Por exemplo, a combinação de menos de 2.000 hemácias/$\mu\ell$ e ausência de xantocromia exclui o diagnóstico de hemorragia aneurismática subaracnóidea com sensibilidade de 100% e especificidade de 91%.[8] A medição de beta-amiloide-42/total tau e de beta-amiloide-42/tau hiperfosforilado consegue identificar a doença de Alzheimer precocemente com alta acurácia.[9] Em termos de usos terapêuticos, a punção lombar possibilita a remoção de LCR para reduzir a pressão intracraniana (como na hipertensão intracraniana idiopática; ver Capítulo 370) e para se ter acesso ao LCR para administração de medicamentos.

A punção lombar é contraindicada para pacientes com evidência de aumento da pressão intracraniana (p. ex., secundário a hidrocefalia obstrutiva não comunicante, lesão expansiva focal ou hemorragia), diástese hemorrágica (p. ex., trombocitopenia ou razão normalizada internacional [RNI]), prolongada infecção local da pele ou anomalia de desenvolvimento (p. ex., mielomeningocele). Em pacientes com suspeita de meningite ou de encefalite, a punção lombar de emergência é crítica. Entretanto, a administração empírica de agentes antibacterianos ou antivirais não deve aguardar pela punção lombar, se esta for adiada para a obtenção de imagens do cérebro em pacientes com achados localizados ou papiledema ou se houver dificuldades técnicas na execução da punção (ver Capítulo 384).[10] A investigação por neuroimagem deve ser conduzida antes da punção lombar em pacientes com mais de 60 anos, nos imunocomprometidos ou que tenham papiledema, naqueles com nível reduzido de consciência ou com achados localizados no exame neurológico.

O exame de LCR costuma fornecer indícios importantes para o processo patológico envolvido (Tabela 368.3). Uma contagem elevada de leucócitos é vista com infecções e outras doenças inflamatórias, assim como com carcinomatose meníngea. A contagem diferencial de leucócitos pode apontar para uma classe específica de patógeno; leucócitos polimorfonucleares (PMN) sugerem processo bacteriano, enquanto leucócitos mononucleares, sugerem causa viral, fúngica ou imunológica. A concentração de glicose do LCR é tipicamente reduzida para menos de 50% de uma concentração sérica simultânea em infecções bacterianas e fúngicas, assim como com certas infecções virais (p. ex., o vírus da caxumba) e sarcoidose. A concentração de proteína do LCR se eleva em vários distúrbios, incluindo a maioria das infecções e neuropatias desmielinizantes. Se um processo maligno estiver sendo considerado, a citologia do LCR será útil na detecção de tumores cerebrais primários, lesões metastáticas e linfomas.

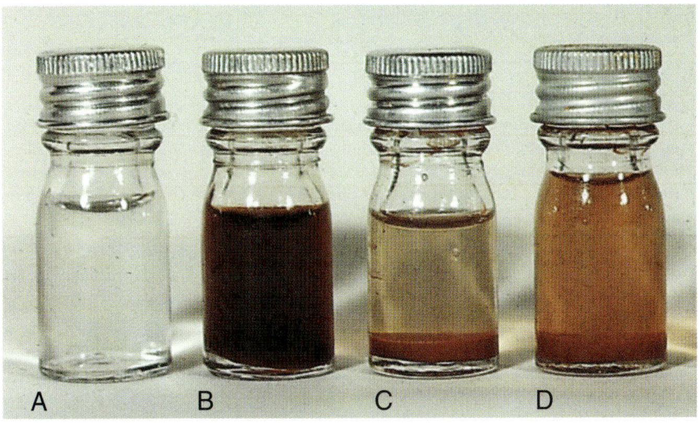

FIGURA 368.1 **Exame do líquido cefalorraquidiano (LCR). A. LCR normal cristalino. B. Sangue no LCR, que pode ter resultado de punção traumática (sanguinolenta) ou de hemorragia subaracnóidea. Na punção traumática, tubos subsequentes de LCR são em geral menos sanguinolentos. C. LCR centrifugado em uma punção traumática (acidente de punção). O sobrenadante está quase transparente. D. LCR de um paciente com hemorragia subaracnóidea. Há sangue no fundo do tubo e o sobrenadante é amarelo (xantocrômico) por causa de degradação de células sanguíneas no LCR antes da punção lombar. (De Forbes CD, Jackson WD. *Color Atlas and Text of Clinical Medicine*. 3rd ed. London: Mosby; 2003, com permissão.)**

A reação em cadeia da polimerase (PCR, *polymerase chain reaction*) do LCR é um teste rápido, sensível e específico, útil para confirmação de infecções virais, incluindo herpes-vírus simples dos tipos 1 e 2, varicela-zóster, vírus Epstein-Barr, citomegalovírus e enterovírus.[11] Para a tuberculose, a PCR é mais específica que um esfregaço para bacilos álcool-acidorresistentes (BAAR), mas a falta de sensibilidade torna as culturas o padrão-ouro para o diagnóstico. O ensaio *Venereal Disease Research Laboratory* (VDRL) é um teste relativamente específico, embora pouco sensível, para neurossífilis (ver Capítulo 303).

Testes especializados de LCR para bandas oligoclonais, mais abundantes no LCR que em uma amostra pareada de soro, são encontrados na maioria dos pacientes com esclerose múltipla (Vídeos 368.6 e 368.7), mas não são específicos para essa doença e podem ser vistos em outros quadros inflamatórios e não inflamatórios, incluindo lúpus eritematoso sistêmico, neurossarcoidose, angiite cerebral, distúrbios paraneoplásicos, infecção pelo vírus da imunodeficiência humana e AVE. A detecção de anticorpos específicos no LCR é útil para diagnosticar um número cada vez maior de doenças neurológicas autoimunes e encefalites (ver Capítulo 383).

Eletroencefalografia

A eletroencefalografia (EEG), que é o registro e a medição do potencial elétrico do couro cabeludo, fornece informações úteis sobre a função cerebral básica e a atividade elétrica paroxística do cérebro sugestiva de transtorno epiléptico.[12] A EEG padrão registra tipicamente cerca de 30 minutos de atividade cerebral, tanto no estado acordado quanto nos dois primeiros estágios do sono. Os procedimentos de ativação, incluindo a hiperventilação e a fotoestimulação, são conduzidos de modo rotineiro para aumentar a frequência das descargas epileptogênicas. As frequências eletroencefalográficas são divididas em quatro categorias: delta (< 4 Hz), teta (4 a 7 Hz), alfa (8 a 13 Hz) e beta (> 13 Hz). A presença de picos (20 a 70 ms) e ondas agudas (70 a 200 ms) pode indicar um foco epileptogênico.

Nas derivações occipitais, o eletroencefalograma normal em vigília contém um ritmo alfa que se atenua com a abertura dos olhos. No sono normal, a atividade dele mostra aspectos típicos de diferentes estágios de sono leve, profundo e com movimento ocular rápido (REM, *rapid eye movement*). As anormalidades observadas no eletroencefalograma podem ser amplamente classificadas em alterações em atividade de fundo ou descargas paroxísticas (Figura 368.2 e Tabela 368.4).

A EEG é importante no diagnóstico e na categorização de um transtorno convulsivo e pode ajudar a determinar a probabilidade de recorrência de convulsões. Os estudos de EEG não são muito sensíveis nem completamente específicos para um diagnóstico de convulsão. Apenas cerca de 50% dos pacientes com convulsões apresentam atividade epileptiforme em um único registro eletrocardiográfico. A repetição do eletroencefalograma com manobras de provocação, como privação do sono, hiperventilação e estimulação fótica, pode aumentar esse percentual para 90%. Por outro lado, cerca de 1% dos adultos e 3,5% das

Tabela 368.3 Características do líquido cefalorraquidiano.

	TURBIDEZ E COR	PRESSÃO DE ABERTURA	CONTAGEM DE LEUCÓCITOS	CONTAGEM DIFERENCIAL DE LEUCÓCITOS	CONTAGEM DE HEMÁCIAS	PROTEÍNA	GLICOSE
Normal	Transparente, incolor	70 a 180 mm H_2O	0 a 5 células/μℓ	Mononucleares	0	< 60 md/dℓ	> ½ sérica
Meningite bacteriana	Turvo, opaco ou purulento	↑	↑↑	PMNs	0	↑↑	↓
Meningite viral	Transparente ou turvo, incolor	↑	↑	Linfócitos	0	↑	Normal
Meningites fúngica e tuberculosa	Turvo, cor de palha	↑	↑	Linfócitos	0	↑↑	↓↓
Encefalite viral	Transparente ou turvo, cor de palha	Normal a ↑	↑	Linfócitos	0 (herpes ↑)	Normal a ↑	Normal
Hemorragia subaracnóidea	Turvo, rosado	↑	↑	PMNs e linfócitos	↑↑	↑	Normal (precoce): ↓ (tardia)
Síndrome de Guillain-Barré	Transparente, amarela	Normal a ↑	0 a 5 células/μℓ	Mononucleares	0	↑	Normal

PMN = leucócito polimorfonuclear.

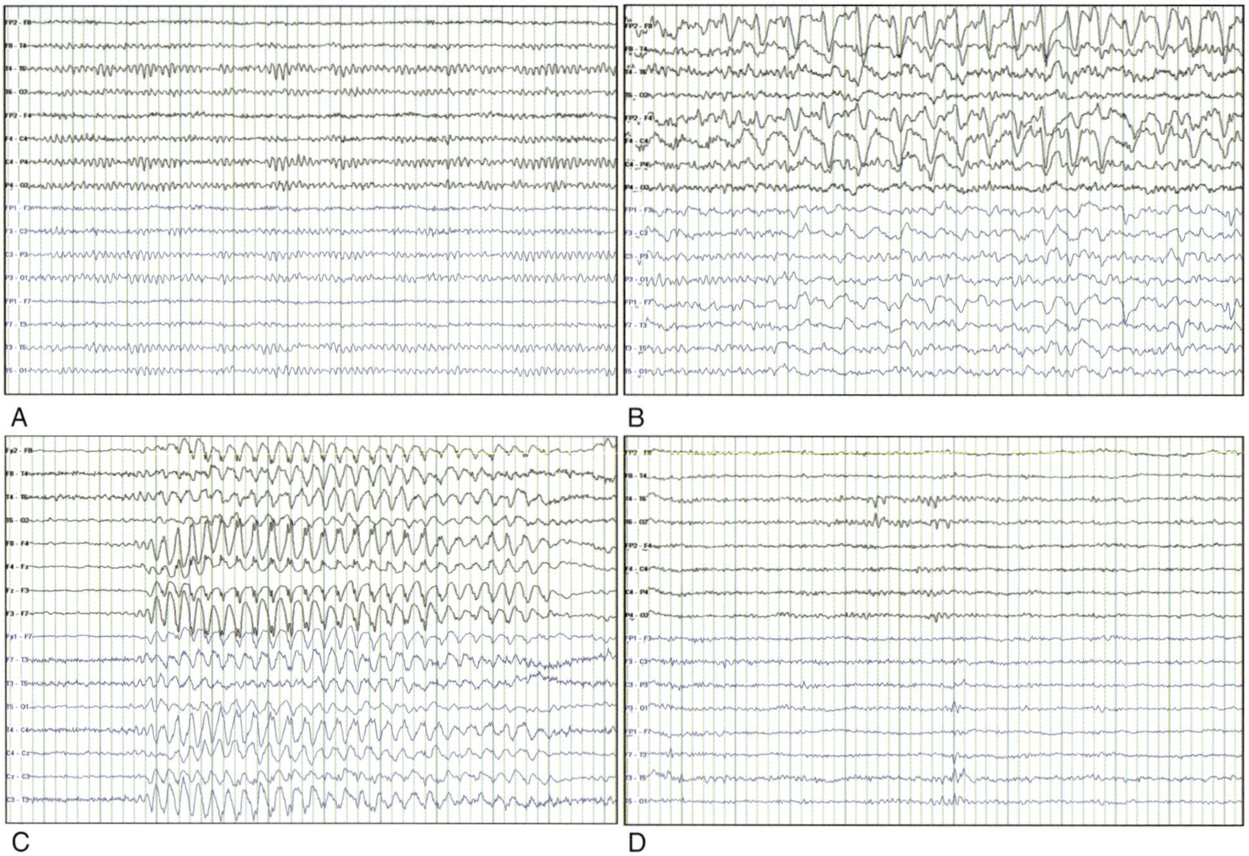

FIGURA 368.2 **Eletroencefalogramas normal e anormal. A.** EEG normal de um adulto em vigília com evidências de ritmo alfa posterior de 9 Hz e fechamento dos olhos. **B.** Desaceleração focal sobre a região frontal direita decorrente de gliose subjacente de melanoma metastático ressecado (atividade delta rítmica intermitente focal [FIRDA, *focal intermittent rhythmic activity*]). **C.** Espículas generalizadas de 3 a 4 Hz e descargas paroxísticas (máximas em regiões frontais) em paciente com síndrome de epilepsia primária generalizada (ausência). **D.** Ondas agudas de lobos temporais bilaterais (mediotemporal esquerdo e temporal posterior direito) em paciente com epilepsia de lobo temporal.

Tabela 368.4 Anormalidades eletroencefalográficas.

ANORMALIDADE ELETROENCEFALOGRÁFICA	CORRELAÇÃO CLÍNICA
ANORMALIDADES DE RITMO DE FUNDO	
Desaceleração generalizada	A maioria das encefalopatias metabólicas
Ondas trifásicas	Encefalopatias hepática, renal e outras encefalopatias metabólicas
Desaceleração focal	Grandes lesões de massa (tumor, isquemia ou hemorragia de grande porte)
Inatividade cerebral com falta de resposta a todos os estímulos	Morte neocortical, hipotermia, superdosagem de medicamentos
ANORMALIDADES PAROXÍSTICAS	
Espículas-onda de 3 Hz, padrão exacerbado por hiperventilação	Epilepsia primária generalizada (p. ex., epilepsia de ausência na infância)
Espículas-onda de 3 a 4 Hz em sono leve ou com estimulação fótica	Epilepsia primária generalizada (p. ex., epilepsia mioclônica juvenil)
Espículas centrais a mediotemporais	Epilepsia benigna com picos centrotemporais
Espículas temporais anteriores ou ondas agudas	Epilepsia focal (p. ex., epilepsia do lobo temporal mesial)
Descargas epileptiformes periódicas lateralizantes	Acidente vascular encefálico, encefalite por herpes-vírus simples
Ondas agudas periódicas generalizadas	Doença de Creutzfeldt-Jakob
Supressão de salva	Lesão cerebral anóxica grave, coma por barbiturato

crianças neurologicamente normais e que jamais tiveram uma convulsão apresentam atividade pseudoepileptiforme no eletroencefalograma, que também pode fornecer indícios importantes sobre o diagnóstico e o prognóstico de pacientes com distúrbios de consciência, como coma (ver Capítulo 376) e encefalopatia, e ser um auxiliar útil na determinação da morte cerebral (ver Capítulo 376) e no diagnóstico de transtornos do sono (ver Capítulo 377). Além disso, padrões eletroencefalográficos específicos dão suporte a diagnósticos neurológicos específicos (ver Tabela 368.4; Vídeos 368.1 e 368.2). Mais recentemente, um dispositivo eletroencefalográfico com interface vestível tem se mostrado promissor para registrar de maneira objetiva as convulsões em pacientes ambulatoriais.[13]

Estudo de condução nervosa

A condução nervosa pode ser medida em nervos motores e sensitivos.[14] Um estudo de condução nervosa, que é a gravação e a medição dos potenciais de ação nervosa e muscular provocados em resposta a um estímulo elétrico, pode reunir informações somente das fibras mielinizadas de diâmetro médio a grande, que incluem fibras motoras e sensoriais que transmitem percepção vibratória e propriocepção (fibras proprioceptivas). Fibras pequenas e não mielinizadas responsáveis pela dor e pela temperatura não são avaliadas.

Em um estudo de condução nervosa, as anormalidades podem documentar um quadro de neuropatia e demarcar sua distribuição (*i. e.*, se distal, proximal ou difusa). Além disso, consegue decifrar a modalidade envolvida (*i. e.*, motora *versus* sensorial ou ambas) e se o processo subjacente é predominantemente axonal ou desmielinizante (e-Figura 368.7 e Tabela 368.5).

Estudo de estimulação repetitiva

Para diagnosticar alterações da junção neuromuscular, a estimulação repetitiva envia, repetitivamente, um estímulo elétrico supramáximo a um nervo e registra, de modo seriado, a amplitude do potencial de ação muscular composto. No caso da miastenia *gravis* (ver Capítulo 394), essas amplitudes se tornam progressivamente menores com a estimulação repetitiva nos músculos afetados (Vídeo 368.11). Em contraste, a estimulação repetitiva rápida evoca um incremento nessas amplitudes em síndromes miastênicas pré-sinápticas.

Tabela 368.5 Anormalidades de estudo de condução nervosa.

ANORMALIDADE	CORRELAÇÃO CLÍNICA
Amplitude de potencial de ação muscular composto reduzida	Neuropatia axonal
Latência terminal prolongada	Neuropatia desmielinizante Neuropatia compressiva distal
Bloqueio de condução	Neuropatia compressiva focal grave Neuropatia desmielinizante grave
Velocidade de condução reduzida	Neuropatia desmielinizante

Eletromiografia

A EMG avalia as propriedades da unidade motora ao registrar variações de potencial elétrico detectadas por um eletrodo com agulha inserido no músculo estriado esquelético. Durante a eletromiografia (EMG), a atividade elétrica do músculo é estudada em quatro cenários: atividade insercional (ocorre no primeiro segundo da inserção da agulha), atividade espontânea (atividade elétrica em repouso), atividade voluntária (atividade elétrica com a contração muscular) e padrão de recrutamento (alteração em atividade elétrica com contração máxima; Tabela 368.6). A EMG pode ajudar a apoiar ou excluir um diagnóstico, mas nenhum achado na EMG é patognomônico para uma doença específica. Se o paciente apresentar fraqueza, a EMG é útil na localização das anormalidades para determinar se ela se deve à doença de células do corno anterior (p. ex., doença de neurônios motores; Vídeo 368.8), de raiz nervosa (radiculopatia), do plexo (plexopatia; Vídeo 368.9), de um nervo periférico individual (mononeuropatia) ou de múltiplos nervos periféricos (polineuropatia; Vídeo 368.10). A EMG também consegue detectar doença muscular ao distinguir miopatias ativas (inflamatórias) (p. ex., dermatomiosite, polimiosite, miosite de corpúsculos de inclusão; e-Figura 368.5) de miopatias crônicas (p. ex., miopatias congênitas e algumas metabólicas). Na EMG, as descargas miotônicas sugerem determinadas doenças musculares, incluindo a distrofia miotônica (Vídeo 368.12 e e-Figura 368.3), miotomia congênita ou paramiotonia. É importante observar que pode levar várias semanas para um músculo desenvolver sinais eletromiográficos de degeneração aguda após transecção do nervo. Por essa razão, a EMG conduzida no cenário agudo após a lesão muscular deve ser interpretada com cautela, com a necessidade de posterior repetição.

Potenciais evocados

Os potenciais evocados medem velocidades de condução de vias sensoriais da periferia até o sistema nervoso central.[15] Três tipos de potenciais evocados são aplicados de modo rotineiro na prática clínica: visual, auditivo de tronco encefálico e somatossensorial.

Potenciais evocados visuais de padrão reverso

A função da via visual anterior, particularmente o nervo óptico, é avaliada pelo potencial evocado visual de padrão reverso. Uma latência prolongada sem doença ocular implica a velocidade de condução alentecida no nervo óptico e sugere desmielinização subjacente (e-Figura 368.8). Quando houver suspeita de esclerose múltipla, a análise de potencial evocado é útil para documentar a presença de uma lesão desmielinizante não clinicamente evidente.

Potenciais evocados auditivos de tronco encefálico

A resposta eletrofisiológica aos estímulos auditivos é medida por potenciais evocados auditivos do tronco encefálico. A análise desses potenciais ajuda no diagnóstico de neuroma acústico (ver Capítulo 180) e de outros tumores ou lesões de ângulo cerebelopontino.

Potenciais evocados somatossensoriais

O potencial evocado somatossensorial avalia a condução após a estimulação de um nervo periférico misto ou cutâneo. As respostas gravadas refletem atividade de fibras grossas, de aferentes mielinizados cutâneos e musculares no sistema nervoso periférico e as colunas dorsais da medula espinal, do lemnisco medial do tronco encefálico, do núcleo lateral ventroposterior do tálamo e do córtex somatossensorial do hemisfério cerebral contralateral. A análise do potencial evocado somatossensorial é útil quando da suspeita clínica de esclerose múltipla (ver Capítulo 383) e da necessidade de documentar a presença de uma lesão desmielinizante no sistema nervoso central não clínica e radiologicamente evidente. A análise desse potencial evocado é útil também para o prognóstico em pacientes comatosos e para monitoramento intraoperatório de função da medula espinal em pacientes submetidos à cirurgia espinal.

Tabela 368.6 Anormalidades eletromiográficas.

ANORMALIDADE	CORRELAÇÃO CLÍNICA
ATIVIDADE INSERCIONAL	
Prolongada	Denervação aguda Miopatia ativa (geralmente inflamatória)
ATIVIDADE ESPONTÂNEA	
Fibrilações e ondas agudas positivas	Denervação aguda Miopatia ativa (geralmente inflamatória)
Fasciculações	Neuropatias crônicas Doença de neurônios motores (fasciculações raras podem ser normais)
Descargas miotônicas	Distúrbios miotônicos Deficiência de maltase ácida
ATIVIDADE VOLUNTÁRIA	
Potenciais neuropáticos: grande amplitude, longa duração, potenciais polifásicos	Neuropatias crônicas e doenças das células do corno anterior
Potenciais miopáticos: pequena amplitude, curta duração, potenciais polifásicos	Miopatias crônicas Transtornos de junção neuromuscular
RECRUTAMENTO	
Reduzido	Transtornos neuropáticos crônicos
Rápido	Miopatias crônicas

Exames de imagem

Com base nas vantagens e desvantagens relativas da tomografia computadorizada (TC), da ressonância magnética (RM) e de outras modalidades de neuroimagem, diferentes situações clínicas podem e devem ser avaliadas de maneira diferente (Tabela 368.7). No AVE isquêmico agudo (ver Capítulo 279) sem hemorragia, as anormalidades na TC aparecem tipicamente em 4 a 12 horas e são visualizadas mesmo antes, com infartos de maior porte e infartos embólicos (e-Figura 368.9).[16] A angiografia por TC em AVE isquêmico agudo ajuda a guiar a necessidade de trombectomia mecânica (por via intra-arterial). A TC detecta AVE hemorrágico (ver Capítulo 380) de modo agudo e consegue estimar a idade da lesão. Essa técnica também é a modalidade inicial preferida para detecção de hemorragia intraparenquimatosa e subaracnóidea, sugerindo com frequência se um aneurisma é a causa provável. Tanto a angiografia por TC quanto a angiografia por RM conseguem revelar a anatomia tridimensional de aneurismas com detalhes suficientes para o planejamento da terapia específica, mas o tratamento cirúrgico/endovascular exige, em geral, arteriografia por cateter. A TC é o método de primeira linha para a avaliação de traumatismo cranioencefálico e diagnóstico de hematoma subdural ou epidural (ver Capítulo 371), geralmente sem exigir uso de contraste intravenoso. Muitos tumores cerebrais são inicialmente reconhecidos em TCs, mas a RM é a modalidade preferida para detecção e caracterização de todos os tumores cerebrais (ver Capítulo 180),[17] incluindo aqueles que possam ser a causa de convulsões de aparecimento recente em adultos.

Com frequência, os exames de imagem detectam achados assintomáticos,[18] incluindo lesões cerebrovasculares subclínicas de importância imediata desconhecida. Entretanto, lesões detectadas nas imagens ponderadas em difusão da RM estão associadas a um aumento de três ou mais vezes do risco de anormalidades clínicas,[18b] e até mesmo lesões cerebrovasculares subclínicas muito pequenas (< 3 mm), são preditivas de aumento de aproximadamente 3 vezes no risco de um AVE isquêmico subsequente.

Tabela 368.7 Pontos fortes e fracos de modalidades de investigação por imagens selecionadas.

MODALIDADE	PONTOS FORTES	PONTOS FRACOS
Tomografia computadorizada (TC)	Rapidez; boa para doença óssea; preferida para traumatismo, sintomas neurológicos agudos e nível reduzido de consciência	Resolução de contraste de partes moles pior que a da ressonância magnética; exposição à radiação ionizante
Angiografia convencional	É a melhor resolução espacial para vasos, útil em aneurismas, malformações vasculares e vasculite; fornece informações sobre fluxo e derivação arteriovenosa	Invasiva e geralmente demorada; risco de lesão vascular e de outras complicações
Mielografia e cisternografia por TC	Útil em vazamentos de LCR com hipotensão intracraniana para identificar pontos de vazamento	Invasiva, com risco de complicações da punção lombar e instilação de material de contraste
Ressonância magnética (RM)	Não invasiva; sem radiação; multiplanar; alta resolução com contraste para partes moles	Menos sensível para doença óssea; contraindicada para pacientes com dispositivos ferromagnéticos ou corpos estranhos; o paciente deve cooperar e tolerar espaço confinado; mais demorada em relação à tomografia computadorizada
Angiografia por ressonância magnética	Não invasiva; boa para rastreamento de doença vascular extra e intracraniana; pode ser conduzida com ou sem agente de contraste	Tecnicamente exigente; pode superestimar o grau de estenose vascular (angiografia por ressonância magnética sem contraste); não consegue captar imagens de vasos distais de maneira ideal sem agente de contraste
Espectroscopia por ressonância magnética	Pode ajudar a diferenciar grau de tumor ou tumor de não tumor (p. ex., desmielinização tumefativa); pode ajudar no diagnóstico e na classificação de demências como o doença de Alzheimer	Resolução espacial baixa; baixa especificidade; demorada
Tomografia por emissão de pósitrons (PET)	Fornece informações quanto à atividade metabólica a depender do traçador usado; a fluorodesoxiglicose (FDG) é a mais utilizada – pode ajudar no diagnóstico de doença de Alzheimer, epilepsia e necrose por radiação	Exige um cíclotron para gerar radioisótopos com meia-vida curta; resolução mais baixa e menos disponível que a ressonância magnética e a tomografia computadorizada; alta exposição à radiação
Tomografia computadorizada por emissão de fóton único	Ocasionalmente útil em epilepsia; sensível para processos patológicos difusos	Resolução mais baixa que a da PET, ressonância magnética ou tomografia computadorizada
Ultrassonografia	Rapidez; fácil de usar; pode ser conduzida no leito para avaliar a perviedade vascular	Campo limitado de visão em razão dos ossos; não pode visualizar vasos na porção superior do pescoço e base do crânio; depende do radiologista
Doppler transcraniano	Rapidez; fácil de usar; avalia velocidades vasculares quantitativamente; consegue avaliar vasospasmo cerebral e vasos ocluídos	Não fornece imagens de vasos

Grau A Recomendações de grau A

A1. Dussourd L, Martinon B, Candille C, et al. Ultrasonography helps emergency physician identify the best lumbar puncture site under the conus medullaris. *Scand J Trauma Resusc Emerg Med.* 2017;25:1-3.
A2. Nath S, Koziarz A, Badhiwala JH, et al. Atraumatic versus conventional lumbar puncture needles: a systematic review and meta-analysis. *Lancet.* 2018;391:1197-1204.

REFERÊNCIAS BIBLIOGRÁFICAS

As referências bibliográficas, bem como os outros materiais suplementares deste livro, encontram-se no GEN-IO, nosso ambiente virtual de aprendizagem.

369 TRANSTORNOS PSIQUIÁTRICOS NA PRÁTICA CLÍNICA

JEFFREY M. LYNESS

VISÃO GERAL

Transtornos psiquiátricos

Os transtornos psiquiátricos, também conhecidos como doenças mentais, são extraordinariamente comuns e exercem impacto profundo no bem-estar e no *status* funcional do indivíduo. Coletivamente, esses transtornos respondem por mais incapacidade agregada que aqueles que envolvem qualquer outro sistema orgânico, sendo a depressão secundária somente às doenças cardiovasculares.

Os transtornos psiquiátricos são definidos como transtornos da psique – ou seja, condições que afetam pensamentos, sentimentos ou comportamentos. Por definição, tais transtornos mentais têm de ser suficientes para provocar angústia significativa no paciente ou prejuízo em seu papel ou em outras funções. Uma vez que as patogêneses da maioria dos transtornos psiquiátricos não são completamente conhecidas, a classificação se baseia em síndromes clínicas definidas por critérios diagnósticos com alta confiabilidade entre avaliadores, com ênfase em sinais ou sintomas bem definidos relatados ou passíveis de serem observados. Curiosamente, entretanto, muitos mecanismos biopatológicos básicos provavelmente atravessam essas categorias diagnósticas, embora o conhecimento atual de tais mecanismos raramente seja preditivo da evolução clínica ou tomada de decisão terapêutica.[1]

Síndromes específicas

Uma vez que muitos transtornos psiquiátricos podem resultar de lesões neurológicas, doenças sistêmicas ou medicamentos, a avaliação de qualquer quadro psiquiátrico novo ou agravado deve incluir avaliação dessas potenciais contribuições (Tabela 369.1). O *delirium* (ver Capítulo 25) e a demência (ver Capítulo 374), alterações cognitivas definidas por comprometimento das funções intelectuais, como atenção, memória ou linguagem, são sempre o resultado de anormalidades neurológicas, doenças sistêmicas ou medicamentos. Embora o comprometimento intelectual seja característico de transtornos cognitivos, essas condições também se manifestam como alterações em outros aspectos de estado mental, incluindo humor, conteúdo do pensamento, processo do pensamento e comportamento. Se uma síndrome psiquiátrica não cognitiva é causada por outra doença subjacente identificável, ela é conhecida como transtorno psiquiátrico secundário (p. ex., "transtorno de depressão maior devido a hipotireoidismo").

As principais síndromes psiquiátricas não cognitivas e não secundárias (Tabela 369.2) podem coexistir com síndromes múltiplas. Por exemplo, um paciente que sofre de depressão maior com aspectos psicóticos pode ter, simultaneamente, síndromes depressivas, de ansiedade e psicóticas. Os transtornos por uso de substâncias são considerados nos Capítulos 30 e 31.

Comorbidades na psiquiatria

É comum que as pessoas que sofrem de transtornos mentais atendam aos critérios diagnósticos de mais de uma condição. Embora essa comorbidade possa refletir as limitações atuais das abordagens diagnósticas, a comorbidade psiquiátrica influencia as escolhas ou sequência de tratamentos e piora o prognóstico geral. A comorbidade com outras doenças clínicas também é comum, provavelmente refletindo relações causais bidirecionais e complexas entre doenças físicas e mentais, o que também piora, com frequência, o prognóstico das duas condições.

Tratamentos em psiquiatria

Em Psiquiatria, os tratamentos visam reduzir ou eliminar sintomas, melhorando, assim, a angústia e a disfunção do paciente e, em especial, evitando o comportamento suicida. As terapias de manutenção reduzem a frequência ou intensidade de episódios recorrentes. A farmacoterapia ainda é o esteio baseado em evidências do tratamento de muitas condições psiquiátricas. A psicoterapia administrada em modalidades individual, em grupo ou em família também tem seu benefício apoiado por evidência, seja como tratamento primário, seja como cotratamento de muitas condições. Outras intervenções psicossociais, que variam de grupos de autoajuda ao emprego de tratamento estruturado ou programas residenciais, costumam ser componentes importantes do tratamento. Terapias somáticas não farmacológicas baseadas em evidências incluem a terapia eletroconvulsiva, a fototerapia e a estimulação de nervo vago para formas específicas de depressão maior. Existem estudos em andamento sobre outros métodos para casos selecionados de transtornos depressivos ou obsessivo-compulsivos graves, incluindo estimulação profunda do cérebro (DBS, *deep brain stimulation*), estimulação transcraniana com corrente contínua e estimulação magnética transcraniana repetitiva.

Tabela 369.1 Causas importantes de síndromes psiquiátricas secundárias.

DOENÇAS DO SISTEMA NERVOSO CENTRAL
Traumatismo Tumor Toxinas Crises epilépticas Vasculares Infecções Malformações genéticas/congênitas Doenças desmielinizantes Doenças degenerativas Hidrocefalia
DOENÇAS SISTÊMICAS
Cardiovasculares Pulmonares Endócrinas Metabólicas Nutricionais Infecções Câncer
SUBSTÂNCIAS PSICOATIVAS (p. ex., recreacionais, com ou sem prescrição)
Intoxicação por substâncias Abstinência de substâncias

Transtornos do humor

Os transtornos do humor são categorizados como depressivos (também chamados de *unipolares*), caracterizados somente por episódios depressivos, ou bipolares, caracterizados por episódios de mania ou hipomania, tipicamente alternados com episódios depressivos.

TRANSTORNO DEPRESSIVO MAIOR

DEFINIÇÃO

O transtorno depressivo maior é caracterizado por um ou mais episódios de síndrome depressiva maior idiopática (Tabela 369.3).

EPIDEMIOLOGIA

Nos EUA, a depressão maior tem prevalência aproximada de 7% em 12 meses, e é pelo menos 1,5 vez mais comum em mulheres que homens, em parte devido à prevalência de 6 a 13% de depressão pós-parto.[2] A prevalência ao longo da vida é de até 10% nos homens e de 20 a 25% nas mulheres, com incidência anual de aproximadamente 3% para novos episódios depressivos. A depressão responde por 2 vezes mais incapacidade na meia-idade que qualquer outra doença clínica, e seu ônus acumulado geral é maior que aquele de todos os demais distúrbios, exceto para os distúrbios cardiovasculares. O impacto econômico é enorme, com estimativas de custos anuais para depressão que excedem os US$ 12 bilhões para tratamento, US$ 8 bilhões para morbidades associadas e US$ 33 bilhões para perda de renda e produtividade de trabalho.

BIOPATOLOGIA

A depressão maior não é uma única doença, mas, sim, um grupo heterogêneo com múltiplos mecanismos patogênicos. Ela é multifatorial e

Tabela 369.2 Principais síndromes e transtornos psiquiátricos.

SÍNDROME	PRINCIPAIS SINAIS E SINTOMAS	PODEM OCORRER COMO PARTE DESSES TRANSTORNOS
Neurocognitiva	Déficits em funções intelectuais (p. ex., nível de consciência, funções de orientação, atenção, memória, linguagem, prática, visuoespacial e executiva)	Transtornos neurocognitivos Deficiência intelectual (se início na infância)
Humor: depressão	Humor abatido, anedonia, pensamentos negativistas, sintomas neurovegetativos	Transtornos neurocognitivos Transtornos de humor (bipolar ou depressivo) (primário ou secundário) Transtornos psicóticos (transtorno esquizoafetivo)
Humor: mania	Humor elevado ou irritável, grandiosidade, hiperatividade direcionada a um objetivo com energia aumentada, discurso pressionado, necessidade de sono reduzida	Transtornos neurocognitivos Transtorno bipolar (primário ou secundário) Transtornos psicóticos (transtorno esquizoafetivo)
Ansiedade	Todos apresentam humor ansioso e sintomas fisiológicos associados (p. ex., palpitações, tremores, diaforese); podem ocorrer vários tipos de pensamentos disfuncionais (p. ex., medos catastróficos, obsessões, retrospectivas) e de comportamento (p. ex., compulsões, comportamento de evasão)	Transtornos neurocognitivos Transtornos de humor (bipolar ou depressivo) (primário ou secundário) Transtornos psicóticos (primário ou secundário) Transtornos relacionados com trauma e estresse Transtornos de ansiedade (primário ou secundário) Transtornos obsessivo-compulsivos e relacionados
Psicótica	Prejuízo do teste da realidade: delírios, alucinações, descarrilamento do processo de pensamento	Transtornos neurocognitivos Transtornos de humor (bipolar ou depressivo) (primário ou secundário) Transtornos psicóticos
Somatização	Sintomas somáticos com pensamentos angustiantes, sentimentos ou comportamentos associados	Transtornos de humor (bipolar ou depressivo) (primário ou secundário) Transtornos de ansiedade (primário ou secundário) Transtornos obsessivo-compulsivos e relacionados Transtornos relacionados com trauma e estresse Transtornos de sintomas somáticos
Transtornos de personalidade	Tolerância de padrões de regulação emocional disfuncional, padrões de pensamento, comportamento interpessoal, regulação de impulso	Transtornos neurocognitivos (demência) Alteração de personalidade devido a outra condição clínica Transtornos de personalidade

Resumo do autor com base em categorias e critérios da American Psychiatric Association. *Diagnostic and Statistical Manual of Mental Disorders*. 5th ed. (DSM-5) Washington, DC: American Psychiatric Association; 2013.

Tabela 369.3 Sinais/sintomas de episódio de síndrome depressiva grave.

CRITÉRIOS DIAGNÓSTICOS ***(mínimo de cinco sintomas presentes por, no mínimo, 2 semanas consecutivas)***
Humor deprimido (pode ser humor irritável em crianças e adolescentes) na maior parte do dia, quase todo dia, OU
Redução de interesse ou prazer na maior parte do dia, quase todo dia, E
Perda ou ganho de peso, ou alteração do apetite (redução ou aumento) quase todo dia
Alteração no sono (insônia ou hipersonia) quase todo dia
Agitação ou retardo psicomotor quase todo dia
Fadiga ou perda de energia quase todo dia
Sentimento de inutilidade ou culpa quase todo dia
Diminuição da concentração ou indecisão quase todo dia
Pensamentos recorrentes de morte ou ideação suicida, ou tentativa de suicídio, ou plano específico de suicídio
MNEMÔNICO PARA AJUDAR A SE LEMBRAR DOS CRITÉRIOS DIAGNÓSTICOS: *"SIG: E CAPS" (i. e., prescrever cápsulas de energia)* para humor deprimido
***S**leep change* (mudança no sono)
Interesse reduzido
***G**uilt* (culpa)
***E**nergy decreased* (energia reduzida)
Concentração reduzida
Apetite/alteração de peso
***P**sychomotor changes* (alterações psicomotoras)
***S**uicide thoughts* (pensamentos suicidas)
SINAIS/SINTOMAS DEPRESSIVOS AGRUPADOS POR CONCEITO, COM FENÔMENOS COMUNS ADICIONAIS
Emocionais
Humor deprimido, tristeza, choro
Irritabilidade (observada em todas as idades, talvez mais comumente em crianças/adolescentes e idosos)
Ansiedade
Perda de interesse ou prazer (anedonia)
Ideacionais
Autoestima baixa/inutilidade
Culpa
Desesperança/niilismo
Desamparo
Pensamentos de morte, morrer, suicídio
Somáticos/neurovegetativos
Alteração de apetite/peso
Alteração no sono
Anergia
Libido reduzida
Dificuldade de concentração
Variação diurna nos sintomas (*manhãs – o pior padrão é o mais característico*)
Outros
Pensamento ruminativo (tendência a permanecer em um tema [negativista])
Sintomas somáticos ou preocupação somática
Sintomas psicóticos (delírios negativistas mais característicos) – define o subtipo "Depressão Grave com Aspectos Psicóticos"

Com base nos critérios da American Psychiatric Association. *Diagnostic and Statistical Manual of Mental Disorders.* 5th ed. (DSM-5) Washington, DC: American Psychiatric Association; 2013.

poligênica: fatores genéticos respondem por aproximadamente 40% do risco para depressão, mas múltiplos *loci* de genes, a maioria dos quais é atualmente desconhecida, estão provavelmente envolvidos em uma relação complexa com influências do desenvolvimento e meio ambiente. Alterações nos sistemas noradrenérgico e serotoninérgico do cérebro estão provavelmente relacionadas com a eficácia dos medicamentos antidepressivos atuais. O eixo hipotalâmico-hipófise-suprarrenal se mostra hiperativo na depressão, como evidenciado por uma resposta não suprimida ao teste de supressão com dexametasona, embora este seja muito insensível e inespecífico para uso clínico como ferramenta diagnóstica. Estudos de neuroimagem em indivíduos com depressão mostram diversos achados, incluindo volumes menores de hipocampo que podem ser resultado da exposição a níveis cronicamente elevados de cortisol, atividade metabólica cerebral alterada em regiões que incluem circuito frontal-estriatal e o córtex cingulado anterior. Estudos de neuropsicologia demonstraram padrões disfuncionais de pensamento negativo, com pensamentos distorcidos sobre si mesmo, o futuro e o meio ambiente. A má qualidade ou a ausência de relações sociais e eventos estressantes da vida, particularmente mortes, separações ou comprometimento funcional, estão fortemente associados à depressão.

MANIFESTAÇÕES CLÍNICAS

Os sintomas da depressão (Tabela 369.3) podem ser conceitualmente agrupados como alterações no humor, ideação (*i. e.*, conteúdo do pensamento) e funcionamento somático/neurovegetativo. É importante mencionar que pacientes com doença depressiva podem não apresentar humor deprimido, embora, por definição, precisem manifestar perda de interesse ou de prazer nas atividades de usual interesse. Eles também podem exibir ansiedade proeminente, irritabilidade ou somatização. Embora as formas mais suaves de depressão grave possam melhorar de maneira espontânea em alguns meses sem cuidados médicos, os pacientes podem ter sintomas persistentes por meses ou anos, muito frequentemente sem buscarem tratamento.

DIAGNÓSTICO

O diagnóstico é feito clinicamente por uma combinação de achados da anamnese e do exame do estado mental para determinar a presença de síndrome depressiva maior. O diagnóstico diferencial inclui outros transtornos idiopáticos com episódios de depressão maior, como o transtorno bipolar (distinguido por relato de episódios de mania) e o transtorno esquizoafetivo (distinguido por relato de episódios psicóticos na ausência de depressão). A depressão maior pode acompanhar o *delirium* ou a demência, e a depressão secundária também costuma acompanhar doenças clínicas graves; essas condições comórbidas demandam atendimento cuidadoso e bem coordenado. Instrumentos de rastreamento (Tabela 24.3 no Capítulo 24) podem ajudar a identificar casos de depressão. Por exemplo, ao usar a versão de dois itens do Questionário de Saúde do Paciente [Patient Health Questionnaire, nos EUA], o profissional de saúde faz as seguintes perguntas ao paciente: Nas 2 últimas semanas, com que frequência você (1) teve pouco interesse ou prazer em fazer determinadas atividades, ou (2) tem se sentido "para baixo", deprimido ou sem esperança? As respostas para cada pergunta são classificadas, a saber: 0 = jamais; 1 = vários dias; 2 = mais da metade dos dias; 3 = quase todos os dias. Um escore de 3 pontos ou mais no rastreamento de dois itens está associado a 75% de probabilidade de ter um transtorno depressivo.

TRATAMENTO

As três fases do tratamento são: (1) aguda, na qual o tratamento é implementado para resolver o episódio de depressão maior; (2) de continuação, na qual o tratamento agudo continua por 6 a 12 meses para evitar recaída; e (3) de manutenção, para aqueles com dois a três ou mais episódios de depressão recorrente, para quem o tratamento é mantido indefinidamente para reduzir a frequência e a gravidade das recorrências futuras.[3,4]

O tratamento agudo da depressão inclui psicoterapias focadas (Tabela 369.4), que são mais eficazes que os cuidados usuais e equivalentes aos medicamentos quando usadas para pacientes da atenção primária.[A1-A3] Com base na preferência do paciente, a psicoterapia, em vez dos medicamentos, pode ser o tratamento inicial da depressão de intensidade leve a moderada, talvez especialmente para indivíduos com estressores psicossociais proeminentes. O envolvimento dos membros da família para educação, suporte e, às vezes, terapia familiar formal pode ser um aliado importante ou abordagem terapêutica primária. Essas terapias podem ser administradas com frequência reduzida durante as fases de continuação ou de manutenção. Entretanto, a psicoterapia isolada é insuficiente para as formas mais graves de depressão, incluindo depressão grave com aspectos psicóticos. Metanálises sugerem que a combinação de medicamentos com psicoterapia é mais efetiva que somente os medicamentos no tratamento de depressão maior leve a moderada.[A4]

Os medicamentos devem ser usados como tratamento inicial para a maioria dos pacientes com as formas mais intensas de depressão maior. Fármacos antidepressivos (Tabela 369.5) também são efetivos para a terapia aguda, de continuação e de manutenção. Dados gerais sugerem que nenhum agente de segunda geração é presumivelmente melhor que os anteriores,[A5] embora agentes direcionados para os sistemas noradrenérgico e serotoninérgicos, possam ser mais eficazes nas formas mais graves de depressão. Uma vez que a melhora dos sintomas com o uso de

Tabela 369.4 Tratamentos para depressão.

NOME DA PSICOTERAPIA	ABORDAGEM
Psicoterapia cognitiva	Identificar e corrigir padrões de pensamento negativista
Psicoterapia interpessoal	Identificar e trabalhar, por meio de transições de papel ou de perdas interpessoais, conflitos ou déficits
Terapia de solução de problemas	Identificar e priorizar problemas situacionais; planejar e introduzir estratégias para lidar com problemas de prioridade máxima
Psicoterapia psicodinâmica	Usar a relação terapêutica para maximizar o uso dos mais sadios mecanismos de defesa e estratégias de enfrentamento

medicamentos antidepressivos não se dá, em geral, por pelo menos 1 a 2 semanas, com a obtenção do benefício máximo em pelo menos 6 a 8 semanas, é crucial que os pacientes sejam observados regularmente (no início, a cada 1 a 2 semanas) para monitorar o estado clínico, fornecer suporte e educação e estimular a adesão ao tratamento. Os medicamentos antidepressivos parecem aumentar o risco relativo para comportamento suicida em adolescentes e adultos jovens, de modo que esses pacientes demandam avaliações de risco/benefício e monitoramento constante. Por outro lado, o risco relativo para comportamento suicida não aumenta pelo tratamento medicamentoso em pessoas com mais de 25 anos e está substancialmente reduzido em idosos. Para pacientes com depressão psicótica, o acréscimo de um fármaco antipsicótico (Tabela 369.12) a um antidepressivo pode ser mais eficaz que um ou outro isoladamente.[A6b] A evidência crescente sugere que uma única dose intravenosa de cetamina pode reduzir rapidamente os sintomas depressivos graves em 24 horas,[A6] e a escetamina em *spray* nasal tem aprovação da Food and Drug Administration (FDA) para depressão resistente ao tratamento.[a] A terapia eletroconvulsiva é preferida para as formas mais graves de depressão maior, incluindo a depressão maior com aspectos psicóticos, sendo usada também para a depressão refratária a outras formas de tratamento. A estimulação profunda do cérebro é uma terapia em investigação para casos de depressão refratária. A evidência geral até o momento não apoia a eficácia da estimulação magnética transcraniana repetitiva para depressão.

Terapia cognitiva com base em atenção plena (*mindfullness*), ativação comportamental e tratamento antidepressivo de manutenção conseguem reduzir o índice de sintomas depressivos recidivantes ou recorrentes, com eficácia aproximadamente igual.[A7] Em casos de depressão muito recorrente, porém, a farmacoterapia de manutenção pode apresentar o melhor desfecho. O cuidado ideal para depressão em ambientes de cuidados primários e outros cenários pode ser reforçado com o uso de modelos de cuidados colaborativos,[A8] embora a falta de mecanismos de reembolso geralmente limite sua introdução.

PROGNÓSTICO

Com base em diretrizes clínicas, o tratamento ideal para depressão maior resulta na remissão total em até 80% dos pacientes, com a expectativa de que eles voltem ao funcionamento básico após a resolução dos episódios depressivos. Entretanto, pelo menos 50 a 70% dos pacientes sofrerão episódios recorrentes, até 20% apresentam depressão maior crônica e muitos atingirão somente a remissão parcial com sintomas persistentes de nível mais baixo em razão de vários fatores, incluindo acesso limitado aos cuidados, não adesão ou tratamentos insuficientemente assertivos.

TRANSTORNO BIPOLAR

DEFINIÇÃO E EPIDEMIOLOGIA

O transtorno bipolar se caracteriza por episódios recorrentes de mania idiopática. A maioria das pessoas com esse transtorno também manifesta episódios recorrentes de depressão maior.

A prevalência em 12 meses de transtorno bipolar é de aproximadamente 0,6%, sendo os homens acometidos um pouco mais frequentemente que as mulheres. A idade média na primeira manifestação é no final da adolescência ou no início da vida adulta. O início na infância também é possível, mas o diagnóstico pode ser difícil em razão da sobreposição sintomática com outros quadros da infância, como transtorno de déficit de atenção e hiperatividade. A manifestação também é possível da meia-idade até mais tarde na vida, embora a mania de início tardio seja secundária a outras doenças ou medicamentosos, em vez de transtorno bipolar idiopático.

[a]N.R.T.: até agosto de 2021, não disponível no Brasil.

BIOPATOLOGIA

Embora a patogênese do transtorno bipolar continue obscura, fatores genéticos têm papel mais significativo que nas condições depressivas unipolares. A hereditariedade foi traçada para vários *loci* em algumas famílias, mas o rastreamento genético ainda não é clinicamente útil e as associações de genes não revelaram, até hoje, nenhum elemento unificador biopatológico. A maioria dos casos de transtorno bipolar é poligênica e multifatorial, com os fatores genéticos respondendo por cerca de 50% do risco. A desregulação dos sistemas frontoestriatais está provavelmente envolvida nas manifestações da doença. Embora não sejam específicos o suficiente para serem diagnósticos, os estudos de neuroimagem estruturais mostram razões ventriculoencefálicas aumentadas, sugestivas de atrofia parenquimatosa cerebral. O avanço de fase dos ritmos circadianos centrais pode precipitar episódios de mania, de modo que a necessidade reduzida de sono das pessoas com mania incipiente pode produzir um círculo vicioso no qual ciclos circadianos com avanço de fase levam à redução ainda maior da necessidade de sono, resultando, assim, em mais avanço de fase e retroalimentando o episódio de mania. Estressores psicossociais também desempenham com frequência um papel na precipitação de episódios tanto de mania quanto de depressão.

MANIFESTAÇÕES CLÍNICAS E DIAGNÓSTICO

Os sintomas de mania incluem um período distinto de humor anormal e persistentemente elevado (eufórico) ou irritável; a hiperatividade orientada para um objetivo, com frequência para atividades prazerosas, com mau julgamento que leva a consequências adversas financeiras, psicossociais ou clínicas (p. ex., episódios de gasto de dinheiro, atividade sexual ou jogo); aumento da energia; redução da necessidade de sono; discurso apressado e distração.[5]

Assim como com a depressão maior, o diagnóstico se baseia em achados da anamnese e do exame, revelando um padrão de episódios de mania recorrentes (Tabela 369.6), geralmente intercalados com episódios de depressão maior, e não podem ser explicados por outras doenças, medicamentos ou substâncias. Embora as pessoas com transtorno bipolar possam se tornar psicóticas durante os estados de mania ou de depressão, a história de sintomas psicóticos na ausência de mania ou depressão indica um diagnóstico diferente do transtorno bipolar. Episódios maníacos e depressivos também podem ser vistos no curso de *delirium* (ver Capítulo 25) e demência (ver Capítulo 374), caso em que os sintomas psiquiátricos são acompanhados por comprometimento neurocognitivo, que é típico dessas condições.

TRATAMENTO

O tratamento para transtorno bipolar consiste em medicamentos estabilizadores de humor para reduzir a frequência e a intensidade de episódios recorrentes de mania e depressão.[6] Os estabilizadores de humor, com base de evidência substancial para amparar a utilização deles, incluem: lítio (dose típica de 600 a 1.500 mg/dia ou mais, administrado em duas ou três doses divididas, conforme o necessário para atingir níveis plasmáticos de 0,6 a 1,2 mEq/ℓ (até 1,4 mEq/ℓ em mania aguda), ácido valproico (dose típica de 500 a 1.500 mg/dia ou mais alta, conforme o tolerado para atingir níveis de plasma de 50 a 100 μg/mℓ), e carbamazepina (dose típica de 400 a 1.200 mg/dia, conforme o tolerado para atingir níveis plasmáticos de 4 a 12 μg/mℓ). A combinação de lítio e valproato é superior ao valproato sozinho para a prevenção de recaídas. O tratamento com lítio está, porém, associado a nefrotoxicidade, hipotireoidismo e hipercalcemia, especialmente em pacientes com concentrações mais altas de lítio.[7] Tentaram-se vários outros fármacos antiepilépticos, em geral com menor suporte empírico para uso, embora a lamotrigina (começando com 25 mg/dia, dose máxima 200 mg/dia, titulada lentamente para minimizar o risco da síndrome de Stevens-Johnson) possa ser usada para profilaxia contra episódios depressivos. Vários antipsicóticos de segunda geração receberam aprovação da FDA nos EUA por suas propriedades de estabilização de humor, mas o potencial deles para precipitar a síndrome metabólica (e, em menor escala, a discinesia tardia) limita o uso como medicamentos de manutenção quando os estabilizadores do humor não são eficazes ou não são tolerados.[A9] Para episódios agudos de mania, antipsicóticos de segunda ou de primeira geração são mais rapidamente eficazes que os estabilizadores de humor, com doses

Tabela 369.5 Medicamentos antidepressivos de uso comum.*

CLASSE/ MEDICAMENTO ESPECÍFICO	MECANISMO IMEDIATO DE AÇÃO	DOSE INICIAL DE ADULTO	FAIXA DIRECIONADA DE DOSE ADULTA†	EFEITOS COLATERAIS	COMENTÁRIOS
Inibidores seletivos de recaptação de serotonina (ISRSs)	Inibem a recaptação pré-sináptica de serotonina			Náuseas, diarreia, disfunção sexual, síndrome serotoninérgica	
Citalopram		20 mg/dia	20 a 40 mg/dia (máximo 20 mg/dia em pacientes com > 60 anos)	Risco de prolongamento de QTc/*torsade de pointes* em pacientes em risco	Poucas interações medicamentosas
Escitalopram		10 mg/dia	10 a 20 mg/dia		Enantiômero de citalopram
Fluoxetina		20 mg/dia	20 a 40 mg/dia (depressão), até 80 mg/dia (TOC)		Meia-vida longa; tende a ser ativador
Paroxetina		20 mg/dia	20 a 50 mg/dia	Efeitos anticolinérgicos	Tende à sedação
Sertralina		25 a 50 mg/dia	50 a 200 mg/dia		Poucas interações medicamentosas
Inibidores de recaptação de serotonina e norepinefrina (IRSNs)	Inibem a recaptação pré-sináptica de serotonina e norepinefrina			Náuseas, diarreia, síndrome serotoninérgica, taquicardia sinusal, elevação moderada da pressão arterial, tremor	
Duloxetina		30 a 60 mg/dia	30 a 60 mg/dia em esquema 2 vezes/dia, máx. 120 mg/dia		
Venlafaxina		37,5 mg, 2 vezes/dia	150 a 375 mg/dia em esquema 2 vezes/dia		Forma XR permite dosagem 1 vez/dia
Desvenlafaxina		50 mg/dia	50 mg/dia, máx. 100 mg ER/dia		Metabólito de venlafaxina
Antidepressivos tricíclicos (ATCs)	Inibem recaptação pré-sináptica de serotonina e norepinefrina (em proporções variadas, dependendo do ATC específico)			Efeitos anticolinérgicos, sedação, hipotensão ortostática, tremor, atrasos de condução cardíaca, arritmias ventriculares	
Amitriptilina		25 a 75 mg/noite	150 a 300 mg/noite		Anticolinérgico e sedativo forte; visar nível sanguíneo de 120 a 250 ng/mℓ para amitriptilina/ nortriptilina combinadas
Desipramina		25 a 75 mg/dia	150 a 300 mg/dia		Visar nível sanguíneo de 115 a 250 ng/mℓ
Doxepina		25 a 75 mg/noite	150 a 300 mg/noite		Fortemente sedante
Imipramina		25 a 75 mg/dia	150 a 300 mg/dia		Anticolinérgico forte; visar nível sanguíneo de 180 a 350 ng/mℓ para imipramina/ desipramina combinadas
Nortriptilina		25 a 50 mg/noite	50 a 150 mg/noite		Visar nível sanguíneo de 50 a 150 ng/mℓ; menos anticolinérgico dos ATCs
Inibidores de monoamina oxidase (IMAOs)	Inibem a monoamina oxidase, a enzima que catalisa metabolismo oxidativo de neurotransmissores de monoamina			Necessidade de dieta sem tiramina para evitar crise simpatomimética (hipertensiva); sedação, efeitos anticolinérgicos, tremor, hipotensão ortostática	
Isocarboxazida		10 mg, 2 vezes/dia	20 a 60 mg/dia em dosagem 2 a 4 vezes/dia		
Fenelzina		15 mg, 3 vezes/dia	45 a 90 mg/dia, 3 ou 4 vezes/dia		
Selegilina	(inibidor seletivo de MAO-B)	5 mg, 2 vezes/dia	5 mg, 2 vezes/dia	Dieta sem tiramina não necessária	Consumir com alimentação
Tranilcipromina		10 mg, 3 vezes/dia	30 a 60 mg/dia, 3 vezes/dia		
Outros					
Bupropiona	Desconhecido, embora seja fraco inibidor da recaptação pré-sináptica de norepinefrina e dopamina	75 a 150 mg/dia	300 a 450 mg/dia	Ativador; risco de convulsões reduzido por dosagem dividida e titulação cuidadosa da dosagem	Dosagem dividida exigida, a menos que em uso da forma SR ou XL
Mirtazapina	Antagonista em receptores de $alfa_2$ e $5\text{-}HT_2$	15 mg/noite	30 a 45 mg/noite; máx. 45 mg/noite	Sedação; hiperfagia	Mais estimulante com doses mais altas
Trazodona	Inibe a recaptação pré-sináptica de serotonina; antagonista de receptores de $5\text{-}HT_2$ e $5HT_3$	25 a 50 mg/noite	300 a 600 mg/noite para depressão, 25 a 100 mg/noite para insônia	Sedação, priapismo	Poucos efeitos colaterais sexuais
Viladozona	Inibe a recaptação pré-sináptica da serotonina; agonista dos receptores de $5\text{-}HT_{1A}$	10 mg/dia	40 mg/dia	Náuseas, diarreia, efeitos colaterais sexuais	Dosagem deve ser aumentada aos poucos
Vortioxetina	Inibe a recaptação pré-sináptica da serotonina; agonista em receptores de $5\text{-}HT_{1A}$, antagonista em receptores de $5\text{-}HT_3$	10 mg/dia	20 mg/dia	Náuseas, diarreia, efeitos colaterais sexuais	

*Pacientes em uso de qualquer um desses medicamentos devem ser monitorados quanto a pensamentos suicidas. †Doses direcionadas a idosos devem ser mais baixas. ER = liberação prolongada; $5\text{-}HT_2$ = 5-hidroxitriptamina; SR = liberação sustentada; TOC = transtorno obsessivo-compulsivo; XR = liberação prolongada.

similares ao uso para psicose aguda (Tabela 369.12). Para o tratamento agudo de episódios depressivos, os antidepressivos podem ser exigidos, mas podem precipitar mania. Assim, os pacientes devem receber primeiro doses terapêuticas de um estabilizador de humor, e a exposição a um medicamento antidepressivo deve ser pela dose mínima e pelo menor tempo de duração necessário. A terapia eletroconvulsiva é útil para mania ou depressão refratárias e para pacientes com contraindicações relativas a medicamentos, como a gravidez.

A psicoterapia de suporte estimula a adesão aos tratamentos de manutenção e ajuda os pacientes a lidar com estressores psicossociais, minimizando assim o impacto em precipitar mania ou depressão.A10 Para o tratamento agudo de depressão bipolar, as psicoterapias baseadas em evidência para depressão unipolar também podem ser aplicadas.

PROGNÓSTICO

A maioria dos pacientes com transtorno bipolar retorna ao funcionamento basal entre os episódios. Alguns deles apresentam episódios debilitantes frequentes (conhecidos como "ciclagem rápida", definida como quatro ou mais episódios por ano); outros, deterioração no funcionamento geral com o tempo.

OUTROS TRANSTORNOS DE HUMOR

Embora o diagnóstico de depressão maior crônica deva ser feito em pacientes com episódios depressivos graves de longa duração, outros podem ter sintomas depressivos crônicos (≥ 2 anos) de baixo nível conhecidos como transtorno depressivo persistente (distimia), que pode ser tratado com uma combinação de medicamento antidepressivo e psicoterapia. Outros pacientes apresentam episódios "de depressão maior" de curta duração, conhecidos como depressão subsindrômica ou subliminar.

Tabela 369.6 Sinais/sintomas de um episódio de mania.

CRITÉRIOS DIAGNÓSTICOS
Um período distinto de humor anormal, persistentemente elevado, expansivo ou irritável; e anormal e persistentemente aumentado de atividade orientada por objetivo ou energia com duração ≥ 1 semana, presente na maior parte do dia, quase todo dia *E*
Três ou mais dos seguintes sinais/sintomas (4 ou mais se a anormalidade do humor for só irritabilidade):
Autoestima/grandiosidade inflada
Necessidade de sono reduzida
Mais conversador ou pressão para continuar conversando
Experiência subjetiva de devaneios ou fuga de ideias observadas no exame
Distração
Aumento em atividade direcionada a objetivos ou agitação psicomotora
Envolvimento excessivo em atividades com alto potencial para consequências nocivas
SINAIS/SINTOMAS MANÍACOS AGRUPADOS POR CONCEITO, COM FENÔMENOS COMUNS ADICIONAIS
Emocionais
Euforia
Irritabilidade
Labilidade afetiva
Ideacional
Grandiosidade
Somáticos/neurovegetativos
Energia aumentada
Agitação psicomotora
Necessidade de sono reduzida
Distração
Outros
Hiperatividade direcionada a um objetivo
Discurso pressionado
Julgamento prejudicado
Voo de ideias
Sintomas psicóticos (podem incluir delírios, alucinações ou descarrilamento de processos de pensamento como associações soltas) – define o subtipo "mania com aspectos psicóticos"

De *Diagnostic and Statistical Manual of Mental Disorders*. 5th ed. (DSM-5) Washington, DC: American Psychiatric Association, 2013, com permissão.

Amplas intervenções psicoterapêuticas podem prevenir a progressão para a depressão maior plena nesses pacientes. O transtorno disfórico pré-menstrual se manifesta como sintomas depressivos cíclicos e de ansiedade que se resolvem na semana após a menstruação e reaparecem na semana anterior ao início da nova menstruação; esse é o único transtorno de humor que pode responder à administração cíclica de medicamento antidepressivo.

Transtornos menos graves relacionados com a bipolaridade incluem o transtorno bipolar II, caracterizado por episódios de hipomania (*i. e.*, sintomas maníacos de baixo nível sem deficiência funcional substancial e sem psicose) e episódios de depressão maior. Tais pacientes buscam, em geral, cuidados durante os episódios depressivos, e não durante a hipomania, mas os medicamentos antidepressivos podem piorar os sintomas maníacos. É, portanto, imperativo investigar se existe história familiar de sintomas maníacos ou hipomaníacos em todos os pacientes com depressão. O transtorno ciclotímico, que inclui episódios de hipomania e depressivos de baixo nível, pode ser difícil de distinguir da instabilidade de humor observada nos transtornos de personalidade do grupo B (comentados mais à frente).

TRANSTORNOS DE ANSIEDADE

Os transtornos de ansiedade (Tabela 369.7) são um grupo de doenças caracterizadas por ansiedade idiopática, tipicamente acompanhada por sintomas psicológicos (*i. e.*, conteúdo do pensamento) e somáticos.[8]

A ansiedade é um sintoma comum em muitos outros transtornos psiquiátricos, mas os transtornos de ansiedade primária não apresentam os déficits neurocognitivos, os sintomas depressivos ou maníacos ou a psicose observados nos outros transtornos. Transtornos obsessivo-compulsivos e relacionados com trauma e estresse são classificados em separado dos transtornos de ansiedade.

EPIDEMIOLOGIA

Os transtornos de ansiedade são um problema mundial. A prevalência do transtorno do pânico em 12 meses é de 2 a 3%, ao passo que a do transtorno de ansiedade generalizada é de aproximadamente 3% e das fobias, coletivamente, de 10 a 15% na população adulta. Os transtornos de ansiedade apresentam, cumulativamente, a mais alta prevalência de todos os transtornos psiquiátricos primários na clínica geral, mas não há dados claros disponíveis sobre as taxas de incidência. Os transtornos de ansiedade primários começam tipicamente na adolescência até meados dos 30 anos. A maioria dos sintomas de ansiedade com início mais tarde na vida se deve a transtornos de humor ou neurocognitivos ou são secundários a doenças clínicas ou fármacos; transtornos de ansiedade primária

Tabela 369.7 Tipos de transtornos de ansiedade.

TRANSTORNO DE ANSIEDADE	PRINCIPAIS CARACTERÍSTICAS CLÍNICAS
Transtorno do pânico	Ataques de pânico recorrentes e não esperados, tipicamente com ansiedade antecipada e comportamento de evasão
Transtorno de ansiedade generalizada	Ansiedade e preocupação excessivas, não atendendo aos critérios para outros transtornos de ansiedade, com duração ≥ 6 meses
Fobias:	
Agorafobia	Ansiedade ou evasão de locais ou situações das quais a evasão pode ser difícil ou embaraçadora ou na qual a ajuda pode não estar disponível no caso de sintomas de pânico
Fobia social (transtorno de ansiedade social)	Ansiedade provocada por exposição a situações sociais, geralmente com comportamento de evasão consequente; pode ser generalizada (*i. e.*, em resposta a muitas situações interpessoais) ou específica, em resposta a uma situação social particular (p. ex., uso de um banheiro público, falar em público)
Fobia específica	Ansiedade provocada por exposição a um objeto temido específico ou situação (não social), em geral com comportamento de evasão consequente

Resumo do autor com base em categorias e critérios da American Psychiatric Association. *Diagnostic and Statistical Manual of Mental Disorders*. 5th ed. (DSM-5) Washington, DC: American Psychiatric Association; 2013.

de início tardio verdadeiros são, com frequência, desencadeados por eventos traumáticos ou outros eventos estressantes.

BIOPATOLOGIA

A ansiedade pode ser compreendida, em parte, como o desencadeamento inapropriado do sistema de resposta ao estresse, em geral conhecido como resposta de "luta ou fuga." É importante reconhecer, porém, que as respostas envolvem uma ampla faixa de sistemas cognitivo, motor, neuroendócrino e autônomo, e por isso não são limitadas a manifestações da atividade do sistema nervoso simpático. Acredita-se que a "rede de relevância" desempenhe papel crucial na coordenação neurobiológica da ansiedade. A amígdala recebe aporte glutamatérgico excitatório a várias áreas corticais e do tálamo, possibilitando, assim, que ela responda a vários estímulos, incluindo aporte sensorial do mundo externo, assim como estressores, que são processados e reconhecidos por áreas de associação cortical. A amígdala, por sua vez, projeta para as muitas regiões cerebrais responsáveis pelas manifestações clínicas da resposta de ansiedade, em parte por meio de suas projeções diretas para os centros importantes de sistemas monoaminérgicos: neurônios dopaminérgicos da área tegmental ventral no mesencéfalo, neurônios noradrenérgicos no *locus coeruleus* e neurônios serotoninérgicos nos núcleos da rafe.

Da perspectiva da psicologia cognitiva, a patogênese de muitos transtornos de ansiedade, especialmente o pânico, pode ser compreendida como interpretações erradas e catastróficas de sensações somáticas normais. Um indivíduo vulnerável pode se tornar ciente de uma sensação corporal normal ou minimamente anormal, a qual é interpretada como algo preocupante, levando, assim, à excitação simpática e a outras excitações autônomas, que, por sua vez, produzem sensações somáticas adicionais (p. ex., taquicardia, sudorese) no que se torna um círculo vicioso de pensamentos e sintomas somáticos.

MANIFESTAÇÕES CLÍNICAS

A maioria dos indivíduos apresenta um ou mais sintomas somáticos (Tabela 369.8) que acompanham a ansiedade psíquica, independente de a ansiedade ser normal ou parte de um quadro de doença. Tais sintomas somáticos podem ser referíveis a praticamente todos os sistemas orgânicos do corpo.

Muitos transtornos de ansiedade incluem períodos bem definidos e agudos de sintomas, conhecidos como ataques de pânico. Neles, o paciente sofre um surto abrupto de ansiedade, pensamentos relacionados com o medo e sintomas sintomáticos no espaço de alguns minutos ("início em crescendo"). Os sintomas agudos melhoram rapidamente, tipicamente em uma hora ou menos.

Transtorno do pânico

O transtorno do pânico consiste em ataques de pânico recorrentes. Embora alguns ataques sejam precipitados por situações sabidamente estressantes, pelo menos alguns deles são inesperados. Os pacientes também manifestam ansiedade antecipatória na qual eles sofrem angústia psíquica contínua por se preocuparem com o próximo ataque de pânico ou os efeitos dele (p. ex., humilhação se o ataque ocorrer diante do público). Além disso, os pacientes manifestam comportamento de evasão ao se manterem distantes de desencadeadores conhecidos ou de situações nas quais ter um ataque de pânico pode ser perigoso (p. ex., ao dirigir um veículo) ou particularmente angustiante (p. ex., em espaços públicos). Para muitos pacientes, a ansiedade antecipatória e o comportamento de evasão podem ser mais incapacitantes que os ataques de pânico em si. O comportamento de evasão possa se sobrepor à agorafobia, que é definida como medo angustiante ou incapacitante de locais ou situações nos quais a evasão possa ser difícil ou embaraçosa ou nos quais a ajuda possa não estar disponível no caso de sintomas como pânico. Focos agorafóbicos comuns incluem estar fora de casa sozinho(a), em pontes ou em túneis, viajando de carro ou em multidões ou filas. Um terço ou mais dos pacientes com síndrome do pânico manifesta agorafobia comórbida, enquanto outros, agorafobia isolada ou concomitante a outras situações.

Tabela 369.8	Manifestações somáticas comuns de ansiedade.
CARDIORRESPIRATÓRIAS	
Palpitações	
Dor no tórax	
Dispneia ou sensação de estar sendo sufocado(a)	
GASTRINTESTINAIS	
Sensação de asfixia	
Dispepsia	
Náuseas	
Diarreia	
Inchaço abdominal ou dor	
GENITURINÁRIAS	
Frequência ou urgência urinária	
NEUROLÓGICAS/AUTONÔMICAS	
Diaforese	
Fogachos ou calafrios	
Vertigem ou pré-síncope	
Parestesias	
Tremor	
Cefaleia	

Transtorno de ansiedade generalizada

Esse quadro mais heterogêneo é definido por ansiedade clinicamente significativa e sintomas somáticos associados por 6 ou mais meses. O transtorno de ansiedade generalizada[9] é, com frequência, ultrapassado na hierarquia diagnóstica por outros quadros que provocam ansiedade.

Ansiedade social e fobias

As fobias são um grupo de condições definido pela capacidade consistente de um estímulo ambiental específico em provocar uma resposta patológica de ansiedade. A exposição a esse estímulo quase sempre provoca essa resposta, de modo que o paciente evita o estímulo sempre que possível ou o suporta com angústia considerável. Além da agorafobia, outros tipos principais de fobia são a fobia social (transtorno de ansiedade social)[10] e as fobias específicas (ver Tabela 369.7).

DIAGNÓSTICO

O diagnóstico de transtornos de ansiedade deve se basear na consideração de ambas as perspectivas sindrômica e etiológica. Da perspectiva sindrômica, anamnese cuidadosa e exame do *status* mental são exigidos para determinar o padrão de ansiedade e sintomas associados e determinar se a fenomenologia se ajusta ao padrão para quaisquer transtornos de ansiedade, como descrito anteriormente. A anamnese e o exame do *status* mental também têm de ser avaliados à procura de qualquer outro transtorno psiquiátrico que poderia realmente ser comórbido com o transtorno de ansiedade, mas que poderia também substituir o transtorno de ansiedade na hierarquia diagnóstica. Por exemplo, a ansiedade generalizada pode ser vista como parte de transtornos neurocognitivos (*delirium* ou demência), transtornos depressivo ou bipolar e transtornos psicóticos.

Da perspectiva etiológica, é importante determinar se o transtorno de ansiedade é primário (idiopático) ou secundário a uma doença sistêmica ou neurológica (Tabela 369.1), intoxicação medicamentosa ou síndrome de abstinência. A avaliação deverá incluir testes laboratoriais (p. ex., rastreamento para substâncias tóxicas), como orientado pelo diagnóstico diferencial gerado da avaliação clínica.

TRATAMENTO

Evidências empíricas de ensaios controlados demonstram a eficácia das psicoterapias cognitivo-comportamentais para a maioria dos transtornos de ansiedade. A1 Essas terapias, que usam os princípios de teoria de aprendizagem para extinguir comportamento inútil e reforçar positivamente comportamentos mais funcionais, ajudam o paciente a aprender a identificar e corrigir os padrões disfuncionais de pensamento ("pensamentos automáticos") que destacam ou desencadeiam a cascata cognitivo-psicológica de respostas patológicas de ansiedade. A terapia de comportamento cognitivo pode ser prescrita isoladamente, particularmente para fobias específicas, ou em combinação com farmacoterapia. Com frequência, a terapia comportamental cognitiva pode ser aplicada como parte da terapia familiar (p. ex., para ajudar os membros da família a evitar comportamentos que inadvertidamente reforcem os sintomas do paciente) ou ambientes de terapia em grupo.

Embora os fármacos ansiolíticos, como os benzodiazepínicos (Tabela 369.9), costumem aliviar sintomas agudos de ansiedade, as preocupações sobre a eficácia deles a longo prazo e os efeitos colaterais (p. ex., risco de uso abusivo, de comprometimento neurocognitivo ou quedas) tornam os medicamentos antidepressivos os agentes farmacológicos mais atraentes para a maioria dos transtornos de ansiedade (ver Tabela 369.5).[A12] A maioria dos antidepressivos, com a exceção provável da bupropiona, ajuda no transtorno do pânico, no transtorno de ansiedade generalizada e na fobia social.

PROGNÓSTICO

Em geral, a maioria das pessoas com transtornos de ansiedade tendem a apresentar um curso crônico de sintomas que aumentam e diminuem. As terapias de manutenção deverão ser usadas para pacientes com transtornos de ansiedade mais crônicos, embora evidências que apoiem terapias a longo prazo não sejam tão robustas quanto aquelas para transtornos psicóticos e do humor.

Transtorno obsessivo-compulsivo

Embora a ansiedade esteja sempre proeminente no transtorno obsessivo-compulsivo (TOC), este tem patogênese distinta, provavelmente mais intimamente relacionada com outros quadros, como o transtorno dismórfico corporal, o transtorno de acumulação, a tricotilomania (arrancar os cabelos) e o transtorno de escoriação (machucados na pele).

Pacientes com TOC apresentam obsessões ou compulsões recorrentes (Tabela 369.10), e a maioria os dois transtornos. O TOC não deve ser confundido com os traços ou o transtorno de personalidade obsessivo-compulsiva descritos mais à frente em "Transtornos de personalidade". As obsessões – não confundir com obcecação (ruminação) em um tópico – são pensamentos recorrentes, persistentes e tipicamente angustiantes que, em algum ponto durante o curso do transtorno, são experimentados como intrusivos e não desejados. Essa última qualidade pode ser descrita em linguagem, como "Não sei de onde vem esse pensamento" ou "Não sei por que tenho esse pensamento, eu jamais faria isso!". Compulsões são comportamentos repetitivos ou atos mentais pelos quais o indivíduo sente estar sendo guiado a executar, em resposta a uma obsessão ou de acordo com regras rígidas. Por exemplo, lavar as mãos de maneira compulsiva pode estar relacionado com pensamentos obsessivos sobre germes ou contaminação. Pacientes com TOC geralmente tentam ignorar, suprimir ou neutralizar suas obsessões, mas, ao fazê-lo, sofrem grande angústia psíquica. Além disso, essas obsessões e compulsões podem consumir muitas horas do dia desses pacientes.

A prevalência de 12 meses de TOC é de aproximadamente 1%, com início típico na infância, na adolescência ou no início da vida adulta. Os índices de remissão são baixos em adultos, com a maioria das pessoas experimentando um curso crônico crescente e decrescente. A patogênese provavelmente envolve funcionamento alterado dos sistemas estriadofrontais, assim como papel proeminente para sistemas serotoninérgicos centrais. As obsessões e as compulsões podem representar desencadeamento não apropriado de "roteiros" neurais envolvendo pensamentos e comportamentos que fizeram analogia com aqueles envolvidos em cuidados com animais e outros comportamentos complexos, mas estereotípicos.

Os únicos antidepressivos eficazes no TOC são aqueles com atividade forte em sistemas serotoninérgicos, como os inibidores seletivos de recaptação de serotonina e o composto tricíclico clomipramina. As terapias cognitivo-comportamentais também têm eficácia bem demonstrada, geralmente em combinação com a farmacoterapia.[11] A estimulação profunda do cérebro[12] visando à cápsula ventral/estriado ventral tem aprovação da FDA [nos EUA] (como uma isenção de dispositivo humanitário) para TOC grave refratário ao tratamento, embora seu papel preciso permaneça por ser determinado. O ultrassom focalizado é outra possibilidade experimental em casos refratários.[13]

Transtorno de estresse agudo e transtorno de estresse pós-traumático

O transtorno de estresse agudo e o transtorno de estresse pós-traumático (TEPT) são manifestações específicas de sintomas que se referem a um episódio extremamente traumático. Por definição, o episódio deve envolver exposição a morte real ou ameaçada, lesão grave ou violência sexual, como informado diretamente pelo paciente ou por membros da família ou amigos. Os pacientes sofrem de exposição repetida ou extrema a detalhes aversivos do episódio. É importante reconhecer que o transtorno de estresse agudo ou TEPT não se desenvolve em todos os indivíduos expostos a um único evento traumático (p. ex., um desastre natural ou provocado pelo homem). Alguns indivíduos podem, em vez disso, desenvolver outros transtornos de ansiedade, depressão grave, mania ou psicose, e muitos podem jamais apresentar uma psicopatologia passível de diagnóstico.

Por definição, os sintomas de TEPT persistem por mais de 1 mês após o episódio traumático e incluem os seguintes tipos de fenômenos clínicos: (1) intrusão, como memórias intrusivas, sonhos, retrospectivas ou respostas psicológicas ou fisiológicas intensamente angustiantes a lembranças do trauma; (2) evasão de memórias angustiantes ou de lembranças externas do trauma; (3) cognições e humor negativos, como amnésia para aspectos do episódio, pensamentos negativistas sobre eles mesmos em geral ou culpa relacionada com o evento, emoções negativas

Tabela 369.9 Medicamentos antiansiedade e hipnóticos selecionados.*

FÁRMACO	DOSE INICIAL	VARIAÇÃO POSOLÓGICA DESEJADA†	EFEITOS COLATERAIS	COMENTÁRIOS
Benzodiazepínicos			Sedação, ataxia, risco de queda	Potencial para uso abusivo/dependência
Lorazepam	0,5 mg 2 a 4 vezes/dia	2 a 6 mg/dia, 3 a 4 vezes/dia		Absorção IM confiável
Diazepam	2 a 5 mg 2 a 3 vezes/dia	10 a 40 mg/dia, 2 a 3 vezes/dia		Meia-vida longa do fármaco e metabólitos ativos
Triazolam	0,125 mg/noite	0,125 a 0,25 mg/noite	Insônia de rebote	Usado como hipnótico
Clordiazepóxido	5 mg 2 a 3 vezes/dia	10 a 40 mg/dia 2 a 3 vezes/dia		Meia-vida longa do fármaco e metabólitos ativos
Temazepam	7,5 mg/noite	7,5 a 30 mg/noite		Usado como hipnótico
Alprazolam	0,25 mg 3 a 4 vezes/dia	2 a 8 mg/dia, 3 a 4 vezes/dia	Possível potencial maior de adição	
Clorazepato	7,5 a 15 mg 2 a 3 vezes/dia	15 a 60 mg/dia, 2 a 3 vezes/dia		
Flurazepam	15 a 30 mg/noite	15 a 30 mg/noite	Sonolência diurna	Usado como hipnótico
Oxazepam	10 a 15 mg 3 a 4 vezes/dia	10 a 30 mg 3 a 4 vezes/dia		
Clonazepam	0,5 mg 2 a 3 vezes/dia	0,5 a 5 mg 2 a 3 vezes/dia		Ação de longa duração
Zaleplona	5 a 10 mg/noite	5 a 20 mg/noite		Hipnótico "não benzodiazepínico"
Zolpidem	5 a 10 mg/noite	5 a 10 mg/noite		Hipnótico "não benzodiazepínico"
Eszoplicona	1 a 2 mg/noite	1 a 3 mg/noite		Hipnótico "não benzodiazepínico"
Betabloqueador				
Propranolol	20 mg 2 vezes/dia	Individualizar, 40 a 120 mg/dia	Bradicardia, hipotensão, potencial para desaceleração mental	Só ajuda no caso de sintomas somáticos de ansiedade com mediação simpática

*Antidepressivos (Tabela 369.5) são, com frequência, agentes de primeira linha para transtornos de ansiedade primária.
†As doses-alvo para idosos são mais baixas.

persistentes, interesses ou atividades diminuídos ou sentimentos de desapego; e (4) alterações em excitação e reatividade.[14] Por definição, o transtorno de estresse agudo desaparece em menos de 1 mês, com sintomas de intrusão, evasão ou excitação, assim como de humor negativo ou sintomas dissociativos (p. ex., "em transe" [*in a daze*]).

Nos EUA, a prevalência de 12 meses de TEPT é de aproximadamente 3%, com risco vitalício projetado de 9%. Cerca de metade dos adultos com TEPT mostra recuperação completa em 3 meses, mas a doença pode persistir por muitos meses ou anos. Ambas as perspectivas cognitivo-comportamental e a psicologia dinâmica são úteis para informar tratamentos psicoterapêuticos.A13 Os antidepressivos também demonstraram eficácia no TEPT. A cetamina (0,5 mg/kg IV) pode propiciar alívio rápido a pacientes com TEPT crônico.A14 Outros agentes também têm sido usados, incluindo prazosina (principalmente para pesadelos e insônia) e antipsicóticos de segunda geração, como risperidona e quetiapina.

TRANSTORNOS PSICÓTICOS

Os sintomas psicóticos, definidos como perda da crítica da realidade, incluem ideias delirantes (crenças fixas falsas), alucinações (percepções sensoriais falsas) e descarrilamentos graves em processos de pensamento (p. ex., associações soltas). Os sintomas psicóticos podem ocorrer em transtornos neurocognitivos, secundários e de humor. Os transtornos psicóticos são definidos por sintomas psicóticos na ausência de transtorno de humor proeminente ou de déficits neurocognitivos coerentes com *delirium* ou demência. Em geral, o diagnóstico e o tratamento de pacientes com transtornos psicóticos devem ser conduzidos em locais com especialização em saúde mental, mas a atenção primária é o ponto comum de entrada desses pacientes no sistema de saúde.

Esquizofrenia

DEFINIÇÃO E EPIDEMIOLOGIA

A esquizofrenia, transtorno psicótico prototípico, inclui necessariamente sintomas de psicose (sintomas "positivos") e também, com frequência, "sintomas negativos", como embotamento afetivo, abulia, apatia e abstinência social.[14b] O nível de funcionamento é comprometido em um ou mais campos (p. ex., ocupacional, interpessoal ou de autocuidados). A prevalência vitalícia da esquizofrenia é levemente inferior a 1%, e seu curso debilitante crônico impõe um ônus considerável para pacientes, famílias e sociedade. O início do pico ocorre no final da adolescência até o começo da vida adulta, levemente mais cedo para homens que para mulheres. A incidência anual é de aproximadamente 15 por 100 mil, mas com variabilidade acentuada por amostras de estudos e populações. Quando estreitamente definida como visto anteriormente, a doença é levemente mais comum em homens que em mulheres.

BIOPATOLOGIA

A patogênese da esquizofrenia permanece desconhecida. Estudos com gêmeos mostram que a doença é multifatorial, sendo os fatores genéticos responsáveis por até 50% do risco e com o possível envolvimento de múltiplos *loci* de genes. Estudos de cérebros após a morte indicam um processo neuropatológico não gliótico, com rupturas sutis de citoarquitetura cortical. É provável que fatores psicossociais e de neurodesenvolvimento interajam com uma "lesão" cerebral não localizável presente ao nascimento ou adquirida cedo na vida. As vias dopaminérgicas mesocorticais e mesolímbicas, assim como os sistemas glutamatérgicos, são importantes na produção de sintomas psicóticos.

DIAGNÓSTICO

O diagnóstico de esquizofrenia baseia-se em ideias delirantes, alucinações, fala e comportamento desorganizados, frequentemente acompanhados por apatia e retraimento social e resultando em comprometimento funcional por, pelo menos, 6 meses (Tabela 369.11).[15] Em pacientes com episódios psicóticos únicos semelhantes a esquizofrenia e de duração mais curta, com retorno subsequente ao funcionamento basal assintomático, é diagnosticado transtorno psicótico breve (< 1 mês) ou transtorno esquizofreniforme (1 a 6 meses).

TRATAMENTO

Os medicamentos antipsicóticos (Tabela 369.12), frequentemente com benzodiazepínicos adjuvantes, são usados para tratar episódios agudos, comumente em ambiente hospitalar, de modo que eles possam ser manejados com segurança até que os sintomas agudos melhorem.[16] Embora os fármacos antipsicóticos de manutenção ajudem a reduzir a intensidade e a frequência de episódios psicóticos agudos, programas abrangentes de reabilitação psicossocial são necessários para melhorar os desfechos funcionais; o uso assertivo desses programas após o início do primeiro episódio de psicose pode melhorar o curso da doença a longo prazo. Medicamentos antipsicóticos de segunda geração ("atípicos") substituíram aqueles de primeira geração na prática comum nos EUA, em razão dos índices mais baixos de efeitos colaterais extrapiramidais, incluindo discinesia tardia, embora sua eficácia não seja, em geral, melhor que aquela dos medicamentos de primeira geração.A15 Entretanto, os medicamentos de segunda geração contribuem para o aumento da obesidade e de síndrome metabólica em pacientes com esquizofrenia crônica (ver Capítulo 406).[17] Um grande estudo clínico descobriu que a clozapina e

Tabela 369.10 Tipos comuns de obsessões e compulsões no transtorno obsessivo-compulsivo.

OBSESSÕES
Agressiva (medo de se ferir ou ferir terceiros, de proferir obscenidades ou de outros atos agressivos involuntários; de imagens violentas ou horríveis não desejadas)
Contaminação (preocupações sobre sujeira, germes, resíduos ou secreções corporais, contaminantes ambientais ou animais/insetos)
Sexual (preocupações sobre imagens ou impulsos sexuais indesejados)
Acumular/economizar
Religiosas (escrupulosidade) (preocupações excessivas sobre sacrilégio, blasfêmia, certo/errado, moralidade)
Necessidade de simetria/exatidão
Somáticas (preocupação excessiva sobre doença, parte do corpo ou aparência)
COMPULSÕES
Limpeza/lavagem (lavagem das mãos excessiva ou ritualizada, de banhos de chuveiro ou outros cuidados)
Verificações (verificação de fechaduras, fogão, eletrodomésticos; verificação do corpo em relação a obsessões somáticas; verificação de que não feriu ou não vai ferir a si próprio ou a terceiros)
Rituais de repetição (releitura ou reescrita; atividades de rotina, como passar por uma porta ou se levantar de uma cadeira)
Contagem
Ordenação/arrumação
Acumular/economizar

Adaptada de Goodman WK, Price LH, Rasmussen SA, et al. The Yale-Brown Obsessive Compulsive Scale. I. Development, use, and reliability. *Arch Gen Psychiatry*. 1989;46:1006-1011.

Tabela 369.11 Sinais e sintomas de transtornos psicóticos graves.

ESQUIZOFRENIA
Ideias delirantes
Alucinações
Fala desorganizada (*i. e.*, descarrilamento de processos de pensamento)
Comportamento flagrantemente desorganizado ou catatônico
Sintomas negativos: embotamento afetivo, alogia, falta de vontade
Comprometimento importante do funcionamento social ou ocupacional
Duração de, pelo menos, 6 meses
TRANSTORNO ESQUIZOAFETIVO
Durante o curso da doença, pelo menos um episódio de sintomas psicóticos semelhantes aos da esquizofrenia, *com* síndrome de humor (depressão maior ou mania), *E*
Durante o curso da doença, pelo menos 2 semanas de sintomas psicóticos semelhantes aos da esquizofrenia *na ausência de* uma síndrome de humor
TRANSTORNO DELIRANTE
Uma ou mais ideias delirantes durante pelo menos, 1 mês, mais frequentemente não bizarros (*i. e.*, potencialmente plausíveis, como os delírios de estar sendo seguido, envenenado, infectado, amado a distância, enganado por cônjuge ou parceiro ou com uma doença)
Não atendendo a todos os critérios para episódio agudo de esquizofrenia
Funcionamento *não* acentuadamente prejudicado, a não ser aquele relacionado com o impacto das ideias delirantes e suas ramificações

Com base nos critérios da American Psychiatric Association. *Diagnostic and Statistical Manual of Mental Disorders*. 5th ed. (DSM-5) Washington, DC: American Psychiatric Association; 2013.

antipsicóticos injetáveis de ação prolongada estão associados à maior redução das taxas de recaídas.[A16] Os dados sugerem que cariprazina, um antipsicótico de nova geração, é preferível à risperidona para pacientes com sintomas predominantemente negativos (retraimento, apatia etc.).[A17]

PROGNÓSTICO

Em geral, o prognóstico de indivíduos com esquizofrenia costuma ser ruim, com episódios recorrentes de exacerbações psicóticas superpostas a deterioração progressiva da função basal. Entretanto, os fármacos antipsicóticos reduzem substancialmente os índices de recaídas. Alguns pacientes apresentam curso mais favorável, e uma pequena proporção de indivíduos pode se recuperar por completo. Sexo masculino, sintomas proeminentes negativos, primeira manifestação na juventude e tolerância de estressores psicossociais e de discordância familiar predizem desfechos desfavoráveis. A expectativa média de vida é reduzida em 10 a 15 anos em razão de comportamentos de saúde precária, índices mais altos de outros distúrbios clínicos (incluindo a síndrome metabólica) e risco vitalício de suicídio de aproximadamente 5 a 6%.

Transtorno esquizoafetivo

Essa doença é um transtorno recorrente crônico, com prevalência vitalícia de aproximadamente 0,3%. Caracteriza-se por episódios de psicose na ausência de mania ou depressão e por episódios de humor (maníacos ou depressivos) com aspectos psicóticos. Como resultado, o diagnóstico de transtorno esquizoafetivo demanda conhecimento do curso do paciente com o tempo e não pode se basear nos achados clínicos dele em qualquer momento. O tratamento é sintomático e envolve o uso de medicamentos antipsicóticos (Tabela 369.12), estabilizadores de humor (ver boxe Tratamento para transtornos bipolares) e medicamentos antidepressivos (Tabela 369.5) direcionados a sintomas psicóticos e de humor específicos. Os desfechos do transtorno esquizoafetivos são heterogêneos, mas, na média, servem de intermediários entre os do transtorno da esquizofrenia e o de transtorno do humor.

Transtorno delirante

Os transtornos delirantes são caracterizados por um ou mais delírios na ausência de um transtorno de processo de pensamento, alucinações proeminentes ou sintomas negativos observados na esquizofrenia. Os tipos mais característicos de delírio são os potencialmente plausíveis ("não bizarros"), como crenças sem fundamento da infidelidade de um parceiro. O transtorno delirante tem prevalência vitalícia de aproximadamente 0,2% e sua patogênese continua substancialmente desconhecida. Com frequência, ele só responde parcialmente aos medicamentos antipsicóticos (ver Tabela 369.12), mas o funcionamento dos pacientes pode ser substancialmente prejudicado se eles forem capazes, com a ajuda de antipsicóticos e psicoterapia, de evitar a atuação no delírio desses indivíduos.

SINTOMAS SOMÁTICOS E TRANSTORNOS RELACIONADOS

Antigamente conhecidos como *transtornos somatoformes,* os transtornos de sintomas somáticos incluem tanto esses sintomas somáticos quanto os pensamentos, sentimentos ou comportamentos associados angustiantes e incapacitantes (Tabela 369.13) Embora a doença física identificável

Tabela 369.12 Medicamentos antipsicóticos de uso comum.

NOME DO FÁRMACO	DOSE INICIAL PARA PSICOSE NA ESQUIZOFRENIA*	DOSE-ALVO PARA PSICOSE NA ESQUIZOFRENIA†	EFEITOS COLATERAIS	EQUIVALÊNCIA DE DOSAGEM DE CLORPROMAZINA (APENAS MEDICAMENTOS DE PRIMEIRA GERAÇÃO)/OUTROS COMENTÁRIOS
Medicamentos de primeira geração			Agentes de baixa potência: efeitos anticolinérgicos, hipotensão ortostática, prolongamento do intervalo QT, icterícia colestática Agentes de alta potência: efeitos colaterais piramidais (distonia, acatisia, parkinsonismo, síndrome neuroléptica maligna), hiperprolactinemia com galactorreia	
Clorpromazina	100 mg 1 vez/dia	300 a 1.000 mg/dia, 1 a 2 vezes/dia		100 mg
Tioridazina	50 a 100 mg 1 vez/dia	300 a 800 mg/dia, 1 a 2 vezes/dia	Retinopatia pigmentar com doses mais elevadas	100 mg
Tiotixeno	2 a 5 mg 1 vez/dia	5 a 60 mg/dia, 1 a 2 vezes/dia		5 mg
Trifluoperazina	2 a 5 mg 1 vez/dia	5 a 40 mg/dia, 1 a 2 vezes/dia		5 mg
Perfenazina	4 a 8 mg 1 vez/dia	8 a 64 mg/dia, 1 a 3 vezes/dia		8 mg
Haloperidol	0,5 a 2 mg 1 vez/dia	2 a 10 mg/dia (até 40 mg/dia ou mais em casos refratários), 1 a 2 vezes/dia		2 mg; disponível em aplicação intramuscular de depósito
Flufenazina	1 a 2,5 mg 1 vez/dia	2,5 a 10 mg/dia (até 40 mg/dia em casos refratários), 1 a 2 vezes/dia		2 mg; disponível em aplicação intramuscular de depósito
Medicamentos de segunda geração			Síndrome metabólica, risco de acidente vascular encefálico e morte em pacientes idosos com demência, prolongamento de QT Efeitos colaterais extrapiramidais com doses mais altas	
Risperidona	0,5 a 1 mg 1 a 2 vezes/dia	2 a 4 mg/dia, 1 a 2 vezes/dia		Disponível em aplicação intramuscular de depósito
Olanzapina	5 mg 1 vez/dia	5 a 10 mg 1 vez/dia (até 20 mg/dia em casos refratários)		
Ziprasidona	20 mg 2 vezes/dia	20 a 80 mg 2 vezes/dia		
Quetiapina	25 a 50 mg 2 a 3 vezes/dia	300 a 800 mg/dia, 2 a 3 vezes/dia		Forma de liberação prolongada para dosagem 1 vez/dia
Asenapina	5 mg 2 vezes/dia	5 a 10 mg 2 vezes/dia		Somente sublingual
Paliperidona	3 a 6 mg 1 vez/dia	6 a 12 mg 1 vez/dia		
Iloperidona	1 mg 2 vezes/dia	2 a 12 mg 2 vezes/dia		
Lurasidona	40 mg 1 vez/dia	40 a 160 mg 1 vez/dia		
Aripiprazol	10 a 15 mg 1 vez/dia	10 a 30 mg 1 vez/dia		Agonista parcial/antagonista em receptores de D_2
Clozapina	12,5 mg 1 a 2 vezes/dia	300 a 900 mg/dia, 1 a 2 vezes/dia (titular dose lentamente por 25 a 50 mg/dia, a cada 3 a 7 dias)	Risco de agranulocitose, exige monitoramento contínuo de hemograma	Eficácia superior a outros antipsicóticos, mas riscos hematológicos e necessidade de monitoramento limitam o uso

*Doses para outras indicações, como agitação em *delirium* ou demência, podem ser muito mais baixas.
†As doses-alvo para idosos são mais baixas.

seja insuficiente para explicar a total apresentação do paciente, em todos esses quadros (que não o transtorno factício) a angústia e a disfunção do paciente *não* são conscientemente produzidas e, por isso, são apenas tão angustiantes e desconcertantes aos pacientes como seriam os sintomas similares produzidos pela doença física. O fingimento é a simulação consciente da doença para um ganho consciente, não sendo, portanto, considerado transtorno mental de maneira alguma.

TRATAMENTO

O manejo de pacientes com transtornos de sintomas somáticos costuma ser difícil, porque os médicos precisam manter simultaneamente um nível apropriado de vigilância para doença física não diagnosticada enquanto evitam intervenções não necessárias. Os fatores essenciais para os cuidados contínuos incluem a manutenção de uma aliança terapêutica contínua, a definição de consultas regulares, uma postura empática com relação à angústia muito real do paciente, sem demonstrar insatisfação com a crença dele quanto a um transtorno físico identificável, e o tratamento assertivo da depressão, da ansiedade ou de outra psicopatologia comórbida. Os medicamentos antidepressivos podem beneficiar pacientes selecionados (p. ex., algumas síndromes de dor crônica), mesmo na ausência de outros transtornos psiquiátricos concomitantes.

TRANSTORNOS DE PERSONALIDADE

A personalidade é definida como o repertório de padrões de tolerabilidade de experiência e comportamento mental interno, incluindo afeto e regulação de impulsos, mecanismos de defesa e de enfrentamento e relações interpessoais. Os modelos dimensionais de personalidade (*i. e.*, usando medidas contínuas múltiplas de construtos, como neuroticismo, extraversão e abertura à experiência) são provavelmente uma representação mais precisa do espectro de personalidade humana, mas categorias diagnósticas categóricas (*i. e.*, transtornos de personalidade) são mais úteis para os médicos determinarem prognósticos e tratamentos.[18] A personalidade e os transtornos de personalidade são o resultado de interações complexas entre fatores genéticos, ambientais e de desenvolvimento. A prevalência pontual cumulativa de todos os transtornos de personalidade na população geral adulta é de aproximadamente 10 a 15%, com índices de até 50% em pacientes que recebem cuidados em locais de tratamento psiquiátrico.

Tabela 369.13 Sintomas somáticos e transtornos relacionados.

TIPO	MANIFESTAÇÕES CLÍNICAS PRINCIPAIS
Transtorno de sintomas somáticos	Um ou mais sintomas somáticos angustiantes, com pensamentos, sentimentos ou comportamentos excessivos relacionados com esses sintomas; agrupam a maioria dos termos anteriores de transtorno de somatização, transtorno de dor, transtorno somatoforme não diferenciado e muitos com o diagnóstico antigo de hipocondria
Doença de transtorno de ansiedade	Preocupação com doença e comportamentos excessivos relacionados com ela na ausência de sintomas somáticos ou desproporcional a eles; agrupa alguns pacientes com diagnóstico antigo de hipocondria
Transtorno de conversão (transtorno de sintomas neurológicos funcionais)	Sintomas neurológicos somatoformes (exceto a dor) com evidência clínica incompatível com condições reconhecidamente neurológicas ou de clínica geral (p. ex., paralisia, cegueira, descoordenação, fenômenos semelhantes aos da convulsão, memória ou outras queixas neurocognitivas)
Fatores psicológicos que afetam outras condições clínicas	Fatores psicológicos que afetam de maneira adversa um sintoma (transtorno não mental) ou condição clínica, ao piorar o curso, interferir no tratamento, aumentar os riscos de saúde conhecidos ou influenciar a biopatologia subjacente
Transtorno factício (em geral chamado de síndrome de Munchausen)	Simulação de sinais ou sintomas físicos ou psicológicos, com comportamentos de busca de saúde ou de ajuda, na ausência de nítidas recompensas externas

Resumo do autor com base em critérios da American Psychiatric Association. *Diagnostic and Statistical Manual of Mental Disorders*. 5th ed. (DSM-5) Washington, DC: American Psychiatric Association; 2013.

MANIFESTAÇÕES CLÍNICAS E DIAGNÓSTICO

Um transtorno de personalidade é diagnosticado quando traços de personalidade tolerante levam a angústia pervasiva (se variável) ou disfunção em uma variedade de situações (Tabela 369.14). No diagnóstico de transtornos de personalidade, todo cuidado deve ser tomado para distinguir *traços* de personalidade, os quais, por definição, são persistentes, de *estados* limitados pelo tempo. A maioria das pessoas pode regredir para estilos de personalidade menos adaptativos não característicos de seus traços de personalidade básicos no contexto de estressores psicossociais substanciais.

TRATAMENTO

Em muitos indivíduos afetados, tentar alterar a estrutura fundamental de personalidade não é meta objetiva. Em vez disso, um objetivo mais realista é ajudar os pacientes a maximizar o uso dos pontos fortes de personalidade e minimizar os efeitos prejudiciais da desregulação emocional, defesas disfuncionais e comportamento destrutivo. A terapia de comportamento dialético é uma psicoterapia focalizada e baseada em evidência e apoiada em técnicas cognitivo-comportamentais específicas que reduzem o comportamento autolesivo e o risco de suicídio em pacientes com transtorno de personalidade limítrofe (*borderline*).

Embora a farmacoterapia não seja o esteio do tratamento da maioria dos transtornos de personalidade, os medicamentos podem ser úteis em pacientes selecionados. Fármacos antipsicóticos podem ser usados para direcionar a paranoia ascendente no transtorno de personalidade paranoica ou para a redução a curto prazo em regulação emocional e de impulso com uma ampla faixa (geralmente grupo B, Tabela 369.14) de transtornos de personalidade em tempos de crise. Para o tratamento em prazo mais longo de desregulação emocional em transtornos de personalidade limítrofe e outros do grupo B, poderão ser usados estabilizadores de humor ou antidepressivos.

SUICÍDIO E AVALIAÇÃO DE RISCO DE SUICÍDIO

O suicídio é uma causa importante de morte no mundo,[19,19b] cujos índices, nos EUA, estão na média de aproximadamente 11 por 100.000 por ano, com variabilidade geográfica e demográfica considerável. De todos os grupos demográficos baseados em idade, sexo e etnia, os mais altos

Tabela 369.14 Transtornos de personalidade.

TIPO DE TRANSTORNO DE PERSONALIDADE	PRINCIPAIS CARACTERÍSTICAS DE IDENTIFICAÇÃO
GRUPO A: ESTRANHO/EXCÊNTRICO	
Transtorno de personalidade esquizoide	Afastamento de relações sociais, expressão emocional restrita
Transtorno de personalidade esquizotípica	Desconforto com relacionamentos próximos, distorções cognitivas ou de percepção, comportamento excêntrico
Transtorno de personalidade paranoide	Desconfiança generalizada e suspeita de motivos dos outros como malevolentes
GRUPO B: DRAMÁTICO/EMOCIONAL/ERRÁTICO	
Transtorno de personalidade limítrofe	Instabilidade de relações interpessoais, autoimagem e afetos e impulsividade acentuada
Transtorno de personalidade narcisista	Grandiosidade, necessidade de admiração e falta de empatia
Transtorno de personalidade antissocial	Desprezo generalizado pelos direitos de terceiros e violação destes, falta de remorso verdadeiro ("consciência")
Transtorno de personalidade histriônica	Emocionalidade excessiva generalizada (teatralidade) e busca de atenção
GRUPO C: ANSIOSO/MEDROSO	
Transtorno de personalidade de evasão	Inibição social, sentimentos de inadequação e sensibilidade a visões negativas dos demais
Transtorno de personalidade dependente	Necessidade excessiva e generalizada de ser cuidado por outra pessoa, resultando em comportamento submisso e apegado e medo de separação
Transtorno de personalidade obsessivo-compulsiva	Preocupação generalizada com ordem, perfeccionismo e controle mental e interpessoal

Resumo do autor com base em critérios da American Psychiatric Association. *Diagnostic and Statistical Manual of Mental Disorders*. 5th ed. (DSM-5) Washington, DC: American Psychiatric Association; 2013.

índices de suicídio nos EUA ocorrem em homens brancos idosos, enquanto o suicídio é a terceira causa de morte em adolescentes e adultos jovens e a décima causa principal de morte na população em geral. As tentativas de suicídio, mais de 10 vezes mais comuns que a morte por suicídio, levam a morbidade e utilização considerável de recursos de cuidados de saúde.

O suicídio é uma causa de morte potencialmente prevenível, mas, apesar de pesquisa considerável sobre os riscos de comportamento suicida, previsões específicas sobre o comportamento de um indivíduo não podem ser feitos com certeza. O eixo da avaliação clínica é a avaliação metódica dos riscos para o suicídio (Tabela 369.15),[19c] com o questionamento direto do paciente sobre pensamentos de morte, de morrer e de suicídio; planos específicos (em ideação ou ação) de suicídio; e os detalhes de quaisquer tentativas. Embora a maioria das pessoas que tenta o suicídio não efetive a morte, o relato de tentativa de suicídio prévia é um risco importante de morte subsequente por suicídio. Essas tentativas e ameaças verbais deverão sempre ser avaliadas com cuidado, e jamais dispensadas como "gestos" ou comportamento de "busca por atenção". Os pacientes em risco aumentado para suicídio devem ser encaminhados para avaliação psiquiátrica, com encaminhamento de emergência se o risco for considerado iminente ou crescente.[19d]

QUANDO ENCAMINHAR UM PACIENTE PARA AVALIAÇÃO PSIQUIÁTRICA

As decisões clínicas de encaminhamento de um paciente para a especialidade de avaliação psiquiátrica devem ser feitas em bases individuais, levando em conta os achados clínicos do paciente, incluindo qualquer história anterior e necessidades imediatas, e a própria experiência e especialização do médico na avaliação e no tratamento do transtorno (Tabela 369.16).

Tabela 369.15 Alguns riscos importantes para o suicídio e tentativas de suicídio.
Transtornos mentais, sobretudo depressão, transtorno bipolar, uso de substâncias psicoativas, transtorno psicótico e transtornos da personalidade
Outros sintomas de angústia psíquica aguda, particularmente desesperança e ataques de pânico
Relato de tentativa de suicídio prévia
História familiar de suicídio ou tentativa de suicídio (e, em menor escala, de qualquer transtorno mental)
Violência familiar, incluindo maus-tratos físicos ou abuso sexual
Acesso a armas de fogo ou outros métodos letais
Encarceramento
Exposição a comportamento suicida de terceiros (família, pares, figuras públicas)
Isolamento social
Discórdia interpessoal ou outros estressores psicossociais
Fatores demográficos, incluindo sexo masculino, brancos não hispânicos ou nativos americanos/nativos do Alasca, idade avançada

Tabela 369.16 Considerações gerais na decisão de encaminhar um paciente para cuidados na especialidade psiquiátrica.
Diagnóstico ou cuidados contínuos de transtornos mentais graves/crônicos, incluindo transtorno bipolar, transtornos psicóticos, como esquizofrenia, e sintomas psicóticos em outros transtornos
Manejo das formas mais graves de outros transtornos mentais e aqueles refratários ao tratamento, incluindo depressão, transtornos de ansiedade e transtornos pelo uso de substâncias
Necessidade de avaliação de segurança ou manejo incluindo risco de suicídio, risco de homicídio ou outra agressividade, ou incapacidade de autocuidados
Avaliação da capacidade de tomar decisões
Incerteza diagnóstica
Comorbidades psiquiátricas que compliquem o diagnóstico ou o tratamento, incluindo transtornos de personalidade e uso de substâncias que coexistam com outros transtornos psiquiátricos
Comorbidades clínicas e psiquiátricas que compliquem o diagnóstico ou o tratamento, incluindo o tratamento de transtornos psiquiátricos durante a gravidez
Necessidade de *expertise* em tratamento psicofarmacológico
Necessidade de *expertise* em outras terapias somáticas (p. ex., eletroconvulsoterapia, fototerapia)
Necessidade de *expertise* em psicoterapia ou em outras intervenções psicossociais

Grau A Recomendações de grau A

A1. Qaseem A, Barry MJ, Kansagara D. Nonpharmacologic *versus* pharmacologic treatment of adult patients with major depressive disorder: a clinical practice guideline from the American College of Physicians. *Ann Intern Med.* 2016;164:350-359.

A2. Gartlehner G, Gaynes BN, Amick HR, et al. Comparative benefits and harms of antidepressant, psychological, complementary, and exercise treatments for major depression: an evidence report for a clinical practice guideline from the American College of Physicians. *Ann Intern Med.* 2016;164:331-341.

A3. Cipriani A, Furukawa TA, Salanti G, et al. Comparative efficacy and acceptability of 21 antidepressant drugs for the acute treatment of adults with major depressive disorder: a systematic review and network meta-analysis. *Lancet.* 2018;391:1357-1366.

A4. Cuijpers P, Sijbrandij M, Koole SL, et al. Adding psychotherapy to antidepressant medication in depression and anxiety disorders: a meta-analysis. *World Psychiatry.* 2014;13:56-67.

A5. Amick HR, Gartlehner G, Gaynes BN, et al. Comparative benefits and harms of second generation antidepressants and cognitive behavioral therapies in initial treatment of major depressive disorder: systematic review and meta-analysis. *BMJ.* 2015;351:1-10.

A6. Wilkinson ST, Ballard ED, Bloch MH, et al. Th e effect of a single dose of intravenous ketamine on suicidal ideation: a systematic review and individual participant data meta-analysis. *Am J Psychiatry.* 2018;175:150-158.

A6b. Flint AJ, Meyers BS, Rothschild AJ, et al. Effect of continuing olanzapine vs placebo on relapse among patients with psychotic depression in remission: the STOP-PD II randomized clinical trial. *JAMA.* 2019;322:622-631.

A7. Richards DA, Ekers D, McMillan D, et al. Cost and outcome of behavioural activation *versus* cognitive behavioural therapy for depression (COBRA): a randomised, controlled, non-inferiority trial. *Lancet.* 2016;388:871-880.

A8. Grochtdreis T, Brettschneider C, Wegener A, et al. Cost-effectiveness of collaborative care for the treatment of depressive disorders in primary care: a systematic review. *PLoS ONE.* 2015;10:1-19.

A9. McGirr A, Vöhringer PA, Ghaemi SN, et al. Safety and efficacy of adjunctive second-generation antidepressant therapy with a mood stabiliser or an atypical antipsychotic in acute bipolar depression: a systematic review and meta-analysis of randomised placebo-controlled trials. *Lancet Psychiatry.* 2016;3:1138-1146.

A10. Chiang KJ, Tsai JC, Liu D, et al. Efficacy of cognitive-behavioral therapy in patients with bipolar disorder: a meta-analysis of randomized controlled trials. *PLoS ONE.* 2017;12:1-19.

A11. Cuijpers P, Sijbrandij M, Koole S, et al. Psychological treatment of generalized anxiety disorder: a meta-analysis. *Clin Psychol Rev.* 2014;34:130-140.

A12. Slee A, Nazareth I, Bondaronek P, et al. Pharmacological treatments for generalised anxiety disorder: a systematic review and network meta-analysis. *Lancet.* 2019;393:768-777.

A13. Reiter K, Andersen SB, Carlsson J. Neurofeedback treatment and posttraumatic stress disorder: effectiveness of neurofeedback on posttraumatic stress disorder and the optimal choice of protocol. *J Nerv Ment Dis.* 2016;204:69-77.

A14. Feder A, Parides MK, Murrough JW, et al. Efficacy of intravenous ketamine for treatment of chronic posttraumatic stress disorder: a randomized clinical trial. *JAMA Psychiatry.* 2014;71:681-688.

A15. Leucht S, Cipriani A, Spineli L, et al. Comparative efficacy and tolerability of 15 antipsychotic drugs in schizophrenia: a multiple-treatments meta-analysis. *Lancet.* 2013;382:951-962.

A16. Tiihonen J, Mitt endorfer-Rutz E, Majak M, et al. Real-world effectiveness of antipsychotic treatments in a nationwide cohort of 29823 patients with schizophrenia. *JAMA Psychiatry.* 2017;74:686-693.

A17. Németh G, Laszlovszky I, Czobor P, et al. Cariprazine *versus* risperidone monotherapy for treatment of predominant negative symptoms in patients with schizophrenia: a randomised, double-blind, controlled trial. *Lancet.* 2017;389:1103-1113.

REFERÊNCIAS BIBLIOGRÁFICAS

As referências bibliográficas, bem como os outros materiais suplementares deste livro, encontram-se no GEN-IO, nosso ambiente virtual de aprendizagem.

370 CEFALEIAS E OUTRAS DORES DE CABEÇA

KATHLEEN B. DIGRE

DEFINIÇÃO

A cefaleia, um sintoma muito comum, pode ser secundária a um problema subjacente, mas se trata, mais comumente, de uma causa primária, como enxaqueca, cefaleia tipo tensional, cefaleia em salvas e hemicrania paroxística.

EPIDEMIOLOGIA

Cerca de 90% de todos os adultos sentem cefaleia em algum momento da vida, e mais de 75% das crianças já apresentaram alguma dor de cabeça por volta dos 15 anos. Nos EUA, os custos diretos e indiretos associados à enxaqueca são superiores a US$ 20 bilhões anuais. A Organização Mundial da Saúde coloca a enxaqueca no topo entre as 10 condições de saúde mais incapacitantes de sua lista. Os pacientes com enxaqueca crônica e cefaleia crônica diária apresentam elevado risco para dias perdidos de trabalho.

Em estudos de grandes populações, o risco relativo de sofrer de enxaqueca, cefaleia tensional ou cefaleia em salvas aumenta em até quatro vezes se um parente de primeiro grau tiver esses mesmos tipos de cefaleia. Estudos com gêmeos, especialmente idênticos, também mostram suscetibilidade semelhante.

BIOPATOLOGIA

A cefaleia começa pelos aferentes trigeminais primários que inervam os vasos sanguíneos, a mucosa, os músculos e os tecidos. As fibras dessas fontes coalescem no gânglio trigeminal, especialmente a primeira divisão. Os aferentes trigeminais terminam no núcleo sensorial primário do V nervo craniano e seu núcleo espinal, que apresenta vários subnúcleos pequenos, o mais importante dos quais é o subnúcleo caudal. Esse subnúcleo recebe aferentes dos vasos meníngeos dos neurônios sensíveis da dura-máter e até da medula cervical superior e então projeta esses aferentes para o tálamo lateral e medial, por meio do trato espinotalâmico e para as regiões do diencéfalo e do tronco encefálico envolvidas na regulação das funções autonômicas. As informações nociceptivas talâmicas ascendem para o córtex sensorial, assim como para as outras áreas do cérebro.

Embora as cefaleias secundárias possam estimular essa via por meio de processos, como inflamação e compressão, os distúrbios primários de cefaleia ocorrem espontaneamente por meio de mediadores químicos, como o peptídio relacionado com o gene da calcitonina. A sequência de eventos começa com a ativação periférica causada por extravasamento de plasma neurogênico ativada espontaneamente ou por depressão cortical alastrante. O complexo trigeminocervical, especialmente o núcleo caudal, é então ativado e os pacientes podem sofrer alodinia, um quadro no qual um estímulo não nocivo é percebido como dolorido.

Aura é definida como um sintoma neurológico focal visual, sensorial ou motor que pode ocorrer com ou sem cefaleia. Acredita-se que ela ocorra quando a depressão cortical alastrante causa despolarização das membranas neuronais. Ambos os neurônios e a glia podem mediar tanto a constrição quanto a dilatação dos vasos sanguíneos. A enxaqueca tem claramente um componente genético, evidente na enxaqueca hemiplégica familiar, que pode ser causada por mutações no gene *CACNA1A*, localizado no cromossomo 19p13.2-p13.1, que codifica canais de cálcio neuronais. As mutações no gene *CACNA1A* também causam episódios de ataxia e epilepsia. Outra mutação está em *ATP1A2*, também chamado de gene 2 (*FMH2*) da enxaqueca hemiplégica familiar, localizado no cromossomo 1q21-q23 e que codifica a proteína de transporte adenosina trifosfatase sódio-potássio (Na^+,K^+-ATpase). Um terceiro *locus* genético é o gene *SCN1A* no cromossomo 2q24.3, que é um canal de sódio. Além disso, muitos polimorfismos de nucleotídio único foram associados à enxaqueca.[1] Embora haja ligações a muitos *loci* genéticos para as formas mais comuns de enxaqueca, esta e outras cefaleias também têm interações[2] epigenéticas múltiplas com fatores ambientais, ficando claro que as contribuições genéticas são complexas.

MANIFESTAÇÕES CLÍNICAS

Os pacientes com cefaleia podem descrever a dor como latejante, em faixa ou dolorida (ou pressão ou tensão ao redor da cabeça). Com frequência, a dor é unilateral, mas pode ser bilateral. A cefaleia decorrente de enxaqueca está quase sempre associada a náuseas, vômito, fotofobia ou fonofobia. É invariavelmente moderada a grave e interfere nas atividades de vida diária. Outras manifestações autonômicas que podem acompanhar a enxaqueca, a cefaleia em salvas e outras variantes incluem ptose, hiperemia conjuntival, lacrimejamento, rinorreia, síndrome de Horner e edema facial. As cefaleias secundárias podem parecer, às vezes, similares às cefaleias tensional ou à enxaqueca, mas existem sinais de alerta que podem sugerir um distúrbio de cefaleia secundário, em vez de primário (Tabela 370.1). Atenção especial deve ser dedicada ao início súbito de cefaleias intensas, as quais apresentam, com frequência, uma causa secundária subjacente.[3]

Tabela 370.1 Razões para avaliação complementar na busca de cefaleias secundárias (sinais de alerta).

Primeiros sintomas de cefaleias em idade avançada, sem história prévia ou história familiar positiva
Piora inexplicável e anormal de enxaquecas existentes anteriormente
Alteração dramática ou incomum na característica do pródromo ou da enxaqueca presente anteriormente
Cefaleias que despertam o paciente no meio da noite (exceto para a cefaleia em salvas)
Cefaleias muito piores quando o paciente está inclinado, só quando em pé, ou quando com tosse, espirrando ou com a manobra de Valsalva (cefaleia agravada pelo esforço)
Cefaleia intensa de início súbito não usual ("a pior dor de cabeça da minha vida")
Déficits focais que não desaparecem depois que a cefaleia se resolveu
Qualquer achado neurológico anormal ou psiquiátrico novo no exame
Um quadro novo de cefaleia em paciente com infecção pelo vírus da imunodeficiência humana, malignidade ou gravidez

DIAGNÓSTICO

Cinco elementos de anamnese são essenciais para avaliação de cefaleias: a história familiar ajuda a determinar se uma pessoa tem predisposição genética; a história de vida da cefaleia determina se o problema é novo ou evoluiu no curso da vida; a história da crise fornece as características clínicas para sua identificação; a história patológica pregressa e a psiquiátrica determinam se existem condições de comorbidade que possam causar ou piorar a cefaleia; e a história medicamentosa determina se a cefaleia poderia ser causada ou piorada por medicamentos ou drogas ilícitas em uso pelo paciente.

O diagnóstico do tipo de cefaleia se baseia no tipo de dor, na sua duração e nas características que a acompanham (Tabela 370.2). Cefaleias secundárias são causadas em geral por um quadro subjacente, como um tumor cerebral (ver Capítulo 180), pressão intracraniana aumentada ou baixa, doença de seios venosos (ver Capítulo 398) ou malformação vascular (ver Capítulo 380), com a melhora do quadro ao se remover ou tratar a causa. Cefaleias que ocorrem na frequência de menos de 15 dias ao mês são chamadas de episódicas, enquanto as cefaleias que ocorrem mais de 15 dias ao mês são consideradas crônicas.

A avaliação diagnóstica para cefaleia depende dos achados clínicos. Se a anamnese for típica e o exame neurológico completamente normal, nenhuma avaliação complementar será necessária. As características da anamnese com mais probabilidade de prognosticar uma cefaleia por enxaqueca incluem fotofobia, náuseas e natureza incapacitante. Entretanto, se houver características atípicas da anamnese ou qualquer anormalidade no exame neurológico, recomenda-se a avaliação adicional. Pacientes com cefaleia em salvas e aquelas de causa indeterminada precisam de investigação por imagens para excluir as causas secundárias.

Em pacientes com cefaleia de início agudo, a tomografia computadorizada é a melhor técnica para avaliar hemorragia aguda como causa, enquanto a investigação por imagens de ressonância magnética é melhor para avaliar as cefaleias mais persistentes à procura de lesões de massa, evidência de hipertensão ou hipotensão intracraniana, hemossiderina (hemorragia antiga) e anormalidades congênitas (p. ex., malformação de Chiari). Em indivíduos com mais de 60 anos com manifestação de cefaleia nova não explicada ou incomum, os índices de velocidade de hemossedimentação (VHS) e/ou de proteína C reativa (CRP) deverão ser medidos para avaliar quadro de arterite de células gigantes (ver Capítulo 69). A análise do líquido cefalorraquidiano (LCR), incluindo pressão de abertura, proteína, glicose, células, cultura e citologia, é indicada a pacientes com suspeita de hipertensão intracraniana ou meningite.

TRATAMENTO

O tratamento da cefaleia aguda depende do tipo e da intensidade. Para casos mais leves, analgésicos simples, como paracetamol[A1] (500 a 1.000 mg), paracetamol com cafeína, ácido acetilsalicílico (250 a 1.000 mg)[A2] e anti-inflamatórios não esteroidais ([AINEs],[A3] por exemplo, ibuprofeno, 400 a 800 mg; naproxeno sódico, 220 a 500 mg; diclofenaco, 50 a 100 mg) serão suficientes.

PREVENÇÃO

Os medicamentos preventivos são recomendados quando as cefaleias são frequentes ou suficientemente intensas para interferir na qualidade de vida. A escolha de medicamentos deve se basear no tipo de cefaleia (enxaqueca ou tipo tensional), nos perfis de efeitos colaterais e nas comorbidades do paciente (Tabela 370.3).

PROGNÓSTICO

A história natural da cefaleia depende de muitos fatores, incluindo o tipo de cefaleia, as comorbidades que a acompanham e o sucesso do tratamento.[4] Os fatores de risco para cefaleia crônica incluem sexo feminino, enxaqueca, cefaleias frequentes, obesidade, baixa escolaridade e nível socioeconômico, abuso de medicamentos, depressão, ansiedade, episódios estressantes da vida e apneia do sono.

ENXAQUECA

DEFINIÇÃO

A enxaqueca é um distúrbio hereditário de dor de cabeça que se mostra tipicamente unilateral, mas, às vezes, bilateral, moderado a intenso, que piora com a atividade física, está associado a náuseas e/ou vômito e é acompanhado por fotofobia e fonofobia. A cefaleia ocorre a qualquer momento e persiste por 4 a 72 horas, podendo ocorrer com ou sem aura (um sintoma neurológico focal que pode ser visual, sensorial ou motor). Auras visuais podem mostrar características positivas (fotopsia) e negativas (escotomas).

EPIDEMIOLOGIA

A prevalência da enxaqueca é de 15 a 20% nas mulheres e de 4 a 7% nos homens. Nas crianças, a prevalência pode chegar a 17% e é igual em garotos e garotas. Na puberdade, a prevalência aumenta nas meninas, permanecendo mais alta em mulheres durante toda a vida, com pico entre os 25 e 55 anos. A enxaqueca com aura afeta 5% da população adulta e 90% das auras são visuais. Ela prevalece mais na população caucasiana e naquelas com situação socioeconômica ou renda mais baixa.

As comorbidades que podem estar associadas à enxaqueca são epilepsia, acidente vascular encefálico (AVE), depressão ansiedade, infarto do miocárdio, forame oval patente, fenômeno de Raynaud, síndrome do intestino irritável e condições álgicas, como a fibromialgia. A menstruação e a ovulação podem aumentar a frequência de crises de enxaqueca.

Tabela 370.2 Diagnóstico diferencial de cefaleia.

CEFALEIA	GENÉTICA	EPIDEMIOLOGIA	ASPECTOS CARACTERÍSTICOS	DURAÇÃO	SINAIS/SINTOMAS ASSOCIADOS
Enxaqueca	Genética complexa, mas geralmente história familiar	Mais frequente nas mulheres	Unilateral, bilateral; latejante; moderada a intensa; piora com o esforço	Horas a dias	Fotofobia, fonofobia, náuseas e/ou vômito
Cefaleia tensional	Geralmente história familiar	Frequência igual em homens e mulheres	Dor semelhante a uma faixa apertada; bilateral; a dor pode ser leve a moderada; melhora com a atividade física	Horas a dias	Sem náuseas ou vômito; maior sensibilidade à luz ou ao som, mas não ambos
Cefaleia em salvas	Pode ter história familiar	Mais frequente nos homens	Dor intensa unilateral na face	Minutos a horas	Ptose ipsilateral, miose, rinorreia, edema da pálpebra, lacrimejamento
Hemicraniana paroxística	Em geral sem história familiar	Mais frequente nas mulheres	Dor unilateral na face	Minutos	Ptose ipsilateral, miose, rinorreia, edema de pálpebra, lacrimejamento; responde à indometacina
Cefaleia curta unilateral com hiperemia conjuntival e lacrimejamento	Sem história familiar	Mais frequente nos homens	Dor unilateral no olho; dor na órbita	Segundos a 240 s	Hiperemia conjuntival, lacrimejamento
Hemicraniana contínua	Sem história familiar	Mais frequente nas mulheres	Cefaleia unilateral contínua com episódio de dor aguda	Contínua	Aspectos autônomos ipsilaterais: ptose, miose, rinorreia, edema de pálpebra; lacrimejamento, responde à indometacina

Tabela 370.3 Medicamentos preventivos para cefaleia.

MEDICAMENTO	USO RACIONAL	DOSAGEM	EFEITOS COLATERAIS	CONTRAINDICAÇÕES/ CUIDADOS
Betabloqueadores (p. ex., propranolol, nadolol, timolol)	Enxaqueca, qualquer pessoa com pressão arterial elevada	Propranolol, 20 a 80 mg: pode aumentar	Letargia, depressão	Asma, pressão arterial baixa
Antagonistas dos canais de cálcio: verapamil, anlodipino	Cefaleia em salvas, pressão arterial elevada	Verapamil, 120 a 480 mg/dia	Pressão arterial baixa	
Anti-inflamatórios não esteroidais:				
Naproxeno, ibuprofeno	Enxaqueca, cefaleia tipo tensional e menstrual	Naproxeno, 200 a 600 mg/dia Ibuprofeno, 600 a 800 mg, 2 a 3 vezes/dia	Gastrintestinal Gastrintestinal	Úlceras, sensibilidade, alergia Úlceras; insuficiência renal
Indometacina	Hemicrania paroxística, hemicrania contínua	Indometacina, 25 a 50 mg, 3 vezes/dia		
Antidepressivos tricíclicos: amitriptilina, nortriptilina, imipramina	Enxaqueca, cefaleia tipo tensional, qualquer pessoa com sono ruim	10 a 25 mg/noite; pode aumentar	Boca seca, hipotensão ortostática, ganho de peso	Sensibilidade
Anticonvulsivos: topiramato, valproato	Enxaqueca, cefaleia em salvas	Topiramato, 25 a 50 mg, 2 vezes/dia; valproato, 250 a 500 mg, 2 vezes/dia	Topiramato: perda de peso, cálculos renais, hipertensão intraocular Valproato: ganho de peso	Gravidez – classificação D em ambos
Anticorpos bloqueadores de receptores de peptídios relacionados com o gene da calcitonina: erenumabe, fremanezumabe, galcanezumabe	Enxaqueca, enxaqueca crônica	Erenumabe 70 a 140 mg SC mensalmente; fremanezumabe 225 mg SC mensalmente; galcanezumabe 120 mg ou 240 mg SC mensalmente	Vermelhidão no local da injeção; sintomas nasais	Efeito desconhecido na gravidez

BIOPATOLOGIA

Acredita-se que aura da cefaleia por enxaqueca seja causada, em parte, pela depressão alastrante cortical, que está associada à breve redução de fluxo de sangue seguida por hiperemia.[5] Essas alterações não parecem se correlacionar com a fase da cefaleia. A dor ocorre quando os aferentes trigeminais da dura-máter são estimulados.

MANIFESTAÇÕES CLÍNICAS

A enxaqueca começa, com frequência, com um pródromo que pode persistir por horas a dias, quando os pacientes notam a dificuldade de concentração ou fadiga sem cefaleia. Pode haver ocorrência ou não de aura, geralmente presente antes que a cefaleia tenha início. A dor de cabeça pode ser uni ou bilateral, latejante, moderada a intensa e piorar com a atividade. As características clínicas que a acompanham incluem náuseas, vômito e sensibilidade à luz e ao som. Outras características clínicas incluem dor no pescoço, às vezes vertigem, osmofobia (sensibilidade a odores) e dificuldade de pensar de maneira clara.

Em geral, a aura da enxaqueca é visual, mas pode ser sensorial ou incluir afasia ou vertigem. A aura da enxaqueca sem cefaleia começa com um transtorno neurológico (p. ex., um fenômeno visual), mas sem cefaleia subsequente. Embora se acredite que uma aura tradicionalmente venha antes da cefaleia, ela pode estar presente durante a fase desta.

DIAGNÓSTICO

O diagnóstico de enxaqueca baseia-se na anamnese e no exame neurológico normal. O diagnóstico diferencial inclui principalmente a cefaleia tipo tensional, mas a maioria das cefaleias moderadas a intensas são enxaquecas.[6] Em pacientes com anamnese sugestiva de uma cefaleia secundária, a avaliação complementar com a investigação por imagens de ressonância magnética deverá ser considerada (ver Tabela 370.2). Entretanto, se a cefaleia for típica de enxaqueca e os achados no exame neurológico estiverem normais, não há necessidade de estudos complementares.

TRATAMENTO

O tratamento da enxaqueca é dividido em tratamento da crise aguda e prevenção de ataques subsequentes. O tratamento agudo é mais efetivo com cuidados específicos para enxaqueca: um agente analgésico inespecífico ou a associação de analgésicos para crise mais leve e, com mais frequência, a terapia mais agressiva quando indicada (Tabela 370.4). Por exemplo, ataques leves podem, em geral, ser tratados com sucesso com analgésicos de venda livre, como paracetamol (dose sugerida de 650 a 1.000 mg) ou AINEs (ácido acetilsalicílico, 250 a 1.000 mg; ibuprofeno, 1.000 a 1.200 mg; naproxeno, 500 a 825 mg; diclofenaco, 50 mg; ou cetoprofeno, 75 mg). Se a enxaqueca for moderada a intensa, os pacientes se beneficiarão de terapias específicas para enxaqueca (ver Tabela 370.4), como triptanas (sumatriptana, zolmitriptana, rizatriptana, almotriptana, naratriptana, frovatriptana e eletriptana), ergotamina (di-hidroergotamina, tartarato de ergotamina) ou isometepteno,[7] podendo a combinação de naproxeno mais sumatriptana ser melhor que qualquer um deles isoladamente.A4 (ver Tabela 370.4).

Durante a gravidez, ataques leves a moderados podem ser tratados com paracetamol. Cefaleias moderadas podem responder à combinação de paracetamol, mucato de isometepteno (um vasoconstritor leve, 65 mg) e dicloralfenazona (sedativo leve, 100 mg). Agentes antieméticos incluem proclorperazina (10 a 25 mg) e metoclopramida (2,5 a 10 mg).

A estratificação dos cuidados, incluindo adaptação do tratamento ao tipo de cefaleia, resulta em menos dias de incapacidade e menor uso de medicamentos. A melhor atuação de um fármaco específico para enxaqueca dependerá de paciente a paciente. É importante evitar o uso excessivo de analgésicos e de outros medicamentos (especialmente os opioides), porque pode causar cefaleia crônica diária em pacientes suscetíveis. O tratamento imediato melhora o desfecho da cefaleia, quando comparado ao tratamento tardio. As contraindicações ao uso de triptana (ver Tabela 370.4) incluem hipertensão não controlada, evidência clínica de doença cardíaca isquêmica e angina de Prinzmetal.

Os opioides, como o *N*-acetil-*p*-aminofenol (APAP) com codeína, ou butorfanol, beneficiam algumas pacientes, mas a meperidina não é efetiva.

Tabela 370.4 Triptanas para tratamento de enxaqueca aguda.

	SUMATRIPTANA	ZOLMITRIPTANA	NARATRIPTANA	RIZATRIPTANA	ALMOTRIPTANA	FROVATRIPTANA	ELETRIPTANA
Formas	SC, nasal (NS), oral	Oral: comprimido/ZMT, NS	Oral	Oral: comprimido/MLT	Oral	Oral	Oral
Dose	Oral: 50 a 100 mg (200 mg/24 h máx.) SC: 4 a 6 mg (12 mg/24 h máx.) NS: 5 a 20 mg (40 mg/24 h máx.) Nasal (22 mg)	2,5 a 5 mg (10 mg/24 h máx.) 5 mg (10 mg/24 h máx.)	1 a 2,5 mg (5 mg/24 h máx.)	5 a 10 mg (30 mg/24 h máx.)	6,25 a 12,5 mg (25 mg/24 h máx.)	2,5 mg (7,5 mg/24 h máx.)	20 a 40 mg (80 mg/24 h máx.)
Meia-vida	2 a 3 h	3 a 4 h	6 a 8 h	2 a 3 h	3 a 4 h	26 h	4 a 6 h
Cruza a barreira hematencefálica	–	+	+	+	+	+	+
Uso com inibidor da monoamina oxidase (IMAO)	–	–	+	–	+	+	–
Bom para recorrências	–	–	+	–	–	+	–
Resposta rápida	SC, 10 a 15 min NS, 15 a 20 min Oral, 30 min	30 min	1 a 4 h	30 min	60 min	1 a 4 h	20 a 30 min
Enxaqueca menstrual	+	+	+	+	+	+	+
Outras	Combinado com naproxeno			Reduzir dose à metade com propranolol			Não usar com medicamentos CYP3A4 (cetoconazol e alguns antibacterianos de macrolídio)

máx. = máximo; MT = rizatriptana comprimido de fusão rápida; NS = *spray* nasal; SC = subcutâneo; ZMT = zolmitriptana comprimido de fusão rápida.

Os opioides orais não devem ser usados para cefaleias primárias crônicas recorrentes, embora, às vezes, eles (p. ex., paracetamol, 325 mg, com codeína, 30 mg) costumem ser a única opção durante a gravidez ou em pacientes com doença vascular grave. Todo cuidado é exigido quando do uso dos opioides, com o reconhecimento dos riscos associados de cefaleia de rebote e dependência tanto pelo paciente quanto pelo médico. Os barbituratos (com cafeína e ácido acetilsalicílico ou paracetamol) não foram eficazes em estudos controlados, mas podem ser úteis em pacientes individuais nos quais outros fármacos específicos para enxaqueca não possam ser usados ou são contraindicados.

Para ataques moderados a graves, as opções incluem di-hidroergotamina (1 a 2 mg intranasal), administração oral, intranasal ou subcutânea (SC) de sumatriptana (25 a 100 mg por via oral [VO], 20 mg intranasal ou 4 a 6 mg SC) ou outras triptanas (p. ex., naratriptana, 2,5 mg; zolmitriptana, 5 mg; rizatriptana, 10 mg; eletriptana, 40 mg; frovatriptana, 2,5 mg; ou almotriptana, 12,5 mg).[A5] A ergotamina (2 mg sublingual ou 1 a 2 mg VO), quando aplicada logo no início do ataque de enxaqueca, pode ser efetiva se as náuseas associadas e a vasoconstrição periférica forem toleráveis.

Os antagonistas do receptor de peptídios relacionados com o gene da calcitonina de moléculas pequenas são uma abordagem promissora para o tratamento de ataques de enxaqueca. Tanto o rimegepanto (75 mg VO) quanto o ubrogepanto (50 a 100 mg) podem fornecer cerca de 10% de alívio da dor dentro de 2 horas, quando comparados ao placebo.[A5b,A5c]

Para ataques muito graves, a di-hidroergotamina (1 mg SC ou 0,5 a 1 mg por via intravenosa [IV]) é em geral efetiva, mas, em geral, demanda um antiemético (p. ex., prometazina, 25 mg) antes do uso IV. O cetorolaco de trometamina (60 mg por via intramuscular [IM] ou 30 mg IV), a proclorperazina (10 a 25 mg IM ou 10 mg IV[A6] aplicados durante 5 minutos) ou a metoclopramida (10 mg IV)[A7] são úteis para pacientes que não respondem ou tenham contraindicações aos agentes abortivos vasoativos. Uma abordagem experimental é a estimulação elétrica da pele dos braços, especialmente se aplicada nos primeiros 20 minutos do início da dor.[A8]

PREVENÇÃO

O tratamento preventivo (Tabela 370.3) é recomendado quando as cefaleias interferirem nas atividades em três ou mais dias por mês, se mostrarem intensas ou prolongadas ou a enxaqueca for complicada por eventos, como um infarto cerebral. As opções profiláticas incluem os bloqueadores beta-adrenérgicos, os antagonistas dos canais de cálcio, os AINEs, os antidepressivos tricíclicos, o valproato e o topiramato. Topiramato, valproato, timolol, propranolol, metoprolol, atenolol, nadolol, acebutolol, captopril, lisinopril e candesartana reduzem a frequência da enxaqueca em 50% ou mais, em comparação ao placebo, sem diferenças estatisticamente significativas entre eles.[A9] Outras alternativas incluem cipro-heptadina, um fármaco serotoninérgico (4 a 20 mg), ou fenelzina (30 a 60 mg), um IMAO. A acupuntura e o *biofeedback* foram usados sem sucesso. A injeção de toxina onabotulínica A também é efetiva para a profilaxia da enxaqueca crônica.[A10] A estimulação do nervo supraorbitário[A11] também foi aprovada pela Food and Drug Administration (FDA) para prevenir enxaquecas. Uma abordagem nova e muito promissora são os anticorpos de peptídios relacionados com o gene da calcitonina.[8] O erenumabe foi atualmente aprovado (70 a 140 mg SC mensalmente)[A12,A13] e resultados benéficos semelhantes foram observados com fremanezumbe (225 mg SC mensalmente ou 675 mg por trimestre)[A14,A15] e galcanezumabe (dose de carga de 240 mg e 120 mg mensalmente).[A16,A16b]

PROGNÓSTICO

O prognóstico para pacientes com enxaqueca varia. Em muitos, as cefaleias diminuem de intensidade com a idade, mas a aura da enxaqueca sem cefaleia torna-se mais frequente com a idade mais avançada. A modificação de fatores incitantes, como evitar gatilhos dietéticos (tiramina, feniletilamina, etanol), melhorar ou prevenir a insônia e evitar os gatilhos ambientais (luz, som, odor), pode melhorar o desfecho. As enxaquecas podem se tornar crônicas, definidas como mais de 15 dias por mês, especialmente quando associadas a obesidade, roncos, depressão e baixo *status* socioeconômico. Uma vez que a suscetibilidade genética para a enxaqueca com aura e AVE isquêmico parece ser compartilhada, é importante a atenção cuidadosa aos fatores de risco cardiovascular.

CEFALEIA TENSIONAL

DEFINIÇÃO

A cefaleia tensional é definida como dor holocraniana leve ou moderada sem náuseas ou vômitos. Os pacientes podem manifestar fotofobia ou fonofobia, mas não ambas, e a cefaleia não piora com a atividade física.

EPIDEMIOLOGIA

A prevalência de 1 ano é de 14 a 93 por 100.000 indivíduos para a cefaleia tensional episódica e de 8,1 por 100.000 para cefaleia tensional crônica, sendo mais comuns nas mulheres que nos homens, independentemente da idade, da etnia e da escolaridade. Essas cefaleias são mais comuns nos países ocidentais e menos frequentes nos asiáticos, e são mais habituais em caucasianos que em afro-americanos.

BIOPATOLOGIA

A biopatologia da cefaleia tensional é menos compreendida que a de outros tipos de cefaleia, havendo aumento da sensibilidade miofascial, especialmente nos casos crônicos. Os fatores genéticos são incertos. As cefaleias de enxaqueca e tipo tensional coexistem em geral; embora estas não sejam causadas por emoção ou contração muscular, os gatilhos de uma cefaleia desse tipo são similares àqueles associados à enxaqueca: esforço, fadiga e falta de sono. As comorbidades em pacientes com cefaleia tipo tensional incluem depressão e ansiedade em mais de 50% dos indivíduos.

MANIFESTAÇÕES CLÍNICAS

Em geral, as cefaleias tensionais costumam ser leves a moderadas em intensidade, e a maioria dos indivíduos não busca atendimento médico. A cefaleia tensional pode ser episódica (< 15 dias por mês) ou crônica (> 15 dias por mês). Em muitos pacientes, a cefaleia permanece episódica, mas aproximadamente 25% dos casos progride para a cefaleia crônica. Entre os portadores de cefaleia tipo tensional crônica, cerca de um quarto a um terço continua crônica, a metade pode progredir para episódicas e em cerca de um quarto pode haver o desenvolvimento de cefaleia por abuso de medicamentos. Cefaleias episódicas tensionais podem durar minutos, horas ou dias.

DIAGNÓSTICO

As cefaleias que podem ser diagnosticadas de maneira incorreta como tensional incluem enxaqueca, hemicrania contínua, cefaleia nova e persistente desde o início e cefaleias causadas por tumores cerebrais, por pressão intracraniana alta ou baixa, ou por arterite de células gigantes. Uma anamnese cuidadosa é o melhor meio de diferenciar os outros tipos de cefaleia.

TRATAMENTO

Em geral, o tratamento das cefaleias tensionais episódicas é bem-sucedido[9] com paracetamol (650 a 1.000 mg) ou AINEs (ácido acetilsalicílico, 250 a 1.000 mg; naproxeno, 250 a 500 mg; ibuprofeno, 200 a 800 mg; cetoprofeno, 12,5 a 75 mg). Entretanto, o uso de analgésicos por mais de 3 dias por semana pode piorar as cefaleias e levar à cefaleia induzida por abuso de medicamentos.

PREVENÇÃO

As cefaleias tensionais crônicas podem se beneficiar do tratamento profilático com amitriptilina (com 10 mg ao deitar, aumentando-se lentamente até 100 mg, até que o paciente melhore ou efeitos colaterais intoleráveis se desenvolvam), nortiptrilina (25 a 100 mg no começo da noite), doxepina (25 a 75 mg/dia), maprotilina (10 a 25 mg/dia) ou fluoxetina (10 a 20 mg/dia). Os agentes tricíclicos são, em geral, mais eficazes que os inibidores seletivos de recaptação de serotonina.[A17] Relaxantes musculares, fisioterapia, injeção de toxina botulínica localizada e acupuntura podem ser úteis.[A18]

PROGNÓSTICO

O prognóstico para cefaleia tensional é variável. Adolescentes com esse tipo de cefaleia e dois ou mais fatores psiquiátricos (p. ex., depressão e ansiedade) têm pior prognóstico.

CEFALEIA EM SALVAS E OUTRAS CEFALALGIAS AUTÔNOMAS TRIGEMINAIS

DEFINIÇÃO

As cefalalgias autônomas trigeminais, incluindo as cefaleias em salvas, são cefaleias unilaterais associadas a características autonômicas ipsilaterais. As outras cefalalgias autônomas trigeminais incluem hemicrania paroxística, caracterizada por surtos de cefaleia que persistem por 5 a 30 minutos, em geral unilateral, com ocorrência usual nas mulheres; esse tipo de cefaleia costuma responder à indometacina. A hemicrania contínua, outro tipo de cefaleia responsiva à indometacina e observada em homens e mulheres, caracteriza-se pela dor unilateral contínua e com características autônomas leves associadas; essa doença coexiste quase sempre com uma forma de cefaleia crônica diária. A cefaleia neuralgiforme unilateral curta com hiperemia conjuntival e lacrimejamento é uma cefalalgia autônoma trigeminal rara de ocorrência em homens; as dores individuais persistem por um curto período (segundos a 2 minutos).

EPIDEMIOLOGIA

A cefaleia em salvas ocorre em 56 a 401 por 100.000 indivíduos, sendo mais frequente nos homens (3:1 a 7:1). Em geral, os ataques aparecem entre os 20 e 30 anos. A hemicrania paroxística ocorre em 56 a 381 por 100.000 pessoas e afeta mais as mulheres (2:1), podendo aparecer em qualquer idade, mas com início, de modo geral, entre os 34 e os 41 anos. A cefaleia neuralgiforme unilateral curta com hiperemia conjuntival e lacrimejamento é rara, com preponderância leve nos homens (2:1).

BIOPATOLOGIA

A cefaleia em salvas pode ter predisposição genética. Os estudos de imagem, como a tomografia por emissão de pósitrons e a investigação por imagens de ressonância magnética funcional, mostram ativação hipotalâmica posterior inferior nos primeiros sintomas da cefaleia em salvas e outras cefalalgias autônomas trigeminais. Além disso, o complexo trigeminovascular e o sistema craniano autônomo são ativados. A biopatologia da hemicrania contínua ainda é desconhecida: existe um debate sobre se está associada ao envolvimento hipotalâmico ou mais próxima da enxaqueca.

MANIFESTAÇÕES CLÍNICAS

A cefaleia em salvas é quase sempre unilateral, raramente bilateral e tem aspectos autonômos ipsilaterais característicos, incluindo lacrimejamento e hiperemia conjuntival e, às vezes, congestão nasal, rinorreia, ptose, miose, rubor e edema de pálpebra (Tabela 370.5).[9b] A dor se manifesta em geral atrás ou acima do olho, ou na têmpora, mas pode incluir testa, bochecha, dentes ou mandíbula. Ela atinge intensidade máxima em aproximadamente 9 minutos e tende a terminar de maneira abrupta. Os ataques ocorrem de 1 a 8 vezes/dia, sendo geralmente descrita como dor excruciante perfurante ou "penetrante", que persiste por 15 minutos a 2 horas. Podem coexistir sintomas da enxaqueca, incluindo fotofobia unilateral, fonofobia e raramente uma aura. Diferentemente dos pacientes com enxaqueca, que, em geral, tentam descansar, os pacientes com cefaleia em salvas caminham de forma inquieta e não conseguem sentar ou deitar. As cefaleias em salvas, precipitadas quase sempre por álcool, histamina ou nitroglicerina, apresentam periodicidade diária e também sazonal. Por exemplo, um episódio de cefaleia em salvas pode ocorrer anualmente ou a cada 2 anos, em geral na mesma estação toda vez. A cefaleia em salvas crônica ocorre sem remissão.

A hemicrania paroxística é uma dor de curta duração, em geral de 2 a 30 minutos, que ocorre unilateralmente ao redor do olho, da têmpora ou da região maxilar, às vezes precipitada por movimentos da cabeça. Pode haver características autonômicas semelhantes à cefaleia em salvas. A taxa de ataque usual é de até 40 episódios ao dia. Ataques de dor podem ser episódicos, separados por uma remissão, mas a maioria dos pacientes apresenta hemicrania paroxística crônica sem remissão.

Os ataques de cefaleia neuralgiforme unilateral curta com hiperemia conjuntival e lacrimejamento são unilaterais e consistentemente do mesmo lado. Embora a dor seja excruciante, o ataque é curto, em geral de segundos; a maioria dos pacientes fica sem dor entre os ataques, embora possa haver uma subjacente. Aspectos autônomos associados incluem hiperemia conjuntival ipsilateral e lacrimejamento.

DIAGNÓSTICO

Os critérios diagnósticos para cefaleia em salvas incluem vários episódios de dor unilateral, orbitária, supraorbitária ou temporal que persistem por 15 a 180 minutos com, pelo menos, um dos aspectos a seguir: hiperemia conjuntival ipsilateral ou lacrimejamento, congestão nasal ou rinorreia, edema de pálpebra, transpiração da face e da testa, miose com ou sem ptose e inquietação ou agitação.[10] Os ataques ocorrem entre uma e frequentemente 8 vezes/dia. Não há outra causa da cefaleia.

A hemicrania paroxística é definida pela dor unilateral que persiste por 2 a 30 minutos, cerca de 5 vezes/dia, com um ou mais aspectos autonômicos, como hiperemia conjuntival, congestão nasal, edema de pálpebra, suor facial e na testa e miose ou ptose (ou ambas). A remissão completa pode se dar com indometacina.

Hemicrania contínua é uma cefaleia unilateral que ocorre diária e continuamente sem períodos livres da dor; sua intensidade é moderada, com exacerbações de dor intensa, durante as quais há pelo menos um aspecto autonômico ipsilateral: conjuntiva avermelhada, lacrimejamento, congestão nasal, ptose ou miose. A dor aqui responde à indometacina.

A cefaleia neuralgiforme unilateral curta com hiperemia conjuntival e lacrimejamento é diagnosticada por dor penetrante temporal, supraorbitária, orbitária unilateral que persiste durante 5 a 240 segundos, na frequência de 3 a 200 por dia. Esse quadro está associado a hiperemia conjuntival e lacrimejamento, com a duração curta como a dor.

Um exame de imagem como ressonância magnética é indicado para todos os pacientes nos primeiros sintomas de cefaleias em salvas ou outras cefalalgias autônomas trigeminais, pois elas podem ser o resultado de infecção (ver Capítulos 384 a 386), malformações vasculares (ver Capítulo 380), dissecação da carótida ou neoplasia, especialmente

Tabela 370.5 Características de distinção das cefalalgias autônomas trigeminais.

CARACTERÍSTICA	EM SALVAS	HEMICRANIA PAROXÍSTICA	HEMICRANIA CONTÍNUA	CEFALEIA NEURALGIFORME UNILATERAL BREVE COM HIPEREMIA CONJUNTIVAL E LACRIMEJAMENTO
Sexo – F:M	1:3 a 7	2:1	2:1	1:2
Unilateral	+	+	+	+
Frequência do ataque	1 a 8/dia	1 a 40/dia	3 a 200/dia	3 a 200/dia
Duração do ataque	15 a 80 min	2 a 30 min	Contínua, com exacerbações episódicas	5 a 240/s
Aspectos autonômicos	+	+	+ com exacerbações	+
Efeitos da indometacina	–	+++	+++	–
Tratamento agudo nos primeiros sintomas	Oxigênio, sumatriptana SC, *spray* nasal DHE; sumatriptana ou zolmitriptana nasal *spray* (evidência nível A)	Nenhum	Nenhum	Nenhum
Medicamentos preventivos	Verapamil, lítio, corticosteroides, anticonvulsivantes (nível A)	Indometacina (nível A)	Indometacina (nível A)	Lamotrigina, topiramato, gabapentina (nível B)

DHE = di-hidroergotamina; SC = subcutâneo.

um tumor da hipófise (ver Capítulo 180). No diagnóstico diferencial, outras possibilidades incluem enxaqueca, cefaleia hípnica (cefaleias raras de curta duração exclusivamente durante o sono nos idosos) e neuralgia do trigêmeo.

TRATAMENTO

Em razão da brevidade da cefaleia, os medicamentos orais levam muito tempo para serem efetivos. O uso de oxigênio a 100%, a 7 a 10 ℓ/min durante 15 a 30 minutos, beneficia alguns pacientes.[19] O *spray* nasal de sumatriptana ou zolmitriptana ou sumatriptana SC (4 a 6 mg) pode ser útil.[11] A di-hidroergotamina pode ser útil quando administrada por via nasal, intramuscular ou até intravenosa. A estimulação do nervo vago foi recentemente aprovada para cefaleia em salvas aguda.[A20] Os casos refratários podem responder à estimulação do gânglio esfenopalatino e do nervo occipital. As hemicranias paroxísticas crônicas e a hemicrania contínua são caracterizadas por resposta à indometacina, 25 a 50 mg, 3 vezes/dia. Os ataques de cefaleia neuralgiforme unilateral curta com hiperemia conjuntival e lacrimejamento são tão breves que não há medicamentos para o tratamento agudo do episódio.

PREVENÇÃO

Os medicamentos preventivos devem ser iniciados no início de um surto de salvas, sendo o cloridrato de verapamil, 240 a 480 mg, o fármaco preferido. O lítio (300 mg, 2 vezes/dia) é uma alternativa. Os corticosteroides (p. ex., prednisona, 40 mg/dia, ou dexametasona, 4 mg, 2 vezes/dia, durante 2 semanas) atuam rapidamente como uma ponte para evitar a cefaleia em salvas, enquanto se iniciam outros medicamentos preventivos. Ácido valproico (500 a 1.500 mg/dia em doses divididas), topiramato (50 a 100 mg/dia), melatonina (4 mg ao deitar) e gabapentina (300 mg, 3 vezes/dia) são, às vezes, benéficos. Galcanezumabe, um anticorpo monoclonal para o peptídio relacionado com gene da calcitonina, na dose de 300 mg SC, 1 vez/mês, pode reduzir de maneira significativa a frequência semanal de ataques de cefaleia em salvas episódica.[A20b] Abordagens cirúrgicas, incluindo injeções suboccipitais de esteroides, estimuladores do nervo occipital, estimulação do gânglio esfenopalatino, estimulação hipotalâmica e procedimentos destrutivos, são, às vezes, necessárias para essa cefaleia incapacitante.

A hemicrania paroxística e a hemicrania contínua respondem à indometacina (25 a 50 mg, 3 vezes/dia). Se o paciente não tolerar esse fármaco, bloqueadores dos canais de cálcio (p. ex., verapamil, 240 a 480 mg/dia) ou melatonina poderão ser úteis. O tratamento preventivo da cefaleia neuralgiforme unilateral curta com hiperemia conjuntival e lacrimejamento inclui lamotrigina (100 a 400 mg/dia), topiramato (50 a 100 mg), gabapentina (300 a 900 mg) ou lidocaína intravenosa (iniciando-se com 1 a 2 mg/min, com monitoramento cardíaco).

A cefaleia neuralgiforme unilateral curta com hiperemia conjuntival e lacrimejamento é considerada a cefaleia mais difícil de prevenir. Lamotrigina e topiramato podem ser úteis.

PROGNÓSTICO

Com frequência, a cefaleia em salvas é um problema vitalício, mas as remissões podem persistir por períodos mais longos à medida que o paciente envelhece. As outras cefalalgias autônomas trigeminais são provavelmente perenes; mas, apesar disso, o tratamento sintomático, combinado com medicamentos preventivos, é útil.

CEFALEIA CRÔNICA DIÁRIA

DEFINIÇÃO

Embora não seja um distúrbio específico, a cefaleia crônica diária, definida como a presença de cefaleia em mais de 15 dias por mês, é desafiadora para pacientes e médicos. Essas situações podem ser enxaqueca crônica, cefaleia tipo tensional crônica, cefaleia de aparecimento recente e persistente desde o início ou cefaleia em salvas crônica, com ou sem o uso exagerado de medicamentos.

EPIDEMIOLOGIA

Até 5% da população sofre de cefaleia crônica diária, mais em geral do tipo tensional crônica ou enxaqueca crônica. Os fatores que desencadeiam o episódio, como infecção prévia, lesão craniana leve ou episódio de vida extremamente desgastante, estão presentes em 40 a 60% dos pacientes com cefaleia nova e persistente desde o início. Os fatores de risco para cefaleia crônica diária incluem uso exagerado de medicamentos, história de cefaleia por enxaqueca, cefaleia frequente, depressão, sexo feminino, obesidade, roncos, episódios estressantes da vida e baixo nível educacional.

BIOPATOLOGIA

A cefaleia crônica diária está provavelmente relacionada com a enxaqueca, com anormalidades centrais e periféricas. Uma vez que a enxaqueca tenha sido prolongada e a cefaleia ocorra diariamente, a alodinia, ou a sensação de que um estímulo em geral não dolorido esteja se tornando dolorido, se desenvolve com frequência. O uso de um opioide por mais de 8 dias por mês, principalmente nos homens, de barbitúricos por mais de 5 dias por mês, em especial nas mulheres, ou de triptanas por mais de 10 a 14 dias por mês pode, com frequência, levar à cefaleia por enxaqueca crônica ou, pelo menos, à piora das cefaleias.

MANIFESTAÇÕES CLÍNICAS

A cefaleia nova e persistente desde o início se caracteriza pela ocorrência diária, com início em um momento específico e em um curso implacável. Em geral, o episódio é bilateral, não pulsante, leve a moderado e associado a aspectos de enxaqueca, fotofobia, fonofobia ou náuseas. Náuseas e vômito graves são raros. Esse tipo de cefaleia pode ser incapacitante e difícil de tratar. A cefaleia crônica diária está com frequência associada a uma comorbidade psiquiátrica profunda, especialmente depressão e ansiedade; tal comorbidade psiquiátrica prognostica a situação de doença não tratável.

DIAGNÓSTICO

O diagnóstico de cefaleia crônica diária baseia-se na anamnese. É importante identificar o tipo subjacente de cefaleia crônica diária primária: enxaqueca crônica, dor de cabeça tipo tensional crônica, cefaleia nova e persistente desde o início ou hemicrania contínua. As cefaleias com menos de 4 horas de duração também podem ser crônicas e diárias: cefaleia em salvas, hemicrania paroxística, cefaleias hipnóticas com ocorrência todas as noites (em geral nos idosos) e cefaleia penetrante episódica.[12] É mais importante excluir as cefaleias secundárias (incluindo a cefaleia pós-traumática), as cefaleias associadas a distúrbios vasculares (p. ex., arterite de células gigantes, malformações arteriovenosas, dissecções da carótida e da artéria vertebral) e as cefaleias associadas a distúrbios não vasculares (p. ex., hipertensão ou hipotensão intracraniana, infecções). A investigação por imagens por ressonância magnética e os estudos laboratoriais (p. ex., VHS em um indivíduo idoso) são em geral recomendados. A punção lombar para avaliar a pressão intracraniana também pode ser indicada a pacientes selecionados.

TRATAMENTO

A causa mais comum de cefaleia crônica diária é o uso exagerado de medicamentos, de modo que os pacientes precisam ser desintoxicados do uso exagerado de medicamentos sintomáticos.[13] O tratamento da depressão subjacente, ansiedade e dor também pode ser útil. Às vezes, a admissão ao hospital é necessária para romper o ciclo da cefaleia. Tratamentos específicos para cefaleia aguda (comentários anteriores), especialmente a di-hidroergotamina intravenosa (0,5 a 2 mg), ajudam na interrupção dos ataques dessas cefaleias.

PREVENÇÃO

Os medicamentos que ajudam a prevenir a ocorrência de cefaleia crônica diária incluem antidepressivos tricíclicos, inibidores seletivos de recaptação de serotonina – se os pacientes se mostrarem depressivos –, anticonvulsivantes, betabloqueadores e bloqueadores dos canais de cálcio (ver Tabelas 370.3 e 370.4). Para hemicrania contínua, a indometacina (25 a 50 mg, 3 vezes/dia) é o tratamento preferido.

PROGNÓSTICO

O prognóstico depende do diagnóstico da cefaleia subjacente. Depressão, ansiedade, sono ruim, estresse, uso exagerado de medicamentos e baixa autoestima estão associados a um prognóstico pior entre pacientes com cefaleias crônicas. Se o uso exagerado de medicamentos for a causa e a desintoxicação do paciente for bem-sucedida, haverá melhora de cerca de 75% dessa população quando tratada com medicamentos preventivos. O tratamento pode falhar se o diagnóstico for incorreto em razão do uso exagerado e contínuo de medicamentos, uso exagerado de cafeína, falta de sono ou outros gatilhos de vida dietéticos, fatores hormonais ou psiquiátricos. A explicação ao paciente da cefaleia por uso exagerado de medicamentos, a desintoxicação tanto do paciente internado quanto do ambulatorial e os tratamentos de cuidados multidisciplinares foram considerados úteis. A cefaleia nova e persistente desde o início não costuma responder à terapia clínica.

CAUSAS SECUNDÁRIAS DE CEFALEIAS

Cefaleia associada à sinusopatia

A rinossinusite (ver Capítulo 398) caracteriza-se pela inflamação ou infecção da mucosa nasal e dos seios paranasais. Os seios são relativamente insensíveis, mas os ductos, as conchas nasais, os vasos sanguíneos e os óstios são estruturas doloridas.

As cefaleias atribuídas à rinossinusite são frontais, com dor na face, nas orelhas ou nos dentes. O início da dor é simultâneo à rinossinusite, e a cefaleia e a dor na face se resolvem em 7 dias, após o tratamento bem-sucedido. O diagnóstico demanda exames de imagem e evidências clínicas que apoiem o diagnóstico de rinossinusite aguda. Muitas cefaleias agudas e a maioria das crônicas inicialmente consideradas resultantes de doença de seios paranasais foram identificadas como tipo de enxaqueca ou de tensão.

A cefaleia deve desaparecer com o tratamento para sinusite aguda (ver Capítulo 398). Se isso não ocorrer, trata-se, provavelmente, de cefaleia primária subjacente.

Arterite temporal (de células gigantes)

A arterite temporal (ver Capítulo 255) é um processo inflamatório observado quase exclusivamente em indivíduos idosos. A cefaleia, especialmente dor na mandíbula na mastigação, é um dos aspectos mais comuns. Tem incidência de aproximadamente 12 por 100.000 e aumenta com a idade para 51 por 100.000 em indivíduos com mais de 80 anos. Esse quadro afeta mais as mulheres (3:1) e é mais comum em caucasianos, especialmente aqueles descendentes de escandinavos e ingleses, e está associado à polimialgia reumática.

A cefaleia não tem aspecto específico, mas a dor é em geral contínua, generalizada e ocasionalmente penetrante. As têmporas ficam doloridas em geral, e os pacientes se queixam de dor quando executam algumas atividades da vida diária, como mastigar alimentos ou pentear os cabelos. Podem ocorrer também quadros de cegueira monocular transitória (amaurose fugaz), cegueira permanente e diplopia.

A elevação da VHS e da proteína C reativa ocorre quase invariavelmente e o diagnóstico é feito pelo encontro de células gigantes em uma amostra de biopsia de artéria temporal. O tratamento imediato com corticosteroides, às vezes antes de o resultado da biopsia estar disponível, é necessário em doses entre 40 e 80 mg/dia, com a dose então titulada para baixo enquanto se monitora a VHS ou a proteína C reativa. Quando usados precocemente o suficiente, os corticosteroides (ver Capítulo 255), em geral, previnem as complicações da arterite temporal, incluindo a cegueira. Tocilizumabe (162 mg/semana SC, ou semana sim, semana não) está aprovado para fornecer remissão sustentada sem corticosteroides em pacientes com arterite.[A21] O problema pode ter longa duração.

Hipertensão intracraniana e pseudotumor cerebral

A hipertensão intracraniana pode ser primária e idiopática ou secundária a uma trombose venosa cerebral (ver Capítulo 379), lesão cerebral (ver Capítulo 180), hidrocefalia ou outros processos intracranianos. Pseudotumor cerebral é um termo abrangente que se refere ao aumento da pressão intracraniana sem lesões expansivas óbvias. A hipertensão intracraniana idiopática primária ocorre em mulheres obesas em idade fértil. Pseudotumor cerebral secundário causa síndrome semelhante, mas se deve a um agente causal, como medicamentos (p. ex., tetraciclina, minociclina, lítio, fluoroquinolonas, fármacos relacionados com a vitamina A, hormônio do crescimento), distúrbios endócrinos (p. ex., disfunção da paratireoide) e apneia do sono.

Hipertensão intracraniana idiopática ocorre em 1 a 2 em 100.000 indivíduos, mas em 19 a 20 por 100.000 indivíduos (15 a 55 anos) em obesos. As mulheres são acometidas com mais frequência (6 a 8:1) e os primeiros sintomas surgem, em geral, no adulto jovem.

A causa da pressão aumentada é a má absorção do LCR, pois se acredita que seja o problema em hipertensão intracraniana idiopática; hipertensão venosa, como se observa na trombose venosa; ou lesão expansiva, que causa aumento na pressão. Um componente genético também é possível, pois existem relatórios desse quadro com ocorrência em famílias.

MANIFESTAÇÕES CLÍNICAS

A hipertensão intracraniana idiopática caracteriza-se por cefaleia em mais de 90% das pessoas, das quais 90% são obesas. A cefaleia pode ser pulsátil e é sentida principalmente atrás dos olhos. Os pacientes quase sempre informam dor no pescoço, dor na porção superior das costas ou até mesmo dor radicular. A intensidade da cefaleia não se correlaciona com o grau de elevação da pressão intracraniana. Uma manifestação associada frequente é tinido sincronizado com o pulso arterial, assim como alterações visuais transitórias e diplopia. A qualidade de vida relacionada à visão fica, em geral, reduzida.

No exame, pode-se encontrar papiledema (ver Capítulo 395, Figura 395.25). O restante do exame geral e neurológico se mostra em geral normal em pacientes com hipertensão intracraniana idiopática, mas as anormalidades no exame podem apontar para uma causa secundária, como trombose do seio venoso subjacente (ver Capítulo 379), AVE isquêmico, infecção do sistema nervoso central (ver Capítulos 384 e 385) ou tumor cerebral (ver Capítulo 180). Embora a hipertensão intracraniana idiopática costume persistir durante anos, o quadro pode ser autolimitado. Em cerca de um terço dos pacientes ocorre sequelas visuais permanentes relacionadas com o efeito do papiledema.

DIAGNÓSTICO

O diagnóstico de elevação da pressão intracraniana é feito pelos sinais e sintomas, como papiledema (ver Capítulo 395, Figura 395.25), mas em até 40% dos casos de hipertensão intracraniana presumida eles não são confirmados por avaliação de um especialista, em geral em razão de um diagnóstico inicialmente inexato de papiledema.[14] A investigação por RM é necessária para excluir causas secundárias da pressão intracraniana aumentada. A venografia por ressonância magnética ou tomografia computadorizada é, com frequência, necessária para excluir a trombose de seio venoso (ver Capítulo 379). É preciso realizar punção lombar, a menos que o paciente tenha uma contraindicação, como lesão expansiva intracraniana, com a aferição da pressão do LCR. O diagnóstico será confirmado se a pressão estiver elevada (LCR > 250 mmH_2O) e o líquido normal em termos de níveis de proteína, de glicose e de contagem de células. Os campos visuais precisam ser examinados formalmente, porque a acuidade visual só é comprometida em uma fase avançada da doença.

TRATAMENTO

A acetazolamida (doses variando de 500 a 4.000 mg/dia), combinada com um programa de perda de peso, é mais eficaz para indivíduos com hipertensão intracraniana idiopática e perda visual leve a moderada que o placebo.[A22,A23] Qualquer causa secundária subjacente também deve ser tratada (p. ex., suspensão de um medicamento causal, tratamento da apneia do sono [ver Capítulo 377]). A perda de peso é benéfica em pacientes obesos. Se a perda visual piorar, procedimentos cirúrgicos deverão ser considerados. A fenestração da bainha do nervo óptico permite que o LCR escape pelas fendas ou janelas na órbita; às vezes, o tratamento de um lado também reduz o edema do disco óptico contralateral. As complicações incluem perda visual ou diplopia, de modo que os campos visuais devem ser cuidadosamente acompanhados para antecipar e prevenir a perda visual. Procedimentos de derivação ventrículo-peritoneal ou lomboperitoneal também reduzem a pressão intracraniana, mas suas complicações incluem infecção e obstrução da derivação. A colocação de *stents* no seio venoso tem sido usada às vezes para estenoses fixas.[15]

PROGNÓSTICO

O prognóstico de pacientes com hipertensão intracraniana idiopática é bom com tratamento, mas até um terço dos pacientes não tratados de maneira adequada pode sofrer defeitos permanentes dos campos visuais ou perda da acuidade visual. Os indivíduos são suscetíveis à recorrência se ganharem peso de maneira súbita.

Hipotensão intracraniana

A hipotensão intracraniana (ou hipovolemia do LCR) causa cefaleia que melhora caracteristicamente quando o paciente se deita e piora quando ele está em pé. Ela pode ser primária (espontânea) ou secundária a outra causa subjacente, mais comumente uma punção lombar prévia.

A hipotensão intracraniana já foi considerada rara, mas as técnicas modernas da investigação por imagens sugere incidência de aproximadamente 5 casos em 100.000 por ano, sendo o distúrbio levemente mais comum nas mulheres. Os primeiros sintomas se dão, em geral, por volta dos 40 anos, mas podem ocorrer em crianças e nos idosos. As cefaleias pós-punção lombar ocorrem de maneira mais usual, mas raramente persistem.

BIOPATOLOGIA

Acredita-se que a causa da hipotensão intracraniana primária seja um pequeno extravasamento ou laceração na dura-máter, em geral na região lombar ao redor de estruturas císticas denominadas cistos de Tarlov. A causa desse distúrbio não é a laceração, mas sim o baixo volume de LCR e a pressão venosa epidural baixa que ajuda no desenvolvimento da pressão mais baixa e, daí, no extravasamento. Esses extravasamentos ocorrem com frequência na coluna de junção torácica e cervicotorácica. A história prévia de traumatismo é informada em apenas um terço dos casos. Distúrbios genéticos e do tecido conjuntivo (p. ex., síndrome de Ehlers-Danlos, síndrome de Marfan [ver Capítulo 244]) podem predispor os indivíduos a apresentar esses extravasamentos.

MANIFESTAÇÕES CLÍNICAS

A hipotensão intracraniana caracteriza-se, clinicamente, por cefaleia posicional. O local da dor varia e a característica mais constante é a alteração ortostática na dor. Se o extravasamento não for tratado por muito tempo, a cefaleia pode perder a característica ortostática. Dor na nuca também pode ocorrer. Alterações da audição, do paladar e do equilíbrio, assim como borramento visual e diplopia, podem se desenvolver se ocorrer herniação do rombencéfalo. Se ocorre herniação significativa do rombencéfalo, os pacientes apresentam alterações no nível de consciência, higromas subdurais, ataxia e demência pseudofrontotemporal.

DIAGNÓSTICO

O diagnóstico de hipotensão intracraniana é feito por ressonância magnética mostrando realce paquimeníngeo, ingurgitamento venoso, espessamento da dura-máter, alargamento da sela turca e herniação do rombencéfalo (Figura 370.1). A herniação do rombencéfalo aparece como uma inclinação descendente da fossa posterior com perda da cisterna pré-quiasmática, achatamento da ponte contra o clivo e descida das tonsilas cerebelares, o que é com frequência interpretado erroneamente como malformação de Chiari I. A punção lombar também pode mostrar pressão baixa do LCR (< 50 mmH_2O), o que também pode ser normal. O diagnóstico é feito mais frequentemente por características clínicas e exames de imagens, assim a decisão quanto a executar uma punção lombar deverá ser tomada caso a caso, pois há pelo menos um risco teórico de aumento da herniação do cérebro posterior. O diagnóstico diferencial inclui cefaleia nova e persistente desde o início, enxaqueca crônica ou outra cefaleia secundária. O diagnóstico será confirmado se o extravasamento de LCR for demonstrado por estudos com isótopos, mielografia por TC ou mielografia por RM.

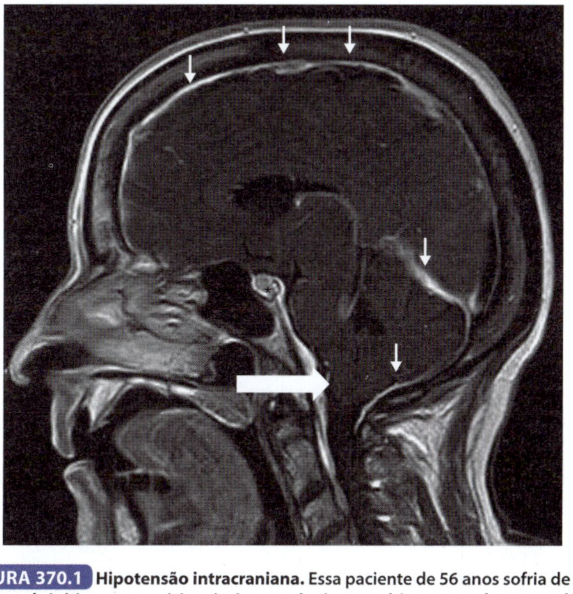

FIGURA 370.1 **Hipotensão intracraniana.** Essa paciente de 56 anos sofria de cefaleias que, de início, eram posicionais. A ressonância magnética com realce por gadolínio mostra achados característicos de ingurgitamento da hipófise (*), queda da fossa posterior com a herniação tonsilar (*seta grande*) e realce meníngeo (*setas menores*).

TRATAMENTO E PROGNÓSTICO

Para hipotensão intracraniana espontânea, o tratamento recomendado é o repouso no leito e injeção de sangue autólogo no espaço epidural (*blood patch*) (tampão sanguíneo às cegas ou direcionado).[16] O tratamento de extravasamento de LCR inclui repouso no leito, cafeína (200 a 300 mg, 2 a 3 vezes/dia), uma faixa abdominal enrolada no abdome para aumentar a pressão central e a ingestão abundante de líquido. Para a cefaleia após punção dural e para a maioria dos episódios espontâneos, um tampão sanguíneo epidural geralmente melhora os sintomas em alguns dias.[17] O reparo cirúrgico raramente é necessário. Com o tratamento, os sintomas e os achados na RM devem desaparecer por completo. A recorrência é rara.

Neuralgia do trigêmeo

A neuralgia do trigêmeo é um quadro distinto e extremamente doloroso provocado por estímulos sensoriais na distribuição do nervo trigêmeo.[18] Esse quadro ocorre em 4 por 100.000 indivíduos, mais comumente em pessoas entre 50 e 70 anos e levemente mais nas mulheres que nos homens (1,5:1).

Em indivíduos mais jovens, a esclerose múltipla (ver Capítulo 383) pode estar associada a neuralgia do trigêmeo. Em pacientes mais velhos, uma artéria ectásica no sistema vertebrobasilar costuma causar a síndrome. Acredita-se que a zona de entrada da raiz do nervo trigêmeo seja o local da doença. Ou a desmielinização ou a compressão dessa região aumenta o disparo de aferentes trigeminais. Quando uma causa específica puder ser definida, o termo *neuralgia do trigêmeo sintomática* costuma ser usado com frequência.

MANIFESTAÇÕES CLÍNICAS

A dor da neuralgia do trigêmeo é, caracteristicamente, aguda, lancinante (de disparo) e semelhante a um choque elétrico na distribuição do nervo trigêmeo: bochecha (V2), queixo ou dentes inferiores (V3) e ao redor do olho (V1). A combinação de V2 e V3 é a mais comum. Os paroxismos são breves – em geral, segundos, mas até 2 minutos. Alguns pacientes manifestam dor interictal moderada e contínua, enquanto a maioria apresenta somente episódios de dor em caráter de *staccato*. Em geral, a dor é desencadeada por estímulos, como tocar a face, escovar os dentes, movimento do ar sobre a face ou ao mastigar alimentos. Uma vez que o episódio de dor seja desencadeado, existe geralmente um período refratário no qual ela não ocorrerá.

DIAGNÓSTICO

Os critérios diagnósticos incluem ataques paroxísticos de dor que persistem durante 1 segundo a 2 minutos e afetam uma ou mais divisões do nervo trigêmeo. Para fazer o diagnóstico, a dor tem de ser intensamente aguda, penetrante ou precipitada por um gatilho. Cada ataque é estereotípico e não há, em geral, outros defeitos neurológicos. A neuralgia do trigêmeo idiopática não tem, por definição, uma lesão causal, ao passo que a neuralgia do trigêmeo sintomática tem uma causa, como compressão vascular da zona de saída da raiz do nervo trigêmeo. O diagnóstico diferencial inclui cefalalgia autônoma trigeminal, com manifestações autônomas não associadas à neuralgia do trigêmeo. Dor facial atípica, cefaleia penetrante idiopática e síndrome de Tolosa-Hunt, uma síndrome inflamatória do seio cavernoso anterior, também estão incluídas no diagnóstico diferencial. A RM é recomendada para avaliar causas secundárias possíveis de neuralgia do trigêmeo, como desmielinização, tumores e alças vasculares na zona de saída do nervo trigêmeo.

TRATAMENTO

A neuralgia do trigêmeo é tratada com medicamentos ou cirurgia.[19] A carbamazepina (400 a 1.200 mg) é considerada o agente de primeira linha para a neuralgia. Fenitoína (200 a 300 mg), baclofeno (40 a 80 mg), clonazepam (2 a 6 mg), ácido valproico (500 a 1.500 mg), lamotrigina (100 a 400 mg), gabapentina (900 a 1.800 mg), oxcarbazepina (300 a 1.800 mg), levetiracetam (2 a 4 g) e topiramato (50 a 200 mg) também são usados. A toxina botulínica pode ser efetiva para esse transtorno. Os tratamentos cirúrgicos incluem descompressão microvascular, que alivia os sintomas e preserva a função sensorial. Outros tratamentos incluem a destruição parcial do nervo trigêmeo com calor (lesões por radiofrequência) ou com glicerol (destruição química).

PROGNÓSTICO

Pacientes com neuralgia trigeminal podem manifestar remissões espontâneas ou induzidas por medicamentos. A descompressão microvascular é, com frequência, curativa, quando adequadamente indicada. Em pacientes cuja dor é desencadeada pela mastigação, a perda de peso e a inanição podem se desenvolver e o tratamento imediato é essencial.

Neuralgia do glossofaríngeo

Menos comum que a neuralgia do trigêmeo, a neuralgia do glossofaríngeo é uma dor unilateral na distribuição dos nervos glossofaríngeo e vago na orelha, mandíbula, garganta e base da língua. Essa neuralgia é rara, com prevalência de menos de 1 por 100 mil pessoas. Acredita-se que a causa seja a compressão do nervo glossofaríngeo por vasos sanguíneos, tumor ou aneurisma e desmielinização ou infecção.

Os episódios de dor são paroxísticos e persistem por menos de segundos a 2 minutos, mas os pacientes podem experimentar 30 a 40 ataques por dia. Como na neuralgia do trigêmeo, a dor é desencadeada ao mastigar, engolir ou falar.

O diagnóstico é feito clinicamente. A ressonância magnética deve ser feita para avaliar o nervo glossofaríngeo, a fim de excluir um tumor ou uma anormalidade vascular. O diagnóstico diferencial inclui neuralgia do trigêmeo, neuralgia geniculada e síndrome de dor atípica.

A terapia farmacológica é semelhante à da neuralgia do trigêmeo; a carbamazepina (200 a 800 mg) geralmente é o fármaco de escolha. Tratamento cirúrgico e descompressão microvascular ou ablação por radiofrequência devem ser considerados em pacientes cuja perda de peso não responda prontamente à medicação.

Grau A — Recomendações de grau A

A1. Stephens G, Derry S, Moore RA. Paracetamol (acetaminophen) for acute treatment of episodic tension-type headache in adults. *Cochrane Database Syst Rev*. 2016;6:CD011889.
A2. Derry S, Wiffen PJ, Moore RA. Aspirin for acute treatment of episodic tension-type headache in adults. *Cochrane Database Syst Rev*. 2017;1:CD011888.
A3. Derry S, Wiffen PJ, Moore RA, Bendtsen L. Ibuprofen for acute treatment of episodic tension-type headache in adults. *Cochrane Database Syst Rev*. 2015;7:CD011474.
A4. Law S, Derry S, Moore RA. Sumatriptan plus naproxen for the treatment of acute migraine attacks in adults. *Cochrane Database Syst Rev*. 2016;4:CD008541.
A5. Cameron C, Kelly S, Hsieh SC, et al. Triptans in the acute treatment of migraine: a systematic review and network meta-analysis. *Headache*. 2015;55(suppl 4):221-235.
A5b. Lipton RB, Croop R, Stock EG, et al. Rimegepant, an oral calcitonin gene-related peptide receptor antagonist, for migraine. *N Engl J Med*. 2019;381:142-149.
A5c. Dodick DW, Lipton RB, Ailani J, et al. Ubrogepant for the treatment of migraine. *N Engl J Med*. 2019;381:2230-2241.
A6. Friedman BW, Irizarry E, Solorzano C, et al. Randomized study of IV prochlorperazine plus diphenhydramine vs IV hydromorphone for migraine. *Neurology*. 2017;89:2075-2082.
A7. Friedman BW, Garber L, Yoon A, et al. Randomized trial of IV valproate vs metoclopramide vs ketorolac for acute migraine. *Neurology*. 2014;82:976-983.
A8. Yarnitsky D, Volokh L, Ironi A, et al. Nonpainful remote electrical stimulation alleviates episodic migraine pain. *Neurology*. 2017;88:1250-1255.
A9. Silberstein SD. Preventive migraine treatment. *Continuum (Minneap Minn)*. 2015;21:973-989.
A10. Bruloy E, Sinna R, Grolleau JL, et al. Botulinum toxin versus placebo: a meta-analysis of prophylactic treatment for migraine. *Plast Reconstr Surg*. 2019;143:239-250.
A11. Schoenen JE. Migraine prevention with a supraorbital transcutaneous stimulator: a randomized controlled trial. *Neurology*. 2016;86:201-202.
A12. Tepper S, Ashina M, Reuter U, et al. Safety and efficacy of erenumab for preventive treatment of chronic migraine: a randomised, double-blind, placebo-controlled phase 2 trial. *Lancet Neurol*. 2017;16:425-434.
A13. Goadsby PJ, Reuter U, Hallstrom Y, et al. A controlled trial of erenumab for episodic migraine. *N Engl J Med*. 2017;377:2123-2132.
A14. Silberstein SD, Dodick DW, Bigal ME, et al. Fremanezumab for the preventive treatment of chronic migraine. *N Engl J Med*. 2017;377:2113-2122.
A15. Dodick DW, Silberstein SD, Bigal ME, et al. Effect of fremanezumab compared with placebo for prevention of episodic migraine: a randomized clinical trial. *JAMA*. 2018;319:1999-2008.
A16. Stauffer VL, Dodick DW, Zhang Q, et al. Evaluation of galcanezumab for the prevention of episodic migraine: the EVOLVE-1 randomized clinical trial. *JAMA Neurol*. 2018;75:1080-1088.
A16b. Ford JH, Ayer DW, Zhang Q, et al. Two randomized migraine studies of galcanezumab: effects on patient functioning and disability. *Neurology*. 2019;93:e508-e517.
A17. Jackson JL, Mancuso JM, Nickoloff S, et al. Tricyclic and tetracyclic antidepressants for the prevention of frequent episodic or chronic tension-type headache in adults: a systematic review and meta-analysis. *J Gen Intern Med*. 2017;32:1351-1358.
A18. Zhao L, Chen J, Li Y, et al. The long-term effect of acupuncture for migraine prophylaxis: a randomized clinical trial. *JAMA Intern Med*. 2017;177:508-515.
A19. Petersen AS, Barloese MC, Lund NL, et al. Oxygen therapy for cluster headache. A mask comparison trial. A single-blinded, placebo-controlled, crossover study. *Cephalalgia*. 2017;37:214-224.
A20. Silberstein SD, Mechtler LL, Kudrow DB, et al. Non-invasive vagus nerve stimulation for the acute treatment of cluster headache: findings from the randomized, double-blind, sham-controlled ACT1 study. *Headache*. 2016;56:1317-1332.
A20b. Goadsby PJ, Dodick DW, Leone M, et al. Trial of galcanezumab in prevention of episodic cluster headache. *N Engl J Med*. 2019;381:132-141.
A21. Stone JH, Tuckwell K, Dimonaco S, et al. Trial of tocilizumab in giant-cell arteritis. *N Engl J Med*. 2017;377:317-328.
A22. Wall M, McDermott MP, Kieburtz KD, et al. Effect of acetazolamide on visual function in patients with idiopathic intracranial hypertension and mild visual loss: the idiopathic intracranial hypertension treatment trial. *JAMA*. 2014;311:1641-1651.
A23. Bruce BB, Digre KB, McDermott MP, et al. Quality of life at 6 months in the idiopathic intracranial hypertension treatment trial. *Neurology*. 2016;87:1871-1877.

REFERÊNCIAS BIBLIOGRÁFICAS

As referências bibliográficas, bem como os outros materiais suplementares deste livro, encontram-se no GEN-IO, nosso ambiente virtual de aprendizagem.

371 LESÃO CEREBRAL TRAUMÁTICA E LESÃO TRAUMÁTICA DA MEDULA ESPINAL

JEFFREY J. BAZARIAN E GEOFFREY S. F. LING

EPIDEMIOLOGIA

A lesão cerebral traumática e a lesão traumática da medula espinal são doenças comuns passíveis de prevenção. Estima-se que 54 a 60 milhões de pessoas sejam vítimas de lesão cerebral traumática no mundo por ano, projetada para se tornar a terceira maior causa de incapacidade no mundo em 2020. Nos EUA, a lesão cerebral traumática resulta em mais de 2,5 milhões de consultas ao pronto-socorro e 52 mil óbitos por ano, tornando-a a principal causa de morte e incapacidade traumática (ver Capítulo 103). Entre 2000 e 2015, mais de 300.000 soldados foram diagnosticados com lesão cerebral traumática, e estimativas de lesão cerebral traumática relacionada com o esporte variam de 1,6 a 3,8 milhões por ano. A prevalência de lesão cerebral traumática na população dos EUA está estimada em 5 milhões, mas a magnitude provavelmente é maior, pois essa lesão é, com frequência, subnotificada pelos pacientes e passa despercebida por provedores de cuidados agudos de saúde. Mais de 85% de todas as lesões cerebrais traumáticas são leves, em geral conhecidas como concussões. A maioria dessas lesões é causada por quedas (ver Capítulo 22), acidentes com veículos automotivos e assaltos. Um adicional aproximado de 11 mil casos de lesão de medula espinal grave ocorre por ano nos EUA, resultante de acidentes automotivos, quedas, lesões relacionadas com esportes e acidentes de trabalho (ver Capítulo 103). A maioria dos pacientes com lesões cerebrais e de medula espinal é de homens adultos jovens.

Nos últimos 20 anos, a taxa de mortalidade geral associada à lesão cerebral traumática e à lesão traumática da medula espinal diminuiu em decorrência da intervenção neurocirúrgica imediata, da melhora dos cuidados em unidades de terapia intensiva (UTIs) e da prevenção de complicações, como a trombose venosa profunda e as úlceras de decúbito. Nos EUA, os quase 5,5 milhões de sobreviventes de uma lesão cerebral traumática e de uma lesão traumática da medula espinal costumam precisar de reabilitação continuada. Uma vez que a maioria desses pacientes é jovem e estava em boas condições de saúde física à época da lesão, muitos deles precisam de cuidados crônicos por décadas, podendo, mesmo a lesão relativamente mais leve, levar a uma incapacidade maior. Por exemplo, houve aumento de 5 vezes da taxa de mortalidade por demência entre os antigos jogadores de futebol profissional.[1b] Se não tratados, muitos pacientes com lesão cerebral traumática continuam a apresentar sintomas residuais meses depois e muitos são incapazes de voltar a um emprego remunerado.

BIOPATOLOGIA

A lesão traumática ao sistema nervoso central tem duas fases: a primeira é a lesão neuronal, que ocorre como resultado direto do episódio traumático; e a segunda ou tardia, causada por múltiplos processos neuropatológicos, pode continuar durante dias a semanas após a lesão inicial.

Fase da lesão primária

A fase da lesão primária é imediata, e seu dano, que pode causar a morte quase instantaneamente, está quase sempre completo quando os cuidados médicos são instituídos. Em uma lesão de compartimento fechado à cabeça ou à coluna vertebral, o impacto direto do tecido neuronal contra a abóbada óssea e o cisalhamento de estruturas neurovasculares resulta em dano neuronal. Uma vez que as estruturas neuronais do cérebro residem em um compartimento cheio de fluido, essas estruturas podem ficar para trás da estrutura óssea ao se movimentarem durante a súbita parada do corpo em movimento. Por isso, as estruturas colidirão tanto anterior quanto posteriormente contra a tábua óssea interna, resultando, assim, em uma lesão de golpe-contragolpe. Se houver um componente rotacional – o que é quase universal no caso de lesão cerebral traumática –, as estruturas intracranianas sofrem torção e rotação, resultando assim em tensão de cisalhamento excessiva (*i. e.*, estiramento). Os axônios e os vasos sanguíneos são mais suscetíveis à tensão de cisalhamento em decorrência da microestrutura alongada. Assim, a fase de lesão primária resulta em dano aos axônios (lesão axonal) e aos vasos sanguíneos (hemorragia). Os acidentes com veículos automotivos são particularmente prejudiciais em razão da desaceleração súbita.

Fase da lesão secundária

Essa fase começa imediatamente após a fase primária e pode continuar por um período prolongado. Ela envolve a progressão da lesão axonal, com desvios no fluxo iônico levando a inchaço axonal, perda de transporte axonal e neurotransmissão alterada (e-Figura 371.1). A falha mitocondrial resulta em crise de energia para o neurônio, levando assim à perda da função neuronal e/ou à apoptose (morte programada da célula). Essa segunda fase continua por dias a semanas e envolve também necrose e desmielinização neuronal. Uma resposta neuroinflamatória envolvendo microgliose começa algumas horas após a lesão cerebral traumática e pode continuar por meses e até mesmo por anos. A disfunção induzida pela lesão da barreira hematencefálica permite que elementos do sistema imune periférico participem nesse processo. O dano microvascular difuso, a disfunção da barreira hematencefálica e a perda da regulação autônoma resultam em hiper e hipoperfusão, contribuindo assim para a isquemia e o edema cerebral. A destruição de estruturas intra-axonais pode resultar em acumulações anormais de proteínas neurotóxicas, como beta-amiloide e tau fosforilada, as quais, em combinação com neuroinflamação anormal persistente, contribuem para demência ou neurodegeneração de início precoce.

MANIFESTAÇÕES CLÍNICAS

Lesão cerebral traumática

A característica clínica de uma lesão cerebral traumática aguda é a alteração no nível de consciência, geralmente associada a amnésia, confusão ou desorientação no momento da lesão. Manifestações clínicas complementares variam com a gravidade da lesão, tipicamente avaliada pela escala de coma de Glasgow (Tabela 371.1), que mede a capacidade de uma pessoa em abrir os olhos e responder a perguntas ou comandos para se movimentar.

Tabela 371.1 Classificação da escala de coma de Glasgow.

MELHOR RESPOSTA MOTORA	MELHOR RESPOSTA VERBAL	MELHOR ABERTURA DOS OLHOS
1 = Sem resposta motora	1 = Sem resposta verbal	1 = Sem abertura dos olhos
2 = Extensão à dor	2 = Sons incompreensíveis	2 = Abertura do olho à dor
3 = Flexão à dor	3 = Palavras inapropriadas	3 = Abertura dos olhos ao comando verbal
4 = Retirada à dor	4 = Respostas desconexas	4 = Abertura espontânea dos olhos
5 = Localização da dor	5 = Orientação	
6 = Obedece a comandos		

Para calcular o escore, devem-se somar os números de cada uma das três colunas. Um escore de 3 a 8 indica lesão cerebral grave; 9 a 12, lesão moderada; e 13 a 15 é classificado como lesão leve.

Pacientes com lesão cerebral traumática moderada a grave apresentam alterações prontamente reconhecíveis do nível de consciência, que variam de confusão a agitação até vertigem. O exame físico pode revelar sinais de pressão intracraniana elevada ou herniação do tronco encefálico com vômito, pupilas anisocóricas, postura de decorticação ou descerebração, hipopneia, hipertensão arterial e bradicardia. Os sinais de uma fratura craniana aberta/deprimida ou de fratura de base de crânio (hemotímpano, rino/otorreia de líquido cefalorraquidiano, equimose periorbitária, equimose pós-auricular) costumam estar associados à hemorragia intracraniana. A lesão cerebral focal pode se manifestar como crises convulsivas ou fraqueza/dormência focalizada de membro. Pacientes com lesão cerebral traumática leve podem se mostrar brevemente confusos ou amnésicos (repetindo perguntas aos provedores de cuidados), com sensório normal algumas horas após a lesão. Nesse tipo de lesão leve, não há vômito nem crises convulsivas, a pressão arterial e a frequência cardíaca estão normais e o crânio não está fraturado.

Após a resolução da alteração aguda do nível de consciência, a maioria dos pacientes com lesão cerebral traumática manifesta um ou mais sintomas, como cefaleia, tontura, dificuldade com a memória e concentração, desequilíbrio e fadiga. Acredita-se que esses sintomas reflitam lesão axonal comprometendo vários domínios funcionais, incluindo regulação da dor de cabeça e pescoço (provocando cefaleia), regulação do sono e do humor, função cognitiva, função vestibular e visão de perto. No exame físico, os pacientes com lesão cerebral traumática podem exibir instabilidade postural, marcha em *tandem* instável, comprometimento do acompanhamento visual de objetos ou movimentos oculares sacádicos anormais, reflexo vestíbulo-ocular anormal, insuficiência de convergência ou insuficiência de acomodação visual. A análise neurocognitiva pode revelar déficits em recordação imediata e tardia, concentração, processamento de informações, funcionamento executivo e tempo de reação. Além disso, pacientes que sobrevivem a uma lesão cerebral traumática leve a intensa podem apresentar déficits de função motora, de sensibilidade e de linguagem.

Os sintomas pós-lesão que persistem além de 3 meses são conhecidos como síndrome pós-concussão. Os sintomas são similares aos subagudos da concussão, mas queixas de alteração de humor e do sono são mais comuns. A causa da síndrome pós-concussão não é conhecida, mas os efeitos fisiológicos da lesão cerebral e as reações emocionais a esses efeitos parecem desempenhar um papel.

Lesão traumática da medula espinal

Existem três síndromes raquimedulares principais: a síndrome de Brown-Séquard, a síndrome medular central (síndrome cordonal central) e a síndrome medular anterior. Na síndrome de Brown-Séquard, os déficits se referem a uma lesão da metade lateral da medula espinal; os achados consistem em perda ipsolateral da função motora, da percepção tátil, da propriocepção e da percepção vibratória, assim como perda contralateral da sensação de dor e de temperatura. A síndrome medular central se manifesta como perda bilateral da função motora envolvendo os membros superiores, mas poupando os membros inferiores, sendo algumas vezes conhecida como "síndrome do homem no barril". A fraqueza proximal é maior que a distal. Há redução da sensibilidade álgica e térmica, sendo a propriocepção e a percepção vibratória geralmente poupadas. A síndrome medular anterior se manifesta por déficits que se referem às colunas ou funículos anteriores e laterais da medula espinal bilateralmente. Ocorre perda da sensibilidade tátil, álgica e térmica e função motora abaixo do nível da lesão, mas as funções de sensação de propriocepção e de vibração da coluna posterior permanecem intactas.

Após uma lesão de medula espinal traumática aguda, os pacientes podem sofrer de um choque espinal ou perda temporária dos reflexos espinais abaixo do nível da lesão, incluindo perda dos reflexos de estiramento muscular e dos reflexos bulbocavernoso e anal. Em lesões cervicais altas, os reflexos mais baixos (bulbocavernoso e anal) podem estar preservados. Alguns pacientes demonstram o fenômeno de Schiff-Sherrington, no qual os reflexos são afetados acima do nível da lesão. Pacientes com choque espinal também podem perder os reflexos autônomos, o que leva a hipotensão neurogênica, vasodilatação periférica, íleo paralítico e retenção urinária. Se a lesão ocorrer em T3 ou acima, o tônus simpático para o coração fica comprometido. Nesse cenário, a hipotensão vem acompanhada por bradicardia, produzindo assim a disautonomia e a tríade de choque neurogênico de bradicardia, hipotensão e vasodilatação periférica.

DIAGNÓSTICO

Lesão cerebral traumática

O diagnóstico de lesão cerebral traumática é primariamente clínico. Dois elementos necessários são a lesão e alteração no estado mental no momento da lesão. O exemplos dessa alteração no estado mental incluem perda de consciência, amnésia, confusão e desorientação. Achados em exame físico, análise neurocognitiva e neuroimagens podem substanciar a impressão clínica inicial e determinar a gravidade da lesão, mas nenhuma delas é suficientemente sensível para excluir a lesão cerebral traumática. As alterações no estado mental são prontamente reconhecidas em lesão cerebral traumática grave, mas são mais difíceis de detectar em formas mais moderadas.[1] Um protocolo padronizado (Tabela 371.2) pode ajudar a identificar alterações mais sutis no estado mental no atendimento inicial. Qualquer declínio em comparação com um escore basal pré-lesão sugere concussão, pois pessoas normais tendem a apresentar melhores resultados na reanálise.

A classificação da escala de coma de Glasgow (Tabela 371.1) deve ser calculada para estimar a gravidade da lesão cerebral traumática. O exame físico deverá avaliar também evidência de pupilas anisocóricas, de fratura de crânio aberta ou com afundamento, fratura de base de crânio, crise convulsiva, fraqueza localizada de membros ou dormência. Os achados compatíveis com formas mais moderadas da lesão cerebral traumática incluem instabilidade postural, marcha em *tandem* instável, perseguição ocular e movimentos oculares sacádicos anormais, reflexo vestíbulo-ocular anormal, insuficiência de convergência e insuficiência de acomodação visual.[2] Os testes neurocognitivos, em geral não projetados para diagnosticar lesão cerebral traumática, podem ser usados para subsidiar o diagnóstico e acompanhar a recuperação, acessar a memória, a concentração e o processamento de informações, funcionamento executivo, tempo de reação e resolução de problemas.

Tabela 371.2 Avaliação padronizada de concussão.

TAREFA	ESCORE POSSÍVEL
ORIENTAÇÃO	
Mês, data, dia da semana, ano, hora (1 ponto para cada resposta correta)	0 a 5
MEMÓRIA IMEDIATA	
O paciente repete uma lista com 5 palavras ditas pelo examinador; 3 tentativas (1 ponto para cada palavra relembrada corretamente)	0 a 15
CONCENTRAÇÃO	
Recordação inversa de números; 3, 4, 5 e 6 dígitos em ordem inversa (1 ponto para cada fragmento de números repetido corretamente em sentido contrário)	0 a 4
Meses do ano em ordem reversa (1 ponto para cada repetição reversa na sequência correta)	0 a 1
EVOCAÇÃO DE MEMÓRIA TARDIA	
O paciente repete as cinco palavras do teste de Memória Imediata (1 ponto para cada palavra corretamente recordada)	0 a 5
ESCORE TOTAL	0 a 30

Biomarcadores e investigação por imagens

Biomarcadores como o precursor L1 da isoenzima de hidrolase de terminal carboxila ubiquitina e a proteína ácida fibrilar glial (GFAP, *glial fibrillary acid protein*) foram aprovados pela Food and Drug Administration (FDA) dos EUA para ajudar no diagnóstico rápido de lesão cerebral,[3] com sensibilidade de aproximadamente 98% e especificidade de 99,6% à procura de lesões intracranianas na TC da cabeça. Todos os pacientes com escore na escala de coma de Glasgow abaixo de 15 devem ser avaliados por TC sem contraste da cabeça para detectar lesões intracranianas clinicamente importantes, como fraturas relacionadas com um traumatismo, hemorragia e edema cerebral. A detecção precoce de hemorragia em expansão é essencial para a descompressão neurocirúrgica rápida, que pode salvar a vida do paciente. Para aqueles com escore de 15 na escala de coma de Glasgow, nos quais a prevalência de lesão intracraniana é inferior a 10%,[4] as regras de decisão clínica podem ser aplicadas para identificar pacientes de alto risco que necessitem de TC de crânio (Tabela 371.3).[5] Os achados típicos pós-lesão encontrados na TC incluem hematoma subdural (Figura 371.1), hematoma epidural, hemorragia intraparenquimatosa, contusão e hemorragia subaracnóidea traumática (ver Capítulo 380).[6] Uma fratura de crânio associada, especialmente na junção temporoparietal, aumenta a probabilidade de hematoma epidural, em geral pela ruptura da artéria meníngea média. A ressonância magnética é um exame mais sensível, que consegue detectar alterações sutis não visíveis na TC. A maioria dos pacientes com lesão cerebral traumática leve apresentará neuroimagem normal, pois a lesão axonal é quase invisível na TC e na RM padrão. Entretanto, a ressonância magnética ponderada em suscetibilidade consegue detectar micro-hemorragias, e a RM por tensor de difusão pode visualizar tratos de substância branca rompidos.

Tabela 371.3 Regras de decisão para determinar a necessidade de tomografia computadorizada (TC) em adultos com lesão cerebral.

INDICAÇÃO PARA TC	CANADENSE	NOVA ORLEANS	AMERICAN COLLEGE OF EMERGENCY PHYSICIANS
Escala de coma de Glasgow	< 15 às 2 h	< 15	< 15
Amnésia	Retrógrada > 30 min	Anterógrada	Qualquer uma
Suspeita de fratura de crânio	Sim	Sim	Sim
Vômito	Recorrente	Qualquer uma	Qualquer uma
Idade	≥ 65	> 60	> 60*
Coagulopatia	–	–	Sim
Déficit localizado	–	–	Sim
Crise convulsiva	–	Qualquer uma	Sim
Perda de consciência	Se escala de coma de Glasgow = 14	–	Sim?
Traumatismo visível acima das clavículas	–	Qualquer uma	Qualquer uma
Cefaleia	–	Sim	Sim
Mecanismo perigoso da lesão†	Sim	–	Só na ausência de perda de consciência
Intoxicação suspeita	–	Substância psicoativa, álcool	Substância psicoativa, álcool
Sensibilidade/especificidade‡	0,99/0,51	0,99/0,33	Desconhecida

*Idade > 65 se não houver perda de consciência; caso contrário, positivo somente com perda consciência ou amnésia. †Pedestre contra veículo automotivo, ejeção de um veículo automotivo, queda de altura superior a 1 m ou 5 degraus de uma escada. ‡Para detecção de lesão intracraniana traumática na cabeça – varredura por TC.

Lesão traumática de medula espinal

Um exame neurológico detalhado é necessário para identificar o nível da lesão e a gravidade de quaisquer déficits, assim como documentar o grau de disfunção neurológica o mais cedo possível. O nível da lesão é o segmento mais inferior da medula espinal com função motora e sensorial intacta. Achados neurológicos normais em pacientes com nível de consciência normal reduzem a necessidade de estudos por imagem. Entretanto, quaisquer queixas de dor na coluna, dormência, formigamento ou fraqueza deverão levantar suspeita de lesão da medula espinal. Em particular, uma queixa de "mãos queimando" sugere lesão traumática dela.

O momento da lesão deve ser registrado o mais acuradamente possível. O prognóstico para melhora neurológica será melhor se a lesão for incompleta, quando comparada à completa. Durante o período agudo, exames clínicos seriados têm de ser realizados com frequência.

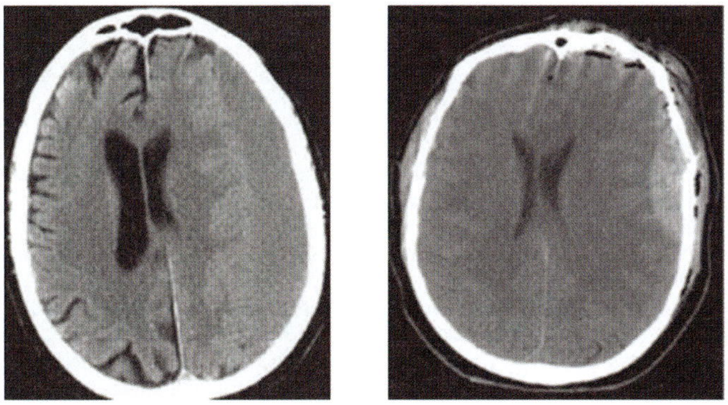

FIGURA 371.1 **Imagens de tomografia computadorizada de hematoma subdural (*esquerda*) e hematoma epidural (*direita*).**

Se houver suspeita de lesão da medula espinal, o paciente deve ser imobilizado de maneira apropriada, com um colar cervical e prancha rígidos. Em pacientes capazes de cooperar com um exame neurológico, que não estejam intoxicados e não tenham outras lesões dolorosas (p. ex., fratura do fêmur, que interferiria no exame motor e sensorial da perna), os achados neurológicos normais excluem efetivamente a doença de medula espinal cervical.

Exames de imagem

Em pacientes alertas e estáveis, a Canadian C-Spine Rule (Figura 371.2) pode ser usada para reduzir exames de imagem desnecessários, sem qualquer efeito adverso nos resultados do paciente. Em outros, a avaliação radiológica deverá começar com radiografias simples da coluna vertebral, com neuroimagens de quaisquer anormalidades encontradas. As vértebras devem ser examinadas com TC, enquanto a medula espinal e as partes moles inter e paravertebrais são mais bem investigadas por ressonância magnética. Após um traumatismo fechado, os resultados negativos de uma TC de alta qualidade e bem interpretada são um meio provavelmente seguro e eficiente para excluir a lesão da medula cervical em pacientes torporosos.[7] Em geral, uma radiografia do tórax é indicada para fornecer imagens das vértebras cervicais e torácicas inferiores; o achado de um derrame pleural no cenário de uma possível lesão da coluna torácica sugere hemotórax.

Lesão ligamentosa *versus* lesão de medula espinal

Se as radiografias simples e a TC da coluna cervical estiverem normais, mas, ainda assim, o paciente se queixar de dor no pescoço, pode-se considerar uma lesão ligamentar. Os pacientes devem ser mantidos em um colar cervical rígido até que uma das condições a seguir seja atendida: (1) a dor e o espasmo muscular tenham se resolvido; (2) as radiografias em flexão/extensão dinâmica estejam normais, ou (3) ressonância magnética nas 48 horas seguintes à lesão esteja normal. Achados anormais

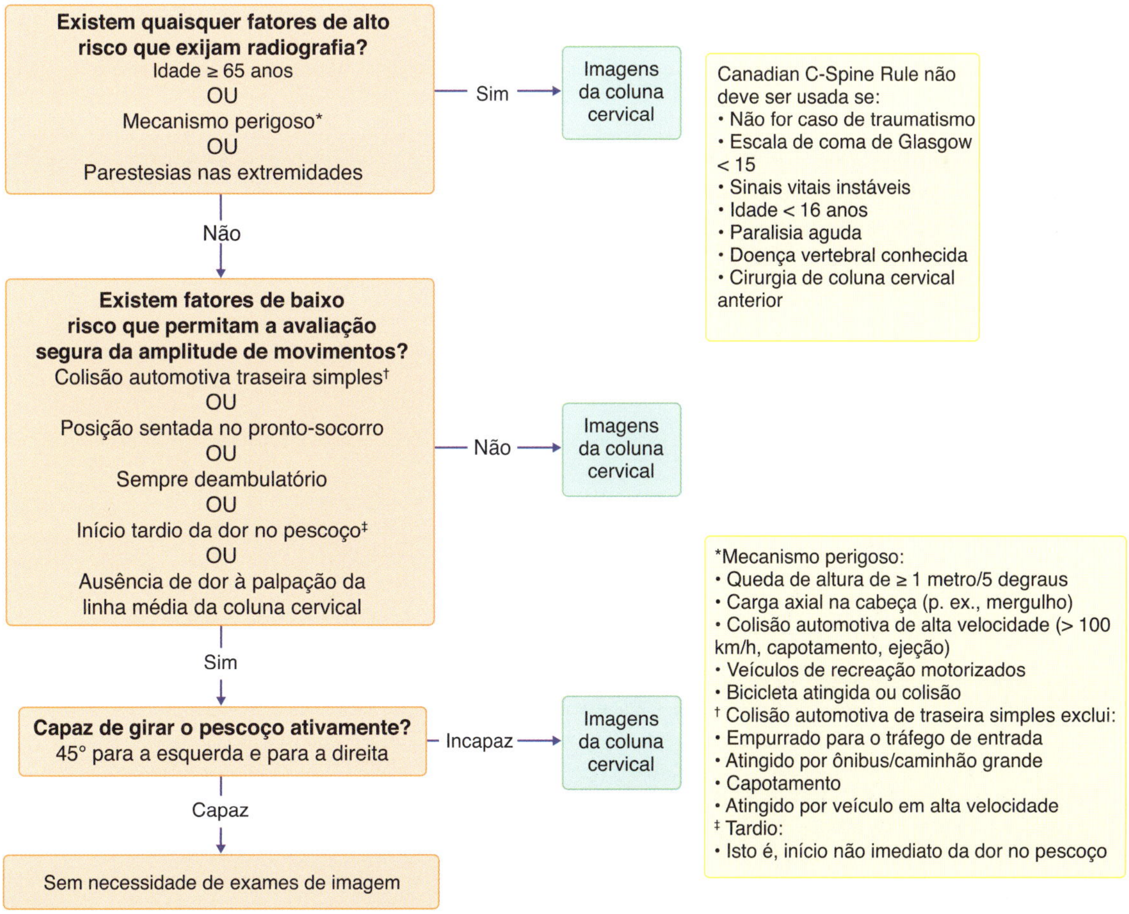

FIGURA 371.2 **Regra Canadense *C-Spine*. Para pacientes com traumatismo alertas (escala de coma de Glasgow ≥ 15) e estáveis, nos quais a lesão de coluna cervical seja uma preocupação.** (Modificada de Stiell IG, Clement CM, McKnight RD, et al. Comparative validation of the Canadian C-Spine Rule and the NEXUS low-risk criteria in alert and stable patients. *N Engl J Med*. 2003;349:2510-2518; and Stiell IG, Wells GA, Vandemheen KL, et al. The Canadian C-Spine Rule for radiography in alert and stable trauma patients. *JAMA*. 2001;286:1841-1848.)

em exames de imagem ou dor persistente justificam a avaliação cirúrgica para determinar a necessidade de imobilização adicional ou correção cirúrgica.

TRATAMENTO

Lesão cerebral traumática

A abordagem ao tratamento varia com base na gravidade da lesão. Para uma lesão cerebral traumática moderada a grave, os objetivos imediatos da terapia são limitar as lesões da fase secundária da lesão, como hipoxia e isquemia, preservar e, se possível, restaurar a função neurológica e evitar as complicações clínicas secundárias.[8,9] O tratamento exige suporte de via respiratória, ventilação mecânica e identificação rápida de lesões administráveis e passíveis de tratamento neurocirúrgico por TC de crânio (Tabela 371.4). A evacuação neurocirúrgica precoce da hemorragia pode salvar a vida do paciente. Recomenda-se o monitoramento estrito da pressão arterial e da pressão de perfusão cerebral em um ambiente de UTI, independentemente da necessidade de neurocirurgia. Apesar dos grandes esforços de pesquisa, o tratamento clínico atual é amplamente confinado a medidas de suporte: manter a pressão de perfusão cerebral, minimizar a pressão intracraniana e tratar indiretamente o edema. A persistência de pressão intracraniana elevada, apesar dessas intervenções, é um sinal de gravidade. Em tais casos, a craniectomia bifrontotemporoparietal consegue reduzir a pressão intracraniana e a permanência na UTI, mas não demonstrou melhorar os desfechos, em parte porque qualquer redução em mortalidade é compensada por um aumento em incapacidade muito grave e estado vegetativo persistente, sem diferenças significativas no índice de boa recuperação ou boa recuperação mais incapacidade moderada.[A1]

Para a lesão cerebral traumática leve, a prioridade de tratamento agudo é a identificação daqueles em risco para lesões intracranianas traumáticas, como fratura do crânio, hemorragia e edema. Pacientes com lesão intracraniana deverão ser avaliados por um neurocirurgião e observados em ambiente hospitalar no que diz respeito à deterioração ou à expansão do hematoma. Pacientes sem lesão intracraniana ou com risco baixo para ela podem ser tratados como pacientes ambulatoriais, mas deverão ser removidos da recreação ou do trabalho[10] e, por lei, não deverão retornar até a avaliação detalhada com autorização por escrito de um médico devidamente experiente. A maioria dos pacientes com lesão cerebral traumática leve experimentará um ou mais sintomas pós-concussão, como cefaleia, tontura, dificuldade com a memória, a concentração e o equilíbrio e fadiga. Apesar de uma crença comum de que a lesão cerebral traumática leve não seja uma lesão tratável, tratamentos direcionados e com base nos sintomas (Tabela 371.5) podem melhorar a dor na cabeça e no pescoço, a cognição, a função vestibular, a visão de perto e a recuperação em geral.

Lesão traumática da medula espinal

Manejo inicial

O manejo de emergência de uma lesão traumática da medula espinal começa com os suportes básicos de via respiratória, respiração e circulação. Lesões cervicais acima da quinta vértebra cervical e, às vezes, abaixo dessa vértebra estão associadas à capacidade ventilatória prejudicada, exigindo intubação de emergência caso haja qualquer preocupação de que a via respiratória ou o esforço ventilatório estejam comprometidos. Se não foi feito exame de imagem da coluna cervical, o método preferido será a intubação nasotraqueal mediante orientação por fibra óptica.

A hipotensão pode se dar por choque neurogênico ou hipovolemia. Para choque neurogênico, os agentes farmacológicos vasopressores, como a fenilefrina (começando com infusão intravenosa (IV) contínua a 100 μg/min, com titulação para efeito clínico), podem ser necessários. Se houver taquicardia, é mais provável a hipovolemia, de modo que a reanimação volêmica seria mais apropriada (ver Capítulo 98).

Terapia direcionada

A metilprednisolona não é mais preconizada para o tratamento de lesão aguda de medula espinal.[A1b],[12] A administração sistêmica de um medicamento de estabilização de microtúbulo permeável da barreira hematencefálica, a epotilona B, tem sido benéfica em modelos animais, mas sua utilidade em seres humanos é desconhecida.

A intervenção cirúrgica dentro de 8 horas deverá se basear na estabilidade das colunas vertebrais anterior (metade anterior do corpo vertebral e do disco vertebral), média (metade posterior do corpo e do disco) e posterior (o arco, facetas e ligamentos).[A3] Em geral, se duas das três colunas estiverem danificadas, a estabilização cirúrgica será necessária. Se a cirurgia imediata não for indicada, o paciente deverá ser admitido na UTI para manejo complementar.[13]

Manejo agudo e subagudo

Pacientes com lesão de medula espinal grave exigem cuidados cardiovasculares e ventilatórios intensivos, assim como de suporte para função urinária e intestinal, abordagens para evitar úlceras de decúbito[14] e

Tabela 371.4 Recomendações de monitoramento e tratamento para lesão cerebral traumática grave.*

MONITORAMENTO	INDICAÇÃO E/OU RECOMENDAÇÃO
Pressão intracraniana (PIC)	Escala de coma de Glasgow ≤ 8 *E* TC† anormal de cabeça *OU* qualquer 2 dos seguintes: idade > 40, postura motora, PAS < 90 mmHg. O tratamento deve visar à manutenção da PIC ≤ 22 mgHg
Pressão de perfusão cerebral (PPC)	O tratamento deve visar a uma PPC de 60 a 70 mmHg
Monitoramento cerebral avançado	Monitoramento em bulbo jugular da diferença de oxigênio AV. O tratamento deve visar à manutenção da saturação ≥ 50%
PAS	O tratamento deve visar à manutenção da PAS ≥ 110 mmHg naqueles pacientes de 18 a 49 e > 70 anos, ≥ 100 mmHg naqueles entre 50 e 69 anos
TRATAMENTO	
Craniectomia de descompressão	Não recomendada para melhorar o desfecho, mas pode encurtar permanência na UTI e resultar em menos intervenções direcionadas à PIC
Hipotermia profilática	Não melhora o desfecho[A2]
Terapia hiperosmolar	Manitol para sinais de herniação ou deterioração neurológica progressiva
Drenagem de LCR	Dentro das primeiras 12 h naqueles com escala de coma de Glasgow < 6. A drenagem contínua é melhor que a intermitente
Ventilação	A curto prazo, pode ser usada hiperventilação para reduzir PIC elevada, mas evitar nas primeiras 24 h após a lesão. A hiperventilação prolongada com Pco_2 ≤ 25 mmHg não é recomendada; se usada, monitorar a saturação venosa jugular
Sedação	Propofol para controlar PIC. A administração de altas doses de barbituratos é restrita a PIC refratária aos tratamentos cirúrgico e clínico padronizados
Corticosteroides	Não recomendados (altas doses de metilprednisolona estão associadas a risco aumentado de mortalidade)
Nutrição	Atingir a reposição calórica básica por volta de 5 a 7 dias após a lesão para reduzir risco de mortalidade. O tubo de alimentação jejunal transgástrico reduz a pneumonia associada ao ventilador
Antimicrobianos profiláticos	Os cuidados orais com iodopovidona não reduzem a pneumonia associada ao ventilador. Cateteres impregnados de antimicrobianos podem prevenir infecções durante a drenagem ventricular externa
Profilaxia para TVP	Heparina de baixo peso molecular ou heparina não fracionada em dose baixa pode ser usada (em combinação com meias de compressão) se a lesão cerebral traumática estiver estável e o benefício for maior que o risco aumentado de expansão da hemorragia intracraniana
Profilaxia para crise convulsiva	Fenitoína para prevenir crises convulsivas pós-traumáticas precoces (dentro de 1 semana da lesão), embora crises precoces não estejam associadas a desfechos piores; fármacos antiepilépticos não são recomendados para prevenir crises tardias

*Diretrizes da Brain Trauma Foundation. †Hematoma, contusão, inchaço, herniação ou cisternas basais comprimidas. AV = arteriovenoso; LCR = líquido cefalorraquidiano; PAS = pressão arterial sistólica; TC = tomografia computadorizada; TVP = trombose venosa profunda.

Tabela 371.5 Recomendações de avaliação e tratamento para lesão cerebral traumática leve.

FUNÇÃO	AVALIAÇÃO	TRATAMENTO
Recuperação geral	Lista de verificação de sintomas padronizada	Repouso físico 1 a 2 dias[A3] seguido de exercício aeróbico subsintomático[11]
Cefaleia	Determinar o tipo (ver Capítulo 370)	Cefaleia que persiste por mais de 3 a 4 dias pode exigir tratamento abortivo adaptado ao fenótipo (enxaqueca, cefaleia tensional, neuralgia occipital etc.) (ver Capítulo 370)
Vertigem	Teste de Romberg, posição dinâmica, marcha em *tandem* (ver Capítulo 400)	Se Dix-Hallpike normal ou se a manobra de Epley (ver Capítulo 400) não aliviar os sintomas, considerar fisioterapia para reabilitação vestibular
Movimentos oculares	Examinar nervos cranianos III, IV e VI para perseguição, sacadas, diplopia, nistagmo (ver Capítulo 396)	Avaliação de fisioterapia para reabilitação vestibular
Visão de perto	Acomodação de ponto próximo e convergência binocular	Avaliação oftalmológica para terapia da visão
Função cognitiva	Sintomas, análise cognitiva, avaliação de um neuropsicólogo (ver Capítulos 25 e 374)	Higiene do sono, avaliação neuropsicológica para reabilitação cognitiva[A4]

medidas gerais similares àquelas usadas para pacientes com lesão cerebral traumática.

Choque neurogênico e disautonomia

A terapia inicial para disautonomia deve ser a administração de fluidos para restaurar um volume circulante adequado com a pressão venosa central direcionada de 4 a 6 mmHg. Um hematócrito de 30 é o ideal para a perfusão do sistema nervoso central, de modo que o sangue possa ser usado se o paciente estiver anêmico. Se o sangue não for necessário, um coloide (p. ex., soluções de albumina) ou um cristaloide (p. ex., soro fisiológico normal) podem ser usados. Se houver suspeita de doença cardíaca ou pulmonar, um cateter de artéria pulmonar poderá ser necessário de imediato para avaliar o *status* de fluido e a relação entre pressão pulmonar e pressão venosa central.

Uma vez atingido o volume circulante adequado, a hipotensão deve ser tratada com vasopressores, como fenilefrina, norepinefrina ou dopamina (começando com 1 μg/kg/min em infusão IV contínua) (ver Capítulo 98), com o objetivo de pressão arterial média de 85 mmHg ou maior para manter a pressão de perfusão da medula espinal de 50 mmHg ou maior.[15] A bradicardia sintomática pode ser tratada com atropina (1 mg IV).

Comprometimento ventilatório

Uma lesão em C5 ou mais alta pode resultar em denervação diafragmática e exigir assistência ventilatória completa. O manejo apropriado exige intubação endo ou nasotraqueal e ventilação mecânica, com volume corrente apropriado (6 a 10 mℓ/kg), fração inspirada de oxigênio (F_{IO_2}) para atingir a pressão parcial de oxigênio (P_{O_2}) entre 80 e 100 mmHg e taxa de aplicação de pressão parcial de gás carbônico (P_{CO_2}) de 40 mmHg (ver Capítulo 97). Pressão expiratória positiva final também deve ser aplicada para minimizar a atelectasia. Se o paciente não mostrar sinais de recuperação ventilatória dentro de 2 semanas da intubação, a traqueostomia deve ser considerada.

Lesões abaixo de C5 também podem estar associadas a uma ventilação espontânea inadequada. Lesões mediocervicais podem estar associadas a uma função diafragmática intacta, mas comprometida. Se suspeita, um teste inalatório (*sniff test*) mediante fluoroscopia pode ser conduzido para determinar se ambos os hemidiafragmas estão funcionando de maneira adequada. Caso contrário, a intubação/traqueostomia com ventilação controlada por volume pode ser necessária. Se a função estiver intacta, a ventilação de suporte de pressão pode ser suficiente (ver Capítulo 97) para atingir um volume corrente apropriado.

Lesões cervicais em C6 e abaixo poupam os nervos frênicos, mas podem romper a inervação dos músculos intercostais. O achado primário é a redução da tosse e a incapacidade de aumentar a ventilação quando necessário, levando assim à atelectasia e à pneumonia; a eliminação assistida de secreções traqueais é essencial.

Doença tromboembólica

A doença tromboembólica (ver Capítulo 74) é uma causa importante de morbidade e de mortalidade após lesão traumática da medula espinal. A imobilização prolongada dos membros inferiores leva à trombose venosa profunda em até 70% dos pacientes com lesão de medula espinal, os quais deverão receber profilaxia com heparina de baixo peso molecular (p. ex., enoxaparina subcutânea 30 mg, 2 vezes/dia) nas 72 horas seguintes à lesão (ver Capítulo 76). A anticoagulação pode ser suspensa no dia da cirurgia, mas deve ser retomada 24 horas após o procedimento. Uma alternativa menos efetiva são os dispositivos de compressão intermitente (*i. e.*, meias pneumáticas) com dose baixa de heparina não fracionada. Um filtro de veia cava inferior pode ser colocado se a terapia anticoagulante for contraindicada.

Função visceral e nutrição

A musculatura da parede abdominal é inervada por T7 a T12. Estômago, intestino delgado, fígado, pâncreas e dois terços proximais do cólon recebem inervação de T5 a L2. A lesão da medula espinal nesses níveis ou acima deles pode prejudicar a função visceral. No caso de íleo paralítico, um tubo nasogástrico deve ser colocado para descomprimir o estômago. A nutrição parenteral deve ser iniciada assim que possível. A alimentação enteral deve ser adiada até que a motilidade gastrintestinal retorne, geralmente dentro de 2 a 3 semanas. Até que a alimentação enteral possa começar, nutrição parenteral total ou periférica deve ser usada (ver Capítulo 204). Em comparação ao manejo conservador do intestino, a irrigação transanal melhora a constipação intestinal, a incontinência fecal e a qualidade de vida relacionada com os sintomas em pacientes com lesões raquimedulares.

Úlcera péptica induzida por estresse ocorre em quase um terço dos pacientes sem profilaxia. Os antagonistas do receptor H_2 (p. ex., ranitidina 50 mg IV, 3 vezes/dia) ou um inibidor da bomba de prótons (p. ex., omeprazol, 20 mg/dia VO) reduzem a incidência de úlceras.

O tônus da bexiga pode ser perdido em razão do choque espinal. Um cateter de Foley deve ser colocado por, no mínimo, 5 a 7 dias para drenar a bexiga e avaliar o débito urinário. Uma vez resolvido o choque espinal, pode ocorrer disreflexia como resultado da distensão da bexiga. Sinais clínicos, como sudorese, pele ruborizada e hipertensão, podem ocorrer. O exame clínico com palpação e percussão revelará bexiga distendida, o que pode ser tratado com treinamento da bexiga ou cateterização intermitente.

Outra terapia

Em um estudo randomizado, a pregabalina, 150 a 600 mg/dia, foi efetiva em reduzir a dor neuropática central após lesão raquimedular.[A6] Pacientes com lesão traumática de medula espinal geralmente desenvolvem úlceras de decúbito e lesões por pressão (ver Capítulo 22). Leitos cinéticos mecânicos, rolagem regular do corpo (a cada 2 horas) e órteses acolchoadas são úteis para minimizar essa complicação. Órteses, fisioterapia e terapia ocupacional (para lesão raquimedular cervical) também são importantes para minimizar contraturas e iniciar o processo de reabilitação. A cirurgia precoce de transferência de nervos pode aumentar as funções dos membros superiores em pacientes com tetraplegia traumática.[15b]

PROGNÓSTICO

Lesão cerebral traumática

Após uma lesão cerebral traumática, os indicadores prognósticos mais úteis são a escala de coma de Glasgow e o exame neurológico na avaliação inicial. Para pacientes com lesão cerebral traumática moderada a grave, quanto mais baixo for o escore inicial na escala de coma de Glasgow, menor será a probabilidade de um paciente ter uma recuperação neurológica ou funcional significativa; 40% dos pacientes com escore 8 apresenta boa recuperação *versus* somente 7% quando o escore for 3. Além disso, somente 27% dos pacientes com escore 3 sobrevivem *versus* 88% daqueles com escore 8. Pacientes para os quais o escore na escala de coma de Glasgow permanece o mesmo ou piora em um período de 6 horas apresentam mais piora clínica que aqueles cujo escore melhora. A estratificação prognóstica complementar após 24 horas pode se basear nas respostas pupilares e motoras e na idade (ver Capítulo 376). Entre os pacientes que não respondem, a detecção de ativação cerebral no eletroencefalograma pressagia cerca de 45% de chance de obter de novo a função, independentemente após 12 meses.[15c] Dos pacientes que sobrevivem por 3 a 5 anos após lesão cerebral traumática, cerca de 6% terão incapacidade grave, 18% terão incapacidade moderada e 75% terão boa recuperação. A maior parte da recuperação clínica ocorre durante os primeiros 6 meses, embora recuperação significativa possa ocorrer em até 2 anos após a lesão.[16]

A maioria dos pacientes com lesão cerebral traumática se recupera totalmente dentro de 2 a 3 meses. Os sintomas, porém, persistem por mais de 3 meses em 15 a 20% desses pacientes, e alguns deles ainda sofrem sintomas durante vários anos. Uma lesão craniana subsequente, antes da recuperação total, de até uma lesão cerebral traumática leve pode ocasionalmente resultar em uma "síndrome de segundo impacto", a qual pode piorar o desfecho clínico. Quando observada (principalmente em crianças e adolescentes), o coma se desenvolve rapidamente após a segunda lesão, em geral dentro de alguns minutos, com a ocorrência de autorregulação diminuída, edema cerebral difuso e hipertensão intracraniana. A síndrome do segundo impacto está associada a elevada taxa de mortalidade.

Mesmo uma lesão cerebral traumática leve e isolada está associada a risco aumentado de desenvolvimento de sintomas que lembram a doença de Alzheimer,[17] e os indivíduos com lesão cerebral traumática sustentada de moderada a grave têm probabilidade quatro vezes maior de desenvolverem demência que aqueles sem essa lesão.[18,19] Evidências crescentes indicam uma associação clara entre golpes repetitivos sustentados na cabeça, em esportes de contato, e uma forma de início precoce de demência, a chamada encefalopatia traumática crônica. Os sintomas incluem perda de memória, confusão, julgamento prejudicado, problemas de controle de impulsos, agressividade, depressão, ansiedade, risco de suicídio, parkinsonismo e, por fim, demência progressiva. Assim como ocorre com a demência semelhante à doença de Alzheimer, os sintomas da encefalopatia traumática crônica começam anos depois do último impacto na cabeça. Os indivíduos com um ou mais alelos E4 dos genes da apolipoproteína E correm risco especial para uma doença neurodegenerativa pós-lesão.

Lesão traumática de medula espinal

Após uma lesão traumática da medula espinal, a abrangência da lesão é o preditor prognóstico mais útil (Tabela 371.6), e o déficit motor e sensorial completo abaixo da lesão tem prognóstico ruim. Se uma lesão completa persistir por 24 horas, haverá pouca probabilidade de recuperação significativa. Por outro lado, mesmo lesões parciais graves têm probabilidade maior de recuperação. A maioria dos pacientes mostra inicialmente alguma melhora, mas, em geral, não continua a melhorar após 2 anos.[20]

Tabela 371.6 Escala de incapacidade da American Spinal Injury Association.

GRAU	TIPO DE LESÃO	DEFINIÇÃO	PROBABILIDADE DE RECUPERAÇÃO*
A	Completa	Sem função motora ou sensorial abaixo da lesão	15,5% (cervical) e 7% (torácica)
B	Incompleta	Função sensorial, mas não motora	47%
C	Incompleta	Alguma força motora (< 3)	84%
D	Incompleta	Forma motora > 3	84%
E	Nenhuma	Funções sensorial e motora normais	100%

*Dados de Coleman WP, Geisler FH. Injury severity as primary predictor of outcome in acute spinal cord injury: retrospective results from a large multicenter clinical trial. *Spine J.* 2004;4:373-378.

Grau A Recomendações de grau A

A1. Zhang D, Xue Q, Chen J, et al. Decompressive craniectomy in the management of intracranial hypertension after traumatic brain injury: a systematic review and meta-analysis. *Sci Rep.* 2017;7:1-10.

A1b. Liu Z, Yang Y, He L, et al. High-dose methylprednisolone for acute traumatic spinal cord injury: a meta-analysis. *Neurology.* 2019;93:e841-e850.

A2. Lewis SR, Evans DJ, Butler AR, et al. Hypothermia for traumatic brain injury. *Cochrane Database Syst Rev.* 2017;9:CD001048.

A3. Thomas DG, Apps JN, Hoffmann RG, et al. Benefits of strict rest after acute concussion: a randomized controlled trial. *Pediatrics.* 2015;135:213-223.

A4. Cooper DB, Bowles AO, Kennedy JE, et al. Cognitive rehabilitation for military service members with mild traumatic brain injury: a randomized clinical trial. *J Head Trauma Rehabil.* 2017;32:E1-E15.

A5. Lee DY, Park YJ, Kim HJ, et al. Early surgical decompression within 8 hours for traumatic spinal cord injury: is it beneficial? A meta-analysis. *Acta Orthop Traumatol Turc.* 2018;52:101-108.

A6. Cardenas DD, Nieshoff EC, Suda K, et al. A randomized trial of pregabalin in patients with neuropathic pain due to spinal cord injury. *Neurology.* 2013;80:533-539.

REFERÊNCIAS BIBLIOGRÁFICAS

As referências bibliográficas, bem como os outros materiais suplementares deste livro, encontram-se no GEN-IO, nosso ambiente virtual de aprendizagem.

372 LESÕES MECÂNICAS E OUTRAS LESÕES DE COLUNA VERTEBRAL, RAÍZES DOS NERVOS E MEDULA ESPINAL

J.D. BARTLESON E RICHARD L. BARBANO

Os distúrbios da coluna vertebral, das raízes dos nervos e da medula espinal são razões frequentes para busca de cuidados em saúde. Nos EUA, lombalgia é a causa mais comum de incapacidade em pessoas com menos de 45 anos. A qualquer momento, 1% da população daquele país se torna cronicamente incapacitada em razão da dor lombar e outro 1% sofre incapacidade temporária. Esta é a causa principal de anos de vida com incapacidade nos EUA; a dor no pescoço é a quarta causa.

BIOPATOLOGIA

A coluna vertebral é composta por 7 vértebras cervicais, 12 torácicas, 5 lombares, o sacro e o cóccix (Figura 372.1). Cada vértebra tem um corpo anterior em formato de cilindro, que é nivelado posteriormente e mantido junto por discos intervertebrais, assim como por ligamentos longitudinais anteriores e posteriores (Figura 372.2A). Cada disco consiste em um ânulo fibroso externo, o qual recebe algum suprimento de sangue e um núcleo pulposo mais suave, o qual é avascular. O arco vertebral é composto de dois ossos curtos, redondos e semelhantes a bastões denominados pedículos, que se projetam para trás a partir da superfície dorsolateral de um corpo vertebral. Cada pedículo se encontra com uma lâmina lateral. Em um nível, duas lâminas são anguladas posterior e medialmente para se encontrarem na linha média, atrás do forame vertebral (ou espinal), onde se fundem para formar o processo espinhoso que se projeta para trás. Os ligamentos amarelos unem as lâminas verticalmente. Nas junções dos pedículos e das lâminas, processos articulares pareados, superior e inferior, articulam-se com processos similares em cima e em baixo. As chamadas articulações zigapofisárias são articulações verdadeiras cobertas por sinóvia que ajudam a proteger a coluna ao mesmo tempo que possibilitam movimento limitado. As articulações zigapofisárias sobrepostas e os múltiplos conjuntos de ligamentos longitudinais dão estabilidade à coluna durante suas amplitudes de movimento e evitam o movimento em excesso. Os forames intervertebrais ou neurais posterolaterais possibilitam a saída dos nervos espinais.

A medula espinal tem 31 segmentos espinais, com um segmento de medula cervical a mais (8) que as vértebras. Cada segmento dá origem a um par bilateral de nervos espinais. Os nervos espinais C1 a C7 deixam o canal acima de seu corpo vertebral correspondente, enquanto o nervo de C8 deixa o canal abaixo da vértebra C7. Os nervos espinais inferiores subsequentes na coluna torácica e lombar saem embaixo da vértebra, com o mesmo número. Os segmentos da medula espinal repousam progressivamente superiores às vértebras, de modo que o final da medula espinal, e o cone medular, está cerca do nível vertebral de L1 em adultos. Abaixo desse nível, os nervos espinais viajam como a cauda equina dentro do espaço subaracnoide, saindo através de seus forames respectivos. A medula espinal é mais larga nos segmentos cervical e lombar em razão do número

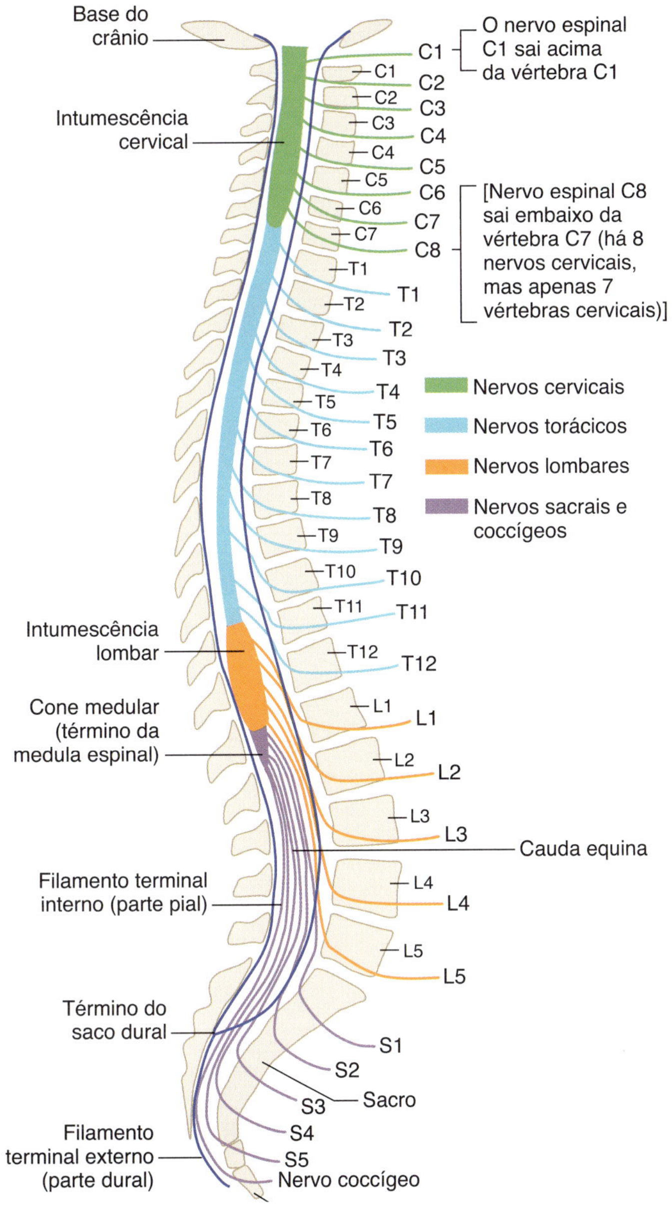

FIGURA 372.1 **Anatomia da coluna vertebral e da medula espinal.**

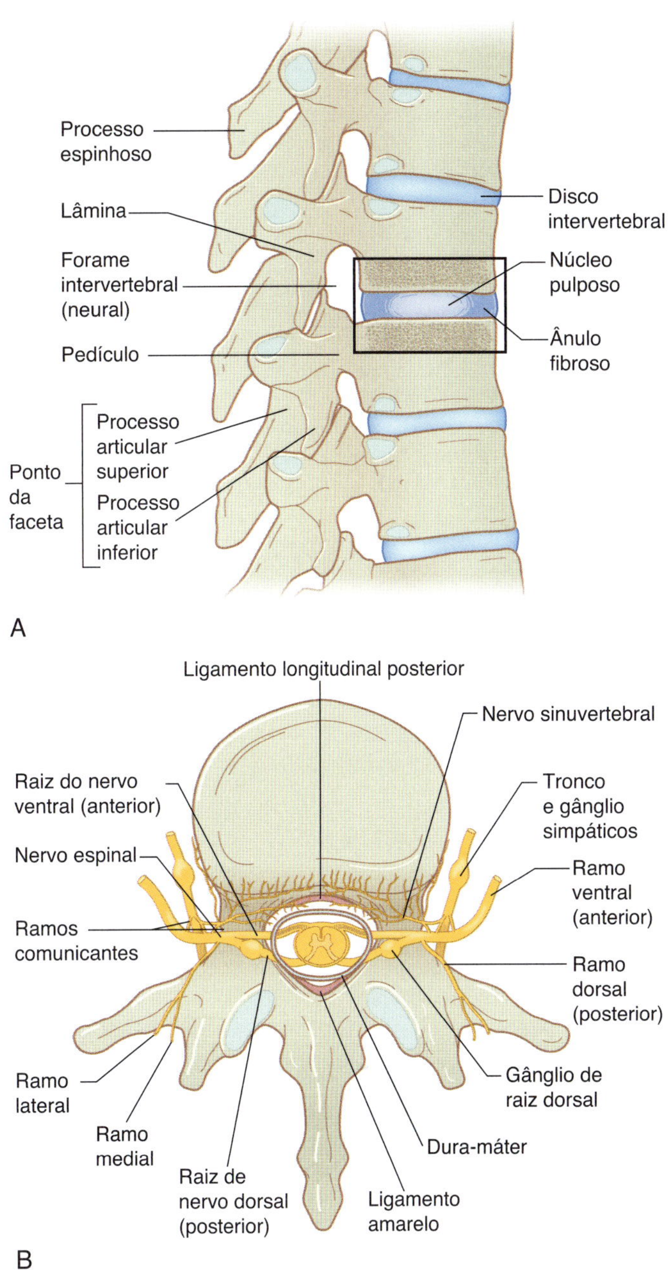

FIGURA 372.2 **A. Anatomia da coluna torácica. B. Corte transversal de coluna vertebral, medula espinal, nervos espinais e raízes nervosas.**

aumentado de neurônios motores e sensoriais que suprem as extremidades superiores e inferiores.

Os nervos espinais são formados pela junção das raízes do nervo espinal anterior (ou ventral) e posterior (ou dorsal), os quais penetram e saem da medula espinal diretamente (Figura 372.2B). A raiz anterior ou ventral deriva dos axônios das células do corno anterior e das colunas laterais. A raiz posterior ou dorsal deriva, principalmente, dos axônios do gânglio da raiz dorsal. A raiz sensorial é duas vezes mais espessa que a raiz motora. Os nervos espinais penetram e saem do canal espinal através dos forames intervertebrais ou neurais formados pelos pedículos superior e inferior, o corpo vertebral e as lâminas (Figura 372.2A).

MANIFESTAÇÕES CLÍNICAS

A maioria dos distúrbios da coluna vertebral está relacionada à espondilose, que resulta do desgaste que ocorre nas vértebras, discos intervertebrais, processos articulares e outras articulações da coluna, ligamentos associados e, secundariamente, músculos paravertebrais e outros músculos. Na coluna vertebral, as estruturas sensíveis à dor incluem o periósteo da coluna óssea (vértebras), a dura-máter, os processos articulares e outras articulações verdadeiras, o ânulo fibroso (mas não o núcleo pulposo), vasos sanguíneos, ligamentos e músculos paravertebrais.

A queixa mais frequente associada à espondilose é a dor na coluna axial que afeta a região lombar mais do que o pescoço e mais do que a região média do dorso. Com a compressão e a irritação dos nervos espinais, os pacientes podem desenvolver sensações de formigamento, picadas ou queimação (denominadas parestesias se ocorrem espontaneamente ou disestesias se provocadas por estimulação); perda de sensibilidade; fraqueza e, às vezes, disfunção autônoma (mais comumente a dificuldade com o controle do intestino ou da bexiga).

Quando afeta um miótomo (o grupo de músculos suprido por neurônios motores de um único segmento da medula espinal), o déficit motor associado a um distúrbio de raiz espinal é do tipo de neurônio motor inferior. Os achados típicos são fraqueza, hipotonia, reflexos diminuídos ou ausentes, fasciculações e, se a síndrome persiste há pelo menos várias semanas, atrofia muscular (Tabelas 372.1 e 372.2). No nível do nervo espinal, a sensibilidade é diminuída ou ausente para todas as modalidades, em um padrão de dermátomo característico (Figura 372.3). A sensibilidade inferior e superiormente à raiz afetada é preservada.

Por outro lado, distúrbios da medula espinal produzem um "nível" inferior ao qual a sensibilidade é anormal e os déficits motores são do tipo de neurônio motor superior, com fraqueza sem atrofia (a menos que causada por desuso), hipertonia e aumento de reflexos. No nível de uma lesão de medula espinal, os déficits motores podem ser do tipo de neurônio motor inferior por causa da lesão das células do corno anterior ou

Tabela 372.1 Sintomas e sinais associados à radiculopatia cervical e torácica alta.

NÍVEL DE DISCO/RAIZ	LOCALIZAÇÃO USUAL DE:			
	DOR	**ANORMALIDADES SENSORIAIS**	**FRAQUEZA**	**REFLEXO AFETADO**
C3-4/C4	Pescoço	Supraescapular, supraclavicular e topo do ombro	Em geral nenhuma	Nenhum
C4-5/C5	Pescoço, escápula, ombro, antebraço	Face lateral do braço e antebraço	Abdução do ombro, flexão do cotovelo, pronação do antebraço	Bicipital, braquiorradial
C5-6/C6	Pescoço, escápula, ombro, face lateral do braço e antebraço	Face anterolateral do braço, antebraço, mão, polegar e indicador	Abdução do ombro, flexão do cotovelo e pronação do antebraço	Bicipital, braquiorradial
C6-7/C7	Pescoço, ombro, face lateral do braço, face medial da escápula, superfície extensora do antebraço	Face dorsolateral do antebraço e mão, dedo indicador e dedo médio	Extensão do cotovelo, punho e dedos das mãos	Tricipital
C7-T1/C8	Pescoço, face medial da escápula, braço e antebraço	Face medial do antebraço e da mão, dedo anelar e dedo mínimo	Abdução, adução e flexão dos dedos	Nenhum ou flexor dos dedos
T1-2/T1	Face anterior do tórax, face medial do braço e antebraço	Face medial do braço e antebraço	Abdução, adução e flexão dos dedos das mãos	Nenhum ou flexor dos dedos

Adaptada de *Spine Disorders: Medical and Surgical Management* by JD Bartleson and HG Deen; Cambridge University Press, 2009. Copyrighted and used with permission of Mayo Foundation for Medical Education and Research.

Tabela 372.2 Sintomas e sinais associados às radiculopatias lombossacrais.

NÍVEL DE DISCO/RAIZ	LOCALIZAÇÃO USUAL DE:			
	DOR	**FRAQUEZA**	**REFLEXOS AFETADOS**	**ANORMALIDADES SENSORIAIS**
L1-2/L1	Inguinal	Nenhuma	Cremastérico	Inguinal
L2-3/L2	Inguinal e na face anterior da coxa	Flexão do quadril, adução do quadril, pouca extensão do joelho	Cremastérico, adutor da coxa	Face anteroproximal da coxa
L2-3/L3	Na face anterior da coxa e no joelho	Extensão do joelho, flexão do quadril, adução do quadril	Patelar, adutor da coxa	Face anterior e anteromedial da coxa, incluindo o joelho
L3-4/L4	Na face anterior da coxa e na face anteromedial da perna	Extensão do joelho, flexão do quadril, adução do quadril	Patelar	Face anterior do joelho e face medial da perna
L4-5/L5	Na face posterolateral da coxa, na face lateral da perna e na face medial do pé	Dorsiflexão, inversão e eversão do pé, flexão do joelho, abdução do quadril, extensão e flexão dos dedos do pé	Tendão interno	Face lateral da perna, face dorsal do pé e hálux
L5-S1/S1	Na face posterior da coxa e perna, no calcanhar e na face lateral do pé	Flexão plantar do pé, flexão do hálux, extensão do quadril	Aquileu, tendão externo	Face posterolateral da perna, face lateral do pé e calcanhar
L5-S1/S2	Na nádega	Flexão plantar do pé, extensão do quadril	Reflexo anal, aquileu	Face posterior da perna e da coxa, nádega medial

das raízes do nervo; mas, inferior a esse nível, uma síndrome de neurônio motor superior será predominante. Como ocorre com os acidentes vasculares encefálicos (AVEs) (ver Capítulo 378) e outras lesões do sistema nervoso central (SNC), a síndrome completa de neurônio motor superior de espasticidade e hiper-reflexia pode estar ausente na fase aguda da lesão da medula espinal.

DIAGNÓSTICO

O conhecimento dos padrões usuais de inervação sensorial, motora e reflexa dos nervos espinais ajuda substancialmente no diagnóstico do paciente com possível radiculopatia. A história de perda sensorial ou fraqueza motora pode ser mais importante do que os achados no exame físico. O paciente deve ser questionado sobre isso, e o exame neurológico deve se concentrar nas funções sensorial, motora e reflexa. Comparações cuidadosas lado a lado podem ajudar a detectar déficits sutis. Todos os músculos recebem inervação de mais de um nervo espinal, e todas as raízes nervosas suprem múltiplos músculos, de modo que músculos individuais raramente se tornam demasiadamente fracos quando uma única raiz é afetada. Fraqueza funcional, na qual o paciente não faz esforço pleno, pode ser decorrente de dor, falta de compreensão, tentativa do paciente em ajudar o examinador, transtorno de conversão e simulação; nesse cenário, é melhor interpretar força, pelo menos, como equivalente àquela no momento da desistência, mas a presença ou ausência de alguma fraqueza não pode ser claramente identificada. A sobreposição de dermátomos sensoriais explica por que demarcações bem-definidas e perda sensorial completa raramente ocorrem. Toda perda sensorial é subjetiva, tornando, assim, o exame sensorial menos confiável. Sintomas e sinais típicos estão associados a radiculopatias cervicais e lombossacras (Tabelas 372.1 e 372.2).

DISTÚRBIOS DA COLUNA VERTEBRAL

Dor no pescoço e na região lombar

DEFINIÇÃO

A maioria dos casos de dor no pescoço e na região lombar é mecânica e atribuível aos elementos estruturais da coluna, que são as vértebras, discos, ligamentos, articulações verdadeiras, tendões e músculos. A dor referida para a coluna pode surgir de estruturas internas no pescoço, tórax superior, abdome ou pelve. A dor de origem espinal pode ser referida para os membros superiores ou inferiores. Nos membros inferiores, as situações que afetam a coluna lombar superior tendem a referir a dor para a virilha e/ou coxa anterior (desde o quadril até o joelho). As situações que afetam a coluna lombar inferior tendem a causar dor referida na nádega, na face posterior da coxa, na perna (do joelho até o tornozelo) ou no pé. A dor referida pode ser uni ou bilateral, e a dor que acompanha uma distribuição em dermátomos provavelmente é resultado de doença na raiz do nervo.

EPIDEMIOLOGIA

Lombalgia é mais comum do que a dor no pescoço.[1] A coluna torácica, possivelmente em razão das costelas e da amplitude de movimento limitada, é o local menos comum para dor na coluna. Exceção a essa regra é o quadro de hiperostose esquelética idiopática (ver Capítulo 257), que é relacionada à idade, não inflamatória e de etiologia desconhecida, caracterizada por ossificação de ligamentos paravertebrais e enteses periféricas. O quadro é mais comum nos homens e aumenta com a idade. A dor na região da coluna torácica ocorre em até 80% dos pacientes com hiperostose esquelética idiopática difusa.

Na população geral, a incidência de dor no pescoço autoinformada é de 213 por 1.000 casos; a prevalência de 12 meses de qualquer dor no pescoço varia de 15 a 50%, e a dor suficientemente intensa para limitar

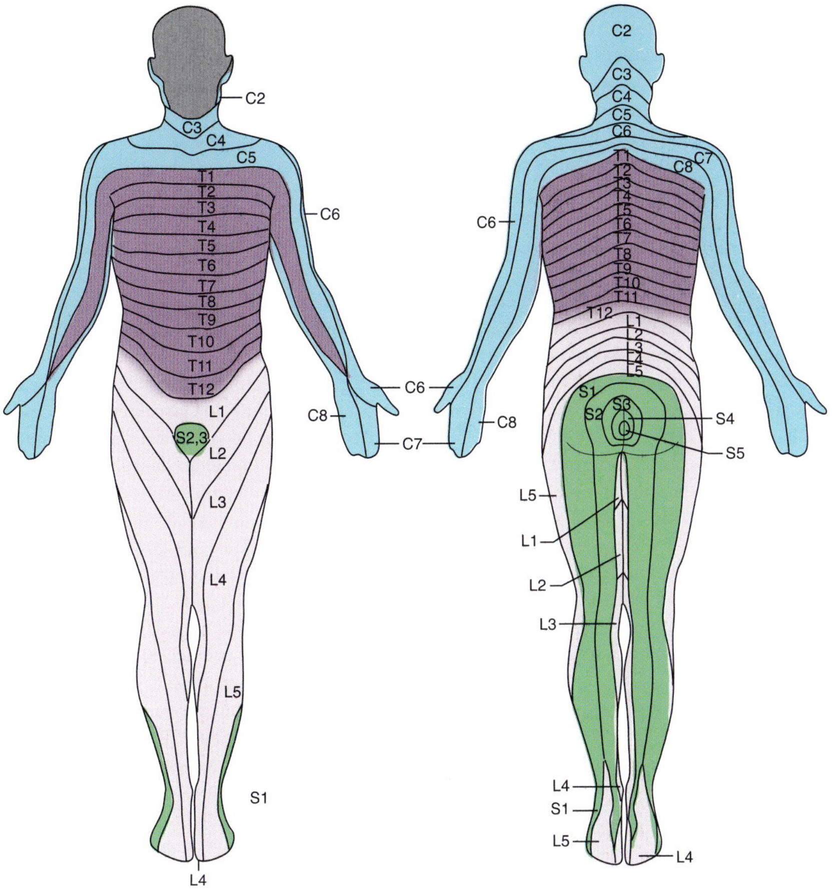

Níveis dos principais dermátomos

C5	Clavículas
C5,6,7	Partes laterais dos membros superiores
C8, T1	Faces mediais dos membros superiores
C6	Polegar
C6,7,8	Mão
C8	Dedos anular e mínimo
T4	Nível dos mamilos
T10	Nível do umbigo
T12	Região inguinal
L1,2,3,4	Faces anterior e interna dos membros inferiores
L4,5 S1	Pé
L4	Lado medial do hálux
S1,2, L5	Faces posterior e externa dos membros inferiores
S1	Margem lateral do pé e dedo mínimo
S2,3,4	Períneo

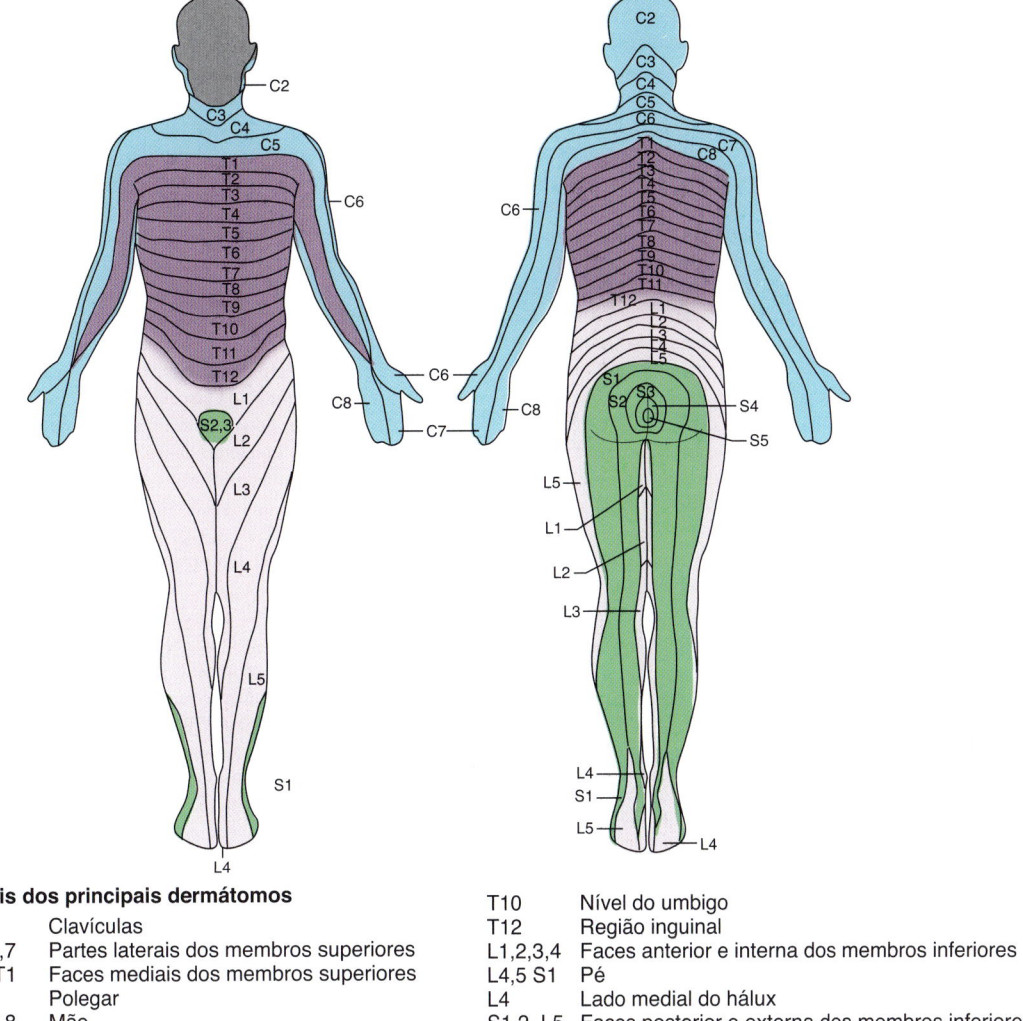

FIGURA 372.3 **Demarcação esquemática de níveis dos principais dermátomos mostrados como segmentos distintos.** Existe, na verdade, sobreposição considerável entre quaisquer dois dermátomos adjacentes.

a atividade está entre 1,7 e 11,5% e a prevalência é mais alta entre as mulheres. Os fatores de risco para dor no pescoço incluem hereditariedade, saúde psicológica insatisfatória, ocupações como odontologia e tabagismo. A degeneração de disco intervertebral não está correlacionada com a incidência de dor no pescoço.

Mais de 70% das pessoas sofrerão dor lombar suficientemente significativa para inibir sua participação nas atividades diárias em algum momento em suas vidas. A prevalência mais alta está no grupo etário de 45 a 64 anos, sem distinção de sexo. O tabagismo é um fator de risco associado. Fatores relacionados ao trabalho físico (p. ex., levantamento de peso, muito tempo sentado, torção repetitiva) aumentam o risco. Estudos prospectivos mostram que questões psicossociais, como monotonia, insatisfação com o trabalho e depressão, também representam fatores predisponentes importantes para a dor lombar crônica.

BIOPATOLOGIA

A dor lombar e a dor no pescoço podem ocorrer com ou sem dor radicular. Na região lombar, a dor radicular no membro inferior geralmente afeta a raiz do nervo L5 ou S1. Na coluna cervical, a raiz nervosa de C7 é a mais em geral afetada. A dor radicular de membro superior ou inferior é, em geral, causada por compressão e irritação do nervo espinal, tipicamente por um disco intervertebral protruso ou uma alteração osteoartrítica. A causa da dor axial no pescoço e região lombar é mais difícil de se determinar. Acredita-se que o processo degenerativo da espondilose seja o responsável por ambas as dores de coluna axial aguda e crônica, e que o disco intervertebral seja responsável por minoria de sintomas. A degeneração de disco intervertebral tem predisposição genética, com estimativas de hereditariedade na faixa de aproximadamente 35 a 75%.

A espondilose vem acompanhada por degeneração de disco, formação de osteófitos, hipertrofia ligamentosa, artropatia zigapofisária e subluxação vertebral (espondilolistese) de um corpo vertebral para a frente (anterolistese) ou para trás (retrolistese) em relação à vértebra inferior. A grande maioria das pessoas desenvolve espondilose, que inclui dessecação de disco intervertebral e perda de elasticidade do ânulo fibroso. Fraturas congênitas ou adquiridas da parte interarticular em ambos os lados de um nível vertebral lombar, denominadas espondilólise, promovem o desenvolvimento da espondilolistese, que é classificada segundo o desvio máximo em quartis, sendo 0 normal e 5, dissociação total do corpo vertebral da vértebra adjacente. A estabilidade da espondilolistese é estimada por radiografias simples da coluna com o paciente em flexão e extensão.

A lesão em chicote, uma lesão de flexão ou extensão aguda (ou ambas) da coluna cervical, é comum especialmente após acidentes com veículos automotores. Acredita-se que a síndrome em chicote aguda seja resultado de irritação mecânica de estruturas principalmente musculoesqueléticas sensíveis à dor na coluna cervical, tipicamente sem lesão da medula espinal ou de nervo espinal. Traumatismo mais grave pode causar fratura e instabilidade vertebral, que geralmente exige intervenção cirúrgica.

MANIFESTAÇÕES CLÍNICAS

A dor aguda no pescoço e na região lombar geralmente é limitada à região axial, embora sinais e sintomas radiculares possam ocorrer em caso de irritação radicular. A dor radicular mais comum ocorre na distribuição de um dermátomo. Outros sinais e sintomas radiculares podem incluir disestesias ou perda sensorial no dermátomo afetado, força reduzida nos músculos do miótomo afetado e um ou mais reflexos reduzidos. Achados de nervos cranianos, fraqueza difusa em todo o membro ou em mais de um membro, sintomas hemissensoriais, sintomas autônomos e aumento difuso dos reflexos não são manifestações típicas de doença da coluna na ausência de compressão raquimedular; essas características deverão demandar avaliação mais extensa para outros quadros que afetam o encéfalo, o tronco encefálico ou a medula espinal. Os sintomas intestinais ou da bexiga devem predispor à avaliação urgente para compressão por cauda equina ou mielopatia.

Distúrbios agudos da coluna também podem causar dor referida em sítios diferentes daqueles de sua fonte anatômica. Mais frequentemente, o termo *dor referida* denota a situação na qual outras estruturas, geralmente órgãos internos, direcionam a dor para a coluna ou para os membros. Em geral, áreas de dor referida compartilham a mesma origem embriológica e as mesmas vias sensoriais. A diferenciação entre dor referida e dor localizada na coluna é ajudada pela anamnese e pelo exame. A dor mecânica é, com frequência, exacerbada pelo movimento da coluna, enquanto a dor referida tende a ser independente de tais atividades. A ciatalgia, definida como a dor na distribuição do nervo ciático, com frequência inclui dorsalgia, assim como dor na nádega, na face posterior da coxa, na perna e no pé.[2] Embora a ciatalgia possa ser causada por uma lesão em qualquer sítio ao longo do nervo ciático, ela ocorre mais comumente por lesão de um dos nervos espinais que contribuem para o nervo ciático (L4-S2).

DIAGNÓSTICO

Anamnese e exame clínico

A anamnese e o exame físico são essenciais para a avaliação inicial e rastreamento de pacientes manifestando dor no pescoço e na região lombar, com ou sem possível dor radicular de membro superior ou inferior. "Sinais de alerta"[3] ajudam a identificar pacientes que podem ter uma causa subjacente grave para sua dor espinal e que geralmente justifica avaliação diagnóstica muito rápida e, possivelmente, intervenção precoce, clínica ou cirúrgica (Tabela 372.3). Os sinais de alerta para dor no pescoço ou membro superior são similares àquelas para a dor lombar com a adição de condições únicas à coluna cervical (artrite reumatoide, síndrome de Down e espondiloartropatia); dor no pescoço associada a dor no tórax, diaforese ou dispneia, que podem ocorrer na isquemia do miocárdio (ver Capítulo 63); e sinais ou sintomas de mielopatia. Na ausência de sinais de alerta, as diretrizes em geral recomendam uma conduta expectante durante pelo menos 4 a 6 semanas após o início da dor no pescoço ou da dor lombar.

No exame clínico, a inspeção deve buscar evidências de traumatismo, perda de massa muscular, fasciculações, eritema, erupções cutâneas e cicatrizes. A palpação deve buscar áreas de aumento de sensibilidade pontual, espasmo muscular e massas. Se a percussão leve do processo espinhoso provocar dor significativa, uma lesão localizada, como fratura, tumor (ver Capítulo 180) ou infecção (ver Capítulo 385) deve ser considerada. A amplitude de movimento ativa e passiva para flexão, extensão, rotação e inclinação laterolateral deve ser testada.

Muitos testes provocativos já foram descritos para a avaliação da dor na coluna e nos membros, mas poucos foram submetidos à avaliação formal de sua acurária diagnóstica. Para dor no pescoço e no membro superior, um aumento nos sintomas com rotação contralateral do pescoço e extensão do braço e dos dedos (Vídeo 372.1) sugere envolvimento da raiz cervical, como mostra a manobra de Spurling, na qual a cabeça do paciente é inclinada para trás e flexionada (inclinada) para o lado sintomático. A provocação de dor radicular ou de parestesias com ou sem pressão descendente sobre o topo da cabeça do paciente sugere choque ou irritação da raiz do nervo cervical (Vídeo 372.2). Os testes diagnósticos também podem reduzir sintomas. No teste de distração cervical, as mãos do examinador são colocadas sob a mandíbula e o occipício. Tração delicada da cabeça para cima consegue temporariamente reduzir ou aliviar os sintomas de pinçamento do nervo espinal cervical (Vídeo 372.3).

Testes provocativos que podem ser úteis no paciente com dor lombar e dor em membro inferior incluem elevação da perna reta realizado com o paciente em decúbito dorsal. O examinador flexiona a coxa no quadril enquanto a perna é mantida em extensão no joelho. O teste será positivo se for provocada dor ao longo do curso do nervo ciático. Aumento adicional na dor com dorsiflexão do pé fornece evidência complementar de pinçamento de raiz nervosa lombossacral.

Para a dor lombar, a elevação da perna reta (Vídeo 372.4) tem sensibilidade de 0,85 a 0,91, mas especificidade de apenas 0,26 a 0,52 para o diagnóstico de ciatalgia decorrente de um disco herniado. O teste de elevação da perna reta cruzada (Vídeo 372.5) que tem sensibilidade mais baixa, de 0,23 a 0,34, mas especificidade muito mais alta, de 0,86 a 0,90, é geralmente positivo quando existe extrusão de disco intervertebral. A elevação da perna reta quando o joelho está totalmente estendido é tão útil quanto um teste positivo quando o paciente está em posição supina em elevação de 65° (Vídeo 372.6). Na elevação da perna reta reversa o examinador flexiona ao máximo o joelho com o paciente em decúbito ventral; a provocação da dor do mesmo lado, geralmente na face anterior da coxa, é altamente sugestiva de pinçamento de raízes nervosas L2, L3 ou L4, que contribuem para o nervo femoral e são esticadas por essa manobra.

Tabela 372.3 "Sinais de alerta" na avaliação de dor na coluna.

Traumatismo significativo recente ou traumatismo menor na faixa etária > 50 anos
Perda de peso inexplicada
Febre inexplicada
Imunossupressão
História pregressa de câncer
História pregressa de cirurgia local
Distúrbio sistêmico, distúrbio ósseo ou artrítico
Uso de substâncias intravenosas
Uso prolongado de corticosteroides ou osteoporose
Idade > 70 anos
Déficit neurológico localizado com sintomas progressivos
Duração > 6 semanas
Dor na coluna torácica

Modificada de Davis PC, Wippold FJ, Brunberg JA, et al. ACR Appropriateness Criteria on low back pain. *J Am Coll Radiol.* 2009;6:401-407.

Análise auxiliar

Para dor aguda e subaguda no pescoço e na lombar, a observação e o tratamento conservador são recomendados se não houver sinais de alerta.[4] Se os sintomas do paciente não se alterarem após 4 a 6 semanas, é possível considerar uma investigação complementar. A ressonância magnética (RM) é o exame complementar preferido para os pacientes com dor no pescoço e na região lombar, especialmente se tiverem dor radicular. A RM só é recomendada para pacientes com déficits neurológicos de grande porte ou progressivos, nos quais se espera uma situação subjacente grave ou nos quais a cirurgia ou injeções epidurais de corticosteroides estão sendo consideradas. Mesmo em pacientes com 65 anos ou mais, o valor da investigação diagnóstica precoce por imagens em pacientes sem radiculopatia é incerto. Entretanto, as anormalidades da RM são comuns em pacientes assintomáticos, de modo que a RM tem taxa muito alta de resultados falso-positivos quando estiver investigando a coluna cervical ou lombar. Os achados incluem perda da intensidade de sinal do disco, protrusão do disco, estreitamento do espaço discal e estenose central ou dos forames.

É preciso cautela para assegurar a correlação com a síndrome clínica, porque mais da metade dos pacientes assintomáticos terá mais de um achado cervical ou lombar potencialmente sintomático na RM. Esse número se aproxima de 100% dos idosos entre 50 e 60 anos. Alterações simples nas vértebras, anterolistese e extrusão de disco lombar estão mais significativamente associados a dor lombar do que a degeneração de disco sem alterações na placa terminal. A discografia é um procedimento invasivo que pode ser de alguma ajuda no diagnóstico de ruptura do disco lombar interno, um quadro para o qual não existe tratamento efetivo conhecido. A discografia não é recomendada na coluna cervical.

A tomografia computadorizada (TC) não é tão acurada quanto a RM, mas é o teste preferido para pacientes com intolerância à RM ou incapazes de se submeter a essa modalidade. A mielografia por TC pode ser complementar à RM, e um exame de imagem pode ser positivo quando o outro não for. Caso contrário, com poucas exceções, a RM é o exame preferido, graças à sua superioridade em avaliar estruturas de partes moles e ao fato de não expor o paciente à radiação.

Para a fratura de esforço (ver Capítulo 230), a TC sem contraste e a tomografia computadorizada com emissão de fóton único (SPECT) são mais sensíveis que a RM. A TC também pode ser usada para avaliar a escoliose, a integridade de um retalho de osso, o implante e a consolidação de uma fusão cirúrgica.

A radiografia simples tem alguma utilidade para a detecção de espondilose, alinhamento normal e lordose cervical e lombar, e ausência de fratura evidente e de instabilidade da coluna vertebral. Para pacientes nos quais somente se suspeita de fratura de compressão lombar benigna, a radiografia simples pode ser suficiente se os resultados forem normais e não há outras anormalidades.

Em geral, a análise eletrodiagnóstica não é útil para dor axial da coluna sem sintomas neurológicos. Ela pode, porém, ser útil em documentar a presença e a atividade da radiculopatia e em diagnosticar outras situações (p. ex., neurite do plexo braquial, síndrome do túnel do carpo e neuropatia ciática). Além disso, existe um hiato até surgirem alterações que pode ser de até 4 semanas a partir do aparecimento da lesão nervosa.

Diagnóstico diferencial

O diagnóstico diferencial de dor no pescoço (Tabela 372.4) e na região lombar (Figura 372.4) é muito amplo. A dor mecânica aguda do pescoço é, mais frequentemente, causada por tensão nos músculos do pescoço, um núcleo pulposo herniado, ou lesão em chicote. Até 97% dos casos de dor lombar têm causas mecânicas (Tabela 372.5) ou são idiopáticas. Quando do início gradual da dor no pescoço, a osteoartrite e a estenose espinal cervical são as causas principais. Para a dor lombar, a tensão muscular e o núcleo pulposo herniado são causas agudas possíveis, enquanto as causas progressivas incluem osteoartrite, estenose espinal lombar, espondilolistese e escoliose. A pesquisa de sinais de alerta mencionados anteriormente ajuda a identificar causas graves e não mecânicas de dor lombar e no pescoço.

As estruturas abdominais e pélvicas podem referir dor para a região lombar. Os aneurismas da aorta abdominal (ver Capítulo 69) podem provocar dor na região média do dorso ou na região lombar que pode irradiar para os quadris ou a parte anterior das coxas. A dissecção da aorta torácica (ver Capítulo 69) pode causar dor intensa e súbita no tórax e na coluna torácica. A colecistite (ver Capítulo 146) pode causar dor na área torácica média. A doença pancreática (ver Capítulo 135) pode causar dor na região de L1. A diverticulite (ver Capítulo 133) pode causar dor lombar abdominal inferior e difusa. Os distúrbios geniturinários (ver Capítulo 117) podem causar dor com cólicas que se refere ao flanco e ângulo costovertebral. Distúrbios da bexiga podem, às vezes, referir dor para a área do sacro, assim como os problemas de próstata (ver Capítulo 120). Distúrbios pélvicos nas mulheres que podem causar dor lombar referida incluem: endometriose (ver Capítulo 223), gravidez ectópica e doença pélvica inflamatória (ver Capítulos 283 e 302). A maioria desses distúrbios tem sinais e sintomas adicionais para ajudar no diagnóstico.

A isquemia do miocárdio (ver Capítulos 62 a 64) pode ser associada à dor na face anterior do pescoço, embora menos frequentemente do que

Tabela 372.4 Causas de dor aguda e crônica no pescoço.

Doença espondilótica/degenerativa de discos intervertebrais, articulações de zigapofisárias, ligamentos, ossos, músculos
Condições reumatológicas (p. ex., artrite reumatoide [ver Capítulo 248], espondiloartropatias [ver Capítulo 249], hiperostose esquelética idiopática difusa, polimialgia [ver Capítulo 255], doenças de deposição de cristais [ver Capítulo 257], fibromialgia [ver Capítulo 258])
Traumatismo [ver Capítulo 371]
Neurogênicas (ver Capítulo 368) decorrentes de medula espinal, raízes dos nervos, meninges
Tumores da medula espinal (ver Capítulo 180), ossos (ver Capítulo 192), cabeça e pescoço (ver Capítulo 181), pulmão (ver Capítulo 182) (primários ou metastáticos)
Infecção (ver Capítulo 385) (p. ex., osteomielite, epidural, meninges, medula espinal)
Outras (p. ex., doença da tireoide [ver Capítulo 213], dissecção de artéria carótida ou vertebral [ver Capítulo 379], anormalidades esofágicas superiores [ver Capítulo 129], garganta e laringe [ver Capítulo 401])
Psicogênicas [ver Capítulo 369], geralmente com uma fonte adicional de dor
Simulação

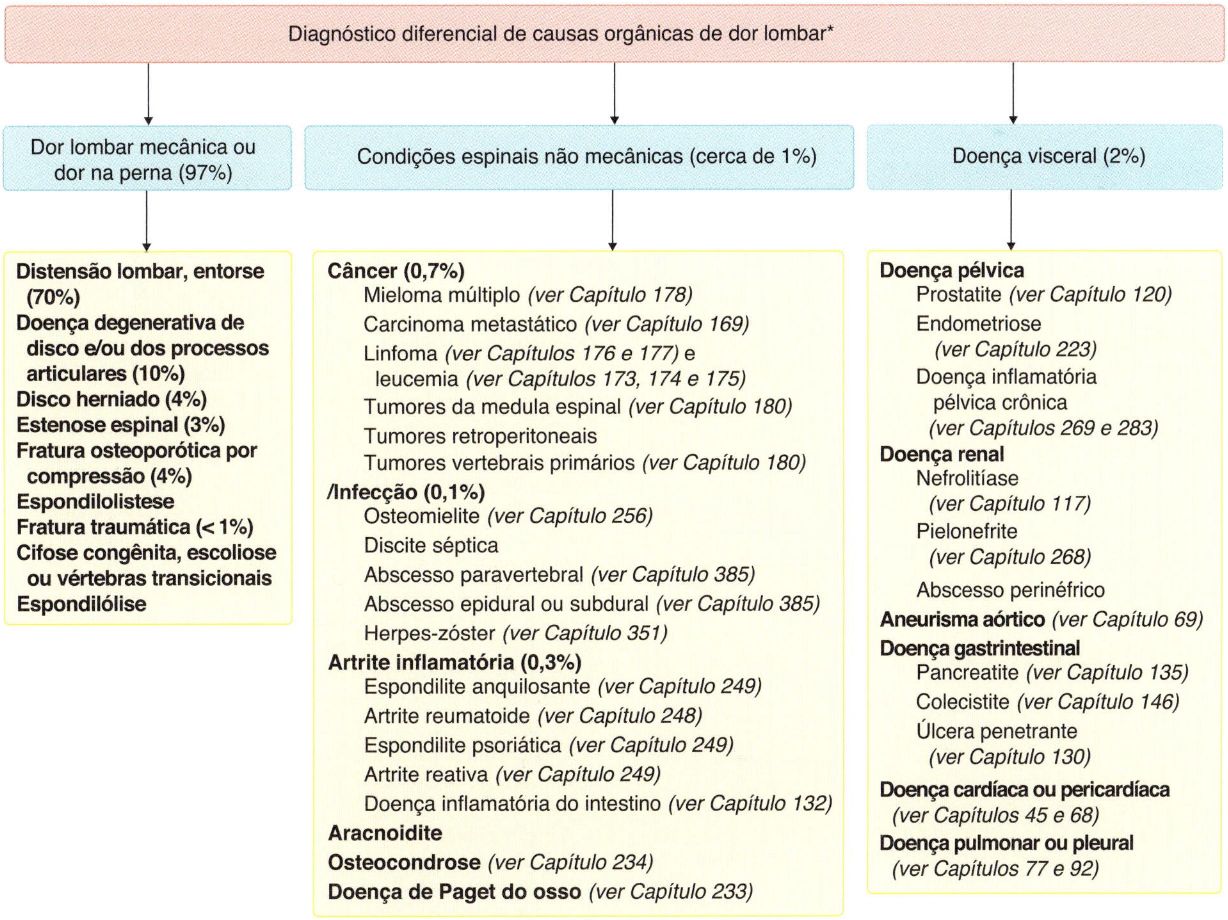

FIGURA 372.4 **Diagnóstico diferencial de causas orgânicas de dor lombar.** *As porcentagens são aproximações e podem variar substancialmente em diferentes práticas. (Dados de Deyo RA, Weinstein JN. Low back pain. *N Engl J Med*. 2001;344:363-370.)

Tabela 372.5 Dor lombar mecânica.

	DISTENSÃO MUSCULAR	NÚCLEO PULPOSO HERNIADO	OSTEOARTRITE	ESTENOSE ESPINAL	ESPONDILOLISTESE	ESCOLIOSE
Idade (anos)	20 a 40	30 a 50	> 50	> 60	20	30
Local padrão da dor	Dorso (unilateral)	Dorso (unilateral)	Dorso (unilateral)	Membro inferior (bilateral)	Dorso	Dorso
Início	Aguda	Aguda (antes dos episódios)	Progressiva	Progressiva	Progressiva	Progressiva
Em pé	↑	↓	↑	↑	↑	↑
Sentado	↓	↑	↓	↓	↓	↓
Inclinado	↑	↑	↓	↓	↑	↑
Perna reta	–	+	–	+ (esforço)	–	–
Radiografia simples	–	–	+	+	+	+

De Borenstein DG, Wiesel SW, Boden SD. *Low Back Pain: Medical Diagnosis and Comprehensive Management.* 2nd ed. Philadelphia: WB Saunders; 1995.

à dor no braço esquerdo ou na mandíbula. As dissecações arteriais (ver Capítulo 69) estão mais em geral associadas à dor no pescoço. Por exemplo, cerca de 25% dos pacientes com dissecção da carótida (ver Capítulo 379) se queixam de dor anterolateral no pescoço e cerca de 50% dos pacientes com dissecções vertebrais manifestam dor na face anterior do pescoço. Pacientes com dissecações arteriais podem apresentar sinais e sintomas de doença vascular aguda (ver Capítulo 379). Distúrbios do esôfago (ver Capítulo 129) e lesões expansivas no pescoço e na garganta (ver Capítulos 181 e 401) podem se manifestar como dor no pescoço.

A dor radicular aguda podem preceder a erupção vesicular de herpes-zóster (ver Capítulo 351). A anemia falciforme pode causar dor intensa em praticamente qualquer local do corpo, incluindo a coluna (ver Capítulo 154). Infecções do disco (ver Capítulo 385) causam dor intensa no dorso, agravada pelo movimento. A aracnoidite (ver Capítulo 384), um processo inflamatório da aracnoide-máter, pode causar dor crônica radicular e nas costas, com frequência após cirurgia da coluna ou a introdução de substância estranha no espaço intratecal. De 20 a 50% dos pacientes com depressão (ver Capítulo 369) se queixam de dorsalgia, frequentemente difusa e descrita em termos carregados de muita emoção. Queixas de dor lombar também são comuns em pacientes que simulam doenças.

TRATAMENTO

Pacientes que manifestam dor lombar ou no pescoço, com ou sem dor em membros, devem tentar continuar com as atividades de rotina na medida do possível.[5]

Medicamentos

As opções de medicamento incluem anti-inflamatórios não esteroidais (AINEs) (p. ex., ibuprofeno, 600 mg 3 vezes/dia durante algumas semanas),[A1] exercícios e fisioterapia. O paracetamol não serve para dor lombar e seu benefício para dor no pescoço é ainda incerto.[A2] Os relaxantes do músculo esquelético (p. ex., ciclobenzaprina 5 a 10 mg 3 vezes/dia, tizanidina 2 a 6 mg 3 vezes/dia ou carisoprodol 250 a 350 mg 3 vezes/dia por algumas semanas) são auxiliares de curta duração, mas podem causar sedação. A duloxetina (60 mg 1 vez/dia) pode ajudar em caso de dor lombar crônica. Os corticosteroides sistêmicos não parecem ser efetivos, e o uso de analgésicos opioides é controverso e de benefício incerto para dor lombar crônica.[A3]

Intervenções não cirúrgicas

Não há dados de suporte da aplicação de injeções de corticosteroides em articulações zigapofisárias para dor lombar ou axial, embora as injeções epidurais transforaminal e interlaminar de corticosteroides sejam indicadas para dor radicular. O alívio temporário da dor com bloqueio de ramo medial nervoso pode ajudar a determinar quais articulações de faceta são responsáveis pela dor axial no pescoço e na região lombar. Se os bloqueios do ramo medial forem úteis, a ablação por radiofrequência dos nervos identificados pode fornecer meses de alívio da dor, especialmente para dor crônica no pescoço.

Calor, massagens, fisioterapia, acupuntura e manipulação espinal ajudam em casos de dor lombar aguda e subaguda e, possivelmente, de dor axial no pescoço, mas o repouso no leito não é recomendado para dor aguda no pescoço ou lombar. Para dor crônica no pescoço, a terapia de ioga fornece alívio modesto a significativo da dor. Colares cervicais e tração não têm benefício estabelecido. A manipulação quiroprática é mais útil para dor lombar do que para dor no pescoço e melhor para dor aguda do que crônica.

Terapias úteis para dor lombar crônica incluem: *tai chi*, redução do estresse baseada na atenção plena e ioga.[A4] As terapias psicológicas, reabilitação multidisciplinar, massagem, terapia comportamental cognitivo e acupuntura também são úteis para dor lombar crônica.[A5]

Cirurgia

Mesmo na ausência de dor radicular (mindfulness) ou mielopatia, a intervenção cirúrgica para dor no pescoço é indicada em casos de instabilidade vertebral, tal como aquela causada por fratura, tumor ou infecção. Para dor no pescoço acompanhada por sinais ou sintomas de radiculopatia, a cirurgia deverá ser considerada, mas não é em geral o tratamento inicial. Se a lesão da coluna cervical está causando compressão da medula espinal, a avaliação para possível cirurgia é indicada.

Quando a dor lombar não radicular persistente é acompanhada por alterações degenerativas de coluna, a fusão cirúrgica geralmente é realizada. Estudos de controle randomizados demonstraram, porém, que a fusão espinal lombar ajuda modestamente, em comparação com nenhum tratamento, e a fusão lombar não é benéfica se comparada a um programa ativo de fisioterapia.[A6,A7] A artroplastia total de disco (disco artificial) pode ser útil para radiculopatia cervical ou mielopatia, mas não para pessoas que só apresentam dor no pescoço. A artroplastia total de disco lombar está disponível, mas é pouco usada para dor lombar crônica.

PROGNÓSTICO

Dos pacientes que sofrem de dor no pescoço que persiste por mais de um dia, entre 50 e 85% informam recorrência dos sintomas no acompanhamento de 1 e 5 anos. Cerca de 50% dos pacientes se recuperam em 3 meses. Pacientes que permanecem sintomáticos geralmente referem dor relativamente leve e incapacidade. Fatores que aumentam a probabilidade de desenvolvimento de dor no pescoço persistente ou recorrente incluem lesão anterior do pescoço, psicopatologia, baixa satisfação no trabalho, ambiente de trabalho ruim, sexo feminino, dor lombar concomitante e outros distúrbios da dor, pouca habilidade de enfrentamento, catastrofismo, traumatismo no pescoço, estilo de vida sedentário e ganho de peso. Pacientes que manifestam dor no pescoço depois de um traumatismo em chicote têm probabilidade especial de sofrer sintomas prolongados.

A dor lombar mecânica, mesmo com sintomas radiculares, melhora sem intervenção específica em 30 dias na maioria dos pacientes e em 3 meses em 90% dos pacientes. O exercício isolado ou combinado com as instruções é eficaz na prevenção de dor lombar.[A8] A recorrência, porém, é frequente e cerca de 50% dos pacientes sofrerá outro episódio dentro de 1 ano. Muitos pacientes sentem dor lombar persistente e flutuante ou intermitente, mas somente minoria desenvolverá dor lombar crônica significativa.

A incapacidade prolongada é mais comum quando há obesidade, baixa escolaridade, tabagismo, dor inicial intensa, tendência à somatização, insatisfação no trabalho, falta de disponibilidade de empregos leves e necessidade de executar levantamento de itens pesados no trabalho. A variabilidade genética, como em polimorfismos da catecol *O*-metiltransferase, também pode atuar no desenvolvimento da dor crônica.

Estenose espinal lombar

DEFINIÇÃO

A estenose espinal lombar ocorre quando o estreitamento do canal vertebral lombar, seus recessos laterais ou forames neurais causam compressão sintomática ou assintomática das raízes nervosas lombossacrais. L4-5 é o nível mais comum de estenose, seguido de L3-4, L2-3, L5-S1 e L1-2; entretanto, a maioria dos pacientes apresenta estenose em mais de um nível vertebral.

EPIDEMIOLOGIA

A estenose espinal congênita ocorre em cerca de 7% da população geral, e a estenose degenerativa mediossagital ocorre em cerca de 30%. Cerca de 10% dos pacientes têm estenose espinal nos níveis cervical e lombar. Pacientes com hiperostose esquelética idiopática estão especialmente propensos a desenvolver estenose espinal.

BIOPATOLOGIA

A estenose espinal lombar primária é causada por estreitamento congênito do canal vertebral, embora causas da estenose secundária incluam alterações espondilóticas degenerativas, que aumentam com a idade. Tipicamente, os pacientes com estenose congênita da coluna lombar não apresentam sintomas até desenvolverem alterações adicionais degenerativas na coluna. As estruturas que podem hipertrofiar e levar ao estreitamento do canal incluem abaulamento de disco intervertebral osteófitos vertebrais, alargamento das articulações zigapofisárias, espessamento dos ligamentos amarelos, espessamento do ligamento longitudinal posterior e espondilolistese.

Além do estreitamento estático do canal vertebral lombar, o estreitamento dinâmico responde pela provocação postural de sintomas. Com a extensão, os processos articulares inferiores, que formam a metade superior das articulações zigapofisárias, deslizam para trás e para baixo nos processos articulares superiores, que formam a metade inferior dessas articulações. O movimento das articulações zigapofisárias estreitam o canal espinal lombar e os forames intervertebrais. Os discos lombares e os ligamentos longitudinais posteriores podem se abaular posteriormente para o interior do canal vertebral, e os ligamentos amarelos podem se curvar para a frente e para dentro do canal vertebral. Essas alterações mecânicas estreitam ainda mais o canal vertebral lombar e comprimem os nervos espinais. Os forames intervertebrais também se estreitam quando a coluna lombar é estendida, causando, assim, a compressão dos nervos espinais lombossacrais individuais.

MANIFESTAÇÕES CLÍNICAS

A estenose espinal lombar causa uma síndrome de pseudoclaudicação, que pode imitar os sintomas de claudicação vascular de membro inferior (ver Capítulo 71). Essa pseudoclaudicação afeta, especialmente, todo o membro inferior, geralmente a face posterior, mas pode afetar também só a coxa ou só a perna. Os pacientes informam dormência, fraqueza ou dor do membro inferior, com ou sem dor nas costas, quando em pé ou andando. A ausência de dor quando o paciente está sentado e a melhora dos sintomas quando se inclina para a frente são típicas. Os pacientes desenvolvem também déficits neurológicos fixos, geralmente na distribuição das raízes dos nervos de L5 e S1, especialmente se apresentam neuropatia periférica concomitante. As funções intestinal e da bexiga não são habitualmente afetadas.

DIAGNÓSTICO

A TC pode ser usada como teste de rastreamento, mas a RM é o teste diagnóstico preferido. A mielografia por TC tem a vantagem de permitir a investigação por imagens com o paciente em pé (Figura 372.5). As radiografias simples da coluna lombar com o paciente em flexão e extensão podem detectar alguma espondilolistese. A eletromiografia (ENMG) geralmente mostra evidência de radiculopatia, em vez de neuropatia periférica (a menos que o paciente tenha as duas condições). A análise vascular de laboratório das artérias do membro inferior pode ajudar a excluir a doença arterial periférica. Esse diagnóstico diferencial inclui qualquer massa na bolsa tecal (p. ex., disco lombar largo, tumor), claudicação vascular (geralmente decorrente de aterosclerose), osteoartrite (ver Capítulo 246) dos quadris e/ou joelhos, malformação arteriovenosa da medula espinal, esclerose múltipla (ver Capítulo 383) e neuropatia periférica (ver Capítulo 392).

TRATAMENTO E PROGNÓSTICO

O tratamento inclui abordagens física, farmacológica e cirúrgica.[A9] Exercícios para reforçar os músculos abdominais e reduzir a lordose lombar podem ajudar. O uso de uma bengala curta ou andador possibilita ao paciente ficar em pé por mais tempo e andar por distâncias maiores. Coletes e suspensórios podem ajudar a reduzir a lordose lombar quando em pé e retardar o início dos sintomas. A perda muito substancial de peso no paciente obeso consegue reduzir tanto grau de lordose lombar que ocorre com a posição ortostática quanto a carga axial na coluna lombar. Os analgésicos não são muito úteis, pois a dor é intermitente e pode ser aliviada mudando-se a posição. As injeções epidurais de corticosteroides, embora tentadas com frequência, não são benéficas.[A10]

Sem cirurgia, a maioria dos pacientes piora gradualmente, embora alguns estabilizem e uma pequena porcentagem melhore. Para pacientes com sintomas apropriados por mais de 3 meses, que tenham sintomas que interferem em seu trabalho e atividades de lazer, com déficits neurológicos progressivos e com estenose em um ou mais níveis, o esteio do tratamento é a descompressão cirúrgica eletiva que consiste, em geral, em laminectomia com ou sem facetectomias mediais em um ou mais níveis. A fusão lombar não tem benefício adicional, exceto talvez em pacientes com espondilolistese.[A11,A12] Cerca de 80% dos pacientes melhoram após a cirurgia, mas a dor lombar postural pode persistir. Apesar da descompressão adequada, cerca de 30% dos pacientes desenvolvem estenose lombar recorrente em outro nível após alguns anos, e esse risco é mais alto em pacientes com hiperostose esquelética idiopática.[6]

ESTENOSE ESPINAL CERVICAL E MIELOPATIA ESPONDILÓTICA

DEFINIÇÃO

A estenose espinal cervical é o estreitamento do canal vertebral cervical em razão de fatores congênitos, condições adquiridas (na maior parte a espondilose) ou uma combinação das duas situações. A mielopatia espondilótica cervical ocorre quando a espondilose cervical causa lesão da medula espinal.

EPIDEMIOLOGIA

A prevalência de espondilose cervical é de 95% nos homens e 89% nas mulheres com mais de 60 anos. Em um estudo de necropsias de pacientes presumivelmente assintomáticos, 7,5% apresentavam compressão espondilótica de sua medula espinal. Os fatores de risco incluem traumatismo repetido, sexo masculino, idade avançada, estenose em outro nível espinal e história familiar positiva.

BIOPATOLOGIA

O estreitamento do canal espinal cervical deve-se ao abaulamento dos discos, o que gera estimulação nos corpos vertebrais, espessamento do ligamento longitudinal posterior anterior ao canal espinal, espessamento dos ligamentos amarelos posteriores ao canal, dilatação dos processos uncovertebrais e alargamento das articulações de faceta. Quando o disco ou uma espora hipertrófica se projeta posteriormente, a barra espondilótica comprime a medula espinal. O nível de C5-6 é, em geral, o mais afetado, seguido por C6-7 e, então, por C4-5; entretanto, mais de um nível é caracteristicamente envolvido. A compressão de um ou mais nervos espinais causa radiculopatia. Além do estreitamento estático do canal vertebral, a flexão do pescoço (quando a medula espinal é tracionada sobre osteófitos espondilóticos e discos intervertebrais protrusos) e a extensão do pescoço (quando o processo espinhoso se aproxima do aspecto mais posterior do complexo de osteófitos e pinça a medula espinal) pode causar sintomas dinâmicos. O mecanismo da lesão de medula e raiz de nervo é uma combinação de compressão mecânica direta e comprometimento da circulação.

MANIFESTAÇÕES CLÍNICAS

Os sintomas incluem: dor no pescoço; dor no membro superior unilateral ou bilateral; fraqueza, dormência e perda de destreza do membro superior; rigidez, fraqueza e perda sensorial no membro inferior; urgência urinária mais provável que fecal e o sinal de Lhermitte (dor semelhante a um choque elétrico ou formigamento descendente pela coluna ou membros com a flexão ou extensão do pescoço). O quadro pode ser indolor,

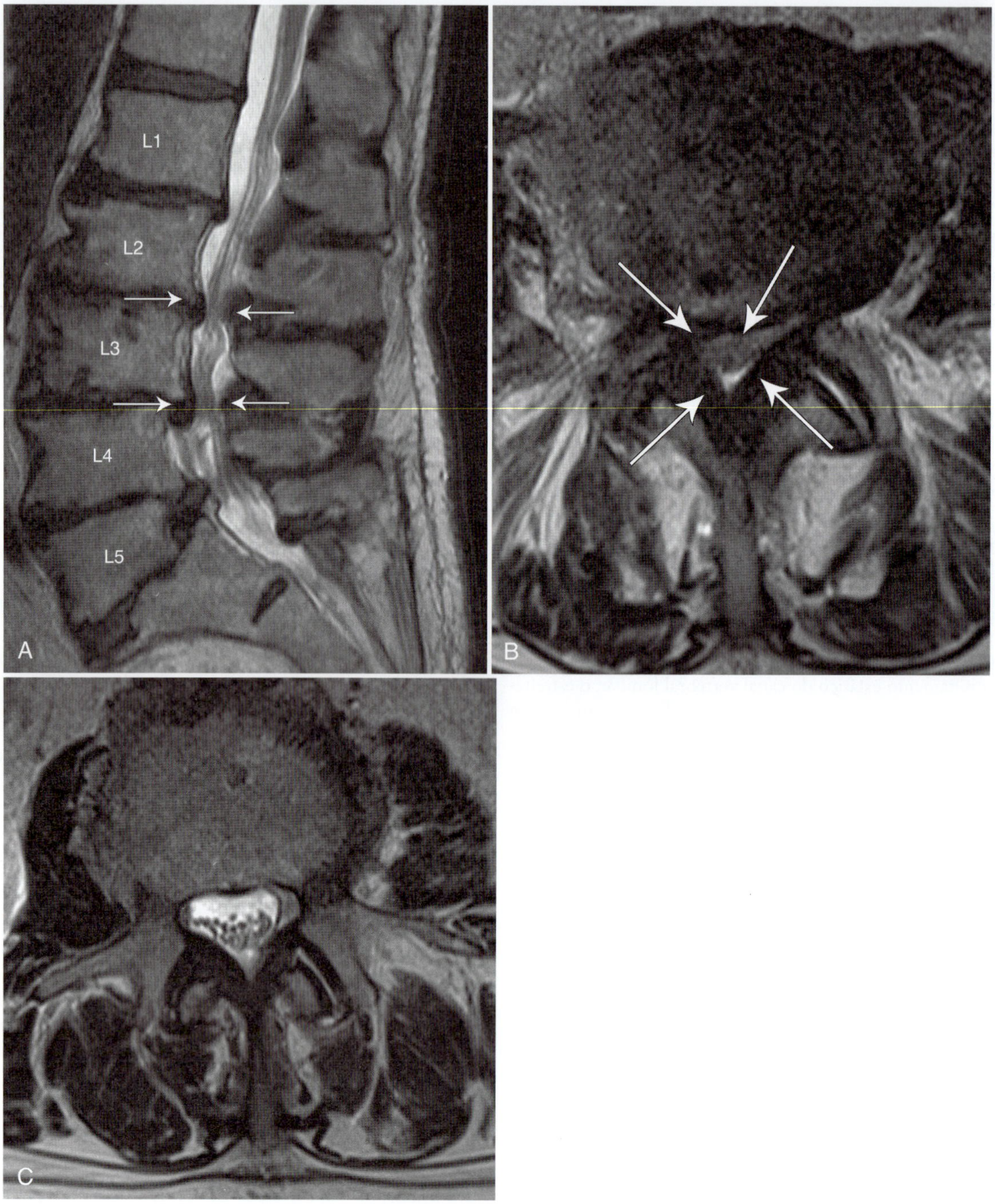

FIGURA 372.5 **A.** RM sagital ponderada em T2 da coluna lombar mostrando estenose grave em L2-3 e L3-4 (*setas*). **B.** RM axial ponderada em T2 da coluna lombar mostrando estenose grave no nível L3-4 (*setas*). **C.** RM axial ponderada em T2 da coluna lombar mostrando ausência de estenose significativa no nível de L1-2.

e a dor intensa é incomum. Os sintomas neurológicos são tipicamente estáveis e persistentes, em vez de transitórios ou flutuantes.

No exame físico, o paciente pode manifestar reflexos aumentados ou reduzidos de membro superior ou inferior, fraqueza ou perda sensorial de membro inferior, reflexos anormais, transtorno da marcha e espasticidade mais frequente em membro inferior que no superior.

DIAGNÓSTICO

A RM da coluna cervical é o exame diagnóstico escolhido, seguido por mielografia por TC (Figura 372.6). O médico precisa reconhecer que a espondilose cervical e a estenose espinal cervical são comuns, frequentemente assintomáticas e não necessariamente a causa dos sintomas do paciente. A anormalidade de sinal na medula espinal na RM indica que alguma lesão ocorreu na medula espinal. A EMG pode ajudar na exclusão de síndrome do túnel do carpo, neurite do plexo braquial e doença de neurônio motor e em documentar a existência de uma ou mais radiculopatias cervicais. A análise do sangue e do líquido cefalorraquidiano (LCR) pode ajudar a excluir, por exemplo, o quadro de *tabes dorsalis* (ver Capítulo 303) e neuromielite óptica (ver Capítulo 383).

TRATAMENTO E PROGNÓSTICO

O tratamento conservador visa controlar a dor, manter função (p. ex., fisioterapia, ajuda para a marcha), proteger a medula espinal de lesão adicional ao evitar traumatismo de cabeça e pescoço e monitorar a piora neurológica. A terapia sem cirurgia com pouca ou nenhuma evidência inclui um colar cervical durante o dia e um travesseiro cervical à noite. A fisioterapia deve ser direcionada para os sinais e sintomas neurológicos (p. ex., desequilíbrio, fraqueza). Exercícios vigorosos de amplitude de movimento do pescoço devem ser evitados.

Os tratamentos clínicos incluem paracetamol e AINEs, caso seja necessário controle da dor (ver Capítulo 27). As injeções cervicais epidurais de corticosteroides podem ser tentadas para dor radicular.

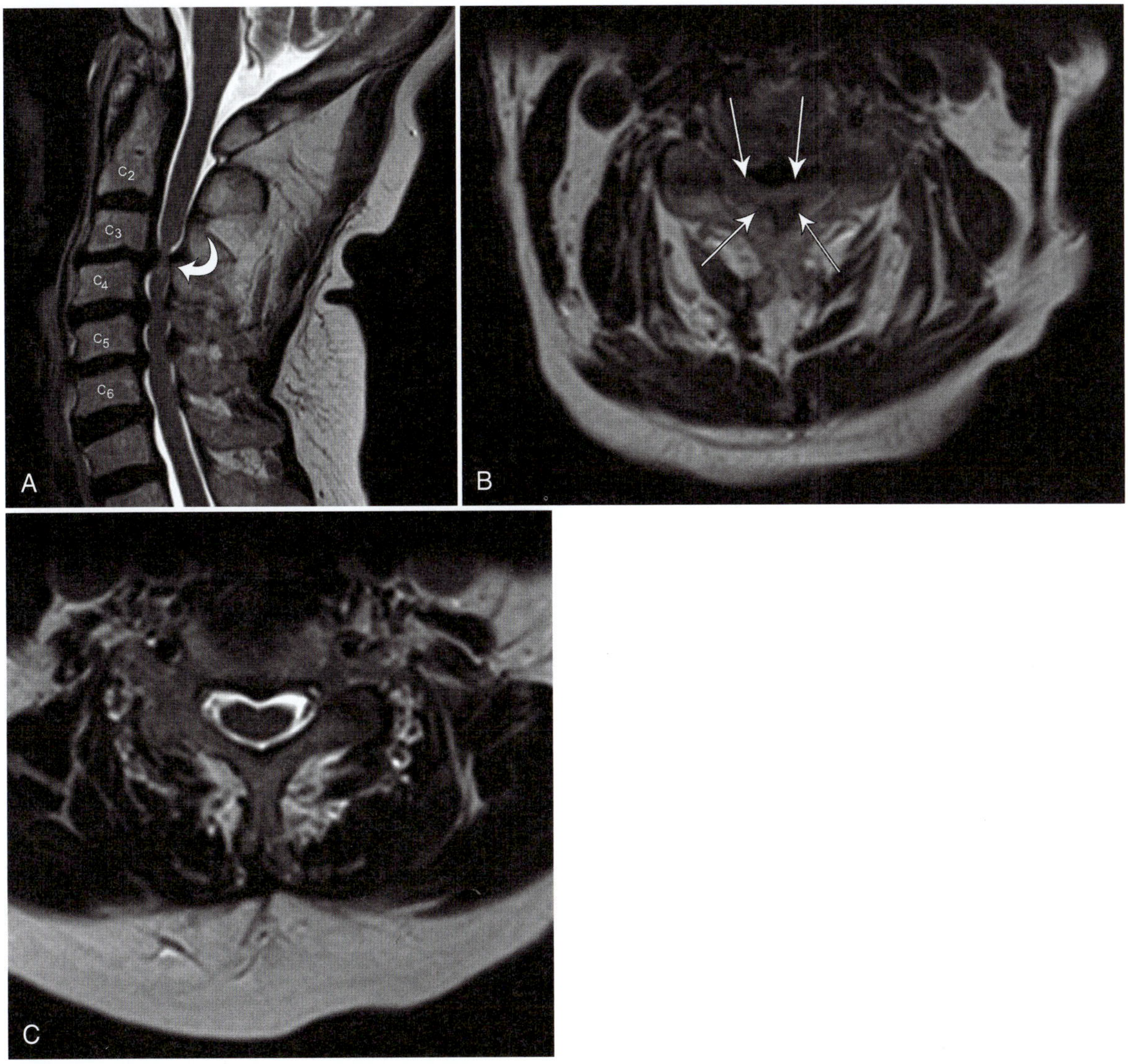

FIGURA 372.6 **A.** RM sagital ponderada em T2 da coluna cervical mostrando estenose espinal em vários níveis pior em C3-4 do que em C4-5 e em C5-6. Observa-se sinal em T2 aumentado na medula espinal logo inferior no nível de C3-4, indicando mielomalacia (*seta*). **B.** RM axial ponderada em T2 da coluna cervical no nível de C3-4 mostrando compressão e deformidade graves da medula (*setas*). **C.** RM axial ponderada em T2 da coluna cervical no nível de C6-7, longe da estenose grave, com aspecto quase normal.

A cirurgia de descompressão, indicada para déficits neurológicos moderados a intensos ou para a mielopatia com piora progressiva,[7] resulta em melhora neurológica em 50 a 70% dos pacientes. A recuperação é , tipicamente, incompleta e atinge um platô em cerca de 6 meses. Alguns pacientes apresentam deterioração tardia com ou sem estenose espinal recorrente. A cirurgia pode ser realizada por abordagem anterior a posterior e sempre inclui fusão quando realizada anteriormente. Um disco cervical artificial é uma opção para estenose em níveis 1 ou 2. Os pacientes submetidos à fusão iatrogênica ou portadores de fusão congênita desenvolvem degeneração espondilótica nova ou complementar no nível superior ou inferior da fusão, com pinçamento radicular ou raquimedular potencial, à taxa de aproximadamente 3% por ano e podem precisar de cirurgia complementar.

PROGNÓSTICO

Sem cirurgia, poucos pacientes com mielopatia espondilótica cervical melhoram, 20 a 60% pioram gradualmente e muitos permanecem estáveis por longos períodos.[8]

DISTÚRBIOS DAS RAÍZES DOS NERVOS

DEFINIÇÃO

Os distúrbios do nervo espinal ou da raiz nervosa, que é o segmento curto do nervo após a união das raízes nervosas ventral e dorsal antes que o nervo espinal se divida em seus ramos ventral e dorsal, são chamados de *radiculopatias.* Os sintomas dependem do nível espinal específico e do(s) lado(s) envolvido(s).

EPIDEMIOLOGIA

A incidência anual média ajustada pela idade para radiculopatia é de aproximadamente 83/100.000. Os homens são afetados quase duas vezes mais que as mulheres, e a idade de pico é de 50 a 54 anos. A incidência anual de dor radicular lombossacra nova varia de 1,5 a 18,5%. A prevalência estimada da síndrome da cauda equina entre todos os pacientes manifestando dor lombar é de 1 em 2.500 casos. A atividade física extenuante, tabagismo e fatores genéticos são considerados fatores que aumentam o risco de herniação de disco.

BIOPATOLOGIA

A irritação da raiz do nervo sensorial espinal ou o gânglio da raiz dorsal causa sintomas que refletem àquele dermátomo. A compressão mecânica do nervo contribui para a síndrome. Além disso, citocinas inflamatórias podem vazar do núcleo pulposo para o espaço epidural, onde resultam em edema endoneural e dor. A citocina pró-inflamatória TNF-α é provavelmente um contribuinte essencial. A herniação do núcleo pulposo libera fosfolipase A_2, que também desempenha papel importante no processo inflamatório. Esse processo por si só pode causar dor na ausência de compressão franca da raiz.

Ciatalgia é a dor na distribuição do nervo ciático, que recebe contribuições das raízes dos nervos L4, L5, S1 e S2 e inerva a nádega ipsilateral, a face posterior da coxa, a perna e o pé. Herniações de disco, uma causa frequente de ciatalgia, são mais comuns em L4-5 e L5-S1. O disco herniado caracteristicamente se projeta em sentido posterolateral e colide com o nervo que está migrando lateralmente para sair embaixo do pedículo do segmento vertebral inferior. Por essa razão, uma ruptura de disco geralmente comprime a raiz nervosa que está um número mais alto (e um mais baixo na coluna). Como consequência, um disco de L4 colide com o nervo de L5 e um disco de L5 comprime o nervo S1. Uma protrusão de disco lateral distante pode comprimir o nervo espinal no mesmo nível que o do disco saliente, e um disco grande pode comprimir mais de uma raiz nervosa. Além da herniação de disco, a ciática pode ser causada por lesão direta do nervo ciático em qualquer local ao longo de seu curso. A *síndrome da cauda equina* resulta da doença envolvendo raízes múltiplas dos níveis lombar inferior e sacral espinal à medida que eles viajam em sentido descendente dentro do canal espinal em seu curso para sair através de seus forames intervertebrais (ou neurais) respectivos.

MANIFESTAÇÕES CLÍNICAS

Os sintomas de radiculopatia dependem da raiz afetada (Tabelas 372.1 e 372.2). O envolvimento da raiz é provável se a dor se irradiar além do ombro ou do joelho. Na região torácica o envolvimento da raiz geralmente produz sintomas que "abraçam" o tronco. A dor radicular frequentemente piora com atividades que aumentem a pressão intraespinal, como tossir, espirrar, fazer esforço para defecar e outras manobras de Valsalva. O caráter da dor varia, mas ela é sempre descrita como aguda, penetrante, choque elétrico ou formigamento. Ao informar os sintomas, os pacientes podem apontar para ou esfregar o dermátomo onde eles estão sofrendo o desconforto (dor percebida). Os pacientes também podem informar posições específicas que aumentam ou diminuem a dor; por exemplo, sentar sempre piora a dor da hérnia aguda de disco lombar, e a extensão do pescoço pode produzir dor que se irradia na herniação de disco cervical ou outros processos que estreitam o forame intervertebral. A dor radicular geralmente piora quando o paciente está em posição supina e frequentemente acorda o paciente que estava dormindo. A dor referida da raiz cervical pode afetar somente a escápula.

Os pacientes frequentemente informam hipoestesia (sensibilidade diminuída), que em geral segue um dermátomo, mas também pode ser descrita como afetando um membro de maneira difusa. As queixas de fraqueza podem ser difíceis de localizar em um músculo em especial, exceto quando o paciente se queixar de aperto de mão fraco (C8 ou T1) ou queda do pé (L5).

A fraqueza pode ser assintomática (especialmente do músculo tríceps, C7 e do músculo gastrocnêmio, S1). A análise de força lado a lado ajuda na detecção de fraqueza. A fraqueza leve é mais prontamente identificada se o músculo for colocado em posição de desvantagem mecânica (p. ex., avaliando o músculo tríceps com o cotovelo flexionado a ≥ 90°. A fraqueza leve também pode ser identificada solicitando ao paciente que caminhe na ponta dos pés, nos calcanhares e que suba e desça as escadas ou uma escadinha. O exame sensorial deverá analisar todas as distribuições de raiz em potencial. Analisar a sensibilidade tátil geralmente é suficiente. A hiper-reflexia não é esperada em um distúrbio de nervo espinal e deverá levantar questões sobre a patologia na medula espinal ou no encéfalo (ver Capítulo 371). Os pacientes com mais de 65 anos ou os portadores de neuropatia periférica (ver Capítulo 392) podem apresentar reflexos patelares ou aquileus reduzidos ou até ausentes.

A síndrome da cauda equina manifesta-se como fraqueza uni ou bilateral dos membros inferiores, anestesia em sela, disfunção sexual, disfunção urinária com hesitação ou retenção e, menos em geral, disfunção intestinal. Dependendo da causa, o distúrbio está sempre acompanhado por dor lombar. A síndrome pode ser acompanhada por ciatalgia intensa, que pode ser uni ou bilateral e envolve também dor perineal. Fraqueza nos membros inferiores, que pode ser assimétrica, é do tipo de neurônio motor inferior.

DIAGNÓSTICO

A anamnese e o exame físico para radiculopatia suspeita são similares à avaliação de dor de pescoço e lombar (anteriormente mencionada), com ênfase no achado de déficits de raiz nervosa.

O paciente deve ser questionado quanto a disfunção intestinal e da bexiga. A incontinência franca (ver Capítulo 23) sugere ou síndrome da cauda equina ou mielopatia. Se o paciente informar qualquer perda de sensibilidade perineal, como a que pode ser notada durante ou após urinar ou defecar, o examinador deve testar a sensibilidade perianal, a força e o tônus do esfíncter anal e o reflexo anal. Uma vez que a cauda equina envolve raízes nervosas, os reflexos devem se mostrar normais ou diminuídos; reflexos hiperativos ou um sinal de Babinski sugerem mielopatia.

A investigação por imagens de um potencial quadro de radiculopatia potencial é similar à avaliação de dor de pescoço e lombar (comentado anteriormente), e a RM (Figura 372.7) é o melhor exame em quase todas as situações. Entretanto, muitos achados nessa investigação são assintomáticos e devem ser ignorados. Por exemplo, uma RM realizada 1 ano após um quadro de hérnia de disco com ciática não pode determinar quais pacientes continuam sintomáticos e quais estão livres do sintoma. A EMG, que pode ser muito útil para determinar se um achado na RM está realmente associado a sinais e sintomas neurológicos, pode localizar anormalidades radiculares, julgar sua gravidade e determinar comorbidade ou doenças neurológicas alternativas, como neuropatias periféricas difusas ou por compressão localizada. A EMG pode não mostrar anormalidades nas 3 a 4 semanas após a lesão da raiz do nervo, mas tem sensibilidade e especificidade elevadas para identificar denervação crônica quando o componente motor da raiz está envolvido. Essa técnica, porém, é menos sensível (cerca de 30 a 70%) se apenas o componente sensorial da raiz estiver envolvido pela lesão. A EMG será desnecessária se o diagnóstico for evidente por anamnese, exame físico e RM. Em outras situações, sua alta especificidade complementa a alta sensibilidade da RM.

Muitas das condições que causam dor no pescoço e lombar também podem causar radiculopatia, ciatalgia (Tabela 372.6). A espondilólise é a causa mais comum de radiculopatia, ciatalgia e síndrome da cauda equina, mas os mesmos sintomas e sinais podem ser causados por infecções (p. ex., herpes-zóster, Capítulo 351), tumor (p. ex., efeito expansivo ou disseminação leptomeníngea, Capítulo 180) e cicatrização (p. ex., aracnoidite pós-cirúrgica). Os distúrbios do plexo braquial (p. ex., neurite de plexo braquial) e do plexo lombossacral (p. ex., neuropatia diabética do plexo radicular, Capítulo 392) também podem simular um quadro de radiculopatia espondilótica.

Distúrbios não neurológicos, como fibromialgia (ver Capítulo 258) e polimialgia reumática (ver Capítulo 255) podem causar dor que imita uma radiculopatia. A radiculopatia cervical também pode ser simulada por articulação acromioclavicular, bursite do ombro, doença do manguito rotatório, síndrome do desfiladeiro torácico e síndrome de impacto do ombro. A radiculopatia lombar pode se assemelhar a artrite do quadril, bursite trocantérica, doença da articulação sacroilíaca, síndrome piriforme, síndrome da faixa iliotibial e tendinite isquiotiobial (ver Capítulo 247).

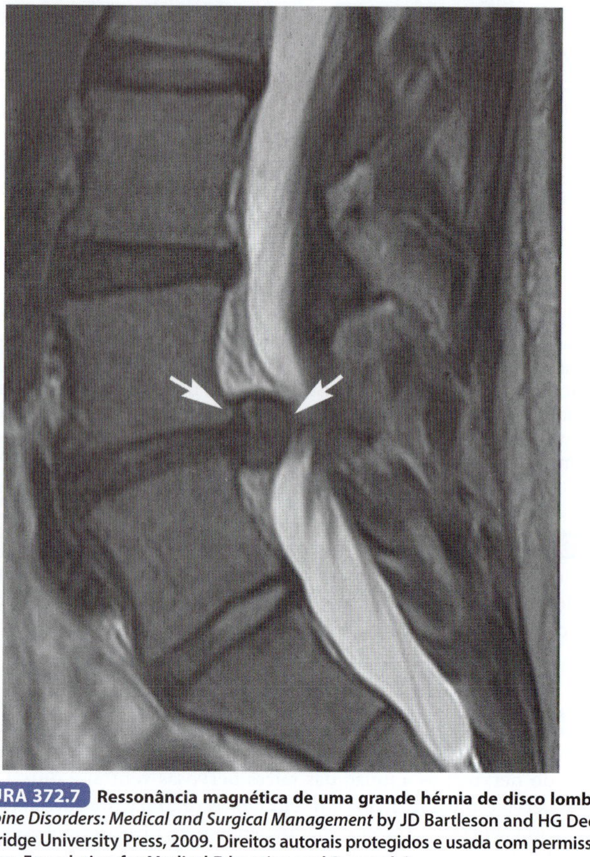

FIGURA 372.7 **Ressonância magnética de uma grande hérnia de disco lombar.** (De *Spine Disorders: Medical and Surgical Management* by JD Bartleson and HG Deen; Cambridge University Press, 2009. Direitos autorais protegidos e usada com permissão de Mayo Foundation for Medical Education and Research.)

Tabela 372.6 Diagnóstico diferencial de dor de membro inferior sugestiva de ciatalgia.

Neurogênica na coluna vertebral
- Espondilótica
  - Núcleo pulposo herniado
  - Estenose de canal central, recesso lateral ou forame intervertebral
  - Cisto sinovial
- Cisto aracnoide ou perineural
- Aracnoidite inflamatória estéril
- Tumor: primário (p. ex., neurofibroma, ependimoma) ou metastático (osso ou espaço epidural, meníngeo)
- Infecção: disco, epidural, herpes-zóster, doença de Lyme
- Radiculopatia inflamatória (p. ex., sarcoidose, paraneoplásica)

Neurogênica fora da coluna vertebral (p. ex., plexo lombossacro, neuropatia da ciática, neuropatia periférica)

Não neurogênica
- Musculoesquelética
- Doença vascular periférica

A causa mais comum da síndrome da cauda equina é uma hérnia de disco de L4-5 ou L5-1 muito grande. Outras causas incluem: tumor, abscesso, hematoma epidural e fibrose. Dependendo do tempo de progressão, a síndrome da cauda equina deve ser considerada uma emergência. A menos que o início seja gradual, o quadro emergente ou possivelmente urgente exige consulta neurocirúrgica e RM.

TRATAMENTO

Os sintomas radiculares agudos são geralmente autolimitados e melhoram. O tratamento com fármacos[A13] e fisioterapia é o mesmo que para dor lombar e do pescoço. A pregabalina não ajuda no quadro de ciática aguda ou crônica.[A14]

Se a radiculopatia for associada à síndrome da cauda equina ou a uma lesão subjacente diferente da espondilose, como infecção (ver Capítulo 385) ou tumor (ver Capítulo 180), o tratamento deve ser direcionado ao processo subjacente. Se os sintomas ou disfunção neurológica progredirem ou persistirem por mais de 4 a 6 semanas, a intervenção deverá ser considerada. A cirurgia precoce é indicada para instabilidade espinal, déficits neurológicos graves ou progressivos, mielopatia, déficits neurológicos críticos para atividades profissionais ou de lazer ou dor radicular intensa e incontrolável associada a compressão de raiz.

Na radiculopatia cervical, injeções epidurais transforaminais de corticosteroides podem fornecer alívio temporário da dor com um risco aceitável. Na espondilose cervical com radiculopatia, a cirurgia fornece alívio mais rápido da dor do que a fisioterapia, mas pouco ou nenhum benefício a longo prazo. A discectomia cervical anterior com fusão ou colocação de um disco artificial (artroplastia) fornece benefício sintomático, e laminectomia e discectomia cervical por abordagem posterior também são eficazes.

Para radiculopatia lombar, injeções epidurais de corticosteroides podem fornecer alívio a curto prazo relativamente menor por 2 a 6 semanas, mas elas não melhoram a função nem aliviam a dor além de 3 meses.[A15] Em alguns casos o alívio temporário dos sintomas ajuda a confirmar a ligação causal com um local anatômico injetado. Não há evidência de que as injeções epidurais evitem uma possível intervenção cirúrgica.[A16] Para a radiculopatia lombar sintomática decorrente de uma hérnia de disco, tanto a discectomia quanto a microdiscectomia cirúrgica aberta (Vídeo 372.7) são superiores à terapia não cirúrgica por pelo menos 3 meses,[9] mas não necessariamente no médio ou longo prazo. Se o quadro estiver isolado em um único disco e não houver alterações degenerativas significativas, a duração mais longa do benefício será mais provável. Pacientes que recebem benefício maior da cirurgia incluem aqueles nos quais a RM mostra um disco herniado com compressão da bolsa tecal em um terço ou mais, ou aqueles com compressão de raiz nervosa. Procedimentos minimamente invasivos não são nitidamente melhores que as abordagens padronizadas.[A17]

DISTÚRBIOS DA MEDULA ESPINAL

DEFINIÇÃO E VISÃO GERAL

Qualquer distúrbio da medula espinal é denominado *mielopatia*. A mielopatia pode ser intramedular, como resultado de um distúrbio intrínseco à medula, ou extramedular, como resultado de uma anormalidade extrínseca à medula, mas que comprime a medula. Lesões extramedulares podem ser, ainda, divididas em intradurais (dentro da dura-máter) e extradurais (fora da dura-máter).

EPIDEMIOLOGIA E BIOPATOLOGIA

Os distúrbios da medula espinal podem ser causados por uma ampla gama de etiologias (Tabela 372.7), mas a mielopatia espondilótica cervical ainda é a causa mais comum.

Os elementos funcionais da medula espinal (Figura 372.8) incluem tratos descendentes para neurônios motores e autônomos, assim como tratos sensoriais ascendentes. O neurônio motor de células do corno anterior é o corpo celular para o axônio que se tornará a raiz do nervo anterior e continuará a inervar diretamente o músculo do esqueleto. Os corpos celulares para os neurônios sensoriais primários ficam nos gânglios da raiz dorsal, fora da medula espinal.

MANIFESTAÇÕES CLÍNICAS

As manifestações clínicas da mielopatia correlacionam-se com o nível espinal da lesão. A maioria dos sinais é bilateral, mas a assimetria, ou mesmo unilateralidade, não exclui uma lesão da medula espinal.

Em geral, as três principais funções afetadas são: motora, sensorial e autônoma, especialmente do intestino, da bexiga e função erétil. Caso as células do corno anterior estejam envolvidas no nível da lesão, o miótomo correspondente exibirá achados de neurônios motores mais baixos (fraqueza hipotônica), e os reflexos podem estar reduzidos nesse nível. Abaixo da lesão, os pacientes manifestarão fraqueza e hipertonia que pode progredir para paralisia espástica, hiper-reflexia e sinal de Babinski. A sensibilidade está diminuída no nível e abaixo da lesão. O tônus aumentado e a espasticidade geralmente se desenvolvem com o tempo, de modo que não podem ser proeminentes na apresentação clínica inicial. Se colunas posteriores estiverem comprometidas, os pacientes poderão perder a propriocepção e desenvolver ataxia, especialmente na marcha. Se as colunas posteriores da medula cervical estiverem comprometidas, os pacientes poderão ter pseudoatetose dos dedos das mãos, manifestada como movimentos inconscientes, lentos, de contorções (atetóticos) dos dedos do braço estendido quando os olhos estão fechados.

A síndrome da medula anterior manifesta-se como fraqueza dos neurônios motores inferiores ao nível da lesão (corno anterior); a fraqueza nos neurônios motores superiores e a espasticidade abaixo da lesão (tratos corticospinais); disfunção autônoma abaixo do nível da lesão (corno lateral), mais frequentemente a dificuldade com o controle do intestino e da bexiga; e perda de sensibilidade tátil e térmica abaixo do nível da

Tabela 372.7 Causas de mielopatia.

Extramedulares, mas comprimindo a medula espinal
- Estenose cervical (espondilose, congênita)
- Herniação de disco cervical
- Hiperostose esquelética idiopática difusa
- Tumor
- Cisto sinovial ou aracnóideo
- Infecção (p. ex., abscesso epidural [ver Capítulo 285], osteomielite [ver Capítulo 256])
- Traumatismo
- Artrite reumatoide (ver Capítulo 248), espondilite anquilosante (ver Capítulo 249)
- Outras: doença de Paget (ver Capítulo 233), lipomatose epidural, ossificação de ligamento longitudinal posterior

Intramedulares e intrínsecas à medula espinal
- Tumor
- Infecção (p. ex., sífilis [ver Capítulo 303]; associada ao HIV [ver Capítulo 366], HTLV-1 [ver Capítulo 354])
- Desmielinizante (p. ex., esclerose múltipla [ver Capítulo 383], neuromielite óptica [ver Capítulo 396], encefalomielite disseminada aguda [ver Capítulo 383]), mielite transversa aguda [ver Capítulo 383]
- Inflamatória (p. ex., lúpus eritematoso sistêmico [ver Capítulo 250], síndrome de Sjögren [ver Capítulo 252], doença de Behçet [ver Capítulo 254], sarcoidose [ver Capítulo 89], paraneoplásica [ver Capítulo 169])
- Metabólica
- Deficiência de vitamina B_{12}, ácido fólico, vitamina E, cobre
- Mielopatia pós-radiação
- Paraparesia espástica hereditária
- Vascular (p. ex., infarto da medula espinal, malformação vascular)
- Siringomielia
- Óxido nitroso
- Sarcoidose
- Doença de neurônio motor

HIV = vírus da imunodeficiência humana; HTLV = vírus linfotrópico T humano.

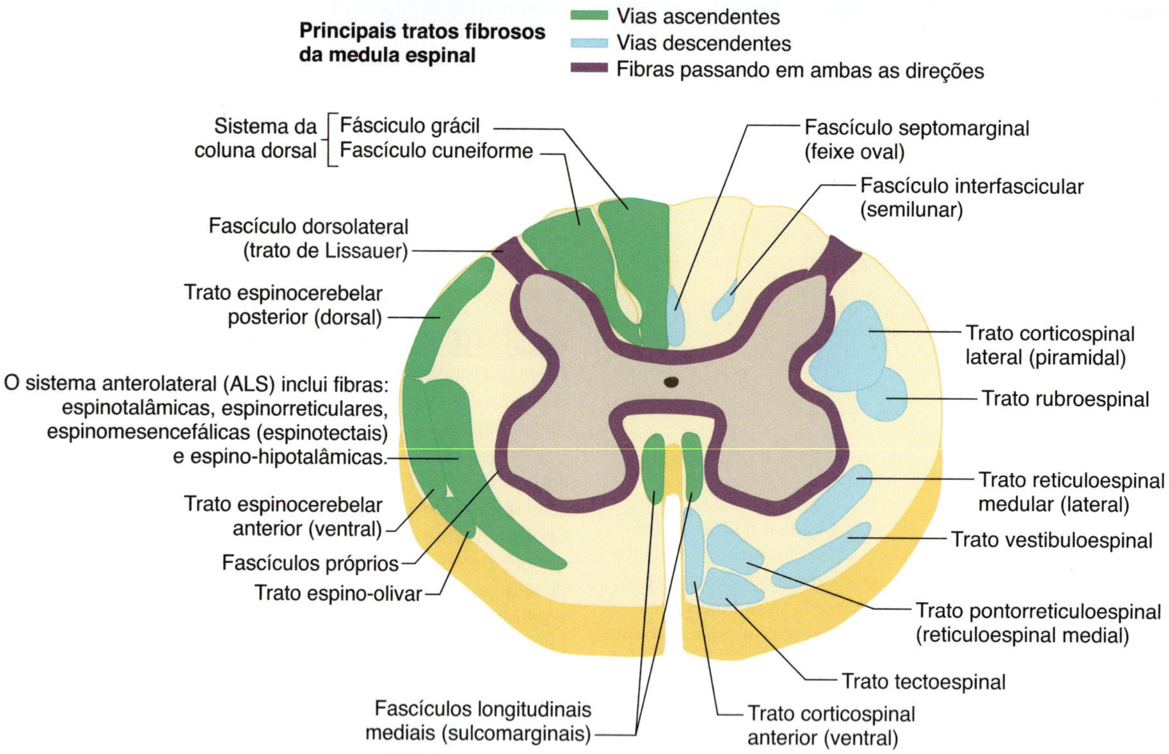

FIGURA 372.8 **Principais tratos fibrosos da medula espinal.**

lesão (trato espinotalâmico). A percepção vibratória e a propriocepção são preservadas (colunas posteriores). As principais causas dessa síndrome são vasculares, tais como uma oclusão de artéria espinal anterior ou lesão expansiva comprimindo anteriormente, tal como um disco ou massa em corpo vertebral.

A síndrome da medula central caracteriza-se por sinais e sintomas de neurônios motores inferiores ao nível da lesão (células do corno anterior) e sinais e sintomas de neurônios motores superiores abaixo da lesão (tratos corticospinais), retenção urinária e uma faixa de perda de temperatura e da sensação de dor no nível da lesão (decussação da comissura branca anterior dessas fibras). No nível mediocervical, essa síndrome é típica de siringomielia (ver Capítulo 389). Outras causas importantes incluem: traumatismo cervical (ver Capítulo 371), especialmente quando pacientes com espondilose cervical preexistente sustentam uma lesão de extensão exagerada e tumores intramedulares (ver Capítulo 180).

A síndrome da medula posterior manifesta-se por desequilíbrio, especialmente no escuro ou com os olhos fechados, e ataxia sensorial, sinal de Romberg e perda da percepção vibratória e da propriocepção abaixo do nível da lesão (colunas posteriores), com preservação da sensibilidade álgica e térmica. Raramente se observa fraqueza do paciente. A disfunção da medula posterior pode ser causada por doença espondilótica, mas outras causas incluem: deficiência de vitamina B_{12}, deficiência de cobre (que pode ser causada pelo excesso de ingestão de zinco), deficiência de vitamina E (ver Capítulos 205 e 388), sífilis (ver Capítulo 303), mielopatia vacuolar associada à AIDS (ver Capítulo 366) e inalação de óxido nitroso (ver Capítulo 404).

A síndrome de Brown-Séquard (hemissecção da medula espinal) combina aspectos dessas síndromes. Ao nível da lesão, os pacientes exibem fraqueza motora inferior ipsilateral (corno anterior) e perda de toda a sensibilidade (zona de entrada da raiz posterior). Abaixo do nível da lesão, os pacientes têm fraqueza de neurônios motores superiores ipsilaterais) e espasticidade (trato corticospinal) e perda ipsilateral da percepção vibratória e propriocepção (colunas posteriores) com perda contralateral da sensibilidade álgica e térmica (trato espinotalâmico, cujas fibras cruzaram desde o lado oposto e através da comissura branca anterior). A causa da síndrome de Brown-Séquard é, com frequência, um traumatismo (ver Capítulo 371) ou compressão excêntrica.

A síndrome do cone medular refere-se à disfunção da porção mais cônica distal da medula espinal, que anatomicamente repousa aproximadamente no nível vertebral de T12-L1. Os braços são normais; a fraqueza nas pernas varia, mas, com frequência, é simétrica quando presente. Os principais sinais e sintomas são: disfunção sexual, perda do controle do intestino e da bexiga e anestesia perianal com perda do reflexo anal. As principais causas são: hérnia de disco, estenose lombar, traumatismo e neoplasia.

Com lesões da medula cervical alta, pode ocorrer paresia ou paralisia do diafragma levando à insuficiência respiratória. Em lesões do nível torácico ou superior, a interrupção das vias autonômicas da coluna lateral podem levar à instabilidade autônoma, incluindo pressão arterial lábil. Em qualquer nível, mas especialmente nos níveis do cone e da cauda equina, pode ocorrer retenção urinária aguda.

DIAGNÓSTICO

Os sintomas de envolvimento bilateral dos braços ou das pernas sugerem mielopatia; embora o envolvimento bilateral de membros inferiores possa ser observado na estenose espinal lombar e na síndrome da cauda equina. Queixas de rigidez da perna ou falta de coordenação sugere espasticidade da mielopatia. Outros sintomas incluem uma alteração recente na função intestinal ou da bexiga, disfunção erétil, desequilíbrio (especialmente no escuro ou com os olhos fechados) e marcha escarvante ou ceifante. Esses sintomas centrais também podem refletir lesões do tronco encefálico e mais altas, de modo que o paciente deva ser questionado sobre sintomas corticais e do tronco encefálico (p. ex., função cognitiva, visão, força facial, sensibilidade e deglutição). A dor na coluna cervical ou torácica suporta um quadro de mielopatia.

A investigação de mielopatia em potencial precisa incluir uma avaliação do tônus anal e da sensibilidade perineal. O paciente deverá ser examinado com um avental para permitir a inspeção da coluna e da pele sobrejacente. Um nível sensorial, que representa um ponto onde a sensibilidade distal é alterada, deveria também ser procurado, mas nem sempre é encontrado. O senso de posição articular pode ser reduzido se as colunas posteriores estiverem envolvidas. A análise da marcha em *tandem* identifica possível ataxia. Por fim, o paciente deve ser examinado quanto à espasticidade testando-se o tônus do músculo do membro e os reflexos osteotendíneos. Nas lesões agudas da medula espinal, porém, o estado de "choque espinal" pode causar hiporreflexia ou mesmo paralisia flácida.

Análise auxiliar

A RM é o teste escolhido porque fornece detalhes anatômicos da coluna vertebral e do espaço subaracnóideo, assim como da medula espinal. Esse recurso também pode mostrar evidência de desmielinização ou doença metastática. Se a RM for normal, a punção lombar e os exames de sangue poderão ser úteis para diagnosticar condições que se assemelham ou causam mielopatia (p. ex., a síndrome de Guillain-Barré) (ver Capítulo 392), meningite infecciosa ou carcinomatosa (ver Capítulo 384), sífilis, herpes-vírus simples (HSV), vírus varicela-zóster, estados de deficiência e condições paraneoplásicas.

Diagnóstico diferencial

Muitas causas de mielopatia podem ocorrer em qualquer nível espinal, mas certas condições predominam em níveis espinais específicos. Qualquer lesão que tenha localização cervical superior deve ser avaliada para distúrbios da junção craniocervical, especialmente distúrbios que podem produzir instabilidade atlantoaxial, como a artrite reumatoide e a espondilite anquilosante (ver Capítulo 248). Após o traumatismo, a fratura de vértebra cervical ou do dente do áxis tem de ser excluída. Distúrbios na base do crânio, tais como as malformações de Chiari I e outras alterações congênitas (ver Capítulo 389), podem, às vezes, afetar a medula cervical superior. A siringomielia (ver Capítulo 389), que pode ou não estar associada à malformação de Chiari, também tem predileção pela medula cervical.

A medula torácica está relativamente protegida de todos os traumatismos diretos, mas é o local mais comum para compressão metastática da medula. A mielite transversa afeta, com mais frequência, o nível torácico, e a medula torácica é também especialmente vulnerável a um quadro de mielopatia isquêmica de transição em decorrência de hipotensão grave. A lipomatose epidural é, com frequência, mais sintomática no nível torácico. A ossificação do ligamento longitudinal posterior tem predileção pela coluna cervical.

A rapidez do início ajuda no diagnóstico. A mielopatia aguda ou relativamente aguda sugere causas vasculares, herniação de disco, traumatismo, lesões desmielinizantes ou uma fratura patológica. Em uma pessoa jovem sem comorbidades, um quadro desmielinizante, como a esclerose múltipla, a neuromielite óptica (ver Capítulo 383) ou a encefalomielite disseminada aguda (ver Capítulo 386) são possíveis. Em pessoas mais idosas ou pacientes com fatores de risco vascular conhecidos, a hipotensão ou o início, logo no período pós-operatório imediato, ou infarto da medula espinal são possíveis. A dor aguda e súbita nas costas sugere distúrbios mecânicos (p. ex., fratura patológica, piora súbita da espondilolistese) ou infarto da medula espinal, enquanto as lesões desmielinizantes são geralmente indolores.

A mielopatia que se desenvolve de maneira subaguda, especialmente se acompanhada por dor nas costas, pode ser causada por doença metastática (ver Capítulo 180) e abscesso epidural (ver Capítulo 385). Ambas as condições devem ser avaliadas e tratadas como emergências para evitar a paralisia permanente. Mielopatias subagudas ou crônicas incluem deficiência de vitamina B_{12} (ver Capítulo 388), embora a inalação de óxido nitroso possa causar uma manifestação aguda nessa deficiência; siringomielia (ver Capítulo 389) e tumores de crescimento lento, como os meningiomas (ver Capítulo 180), ependimomas e neurofibromas (ver Capítulo 389).

No caso de doença maligna conhecida ou perda de peso sem explicação, a compressão da medula metastática (ver Capítulo 180) deve ser considerada.[10] Perda de peso, dor nas costas e febre podem ser observadas em infecções (ver Capítulos 384 e 385) e, às vezes, em espondiloartropatias (ver Capítulo 249). Causas infecciosas também incluem paraparesias espásticas tropicais (vírus linfotrópico T humano tipo 1 [HTLV-1, Capítulo 354]). A sífilis (ver Capítulo 303) é a causa de *tabes dorsalis*; os pacientes podem sofrer dores lancinantes, ataxia, reflexos reduzidos de membro inferior e pupilas de Argyll Robertson. As mielopatias que acompanham uma doença infecciosa incluem encefalomielite disseminada aguda e mielite transversa (ver Capítulo 383). Um quadro de neuropatia periférica acompanhante é observado na mielopatia por deficiência de vitamina B_{12} (ver Capítulo 388) que tende a causar ataxia da marcha. A artrite reumatoide (ver Capítulo 248) e a espondilite anquilosante podem causar instabilidade atlantoaxial e subluxação de C1-C2. Outras doenças sistêmicas, como o lúpus eritematoso sistêmico (ver Capítulo 250), a doença de Behçet (ver Capítulo 254) e a sarcoidose (ver Capítulo 89) também podem causar mielopatias. Em pacientes com hipercortisolemia exógena ou endógena (ver Capítulo 214), a deposição epidural de gordura pode causar lipomatose epidural dorsal que pode comprimir a medula espinal. Relato de traumatismo raquimedular prévio levanta a possibilidade de siringomielia pós-traumática.

TRATAMENTO E PROGNÓSTICO

Dependendo do índice de piora, os pacientes portadores de lesões da medula espinal podem precisar de avaliação urgente ou emergente e de tratamento para evitar mais deterioração e restaurar a função perdida. A cirurgia pode ser necessária para compressão da medula (p. ex., disco, tumor, abscesso).[11] Outras causas específicas exigem tratamento direcionado. O prognóstico depende do diagnóstico, da gravidade da doença subjacente e da resposta do paciente ao tratamento apropriado. Complicações de lesões da medula espinal a longo prazo incluem: osteoporose (ver Capítulo 230), hipotensão ortostática (ver Capítulo 56), trombose venosa profunda (ver Capítulo 74), úlceras de decúbito, alterações autonômicas (ver Capítulo 390) e dor neuropática crônica (ver Capítulo 27).

Causas específicas de mielopatias

MIELOPATIAS VASCULARES

A medula espinal é tão sensível quanto o cérebro à isquemia. A mielopatia vascular ocorre quando há perda do fluxo de sangue para a medula espinal, seja ele agudo ou crônico e seja a causa isquêmica ou hemorrágica.[12]

O suprimento sanguíneo para a medula espinal é feito por uma artéria espinal anterior e duas artérias espinais posteriores que correm em sentido longitudinal ao longo da extensão da medula espinal (Figura 372.9). As artérias espinais posteriores pareadas surgem rostralmente como ramos das artérias vertebrais no nível do bulbo e correm inferiormente ao longo da superfície posterolateral da medula espinal. A artéria espinal anterior é formada superiormente quando os ramos da artéria vertebral se juntam para formar uma única artéria espinal anterior, a qual, por sua vez, corre descendente para a linha média da superfície anterior da medula espinal. O principal suprimento sanguíneo espinal anterior caudal é fornecido por uma grande artéria de Adamkiewicz que penetra no canal espinal através de um forame intervertebral em entre T5 e L1, geralmente à esquerda, e alimenta a maioria da medula espinal inferior e o cone medular.

A compressão da medula espinal e o comprometimento do suprimento microvascular para a medula provocam as alterações glióticas em muitas mielopatias lentamente progressivas, como a mielopatia espondilótica. As causas isquêmicas incluem hipotensão, doença aterosclerótica, eventos embólicos, vasculite (ver Capítulo 254, doença descompressiva, e Capítulo 88, roubo vascular).

As fístulas arteriovenosas da dura-máter espinal são o tipo mais comum de malformação vascular da medula espinal. Essas malformações podem causar mielopatia ao atuarem como lesões de massa que comprimem as

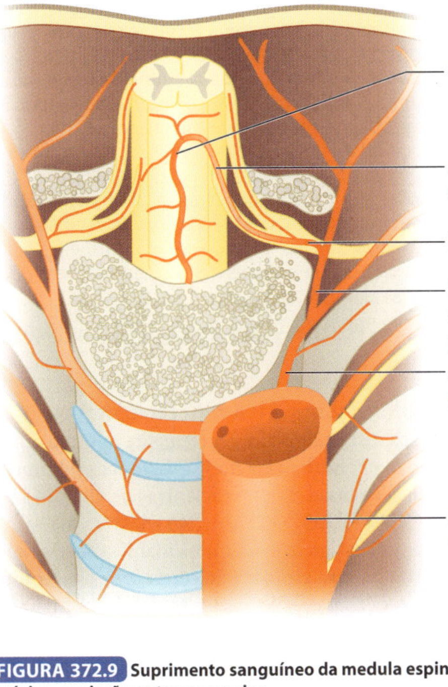

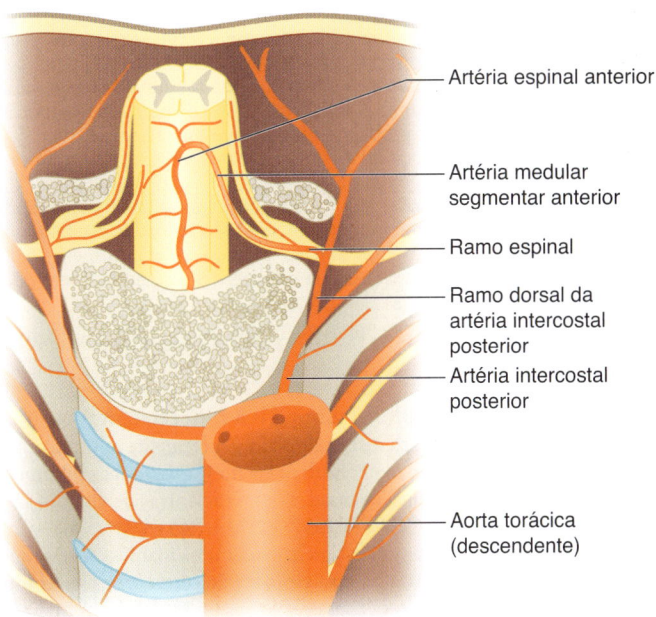

FIGURA 372.9 Suprimento sanguíneo da medula espinal: corte através do nível torácico, projeção anterossuperior.

estruturas locais, pois interferem na drenagem venosa normal ao desviarem o sangue como parte de um roubo vascular com o exercício de músculos que competem pelo fluxo sanguíneo, ou por hemorragia. A hemorragia da medula espinal, que é rara, pode ser causada por traumatismo, sangramento para o interior de um tumor, por malformação vascular intramedular ou por uma complicação da terapia anticoagulante. Os hematomas epidurais causam compressão raquimedular e podem ocorrer como complicação de cirurgia ou de punção lombar, especialmente em pacientes com diátese hemorrágica.

MANIFESTAÇÕES CLÍNICAS

A oclusão da artéria de Adamkiewicz geralmente se manifesta com sinais de isquemia em áreas fronteiriças torácicas – paraplegia com preservação relativa das raízes sacrais e da coluna dorsal. Um infarto na distribuição da artéria espinal anterior resulta em disfunção dos dois terços anteriores da medula espinal, incluindo os cornos anteriores, os tratos espinotalâmicos e os tratos corticospinais. Os pacientes geralmente se apresentam paraparesia aguda e função prejudicada do intestino e da bexiga. Abaixo do nível da lesão, a sensibilidade álgica e a sensibilidade térmica são perdidas, mas a vibração e o senso de posição articular podem estar preservados.

O infarto das artérias posteriores é menos comum em razão de sua circulação colateral melhor. As manifestações clínicas incluem perda da percepção vibratória e da propriocepção, ataxia, distúrbio da marcha e sinal de Romberg presente. Os reflexos podem estar deprimidos no nível do infarto.

As malformações vasculares apresentam, muito frequentemente, um curso clínico crônico ou gradativamente progressivo. A dor é comum. As fístulas arteriovenosas em geral ocorrem na medula torácica e se apresentam como paraplegia progressiva.

DIAGNÓSTICO

As malformações vasculares são avaliadas inicialmente por RM. Se a embolização ou a cirurgia estiverem sendo consideradas, a angiografia espinal é necessária para identificar os vasos nutrícios e os de drenagem. As malformações arteriovenosas intramedulares são encontradas com mais frequência nos níveis cervical e torácico e podem precisar de angiografia para serem visualizadas. Quando os resultados dos exames de imagem não forem elucidadores, a punção lombar poderá ser considerada; uma contagem elevada de leucócitos (> 10 μℓ de LCR) sugere mais um quadro de mielopatia inflamatória do que uma lesão vascular.

TRATAMENTO E PROGNÓSTICO

As opções de tratamento para isquemia da medula espinal são limitadas e incluem a reversão da causa da isquemia, como correção de hipotensão (ver Capítulo 98). O prognóstico para a maioria dos casos de infarto da medula espinal é ruim, a menos que o fluxo de sangue seja restaurado rapidamente. Em um estudo, por exemplo, a taxa de mortalidade após 3 anos foi de 23%, 42% dos sobreviventes precisaram de cadeiras de roda, mas 40% daqueles em cadeiras de roda à época da alta hospitalar conseguiram andar em um seguimento de 3 anos.

As fístulas arteriovenosas são tratadas ocluindo-se a derivação com embolização ou cirurgia. O tratamento bem-sucedido pode estabilizar e melhorar os sintomas. Pacientes com hematomas epidurais suspeitos (ver Capítulo 371) demandam cirurgia de emergência caso apresentem disfunção neurológica intensa ou progressiva.

MIELOPATIAS INFLAMATÓRIA, METABÓLICA E INFECCIOSA

A mielite transversa,[13] a esclerose múltipla, a neuromielite óptica e outras doenças desmielinizantes são consideradas no Capítulo 383. As mielopatias metabólicas podem ser causadas por deficiências de vitamina B_{12}, vitamina E e cobre (ver Capítulo 205).

A encefalomielite disseminada aguda é mais uma manifestação monofásica de desmielinização da medula espinal e do cérebro. Se estiver limitada à medula espinal, ela será chamado de *mielite transversa.* A avaliação extensa de mielite transversa idiopática presumida leva, com frequência, a um diagnóstico mais preciso, como esclerose múltipla (ver Capítulo 383) ou sarcoidose (ver Capítulo 89) afetando a medula espinal.

As doenças do tecido conjuntivo podem, menos frequentemente, causar mielopatia. O lúpus eritematoso sistêmico (ver Capítulo 250) com ou sem anticorpos antifosfolipídios pode causar mielite em 1 a 3% dos pacientes. A síndrome de Sjögren (ver Capítulo 252), a doença de Behçet (ver Capítulo 254), a sarcoidose (ver Capítulo 89), a doença mista de tecido conjuntivo (ver Capítulo 254) e a esclerose sistêmica (ver Capítulo 251) podem ser associadas à mielite inflamatória.

O HIV pode causar mielopatia vacuolar, que nem sempre é sintomática. A mielopatia associada ao HTLV-1, também conhecida como paraparesia espástica tropical (ver Capítulo 354), é uma mielopatia progressiva crônica que pode causar fraqueza das pernas, espasticidade, perda da percepção vibratória e disfunção da bexiga. Mais de 90% das pessoas infectadas permanecem assintomáticas, com a transformação para um quadro sintomático considerada como amplamente relacionada à resposta imune do hospedeiro. A sífilis terciária (ver Capítulo 303) afetando a medula espinal é chamada de *tabes dorsalis;* atualmente é rara graças ao adequado tratamento de casos primários e secundários de sífilis.

DIAGNÓSTICO

Em geral, o diagnóstico dessas mielopatias baseia-se na anamnese, no exame clínico, da RM, na análise do LCR e em exames de sangue. Nas mielopatias inflamatórias, a RM mostra, com frequência, sinal em T2 aumentado e dilatação localizada da medula espinal.

TRATAMENTO

As infusões de corticosteroides intravenosos (p. ex., metilprednisolona, 1 g IV diariamente durante 5 dias) é o tratamento para ataques agudos de mielopatia inflamatória. Nos pacientes que não respondem aos corticosteroides, a plasmaférese pode ser eficaz. Cerca de 60% dos pacientes mostram melhora aos 6 meses. Os fatores que prognosticam melhora são: início do tratamento dentro de 15 dias da manifestação dos sintomas e evidência de melhora precoce.

As deficiências metabólicas podem ser repostas. A terapia antirretroviral agressiva pode levar à melhoria na mielopatia pelo HIV. Não há tratamento efetivo disponível para a mielopatia associada ao HTLV-1.

COMPRESSÃO METASTÁTICA DA MEDULA ESPINAL

Quando um câncer metastático invade a coluna vertebral ou o espaço epidural, a destruição resultante e o crescimento do tumor comprimem a medula espinal e levam à mielopatia. A prevalência de compressão metastática da medula espinal pode ser de até 5% em pacientes com câncer, dependendo do tipo de neoplasia maligna e de sua tendência à formação de metástases nos ossos. Os cânceres de próstata (ver Capítulo 191), de mama (ver Capítulo 188) e de pulmão (ver Capítulo 182) respondem, cada um, por cerca de 15 a 20% dos casos, e o linfoma não de Hodgkin (ver Capítulo 176), o câncer de células renais (ver Capítulo 187) e o mieloma múltiplo (ver Capítulo 178) respondem, cada um, por cerca de 5 a 10%.

A doença espinal metastática geralmente causa compressão como resultado de uma lesão extradural, embora poucas lesões metastáticas possam ser intradurais-extramedulares. As metástases intramedulares são raras. Os sintomas podem ser causados por compressão direta da medula e das raízes no espaço epidural como resultado da extensão direta a partir de uma metástase hematogênica para o corpo vertebral. Alguns tumores, porém (p. ex., linfomas) podem crescer através do forame intervertebral sem causar destruição óssea significativa. A destruição vertebral pode tornar a coluna vertebral instável e causar fraturas patológicas que levam ao dano à medula e à raiz.

MANIFESTAÇÕES CLÍNICAS

Cerca de 90% dos pacientes apresentam dor que classicamente piora ao se deitar e aumenta com a manobra de Valsalva. Se a raiz do nervo estiver envolvida, a dor terá um componente radicular; se houver colapso do osso, a dor poderá piorar com o movimento. À época do diagnóstico, a fraqueza muscular está presente em 35 a 75% dos pacientes; déficits sensoriais, em 50 a 70% dos pacientes; e disfunção autônoma, em 50 a 60% dos pacientes. Os sinais e sintomas dependem do nível da compressão.

DIAGNÓSTICO

A compressão da medula espinal, que tem de ser aventada quando qualquer paciente com câncer se queixar de dor na coluna na falta de sinais ou sintomas neurológicos, é uma emergência neurológica. A RM é o exame preferencial por sua capacidade de detectar massas de partes moles, danos da medula espinal e radiculares e patologia óssea. A mielografia por TC deverá ser usada se a RM não puder ser realizada. Uma vez que até 35% dos pacientes apresentam mais de um local de metástase, deve ser realizado exame de imagem de toda a coluna vertebral.

Diagnóstico diferencial

Para lesões extradurais, o diagnóstico diferencial inclui: lipomas, neurofibromas (ver Capítulo 389), meningiomas (ver Capítulo 180) e cordomas, assim como malformações vasculares e abscessos. As lesões intradurais-extramedulares incluem: neurofibromas (ver Capítulo 389) neurinomas, meningiomas, malformações vasculares e (menos frequentemente) metástases. Cistos aracnoides, geralmente benignos, podem causar compressão raquimedular. Por fim, as lesões intramedulares que podem se apresentar como mielopatia e têm de ser consideradas no diagnóstico diferencial de compressão metastática de medula espinal incluem malformações vasculares, ependimomas, astrocitomas, siringomielia e metástases intramedulares.

TRATAMENTO

O início imediato de corticosteroides (p. ex., dexametasona, dose inicial de 10 a 16 mg seguida por redução gradual por 10 a 14 dias) e radioterapia são os esteios da terapia inicial. Pacientes com coluna instável, carga limitada da doença e prognóstico relativamente favorável podem se beneficiar da ressecção descompressiva e estabilização da coluna.[14] A vertebroplastia e a cifoplastia podem fornecer ajuda sintomática para pacientes que não sejam candidatos à cirurgia radical da coluna.

PROGNÓSTICO

A compressão metastática da medula espinal ocorre, geralmente, no cenário de metástases para múltiplos locais e com prognóstico esperado para sobrevivência, em geral, inferior a 6 meses. O prognóstico melhora em pacientes com neoplasias e que se mostram sensíveis à terapia corticosteroide (especialmente linfoma e leucemia) ou são radiossensíveis (p. ex., mieloma múltiplo, câncer de pulmão de células pequenas). Pacientes ambulatoriais à época do diagnóstico, que apresentam um único local de compressão e início mais lento de sintomas, também têm um prognóstico melhor.

Grau A Recomendações de grau A

A1. Chou R, Deyo R, Friedly J, et al. Systemic pharmacologic therapies for low back pain: a systematic review for an American College of Physicians clinical practice guideline. *Ann Intern Med*. 2017;166:480-492.
A2. Machado GC, Maher CG, Ferreira PH, et al. Efficacy and safety of paracetamol for spinal pain and osteoarthritis: systematic review and meta-analysis of randomised placebo controlled trials. *BMJ*. 2015;350:1-13.
A3. Krebs EE, Gravely A, Nugent S, et al. Effect of opioid vs nonopioid medications on pain-related function in patients with chronic back pain or hip or knee osteoarthritis pain: the SPACE randomized clinical trial. *JAMA*. 2018;319:872-882.
A4. Chou R, Deyo R, Friedly J, et al. Nonpharmacologic therapies for low back pain: a systematic review for an American College of Physicians clinical practice guideline. *Ann Intern Med*. 2017;166:493-505.
A5. Qaseem A, Wilt TJ, McLean RM, et al. Noninvasive treatments for acute, subacute, and chronic low back pain: a clinical practice guideline from the American College of Physicians. *Ann Intern Med*. 2017;166:514-530.
A6. Hedlund R, Johansson C, Hagg O, et al. The long-term outcome of lumbar fusion in the Swedish lumbar spine study. *Spine J*. 2016;16:579-587.
A7. Mannion AF, Brox JI, Fairbank JC. Comparison of spinal fusion and nonoperative treatment in patients with chronic low back pain: long-term follow-up of three randomized controlled trials. *Spine J*. 2013;13:1438-1448.
A8. Steffens D, Maher CG, Pereira LS, et al. Prevention of low back pain: a systematic review and meta-analysis. *JAMA Intern Med*. 2016;176:199-208.
A9. Delitto A, Piva SR, Moore CG, et al. Surgery versus nonsurgical treatment of lumbar spinal stenosis: a randomized trial. *Ann Intern Med*. 2015;162:465-473.
A10. Friedly JL, Comstock BA, Turner JA, et al. A randomized trial of epidural glucocorticoid injections for spinal stenosis. *N Engl J Med*. 2014;371:11-21.
A11. Försth P, Ólafsson G, Carlsson T, et al. A randomized, controlled trial of fusion surgery for lumbar spinal stenosis. *N Engl J Med*. 2016;374:1413-1423.
A12. Ghogawala Z, Dziura J, Butler WE, et al. Laminectomy plus fusion versus laminectomy alone for lumbar spondylolisthesis. *N Engl J Med*. 2016;374:1424-1434.
A13. Machado GC, Maher CG, Ferreira PH, et al. Non-steroidal anti-inflammatory drugs for spinal pain: a systematic review and meta-analysis. *Ann Rheum Dis*. 2017;76:1269-1278.
A14. Mathieson S, Maher CG, McLachlan AJ, et al. Trial of pregabalin for acute and chronic sciatica. *N Engl J Med*. 2017;376:1111-1120.
A15. Chou R, Hashimoto R, Friedly J, et al. Epidural corticosteroid injections for radiculopathy and spinal stenosis: a systematic review and meta-analysis. *Ann Intern Med*. 2015;163:373-381.
A16. Bicket MC, Horowitz JM, Benzon HT, et al. Epidural injections in prevention of surgery for spinal pain: systematic review and meta-analysis of randomized controlled trials. *Spine J*. 2015;15:348-362.
A17. Phan K, Xu J, Schultz K, et al. Full-endoscopic versus micro-endoscopic and open discectomy: a systematic review and meta-analysis of outcomes and complications. *Clin Neurol Neurosurg*. 2017;154:1-12.

REFERÊNCIAS BIBLIOGRÁFICAS

As referências bibliográficas, bem como os outros materiais suplementares deste livro, encontram-se no GEN-IO, nosso ambiente virtual de aprendizagem.

373 DISFUNÇÃO CEREBRAL REGIONAL: FUNÇÕES MENTAIS SUPERIORES

DAVID S. KNOPMAN

DEFINIÇÃO

As funções mentais superiores são o cerne do que define indivíduos competentes e independentes. O comprometimento de funções mentais superiores pode ser amplamente classificado em quatro categorias. O transtorno do desenvolvimento intelectual é uma forma de comprometimento cognitivo que existe desde o primeiro ano de vida. As formas adquiridas de comprometimento cognitivo são: *delirium*, demência e transtornos cognitivos focais. O *delirium* (ver Capítulo 25) é definido por seu início agudo ou subagudo e alterações coexistentes no estado de alerta. A demência (ver Capítulo 374) representa um comprometimento cognitivo adquirido que se mostra em geral gradual no início e não está associado a alterações no estado de alerta. Os transtornos cognitivos focais envolvem apenas um aspecto da cognição: memória, linguagem, cognição visuoespacial, velocidade psicomotora ou funcionamento cognitivo executivo, cada um dos quais tem o suporte de uma região cerebral diferente.

Para a maioria dos pacientes fora da prática da neurologia ou psiquiatria, uma descrição global como "função mental normal" ou "comprometimento cognitivo " será suficiente. O comprometimento cognitivo se torna, então, um diagnóstico que classifica todas as formas de função mental superior alterada, independente de quais domínios são afetados ou da gravidade envolvida.

MANIFESTAÇÕES CLÍNICAS E DIAGNÓSTICO

Uma conversa informal com um paciente não garante sensibilidade para detectar comprometimento cognitivo. Se surgir essa suspeita a partir da anamnese do paciente, avaliações formais devem ser conduzidas. Avaliações a beira do leito de orientação, memória, linguagem, raciocínio e função visuoespacial podem ser usadas para se obter uma visão geral de função cognitiva, mas isso não se traduz automaticamente em um diagnóstico, pois o estado de alerta, a cooperação, a escolaridade, o idioma nativo, a função sensorimotora e o humor precisam ser levados em conta. Embora os escores dos exames do estado mental conduzidos à beira do leito se correlacionem substancialmente com gravidade e prognóstico, eles fornecem apenas indícios pouco refinados da capacidade cognitiva e não podem localizar um déficit cognitivo anatomicamente no cérebro. O teste Mini-Cog (ver Capítulo 24, Tabela 24.5) está entre os exames à beira do leito mais breves disponíveis. Se disfunção cognitiva for identificada, uma exploração complementar de domínios cognitivos individuais tem de ser conduzida.

FUNÇÃO DA MEMÓRIA E TRANSTORNOS AMNÉSTICOS

DEFINIÇÃO

Memória declarativa descreve o tipo de aprendizagem e de recuperação de fatos e informações que ocorre com a atenção e intenção conscientes; os exemplos incluem a lembrança de conversas, eventos e intenções. A memória declarativa tem componentes semânticos e episódicos. Memória semântica refere-se ao armazenamento de conhecimento, palavras e fatos do cérebro. Memória episódica refere-se ao aprendizado e à recordação de eventos específicos. A retenção de informações por mais de alguns segundos diante da exposição a fatos, detalhes ou eventos adicionais demanda memória episódica declarativa para armazenar e organizar as informações adequadas para recordar mais tarde. E é esse sistema de memória episódica declarativa que é avaliada como "memória" no ambiente clínico. A amnésia anterógrada é a manifestação clínica de perturbações na memória episódica declarativa. A amnésia anterógrada se refere à falha em aprender, e portanto em recordar, novas informações em bases contínuas. A maioria dos transtornos de memória também exibe amnésia retrógrada, um transtorno da capacidade de recuperar informações do passado.

A recordação imediata de informações com zero de atraso e zero de informações intervenientes é uma função de memória declarativa em prazo muito curto. A memória imediata é capaz de armazenar uma imagem de mensagem auditiva em forma exata, mas somente uma pequena quantidade e por um curto período. A fidelidade da acurácia da recordação da memória imediata cai expressivamente em segundos, especialmente se estímulos sensoriais intervenientes atraírem a atenção. Existe um sistema comparável na modalidade visual no qual a memória atua como uma fotografia que vai se desvanecendo rapidamente. Do ponto de vista clínico, a memória imediata está separada da memória episódica declarativa. A recordação imediata é usada geralmente como marcador da atenção e do estado de alerta, e não da memória em si.

BIOPATOLOGIA

As formações hipocampais são estruturas anatômicas importantes para o sistema de memória episódica declarativa. Essas formações são bem demonstradas pela investigação por imagens com a ressonância magnética (RM) (e-Figura 373.1). O principal aporte para o hipocampo ocorre através do córtex entorrinal a partir de áreas de associação multimodal nos neocórtices frontal, parietal e temporal. Um segundo aporte importante é uma via colinérgica que se origina no septo do lobo medial-orbital frontal. Existem dois circuitos principais de saída das formações hipocampais. Um é pelo subículo de volta para as áreas de associação multimodais. A outra via eferente do hipocampo se projeta pelo fórnice e para os corpos mamilares. A projeção a partir desses corpos passa pelo tálamo medial para o núcleo anterior ventral do tálamo, a seguir para o cingulado posterior e então de volta para o córtex entorrinal. Acredita-se que o circuito hipocampal facilite a formação de memória em neocórtices de associação. O hipocampo não armazena um fato aprendido, mas possibilita que a região apropriada em uma região de associação multimodal o faça.

As lesões em uma formação hipocampal não terão, em geral, um impacto tão devastador na memória episódica quanto as lesões bilaterais. Entretanto, em idosos que possam ser portadores da doença hipocampal bilateral subclínica, uma lesão unilateral, especialmente no hemisfério dominante, pode provocar amnésia anterógrada densa. Lesões nas colunas do fórnice, nos corpos mamilares e no tálamo medial também foram associadas à amnésia anterógrada.

MANIFESTAÇÕES CLÍNICAS E DIAGNÓSTICO

O diagnóstico de amnésia anterógrada começa com uma queixa de perda de memória pelo paciente ou por alguém próximo a ele. Pacientes com amnésia anterógrada apresentam pouca ou nenhuma recordação de eventos, conversas ou observações além do que se considera como um simples esquecimento. Os membros da família informam que os pacientes se repetem na conversação ou fazem novamente as mesmas perguntas no curso de alguns minutos a horas. Os pacientes geralmente se esquecerão de eventos e conversas importantes, mesmo quando totalmente engajados nesses momentos. Eles perderão o acompanhamento da data e da hora do dia. Eles se esquecerão de compromissos, mesmo com lembretes. Em geral, pacientes com amnésia anterógrada falharão em codificar a maioria dos eventos e acontecimentos dos quais participaram. As consequências dessa falha de memória são, em geral, mais evidentes para a família e conhecidos dos pacientes com esse transtorno do que para os próprios pacientes. A anosognosia (perda de conscientização) para o déficit de amnésia anterógrada é muito comum, embora não universal. Pacientes que se queixam mais veementemente de perda de memória estão, com frequência, sofrendo mais de depressão do que de disfunção cognitiva focal. A análise da memória pode ser realizada à beira do leito em pacientes conscientes. Pede-se ao paciente para memorizar três ou quatro palavras e recordá-las depois de um ou dois minutos. Um paciente com amnésia anterógrada grave não recordará nenhuma das palavras ou, no mínimo uma delas, enquanto indivíduos com memória normal podem recordar todas as palavras ou todas exceto uma delas.

Em pacientes com dificuldades de memória questionáveis, a avaliação por um neuropsicólogo experiente é, com frequência, uma parte necessária da avaliação. Testes de memória padronizados apresentam precisão e confiabilidade maiores do que testes "à beira do leito" e envolvem o uso de material mais extenso a ser recordado, além de intervalo de tempo maior entre aprendizagem e recordação.

Determinação da causa

A doença de Alzheimer é o distúrbio mais comum no qual ocorre a amnésia anterógrada (ver Capítulo 374). Nessa doença, a amnésia anterógrada é, em geral, o sintoma cognitivo dominante, não só como o sintoma mais precoce, mas também como um sintoma muito proeminente durante o curso da doença. A atrofia do hipocampo é comum (ver Capítulo 374, Figura 374.3). Amnésia anterógrada também ocorre em outras formas de demência, tais como a demência vascular e a demência com os corpos de Lewy.

AVEs podem danificar as regiões envolvidas na memória episódica. A oclusão do ramo temporal medial da artéria cerebral posterior causa infarto do hipocampo. O infarto no território de ramos penetrantes da extremidade da artéria basilar causa infartos talâmicos mediais bilaterais.

A amnésia anterógrada pode ser um déficit residual importante após encefalite por herpes-vírus simples (ver Capítulo 350). Esse quadro de encefalite tem predileção por danificar as estruturas na base dos hemisférios cerebrais; com frequência, os lobos temporais ficam gravemente danificados. A síndrome de Korsakoff, resultado da encefalopatia por deficiência de tiamina (ver Capítulo 388), caracteriza-se por amnésia anterógrada profunda. A necrose hemorrágica dos corpos mamilares ocorre nessa síndrome. Os sobreviventes de traumatismo craniano fechado (ver Capítulo 371) podem ter amnésia anterógrada, porque os lobos temporais mediais são vulneráveis ao traumatismo devido a sua proximidade com o osso temporal. Os sobreviventes de um episódio de encefalopatia anóxico-isquêmica também podem apresentar amnésia anterógrada densa. Os neurônios piramidais da região de CA1 do hipocampo são particularmente vulneráveis à lesão hipóxica.

A síndrome da amnésia global transitória envolve amnésia anterógrada, mas a duração da amnésia é de 6 a 12 horas, em vez de semanas ou meses observados em amnésia pós-traumática ou os déficits permanentes em pacientes com doença de Alzheimer ou síndrome de Korsakoff. Os pacientes com amnésia global transitória permanecem conscientes, embora sem atenção; o elemento chave da síndrome é o fato de eles não estabelecerem memórias novas durante o evento. Como consequência, eles ficam amnésicos durante as várias horas do episódio. A amnésia global transitória geralmente afeta indivíduos de meia-idade ou idosos. Sua causa não é conhecida, embora não seja em geral decorrente de doença cerebrovascular típica ou epilepsia. A eletroencefalografia não apresenta, tipicamente, alterações específicas, mas a RM ponderada em difusão mostra, com frequência, anormalidades distintas no hipocampo um ou mais dias após o início da amnésia global transitória. Os dados sugerem que a taxa de recidiva é baixa, que o risco de lesão vascular e de epilepsia não se mostra consideravelmente aumentado e que o desfecho cognitivo em geral é bom.[1]

AFASIAS

DEFINIÇÃO

Afasia é um transtorno de linguagem em nível conceitual. Os indivíduos afásicos podem ter dificuldade de produzir linguagem, de compreender a linguagem, ou ambos.

BIOPATOLOGIA

Em mais de 99% dos indivíduos destros, a linguagem está localizada no hemisfério esquerdo. Em canhotos, a linguagem também está localizada predominante no hemisfério esquerdo, embora possam ser observados vários graus de domínio bilateral ou, raramente, do hemisfério direito. O hemisfério envolvido na linguagem é chamado de hemisfério dominante. Diferenças anatômicas nos lobos temporal e parietal do hemisfério dominante *versus* o outro hemisfério também refletem sua especialização para a linguagem.

Diferentes aspectos do processamento de linguagem podem ser restritos a regiões específicas do hemisfério dominante. Lesões nas áreas de associação auditiva do hemisfério dominante causam disfunção da linguagem receptiva. As regiões críticas estão localizadas nos lobos temporais superiores adjacentes ao córtex auditivo primário e nos giros supramarginal e angular adjacentes do lóbulo parietal inferior, uma área conhecida como área de Wernicke.[2] Lesões nos lobos frontais posteriores inferiores laterais do hemisfério dominante, geralmente conhecidos como a área de Broca, resultam em déficits de linguagem expressivos. A perda de acesso ao próprio vocabulário tanto para compreender a linguagem falada quanto para se expressar resulta de lesões em qualquer porção da região ao redor da fissura de Sylvius do hemisfério dominante, incluindo o lobo frontal inferior posterior lateral, o lóbulo parietal inferior e os giros temporais superior e médio.

MANIFESTAÇÕES CLÍNICAS E DIAGNÓSTICO

As dificuldades de compreensão da linguagem em pessoas com afasia devem ser diferenciadas dos distúrbios de audição (ver Capítulo 400), e a disfunção motora da fala na afasia deve ser diferenciada da disartria. Erros de articulação em pessoas com afasia refletem seleção conceitual alterada do que deve ser dito. Na afasia, a pronúncia errada de um som em uma palavra pode ser acompanhada da pronúncia perfeita do mesmo som em uma palavra diferente. Na disartria, em comparação, os erros em articulação ou fonação são mais consistentes.

A afasia tem três componentes principais: compreensão verbal deteriorada, expressão verbal desordenada e incapacidade de nomeação. Os distúrbios de leitura, escrita e repetição de sentenças são elementos adicionais das afasias. A compreensão verbal deteriorada pode variar de profunda a leve. Quando profunda, os pacientes são incapazes de captar o significado de palavras isoladas. Nas formas mais moderadas de comprometimento da compreensão, os pacientes podem ser capazes de seguir comandos com uma etapa, mas não comandos com duas ou três etapas. Em geral, a dificuldade de compreensão envolve a linguagem tanto falada quanto escrita, mas cada uma pode ser afetada separadamente. A anomia, que é a incapacidade de produzir nomes de pessoas ou de objetos, é comum em quase todas as síndromes afásicas. A nomeação pode ser testada solicitando-se ao paciente que nomeie uma série de objetos comuns, tais como as partes da mão ou do braço (p. ex., polegar, palma, articulações, punho, cotovelo). Em geral, quanto mais comumente uma palavra é usada na linguagem, mais fácil é nomear, enquanto palavras não frequentes são mais difíceis para os afásicos.

Em síndromes afásicas expressivas, o material escrito e a fala emitida são, frequentemente, afetados em paralelo. A fala é de difícil compreensão nas afasias expressivas e perde a melodia normal e variação em entonação que caracterizam a fala normal. A melodia e a entonação são conhecidas como a prosódia da fala. Com frequência, a fala é gramaticalmente empobrecida. O número de palavras por frase é muito reduzido, o que dá a ela um caráter agitado e desarticulado. Esses aspectos são conhecidos como apraxia da fala. *Não fluência* é um termo relacionado que descreve o número reduzido de palavras e a concisão da produção verbal. Em algumas síndromes afásicas, a fala é, com frequência, degradada por anomia e erros parafásicos (substituição de palavra ou de sílaba), mesmo quando a fluência, a melodia e a entonação são preservadas.

Síndromes afásicas específicas

As síndromes afásicas específicas exibem várias combinações de dificuldade de recepção e de expressão (Tabela 373.1)

A afasia ocorre em duas situações principais: acidente vascular encefálico (AVE) agudo, e suas consequências, e como um processo crônico decorrente de doença neurodegenerativa conhecida como afasia primária progressiva.[3]

AFASIA DE WERNICKE

Nesta situação, a compreensão da linguagem tanto escrita quanto verbal está gravemente prejudicada. Pacientes com afasia de Wernicke têm dificuldade de compreender o significado de palavras individuais e podem não ser capazes de seguir nenhum comando maior do que de um passo. A fala desses pacientes é fluente, mas comprometida por parafasia e anomia. Os afásicos de Wernicke tendem a não ter consciência da extensão de suas dificuldades de comunicação e, com frequência, não percebem que as palavras que estão proferindo estão fundamentalmente incorretas. AVE embólico é a causa mais comum da afasia de Wernicke. O local que geralmente causa essa afasia é o lobo temporal superior posterior dominante ou o giro supramarginal inferior (e-Figura 373.1).

VARIANTE SEMÂNTICA DE AFASIA PRIMÁRIA PROGRESSIVA

O transtorno afásico de variação semântica de afasia primária progressiva se caracteriza pela perda de acesso ao significado das palavras. A melodia, a entonação e a integridade gramatical da fala espontânea estão preservadas, mas os pacientes têm dificuldades acentuadas com a produção de nomes e de verbos. Esse quadro é, em geral, causado por degeneração do lobo temporal anterior esquerdo, em razão de uma das degenerações lobares frontotemporais ou da doença de Alzheimer (ver Capítulo 374).[4]

AFASIA DE BROCA

Trata-se de uma síndrome na qual a linguagem expressiva está proeminentemente afetada. Pacientes com afasia de Broca mostram fala difícil e não fluente. O local da lesão que tipicamente causa a afasia de Broca é o lobo frontal inferior posterior dominante (e-Figura 373.1). A síndrome típica é, em geral, decorrente de AVE embólico. Os pacientes com afasia de Broca têm a compreensão amplamente preservada e, como resultado, estão agudamente cientes de suas dificuldades e se tornam frustrados com elas. A depressão é comum em portadores de afasia de Broca.

VARIANTE NÃO FLUENTE/AGRAMÁTICA DE AFASIA PRIMÁRIA PROGRESSIVA

A variante não fluente/agramática da afasia primária progressiva se caracteriza pelo início gradual de fala difícil, hesitante e esparsa que se mostra, com frequência, gramaticalmente empobrecida. A compreensão da fala é tipicamente preservada. Essa síndrome é, geralmente, causada por uma das degenerações lobares frontotemporais (ver Capítulo 374).

AFASIA GLOBAL

A afasia global ocorre quando existem problemas expressivos e receptivos. O quadro geralmente aparece agudo, após um infarto grave, hemorragia

Tabela 373.1 Síndromes afásicas graves.

SINDROME DE AFASIA	LOCALIZAÇÃO REGIONAL	ANORMALIDADES ESPONTÂNEAS DA FALA	COMPREENSÃO AUDITIVA	NOMEAÇÃO DA CONFRONTAÇÃO	REPETIÇÃO DE SENTENÇA
Afasia de Broca	Lobo frontal inferior lateral	Não fluente, trabalhada, agramática	Preservada	Insatisfatória	Insatisfatória
Afasia de Wernicke	Lobo temporal superior posterior dominante ou giro supramarginal	Fluente, muitos erros parafásicos, conteúdo com poucas informações	Muito prejudicada	Insatisfatória	Insatisfatória
Afasia global	Principais porções do opérculo frontoparietal e lobo temporal superior	Não fluente ou praticamente ausente	Muito prejudicada	Insatisfatória	Insatisfatória
Afasia anômica	Pequena lesão em algum lugar na região perissilviana	Fluente, pode conter algumas parafasias	Normal ou levemente prejudicada	Insatisfatória a moderadamente prejudicada	Preservada ou deteriorada

ou lesão cerebral traumática envolvendo o hemisfério dominante. A afasia global também pode ocorrer no contexto da demência grave.

ANOMIA

A anomia fica na extremidade mais leve do espectro dos distúrbios de linguagem. Alguns afásicos anômicos também têm dificuldade com a repetição de sentenças, mesmo quando a compreensão e a capacidade de expressão verbal estão reativamente preservadas. Existe alguma controvérsia sobre se esta última síndrome, chamada de afasia de condução, representa uma desconexão entre os centros perissilvianos para compreensão e expressão ou se ela representa uma lesão nas áreas auditivas corticais envolvidas em memória auditiva imediata.

APRAXIA IDEOMOTORA

Trata-se de um transtorno na interface entre compreensão e execução de ações motoras faciais ou de extremidades. Os pacientes com esse transtorno não apresentam paresia da musculatura da face ou dos membros e são capazes de desempenhar tarefas simples, mas são incapazes de executar tarefas ou comandos mais complexos. Por exemplo, em mulher capaz de nomear um pente e usar a mão direita para apontar para partes do corpo, a apraxia ideomotora poderá ser demonstrada se ela for incapaz de indicar, pelas suas ações, como ela usaria o pente.

GAGUEIRA

A *pars opercularis* esquerda é um *locus* onde a arquitetura funcional intrínseca dos processos de fala-linguagem está alterada em pacientes com gagueira de desenvolvimento persistente.

DIAGNÓSTICO

O diagnóstico de afasia é feito ouvindo-se o paciente falar e examinando compreensão, nomeação, capacidade de nomeação, leitura e escrita de maneira padronizada. Com frequência, esse diagnóstico é feito durante tentativas de se obter uma anamnese do paciente. É útil induzir os pacientes a falarem sobre um tópico neutro, como o que eles comeram em sua última refeição ou sobre o que eles fizeram no dia anterior. Ouvir a fala espontânea desses pacientes permite ao examinador caracterizar sua fluência, forma gramatical, articulação, melodia e entonação, assim como a dificuldade de encontrar palavras, a ocorrência de parafasias e o conteúdo total das informações.

A compreensão deve ser examinada formalmente solicitando ao paciente que execute tarefas que variam entre um a pelo menos três passos.

Determinação da causa

Partes do córtex cerebral perissilviano dominante podem ser danificadas por infarto (ver Capítulos 379 e 380), hemorragia e outras lesões cerebrais expansivas como as neoplasias (ver Capítulo 180) e abscessos (ver Capítulo 385). A afasia secundária ao AVE tem início abrupto, geralmente com alguma melhora subsequente. A afasia decorrente do AVE está frequentemente acompanhada de outros sinais neurológicos, como hemiparesia ou hemianopia.[5] A recuperação da afasia após um AVE pode ocorrer à medida que zonas isquêmicas ao redor de um infarto forem recuperando a função. Regiões distantes da zona do infarto também podem ser sináptica e agudamente deprimidas após um infarto (diásquise), mas acabam recuperando a função. Por fim, regiões do hemisfério não dominante podem se tornar mais ativas no curso da recuperação. A afasia com início gradual e de progressão lenta ocorre nas síndromes neurodegenerativas de afasia primária progressiva (ver Capítulo 374).

TRATAMENTO

A terapia fonoaudiológica pode ajudar os pacientes nos primeiros meses após uma lesão cerebral que cause afasia. De fato, 3 semanas de terapia intensiva da fala e da linguagem podem melhorar substancialmente a comunicação verbal em sobreviventes de AVE com menos de 70 anos e com afasia crônica.[A1]

DISTÚRBIOS CORTICAIS DA FUNÇÃO VISUAL E NEGLIGÊNCIA HEMIESPACIAL

DEFINIÇÕES

Os distúrbios corticais de visão e de cognição espacial são causados por lesões nos lobos occipitoinferotemporal ou occipitoposteroparietal. Os principais distúrbios de funcionamento visual cortical são: alexia (comprometimento da capacidade de leitura), agnosia de objeto (reconhecimento prejudicado de formas visuais) e prosopagnosia (reconhecimento prejudicado da face). Os principais transtornos de cognição espacial são a simultanagnosia (integração prejudicada de cenas visuais complexas), apraxia de vestir e negligência hemiespacial visual (falta de conscientização do hemiespaço pessoal ou extrapessoal). Para se considerar, em termos diagnósticos, um distúrbio visual cortical, o médico deve verificar a integridade da função visual primária da córnea para os núcleos geniculados laterais.

BIOPATOLOGIA

A função visual superior está restrita a uma rede centralizada no lobo occipital e inclui os lobos parietais temporal inferior e posterior (e-Figura 373.1). A partir da área 17, o processamento das informações visuais passa para áreas de associação visual 18 e 19. Daí ele prossegue em várias direções. Distúrbios de função visual superior podem estar relacionadas a uma via ventral ou dorsal. A via ventral dos centros visuais para o lobo temporal medial une as informações visuais ao significado ("Que objeto é este?"). A via de processamento visual dorsal tem várias regiões-alvo. Uma liga os centros visuais aos lobos parietais e é responsável por localizar objetos no espaço e determinar as relações espaciais entre objetos, para captar uma cena visual completa ("Onde está o objeto?"). Outra parte integral da corrente de processamento visual dorsal é o controle cortical dos músculos extraoculares nas regiões parietal e pré-frontal, por onde os olhos são direcionados a vários elementos de uma cena visual de modo que os elementos individuais são sintetizados em um conjunto coerente. E, ainda, uma terceira parte da via visual dorsal leva a áreas pré-motoras que, em conjunto com o controle de movimentos oculares, facilita as ações motoras dos membros visualmente orientadas.

A alexia resulta de lesões na via ventral do hemisfério dominante. A agnosia de objetos também pode ocorrer com lesões, geralmente bilaterais, na via ventral. A alexia e a agnosia (incapacidade de reconhecer objetos) ocorrem com doenças neurodegenerativas que afetam o córtex parieto-occipital. A simultanagnosia, a apraxia ideacional e a negligência hemiespacial são síndromes causadas por lesões na via dorsal. A apraxia cinética e as atividades visuomotoras prejudicadas podem resultar da ruptura das vias pré-motoras que interagem com o sistema visual dorsal. A simultanagnosia geralmente demanda lesões parietais posteriores bilaterais. A apraxia ideacional e a negligência hemiespacial surgem das lesões unilaterais, mais frequentemente no hemisfério não dominante. A cegueira cortical é consequência de patologia occipitoparietal bilateral.

MANIFESTAÇÕES CLÍNICAS E DIAGNÓSTICO

A alexia pode ocorrer como um déficit isolado ou no contexto de outra evidência de afasia. Os pacientes podem ser capazes de reconhecer letras individuais, mas são incapazes de reconhecer um conjunto de letras como uma palavra. Pacientes com distúrbios corticais geralmente têm dificuldade com tarefas de construção visual como copiar figuras ou desenhar objetos simples como uma flor, casa ou relógio. A apraxia de vestir representa um déficit de significância prática no qual os pacientes são incapazes de compreender a orientação de artigos como uma camisa ou uma blusa e manipular esses objetos. A forma mais grave de um distúrbio cortical de processamento visuoespacial é a cegueira cortical. Nessa condição, na qual é possível acreditar razoavelmente que as vias visuais anteriores estão intactas, os pacientes parecem funcionalmente cegos.

A negligência hemiespacial ocorre no cenário do AVE agudo envolvendo a região perissilviana não dominante. Mesmo quando não há hemianopsia, conforme medido por estímulos visuais isolados, a apresentação de estímulos simultâneos duplos aos pacientes revela falta de conscientização no campo não dominante. A negligência hemiespacial pode ser demonstrada à beira do leito com uma tarefa como desenhar um relógio. Um paciente com negligência hemiespacial não conseguirá colocar os números no lado não dominante (ou seja, o lado esquerdo em uma pessoa destra). Pacientes com negligência hemiespacial podem, às vezes, negar que seus membros paréticos pertençam a eles.

Os testes à beira do leito para rastreamento de déficits visuoespaciais incluem copiar um desenho geométrico simples ou desenhar um objeto. Pentágonos que se cruzam e um cubo são objetos usados na prática clínica. O desenho do relógio é um exercício breve, mas informativo. A leitura de palavras e comandos e a nomeação de objetos também podem ser executadas à beira do leito. A análise formal da função visuoespacial no laboratório de neuropsicologia envolve o uso de instrumentos especialmente projetados para caracterizar o processamento visual.

Determinação da causa

A etiologia das lesões que causam déficits na visão cortical e na cognição espacial varia desde a doença cerebrovascular focal, neoplasias, processos infecciosos e traumatismo cerebral até os distúrbios neurodegenerativos. Os pacientes com atrofia cortical posterior, que geralmente se deve à doença de Alzheimer, mostram atrofia acentuada e disfunção dos lobos occipital e parieto-occipital (Figura 373.1).

VELOCIDADE PSICOMOTORA, DISFUNÇÃO COGNITIVA EXECUTIVA E CONTROLE DE COMPORTAMENTO PESSOAL

DEFINIÇÕES

A velocidade do processamento mental é uma função necessária que suporta todas as funções cognitivas. Capacidades de integração que são amplamente referidas como função cognitiva executiva incluem: agilidade mental, raciocínio abstrato e resolução de problemas. A função cognitiva executiva representa processos que suportam a flexibilidade mental, adaptabilidade, foco e tenacidade. O controle de ações pessoais e a regulação de relações interpessoais também são funções superiores que fazem parte das habilidades de integração. O termo *comportamento* indica como uma pessoa se comporta, particularmente em relação a outras pessoas.

BIOPATOLOGIA

A base anatômica da velocidade psicomotora e da função cognitiva executiva depende de uma rede de regiões do cérebro ancoradas pelo neocórtex pré-frontal. O controle de ações pessoais e de comportamento também está centralizado nas regiões pré-frontais, assim como nos lobos temporais anteriores (e-Figura 373.1). Essas regiões recebem dados de múltiplas regiões corticais e subcorticais. Embora a velocidade psicomotora, a função executiva e a manutenção de comportamento e de relações interpessoais sejam, com frequência, referidas como funções de lobo frontal, a base anatômica dessas alterações é mais amplamente distribuída por toda a extensão temporal e parietal das substâncias cinzenta e branca, assim como nos núcleos subcorticais como o caudado.[6]

MANIFESTAÇÕES CLÍNICAS E DIAGNÓSTICO

A lentidão psicomotora, a disfunção cognitiva executiva e a alteração no controle e regulação do comportamento ocorrem simultaneamente. Os pacientes com disfunção executiva são deficientes em comportamento direcionado a um objetivo; eles perdem a capacidade de prever as consequências de suas ações ou palavras. Pacientes com disfunção executiva também exibem comprometimento da agilidade mental e inflexibilidade em seu pensamento e no controle de suas ações. Eles são facilmente distraídos e tendem a perseverar; a sua resposta a uma pergunta anterior é repetida em resposta a perguntas subsequentes. Eles são desinibidos, por isso, quando solicitados a recordar um evento específico, eles podem, levianamente, inventar; esse fenômeno é conhecido como confabulação.

Pacientes com patologia pré-frontal lateral mostram desempenho insatisfatório nos testes de raciocínio abstrato e agilidade mental. Em um teste como o de similaridades verbais, eles tendem a ser muito concretos e estreitamente focalizados. Eles se tornam facilmente distraídos e são lentos no desempenho de tarefas que demandem atenção sustentada. Em razão da rigidez mental e da dificuldade em alternar tarefas, eles têm desempenho ruim nos testes que exigem capacidade de variar suas estratégias de resposta, tais como os testes de fluência verbal.

Pacientes com lesões frontais mediais estão, com frequência, profundamente apáticos, sem iniciativa e motivação. Eles podem ser lacônicos e completamente incapazes de expressar emoção, seja ela raivosa, triste ou de euforia. Eles tendem a ser indiferentes em relação ao seu entorno, um estado conhecido como abulia. A maioria dos pacientes com patologia substancial do lobo pré-frontal ou do temporal anterior não tem percepção (*insight*) da extensão de seu comportamento inadequado.

Pacientes com doenças dos lobos pré-frontais ou das porções anteriores dos lobos temporais exibem, com frequência, alterações na personalidade e desregulação de ações pessoais e de comportamento interpessoal. Essas alterações podem incluir dificuldade de controlar a impulsividade, comportamentos sociais deselegantes (podem ser rudes ou fazer comentários ácidos), desprezo pelos sentimentos dos outros (perda de empatia) e falha geral em compreender o que constitui um comportamento aceitável em um contexto social em particular. Se a doença subjacente for progressiva, alterações flagrantes da civilidade e perda de interesse em manter a higiene pessoal podem se desenvolver. Pode ocorrer o comportamento sexual não apropriado. Pacientes com doença proeminente dos lobos frontais também podem exibir hiperoralidade, que é a compulsão de colocar objetos não comestíveis na boca. A hiperoralidade é potencialmente fatal, dependendo da substância ingerida.

A análise à beira do leito da disfunção cognitiva executiva fornece somente uma visão superficial do domínio cognitivo. A avaliação no laboratório de neuropsicologia fornece estimativa mais refinada do grau de lentidão psicomotora e de disfunção executiva.

Determinação da causa

As lesões expansivas dos lobos frontais (p. ex., neoplasias, abscessos cerebrais) podem levar às síndromes cognitivas e comportamentais de disfunção de lobo frontal. Nessas doenças, a disfunção cognitiva executiva e a alteração de controle de comportamento pessoal se desenvolvem em algumas semanas.

Em pacientes com traumatismo cerebral agudo (ver Capítulo 371) o exame de imagens do cérebro à época da avaliação inicial clínica e cirúrgica revelará se o cérebro sofreu lesões traumáticas agudas. Cronicamente,

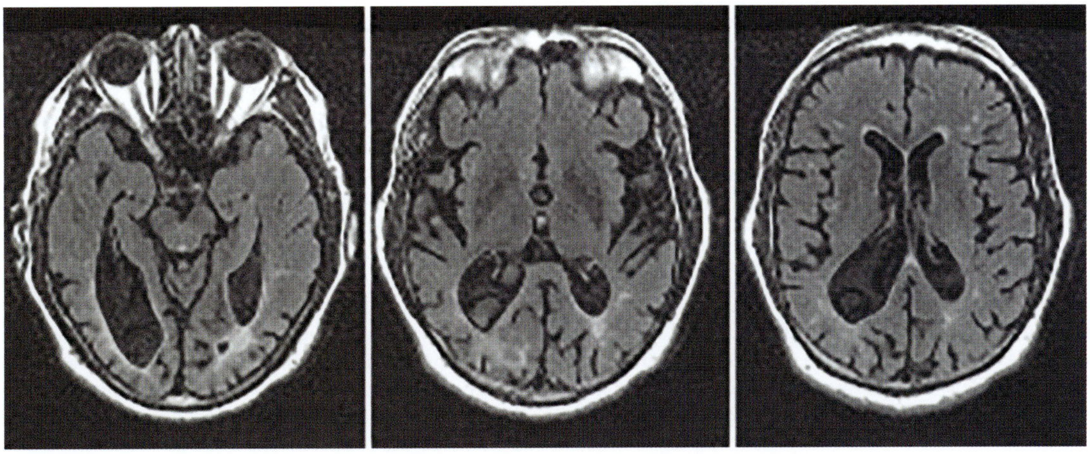

FIGURA 373.1 **Imagens de RM de um paciente com síndrome de atrofia cortical posterior causada pela doença de Alzheimer.** As imagens mostram atrofia acentuada das áreas visuais primárias e das áreas de associação parieto-occipital. O hemisfério direito (*lado esquerdo da imagem*) está mais afetado que o esquerdo (*lado direito da imagem*).

a lesão cerebral traumática pode levar, mais tarde, à encefalomalacia dos lobos frontais.

As doenças neurodegenerativas, como a degeneração lobar frontotemporal (ver Capítulo 374), estão associadas à disfunção e perda cerebral nos lobos pré-frontal e temporal anterior) (ver Capítulo 374, Figura 374.8). Esses transtornos podem produzir todo o espectro de disfunção cognitiva executiva e controle alterado de comportamento pessoal durante o período de 1 ano ou mais.

Algumas doenças que não danificam diretamente o neocórtex temporal frontal ou anterior podem causar disfunção cognitiva executiva e alteração de controle de comportamento pessoal em razão da interconexão dos lobos temporais frontal e anterior com outras regiões corticais e subcorticais. A esclerose múltipla (ver Capítulo 383), um distúrbio das vias de substância branca, pode causar anormalidades em cognição e comportamento do tipo frontal. Da mesma forma, a doença de Huntington (ver Capítulo 382) e a paralisia supranuclear progressiva, que afetam os núcleos caudados, também podem lembrar uma síndrome cognitiva e comportamental frontal e resultar em disfunção cognitiva executiva e alterações do comportamento.

TRATAMENTO

As terapias cognitivo-comportamentais oferecem benefício modesto, porém definido para pacientes com afasia e para pacientes com déficits de atenção e de memória leves causados por lesão cerebral.

DIREÇÕES FUTURAS

A avaliação cognitiva está sendo complementada por novos exames de imagem. A ressonância magnética funcional pode fornecer uma visão sem precedentes dos padrões de conectividade cortical, que são influenciados pelo envelhecimento e pela doença.

Grau A Recomendação de grau A

A1. Breitenstein C, Grewe T, Floel A, et al. Intensive speech and language therapy in patients with chronic aphasia after stroke: a randomised, open-label, blinded-endpoint, controlled trial in a health-care setting. *Lancet*. 2017;389:1528-1538.

REFERÊNCIAS BIBLIOGRÁFICAS

As referências bibliográficas, bem como os outros materiais suplementares deste livro, encontram-se no GEN-IO, nosso ambiente virtual de aprendizagem.

374 DÉFICIT COGNITIVO E DEMÊNCIA

DAVID S. KNOPMAN

ESPECTRO DE DÉFICIT COGNITIVO LEVE À DEMÊNCIA

DEFINIÇÃO

A demência é um transtorno cognitivo que interfere nas funções diárias e resulta em perda de independência (Tabela 374.1). A gravidade desse transtorno pode variar, de leve, quando o paciente ainda é independente em algumas atividades, a grave, quando ocorre a dependência total. Déficit cognitivo leve é o termo que descreve a fase mais precoce de degeneração cognitiva que precede a demência leve (Tabela 374.2). O limite entre déficit cognitivo leve e demência baseia-se na preservação ou na perda de independência na vida diária. Em virtude da diversidade de experiências e circunstâncias de vida, o conceito da distinção entre déficit cognitivo leve e demência tem mais clareza conceitual do que precisão operacional. Na verdade, o espectro de comprometimento cognitivo sintomático é um *continuum*.

Tabela 374.1 Definição de demência.

Demência é o comprometimento cognitivo que interfere na capacidade de atuar no trabalho ou nas atividades usuais *e* Ela representa um declínio dos níveis anteriores de funcionamento e de desempenho *e* O comprometimento cognitivo e funcional não é explicado por *delirium* ou por um transtorno psiquiátrico importante
O comprometimento cognitivo da demência é detectado e diagnosticado pela combinação de: a. Anamnese do paciente e de um informante confiável *e* b. Avaliação cognitiva objetiva ou um exame "à beira do leito" do estado mental, ou avaliação neuropsicológica
O comprometimento cognitivo ou comportamental da demência envolve *pelo menos dois* dos seguintes domínios: Comprometimento da capacidade de adquirir e recordar novas informações Comprometimento do raciocínio e da capacidade de desempenhar tarefas complexas; discernimento prejudicado Comprometimento da capacidade visuoespacial Comprometimento das funções de linguagem (falar, ler, escrever) Alterações na personalidade, comportamento ou conduta

Adaptada de McKhann GM, Knopman DS, Chertkow H, et al. The diagnosis of dementia due to Alzheimer's disease: recommendations from the National Institute on Aging-Alzheimer's Association workgroups on diagnostic guidelines for Alzheimer's disease. *Alzheimers Dement*. 2011;7:263-269.

Tabela 374.2 Critérios diagnósticos para comprometimento cognitivo leve amnésico.

Queixa recente de perda de memória, de preferência corroborada por um informante
Evidência objetiva de comprometimento da memória declarativa episódica (por idade)
Funções cognitivas gerais normais
Nenhuma interferência substancial no trabalho, nas atividades sociais usuais ou em outras atividades da vida diária
Ausência de demência

Adaptada de Albert MS, DeKosky ST, Dickson D, et al. The diagnosis of mild cognitive impairment due to Alzheimer's disease: recommendations from the National Institute on Aging-Alzheimer's Association workgroups on diagnostic guidelines for Alzheimer's disease. *Alzheimers Dement*. 2011;7:270-279.

A maioria das condições que resultam em comprometimento cognitivo sintomático é de início gradual, de evolução progressiva e ocorrendo em pessoas com cognição normal anterior. Algumas doenças que levam à demência, tais como aquelas causadas por uma doença neurológica aguda secundária ao acidente vascular encefálico (AVE) (ver Capítulo 378), encefalite (ver Capítulo 386) ou traumatismo craniano (ver Capítulo 371), podem começar abruptamente e então permanecerem estáticas por longos períodos. Por outro lado, um pequeno subconjunto de demências, como a doença de Creutzfeldt-Jakob (ver Capítulo 387), tem início rápido e evolução inferior a 1 ano. A demência também pode ocorrer em pessoas com incapacidades de desenvolvimento e déficits cognitivos de longa data.

EPIDEMIOLOGIA

A prevalência e a incidência de déficit cognitivo leve e demência aumentam com o envelhecimento. Ambos são raros antes dos 50 anos. Em indivíduos com mais de 65 anos, a prevalência de demência de todos os tipos é de aproximadamente 7%. Na faixa de 65 a 69 anos, a prevalência de demência é de apenas 1 a 2%, mas aumenta para 20 a 25% na faixa etária de 85 a 89 anos e continua a aumentar uniformemente daí em diante. A incidência de novos casos de demência é de aproximadamente 1 por 100 por ano aos 70 anos e aumenta para cerca de 2 a 3 novos casos por 100 por volta dos 80 anos. As taxas de incidência continuam a subir nas nona e décima décadas de vida. A incidência e a prevalência de comprometimento cognitivo leve são aproximadamente as mesmas que aquelas para a demência. Isso significa, por exemplo, que a prevalência de comprometimento cognitivo sintomático depois dos 65 anos é de cerca de 14%. Com o aumento significativo de longevidade, o ônus para a sociedade da demência aumentou substancialmente. Todavia, é interessante mencionar que, em alguns estudos, a incidência de demência diminuiu nas últimas três décadas, talvez em parte graças ao tratamento melhor e mais precoce dos fatores de risco cardiovascular.[1]

Em números absolutos, muito mais mulheres que homens apresentam demência, porque elas vivem mais tempo. Entretanto, homens e mulheres correm risco igual quando ajustado pela idade para o desenvolvimento da demência. Não há diferenças raciais ou étnicas no risco para demência. Os fatores de risco incluem: o alelo *APOE* ε4, sintomas depressivos, exposição a medicamentos anticolinérgicos,[1b] início de diabetes na meia-idade, hipertensão ou hiperlipidemia e doenças vasculares, como fibrilação atrial ou AVE. A pressão arterial normal reduz o risco de demência,[1c] e mantendo-se a meta de pressão arterial sistólica abaixo de 120 mmHg *versus* 140 mmHg reduzimos o risco combinado de comprometimento cognitivo leve e provável demência. A1b A história de pais com demência antes dos 80 anos aumenta o risco em cerca de duas a seis vezes, independente de todos os fatores de risco genético atualmente conhecidos.[2] Um estilo de vida sadio pode proteger contra a demência,[2b] e a atividade intelectual aumenta o desempenho cognitivo, mas não parece reduzir a trajetória de declínio associada à idade.[2c]

BIOPATOLOGIA

O comprometimento cognitivo sintomático é o ápice da disfunção nos hemisférios cerebrais, especialmente os córtices de associação, as formações hipocampais, suas estruturas nucleares subcorticais de suporte (p. ex., os núcleos caudados, o tálamo) e suas interconexões com a substância branca (Figura 371.1 no Capítulo 373). Doenças específicas que causam comprometimento cognitivo leve e demência afetam partes específicas do córtex cerebral, núcleos subcorticais ou as vias subjacentes de substância branca que ligam regiões corticais diferentes.

MANIFESTAÇÕES CLÍNICAS

Qualquer um dos domínios superiores de cognição – memória episódica declarativa, funcionamento cognitivo executivo, função visuoespacial ou linguagem – pode ser afetado nas demências (ver Capítulo 373). Uma vez que a doença de Alzheimer é a causa mais comum de comprometimento cognitivo leve e de demência, a amnésia anterógrada tipicamente ocorre primeiro e mais intensamente na maioria dos pacientes com demência. Em outros tipos de demência, déficits em outros domínios cognitivos podem ser dominantes. Embora as pessoas com comprometimento cognitivo leve geralmente retenham alguma percepção da perda de suas capacidades cognitivas, um aspecto pervasivo e quase constante da demência é a perda do *insight* (anosognosia) da extensão das próprias perdas cognitiva e funcional.

Sintomas neuropsiquiátricos também são comuns nas demências. Apatia e perda de iniciativa quase sempre estão presentes. Depressão e ansiedade são frequentes, assim como irritabilidade, paranoia, pensamento delirante e alucinações. A atuação diária de pacientes com demência fica comprometida. Nas fases iniciais da demência, a dificuldade é, provavelmente, na gestão de finanças e medicamentos, viagem independente, preparação de refeições e manutenção dos compromissos. Na doença mais avançada, a dificuldade se torna evidente em atividades básicas da vida diária, como tomar banho, vestir-se, alimentar-se e realizar higiene pessoal. As demências secundárias à doença cerebrovascular ou dos corpos de Lewy estão, com frequência, associadas a anormalidades específicas em força, coordenação, marcha ou equilíbrio. Tipicamente, a doença de Alzheimer não tem anormalidades motoras associadas.

DIAGNÓSTICO

Exame clínico

Comprometimento cognitivo leve e demência são diagnósticos estritamente clínicos baseados na evidência de disfunção cognitiva tanto na anamnese quanto no exame do estado mental.[3] Os elementos essenciais da anamnese fluem a partir de suas definições: Qual é a evidência do comprometimento em um ou mais domínios de cognição? Qual é a evidência de que o funcionamento diário esteja afetado? O exame do estado mental é necessário para estabelecer que a consciência seja preservada (ou seja, o paciente não tem *delirium* [ver Capítulo 25]) e para determinar quais áreas específicas de cognição mostram deficiência objetivamente identificável. Para o diagnóstico da síndrome clínica de demência, nenhum exame de laboratório supera a anamnese e o exame do estado mental. A análise laboratorial é crítica, porém, para determinar a causa do transtorno cognitivo.

A análise à beira do leito do estado mental, baseia-se nos princípios da neurologia cognitiva (ver Capítulo 373). Para que a demência moderada ou grave seja diferenciada dos estados cognitivos normais, um exame de do estado mental à beira do leito como o teste Mini-Cog (ver Tabela 24.5 no Capítulo 24), é acurado. Entretanto, para o comprometimento cognitivo leve e a demência leve, exames de estado mental à beira do leito não têm sensibilidade (ou seja, falham em diagnosticar alguns casos na área mais leve do espectro).[4] Para pacientes com suspeita de comprometimento cognitivo leve ou demência, a análise neuropsicológica é um adjunto útil para o exame clínico. O exame neurológico também é importante para avaliar os sinais de doenças específicas, incluindo sinais de doença cerebrovascular (p. ex., hemiparesia [ver Capítulo 378]) e sinais de doença extrapiramidal (p. ex., rigidez, bradicinesia, tremor em repouso [ver Capítulo 381]).

Diagnóstico diferencial

O comprometimento cognitivo leve e a demência devem ser diferenciados de outros transtornos cognitivos (Figura 374.1).[5,5b] O *delirium* (ver Capítulo 25) também afeta a cognição diretamente; os aspectos essenciais que a distinguem da demência incluem excitação e atenção prejudicadas. O *delirium* é, quase sempre, de início súbito, enquanto a maioria dos casos de demência é de início gradual.

As doenças psiquiátricas primárias (ver Capítulo 369), tais como a depressão grave, o transtorno bipolar e a esquizofrenia, também podem prejudicar a cognição. No comprometimento cognitivo leve e na demência, porém, o déficit na cognição é tipicamente equivalente ou mais pervasivo que as alterações de humor e comportamento.

As principais doenças que causam comprometimento cognitivo leve e demência são três doenças neurodegenerativas – a doença de Alzheimer, a doença dos corpos de Lewy e a degeneração lobar frontotemporal – e a doença cerebrovascular (Figura 374.2). Essas doenças têm início tipicamente lento, além de inexoravelmente progressivas. O comprometimento cognitivo leve e a demência secundários à doença cerebrovascular podem ter início súbito ou gradual.

Muitas causas secundárias menos comuns respondem por menos de 2% de todas as demências. A intoxicação por medicamentos (ver Capítulos 31 e 388), transtornos metabólicos (ver Capítulo 194), infecções do sistema nervoso central (ver Capítulos 384 a 386) e lesões estruturais do cérebro (ver Capítulo 373) têm início tipicamente subagudo; se forem diagnosticados e tratados precocemente, os déficits cognitivos melhoram ou se resolvem completamente. Vários fármacos, como sedativos, analgésicos, corticosteroides, digoxina e outros, podem causar confusão mental, especialmente a níveis tóxicos (ver Capítulo 102). Distúrbios metabólicos que também podem causar confusão subaguda e produzir um transtorno cognitivo incluem hipotireoidismo ou hipertireoidismo (ver Capítulo 213), deficiência de vitamina B_{12} (ver Capítulo 388), doença hepática crônica (ver Capítulo 144), insuficiência renal crônica (ver Capítulo 121) e hipocalcemia ou hipercalcemia (ver Capítulo 232). As infecções virais crônicas do cérebro, especialmente a infecção pelo vírus da imunodeficiência humana, com frequência causam demência (ver Capítulo 366). As meningites crônicas no diagnóstico diferencial de demência incluem a meningite criptocócica (ver Capítulo 317), a meningite tuberculosa (ver Capítulo 308) e a sífilis terciária (ver Capítulo 303). Por fim, lesões estruturais do cérebro, incluindo tumores primários e metastáticos (ver Capítulo 180), hematomas subdurais crônicos (ver Capítulo 371) e hidrocefalia de pressão normal podem causar uma síndrome que lembra a demência e consiste em um declínio subagudo ou lentamente progressivo em cognição com poucos ou nenhum sintoma ou sinal.

PROGNÓSTICO

Com exceção das causas secundárias de comprometimento cognitivo leve e demência, e das demências raras causadas por episódios únicos de lesão cerebral (p. ex., traumatismo craniano grave, encefalopatia anóxica), a demência é uma situação que leva, invariavelmente, à piora da cognição e da função. Quase todos os pacientes com mais de um comprometimento cognitivo leve pioram durante o curso de vários anos, se não forem a óbito por outras causas. O índice de declínio cognitivo varia entre os indivíduos e, naturalmente, também varia com a doença específica. Em geral, pode-se afirmar que a demência diminui a expectativa de vida pela metade, se comparado com a expectativa de vida de indivíduos sem demência.

Cuidados de fim de vida

As questões de estágio terminal e de cuidados de fim de vida (ver Capítulo 3) associados às demências são, geralmente, similares. A demência,

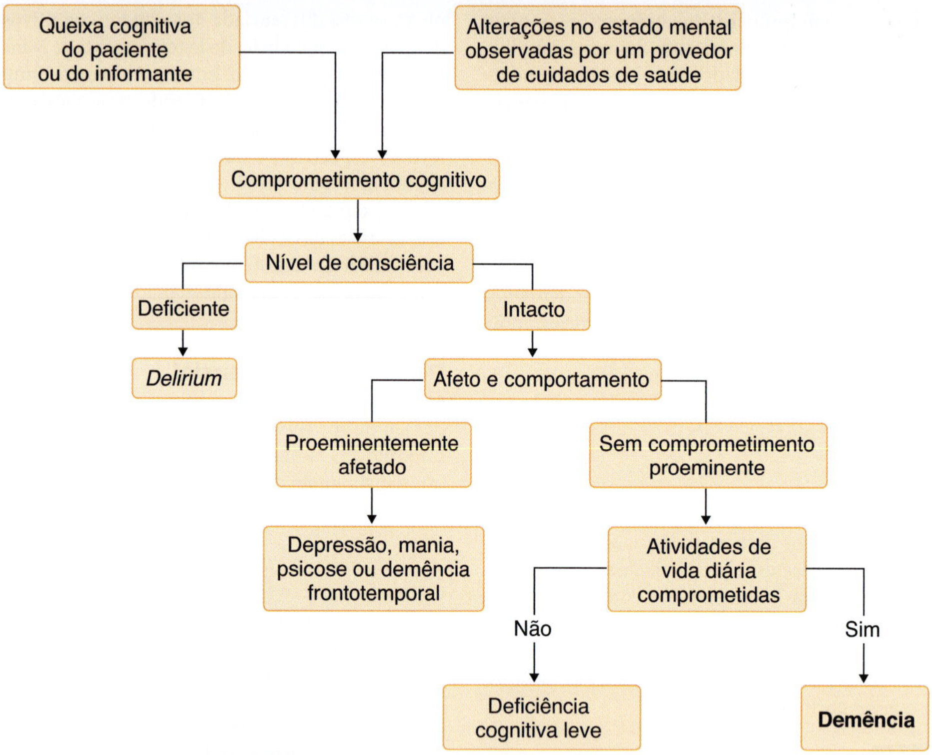

FIGURA 374.1 **Fluxograma para estabelecer o diagnóstico de demência.**

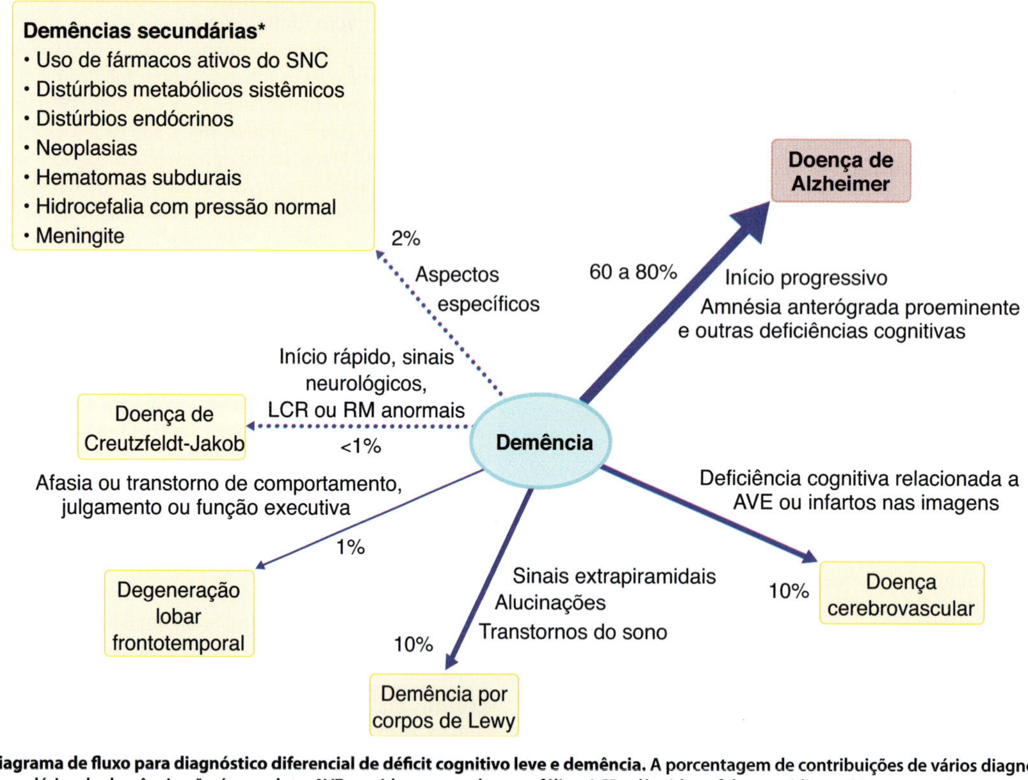

FIGURA 374.2 **Diagrama de fluxo para diagnóstico diferencial de déficit cognitivo leve e demência. A porcentagem de contribuições de vários diagnósticos é aproximada. *A lista de causas secundárias de demência não é completa. AVE = acidente vascular encefálico; LCR = líquido cefalorraquidiano; RM = ressonância magnética; SNC = sistema nervoso central.**

por ela mesma, não causa diretamente a morte, mas está substancialmente ligada à sobrevida reduzida. Pacientes com demência geralmente falecem das mesmas doenças que afetam os indivíduos debilitados, tais como sepse, pneumonia, embolismo pulmonar ou doença cardíaca.

A maioria dos pacientes com demência sofre seus momentos terminais em hospitais ou em instalações de cuidados paliativos. Dada a natureza inexoravelmente progressiva da maioria das demências e de sua probabilidade de produzir comprometimento cognitivo e funcional grave e completamente incapacitante, é amplamente aceito que pacientes com demência terminal devam receber cuidados conservadores. Tubos de alimentação e suporte ventilatório não deveriam ser geralmente considerados.

TRATAMENTO DE PESSOAS COM DÉFICIT COGNITIVO LEVE OU DEMÊNCIA

O tratamento farmacológico de pessoas com déficit cognitivo leve ou demência deverá se concentrar na doença específica que causa o transtorno cognitivo. Infelizmente, os tratamentos sintomáticos estão atualmente disponíveis somente para a demência da doença de Alzheimer.

O tratamento de pessoas com déficit cognitivo sintomático, por outro lado, envolve questões que são comuns a todas as etiologias. Os princípios de cuidados incluem a revelação do diagnóstico; instrução e suporte dos cuidadores; avaliação do *status* funcional; rastreamento e tratamento de sintomas de comportamento e psiquiátricos; abordagem de questões de segurança; avaliação do *status* de orientação; planejamento antecipado de cuidados; avaliação da dor; e tratamento farmacológico da demência.[6]

DOENÇA DE ALZHEIMER

DEFINIÇÃO

A doença de Alzheimer, um processo fisiopatológico envolvendo a beta-amiloidose e a neurodegeneração límbica e isocortical com tauopatia, provoca um transtorno cognitivo que geralmente progride para a demência grave, na qual a amnésia anterógrada é o sintoma dominante inicial (Tabela 374.3).[7,8] O diagnóstico clínico implica que o processo patológico causativo é do tipo Alzheimer, enquanto o diagnóstico patológico se baseia nos achados de aspectos histopatológicos característicos.

EPIDEMIOLOGIA

Entre 60 e 80% de todas as demências são causadas pela doença de Alzheimer. Nos indivíduos com mais de 65 anos, a prevalência dessa doença é estimada em cerca de 5%. Assim como acontece com a demência em geral, a prevalência dobra a cada intervalo de 5 anos após os 65 anos e a incidência continua a aumentar nas décima e décima-primeira décadas de vida. Homens e mulheres são igualmente afetados, embora, em bases absolutas, muito mais mulheres tenham a doença de Alzheimer, pois elas vivem mais que os homens. Não há diferenças étnicas ou raciais na predileção para essa doença.

Fatores de risco

Os fatores de risco estabelecidos para a doença de Alzheimer incluem idade avançada e história familiar. Fatores de risco reconhecidos incluem diabetes melito, hipertensão, doença cardiovascular e traumatismo craniano. As evidências a favor e contra cada uma dessas quatro condições são inconclusivas, mas o consenso é o de que pelo menos o diabetes e a hipertensão influenciam a patogênese da doença. Fatores de risco vascular na meia-idade e níveis elevados de lipoproteína de baixa densidade (LDL) estão especificamente associados a um nível elevado de beta-amiloides cerebrais mais tarde na vida. O baixo desempenho educacional é também um fator de risco consistente, mas a maioria dos especialistas acredita que a escolaridade seja, na verdade, reflexo de outro fator, tal como o *status* socioeconômico ou o ambiente clínico e psicossocial na primeira infância. Fatores de proteção também já foram propostos, mas seu *status* é muito debatido.

Tabela 374.3 Critérios diagnósticos para provável demência da doença de Alzheimer.

O diagnóstico clínico de demência provável da doença de Alzheimer é feito quando:
Os critérios para demência são cumpridos (ver Tabela 374.1) e a doença tem as seguintes características: Início insidioso: os sintomas têm início gradual durante meses a anos *e* História bem definida de piora da cognição por relato ou observação *e* Os déficits cognitivos iniciais e mais proeminentes são evidentes na anamnese, e o exame é compatível com o transtorno amnésico (mais comum) ou um transtorno cognitivo não amnésico (menos comum) (afasia, transtorno visuoespacial ou transtorno de comportamento/disexecutivo)
O diagnóstico de provável demência da doença de Alzheimer *não* deve ser estabelecido quando houver evidências substanciais de outra doença neurodegenerativa, doença cerebrovascular extensa ou comorbidade clínica não neurológica ou uso de medicação que possa exercer impacto substancial sobre a cognição
Critérios de pesquisa para a provável demência da doença de Alzheimer com certeza maior quando investigada por imagens ou quando biomarcadores de líquido cefalorraquidiano estão disponíveis:
A doença de Alzheimer será considerada a causa de comprometimento cognitivo quando marcadores beta-amiloides (no líquido cefalorraquidiano ou por PET) se mostrarem anormais e marcadores tau (fosfotau do líquido cefalorraquidiano ou tau PET) se mostrarem anormais
A fisiopatologia da doença de Alzheimer será considerada presente, mas de significância etiológica incerta, quando marcadores beta-amiloides (no líquido cefalorraquidiano ou por PET) se mostrarem anormais, mas marcadores tau estiverem normais

PET = tomografia por emissão de pósitrons; RM = ressonância magnética. Adaptada de McKhann GM, Knopman DS, Chertkow H, et al. The diagnosis of dementia due to Alzheimer's disease: recommendations from the National Institute on Aging-Alzheimer's Association workgroups on diagnostic guidelines for Alzheimer's disease. *Alzheimers Dement*. 2011;7:263-269; e Jack CR, Jr., Bennett DA, Blennow K, et al. NIA-AA research framework: toward a biological definition of Alzheimer's disease. *Alzheimers Dement*. 2018;14:535-562.

BIOPATOLOGIA

O diagnóstico histopatológico da doença de Alzheimer baseia-se na presença conjunta de uma carga cerebral substancial de placas neuríticas e de emaranhados neurofibrilares. As placas neuríticas consistem em um cerne de peptídio beta-amiloide agregado cercado por neuritos em degeneração, que são fragmentos de axônios e dendritos. Um peptídio beta-amiloide contém 39 a 42 aminoácidos e é proteoliticamente derivado de uma proteína maior, a proteína precursora de amiloide. Emaranhados neurofibrilares são agregações intracelulares de uma forma excessivamente fosforilada da proteína tau associada a microtúbulos. A proteína tau alterada se autoagrega e forma emaranhados neurofibrilares. Em um corte microscópico de pequeno aumento do córtex frontal, temporal ou parietal, pelo menos seis placas neuríticas e emaranhados neurofibrilares devem ser visualizados para que se possa elaborar o diagnóstico da doença de Alzheimer.

Fisiopatologia

A progressão de alterações da beta-amiloidose segue um padrão quase previsível na doença de Alzheimer. A tomografia com emissão de pósitrons (PET) com ligandos que aderem ao beta-amiloide mostra que o beta-amiloide começa a se acumular no neocórtex até 20 anos antes da ocorrência da demência. Agregados solúveis de beta-amiloides em formas oligoméricas (consistindo em um pequeno número de monômeros) podem ser as moléculas patogênicas-chave que, por fim, induzem ou aceleram a lesão neuronal. Quando a demência clínica decorrente de doença de Alzheimer se manifesta, grande número de depósitos contendo o peptídio beta-amiloide são invariavelmente encontrados em placas neuríticas no neocórtex. As placas neuríticas representam o estágio final do processo do Alzheimer. Uma vez que a beta-amiloidose começa bem antes de os sintomas clínicos aparecerem e provavelmente atinja um platô em termos de abundância, a quantidade de beta-amiloidose não espelha estritamente a gravidade da demência na doença de Alzheimer.

A extensão regional de emaranhados neurofibrilares na doença de Alzheimer antecipa e acompanha a progressão clínica da doença desde um transtorno amnésico até um transtorno cognitivo de múltiplos domínios. Esses emaranhados aparecem no lobo temporal medial e no tronco encefálico em pessoas cognitivamente normais por volta da quarta década de vida. Nas pessoas destinadas a desenvolver a doença de Alzheimer, uma parte crítica da fisiopatologia envolve a disseminação transináptica de doença de emaranhados neurofibrilares para áreas corticais de associação. Quando os sintomas clínicos se desenvolvem, esses emaranhados neurofibrilares são encontrados em neocórtices de associação dos lobos frontal, parietal e temporal. Eles serão encontrados nos lobos occipitais e nos córtices motor e sensorial primário somente nos estágios mais graves e finais da doença. A localização de emaranhados neurofibrilares corresponde fielmente à evolução clínica dos sintomas específicos e da gravidade da doença de Alzheimer. No comprometimento cognitivo leve, que é a manifestação clínica mais precoce da doença de Alzheimer, a carga mais intensa de emaranhados neurofibrilares está no córtex entorrinal e nos hipocampos, precisamente as regiões envolvidas em memória episódica declarativa. A atrofia hipocampal é característica, e reduções em volume hipocampal podem ser observadas nas imagens de RM (Figura 374.3). O envolvimento de neocórtices de associação com emaranhados neurofibrilares representa o correlato histopatológico da progressão para a demência. A RM quantitativa em pacientes com comprometimento cognitivo leve que progride mais tarde para demência mostra atrofia crescente das áreas essenciais de associação cortical, tais como os lobos temporais laterais, lobos parietais inferiores, córtex cingulado posterior e lobos frontais laterais. Refletindo a disseminação para neocórtex de associação, as funções de linguagem, funções visuoespaciais e funções cognitivas executivas são, tipicamente, comprometidas algum tempo após a ocorrência da disfunção de memória episódica declarativa.

O déficit de neurotransmissor mais consistente na doença de Alzheimer está na neurotransmissão colinérgica. As células de origem das projeções hipocampais e colinérgicas neocorticais estão localizadas no septo, na faixa diagonal e nos núcleos da base. Os emaranhados neofibrilares acumulam-se nos neurônios nessas regiões à medida que a doença de Alzheimer

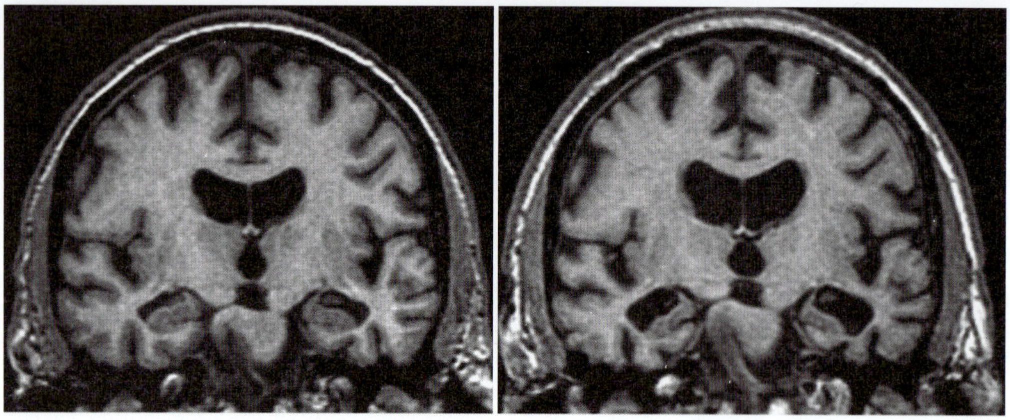

FIGURA 374.3 **Imagens coronais seriadas de RM de um paciente com doença de Alzheimer.** A imagem à esquerda foi realizada quando o paciente estava clinicamente normal. A imagem à direita foi realizada 11 anos mais tarde, quando o paciente já estava com demência. A atrofia do hipocampo aumentou expressivamente desde o primeiro exame até as imagens posteriores. (Cortesia de Maria Shiung e Clifford Jack.)

se desenvolve, mas há também evidência neuroquímica de que esses neurônios ficam estressados muito cedo na doença.

Genética

A maioria esmagadora dos casos de doença de Alzheimer é esporádica (não genética). Entretanto, em um número muito pequeno de casos, ela ocorre como doença autossômica dominante. Os três genes conhecidos envolvidos na doença de Alzheimer autossômica dominante estão todos diretamente envolvidos na produção do peptídio beta-amiloide. O primeiro é ao gene da proteína precursora de amiloide (*APP*), localizado no cromossomo 21q21.3. Dezoito mutações conhecidas neste gene levam à produção excessiva de beta-amiloide e estão confiavelmente associadas a um início muito precoce (20 a 50 anos) da doença de Alzheimer. Outra linha de evidência implicando o gene *APP* nessa doença é o aparecimento invariável do processo patológico em indivíduos com a síndrome de Down (trissomia do 21[ver Capítulo 36]) que apresentam uma cópia extra do gene *APP* como resultado da trissomia.

Os outros dois genes associados à doença de Alzheimer autossômica dominante são os genes da presenilina 1 e 2, localizados nos cromossomos 14q24.3 e 1q31.42. Muitas mutações de presenilina 1 respondem pela maioria dos casos de doença de Alzheimer autossômica dominante. Ambos os genes codificam uma proteína similar conhecida como presenilina. Essa proteína está envolvida na proteólise da molécula de *APP* no sítio de clivagem gama. As mutações de presenilina alteram o equilíbrio dos produtos de clivagem de APP, incluindo beta-amiloides e outros peptídios que podem influenciar o funcionamento sináptico. As mutações de presenilina estão também associadas ao início precoce (faixa de 40 a 60 anos) da doença de Alzheimer.

Estudos da agregação familiar da doença de Alzheimer mostraram que o início tardio da doença também exibe riscos genéticos, mas apenas alguns genes foram definitivamente ligados à manifestação tardia da doença. O gene mais proeminente relacionado ao início tardio da doença de Alzheimer, localizado no cromossomo 19q13.2, codifica a apolipoproteína E (apo E), uma proteína envolvida no transporte de lipídios. Em seres humanos, três variantes alélicas do gene da apolipoproteína E (*APOE*) são determinadas pelas diferenças nos aminoácidos cisteína e arginina nas posições 112 e 158 da proteína aminoácida 299. Uma das variantes alélicas, com arginina em ambas as posições, designadas como variante ε4, está fortemente associada a um risco aumentado em 14 vezes para a doença de Alzheimer em homozigotos e um aumento de três vezes em heterozigotos. Em muitas séries, quase 50% dos pacientes com demência da doença de Alzheimer, mas apenas cerca de 25% dos controles não demenciados, têm pelo menos uma cópia do alelo *APOE* ε4. A presença desse alelo nem sempre causa a doença de Alzheimer, pois a doença nunca se desenvolve em alguns portadores do genótipo. O mecanismo pelo qual o alelo *APOE* ε4 predispõe à doença de Alzheimer não está estabelecido, mas a estrutura terciária da proteína APOE com arginina nas posições 112 e 158 pode levar à má adesão ao beta-amiloide, a qual, por sua vez, reduz a liberação do beta-amiloide das células.

Mutação *missense* rara no gene *TREM2* também aumenta o risco de doença de Alzheimer. A fisiopatologia parece ser mais uma contenção insatisfatória de processos inflamatórios do que um efeito direto sobre a função neurológica. Mutações raras de perda de função em *ABCA7* levam uniformemente à doença de Alzheimer clássica, mas com grande variação de idade do início.

MANIFESTAÇÕES CLÍNICAS

A fase inicial de déficit cognitivo sintomático decorrente de doença de Alzheimer é dominada por dificuldades com a amnésia anterógrada. Algumas das queixas usuais incluem o esquecimento de eventos e conversas recentes, perda de objetos, problemas com o acompanhamento de datas, sentir-se perdido nos entornos familiares e problemas para lembrar de completar as tarefas. A frequência e gravidade dos lapsos de memória progridem de uma dificuldade ocasional a falhas mais pervasivas e consistentes.

No déficit cognitivo leve e na demência leve decorrentes da doença de Alzheimer, a função de memória episódica declarativa pode ser perdida.[9] A familiaridade e o acesso ao conhecimento anterior podem permitir que os pacientes atuem em suas rotinas diárias usuais, enquanto nada fora do ordinário seja solicitado deles. Eles podem ainda manter a capacidade de preparar refeições simples e fazer caminhadas na vizinhança sem se perderem. Entretanto, mesmo na doença de Alzheimer leve, erros na ingestão de remédios e dificuldade de administrar o dinheiro ou utilizar um talão de cheques podem ocorrer. Viajar para locais não familiares geralmente acentua a confusão. Alterações na personalidade em geral acompanham as perdas cognitivas. Apatia, perda de iniciativa e perda de interesse em *hobbies* e passatempos anteriores são onipresentes na doença de Alzheimer sintomática precoce.

À medida que a doença progride, a capacidade de executar tarefas diárias necessárias se torna mais e mais difícil, ao ponto de o paciente precisar de assistência para preparar refeições, pagar contas, usar meios de transporte e manter a casa.

À medida que a doença progride para os estágios mais graves, assistência e supervisão em atividades básicas, como tomar banho, vestir-se, usar o banheiro e alimentar-se, se tornam necessárias.

Nos estágios terminais da doença, toda a capacidade de comunicação é perdida. A mobilidade ainda pode ser preservada até tarde na doença. Pacientes com doença de Alzheimer em geral falecem em razão de doenças que atacam outros indivíduos idosos debilitados, como sepse, pneumonia e insuficiência cardíaca.

A duração do curso da demência devida à doença de Alzheimer é longa, mas variável. O tempo desde a demência leve até o óbito pode ser curto, entre 2 e 3 anos, ou pode ser superior a uma década. Para pacientes nos quais a demência leve foi diagnosticada, cerca de 10% por ano alcançam o estágio de demência grave.

Raramente, a doença de Alzheimer está associada a sintomas proeminentes em domínios cognitivos diferentes da memória. A mais comum dessas síndromes atípicas é aquela na qual ocorrem déficits visuoespaciais profundos sem a amnésia anterógrada típica grave. Essa síndrome é conhecida como atrofia cortical posterior.

DIAGNÓSTICO

O diagnóstico de déficit cognitivo leve ou demência decorrente de doença de Alzheimer é amplamente clínico e baseado na anamnese e no exame. Os elementos-chave na anamnese são início gradual e progressão lenta de déficit cognitivo, especialmente a amnésia anterógrada. O exame do estado mental deve demonstrar déficit na memória recente e outros déficits cognitivos. O diagnóstico clínico da doença de Alzheimer deve ser considerado como um diagnóstico de inclusão: se a anamnese e o exame forem compatíveis com doença de Alzheimer e se algumas exclusões puderem ser verificadas, o diagnóstico pode ser feito com confiança moderada. PET recentes demonstraram que etiologias de doença não de Alzheimer podem, às vezes, imitar a síndrome amnésica de Alzheimer.

Os marcadores proteicos do líquido cefalorraquidiano (LCR) (beta-amiloide e tau) (ver Tabela 374.3)[10] e os exames de imagem do cérebro (RM estrutural, PET com ^{18}fluorodesoxiglicose [Figura 374.4], PET de amiloides [Figura 374.5] e tomografia por emissão de pósitrons de tau [Figura 374.6][11]) estão sendo usados em ambientes de pesquisa para reforçar a precisão de um diagnóstico de doença de Alzheimer como causa de comprometimento cognitivo sintomático. Por exemplo, a PET de amiloide e Aβ42/t-tau e Aβ42/p-tau do LCR podem identificar a doença de Alzheimer precoce com sensibilidade de aproximadamente 97% e especificidade de aproximadamente 83%. Para a terapêutica experimental, há esforços para usar biomarcadores no LCR ou nos exames de imagem a fim de diagnosticar a doença antes de os indivíduos desenvolverem sintomas.

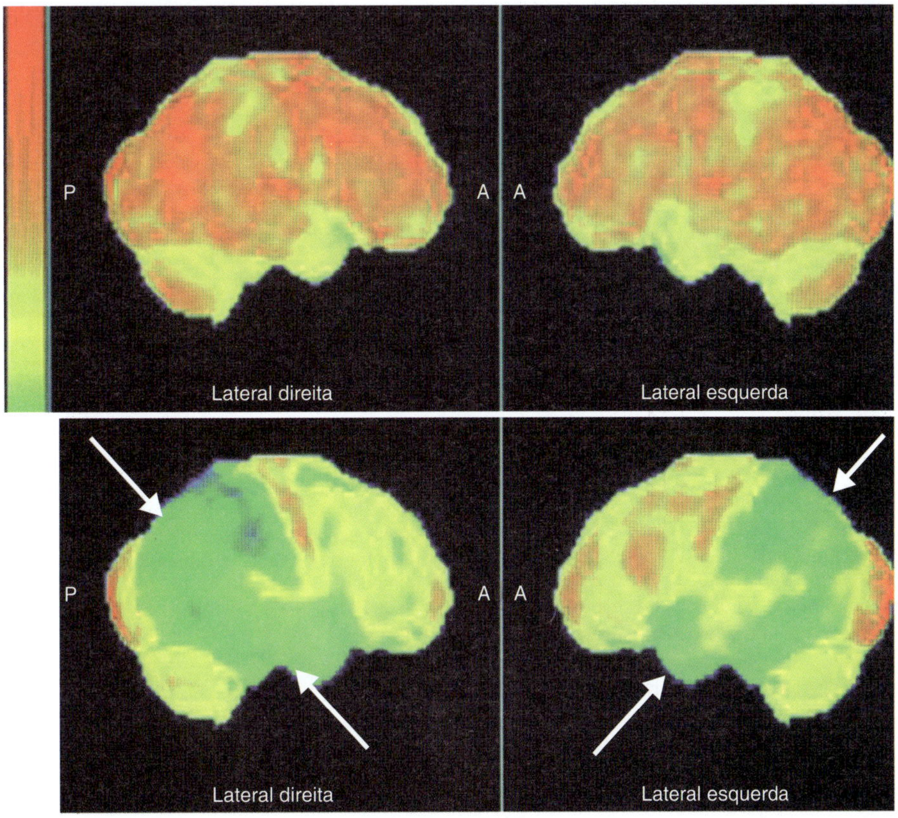

FIGURA 374.4 Tomografia por emissão de pósitrons com ^{18}fluorodesoxiglicose de paciente com demência da doença de Alzheimer. Reconstruções computadorizadas da proporção de captação de glicose regional (usando a ponte como referência) da superfície cortical mostram cores mais quentes (*amarelo* e *laranja*) em áreas de captação normal de glicose, enquanto cores mais frias (*verde* e *azul*) indicam hipometabolismo. A imagem no topo é a de um indivíduo normal da mesma idade. A imagem inferior é de um paciente com demência da doença de Alzheimer típica e mostra hipometabolismo nas regiões corticais temporal e parietal (*setas*).

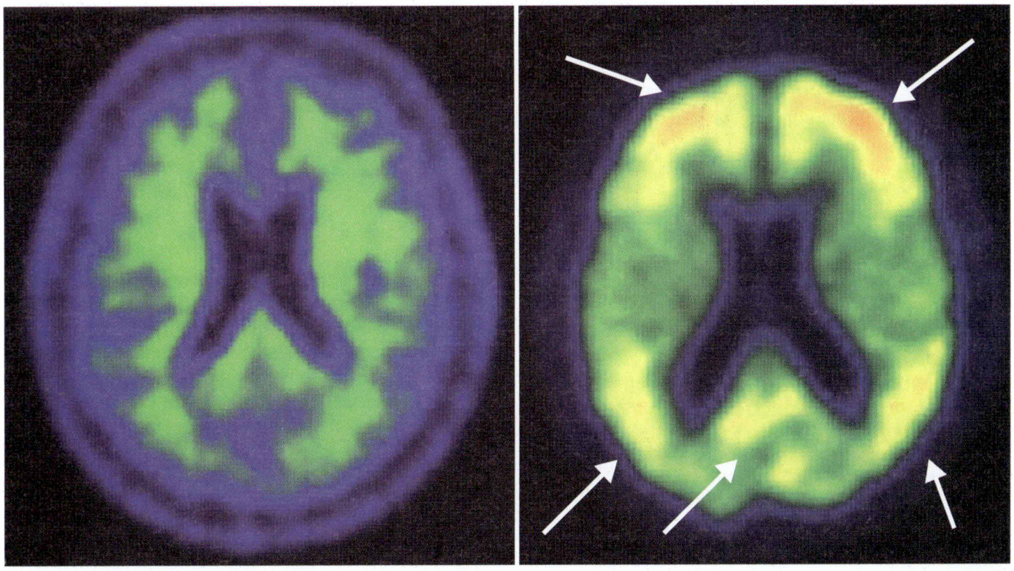

FIGURA 374.5 Tomografia por emissão de pósitrons (PET) para amiloides de paciente com demência da doença de Alzheimer. Nessa imagem axial de uma PET com composto B de [11]Pittsburg, a imagem à *esquerda* é de um indivíduo sem retenção de amiloide. O sinal verde representa baixos níveis de adesão de substância branca não específica. À *direita*, imagem de paciente com demência da doença de Alzheimer mostrando a retenção proeminente do agente de aquisição de imagem de amiloides nos córtices cingulados frontal, parietal e posterior (*setas*).

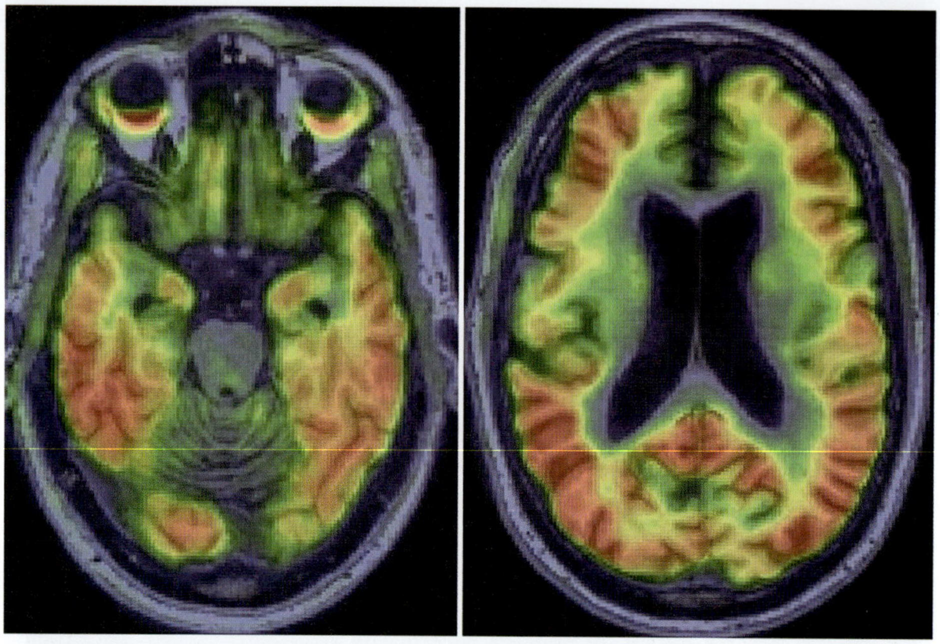

FIGURA 374.6 **Tomografia por emissão de pósitrons (PET) de AV1451 (tau) de paciente com demência da doença de Alzheimer. Nas imagens axiais o sinal de PET para tau pode ser visualizado nos lobos temporal e parietal. A varredura *à esquerda* no nível dos lobos temporais mostra sinal aumentado (*vermelho* e *amarelo)* representando a deposição de tau. A imagem *à direita* no nível dos ventrículos laterais mostra a deposição de tau a ser disseminada nos lobos parietais, incluindo o pré-cúneo nos lobos parietal medial e frontal lateral.**

Diagnóstico diferencial

Várias outras situações semelhantes à doença de Alzheimer precisam ser excluídas em bases clínicas ou laboratoriais (ver Figura 374.2). Uma é a demência por corpos de Lewy, que é sugerida por parkinsonismo, alucinações visuais proeminentes e um transtorno do sono específico. Na necropsia, as alterações histopatológicas da doença de corpos de Lewy e da doença de Alzheimer frequentemente coexistem, sugerindo, assim, que os diagnósticos se sobrepõem. A degeneração lobar frontotemporal é sugerida por alterações significativas do comportamento e de personalidade ou por dificuldades de linguagem proeminentes e precoces no curso da doença. A esclerose do hipocampo tem achados neuropatológicos peculiares, mas é praticamente impossível distinguir clinicamente esse quadro da doença de Alzheimer. Outras situações neurodegenerativas no diagnóstico diferencial da doença de Alzheimer incluem: doença de Huntington (ver Capítulo 382), paralisia supranuclear progressiva (ver Capítulo 382), degeneração corticobasal (ver Capítulo 382), esclerose lateral amiotrófica (ver Capítulo 391) e doença de Wilson (ver Capítulo 200); entretanto, essas doenças invariavelmente apresentam manifestações motoras proeminentes e precoces em seu curso. A hidrocefalia de pressão normal (ver mais tarde) é uma causa rara da demência associada a transtorno da marcha.

A distinção entre demência causada por doença cerebrovascular e a doença de Alzheimer é muito difícil (ver adiante). O fato de a doença de Alzheimer e a doença cerebrovascular frequentemente coexistirem exige dos médicos a consideração de ambas as entidades simultaneamente.

PREVENÇÃO E TRATAMENTO

Não há terapias preventivas estabelecidas para o comprometimento cognitivo leve ou demência consequentes à doença de Alzheimer.[A1] Embora uma dieta saudável, exercício físico e estimulação cognitiva de atividades de lazer sejam prudentes, a evidência que sustenta o valor desses procedimentos na prevenção da demência é limitada. A evidência também é insuficiente para recomendar qualquer dieta, programa de atividade física ou programa de atividades cognitivas para o tratamento de comprometimento cognitivo sintomático. Uma intervenção de multidomínios demonstrou atrasar o declínio cognitivo na população idosa finlandesa portadora de fatores de risco cardiovasculares existentes.[12] Entretanto, outro estudo clínico de intervenção desenvolvido na França (incluindo treinamento cognitivo, atividade física e nutrição) não mostrou quaisquer benefícios.[13]

Tratamentos baseados em evidências

Duas classes de fármacos estão aprovadas para o tratamento da doença de Alzheimer: os inibidores da colinesterase e a memantina, um antagonista receptor de glutamato. A base lógica para uso de medicamentos colinomiméticos (donezepila, 5 ou 10 mg/dia; galantamina de liberação imediata, 16 ou 24 mg/dia) ou rivastigmina (6 a 12 mg/dia VO ou 4,5 a 9 mg/dia por adesivo na pele) é o nível reduzido de marcadores colinérgicos no neocórtex de pacientes que falecem em razão da doença. Os três agentes retardam a progressão de sintomas de modo estatisticamente significativo, mas clinicamente marginal em 6 a 12 meses em pacientes com demência leve a moderada, devida à doença de Alzheimer.[A2] Por exemplo, a donezepila mostra alguns benefícios em reduzir o desenvolvimento de demência em pacientes com comprometimento cognitivo leve após 1 ano, mas não após 3 anos. Além disso, pacientes cuja doença moderada ou grave de Alzheimer tenha sido tratada com donezepila por pelo menos 3 meses e que continuam com esse fármaco a 10 mg/dia podem ter benefícios funcionais pelos próximos 12 meses, quando comparados com aqueles que interrompem o tratamento.[A3] A memantina, um antagonista do receptor de *N*-metil-D-aspartato não competitivo de afinidade baixa a moderada que atua na neurotransmissão de glutamato, parece retardar a progressão do declínio funcional em pacientes com doença de Alzheimer moderada a grave, com dose de 10 mg, 2 vezes/dia. Entretanto, pacientes individuais não mostram, com frequência, quaisquer benefícios evidentes do tratamento.

Exceto em pacientes com deficiência de folato ou de vitamina B_{12}, a suplementação de vitamina B não é efetiva em alentecer o declínio cognitivo. O tratamento do diabetes (ver Capítulo 216) e da hipertensão (ver Capítulo 70) é benéfico por outras razões, mas ainda não está claro que tal tratamento altere o curso da doença de Alzheimer.

Um estudo de pacientes com doença de Alzheimer de moderada a grave mostrou que a vitamina E foi efetiva em alentecer a progressão e que essa vitamina também pode ajudar pacientes com a doença leve a moderada.[A4,A5] Multivitamínicos não são eficazes,[A6] e estudos clínicos de medicamentos que se ligam a peptídios beta-amiloide ou bloquear o receptor de 5-hidroxitriptamina 6 não foram bem-sucedidos.[A7-A10] Os antidepressivos são, geralmente, ineficientes e aumentam as reações adversas quando usados para tratar pacientes com doença de Alzheimer. Anticorpos monoclonais humanizados que ligam formas solúveis de amiloides, inibem a formação de placas amiloides ou inibem a produção de beta-amiloides não demonstraram nenhum benefício clínico.

Depois que a doença de Alzheimer se torna sintomática, a prática de exercícios físicos não ajuda a prevenir a progressão.[A11] O suporte aos cuidadores da família é uma intervenção crítica que não pode ser negligenciada. Grupos de apoio, como Alzheimer Association (disponível em www.alz.org),[a] podem beneficiar as famílias que convivem com essa doença.

---

[a]No Brasil, ver Associação Brasileira de Alzheimer (ABRAz), em: <https://abraz.org.br>.

Questões importantes de segurança incluem supervisão de medicamentos, supervisão das finanças e avaliação minuciosa de operação de veículos motorizados. A manipulação de outras ferramentas potencialmente perigosas, armas de fogo, eletrodomésticos e equipamento deverá ser também cuidadosamente monitorada ou evitada. Os pacientes com doença de Alzheimer geralmente perambulam e podem ficar perdidos bem longe de casa. A identificação desses pacientes consegue prevenir ocorrências trágicas.

PROGNÓSTICO

A doença de Alzheimer é inevitavelmente progressiva; além disso, comprometimento cognitivo grave e total dependência de terceiros se desenvolvem em praticamente todos os pacientes, a menos que estes faleçam prematuramente. Essa doença também contribui para a morte prematura; a taxa de mortalidade em pacientes com essa doença é de aproximadamente 10% por ano. Em pacientes com demência avançada, a taxa de mortalidade de 6 meses é de aproximadamente 55%; pneumonia, febre e problemas de alimentação estão associados a um prognóstico ruim.

COMPROMETIMENTO COGNITIVO DECORRENTE DE DOENÇA CEREBROVASCULAR

DEFINIÇÃO

A doença cerebrovascular tem uma contribuição importante para o comprometimento cognitivo em adultos mais velhos. Para que um transtorno cognitivo seja atribuído à doença cerebrovascular da perspectiva neuropatológica, é preciso haver um infarto cerebral suficiente em locais conhecidos como responsáveis pelos déficits cognitivos, na ausência de outras alterações neuropatológicas neurodegenerativas (Tabela 374.4). Quando uma doença cerebrovascular provoca comprometimento cognitivo que não é suficientemente grave para atingir os critérios para demência, ele é denominado comprometimento cognitivo vascular.

EPIDEMIOLOGIA

Em estudos clínicos, até 20% dos pacientes com demência apresentam doença cerebrovascular. Como a doença de Alzheimer, ela é menos comum em pacientes antes dos 65 anos e aumenta uniformemente daí em diante. Em estudos neuropatológicos, cerca de 25% de todos os casos de demência apresentam algum componente vascular. Cerca de metade desse número representa demência puramente vascular; o restante consiste em doença vascular misturada com doença de Alzheimer. Homens e mulheres são igualmente afetados.

Fatores de risco

Os fatores de risco para comprometimento cognitivo vascular incluem: doença cardiovascular, fibrilação atrial, hiperglicemia e hipertensão. Não existem fatores de proteção conhecidos além do tratamento desses fatores de risco. As populações com altos índices de doença vascular generalizada devem apresentar taxas mais altas de demência vascular, mas a mortalidade decorrente de doença cardiovascular pode obscurecer parte da relação. Os microinfartos contribuem para a atrofia do cérebro e o déficit cognitivo, especialmente antes que a demência se torne clinicamente evidente. No primeiro ano após um AVE, o risco de desenvolvimento de demência é de aproximadamente nove vezes mais alto que aquele em pessoas sem AVE; o risco permanece cerca de duas vezes mais alto nos anos subsequentes.

Tabela 374.4 Critérios diagnósticos para a síndrome de demência causada por doença cerebrovascular (comprometimento cognitivo vascular).

Comprometimento cognitivo leve, conforme definido na Tabela 374.1, ou demência, conforme definido na Tabela 374.1
Doença cerebrovascular clinicamente importante demonstrável por *qualquer* uma das situações a seguir: Manifestação de transtorno cognitivo ou piora expressiva de transtorno existente decorrente de acidente vascular encefálico nos últimos 3 meses, em que acidente vascular encefálico é definido como déficit neurológico localizado de início agudo, no qual os sintomas e sinais persistam por mais de 24 h Evidência por neuroimagem de infartos bilaterais no cérebro incluindo tálamo e acima dele

BIOPATOLOGIA

A maioria das doenças vasculares que causa comprometimento cognitivo se deve à aterosclerose. Um dos mecanismos são os grandes infartos, como aqueles secundários a uma doença oclusiva em vasos cerebrais maiores, incluindo ar artérias carótidas e as artérias cerebrais anterior, média e posterior (ver Capítulo 379). Um segundo mecanismo ocorre em nível arteriolar, com infartos lacunares no tálamo, núcleos da base e substância branca subcortical. Ambos os processos podem ser detectados por RM do cérebro. Infartos nas formações hipocampais, tálamo medial, núcleos caudados e áreas de associação parietal têm alta probabilidade de provocar comprometimento cognitivo, mas não necessariamente demência. Os microinfartos, que são pequenas zonas não visíveis a olho nu, mas que podem ser observadas à luz do microscópio, também podem contribuir para a demência. O infarto lacunar e os microinfartos são muito mais em geral representados em séries de pacientes com demência vascular que os infartos de grande porte. A presença simultânea da doença de Alzheimer é comum em demência vascular (demência mista).

Existem outras causas menos comuns de comprometimento cognitivo vascular. A arteriopatia cerebral autossômica dominante com infartos subcorticais e leucoencefalopatia (CADASIL) é uma doença hereditária muito rara que, em geral, se torna clinicamente evidente entre os 30 e 50 anos e causa doença grave da substância branca, cefaleias e demência. A causa do CADASIL são as mutações no gene da *notch3* no cromossomo 19q12. A angiopatia amiloide cerebral, uma beta-amiloidose na qual o peptídio beta-amiloide se acumula na camada média das artérias de tamanho pequeno a médio nas leptomeninges e no córtex superficial, causa hemorragias cerebrais que podem levar à demência se ocorrerem em número suficiente e em localizações críticas. Angiopatia amiloide cerebral é visualizada também na doença de Alzheimer, mas suas manifestações hemorrágicas podem ocorrer em indivíduos com pouca evidência da doença de Alzheimer clinicamente e evidência modesta no exame histopatológico. A vasculite cerebral (ver Capítulo 254) é uma causa rara de demência.

MANIFESTAÇÕES CLÍNICAS

O espectro de alterações cognitivas em pacientes com doença cerebrovascular é amplo. As síndromes cognitivas mais comuns em doença cerebrovascular incluem comprometimento cognitivo leve, demência com amnésia anterógrada proeminente e demência com alterações proeminentes em personalidade e função executiva. Alguns pacientes com comprometimento cognitivo vascular sem demência podem ter déficits em apenas um domínio (ver Capítulo 373). Várias síndromes de afasia resultam de infarto cerebral ou hemorragia nas regiões perissilvianas do hemisfério dominante. Infarto ou hemorragia nas regiões occipitotemporal ou occipitoparietal podem produzir um dos transtornos de cognição visual, tais como alexia ou agnosia visual. Infartos nos núcleos caudados, especialmente se forem bilaterais, podem provocar uma síndrome cognitiva que inclui tanto amnésia quanto função executiva desordenada, por isso imitando demência. Grandes infartos no lobo parietal direito também podem causar demência. Infartos no tálamo medial ou nas formações hipocampais podem causar amnésia isolada.

No comprometimento cognitivo vascular, a evolução dos sintomas não segue um padrão estereotípico. Em alguns casos, a síndrome cognitiva pode permanecer estática. Em outros, novos AVEs podem levar a declínios substanciais em cognição e função. Alguns pacientes com essa deficiência podem experimentar uma doença de declínio gradual. Pacientes com comprometimento cognitivo vascular sem demência, ou demência vascular, também podem ter outros sinais neurológicos típicos de pacientes com doença cerebrovascular, tais como hemiparesia, hemianopia, alterações hemissensoriais ou anormalidades de nervos cranianos.

DIAGNÓSTICO

O diagnóstico de comprometimento cognitivo vascular baseia-se na anamnese neurológica e no exame. O exame de imagem do cérebro, de preferência com RM, é essencial para a confirmação da existência de infartos.[14] Os aspectos diagnósticos principais do comprometimento cognitivo vascular são: (1) o transtorno cognitivo deve ter começado nos 3 meses seguintes a um episódio de AVE clínico e (2) deve haver infartos bilaterais múltiplos nos hemisférios cerebrais visíveis nos exames de imagem

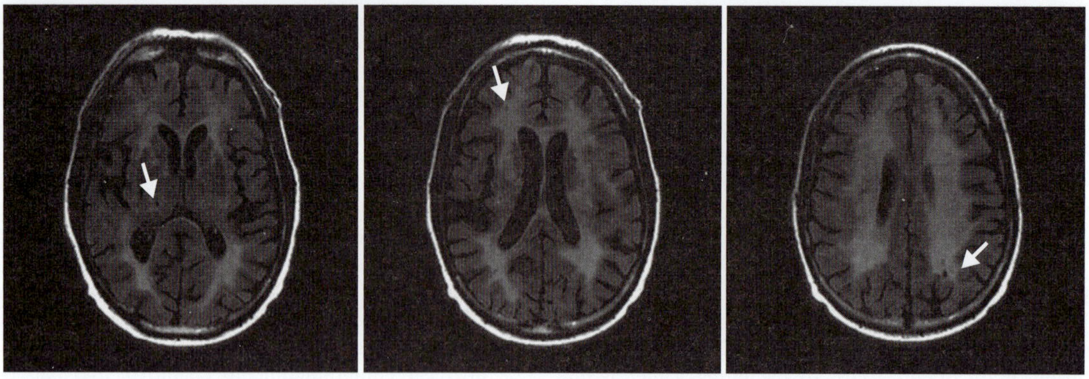

FIGURA 374.7 **RM axial de um paciente com doença cerebrovascular extensa.** As imagens mostram hiperintensidades extensas e bilaterais de substância branca. São observados também infartos lacunares (*setas*).

do cérebro (Figura 374.7). Uma ligação temporal entre o início ou piora do comprometimento cognitivo e um AVE é importante para demonstrar que a doença cerebrovascular é etiologicamente relevante ao comprometimento cognitivo. O exame de imagem do cérebro de infartos no córtex cerebral, núcleos da base, tálamo e substância branca cerebrais tem valor evidente para o estabelecimento de doença cerebrovascular. Em contraste com infartos reais no exame de imagem, a presença de superintensidades de substância branca sem infartos na RM do cérebro é muito menos específica.

A acurácia do diagnóstico clínico de doença cerebrovascular como causa de comprometimento cognitivo é, em geral, menor que aquela da doença de Alzheimer. A combinação de (1) uma relação temporal entre demência e AVE e (2) evidências em exames de imagem de infartos bilaterais é, em termos diagnósticos, específica para demência vascular, mas não é sensível. Critérios diagnósticos mais amplos (ver Tabela 374.4) são mais sensíveis, porém menos específicos. O diagnóstico alternativo usual é a doença de Alzheimer, e, tipicamente, não há meios de se saber se e quanto dessa doença ocorre simultaneamente.

PREVENÇÃO E TRATAMENTO

O ônus da doença cerebrovascular mais tarde na vida pode ser reduzida pelo tratamento dos fatores de risco vascular na meia-idade. Com um tratamento agressivo contínuo e precoce do diabetes (ver Capítulo 216), da hipertensão (ver Capítulo 70) e da hiperlipidemia (ver Capítulo 195), assim como com o uso de anticoagulação profilática em pacientes com fibrilação atrial (ver Capítulo 58), o número de infartos cerebrais deverá ser reduzido, com redução consequente no número de casos de demência vascular. A evidência para essa ligação vem de estudos em larga escala nos quais o tratamento da hipertensão reduziu a frequência de AVEs e da demência incidente. Uma vez desenvolvida a demência vascular, os inibidores da colinesterase demonstraram algum benefício, mas a meta principal é a prevenção de AVEs futuros.

PROGNÓSTICO

Pacientes com demência vascular podem, com frequência, desenvolver doença cardiovascular grave e ter maior probabilidade de futuros AVEs e episódios de isquemia cardíaca. A sobrevida desses pacientes é pior do que de pacientes com demência pela doença de Alzheimer.

DEMÊNCIA POR CORPOS DE LEWY

DEFINIÇÃO

A demência por corpos de Lewy é um transtorno multifacetado no qual os processos patológicos subjacentes incluem corpos de Lewy em estruturas límbicas e corticais (Tabela 374.5). Alguns médicos fazem a distinção entre pacientes nos quais o parkinsonismo ocorreu antes do transtorno cognitivo e aqueles nos quais o transtorno cognitivo ocorreu simultaneamente ou antes do transtorno de movimento. Essa distinção pode ser um pouco útil na prática clínica, mas há poucas diferenças clínicas ou neuropatológicas baseadas em diferentes sequências de sinais e sintomas. O diagnóstico de demência por corpos de Lewy é similar, em princípio, ao diagnóstico de demência e da doença de Parkinson (ver Capítulo 381)

Tabela 374.5 Critérios diagnósticos para síndrome de demência associada à patologia por corpos de Lewy.

Comprometimento cognitivo leve, conforme definido na Tabela 374.1, ou demência, conforme definido na Tabela 374.1
Aspectos clínicos principais (os primeiros três geralmente são precoces e podem persistir por toda a doença) 1. Cognição flutuante com variações pronunciadas em atenção e consciência 2. Alucinações visuais recorrentes tipicamente bem formadas e detalhadas 3. Transtorno de comportamento do sono REM, que pode preceder declínio cognitivo 4. Um ou mais aspectos cardinais espontâneos de parkinsonismo: bradicinesia (definida como lentidão de movimentos e redução em amplitude ou velocidade), tremor em repouso ou rigidez
Aspectos clínicos de suporte Sensibilidade significativo a agentes antipsicóticos; instabilidade postural; quedas repetidas; síncope ou outros episódios transitórios de falta de resposta; disfunção autônoma intensa, ou seja, constipação intestinal, hipotensão ortostática; incontinência urinária; hipersonia; hiposmia; alucinações em outras modalidades; delírios sistematizados; apatia, ansiedade e depressão
Biomarcadores indicativos Captação reduzida do transportador de dopamina em núcleos da base demonstrada por SPECT ou PET Cintilografia miocárdica com ^{123}iodo-MIBG anormal (captação baixa) Confirmação polissonográfica de sono REM sem atonia
Provável demência por corpos de Lewy pode ser diagnosticada se: a. Dois ou mais aspectos clínicos principais de demência por corpos de Lewy estiverem presentes, com ou sem a presença de biomarcadores indicativos, ou b. Houver somente um aspecto clínico principal, mas com um ou mais biomarcadores indicativos
A demência provável por corpos de Lewy não deve ser diagnosticada apenas com base em biomarcadores

MIBG = meta-iodobenzilguanidina; PET = tomografia com emissão de pósitrons; REM = movimento rápido do olho; SPECT = tomografia computadorizada com emissão de fóton único. De McKeith IG, Boeve BF, Dickson DW, et al. Diagnosis and management of dementia with Lewy bodies: fourth consensus report of the DLB Consortium. *Neurology*. 2017;89:88-100.

no mesmo indivíduo, mas *demência por corpos de Lewy* é um termo com conotações mais amplas em razão dos outros aspectos (alucinações, flutuações e transtorno do sono) que podem ser mais aparentes que o transtorno de movimento.

EPIDEMIOLOGIA

A frequência do comprometimento cognitivo leve ou demência por corpos de Lewy é aproximadamente 25% da demência por doença de Alzheimer. A doença por corpos de Lewy se torna mais comum com o avanço da idade e a prevalência de demência por corpos de Lewy também aumenta com o envelhecimento. Assim como ocorre com as outras demências, não há diferenças étnicas ou raciais conhecidas, mas a demência por corpos de Lewy é mais comum nos homens. Não há fatores de risco conhecidos para a doença por corpos de Lewy. Esse tipo de demência se desenvolve em até 30% dos pacientes com doença de Parkinson, e a idade avançada é o principal fator de risco.

BIOPATOLOGIA

A patologia de demência por corpos de Lewy é uma mistura de doença por corpos de Lewy e doença de Alzheimer. Em geral, quanto mais intensa a primeira, menos abundante a segunda. Os corpos de Lewy, que são inclusões intraneuronais contendo alfassinucleína, são encontrados no núcleo basal, *pars compacta* da substância negra, *locus caeruleus,* outras estruturas do tronco encefálico, amígdala, giro cingulado e neocórtex. As localizações mais precoces de corpos de Lewy são: tronco encefálico, onde afetam os núcleos envolvidos no sono e na excitação, e a substância negra, o *locus caerulus* e os núcleos dos nervos cranianos IX e X. Tipicamente, o núcleo basal, o córtex transentorrinal, o giro cingulado e o neocórtex são acometidos mais tarde.

Na doença por corpos de Lewy, a proteína alfassinucleína se torna mal dobrada e se agrega entre os neurônios. Mutações no gene da alfassinucleína foram encontrados em algumas famílias com doença de Parkinson autossômica dominante, mas a maioria dos casos de demência por corpos de Lewy é esporádica.

MANIFESTAÇÕES CLÍNICAS

As manifestações clínicas de comprometimento cognitivo leve e demência por corpos de Lewy incluem quatro anormalidades principais: o transtorno cognitivo, o transtorno neuropsiquiátrico, o transtorno motor e o transtorno do sono e vigília. O transtorno cognitivo pode se diferenciar da demência da doença de Alzheimer, embora a sobreposição seja considerável.[15] Em um paciente típico com demência por corpos de Lewy, os déficits visuoespaciais, a concentração prejudicada e a atenção deficiente dominam o cenário. Em alguns pacientes, os déficits em funções executivas podem ser semelhantes ao que se observa na degeneração lobar frontotemporal. Em geral, ocorre amnésia anterógrada, embora seja mais leve que aquela da demência por doença de Alzheimer. Déficits de linguagem não são proeminentes. As manifestações neuropsiquiátricas de demência por corpos de Lewy, incluindo apatia proeminente, perda de iniciativa e depressão, podem ser mais incapacitantes que os sintomas cognitivos. As manifestações motoras incluem bradicinesia, transtornos da marcha, transtornos posturais e rigidez. O tremor em repouso é menos comum na demência por corpos de Lewy em pacientes nos quais o transtorno cognitivo aparece antes do parkinsonismo. Alucinações visuais, flutuações da lucidez e transtornos do sono REM (movimento rápido dos olhos) fazem parte de um transtorno mais amplo da regulação do sono e vigília. As alucinações visuais são, em geral, gráficas, detalhadas e bizarras, talvez porque o fenômeno do sonho durante o sono interfira na vigília. Pacientes com demência por corpos de Lewy apresentam amplas flutuações em seus níveis de alerta e de excitação dia a dia.

O transtorno de comportamento do sono REM (ver Capítulo 377) é uma parassonia na qual os pacientes exibem comportamento de encenação de sonho, quase sempre com conotações violentas e ameaçadoras. Geralmente, os pacientes relatam que se sentem como se estivessem sendo perseguidos por alguma coisa ou por alguém. O comportamento desses pacientes enquanto acordados consiste em conversa excessiva, chamando ou gritando e se debatendo, movendo-se tão abruptamente que às vezes acertam, sem querer, a pessoa que dorme ao lado, ou até caem da cama. O comportamento do transtorno do sono REM pode preceder o desenvolvimento da doença de Parkinson e demência por corpos de Lewy em vários anos.

DIAGNÓSTICO

O diagnóstico de demência por corpos de Lewy se baseia em informações clínicas que corroboram a presença de anormalidades em cognição, função motora, comportamento neuropsiquiátrico e regulação de sono e de vigília.[16] A análise neuropsicológica formal é, quase sempre, útil em avaliar memória, função executiva e função visuoespacial de maneira detalhada. A neuroimagem tem papel apenas limitado no diagnóstico de demência por corpos de Lewy.

Diagnóstico diferencial

Outros transtornos que precisam ser considerados em pacientes com demência e um transtorno de movimento incluem: paralisia supranuclear progressiva (ver Capítulo 382), que pode lembrar a demência por corpos de Lewy em termos de demência e transtorno motor. Na paralisia supranuclear progressiva,[17] os pacientes têm menos probabilidade de apresentar transtornos de excitação e geralmente apresentam outros sinais e sintomas, incluindo a paralisia do olhar supranuclear característica e outros achados do tronco encefálico. As degenerações corticobasais, que são da família das demências lobares frontotemporais (ver mais adiante) também podem causar um transtorno de movimento e demência. A doença de Huntington (ver Capítulo 382) está associada à demência e ao transtorno de movimento, mas o transtorno de movimento da doença de Huntington inclui coreia proeminente e atetose, que não ocorrem na demência por corpos de Lewy.

A *hidrocefalia com pressão normal,* que é muito rara em relação à demência por corpos de Lewy e por doença de Alzheimer, se caracteriza, tipicamente, pela tríade de transtorno de marcha, demência e incontinência urinária. A dinâmica alterada do fluxo de LCR no sistema ventricular parece reduzir o metabolismo periventricular e induz o dano em axônios periventriculares. A hidrocefalia de pressão normal pode ser suspeita quando a tomografia computadorizada ou a RM mostram dilatação ventricular desproporcional ao alargamento do sulco. A previsão de uma resposta favorável à derivação ventriculoperitoneal em um quadro de hidrocefalia de pressão normal comprovou ser difícil. Estudos por imagens que medem o fluxo do LCR através do aqueduto de Sylvius ou que medem o fluxo do LCR radiomarcado por cisternografia e não se mostraram úteis. A resposta clínica à remoção de um alto volume (p. ex., 30 mℓ) de LCR através de uma punção lombar é, às vezes, usada para selecionar pacientes para cirurgia, embora seus valores preditivos positivo e negativo ainda sejam obscuros. Somente cerca de um terço de pacientes que inicialmente respondem à derivação apresenta benefícios persistentes após 3 anos.[18]

TRATAMENTO

O tratamento de pacientes com comprometimento cognitivo por corpos de Lewy é desafiado, em razão da aparência simultânea de um transtorno cognitivo, um transtorno neuropsiquiátrico, um transtorno motor e um transtorno de sono e vigília. O tratamento do transtorno motor é conduzido com medicamentos contra o parkinsonismo, como levodopa e agonistas dopaminérgicos (ver Capítulo 381). O tratamento com esses agentes deverá ser instituído para a demência por corpos de Lewy se houver problemas proeminentes de marcha e equilíbrio que ameacem a segurança e interfiram na independência do paciente. Esses medicamentos podem piorar as alucinações e exacerbar os estados de confusão, mas essa preocupação não deverá impedir uma experiência de tratamento se os sintomas motores representarem riscos de segurança ou interferirem na independência.

Os inibidores da colinesterase, que não aumentam os sintomas do parkinsonismo, exercem efeito benéfico sobre os sintomas neuropsiquiátricos e, talvez, no transtorno cognitivo.A12 Transtornos autonômicos, como incontinência urinária, podem ser desafiadores para o tratamento de em pessoas com comprometimento cognitivo por corpos de Lewy porque os medicamentos em geral prescritos têm perfis farmacológicos anticolinérgicos. Esses medicamentos apresentam risco definido de aumentar os níveis de confusão.

As alucinações e a agitação psicomotora prejudicam a qualidade de vida do paciente e da família e frequentemente demandam tratamento. Alguns agentes antipsicóticos que poderiam, caso contrário, controlar esses sintomas, aumentam expressivamente o parkinsonismo na demência por corpos de Lewy. Antipsicóticos atípicos são geralmente recomendados, mas a experiência é insuficiente dos estudos clínicos controlados. Muitos especialistas em transtorno de movimento preferem usar quetiapina em doses de 25 a 200 mg/dia ou clozapina, 6,25 a 50 mg/dia, pois esses agentes parecem ter o índice mais baixo de efeitos colaterais extrapiramidais. Entretanto, não é possível elaborar nenhuma declaração mais forte quanto à eficácia relativa desses antipsicóticos atípicos no tratamento de alucinações na demência por corpos de Lewy, especialmente em vista da possibilidade de que esses medicamentos estejam associados à taxa de mortalidade mais alta do que a esperada.

O transtorno de comportamento do sono REM (ver Capítulo 377) pode ser incapacitante, mas não há estudos clínicos controlados para informar o tratamento. Alguns especialistas em transtorno do sono usam, habitualmente, ou melatonina, 3 a 12 mg, ou clonazepam, 0,5 a 2 mg, ao deitar.

O tratamento de sintomas depressivos pode melhorar substancialmente o funcionamento de um paciente. O uso de um dos antidepressivos da mais nova geração, como a sertralina (25 a 100 mg/dia) ou o citalopram (10 a 20 mg/dia), pode ser benéfico e não necessariamente interfere no tratamento dos outros sintomas (ver Capítulo 369).

PROGNÓSTICO

Em oposição aos pacientes com demência da doença de Alzheimer, alguns estudos mostram que pacientes com demência por corpos de Lewy apresentam curso progressivo mais rápido e sobrevida menor. Como resultado da combinação de manifestações, pacientes com demência por corpos de Lewy podem se tornar incapazes mais cedo no evoluir da doença.

DEGENERAÇÃO LOBAR FRONTOTEMPORAL

DEFINIÇÃO

As degenerações lobares frontotemporais são um grupo de transtornos neurodegenerativos com manifestações clínicas distintas e predileção pelos neocórtices temporais anteriores. O sintoma clínico mais comum é um transtorno de comportamento e de relacionamentos interpessoais (comportamento) com perda das funções executivas (Tabela 374.6). Essa síndrome é conhecida como demência frontotemporal variante comportamental. Outras síndromes no espectro clínico da degeneração lobar frontotemporal envolvem aspectos diferentes de linguagem ou de disfunção motora dos membros.

EPIDEMIOLOGIA

Diferentemente da doença de Alzheimer, as degenerações lobares frontotemporais têm pico etário de aparecimento na faixa entre 50 e 70 anos e a incidência diminui após os 70 anos. Nos pacientes com demência e com menos de 70 anos, a degeneração lobar frontotemporal envolve até 10 a 20% dos casos. Entretanto, por todo o espectro de idade, essas degenerações são muito menos comuns que aquelas da demência por doença de Alzheimer, demência por corpos de Lewy ou demência vascular. Homens e mulheres são afetados igualmente. Não há fatores de risco conhecido para essas degenerações, exceto para uma história familiar.

BIOPATOLOGIA

A síndrome clínica na degeneração lobar frontotemporal é determinada pela localização lobar do processo patológico. A doença pré-frontal direita ou temporal anterior e a atrofia do cérebro causam síndromes de comportamento como a demência frontotemporal. O envolvimento frontal esquerdo tende a causar afasia progressiva não fluente. O envolvimento do lobo temporal anterior esquerdo predominante pode causar demência semântica.

Em termos histopatológicos, pacientes com degeneração lobar frontotemporal podem ser separados em três grupos: aqueles cujas inclusões contêm a proteína tau associada a microtúbulos, aqueles cujas inclusões contêm a proteína 43 (TDP-43) ligadora de DNA TAR e aqueles cujas inclusões contêm a proteína fundida em sarcoma (FUS), uma outra proteína de adesão ao ácido ribonucleico. Esta última é muito menos comum que as duas primeiras. Cada tipo inclui ambas as formas geneticamente determinadas e esporádicas.

Entre as variedades tau-positivas estão a doença de Pick, na qual inclusões intracelulares tau-positivas conhecidas como corpos de Pick podem ser observadas. Vários outros subtipos tau-positivos patológicos ocorrem, incluindo a paralisia supranuclear progressiva, degeneração corticobasal e o transtorno associado a mutações no gene tau. Quase 50 mutações no gene *MAPT* no cromossomo 17q21 estão associadas às síndromes da degeneração lobar frontotemporal dominante autossômica, cada uma com um fenótipo clínico e neuropatológico levemente diferente. A mais comum é a mutação prolina-paraleucina no códon 301, localizado no éxon 10. O gene tau é submetido a um encaixe alternativo, resultando em seis isoformas da proteína tau. Mutações patológicas parecem romper o splicing das isoformas alternativas da proteína tau, o que, por sua vez, afeta adversamente a adesão da tau aos microtúbulos nos neurônios. A adesão reduzida de tau aos microtúbulos é prejudicial à função desses microtúbulos e à integridade neuronal.

As degenerações lobares frontotemporais TDP-43-positivas são quase igualmente comuns. A coloração imunológica mostra a existência de inclusões distintas contendo TDP-43. Mutações no gene da granulina (*GRN*), também localizada no cromossomo 17q21, causam formas autossômicas dominantes de degeneração lobar frontotemporal com inclusões de TDP-43 positivas. Quase 70 mutações diferentes no gene da granulina estão ligadas a degenerações lobares frontotemporais. Todas as mutações levam à degradação prematura do RNA mensageiro, em um processo denominado *haploinsuficiência*. Portadores da mutação da granulina apresentam quantidade anormalmente baixa da proteína progranulina. A função normal da granulina no cérebro ainda é obscura, e a base fisiopatológica para demência em pessoas com mutações no gene da granulina é desconhecida. A ligação entre alterações nas mutações TDP-43 e *GRN* também é desconhecida até o presente momento.

Uma terceira mutação genética importante envolvida nas degenerações lobares frontotemporais associadas a inclusões de TDP-43 é a expansão de hexanucleotídio de repetição no gene *C9ORF7*, localizado no cromossomo 9p21. Essa última mutação é a mais comum das mutações causando degeneração lobar frontotemporal e esclerose lateral amiotrófica (ver Capítulo 391).

As degenerações lobares frontotemporais FUS-positivas são muito menos comuns. Até o momento, todos os casos FUS-positivos apresentaram demência frontotemporal variante comportamental.

Tabela 374.6 Critérios diagnósticos para demência frontotemporal variante comportamental.

Os seguintes sintomas precisam existir para atender aos critérios para demência frontotemporal variante comportamental: Deterioração progressiva de comportamento e/ou de cognição por observação ou relato (como o fornecido por um informante confiável)
Três dos seguintes sintomas comportamentais/cognitivos persistentes ou recorrentes precisam ocorrer **nos 3 anos seguintes ao início da doença** para cumprir com os critérios para **possível** demência frontotemporal variante comportamental: – Desinibição comportamental precoce, tal como comportamento socialmente inapropriado, perda de civilidade ou decoro, ou ações impulsivas, precipitadas ou descuidadas – Apatia ou inércia precoce – Perda precoce de simpatia ou empatia – Comportamento precoce de persistência, estereotipado ou compulsivo/realístico – Hiperoralidade e alterações dietéticas como preferências alteradas de alimentos, compulsão alimentar, consumo aumentado de álcool ou cigarros, ou exploração oral ou consumo de objetos não comestíveis – Perfil neuropsicológico exibindo déficits executivo/de geração com relativa proteção de memória e funções visuoespaciais
A provável demência frontotemporal variante comportamental é diagnosticada quando **todas as condições a seguir estão presentes:** – Critérios para possível demência frontotemporal variante comportamental cumpridos – Declínio funcional significativo presente conforme relato do cuidador – Resultados demonstrando atrofia frontal e/ou temporal anterior na RM ou TC, ou hipoperfusão frontal ou hipometabolismo em PET ou SPECT
O diagnóstico de demência frontotemporal variante comportamental **não deve** ser aplicado quando o padrão de déficits for mais bem explicado por um diagnóstico psiquiátrico, por outros distúrbios não degenerativos do sistema nervoso ou por distúrbios clínicos

TC = tomografia computadorizada; RM = ressonância magnética; PET = tomografia por emissão de pósitrons; SPECT = tomografia computadorizada com emissão de fóton único. Adaptada de Rascovsky K, Hodges JR, Knopman D, et al. Sensitivity of revised diagnostic criteria for the behavioural variant of frontotemporal dementia. *Brain*. 2011;134:2456-2477.

MANIFESTAÇÕES CLÍNICAS

As manifestações clínicas da síndrome da demência frontotemporal começam lentamente. Apatia, falta de iniciativa e diminuição do afeto são sintomas precoces comuns. À medida que a doença progride todo o espectro de alterações comportamentais associado à disfunção dos lobos temporais frontal e anterior aparece.[19] Nas avaliações cognitivas, os pacientes podem ter funções de memória preservadas, mas eles apresentam, tipicamente, dificuldade com testes de função cognitiva executiva. Quando a demência frontotemporal progride para estágios moderados ou graves, as alterações comportamentais permanecem proeminentes, mas a doença se torna mais difícil de se distinguir de outras demências, como a da doença de Alzheimer. A neuropatologia da demência frontotemporal variante comportamental pode ser tau-positiva ou TDP-43-positiva.

Em alguns pacientes com degeneração lobar frontotemporal, os sinais e sintomas da doença de neurônios motores (ver Capítulo 391) se desenvolvem, como fraqueza, atrofia e fasciculação nos membros ou na musculatura bulbar.[20] Em outros pacientes com essa degeneração, ocorre apraxia de membro assimétrico, que faz parte da síndrome corticobasal. Manifestações de paralisia supranuclear progressiva também podem aparecer em pacientes com demência frontotemporal variante comportamental.

Os transtornos afásicos são, com frequência, a manifestação inicial de pacientes com degeneração lobar frontotemporal. As duas síndromes mais características são uma variante não fluente/agramática de afasia progressiva primária ou a variação semântica de afasia progressiva primária. A variante de afasia progressiva primária não fluente/agramática é observada em pacientes que demonstram hesitação na seleção de palavras em sua fala, um problema que pode ser difícil de ser observado por terceiros na primeira vez. A anomia é um sinal precoce. De maneira gradual, a fala do paciente se torna lacônica e difícil. Por fim, desenvolve-se uma fala não fluente, aprática e agramática. Em outros domínios cognitivos, os pacientes geralmente não apresentam déficits. Outros pacientes com afasia progressiva primária não fluente e agramática podem, por fim, ficar praticamente mudos, embora possam parecer ter memória preservada e funções visuoespaciais. Pacientes com afasia progressiva primária não fluente/agramática apresentam, com frequência, achados neuropatológicos tau-positivos.

A variante semântica da afasia progressiva primária, anteriormente conhecida como demência semântica, é uma doença que envolve dissolução do significado de palavras ou objetos. Um paciente com afasia progressiva primária variante semântica também pode se tornar incapaz de acessar o conhecimento sobre os objetos (agnosia de objeto) e a face das pessoas (prosopagnosia). A demonstração mais surpreendente do déficit em afasia progressiva primária variante semântica é quando um paciente pode produzir o nome de um objeto – um relógio de pulso, por exemplo – mas então não pode dizer para que ele serve, quando perguntado. Com frequência, pacientes com esse tipo de afasia têm preservada a habilidade de aprender uma lista de palavras, mesmo se seu conhecimento do significado das palavras esteja reduzido. Pacientes com essa afasia geralmente têm achados neuropatológicos TDP-43-positivos.

Nem todos os pacientes com afasia progressiva primária se encaixam perfeitamente em uma síndrome bem delineada. Embora a semântica e as variantes não fluentes/agramáticas da afasia progressiva primária sejam, quase sempre, devidas a degenerações lobares frontotemporais, outras variantes, especialmente uma na qual os problemas de encontrar palavras predominam (a variante logopênica da afasia progressiva primária), podem ser devidas à doença de Alzheimer.

DIAGNÓSTICO

A degeneração lobar frontotemporal como causa do transtorno cognitivo ou comportamental precisa ser suspeitada primeiro com base no quadro clínico, com base no aparecimento de uma das síndromes clínicas de distinção, como a demência frontotemporal (ver Tabela 374.6) ou um dos subtipos afásicos.[21] A análise neuropsicológica também pode ajudar no diagnóstico ao detectar anormalidades em função executiva e verificar que a função da memória esteja preservada, como quase sempre está. Para todas as síndromes de degeneração lobar frontotemporal a RM mostrando atrofia focal dos lobos frontal (Figura 374.8) ou temporal (Figura 374.9) tem elevada probabilidade diagnóstica. PET com fluorodesoxiglicose também pode ser útil quando o diagnóstico clínico é incerto e a RM não confirma o diagnóstico.

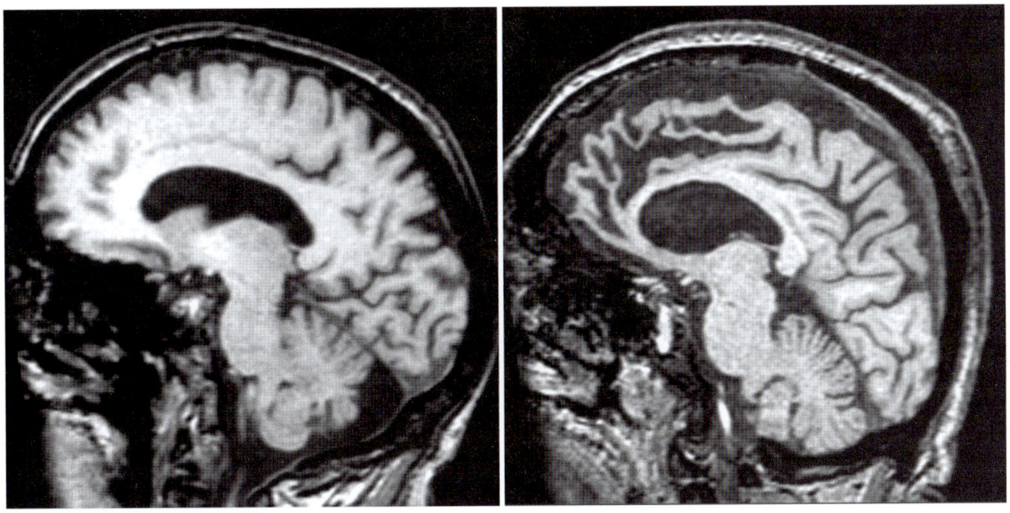

FIGURA 374.8 **RM parassagital de paciente com demência frontotemporal (*à direita*). A atrofia dos lobos frontais é expressiva, comparada com o cérebro de um indivíduo normal (*à esquerda*). (Cortesia de Maria Shiung e Clifford Jack.)**

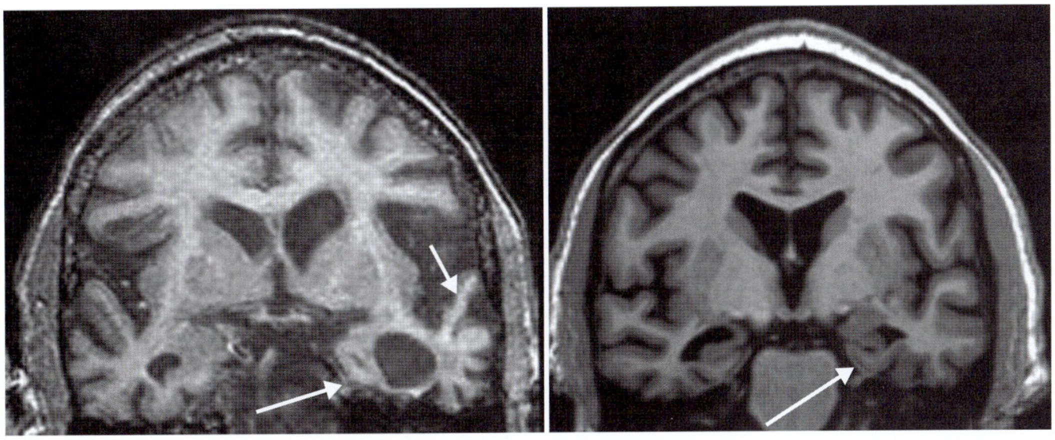

FIGURA 374.9 **RMs coronais de um paciente com variação semântica de afasia progressiva primária (*à esquerda*). Observa-se atrofia assimétrica proeminente do lobo temporal anterior esquerdo envolvendo amígdala, cabeça do hipocampo e neocórtex do lobo temporal lateral. Por comparação, na imagem de um paciente com demência por doença de Alzheimer (*à direita*) o neocórtex está preservado, embora haja atrofia envolvendo a amígdala e a cabeça do hipocampo (*setas*).**

TRATAMENTO

Não há terapia sintomática especificamente para degeneração lobar frontotemporal.[22] Em pacientes com agitação, paranoia, ideias delirantes ou comportamento obsessivo, antipsicóticos atípicos (p. ex., quetiapina, 25 a 200 mg/dia) são usados, mas não há estudos clínicos controlados disponíveis. Não há tratamentos preventivos ou modificadores da doença para a degeneração lobar frontotemporal.

PROGNÓSTICO

As síndromes específicas de degeneração lobar frontotemporal apresentam diferenças significativas em sua evolução clínica e desfecho. Em pacientes com sinais e sintomas de neurônios motores, o prognóstico geralmente é ruim, com sobrevida de apenas 2 anos a partir do momento do diagnóstico. Pacientes com afasia progressiva primária com variante semântica e variante não fluente têm trajetórias muito mais prolongadas e graduais; a sobrevida de mais de 10 anos não é incomum. A demência frontotemporal variante comportamental por ela mesma também pode exibir um curso mais prolongado.

Grau A Recomendações de grau A

A1b. Williamson JD, Pajewski NM, Auchus AP, et al. Effect of intensive vs standard blood pressure control on probable dementia: a randomized clinical trial. *JAMA*. 2019;321:553-561.

A1. Kane RL, Butler M, Fink HA, et al. AHRQ Comparative Effectiveness Reviews. Interventions to prevent age-related cognitive decline, mild cognitive impairment, and clinical Alzheimer's-type dementia. Rockville (MD): Agency for Healthcare Research and Quality (US); 2017.

A2. Tricco AC, Ashoor HM, Soobiah C, et al. Comparative effectiveness and safety of cognitive enhancers for treating Alzheimer's disease: systematic review and network metaanalysis. *J Am Geriatr Soc*. 2018;66:170-178.

A3. Renn BN, Asghar-Ali AA, Thielke S, et al. A systematic review of practice guidelines and recommendations for discontinuation of cholinesterase inhibitors in dementia. *Am J Geriatr Psychiatry*. 2018;26:134-147.

A4. Farina N, Llewellyn D, Isaac M, et al. Vitamin E for Alzheimer's dementia and mild cognitive impairment. *Cochrane Database Syst Rev*. 2017;4:CD002854.

A5. Dysken MW, Sano M, Asthana S, et al. Effect of vitamin E and memantine on functional decline in Alzheimer disease: the TEAM-AD VA cooperative randomized trial. *JAMA*. 2014;311:33-44.

A6. Grodstein F, O'Brien J, Kang JH, et al. Long-term multivitamin supplementation and cognitive function in men: a randomized trial. *Ann Intern Med*. 2013;159:806-814.

A7. Honig LS, Vellas B, Woodward M, et al. Trial of solanezumab for mild dementia due to Alzheimer's disease. *N Engl J Med*. 2018;378:321-330.

A8. Egan MF, Kost J, Tariot PN, et al. Randomized trial of verubecestat for mild-to-moderate Alzheimer's disease. *N Engl J Med*. 2018;378:1691-1703.

A9. Atri A, Frolich L, Ballard C, et al. Effect of idalopirdine as adjunct to cholinesterase inhibitors on change in cognition in patients with Alzheimer disease: three randomized clinical trials. *JAMA*. 2018;319:130-142.

A10. Egan MF, Kost J, Voss T, et al. Randomized trial of verubecestat for prodromal Alzheimer's disease. *N Engl J Med*. 2019;380:1408-1420.

A11. Lamb SE, Sheehan B, Atherton N, et al. Dementia and physical activity (DAPA) trial of moderate to high intensity exercise training for people with dementia: randomised controlled trial. *BMJ*. 2018;361:1-11.

A12. Wang HF, Yu JT, Tang SW, et al. Efficacy and safety of cholinesterase inhibitors and memantine in cognitive impairment in Parkinson's disease, Parkinson's disease dementia, and dementia with Lewy bodies: systematic review with meta-analysis and trial sequential analysis. *J Neurol Neurosurg Psychiatry*. 2015;86:135-143.

REFERÊNCIAS BIBLIOGRÁFICAS

As referências bibliográficas, bem como os outros materiais suplementares deste livro, encontram-se no GEN-IO, nosso ambiente virtual de aprendizagem.

375 EPILEPSIAS

SAMUEL WIEBE

DEFINIÇÃO

A crise epiléptica é definida por sinais ou sintomas transitórios focais ou generalizados decorrentes de atividade neuronal excessiva ou síncrona no cérebro. As crises epilépticas focais, que se originam em redes neuronais limitadas a um hemisfério cerebral, produzem sinais e sintomas correspondendo à região específica do cérebro afetada pela crise. Crises epilépticas generalizadas afetam rapidamente extensas redes neuronais em ambos os hemisférios cerebrais, e seus sinais e sintomas são coerentes com o envolvimento substancial de ambos os lados do cérebro.

Crises epilépticas não são sinônimos de epilepsia. As epilepsias deverão ser distinguidas das situações nas quais agressões agudas ao cérebro (p. ex., infecções, traumatismo, intoxicação, distúrbios metabólicos) causam uma ou mais crises sem uma tendência de recorrência e cronificação. Crises epilépticas sintomáticas agudas, ou provocadas, constituem cerca de 40% de todos os casos incidentes de crises não febris, geralmente respondem ao tratamento do fator provocador e não demandam tratamento a longo prazo com medicamentos antiepilépticos.

As epilepsias constituem um grupo de doenças nas quais um transtorno neurológico subjacente resulta em uma tendência crônica de manifestar crises epilépticas recorrentes não provocadas.

O diagnóstico de epilepsia é estabelecido se um dos três critérios a seguir for cumprido: ocorrência de duas ou mais crises epilépticas não provocadas ou reflexas com intervalo de mais de 24 horas; uma única crise epiléptica não provocada ou reflexa em uma pessoa cujo risco de recorrência seja de pelo menos 60% nos próximos 10 anos (p. ex., tumor cerebral, hemorragia ou infecção); ou uma síndrome epiléptica conhecida (p. ex., epilepsia benigna com ondas agudas centrotemporais, epilepsia reflexa).[1]

As causas, os tipos e a expressão clínica das epilepsias são numerosas e variadas. Entretanto, algumas delas estão em conformidade com síndromes epilépticas identificáveis, que consistem em aglomerados de aspectos clínicos e eletroencefalográficos (EEG) que têm causas específicas, que respondem a tratamentos especiais e que podem ter implicações prognósticas específicas.

EPIDEMIOLOGIA

Incidência e prevalência

Crises epilépticas são comuns na população em geral, e cerca de 1 em 10 pessoas sofrerá uma crise epiléptica em sua vida. A maioria dessas crises é provocada por eventos agudos e não está relacionada à epilepsia. A incidência anual geral de crises epilépticas sintomáticas agudas, excluindo crises febris, é de aproximadamente 39 por 100.000 pessoas nos países desenvolvidos. A incidência é maior em homens e acompanha uma distribuição etária bimodal, com seu pico mais alto no primeiro ano de vida (até 300 casos por 100.000 pessoas), um nadir de 15 por 100.000 na terceira ou quarta décadas de vida, e um segundo pico aumentando para 123 por 100.000 após os 75 anos. Essas diferenças são atribuíveis à elevada incidência de crises epilépticas sintomáticas agudas associadas a causas metabólicas, infecciosas e encefalopáticas durante o período neonatal, e de doenças cerebrovasculares, neoplásicas e degenerativas em pessoas idosas.

Depois da cefaleia, as epilepsias são os quadros neurológicos crônicos mais frequentemente observados na prática geral no mundo. Nos países desenvolvidos, a prevalência da epilepsia ativa varia de 5 a 7 pessoas por 1.000, e a incidência anual média é de 45 por 100.000 (faixa de 30 a 67), variando por idade e situação socioeconômica.[2] Uma em 26 pessoas desenvolverá epilepsia durante sua vida (1 em 21 homens e 1 em 28 mulheres). O pico de incidência dessa doença em crianças com menos de 5 anos chega a 60 a 70 por 100.000, diminui durante toda a adolescência para 30 por 100.000 no início da vida adulta e aumenta novamente após a sexta década, atingindo o pico de 150 a 200 por 100.000 pessoas com mais de 75 anos. A incidência geral de epilepsia parece estar aumentando nas décadas mais recentes em razão da proporção maior de pessoas idosas na população e da taxa crescente de incidência da doença na população idosa. De modo geral, a incidência e a prevalência das epilepsias são mais altas em países em desenvolvimento, significativamente em decorrência da frequência mais alta de lesões perinatais, traumatismo e distúrbios infecciosos do cérebro, além do tratamento não satisfatório. Nesses países, a prevalência mediana de epilepsia ativa é de 12,5 por 1.000 (faixa de 5 a 57 por 1.000) e a incidência anual varia de 78 a 190 por 100.000. Além disso, os padrões de incidência específicos para a idade são bem diferentes nos países em desenvolvimento, onde picos de incidência ocorrem em adultos jovens, não na população idosa.

Fatores de risco

Entre todos os grupos etários, os cinco principais fatores de risco para desenvolvimento de crises epilépticas sintomáticas agudas são:

traumatismo craniano (16%), acidente vascular encefálico (AVE; 16%), distúrbios infecciosos (15%), distúrbios tóxico-metabólicos (15%) e abstinência de álcool e substâncias psicoativas (14%) (Tabela 375.1).

Os fatores de risco para o desenvolvimento da epilepsia variam em adultos e crianças. Na infância, excluindo a epilepsia hereditária, o risco aumenta por crises epilépticas febris, traumatismo craniano, infecções cerebrais, retardo mental, paralisia cerebral e transtorno de déficit de atenção/hiperatividade. Os agravos perinatais não carregam risco aumentado para epilepsia, a menos que acompanhados por retardo mental ou paralisia cerebral.

Em adultos, os fatores de risco para desenvolvimento de epilepsia podem ser identificados em apenas um terço dos pacientes nos quais traumatismo craniano, infecções do cérebro, AVE e demência são os mais comuns. O risco para a doença aumenta mais de 500 vezes por história de lesão craniana de natureza militar, 30 vezes por lesão craniana grave civil (ver Capítulo 371), 20 vezes cada por AVE (ver Capítulo 379) e infecções cerebrais (ver Capítulos 384 a 386) e 10 vezes cada por doença de Alzheimer (ver Capítulo 374), enxaqueca (ver Capítulo 370) e hipertensão. Na América Latina, o fator de risco mais frequentemente identificado é a infecção cerebral. Em áreas endêmicas, a neurocisticercose (ver Capítulo 333) responde por cerca de 10% de todos os casos novos de epilepsia diagnosticados.

Tabela 375.1 Causas comuns de crises epilépticas sintomáticas agudas (provocadas).

METABÓLICAS
Hipernatremia, hiponatremia, hipocalcemia, hipoxia, hipoglicemia, hiperglicemia hiperosmolar não cetótica, insuficiência renal
INDUZIDAS POR SUBSTÂNCIAS
Teofilina, meperidina, antidepressivos tricíclicos, efedrina, Ginkgo, fenotiazinas, quinolonas, betalactâmicos, isoniazida, anti-histamínicos, ciclosporina, interferonas, tacrolimo, cocaína, lítio, anfetaminas
ABSTINÊNCIA DE SUBSTÂNCIAS
Álcool etílico, benzodiazepinas, barbituratos
ENDÓCRINAS
Hipertireoidismo, hipotireoidismo, periparto
OUTRAS CONDIÇÕES SISTÊMICAS
Crise falciforme, encefalopatia hipertensiva, lúpus eritematoso sistêmico, poliarterite, eclâmpsia, febre alta
TRANSTORNOS DO SISTEMA NERVOSO CENTRAL
Traumatismo, acidente vascular encefálico, hemorragia intracerebral, encefalite, abscesso, meningite bacteriana

Biopatologia

Patogênese

Os substratos e mecanismos patológicos que fundamentam o início e a propagação diferem das crises epilépticas focais e generalizadas. Nas crises focais, um agregado de neurônios corticais e subcorticais desenvolve surtos de alta frequência de potenciais de ação sódio-dependentes, causados por um desvio na condutância do cálcio, resultando na típica descarga de pico do EEG (Figura 375.1). A disseminação da atividade explosiva para outros neurônios é normalmente prevenida por mecanismos inibidores ao redor, como a hiperpolarização e os interneurônios inibidores. Quando um número suficiente de neurônios está envolvido na despolarização sustentada, surgem mais fenômenos excitatórios, incluindo a liberação aumentada de neurotransmissores excitatórios, decorrente do acúmulo pré-sináptico de Ca^{2+}, despolarização de neurônios ao redor, decorrente do K^+ extracelular aumentado e de mais ativação neuronal pela ativação induzida pela despolarização de receptores de *N*-metil-D-aspartato (NMDA). À medida que a excitação aumenta e a inibição diminui, neurônios adicionais são recrutados na região e em sítios distantes, resultando em propagação da crise epiléptica. Os mecanismos pelos quais os neurônios desenvolvem uma tendência em direção à atividade e despolarização anômala incluem alterações em neurotransmissores, receptores de membrana, canais de cálcio, sistemas de segundo mensageiro e expressão genética de várias proteínas.

Sabe-se pouquíssimo sobre os mecanismos básicos subjacentes às crises epilépticas generalizadas, as quais dependem, proeminentemente, de circuitos talamocorticais. Nas crises de ausência, as descargas generalizadas clássicas de ponta e onda observadas no EEG (Vídeo 375.1) estão relacionadas a alterações em ritmos oscilatórios gerados por circuitos que conectam o tálamo e o córtex e que envolvem os canais de Ca^{2+} do tipo T, os quais estão localizados no núcleo reticular do tálamo. Em crises generalizadas, os neurônios corticais exibem despolarização prolongada durante a fase tônica, seguida por despolarização rítmica e repolarização

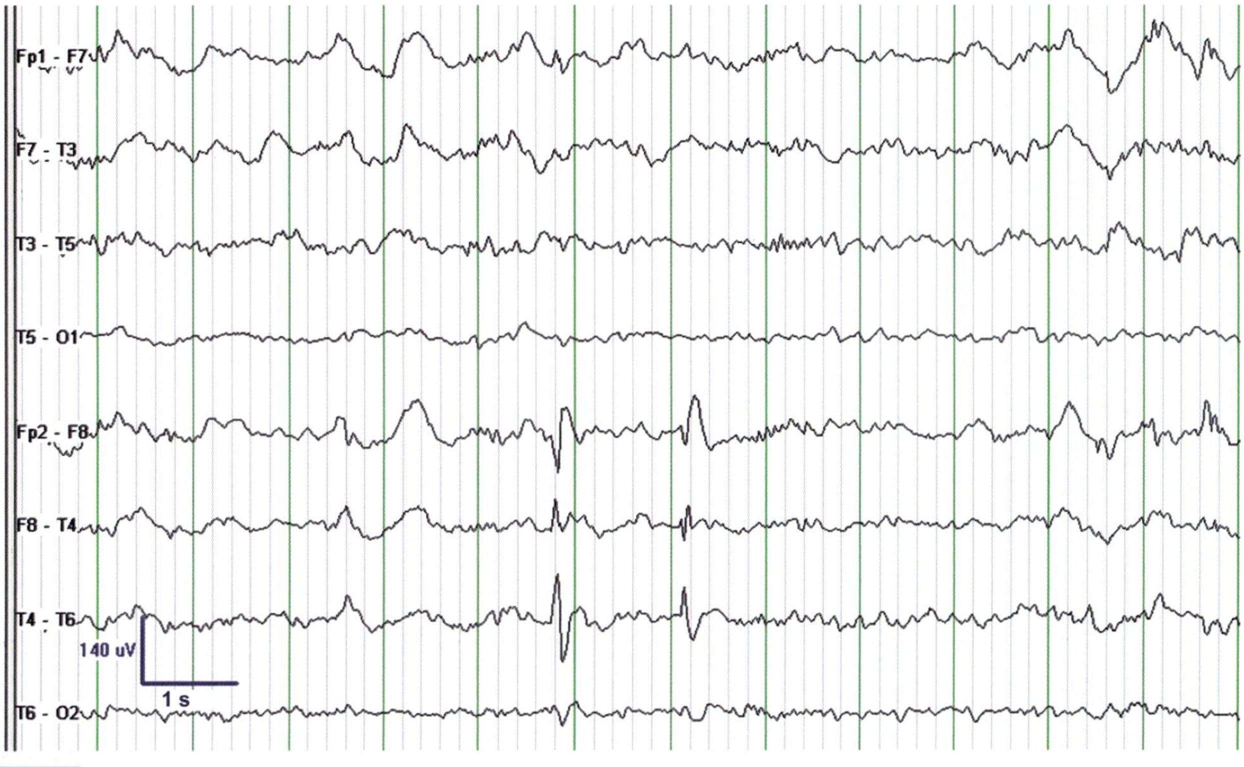

FIGURA 375.1 **Canais selecionados de um eletroencefalograma mostrando espícula temporal anterior direita típica, o paradigma interictal de epilepsia de lobo temporal.** O paciente tem esclerose do hipocampo direito.

na fase clônica. A ativação de receptores de NMDA aumenta o influxo de Ca^{2+}, levando a mais excitação neuronal. O início e a modulação de crises generalizadas envolvem aferentes colinérgicos, noradrenérgicos, serotoninérgicos e histaminérgicos do tronco encefálico e de estruturas prosencefálicas basais, que modulam a excitabilidade dos mecanismos motores do hemisfério.

Genética

Um ou mais fatores genéticos desempenham um papel em 70% das pessoas com epilepsia e o risco da doença é mais alto em parentes de primeiro grau com epilepsia que na população em geral. Por exemplo, cerca de 15% dos pacientes têm um ou mais parentes de primeiro grau que também sofrem do problema e 75% desses tem apenas um parente afetado. Em um grande estudo populacional, a incidência acumulada de epilepsia aos 20 anos foi 2,5 vezes mais alta em irmãos e de 3,4 vezes mais alta em proles de pacientes com epilepsia. A estimulação magnética transcraniana mostra excitabilidade cortical aumentada em irmãos de pacientes com epilepsia, mesmo quando essas epilepsias são adquiridas.

As causas genéticas da epilepsia podem surgir em nível cromossômico ou molecular. Distúrbios cromossômicos importantes que produzem epilepsia incluem as seguintes síndromes: Angelman (15q11-q13), Down (trissomia do 21), Klinefelter (XXY), Miller Dieker (17p), Pallister Killian (12p), Wolf-Hirschhorn (4p) e Ring 14 e 20.

Todos os modos de herança estão envolvidos em epilepsia: genes da epilepsia mendelianos, que são raros, mas carregam alto risco de epilepsia; variantes raras com risco e frequência intermediários de epilepsia, e variantes comuns, que ocorrem com frequência, mas com baixo risco independente de epilepsia.[3]

1. Condições nas quais a epilepsia forma parte de um distúrbio mendeliano (p. ex., autossômica dominante, autossômica recessiva, ligada ao X) compreendem mais de 200 condições raras com alto risco. Esses quadros incluem: distúrbios neurocutâneos (ver Capítulo 389), transtornos neurodegenerativos, malformações herdadas de desenvolvimento cortical (ver Capítulo 389) e distúrbios metabólicos herdados. Por exemplo, genes já foram identificados em epilepsias mioclônicas progressivas (p. ex., doença de Unverricht-Lundborg, doença de Lafora e lipofuscinose ceroide neuronal), epilepsia mioclônica ligada ao X com retardo mental e síndromes de malformação cortical (p. ex., poliomicrogiria, paquigiria, heterotopia nodular periventricular).
2. Epilepsias que podem ser diretamente explicadas por mutações monogênicas são raras e respondem por apenas cerca de 1% de todos os casos de epilepsia. Mais de 30 genes foram identificados em, pelo menos, 15 síndromes epilépticas, incluindo epilepsia genética com convulsões febris mais epilepsia mioclônica grave do lactente e síndromes relacionadas, convulsões neonatais e infantis familiares benignas, ataques neonatais-infantis familiares benignos, crises epilépticas infantis familiares benignas, epilepsia mioclônica juvenil, crises de ausência da infância, síndrome de West, encefalopatia epiléptica infantil precoce com salvas de supressão, crises epilépticas malignas migratórias parciais do lactente, epilepsia do lobo frontal noturna dominante autossômica, epilepsia mioclônica infantil familiar + discinesia paroxística induzida por esforço, epilepsia do lobo temporal lateral familiar e epilepsia focal familiar com focos variáveis. As mutações genéticas podem afetar a excitabilidade neuronal, o metabolismo neuronal, a função sináptica ou o desenvolvimento da rede. Embora a maioria dessas mutações de genes afete os canais de íons (*SNM1A, SCN1B, SCN2A, KCNQ2, KCNQ3, KCNT1, KCNTD7*), outras funções celulares afetadas incluem liberação de neurotransmissor (*STXBP1*), receptores de neurotransmissor (*CHRNA, CHRNB, GABRD, GABRG2, GRIN2A, GRIN2B*), função sináptica (*SYN1*), transporte de glutamato (*SLC25A22*), regulação e transcrição de genes (*ARX*), aderência celular (*PCDH19*), função da membrana celular (*PRRT2, TBC1D24, DEPDC5*), proteinoquinase e função de energia celular (*CDKL5, BCKDK, ATPIA2*), deficiência de transportador de glicose GLUT1 (*SLC2A1*), a via mTOR para crescimento e diferenciação celular (*TSC1, TSC2*)[4] e sinalização neuronal (*EFHC1, LGI1, PLCB1*). A predisposição genética aumentada para epilepsia está associada a genótipos específicos (*MTHFR, C677T*) em pacientes que desenvolvem epilepsia pós-traumática.
3. Em alguns pacientes, a epilepsia está associada a genes de doença "complexos". Nesse grande grupo, que constitui cerca de 50% de todos os pacientes com epilepsia, genes múltiplos (variantes comuns) com efeitos individuais pequenos, mas suplementares, atuam em combinação com fatores ambientais para produzir risco aumentado de epilepsia. Genes associados à epilepsia generalizada nesta categoria incluem *CHRM3, VRK2, ZEB2, SCN1A* e *PNPO.*

MANIFESTAÇÕES CLÍNICAS

As manifestações clínicas das crises epilépticas variam amplamente, dependendo do tipo de crise e das áreas do cérebro envolvidas pela atividade epiléptica. A identificação acurada do tipo específico de crise é crucial, pois ela determina o tipo de medicamento que o paciente deve receber. Os sinais e sintomas no início das crises epilépticas individuais descreve três categorias: focal, generalizada e de latência desconhecida (Figura 375.2 e www.epilepsydiagnosis.org).[5]

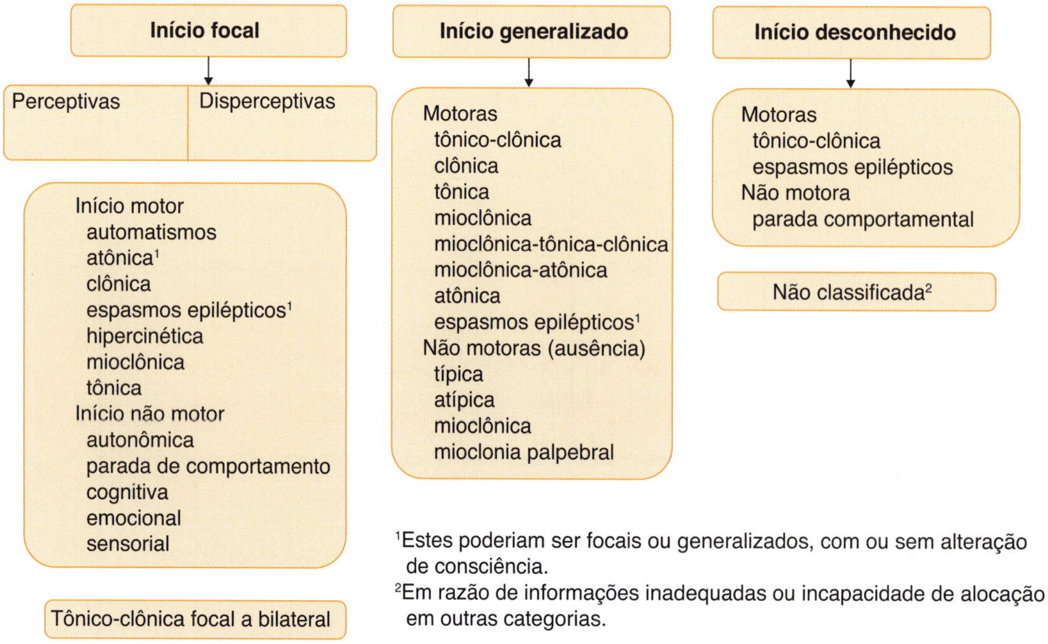

FIGURA 375.2 **International League Against Epilepsy Classification of Seizures (Classificação de Crises Epilépticas da Liga Internacional contra a Epilepsia).** As crises epilépticas são classificadas pelos primeiros sintomas e sinais clínicos. A primeira pergunta é se o início é focal, generalizado ou desconhecido. Crises *focais* podem ser descritas com base na característica mais proeminente no início, se consiste em fenômenos motores ou não motores, ou se a consciência está prejudicada em qualquer ponto durante a crise. Crises epilépticas generalizadas são divididas em motoras e não motoras.[6]

Crises epilépticas focais são ainda subclassificadas de acordo com sua expressão clínica. Se o nível de consciência for comprometido em algum momento, elas são referidas como *crises epilépticas focais com perturbação do estado de consciência.* Por exemplo, pacientes antes classificados como tendo crises epilépticas parciais simples são hoje classificados como tendo *crises epilépticas focais com perturbação do nível de consciência.* Crises focais também são subclassificadas pela presença ou ausência de fenômenos motores no início em *crises epilépticas focais motoras ou não motoras.* Categorizações mais específicas de ataques motores e não motores são, então, realizadas de acordo com a expressão clínica.

Crises epilépticas generalizadas são classificadas primariamente em *motoras* (p. ex., crises epilépticas tônicas, tônico-clônicas, mioclônicas) e *não motoras* (crises epilépticas de ausência). Por fim, quando não for possível determinar se o início dos ataques é focal ou generalizado, em razão de falta de informações ou de aspectos ambíguos, as crises epilépticas são nomeadas de *crises epilépticas de início desconhecido.*

Crises epilépticas focais

O aviso da crise epiléptica geralmente consiste em sintomas sensoriais, autonômicos ou emocionais sofridos no início de uma crise epiléptica observável. O sintoma de aviso é uma crise epiléptica focal por ela mesma, e é com frequência perdido porque pacientes e médicos se concentram nos aspectos mais dramáticos de conscientização ou na crise que se segue. Uma investigação cuidadosa sobre a ocorrência de um aviso é crucial por três razões. Primeiro, o aviso aponta para um início focal, em oposição ao início generalizado, e por isso implica uma anormalidade focal do cérebro, estrutural ou funcional (p. ex., um tumor) que exige investigação complementar. Segundo, as crises epilépticas focais têm implicações importantes para a terapia e o prognóstico (a seguir). Terceiro, a natureza dos sintomas aponta para a área do cérebro que dá origem à crise epiléptica e que poderia ser alvo para o tratamento cirúrgico (Tabela 375.2).

A descarga neuronal que causa a crise epiléptica focal pode permanecer confinada à região onde começou (como um sintoma de alerta ou de evento focal mais objetivo), ou pode se disseminar para envolver áreas adicionais do cérebro. Por isso, uma crise focal que se origina na área cortical, que representa a sensibilidade da mão (área rolândica), pode começar com formigamento na mão contralateral e, então, progride para envolver regiões corticais adicionais ipsilateralmente, provocando sintomas sensoriais mais extensivos, assim como sinais motores clônicos. As crises epilépticas de origem rolândica em particular exibem um tipo peculiar de propagação, no qual a crise epiléptica "marcha" da mão para o braço e para o membro inferior do mesmo lado, em um processo chamado como marcha jacksoniana.[a] Após o término da atividade motora clônica, os pacientes se mostram; uma paralisia pós-ictal ou paralisia de Todd pode durar horas ou até 1 ou 2 dias, com resolução gradual (Vídeo 375.2). A crise epiléptica também pode se propagar para regiões distantes ipsilaterais ou contralaterais ao longo de vias anatômicas conhecidas.

Nas crises focais com comprometimento da percepção (disperceptivas), a pessoa não tem consciência de si mesma ou do ambiente durante o episódio, por causa da propagação suficiente da atividade epiléptica para estruturas límbicas e bilaterais para causar alteração da conscientização (Vídeos 375.3 e 375.4). Crises epilépticas focais se originando de qualquer região podem comprometer o nível de consciência e as crises focais unilaterais podem evoluir e envolver áreas bilaterais do cérebro e causar uma crise generalizada (Vídeo 375.5). Tais crises geralmente tomam a forma de eventos tônico-clônicos bilaterais, em vez de outro tipo de crise epiléptica generalizada (Tabela 375.3).

A evolução da crise clínica focal reflete a evolução das alterações do EEG, as quais, por sua vez, refletem a biopatologia do processo. Uma descarga rítmica simultânea localizada (com frequência na faixa de 4 a 7 Hz) torna-se mais alta em amplitude e mais baixa em frequência à medida que a crise epiléptica continua (Vídeo 375.5). Algumas crises que começam no córtex de associação (p. ex., lobos frontal ou parietal) têm manifestações clínicas bizarras ou extremamente breves, sem déficits pós-ictais, e criam desafios diagnósticos (Vídeos 375.6, 375.7 e 375.8).

[a]N.R.T.: A marcha tem esse nome em homenagem ao neurologista britânico John Hughlings Jackson.

Tabela 375.2 Manifestações clínicas de tipos diferentes de crises epilépticas focais e áreas do cérebro envolvidas.

TIPO DE CRISE EPILÉPTICA	ÁREAS DO CÉREBRO ENVOLVIDAS	EXPRESSÃO CLÍNICA
MOTORA		
Clônica	Rolândica pré-central	Abalo clônico regional contralateral, geralmente rítmico e sustentado, podendo se disseminar para outros segmentos do corpo em marcha jacksoniana; frequentemente acompanhado de sintomas sensoriais na mesma área
Tônica e distônica	Sensorimotora suplementar	Contração tônica uni ou bilateral dos membros causando mudanças de postura; pode exibir postura clássica de esgrimista; pode ter parada da fala ou vocalização
	Frontal	Versão contralateral de cabeça e olhos, salivação, parada da fala ou da vocalização; pode estar combinada com outros sinais motores (como acima) dependendo da disseminação da crise epiléptica
NÃO MOTORA		
Somatossensorial	Rolândica pós-central; parietal	Formigamento contralateral intermitente ou prolongado, dormência, sensação de movimento, desejo de se mover, calor, frio, choque elétrico. A sensação pode se disseminar para outras partes do corpo
	Parietal	Agnosia contralateral de um membro, membro fantasma, distorção de tamanho ou posição de parte do corpo
	Sensorial secundária; sensorimotora suplementar	Formigamento, dormência ou dor facial ipsi- ou bilateral, de tronco ou membros. Envolve, com frequência, lábios, língua, pontas dos dedos das mãos, pés
Gustatória	Parietal; opérculo rolândico; ínsula; lobo temporal	Com frequência, gosto desagradável, ácido, metálico, salgado, doce, de fumaça
Olfatória	Mesial temporal; orbitofrontal	Com frequência, desagradável, muitas vezes com sintomas gustatórios
Vestibular	Junção occipitotemporal-parietal; lobo frontal	Sensação de deslocamento do corpo em várias direções
Visual	Occipital	Luzes, formas ou manchas contralaterais estáticas, em movimento ou brilhando, coloridas ou não
	Temporal, junção occipitotemporal-parietal	Perda da visão contralateral ou bilateral, parcial ou completa Cenas visuais formadas, faces, pessoas, objetos, animais
Autônoma, cognitiva e emocional	Estruturas límbicas: amígdala, hipocampo, cíngulo, córtex olfatório, hipotálamo	Autônoma: sensação de elevação abdominal, náuseas, borborigmo, rubor, palidez, piloereção, perspiração, alterações de frequência cardíaca incluindo assístole, dor no tórax, dispneia, sensação cefálica, desfalecimento, orgasmo Cognitiva: *déjà vu*, *jamais vu*, despersonalização, desrealização, estado sonhador, memória forçada ou pensamento forçado, apraxia, afasia Emocional: medo, elação, tristeza, ansiedade, prazer, choro, risos, raiva
Consciência prejudicada	Envolvimento geralmente extenso ou bilateral de estruturas límbicas (ver anteriormente)	Anteriormente conhecida como "crises epilépticas parciais complexas", caracterizada por falta de percepção, conhecimento ou memória de eventos ocorrendo durante a crise epiléptica.

Nota: Crises epilépticas focais podem evoluir para crises epilépticas bilaterais tônico-clônicas.

A natureza estereotipada dos eventos clínicos, com identificação das alterações no EEG, se presentes, pode ser a única via para se elaborar o diagnóstico apropriado. O diagnóstico pode ser ainda mais desafiador se o ataque se disseminar para regiões corticais diferentes durante episódios distintos de crise epiléptica, produzindo, assim, constelações variáveis de achados clínicos em momentos diferentes.

As crises epilépticas focais, com ou sem perturbação do estado de consciência, também podem ocorrer como uma série de eventos isolados sem comportamento interveniente normal, resultando em *estado de mal epiléptico focal*. Esse quadro com crises epilépticas com consciência prejudicada se caracteriza por comportamento confuso prolongado. Os achados no EEG podem ser normais em uma crise epiléptica focal sem alteração de consciência, mesmo em pacientes com estado de mal epiléptico, mas o diagnóstico é geralmente evidente a partir dos aspectos clínicos. No estado de mal epiléptico das crises epilépticas focais com consciência prejudicada, os registros do EEG mostram anomalias contínuas diferentes daqueles vistas em crises epilépticas únicas naquele indivíduo. As mais comuns são fundo lento com ondas curtas de alta amplitude, rítmicas e superpostas ou descargas de crises epilépticas rítmicas repetitivas (Figura 375.3). Esse tipo de estado de mal epiléptico é mais frequente com crises epilépticas do lobo frontal, mas podem ocorrer em lobo temporal ou em outras crises epilépticas também. Os fatores que precipitam o estado de mal epiléptico não estão bem definidos, bem como as implicações para tratamento ou prognóstico.

Tabela 375.3 Crises epilépticas generalizadas: classificação e expressão clínica.

TIPO DE CRISE EPILÉPTICA	SUBTIPO	EXPRESSÃO CLÍNICA
MOTORA		
Tônica		Aumento sustentado da contração muscular persistindo por alguns segundos a minutos
Clônica		Contrações repetitivas regularmente sustentadas envolvendo os mesmos grupos musculares na frequência de 2 a 3 ciclos por segundo
Tônico-clônica		Sequência consistindo em fase tônica seguida por fase clônica
Mioclônica	Mioclônica	Contração única ou múltiplas, súbita, breve (< 100 ms), semelhante a choque e involuntária de grupos musculares de várias localizações
	Mioclônica atônica	Sequência consistindo em uma fase mioclônica seguida por uma fase atônica
	Mioclônica-tônica-clônica	Sequência consistindo em alguns abalos mioclônicos seguidos por uma crise epiléptica tônico-clônica, em geral observada na epilepsia mioclônica juvenil
Atônica		Perda súbita ou diminuição de tônus muscular persistindo 1 a 2 s, envolvendo cabeça, tronco, mandíbula ou músculos dos membros
NÃO MOTORA		
Ausência	Típica	Cessação abrupta das atividades, ausência de movimento, olhar vazio e perda de consciência por cerca de 10 s; o ataque termina subitamente e o paciente reassume as atividades normais imediatamente
	Atípica	Duração mais longa que a da crise de ausência típica, início e térmico graduais, frequentemente acompanhada por características mioclônicas, tônicas, atônicas e autônomas, assim como de automatismos
Mioclônica	Mioclônica	Contração única ou múltiplas, súbitas, breves (< 100 ms) semelhante a choque elétrico e involuntária de grupos musculares de várias localizações
	Mioclônica atônica	Sequência consistindo em fase mioclônica seguida por fase atônica

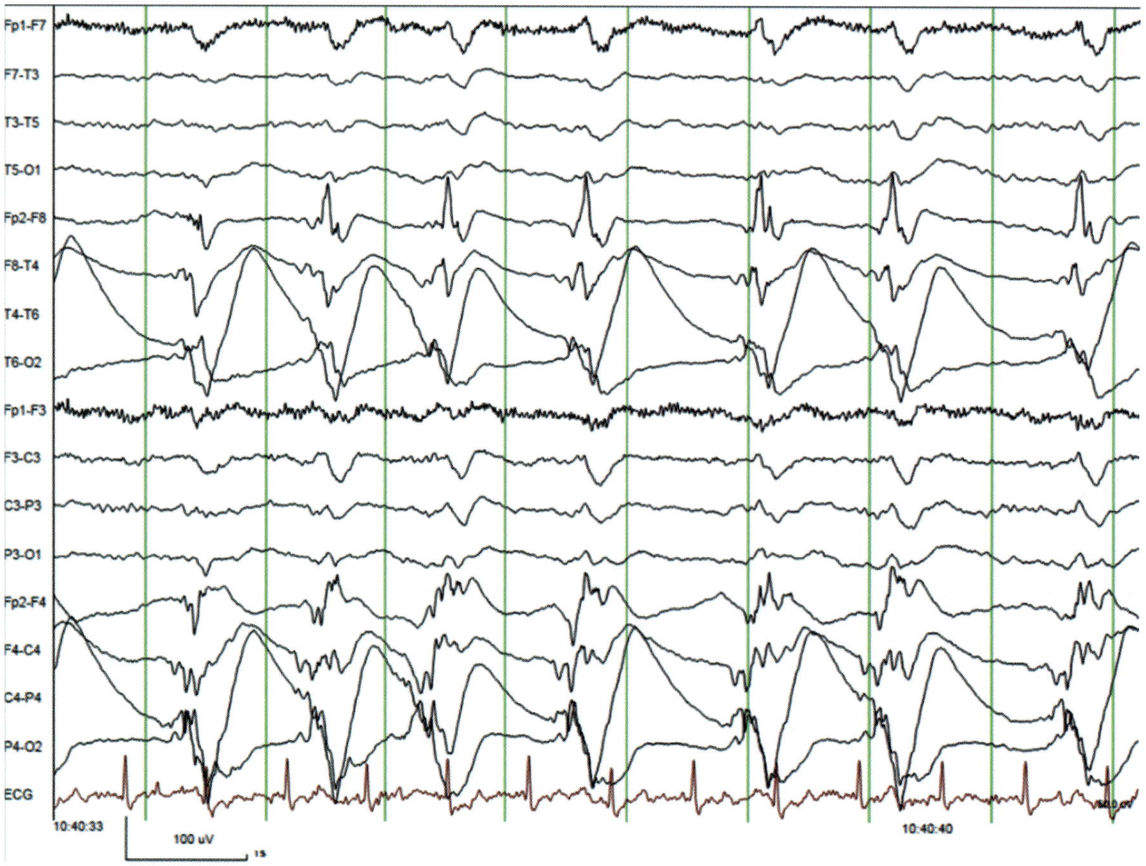

FIGURA 375.3 Estado de mal epiléptico focal e não convulsivo do hemisfério direito em paciente comatoso com infarto significativo no hemisfério direito.

O estado de mal epiléptico não convulsivo consiste em um estado de confusão ou mental prejudicado em pacientes com vários diagnósticos neurológicos (p. ex., traumatismo, AVE) em um ambiente de cuidados intensivos (Vídeo 375.9). Ele também denota um quadro que pode ocorrer *de novo* em adultos idosos sem uma causa precipitante e que se caracteriza por episódios prolongados de confusão, causados pelo estado de mal epiléptico de ponta-onda lento generalizado. A suspeita clínica deve demandar um EEG, que é essencial para o diagnóstico.

Crises epilépticas generalizadas

As crises epilépticas generalizadas afetam rapidamente ambos os hemisférios cerebrais e sua expressão clínica é coerente com o envolvimento substancial dos dois lados do cérebro (Tabela 373.3). As crises convulsivas, também conhecidas como crises epilépticas do tipo grande mal, consistem em contrações musculares excessivas e anormais que podem ser sustentadas ou interrompidas e, geralmente, são uma combinação de fases tônica e clônica (crises epilépticas tônico-clônicas generalizadas). Esse tipo de crise epiléptica pode envolver ambos os hemisférios no início, ou podem resultar da propagação de uma crise epiléptica focal. Essas crises epilépticas dramáticas geralmente assustam as testemunhas e causam ruptura grave da interação e do desenvolvimento sociais. Elas podem começar com um "grito" que resulta do movimento abrupto do ar pela glote por causa de uma contração muscular tônica súbita. O paciente se torna difusamente rígido, geralmente com extensão dos membros e do corpo (Vídeo 375.10). A respiração é suspensa, ocorrendo cianose, e a incontinência urinária é comum. Após 15 a 45 segundos, a atividade tônica dá lugar a um abalo clônico, rítmico e às vezes assimétrico de todas as quatro extremidades (Vídeo 375.11). As contrações rítmicas se tornam gradualmente mais lentas até a cessação do episódio; o paciente se mostra apneico, comatoso e diaforético, mas a respiração com estridor e ofegante começa em 60 segundos. Pacientes que manifestam crises epilépticas tônico-clônicas generalizadas em público geralmente predispõem os espectadores a iniciar esforços de reanimação, embora esses pacientes iniciem respiração espontânea dentro de 1 minuto ou mais. O estupor pós-ictal persiste por tempo variável. Em geral, o paciente dorme por 2 a 8 horas e, então, queixa-se de cefaleia intensa, músculos doloridos, língua mordida e incapacidade de se concentrar por 1 dia ou mais. Após crises epilépticas tônico-clônicas generalizadas, alguns indivíduos apresentam perda de memória intensa, que gradualmente melhora, às vezes por mais de algumas semanas. Essas crises epilépticas também são a expressão comum de vários agravos metabólicos, tóxicos, traumáticos ou isquêmicos (ver Tabela 375.1), mas essas crises epilépticas provocadas não se qualificam para o diagnóstico de epilepsia.

As crises de ausência, o segundo tipo mais comum de crises epilépticas generalizadas, são classificadas como típicas ou atípicas (ver Tabela 375.3). Nas crises de ausência típicas, os pacientes sofrem início e término abruptos de um lapso de consciência momentâneo. Eles não têm percepção de nenhum aspecto do episódio e podem ou não se dar conta de que algum tempo foi perdido, embora os indivíduos geralmente percam sua linha de pensamento. Uma vez que a consciência é abruptamente perdida e imediatamente recuperada, não há sintoma inicial nem sintomas pós-ictais residuais. Essas crises epilépticas começam na infância e os professores na escola são, com frequência, os primeiros a notá-las. Nas crises de ausência os pacientes param abruptamente, com olhar vago, podem piscar rapidamente ou apresentar movimentos mioclônicos, especialmente se o episódio se estender por mais de 10 segundos (conforme julgado pelo EEG) e recuperam função instantaneamente (Vídeo 375.1). Essas crises podem ocorrer muitas vezes durante um dia, mas não estão associadas a uma doença neurológica progressiva. As crises de ausência também podem ocorrer de forma mais contínua como estado de mal epiléptico não convulsivo e manifesta confusão.

Crises de ausência atípicas ocorrem em pacientes com doença cerebral bilateral importante. Os episódios são semelhantes aos das crises de ausência típicas em termos de perda de contato, mas o início e a recuperação são graduais; em vez de abruptos, são mais longos e observa-se mais atividade motora, autonômica ou automática.

As crises mioclônicas consistem em episódios breves, irregulares e não sustentados de contração motora súbita (ver Tabela 375.3), que pode ser focal (Vídeo 375.12), com um membro envolvido, ou bilateral e maciça, com envolvimento da face, dos membros superiores e o tronco. A consciência pode ser preservada, mas pode ser difícil de avaliar por causa da brevidade dessas crises. Crises mioclônicas fazem parte das três principais síndromes epilépticas: epilepsia mioclônica juvenil, que começa na infância ou adolescência e, com frequência, persiste na vida adulta; epilepsia com várias combinações de crises epilépticas de ausência e de ataques mioclônicos; e epilepsia mioclônica progressiva, que ocorre nas síndromes degenerativas ou hereditárias com envolvimento cerebral bilateral e função cerebral anormal. As crises mioclônicas ocorrem, com mais frequência, na manhã, depois de acordar e frequentemente aumentam em frequência para culminar em uma crise epiléptica tônico-clônica generalizada.

Crises atônicas e tônicas são episódios motores breves, mas extremamente incapacitantes, caracterizados por aumento ou redução súbitos no tônus muscular. Elas podem resultar em quedas e lesões com prejuízo variável da consciência. Essas crises epilépticas geralmente começam na infância, com crianças mostrando doença difusa do SNC e múltiplos tipos de crises epilépticas, mas persistem durante a vida adulta (Vídeos 375.13 e 375.14).

DIAGNÓSTICO

O diagnóstico básico das crises epilépticas é estabelecido pela anamnese.[6] Embora o EEG, os exames de imagem e os estudos laboratoriais sejam comumente solicitados para determinar o tipo de epilepsia, a síndrome epiléptica, o sítio de origem das crises epilépticas focais e a ocorrência de crises não epilépticas, a resposta à pergunta básica de se os episódios do paciente são crises epilépticas ou não se baseia quase inteiramente em anamnese cuidadosa. O diagnóstico de epilepsia também pode ser estabelecido pela anamnese, pois epilepsia é definida como a ocorrência de duas crises epilépticas não provocadas ou uma crise não provocada no contexto de um risco subjacente alto de recorrência ou uma síndrome epiléptica.[7]

Diagnóstico diferencial

A primeira pergunta que os médicos recebem é se os episódios considerados são realmente crises epilépticas. A expressão clínica diversa de crises epilépticas abrange um grande diagnóstico diferencial entre condições que produzem disfunção neurológica episódica (Tabela 375.4). As situações comuns lembrando crises epilépticas incluem: síncope (ver Capítulos 45 e 46), ataques isquêmicos transitórios (ver Capítulo 379), enxaqueca (ver Capítulo 370), transtornos de movimento (ver Capítulo 382) e crises psicogênicas não epilépticas (ver Tabela 375.4).[8]

Vários elementos da anamnese alteram substancialmente a probabilidade desse diagnóstico. Três elementos essenciais ajudam a determinar se um episódio é uma crise epiléptica (Tabela 375.5) e a distinguir crises epilépticas de outras causas de perda temporária de consciência, especialmente a síncope (ver Capítulos 45 e 56).

1. O contexto clínico, incluindo anamnese, história familiar e circunstâncias nas quais o episódio ocorreu. Por exemplo, uma história familiar forte de crises epilépticas e um evento após privação do sono suportam o diagnóstico de crises epilépticas. Por outro lado, uma história familiar de síncope e um evento ocorrendo com a pessoa em pé ou com estímulos dolorosos favorecem o diagnóstico de síncope.

Tabela 375.4 Transtornos e distúrbios parecidos com crises epilépticas.

DISTÚRBIOS VASCULARES E DE PERFUSÃO
Enxaqueca, síncope, ataque isquêmico transitório, amnésia global transitória, arritmia/hipoperfusão
TRANSTORNOS PSIQUIÁTRICOS
Crises psicogênicas não epilépticas, transtorno do pânico, transtorno dissociativo
TRANSTORNOS DE MOVIMENTO
Tiques, distonia paroxística, coreoatetose paroxística, ataxia paroxística
TRANSTORNOS DO SONO
Terror noturno, sonambulismo, mioclonia do sono, narcolepsia/cataplexia, intrusões no sono REM
DISTÚRBIOS METABÓLICOS
Blackouts alcoólicos, *delirium tremens*, hipoglicemia, drogas alucinógenas, encefalopatia renal ou hepática
OUTROS
Crises de apneia em crianças, vertigem paroxística, enxaqueca com dores abdominais recorrentes e vômito cíclico

Tabela 375.5 Aspectos clínicos que ajudam a distinguir uma crise epiléptica tônico-clônica generalizada de uma síncope.

	CRISE EPILÉPTICA	SÍNCOPE
Contexto clínico e circunstâncias	Condições neurológicas ou sistêmicas que predispõem a crises epilépticas, história familiar de crises epilépticas. Fadiga mental, privação do sono, consumo ou abstinência de álcool etílico, doença sistêmica	Distúrbios cardiovasculares, desidratação, anemia História familiar de síncope
Gatilhos	Geralmente nenhum (exceto epilepsia reflexa)	Hipotensão ortostática, venopunção, estímulos dolorosos e nocivos, estresse emocional, micção, manobra de Valsalva
Aspectos clínicos		
• Início	Inesperada, a menos que haja um sintoma de alerta. Perda abrupta da consciência, rigidez generalizada e queda. Ocorre em qualquer posição	Cansaço, náuseas, diaforese, tunelamento da visão. Perda de consciência durante poucos segundos e queda. Ocorre geralmente com a pessoa em pé
• Curso	Fase tônica proeminente, depois movimentos clônicos durante cerca de 1 min, cianose, respiração difícil, pode morder a língua ou as bochechas, às vezes incontinência urinária	Geralmente perda de tônus, palidez, abalos mioclônicos multifocais durante < 15 s, às vezes incontinência urinária, geralmente sem língua ou bochechas mordidas
• Compensação	Sonolência pós-ictal e confusão durando até algumas horas, cefaleia, mialgia	Recuperação rápida em segundos para menos de alguns minutos, sem confusão, cefaleia ou mialgia. Pode ocorrer fadiga

2. Gatilhos específicos ou fatores deflagradores. Por exemplo, eventos ocorrendo com exposição a luzes brilhantes ou piscantes suportam um diagnóstico de crises epilépticas.
3. Uma descrição clínica detalhada do evento, incluindo quatro componentes essenciais:
   - Qual é o primeiro sintoma ou sinal? (presença e tipo de sintoma de alerta, evidência de crise focal no início)?
   - Como ele evolui após o início (o que acontece durante a crise propriamente dita, quais são os sinais ou sintomas, quanto tempo dura?
   - Como termina (gradual ou abruptamente)?
   - Existem alguns déficits neurológicos após o término da crise?

Uma vez que os pacientes têm recordação limitada, ou nenhuma recordação, o relato fornecido por terceiros é crucial. Os observadores podem contribuir com informações importantes sobre a atividade do paciente, respostas e aparência, incluindo alterações de cor, diaforese, respirações, vocalização e tônus muscular. Vídeos de telefones celulares obtidos por testemunhas podem ser muito úteis. Essas informações são exigidas para caracterizar o tipo de crise epiléptica e distinguir crises epilépticas de condições que se assemelham a tais crises.

A enxaqueca (ver Capítulo 370) e as crises epilépticas focais não só se assemelham uma com as outras, mas também coexistem como condições comórbidas e compartilham *loci* de suscetibilidade genética. Os aspectos que favorecem o diagnóstico de crise epiléptica sobre a enxaqueca clássica incluem: ocorrência inconsistente de cefaleia durante o episódio, de breve duração e a ocorrência de mais crises epilépticas intensas. A mioclonia (ver Capítulo 382) ocorre em vários cenários (p. ex., encefalopatias metabólicas) sem qualquer associação com epilepsia ou as alterações do EEG vistas na epilepsia mioclônica.

As crises epilépticas do lobo frontal surgem predominantemente durante o sono e podem ter expressão motora significativa. Elas podem ser confundidas com crises psicogênicas não epilépticas, transtornos do sono (ver Capítulo 377) ou transtornos de movimento (ver Capítulos 381 e 382). O monitoramento do EEG por vídeo pode ser necessário para o diagnóstico (Vídeos 375.7 e 375.8).

Pacientes com ataques de pânico (ver Capítulo 369) podem sofrer episódios que imitam crises focais com características autônomas e emocionais. Entretanto, ataques de pânico geralmente duram mais, não progridem para crises epilépticas mais intensas e podem ser ligados a circunstâncias específicas. Apesar disso, as crises epilépticas focais com sintomas emocionais são, em geral, erroneamente diagnosticadas como ataques de pânico.

Ataques psicogênicos são comportamentos que lembram crises epilépticas e são, com frequência, parte de uma reação de conversão (ver Capítulo 369) precipitada por desgaste psicológico subjacente. Crises psicogênicas não epilépticas podem ser difíceis de diagnosticar, porque podem imitar quase qualquer tipo de crise epiléptica e, com frequência, coexistem com a epilepsia no mesmo paciente. Um diagnóstico errôneo de crises não epilépticas impõe um risco de descontinuidade inapropriada da medicação, resultando em estado de mal epiléptico. Por outro lado, um diagnóstico incorreto de crises epilépticas em um paciente com crises psicogênicas pode resultar em complicações de terapia desnecessária, sedação excessiva e consequente depressão cardiorrespiratória, frequentemente exigindo intubação e suporte respiratório. Os aspectos sugerindo crises psicogênicas incluem manifestações clínicas variáveis com os episódios frequentes e prolongados, falta de resposta aos medicamentos anticonvulsivantes, movimentos de partes superiores e inferiores do corpo fora de fase, impulso pélvico proeminente, olhos fechados durante os movimentos convulsivantes e falta de rigidez. O ganho secundário é frequentemente evidente e pode haver história de abuso sexual. Apesar disso, as peculiaridades desses ataques podem demandar monitoramento contínuo por EEG em vídeo para o diagnóstico.

Investigações diagnósticas

Uma anamnese detalhada, registros de EEG e ressonância magnética (RM) podem levar ao diagnóstico definitivo de epilepsia e identificar uma causa em até 50% dos pacientes. Em outros pacientes, as informações são insuficientes ou inconsistentes, mas as anormalidades fisiológicas e do SNC associadas ao atual evento possibilitam que ele seja colocado provisoriamente em uma categoria de diagnóstico específico em cerca de outros 30% dos pacientes. O monitoramento contínuo por EEG em vídeo em uma unidade hospitalar para epilepsia pode aumentar a acurácia diagnóstica.

Crises epilépticas isoladas

As crises epilépticas isoladas (ou únicas) podem ser classificadas como *não provocadas* (sem causa aparente imediata) ou *sintomáticas agudas* (ver Tabela 375.1), que são a consequência de um quadro agudo conhecido, e a investigação deve ser direcionada para a possível causa dessas crises epilépticas. A avaliação de pacientes que se apresentam com uma primeira crise epiléptica não provocada, que pode ser o indicador do início da epilepsia,[9] inclui tanto a tomografia computadorizada (TC) quanto, de preferência, a RM do cérebro, que revela a causa possível em cerca de 10% dos pacientes. Um EEG obtido após a crise epiléptica demonstrará anormalidades com significância prognóstica em 20 a 25% desses pacientes. Exames de sangue (incluindo níveis de eletrólitos séricos, glicose, cálcio e magnésio; provas de função hepática e renal, hemograma completo e rastreamento para toxinas suspeitas) revelarão anormalidades em até 15% desses pacientes, mas são sempre inespecíficos. A punção lombar é indicada se houver suspeita de infecções do SNC e em todos os pacientes infectados com o vírus da imunodeficiência humana (HIV), mesmo na ausência de achados clínicos sugestivos de infecção.

Epilepsia

Eletroencefalograma

O EEG é o exame principal em todos os pacientes com crises epilépticas e epilepsia. Entre as crises epilépticas, o EEG pode avaliar a função cerebral total e o tipo, local e volume das descargas epileptiformes (picos) (ver Figura 375.1). O EEG é crucial na determinação da síndrome da epilepsia e na escolha dos medicamentos antiepilépticos apropriados. Nas epilepsias focais, o EEG frequentemente revela alentecimento focal e descargas de espiculas na área da anormalidade.

O EEG confirma o diagnóstico definitivo da epilepsia se alterações elétricas coerentes com uma crise epiléptica forem registradas durante uma crise epiléptica clínica. Entretanto, o EEG pode não exibir as alterações elétricas durante uma crise epiléptica clínica típica se o foco da crise epiléptica for muito pequeno (pelo menos 10 cm^2 de envolvimento cortical são necessários para criar uma alteração epileptiforme no EEG), se o foco da crise epiléptica for profundo ou nas superfícies mesial ou inferior do cérebro ou se o evento em questão não for uma crise epiléptica. O EEG é sempre anormal durante crises epilépticas generalizadas tônico-clônicas e crises epilépticas de ausência.

O EEG inicial interictal é normal em até 60% das pessoas com epilepsia conhecida. Entretanto, anormalidades epileptiformes ocorrem em mais de 80% dos indivíduos com epilepsia focal se três ou mais EEG forem realizados. As descargas epileptiformes interictais são mais comuns e mais fáceis de se capturar no EEG quando forem manifestação de epilepsias generalizadas, em vez de focais (Vídeo 375.1).

O tipo de anormalidade aponta para a síndrome epiléptica. Por exemplo, o EEG pode mostrar hipsarritmia na síndrome de West (ver mais adiante) ou a clássica descarga tipo ponta-onda generalizada de 3 Hz em epilepsias generalizadas com crises epilépticas de ausência (ver Tabela 375.3 e Vídeo 375.1). Em crises de ausência atípicas, o EEG demonstra descargas mais lentas do que ponta-onda de 3 Hz das crises epilépticas de ausência típicas.

Em algumas circunstâncias, é obrigatório registrar as crises epilépticas com vídeo-EEG, como na avaliação de pacientes para cirurgia de epilepsia, ou quando o diagnóstico de crises epilépticas esteja em dúvida (Vídeo 375.15; Vídeo 375.7). O monitoramento contínuo por EEG em vídeo por períodos prolongados tornou possível capturar esses eventos. O EEG contínuo é também usado em pacientes comatosos, na unidade de terapia intensiva (UTI), quando houver suspeita de crises não convulsivas ou estado de mal epiléptico e para monitorar o efeito do tratamento.

Magnetoencefalografia

Essa técnica mede os campos magnéticos pequenos gerados por atividade elétrica no cérebro e aproxima sua localização usando modelos matemáticos. Seu uso é amplamente restrito à avaliação de pacientes para cirurgia de epilepsia, nos quais ela é usada para mapear descargas interictais e a localização da função cerebral quando superposta à RM do cérebro.

Exames de imagem

A RM do cérebro, que consegue detectar lesões na maioria dos pacientes cuja epilepsia esteja associada a uma causa estrutural, deve ser realizada em praticamente todos os pacientes com crises epilépticas novas. As lesões mais comuns em adultos com crises epilépticas focais novas são gliose pós-AVE ou pós-traumática ou encefalomalacia (50%), tumores (15%), anormalidades vasculares (15%), anormalidades de desenvolvimento (15%) e esclerose mesial temporal (9%). O uso das sequências de recuperação por inversão atenuadas por fluido (FLAIR) (Figura 375.4A) aumenta a sensibilidade para detectar anormalidades de desenvolvimento cortical, assim como a esclerose do hipocampo, que indica a necessidade de terapia antiepiléptica crônica ou possível tratamento cirúrgico. Exames de imagem como a tomografia com emissão de pósitrons (PET) para análise de metabolismo e a tomografia computadorizada com emissão de fóton único (SPECT) (Figura 375.4B) para determinar fluxo sanguíneo também são usados para ajudar a localizar áreas do cérebro a serem alvo da cirurgia de epilepsia.

Análise genética

Com base na acurácia dos testes genéticos, nas implicações para diagnóstico e manejo e na capacidade de oferecer aconselhamento genético, um consenso por painel internacional identificou oito síndromes epilépticas de origem genética para as quais a análise de pacientes é muito útil: síndrome de Ohtahara, espasmos infantis de aparecimento precoce, espasmos infantis ligados ao X, síndrome de Dravet, epilepsia e retardo mental limitados a mulheres, epilepsia de ausência precoce, epilepsia noturna, autossômica dominante do lobo frontal e epilepsia com discinesia paroxística induzida por exercício. Como acontece em outras condições, os aspectos éticos, os perigos potenciais e benefícios da análise genética e a necessidade de aconselhamento antes e após a análise devem ser cuidadosamente considerados.

Síndromes epilépticas específicas e entidades clínicas

Existem muitas síndromes epilépticas associadas à idade, das quais todas, exceto seis, aparecem ou ocorrem no primeiro ano de vida e na infância (Tabela 375.6). Além disso, entidades clínicas específicas representam formas de epilepsia significativas em termos diagnósticos, com implicações específicas para tratamento, especialmente cirurgia, e classificam epilepsias de causas desconhecidas por causas estruturais e metabólicas e quadros caracterizados por crises epilépticas que não são uma forma de epilepsia (p. ex., crises epilépticas febris). O diagnóstico de síndromes epilépticas e de entidades clínicas baseia-se nos tipos de crise epiléptica, no ambiente no qual as crises epilépticas ocorrem, no estado neurológico e cognitivo do paciente, na idade no início da crise epiléptica, na história familiar e nos resultados de estudos diagnósticos incluindo EEG e RM. A seleção de medicamentos específicos e de tratamento cirúrgico depende dos tipos de crise epiléptica presentes (Tabela 375.7). A necessidade de tratamento vitalício, o risco de transmissão genética, a probabilidade de doenças neurológicas concorrentes, o risco de condições comórbidas e o prognóstico a longo prazo são fatores críticos que podem ser abordados somente com conhecimento da síndrome ou entidade epiléptica específica.

Síndromes de epilepsia neonatal e infantil

Crises epilépticas neonatais autolimitadas ocorrem em recém-nascidos antes sadios nos 5 dias seguintes ao parto como crises epilépticas tônicas focais ou generalizadas. As mutações em dois genes dos canais de potássio (*KCNQ2, KCNQ3*) foram associadas a essa síndrome. A regulação do canal de potássio pode depender da idade e, portanto, responder pelo aparecimento das crises epilépticas dependente da idade. O EEG mostra atividade rítmica de onda lenta ou picos com as crises epilépticas. Estas são refratárias ao tratamento, são recorrentes em intervalos breves e desaparecem dentro de 1 mês. Cerca de 90% desses recém-nascidos apresenta desenvolvimento normal subsequente, enquanto 10 a 20% apresentam crises epilépticas subsequentes.

A epilepsia genética com crises epilépticas febris plus, que podem começar no primeiro ano de vida ou na infância, é uma síndrome que consiste em convulsões febris em combinação com outros tipos não febris de crises epilépticas, incluindo crises epilépticas mioclônicas, de ausência, atônicas, tônico-clônicas e focais, expressas com gravidade variável em famílias diferentes. Mutações já foram identificadas em pelo menos quatro genes de canais de íon sódio controlados por voltagem (*SCN1A, SCN9A, SCN1B, SCN2A*), dois para receptores de GABA (*GABRD, GABRG2*), um para função de vesícula sináptica (STX1B) e um para a função de adesão celular (*PCDH19*).

A síndrome de Dravet (epilepsia mioclônica grave do lactente) começa no primeiro ano de vida com crises epilépticas mioclônicas mais outros tipos de crise epiléptica, incluindo de ausência, atônica e focal. Nessa síndrome devastadora, as crises epilépticas resistem ao tratamento e são acompanhadas de declínio cognitivo e de desenvolvimento. Mutações no canal de sódio *SCN1A* foram identificadas e ocorrem *de novo* em 95% dos pacientes.

A síndrome de West compreende uma tríade de espasmos epilépticos, parada de desenvolvimento e um padrão de EEG denominado hipsarritmia (um padrão de EEG acentuadamente anormal com picos multifocais de alta amplitude descendo e superpostos, polipicos e complexos de onda lenta e de pico). Aparece antes dos 12 meses de vida e desaparece até os 5 anos de idade, com frequência sendo substituída por outras síndromes como a de Lennoux-Gastaut. A esclerose tuberosa (ver Capítulo 389) e a hipoxia estão entre as causas comuns, mas uma causa específica pode não ser descoberta. Anormalidades associadas incluem, com frequência, retardo de desenvolvimento, porencefalia, lesões atróficas, calcificações e agenesia do corpo caloso. A síndrome de West e a encefalopatia epiléptica infantil precoce foram associadas a mutações em genes envolvidos em várias funções neurotransmissoras e celulares (*ARX, CDKL5, STXBP1*).

Síndromes de epilepsia da infância

A *epilepsia ausência da infância* começa antes dos 12 anos e seu início tem um pico entre os 5 e 7 anos, com forte tendência genética. A doença é mais comum nas meninas e caracteriza-se por crises epilépticas de ausência diárias e frequentes (até 100 por dia) raramente com outros tipos de crises epilépticas generalizadas. Ela ocorre no cenário de estrutura e função cerebral normais e é autolimitada em cerca de 40% dos casos. Os ataques são acompanhados por uma descarga característica de EEG de ponta e onda de 3 Hz, que aparece em surtos curtos entre crises epilépticas e em atividades contínuas durante as crises epilépticas. A remissão ocorre em geral antes dos 12 anos, mas crises epilépticas tônico-clônicas generalizadas podem ocasionalmente se desenvolver na adolescência. Na epilepsia de ausência precoce foram encontradas mutações em genes relacionados aos receptores de GABA (*GABRA1, GABRG2*) e no transportador de glicose GLUT1 (*SLC2A1*).

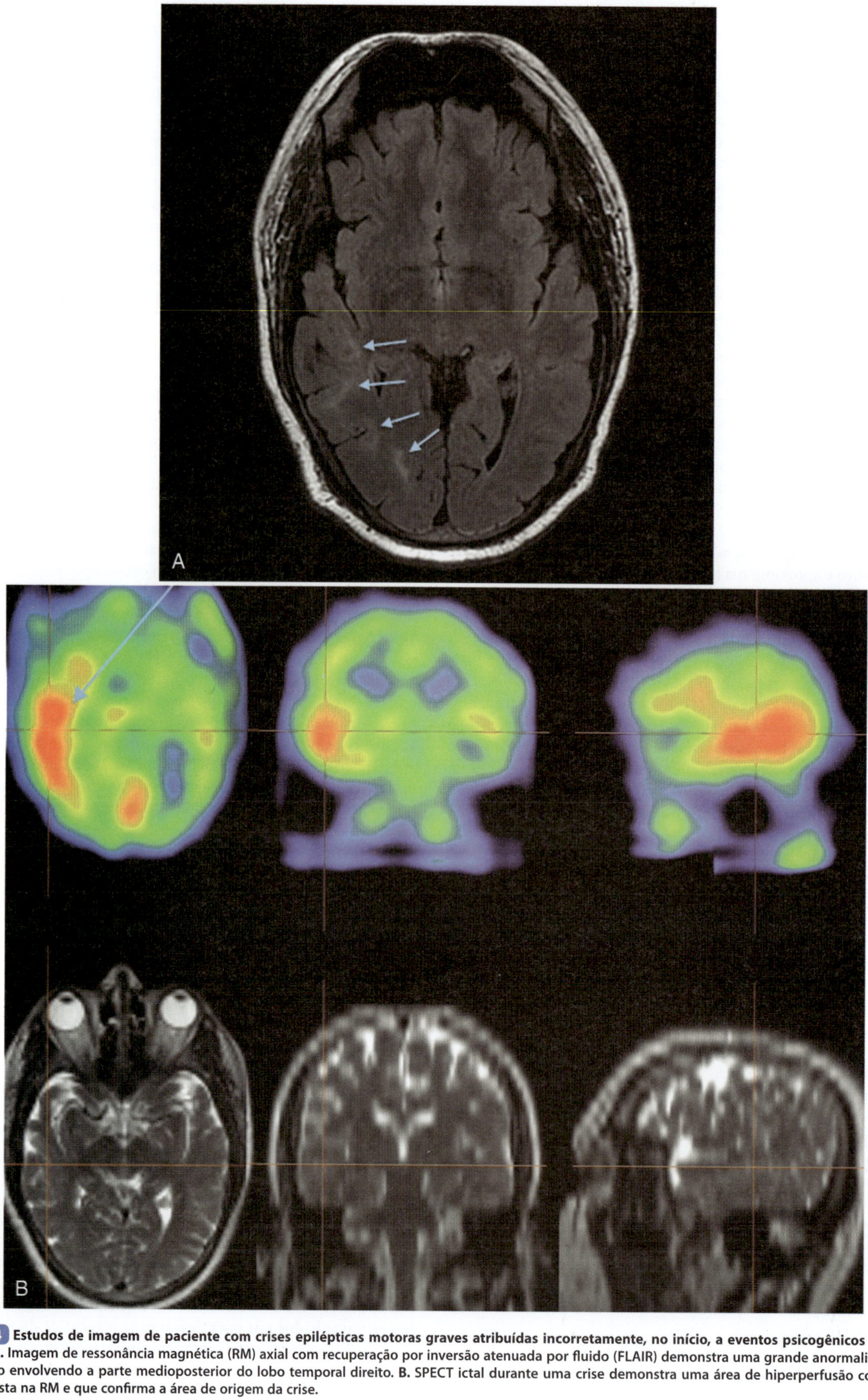

FIGURA 375.4 **Estudos de imagem de paciente com crises epilépticas motoras graves atribuídas incorretamente, no início, a eventos psicogênicos não epilépticos (Vídeo 375.7). A.** Imagem de ressonância magnética (RM) axial com recuperação por inversão atenuada por fluido (FLAIR) demonstra uma grande anormalidade cortical de desenvolvimento envolvendo a parte medioposterior do lobo temporal direito. **B.** SPECT ictal durante uma crise demonstra uma área de hiperperfusão correspondente à anormalidade vista na RM e que confirma a área de origem da crise.

Tabela 375.6 Síndromes epilépticas e entidades clínicas distintas.

POR IDADE NO INÍCIO
Período neonatal
Epilepsia neonatal familiar benigna
Encefalopatia mioclônica precoce
Síndrome de Ohtahara
Primeiro ano de vida
Epilepsia do lactente com crises epilépticas parciais migratórias
Síndrome de West
Epilepsia mioclônica do lactente
Epilepsia infantil benigna
Epilepsia infantil familiar benigna
Síndrome de Dravet
Encefalopatia mioclônica em transtornos não progressivos
Infância
Epilepsia genética com crises epilépticas febris *plus* (GEFS+, também podem começar no primeiro ano de vida)
Síndrome de Panayiotopoulos
Epilepsia com crises epilépticas atônicas (anteriormente astáticas) mioclônicas
Epilepsia benigna com ondas centrotemporais
Epilepsia noturna autossômica dominante do lobo frontal
Epilepsia occipital da infância de aparecimento tardio
Epilepsia com crises de ausência mioclônicas
Síndrome de Lennox-Gastaut
Encefalopatia epiléptica com ponta-onda contínua durante o sono
Síndrome de Landau-Kleffner
Epilepsia de ausência da infância
Adolescência-vida adulta
Epilepsia de ausência juvenil
Epilepsia mioclônica juvenil
Epilepsia só com crises epilépticas tônico-clônicas generalizadas
Epilepsias mioclônicas progressivas
Epilepsia parcial autossômica dominante com características auditivas
Outras epilepsias familiares do lobo temporal
RELAÇÃO COM A IDADE MENOS ESPECÍFICA
Epilepsia focal familiar com focos variáveis (da infância à vida adulta)
Epilepsias reflexas
ENTIDADES CLÍNICAS DISTINTAS
Epilepsia do lobo temporal mesial com esclerose do hipocampo
Síndrome de Rasmussen
Crises epilépticas gelásticas com hamartoma hipotalâmico
Hemiconvulsão-hemiplegia-epilepsia

GEFS+ = epilepsia generalizada com crises epilépticas febris *plus*.

A *síndrome de Lennox-Gastaut* é uma das mais graves epilepsias da infância. Ela aparece antes dos 8 anos (pico de 3 a 5 anos) e caracteriza-se por uma tríade de retardo mental, múltiplos tipos de crises epilépticas generalizadas (ausência atípica, tônico-clônicas, tônicas, atônicas generalizadas), crises epilépticas focais altamente resistentes ao tratamento e um padrão de EEG típico de ponta-onda lento (mais lento que os 3 Hz típicos associados a crises epilépticas de ausência) e surtos de ritmos rápidos a 10 a 12 Hz durante o sono. As anormalidades estruturais do cérebro respondem por cerca de 70% dos casos e evoluem de síndromes anteriores como West ou Ohtahara em até 30% dos pacientes.

A *epilepsia da infância com ondas centrotemporais* (epilepsia rolândica benigna) começa entre 3 e 13 anos e caracteriza-se por crises epilépticas focais motoras ou sensoriais quase que exclusivamente noturnas, com início facial ou oral e evoluindo, com frequência, para crises epilépticas generalizadas tônico-clônicas. Quase 50% dos casos têm história familiar de epilepsia, mas a maioria dos pacientes não tem anormalidade cerebral conhecida. O EEG mostra pontas na região centrotemporal. Déficits cognitivos e de comportamento que ocorrem durante o período da epilepsia ativa desaparecem quando a doença cessa. O transtorno nem sempre exige tratamento e, em geral, cessa espontaneamente.

Síndromes e entidades de epilepsia na adolescência e na vida adulta

A *epilepsia mioclônica juvenil* é uma das epilepsias genéticas generalizadas mais comuns. Geralmente, começa na segunda década de vida, com crises epilépticas mioclônicas e tônico-clônicas generalizadas em homens e mulheres sem problemas cognitivos. Podem ser encontradas mutações nos receptores (*GABRG1*) do ácido gama-aminobutírico (GABA) e em genes relacionados à sinalização neuronal (*EFHC1*). Em geral, as crises epilépticas ocorrem pela manhã, imediatamente após a pessoa acordar e estão especialmente ligadas à privação do sono, tendendo a aparecer em estudantes do colegial. Uma proporção desses pacientes também apresenta crises epilépticas de ausência. O EEG mostra, tipicamente, pico e onda generalizados rápidos (4 a 6 Hz) e de modo geral o tratamento deve ser vitalício.

A *epilepsia do lobo temporal mesial* com esclerose do hipocampo é a epilepsia mais comum a produzir crises epilépticas focais sem preservação da consciência em adultos. Ela se caracteriza por crises epilépticas límbicas focais recorrentes (ver Tabela 375.2), com e sem consciência preservada que se originam nas estruturas mesiais temporal e límbica. Até 70% dos pacientes tem um fator de risco, como crises epilépticas demoradas e complicadas antes dos 4 anos, frequentemente associadas a febre ou encefalite, meningite ou traumatismo. Entretanto, as crises epilépticas características geralmente começam alguns anos mais tarde. Embora a maioria dos casos seja esporádica, formas familiares desse tipo de epilepsia foram associadas a um *locus* de suscetibilidade no cromossomo 18(p11.31).

Vários componentes da rede límbica temporal mesial (incluindo o hipocampo, o córtex entorrinal, a amígdala, as áreas neocorticais dos lobos frontal e temporal e o tálamo medial dorsal) estão provavelmente envolvidos na patogênese dessas crises epilépticas. A esclerose temporal mesial, também chamada de esclerose do hipocampo, caracteriza-se por perda neuronal e gliose, principalmente nas regiões CA1 e CA3 do hipocampo, com reorganização de fibras musgosas, que é visualizada como brotamento de neuropeptídios Y e interneurônios de dinorfina no terço interno da camada molecular dentada. Não se sabe se a esclerose do hipocampo é a causa ou o resultado das crises epilépticas (ou ambos). Entretanto, até 12% das crianças com estado de mal epiléptico febril têm evidência de RM de lesão do hipocampo, sugerindo uma associação causal. Os ataques da epilepsia do lobo temporal mesial geralmente começam entre 5 e 15 anos, com predominância de crises epilépticas típicas com consciência prejudicada e sintomas emocionais, em geral começando com um aviso de sensação epigástrica crescente ou um sentimento de *déjà vu*, seguidas por automatismos orais e alimentares e, mais tarde, por distonia do braço contralateral e automatismos do braço ipsilateral. As crises epilépticas persistem por vários minutos, raramente se generalizam e ocorrem, tipicamente, várias vezes em 1 mês. Os sintomas de alerta sem crises epilépticas subsequentes são comuns. A atrofia do hipocampo e o sinal hipocampal aumentado são mais bem visualizados nas sequências de RM coronal FLAIR e ponderadas em T2, e o hipometabolismo interictal é visto no lobo temporal no PET. O prejuízo de memória verbal ou visual corresponde ao envolvimento primário do hipocampo dominante ou não dominante, respectivamente. Os registros do EEG mostram descargas de lobo temporal interictais, assim como descargas rítmicas de 4 a 7 Hz sobre o lobo temporal apropriado durante as crises epilépticas.

Crises epilépticas com menor relação específica à idade

Epilepsias reflexas são desencadeadas confiavelmente por estímulos específicos simples (p. ex., luzes brilhando, som) (Vídeo 375.15) ou elaborados (p. ex., leitura). Os mecanismos são diversos e podem envolver vias corticais e do tronco encefálico, desregulação cortical de concentrações de cálcio extracelulares e um desequilíbrio entre neurotransmissores excitatórios e inibitórios. A maioria dos pacientes não tem anormalidades estruturais. Crises epilépticas sensitivas visuais (desencadeadas por luz ou padrões visuais) são o tipo mais comum de crises epilépticas de reflexo. Elas ocorrem mais em geral nas mulheres e sua incidência de pico ocorre na puberdade, quando representam 4 a 7% de todos os casos novos de epilepsia. Outros gatilhos de crises epilépticas reflexas incluem: pensamentos específicos, ações, leitura, estímulos tácteis, adoção de certas posições, na refeição, ouvindo música, tomando um susto e contato com água quente. As crises epilépticas desencadeadas podem ser mioclônicas, tônico-clônicas, atônicas ou focais, dependendo do estímulo desencadeador. Evitar o gatilho é crucial para evitar as crises epilépticas, enfatizando-se a importância de questionamento cuidadoso sobre gatilhos de crises epilépticas em pacientes com epilepsia.

Tabela 375.7 Seleção de medicamento antiepiléptico por tipo de crise epiléptica.

TIPO DE CRISE EPILÉPTICA	USO COMUM (ORDEM ALFABÉTICA)	USO MENOS COMUM (ORDEM ALFABÉTICA)	*EFICÁCIA (RECOMENDAÇÃO DE GRAU A)*	
			CRISE EPILÉPTICA NOVA	CRISE EPILÉPTICA REFRATÁRIA
Crises epilépticas focais com ou sem preservação de consciência ou evolução para crises epilépticas tônico-clônicas bilaterais	Carbamazepina Clobazam Fenitoína Gabapentina Lacosamida Lamotrigina Levetiracetam Oxcarbazepina Tiagabina Topiramato Valproato Zonisamida	Acetazolamida Brivaracetam Clonazepam Clorazepato Eslicarbazepina Felbamato Fenobarbital Perampanel Primodona Rufinamida	Carbamazepina*† Fenitoina*† Fenobarbital* Gabapentina*† Lamotrigina*† Levetiracetam† Oxcarbazepina*† Topiramato* Valproato* Zonisamida†	Carbamazepina‡ Fenitoína‡ Fenobarbital‡ Gabapentina* Lamotrigina* Levetiracetam* Oxcarbazepina* Tiagabina* Topiramato* Valproato‡ Zonisamida*
Crises epilépticas generalizadas (crises epilépticas clônicas, tônicas ou tônico-clônicas)	Carbamazepina Fenitoína Lamotrigina Levetiracetam Oxcarbazepina Topiramato Valproato Zonisamida	Acetazolamida Clonazepam Clorazepato Felbamato Fenobarbital Primidona	Carbamazepina‡ Fenitoína‡ Lamotrigina* Levetiracetam* Valproato*	Carbamazepina‡ Fenitoína‡ Lamotrigina* Levetiracetam* Topiramato* Valproato*
Crises epilépticas tipo ausência	Etossuximida Lamotrigina Valproato Topiramato	Acetazolamida Clonazepam Fenobarbital Primidona	Etossuximida*† Lamotrigina* Valproato*†	
Crises epilépticas mioclônicas	Clonazepam Levetiracetam Valproato Zonisamida	Fenobarbital	Valproato‡	

* Suporte por evidência de classe I, American Academy of Neurology. †Suporte por evidência de Classe I para monoterapia inicial, International League Against Epilepsy. ‡Geralmente, o "padrão" de comparação, sem evidência a de efetividade por estudos clínicos controlados e randomizados.

TRATAMENTO

O tratamento de crises epilépticas e de epilepsia é orientado pelo conhecimento acurado do tipo de crise epiléptica e de síndrome epiléptica, da probabilidade de crises epilépticas recorrentes, da probabilidade e gravidade de consequências psicossociais ou físicas com mais crises epilépticas e de se o benefício do tratamento compensa substancialmente o risco de efeitos colaterais.[10] É importante identificar e corrigir quaisquer fatores ambientais, fisiológicos ou de estilo de vida, como privação do sono, sono irregular e consumo abusivo de álcool, que pode reduzir o limiar da crise epiléptica e desencadear episódios em pacientes com epilepsia.

Crises epilépticas isoladas não provocadas

A decisão de tratar crises epilépticas isoladas não provocadas depende da probabilidade de recorrência, de acordo com variáveis prognósticos e da preferência e do perfil do paciente individual.[11] O risco de recorrência (20 a 45%) é o mais alto possível nos primeiros 2 anos e mais alto em pacientes com lesões anteriores ao cérebro ou anormalidades no EEG ou na RM. O tratamento com medicamentos antiepilépticos após a primeira crise epiléptica reduz o risco absoluto de uma segunda crise epiléptica a curto prazo em 33%, correspondendo a um número de três necessário para tratar (NNT, *number needed to treat*). Entretanto, pelo menos dois estudos clínicos randomizados demonstraram que o adiamento do tratamento com fármacos antiepilépticos até a ocorrência de crises epilépticas adicionais atinge resultado similar de crises epilépticas a longo prazo como o tratamento da primeira crise epiléptica.A1 Portanto, a decisão de tratar a primeira crise epiléptica deve ser individualizada, com base na preferência do paciente, do risco e do impacto de crises epilépticas recorrentes (p. ex., manutenção de um emprego) e o risco de efeitos colaterais do remédio, o que ocorre em 7 a 30% dos pacientes (Tabela 375.8).

Crises epilépticas provocadas agudas

Crises epilépticas provocadas por exposições específicas são, em geral, autolimitadas e não associadas a uma tendência de crise epiléptica recorrente, de modo que a consideração terapêutica primária deve ser a identificação e tratamento do distúrbio subjacente (ver Tabela 375.1). Entretanto, o risco de desenvolver epilepsia após crises epilépticas febris é de aproximadamente 10 vezes aquele da população geral. Se medicamentos antiepilépticos forem necessários para o tratamento agudo das crises epilépticas, eles poderão ser suspensos após a recuperação do paciente da doença primária. Algumas situações agudas como o AVE (ver Capítulo 379), infecções do cérebro (ver Capítulos 384 a 386) e traumatismo (ver Capítulo 371) podem produzir tanto crises epilépticas provocadas agudas quanto um risco superior a 60% de crises epilépticas recorrentes (que estabelecem o diagnóstico de epilepsia), justificando a consideração de tratamento com medicamentos antiepilépticos a longo prazo para prevenir ou reduzir crises epilépticas futuras. Até o momento, porém, nenhum estudo clínico controlado e randomizado foi capaz de demonstrar que esses medicamentos antiepilépticos previnam o desenvolvimento de epilepsia nessas situações.

Síndromes de epilepsia com evolução favorável

Em síndromes como a epilepsia da infância com pontas centrotemporais e alguns tipos de epilepsia occipital da infância, as crises epilépticas são fracas, raras ou exclusivamente noturnas e resolvem-se espontaneamente, tornando o tratamento em geral desnecessário. Em casos selecionados, o tratamento pode ser desejável para prevenir recorrências e ajudar a aliviar as preocupações dos pais. Nesses casos, o tratamento medicamentoso fica geralmente limitado a 1 a 2 anos, independentemente das anormalidades interictais do EEG, que podem persistir por mais tempo depois que as crises epilépticas cessaram. Os fármacos antiepilépticos recomendados são aqueles usados na epilepsia focal em crianças, incluindo: oxcarbazepina, carbamazepina, valproato, gabapentina, lamotrigina e topiramato. Alguns pacientes com crises epilépticas reflexas precisam de medicamento antiepiléptico, que deve ser escolhido de acordo com o tipo de crise epiléptica (ver Tabela 375.7).

Escolha de medicamentos antiepilépticos

A meta final do tratamento é ficar livre por completo das crises epilépticas sem efeitos colaterais. Alguns dos fármacos antiepilépticos mais novos (ver Tabela 375.8) são mais bem tolerados e apresentam farmacocinética melhor que a dos grupos antigos, mas não há evidência a favor de eficácia superior de um medicamento sobre o outro. A escolha do fármaco depende do tipo de crise epiléptica e da síndrome de epilepsia (tornando, assim, crucial o diagnóstico correto) e dos efeitos colaterais, custo e facilidade de uso do medicamento.A2 Remédios específicos são efetivos para tipos específicos de crise epiléptica e alguns deles podem piorar outros tipos de crise epiléptica. O conhecimento dos medicamentos individualmente quanto à relação com idade, sexo, comorbidades, interações medicamentosas, sedação, tolerância, humor e abstinência é crítico no

Tabela 375.8 Características dos principais medicamentos antiepilépticos.

NOME	TOTAL MILIGRAMAS POR DIA (PROGRAMA USUAL)	FAIXA TERAPÊUTICA (μg/mℓ)	EFEITOS COLATERAIS PROEMINENTES	OUTROS EFEITOS	OUTRAS QUESTÕES
Brivaracetam	50 a 200 (2 vezes/dia)	Ainda não estabelecida	Mudança de humor, irritabilidade, letargia	Concentração sérica reduzida por fenitoína e carbamazepina	A dose pode ser aumentada rapidamente
Carbamazepina	400 a 1.600 (2 vezes/dia)	4 a 12	Diplopia, fadiga, hiponatremia	Estabilizador de humor	Indutor de enzima
Clobazam	10 a 40 (1 vez/dia, 2 vezes/dia)	0,25 a 0,75	Sedação, depressão	O metabólito demetil-clobazam tem efeito clínico significativo	
Etossuximida	750 a 1.250 (diário, 2 vezes/dia)	40 a 100	Ataxia, letargia	Erupção cutânea, supressão de medula óssea	
Fenitoína	200 a 600 (2 vezes/dia)	10 a 20	Fadiga, hirsutismo, hipertrofia gengival	Tratamento de alguma dor	Indutor de enzimas
Fenobarbital	60 a 240 (antes de deitar)	15 a 40	Fadiga, depressão, sedação	Artralgia	Indutor de enzimas
Gabapentina	600 a 6.000 (3 vezes/dia, 4 vezes/dia)	2 a 12	Fadiga	Tratamento da dor	Sem interações medicamentosas
Lacosamida	200 a 400 (2 vezes/dia)	Ainda não estabelecida	Tontura, diplopia, tremor	Prolongamento discreto de intervalo PR	Risco baixo de interação medicamentosa
Lamotrigina	100 a 600 (2 vezes/dia)	4 a 18	Insônia, cefaleia, tremor, ansiedade	Estabilizador de humor	Risco de síndrome de Stevens-Johnson; início lento
Levetiracetam	500 a 3.000 (2 vezes/dia)	3 a 63	Alteração de humor, irritabilidade, letargia		Sem interações medicamentosas
Oxcarbazepina	300 a 2.400 (3 vezes/dia)	6 a 40	Diplopia, hiponatremia, sedação	Estabilizador de humor	
Perampanel	2 a 12 (1 vez/dia)	Ainda não estabelecida	Reações adversas psiquiátricas e comportamentais	Concentração sérica reduzida por fenitoína e carbamazepina	Contraceptivos hormonais podem ser menos eficazes
Rufinamida	400 a 3.200 (2 vezes/dia)	5 a 48	Alteração de humor, irritabilidade, letargia	Contraindicada em síndrome de QT curto familiar	Contraceptivos hormonais podem ser menos efetivos
Topiramato	50 a 600 (2 vezes/dia)	2 a 12	Anorexia, perda de peso, cálculos renais, perturbação da fala, parestesias distais	Profilaxia de cefaleia, estabilizador de humor	Indutor de enzimas
Valproato	4.000 (2 vezes/dia ou 3 vezes/dia)	50 a 100	Ganho de peso, perda de cabelo, tremor	Profilaxia de cefaleia, estabilizador de humor	Inibidor de enzimas, efeitos parkinsonianos em pacientes idosos
Zonisamida	100 a 600 (antes de deitar)	10 a 40	Anorexia, cálculos renais, tontura, parestesias distais	Estabilizador de humor	

processo de seleção do remédio (Tabela 375.7). Por exemplo, levetiracetam é eficaz e geralmente bem tolerado para epilepsia de início parcial.[A3]

Medicamentos que causam indução (p. ex., carbamazepina, fenitoína, fenobarbital, oxcarbazepina, topiramato) ou inibição (p. ex., ácido valproico) de enzimas podem ser difíceis de manejar quando fármacos adicionais, como contraceptivos orais e anticoagulantes orais, são usados para condições independentes. Para esses cenários clínicos e para pacientes idosos, remédios como gabapentina, levetiracetam e brivaracetam são particularmente úteis, porque eles têm menos interações medicamentosas.

Em pacientes com epilepsia focal de diagnóstico recente, a causa subjacente influencia a resposta aos medicamentos antiepilépticos. A probabilidade de se ficar livre das crises epilépticas é maior para pacientes com malformações vasculares, AVE e tumores (63 a 78%) e menor para pacientes com esclerose do hipocampo e malformações do desenvolvimento cortical (40 a 50%). Entre pacientes que se apresentam com diagnóstico novo de epilepsia, cerca de 65% atingem a remissão das crises epilépticas com o tratamento por remédios antiepilépticos. Desses pacientes, cerca de 45 a 50% atingem a remissão das crises epilépticas com o primeiro medicamento antiepiléptico, 10 a 15% com o segundo, 1% com o terceiro e 3% com a combinação de um ou mais medicamentos antiepilépticos.

Tratamentos efetivos estão surgindo com alvos e mecanismos mais novos contra as crises epilépticas. Em um estudo randomizado comparando o inibidor de mTOR everolimo *versus* placebo em pacientes com esclerose tuberosa (ver Capítulo 389), por exemplo, esse medicamento reduziu as crises epilépticas em 25%.[A4] O canabidiol consegue reduzir significativamente as crises epilépticas em pacientes com síndrome de Dravet e síndrome de Lennox Gastaut.[A5,A6] Estiripentol, um inibidor da lactato desidrogenase em astrócitos e neurônios, também pode ser útil na epilepsia.

Em razão de a probabilidade de atingir a remissão subsequente de crise epiléptica ser pequena se dois medicamentos falharem, 35% ou mais de pacientes são considerados como resistentes a medicamentos. Nesses pacientes, outras formas de tratamento, incluindo cirurgia, deverão ser consideradas. A primeira consideração em manejar pacientes aparentemente resistentes a medicamento é garantir que o diagnóstico esteja correto e que o remédio antiepiléptico seja apropriado. Outras causas comuns de resposta insatisfatória aos medicamentos incluem baixa adesão a medicamentos antiepilépticos, privação do sono, uso de álcool, fadiga, desgaste emocional, doenças sistêmicas, uso de medicamentos concorrentes e crises epilépticas não epilépticas. Depois de se abordarem esses fatores, os pacientes que permanecerem resistentes ao medicamento devem ser considerados candidatos potenciais para a terapia cirúrgica.[12]

Tratamento cirúrgico

O tratamento cirúrgico implica a ressecção ou desconexão da região cerebral que contém o foco da crise epiléptica.[13] A remoção de uma região epileptogênica exige identificação precisa da região, assim como a documentação da falta de consequências funcionais após sua remoção. O monitoramento por EEG em vídeo com o registro da crise epiléptica dos eletrodos no couro cabeludo, protocolos de RM com atenção especial a áreas comumente associadas a crises epilépticas refratárias (p. ex., os lobos temporal medial e frontal) e neuroimagens funcionais, incluindo PET e SPECT, são usados para a avaliação. Na epilepsia do lobo temporal, a avaliação neuropsicológica é essencial para localizar a disfunção e estabelecer o nível de função na região considerada para ressecção. A localização por EEG da região do início da crise epiléptica e o mapeamento da função cerebral podem demandar o implante cirúrgico de eletrodos intracranianos para registro e estimulação do tecido cortical. Esses procedimentos são realizados por equipes multiprofissionais em centros de epilepsia especializados.

As intervenções cirúrgicas em epilepsia que passaram por estudos clínicos randomizados rigorosos incluem: ressecção do lobo temporal, comparada com a terapia clínica para epilepsia do lobo temporal mesial,[A7] ablação por radiocirurgia e neuroestimulação (de nervo vago, nervo trigêmeo, tálamo, hipocampo ou córtex cerebral). O efeito cirúrgico mais impressionante é visto para a ressecção do lobo temporal, comparada com a terapia clínica. Em um estudo clínico randomizado, 64% dos pacientes cirúrgicos e somente 8% dos pacientes clínicos ficaram livres das crises epilépticas em 1 ano. Entre esses pacientes, melhora clinicamente significativa em qualidade de vida foi atingida em 56% dos pacientes tratados cirurgicamente, comparados com apenas 11% dos pacientes clínicos.[A8]

Em outro estudo clínico randomizado de pacientes com epilepsia do lobo temporal resistente ao tratamento, a cirurgia mais os medicamentos antiepilépticos contínuos foi bem-sucedida em eliminar as crises epilépticas em 11 de 15 pacientes aos 2 anos, enquanto todos os pacientes clínicos continuaram a sofrer crises epilépticas aos 2 anos. Como resultado, pacientes com epilepsia do lobo temporal resistente aos medicamentos deverão ser avaliados para a cirurgia de epilepsia. Em um estudo clínico randomizado com crianças submetidas a vários tipos de procedimentos cirúrgicos, 37% dos pacientes ficaram livres de crises após a cirurgia, comparados com nenhum dos pacientes tratados com remédios.[A9] Estudos não randomizados demonstram a duração desse período livre das crises epilépticas aos 10 anos ou mais após desconexão hemisférica (61%), ressecção do lobo temporal (64%), ressecção parieto-occipital (46%) e ressecção de lobo frontal (27%). A longo prazo, cerca de 65% dos pacientes submetidos à cirurgia atingem período sustentado livre das crises epilépticas (40 a 50% imediatamente após a cirurgia e 15% após um período de crises epilépticas iniciais), 16% apresentam curso flutuante de crises epilépticas recidivantes-remitentes e 18% nunca ficaram livres das crises epilépticas. Procedimentos cirúrgicos paliativos como calosotomia e múltiplas transecções subpiais têm índices mais baixos de sucesso e são usados quando a ressecção cirúrgica do foco da crise epiléptica não é possível. Terapias cirúrgicas menos invasivas promissoras para epilepsia incluem vários tipos de estimulação elétrica do cérebro,[A10] terapia intersticial a *laser* e ultrassom focalizado. Entretanto, a ressecção cirúrgica padrão pode ser preferível à radiocirurgia em pacientes com epilepsia do lobo temporal.[A11]

Estado de mal epilético

Essa é uma emergência clínica na qual as crises epilépticas ocorrem contínua ou repetidamente sem a recuperação interveniente da consciência. O diagnóstico é estabelecido após 5 minutos nas crises epilépticas tônico-clônicas generalizadas e após 10 minutos em crises epilépticas focais com sem preservação da consciência, embora consequências neurológicas duradouras não tenham probabilidade de ocorrer, a menos que o estado de mal epiléptico persista por 30 minutos no caso de crises epilépticas tônico-clônicas generalizadas ou 60 minutos no caso de crises epilépticas focais sem preservação da consciência. A maioria dos episódios de estado de mal epiléptico é causada por uma lesão aguda do cérebro em pessoas sem epilepsia subjacente, de modo que a causa deverá ser investigada imediatamente. Em um estudo, a causa mais comum foi a encefalite autoimune, mas 50% permaneceram criptogênicos, mesmo após avaliação detalhada. Após proteger a via respiratória e estabilizar a função cardiovascular, a intervenção imediata com agentes parenterais é necessária para cessar as crises epilépticas. Em adultos no estado de mal epiléptico tratado antes da chegada ao hospital, 10 mg de midazolam intramuscular são mais eficazes e pelo menos tão seguros quanto 4 mg de lorazepam intravenoso[b] (IV) para parar as crises epilépticas. O estado de mal epiléptico precoce (nos primeiros 5 a 10 minutos) pode ser controlado em cerca de 70% dos pacientes com lorazepam IV (0,1 mg/kg administrado a 2 mg/min), diazepam (5 a 10 mg em *bolus* IV administrado a 5 mg/min), clonazepam[b] (1 mg em *bolus* IV, administrado a 0,5 mg/min) ou fenobarbital (10 mg/kg administrado a 100 mg/min. O estado de mal epiléptico estabelecido (10 a 30 minutos) que não responde a esse tratamento pode ser tratado com sucesso em cerca de 45% dos pacientes com fosfenitoína[b] (15 a 20 mg/kg na taxa de 150 mg/min), valproato (30 a 40 mg/kg a 5 mg/kg/min) ou levetiracetam (30 a 60 mg/kg durante 10 minutos).[A11b] Pacientes que não respondem a essas medidas têm estado de mal epiléptico refratário e exigem tratamento em UTI com suporte respiratório e sedação IV suficiente para suprimir as descargas epilépticas do EEG, assim como a infusão IV contínua de midazolam (0,1 a 0,4 mg/kg/hora), propofol (1 a 3 mg/kg/hora), pentobarbital (0,5 a 3 mg/kg/hora) ou tiopental (3 a 5 mg/kg/hora). Em casos refratários, usa-se a anestesia geral por 24 horas. Nas crianças, o estado de mal epiléptico convulsivo pode ser controlado dentro de 10 min em 70 a 75% dos pacientes tratados ou com diazepam IV (0,2 mg/kg) ou lorazepam IV (0,1 mg/kg). A hipotermia terapêutica não é benéfica.[A12]

Restrições de atividade em epilepsia

A prevenção completa de crises epilépticas é o objetivo do tratamento. Os pacientes com crises epilépticas mesmo não frequentes correm risco de prejudicar a si mesmos ou a outros enquanto dirigem, operam máquinas, trabalham próximo a profundidades ou alturas, praticam natação ou fazem atividades que impliquem risco de lesões. Pacientes com crises epilépticas inadequadamente controladas deverão ser aconselhados a evitar essas atividades. Nos EUA, algumas jurisdições exigem que os pacientes ou médicos notifiquem as autoridades caso tenham um quadro que altere a consciência. A duração de restrição de atividades após as crises epilépticas é controlada e varia entre as jurisdições, e os médicos precisam estar cientes dessas exigências. Uma vez as crises epilépticas controladas, essas restrições são desnecessárias, e é importante encorajar as atividades normais para evitar a estigmatização.

Considerações sobre as mulheres

Alterações nos níveis hormonais durante o ciclo menstrual podem agravar as crises epilépticas que aparecem nesse período em algumas mulheres (ou seja, epilepsia catamenial). A administração de contraceptivos orais (ver Capítulo 225), acetato de medroxiprogesterona, acetazolamida (250 a 500 mg/dia) ou clobazam (10 a 20 mg/dia) pode reduzir as crises epilépticas perimenstruais. Medicamentos antiepilépticos indutores de enzimas (Tabela 375.8), que reduzem os níveis de estrogênio ao reforçar seu metabolismo, demandam que as pacientes sejam tratadas com doses mais altas de estrógeno ou métodos alternativos de contracepção.

A gravidez impõe desafios quanto ao controle da crise epiléptica, teratogênese e desfechos da gestação.[14] Apesar de tudo, a gravidez em si não exerce efeito coerente na frequência das crises epilépticas, e mais de 90% das gestações em mulheres com epilepsia são seguras e bem-sucedidas. Ficar livre de crises epilépticas por pelo menos 9 meses antes da gravidez é uma situação associada à alta probabilidade de ficar livre das crises epilépticas durante a gravidez. Os níveis séricos de lamotrigina, fenitoína, carbamazepina, levetiracetam e oxcarbazepina podem se alterar durante a gravidez e deverão ser monitorados. O valproato carrega risco mais alto de malformações congênitas significativas e uma redução duradoura da capacidade cognitiva em crianças expostas a esse medicamento no útero; portanto, seu uso deve ser evitado durante a gravidez, se o controle das crises epilépticas assim o permitir. Da mesma forma, a politerapia e altas doses de medicamentos antiepilépticos deverão ser evitadas, se possível, mas remédios antiepilépticos não deverão ser suspensos. Não existe risco aumentado para o parto cesariano ou para contrações prematuras, e a epilepsia por si só não aumenta o risco de comprometimento cognitivo na criança. A suplementação com pelo menos 0,4 mg de ácido fólico diariamente deve ser prescrita antes da concepção e durante a gestação para reduzir o risco de defeitos do tubo neural.

Considerações sobre os idosos

A incidência e a prevalência de epilepsia nos idosos estão aumentando, e seu manejo impõe considerações especiais em razão da fragilidade aumentada, múltiplas condições coexistentes e a polifarmacoterapia com potencial para interações medicamentosas adversas, por exemplo, entre anti-hipertensivos, hipolipemiantes, anticoagulantes e fármacos antiepilépticos indutores de enzimas. Existe evidência de que medicamentos antiepilépticos mais recentes com menos interações são mais bem tolerados pelos idosos. Um estudo clínico randomizado aberto descobriu que mais pacientes idosos permaneceram no levetiracetam que no valproato ou carbamazepina, dando suporte à eficácia e à tolerabilidade do remédio mais novo.[A13]

Suspensão de medicamentos antiepilépticos

Cerca de 60% dos pacientes sofrem crises epilépticas fáceis de controlar com medicamentos antiepilépticos. Os remédios podem ser lentamente reduzidos durante 4 a 6 meses em pacientes que ficaram livres das crises epilépticas por 2 anos ou mais, tiveram poucas crises epilépticas antes de o tratamento começar e que têm exame neurológico e EEG normais. Entretanto, o risco absoluto aumentado para crises epilépticas recorrentes após a suspensão dos medicamentos é de aproximadamente 20% (número necessário para prejuízo de 5). As consequências de uma crise epiléptica recorrente, os custos e os efeitos colaterais dos medicamentos e aspectos como preferências pessoais influenciam a decisão de suspender remédios antiepilépticos em pacientes que estejam livres de crises epilépticas. Algoritmos baseados em evidência podem ajudar a estimar o risco de recorrência após a suspensão de medicamentos.[15]

PROGNÓSTICO

O prognóstico é favorável na maioria dos pacientes que sofrem crises epilépticas não provocadas ou uma das síndromes epilépticas.

Prognóstico após convulsões febris

As convulsões febris são comuns e em geral consistem em crises epilépticas tônico-clônicas generalizadas. Elas são provocadas por febre e, portanto, não são consideradas epilepsia. As crises epilépticas começam após os 6 meses e cessam antes dos 6 anos. Geralmente, as crises epilépticas febris ficam sem tratamento porque o prognóstico é benigno. Quando crises epilépticas febris ocorrem no cenário de uma anormalidade neurológica, ou são prolongadas ou complicadas, o risco de epilepsia mais tarde aumenta.

Prognóstico após crise epiléptica única não provocada

O risco de sofrer crises epilépticas recorrentes após um primeiro evento não provocado varia de 21 a 69% aos 2 anos e de 34 a 70% aos 5 anos.

[b]N.R.T.: Apresentação intravenosa não disponível no Brasil.

O risco é mais baixo na população geral que nos estudos baseados em hospitais (36% no primeiro ano e 45% aos 2 anos). A probabilidade de recidiva diminui com o tempo: cerca de 50% das recorrências acontecem nos 6 meses seguintes à primeira crise epiléptica, e 76 a 96% ocorrem dentro de 2 anos. Os dois preditores mais coerentes de recorrência são a existência de uma causa neurológica para a crise epiléptica, a qual é frequentemente descoberta na RM do cérebro ou pelo exame e história neurológicos, e um EEG com descarga epileptiforme lenta. O risco de recorrência aos 2 anos é mais baixo para pacientes sem uma causa neurológica identificada e com um EEG normal (cerca de 25%), intermediário para pacientes com causa neurológica identificada ou sem uma causa, mas com EEG anormal (48%) e mais alto para aqueles com causa neurológica e EEG anormal (cerca de 65%). O risco aumenta substancialmente se mais de uma crise epiléptica tiver ocorrido; depois de uma segunda crise epiléptica não provocada, o risco para um terceiro evento é de 73%, e após uma terceira crise epiléptica o risco para um quarto evento é de 76%.

Prognóstico de epilepsia

A história natural da epilepsia não tratada, principalmente em países em desenvolvimento, mostra que 30 a 40% dos pacientes apresentam remissões 5 a 10 anos sem tratamento. Nesses países, onde o tratamento geralmente começa após duas crises epilépticas não provocadas, a probabilidade de remissão é de aproximadamente 60% quando os pacientes são seguidos por 10 anos e de cerca de 70% quando os pacientes são seguidos por 20 anos. O índice de remissão em crianças é de aproximadamente 75%. A longo prazo, a vida livre de crises epilépticas é atingida em cerca de 60% dos pacientes (remissão precoce em cerca de 35 a 40% dos pacientes e remissão tardia em cerca de 20 a 25%), cerca de 16% dos pacientes flutuam entre relapsos e remissões, e cerca de 25% nunca atingem a remissão das crises epilépticas. A epilepsia é considerada como resolvida em pacientes que tiveram a síndrome da epilepsia dependente da idade e agora passaram da idade aplicável, ou em pacientes que ficaram livres das crises epilépticas por pelo menos 10 anos, sem medicamentos para esse evento pelos últimos 5 anos.

Por outro lado, a duração da epilepsia ativa antes de se atingir o controle é um dos prognosticadores mais poderosos de remissão. Se as crises epilépticas permanecem sem controle durante o primeiro ano após o diagnóstico, a chance de se atingir o controle é de apenas 60%. Se o período de crises epilépticas não controladas se estender por 4 anos, a chance de se atingir o controle é de apenas 10%. A presença de vários tipos de crise epiléptica e de crises epilépticas tônico-clônicas generalizadas está associado a uma probabilidade mais baixa de remissão. Menos de 40% de pacientes com epilepsia do lobo temporal mesial recentemente diagnosticada serão controlados com medicamentos, embora casos familiares sejam mais facilmente manejados clinicamente.

As crianças cujas crises epilépticas permanecem não controladas correm risco de apresentar comprometimento cognitivo, especialmente em idade mais nova, daí enfatiza-se a importância do controle imediato da crise epiléptica. Em crianças com epilepsia de ausência, a probabilidade de 12 meses de controle das crises epilépticas e permanência na medicação é de aproximadamente 35 a 40% no geral, mas é mais alta para etossuximida (45%) e ácido valproico (44%) que para lamotrigina (21%). Em estudos longitudinais de população de crianças com epilepsia de diagnóstico recente, a qualidade de vida melhora com o tempo em cerca de 50%, permanece estável em 30% e deteriora-se em 20%.

Pacientes com epilepsia estão em risco de resultados psicossociais ruins, depressão e mortalidade aumentada.[16] O risco de morte é duas a três vezes mais alto em epilepsia que na população geral e pode chegar a cinco vezes mais alto em pacientes com crises epilépticas generalizadas e epilepsia resistente aos medicamentos. As principais causas de morte são condições subjacentes como AVE e pneumonia, embora mortes não naturais de lesão não intencional e envenenamento também sejam mais comuns.[17] A morte súbita não esperada em epilepsia ocorre em cerca de 1 por 1.000 pacientes-ano, e é particularmente devastadora em adultos porque afeta indivíduos jovens com crises epilépticas frequentes e não controladas. A melhor via para reduzir a taxa de mortalidade por epilepsia é o controle completo das crises epilépticas. Pacientes submetidos à cirurgia de epilepsia bem-sucedida, o tratamento mais efetivo para epilepsia focal resistente a medicamentos, têm 66% de redução da taxa de mortalidade, comparada com a dos pacientes tratados clinicamente.[18]

Grau A Recomendações de grau A

A1. Krumholz A, Wiebe S, Gronseth GS, et al. Evidence-based guideline: management of an unprovoked first seizure in adults: report of the Guideline Development Subcommittee of the American Academy of Neurology and the American Epilepsy Society. *Neurology*. 2015;84:1705-1713.

A2. Nevitt SJ, Sudell M, Weston J, et al. Antiepileptic drug monotherapy for epilepsy: a network meta-analysis of individual participant data. *Cochrane Database Syst Rev*. 2017;12:CD011412.

A3. Hu Q, Zhang F, Teng W, et al. Efficacy and safety of antiepileptic drugs for refractory partial-onset epilepsy: a network meta-analysis. *J Neurol*. 2018;265:1-11.

A4. French JA, Lawson JA, Yapici Z, et al. Adjunctive everolimus therapy for treatment-resistant focal-onset seizures associated with tuberous sclerosis (EXIST-3): a phase 3, randomised, double-blind, placebo-controlled study. *Lancet*. 2016;388:2153-2163.

A5. Devinsky O, Cross JH, Laux L, et al. Trial of cannabidiol for drug-resistant seizures in the Dravet syndrome. *N Engl J Med*. 2017;376:2011-2020.

A6. Thiele EA, Marsh ED, French JA, et al; GWPCARE Study Group. Cannabidiol in patients with seizures associated with Lennox-Gastaut syndrome (GWPCARE4): a randomised, double-blind, placebo-controlled phase 3 trial. *Lancet*. 2018;391:1085-1096.

A7. Jobst BC, Cascino GD. Resective epilepsy surgery for drug-resistant focal epilepsy: a review. *JAMA*. 2015;313:285-293.

A8. Fiest KM, Sajobi TT, Wiebe S. Epilepsy surgery and meaningful improvements in quality of life: results from a randomized controlled trial. *Epilepsia*. 2014;55:886-892.

A9. Dwivedi R, Ramanujam B, Chandra PS, et al. Surgery for drug-resistant epilepsy in children. *N Engl J Med*. 2017;377:1639-1647.

A10. Sprengers M, Vonck K, Carrette E, et al. Deep brain and cortical stimulation for epilepsy. *Cochrane Database Syst Rev*. 2017;7:CD008497.

A11. Barbaro NM, Quigg M, Ward MM, et al. Radiosurgery versus open surgery for mesial temporal lobe epilepsy: the randomized, controlled ROSE trial. *Epilepsia*. 2018;59:1198-1207.

A11b. Kapur J, Elm J, Chamberlain JM, et al. Randomized trial of three anticonvulsant medications for status epilepticus. *N Engl J Med*. 2019;381:2103-2113.

A12. Legriel S, Lemiale V, Schenck M, et al. Hypothermia for neuroprotection in convulsive status epilepticus. *N Engl J Med*. 2016;375:2457-2467.

A13. Pohlmann-Eden B, Marson AG, Noack-Rink M, et al. Comparative effectiveness of levetiracetam, valproate and carbamazepine among elderly patients with newly diagnosed epilepsy: subgroup analysis of the randomized, unblinded KOMET study. *BMC Neurol*. 2016;16:1-12.

REFERÊNCIAS BIBLIOGRÁFICAS

As referências bibliográficas, bem como os outros materiais suplementares deste livro, encontram-se no GEN-IO, nosso ambiente virtual de aprendizagem.

376 COMA, ESTADO VEGETATIVO E MORTE ENCEFÁLICA

DAVID M. GREER E JAMES L. BERNAT

Os transtornos do nível de consciência (Tabela 376.1) envolvem várias condições, desde a encefalopatia leve ou confusão até o coma e a morte encefálica. Embora nem todas as causas de encefalopatia estejam relacionados a desfechos ruins, a avaliação rápida e abrangente de um paciente com a consciência alterada é um dos objetivos mais importantes de toda a medicina. Dependendo da causa, um paciente com estado mental alterado ou coma pode sofrer lesão cerebral irreversível ou até morte; por outro lado, com o diagnóstico imediato e o tratamento, muitos, se não a maioria, dos pacientes se recuperarão, com frequência completamente.

A consciência surge do sistema ativador reticular ascendente, um grupo mal definido de neurônios que se originam na porção rostral do tegmento do tronco encefálico, e projeta-se para os tálamos e depois a ambos os córtices cerebrais. Para que a consciência seja perturbada, o processo patológico subjacente precisa afetar, primariamente, o tronco encefálico ou os tálamos (p. ex., uma lesão estrutural como uma hemorragia intracerebral ou AVE isquêmico), afetar simultaneamente ambos os córtices cerebrais (p. ex., lesão cerebral anóxica global ou encefalite) ou ambos (p. ex., intoxicação medicamentosa ou lesão tóxico-metabólica).

A consciência abrange dois elementos: vigília e conscientização de si mesmo e do ambiente. A vigília representa a capacidade de estabelecer uma resposta de alerta à demanda interna ou estimulação externa. A conscientização de si mesmo e do ambiente é estabelecida por uma rede difusa de circuitos talamocorticais e corticocorticais. Pacientes em coma

Tabela 376.1 Comparação de transtornos do nível de consciência.*

	CONSCIENTIZAÇÃO	VIGÍLIA	TRONCO ENCEFÁLICO/ RESPIRATÓRIA	MOTORA	EEG	POTENCIAIS EVOCADOS	PET/RMf	PROGNÓSTICO
Morte encefálica	Ausente	Ausente	Ausente	Ausente	ECS	Ausente	Metabolismo cortical ausente	Óbito
Coma	Ausente	Ausente	Deprimido, variável	Reflexa ou postural	Polimórfica denta, surto-supressão	Variável BAER; ERPs corticais sempre ausentes	Repouso < 50%	Variável
Estado vegetativo	Ausente	Presente, ciclos de sono-vigília intactos	Intacto	Reflexo, involuntário	Delta, teta ou ECS	BAER preservado; ERPs corticais variáveis	Repouso < 50%; áreas primárias estimuláveis	Ruim, quando crônico
Estado de consciência mínima	Intacta, mas pouco responsiva	Intacta	Intacto	Variável com movimentos propositais	Lentidão inespecífica	BAER preservado; ERPs corticais geralmente preservados	Reduzido; áreas secundárias também estimuláveis	Variável
Síndrome de encarceramento	Intacta, mas comunicação difícil	Intacta	Respiração intacta; com frequência sinais do tronco encefálico	Quadriplegia, paralisia pseudobulbar	Em geral normal	BAER variável; ERPs corticais normais	Normal ou quase normal	Ruim

BAER = resposta evocada auditiva do tronco encefálico; ECS = silêncio elétrico cerebral; EEG = encefalografia; ERP = potencial relacionado ao evento; RMf = ressonância magnética funcional; PET = tomografia por emissão de pósitrons.

*A tabela mostra achados típicos, os quais não estão necessariamente presentes em todos os pacientes. A síndrome de encarceramento pode ser confundida com um transtorno de consciência.

De Bernat JL. *Ethical Issues in Neurology.* 3rd ed. Philadelphia: Lippincott Williams & Wilkins; 2008:292.

não apresentam vigília nem conscientização de si mesmos ou do ambiente. Aqueles em estado vegetativo persistente (ou síndrome da vigília sem resposta) apresentam vigília, inclusive ciclos de sono-vigília, mas sem percepção de consciência.

COMA

Coma é um estado patológico de falta de resposta, do qual o paciente não pode ser acordado por nenhuma forma de estimulação.

EPIDEMIOLOGIA

As causas mais comuns do coma incluem: traumatismo, tóxico-metabólicas, anoxia cerebral e lesões que resultam em herniação ou compressão do tronco encefálico (Tabela 376.2).

BIOPATOLOGIA

A vigília surge do sistema ativador reticular ascendente, que é uma rede neural que se origina no tegmento central da ponte e do mesencéfalo no tronco encefálico rostral, recebendo aportes em cada nível à medida que ascende para o prosencéfalo basal central, tálamos e córtices cerebrais. A manutenção da conscientização exige não só a vigília, mas também uma rede paralela normal em funcionamento de circuitos neuronais de reverberação entre o tálamo e as regiões corticais múltiplas para criar uma experiência integrada e unificada. A excitação (*arousal*) pode ser afetada por dano ou disfunção em qualquer ponto ao longo dessas vias, mas os neurônios talâmicos e corticais são mais suscetíveis a danos, por causa de suas demandas metabólicas mais altas. O cenário clássico é uma lesão anóxica global de parada cardíaca, que danifica seletivamente lâminas corticais específicas, os tálamos, os núcleos da base e o hipocampo, em razão de suas altas demandas de oxigênio e atividade metabólica relativamente alta. Por comparação, neurônios filogeneticamente mais velhos e menos metabolicamente demandantes do sistema ativador reticular ascendente são relativamente poupados. Essa lesão seletiva ajuda a explicar a síndrome de vigília não responsiva (também chamada de estado vegetativo), que se caracteriza pela vigília sem consciência.

O coma é causado por (1) dano estrutural resultante de traumatismo, edema, inflamação, isquemia, hemorragia ou lesões expansivas, ou (2) efeitos difusos tóxicos e/ou metabólicos sobre os neurônios. As lesões estruturais podem afetar o sistema de ativação reticular ascendente diretamente por meio de dano neuronal ou indiretamente por pressão ou deslocamento extrínseco, causando isquemia e/ou edema. As encefalopatias metabólicas e tóxicas afetam difusamente todos os neurônios do cérebro, mas, preferencialmente, os neurônios metabolicamente sensíveis no córtex e no tálamo. Entretanto, vários desarranjos metabólicos agudos ou toxicidades também podem causar lesão cerebral estrutural ao alterar a pressão arterial ou oxigenação (p. ex., toxicidade opioide [ver Capítulo 31]), edema cerebral (p. ex., insuficiência hepática aguda [ver Capítulo 145] com hiperamonemia), ou desmielinização aguda (p. ex., mielinólise pontina central decorrente de desvio osmolar rápido, como observado em correção rápida de hiponatremia crônica [ver Capítulo 108]).

Tabela 376.2 Causas de torpor e coma.

Lesão cerebral traumática*
- Contusão
- Hemorragia intracerebral, epidural, subdural ou subaracnóidea
- Lesão axonal difusa
- Pressão intracraniana aumentada

Neoplasias e outras lesões expansivas

Infecções
- Meningite
- Encefalite
- Abscesso encefálico ou empiema
- Sepse ou outra infecção, especialmente em idosos ou paciente com demência*

Doença cerebrovascular
- Hemorragia intracerebral
- Infarto no tronco encefálico ou cerebelo ou grande infarto hemisférico
- Hemorragia no tronco encefálico ou cerebelo ou grande hemorragia hemisférica
- Vasculite, coagulação intravascular disseminada, púrpura trombocitopênica trombótica

Epilepsia
- Estado de mal epiléptico
- Torpor ponta-onda
- Estado pós-ictal

Encefalopatias metabólicas*
- Hipoglicemia, hiperglicemia
- Hipercalcemia
- Hiponatremia, hipernatremia
- Hipoxemia, incluindo anoxia após parada cardíaca
- Acidose
- Falência de sistemas de órgãos: hepático, renal, pulmonar, cardíaco
- Endocrinopatia (p. ex., coma mixedematoso)

Encefalopatias tóxicas
- Intoxicações farmacológicas:* álcool, barbituratos, benzodiazepinas, opioides, estimulantes, salicilatos, anticonvulsivantes, anticolinérgicos, medicamentos psicotrópicos ou outros
- Envenenamento: monóxido de carbono, toxinas industriais

Outras encefalopatias
- Encefalopatia hipertensiva
- Hidrocefalia aguda
- Apoplexia hipofisária

Outras
- Conversão, simulação, catatonia

*Causas mais comuns.

Lesões estruturais que causam coma apresentam-se, tipicamente, com síndromes de herniação clinicamente reconhecidas, nas quais desvios em pressão intracraniana produzem deslocamento caudal e lateral e isquemia no mesencéfalo e no lobo temporal medial a partir da incisura tentorial. A herniação resulta em disfunção de nervos cranianos (primeiro a dilatação pupilar, seguida por paralisia mais completa do terceiro nervo), respiração e sistemas motores. Mais em geral, a herniação central ocorre com episódios globais como a meningoencefalite (ver Capítulo 386), lesão cerebral anóxica, edema cerebral decorrente de lesões tóxico-metabólicas ou hidrocefalia. A herniação uncal resulta de lesões de expansão rápida e de localização lateral, que aprisionam o nervo oculomotor ipsilateral contra o úncus do lobo temporal. O deslocamento lateral das estruturas cerebrais pode combinar com ou exceder o deslocamento para baixo. A compressão do tronco encefálico também pode resultar de lesões estruturais na fossa posterior. O sistema ativador reticular ascendente também pode ser danificado diretamente por lesões primárias do tronco encefálico, como hemorragia ou infarto, ou indiretamente por pressão de direção descendente produzida por lesões expansivas hemisféricas, como um traumatismo encefálico (ver Capítulo 371), neoplasias (ver Capítulo 180), abscessos (ver Capítulo 385), hemorragias (ver Capítulo 380) ou infartos de grandes proporções (ver Capítulo 379).

No quadro de distúrbios metabólicos, a encefalopatia resulta de perturbações do microambiente neuronal por alterar as condições metabólicas precisas e necessárias para a condução neuronal normal e excitabilidade. Esses distúrbios podem ocorrer em razão de alterações no fluxo sanguíneo, na oferta de oxigênio, na concentração de glicose, temperatura (hipertermia ou hipotermia), concentrações de eletrólitos e pressão intracraniana. Outras causas incluem: meningite, epilepsias e insuficiências orgânicas. A gravidade da lesão é concordante com seu impacto: agressões metabólicas mais graves causam encefalopatia mais profunda. A rapidez do aparecimento também é um fator importante. Alterações metabólicas súbitas, como na concentração sérica de sódio, podem resultar em epilepsia e coma, enquanto um declínio lento, mesmo até um nível baixo, pode causar pouco impacto clínico (ver Capítulo 108). As encefalopatias tóxicas, com manifestações clínicas indistinguíveis, podem resultar de envenenamento exógeno com substâncias ilícitas (p. ex., opioides, alucinógenos) ou terapêuticas (p. ex., antidepressivos, anticolinérgicos), ou por toxinas endógenas resultantes de insuficiência renal ou hepática. A meningoencefalite aguda, com inflamação das meninges e do cérebro, causa coma por inflamação direta, insultos vasculares, edema cerebral e hidrocefalia.

MANIFESTAÇÕES CLÍNICAS

Um paciente em coma não mostra vigília nem consciência. Não há resposta proposital à estimulação nociva. Pode haver postura reflexa. Os olhos geralmente estão fechados, exceto na situação rara de "coma com olhos abertos", que às vezes acompanha uma parada cardíaca (ver Capítulo 57), com lesão cerebral anóxica difusa. Os olhos não se abrem em resposta a estímulos nocivos. O paciente não expressa nenhum som interpretável reflexível de resposta, somente sons associados a tentativas de respirar.

O coma deve ser diferenciado do torpor, no qual o paciente consegue ser despertado temporariamente por estimulação vigorosa, mas, depois, retorna a não responsividade quando a estimulação é interrompida.

O coma pode apresentar múltiplos níveis de profundidade graduados pela presença e grau de reflexos do tronco encefálico e motores. Entretanto, essa diferenciação serve apenas para distinguir níveis de disfunção do tronco encefálico e não implica reversibilidade, a qual depende da etiologia subjacente. O padrão de disfunção do tronco encefálico localiza, de forma útil, a extensão anatômica de uma lesão estrutural ou compressão.

DIAGNÓSTICO

O diagnóstico veloz da etiologia do coma é crucial para o tratamento rápido e direcionado (Tabela 376.3).[1] A anamnese detalhada, o exame físico, os exames laboratoriais e a neuroimagem devem ser abordados de maneira paralela. A atenção imediata deverá se concentrar em se o paciente tem alguns sinais de traumatismo (craniano ou cervical), de meningite (febre, rigidez da nuca), de intoxicação medicamentosa (que pode ser rapidamente revertida), de crises epilépticas (incluindo o estado de mal epiléptico não convulsivo, que pode se manifestar somente como desvio dos olhos), ou de achados focais sugestivos de massa ou de episódio vascular.

Tabela 376.3 Dicas clínicas iniciais para o diagnóstico de torpor e coma.

CAUSAS ESTRUTURAIS
Anamnese
Início abrupto de inconsciência
Cefaleia súbita
Vômito
Exame
Sinais neurológicos focais (hemiparesia, postura, reflexos assimétricos)
Reflexos pupilares anormais à luz
CAUSAS METABÓLICAS OU TÓXICAS
Anamnese
Perda gradual da consciência
Estado confusional anterior
Crises epilépticas
Comprometimento cognitivo conhecido
Uso de insulina ou drogas ilícitas
Exame
Ausência de sinais neurológicos focais
Presença de sinais de liberação frontal
Reflexos pupilares à luz intactos
Tremor, asterixe ou mioclonia multifocal
Evidência de infecção sistêmica
Sinais de uso de agulha
MENINGITE
Anamnese
Piora da cefaleia
Rigidez e dor no pescoço
Febre, calafrios
Torpor progressivo e coma
Exame
Febre, rigores
Rigidez de nuca e sinais de inflamação meníngea

A anamnese deve se concentrar em quaisquer episódios testemunhados ou história recente de acordo com terceiros, como se sentir mal ou sofrendo qualquer traumatismo ou alteração de medicamentos. Informações sobre quaisquer episódios anteriores de cefaleia, vômito, estado de confusão, uso de medicamentos com prescrição ou ilícitos, uso de álcool, febre, distúrbios metabólicos (incluindo história de diabetes), história de epilepsia, de comportamento recente anormal e de quadros clínicos preexistentes, em particular fibrilação atrial ou episódios neurológicos anteriores (p. ex., infarto ou hemorragia cerebral).

O exame físico geral deverá incluir avaliação dos sinais vitais, otoscopia, exame fundoscópico e busca por sinais físicos de traumatismo craniano, rigidez nucal ou marcas de uso de agulha. O índice e o padrão respiratórios deverão ser cuidadosamente examinados (Tabela 376.4). A respiração de Cheyne-Stokes é um padrão periódico de respiração, cuja amplitude forma uma onda senoidal com períodos de 5 a 45 segundos de apneia, alternando-se com períodos de hiperpneia. Esse quadro pode ser observado em pacientes com distúrbios primários cardíacos/respiratórios ou em pacientes com encefalopatia metabólica, e é tipicamente reversível tratando-se a causa subjacente. A hiperventilação neurogênica central consiste em hiperpneia e taquipneia contínuas, que leva à alcalose respiratória pura; ela ocorre com lesões do tegmento rostral do tronco encefálico, no nível do mesencéfalo, ou dano à ponte central. A respiração de Kussmaul, que consiste em respiração profunda rápida, é observada como um mecanismo de compensação no quadro de acidose metabólica grave, frequentemente com hiperglicemia (ver Capítulo 216). Padrões de respiração atáxica ou irregular, com ou sem períodos apneicos, estão associados à disfunção do tronco encefálico inferior e podem representar um padrão agonal.

Um exame neurológico detalhado é importante de se discernir se houver sinais localizados que possam apontar para uma etiologia estrutural para abordar o nível de função cerebral e buscar por evidência de traumatismo ou uso de drogas ilícitas.

Os membros do paciente deverão ficar descobertos para se observarem quaisquer movimentos, espontâneos ou em resposta a um estímulo. A responsividade deverá ser verificada aumentando-se a estimulação nociceptiva, começando com a estimulação auditiva alta. Essa estimulação física nociceptiva deverá incluir não só a estimulação das extremidades

Tabela 376.4 Níveis funcionais do cérebro determinados por achados em sistemas clínicos.

NÍVEL FUNCIONAL	CONSCIÊNCIA	RESPIRAÇÃO	PUPILAS	REFLEXOS VESTÍBULO-OCULARES	RESPOSTAS MOTORAS
HERNIAÇÃO TRANSTENTORIAL CENTRAL					
Diencefálica alta	Torpor leve	Eupneia, bocejos, apneia pós-hiperventilação	Pequenas, reativas	Perda de componente de verificação	Paratonia, preensão
Diencefálica baixa	Torpor profundo	Cheyne-Stokes	Pequenas, reativas	Perda de componente de verificação	Postura decorticada
Mesencéfalo	Coma	Hiperventilação neurogênica central	Posição média, fixas	Perda da função do músculo reto medial	Postura decorticada
Ponte, parte superior	Coma	Hiperventilação neurogênica central	Posição média, fixas	Perda da função do músculo reto medial	Postura decorticada
Ponte, parte inferior	Coma	Atáxica	Posição média, fixas	Ausente	Flácida
Bulbo	Coma	Apneia	Posição média, fixas	Ausente	Flácida
HERNIAÇÃO TRANSTENTORIAL UNCAL					
Terceiro nervo, fase precoce	Não confiável	Normal	Ipsilaterais dilatadas, fixas	Normal	Hemiparesia contralateral
Terceiro nervo, fase tardia	Coma	Cheyne-Stokes ou hiperventilação neurogênica central	Ipsilaterais dilatadas; fixas; contralateral dilatada; fixa	Disfunção do músculo reto medial	Hemiparesia ipsilateral e postura contralateral descerebrada
Mesencéfalo-ponte	Coma	Hiperventilação neurogênica central ou atáxica	Posição média, fixas	Ausente	Postura bilateral descerebrada

(iniciando-se geralmente com a pressão no leito da unha), mas também no crânio, incluindo a crista supraorbitária e a articulação temporomandibular. Somente quando a estimulação adequada foi realizada pode-se dizer que o paciente está realmente não responsivo e comatoso.

Exame de nervos cranianos

Em um exame detalhado de nervos cranianos, os olhos devem ser mantidos abertos e quaisquer movimentos espontâneos do olho, desvio, nistagmo ou desconjugação devem ser registrados. Deve-se solicitar ao paciente para olhar para cima e para baixo, de modo que um pseudocoma de um estado de encarceramento possa ser detectado. Uma piscada a uma ameaça visual deverá ser analisada com a mão plana (para evitar a criação de uma onda de vento que estimularia um reflexo da córnea) abordando o olho, primeiro lateralmente (para analisar o campo visual) e, então, centralmente se não houver resposta da abordagem lateral. O reflexo pupilar à luz deverá ser analisado com luz brilhante e uma lente de aumento ou pupilômetro pode ser útil para avaliar a responsividade questionável ou vivacidade e grau de resposta. O reflexo da córnea pode ser analisado inicialmente com uma gota de água ou soro fisiológico e, então, com um fiapo de algodão leve; entretanto, se esses estímulos menores não forem bem-sucedidos, poderá ser necessário um estímulo mais potente, como pressionar o olho com um aplicador com ponta de algodão.

As respostas pupilares à luz brilhante avaliam as vias do nervo óptico, nervos oculomotores, mesencéfalo e vias simpáticas. A reatividade pupilar distingue causas de coma estruturais das tóxico-metabólicas. As pupilas permanecem reativas à luz e geralmente simétricas por meio de profundidades variáveis no coma tóxico-metabólico, enquanto os reflexos pupilares são anormais e, com frequência, assimétricos, com causas estruturais como herniação transtentorial com compressão do terceiro nervo. Quando as pupilas estão assimétricas, é importante distinguir qual olho é o anormal; a pupila maior não é necessariamente o lado anormal, como no quadro de síndrome de Horner, no qual ocorre perda da entrada simpática. Entretanto, no cenário de lesão compressiva ou outra causa de disfunção do terceiro nervo, a dilatação pupilar ocorre antes da oftalmoplegia, porque as fibras pupiloconstritoras parassimpáticas correm do lado externo do nervo e são comprimidas primeiro. Com a herniação progressiva, vias simpáticas do tronco encefálico também são danificadas, de modo que a pupila pode retornar para a posição média e permanecer não reativa. Lesões estruturais primárias na ponte (p. ex., hemorragia ou infarto) causam pupilas "puntiformes" em decorrência da perda dos tratos simpáticos; entretanto, elas são geralmente ainda reativas diante de uma lente de aumento ou pupilômetro. O examinador deve considerar o potencial para anormalidades pupilares preexistentes (p. ex., diabetes, pós-cirúrgico) assim como medicamentos tópicos aplicados que possam prejudicar os reflexos pupilares.

Um exame fundoscópico com dilatação de pupila ajuda a detectar doença ocular, assim como por evidência de pressão intracraniana aumentada. Entretanto, se a dilatação farmacológica por realizada, é importante que todos os cuidadores saibam que ela foi executada, para evitar conclusões errôneas.

Os movimentos oculares espontâneos podem ter valor de localização. Olhos desviados horizontal e conjugadamente em razão de lesão hemisférica seguem as regras do "olhar na direção de um infarto, afastamento de uma crise convulsiva", por causa da ablação ou estimulação do centro do olhar conjugado no lobo frontal. Com lesões no tronco encefálico, porém, os olhos geralmente desviarão na direção oposta, em razão do dano à formação reticular parapontina. O desvio tônico do olhar para baixo é, às vezes, observado em pacientes com lesão anóxica difusa do cérebro. O balanço ocular, com movimento [dos olhos] rápido para baixo e retorno lento para cima, pode ocorrer nas lesões pontinas ("*bobbing*"). O balanço ocular "reverso" ("*bobbing* reverso") com movimento lento [dos olhos] para baixo e rápido para cima ("mergulho ocular" ou "ocular *dipping*") pode ser observado após lesões primárias no tronco encefálico ou com anoxia global ou estados tóxico-metabólicos. A mirada "pingue-pongue" com movimentos horizontais conjugados alternativos não é específica, mas um distúrbio mais lento e similar de mirada periódica alternante pode ser visualizado na hiperamonemia, em razão da encefalopatia portossistêmica.

A mirada horizontalmente desconjugada deverá ser colocada no contexto clínico, porque pode ser secundária a uma lesão do tronco encefálico, ou pode ser simplesmente a descoberta de um quadro preexistente de esotropia ou exotropia. Entretanto, a desconjugação vertical é quase sempre anormal e deverá sinalizar um problema estrutural no nível do tronco encefálico rostral.

O reflexo vestíbulo-ocular pode ser testado usando estimulação calórica dos meatos acústicos externos com água gelada. Antes de executar o teste com água gelada, a avaliação otoscópica deve revelar membrana timpânica intacta e meato acústico transparente, e a cabeceira da cama deverá ser elevada em 30°. A água gelada é instilada em uma orelha de cada vez, continuamente por 60 segundos, e os olhos são observados quanto a qualquer movimento. Quando o tronco encefálico está intacto, os olhos se desviam tonicamente em direção à orelha irrigada a frio, às vezes, com nistagmo no sentido oposto. Ambas as orelhas devem ser analisadas, mas com intervalo de pelo menos 5 minutos antes de analisar a segunda orelha. Se a tomografia computadorizada (TC) da coluna cervical mostrar estabilidade da coluna, ela também poderá ser analisada usando movimentos súbitos da cabeça. Para esse teste, a cabeça é girada ativamente, lateral e verticalmente para provocar um reflexo oculocefálico. Em um cérebro intacto, os olhos se movem na direção oposta àquela da qual a cabeça foi girada.

O movimento facial é analisado como descrito antes por estímulos aversivos, que pode incluir também estimulação dos pelos nasais e do septo nasal com uma haste com ponta de algodão, o que pode provocar uma careta como resposta. A função dos nervos cranianos inferiores é analisada com estimulação faríngea posterior para testar o reflexo de vômito, e a aspiração profunda dos brônquios para analisar o reflexo da tosse.

Exame motor

A resposta motora pode dar uma dica para a localização. O exame motor inclui observar o paciente quanto a movimentos espontâneos e, então, as respostas provocadas pela estimulação nociceptiva dos membros, começando tipicamente com compressão profunda do leito ungueal e, depois, com estimulação mais proximal no membro. O movimento em resposta à estimulação em ambos os locais deverá ser notado, incluindo se são simétricos. Respostas estereotipadas são mais coerentes com um reflexo de postura. As respostas podem ser graduadas como localização, afastamento proposital, postura flexora (decorticada) reflexa, postura extensora (descerebrada) reflexa e ausência de resposta.

A postura decorticada ou flexora sugere lesão acima do nível do núcleo rubro no tronco encefálico, enquanto a postura descerebrada ou extensora sugere lesão do tronco encefálico. Os achados simétricos são mais coerentes com uma lesão tóxico-metabólica ou difusa, enquanto achados assimétricos sugerem uma lesão estrutural focal. Entretanto, as exceções incluem hipoglicemia e hiponatremia, que podem, notoriamente, causar achados neurológicos focais na ausência de uma lesão estrutural e que são, com frequência, reversíveis. Outros achados motores incluem movimentos tônicos ou clônicos coerentes com uma crise convulsiva, ou abalos mioclônicos (não rítmicos), que são um achado não específico associado com muitas doenças. O abalo mioclônico implacável (estado de mal epiléptico mioclônico) no quadro de lesão cerebral anóxica difusa tende a significar pior prognóstico.

Classificação do coma

Múltiplas escalas ajudam na classificação e avaliação de coma, com estimativas de prognóstico e alterações de avaliação com o tempo. A Escala de Coma de Glasgow (Tabela 371.1) é amplamente usada, especialmente para avaliar pacientes com lesão cerebral traumática; seus componentes incluem respostas verbais, motoras e oculares. A escala FOUR (*Full Outline of UnResponsiveness*) – mais recente (Tabela 376.5) é mais abrangente para função do tronco encefálico (incluindo padrões respiratórios) e responsividade, e é útil para avaliar coma por todas as causas.

Exames laboratoriais

A análise laboratorial de emergência deve incluir: hemograma completo, eletrólitos, glicose sérica, testes de função hepática e renal, perfil de coagulação, testes de função da tireoide, nível de amônia, análise de gases arteriais, concentração de álcool no sangue e rastreamentos de medicamentos no sangue e na urina. Se houver probabilidade de intoxicação, especialmente na ausência de cetonas, uremia ou nível elevado de lactato, os intervalos aniônicos e osmolares deverão ser medidos. Pesquisa de opioides, benzodiazepinas e outras toxinas (p. ex., pesticidas, metais pesados e alcoóis atípicos) deve ser solicitada em amostras de urina e sangue. Culturas de sangue, urina e escarro deverão ser obtidas, assim como um eletrocardiograma e radiografia do tórax.

A neuroimagem rápida geralmente começa com uma TC do crânio sem contraste, mas uma angiografia por TC deverá ser conduzida se houver suspeita de lesão vascular. Se o paciente foi encontrado inconsciente ou havendo qualquer dúvida quanto a traumatismo, a TC da coluna vertebral cervical deve ser obtida concomitantemente. A ressonância magnética (RM) geralmente não é útil no quadro agudo e pode ser contraindicada para o paciente instável que precisa de monitoramento cuidadoso. A única exceção seria um possível infarto agudo do tronco encefálico ou da fossa posterior, que pode não ser observado na TC do crânio sem contraste, mas que deverá ser identificado por RM com imagens ponderadas em difusão.

Caso a TC do crânio não mostre evidência de lesão expansiva ou de edema, uma punção lombar deve ser conduzida para excluir meningite (ver Capítulo 384) ou outras causas de inflamação do sistema nervoso central (SNC). Um eletroencefalograma (EEG) urgente deve ser considerado para excluir crises epilépticas não convulsivas ou estado de mal epiléptico.

Tabela 376.5 Escala de avaliação de coma com quatro escores.*

RESPOSTA OCULAR
E4 = Olhos abertos ou fechados, rastreando ou piscando para comando
E3 = Olhos abertos, mas sem rastreamento
E2 = Olhos fechados, mas abertos diante de dor
E1 = As pálpebras permanecem fechadas mediante estímulos dolorosos
RESPOSTA MOTORA
M4 = Sinal de polegar para cima, punho ou sinal de paz
M3 = Localização pela dor
M2 = Resposta de flexão à dor
M1 = Resposta de extensão à dor
M0 = Sem resposta à dor ou *status epilepticus* mioclônico generalizado
REFLEXOS DO TRONCO ENCEFÁLICO
B4 = Presença de reflexos pupilar e corneal
B3 = Uma pupila dilatada e não reativa à luz
B2 = Reflexos pupilar ou corneal ausentes
B1 = Reflexos pupilar e corneal ausentes
B0 = Reflexos pupilar, corneal ou de tosse ausentes
RESPIRAÇÃO
R4 = Padrão regular de respiração
R3 = Padrão de respiração de Cheyne-Stokes
R2 = Padrão de respiração irregular
R1 = Desencadeia ou respira acima do índice do ventilador
R0 = Apneia ou respira no índice do ventilador

*Para coma não traumático e outros transtornos de consciência.
De Wijdicks EFM. *The Comatose Patient*. 2nd ed. New York: Oxford University Press; 2014.

TRATAMENTO

O tratamento do coma exige diagnóstico, suporte e medidas simultâneas de manejo (Tabela 376.6).[2] Os tratamentos específicos dizem respeito à causa subjacente e algumas condições exigem atenção urgente, como traumatismo craniano (ver Capítulo 371), episódios cerebrovasculares (ver Capítulo 378), hipoglicemia grave ou hiperglicemia (ver Capítulo 216), meningite (ver Capítulo 384) e encefalite (ver Capítulo 386). A estabilização de emergência das funções respiratória e circulatória é fundamental para todos os pacientes. O tratamento precoce de crises epilépticas (ver Capítulo 375) pode prevenir a progressão para o *status epilepticus*.

Em pacientes sem achados focais ou meningite evidente, dextrose a 50% (25 g IV para hipoglicemia em potencial), tiamina empírica (100 mg IV para prevenir síndrome de Wernicke-Korsakoff induzida por glicose), naloxona (0,4 a 2 mg IV para potencial superdosagem de opioides) e flumazenil (0,2 mg IV para reverter a ação das benzodiazepinas) podem ser administrados durante a avaliação diagnóstica. Na presença de febre, rigidez da nuca ou leucocitose, o paciente deverá ser tratado empiricamente para meningite bacteriana (ver Capítulo 384) e encefalite viral (ver Capítulo 386) enquanto se espera pelos resultados da reação em cadeia da polimerase e/ou culturas do líquido cefalorraquidiano.

A elevação de pressão intracraniana deve ser tratada com urgência. A hiperventilação com bolsa ou ventilador com meta de P_{CO_2} de 30 mmHg deverá reduzir rapidamente a pressão intracraniana, mas o efeito é transitório. Se essa manobra for utilizada, todo cuidado deve ser tomado para reestabelecer a normocapnia lentamente e no momento apropriado. A terapia hiperosmolar com manitol (0,5 a 1,5 g/kg a cada 6 horas), ou soro fisiológico hipertônico (1,5 a 7% como gotejamento contínuo ou 23,4% como *bolus*) terá efeito mais durável. Os glicocorticoides podem ser usados em pacientes com tumores cerebrais (ver Capítulo 384), mas eles não são eficientes em lesão cerebral traumática, lesões vasculares ou nas causas metabólicas do coma. Para elevações refratárias em pressão intracraniana, os barbitúricos (geralmente pentobarbital, com a dose titulada com base nos achados do EEG) podem ser úteis; mas nesse estágio (ou mais cedo), uma craniectomia cirúrgica deverá ser considerada para descompressão[A1] ou evacuação de qualquer lesão com efeito de massa. Para lesão cerebral anóxica difusa após parada cardíaca (ver Capítulo 57), a hipotermia terapêutica por 24 horas é considerada benéfica, com temperatura orientada de 32 a 36°C.[3]

PROGNÓSTICO

O prognóstico para coma, que varia significativamente, depende da causa, do estágio, do grau de dano cerebral estrutural e da reversibilidade potencial. As regras preditoras aplicam-se somente a causas específicas, e o senso comum precisa prevalecer. Por exemplo, pacientes com parada respiratória isolada que nunca perderam perfusão podem ficar comatosos por períodos prolongados, mas geralmente atingem boa recuperação neurológica.

Entretanto, para lesão cerebral anóxica difusa decorrente de uma parada cardíaca, preditores confiáveis de desfecho insatisfatório incluem ausência de reflexos pupilares ou corneanos 72 horas após a parada (ou 72 horas após reaquecimento, se o paciente foi submetido à hipotermia terapêutica), assim como ausência bilateral de respostas corticais na análise de potencial

Tabela 376.6 Manejo emergencial de pacientes comatosos.

1. Assegurar a oxigenação
2. Manter a circulação
3. Administrar glicose a 50%, 25 g IV, e controlar a glicose
4. Reduzir a pressão intracraniana elevada
5. Sustar as crises epilépticas com lorazepam,[a] 1 a 2 mg IV
6. Buscar e tratar infecções
7. Restaurar o equilíbrio ácido-base e eletrolítico
8. Normalizar a temperatura do corpo
9. Administrar tiamina, 50 mg IV, e multivitaminas
10. Considerar administração de antagonistas de opioides (naloxona, 0,4 a 2 mg IV)
11. Considerar administração de antagonistas de benzodiazepínicos (flumazenil, 0,2 mg IV)
12. Controlar a agitação psicomotora
13. Proteger os olhos
14. Considerar indução de hipotermia terapêutica para neuroproteção após parada cardíaca.

Modificados de Posner JB, Saper CB, Schiff ND, et al. *Plum and Posner's Diagnosis of Stupor and Coma.* 4th ed. New York: Oxford University Press; 2007:311.
[a]N.R.T.: Apresentação intravenosa não disponível no Brasil. Aqui, usa-se diazepam 10 a 20 mg IV.

Tabela 376.7 Diagnóstico de estado vegetativo.

I. Ausência de:
- Conscientização de si mesmo ou do ambiente
- Resposta comportamental proposital ou voluntária a todos os estímulos
- Compreensão ou expressão da linguagem

II. Presença de:
- Vigília intermitente manifestada pela presença de ciclos de dormir-acordar
- Funções autonômicas
- Reflexos do nervo craniano e da medula

III. Repertório comportamental potencial:
- Respiração espontânea
- Movimentos espontâneos errantes dos olhos
- Emite sons, mas sem palavras
- Caretas como resposta à dor, executa expressões faciais
- Bocejos, executa movimentos de mascar com a mandíbula, engole saliva
- Move os membros sem propósito, arqueia para trás, postura de decorticação de membro
- Flexão (afastamento) em resposta a estímulos nocivos
- Move a cabeça ou os olhos brevemente em direção a um som ou movimento
- Sobressalto auditivo

evocado somatossensorial 48 horas após a parada (ou 48 horas após o reaquecimento, se o paciente foi submetido à hipotermia terapêutica). Outros fatores prognósticos potenciais incluem padrões malignos no EEG (supressão de salva, atenuação grave),[4] níveis séricos elevados de enolase neurônio-específica e evidência de lesão anóxica grave na TC ou na RM.

Alguns pacientes se recuperam nos primeiros dias após o evento hipóxico, mas, então, regridem dias a semanas depois com uma síndrome de leucoencefalopatia pós-hipoxia retardada, que se acredita ser um processo desmielinizante. Esse desfecho é mais comum em pacientes com hipoxia/anoxia prolongada seguida de parada cardíaca com isquemia. A neuroimagem mostra desmielinização hemisférica bilateral difusa, que poupa o cerebelo e o tronco encefálico. Alguns pacientes conseguem se recuperar lentamente durante 3 a 12 meses, mas, com frequência, com sequelas neurológicas substanciais. Outros permanecem em um estado vegetativo ou minimamente consciente.

ESTADO VEGETATIVO/SÍNDROME DA VIGÍLIA ARRESPONSIVA

O estado vegetativo, recentemente renomeado de síndrome da vigília arresponsiva, é um transtorno de consciência na qual a vigília é atingida, mas a consciência de si mesmo ou do ambiente está ausente na análise clínica (Tabela 376.7).[5] Essa síndrome pode ser temporária ou permanente, dependendo da causa subjacente e do grau de lesão. Trata-se de um estado do qual os pacientes podem emergir, mas também pode ser o estado final. Adjetivos como "persistente" ou "permanente" devem ser evitados, pois são arbitrários e levam à confusão por desorientarem diagnóstico e prognóstico.

EPIDEMIOLOGIA

A síndrome da vigília arresponsiva é causada por lesões cerebrais difusas ou multifocais que rompem as vias talamocorticais, mas poupam o tronco encefálico e o hipotálamo. A prevalência dessa síndrome é desconhecida, mas a prevalência de síndrome de vigília arresponsiva estável é de aproximadamente 19 por milhão na população.

BIOPATOLOGIA

As lesões causais podem ser localizadas nos tálamos bilaterais, difusamente nos córtices cerebrais ou difusamente na substância branca que conecta os tálamos ao córtex. As duas causas subjacentes mais comuns são a lesão hipóxico-isquêmica dos tálamos e do córtex no quadro de parada cardíaca (ver Capítulo 57) e lesão axonal difusa causada por lesão cerebral traumática (ver Capítulo 371) com força de torque. Essas causas têm patologias diferentes. A lesão hipóxico-isquêmica afeta os neurônios corticais, talâmicos, dos núcleos da base e cerebelares, enquanto a lesão axonal difusa cisalha e desconecta os axônios nas junções de substância cinza-substância branca de maneira difusa e multifocal, frequentemente com lesão da substância branca profunda que inclui o tronco encefálico.

MANIFESTAÇÕES CLÍNICAS E DIAGNÓSTICO

Os pacientes ficam em vigília, mas sem evidência de responsividade.[6] Um exame clínico cuidadoso é obrigatório para buscar alguma evidência de consciência, pois até 40% dos pacientes diagnosticados com síndrome da vigília arresponsiva estão, na realidade, em um estado de consciência mínima (ver adiante).

Como síndrome clínica, a vigília arresponsiva se apresenta como um espectro de gravidade. A maioria dos pacientes apresenta atividade de onda lenta no EEG, mas os pacientes mais gravemente afetados podem mostrar EEGs quase isoelétricos. Entretanto, alguns pacientes no estado de vigília arresponsiva podem gerar respostas apropriadas no EEG para comandos distintos, sugerindo função cognitiva residual e percepção consciente. Um subconjunto de pacientes que se acredita ter a síndrome da vigília arresponsiva demonstra consciência com base na capacidade desses pacientes de realizar tarefas ideacionais mediante comando com alterações correspondentes na RM funcional. Tais achados identificam pacientes que são mais apropriadamente classificados como minimente conscientes.

TRATAMENTO E PROGNÓSTICO

Não há tratamentos comprovados para reverter ou melhorar a síndrome da vigília arresponsiva crônica e estável. A agressividade do tratamento deveria, idealmente, ser orientada pelos desejos manifestados pelo paciente (ver Capítulos 2 e 3),[7] os quais são, infelizmente, quase sempre desconhecidos. Pacientes no estado de vigília arresponsiva geralmente demandam quase os mesmos cuidados, fisioterapia e cuidados nutricionais do tratamento de pacientes em coma. O encaminhamento a centros de neurorreabilitação especializados é apropriado.

Pacientes com alguma recuperação da vigília arresponsiva geralmente apresentam reflexos pupilares à luz inicialmente preservados e respostas nociceptivas, hiperatividade paroxística simpática e respostas de potencial evocado somatossensorial cortical preservadas. Se os pacientes em vigília arresponsiva de causas não traumáticas não recuperarem a consciência dentro de 3 meses a partir da lesão inicial, eles terão somente uma pequena chance de apresentar melhora neurológica. O prognóstico da vigília arresponsiva em razão de traumatismo craniano (ver Capítulo 371) é mais obscuro e esses pacientes demandam, geralmente, pelo menos 1 ou 2 anos para fornecer nível similar de certeza. A neuroimagem funcional é um meio promissor, embora ainda não provado, de ajudar a identificar pacientes que possam ser destinados a recuperar a consciência, especialmente após uma lesão traumática do cérebro.

O estado de consciência mínima, que é um transtorno profundo de consciência, é diferenciado da síndrome da vigília arresponsiva por claras evidências parciais ou intermitentes de consciência de si mesmo e do ambiente (e-Tabela 376.1).[8-10] Pacientes em estado de consciência mínima sofreram, necessariamente, uma lesão menos grave do que aqueles pacientes com vigília arresponsiva, e o estado de consciência mínima é muito mais comum.

Rupturas em uma rede subjacente funcionalmente conectada que está envolvida no nível de consciência, a "rede de modo padrão (DMN, *default mode network*)", pode ser explorada por neuroimagem, assim como por EEG. Alguns pacientes têm comportamentos que implicam a preservação da função de linguagem, que pode ser evidenciada pela capacidade reprodutível de seguir comandos após reconhecimento de um objeto ou verbalização inteligível.

Pacientes no estado de consciência mínima podem responder a estímulos ambientais e sensoriais de maneira não reflexa. Eles também respondem a estimulantes, como levodopa/carbidopa (25/100 mg, que estimula os neurônios dopaminérgicos talâmicos, provavelmente levando, assim, à melhoria na consciência e na responsividade)[11] e amantadina. A amantadina (inicialmente 100 mg, 2 vezes/dia, posteriormente aumentada para 200 mg, 2 vezes/dia) pode acelerar a recuperação precoce, mas pode não afetar, por fim, o prognóstico geral.[A2]

Os pacientes em estado de consciência mínima demandam serviços extensivos de reabilitação e as perspectivas de recuperação são melhores que aquelas para pacientes com síndrome de vigília sem resposta, provavelmente em razão de sua capacidade de participação, pelo menos em nível mínimo.

Os dados prognósticos para o estado de consciência mínima são limitados, exceto pela recuperação no subconjunto de pacientes com lesão cerebral traumática (ver Capítulo 371). Tanto a tomografia com emissão de pósitrons-FDG quanto a RM funcional são exames úteis para avaliar pacientes e o EEG também pode fornecer informações sobre a extensão da lesão cerebral e a probabilidade de recuperação.

SÍNDROME DE ENCARCERAMENTO

A síndrome de encarceramento, um estado de paralisia profunda, não é um transtorno de consciência, mas pode ser confundida com ele. Em sua forma clássica, ela ocorre quando um infarto ou hemorragia de grandes proporções no tegmento e na base pontina provoca quadriplegia, paralisia pseudobulbar e paralisia de movimentos oculares horizontais. Uma vez resolvida a encefalopatia aguda, os pacientes com síndrome de encarceramento geralmente permanecem acordados e alertas, respiram espontaneamente e apresentam consciência e cognição de modo que possam ser examinados acuradamente. Examinadores sem experiência podem diagnosticar erroneamente pacientes com síndrome de encarceramento como pacientes em coma, em razão da paralisia profunda, pupilas puntiformes e aparência de ausência de resposta. Um estado similar de paralisia global profunda com cognição intacta pode ser produzido por esclerose lateral amiotrófica adiantada (ver Capítulo 391), síndrome de Guillain-Barré (ver Capítulo 392) ou por polineuropatia da doença crítica (ver Capítulo 392).

Os pacientes podem ser ensinados a se comunicar com movimentos oculares verticais voluntários e movimentos das pálpebras, pois eles são controlados rostrais à ponte. A maioria dos pacientes afetados, em especial os mais idosos com comorbidades, morre em poucos meses, mas alguns pacientes, antes jovens e sadios, que foram afetados pela síndrome como resultado da oclusão da artéria basilar sobreviveram por vários anos. Pacientes ocasionais podem recuperar a função e se tornar independentes. Sistemas computadorizados visando aos movimentos oculares, que permanecem intactos, e outros movimentos voluntários intactos podem ajudar os pacientes a se comunicar.

MORTE ENCEFÁLICA

A morte encefálica não é apenas um estado de inconsciência, mas um estado de perda completa e irreversível de todas as funções cerebrais que constituem a morte legal nos EUA e na maior parte do mundo desenvolvido.[12,13] O diagnóstico de morte encefálica é um imperativo médico, com implicações médicas, legais e éticas, assim como um potencial para a doação de órgãos (ver Capítulo 2). É um diagnóstico que deve ser feito com precisão de 100%.

EPIDEMIOLOGIA E BIOPATOLOGIA

Os casos mais comuns de morte encefálica incluem: lesão cerebral traumática (ver Capítulo 371), lesão cerebral anóxica difusa (p. ex., parada cardíaca (ver Capítulo 57), hemorragia intracraniana (incluindo a hemorragia subaracnóidea [ver Capítulo 380] e hemorragia intracerebral intracraniana), meningite (ver Capítulo 384) ou AVE isquêmico (ver Capítulo 379). O edema cerebral e/ou a hidrocefalia levem à pressão intracraniana gravemente elevada. Quando a pressão arterial média iguala a pressão intracraniana, a pressão de perfusão cerebral é, por isso, zero, significando que não há fluxo intracraniano efetivo para frente, o que é incompatível com a vida. Segue-se a morte neuronal isquêmica disseminada.

MANIFESTAÇÕES CLÍNICAS E DIAGNÓSTICO

Antes da análise clínica para morte encefálica, critérios estritos têm de ser cumpridos (Tabela 376.8). A causa da catástrofe neurológica precisa ser conhecida e o estado tem de ser diagnosticado como completamente irreversível. Se houver alguma dúvida quanto ao potencial para reversibilidade, o paciente não deverá ser analisado para morte encefálica. É preciso haver ausência de distúrbios confundidores, incluindo intoxicação por medicamentos/álcool; distúrbios metabólicos, ácido-base ou endócrinos; ou paralisia farmacológica. O paciente tem de estar normotensivo (pressão arterial sistólica de adulto de pelo menos 100 mmHg) e normotérmico (pelo menos 36°C).

Pacientes com morte encefálica não apresentam evidências clínicas de função cerebral. Existem três aspectos clínicos cardeais: coma, arreflexia do tronco encefálico e apneia. O paciente tem de apresentar ausência total de responsividade, com os métodos de análise conforme descrito anteriormente, incluindo estimulação nociceptiva craniana e corporal, que deverá produzir somente respostas mediadas pela medula, se houver. As pupilas estão, tipicamente, na posição média (3 a 7 mm) e fixas, mesmo quando verificadas com um método árduo como lente de aumento ou pupilômetro; pupilas pequenas deverão alertar o médico para a possibilidade de intoxicação ou de uma lesão pontina. O reflexo corneano, da mesma maneira, deverá ser analisado com um estímulo potente, como pressionar a córnea na junção da íris-esclera com um aplicador com ponta de algodão e pressão suficiente para ver o olho se movimentar. Os testesoculocefálico e oculovestibular máximo devem mostrar ausência de movimento na morte encefálica, e ausência dos reflexos de vômito ou de tosse.

Vários sinais motores de origem espinal podem ser vistos na morte encefálica, como reflexos tendinosos profundos preservados, tripla flexão (flexão estereotipada no tornozelo, joelho e quadril à estimulação nociva em múltiplos locais) e o sinal de Babinski, assim como outros movimentos classificados com o termo "sinais de Lázaro" (incluindo virar a cabeça, arqueamento das costas e cruzamento dos braços na frente do corpo).

Tabela 376.8 Testes para morte encefálica em adultos.

I. Pré-condições mostrando irreversibilidade: todas necessárias
- Presença de lesão estrutural cerebral suficiente para produzir todos os sinais clínicos
- Nenhum bloqueio neuromuscular (use eletroneurografia se incerto)
- Ausência de encefalopatia significativa reversível tóxica ou metabólica
  - Sem intoxicação por medicamento depressor
  - Sem distúrbios eletrolíticos, ácido-base ou endócrinos graves, ou hiperamonemia grave
  - Temperatura de pelo menos 36°C
  - Pressão arterial sistólica de pelo menos 100 mmHg

II. Sinais mostrando cessação completa de todas as funções cerebrais clínicas: todos necessários
- Coma: sem movimentos espontâneos, sem resposta a nenhum estímulo e sem movimentos mediados pelo cérebro
- Arreflexia do tronco encefálico: todas necessárias
  - Ausência dos reflexos pupilares à luz e ao escuro
  - Ausência de reflexos da córnea
  - Ausência de movimento facial a estímulos nocivos, tanto no corpo quanto no crânio
  - Ausência de reflexos oculocefálicos (somente analisados em pacientes com integridade da coluna cervical)
  - Ausência de reflexos vestíbulo-oculares analisados por irrigação calórica do meato acústico externo com água gelada durante 60 s continuamente
  - Ausência de reflexos faríngeos e traqueais à estimulação faríngea e aspiração brônquica profunda
- Apneia: sem respiração ou esforço respiratório quando $P_{CO_2} \geq 60$ mmHg preservando a P_{CO_2}

III. Exames complementares: conduzidos somente quando o exame clínico não puder ser completado adequadamente ou de modo confiável
- Neuroimagem mostrando ausência total de fluxo sanguíneo intracraniano (preferido sobre a análise por eletrofisiologia):
  - Angiografia convencional
  - Ultrassom Doppler transcraniano
  - Tomografia computadorizada com emissão de fóton único (SPECT)
- Análise eletrofisiológica mostrando ausência de potenciais do cérebro (ambos exigidos)
  - Eletroencefalografia
  - Respostas evocadas do tronco encefálico

Entretanto, a postura decorticada e a postura descerebrada são respostas mediadas pelo cérebro e não são coerentes com morte encefálica.

Para pesquisar apneia, o ventilador deverá ser ajustado para atingir normocarbia e pré-oxigenação para Pao_2 superior a 200 mmHg. O paciente é observado durante pelo menos 8 a 10 minutos fora do ventilador quanto a qualquer esforço respiratório, e o teste deverá ser abortado se for observada respiração ou se o paciente desenvolver hipotensão (pressão arterial sistólica < 90 mmHg) ou hipoxia (saturação de O_2 < 85% durante 30 segundos, pelo menos. A Pco_2 deve aumentar para mais de ou igual a 60 mmHg (ou pelo menos 20 mmHg superior ao valor basal para um paciente que quimicamente retém CO_2 em decorrência de doença pulmonar). A hora da morte é aquela em que uma gasometria de sangue arterial coerente com apneia é informada pelo laboratório.

Se a análise clínica, incluindo o teste de apneia, não puder ser realizada, ou estiver impedida em razão de instabilidade hemodinâmica, testes alternativos atualmente aceitos incluem estudos de fluxo sanguíneo intracraniano (angiografia convencional, Doppler transcraniano ou tomografia computadorizada com emissão de fóton único [SPECT]). Quando a análise alternativa é solicitada, a hora da morte é aquela em que o estudo tiver sido interpretado formalmente e assinado pelo médico atendente.

TRATAMENTO

Uma vez diagnosticada a morte encefálica, o paciente estará legalmente morto. O manejo adicional só é buscado no caso de possível doação de órgãos. Caso contrário, o ventilador é desligado e todos os acessos e monitores são retirados. Os médicos deverão estar cientes da legislação e políticas locais que podem criar restrições ao diagnóstico de morte por critérios cerebrais em pacientes que pertençam a certos grupos religiosos que não aderem ao conceito de morte encefálica.

Grau A — Recomendações de grau A

A1. Hutchinson PJ, Kolias AG, Timofeev IS, et al. Trial of decompressive craniectomy for traumatic intracranial hypertension. *N Engl J Med*. 2016;375:1119-1130.

A2. Giacino JT, Whyte J, Bagiella E, et al. Placebo-controlled trial of amantadine for severe traumatic brain injury. *N Engl J Med*. 2012;366:819-826.

REFERÊNCIAS BIBLIOGRÁFICAS

As referências bibliográficas, bem como os outros materiais suplementares deste livro, encontram-se no GEN-IO, nosso ambiente virtual de aprendizagem.

377 TRANSTORNOS DO SONO

BRADLEY V. VAUGHN E ROBERT C. BASNER

DEFINIÇÃO

O sono é essencial à boa saúde e à sensação de bem-estar.[1] Esse estado normal de responsividade reduzida restaura os processos corporais e também promove a vigília, a memória e o aprendizado. Por outro lado, a interrupção do sono está associada a várias questões de saúde, assim como ao desempenho prejudicado e às interações psicossociais. Secundárias, em frequência, somente à dor, as queixas de sono-vigília levam um em cada três indivíduos a buscar ajuda médica. Os transtornos do sono não tratados e o comprometimento da qualidade do sono também podem exacerbar sintomas de outras doenças, agravando um transtorno preexistente ou reduzindo a capacidade de enfrentar ou combater os sintomas da doença original. Por isso, os médicos devem reconhecer que esses sinais e sintomas podem estar relacionados com sono disfuncional.

BIOPATOLOGIA

Redes de trabalho humorais, neuroquímicas e neuronais complexas determinam o ciclo sono-vigília. Com organização dinâmica, o sono é composto de sono com movimento ocular não rápido (NREM, *non-rapid eye movement*) e sono com movimento ocular rápido (REM, *rapid eye movement*) (mostrado como estágio R). O sono NREM é dividido em três estágios (N1, N2 e N3), cada qual com regulação fisiológica distinta, contribuindo para a saúde e a melhora da função cerebral.

A vigília envolve a ativação dos grupos neuronais monoaminérgicos, dos neurônios colinérgicos do prosencéfalo basal e do sistema ativador reticular ascendente do tronco encefálico (e-Figura 377.1). O sistema de ativação reticular promove a retransmissão de informações sensoriais aos hemisférios cerebrais, e os neurônios colinérgicos e monoaminérgicos do prosencéfalo promovem a atenção das redes de trabalho hemisféricas às informações sensoriais.

Com o início do sono, informações de dois acionadores principais (homeostático, os eventos químicos formados durante a vigília; e circadiano, o relógio interno do corpo) influenciam o núcleo pré-óptico lateral ventral a suprimir ativamente as redes de trabalho da vigília e possibilitar o início do sono NREM (e-Figura 377.2), que começa tipicamente como estágio N1, com atenuação do eletroencefalograma (EEG) e movimentos oculares lentos (Tabela 377.1). Esse estágio N1, associado à sensação de sonolência, responde por cerca de 5% do tempo de sono noturno. Embora possa ocorrer um processamento sensorial mínimo, a memória não é armazenada. A pressão arterial pode cair levemente, e a respiração se torna mais periódica.

A característica do sono de estágio N2 é um EEG com fusos de sono e complexos K. Esse estágio representa cerca de 50% de uma noite de sono. Embora o estágio N2 seja considerado de sono leve, ele está associado a menos responsividade a estímulos e a alterações em gás carbônico (CO_2) e oxigênio (O_2) que o estágio N1. O estágio N3 caracteriza-se por ondas lentas (0,5 a 2 Hz, > 75 μV) no EEG, que são mais proeminentes em áreas do cérebro mais intensamente usadas durante o período de vigília precedente. No estágio 3, que constitui 20% do sono noturno, o indivíduo tem dificuldade de despertar e apresenta respiração rítmica, que é menos responsiva ao CO_2 elevado e baixo O_2 que durante o estágio N2. Esse estágio também está associado ao reequilíbrio metabólico dos neurônios, das sinapses e da glia.

O sono REM (estágio R) é gerado por neurônios colinérgicos no *nucleus subcoeruleus* no cérebro, o qual ativa outros grupos neuronais à produção dos movimentos oculares rápidos associados, à ativação das ondas do EEG da frequência teta e alfa, à paralisia do músculo esquelético e à regulação reduzida de temperatura. A maioria dos sonhos vívidos ocorre no estágio R, mas eles podem se dar em outros estágios. Uma vez que a maioria dos músculos esqueléticos fica paralisada no estágio R, a ventilação depende unicamente do diafragma. Esse estágio está associado ao volume final de responsividade ao O_2 baixo e ao CO_2 elevado. Em geral, o estágio R abrange cerca de 20% do sono da noite e termina pela ativação da norepinefrina e dos neurônios serotoninérgicos (e-Figura 377.3). A idade influencia a distribuição dos estágios do sono: o sono REM ocupa 50% do sono no nascimento e então declina gradualmente para 20 a 25% até os 3 anos. Do mesmo modo, o sono de ondas lentas é proeminente nas crianças e declina nos homens por volta dos 30 anos e nas mulheres por volta dos 40 aos 50.

O gráfico dos estágios de sono durante a noite demonstra a interação dinâmica dos vários estágios. Como visto em um hipnograma (Figura 377.1), o sono tem ciclos repetitivos de aproximadamente 90 minutos, os quais mostram um predomínio do estágio N3 nos primeiros dois ciclos e uma extensão gradual dos períodos do estágio R ao longo da noite.

Muitos modelos que consideram a interação de vias neuroquímicas que influenciam o sono podem, em teoria, explicar sua regulação fisiológica. O modelo de dois acionadores mais aceito usa os acionadores homeostático e circadiano para explicar o estado de sono-vigília. Outras questões, como o estado psicológico, também têm seu papel. O acionador homeostático é o acúmulo de substâncias que promovem a sonolência enquanto a pessoa está acordada e são metabolizadas durante o sono. As atividades mental e física aumentam esse acionador, ao produzir derivados neuronais (p. ex., adenosina), enquanto a cafeína embota esse acionador, ao bloquear a adenosina. Por outro lado, o acionador do ritmo circadiano promove a vigília e, por meio de seu ciclo previsível, prepara o corpo para atividades antecipadas. O ritmo circadiano ocorre

Tabela 377.1 Parâmetros dos estágios do sono.*

ESTÁGIO	ACHADOS NO EEG	MOVIMENTOS OCULARES (EOG)	EMG SUBMENTUAL	FISIOLOGIA ASSOCIADA
Vigília (V)	**Mais de 50% de um período têm a presença do ritmo dominante posterior**	**Movimentos oculares rápidos** para movimentos lentos. **Os olhos podem piscar**	**Tônus muscular normal a alto**	Registro de memória, controle voluntário sobre a respiração
Estágio N1	**Atenuação do ritmo dominante posterior com atividade de fundo de baixa amplitude de frequência teta mista**	*Movimento rotatório lento dos olhos*	*Variável, mas menos do que despertar*	Pode ocorrer comportamento automático; processamento cognitivo diminuído, respiração periódica
Estágio N2	**Complexos K e/ou fusos de sono.** *EEG de frequência mista de baixa amplitude*	*Sem movimentos oculares, mas movimentos lentos podem persistir*	*Amplitude variável, tipicamente mais baixa que V e mais alta que R*	Sem memória, despertar reduzido a estímulos, menos resposta a CO_2 elevado e oxigênio baixo
Estágio N3	**Atividade de ondas lentas (0,5 a 2 Hz, > 75 μV) para 20% de um período.** Fusos de sono e complexos K podem persistir	*Sem movimentos oculares visíveis*	*Amplitude variável, tipicamente mais baixa que N2, podendo ser tão baixa quanto R*	Sem memória, padrão de respiração monótono com menos responsividade a CO_2 elevado ou O_2 baixo
Estágio R (sono REM)	**EEG de frequência mista de baixa amplitude.** *Ondas serrilhadas*	**Movimentos oculares rápidos**	**Tônus muscular baixo**	Respostas similares a estímulos como sono leve, padrão irregular de respiração, menos resposta a CO_2 elevado ou O_2 baixo

*Exigências de estadiamento do sono. Itens **em negrito** são exigências para estadiamento. Itens *em itálico* são achados não exigidos que podem estar presentes naquele estágio.
EMG = eletromiograma; EOG = eletro-oculograma. Adaptada de American Academy of Sleep Medicine. *The AASM Manual for the Scoring of Sleep and Associated Events*. 2nd ed. version 2.4. Westchester, IL: American Academy of Sleep Medicine; 2017.

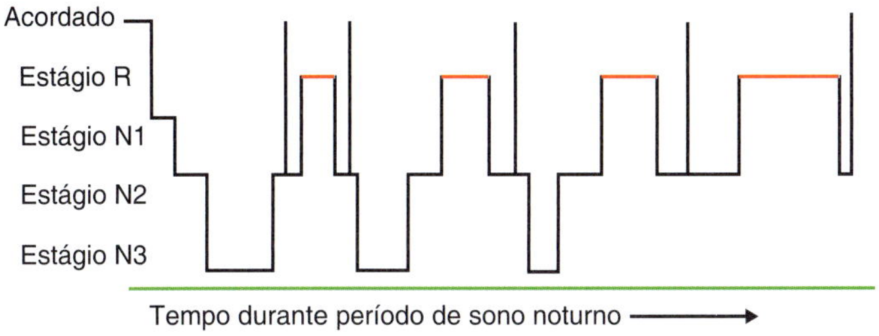

FIGURA 377.1 **Hipnograma mostrando os estágios do sono durante um período de sono.**

naturalmente e dura um pouco mais de 24 horas, mas é reajustado a cada dia para manter alinhamento com o ciclo natural de dia-noite. Esse ciclo é acionado por uma alça genética de *feedback* de transcrição que ocorre em todas as células do corpo, sincronizadas por um "relógio mestre" no núcleo supraquiasmático, por sinalização complexa, e o hormônio melatonina, o qual é liberado em resposta à escuridão. O ritmo circadiano é ajustado primariamente por luz brilhante e, em menor grau, por exercício, alimentação e interações sociais. Quando esse ritmo é mais forte que o acionador homeostático, a pessoa fica acordada; quando o acionador homeostático é mais forte que o do ritmo circadiano, a pessoa fica adormecida (e-Figura 377.4). Esse modelo teórico ajuda a explicar aspectos da regulação sono-vigília, como os períodos de sonolência após o almoço ou a vigília da noite.

MANIFESTAÇÕES CLÍNICAS

A maioria dos pacientes que busca ajuda médica para questões de sono apresenta uma de três queixas: (1) sonolência excessiva; (2) dificuldade de conseguir dormir ou de sustentar o sono; ou (3) episódios incomuns associados ao sono. A sonolência excessiva pode ser confundida com fadiga ou falta de energia. A dificuldade de dormir à noite pode ser uma dica para as questões diurnas e os episódios noturnos podem ser uma dica para possíveis questões neurológicas. Outros sintomas comuns apresentados incluem cefaleia matinal, lapsos de atenção ou dores musculares difusas.

DIAGNÓSTICO

Tanto informações subjetivas quanto testes objetivos são usados para investigar as queixas de sono. Questionários, como o chamado *Pittsburgh Sleep Quality Index* (Índice de Qualidade do Sono de Pittsburgh), fornecem uma visão ampla dos sintomas do sono, incluindo hora de dormir, hora de acordar, atividades, medicamentos e outras substâncias que poderiam influenciar o sono. Diários sobre o sono também podem fornecer um relatório subjetivo do programa diário (Figura 377.2).

A análise objetiva do sono inclui polissonografia, actigrafia, teste de múltiplas latências do sono e manutenção da análise da vigília. A polissonografia (Figura 377.3) avalia o estágio do sono e a fisiologia associada. O estágio de sono é determinado por EEG, eletro-oculograma e atividade de eletromiograma submentual. As medições que avaliam a fisiologia incluem função respiratória (fluxo de ar, esforço e troca gasosa), atividade de músculos dos membros e eletrocardiograma. A polissonografia é mais útil para interrupção do sono, incluindo apneia do sono, movimentos excessivos, parassonias e sonolência excessiva sem explicação (Tabela 377.2). Registros mais limitados durante a noite podem se concentrar em medições estritamente respiratórias. A actigrafia monitora movimento, tipicamente de uma extremidade não dominante, durante 7 a 28 dias (Figura 377.4). Quando combinada com um diário do sono, a actigrafia estima o tempo total dele e avalia a programação de sono-vigília.

É possível que duas análises diurnas ajudem a estimar o grau de sonolência fisiológica. O teste de múltiplas latências do sono quantifica a sonolência objetiva com base no tempo para o início do sono durante cinco cochilos diários; ele é mais útil para diagnosticar narcolepsia. A manutenção de teste de vigília quantifica a propensão para permanecer acordado durante um período de 40 minutos e pode fornecer evidência objetiva da eficácia diurna da terapia de estimulação.

HIPERSONIA

A sonolência é normal logo antes de um período de sono típico ou após vigília prolongada. Em 5 a 20% dos adultos, a sonolência ocorre em ambientes não apropriados e afeta a qualidade de vida, em razão dos lapsos de atenção, humor deprimido e capacidades cognitivas reduzidas. Após privação do sono crônica, a percepção de sonolência é reduzida, de tal maneira que esses indivíduos se acostumam a esse impedimento e não reconhecem o grau de sonolência.

DIAGNÓSTICO

Os médicos devem perguntar aos pacientes com hipersonia sobre restrição de sono, interrupção do sono, questões neurológicas, efeito de medicamentos ou causas clínicas ou psiquiátricas (Figura 377.5). As informações sobre hábitos de sono, incluindo programação semanal e aos fins de semana, assim como do ambiente, podem revelar fatores importantes de contribuição das queixas e dificuldades. Pacientes com apneia do sono, narcolepsia, movimentos periódicos excessivos dos membros, transtornos do ritmo circadiano e parassonias podem ter sonolência diurna excessiva como queixa principal. O relato de roncos, apneia observada, cefaleias matinais, cataplexia, paralisia do sono, alucinações hipnagógicas ou programa de sono alterado sugere outros transtornos específicos do sono. A sonolência excessiva também pode resultar de muitos transtornos clínicos e de medicamentos. Pacientes com insuficiência cardíaca (ver

DIÁRIO DO SONO DE DUAS SEMANAS

INSTRUÇÕES:

1. Anote a data, o dia da semana e o tipo de dia: Trabalho, Escola, Folga ou Feriado.
2. Coloque a letra "C" no quadro quando você beber café, bebida à base de coca ou chá, "M" quando tomar um medicamento, "A" quando ingerir bebida alcoólica e "E" quando fizer exercícios.
3. Coloque uma linha (|) para mostrar quando você vai para a cama. Pinte o quadro que mostra quando pensa que adormeceu.
4. Pinte todos os quadros que mostram quando você estava dormindo à noite ou quando tira um cochilo durante o dia.
5. Deixe os quadros sem pintar para mostrar quando você estiver acordado tanto à noite quanto durante o dia.

AMOSTRA DE ENTRADA A SEGUIR: em uma segunda-feira, quando estava trabalhando, corri durante meu intervalo de almoço às 13 h, tomei uma taça de vinho no jantar às 18 h, adormeci assistindo à TV das 19 às 20 h, fui para a cama às 22h30, adormeci por volta da meia-noite, acordei e não consegui voltar a dormir por volta das 4 h, voltei a dormir das 5 às 7 h, tomei café e um medicamento às 7 h.

Data de hoje	Dia da semana	Tipo de Dia: Trabalho, Escola, Folga, Feriado	Meio-Dia	13 h	14 h	15 h	16 h	17 h	18 h	19 h	20 h	21 h	22 h	23 h	Meia-noite	1 h	2 h	3 h	4 h	5 h	6 h	7 h	8 h	9 h	10 h	11 h	
amostra	Segunda-feira	Trabalho		E					A				I									C M					
																											Semana 1
																											Semana 2

Usado com autorização da American Academy of Sleep Medicine, Darien, Illinois.

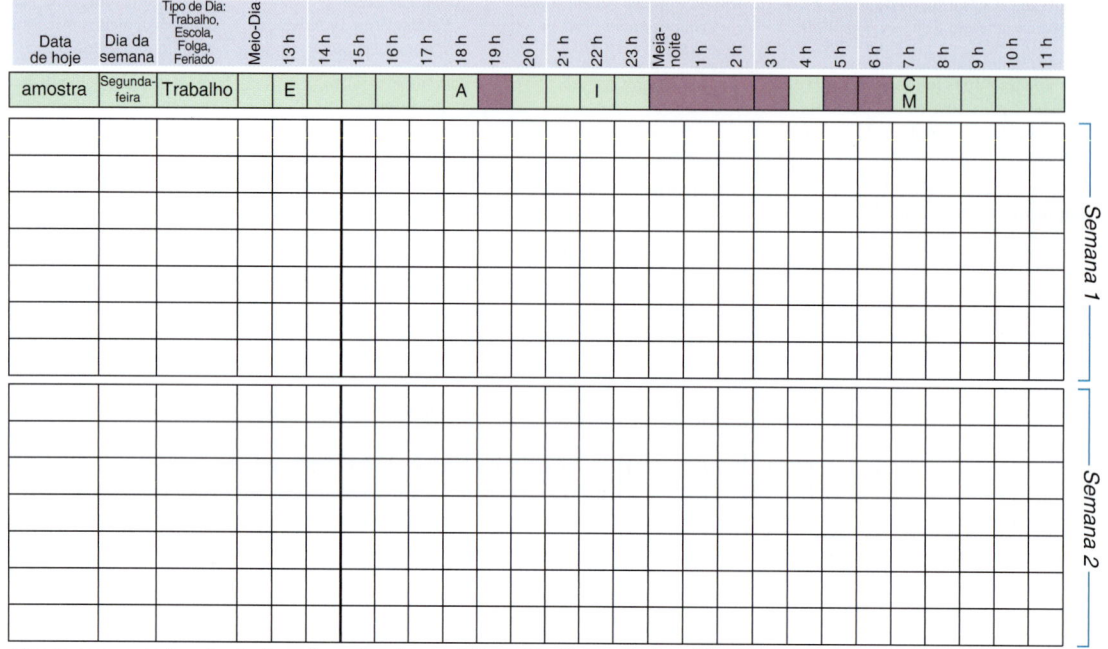

FIGURA 377.2 **Exemplo de diário do sono.** Os pacientes registram a programação diária, de trabalho e medicamentos.

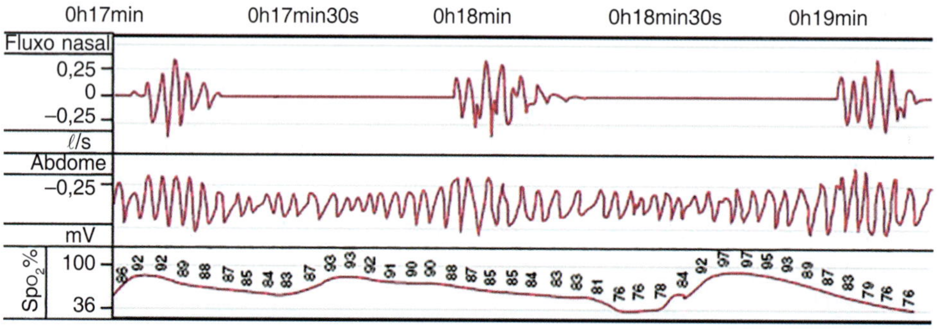

FIGURA 377.3 **Traçado polissonográfico de um paciente com apneia obstrutiva do sono durante 2 minutos de sono com movimento ocular não rápido. São exibidos: fluxo de ar superior ("fluxo nasal"), registrado com um transdutor de pressão nasal; esforço respiratório ("abdome"), registrado por pletismografia por indutância; e saturação de oxigênio de hemoglobina (Sp_{O_2}), registrada por oximetria de pulso.**

Capítulo 52), renal (ver Capítulo 122) ou hepática (ver Capítulo 144), doença reumatológica ou distúrbios endocrinológicos, como hipotireoidismo (ver Capítulo 213) e diabetes (ver Capítulo 216), podem notar sonolência e fadiga. Transtornos neurológicos, como acidente vascular encefálico AVE; (ver Capítulo 379), doenças degenerativas (ver Capítulos 374 e 381), tumor (ver Capítulo 180), doença desmielinizante (ver Capítulo 383) e traumatismo craniano (ver Capítulo 371), podem causar sonolência excessiva.[2]

A sonolência pode ser quantificada subjetivamente por questionários ou por medições fisiológicas, como o teste de múltiplas latências do sono. A escala de sono de Epworth quantifica a sonolência, ao pedir que o sujeito classifique, em uma escala de 0 a 3 (0, sem chance; 3, alta probabilidade), a chance de cochilar em oito situações (Tabela 377.3). O escore de 7 é considerado média, enquanto um de 10 ou mais é coerente com sonolência subjetiva. Esse escore tem correlação moderada com medidas objetivas de sonolência e melhor correlação com a intensidade da apneia obstrutiva do sono. O teste de múltiplas latências do sono é um teste rápido para narcolepsia, e a manutenção do teste de vigília fornece um retrato da habilidade do paciente em permanecer acordado.

Narcolepsia

DEFINIÇÃO

A narcolepsia, que inclui uma tétrade de sonolência excessiva, cataplexia, paralisia do sono e alucinações hipnagógicas, é classificada em pacientes com níveis reduzidos do neurotransmissor hipocretina-1 (também conhecida por orexina) ou cataplexia (tipo 1) e naqueles sem cataplexia ou sem hipocretina-1 baixa (tipo 2).

Tabela 377.2 Indicações para polissonografia.

A POLISSONOGRAFIA É INDICADA DE ROTINA PARA:
Diagnóstico de distúrbios de respiração relacionados com o sono (SRBDs, *sleep-related breathing disorders*), incluindo síndrome da apneia obstrutiva do sono (SAOS) em pacientes com doença cardíaca, cerebral, neuromuscular ou do pulmão
Pacientes com sintomas relacionados com o sono e com doença cardíaca, cerebral (vascular), neuromuscular, pulmonar ou outra doença orgânica de grande porte
Titulação de pressão positiva nas vias respiratórias (PAP) em pacientes com SRBDs
Avaliação clínica pré-operatória para pesquisar SAOS antes de cirurgia da via respiratória superior ou terapia de aparelho oral para SAOS
Pacientes com suspeita de transtornos noturnos de movimento
Pacientes com suspeita de narcolepsia ou sonolência excessiva diurna não explicada podem precisar da polissonografia e do teste de múltiplas latências do sono no dia seguinte
Polissonografia de seguimento:
Após titulação de tratamento com aparelho oral ou ajuste final em pacientes com SAOS
Em seguida ao tratamento cirúrgico de pacientes com SAOS moderada a grave
Após tratamento cirúrgico ou dentário de pacientes com SRBDs, cujos sintomas retornaram
Ganho ou perda de peso substancial em pacientes em PAP para SRBD
Resposta clínica insuficiente para a terapia PAP
Avaliação de pacientes com comportamentos profundos potencialmente prejudiciais ou sugestivos de parassonias incomuns ou atípicas ou nas quais padrões motores específicos estejam em questão
A POLISSONOGRAFIA *NÃO É* INDICADA DE ROTINA PARA:
Pacientes cujos sintomas desaparecem com tratamento de pressão positiva contínua nas vias respiratórias (CPAP)
Diagnóstico de doença crônica do pulmão
Diagnóstico de parassonias típicas, não complicadas e não lesivas quando o diagnóstico é claramente delineado
Pacientes com epilepsia que não tenham queixas coerentes como a de um transtorno do sono
Diagnóstico ou tratamento da síndrome das pernas inquietas, exceto quando exista incerteza diagnóstica
Estabelecimento do diagnóstico de depressão
Diagnóstico de transtornos do sono do ritmo circadiano

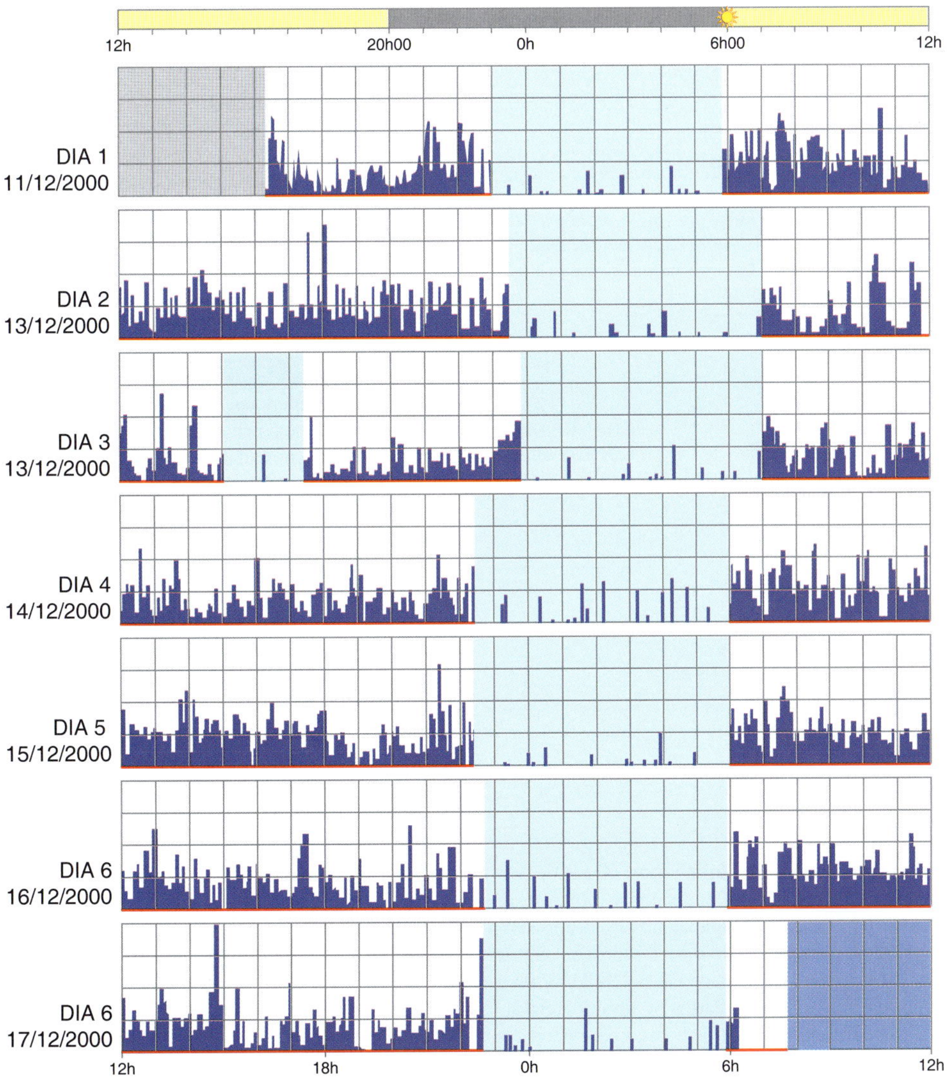

FIGURA 377.4 **Relatório de actigrafia.** As áreas sombreadas são classificadas como tempo de descanso; assim, a hora de dormir é das 23 horas até a meia-noite e a hora de acordar, por volta das 6 horas. Um cochilo é observado no dia 3, no meio da tarde.

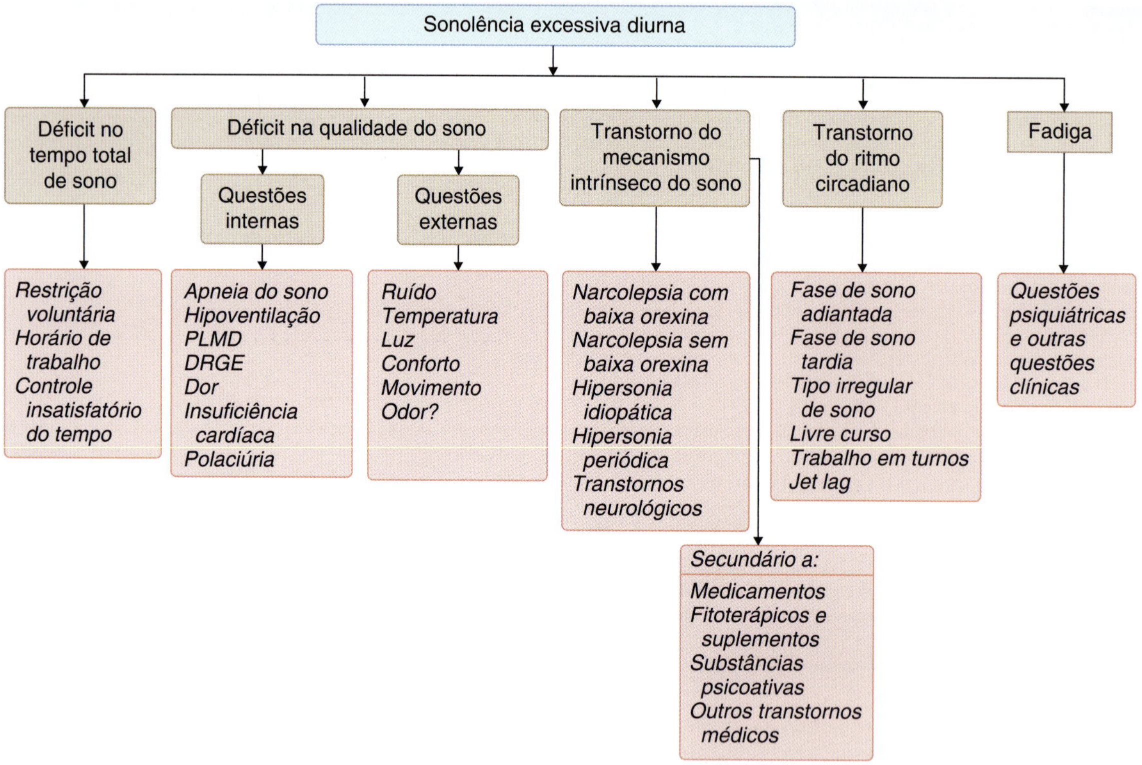

FIGURA 377.5 **Diagnóstico diferencial de sonolência diurna excessiva.** DRGE = doença do refluxo gastresofágico; PLMD = transtorno de movimento periódico dos membros (*periodic limb movement disorder*).

Tabela 377.3 Escala de sono de Epworth.

Qual é a probabilidade de você cochilar ou adormecer nas situações a seguir, em contraste com apenas sentir-se cansado? Isso se refere a seu modo de vida usual recente. Mesmo que você não tenha feito algumas dessas coisas recentemente, tente pensar em como elas teriam afetado você. Use a escala a seguir para escolher o número mais apropriado para cada situação.

0 = nenhuma chance de cochilar
1 = leve chance de cochilar
2 = chance moderada de cochilar
3 = alta chance de cochilar

SITUAÇÃO	CHANCE DE COCHILAR
Ficar sentado e lendo	______
Assistindo à TV	______
Sentado e inativo em local público (teatro ou reunião)	______
Como passageiro em um carro por 1 h sem parada	______
Deitado para descansar à tarde quando as circunstâncias permitem	______
Sentado e conversando com alguém	______
Sentado tranquilamente após o almoço (sem bebida alcoólica)	______
Em um carro, enquanto parado por alguns minutos no trânsito	______
Total	______

Adaptada de Johns MW. A new method for measuring daytime sleepiness: the Epworth Sleepiness Scale. *Sleep*. 1991;14:540-545.

EPIDEMIOLOGIA

A narcolepsia do tipo 1 afeta 1 em 2 mil a 6 mil indivíduos; 40 a 80% têm a tétrade completa e aproximadamente 50% se queixam de interrupção do sono. Mais de 90% dos indivíduos com cataplexia nos EUA apresentam o gene HLA-DQB1*0602. A narcolepsia do tipo 2 ocorre em 2 por 1.000 indivíduos; cerca de 40% apresentam o gene HLA-DQB1*0602 e alguns exibem níveis de hipocretina-1 intermediários no líquido cefalorraquidiano (LCR). Apesar da conexão a um gene, o risco para parentes de primeiro grau é de apenas 1 a 2%, ou cerca de 10 a 50 vezes de aumento no risco, se comparado àquele da população geral. Alguns dados sugerem uma ligação a antígenos infecciosos, como a vacina contra *influenza* de 2009, H1N1, usada na Europa e na China.[3]

BIOPATOLOGIA

A narcolepsia do tipo 1 reflete a perda de neurônios produtores de hipocretina no hipotálamo lateral. Esse neurotransmissor é importante para estabilizar o estado de sono-vigília e para controle motor. Assim, as manifestações da doença estão associadas a desvios frequentes de estágio e intrusão de fragmentos do sono REM na vigília. Não se sabe por que esses neurônios são perdidos, mas mecanismos imunes são postulados.

MANIFESTAÇÕES CLÍNICAS

A tétrade de sonolência excessiva, cataplexia, alucinações hipnagógicas e paralisia do sono é a principal manifestação clínica. Cataplexia é a perda abrupta de tônus muscular desencadeada por fortes estímulos emocionais, como riso, surpresa ou raiva. Os pacientes têm ciência dos arredores, mas perdem controle muscular, primeiro na face e no pescoço, depois nos braços e, então, no tronco e nas pernas. As alucinações hipnagógicas (início do sono) e hipnopômpicas (final do sono) são vívidas e costumam ser assustadoras como episódios visuais ou auditivos. A paralisia do sono é a incapacidade de se mover ou de falar, geralmente durante a transição de despertar do sono, quando os indivíduos têm consciência completa ou parcial dos arredores. Os pacientes descrevem um forte sentimento de tragédia prestes a acontecer ou de terem de escapar de um perigo iminente. Em geral, aqueles com narcolepsia sentem que cochilos curtos são revitalizantes. Com frequência, o sono desses pacientes é fragmentado, interferindo nas atividades diárias, e a vigília interrompe o sono da noite. A paralisia do sono e as alucinações hipnagógicas podem ocorrer em indivíduos normais, especialmente após a privação do sono, mas a cataplexia é praticamente patognomônica para narcolepsia.

DIAGNÓSTICO

O diagnóstico de narcolepsia dos tipos 1 e 2 baseia-se em uma latência média de sono inferior a 8 minutos e a ocorrência do sono REM em pelo menos dois dos cinco cochilos de um teste de múltiplas latências do sono. Esse teste deve ser precedido e documentado por pelo menos 6 horas de sono antes do estudo. A polissonografia da noite anterior também não deve mostrar outras doenças do sono. Um nível baixo de hipocretina no LCR em alguém com sonolência excessiva também pode confirmar o diagnóstico de narcolepsia do tipo 1.

TRATAMENTO

O tratamento da narcolepsia se concentra em melhorar os sintomas de sonolência excessiva, cataplexia e intrusão do sono REM na vigília (Tabela 377.4).[4] A sonolência exige uma abordagem tripla que envolve melhora da qualidade do sono, prescrição de estimulantes e controle da cataplexia. O sono noturno pode ser melhorado com oxibato de sódio (4,5 a 9 g, divididos em doses durante a noite), o que melhora o alerta diurno e reduz a cataplexia.[A1] Cochilos planejados podem ajudar alguns pacientes e estimulantes, como modafinila (100 a 600 mg/dia), armodafinila (50 a 250 mg/dia), metilfenidato (5 a 60 mg/dia) e dextroanfetamina (5 a 60 mg/dia), podem melhorar a sonolência diurna, mas não eliminá-la. Para evitar mais interrupção do sono, os pacientes não deverão usar estimulantes à noite e durante o período noturno. O solriamfetol (um inibidor seletivo da dopamina e da norepinefrina em 75 a 300 mg/dia) pode reduzir a sonolência diurna.[A2] Os inibidores seletivos de recaptação de serotonina (ISRSs) (ver Capítulo 369, Tabela 369.5) e os inibidores de recaptação de serotonina e norepinefrina (IRSNs) (ver Capítulo 369, Tabela 365.9) também reduzem a cataplexia, assim como a paralisia do sono e as alucinações.

PROGNÓSTICO

A narcolepsia é um transtorno para a vida toda. Os pacientes que a apresentam na adolescência ou no início da vida adulta podem progredir para sintomas mais graves, mas o transtorno não afeta a longevidade.

Outras hipersonias

A hipersonia idiopática é um transtorno no qual a hipersonia não pode ser explicada por outro transtorno, caracteriza-se por hipersonia implacável e tem melhora mínima com a terapia. Os pacientes descobrem que seus sintomas persistem, apesar de longos períodos de sono, com latências médias de menos de 8 minutos, geralmente não mostram sono REM, mas podem apresentar o estágio N3 no teste de múltiplas latências do sono. A hipersonia periódica também pode ocorrer na síndrome de Kleine-Levin (uma síndrome de hipersonia periódica, hiperfagia e hipersexualidade) e na hipersonia perimenstrual.

Tabela 377.4 Terapias para narcolepsia.

MODALIDADE	DOSE INICIAL	DOSE MÁXIMA DIARIA	HORÁRIO DE INTERVENÇÃO
Cochilos programados	10 a 15 min	1 a 3 cochilos	Logo antes da hora de acordar
ESTIMULANTE DE VENDA LIVRE			
Cafeína	25 mg	300 mg	Manhã
ESTIMULANTES			
Modafinila	100 a 200 mg	600 mg	Manhã e tarde
Armodafinila	50 a 150 mg	250 mg	Manhã
Metilfenidato	5 a 10 mg	120 mg	Manhã e tarde
Metilfenidato ER	10 a 20 mg	120 mg	Manhã
Dextroanfetamina	5 a 10 mg	60 mg	Manhã e tarde
Combinação dextroanfetamina/anfetamina	5 a 10 mg	60 mg	Manhã e tarde
MELHORA O SONO NOTURNO, A VIGÍLIA DIURNA E A CATAPLEXIA			
Oxibato de sódio	2,25 g	9 g	Ao deitar e 4 h no sono
TERAPIAS PARA CATAPLEXIA (NÃO APROVADAS PELA FOOD AND DRUG ADMINISTRATION [FDA] NOS EUA)			
Fluoxetina	10 a 20 mg	40 mg	Manhã
Venlafaxina	75 mg	225 mg	Manhã dose mais baixa ou dividida
Protriptilina	5 mg	30 mg	Manhã dose mais baixa ou dividida

TRATAMENTO

O tratamento da sonolência deverá se concentrar na causa subjacente. Um passo inicial é estender o tempo total de sono para observar se a privação do dele tem alguma influência. Os estimulantes, como modafinila (100 a 600 mg),[A3] deverão ser usados somente em indivíduos impedidos pelos sintomas e nos quais outras terapias tenham falhado para corrigir a hipersonia. Alguns pacientes com a síndrome de Kleine-Levin respondem ao lítio.

DISTÚRBIOS RESPIRATÓRIOS RELACIONADOS COM O SONO

Nos adultos, esses distúrbios incluem apneia obstrutiva do sono, apneias centrais do sono (incluindo a respiração de Cheyne-Stokes) e distúrbios de hipoventilação relacionados com o sono (incluindo obesidade-hipoventilação, hipoventilação alveolar central congênita e idiopática e hipoventilação decorrente de distúrbios médicos e supressores respiratórios). Essas categorias e os distúrbios clínicos podem se sobrepor, mas cada um deles tem aspectos distintos. A apneia obstrutiva do sono e a respiração de Cheyne-Stokes são comuns em pacientes com insuficiência cardíaca (ver Capítulos 52 e 53). Pacientes com disfunção do tronco encefálico têm apneias centrais, enquanto os pacientes com obesidade (ver Capítulo 207), doenças da parede torácica (ver Capítulo 92) e distúrbios neuromusculares (ver Capítulo 394) e do sistema nervoso central com hipoventilação manifestarão hipoventilação e hipoxemia relacionadas com o sono e associadas à apneia central ou obstrutiva.

Apneia do sono

A *apneia obstrutiva do sono* caracteriza-se por episódios de ausência (apneia) ou atenuação (hipopneia) de fluxo de ar na via respiratória superior durante, pelo menos, 10 segundos, com esforço ventilatório contínuo e tipicamente cada vez mais forte, seguido de despertar e retomada da ventilação. A asfixia repetitiva, com frequência cíclica, e a fragmentação do sono são as marcas registradas desse distúrbio. A *apneia central do sono* é definida por episódios repetitivos – periódicos, intermitentes ou erráticos – de pelo menos 10 segundos de esforço respiratório ausente.

HIPOVENTILAÇÃO RELACIONADA COM O SONO

A hipoventilação alveolar relacionada com o sono é definida por elevação, intermitente ou sustentada, dos níveis da pressão parcial de gás carbônico (P_{CO_2}) arterial – ≥ 55 mmHg ou ≥ 10 mmHg acima de quando acordado –, com ou sem apneia total. A hipoventilação alveolar pode ocorrer somente durante o sono ou ser exacerbada durante o sono em pacientes que manifestam distúrbios de hipoventilação enquanto acordados. As apneias central e obstrutiva do sono podem estar presentes; na ausência desses episódios, a hipercapnia e a hipoxemia relacionadas com o sono são tipicamente mais prolongadas do que as observadas com as apneias do sono.

BIOPATOLOGIA

Em pacientes com apneia obstrutiva do sono, particularmente naqueles com obesidade, o movimento da parede torácica fica restrito, com estreitamento mecânico e reflexo da via respiratória superior, complacência aumentada da via respiratória superior, instabilidade ventilatória e habilidade prejudicada de compensar a resistência aumentada dessa via. Todas essas anormalidades podem contribuir para a obstrução da via respiratória superior durante o sono, assim como no ciclo de vigília-sono NREM e na periodicidade respiratória. Durante o sono REM, orientação neural errática e inibição neural descendente de músculos acessórios ventilatórios e da via respiratória superior podem levar à hipoventilação e/ou à apneia obstrutiva.

Com cada evento obstrutivo, a combinação de asfixia progressiva, pressão intratorácica negativa ascendente e ativação autônoma e comportamental leva a alterações cardíacas e cerebrovasculares agudas, incluindo pós-carga aumentada de ambos os ventrículos esquerdo e direito, complacência ventricular esquerda reduzida, pressão arterial pulmonar aumentada, fluxo sanguíneo reduzido da artéria coronária e demanda aumentada de oxigênio para o miocárdio (ver Figura 377.3). O despertar abrupto ao término dos eventos obstrutivos está associado a vasoconstrição periférica e aumento na frequência cardíaca e na pressão arterial sistêmica, mesmo que o débito cardíaco continue a cair.

Em pacientes com insuficiência cardíaca, a apneia central do sono é caracteristicamente aquela do tipo da respiração de Cheyne-Stokes, mediada por variáveis fisiológicas de interação, incluindo alterações de volume pulmonar, ritmo circulatório e um gradiente mais alto do que o normal entre tensões de dióxido de carbono arterial e inspirado (P_{CO_2}), havendo aumento da resposta ventilatória a uma alteração nos gases sanguíneos. O efeito resultante é a oscilação de ventilação entre apneia central e hiperpneia, à medida que os estados de sono e vigília oscilam. Em outras circunstâncias, as apneias centrais podem estar ligadas a respostas de quimiossensibilidade neural disfuncional, resultando em apneia subsequente, como se observa nas síndromes de hipoventilação alveolar idiopáticas, associadas a medicamentos e centrais. A hipoventilação relacionada com o sono sem apneia central ou obstrutiva está patogeneticamente ligada à inibição neural de músculos respiratórios de postura e mecânica respiratória perturbada.

MANIFESTAÇÕES CLÍNICAS

Apneia obstrutiva do sono

As principais manifestações da apneia obstrutiva do sono incluem ronco crônico e alto; sonolência excessiva diurna; e sons de sufocamento ou ofegância relacionados com o sono noturno, testemunhados pelo acompanhante (e-Figura 377.5). A sonolência excessiva diurna ocorre em aproximadamente 50% dos pacientes com apneia obstrutiva do sono e pode ser quantificada por exames laboratoriais que monitoram a propensão de adormecer durante o dia ou por questionários ou escalas subjetivas que avaliam a sonolência ou diminuições na qualidade de vida. A resolução da apneia obstrutiva do sono não necessariamente resolve a sonolência excessiva diurna, sugerindo, assim, a possibilidade de uma disfunção neurológica sustentada de um quadro de hipoxemia crônica intermitente e destacando a associação desse quadro de apneia obstrutiva do sono com anormalidades metabólicas, neurocognitivas, respiratórias e cardiovasculares. Transtornos de humor, incluindo depressão e irritabilidade, assim como disfunções em memória visual e de trabalho, parecem estar relacionados com a gravidade da fragmentação do sono e da hipoxemia. A boca seca pela manhã é um sintoma comum, assim como a cefaleia matinal. A insônia pode estar associada à interrupção repetitiva do sono, característica da apneia do sono. Ativações transitórias durante o sono N3 podem resultar em parassonias, como sonambulismo e falar dormindo. Ativações e trabalho aumentado para respirar podem resultar em sono inquieto e suores noturnos. A noctúria, possivelmente mediada via receptores natriuréticos atriais, pode ser resolvida com tratamento.

Anormalidades da via respiratória superior associadas à apneia obstrutiva do sono incluem congestão nasal, rinite, sinusite crônica, anormalidades anatômicas nasofaríngeas e anormalidades craniofaciais, como micrognatia e retrognatia. Amígdalas grandes, tecido mole redundante do palato e língua grande estão todos associados a uma orofaringe "obstruída", mas o papel preciso dessas anormalidades de via respiratória superior na patogênese do distúrbio ainda é obscuro.[5]

A apneia obstrutiva do sono está em geral associada a distúrbios clínicos de grande porte, incluindo hipertensão cardiovascular (p. ex., insuficiência cardíaca [ver Capítulos 52 e 53], sistêmica [ver Capítulo 70][6] e hipertensão pulmonar [ver Capítulo 75], arritmias, incluindo fibrilação atrial [ver Capítulo 58][7] e doença da artéria coronária), a distúrbios cerebrovasculares (p. ex., AVE e ataque isquêmico transitório [ver Capítulo 379]), pulmonares (p. ex., doença pulmonar obstrutiva crônica [DPOC; ver Capítulo 82], asma [ver Capítulo 81] e doença pulmonar intersticial [ver Capítulo 86]) e a distúrbios metabólicos (p. ex., síndrome metabólica). Esses quadros tendem a apresentar um prognóstico pior quando a apneia obstrutiva do sono não é tratada.

Apneia central do sono

Esse quadro é mais prevalente em pacientes que usam opioides (ver Capítulo 31), durante o qual a respiração em salvas com apneias centrais é característica, e em pacientes com distúrbios congênitos e adquiridos do sistema nervoso central e/ou da coluna cervical, cuja respiração do tipo Biot é característica (e-Figura 377.6). A respiração de Cheyne-Stokes, a forma mais comum de apneia central do sono, se manifesta como um padrão de respiração em crescendo-decrescendo, sendo a apneia central ou hipopneia o nadir do ciclo de esforço de respirar (e-Figura 377.7); a apneia central do sono com respiração de Cheyne-Stokes prevalece em pacientes com insuficiência cardíaca (ver Capítulo 52), na qual é um preditor independente de mortalidade aumentada. Pacientes com insuficiência cardíaca e respiração de Cheyne-Stokes tendem a manifestar tensões mais baixas de dióxido de carbono arterial (P_{CO_2}) enquanto acordados quando comparados aos com insuficiência cardíaca. A taxa de mortalidade aumentada nesse cenário tem sido correlacionada com a gravidade da carga hipoxêmica noturna associada.

Hipoventilação relacionada com o sono

Pacientes com hipoventilação relacionada com o sono podem notar sonolência diurna, fadiga, cefaleia matinal ou sono não restaurador, sendo comum em indivíduos com obesidade central (com frequência associada à síndrome de hipoventilação-obesidade), doença neuromuscular e da parede torácica, transtornos de hipoventilação central (com controle respiratório desordenado), DPOC e uso de narcóticos.

DIAGNÓSTICO

O rastreamento não é indicado a pacientes assintomáticos,[8] mas um grau elevado de suspeita clínica em pacientes sintomáticos[9] deve levar o médico a pedir uma polissonografia, que geralmente envolve o monitoramento a noite toda em casa ou em um laboratório do sono (ou no leito, em pacientes hospitalizados). No laboratório do sono ou em um hospital, os dados são reunidos por meio de eletroencefalografia, eletro-oculografia (principalmente para determinar os movimentos oculares rápidos característicos do sono REM), eletrocardiografia, eletromiografia da perna e do queixo (submentual) e medidas de esforço respiratório (fluxo de ar, saturação de oxigênio na hemoglobina e níveis de dióxido de carbono alveolares ou arteriais). Os registros audiovisuais podem identificar o ronco em crescendo e os esforços da respiração paradoxal toracoabdominal para ajudar a diferenciar a hipopneia obstrutiva da não obstrutiva. Estudos do sono realizados em casa, que monitoram somente parâmetros respiratórios básicos, são bons para elaborar o diagnóstico com custo menor em pacientes com suspeita de apneia obstrutiva do sono sem hipoventilação de grande porte, comorbidades cardiovasculares ou cerebrovasculares.[A4] A polissonografia no laboratório tem a vantagem de registrar mais parâmetros, como o dióxido de carbono em ambiente controlado, e de permitir a titulação objetiva de pressão na via respiratória positiva e/ou de oxigênio durante a mesma noite como a porção diagnóstica do estudo.

TRATAMENTO

Para a apneia obstrutiva do sono, perder peso e evitar dormir em decúbito dorsal são componentes importantes do tratamento.[10] A base principal da reversão imediata e efetiva do transtorno é a pressão positiva nas vias respiratórias (PAP, *positive airway pressure*), geralmente em modo contínuo (pressão positiva contínua nas vias respiratórias [CPAP, *continuous positive airway pressure*]). Essa terapia demanda o comprometimento significativo para sua conformidade, e o médico deve acompanhar de perto e trabalhar com o paciente para garantir seu uso. Tanto a PAP contínua quanto a em dois níveis são efetivas em melhorar a hipoventilação relacionada com o sono e a vigília, bem como a qualidade de vida na síndrome de hipoventilação da obesidade.[A5,A6] Embora a PAP possa melhorar os sintomas, ela não reduz os futuros episódios cardiovasculares ou a morte.[A7]

Nem o oxigênio suplementar isolado nem os medicamentos fornecem benefício ótimo. Um dispositivo de avanço mandibular também pode ser uma terapia efetiva;[A8] por outro lado, a uvulopalatofaringoplastia, a redução de tecido volumétrico do palato ou da língua (ou de ambos) por radiofrequência e a uvuloplastia com *laser* não são recomendadas como terapia de primeira linha para pacientes sintomáticos. Modalidades terapêuticas promissoras em evolução incluem neuroestimulação implantável do nervo hipoglosso,[A9] pressão positiva expiratória nas vias respiratórias nasais e terapia de pressão oral. Solriamfetol, um inibidor seletivo de recaptação de dopamina e norepinefrina e com efeitos robustos de promoção de vigília, a 75 a 300 mg, pode aumentar de maneira significativa a vigília e reduzir a sonolência diurna excessiva, geralmente com efeitos colaterais toleráveis.[A9b]

Em pacientes com insuficiência cardíaca (ver Capítulo 53), o aumento da taxa de mortalidade associada à respiração de Cheyne-Stokes pode ser reduzida por uma resposta efetiva à CPAP. A servoventilação adaptativa pode melhorar a respiração de Cheyne-Stokes, a qualidade de vida e o *status* funcional em pacientes com insuficiência cardíaca, mas não reduz a taxa de mortalidade, com um estudo demonstrando o aumento dela.[A10] A estimulação transvenosa do nervo frênico também consegue normalizar essa respiração, mas, novamente, sem redução demonstrada da taxa de mortalidade. A11

Alguns pacientes com hipoventilação relacionada com o sono podem ser tratados com ventilação não invasiva, com oxigênio suplementar, conforme o caso, e titulada para tratar principalmente as apneias obstrutivas (comuns em pacientes com síndrome de obesidade e hipoventilação e DPOC), assim como hipoventilação não apneica e hipoxemia. A ventilação não invasiva isolada *não* deve ser considerada uma terapia segura em pacientes com hipoventilação alveolar central, nos quais a traqueostomia e a ventilação assegurada por 24 horas deverão ser consideradas o padrão de tratamento.

Insônia

DEFINIÇÃO

A insônia é a queixa de dificuldade em iniciar o sono ou mantê-lo, ou de sono não revitalizante que resulta em sintomas diários de cansaço excessivo ou impedimento de desempenho. Algumas pessoas podem precisar de menos sono e não apresentar sequelas diurnas, o que as diferencia dos indivíduos com insônia. A insônia crônica é definida por sintomas que persistem por mais de 3 meses, independentemente da causa ou das associações subjacentes.

EPIDEMIOLOGIA

A maioria dos indivíduos apresenta dificuldades ocasionais para dormir ou se manter dormindo, geralmente provocadas por desafios psicológicos ou alterações súbitas no ambiente. Aproximadamente 35% dos indivíduos se queixam de dificuldade intermitente com o sono e cerca de 10% têm insônia crônica. Mulheres, idosos e pacientes com doença clínica crônica ou psiquiátrica estão predispostos a desenvolver insônia, que também é mais comum em indivíduos com *status* socioeconômico mais baixo e instrução educacional menos satisfatória. Pacientes com traços de comportamento, como tendência obsessivo-compulsiva, ruminação de pensamentos frequente ou estratégias de enfrentamento ruins, também estão em maior risco para insônia.

BIOPATOLOGIA

Com frequência, os pacientes com insônia fornecem dicas direcionadas aos mecanismos por trás da doença. Estudos de pacientes com insônia mostram que esses indivíduos estão em um estado de excitação exagerada, com índices metabólicos cerebrais aumentados durante o sono NREM. A maioria dos pacientes apresenta múltiplos fatores que contribuem para a insônia, incluindo aspectos que predispõem ao episódio, eventos que precipitaram a insônia e comportamentos de má adaptação que a perpetuam. Muitos pacientes têm um transtorno psiquiátrico coincidente (ver Capítulo 369) ou problemas psicológicos ou clínicos. Pacientes com depressão ou ansiedade podem sofrer de insônia durante anos, antes de outras características de transtornos afetivos. Aqueles com insuficiência orgânica, como insuficiência cardíaca, em geral se queixam de insônia e podem notar dificuldade em ficar na cama em razão de questões respiratórias. A síndrome das pernas inquietas, a dor de qualquer origem e as doenças que limitam a mobilidade (p. ex., distrofia muscular [ver Capítulo 393]) ou a doença de Parkinson [ver Capítulo 381]) podem interromper o sono. Os programas de sono também podem ser influenciados por doenças (p. ex., a demência [ver Capítulo 374], na qual anormalidades do ritmo circadiano promovem as vigílias noturnas).

MANIFESTAÇÕES CLÍNICAS

O paciente ou o(a) parceiro(a) de cama pode fornecer dicas sobre um ambiente ruim de sono, comportamentos não adaptativos, desgaste psicológico, doença psiquiátrica ou neurológica, transtornos primários de sono ou outras questões clínicas que causem insônia. O transtorno pode ser iniciado por episódios de trocas de turno de trabalho ou por mudança nos medicamentos. Os eventos iniciais podem ter pouca influência na insônia duradoura, mas também fornecem dicas importantes para prevenir outras ocorrências. Quando o episódio persiste, muitos pacientes adotam comportamentos que ajudam a perpetuar o problema. Comportamentos não adaptativos que podem ocorrer durante o dia ou a noite incluem consumo significativo de cafeína ou de álcool, assistir à televisão ou jogar *videogames* na cama ou alimentar-se ou se exercitar próximo à hora de dormir. Um subgrupo de pacientes pode desenvolver ruminação mental ou mesmo fobias do sono. Essa expectativa de sono ruim promove a apreensão sobre o sono e pode perpetuar rituais de sono contraproducentes. Esses comportamentos se tornam o aspecto predominante do subtipo da insônia psicofisiológica (Tabela 377.5).

Alguns pacientes podem não perceber que estão adormecidos. Os indivíduos com o subtipo de insônia paradoxal têm sono fisiológico normal, mas não reconhecem que estiveram dormindo. Outros pacientes têm a expectativa não realista de que o sono não deve ser interrompido por despertares ou de que eles precisam dormir um número definido de horas.

O subtipo menos comum de insônia idiopática começa na infância e continua por toda a vida como dificuldade de dormir. Esses pacientes podem ter mecanismos defeituosos de sono. O registro do ritmo da insônia durante o período de sono também pode ser útil. A dificuldade com o início do sono sugere fase de sono atrasada, e a insônia com despertar matinal precoce sugere depressão subjacente ou fase de sono adiantada. A documentação de alterações no programa (p. ex., *jet lag* ou trabalho em turnos) pode ser útil em determinadas ligações com as questões do ritmo circadiano.

DIAGNÓSTICO

O diagnóstico de insônia baseia-se na anamnese do paciente de que a dificuldade de dormir resulta em consequências diurnas (Figura 377.6).[11] Embora um paciente possa ter mais de um subtipo de insônia, não há evidência de que subtipos deverão direcionar a terapia.

A anamnese deverá incluir uma revisão da programação de 24 horas do paciente, refeições e consumo de cafeína, tabaco e medicamentos; ambiente de dormir; atitudes sobre o sono; e a experiência de dormir. Além disso, uma anamnese completa do parceiro de cama pode revelar aspectos dos quais o paciente não tinha conhecimento, como roncos, movimentos dos membros e hábitos de dormir. Os pacientes serão solicitados a manter um diário de 2 semanas dos eventos diários, os quais costumam mostrar padrões específicos ou fornecer dicas que podem orientar as intervenções. A polissonografia deverá ser considerada somente se o paciente apresentar sintomas de apneia do sono ou se as tentativas de tratamentos clínicos tiverem falhado.

TRATAMENTO

Em geral, a insônia é tratada como um transtorno isolado, embora tenha sido dividida em subtipos (Tabela 377.6), mas o tratamento efetivo exige a identificação dos fatores que contribuem para o problema. O tratamento é multifacetado e inclui a melhora de comportamentos que promovam o sono, ao tratar os fatores perpetuantes e decidir se a medicação hipnótica é apropriada. Todo paciente com insônia deverá praticar rotinas que promovam, de maneira apropriada, bons hábitos para dormir e acordar. A terapia cognitivo-comportamental é bem-sucedida a longo prazo para a

Tabela 377.5 Classificação de insônia no adulto.

INSÔNIA
Subtipos:
Insônia psicofisiológica – comportamentos não adaptativos condicionados em resposta à associação do ambiente de dormir ou pensamentos da hora de dormir com aumento da vigília; tipicamente, os pacientes dormem melhor em um ambiente diferente, tal como quando em férias
Insônia idiopática – a insônia que começa na infância, com curso persistente incessante e sem melhora com a mudança de ambiente
Insônia paradoxal (percepção errada do estado de sono) – insônia caracterizada por incompatibilidade acentuada entre a descrição do paciente da duração do sono e os achados objetivos da polissonografia
INSÔNIA ASSOCIADA A
Insônia de ajuste – associada a um fator estressante agudo ou ativo
Higiene do sono inadequada – associada a hábitos do estilo de vida que comprometem a capacidade de dormir
Insônia comórbida com um transtorno psiquiátrico – associada a transtorno psiquiátrico ativo, como ansiedade ou depressão
Insônia comórbida com um quadro clínico – associada a uma condição, como insuficiência renal, insuficiência hepática, dor crônica, tosse ou dispneia noturna ou fogachos
Insônia causada por medicamentos ou substâncias – secundária ao consumo ou à descontinuidade de medicamentos, substâncias psicoativas, álcool ou cafeína

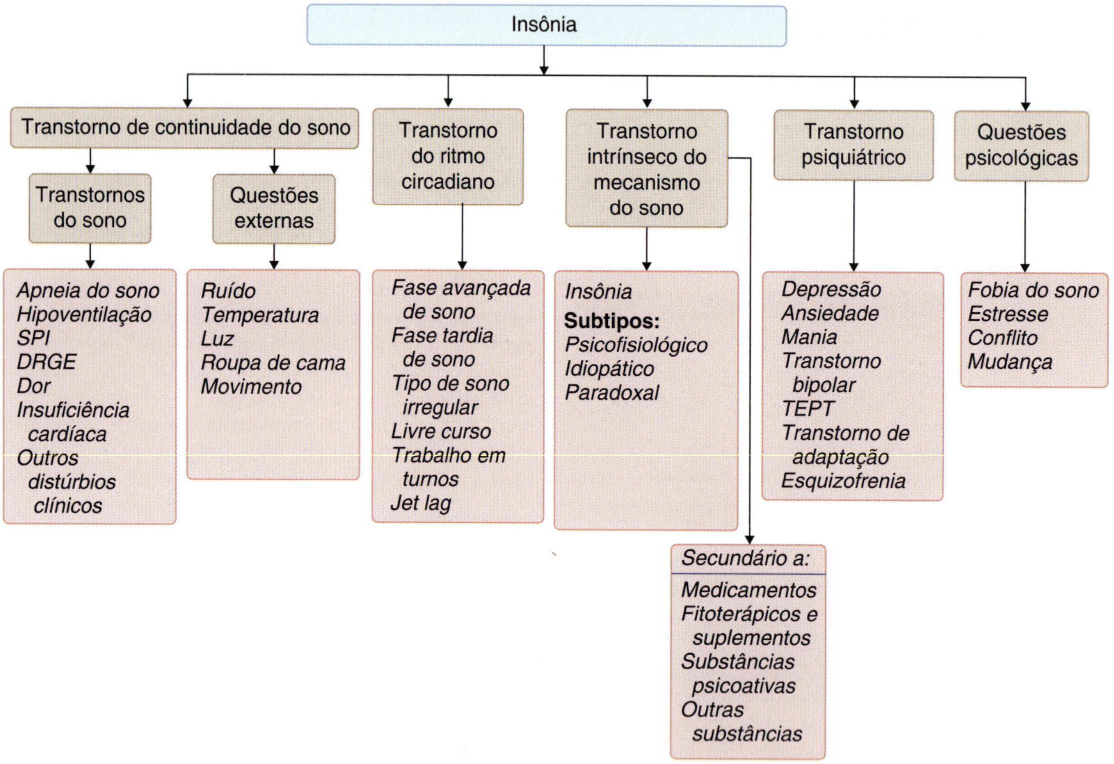

FIGURA 377.6 **Diagnóstico diferencial de insônia.** DRGE = doença do refluxo gastresofágico; SPI = síndrome das pernas inquietas; TEPT = transtorno de estresse pós-traumático.

insônia (ver Tabela 377.6).A12 A porção cognitiva se concentra nas crenças de reestruturação sobre o sono, enquanto as terapias comportamentais, nas ações que possam diminuir comportamentos não adaptativos e promover melhores comportamentos de sono: técnicas de relaxamento progressivo, controle de estímulos ou restrição para tempo na cama (Tabela 377.7).

Os hipnóticos são mais bem aproveitados para tratamento a curto prazo, em conjunto com a terapia de cognitivo-comportamental (ver Tabela 377.7).[12] Agentes com início rápido e meia-vida curta são geralmente usados para tratar dificuldades para começar a dormir, enquanto agentes com meia-vida mais longa ou de liberação contínua são utilizados para a manutenção do sono. Os benzodiazepínicos são os agentes de primeira linha preferidos, mas o agonista do receptor de melatonina (ramelteona, 8 mg) e os medicamentos antidepressivos (ver Capítulo 369, Tabela 369.5) também podem ser usados para insônia. Um agente mais recente, o suvorexanto (10 a 20 mg), melhora o sono, ao bloquear a hipocretina e promover a manutenção do sono.A13 Em pacientes com insônia e depressão ou ansiedade coexistentes, a combinação do uso de um hipnótico a curto prazo, como um benzodiazepínico, e um antidepressivo ou ansiolítico a longo prazo é melhor tanto para a insônia quanto para o transtorno afetivo que qualquer outra terapia isolada.A14

PROGNÓSTICO

Haverá melhora da maioria dos pacientes, embora alguns sofram recidiva. A insônia intratável geralmente está associada a um transtorno afetivo (ver Capítulo 369). Com exceção de pacientes muito raros com insônia familiar fatal induzida por príons (ver Capítulo 387), aqueles com insônia têm apenas uma expectativa de vida levemente mais baixa.

Transtornos do ritmo circadiano

DEFINIÇÃO

Os transtornos do ritmo circadiano causam desalinhamento do ciclo de sono-vigília de uma pessoa e do ciclo de dia-noite de ocorrência natural. Sintomas patológicos devem ser persistentes ou recorrentes, e o paciente deve sofrer algum impedimento social, ocupacional ou complementar. As pessoas podem notar insônia, sonolência diurna excessiva ou ambas. O transtorno de sono-vigília do ritmo circadiano é tipicamente classificado ao se comparar o ritmo do paciente com o dia de ocorrência natural. Esses transtornos são divididos em subtipos em tipo de fase adiantada (dormir e acordar cedo), tipo de fase atrasada (dormir e acordar tarde), tipo irregular (sem padrão claro) e tipo de livre curso (um ritmo não arraigado ao ambiente). Transtornos induzidos incluem *jet lag* e trabalho em turnos. Outro transtorno relacionado com o ritmo circadiano envolve o ciclo gastrintestinal: síndrome de se alimentar à noite, na qual os indivíduos consomem mais da metade do consumo calórico após as 21 horas.

Tabela 377.6 Terapias não farmacológicas para insônia.

TERAPIA COGNITIVO-COMPORTAMENTAL com ou sem terapia de relaxamento (Padrão)
A combinação de múltiplas modalidades está anotada a seguir
TERAPIA DE CONTROLE DE ESTÍMULO (Padrão)
Vá para a cama somente quando estiver sonolento
Use a cama somente para dormir e fazer sexo
Vá a outro quarto quando não conseguir dormir em 15 a 20 min, leia ou se engaje em outras atividades silenciosas e volte para a cama somente quanto estiver sonolento; repita, se necessário
Tenha um horário regular para acordar, qualquer que tenha sido a duração do sono
Evite cochilos durante o dia
TERAPIA DE RESTRIÇÃO DO SONO (Diretriz)
Reduza o tempo na cama para o tempo total estimado para dormir (mínimo 5 h)
Aumente o tempo na cama em 15 min a cada semana, quando o paciente estimar que a eficiência do sono é de, pelo menos, 85% (proporção do tempo adormecido para o tempo na cama)
TERAPIA DE RELAXAMENTO (Padrão)
Componente físico: relaxamento muscular progressivo, treinamento autogênico
Componente mental: reduzir pensamentos intrusivos por meio de treinamento de imagens, meditação ou hipnose
INTENÇÃO PARADOXAL (Diretriz para dificuldades no início do sono)
Instrua o paciente a permanecer passivamente acordado na cama e evitar qualquer esforço para adormecer
TERAPIA COGNITIVA (Evidência insuficiente como terapia única)
Educação para alterar crenças não adaptativas ou não realistas e atitudes sobre o sono, como a exigência de um mínimo de 8 h de sono por noite para a saúde
EDUCAÇÃO PARA A HIGIENE DO SONO (Evidência insuficiente como terapia única)
Correção de fatores e comportamentos extrínsecos que afetam o sono, como disrupção ambiental (animais de estimação, música ou televisão); temperatura da cama; fixação no relógio ao lado da cama; consumo de álcool, nicotina ou cafeína; falta de exercício ou se exercitar perto da hora de dormir

Tabela 377.7 Medicamentos para a insônia.

NOME	DOSE	HORA	INDICAÇÃO FDA	EFEITOS COLATERAIS COMUNS	MEIA-VIDA	MECANISMO
Zolpidem SL	1,75 a 10 mg	Hora de dormir	Sim	Sonolência, amnésia, quedas, parassonias	1 a 2 h	Agonista do receptor de benzodiazepínicos (BZRA)
Zolpidem reg	5 a 10 mg	Hora de dormir	Sim	Sonolência, amnésia, quedas, parassonias	1 a 2 h	BZRA
Zolpidem CR	6,25 a 12,5 mg	Hora de dormir	Sim	Sonolência, amnésia, quedas	1 a 2 h, mas liberação continuada	BZRA
Temazepam	7,5 a 30 mg	Hora de dormir	Sim	Sonolência, vertigem	8 a 10 h	Benzodiazepina
Zaleplona	5 a 20 mg	Hora de dormir	Sim	Sonolência, vertigem, parassonias	1 h	BZRA
Eszopiclona	1 a 3 mg	Hora de dormir	Sim	Sonolência, vertigem	4 a 8 h	BZRA
Doxepina	3 a 6 mg	Hora de dormir	Sim	Sonolência, vertigem, náuseas	17 h	Antagonista do receptor de histamina
Mirtazapina	7,5 a 15 mg	Hora de dormir	Não	Sonolência, vertigem, ganho de peso	20 h	Antagonista do receptor de histamina
Ramelteona	4 a 8 mg	Hora de dormir	Sim	Sonolência, cefaleia	1 a 2 h	Agonista do receptor de melatonina
Suvorexanto	10 a 20 mg	Hora de dormir	Sim	Sonolência	12 h	Bloqueador de orexina

EPIDEMIOLOGIA

A prevalência de transtornos do ritmo circadiano não é conhecida. Alguns padrões de sono são inerentes a grupos etários específicos. As questões da fase de sono adiantada são mais comuns nos idosos e aquelas da fase de sono retardada, nos adolescentes. A mudança proposital do ritmo circadiano, como o trabalho em turnos ou o *jet lag*, é comum. Embora cerca de 30% da força de trabalho nos EUA se dê à noite ou em turnos rotativos, apenas um terço desses indivíduos apresenta um transtorno clínico do ritmo circadiano. Um ritmo circadiano de livre curso é mais comum em pessoas cegas, das quais cerca de 25% apresentam o transtorno. O transtorno irregular de sono-vigília é mais comum em pacientes com doenças neurodegenerativas, nas quais esse transtorno pode ser um sinal precoce.

BIOPATOLOGIA

Os transtornos de sono-vigília do ritmo circadiano podem ser mais predominantes na sociedade atual, "de 24 horas", que oferece estímulos constantes para permanecermos acordados. Os adolescentes são mais vulneráveis a esses efeitos de atraso de fase da luz à noite. O "relógio mestre" humano, que fica no núcleo supraquiasmático do hipotálamo, sincroniza os relógios de tecido periférico do corpo, possivelmente mediados pela melatonina. Cerca de 10% dos genes são expressos com o ritmo circadiano. Anormalidades nos genes do relógio genético podem contribuir para transtornos do ritmo circadiano. As variações nos genes *Clock*, *Per2* e *Per3* parecem influenciar a preferência pela manhã/noite. O tipo de fase de sono adiantada foi associado à mutação *Per2* S662G e à mutação *Ck1d* T44A, enquanto o tipo de fase de sono atrasada está associado às mutações *Per3* V647 G e *Ck1e* S408N. Essa última mutação também está associada ao tipo livre curso. O tipo de curso livre em indivíduos cegos parece estar relacionado com a perda das entradas nas células dos gânglios fotorreceptores para o hipotálamo, e não para a retina.

MANIFESTAÇÕES CLÍNICAS

Pacientes com transtornos do ritmo circadiano se queixam, tipicamente, de insônia e/ou sonolência excessiva, e podem incorrer em privação do sono ao tentar manter programas que não sejam coerentes com o relógio interno deles.[13] Alguns indivíduos "recuperam o atraso" aos fins de semana dormindo durante os momentos preferidos. Uma vez adormecido, o paciente dorme bem. Transtornos de sono-vigília do ritmo circadiano estão associados ao maior risco de acidentes e de qualidade de vida prejudicada.

Pacientes do tipo de fase de sono tardia geralmente têm dificuldade em adormecer e podem não dormir por mais de 2 horas após a hora de dormir convencional (e-Figura 377.8A). Eles terão problemas em acordar pela manhã, preferindo se levantar mais tarde. Os pacientes do tipo de fase de sono avançada adormecem cedo à noite e acordam várias horas antes da hora convencional de acordar pela manhã (e-Figura 377.8B). Os pacientes se queixam de acordar cedo pela manhã e da incapacidade de manterem a vigília durante atividades à noite. Os indivíduos do tipo de curso livre têm um ritmo circadiano cujo curso do ciclo é de 24,3 a 25 horas. Nesse transtorno, também conhecido como síndrome do sono-vigília de não 24 horas, os pacientes sofrem episódios que alternam insônia e sonolência excessiva, dependendo da fase do ciclo sono-vigília endógeno. Esse transtorno pode ser confundido com a hipersonia periódica. Pacientes do tipo irregular têm sonolência excessiva e insônia, com funcionamento inerte e senso reduzido de bem-estar[14] durante o período de vigília.

DIAGNÓSTICO

O diagnóstico de um transtorno do ritmo circadiano é feito pela anamnese e por um diário do sono de 2 semanas ou por um registro de actigrafia. Indivíduos normais têm tendência tanto para a "manhã" quanto para a "noite", de modo que o diagnóstico demanda documentação de impacto negativo do ritmo circadiano na qualidade de vida.

TRATAMENTO

A maior parte da terapia é direcionada ao alinhamento do ritmo circadiano desordenado com o esquema de sono-vigília desejado. A modificação do esquema, conhecida como cronoterapia, pode ser atingida permitindo-se um atraso gradual ou avanço do programa inerente ao tempo desejado e, então, usando-se as dicas para mantê-lo.

O ritmo circadiano é suscetível a indícios temporais somente se ocorrerem no momento apropriado do ritmo circadiano endógeno. Ao usar o nadir do ciclo de temperatura (que tipicamente ocorre aproximadamente 2 horas antes da hora de acordar natural) como referência, luz brilhante, exercício, refeição e interações sociais enviados antes do nadir de temperatura atrasarão o ciclo, ao passo que, se esses estímulos forem enviados depois do nadir de temperatura, avançarão o ciclo. A melatonina tem efeito oposto e geralmente avança o ciclo se administrada 4 a 6 horas antes do início do sono. A terapia com melatonina pode atrasar o ciclo se usada após o nadir de temperatura.

Após o realinhamento do ritmo circadiano, os pacientes se beneficiam da manutenção estrita dos programas e de dicas de horas para reforçar o novo momento circadiano. Embora os hipnóticos e os estimulantes a curto prazo sejam em geral aplicados para ajudar o ajuste, esses medicamentos não realinham o ritmo circadiano.

Parassonia

DEFINIÇÃO

Parassonias são eventos comportamentais indesejáveis ou fenômenos experimentais que ocorrem durante o início, dentro ou como parte da excitação do sono. Esses episódios incluem movimentos anormais, comportamentos, emoções, percepções, sonhos e atividades do sistema nervoso autônomo. As parassonias são tipicamente subdivididas naquelas oriundas do sono NREM, nas relacionadas com o sono REM e em outras parassonias. Os episódios NREM incluem o transtorno de alimentação relacionada com o sono e transtornos do despertar (sonambulismo, terrores noturnos e despertar associado a confusão mental). As parassonias relacionadas com o REM incluem pesadelos, transtorno de comportamento do sono REM e paralisia recorrente do sono.

EPIDEMIOLOGIA

Cerca de 3% dos adultos e 15% das crianças apresentam um comportamento anormal relacionado com o sono. Embora algumas parassonias, como os transtornos de vigília do sono NREM (sonambulismo, terrores noturnos e vigílias de confusão), sejam mais comuns nas crianças, as parassonias relacionadas com o sono REM, como o pesadelo, são comuns em todas as idades e especialmente comuns em indivíduos com transtorno de estresse (ver Capítulo 369). O transtorno de comportamento do sono REM, que é outra parassonia relacionada com o sono REM, é mais comum no idoso e pode antecipar outros aspectos de distúrbios neurodegenerativos de sinucleinopatia, como a doença de Parkinson (ver Capítulo 381), a demência com corpos de Lewy (ver Capítulo 374) e a atrofia de múltiplos sistemas (ver Capítulo 381).

MANIFESTAÇÕES CLÍNICAS E DIAGNÓSTICO

A anamnese é o esteio do diagnóstico da maioria das parassonias. Os aspectos principais incluem idade no início do transtorno, hora noturna dos episódios, memória para os eventos e história familiar (Tabela 377.8). Uma vez que as parassonias NREM são uma mistura de sono NREM profundo com estado de vigília, esses episódios são mais comuns no primeiro terço da noite, estão associados a pouca ou nenhuma memória do episódio e não são estereotípicos. Os eventos têm mais probabilidade de ocorrer com a privação do sono, a ingestão de álcool, dormir em ambientes estranhos e condições coincidentes que predisponham ao despertar, como a apneia do sono. Os pacientes se mostram neurológica e psiquiatricamente normais durante a vigília.

O transtorno de comportamento do sono REM geralmente começa no final da vida adulta, mas pode ocorrer em crianças. Nele, os pacientes perdem a atonia muscular do sono REM e assim atuam durante os sonhos, às vezes machucando a si mesmos ou aos parceiros de cama.[15] Essa atividade motora não estereotípica costuma estar associada à lembrança vívida de um sonho que se correlaciona com o comportamento testemunhado. Os pacientes podem experimentar múltiplos episódios tipicamente na segunda metade da noite. Esse transtorno de comportamento pode ser provocado por medicamentos, como antidepressivos tricíclicos, inibidores da monoamina oxidase e inibidores de recaptação de serotonina.

O diagnóstico baseia-se na atividade eletromiográfica documentada durante o sono REM e na história de encenação do sonho. Se o paciente demonstrar comportamento motor de sono estereotípico, em vez do comportamento não estereotípico característico do transtorno de comportamento do sono REM, a possibilidade de epilepsia (ver Capítulo 375) deverá ser considerada. Uma vez que o transtorno de comportamento do sono REM crônico tenha sido associado ao desenvolvimento subsequente de doença de Parkinson (ver Capítulo 381), atrofia de múltiplos sistemas (ver Capítulo 381) e demência de corpos de Lewy (ver Capítulo 374), os pacientes deverão ser submetidos a exame neurológico detalhado à procura de aspectos subclínicos dessas doenças e sinais de comprometimento extrapiramidal.

Outros episódios noturnos podem se apresentar como fenômenos sensoriais ou movimentos relacionados com o sono. Os pesadelos são sonhos emocionalmente perturbadores associados a medo, ansiedade, raiva ou tristeza. Mais frequentemente, eles ocorrem após um episódio psicologicamente perturbador, mas também podem acontecer como resultado de medicamentos anti-hipertensivos, antidepressivos ou agonistas de dopamina. A síndrome da cabeça explosiva é a percepção indolor de um som alto ou a sensação de uma explosão, tipicamente durante o sono leve. O bruxismo, um transtorno de apertar ou cerrar a mandíbula, pode causar dano aos dentes e cefaleias. O transtorno de movimento rítmico está associado a balançar o corpo ou bater a cabeça na transição de vigília para o sono.

Tabela 377.8 Aspectos principais de eventos noturnos.

TRANSTORNO	SINTOMAS	HORA DA NOITE	DURAÇÃO	FREQUÊNCIA	ESTEREOTÍPICO	MEMÓRIA	ACHADOS POLISSONOGRÁFICOS
Sonambulismo	Comportamentos complexos, lentos e deliberados	Primeira metade do período de sono	Segundos a minutos	Menos de um episódio por noite até menos	Não	Memória vaga parcial ou nenhuma	Despertar de sono de ondas lentas
Terrores noturnos	Grito agudo, seguido de resposta de "luta ou fuga"	Primeira metade	Segundos a minutos	Menos de um episódio por noite ou menos	Não	Memória vaga parcial ou nenhuma	Despertar de sono de ondas lentas
Despertares confusionais	Variedade de comportamentos não usuais mediante despertar súbito	A qualquer hora	Segundos a minutos	Menos de um episódio por noite ou menos	Não	Memória vaga parcial ou nenhuma	Despertar de sono de ondas lentas
Alimentação relacionada com o sono	Consumir alimentos altamente calóricos ou estranhos de maneira desordenada	Primeira metade	Minutos	Pode ocorrer todas as noites	Não	Memória vaga parcial ou nenhuma	Despertar tipicamente do sono NREM
Pesadelos	Sonhos assustadores associados à ansiedade	Segunda metade	Segundos a minutos	Variável	Não, mas pode ter um tema comum	Sim	Os episódios ocorrem no sono REM
Transtorno de comportamento do sono REM	Encenação de sonhos; pode ser violenta	Segunda metade	Segundos	Várias vezes por noite	Não	Sim	Atividade excessiva no EMG no sono REM
Transtorno de movimento rítmico	Balançar, bater a cabeça	Perto do início do sono, mas pode ocorrer durante a noite	Minutos a horas	Várias vezes por noite	Sim	Sim	Movimento rítmico em transição desde o despertar até dormir
Catatrenia	Gemidos noturnos prolongados	Intermitente durante toda a noite	Minutos a horas	Múltiplos	Sim	Não	Gemidos e grunhidos expiratórios prolongados, com frequência respiratória alentecida
Síndrome da cabeça explosiva	Som alto de explosão indolor dentro da cabeça	Próximo ao início do sono	Segundos	Rara, tipicamente incomum	Sim	Sim	Tipicamente, os episódios ocorrem próximo ao início do sono

EMG = eletromiograma; NREM = movimento ocular não rápido; REM = movimento ocular rápido.

Pacientes com episódios noturnos com aspectos atípicos, risco de lesão, sinais ou sintomas de outros transtornos do sono ou sonolência diurna excessiva deverão ser submetidos à videopolissonografia em laboratório, com registro de EEG estendido caso as convulsões estejam sendo consideradas.

TRATAMENTO

A terapia deverá se concentrar primeiro em garantir a segurança dos indivíduos que possam se ferir ou a terceiros (p. ex., colocar a cama no chão, bloquear janelas ou transferir o quarto do paciente para o piso térreo da casa), reduzir os fatores que possam provocar episódios, como a parassonia NREM causadora de despertares, e evitar fatores estimulantes, como privação do sono, álcool e agentes hipnóticos de ação reduzida. Pode-se tentar o tratamento farmacológico com clonazepam (0,5 a 2 mg) e antidepressivos tricíclicos (ver Capítulo 369, Tabela 369.5) para parassonias NREM com graus variáveis de sucesso. O tratamento da apneia do sono reduz os episódios NREM e REM. Para o transtorno de comportamento do sono REM, a maioria dos pacientes responde de maneira satisfatória ao clonazepam (0,25 a 3 mg) ou à melatonina (3 a 20 mg). O transtorno de movimento rítmico é tipicamente refratário à terapia medicamentosa. Os pesadelos podem responder à remoção da substância provocativa ou exigir prazosina (5 a 15 mg) ou, ainda, a terapia cognitiva comportamental (*rehearsal imagery*).

SÍNDROME DAS PERNAS INQUIETAS

Esse transtorno (ver Capítulo 392) caracteriza-se por quatro aspectos essenciais: desconforto ou urgência para movimentar as pernas, piora com o descanso, melhora com o movimento e agravamento à noite. Os pacientes com essa síndrome podem informar que o desconforto pode ser substancialmente debilitante, o que os leva a andar ou mover as pernas de maneira contínua até as primeiras horas da manhã. Alguns pacientes percebem que as pernas se movimentam por elas mesmas, indicando, assim, movimentos periódicos das pernas na vigília. Aproximadamente 85 a 90% dos pacientes com a síndrome das pernas inquietas apresentarão movimentos periódicos das extremidades no sono, mas apenas a minoria com movimentos periódicos no sono atenderá aos critérios clínicos exigidos para a síndrome das pernas inquietas.

As terapias aprovadas pela FDA nos EUA para a síndrome das pernas inquietas são os agonistas da dopamina (pramipexol, 0,125 a 1,5 mg, ou ropinirol 0,25 a 3 mg), rotigotina transdérmica (1 a 3 adesivos/24 h) e medicamentos gabapentinoides (p. ex., gabapentina enacarbila 600 a 1.800 mg).[A15][16] Os agonistas da dopamina podem aumentar a intensidade e a duração dos sintomas diários; nesses pacientes, o agente deverá ser suspenso lentamente, podendo-se tentar outro agente, como a pregabalina (25 a 300 mg/dia).[A16] Em alguns pacientes, a síndrome das pernas inquietas foi associada aos baixos níveis de ferro no sistema nervoso central, podendo melhorar com a reposição do mineral.[A17] Sintomas mais intratáveis podem exigir uso crônico de opioides ou agonistas opioides (ver Capítulo 27, Tabela 27.4).

Recomendações de grau A

A1. Dauvilliers Y, Roth T, Guinta D, et al. Effect of sodium oxybate, modafinil, and their combination on disrupted nighttime sleep in narcolepsy. *Sleep Med.* 2017;40:53-57.
A2. Thorpy MJ, Shapiro C, Mayer G, et al. A randomized study of solriamfetol for excessive sleepiness in narcolepsy. *Ann Neurol.* 2019;85:359-370.
A3. Philip P, Chaufton C, Taillard J, et al. Modafinil improves real driving performance in patients with hypersomnia: a randomized double-blind placebo-controlled crossover clinical trial. *Sleep.* 2014;37:483-487.
A4. Corral J, Sánchez-Quiroga MÁ, Carmona-Bernal C, et al. Conventional polysomnography is not necessary for the management of most patients with suspected obstructive sleep apnea. Noninferiority, randomized controlled trial. *Am J Respir Crit Care Med.* 2017;196:1181-1190.
A5. Howard ME, Piper AJ, Stevens B, et al. A randomised controlled trial of CPAP versus non-invasive ventilation for initial treatment of obesity hypoventilation syndrome. *Thorax.* 2017;72:437-444.
A6. Masa JF, Mokhlesi B, Benitez I, et al. Long-term clinical effectiveness of continuous positive airway pressure therapy versus non-invasive ventilation therapy in patients with obesity hypoventilation syndrome: a multicentre, open-label, randomised controlled trial. *Lancet.* 2019;393:1721-1732.
A7. Yu J, Zhou Z, McEvoy RD, et al. Association of positive airway pressure with cardiovascular events and death in adults with sleep apnea: a systematic review and meta-analysis. *JAMA.* 2017;318:156-166.
A8. Schwartz M, Acosta L, Hung YL, et al. Effects of CPAP and mandibular advancement device treatment in obstructive sleep apnea patients: a systematic review and meta-analysis. *Sleep Breath.* 2018;22:555-568.
A9. Woodson BT, Soose RJ, Gillespie MB, et al. Three-year outcomes of cranial nerve stimulation for obstructive sleep apnea: the STAR trial. *Otolaryngol Head Neck Surg.* 2016;154:181-188.
A9b. Schweitzer PK, Rosenberg R, Zammit GK, et al. Solriamfetol for excessive sleepiness in obstructive sleep apnea (TONES 3). A randomized controlled trial. *Am J Respir Crit Care Med.* 2019;199:1421-1431.
A10. Cowie MR, Woehrle H, Wegscheider K, et al. Adaptive servo-ventilation for central sleep apnea in systolic heart failure. *N Engl J Med.* 2015;373:1095-1105.
A11. Costanzo MR, Ponikowski P, Javaheri S, et al. Transvenous neurostimulation for central sleep apnoea: a randomised controlled trial. *Lancet.* 2016;388:974-982.
A12. Ritterband LM, Thorndike FP, Ingersoll KS, et al. Effect of a web-based cognitive behavior therapy for insomnia intervention with 1-year follow-up: a randomized clinical trial. *JAMA Psychiatry.* 2017;74:68-75.
A13. Herring WJ, Connor KM, Snyder E, et al. Suvorexant in patients with insomnia: pooled analyses of three-month data from phase-3 randomized controlled clinical trials. *J Clin Sleep Med.* 2016;12:1215-1225.
A14. Manber R, Buysse DJ, Edinger J, et al. Efficacy of cognitive-behavioral therapy for insomnia combined with antidepressant pharmacotherapy in patients with comorbid depression and insomnia: a randomized controlled trial. *J Clin Psychiatry.* 2016;77:e1316-e1323.
A15. Garcia-Borreguero D, Allen R, Hudson J, et al. Effects of rotigotine on daytime symptoms in patients with primary restless legs syndrome: a randomized, placebo-controlled study. *Curr Med Res Opin.* 2016;32:77-85.
A16. Allen RP, Chen C, Garcia-Borreguero D, et al. Comparison of pregabalin with pramipexole for restless legs syndrome. *N Engl J Med.* 2014;370:621-631.
A17. Deng Y, Wu J, Jia Q. Efficacy of intravenous iron sucrose in hemodialysis patients with restless legs syndrome (RLS): a randomized, placebo-controlled study. *Med Sci Monit.* 2017;23:1254-1260.

REFERÊNCIAS BIBLIOGRÁFICAS

As referências bibliográficas, bem como os outros materiais suplementares deste livro, encontram-se no GEN-IO, nosso ambiente virtual de aprendizagem.

378 ABORDAGEM ÀS DOENÇAS CEREBROVASCULARES

LARRY B. GOLDSTEIN

DEFINIÇÃO

O termo *doença cerebrovascular* se refere a um grupo de doenças no qual a lesão ao cérebro ou à medula espinal decorre de uma causa vascular. Em geral, o início é abrupto, mas também pode ser mais insidioso. As manifestações clínicas dependem do local e da extensão do dano às estruturas neurais.[1] Embora os fatores de risco e os tratamentos possam se sobrepor, as doenças cerebrovasculares são, conforme a biopatologia, divididas naquelas nas quais uma insuficiência do suprimento sanguíneo causa a lesão isquêmica e naquelas nas quais o sangramento, seja no parênquima (intracerebral ou, muito mais raramente, hemorragia intraespinal), seja no espaço entre as meninges (pia-máter e aracnoide-máter) sobre o cérebro e a medula espinal (hemorragia subaracnóidea), causa a lesão neural direta, leva à lesão isquêmica secundária ou atua como uma lesão expansiva. A doença cerebrovascular é, com frequência, tanto prevenível quanto tratável.

EPIDEMIOLOGIA

Quase 800 mil norte-americanos sofrem um acidente vascular encefálico (AVE) por ano, sendo em aproximadamente 75% deles o primeiro episódio.[2] O AVE é a causa subjacente de morte de aproximadamente 130 mil norte-americanos por ano, correspondendo a aproximadamente 1 em 20 óbitos nos EUA.

Medida em termos de anos de vida sadios perdidos em função da doença, a doença cerebrovascular figura em sétimo lugar nos EUA e em terceiro no mundo.[3] O AVE, caiu da terceira para a quinta causa de morte nos EUA (atrás das doenças do coração, câncer, doenças respiratórias crônicas e lesões/acidentes não intencionais), em razão da dramática redução da taxa de mortalidade relacionada com o AVE, combinada com a reclassificação de doenças pulmonares. De 2004 a 2014, a taxa de mortalidade por AVE ajustada à idade diminuiu quase 30% e o número real de mortes declinou em 11%. Entretanto, a redução anual passou de 0,9% por ano entre 2001 e 2007 para 0,5% por ano, com aumento recente da taxa de mortalidade relacionada com AVE nos EUA..[4]

A prevalência geral de AVE é estimada em 2,7%, com 7,2 milhões de norte-americanos com mais de 20 anos tendo sofrido um episódio. Embora a incidência de AVE tenha diminuído de maneira substancial, principalmente em razão da melhor prevenção, a taxa de letalidade em declínio manteve, até recentemente, a prevalência razoavelmente estável na população.

O risco de AVE geralmente aumenta com a idade e duplica a cada década após os 55 anos. Sintomas coerentes com a isquemia cerebral focal transitória (um ataque isquêmico transitório [AIT), na qual não há evidência de lesão permanente aos tecidos, apresentam 9 a 17% de risco de AVE nos 90 dias seguintes. A oclusão da veia retiniana aumenta o risco de AVE nos 30 dias seguintes em 2,6 vezes.

Cerca de 60% das mortes por AVE ocorrem em mulheres, mas as taxas são mais altas nos homens afro-americanos. Nos EUA, estima-se que ocorra um episódio de AVE a cada 40 segundos na população em geral. Além disso, os negros, as pessoas com escolaridade mais baixa, os indivíduos que moram na região sudeste do país (o *Cinturão do AVE*) e aqueles com parente em primeiro grau que tenha sofrido um AVE antes dos 65 anos correm risco mais alto de AVE e de mortalidade relacionada com ele. Dieta insatisfatória, falta de exercício (ver Capítulo 13), tabagismo (ver Capítulo 29), exposição ambiental à fumaça do tabaco, obesidade (ver Capítulo 207) e excesso de consumo de álcool (ver Capítulo 30) são os fatores do estilo de vida que aumentam substancialmente o risco para AVE. Entre as situações clínicas que aumentam esse risco, a hipertensão arterial (ver Capítulo 70) tem o risco mais alto atribuível à população.[5] Outros fatores de risco para o AVE incluem fibrilação atrial (ver Capítulo 58), diabetes (ver Capítulo 216), dislipidemia (ver Capítulo 195), estados inflamatórios, níveis elevados de homocisteína, lipoproteína A elevada, estenose de artéria carótida, persistência do forame oval (ver Capítulo 61),[5b] outros defeitos congênitos do coração, apneia do sono (ver Capítulo 377) e doença renal crônica. Os distúrbios de coagulação (ver Capítulo 73), os agentes contraceptivos orais (ver Capítulo 225) e a enxaqueca com aura (ver Capítulo 370) também contribuem para o risco. As doenças mendelianas associadas ao AVE incluem doença falciforme (ver Capítulo 154); encefalopatia mitocondrial, acidose láctica e episódios semelhantes ao AVE (MELAS); arteriopatia cerebral autossômica dominante com infartos subcorticais e leucoencefalopatia (CADASIL; Capítulo 374); doença de Fabry (ver Capítulos 197 e 259); e síndrome de Marfan (ver Capítulo 244). Além disso, a doença renal policística autossômica dominante (ver Capítulo 118) está associada a aneurismas intracranianos e displasia fibromuscular. A doença de Ehlers-Danlos do tipo IV (ver Capítulo 244) também está associada a aneurismas intracranianos, assim como a dissecção arterial cervical. Vários polimorfismos genéticos também já foram associados ao AVE (p. ex., variantes nos cromossomos 9p21 e 4q25), embora esses marcadores genéticos não sejam clinicamente relevantes.

BIOPATOLOGIA

Anatomia

A compreensão da anatomia vascular e de suas variantes normais, assim como suas relações com a neuroanatomia funcional, fornece dicas importantes para identificar a causa de sinais e sintomas cerebrovasculares em pacientes individuais e ajudar a guiar o tratamento.

Arco aórtico

As artérias carótida e vertebral pareadas irrigam o cérebro normalmente (Figura 378.1). A artéria carótida comum direita surge do tronco

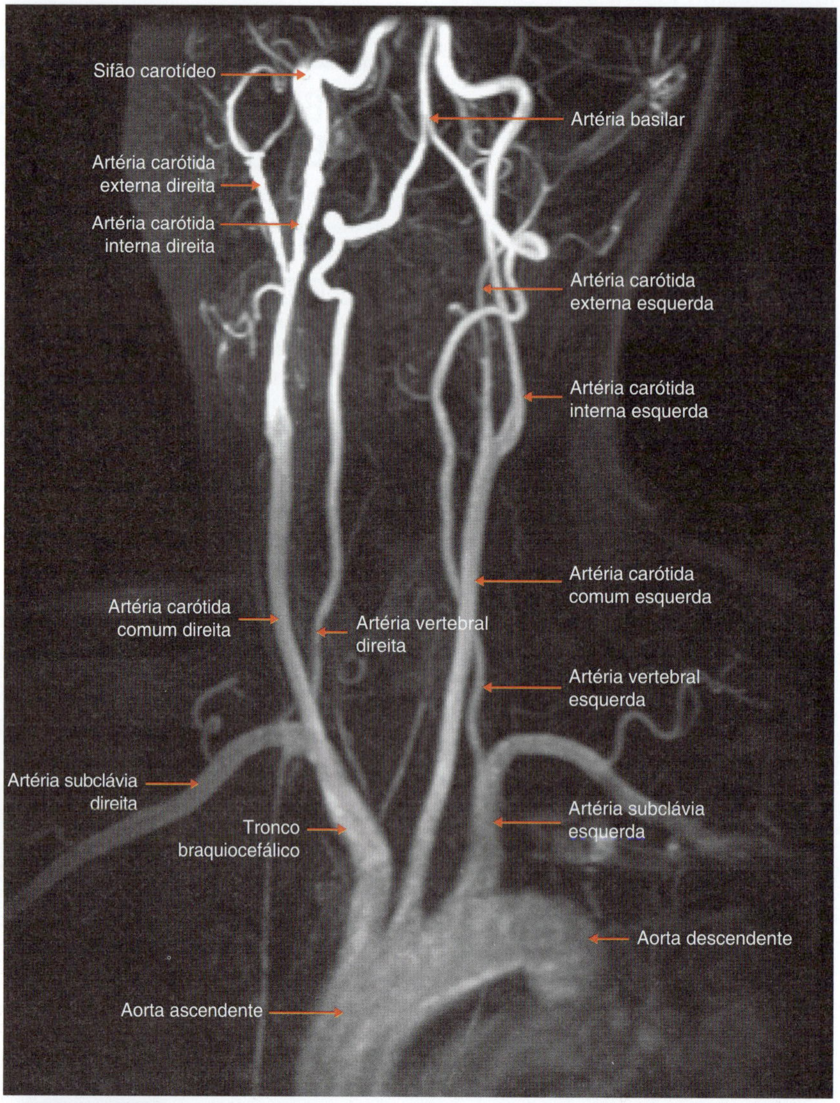

FIGURA 378.1 **Angiograma por ressonância magnética de configuração normal do arco aórtico.**

braquiocefálico (artéria inominada), que então dá origem à artéria subclávia direita. A artéria vertebral direita surge, em geral, da porção proximal da artéria subclávia direita. A artéria carótida comum esquerda surge, em geral, diretamente do arco aórtico; mas, em alguns indivíduos, ela pode surgir da porção proximal do tronco braquiocefálico (anatomia "bovina"). A artéria subclávia esquerda se origina do arco aórtico, distal à artéria carótida comum esquerda, e irriga a artéria vertebral esquerda.

Artérias carótidas internas

As artérias carótidas comuns se bifurcam em artérias carótidas interna e externa no pescoço, geralmente no nível da cartilagem tireóidea. A bifurcação pode ocorrer, menos frequentemente, superior ao nível inferior da mandíbula ou inferior no pescoço. A artéria carótida interna entra no crânio pelo forame lacerado e corre pelo osso petroso adjacente à orelha interna. Daí a artéria penetra o seio cavernoso, sobe em formato de "S" (sifão carotídeo), penetra a dura-máter e finalmente se divide em artéria cerebral anterior e artéria cerebral média (Figura 378.2). A artéria oftálmica pode se originar da artéria carótida interna no sifão, mas é mais comum surgir da artéria carótida interna supraclinoide, seguida das artérias comunicante posterior e coroidal anterior.

Artérias carótidas externas

Ao contrário das artérias carótidas internas, as artérias carótidas externas apresentam ramos extracranianos. As artérias temporais superficiais (palpáveis anteriormente às orelhas) e as artérias faciais podem formar anastomoses com a circulação intracraniana pelos ramos da artéria oftálmica e se tornarem clinicamente importantes em um caso de oclusão de artéria carótida interna proximal.

Artérias vertebrais

Embora a origem das artérias vertebrais seja as artérias subclávias, elas também podem se originar do arco aórtico ou do tronco tireocervical. Elas penetram, com mais frequência, o processo transverso de C6, mas também podem penetrar os níveis de C4, C5 ou C7. Elas saem pelos processos transversos em C1, viram posteriormente para trás da articulação atlantoaxial e, então, atravessam a dura-máter no forame magno. No crânio, elas geralmente se reúnem na junção bulbopontina para formar a artéria basilar única, embora em alguns indivíduos a artéria vertebral possa terminar na artéria cerebelar inferior posterior (Figura 378.3). A porção da artéria vertebral entre sua origem e sua entrada no processo transverso é conhecida como o segmento V1. O segmento V2 se refere à porção da artéria que corre através dos forames transversos; o segmento V3 é a porção entre onde a artéria sai dos forames transversos e penetra a dura-máter; e o segmento V4 é a porção intracraniana da artéria. Uma artéria vertebral pode ser hipoplásica (e-Figura 378.1). As dicas são: os forames transversos ipsilaterais são geralmente menores no lado da artéria hipoplásica e a porção proximal da artéria basilar pode ser deslocada ipsilateralmente à artéria hipoplásica. O segmento V3 é particularmente vulnerável à lesão mecânica e pode levar à dissecção. As artérias vertebrais apresentam ramos mediais que se unem para formar a artéria espinal anterior e os ramos laterais que suprem a parte dorsolateral do bulbo e a porção inferior do cerebelo, que também irriga os núcleos vestibulares (Figura 378.4). Outros ramos mediais da artéria vertebral suprem a pirâmide bulbar, o núcleo olivar inferior, o lemnisco medial e as fibras do nervo hipoglosso. Os ramos circunferenciais mais longos das artérias vertebrais e das artérias cerebrais posteriores suprem os tratos espinotalâmico e as fibras simpáticas, à medida que elas atravessam o bulbo, os

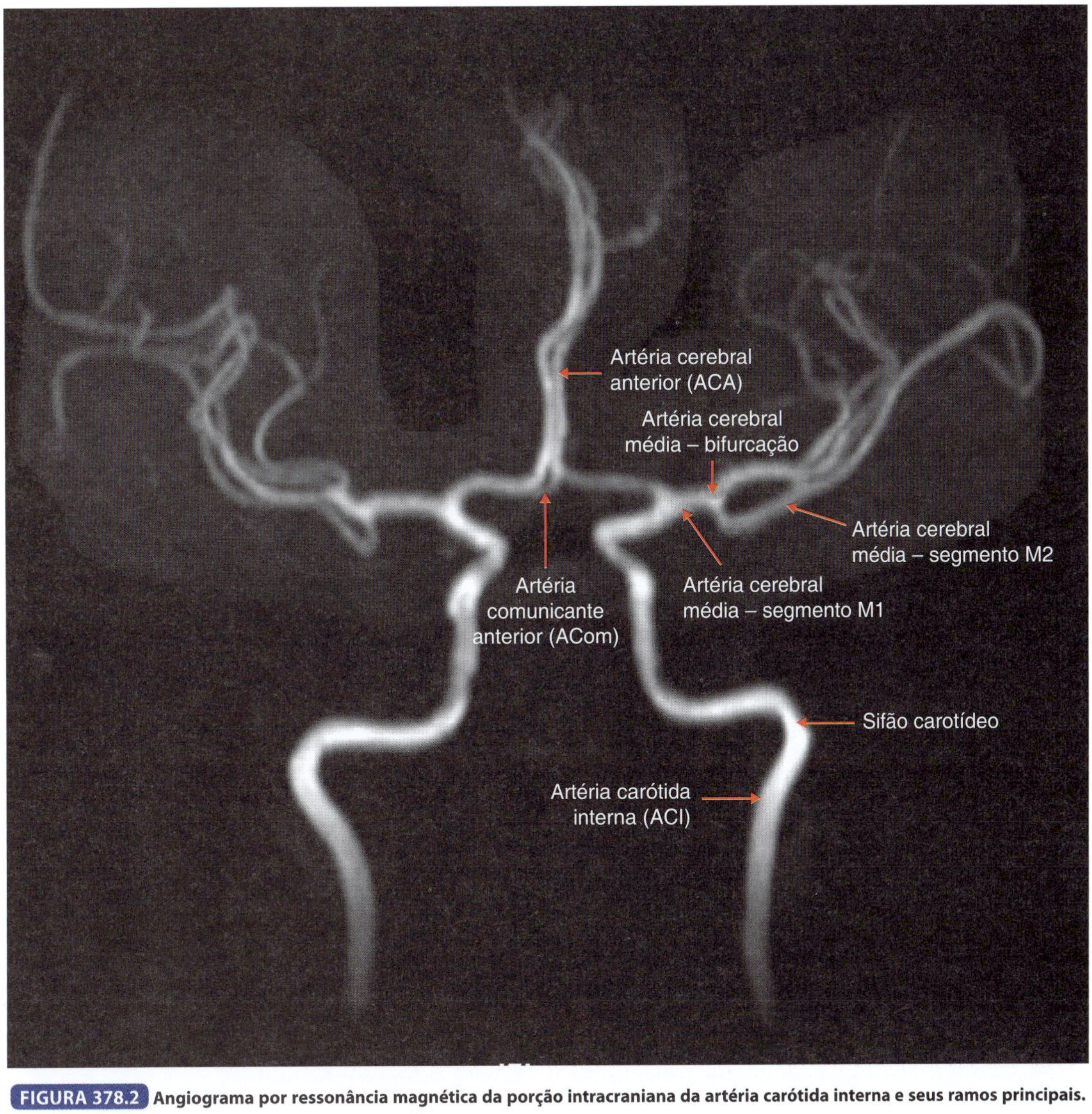

FIGURA 378.2 **Angiograma por ressonância magnética da porção intracraniana da artéria carótida interna e seus ramos principais.**

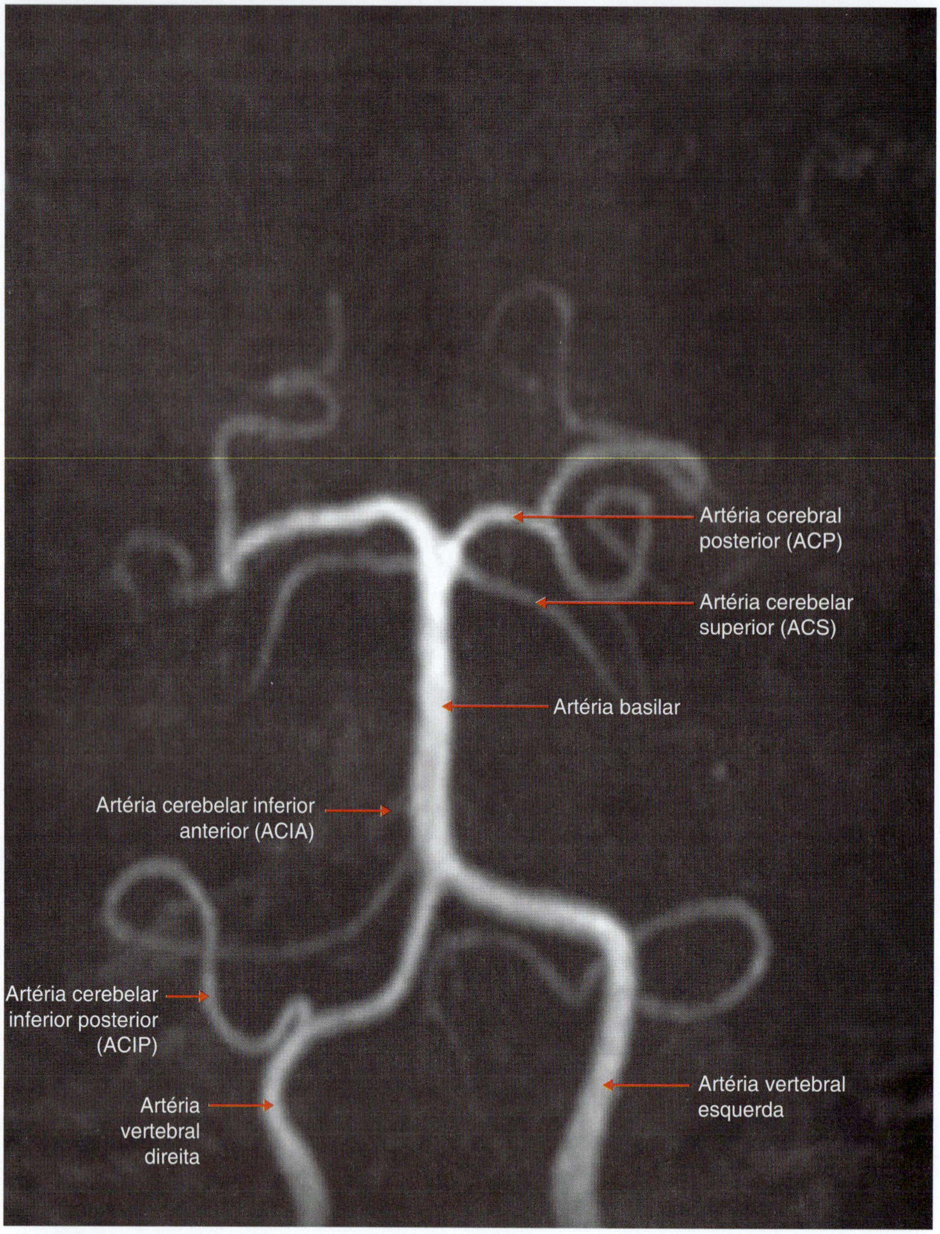

FIGURA 378.3 **Angiograma por ressonância magnética da porção intracraniana do sistema vertebrobasilar.**

núcleos sensoriais e os tratos descendentes a partir do nervo craniano V, assim como as fibras emergentes dos nervos vago e glossofaríngeo.

Artéria basilar

A artéria basilar tem ramos pequenos e penetrantes que suprem as porções dorsais da ponte e do mesencéfalo (ver Figuras 378.3 e 378.4). As artérias cerebelares inferiores anteriores se originam da artéria mediobasilar. Elas suprem as porções dos hemisférios cerebelares em adição à ponte lateral, os nervos cranianos V, VII e VIII e as porções pontinas dos tratos espinotalâmicos, assim como as fibras simpáticas. As duas artérias cerebelares superiores surgem da artéria basilar distal, no nível do mesencéfalo proximal à origem comum das duas artérias cerebrais posteriores. O nervo oculomotor sai do mesencéfalo entre a artéria cerebelar superior e a artéria cerebral posterior. As artérias cerebelares superiores dão origem a ramos que alimentam o mesencéfalo dorsal, incluindo os colículos e as porções superiores dos hemisférios cerebelares e o verme do cerebelo. Os longos vasos circunferenciais também suprem o tronco encefálico dorsolateral.

Além da artéria cerebelar inferior anterior e da artéria cerebelar superior, a artéria basilar tem vasos paramedianos que suprem a porção do meio da ponte basal e as estruturas pontinas da linha média, incluindo os tratos corticospinais, o fascículo longitudinal medial e os núcleos reticulares da ponte. No nível do mesencéfalo, ramos paramedianos da artéria basilar suprem os pedúnculos cerebrais, os núcleos e as fibras do nervo craniano III e as porções mediais do núcleo rubro e do lemnisco medial. Ramos curtos circunferenciais suprem a ponte ventrolateral e o mesencéfalo.

Polígono de Willis

A anastomose arterial na base do cérebro tem o nome de polígono de Willis (ver e-Figura 378.1). As duas artérias cerebrais anteriores estão conectadas pela artéria comunicante anterior. As artérias comunicantes posteriores conectam as artérias carótidas internas supraclinoides com as artérias cerebrais posteriores proximais. Em pessoas com um polígono de Willis intacto, toda a circulação intracraniana pode ser suprida por uma única artéria carótida interna pérvia ou artéria vertebral. A maioria dos indivíduos, porém, tem um polígono de Willis incompleto (ver Figura 378.2). Uma variante comum é a porção da artéria cerebral anterior, entre a artéria carótida interna e a artéria comunicante anterior (segmento A1), que é hipoplásica ou ausente. Nesse caso, as duas artérias cerebrais anteriores podem ser supridas por uma única artéria carótida interna. Outra variante comum é a porção da artéria cerebral posterior, entre a sua origem normal da artéria basilar e a artéria comunicante posterior (segmento P1), que é ausente ou hipoplásica (denominada artéria cerebral posterior "fetal"). Nesses indivíduos, o território da artéria cerebral posterior distal é suprido pela artéria carótida, e não pelas artérias vertebrobasilares.

Artérias cerebrais anteriores

As artérias cerebrais anteriores viajam anteriormente e então se voltam posteriormente com ramos leptomeníngeos que suprem as porções mediais dos lobos frontal e parietal (Figuras 378.5 a 378.7; ver também Figura 378.2). Em cerca da metade da população, a artéria cerebral anterior se divide em ramos marginais pericaloso e caloso. As porções terminais dessa última artéria suprem o córtex medial entre os lobos parietal e occipital. Danos a essa área podem ser confundidos com a lesão por hipoperfusão nas áreas mais distais de territórios arteriais. Várias artérias lenticuloestriadas pequenas se originam dos segmentos A1 e A2 (entre a artéria comunicante anterior e o corpo caloso) da artéria cerebral anterior. A artéria recorrente de Heubner é uma artéria estriada medial grande e importante que irriga as porções anterior e inferior do ramo anterior da cápsula interna, as porções anterior e inferior do núcleo caudado, o globo pálido anterior, o putame, o hipotálamo, os bulbos e tratos olfatórios e o fascículo uncinado. Essa artéria pode ser acidentalmente danificada

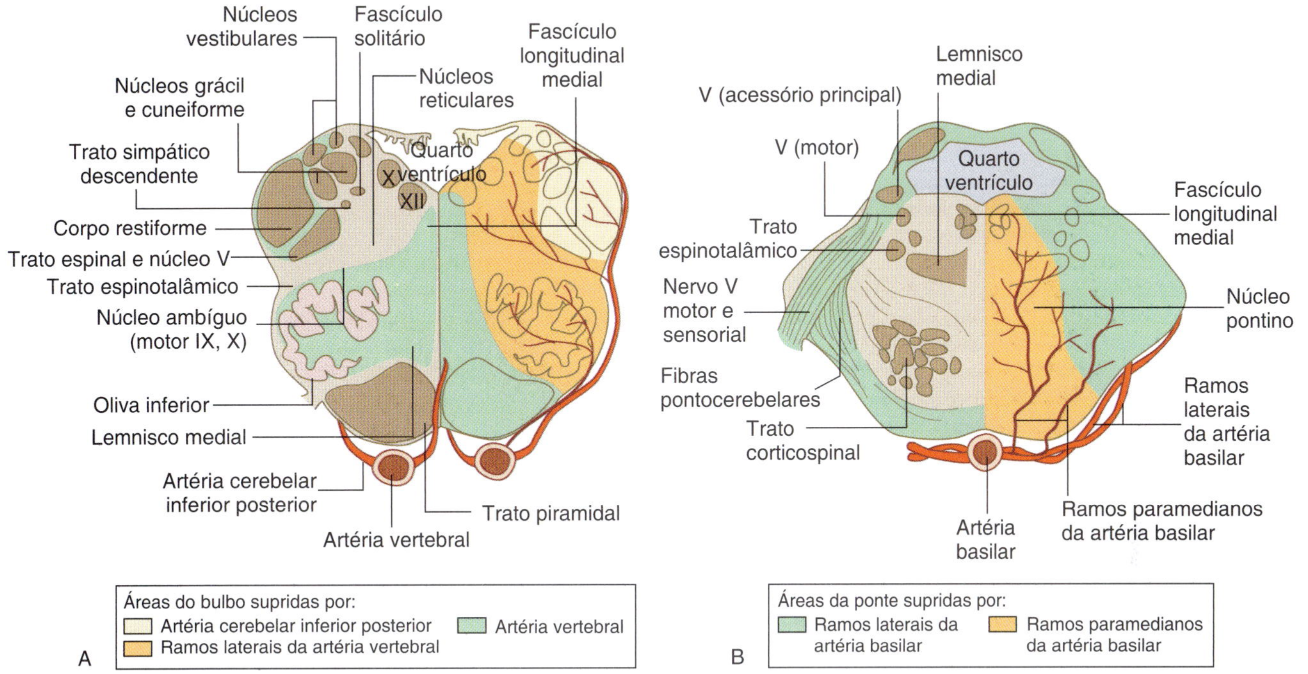

FIGURA 378.4 **Suprimento sanguíneo do tronco encefálico. A.** Corte transversal do bulbo no nível dos núcleos do nervo hipoglosso (nervo craniano XII). Os ramos curtos das artérias vertebral e espinal anteriores suprem o bulbo. Ramos circunferenciais mais longos, incluindo a artéria cerebelar inferior posterior, suprem as porções laterais do bulbo. **B.** Corte transversal da região média da ponte. A porção medial é irrigada por ramos curtos e perfurantes da artéria basilar. Mais lateralmente, o suprimento sanguíneo vem dos ramos da artéria basilar lateral. (De Zivin JA. Approach to cerebrovascular diseases. In: Goldman L, Schafer AI. *Goldman's Cecil Medicine*. 24th ed. Philadelphia: Elsevier Saunders; 2012.)

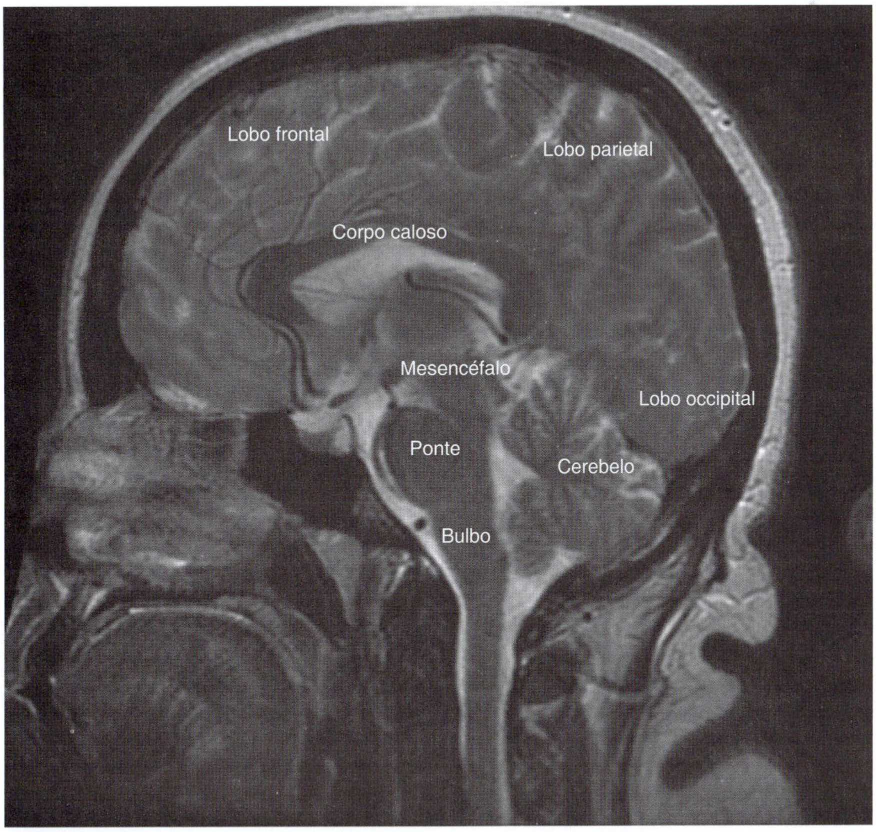

FIGURA 378.5 **Imagem parassagital de ressonância magnética ponderada em T2 mostrando as estruturas da linha média.**

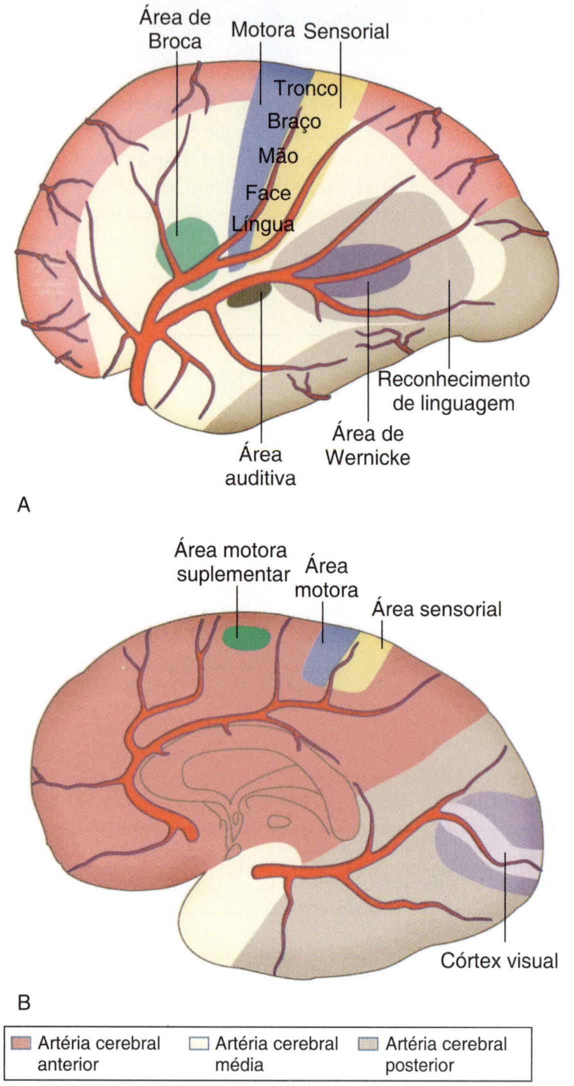

FIGURA 378.6 **Anatomia da irrigação da superfície cerebral. Vistas lateral (A) e medial (B) do hemisfério cerebral mostram as distribuições de territórios de irrigação das artérias cerebrais anterior, média e posterior. (De Zivin JA. Approach to cerebrovascular diseases. In: Goldman L, Schafer AI. *Goldman's Cecil Medicine*. 24th ed. Philadelphia: Elsevier Saunders; 2012.)**

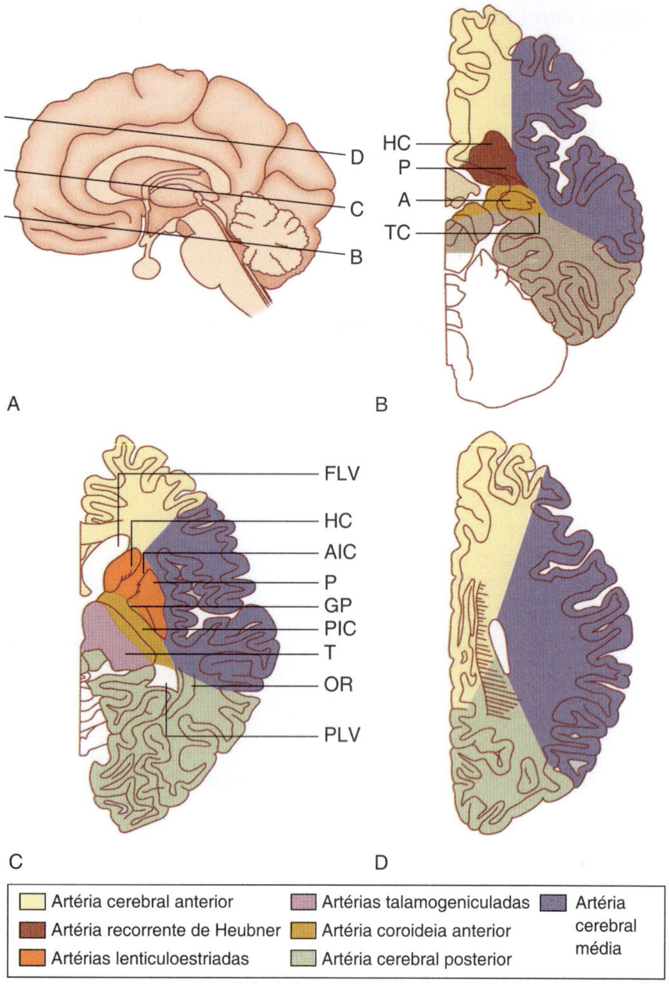

FIGURA 378.7 **Suprimento arterial das estruturas profundas do cérebro. A. Vista sagital do cérebro mostrando os planos de tomografia computadorizada (TC) através dos quais as vistas B, C e D foram adquiridas. B. Plano de TC através da cabeça do núcleo caudado (HC), putame (P), amígdala (A), cauda do núcleo caudado (TC), hipotálamo, lobo temporal, mesencéfalo e cerebelo. C. Plano de TC através do corno frontal do ventrículo lateral (FLV), cabeça do núcleo caudado (HC), ramos anterior e posterior da cápsula interna (AIC, PIC), putame (P), globo pálido (GP), tálamo (T), radiações ópticas (OR) e corno posterior do ventrículo lateral (PLV). D. Plano de TC através do centro semioval. (Modificada de Armond S, Fusco MM, Dewey MM. *Structure of the Human Brain, a Photographic Atlas*. 3rd ed. New York: Oxford University Press; 1989, com permissão.)**

durante o grampeamento cirúrgico de um aneurisma de artéria comunicante anterior.

Artéria coroideia anterior

Essa artéria (artéria estriada medial) surge geralmente do segmento supraclinoide da artéria carótida interna distal à artéria comunicante posterior. Ela cursa posteriormente sobre o trato óptico medial e entra no cérebro pela fissura coroideia. Essa artéria dá origem a ramos para o trato óptico, hipocampo anterior, amígdalas, cauda do núcleo caudado, corpo geniculado e porção inferior do ramo posterior da cápsula interna (ver Figura 378.7). Lesões isquêmicas nessa área podem ser confundidas com lesões oriundas da artéria cerebral média.

Artéria cerebral média

Essa artéria irriga quase todo o volume das partes frontal, parietal e lateral dos lobos temporais (Figuras 378.8 e 378.9; ver também Figuras 378.6 e 378.7). O segmento M1 se refere à porção da artéria cerebral média entre sua origem a partir da artéria carótida interna supraclinoide e seus ramos distais (ver Figura 378.2). A artéria cerebral média se bifurca na fissura de Sylvius em 20 a 30% dos indivíduos e trifurca em cerca de 70% deles. A divisão superior supre os lobos frontal e parietal, e a divisão inferior supre a porção lateral do lobo temporal. O segmento M1 dá origem a algumas das artérias mediais e a todas as artérias laterais lenticuloestriadas.

Essas artérias suprem a cabeça e o corpo do núcleo caudado, o putame e o globo pálido, assim como o ramo anterior, o joelho e as porções superiores do ramo posterior da cápsula interna (ver Figura 378.7).

Artéria cerebral posterior

A porção distal da artéria cerebral posterior se divide em anterior e posterior (ver Figura 378.3). A divisão anterior supre as porções inferior e medial do lobo temporal na fossa média do crânio, com ramos distais formando anastomoses com aqueles da artéria cerebral média (ver e-Figura 378.1). A divisão posterior supre o lobo occipital, incluindo o córtex calcarino, com ramos terminais formando anastomoses com aqueles das artérias cerebrais média e anterior. As porções proximais de ambas as artérias cerebrais posterior e comunicante posterior dão origem a pequenas artérias penetrantes no tálamo (talamoperfurantes). Em alguns indivíduos, uma única artéria comum oriunda do segmento P1 (artéria de Percheron) irriga os dois tálamos. A menos que a artéria cerebral posterior tenha origem do tipo fetal da artéria carótida interna, AVEs talâmicos estão geralmente relacionados com a circulação vertebrobasilar. Duas artérias coroideias posteriores surgem separadamente da artéria cerebral posterior e suprem o plexo coroide, o tálamo posterior, a foice e o teto do mesencéfalo. Perfurantes da artéria cerebral posterior também suprem as porções mediais dos pedúnculos cerebrais, da substância negra, dos núcleos rubros, do hipocampo e do hipotálamo posterior.

Sistema venoso

A drenagem venosa do cérebro é dividida em sistemas superficial e profundo (Figuras 378.10 e 378.11). As estruturas profundas drenam para

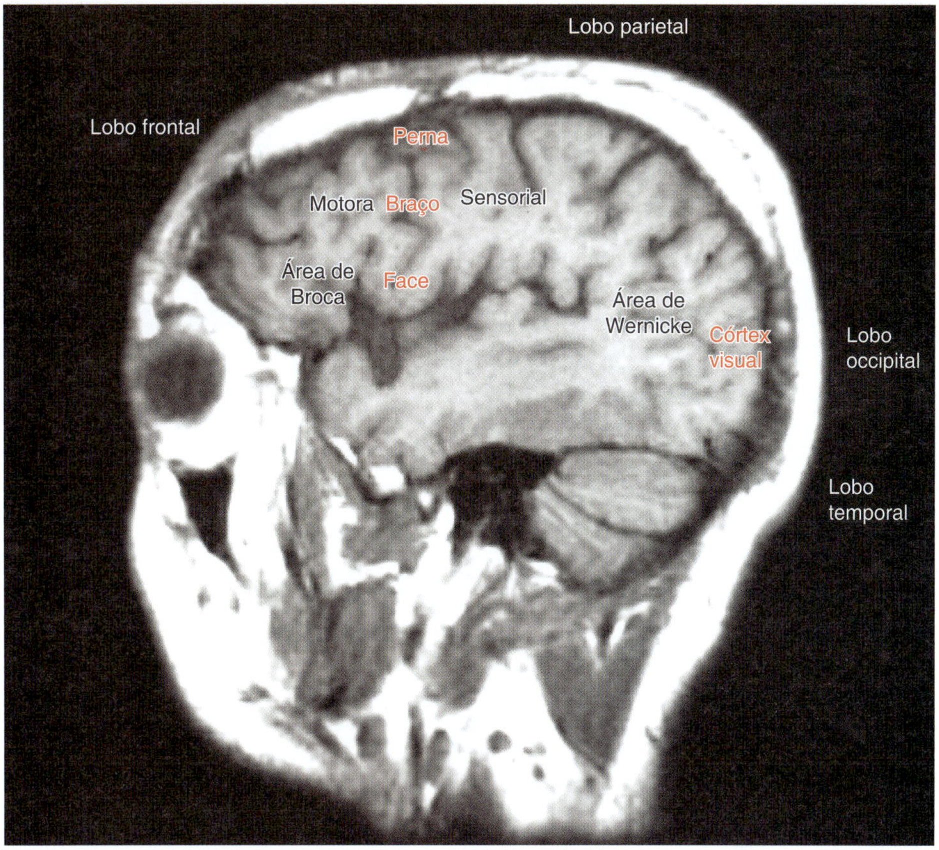

FIGURA 378.8 Ressonância magnética ponderada em T1, lateral e sagital, mostrando as áreas cortical motora, sensorial, visual e da linguagem.

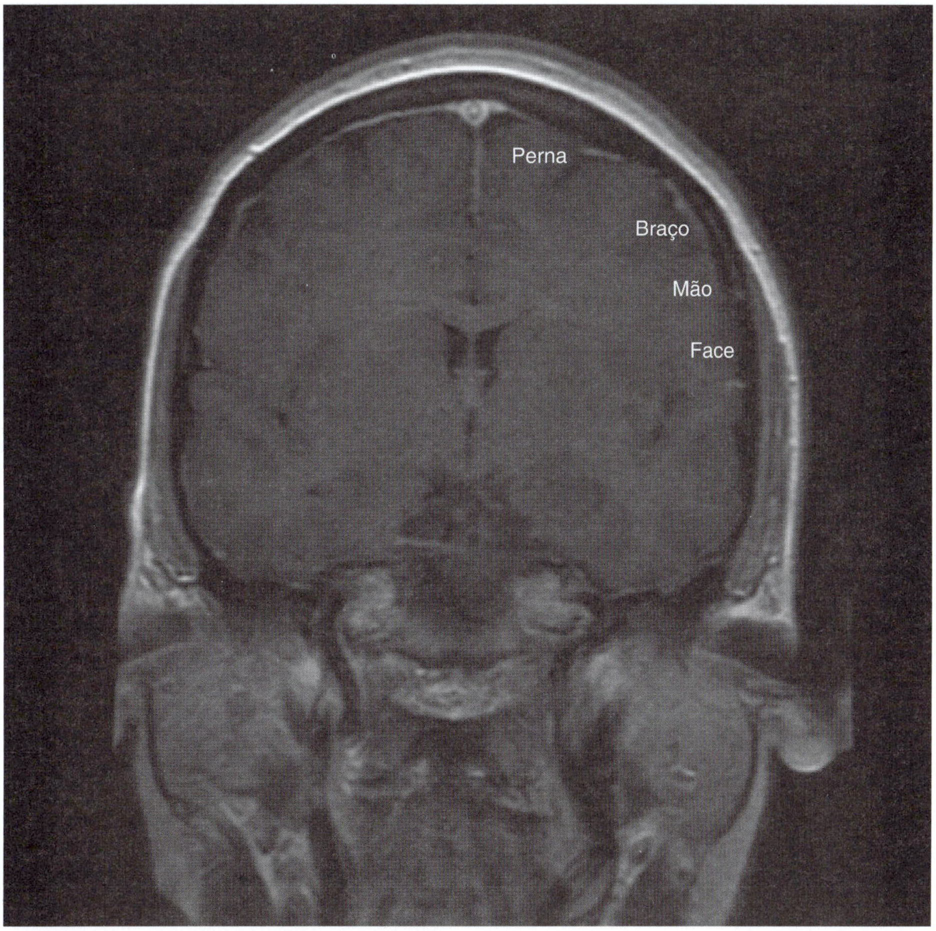

FIGURA 378.9 Ressonância magnética ponderada em T1, coronal, mostrando áreas corticais para perna, braço, mão e face.

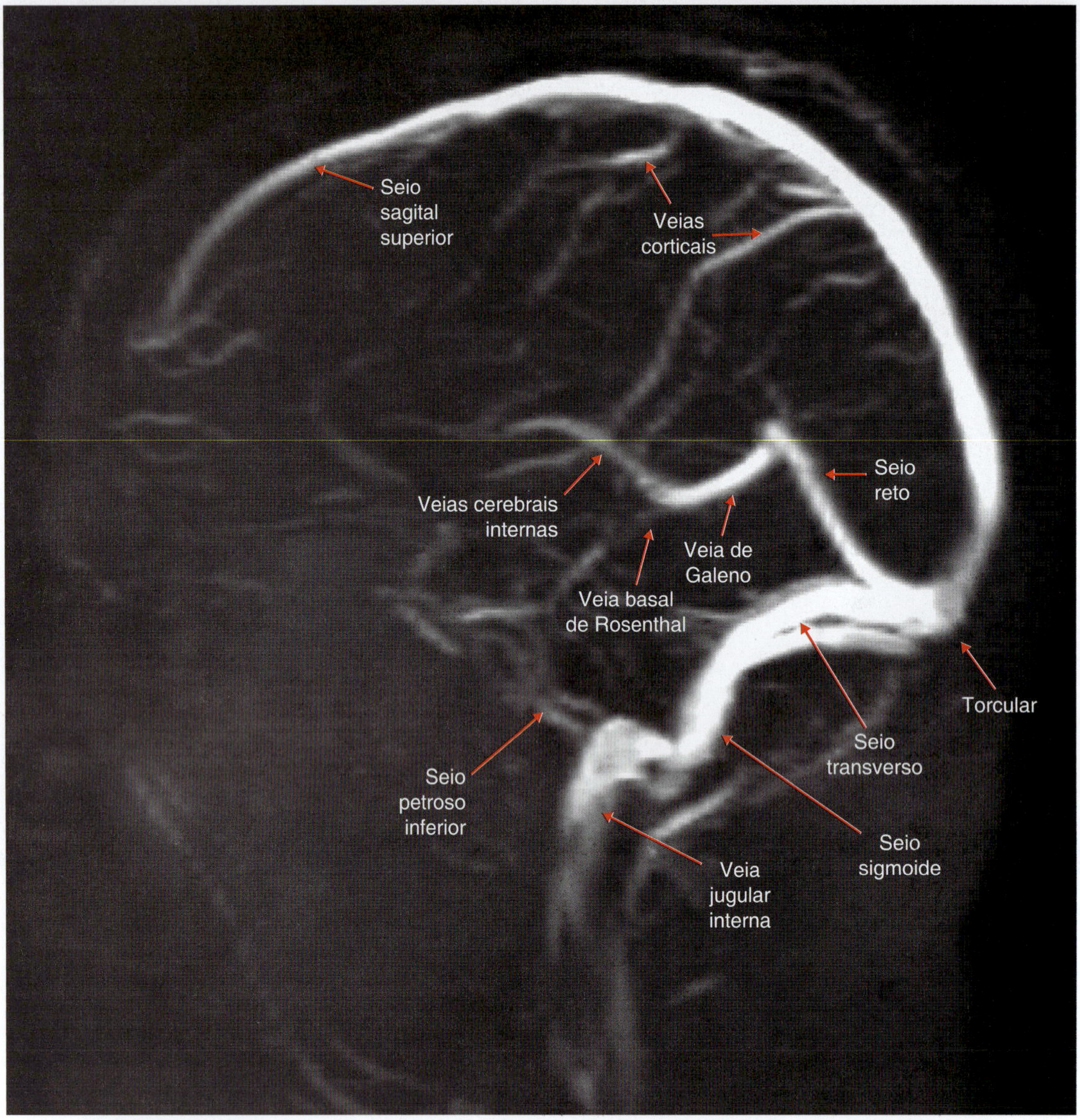

FIGURA 378.10 **Venograma por ressonância magnética, parassagital, mostrando as estruturas venosas.**

o seio sagital inferior e a veia de Galeno (veia cerebral magna), que se une para formar o seio reto, que corre ao longo do tentório para se juntar ao seio sagital superior na torcular. As veias cerebrais drenam para o seio sagital. Os dois seios transversos se estendem lateralmente da torcular para o seio sigmoide, que então forma a veia jugular. Com frequência, um seio transverso hipoplásico pode causar confusão se houver suspeita de trombose do seio. Nesses casos, a incisura jugular no osso occipital e o forame jugular podem ser menores no lado do seio transverso hipoplásico. Cada seio cavernoso cerca a artéria carótida interna ipsilateral. Fibras do VI nervo craniano correm no interior do seio cavernoso inferior para a artéria carótida e as fibras dos nervos cranianos III, IV, V1 e V2 em sua parede lateral. Os dois seios cavernosos se conectam um com o outro e drenam para o seio petroso e, então, para o seio sagital.

Fisiologia

Fluxo sanguíneo cerebral

O cérebro, que está entre os tecidos metabolicamente mais ativos do corpo, recebe cerca de 14% do débito cardíaco em repouso. O metabolismo normal em repouso do tecido cerebral demanda 140 μmol de oxigênio e 24 μmol de glicose por 100 g de tecido por minuto. Embora o fluxo sanguíneo total para o cérebro permaneça constante em condições normais, o fluxo regional muda com a atividade mental, frequentemente manifestado por alterações na atividade sináptica, e fornece a base para a ressonância magnética funcional ou tomografia por emissão de pósitrons. Cerca de 80% da glicose são usados para gerar energia, com o restante sendo metabolizado em lactato ou usado para atividades de síntese. Pouca glicose é armazenada no cérebro que, em razão da demanda metabólica alta, se torna particularmente vulnerável a reduções do aporte de oxigênio e do suprimento sanguíneo. O fluxo sanguíneo cerebral em repouso é de 50 a 100 mℓ por 100 g de tecido cerebral por minuto. Se o fluxo sanguíneo ficar inferior a esse nível, a função neuronal normal será suprimida (*i. e.*, os neurônios se tornam eletricamente quiescentes). Se o déficit persistir, o resultado pode ser uma lesão neural irremediável.

O fluxo sanguíneo do cérebro é regulado por vários mecanismos, além da atividade mental. O fluxo sanguíneo cerebral total e constante é mantido por autorregulação. Essa relação autorreguladora se reflete na equação: fluxo sanguíneo cerebral = resistência cerebrovascular/pressão arterial média. Se essa pressão arterial média diminuir, haverá a redução de compensação na resistência cerebrovascular (com a dilatação de arteríolas cerebrais) para manter o fluxo sanguíneo cerebral constante. Se a pressão arterial média aumentar, haverá aumento de compensação na resistência cerebrovascular (por meio da constrição das arteríolas cerebrais). Existem, porém, limites à autorregulação cerebral. Nas pressões arteriais médias superiores a 150 mmHg, as arteríolas cerebrais se constringem ao máximo, com o aumento do fluxo sanguíneo cerebral. Nas pressões arteriais médias inferiores a 50 mmHg, as arteríolas ficam dilatadas ao máximo, com a diminuição do fluxo sanguíneo cerebral. Em um caso de hipertensão crônica, a relação autorreguladora entre resistência cerebrovascular e pressão arterial média é deslocada para pressões arteriais médias críticas mais altas (*i. e.*, o fluxo de sangue cerebral diminui em uma pressão arterial média mais alta).

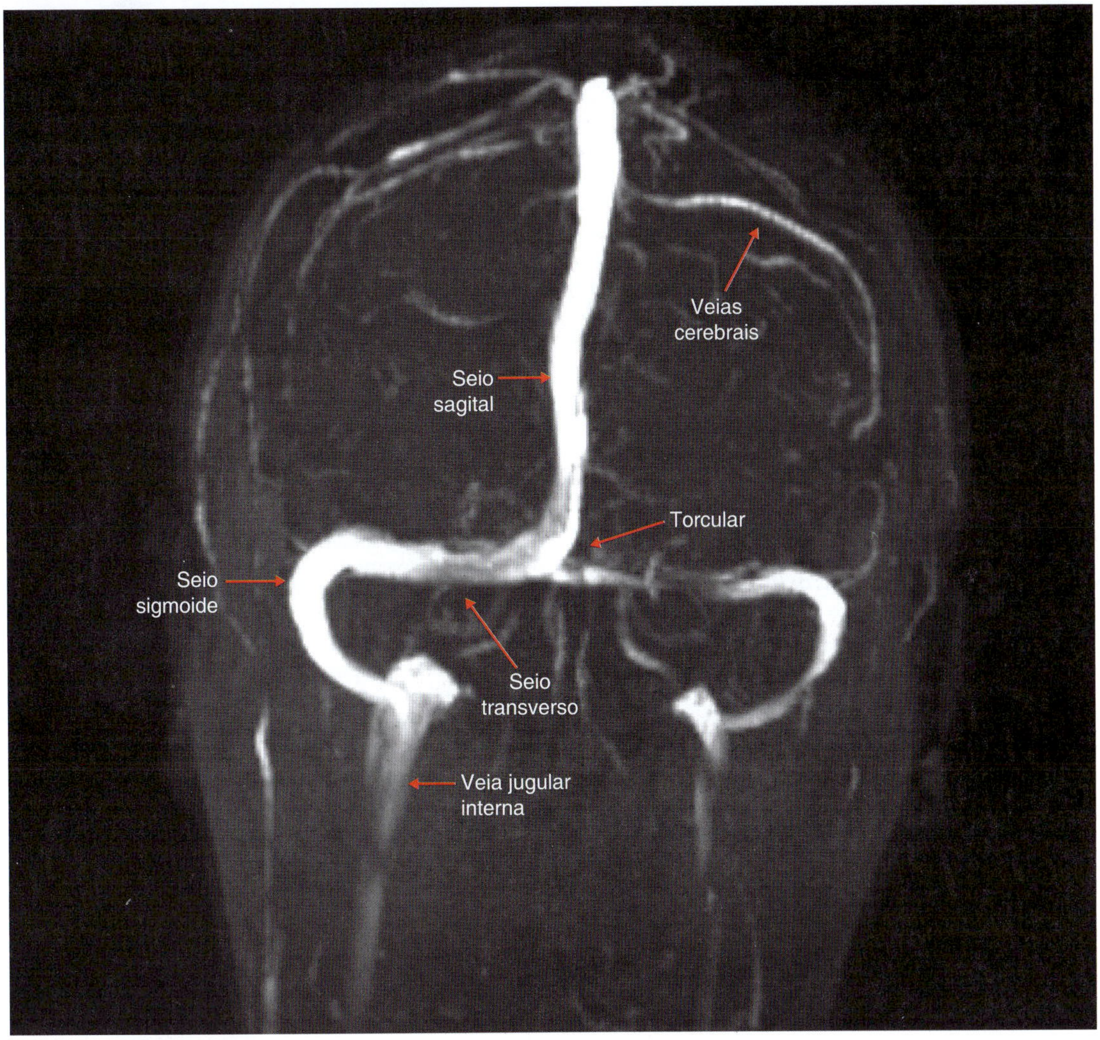

FIGURA 378.11 Venograma por ressonância magnética, vista anteroposterior, mostrando estruturas venosas.

Fatores metabólicos também podem afetar o fluxo sanguíneo cerebral. A hipercapnia causa vasodilatação cerebral, e a hipocapnia ocasiona vasoconstrição cerebral, que é mediada por alterações no pH do fluido extracelular do cérebro. O fluxo cerebral do sangue diminui em aproximadamente 2% para cada 1 mmHg de declínio da PCO_2. Em pacientes com aumento da pressão intracraniana e ameaça de herniação, um período curto de hiperventilação (meta de PCO_2 arterial de 30 a 35 mmHg) poderá ser usado como medida temporária até que um tratamento mais definitivo possa ser instituído. A resposta é só transitória em razão da compensação pelo plexo coroide, e um aumento de rebote da $PaCO_2$ pode elevar a pressão intracraniana quando a hiperventilação for descontinuada.

Barreira hematencefálica

O desencadeamento da atividade neuronal depende das concentrações relativas de Na^+, K^+ e Ca^{2+} e modulada também por Mg^{2+} e vários neurotransmissores. A barreira hematencefálica é crítica para a manutenção do ambiente necessário para a função neuronal normal.[6] Essa barreira consiste, anatomicamente, nas células endoteliais capilares, uma membrana de base com pericitos e pés perivasculares astrocitários. As células endoteliais vasculares do cérebro, que são o principal componente da barreira hematencefálica, são unidas por junções celulares (*tight junctions*) e geralmente não apresentam os canais de transporte encontrados por todo o corpo. Como resultado, a barreira evita que moléculas hidrofílicas polares grandes no sangue entrem no cérebro. Por comparação, o oxigênio e o dióxido de carbono cruzam rapidamente essa barreira. Nutrientes, toxinas e medicamentos podem cruzar a barreira hematencefálica por simples difusão, por transporte por meio de moléculas carregadoras que se baseiam em gradientes de concentração (transporte facilitado) ou por mecanismos dependentes de energia (transporte ativo). A glicose é a única fonte de energia do cérebro, cujo deslocamento a este é feito por transporte facilitado não dependente de energia (transportador de glicose tipo 1, Glut1). No quadro de isquemia, a função das células endoteliais pode estar comprometida e a barreira hematencefálica pode falhar.

Unidade neurovascular

O conceito de unidade neurovascular tornou-se importante para compreender as relações complexas entre as estruturas anatômicas e a integridade da função cerebral. O termo reflete a inter-relação fisiológica dos vários componentes do cérebro, incluindo células endoteliais, músculo vascular liso, células adventícias, glia e neurônios. O conceito reflete a observação de que o pH local, assim como a atividade neural, pode afetar o fluxo sanguíneo cerebral local. A unidade neurovascular, além de conectar a atividade neural com o fluxo sanguíneo e manter a barreira hematencefálica, secreta vários fatores imunológicos e neurotróficos que afetam ainda mais tanto a função normal quanto a resposta do cérebro à lesão.

ISQUEMIA CEREBRAL

Em razão de sua elevada demanda metabólica, a função do cérebro depende completamente de seu suprimento de sangue e de oxigênio. Os sintomas clínicos acontecem quando o suprimento sanguíneo global ou regional diminui para menos dos críticos 50 mℓ por 100 g por minuto. A lesão neural permanente não ocorre se o suprimento de sangue e de oxigênio for rapidamente restaurado, tal como em um desmaio (síncope) (ver Capítulo 56) na vigência de redução global no fornecimento de sangue ou de oxigênio em um ataque isquêmico transitório (ver Capítulo 379), com reduções locais breves no fluxo de sangue cerebral. Certos grupos de neurônios são particularmente vulneráveis à lesão hipóxico-isquêmica (regiões do hipocampo, células cerebelares de Purkinje e camadas neocorticais III, V e possivelmente VI). A lesão hipóxico-isquêmica pode ser global, difusa ou focal. Em pacientes estáveis que não estejam hipoxêmicos, a administração suplementar de oxigênio não traz benefícios.[A1]

Lesão isquêmica global

Essa lesão ocorre no cenário do colapso cardiovascular completo, tal como na fibrilação ventricular, na dissociação eletromecânica e na assistolia (ver Capítulo 57). Alguns neurônios são particularmente vulneráveis à lesão isquêmica e serão seletivamente danificados, enquanto neurônios a apenas milímetros de distância podem ser poupados. No caso de hipotensão, áreas do cérebro entre os territórios das principais artérias (*i. e.*, entre a artéria cerebral anterior e a artéria cerebral média no córtex frontal e substância branca subcortical adjacente), entre a artéria cerebral média e a artéria cerebral posterior (no córtex parieto-occipital e na substância branca subcortical adjacente), e entre as artérias penetrantes dos ramos distais da artéria cerebral média e as artérias lenticuloestriadas (substância branca hemisférica profunda, centro semioval), são especialmente vulneráveis.

A duração da anoxia e da reanimação cardiopulmonar (RCP) e a causa de parada cardíaca estão relacionadas com o desfecho após RCP (ver Capítulos 57 e 376), mas nenhum desses fatores discrimina com precisão os pacientes que terão um desfecho ruim ou favorável. O prognóstico também não pode se basear somente nas circunstâncias da RCP ou na temperatura corporal elevada. O estado de mal epiléptico mioclônico no primeiro dia após a parada cardíaca implica mau prognóstico neurológico, assim como a ausência de reflexos pupilares ou da córnea ou as respostas motoras extensoras 3 dias após a parada cardíaca em pacientes que permanecem em coma. A ausência bilateral de respostas somatossensoriais corticais evocadas dentro de 1 a 3 dias também pressagia um prognóstico ruim.

A parada cardíaca fora do hospital tem prognóstico ruim se a RCP efetiva não for instituída rapidamente. Um período de hipotermia terapêutica de 36°C pode melhorar o desfecho neurológico após reanimação por parada cardíaca, se essa medida puder ser instituída de imediato após a internação hospitalar (ver Capítulo 57), mas os dados são conflitantes e o benefício absoluto é incerto.[A2] A hipotermia terapêutica a 36°C é tão boa quanto o resfriamento a 33 ou 34°C.[A3,A4] As recomendações atuais são para o resfriamento para 32 a 36°C, mantido por 24 horas, e seguido de reaquecimento gradativo, mas não superior a 37°C.[7] Se o córtex cerebral estiver irreversivelmente danificado, mas o controle da respiração e a regulação cardiovascular do tronco encefálico se mostrarem relativamente resistentes, o paciente poderá entrar em um estado vegetativo persistente (ver Capítulo 376).

Lesão hipóxica difusa

A hipoxia difusa pode alterar a cognição, causar confusão, prejudicar a consciência e levar ao coma, que pode ser irreversível. As causas incluem viagem a altitudes elevadas, anemia profunda e doença pulmonar. Os sintomas estão geralmente presentes quando se observa queda abrupta da pressão parcial de oxigênio (Po_2) para menos de 40 mmHg. Aumentos no fluxo sanguíneo cerebral podem compensar parcialmente declínios lentos em Po_2, o que ainda pode causar sintomas com reduções adicionais ou rápidas.

Lesão isquêmica focal

A lesão isquêmica focal é causada por oclusão de uma artéria cervical ou intracraniana que supre o cérebro. Embora essa lesão possa ocorrer em virtude de muitas causas (incluindo infecção, inflamação, distúrbios metabólicos, traumatismo e distúrbios hematológicos), a maioria dos AVEs está relacionada com a oclusão trombótica ou embólica (Figura 378.12). Se o fluxo não for restaurado em alguns minutos, é comum a produção de uma área central de lesão cerebral irreversível. Uma área ao redor de tamanho variável, dependendo da artéria envolvida e da integridade das colaterais nas quais o fluxo de sangue esteja reduzido, sofrerá lesão não irreversível. Nessa área, denominada penumbra, o cérebro se mostra eletricamente quiescente e contribui para o déficit neurológico resultante. Em razão de o pH do líquido extracelular na zona de penumbra ser baixo, os vasos são dilatados ao máximo e a resposta autorregulatória cerebral é ineficiente. Uma vez que a resistência cerebrovascular na zona de penumbra é fixa, qualquer declínio na pressão arterial média pode reduzir ainda mais seu fluxo sanguíneo cerebral, estendendo, assim, o volume de tecido do cérebro infartado. Várias técnicas de neuroimagem podem ajudar a distinguir tecido de penumbra de tecido cerebral infartado (*i. e.*, incompatibilidade entre difusão e perfusão por ressonância magnética, perfusão cerebral por tomografia computadorizada), mas não foram padronizadas e ainda não comprovaram ser essenciais para decisões clínicas sobre o uso de terapia trombolítica intravenosa. A identificação de tecido viável em áreas de perfusão reduzida pode orientar o uso da trombectomia endovascular nos casos de oclusões de grandes vasos.[8] Em estudos clínicos, falharam muitas estratégias neuroprotetoras que supostamente preservam o tecido cerebral isquêmico até ele poder ser perfundido novamente por meio de fluxo colateral.

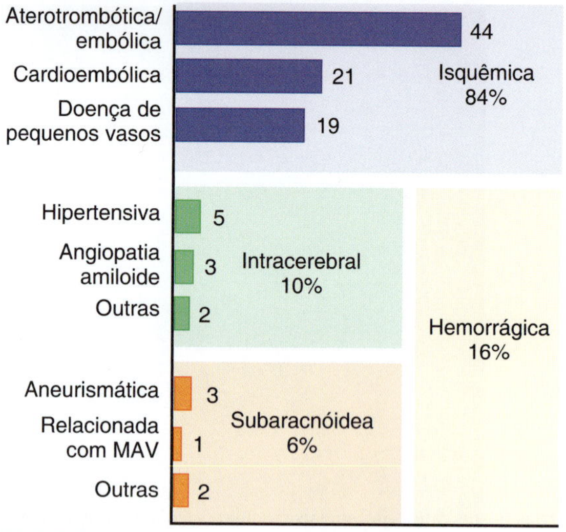

FIGURA 378.12 Classificação de doença cerebrovascular por etiologia. MAV = malformação arteriovenosa. (De Zivin JA. Approach to cerebrovascular diseases. In: Goldman L, Schafer AI. *Goldman's Cecil Medicine*. 24th ed. Philadelphia: Elsevier Saunders; 2012.)

PATOLOGIA

A oclusão permanente de uma artéria cerebral resulta em necrose de seu suprimento de neurônios, glia e células endoteliais (pan-necrose). À macroscopia, a área do cérebro infartado pode se mostrar pálida ou hemorrágica caso tenha havido um segundo sangramento. Com o tempo, as lesões se tornam cavitárias (encefalomalacia). Ao exame microscópico, os neurônios aparecem pequenos e angulares no início. O citoplasma se torna homogeneamente eosinofílico e o núcleo, escuro e picnótico. À medida que as células endoteliais morrem, podem aparecer áreas associadas de hemorragia petequial. Uma reação inflamatória inicial pode levar a oclusões microvasculares, de modo que esse fluxo ao tecido isquêmico pode não ser restaurado, mesmo que o trombo proximal seja removido (fenômeno do não refluxo). Os leucócitos que infiltram o tecido isquêmico também podem liberar interleucinas e citocinas, as quais podem contribuir para a lesão citotóxica. Os macrófagos do sangue começam a atingir o tecido infartado e a neovascularização tem seu pico em aproximadamente 2 semanas. A remoção de restos celulares mediada por macrófagos tem seu pico em cerca de 3 a 4 semanas após o infarto. Os astrócitos formam então uma cicatriz glial ao redor da área do infarto.

FISIOPATOLOGIA

Uma vez que o cérebro não tem reservas de energia, os processos neuronais e gliais cessam logo após a privação aguda de sangue e de oxigênio. Os íons cálcio entram em neurônios e glia despolarizados, onde ativam segundos mensageiros, incluindo lipases e proteases, liberando, assim, ácidos graxos livres e gerando radicais livres que degradam organelas e membranas celulares. Os neurônios despolarizados também liberam altos níveis de neurotransmissores excitatórios, como glutamato em sinapses, que levam a mais despolarização neuronal e entrada de cálcio. Uma vez iniciada essa cascata, os neurônios podem ainda se degenerar por apoptose, com o passar do tempo (morte programada de células), mesmo que o fluxo de sangue seja restaurado. Embora promissoras no laboratório, todas as tentativas de bloquear a cascata isquêmica com fármacos falharam em estudos clínicos até esta data.

HEMORRAGIA CEREBRAL

A hemorragia subaracnóidea – um sangramento entre as meninges pia-máter e aracnoide-máter que revestem o cérebro – está mais comumente relacionada com um aneurisma rompido (ver Capítulo 380). Os aneurismas cerebrais podem ocorrer de maneira espontânea ou ser adquiridos como resultado de infecção ou traumatismo. Eles são mais comuns em parentes em primeiro grau de pacientes com aneurisma cerebral e determinadas condições, como a doença renal policística autossômica dominante (ver Capítulo 118) e a síndrome de Ehlers-Danlos do tipo IV (ver Capítulo 244). Os aneurismas não infecciosos estão geralmente situados em pontos de ramificação das artérias cerebrais principais: artéria cerebral anterior-artéria comunicante anterior, artéria carótida interna-artéria comunicante posterior, bifurcação da artéria cerebral média e ponta da artéria basilar. A lesão cerebral inicial pode ser causada por um aumento agudo na pressão intracraniana, com lesão isquêmica tardia relacionada com o desenvolvimento de vasospasmo após 7 a 10 dias. A interferência na absorção do líquido cefalorraquidiano pelas granulações aracnóideas pode levar à hidrocefalia comunicante. Um coágulo no terceiro ou no quarto ventrículo ou nos aquedutos do mesencéfalo pode causar hidrocefalia obstrutiva.

As causas mais comuns de hemorragias intracerebrais parenquimatosas do cérebro são hipertensão (ver Capítulo 70) e angiopatia cerebral amiloide. Várias outras causas potenciais vasculares e não vasculares, incluindo malformações vasculares, vasculite (ver Capítulo 254), trombose venosa sinusal e coagulopatias (ver Capítulos 163, 164 e 165), são menos comuns. Alguns tumores (p. ex., melanoma [ver Capítulo 193] e carcinoma de células renais [ver Capítulo 187]) podem, no início, apresentar-se como uma hemorragia intracerebral. A hemorragia cerebral relacionada com a hipertensão ocorre em áreas típicas do cérebro (*i. e.*, núcleos da base, tálamo, ponte basal e cerebelo). Por outro lado, a hemorragia intracerebral relacionada com a angiopatia amiloide cerebral é tipicamente lobar e se localiza mais perto da superfície cortical. Sem exames de neuroimagens sequenciais que mostrem uma área inicial de lesão isquêmica, pode ser difícil distinguir hemorragias lobares primárias de transformação hemorrágica de uma área isquêmica. Sequências ponderadas por suscetibilidade da RM podem revelar micro-hemorragias anteriores na junção das substâncias branca e cinza em pacientes com angiopatia amiloide.

EDEMA CEREBRAL

Quando os neurônios e a glia são danificados por isquemia, há falha do metabolismo de energia e as células não podem mais manter gradientes de íons normais entre os compartimentos intra e extracelulares. O resultado é o edema citotóxico, no qual as células incham logo após a lesão. Neurônios, glia e células endoteliais podem ser afetados. O edema vasogênico, que pode ocorrer como resultado da ruptura da barreira hematencefálica em razão da lesão ao endotélio, permite a passagem de grandes moléculas pela barreira hematencefálica que atingem o cérebro. O pico do edema ocorre, em geral, entre 48 e 72 horas após o início da lesão isquêmica. Em pacientes com AVE isquêmico, o desenvolvimento de edema citotóxico pode levar ao aumento na pressão intracraniana e, quando grave, à herniação. Em pacientes selecionados, a craniotomia pode ser considerada para aliviar a pressão até que o edema seja eliminado.

Neurônios, glia e células endoteliais também são danificados em um quadro de hemorragia intracerebral. A hemorragia, por si, é uma lesão de ocupação de espaço que também pode ser associada a edema citotóxico e vasogênico. O efeito de massa de hemorragias cerebelares pode comprimir o quarto ventrículo (levando, assim, à hidrocefalia obstrutiva) e o tronco encefálico (comprometendo, desse modo, o sistema de ativação reticular e prejudicando a consciência) ou causar herniação. A evacuação de emergência de hemorragias cerebelares pode salvar vidas e deixar os pacientes com pouco ou nenhum prejuízo funcional a longo prazo. Por comparação, a evacuação cirúrgica de hemorragia intracerebral não foi comprovada (ver Capítulo 380), embora a cirurgia minimamente invasiva demonstre ser promissora.

Grau A Recomendações de grau A

A1. Roffe C, Nevatte T, Sim J, et al. Effect of routine low-dose oxygen supplementation on death and disability in adults with acute stroke: the stroke oxygen study randomized clinical trial. *JAMA*. 2017;318:1125-1135.

A2. Hakim SM, Ammar MA, Reyad MS. Effect of therapeutic hypothermia on survival and neurological outcome in adults suffering cardiac arrest: a systematic review and meta-analysis. *Minerva Anestesiol*. 2018;84:720-730.

A3. Kim F, Nichol G, Maynard C, et al. Effect of prehospital induction of mild hypothermia on survival and neurological status among adults with cardiac arrest: a randomized clinical trial. *JAMA*. 2014;311:45-52.

A4. Lilja G, Nielsen N, Friberg H, et al. Cognitive function in survivors of out-of-hospital cardiac arrest after target temperature management at 33 degrees C versus 36 degrees C. *Circulation*. 2015;131:1340-1349.

REFERÊNCIAS BIBLIOGRÁFICAS

As referências bibliográficas, bem como os outros materiais suplementares deste livro, encontram-se no GEN-IO, nosso ambiente virtual de aprendizagem.

379 DOENÇA CEREBROVASCULAR ISQUÊMICA

LARRY B. GOLDSTEIN

DEFINIÇÃO

A doença cerebrovascular isquêmica é causada pela redução do suprimento sanguíneo para o cérebro. A lesão pode ser focal (relacionada com a oclusão de uma única artéria), multifocal (relacionada com a oclusão de várias artérias) ou difusa. Embora certos aspectos clínicos (p. ex., hipertensão arterial grave, cefaleia, nível de consciência reduzido) possam sugerir hemorragia cerebral (ver Capítulo 380) em vez de isquemia, não é possível diferenciar os dois quadros sem um exame de imagem. Na ausência de uma doença inflamatória, como a vasculite ou outras condições raras, o envolvimento simultâneo de mais de uma distribuição vascular sugere uma fonte de embolia (*i. e.*, uma fonte cardiogênica ou arterial proximal). O envolvimento de um único território vascular pode ser decorrente tanto de uma doença local esteno-oclusiva (p. ex., aterosclerose) quanto de uma fonte proximal de embolia. O envolvimento na distribuição de uma única artéria penetrante sugere doença intracraniana do tipo de pequenos vasos, mas AVEs isquêmicos nessa distribuição também podem ser causados por doença esteno-oclusiva arterial proximal ou embolia.

A definição de AVE isquêmico é a morte do tecido cerebral, da medula espinal ou das células da retina, atribuível à isquemia com evidências neuropatológica, por neuroimagem ou clínicas de lesão permanente. De modo geral, aproximadamente 85% dos AVEs estão relacionados com a doença isquêmica e 44% são atribuíveis à aterosclerose, 21% à embolia cardiogênica e 20% à doença de pequenos vasos.

O ataque isquêmico transitório (AIT) é definido como um episódio breve de disfunção neurológica como resultado da isquemia cerebral focal sem evidência de lesão tecidual correspondente. Os sintomas são semelhantes àqueles do AVE isquêmico. Anteriormente caracterizado como um déficit transitório com sintomas persistentes por menos de 24 horas, evidências de lesão do tecido correspondente podem ser encontradas na ressonância magnética (RM) do cérebro em 30 a 40% dos pacientes que, caso contrário, preencheriam a definição clínica de AIT.

EPIDEMIOLOGIA

O AVE (isquêmico e hemorrágico) é a segunda causa principal de morte no mundo e a quinta causa principal de óbito nos EUA,[1] além de representar a causa principal de incapacidade do adulto. Além da idade, da raça ou etnia e da história familiar, certos fatores do estilo de vida e condições clínicas aumentam o risco de AVE (ver Capítulo 378; Tabela 379.1). A hipertensão arterial é o fator isolado mais importante (ver Capítulo 70 e Tabela 379.1), uma vez que o risco de AVE aumenta com a elevação da pressão arterial sem efeito de limiar. O diabetes (ver Capítulo 216) está associado ao dobro do risco de AVE ver Tabela 379.1). A fibrilação atrial (ver Capítulo 58; Tabela 379.1) está associada a quase 25% dos AVEs isquêmicos, com variação do risco absoluto de acordo com os fatores de risco concomitantes.

A estenose extracraniana de artéria carótida é encontrada em 5 a 10% dos indivíduos com mais de 65 anos e está associada a cerca de 10% de todos os AVEs isquêmicos. A estenose assintomática da artéria carótida

Tabela 379.1 Fatores de risco comuns para acidente vascular encefálico.

FATOR	RISCO ATRIBUÍVEL À POPULAÇÃO	REDUÇÃO DO RISCO COM TRATAMENTO
ESTILO DE VIDA		
Tabagismo	12 a 14%	50% dentro de 1 ano após deixar de fumar
Inatividade física	30%	?
Consumo excessivo de álcool	7%	?
CLÍNICO		
Hipertensão arterial	> 90%	32%
Diabetes melito	5 a 27%	–
Fibrilação atrial	2 a 24%	64%
Estenose da artéria carótida	2 a 7%	50%
Doença falciforme	–	91% com terapia de transfusão em crianças

Dados de Goldstein LB, Bushnell CD, Adams RJ, et al. Guidelines for the primary prevention of stroke: a guideline for healthcare professionals from the American Heart Association/American Stroke Association. *Stroke.* 2011;42:517-584.

não tratada conduz a apenas 1 a 2% de risco anual de AVE, e o risco diminui para até 0,5% anualmente com a terapia clínica padrão. O AVE é também uma complicação da doença falciforme (ver Capítulo 154), com risco substancialmente reduzido com a terapia de transfusão em crianças de alto risco. Diferentemente da doença da artéria coronária, a associação geral entre concentração elevada de colesterol e risco de AVE é menos certa. O risco de AVE isquêmico está associado a níveis mais altos de colesterol total, enquanto o de AVE hemorrágico aumenta com níveis mais baixos de colesterol.

Outros fatores associados ao risco de AVE incluem enxaqueca com aura (ver Capítulo 370), particularmente em mulheres fumantes e em uso de contraceptivos orais; nível elevado de homocisteína; nível alto de lipoproteína A; terapia de reposição hormonal pós-menopausa (ver Capítulo 227); distúrbios de coagulação (ver Capítulo 73); infecção sistêmica (ver Capítulo 67); doença renal (ver Capítulo 121); níveis baixos de vitamina D (ver Capítulos 205 e 231) e fatores ambientais, incluindo altos níveis de poluição do ar.

BIOPATOLOGIA

Para pacientes com um AIT e que por definição, correm risco aumentado de sofrer um AVE isquêmico durante os próximos dias ou semanas ou que tenham um AVE isquêmico, a distinção entre as principais causas fisiopatológicas (p. ex., aterotrombótica, cardioembólica, de pequenos vasos) é essencial para orientar a prevenção secundária. A aterotrombose decorrente de aterosclerose é a causa mais comum de AIT ou AVE relacionados com a doença esteno-oclusiva em uma única artéria. A isquemia pode ser causada quando uma estenose progressiva no sítio de uma placa aterosclerótica leva ao comprometimento hemodinâmico, afetando o tecido cerebral distal. Às vezes, o sangramento na placa pode levar à oclusão arterial abrupta, e, às vezes, um trombo que se formou em uma placa ulcerada pode embolizar e ocluir uma artéria distal. Entretanto, a oclusão de uma artéria cerebral não leva, necessariamente, à lesão cerebral isquêmica. O sangue ainda pode atingir o território suprido por meio de colaterais, pelo polígono de Willis ou a partir de anastomoses extracranianas-intracranianas (ver e-Figura 378.1).

Atualmente a dissecção arterial é reconhecida, com frequência, graças a exames de imagem não invasivos, como a angiografia por RM ou por tomografia computadorizada (TC). Outras arteriopatias, como a displasia fibromuscular (ver Capítulos 70, 72 e 116), também podem levar ao AVE isquêmico único com distribuição de grandes vasos. A aterosclerose da aorta ascendente ou o arco aórtico podem levar à formação de trombo, o qual pode então embolizar para uma artéria cerebral.

A fibrilação atrial é a causa isolada mais comum de AVE cardioembólico, com riscos anuais de 3 a 5% se não tratada com anticoagulação, mas declina para cerca de um quarto desse risco com anticoagulação (ver Capítulo 58). O uso de monitoramento estendido do ritmo cardíaco (p. ex., Holter estendido de 30 dias ou um monitor implantado; ver Capítulo 56) revela fibrilação atrial oculta em até 25% dos pacientes com um AVE de outra forma criptogênico. Outras causas cardíacas de embolia cerebral incluem coágulos ou vegetações em pacientes com valvopatia cardíaca (ver Capítulo 66), como as próteses mecânicas de valvas cardíacas (ver Capítulo 66), endocardite infecciosa (ver Capítulo 67) e endocardite não bacteriana (ver Capítulo 67); e trombos murais em pacientes com cardiomiopatia (ver Capítulo 54) ou infarto do miocárdio, particularmente o infarto do miocárdio anterosseptal (ver Capítulo 64). A embolia paradoxal de um coágulo venoso por defeito cardíaco congênito, tal como persistência do forame oval ou defeito de septo interatrial (ver Capítulo 61), é outra causa de AVE embólico.

A doença de pequenos vasos intracranianos pode resultar em AVE isquêmico na distribuição de um único vaso penetrante. Esses AVEs afetam comumente estruturas profundas (p. ex., centro semioval, núcleos da base, tálamo, cápsula interna, ponte) e ocorrem com mais frequência em pacientes com hipertensão e diabetes. Classicamente, AVEs de pequenos vasos são causados por lipo-hialinose, que é o espessamento de uma parede de vaso resultando em diminuição da área do lúmen, mas eles também podem ser causados por aterotrombose ou embolia.

Os sintomas do AVE isquêmico podem piorar durante as primeiras horas ou dias por meio de vários mecanismos. Por exemplo, reduções na pressão arterial sistêmica podem reduzir o fluxo sanguíneo cerebral para um cérebro isquêmico e marginalmente perfundido. Na doença aterotrombótica, uma artéria parcialmente ocluída pode evoluir para oclusão completa. A embolia recorrente pode resultar de uma artéria proximal ou fonte cardíaca. O edema cerebral pode se desenvolver durante os primeiros dias após um AVE isquêmico, e o efeito expansivo resultante pode levar à deterioração clínica (ver Capítulo 378). O sangramento secundário pode ocorrer em uma área que era primariamente uma lesão isquêmica quando a reperfusão, seja pelos vasos colaterais, seja como resultado de uma intervenção terapêutica, restaura o fluxo de sangue nos vasos nos quais o endotélio foi danificado pela lesão isquêmica original.

MANIFESTAÇÕES CLÍNICAS

Os déficits neurológicos que ocorrem em um AVE isquêmico dependem do território vascular envolvido (Tabela 379.2) e da causa subjacente. O AVE embólico é, em geral, caracterizado por déficit máximo no início, que pode ser mais gradual ou escalonado no AVE aterotrombótico. A distinção, porém, não tem grande utilidade para o diagnóstico em pacientes individuais. Os sintomas transitórios na mesma distribuição podem ser causados por AIT se não houver lesão tecidual permanente.

Artéria carótida interna

A bifurcação da artéria carótida comum nas artérias carótidas interna e externa no pescoço é um sítio comum de doença aterosclerótica (ver Figura 378.1). Com a oclusão da artéria carótida interna, pacientes com polígono de Willis incompleto podem sofrer perda contralateral importante da função motora e sensorial, que afeta face, membro superior e membro inferior. Em pacientes com artéria comunicante anterior intacta que possa suprir a artéria cerebral ipsilateral (ver Figura 378.2), o membro inferior pode ser relativamente poupado, e uma oclusão de artéria carótida interna pode ser clinicamente indistinguível de uma oclusão de artéria cerebral média. Se o segmento A1 da artéria cerebral anterior não existir no lado oposto, a oclusão da artéria carótida interna em paciente com a artéria comunicante anterior intacta pode afetar também o membro inferior ipsilateral, e a apresentação pode ser confundida com uma causa cardioembólica, porque ambos os hemisférios estão envolvidos. A oclusão da artéria oftálmica ipsilateral pode levar à cegueira nesse olho. Sintomas transitórios de isquemia da retina, classicamente descritos por pacientes como "uma cortina descendo sobre minha visão", indicam amaurose fugaz. Outros sintomas comuns incluem escuridão ou visão turva no olho afetado. A hipoperfusão transitória ipsilateral a estenose de artéria carótida interna de alto grau pode causar AITs com tremor do membro, que podem ser confundidos com crises epilépticas focais. No caso de estenose da artéria carótida de alto grau, a hipotensão sistêmica pode levar à lesão isquêmica em zonas entre as artérias intracranianas principais e na zona entre os territórios distais de vasos penetrantes corticais e lenticuloestriados (ver Capítulo 378).

Tabela 379.2 Manifestações clínicas de doença cerebrovascular isquêmica.

ARTÉRIA OCLUÍDA	PRINCIPAIS MANIFESTAÇÕES CLÍNICAS TÍPICAS*
Artéria carótida interna	Perda visual ipsilateral Síndrome da artéria cerebral média ipsilateral
Artéria coroideia anterior	Hemiparesia contralateral Comprometimento sensorial contralateral Defeito de campo visual contralateral
Artéria cerebral anterior	Perna contralateral > paresia do braço Perna contralateral > déficit sensorial no braço
Artéria cerebral média	Hemiparesia contralateral que afeta face e braço > perna Déficit sensorial contralateral que afeta face e braço > perna Defeito de campo visual contralateral Afasia (hemisfério dominante) Abandono hemiespacial contralateral (hemisfério não dominante ou dominante)
Artéria cerebral posterior	Hemianopsia homônima contralateral (ou quadrantanopia homônima superior ou inferior) Déficits sensoriais contralaterais (envolvimento do tálamo)
Extremidade da artéria basilar	Perda visual central bilateral Confusão
Artéria basilar	Déficit de nervo craniano ipsilateral Hemiparesia contralateral Comprometimento sensorial contralateral que afeta braço e/ou perna Déficit de coordenação
Artéria vertebral, artéria cerebelar inferior posterior	Comprometimento sensorial ipsilateral na face Disfagia Síndrome de Horner ipsilateral Ataxia
Artéria cerebelar superior	Ataxia da marcha Ataxia de membro ipsilateral Fraqueza variável de membro contralateral

*Observação: nem todas podem estar presentes.

Artéria coroideia anterior

Essa artéria costuma surgir da porção supraclinoide da artéria carótida interna. As causas de oclusão dessa artéria são semelhantes àquelas de oclusão das pequenas artérias intracranianas. Os sinais/sintomas podem incluir déficits contralaterais motores e sensoriais e déficits de campo visual contralateral, o último deles podendo ocorrer de maneira isolada.

Artérias cerebrais

Cerca de 2% dos AVEs estão relacionados com a oclusão isolada da artéria cerebral anterior (ver Figuras 378.6 e 378.7). A oclusão do segmento A1 em pacientes com segmento A1 contralateral hipoplásico ou ausente pode levar a envolvimento bilateral das pernas, abulia e incontinência urinária em razão do infarto de ambos os lobos frontais.

A artéria cerebral média é a artéria mais comumente envolvida em oclusões associadas à embolia cardiogênica. Ela supre as porções laterais dos lobos frontal, parietal e temporal, assim como os núcleos da base e o ramo anterior, além do joelho da cápsula interna. As oclusões dessa artéria são caracterizadas pelo envolvimento da face contralateral e do braço em extensão maior que o comprometimento do membro inferior (ver Figuras 378.6, 378.7 e 378.8), geralmente acompanhadas por negligência hemiespacial contralateral. Quando o hemisfério dominante é envolvido, o paciente apresenta afasia. Quando há envolvimento do lobo frontal, os pacientes costumam mostrar desvio conjugado ipsilateral dos olhos, o que pode ser forçado após a linha média com estímulo vigoroso, manobras oculocefálicas ou estimulação calórica.

As oclusões de ramos da artéria cerebral média podem resultar em síndromes parciais. Por exemplo, a oclusão de um ramo dessa artéria com colaterais intactas pode causar um quadro de afasia global sem déficit motor associado (p. ex., "afasia global sem hemiparesia"). Oclusões da artéria cerebral média do hemisfério dominante do ramo anterior podem causar afasia de expressão do tipo cortical (Broca) com preservação de compreensão. A oclusão do ramo angular da artéria cerebral média pode causar afasia do tipo de compreensão da linguagem falada e escrita (Wernicke). Os infartos de zona limítrofe podem resultar em afasias transcorticais, caracterizadas por repetições relativamente preservadas.

As duas artérias cerebrais posteriores surgem da artéria basilar em cerca de 75% da população (ver e-Figura 378.1). Nos demais 25%, um ou ambos os segmentos P1 são hipoplásicos ou inexistentes, com as artérias cerebrais posteriores surgindo da artéria carótida interna ipsilateral (a chamada circulação fetal). Sem exames de imagem vasculares, não é possível determinar se um infarto da distribuição da artéria cerebral posterior (ver Figuras 378.6 a 378.8) está associado à doença das artérias carótida ou vertebrobasilar. As artérias cerebrais posterior e comunicante posterior suprem o tálamo. Infartos talâmicos podem resultar em hemianestesia e ataxia contralaterais. Se o núcleo subtalâmico for danificado, poderá ocorrer hemibalismo contralateral. O infarto do lobo occipital ipsilateral causa hemianopsia homônima contralateral, que pode ser parcial, dependendo da extensão da lesão. O déficit de campo visual tende a se tornar mais congruente nos dois olhos, à medida que a área da lesão se torna mais posterior (p. ex., mais próxima do polo occipital).

Artérias vertebral e basilar

A oclusão da artéria basilar (ver Figuras 378.3 e 378.4B) pode levar à "síndrome de encarceramento" (ver Capítulo 376), na qual o paciente está acordado e alerta, porque a substância cinzenta periaquedutal pode receber suprimento sanguíneo separado, mas é incapaz de se mover ou de se comunicar, exceto por movimentos verticais dos olhos, porque os núcleos coliculares no mesencéfalo foram poupados. O topo da artéria basilar é um local comum para a oclusão embólica. Os sintomas podem incluir defeitos de campo visual decorrentes de lesão occipital uni ou bilateral e de estados de confusão em razão do envolvimento do tálamo.

As oclusões de ramos penetrantes e circunferenciais das artérias basilar e vertebral podem produzir vários sintomas (ver Tabela 379.2), dependendo da porção da artéria envolvida, várias das quais constituem as síndromes do mesencéfalo (e-Figura 379.1), pontina (e-Figura 379.2) ou bulbar (e-Figura 379.3) com epônimos conhecidos. A oclusão da artéria cerebelar superior pode causar ataxia do tronco, em razão do infarto do vérmis cerebelar, com ou sem ataxia dos membros ipsilaterais, que pode ser causada por infarto do hemisfério cerebelar ipsilateral.

Pequenos vasos

A oclusão de um pequeno vaso intracraniano penetrante pode resultar em uma das síndromes lacunares clássicas (Tabela 379.3), as quais não são de outra maneira localizáveis e podem ocorrer quando há oclusão de pequenos vasos penetrantes nas circulações anterior ou vertebrobasilar. As síndromes lacunares não são patognomônicas de doença de pequenos vasos intracranianos e podem ser causadas por várias outras condições, incluindo êmbolos de uma fonte arterial mais proximal ou cardioembólica ou hemorragia cerebral (ver Capítulo 380).

DIAGNÓSTICO

O diagnóstico de AVE isquêmico depende de anamnese acurada, com a identificação dos achados-chave nos exames gerais e neurológicos e a obtenção de dados de suporte de exames laboratoriais (Figura 379.1). Um diagnóstico diferencial inicial anatômico e fisiopatológico é geralmente estabelecido com base na anamnese do paciente. Os achados nos exames físico e neurológico podem dar suporte ou refutar as conclusões iniciais com base na anamnese e, assim, refinar o diagnóstico diferencial.[2]

Anamnese

O aparecimento abrupto de um déficit neurológico focal na distribuição de um território vascular específico é a marca principal do AVE isquêmico agudo. O diagnóstico diferencial e mais provável pode, com frequência, ser determinado com base somente na anamnese. Por exemplo, um paciente com história de fibrilação atrial que abruptamente apresenta afasia anômica, associada a hemiparesia direita e comprometimento sensorial, sofreu, mais

Tabela 379.3 Síndromes lacunares.

Acidente vascular encefálico motor puro
Acidente vascular encefálico sensorial puro
Hemiparesia atáxica
Disartria – mão desajeitada

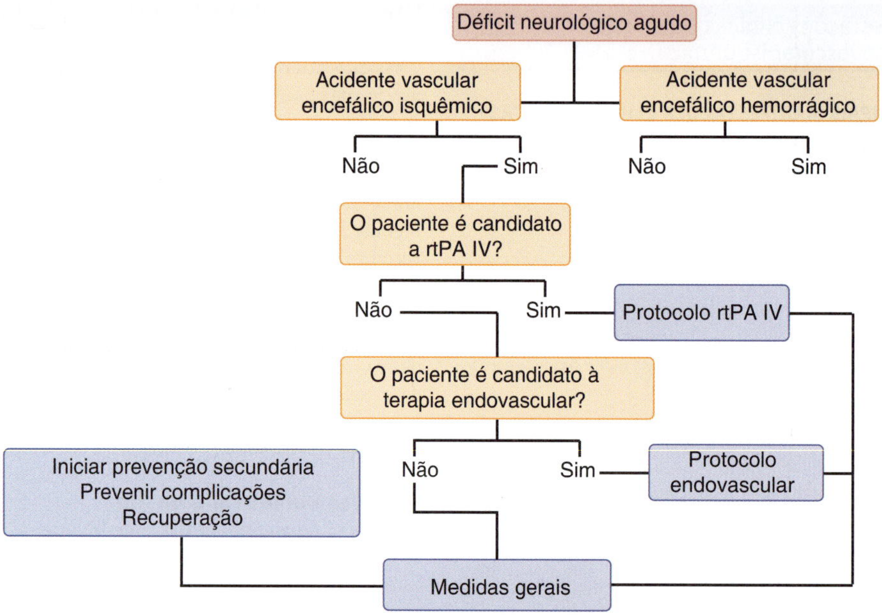

FIGURA 379.1 **Abordagem ao acidente vascular encefálico isquêmico.** IV rtPA = ativador de plasminogênio tecidual recombinante intravenoso. (Modificada de Goldstein LB. Modern medical management of acute ischemic stroke. *Methodist DeBakey Cardiovasc J.* 2014;10:99-104.)

provavelmente, uma incidência de êmbolo cardiogênico para a artéria cerebral média esquerda. Um paciente com início agudo de diplopia, vertigem e hemiparesia tem, mais provavelmente, uma lesão no tronco encefálico.

As metas da anamnese imediata incluem determinar o momento exato em que os sintomas começaram ou a última vez em que se soube que o paciente estava bem, com moléstias clínicas concomitantes, fatores de risco, medicamentos, alergias e outras causas potenciais para sintomas que possam se assemelhar a um AVE isquêmico agudo. Uma vez que um AVE pode afetar a capacidade de um paciente em se comunicar, a anamnese pode demandar informações de uma testemunha. Detalhes adicionais da história patológica pregressa, familiar e social podem ser encaminhados na emergência, mas esses dados podem ser explorados se as informações forem importantes para as decisões de tratamento agudo.

Exame físico

Pressões arteriais muito elevadas no quadro de déficits neurológicos referentes aos núcleos da base, ao tálamo, à ponte ou ao cerebelo aumentam a probabilidade de hemorragia cerebral (ver Capítulo 380). Em um paciente com vertigem temporária associada a movimento do membro superior esquerdo, a pressão arterial reduzida nesse braço sugere síndrome do roubo subclávio. A detecção de um sopro cervical anterior contralateral aos sinais e sintomas indicativos de infarto na distribuição da artéria cerebral média aumenta a probabilidade de estenose sintomática da artéria carótida. Um ritmo cardíaco irregular com ou sem sopro cardíaco pode indicar fibrilação atrial e etiologia cardioembólica. O achado de um êmbolo de colesterol no exame fundoscópico pode ser coerente com uma fonte proximal de ateroembolia. A fundoscopia também pode mostrar evidência de uma doença de pequenos vasos relacionada com o diabetes ou a hipertensão (ver Figuras 395.23 e 395.24).

Um exame neurológico geral (ver Capítulo 368), incluindo avaliações de cognição, linguagem, negligência espacial, nervos cranianos, função motora, sensação, coordenação, marcha e reflexos, é importante para documentar déficits relacionados com o AVE e fornecer informações críticas para a determinação da área do cérebro afetada pelo AVE e a gravidade da lesão. Uma avaliação do neurológico padronizada e graduada fornece uma ferramenta para medir a gravidade do AVE, determinar os riscos e benefícios das intervenções de tratamento, avaliar o prognóstico e observar objetivamente os pacientes com o passar do tempo. A escala de AVE do National Institutes of Health (*NIH Stroke Scale*) (Tabela 379.4) nos EUA, que é a abordagem mais usada, é confiável e bem validada. Os itens individuais são somados para fornecer um escore total.

Exames laboratoriais iniciais

A análise laboratorial pode ajudar a excluir situações que imitem, compliquem ou resultem em um AVE isquêmico agudo (Tabela 379.5). Os testes a serem solicitados para todos os pacientes com suspeita de AVE incluem hemograma e contagem de plaquetas, tempo de protrombina/razão normalizada internacional (RNI), tempo de tromboplastina parcial ativada, nível de glicose no sangue, eletrólitos séricos, testes de função renal, troponina e saturação de oxigênio. Um eletrocardiograma deve ser obtido com urgência.

Deve-se solicitar TC ou RM do cérebro assim que possível. A angiografia por TC ou por RM deverá ser obtida quando houver suspeita de desenvolvimento de oclusão de grande vaso.[3] Em muitos centros de AVE, os pacientes são levados para a realização de exames de imagem diretamente da ambulância, após avaliação clínica rápida. Unidades móveis para AVE com TC também estão sendo usadas em alguns países.[A1]

Testes adicionais são indicados para pacientes selecionados. Por exemplo, mulheres em idade fértil devem ser submetidas a um teste de gravidez. O rastreamento toxicológico e os níveis de álcool no sangue deverão ser obtidos caso haja suspeita de abuso de substâncias psicoativas ou de álcool. Em pacientes que recebem um inibidor direto de trombina ou um inibidor do fator Xa, o tempo de trombina ou o tempo de coagulação de ecarina pode ser útil na determinação da situação de anticoagulação do paciente. Velocidade de hemossedimentação (VHS) elevada pode apontar para uma causa inflamatória ou infecção sistêmica.

O hemograma completo pode fornecer informações tanto sobre a causa potencial do AVE quanto as intervenções terapêuticas possíveis. Uma contagem elevada de leucócitos pode indicar causa infecciosa do AVE, como endocardite infecciosa (ver Capítulo 67). A infecção sistêmica também pode causar recrudescência de sintomas anteriores do AVE em um paciente que já havia se recuperado ou no qual o episódio não havia sido previamente reconhecido. A policitemia (ver Capítulo 157) pode causar hiperviscosidade, que leva à oclusão de vasos intracranianos pequenos. A trombocitopenia, tanto primária quanto secundária, pode levar a trombos de plaquetas. O tempo de protrombina/RNI e o tempo de tromboplastina ativada fornecem índices que podem revelar um distúrbio de coagulação subjacente, e trombocitopenia e distúrbios de coagulação podem impedir o tratamento com ativador de plasminogênio tecidual recombinante (rtPA, *recombinant tissue plasminogen activator*).

Tanto a hipoglicemia (ver Capítulo 217) quanto a hiperglicemia (ver Capítulo 216) podem causar sintomas semelhantes aos do AVE. A função renal prejudicada (ver Capítulo 121) é um fator de risco para AVE

Tabela 379.4 Escala de acidente vascular encefálico do National Institutes of Health (*NIH Stroke Scale*).

Administrar os itens da escala de acidente vascular encefálico na ordem listada. Registrar desempenho em cada categoria após cada exame de subescala. Não voltar e alterar os escores. Obedecer às diretrizes fornecidas para cada técnica de exame. Os escores devem refletir o que o paciente faz, e não o que o médico pensa que o paciente possa fazer. O médico deve registrar as respostas enquanto administra o exame e trabalhar rapidamente. Exceto quando indicado, o paciente não deve ser ensinado (*i. e.*, pedidos repetidos ao paciente para fazer um esforço especial)

INSTRUÇÕES	DEFINIÇÃO DA ESCALA	ESCORE
1a. **Nível de Consciência:** o investigador tem de escolher uma resposta se uma avaliação completa for prejudicada por obstáculos, como tubo endotraqueal, barreira de linguagem, traumatismo/bandagens orotraqueais. Um escore "3" é marcado somente se o paciente não apresentar movimento (exceto posturas reflexas), em resposta a um estímulo nocivo	0 = **Alerta**; profundamente responsivo 1 = **Não alerta**; mas excitável por estímulo mínimo a obedecer, perguntar ou responder 2 = **Não alerta**; demanda estimulação repetitiva para prestar atenção, ou está obnubilado e demanda estimulação forte ou dolorida para se movimentar (não estereotipado) 3 = Responde somente com efeitos reflexos motores ou autônomos ou totalmente não responsivo, flácido e sem reflexos	______
1b. **Perguntas de Nível de Consciência:** o paciente é solicitado a informar o mês e a idade. A resposta tem de ser correta – não há crédito parcial por chegar perto. Pacientes afásicos e torporosos que não compreendem as perguntas terão escore "2". Pacientes incapazes de falar em razão de intubação endotraqueal, traumatismo orotraqueal, disartria grave de qualquer etiologia ou qualquer outro problema não secundário à afasia terão escore "1". É importante que somente a resposta inicial seja classificada e que o examinador não "ajude" o paciente com dicas verbais ou não verbais	0 = **Responde** corretamente às duas perguntas 1 = **Responde** a uma pergunta corretamente 2 = **Não responde** a nenhuma pergunta corretamente	______
1c. **Comandos de Nível de Consciência**: o paciente é solicitado a abrir e fechar os olhos e então a agarrar e liberar a mão não parética. Substituir por outro comando de um passo se as mãos não puderem ser usadas. Um crédito é atribuído caso seja feita uma tentativa inequívoca, mas não finalizada em razão da fraqueza. Se o paciente não responder ao comando, a tarefa deverá ser demonstrada a ele/ela (pantomima) e o resultado classificado (p. ex., não obedece, obedece a um ou dois comandos). Pacientes com traumatismo, amputação ou outro impedimento físico deverão receber comandos de um passo adequados. Somente a primeira tentativa é classificada	0 = **Desempenha** as duas tarefas corretamente 1 = **Desempenha** uma tarefa corretamente 2 = **Não executa** nenhuma tarefa corretamente	______
2. **Melhor Olhar Conjugado:** somente os movimentos horizontais dos olhos serão testados. Movimentos oculares voluntários ou reflexivos (oculocefálicos) serão classificados, sem a realização da análise calórica. Se o paciente tiver um desvio conjugado dos olhos que puder ser superado por atividade voluntária ou reflexiva, o escore será "1". Se o paciente tiver paresia isolada de nervo periférico (NC III, IV ou VI), o escore será "1". A mirada é passível de análise em todos os pacientes afásicos. Aqueles com traumatismo ocular, bandagens, cegueira preexistente ou outro distúrbio de acuidade ou de campos visuais deverão ser analisados com movimentos reflexivos, à escolha do investigador. Estabelecer contato visual e então mover-se sobre o paciente de lado a lado poderá, ocasionalmente, esclarecer a presença de paralisia parcial da mirada	0 = **Normal** 2 = **Paralisia parcial da mirada;** a mirada é anormal em um ou ambos os olhos, sem desvio forçado ou paresia total da mirada 2 = **Desvio forçado,** ou paresia total da mirada não superada pela manobra oculocefálica	______
3. **Visual:** os campos visuais (quadrantes superior e inferior) são analisados por confronto, usando-se contagem nos dedos ou ameaça visual, conforme apropriado. Os pacientes podem ser encorajados, mas, se eles olharem para o lado do movimento dos dedos de maneira apropriada, isso poderá ser classificado como normal. Se existir cegueira ou enucleação unilateral, os campos visuais no olho remanescente serão classificados. Classificar "1" somente se uma assimetria bem definida, incluindo a quadrantanopia, for encontrada. Se o paciente estiver cego por qualquer causa, classificar "3". A estimulação dupla é realizada nesse ponto. Se houver extinção, o paciente receberá "1" e os resultados serão usados para responder ao item 11	0 = **Sem perda visual** 1 = **Hemianopsia parcial** 2 = **Hemianopsia completa** 3 = **Hemianopsia bilateral** (cego, incluindo cegueira cortical)	______
4. **Paralisia Facial:** pedir – ou usar pantomima para encorajar – ao paciente para mostrar os dentes ou levantar as sobrancelhas e fechar os olhos. Classificar a simetria da careta em resposta a estímulos nocivos no paciente pouco responsivo ou incompreensível. Se traumatismo/bandagens faciais, tubo orotraqueal, esparadrapos ou outras barreiras físicas obscurecerem a face, remova-os quando possível	0 = Movimentos simétricos **normais** 1 = **Paralisia menor** (prega nasolabial achatada, assimetria no sorriso) 2 = **Paralisia parcial** (paralisia total ou quase total da face inferior) 3 = **Paralisia completa** de um ou ambos os lados (ausência de movimento facial na face superior e inferior)	______
5. **Motor para Braços**: coloca-se o braço na posição apropriada: estender os braços (palmas para baixo) 90° (quando sentado) ou 45° (se supino). A deriva é classificada se o braço cair antes de 10 s. O paciente afásico é encorajado usando-se urgência na voz e pantomima, mas não estimulação nociva. Cada membro é analisado isoladamente, começando com o braço não parético. Somente em caso de amputação ou fusão articular no ombro, o examinador deverá registrar o escore como não analisável (NA) e escrever claramente a explanação para essa escolha	0 = **Sem deriva;** o membro mantém 90 (ou 45) graus por 10 s 1 = **Deriva;** o membro mantém 90 (ou 45) graus, mas deriva para baixo antes de concluir 10 s; não colide com a cama ou com outro suporte 2 = **Algum esforço contra a gravidade;** o membro não pode chegar aos 90 (ou 45) graus ou mantê-los (se indicado), deriva para baixo em direção à cama, mas apresenta certo esforço contra a gravidade 3 = **Nenhum esforço contra a gravidade;** o membro cai 4 = **Sem movimento** NA = **Amputação** ou fusão articular, explicar:________________ 5a. **Braço Esquerdo** 5b. **Braço direito**	______
6. **Motor para Pernas:** o membro é colocado na posição apropriada: manter a perna em 30° (análise sempre em supino). A deriva é classificada se a perna cair antes de 5 s. O paciente afásico é encorajado usando-se urgência na voz e pantomima, mas não estimulação nociva. Cada membro é analisado de cada vez, começando com a perna não parética. Somente no caso de amputação ou fusão articular no quadril o examinador deverá registrar o escore como não analisável (NA) e escrever claramente a explicação para essa escolha	0 = **Sem deriva;** perna mantém posição em 30° por 5 s completos 1 = **Deriva;** a perna cai ao final dos 5 s, mas não colide com a cama 2 = **Observa-se algum esforço contra a gravidade;** a perna cai na cama por volta de 5 s, mas mostra algum esforço contra a gravidade 3 = **Sem esforço contra a gravidade;** as pernas caem na cama imediatamente 4 = **Sem movimento** NA = **Amputação** ou fusão articular, explicar:________________ 6a. **Perna Esquerda** 6b. **Perna Direita**	______

Tabela 379.4 Escala de acidente vascular encefálico do National Institutes of Health (*NIH Stroke Scale*). (*continuação*)

INSTRUÇÕES	DEFINIÇÃO DA ESCALA	ESCORE
7. **Ataxia de Membros:** este item visa encontrar evidência de lesão cerebelar unilateral. O teste é feito com os olhos abertos. Em caso de defeito visual, assegurar que a análise seja feita em campo visual intacto. Os testes de dedo-nariz-dedo e face anterior da perna-calcanhar são realizados dos dois lados, e a ataxia é classificada somente se for desproporcional à fraqueza. Não existe ataxia no paciente que não possa compreender ou esteja paralisado. Somente no caso de amputação ou fusão articular o examinador deve registrar o escore como não analisável (NA) e escrever claramente a explicação para essa escolha. Em caso de cegueira, pedir ao paciente que torça o nariz a partir da posição com braço estendido	0 = **Ausente** 1 = **Presente em um membro** 2 = **Presente em dois membros** NA = **Amputação** ou fusão articular, explicar: ________________	______
8. **Sensibilidade:** sensação ou careta ao contato com a ponta de uma agulha, quando esse teste é feito, ou afastamento do estímulo nocivo no paciente obnubilado ou afásico. Somente a perda sensorial atribuída ao acidente vascular encefálico é classificada como anormal, e o examinador deverá analisar quantas áreas do corpo (braços [não as mãos], pernas, tronco, face) conforme o necessário para verificar de modo acurado a perda hemissensorial. Um escore "2", "perda sensorial grave ou total", só deverá ser concedido quando uma perda de sensação grave ou total puder ser claramente demonstrada. Pacientes torporosos e afásicos receberão, portanto, escore "1" ou "0". O paciente com AVE do tronco encefálico e perda de sensação bilateral é classificado como "2". Se o paciente não responder e for quadriplégico, escore "2". Pacientes em coma (item 1a = 3) são automaticamente classificados como "2" neste item	0 = **Normal;** sem perda sensorial 1 = **Perda sensorial leve a moderada;** paciente sente a ponta do alfinete de modo embotado no lado afetado; ou existe perda de dor superficial com o toque do alfinete ou agulha, mas o paciente está ciente de estar sendo tocado 2 = **Perda sensorial grave ou total;** o paciente não está ciente de estar sendo tocado na face, no braço e na perna	______
9. **Melhor Linguagem:** muitas informações sobre compreensão foram obtidas durante as seções precedentes do exame. Para este item da escala, o paciente é solicitado a descrever o que está acontecendo na figura, nomear os itens na folha de nomeações e ler uma lista de sentenças, todas anexas. A compreensão é julgada com base nessas respostas, assim como das de todos os comandos no exame neurológico geral anterior. Se a perda visual interferir nos testes, solicitar ao paciente que identifique objetos colocados na mão, repita e produza falas. O paciente intubado deverá ser solicitado a escrever; o paciente em coma (item 1a = 3) receberá automaticamente escore "3" neste item. O examinador tem de escolher um escore para o paciente com torpor ou cooperação limitada, mas um escore de "3" só deverá ser usado se o paciente for mudo e não obedecer a nenhum comando de um só passo	0 = **Sem afasia**; normal 1 = **Afasia leve a moderada;** alguma perda óbvia de fluência ou facilidade de compreensão, sem limitação significativa nas ideias expressas ou forma de expressão. A redução da fala e/ou da compreensão, porém, dificulta ou impossibilita a conversação sobre materiais fornecidos. Por exemplo, em uma conversa sobre materiais fornecidos, o examinador consegue identificar o conteúdo da figura ou do cartão de nomeação com base na resposta do paciente 2 = **Afasia grave;** toda a comunicação é feita por meio de expressão incompleta; necessidade substancial para interferência, questionamento e adivinhação pelo ouvinte. A quantidade de informações a serem trocadas é limitada; o ouvinte carrega o ônus da comunicação. O examinador não consegue identificar materiais fornecidos com base na resposta do paciente 3 = **Mudo, afasia global;** nenhuma fala ou compreensão auditiva útil	______
10. **Disartria:** se o paciente for considerado normal, uma amostra adequada da fala deve ser obtida solicitando-se que ele leia ou repita palavras da lista anexa. Se ele tiver afasia grave, a clareza da articulação da fala espontânea poderá ser classificada. Somente se ele estiver intubado ou tiver outras barreiras físicas para produzir a fala o examinador deverá registrar o escore como não analisável (NA) e escrever claramente uma explicação para essa escolha. Não informar ao paciente por que ele está sendo analisado	0 = **Normal** 1 = **Disartria leve a moderada;** o paciente balbucia pelo menos algumas palavras, na pior das hipóteses; pode ser compreendido com alguma dificuldade 2 = **Disartria grave;** a fala do paciente é tão arrastada, que fica inteligível na ausência de disfasia ou desproporcional à disfasia ou é muda/anártrica NA = **Intubado** ou com outra barreira física, explicar:____________	______
11. **Extinção ou Desatenção (antes denominada Negligência):** informações suficientes para identificar negligência podem ser obtidas durante a análise anterior. Se o paciente tiver perda visual grave, que impeça a estimulação visual simultânea dupla, e os estímulos cutâneos forem normais, o escore será normal. Se ele tiver afasia, mas parecer responder aos dois lados, o escore será normal. A negligência espacial visual ou anosognosia pode ser considerada evidência de anormalidade. Como a anormalidade é classificada somente se existente, este item nunca é não analisável.	0 = **Sem anormalidade** 1 = **Desatenção** ou extinção **visual, tátil, auditiva, espacial ou pessoal** para estimulação simultânea bilateral em uma das modalidades sensoriais 2 = **Hemidesatenção profunda ou extinção para mais de uma modalidade;** não reconhece a própria mão ou se orienta apenas para um lado do espaço	______

Disponível em: <http://www.ninds.nih.gov/doctors/nih_stroke_scale.pdf>. Acesso em: 26 fev. 2015.

isquêmico e aumenta os riscos do uso de medicamentos trombolíticos e anticoagulantes. Anormalidades de outros eletrólitos séricos (p. ex., hiponatremia; ver Capítulo 108) também podem causar sintomas neurológicos.

O eletrocardiograma pode revelar alterações sugestivas de isquemia aguda do miocárdio, assim como de fibrilação atrial, a causa mais comum de AVE embólico. O AVE também pode causar várias arritmias cardíacas. O infarto agudo do miocárdio (IAM), especialmente o anterosseptal, está associado a maior risco de embolia cardiogênica, podendo um AVE agudo também precipitar um IAM. Um nível de troponina é geralmente adequado para essa finalidade, especialmente porque ele permanece elevado por vários dias após o IAM, quando há maior probabilidade de ocorrer embolia de um trombo mural. Pacientes com AVE agudo deverão ser submetidos ao monitoramento telemétrico. A ecocardiografia de urgência é usada de maneira seletiva.

Exames de imagem do cérebro

TC ou RM do cérebro é parte essencial da avaliação de todos os pacientes com suspeita de AVE isquêmico. Esses exames de imagem conseguem localizar a área danificada, distinguir hemorragia cerebral de AVE isquêmico e identificar lesões expansivas, como tumor (ver Capítulo 180), abscesso (ver Capítulo 385) ou hematoma subdural, que pode se apresentar de forma aguda e imitar um AVE. A TC do cérebro está ampla e rapidamente disponível e fornece as informações necessárias para o tratamento da maioria dos pacientes com AVE agudo. A RM do cérebro consegue detectar áreas de lesão isquêmica aguda não evidenciadas na TC (Figura 379.2), mas não pode ser realizada em pacientes com implantes e dispositivos metálicos, como marca-passo cardíaco, além de ser um desafio de execução em pacientes instáveis.

As alterações na TC do cérebro, como perda da distinção das substâncias branca e cinzenta, perda do sinal de córtex insular e turvação das bordas dos núcleos da base, podem ser sutis. A área da lesão isquêmica na imagem do cérebro por TC aparece como hipodensidade relativa (Figura 379.3) em contraste com a hemorragia cerebral, que aparece hiperdensa em comparação ao parênquima cerebral ao redor (ver Figura 380.3). A TC também pode mostrar hemorragia aguda no espaço subaracnoide, o que pode ser indicativo de ruptura de aneurisma (ver Figura 380.1). O sinal de artéria cerebral média densa, ou sinal de ponto, no qual uma artéria na fissura de Sylvius tem aspecto denso, pode indicar trombo nesses vasos.

Os achados na TC são, com frequência, normais na fase aguda do AVE isquêmico, sendo a RM mais sensível para detectar lesão isquêmica aguda (Figura 379.4). Uma vez que a TC das estruturas da fossa posterior é, com frequência, comprometida por artefato de endurecimento de feixe dos ossos petrosos, a RM também é mais sensível para visualizar o tronco encefálico e o cerebelo. Os padrões de sinal da RM também podem distinguir lesão isquêmica aguda da não aguda e remota, hemorragia cerebral aguda de remota e identificar outras condições não vasculares. Entretanto, a RM não é solicitada antes do tratamento com rtPA intravenoso, porque a TC consegue excluir, de maneira confiável, a hemorragia cerebral e detectar outras condições comuns que podem se assemelhar a um AVE, tal como uma lesão expansiva. Dependendo do tempo desde o início dos sintomas, a perfusão por TC ou RM

Tabela 379.5 Exames diagnósticos imediatos: avaliação de paciente com suspeita de acidente vascular encefálico isquêmico agudo.

TODOS OS PACIENTES
TC sem contraste ou RM do cérebro
Glicose no sangue
Saturação de oxigênio
Eletrólitos séricos/exames de função renal*
Hemograma completo, incluindo contagem de plaquetas*
Marcadores de isquemia cardíaca*
Tempo de protrombina/RNI*
Tempo de tromboplastina parcial*
ECG*
PACIENTES SELECIONADOS
Tempo de trombina e/ou tempo de coagulação de ecarina, se houver suspeita de o paciente estar recebendo inibidores diretos de trombina ou inibidores diretos do fator Xa
Testes de função hepática
Rastreamento toxicológico
Nível de álcool no sangue
Teste de gravidez
Gasometria arterial (se houver suspeita de hipoxia)
Radiografia do tórax (se houver suspeita de doença pulmonar)
Punção lombar (se houver suspeita de meningite ou de hemorragia subaracnóidea, mas com TC negativa para o sangue)
Eletroencefalograma (se houver suspeita de convulsões)

*Embora seja desejável conhecer os resultados desses testes antes de ministrar um ativador de plasminogênio do tipo tecidual recombinante intravenoso, a terapia fibrinolítica não deverá ser retardada enquanto se espera pelos resultados, a menos que (1) haja suspeita clínica de uma anormalidade hemorrágica ou trombocitopenia, (2) o paciente tenha recebido heparina ou varfarina, ou (3) o paciente tenha recebido outros anticoagulantes (inibidores diretos de trombina ou inibidores diretos do fator Xa). ECG = eletrocardiograma; RNI = razão normalizada internacional; RM = ressonância magnética; TC = tomografia computadorizada. De Jauch EC, Saver JL, Adams HP Jr, et al. Guidelines for the early management of patients with acute ischemic stroke: a guideline for healthcare professionals from the American Heart Association/American Stroke Association. *Stroke*. 2013;44:870-947.

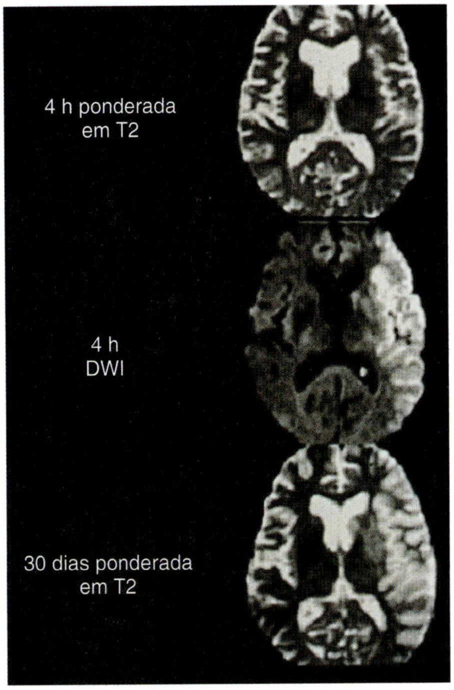

FIGURA 379.2 Ressonância magnética (RM) mostrando as possíveis vantagens da imagem ponderada em difusão (DWI) em relação à RM convencional nos estágios precoces logo após a oclusão vascular. *Topo,* RM convencional ponderada em T2 4 horas após o início dos sintomas de aparência normal. *Meio,* Ao mesmo tempo, a sequência por DWI mostra anormalidades no hemisfério esquerdo. *Embaixo,* RM ponderada em T2 1 mês depois mostrou isquemia no mesmo local que a sequência inicial por DWI. (Cortesia de Gregory W. Albers, Stanford University, Stanford, Calif.)

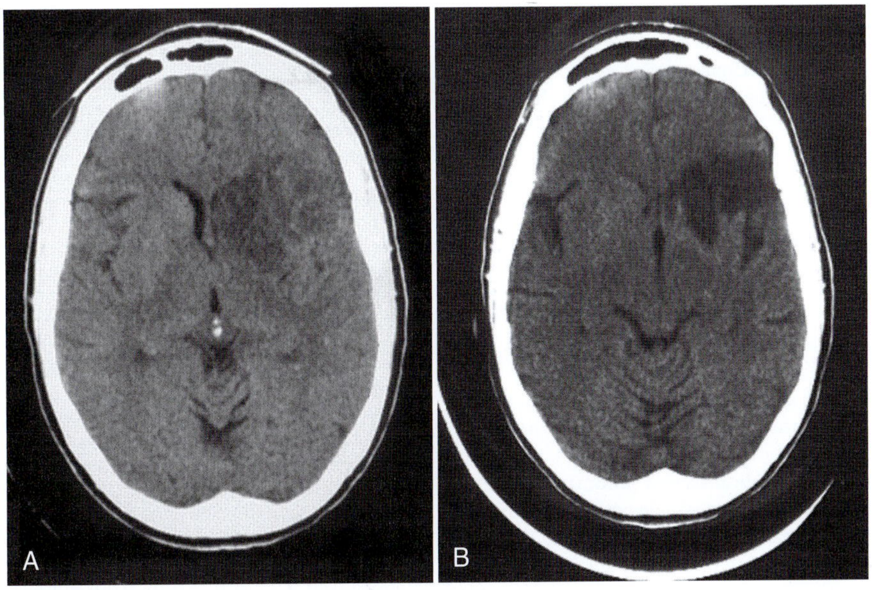

FIGURA 379.3 Tomografia computadorizada (TC). A. TC de um paciente com infarto no hemisfério esquerdo, 6 a 24 horas após o início dos sintomas, mostrando área hipodensa na região dos núcleos da base e compressão do corno frontal do ventrículo lateral. **B.** TC mostrando infarto crônico 1 ano depois; a atrofia e a perda de volume de tecido são visíveis. (Cortesia de Gregory W. Albers, Stanford University, Stanford, Calif.)

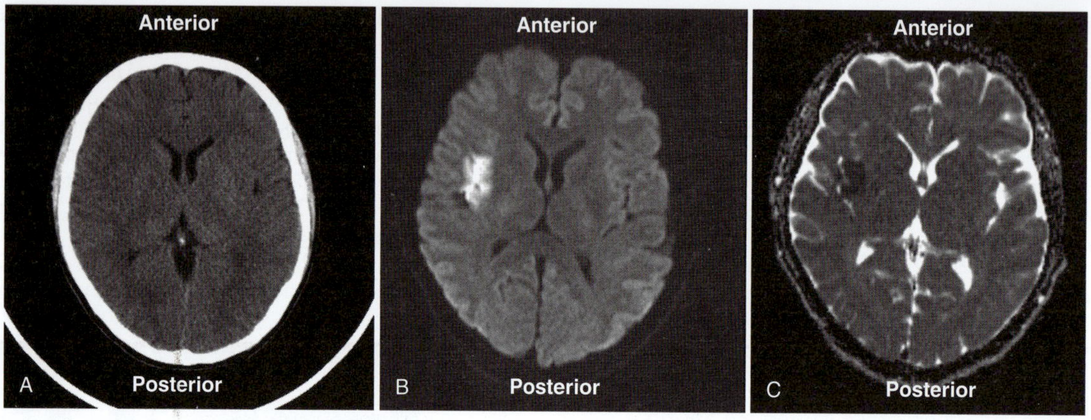

FIGURA 379.4 **A.** TC. **B.** RM, sequência de difusão. **C.** RM, mapa de coeficiente de difusão aparente. A TC não mostra sinais de lesão isquêmica. Observa-se uma área óbvia de difusão restrita no córtex frontotemporal direito, que está escura no mapa de coeficiente de difusão aparente, compatível com uma área de lesão isquêmica aguda.

consegue identificar pacientes que poderiam se beneficiar da remoção do coágulo endovascular.

Punção lombar

A punção lombar é raramente necessária na avaliação de pacientes com AVE agudo. Em alguns, a meningite, especialmente a meningite séptica da embolia cardiogênica em pacientes com endocardite infecciosa, pode causar AVE ou sintomas parecidos com os do AVE e ser uma indicação para punção lombar urgente. A TC do cérebro em geral demonstra sangue no espaço subaracnoide em pacientes que apresentam sinais e sintomas de hemorragia subaracnóidea (ver Capítulo 380), como cefaleia e meningismo. Se, porém, a TC do cérebro não visualizar hemorragia subaracnóidea em um paciente no qual a suspeita clínica desse episódio seja alta, a punção lombar deve ser realizada.

Outros exames de imagem

A ultrassonografia duplex da artéria carótida, que combina a aquisição de imagens vasculares em modo B com medidas de velocidade de fluxo sanguíneo, é muito usada para rastreamento de estenose extracraniana de artéria carótida, mas raramente indicada no quadro agudo. A angiografia tanto por TC quanto por RM fornece imagens vasculares não invasivas da circulação cerebral extra e intracraniana, e um desses estudos deve ser realizado emergencialmente quando se suspeita de oclusão de grandes vasos e que podem ser candidatos à trombectomia endovascular. A angiografia por TC ou RM pode ajudar a identificar dissecções da artéria cervical em um paciente com cefaleia, dor no pescoço e sinais e sintomas compatíveis com lesão isquêmica ipsilateral. Devem ser feitos exames de imagem dos seios venosos se um caso de trombose do seio estiver sendo considerado. A ultrassonografia transcraniana com Doppler é uma alternativa para avaliar os vasos cerebrais proximais, mas essa modalidade não pode ser executada em alguns pacientes em razão de janelas ultrassonográficas inadequadas.

A angiografia diagnóstica por cateter tem cerca de 0,5 a 1,5% de risco de causar um AVE. Para rastreamento para oclusão de grandes vasos no cenário agudo, ela já foi amplamente suplantada pela investigação vascular não invasiva por imagens. A angiografia por cateter é, porém, superior à angiografia por TC ou RM, por visualizar vasos intracranianos menores e por detectar vasculopatias intracranianas, como a vasculite (ver Capítulo 254).

Diagnóstico diferencial

A característica do AVE isquêmico agudo é o início abrupto de um déficit neurológico focal frequentemente atribuível a uma área do cérebro suprida por uma artéria ou artérias específicas. Em alguns pacientes, porém, o início do AVE isquêmico pode ser claudicante, e os sintomas podem ter sido anunciados por um AIT anterior. A detecção de um sopro na artéria cervical ipsilateral também pode dar suporte ao diagnóstico. O AVE embólico, por sua vez, tem sua maior intensidade no início, mas pode envolver múltiplos territórios vasculares. O diagnóstico de um AVE pode ainda ser sugerido pelo achado de sopro cardíaco, ritmo cardíaco irregular ou sinais de êmbolos em outros territórios vasculares.

Várias outras condições neurológicas também podem se manifestar no modo agudo. A enxaqueca com aura (ver Capítulo 370) pode ser associada a déficits neurológicos focais, incluindo comprometimento da fala, alterações visuais, vertigem, fraqueza, dormência e desequilíbrio. Crises epilépticas parciais (ver Capítulo 375) podem ter sintomas negativos, que incluem afasia e paresia, e um paciente com paralisia de Todd pós-ictal parecerá ter sofrido um AVE. Como um desafio a mais no diagnóstico, as crises epilépticas podem ocorrer em pacientes que estejam sofrendo um AVE agudo. Em um paciente sem diagnóstico prévio, o primeiro episódio de esclerose múltipla (ver Capítulo 383) pode se assemelhar a um AVE. Lesões expansivas, como neoplasias (ver Capítulo 180) e abscessos (ver Capítulo 385), estão, em geral, associadas à piora lentamente progressiva de sintomas neurológicos, mas podem, às vezes, se manifestar no modo agudo. Distúrbios metabólicos, como hipoglicemia (ver Capítulo 217) ou hiperglicemia (ver Capítulo 216), exposição a toxinas (ver Capítulos 19 e 102) e intoxicações por medicamentos (ver Capítulo 31), podem causar sintomas focais similares aos do AVE. Sintomas parecidos com os de AVE também podem ser manifestação de fingimento, transtorno de conversão ou outras doenças psiquiátricas.

TRATAMENTO

Após a estabilização respiratória e hemodinâmica inicial (ver Capítulo 98), o manejo de pacientes com AVE isquêmico agudo está direcionado a determinar rapidamente (Tabela 379.6) se o tratamento com rtPA intravenoso (dose total 0,9 mg/kg, máximo 90 mg, *bolus* de 10%, com o restante administrado durante 1 hora) ou a trombectomia endovascular é apropriada (Tabela 379.7; ver também Figura 379.1).[4] As diretrizes atuais recomendam o tratamento com rtPA intravenoso, mesmo se tratamentos intra-arteriais estiverem disponíveis, mas a terapia endovascular é recomendada e considerada terapia usual em pacientes selecionados com oclusão de grandes vasos que ocorre de modo emergencial e que possam ser tratados em centros com esses recursos.[5]

rtPA IV

O rtPA IV, administrado nas primeiras 4,5 horas após o início dos sintomas, não reduz a taxa de mortalidade, mas resulta em chances maiores de um desfecho neurológico melhor aos 3 meses, comparado ao placebo.[A2] O benefício do rtPA diminui com o tempo dentro dessa janela terapêutica de 4,5 horas (e-Figura 379.4), com a razão de chances (*odds ratio*) de um desfecho favorável aos 3 meses declinando de 2,55 para tratamento dentro de 0 a 90 minutos, para 1,64 para 91 a 180 minutos, para 1,26 para 181 a 270 minutos, e para nenhum benefício estatístico para tratamento além de 4,5 horas, exceto aqueles pacientes com tecido cerebral isquêmico, mas ainda não infartado nos exames de imagem que possam ainda se beneficiar, caso os sintomas deles tenham começado entre 4,5 e 9 horas, mais cedo se eles tiverem acordado com sintomas.[A3,A3b] Exames de registro suportam um benefício na prática clínica de rotina similar àquele de estudos clínicos randomizados. Como resultado, as diretrizes atuais recomendam que o tratamento com rtPA IV (a Food and Drug Administration aprovou até 3 horas após o início dos sintomas) não seja aplicado se mais de 4,5 horas tenham se passado desde o início dos sintomas. O tratamento com rtPA é eficaz e seguro em pacientes em tratamento crônico com

Tabela 379.6 Metas de tempo para avaliação e manejo de pacientes com acidente vascular encefálico isquêmico agudo.

TEMPO APÓS CHEGADA AO PRONTO-SOCORRO	METAS
10 min	Acessar ABC, sinais vitais Fornecer oxigênio, se hipoxêmico Obter acesso intravenoso Obter exames laboratoriais Hemograma, coagulograma, eletrólitos Verificar nível de glicose, tratar se indicado Realizar avaliação neurológica Acionar equipe de acidente vascular encefálico Solicitar TC ou RM do cérebro Obter ECG com 12 derivações
25 min	Rever a anamnese Estabelecer o momento de início ou o último considerado normal Realizar exame neurológico Consultar a escala de acidente vascular encefálico do NIH
45 min	Rever exames laboratoriais Rever resultados de TC ou RM do cérebro Avaliar critérios de inclusão e exclusão (ver Tabelas 379.8 e 379.9)
60 min	Rever riscos e benefícios Obter consentimento Iniciar infusão

ABC = vias respiratórias, respiração, circulação; ECG = eletrocardiograma; NIH = National Institutes of Health (EUA); RM = ressonância magnética; TC = tomografia computadorizada.

Tabela 379.7 Administração de ativador de plasminogênio tecidual recombinante para acidente vascular encefálico isquêmico agudo.

Infusão de 0,9 mg/kg (dose máxima 90 mg) durante 60 min, com 10% da dose administrada como *bolus* durante 1 min
Admitir o paciente na UTI ou unidade de acidente vascular encefálico para monitoramento
Se o paciente desenvolver cefaleia intensa, hipertensão arterial aguda, náuseas ou vômito ou apresentar piora no exame neurológico, interromper a infusão (se rtPA IV estiver sendo administrado) ou obter TC emergencial
Aferir a pressão arterial e obter avaliações neurológicas a cada 15 min durante e após a infusão de rtPA IV durante 2 h, a seguir a cada 30 min, durante 6 h, e, então, por hora até 24 h após tratamento de rtPA IV
Aumentar a frequência das aferições de pressão arterial se a pressão arterial sistólica for > 180 mmHg ou se a pressão arterial diastólica for > 105 mmHg; administrar medicamentos anti-hipertensivos para manter a pressão arterial nos níveis apresentados ou abaixo deles
Retardar a colocação de tubos nasogástricos, cateteres vesicais de demora ou cateteres de pressão intra-arterial se o paciente puder ser manejado com segurança sem esses dispositivos
Obter TC ou RM 24 h após rtPA IV antes de dar início a agentes anticoagulantes ou antiplaquetários

IV = intravenoso; RM = ressonância magnética; TC = tomografia computadorizada; UTI = unidade de terapia intensiva. De Jauch EC, Saver JL, Adams HP Jr, et al. Guidelines for the early management of patients with acute ischemic stroke: a guideline for healthcare professionals from the American Heart Association/American Stroke Association. *Stroke.* 2013;44:870-947.

varfarina, desde que a RNI seja de 1,7 ou menos, e é contraindicado com RNI superior a 1,7. O tempo de protrombina pode ser normal em pacientes que tenham recebido um anticoagulante oral direto (inibidor direto da trombina ou inibidor direto do fator Xa), e o rtPA não deverá ser administrado, a menos que os ensaios apropriados estejam normais.

O tratamento aumenta o risco de hemorragia intracraniana, mas o benefício geral inclui essas reações adversas, as quais não aumentam significativamente em frequência durante a janela de tratamento de 4,5 horas. O manejo com rtPA IV é absolutamente contraindicado a alguns pacientes (Tabela 379.8), com contraindicações adicionais relativas para tratamento entre 3 e 4,5 horas (Tabela 379.9).[6] Em pacientes sem contraindicações, o manejo deverá começar assim que possível em qualquer janela de tratamento. O sulfato de magnésio administrado antes da internação no hospital não é benéfico.

Terapia endovascular

Os AVEs causados por grandes oclusões proximais tendem a se beneficiar menos do tratamento com rtPA IV, comparado a obstruções mais distais ou de pequenos vasos. Um estudo clínico randomizado mostrou benefício adicional da infusão de rtPA diretamente em uma oclusão intracraniana proximal na circulação anterior.[A4] Em estudos randomizados, os pacientes têm melhores desfechos neurológicos e mortalidade potencialmente mais baixa quando tratados intensamente com dispositivos para remover coágulos dos vasos sanguíneos cerebrais, especialmente se haviam apresentado oclusões intracranianas proximais,[A5,A6] com tecido potencialmente salvável na angiografia de perfusão por TC,[A7] mesmo que tivessem recebido rtPA.[A8] Os dados totais para trombectomia mecânica indicam desfechos funcionais melhorados, mas sem diferença significativa em hemorragia intracraniana sintomática ou mortalidade de todas as causas após 90 dias e 2 anos, comparado aos cuidados-padrão (incluindo rtPA IV).[A9,A10] A melhora será mais provável se a terapia endovascular for providenciada mais cedo,[7,7b] mas o benefício funcional é observado mesmo quando pacientes com oclusão da artéria cerebral média ou da artéria carótida interna forem tratados entre 6 e 16 horas após o início dos sintomas, se o cérebro afetado estiver isquêmico, mas não infartado.[A11] Quando a trombectomia estiver sendo considerada, a trombólise com tenecteplase pode ser preferível à alteplase.[A12]

Outros tratamentos

Independentemente de o paciente ter recebido rtPA IV ou terapia endovascular, os cuidados em uma unidade de AVE especializada e abrangente que incorpore reabilitação estão associados a melhores desfechos para o paciente. A anticoagulação urgente para prevenir tanto a recidiva do AVE quanto a piora ou melhorar o desfecho funcional de pacientes com AVE isquêmico agudo não é recomendada. Em geral, o ácido acetilsalicílico não deve ser iniciado dentro das 24 horas de tratamento com rtPA IV, a menos que seu benefício para o tratamento de quadros concomitantes supere o risco de sangramento. Para pacientes com AIT de alto risco ou um AVE isquêmico de menor porte, não incapacitante, um curso curto de terapia dupla antiplaquetas com ácido acetilsalicílico e clopidogrel é razoável.[A13] Por outro lado, o ácido acetilsalicílico deverá ser iniciado com 325 mg/dia, dentro de 24 a 48 horas do início do AVE.[A13] A terapia antiplaquetária dupla ou tripla a longo prazo aumenta o sangramento sem reduzir o risco de AVE recorrente.[A14] A hemicraniectomia pode aumentar a sobrevida em pacientes com AVEs extensivos da artéria cerebral média, mas a maioria dos sobreviventes exigirá assistência em suas necessidades corporais.

Medicamentos anti-hipertensivos para reduzir a pressão arterial de maneira substancial em 10 a 25% nas primeiras 24 horas, com um objetivo de pressão arterial inferior a 140/90 mmHg em 1 semana, não melhoram os desfechos, se comparados à supressão de todos os medicamentos anti-hipertensivos.[A15,A16] As diretrizes atuais recomendam que medicamentos anti-hipertensivos não sejam administrados, a menos que a pressão arterial aumente para mais de 220/120 mmHg ou ainda mais elevada na ausência de outras indicações. Uma exceção é aquela na qual a pressão arterial pode ser reduzida em pacientes que são, caso contrário, candidatos ao rtPA IV, com a meta de manter a pressão arterial inferior a 180/105 mmHg após o tratamento (Figura 379.5). A incapacidade após um AVE agudo é similar para pacientes que ficam em repouso na cama nas primeiras 24 horas, comparados àqueles que ficam sentados com a cabeça erguida em pelo menos 30° por 24 horas. O controle estrito da glicose com insulina intravenosa não é melhor do que o uso de insulina subcutânea com a meta de 80 a 179 mg/dℓ.[A16b]

Várias complicações em potencial do AVE agudo podem, quase sempre, ser evitadas. Pacientes com AVE em qualquer distribuição vascular estão em risco de contraírem pneumonia por aspiração (ver Capítulo 91) e não devem receber medicamentos orais ou nutrição até que a habilidade deles em engolir com segurança tenha sido avaliada. Infecções do trato urinário (ver Capítulo 268) são uma complicação potencial; a colocação de rotina de cateteres de demora na bexiga deverá ser evitada. Os pacientes que precisarem desse dispositivo deverão ter esse cateter removido assim que possível. Quaisquer complicações infecciosas deverão ser tratadas de maneira agressiva, com o uso de antipiréticos para manter eutermia, pois a febre está associada a mais lesões isquêmicas e piores prognósticos.[8] Pacientes imobilizados deverão receber profilaxia para trombose venosa profunda com heparina subcutânea não fracionada ou heparina de baixo peso molecular (ver Tabela 76.2) se não contraindicada, com compressão pneumática mecânica intermitente caso a anticoagulação seja contraindicada, ou ambas.

Tabela 379.8 Características de inclusão e de exclusão de pacientes com acidente vascular encefálico isquêmico que poderiam ser tratados com rtPA dentro de 3 horas do início dos sintomas.

CRITÉRIOS DE INCLUSÃO

Diagnóstico de acidente vascular encefálico isquêmico causando déficit neurológico mensurável
Início dos sintomas < 3 h antes do começo do tratamento
Idade ≥ 18 anos

CRITÉRIOS DE EXCLUSÃO

Traumatismo craniano significativo ou acidente vascular encefálico anterior nos últimos 3 meses
Sintomas sugestivos de hemorragia subaracnóidea
Punção arterial em sítio não passível de compressão nos últimos 7 dias
História de hemorragia craniana anterior
Neoplasia intracraniana, malformação arteriovenosa ou aneurisma
Cirurgia intracraniana ou intraespinal recente
Pressão arterial alta (sistólica > 185 mmHg ou diastólica > 110 mmHg)
Sangramento interno ativo
Diátese sanguínea aguda, incluindo, mas não limitada a:
- Contagem de plaquetas < 100.000/μℓ
- Heparina recebida dentro de 48 h, resultando em TTPa superior àquele do limite superior do normal
- Uso corrente de anticoagulante com RNI > 1,7 ou TP > 15 s
- Uso corrente de inibidores diretos de trombina ou de inibidores diretos do fator Xa com exames laboratoriais sensíveis elevados (como TTPa, RNI, contagem de plaquetas e ECT; TT; ou ensaios apropriados da atividade do fator Xa)

Concentração de glicose no sangue < 50 mg/dℓ (2,7 mmol/ℓ)
TC demonstrando infarto multilobar (hipodensidade > 1/3 do hemisfério cerebral)

CRITÉRIOS DE EXCLUSÃO RELATIVOS

Experiência recente sugere que, em algumas circunstâncias – com consideração cuidadosa e ponderação do risco/benefício –, os pacientes possam receber terapia fibrinolítica, apesar de uma ou mais contraindicações. Considerar o risco/benefício de administração de rtPA IV cuidadosamente se qualquer uma dessas contraindicações relativas estiver presente:
Apenas sintomas de acidente vascular encefálico menores ou de progressão rápida (resolução espontânea)
- Gravidez
- Convulsão à apresentação com comprometimentos neurológicos residuais pós-ictais
- Cirurgia de grande porte ou traumatismo grave dentro dos 14 dias anteriores
- Hemorragia gastrintestinal ou do trato urinário recente (dentro dos 21 dias anteriores)
- Infarto agudo do miocárdio recente (dentro dos 3 meses anteriores)

OBSERVAÇÕES

- A lista de verificações inclui algumas indicações e contraindicações aprovadas pela FDA para administração de rtPA IV para acidente vascular encefálico isquêmico agudo. Revisões recentes das diretrizes modificaram as indicações originais aprovadas pela FDA. Um médico com experiência em cuidados para acidente vascular cerebral agudo pode modificar essa lista
- O tempo de início é definido como o início testemunhado dos sintomas ou o tempo conhecido normal se o início dos sintomas não tivesse tido testemunhado
- Em pacientes sem o uso recente de anticoagulantes orais ou heparina, o tratamento com rtPA IV pode ser iniciado antes da disponibilidade dos resultados do teste de coagulação, mas deverá ser descontinuado se a RNI for > 1,7 ou o TP estiver com aumento anormal pelos padrões laboratoriais
- Em pacientes sem história de trombocitopenia, o tratamento com rtPA IV pode ser iniciado antes da disponibilidade da contagem de plaquetas, mas deverá ser descontinuado se essa contagem for inferior a 100.000/μℓ

TTPa = tempo de protrombina parcial ativada; ECT = tempo de coagulação de ecarina; FDA = Food and Drug Administration; RNI = razão normalizada internacional; IV = intravenoso; TP = tempo de tromboplastina parcial; rtPA = ativador de plasminogênio tecidual recombinante; TC = tomografia computadorizada; TT = tempo de trombina. De Jauch EC, Saver JL, Adams HP Jr, et al. Guidelines for the early management of patients with acute ischemic stroke: a guideline for healthcare professionals from the American Heart Association/American Stroke Association. *Stroke*. 2013;44:870-947.

CAUSAS INCOMUNS DE ACIDENTE VASCULAR ENCEFÁLICO

Os AVEs isquêmicos podem ser causados por vários quadros mais raros. Tratamentos específicos, muitos dos quais não apoiados por dados extensivos de estudos clínicos, variam conforme o caso (e-Tabela 379.1).

Trombose cerebral venosa

A trombose de um seio venoso cerebral pode causar cefaleia, manifestações semelhantes às do AVE focal, crises epilépticas, estado mental alterado e papiledema, em decorrência do aumento da pressão intracraniana.[9] Com a obstrução do seio sagital superior (ver Figura 378.10), os pacientes podem desenvolver fraqueza bilateral das pernas e alterações sensoriais. A obstrução de um seio transverso ou de uma das veias principais sobre a convexidade cerebral (ver Figura 378.11) também pode produzir sintomas, dependendo da área do cérebro com a lesão. A trombose de seio venoso cerebral é um quadro incomum, observado em geral em pacientes com coagulopatias, câncer disseminado ou uma infecção anterior da orelha interna. O distúrbio também pode ocorrer no período periparto. A obstrução venosa pode se assemelhar a um AVE arterial isquêmico, mas os sinais e sintomas são, com frequência, mais difusos e lembram a encefalite (ver Capítulo 386) ou a meningite (ver Capítulo 384). O diagnóstico pode ser suspeitado na TC ou na RM de rotina e confirmado por venografia por TC ou RM (Figura 379.6). As opções de tratamento agudo inicial incluem a heparina subcutânea ajustada ao peso corporal ou a heparina de baixo peso molecular (ver Tabela 76.2) ou a heparina intravenosa com ajuste de dose (ver Tabela 74.6), mesmo que os pacientes tenham certo grau de hemorragia. Em um estudo clínico de pequeno porte e randomizado, foi identificado que a heparina de baixo peso molecular foi associada à mortalidade mais baixa, em comparação à heparina não fracionada.[A17] A anticoagulação oral com varfarina deverá ser iniciada e continuada por, pelo menos, 3 meses, com um alvo de RNI de 2 a 3. Os dados sobre a eficácia de anticoagulantes orais mais recentes (ver Capítulo 76) são limitados, mas parecem ser equivalentes à varfarina. Períodos mais longos de anticoagulação podem ser considerados, dependendo da causa da trombose sinusal.

Tabela 379.9 Contraindicações relativas ao rtPA IV em pacientes dentro de 3 a 4,5 horas após início de sintomas de acidente vascular encefálico isquêmico agudo.

Escala de acidente vascular encefálico do National Institutes of Health > 25 (ver Tabela 379.4)
Idade > 80 anos
Em uso de anticoagulante oral, independentemente de RNI
História de diabetes *e* um acidente vascular encefálico isquêmico anterior

RNI = razão normalizada internacional; IV = intravenoso; rtPA = ativador de plasminogênio tecidual recombinante. Adaptada de Jauch EC, Saver JL, Adams HP Jr, et al. Guidelines for the early management of patients with acute ischemic stroke: a guideline for healthcare professionals from the American Heart Association/American Stroke Association. *Stroke*. 2013;44:870-947.

Dissecção de artéria cervical

A dissecção de artéria cervical ou dissecção de artéria cerebral, cada uma das quais podendo estar associada à formação e à extensão longitudinal subsequente de um hematoma intramural, pode estreitar ou obstruir o lúmen arterial. Essas dissecções podem ser espontâneas ou estar associadas a uma lesão maior do pescoço, a um traumatismo relativamente menor (tal como manipulação quiroprática do pescoço ou hiperextensão dele) ou, caso contrário, atividades inofensivas. como tossir, espirrar ou levantar peso. Os pacientes podem apresentar um quadro de displasia fibromuscular subjacente (ver Capítulos 70 e 72); condições hereditárias, como as síndromes de Marfan (ver Capítulo 244) e de Ehlers-Danlos ou a esclerose tuberosa (ver Capítulo 389); nível elevado de homocisteína do sangue; ou nenhuma causa identificada subjacente. O diagnóstico pode ser desafiador, mas deverá ser considerado especialmente em um paciente jovem e, de outra maneira, sadio com dor facial e no pescoço, em conjunto com um AVE. A angiografia por RM pode mostrar massa hiperintensa adjacente a um fluxo nulo, e essa angiografia ou a angiografia com cateter pode mostrar um lúmen afunilado levando à obstrução ou até um lúmen duplo. A terapia antiplaquetas e de anticoagulação fornece desfechos equivalentes.[A18] O tratamento também pode incluir trombólise ou reparo endovascular ou cirúrgico, dependendo das circunstâncias individuais.

Vasculite

A vasculite (ver Capítulos 250, 254 e 255) pode causar isquemia cerebral focal ou multifocal em decorrência de inflamação local, estenose e até necrose de vasos sanguíneos extra ou intracranianos.[10] Os pacientes podem apresentar quadros preexistentes ou concomitantes de cefaleia, alterações cognitivas e convulsões. Uma vez que a vasculite costuma envolver várias artérias, múltiplos focos de lesão isquêmica em estudos de neuroimagem podem simular múltiplos êmbolos. A angiografia cerebral mostra,

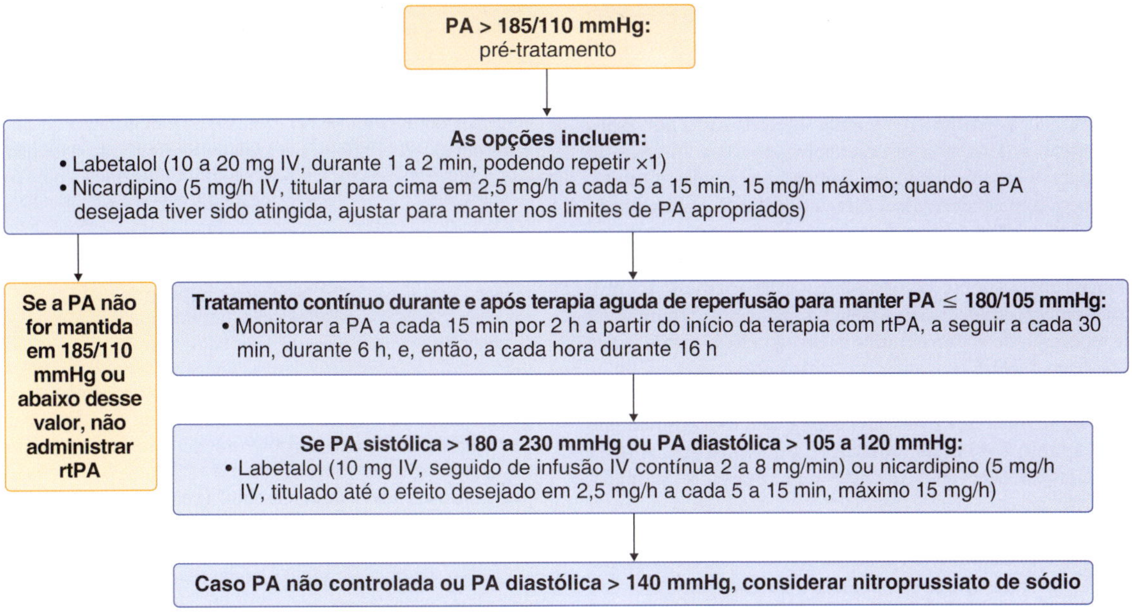

Abreviações: IV = intravenoso; PA = pressão arterial; rtPA = ativador de plasminogênio tecidual recombinante.
Adaptada de Jauch EC, Saver JL, Adams HP, Jr., et al. Guidelines for the early management of patients with acute ischemic stroke: a guideline for healthcare professionals from the American Heart Association/American Stroke Association. *Stroke.* 2013;44:870-947.

FIGURA 379.5 **Abordagens potenciais à hipertensão arterial em pacientes com acidente vascular encefálico isquêmico agudo e candidatos à terapia aguda de reperfusão.**

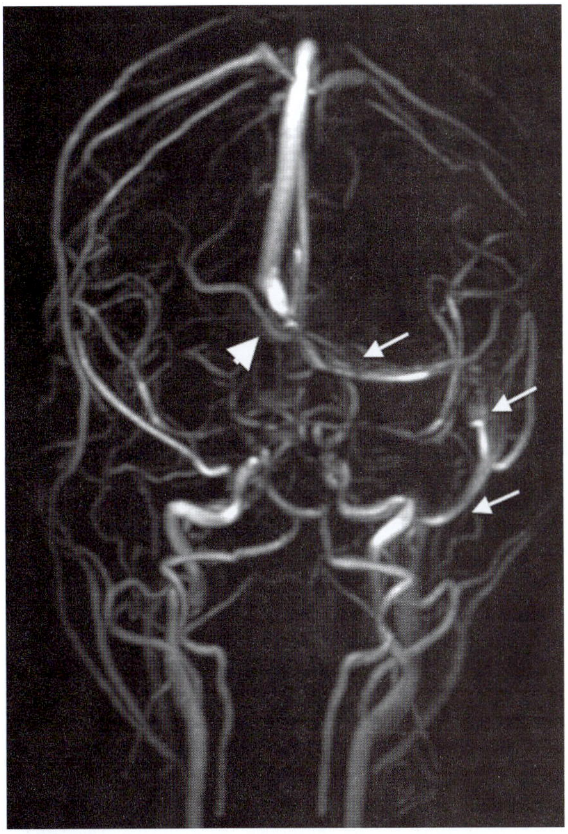

FIGURA 379.6 **Venograma por ressonância magnética mostrando fluxo ausente no seio transverso direito (*ponta de seta*) e seio sigmoide e fluxo intacto no seio transverso esquerdo e seio sigmoide (*setas*).**

classicamente, várias áreas de estreitamento segmentar como um colar de contas, mas os achados podem ser normais. Achados similares podem ocorrer com outras causas de vasculopatia intracraniana, e a aparência angiográfica não é específica. O diagnóstico pode exigir biopsia cortical leptomeníngea, que pode ser negativa, pois o processo inflamatório pode ser multifocal, e não difuso. Os exemplos de vasculites que podem causar sintomas parecidos aos do AVE incluem vasculite primária do sistema nervoso central, lúpus eritematoso sistêmico (ver Capítulo 250), vasculite reumatoide (ver Capítulo 248), doença de Behçet (ver Capítulo 254), arterite de Takayasu (ver Capítulos 69 e 254), arterite temporal (ver Capítulo 255), displasia fibromuscular (ver Capítulos 67 e 72), granulomatose com angiite (ver Capítulo 254), sarcoidose (ver Capítulo 89), sífilis meningovascular (ver Capítulo 303) e angioendoteliomatose linfomatoide.

Doença falciforme

AVEs ocorrem em aproximadamente 8 a 17% dos pacientes com a doença falciforme (anemia falciforme) e em cerca de 2% dos indivíduos com traço de células falciformes (ver Capítulo 154). Os AVEs isquêmicos são mais comuns em crianças, enquanto os hemorrágicos afetam mais os adultos. A terapia de transfusão pode reduzir acentuadamente o risco de um AVE pela primeira vez ou recorrente. Quando adultos com doença falciforme têm um AVE isquêmico agudo, o tratamento com rtPA IV pode ser benéfico.

Causas de acidente vascular encefálico relacionadas com medicamentos

Várias drogas legais e ilícitas (ver Capítulo 31) podem precipitar um AVE isquêmico. Os usuários de medicamentos intravenosos têm mais probabilidade de desenvolver endocardite bacteriana (ver Capítulo 67), que pode causar AVE embólico e levar a aneurismas micóticos que podem causar hemorragia subaracnóidea. Adulterantes sólidos em material injetado podem atingir o cérebro por uma derivação existente, tal como um forame oval patente, ou causar arteriolite pulmonar local, que danifica o endotélio e resulta em derivações arteriovenosas pelas quais microêmbolos podem chegar ao cérebro. Substâncias potentes para vasoconstrição (p. ex., cocaína, efedrina, fenilpropanolamina e fenoxazolina) e suplementos dietéticos (p. ex., éfedra) podem precipitar vasospasmo cerebral e AVE isquêmico, embora os AVEs hemorrágicos sejam mais comuns (ver Capítulo 380). Esses fármacos têm sido usados em altas doses como supressores do apetite, e relatórios de caso sugerem que o AVE pode ocorrer até mesmo após o primeiro uso desses produtos.

Causas genéticas raras

Várias doenças genéticas relativamente raras podem causar AVE isquêmico. *A arteriopatia cerebral autossômica dominante com pequenos infartos subcorticais e leucoencefalopatia* (CADASIL) pode causar vários infartos profundos e demência em pacientes sem outros fatores de risco para AVE. A mutação no gene receptor Notch3 no braço curto do cromossomo 19 leva ao acúmulo da proteína Notch3 em células vasculares da musculatura lisa. A idade média para o aparecimento da doença é por volta dos 40 anos, embora a enxaqueca com aura geralmente anteceda AVEs por vários anos. De modo geral, a demência se desenvolve em 10 a 15 anos. O diagnóstico antenatal é recomendado em famílias acometidas. O tratamento é sintomático, com cefaleias associadas a CADASIL respondendo à acetazolamida (125 a 500 mg/dia).

A *doença de Fabry* ligada ao X (angioceratoma corporal difuso) (ver Capítulo 197) inclui quase sempre a oclusão cerebral decorrente do acúmulo de glicolipídios em artérias pequenas e de tamanho médio. Recomenda-se a terapia de reposição de enzimas, embora ela não esteja comprovada para redução de risco de AVE.

A *neurofibromatose* (ver Capítulo 389) pode ocluir as artérias carótidas internas ou a parte proximal da circulação cerebral anterior. A síndrome de Marfan (ver Capítulo 244) pode causar AVE isquêmico em razão da dissecção das artérias carótidas ou da doença cardíaca valvar relacionada.

Embolia gordurosa

A embolia gordurosa (ver Capítulo 74) após traumatismo aos ossos longos (ver Capítulo 103), procedimentos ortopédicos e traumatismo grave aos grandes depósitos de gordura pode causar um AVE, geralmente vários dias depois. A embolização difusa pode produzir encefalopatia ou convulsões, mas êmbolos mais focais podem ser manifestados como um AVE isquêmico.

Acidente vascular encefálico criptogênico

A ecocardiografia transesofágica em pacientes adultos com AVE embólico de origem indeterminada pode afetar de maneira positiva a seleção de uma estratégia terapêutica apropriada em cerca de 1 em 7 pacientes, ao detectar forame oval patente (ver Capítulo 61), endocardite bacteriana (ver Capítulo 299) ou outras anormalidades.[11] Se o forame oval patente for a causa presumida da embolização paradoxal e de um AVE criptogênico,[11b] especialmente na presença de uma derivação direita-esquerda moderada a grande, o planejamento do fechamento é quase sempre preferível à anticoagulação crônica.[A18b] Apesar de uma avaliação abrangente (Figura 379.7), porém, nenhuma causa definitiva de AVE é encontrada em 15 a 40% dos pacientes com AVEs.[12] Estudos clínicos randomizados confirmam que o monitoramento prolongado do ECG com um gravador desencadeado pelo episódio ou um monitor inserível aumenta a detecção de fibrilação atrial de 9 para 16%, quando comparado com 1 a 3% com monitoramento de apenas 24 horas.[A19] Outros AVEs inicialmente criptogênicos podem resultar de embolia de fonte cardíaca ou de artéria proximal. Nesses pacientes, nem dabigatrana nem rivaroxabana são preferíveis à profilaxia com ácido acetilsalicílico.[A20,A21]

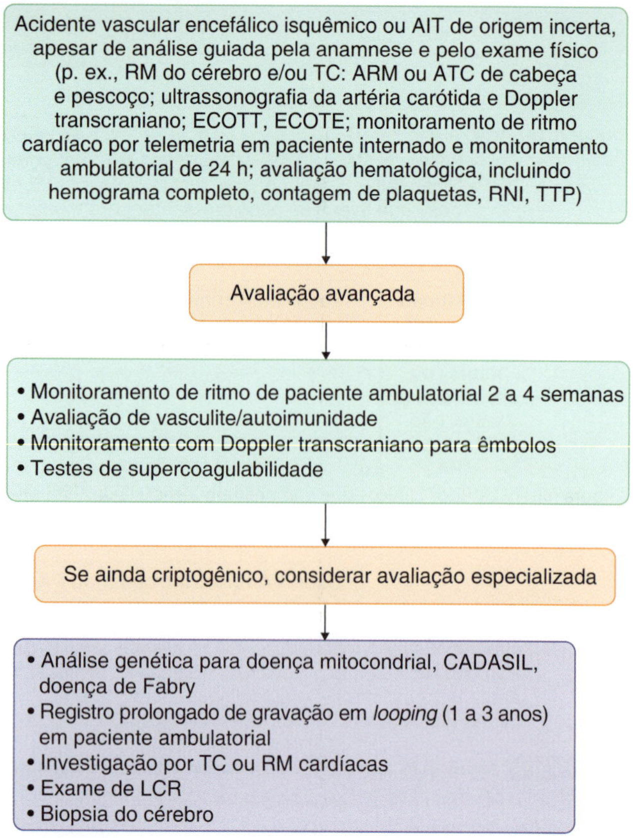
Acidente vascular encefálico isquêmico ou AIT de origem incerta, apesar de análise guiada pela anamnese e pelo exame físico (p. ex., RM do cérebro e/ou TC: ARM ou ATC de cabeça e pescoço; ultrassonografia da artéria carótida e Doppler transcraniano; ECOTT, ECOTE; monitoramento de ritmo cardíaco por telemetria em paciente internado e monitoramento ambulatorial de 24 h; avaliação hematológica, incluindo hemograma completo, contagem de plaquetas, RNI, TTP)
Avaliação avançada
• Monitoramento de ritmo de paciente ambulatorial 2 a 4 semanas
• Avaliação de vasculite/autoimunidade
• Monitoramento com Doppler transcraniano para êmbolos
• Testes de supercoagulabilidade
Se ainda criptogênico, considerar avaliação especializada
• Análise genética para doença mitocondrial, CADASIL, doença de Fabry
• Registro prolongado de gravação em looping (1 a 3 anos) em paciente ambulatorial
• Investigação por TC ou RM cardíacas
• Exame de LCR
• Biopsia do cérebro

FIGURA 379.7 Avaliação diagnóstica de pacientes com acidente vascular encefálico isquêmico criptogênico ou ataque isquêmico transitório. AIT = ataque isquêmico transitório; ARM = angiografia por ressonância magnética; ATC = angiografia por tomografia computadorizada; CADASIL = arteriopatia cerebral autossômica dominante com infartos subcorticais e leucoencefalopatia; ECOTE = ecocardiografia transesofágica; ECOTT = ecocardiografia transtorácica; RNI = razão normalizada internacional; LCR = líquido cefalorraquidiano; RM = ressonância magnética; TC = tomografia computadorizada; TTP = tempo de tromboplastina parcial. (Dados de Saver JL. Clinical practice. Cryptogenic stroke. *N Engl J Med*. 2016;374:2065-2074.)

RECUPERAÇÃO/REABILITAÇÃO

O processo de recuperação começa ainda antes da resolução das sequelas de lesão cerebral aguda.[13] A fisioterapia multidisciplinar deverá incluir avaliações por fonoaudiólogos, fisioterapeutas e terapeutas ocupacionais. A reabilitação multidisciplinar organizada do paciente internado está associada a 34% menos probabilidade de óbito, 30% menos probabilidade de morte ou de institucionalização e 35% menos probabilidade de morte ou de dependência para pacientes com déficits que justifiquem esses serviços, mas nem a mobilização agressiva dentro de 24 a 48 horas nem o treinamento assistido por robótica[A21b] são benéficos se comparados aos cuidados usuais. Todos os pacientes com déficits relacionados com um AVE deverão ser avaliados para intervenções de reabilitação. Uma vez que a depressão pode complicar o AVE e afetar a recuperação, todos os pacientes deverão ser submetidos a rastreamento para depressão. Os antibióticos profiláticos não são eficazes em prevenir a pneumonia após AVE, mesmo em pacientes com disfagia.

PREVENÇÃO

Prevenção primária

Uma vez que mais de 75% dos AVEs representam eventos que ocorrem pela primeira vez, a prevenção primária do distúrbio é essencial. A adoção de um estilo de vida saudável (não fumante, dieta reduzida em sal e rica em frutas e vegetais, pelo menos 30 min/dia de atividade física rigorosa e índice de massa corporal inferior a 25 kg/m^2, além do consumo de não mais de uma dose de bebida alcoólica por dia para mulheres e uma ou duas para os homens) acarreta risco 80% mais baixo de sofrer um primeiro AVE, comparado àqueles que não seguem esse estilo de vida. O efeito é graduado, com o aumento do benefício dependendo do número de características de um estilo de vida saudável a que o indivíduo se comprometa. Não há evidência de que o tratamento profilático com ácido acetilsalicílico ou outros agentes antiplaquetários reduza o risco de AVE em indivíduos de baixo risco.

Os fatores de risco passíveis de tratamento (ver Tabela 379.1) incluem hipertensão, diabetes, fibrilação atrial e estenose da carótida. O tratamento da hipertensão reduz significativamente o risco de AVE.[14] O rastreamento regular da pressão arterial e o tratamento da hipertensão (ver Tabelas 70.5 e 70.7) são recomendados, e o tratamento agressivo (meta de pressão arterial sistólica inferior a 120 mmHg) pode prevenir um adicional de 100 mil mortes por ano nos EUA, comparado à meta de 140/90 mmHg (ver Capítulo 70).[15] O tratamento da pressão arterial e o uso de estatina em pacientes com diabetes (ver Capítulo 216) são recomendados para reduzir o risco de um primeiro AVE. As estatinas (ver Capítulo 195) também são recomendadas para prevenir um primeiro AVE isquêmico em paciente com doença da artéria coronária. Embora as complicações microvasculares do diabetes sejam reduzidas com o controle glicêmico adequado (nível alvo de hemoglobina glicada inferior a 7%), não há evidência de que o controle rígido reduza o risco de AVE ou de episódios cardíacos coronarianos. Pacientes com fibrilação atrial estão em risco aumentado de embolia e se beneficiam do tratamento com um anticoagulante oral direto ou varfarina (ver Capítulo 58). Em pacientes com prótese de valva cardíaca mecânica (ver Capítulo 66), os anticoagulantes orais diretos são contraindicados, e a anticoagulação com varfarina é recomendada para prevenir AVE. A U.S. Preventive Services Task Force é contra o rastreamento para estenose assintomática de artéria carótida. O ácido fólico não evita o AVE nos países do Ocidente, mas reduz o risco em chineses adultos com hipertensão, entre os quais a deficiência absoluta ou relativa de folato é mais comum.[A22]

Prevenção de AVE no paciente com estenose assintomática da carótida

O benefício da endarterectomia da carótida para pacientes com estenose assintomática da carótida é atualmente incerto, em razão dos avanços na terapia clínica. O risco de AVE ipsilateral associado à estenose assintomática da carótida pode ser consideravelmente inferior a 1% por ano. com base em estudos de observação e clínicos, e o benefício informado da endarterectomia da carótida depende do sucesso cirúrgico e dos índices de complicação que podem não ser amplamente atingíveis fora desses estudos randomizados. Estudos clínicos estão em progresso, ao comparar a revascularização da carótida em pacientes assintomáticos com a melhor terapia clínica atual. O rastreamento da população para estenose assintomática da carótida não é recomendado.

Prevenção secundária após ataque isquêmico transitório ou acidente vascular encefálico

Embora faltem estudos clínicos que demonstrem a eficácia das intervenções do estilo de vida para a prevenção de um AVE secundário, os mesmos comportamentos de estilo de vida associados ao risco reduzido de um primeiro AVE fazem parte essencial da prevenção de um AVE secundário.[16] Os pacientes deverão ser medicados de modo rotineiro com um agente antiplaquetário, a menos que haja contraindicações. A exceção é o paciente com indicação específica para tratamento com um anticoagulante, tal como fibrilação atrial ou prótese de valva cardíaca, ou no qual a terapia antitrombótica seja contraindicada. A escolha do agente precisa ser individualizada, mas o ácido acetilsalicílico (50 a 325 mg/dia), o clopidogrel (75 mg/dia), o ticagrelor (dose inicial de 180 mg no dia 1, seguidos de 90 mg, 2 vezes/dia) ou o ácido acetilsalicílico mais dipiridamol de liberação sustentada (25/200 mg, 2 vezes/dia) são opções. O ticagrelor isolado não é melhor que o ácido acetilsalicílico para reduzir o índice de AVE, infarto do miocárdio ou óbito em 90 dias. A terapia antiplaquetária dupla a curto prazo com ácido acetilsalicílico e clopidogrel pode ser mais eficaz que a terapia com um único agente, mas a terapia duradoura aumenta o risco de sangramento grave.

A redução da pressão arterial é recomendada para reduzir o risco de AVE recorrente e outros episódios vasculares. O momento preciso do início da terapia anti-hipertensiva após um AVE isquêmico não está estabelecido, mas ela pode começar uma vez que o paciente esteja estabilizado após um período agudo, geralmente após as últimas 24 horas. Uma redução média de 10/5 mmHg está associada a aproximadamente 25% de redução no risco de AVE recorrente. Em um estudo randomizado de pacientes com infartos lacunares sintomáticos definidos por RM, a redução da pressão arterial sistólica para a meta inferior a 130 mmHg, iniciando-se 2 semanas mais tarde, reduziu substancialmente o índice de hemorragia intracerebral, mas a redução de todos os AVEs subsequentes foi insignificante, em comparação à meta de 130 a 149 mmHg.[A23] A escolha de um regime anti-hipertensivo específico para prevenção secundária deverá ser individualizada (ver Tabelas 70.5 e 70.7). As recomendações de tratamento são para um diurético, um antagonista de canal de cálcio, um inibidor da enzima conversora da angiotensina ou bloqueador do receptor de angiotensina.

Pacientes com AVE ou AIT anterior e doença aterosclerótica conhecida, diabetes ou hiperlipidemia e que atendam aos critérios para a terapia com estatinas deverão ser tratados com uma estatina de alta potência (p. ex., 40 a 80 mg de atorvastatina ou 20 a 40 mg de rosuvastatina diariamente; ver também Tabela 195.3), a menos que haja alguma contraindicação, para reduzir o risco de AVE recorrente e de outros episódios cardiovasculares.[A24] A suspensão da estatina em caso de AVE isquêmico agudo está associada ao aumento da morbidade e da mortalidade.

Em um estudo randomizado de pacientes com história recente de AVE isquêmico ou AIT e que também apresentaram resistência à insulina, mas não diabetes, o risco subsequente de AVE ou infarto do miocárdio foi mais baixo entre aqueles que receberam pioglitazona (dose-alvo de 45 mg/dia) que entre os que receberam placebo. Dados complementares são necessários antes que esse tratamento seja recomendado para uso de rotina. Além dessas medidas gerais, um tratamento específico complementar para a prevenção de um AVE secundário depende da causa dele. Aquele relacionado com a fibrilação atrial está associado ao risco elevado de recorrência (*i. e.*, 6 a 10% anualmente). Pacientes com esse tipo de AVE deverão ser tratados com anticoagulante oral direto ou com varfarina. A anticoagulação com varfarina é indicada a pacientes com AVE relacionado com infarto agudo do miocárdio e àqueles com doença de valva cardíaca.

Procedimentos e dispositivos

A taxa de AVE recorrente após AVE ou AIT relacionados com a estenose de artéria carótida extracraniana de alto grau (70 a 99%) pode chegar a 25% durante os 2 anos subsequentes, com o risco mais alto nas primeiras semanas após o episódio inicial. Uma vez que esse risco de recorrência diminui em 50% com a revascularização bem-sucedida da carótida, pacientes selecionados com AVE associado a 70 a 99% de estenose de artéria carótida extracraniana nos primeiros 6 meses se beneficiam dessa revascularização, desde que o procedimento possa ser realizado com menos de 6% de morbidade. Pacientes com 50 a 69% de estenose sintomática também parecem se beneficiar, mas com aproximadamente 16% de redução relativa em episódios subsequentes.[A25] Os pacientes com menos de 50% de estenose da artéria carótida não se beneficiam dessa revascularização.

Para um *endpoint* combinado de AVE, infarto do miocárdio e óbito, a colocação de *stents* na carótida parece tão eficaz quanto a endarterectomia em pacientes com estenose de artéria carótida extracraniana sintomática ou assintomática,[A26,A27] mas essa colocação tende a estar associada a um risco mais alto de AVE. Pacientes mais jovens parecem ter mais sucesso com a colocação desse dispositivo, enquanto aqueles com mais de 70 anos parecem se dar melhor com a endarterectomia.[A28] Para pacientes com AVE criptogênico e um forame oval patente, pode-se considerar o fechamento transcateter desse forame com ou sem terapia antiplaquetária para reduzir o risco de AITs subsequentes e de AVEs, em comparação à terapia antiplaquetária isolada.[A29] O *bypass* extracraniano-intracraniano não reduz o risco de AVEs recorrentes em pacientes com oclusão completa de uma artéria carótida extracraniana e está associado a um risco mais alto de AVE que a terapia clínica.[A30,A31] Da mesma forma, a angioplastia de artéria cerebral ou a colocação de *stent* não é benéfica, mesmo em pacientes sintomáticos.[A32]

PROGNÓSTICO

O AIT é um fator de risco significativo para AVE e exige avaliação urgente para detectar causas específicas que possam demandar tratamento imediato. De modo geral, cerca de 10% dos pacientes com AIT terão um AVE dentro de 90 dias, com quase a metade ocorrendo em 2 dias. A ocorrência dos AVEs é quase sempre fatal ou associada a déficits incapacitantes (e-Tabela 379.2). Os fatores associados ao risco mais alto incluem idade superior a 60 anos, diabetes, comprometimento da fala ou fraqueza, sintomas com duração de mais de 10 minutos e evidência de lesão isquêmica na RM do cérebro. Após o período agudo, cerca de 20% dos pacientes que tiveram AIT terão um AVE ao longo dos próximos 10 anos.

A taxa de mortalidade relacionada com o AVE varia com a idade. A taxa de mortalidade por AVE em 30 dias é estimada em 9% para pacientes entre 65 e 74 anos, 13% para aqueles entre 74 e 84 anos e de 23% para os com mais de 85. Cerca de 30% dos pacientes que tiveram AVE terão outro recorrente em 5 anos. O AVE é também uma importante causa de incapacidade permanente. Entre os sobreviventes, aproximadamente 45% apresentam déficits cognitivos, 30% não conseguem andar sem ajuda, 25% estão internados e 25% dependem de cuidados na vida diária após 6 meses.

Grau A — Recomendações de grau A

A1. Ebinger M, Winter B, Wendt M, et al. Effect of the use of ambulance-based thrombolysis on time to thrombolysis in acute ischemic stroke: a randomized clinical trial. *JAMA*. 2014;311:1622-1631.

A2. Emberson J, Lees KR, Lyden P, et al. Effect of treatment delay, age, and stroke severity on the effects of intravenous thrombolysis with alteplase for acute ischaemic stroke: a meta-analysis of individual patient data from randomised trials. *Lancet*. 2014;384:1929-1935.

A3. Ma H, Campbell BCV, Parsons MW, et al. Thrombolysis guided by perfusion imaging up to 9 hours after onset of stroke. *N Engl J Med*. 2019;380:1795-1803.

A3b. Campbell BCV, Ma H, Ringleb PA, et al. Extending thrombolysis to 4·5-9 h and wake-up stroke using perfusion imaging: a systematic review and meta-analysis of individual patient data. *Lancet*. 2019;394:139-147.

A4. Berkhemer OA, Fransen PS, Beumer D, et al. A randomized trial of intraarterial treatment for acute ischemic stroke. *N Engl J Med*. 2015;372:11-20.

A5. Goyal M, Demchuk AM, Menon BK, et al. Randomized assessment of rapid endovascular treatment of ischemic stroke. *N Engl J Med*. 2015;372:1019-1030.

A6. Jovin TG, Chamorro A, Cobo E, et al. Thrombectomy within 8 hours after symptom onset in ischemic stroke. *N Engl J Med*. 2015;372:2296-2306.

A7. Campbell BC, Mitchell PJ, Kleinig TJ, et al. Endovascular therapy for ischemic stroke with perfusion-imaging selection. *N Engl J Med*. 2015;372:1009-1018.

A8. Saver JL, Goyal M, Bonafe A, et al. Stent-retriever thrombectomy after intravenous t-PA vs. t-PA alone in stroke. *N Engl J Med*. 2015;372:2285-2295.

A9. Goyal M, Menon BK, van Zwam WH, et al. Endovascular thrombectomy after large-vessel ischaemic stroke: a meta-analysis of individual patient data from five randomised trials. *Lancet*. 2016;387:1723-1731.

A10. van den Berg LA, Dijkgraaf MG, Berkhemer OA, et al. Two-year outcome after endovascular treatment for acute ischemic stroke. *N Engl J Med*. 2017;376:1341-1349.

A11. Albers GW, Marks MP, Kemp S, et al. Thrombectomy for stroke at 6 to 16 hours with selection by perfusion imaging. *N Engl J Med*. 2018;378:708-718.
A12. Campbell BCV, Mitchell PJ, Churilov L, et al. Tenecteplase versus alteplase before thrombectomy for ischemic stroke. *N Engl J Med*. 2018;378:1573-1582.
A13. Rothwell PM, Algra A, Chen Z, et al. Effects of aspirin on risk and severity of early recurrent stroke after transient ischaemic attack and ischaemic stroke: time-course analysis of randomised trials. *Lancet*. 2016;388:365-375.
A14. Bath PM, Woodhouse LJ, Appleton JP, et al. Antiplatelet therapy with aspirin, clopidogrel, and dipyridamole versus clopidogrel alone or aspirin and dipyridamole in patients with acute cerebral ischaemia (TARDIS): a randomised, open-label, phase 3 superiority trial. *Lancet*. 2018;391:850-859.
A15. He J, Zhang Y, Xu T, et al. Effects of immediate blood pressure reduction on death and major disability in patients with acute ischemic stroke: the CATIS randomized clinical trial. *JAMA*. 2014;311:479-489.
A16. Anderson CS, Huang Y, Lindley RI, et al. Intensive blood pressure reduction with intravenous thrombolysis therapy for acute ischaemic stroke (ENCHANTED): an international, randomised, open-label, blinded-endpoint, phase 3 trial. *Lancet*. 2019;393:877-888.
A16b. Johnston KC, Bruno A, Pauls Q, et al. Intensive vs standard treatment of hyperglycemia and functional outcome in patients with acute ischemic stroke: the SHINE randomized clinical trial. *JAMA*. 2019;322:326-335.
A17. Misra UK, Kalita J, Chandra S, et al. Low molecular weight heparin versus unfractionated heparin in cerebral venous sinus thrombosis: a randomized controlled trial. *Eur J Neurol*. 2012;19:1030-1036.
A18. Markus HS, Levi C, King A, et al. Antiplatelet therapy vs anticoagulation therapy in cervical artery dissection: the cervical artery dissection in stroke study (CADISS) randomized clinical trial final results. *JAMA Neurol*. 2019;76:657-664.
A18b. Ahmad Y, Howard JP, Arnold A, et al. Patent foramen ovale closure vs. medical therapy for cryptogenic stroke: a meta-analysis of randomized controlled trials. *Eur Heart J*. 2018;39:1638-1649.
A19. Gladstone DJ, Spring M, Dorian P, et al. Atrial fibrillation in patients with cryptogenic stroke. *N Engl J Med*. 2014;370:2467-2477.
A20. Diener HC, Sacco RL, Easton JD, et al. Dabigatran for prevention of stroke after embolic stroke of undetermined source. *N Engl J Med*. 2019;380:1906-1917.
A21. Hart RG, Sharma M, Mundl H, et al. Rivaroxaban for stroke prevention after embolic stroke of undetermined source. *N Engl J Med*. 2018;378:2191-2201.
A21b. Rodgers H, Bosomworth H, Krebs HI, et al. Robot assisted training for the upper limb after stroke (RATULS): a multicentre randomised controlled trial. *Lancet*. 2019;394:51-62.
A22. Huo Y, Li J, Qin X, et al. Efficacy of folic acid therapy in primary prevention of stroke among adults with hypertension in China: the CSPPT randomized clinical trial. *JAMA*. 2015;313:1325-1335.
A23. Benavente OR, Coffey CS, Conwit R, et al. Blood-pressure targets in patients with recent lacunar stroke: the SPS3 randomised trial. *Lancet*. 2013;382:507-515.
A24. Koskinas KC, Siontis GCM, Piccolo R, et al. Effect of statins and non-statin LDL-lowering medications on cardiovascular outcomes in secondary prevention: a meta-analysis of randomized trials. *Eur Heart J*. 2018;39:1172-1180.
A25. Orrapin S, Rerkasem K. Carotid endarterectomy for symptomatic carotid stenosis. *Cochrane Database Syst Rev*. 2017;6:CD001081.
A26. Brott TG, Howard G, Roubin GS, et al. Long-term results of stenting versus endarterectomy for carotid-artery stenosis. *N Engl J Med*. 2016;374:1021-1031.
A27. Rosenfield K, Matsumura JS, Chaturvedi S, et al. Randomized trial of stent versus surgery for asymptomatic carotid stenosis. *N Engl J Med*. 2016;374:1011-1020.
A28. Howard G, Roubin GS, Jansen O, et al. Association between age and risk of stroke or death from carotid endarterectomy and carotid stenting: a meta-analysis of pooled patient data from four randomised trials. *Lancet*. 2016;387:1305-1311.
A29. De Rosa S, Sievert H, Sabatino J, et al. Percutaneous closure versus medical treatment in stroke patients with patent foramen ovale: a systematic review and meta-analysis. *Ann Intern Med*. 2018;168:343-350.
A30. Derdeyn CP, Chimowitz MI, Lynn MJ, et al. Aggressive medical treatment with or without stenting in high-risk patients with intracranial artery stenosis (SAMMPRIS): the final results of a randomised trial. *Lancet*. 2014;383:333-341.
A31. Zaidat OO, Fitzsimmons BF, Woodward BK, et al. Effect of a balloon-expandable intracranial stent vs medical therapy on risk of stroke in patients with symptomatic intracranial stenosis: the VISSIT randomized clinical trial. *JAMA*. 2015;313:1240-1248.
A32. Markus HS, Larsson SC, Kuker W, et al. Stenting for symptomatic vertebral artery stenosis: the vertebral artery ischaemia stenting trial. *Neurology*. 2017;89:1229-1236.

REFERÊNCIAS BIBLIOGRÁFICAS

As referências bibliográficas, bem como os outros materiais suplementares deste livro, encontram-se no GEN-IO, nosso ambiente virtual de aprendizagem.

380 DOENÇA CEREBROVASCULAR HEMORRÁGICA

STEPHAN A. MAYER

Cerca de 20% de todos os acidentes vasculares encefálicos (AVEs) se devem à hemorragia intracraniana espontânea, sendo aproximadamente três quartos dessas hemorragias intracerebrais e um quarto subaracnóideas. A hemorragia intracerebral é mais frequentemente causada pela ruptura de pequenas artérias penetrantes que ficam dentro do parênquima do cérebro, resultando, assim, em uma coleção de coágulos dentro do parênquima. A hemorragia subaracnóidea é causada pela ruptura de vasos na superfície do cérebro, mais frequentemente por um aneurisma congênito em bagas (sacular) (Figura 380.1), com o sangue se espalhando difusamente por todos os espaços do líquido cefalorraquidiano (LCR). Em 40% de ambas as formas de AVE hemorrágico, o sangue se estende para os ventrículos cerebrais – uma complicação devastadora conhecida como hemorragia intraventricular. O AVE hemorrágico tem altos índices de mortalidade, dependendo do subtipo e da localização, mas a recuperação e a sobrevida têm melhorado com os avanços nos cuidados críticos neurológicos.

HEMORRAGIA SUBARACNÓIDEA

EPIDEMIOLOGIA

Nos EUA, a incidência de hemorragia subaracnóidea espontânea é de aproximadamente 1 em 10.000 indivíduos por ano. Os 30.000 casos anuais desse episódio envolvem predominantemente adultos jovens.[1] As mulheres são mais afetadas que os homens, e o índice é duas vezes mais alto em afro-americanos que em caucasianos. Em 10% dos pacientes, um parente de primeiro grau também já teve hemorragia subaracnóidea, com frequência apesar da ausência de uma predisposição genética identificável, como a doença policística renal (ver Capítulo 118), a doença de Marfan (ver Capítulo 244) ou a síndrome de Ehlers-Danlos (ver Capítulo 244). Os fatores de risco modificáveis incluem tabagismo, consumo significativo de álcool, hipertensão arterial e uso de agentes simpatomiméticos, como cocaína e fenilpropanolamina.

BIOPATOLOGIA

Em 80% dos casos, a causa da hemorragia subaracnóidea é a ruptura de um aneurisma intracraniano sacular. Os aneurismas saculares ocorrem, mais frequentemente, no polígono de Willis ou em seus ramos principais, especialmente nas bifurcações, onde a lâmina elástica arterial e a túnica média são defeituosas, tendem a se dilatar com a idade e podem se tornar papiráceas. Os aneurismas saculares, raramente detectados nas crianças, aumentam com a idade, provavelmente porque defeitos congênitos da parede se desenvolvem em aneurismas com o tempo. O ponto de ruptura geralmente ocorre através do domo do aneurisma. Cerca de 15% dos

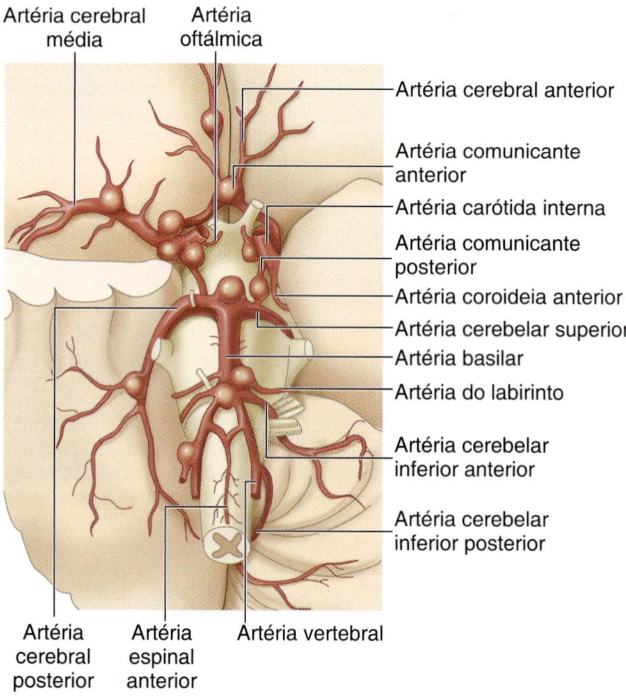

FIGURA 380.1 **Aneurismas saculares.** Os aneurismas saculares se desenvolvem tipicamente nas bifurcações das artérias por baixo da superfície do cérebro. (Cortesia do Dr. Justin Zivin.)

pacientes que se apresentam com hemorragia subaracnóidea a partir de um aneurisma identificável também apresentam outro aneurisma intracraniano não rompido. Portadores de doença renal policística autossômica dominante (ver Capítulo 118) representam cerca de 1% de todos os pacientes com aneurismas intracranianos. Os aneurismas nesses pacientes surgem cerca de 10 anos antes do que em outros pacientes com aneurisma intracerebral e correm risco anual de ruptura seis vezes mais alto (aproximadamente 1,3% por ano *versus* cerca de 0,2% por ano).[2]

Cerca de 2% dos adultos têm aneurismas saculares, sugerindo assim que cerca de 2 a 3 milhões de norte-americanos os tenham. Entretanto, mais de 90% desses aneurismas são pequenos (menos de 10 mm) e permanecem assintomáticos por toda a vida. O risco anual de ruptura de um aneurisma intracraniano assintomático é de aproximadamente 0,7%. Fatores de risco importantes para a ruptura inicial de um aneurisma intracraniano incluem aumento do tamanho, hemorragia anterior de outro aneurisma, tabagismo ativo e aneurisma no ápice basilar e na artéria comunicante posterior.

MANIFESTAÇÕES CLÍNICAS

O sintoma clássico de hemorragia subaracnóidea é o desenvolvimento muito rápido de cefaleia "tipo trovoada" intensa, que o paciente chama de "a pior dor de cabeça da minha vida". Em geral, a cefaleia é generalizada, mas a dor focalizada pode se referir ao local de ruptura do aneurisma (p. ex., dor periorbitária relacionada com um aneurisma da artéria oftálmica). Os sintomas em geral associados incluem rigidez de nuca, perda da consciência, náuseas, vômito, dor no dorso ou nos membros inferiores e fotofobia.[3] Em pacientes que perdem a consciência, a postura tônica pode ocorrer e é difícil de diferenciar de uma crise convulsiva. Embora a ruptura do aneurisma costume ocorrer durante um período de exercícios ou de esforço físico, a hemorragia subaracnóidea pode ocorrer a qualquer momento, incluindo durante o sono. Mais de um terço dos pacientes relata "dor de cabeça sentinela" nos dias a semanas anteriores ao episódio. Esses sintomas predecessores são em geral decorrentes de discretos "vazamentos de alerta" do sangue do aneurisma ou de trombose aguda ou expansão de um aneurisma.

A determinante mais importante do desfecho após hemorragia subaracnóidea é a condição neurológica do paciente na chegada ao hospital. O escore de um paciente em uma escala padronizada de estratificação de risco no exame neurológico (Tabela 380.1) geralmente se correlaciona com a extensão total do sangramento e com a probabilidade de desenvolver hidrocefalia obstrutiva. Uma lesão cerebral primária grave relacionada com os efeitos agudos da hemorragia é a causa principal de morte e incapacidade após a hemorragia subaracnóidea. Os sinais neurológicos focais ocorrem em uma minoria de pacientes, mas podem apontar para o local do sangramento e formação de coágulo. Hemiparesia ou afasia sugere um aneurisma na artéria cerebral média, e paraparesia ou abulia, um aneurisma da artéria cerebral anterior proximal. A paralisia isolada no terceiro nervo craniano é tipicamente o resultado da compressão do nervo oculomotor por um grande aneurisma da artéria comunicante posterior.

Um ressangramento de aneurisma é uma complicação catastrófica da hemorragia subaracnóidea: cerca de 50% dos pacientes afetados morrem imediatamente e outros 30% sofrem lesão cerebral incremental. O risco de ressangramento é mais alto nas primeiras 24 horas após a ruptura aneurismática inicial (4%) e permanece elevado (aproximadamente 1 a 2% por dia) durante as 4 semanas seguintes. O risco cumulativo de ressangramento em pacientes não tratados é de 20% em 2 semanas e de 30% em 1 mês. Aneurismas com classificação clínica ruim e de tamanhos maiores são os fatores de risco mais fortes para ressangramento no hospital.

A isquemia cerebral tardia decorrente de vasospasmos responde por uma grande proporção de morbidade e de mortalidade após a hemorragia subaracnóidea. O estreitamento arterial progressivo se desenvolve em cerca de 70% dos pacientes, mas os déficits isquêmicos retardados em apenas 20 a 30%. O processo começa 3 a 5 dias após a hemorragia, chega ao máximo em 5 a 14 dias e se resolve gradualmente entre 2 e 4 semanas (e-Figura 380.1). O fator de risco mais importante para o vasospasmo sintomático é o coágulo cisternal ou intraventricular espesso, que pode ser classificado usando-se a escala de Fisher modificada (Tabela 380.2).

Tabela 380.1 Mortalidade de acordo com a escala de classificação de Hunt-Hess para hemorragia subaracnóidea aneurismática.

GRAU	ACHADOS CLÍNICOS	MORTALIDADE HOSPITALAR (%)
I	Cefaleia assintomática ou leve	3
II	Cefaleia moderada a intensa, ou paralisia oculomotora	3
III	Confusão, sonolência ou sinais focais leves	9
IV	Torpor (localizando estímulo doloroso)	24
V	Coma (postura anormal ou sem resposta motora à dor)	70
TOTAL		18

Dados de 580 pacientes testados no Columbia University Medical Center.

DIAGNÓSTICO

Se um paciente que se apresenta com cefaleia aguda cuja intensidade se torna máxima em uma hora a partir do início sem nenhum dos aspectos na regra de Ottawa para hemorragia subaracnóidea (Figura 380.2), a hemorragia subaracnóidea está efetivamente excluída e não é necessário solicitar exames de imagem.[4] Por outro lado, muita atenção é exigida para estabelecer o diagnóstico, seja por tomografia computadorizada (TC), seja por punção lombar, se a TC inicial for negativa. O diagnóstico incorreto inicial de hemorragia subaracnóidea ocorre em aproximadamente 15% dos pacientes, especialmente naqueles com os sintomas mais leves. Cerca de 40% dos pacientes com diagnóstico incorreto sofrem deterioração neurológica subsequente, associada à morbidade e à mortalidade aumentadas, em decorrência de ressangramento, hidrocefalia ou vasospasmo antes de obter atenção médica.

Tabela 380.2 Escala de Fisher modificada para classificação na tomografia computadorizada para prognóstico de vasospasmo sintomático.

		PORCENTAGEM DE PACIENTES AFETADOS		
GRAU	CRITÉRIOS	FREQUÊNCIA	ISQUEMIA CEREBRAL TARDIA*	INFARTO
0	Sem hemorragia subaracnóidea ou hemorragia intraventricular	5%	0%	0%
1	Hemorragia subaracnóidea mínima/pequena espessura sem hemorragia intraventricular biventricular	30%	12%	6%
2	Hemorragia subaracnóidea mínima/pequena espessura *com* hemorragia intraventricular biventricular	5%	21%	14%
3	Hemorragia subaracnóidea espessa,† sem hemorragia intraventricular biventricular	43%	19%	12%
4	Hemorragia subaracnóidea espessa,† *com* hemorragia intraventricular biventricular	17%	40%	28%
	Todos os pacientes	100%	20%	12%

*Definida como deterioração sintomática, infarto cerebral ou ambos, resultante de vasospasmo.
†Hemorragia subaracnóidea espessa é definida como tendo preenchido completamente pelo menos uma cisterna ou fissura. Adaptada de Claassen J, Bernardini GL, Kreiter K, et al. Effect of cisternal and ventricular blood on risk of delayed cerebral ischemia after subarachnoid hemorrhage: the Fisher scale revisited. *Stroke*. 2001;32:2012-2020.

Tomografia computadorizada

Qualquer paciente com suspeita de hemorragia subaracnóidea deve ser enviado imediatamente para uma TC de emergência. Uma TC feita durante as primeiras 24 horas após o início do episódio quase sempre revela sangue nas cisternas basais (Figura 380.3). A sensibilidade da TC diminui, porém, à medida que o tempo passa do início clínico do sangramento até o momento da aquisição das imagens. Por volta de 48 horas após o aparecimento dos sintomas, a sensibilidade da TC declina para aproximadamente 75%. Por essa razão, a punção lombar é obrigatória se a TC for negativa e o índice de suspeita for alto.

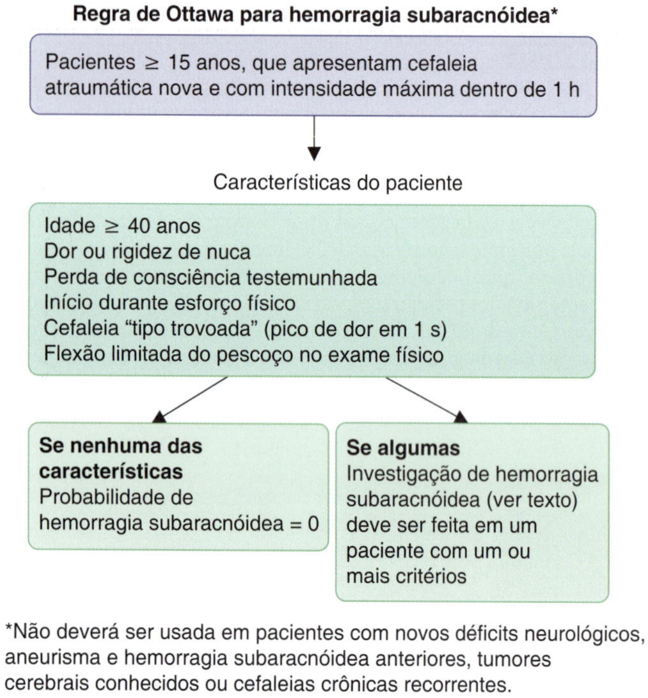
Regra de Ottawa para hemorragia subaracnóidea*
Pacientes ≥ 15 anos, que apresentam cefaleia atraumática nova e com intensidade máxima dentro de 1 h
Características do paciente
Idade ≥ 40 anos
Dor ou rigidez de nuca
Perda de consciência testemunhada
Início durante esforço físico
Cefaleia "tipo trovoada" (pico de dor em 1 s)
Flexão limitada do pescoço no exame físico
Se nenhuma das características
Probabilidade de hemorragia subaracnóidea = 0
Se algumas
Investigação de hemorragia subaracnóidea (ver texto) deve ser feita em um paciente com um ou mais critérios
*Não deverá ser usada em pacientes com novos déficits neurológicos, aneurisma e hemorragia subaracnóidea anteriores, tumores cerebrais conhecidos ou cefaleias crônicas recorrentes.

FIGURA 380.2 **Regra de Ottawa para hemorragia subaracnóidea.**

Punção lombar

O LCR é, em geral, flagrantemente sanguinolento. A hemorragia subaracnóidea pode ser diferenciada de uma punção traumática pela aparência xantocrômica (tingida de amarelo) do líquido sobrenadante após a centrifugação. O achado combinado de menos de 2.000 hemácias/μℓ e a ausência de xantocromia excluem o diagnóstico de hemorragia subaracnóidea aneurismática com sensibilidade perto de 100% e especificidade de 91%.[5] Entretanto, a xantocromia pode levar até 12 horas para aparecer. A pressão do LCR é quase sempre alta e o nível de proteína é elevado. Inicialmente, a proporção de leucócitos no LCR para eritrócitos é igual à do sangue periférico, com uma razão usual de 1:700; após vários dias, porém, um quadro de pleocitose reativa e baixos níveis de glicose podem surgir em decorrência de meningite química estéril causada pelo sangue. Hemácias e xantocromia desaparecem em aproximadamente 2 semanas, a menos que haja recorrência da hemorragia.

Angiografia

A angiografia cerebral é o procedimento diagnóstico definitivo para detecção de aneurismas intracranianos e definição da anatomia desses episódios (ver Figura 380.1). Embora a disponibilidade crescente e a qualidade de imagem da TC e da ressonância magnética (RM) tenham permitido que alguns centros usassem esses exames para elaborar o diagnóstico final, um angiograma de quatro vasos (carótida interna bilateral e injeções da artéria vertebral) é obrigatório quando esses testes forem negativos.

Em cerca de 20% dos casos de hemorragia subaracnóidea o angiograma inicial se mostra negativo. Em metade das hemorragias subaracnóideas nas quais um aneurisma não é identificado, o sangue tem uma distribuição focal "perimesencefálica" ao redor do mesencéfalo ou anterior à ponte. Nesses casos, a fonte do sangramento é suposta como venosa. Os pacientes se mostram neurologicamente intactos, não há risco de ressangramento ou vasospasmo sintomático e a recuperação completa é a regra. No restante dos casos de hemorragia subaracnóidea não aneurismática (Tabela 380.3) a fonte do sangramento é, em geral, uma bolha arterial de parede fina não receptiva ao grampeamento cirúrgico ou ao tratamento endovascular. Outras causas não aneurismáticas de hemorragia subaracnóidea espontânea incluem: malformações arteriovenosas; aneurismas micóticos (ver Capítulo 67); vasculite (ver Capítulo 254); tumores (ver Capítulo 180); e graves distúrbios de coagulação, como hemofilia (ver Capítulo 165),

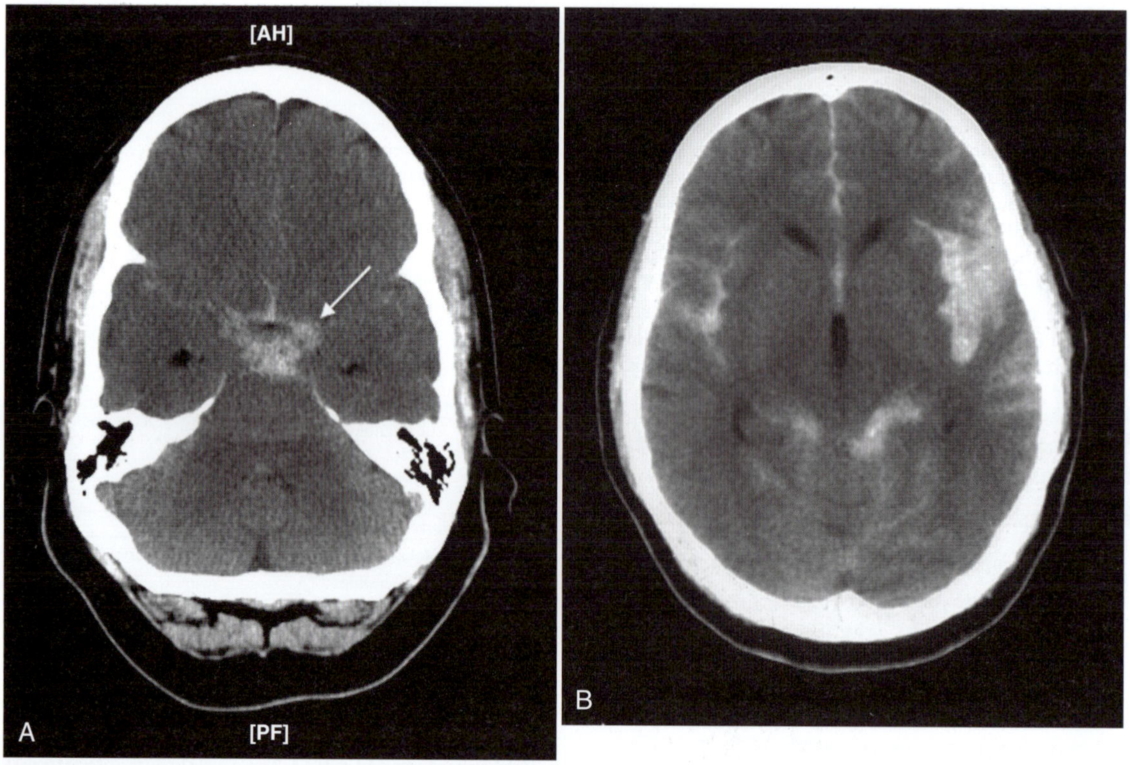

FIGURA 380.3 **Duas TC de hemorragia subaracnóidea. A.** Hemorragia subaracnóidea espessa difusa observada nos sulcos laterais bilateralmente e na fissura inter-hemisférica anterior à cisterna colicular. Foi identificado um aneurisma de artéria cerebral média. **B.** Hemorragia subaracnóidea perimesencefálica; é identificado somente um pequeno foco de sangue na cisterna interpeduncular. Nenhum aneurisma foi identificado. (Parte A: Cortesia do Dr. Larry B. Goldstein.)

Tabela 380.3 Causas não aneurismáticas de hemorragia subaracnóidea.

Traumatismo
Hemorragia subaracnóidea perimesencefálica idiopática
Malformação arteriovenosa
Dissecção arterial intracraniana (ver Capítulo 379)
Uso de cocaína e de anfetamina (ver Capítulo 31)
Aneurisma micótico (ver Capítulo 67)
Apoplexia hipofisária (ver Capítulo 211)
Doença de moyamoya (ver Capítulo 379)
Vasculite do sistema nervoso central (ver Capítulo 254)
Doença falciforme (ver Capítulo 154)
Distúrbios de coagulação (ver Capítulos 163, 165 e 166)
Neoplasia primária ou metastática (ver Capítulo 180)

As causas estão listadas em ordem aproximada de frequência.

trombocitopenia acentuada (ver Capítulo 163) e coagulação intravascular disseminada (ver Capítulo 166).

Vasospasmo, trombose local ou técnica insatisfatória podem levar a um angiograma falso-negativo. Por essa razão, pacientes com suspeita clínica significativa, mas com angiograma inicialmente negativo, deverão se submeter a um novo estudo 1 a 2 semanas depois; um aneurisma será demonstrado em cerca de 5% desses casos.

Ressonância magnética

As sequências convencionais (imagens ponderadas em T1 ou T2) da ressonância magnética são geralmente menos sensíveis que a TC para detecção de sangue. Imagens ponderadas em suscetibilidade são úteis para documentar um aneurisma completamente trombosado em pacientes selecionados portadores de hemorragia subaracnóidea, mas com angiograma negativo.

Exames laboratoriais

Além dos exames laboratoriais rotineiros na internação, os pacientes deverão apresentar: razão normalizada internacional (RNI), tempo de tromboplastina parcial e contagem de plaquetas para diagnosticar uma coagulopatia em potencial; um eletrocardiograma (ECG) e nível de troponina sérica para diagnóstico de lesão cardíaca com mediação simpática; e uma radiografia do tórax à procura de edema pulmonar neurogênico ou pneumonite por aspiração. Em pacientes com anormalidades no ECG (tipicamente ondas T apiculadas e prolongamento do segmento QTc) ou nível elevado de troponina, um ecocardiograma deverá ser realizado.

Vasospasmo

Um vasospasmo sintomático geralmente apresenta-se com redução no nível de consciência, hemiparesia ou ambas. A ultrassonografia transcraniana com Doppler é amplamente usada para diagnosticar espasmo das artérias cerebrais maiores após hemorragia subaracnóidea, mas a angiografia por TC vem ganhando aceitação rápida para diagnosticar espasmo de grandes vasos e reduções no fluxo sanguíneo tecidual.

TRATAMENTO

As metas iniciais de tratamento são: minimizar a lesão cerebral precoce em pacientes de alto risco e com nível reduzido de consciência (p. ex., graus de Hunt e Hess III a V [ver Tabela 380.1]); prevenir ressangramento; realizar cirurgia definitiva prontamente e transferir o paciente para uma unidade de terapia intensiva rapidamente, mas com segurança, de preferência para um centro regional de alto volume com acesso a intervencionistas habilitados e cuidados neurocríticos especializados para tratamento pós-operatório de complicações secundárias, das quais a mais importante é a isquemia cerebral retardada decorrente de vasospasmo.[6]

Minimização da lesão cerebral precoce

No pronto-socorro, a preocupação imediata com os pacientes de alto risco é reduzir a pressão intracraniana e prevenir lesão cerebral hipóxico-isquêmica secundária. Os pacientes com comprometimento da capacidade de proteger as vias respiratórias devem ser intubados, receber oxigênio suplementar, conforme necessário, e receber tratamento agressivo com líquido e vasopressores para manter a pressão arterial média de 90 mmHg (ver Tabela 380.3). Pacientes torporosos ou em coma com sangue subaracnóideo extenso, hemorragia intraventricular, hidrocefalia obstrutiva aguda ou edema cerebral global devem ser empiricamente tratados para hipertensão intracraniana com 1 g/kg de manitol a 20% antes da colocação emergencial de um dreno ventricular externo. Doses complementares de osmoterapia em *bolus* devem ser direcionadas para reduzir a pressão intracraniana para menos de 20 mmHg.

Prevenção de ressangramento

As intervenções clínicas que podem reduzir o risco de ressangramento agudo de um aneurisma antes do reparo desse aneurisma incluem: dose inicial intravenosa (IV) de um agente antifibrinolítico (p. ex., 4 g de ácido aminocaproico épsilon seguido de 1 g/h até 4 horas antes da angiografia por um máximo de 72 horas após o início da hemorragia subaracnóidea)[A1] e controle da hipertensão arterial (p. ex., infusão de nicardipino para manter a pressão arterial sistólica < 160 mmHg; ver Tabela 70.9). A desmopressina (0,3 μg/kg IV) é útil para reforçar a função plaquetária em pacientes em uso de agentes antiplaquetários.[7] A administração de um anticonvulsivante para minimizar o risco de uma convulsão aguda (20 mg/kg IV de fenitoína ou 2 g IV de levetiracetam são mais usados como dose inicial) também é recomendada.[8]

Cirurgia definitiva

A obliteração completa de um aneurisma sacular rompido ou por *clipping* cirúrgico ou a embolização endovascular é o tratamento definitivo de ressangramento e deverá ser executada como um procedimento de emergência. A única exceção a essa regra é o caso de pacientes com grau V de Hunt e Hess e que tenham um prognóstico neurológico extremamente ruim. O reparo precoce do aneurisma não só previne o ressangramento, como também reduz o vasospasmo sintomático com terapia hipervolêmica hipertensiva (ver Vasospasmo), um tratamento que não seria seguro no contexto de um aneurisma não protegido.

Para aneurismas da circulação anterior de tamanho pequeno a médio em pacientes com grau satisfatório, a embolização com bobinas resulta em desfechos melhores de 6 meses em comparação à colocação de clipes. Essa embolização envolve o tamponamento do aneurisma rompido com bobinas de platina destacáveis, trombogênicas e macias. Esse procedimento leva à obliteração completa de aneurismas de tamanho pequeno a médio (< 10 mm de diâmetro) em 80 a 90% dos casos, com uma taxa aceitável de complicações de aproximadamente 10%. Cerca de 5% dos pacientes desenvolverão dilatação recorrente no colo do aneurisma original e exigirão repetição da embolização com bobinas ou grampeamento cirúrgico tardio. A colocação de clipes para aneurisma, que envolve craniotomia a céu aberto para expor o aneurisma e excluí-lo completamente da artéria-mãe, carrega um risco de 5 a 15% de maior morbidade ou mortalidade, especialmente a oclusão acidental de um vaso adjacente, que vai resultar em AVE ou ressangramento intraoperatório.

Vasospasmo

Para *prevenir* vasospasmo, o controle da pressão arterial pode ser liberalizado após o reparo do aneurisma e a perfusão cerebral se tornar a consideração dominante. Os pacientes devem receber soluções isotônicas (*i. e.*, 1 mℓ/kg/h de soro fisiológico a 0,9%) para manter um estado euvolêmico guiado por balanço hídrico total, pressão venosa central e outras medidas da volemia. Em pacientes com grau insatisfatório (Hunt-Hess IV e V), a reposição volêmica direcionada por meta usando monitoramento de termodiluição transpulmonar para manter o índice cardíaco superior a 3 ℓ/min/m pode reduzir o risco de isquemia cerebral tardia e melhorar o desfecho, em comparação com manejo padrão.[A2] O nimodipino (60 mg por via oral [VO], a cada 4 horas) reduz a frequência da deterioração isquêmica tardia e o infarto em cerca de 30%.[9]

O *tratamento* do vasospasmo sintomático agudo se baseia no aumento do volume de sangue, da pressão arterial e do débito cardíaco em uma tentativa de melhorar o fluxo de sangue cerebral através das artérias que perderam a capacidade de autorregulação. A terapia hipervolêmica hipertensiva envolve a administração de soluções cristaloides isotônicas para manter a pressão venosa central superior a 10 mmHg e pressores, como norepinefrina ou fenilefrina, para aumentar a pressão arterial sistólica para níveis de até 180 a 220 mmHg (ver Capítulo 98). A melhora clínica a curto prazo ocorre em cerca de 70% dos pacientes; a angioplastia cerebral pode levar à melhora dramática em pacientes com déficits importantes e refratários ao aumento hemodinâmico.

Edema cerebral

Após a hemorragia subaracnóidea, o edema cerebral pode ser focal (geralmente relacionado com um hematoma expansivo) ou global (um padrão que implica lesão cerebral primária grave e prognóstico ruim). O tratamento deverá ser orientado pelo monitoramento contínuo da pressão intracraniana.[10] Nem a dexametasona nem outros esteroides são benéficos ao tratamento do edema cerebral após uma hemorragia subaracnóidea.

Hidrocefalia

Os pacientes com hemorragia subaracnóidea podem se apresentar com hidrocefalia obstrutiva aguda, que pode levar a elevações perigosas da pressão intracraniana e precipitar herniação transtentorial. Mais tarde, a maioria dos pacientes com hidrocefalia aguda evolui para a forma crônica de hidrocefalia com pressão normal – caracterizada por lentidão psicomotora, confusão e instabilidade da marcha –, que responde à derivação ventriculoperitoneal permanente.

Crises convulsivas

Crises convulsivas tônico-clônicas generalizadas ocorrem em cerca de 10% dos casos: cerca de 5% no início e cerca de 5% mais adiante durante a hospitalização. As crises pré-hospitalares e a patologia focal na TC (*i. e.*, hematoma subdural ou infarto cerebral) são fatores de risco para crises no hospital. A terapia antiepiléptica (fenitoína 20 mg/kg IV ou levetiracetam 2 g IV são os mais usados como dose inicial) geralmente é iniciada à época do diagnóstico para minimizar o risco de ressangramento, mas pode ser descontinuada com segurança em pacientes com boa classificação no 1º dia após a operação. A terapia antiepiléptica profilática continuada (p. ex., fenitoína, 300 mg/dia, ou levetiracetam, 1.000 mg 2 vezes/dia) até a alta da unidade de terapia intensiva é uma opção de tratamento para pacientes comatosos que permanecem em risco de crises epilépticas não convulsivas que ocorrem em 15% dos pacientes comatosos monitorados com eletroencefalograma (EEG) contínuo.

Complicações clínicas

A hemorragia subaracnóidea coloca os pacientes em risco para várias complicações clínicas que ocorrem como consequência de distúrbios homeostáticos. As mais comuns são febre, anemia, hiperglicemia e hiponatremia. A extensão e a gravidade desses distúrbios estão, de maneira independente, correlacionadas com desfechos ruins e deverão ser ativamente manejadas de acordo com um protocolo estabelecido (Tabela 380.4). Muitos pacientes de maior gravidade desenvolvem disfunção cardiopulmonar aguda decorrente do fluxo simpático maciço no momento do sangramento. O prolongamento eletrocardiográfico do segmento QT com inversão de onda T e elevações mínimas de troponina sinalizam a possibilidade de lesão cardíaca. As manifestações clínicas mais comuns e importantes são o edema pulmonar (ver Capítulo 53) e o atordoamento neurogênico ventricular (ver Capítulo 54), que se resolve na primeira semana. O tratamento é de suporte clínico.

PREVENÇÃO

A prevenção secundária da hemorragia subaracnóidea exige reparo cirúrgico ou endovascular de quaisquer aneurismas não rompidos coexistentes. O controle dos fatores de risco, especialmente o controle da pressão arterial (ver Capítulo 70), mas também a cessação do tabagismo (ver Capítulo 29) e do consumo excessivo de álcool (ver Capítulo 30) são críticos.

PROGNÓSTICO

Cerca de 20% dos pacientes tratados em centros de alto volume não sobrevivem. Fatores de risco importantes para mortalidade incluem graduação clínica insatisfatória, idade avançada, aneurisma grande, ressangramento de aneurisma, infarto cerebral consequente a vasospasmo e edema cerebral global. Metade dos sobreviventes permanece incapacitada por uma síndrome neurocognitiva, que inclui perda de memória proeminente, fadiga, incapacidade de se concentrar, depressão e ansiedade. A reabilitação cognitiva e física é essencial para maximizar a recuperação em pacientes gravemente afetados.

O risco de ruptura subsequente de um aneurisma não rompido coexistente depende das dimensões do aneurisma. O risco anual de ruptura é quase zero para aneurismas de 3 mm e menores, menos de 0,5% para aneurismas de 5 mm ou menores e menos de 1% para aneurismas de 7 mm e menores.[11]

OUTRAS CAUSAS DE HEMORRAGIAS SUBARACNÓIDEAS

Aneurismas fusiformes

Os aneurismas fusiformes são ectasias alongadas e ateroscleróticas de grandes artérias. Em geral, eles ficam na artéria basilar, mas podem ser vistos nas artérias cerebrais interna, média e anterior. À medida que esses aneurismas dilatam progressivamente, eles comprimem as estruturas ao redor e causam disfunção neurológica focal, tal como a dor facial (nervo craniano V), espasmo hemifacial (nervo craniano VII) e perda de audição com vertigem (nervo craniano VIII). Os aneurismas fusiformes podem inclusive simular lesões expansivas da hipófise (ver Capítulo 211) e suprasselar ou tumores do ângulo pontocerebelar (ver Capítulo 180). Felizmente, esses aneurismas raramente se rompem; mas, caso contrário, a oclusão total é em geral exigida, porque as paredes rígidas dos aneurismas e sua forma dificultam a colocação de clipes cirúrgicos.

Tabela 380.4 Protocolo de manejo para hemorragia subaracnóidea aguda.

Pressão arterial	• Controlar a pressão arterial elevada durante a fase pré-operatória (pressão arterial sistólica < 160 mmHg) com labetalol ou nicardipino por via intravenosa (IV) para prevenir ressangramento
Profilaxia de ressangramento	• Ácido ε-aminocaproico, 4 g IV, por ocasião do diagnóstico, seguido de 1 g/h até o reparo do aneurisma por um máximo de 72 h após *ictus*
Hidratação IV	• Soro fisiológico (NaCl a 0,9%) a 1 a 1,5 mℓ/kg/h
Exames laboratoriais	• Verificar hemograma completo e eletrólitos periodicamente • Obter eletrocardiogramas (ECGs) seriados e verificar nível de troponina cardíaca na internação para avaliar lesão cardíaca; realizar ecocardiografia em pacientes com graduação ruim (*i. e.*, Hunt-Hess IV a V), achados do ECG ou nível elevado de troponina cardíaca
Profilaxia de convulsões	• Dose de ataque IV de fosfenitoína ou de fenitoína (15 a 20 mg/kg); suspender no 1º dia pós-cirurgia, a menos que o paciente tenha apresentado convulsão, tenha classificação ruim ou disfunção cortical focal ou, de outra maneira, instável
Profilaxia de vasospasmo	• Nimodipino 60 mg VO, a cada 4 h, até o dia 21 da hemorragia subaracnóidea ou alta hospitalar
Homeostasia fisiológica	• Mantas de resfriamento para a manter temperatura ≤ 37,5°C • Gotejamento de insulina, se necessário, para manter a glicemia em 100 a 120 mg/dℓ • Transfusão para manter hemoglobina > 7 g/dℓ (na ausência de isquemia ativa cerebral ou cardíaca)
Drenagem ventricular	• Colocação de dreno ventricular externo de emergência em todos os pacientes torporosos ou comatosos (Hunt-Hess IV a V), assim como naqueles letárgicos com hidrocefalia • Iniciar tentativas de clampeamento de dreno ventricular externo e monitoramento de pressão intracraniana no 3º dia após colocação • Realizar derivação ventriculoperitoneal durante a fase subaguda da doença em pacientes com disfunção cognitiva persistente e ventriculomegalia
Diagnóstico de vasospasmo	• Ultrassonografia com Doppler transcraniano a cada 1 a 2 dias até o décimo dia após hemorragia subaracnóidea • Angiografia por TC e perfusão por TC 4 a 8 dias após hemorragia subaracnóidea ou para piora neurológica
Terapia para vasospasmo sintomático	• Colocar o paciente na posição de Trendelenburg (cabeça mais baixa) • Fazer infusão de 1 ℓ de soro fisiológico durante 30 min • Se o déficit persistir, aumentar a pressão arterial sistólica com fenilefrina ou norepinefrina até que ele se resolva (alvo 180/220 mmHg) • Se refratária, monitorar o débito cardíaco e adicionar dobutamina ou milrinona para manter o índice cardíaco ≥ 4 ℓ/min/m² • Transfusão para manter hemoglobina > 10 g/dℓ • Angiograma de emergência para verapamil intra-arterial ou angioplastia cerebral, a menos que o paciente responda satisfatoriamente às medidas mencionadas anteriormente

Aneurismas micóticos

Um êmbolo infectado, geralmente oriundo de endocardite infecciosa (ver Capítulo 67), pode se alojar em um ramo distal de uma artéria cerebral, onde causa microinfarto ou microabscessos. A artéria pode sofrer ruptura aguda ou ocorrer o desenvolvimento de arterite focal e aneurismas micóticos. Até 10% desses aneurismas, em geral múltiplos e em artérias cerebrais distais, podem, por fim, se romper, mas um tratamento diferente daquele para a endocardite por si mesmo é incerto. Como resultado, a investigação diagnóstica por imagens é realizada somente após o aparecimento dos sintomas, e o valor potencial de exames de imagem seriados é controverso. A anticoagulação é contraindicada em um cenário de êmbolos sépticos agudos no cérebro, em razão do alto risco de complicações hemorrágicas.

Outras causas de hemorragia subaracnóidea

Em pacientes que sofrem hemorragia subaracnóidea de outras causas, o tratamento visa à condição subjacente. Em pacientes com hemorragia subaracnóidea venosa perimesencefálica idiopática, o ressangramento é raro, não há vasospasmo sintomático e nenhum tratamento é indicado. Distúrbios da coagulação e das plaquetas exigem tratamento imediato (ver Capítulos 163 a 165) para prevenir mais sangramento. As malformações arteriovenosas, que causam, com mais frequência, hemorragia intracerebral em vez de subaracnóidea, são discutidas mais à frente.

HEMORRAGIA INTRACEREBRAL

A hemorragia intracerebral é definida como um sangramento espontâneo agudo no parênquima do cérebro.[12] A hemorragia cerebral primária resulta da degeneração microscópica de pequenas artérias no cérebro causada por hipertensão mal controlada e crônica (80% dos casos) ou angiopatia amiloide (20% dos casos). A hemorragia intracerebral secundária se refere ao sangramento intraparenquimatoso de uma lesão vascular anatômica diagnosticável ou coagulopatia (Tabela 380.5).

EPIDEMIOLOGIA

A hemorragia intracerebral é responsável por 10 a 15% de todos os AVEs nos países ocidentais, mas por até 20 a 30% dos AVEs nas populações da Ásia. A incidência desse distúrbio nos EUA é de aproximadamente 60 mil casos por ano. De longe, o fator de risco mais importante é a hipertensão, particularmente quando é mal controlada. O risco de hemorragia intracerebral é aproximadamente 40% mais alto em negros que em caucasianos. No mundo, a incidência de hemorragia intracerebral varia de 10 a 40 por 1 milhão de pessoas, estando o índice no Japão no topo dessa faixa. Os índices ajustados pela idade para homens são aproximadamente 50% mais altos que aqueles para as mulheres. Além da hipertensão, idade, raça/etnia e sexo masculino, fatores de risco complementares para hemorragia intracerebral incluem consumo substancial de álcool, coagulopatia e níveis baixos de colesterol sérico.

BIOPATOLOGIA

A hemorragia intracerebral primária consiste, tipicamente, em uma grande área confluente de sangue que coagulou no parênquima cerebral (e-Figura 380.2). A ruptura arterial abrupta leva ao acúmulo rápido de sangue no parênquima cerebral, causando aumento na pressão tecidual local, distorção física e deslocamento do cérebro. Uma vez cessado o sangramento, o sangue coagula; o plasma rico em trombina e outros fatores de coagulação então infiltram o tecido cerebral ao redor, onde desencadeiam uma cascata de lesões cerebrais secundárias que evoluem por dias a semanas. Essa forma peculiar de neuro-hemoinflamação causa edema cerebral localizado, apoptose de células neuronais e gliais e ruptura da barreira hematencefálica.

A doença arterial que resulta em hemorragia intracerebral primária é microscópica. A hipertensão arterial crônica mal controlada (ver Capítulo 70) causa uma vasculopatia de pequenos vasos, caracterizada por fragmentação, degeneração e ruptura final de artérias penetrantes no cérebro. As estruturas mais comumente afetadas são os núcleos da base e o tálamo (50%), seguidas das regiões lobares (33%), tronco encefálico e cerebelo (17%) (Figura 380.4). Em 40% dos casos, o sangue também se rompe no sistema ventricular, onde resulta em hemorragia intraventricular.

A *angiopatia amiloide* cerebral é uma causa distinta de hemorragia intracerebral lobar não hipertensiva no idoso. A deposição de proteína beta-amiloide em vasos sanguíneos do cérebro de tamanho pequeno a médio e nas leptomeninges pode ser demonstrada por birrefringência após aplicação do corante vermelho do Congo no exame microscópico do tecido cerebral. Essa doença ocorre como distúrbio esporádico e não está relacionada com a amiloidose sistêmica.

MANIFESTAÇÕES CLÍNICAS

A hemorragia intracerebral primária geralmente se apresenta como um déficit neurológico focal agudo clinicamente indistinguível de um AVE isquêmico (ver Capítulo 379), exceto que o início e a evolução dele tendem a ser mais violentos. Diferentemente da hemorragia subaracnóidea aneurismática, que com frequência causa uma elevação dramática na pressão intracraniana, com perda súbita de consciência em seu início, a hemorragia intracerebral tende a produzir cefaleia progressiva, vômito e consciência reduzida por várias horas. Em casos fulminantes, porém, o sangramento catastrófico pode levar a um hematoma maciço e à morte cerebral dentro de 6 horas do início do episódio.

O putame é o local mais comumente afetado. Quando o hematoma em expansão envolve a cápsula interna adjacente, desenvolve-se uma hemiparesia contralateral densa, em geral hemianestesia e hemianopia. Hemorragias maiores afetam, progressivamente, o córtex de cobertura, resultando assim em afasia, negligência hemiespacial e paresia da mirada contralateral. Quando a hemorragia surge no tálamo, a hemianestesia pode inicialmente preceder a hemiparesia. A síndrome completa costuma caracterizar-se por um déficit sensorimotor contralateral denso, que pode estar acompanhado por déficit contralateral de campo visual, supraversão prejudicada ou ambos.

As hemorragias lobares geralmente se originam nas junções entre substância cinzenta e branca nos hemisférios cerebrais. As manifestações clínicas dependem do local da hemorragia. Hemorragias lobares podem resultar de hipertensão ou de angiopatia amiloide. Além da hemorragia intracerebral lobar, pacientes com angiopatia amiloide podem se apresentar com demência, transtornos de marcha, crises epilépticas focais em decorrência de múltiplos microssangramentos ou pequenas lesões inflamatórias multifocais que se acredita que representem uma resposta autoimune ao amiloide beta.

Em 40% dos casos, sangramento parenquimatoso profundo se rompe no sistema ventricular, causando hemorragia intraventricular. O sangue que oclui o terceiro ou quarto ventrículos bloqueia o fluxo anterógrado normal de LCR através do sistema ventricular, resultando assim em hidrocefalia aguda e hipertensão intracraniana. Se não for tratada, a hemorragia intraventricular maciça evolui rapidamente para o coma (ver Capítulo 376), com postura motora e perda rostrocaudal de reflexos do tronco encefálico.

A hemorragia pontina causa, tipicamente, coma, com quadriparesia e transtornos de motilidade ocular desconjugada, embora pequenas hemorragias possam se assemelhar a síndromes de infarto. Em geral, a hemorragia cerebelar começa de maneira abrupta com vômito e ataxia grave, o que em geral impede o paciente de ficar em pé e de andar, e às vezes é acompanhada por disartria, disfunção de nervo craniano adjacente (principalmente sexto e sétimo) e paralisia da mirada ipsilateral conjugada.

A expansão de um hematoma em razão de sangramento ativo é uma causa importante de deterioração neurológica precoce, especialmente 3 a 6 horas após uma hemorragia intracerebral. O aumento das dimensões da massa não altera o quadro clínico até que haja compressão suficiente do tronco encefálico para precipitar o coma, o que pode acontecer de maneira abrupta.

Tabela 380.5 Causas de hemorragia intracerebral secundária.
Traumatismo
Malformação arteriovenosa
Aneurisma intracraniano
Coagulopatia
Transformação hemorrágica de infarto cerebral
Trombose do seio dural
Neoplasia intracraniana
Angioma cavernoso
Fístula arteriovenosa dural
Angioma venoso
Exposição a cocaína ou medicamento simpatomimético
Vasculite do sistema nervoso central

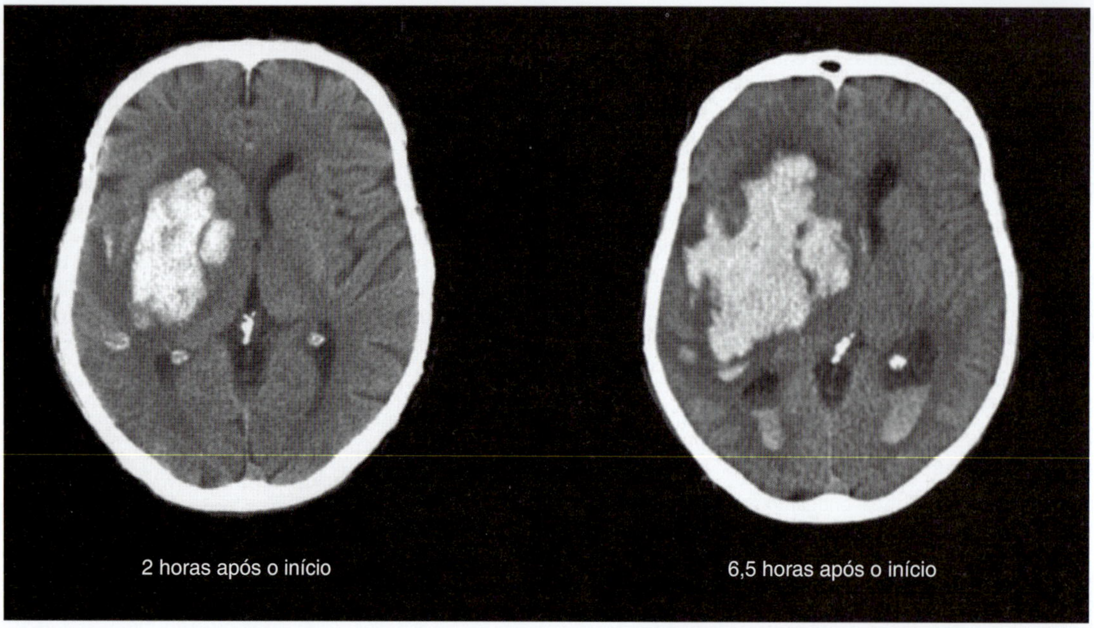

FIGURA 380.4 **Crescimento precoce de hematoma em uma paciente de 48 anos com hipertensão crônica.** *À esquerda*, a tomografia computadorizada basal mostra hemorragia intracerebral de tamanho moderado no putame direito. Nesse momento, ela estava torporosa, com hemiparesia esquerda. *À direita*, TC realizada após a paciente ter deteriorado para o coma, com postura descerebrada bilateral, mostra expansão maciça do hematoma, assim como nova hemorragia intraventricular e hidrocefalia obstrutiva. A morte cerebral foi declarada 24 horas depois. (De Mayer SA, Rincon F. Treatment of intracerebral haemorrhage. *Lancet Neurol.* 2005;4:662-672).

Crises convulsivas complicam o curso de hemorragia intracerebral em 12% dos pacientes. Embora o risco seja mais alto quando o córtex é o local primário do sangramento, convulsões podem também complicar a hemorragia intracerebral profunda.

DIAGNÓSTICO

A hemorragia intracerebral não pode ser distinguida de um AVE isquêmico (ver Capítulo 379) com base somente nos achados clínicos, embora um início fulminante, alterações precoces do nível de consciência, vômito e hipertensão arterial extrema sejam sugestivos. A TC sem contraste do cérebro é o método preferido para efetuar o diagnóstico de emergência de hemorragia intracerebral. A TC demonstra prontamente o tamanho e a localização do hematoma, qualquer extensão para o interior do sistema ventricular, o grau do edema ao redor e o desvio da linha média em razão do efeito de massa. O volume do hematoma, que é um preditor poderoso de mortalidade em 30 dias, pode ser facilmente calculado por TC. A angiografia por TC pode revelar hemorragia intracerebral secundária, decorrente de aneurisma ou malformação arteriovenosa, ou extravasamento ativo, com contraste no coágulo ("sinal da mancha"), que implica risco aumentado de crescimento precoce do hematoma quando identificado logo após o início dos sintomas.

A RM também é altamente sensível para o diagnóstico de hemorragia intracerebral. O diagnóstico de angiopatia amiloide provável é feito clinicamente em pacientes com o cenário clínico apropriado, quando a RM revela múltiplos microssangramentos corticais. Lesões difusas de substância branca também são comuns. A angiografia cerebral convencional com contraste deverá ser reservada para pacientes nos quais haja suspeita de causas secundárias de hemorragia intracerebral (p. ex., aneurismas, malformações arteriovenosas, trombose de veia cortical ou seio dural ou vasculite).

TRATAMENTO

O tratamento em uma unidade de terapia intensiva ou unidade de AVE é fortemente recomendado pelo menos nas 24 horas iniciais, quando o risco de deterioração neurológica é mais alto.[13] A consideração de tratamento mais urgente para hemorragia intracerebral é quanto a proceder com urgência à evacuação cirúrgica ou colocar um dreno ventricular. Em razão da natureza irreversível de uma lesão cerebral secundária relacionada com a herniação e a pressão intracraniana, os desfechos são sempre melhores quando medidas definitivas para reverter esses processos são executadas assim que possível. A intervenção cirúrgica tardia, desencadeada pela deterioração clínica, deve sempre ser moderada pelo reconhecimento de que um procedimento mais precoce teria sido o plano melhor.

Manejo cirúrgico

Embora a hemorragia intracerebral tenha sido tradicionalmente considerada um problema neurocirúrgico, a craniotomia e a evacuação cirúrgica do hematoma não melhoram o desfecho de uma hemorragia intracerebral supratentorial, em comparação ao tratamento clínico inicial, mesmo em pacientes com sangramentos maiores dentro de 1 cm da superfície cortical.[A3] Entretanto, estudos clínicos randomizados não incluíram pacientes nos quais a cirurgia de emergência tenha sido considerada como intervenção para salvar a vida, de modo que a craniotomia urgente pode melhorar o desfecho para pacientes mais jovens, com hemorragias lobares de grande porte e um curso em deterioração em decorrência do efeito de massa.

Ao contrário da hemorragia intracerebral supratentorial, pacientes com hemorragias cerebelares com mais de 3 cm de diâmetro parecem se beneficiar da evacuação cirúrgica de emergência, especialmente porque a deterioração abrupta e dramática pode ocorrer nas primeiras 24 horas. Por essa razão, em geral não é desejável adiar a cirurgia até o agravamento da deterioração clínica nesses pacientes.

Drenagem ventricular

A drenagem ventricular externa é indicada a todos os pacientes com torpor ou em coma e com hemorragia intraventricular e dilatação ventricular e nos quais é indicado o suporte agressivo. Esse procedimento salvador da vida, que pode ser realizado à beira do leito, descomprime a abóbada intracraniana e interrompe o processo de herniação descendente do tronco encefálico, ao permitir a drenagem do LCR com sangue para um receptor de drenagem. A ligação do sistema de drenagem a um transdutor de pressão também possibilita a aferição da pressão intracraniana. O uso de um ativador de plasminogênio tecidual para acelerar a limpeza da hemorragia intraventricular não é benéfico.[A4]

Reversão de emergência de anticoagulação

Quinze por cento das hemorragias intracerebrais estão associadas ao uso de anticoagulantes orais, e esses pacientes correm alto risco de sangramento progressivo.[14] Para a hemorragia intracerebral associada à varfarina, o tratamento imediato com concentrado complexo de protrombina fator 4 e vitamina K IV (Tabela 380.6) para normalizar a RNI para abaixo de, 1,4 reduz o risco de sangramento de modo mais rápido e seguro que o plasma congelado fresco.[A5] Uma única dose IV de 3 a 6 mg do fator VII de ativação recombinante normaliza a RNI em minutos, promove a hemostasia e é uma opção atraente para acelerar a intervenção neurocirúrgica para salvar a vida, mas ao custo de risco de 5% de uma complicação tromboembólica, como infarto do miocárdio ou AVE. Na hemorragia intracerebral com coagulação normal, o fator VII não melhora o desfecho. Pacientes que foram anticoagulados com heparina não fracionada ou de baixo peso molecular deverão sofrer a reversão com sulfato de protamina (ver Capítulo 76). Aqueles com trombocitopenia ou disfunção de plaquetas podem ser tratados com uma única dose de desmopressina (0,3 μg/kg IV). A transfusão de plaquetas (ver Capítulo 167) é razoável no quadro de trombocitopenia, mas não é eficaz e parece ser perigosa quando administrada a pacientes em terapia com medicamentos antiplaquetários.[A6]

Para a hemorragia intracerebral associada à dabigratana, um inibidor direto e oral de trombina, uma dose de 5 g IV de idarucizumabe reverte rapidamente o efeito anticoagulante e mostrou ser benéfica em estudos não controlados para reversão de inibidores do fator Xa (rivaroxabana, apixabana e edoxabana). O andexanet-alfa é um agente promissor que demonstrou reverter o efeito anticoagulante da inibição de Xa em ensaios de laboratório em regime tanto de baixa quanto de alta dose (ver Tabela 380.6).

Controle da pressão arterial

A hemorragia intracerebral aguda geralmente leva à pressão arterial extrema. A redução excessiva da pressão arterial pode exacerbar a lesão isquêmica no caso de autorregulação prejudicada, enquanto o controle ruim dela pode exacerbar o crescimento precoce do hematoma e contribuir para o edema vasogênico. As diretrizes em vigor recomendam a meta para pressão arterial sistólica inferior a 130 mmHg. A redução da pressão arterial sistólica para menos de 140 mmHg, quando comparada àquela para menos de 180 mmHg dentro de 6 horas do início, não faz diferença na mortalidade, produz ligeira redução no crescimento de um hematoma e possível melhora limítrofe em incapacidade entre os sobreviventes,[A7,A8] talvez ao custo de aumento em lesão renal aguda. Dada a necessidade de controle dos níveis da pressão arterial precisamente no caso da autorregulação prejudicada, recomenda-se a infusão contínua de agentes de ação rápida com monitoramento intra-arterial. Os agentes preferidos são labetolol, além de nicardipino ou clevidipino (ver Tabela 70.9). O nitroprussiato de sódio deverá ser evitado em razão da falta de um efeito de dose-resposta confiável e de sua tendência em aumentar a pressão intracraniana diretamente.

Antifibrinólise

Apesar do apelo teórico, a terapia antitrombótica com ácido tranexâmico não demonstrou reduzir os óbitos ou melhorar o *status* funcional em pacientes com sangramentos intracerebrais.[A9]

Edema cerebral

O edema cerebral pode progredir por muitos dias após o início da hemorragia intracerebral, mas é especialmente preocupante nas primeiras 72 horas em pacientes cuja hemorragia seja superior a 30 mℓ em volume. O manejo de edema cerebral deve ser orientado pela manutenção da pressão intracraniana inferior a 20 mmHg e a pressão de perfusão cerebral superior a 70 mmHg. A dexametasona e outros corticosteroides não tratam de maneira efetiva o edema cerebral associado à hemorragia intracerebral e são contraindicados. Soluções hipotônicas IV devem ser estritamente evitadas, porque a água livre nessas soluções pode agravar o edema cerebral.

Complicações clínicas e neurológicas

Para combater a desnutrição e a perda de massa muscular em pacientes sem a capacidade de engolir, a alimentação enteral precoce (ver Capítulo 204) deverá ser iniciada com um tubo nasoenteral. Deve-se manter a temperatura corporal inferior a 37,5°C com resfriamento da superfície e usar uma infusão contínua de insulina, conforme necessário, para manter a glicemia entre 120 mg/dℓ e 180 mg/dℓ. A terapia anticonvulsivante profilática (fenitoína, 20 mg/kg IV, ou levetiracetam, 2 g IV, como dose de ataque; em seguida, fenitoína 300 mg/dia ou levetiracetam 1 g, 2 vezes/dia) é razoável para pacientes com sangramento lobar, torpor ou coma. Caso não ocorram crises convulsivas, os anticonvulsivantes deverão ser interrompidos na alta hospitalar, pois eles podem dificultar a recuperação neurológica durante a reabilitação. Mesmo com a terapia anticonvulsivante, o monitoramento contínuo por EEG revela atividade convulsiva eletrográfica em cerca de 20% dos pacientes comatosos. Ainda não está esclarecido se a infusão com midazolam (ver Capítulo 375) ou outras medidas agressivas para eliminar essas atividades conseguem melhorar o desfecho clínico.

PREVENÇÃO

A redução da pressão arterial (ver Capítulo 70), que diminui de maneira significativa o risco de hemorragia intracerebral e outras formas de AVE, é, sem dúvida, o método mais efetivo para prevenir hemorragia intracerebral recorrente.[15] Os inibidores da enzima conversora da angiotensina (Tabela 70.5) são particularmente efetivos. Os agentes antiagregantes plaquetários e os anticoagulantes de todos os tipos devem ser meticulosamente evitados em pacientes com múltiplos microssangramentos lobares causados por angiopatia amiloide.

Tabela 380.6 Protocolo de manejo clínico para hemorragia intracerebral aguda.

Pressão arterial	• Manter pressão arterial média < 140 mmHg com infusão contínua de labetolol (2 a 10 mg/min), nicardipino (5 a 15 mg/h) ou clevidipino (2 a 6 mg/h) • Se paciente torporoso ou comatoso, medir PIC e manter PPC > 70 mmHg
Reversão da anticoagulação	• Para RNI elevada: vitamina K, 10 mg IV e 4F-PCC RNI 2 a < 4: 25 unidades/kg; não exceder 2.500 unidades RNI 4 a 6: 35 unidades/kg; não exceder 3.500 unidades RNI > 6: 50 unidades/kg; não exceder 5.000 unidades • Para heparina: sulfato de protamina 10 a 50 mg IV lento (1 g reverte aproximadamente 100 unidades de heparina) • Para dabigatrana: idarucizumabe 5 g IV • Para inibidores do fator Xa (rivaroxabana, apixabana e edoxabana): andexanete-alfa IV. Dose baixa (≤ 10 mg de rivaroxabana ou ≤ 5 mg de apixabana por dose): *bolus* IV de 400 mg, seguido de 4 mg/kg por 2 h. Dose alta (doses mais altas administradas em 8 h): *bolus* de 800 mg, seguido de 8 mg/kg por 2 h • Para trombocitopenia ou disfunção de plaquetas: desmopressina 0,3 μg/kg IV. A transfusão de plaquetas é razoável no cenário de trombocitopenia, mas não é eficaz e pode ser perigosa quando administrada em pacientes em tratamento com AINEs ou outros agentes antiplaquetários • Reversão de RNI acelerada para intervenção neurocirúrgica para salvar a vida: fator VII ativado recombinante, 40 a 80 μg/kg (aproximadamente 3 a 6 mg) IV
Hipertensão intracraniana	• Elevar a cabeceira da cama para 30° • Manitol 1 a 1,5 g IV • Hiperventilar para P_{CO_2} de 30 mmHg
Hidratação e nutrição	• Soro fisiológico (NaCl 0,9%) a 1 mℓ/kg/h • Iniciar alimentação enteral por tubo nasoduodenal em 24 h
Profilaxia de convulsão	• Para coma com hipertensão intracraniana ou convulsões agudas: dose ataque de fosfenitoína ou fenitoína IV (15 a 20 mg/kg); 300 mg/dia IV por 7 dias
Homeostasia fisiológica	• Mantas de resfriamento para manter a temperatura ≤ 37,5°C • Gotejamento de insulina, conforme o necessário, para manter a glicose em 120 a 180 mg/dℓ

AINEs = anti-inflamatórios não esteroidais; 4F-PCC = concentrado de complexo de protrombina de quatro fatores (II, VII, IX e X); P_{CO_2} = pressão parcial de gás carbônico; PIC = pressão intracraniana; PPC = pressão de perfusão cerebral; RNI = razão normalizada internacional.

PROGNÓSTICO

Fatores preditivos consistentes de óbito ou incapacidade funcional aos 30 dias incluem hemorragia intracerebral de grande volume, nível deprimido de consciência, hemorragia intraventricular, localização infratentorial e idade avançada. Uma escala simples de graduação clínica (Tabela 380.7) que incorpore essas variáveis consegue fornecer uma previsão confiável de mortalidade em 30 dias.

Exceto nos casos mais graves, porém, a cautela é justificada quando se comunica um prognóstico sem esperança antes que esforços agressivos tenham sido feitos para reanimar vítimas de hemorragia intracerebral. Tem-se tornado cada vez mais evidente que os médicos tendem a subestimar as chances de um bom desfecho e que muitos desfechos ruins são decorrentes de profecias autorrealizáveis de morte. A taxa de mortalidade após hemorragia intracerebral é mais baixa em pacientes que recebem cuidados em uma UTI neurológica, presumivelmente porque uma equipe de especialistas adere às melhores práticas clínicas, incluindo a transição precoce para a reabilitação. Para pacientes com indicação para a terapia antiagregante plaquetária, parece ser seguro reiniciar esses agentes aos 2 ou 3 meses após a hemorragia intracerebral.[A9b]

MALFORMAÇÕES VASCULARES DO CÉREBRO

Essas manifestações são anomalias congênitas expansivas que, com frequência, existem durante toda a vida, sem sintomas. A complicação mais

Tabela 380.7 Escore de hemorragia intracerebral.

COMPONENTE	PONTUAÇÃO
Escore de coma de Glasgow (ver Tabela 371.1)	
3 a 4	2
5 a 12	1
13 a 15	0
Hemorragia intracerebral (volume, cm^3)	
≥ 30	1
< 30	0
Hemorragia intraventricular	
Sim	1
Não	0
Hemorragia intracerebral infratentorial	
Sim	1
Não	0
Idade, anos	
≥ 80	1
< 80	0

A taxa de mortalidade estimada em 30 dias é de 0% para um escore 0, 13% para um escore 1, 26% para um escore 2, 72% para um escore 3, 97% para um escore 4 e 100% para um escore 5+. De Hemphill JC, 3rd, Bonovich DC, Besmertis L, et al. The ICH score: a simple, reliable grading scale for intracerebral hemorrhage. *Stroke*. 2001;32:891-897.

assustadora e perigosa é a ruptura, que pode se manifestar como hemorragia intracerebral, hemorragia intraventricular ou, menos frequentemente, hemorragia subaracnóidea.

EPIDEMIOLOGIA

Cerca de 10% das hemorragias intracerebrais, mas apenas cerca de 1% dos AVEs são causados por malformações vasculares. A prevalência de malformação arteriovenosa é de aproximadamente 0,5%, e a incidência anual de hemorragia está entre 1 e 3 casos por 100 mil pessoas. A hemorragia de malformação arteriovenosa é mais comum durante a segunda até a quarta década de vida. O risco de ressangramento é de 7% no quadro agudo. Para os 5 anos seguintes, o risco de sangramento é de aproximadamente 2% por ano e então cai para cerca de 1 a 2% anualmente daí em diante. Durante uma vida, uma pessoa jovem tem, portanto, 50 a 60% de probabilidade de outra hemorragia, cada uma das quais implica 10 a 15% de risco de morte aguda. Diferentemente de algumas causas de hemorragia cerebral, a hipertensão preexistente não parece ser um fator de risco.

BIOPATOLOGIA

As malformações cerebrovasculares são caracterizadas com base na aparência histológica e no parênquima neural interveniente. O tipo mais frequente de malformação vascular é a malformação arteriovenosa na qual um núcleo ou nicho de vasos displásicos é alimentado por artérias e drenado por veias sem capilares intervenientes. O resultado é um desvio de alto fluxo e baixa resistência, que leva à dilatação arterial progressiva e ao espessamento da parede venosa. O nicho geralmente não contém nenhum tecido neural interveniente. O sangramento de um aneurisma de artéria nutrícia costuma resultar em hemorragia subaracnóidea; o sangramento do nicho por ele mesmo, em hemorragia intracerebral, e o sangramento de uma veia de drenagem se manifesta, em geral, como hemorragia intraventricular.

As malformações vasculares mais comuns a seguir são os angiomas cavernosos ou hemangiomas.[16] Essas malformações, que também não contêm tecido neural, são compostas de canais vasculares sinusoidais de pequeno calibre em geral trombosados.

As fístulas arteriovenosas durais são, tipicamente, lesões adquiridas que resultam da formação de pequenos desvios arteriovenosos na parede de um seio cavernoso, como consequência de trombose do seio dural. Com o tempo, o fluxo pela fístula aumenta, levando à expansão pulsátil de veias regionais e à ruptura subsequente. Casos familiares raros foram descritos. Em mais de 60% dos pacientes com malformação arteriovenosa, a mutação *KRAS* de ativação parece ser patogênica.[17]

MANIFESTAÇÕES CLÍNICAS

Cerca de 50% das malformações arteriovenosas se manifestam como hemorragia intracraniana, cerca de 30% como crises convulsivas e cerca de 20% com incapacidade neurológica progressiva. Uma proporção crescente, entretanto, é atualmente detectada por exames de imagem do cérebro como parte da avaliação de cefaleias (ver Capítulo 370), para a qual as malformações arteriovenosas podem ou não ter relação causal.

Uma vez que a malformação arteriovenosa pode sangrar para o espaço subaracnoide, o parênquima cerebral ou o sistema ventricular, sinais e sintomas dependem da localização e da gravidade do sangramento. O vasospasmo cerebral pós-sangramento, que é menos comum que o sangramento aneurismático, ocorre em menos de 5% dos casos e está tipicamente ligado a coágulo espesso na cisterna ou a hemorragia intraventricular extensa.

Pacientes que desenvolvem crises convulsivas como resultado dessas malformações arteriovenosas costumam apresentar crises focais (ver Capítulo 375). Mesmo sem convulsões, os pacientes podem desenvolver déficits neurológicos focais decorrentes de trombose vascular ou do desvio do sangue através da malformação, em vez de possibilitar que ele faça a perfusão do tecido cerebral normal.

DIAGNÓSTICO

Uma TC sem contraste pode mostrar sangramento, às vezes em um local incomum para uma hemorragia intracerebral primária ou um aneurisma rompido. A TC com contraste pode mostrar realce acentuado das artérias nutrícias e dos vasos de drenagem. Outra opção é a RM com sinal nulo em imagens ponderadas em T1 ou T2. Entretanto, a angiografia é o exame definitivo para identificar a malformação arteriovenosa e delinear seu tamanho, morfologia, artérias nutrícias e veias de drenagem. Mesmo se a malformação arteriovenosa for encontrada por injeção unilateral na artéria carótida, a angiografia de quatro vasos é indicada, pois as malformações podem ser múltiplas e estar associadas a aneurismas saculares.

Quando angiomas cavernosos ou hemangiomas sangram, eles tendem a provocar síndromes focais discretas que aparecem na RM como lesões em alvo clássicas, resultantes de múltiplos eventos hemorrágicos discretos prévios. O baixo fluxo através dessas lesões dificulta sua detecção por angiografia.

TRATAMENTO

Em um paciente que sobrevive à hemorragia inicial, as duas metas terapêuticas são evitar a deterioração neurológica e remover a malformação arteriovenosa por completo.[18] As medidas gerais de tratamento clínico para hemorragia intracraniana relacionada com a malformação arteriovenosa são as mesmas que para hemorragia intracerebral (ver Tabela 380.6). A remoção da malformação arteriovenosa pode ser curativa, mas a cirurgia é desafiadora para malformações em áreas neurológicas críticas. As opções incluem a embolização seletiva das artérias nutrícias, a ressecção cirúrgica e a trombose induzida por radiação, isoladamente ou, às vezes, combinada. A embolização seletiva pode reduzir o tamanho da malformação e do fluxo de sangue através dela, mas raramente ela pode ser completamente obliterada. A radiocirurgia estereotáxica[18b] é usada somente para lesões pequenas, e seu efeito terapêutico depende do encolhimento gradual de vasos anormais após o procedimento.

A remoção microcirúrgica de malformação arteriovenosa costuma ser realizada em estágios, até que um angiograma pós-operatório mostre ausência total da malformação. Entretanto, podem ocorrer recanalização e hemorragia recorrente; os índices de sucesso a longo prazo são desconhecidos.

PREVENÇÃO E PROGNÓSTICO

O prognóstico de malformação arteriovenosa não rompida varia de acordo com a localização, o tamanho e a morfologia. Em um estudo clínico randomizado, o manejo clínico com ênfase no controle da hipertensão, no evitamento de anticoagulantes e no uso de antiepilépticos para controle de crises foi superior à intervenção de multimodalidade com cirurgia, embolização ou radioterapia, com índice de 10% de morte ou AVE aos 33 meses, comparado a um risco de 30% no grupo de intervenção.[A10] Até que dados complementares estejam disponíveis, não se justifica o tratamento intervencionista de rotina de malformações arteriovenosas não rompidas.

Recomendações de grau A

A1. Gaberel T, Magheru C, Emery E, et al. Antifibrinolytic therapy in the management of aneurismal subarachnoid hemorrhage revisited. A meta-analysis. *Acta Neurochir (Wien)*. 2012;154:1-9.
A2. Mutoh T, Kazumata K, Terasaka S, et al. Early intensive versus minimally invasive approach to postoperative hemodynamic management after subarachnoid hemorrhage. *Stroke*. 2014;45:1280-1284.
A3. Mendelow AD, Gregson BA, Rowan EN, et al. Early surgery versus initial conservative treatment in patients with spontaneous supratentorial lobar intracerebral haematomas (STICH II): a randomised trial. *Lancet*. 2013;382:397-408.
A4. Hanley DF, Lane K, McBee N, et al. Thrombolytic removal of intraventricular haemorrhage in treatment of severe stroke: results of the randomised, multicentre, multiregion, placebo-controlled CLEAR III trial. *Lancet*. 2017;389:603-611.
A5. Sarode R, Milling TJ Jr, Refaai MA, et al. Efficacy and safety of a 4-factor prothrombin complex concentrate in patients on vitamin K antagonists presenting with major bleeding: a randomized, plasma-controlled, phase IIIb study. *Circulation*. 2013;128:1234-1243.
A6. Baharoglu MI, Cordonnier C, Salman RA, et al. Platelet transfusion versus standard care after acute stroke due to spontaneous cerebral haemorrhage associated with antiplatelet therapy (PATCH): a randomised, open-label, phase 3 trial. *Lancet*. 2016;387:2605-2613.
A7. Anderson CS, Heeley E, Huang Y, et al. Rapid blood-pressure lowering in patients with acute intracerebral hemorrhage. *N Engl J Med*. 2013;368:2355-2365.
A8. Qureshi AI, Palesch YY, Barsan WG, et al. Intensive blood-pressure lowering in patients with acute cerebral hemorrhage. *N Engl J Med*. 2016;375:1033-1043.
A9. Sprigg N, Flaherty K, Appleton JP, et al. Tranexamic acid for hyperacute primary intracerebral haemorrhage (TICH-2): an international randomised, placebo-controlled, phase 3 superiority trial. *Lancet*. 2018;391:2107-2115.
A9b. RESTART Collaboration. Effects of antiplatelet therapy after stroke due to intracerebral haemorrhage (RESTART): a randomised, open-label trial. *Lancet*. 2019;393:2613-2623.
A10. Mohr JP, Parides MK, Stapf C, et al. Medical management with or without interventional therapy for unruptured brain arteriovenous malformations (ARUBA): a multicentre, non-blinded, randomised trial. *Lancet*. 2014;383:614-621.

REFERÊNCIAS BIBLIOGRÁFICAS

As referências bibliográficas, bem como os outros materiais suplementares deste livro, encontram-se no GEN-IO, nosso ambiente virtual de aprendizagem.

381 PARKINSONISMO

MICHAEL S. OKUN E ANTHONY E. LANG

Parkinsonismo é uma síndrome que consiste em quatro sinais cardeais: tremor, rigidez, acinesia e transtornos de postura (TRAP). A doença de Parkinson é uma causa comum da síndrome TRAP, mas há numerosas outras causas (Tabela 381.1).

Tabela 381.1 Diagnóstico diferencial de parkinsonismo.

DOENÇA DE PARKINSON
Esporádica
Genética
Autossômica dominante (p. ex., mutações no gene da alfassinucleína, duplicações, triplicações; mutações *LRRK2*)
Autossômica recessiva (p. ex., *parkin, DJ1, PINK1*)
Associada a mutações genéticas (p. ex., deficiência de glicocerebrosidase [GBA])
PARKINSONISMO SECUNDÁRIO
Doenças neurodegenerativas (esporádicas ou genéticas)
Paralisia supranuclear progressiva* (Vídeos 381.3 a 381.6)
Atrofia de múltiplos sistemas* (Vídeos 381.7 a 381.9)
Degeneração corticobasal* (Vídeos 381.10 e 381.11)
Demência com corpúsculos de Lewy*
Doença de Alzheimer*
Complexo ELA-parkinsonismo-demência de Guam
Doença de Huntington
Distonia-parkinsonismo de início rápido
Degeneração pálido-piramidal (incluindo PARK9 e PARK15)
Neuroacantocitose
Ataxias espinocerebelares (p. ex. SCA-3, SCA-2)
Doença de Wilson
Neurodegeneração associada à pantotenato quinase (síndrome de Hallervorden-Spatz)
Neuroferritinopatia
Calcificação dos núcleos da base (doença de Fahr)
Distonia dopa-responsiva (não é um transtorno degenerativo)
Medicamentos*
Neurolépticos, metoclopramida, proclorperazina, tetrabenazina, reserpina, cinarizina, flunarizina, alfametildopa, lítio
Tóxicas
MPTP, manganês (incluindo o uso ilegal de metcatinona), monóxido de carbono, mercúrio
Cobre (doença de Wilson)
Infecciosas
Encefalite letárgica
Outras encefalites, incluindo a associada ao HIV
Pan-encefalite esclerosante subaguda
Doença de Creutzfeldt-Jakob
Vasculares*
Aterosclerose
Angiopatia amiloide
Neoplásicas
Tumor cerebral
Outras lesões expansivas
Hidrocefalia com pressão normal*
Traumatismo craniano
Esclerose múltipla

*Ver Tabela 381.4 para detalhes adicionais.
ELA = esclerose lateral amiotrófica; HIV = vírus da imunodeficiência humana; MPTP = 1-metil-4-fenil-1,2,3,6-tetra-hidropiridina. Modificada de Cloutier M, Lang AE. Movement disorders: an overview. In: Factor SA, Lang AE, Weiner WJ, eds. *Drug Induced Movement Disorders*. Malden, Mass: Blackwell; 2005:3-19.

DOENÇA DE PARKINSON

EPIDEMIOLOGIA

A doença de Parkinson, o segundo transtorno neurodegenerativo mais comum depois da doença de Alzheimer, ocorre em aproximadamente uma em mil pessoas na população geral e em 1% das pessoas com mais de 65 anos. Os homens são afetados ligeiramente mais que as mulheres (3:2). Uma lesão cerebral traumática suficientemente grave para causar ida ao pronto-socorro ou hospitalização na idade avançada está associada a aumento de aproximadamente 55% no risco de desenvolvimento da doença de Parkinson.[1]

BIOPATOLOGIA

Acredita-se que a causa da doença de Parkinson seja uma combinação variável de fatores genéticos e ambientais mal compreendidos, incluindo a exposição ao manganês dose-dependente, principalmente em soldadores (ver Capítulo 19).[2] Genes autossômicos dominantes e recessivos podem causar a doença de Parkinson clássica. A proteína alfassinucleína, que é o principal constituinte da inclusão citoplasmática característica, o corpúsculo de Lewy (ver Capítulo 374), é crítica na patogênese da doença de Parkinson. A agregação anormal dessa proteína, seja por mutações no gene da alfassinucleína, seja como resultado de produção excessiva da proteína normal, em razão de duplicações ou triplicações do gene, está associada a fenótipos variantes da doença. Outras anormalidades genéticas definidas podem estar associadas à doença de Parkinson clássica, de manifestação tardia, incluindo o *LRRK2*,[3] atualmente a causa mais comum da doença de Parkinson autossômica dominante hereditária, ou ao parkinsonismo de início precoce, encontrado tipicamente nas formas autossômicas recessivas associadas a *parkin, DJ1* e *PINK1*. O haplótipo *PARK10* no cromossomo 1 também está fortemente associado à doença de Parkinson. Outros genes nos quais mutações podem aumentar o risco de desenvolvimento dessa doença incluem o gene da glicocerebrosidase (*GBA*), que parece estar associado ao declínio cognitivo mais rápido.[4]

O forte apoio à "hipótese ambiental" da doença de Parkinson esporádica está relacionado com a observação de que a neurotoxina 1-metil-4-fenil-1,2,3,6-tetra-hidropiridina (MPTP) causa o parkinsonismo agudo em razão da perda de neurônios de dopamina na *pars compacta* da substância negra (SNc). A MPTP é oxidada à toxina ativa MPP^+, que é um inibidor seletivo do complexo 1 da cadeia de transporte de elétrons mitocondriais. Esse conhecimento, combinado com o reconhecimento da importância da dopamina (posteriormente comentado), implicou o estresse oxidativo na patogênese da doença de Parkinson. Outros fatores patogênicos propostos incluem disfunção mitocondrial, mau dobramento ou agregação de proteína, excitotoxicidade, inflamação, apoptose celular e perda de suporte trófico.

Patologia

Muitos dos aspectos da doença de Parkinson se devem à perda de dopamina no corpo estriado (especialmente o putame) secundária à perda de neurônios dopaminérgicos pigmentados na SNc do mesencéfalo. Cerca de 60% desses neurônios dopaminérgicos terão se degenerado antes que os aspectos clínicos da doença se desenvolvam.

Além das alterações degenerativas proeminentes na SNc (perda celular, gliose, deposição anormal de alfassinucleína agregada como corpúsculos de Lewy e neuritos de Lewy), alterações patológicas também são evidentes em outros núcleos do tronco encefálico, em regiões corticais e em neurônios autônomos periféricos. Na verdade, já foi sugerido que a doença de Parkinson começa no tronco encefálico inferior e no sistema olfatório, onde causa perda precoce do sentido do olfato e só mais tarde envolve a substância negra. Seja qual for a ordem de envolvimento, é provável que as alterações neurodegenerativas extranigrais disseminadas sejam responsáveis por muitos sintomas que não respondem à reposição de dopamina e que se tornam cada vez mais problemáticos à medida que a doença progride. Não se sabe como a doença progride e se espalha pelo sistema nervoso. Causas genéticas respondem por cerca de 10% dos casos e interações ambientais demonstraram estar intimamente associadas à doença. Mecanismos, como o estresse oxidativo, a disfunção mitocondrial e a neuroinflamação, todos eles demonstraram ter participação na neurodegeneração. A transmissão de uma célula para outra de uma forma da alfassinucleína pode induzir o mau dobramento e a agregação da proteína normal em uma "modelagem permissiva", similar às doenças priônicas (ver Capítulo 387).[5] Dados epidemiológicos e experimentais sugerem que o adrenorreceptor beta-2 regula o gene da alfassinucleína e que agonistas do receptor podem proteger contra o desenvolvimento da doença de Parkinson.[6]

MANIFESTAÇÕES CLÍNICAS

Tipicamente, os sintomas começam em um membro. Essa assimetria frequentemente persiste até os estágios posteriores da doença.

Manifestações motoras

Tremor

O clássico "tremor de repouso" da doença de Parkinson tem aspectos clínicos característicos, mas ocorre somente em 1 em cada 5 pacientes. O tremor tem frequência lenta de 4 a 6 ciclos por segundo, tipicamente semelhante ao gesto de "rolar pílulas" quando envolver a mão; mas suas características, incluindo a frequência, pode ser substancialmente variável.[7] Em geral, o tremor se apresenta com o membro em repouso completo e tipicamente diminui quando ele se move e assume outra posição, embora o tremor possa reemergir ("tremor reemergente") em pouco tempo, após a manutenção dessa nova posição (Vídeo 381.1). Uma vez que o tremor de repouso diminui ou se resolve com a ação, ele pode não ser incapacitante, mas embaraçoso e associado a dor ou fadiga do membro afetado. O tremor de repouso é geralmente acentuado por estresse (p. ex., pedir ao paciente para efetuar cálculos mentais). Caracteristicamente, ele se manifesta nos membros superiores durante a deambulação. Um tremor postural e cinético de frequência mais alta (p. ex., 7 a 10 Hz) também é comum em pacientes com várias causas de parkinsonismo; os mais jovens tendem a apresentar tremor de frequência mais alta.

Rigidez

A rigidez é uma forma de tônus muscular aumentado mais bem observada em movimentos passivos lentos. Ela pode ser caracterizada como "roda dentada", quando o tremor se mostrar superposto, ou como "rigidez em cano de chumbo", quando não o for. A rigidez é "ativada" ou acentuada no exame quando se solicita ao paciente para mover o membro oposto àquele analisado. Os pacientes podem se queixar de dureza, mas a rigidez geralmente não é incapacitante.

Acinesia

Acinesia ou bradicinesia abrange vários distúrbios de movimento, incluindo lentidão, amplitude reduzida, fadiga e interrupções em movimento contínuo. Esse aspecto do parkinsonismo interfere em todas as atividades voluntárias e responde por muitos dos aspectos bem conhecidos da doença: falta de expressão facial com piscar reduzido (hipomimia ou fácies em máscara – o "olhar reptiliano"), fala suave e monótona (hipofonia), deglutição prejudicada resultando em salivação excessiva (sialorreia), escrita manual com letras menores (micrografia), balanço do braço reduzido durante o andar, passos curtos e marcha arrastada, dificuldade em se levantar de uma cadeira baixa e problemas para se virar na cama. A parada em movimento contínuo ("bloqueio motor") pode interferir em várias atividades, mas é mais bem apreciada como congelamento da marcha (Vídeo 381.2). A bradicinesia é evidente na inspeção e induzida testando-se movimentos rápidos repetitivos e alternantes: toque das teclas rapidamente em um teclado com os dedos da mão alternados por um minuto, abertura e fechamento do punho, pronação e supinação do punho, movimentos repetitivos com os calcanhares e os dedos dos pés.

Transtornos posturais

Os transtornos posturais incluem postura flexionada nos membros e tronco (postura encurvada), assim como instabilidade postural resultando em desequilíbrios e quedas.[8] Os pacientes podem se queixar de não conseguirem parar de ir para a frente (propulsão, festinação) ou para trás (retropropulsão). A avaliação de instabilidade postural inclui o "teste de retropulsão" (*pull test*), no qual o examinador fica em pé atrás do paciente e o puxa de maneira abrupta pelos ombros ao mesmo tempo que o protege contra uma queda.

Outros sintomas

Além dos aspectos motores do parkinsonismo, vários aspectos não motores relacionados são comuns,[9] incluindo dor e outros distúrbios sensoriais; queixas disautônomas, como urgência urinária e polaciuria; hipotensão ortostática, constipação intestinal; disfunção erétil no homem; anormalidades do sono, incluindo o transtorno comportamental do sono REM (ver Capítulo 377); ansiedade; fadiga; depressão; e transtornos cognitivos, incluindo demência.[10] À medida que essa doença progride, mais aspectos resistentes se desenvolvem, incluindo transtornos motores "axiais" (anormalidade de fala e de deglutição, congelamento e instabilidade postural), assim como disfunção neurocomportamental e cognitiva.

Complicações

Além das manifestações da doença por si mesma, as complicações da terapia medicamentosa incluem flutuações motoras e não motoras relacionadas e transtornos psiquiátricos ou comportamentais. Assim, nos últimos estágios da doença, o cenário clínico geralmente flutua de hora em hora e até mesmo de minuto a minuto. Portanto, os pacientes exibem uma mistura dos aspectos clássicos do parkinsonismo, que pode melhorar consideravelmente em resposta à medicação; os sintomas que persistem, apesar do benefício de pico dessa medicação; e os sintomas que ocorrem como complicação da medicação dopaminérgica (Tabela 381.2).

DIAGNÓSTICO

A análise para as formas genéticas da doença de Parkinson, aproximadamente 10%, está se tornando disponível, mas o diagnóstico genético não alterou de maneira significativa as abordagens terapêuticas. Dadas as manifestações clínicas clássicas, a avaliação diagnóstica se concentra substancialmente nos meios de excluir outras causas do parkinsonismo (Tabela 381.3).[11] Pacientes com início na juventude deverão ter a doença de Wilson excluída por determinação da excreção de cobre em urina de 24 h, ceruloplasmina sérica e exame com lâmpada de fenda (ver Capítulo 200). Os achados na investigação por imagens de ressonância magnética (RM) se mostram geralmente normais na doença de Parkinson, mas podem ser úteis para excluir outros diagnósticos (Tabela 381.4), incluindo atrofia de múltiplos sistemas, que se caracteriza por falha autonômica progressiva com aspectos parkinsonianos, cerebelares e piramidais em várias combinações. A tomografia por emissão de pósitrons, que pode avaliar os lados pré e pós-sinápticos do sistema de dopamina nigroestriado, é útil para pesquisa, mas o ligante mais comum, [^{18}F] fluorodopa, não distingue de maneira confiável a doença de Parkinson das muitas outras doenças neurodegenerativas que a imitam. As mesmas limitações se aplicam à avaliação do transportador de dopamina por tomografia computadorizada por emissão de fóton único, disponível para uso clínico.

TRATAMENTO

O tratamento precoce em um paciente com pouca ou nenhuma incapacidade pode implicar apenas orientação, suporte psicológico, encorajamento para permanecer ativo e tornar-se envolvido em um programa de

Tabela 381.2 Problemas na doença de Parkinson em estágio avançado.

PROBLEMA	SINTOMAS
MANIFESTAÇÕES TARDIAS RESISTENTES AO TRATAMENTO	
Motoras	Disartria Disfagia Congelamento da marcha (congelamento no período *on*) Instabilidade postural com quedas
Não motoras	Disautonomia, perda de peso Sintomas sensitivos, incluindo dor (alguns respondem à levodopa) Alterações no humor ou no comportamento (depressão, ansiedade), apatia, transtornos do sono (sonolência excessiva durante o dia geralmente causada por medicamentos dopaminérgicos ou agravada por eles) Transtorno comportamental do sono REM (pode se desenvolver antes do parkinsonismo) Fadiga Disfunção cognitiva e demência
RELACIONADOS COM O TRATAMENTO E A DOENÇA	
Flutuações motoras	Desaparecimento gradual do efeito do medicamento (deterioração previsível de fim de dose, acinesia matinal), latência aumentada para o benefício ("atrasada"), falhas de dose ("não *on*") Fenômeno *on-off*, flutuações mais rápidas e imprevisíveis Flutuações concomitantes de sintomas não motores relacionados ("flutuações não motoras) que podem ser tão incapacitantes quanto os sintomas motores (ou mais)
Discinesias (movimentos involuntários anormais)	Discinesias com pico de dose: coreia, atetose e, menos frequentemente, distonia mais prolongada, tipicamente pior no lado afetado inicialmente (Vídeo 381.12) Discinesia difásica (discinesias de "começo da dose" e "fim da dose"): misturas de coreoatetose, balismo, distonia, movimentos alternantes (especialmente nas pernas) Distonia do período *off*: envolvendo principalmente as pernas e os pés (incluindo distonia matinal do pé)
Transtornos psiquiátricos	Sonhos vívidos e pesadelos Alucinações visuais com sensório claro Alucinações com confusão Mania, transtornos de controle de impulso (p. ex., hipersexualidade, problema de jogo), vício em medicamentos dopaminérgicos Psicose paranoide

Modificada de Lang AE, Lozano AM. Parkinson's disease – second of two parts. *N Engl J Med.* 1998;339:1130-1143. REM = *rapid eye movement.*

Tabela 381.3 Indícios clínicos de causas alternativas de sinais e sintomas parkinsonianos que não sejam doença de Parkinson.

Movimentos extraoculares – por exemplo, nistagmo, limitação da mirada vertical, especialmente com lentidão dos movimentos oculares sacádicos descendentes (ver Vídeo 381.4)
Disartria ou disfagia precoces e proeminentes
Posturas do pescoço anormais, proeminentes ou precoces: flexão ou extensão (ver Vídeo 381.8)
Ataxia – membro, marcha (marcha em *tandem* prejudicada)
Distribuição na parte inferior do corpo poupando relativamente a função do membro superior
Instabilidade postural precoce, quedas ou congelamento (ver Vídeo 381.3)
Disautonomia (precoce e proeminente), resposta hipotensiva proeminente à medicação dopaminérgica
Sinais do trato piramidal – reflexos vigorosos, clônus, respostas plantares em extensão ou extensoras
Disfunção de nervo periférico – perda de reflexos, perda sensitiva distal, fraqueza
Apraxia e alterações sensitivas corticais
Demência precoce grave
Resposta insatisfatória à levodopa

exercícios e acompanhamento contínuo. Por exemplo, o treinamento de *tai chi* melhora o equilíbrio e reduz a incidência de quedas em pacientes com doença de Parkinson leve a moderada. Exercícios em esteira rolante e de resistência também parecem ser benéficos.[A1,A2]

Existe alguma evidência de que o tratamento precoce, mesmo quando pacientes estão apenas levemente sintomáticos, preserve a qualidade de vida, e a terapia começa, em geral, quando há prejuízo da qualidade de vida ou risco de lesão física. Esse tratamento é direcionado a atenuar a progressão (tratamentos "neuroprotetores" ou "modificadores da doença"); melhorar os sintomas, geralmente ao restaurar o tônus dopaminérgico farmacologicamente ou ao corrigir, com cirurgia, a neurofisiologia dos núcleos da base ("sintomáticos"); ou tentar restaurar ou regenerar os neurônios danificados (terapia "neurorrestauradora" ou "neurorregeneradora").[12–14]

Tratamento clínico

Tratamento modificador de doença

Os inibidores seletivos da monoamina oxidase B, selegilina e rasagilina[A3] demonstraram algum potencial como agentes modificadores de doença, mas o tratamento clínico (Tabela 381.5) não modificou o curso progressivo da doença de Parkinson. Em um estudo clínico, a exenatida (um agonista do receptor do peptídio-1 semelhante ao glucagon, na dose de 2 mg por via subcutânea [SC] por semana) melhorou os escores motores durante e após o tratamento,[A4] mas não está claro se essa substância modifica o curso da doença a longo prazo. Ainda é incerto se o início precoce da terapia sintomática reforça os mecanismos de compensação do cérebro.

Alívio dos sintomas

Levodopa é o tratamento sintomático mais efetivo para a doença de Parkinson,[A5] mas ele não altera o curso da doença[A6] e está associado a vários efeitos colaterais (ver Tabela 381.2). Durante o primeiro ano ou mais, o benefício da levodopa dura todo o dia, com pouca variabilidade sintomática. Entretanto, com o tempo, a duração do benefício diminui, com piora dos sintomas logo pela manhã (acinesia matinal) e por um tempo variável antes das doses programadas para o dia acinesia de final de dose. Dentro de 2 a 5 anos do início do tratamento, até 50% dos pacientes podem apresentar movimentos involuntários (coreia, atetose, distonia), mais frequentes no pico de dose do medicamento. Essas complicações, em geral mais proeminentes e de ocorrência mais precoce nos pacientes com início da doença em idade mais jovem, refletem a meia-vida curta da levodopa, combinada com a perda progressiva subjacente de neurônios de dopamina pré-sinápticos, e resultam em estimulação "pulsátil" não fisiológica de receptores estriatais de dopamina, a qual então induz alterações "neuroplásticas" em neurônios estriatais pós-sinápticos. Inicialmente, essas complicações raramente causam incapacidade grave.

Embora o início da terapia com um agonista de dopamina, em vez de levodopa, possa estar associado a um atraso no início desses problemas motores, o benefício clínico é, em geral, menor que aquele com levodopa,[A7] e todos os pacientes, por fim, necessitarão da adição da levodopa para controlar os sintomas. Não há dados de suporte para o atraso no tratamento com levodopa, e alguns dados sugerem que esse medicamento poderia ter um efeito neuroprotetor. Mesmo com a progressão da doença de Parkinson, a maioria dos aspectos clássicos continua a responder após 20 anos ou mais de tratamento. Ainda não está claro se o retardo das complicações motoras, nos primeiros 5 anos de tratamento, pelo uso inicial do agonista de dopamina melhora o desfecho a longo prazo ou na qualidade de vida; na verdade, o *status* clínico, incluindo a incidência de complicações motoras, pode não ser diferente após 10 anos de tratamento naqueles que iniciam a terapia com um agonista de dopamina e nos que começam com levodopa.

Não há vantagem evidente de começar o tratamento com formulações de liberação controlada, em vez de liberação imediata de levodopa, ou combinação de levodopa com um inibidor da catecol-*O*-metiltransferase. Quando as flutuações motoras se desenvolvem durante a terapia com levodopa, porém, elas podem ser manejadas por várias abordagens (ver Tabela 381.5), incluindo o aumento da frequência da dose, usando-se uma preparação de liberação controlada, prolongando a ação ao bloquear o metabolismo (inibição da monoamina oxidase B ou catecol-*O*-metiltransferase) ou adicionando-se um agonista de dopamina. Por exemplo, a adição de rasagilina ou entacapona à levodopa fornece benefícios incrementais significativos.

As formulações mais recentes de levodopa que fornecem níveis plasmáticos sustentados mais confiáveis estão sendo ativamente desenvolvidas.[A8] Uma formulação que fornece infusão contínua no duodeno (uma combinação de carbidopa/levodopa ainda não disponível no Brasil) pode melhorar de maneira significativa os sintomas durante o período *off* sem aumentar as discinesias, quando comparada à levodopa de liberação imediata;[A9] essa formulação está disponível na maioria dos países da Europa e foi recentemente aprovada no Canadá e nos EUA para pacientes com flutuações motoras problemáticas. *Mucuna pruriens,* uma planta leguminosa

Tabela 381.4 Doenças que precisam ser diferenciadas da doença de Parkinson.

DIAGNÓSTICO	ASPECTOS CLÍNICOS IMPORTANTES DE DIFERENCIAÇÃO	RESPOSTA À LEVODOPA/COMENTÁRIOS (INCLUINDO EXAMES DE IMAGEM)
Atrofia de múltiplos sistemas (MSA) (inclui termos antigos: degeneração estriatonigral, atrofia olivopontocerebelar e síndrome de Shy-Drager) (uma "sinucleinopatia") MAS-P, manifestação parkinsoniana predominante MAS-C, manifestação cerebelar predominante (aspectos misturados são comuns)	Disautonomia precoce (incluindo hipotensão ortostática e disfunção erétil) e disfunção da bexiga (com componentes autonômicos e não autonômicos) Disfunção cerebelar Sinais de trato piramidal Mioclonia das mãos e da face sensível a estímulos Flexão extrema do pescoço para a frente (*anterocollis*) Mãos frias e coloração mosqueada Estridor inspiratório (ver Vídeo 381.9) Disartria proeminente	Boa resposta inicialmente evidente em 20% e resposta parcial sustentada em ≈ 15% Discinesias ou flutuações motoras possíveis; distonia craniana pode ser proeminente (ver Vídeo 381.7) Paciente em cadeira de rodas, apesar da resposta à levodopa (perda precoce de reflexos posturais, com ou sem ataxia) RM (incluindo imagens ponderadas em difusão e sequências gradiente-eco) costumam mostrar alterações diagnósticas no estriado em MSA-P e "sinal da cruz" na ponte e hiperintensidade em pedúnculos cerebelares médios em MSA-C
Paralisia supranuclear progressiva ("tauopatia")	Oftalmoplegia vertical supranuclear (ver Vídeo 381.4) Outros distúrbios oculomotores e das pálpebras (ver Vídeo 381.6) Rigidez axial maior que a rigidez do membro Quedas precoces, distúrbios da fala e da deglutição Extensão nucal Alterações cognitivas ou comportamentais Afasia não fluente progressiva Possivelmente, incidência maior de hipertensão arterial que na doença de Parkinson e em outras causas não degenerativas de parkinsonismo	Evidência rara de resposta satisfatória; benefício somente para aspectos parkinsonianos clássicos, como rigidez dos membros, bradicinesia clássica com cansaço de amplitude de movimentos repetitivos e raros exemplos de tremor de repouso A RM demonstra com frequência atrofia grave do mesencéfalo (sinal de beija-flor" na projeção sagital da linha média, sinal de *morning glory* na projeção axial)
Degeneração (tauopatia) corticobasal (córtex-núcleos da base)	Apraxia, perda sensitiva cortical, fenômeno do membro alienígena (ver Vídeo 381.10) Rigidez simétrica pronunciada Distonia de membro Mioclonia sensível a estímulo (ver Vídeo 381.11) Afasia (afasia progressiva não fluente) Disfunção cognitiva (demência frontotemporal)	Geralmente insignificante RM pode mostrar atrofia cortical assimétrica pronunciada
Parkinsonismo vascular	Parkinsonismo da "metade inferior" com predominância de transtornos da marcha, geralmente com envolvimento mínimo ou muito leve da metade superior do corpo Déficits neurológicos adicionais (p. ex., sinais do trato piramidal, paralisia pseudobulbar)	Geralmente ruim, mas alguns respondem de maneira satisfatória Os exames de imagem revelam múltiplos infartos envolvendo os núcleos da base e a substância branca subcortical
Demência com corpúsculos de Lewy ("sinucleinopatia")	Demência precoce (perfil cognitivo um pouco diferente daquele da doença de Alzheimer) Alucinações espontâneas, *status* cognitivo flutuante, quedas, hipotensão ortostática, transtorno comportamental do sono REM Sensibilidade pronunciada aos efeitos colaterais extrapiramidais dos medicamentos neurolépticos O parkinsonismo pode ser similar à doença de Parkinson típica, embora a rigidez seja mais proeminente que a bradicinesia ou tremor	Os aspectos motores respondem de maneira satisfatória; efeitos colaterais psiquiátricos dos medicamentos dopaminérgicos tipicamente limitam a dose
Doença de Alzheimer	Demência precoce (perda de memória, apraxia, afasia) O tremor não é comum As alucinações espontâneas são menos comuns que na demência com corpúsculos de Lewy	Não satisfatória
Hidrocefalia com pressão normal	Parkinsonismo da "metade inferior" ("apraxia da marcha") Queixas urinárias (polaciuria, urgência, incontinência) Transtornos cognitivos	Geralmente não satisfatória Exames de imagem revelam ventriculomegalia desproporcional a atrofia cortical
Parkinsonismo induzido por medicamentos	Todos os aspectos clássicos do parkinsonismo (o tremor pode ser menos comum que na doença de Parkinson) Sinais e sintomas em geral simétricos Outros transtornos de movimento induzidos por medicamentos (p. ex., discinesia tardia com neurolépticos)	Geralmente ruim em razão do bloqueio contínuo do receptor de dopamina; pode agravar os movimentos da discinesia tardia

que contém levodopa e é cultivada em áreas tropicais em todo o mundo, é uma fonte alternativa emergente de levodopa com benefícios e efeitos colaterais equivalentes para pacientes sem acesso ao tratamento. [A9b] As discinesias melhoram quando doses de medicamentos dopaminérgicos são reduzidas, mas o parkinsonismo geralmente aumenta a um nível intolerável. A amantadina pode melhorar as discinesias sem piorar o parkinsonismo. Os agentes em estudo incluem o fipamezol, um antagonista do receptor alfa-2 adrenérgico, assim como a combinação de dextrometorfano e quinidina. Os antagonistas do receptor de adenosina A_{2A} estão sendo ativamente estudados, mas com resultados variáveis. Um deles, a istradefilina, é comercializado no Japão para o tratamento do fenômeno do *wearing-off*.

Medicamentos moderadamente efetivos, como o inibidor da monoamina oxidase B e a amantadina, podem fornecer benefício adequado em pacientes com sintomas leves (ver Tabela 381.5). Embora os anticolinérgicos possam ser usados para tremor, seus efeitos colaterais cognitivos os tornam uma escolha menos desejável. Quando os sintomas são mais pronunciados ou não controlados de maneira adequada com essas abordagens, a terapia dopaminérgica deverá ser introduzida. Em pacientes com menos de 65 anos sem problemas cognitivos e sem outros problemas clínicos sérios, a terapia inicial com um agonista da dopamina pode ser razoável. Entretanto, esses fármacos resultam em mais sonolência excessiva, edema na perna, "transtornos de controle de impulso" (como jogo patológico, hipersexualidade, compulsão alimentar e compras) e alucinações que a levodopa. Os transtornos de controle de impulso ocorrem em 1 em cada 6 pacientes, de modo que o monitoramento por um membro da família é substancialmente encorajado. Se uma dose total de um agonista de dopamina não fornecer benefício clínico adequado ou tiver efeitos colaterais intoleráveis, a levodopa deverá ser iniciada. Em pacientes idosos, naqueles com disfunção cognitiva (mais propensos a alucinações com agonistas de dopamina) e em circunstâncias que demandem melhora mais rápida da incapacidade pronunciada, a levodopa deverá ser o medicamento inicial.

Em geral, o tratamento clínico da doença de Parkinson compreende vários outros agentes, incluindo medicamentos direcionados ao tratamento

Tabela 381.5 Medicamentos para a doença de Parkinson.

CLASSE	MEDICAMENTO	DOSE INICIAL USUAL	DOSAGEM FINAL USUAL	REAÇÕES ADVERSAS IMPORTANTES	COMENTÁRIOS	INDICAÇÕES
Anticolinérgicos	Muitos (p. ex., benzatropina, triexifenidil)	Benzatropina ou triexifenidil, 1 a 2 mg, 2 a 3 vezes/dia	Variada	Efeitos periféricos, por exemplo, boca seca, visão turva, constipação intestinal, dificuldade de urinar Efeitos centrais, por exemplo, confusão, problemas de memória, alucinações	Relativamente contraindicados aos idosos e contraindicados aos pacientes com transtornos cognitivos	Tratamento precoce de tremor
Diversos	Amantadina	100 mg, 1 vez/dia	100 mg, 2 a 3 vezes/dia	Confusão, alucinações visuais; livedo reticular, inchaço dos tornozelos; redução ou retirada do fármaco necessárias em pacientes com insuficiência renal	Antes considerada uma substância dopaminérgica, atualmente parece atuar primariamente pelos efeitos do antagonista NMDA	Tratamento precoce; mais tarde para discinesias
	Memantina	5 mg, 1 vez/dia	10 mg, 2 vezes/dia	Confusão, fadiga, sonolência, cefaleia	Antagonista de NMDA	Possivelmente eficaz para disfunção cognitiva em PDD
Precursor de dopamina	Levodopa aplicada com inibidor periférico de dopa descarboxilase (DDCI) (carbidopa [em 4:1 e 10:1] ou benserazida [4:1])*	50 levodopa/12,5 (DDCI) mg (preparo 4:1), 3 vezes/dia (com refeições para reduzir náuseas e vômito)	Variada; começa com esquema 3 vezes/dia (levodopa-carbidopa de liberação controlada pode ser administrada 2 vezes/dia no começo); mais tarde na doença, o paciente pode precisar de múltiplas doses por dia (às vezes > 2 g/dia) Inicialmente consumir com as refeições para reduzir mal-estar gastrintestinal; mais tarde, evitar refeições para melhorar absorção e confiabilidade da resposta	Efeitos colaterais dopaminérgicos periféricos e centrais Periféricos: náuseas, vômito e hipotensão ortostática Centrais: flutuações motoras, discinesias, transtornos psiquiátricos	Efeitos colaterais periféricos com frequência controlados por carbidopa adicional ou pelo bloqueador do receptor periférico de dopamina, domperidona* Formulações de liberação controlada quase sempre menos biodisponíveis com menos absorção confiável (mais "falhas de dosagem" mais tarde)	Formulações: liberação imediata – para tratamento precoce e posterior Liberação controlada (com carbidopa [4:1] ou benserazida [4:1])* – para flutuações motoras previsíveis (*wearing off*) e acinesia noturna Stalevo® com (carbidopa e entacapona) – para *wearing off* Parcopa®# (comprimidos orais para absorção mais rápida) – para pacientes com latência longa e problemática para benefício com doses individuais Melevodopa®*# (éster metílico de levodopa; profármaco efervescente com solubilidade muito mais alta na água que os comprimidos de levodopa; disponível na Itália) Duodopa®*# (usado com uma bomba para infusões duodenais) – para flutuações motoras problemáticas

Tabela 381.5 Medicamentos para a doença de Parkinson. *(continuação)*

CLASSE	MEDICAMENTO	DOSE INICIAL USUAL	DOSAGEM FINAL USUAL	REAÇÕES ADVERSAS IMPORTANTES	COMENTÁRIOS	INDICAÇÕES
Agonistas da dopamina derivados de *ergot*	Bromocriptina	1,25 mg, 3 vezes/dia, com refeições	30 a 40 mg/dia	Efeitos colaterais dopaminérgicos periféricos e centrais; edema pedal, sonolência diurna excessiva Reação pleuropulmonar, fibrose retroperitoneal, eritromelalgia Transtornos de controle de impulso provavelmente igualmente comuns com todos os agonistas da dopamina	Efeitos colaterais periféricos bem controlados com domperidona* Raros efeitos pulmonares, retroperitoneais e cutâneos possivelmente causados por derivação de *ergot* (abstinência da substância geralmente necessária)	Terapia precoce e adjunta
	Pergolida	0,05 mg, 1 vez/dia × 2 dias, com aumento leve daí em diante	3 a 5 mg/dia	Como para bromocriptina; valvopatia cardíaca	Igual à bromocriptina	Não o primeiro agonista, pois ele causa doença restritiva de valva cardíaca
	Cabergolina*	0,5 a 1 mg, 1 vez/dia	2 a 6 mg/dia	Igual à pergolida	Igual à pergolida Meia-vida longa permite dosagem 1 vez/dia	Igual à pergolida, embora a vantagem da meia-vida longa possa prevalecer sobre essa preocupação
	Lisurida*#	0,1 a 0,2 mg, 1 a 3 vezes/dia	2 a 5 mg/dia	Igual à bromocriptina	Igual à bromocriptina	A ocorrência de anormalidades da valva cardíaca é incerta Formulações parenterais permitem a terapia de infusão crônica (bomba)
Não derivados de *ergot*	Ropinirol#	0,25 mg, 3 vezes/dia	Até 24 mg/dia, divididos em 3 doses Preparo de liberação estendida/prolongada 1 vez/dia disponível	Efeitos colaterais dopaminérgicos centrais e periféricos, semelhantes aos agonistas de dopamina, derivados da ergotamina, exceto provavelmente as reações pleuropulmonares, a fibrose retroperitoneal, a eritromelalgia e as valvopatias cardíacas	Eficaz como tratamento de primeira linha ou adjuvante; os efeitos de agonista dopaminérgico D_3 contribuem para eficácia Alguns pacientes, ao suspender a medicação (especialmente com problemas de controle de impulso), podem experimentar uma síndrome de abstinência, semelhante à observada em algumas substâncias (síndrome de abstinência do agonista de dopamina)	Terapia *de novo* mostrou estar associada a menos complicações motoras do que com levodopa Implicações de perda menos progressiva da função do terminal de dopamina na imagem incerta
	Pramipexol	0,125 mg, 3 vezes/dia	Até 4,5 mg/dia, divididos em 3 doses Preparo de liberação estendida/prolongada 1 vez/dia disponível	Igual ao ropinirol	Igual ao ropinirol, talvez efeitos "preferidos de D_3" maiores – pode responder por efeito antidepressivo	Igual ao ropinirol
	Rotigotina	Dose nominal: 2 mg/dia (10 cm² com 4,5 mg)	Dose nominal *patch* transdérmico de 4 a 16 mg/dia (conteúdo do *patch* 9 a 36 mg; 20 a 80 cm²)	Igual ao ropinirol Reações adversas adicionais relacionadas com a aplicação na pele (dermatite)	Pode ser eficaz tanto para terapia de primeira linha quanto adjunta	
	Piribedil*#	50 mg, 1 vez/dia	150 a 250 mg/dia (em 3 a 5 doses/dia)	Igual ao ropinirol	Igual ao ropinirol	
	Apomorfina	3 a 5 mg, injeção subcutânea	Agente parenteral administrado conforme necessário ou como infusão contínua	Efeitos colaterais dopaminérgicos periféricos e centrais Reações cutâneas locais com formação de nódulos	Necessário antiemético (p. ex., domperidona,* trimetobenzamida) concomitante	Flutuações motoras problemáticas em estágio tardio Uso de infusões por muito tempo pode reduzir discinesias, assim como flutuações motoras

Tabela 381.5 Medicamentos para a doença de Parkinson. *(continuação)*

CLASSE	MEDICAMENTO	DOSE INICIAL USUAL	DOSAGEM FINAL USUAL	REAÇÕES ADVERSAS IMPORTANTES	COMENTÁRIOS	INDICAÇÕES
Inibidores da monoamina oxidase B	Selegina	5 mg, 1 vez/dia	5 mg, 2 vezes/dia	Efeitos dopaminérgicos de outros fármacos possivelmente acentuados, insônia, confusão	Última dose administrada na metade do dia para evitar insônia	Doença precoce leve Alguma controvérsia sugestiva de efeitos modificadores da doença Flutuações motoras previsíveis (*wearing off*)
	Selegina Zydis#	1,25 mg, 1 vez/dia	1,25 ou 2,5 mg/dia (formulação de *wafer*)	Igual à selegina	Igual à selegina Absorvida pela mucosa bucal, evitando, assim, primeira passagem pelo metabolismo hepático e o metabólito metanfetamina da selegina	Igual à selegina
	Rasagilina	1 mg, 1 vez/dia	1 a 2 mg, 1 vez/dia	Igual à selegina		Possíveis efeitos de modificação de doença Igual à selegina
Inibidores da catecol-*O*-metiltransferase (COMT)	Tolcapona	100 mg, 3 vezes/dia	100 ou 200 mg, 3 vezes/dia (6 h de intervalo)	Efeitos da levodopa acentuados Diarreia em cerca de 5% dos pacientes Hepatotoxicidade Alteração da cor da urina	Redução da dose da levodopa pode ser necessária em até 25%; a diarreia (às vezes explosiva) geralmente força a descontinuação Monitoramento contínuo dos testes de função hepática (inibidor COMT de segunda linha)	Flutuações motoras, especialmente desgaste (provavelmente mais efetiva que a entacapona)
	Entacapona	200 mg com cada dose de levodopa	200 mg, 4 a 10 vezes/dia (administrados com as doses de levodopa)	Efeitos acentuados da levodopa 10% observam coloração marrom/laranja da urina	Igual à tolcapona; diarreia possivelmente menos frequente Monitoramento da função hepática desnecessário	Igual à tolcapona Disponível em tablete de combinação com levodopa/carbidopa (Stalevo®)
Antagonista de A_{2A}	Istradefilina* (só no Japão)	20 mg, 1 vez/dia	20 mg, 1 vez/dia	Aumento nas discinesias		
Neurolépticos atípicos	Clozapina	12,5 mg h	Faixa ampla (6,25 a 150 mg dia), geralmente < 75 mg/dia	Agranulocitose, sedação, hipotensão, sialorreia	Risco muito baixo de piorar parkinsonismo; agranulocitose rara (< 1%) e reversível se descoberta precoce (exige controle regular do hemograma)	Psicose induzida pelo fármaco Outras indicações "sem prescrição" incluem tremor resistente ao medicamento e, possivelmente, discinesias induzidas pela levodopa
	Quetiapina	12,5 a 25 mg h	25 a 150 mg/dia	Sedação Pode piorar parkinsonismo	Provavelmente menos eficaz que a clozapina	Psicose induzida pelo fármaco
Inibidores da acetilcolinesterase	Donepezila	5 mg, 1 vez/dia	5 a 10 mg/dia	Efeitos colaterais colinérgicos periféricos: náuseas, vômito, diarreia, síncope, bradicardia Tremor aumentado, piora de outros aspectos de Parkinson		Demência Possivelmente efetiva para sintomas psicóticos, especialmente alucinações
	Rivastigmina	1,5 mg, 2 vezes/dia	3 a 12 mg/dia	Igual à donezepila	Formulação em *patch* disponível para aplicação transdérmica – pode haver melhora da tolerabilidade em comparação à formulação oral	Igual à donezepila

*Não disponível nos EUA. #Não disponível no Brasil. NMDA = *N*-metil-D-aspartato; PDD = demência por doença de Parkinson.

da hipotensão ortostática (ver Capítulo 56), depressão (ver Capítulo 369), ansiedade (ver Capítulo 369), frequência e urgência urinárias (ver Capítulos 23 e 120) e disfunção erétil no homem (ver Capítulo 221). Pimavanserina (40 mg/dia) é uma opção para tratamento de psicose relacionada com a doença de Parkinson.[A10] O tratamento dessa doença no estágio tardio exige habilidade em polifarmácia e compreensão suficiente dos índices de risco-benefício envolvidos dos vários fármacos necessários.

Tratamento cirúrgico

A estimulação cerebral bilateral profunda do núcleo subtalâmico ou globo pálido melhora os sintomas da doença de Parkinson, permite, com frequência, doses menores de medicamentos antiparkinsonianos e melhora a qualidade de vida autoinformada.[A11] O uso precoce de estimulação cerebral profunda do núcleo subtalâmico, quando os pacientes estão apenas começando a desenvolver complicações motoras (duração média da doença: 7,5 anos), fornece benefício significativamente maior do que a melhor terapia clínica, mas não há consenso sobre o momento mais apropriado para intervir cirurgicamente. A estimulação cerebral profunda do tálamo tem utilidade limitada, porque ela é efetiva somente para tremor. O melhor preditor de uma boa resposta à estimulação cerebral profunda do núcleo subtalâmico ou do globo pálido interno é a resposta clínica em andamento do paciente à levodopa. Além do tremor, que pode ser resistente à mais alta dose de levodopa tolerável, mas que geralmente responde de maneira satisfatória à cirurgia, os sintomas resistentes ao efeito de pico da levodopa (p. ex., disartria, instabilidade postural com quedas) também falham na resposta à estimulação cerebral profunda. O candidato adequado típico para a estimulação cerebral profunda do núcleo subtalâmico ou globo pálido é um paciente sadio, relativamente jovem, com cognição intacta e estável em termos psiquiátricos e que ainda responda de maneira satisfatória à levodopa (além do tremor), mas que esteja sofrendo de tremor incapacitante, período *off*, flutuações motoras e discinesias. Estudos clínicos randomizados e duplos-cegos de transplante de substância negra fetal no estriado não mostraram eficácia significativa e foram associados ao efeito colateral de discinesias *runaway* de período *off*, induzido pelo transplante.

PROGNÓSTICO

A doença de Parkinson progride inexoravelmente ao longo de muitos anos; a rapidez e o curso dessa progressão variam de maneira considerável de um paciente para outro. Até o momento, as informações genotípicas não ajudaram a prognosticar desfechos ou alterar o tratamento. Alguns pacientes mantêm resposta excelente ao tratamento e parecem mudar muito pouco durante um seguimento prolongado, mas muitos observam incapacidade crescente, com o desenvolvimento de muitos sintomas que respondem de maneira insatisfatória aos medicamentos. Fatores como estabilidade postural ruim, quedas, disartria, disfagia, disautonomia, sonolência excessiva diurna, apatia e demência contribuem para a incapacidade e mortalidade aumentada. Cerca de metade dos pacientes com cognição normal na linha de base desenvolve alteração cognitiva dentro de 6 anos, e aqueles que desenvolvem prejuízo cognitivo leve em geral progridem para a demência em 5 anos. Ainda não se sabe se a estimulação profunda do cérebro melhora a sobrevida, e a maioria dos pacientes de Parkinson vai a óbito por causas diretamente relacionadas com a doença.[15]

NO FUTURO

Terapias genéticas direcionadas a modificar a função neurotransmissora ou a induzir a neurorregeneração e outras terapias baseadas em células estão em desenvolvimento. As abordagens que se baseiam em vacinas e aperfeiçoamentos dos dispositivos de estimulação cerebral profunda estão sendo estudadas. Os tratamentos futuros também devem abordar a natureza multissistêmica e generalizada da doença, especialmente os sintomas não relacionados com a deficiência de dopamina nigroestriatal e que não respondem às terapias atuais.

OUTRAS CAUSAS DO PARKINSONISMO

As numerosas causas de parkinsonismo (ver Tabela 381.1) são, às vezes, denominadas de *síndrome acinética rígida, síndrome de Parkinson, parkinsonismo atípico ou síndrome de Parkinson plus* para enfatizar que esses pacientes em geral demonstram aspectos clínicos adicionais indicativos do envolvimento patológico mais generalizado e particularmente mais grave de áreas além da SNc dopaminérgica. Essas outras condições parkinsonianas estão geralmente associadas a alterações "pós-sinápticas", que resultam em uma resposta ruim ou não sustentada à levodopa, e essa falta de resposta serve como uma das mais importantes de várias pistas de que as características do parkinsonismo são causadas por outras condições que não aquelas da doença de Parkinson (Tabela 381.4) (p. ex., "parkinsonismo menor", uma resposta à levodopa; ver Tabela 381.3).

Grau A Recomendações de grau A

A1. Rafferty MR, Prodoehl J, Robichaud JA, et al. Effects of 2 years of exercise on gait impairment in people with Parkinson disease: the PRET-PD randomized trial. *J Neurol Phys Ther.* 2017;41:21-30.
A2. Mak MK, Wong-Yu IS, Shen X, et al. Long-term effects of exercise and physical therapy in people with Parkinson disease. *Nat Rev Neurol.* 2017;13:689-703.
A3. Chen F, Jin L, Nie Z. Safety and efficacy of rotigotine for treating Parkinson's disease: a meta-analysis of randomised controlled trials. *J Pharm Sci.* 2017;20:285-294.
A4. Athauda D, Maclagan K, Skene SS, et al. Exenatide once weekly versus placebo in Parkinson's disease: a randomised, double-blind, placebo-controlled trial. *Lancet.* 2017;390:1664-1675.
A5. Xie CL, Zhang YY, Wang XD, et al. Levodopa alone compared with levodopa-sparing therapy as initial treatment for Parkinson's disease: a meta-analysis. *Neurol Sci.* 2015;36:1319-1329.
A6. Verschuur CVM, Suwijn SR, Boel JA, et al. Randomized delayed-start trial of levodopa in Parkinson's disease. *N Engl J Med.* 2019;380:315-324.
A7. Gray R, Ives N, Rick C, et al. Long-term effectiveness of dopamine agonists and monoamine oxidase B inhibitors compared with levodopa as initial treatment for Parkinson's disease (PD MED): a large, open-label, pragmatic randomised trial. *Lancet.* 2014;384:1196-1205.
A8. Hauser RA, Hsu A, Kell S, et al. Extended-release carbidopa-levodopa (IPX066) compared with immediate-release carbidopa-levodopa in patients with Parkinson's disease and motor fluctuations: a phase 3 randomised, double-blind trial. *Lancet Neurol.* 2013;12:346-356.
A9. Olanow CW, Kieburtz K, Odin P, et al. Continuous intrajejunal infusion of levodopa-carbidopa intestinal gel for patients with advanced Parkinson's disease: a randomised, controlled, double-blind, double-dummy study. *Lancet Neurol.* 2014;13:141-149.
A9b. Cilia R, Laguna J, Cassini E, et al. *Mucuna pruriens* in Parkinson disease: a double-blind, randomized, controlled, crossover study. *Neurology.* 2017;89:432-438.
A10. Wilby KJ, Johnson EG, Johnson HE, et al. Evidence-based review of pharmacotherapy used for Parkinson's disease psychosis. *Ann Pharmacother.* 2017;51:682-695.
A11. Tan ZG, Zhou Q, Huang T, et al. Efficacies of globus pallidus stimulation and subthalamic nucleus stimulation for advanced Parkinson's disease: a meta-analysis of randomized controlled trials. *Clin Interv Aging.* 2016;11:777-786.

REFERÊNCIAS BIBLIOGRÁFICAS

As referências bibliográficas, bem como os outros materiais suplementares deste livro, encontram-se no GEN-IO, nosso ambiente virtual de aprendizagem.

382 OUTROS DISTÚRBIOS DE MOVIMENTO

MICHAEL S. OKUN E ANTHONY E. LANG

DEFINIÇÃO

Os transtornos de movimento são primeiro divididos nas categorias hipocinéticas e hipercinéticas. Os *transtornos hipocinéticos*, caracterizados por acinesia, bradicinesia e rigidez, são síndromes parkinsonianas, discutidas no Capítulo 381. Os transtornos de *movimento hipercinético* (Tabela 382.1) são definidos por fenômenos clínicos específicos.

MANIFESTAÇÕES CLÍNICAS E ABORDAGEM DIAGNÓSTICA

A abordagem tradicional a um sintoma neurológico começa pela localização no sistema nervoso (*i. e.*, "Onde é a lesão?"), seguida de avaliação de sua natureza ("Qual é a lesão?"). O exame neurológico é crucial em determinar a localização da lesão, e geralmente a anamnese, incluindo a natureza do início e a progressão dos sintomas, determinará o diagnóstico mais provável. Entretanto, quando um transtorno de movimento é o problema predominante, a abordagem será um pouco diferente. A fisiopatologia da maioria dos transtornos de movimento é complexa. Muitos desses transtornos são o resultado da disfunção de diferentes circuitos no cérebro, sendo com frequência impossível determinar a localização anatômica específica. Em vez disso, uma apreciação acurada dos fenômenos clínicos é o primeiro passo importante na avaliação. O médico precisa observar e examinar o paciente para definir o tipo de transtorno de movimento que melhor

Tabela 382.1 Transtornos de movimento hipercinéticos.

Tremor
Coreia
Balismo
Distonia
Atetose
Tiques
Mioclonia
Sobressalto
Estereotipias
Diversos

descreve o cenário clínico. Essa caracterização rigorosa permite então a geração de um diagnóstico diferencial para o transtorno de movimento específico. A idade e a natureza da manifestação, a distribuição, a progressão dos sintomas, a história familiar de sintomas similares ou relacionados e a presença de outros sinais neurológicos e sistêmicos ajudam a determinar a explanação mais provável.

TREMOR

O tremor, um movimento rítmico sinusoidal de uma parte do corpo, é causado por contrações regulares, sincronizadas ou alternantes de músculos reciprocamente inervados. Os tremores são classificados com base na ocorrência: em repouso (peso totalmente suportado contra a gravidade) ou em ação. Tremores de repouso são observados tipicamente na doença de Parkinson e em outras síndromes parkinsonianas, mas essa não é uma regra absoluta[1] (ver Tabela 381.1). Os tremores de ação são ainda divididos em tremores posturais, cinéticos ou de intenção. O tremor postural é observado com a manutenção de uma postura contra a gravidade (p. ex., quando os braços são estendidos na frente do corpo). Um *tremor cinético* é visto com um movimento voluntário do membro (p. ex., tremor em um membro superior ao executar o teste índex-nariz). Um tremor de intenção aumenta em amplitude na abordagem de um alvo.

MANIFESTAÇÕES CLÍNICAS

A maioria dos tremores de ação (Tabela 382.2) combina componentes posturais e cinéticos e piora com o esforço, incluindo a realização de uma atividade realizada em público. Inicialmente, o transtorno pode ser evidente somente na tentativa de realizar tarefas motoras finas, como enfiar uma linha em uma agulha, soldar ou usar uma chave de fenda. Tremores mais intensos interferem nas atividades de escrever à mão, fechar botões, barbear-se, tomar sopa com uma colher ou beber em uma xícara. Com frequência, os pacientes se adaptam ou usam medidas compensatórias, como trocar uma atividade para a mão menos afetada (p. ex., barbear-se com a mão não dominante), usar as duas mãos para beber água somente de um copo ou xícara não completamente cheios ou evitar completamente atividades mais desafiantes, como alimentar-se em público. Tremores de ação e intenção mais intensos podem tornar a escrita à mão completamente ilegível e resultar em dependência de terceiros para os cuidados necessários.

Tremores da cabeça, que podem ser de um lado para o outro, para cima e para baixo ou mistos, raramente são incapacitantes, mas sempre representam uma fonte de embaraço. O tremor da laringe, que causa tremor na voz, é mais bem apreciado ao solicitar que o paciente sustente uma nota musical. O tremor de ação dos membros inferiores é avaliado com o paciente elevando o pé em direção a um alvo (p. ex., a mão do examinador),e então, executando a manobra calcanhar-joelho-canela (*heel-knee-shin test*).

A maioria dos tremores de ação dos membros superiores afeta muitas atividades em grau semelhante e, menos comumente, uma única tarefa isoladamente (tremores tarefa-específicos), sendo o mais comum o tremor primário para escrever. O tremor ortostático é evidente nos membros inferiores e em músculos antigravidade, somente quando o paciente está parado em um ponto e diminui a marcha ou se apoia em um muro; esses indivíduos geralmente se queixam de enorme sensação de insegurança enquanto estão em pé e medo de cair. A avaliação eletrofisiológica demonstra um tremor de alta frequência muito característico (14 a 18 Hz).

Tremor fisiológico realçado

Um tremor de 7 a 12 Hz é detectável por registros eletrofisiológicos em todos os seres humanos. Esse tremor fisiológico se intensifica e pode se tornar sintomático em várias circunstâncias, incluindo fadiga, ansiedade e excitação. Esse mesmo tremor pode ser acentuado por medicamentos e processos sistêmicos.

Tabela 382.2 Diagnóstico diferencial de tremor e transtornos de movimento rítmico.

TREMOR FISIOLÓGICO REFORÇADO
Distúrbios metabólicos
Hipertireoidismo
Hiperparatireoidismo
Hipoglicemia
Feocromocitoma
Medicamentos
Cafeína
Teofilina
Anfetaminas
Lítio
Ácido valproico
Antidepressivos
Amiodarona
Beta-agonistas
Outros
Abstinência de substâncias psicoativas
Benzodiazepínicos
Álcool etílico
Outros
Febre, sepse
Ansiedade, estresse, fadiga
TREMOR PRIMÁRIO OU IDIOPÁTICO
Tremor essencial
Tremor tarefa-específico
Tremor ortostático
Tremor palatal idiopático
TREMOR ASSOCIADO A DOENÇAS DO SISTEMA NERVOSO CENTRAL
Tremor com síndromes parkinsonianas
Doença de Parkinson idiopática
Atrofia de múltiplos sistemas
Paralisia supranuclear progressiva
Degeneração corticobasal
Parkinsonismo induzido por neurolépticos
Doença de Wilson
Esclerose múltipla
Tremor associado ao X frágil/síndrome de ataxia
Acidente vascular encefálico
Malformação arteriovenosa
Tumor
Traumatismo craniano
Tremor do mesencéfalo (tremor de Holmes)
TREMOR ASSOCIADO A NEUROPATIAS PERIFÉRICAS
TREMOR PSICOGÊNICO
OUTROS TRANSTORNOS DE MOVIMENTO RÍTMICO
Movimentos rítmicos na distonia (tremor distônico)
Mioclonia rítmica (incluindo tremor mioclônico)
Asterixe
Clônus
Epilepsia parcial contínua
Queixo trêmulo hereditário
Spasmus nutans
Balanço da cabeça com hidrocefalia
Nistagmo

Modificada de Cloutier M, Lang AE. Movement disorders: an overview. In: Factor SA, Lang AE, Weiner WJ, eds. *Drug Induced Movement Disorders*. Malden, Mass: Blackwell; 2005:3-19.

Tremor essencial

O tremor essencial, que afeta até 5% da população geral após os 60 anos,[2,3] é, com frequência, herdado de modo autossômico dominante, com o fenótipo mostrando heterogeneidade genética de, pelo menos, seis genes diferentes, assim como influências ambientais. Estudos recentes de patologia demonstraram, de maneira variada, anormalidades microscópicas de células cerebelares de Purkinje diminuídas, alterações na espessura de axônios e ramificação axonal reduzida. A manifestação inicial pode ocorrer já na primeira ou segunda década de vida, mas o tremor senil pode ser retardado até meados dos 60 anos. Primeiro, os pacientes se conscientizam de um tremor postural e de ação leve nas mãos, que é indistinguível de um tremor fisiológico exacerbado e pode resultar em discreto comprometimento funcional por muitos anos, até que comece a interferir gradualmente nas atividades. Pacientes idosos que apresentem tremores de grande amplitude e de baixa frequência podem ter um componente de repouso que costuma ser erroneamente diagnosticado como doença de Parkinson (ver Tabela 381.1) (Vídeo 382.1).

TRATAMENTO

O tratamento do tremor essencial não influencia o curso da doença e, portanto, se justifica somente quando interfere na função. Pelo menos 50% dos pacientes notam melhora ou desaparecimento completo do tremor após a ingestão de pequena quantidade de etanol.

O tratamento com medicamentos de primeira linha incluem tentativas experimentais de um bloqueador beta-adrenérgico não cardiosseletivo (p. ex., propranolol, ≤ 320 mg/dia), primidona (começando com dose baixa de 25 a 62,5 mg à noite e aumentando para 500 a 750 mg/dia) ou topiramato (≤ 400 mg/dia).[A1] Outros fármacos que mostraram provável efetividade em estudos clínicos cruzados duplos-cegos incluem gabapentina (1.200 a 1.800 mg/dia), atenolol (50 a 150 mg/dia), alprazolam (0,125 a 3 mg/dia) e sotalol (75 a 200 mg/dia). Entretanto, esse último medicamento está associado a arritmias ventriculares e prolongamento do intervalo QT relacionado com a dose, de modo que não é rotineiramente considerado no tratamento de tremor essencial. Os medicamentos que demonstraram possível benefício incluem nadolol (120 a 240 mg/dia), nimodipino (120 mg/dia) e clonazepam (0,5 a 6 mg/dia), mas muitos pacientes permanecem resistentes a todos os medicamentos. A toxina botulínica pode ser efetiva, mas também pode resultar em fraqueza dose-dependente e dor no local da injeção. Se a incapacidade for substancial, a estimulação cerebral profunda talâmica ou a talamotomia poderão gerar benefícios melhores, com reduções significativas após o tratamento uni ou bilateral.[4] Recentemente, a talamotomia unilateral por ultrassom foi usada com sucesso.[A2]

Entretanto, alguns pacientes apresentam sequelas neurológicas permanentes, como disfunção da fala e da marcha, mesmo com procedimentos unilaterais, e um número ainda maior apresenta essas sequelas após procedimentos bilaterais.

COREIA

A coreia (Tabela 382.3) consiste em movimentos flutuantes, irregulares, breves e aleatórios que, com frequência, passam de uma parte do corpo para outra, em sequência imprevisível e sem propósito. Os pacientes podem incorporar movimentos coreiformes em um movimento voluntário para mascará-los. A intensidade varia da aparência de estarem levemente inquietos ou agitados até movimentos contínuos e marcantes envolvendo todo o corpo. Muitos pacientes com coreia parecem desconhecer os movimentos, enquanto outros podem se sentir muito perturbados e incapacitados.

Tabela 382.3 Diagnóstico diferencial de coreia.

DISTÚRBIOS GENÉTICOS
Coreia hereditária benigna
Doença de Huntington
Condições Huntington-*like*
Neuroferritinopatia
Neuroacantocitose, incluindo a síndrome de McLeod
Atrofia dentato-rubro-pálido-luisiana
Doença de Wilson
Neurodegeneração com acúmulo de ferro no cérebro do tipo 1 (NBIA 1) (antes doença de Hallervorden Spatz)
Ataxias espinocerebelares
Ataxia-telangiectasia
Ataxia-apraxia oculomotora do tipo 1
Esclerose tuberosa
INFECÇÕES/CAUSAS PARAINFECCIOSAS
Coreia de Sydenham
Síndrome da imunodeficiência adquirida (incluindo complicações)
Encefalite e transtornos pós-encefalíticos
Doença de Creutzfeldt-Jacob
MEDICAMENTOS
Levodopa
Agonistas dopaminérgicos usados para doença de Parkinson
Anfetaminas
Anticolinérgicos
Anticonvulsivantes (especialmente fenitoína)
Neurolépticos
Antidepressivos tricíclicos
Inibidores seletivos de recaptação de serotonina (ocasionalmente)
Contraceptivos orais (tipicamente em pacientes com história anterior de coreia de Sydenham)
Anti-histamínicos
CONDIÇÕES ENDOCRINOLÓGICAS/METABÓLICAS
Hipertireoidismo
Hipoparatireoidismo
Coreia gravídica
Degeneração hepatolenticular adquirida
DISTÚRBIOS IMUNOLÓGICOS
Lúpus eritematoso sistêmico
Síndrome antifosfolipídio
Púrpura de Henoch-Schönlein
DISTÚRBIOS VASCULARES
Acidente vascular encefálico
Hemorragia
Malformação arteriovenosa
Policitemia rubra vera
OUTRAS CONDIÇÕES
Paralisia cerebral
Kernicterus
Traumatismo craniano
Derivação cardiopulmonar com hipotermia
Síndromes neoplásicas e paraneoplásicas
Discinesias paroxísticas

Modificada de Cloutier M, Lang AE. Movement disorders: an overview. In: Factor SA, Lang AE, Weiner WJ, eds. *Drug Induced Movement Disorders*. Malden, Mass: Blackwell; 2005:3-19.

Doença de Huntington

DEFINIÇÃO E EPIDEMIOLOGIA

A doença de Huntington é um transtorno neurodegenerativo autossômico dominante com penetrência plena causado por uma expansão na repetição da sequência de um trinucleotídio (CAG) no gene para a proteína huntingtina, localizada no cromossomo 4. A prevalência mundial de 2,71 por 100.000 pessoas varia de 5,7 por 100.000 indivíduos de ascendência europeia para 0,4 por 100.000 para os asiáticos. A idade à época do diagnóstico é orientada pelo mais longo alelo expandido e, ainda, por fatores não identificados genéticos ou ambientais.

BIOPATOLOGIA

A doença de Huntington se caracteriza, em termos neuropatológicos, pela perda neuronal acompanhada por inclusões intraneuronais e gliose, especialmente no núcleo caudado e no putame (o estriado) e córtex cerebral. O objetivo da pesquisa atual é compreender como essas alterações resultam do trato expandido de poliglutamina na proteína huntingtina mutada.

MANIFESTAÇÕES CLÍNICAS

Os sintomas começam tipicamente entre os 30 e 55 anos, mas 5 a 10% desses pacientes manifestam a doença antes dos 20 anos (doença de Huntington juvenil) e alguns começam a ter sintomas bem mais tarde. Os sintomas incluem a combinação de um transtorno de movimento, transtornos psiquiátricos e disfunção cognitiva. Na fase inicial, o transtorno de movimento é predominantemente coreia, mas o parkinsonismo e a distonia se desenvolvem mais tarde (Vídeo 382.2). Alguns pacientes, especialmente aqueles com o quadro juvenil, têm uma forma mais rapidamente progressiva, com rigidez acinética e distônica (a variante Westphal). As manifestações psiquiátricas, que são universais, mas amplamente variáveis, incluem mudanças de personalidade, impulsividade, comportamento agressivo, depressão e psicose paranoide. Esses sintomas psiquiátricos podem preceder as manifestações motoras, e a terapia com medicamentos psicotrópicos pode ser culpada de maneira incorreta pelo desenvolvimento subsequente do transtorno de movimento. As alterações cognitivas resultam em demência subcortical progressiva com transtorno da atenção, concentração, julgamento e solução de problemas, que diferem da demência cortical, típica da doença de Alzheimer. A disfunção oculomotora, mais frequentemente manifestada por dificuldades com a refixação da mirada e tendência resultante de piscar e impulsionar a cabeça, é outro aspecto comum.

DIAGNÓSTICO

O diagnóstico é confirmado por teste genético. Alelos normais do gene *IT15* têm menos de 30 repetições CAG, enquanto 40 ou mais repetições resultam invariavelmente na doença clínica. O início em idade precoce se correlaciona com números maiores de repetições CAG. Pacientes com alelos intermediários (27 a 35) apresentam mais anormalidades de comportamento, como apatia e ideias suicidas, que os não afetados. Os níveis da proteína huntingtina mutante, detectada por contagem ultrassensível de molécula única, estão associados ao início dos sintomas e à função cognitiva e motora diminuída.[5]

TRATAMENTO E PROGNÓSTICO

Os cuidados atuais para pacientes com a doença de Huntington envolvem uma equipe multiprofissional de geneticistas clínicos, neurologistas, psiquiatras, psicólogos, assistentes sociais, terapeutas ocupacionais e físicos, fonoaudiólogos, nutricionistas e enfermeiros.[6] O aconselhamento genético para pacientes e membros da família é fundamental. A coreia pode ser extremamente responsiva a medicamentos que reduzem a atividade da dopamina central, especialmente a tetrabenazina, iniciando-se com 12,5 mg, 2 a 3 vezes/dia, e aumentando-se gradualmente para até 100 a 200 mg/dia, ou deutetrabenazina[a] (iniciando-se com 6 mg/dia e aumentando-se semanalmente em 6 mg/dia até que a coreia esteja adequadamente controlada ou até no máximo 48 mg/dia).A3 Os pacientes deverão ser monitorados quanto a depressão, parkinsonismo e ganho de peso. Outros agentes deverão ser reservados para pacientes com coreia incapacitante, pois eles poderão estar associados ao aumento do parkinsonismo, instabilidade postural, depressão, sedação e outros efeitos adversos;[7] essas opções incluem amantadina (300 a 400 mg/dia) e possivelmente riluzol (200 mg/dia). Outros agentes em potencial que bloqueiam os receptores de dopamina incluem haloperidol (3 a 30 mg/dia), pimozida (0,5 a 10 mg/dia), flufenazina (0,5 a 20 mg/dia) e reserpina (0,75 a 5 mg/dia). Os dados sugerem que as proteínas RAN possam ser futuras metas terapêuticas.

Infelizmente, a função física pode não melhorar significativamente, mesmo quando a coreia estiver controlada. Os sintomas psiquiátricos (p. ex., ansiedade, psicose, depressão) podem ser tratados efetivamente com as mesmas estratégias usadas em outras doenças psiquiátricas (ver Capítulo 369).

Estratégias modificadoras da doença estão em desenvolvimento ativo. Por exemplo, uma abordagem experimental é a administração intratecal de um oligonucleotídio *antisense* para reduzir a concentração da proteína huntingtina mutante.[8]

A progressão pode ser monitorada por alterações clínicas e mediante o acompanhamento das alterações de volume de substância cinzenta na ressonância magnética (RM) do cérebro em ambos os pacientes pré-sintomáticos e em estágio precoce. Os pacientes declinam de maneira inexorável em uma taxa relativamente constante, e a doença progride para a institucionalização e óbito no curso de aproximadamente 15 anos. Entretanto, esse prognóstico é variável, dependendo substancialmente do ônus da doença.

Outras coreias

A maioria das causas não neurodegenerativas de coreia (ver Tabela 382.3) pode ser estabelecida ou excluída por uma anamnese cuidadosa (incluindo anamnese detalhada de medicamentos) e um conjunto focado de investigações, incluindo, em circunstâncias apropriadas, pesquisa de acantócitos em esfregaço de sangue periférico (que estão associados à neurodegeneração), estudos imunológicos (incluindo anticorpos anticardiolipina), avaliação endócrina (hipertireoidismo, gravidez), investigações por neuroimagens e exames genéticos. Mutações nos genes *NKX2-1* e *ADCY5* podem causar a coreia hereditária benigna.[9] Expansões de hexanucleotídios heterozigotos no gene *C9orf72* ou *RNF216* podem causar um transtorno semelhante a Huntington, e *C9orf72* pode ocorrer simultaneamente ao gene Huntington.[10] Entre 36 casos adultos de coreia autoimune observados em uma instituição em 5 anos, 50% apresentavam um distúrbio autoimune coexistente, especialmente lúpus eritematoso sistêmico (ver Capítulo 250), e a maioria dos demais exibia uma causa paraneoplásica, especialmente carcinoma de pequenas células de pulmão e adenocarcinoma.

A coreia de Sydenham, que é um componente tardio da febre reumática (ver Capítulo 274), é presumivelmente o resultado de uma reatividade imunológica cruzada entre o estreptococo beta-hemolítico do grupo A e os núcleos da base. Entretanto, nem todos os pacientes com coreia de Sydenham apresentam história de febre reumática. Esse transtorno não é comum na América do Norte, mas o é nos países em desenvolvimento. A doença geralmente afeta crianças e adultos jovens, e é mais comum nas meninas antes da puberdade. Pacientes adultas com história de coreia de Sydenham na infância podem desenvolver coreia durante a gravidez ou em resposta ao consumo de agentes contraceptivos orais ou preparações de estrogênio. Elas também podem apresentar índice mais alto de transtornos psiquiátricos subsequentes e função neurológica executiva prejudicada, mesmo quando em remissão.

Os medicamentos que podem causar coreia deverão ser suspensos, se possível. Tetrabenazina e deutetrabenazina, como prescrito para a doença de Huntington, podem ser úteis para esses outros tipos de coreia.[11]

Balismo

Esse transtorno, considerado a forma extrema da coreia, envolve movimentos de arremesso dos membros proximais de grande amplitude, aleatórios e frequentemente violentos (Tabela 382.4). Ele costuma ser consequência de um insulto cerebral agudo, como um acidente vascular encefálico (AVE), e geralmente envolve um lado do corpo, particularmente o braço, daí o termo *hemibalismo* (Vídeo 382.3). Quando uma lesão causativa puder ser demonstrada, ela envolverá geralmente a região do núcleo subtalâmico, o tálamo ou o estriado. Quando o problema é causado por um AVE, os movimentos em geral diminuem de maneira espontânea durante dias a semanas, embora possam persistir em definitivo em alguns pacientes. O balismo também pode ser um efeito colateral de estimulação cerebral profunda ou procedimentos ablativos que visem à região subtalâmica. O tratamento costuma exigir o uso de medicamento antagonista dos efeitos da dopamina no cérebro, incluindo bloqueadores do receptor da dopamina (neurolépticos, como haloperidol, 3 a 30 mg/dia) ou depletores da dopamina (p. ex., tetrabenazina, 50 a 200 mg/dia). A neurocirurgia funcional (p. ex., palidotomia, estimulação cerebral profunda) pode ser considerada para pacientes com sintomas refratários e persistentes.

DISTONIA

Definição e biopatologia

Na distonia, as contrações musculares sustentadas, quase sempre iniciadas ou pioradas por ação voluntária, resultam em torção repetitiva e, às vezes, movimentos trêmulos e posturas anormais. A distonia pode ser classificada em distonia primária, distonia *plus*, distonia secundária e distonia heredodegenerativa (Tabela 382.5). Uma classificação usa cinco descritores para especificar as características clínicas: idade no início do problema, distribuição no corpo, padrão temporal e se a distonia ocorre isolada (ou

Tabela 382.4 Diagnóstico diferencial de balismo.

Lesões focais em núcleos da base Vasculares: acidente vascular encefálico (incluindo infarto e hemorragia), angioma cavernoso, complicações pós-cirúrgicas Neoplásicas: metástases, tumores primários do sistema nervoso central Infecções: criptococose, toxoplasmose, tuberculoma Inflamatórias: esclerose múltipla Iatrogênicas: subtalamotomia, talamotomia
Imunológicas: lúpus eritematoso sistêmico, esclerodermia; doença de Behçet
Hiperglicemia não cetótica (lesões de alta intensidade no estriado na RM em T1)
Hipoglicemia
Coreia de Sydenham
Traumatismo craniano
Medicamentos Anticonvulsivantes Contraceptivos orais Levodopa

Modificada de Cloutier M, Lang AE. Movement disorders: an overview. In: Factor SA, Lang AE, Weiner WJ, eds. *Drug Induced Movement Disorders*. Malden, Mass: Blackwell; 2005:3-19.
RM = ressonância magnética.

[a]N.R.T.: Medicamento não disponível no Brasil.

Tabela 382.5 Classificação e causas de distonia.

DISTONIAS PRIMÁRIAS (DISTONIA DE TORÇÃO PRIMÁRIA)
Familiar (vários tipos e causas genéticas)
Esporádica, geralmente de início agudo, focal ou segmentar
DISTONIA *PLUS*
Distonia com parkinsonismo
Distonia dopa-responsiva
Distonia responsiva ao agonista de dopamina (p. ex., deficiência da descarboxilase de ácidos aromáticos)
Distonia mioclônica
DISTONIAS SECUNDÁRIAS
Lesão cerebral perinatal
Paralisia cerebral atetoide
Distonia de início tardio
Paquigiria
Icterícia nuclear
Encefalite
Síndrome de Reye
Leucoencefalopatia esclerosante subaguda
Picada de vespa
Doença de Creutzfeldt-Jacob
Infecção pelo vírus da imunodeficiência humana
Traumatismo craniano
Talamotomia
Lesão do tronco encefálico
Síndrome antifosfolipídio primária
Acidente vascular encefálico
Malformação arteriovenosa
Hipoxia
Tumor cerebral
Esclerose múltipla
Mielinólise pontina central
Lesão da medula cervical
Lesão periférica
Medicamentos
Toxinas
Hipoparatireoidismo
Condições psicogênicas

DISTONIAS HEREDODEGENERATIVAS
Ligadas ao X
Doença de Lubag
Síndrome da atrofia óptica-distonia-surdez (síndrome de Mohr-Tranebjaerg)
Doença de Pelizaeus-Merzbacher
Síndrome de Lesch-Nyhan
Autossômicas dominantes
Parkinsonismo-distonia de início rápido
Parkinsonismo juvenil (p. ex., de mutações no gene *parkin*)
Doença de Huntington
Doença de Machado-Joseph (ataxia espinocerebelar 3) e outras ataxias espinocerebelares
Atrofia dentato-rubro-pálido-luisiana
Autossômicas recessivas
Doença de Wilson
Doença de Niemann-Pick tipo C
Gangliosidose GM_1
Gangliosidose GM_2
Leucodistrofia metacromática
Homocistinúria
Acidemia glutárica
Deficiência de isomerase triose-fosfato
Doença de Hartnup
Ataxia-telangiectasia
Neurodegeneração com acúmulo de ferro no cérebro do tipo 1 (NBIA 1) (anteriormente doença de Hallervorden-Spatz)
Lipofuscinose ceroide neuronal juvenil
Neuroacantocitose
Doença de inclusão hialina intranuclear
Paraplegia espástica hereditária com distonia
Provavelmente autossômicas recessivas
Calcificação de núcleos da base familiar (também com herança dominante)
Degeneração palidal progressiva
Síndrome de Rett
Mitocondriais
Doença de Leigh
Doença de Leber
Outras citopatias mitocondriais
Esporádicas, com parkinsonismo
Doença de Parkinson
Paralisia supranuclear progressiva
Atrofia de múltiplos sistemas
Degeneração corticobasal

Modificada de Cloutier M, Lang AE. Movement disorders: an overview. In: Factor SA, Lang AE, Weiner WJ, eds. *Drug Induced Movement Disorders.* Malden, Mass: Blackwell; 2005:3-19.

apenas acompanhada por tremor; "distonia pura") ou coexistente com outros transtornos de movimento (tipicamente parkinsonismo e mioclonia). *Etiologia* se define como a presença ou ausência de processo patológico do sistema nervoso degenerativo ou estrutural e se o modo de herança é autossômico dominante, autossômico recessivo, recessivo ligado ao X, mitocondrial ou adquirido.[12] Um esquema de classificação de uso comum para as distonias genéticas envolve a aplicação do prefixo "DYT", seguido de um número (p. ex., 1 a 25); entretanto várias deficiências incentivaram uma reavaliação ativa dessa abordagem. As causas adquiridas incluem medicamentos, toxinas, infecções, doença vascular, neoplasia, traumatismo e psicogênicas.

MANIFESTAÇÕES CLÍNICAS

As formas comuns de distonia incluem fechamento da pálpebra (blefarospasmo), abertura ou fechamento da mandíbula (distonia oromandibular), tração ou rotação do pescoço em uma direção ou em uma combinação delas (distonia cervical; torcicolo rotatório, laterocolo, retrocolo, anterocolo), hiperadução e, menos frequentemente, abdução excessiva das cordas vocais (distonia da laringe ou disfonia espasmódica), postura anormal e tensão da mão ao escrever ou ao usá-la para outras tarefas (cãibra do escrivão, distonia manual), postura anormal do tronco ou da pelve (distonia axial) ou do membro inferior, incluindo flexão plantar e inversão do pé (Vídeos 382.4 a 382.7). Em geral, os movimentos são lentos e sustentados, embora também possam ser rápidos (espasmos distônicos). Movimentos distônicos, com contorções sinuosas e mais lentas, especialmente nas extremidades distais, são conhecidos como *atetose*. A distonia frequentemente piora com a atividade (distonia de ação), sendo um aspecto peculiar dela o fato de que somente atos selecionados podem ser afetados, poupando completamente todas as outras atividades na mesma extremidade (distonia tarefa- específica, incluindo a cãibra do escrivão e a cãibra dos músicos) (Vídeo 382.8). A distonia tarefa-específica (p. ex., jogar golfe, correr) pode acontecer somente durante atividades específicas. Em alguns pacientes, a distonia permanece isolada e ação-específica por muitos anos; em outros, ela progride com o envolvimento dos músculos adjacentes (distonia de transbordamento) e, por fim, torna-se presente em repouso, quando então contraturas articulares podem surgir. Outro aspecto comum da distonia é seu progresso transitório com o uso de um truque sensitivo (*geste antagoniste*), como o toque leve no queixo, para aliviar a distonia cervical grave, ou na pálpebra, para aliviar o blefarospasmo incapacitante (Vídeo 382.9). Pacientes com distonia, independentemente da causa, costumam apresentar tremores posturais e de ação adicionais, similares, em termos de fenótipo, àqueles do tremor essencial. Alguns pacientes também podem demonstrar movimentos rítmicos de frequência mais baixa, mais grosseiros e mais irregulares, denominados *tremor distônico*.

Com frequência, a distonia é classificada de acordo com o local de envolvimento: focal, somente em uma parte do corpo (p. ex., blefarospasmo, distonia cervical, cãibra do escrivão); segmentar, duas ou mais partes contíguas do corpo; multifocal, duas ou mais partes do corpo não contíguas; generalizada, tronco e pelo menos dois outros sítios (com ou sem envolvimento das pernas); e hemidistonia, unilateral (geralmente uma lesão cerebral focal causadora é encontrada, mais em geral, envolvendo o putame).

DIAGNÓSTICO E PROGNÓSTICO

Para fins diagnósticos e prognósticos, a distonia também pode ser distinguida pela idade no início como distonia de início infantil, início adolescente ou início adulto. Quanto mais jovem o início, maior a probabilidade de definir a causa. Por outro lado, a distonia isolada de início adulto é, com mais frequência, um transtorno idiopático; investigações complementares são tipicamente pouco recompensadoras e, em geral, não indicadas. Da mesma forma, seja qual for a causa, a distonia de início infantil em geral progride para o envolvimento segmentar ou generalizado, enquanto a distonia de início adulto permanece, em geral, como focal ou segmentar.

Distonias específicas

DISTONIA PRIMÁRIA (IDIOPÁTICA) OU ISOLADA

A distonia primária responde por até 90% dos pacientes portadores da síndrome distônica pura, na qual a distonia é o único aspecto motor ou está acompanhada pelo tremor. Até o momento, nenhuma alteração neuropatológica consistente foi encontrada no pequeno número de cérebros afetados por distonia primária estudados.

Quando os sintomas se iniciam na infância, uma causa genética definível costuma ser identificada, sendo uma das mais comuns o DYT1, resultando em geral da herança autossômica dominante de uma deleção GAG no gene *torsin A* (distonia de Oppenheim). Esse transtorno, mais comum em pessoas descendentes de judeus asquenaze, costuma aparecer na primeira década de vida e pode progredir para uma incapacidade grave, embora o espectro da doença, mesmo dentro da mesma família, possa ser bem variado, com penetrância relativamente baixa (cerca de 40%) (Vídeo 382.10). Outras formas genéticas de distonia incluem as mutações *THAP1* para DYT6 e as mutações *TUBB4A* para DYT4 ou "distonia com disfonia sussurante". A análise genética está disponível, mas, no caso da DYT1, ela é recomendada somente quando a idade do paciente ou de outro membro da família afetado for inferior a 26 anos. Entre os muitos outros genes em potencial e variantes de genes, está a mutação *missense* rara *KMT2B* em distonia generalizada.[13]

DISTONIA IDIOPÁTICA DE INÍCIO ADULTO

A distonia idiopática de início adulto é o tipo mais comum de distonia observado na prática neurológica geral. O transtorno começa tipicamente na face, no pescoço ou no braço e pode permanecer focal e não progressivo ou se espalhar somente aos músculos contíguos após muitos anos. A causa desse transtorno é desconhecida, embora uma história familiar positiva possa ser notada se vários membros da família puderem ser examinados. As formas genéticas da distonia focal ou segmentar de início adulto incluem as mutações *ANO3* e *GNAL* para distonia craniocervical e possivelmente as mutações *CIZI* para distonia cervical.

DISTONIA *PLUS*

O termo *distonia plus* se refere a um pequeno número de transtornos caracterizado por distonia com outros sinais neurológicos que resultam de um defeito genético conhecido ou presumido, sem um processo neurodegenerativo progressivo subjacente. Na classificação mais recente, essas condições estão incluídas no grupo de transtornos com distonia combinados com outros aspectos neurológicos.

A distonia dopa-responsiva, que, em geral, resulta em distonia com início na primeira década de vida, mais frequentemente nos membros inferiores, às vezes pode ser confundida com a paraplegia espástica hereditária ou paralisia cerebral. A maioria dos pacientes com distonia dopa-responsiva apresenta mutação no gene *GCH1*, que resulta em produção reduzida de dopamina. Aproximadamente 75% dos pacientes apresentam piora notável da distonia durante a passagem do dia (variação diurna), que costuma ser agravada pelo exercício. Os pacientes em geral demonstram certo grau de bradicinesia (especialmente nas pernas) e instabilidade postural. A doença rara de início adulto pode levar a um fenótipo parkinsoniano puro. A possibilidade de distonia dopa-responsiva deve ser considerada em todas as crianças com o transtorno. Os sintomas são sistematicamente sensíveis a baixas doses de levodopa (tipicamente de 50 mg/dia), e esse tratamento permite aos pacientes uma vida normal sem as complicações usuais observadas na doença de Parkinson (ver Capítulo 381).

A distonia mioclônica, que, em geral, se manifesta na primeira década de vida, combina distonia com abalos mioclônicos multifocais separados. A doença é geneticamente heterogênea; a causa mais comum e passível de definição é a mutação no gene *epsilon-sarcoglycan*. Nesses pacientes, a distonia envolve, com mais frequência, o pescoço ou os membros superiores, é leve, com frequência, não é detectada. O transtorno também pode incluir psicopatologia, como o comportamento obsessivo-compulsivo. Um aspecto característico desse transtorno é a melhora acentuada com etanol tanto da mioclonia quanto da distonia, um aspecto que às vezes resulta em consumo abusivo de bebidas alcoólicas.

OUTRAS DISTONIAS

A distonia pode ser uma manifestação de muitas doenças. A natureza e a extensão das investigações assumidas dependem de fatores, como idade no início, dicas fornecidas pela anamnese do paciente e aspectos adicionais neurológicos ou sistêmicos observados no exame. A doença de Wilson (ver Capítulo 200) é uma consideração importante no diagnóstico de distonia com início em crianças e adultos jovens. Outra forma potencialmente tratável de distonia é causada por mutação no gene *SLC30A10*, que codifica o transportador de manganês. O fenótipo é semelhante àquele da doença de Wilson, com distonia generalizada, cirrose e hiperintensidades nos núcleos da base nas imagens de RM ponderadas em T1.

Alguns pacientes com distonia, coreia ou uma mistura das duas (coreoatetose) apresentam manifestações intermitentes (discinesias paroxísticas) e podem estar normais entre os episódios. A duração dos sintomas pode ser tão breve quanto de alguns segundos a vários minutos ou persistir por várias horas. Os sintomas desencadeados por um movimento súbito, denominados *cinesiogênicos*, são tipicamente curtos; episódios prolongados são, em geral, desencadeados por exercícios, esforço, fadiga, cafeína ou álcool. As discinesias paroxísticas podem ser geneticamente determinadas, idiopáticas, a manifestação de outro distúrbio (p. ex., traumatismo craniano, tumor cerebral ou AVE) ou mesmo de natureza psicológica. A mutação do gene *PRRT2* foi descrita em uma proporção considerável de distonia paroxística cinesiogênica de origem genética.

TRATAMENTO

O tratamento ideal é direcionado para a causa subjacente, tal como a distonia dopa-responsiva, que é tratada com levodopa (geralmente até 300 mg/dia), ou a doença de Wilson, por quelação de cobre (ver Capítulo 200). Pacientes com mutações no gene transportador de manganês podem se beneficiar da quelação com ácido etilenodiaminotetracético (EDTA) (ver Tabela 19.2). Infelizmente, o tratamento de causa específica geralmente não é possível, de modo que podem-se tentar vários tratamentos sintomáticos, geralmente sem sucesso, na tentativa de reduzir a incapacidade.

As injeções focais da toxina botulínica são atualmente a primeira escolha para tratamento de distonias focais e segmentares.[A4] Essa abordagem pode melhorar os sintomas de pacientes com distonias cranianas (blefarospasmo, distonia oromandibular) e cervicais. Os pacientes com distonias tarefa-específicas em membros (p. ex., a cãibra do escrivão) sempre se beneficiam menos, porque a fraqueza dos músculos tratados, que é o efeito colateral mais comum dessa terapia, pode prejudicar outras funções importantes do membro superior.

Pacientes jovens, em particular, conseguem tolerar e se beneficiar de altas doses de medicamentos anticolinérgicos, como o triexifenidil (6 a 40 mg/dia, mas, às vezes, até 100 mg/dia). Entretanto, altas doses podem afetar o rendimento escolar. Os relaxantes musculares, incluindo benzodiazepínicos (diazepam, 5 mg até o máximo de 100 mg/dia) e baclofeno (40 a 120 mg/dia), podem fornecer algum benefício. Os agentes de depleção da dopamina (p. ex., tetrabenazina, 50 a 200 mg/dia) e de bloqueio da dopamina (p. ex., haloperidol, 3 a 30 mg/dia) são às vezes úteis (mais frequentemente efetivos em distonia tardia que em outros tipos). A discinesia paroxística cinesiogênica geralmente responde bem aos medicamentos anticonvulsivantes. As discinesias paroxísticas induzidas pelo exercício estão associadas a mutações no gene *SLC2A1*, que codifica o transportador de glicose GLUT1 e pode responder a uma dieta cetogênica. A estimulação cerebral profunda do segmento interno do globo pálido, do tálamo e do núcleo subtalâmico[14] pode ser considerada na distonia incapacitante e clinicamente refratária, especialmente em pacientes com distonia idiopática (p. ex., DYT1, distonia cervical de início adulto). Entretanto, o alvo deverá ser escolhido com base em sintomas e achados clínicos.

TIQUES

EPIDEMIOLOGIA E BIOPATOLOGIA

Tiques são movimentos repetitivos estereotipados (tiques motores) ou vocalizações (tiques vocais). Os tiques transitórios são extremamente comuns na infância, e os tiques simples podem começar na infância e persistir durante toda a vida adulta. A maioria deles (Tabela 382.6) é primária ou idiopática e não tem causa identificável. Os tiques secundários são causados por uma doença cerebral subjacente definida ou por

Tabela 382.6 Classificação etiológica de tiques.

TIQUES PRIMÁRIOS OU IDIOPÁTICOS
Tiques motores ou fônicos temporários
Tiques motores ou fônicos crônicos
Tiques de início adulto
Síndrome de Tourette
TIQUES SECUNDÁRIOS
Distúrbios genéticos
Neuroacantose
Doença de Huntington
Neurodegeneração com acúmulo de ferro no cérebro do tipo 1 (NBIA 1) (anteriormente doença de Hallervorden-Spatz
Distonia idiopática*
Esclerose tuberosa*
Distúrbios cromossômicos
Infecções
Coreia de Sydenham
PANDAS†
Encefalite e transtornos pós-encefalíticos
Doença de Creutzfeldt-Jakob
Neurossífilis
Substâncias psicoativas
Metilfenidato
Anfetaminas
Cocaína
Levodopa
Carbamazepina
Fenitoína
Fenobarbital
Lamotrigina
Neurolépticos
Transtornos de desenvolvimento
Retardo mental
Transtornos de desenvolvimento generalizados/autismo
Outras causas
Traumatismo craniano
Acidente vascular encefálico
Envenenamento por monóxido de carbono
Derivação cardiopulmonar com hipotermia
TRANSTORNOS RELACIONADOS
Maneirismos, estereotipias
Compulsões
Comportamento autolesivo

Modificada de Cloutier M, Lang AE. Movement disorders: an overview. In: Factor SA, Lang AE, Weiner WJ, eds. *Drug Induced Movement Disorders*. Malden, Mass: Blackwell; 2005:3-19.
*Os tiques foram descritos com essas condições, mas podem ser simplesmente coincidentes.
†Transtornos pediátricos neuropsiquiátricos autoimunes associados a infecções por estreptococos (do inglês, *Pediatric autoimmune neuropsychiatric disorders associated with streptococcal infections*). A existência desse transtorno ainda gera controvérsias.

um fator ambiental. Os tiques da síndrome de Tourette são atualmente classificados como um transtorno de neurodesenvolvimento.

MANIFESTAÇÕES CLÍNICAS

Os tiques variam, em termos de complexidade, de movimentos ou sons abruptos, breves e sem sentido (tiques motores simples, como piscar dos olhos, franzir o nariz ou sacudir a cabeça; tiques vocais-fônicos, como fungar, limpar a garganta ou grunhir) para gestos mais sustentados, mais deliberados e quase significativos ou declarações (tiques motores complexos, como tocar, sacudir as mãos e pular; tiques vocais complexos, como ecolalia [repetir os outros], palilalia [repetir a si mesmo] e coprolalia [proferir palavrões]). A frequência dos tiques em um paciente individual varia acentuadamente por minutos, horas, dias, semanas e anos.

DIAGNÓSTICO

Várias características ajudam a diferenciar tiques de outros movimentos anormais. Os tiques costumam ser descritos pelos pacientes como "semivoluntários" em resposta a uma urgência interna irresistível. Os sintomas sensitivos premonitórios às vezes os precedem, geralmente na mesma área anatômica que os próprios tiques. O alívio costuma estar associado à produção do tique. Tiques podem ser parcial ou completamente suprimidos de maneira voluntária por períodos variáveis, mas, em geral, à custa de tensão interna crescente e desconforto psicológico. A realização do tique ou, às vezes, a substituição daquele socialmente não apropriado por outro comportamento mais aceitável alivia a tensão. Muitos pacientes informam que alguns tiques ocorrem em resposta a uma urgência típica, enquanto o mesmo tique ou tiques diferentes podem ser inesperados e totalmente involuntários.

Síndrome de Tourette

EPIDEMIOLOGIA E BIOPATOLOGIA

A relação exata entre tiques da infância e a síndrome de Gilles de la Tourette permanece incerta. Essa síndrome é um transtorno comum, com prevalência geral de 7,7 em 1.000 crianças. Existe uma preponderância masculina de 3:1 para a síndrome clássica, mas as mulheres manifestam aspectos obsessivo-compulsivos mais frequentemente que tiques. Mutação funcional no gene *HDC* que codifica a L-histidina descarboxilase pode ser uma causa rara da síndrome de Tourette, sugerindo assim, uma participação para a neurotransmissão histamínica em sua patogênese (Vídeo 382.11). Duas novas variantes de número de cópia, NRXN1 e CNTN6, aumentam o risco para a síndrome de Tourette.[15]

MANIFESTAÇÕES CLÍNICAS E DIAGNÓSTICO

Os critérios para esse transtorno incluem a existência de múltiplos tiques motores e pelo menos um tique vocal com início antes dos 21 anos (tipicamente entre 2 e 10 anos) e com duração de mais de 1 ano, sintomas crescentes e decrescente com o tempo (novos tiques substituindo tiques antigos; às vezes, há recorrência de tiques anos depois de terem sido originalmente resolvidos) e a ausência de outros quadros clínicos explanatórios. O uso compulsivo de palavras obscenas (coprolalia), um aspecto significativamente divulgado da síndrome, ocorre em menos de 10% dos pacientes, os quais também exibem vários transtornos comórbidos, incluindo transtorno obsessivo-compulsivo, transtorno de déficit de atenção (com ou sem hiperatividade), problemas de controle de impulso e outros transtornos de comportamento.

TRATAMENTO

A maioria dos pacientes que preenche os critérios diagnósticos para a síndrome de Tourette apresenta sintomas que não demandam tratamento medicamentoso; orientação, conforto, terapia comportamental[16] e acompanhamento são, com frequência, suficientes. Quando os tiques (isolados ou como parte da síndrome de Tourette) interferem nas funções social e física, baixas doses de clonazepam (0,5 a 4 mg/dia) podem ser efetivas. A clonidina (0,05 a 0,5 mg/dia) tem eficácia variável no controle de tiques e pode ser útil para controle de impulso e sintomas do transtorno de déficit de atenção e hiperatividade (TDAH); como alternativa, pode-se usar a guanfacina (0,5 a 4 mg/dia). Os tratamentos mais efetivos para tiques incapacitantes são os bloqueadores do receptor de dopamina, como risperidona (0,5 a 16 mg/dia), haloperidol (0,5 a 20 mg/dia), pimozida (0,5 a 10 mg/dia), flufenazina (0,5 a 20 mg/dia) e aripiprazol (5 a 15 mg/dia),[17] mas todo cuidado deve ser tomado em virtude dos efeitos colaterais importantes em potencial, raramente incluindo a discinesia tardia com o uso dos medicamentos durante muito tempo. Uma alternativa sem essa complicação é o depletor de dopamina, a tetrabenazina (50 a 200 mg/dia). A toxina botulínica injetada pode ser efetiva para tiques motores simples da face e do pescoço e reduzir a urgência de fazê-los. O uso mais agressivo dessa toxina nos músculos do pescoço deve ser considerado em pacientes com tiques muito fortes nessa região, muito raramente já associados a complicações, como a mielopatia sem compressão e a dissecção de artéria vertebral. O TDAH como comorbidade pode ser tratado seguramente com terapia de estimulação (p. ex., metilfenidato, 2,5 a 60 mg/dia) sem aumentar a intensidade dos tiques. Sintomas obsessivo-compulsivos podem responder satisfatoriamente aos inibidores seletivos de recaptação de serotonina (p. ex., clomipramina, 25 a 250 mg/dia); paroxetina, 10 a 60 mg/dia; ou citalopram, 10 a 40 mg/dia). Os transtornos de comportamento, que permanecem como o maior desafio terapêutico, podem demandar abordagem psicoterapêutica ou de modificação comportamental. Mesmo na falta de transtornos de comportamento, a terapia de intervenção comportamental abrangente, que incorpora o treinamento de reversão de hábitos, pode ser muito efetiva como terapia de primeira linha para transtornos de tique. Relatórios preliminares promissores de estimulação cerebral profunda demandam confirmação em estudos clínicos controlados.

PROGNÓSTICO

A história natural da síndrome de Tourette é a de estabilizar-se e, na maioria dos casos, melhorar o quadro na adolescência. Cerca da metade dos pacientes apresenta remissão completa ou parcial nessa fase da vida.

MIOCLONIA

DEFINIÇÃO

A mioclonia (ou abalos mioclônicos) consiste em movimentos involuntários súbitos, breves, semelhantes aos causados por choque elétrico e que resultam tanto da contração muscular ativa (abalos mioclônicos positivos) como da inibição breve da atividade muscular em andamento (abalos mioclônicos negativos). A forma mais comum de um abalo mioclônico negativo é asterixe.

BIOPATOLOGIA

Em geral, a mioclonia surge no sistema nervoso central, embora causas periféricas raras tenham sido descritas, e é diferente da atividade muscular anormal associada a doenças do sistema nervoso periférico, como fasciculação ou mioquimia. A mioclonia pode ser classificada de acordo com a origem (e-Tabela 382.1), incluindo formas fisiológicas, epilépticas essenciais e sintomáticas. A mioclonia fisiológica, tal como a mioclonia do sono e o soluço, ocorre em pessoas sadias normais. Pacientes com mioclonia essencial, que pode ser esporádica ou herdada, geralmente apresentam tremor postural adicional ou distonia, e esse transtorno é provavelmente o mesmo atualmente conhecido como distonia mioclônica (ver Distonias, já discutidas anteriormente). A mioclonia epiléptica surge no contexto de convulsões (ver Capítulo 375), incluindo muitas síndromes epilépticas generalizadas e hereditárias e as epilepsias mioclônicas progressivas. A mioclonia sintomática ocorre associada a vários estados encefalopáticos.

MANIFESTAÇÕES CLÍNICAS

Os abalos mioclônicos são muito breves, persistindo, em geral, por menos de 100 ms, embora alguns pacientes apresentem abalos musculares mais longos. A mioclonia pode ser espontânea, induzida por uma ação, reflexo (induzido por vários estímulos sensitivos) ou uma combinação. A mioclonia espontânea ocorre em repouso, sem qualquer provocação, enquanto a mioclonia de ação ocorre durante um movimento proposital e é, em geral, muito incapacitante em razão da interferência na atividade volitiva. A mioclonia reflexa pode ser desencadeada por estímulos visuais, auditivos ou somestéticos, e sua distribuição pode ser focal, segmentar, multifocal ou generalizada. Quando envolve mais de uma área do corpo, os movimentos podem ser síncronos ou não. A mioclonia pode ser intermitente ou repetitiva, e às vezes rítmica (p. ex., originando-se geralmente no tronco encefálico ou na medula espinal). A mioclonia palatal, atualmente conhecida como tremor palatal, é um transtorno de movimento rítmico que se origina no tronco encefálico e envolve o palato mole, assim como os olhos, os músculos faciais, o pescoço e os membros; em geral, ele resulta de uma lesão focal (p. ex., AVE, desmielinização) nas conexões entre o núcleo denteado do cerebelo e as olivas inferiores do bulbo (tremor palatal sintomático), podendo persistir durante o sono.

DIAGNÓSTICO

A mioclonia pode ser classificada de acordo com o local anatômico de origem, geralmente com a ajuda de avaliações eletrofisiológicas detalhadas.[18] Esses locais podem ser cortical, subcortical (p. ex., talâmico, tronco encefálico inferior [mioclonia reticular]) ou raquimedular (dois tipos: raquimedular segmentar e proprioespinal).

TRATAMENTO

O manejo da mioclonia, quando possível, deve ser direcionado especificamente para a causa subjacente. O tratamento medicamentoso inclui vários fármacos anticonvulsivantes, mais notadamente o clonazepam (1,5 a 15 mg/dia), o ácido valproico (10 a 15 mg/dia), a carbamazepina (600 a 1.200 mg/dia) e o levetiracetam (1.000 a 4.000 mg/dia). A lacosamida (200 a 400 mg/dia) também é efetivo em pacientes selecionados. A mioclonia de ação pós-anóxica (síndrome de Lance-Adams) em alguns pacientes que sobrevivem a um quadro grave de anoxia cerebral podem responder ao 5-hidroxitriptofano (400 a 2.800 mg/dia), administrado com carbidopa (75 a 300 mg/dia). A acetazolamida (250 a 1.000 mg/dia) pode ser útil para pacientes com mioclonia de ação. Zonisamida (300 mg/dia) melhora a mioclonia e a incapacidade relacionada em pacientes com distonia mioclônica. AS

HIPEREXPLEXIA

Esse transtorno relacionado com a mioclonia se manifesta como uma resposta de sobressalto excessivo a estímulos táteis, visuais e/ou auditivos. As causas genéticas são as principais anormalidades na transmissão sináptica da glicina, um neurotransmissor inibitório, incluindo o gene do receptor α_1 de glicina (*GLRA1*), o gene da subunidade do receptor de glicina (*GLRB*) e o gene do transportador 2 de glicina pré-sináptica *SLC6A5*. Alguns pacientes demonstram somente o abalo corporal generalizado ou uma resposta de sobressalto exagerada que se ajusta mal após estímulos repetidos. Por comparação, outros pacientes sofrem rigidez incapacitante em resposta a estímulos súbitos não esperados, como um som alto. Em geral, o transtorno responde bem à terapia com clonazepam (1,5 a 15 mg/dia). Outros medicamentos testados com resultados mistos incluem clobazam, levetiracetam, ácido valproico e fenobarbital.

OUTROS TRANSTORNOS DE MOVIMENTO

Transtornos de movimento induzidos por medicamentos

Todos os movimentos listados na Tabela 382.1 podem ser induzidos por medicamentos. Os fármacos neurolépticos, que bloqueiam os receptores de dopamina pós-sinápticos, especialmente o subtipo D2, podem resultar em várias síndromes de transtorno de movimento, incluindo reações distônicas agudas, acatisia, parkinsonismo induzido por medicamentos (também a "síndrome do coelho", com tremor de repouso perinasal e perioral), a síndrome neuroléptica maligna e vários movimentos de início tardio, geralmente persistentes e conhecidos como discinesia tardia. Metronidazol também pode, embora raramente, causar encefalopatia, que se manifesta, em geral, como disartria e instabilidade de marcha.

REAÇÕES DISTÔNICAS AGUDAS

Essas reações (ver Capítulo 406) são vistas com mais frequência em pacientes jovens em tratamento com agentes antipsicóticos potentes (p. ex., homens jovens em uso de altas doses de haloperidol para psicose aguda), mas também ocorrem naqueles em uso de bloqueadores do receptor de dopamina, incluindo metoclopramida como terapia antiemética. Os sintomas variam de posturas distônicas evidentes da face e do pescoço para o desvio involuntário e prolongado dos olhos (crises oculógiras)a simples murmúrio da fala e dificuldade de coordenar a língua. Com frequência, os sintomas variam de momento a momento e podem aumentar com ansiedade e melhorar com relaxamento ou conforto. As reações distônicas agudas são autolimitadas e respondem rapidamente a uma injeção parenteral de um agente anticolinérgico, como benzatropina[b] (2 mg IV, seguidos de 2 mg VO, 3 vezes/dia, por um período variável, dependendo do uso neuroléptico) ou um anti-histamínico, como a difenidramina (50 mg IV, seguida de benzatropina VO).

ACATISIA

Refere-se à sensação de inquietação e a necessidade de se movimentar. Tipicamente, o paciente executa vários movimentos propositais ou não, com frequência complexos, em resposta a inquietação subjetiva desconfortável, incluindo andar quando em pé, marchar sem sair do lugar, bambolear, deslocar peso, movimentar as pernas enquanto sentado, pegar na roupa ou no cabelo, esfregar partes do corpo com as mãos e outros movimentos similares. A acatisia costuma ser um efeito colateral de medicamentos, especialmente neurolépticos e inibidores seletivos de recaptação de serotonina (ver Capítulo 369). Os sintomas ocorrem de modo dose-dependente e, em geral, desaparecem com a retirada da substância. A acatisia é um motivo comum para pacientes psiquiátricos não estarem em conformidade satisfatória com os medicamentos; o tratamento inclui ajuste da dose ou tipo de agente antipsicótico e a utilização experimental de betabloqueadores (p. ex., propranolol, 80 mg/dia) ou agentes antiparkinsonianos, como anticolinérgicos (p. ex., benzatropina (6 mg/dia) ou amantadina (200 a 300 mg/dia). São raros os pacientes que sofrem uma forma muito incapacitante e persistente do transtorno, conhecida como acatisia tardia. A doença também é observada, às vezes, em pacientes com doença de Parkinson.

SÍNDROME NEUROLÉPTICA MALIGNA

Essa síndrome (ver Capítulos 404 e 406) é uma complicação rara, porém grave, às vezes fatal, do tratamento com neurolépticos. Em geral, os

[b]N.R.T.: Medicamento não disponível no Brasil.

pacientes manifestam uma combinação de aspectos, incluindo febre, rigidez acentuada, alterações no nível de consciência e instabilidade autonômica. As anormalidades laboratoriais incluem aumento acentuado no nível sérico de creatinoquinase e na contagem de leucócitos. O tratamento envolve reconhecimento precoce, retirada do agente etiológico, tratamento de suporte clínico, um agonista da dopamina (a maioria das experiências tem sido com o agente mais antigo bromocriptina, ≤ 60 mg/dia) e, quando necessário, dantroleno sódico (50 a 600 mg/dia VO ou ≤ 10 mg/kg/dia IV) para reduzir a contração muscular.

DISCINESIA TARDIA

EPIDEMIOLOGIA E BIOPATOLOGIA

O termo *discinesia tardia* abrange vários movimentos anormais causados pela terapia neuroléptica crônica (ver Capítulo 406). A taxa de incidência cumulativa de 5 anos em pacientes em uso de neurolépticos clássicos é de aproximadamente 25%, e a incidência pode continuar a crescer quase linearmente além desse ponto. O risco anualizado está estimado em 5% nos pacientes tratados com haloperidol, em comparação a 2% naqueles tratados com neurolépticos atípicos (Vídeo 382.12). A fisiopatologia tem sido em geral atribuída à hipersensibilidade ou ao aumento dos receptores D2 da dopamina induzido por bloqueio crônico. Entretanto, essa explicação é considerada inadequada, especialmente para sintomas mais persistentes, e outros mecanismos propostos incluem estresse oxidativo decorrente do aumento da renovação da dopamina e de plasticidade sináptica não adaptativa.

MANIFESTAÇÕES CLÍNICAS

A discinesia tardia aparece geralmente após um mínimo de 6 semanas de tratamento; uma das formas mais comuns envolve os músculos faciais inferiores, à qual vários nomes foram atribuídos, incluindo discinesia orobucolinguomastigatória.[19] Em geral, os movimentos incluem mastigação repetitiva e estalo de lábios, com a língua se projetando entre os lábios (movimentos de catar moscas) ou empurrando a bochecha (*bonbon sign*). Embora os movimentos sejam um pouco coreicos, não são aleatórios como o que ocorre na coreia verdadeira. A natureza repetitiva e mais estereotipada dos movimentos que envolvem não só a face, mas também as extremidades (p. ex., movimentos de tocar piano dos dedos das mãos, balançar ou empurrar a pelve) encorajou o uso do termo mais recente *estereotipias tardias*. Esse termo, entretanto, não preenche a definição de estereotipia em razão da falta de distratibilidade e da imprevisibilidade da sequência dos movimentos. Muitos pacientes com discinesia tardia orofacial clássica se mostram alheios à presença dos movimentos e não ficam incapacitados em razão deles, mas outros se mostram embaraçados ou envergonhados.

A acatisia tardia e a distonia tardia são menos comuns, mas são subtipos particularmente incapacitantes da discinesia tardia. Formas raras do transtorno incluem tiques tardios (touretismo), tremor tardio, mioclonia tardia e mesmo dor oral ou genital tardia.

TRATAMENTO E PROGNÓSTICO

O tratamento é, com frequência, insatisfatório, mas os depletores da dopamina deutetrabenazina (iniciando com 6 mg/dia e aumentando até 48 mg/dia), A6 valbenazina[c] (40 mg/dia durante 1 semana e, então, 40 mg ou 80 mg/dia)[20] e tetrabenazina (50 a 200 mg/dia) podem ser muito efetivos. Outros fármacos que possivelmente fornecem algum benefício são amantadina, propranolol, zolpidem, *Gingko biloba* e clonazepam. Deve-se considerar a interrupção de medicamentos anticolinérgicos concomitantes. A consideração mais importante é a prevenção. O médico deve reavaliar com regularidade a necessidade da terapia neuroléptica em vigor, considerar a troca para um agente atípico, quando possível (particularmente quetiapina e clozapina; ver Capítulo 369), e avaliar o paciente de modo rotineiro quanto à presença de aspectos clínicos sutis e precoces, como franzir os lábios levemente ou movimentos de rolar a língua na boca. Infelizmente, a discinesia tardia pode persistir por muitos anos, apesar da retirada do tratamento neuroléptico em até 50% dos pacientes. Vários neurolépticos atípicos, como risperidona e olanzapina, mesmo assim bloqueiam os receptores D2 da dopamina o suficiente para causar parkinsonismo induzido pelo medicamento e discinesias tardias.

[c] N.R.T.: Medicamento não disponível no Brasil.

Síndrome das pernas inquietas

EPIDEMIOLOGIA

Essa síndrome (ver Capítulo 377) é atualmente reconhecida como um transtorno extremamente comum e que afeta entre 3 e 29% da população geral, com mais frequência as mulheres que os homens. Embora a incidência aumente com a idade, o transtorno também pode afetar crianças, nas quais ele pode ser confundido com "dores de crescimento" ou TDAH.

BIOPATOLOGIA

A síndrome das pernas inquietas é mais frequentemente primária ou idiopática, casos em que o transtorno é em geral herdado em modelo autossômico dominante. Oito *loci* genéticos associados à síndrome incluem variantes em *MEIS1, BTBD9, MAP2K5/LBXCOR1, PTPRD* e *PCDHA3*, assim como *loci* em 2p14 e 16q12.1. A síndrome das pernas inquietas também pode ser secundária a outras causas, incluindo neuropatia periférica, uremia, gravidez e deficiência de ferro, e pode ocorrer mais frequentemente que ao acaso em alguns transtornos neurodegenerativos, como a doença de Parkinson. A fisiopatologia dessa síndrome é incerta, mas a desregulação central de ferro pode, de certa forma, alterar a dopamina central. Níveis de ferritina sérica costumam ser baixos, mesmo na presença de valores normais de hemoglobina, hematócrito, ferro e capacidade de ligação do ferro.

MANIFESTAÇÕES CLÍNICAS E DIAGNÓSTICO

Na síndrome das pernas inquietas, como na acatisia, os movimentos ocorrem em razão da necessidade subjetiva de se movimentar. Entretanto, diferentemente da acatisia, o paciente se queixa, em geral, de vários transtornos sensitivos nas pernas, incluindo sensação de alfinetada e agulhada, de rastejamento, dor, coceira, facada, peso, tensão, queimação ou frio.[21] Às vezes, sintomas similares são percebidos nos membros superiores ou em outras áreas do corpo, os quais, em geral, são experimentados durante períodos de inatividade prolongada, especialmente com o decúbito à noite, e estão com frequência associados à insônia (ver Capítulo 377). O desconforto aparece particularmente durante a transição do estado de acordado para dormindo à noite e, com frequência, segue um padrão circadiano, com pico entre meia-noite e 4 horas da madrugada. Tipicamente, os sintomas são aliviados somente com o movimento ou estimulação das pernas; embora essas manobras sejam efetivas enquanto estão sendo executadas, o desconforto geralmente volta assim que o indivíduo fica inativo ou volta para a cama para tentar dormir. Os pacientes costumam demonstrar problemas significativos com a imobilidade durante longas viagens de carro ou de avião.

Em cerca de 80% dos pacientes, esse quadro está associado a outro transtorno do movimento, a movimentos periódicos das pernas durante o sono, às vezes denominado incorretamente de mioclonia noturna. Esses movimentos periódicos, lentos e sustentados (1 a 2 segundos) variam de dorsiflexão sincrônica ou assincrônica dos dedos dos pés para a flexão tripla de uma ou de ambas as pernas. Em 15% dos pacientes, movimentos mioclônicos mais rápidos ou mais lentos e aqueles prolongados como se fossem distônicos dos pés e das pernas estão presentes enquanto os pacientes estão acordados. Na falta de evidência de uma causa secundária da síndrome das pernas inquietas, o único exame útil de rotina é o nível de ferritina sérica.

TRATAMENTO

Os agonistas da dopamina (p. ex., pramipexol, 0,125 a 1,5 mg ao deitar), ropinirol (0,25 a 3 mg ao deitar) e rotigotina transdérmica (1 a 3 mg/24 horas) são os tratamentos de escolha na síndrome das pernas inquietas moderada a grave e podem ser muito eficazes.[22] Transtornos de controle de impulso são um efeito colateral ocasional. As preparações de levodopa (100 a 300 mg de levodopa ao deitar; considerar preparação de liberação controlada) também são efetivas, mas são mais frequentemente associadas a sintomas de rebote incapacitantes logo cedo pela manhã ou durante o dia (aumentação). A gabapentina enacarbila (um profármaco da gabapentina em 600 a 1.200 mg/dia) também é efetiva e aprovada nos EUA na dose de 600 mg. A7 Pacientes com sintomas mais leves podem responder à gabapentina (300 a 2.400 mg/dia). Os agonistas opioides (p. ex., oxicodona, 5 mg ao deitar; codeína, 30 mg ao deitar; propoxifeno, 65 mg ou N-100 mg ao deitar) e, com menos frequência, os benzodiazepínicos (p. ex., clonazepam, 0,5 a

2 mg ao deitar) também podem ser eficazes. A tolerância ou perda do benefício original pode ocorrer com todos esses tratamentos. A reposição de ferro é indicada a pacientes com níveis reduzidos de ferritina sérica (325 mg de sulfato ferroso 2 ou 3 vezes/dia, durante 3 a 4 meses, até que os níveis de ferritina superem a marca de 50 mg/ℓ e a saturação de ferro exceda 20%). A estimulação cerebral profunda pode ser efetiva, mas raramente é necessária.[23]

Pernas doloridas e dedos inquietos

Outro transtorno do movimento incomum, mas bem definido dos membros inferiores, foi denominado *pernas doloridas e dedos inquietos*. Tipicamente, os pacientes se queixam de dor profunda lancinante ou em pressão ou aperto nos membros inferiores, associada à contorção involuntária dos dedos dos pés. Às vezes, há envolvimento do tornozelo e, com menos frequência, dos músculos mais proximais das pernas. Raramente, um problema similar é observado nos membros superiores também. Embora um gatilho de nervo periférico, como uma radiculopatia, possa ser evidente, a dor e os movimentos são gerados, provavelmente, na medula espinal ou no tronco encefálico. Tentaram-se vários tratamentos sem muito benefício para a dor, que é, tipicamente, a principal preocupação do paciente.

Outros movimentos anormais

Vários movimentos anormais são causados por disfunção dos nervos periféricos (p. ex., fasciculações, mioquimia); em geral, esses movimentos são facilmente separados dos transtornos de movimento descritos anteriormente. O *espasmo hemifacial* é um transtorno comum, no qual movimentos irregulares clônicos e tônicos envolvem os músculos inervados pelo nervo facial, geralmente em razão da compressão do sétimo nervo ao sair do tronco encefálico, mais frequentemente por uma artéria ou veia pequena normal e, menos frequentemente, por uma lesão expansiva ou processo inflamatório. Em geral, a contorção da pálpebra é o primeiro sintoma, seguida, a intervalos variáveis, de envolvimento do músculo facial inferior. A RM com avaliação cuidadosa da fossa posterior é necessária para excluir causas secundárias. O tratamento geralmente envolve injeções de toxina botulínica em músculos faciais selecionados, embora a descompressão cirúrgica possa ser curativa (Vídeo 382.13).

Ataxias cerebelares e paraplegias espásticas

A ataxia cerebelar tem muitas causas (Tabela 382.7). Muitas são hereditárias, com um espectro completo de possíveis padrões de herança. As ataxias esporádicas ou não hereditárias são comuns; em muitos quadros, a causa pode ser definida e o tratamento pode ser efetivo ao suspender ou mesmo reverter o processo. Entretanto, grande número de ataxias em adultos é progressivo, presumivelmente por uma causa degenerativa, muitas das quais precisam ser determinadas.

ATAXIAS CEREBELARES HEREDITÁRIAS

As ataxias cerebelares hereditárias, que podem aparecer na infância ou na vida adulta, apresentam taxa de progressão amplamente variável. Durante o estágio pré-clínico, anormalidades sutis podem ser detectadas em um exame clínico cuidadoso.[24] Essas ataxias são divididas em ataxias de início precoce, geralmente herdadas como distúrbios autossômicos recessivos, e ataxias de início adulto, geralmente autossômicas dominantes. Um pequeno número é ligado ao X.[25] Uma vez que a maioria desses casos de ataxia fica sem tratamento, é importante que se reconheçam as causas raras de ataxias progressivas tratáveis e passíveis de prevenção.

Tabela 382.7 Diagnóstico diferencial de ataxia de início adulto.

Hereditárias
Autossômica dominante, incluindo ataxias espinocerebelares
Autossômica recessiva, incluído a ataxia de Friedreich
Ligada ao X, incluindo síndrome de ataxia de tremor com X frágil (FXTAS)
Mitocondrial
Ataxias episódicas
Ataxia-telangiectasia
Autoimune (p. ex., paraneoplásica, anticorpos anti-GAD, pós-infecciosa)
Degenerativa (p. ex., atrofia de múltiplos sistemas [MAS-C])
Desmielinizante (p. ex., esclerose múltipla)
Infecciosa
Metabólica (p. ex., hipotireoidismo, deficiência de vitamina E)
Acidente vascular encefálico
Traumatismo (p. ex., lesão craniana fechada)
Tóxica (p. ex., degeneração cerebelar alcoólica, lítio)
Tumor: tumores cerebrais primários e secundários

GAD = glutamato descarboxilase.

Ataxia de Friedreich

EPIDEMIOLOGIA E BIOPATOLOGIA

A ataxia hereditária progressiva mais comum nas crianças é a ataxia de Friedreich. Trata-se de um transtorno de repetição de um trinucleotídio que afeta os sistemas nervoso central e periférico, o coração e muitos outros órgãos. A ataxia de Friedreich é um distúrbio autossômico recessivo sem antecipação, com frequência de portadores na população estimada em aproximadamente 1 em 100 e uma prevalência resultante da doença de aproximadamente 1 em 50.000.

A extensão normal da repetição de GAA no braço longo do cromossomo 9 (9q13-q21) é de 10 a 21 cópias, mas a expansão em indivíduos com a ataxia de Friedreich resulta em 200 a 900 cópias e atrapalha a expressão da proteína frataxina. A expansão instável de GAA, que ocorre em um íntron, leva ao silenciamento do gene, em vez da produção de uma proteína anormal. Altos números de cópias se correlacionam a déficits neurológicos mais graves. A frataxina parece ser crítica para a exportação de ferro e a função mitocondrial. Uma vez que o acúmulo de ferro mitocondrial afeta a produção de radicais de oxigênio, a perda de frataxina pode levar ao dano oxidativo mitocondrial. A patologia da ataxia de Friedreich inclui atrofia da medula espinal, que é sempre evidente na RM, com perda de neurônios nas colunas de Clarke e nos gânglios da raiz dorsal. A degeneração ocorre nos tratos espinocerebelares, tratos piramidais, tratos da coluna dorsal e nervos periféricos, com perda celular menor no tronco encefálico e no cerebelo. A cardiomiopatia está associada à hipertrofia ventricular e à fibrose miocárdica intersticial crônica.

MANIFESTAÇÕES CLÍNICAS E DIAGNÓSTICO

A ataxia de Friedreich típica se manifesta primeiro clinicamente durante a puberdade com ataxia progressiva, perda dos reflexos tendinosos profundos nos membros inferiores e resposta extensora plantar (*i. e.*, sinal de Babinski).[26] Outros aspectos clínicos comuns incluem nistagmo, disartria, perda sensitiva em padrão de luva e bota e fraqueza nos membros inferiores. Com frequência, os pacientes apresentam cifose, escoliose e pé cavo. A doença miocárdica intersticial pode causar uma cardiomiopatia hipertrófica típica (ver Capítulo 54). Um pequeno número de pacientes apresenta início tardio e curso menos grave e progressivo, às vezes com reflexos mantidos ou até vívidos.

O diagnóstico é feito por exames genéticos para a expansão da repetição de trinucleotídio, presente, em geral, em pelo menos um alelo. Mutações de ponto estão às vezes presentes no outro alelo e são mais difíceis de detectar. Quadros potencialmente tratáveis com manifestações clínicas similares incluem deficiência de vitamina B_{12} (ver Capítulo 205), abetalipoproteinemia (ver Capítulo 131) e um defeito seletivo na absorção da vitamina E (ver Capítulo 205).

TRATAMENTO E PROGNÓSTICO

Não existem tratamentos modificadores de doença efetivos, de modo que o tratamento consiste em medidas de suporte. A reabilitação intensiva do paciente internado consegue melhorar a função geral. A nicotinamida pode aumentar as concentrações de frataxina, mas não foi provado se isso altera o curso clínico da doença. Tratamentos futuros podem incluir inibidores da histona desacetilase, que podem aumentar a expressão do gene da frataxina. O transtorno é progressivo e os pacientes geralmente dependem de cadeira de rodas aos 25 anos de idade. A idade média de óbito é de 37 anos e a principal causa de morte é a miocardiopatia hipertrófica (ver Capítulo 54).

Outras ataxias espinocerebelares

As ataxias espinocerebelares hereditárias são rotineiramente classificadas por seu diagnóstico molecular específico. Pelo menos 20 ataxias cerebelares autossômicas recessivas e mais de 35 quadros autossômicos dominantes foram identificados. Aspectos clínicos, origem étnica e história familiar podem sugerir herança autossômica recessiva, autossômica dominante ou ligada ao X e, com frequência, direcionam a busca pela mutação genética. À medida que a patogênese molecular de muitas das ataxias hereditárias é desvendada, a classificação numérica atual, que reflete substancialmente a cronologia da identificação de mutações causativas, será provavelmente substituída por uma abordagem gene-específica ou fisiopatológica. As ataxias espinocerebelares 1, 2, 3, 6, 7 e 17 são causadas por expansões de trinucleotídios adjacentes a ou nas regiões codificadoras de proteína de um gene. Essas expansões resultam em expansões de poliglutamina no produto proteico, que provavelmente resultará em um ganho tóxico de função de maneira análoga à patogênese da doença de Huntington. Cerca de 40 ataxias espinocerebelares já foram descritas, mas associações claras de genótipo-fenótipo não foram confirmadas para nenhum tipo.[27,28]

MANIFESTAÇÕES CLÍNICAS E DIAGNÓSTICO

As manifestações clínicas predominantes das ataxias espinocerebelares são ataxia e disartria. Outros sinais cerebelares incluem titubeação, disdiadococinesia e dismetria. Com a piora da ataxia, os pacientes podem se tornar cadeirantes. Os sinais clínicos adicionais incluem oftalmoplegia, demência, atrofia óptica, degeneração pigmentar da retina, surdez, disfagia e neuropatia periférica. Os aspectos extrapiramidais incluem fácies em máscara, rigidez de roda denteada, distonia, atetose e coreia. O parkinsonismo responsivo à levodopa (ver Capítulo 381) pode ser visto em alguns pacientes, particularmente nas ataxias espinocerebelares 2 e 3. A disfunção piramidal inclui membros espásticos, especialmente as pernas; hiper-reflexia e sinal de Babinski. O diagnóstico se baseia na análise genética.

TRATAMENTO E PROGNÓSTICO

Em um estudo clínico pequeno e randomizado, a vareniclina (um agonista parcial dos receptores neuronais nicotínicos 24β2 de acetilcolina, em 1 mg/dia durante 2 semanas, depois 2 mg/dia) melhorou a marcha, o equilíbrio postural e a caminhada cronometrada de 25 passos, mas não melhorou a função apendicular, exceto para movimentos alternados rápidos, em adultos com ataxia espinocerebelar 3 geneticamente confirmada. Entretanto, esses resultados não foram reproduzidos, e o medicamento é, com frequência, mal tolerado. O ácido docosaexaenoico (600 mg/dia) é eficaz para a ataxia espinocerebelar 38, na qual o metabolismo da gordura poli-insaturada é alterado.[29] Não existe, atualmente, nenhum tratamento disponível para outras ataxias espinocerebelares, embora dados preliminares indiquem que a fisioterapia possa melhorar a marcha e o equilíbrio. A estimulação transcraniana com corrente contínua cerebelo-espinal direta é uma nova opção potencial para as ataxias neurodegenerativas.[A8] As ataxias espinocerebelares são progressivas, com piora da marcha, da coordenação das mãos, da fala e dos movimentos oculares, mas com função mental preservada na maioria das formas. A pneumonia é causa comum de óbito.

PARAPLEGIAS ESPÁSTICAS HEREDITÁRIAS

Esses quadros, também conhecidos como doença de Strümpell, são um grupo de transtornos neurodegenerativos monogênicos geneticamente heterogêneos, com prevalência de aproximadamente 1 em cada 10.000 na população. Mais de 70 *loci* geneticamente diferentes foram identificados; cerca de 20 autossômicos dominantes, mais de 45 autossômicos recessivos, 5 ligados ao X e 1 a traço materno de herança. As formas mais comuns de paraplegia espástica hereditária são as mutações dominantes autossômicas em uma de quatro proteínas: espastina (SPG4), atlastina-1 (SPG3A), *REEP1* (SPG31) e *reticulon*-2 (SPG12). Essas proteínas estão envolvidas na rede de retículo endoplasmático, cuja morfologia e distribuição em neurônios têm importância especial para sua função normal. Os defeitos da biossíntese de gangliosídeo e defeitos nas funções da glicocerebrosidase estão presentes em algumas formas. Na necropsia, os pacientes com paraplegia espástica hereditária têm degeneração axonal dos tratos piramidais e tratos da coluna dorsal, com menos envolvimento dos tratos espinocerebelares. Os neurônios de origem estão intactos. O sistema nervoso periférico não é afetado.

MANIFESTAÇÕES CLÍNICAS

Pacientes com paraplegia espástica hereditária apresentam transtorno progressivo da marcha, com espasticidade dos membros inferiores, hiper-reflexia, clônus e resposta extensora plantar. Os nervos cranianos, a fala, a deglutição e os membros superiores continuam normais. Embora os pacientes possam sentir fraqueza nos membros inferiores, a espasticidade geralmente é o componente incapacitante. A espasticidade progressivamente pior nos membros inferiores resulta em tropeços e incapacidade de correr. A dor é rara e a sensibilidade é normal. Outros aspectos clínicos incluem pé cavo (30 a 50%), percepção vibratória reduzida e polaciuria, urgência urinária e hesitação urinária. A paraplegia espástica hereditária pura é limitada a sinais e sintomas de espasticidade, enquanto a paraplegia espástica hereditária complexa ou complicada pode incluir alteração cognitiva, demência, epilepsia, transtornos extrapiramidais, envolvimento cerebelar, retinopatia, atrofia óptica, surdez, polineuropatia ou lesões de pele.

DIAGNÓSTICO

A paraplegia espástica hereditária é diagnosticada quando os pacientes atendem aos critérios clínicos e quando outras causas da espasticidade são excluídas. A RM pode mostrar atrofia da medula espinal, mas a análise do líquido cefalorraquidiano e os estudos de condução de nervos são normais. O diagnóstico diferencial de paraplegia espástica inclui outras condições genéticas, doença da medula espinal de lesões estruturais, esclerose múltipla e deficiências de vitaminas ou infecções retrovirais (Tabela 382.8). Mesmo uma história familiar positiva não diminui a necessidade de excluir diagnósticos alternativos potencialmente tratáveis.

Tabela 382.8 Diagnóstico diferencial de paraplegias espásticas.

Hereditárias
Distonia dopa-responsiva
Ataxias espinocerebelares
Adrenoleucodistrofia de início adulto (ver Capítulos 214 e 383)
Lesões estruturais da medula espinal (ver Capítulo 372)
Espondilose cervical (ver Capítulo 372)
Tumor (ver Capítulo 169)
Malformação arteriovenosa (ver Capítulo 380)
Siringomielia (ver Capítulo 389)
Esclerose múltipla (ver Capítulo 383)
Esclerose lateral primária (ver Capítulo 391)
Deficiência de vitamina B_{12} (ver Capítulo 388)
Deficiência de cobre (ver Capítulo 388)
Infecções
Vírus da imunodeficiência humana (ver Capítulo 366)
Vírus linfotrópico de células T humanas do tipo 1 (ver Capítulo 354)
Sífilis terciária (ver Capítulo 303)

TRATAMENTO E PROGNÓSTICO

Não existe tratamento específico disponível. A terapia sintomática visa reduzir a incapacidade e prevenir complicações, como as contraturas. Agentes antiespásticos, tais como o baclofeno oral (geralmente 10 a 20 mg, 3 vezes/dia), melhoram a espasticidade, mas devem ser usados com cautela, porque pioram a fraqueza. Alguns estudos sugerem uma resposta terapêutica melhor ao baclofeno intratecal, mas não há ensaios clínicos controlados para tratar dessa questão. Dados preliminares também levantam a possível utilidade de injeções da neurotoxina botulínica tipo A para melhorar a espasticidade. A maioria dos pacientes para de deambular entre 60 e 70 anos. Pacientes com paraplegia espástica hereditária complicada apresentam, com frequência, outros aspectos incapacitantes. Alguns pacientes com parkinsonismo se beneficiam das terapias dopaminérgicas, como a levodopa.

Grau A Recomendações de grau A

A1. Bruno E, Nicoletti A, Quattrocchi G, et al. Topiramate for essential tremor. *Cochrane Database Syst Rev.* 2017;4:CD009683.

A2. Elias WJ, Lipsman N, Ondo WG, et al. A randomized trial of focused ultrasound thalamotomy for essential tremor. *N Engl J Med.* 2016;375:730-739.

A3. Frank S, Testa CM, Stamler D, et al. Effect of deutetrabenazine on chorea among patients with Huntington disease: a randomized clinical trial. *JAMA.* 2016;316:40-50.

A4. Hallett M, Albanese A, Dressler D, et al. Evidence-based review and assessment of botulinum neurotoxin for the treatment of movement disorders. *Toxicon.* 2013;67:94-114.

A5. Hainque E, Vidailhet M, Cozic N, et al. A randomized, controlled, double-blind, crossover trial of zonisamide in myoclonus-dystonia. *Neurology.* 2016;86:1729-1735.

A6. Fernandez HH, Factor SA, Hauser RA, et al. Randomized controlled trial of deutetrabenazine for tardive dyskinesia: the ARM-TD study. *Neurology*. 2017;88:2003-2010.
A7. Kume A. Gabapentin enacarbil for the treatment of moderate to severe primary restless legs syndrome (Willis-Ekbom disease): 600 or 1,200 mg dose? *Neuropsychiatr Dis Treat*. 2014;10:249-262.
A8. Benussi A, Dell'Era V, Cantoni V, et al. Cerebello-spinal tDCS in ataxia: a randomized, double-blind, sham-controlled, crossover trial. *Neurology*. 2018;91:e1090-e1101.

REFERÊNCIAS BIBLIOGRÁFICAS

As referências bibliográficas, bem como os outros materiais suplementares deste livro, encontram-se no GEN-IO, nosso ambiente virtual de aprendizagem.

383 ESCLEROSE MÚLTIPLA E DOENÇAS DESMIELINIZANTES DO SISTEMA NERVOSO CENTRAL

PETER A. CALABRESI

Os distúrbios de mielina abrangem uma ampla faixa de doenças, nas quais não há produção dessa substância (hipomielinização), a mielina normal não está formada (doença dismielinizante) ou a mielina normalmente formada é destruída ou não mantida apropriadamente (doença desmielinizante e mielinólise) (Tabela 383.1).[1] As doenças hipomielinizantes e dismielinizantes são raras e incluem uma série de leucodistrofias, que apresentam base genética e podem afetar a formação de mielina como um resultado primário ou secundário. As doenças desmielinizantes são muito mais comuns e incluem: esclerose múltipla (EM), que representa mais de 95% de todos os tipos de distúrbios de mielina do sistema nervoso central (SNC).

Alguns distúrbios da mielina apresentam patogênese distinta, na qual a ruptura da mielina é secundária. Além disso, em muitas doenças da mielina, o axônio degenera-se em razão do menor suporte trófico devido a perda de mielina, saúde prejudicada dos oligodendrócitos ou suscetibilidade aumentada à lesão na ausência da mielina. Essa observação levou à hipótese recente de que a perda de axônios é o substrato subjacente à incapacidade neurológica permanente na EM, adrenoleucodistrofia e, talvez, outras doenças da mielina.

Tabela 383.1 Doenças da mielina.

IDIOPÁTICAS
Desmielinização progressiva recorrente ou crônica (esclerose múltipla e suas variantes)
Desmielinização monofásica (pode ser o primeiro episódio clínico de esclerose múltipla)
Neurite óptica
Mielite transversa aguda
Encefalomielite disseminada aguda; leucoencefalopatia hemorrágica aguda
INFECÇÕES VIRAIS
Leucoencefalopatia multifocal progressiva
Pan-encefalite esclerosante subaguda (ver Capítulo 346)
DISTÚRBIOS NUTRICIONAIS E METABÓLICOS (ver Capítulo 388)
Doença de sistemas combinados (deficiência de vitamina B_{12})
Deficiência de cobre (colunas dorsais e neuropatia óptica subaguda)
Desmielinização do corpo caloso (doença de Marchiafava-Bignami)
Mielinólise pontina central
SEQUELAS ANÓXICO-ISQUÊMICAS (ver Capítulo 376)
Desmielinização cerebral pós-anoxia tardia
Encefalopatia isquêmica subcortical progressiva
LEUCODISTROFIAS AFETANDO PRINCIPALMENTE A MIELINA DO SISTEMA NERVOSO CENTRAL
Adrenoleucodistrofia (doença de Schilder)
Doença de Pelizaeus-Merzbacher (leucodistrofia sudanofílica)
Degeneração esponjosa
Doença da substância branca evanescente
Outras (doença de Alexander, doença de Canavan)
Leucodistrofias dos sistemas nervosos central e periférico
Leucodistrofia metacromática
Leucodistrofia de células globoides (doença de Krabbe)

ESCLEROSE MÚLTIPLA

DEFINIÇÃO

A EM é uma doença caracterizada por áreas multifocais de desmielinização no cérebro e na medula espinal, com infiltrados celulares inflamatórios associados, gliose reativa e degeneração axonal, que se manifesta tipicamente em adultos jovens com disfunção neurológica episódica. Embora a etiologia exata da EM permaneça enigmática, a evidência sugere que ela seja um ataque à mielina mediado pelo sistema imune, com perturbação secundária de axônios levando à incapacidade progressiva com o tempo, na maioria dos pacientes afligidos.

EPIDEMIOLOGIA

A incidência anual de EM varia de acordo com o local entre 1,5 e 11 casos por 100 mil pessoas e fica atrás somente de traumatismo como causa mais comum de deficiência neurológica em adultos jovens. Estudos recentes sugerem que o índice de incidência aumentou, em parte em razão do reconhecimento de mais casos em estágio mais precoce, mas provavelmente, também, em razão de uma incidência realmente crescente, especialmente nas mulheres. A prevalência é estimada em 150 por 100.000 na população adulta dos EUA, o que se traduz em aproximadamente 400 mil casos naquele país e em mais de 2 milhões em termos globais, mas esses números podem ser subestimados em virtude do reconhecimento incompleto da doença, mesmo em países desenvolvidos, e à incidência aumentada desde quando essas estimativas foram calculadas.

A EM ocorre 2 a 2,5 vezes mais frequentemente nas mulheres, uma predileção por sexo que é comum nas doenças autoimunes. A doença se manifesta, mais frequentemente, na terceira a quarta décadas de vida, mas com faixa de incidência por idade desde a adolescência até pessoas na casa dos 50 anos. Casos raros ocorrem em crianças ou em pacientes na faixa dos 60 anos, mas cuidado extremo se justifica nessas situações para excluir processos alternativos. Em muitos casos de EM de início tardio, os sintomas já existiam em anos anteriores e foram atribuídos a outras causas.

A EM é mais comum em pessoas de ascendência norte-europeia. Em muitas regiões do mundo, a EM é mais prevalente em latitudes temperadas (chegando a 1 em cada 500 pessoas em alguns locais) e torna-se menos comum em direção ao equador (1 em 20.000 ou relatos de caso raros somente em alguns locais), talvez em razão, em parte, de padrões de migração de pessoas com a mesma informação genética. Entretanto, a ausência de penetrância genética completa em estudos com gêmeos monozigotos e aumentos recentes na incidência em populações geneticamente estáveis sugerem fortemente um componente ambiental para a doença. Na verdade, uma epidemia de EM foi documentada nas Ilhas Faroe após a Segunda Guerra Mundial e numerosos outros *clusters* foram informados, embora um único desencadeador ambiental não tenha sido identificado.

Vários estudos ligaram o tabagismo (cigarros) ao risco para EM. Altos níveis de vitamina D e a exposição precoce e excessiva à luz do sol (queimaduras de sol) foram associados ao risco menor para EM, possivelmente relacionados aos efeitos benéficos de colecalciferol (vitamina D) em regular a resposta das células imunológicas.

BIOPATOLOGIA E GENÉTICA

Gêmeos monozigóticos com EM mostram um índice de concordância entre 15 e 50%, comparado com apenas 3 a 5% de concordância em gêmeos dizigóticos, coerente com um papel forte, porém incompleto, dos genes em causarem EM. O risco da doença durante a vida aumenta para 2 a 4% em indivíduos com um parente de primeiro grau com EM, comparado com o risco geral na população de 0,1%. Além disso, entre 10 e 20% dos pacientes com EM têm um parente de primeiro grau com outra doença autoimune, geralmente artrite reumatoide, lúpus eritematoso sistêmico ou doença autoimune da tireoide. A psoríase (ver Capítulo 409) e a doença inflamatória intestinal (ver Capítulo 132) também podem ser mais comuns em pacientes com EM. Os modelos genéticos da doença são um forte argumento contra um único gene de EM e sugerem que muitos genes diferentes predispõem à EM e respondem por seus muitos fenótipos e sua sobreposição com outras doenças autoimunes. Estudos de ligação e de associação identificaram os antígenos leucocitários humanos (HLA) ou a região principal do complexo de histocompatibilidade (MHC) no cromossomo 6p21 como um determinante genético para EM. A região do MHC classe II, envolvida na apresentação de antígeno para as células T $CD4^+$, é o *locus* mais fortemente associado. O alelo HLA-DR2 e, mais especificamente, o alelo HLA-DRB*1501 do haplótipo molecular têm sido repetidamente implicados. Múltiplos polimorfismos de nucleotídio único (SNPs) no gene do receptor alfa da interleucina-2 (IL-2) e do gene do receptor alfa de IL-7 também parecem estar associados a um risco mais alto de EM. Mais de 200 outros SNPs de genes foram identificados, a maioria dos quais relacionados à função imune. Embora padrões estejam surgindo para sugerir a desregulação de diferentes subconjuntos de células imunológicas, até hoje as associações não são suficientemente fortes para terem valor clínico para prognóstico.

PATOLOGIA

A maioria dos casos caracteriza-se por áreas multifocais de desmielinização e cicatriz gliótica flagrante no cérebro e na medula espinal. As localizações clássicas dessas lesões, chamadas *placas*, são os nervos ópticos, a substância branca periventricular, a substância branca profunda, a substância branca justacortical, o corpo caloso, os pedúnculos cerebelares e a medula espinal dorsolateral. Entretanto, existe um viés de reconhecimento de lesões na substância branca, em razão da facilidade relativa de detectar desmielinização e inflamação na substância branca, em comparação com a substância cinzenta. Na verdade, estudos patológicos mais recentes confirmaram desmielinização, dano neurítico e atrofia no córtex cerebral (superfície pial e intracortical ou justacortical) e em estruturas da substância cinzenta profunda, especialmente o tálamo. Em nível microscópico, é comum a observação de múltiplas áreas de infiltrados celulares inflamatórios perivenulares com extravasamento para os tecidos parenquimatosos ao redor. Na placa ativa aguda, células T auxiliares (T_H) CD4 são proeminentes nas áreas perivenulares. Acredita-se que citocinas proinflamatórias liberadas de células T_H1 (interferona-γ [IFN-γ]) e T_H17 (IL-17, fator de necrose tumoral [TNF] e fator estimulador de colônias de granulócitos-macrófagos [GM-CSF]) sejam mediadoras do dano. Cada vez mais, grande quantidade de células T citotóxicas CD8 têm sido documentadas no tecido cerebral, especialmente no parênquima, e essas células podem mediar o dano direto aos axônios e aos oligodendrócitos por meio da liberação de proteases, como a granzima B. A maioria das células inflamatórias parenquimatosas, especialmente em placas crônicas, são macrófagos e $CD68^+$ micróglia. Adicionalmente ao influxo de células imunes em circulação, a ativação astroglial proeminente e, em alguns casos, a diferenciação de células precursoras de oligodendrócitos ocorrem em resposta à lesão. Com o tempo, a inflamação torna-se menos proeminente no centro da placa, mas uma borda de inflamação crônica ativa com ativação microglial está presente em um bem demarcado limite entre mielina anormal e normal ilesa. Essa característica da EM é raramente observada em outros distúrbios da mielina. Embora os oligodendrócitos possam sobreviver, proliferar e resultar em remielinização parcial (placas sombras) em alguns casos precoces, esse processo quase nunca está completo na EM. Com o tempo, a remielinização é menos bem-sucedida, e células precursoras de oligodendrócitos parecem incapazes de se diferenciar em oligodendrócitos maduros com capacidade de produzir mielina.

O número de axônios danificados se relaciona com a extensão da inflamação. Além disso, dano axonal e até apoptose e perda neuronal são observados no córtex e na retina. A atrofia tanto do cérebro quanto da medula espinal, que ocorre mais rapidamente na EM do que no processo normal de envelhecimento, reflete perda tanto de mielina quanto de axônios.

Nenhuma causa microbiana consistente foi revelada pelo exame cuidadoso de tecidos de EM à procura de patógenos infecciosos conhecidos. A expressão diferencial do herpes-vírus humano do tipo 6, que é adquirido pela maioria das pessoas na infância, foi observada em oligodendrócitos de pacientes com EM, mas ainda não se sabe se esse vírus é um cofator na desmielinização ou apenas um achado. A evidência sugere a possibilidade de que o evento mais precoce na EM possa ser um insulto aos oligodendrócitos, com ativação subsequente de células imunológicas residentes e recrutamento secundário de outras células do sistema imune somente nos estágios mais tardios.

Alguns patologistas acreditam que quatro subtipos distintos de EM possam ser discernidos, nos quais as características patológicas são semelhantes em todas as lesões, permitindo a classificação dos pacientes em categorias patológicas diferentes, em vez de apenas descrever a evolução das lesões com o tempo. As lesões do tipo I são caracterizadas por infiltrados inflamatórios perivenulares típicos consistindo, principalmente, em células T, com preservação de oligodendrócitos. As lesões do tipo II são similares às do tipo I, mas apresentam um componente humoral adicional com deposição de imunoglobulina G (IgG) e ativação do complemento. As lesões do tipo III são diferenciadas por não estarem baseadas ao redor de vênulas e por perda proeminente de glicoproteína associada à mielina e evidência de apoptose de oligodendrócitos. As lesões do tipo IV têm infiltrados inflamatórios mais similares àqueles nos tipos I e II, mas apresentam também a perda de oligodendrócitos como no tipo III. Essas variações no aspecto patológico podem começar a explicar os subtipos clínicos da doença.

PATOGÊNESE

É possível que a hipótese autoimune esteja errada e que a inflamação observada na EM seja secundária a um processo degenerativo primário ainda não caracterizado. Os proponentes dessa teoria citam a evidência de aspectos patológicos de casos hiperagudos, nos quais os oligodendrócitos parecem morrer antes da ocorrência de qualquer resposta imune sistêmica, assim como dados recentes revelando morte neuronal e axonal ou desmielinização na ausência de inflamação.

Macrófagos e micróglias, que constituem a maioria das células dentro do infiltrado parenquimatoso em placas de EM crônicas, são células apresentadoras de antígenos potentes e expressam HLA e moléculas coestimuladoras. Os macrófagos e a micróglia ativados também apresentam funções efetoras, incluindo a liberação de citocinas que são parcial (IL-6, TNF-α) ou completamente distintas das células T (IL-1β, IL-12 e IL-23). Em altas concentrações, essas citocinas podem danificar oligodendrócitos e neurônios e ativar células T.

MANIFESTAÇÕES CLÍNICAS

Sintomas

A EM que pode se manifestar de várias formas nas diferentes faixas etárias, podendo inicialmente se mascarar em várias moléstias diferentes (Tabela 383.2; ver Tabela 383.1).[2] Na apresentação clássica, uma pessoa branca e jovem, mais frequentemente do sexo feminino, terá um surto agudo ou subagudo de visão ou sensibilidade prejudicada. Cansaço, depressão, urgência urinária, fraqueza, alteração do equilíbrio e coordenação prejudicada também são sintomas comuns. A natureza frequente e acentuadamente leve dos primeiros sintomas geralmente demove o paciente de buscar atenção médica ou não é suficientemente impressionante para estimular o médico a solicitar exames diagnósticos. Além disso, os pacientes podem, de início, apresentar poucos achados neurológicos objetivos, especialmente entre os surtos.

Parestesias de um membro que se mostram circunferenciais e não acompanham um dermátomo sugerem lesão da medula espinal; esses sintomas sempre se manifestam distalmente e, então, ascendem para envolver partes mais proximais do membro, espalham-se para o membro contralateral ou progridem de uma perna para um braço. Da mesma forma, sensações doloridas como uma faixa ao redor de um membro ou torso também sugerem um processo mielopático.

A mielite transversa incompleta é uma síndrome focal (parcial) da medula espinal que se mostra em geral inflamatória e que não acompanha territórios vasculares. Trata-se de uma apresentação comum de EM.

O sinal de Lhermitte, uma sensação elétrica movendo-se em sentido descendente pela coluna e para os membros à flexão do pescoço, é característica de mielite cervical de qualquer causa, incluindo EM. A perda franca de sensibilidade é menos comum como sintoma ou sinal precoce, mas é observada em casos mais avançados. Sensações de queimação, elétricas ou de dor profunda também são comuns em EM.

Anormalidades sensoriais

No exame, os achados sensitivos mais comuns são a perda da percepção de vibração, mais proeminente nos pés, e nível medular incompleto de sensibilidade dolorosa ou vibratória, que são com frequência observadas em gradiente, em vez de em um nível sensitivo bem demarcado. O nível

Tabela 383.2 Condições que podem ser confundidas por esclerose múltipla e outras doenças da mielina.

DOENÇA VASCULAR
Doença cerebrovascular de pequenos vasos Vasculites Malformação arteriovenosa CADASIL, CARASIL, COL4A1 Síndrome de anticorpos antifosfolipídios
LESÕES ESTRUTURAIS
Junção craniocervical, fossa posterior ou tumores espinais Espondilose cervical ou hérnia de disco Malformação de Chiari ou siringomielia
DOENÇAS DEGENERATIVAS
Mielopatia hereditária Neuropatia hereditária Degeneração espinocerebelar
INFECÇÕES
Infecção por HTLV-1 Mielopatia pelo HIV ou cerebrite relacionada ao HIV Neuroborreliose (p. ex., doença de Lyme) - Vírus JC/leucoencefalopatia multifocal progressiva Neurossífilis
OUTRAS CONDIÇÕES INFLAMATÓRIAS
Lúpus eritematoso sistêmico Síndrome de Sjögren Sarcoidose Encefalite autoimune
SÍNDROMES DE DESMIELINIZAÇÃO MONOFOCAL OU MONOFÁSICA
Mielite transversa Neurite óptica Neuromielite óptica/doença de Devic Encefalomielite disseminada aguda
OUTRAS CONDIÇÕES
Tireoidite de Hashimoto com ou sem encefalopatia Anormalidades inespecíficas na RM relacionadas a enxaqueca, envelhecimento ou traumatismo Leucodistrofia

CADASIL = arteriopatia cerebral autossômica dominante com infartos subcorticais e leucoencefalopatia; CARASIL = arteriopatia cerebral autossômica recessiva com infartos subcorticais e leucoencefalopatia; COL4A1 = mutação de gene da cadeia alfa 1 do colágeno tipo IV; HIV = vírus da imunodeficiência humana; HTLV = vírus linfotrópico de células T humanas; RM = ressonância magnética.

sensitivo pode ser assimétrico e diferir por modalidade sensitiva, devido à desmielinização isolada nas colunas dorsais, comparada aos tratos espinotalâmicos. Áreas irregulares e fragmentadas de prejuízo da sensibilidade, parecendo não anatômicas podem ocorrer, e alguns pacientes descrevem sensações bizarras como gotejamento de água ou insetos rastejando em uma área do corpo.

Sintomas visuais

A neurite óptica (ver Capítulo 396) é uma síndrome de manifestação clássica, geralmente com sintomas visuais em um olho. Nesse quadro, os pacientes quase sempre se queixam de dor na região periorbitária, que piora com o movimento lateral do olho. O comprometimento visual pode ser descrito como olhar através de vidro fosco ou de um véu. O escotoma ou área da maior perda sempre pode ser mapeado em distribuição centrocecal (ponto focal central à mancha cega lateralmente), a qual, em casos leves, pode estar evidente somente como dessaturação à cor vermelha usando a cabeça de um alfinete. Casos mais graves podem resultar em perda total da percepção da luz. Na maioria dos casos de neurite óptica aguda, a inflamação é retrobulbar (atrás da papila), de modo que nenhuma alteração imediata é visível no disco óptico, daí levando ao aforismo de que "o paciente não enxerga e o médico não enxerga". Entretanto, deverá haver um defeito papilar aferente relativo (pupila de Marcus-Gunn; ver Capítulo 396) com dilatação paradoxal do olho afetado ao estímulo luminoso direto, oscilando-se um *flash* de luz a partir do olho não afetado, no qual a constrição consensual foi induzida. Em casos de neurite óptica bilateral (nova ou antiga), essa anormalidade pode não ser visualizada. Geralmente, os pacientes recuperam substancialmente a visão, de maneira espontânea após semanas a meses. Mais tarde, o disco óptico pode se tornar pálido, especialmente na região temporal, um achado que reflete dano aos axônios após inflamação e desmielinização, mesmo com a recuperação da acuidade visual normal. Com frequência, os pacientes sofrem um prejuízo visual crônico mais sutil para cores, acuidade visual com baixo contraste e sensibilidade ao contraste. O exame oftalmológico usando tabelas de acuidade visual com baixo contraste geralmente revela perda visual importante após quadro de neurite óptica que se manifesta clinicamente como nictalopia (cegueira noturna).

O prejuízo visual por comprometimento dos movimentos oculares de perseguição por doença no tronco encefálico ou cerebelar ocorre, mais em geral, no cenário de uma lesão aguda que afeta o fascículo longitudinal medial, que é a via neurológica para unir os olhos juntos nos movimentos sacádicos laterais. Os pacientes podem experimentar diplopia franca ou apenas visão turva, especialmente quando eles olham rapidamente para um lado, como olhar sobre os ombros de alguém enquanto dirigindo um veículo. O sinal neurológico desse problema é chamado de *oftalmoplegia internuclear* (ver Capítulo 396) e manifesta-se como adução lenta ou ausente de um olho com nistagmo na abdução do outro olho. Ele pode ocorrer bilateralmente ou existir somente em formas mais leves, de modo que o atraso de adução é imperceptível ao observador humano. A visão turva devido ao dano cerebelar com nistagmo é muito comum em EM e geralmente pior na mirada lateral ou vertical extrema. *Oscilopsia,* a sensação de que o ambiente está se movendo, quando na verdade não está, é outro sintoma de coordenação cerebelar prejudicada dos olhos. Os movimentos oculares sacádicos ou a perda da perseguição suave são comuns em EM e podem ser observados em várias condições neurológicas ou com o envelhecimento.

Sintomas motores

Os sintomas motores mais comuns da EM são fraqueza e coordenação prejudicada em um membro inferior, com envolvimento ascendente de distal a proximal e habitualmente se disseminando para o membro inferior contralateral ou o membro superior ipsilateral. A lesão que causa esses sintomas fica, mais em geral, na medula espinal cervical em vez de na medula espinal torácica, mesmo quando o primeiro sinal é a queda parcial do pé. É provável que os axônios que têm que conduzir impulsos para longas distâncias (toda a extensão da medula espinal) a partir de um sítio de desmielinização inflamatória tornem-se sintomáticos antes dos axônios que enviam sinais para sinapses mais próximas (células adjacentes ao corno anterior na medula espinal). Clinicamente, a fraqueza pode ser intensa e resultar em paralisia óbvia, ou ser tão sutil a ponto de não ser detectável. A fadiga e a fraqueza induzidas pelo calor, como demonstrado por sintomas focais (batida de um pé ou arrastando uma perna) ocorrendo depois de 15 a 20 minutos de exercício e resolvendo-se com o repouso são características de doença desmielinizante precoce. A ausência precoce de hiper-reflexia associada e de resposta plantar extensora (sinal de Babinski) podem dificultar a documentação do envolvimento do trato corticospinal. Mais tarde, com a EM mais estabelecida, sinais clássicos desse trato são, com frequência, evidentes e manifestam-se clinicamente como marcha espástica (hemiparética ou paraparética), cãibras musculares e clônus (alça reflexa sustentada), ocorrendo às vezes com alterações posicionais e confundidas com sinais de um tumor cerebelar.

A ataxia pode ocorrer como resultado do envio prejudicado de informações sensitivas até a medula espinal ou da desmielinização de vias cerebelares no tronco encefálico ou cerebelo. Com frequência, essas duas situações estão misturadas e podem ser confundidas ainda mais por perda visual e habilidade de fixação compensatória do olhar no ambiente deficiente; essa combinação em geral causa tontura em multidões, nas quais a fixação pode ser mais obscurecida. A dismetria apendicular resultando em tremor para alcançar um objeto é causa comum de coordenação prejudicada e destreza. A ataxia de membro inferior e do tronco pode resultar em marcha de base alargada (como um embriagado). Outros transtornos do movimento, como tremor postural e titubeação (tremor da cabeça), são muito menos comuns na EM. A *mioquimia* (movimentos musculares involuntários vermiculares) sob a pele, especialmente ao redor da face, é, porém, razoavelmente comum. Pseudoatetose e parkinsonismo podem ser visualizados em casos graves.

Sintomas cognitivos e comportamentais

Mais de 50% dos pacientes com EM sofrem surtos de depressão de moderados a graves (ver Capítulo 369). Existe também incidência aumentada de doença bipolar, que pode se manifestar após o tratamento de depressão ou tratamento com corticosteroides. O afeto pseudobulbar, o riso ou choro patológico, é observado em pacientes com doença mais avançada. Vários sintomas cognitivos, incluindo a perda de memória recente, dificuldade de encontrar palavras, problemas com multitarefas e fadiga cognitiva podem ser confundidos com depressão, mas são sintomas primários bem reconhecidos da patologia da EM. A maioria dos pacientes não progride para a demência (ver Capítulo 374), mas prejuízos cognitivos e comportamentais são as principais causas da perda do emprego e das discordâncias conjugais.

Disfunção dos órgãos

Sintomas vesicais são extremamente comuns, mas com frequência não relatados, de modo que perguntas específicas devem ser feitas sobre frequência, urgência, incontinência ou retenção urinárias. A discriminação cuidadosa de uma bexiga espástica (espasmo do músculo detrusor) causando incontinência, de uma bexiga atônica ou de espasmo do esfíncter externo (os dois últimos causando retenção) levando à incontinência por transbordamento é crítico na preparação do tratamento (ver Capítulo 23). As infecções do trato urinário (ver Capítulo 268) devido à disfunção da bexiga podem agravar os sintomas de EM.

A disfunção intestinal manifesta-se, em geral, como constipação intestinal (ver Capítulo 127), que pode ser primária (relacionada ao envolvimento da medula espinal) ou secundária (relacionada à desidratação autoinduzida para manejar a frequência urinária ou os efeitos colaterais de medicamentos anticolinérgicos). A incontinência intestinal secundária a um esfíncter anal incompetente é menos comum e ocorre, com mais frequência, como um episódio de urgência fecal, às vezes relacionado a uma alteração na dieta ou doença diarreica, ou como sequela de compactação prolongada.

A disfunção sexual é comum e pouco discutida na EM. Nos homens, a disfunção erétil é frequente. Em mulheres e homens, a perda de libido e a incapacidade em atingir o orgasmo pode ocorrer como resultado dos medicamentos, perda de sensibilidade, piora dos sintomas induzida pelo calor, barreiras físicas à relação sexual (umidade da mucosa prejudicada, espasticidade e dor), depressão ou transtornos da imagem corporal.

Sintomas sistêmicos

A fadiga é comum na EM, podendo estar ligada à depressão, mas que ocorre com frequência de maneira independente e pode ser o sintoma mais incapacitante da doença. A anamnese do sono é importante para excluir a fadiga diurna que resulta de sono interrompido secundário a episódios de dor, cãibras, polaciuria, apneia do sono, movimentos periódicos dos membros, depressão ou ciclos de sono-vigília interrompidos. A fadiga diurna, mesmo após uma boa noite de sono, pode ocorrer no meio da tarde e pode ser descrita como se sentindo "desligamento" ou exaustão total. Muitos pacientes obtêm benefícios de um breve cochilo diurno.

A sensibilidade ao calor, que é um sintoma clássico de EM, ocorre só em alguns pacientes. Até elevações menores da temperatura corporal podem piorar dramaticamente os sintomas (fenômeno de Uhthoff). Alguns pacientes se queixam de piora dos sintomas no clima frio, provavelmente relacionada ao aumento da disfunção de músculos já rígidos ou bloqueio de sinal coerente com a fisiologia conhecida da condução nervosa, que tem uma curva em U invertido da temperatura *versus* a condução.

Gravidez

Mulheres com EM podem ter filhos, e a atividade da doença diminui durante a gestação, especialmente no terceiro trimestre, quando a frequência de exacerbações é reduzida em aproximadamente dois terços. Os surtos são mais frequentes nos primeiros 6 meses após o parto, mas não há evidência de que a gravidez altere a história natural da EM. Ainda não está claro se a amamentação altera ocurso da doença, mas ela é contraindicada para pacientes que reassumem medicamentos modificadores de doença após o parto.

Tipos de esclerose múltipla

Os três principais tipos clínicos de EM são: recorrente remitente, secundária progressiva e progressiva primária. Cerca de 85 a 90% dos pacientes apresentam-se com EM recorrente remitente, caracterizada por episódios agudos ou subagudos de sintomas neurológicos novos ou piora dos antigos que aumentam em gravidade, platô e, então, a remissão parcial ou completa. Os pacientes podem apresentar déficit residual não detectável, ou podem acumular deficiência permanente significativa a partir de um surto. A maioria dos pacientes com EM recorrente remitente convertem-se para a EM secundária progressiva após 20 a 40 anos. Esse estágio da doença, que se caracteriza por pelo menos 6 meses de piora progressiva sem evidência de surto, pode ser diagnosticado com confiança apenas de maneira retrospectiva. Alguns pacientes com EM secundária progressiva também apresentam surtos superpostos diferentes de seus períodos de piora progressiva, embora esses episódios tornem-se menos frequentes com o tempo. A EM progressiva primária, que se caracteriza por deterioração progressiva desde o início por pelo menos 1 ano sem história de surtos distintos, ocorre em cerca de 10 a 15% dos pacientes. Ela é mais comum em homens de meia-idade e tipicamente tem mais envolvimento da medula espinal e menos lesões cerebrais inflamatórias.

A EM progressiva aguda (doença de Marburg) causa deterioração neurológica aguda ou subaguda, progressiva, levando à incapacidade grave em poucos dias a 1 mês em paciente sem história anterior de EM. Essa forma rara da doença pode progredir para um estado quadriplégico e embotado com óbito resultante de infecção intercorrente, aspiração ou falha respiratória em razão do envolvimento do tronco encefálico.

DIAGNÓSTICO

O diagnóstico de EM baseia-se na demonstração da presença de pelo menos duas lesões inflamatórias desmielinizantes referíveis a locais diferentes no SNC, ocorrendo em momentos distintos (geralmente ≥ 1 mês de diferença) e para as quais não existe explicação melhor. Os critérios diagnósticos permitem que o diagnóstico seja feito com base nos dados clínicos isolados, desde que testes de exclusão apropriados sejam realizados (Tabela 383.3).[3] A evidência clínica de uma lesão exige achados objetivos no exame neurológico, e não apenas um sintoma. Além disso, episódios repetidos de disfunção neurológica que poderiam ser explicadas com base em uma lesão (p. ex., uma lesão de junção cervicomedular causando disfunção do tronco encefálico e dos tratos cerebelar e corticospinal) não é evidência suficiente para diagnosticar EM.

Tabela 383.3 Revisões de 2017 dos critérios diagnósticos de McDonald para esclerose múltipla.

APRESENTAÇÃO CLÍNICA	DADOS ADICIONAIS NECESSÁRIOS PARA DIAGNÓSTICO DE ESCLEROSE MÚLTIPLA
Dois ou mais surtos; evidência clínica objetiva de duas ou mais lesões; ou uma lesão com ataque anterior	Nenhum*
Dois ou mais surtos; evidência clínica objetiva de uma lesão	Disseminação no espaço, demonstrada por: 1. RM (Tabela 383.4) ou 2. Duas ou mais lesões detectadas por RM compatíveis com EM + LCR positivo com bandas oligoclonais específicas 3. Esperar por outro surto clínico implicando um local diferente
Um surto; evidência clínica objetiva de duas ou mais lesões	Disseminação no tempo, demonstrada por: 1. RM (ver Tabela 383.4) ou 2. Segundo surto clínico
Um surto; evidência clínica objetiva de uma lesão (apresentação monossintomática; síndrome clinicamente isolada	1. Disseminação no espaço, demonstrada por: a. RM (Tabela 383.4) ou b. Duas ou mais lesões detectadas por RM compatíveis com EM + LCR positivo com bandas oligoclonais específicas e 2. Disseminação no tempo, demonstrada por: a. RM (Tabela 383.4) ou b. Segundo ataque clínico ou c. Demonstração de bandas oligoclonais específicas no LCR

*Deve-se descartar outras causas (p. ex., Tabela 383.2). LCR = líquido cefalorraquidiano; RM = ressonância magnética; EM = esclerose múltipla. Modificada de Thompson AJ, Banwell BL, Barkhof F, et al. Diagnosis of multiple sclerosis: 2017 revisions of the McDonald criteria. *Lancet Neurol.* 2018;17:162-173.

Ressonância magnética

Não existe teste de laboratório diagnóstico definitivo para EM, mas a ressonância magnética (RM) do cérebro é extremamente útil e deve ser realizada em todos os pacientes nos quais a EM seja uma consideração diagnóstica.[4] Mais de 95% dos pacientes com EM clinicamente definida têm uma RM do cérebro anormal, e a presença de lesões brilhantes de sinal alto é tão característica da doença que uma RM do cérebro normal deverá sugerir um diagnóstico alternativo. A RM do cérebro é também útil em prognosticar um quadro futuro de EM à época de uma síndrome desmielinizante clinicamente isolada. Os achados específicos da RM permitem a confirmação da doença disseminada no tempo e no espaço (partes diferentes do cérebro ou da medula espinal) e evidência satisfatória para disseminação em tempo (Tabela 383.4). As placas de EM aparecem, tipicamente, como áreas de sinal alto (branco) nas imagens ponderadas em T2 – recuperação de inversão atenuada de fluido (FLAIR), que permitem a melhor discriminação das lesões supratentoriais suprimindo-se o sinal alto do líquido cefalorraquidiano (LCR) nos ventrículos (Figura 383.1). Em geral, as lesões variam em tamanho desde 2 mm a 2 cm; às vezes, placas maiores parecem tumores. Os aspectos de uma lesão na RM sugerindo EM incluem: formato elíptico, bordas discretas, falta de efeito de massa e realce com gadolínio. Os locais típicos incluem a área periventricular (perpendicular a ou encostando nas paredes dos ventrículos (Figura 383.2), o corpo caloso, os pedúnculos cerebelares, o tronco encefálico, a área justocortical e a medula espinal dorsolateral (Figura 383.3). Lesões corticais e profundas da substância cinzenta também ocorrem, mas a visualização é menos nítida na RM convencional. O realce por gadolínio, que sugere permeabilidade da barreira hematencefálica, está relacionado a uma inflamação nova ou ativa nas lesões (Figura 383.4). Lesões que realçam em uma sequência ponderada em T1 geralmente apresentam uma lesão concomitante no mesmo local em uma imagem ponderada em T2. Entretanto, as lesões ponderadas em T2 podem se formar sem realce evidente. O realce com gadolínio pode ser homogêneo, central ou em padrão de anel; tipicamente ele persiste por 2 a 8 semanas e, por isso, pode passar despercebido em varreduras intermitentes. Áreas persistentes de sinal baixo nas imagens ponderadas em T1 antes do contraste ("buracos negros") se correlacionam com a evidência patológica de perda axonal e atrofia (Figura383.5).

Líquido cefalorraquidiano

O exame do LCR é útil em muitos casos, mas não obrigatório em pacientes com apresentação clínica típica e evidência por RM de doença disseminada. A avaliação do LCR inclui contagem de células, proteína total, glicose, índice de IgG e eletroforese para avaliar um padrão de bandas oligoclonais com uma amostra sérica pareada. A presença de proteína básica de mielina não é específica para EM porque ela pode ser elevada após qualquer ruptura de tecido no SNC. Bandas de IgG oligoclonais no LCR ou um índice de IgG elevado fornece evidência para produção intratecal de imunoglobulinas. Entretanto, embora bandas oligoclonais sejam comuns em EM, elas também ocorrem com infecção ou outros processos imunomediados. Como resultado, o teste não tem especificidade para EM e tem sensibilidade de somente 85 a 90% de pacientes com EM clinicamente definitiva. Em síndromes clinicamente isoladas de desmielinização (ver posteriormente), a sensibilidade é ainda mais baixa (cerca de 50%). Além disso, a sensibilidade depende das técnicas laboratoriais da localidade. Bandas oligoclonais em espelho, no soro e no LCR, podem sinalizar um processo imune sistêmico com envolvimento do SNC.

A avaliação do LCR é geralmente recomendada se um diagnóstico alternativo for considerado, especialmente se houver suspeita de um processo infeccioso ou neoplásico (p. ex., febre, sudorese, história de viagem não rotineira, picada de carrapato ou erupção cutânea). A análise do LCR também pode ser útil se os critérios clínicos ou da RM estiverem incompletos para fornecer confirmação do diagnóstico.

Tabela 383.4 Critérios de RM em esclerose múltipla (recomendações do painel internacional: 2017).

DISSEMINAÇÃO
A **disseminação no espaço** pode ser demonstrada por uma ou mais lesões hiperintensas em T2, que são características de esclerose múltipla em duas ou mais de quatro áreas do SNC: regiões cerebrais periventricular, cortical ou justocortical e infratentorial e medula espinal
A **disseminação no tempo** pode ser demonstrada pela presença simultânea de lesões com realce e sem realce de gadolínio a qualquer momento ou por uma lesão nova hiperintensa em T2 ou com realce por gadolínio na RM de seguimento, com referência a um exame basal, independentemente do momento da RM da basal
DIAGNÓSTICO DE ESCLEROSE MÚLTIPLA PROGRESSIVA PRIMÁRIA
A esclerose múltipla progressiva primária pode ser diagnosticada em pacientes com:
• Um ano de progressão da incapacidade (retrospectiva ou prospectivamente determinada), independente de recorrência clínica
Mais dois dos seguintes critérios:
• Uma ou mais lesões hiperintensas em T2 características de esclerose múltipla em uma ou mais das seguintes regiões do cérebro: periventricular, cortical ou justocortical ou infratentorial
• Duas ou mais lesões hiperintensas em T2 na medula espinal
• Presença de bandas oligoclonais específicas no LCR.

SNC = sistema nervoso central; LCR = líquido cefalorraquidiano; RM = ressonância magnética. De Thompson AJ, Banwell BL, Barkhof F, et al. Diagnosis of multiple sclerosis: 2017 revisions of the McDonald criteria. *Lancet Neurol.* 2018;17:162-173.

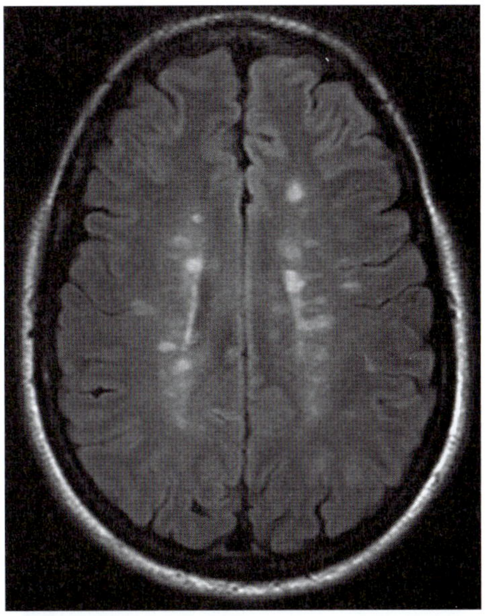

FIGURA 383.1 Imagem FLAIR axial do cérebro de paciente com esclerose múltipla, revelando lesões clássicas periventriculares múltiplas e lesões de sinal alto na substância branca profunda.

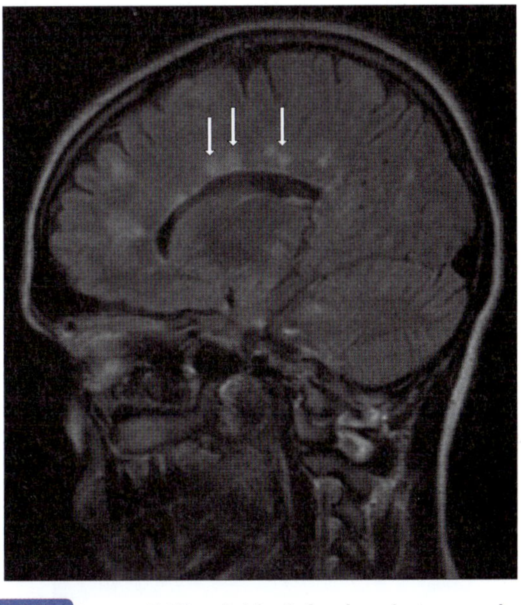

FIGURA 383.2 Imagem FLAIR sagital do cérebro de paciente com esclerose múltipla, revelando lesões periventriculares clássicas irradiando-se para fora dos ventrículos (*setas*).

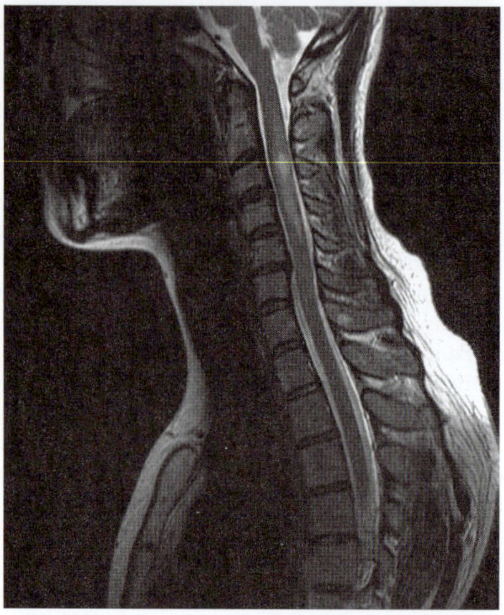

FIGURA 383.3 **Imagem ponderada em T2 sagital do cérebro e coluna cervical de paciente com esclerose múltipla.** A imagem mostra placa de sinal alto de C3-C5 na medula espinal.

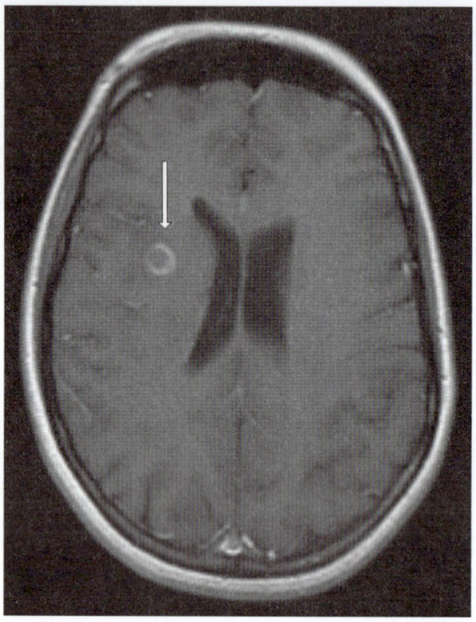

FIGURA 383.4 **Imagem ponderada em T1 após contraste de gadolínio axial mostrando lesão ativamente inflamada com realce anular (*seta*) em paciente com esclerose múltipla.**

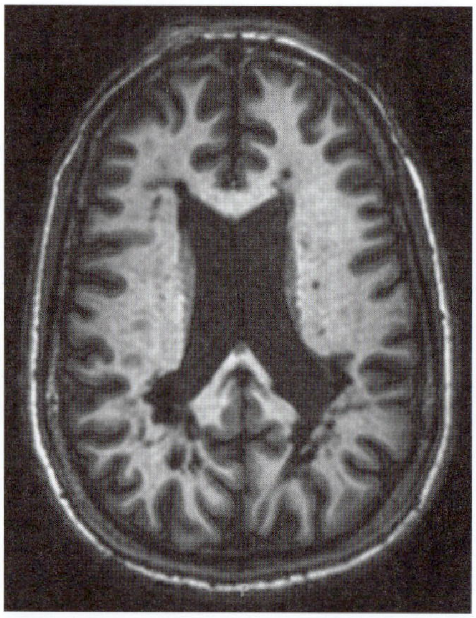

FIGURA 383.5 **Imagem ponderada em T1 axial mostrando numerosas áreas de sinal baixo em T1 ("buracos negros"), dilatação ventricular e atrofia difusa.**

Testes de potencial evocado

Os potenciais evocados (ver Capítulo 368) podem ser úteis em algumas situações para documentar a evidência objetiva de condução diminuída devido à desmielinização em locais diferentes daqueles reconhecidos clinicamente. Entretanto, potenciais evocados visuais (PEVs), potenciais evocados auditivos do tronco encefálico, e potenciais evocados somatossensoriais são menos sensíveis e menos específicos para EM que a RM de alta resolução. PEVs multifocais podem ser mais sensíveis que PEVs globais em revelar áreas focais de condução anormal ao longo do nervo óptico.

Tomografia de coerência óptica

Esse exame é realizado com um dispositivo instalado no consultório que usa o reflexo da luz infravermelha (de fonte exógena direcionada através da pupila) na parte posterior do olho para quantificar a espessura dos tecidos da retina, incluindo a camada de fibras nervosas da retina peripapilar e as camadas da mácula. Esse teste, que tem sido amplamente usado no glaucoma, pode monitorar danos às células dos axônios das células ganglionares da retina, tanto no quadro de neurite óptica aguda quanto na detecção de dano neuroaxonal subclínico (e-Figura 383.1). O afinamento da camada de fibras nervosas da retina se relaciona com atrofia cerebral e pode ser útil como marcador substituto da neurodegeneração mais global em EM.

Diagnóstico diferencial

O diagnóstico de EM pode ser tão claro que é reconhecido pelo paciente e prontamente confirmado por um médico generalista, ou tão obscuro que até especialistas com experiência discordam dele.[5] Muitos processos (ver Tabela 383.2) podem imitar os achados clínicos, radiológicos e do LCR associados à EM, e não há teste diagnóstico padrão-ouro que seja 100% sensível e específico para a doença. Em um estudo, as condições mais comuns confundidas como EM foram enxaqueca (ver Capítulo 370), fibromialgia (ver Capítulo 258) e transtornos conversivos ou psicogênicos (ver Capítulo 369).[6]

Os processos que imitam EM incluem lesões estruturais, especialmente da base do crânio, nas quais uma lesão pode causar sintomas de vários tratos diferentes e percebidos em locais diferentes no corpo. As malformações de Chiari com ou sem siringe (ver Capítulo 389), hérnia de disco (ver Capítulo 372), espondilose cervical e tumores de baixo grau (ver Capítulo 180) podem produzir sintomas de EM tanto em pacientes recentes quanto naqueles que já têm a doença, mas que também sofrem um segundo processo.

Várias doenças infecciosas podem imitar a EM. Os exemplos incluem: os vírus linfotrópico de células T humanas dos tipos I e II (mielopatia viral associada ou paraparesia espástica tropical; ver Capítulo 354); o vírus da imunodeficiência humana (neuropatia, mielopatia, prejuízo cognitivo, alterações na substância branca do SNC, Capítulo 366); neuroborreliose (doença de Lyme, Capítulo 305); neurossífilis (ver Capítulo 303); vírus Epstein-Barr (ver Capítulo 353); citomegalovírus (ver Capítulo 352); herpes-vírus simples (ver Capítulo 350); mielite por vírus varicela-zóster (ver Capítulo 351) e vírus JC (leucoencefalopatia multifocal progressiva, Capítulo 346).[7]

As doenças inflamatórias que em geral envolvem outras partes do corpo podem concomitantemente afetar ou, raramente, se manifestar no SNC. Os exemplos incluem: sarcoidose (ver Capítulo 89), lúpus eritematoso sistêmico (ver Capítulo 250), síndrome de Sjögren (ver Capítulo 252) e vasculites (ver Capítulo 254). A encefalite autoimune, embora em geral mais fulminante e com aspectos de diferenciação como convulsões e transtorno comportamental, pode ser confundida com EM. A doença vascular isquêmica secundária a qualquer causa também pode lembrar a EM. Distúrbios metabólicos e nutricionais que podem imitar EM incluem: deficiência de vitamina B_{12} e acidemia metilmalônica (em alguns casos distinta da deficiência de cianocobalamina). Raramente, a mielinólise pontina central (ver Capítulos 108 e 388) é confundida com EM. A doença da tireoide (ver Capítulo 213) pode imitar a fadiga da EM e causar disestesias e transtornos do nervo óptico e músculos oculares. A deficiência nutricional (ver Capítulo 203) e a má absorção foram associadas à desmielinização e podem imitar EM. A deficiência de cobre pode causar patologia da coluna dorsal, neuropatia, anemia e neuropatia óptica. A deficiência de vitamina D (ver Capítulo 231), que está se tornando cada vez mais comum, pode causar fraqueza proximal, fadiga, astenia, perda óssea e função imune prejudicada. A deficiência de vitamina A, embora não comum em países industrializados, pode causar cegueira noturna e disfunção imune.

As síndromes desmielinizantes monofásicas com ou sem múltiplas outras lesões frequentemente, mas nem sempre, progridem para se tornarem EM (ver posteriormente). A atrofia espinocerebelar e a mielopatia hereditária causam doença de progressão lenta, mas não causam anormalidades sensoriais e visuais.

As doenças hereditárias são cada vez mais reconhecidas como imitadoras de EM. A atrofia espinocerebelar pode se manifestar como mielopatia progressiva e ataxia. A variedade de neuropatias genéticas (mitofusinopatias de CMT tipo 2, doença de corpúsculos de poliglicosano do início adulto, Capítulo 392), ataxias (de Friedreich, telangiectasia-ataxia, Capítulo 382), doenças mitocondriais (atrofia óptica progressiva, de Leber, encefalopatia mitocondrial, acidose láctica e episódios semelhantes a acidente vascular encefálico [MELAS], epilepsia mioclônica com fibras vermelhas rasgadas [MERRF], Capítulo 393) e doenças metabólicas (distúrbios do ciclo da ureia, Capítulo 194) podem ter manifestações de SNC que eventualmente levam ao diagnóstico incorreto.

TRATAMENTO

O tratamento da EM pode ser dividido em medicamentos designados para alívio dos sintomas, em medicamentos designados para modificar o curso da doença e em medidas não medicamentosas.[8] Muitos medicamentos visam aos aspectos específicos da EM: depressão, fadiga, espasticidade muscular, dor, insônia e disfunção vesical, intestinal e sexual. Antes de se considerar uma terapia sintomática, o paciente deverá ser orientado sobre a finalidade do medicamento e o perfil de efeitos colaterais. Ao aprender que esses fármacos não exercem impacto duradouro sobre a atividade da doença, os pacientes podem escolher não usar esses fármacos apenas para alívio dos sintomas. As terapias sintomáticas começam melhor com doses baixas e, com frequência, demandam titulações para obter o equilíbrio ótimo entre eficácia e efeitos colaterais.

Tratamento de sintomas específicos

A depressão e a labilidade emocional são sintomas comuns da EM. Além dos cuidados apropriados de suporte e aconselhamento, a terapia antidepressiva com um dos medicamentos serotoninérgicos ou noradrenérgicos "de ativação" (fluoxetina, sertralina, citalopram, escitalopram, venlafaxina ou bupropiona) pode ser benéfica para a depressão, assim como para ansiedade e sintomas de pânico (Tabela 369.5). A maioria dos pacientes não parece tolerar bem a paroxetina por muito tempo; fluoxetina e sertralina funcionam para pânico e ansiedade. Pacientes sofrendo dor ou insônia podem se beneficiar mais de antidepressivos sedativos (amitriptilina, nortriptilina ou trazodona) administrados à noite, ao se deitar, os quais podem ter os benefícios anticolinérgicos adicionais sobre urgência urinária.

O manejo da espasticidade inclui fisioterapia, alongamento e administração ou de baclofeno (5 a 160 mg em doses divididas) ou tizanidina (2 a 32 mg em doses divididas). Cada medicamento deverá ser iniciado como agente único em dose baixa à noite, ao se deitar, aumentando gradualmente a dose para 3 ou 4 vezes/dia, com uma dose maior ao se deitar visando aos sintomas noturnos. A redução progressiva do tônus muscular pode resultar em fraqueza. O baclofeno nunca deverá ser suspenso abruptamente, em razão do potencial para uma reação de abstinência intensa.

A urgência urinária resultante do espasmo do músculo detrusor pode ser tratada efetivamente com anticolinérgicos (antimuscarínicos) como oxibutinina (5 a 20 mg em doses divididas) ou tolterodina (1 a 4 mg) ou, ainda, injeções intravesiculares focais de toxina botulínica, mas esses agentes podem causar hesitação ou retenção urinária temporária. A ultrassonografia da bexiga permite avaliação precisa à beira do leito do volume residual pós-micção para determinar se um paciente está retendo volumes de urina excessivos (> 50 mℓ é anormal, mas > 300 mℓ exige intervenção). A retenção urinária pode ser melhorada removendo-se medicamentos conhecidos com indutores do problema (p. ex., anticolinérgicos e opioides). A retenção urinária primária é difícil de tratar com medicamentos, mas o espasmo do esfíncter externo pode ser tratado com um bloqueador dos receptores α_{1a}-adrenérgicos, como tansulosina (0,4 a 0,8 mg) e doxazosina (1 a 8 mg). O betanecol (10 a 150 mg, em doses divididas) pode ser tentado para a bexiga atônica, mas a cateterização intermitente geralmente é necessária. Causas alternativas de sintomas, como infecções do trato urinário, dilatação da próstata ou alterações anatômicas após a gravidez deverão ser consideradas e manejadas separadamente. A retenção urinária prolongada predispõe a infecções, dano estrutural à bexiga e aos rins, e malignidade. Volumes residuais persistentes pós-micção superiores a 300 mℓ deverão ser tratados clinicamente, com cateterização direta intermitente recomendada para pacientes com retenção de grande volume refratária à terapia medicamentosa.

As disestesias dolorosas e os espasmos distônicos paroxísticos podem ser manejados efetivamente com medicamentos antiepilépticos (gabapentina, 300 a 5.400 mg/dia em doses divididas; pregabalina 75 a 600 mg/dia em doses divididas; ou oxcarbazepina, 300 a 2.400 mg/dia em doses divididas) ou antidepressivos tricíclicos (amitriptilina, 10 a 150 mg; ou nortriptilina, 10 a 50 mg). Pacientes com neuralgia do trigêmeo (ver Capítulo 370) podem responder a esses fármacos ou ao baclofeno, misoprostol, toxina botulina ou cirurgia de descompressão; a consideração de tratamento de ataque intravenoso com um medicamento antiepiléptico (ver Capítulo 375) vale a pena para episódios de dor aguda e intensa.

A disfunção sexual em EM é, em geral, multifatorial. Pacientes com disfunção erétil geralmente respondem bem aos inibidores de fosfodiesterase tipo 5, os quais reforçam a vasodilatação do pênis (ver Capítulo 221). A orientação sobre o uso de lubrificação, de estimulação sensorial alternativa e o efeito adverso do calor podem melhorar a função sexual.

Os sintomas relacionados à sensibilidade ao calor podem melhorar ao esfriamento. Dispositivos de resfriamento podem evitar esse fenômeno, mas não há benefício persistente em induzir a hipotermia.

Tratamentos sistêmicos

Os corticosteroides (p. ex., metilprednisolona, 1 g/dia por via oral [VO] ou intravenosa [IV] por 3 a 5 dias) são equivalentes[A1] um ao outro para encurtar a duração e a intensidade de sintomas de uma exacerbação aguda, mas não têm efeito comprovado na incapacidade duradoura. A imunoglobulina intravenosa (IVIG) e a plasmaférese ocasionalmente beneficiam pacientes refratários aos esteroides, mas grandes estudos clínicos randomizados e controlados com placebo em EM recorrente falharam em mostrar benefícios coerentes, talvez porque só pacientes com a doença do tipo II (componente humoral) têm a probabilidade de responder.

Tratamentos modificadores da doença aprovados

Múltiplos agentes modificadores de doença foram aprovados pela Food and Drug Administration (FDA) nos EUA: IFN-beta 1b (Betaseron® e Extavia®), IFN-beta 1a (Avonex®), IFN-beta 1a (Rebif®), IFN-beta 1a peguilada (Plegridy®), acetato de glatirâmer (Copaxona® e Glatopa®), natalizumabe (Tysabri®), alentuzumabe (Lemtrada®), mitoxantrona (Novantrone®), fingolimode (Gilenya®), teriflunomida (Aubagio®), fumarato de dimetila (Tecfidera®) e ocrelizumabe (Ocrevus®). Todos esses agentes estão aprovados para EM remitente recorrente, e a mitoxantrona é indicada para formas deteriorantes de EM e para EM secundária progressiva. Ocrelizumabe é o único medicamento aprovado para EM progressiva primária.[9,10]

Os cinco agentes IFN-beta reduzem a taxa de surto em aproximadamente um terço.[A2] A IFN-beta 1b (8 milhões de unidades internacionais [IU], subcutâneas [SC], dia sim, dia não [Betaseron® e Extavia®]) e IFN-beta 1a (30 μg intramuscular [IM] semanal [Avonex®] ou 22 a 44 μg SC, 3 vezes/semana [Rebif®]) e IFN-beta 1a (125 μg cada 14 dias SC [Plegridy®]) parecem ter início de ação mais rápido, talvez por se basearem em seu regime de dosagem, comparadas com IFN-beta 1a (30 μg/semana IM). Entretanto, IFN-beta 1a (Avonex®) e IFN-beta 1a (Plegridy®) peguilada semanais são menos imunogênicas e resultam em incidência de 3 e 1% de anticorpos neutralizantes, respectivamente, que reduzem eficácia, em comparação com 20 a 30% para as outras preparações de IFN-beta. Os principais efeitos colaterais da IFN-beta são uma reação semelhante à da gripe (febre baixa, calafrios e mialgias 6 a 24 horas após a injeção), reações locais no sítio da aplicação (dor, eritema e, raramente, necrose) e níveis elevados de aminotransferase (raramente hepatite grave). Esses efeitos colaterais podem ser administrados, iniciando-se o medicamento lentamente e com profilaxia com paracetamol e agentes anti-inflamatórios não esteroidais, e eles regridem, na maioria dos pacientes, após 3 a 6 meses. Os efeitos colaterais permaneceram típicos dos medicamentos IFN-beta, mas parecem ser mais intensos que outras preparações de IFN-beta 1a em alguns pacientes.

O acetato de glatirâmer é um copolímero de quatro aminoácidos designado para imitar a proteína básica da mielina; aplicado SC 20 mg/dia ou 40 mg SC, 3 vezes/semana, ele também reduz surtos em cerca de um terço, sendo bem tolerado pela maioria dos pacientes.[A3] Os principais efeitos colaterais são reações locais no sítio da injeção (inchaço, urticária e lipoatrofia tardia) e uma reação sistêmica rara, autolimitada (15 a 20 minutos) consistindo em dor no tórax, palpitações e ansiedade. Nenhum monitoramento de análise de sangue é exigido para esse medicamento. O efeito do acetato de glatirâmer nas imagens de RMs ponderadas em T2 e nas lesões com realce por gadolínio é menos dramático que aquele para as IFNs (redução de 30%), talvez porque seu efeito primário não esteja na barreira hematencefálica.

Natalizumabe é um anticorpo monoclonal direcionado contra a cadeia da alfa$_4$-integrina da molécula VLA-4 de adesão de leucócitos. Na dose de 300 mg IV cada 4 semanas, ele reduz o surto em 68%, comparado com o placebo, e reduz lesões com realce de gadolínio em 92%.[A4] Ele também pode reduzir levemente a progressão na EM secundária progressiva.[A5] Entretanto, cerca de 1 em cada 500 pacientes desenvolve infecção cerebral pelo vírus JC (ver Capítulo 346) após 24 meses de exposição, o que causa a leucoencefalopatia multifocal progressiva (LEMP). O risco de LEMP parece ser substancialmente mais alto em pacientes com títulos de anticorpos séricos desse vírus superiores a 0,9 (1 em 100 a 200), comparado com os pacientes com título baixo ou soronegativos, nos quais o risco é inferior a 1 em 1.000. Tais dados podem ajudar a guiar a segurança do uso a longo prazo; entretanto, os resultados podem se alterar com o tempo, de modo que os pacientes precisam de análises repetidas.

Alentuzumabe, um anticorpo monoclonal que visa ao CD52 em linfócitos e monócitos, reduz as taxas anualizadas de surto em cerca de 50% e pode reduzir a progressão da incapacidade comparado com IFN-beta 1a.[A6] O medicamento é aplicado em cursos anuais, com 12 ou 24 mg/dia durante 5 dias consecutivos no ano 1 e por 3 dias nos anos 2 e 3. Efeitos colaterais graves associados ao alentuzumabe incluem risco de 20 a 25% de desenvolvimento de doença autoimune da tireoide e casos raros de púrpura trombocitopênica imune (ver Capítulo 163), anemia hemolítica autoimune (ver Capítulo 151), neutropenia autoimune (ver Capítulo 158) e síndrome de Goodpasture (ver Capítulo 113).

Mitoxantrona, um agente antineoplásico antracenediona com atividade imunossupressora potente, está aprovada para atenuar a progressão da incapacidade neurológica e reduzir o índice de surto em pacientes com EM remitente recorrente e EM secundária progressiva.[A7] A dose recomendada é de infusão IV de 5 a 10 mg/m^2 cada 3 meses, e o uso vitalício desse medicamento é limitado a 2 a 3 anos (ou dose cumulativa de 120 a 140 mg/m^2) em razão de sua cardiotoxicidade.

Fingolimode é um modulador do receptor de esfingosina-1 fosfato, que é administrado por via oral, 0,5 mg/dia, e que reduz a taxa de surto e progressão da doença, comparado com placebo e com a terapia com IFN.[A8] Em geral, ele não é considerado como terapia de primeira linha, porque seus riscos, incluindo bloqueio cardíaco tipo 2 e encefalite por herpes, são preocupantes, especialmente em pessoas jovens, de outra forma saudáveis com EM. Os efeitos colaterais do fingolimode incluem bradicardia de primeira dose, edema macular e infecções respiratórias.

Teriflunomida está aprovada como agente oral para EM com base em dois estudos clínicos de fase 3, nos quais a taxa anualizada de surto foi reduzida em 31%, comparada com placebo, e a incapacidade também se reduziu.[A9] A dose do medicamento é 7 ou 14 mg/dia VO e exige monitoramento com exames de sangue para raras toxicidades hepáticas e renais.

Fumarato de dimetila oral (240 mg, 2 vezes/dia)[A10] reduz a taxa de surto anualizada e a progressão da doença, além de suprimir lesões ativas em imagens de RM com eficácia similar àquela da teriflunomida.[A10b] Casos raros de LEMP foram informados em pacientes com linfopenia grave prolongada (< 500/$\mu\ell$), e o monitoramento estrito é recomendado.

A única terapia aprovada pela FDA para EM progressiva primária é o ocrelizumabe (Ocrevus®, 600 mg IV cada 6 meses), um anticorpo monoclonal humanizado anti-CD20 que elimina rapidamente as células B e reduz substancialmente a taxa anualizada de surto em cerca de 45%, comparado com a IFN-beta 1a.[A11,A12] Além disso, ocrelizumabe reduz lesões com realce por gadolínio em cerca de 95%. Os efeitos colaterais relacionados à infusão são comuns, mas podem ser manejados com corticosteroides (p. ex., prednisona 100 mg antes da infusão) e anti-histamínicos (p. ex., difenidramina 50 mg antes da infusão). Ocrelizumabe também reduz o índice de progressão da incapacidade em cerca de 25% em pacientes com EM progressiva primária.

Várias outras estratégias de depleção de células B estão sendo analisadas em EM. Atacicepte, uma terapia visando às células B, não tem efeito na EM ou, na verdade, piora o quadro, levantando questões sobre o subconjunto de células B de memória que podem ser patogênicas. Além disso, os efeitos colaterais a longo prazo de depleção sustentada de células B permanecem obscuros.

Outras terapias

Rituximabe (1.000 mg IV com intervalo de 2 semanas, repetida cada 6 meses) é um anticorpo monoclonal que elimina linfócitos B e pode reduzir significativamente lesões cerebrais inflamatórias e o surto em cerca de 50% por até 48 semanas em pacientes com EM remitente recorrente.[A13] Entretanto, ele não foi eficaz em EM progressiva primária. A cladribina (2-clorodesoxiadenosina, 3,5 ou 5,25 mg/kg/dia) administrada em um curso curto uma vez por ano reduz a taxa de surto anualizada em 55% e a progressão da doença em um terço, comparada com placebo.[A14] Esses dois medicamentos podem ter um papel relevante no tratamento da EM, mas também têm efeitos imunossupressores globais que aumentam o risco de infecções graves e, possivelmente, outras complicações sistêmicas.

A dalfampridina de liberação sustentada, um bloqueador do canal de potássio Kv1.4, 10 mg 2 vezes/dia, melhora a marcha em 35% dos pacientes, comparados com somente 8% dos pacientes recebendo placebo. Trata-se de um medicamento aprovado pela FDA como terapia sintomática para EM.[A15] Apenas um subconjunto de pacientes parece se beneficiar e a dalframpidina é contraindicada em pacientes com história de convulsões e pode causar tontura, insônia e aumento de parestesias dolorosas. Siponimode, um modulador seletivo do receptor da esfingosina 1-fosfato, pode reduzir o risco de incapacidade progressiva em pacientes com EM secundária progressiva "ativa", conforme indicado em bula.[A16]

Outras formas de imunossupressão, incluindo laquinimode, metotrexato, azatioprina, micofenolato de mofetila e ciclofosfamida podem ter alguma eficácia em EM, embora nenhum estudo clínico definitivo tenha sido conduzido com esses agentes nem perfis de segurança tenham superado os riscos, e nenhum ainda foi aprovado para EM pela FDA.

Escolha das melhores opções de tratamento

Nenhum algoritmo de tratamento específico pode ser recomendado porque a doença é heterogênea, existem poucos estudos *head to head* entre medicamentos e o tamanho dos efeitos informados dos fármacos aprovados *versus* placebo depende das diversas características dos pacientes em estudos clínicos diferentes.[11] Como resultado, a decisão de tratamento é mais bem elaborada em conjunto com o paciente, com base na doença dele, os perfis de efeitos colaterais e de segurança dos vários medicamentos e a avaliação do médico quanto à gravidade e ao prognóstico. Medicamentos mais antigos como IFN-beta ou acetato de glatirâmer forneceram respostas variáveis, com alguns pacientes ficando bem por vários anos. Para o paciente típico recém-diagnosticado com EM recorrente, mas sem sinais precoces de prognóstico ruim (ou seja, alto índice de recorrência com acúmulo precoce de incapacidade, ancestralidade afro-americana, carga alta de lesão, buracos negros nas imagens ponderadas em T1 na RM, múltiplas lesões na medula espinal), uma estratégia razoável é começar com um dos medicamentos antigos e relativamente seguros como IFN-beta 1b ou acetato de glatirâmer e, então, trocar para o outro se o paciente apresentar recorrência grave, múltiplas recorrências menores ou novas lesões na RM antes de escalonar para um dos medicamentos mais novos e mais potentes associados a risco mais potencial. Cada vez mais, os agentes orais e até os anticorpos monoclonais estão sendo considerados como terapias de primeira linha em alguns pacientes.[12]

Prevenção

Pacientes que se apresentam com um primeiro episódio desmielinizante como neurite óptica, mielite transversa ou outro sintoma do tronco cerebral, encefálico ou cerebelar estão em risco de desenvolver EM definida. Em um estudo clínico randomizado, a minociclina (100 mg 2 vezes/dia) reduziu substancialmente a progressão a curto prazo para EM, mas deixou de ser efetiva após 2 anos.[A17]

Outras abordagens ao bem-estar

Pacientes com EM estão em alto risco de desenvolver osteopenia e osteoporose (ver Capítulo 230), de modo que a profilaxia com vitamina D e cálcio e o tratamento com bisfosfonatos ou outras abordagens comprovadas deveria ser considerado. Pacientes com níveis subótimos de 25-OH-vitamina D (< 39 ng/mℓ) na terapia padrão de reposição de colecalciferol com 1.000 UI deverão considerar aumentar para 4.000 a 5.000 UI/dia ou 50.000 UI semana sim, semana não ou, em alguns casos, semanalmente com monitoramento apropriado de vitamina D e soro, mais níveis de cálcio na urina. Se a osteoporose já tiver sido diagnosticada, a terapia com bifosfonato, tal como alendronato (10 mg/dia ou 70 mg/semana) ou medicamento similar é geralmente indicada.

O tratamento não farmacológico da EM é uma parte crítica do manejo da doença. Os pacientes se beneficiam da abordagem de uma equipe de cuidados de saúde consistindo em um médico especializado em EM, enfermeiro, assistente social, terapeuta e conselheiro, com encaminhamento apropriado a outras subespecialidades, conforme o necessário. Terapias alternativas e complementares (ver Capítulo 34) são geralmente usadas por pacientes com EM, e os riscos e benefícios dessas abordagens devem ser discutidos com o paciente. Nenhuma dieta ainda provou ser efetiva em EM.

PROGNÓSTICO

O risco anual de morte para pacientes com EM é aproximadamente duas vezes mais alto que na população geral,[13] e os pacientes com EM vivem, em média, 8 anos a menos que a população normal, um achado que reflete uma distribuição bimodal na qual muitos pacientes têm duração normal da vida e alguns morrem em razão da doença agressiva, deficiência grave, infecção ou suicídio. Cerca de 85% dos pacientes começam com a forma recorrente-remitente da doença, enquanto os demais 15% apresentam o que inicialmente parece ser um quadro de EM primária progressiva. A maioria dos pacientes que se apresenta com EM recorrente-remitente converte para EM secundária progressiva após 20 a 40 anos. Somente um terço dos pacientes exigirá o uso de cadeira de rodas, mas 50% poderão necessitar de dispositivos de ajuda e quase dois terços terão uma incapacidade que os impedirá de trabalhar. Os afro-americanos e os homens de todas as raças tendem a apresentar curso mais agressivo e têm mais probabilidade de ficar deficientes. A terapia de imunomodulação precoce no curso da doença parece atenuar a progressão da incapacidade, mas dados de seguimento a longo prazo são abertos e não controlados, de modo que é difícil quantificar a extensão desse benefício.

OUTRAS DOENÇAS DA MIELINA

Processos desmielinizantes monofocais e monofásicos

NEURITE ÓPTICA E MIELITE TRANSVERSA

A neurite óptica (ver Capítulo 396) e a mielite transversa são processos inflamatórios que podem ocorrer como doenças distintas da EM ou como parte dela (já comentado antes).[14] Além disso, a neurite óptica e a mielite transversa podem ocorrer juntas na síndrome chamada de *neuromielite óptica* (doença de Devic).

Neurite óptica

Trata-se de uma doença inflamatória (ver Capítulo 396) que geralmente envolve a porção retrobulbar do nervo óptico e, às vezes, partes do quiasma óptico. Embora a neurite óptica esteja mais frequentemente associada à EM (50 a 75%), ela também é vista como um transtorno idiopático isolado (25 a 50%) como parte da neuromielite óptica, ou associado a outras doenças inflamatórias e infecciosas, como a neuropatia óptica inflamatória crônica recorrente, o lúpus eritematoso sistêmico, a síndrome de Sjögren, a sarcoidose, a doença de Lyme, a sífilis e a infecção pelo vírus da imunodeficiência humana. Acredita-se que os aspectos biopatológicos sejam similares àqueles da EM e caracterizados por desmielinização inflamatória idiopática seguida de lesão axonal secundária. As neuropatias ópticas hereditárias podem se tornar aparentes durante períodos de estresse e manifestarem-se como perda visual monocular aguda.

MANIFESTAÇÕES CLÍNICAS E DIAGNÓSTICO

A apresentação clínica, que é tipicamente a perda visual monocular com dor periorbitária que piora com o movimento lateral do olho, é similar, independentemente de se manifestar como parte da EM (discussão anterior sobre os efeitos visuais da EM) ou não. O dano axonal e neuronal da retina se desenvolve rapidamente, após o início da neurite óptica aguda. Quando envolve a cabeça do nervo óptico, ela é chamada de *papilite* e, em casos bilaterais, pode ser impossível diferenciá-la do papiledema. A neurite óptica também pode ser mimetizada por doenças do segmento anterior, coroidais ou da retina. Ela é diferenciada da neuropatia óptica, que é um quadro crônico, geralmente não inflamatório do nervo óptico causado por tabagismo ou ambliopia nutricional, isquemia, doença de Leber, doença de Charcot Marie Tooth tipo 2a (mitofusinopatia, Capítulo 392) ou várias outras doenças hereditárias (ver Capítulo 396). A neuropatia óptica subclínica, na ausência de perda visual monocular dolorosa, pode resultar em afinamento, com o tempo, da camada de fibras nervosas da retina.

TRATAMENTO

Entre os pacientes com neurite óptica, o risco de 15 anos para desenvolvimento da EM é de 25% em pacientes sem lesões na RM basal do cérebro, mas 72% em pacientes com uma ou mais lesões na RM de base. O tratamento com metilprednisolona intravenosa como na EM ou com doses bioequivalentes de corticosteroides orais A18 pode encurtar a duração e a intensidade do surto, mas não há evidência definitiva de que isso altere o desfecho a longo prazo. Existem dados que apoiam o uso de medicamentos IFN-beta e acetato de glatirâmer em pacientes cuja neurite óptica tenha alto risco de conversão para EM (uma ou mais lesões cerebrais típicas na RM).

Mielite transversa

A mielite transversa é um processo inflamatório monofásico raro (cerca de 1 em 100 mil pessoas) da medula espinal em geral distinta da EM, porque envolve toda a área transversal ou é longitudinalmente extensa ao longo de três segmentos de corpo vertebral em sentido rostrocaudal.[15] A mielite transversa ou mielopatia pode ser idiopática ou associada a doenças inflamatórias (neuromielite óptica, lúpus eritematoso sistêmico, síndrome de Sjögren, vasculite ou EM), doenças infecciosas ou doenças vasculares (síndrome de anticorpos antifosfolipídes ou fístula venosa dural).

MANIFESTAÇÕES CLÍNICAS E DIAGNÓSTICO

Em sua forma fulminante, a mielite transversa causa perda completa das funções motora e sensitivas abaixo do nível afetado da medula e causa disfunção concomitante do intestino, da bexiga e sexual. O envolvimento autonômico pode ser visualizado em casos de medula cervical e torácica alta. A mielite transversa também pode se manifestar de maneira incompleta ou parcial, que é mais em geral associada à EM. Em pacientes mais velhos, naqueles com fatores de risco vascular ou pacientes com padrão de edema da medula central na RM, a angiografia espinal deverá ser considerada para excluir isquemia ou infarto de medula espinal (ver Capítulo 372).

TRATAMENTO E PROGNÓSTICO

O tratamento do processo inflamatório é, geralmente, a metilprednisolona (1.000 mg IV por 3 a 5 dias), seguida de tratamento específico de qualquer processo de doença subjacente identificável. O prognóstico é pior que na EM pois recuperação significativa é vista em menos de 50% dos pacientes, e muitos deles permanecem completamente paralisados após o surto inicial. A plasmaférese ou a ciclofosfamida pode ser considerada em casos refratários aos esteroides.

NEUROMIELITE ÓPTICA

Trata-se de uma doença hoje reconhecida como distinta da EM e que se caracteriza por um quadro de neurite óptica, geralmente bilateral e temporariamente associada a um quadro fulminante de mielite transversa de multiníveis.[16] A IgG sérica específica (NMO-IgG) direcionada contra a aquaporina 4 prediz esse processo. Lesões cerebrais podem ser visualizadas na RM e têm predileção pelo tronco encefálico. A neuromielite óptica pode ser similar ao que chamamos de *EM opticospinal* no Japão, embora essa última se sobreponha com a EM. Não existe tratamento efetivo comprovado, mas os pacientes geralmente recebem medicamentos anti-inflamatórios e imunossupressores (ou seja, azatioprina, 2 a 3 mg/kg ou prednisona, 1 mg/kg). As terapias direcionadas contra linfócitos B (p. ex., rituximabe, 1.000 mg IV com 2 semanas de intervalo a cada 6 meses),[17] fatores humorais (complemento) ou bloqueadores de anticorpos não patogênicos de ligação da IgG de aquaporina-4 também demonstraram eficácia. O prognóstico é, geralmente, muito ruim; se não tratada, a maioria dos pacientes desenvolve perda visual incapacitante sustentada e fraqueza.

ENCEFALOMIELITE DISSEMINADA AGUDA

Acredita-se que a encefalomielite disseminada aguda e sua forma hiperaguda, a encefalopatia hemorrágica necrosante, sejam formas de desmielinização inflamatória monofásica imunomediada. Elas diferem da EM pois são tipicamente monofásicas, enquanto a EM é, por definição, multifásica ou cronicamente progressiva. Entretanto, não há critérios clínicos ou patológicos confiáveis disponíveis para diferenciar os dois processos, que pode representar um *continuum*. Os pacientes podem apresentar febre, cefaleia, sinais meníngeos e alteração do nível de consciência, o que é excessivamente raro em EM. Não existe tratamento efetivo conhecido. Muitos pacientes, especialmente crianças, recuperam-se de maneira notável, mas a forma necrosante pode ser gravemente incapacitante ou fatal. As formas recorrentes da doença nas crianças têm mais probabilidade de se tornar EM.

Leucodistrofias

Trata-se de várias doenças caracterizadas por degeneração da substância branca do SNC, hereditárias e progressivas, que se acredita estarem relacionadas à produção ou à manutenção anormal de mielina. Atualmente, muitas dessas doenças apresentam uma base bioquímica e genética definida, são causadas por doença primária em outros componentes do SNC (incluindo astrócitos, micróglia, axônios e vasos sanguíneos), e não são mais consideradas exclusivamente como sendo transtornos primários de mielina.[18]

ADRENOLEUCODISTROFIA E ADRENOMIELONEUROPATIA

Essas duas entidades, causadas por comprometimento da capacidade dos peroxissomos em metabolizar ácidos graxos de cadeia muito longa, representam fenótipos diferentes que resultam do mesmo defeito genético incompletamente recessivo e ligado ao X. A oxidação prejudicada desses ácidos graxos de cadeia muito longa resulta da função deficiente da enzima lignoceroil-coenzima A ligase. O gene defeituoso localiza-se no Xq28 e codifica uma proteína de membrana peroxissomal (ALDP), que é membro de uma grande família de proteínas referidas como transportadores de cassetes de ligação da adenosina trifosfato (ABC), especificamente *ABCD1*.

A adrenoleucodistrofia cerebral da infância, que é a forma mais comum do distúrbio, representa 45% de todos os casos e é observada somente em pacientes do sexo masculino, com início entre 4 e 11 anos. As formas cerebrais adolescente (5%) e adulta (3%) progridem em índices similares ou mais lentamente que a forma infantil.

MANIFESTAÇÕES CLÍNICAS

A adrenomieloneuropatia começa em homens jovens como paraparesia progressiva lenta com hipogonadismo, impotência, distúrbios esfincterianos, insuficiência suprarrenal variável e neuropatia axonal afetando principalmente os membros inferiores. Pode ocorrer uma forma inflamatória aguda rara, com progressão rápida e demência. Um distúrbio similar, embora em geral mais leve, pode ser observado em até 20% das mulheres que forem hemizigotas para a doença.

DIAGNÓSTICO

O diagnóstico é estabelecido em pacientes do sexo masculino ao se descobrirem ácidos graxos elevados de cadeia muito longa no plasma. O diagnóstico baseado no DNA em portadores é confiável e recomendado para mulheres, em razão de resultados falso-negativos usando o ensaio de plasma.

TRATAMENTO

O tratamento é insatisfatório. Uma mistura de 4:1 de trioleato de glicerila e trierucato de glicerila (ou seja, o "óleo de Lorenzo") normaliza os ácidos graxos de cadeia muito longa do plasma dentro de 4 semanas e tem poucos efeitos colaterais. Embora estudos clínicos tenham sugerido que o tratamento em pacientes pré-sintomáticos retardava ou prevenia o início da doença, esse tratamento não é efetivo após o início dos sintomas e a doença progride implacavelmente. A terapia gênica com células-tronco hematopoéticas pode ser uma alternativa ao transplante de células-tronco alogênico em meninos na fase inicial da doença.[19]

Doença de Pelizaeus-Merzbacher

Essa doença é uma leucodistrofia familiar crônica rara, geralmente causada por um defeito genético no gene da proteína de proteolipídio da mielina ligado ao X (PLP). Na doença de Pelizaeus-Merzbacher clássica, a idade de início varia entre 3 meses e 9 anos, e a idade do óbito varia entre 6 e 25 anos. Entretanto, formas mais leves de paraplegia espástica 2 são hoje reconhecidas em adultos. A doença se manifesta como mielopatia lentamente progressiva, geralmente com envolvimento cerebelar e cognitivo, e o diagnóstico é estabelecido por análise genética para mutações no gene *PLP*. Vários tipos diferentes de mutações do *PLP* respondem pela variabilidade dos fenótipos clínicos. Uma doença recessiva autossômica denominada Pelizaeus-Merzbacher tipo 1 e a menos grave paraplegia espástica 44, causada por mutações do gene da proteína da *gap-junction* gama 2 (*GJC2*) são variantes reconhecidas. Não existe tratamento específico além da terapia de suporte.

Leucodistrofia metacromática

Essa doença geralmente resulta de um defeito recessivamente herdado na enzima lisossomal arilsulfatase A. A ausência dessa enzima resulta no acúmulo de sulfatídeos tanto na mielina central quanto periférica e nas células formadoras de mielina; a instabilidade das membranas de mielina resulta na fragmentação da mielina. A leucodistrofia metacromática é geralmente dividida em quatro subtipos: congênita, infantil tardia (mais comum), juvenil e adulta. Ela aparece em todos os grupos étnicos e tem frequência geral de 1 em cada 40.000 pessoas.

As manifestações clínicas variam e podem incluir paraparesia espástica progressiva, sinais extrapiramidais, convulsões e neuropatia periférica. A RM do cérebro mostra, em geral, grandes áreas simétricas confluentes de sinal alto na substância branca cerebral, tronco encefálico e cerebelo, mas uma aparência mais desigual lembrando EM é, às vezes, observada em casos adultos. No momento, não existe tratamento satisfatório. Uma série de casos sugere que a terapia gênica com células-tronco hematopoéticas pode, potencialmente, prevenir o início dos sintomas em pacientes pré-sintomáticos e atenuar, ou mesmo, suspender a progressão da doença.[20]

Leucodistrofia de células globoides

Essa doença (doença de Krabbe, Capítulo 197) se caracteriza, bioquimicamente, pelo acúmulo de galactocerebrosídeo na substância branca cerebral, como resultado da atividade deficiente da galactocerebosídeo betagalactosidase. A doença é transmitida como um traço autossômico recessivo e afeta lactentes nos primeiros 2 a 3 meses de vida, manifestando-se inicialmente por alterações de comportamento e falha na conquista de marcos de desenvolvimento. Casos raros de início tardio se manifestam como comprometimento motor progressivo e, com menos frequência, insuficiência visual. O exame neuropatológico revela perda acentuada de mielina por todo o cérebro, com a presença de macrófagos redondos ou ovais e células grandes, irregulares e multiniucleadas, denominadas *células globoides*, que estão preenchidas com galactocerebrosídeo. Acredita-se que o acúmulo de galactosilesfingosina (psicosina) cause a destruição de oligodendrócitos e redução acentuada de formação de mielina.

Doença de Canavan

Trata-se de uma leucodistrofia progressiva fatal, com herança recessiva autossômica, causada por mutações no gene para aspartoacilase, uma enzina que hidroliza o *N*-acetilaspartato em L-aspartato e acetato. A deficiência de aspartoacilase resulta em níveis elevados de sua molécula substrato, o *N*-acetilaspartato, edema cerebral e dismielinização. Clinicamente, a doença se manifesta com retardo mental, convulsões e degeneração difusa e simétrica da substância branca nas áreas subcorticais, com envolvimento do globo pálido na RM. Não existe tratamento disponível.

Doença da substância branca evanescente

Trata-se de um distúrbio recessivo autossômico cada vez mais reconhecido, com faixa ampla de manifestações clínicas desde apresentações rapidamente progressivas em lactentes até doença lentamente progressiva em adultos. A doença é causada por mutações nos genes 1 a 5 do fator 2B (*eIF2B*) de iniciação da translação eucariótica, que codifica as proteínas envolvidas na resposta integrada ao estresse nas células. As características patológicas incluem mielina vacuolizada com aparência cística na RM. Não existe terapia específica conhecida, além de se evitar o estresse.

ENCEFALITE AUTOIMUNE

A encefalite autoimune é cada vez mais reconhecida como uma causa tratável de disfunção cerebral diferente da encefalite infecciosa.[21] Ela pode ser causada por vários autoanticorpos e uma complicação não frequente do tratamento com inibidores do *checkpoint* imunológico PD-1.

MANIFESTAÇÕES CLÍNICAS E DIAGNÓSTICO

A apresentação clínica é tipicamente uma alteração aguda ou subaguda do estado mental caracterizada por mudança de comportamento, memória e nível de consciência. As convulsões são comuns. Um número crescente de autoanticorpos de IgG é útil tanto para o diagnóstico definitivo do tipo de encefalite autoimune, como também para orientar a avaliação subsequente, incluindo a busca por uma malignidade oculta e o escalonamento potencial da imunoterapia.

Existem três síndromes clínicas características: encefalite límbica, encefalite antirreceptor de *N*-metil-D-aspartato (NMDA) e encefalite do tronco encefálico.[22] Um diagnóstico de encefalite límbica autoimune é sugerido pelo início subagudo de perda de memória de trabalho, convulsões ou sintomas psiquiátricos em uma pessoa sem qualquer outra explicação clara. Os achados típicos de suporte incluem LCR com baixo nível de linfócitos (5 a 100/μℓ), mas nenhuma infecção identificável, eletroencefalografia com atividade epileptiforme e RM com alterações de sinal temporal medial bilateral. A análise de autoanticorpos do soro e do LCR pode identificar o subtipo imunológico. Um câncer subjacente é encontrado em mais de 95% dos pacientes com anticorpos direcionados contra os antígenos intracelulares anti-Hu (carcinoma de pequenas células do pulmão) ou Ma2 (seminoma testicular), enquanto apenas 25% dos pacientes com alto título de anticorpos antidescarboxilase do ácido glutâmico (GAD) terão câncer (timomas ou carcinoma de pulmão de células pequenas). Os anticorpos anti-GAD também ocorrem no diabetes melito e em outros distúrbios endócrinos.[23]

A encefalite antirreceptor de NMDA se caracteriza pela presença de manifestações cognitivas e psiquiátricas (geralmente proeminentes), frequentemente com convulsões, mas também com disfunção da fala (mutismo ou fala rápida), transtornos de movimento (discinesias e rigidez) e disfunção do sistema nervoso autônomo. A análise do LCR detecta anticorpos direcionados contra a subunidade GluN1 do receptor de NMDA, mas resultados falso-negativos podem ocorrer na análise do soro. Esse diagnóstico é frequentemente associado a teratomas ovarianos, e a ressecção do teratoma em conjunto com a imunoterapia está associada a desfechos favoráveis. Deve-se dedicar consideração especial à busca por encefalite antirreceptor de NMDA em casos de encefalite recorrente pelo herpes-vírus simples (ver Capítulos 350 e 386), que pode se seguir após infecção do cérebro por esse vírus. Outras encefalites autoimunes com anticorpos direcionados contra receptores sinápticos implicam em risco moderadamente alto de malignidade, incluindo o ácido gama-aminobutírico (GABA) B (câncer de pulmão de células pequenas), mGlu-R5 (linfoma de Hodgkin) e receptor de ácido gama-amino-3-hidroxi-5-metil-4-isoxazolepropriônico (AMPA) (timomas e câncer de pulmão de células pequenas). O diagnóstico diferencial de encefalite autoimune inclui a consideração de encefalomielite disseminada aguda, síndromes de desmielinização da infância anti-MOG, encefalopatia de Hashimoto com anticorpos antitireoide (tiroglobulina ou peroxidase tecidual) e síndrome de Susac (encefalopatia com oclusão de ramos da artéria central da retina e perda auditiva).

A encefalite do tronco encefálico deverá ser considerada em pacientes com declínio agudo ou subagudo do nível de consciência, com sinais cerebelares simétricos proeminentes e oftalmoparesia na ausência de outra explicação. A disfunção do trato piramidal, sinais bulbares e anormalidades pupilares são comuns. Essa síndrome, que geralmente acompanha infecções, é monofásica com bom prognóstico. Anticorpos anti-GQ1b estão presentes na maioria dos casos. Doenças granulomatosas (sarcoidose), malignidade (linfoma) e encefalite viral precisam ser excluídas.

Várias outras síndromes características estão associadas a autoanticorpos específicos. Pacientes com anticorpos de IgG direcionados contra proteínas de superfície, como os canais de potássio dependentes de voltagem (VGKC), incluem pacientes com anticorpos antiglioma inativado rico em leucina (LGI)-1 (prejuízo cognitivo e convulsões – especialmente convulsões distônicas faciobraquiais) ou antiproteína semelhante associada à contactina (CASPR)-2 (excitação exagerada de nervo periférico e, menos frequentemente, encefalite). Duas síndromes clínicas, de Morvan (coreia fibrilar, encefalopatia, instabilidade autonômica e excesso de excitação neuromuscular) e de Isaac (neuromiotonia progressiva) estão fortemente ligadas a anticorpos anti-VGKC. A presença desses anticorpos na ausência de LGI-1 ou CASPR-2 não é específica e pode ser benigna.

TRATAMENTO

O tratamento agudo da encefalite autoimune envolve cuidados de suporte, geralmente em uma UTI,[24] com médicos que tenham *expertise* em administrar complicações neurológicas que podem incluir estado de mal epiléptico, disautonomia e complicações relacionadas a um comprometimento do tronco encefálico. Os esteroides intravenosos (p. ex., metilprednisolona, 1.000 mg IV por 3 a 5 dias), com rituximabe (1.000 mg, duas doses com intervalo de 2 semanas) ou tocilizumabe (4 mg/kg cada 4 semanas, seguido de aumento para 8 mg/kg cada 4 semanas, com base na resposta clínica), plasmaférese e IVIG (400 mg/kg dia sim, dia não por 5 dias, repetida com base na resposta clínica) são considerados como terapias de primeira linha, mas o escalonamento rápido para depleção de células B com rituximabe ou o uso de terapias citotóxicas mais amplas como ciclofosfamida (800 mg/m^2 administrada mensalmente, titulada para resposta ou leucopenia) é indicada se a síndrome for sugestiva de anticorpos contra antígenos intracelulares associados com malignidade (anti-Hu ou Ma2), porque tais pacientes são geralmente refratários à terapia de primeira linha. Em pacientes de risco, uma avaliação diagnóstica para malignidade oculta deverá ser realizada, incluindo TC de corpo inteiro e tomografia por emissão de pósitrons.[25]

SÍNDROMES AUTOIMUNES CRÔNICAS

As síndromes neurológicas autoimunes crônicas com sintomas e sinais ou cerebrais ou extracerebrais incluem a síndrome da pessoa rígida, que se caracteriza por rigidez axial progressiva crônica e espasticidade e está associada com altos títulos de anticorpos anti-GAD65, antianfifisina (mulheres) e antirreceptor de glicina. A síndrome da pessoa rígida, que pode ser confundida com paralisia supranuclear progressiva (ver Capítulo 381), está associada ao diabetes e a outros distúrbios endócrinos. A encefalomielite progressiva com rigidez e mioclonia é um processo distinto que pode ser confundido com a síndrome da pessoa rígida, mas é geralmente mais aguda no início e rapidamente progressiva. Os pacientes também podem ter sintomas do tronco encefálico como ataxia, disfagia, disartria e oftalmoparesia. A encefalite de Rasmussen é uma síndrome de epilepsia refratária com disfunção hemisférica associada à infiltração de linfócitos T CD8.

Grau A Recomendações de grau A

A1. Liu S, Liu X, Chen S, et al. Oral versus intravenous methylprednisolone for the treatment of multiple sclerosis relapses: a meta-analysis of randomized controlled trials. *PLoS ONE*. 2017;12:1-13.

A2. Melendez-Torres GJ, Auguste P, Armoiry X, et al. Clinical effectiveness and cost-effectiveness of beta-interferon and glatiramer acetate for treating multiple sclerosis: systematic review and economic evaluation. *Health Technol Assess*. 2017;21:1-352.

A3. La Mantia L, Di Pietrantonj C, Rovaris M, et al. Interferons-beta versus glatiramer acetate for relapsing-remitting multiple sclerosis. *Cochrane Database Syst Rev*. 2016;11:CD009333.

A4. Saida T, Kira JI, Kishida S, et al. Efficacy, safety, and pharmacokinetics of natalizumab in Japanese multiple sclerosis patients: a double-blind, randomized controlled trial and open-label pharmacokinetic study. *Mult Scler Relat Disord*. 2017;11:25-31.

A5. Kapoor R, Ho PR, Campbell N, et al. Effect of natalizumab on disease progression in secondary progressive multiple sclerosis (ASCEND): a phase 3, randomised, double-blind, placebo-controlled trial with an open-label extension. *Lancet Neurol*. 2018;17:405-415.

A6. Zhang J, Shi S, Zhang Y, et al. Alemtuzumab versus interferon beta 1a for relapsing-remitting multiple sclerosis. *Cochrane Database Syst Rev*. 2017;11:CD010968.

A7. Martinelli Boneschi F, Vacchi L, Rovaris M, et al. Mitoxantrone for multiple sclerosis. *Cochrane Database Syst Rev*. 2013;5:CD002127.

A8. La Mantia L, Tramacere I, Firwana B, et al. Fingolimod for relapsing-remitting multiple sclerosis. *Cochrane Database Syst Rev*. 2016;4:CD009371.

A9. He D, Zhang C, Zhao X, et al. Teriflunomide for multiple sclerosis. *Cochrane Database Syst Rev*. 2016;3:CD009882.

A10. Xu Z, Zhang F, Sun F, et al. Dimethyl fumarate for multiple sclerosis. *Cochrane Database Syst Rev*. 2015;4:CD011076.

A10b. Laplaud D-A, Casey R, Barbin L, et al. Comparative effectiveness of terflunomide vs dimethyl fumarate in multiple sclerosis. *Neurology*. 2019;93:e635-e646.

A11. Montalban X, Hauser SL, Kappos L, et al. Ocrelizumab versus placebo in primary progressive multiple sclerosis. *N Engl J Med*. 2017;376:209-220.

A12. Hauser SL, Bar-Or A, Comi G, et al. Ocrelizumab versus interferon Beta-1a in relapsing multiple sclerosis. *N Engl J Med*. 2017;376:221-234.

A13. Castillo-Trivino T, Braithwaite D, Bacchetti P, et al. Rituximab in relapsing and progressive forms of multiple sclerosis: a systematic review. *PLoS ONE*. 2013;8:1-8.

A14. Comi G, Cook S, Rammohan K, et al. Long-term effects of cladribine tablets on MRI activity outcomes in patients with relapsing-remitting multiple sclerosis: the CLARITY Extension study. *Ther Adv Neurol Disord*. 2018;11:1-11.

A15. Jensen HB, Nielsen JL, Ravnborg M, et al. Effect of slow release-fampridine on muscle strength, rate of force development, functional capacity and cognitive function in an enriched population of MS patients. A randomized, double blind, placebo controlled study. *Mult Scler Relat Disord*. 2016;10:137-144.

A16. Kappos L, Bar-Or A, Cree BAC, et al. Siponimod versus placebo in secondary progressive multiple sclerosis (EXPAND): a double-blind, randomised, phase 3 study. *Lancet*. 2018;391:1263-1273.

A17. Metz LM, Li DKB, Traboulsee AL, et al. Trial of minocycline in a clinically isolated syndrome of multiple sclerosis. *N Engl J Med*. 2017;376:2122-2133.

A18. Morrow SA, Fraser JA, Day C, et al. Effect of treating acute optic neuritis with bioequivalent oral vs intravenous corticosteroids: a randomized clinical trial. *JAMA Neurol*. 2018;75:690-696.

REFERÊNCIAS BIBLIOGRÁFICAS

As referências bibliográficas, bem como os outros materiais suplementares deste livro, encontram-se no GEN-IO, nosso ambiente virtual de aprendizagem.

384 MENINGITE BACTERIANA, VIRAL E OUTRAS

AVINDRA NATH

MENINGITE BACTERIANA

DEFINIÇÃO

A meningite é uma inflamação da aracnoide-máter, da pia-máter, e do líquido cefalorraquidiano (LCR). O processo inflamatório se estende por todo o espaço subaracnoide ao redor do cérebro e da medula espinal, envolvendo os ventrículos. A meningite piogênica é, em geral, uma infecção bacteriana aguda que evoca uma resposta polimorfonuclear no LCR. Por comparação, a meningite tuberculosa (ver Capítulo 308) é, com frequência, subaguda e caracterizada inicialmente por pleocitose polimorfonuclear modesta, que evolui rapidamente para predominância linfocítica.

EPIDEMIOLOGIA

A incidência de meningite bacteriana caiu substancialmente para cerca de um a dois casos por 100 mil adultos nos países desenvolvidos desde a introdução de vacinas contra patógenos bacterianos como *Haemophilus influenzae* tipo b (ver Capítulo 282), *Streptococcus pneumoniae* (ver Capítulo 273) e *Neisseria meningitidis* (ver Capítulo 314). Desde o advento da vacina contra *Haemophilus*, *S. pneumoniae* tornou-se o patógeno mais comum, respondendo por aproximadamente 70% dos casos, e a doença é hoje mais comum em adultos mais velhos do que nas crianças; os índices de mortalidade (aproximadamente 15%) não mudaram.[1] No mundo todo, porém, a meningite bacteriana continua a ser uma causa importante de mortalidade e de morbidade. Embora todos os micróbios humanos tenham o potencial de causar meningite, apenas alguns organismos respondem pela maioria dos casos de meningite bacteriana.

O cenário clínico no qual a meningite se desenvolve pode sugerir a causa bacteriana específica. *Haemophilus influenzae* (ver Capítulo 284) afeta primariamente as crianças, enquanto *S. pneumoniae* (ver Capítulo 273) afeta predominantemente adultos com mais de 50 anos com comorbidades. A meningite meningocócica (ver Capítulo 282) ocorre geralmente em surtos. Nos países desenvolvidos, *Listeria monocytogenes* (ver Capítulo 277) está emergindo como a causa mais comum de meningite bacteriana, com frequências de pico no período neonatal e em pessoas com mais de 60 anos. A meningite bacteriana mista simultânea é rara, mas pode ocorrer após procedimentos neurocirúrgicos, lesão craniana penetrante, traumatismo craniano com fratura da lâmina cribriforme, erosão do crânio ou de vértebras por neoplasia adjacente, extensão de osteomielite ou ruptura intraventricular de um abscesso cerebral. O isolamento de anaeróbios deverá sugerir significativamente as duas últimas dessas situações. Em aproximadamente 10% dos pacientes com meningite piogênica, a causa bacteriana não pode ser definida.

Nas últimas décadas, a meningite por bacilos gram-negativos dobrou sua frequência em adultos, uma alteração que reflete procedimentos neurocirúrgicos mais frequentes e extensos, assim como outros fatores nosocomiais. *Listeria monocytogenes* aumentou de 8 a 10 vezes como causa de meningite bacteriana. As infecções por *Listeria* são, mais frequentemente, originárias dos alimentos via laticínios, carne processada, vegetais crus e saladas pré-cortadas. Embora a meningite por *Listeria* possa ocorrer em indivíduos imunocompetentes, ela ocorre com mais frequência em indivíduos imunocomprometidos em razão de transplante de órgão, hemodiálise, terapia com corticosteroides, medicamentos citotóxicos para tratamento de câncer ou de doenças autoimunes, doença hepática, alcoolismo, diabetes não controlado e gravidez. A meningite causada por estafilococos coagulase-negativos, que representa cerca de 3% dos casos em grandes hospitais urbanos, ocorre como complicação de procedimentos neurocirúrgicos e é quase sempre causada por cepas resistentes à meticilina.

Em grandes hospitais de cuidados terciários, cerca de 40% dos casos de meningite bacteriana em adultos têm origem nosocomial.[2] As causas principais são bacilos gram-negativos (principalmente *Escherichia coli* e *Klebsiella*), que respondem por cerca de 40% dos episódios nosocomiais, assim como vários estreptococos, *Staphylococcus aureus* e estafilococos coagulase-negativos, cada um responsável por cerca de 10% dos casos nosocomiais.

A doença meningocócica, incluindo meningite, pode ocorrer esporadicamente e em surtos cíclicos. Os grupos de alto risco incluem indivíduos que frequentam espaços fechados como salas de aula aglomeradas, dormitórios de faculdade, barracas militares ou prisões. Nas crianças, o maior risco está no primeiro ano de vida. Com a introdução da vacina meningocócica, a incidência de meningite meningocócica diminuiu drasticamente, embora as populações vacinadas continuem vulneráveis aos sorotipos que não estão cobertos pela vacina. Cepas de meningococos resistentes aos antimicrobianos também surgiram. É provável que a incidência de meningite meningocócica tenha sido subestimada historicamente, quando o diagnóstico se baseava no isolamento do microrganismo. A análise por reação em cadeia da polimerase (PCR) sugere duas vezes o número de casos.

Os fatores predisponentes para o desenvolvimento de meningite pneumocócica incluem otite média aguda (ver Capítulos 373 e 398), com ou sem mastoidite associada, em cerca de 20% dos pacientes adultos. A pneumonia está presente em aproximadamente 15% dos pacientes com meningite pneumocócica, uma frequência muito mais alta que na meningite causada por *H. influenzae* ou *N. meningitidis*. A sinusite pneumocócica aguda (ver Capítulo 398) é, às vezes, o foco inicial do qual a infecção se espalha para as meninges. Uma lesão craniana significativa recente ou remota (ver Capítulo 371) precede aproximadamente 10% dos episódios de meningite pneumocócica, e rinoliquorreia (geralmente causada por um defeito ou fratura na lâmina cribriforme) ocorre em cerca de 5% dos pacientes. Implantes cocleares, especialmente aqueles que incluem um posicionador, foram implicados na meningite bacteriana da infância causada por *S. pneumoniae*. Às vezes, a meningite causada por *S. pneumoniae* se desenvolve em pacientes com derivações do sistema nervoso central (SNC). A esplenectomia ou disfunção esplênica, como na anemia falciforme (ver Capítulo 154), cirrose (ver Capítulo 144) com hipertensão-porta, ou defeitos na imunidade humoral também predispõem os pacientes à meningite pneumocócica. O alcoolismo (ver Capítulo 30) é um fator de risco subjacente em 10 a 25% dos adultos com meningite pneumocócica em hospitais urbanos. A incidência anual estimada de meningite bacteriana (primariamente pneumocócica) em pacientes infectados com o vírus da imunodeficiência humana (HIV) é 150 vezes mais alta que na população geral. Entretanto, a meningite criptocócica e a meningite tuberculosa são muito mais comuns em pacientes infectados pelo HIV.

A meningite por *S. aureus* pode ocorrer como complicação de um procedimento neurocirúrgico, após traumatismo penetrante do crânio ou, às vezes, secundário a um quadro de bacteriemia e endocardite. A meningite causada por bacilos gram-negativos assume uma de três formas: meningite neonatal, meningite após traumatismo ou neurocirurgia ou meningite espontânea em adultos (p. ex., meningite bacteriêmica por *Klebsiella* em paciente com diabetes melito). As causas mais comuns da meningite por bacilos gram-negativos em adultos são *E. coli* (cerca de 30%) e *Klebsiella-Enterobacter* (cerca de 40%). A meningite causada por estreptococos do grupo A é incomum, mas, às vezes, ocorre após otite média aguda, mais frequentemente em crianças que em adultos. A meningite por *H. influenzae* tipo b em um adulto sugere um defeito anatômico ou imunológico subjacente.

BIOPATOLOGIA

Patologia

No exame macroscópico, o exsudato purulento no espaço subaracnoide é mais abundante nas cisternas da base do crânio e sobre as convexidades dos sulcos rolândico e silviano, que são expansões do espaço subaracnoide. Embora nem o microrganismo infectante nem o exsudato inflamatório invadam diretamente o tecido cerebral, o cérebro subjacente se torna congestionado e edematoso. A barreira imposta pela pia-máter geralmente impede a meningite bacteriana de causar um abscesso cerebral; quando esses dois processos coexistem, a sequência é, em geral, extravasamento inicial do conteúdo de um abscesso para o sistema ventricular e produção de ventriculite secundária e meningite.

O exsudato inflamatório pode se estender ao redor de espaços perivasculares para estruturas adjacentes, especialmente as artérias e veias que "carreiam" uma camada de pia-máter e aracnoide-máter quando entram no cérebro a partir da superfície cortical. A *tromboflebite cortical* resulta da estase venosa e da inflamação meníngea adjacente. O infarto do tecido cerebral pode ocorrer em seguida. O *envolvimento das artérias do córtex e da pia-máter* pela formação de um aneurisma periférico e oclusão ou estreitamento (relacionado a espasmos, arterite ou ambos) do segmento supraclinóideo da artéria carótida interna na base do crânio ocorre em aproximadamente 15% dos pacientes com meningite. As artérias cerebrais anterior e média podem apresentar velocidade de fluxo sanguíneo intracerebral acentuadamente alta (um índice de estenose ou espasmo arterial) na ultrassonografia transcraniana com Doppler, um achado correspondendo aos sinais cerebrais focais. Em casos fulminantes, especialmente a meningite meningocócica, o *edema cerebral* pode ser acentuado, apesar de a pleocitose ser apenas moderada. Raramente, a herniação do lobo temporal através do tentório se desenvolve nesses pacientes e comprime o mesencéfalo, levando a paralisia do terceiro nervo craniano ipsilateral e hemiparesia contralateral; ou a herniação cerebelar por meio do forame magno com compressão do bulbo, que resulta em apneia, instabilidade hemodinâmica e coma. O *dano aos nervos cranianos* ocorre em áreas onde o exsudato se acumula ao redor dos nervos; o terceiro e o sexto nervos cranianos também são vulneráveis ao dano por aumento da pressão intracraniana. A *ventriculite* acompanha a maioria dos casos de meningite bacteriana e raramente, evolui para *empiema ventricular*. À medida que os exsudatos continuam a se acumular, a obstrução do fluxo do LCR pode resultar em *hidrocefalia*. A obstrução dos forames de Magendie e de Luschka na base do quarto ventrículo resulta em hidrocefalia não comunicante ou obstrutiva, enquanto a obstrução no nível das granulações aracnoides nos seios venosos resulta em hidrocefalia comunicante. As *efusões subdurais* são transudatos estéreis que se desenvolvem sobre o córtex cerebral e podem ser demonstrados prontamente por tomografia computadorizada (TC) como áreas de baixa densidade pelo cérebro. Na ressonância magnética (RM), elas aparecem como lesões de intensidade de sinal alto em T2 ou em sequências de recuperação de inversão atenuada por fluido (FLAIR). Raramente, essas efusões se tornam infectadas e produzem empiema subdural.

Patogênese

As bactérias podem alcançar as meninges por várias rotas: (1) disseminação hematogênica a partir de um local distante; (2) ingresso direto pelo sistema respiratório superior ou através da pele por um defeito anatômico (p. ex., fratura do crânio, meningocele, sequela de cirurgia); (3) penetração intracraniana através de vênulas na nasofaringe; ou (4) disseminação a partir de um foco de infecção contíguo (infecção dos seios paranasais, extravasamento de um abscesso cerebral). A disseminação hematogênica de *H. influenzae*, *N. meningitidis* e *S. pneumoniae* é, provavelmente a via mais frequente de infecção. A bacteriemia se inicia geralmente por aderência faríngea e colonização por uma cepa infecciosa. A aderência dessas cepas, assim como a de *S. pneumoniae*, às superfícies das mucosas é facilitada por sua capacidade de produzir proteases que clivam a imunoglobulina A, inativando essa defesa de anticorpos locais. A adesão do *N. meningitidis* às células da nasofaringe é afetada por fímbrias ou *pili* e promovida por dano anterior às células ciliadas, como tabagismo ou infecções virais. Os meningococos invadem as células da mucosa nasofaríngea por meio da endocitose e são transportados para o lado abluminal em vacúolos ligados à membrana. *Haemophilus influenzae*, ao contrário, comete invasão intercelular causando separação das zônulas de oclusão apicais entre as células epiteliais colunares. Quando esses patógenos meníngeos ganham acesso à corrente sanguínea, sua sobrevivência intravascular é ajudada pelas cápsulas de polissacarídeos, que inibem a fagocitose e conferem resistência à atividade bactericida mediada pelo complemento.

As bactérias também podem viajar ao longo dos tratos nervosos para invadir o cérebro. Por exemplo, *L. monocytogenes* invade o intestino, e modelos animais sugerem que essas bactérias podem viajar ao longo do nervo vago até o tronco encefálico, de onde também podem invadir as meninges na fossa posterior.

As bactérias podem ter acesso aos espaços subaracnoides através de células sanguíneas por ruptura da barreira hematencefálica ou via plexo coroide, também denominado barreira hematoliquórica. Uma vez estabelecida em qualquer parte das meninges, a infecção se estende rapidamente através do espaço subaracnoide. A replicação bacteriana prossegue relativamente desimpedida porque os níveis baixos imunoglobulina e complemento no LCR inicialmente na inflamação meníngea resultam em atividade opsônica ou bactericida mínima ou nenhuma, e porque a fagocitose de superfície de organismos não opsonizados é deficiente em um ambiente tão fluido. Durante a meningite, as concentrações de imunoglobulinas no LCR aumentam, mas ainda permanecem relativamente baixas. A bacteriemia secundária pode acompanhar a infecção meníngea e contribuir para a inoculação adicional contínua do LCR.

A meningite bacteriana após um traumatismo craniano ocorre em razão de uma fístula dural da cavidade nasal, seios paranasais ou da orelha média para o espaço subaracnoide. O local mais frequente fica na lâmina cribriforme, onde o osso é fino e a dura-máter está firmemente aderente ao osso. O vazamento de LCR resulta em rinoliquorreia e perda do olfato.

Os componentes bacterianos (p. ex., paredes celulares ou ácido lipotecoico de pneumococos, lipo-oligossacarídeo do *H. influenzae*) são os principais provocadores da inflamação meníngea, pois causam a liberação, para dentro do espaço subaracnoide, de várias citocinas inflamatórias como a interleucina-1 e o fator de necrose tumoral (TNF) de células endoteliais e meníngeas, macrófagos e micróglia. As citocinas parecem aumentar a passagem de leucócitos ao induzir várias famílias de moléculas de adesão que interagem com seus receptores correspondentes nos leucócitos. As citocinas também aumentam a afinidade de ligação da selectina leucocitária, molécula de adesão de leucócitos, ao seu receptor nas células endoteliais e podem, portanto, contribuir ainda mais para a passagem de neutrófilos para o espaço subaracnoide.

Na meningite bacteriana, os neutrófilos se movem para o espaço subaracnoide, mas não são capazes de controlar a infecção bacteriana, pois suas propriedades fagocíticas são ineficientes como resultado de falta de atividade opsônica e bactericida. Nesse espaço, os neutrófilos liberam prostaglandinas, metaloproteases de matriz e radicais livres, que rompem as zônulas de oclusão intercelulares e endoteliais e a lâmina basal subendotelial. A permeabilidade vascular local aumentada da barreira hematencefálica pode causar edema cerebral, que também pode ser causado por aumento da pressão do LCR como resultado da obstrução do efluxo desse líquido, em razão da inflamação intersticial no nível das vilosidades aracnoides.

O fluxo sanguíneo cerebral, que depende da pressão arterial média, aumenta nos estágios iniciais da meningite, mas diminui posteriormente, substancialmente em alguns pacientes, o que pode causar lesão neurológica isquêmica. Regiões localizadas de hipoperfusão acentuada, atribuíveis a inflamação vascular focal ou trombose, podem ocorrer em pacientes com fluxo sanguíneo normal. O comprometimento da autorregulação do fluxo sanguíneo cerebral, conforme medido por ultrassonografia transcraniana com Doppler da artéria cerebral média, ocorre precocemente na meningite bacteriana aguda e faz com que o fluxo sanguíneo cerebral corresponda diretamente à pressão sanguínea arterial média, com hiper ou hipoperfusão concomitante do cérebro. Na recuperação, a capacidade da vasculatura cerebral para manter um nível constante de perfusão, apesar das variações da pressão arterial média, é restaurada.

Genética

Pacientes com defeitos na imunidade celular são suscetíveis ao desenvolvimento de infecções do sistema nervoso central (SNC) por microrganismos intracelulares como *L. monocytogenes*. Pacientes com imunidade humoral defeituosa e uma resposta de anticorpos inadequada são particularmente vulneráveis à meningite por *S. pneumoniae* e *H. influenzae*. Por exemplo, deficiências no sistema do complemento predispõem os pacientes à meningite e 50 a 60% dos adultos com meningite pneumocócica podem ter deficiência de C2. A meningite meningocócica está associada a polimorfismos em CD32, CD16, lectina de ligação de manose, receptor do tipo *Toll* 4 (TLR4), e o gene adrenorreceptor de B-2. Pacientes com neutropenia correm risco mais alto de meningite com *Pseudomonas aeruginosa* e membros da família Enterobacteriaceae.

MANIFESTAÇÕES CLÍNICAS

Anamnese

Febre de início agudo, cefaleia generalizada, vômito e rigidez de nuca são comuns a vários tipos de meningite (Tabela 384.1). A maioria dos pacientes com meningite bacteriana adquirida na comunidade teve uma infecção do sistema respiratório superior antecedente ou acompanhante ou moléstia febril inespecífica, otite aguda (ou mastoidite) ou pneumonia. Mialgia, particularmente em pacientes com doença meningocócica, dores nas costas e fraqueza generalizada são sintomas comuns. Em geral, a doença progride rapidamente, com o desenvolvimento de confusão, obnubilação e perda de consciência. Às vezes, o início é menos agudo, com sinais de irritação meníngea por vários dias a 1 semana.

Achados físicos gerais

A evidência de irritação das meninges em geral está presente, como evidenciado por rigidez de nuca, sinal de Kernig (incapacidade de esticar a perna quando o quadril está flexionado em 90°) e sinal de Brudzinski (flexão involuntária do quadril e do joelho quando se realiza a flexão passiva do pescoço). Rigidez de nuca, sinal de Kernig e sinal de Brudzinski apresentam, cada um deles, sensibilidade de aproximadamente 30% ou menos para o diagnóstico de meningite bacteriana em adultos. Embora a tríade clássica de febre, rigidez de nuca e alteração do estado mental ocorra inicialmente em apenas 44% dos episódios, uma combinação de dois de quatro sintomas (cefaleia, febre, rigidez de nuca e estado mental alterado) é encontrada em 95% dos pacientes. Os achados de meningite

Tabela 384.1 Sintomas e sinais de meningite bacteriana.*

CARACTERÍSTICAS	EPISÓDIOS DE MENINGITE
Duração dos sintomas < 24 h	48%
Condições predisponentes	
Otite ou sinusite	25%
Pneumonia	12%
Imunossupressão†	16%
Sintomas na avaliação inicial	
Cefaleia	87%
Náuseas	74%
Rigidez de nuca	83%
Tríade de febre, rigidez de nuca e mudança no estado mental	44%
Déficits neurológicos focais	33%
Afasia	23%
Hemiparesia	7%
Índices de inflamação do LCR	
Pressão de abertura (mmH_2O)‡	370 ± 130
Contagem de leucócitos§	
Média (leucócitos/µℓ)	7.753 ± 14.736
< 100/µℓ	7%
100 a 999/µℓ	14%
> 999/µℓ	78%
Proteína (g/ℓ)	4,9 ± 4,5
Razão de glicose LCR/sangue	0,2 ± 0,2
Hemocultura positiva‖	66%
Exames de sangue	
VHS (mm/h)ε	46 ± 37
Proteína C reativa (g/ℓ)**	225 ± 132
Contagem de plaquetas (plaquetas/µℓ)††	198.000 ± 100.000

*Dados de 696 casos informados em: van de Beek D, de Gans J, Spanjaard L, et al. Clinical features and prognostic factors in adults with bacterial meningitis. *N Engl J Med.* 2004;351:1849-1859. O estudo incluiu 671 pacientes que tiveram um total de 696 episódios de meningite adquirida na comunidade. Valores mais-menos são médias ± desvio padrão. †Imunossupressão foi definida pelo uso de medicamentos imunossupressores, história de esplenectomia ou diabetes melito ou alcoolismo, assim como pacientes infectados com o vírus da imunodeficiência humana. ‡Pressão de LCR medida em 216 pacientes. §A contagem de leucócitos do LCR foi determinada em 659 pacientes; as amostras de LCR de 14 pacientes tinham muitos leucócitos para uma contagem exata ser realizada. ‖Hemocultura realizada em 611 pacientes. εA VHS foi determinada em 549 pacientes. **Níveis de proteína C reativa foram determinados em 394 pacientes. ††Contagem de plaquetas foi determinada em 653 pacientes. LCR = líquido cefalorraquidiano; VHS = velocidade de hemossedimentação.

podem passar facilmente despercebidos em crianças, pacientes obnubilados, pacientes idosos com insuficiência cardíaca ou pneumonia, ou em indivíduos imunossuprimidos que podem ter meningite sem sinais de irritação meníngea proeminentes; nesses pacientes a letargia deverá ser investigada cuidadosamente, sinais meníngeos deverão ser buscados e o exame do LCR é indicado na presença de dúvidas. Em pacientes idosos, a rigidez de nuca pode ser difícil de avaliar em razão da osteoartrite no pescoço ou rigidez dos músculos do pescoço nos distúrbios dos núcleos da base. Quando a rigidez de nuca for causada por meningite, o pescoço resistirá à flexão, mas poderá ser girado passivamente de um lado para o outro; na doença da coluna cervical, porém, a resistência ocorre em todas as direções de movimento do pescoço. A rigidez de nuca desaparece durante o coma.

Erupção cutânea petequial ou purpúrica (Figura 282.3) em paciente com achados meníngeos quase sempre indica infecção meningocócica e demanda tratamento imediato em razão da rapidez com a qual essa infecção pode progredir (ver Capítulo 282). Raramente, lesões petequiais ou purpúricas extensas ocorrem na meningite causada por *S. pneumoniae*, *H. influenzae* ou vírus ECHO tipo 9. Muito raramente, lesões de pele quase indistinguíveis daquelas de bacteriemia meningocócica ocorrem em pacientes com endocardite aguda por *S. aureus* (Figura 67.1) e que apresentam também sinais meníngeos e pleocitose (secundária ou à meningite estafilocócica ou ao infarto encefálico embólico). Geralmente, uma ou duas das lesões nesse paciente representam púrpura purulenta; a aspiração de material revela estafilococos na coloração por Gram. No verão, a meningite viral asséptica pode produzir sinais de irritação meníngea, lesões de pele maculares e petéquias e pleocitose de várias centenas de células, às vezes com predominância inicial de neutrófilos.

A septicemia meningocócica fulminante pode causar hemorragias nas glândulas suprarrenais e resultar na síndrome de Waterhouse-Friderichsen (ver Capítulo 214), um quadro caracterizado pelo início súbito de uma doença febril, grandes hemorragias petequiais nas mucosas e pele, colapso cardiovascular e coagulação intravascular disseminada. Por outro lado, hiponatremia e síndrome de secreção inapropriada de hormônio antidiurético podem se desenvolver em pacientes com meningite atribuível a *H. influenzae*. Uma infecção concorrente do sistema respiratório ou otite média aguda podem ser causadas por *H. influenzae* ou *S. pneumoniae*.

Em pacientes com fratura da base do crânio, o potencial para desenvolvimento de uma fístula dural e meningite bacteriana é indicado por rinoliquorreia, equimose periorbitária, hematomas retroauriculares (sinal de Battle), hemotímpano ou sangue no meato acústico externo. A meningite que complica os procedimentos neurocirúrgicos pode ser insidiosa no início e difícil de se distinguir da alteração da consciência e sinais de irritação meníngea que são esperados no período pós-operatório. Entretanto, febre ou obnubilação prolongada são indicação para avaliação do LCR.

Achados neurológicos e complicações

As complicações neurológicas em pacientes com meningite bacteriana não tratada adequadamente podem ser graves e incapacitantes.[3] As anormalidades de nervos cranianos envolvendo principalmente o terceiro, quarto, sexto ou sétimo nervos ocorre em 5 a 10% dos adultos com meningite adquirida na comunidade e em geral desaparecem logo após a recuperação. A perda auditiva neurossensorial persistente ocorre em 10% das crianças com meningite bacteriana e outros 16% apresentam perda temporária de audição condutiva. Os sítios mais prováveis de envolvimento em pacientes com surdez neurossensorial persistente parece ser a orelha interna (infecção ou produtos tóxicos possivelmente se disseminando do espaço subaracnoide ao longo do aqueduto coclear) e o nervo acústico. Nas crianças, o prejuízo auditivo permanente é mais comum após meningite causada por *S. pneumoniae* que por *H. influenzae* ou *N. meningitidis*.

As convulsões (focais ou generalizadas; ver Capítulo 375) ocorrem em 20 a 30% dos pacientes e podem resultar de causas reversíveis (febre alta ou hipoglicemia em lactentes, neurotoxicidade da penicilina quando altas doses são administradas por via intravenosa [IV] a pacientes com insuficiência renal) ou, mais em geral, de lesão cerebral focal relacionada a hipoperfusão arterial e infarto, trombose venosa cortical ou edema focal e cerebrite. As convulsões podem ocorrer durante os primeiros dias, ou podem aparecer com déficits neurológicos focais associados, causados por vasculite alguns dias após o início da meningite. Em adultos com convulsões acompanhando a meningite, a causa mais comum é *S. pneumoniae*, mas a abstinência alcoólica pode ser um fator confundidor.

A pressão aumentada do LCR, que pode ser causada por edema cerebral ou hidrocefalia, está associada a convulsões, vômitos, disfunção dos sexto e terceiro nervos, reflexos anormais, rebaixamento de consciência ou coma, pupilas dilatadas e com reação insatisfatória e resposta de Cushing à postura de descerebração, hipertensão arterial, bradicardia e respirações irregulares. Em aproximadamente um quarto dos casos fatais de meningite adquirida na comunidade em adultos, um edema cerebral é observado na necropsia acompanhado por herniação do lobo temporal.

O papiledema (Figura 395.25) ocorre em menos de 1% dos pacientes com meningite bacteriana, mesmo com a pressão alta do LCR, provavelmente porque o paciente é observado precocemente no processo, antes da ocorrência que alterações na cabeça do nervo óptico tenham ocorrido. A presença desse sinal deverá indicar a possibilidade de processo intracraniano supurativo independente, como um empiema subdural ou abscesso cerebral, ou ainda um processo mais crônico como a meningite fúngica ou tuberculosa. A hiperpneia central acentuada ocorre, às vezes, em pacientes com meningite bacteriana grave; a acidose do LCR, principalmente em razão de níveis de ácido láctico aumentados, fornece a maior parte do estímulo respiratório.

Sinais cerebrais focais (principalmente hemiparesia, disfasia, defeitos de campo visual e olhar preferencial) ocorrem em cerca de um terço dos adultos com meningite bacteriana adquirida na comunidade. Esses sinais podem se desenvolver em razão de oclusão arterial ou venosa. Além disso, a velocidade do fluxo sanguíneo cerebral pode estar diminuída em pacientes com aumento da pressão intracraniana e pode levar à disfunção neurológica temporária ou duradoura. É importante distinguir esses efeitos vasculares das alterações pós-ictais (paralisia de Todd), que geralmente persistem por menos de um dia. A meningite pode causar a síndrome da secreção inapropriada de hormônio antidiurético.

DIAGNÓSTICO

A meningite bacteriana é uma emergência clínica que demanda diagnóstico imediato e instituição rápida de terapia antimicrobiana.[4] O atraso no tratamento é o fator mais crítico na determinação da morbidade e da mortalidade de pacientes com essa doença. O diagnóstico de meningite bacteriana não é difícil em um paciente febril com sintomas e sinais de irritação meníngea desenvolvendo-se quando existe doença predisponente. O diagnóstico pode ser menos óbvio em um paciente idoso obnubilado e com pneumonia ou em um paciente alcoólico confuso em *delirium tremens* iminente.

Quando o diagnóstico de meningite bacteriana é cogitado, serão necessárias hemoculturas, exame e cultura do LCR e terapia antimicrobiana instituída imediatamente. Dados de observação sugerem que a realização imediata de uma punção lombar antes da TC esteja associada a um tratamento substancialmente precoce e desfechos favoráveis.[5] Se existir a suspeita de uma lesão expansiva (abscesso cerebral, empiema subdural) a partir da anamnese, do quadro clínico ou dos achados físicos (papiledema, sinais focais), uma TC com ou sem contraste ou uma RM deverá ser realizada em razão do perigo de herniação cerebral com ou sem punção lombar. Os antimicrobianos podem e, em geral, devem ser iniciados imediatamente, com o objetivo de tempo porta-antimicrobianos inferior a 1 hora, mesmo antes de executar a punção lombar, pois leva cerca de aproximadamente 2 horas para os antimicrobianos afetarem as culturas de LCR. Os corticosteroides empíricos (ver "Tratamento") deverão ser administrados ao mesmo tempo. A punção lombar diagnóstica não deve ser postergada para a realização de TC ou RM exceto em pacientes com achados neurológicos focais sugestivos de uma coleção parameníngea ou outras lesões expansivas intracranianas; nesses pacientes, é fundamental iniciar a terapia antimicrobiana para meningite de etiologia desconhecida ou abscesso cerebral antes que a TC ou RM sejam realizadas. Pacientes com meningite adquirida na comunidade raramente apresentam anormalidades importantes detectadas na TC quando não há achados neurológicos focais.

Exames laboratoriais

Exame do líquido cefalorraquidiano

A pressão inicial do LCR se mostra, em geral, moderadamente elevada (200 a 300 mmH_2O em adultos). Elevações impressionantes (≥ 450 mmH_2O) ocorrem em pacientes ocasionais com edema cerebral agudo, complicando a meningite na ausência de lesão expansiva associada. Os achados na análise do LCR são notavelmente anormais em pacientes com meningite e esses achados ajudam suspeitar da causa, mesmo antes de os resultados da cultura estarem disponíveis (Tabela 384.2). Em pacientes com fratura de crânio, a rinoliquorreia pode ser diferenciada de secreções nasais pela presença de glicose.

Esfregaço com coloração de Gram

À época da hospitalização, a maioria dos pacientes com meningite piogênica mostra grande quantidade (≥ 10^5/mℓ) de bactérias em seu LCR. O exame cuidadoso do esfregaço com coloração de Gram do sedimento centrifugado revela o agente etiológico em 60 a 80% dos casos. Na maioria dos casos nos quais diplococos gram-positivos (ou cocos de cadeia curta) são observados em um esfregaço corado de LCR, eles são pneumococos. *Enterococcus*, uma causa ocasional de meningite nosocomial, é detectado por aglutinação de partículas de látex. Raramente, três espécies podem imitar morfologicamente *Neisseria* em LCR ou podem sugerir uma infecção mista com bastonetes e meningococos gram-negativos: *Acinetobacter baumannii, Moxarella* sp. e *Pasteurella multocida.*

Diagnóstico bacteriológico rápido

A análise por PCR de largo espectro, que pode ser realizada no LCR dentro de 1,5h, pode diagnosticar a meningite bacteriana em pacientes nos quais as culturas serão negativas.[5b] Em geral, a sensibilidade informada em vários estudos varia de 87 a 100%, com especificidade de 98 a 100%.[6] A PCR também pode diagnosticar meningite viral rapidamente, que, no geral, é muito mais comum do que a meningite bacteriana,[7] estabelecendo um diagnóstico alternativo de modo que os antimicrobianos possam ser suspensos, pois um caso de meningite viral e bacteriana combinadas é altamente improvável. Entretanto, uma vez que um resultado de PCR totalmente negativo não exclui a meningite bacteriana, outras análises (contagem de células; níveis de glicose, de proteína e de ácido láctico), que serviram, em uma era anterior, de marcadores enquanto se esperava pelos resultados da cultura ainda permanecem muito úteis nesses pacientes.

Em países com poucos recursos, a tira de reagente de urina que detecta células, proteínas e glicose no LCR tem sensibilidade de 92% e especificidade de 98% para diagnosticar meningite bacteriana.[8] Em muitas partes do mundo, ela pode ser especialmente útil para distinguir meningite bacteriana de malária do SNC (ver Capítulo 324). A cultura do LCR revela o agente etiológico em 80 a 90% dos pacientes com meningite bacteriana se o LCR for obtido antes ou dentro de 1 a 2 horas do início dos antimicrobianos, mas sua sensibilidade cai para menos de 50% com atrasos mais longos. Para decisões terapêuticas, um PCR positivo ou uma cultura positiva necessitam de um curso completo de tratamento antimicrobiano.

Contagem de células

A contagem de célula deverá ser determinada prontamente, pois as células iniciarão a lise após 90 minutos. A contagem normal de leucócitos no LCR é inferior a 5/μℓ (todas mononucleares). A contagem celular na meningite não tratada geralmente varia entre 100 e 10 mil/μℓ, com leucócitos polimorfonucleares inicialmente predominantes (> 80%) e o aparecimento subsequente de linfócitos.

Contagens celulares extremamente altas (> 50 mil/μℓ) devem levantar a possibilidade de ruptura intraventricular de um abscesso cerebral. Contagens celulares baixas de 10 a 20/μℓ podem ser observadas precocemente em meningite bacteriana, particularmente aquela causada por *N. meningitidis* e *H. influenzae.* Às vezes, em pacientes granulocitopênicos ou em pessoas idosas com meningite pneumocócica grave, o LCR pode conter poucos leucócitos e ainda parecer grosseiramente túrbido em razão da presença de uma miríade de organismos e de um nível elevado de proteína. A meningite causada por várias espécies de bactéria (*Mycobacterium tuberculosis, Borrelia burgdorferi, Treponema pallidum, Leptospira* sp., *Francisella tularensis, Brucella* sp.) está caracteristicamente associada a um quadro de pleocitose linfocítica. Com a meningite por *L. monocytogenes* em um adulto, em geral ocorre uma resposta polimorfonuclear, mas linfócitos podem predominar em raras situações.

Glicose

No LCR, a glicose está reduzida a valores de 40 mg/dℓ ou menos (ou < 50% do nível sanguíneo simultâneo) em 50% dos pacientes com meningite bacteriana; este achado ajuda a distinguir meningite bacteriana da

Tabela 384.2 Achados comuns no líquido cefalorraquidiano em pacientes com meningite.

MICRORGANISMO	PRESSÃO DE ABERTURA DO LCR (cmH_2O)	CONTAGEM CELULAR (CÉLULAS/μℓ)	PROTEÍNA (mg/dℓ)	GLICOSE (mg/dℓ)
Normal	10 a 20	< 5	20 a 40	40 a 60
Bactérias*	> 20	> 1.000	> 100	> 10
Mycobacterium tuberculosis	> 20	100 a 500	> 100	10 a 45
Borrelia burgdorferi	< 20	100 a 500	50 a 150	10 a 45
Treponema pallidum	< 20	5 a 500	50 a 150	10 a 45
Fungos	< 20	5 a 500	> 100	10 a 45
Vírus	< 20	5 a 500	50 a 150	Normal

As faixas dos exames bioquímicos podem variar em laboratórios diferentes. *Estreptococos do grupo B, *Escherichia coli, Listeria monocytogenes, Streptococcus pneumoniae, Neisseria meningitidis* e *Haemophilus influenzae* tipo b. LCR = líquido cefalorraquidiano. Modificada de: Kim KS. Acute bacterial meningitis in infants and children. *Lancet Infect Dis.* 2010;10:32-42.

maioria das meningites virais ou das infecções parameníngeas. Entretanto, um valor normal de glicose no LCR não exclui o diagnóstico de meningite bacteriana. O nível de glicose no sangue deverá ser determinado simultaneamente, pois os pacientes com diabetes melito (ou aqueles que estão recebendo infusões intravenosas de glicose) apresentam nível elevado de glicose no LCR que pode ser apreciado somente por comparação simultânea com a glicemia; entretanto, pode levar de 90 a 120 minutos para ocorrer o equilíbrio após desvios importantes da glicemia.

Proteína

O nível de proteína no LCR lombar está, em geral, elevado para superior a 100 mg/dℓ e valores mais altos são, mais frequentemente, observados em meningite pneumocócica. Elevações extremas, 1.000 mg/dℓ ou superiores podem indicar bloqueio subaracnóideo com obstrução de fluxo do LCR. Valores superiores a 15 mg/dℓ em LCR ventricular são considerados anormais. Se a punção lombar for traumática, o nível de proteína do LCR será corrigido subtraindo-se 1 mg/dℓ para cada 1.000 hemácias.

Ácido láctico

Níveis elevados de ácido láctico ocorrem na meningite piogênica. A acurácia diagnóstica do nível de lactato do LCR é, pelo menos, tão boa quanto a contagem celular para diferenciação entre meningite bacteriana e asséptica; um valor acima de 3 mmol/ℓ tem sensibilidade e especificidade de 94 a 95% para meningite bacteriana. Entretanto, o nível de lactato do LCR é menos útil em pacientes que receberam antimicrobianos e pode ser aumentado em outras condições, como isquemia cerebral, acidente vascular encefálico (AVE) e traumatismo craniano.

Culturas de sangue e do sistema respiratório

Bacteriemia é demonstrável em cerca de 80% dos pacientes com meningite por *H. influenzae*, em 50% daqueles com meningite pneumocócica e em 30 a 40% dos pacientes com meningite meningocócica. Assim, hemoculturas devem ser solicitadas rotineiramente em pacientes com suspeita de meningite bacteriana. As culturas do trato respiratório superior não ajudam no estabelecimento de um diagnóstico etiológico.

A determinação dos níveis séricos de creatinina e de eletrólitos é importante em virtude da gravidade da doença, da ocorrência de anormalidades específicas secundárias à meningite (síndrome de secreção inapropriada de hormônio antidiurético) e problemas com a terapia em pacientes com disfunção renal (convulsões e hiperpotassemia no tratamento com penicilina em doses altas). Em pacientes com lesões de pele petequiais e purpúricas extensas, recomenda-se a avaliação para coagulopatia.

Estudos de imagem

Em razão da frequência com a qual a meningite piogênica está associada a focos primários de infecção no tórax, seios nasais ou no processo mastoide, radiografias dessas áreas deverão ser obtidas quando clinicamente indicadas no tempo apropriado após o início da terapia antimicrobiana. A TC ou RM iniciais do crânio não são indicadas na maioria dos pacientes com meningite bacteriana. Por exemplo, em pacientes submetidos a esses exames antes da punção lombar para suspeita de meningite, somente 5% apresentam um efeito expansivo identificado na TC. Os aspectos clínicos basais associados a achados anormais na TC incluem: idade superior a 60 anos, história pregressa de doença no SNC, convulsões na semana anterior à da consulta, nível alterado de consciência, alterações de campo visual, deriva do pronador e afasia. Em pacientes sem qualquer um desses achados clínicos, apenas 1% tem efeito expansivo identificado na TC ou na RM que possa levantar preocupação quanto à punção lombar.

Alterações específicas que podem ser observadas na TC ou RM durante a meningite incluem edema cerebral e dilatação dos espaços subaracnoides, realce por contraste das leptomeninges e do epêndima, ou áreas irregulares de densidade diminuída, como resultado da cerebrite e necrose associadas. Em pacientes com meningite cujo *status* clínico se deteriora ou não melhora, a TC ou a RM podem ajudar a demonstrar complicações suspeitas – ou seja, coleções subdurais estéreis ou empiema: dilatação ventricular secundária à hidrocefalia comunicante ou obstrutiva; meningite de base de crânio proeminente e persistente; áreas extensas de infarto encefálico resultante da oclusão das artérias cerebrais maiores, veias ou seios venosos; ou realce acentuado da parede ventricular sugerindo ventriculite ou empiema ventricular. A RM é superior à TC para visualização dessas anormalidades. Raramente, a hemorragia cerebral identificável na TC pode complicar a meningite bacteriana aguda nos adultos. Em cerca de 10% dos adultos com esse tipo de meningite, achados na TC do crânio (defeito na parede do seio da face ou do processo mastoide, massa retrobulbar invasiva, pneumocefalia) são indicativos de ruptura da barreira da dura-máter.

Raramente, a paraparesia ou a tetraparesia resultando de mielite complica a meningite bacteriana. Nessa situação, as sequências ponderadas em T2 ou de recuperação de inversão tau curtas (STIR) na RM podem ajudar a excluir a compressão da medula espinal por massa extramedular.

Diagnóstico diferencial

Cefaleia, febre, rigidez de nuca, confusão, vômito e pleocitose são aspectos de inflamação meníngea e comuns para muitos tipos de meningite (p. ex., bacteriana, fúngica, viral, química), além de para alguns processos parameníngeos. Os achados no LCR são mais valiosos para distinguir entre esses processos (ver Capítulos 385 e 396), e a PCR pode, em geral, fornecer um diagnóstico rápido. Na maioria dos estudos modernos em adultos, a meningite viral ou encefalite é cerca de quatro vezes mais comum do que a meningite bacteriana (Tabela 384.3).[9] Embora um quadro de pleocitose com predominância de linfócitos sem hipoglicorraquia seja característico de meningite viral (em geral por enterovírus ou herpes-vírus simples tipo 2 [HSV-2]) ou meningoencefalite (HSV-1), o achado inicial do LCR pode ser uma resposta polimorfonuclear (de ≤ 60%) que rapidamente se torna mononuclear. A encefalite por HSV-1 é sugerida por achados neurológicos (disfasia, hemiparesia, alucinações olfatórias, outros sinais do lobo temporal, convulsões), anormalidades nos lobos orbitofrontal e temporal medial na RM, e alterações eletroencefalográficas distintas em um ou ambos os lobos temporais. Erupções da pele, febre e cefaleia da febre maculosa das Montanhas Rochosas (EUA) (ver Capítulo 311) podem sugerir infecção meningocócica, mas as predileções geográfica e sazonal da anterior são indícios diagnósticos. Cerca de 10% dos pacientes hospitalizados com essa febre maculosa apresentam contagens celulares no LCR superiores a 100/μℓ (> 70% de polimorfonucleares) e, por isso, o quadro pode ser inicialmente confundido com meningite bacteriana. A erupção cutânea associada a infecções por enterovírus consiste, tipicamente, em máculas e pápulas eritematosas na face, pescoço e tronco.

A hemorragia subaracnóidea aguda (ver Capítulo 380) pode ser confundida com meningite bacteriana em razão da cefaleia, rigidez de nuca e vômito. Entretanto, a hemorragia subaracnóidea geralmente apresenta um início mais abrupto, sem pródromo de febre, mas com evidência de sangue subaracnóideo na TC ou no exame do LCR. Em pacientes com síndrome neuroléptica maligna (ver Capítulos 382 e 390), pode ocorrer o desenvolvimento de febre, rigidez generalizada e nível flutuante de consciência, com instabilidade autônoma e leucocitose. A anormalidade de laboratório mais específica nesses pacientes é o nível acentuadamente elevado de creatinoquinase.

Em pacientes com meningite, mas cujo exame do LCR não revele o agente etiológico em um esfregaço com coloração de Gram ou no teste de PCR, especialmente quando o nível de glicose do LCR está normal e a pleocitose polimorfonuclear é atípica, certos processos tratáveis que podem imitar um quadro de meningite bacteriana devem ser considerados no diagnóstico diferencial:

1. *Infecções parameníngeas.* A existência de infecções (infecções crônicas da orelha ou dos seios paranasais, abscesso pulmonar) que predispõem a abscesso cerebral, abscesso epidural (cerebral ou espinal), empiema subdural ou flebite piogênica do seio venoso deve ser considerada (ver Capítulo 385). Os sintomas neurológicos podem aparecer no curso da meningite bacteriana primária, mas sua presença pode indicar a

Tabela 384.3 Causas de meningite não nosocomial e de encefalite em adultos nos EUA.

Enterovírus	51%
Causas desconhecidas	19%
Bacterianas	14%
Herpes-vírus simples	8%
Não infecciosas	3%
Fúngicas	3%
Outros vírus	2%

Hasbun R, Rosenthal N, Balada-Llasat JM, et al. Epidemiology of meningitis and encephalitis in the United States, 2011-2014. *Clin Infect Dis.* 2017;65:359-363.

existência de um processo infeccioso expansivo no SNC. Os sintomas neurológicos ou achados antecedendo o início de sintomas meníngeos podem sugerir uma infecção parameníngea. O isolamento de um organismo anaeróbio deverá sugerir a possibilidade de vazamento intraventricular de um abscesso cerebral.

2. *Endocardite bacteriana*. A meningite bacteriana pode ocorrer durante a endocardite bacteriana (ver Capítulo 67) causada por organismos piogênicos como *S. aureus* e enterococos. Na endocardite bacteriana subaguda, infartos embólicos estéreis do cérebro podem produzir sinais meníngeos e um quadro de pleocitose consistindo em várias centenas de células, incluindo leucócitos polimorfonucleares. Deve-se buscar a história de manipulação dentária, febre e anorexia antecipando a meningite; exame cuidadoso de sopros cardíacos e estigma de endocardite são indicados.
3. *Meningite "química"*. Os achados clínicos e do LCR (pleocitose polimorfonuclear e até nível de glicose reduzido) de meningite bacteriana podem ser produzidos por inflamação induzida quimicamente. A meningite aguda após punção lombar diagnóstica ou anestesia espinal (raquianestesia ou peridural) pode resultar de contaminação bacteriana ou química de equipamento ou de agente anestésico. A meningite química, caracterizada por pleocitose polimorfonuclear, hipoglicorraquia e um período latente de 3 a 24 horas, ocorre após mielografias com metrizamida a 1%. A meningite endógena química resultando de material de um tumor epidermoide ou de um craniofaringioma vazando para dentro do espaço subaracnoide, um glioblastoma invadindo os ventrículos (ver Capítulo 180) ou um quadro de meningite carcinomatosa (a seguir) pode produzir pleocitose polimorfonuclear e hipoglicorraquia.

Complicações

Complicações não neurológicas

Choque

Quando um paciente com meningite piogênica sofre um choque, ele é, geralmente, manifestação da bacteriemia intensa acompanhante, como na meningococemia fulminante, em vez de manifestação da meningite por si mesma. O tratamento é guiado pelos princípios de terapia de choque séptico (ver Capítulo 100), com modificações apropriadas em pacientes com insuficiência cardíaca (ver Capítulo 53).

Distúrbios de coagulação

As coagulopatias (ver Capítulo 165) estão frequentemente associadas à bacteriemia intensa (geralmente meningocócica, às vezes pneumocócica) e à hipotensão, que pode acompanhar a meningite. As alterações podem ser leves, como a trombocitopenia (com ou sem prolongamento do tempo de protrombina e do tempo de tromboplastina parcial), ou mais acentuadamente, com evidência clínica de coagulação intravascular disseminada (ver Capítulo 166).

Complicações sépticas

Endocardite

Em pacientes com meningite pneumocócica, especialmente aqueles com bacteriemia e pneumonia concomitantes, a endocardite aguda (ver Capítulo 67) pode se desenvolver, mais em geral, na valva aórtica. Nesses pacientes, a recorrência da febre e um novo sopro cardíaco podem aparecer logo após conclusão de terapia antimicrobiana para meningite.

Artrite piogênica

A artrite séptica pode resultar da bacteriemia associada à meningite causada por *S. pneumoniae, N. meningitidis* ou *H. influenzae*.

Febre prolongada

Com o tratamento antimicrobiano apropriado de meningite bacteriana adquirida na comunidade, o paciente fica sem febre dentro de 2 a 5 dias. Às vezes, porém, a febre persiste ou recorre após um período sem febre. Em um paciente com cefaleia persistente, rebaixamento do nível de consciência e achados cerebrais, a terapia medicamentosa inadequada ou sequelas neurológicas (tromboflebite venosa cortical, ventriculite, coleções subdurais) são considerações importantes. A reavaliação do LCR, especialmente esfregaço com coloração de Gram e cultura, é essencial nessas circunstâncias. Deve-se suspeitar de febre induzida por medicamentos (ver Capítulos 239 e 264) em pacientes que continuam a mostrar melhora clínica em todos os outros aspectos. A infecção metastática (artrite séptica, pericardite purulenta, empiema torácico, endocardite) pode ser a causa de febre contínua ou recorrente. Uma síndrome, provavelmente imunológica, consistindo em febre, artrite e pericardite 3 a 6 dias após início da terapia antimicrobiana efetiva para meningite meningocócica ocorre em cerca de 10% dos pacientes (ver Capítulo 282).

Meningite recorrente

Episódios repetidos de meningite bacteriana geralmente indicam defeito do hospedeiro, seja na anatomia local ou nas defesas imunológicas e antibacterianas (p. ex., infecções recorrentes por *N. meningitidis* em pacientes com deficiências do complemento congênitas ou adquiridas, especialmente aquelas de componentes de ação tardia). Cerca de 10% dos episódios de meningite pneumocócica em adultos são de meningite recorrente, mas somente 0,5% dos pacientes com meningite adquirida na comunidade e causada por outros microrganismos apresenta ataques recorrentes. *Streptococcus pneumoniae* é a causa de um terço dos episódios da meningite recorrente adquirida na comunidade; vários estreptococos, *H. influenzae* e *N. meningiditis* são a causa de outro terço dos episódios. Ao contrário, na meningite nosocomial recorrente, bacilos gram-negativos e *S. aureus* são a causa de aproximadamente 60% dos episódios. Uma história de traumatismo craniano é frequente em pacientes com meningite recorrente. Os organismos podem penetrar no espaço subaracnoide diretamente, por meio de um defeito na placa cribriforme (o sítio mais comum), em conjunto com a síndrome da sela vazia, através de uma fratura na base do crânio, por meio de um sequestro ósseo erosivo do mastoide, a partir de defeitos dérmicos congênitos ao longo do eixo craniospinal (em geral, evidente antes da vida adulta) ou como consequência de um traumatismo penetrante do crânio ou de procedimentos neurocirúrgicos. O defeito anatômico pode produzir um vazamento franco de LCR (rinoliquorreia ou, menos frequentemente, otoliquorreia) ou pode aprisionar um manguito vascular das meninges que servem, posteriormente, como rota direta para os organismos atingirem as meninges. A rinoliquorreia pode ser intermitente e a meningite pode ocorrer meses ou anos após a lesão craniana.

Qualquer paciente com meningite bacteriana, particularmente se a meningite for recorrente, deverá ser avaliado para defeitos congênitos ou pós-traumáticos. A presença de rinoliquorreia deverá ser pesquisada já na internação e posteriormente (a rinoliquorreia poderá desaparecer durante um quadro de meningite ativa somente para recorrer quando a inflamação se resolver). As dicas clínicas sugerindo a presença de uma fístula liquórica através da placa cribriforme, seios paranasais ou osso temporal incluem (1) gosto salgado na garganta; (2) rinoliquorreia dependente da posição (só na posição de decúbito lateral ou prona sugere origem ótica ou esfenoidal); (3) anosmia (vazamento da placa cribriforme); e (4) perda de audição ou sensação de plenitude auricular, quase sempre com um achado de fluido ou bolhas atrás da membrana timpânica (vazamento na orelha média). A determinação quantitativa da glicose e do teor de cloreto das secreções nasais e detecção de uma banda de transferrina específica no LCR por eletroforese de proteína poderá estabelecer, em definitivo, a presença de rinoliquorreia.

A meningite pneumocócica recorrente pode se desenvolver sem a presença de circunstâncias predisponentes aparentes e vazamentos ocultos do LCR deverão ser investigados ativamente nesses pacientes, por meio de TC das regiões frontal e mastóidea e por técnicas de radioisótopos. A albumina marcada com iodo radioativo (iodo-131) é introduzida por via intratecal e as pequenas compressas de algodão colocadas nas narinas são posteriormente examinadas para radionuclídeos. A introdução intratecal de fluoresceína como marcador visual (mediante luz ultravioleta) pode ser usada da mesma maneira para detectar vazamentos ativos. O fechamento cirúrgico de fístulas deverá ser realizado para prevenir mais episódios de meningite. As abordagens extracranianas por meio dos seios etmoidais podem ser usadas para reparo da placa cribriforme ou dos defeitos durais do seio esfenoidal e para evitar morbidade associada à craniotomia.

Na maioria dos pacientes com otorreia e rinoliquorreia, após um caso de lesão craniana aguda, o vazamento cessa em 1 ou 2 semanas. *A rinoliquorreia persistente por mais de 4 a 6 semanas é indicação para reparo cirúrgico.* A administração prolongada de penicilina não previne a meningite pneumocócica e pode encorajar a infecção com espécies mais resistentes aos medicamentos.

TRATAMENTO

Agentes antimicrobianos

A terapia antimicrobiana deverá ser iniciada prontamente nessa emergência potencialmente fatal, mesmo antes da realização de punção lombar de emergência e dentro de 1 hora da chegada ao hospital.[10] O tratamento subsequente deverá ser assumido com monitoramento próximo, com frequência em uma unidade de terapia intensiva (UTI) e visando às causas mais prováveis com base nas características clínicas, como a idade do paciente, a presença de exantema petequial ou purpúrico, um procedimento neurocirúrgico recente e rinoliquorreia. Entretanto, é difícil distinguir entre as várias causas de meningite bacteriana somente no ambiente clínico, embora os pacientes com meningite pneumocócica manifestem, com frequência, estado mental alterado e progridam rapidamente para o coma, geralmente com convulsões recorrentes e o rápido desenvolvimento de déficits neurológicos focais. Se o organismo infectante for observado no exame de um esfregaço do sedimento do LCR corado por Gram, a terapia específica será iniciada. Se o agente etiológico não for visto em um esfregaço de um paciente com meningite bacteriana suspeita ou se a punção lombar for adiada porque é necessária uma TC, a terapia antimicrobiana empírica deverá ser iniciada (Tabela 384.4).

A atividade bactericida adequada no LCR, que é crítica para curar a meningite, depende da habilidade do antimicrobiano para penetrar o LCR e manter sua atividade no exsudato purulento, assim como em seu metabolismo e taxa de depuração (*clearance*) do LCR. A habilidade do antimicrobiano para penetrar no LCR depende de sua solubilidade lipídica, ligação proteica no soro, tamanho molecular e o *status* da barreira hematencefálica. Por exemplo, cloranfenicol tem solubilidade de lipídios muito alta, enquanto os antimicrobianos betalactâmicos têm solubilidade insatisfatória. Com exceção da rifampicina e do cloranfenicol, os agentes antimicrobianos de uso comum *não* penetram prontamente a barreira hematencefálica normal, mas a passagem de penicilina de outros agentes antimicrobianos é reforçada na presença de inflamação meníngea (Tabela 384.5). Os medicamentos antimicrobianos deverão ser administrados por via intravenosa durante todo o período do tratamento; a dose não deverá ser reduzida à medida que o paciente melhora, pois a normalização da barreira hematencefálica durante a recuperação reduz os níveis atingíveis pelo medicamento no LCR. Medicamentos bactericidas (penicilina, ampicilina, cefalosporinas de terceira geração) são os preferidos, sempre que possível, e são necessários níveis de antimicrobianos no LCR com, pelo menos, 10 a 20 vezes a concentração bactericida mínima para a melhor terapia possível. Alguns antimicrobianos são removidos do LCR por transporte ativo para o sangue via epitélio do plexo coroide; por comparação, as cefalosporinas de terceira geração persistem no LCR por períodos mais longos. As cefalosporinas de segunda geração e a clindamicina não fornecem níveis efetivos no LCR e não deverão ser usadas.

Tratamento empírico

O tratamento inicial de meningite bacteriana suspeita quando o agente etiológico não pode ser identificado em um esfregaço de LCR corado com a coloração de Gram se baseia nos indícios clínicos disponíveis.[11] Em crianças mais velhas e em adultos, a terapia com vancomicina e cefalosporina de terceira geração (cefotaxima ou ceftriaxona) é recomendada (Tabela 384.4). Em adultos com mais de 50 anos e nos grupos de alto risco, a ampicilina é adicionada em razão da possibilidade da presença de *L. monocytogenes*, que é suscetível à ampicilina ou amoxicilina, mas não às cefalosporinas de terceira geração. Em um indivíduo alérgico à penicilina, trimetoprima e sulfametoxazol são alternativas viáveis para a meningite por *Listeria*. Em cenários especiais, como a meningite nosocomial associada a procedimentos neurocirúrgicos ou traumatismo craniano penetrante, espécies mais resistentes como *S. aureus* resistente à meticilina (MRSA), estafilococos coagulase-negativos e *P. aeruginosa* podem ser responsáveis; nessas situações, a vancomicina e um betalactâmico como cefepima, ceftazidima ou meropeném são indicados como terapia inicial. Se os betalactâmicos forem contraindicados, aztreonam ou ciprofloxacino é recomendado para cobertura de gram-negativo.

Meningite de causa bacteriana específica

Meningite pneumocócica

O tratamento preferido para meningite pneumocócica em adultos tem sido, historicamente, a penicilina, com vancomicina (ou cloranfenicol) sendo uma alternativa razoável em pacientes alérgicos à penicilina (ver comentário mais à frente). Entretanto, cepas pneumocócicas resistentes à penicilina são encontradas no mundo todo, incluindo 25% de amostras clínicas nos EUA. Por isso, suscetibilidades antimicrobianas deverão ser determinadas para todos as amostras de pneumococos isolados no LCR, sangue ou dos fluidos corporais estéreis (Tabela 384.5). Cerca de 9% das amostras de pneumococo de pacientes com meningite nos EUA são resistentes às cefalosporinas de terceira geração, com concentração mínima inibitória de 2 μg/mℓ ou superior. Se a concentração inibitória mínima para cefotaxima ou ceftriaxona (≤ 1 μg/mℓ) indicar uma amostra suscetível, a cefotaxima ou a ceftriaxona deverá ser o medicamento de escolha. Se a amostra for altamente resistente à penicilina ou resistente a 1 μg/mℓ de ceftriaxona ou cefotaxima, a terapia alternativa (vancomicina IV com ou sem rifampicina) será recomendada. Em razão da distribuição cada vez mais disseminada de cepas altamente resistentes, a terapia inicial (dependendo da análise da suscetibilidade) com cefotaxima (ou ceftriaxona) além da vancomicina IV é recomendada conforme as diretrizes da Infectious Disease Society of America. Quando a terapia adjunta inicial com dexametasona for usada (ver comentário mais à frente) junto com vancomicina, deve-se ter em mente que os níveis de vancomicina no LCR podem ser reduzidos com o uso concomitante de corticosteroides.

Embora a resistência ao cloranfenicol seja incomum em amostras de pneumococo nos EUA, esse fármaco tem atividade bactericida ruim contra amostras resistentes à penicilina em crianças com meningite na África do Sul. A resistência relativa dessas cepas ao cloranfenicol pode não ser diferenciada na análise laboratorial usual, mas é revelada quando a concentração bactericida mínima é determinada. Por essa razão, a vancomicina é preferida em relação ao cloranfenicol para o tratamento inicial de meningite pneumocócica em um paciente gravemente alérgico à penicilina.

Tabela 384.4 Terapia empírica inicial para meningite purulenta nosocomial e adquirida na comunidade (Tabela 384.8 para programas de dosagem).

PREDISPOSIÇÕES	PATÓGENOS PROVÁVEIS	ANTIMICROBIANOS PREFERIDOS	ANTIMICROBIANOS ALTERNATIVOS
Idade			
< 1 mês	Estreptococos do grupo B, *Escherichia coli*, *Lysteria monocytogenes*	Amoxicilina/ampicilina + cefotaxima	Amoxicilina/ampicilina + aminoglicosídeo
1 a 23 meses	*S. pneumoniae*, *N. meningitidis*, estreptococos grupo B, *H. influenzae*, *E. coli*	Vancomicina* + ceftriaxona ou cefotaxima	Meropeném (? + vancomicina*)
2 a 50 anos	*N. meningitidis*, *S. pneumoniae*	Vancomicina* + ceftriaxona ou cefotaxima	Meropeném (? + vancomicina*)
> 50 anos	*S. pneumoniae*, *N. meningitidis*, *L. monocytogenes*, bacilos aeróbios gram-negativos	Vancomicina* + ceftriaxona ou cefotaxima + ampicilina	Vancomicina* + ceftriaxona ou cefotaxima + sulfametoxazol-trimetoprima
Imunidade prejudicada	*L. monocytogenes*, bacilos gram-negativos, *S. pneumoniae*, *Staphylococcus*, *Salmonella*	Ampicilina + cefepima ou meropeném + vancomicina*	Sulfametoxazol-trimetoprima + meropeném
Vazamento de líquido cafalorraquidiano ou fratura basilar do crânio	*S. pneumoniae*, vários estreptococos, *H. influenzae.*	Vancomicina* + cefotaxima ou ceftriaxona	Vancomicina* + meropeném
Após neurocirurgia ou traumatismo penetrante	*S. aureus*, estafilococos coagulase-negativos, bacilos aeróbios gram-negativos (inclusive *P. aeruginosa*)	Vancomicina* + cefepima	Vancomicina*+ ceftazidima ou vancomicina* + meropeném
Derivações de líquido cafalorraquidiano (externo ou interno)	Estafilococos coagulase-negativos, *S. aureus*, bacilos aeróbios gram-negativos (inclusive *P. aeruginosa*), *Proprionibacterium acnes*	Vancomicina* + cefepima	Vancomicina* + ceftazidima ou vancomicina* + meropeném

*Se houver administração concomitante de dexametasona, deve-se considerar adição de rifampicina. Modificada de van de Beek D, Brouder MC, Thwaites GE, et al. Advances in treatment of bacterial meningitis. *Lancet*. 2012;380:1693-1702.

Meropeném, um antimicrobiano betalactâmico, é tão eficiente quanto a cefotaxima para meningite causada por *S. pneumoniae*, *N. meningitidis* e *H. influenzae* em adultos e crianças. Cefepima é também similar a ceftriaxona e cefotaxima para infecção com *S. pneumoniae*, *N. meningitidis* e *H. influenzae*, e tem maior atividade que a desses antimicrobianos contra *Enterobacter* sp. e *P. aeruginosa* (Tabela 384.6).

Meningite meningocócica

A administração intravenosa de penicilina G e de ampicilina, em doses usadas para tratar meningite causada por pneumococos suscetíveis à penicilina, demonstra sucesso no tratamento de meningite por *N. meningitidis*, resultando de cepas suscetíveis. Os meningococos resistentes à penicilina foram ocasionalmente isolados na Espanha (≤ 50% das cepas), África do Sul e Canadá, mas raramente nos EUA. A maioria dessas amostras só se mostrou imediatamente resistente à penicilina (concentração inibitória mínima de 0,1 a 1 μg/mℓ), embora cepas raras tenham apresentado alto nível de resistência relacionado à produção de betalactamase e demandem cefalosporinas de terceira geração, como ceftriaxona, que é tão eficaz quanto o cloranfenicol, potencialmente mais tóxico. Ainda assim, as "doses de meningite" de penicilina ou de ampicilina podem fornecer níveis no LCR que são suficientes para infecções com algumas cepas do *N. meningitidis*, com resistência intermediária à penicilina. Em geral, um curso de 7 dias de antimicrobianos será suficiente.

Meningite por *Haemophilus influenzae*

No momento, 25 a 30% de amostras de *H. influenzae* tipo b nos EUA são produtores de betalactamase e resistentes à ampicilina; cefotaxima ou ceftriaxona é a terapia inicial de escolha (Tabela 384.6). As alternativas incluem cefepima ou a combinação de cloranfenicol e ampicilina; se a amostra apresentar suscetibilidade à ampicilina, o cloranfenicol poderá ser suspenso. Embora mais de 50% de amostras sejam resistentes ao cloranfenicol em algumas áreas da Espanha, menos de 1% se mostrou resistente nos EUA. Um curso de 10 dias de antimicrobianos será suficiente.

Meningite estafilocócica

Para o tratamento da meningite adulta causada por *S. aureus* suscetível à meticilina, recomenda-se nafcilina ou oxacilina. Para *S. aureus* resistente à meticilina (MRSA) ou no paciente alérgico à penicilina, vancomicina é a alternativa de escolha (Tabelas 384.7 e 384.8). Uma vez que a penetração da vancomicina no LCR é limitada, a terapia adjuvante intratecal (ou intraventricular) com vancomicina (sem conservante) é, às vezes, usada quando culturas de LCR tenham permanecido positivas após 48 horas só com terapia intravenosa e os níveis de LCR possam ser monitorados. Para a meningite adulta causada por MRSA, a vancomicina intravenosa (com vancomicina intratecal adjuvante, conforme o necessário) é o tratamento escolhido. Se agentes betalactâmicos ou vancomicina não puderem ser usados, então se recomendam linezolida, daptomicina ou sulfametoxazol-trimetoprima. Em casos graves ou refratários, a adição de rifampicina se justifica. Esse fármaco também é recomendado como parte de terapia de combinação para pacientes com dispositivos intracraniano ou espinal, como uma derivação ou drenagem de LCR.

Meningite por *Listeria*

Ampicilina é o fármaco escolhido para meningite por *Listeria*. Quando combinada com gentamicina, ela pode ter um efeito bactericida sinérgico. As cefalosporinas de terceira geração e vancomicina não são eficazes. Em pacientes alérgicos à ampicilina, pode-se usar sulfametoxazol-trimetoprima intravenoso seguido de trimetoprima oral isoladamente.

Meningite por bacilos gram-negativos

Cefotaxima ou ceftriaxona (Tabelas 384.7 e 384.8) é usada para tratar meningite sabidamente causada por bacilos gram-negativos suscetíveis (p. ex., *E. coli*, *Klebsiella*, *Proteus*), mas não deve ser usada para tratar meningite causada por espécies menos suscetíveis, como *P. aeruginosa* e *Acinetobacter*. Uma vez identificado o patógeno específico e determinadas as suas suscetibilidades medicamentosas, alterações na terapia antimicrobiana poderão ser indicadas. Se o organismo for *P. aeruginosa*, recomenda-se ceftazidima ou cefepima, que pode ser combinada com vancomicina (Tabelas 384.7 e 384.8). Uma alternativa é o aztreonam ou uma fluoroquinolona com atividade *in vitro*. Para *Acinetobacter* sp., recomenda-se meropeném; para cepas que demonstram resistência ao carbapenêmico, recomenda-se colistimetato sódico ou polimixina B (Tabela 384.8) administrada por via intravenosa ou intraventricular. A administração intraventricular de polimixina B é recomendada na dose de 50 mil UI, 1 vez/dia durante 3 a 4 dias, depois dia sim, dia não durante 2 semanas depois que as culturas de LCR estiverem negativas. O uso concomitante de relaxantes musculares deverá ser evitado.

Meningite zoonótica

A meningite por *Brucella* (ver Capítulo 294) é um processo subagudo ou crônico acompanhado, com frequência, por outras manifestações de neurobrucelose (encefalite, polirradiculite, mielite). A infecção é transmitida aos humanos em áreas endêmicas (Américas Central e do Sul, litoral do Mediterrâneo, Península Arábica) pela ingestão de leite ou queijo não pasteurizado ou por contato direto com animais domésticos. A neurobrucelose ocorre em 2 a 5% dos pacientes com brucelose. Os achados no LCR consistem em pleocitose linfocítica (< 500 células/μℓ), hipoglicorraquia e nível elevado de proteína, achados que poderão erroneamente sugerir meningite tuberculosa. O diagnóstico se baseia na demonstração de

Tabela 384.5 Permeabilidade de antimicrobianos no líquido cefalorraquidiano (LCR).

BOAS CONCENTRAÇÕES NO LCR COM E SEM MENINGITE	CONCENTRAÇÕES ADEQUADAS NO LCR EM MENINGITE	CONCENTRAÇÕES RAZOÁVEIS A RUINS NO LCR EM MENINGITE
Cloranfenicol	Penicilina	Cefalosporinas de 1ª geração
Sulfonamidas	Ampicilina	Cefalotina
Cefalosporinas	Meticilina	Cefoxitina
Cefotaxima	Oxacilina	Aminoglicosídeos
Ceftriaxona	Nafcilina	Gentamicina
Ceftazidima	Carbenicilina	Tobramicina
Moxalactam	Ticarcilina	Amicacina
Cefepima	Tetraciclina	Clindamicina
Metronidazol	Eritromicina	Penicilina benzatina
Sulfametoxazol-trimetoprima	Etambutol	
Isoniazida	Rifampina	
Linezolida	Vancomicina	
Fluconazol	Meropeném	
Fluoroquinolonas		

Cortesia de Allen Aksamit, Mayo Clinic, Rochester, MN.

Tabela 384.6 Terapia antimicrobiana para meningite bacteriana adquirida na comunidade de causa conhecida em adultos e crianças (ver Tabela 384.8 para programa de dosagem).

ORGANISMO	TERAPIA ANTIMICROBIANA PREFERIDA	TERAPIA ANTIMICROBIANA ALTERNATIVA
Streptococcus pneumoniae		
Penicilina, CIM < 0,1 μg/mℓ	Penicilina G ou ampicilina	Cefotaxima ou ceftriaxona ou vancomicina ou cloranfenicol
Penicilina, CIM 0,1 a 1 μg/mℓ	Ceftriaxona ou cefotaxima	Vancomicina* ou meropeném ou cefepima
Penicilina, CIM ≥ 2 μg/mℓ	Vancomicina* (+ cefotaxima ou ceftriaxona)	Moxifloxacino ou gatifloxacino
Cefotaxima ou ceftriaxona, CIM ≥ 1 μg/mℓ	Vancomicina* (+ cefotaxima ou ceftriaxona)	Moxifloxacino ou gatifloxacino
Neisseria meningitidis		
Penicilina, CIM < 0,1 μg/mℓ	Penicilina G ou ampicilina	Ceftriaxona ou cefotaxima ou cloranfenicol
Penicilina, CIM 0,1 a 1 μg/mℓ	Ceftriaxona ou cefotaxima	Cloranfenicol ou meropeném ou gatifloxacino ou moxifloxacino
Haemophilus influenzae		
Betalactamase negativo	Ampicilina	Ceftriaxona ou cefotaxima ou cefepima ou cloranfenicol
Betalactamase positivo	Ceftriaxona ou cefotaxima	Cefepima ou cloranfenicol ou gatifloxacino ou moxifloxacino
Listeria monocytogenes	Ampicilina† ou penicilina G†	Sulfametoxazol-trimetoprima ou meropeném
Streptococcus agalactiae (estreptococos do grupo B)	Ampicilina† ou penicilina G†	Cefotaxima ou ceftriaxona

*A adição de rifampicina deverá ser considerada. Considerar intratecal (ou vancomicina intraventricular, 5 a 20 mg/dia) se não houver resposta à terapia intravenosa. †A adição de gentamicina intravenosa deverá ser considerada. CIM = concentração inibitória mínima.

Tabela 384.7 Terapia para meningite nosocomial de causa bacteriana conhecida em adultos.

ORGANISMO	TERAPIA ESCOLHIDA	TERAPIA ALTERNATIVA
Staphylococcus aureus		
Suscetível à meticilina	Nafcilina ou oxacilina; em casos difíceis, pode-se adicionar rifampicina	Vancomicina ou meropeném
Resistente à meticilina	Vancomicina; em casos difíceis, pode-se adicionar rifampicina	Daptomicina, linezolida ou sulfametoxazol-trimetoprima
Coagulase-negativo	Vancomicina; pode considerar adição de rifampicina	Daptomicina
Enterococcus sp.		
Suscetível à ampicilina	Ampicilina + gentamicina	Vancomicina + gentamicina
Resistente à ampicilina	Vancomicina + gentamicina	Daptomicina
Resistente à ampicilina e vancomicina	Daptomicina	
Escherichia coli e outros	Cefotaxima, ceftriaxona ou cefepima	Meropeném, aztreonam, ampicilina ou sulfametoxazol-trimetoprima
Enterobacteriaceae*		
*Pseudomonas aeruginosa**	Cefepima ou ceftazidima	Meropeném, aztreonam ou ciprofloxacino
Acinetobacter sp.		
Sensível ao meropeném	Meropeném	
Resistente ao meropeném	Colistimetato ou polimixina B	

*A seleção de fármaco antimicrobiano específico deverá se basear em resultados de suscetibilidade *in vitro*, com consideração à adição de um aminoglicosídeo (p. ex., tobramicina, gentamicina ou amicacina). Modificada de van de Beek D, Drake JM, Tunkel AR. Nosocomial bacterial meningitis. *N Engl J Med.* 2010;362:146-154.

Tabela 384.8 Doses de fármacos antimicrobianos para tratamento de meningite bacteriana.*

MEDICAMENTO ANTIMICROBIANO	ADULTOS (DOSE DE 24 H)	LACTENTES E CRIANÇAS (DOSE DE 24 H)
BETALACTÂMICOS		
Penicilina G	24 milhões U, dividir doses a cada 4 h	300.000 U/kg, 4 h
Ampicilina	12 g, dividir doses a cada 4 h	300 mg/kg, dividir a cada 4 h
Nafcilina	10 a 12 g, dividir doses a cada 4 h	200 mg/kg, dividir cada 4 h
Oxacilina	10 a 12 g, dividir doses a cada 4 h	200 mg/kg, dividir a cada 4 h
Aztreonam (um monobactâmico)	6 a 8 g, dividir doses a cada 6 a 8 h	120 mg/kg, dividir a cada 8 h
Meropeném (um carbapenêmico)[†]	6 g, dividir a cada 8 h	
CEFALOSPORINAS		
Cefotaxima	12 g, dividir doses a cada 4 h	200 a 300 mg/kg, dividir a cada 6 h
Ceftriaxona[‡]	4 g, 12 h	80 a 100 mg/kg, dividir a cada 12 h
Ceftazidima	6 g, dividir a cada 8 h	150 mg/kg, dividir a cada 8 h
Cefepima	6 g, dividir a cada 6 a 8 h	150 mg/kg, dividir a cada 8 h
Ceftarolina	600 mg, dividir a cada 12 h	Segurança não estabelecida em crianças
AMINOGLICOSÍDEOS		
Gentamicina[§]	5 mg/kg, dividir a cada 8 h	7,5 mg/kg, dividir a cada 8 h
Tobramicina[§]	5 mg/kg, dividir a cada 8 h	7,5 mg/kg, dividir a cada 8 h
Amicacina[§]	15 mg/kg, dividir a cada 8 h	20 a 25 mg/kg, dividir a cada 8 h
FLUOROQUINOLONAS		
Ciprofloxacino	800 a 1.200 mg, dividir a cada 8 a 12 h	–
Gatifloxacino[‖]	400 mg, uma vez a cada 24 h	–
Moxifloxacino[‖]	400 mg, uma dose a cada 24 h	–
OUTROS		
Cloranfenicol	4 a 6 g, dividir a cada 6 h	75 a 100 mg/kg, dividir a cada 6 h
Vancomicina[¶]	2 a 3 g, dividir a cada 6 a 8 h	50 a 60 mg/kg, dividir a cada 6 h
Rifampicina	600 mg, uma dose a cada 24 h	10 a 20 mg/kg, dividir a cada 12 a 24 h
Sulfametoxazol-trimetoprima	20 mg/kg, dividir a cada 6 h	20 mg/kg, dividir a cada 6 h
Daptomicina	8 a 10 mg/kg, uma dose a cada 24 h	6 mg/kg, dividir a cada 24 h
Polimixina B*	7.500 a 12.000 U/kg, 12/12 h	7.500 a 12.000 U/kg, 12/12 h
Colistimetato*	1,25 mg/kg, doses a cada 6 a 12 h	–

*As dosagens são intravenosas e para pacientes com funções renal e hepática normais. [†]O uso pode estar associado a convulsões, mas bem menos do que com imipeném. [‡]Dose diária máxima de 4 g. [§]Níveis séricos de pico e basal deverão ser monitorados. [‖]Não há dados disponíveis sobre a dosagem ótima requerida para meningite bacteriana. [¶]O monitoramento do nível sérico basal é recomendável; ele deverá ser mantido a concentrações de 15 a 20 μg/mℓ. Se o paciente não estiver respondendo satisfatoriamente, pode ser necessário monitorar os níveis no líquido cefalorraquidiano e, se baixos, aumentar temporariamente a dose diária de acordo ou adicionar vancomicina intratecal adjuvante (5 a 20 mg), como para o tratamento da meningite por *Staphylococcus aureus* resistente à meticilina. **Dosagem baseada no componente trimetoprima da combinação.

anticorpos no soro e LCR ou por isolamento de *Brucella* do sangue; o organismo é isolado do LCR em minoria de casos. O tratamento de adultos envolve a combinação de três medicamentos: doxiciclina (200 mg/dia), rifampicina (600 mg/dia) e sulfametoxazol-trimetoprima (20 mg/kg/dia IV, com base no componente trimetoprima, em doses de 6 em 6 horas) durante vários meses, dependendo das respostas clínica e do LCR.

O *Streptococcus suis* é uma causa rara de meningite observada em trabalhadores de criações de porcos, açougues e abatedores na Europa, Canadá e China. A meningite por *S. suis*, uma doença aguda com pleocitose neutrofílica ativa, é, com frequência, confundida inicialmente com meningite pneumocócica com base na coloração de Gram do LCR. O tratamento de adultos consiste em penicilina (12 a 24 milhões de unidades [U]/dia em doses de 4 em 4 horas) ou ampicilina (12 g/dia em doses de 4 em 4 horas) IV durante 10 a 14 dias.

O *Bacillus anthracis* (ver Capítulo 278) é causa rara de meningite que, muito frequentemente, desenvolve-se como uma complicação da inalação de antraz após exposição a aerossóis de esporos de antraz em um ambiente de processamento em larga escala de lãs e peles ou, então, em um ataque de bioterrorismo (ver Capítulo 18). A meningite por antraz é um processo agudo caracterizado por LCR hemorrágico e soro-hemorrágico com predominância neutrofílica (várias centenas de células por milímetro cúbico), hipoglicorraquia e nível proteico elevado, além de bacilos gram-positivos grandes e proeminentes em esfregaço corado. O tratamento de adultos inclui inicialmente ciprofloxacino (400 mg em intervalos de 12 horas) além da penicilina (24 milhões U/dia em doses de 4 em 4 horas) e cloranfenicol (4 g/dia em doses de 6 em 6 horas) IV. Como alternativa, o tratamento pode substituir ciprofloxacino por levofloxacino ou moxifloxacino, penicilina por meropeném e linezolida ou cloranfenicol (ver Capítulo 262). Caso todos os medicamentos sejam mantidos (ou o tratamento seja reduzido a um ou dois antimicrobianos), a duração do tratamento depende de a meningite ter a suspeita de origem bioterrorista (ver Capítulo 18) ou causada por antraz cutâneo resultando de exposição ao animal (ou produto animal) (ver Capítulo 278). Deve-se procurar uma consulta com as autoridades de saúde pública e doenças infecciosas.

Duração da terapia

A frequência do exame do LCR depende do curso clínico, mas o exame deverá ser repetido em 24 a 48 horas se não tiver ocorrido melhora satisfatória ou se o microrganismo causador for um bacilo gram-negativo mais resistente ou uma cepa altamente resistente à penicilina (ou resistente à cefalosporina) de *S. pneumoniae*, especialmente em pacientes que estejam recebendo terapia adjuvante com dexametasona. O exame de LCR de "final de tratamento" de rotina é desnecessário na maioria dos pacientes com os tipos comuns de meningite bacteriana adquirida na comunidade. Embora 5 dias de tratamento com ceftriaxona sejam tão bons quanto 10 dias em crianças que estão estáveis aos 5 dias, cursos mais longos são ainda recomendados para adultos. Os meningococos são rapidamente eliminados da circulação e do LCR com terapia antimicrobiana apropriada, que deverá continuar por 4 a 7 dias depois que o paciente estiver sem febre. A meningite por *H. influenzae* deverá ser tratada por 7 a 10 dias. Na meningite pneumocócica o tratamento antimicrobiano deverá continuar por 10 a 14 dias e o exame de seguimento do LCR deverá ser realizado, especialmente quando o paciente apresentar mastoidite concomitante. Uma terapia mais prolongada é indicada com infecção parameníngea concomitante. A meningite causada por *L. monocytogenes* deverá ser tratada por 21 dias. O tratamento de meningite bacilar gram-negativa com antimicrobianos parenterais é prolongado, geralmente pelo mínimo de 3 semanas (particularmente em pacientes após procedimento neurocirúrgico recente) para prevenir recaída. Exames repetidos de LCR são necessários durante e na conclusão do tratamento, para determinar se a cura bacteriológica foi atingida.

Outros aspectos do tratamento

Corticosteroides adjuvantes

Nas crianças, o uso de rotina de dexametasona administrada por via intravenosa (ou 0,15 mg/kg cada 6 horas durante 4 dias, ou 0,4 mg/kg a cada 12 horas por 2 dias), seja no momento, seja 10 a 20 minutos antes de iniciar a terapia antimicrobiana (cefalosporina de terceira geração), não tem efeito sobre a mortalidade, mas reduz a incidência de sequelas neurológicas (principalmente perda auditiva neurossensorial bilateral).[A1] Nos adultos com meningite bacteriana adquirida na comunidade, a terapia adjuvante com dexametasona (10 mg cada 6 horas IV por 4 dias) reduz substancialmente a proporção de pacientes com desfecho neurológico desfavorável de 25% para 15% ou desfecho fatal de 15% para 7%, com o efeito benéfico mais evidente em pacientes com meningite pneumocócica.[A2] Em um estudo com adolescentes e adultos com meningite bacteriana no Vietnã, a dexametasona reduziu significativamente a morte e a incapacidade em cerca de 54% aos 6 meses em pacientes com a doença confirmada. Por comparação, os corticosteroides adjuvantes não foram eficazes no tratamento de meningite bacteriana em um estudo clínico de grande porte de pacientes predominantemente HIV-positivos na região subsaariana da África. Com base nesses dados, a dexametasona adjuvante (0,15 mg/kg cada 6 horas por 2 a 4 dias, com dose inicial administrada 10 a 20 minutos antes ou simultaneamente à dose inicial da terapia antimicrobiana) é recomendada em adultos com meningite pneumocócica suspeita ou demonstrada e talvez rotineiramente em todos os casos de meningite bacteriana, pelo menos em pacientes não infectados com HIV em países de alta renda,[A3] e seus benefícios se estendem por pelo menos 13 anos após o episódio[A4] (Tabela 384.5).

Pressão elevada de líquido cefalorraquidiano (edema cerebral)

Às vezes, pacientes com meningite bacteriana aguda apresentam edema cerebral acentuado (pressão LCR > 450 mmH_2O), que pode levar à herniação cerebelar ou do lobo temporal após punção lombar. Para reduzir a possibilidade dessa complicação, quando se perceber que a pressão está tão alta, somente uma pequena quantidade de LCR deverá ser removida para análise (a quantidade presente no manômetro), e solução de manitol a 20% (0,25 a 0,5 g/kg IV) deverá ser infundida durante 20 a 30 minutos enquanto se monitora (se possível) o declínio da pressão do LCR para um nível mais baixo antes da remoção da agulha espinal. O controle continuado da pressão intracraniana aumentada, se necessário daí em diante, pode ser efetuado com manitol adicional; dexametasona (10 mg IV, seguido de 0,15 mg/kg cada 6 horas) deverá ser usado em pacientes com edema cerebral independente da causa bacteriológica suspeita da meningite.

Em um paciente torporoso ou com insuficiência respiratória e pressão intracraniana acentuadamente alta, o uso de um ventilador para reduzir a pressão do dióxido de carbono arterial para entre 25 e 32 mmHg é razoável e a cabeça do paciente deverá ficar elevada em 30 a 45°. A intubação deverá ser executada com estímulo mínimo para evitar mais aumento significativo na pressão e recomenda-se ajuda farmacológica para a intubação, como succinilcolina e opioides, com o uso possível de lidocaína intravenosa adjuvante. A seguir, aumentos transitórios na pressão intracraniana associados a reflexos hiperativos de via respiratória podem ser atenuados por instilação de lidocaína pela traqueia antes da sucção vigorosa. Com as elevações acentuadas e flutuantes continuadas na pressão intracraniana, o uso de um dispositivo de monitoramento intracraniano contínuo pode ser justificado. A hipotermia induzida não é benéfica e pode ser perigosa.

Hipotensão

A hipovolemia inicial ou hipotensão, se presente, deverá ser tratada com fluido para prevenir redução significativa do fluxo sanguíneo cerebral. Nas 24 a 48 horas seguintes, a secreção inapropriada de hormônio antidiurético pode contribuir para mais edema cerebral; nesses casos, o fluido deverá ser restrito a 1.200 a 1.500 mℓ diários em adultos, se possível, embora um estudo em crianças sugira que a restrição de fluido de rotina não melhora o desfecho e que a redução resultante em água extracelular pode aumentar a probabilidade de hipovolemia e um desfecho adverso.

Cuidados de suporte

Os pacientes com meningite bacteriana aguda deverão receber cuidados de enfermagem constante em uma UTI para garantir reconhecimento imediato de convulsões e prevenir a aspiração. Se ocorrerem convulsões, elas deverão receber cuidados precisos em adultos com diazepam (administrado lentamente IV na dose de 5 a 10 mg) ou lorazepam (4 a 8 mg). A terapia anticonvulsivante de manutenção pode continuar daí em diante com fenitoína intravenosa (ver Capítulo 375) até que a medicação possa ser administrada por via oral (VO). A sedação deverá ser evitada em razão do perigo da depressão respiratória e de aspiração.

Cirurgia

O tratamento cirúrgico de um foco piogênico acompanhante, como mastoidite, deverá ser assumido quando a recuperação da meningite estiver tão completa quanto possível, mas sob administração contínua de antimicrobianos. Raramente, a infecção da mastoide (p. ex., abscesso de Bezold) é tão hiperaguda que a drenagem precoce pode ser necessária após 48 horas da terapia antibiótica quando o processo meníngeo agudo tiver melhorado um pouco.

PROGNÓSTICO

O tratamento imediato da meningite bacteriana geralmente resulta em recuperação rápida da função neurológica. Obnubilação persistente ou de início tardio e coma sem achados focais sugerem edema cerebral, efusão subdural, hidrocefalia, ventriculite loculada, tromboflebite cortical ou trombose do seio sagital. As últimas três condições são em geral associadas a febre e pleocitose contínua.

A taxa de mortalidade para meningite bacteriana adquirida na comunidade em adultos varia com o agente etiológico e as circunstâncias clínicas. Com a terapia antimicrobiana atual, a taxa de mortalidade para meningite por *H. influenzae* é menor que 5%, e a da meningite meningocócica é de aproximadamente 10%. A mortalidade mais alta é observada na meningite pneumocócica (20%) e por *L. monocytogenes* (20 a 30%).

A taxa de mortalidade da meningite por bacilos gram-negativos, em geral de origem nosocomial, tem sido de 20 a 30% em adultos, mas pode estar diminuindo. Essa taxa para meningite recorrente adquirida na comunidade em adultos (cerca de 5%) é inferior ao índice de 20% para episódios não recorrentes. Fatores prognósticos ruins incluem: idade avançada, presença de outros focos de infecção, doenças subjacentes (leucemia, alcoolismo), obnubilação, convulsões nas primeiras 24 horas e atraso na instituição da terapia apropriada.

O dano neurológico residual é observado em 10 a 20% dos pacientes que se recuperam da meningite bacteriana. Cerca de 25% dos adultos considerados clinicamente bem recuperados (expectativa de funcionarem independentemente e reassumirem as atividades da vida diária, incluindo o trabalho) da meningite pneumocócica mostram anormalidades neuropsicológicas, principalmente perda de rapidez cognitiva, quando são examinados 6 a 24 meses após a alta hospitalar. O atraso de desenvolvimento e os problemas da fala são individualmente observados em cerca de 5% das crianças, e a meningite bacteriana está associada à conquista educacional subsequente e à autossuficiência econômica não satisfatórias na vida adulta.

PREVENÇÃO

Vacinação

A obediência à vacinação recomendada (ver Capítulo 15) reduz substancialmente o risco de meningite bacteriana. Por exemplo, vacinas eficazes para *H. influenzae* (ver Capítulo 340) quase que eliminaram essa causa comum antiga de meningite. A vacina meningocócica fornece aproximadamente 85% de proteção contra quatro das cepas que causam a doença: A, C, Y e W-135 (ver Capítulos 15 e 282) e a vacinação recombinante do sorogrupo B está hoje disponível para indivíduos de alto risco. Todos os adolescentes de 11 a 12 anos deverão receber a vacina conjugada MenACWY, e uma dose de reforço deverá ser aplicada entre os 16 e 18 anos (ver Capítulo 15). Essa vacina deverá ser aplicada a todos os calouros da faculdade não vacinados anteriormente e que vivem em alojamentos, recrutas militares ou pessoas viajando para a região subsaariana da África. A vacina MenB é recomendada atualmente só para indivíduos imunocomprometidos ou para aqueles expostos durante um surto (ver Capítulo 15). Para adolescentes que recebem a primeira dose na faixa de 13 aos 15 anos, um reforço de dose única deverá ser administrado, preferencialmente, entre 16 e 18 anos, antes do pico do aumento de risco. Os adolescentes que recebem sua primeira dose da vacina conjugada meningocócica quadrivalente aos 16 anos ou depois não precisarão de uma dose de reforço. Aos 65 anos, todos os adultos deverão receber a vacina pneumocócica PCV13, seguida aproximadamente 1 ano depois da vacina PPSV23. Para fumantes, com doença subjacente do pulmão ou imunocomprometidos, a vacinação é recomendada após os 19 anos (ver Capítulo 15). Alguns pacientes imunocomprometidos, como aqueles em tratamento com eculizumabe, apresentam alto risco para infecção, apesar da vacinação.

Quimioprofilaxia

A profilaxia imediata dos contatos próximos (indivíduos que frequentemente dormiam e alimentavam-se na mesma casa com o paciente, namorado ou namorada) é justificada porque até um terço dos casos secundários da doença meningocócica se desenvolve dentro de 2 a 5 dias da doença no caso inicial. Somente o pessoal do hospital que esteve em contato próximo com um paciente (reanimação boca a boca, exame inicial antes da instituição de precauções respiratórias) está em risco especial. Em geral, a rifampicina oral é usada para profilaxia: para adultos (exceto mulheres grávidas), 600 mg, 2 vezes/dia durante 2 dias; para crianças 10 mg/kg, 2 vezes/dia durante 2 dias. Como alternativa, para adultos, ciprofloxacino (500 mg), ofloxacino (400 mg) ou azitromicina (500 mg), cada um administrado por via oral como dose única, podem ser usados. Outra escolha é a ceftriaxona intramuscular como dose única em adultos (250 mg) ou crianças (125 mg).

O uso disseminado da vacina de polissacarídeo conjugado com proteína contra o *H. influenzae* tipo b nos países desenvolvidos eliminou amplamente a necessidade de quimioprofilaxia de contatos próximos infantis de pacientes com meningite por *H. Influenzae* ou infecção invasiva. Entretanto, a profilaxia será indicada para contatos domésticos próximos não vacinados de um paciente índice (p. ex., um imigrante recente) com menos de 6 anos. Se dois ou mais casos de doença por *H. influenzae* tipo b ocorrerem em crianças em uma creche ou escola, a profilaxia das crianças não vacinadas se justifica com rifampicina (20 mg/kg/dia VO) durante 5 dias.

MENINGITE VIRAL

DEFINIÇÃO

O termo não específico *meningite asséptica* descreve um processo inflamatório envolvendo as meninges, geralmente acompanhado por um quadro de pleocitose mononuclear, sem evidência de infecção bacteriana na coloração de Gram ou na cultura. A definição engloba vários processos que produzem cenários clínicos e respostas inflamatórias similares: meningite viral, meningites bacteriana e fúngica atípicas e não piogênicas, meningite induzida quimicamente, meningite induzida por medicamentos, meningite neoplásica, inflamação meníngea causada por infecções piogênicas adjacentes e meningite associada a doenças de hipersensibilidade autoimune. A meningite asséptica, que é geralmente um processo agudo ou subagudo, pode ainda ser subdividida em tipos pela duração da doença (crônica *versus* crônica-intermitente) e respostas celulares distintas no LCR (p. ex., meningite eosinofílica).

Muitos dos vírus que causam meningite também podem causar infecção do parênquima cerebral (encefalite; ver Capítulo 386) ou da medula espinal. Às vezes, o envolvimento parenquimatoso e meníngeo ocorre simultaneamente no mesmo paciente e o quadro é conhecido como meningoencefalite e meningomielite.

EPIDEMIOLOGIA

A maioria dos casos de meningite asséptica adquirida na comunidade resulta de vírus, principalmente enterovírus que respondem por mais de 60% das meningites virais e por 90% dos casos para os quais um agente etiológico é identificado (Tabela 384.9). Os enterovírus são membros da família Picornaviridae (RNA pequeno), que consiste em mais de 60 sorotipos: 28 vírus ECHO, vírus Coxsackie, sendo 23 do grupo A e 6 do grupo B, quatro enterovírus numerados (68 a 71) e três poliovírus. Os sorotipos mais comumente implicados na meningite viral de ano para ano têm sido os vírus ECHO 4, 6, 9, 11, 16 e 30 (mais recentemente, 13 e 33) e os sorotipos 2 a 5 de Coxsackie B. Atualmente, as infecções por poliovírus (ver Capítulo 355) estão limitadas a partes da Ásia e da África, embora casos raros ocorram secundariamente às vacinas de cepas atenuadas.

Muitos vírus que produzem o quadro clínico de meningite asséptica, como os vírus transmitidos por artrópodes, HSV-1, enterovírus 71, vírus da coriomeningite linfocítica, vírus da caxumba, HIV-1, citomegalovírus, e vírus Epstein-Barr, também produzem o quadro clínico de meningoencefalite e de encefalite (ver Capítulo 386). Além disso, alguns vírus envolvem a medula espinal, incluindo as células do corno anterior (poliovírus, vírus do oeste do Nilo) ou os gânglios da raiz dorsal (HSV-2).

Tabela 384.9 Agentes de meningite viral.

COMUNS
Vírus não artrópodes
Picornavírus (RNA)
Enterovírus
Enterovírus 70, 71, 68, D68
Coxsackie A, B
Vírus ECHO
Vírus tipo 2 do herpes simples (HSV-2) (DNA)
MENOS COMUNS
Vírus transmitidos por artrópode (arbovírus)
Togavírus (alfavírus, RNA)
Encefalite equina oriental
Encefalite equina ocidental
Encefalite equina da Venezuela
Flavivírus (RNA)
Vírus do oeste do Nilo (WNV)
Dengue
Encefalite de St. Louis
Vírus Zika
Bunyavirus (RNA)
Encefalite da Califórnia)
INCOMUM
Arenavírus (RNA)
Coriomeningite linfocítica
Paramixovírus (RNA)
Caxumba
Retrovírus (RNA)
Vírus da imunodeficiência humana (HIV-1)
RARO
Enterovírus – poliovírus
Herpes-vírus (DNA)
Herpes-vírus simples tipo 1 (HSV-1)
Vírus Epstein-Barr
Citomegalovírus
Vírus varicela-zóster
Herpes-vírus humano tipo 6 (HHV-6)
Adenovírus (DNA)
Coltivírus (RNA)
Febre do carrapato do Colorado
Bunyavirus (RNA)
Vírus da Toscana (um flebovírus)
Filovírus
Vírus Ebola

Enterovírus

Cerca de 10 a 15 milhões de infecções por enterovírus clínicas (ver Capítulo 355) ocorrem anualmente nos EUA, e elas incluem 50.000 a 75.000 casos estimados de meningite por enterovírus. Em climas temperados, a meningite por enterovírus tem seu pico durante o verão e o outono, especialmente em crianças. Os sorotipos tendem a circular com periodicidade variável e os surtos estão relacionados à falta de exposição prévia a um sorotipo em particular. Anticorpos protetores específicos do sorotipo se desenvolvem após a infecção, de modo que episódios subsequentes de meningite por enterovírus são raros e causados por um sorotipo diferente.

Os seres humanos são o único reservatório conhecido de enterovírus. A infecção por enterovírus é disseminada predominantemente pela via fecal-oral e, às vezes, pela via respiratória.

Herpes-vírus simples

O HSV (ver Capítulo 350) é responsável por 1 a 3% de todos os episódios de meningite asséptica e ocorre, mais frequentemente, em adultos ou adolescentes sexualmente ativos. Em indivíduos com infecção por herpes genital primária (HSV-2), até 36% das mulheres e 13% dos homens apresentam sintomas de meningite asséptica. As recorrências de herpes genital são comuns e, às vezes, acompanhadas por meningite asséptica. Mais de 80% dos casos de meningite asséptica recorrente benigna são causados por HSV-2. Ao contrário, a infecção por HSV-1 do SNC quase sempre se manifesta como encefalite, em vez de meningite asséptica. Os herpes-vírus também podem ser reativados em pacientes recebendo medicamentos imunomoduladores, que são quase sempre usados para tratar doenças autoimunes.

Arbovírus

Embora a forma mais comum de infecção do SNC causada por arbovírus (ver Capítulos 359 e 386) seja a encefalite, a meningite asséptica também pode ocorrer. Esses vírus transmitidos por vetores são introduzidos subcutaneamente por um mosquito (p. ex., vírus do oeste do Nilo, encefalite japonesa tipo B), carrapato (p. ex., febre do carrapato do Colorado), ou mosquito-pólvora (p. ex., vírus da Toscana). Os pássaros que são vetores de arbovírus de mosquito podem não estar obviamente doentes, embora o vírus do oeste de Nilo possa causar mortandade de espécies corvídeas, especialmente corvos e gaios-azuis, que podem indicar um surto afetando os humanos.

A disseminação geográfica de infecções por alfavírus (encefalite equina oriental, encefalite equina ocidental, encefalite equina da Venezuela) nos EUA é determinada pela faixa de seus vetores de mosquitos individuais. A encefalite equina oriental ocorre esporadicamente ou como surtos focais no verão na costa leste e do Golfo, mais frequentemente em crianças e idosos. A encefalite equina ocidental ocorre predominantemente nos estados do oeste e a encefalite equina da Venezuela é encontrada na Flórida. As infecções de encefalite de St. Louis foram originalmente reconhecidas no centro-oeste, mas casos esporádicos e surtos ocorreram mais recentemente na maior parte dos EUA; esse é o arbovírus mais comum causando meningite asséptica naquele país. As infecções pelo vírus do oeste do Nilo apareceram pela primeira vez nos EUA em 1999 e, hoje, respondem por cerca de 3 mil casos de meningite, e outros 3 mil casos de encefalite por ano. A meningite é uma manifestação rara da infecção pelo vírus Zika.

Caxumba

O vírus da caxumba (ver Capítulo 345) foi a principal causa identificável de meningite viral antes da imunização disseminada nos anos 1960. Os episódios ocorreram mais frequentemente no inverno e na primavera. Hoje, é uma causa rara de meningite viral nos EUA.

Coriomeningite linfocítica

O vírus da coriomeningite linfocítica é transmitido aos seres humanos por roedores por meio de contato direto, por ingestão de alimento de origem animal contaminado, via aerossol ou por mordida de um animal. Os casos tendem a ocorrer no início do inverno, quando os roedores buscam abrigos nas residências. Os surtos ocorreram após exposição aos animais de estimação ou a *hamsters* em laboratório. Atualmente, o vírus da coriomeningite linfocítica é, algumas vezes, a causa de meningite asséptica.

BIOPATOLOGIA

As duas rotas básicas para o vírus ter acesso ao SNC são a hematogênica (infecção enteroviral) e a neuronal (infecção por HSV). O enterovírus passa através do estômago, onde resiste ao pH ácido, e prossegue para o trato gastrintestinal. Alguns vírus também sofrem replicação na nasofaringe e disseminam-se pelos linfáticos regionais. Após ligação presumível a receptores específicos de enterócitos, o vírus viola o revestimento epitelial e sofre replicação primária em uma célula permissível. Daí, o vírus progride para as placas de Peyer, onde ocorre nova replicação. Uma viremia de enterovírus de menor porte semeia SNC, coração, fígado e sistema reticuloendotelial. Após a replicação extensiva nos últimos sítios, surge uma viremia de grande porte, geralmente acompanhando o início da doença clínica. Presume-se que o mecanismo pelo qual o enterovírus penetra no SNC envolva cruzar as junções endoteliais ocludentes da barreira hematencefálica e, então, penetrar no LCR, provavelmente no plexo coroide.

Por outro lado, as infecções por HSV podem atingir o SNC via rota neuronal: na encefalite por HSV-1, dos sítios orais via nervo trigêmeo e olfatório; na meningite asséptica por HSV-2 (e o raro HSV-1) pela disseminação de uma lesão genital primária e ascendente ao longo das raízes do nervo sacral para as meninges. Após subsidência da infecção primária, o HSV-1 pode permanecer dormente nos gânglios da raiz trigeminal ou olfatória apenas para se reativar mais tarde, penetrar o lobo temporal e produzir encefalite. Da mesma forma, o HSV-2 pode permanecer latente nos gânglios da raiz sacral até que a reativação subsequente cause problemas posteriores de meningite asséptica.

MANIFESTAÇÕES CLÍNICAS

Meningite por enterovírus

Os aspectos clínicos da meningite por enterovírus (ver Capítulo 355) em crianças mais velhas e em adultos geralmente começam abruptamente com uma cefaleia (85 a 100%), febre (80 a 100%) e rigidez de nuca (50 a 80%). Em alguns pacientes, o curso é bifásico, com a fase prodrômica sendo caracterizada por febre baixa e sintomas não específicos (mal-estar, dor de garganta, diarreia), seguida de uma segunda fase, quando as meninges são semeadas, com o desenvolvimento de febre mais alta, náuseas, vômito, mialgia, fotofobia e rigidez de nuca. Outras síndromes associadas aos enterovírus podem coexistir, especialmente pleurodinia ou pericardite resultando de vírus Coxsackie. A erupção cutânea pode ser manifestação de infecções causadas por vírus ECHO, particularmente o vírus ECHO tipo 9, vírus Coxsackie A9 e A16 e enterovírus 71; estes três últimos causam a doença da mão-pé-boca, que pode ocorrer isoladamente ou acompanhando a meningite asséptica. A epidemia por vírus ECHO 9 geralmente produz síndromes de exantema, enantema (lesões pequenas, brancas e acinzentadas lembrando as manchas de Koplik na mucosa da boca) e meningite asséptica, isoladamente ou em combinação; um exantema macular e petequial na presença de síndrome meningítica deve ser diferenciado da meningite meningocócica.

O curso clínico da meningite por enterovírus é geralmente benigno, mesmo na minoria de pacientes nos quais o início do distúrbio é agudo e até fulminante. Os sintomas tipicamente se resolvem em 1 semana nas crianças, mas podem permanecer por várias semanas nos adultos.

Entretanto, alguns pacientes apresentam encefalite ou meningoencefalite, em vez de meningite por enterovírus, com anormalidades neurológicas afetando o cérebro. Em indivíduos agamaglobulinêmicos, nos quais a infecção por enterovírus do SNC se desenvolve, a meningite pode progredir para um quadro de meningoencefalite crônica com múltiplos aspectos neurológicos incluindo cefaleia, convulsões, ataxia, fraqueza, perda de audição, obnubilação e coma. O enterovírus D68 está associado à mielite flácida aguda.

Meningite pelo herpes-vírus simples do tipo 2

A meningite asséptica é uma complicação comum da infecção genital primária por HSV-2 (ver Capítulo 350); até 36% das mulheres e 13% dos homens manifestam cefaleia (desenvolvendo-se durante 2 a 3 dias), rigidez de nuca e fotofobia. Os aspectos clínicos da meningite ocorrem entre 3 e 12 dias após o aparecimento das lesões genitais e duram, em geral, por 4 a 7 dias. As complicações neurológicas ocorrem em até 37% dos pacientes e incluem disestesia ou parestesia no períneo ou na área sacral, retenção urinária e constipação intestinal; a evidência da mielite transversa com fraqueza motora nas extremidades inferiores e paraparesia ocasionalmente acontece em seguida. Episódios recorrentes de meningite por HSV-2 podem ocorrer em intervalos de meses ou anos em 20% dos pacientes. Nesse tipo de meningite, pode haver febre, mas não tão proeminente quanto aquela da meningite bacteriana ou por enterovírus aguda. Lesões vesiculares recorrentes, parestesia ou disestesia em áreas de herpes genital anterior podem ou não preceder recorrências de meningite individual. Entre as recorrências, os achados do LCR e as manifestações clínicas retornam ao normal. Em pacientes que tenham tido complicações neurológicas com um primeiro episódio de meningite por HSV-2, os achados desaparecem dentro de 6 meses.

Meningite causada por caxumba

A doença sintomática do SNC, principalmente meningite ou meningoencefalite, ocorre em 1 a 10% dos pacientes com parotidite por caxumba (ver Capítulo 345), mas a pleocitose ocorre em mais de 50% dos pacientes com caxumba, a maioria dos quais não apresenta sintomas do SNC. Quando a meningite ocorre em pacientes com caxumba, ela geralmente acompanha a parotidite por 4 a 10 dias, mas pode preceder a parotidite em até 1 semana. Os aspectos típicos da meningite viral (cefaleia, febre, vômito) estão, cada um deles, presentes em 50 a 100% dos pacientes. A rigidez de nuca (40 a 90%) é comum, e a dor abdominal (talvez complicando uma pancreatite ou ooforite) ou orquite (em ≤ 20% de homens com caxumba) pode estar presente. Outras complicações da caxumba podem envolver o sistema nervoso (dano do oitavo nervo, paralisia temporária do nervo facial e, raramente, paralisia do quinto nervo), mas são, em geral, independentes da meningite ou da meningoencefalite causada por caxumba. O período de incubação para a caxumba é de 18 a 21 dias. Quando a meningite causada por caxumba ocorre na ausência de parotidite clínica, é difícil distingui-la das outras formas de meningite viral.

Quando a meningite complica a caxumba, a febre, geralmente baixa, sobe até 39°C ou mais e persiste nesse nível por 3 ou 4 dias. A maioria dos casos não é complicada, com duração da doença por cerca de 10 dias e posterior recuperação completa. Entretanto, a meningite sintomática causada por caxumba pode persistir por mais de 14 dias em alguns pacientes.

Meningite causada pelo vírus da coriomeningite linfocítica

As infecções pelo vírus da coriomeningite linfocítica são incomuns, e a doença clínica ocorre após um período de incubação de 1 a 3 semanas. A doença começa com sintomas gripais com febre, calafrios, mal-estar, mialgia, anorexia e fotofobia. Dor de garganta e artralgia ou artrite dos dedos são notadas por alguns pacientes. Raramente ocorre orquite ou parotidite. Esse quadro gripal dura 1 a 3 semanas em humanos, mas 15% dos pacientes apresentam uma doença bifásica consistindo em melhora transitória e, então, recrudescência, 1 a 2 dias depois, de febre, fotofobia e cefaleia mais proeminente. Sinais de irritação meníngea ocorrem durante a segunda fase. A duração da meningite causada pelo vírus da coriomeningite linfocítica, da mesma forma que a meningite causada por caxumba, tende a ser mais demorada que os 7 a 10 dias da meningite por enterovírus.

Meningite causada pelo vírus da imunodeficiência humana

A infecção inicial com HIV-1 (ver Capítulo 360) é sintomática em 40 a 90% dos pacientes, mas é frequentemente despercebida. O intervalo entre a exposição e o início dos sintomas é de 2 a 4 semanas. Essa doença aguda lembra a mononucleose, com febre, mal-estar, linfadenopatia, artralgia, mialgia, anorexia, náuseas, cefaleia e erupção cutânea morbiliforme. Alguns pacientes com essa síndrome inicial apresentam manifestações de meningite asséptica (cefaleia, fotofobia, náuseas, vômito e rigidez de nuca). Às vezes, a encefalopatia ou as paralisias dos nervos cranianos (sétimo, oitavo e quinto) se desenvolvem. Os sintomas da síndrome da meningite asséptica inicial pelo HIV-1 duram várias semanas e, então, resolvem-se. Às vezes, manifestações similares àquelas da infecção inicial podem aparecer mais tarde no curso da infecção não tratada.

DIAGNÓSTICO

Exame do líquido cefalorraquidiano

A investigação por neuroimagens com exame de RM ou de TC pode ser valiosa se houver quadro acompanhante de encefalite manifestada por sinais neurológicos focais ou para buscar quadro de hidrocefalia obstrutiva antes da execução da punção lombar. Os achados do LCR em todos os tipos de meningite viral são similares e consistem em pleocitose linfocítica, geralmente de 50 a 1.000/μℓ, mas, às vezes, de até centenas por milímetro cúbico, concentração normal de glicose e nível moderadamente elevado de proteína, geralmente inferior a 150 mg/dℓ. Durante as primeiras 24 a 48 horas da meningite por enterovírus, uma predominância de neutrófilos (55 a ≤ 90%) é observada em aproximadamente 50% dos pacientes; posteriormente, as células principais no LCR se transformam em linfócitos. Às vezes, não se observa pleocitose em pacientes com meningite por enterovírus recente comprovada por cultura ou PCR. Raramente, um quadro de hipoglicorraquia ocorre na meningite resultante do vírus da caxumba ou da coriomeningite linfocítica ou em lactentes com enterovírus.

Reação em cadeia da polimerase *versus* cultura ou detecção de anticorpos

A análise rápida por PCR do LCR tem sensibilidade para detectar vírus de 85 a 100%, com especificidade de 95 a 100%, dependendo do laboratório, e foi padronizada para um número seleto de patógenos clinicamente relevantes na mesma amostra.[12] Por exemplo, a PCR de transcrição reversa para enterovírus pode reduzir o tempo de detecção para 5 horas ou menos, encurtando a estadia no hospital e minimizando o uso desnecessário de agentes antimicrobianos. Por comparação, a cultura viral de enterovírus do LCR tem sensibilidade de apenas 65 a 75% e leva de 4 a 8 dias.

A PCR para o DNA do HSV-2 é em geral positiva no LCR de pacientes com episódios iniciais de meningite e positiva em cerca de 80% dos pacientes com meningite recorrente benigna causada pelo vírus da coriomeningite linfocítica.

Avanços recentes incluem o uso de sequenciamento de última geração, que pode ser particularmente útil para a identificação de organismos raros e incomuns quando a análise de rotina falhar na identificação de uma causa.

O diagnóstico pode ser feito, retrospectivamente, demonstrando-se a soroconversão no anticorpo para o antígeno gG-2 na meningite por HSV-2. Um aumento de quatro vezes na titulação de anticorpos de caxumba ou coriomeningite linfocítica entre soros agudo e convalescente também é diagnóstico. O diagnóstico sorológico não é prática para meningite por enterovírus esporádica em razão da falta de especificidade de anticorpos para sorotipos individuais.

Diagnóstico diferencial

O processo mais importante para distinguir de meningite viral é a meningite bacteriana. A predominância de neutrófilos no LCR, hipoglicorraquia e bactérias no esfregaço da coloração de Gram ou cultura indicam meningite bacteriana. A predominância neutrofílica precoce no LCR combinada com o exantema macular ou petequial em meningite por enterovírus pode imitar meningococemia com meningite. Bactérias e fungos ocasionais causam meningite com pleocitose predominantemente linfocítica, similar àquela da maioria das meningites virais (Tabela 384.10).

Tabela 384.10 Causas infecciosas não virais de meningite asséptica.

INCOMUNS	RARAS
BACTERIANAS	
Sorótipos de *Leptospira interrogans*	*Mycoplasma pneumoniae*
Borrelia burgdorferi	*Ehrlichia chaffeensis*
Treponema pallidum	*Listeria monocytogenes*
Mycobacterium tuberculosis	*Borrelia recurrentis* e *Borrelia hermsii*
Brucella sp.	*Chlamydia psittaci*
Infecções parameníngeas	Enterotoxina estafilocócica ou TSST-1
Endocardite bacteriana subaguda	*Rickettsia rickettsii* e *Rickettsia prowazekii*
Meningite bacteriana (piogênica) com tratamento parcial	
FÚNGICAS	
Cryptococcus neoformans	*Blastomyces dermatitidis*
Coccidioides immitis	*Sporothrix schenckii*
Histoplasma capsulatum	Espécie *Candida*
PROTOZOÁRIAS	
	Trypanosoma brucei sp.
	Toxoplasma gondii
	Acanthamoeba sp.

TSST-1 = toxina 1 da síndrome do choque tóxico.

As considerações epidemiológicas e os achados clínicos ajudam na distinção entre meningite por leptospirose, *Borrelia* de Lyme e meningite sifilítica, enquanto a hipoglicorragia sugere meningite tuberculosa e criptocócica.

PREVENÇÃO E TRATAMENTO

A introdução da vacina de vírus vivo atenuado da caxumba nos EUA reduziu a caxumba de principal causa de meningite asséptica e de meningoencefalite para um ponto no qual a doença ocorre raramente. A meningite e a meningoencefalite por enterovírus crônicas em pacientes agamaglobulinêmicos têm sido controladas por administração parenteral (mesmo intratecal) de imunoglobulina.

Não existe disponível nenhuma quimioterapia antiviral aprovada para meningite por enterovírus.[13] Pleconarila, um fármaco que evita a anexação do vírus às células hospedeiras, pode produzir melhora clínica em pacientes agamaglobulinêmicos com meningoencefalite por enterovírus crônica.

O aciclovir intravenoso (5 a 10 mg/kg, 3 vezes/dia) é usado para tratar pacientes hospitalizados e sintomáticos com meningite por HSV-2, particularmente quando a doença está associada ao herpes genital primário, embora não tenha demonstrado, em estudos clínicos, alterar o curso da doença. Em pacientes com recorrências frequentes de meningite por HSV, é razoável tentar a profilaxia com antivirais orais: valaciclovir (500 mg/dia), fanciclovir (250 mg, 2 vezes/dia) ou aciclovir (400 mg, 2 vezes/dia).

PROGNÓSTICO

O curso e o desfecho em pacientes com meningite por enterovírus são quase sempre benignos, embora cerca de 1% deles apresentem anormalidades subsequentes, provavelmente refletindo um processo meningoencefalítico. A maioria das meningites virais é autolimitada, mas algumas causam doença crônica ou recorrente. A meningite ou a meningoencefalite persistentes, às vezes fatais, podem ocorrer em indivíduos com deficiências hereditárias (geralmente agamaglobulinemia ligada ao X ou imunodeficiência variável comum) na função dos linfócitos B. O HIV-1 pode produzir uma inflamação meníngea prolongada. A infecção por HSV-2 é a causa viral mais comum de episódios recorrentes de meningite asséptica.

OUTRAS MENINGITES

Causas infecciosas não virais de meningite asséptica

As categorias de meningite asséptica que não sejam as meningites virais incluem os processos infecciosos não virais (Tabela 384.10), os processos não infecciosos (Tabela 384.11), as meningites crônicas (Tabela 384.12), a meningite recorrente (Tabela 384.13) e a meningite eosinofílica (Tabela 384.14).

Tabela 384.11 Causas não infecciosas de meningite asséptica.

Hipersensibilidade a medicamento
Doença sistêmica
Lúpus eritematoso sistêmico
Febre mediterrânea familial
Síndrome de Behçet
Granulomatose com poliangiite (antes conhecida como granulomatose de Wegener)
Síndrome de Cogan
Sarcoidose
Doença de Still
Doença de Kawasaki
Envenenamento por chumbo
Doença neoplásica
Meningite carcinomatosa metastática
Tumores do sistema nervoso central (gliomatose meníngea, disgerminomas, ependimomas)
Tumores que vazam material inflamatório no líquido cefalorraquidiano (células escamosas em tumores epidermoides da fossa posterior, colesteatomas)
Processos inflamatórios envolvendo primariamente as estruturas do sistema nervoso central
Meningite química após mielografia (contraste não iônico hidrossolúvel)
Anestesia espinal e epidural contínua, inflamação após neurocirurgia
Vasculite cerebral granulomatosa
Síndrome de Vogt-Koyanagi-Harada

Tabela 384.12 Causas infecciosas de meningite linfocítica crônica persistente.

CAUSAS	OUTROS ACHADOS NO LCR
BACTERIANAS	
Mycobacterium tuberculosis	Geralmente < 500 leucócitos/µℓ, glicose baixa, proteína alta
Borrelia burgdorferi (doença de Lyme)	Glicose normal, proteína elevada
Treponema pallidum (meningite sifilítica secundária, sífilis meningovascular terciária)	Proteína elevada; Venereal Disease Research Laboratory (VDRL) positivo no LCR e soro
Brucella sp. (incomum)	Glicose frequentemente baixa; proteína elevada
Tropheryma whippelii (rara)	Células positivas para ácido periódico de Schiff na biopsia meníngea
Meningite bacteriana com tratamento parcial	Mistura de PMNs e linfócitos, bactérias na coloração de Gram e na cultura
Infecções parameníngeas	Linfócitos ou resposta linfocítico-PMN misturada, glicose normal
FÚNGICAS	
Cryptococcus neoformans	Glicose baixa, proteína elevada, brotamento de leveduras em esfregaços a fresco, antígeno detectável
Coccidioides immitis	Glicose frequentemente baixa, pode ter 10 a 20% de eosinófilos, proteína elevada, anticorpo fixador do complemento
Histoplasma capsulatum	Glicose baixa; anticorpos fixadores de complemento no LCR; antígeno detectável na urina, LCR e soro
Blastomyces dermatitidis	Glicose baixa
Candida sp.	Glicose baixa, podendo ter predominância de linfócitos ou PMN; a coloração para fungos pode ser positiva
Aspergillus sp.	Linfócitos ou PMNs predominam
Sporothrix schenckii (esporotricose)	Glicose baixa; proteína, 200 a 800 mg/dℓ
PROTOZOÁRIAS	
Toxoplasma gondii	Geralmente, o quadro é aquele de uma encefalite; com frequência em pacientes com AIDS; pleocitose leve (< 60 células/µℓ) e proteína levemente elevada
Trypanosoma gambiense ou *Trypanosoma rhodesiense*	Meningoencefalite é o estágio II da doença, proteína e imunoglobulina elevadas, tripanossomos em esfregaço corado pelo método de Giemsa
VIRAIS	
Caxumba	Raramente, glicose baixa
Coriomeningite linfocítica	Raramente, glicose baixa
Vírus ECHO (em pacientes com agamaglobulinemia congênita)	Ocasionalmente, glicose baixa
HIV-1	Contagens celulares mais baixas (10 a 20/µℓ) que na meningite aguda autolimitada no início clínico da infecção pelo HIV ou pode se desenvolver durante o curso da AIDS

AIDS = síndrome da imunodeficiência adquirida; LCR = líquido cefalorraquidiano; HIV = vírus da imunodeficiência humana; PMN = leucócito polimorfonuclear.

Tabela 384.13 Causas de meningite crônica (recorrente).

Infecções
Herpes-vírus simples do tipo 2
Extravasamento de conteúdo dos tumores do sistema nervoso central (meningite química)
Tumores epidermoides
Craniofaringiomas
Colesteatomas
Hipersensibilidade medicamentosa com uso repetido de agente
Processos inflamatórios
Síndrome de Behçet
Lúpus eritematoso sistêmico
Meningite de Mollaret
Síndrome de Vogt-Koyanagi-Harada

Tabela 384.14 Causas de meningite eosinofílica.*

CAUSAS	FONTE
DOENÇA PARASITÁRIA	
Angiostrongylus cantonensis	Ingestão de marisco cru: Pacífico
Taenia solium (cisticercose)	Transmissão fecal-oral de ovos do *T. solium*
Gnathostoma spinigerum	Ingestão de peixe cru: Japão, Sudeste Asiático
Baylisascaris procyonis	Ingestão acidental de ovos do *B. procyonis* de fezes de guaxinim
Trichinella spiralis (triquinose)	Ingestão de carne de porco malcozida
Schistosoma sp.	Exposição da pele à água doce: África, Oriente Médio
Echinococcus granulosus	Contato com cães infectados passando ovos para as fezes
Toxoplasma gondii	Ingestão de carne contendo cistos ou alimento contaminado com oocistos das fezes de gatos
Toxocara canis (larva *migrans* visceral)	Ingestão de ovos infectantes de fezes de cães
INFECÇÕES FÚNGICAS	
Coccidioides immitis	Sudoeste dos EUA
DOENÇA NEOPLÁSICA	
Linfoma, leucemia, carcinoma metastático	
Síndrome hipereosinofílica (distúrbio mieloproliferativo)	
PROCESSOS INFLAMATÓRIOS	
Sarcoidose	
Hipersensibilidade a farmacos	
Presença de corpo estranho no sistema nervoso central	

*A porcentagem de eosinófilos varia de apenas 6% até a maioria das células.

As causas infecciosas não virais são incomuns ou raras, em comparação com a meningite viral ou bacteriana aguda. Algumas das causas bacterianas (p. ex., sorótipos de *Leptospira*, *B. burgdorferi*, *Brucella* sp., *T. pallidum*) produzem quadro de pleocitose linfocítica; outras (meningite bacteriana com tratamento parcial, endocardite bacteriana subaguda com infartos cerebrais embólicos) produzem pleocitose neutrofílico-mononuclear mista; e *M. tuberculosis*, embora produzindo resposta linfocítica com hipoglicorraquia em desenvolvimento, pode mostrar resposta predominantemente neutrofílica em uma minoria de pacientes no início da doença. Embora pacientes com infecção por *L. monocytogenes* geralmente apresentem pleocitose neutrofílica, essa infecção pode sugerir quadro de meningite asséptica, em razão de seu início às vezes indolente e, às vezes, uma resposta predominantemente linfocítica em crianças mais novas. As meningites fúngicas (p. ex., *Cryptococcus neoformans*, *Coccidioides immitis*, *Histoplasma capsulatum*) estão associadas a uma resposta predominantemente mononuclear, às vezes com uma pequena porcentagem de eosinófilos, particularmente na meningite por coccidioidomicose (ver Capítulo 316). Pacientes com a febre maculosa das Montanhas Rochosas (ver Capítulo 311), uma doença aguda com exantema macular e petequial, podem mostrar confusão. Quando examinado, o LCR em cerca de 20% desses pacientes mostra pleocitose de 10 a 100 ou mais células/$\mu\ell$, com predominância neutrofílica ou linfocítica. O quadro clínico pode sugerir doença por enterovírus ou meningocócica.

Fatores epidemiológicos são importantes para levantar suspeita de meningite asséptica não viral. A leptospirose (ver Capítulo 307) pode ser sugerida por história de exposição recente, direta ou indireta, a animais (p. ex., cães, roedores, gado leiteiro) e à urina destes. A neurobrucelose (ver Capítulo 294) é sugerida pela ingestão recente de queijo não pasteurizado do litoral do Mediterrâneo, Oriente Médio ou México, ou pelo trabalho como veterinário ou abatedor. Micoses endêmicas específicas podem ser uma consideração para residentes da região sudoeste dos EUA (coccidioidomicose; ver Capítulo 316) e vale do rio Mississipi (histoplasmose, Capítulo 316). O cenário de imunossupressão por medicamentos ou doenças como a síndrome da imunodeficiência adquirida (AIDS) levantaria a possibilidade de *C. neoformans* (ver Capítulo 317) ou *L. monocytogenes* (ver Capítulo 277). A promiscuidade sexual e o exantema macular da sífilis secundária poderiam sugerir *T. pallidum* (ver Capítulo 303) como causa em paciente com meningite linfocítica.

Causas não infecciosas de meningite asséptica

As causas não infecciosas estão em quatro categorias principais (Tabela 384.11): hipersensibilidade a medicamento; processos sistêmicos como lúpus eritematoso sistêmico e outras colagenoses; doença neoplásica, primária ou metastática, infiltrando as leptomeninges; e processos inflamatórios envolvendo primariamente o SNC. Embora predominância de células mononucleares seja encontrada no LCR na maioria das meningites assépticas não infecciosas, há várias exceções importantes. A meningite por hipersensibilidade medicamentosa geralmente causa uma resposta neutrofílica, embora, às vezes, predominem células mononucleares ou eosinófilos. No lúpus eritematoso sistêmico (ver Capítulo 250), a pleocitose pode ser predominantemente linfocítica ou neutrofílica (às vezes, alguns milhares por milímetro cúbico) com nível de glicose normal no LCR. A hipoglicorraquia é um aspecto de poucas meningites assépticas não infecciosas e sugere doença maligna ou sarcoidose. Vários medicamentos, mais comumente aqueles anti-inflamatórios não esteroides (AINEs), também já foram implicados em meningite asséptica.

Meningite crônica (persistente)

A meningite crônica é definida pela síndrome clínica de cefaleia, rigidez de nuca, estado mental alterado, náuseas e vômito, evidência de mielopatia ou radiculopatia com ou sem paralisias de nervos cranianos (p. ex., III, IV, VI, VII e VIII) e uma resposta inflamatória no LCR por 4 semanas ou mais. A obstrução do fluxo do LCR provoca hidrocefalia e papiledema.

Causas infecciosas

Entre as causas bacterianas mais comuns de meningite crônica, *M. tuberculosis* (ver Capítulo 308) é o mais importante para identificar porque, se não tratada, ela é quase sempre fatal dentro de 4 a 8 semanas (Tabela 384.12). Da mesma maneira, as infecções paramenígeas (ver Capítulo 385) têm de ser reconhecidas e tratadas imediatamente, porque a cirurgia é, com frequência, necessária para fornecer um diagnóstico bacteriológico específico e prevenir resíduos neurológicos. Devemos suspeitar de tuberculose em pacientes com história anterior de uma doença tuberculosa, história de exposição recente, infecção pelo HIV ou outro estado imunossuprimido, particularmente o uso de medicamentos e biológicos que bloqueiam o TNF-alfa e que são usados com frequência para tratar doenças autoimunes. As manifestações clínicas incluem febre e suores noturnos, paralisias do sexto nervo craniano, AVE relacionado à arterite ou lesões na radiografia do tórax.[14] O teste cutâneo com derivados proteicos purificados pode ser negativo em pacientes com o sistema imunológico gravemente imunocomprometido ou que tenham adquirido recentemente ou doença devastadora. O esfregaço corado para bacilos álcool-acidorresistentes (BAAR) e a cultura de LCR concentrado podem fornecer o diagnóstico e a análise moderna de PCR tem sensibilidade superior a 90% e especificidade próxima de 100%.[15] A quantificação dos níveis no LCR de adenosina desaminase tem tanto sensitividade quanto especificidade de aproximadamente 90%. Quando achados da análise clínica e do LCR sugerem o diagnóstico, o tratamento (ver Capítulo 308) deverá ser iniciado enquanto se espera pelos resultados da cultura. Não há benefício de adição de levofloxacino (10 mg/kg, máximo 500 mg) ou da utilização de rifampicina em dose alta (15 mg/kg, em comparação com 10 mg/kg) rotineiramente,[A6] mas essa terapia melhora a sobrevida em casos resistentes aos medicamentos.[A7] A resistência ao fármaco e a coinfecção com a infecção pelo HIV podem ser impedimentos suficientes ao tratamento adequado. A resistência à rifampicina pode ser facilmente detectada por PCR, porque quase todas as mutações que conferem resistência à rifampicina estão contidas dentro de um segmento bem definido do gene *rpoB*. A resistência a outros fármacos é menos facilmente detectada por esses métodos. Os corticosteroides adjuvantes (p. ex., dexametasona 0,3 a 0,4 mg/kg IV diariamente por 1 semana, depois 0,2 a 0,3 mg/kg IV por outra semana e, então, redução de 4 mg/dia para 1 mg/dia VO por 4 semanas) reduzem a taxa de mortalidade em cerca de 25%, mas não alteram significativamente o risco de sequelas neurológicas entre os sobreviventes.[A8]

As infecções parameníngeas (ver Capítulo 385) devem ser suspeitadas quando a meningite crônica com sinais neurológicos focais se desenvolver em pacientes com otite média ou sinusite crônicas, infecção pleuropulmonar ou *shunt* cardiopulmonar direita-esquerda. A TC ou RM com contraste do crânio é importante para delinear abscesso cerebral, infecção de seios paranasais e infecções epidural ou subdural.

A meningite pode acompanhar os sinais de pele, mucosa e linfonodos da sífilis secundária (ver Capítulo 303), ou pode acontecer isoladamente. Os nervos cranianos individuais (II ao VII) podem estar envolvidos; anormalidades visuais, perda de audição e paralisia facial são as mais frequentes. O exame de absorção de anticorpos antitreponêmicos fluorescentes, ou estudos sorológicos de micro-hemaglutinação do *T. pallidum* são úteis para distinguir o processo dos resultados biológicos falso-positivos do Veneral Disease Research Laboratory (ou reagina plasmática rápida) no soro.

A meningite por doença de Lyme (ver Capítulo 306) deve ser considerada com base em fundamentos epidemiológicos (localização geográfica, estação do ano, exposição ao carrapato) e aspectos clínicos associados (eritema migratório, paralisia de Bell, radiculopatia). O diagnóstico é feito pelo ensaio imunossorvente ligado a enzima (ELISA) com confirmação pelo *Western blot*.

Várias infecções fúngicas podem causar meningite crônica. A meningite criptocócica (ver Capítulo 317) é comum em indivíduos imunocomprometidos e pode ser diagnosticada por detecção de antígeno de criptococos no LCR. Em regiões endêmicas, deve-se suspeitar de histoplasmose (ver Capítulo 316). A aspergilose (ver Capítulo 319) é angiocêntrica e pode causar infartos cerebrais associados. A mucormicose (ver Capítulo 320) é comum em pacientes com diabetes melito mal controlado. Flucitosina é superior ao fluconazol quando usada com anfotericina B para o tratamento de meningite criptocócica (ver Capítulo 317).[A9] Diferentemente da meningite bacteriana e tuberculosa, os corticosteroides não são benéficos e até mesmo parecem prejudiciais[A10] exceto em pacientes com síndromes inflamatórias de reconstituição imune (ver Capítulo 367), nas quais os corticosteroides podem ser benéficos se administrados concomitantemente com agentes antimicrobianos.

Causas não infecciosas

As causas não infecciosas da meningite incluem doença maligna, meningite química e condições inflamatórias primárias (Tabela 384.15). A doença maligna pode ser diagnosticada por exame citológico de grandes volumes de LCR. A RM com contraste pode revelar espessamento das meninges e das raízes dos nervos, mas a biopsia meníngea é exigida para o diagnóstico. A meningite química decorrente de injeção subaracnóidea anterior pode persistir, com a observação de xantocromia notada no LCR; a inflamação meníngea pode ser identificada na TC com contraste ou RM.

O sarcoide meníngeo ou do SNC (ver Capítulo 89) pode ser isolado ou ocorrer com envolvimento de outro órgão, como granulomas pulmonares, linfadenopatia ou miopatia. Os achados neurológicos podem incluir diabetes insípido e paralisias dos nervos cranianos. A granulomatose com poliangiite (ver Capítulo 254) pode produzir inflamação meníngea e paralisias dos nervos cranianos, com frequência associados com a doença de seios paranasais. O diagnóstico é sugerido por lesões na radiografia do tórax, hematúria microscópica, lesões na pele, neuropatia periférica e anticorpos citoplasmáticos antineutrófilos do soro. A meningite asséptica associada com lúpus eritematoso sistêmico (ver Capítulo 250) pode ser acompanhada por outras manifestações (convulsões, encefalopatia, AVE, mielopatia transversa), manifestações sistêmicas (erupção cutânea, artrite) e anticorpos antinucleares e anti-DNA.

Tabela 384.15 Causas não infecciosas de meningite linfocítica crônica (persistente).

CAUSAS	OUTROS ACHADOS NO LCR
NEOPLASIAS	
Metastáticas: pulmão, mama, estômago, pâncreas, linfoma, melanoma, leucemia	Glicose baixa; proteína elevada, exame citológico; microscopia de luz polarizada; marcadores de linfócitos clonais
Sistema nervoso central: gliomatose meníngea, sarcoma meníngeo, disgerminoma cerebral; tumores/cistos epidermoides	
INFLAMAÇÃO QUÍMICA	
Endógena: tumor epidermoide, craniofaringioma	Glicose baixa, proteína elevada
Exógena: injeção recente no espaço subaracnoide	Glicose baixa, proteína elevada
PROCESSOS INFLAMATÓRIOS PRIMÁRIOS	
Sarcoidose do sistema nervoso central	Com frequência, glicose baixa, proteína elevada, níveis elevados da enzima de conversão da angiotensina no LCR (e soro)
Granulomatose com poliangiite (anteriormente Wegener)	Proteína elevada
Síndrome de Behçet	Proteína elevada
Angiite granulomatosa isolada do sistema nervoso central	Proteína elevada
Lúpus eritematoso sistêmico	Proteína elevada
? Meningite benigna idiopática crônica	Proteína elevada

LCR = líquido cefalorraquidiano.

Meningite crônica (intermitente)

Na meningite crônica intermitente, todas as anormalidades clínicas e do LCR desaparecem completamente entre os episódios sem terapia antimicrobiana (Tabela 384.12). Raramente, um paciente pode ter vários episódios resultando de agentes virais diferentes. As principais causas de meningite asséptica recorrente são infecções (quase sempre virais e resultando do HSV-2), meningite química endógena, hipersensibilidade medicamentosa (incluindo o uso de imunoglobulinas intravenosas) com meningite acompanhando cada uso, e doenças inflamatórias e autoimunes.

Na meningite recorrente por HSV-2, há predominância de linfócitos, com o número de células sendo aproximadamente 40% mais elevado no episódio inicial que nas recorrências. O extravasamento de material dos cistos epidermoides intracranianos produz, inicialmente, 1.000 a 5.000 células/$\mu\ell$ (cerca de 80% leucócitos polimorfonucleares) com predominância subsequente de células mononucleares. Às vezes, a microscopia de luz polarizada pode demonstrar queratina e cristais de colesterol no LCR de pacientes com meningite química endógena. Na síndrome de Behçet (ver Capítulo 254), o LCR pode ter células predominantemente mononucleares ou leucócitos polimorfonucleares. A meningite de Mollaret, uma síndrome de meningite recorrente benigna geralmente causada pelo HSV-2, está inicialmente associada a neutrófilos e monócitos no LCR sem hipoglicorraquia, mas posteriormente muda para uma pleocitose predominantemente linfocítica. Entretanto, o tratamento prolongado com valaciclovir, 1 g/dia, não previne recorrências de meningite associada ao HSV-2. A síndrome de Vogt-Koyanagi-Harada, uma uveomeningoencefalite rara, consiste em meningite/meningoencefalite e uveíte anterior ou posterior, acompanhada de vitiligo, poliose, alopecia e disacusia; a resposta celular do LCR é mononuclear, tendo sido sugerida uma origem autoimune, direcionada contra um antígeno de melanócitos.

Meningite crônica com pleocitose predominantemente eosinofílica

A meningite neutrofílica crônica persistente (e-Tabela 384.1) é definida pela seguinte combinação: (1) aspectos clínicos coerentes com meningite; (2) exame inicial do LCR mostrando mais de 50% de neutrófilos, hipoglicorraquia e concentração elevada de proteína; (3) terapia antimicrobiana que seria apropriada para as causas usuais de meningite bacteriana; (4) esfregaços e cultura negativos para bactérias na amostra inicial de LCR e (5) exame do LCR repetido 7 dias ou mais após a análise inicial mostrando 50% ou mais de neutrófilos, hipoglicorraquia e concentração elevada de proteínas.

Entre as causas bacterianas (e-Tabela 384.1) estão microrganismos (*Actinomyces israelii* e *Arachnia propionica* [ver Capítulo 313]) que podem ser isolados por cultura somente em condições anaeróbias. Lesões pulmonares coexistentes podem sugerir *Nocardia* (ver Capítulo 314) ou *M. tuberculosis* (ver Capítulo 308) como causa, embora a pleocitose polimorfonuclear inicial presente em alguns casos raramente persista muito além de 1 semana antes da mudança para a predominância linfocítica. *Brucella* (ver Capítulo 294) e infecções micóticas invasivas endêmicas poderiam ser sugeridas por considerações epidemiológicas. Outras causas fúngicas podem ser diagnosticadas, particularmente em pacientes imunocomprometidos, por análise de antígeno com ensaio imunossorvente ligado a enzima (galactomanana de *Aspergillus* sp.; ver Capítulo 319), ou a biopsia meníngea pode ser solicitada.

Às vezes, a meningite química exógena secundária à injeção intratecal de antimicrobianos, agentes quimioterapêuticos ou meios de contraste provoca pleocitose persistente e hipoglicorraquia resultante de aracnoidite esclerosante, muito depois da retirada da medicação estimulante. O lúpus eritematoso sistêmico (ver Capítulo 250) pode produzir vários tipos de meningite, incluindo a meningite asséptica linfocítica ou neutrofílica aguda, assim como respostas linfocíticas ou neutrofílicas do LCR crônicas e persistentes.

Meningite eosinofílica

O achado de 5% ou mais de eosinófilos no LCR é incomum e sugere doença parasitária, certas infecções fúngicas como meningite por coccidioidomicose ou *Candida*, doenças neoplásicas ou alguns processos inflamatórios (Tabela 384.14).[17] Na maioria dos casos, os eosinófilos estão misturados com os linfócitos, que predominam; a mais alta porcentagem de eosinófilos é visualizada com a meningite causada por larvas migratórias da ascaridíase do guaxinim *Baylisascaris procyonis* (ver Capítulo 335) e do *Angiostrongylus cantonensis* do pulmão do rato (ver Capítulo 335). Nas meningites fúngicas, especialmente aquelas resultando do *C. immitis* (ver Capítulo 316), a resposta do LCR é primariamente mononuclear com 6 a 20% de eosinófilos; a hipoglicorraquia pode ser um aspecto da meningite por *C. immitis* e da meningite por *Candida* (ver Capítulo 318) e de processos neoplásicos e sarcoide.

A maioria dos pacientes com meningite eosinofílica, exceto aqueles com casos resultantes de triquinose (ver Capítulo 335) ou hipersensibilidade medicamentosa, apresenta sintomas prolongados sugerindo meningite crônica. A maioria dos pacientes com meningite de origem parasitária ou neoplásica tem também evidência de envolvimento cerebral.

Grau A Recomendações de grau A

A1. Wang Y, Liu X, Wang Y, et al. Meta-analysis of adjunctive dexamethasone to improve clinical outcome of bacterial meningitis in children. *Childs Nerv Syst*. 2018;34:217-223.

A2. van de Beek D, Farrar JJ, de Gans J, et al. Adjunctive dexamethasone in bacterial meningitis: a meta-analysis of individual patient data. *Lancet Neurol*. 2010;9:254-263.

A3. Brouwer MC, McIntyre P, Prasad K, et al. Corticosteroids for acute bacterial meningitis. *Cochrane Database Syst Rev*. 2015;9:CD004405.

A4. Fritz D, Brouwer MC, van de Beek D. Dexamethasone and long-term survival in bacterial meningitis. *Neurology*. 2012;79:2177-2179.

A5. Aurelius E, Franzen-Röhl E, Glimåker M, et al. Long-term valacyclovir suppressive treatment after herpes simplex virus type 2 meningitis: a double-blind, randomized controlled trial. *Clin Infect Dis*. 2012;54:1304-1313.

A6. Heemskerk AD, Bang ND, Mai NT, et al. Intensified antituberculosis therapy in adults with tuberculous meningitis. *N Engl J Med*. 2016;374:124-134.

A7. Heemskerk AD, Nguyen MTH, Dang HTM, et al. Clinical outcomes of patients with drug-resistant tuberculous meningitis treated with an intensified antituberculosis regimen. *Clin Infect Dis*. 2017;65:20-28.

A8. Prasad K, Singh MB, Ryan H. Corticosteroids for managing tuberculous meningitis. *Cochrane Database Syst Rev*. 2016;4:CD002244.

A9. Day JN, Chau TTH, Wolbers M, et al. Combination antifungal therapy for cryptococcal meningitis. *N Engl J Med*. 2013;368:1291-1302.

A10. Beardsley J, Wolbers M, Kibengo FM, et al. Adjunctive dexamethasone in HIV-associated cryptococcal meningitis. *N Engl J Med*. 2016;374:542-554.

REFERÊNCIAS BIBLIOGRÁFICAS

As referências bibliográficas, bem como os outros materiais suplementares deste livro encontram-se no GEN-IO, nosso ambiente virtual de aprendizagem

385

ABSCESSO CEREBRAL E INFECÇÕES PARAMENÍNGEAS

AVINDRA NATH E JOSEPH R. BERGER

O abscesso cerebral afeta diretamente o parênquima encefálico, enquanto as infecções parameníngeas produzem supuração em espaços potenciais que cobrem o cérebro e a medula espinal (abscesso epidural e empiema subdural) ou produzem oclusão dos seios venosos contíguos e veias cerebrais (trombose do seio venoso cerebral).

ABSCESSO CEREBRAL

EPIDEMIOLOGIA

A frequência de várias causas de abscesso cerebral (Tabela 385.1) na população é difícil de determinar em razão de grandes variações entre séries de caso, em parte em decorrência dos padrões de referência. A incidência é de 2 casos em 100 mil pessoas/ano.[1] Os abscessos cerebrais representam menos de 1% das lesões expansivas intracranianas em países desenvolvidos, mas são significativamente mais comuns nos países em desenvolvimento. Os homens predominam praticamente em todos os casos de abscesso cerebral.

As crianças com abscessos cerebrais com frequência apresentam cardiopatia congênita cianótica (ver Capítulo 61) ou infecção otogênica.[2] O abscesso cerebral ocorre também em pacientes com malformação arteriovenosa pulmonar, como é observado na telangiectasia hemorrágica hereditária (ver Capítulo 164).[3] Os abscessos criptogênicos representam uma porcentagem maior de casos talvez relacionados a forame oval persistente. Em média, 90% dos abscessos cerebrais são uma consequência de um foco de supuração em outras partes do corpo, com o restante decorrente da introdução da infecção por ferimentos na cabeça ou procedimentos neurocirúrgicos.

BIOPATOLOGIA

Os abscessos cerebrais são coleções de material purulento (neutrófilos e tecido necrótico) causadas por infecções bacterianas, fúngicas e parasitárias. Quando contígua ao cérebro, a infecção penetra por extensão direta ou por trajetória ao longo das veias com tromboflebite associada das veias piais e seios venosos. De modo geral, o cérebro é inoculado hematogenicamente pelo microrganismo ofensor de um local distante. No cérebro, a infecção começa como uma cerebrite com infiltrados perivasculares e infiltração de neutrófilos no parênquima encefálico. Ao longo do tempo, o abscesso em desenvolvimento é caracterizado por um exsudato purulento, que inclui tecido cerebral necrótico, bem como neutrófilos viáveis e necróticos. O tecido de granulação desenvolve-se na interface entre o tecido necrótico e o tecido viável, e, por fim, o abscesso é isolado por uma cápsula fibrosa. A formação da cápsula depende da virulência do organismo e da condição imunológica do indivíduo. Microrganismos mais virulentos causam lesões maiores, mais necrose, ependimite precoce e um grau maior de inflamação fora da cápsula de colágeno. Disseminação hematogênica resulta tipicamente em lesões localizadas na junção das substâncias branca e cinzenta.

MANIFESTAÇÕES CLÍNICAS

O quadro clínico reflete uma tríade da natureza infecciosa da lesão, envolvimento focal do cérebro e um efeito expansivo crescente intracraniano (Tabela 385.2). Um ou dois elementos podem estar ausentes, particularmente nas fases iniciais. Entre os sintomas infecciosos, ocorre febre no surgimento ou nas fases iniciais em apenas cerca de 60% dos casos. A rigidez de nuca é uma queixa pouco frequente, e sinais de irritação meníngea são desencadeados em cerca de 30% dos casos. A ausência de sinais clássicos pode atrasar o diagnóstico.[4]

Tabela 385.1 Condições que predispõem ao desenvolvimento de abscesso cerebral.

Otogênicas Otite média Mastoidite
Dentária
Cardíacas Cardiopatia cianótica Tetralogia de Fallot Forame oval persistente Endocardite infecciosa
Pulmonares Fístula arteriovenosa pulmonar Infecção pulmonar
Estenoses esofágicas
Infartos e tumores cerebrais
Lesão craniana penetrante e não penetrante
Pós-operatório de procedimento neurocirúrgico
Fístulas de seios dérmicos
Sepse
Imunossupressão
Mecanismo desconhecido

Tabela 385.2 Abscesso cerebral: manifestações iniciais em 123 casos.

Febre	58%
Cefaleia	55%
Comprometimento do nível de consciência	48%
Hemiparesia	48%
Náuseas, vômitos	32%
Rigidez de nuca	29%
Disartria	20%
Convulsões	19%
Sepse	17%
Distúrbio visual	15%

Déficits neurológicos focais dependem do local e do tamanho da lesão, que, por sua vez, serão determinados pelo agente causador e qualquer condição subjacente que possa predispor ao desenvolvimento de abscesso cerebral. Em alguns pacientes, as convulsões precedem o diagnóstico. Lesões do lobo temporal, que são causadas com frequência pela disseminação de um abscesso otogênico, podem se manifestar como defeitos do campo visual do quadrante superior homônimo contralateral, se no hemisfério dominante, com afasia. Déficits motores acabam ocorrendo em 40 a 50% dos abscessos supratentoriais. Abscessos cerebelares, causados com frequência por mastoidite, são caracterizados por ataxia do membro ipsilateral; pode haver também posicionamento anormal da cabeça (para frente e para longe da lesão) e nistagmo que é lento e grosseiro ao olhar para o lado do abscesso e rápido na direção oposta. Pacientes com múltiplos abscessos cerebrais podem apresentar sinais multifocais ou encefalopatia. Pacientes com abscessos cerebrais por *Toxoplasma* sp. muitas vezes apresentam distúrbios de movimento, considerando que esses abscessos frequentemente localizam-se nos núcleos da base. Na verdade, quase todos os pacientes com infecção pelo vírus da imunodeficiência humana (HIV), com hemibalismo ou a hemicoreia, apresentam abscessos por *Toxoplasma* sp.

Cefaleia é um sintoma inicial importante em 80 a 90% dos pacientes com abscessos, mas é menos frequente (cerca de 20%) em pacientes com abscessos fúngicos. Sintomas de aumento da pressão intracraniana, como náuseas, rebaixamento do nível de consciência e papiledema, ocorrem com menor frequência. O desenvolvimento de cefaleia em um paciente com infecção anaeróbia crônica do processo mastoide, dos seios paranasais ou supuração pulmonar sugere a possibilidade de abscesso cerebral. Da mesma maneira, o desenvolvimento de cefaleia em uma criança com cardiopatia congênita cianótica está muitas vezes relacionado a um abscesso cerebral. A tetralogia de Fallot (ver Capítulo 61) é a anomalia cardíaca congênita mais comumente associada com o abscesso cerebral.

DIAGNÓSTICO

O exame de crânio, orelhas, seios paranasais, cavidade oral, coração e pulmões pode fornecer importantes indícios para a etiologia, bem como sinais de infecção em outros locais. Culturas de sangue e escarro podem identificar o microrganismo e a sua sensibilidade aos agentes antimicrobianos. Em pacientes com sinais de aumento na pressão intracraniana, a punção lombar pode ser contraindicada em razão do risco de herniação.

A ressonância magnética (RM) consegue detectar alterações precoces como edema cerebral e é preferível à tomografia computadorizada (TC).[5] No estágio inicial de cerebrite, a imagem ponderada em T2 da RM revela a intensidade de sinal anormalmente alta, correspondendo à baixa intensidade de sinal nas imagens ponderadas em T1. A sequência de recuperação de inversão atenuada por líquido (FLAIR) fornece uma visualização superior do edema cerebral. Nas imagens ponderadas em T1, a área de cerebrite, que é vista inicialmente como uma área mal definida com sinal de baixa intensidade, posteriormente progride para uma cavidade central com intensidade de sinal ligeiramente mais elevada do que o líquido cefalorraquidiano (LCR), circundado pelo edema que está levemente hipointenso em comparação como o parênquima encefálico. Os estágios posteriores de infecção revelam necrose central e formação de uma borda de intensidade de sinal ligeiramente elevada nas imagens ponderadas em T1 (Figura 385.1). Após a administração de gadolínio, surge uma lesão com realce em anel decorrente de extravasamento do material de contraste

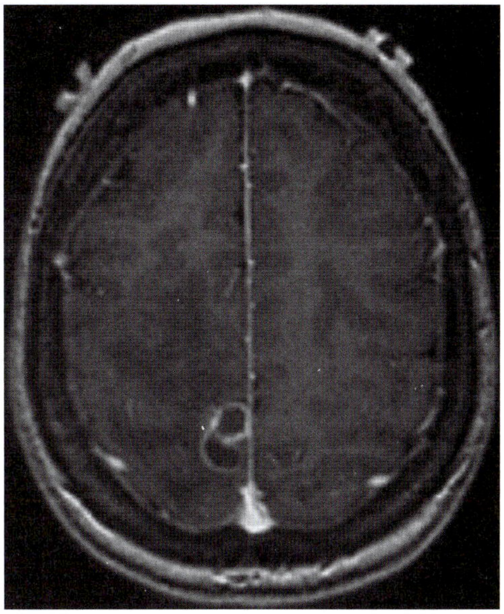

FIGURA 385.1 Abscesso cerebral. Ressonância magnética com gadolínio revela uma lesão com realce em anel multiloculada, causada por infecção por *Nocardia* sp.

na borda da lesão, onde há ruptura da barreira hematencefálica. A imagem ponderada por difusão ajuda a diferenciar abscessos de tumores cerebrais (ver Capítulo 180); pus na cavidade do abscesso demonstra sinal elevado com redução dos valores do coeficiente de difusão aparente, enquanto as cavidades tumorais necróticas demonstram o oposto.

A aspiração cirúrgica ou a excisão da lesão podem ser necessárias para estabelecer um diagnóstico microbiano. A coloração de Gram e a cultura do líquido do abscesso, com o manuseio adequado, apresenta alto rendimento, com ou sem antibioticoterapia prévia. Se for programada cirurgia imediata os antibióticos podem ser adiados até que o material de cultura seja adquirido. Um teste de reação em cadeia de polimerase multiplex está sendo desenvolvido para a identificação rápida de organismos bacterianos e detecção de genes de resistência a antibióticos.

TRATAMENTO

O abscesso cerebral requer intervenção urgente. A intervenção cirúrgica apresenta a vantagem de estabelecer um diagnóstico definitivo, identificar o microrganismo causal e determinar a suscetibilidade (ou sensibilidade) a antibióticos.

Considerando o risco de herniação cerebral quando existem grandes lesões, o tratamento de edema cerebral (dexametasona intravenosa [IV], 16 a 24 mg/dia dividida em quatro doses) pode ser necessário mesmo ao iniciar a intervenção cirúrgica.[6] Corticosteroides com frequência diminuem o edema dentro de 8 horas, mas podem retardar a formação de uma cápsula ao redor do abscesso cerebral, inibir a resposta imunológica à infecção e reduzir a penetração de antibióticos. Desse modo, os corticosteroides devem ser usados por períodos curtos, geralmente apenas até ser possível a descompressão cirúrgica por drenagem com agulha ou por remoção cirúrgica.

Os abscessos cerebrais causados por espécies de *Toxoplasma* (ver Capítulo 328) geralmente ocorrem em pacientes imunocomprometidos (p. ex., pacientes com infecção pelo HIV), não são acompanhados por formação de cápsula, e, portanto, respondem bem apenas à terapia antibiótica. Como consequência, pacientes com a síndrome da imunodeficiência adquirida (AIDS) e suspeita de toxoplasmose cerebral (ver Capítulo 328) devem receber inicialmente a terapia antimicrobiana.

Para outros abscessos, a terapia antibiótica empírica (Tabela 385.3) é recomendada antes da cirurgia, com base na provável fonte de infecção, conhecimento de patógenos comprovados ou suspeitos, bem como a familiaridade com o espectro de atividade e penetração do medicamento no sistema nervoso central (SNC).[7] Considerando que os abscessos podem incluir vários microrganismos, a cobertura de antibióticos deve incluir bactérias aeróbias e anaeróbias.

Entretanto, os antibióticos não podem penetrar a cavidade de abscessos cerebrais mais avançados em razão da ausência de suprimento sanguíneo na lesão necrótica. Desse modo, a drenagem cirúrgica geralmente é o tratamento de escolha.[8]

Quando a cirurgia não puder ser realizada (p. ex., em um local remoto onde a experiência neurocirúrgica possa não estar disponível), a terapia antibiótica empírica é a única alternativa. O tratamento não cirúrgico também pode ser considerado uma possibilidade em pacientes com (1) lesões pequenas; (2) um patógeno já identificado; (3) sem sintomas ou sinais de aumento da pressão intracraniana requerendo intervenção cirúrgica; (4) uma lesão profunda ou inacessível; (5) abscessos múltiplos; (6) contraindicação para cirurgia (p. ex., uma diátese hemorrágica); (7) curta duração de sintomas, sugerindo que a lesão esteja no estágio de cerebrite; e (8) disponibilidade de monitoramento por RM.

Em pacientes com suspeita de abscesso do tronco encefálico, a possibilidade de infecção por listéria (ver Capítulo 277) deve ser considerada (Figura 385.2), mesmo na ausência de imunodeficiência evidente. Antibióticos parenterais empíricos para cobrir espécies de *Listeria* devem ser iniciados (ver Capítulo 277).

PROGNÓSTICO

Antes da era da TC, a taxa de mortalidade causada por abscessos cerebrais variou de 40 a 60%, e mesmo na era da neuroimagem moderna, a taxa de mortalidade permanece em cerca de 10%. Cerca de 70% dos pacientes se recuperam totalmente. Nos pacientes pós-transplante e naqueles com abscessos hemisféricos profundos ou do tronco encefálico, as taxas de mortalidade podem exceder a 80%. Outros fatores associados com um mau prognóstico incluem extremos de idade, abscessos múltiplos e atraso do diagnóstico na ausência de sinais sistêmicos de infecção. Comprometimento do nível de consciência é um sinal de mau diagnóstico, mesmo com hospitalização precoce e diagnóstico rápido. Microrganismos anaeróbios e gram-negativos e casos de cultura negativa também apresentam mau prognóstico. As convulsões (ver Capítulo 375) desenvolvem-se em até 50% dos pacientes, algumas vezes após latências de até 5 anos.

ABSCESSO EPIDURAL ESPINAL

DEFINIÇÃO

Infecção no espaço epidural ao redor da medula espinal é uma causa potencial incomum, mas frequentemente tratável, de paralisia e morte. O espaço epidural circunda o saco dural e é limitado anteriormente pelo ligamento longitudinal posterior, pelos ligamentos amarelos e pelo periósteo das lâminas posteriormente, os pedículos da coluna vertebral e os forames intervertebrais contendo seus elementos neurais lateralmente. O espaço epidural comunica-se com o espaço paravertebral por meio dos forames intervertebrais. Superiormente, o espaço epidural está fechado no forame magno. No sentido caudal, esse espaço é fechado pelo ligamento sacrococcígeo. O espaço epidural contém tecido conjuntivo areolar frouxo, gordura semilíquida, vasos linfáticos, artérias, um extenso plexo de veias e raízes dos nervos espinais.

Tabela 385.3 Patógenos comuns e terapia empírica para abscessos cerebrais.

CONDIÇÃO PREDISPONENTE	PATÓGENOS COMUNS	AGENTES ANTIMICROBIANOS*
Abscesso dentário	Estreptococos, *Bacteroides fragilis*	Penicilina + metronidazol
Otite crônica	*Bacteroides fragilis; Pseudomonas, Proteus, Klebsiella* sp.	Cefotaxima ou ceftriaxona + metronidazol; ceftazidima ou cefepima para *Pseudomonas* sp.
Sinusite	Estreptococos; *Haemophilus, Staphylococcus* sp.	Cefotaxima, ceftriazona, ou nafcilina + metronidazol
Traumatismo penetrante ou pós-cirúrgico	*Staphylococcus, Pseudomonas, Enterobacter* sp.; estreptococos	Nafcilina ou vancomicina + ceftriaxona ou cefotaxima + metronidazol
Endocardite bacteriana ou uso de drogas	Flora mista, estreptococos, espécies de estafilococos	Nafcilina ou vancomicina + ceftriaxona ou cefotaxima + metronidazol
Cardiopatia congênita	Estreptococos	Cefotaxima ou ceftriaxona
Infecção pulmonar	*Nocardia* sp., *Bacteroides fragilis*, estreptococos, flora mista	Penicilina + metronidazol + sulfametoxazol-trimetoprima
Infecção pelo HIV	*Toxoplasma gondii*	Pirimetamina + sulfadiazina + ácido folínico

*Ver esquemas posológicos na Tabela 271.4, no Capítulo 271.
HIV = vírus da imunodeficiência humana.

EPIDEMIOLOGIA

Os abscessos epidurais espinais podem resultar da disseminação hematogênica de infecção; os fatores de risco incluem o uso de drogas intravenosas, transplante de órgãos, uso crônico de esteroides, malignidade e diabetes. Infecção local após acupuntura para dor nas costas ou analgesia epidural também pode causar abscessos epidurais. Os locais cutâneos de infecção são as origens remotas mais comuns, especialmente nos usuários de drogas IV. As fontes abdominais, respiratórias e urinárias também são comuns. A osteomielite pode ser uma causa de extensão direta ou de disseminação hematogênica, particularmente quando associada com sepse. A disseminação contígua pode decorrer de cateteres colocados epiduralmente, abscessos do músculo psoas, ulceração de decúbito, abscessos perinefréticos e abscessos retrofaríngeos, ou locais cirúrgicos. Traumatismo leve nas costas foi implicado em causar um hematoma paravertebral, que pode ser semeado hematogenicamente. *Staphylococcus aureus* é o microrganismo mais comumente isolado dos abscessos epidurais espinais.[9]

BIOPATOLOGIA

Considerando que a dura-máter ao redor da medula espinal está aderida à coluna vertebral anteriormente, mais abscessos epidurais são encontrados posteriormente, e, levando-se em consideração que nenhuma barreira anatômica separa os segmentos espinais no espaço epidural posterior, esses abscessos geralmente se estendem por vários segmentos vertebrais. A disfunção da medula espinal provavelmente reflete processos tóxicos secundários à inflamação, bem como trombose venosa, tromboflebite, isquemia secundária à compressão das artérias espinais e edema.

MANIFESTAÇÕES CLÍNICAS

A presença de um fator de risco (> 80% dos pacientes) no contexto de déficits neurológicos ou dor nas costas ou radicular deve sugerir abscesso epidural espinal.[10] As manifestações clínicas podem ser divididas em quatro estágios (e-Tabela 385.1). Dor nas costas (71%), febre (66%), dor localizada à percussão da coluna vertebral (17%), irritação espinal (20%) e cefaleia (3%) são comuns. A dor radicular pode ser confundida com ciatalgia, um processo abdominal visceral, dor na parede torácica ou doença do disco cervical. Os sinais clínicos muitas vezes são substancialmente maiores do que seria previsto a partir da extensão anatômica de pus ou tecido de granulação.

Infelizmente, até 75% dos pacientes com abscesso epidural espinal são diagnosticados incorretamente no momento da apresentação inicial. Se a condição não for reconhecida, os sintomas podem evoluir em um período de horas a dias para paralisia abaixo do nível espinal de infecção.

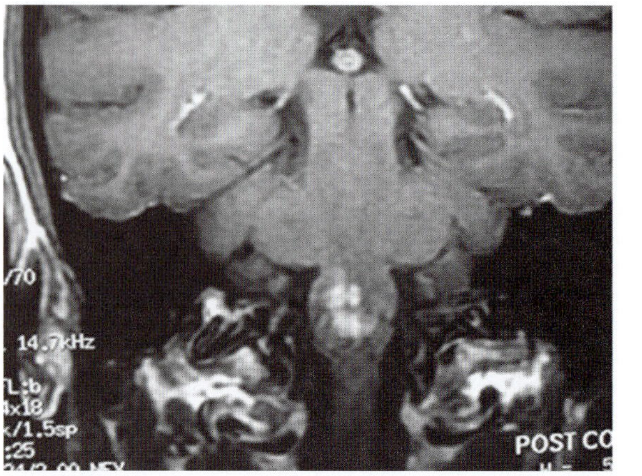

FIGURA 385.2 Abscesso do tronco encefálico. Ressonância magnética com gadolínio revela uma lesão com realce no tronco encefálico, causada por infecção por espécies de *Listeria*.

DIAGNÓSTICO

O diagnóstico diferencial inclui processos inflamatórios e compressivos envolvendo a medula espinal: mielite transversa (ver Capítulo 383), herniação de um disco intervertebral (ver Capítulo 372), hemorragia epidural (ver Capítulo 372) ou tumor metastático (ver Capítulo 180), nenhum destes associados à evidências de infecção sistêmica.[11] Leucocitose no sangue periférica pode não ocorrer, mas a velocidade de sedimentação está frequentemente elevada. Outros processos infecciosos que podem provocar dor nas costas ou pescoço ou dor à palpação precisam ser excluídos: meningite bacteriana (ver Capítulo 384), abscesso perinefrético, infecção do espaço discal e endocardite bacteriana (ver Capítulo 67).

Punção lombar deve ser evitada em pacientes suspeitos de ter um abscesso espinal, por medo de disseminar a infecção para o espaço subaracnoide e causar meningite. Ressonância magnética (RM) com gadolínio (Figura 385.3) é o método de escolha para diagnóstico, e edema paraespinal observado à RM é a alteração com mais sensibilidade para o diagnóstico de abscesso epidural espinal, mas os achados de RM em pacientes submetidos à analgesia epidural podem assemelhar-se aos do abscesso epidural espinal mesmo quando não há infecção.

TRATAMENTO

Pacientes com déficit neurológico progressivo devem ser submetidos à drenagem cirúrgica urgente, porque o manejo clínico muitas vezes falha.[12,13] A aspiração orientada por TC podem ser útil, e antibióticos mais a aspiração percutânea por agulha podem ser tão efetivos terapeuticamente quanto antibióticos mais cirurgia. A menos que os resultados da cultura e do antibiograma indiquem o contrário, a terapia empírica deve cobrir *S. aureus* (nafcilina, 2 g a cada 6 horas; vancomicina, 1 g a cada 12 horas para cepas resistentes à meticilina). A cobertura gram-negativa adicional com uma cefalosporina de terceira geração (p. ex., cefotaxima, 2 g a cada 6 horas, ou ceftriaxona, 2 g a cada 12 horas) ou uma quinolona (p. ex., ciprofloxacino, 400 mg a cada 12 horas) deve ser considerada para doença grave. Rifampicina (300 mg a cada 12 horas) pode ser incluída por sua capacidade de penetração na cavidade do abscesso. A terapia IV deve prosseguir durante 3 a 4 semanas, exceto se houver osteomielite (6 a 8 semanas).

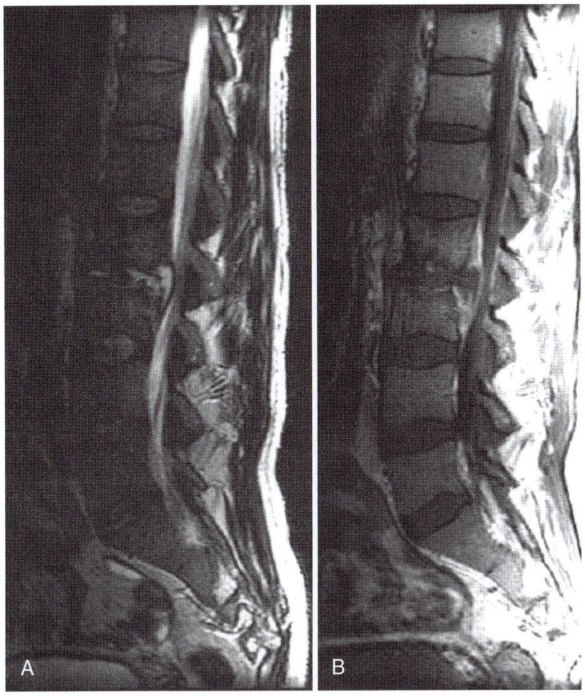

FIGURA 385.3 **Abscessos epidurais espinais. A e B.** Imagens por ressonância magnética da coluna lombossacral mostram uma lesão no espaço epidural comprimindo o saco tecal (ou saco dural).

PROGNÓSTICO

A taxa de mortalidade de abscesso epidural espinal é de cerca de 15%. Aproximadamente 50% dos sobreviventes apresentam déficits neurológicos. Os déficits neurológicos pré-operatórios mais graves e os déficits de maior duração estão associados a um pior prognóstico. Em geral, os pacientes que desenvolvem paralisia que persiste por mais de 36 horas não recuperam a função.

EMPIEMA SUBDURAL

Empiema subdural é uma infecção no espaço entre a dura-máter e a aracnoide-máter. Esse processo geralmente resulta da infecção dos seios paranasais e, raramente, das células aéreas do antro mastóideo em razão da extensão de tromboflebite a partir dos seios para o espaço subdural. A infecção é, com frequência, unilateral, porque a disseminação bilateral é impedida pela foice cerebral. O empiema pode resultar em trombose de veias corticais, abscessos cerebrais ou meningite purulenta.

CARACTERÍSTICAS CLÍNICAS E DIAGNÓSTICO

Os sintomas mais comuns são cefaleia, febre, déficits neurológicos e rigidez de nuca. No entanto, o empiema subdural pode progredir e causar sinais de aumento da pressão intracraniana, como vômito, alteração do nível de consciência, convulsões e papiledema. Um grau elevado de suspeita é necessário para estabelecer o diagnóstico precoce no curso da doença. Em pacientes com sinusite (ver Capítulo 398), os sintomas de empiema subdural podem ser atribuídos incorretamente à sinusite.

RM com contraste por gadolínio e imagens ponderadas por difusão são úteis na visualização da infecção subdural como massa em forma crescente com borda realçada sobre as convexidades cerebrais e abaixo da lâmina interna do crânio (Figura 385.4). A avaliação do LCR é útil apenas se houver meningite concomitante. Em pacientes com aumento da pressão intracraniana, a punção lombar deve ser evitada em razão do risco de herniação.

TRATAMENTO

A drenagem cirúrgica do empiema é obrigatória. A antibioticoterapia IV também é necessária e está fundamentada nos microrganismos isolados no momento da craniotomia.

PROGNÓSTICO

A taxa de mortalidade é de cerca de 25%, com sequelas neurológicas residuais graves em aproximadamente 20% dos sobreviventes. A trombose de seio venoso ou abscesso cerebral simultâneos determinam pior prognóstico.

TROMBOSE DO SEIO VENOSO SECUNDÁRIA À INFECÇÃO

O sistema de seios venosos (Figura 385.5) não apresenta válvulas. Desse modo, possibilita a propagação de coágulos ou infecções oriundas de estruturas localizadas na parte central da face ou na orelha média.[14]

Trombose séptica do seio cavernoso

DEFINIÇÃO

Os seios cavernosos, que são as câmaras venosas durais mais caudais na base do crânio, estão em cada lado da fossa hipofisária imediatamente acima do seio esfenoidal na linha mediana. O seio cavernoso inclui a "porção cavernosa" da artéria carótida interna, bem como os terceiro, quarto e sexto nervos cranianos.

EPIDEMIOLOGIA E BIOPATOLOGIA

A infecção geralmente se dissemina a partir dos seios paranasais, abscessos dentários ou outras infecções, afetando a órbita ou o terço médio da face. *Staphylococcus aureus* é o microrganismo mais comum. Estreptococos, pneumococos e bacilos gram-negativos são menos comuns; infecção anaeróbia também tem sido relatada.

MANIFESTAÇÕES CLÍNICAS

A trombose do seio cavernoso pode ser manifestada como uma doença fulminante aguda ou apresentar-se como manifestação subaguda indolente.

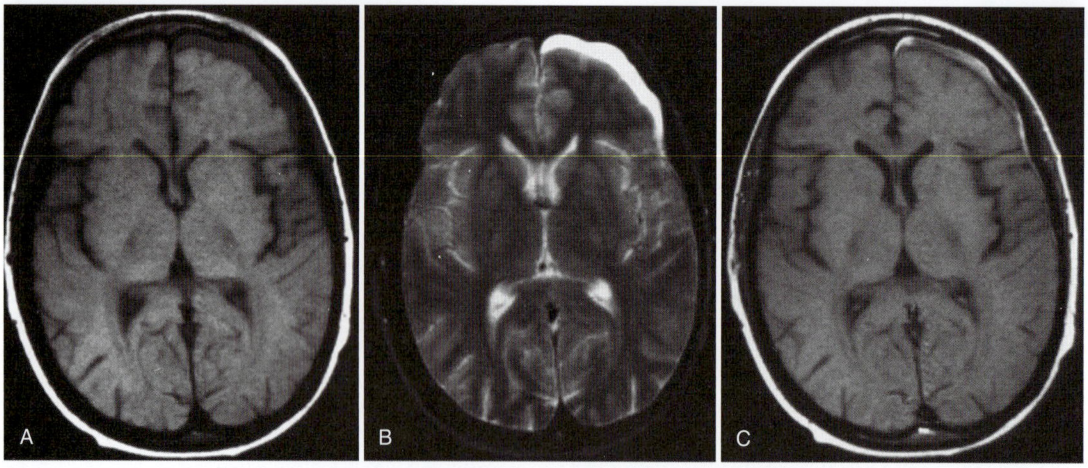

FIGURA 385.4 **Abscesso subdural. A.** A ressonância magnética, imagem ponderada em T1, mostra uma área hipodensa na região frontal à esquerda. **B.** A imagem ponderada em T2 mostra aumento da intensidade de sinal na mesma região. **C.** O exame com contraste mostra realce na mesma região.

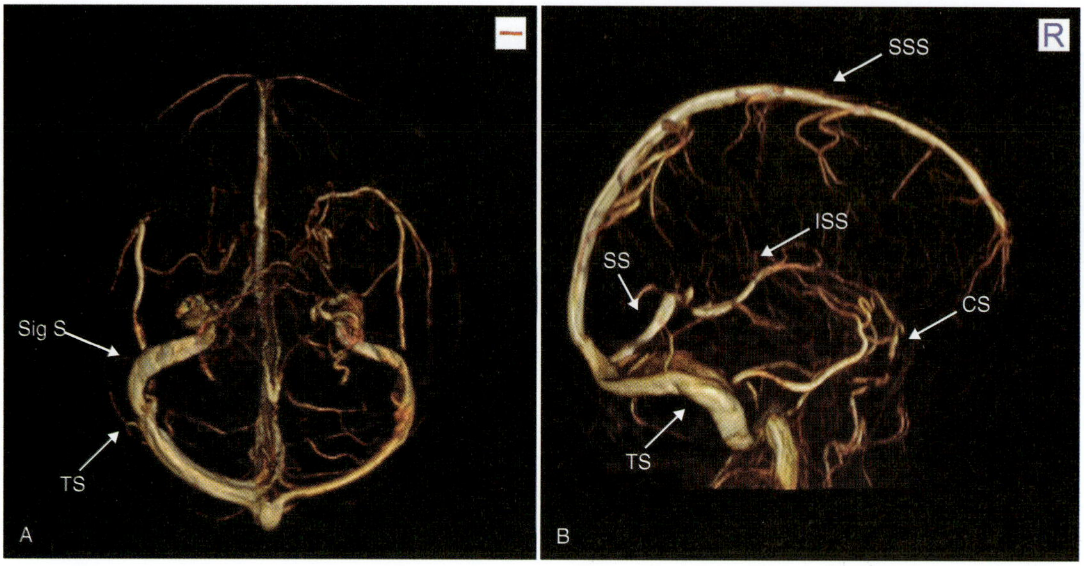

FIGURA 385.5 **Anatomia dos seios venosos principais.** Venografia por ressonância magnética do cérebro mostra os seios venosos normais. A mostra o seio sigmoide (*Sig S*) e o seio transverso (*TS*). B mostra o seio sagital superior (*SSS*), o seio sagital inferior (*ISS*), o seio reto (*SS*), o seio transverso (*TS*) e o seio cavernoso (*CS*).

Febre e outros sintomas sistêmicos da sepse podem ocorrer. Sintomas clínicos e sinais estão relacionados às estruturas anatômicas dentro dos seios cavernosos ou drenados por eles: edema periorbital unilateral, cefaleia, fotofobia, proptose, oftalmoplegia, dilatação pupilar, redução do reflexo corneano e perda da sensibilidade periorbital. A obstrução da drenagem venosa da retina pode resultar em papiledema, hemorragias retinianas e perda visual. A infecção pode ser disseminada rapidamente (24 a 48 horas) através dos seios intercavernosos para o seio cavernoso contralateral. Os trombos podem se estender para outros seios venosos durais, para estruturas vasculares adjacentes ou para o parênquima encefálico.

DIAGNÓSTICO

O diagnóstico é realizado por meio dos achados clínicos e confirmado por exames de imagem. A avaliação radiológica inclui os seios paranasais, especialmente os seios esfenoidais e etmoidais. A RM usando parâmetros de fluxo e venografia por RM é sensível e pode revelar deformidade da porção cavernosa da artéria carótida interna, um sinal heterogêneo do seio cavernoso anormal e um sinal hiperintenso evidente nos seios vasculares trombosados. A RM com gadolínio IV pode demonstrar trombose venosa pela ausência do esvaziamento de fluxo (*flow void*) normal nas estruturas vasculares. As TCs de crânio são menos úteis, mas podem revelar um aumento sutil no tamanho e realce do seio trombosado. A angiografia por RM pode demonstrar o estreitamento extrínseco da porção intracavernosa da artéria carótida interna.

TRATAMENTO E PROGNÓSTICO

As hemoculturas com frequência são negativas, de modo que os atrasos no diagnóstico são comuns. Mesmo quando o diagnóstico é estabelecido, o tratamento antimicrobiano empírico pode não fornecer uma cobertura completa.

O tratamento consiste na drenagem imediata dos seios paranasais infectados ou outra fonte identificável de infecção, bem como agentes antiestafilocócicos específicos (ver Capítulo 272). Anticoagulação com heparina sem uma dose de ataque (ou de indução) às vezes é iniciada para reduzir a morbidade associada à isquemia cerebral, mas a experiência na trombose venosa séptica é limitada comparada com o uso mais frequente de anticoagulação nas tromboses venosas não sépticas. Hemorragia causada por anticoagulação é rara nesse quadro clínico. Apesar da terapia moderna, as taxas de mortalidade podem se aproximar de 50%.

Trombose do seio lateral

A trombose séptica do seio lateral resulta de infecções agudas ou crônicas da orelha média.

MANIFESTAÇÕES CLÍNICAS E DIAGNÓSTICO

Os sintomas consistem em otalgia e febre seguidos de cefaleia, náuseas, vômitos, perda da audição e vertigem, geralmente evoluindo durante um período de várias semanas. Os sintomas ou sinais sugestivos de otite média (ver Capítulo 398), incluindo edema sobre o processo mastoide, podem ser observados. A paralisia do sexto nervo craniano pode ocorrer, mas outros sinais neurológicos focais são raros. Em alguns pacientes com trombose não séptica do seio lateral, cefaleia pode ser o único sintoma. Papiledema ocorre em 50% dos casos, e elevação da pressão do LCR ocorre na maioria dos pacientes, especialmente com oclusão do seio lateral direito, que é o principal conduto venoso do seio sagital superior (Figura 385.6).

O LCR geralmente é normal, embora um perfil inflamatório parameníngeo (pleocitose leve, ligeira elevação no nível de proteínas e um nível normal de glicose) possa ser observado. O diagnóstico é confirmado na venografia por RM.

TRATAMENTO

O tratamento inclui antibióticos IV para cobrir estafilococos, anaeróbios e bacilos gram-negativos como *Proteus* sp. e *Escherichia coli* (nafcilina, 2 g a cada 6 horas, ou vancomicina, 1 g a cada 12 horas; mais cefotaxima, 2 g a cada 6 horas, ou ceftriaxona, 2 g a cada 12 horas; mais metronidazol, 7,5 mg/kg a cada 6 horas, ou clindamicina, 300 mg a cada 6 horas; mais ciprofloxacino, 400 mg a cada 12 horas). A drenagem cirúrgica (mastoidectomia ou timpanoplastia) pode ser necessária para erradicar o foco da infecção e determinar a suscetibilidade do microrganismo. Se o seio paranasal contiver pus é necessário realizar a abertura desse foco para que o trombo séptico possa ser removido. A menos que a visão esteja comprometida, o aumento da pressão intracraniana raramente requer drenagem ou a colocação de um *shunt* (ventriculoperitoneal).

PROGNÓSTICO

A ampla cobertura com antibióticos IV e a erradicação da infecção perinasal, que pode exigir drenagem cirúrgica, no início do curso da doença leva a um bom prognóstico. As sequelas neurológicas podem incluir a paralisia do sexto nervo craniano, ataxia e perda da audição.

Trombose séptica do seio sagital

Embora a trombose do seio sagital superior seja a forma mais comum de trombose do seio venoso e frequentemente esteja associada ao uso de contraceptivos orais, a trombose séptica do seio sagital é uma condição rara, que ocorre como uma consequência de meningite purulenta, infecções dos seios etmoidais ou maxilares, disseminando-se através dos canais venosos, fraturas do crânio expostas e infectadas, ou (raramente) infecções de feridas neurocirúrgicas.

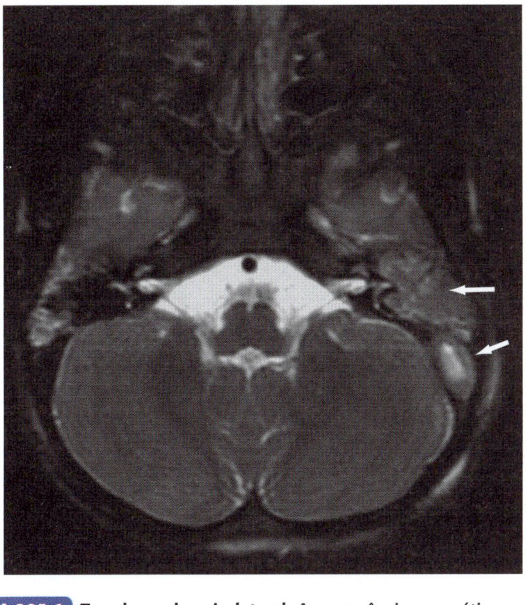

FIGURA 385.6 **Trombose do seio lateral.** A ressonância magnética mostra um trombo no seio lateral (*seta curta*) com acompanhamento de mastoidite (*seta longa*).

MANIFESTAÇÕES CLÍNICAS E DIAGNÓSTICO

Os sintomas estão relacionados principalmente à pressão intracraniana elevada e podem evoluir rapidamente para torpor e coma. Convulsões e hemiparesia podem resultar em infarto cortical. O reconhecimento precoce e o tratamento são necessários considerando que a trombose séptica do seio sagital acarreta uma alta taxa de mortalidade. As taxas de progressão, gravidade dos sintomas e prognóstico estão relacionadas ao local da trombose. A obstrução do terço anterior do seio paranasal produz sintomas menos intensos e evolui mais lentamente.

As anormalidades do LCR são frequentes, incluindo eritrócitos suficientes para que o LCR às vezes possa ser confundido com hemorragia subaracnóidea; a pressão de abertura é aumentada em proporção à extensão do envolvimento do seio sagital. Um seio sagital séptico é mais bem visualizado durante a fase venosa da angiografia cerebral ou da venografia por RM. O diagnóstico também pode ser feito por RM, que demonstra aumento anormal na intensidade do sinal (*flow void* ausente) dentro do seio venoso afetado. O exame de TC com contraste pode revelar um vazio do contraste situado na junção dos seios sagitais e transversos (a região da confluência dos seios paranasais); esse processo, denominado sinal do delta vazio, é um coágulo intraluminal circundado pelo material de contraste.

TRATAMENTO

Os antibióticos IV devem ser direcionados aos microrganismos recuperados do processo meníngeo ou das meninges. *Staphylococcus aureus* (ver Capítulo 272), estreptococos beta-hemolíticos (ver Capítulo 274), pneumococos (ver Capítulo 273) e aeróbios gram-negativos como *Klebsiella* sp. (ver Capítulo 290) são os microrganismos mais comuns. Sinusite paranasal associada deve ser drenada cirurgicamente.

PROGNÓSTICO

Se a trombose progride para envolver os terços médio e posterior do seio sagital, a deterioração neurológica progride rapidamente. O prognóstico é ruim, com uma taxa de mortalidade de aproximadamente 30%.

COMPLICAÇÕES NEUROLÓGICAS DE ENDOCARDITE INFECCIOSA

As complicações neurológicas desenvolvem-se em aproximadamente um terço dos pacientes com endocardite infecciosa (ver Capítulo 67), e manifestações neurológicas são os sintomas iniciais em 30% dos pacientes com endocardite infecciosa. Em aproximadamente 30% dos pacientes, as complicações neurológicas ocorrem dentro de 2 semanas após o início do tratamento. Acidente vascular encefálico (AVE) isquêmico decorrente de embolização cerebral é a manifestação mais comum[15] de endocardite infecciosa. O AVE pode ocorrer em 20 a 40% dos casos, e é manifestação que se apresenta em cerca de 20% dos pacientes. O AVE hemorrágico é muito menos comum em pacientes com endocardite infecciosa. A possibilidade de endocardite infecciosa deve sempre ser considerada em paciente com febre e AVE.

BIOPATOLOGIA

A embolização cerebral ocorre como resultado do deslocamento ou da ruptura das vegetações cardíacas e frequentemente causa oclusão dos vasos sanguíneos cerebrais. A embolia, ocorrendo antes do início ou término do tratamento com antibióticos, pode conter microrganismos capazes de causar infecções metastáticas como abscessos, arterite, meningite ou aneurismas micóticos. A maioria das embolias cerebrais envolve vasos sanguíneos de tamanho pequeno ou moderado, e múltiplas embolias cerebrais são comuns. A hemorragia intracraniana geralmente ocorre em razão de ruptura de um aneurisma micótico (ver Capítulo 380), erosão séptica da parede arterial sem a formação de um aneurisma ou transformação hemorrágica de um grande infarto encefálico. Os aneurismas micóticos ocorrem em aproximadamente 2 a 3% dos pacientes com endocardite infecciosa. Aproximadamente 20% dos pacientes apresentam vários aneurismas; o envolvimento da artéria cerebral média e seus ramos ocorre em mais de 75% dos pacientes, ao contrário dos aneurismas congênitos que ocorrem predominantemente no círculo de Willis. Os aneurismas micóticos desenvolvem-se como resultado da embolização séptica para dentro dos *vasa vasorum* ou da penetração direta do microrganismo na parede da artéria. Os estreptococos e estafilococos são responsáveis por aproximadamente 90% de todos os aneurismas micóticos.

MANIFESTAÇÕES CLÍNICAS

O AVE embólico causa tipicamente déficit neurológico focal de início agudo. Convulsões também podem ocorrer. Microembolias múltiplas resultam em alteração ou flutuação do nível de consciência não explicada adequadamente por outras anormalidades.

A maioria dos pacientes com aneurismas micóticos apresenta hemorragia subaracnóidea ou intracerebral súbita, muitas vezes fatal, sem sinais de alarme. Os sinais de alarme, se presentes, incluem cefaleia intensa localizada, eventos isquêmicos, convulsões e anormalidades dos nervos cranianos. Em alguns pacientes, os aneurismas micóticos são assintomáticos e desaparecem com terapia antibiótica. Alguns pacientes desenvolvem micro ou macroabscessos, meningite séptica ou asséptica (ver Capítulo 384) ou uma encefalopatia metabólica tóxica generalizada.

DIAGNÓSTICO

A RM é a modalidade de escolha para o diagnóstico de infartos encefálicos e abscessos cerebrais relacionados à endocardite. As sequências gradiente-eco da RM podem ser mais sensíveis do que da TC para detectar hemorragia intracraniana e podem detectar também microssangramentos. A RM deve incluir sequências ponderadas por difusão para detectar infartos. Uma angiografia por RM é preferida para diagnosticar um aneurisma. A avaliação do LCR é útil se houver suspeita de meningite ou o vazamento lento de um aneurisma, mas não visualizados com os testes de imagem ora mencionados.

TRATAMENTO

O tratamento de pacientes com endocardite infecciosa e embolia cerebral exige a prevenção de embolização com terapia antibiótica adequada e algumas vezes cirurgia cardíaca (ver Capítulo 67). A anticoagulação é contraindicada em pacientes com infartos encefálicos e embolia séptica, considerando o alto risco para complicações de sangramento intracerebral.

Pacientes com aneurismas não rompidos menores do que 7 mm de diâmetro, aneurismas proximais, aneurismas múltiplos, aneurismas rompidos sem hematoma intracerebral e aneurismas para os quais a excisão apresenta a probabilidade de causar um déficit neurológico podem ser monitorados de modo conservador com RM seriada e angiografia por RM. Todos os outros aneurismas exigem excisão cirúrgica do aneurisma e da parede do vaso séptico adjacente. Pacientes que não podem ser submetidos à cirurgia podem ser candidatos para a embolização endovascular do vaso aneurismático.

PROGNÓSTICO

As taxas de mortalidade em pacientes com endocardite infecciosa e embolias cerebrais variam de 30 a 80%. A taxa de mortalidade é alta se houver transformação hemorrágica do infarto. A taxa de mortalidade em pacientes com aneurismas micóticos rompidos é de 80%, e mesmo os pacientes com aneurismas não rompidos apresentam taxa de mortalidade de 30%.

REFERÊNCIAS BIBLIOGRÁFICAS

As referências bibliográficas, bem como os outros materiais suplementares deste livro, encontram-se no GEN-10, nosso ambiente virtual de aprendizagem.

386 ENCEFALITE VIRAL AGUDA

ALLEN J. AKSAMIT JR.

DEFINIÇÃO

Encefalite é uma inflamação focal ou difusa do parênquima encefálico. O termo *encefalite* indica que a síndrome clínica predominante surge da infecção e da inflamação no parênquima encefálico, em vez de nas leptomeninges. Quando as leptomeninges e o parênquima encefálico estão envolvidos, usa-se o termo *meningoencefalite.*

Nos EUA, cerca de 50% dos casos de encefalite têm origem viral e cerca de 25% são autoimunes (ver Capítulo 383).[1] Os 25% restantes são, atualmente, de causa desconhecida, embora os avanços em tecnologia diagnóstica possam reduzir essa porcentagem no futuro.

EPIDEMIOLOGIA

A encefalite viral tem incidência estimada de 7 por 100.000 indivíduos por ano. Muitos vírus (Tabela 386.1) estão implicados, e sorologia ou identificação por ácidos nucleicos (pela reação em cadeia da polimerase [PCR]) é necessária para identificar o vírus específico. A epidemiologia de cada vírus responsável pela infecção do sistema nervoso central (SNC) (Tabela 386.1) é distinta em termos dos pacientes que estão em risco mais alto, distribuição geográfica e ocorrência sazonal, especialmente os arbovírus (ver Capítulo 359) e enterovírus (ver Capítulo 355).[2]

Nos EUA, a causa mais comum de encefalite não epidêmica é a encefalite por herpes-vírus simples, causada pelo herpes-vírus simples do tipo 1 (ver Capítulo 350). Atualmente, o vírus epidêmico mais comum naquele país é o vírus do Nilo Ocidental (ver Capítulo 359), que é um flavivírus transmitido por mosquito e relacionado à encefalite de St. Louis e sua contraparte asiática, o vírus da encefalite japonesa. Existe reatividade

Tabela 386.1 Causas comuns de encefalite viral.

I. Causas de encefalite viral
A. Não sazonais
Herpes-vírus simples do tipo 1 (encefalite por herpes simples)
Herpes-vírus simples do tipo 2 (encefalite neonatal ou meningoencefalite adulta)
B. Sazonais – verão e outono – arbovírus (de artrópodes)
Vírus do Nilo Ocidental
Encefalite viral de St. Louis
Vírus da encefalite equina do leste
Vírus da encefalite equina do oeste
Vírus da encefalite de La Crosse (da Califórnia)
Vírus da encefalite de Powassan
Vírus chikungunya
C. Sazonais – não transmitidas por artrópodes
Verão e outono: enterovírus (incluindo vírus Coxsackie, vírus ECHO, poliovírus e enterovírus 71
Inverno: vírus influenza
D. Pacientes imunodeprimidos
Vírus da imunodeficiência humana (encefalite crônica pelo HIV)
Vírus varicela-zóster (encefalite subaguda)
Vírus JC (leucoencefalopatia multifocal progressiva)
Citomegalovírus (ventriculite e encefalite)
Herpes-vírus humano 6 (encefalite subaguda)
Vírus Epstein-Barr (encefalite subaguda)
II. Causas incomuns nos EUA
Vírus da encefalite de Powassan
Vírus Zika
Vírus chikungunya
Bornavírus do esquilo Sciurus variegatoides
Vírus da coriomeningite linfotrópica
Raiva
Sarampo (pan-encefalite esclerosante subaguda)
Caxumba
Adenovírus
Herpes-vírus B (de macacos)
Rubéola (pan-encefalite progressiva de rubéola)
III. Causas fora dos EUA
Vírus Zika (África, Ásia, Caribe, América Central, ilhas do Pacífico, América do Sul)
Vírus chikungunya (África, Ásia, América Central, ilhas do Pacífico, América do Sul, Europa Ocidental)
Encefalite do carrapato (Rússia, Ásia)
Vírus da encefalite japonesa (Japão, Sudeste Asiático, Malásia)
Vírus da encefalite equina venezuelana (Américas Central e do Sul)
Vírus da dengue (Sudeste Asiático, África, América do Sul)
Vírus da febre do Vale do Rift (África Centro-oriental)
Vírus da encefalite do Vale Murray (Austrália)
Vírus da encefalite de Powassan (Canadá)
Vírus Nipah (Malásia e Bangladesh)

cruzada sorológica entre os vírus da encefalite de St. Louis, da encefalite japonesa e o vírus do Nilo Ocidental. Infecções recentes capazes de causar encefalite nos EUA são as causadas pelos vírus Chikungunya e Zika.[3,4] Uma nova causa informada recentemente é o bornavírus do esquilo Sciurus variegatoides, que foi associado à encefalite humana fatal em três criadores de esquilos.

BIOPATOLOGIA

Em geral, a inspeção patológica macroscópica de um cérebro com encefalite não revela a purulência visível ao olho nu. Se houver purulência focal, o termo mais correto será *cerebrite*. Se houver necrose franca e purulência, o termo anatomopatológico correto é *abscesso cerebral* (ver Capítulo 385). Entretanto, a encefalite pode estar associada à necrose substancial e os pacientes com encefalite viral aguda apresentam, com frequência, evidências microscópicas de necrose. Certas encefalites virais, como a encefalite por herpes-vírus simples, podem ser tanto focais quanto hemorrágicas. Os vírus que causam a encefalite aguda também causam, com frequência, meningite (ver Capítulo 384). Na verdade, os pacientes com encefalite quase sempre apresentam alterações inflamatórias microscópicas nas leptomeninges. Por outro lado, os pacientes com meningite viral terão, inevitavelmente, algum componente de encefalite microscópica. O grau de alteração inflamatória presente no cérebro é determinado pelo patógeno viral individual e por fatores imunes do hospedeiro, os quais são responsáveis pela reação ao vírus invasor.

MANIFESTAÇÕES CLÍNICAS

Os achados clínicos em pacientes com encefalite viral aguda começam com um pródromo de febre, cefaleia, mal-estar, mialgia e sintomas inespecíficos. Náuseas, vômito, diarreia, tosse, dor de garganta e exantema precedem os sintomas neurológicos como parte das manifestações iniciais sistêmicas da infecção. A invasão do SNC é tipicamente acompanhada por cefaleia, fotofobia e alteração do nível de consciência, com sintomas progredindo por um período de alguns dias. As convulsões são um sinal inicial comum. Os pacientes podem apresentar sinais de irritação meníngea, mas não são um achado confiável na encefalite.

A disfunção cerebral focal é vista com alguns outros vírus. Por exemplo, o vírus do Nilo Ocidental (ver Capítulo 359) pode causar encefalite no tronco encefálico com início precoce de coma. O herpes-vírus simples (ver Capítulo 350) tende a causar déficits neurológicos corticais focais, incluindo hemiparesia, afasia e convulsões. As partes límbicas do cérebro em geral envolvidas pela encefalite por herpes-vírus simples (HSV) ou a raiva podem levar a alterações comportamentais proeminentes no início da doença, antes que o nível de consciência do paciente diminua. Convulsões focais ou generalizadas são particularmente comuns quando a encefalite afeta o córtex cerebral, especialmente o hipocampo e o sistema límbico. A raiva está tipicamente associada ao laringospasmo mediado pelo tronco encefálico, hidrofobia e consciência reduzida. Em razão do envolvimento das células do corno anterior da medula espinal, as infecções pelos vírus do Nilo Ocidental, da encefalite de St. Louis, da encefalite japonesa, do poliovírus e da raiva podem causar fraqueza focal ou assimétrica com arreflexia.

DIAGNÓSTICO

Em pacientes em coma ou com déficits focais, a tomografia computadorizada (TC) do crânio deverá ser em geral realizada antes da análise do líquido cefalorraquidiano (LCR) para excluir efeito expansivo substancial e evitar o risco de herniação durante a punção lombar. Em pacientes sem achados focais, a punção lombar deve ser realizada imediatamente para estabelecer o diagnóstico, distinguir causas virais de bacterianas, fúngicas e parasitárias e permitir o tratamento empírico precoce. A pressão de abertura deve ser medida porque o aumento da pressão intracraniana pode ocorrer com todas as formas de encefalite viral e pode precisar de tratamento adicional.

A análise do LCR revela, tipicamente, um nível elevado de proteína, que em geral é inferior a 2 g/dℓ. O nível de glicose do LCR é tipicamente normal e superior a 40% do valor sérico coincidente, mas raros pacientes apresentam nível de glicose baixo no LCR, similarmente ao que se observa em pacientes com infecção bacteriana (ver Capítulo 384). A contagem de leucócitos no LCR é, tipicamente, elevada, geralmente na faixa de 10 a 500 células/μℓ. O tipo de célula é, geralmente, de predominância linfocítica. Entretanto, observa-se predominância polimorfonuclear em alguns casos, especialmente em alguns pacientes com encefalite do Nilo Ocidental ou ventriculite por citomegalovírus.

A sorologia, a análise por PCR ou o sequenciamento de última geração do LCR são úteis (Tabela 386.2). A análise por PCR tem a vantagem de provar a infecção viral direta no SNC,[5] mas a análise sorológica é mais apropriada para algumas infecções como a encefalite pelo vírus do Nilo Ocidental, que é mais bem confirmada por uma resposta humoral de imunoglobulina M (IgM) no LCR. O sequenciamento de última geração consegue detectar patógenos virais para os quais os ensaios de PCR não têm sensibilidade, não estão estabelecidos ou ainda não prontamente disponíveis.[6,6b]

A ressonância magnética (RM) do cérebro é a técnica mais sensível para definir anormalidades estruturais em pacientes com encefalite viral.[7] Entretanto, a encefalite viral franca pode ocorrer com achados normais na RM. Os achados da RM também podem sugerir o vírus responsável. Por exemplo, a encefalite por HSV tem um padrão característico, envolvendo os córtices mesiotemporal, inferofrontal e insular, geralmente unilaterais ou assimetricamente bilaterais (Figura 386.1).

Diagnóstico diferencial

Vários patógenos não virais podem causar encefalite que se mostra, clínica e anatomopatologicamente, indistinguível da encefalite viral. Os exemplos incluem: *Rickettsia* (ver Capítulo 311), *Borrelia* (ver Capítulo 306), doença de Whipple (ver Capítulos 131 e 259), *Toxoplasma* (ver Capítulo 328), *Mycoplasma* (ver Capítulo 301) e *Acanthamoeba* (ver Capítulo 331). Outras formas de causas não virais infecciosas imitando encefalite viral incluem: cerebrite bacteriana, sífilis meningovascular e cisticercose cerebral.

Além disso, as encefalites autoimunes podem imitar encefalite viral,[8] incluindo a encefalite límbica paraneoplásica, especialmente associada a anticorpos contra o complexo do canal de potássio dependente de voltagem, a encefalopatia de Hashimoto associada à tireoidite autoimune (ver Capítulo 213) e a encefalite associada aos anticorpos do receptor anti-*N*-metil-D-aspartato (NMDA).

Nas encefalites parainfecciosas, uma infecção viral sistêmica está associada à encefalopatia febril, às vezes com LCR inflamatório, mas sem evidências diretas de invasão do cérebro pelo vírus. Exemplos de encefalite parainfecciosa incluem infecção e encefalopatia associada ao vírus influenza (ver Capítulo 340), vírus da varicela (ver Capítulo 351) e vírus

Tabela 386.2 Exames selecionados para encefalite viral.

MICRORGANISMO/ SÍNDROME	EXAME	COMENTÁRIO
VÍRUS DO NILO OCIDENTAL		
Encefalite do Nilo Ocidental	IgM no LCR	Diagnóstico de doença invasiva do SNC, incluindo encefalite ou paralisia flácida aguda
HERPES-VÍRUS SIMPLES DO TIPO 1		
Encefalite por herpes-vírus simples	PCR no LCR	Sensível e específico na fase aguda
HERPES-VÍRUS SIMPLES TIPO 2		
Encefalite neonatal	PCR no LCR	Confirmatório, alta sensibilidade
Meningite recidivante	PCR no LCR	Sensível e específico nos 3 primeiros dias da doença
HERPES-VÍRUS HUMANO 6		
Encefalite límbica	PCR no LCR	Confirmatório, sensibilidade desconhecida
VÍRUS VARICELA-ZÓSTER		
Meningoencefalite	PCR no LCR	Confirmatório quando utilizado com achados do LCR e clínicos; sensibilidade incerta
VÍRUS JC		
Leucoencefalopatia multifocal progressiva	PCR no LCR	Diagnóstico, mas incompletamente sensível (70%)
CITOMEGALOVÍRUS		
Ventriculite por CMV	PCR no LCR	Sensível e específico

IgM = imunoglobulina M; LCR = líquido cefalorraquidiano; PCR = reação em cadeia da polimerase; SNC = sistema nervoso central.

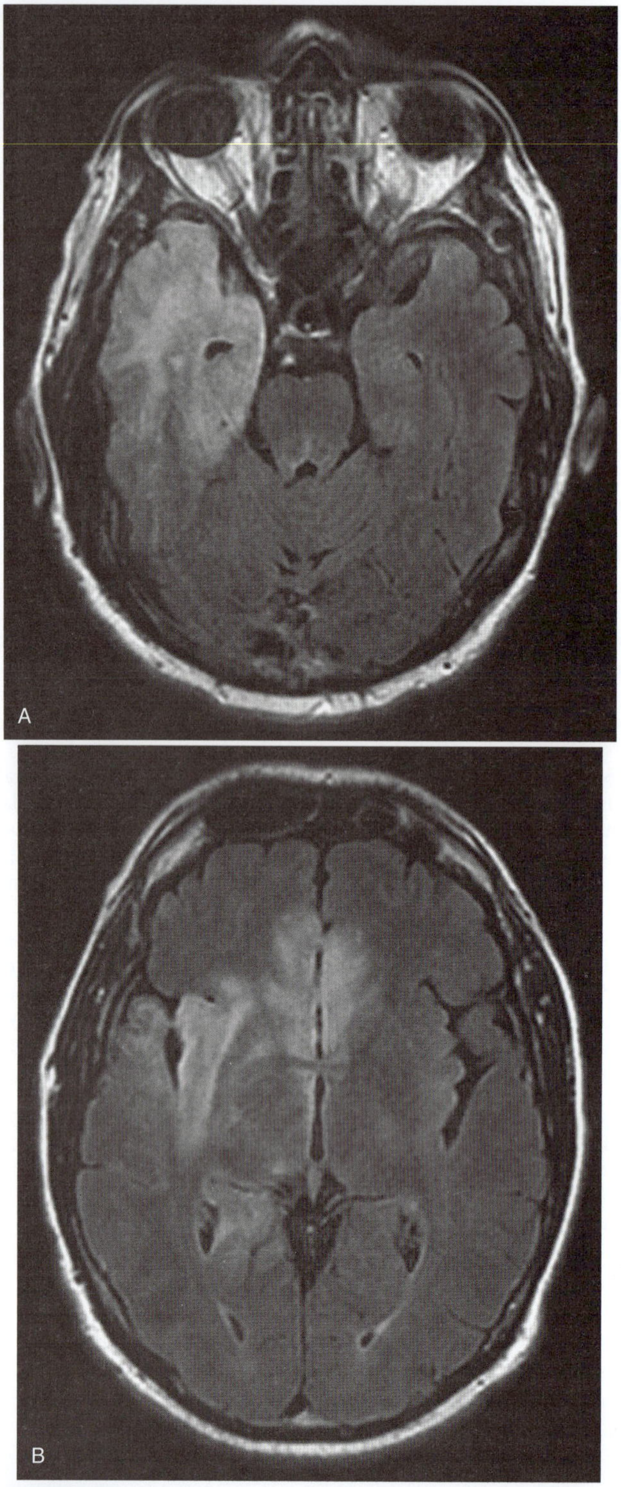

FIGURA 386.1 **Ressonância magnética (RM) em encefalite por herpes-vírus simples.** RM, sequência de recuperação por inversão com atenuação por líquido (FLAIR), do cérebro mostrando sinal aumentado no lobo mesiotemporal direito (incluindo amígdala, hipocampo e úncus) (**A**) e nos lobos inferofrontais bilaterais (giro cingulado e córtex frontal orbitário) e córtex insular direito (**B**).

Epstein-Barr (ver Capítulo 353). Além disso, a doença desmielinizante primária (ver Capítulo 383), especialmente na forma de encefalomielite aguda disseminada, se sobrepõe, clinicamente, à encefalite viral.

VÍRUS ESPECÍFICOS SELECIONADOS

Encefalite por herpes-vírus simples

EPIDEMIOLOGIA

A encefalite por herpes-vírus simples (ver Capítulo 350), que é superada somente pela encefalite do Nilo Ocidental (ver Capítulo 359) como a forma mais comum de encefalite nos EUA, tem incidência anual de dois a quatro casos por milhão de pessoas por ano. Não há predisposição sazonal ou por gênero. A encefalite pode atingir crianças, mas é mais comumente uma doença de adultos.

BIOPATOLOGIA

A encefalite por HSV geralmente ocorre em pacientes imunocompetentes, mas aqueles com imunossupressão também podem ser afetados. Pacientes com deficiência de receptor do tipo *Toll* no sistema imune podem ser seletivamente vulneráveis à encefalite por herpes simples.

O herpes-vírus simples do tipo 1 (HSV-1) infecta e estabelece latência no gânglio trigeminal na maioria da população. Ainda não se definiu se a encefalite por HSV surge da reativação de uma infecção viral latente ou se é uma infecção nasofaríngea primária que ascende para o sistema nervoso olfatório.

A patologia da encefalite por HSV é um quadro inflamatório hemorrágico e necrosante em um padrão característico, afetando os córtices mesiotemporal, inferofrontal e insular, com predominância da substância cinzenta. Mesmo que o cérebro seja afetado bilateralmente, os aspectos anatomopatológicos são geralmente assimétricos, um padrão que ajuda a distinguir a encefalite por HSV de outras formas de encefalite límbica.

MANIFESTAÇÕES CLÍNICAS

As manifestações clínicas da encefalite por HSV geralmente se iniciam com um pródromo febril inespecífico, que é acompanhado, por horas a dias, pelos sintomas de cefaleia, mal-estar, náuseas e vômito. Um nível reduzido de consciência pode ocorrer precocemente. As convulsões podem ser a primeira manifestação dessa encefalite. Os déficits neurológicos focais, como hemiparesia ou afasia, aparecem precocemente e podem ser confundidos com AVE. Manifestações mais específicas de encefalite por HSV são os sintomas de alterações de comportamento associados ao sistema límbico, como labilidade comportamental ou emocional e inadequação. A memória é afetada precocemente se a consciência estiver preservada. À medida que a encefalite progride, os sintomas de aumento da pressão intracraniana, letargia e coma são comuns. Os achados focais isolados no contexto da encefalite clínica não são suficientes para confirmar um diagnóstico de encefalite por HSV.

DIAGNÓSTICO

A análise do líquido cefalorraquidiano é necessária no diagnóstico de encefalite por HSV. Entretanto, em um paciente com encefalite focal ou em coma, a TC do cérebro deve ser realizada antes da análise do LCR, para evitar o risco de herniação. A elevação do nível proteico do LCR e da contagem de leucócitos, com predominância de linfócitos, é o padrão mais frequente; hemácias também são comuns. O nível de glicose do LCR é geralmente normal, mas inferior a 50% da glicemia em cerca de 5% dos pacientes.

O melhor e mais acurado exame para provar a encefalite por HSV é o achado de DNA do HSV-1 amplificado por PCR no LCR. Esse vírus pode ser diferenciado do HSV-2 por amplificação de *primer* específico, aplicado como parte da análise de PCR. Uma vez que o HSV-2 pode causar encefalite em neonatos e meningoencefalite em adultos, essa distinção pode guiar a terapia.

A RM mostra, tipicamente, envolvimento focal característico com aumento do sinal em T2 e FLAIR nos lobos mesiotemporais (incluindo amígdala, hipocampo e úncus), nos lobos inferofrontais (giro cingulado e córtex frontal orbitário) e córtex insular (Figura 386.1).[9] As anormalidades da RM são, com frequência, unilaterais, mas podem ser bilaterais e assimétricas. Anormalidades focais da RM precisam ser diferenciadas do abscesso cerebral (ver Capítulo 385), do infarto encefálico (ver Capítulo 379), da hemorragia cerebral (ver Capítulo 380), de tumores cerebrais (ver Capítulo 180) e da encefalite límbica paraneoplásica. O envolvimento das áreas mesiotemporais, em vez das áreas temporais laterais, e o envolvimento da substância cinza, em vez da substância branca, detectado por exames de imagem, sugere o diagnóstico de encefalite por HSV. O realce precoce com gadolínio pode ocorrer, mas não é um achado universal.

A TC do crânio é menos sensível que a RM para detectar casos leves de encefalite por HSV. Entretanto, uma vez que a encefalite por HSV pode ser hemorrágica, a TC pode, às vezes, identificar a hemorragia com mais acurácia que a RM.

A eletroencefalografia é um exame complementar que pode mostrar descargas epileptiformes periódicas lateralizadas e ipsilaterais ao lobo temporal envolvido. Entretanto, os achados não são específicos para encefalite por HSV e geralmente ocorrem em pacientes com infarto encefálico (ver Capítulo 379) e, às vezes, outras formas de encefalite viral.

TRATAMENTO

Os estudos clínicos prospectivos e multicêntricos dão ênfase ao conceito de que o tratamento precoce afeta o desfecho. Quando a suspeita de encefalite por HSV surge no contexto agudo de sinais focais ou sintomas, o tratamento empírico precoce é recomendado mesmo enquanto a avaliação diagnóstica está em andamento.

O aciclovir intravenoso (10 mg/kg cada 8 horas, durante 14 a 21 dias) é a terapia preferida. Não há dados prospectivos de suporte à terapia com duração mais prolongada ou com doses mais altas do medicamento para melhorar os desfechos neurológicos. A encefalite autoimune pós-encefalite por HSV pode responder aos corticosteroides, imunoglobulina intravenosa ou plasmaférese, mas não há estudos clínicos randomizados disponíveis.

Raiva

A raiva humana é uma doença encefalítica causada pelo vírus da raiva, geralmente transmitido pela mordida de um animal. A encefalite é fatal, embora a latência entre a exposição à mordida e a ocorrência de sintomas neurológicos possa, às vezes, obscurecer o diagnóstico.[10]

EPIDEMIOLOGIA E BIOPATOLOGIA

A raiva é uma doença rara nos EUA e no mundo desenvolvido. Entretanto, casos inicialmente não suspeitos têm sido transmitidos por meio de mordidas triviais de morcegos infectados, os quais estão amplamente distribuídos nos EUA, exceto no Havaí. Variantes do vírus da raiva em morcegos são, hoje, responsáveis pela maioria dos casos recentes em humanos nos EUA e no Canadá.

A raiva canina ainda é endêmica em grande parte do mundo emergente, incluindo África, América Latina, Europa Oriental e Ásia, e a maioria dos casos de raiva humana ocorre como resultado de mordidas de cães não tratadas em áreas endêmicas. Casos raros de transmissão de raiva para receptores de órgãos por transplante já ocorreram nos EUA.

Os corpúsculos de Negri (inclusões virais intracitoplasmáticas) em neurônios do tronco encefálico, cerebelo (especialmente as células de Purkinje) ou hipocampo definem histopatologicamente a raiva. Essas inclusões com frequência não são encontradas, e a detecção mais sensível de antígeno por imuno-histoquímica ajuda no diagnóstico histopatológico.

MANIFESTAÇÕES CLÍNICAS

A raiva humana se desenvolve entre 20 e 90 dias após uma mordida, embora raramente a doença se desenvolva depois de alguns dias ou 1 ano ou mais após a exposição à mordida. Mordidas múltiplas e mordidas faciais estão associadas a tempos mais curtos de incubação.

Os sinais/sintomas prodrômicos inespecíficos incluem febre, calafrios, mal-estar, fadiga, insônia, anorexia, cefaleia e irritabilidade. Na maioria dos pacientes, dor migratória ou parestesias se desenvolverão no membro afetado pela mordida. Após o pródromo, uma forma de encefalite se desenvolve em cerca de 80% dos pacientes e causa comportamentos que variam desde episódios de despertar agitado até letargia quieta. A febre é um achado associado comum, mas não universal nessa fase. A desinibição de reflexos do tronco encefálico leva à hidrofobia com laringospasmo e incapacidade de lidar com a salivação, deglutição de água ou de outras substâncias. Quando a encefalite do tronco encefálico afeta os centros bulbar, cardiovascular e respiratório, ocorrerão disfunção autônoma, complicações cardiopulmonares e insuficiência respiratória.

Outra forma de raiva que afeta até um terço dos pacientes é conhecida como raiva paralítica. Essa forma da doença se manifesta como um quadro de paralisia flácida aguda, que pode ser multifocal e afetar os membros e a musculatura bulbar, lembrando um quadro de poliomielite (ver Capítulo 355) em razão da multifocalidade. Ela também pode ser confundida com a síndrome de Guillain-Barré (ver Capítulo 392). A raiva paralítica ocorre, tipicamente, em conjunto com encefalite febril.

DIAGNÓSTICO

Os achados na análise do LCR podem ser anormais na raiva humana. Um quadro de pleocitose linfocítica, geralmente menos de 100 leucócitos/$\mu\ell$, é encontrado em mais de 50% dos pacientes na primeira semana da doença. A concentração proteica no LCR é, em geral, levemente elevada e o nível de glicose em geral é normal.

Os exames de imagem de pacientes com raiva são, às vezes , úteis. A RM pode mostrar envolvimento da substância cinzenta, e particularmente do tronco encefálico, com aumento de sinal em T2, em geral sem realce. A RM da medula espinal em pacientes com raiva paralítica pode mostrar aumento de sinal em T2, multifocal, imitando encefalomielite disseminada aguda. O envolvimento da substância cinzenta cerebral, incluindo as estruturas do hipocampo e dos núcleos da base, indica a predileção pela substância cinzenta e, com frequência, o envolvimento bilateral de estruturas supratentoriais. Entretanto, a RM não é confiável para excluir a raiva.

Anticorpos séricos contra o vírus da raiva não são, em geral, encontrados em pacientes não imunizados até a segunda semana da doença, e os pacientes podem morrer antes de terem um nível detectável de anticorpos séricos. Os anticorpos também podem ser detectados no LCR, mas sua ausência não é confiável para exclusão do diagnóstico. Classicamente, corar uma amostra de pele para biopsia obtida de uma área perto da nuca do paciente para antígeno da raiva nos nervos sensitivos pode confirmar o diagnóstico de raiva. Como alternativa, o RNA da raiva pode ser detectado por PCR. As amostras típicas para detectar o vírus incluem: saliva, tecido cerebral ou LCR. Um resultado positivo confirma o diagnóstico, mas o valor de exclusão de resultados negativos é desconhecido.

TRATAMENTO

Após a mordida do animal, é típico o tratamento local com imunoglobulina antirrábica e o tratamento sistêmico com a vacinação.[11] A profilaxia após exposição à raiva inclui limpeza local do ferimento, imunização passiva com imunoglobulina e imunização ativa com a vacina da raiva. Vacinas contra a raiva, a partir do vírus inativado em cultura celular, são usadas para imunização ativa, e o risco de encefalomielite disseminada aguda induzida pela vacinação tem sido acentuadamente reduzida pelo uso dessas vacinas. Entretanto, uma vez manifestada a encefalite por raiva, não está claro se a vacinação, embora usada regularmente, tem qualquer papel para melhorar o desfecho. Agentes antivirais e várias imunoterapias, incluindo ribavirina e interferona-α, já foram tentados no tratamento de raiva, geralmente sem sucesso. Embora um paciente tenha sobrevivido com o uso de coma terapêutico sem vacinação, relatórios subsequentes de pacientes tratados de maneira semelhante foram associados a desfechos fatais. O tratamento é, por outro lado, de suporte e o desfecho é, na essência, sempre fatal.

Os profissionais de saúde podem, às vezes, ter exposições de alto risco relacionadas ao contato com a pele lacerada ou mucosa atingida por respingo das secreções do paciente. Dada a falta de transmissão documentada de raiva de humano para humano, uma abordagem conservadora parece apropriada. Uma vacina de mRNA está atualmente sendo analisada para profilaxia primária em indivíduos de alto risco.[12]

Causas raras de encefalite

O vírus da coriomeningite linfocítica (ver Capítulo 384) é uma infecção humana adquirida de camundongos. Tipicamente, os humanos adquirem a infecção por contato com alimentos ou poeira contaminados pelas excreções dos camundongos domésticos. Mais usualmente, a doença humana ocorre no inverno, quando o hospedeiro natural tende a entrar nos ambientes. Ela também pode ser adquirida como consequência da exposição laboratorial por cuidadores humanos.

O vírus da caxumba (ver Capítulo 345) é adquirido tipicamente pela via respiratória. A infecção pode ocorrer durante todo o ano, mas a incidência é mais alta durante a primavera. Embora o vírus da caxumba infecte os dois sexos igualmente, a meningoencefalite se desenvolve no homem três vezes mais frequentemente do que nas mulheres. Os programas de vacinação nos EUA tornaram rara a encefalite por caxumba.

A encefalite autoimune é descrita no Capítulo 383.

TRATAMENTO

Não existe terapia antiviral efetiva para a maioria das formas de encefalite viral, exceto para a encefalite por HSV. Entretanto, em razão da demora usual em se estabelecer ou excluir o diagnóstico de encefalite por herpes simples, os pacientes com suspeita de terem encefalite deverão iniciar a terapia com aciclovir (10 mg/kg IV, cada 8 horas durante 2 semanas), enquanto as análises do LCR são realizadas para se elaborar um diagnóstico.

Medidas de suporte para pacientes com encefalite incluem, geralmente, tratamento em unidade de terapia intensiva (UTI) nas fases iniciais da doença. As convulsões são comuns e frequentemente refratárias a medicamentos antiepilépticos; entretanto, as próprias convulsões podem aumentar a morbidade e a mortalidade, de modo que são necessárias tentativas de tratamento vigoroso (ver Capítulo 375).

Em pacientes imunossuprimidos (Tabela 386.1), o espectro de infecções possíveis é mais amplo e potencialmente mais tratável. Os exemplos incluem o vírus varicela-zóster (ver Capítulo 351), com aciclovir administrado em doses similares àquelas usadas para o herpes-vírus simples, e citomegalovírus (ver Capítulos 346 e 352), com ganciclovir administrado a 5 mg/kg IV, a cada 12 horas durante 2 semanas, ou cidofovir administrado a 5 mg/kg IV, semanalmente, por 2 semanas, embora alguns pacientes precisem de valganciclovir oral a longo prazo (900 mg cada 24 horas) ou cidofovir intravenoso (5 mg/kg a cada 2 semanas). A encefalite pelo HIV (ver Capítulo 366) responde em graus variáveis à terapia antirretroviral tripla. Por comparação, não há tratamentos específicos atualmente eficazes contra o vírus Epstein-Barr (ver Capítulos 346 e 353) e o vírus JC (leucoencefalopatia multifocal progressiva [ver Capítulo 346]). Sucesso variável tem sido informado para tratamento da encefalite humana pelo herpes-vírus 6 em receptores de transplante de células-tronco hematopoéticas usando ganciclovir, foscarnet ou valganciclovir, ou em combinação (ver Capítulo 336, Tabela 336.4).

PROGNÓSTICO

O prognóstico da encefalite depende da causa, com taxa de mortalidade de aproximadamente 6 a 10% nos EUA. A encefalite por herpes simples, mesmo com o tratamento adequado, tem 20% de mortalidade, e a probabilidade de morbidade persistente de grande porte com convulsões ou transtornos de memória e de comportamento é de 35 a 40%. Cada um dos arbovírus tem taxa de mortalidade diferente, com a encefalite equina do leste associada à mais alta mortalidade. O vírus da encefalite de La Crosse tem o índice mais baixo de mortalidade.

Algumas formas de encefalite apresentam sequelas específicas, como surdez neurossensorial ou hidrocefalia associada à encefalite por caxumba. Cerca de 50% dos sobreviventes apresentarão sequelas clínicas significativas. Em um grande estudo sobre encefalite aguda, fatores que estavam associados a pior prognóstico incluíam: idade avançada, estado de comprometimento imunológico, coma, ventilação mecânica e trombocitopenia aguda. Por outro lado, a causa da encefalite, o desenvolvimento de convulsões ou déficit neurológico focal e os achados na RM não foram associados a desfechos clínicos.

REFERÊNCIAS BIBLIOGRÁFICAS

As referências bibliográficas, bem como os outros materiais suplementares deste livro, encontram-se no GEN-IO, nosso ambiente virtual de aprendizagem.

387

DOENÇAS PRIÔNICAS

PATRICK J. BOSQUE

DEFINIÇÃO

Doenças priônicas são um grupo de condições neurodegenerativas de seres humanos e outros mamíferos intimamente relacionadas. Nas doenças priônicas, uma proteína cerebral normal, conhecida como proteína priônica (PrP), se agrega em uma conformação anormal.[1] Essa forma anormal da proteína pode atuar como um agente infeccioso, chamado príon, e transmitir a doença para outro hospedeiro. O príon é, portanto, uma conformação de proteína infecciosa que não contém ácido nucleico específico. O nome doença de Creutzfeldt-Jakob (DCJ) é aplicado às formas humanas mais comuns de doença priônica, embora outros nomes também sejam usados para algumas formas.

EPIDEMIOLOGIA

As doenças priônicas ocorrem em níveis globais, com incidência de 1 a 2 casos por milhão de pessoas anualmente. Esses quadros podem ser adquiridos de maneira esporádica, genética ou por infecção, mas a doença esporádica responde por cerca de 90% dos casos e as formas genéticas, por quase todos os remanescentes. A exposição tanto dietética quanto iatrogênica têm transmitido a doença priônica aos seres humanos, mas a forma infecciosa adquirida é extremamente rara, representando menos de 1% dos casos na maioria das populações humanas.

A doença priônica esporádica é tipicamente uma doença da meia-idade tardia ou de idade mais avançada, com pico de incidência na oitava década de vida. Entretanto, casos aparentemente esporádicos foram informados em indivíduos jovens, de 16 anos, e idosos de 98. As formas genéticas tendem a apresentar início mais precoce, com pico na sexta década de vida.

Dois surtos de doença priônica – *kuru* e a DCJ variante (DCJv) em humanos – foram causados por exposição dietética. *Kuru* foi epidêmico em tribos da região das terras altas da Nova Guiné e surgiu provavelmente como um caso de doença priônica esporádica, que então foi disseminada por rituais de canibalismo. Acredita-se que as últimas exposições tenham ocorrido no final da década de 1950, mas novos casos se deram recentemente, em 2009, indicando, assim, um período máximo de incubação de, pelo menos, 50 anos.

A DCJ variante (DCJv) é causada pela ingestão de carne de gado infectado com a doença priônica, conhecida como encefalopatia espongiforme bovina. Essa variante surgiu primeiro na Grã-Bretanha, em 1994, cerca de 10 anos após um surto epidêmico grave de encefalopatia espongiforme bovina naquela região. Apesar da exposição de milhões de pessoas à carne contaminada com essa doença priônica, somente 228 pessoas foram identificadas como tendo contraído DCJv[2] no mundo todo, cuja incidência diminuiu nos anos mais recentes, pois o surto da encefalopatia espongiforme bovina no gado foi contido e foi restringida a entrada de carne contaminada na cadeia de distribuição de alimentos.

A encefalopatia espongiforme (*scrapie*) em ovelhas e a doença consuntiva crônica em veados e alces são endêmicas em algumas populações desses animais. Ao contrário da encefalopatia espongiforme bovina, nenhuma delas foi confirmada como tendo sido transmitida aos seres humanos.

Aloenxertos de dura-máter de cadáver contaminados por príons e injeções do hormônio do crescimento derivado da hipófise causaram, cada qual, mais de 200 casos iatrogênicos de DCJ. A maioria dos casos associados à dura-máter surgiu de um único produto, Lyodura®, fabricado antes de maio de 1987.[3] Todos os casos de hormônio do crescimento envolvem produtos derivados de hipófises de cadáver antes que o hormônio do crescimento recombinante se tornasse disponível na década de 1980. O sangue e os hemoderivados de doadores com a DCJv transmitiram a doença, mas talvez, surpreendentemente, a DCJ esporádica não tenha sido transmitida por hemoderivados.[4] Outros modos de disseminação iatrogênica de DCJ são muito raros. Instrumentos cirúrgicos contaminados estão convincentemente documentados como transmissores da DCJ em seis ocasiões, e os transplantes de córnea, em apenas duas.

BIOPATOLOGIA

A PrP é uma glicoproteína da superfície da célula normalmente produzida no cérebro e em vários outros tecidos. Sua função é desconhecida, mas ela pode ter um papel no metabolismo do cobre. Uma forma anormalmente agregada de PrP, denominada PrP^{Sc}, se acumula no cérebro na doença priônica. Notavelmente, a PrP^{Sc} é capaz de recrutar a forma normal de PrP para o agregado patológico. A estrutura precisa dos agregados de PrP^{Sc} e o mecanismo de propagação de príons são compreendidos parcialmente, mas um modelo conceitual básico propõe que regiões normais de alfa-hélices da PrP interagem diretamente com as folhas beta da PrP^{Sc}, perdem sua estrutura normal de alfa-hélices e se juntam ao agregado. Em algum ponto, o agregado em crescimento se rompe, criando, assim, partículas adicionais do agregado. Dessa maneira, um agregado de PrP^{Sc} pode propagar um agente infeccioso. Um aspecto curioso das doenças priônicas é o fato de que mais de uma estrutura agregada de PrP^{Sc} pode ser propagada de maneira estável, e essas várias "cepas" de príons podem dar origem a manifestações clínicas distintas.

Predominantemente, agregados de folhas beta de outras proteínas estão implicados como causa das doenças neurodegenerativas mais comuns (p. ex., a proteína beta-amiloide na doença de Alzheimer [ver Capítulo 374] e a sinucleína na doença de Parkinson [ver Capítulo 381]). Embora essas outras doenças não sejam sabidamente contagiosas, estudos recentes sugerem que um mecanismo de autopropagação, semelhante ao descrito anteriormente para as doenças priônicas, participe na patogênese desses agentes.[5]

Não se sabe o que inicia, precisamente, as doenças priônicas esporádicas ou genéticas. Nas formas infecciosas da doença priônica transmitidas pela via alimentar, os príons primeiro se replicam no sistema linfático entérico, incluindo as placas de Peyer. Do sistema linfático, os príons se espalham para o sistema nervoso central (SNC) por meio dos nervos simpáticos no tecido linfático. Uma vez no SNC, os príons parecem se disseminar de modo transináptico. Como ocorre com outras doenças neurodegenerativas associadas a acúmulos de proteínas agregadas, o mecanismo pelo qual os PrPs se agregam, causando disfunção neuronal e morte, é desconhecido.

Patologia

Tradicionalmente, as doenças priônicas são reconhecidas por uma combinação de vacuolização (estado esponjoso) da substância cinzenta, gliose astrocítica e perda de neurônios. Na prática moderna, o diagnóstico histológico se baseia na demonstração da presença de PrP^{Sc}, usando-se técnicas que exploram a grande resistência à degradação exibida por esses agregados de PrP. Certas formas da doença priônica mostram aparência histoquímica distinta e característica. Por exemplo, a variante DCJ produz um tipo peculiar de placa amiloide cercada por vacúolos, a chamada placa florida.

Genética

Todas as formas herdadas de doença priônica são causadas por mutações na sequência de codificação da PrP do gene *PRNP*. As mutações associadas às formas familiares de doença priônica incluem mais de 20 mutações *missense* (de sentido trocado), duas mutações de parada prematura e uma série de inserções em uma região de sequência repetida de oito aminoácidos. As formas genéticas da doença priônica são transmitidas em padrão autossômico dominante, em geral com penetrância alta, porém incompleta. Três formas distintas de doença priônica estão associadas a certas mutações de *PRNP*. Primeiro, a síndrome de Gerstmann-Sträussler-Scheinker é causada por qualquer uma de várias mutações em *PRNP*, a mais comum das quais codifica a substituição de leucina por prolina no códon 102 (P102L). Patologicamente, há acúmulos de placas de amiloide de PrP no cérebro, especialmente no cerebelo. Segundo, a insônia familiar fatal é causada por mutação D178N (asparagina por aspartato na posição 178) no mesmo alelo que a metionina no códon polimórfico 129 de *PRNP*. Patologicamente, existe perda neuronal e acúmulo de PrP^{Sc} no tálamo. Por outro lado, a mutação D178N em um alelo com valina no códon 129 causa uma doença indistinguível da DCJ esporádica. Terceiro, algumas mutações *PRNP* causam demência levemente progressiva. A mais comum dessas mutações são grandes expansões da região de repetição do octapeptídio.

Certos genótipos comuns afetam a suscetibilidade à doença priônica. O códon 129 do *PRNP* é polimórfico, com alelos que codificam para valina ou para metionina. Pessoas homozigotas (129VV ou 129MM) nesse alelo são super-representadas entre vítimas de DCJ esporádica, e todas as vítimas da DCJv carreiam 129M em ambos ao alelos de *PRNP*.

MANIFESTAÇÕES CLÍNICAS

A DCJ esporádica é a doença priônica mais comum em seres humanos.[6] Em aproximadamente 25% dos casos, os pacientes ou as famílias deles informam um pródromo de transtorno psiquiátrico, como ansiedade, depressão ou sono alterado. A disfunção cognitiva é, em geral, o sinal neurológico mais proeminente; mas, diferentemente da doença de Alzheimer, a doença priônica causa tipicamente sinais motores (p. ex., ataxia, bradicinesia, espasticidade) e vagos transtornos sensitivos somáticos. A mioclonia é característica, mas não um sinal patognomônico. Talvez a característica mais marcante da doença priônica seja o ritmo de sua progressão. Tipicamente, reduções evidentes na função neurológica podem ser observadas em um período de várias semanas.

As variações nessa apresentação típica podem ocorrer e são comuns em doença de transmissão genética e infecciosa. Na síndrome de Gerstmann-Sträussler-Scheinker, a ataxia é o sinal inicial mais proeminente, e a demência ocorre mais tarde no curso da doença. A doença piora lentamente, se comparada à DCJ esporádica (tipicamente 5 a 6 anos do início até o óbito). A insônia familiar fatal começa com ansiedade, depressão e transtorno do sono, seguido de ataxia e outros sinais motores; demência ocorre relativamente tarde. Algumas formas familiais da doença priônica têm uma progressão tão lenta que chegam a ter manifestações clínicas semelhantes àquelas da doença familiar de Alzheimer (ver Capítulo 374) ou doença de Huntington (ver Capítulo 382).

A DCJv, adquirida por exposição aos príons da encefalopatia espongiforme bovina, é clinicamente diferenciada da DCJ esporádica, pela idade média muito mais jovem no início da doença (média, 26 anos; faixa 12 a 74 anos), sinais psiquiátricos e sensitivos mais proeminentes no começo da doença e aparecimento tardio de demência e de sinais motores. A DCJ iatrogênica geralmente lembra a DCJ esporádica, mas um subconjunto de pacientes pode apresentar uma forma atáxica que compartilha, clínica e patologicamente, alguns aspectos da síndrome de Gerstmann-Sträussler-Scheinker. O *kuru* começa com dor em membros, seguida de ataxia cerebelar e tremor ("*kuru*" significa "calafrios" no idioma de Papua-Nova Guiné). A demência evidente ocorre mais tarde no curso da doença.

Às vezes, a DCJ esporádica se apresentará com aspectos clínicos atípicos, como os casos que são clínica e bioquimicamente indistinguíveis da insônia familiar fatal, sem qualquer mutação em *PRNP*. Outro desses exemplos é a "encefalopatia de protease variável", que se apresenta similar à demência de lobo frontal. Pelo menos algumas dessas variações clínicas na doença esporádica priônica são causadas pela propagação de cepas de príons, que são diferentes da cepa geralmente associada à DCJ esporádica.

DIAGNÓSTICO

O diagnóstico da doença priônica deve ser considerado para todos os pacientes com comprometimento cognitivo rapidamente progressivo mas é importante saber que certos distúrbios estruturais, inflamatórios, metabólicos, endócrinos e nutricionais tratáveis podem se assemelhar à doença priônica (Tabela 387.1). Em particular, quaisquer sinais de inflamação do líquido cefalorraquidiano (LCR) devem alertar para a possibilidade de diagnóstico diferente daquele da doença priônica. O médico também precisa considerar exames especiais à procura de algumas condições raras, porém tratáveis (Tabela 387.2).

Os métodos para amplificação de príons *in vitro*, como o RT-QuIC (*Real-Time Quaking-Induced Conversion*),[a] atualmente têm especificidades que chegam a 99%,[7] reduzindo, assim, de maneira substancial, a probabilidade de um diagnóstico falso-positivo. Nos EUA, o exame de LCR usando tal método está disponível pelo National Prion Disorders Pathology Service Center (disponível em: http://www.cjdsurveillance.com).

O diagnóstico da doença priônica também pode ser sugerido por alguns exames. A hiperintensidade incomum dos núcleos da base e do tálamo e, às vezes, do córtex cerebral em determinadas sequências da ressonância

Tabela 387.1	Diagnóstico diferencial de demência rapidamente progressiva.
Doenças neurodegenerativas que podem se assemelhar à DCJ	Doença de Alzheimer (ver Capítulo 374), doença difusa com corpúsculos de Lewy (ver Capítulo 374), demência frontotemporal (ver Capítulo 374), degeneração corticobasal (ver Capítulo 374), paralisia supranuclear progressiva (ver Capítulo 381)
Doenças tratáveis que mimetizam a DCJ	**Autoimunes:** vasculite do SNC (ver Capítulo 254), encefalite límbica (ver Capítulo 386), encefalopatia de Hashimoto (ver Capítulo 386), encefalopatia anticanal de potássio regulado por voltagem, sarcoidose (ver Capítulo 89), encefalopatia autoimune responsiva a esteroides (ver Capítulo 386) **Infecções:** encefalite viral (ver Capítulo 386), meningite crônica (ver Capítulo 384), doença de Whipple (ver Capítulo 259) **Neoplasias:** linfoma primário do SNC (ver Capítulo 176), linfoma intravascular (ver Capítulo 176) **Vascular:** fístula arteriovenosa dural **Nutritional:** encefalopatia de Wernicke (ver Capítulo 388) **Toxicidades:** lítio, bismuto, metotrexato

DCJ = doença de Creutzfeldt-Jakob; SNC = sistema nervoso central.

[a]N.R.T.: Conversão em tempo real induzida por tremores. Técnica utilizada para testar a formação de agregados induzidos pela amostra suspeita, utilizando-se emissão por fluorescência e abalos.

Tabela 387.2 Avaliação de demência rapidamente progressiva.

Rastreamento inicial	**Anamnese:** revisão à procura de exposição a antidepressivos tricíclicos, lítio, bismuto, metotrexato etc.; considerar níveis sanguíneos se houver suspeita de toxicidade **Exames de sangue:** níveis de glicose, sódio, cálcio, ureia, creatinina, aminotransferases hepáticas, albumina, vitamina B_{12}, hormônio estimulador da tireoide; RNI, antígeno antinuclear, análise de HIV e sorologia para sífilis **Exames de imagens:** RM do cérebro, incluindo sequências DWI **LCR:** glicose, proteína, contagem celular, VDRL
Testes complementares a considerar	**Soro:** anticorpos contra tiroglobulina, peroxidase da tireoide, canal de potássio voltagem-dependente, Hu (ANNA-1) **LCR:** citologia, citometria de fluxo **EEG** **Biopsia do cérebro**
Achados de exames que dão suporte ao diagnóstico de doença priônica	**LCR:** ensaio de amplificação de príons (p. ex., RT-QuIC)* Níveis de proteínas 14-3-3 e tau* **RM:** hiperintensidade de T2 nos núcleos da base, às vezes no córtex **EEG:** complexos periódicos de ponta-onda

DCJ = doença de Creutzfeldt-Jakob; DWI = imagens ponderadas em difusão; EEG = eletroencefalografia; HIV = vírus da imunodeficiência humana; RNI = razão normalizada internacional; LCR = líquido cefalorraquidiano; RM = ressonância magnética; VDRL = Venereal Disease Research Laboratory.
*Nos EUA, disponível pelo National Prion Disorders Pathology Service Center.

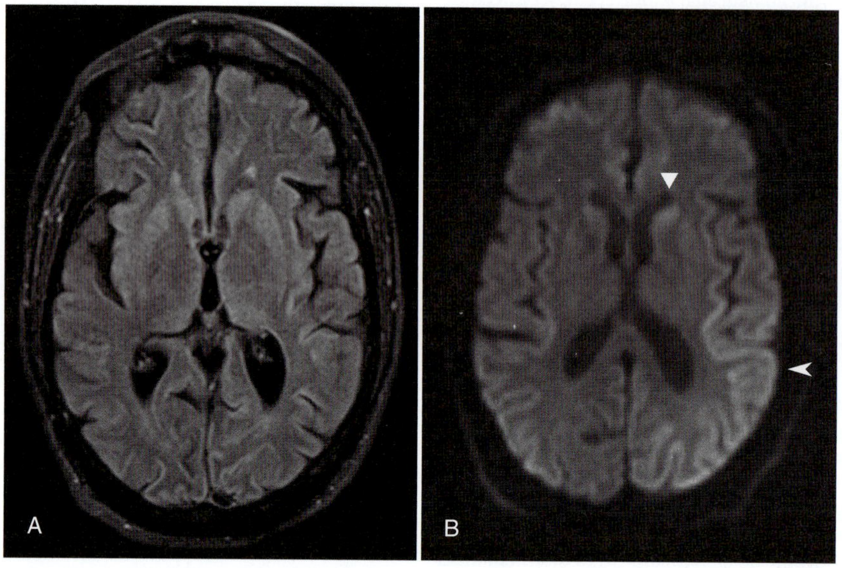

FIGURA 387.1 Aparência na RM da doença de Creutzfeldt-Jakob esporádica. A figura mostra sequência FLAIR (**A**) e imagens ponderadas em difusão (**B**) do cérebro de um paciente com doença de Creutzfeldt-Jakob esporádica. O excesso de brilho é quase imperceptível na imagem FLAIR, mas está prontamente evidente na imagem ponderada por difusão em várias regiões do córtex cerebral, particularmente na região parietal esquerda (*ponta de seta entalhada*). Além disso, o núcleo caudado esquerdo (*ponta de seta triangular*) se mostra com brilho anormal.

magnética (RM) (ponderadas em T2, FLAIR e ponderadas em difusão) ocorre em cerca de dois terços dos casos de DCJ (Figura 387.1). O eletroencefalograma (EEG) em pacientes com DCJ pode mostrar um padrão de complexos trifásicos de grande amplitude. A especificidade desses exames é de aproximadamente 80%, e essas mesmas anormalidades ocorrem, às vezes, em condições tratáveis que imitam a doença priônica. Níveis elevados no LCR das proteínas neuronais 14-3-3 e tau podem complementar os ensaios de amplificação, mas, como a RM e o EEG, devem ser interpretados com consideração cuidadosa de diagnósticos alternativos.

O diagnóstico definitivo da doença priônica pode ser feito por exame bioquímico e histológico de tecido cerebral, obtido por biopsia ou necropsia. Centros nacionais ou regionais especializados em doença priônica, como o National Prion Disorders Pathology Service Center nos EUA, podem ajudar os patologistas em análise tecidual. Em pacientes com história familiar de doença neurodegenerativa coerente com doença priônica, a determinação da sequência da região de codificação proteica do gene da proteína priônica pode ser diagnóstica se uma mutação for encontrada.

TRATAMENTO E PROGNÓSTICO

As doenças priônicas são incuráveis e nenhum tratamento melhora de maneira significativa o curso da doença. A maioria dos pacientes com DCJ esporádica morre no ano seguinte ao início dos sintomas, após progredirem para um estado de mutismo acinético. Os pacientes com a síndrome de Gerstmann-Sträussler-Scheinker e certas outras formas genéticas ou variantes da doença priônica podem viver um pouco mais. Existem modelos animais excelentes dessa doença, e várias abordagens terapêuticas novas estão sob investigação ativa. Vale a pena considerar a inclusão de pacientes em estudos clínicos experimentais, quando disponíveis (http://clinicaltrials.gov).

PREVENÇÃO

A maioria dos casos de doença priônica ocorre esporadicamente e não pode ser evitada. Casos genéticos podem ser potencialmente prevenidos por aconselhamento genético e exames pré-natais, embora seja uma questão eticamente complexa a justificativa de que tais medidas possam impedir uma doença de não se manifestar até a meia-idade ou mais tarde. Casos transmitidos por infecção são atualmente passíveis de medidas preventivas, incluindo evitar a transmissão cirúrgica decorrente de instrumentos ou enxertos de tecido contaminados e proteger o suprimento de alimentos humanos da carne e derivados contaminados com a encefalopatia espongiforme bovina ou outros príons de ruminantes. A doença consuntiva crônica de veados e alces em certas regiões dos EUA e o *scrapie*, que afeta ovelhas e cabras, são endêmicos em níveis baixos nesse país e em muitos outros. Nenhuma dessas doenças priônicas foi atribuída de maneira convincente à doença humana, mas a prudência determina que os seres humanos devam evitar ingerir qualquer animal infectado por príons.

REFERÊNCIAS BIBLIOGRÁFICAS

As referências bibliográficas, bem como os outros materiais suplementares deste livro, encontram-se no GEN-IO, nosso ambiente virtual de aprendizagem.

388

DISTÚRBIOS NEUROLÓGICOS RELACIONADOS À NUTRIÇÃO E AO ÁLCOOL

BARBARA S. KOPPEL

Vitaminas e minerais, elementos essenciais para o funcionamento celular, precisam ser obtidos do meio ambiente porque o corpo não consegue produzi-los. Eles são necessários para o desenvolvimento embrionário e inicial, bem como para a manutenção subsequente da função metabólica do sistema nervoso (central e periférico). As deficiências podem causar diversas síndromes neurológicas (Tabela 388.1), cada uma com um conjunto bem definido de sintomas/sinais que dependem da(s) localização(ões) da patologia resultante, da duração da deficiência e da existência potencial de múltiplas deficiências.

A deficiência vitamínica adquirida (ver Capítulo 205) pode ser causada por desnutrição (ver Capítulo 203) ou má absorção (ver Capítulo 131). A deficiência funcional pode resultar do aumento da demanda decorrente de sepse (ver Capítulo 100), condições inflamatórias crônicas, diálise renal (ver Capítulo 121) ou outro tipo de estresse.

Condições hereditárias (genéticas) manifestam-se no início da vida, até mesmo no primeiro ano de vida, em razão da falha de absorção de vitaminas no intestino ou de sua ligação e transporte a seu local de ação, como mitocôndrias, neurônios e células da glia. Etilismo, quimioterapia, consumo de mandioca-brava ou outras neurotoxinas no contexto de certas deficiências de vitaminas (geralmente B_1) contribuem sinergicamente para a neuropatologia.[1] A predisposição genética também pode explicar por que nem todos os pacientes que consomem os mesmos alimentos ou ingerem a mesma quantidade de álcool etílico desenvolvem deficiências.

A desnutrição é a causa mais comum de deficiência de vitaminas em localizações geográficas economicamente desfavorecidas, especialmente em épocas de seca. A dependência excessiva de uma única fonte de alimento, especialmente uma que perdeu seu valor nutricional – como arroz polido, milho não tratado ou grãos estragados – pode precipitar doenças. Em contrapartida, as tentativas de lidar com a obesidade,[2] como seguir uma dieta da moda ou se submeter a uma cirurgia bariátrica restritiva sem vitaminas suplementares, podem causar doenças. Mesmo quando suprimentos alimentares adequados estão prontamente disponíveis, a desnutrição pode ser causada por consumo inadequado em virtude da obstrução mecânica de um câncer de boca ou do sistema digestório, dietas desequilibradas, jejum, anorexia, náuseas crônicas ou vômitos recorrentes ou persistentes.

As causas iatrogênicas incluem a falta de alimentação de pacientes em coma, não autossuficientes (demência [ver Capítulo 374], lesão cerebral [ver Capítulo 371], doença psiquiátrica [ver Capítulo 369]) ou disfagia, como pode ocorrer após um acidente vascular encefálico (AVE) ou lesão da medula espinal. A deficiência de vitaminas também pode resultar da não inclusão de quantidades adequadas de suplementos vitamínicos e minerais nas dietas parenterais ou entéricas líquidas.

A má absorção (ver Capítulo 131) por longos períodos pode causar deficiência de vitaminas lipossolúveis, como a vitamina E, e até mesmo substâncias com maiores reservas corporais, como vitamina B_{12} e cobre.[3] À medida que a cirurgia bariátrica se torna mais comum no tratamento da obesidade mórbida (Capítulo 207), os pacientes que não mantêm sua suplementação vitamínica após procedimentos do tipo *bypass*, ou aqueles que limitam extremamente a ingestão após passar por procedimentos restritivos (banda gástrica, gastrectomia vertical), estão em alto risco de síndromes de deficiência vitamínicas, principalmente deficiência de tiamina aguda, mas também casos tardios de deficiência de cobre e B_{12}.

DEFICIÊNCIA DE VITAMINAS HIDROSSOLÚVEIS

Deficiência de tiamina (vitamina B_1)

A tiamina é convertida em pirofosfato de tiamina, que é uma coenzima necessária no metabolismo da glicose e dos lipídios para a produção de energia e na síntese de neurotransmissores a partir de aminoácidos de cadeia ramificada (ver Capítulo 205). As reservas se esgotam após 2 a 3 semanas, e ainda antes em condições de alta demanda, como gestação, lactação ou infecção. As necessidades diárias de cerca de 1 mg (0,33 mg a cada 1.000 calorias) podem ser obtidas de fontes alimentares como grãos inteiros, legumes, carne e pão ou cereais fortificados.

BERIBÉRI

Nos países em desenvolvimento, a manifestação mais comum de deficiência de tiamina é o beribéri, caracterizado por neuropatia axonal sensorimotora periférica com dormência, parestesias ou dor em queimação, ocasionalmente acompanhada por edema periférico de insuficiência cardíaca ("beribéri úmido").[4] Outras causas da deficiência de tiamina incluem o consumo habitual de alimentos nos quais a vitamina foi inativada pelo processamento (p. ex., arroz polido), cozimento excessivo ou ingestão de alimentos que contenham bactérias produtoras de tiaminase (p. ex., peixe cru). A deficiência também contribui para a neuropatia da quimioterapia.[5] Foi descrito que a deficiência de tiamina causa a síndrome de taquicardia ortostática postural.

ENCEFALOPATIA DE WERNICKE

Mesmo a deficiência de tiamina a curto prazo pode resultar em encefalopatia de Wernicke, uma síndrome caracterizada pelo desenvolvimento e progressão insidiosa (ao longo de dias a semanas) de confusão ou *delirium*, movimentos oculares anormais e ataxia imediatamente 2 semanas após as reservas de tiamina terem sido esgotadas, especialmente em pacientes em estado grave. A encefalopatia de Wernicke ocorre com mais frequência no quadro de desnutrição e vômitos prolongados em pacientes com abuso crônico de álcool. Com base nas alterações anatomopatológicas achadas na necropsia, apenas cerca de 25% dos casos são detectados antes da morte. Outros pacientes de risco incluem aqueles que manifestam vômitos excessivos por qualquer causa, além de cirurgia bariátrica;[6] pacientes com AIDS ou câncer com caquexia e desnutrição; ou pessoas que estejam cronicamente desnutridas.[7] Os sintomas e sinais da encefalopatia de Wernicke refletem a disfunção preferencial das regiões do cérebro que têm uma alta demanda por tiamina, um cofator nos ciclos de produção de energia, incluindo a barreira hematencefálica, tálamo anterior e centromediano, corpos mamilares, substância cinzenta periaquedutal, colículos superior e inferior e assoalho do quarto ventrículo. As alterações patológicas mais comuns nessas regiões incluem edema neuronal e hemorragias microscópicas, seguidas de gliose. Raramente, o córtex cerebral e o hipotálamo também são envolvidos. A deficiência da atividade da alfacetoglutamato desidrogenase em astrócitos leva à ativação microglial e à toxicidade glutamatérgica.

MANIFESTAÇÕES CLÍNICAS E DIAGNÓSTICO

A tríade completa de alteração do estado mental, movimentos oculares anormais e ataxia ocorre em apenas cerca de um terço dos casos. Os sintomas agudos podem ser provocados se glicose intravenosa (IV) ou alimentos forem administrados antes da reposição de tiamina. Como pode ser impossível coletar uma anamnese meticulosa até que a confusão do paciente desapareça, sinais físicos de alcoolismo crônico (p. ex., ginecomastia, angiomas cutâneos, eritema palmar, ascite, icterícia) (ver Capítulos 137 e 143) têm de ser procurados.

As alterações do estado mental variam de leve comprometimento da memória ou desatenção ao *delirium*, frequentemente com apatia ou abulia. As anormalidades dos movimentos oculares incluem nistagmo, olhar desconjugado e paralisia do olhar (Vídeo 388.1). Especialmente em pacientes etilistas, a ataxia pode afetar os membros (mais pernas do que braços), tronco e a marcha. É mais provável que pacientes não etilistas apresentem disfunção ocular (Vídeo 388.2).[8] Pacientes com encefalopatia de Wernicke também podem ter disfunção autônoma e hipotalâmica, com bradicardia e hipotermia, bem como papiledema, neuropatia óptica, convulsões e mioclonia.

Em pacientes sintomáticos, a ressonância magnética (RM) ponderada em T2 pode estar normal, mas muitas vezes demonstra aumento de sinal simétrico em decorrência de edema ou hemorragia nas áreas afetadas, na maioria das vezes tálamo periventricular, regiões periaquedutais no assoalho do quarto ventrículo ou cerebelo, e nos corpos mamilares.[9] Se um paciente estiver muito doente para ser submetido à RM, a tomografia computadorizada (TC) é uma alternativa menos sensível (Figura 388.1).

Tabela 388.1 Resumo das deficiências de vitaminas e minerais.

DEFICIÊNCIAS DE VITAMINAS E MINERAIS	SÍNDROMES NEUROLÓGICAS	TESTES	TRATAMENTO	CAUSAS (DIFERENTES DA MALNUTRIÇÃO)
A (Retinol)	Cegueira por dano à retina ou à córnea	Campos visuais, acuidade visual Nível sérico < 30 a 65 μg/dℓ	30.000 UI vitamina A por dia × 1 semana ou 60.000 μg × 2 dias, repetidos após 2 semanas	Hipotireoidismo, diabetes, insuficiência renal ou hepática
B_1 (tiamina)	Encefalopatia de Wernicke: ataxia, nistagmo, oftalmoparesia, confusão, *delirium* Síndrome de Korsakoff: amnésia, confabulação Beribéri: neuropatia axonal	RM: lesões simétricas do mesencéfalo (área periaquedutal), ponte, hipotálamo, tálamo, cerebelo RM: necrose dos corpos mamilares, tálamo dorsomedial e anterior Testes de condução nervosa: amplitude diminuída Nível de tiamina sérica < 20 ng/dℓ Transcetolase eritrocitária diminuída	Prevenir com 100 mg/dia VO antes e por 1 ano após a cirurgia bariátrica, 100 mg IV antes da administração de glicose ou realimentação após inanição Tratar a encefalopatia de Wernicke com 5 dias de tiamina, 100 a 500 mg/dia IV ou IM, em seguida VO 100 mg/dia Antioxidantes (*N*-acetilcisteína)	Alcoolismo, cirurgia bariátrica ou outra grande cirurgia gastrintestinal, vômitos prolongados, hemodiálise, tratamento diurético da insuficiência cardíaca, caquexia, 5-fluoruracila, outros bloqueadores da produção de tiamina fosfato
B_3 (niacina)	Pelagra: confusão, demência, fraqueza, ataxia, espasticidade, mioclonia, glossite, dermatite, fotossensibilidade	NAD de eritrócitos, niacina plasmática, N1-metilnicotinamida urinária	Ácido nicotínico, 50 mg VO, 3 vezes/dia ou 25 mg IV, 3 vezes/dia; nicotinamida, 50 a 100 mg IM ou VO, 2 vezes/dia	Alcoolismo, dieta à base de milho ou cereais, síndrome de Hartnup, síndrome carcinoide
B_5 (ácido pantotênico)	Disestesias, parestesias no pé	Deficiência de coenzima A	5 mg/dia VO	Desnutrição grave
B_6 (piridoxina)	Neuropatia, ataxia sensitiva, depressão Epilepsia por deficiência de piridoxina infantil e do adulto	PLP plasmático < 27 nmol/ℓ; ácido 4-piridóxico, < 3 nmol ↑Homocisteína após teste de sobrecarga com metionina ↑α-AASA na urina, plasma, LCR	50 a 100 mg/dia VO para neuropatia (uso preventivo se fizer uso de antagonista de B_6) 100 a 200 mg/dia para epilepsia no adulto	Diverticulose, isoniazida, ciclosserina, outros antagonistas Defeitos genéticos na anquitina (aldeído desidrogenase), síntese piridoxal
B_{12} (cobalamina)	Mielopatia com paraparesia espástica e ataxia sensitiva, neuropatia periférica, neuropatia óptica, perda de memória, demência, contribuinte indireto ao AVE	Nível sanguíneo < 200 pg/mℓ ↑Ácido metilmalônico > 145 nmol/ℓ Anticorpos antifator intrínseco Anemia megaloblástica (medula óssea) Retardo dos potenciais evocados somatossensoriais ↑Homocisteína, total > 12,5 μmol/ℓ	B_{12} IM, 1.000 μg/dia durante 1 semana, em seguida semanalmente por 1 mês, em seguida mensalmente ou B_{12} oral, 1.000 μg/dia, ou B_{12} nasal, 500 μg semanalmente pelo resto da vida se a absorção estiver anormal, 50 a 100 μg/dia se a absorção estiver normal	Acloridria, anemia perniciosa, ressecção gástrica ou ileal, síndrome da alça cega, espru, HIV, infecção, anestesia com óxido nitroso (sobretudo abuso), *Diphyllobothrium latum*, dieta vegana
D (calciferol)	Miopatia proximal, muitas vezes dolorosa; comprometimento cognitivo Compressão secundária da medula espinal, plexo ou nervos periféricos do raquitismo ou da osteomalacia	Nível de vitamina D_3 25-(OH) < 10 ng/mℓ na urina Cálcio sérico ↑PTH > 54 pg/mℓ Osteopenia/osteoporose na densitometria óssea	Suplementação diária com 400 UI de colecalciferol (D_3), ou 50.000 UI de ergocalciferol (D_2) 3 vezes/semana se houver má absorção; usar o nível sanguíneo ou a excreção urinária do cálcio como guia (deve ser > 100 mg/dia)	Falta de exposição à luz do sol, incluindo uso de protetor solar; uso crônico de medicamento antiepiléptico
E (tocoferol)	Ataxia espinal e cerebelar, sinal de Babinski, oftalmoplegia, neuropatia periférica, retinite pigmentosa	Nível de vitamina E < 2,5 mg/ℓ (normal, 6 a 15 com nível lipídico normal) ↑Nível de A-β-lipoproteína, anticorpos antigliadina Análise genética para eliminar outras ataxias espinocerebelares, como a ataxia de Friedreich	Suplementar com 6 a 800 UI ou 5 a 10 mg/kg, 2 vezes/dia, para ataxia de causas genéticas, alfatocoferol hidrossolúvel 200 mg/kg/dia ou IM para má absorção até atingir nível sérico normal	Atresia biliar, doença celíaca, Genético: ↓ da proteína transportadora de alfatocoferol (8q13), proteína de transferência microssomal de triglicerídeo
Folato	Demência, deficiência de B_{12}, AVE	↑Homocisteína, nível plasmático < 2,5 μg/ℓ	1 mg, 3 vezes/dia até o nível normal, em seguida fazer a manutenção com 1 mg/dia Gestação: 1 a 4 mg/dia durante o primeiro trimestre se estiver tomando antagonista do ácido fólico ou em risco de defeitos do tubo neural	Má absorção ou uso de antagonista (metotrexato) ou um medicamento antiepiléptico
K (fitonadiona)	Hemorragia intracraniana	Elevação de RNI ou TP	Fitonadiona IM ao nascimento, vitamina K materna no último mês de gestação	Uso de medicação que aumente o metabolismo (p. ex., fenitoína)
Cobre	Mielopatia, neuropatia	Cu sérico < 75 μg/dℓ, ↓ Cu urinário, ceruloplasmina < 23 mg/dℓ RM: ↑ sinal T2 na medula cervical, coluna dorsal da medula espinal Mutação no gene *ATP7A* (doença de Menkes)	Cu elementar, 8 mg/dia VO ou 2 mg/dia IV na semana 1, 6 mg/dia na semana 2, 4 mg/dia na semana 3, 2 mg/dia se houver má absorção contínua Doença de Menkes: 250 mg de histidinato de cobre SC, 2 vezes/dia, 1 a 2 mg em um complexo multivitamínico após a cirurgia bariátrica	Doença de Wilson, doença de Menkes, etilismo, *bypass* gástrico, intoxicação por zinco
Magnésio	Convulsões, encefalopatia	Magnésio sérico < 1,5 mg/dℓ, corrigir para baixo nível de albumina	Sulfato de magnésio IV ou VO Evitar os medicamentos que depletam magnésio	Etilismo, sobretudo cerveja
Potássio	Fraqueza muscular, crônica, aguda	Potássio sérico < 3,5 mEq/ℓ, ECG	KCl (cloreto de potássio) IV ou VO até normalizar	Uso de diurético, bulimia

AASA = aminoadípico semialdeído; LCS = líquido cerebrospinal; ECG = eletrocardiografia; GI = gastrintestinal; IM = intramuscular; RNI = razão normalizada internacional; IV = intravenoso; RM = ressonância magnética; NAD = dinucleotídio de nicotinamida e adenina; PLP = piridoxal-5-fosfato (coenzima ativa de piridoxina); VO = via oral; TP = tempo de protrombina; PTH = paratormônio; SC = subcutâneo.

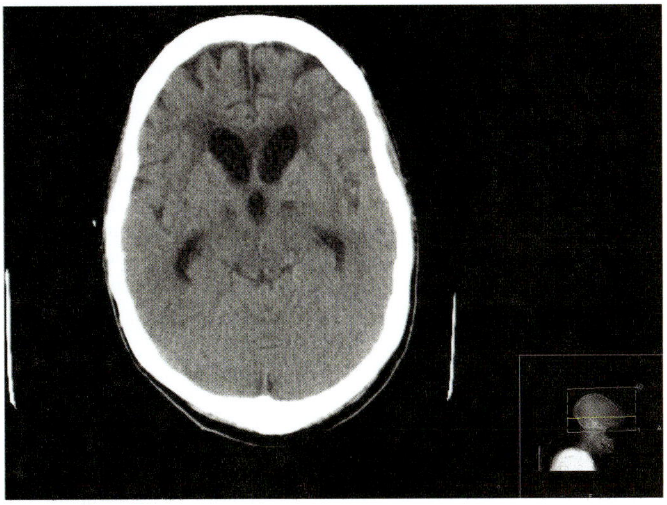

FIGURA 388.1 **Tomografia computadorizada do cérebro mostrando hipodensidades talâmicas que são típicas da encefalopatia de Wernicke.**

Níveis baixos de tiamina (< 50 mg/mℓ) são comuns, embora os níveis possam estar normais em cerca de 10% dos casos. Como a deficiência de tiamina interrompe o metabolismo dos carboidratos, os níveis séricos de lactato e piruvato podem estar elevados.

SÍNDROME DE KORSAKOFF

A síndrome de Korsakoff torna-se aparente em até 80% dos pacientes que sobrevivem à encefalopatia de Wernicke. É mais provável que ocorra associada ao quadro de etilismo do que na deficiência nutricional pura, envolvendo, assim, um mecanismo sinérgico que pode ocorrer em episódios repetidos de abstinência alcoólica com neurotoxicidade associada ao glutamato, agravada pela falta de tiamina. Os achados patológicos primários ocorrem no sistema límbico, especialmente nos corpos mamilares, amígdala e tálamo dorsomedial e anterior. O envolvimento cortical pode estar relacionado à neurotoxicidade do álcool, e não à deficiência de tiamina.

À medida que a confusão e o *delirium* da síndrome de Wernicke melhoram, torna-se aparente um estado amnéstico no qual os pacientes muitas vezes não têm consciência de seu comprometimento de memória. A síndrome de Korsakoff pode ser identificada de forma confiável apenas quando os pacientes conseguem cooperar com os testes neuropsicológicos após a resolução do *delirium* agudo e do estado confusional global. É caracterizada por amnésia episódica retrógrada e anterógrada desproporcional, confabulação transitória e alucinações. Ocasionalmente, existe psicose de Korsakoff, clínica ou histopatológica, sem episódios documentados de encefalopatia de Wernicke, talvez porque a encefalopatia de Wernicke fosse subclínica ou não reconhecida.

O déficit de memória, que impede o aprendizado de novas informações ou a aquisição de novas memórias, é desproporcionalmente grave em relação a outros aspectos da função cognitiva. Por exemplo, vigília, atenção, interações sociais e aprendizagem motora (memória procedural) geralmente estão bem preservados. Pode haver uma leve desorientação em relação ao tempo e ao lugar, e, às vezes, ocorrem apatia e outras alterações emocionais. A confabulação, na qual a intrusão de erros nas respostas às perguntas leva ao desenvolvimento de respostas sem a intenção de enganar, às vezes se apresenta espontaneamente nas primeiras semanas após a encefalopatia de Wernicke. Como é mais provavelmente um mecanismo compensatório, geralmente diminui com o tempo. Os testes neuropsicológicos frequentemente demonstram alterações emocionais e problemas leves na função executiva, que são indicativos de envolvimento do lobo frontal.

TRATAMENTO E PROGNÓSTICO

O tratamento profilático (ou seja, mais de 100 mg/dia) para qualquer pessoa que corra risco e a reposição oportuna de tiamina (ver Tabela 388.1) podem evitar ou tratar a encefalopatia de Wernicke, bem como beribéri.[10] No quadro agudo, altas doses de tiamina IV ou IM, que é recomendada para contornar quaisquer problemas com a deglutição ou absorção, levará rapidamente – muitas vezes em questão de horas – à resolução completa do nistagmo e da paresia oculomotora, seguida pela resolução da ataxia e, por fim das alterações do estado mental atribuíveis à deficiência de tiamina. Magnésio (ver Capítulo 111) e sódio também devem ser repostos se estiverem deficientes.

No entanto, muitos pacientes etilistas apresentam ataxia residual e comprometimento cognitivo, incluindo disfunção de memória, decorrente dos efeitos tóxicos do álcool etílico. Como resultado, cerca de 50% dos pacientes tratados morrem em 8 anos.[11] Como a síndrome de Korsakoff não responde à reposição de tiamina, a prevenção por meio do reconhecimento oportuno da encefalopatia de Wernicke é essencial. Não tratada, a encefalopatia de Wernicke é fatal em 90% dos casos, e a taxa de mortalidade é de 25% entre os casos conhecidos.

Deficiência de cobalamina (vitamina B_{12})

A cobalamina está envolvida nas vias da metionina que regulam a mielinização durante o desenvolvimento e mantêm a mielina ao longo da vida (ver Capítulo 205). A deficiência resulta em doença de sistemas combinada (neuropatia periférica e degeneração da medula espinal) ou degeneração combinada subaguda dos tratos dorsal (sensitivo) e lateral (motor) (*i. e.*, mielopatia). Os tratos da medula espinal que são disfuncionais resultam em comprometimento da percepção vibratória e da propriocepção, além de paraparesia espástica.

A deficiência de cobalamina raramente se deve à ingestão alimentar inadequada (p. ex., uma dieta vegana por vários anos), porque é armazenada no tecido adiposo e encontrada em muitos alimentos, especialmente proteína animal. A deficiência de cobalamina (ver Capítulo 155) é mais comum em indivíduos com mais de 60 anos porque a prevalência de gastrite atrófica (ver Capítulo 130) e acloridria aumenta em indivíduos mais velhos.[12] O uso prolongado de inibidores da bomba de prótons também pode causar a mesma falta de ácido gástrico e a necessidade de suplementação com B_{12}. Uma causa mais comum nos últimos anos é a cirurgia de *bypass* (em Y de Roux, não restritiva) para perda de peso. A intoxicação por óxido nitroso ("gás do riso"), geralmente decorrente do uso ilícito em vez da administração como anestésico, pode causar deficiência de cobalamina ao inativar a enzima metionina sintase independente de cobalamina. O tratamento a longo prazo do diabetes com metformina também pode reduzir os níveis de B_{12}. Níveis baixos de vitamina B_{12} foram associados a níveis mais altos de homocisteína, mas uma relação com doença vascular ou demência vascular não foi estabelecida.

MANIFESTAÇÕES CLÍNICAS

A desmielinização das colunas dorsais causa perda proprioceptiva que pode resultar em ataxia sensitiva decorrente da perda da propriocepção nos pés. O sinal de Romberg (falha em manter o equilíbrio com os olhos fechados) distingue a ataxia sensitiva da ataxia cerebelar. Quase sempre há uma neuropatia periférica axonal, que causa dormência e formigamento nas mãos e nos pés. A função motora também acaba sendo comprometida. O nervo óptico é o nervo craniano mais comumente envolvido, mas neuropatia vagal também foi descrita. Os sinais de envolvimento cerebral incluem perda de memória, alterações de personalidade e, ocasionalmente, alucinações e psicose. Encefalopatia e demência podem ocorrer, mas a deficiência de B_{12} pode ser um fenômeno secundário em um paciente com outra causa de comprometimento da memória, ou ambas as condições podem coexistir sem uma relação causal. Anormalidades neurológicas podem ocorrer sem anemia, embora a anemia seja grave em 20% dos pacientes com deficiência de vitamina B_{12}. Os sintomas geralmente progridem lentamente, mas podem aparecer rapidamente após a exposição à anestesia com óxido nitroso em indivíduos com deficiência preexistente de cobalamina subclínica.

DIAGNÓSTICO

Os níveis séricos de vitamina B_{12} geralmente são baixos (< 300 pg/mℓ), mas, em casos raros, são normais em pacientes sintomáticos. Nesses casos, os níveis séricos de ácido metilmalônico e homocisteína são testes auxiliares úteis porque esses níveis aumentam como resultado comprometimento de reações dependentes de cobalamina. A anemia perniciosa (ver

Capítulo 155) é grave em cerca de 20% dos pacientes. No entanto, tanto o hematócrito quanto o volume corpuscular médio às vezes estão normais porque os efeitos hematológicos da deficiência de cobalamina podem ser parcialmente mascarados pela suplementação de folato.

Níveis baixos de cobalamina às vezes são observados em pessoas normais, especialmente idosos, nos quais a demência, a polineuropatia periférica e a mielopatia podem ter uma miríade de causas. Portanto, um nível baixo de cobalamina pode refletir desnutrição ou má absorção, em vez de ser a causa dessas condições. A causalidade é definitivamente confirmada pela melhora clínica após a reposição de cobalamina, que geralmente começa após várias semanas e pode continuar por até 1 ano.

TRATAMENTO E PROGNÓSTICO

O tratamento geralmente se inicia com injeções subcutâneas ou IM de 500 a 1.000 μg de cobalamina diariamente por 1 semana e, em seguida, semanalmente por 1 mês. Após esse período, a suplementação oral com 50 a 100 μg diários de cianocobalamina geralmente é suficiente em pacientes com acloridria ou outras causas de má absorção; devem ser usados 1.000 μg/dia em pacientes com anticorpos contra o fator intrínseco. As formulações sublingual, adesivo transdérmico e gel nasal (500 μg semanais) não foram estudadas de forma adequada. A anemia pode ser corrigida pela reposição de altas doses de folato, mas o dano neurológico progredirá, a menos que a vitamina B_{12} seja administrada.

PROGNÓSTICO

Os sintomas neurológicos, especialmente parestesias, melhoram tipicamente até certo ponto em 3 meses após a obtenção de níveis séricos adequados de B_{12}. Frequentemente, a dormência e a arreflexia persistem, sobretudo se o tratamento foi tardio. Se não houver melhora, outras causas além da deficiência de vitamina B_{12} são prováveis, como deficiência de cobre ou mielopatia associada ao vírus da imunodeficiência humana (HIV). Da mesma forma, a suplementação de vitamina B_{12} não afeta o desempenho cognitivo em idosos hiper-homocisteinêmicos sem evidências de deficiência de B_{12}.[13]

Deficiência de folato

O folato é uma coenzima importante no metabolismo dos aminoácidos e ácidos nucleicos (ver Capítulo 205). A deficiência materna é responsável por 50% dos neonatos com defeitos do tubo neural e pode causar problemas neurológicos mais sutis. Os erros inatos do metabolismo do folato causam convulsões e deficiência intelectual, especialmente quando não há histórico de lesões durante o parto. Outros sinais incluem atraso psicomotor, autismo, discinesias e irritabilidade. Em adultos, a deficiência de folato pode causar neuropatia óptica retrobulbar em conjunto com outras deficiências de vitamina B. A deficiência de folato também resulta em níveis elevados de homocisteína, que está associada a um risco mais alto de cardiopatia isquêmica e AVE. Pacientes com deficiência genética de folato em razão da falta de metilenotetra-hidrofolato redutase, que converte o folato ingerido no cofator metabólico ativo, correm risco aumentado de hemorragia intracerebral.

A suplementação de farinha com folato reduziu muito o risco de deficiência de folato, e atualmente todas as gestantes recebem prescrição de suplementação de folato. Mulheres em idade fértil devem ser tratadas antes mesmo da gravidez se apresentarem quaisquer condições que predisponham à deficiência de folato, como o uso de medicamentos antiepilépticos.

A deficiência de folato também leva à anemia megaloblástica (ver Capítulo 155). Antes da correção da anemia megaloblástica com folato isoladamente, os níveis de vitamina B_{12} devem ser verificados para evitar lesão neurológica contínua resultante de deficiência de cobalamina não detectada. A deficiência de folato é tratada com 1 mg, 3 vezes/dia durante 1 mês, seguido de 1 mg/dia. No entanto, a normalização dos níveis séricos de folato e homocisteína não mostrou benefício para prevenir o comprometimento cognitivo progressivo, para evitar AVE ou para reduzir eventos vasculares adversos, exceto em pacientes com homocisteinemia clássica (ver Capítulo 198).

Deficiência de piridoxina (vitamina B_6)

A piridoxina é uma coenzima de múltiplas reações que envolvem a gliconeogênese, a biossíntese de neurotransmissores e o metabolismo de aminoácidos, ácidos nucleicos e lipídios. A deficiência de piridoxina pode ser causada por defeitos genéticos, como antiquitina defeituosa, que levam ao aumento da utilização da piridoxina. Em adultos, os baixos níveis séricos de piridoxina são bem tolerados, portanto, a deficiência sintomática é rara. No entanto, a deficiência sintomática pode ocorrer no quadro de insuficiência renal (ver Capítulo 121), diálise (ver Capítulo 122) ou cirrose (ver Capítulo 144), ou com medicamentos como isoniazida para terapia tuberculostática (ver Capítulo 308) ou hidralazina para insuficiência cardíaca (ver Capítulo 53) se os pacientes não receberem suplementação concomitante. A deficiência também é observada na desnutrição extrema, especialmente em dietas que consistem predominantemente em arroz branco.

MANIFESTAÇÕES CLÍNICAS E DIAGNÓSTICO

A deficiência prolongada de piridoxina causa neuropatia axonal periférica dolorosa que leva à fraqueza e ataxia sensitiva. Alguns pacientes apresentam espessamento da pele, dermatite seborreica ou glossite, que pode se assemelhar à pelagra. Os níveis séricos da forma ativa da piridoxina, piridoxal 5′-fosfato e os níveis urinários do metabólito ácido 4-piridóxico são baixos. Os exames complementares incluem os exames de condução nervosa, que mostram amplitudes significativamente reduzidas nos potenciais de ação sensitiva e motora com tempos de velocidade de condução normais, típicos de neuropatia axonal.

Na epilepsia causada por deficiência de piridoxina, as convulsões começam no período neonatal e podem persistir, junto com a deficiência intelectual. A eletroencefalografia exibe um padrão altamente desorganizado com atividade excessiva de baixa frequência e abundantes picos multifocais e generalizados, semelhantes à hipsarritmia. A deficiência de piridoxina na gestação pode ser causada por hiperêmese gravídica e raramente pode produzir doença neurológica na prole, mas a suplementação de rotina não é recomendada para todas as gestações.

A intoxicação decorrente da ingestão excessiva de piridoxina (> 200 mg/dia), que resulta da competição entre a forma inativa de piridoxina e a forma ativa de piridoxal-5′-fosfato, leva a ganglioneuropatia manifestada por sintomas sensitivos puros, incluindo perda sensitiva, ataxia, arreflexia e sinal de Romberg. No entanto, essa síndrome, que pode ser resultante de superdosagem de suplementos vitamínicos, geralmente é menos comum do que as doenças neurológicas relacionadas à deficiência.

TRATAMENTO

Os pacientes com sintomas de deficiência de piridoxina ou que fazem uso de antagonistas da piridoxina devem receber piridoxina suplementar (50 a 100 mg/dia). Crianças com epilepsia dependente de piridoxina precisam de suplementação imediata e vitalícia com pelo menos 100 mg/dia de piridoxina. A terapia *antisense* contra o gene mutante está sendo testada.

Para a intoxicação por piridoxina, simplesmente interromper a ingestão de vitamina oral em excesso acabará por reverter o dano. A única exceção é se uma dose IV muito grande for administrada, caso em que a neuropatia não é reversível.

Outras vitaminas B

B_2 (riboflavina)

As reações de oxirredução precisam de flavinas, que são encontradas em laticínios, carnes, peixes, vegetais e cereais e pães fortificados. Portanto, as deficiências são raras, mas algumas miopatias mitocondriais hereditárias respondem à suplementação com essa vitamina.

B_3 (niacina)

Pelagra é um complexo de sintomas que compreende dermatite fotossensível, *delirium* ou demência, neuropatia e diarreia. Ocorre em pacientes com má absorção ou em diálise. A síndrome pode ser confundida com abstinência alcoólica (*delirium tremens*) ou psicose.[14] Pelagra também é observada na síndrome de Hartnup, uma falha hereditária recessiva para transportar triptofano, que é convertido em niacina. Deficiências genéticas *in utero* causam malformações em muitos sistemas orgânicos,[15] mas frequentemente é difícil isolar os efeitos da niacina de outras vitaminas B.

B_5 (ácido pantotênico)

A deficiência de vitamina B_5 é rara e difícil de provar, porque essa vitamina é encontrada em muitos alimentos diferentes e é produzida por bactérias no cólon. A síndrome neurológica é uma neuropatia de pequenas fibras com disestesias e parestesias que resultam em "queimação nos pés".

DEFICIÊNCIA DE VITAMINAS LIPOSSOLÚVEIS

Deficiência de vitamina E (tocoferol)

Embora a vitamina E seja composta de vários tocoferóis, é a forma α que é biologicamente ativa em humanos e contida na maioria dos alimentos (óleos vegetais, vegetais folhosos). Por ser tão amplamente disponível, a deficiência quase nunca ocorre pelo consumo alimentar inadequado (desnutrição). Em vez disso, a deficiência de vitamina E é o resultado de má absorção prolongada em um quadro de doença biliar e pancreática (ver Capítulos 146 e 135), fibrose cística (ver Capítulo 83), doença celíaca (ver Capítulo 131), doença de Crohn (ver Capítulo 132), extensa ressecção do intestino delgado e síndrome da alça cega (ver Capítulo 131). Nas formas hereditárias, a deficiência de vitamina E está associada a defeitos no gene da proteína de transferência de alfatocoferol no cromossomo 8q12.3, cujo produto liga a vitamina à proteína, ou à absorção de lipídios (hipolipoproteinemia e abetalipoproteinemia).

MANIFESTAÇÕES CLÍNICAS E DIAGNÓSTICO

As manifestações neurológicas da deficiência de vitamina E incluem uma síndrome espinocerebelar com ataxia de marcha ou membros (dismetria); movimentos oculares anormais (nistagmo ou olhar desconjugado); perda da noção segmentar e vibratória (ataxia sensitiva ou pseudoatetose); neuropatia sensitiva distal com hiporreflexia; e, raramente, disfunção cognitiva, miopatia ou cegueira decorrente de retinopatia.[16]

Os níveis séricos de vitamina E podem variar conforme os níveis lipídicos séricos. Especialmente em pacientes com hiperlipidemia extrema, como colestase, a razão de vitamina E para colesterol será mais confiável do que o nível absoluto de vitamina E.

Embora geralmente não seja tóxica, a ingestão excessiva de vitamina E causa sangramento, incluindo infartos hemorrágicos, em adultos, provavelmente em razão de seus efeitos na função plaquetária. Durante a gestação, altas doses de vitamina E podem interferir na oxidação do feto e causar retardo de crescimento.

TRATAMENTO

A dose necessária de reposição de vitamina E depende da causa da deficiência. As síndromes de má absorção exigem 1.000 a 2.000 mg/dia para lactentes e 100 mg/kg/dia (10 a 20 g) para adultos, sendo 300 mg/dia considerado suplementação adequada após cirurgia bariátrica. As causas genéticas podem ser tratadas com 5 a 10 g/dia. Para a vitamina E, 1 mg é equivalente a 1,49 UI. A suplementação provavelmente não beneficia doenças neurodegenerativas, incluindo a doença de Alzheimer.

Deficiência de vitamina D (calciferol)

A deficiência de vitamina D está sendo amplamente diagnosticada porque o rastreamento é incentivado no atendimento primário (ver Capítulo 205). Resulta da exposição inadequada à luz solar, insuficiência alimentar ou má absorção causada por doença celíaca, doença inflamatória intestinal ou ressecção extensa do intestino delgado. Um multivitamínico médio contém 400 UI de D_2 (ergocalciferol) e D_3 (colecalciferol) combinados, enquanto 20 minutos de exposição solar de corpo inteiro no verão fornecem 10.000 UI de D_3, a forma usada no corpo. A deficiência de vitamina D causa raquitismo em crianças e osteomalacia (ver Capítulo 231) em adultos. A remodelação óssea pode levar à compressão da medula espinal ou de raízes dos nervos (ver Capítulo 372) em virtude das alterações nos corpos vertebrais e nos forames. A carência abrupta de vitamina D causa hipocalcemia com hiperparatireoidismo secundário (ver Capítulo 232). A hipocalcemia, por sua vez, pode causar tetania, encefalopatia e convulsões generalizadas. A deficiência também causa miopatia proximal (decorrente do influxo de cálcio prejudicado ou da produção de actina e troponina), que é pior nas pernas e cintura pélvica do que nos braços e que pode levar a padrões peculiares de marcha como resultado de fraqueza e medo de cair. Essa miopatia está associada a transtornos do sono e fibromialgia sem fraqueza. A deficiência de vitamina D também está associada a aumento da incidência de Alzheimer e demência por todas as causas. A deficiência pré-natal pode estar associada ao autismo e à esquizofrenia em crianças. Os receptores de vitamina D são encontrados na substância negra, e a deficiência possibilita a progressão mais rápida da doença de Parkinson.

A vitamina D participa na modulação imunológica dos linfócitos T reguladores, o que pode explicar a relação da deficiência de vitamina D com um início mais precoce, maior prevalência, maior taxa de recidiva e manifestações mais graves de esclerose múltipla (ver Capítulo 383). Outras doenças autoimunes, como narcolepsia (ver Capítulo 377), são mais comuns em pacientes com baixos níveis de vitamina D.

Indivíduos cuja absorção dietética é normal precisam de 400 a 600 UI (10 a 15 μg) de vitamina D_3 diariamente, mas pessoas com má absorção precisam de mais do que o dobro dessa quantidade. Não é recomendada o depender apenas da exposição à luz solar em razão dos riscos de câncer de pele (ver Capítulo 193), bem como da variabilidade na exposição ambiental pessoal. As doses de suplementação dependem do grau de deficiência, com altas doses (50.000 unidades, 1,25 mg) de ergocalciferol (D_2) administradas semanalmente a pacientes cujo nível de 25-OH-calciferol é muito baixo (< 20 ng/mℓ) por 8 semanas, seguidas por 400 a 800 UI diários de colecalciferol (D_3). Em pacientes com má absorção, 1.000 UI devem ser administradas diariamente indefinidamente. Os níveis séricos devem ser monitorados após atingir pelo menos 20 ng/mℓ. Ensaios clínicos estão em andamento para determinar se a suplementação de vitamina D consegue proteger os pacientes que estão recebendo quimioterapia neurotóxica do desenvolvimento de neuropatia.

A intoxicação decorrente da absorção excessiva de vitamina D, conforme observado na sarcoidose (ver Capítulo 89) ou em outras condições granulomatosas ou pela ingestão excessiva, é rara. Como os estados de deficiência, a intoxicação por vitamina D causa dores musculares e ósseas (ver Capítulo 232). Doses muito altas foram associadas a risco aumentado de quedas.

Deficiência de vitamina A

A deficiência de vitamina A, necessária para ligar a opsina a fim de produzir o transmissor retiniano rodopsina, leva ao desenvolvimento fetal anormal. Em adultos, a ausência de retinol ou retinoides e carotenoides prejudica a visão em condições de pouca luz. Na abetalipoproteinemia, na qual também há deficiência de vitamina E, pode ocorrer cegueira completa (ver Capítulo 195). A capacidade de sentir o paladar também é prejudicada e podem ocorrer danos à pele e à córnea. A deficiência foi ocasionalmente associada ao aumento da pressão intracraniana em crianças. A má absorção deve ser muito prolongada para produzir deficiência de vitamina A, porque essa vitamina lipossolúvel apresenta grandes reservas corporais.

A intoxicação por vitamina A é rara, mas pode ocorrer em pacientes que usam isotretinoína para acne ou ingestão alimentar excessiva em razão do consumo de fígado (especialmente de mamíferos comedores de peixes, como urso-polar, foca e morsa). A intoxicação pode causar hipertensão intracraniana idiopática (ver Capítulos 180 e 370) com cefaleia e papiledema que causa diminuição da visão ou até cegueira em casos graves.

Deficiência de vitamina K

A deficiência de vitamina K, uma consequência rara de má absorção, é mais frequentemente observada em pacientes que apresentam síntese hepática comprometida ou que estão fazendo uso do antagonista varfarina (ver Capítulo 205). A deficiência de vitamina K causa sangramento excessivo e aumenta o risco de hemorragia intracerebral. A doença hemorrágica do recém-nascido é mais bem prevenida administrando-se rotineiramente a todos os recém-nascidos uma injeção de vitamina K, em vez de suplementação materna com 5 mg/dia durante o último mês de gestação. Como os níveis de vitamina K são difíceis de obter, a testagem funcional da razão normalizada internacional (RNI) é tipicamente usada para orientar os ajustes posológicos.

DEFICIÊNCIA DE OUTROS ELEMENTOS E NUTRIENTES

Deficiência de cobre

A deficiência de cobre adquirida (ver Capítulo 205) é rara e pode ser difícil de reconhecer. Ocorre com mais frequência em prematuros ou lactentes desnutridos e em pacientes com má absorção muito prolongada em razão de doença celíaca, fibrose cística (ver Capítulo 83), doença de Crohn (ver Capítulo 132) ou alças cegas intestinais após cirurgia (p. ex., um procedimento de Whipple para câncer de pâncreas ou outra doença maligna, ou cirurgia de *bypass* para perda de peso). Também pode ocorrer em pacientes com síndrome nefrótica (ver Capítulo 113) e supercrescimento bacteriano intestinal (ver Capítulo 131). A deficiência de cobre também é uma consequência bem conhecida da ingestão excessiva de zinco (de pasta usada em prótese dentária, creme para feridas ou fitoterápicos para resfriados) ou como consequência da sobrecarga parenteral durante a hemodiálise (ver Capítulo 122), que suprarregula competitivamente a perda de cobre no intestino.

A complicação neurológica mais comum da deficiência de cobre é mielopatia clinicamente muito semelhante à observada na deficiência de cobalamina. As manifestações mais proeminentes são paraparesia espástica e ataxia sensitiva. Geralmente, também ocorre polineuropatia periférica insidiosa, inicialmente sensitiva e eventualmente motora, do tipo axonal. Neuropatia óptica com alucinações ou perda visual, queda do punho e pé caído também foram relatadas. Os níveis de cobre, incluindo o cobre urinário excretado, devem ser medidos em pacientes com sintomas suspeitos de deficiência de vitamina B_{12}, mas com níveis normais de vitamina B_{12} ou que não respondem à reposição de cianocobalamina. O tratamento consiste em suplementação oral de cobre, 8 mg/dia, diminuindo 2 mg semanalmente ao longo de 3 semanas, seguida de manutenção de 2 mg/dia durante toda a vida. A superexposição ao zinco deve ser investigada e interrompida.

A doença de Menkes, uma deficiência de cobre recessiva ligada ao X causada por mutações no gene *ATP7A* necessário para a absorção, é caracterizada por déficit intelectual grave e cabelo crespo. O diagnóstico é realizado pelo achado de níveis baixos de cobre sérico ou alterações na proporção de dopamina e norepinefrina. Grandes doses de histidinato de cobre (250 mg, 2 vezes/dia até 1 ano, depois diariamente até 3 anos) devem ser administradas por via subcutânea, mas a melhora é variável. Os pacientes sobrevivem até a idade adulta apenas se as injeções de cobre forem iniciadas no período neonatal.

A intoxicação por cobre é indiretamente causada pela doença de Wilson. A doença de Wilson é uma doença autossômica recessiva causada por mutação no gene *ATP7B* que codifica a ceruloplasmina, uma proteína transportadora de cobre. Os sintomas resultam do acúmulo excessivo de cobre, principalmente no fígado e no cérebro, como resultado da falha no transporte e do comprometimento da excreção do cobre. Características psiquiátricas, como alteração de personalidade, desinibição, depressão e psicose, às vezes obscurecem as manifestações neurológicas, como demência, disartria, coreia, tremor e distonia. A deposição de cobre na membrana de Descemet do olho causa o anel de Kayser-Fleischer característico, que é observado na íris em mais de 95% dos pacientes (ver Capítulo 200, Figura 200.2). Os níveis séricos de ceruloplasmina são baixos. O acúmulo de cobre no fígado leva à insuficiência hepática crônica. A doença de Wilson é tratada por quelação de cobre com penicilamina ou zinco (ver Capítulo 200) e minimizando a ingestão alimentar.

Outros distúrbios nutricionais

A deficiência de biotina é causada pela falta de proteína na dieta, ausência acidental de adição à nutrição parenteral total e por um distúrbio autossômico recessivo que afeta a biotinidase, o que impede que a biotina seja acessível para uso. As causas genéticas resultam em atraso no desenvolvimento, convulsões ou mioclonia, ataxia e surdez se a suplementação não for iniciada no período de recém-nascido. As deficiências dietéticas levam a letargia, mialgias e parestesias, juntamente com erupção na pele.

A deficiência de iodo leva ao hipotireoidismo (ver Capítulo 213), que causa vários graus de cretinismo.

A dependência excessiva de uma fonte de alimento (chícharo, grão-de-bico) pode levar à paraparesia espástica por latirismo decorrente do ácido oxalildiaminopropriônico, que é um agonista neurotóxico do glutamato. Em homens nigerianos mais velhos, a mandioca *tuberis* (*konzo*), que pode potencializar a neurotoxicidade do cianeto e do glicosídeo (ver Capítulo 102), causa neuropatia sensitiva, ataxia, atrofia óptica e surdez neurossensorial. Em contrapartida, mulheres e crianças desenvolvem espasticidade, provavelmente decorrente da mesma toxina. A esclerose lateral amiotrófica e o complexo Parkinson-demência de Guam são provavelmente causados por toxinas cicadáceas na farinha. Supõe-se que as epidemias ocasionais que combinam toxinas, como álcool ou tabagismo, com desnutrição e respondem clinicamente à suplementação de vitamina B sejam reflexo da deficiência de vários nutrientes. Os exemplos são a neuropatia jamaicana de Strachan e a ambliopia por álcool e charutos cubanos com neuropatia óptica.

DISTÚRBIOS RELACIONADOS AO ÁLCOOL

O álcool etílico (ver Capítulo 30) é responsável por um amplo espectro de distúrbios neurológicos. Em um extremo, pode causar demência irreversível, degeneração cerebelar, neuropatia óptica e polineuropatia periférica. As síndromes são "dependentes da dose", no sentido de que maior duração e quantidade de uso de álcool produzem complicações mais sérias.[17] O consumo excessivo de álcool, combinado com deficiências de vitamina B e distúrbios eletrolíticos, também contribui para doenças neurológicas. Os estados de intoxicação e abstinência podem obscurecer outras condições graves, como síndromes de desmielinização osmótica e encefalopatia de Wernicke, retardando, assim, o tratamento.

A intoxicação aguda pode variar de euforia leve a disfunção vestibular e cerebelar, coma e morte. A intoxicação também pode afetar o julgamento e a coordenação, contribuindo, assim, para subsequentes acidentes veiculares, quedas, traumatismo cranioencefálico, violência e outros comportamentos inseguros. Após a ingestão excessiva de álcool crônica, a interrupção ou redução da ingestão leva à abstinência, que se apresenta com síndromes de superexcitação, como convulsões, tremores, alucinações e sobrecarga autônoma e, às vezes, *delirium tremens* fatal.

A toxicidade hepática induzida pelo álcool resulta em encefalopatia hepática e degeneração hepatolenticular. A coagulopatia causada por doença hepática ou produção de plaquetas suprimida aumenta o risco de hematoma subdural ou intracraniano (Figura 388.2). A síndrome alcoólica fetal reflete a vulnerabilidade do sistema nervoso em desenvolvimento aos efeitos tóxicos do álcool.

Os sinais de intoxicação correlacionam-se aos níveis de álcool no sangue: 50 mg/dℓ para alterações de personalidade; 150 mg/dℓ para ataxia, disfunção vestibular e nistagmo; 300 mg/dℓ para estupor; 400 mg/dℓ para coma; e até 500 mg/dℓ para depressão respiratória ou apneia. No entanto, os efeitos variam muito, dependendo da cronicidade da ingestão e da taxa de desenvolvimento de níveis elevados. A intoxicação por si só nunca deve ser considerada a única causa de um estado mental depressivo, porque os alcoólicos correm risco aumentado de outras causas de coma, como hemorragia intracraniana (Figura 388.2).

Síndromes clínicas específicas

Convulsões e estado de mal epiléptico (ver Capítulo 375) podem ser uma consequência direta de intoxicação, abstinência, hiponatremia (ver Capítulo 108) e hipomagnesemia (ver Capítulo 111), ou podem resultar de focos epileptogênicos em razão de traumatismo cranioencefálico prévio (Figura 388.2) (ver Capítulo 371) ou AVE (ver Capítulo 379). As convulsões de abstinência, que precedem a excitação autônoma do *delirium tremens* por várias horas, justificam a observação e a terapia com benzodiazepínicos no momento da convulsão (p. ex., lorazepam 2 mg IV), seguida por redução da dose para suprimir os sintomas de abstinência (p. ex., oxazepam, geralmente começando com 30 mg a cada 4 h e, em seguida, reduzindo a dose de acordo com a resposta do paciente) por cerca de 3 dias. Mesmo em pacientes com convulsões por abstinência óbvias, outras causas de convulsões devem ser investigadas e tratadas adequadamente com medicamentos antiepilépticos.

A *encefalopatia hepática* é mais frequentemente observada em pacientes com cirrose alcoólica (ver Capítulo 144), especialmente em pacientes com sangramento de varizes esofágicas. É caracterizada por irritabilidade alternada com estado mental deprimido, convulsões, tremor e asterixe. A encefalopatia pode ser iatrogênica em pacientes submetidos a protocolos de desintoxicação com doses fixas de benzodiazepínicos em vez de dosagem em resposta aos sintomas de abstinência. Embora a reversão temporária da encefalopatia com flumazenil (2 mg IV) possa confirmar o diagnóstico, o foco do tratamento é tentar reduzir o nível de amônia sérica, geralmente com lactulose (15 a 30 mℓ VO, 2 vezes/dia) e antibióticos não absorvíveis, como rifaximina (550 mg, 2 vezes/dia), neomicina (500 mg a 1 g, 3 vezes/dia) ou metronidazol (250 mg, 2 a 4 vezes/dia). O fechamento de *shunts* portossistêmicos espontâneos por embolização pode ser efetivo para reduzir a encefalopatia intratável em alguns pacientes.

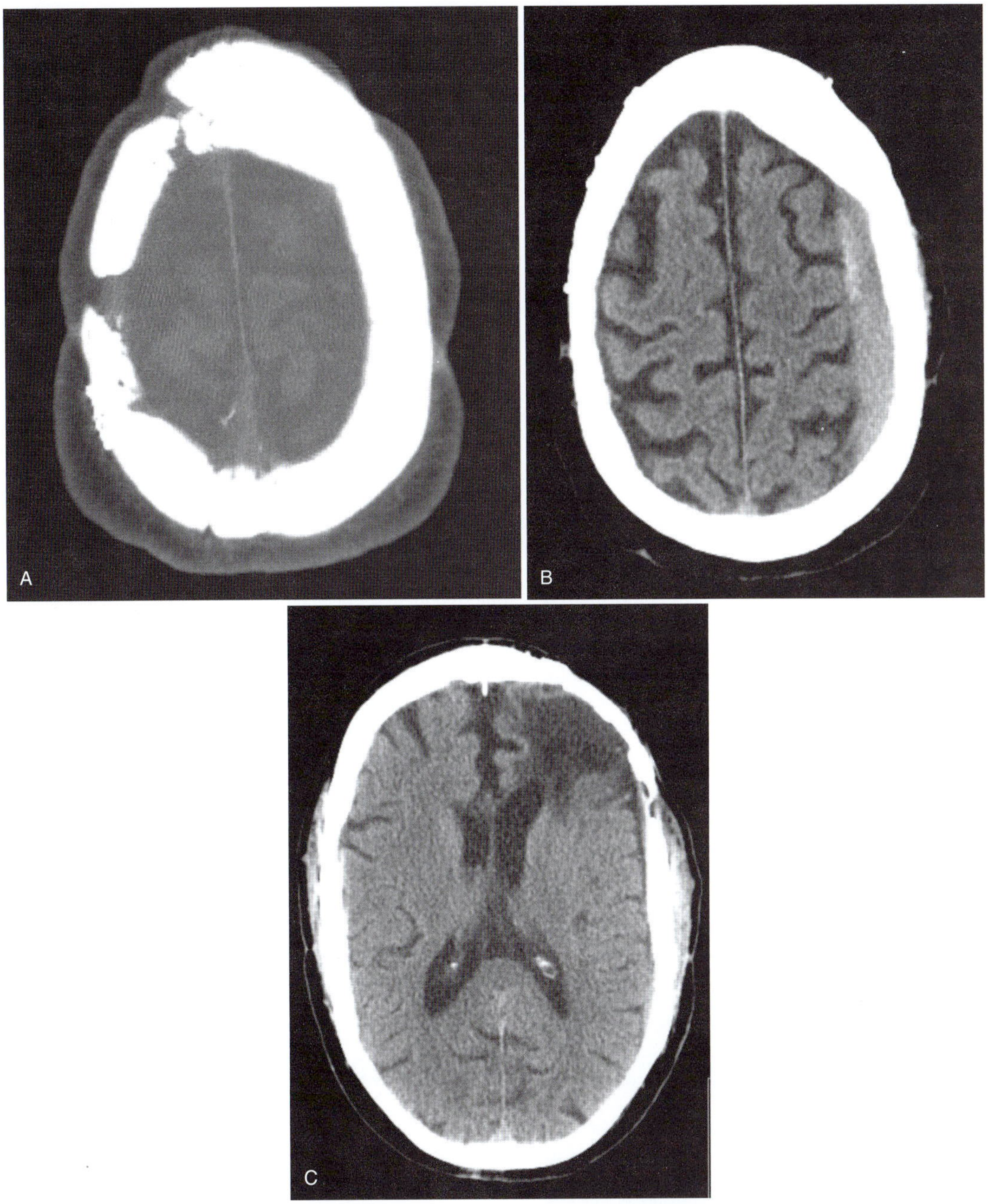

FIGURA 388.2 **Complicações de traumatismo cranioencefálico remoto e agudo em um paciente etilista.** Homem etilista hospitalizado após uma convulsão, sem sinais clínicos de traumatismo cranioencefálico, fraqueza lateralizada ou afasia, mas sonolento várias horas após receber lorazepam 2 mg IV. A tomografia computadorizada axial do cérebro mostra (**A**) defeito de craniotomia à direita, (**B**) hematoma subdural agudo e crônico misto à esquerda e (**C**) encefalomalacia frontal esquerda de traumatismo anterior.

Demência, não o distúrbio de memória da síndrome de Korsakoff, desenvolve-se mesmo quando a nutrição é bem mantida em razão dos efeitos neurotóxicos diretos e irreversíveis do álcool, embora as quantidades absolutas de álcool necessárias para produzir demência não sejam claras. Em pacientes mais jovens com demência, 10 a 25% dos casos são atribuídos ao álcool. Em idosos, o consumo excessivo de álcool está associado a um declínio cognitivo mais rápido em comparação com o consumo leve a moderado de álcool. A disfunção do lobo frontal resulta em disfunção executiva (planejamento, raciocínio abstrato), em vez da amnésia que é proeminente na síndrome de Korsakoff. Danos adicionais de traumatismo craniano, estado de mal epiléptico e doença cerebrovascular contribuem para a disfunção cognitiva. O aparecimento de atrofia cerebral é mais uma evidência do efeito deletério do álcool nas fibras corticais e da substância branca. A abstinência é aconselhada para limitar a degeneração; as terapias padrão para a demência, como a memantina e os inibidores da acetilcolinesterase, não são muito efetivas.

A *síndrome de Marchiafava-Bignami*, que foi descrita pela primeira vez em estudos *post mortem* de bebedores italianos de vinho *chianti*, pode ocorrer em pessoas que consomem qualquer tipo de álcool etílico. Os sinais agudos incluem encefalopatia inespecífica ou coma, marcha anormal, sinais piramidais (como fraqueza e espasticidade) e morte. Após a recuperação, a avaliação neuropsicológica pode detectar a síndrome da desconexão hemisférica ("cérebro dividido"). A patologia mais grave envolve desmielinização e necrose do corpo caloso. Os achados na RM incluem aumento de sinal na ponderação em T2 e na difusão no corpo caloso, especialmente no esplênio.

A *encefalopatia de Wernicke* e a *síndrome de Korsakoff* (ver anteriormente) são observadas em pacientes alcoólicos, especialmente em bebedores compulsivos, em razão da deficiência de tiamina.

As *síndromes de desmielinização osmótica* (mielinólise central e extrapontina) também podem estar relacionadas à deficiência de tiamina, bem como à correção rápida de hiponatremia extrema (ver Capítulo 108). Os bebedores de cerveja correm risco maior devido à tendência à hiponatremia. Se a confusão e o *delirium* persistirem apesar do tratamento da abstinência do álcool, ou se surgirem sinais oculares e cerebelares após a recuperação da abstinência, deve-se suspeitar de mielinólise pontina central. Na tomografia computadorizada, a base da ponte aparece afetada em um padrão não vascular, mas as hipodensidades podem se estender rostralmente no tálamo e no mesencéfalo ou nos núcleos da base (Figura 388.3 e Vídeo 388.3).

A *degeneração cerebelar* e a *ataxia* resultam da perda de células de Purkinje induzida pelo álcool, principalmente na parte anterior superior do verme cerebelar; os hemisférios cerebelares são menos afetados. Como resultado, o quadro clínico relaciona-se, principalmente, à ataxia do tronco e da marcha, com marcha instável de base alargada e incapacidade de andar em *tandem*. Os braços geralmente são poupados, sem tremor intencional; nistagmo e disartria são raros quando o paciente não está intoxicado. Os achados são exacerbados pela deficiência concomitante de tiamina, podendo causar encefalopatia de Wernicke. O álcool pode ativar anticorpos contra as células de Purkinje em indivíduos com intolerância ao glúten.

A *neuropatia óptica*, que ocorre com uso abusivo grave crônico de álcool, se manifesta como perda visual progressiva e indolor e, às vezes, alucinações visuais como resultado de lesões às fibras do nervo óptico. A região macular é a mais afetada.

A *neuropatia periférica* (ver Capítulo 392) ("neuropatia alcoólica") é a complicação neurológica mais comum do etilismo crônico. É uma neuropatia sensorimotora axonal que causa disfunção de pequenas fibras nervosas, apresentando sintomas sensitivos dolorosos como queimação e parestesias na sola dos pés. A dormência se desenvolve em uma distribuição em luva e bota, com perda dos reflexos do tornozelo. Fraqueza distal leve ocorre em alguns pacientes. O envolvimento do sistema nervoso autônomo frequentemente causa disfunção erétil, bem como queixas urinárias ou intestinais. Os testes neurofisiológicos revelam padrões axonais e de desmielinização. Embora os suplementos de tiamina e piridoxina possam promover alguma melhora, especialmente nas parestesias dolorosas, a resolução completa é rara. Se a abstinência de álcool também não for alcançada, os sintomas persistem, de forma que um efeito tóxico direto do álcool é provável.

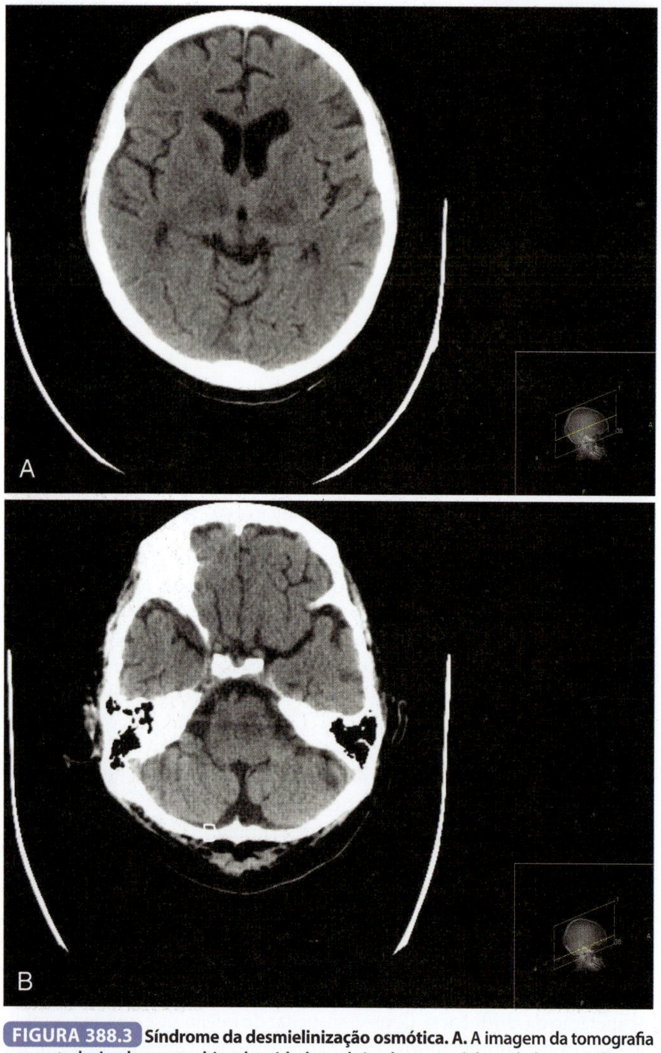

FIGURA 388.3 **Síndrome da desmielinização osmótica. A.** A imagem da tomografia computadorizada mostra hipodensidades salpicadas nos núcleos da base e tálamo e lobos temporais. **B.** Hipodensidade pontina central.

Neuropatias compressivas, especialmente do nervo radial ("paralisia do sábado à noite") ou nervo fibular, podem ocorrer após compressão prolongada de um nervo enquanto o paciente está obnubilado pelo consumo excessivo de álcool. A recuperação leva muitas semanas, mas geralmente é completa.

A miopatia ocorre em bebedores compulsivos, nos quais pode haver lesão muscular grave com rabdomiólise (ver Capítulo 105), especialmente em jejum e ausência prolongada de movimento. A mioglobinúria pode causar danos aos rins. O consumo excessivo de álcool também está associado a cardiomiopatia (ver Capítulo 54), que pode causar arritmias mesmo na ausência de hipopotassemia. O abuso crônico e constante (não compulsivo) de álcool causa fraqueza proximal simétrica (ver Capítulo 393) que geralmente não é grave o suficiente para impedir a marcha ou a posição ortostática. Ele pode ser detectado em até 50% dos etilistas crônicos.

A síndrome alcoólica fetal é reconhecida em recém-nascidos cujas mães consumiram quantidades significativas de álcool nos primeiros estágios da gestação, mas a quantidade necessária para colocar o feto em risco não foi definitivamente determinada.[18] Taxas de até 55 a cada 1.000 nascimentos foram descritas. Os achados característicos são retardo de crescimento, microcefalia, hipotonia, anomalias esqueléticas e cardíacas e alterações faciais típicas (micrognatia, fissuras palpebrais pequenas). A exposição do cérebro em desenvolvimento ao álcool também pode levar a defeitos neurocognitivos sutis ou graves e transtorno de déficit de atenção, que só podem ser detectados mais tarde na infância. Embora a desnutrição e o excesso de álcool exerçam efeitos deletérios sinérgicos, os efeitos teratogênicos do álcool não são evitados por doses adequadas de tiamina, folato e outras vitaminas.

REFERÊNCIAS BIBLIOGRÁFICAS

As referências bibliográficas, bem como os outros materiais suplementares deste livro, encontram-se no GEN-IO, nosso ambiente virtual de aprendizagem.

389

DISTÚRBIOS CONGÊNITOS, DE DESENVOLVIMENTO E NEUROCUTÂNEOS

JONATHAN W. MINK

DISTÚRBIOS CONGÊNITOS

Malformações do córtex cerebral

As malformações de desenvolvimento do córtex cerebral têm uma ampla variedade de etiologias, que incluem mutações genéticas, infecções intrauterinas, isquemia intrauterina, exposições tóxicas ou suas interações.[1] Essas malformações são heterogêneas e podem ser resultantes da interrupção da proliferação neuronal, da migração ou da organização cortical. Os distúrbios que surgem no início do desenvolvimento são tipicamente mais graves do que os que surgem após o desenvolvimento da arquitetura básica do cérebro. Quando há o envolvimento de pequenas áreas do cérebro, o paciente pode apresentar um pequeno comprometimento da função neurológica, mas, no caso das maiores, os eles costumam exibir déficits cognitivos e disfunções neurológicas mais graves. A epilepsia (ver Capítulo 375), que é a manifestação mais comum do desenvolvimento cortical anormal, pode ocorrer com ou sem outros sinais ou sintomas neurológicos.

O desenvolvimento cortical anormal também pode se manifestar como paralisia cerebral. Essa anormalidade não progressiva do cérebro em desenvolvimento causa distúrbios permanentes de movimento e postura. Na maioria das crianças afetadas, ocorre após danos perinatais facilmente diagnosticados, incluindo asfixia, infecção intrauterina, hemorragia, prematuridade e infarto cerebral, ou está associada a anormalidades anatômicas óbvias no desenvolvimento do cérebro, como ausência congênita do corpo caloso. Cerca de 20% dos casos são idiopáticos e cerca de um terço desses deles apresenta, geralmente *de novo*, variantes do número de cópias clinicamente significativas,.[2] Baclofeno intratecal, estimulação cerebral profunda e rizotomia ventral e dorsal são terapias potenciais para o manejo da hipertonia na paralisia cerebral.[3]

Distúrbios de proliferação neuronal

A proliferação neuronal pode estar anormalmente aumentada ou diminuída em razão de diversos tipos de mecanismos. Esses distúrbios podem se manifestar quando há megalencefalia ou microcefalia, ou mesmo com tamanho normal do crânio. A proliferação anormal pode envolver tipos específicos de células, o que resulta em áreas focais ou multifocais de displasia ou na formação de hamartomas (ver Esclerose tuberosa, mais à frente).

DISPLASIA CORTICAL FOCAL COM CÉLULAS EM BALÃO

A displasia cortical focal é causada pela proliferação anormal de neurônios e de células da glia. Sua neuropatologia é caracterizada por neurônios dismórficos gigantes e "células em balão" (neurônios displásicos) associadas à laminação cortical alterada, mas algumas lesões apresentam estratificação cortical anormal com neurônios ectópicos na substância branca. Os pacientes afetados geralmente apresentam crises epilépticas parciais, que podem ser intratáveis com fármacos. Essas crises podem começar em qualquer idade, mas ocorrem mais comumente durante a infância ou adolescência. O tipo de crise epiléptica depende da localização anatômica da displasia. Outras manifestações neurológicas, como deficiências sensitivas, motoras ou cognitivas, dependem da extensão da displasia e das várias regiões do cérebro afetadas. O diagnóstico de displasia cortical focal geralmente é realizado por meio de ressonância magnética (RM) do cérebro, que evidencia o espessamento focal de um giro ou a alteração da junção das substâncias branca e cinzenta. O manejo inclui o tratamento clínico das crises epilépticas, mas a ressecção cirúrgica do foco epiléptico pode ser necessária para a remissão completa (ver Capítulo 375).

Distúrbios da migração neuronal

Os distúrbios da migração neuronal são, tipicamente, resultantes de uma interrupção da organização laminar normal do córtex cerebral. Os defeitos incluem comprometimento do início da migração neuronal, da migração ordenada e da interrupção da migração, todos os quais resultam em anormalidades da organização e da função cortical.

LISSENCEFALIA E HETEROTOPIA EM BANDA

As lissencefalias (cérebro liso) constituem um grupo de distúrbios causados pela interrupção da migração de neurônios para o córtex cerebral. A lissencefalia, tipicamente diagnosticada na primeira infância, costuma ser acompanhada por microcefalia, atraso grave no desenvolvimento global, paralisia cerebral e epilepsia intratável. Pelo menos 19 genes associados à lissencefalia já foram identificados, a maioria dos quais está envolvida na regulação da organização e função dos microtúbulos. Os mais importantes são *PAFAH1B1* (também conhecido como *LIS1*), *DCX* e *TUBA1A*.[4] Os indivíduos com mutações de *LIS1* apresentam, em geral, malformações graves, mais proeminentes na parte posterior do cérebro. Mutações mais extensas na região de *LIS1* resultam na síndrome de Miller-Dieker, uma condição caracterizada por lissencefalia e características faciais distintas, que incluem testa proeminente, hipoplasia do terço médio da face, orelhas de implantação baixa e de formato anormal e mandíbula pequena. Homens com mutações em *DCX* geralmente apresentam uma lissencefalia grave, mais proeminente na parte anterior do cérebro. Indivíduos com mutações em *TUBA1A* podem apresentar lissencefalia isolada ou associada à hipoplasia cerebelar. O diagnóstico de lissencefalia é realizado por meio de RM do cérebro, que mostra um córtex liso com sulcos cerebrais mínimos. O teste genético é necessário para determinar a etiologia. O manejo consiste em controle de crises convulsivas, aconselhamento genético e cuidados de suporte.

Heterotopia em banda (córtex duplo) é uma forma menos grave de lissencefalia, observada em mulheres com mutação em *DCX*. As manifestações clínicas da heterotopia em banda variam de leves a graves e incluem crises convulsivas, deficiência intelectual e atraso no desenvolvimento. Mulheres com mutação em *DCX* correm risco de ter filhos do sexo masculino com lissencefalia grave. A RM do cérebro exibe uma faixa de substância cinzenta subjacente a um córtex cerebral de aparência quase normal. O manejo consiste no controle das crises convulsivas e no aconselhamento genético.

HETEROTOPIA NODULAR

As heterotopias nodulares são caracterizadas por coleções de neurônios e glias subependimárias ou na substância branca subcortical. A forma mais importante é a heterotopia nodular subependimária, uma condição caracterizada por múltiplos nódulos de substância cinzenta nas paredes dos ventrículos laterais bilateralmente. Essa condição ligada ao X ocorre em razão de mutação no *FLNA*, que codifica a filamina A, uma fosfoproteína de ligação da actina. Como resultado dessa mutação, muitos neurônios não migram para fora da zona subventricular. A maioria dos indivíduos afetados são mulheres heterozigotas. Os homens são gravemente afetados e muitas vezes morrem no primeiro ano de vida. A maioria das mulheres afetadas apresenta crises convulsivas durante a infância ou adolescência. Elas podem ser intelectualmente normais ou apresentar déficit leve. Indivíduos com heterotopia nodular subependimária correm risco aumentado de dissecção da aorta ou da carótida e de anormalidades das valvas cardíacas.

O diagnóstico baseia-se nos achados da RM do cérebro, que mostra nódulos de substância cinzenta ao longo das paredes dos ventrículos laterais, juntamente com testagem genética para *FLNA*. O manejo consiste no controle das crises convulsivas e no aconselhamento genético.

Distúrbios da organização cortical

Os distúrbios da organização cortical incluem condições, como polimicrogiria e esquizencefalia, que não ocorrem em virtude de um número anormal de neurônios ou de problemas na migração, mas em decorrência de anormalidades de formação dos giros, sulcos, conexão ou da sinaptogênese. Desses transtornos, os mais bem compreendidos são a polimicrogiria e a esquizencefalia.

POLIMICROGIRIA

A polimicrogiria é caracterizada por regiões de circunvoluções corticais complexas, com giros em miniatura que se apresentam fundidos e sobrepostos. A polimicrogiria é causada por falha na organização cortical, como resultado de um dano intrauterino ou decido a uma mutação genética, tendo sido associada a infecções pré-natais (p. ex., citomegalovírus) e possíveis anormalidades vasculares, mas frequentemente é idiopática. Um único gene, o *GPR56* (cromossomo 16q13), foi associado à polimicrogiria frontoparietal bilateral. O *GPR56* codifica um receptor acoplado à proteína G que parece ser importante para o desenvolvimento cortical do cérebro humano. As manifestações clínicas incluem epilepsia, atraso no desenvolvimento, paralisia cerebral e deficiência intelectual, dependendo da localização e extensão da anormalidade. O diagnóstico de polimicrogiria é realizado por meio de RM do cérebro. O manejo clínico consiste no manejo das crises e terapias de suporte.

ESQUIZENCEFALIA

A esquizencefalia é caracterizada pelo dobramento da substância cinzenta cortical ao longo de uma fenda hemisférica próxima às fissuras cerebrais primárias. Na maioria dos casos, a causa não pode ser determinada, mas tem sido associada a danos intrauterinos. Uma forma familiar rara foi descrita, mas nenhum gene foi identificado. As características clínicas incluem atraso no desenvolvimento, paralisia cerebral, disartria e epilepsia. As anormalidades clínicas são mais graves na esquizencefalia com uma grande fenda aberta e lesões bilaterais do que na esquizencefalia com fenda pequena e fechada unilateral. O diagnóstico é realizado por meio de RM do cérebro. O manejo consiste no controle das crises convulsivas e em terapias de suporte, quando indicado.

Malformações do cerebelo e do tronco encefálico

As anormalidades do desenvolvimento do rombencéfalo são menos compreendidas do que as do desenvolvimento do córtex cerebral.[5] Duas das síndromes mais conhecidas e importantes são a síndrome de Joubert e a malformação de Dandy-Walker.

SÍNDROME DE JOUBERT

A síndrome de Joubert é caracterizada por um padrão distinto de malformação de desenvolvimento do cerebelo e do tronco encefálico. Quatro genes causadores (*NPHP1*, *CEP290*, *AHI1* e *TMEM67* [*MKS3*]) juntos são responsáveis por aproximadamente 30% dos casos. As características clínicas incluem hipotonia, ataxia do tronco, atraso no desenvolvimento, movimentos oculares anormais e alterações respiratórias. A combinação dos sinais e a gravidade podem ser variáveis. Alguns indivíduos com síndrome de Joubert também apresentam distrofia da retina, doença renal, colobomas oculares, encefalocele occipital ou fibrose hepática. Não existem critérios diagnósticos formais. O diagnóstico geralmente baseia-se na combinação de hipotonia na infância, com desenvolvimento posterior de ataxia, deficiência intelectual e padrão respiratório anormal ou movimentos oculares anormais combinados ao achado característico da RM, conhecido como sinal do dente molar. Este é resultante da hipoplasia do verme do cerebelo e das anormalidades do tronco encefálico na imagem axial da junção do mesencéfalo com a ponte. Existe testagem genética para os quatro genes identificados. O tratamento é de suporte. A cafeína pode ser útil para a hipoventilação periódica, mas alguns pacientes precisam de traqueostomia.

MALFORMAÇÃO DE DANDY-WALKER

A malformação de Dandy-Walker é caracterizada por hipoplasia do verme do cerebelo, dilatação cística do quarto ventrículo e alargamento da fossa posterior. Casos familiares raros foram relatados, mas uma base genética não foi identificada. Esse distúrbio heterogêneo geralmente é acompanhado por hipotonia, atraso no desenvolvimento motor e ataxia. Cerca de 50% dos indivíduos afetados apresentam déficit intelectual. Em alguns casos, a hidrocefalia exige a colocação de derivação. O diagnóstico baseia-se em achados característicos na RM do cérebro. O tratamento é de suporte, com derivação do líquido cefalorraquidiano (LCR), quando indicado.

MALFORMAÇÕES DE CHIARI

Quatro tipos de malformação de Chiari já foram descritos. Os mais comuns são os tipos I e II de Chiari. As malformações de Chiari I são mais frequentemente diagnosticadas na idade adulta, enquanto as do tipo II estão associadas à espinha bífida e, em geral, são diagnosticadas na infância.

As malformações de Chiari I são caracterizadas pelo deslocamento para baixo das tonsilas cerebelares através do forame magno, frequentemente acompanhado primeiro pela compressão delas. Chiari I é uma anormalidade do desenvolvimento considerada congênita na maioria dos casos, embora os sintomas possam não se manifestar até a idade adulta, tipicamente na terceira ou quarta década de vida. A anormalidade costuma ser assintomática e descoberta apenas como um achado incidental. No entanto, as manifestações clínicas podem ser resultantes da compressão das estruturas neurais na junção craniocervical ou obstrução do fluxo do LCR. Os sinais e sintomas incluem cefaleias que pioram com esforço ou tosse, achados nos nervos cranianos inferiores, nistagmo *downbeat*, ataxia ou sinais de trato longo. As malformações de Chiari I são acompanhadas por siringomielia (ver adiante) em até 80% dos casos. O diagnóstico é realizado por meio da RM do cérebro, que mostra as tonsilas cerebelares estendendo-se através do forame magno 5 mm ou mais (Figura 389.1). Infelizmente, nenhum achado de RM consegue diferenciar claramente indivíduos sintomáticos dos assintomáticos.[6] O tratamento cirúrgico com descompressão craniocervical é recomendado para pacientes sintomáticos, mas geralmente não para indivíduos assintomáticos ou levemente sintomáticos[7] ou para aqueles cujo único sintoma é a cefaleia.

As malformações de Chiari II, comumente chamadas de malformações de Arnold-Chiari, são caracterizadas pela descida das tonsilas cerebelares, da parte inferior do verme do cerebelo e de porções dos hemisférios cerebelares no canal vertebral, com o alongamento e deslocamento do tronco encefálico e quarto ventrículo. As malformações de Chiari II estão quase sempre associadas a meningomielocele e espinha bífida. A hidrocefalia exige a colocação de *shunt* (derivação) na maioria dos casos. A disfunção do tronco encefálico pode resultar de malformação intrínseca ou compressão de estruturas neurais na junção craniocervical. O tratamento consiste no reparo cirúrgico da mielomeningocele, alívio da hidrocefalia e, ocasionalmente, descompressão óssea cervical. O prognóstico depende do nível e da extensão da mielomeningocele e da gravidade das anomalias cerebrais.

Malformações da medula espinal

MEDULA ESPINAL PRESA

A síndrome da medula espinal presa (ou ancorada) é um distúrbio causado por uma anomalia no filamento terminal que compromete a ascensão normal do cone medular e limita o movimento da medula espinal dentro

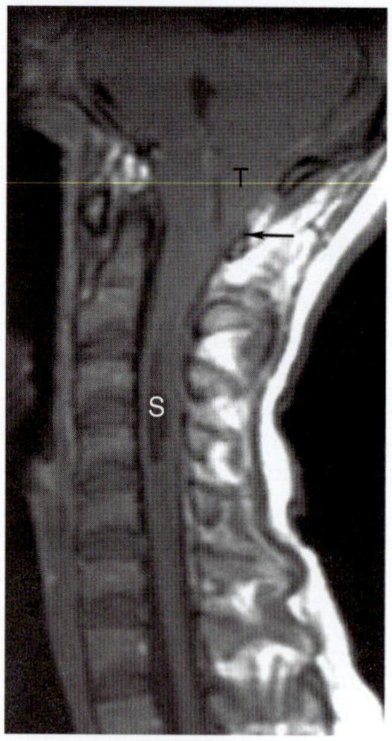

FIGURA 389.1 **Malformação de Chiari I. Ressonância magnética, corte sagital, mostra tonsilas cerebelares baixas e pontiagudas (*i. e.*, malformação de Chiari I, T) que se estendem para o nível de C1 (*seta*) e canal vertebral central dilatado (*i. e.*, siringo-hidromielia [S]). (De Barkovich AJ, Kuzniecky RI. Congenital, developmental, and neurocutaneous disorders. In: Goldman L, Ausiello D, eds. *Cecil Textbook of Medicine*. 23rd ed. Philadelphia: Saunders Elsevier; 2008:2790.)**

da coluna vertebral. O resultado é um alongamento anormal dela, com sintomas neurológicos relacionados com a medula espinal inferior. O aprisionamento também pode se desenvolver após lesão da medula espinal. As anomalias espinais associadas são comuns e podem incluir diastematomielia, lipomas espinais, fístulas dérmicas e fibrolipomas do filamento terminal. Os sintomas podem ocorrer em qualquer idade, mas geralmente se desenvolvem durante períodos de crescimento rápido na infância ou adolescência. No entanto, a síndrome da medula espinal presa pode não ser diagnosticada até a idade adulta, quando surgem problemas sensitivos e motores e perda do controle do intestino e da bexiga. Pode ocorrer disfunção erétil nos homens. Em geral, os sintomas são progressivos. O diagnóstico é realizado por meio de RM, que mostra um cone medular baixo (*i. e.*, abaixo da parte inferior do corpo vertebral de L2) ou um filamento terminal espessado ou com tecido adiposo. Pulsações diminuídas da medula espinal também podem ser observadas. O tratamento consiste na liberação cirúrgica da medula presa. Com a cirurgia bem-sucedida, os sintomas geralmente não progridem e podem melhorar.

SIRINGO-HIDROMIELIA

Siringo-hidromielia é uma condição na qual o canal central da medula espinal (hidromielia) ou o parênquima da medula espinal (siringomielia) apresenta-se expandido pelo acúmulo de LCR. Em muitos casos, tanto a hidromielia quanto a siringomielia estão presentes (siringo-hidromielia). A possível causa das siringes é a alteração de fluxo do LCR, com variações de pressão em diferentes partes do espaço subaracnoide. Esse fluxo alterado cria forças que impulsionam o LCR para a medula espinal. As possíveis causas incluem estreitamento do forame magno, malformações de Chiari I e II, tumores intra e extramedulares da medula espinal e cicatrizes subaracnóideas. A extensão subsequente do cisto pode resultar de mudanças rápidas na pressão intraespinal decorrente de eventos como tosse ou espirro. Os sintomas da siringo-hidromielia começam mais comumente no final da adolescência ou no início da idade adulta e progridem de forma irregular, com longos períodos de estabilidade. A apresentação clássica é fraqueza assimétrica e atrofia nas extremidades superiores, perda dos reflexos tendíneos profundos dos membros superiores e perda da sensação de dor e temperatura (com preservação de vibração e propriocepção) no pescoço, nos braços e na parte superior do tronco. À medida que há a progressão, desenvolvem-se espasticidade e hiper-reflexia nas extremidades inferiores. Níveis progressivos ascendentes e descendentes de fraqueza e deficiência sensitiva geralmente ocorrem ao longo do tempo. O diagnóstico é realizado por RM medular (ver Figura 389.1). Se a siringo-hidromielia for identificada, é importante realizar uma RM do cérebro, à procura de anormalidades associadas da junção craniocervical. Ocasionalmente, há um achado incidental de dilatação leve do canal central em pacientes sem sinais ou sintomas da medula espinal. Se nenhuma causa associada for encontrada, o prognóstico de tais anomalias descobertas incidentalmente costuma ser bom. O tratamento é direcionado à causa, se ela puder ser identificada. Algumas vezes, a realização de uma derivação siringopleural ou siringoperitoneal traz benefício variável.

DISTÚRBIOS DE DESENVOLVIMENTO

Os distúrbios associados ao comprometimento da função de neurodesenvolvimento pós-natal variam de distúrbios específicos, como as síndromes do X frágil e de Rett, a síndromes complexas, como o autismo, a atrasos de desenvolvimento inespecíficos e dificuldades de aprendizagem.

Síndrome do X frágil

A síndrome do X frágil é um distúrbio de repetição de trinucleotídios ligados ao X, caracterizado por deficiência intelectual na maioria dos homens afetados. É a causa genética mais comum de deficiência intelectual, afetando 1 em cada 4.000 homens e 1 em cada 8.000 mulheres. O distúrbio clássico é observado em homens com mutações completas (> 200 repetições) no gene *FMR1*.[8] A síndrome do X frágil pode se apresentar como deficiência intelectual isolada, mas é quase sempre associada a uma testa proeminente, orelhas grandes, mandíbula proeminente e macro-orquidia. Homens pós-púberes costumam manifestar baixo controle dos impulsos, perseveração e pouco contato visual, tendo 25% deles autismo. Mulheres heterozigotas podem ser assintomáticas ou apresentar uma síndrome semelhante à observada em homens, dependendo do tamanho da repetição e da inativação aleatória do cromossomo X.

Outros distúrbios associados ao *FMR1* incluem a síndrome da ataxia do X frágil, que é caracterizada pelo início tardio, geralmente após os 50 anos, de ataxia cerebelar progressiva e tremor de intenção em indivíduos com uma pré-mutação do *FMR1* (60 a 200 repetições). Ocorre igualmente em homens e mulheres. O diagnóstico das alterações do *FMR1* é realizado por testes genéticos moleculares. O teste citogenético para locais frágeis não é mais recomendado, porque é menos sensível e mais caro do que o teste molecular. O tratamento é sintomático e de suporte. O aconselhamento genético é recomendado para indivíduos afetados e suas famílias.

Síndrome de Rett

A síndrome de Rett é um distúrbio do neurodesenvolvimento que ocorre classicamente em mulheres com mutações no gene *MECP2*. As mutações de *MECP2* geralmente são letais em embriões do sexo masculino, mas a síndrome de Rett foi descrita em homens com cariótipo XXY ou com mosaicismo somático. Acredita-se que o *MECP2* medeie o silenciamento transcricional do DNA metilado. A maioria das mutações provavelmente é *de novo* ou pode refletir o mosaicismo de linhagem germinativa; 99% dos casos representam uma única ocorrência dentro de uma família. As meninas afetadas geralmente são normais ao nascimento e apresentam um desenvolvimento aparentemente normal durante os primeiros 6 a 18 meses de vida. O crescimento do cérebro desacelera e o desenvolvimento estagna, seguido de uma rápida regressão da linguagem e das habilidades motoras. Uma característica clássica da síndrome de Rett é a perda do uso intencional da mão e o desenvolvimento de movimentos estereotipados repetitivos que geralmente exibem a aparência de torcer as mãos ou bater palmas. Outras características presentes em graus variáveis são bruxismo, apneia episódica e hiperpneia, convulsões, distúrbios da marcha e tremor. As características não neurológicas incluem deficiência e atrofia do crescimento, dismotilidade intestinal, escoliose, osteopenia e alterações vasomotoras nos membros. O diagnóstico é realizado por critérios clínicos, seguido de testes genéticos moleculares. O tratamento é sintomático.

Autismo

O autismo ou transtorno do espectro do autismo é caracterizado por comunicação social e interações prejudicadas, bem como por comportamentos restritos e repetitivos. O autismo está associado a muitas causas diferentes e geralmente é idiopático. Não há nenhuma evidência que correlacione o autismo à vacinação.[9] A síndrome do X frágil e a esclerose tuberosa são duas entidades importantes nas quais um fenótipo autista pode ocorrer e nas quais o autismo pode ser a característica mais proeminente.

Em geral, os sintomas se manifestam antes dos 3 anos e persistem na idade adulta.[10] O autismo é um espectro que varia de grave, com deficiência em todos os domínios, a leve, com intelecto e linguagem normais, mas com interações sociais prejudicadas e comportamentos repetitivos ou interesses restritos. O autismo tem muitas causas, mas na maioria dos casos é idiopático. A epilepsia é comum no autismo, mas pode não surgir até a adolescência. O diagnóstico se baseia em exame e entrevista diagnóstica cuidadosos (Tabela 389.1).[11] Quando há epilepsia, é indicado o tratamento com medicamentos antiepilépticos. A terapia comportamental pode ajudar os indivíduos a aprender regras de interação social e melhorar a comunicação, além de ajudar com comportamentos problemáticos. O apoio educacional é importante. Medicamentos, como antipsicóticos atípicos, inibidores seletivos de recaptação de serotonina e ansiolíticos (ver Capítulo 369), podem ajudar no comportamento agressivo, repetitivo e na ansiedade.

DISTÚRBIOS NEUROCUTÂNEOS

As doenças neurocutâneas são síndromes congênitas caracterizadas por lesões displásicas e neoplásicas que envolvem, principalmente, o sistema nervoso e a pele. As mais de 40 síndromes descritas incluem neurofibromatose, esclerose tuberosa, síndrome de Sturge-Weber e doença de von Hippel-Lindau.

Neurofibromatose

A neurofibromatose engloba um espectro de síndromes que manifestam lesões neurais e cutâneas distintas. As duas principais formas de neurofibromatose são genética e clinicamente distintas.

NEUROFIBROMATOSE TIPO 1

A neurofibromatose tipo 1, o distúrbio clássico descrito por von Recklinghausen, é uma doença autossômica dominante com incidência de 1 a cada 2.500 a 3.000 nascimentos.[12] Apesar de ser um distúrbio autossômico dominante, aproximadamente 50% dos casos são decorrentes de mutações novas. A maioria das mutações na *NF1* ocorre na linhagem germinativa dos pais. O gene *NF1*, que está localizado no cromossomo 17q11.2, codifica uma proteína chamada neurofibromina, que se acredita que funcione como um supressor de tumor, agindo como um regulador negativo da via de sinalização Ras. A neurofibromatose tipo 1 é caracterizada por várias manchas café com leite, sardas axilares e inguinais, vários neurofibromas cutâneos discretos (Figura 389.2) e nódulos de Lisch (Tabela 389.2). Os neurofibromas subcutâneos podem ser dolorosos ou desfigurantes. Em pelo menos 50% dos indivíduos há dificuldades de aprendizagem. Outras manifestações incluem neurofibromas plexiformes, displasia tibial

Tabela 389.1 Critérios de diagnóstico para transtorno do espectro do autismo.

1. Déficits na comunicação/interação social (deve ter todos os três critérios):
   a. Problemas de reciprocidade de interação social ou emocional, incluindo dificuldade em estabelecer ou manter conversas e interações de um lado e de outro, incapacidade de iniciar uma interação e problemas com atenção compartilhada ou compartilhamento de emoções e interesses com outras pessoas
   b. Problemas graves para manter relacionamentos – variam de falta de interesse em outras pessoas a dificuldades em brincar de fingir e se envolver em atividades sociais adequadas à idade e problemas de adaptação a diferentes expectativas sociais
   c. Problemas de comunicação não verbal, incluindo contato visual anormal, postura, expressões faciais, tom de voz e gestos, bem como incapacidade de compreendê-los
2. Comportamento restrito e repetitivo (pelo menos dois critérios devem ser atendidos):
   a. Fala estereotipada ou repetitiva, movimentos motores ou uso de objetos.
   b. Adesão excessiva a rotinas, padrões ritualizados de comportamento verbal ou não verbal ou resistência excessiva à mudança
   c. Interesses altamente restritos anormais em intensidade ou foco
   d. Hiper ou hiporreatividade a estímulos sensitivos ou interesse incomum em aspectos sensoriais do ambiente

Os sintomas devem estar presentes na primeira infância, mas podem não se manifestar completamente até que as demandas sociais excedam as capacidades. Os sintomas precisam ser *funcionalmente prejudiciais* e não bem descritos por outro diagnóstico do DSM-5

DSM-5 = *Diagnostic and Statistical Manual of Mental Disorders*. 5th ed.
De American Psychiatric Association. *Diagnostic and Statistical Manual of Mental Disorders*. 5th ed. Arlington, VA: American Psychiatric Publishing; 2013.

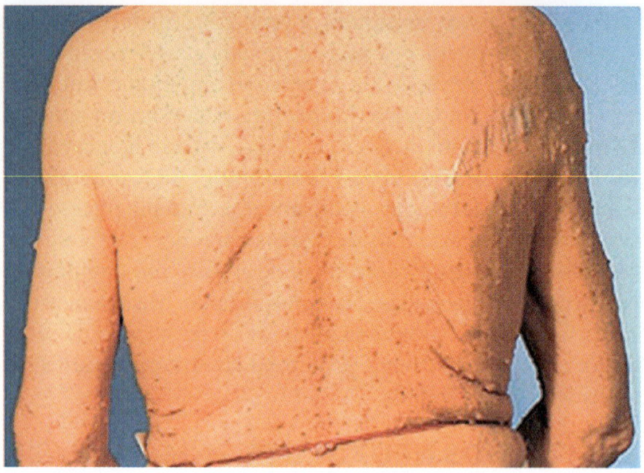

FIGURA 389.2 **Múltiplos neurofibromas no dorso de um paciente com neurofibromatose do tipo 1.**

e vasculopatia. O risco de gliomas do nervo óptico e outros gliomas do sistema nervoso central (SNC) e tumores malignos da bainha do nervo periférico é acentuadamente mais alto, assim como de outros tumores, havendo a possibilidade de desenvolvimento de câncer ao longo da vida de 60%.[13]

O manejo dos pacientes depende das manifestações específicas e quase sempre requer colaboração multidisciplinar. A maioria dos pacientes com neurofibromatose tipo 1 não necessita de tratamento, mas todos necessitam de acompanhamento (Tabela 389.3). Os tumores subcutâneos, intraespinais e intracranianos podem ser tratados cirurgicamente. O selumetinibe (um inibidor seletivo oral da proteinoquinase ativada por mitogênio [MAPK, *mitogen-activated protein kinase*] 1 e 2, na dose de 20 a 30 mg/m^2, 2 vezes/dia, em ciclos de 28 dias) pode reduzir o tamanho dos neurofibromas plexiformes inoperáveis em pacientes com neurofibromatose tipo 1.[14] Gliomas do nervo óptico podem ser tratados com quimioterapia; tanto a cisplatina quanto a temozolomida demostraram alguns benefícios. A radiação não é recomendada. O aconselhamento genético deve ser fornecido a todos os pacientes e suas famílias.

NEUROFIBROMATOSE TIPO 2

Neurofibromatose tipo 2 é uma condição autossômica dominante com uma incidência de aproximadamente 1 a cada 25.000 indivíduos. O gene *NF2* está localizado no cromossomo 22q12.2. Seu produto gênico, a merlina, é uma proteína do citoesqueleto que se acredita atuar como uma proteína estabilizadora da membrana. A função específica da merlina é desconhecida. A neurofibromatose tipo 2 é caracterizada por schwannomas vestibulares bilaterais, que geralmente se manifestam com sintomas de zumbido, perda auditiva e desequilíbrio. Em geral, a idade de início é em adultos jovens, mas alguns indivíduos podem desenvolver opacidades do cristalino subcapsular posterior ou mononeuropatia na infância. Quase todos os indivíduos afetados desenvolvem schwannomas vestibulares bilaterais aos 30 anos (Tabela 389.4), podendo desenvolver também schwannomas de outros nervos cranianos e periféricos, meningiomas e (raramente) ependimomas ou astrocitomas. A catarata subcapsular posterior é a anormalidade ocular mais comum.

O tratamento depende das manifestações e complicações específicas. Em indivíduos com teste positivo para mutações conhecidas de *NF2* ou com histórico familiar de neurofibromatose tipo 2 e cujo *status* genético não possa ser determinado com teste genético, a RM cerebral anual é recomendada, iniciando-se a partir de 10 e 12 anos até, pelo menos, os 40. Avaliações auditivas podem ser úteis na detecção de alterações na função do nervo auditivo antes que as alterações possam ser visualizadas por RM. Exames oculares completos de rotina devem fazer parte dos cuidados de todos os indivíduos.

O bevacizumabe, um inibidor do fator de crescimento endotelial vascular (5 mg/kg IV a cada 2 semanas), pode melhorar a audição em alguns pacientes com neurofibromatose tipo 2 e schwannomas vestibulares.[15] O tratamento cirúrgico de schwannomas e meningiomas pode ser indicado para preservar a função ou para aliviar a compressão de estruturas adjacentes, especialmente em pacientes com tumores espinais intramedulares. Aconselhamento genético deve ser fornecido aos indivíduos afetados e suas famílias.

Tabela 389.2 Critérios de diagnóstico para neurofibromatose tipo 1.
Duas ou mais das seguintes características clínicas significam presença de neurofibromatose tipo 1:
Seis ou mais manchas café com leite (> 0,5 cm no maior diâmetro em indivíduos pré-púberes ou > 1,5 cm em indivíduos após a puberdade)
Sardas axilares ou nas regiões inguinais
Dois ou mais neurofibromas de qualquer tipo ou ≥ 1 neurofibroma plexiforme
Dois ou mais nódulos de Lisch (hamartomas da íris)
Uma lesão óssea distinta
Um parente de primeiro grau com neurofibromatose tipo 1 diagnosticado usando-se os critérios listados anteriormente

Tabela 389.3 Acompanhamento recomendado para pacientes com neurofibromatose tipo 1.
Exame físico anual realizado por um médico familiarizado com o indivíduo e com a doença
Exame oftalmológico anual na primeira infância, exame menos frequente em crianças mais velhas e adultos
Avaliação regular do desenvolvimento por meio de questionário de rastreamento (na infância)
Monitoramento regular da pressão arterial
Outros exames apenas conforme indicado, com base em sinais ou sintomas clinicamente aparentes
Monitoramento de pessoas com anormalidades no SNC, sistema esquelético ou sistema cardiovascular por um especialista apropriado

Tabela 389.4 Critérios diagnósticos para neurofibromatose tipo 2.
A presença de um ou mais dos seguintes estabelece o diagnóstico de neurofibromatose tipo 2:
• Schwannomas vestibulares bilaterais
• Um parente de primeiro grau com neurofibromatose tipo 2, *e*
Schwannoma vestibular unilateral, *ou*
Quaisquer dois de: meningioma, schwannoma, glioma, neurofibroma, catarata lenticular subcapsular posterior*
• Schwannoma vestibular unilateral, *e*
Quaisquer dois de: meningioma, schwannoma, glioma, neurofibroma, catarata lenticular subcapsular posterior*
• Múltiplos meningiomas, *e*
Schwannoma vestibular unilateral, *ou*
Quaisquer dois de: schwannoma, glioma, neurofibroma, catarata*

*"Quaisquer dois de" refere-se a dois tumores individuais ou catarata.

Esclerose tuberosa

O complexo da esclerose tuberosa é caracterizado por anormalidades do cérebro, rins e coração.[16] A esclerose tuberosa pode ocorrer como uma síndrome autossômica dominante ou resultar de mutação espontânea. Dois genes da esclerose tuberosa foram identificados. O gene *TSC1* (cromossomo 9q34) codifica uma proteína chamada hamartina, uma proteína que interage com o produto do gene *TSC2* para inibir o alvo da rapamicina de mamíferos (mTOR). O gene *TSC2* (cromossomo 16p13) codifica a tuberina, que interage com a hamartina. Mutações em *TSC2* são responsáveis por cerca de 60% dos indivíduos com esclerose tuberosa clínica.

Os achados específicos mudam entre os indivíduos, e a gravidade varia de mínima a grave. Lesões de pele são observadas em quase 100% dos indivíduos afetados, mas as lesões do SNC constituem a principal causa de morbidade e mortalidade. A epilepsia é observada em até 80% dos pacientes com lesões no SNC. A deficiência intelectual e o atraso no desenvolvimento são comuns, e até 40% dos pacientes apresentam um transtorno do espectro do autismo. O astrocitoma de células gigantes é a principal causa de morte. Até 80% das crianças com esclerose tuberosa apresentam uma lesão renal identificável (ver Capítulo 187) por volta dos 10,5 anos, sendo a doença renal a segunda principal causa de morte precoce em indivíduos com esclerose tuberosa. Rabdomiomas cardíacos, que podem ocorrer em até 50% dos pacientes, geralmente estão presentes ao nascimento e costumam regredir com o tempo. O diagnóstico de esclerose tuberosa (Tabela 389.5) geralmente é clínico e confirmado pela

Tabela 389.5 Critérios diagnósticos para o complexo de esclerose tuberosa.

Definido – duas características principais ou uma característica principal mais duas características secundárias
Provável – uma característica principal mais uma característica secundária
Possível – uma característica principal ou duas ou mais características secundárias
CARACTERÍSTICAS PRINCIPAIS
Angiofibromas faciais ou placa frontal
Fibromas ungueais ou periungueais não traumáticos
Mais de três manchas hipomelanóticas (manchas em formato de folha de freixo)
Placa de *shagreen* (nevo de tecido conjuntivo)
Vários hamartomas nodulares da retina
Tubérculo cortical
Nódulo subependimário
Astrocitoma subependimário de células gigantes
Rabdomioma cardíaco, único ou múltiplos
Linfangiomiomatose
Angiomiolipoma renal
CARACTERÍSTICAS SECUNDÁRIAS
Múltiplas fossetas de esmalte dentário
Pólipos retais hamartomatosos
Cistos ósseos
Linhas de migração radial na substância branca cerebral
Fibromas gengivais
Hamartoma não renal
Placa acrômica da retina
Lesões cutâneas "em confete"
Múltiplos cistos renais

identificação de hamartomas calcificados ou não calcificados em exames de imagem (Figura 389.3).

O tratamento é direcionado às complicações da doença, particularmente à epilepsia (ver Capítulo 375). A intervenção neurocirúrgica é, algumas vezes, indicada para epilepsia e para tratamento sintomático de complicações, como hidrocefalia, que resulta de tumores de células gigantes da linha média. Em um ensaio clínico randomizado controlado, o tratamento com everolimo (10 mg/dia) reduziu o tamanho dos angiomiolipomas em 42% dos participantes que receberam o medicamento ativo, em comparação a 0% daqueles que receberam placebo.[A1] Everolimo titulado para 9 a 15 ng/mℓ como terapia adjuvante também consegue reduzir a frequência de crises de início focal resistentes ao tratamento.[A2] Everolimo titulado para uma concentração de 5 a 15 ng/mℓ também foi eficaz em reduzir em pelo menos 50% o tamanho do astrocitoma subependimário de células gigantes em 35% dos participantes que receberam o fármaco ativo, em comparação a 0% daqueles que receberam placebo.[A3] Em doses semelhantes, o everolimo também consegue alterar a anisotropia fracionada e a difusividade radial, sugerindo que o defeito genético do complexo da esclerose tuberosa no cérebro pode ser modificado farmacologicamente. A rapamicina a 1% tópica é um tratamento seguro e eficaz para os angiofibromas faciais, observados em cerca de 75% dos pacientes.[A4] RM do cérebro seriada e rastreamento por meio de ultrassonografia renal são indicados para alguns pacientes, porque os tumores benignos desses órgãos podem aumentar rapidamente. O aconselhamento genético é uma parte importante do manejo.

Síndrome de Sturge-Weber

A síndrome de Sturge-Weber é um distúrbio esporádico caracterizado por nevos vasculares faciais, epilepsia, comprometimento cognitivo e, às vezes, hemiparesia, hemianopsia ou glaucoma, mais comumente associado à mutação somática no gene *GNAQ* (cromossomo 9q21).[17] A característica do SNC desse distúrbio é a angiomatose capilar da pia-máter. Calcificações corticais cerebrais geralmente são observadas em uma distribuição pericapilar e são progressivas. A maioria dos pacientes com síndrome de Sturge-Weber tem epilepsia. De modo geral, o diagnóstico se baseia no achado de um nevo facial (Figura 389.4), que se manifesta como mancha vinho do Porto (malformação vascular) típica, e as imagens confirmatórias em uma RM cerebral com contraste exibem realce leptomeníngeo.

Exames oftalmológicos regulares são necessários em razão do risco de glaucoma. O tratamento geralmente é voltado para a epilepsia, que pode ser intratável do ponto de vista clínico. Em pacientes com epilepsia intratável e hemiplegia de início infantil, a hemisferectomia pode melhorar as convulsões e o desfecho neurodesenvolvimental.

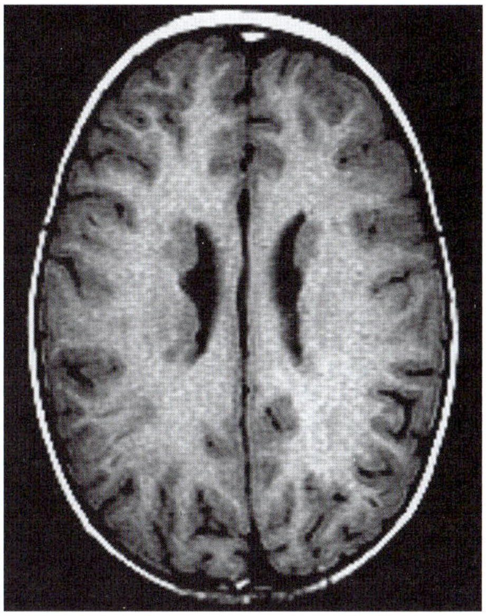

FIGURA 389.3 **Nódulos subependimários e múltiplos tubérculos corticais em paciente com esclerose tuberosa.**

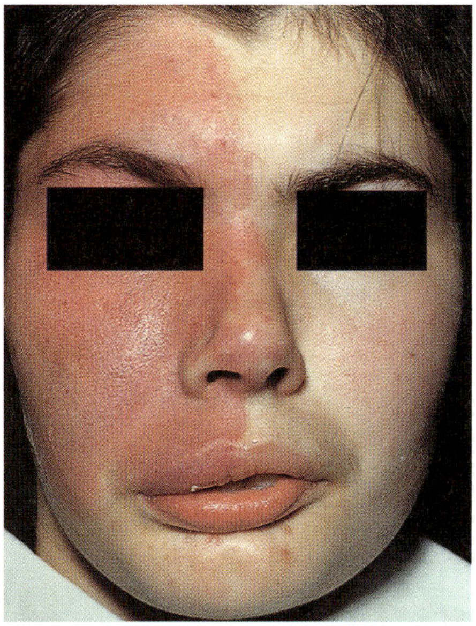

FIGURA 389.4 **Síndrome de Sturge-Weber. Esse paciente apresenta um hemangioma capilar difuso clássico na distribuição dos ramos oftálmico, nasociliar e maxilar do nervo trigêmeo. A lesão se estende para trás sobre os dois terços anteriores do centro da cabeça. (De Forbes CD, Jackson WD. *Color Atlas and Text of Clinical Medicine*. 2nd ed. London: Mosby; 1996.)**

Doença de von Hippel-Lindau

A doença de von Hippel-Lindau (*i. e.*, angiomatose do SNC) é uma condição autossômica dominante causada por um defeito em um gene supressor de tumor (*VHL*) no cromossomo 3p25-p26.[18] É caracterizada por angiomas retinianos, hemangioblastomas cerebrais (geralmente cerebelares) e da medula espinal, carcinomas de células renais, tumores do saco endolinfático, feocromocitomas, cistadenomas papilares do epidídimo, angiomas hepáticos e renais e cistos do pâncreas, rim, fígado e epidídimo. Ambos os sexos são afetados igualmente.

Os sintomas surgem tipicamente durante a terceira ou quarta década de vida. A inflamação da retina com exsudato, hemorragia e descolamento da retina a partir dos angiomas da retina costuma preceder as queixas cerebelares, mas a ordem não é constante. Os achados oculares são inespecíficos e o descolamento de retina pode mascarar a lesão subjacente. Cefaleia, vertigem e vômitos são resultantes dos tumores cerebelares. Sinais cerebelares, como ataxia, disdiadococinesia e dismetria, são comuns. Raros pacientes apresentam sintomas da medula espinal ou lesões viscerais ou podem ter perda auditiva por tumores do saco endolinfático.

O diagnóstico clínico é estabelecido se o paciente apresentar mais de um hemangioblastoma do SNC, um hemangioblastoma com manifestação visceral da doença ou manifestação da doença e história familiar conhecida. A testagem genética molecular detecta mutações no gene *VHL* em quase 100% dos indivíduos afetados.

Para pacientes com a doença de von Hippel-Lindau e para aqueles com mutação em *VHL* causadora da doença, o acompanhamento é recomendado por meio de exame oftalmológico anual, monitoramento da pressão arterial anual, medição de metabólitos de catecolaminas urinárias iniciada aos 5 anos em famílias com feocromocitoma e ultrassonografia abdominal anual a partir dos 16 anos, com avaliação de lesões suspeitas por tomografia computadorizada ou RM. O tratamento é sintomático. Descolamentos e tumores da retina recebem terapia a *laser*. Grandes tumores cerebrais (ver Capítulo 180), carcinomas de células renais (ver Capítulo 187), feocromocitomas (ver Capítulo 215), tumores epididimários (ver Capítulo 190) e tumores do saco endolinfático são tratados cirurgicamente; tumores menores do SNC podem ser tratados por meio de radiocirurgia (Gamma Knife®). Pazopanibe, que é um inibidor da tirosinoquinase que inibe a angiogênese, pode ser útil para pacientes com lesões progressivas.[19]

Grau A Recomendações de grau A

A1. Bissler JJ, Kingswood JC, Radzikowska E, et al. Everolimus for angiomyolipoma associated with tuberous sclerosis complex or sporadic lymphangioleiomyomatosis (EXIST-2): a multicentre, randomised, double-blind, placebo-controlled trial. *Lancet.* 2013;381:817-824.

A2. French JA, Lawson JA, Yapici Z, et al. Adjunctive everolimus therapy for treatment-resistant focal-onset seizures associated with tuberous sclerosis (EXIST-3): a phase 3, randomised, double-blind, placebo-controlled study. *Lancet.* 2016;388:2153-2163.

A3. Franz DN, Belousova E, Sparagana S, et al. Efficacy and safety of everolimus for subependymal giant cell astrocytomas associated with tuberous sclerosis complex (EXIST-1): a multicentre, randomised, placebo-controlled phase 3 trial. *Lancet.* 2013;381:125-132.

A4. Koenig MK, Bell CS, Hebert AA, et al. Efficacy and safety of topical rapamycin in patients with facial angiofibromas secondary to tuberous sclerosis complex: the TREATMENT randomized clinical trial. *JAMA Dermatol.* 2018;154:773-780.

REFERÊNCIAS BIBLIOGRÁFICAS

As referências bibliográficas, bem como os outros materiais suplementares deste livro, encontram-se no GEN-IO, nosso ambiente virtual de aprendizagem.

390 DISTÚRBIOS AUTÔNOMOS E TRATAMENTO

WILLIAM P. CHESHIRE JR.

Abaixo do nível de percepção consciente, o sistema nervoso autônomo regula continuamente as funções corporais para manter a homeostase e responder ao estresse. Muitas doenças comprometem as respostas autônomas e, por sua vez, afetar as funções cardiovasculares, térmicas, metabólicas, gastrintestinais, urinárias, reprodutivas ou de outros órgãos. Os exemplos incluem lesões cerebrais que envolvem a rede autônoma central, distúrbios que danificam os nervos periféricos e doenças sistêmicas ou substâncias que afetam os neurônios autônomos.

EPIDEMIOLOGIA

A manifestação incapacitante de insuficiência autônoma mais frequente é a hipotensão ortostática, que aumenta em prevalência com o envelhecimento e está associada à diminuição da capacidade funcional e a um risco duas vezes maior de quedas (ver Capítulos 21 e 22). A prevalência é de cerca de 5% em idosos que deambulam, 30% em todas as pessoas com mais de 75 anos e superior a 50% em indivíduos fragilizados que vivem em casas de repouso.

A síncope neuromediada, também denominada *vasodepressora* ou *síncope vasovagal* (ver Capítulo 56), é um fenômeno episódico, com prevalência ao longo da vida de cerca de 20%.[1] Vários tipos de síncope situacional, que podem ocorrer em resposta a estresse emocional, micção, defecação, tosse, estimulação do seio carotídeo e outros fatores, são fenômenos episódicos.

Diabetes melito (ver Capítulo 216) é a causa mais comum de neuropatia autônoma no mundo desenvolvido. Dentro de 10 a 15 anos após o início do diabetes, evidências laboratoriais de neuropatia autônoma podem ser detectadas em 25 a 30% dos pacientes.[2] Hipotensão ortostática sintomática ocorre em cerca de 5% dos pacientes diabéticos (ver Capítulo 216).

BIOPATOLOGIA

O sistema nervoso autônomo periférico compreende três divisões principais: (1) o efluxo simpático, que se projeta a partir dos segmentos toracolombares da medula espinal; (2) o efluxo parassimpático, que se projeta a partir dos nervos cranianos III, VII, IX e X e dos segmentos espinais sacrais; e (3) os plexos ganglionares entéricos, intrínsecos à parede do intestino. As respostas simpática e parassimpática, embora geralmente antagônicas, podem ser localizadas e nem sempre são igualmente contrabalançadas.

A desnervação noradrenérgica simpática causa hipotensão ortostática, que é uma marca registrada dos distúrbios autônomos e que incapacita um paciente de contrair o leito vascular esplâncnico e periférico em resposta ao acúmulo do volume de sangue no compartimento inferior do organismo (300 a 800 mℓ) quando está em pé em razão da gravidade. A insuficiência noradrenérgica simpática também pode comprometer a dilatação pupilar, a taquicardia em resposta ao exercício ou hipotensão, a mobilização de substratos energéticos e a função erétil masculina.

A desnervação colinérgica simpática prejudica a sudorese. Em geral, os pacientes reclamam da sudorese excessiva, mas geralmente eles não notam anidrose, o que é mais preocupante porque pode predispor ao estresse por calor ou insolação (ver Capítulo 101).[3] A denervação parassimpática pode, dependendo do local da lesão, prejudicar a constrição pupilar, a secreção lacrimal ou salivar, bradicardia reflexa ou a contração do músculo detrusor da bexiga.

DISTÚRBIOS CEREBRAIS

Muitas doenças podem interromper a função autônoma central no nível do hipotálamo, do bulbo ventrolateral, do núcleo do trato solitário, do núcleo parabraquial, da substância cinzenta periaquedutal, da amígdala e do córtex insular ou pré-frontal. O resultado pode ser hipofunção ou hiperfunção autônoma (Tabela 390.1).[4]

A insuficiência autônoma geral ocorre em distúrbios neurodegenerativos caracterizados por acúmulo neuronal anormal (distúrbios com corpúsculos de Lewy [ver Capítulo 374], incluindo doença de Parkinson [ver Capítulo 381]) ou acúmulo glial (atrofia de múltiplos sistemas) de alfassinucleína. A mais grave é a atrofia de múltiplos sistemas, na qual a insuficiência autônoma acompanha o parkinsonismo (síndrome de Shy-Drager; ver Capítulo 381) ou ataxia cerebelar (ver Capítulo 382).[5,6]

Outros distúrbios cerebrais comprometem respostas autônomas individuais ou, ao liberar a inibição das funções a jusante, dar origem à hiperatividade autônoma. A doença da substância branca de pequenos vasos cerebrais pode estar associada a bexiga hiperativa (ver Capítulo 23). Danos bilaterais aos barorreceptores carotídeos, que sinalizam alterações da pressão arterial no núcleo do trato solitário no tronco encefálico, causam uma síndrome de desaferenciação central, caracterizada por hipertensão volátil e hipotensão ortostática. Alguns acidentes vasculares encefálicos insulares desestabilizam o equilíbrio regulador do simpático e, ocasionalmente, contribuem para eventos cardíacos adversos. As crise convulsivas (ver Capítulo 375) originadas da parte mesial do lobo temporal podem

Tabela 390.1 Disautonomias encefálicas.

Insuficiência autônoma	Atrofia de múltiplos sistemas Demência com corpúsculos de Lewy Doença de Parkinson
Desregulação autônoma	Tempestades autônomas Cardiomiopatia de takotsubo Taquicardia ou bradicardia Hipertensão neurogênica Bexiga hiperativa

induzir taquicardia ictal ou, mais raramente, bradicardia ou assistolia. Lesões de bulbo podem desencadear hipertensão, hipotensão ortostática ou síncope. A isquemia ou compressão bulbar pode causar hipertensão neurogênica aguda (resposta de Cushing). O infarto bulbar lateral (síndrome de Wallenberg) desencadeia tipicamente a síndrome de Horner ipsilateral e, ocasionalmente, bradicardia, hipertensão aguda, hipotensão em decúbito dorsal ou hipoventilação central.

Condições catastróficas, como hemorragia subaracnóidea (ver Capítulo 380), traumatismo cranioencefálico (ver Capítulo 371), estado de mal epiléptico (ver Capítulo 375) ou hidrocefalia aguda com aumento da pressão intracraniana, podem estimular profundamente as respostas simpáticas com consequências cardiovasculares. Essas tempestades simpáticas paroxísticas são caracterizadas por hiperatividade simpática episódica com hipertensão, taquicardia, hiperventilação, dilatação pupilar, rubor e diaforese.

As respostas autônomas estão intimamente ligadas aos estados emocionais via amígdala, córtex da ínsula e giro cingulado anterior. O estresse extremo que gera um pico de catecolaminas pode causar cardiomiopatia de takotsubo, uma síndrome tipicamente reversível de disfunção ventricular esquerda (ver Capítulo 54).

DISTÚRBIOS DA MEDULA ESPINAL

Lesões da medula espinal (ver Capítulo 372), sejam compressivas, sejam desmielinizantes, vasculares ou neoplásicas, comumente resultam em bexiga hiperativa (ver Capítulo 23), com sintomas de polaciuria, urgência, e às vezes, incontinência. As lesões que envolvem os segmentos da medula sacral ou cauda equina resultam em bexiga hipoativa com esvaziamento incompleto, incontinência por excesso de fluxo, atonia do esfíncter e disfunção sexual.

Nos casos de lesões da medula espinal acima do nível da saída simpática esplâncnica em T5, o surgimento de fibras aferentes nos cornos dorsais toracolombares e a necrose das conexões descendentes da substância branca para neurônios pré-ganglionares simpáticos resultam em disreflexia autônoma. Nesses pacientes, fortes estímulos sensoriais periféricos, como distensão da bexiga ou do intestino, podem induzir um estado reversível de hiper-responsividade simpática, que pode se manifestar com hipertensão, sudorese, rubor ou cefaleia.

NEUROPATIAS PERIFÉRICAS

A disfunção autônoma pode surgir no nível dos gânglios autonômos ou dos nervos periféricos (Tabela 390.2). Os nervos autonômos periféricos, em geral, são de pequeno calibre e não mielinizados ou pouco mielinizados. As neuropatias periféricas que envolvem seletivamente fibras nervosas finas podem desencadear várias combinações de sinais e sintomas sensitivos, simpáticos ou parassimpáticos.

A neuropatia diabética (ver Capítulo 216) envolve os nervos autonômos precocemente em sua evolução, e cerca de 20% dos pacientes avançam para uma neuropatia autônoma cardiovascular clinicamente aparente. A sobrecarga glicêmica parece representar um *continuum* de risco, porque alguns pacientes com regulação da glicose prejudicada ou diabetes recém-diagnosticado podem já apresentar evidências de neuropatia de fibras finas. Outra disautonomia periférica é a insuficiência autônoma pura, uma alfassinucleinopatia que se apresenta insidiosamente com insuficiência autônoma generalizada e grave como a única característica clínica.[6b]

Os distúrbios neurológicos autoimunes incluem a síndrome de Guillain-Barré, na qual anticorpos antigangliosídeos medeiam uma polirradiculoneuropatia desmielinizante inflamatória aguda que pode estar associada a taquicardia, instabilidade da pressão arterial e distúrbios pupilomotores, sudomotores e vasomotores (ver Capítulo 392). A pandisautonomia aguda se desenvolve drasticamente em um período de dias a semanas como insuficiência simpática e parassimpática combinada a dismotilidade gastrintestinal e, em contraste com a síndrome de Guillain-Barré, poupa os nervos somáticos. Uma infecção antecedente (presumivelmente viral) é relatada em cerca de 50% dos casos. O achado, em muitos desses pacientes, de anticorpos contra receptores nicotínicos da acetilcolina nos gânglios autonômos estabeleceu a designação de ganglionopatia autônoma autoimune como uma entidade patológica definível.

A neuromiotonia autoimune caracteriza-se por hiperexcitabilidade do nervo periférico, insônia, *delirium* e disautonomia proeminente com hiperidrose e intolerância ortostática. A maioria dos pacientes apresenta anticorpos contra os canais de potássio dependentes de voltagem (ver Capítulo 394).

Tabela 390.2 Algumas causas de neuropatia autônoma periférica.

Metabólicas	Diabetes melito Álcool Porfiria aguda intermitente Uremia
Autoimunes	Ganglionopatia autônoma autoimune Síndrome de Guillain-Barré Paraneoplásica Síndrome de Morvan Síndrome miastênica de Lambert-Eaton Polirradiculoneuropatia desmielinizante inflamatória crônica Síndrome de Sjögren Lúpus eritematoso sistêmico Doenças mistas do tecido conjuntivo
Paraproteinêmicas	Amiloidose
Nutricionais	Deficiência de cianocobalamina Deficiência de tiamina Neuropatia sensível ao glúten
Tóxicas	Metais pesados Solventes orgânicos Organofosforados Vacor[a] Acrilamida
Induzidas por medicamentos	Cisplatina Vincristina Amiodarona Metronidazol Per-hexilina[b] Paclitaxel
Infecciosas	Vírus da imunodeficiência humana Hanseníase Doença de Chagas Botulismo Difteria Doença de Lyme
Genéticas	Neuropatias hereditárias sensitivas e autônomas dos tipos I, II, III, IV, V Doença de Fabry
Idiopáticas	Síndrome de Adie Síndrome de Ross Neuropatia colinérgica aguda Anidrose idiopática crônica Esclerose lateral amiotrófica

[a]N.R.T.: Rodenticida cuja comercialização foi suspensa em 1979.
[b]N.R.T.: Medicamento não disponível no Brasil.

As neuropatias autônomas paraneoplásicas, que podem anteceder o diagnóstico de doença maligna, constituem um epifenômeno raro de malignidade, mais frequentemente o câncer de pulmão de pequenas células (ver Capítulo 182),[7] e podem ocorrer também associadas a outros cânceres. O anticorpo paraneoplásico mais comumente encontrado é o anticorpo nuclear antineuronal tipo 1 (ANNA-1 ou anti-Hu), que se liga a uma família de 35 a 40 kDa de proteínas de ligação de RNA nuclear neuronal, incluindo aquelas de gânglios autonômos e entéricos. Os anticorpos contra proteína mediadora da resposta à colapsina (CRMP-5 ou anti-CV2) também foram associados à neuropatia autônoma paraneoplásica. A disautonomia ocorre em aproximadamente 10 a 30% dos pacientes com ANNA-1 e em 30% daqueles com soropositividade para CRMP-5. O câncer de pulmão de pequenas células (ver Capítulo 182) foi encontrado em mais de 80% dos pacientes soropositivos para ANNA-1 ou CRMP-5.

A amiloidose (AL) (ver Capítulo 179) resulta da deposição focal de proteínas fibrilares insolúveis organizadas em configurações de folha betapregueada no espaço extracelular de vários tecidos, que podem incluir a vasculatura de nervos autonômicos periféricos e gânglios simpáticos. A neuropatia amiloide se manifesta, tipicamente, como uma neuropatia sensitiva distal dolorosa e autônoma grave de fibra fina. A disfunção autônoma quase sempre ocorre na AL primária (cadeia leve amiloide), doença associada à cadeia leve da imunoglobulina, e na amiloidose hereditária,[8] mas apenas raramente na amiloidose reativa ou AA (amiloide A).

Entre as neuropatias infecciosas, o tétano (ver Capítulo 280) causa hiperatividade simpática em um terço dos pacientes em razão da exotoxina tetanospasmina, que é captada pelos terminais nervosos periféricos e transportada através das junções sinápticas para atingir o sistema nervoso central. Lá, ela se liga aos gangliosídeos nas junções pré-sinápticas, para desinibir os neurônios pré-ganglionares, e danifica os núcleos autonômos do tronco encefálico. A hiperatividade simpática resulta em hipertensão ou hipotensão lábil ou persistente, taquiarritmias, vasoconstrição periférica, febre e sudorese profusa. A neuropatia diftérica (ver Capítulo 276) desencadeia fraqueza bulbar e pode estar associada ao comprometimento cardiovagal, mas, em geral, não à hipotensão ortostática.

A neuropatia colinérgica aguda do botulismo (ver Capítulo 280) ocorre juntamente com paralisia bulbar e neuromuscular generalizada 12 a 36 horas após a ingestão de alimentos contaminados pela bactéria anaeróbia gram-positiva *Clostridium botulinum*. A toxina botulínica liga-se com alta afinidade aos receptores pré-sinápticos dos terminais nervosos colinérgicos e inibe a liberação de acetilcolina, bloqueando assim a transmissão neuromuscular e autônoma colinérgica. As manifestações autônomas incluem anidrose, olhos e boca secos, íleo paralítico, dilatação gástrica, retenção urinária e, às vezes, hipotensão ortostática com pressão arterial e tônus vasomotor flutuantes.

A infecção pelo vírus da imunodeficiência humana comumente causa distúrbios autonômos, principalmente em seus estágios avançados. As manifestações podem incluir hipotensão ortostática, taquicardia, disfunção urinária, disfunção erétil, diarreia e defeitos de condução cardíaca. Infiltrados inflamatórios mononucleares perivasculares e degeneração neuronal em espécimes de biopsia de gânglios simpáticos sugerem uma patogênese autoimune.

A doença de Chagas (ver Capítulo 326) causa uma neuropatia predominantemente parassimpática, caracterizada por megaesôfago, megaduodeno e megacólon, bem como insuficiência cardiovascular simpática com cardiomegalia e defeitos de condução. A neuropatia autônoma se desenvolve de anos a décadas após a infecção primária pelo *Trypanosoma cruzi*.

A hanseníase (ver Capítulo 310), uma das causas mais comuns de neuropatia em todo o mundo, frequentemente causa neuropatia autônoma periférica como resultado de uma reação imune contra o *Mycobacterium leprae*. A anidrose focal ocorre em áreas de pele hipopigmentada e hipoestésica. Desnervação cardíaca e hipotensão ortostática já foram descritas.

As deficiências nutricionais que levam à neuropatia autônoma incluem a neuropatia alcoólica, que é uma degeneração axonal idêntica à do beribéri, causada pela deficiência de tiamina (ver Capítulo 388). As partes distais do nervo vago são afetadas precocemente, podendo a hipotensão ortostática ocorrer em estágios mais avançados. A degeneração combinada subaguda da deficiência de vitamina B_{12} (ver Capítulo 205) resulta em degeneração axonal e às vezes se manifesta como hipotensão ortostática. Neuropatia autônoma foi descrita em alguns casos de doença celíaca (ver Capítulo 131).

Notável entre as neuropatias hereditárias sensitivas e autônomas, está a disautonomia familiar, um distúrbio autossômico recessivo ligado a mutações no gene da proteína associada à quinase I-κB (*IKBKAP*). Ocorre em cerca de 1 em 3.600 nascidos vivos de pais de ascendência judia Asquenaze. As crianças afetadas choram sem lágrimas, se alimentam mal, não têm papilas fungiformes linguais, apresentam reflexos patelares deprimidos e estão sujeitas a hipotensão ortostática e tempestades autônomas em razão do comprometimento dos neurônios aferentes de barorreflexos. A síndrome de Holmes-Adie, que consiste em pupilas tônicas com reflexos tendinosos assimétricos ou ausentes, foi descrita em pacientes com síndrome de Ross, uma disautonomia parcial que consiste na tríade clínica de pupilas tônicas unilaterais ou bilaterais, hiporreflexia tendínea e anidrose corporal segmentar.

MANIFESTAÇÕES CLÍNICAS

Alguns pacientes apresentam insuficiência autônoma generalizada, enquanto outros, disfunção autônoma regional ou seletiva de um sistema. A hipotensão ortostática sem taquicardia compensatória (ver Capítulo 56) é a marca registrada da insuficiência autônoma generalizada. Em geral, é pior pela manhã e agravada por desidratação, descondicionamento, ficar em pé por um período prolongado, esforço físico, calor, ingestão de carboidratos ou menstruação. Os primeiros sintomas geralmente incluem tontura ao acordar de manhã ou após um banho quente, exercícios físicos ou uma refeição farta. A hipotensão ortostática neurogênica costuma ser acompanhada por hipertensão em decúbito dorsal, e a diminuição diurna normal da pressão arterial durante o sono é revertida. Outros sintomas comuns incluem disfunção erétil, diminuição da sudorese, boca seca, constipação intestinal e disfunção da bexiga. A gastroparesia (ver Capítulo 127) pode se manifestar como saciedade precoce, náuseas, anorexia, distensão abdominal e, às vezes, dor e perda de peso. A dismotilidade intestinal pode causar constipação intestinal grave (ver Capítulo 127).

Os sintomas autonômos podem ou não refletir um distúrbio do sistema nervoso autônomo. O transtorno do pânico (ver Capítulo 369), por exemplo, manifesta seus sintomas por meio de um sistema nervoso autônomo que funciona normalmente. Alguns pacientes apresentam disautonomia funcional, na qual uma condição clínica ou psicossomática prejudica a função autônoma normal na ausência de déficit neurológico estrutural conhecido. Os exemplos incluem síncope neuralmente mediada (ver Capítulo 56), síndrome do intestino irritável (ver Capítulo 128) e algumas formas de intolerância ortostática e dor.

DIAGNÓSTICO

A avaliação clínica da disfunção autônoma começa por uma anamnese detalhada. Os distúrbios autonômos são bastante diversos, por isso é útil reconhecer quais sistemas orgânicos estão afetados; distinguir se os sinais e sintomas são resultado de hipo ou hiperfunção; averiguar os fatores que melhoram ou pioram os sintomas; e então avaliar a evolução, a gravidade e o impacto dos sintomas nas funções diárias do paciente. Os fenômenos progressivos ou episódicos precisam ser distinguidos das condições crônicas e estáveis.

Avaliação à beira do leito

A pressão arterial e a frequência cardíaca devem ser aferidas com o paciente em decúbito dorsal e novamente após ficar em pé por 1 a 3 minutos e correlacionadas aos sintomas. A hipotensão ortostática é definida como redução na pressão arterial sistólica de pelo menos 20 mmHg ou na pressão arterial diastólica de pelo menos 10 mmHg, com ou sem sintomas, dentro de 1 a 3 minutos após adotar a posição ortostática. As aferições realizadas imediatamente ao levantar-se podem ser enganosas, porque pessoas jovens saudáveis sem hipotensão ortostática às vezes apresentam hipotensão transitória que regride em 30 segundos após terem se levantado. A hipotensão ortostática neurogênica geralmente é mantida quando adotada a postura ortostática. Exceto em pacientes tratados com betabloqueadores, a hipotensão ortostática sem taquicardia reflexa é evidência de insuficiência adrenérgica generalizada. Se ocorrer taquicardia reflexa, deve-se considerar desidratação ou ingurgitamento venoso excessivo.

Alguns pacientes com intolerância ortostática quando em pé apresentam um aumento anormal da frequência cardíaca, em vez da redução da pressão arterial. A síndrome de taquicardia postural[9] é definida como o aumento sustentado da frequência cardíaca em mais de 30 bpm em adultos (40 bpm em adolescentes) e quase sempre superior a 120 bpm quando em pé.

Avaliação laboratorial

Os exames laboratoriais apropriados dependem do tipo e da distribuição da disfunção autônoma. As solicitações podem incluir hemograma completo, glicose em jejum, eletrólitos, cortisol matinal, teste de função tireoidiana, nível de vitamina B_{12}, eletroforese de proteína sérica e, quando indicado, marcadores autoimunes.

Em um paciente com neuropatia autônoma, a soropositividade de anticorpos para o receptor ganglionar neuronal alfa-3 de acetilcolina é diagnóstica de ganglionopatia autônoma autoimune. O exame de rastreamento mais sensível para feocromocitoma é o nível de metanefrina livre no plasma (ver Capítulo 215). A manometria e os estudos cintilográficos são úteis no diagnóstico da dismotilidade gastrintestinal. Volumes residuais pós-esvaziamento ou estudos urodinâmicos podem esclarecer os padrões de disfunção da bexiga urinária (ver Capítulo 23). A suspeita de amiloidose pode exigir biopsia (ver Capítulo 179).

O monitoramento ambulatorial da pressão arterial (MAPA) (ver Capítulo 70), em geral por um período de 24 horas, é útil para detectar padrões de hipertensão noturna, hipotensão pós-prandial e hipertensão lábil de insuficiência barorreflexa. A função adrenérgica é avaliada pelo teste de inclinação ortostática (ver Capítulo 56) ou pelas respostas da pressão arterial batimento a batimento à manobra de Valsalva. A função cardiovagal é avaliada pela análise da variação da frequência cardíaca. A disfunção sudomotora, que costuma ser um sinal de envolvimento autonômico nas neuropatias de fibras finas,[10] pode ser avaliada tanto dede maneira funcional, por teste de reflexo do axônio sudomotor quantitativo, quanto estrutural, por biopsia epidérmica por meio do exame da densidade das fibras nervosas.

TRATAMENTO

O tratamento se inicia com a educação dos pacientes sobre a fisiologia da condição subjacente, ajudando-os a evitar exacerbações e a controlar seus sintomas. Pacientes idosos podem praticar exercícios físicos regulares para compensar parte do declínio da função autônoma associado à idade. Devem-se realizar esforços para tratar a causa subjacente de uma neuropatia autônoma. O bom controle da glicose em pacientes com diabetes melito (ver Capítulo 216) reduz a taxa de complicações, incluindo neuropatia.

Os medicamentos nem sempre são indicados. Em alguns casos, medicamentos prescritos ou suplementos de venda livre são a causa dos sintomas autonômos e devem ser examinados com cuidado. A hiperidrose pode melhorar com a redução ou eliminação de opioides ou inibidores de recaptação de serotonina e a anidrose, com a descontinuação de quaisquer medicamentos com efeitos anticolinérgicos.

No tratamento da hipotensão ortostática, o primeiro passo é reduzir ou eliminar, se apropriado, medicamentos anti-hipertensivos, diuréticos ou antagonistas do receptor α. Os objetivos do tratamento são aumentar o tempo que o paciente consegue ficar em pé sem desenvolver sintomas ortostáticos e, ao mesmo tempo, evitar hipertensão excessiva em decúbito. A hipotensão ortostática leve geralmente responde a medidas conservadoras, como aumento da hidratação oral (2 a 2,5 ℓ/dia), ingestão de bebidas esportivas e adição de sal na dieta ou comprimidos de sódio para aumentar a ingestão diária de sal para 10 a 20 g. Repouso prolongado na cama e medicamentos que possam potencialmente exacerbar a hipotensão ortostática devem ser evitados, se possível. A elevação da cabeceira da cama em 10 a 15 cm pode melhorar a tolerância ortostática em alguns pacientes, o que reduz a natriurese noturna e estimula a liberação de renina. O tratamento com *bolus* de água (beber aproximadamente 470 mℓ de água potável) pode aumentar a pressão arterial sistólica em pacientes com hipotensão ortostática em 20 mmHg por 1 a 2 horas por um reflexo simpático.[11] Esclarecimento sobre manobras físicas (cruzar as pernas, agachar, inclinar-se para a frente ou colocar um pé em uma cadeira) pode ajudar os pacientes a aumentar o retorno venoso ao coração e melhorar a tolerância ortostática, ativando os músculos das pernas. Meias compressivas (que podem ser pouco toleráveis em climas quentes) são efetivas se forem bem ajustadas, e a compressão abdominal também é útil. A hipotensão pós-prandial pode ser controlada pela divisão das refeições para evitar grandes cargas de carboidratos.

Atualmente, estão aprovados pela FDA dois medicamentos para o tratamento da hipotensão ortostática neurogênica grave: midodrina (5 a 10 mg, 3 vezes/dia), que contrai os vasos de capacitância,A1 e droxidopa[a] (100 a 600 mg, 3 vezes/dia), que é um sintético ativo por via oral precursor da norepinefrina.A2 Frequentemente usados, mas ainda não aprovados pela Food and Drug Administration, são a fludrocortisona (0,1 a 0,4 mg/dia), para expandir o volume plasmático e sensibilizar os receptores alfa-adrenérgicos vasculares periféricos;A3 e a piridostigmina (30 a 60 mg, 2 a 3 vezes/dia), para aumentar o fluxo ganglionar simpático.A4 A piridostigmina apresenta um efeito pressor mais modesto, mas é menos problemática em termos de hipertensão supina. Essas medidas farmacológicas apresentam um benefício variável, e alguns pacientes interrompem seu uso em decorrência da falta de melhora sintomática ou pelo desenvolvimento de reações adversas.[12] Os inibidores da aldose redutase (p. ex., epalrestate [50 mg, 3 vezes/dia]) podem fornecer algum benefício para pacientes com neuropatia autônoma cardiovascular diabética. Tafamidis, um estabilizador de transtirretina a 20 mg/dia, demonstrou segurança e eficácia em retardar a progressão da neuropatia amiloide transtirretina hereditária,A5 e patisirana (um agente de interferência de RNA a 0,3 mg/kg a cada 3 semanas) também é eficaz para esses pacientes.A6

A hipertensão noturna pode ser minimizada evitando-se agentes pressores várias horas antes de deitar e elevando-se a cabeceira da cama. Em casos graves, pode ser necessário prescrever clonidina (0,1 mg), hidralazina (25 mg), nifedipino (10 mg), anlodipino (2,5 a 5 mg) ou adesivo de nitroglicerina (0,1 mg/h) na hora de dormir. A hipertensão paroxística em pacientes com denervação barorreflexa arterial pode melhorar com clonidina (0,1 mg, 3 vezes/dia VO ou por adesivo transdérmico).

[a]N.R.T.: Medicamento não disponível no Brasil.

PROGNÓSTICO

O prognóstico depende da natureza do distúrbio autonômo. Entre os pacientes com insuficiência autônoma pura, cerca de um terço desenvolverá demência com corpúsculos de Lewy, doença de Parkinson ou atrofia de múltiplos sistemas nos 5 ou mais anos seguintes.[13] A internação hospitalar por hipotensão ortostática aumenta a probabilidade de morte subsequente em cerca de 15%, mesmo após o ajuste de outros fatores de risco conhecidos.[14]

Os diagnósticos mais graves constituem a neuropatia autônoma amiloide, que pressagia uma sobrevida média de menos de 1 ano, e atrofia de múltiplos sistemas, cuja expectativa de vida estimada é de 7 a 9 anos. A neuropatia autônoma cardiovascular diabética está associada a risco aumentado de aproximadamente duas vezes para isquemia miocárdica silenciosa e mortalidade geral.

Disfunção simpática regional

A disfunção simpática regional pode acompanhar dor, que, às vezes, ocorre após lesões de nervos periféricos. Por exemplo, a ativação simpática pode ocorrer como uma resposta fisiológica normal a qualquer estado doloroso.

A síndrome da dor regional complexa é caracterizada por dor neuropática intensa e contínua, desproporcional em intensidade, duração e distribuição para a sequela esperada decorrente do traumatismo no membro.[15] Cerca de 80% dos pacientes afetados são mulheres e cerca de 70% dos casos acometem os membros superiores.[16] Nessa síndrome, a alodinia (dor em resposta a estímulos normalmente não dolorosos, como toque leve ou frio) ou a hiperalgesia (aumento da sensibilidade a estímulos dolorosos) acompanham anormalidades vasomotoras ou sudomotoras cutâneas. As alterações vasomotoras se manifestam como vasodilatação com um membro quente, vermelho ou edemaciado, ou, de maneira alternativa, como vasoconstrição com um membro pálido e frio. Os achados sudomotores variam de hiperidrose regional a anidrose. Alterações distróficas regionais, como pele atrófica seca, cabelos esparsos ou ásperos, unhas quebradiças e osteopenia, também podem se desenvolver. Embora a disfunção simpática possa ser pronunciada, não parece causar a dor. Nessa condição, os mecanismos de dor e disfunção simpática não são completamente compreendidos e podem resultar de uma comunicação cruzada entre fibras nervosas periféricas regeneradas de maneira aberrante, expressão de novos receptores alfa-adrenérgicos em fibras nervosas sensitivas e glândulas sudoríparas, liberação de substância P e peptídios pró-inflamatórios no local da lesão e sensibilização das estruturas mediadoras da dor em vários níveis do sistema nervoso central.

A mobilização do membro afetado é de importância fundamental no tratamento precoce da síndrome dolorosa regional complexa. O objetivo principal da medicação analgésica ou anestesia regional no início do tratamento é facilitar a participação na fisioterapia, o que pode ser útil.A7 Pequenos estudos descreveram melhora com o uso de bisfosfonatos (p. ex., alendronato, 40 mg VO ou 7,5 mg/dia IV), esteroides (p. ex., prednisona, 40 mg/dia, ou metilprednisolona, 8 mg, 4 vezes/dia inicialmente e reduzir gradualmente), dimetilsulfóxido (creme a 50%, 1 a 4 vezes/dia), clonidina peridural (300 a 700 μg/dia), baclofeno intratecal (25 a 75 μg/dia) e estimulação da medula espinal epidural. A imunoglobulina intravenosa (0,5 g/kg) não é efetiva.A8

Grau A Recomendações de grau A

A1. Izcovich A, Gonzalez Malla C, Manzotti M, et al. Midodrine for orthostatic hypotension and recurrent reflex syncope: a systematic review. *Neurology*. 2014;83:1170-1177.

A2. Strassheim V, Newton JL, Tan MP, et al. Droxidopa for orthostatic hypotension: a systematic review and meta-analysis. *J Hypertens*. 2016;34:1933-1941.

A3. Schreglmann SR, Buchele F, Sommerauer M, et al. Pyridostigmine bromide versus fludrocortisone in the treatment of orthostatic hypotension in Parkinson's disease—a randomized controlled trial. *Eur J Neurol*. 2017;24:545-551.

A4. Byun JI, Moon J, Kim DY, et al. Efficacy of single or combined midodrine and pyridostigmine in orthostatic hypotension. *Neurology*. 2017;89:1078-1086.

A5. Waddington Cruz M, Amass L, Keohane D, et al. Early intervention with tafamidis provides long-term (5.5-year) delay of neurologic progression in transthyretin hereditary amyloid polyneuropathy. *Amyloid*. 2016;23:178-183.

A6. Adams D, Gonzalez-Duarte A, O'Riordan WD, et al. Patisiran, an RNAi therapeutic, for hereditary transthyretin amyloidosis. *N Engl J Med*. 2018;379:11-21.

A7. Smart KM, Wand BM, O'Connell NE. Physiotherapy for pain and disability in adults with complex regional pain syndrome (CRPS) types I and II. *Cochrane Database Syst Rev*. 2016;2:CD010853.

A8. Goebel A, Bisla J, Carganillo R, et al. Low-dose intravenous immunoglobulin treatment for long-standing complex regional pain syndrome: a randomized trial. *Ann Intern Med.* 2017;167:476-483.

REFERÊNCIAS BIBLIOGRÁFICAS

As referências bibliográficas, bem como os outros materiais suplementares deste livro, encontram-se no GEN-IO, nosso ambiente virtual de aprendizagem.

391 ESCLEROSE LATERAL AMIOTRÓFICA E OUTRAS DOENÇAS DO NEURÔNIO MOTOR

PAMELA J. SHAW E MERIT E. CUDKOWICZ

DEFINIÇÃO

As doenças dos neurônios motores (Tabela 391.1) constituem um grupo heterogêneo de distúrbios nos quais a perda seletiva da função dos neurônios motores superiores, neurônios motores inferiores ou ambos resultam em comprometimento do controle do movimento voluntário.[1] No distúrbio adquirido mais comum do neurônio motor, a esclerose lateral amiotrófica (ELA), há comprometimento combinado dos neurônios motores superior e inferior. As características do envolvimento do neurônio motor inferior são perda muscular, fasciculações e paresia flácida, com reflexos tendinosos normais ou diminuídos. A disfunção do neurônio motor superior pode causar aumento do tônus muscular, clônus, fraqueza de distribuição piramidal e respostas plantares extensoras. Avanços recentes na genética molecular das doenças hereditárias do neurônio motor melhoraram sua classificação e aprimoraram o diagnóstico cuidadoso, o que é essencial para aconselhamento genético, orientação, tratamento e aconselhamento dos pacientes sobre o prognóstico.

ESCLEROSE LATERAL AMIOTRÓFICA

EPIDEMIOLOGIA

A ELA é um distúrbio neurodegenerativo que causa lesão progressiva e morte de neurônios motores inferiores do tronco encefálico e da medula espinal, bem como de neurônios motores superiores no córtex motor.[2] A ELA apresenta uma incidência de cerca de 2 por 100.000 e uma prevalência de 6 a 8 por 100.000. A incidência global é bastante uniforme, com exceção de alguns focos de alta incidência, como a ilha de Guam, no Pacífico Ocidental. A doença afeta predominantemente indivíduos de meia-idade e idosos, com idade média de início de 55 a 60 anos, embora indivíduos mais jovens também possam ser acometidos. O aumento da idade, o sexo masculino (razão homem/mulher de aproximadamente 1,6:1) e a suscetibilidade genética são os únicos fatores de risco comprovados, embora pesquisas em andamento estejam avaliando os efeitos do atletismo/exercício físico e outros possíveis fatores de risco ambientais. Aproximadamente 90% dos casos de ELA ocorrem de maneira esporádica, mas 5 a 10% são familiares, geralmente com um modo de herança autossômico dominante.

BIOPATOLOGIA

O processo de degeneração neuronal na ELA é complexo, com a identificação de mais de 40 genes de suscetibilidade à doença. Até o momento, as expansões intrônicas do hexanucleotídio GGGGCC no gene *C9ORF72* do cromossomo 9 constituem a causa genética identificada mais comum de ELA, sendo responsável por até 40 a 50% dos casos de ELA familiar e 7 a 10% da ELA esporádica. O acúmulo de evidências sugere que o processamento defeituoso do RNA provavelmente desempenhe um papel fundamental na patogênese da ELA *C9ORF72*, bem como de outros subtipos genéticos. A biopatologia da ELA-C9 ainda não foi completamente compreendida, mas o sequestro de proteínas de ligação de RNA por focos de RNA e o transporte nucleocitoplasmático alterado, que possibilita que o RNA em expansão se traduza em proteínas de repetição de dipeptídio no citoplasma, são claramente de importância fundamental.[3]

O subtipo da doença causado por mutações *SOD1* é responsável por 20% dos casos familiares de ELA e 2% de ELA em geral. *SOD1* mutante parece transmitir a propagação modelada de forma semelhante ao príon (ver Capítulo 387),[4] com esses agregados desencadeando uma interação complexa de vários processos patogênicos, incluindo estresse oxidativo, agregação de proteínas, disfunção mitocondrial, excitotoxicidade e transporte axonal prejudicado. Células não neuronais na vizinhança dos neurônios motores podem contribuir de maneira considerável para a lesão neuronal. Modelos de camundongos geneticamente modificados de ELA relacionada com *SOD1* mostraram que os astrócitos normais podem proteger os neurônios motores que expressam *SOD1* mutante e que a remoção da expressão deste da micróglia ou dos astrócitos retarda a progressão da doença nesses modelos murinos. Astrócitos que expressam *SOD1* mutante exercem efeitos tóxicos em neurônios motores vizinhos por meio de mecanismos ainda não definidos.

Tabela 391.1 Classificação dos distúrbios do neurônio motor.

DISTÚRBIOS COMBINADOS DOS NEURÔNIOS MOTORES SUPERIOR E INFERIOR
Esclerose lateral amiotrófica (ELA)
Início adulto familiar
Início juvenil familiar
Esporádica
Síndromes ELA-*plus*
ELA com demência frontotemporal
Complexo ELA-parkinsonismo-demência do Pacífico Ocidental
DISTÚRBIOS DO NEURÔNIO DO MOTOR SUPERIOR
Esclerose lateral primária
Paraplegias espásticas hereditárias
Neurolatirismo
Konzo
DISTÚRBIOS DO NEURÔNIO MOTOR INFERIOR
Hereditários
Atrofias musculares espinais (AMEs)
AME proximal autossômica recessiva (associada a mutações *SMN*) dos tipos I a IV
Outras formas de AME não associadas a mutações *SMN*
Atrofias musculares espinais distais/neuropatias motoras hereditárias
Doença de Kennedy (neuropatia espinobulbar ligada ao X)
Deficiência de hexosaminidase (gangliosidose GM_2)
Adquiridos
Atrofias musculares espinais monomélicas focais e segmentares
Neuropatias motoras multifocais
Neuropatia axonal motora aguda (AMAN)
Síndrome pós-pólio
Síndrome pós-irradiação
Doenças infecciosas
Poliomielite aguda
Febre do Nilo Ocidental
Outras infecções virais (p. ex., enterovírus 71 e vírus da raiva)
Transtorno do neurônio motor associado ao vírus da imunodeficiência humana
Doença de Lyme
Doença de Creutzfeldt-Jakob (formas amiotróficas)
DISTÚRBIOS DO SISTEMA MOTOR BULBAR
Doença de Kennedy (neuropatia bulboespinal ligada ao X)
Síndrome de Brown-Vialetto-Van Laere
Doença de Fazio-Londe
DISTÚRBIOS TÓXICOS DO NEURÔNIO MOTOR
Neurolatirismo
Konzo
Intoxicação por metais pesados (chumbo, mercúrio)
Complexo ELA-parkinsonismo-demência do Pacífico Ocidental
Lesão do neurônio motor pós-irradiação
DISTÚRBIOS DE HIPERATIVIDADE DO NEURÔNIO MOTOR
Neuromiotonia
Síndrome da pessoa rígida
DIVERSOS DISTÚRBIOS DO NEURÔNIO MOTOR
Endocrinopatias (p. ex., hipertireoidismo, hiperparatireoidismo, hipoglicemia)
Síndrome de deficiência de cobre
Síndrome de fasciculação-cãibra benigna

A doença do neurônio motor familiar foi associada a mutações envolvendo alsina, senataxina, angiogenina, *VAPB*, dinactina, *TARDBP*, *TBK1*, *FUS/TLS* e vários outros genes.[5] Expansões polyQ de comprimento intermediário (27-33Q) na ataxina 2 são consideradas como um fator de risco para ELA em aproximadamente 5% dos pacientes. Foram descritas associações a alterações em pelo menos oito outros genes em casos que parecem esporádicos. Grandes estudos de associação do genoma combinado sugerem que variantes genéticas raras são responsáveis por 15 a 20% dos casos de ELA esporádica.[6]

Patologia

Na necropsia, as características macroscópicas de ELA consistem em atrofia do giro pré-central cerebral, bem como esclerose e palidez dos tratos corticospinais da medula espinal. Pode-se observar adelgaçamento do nervo hipoglosso e das raízes espinais ventrais, e a atrofia muscular é óbvia. Microscopicamente, os pacientes com ELA tipicamente apresentam perda de pelo menos 50% dos neurônios motores espinais, bem como gliose astrocítica difusa na substância cinzenta da medula espinal. Por comparação, os neurônios motores no núcleo de Onuf na medula espinal sacral (que inervam os músculos do assoalho pélvico) e os núcleos motores dos nervos cranianos III, IV e VI (que controlam os movimentos dos olhos) apresentam-se relativamente preservados. Uma característica fundamental nos neurônios motores residuais é a presença de inclusões proteicas ubiquitinadas, que podem estar compactas ou semelhantes a novelos. A TDP-43 foi reconhecido como o principal constituinte proteico desses agregados. No córtex motor, há perda variável de neurônios motores superiores e gliose astrocitária. Nos tratos corticospinais descendentes, são observadas perda axonal, palidez da mielina e gliose. O músculo esquelético atrofiado mostra aglomerados de fibras atróficas angulares e agrupamentos de fibras resultantes da denervação e reinervação em série. Atualmente, reconhece-se que a seletividade do processo da doença pelo sistema motor é relativa, podendo-se observar o envolvimento de partes extramotoras do sistema nervoso central, especialmente nas vias sensitivas e espinocerebelares, neurônios da substância negra e células granulares denteadas no hipocampo. Na variante da ELA causada por expansões de *C9ORF72*, a histopatologia característica do sistema extramotor exibe inclusões cerebelares e hipocampais, P62-positivas e TDP-43-negativas na imunocoloração. Algumas dessas inclusões compreendem proteínas dipeptídicas geradas pela tradução aberrante das repetições G4C2.

MANIFESTAÇÕES CLÍNICAS

A ELA caracteriza-se por uma combinação de degeneração do neurônio motor superior e inferior. A degeneração do neurônio motor inferior desencadeia fraqueza, atrofia e fasciculação do membro e da musculatura bulbar. As características da disfunção do neurônio motor superior incluem a presença incongruente de reflexos tendíneos vivos ou exaltados em um membro debilitado, aumento do tônus muscular e, às vezes, a presença do sinal de Babinski. A doença do neurônio motor superior bulbar causa paralisia pseudobulbar, com labilidade emocional, reflexo mentoniano vivo, lentidão dos movimentos repetitivos da língua e fala arrastada e com esforço. Fadiga e perda de peso também são sintomas comuns. Na doença em estágio terminal, a maioria dos pacientes apresenta características de disfunção do neurônio motor superior e inferior que afetam os quatro membros e a musculatura bulbar.

Em aproximadamente 75% dos pacientes, a doença se inicia distalmente, de forma focal e assimétrica em um membro superior ou inferior (Vídeo 391.1), seguida da disseminação progressiva da lesão em uma progressão anatomicamente lógica para grupos contíguos de neurônios motores. Os indivíduos afetados podem notar fraqueza, atrofia ou falta de coordenação de uma das mãos ou comprometimento em dorsiflexão unilateral de um dos pés. Cãibras musculares podem preceder outras características clínicas, e as fasciculações são mais visíveis nos grandes músculos dos membros proximais. Nos membros superiores, os músculos tenares e intrínsecos da mão tendem a estar gravemente afetados, enquanto os tríceps e flexores dos dedos são relativamente poupados até o final da doença. Nos membros inferiores, o padrão de fraqueza costuma estar em uma distribuição piramidal (músculos flexores mais fracos que os extensores), com fraqueza precoce da flexão do quadril e dorsiflexão do tornozelo e grave envolvimento dos músculos distais.

Os sintomas bulbares, que constituem a característica inicial em aproximadamente 25% dos pacientes, são especialmente comuns em mulheres idosas com ELA (Vídeo 391.2). Em geral, o primeiro problema é a fala arrastada, inicialmente aparente apenas quando o indivíduo está cansado. Os pacientes costumam apresentar disartria espástica/flácida mista, em que a fala desenvolve uma qualidade estrangulada devido ao componente do neurônio motor superior, com uma qualidade nasalada sobreposta como resultado da paresia flácida do neurônio motor inferior do palato e da nasofaringe. Nos pacientes com doença bulbar, o exame físico quase sempre revela fraqueza dos músculos faciais; língua espástica, fraca, atrofiada e com fasciculações; e reflexo mentoniano vivo. A disfagia, inicialmente mais pronunciada para líquidos do que para sólidos, geralmente ocorre após a disartria em poucas semanas ou meses (Vídeo 391.3). As complicações incluem perda de peso e refeições prolongadas e árduas com episódios frequentes de tosse, sialorreia e pneumonia por aspiração.

A fraqueza dos músculos respiratórios raramente é a manifestação inicial da ELA. Mais comumente, a fraqueza dos músculos respiratórios se desenvolve insidiosamente e causa dispneia e ortopneia. A fraqueza diafragmática pode ser aparente a partir do movimento paradoxal da parede abdominal durante a inspiração e um declínio acentuado na capacidade vital forçada no decúbito dorsal. Os sintomas de retenção noturna de dióxido de carbono podem se desenvolver, incluindo sono interrompido, cefaleias matinais, anorexia e sonolência diurna.

A fraqueza dos músculos do pescoço, que é comum na forma mais avançada da doença, causa dificuldade em manter a cabeça ereta (síndrome da cabeça caída). Os movimentos oculares tendem a ser poupados, mesmo na doença avançada, possibilitando, assim uma comunicação limitada pelos movimentos dos olhos. Da mesma forma, a força dos músculos do assoalho pélvico permanece relativamente preservada, de modo que os pacientes com ELA geralmente permanecem continentes ao longo da progressão da doença.

Características evidentes da demência frontotemporal (ver Capítulo 374), com deterioração progressiva da personalidade e do comportamento, ocorrem em aproximadamente 5% dos pacientes com ELA.[7] A disfunção cognitiva pode preceder, acompanhar ou coincidir com as características da disfunção motora. Até 50% dos pacientes com ELA sem demência evidente podem apresentar características mais sutis de disfunção do lobo frontal. A variante ELA-C9ORF72 causa ELA e/ou demência frontotemporal (ver Capítulo 374), e os pacientes com esse subtipo de ELA são mais propensos a apresentar distúrbios cognitivos, bem como história familiar de demência ou psicose.

Cerca de 5 a 10% dos pacientes com ELA apresentam a variante de atrofia muscular progressiva com características clínicas que refletem apenas a degeneração de grupos de neurônios motores inferiores na medula espinal. Na esclerose lateral primária, os pacientes apresentam degeneração pura do neurônio motor superior. Embora a paresia espástica espinobulbar grave se desenvolva na doença avançada nesses pacientes, a duração da sobrevida em geral é de 10 a 15 anos após o início dos sintomas. A variante progressiva da paralisia bulbar geralmente progride com o envolvimento dos membros, embora sinais clínicos possam não existir inicialmente nessas regiões.

Diversas variantes de ELA seguem um padrão mais segmentar do que é típico na ELA. Até 10% dos pacientes com ELA apresentam a amiotrofia braquial diplégica, que é mais comum em homens e está associada a uma sobrevida média mais longa do que a observada naqueles com ELA típica. Uma manifestação focal semelhante nos membros inferiores, a forma distal da ELA, é outra variante segmentar reconhecida.

DIAGNÓSTICO

O diagnóstico de ELA é essencialmente clínico e atualmente não há nenhum teste diagnóstico específico. No entanto, biomarcadores de degeneração do neurônio motor, incluindo níveis elevados de neurofilamento leve e neurofilamento fosforilado pesado no líquido cefalorraquidiano, são promissores para o futuro.[8]

O diagnóstico requer evidências de degeneração do neurônio motor inferior por exames clínico, eletrofisiológico (ver Capítulo 368) ou neuropatológico; degeneração do neurônio motor superior por exame clínico; e disseminação progressiva de sinais ou sintomas dentro de uma região ou para outras regiões, conforme determinado pela anamnese ou pelo exame físico. O diagnóstico também requer a ausência de outras doenças, conforme determinado por testes eletrofisiológicos, exames de neuroimagem e (se realizados) biopsia. Os critérios geralmente aceitos (Tabela 391.2) classificam os pacientes como ELA definida, provável ou possível. No entanto, outras condições podem se assemelhar à ELA (Tabela 391.3), e cerca de 8% dos pacientes nos quais a doença é inicialmente diagnosticada apresentam outras síndromes do neurônio motor inferior, como neuropatia motora multifocal com bloqueio de condução, doença de Kennedy ou compressão mista medular e radicular (ver Capítulo 372). Por outro lado, 10 a 15% dos pacientes nos quais a ELA é finalmente diagnosticada podem primeiro se submeter a cirurgia inadequada para presumíveis anormalidades na medula espinal ou compressão radicular.

Os exames de sangue que podem ser úteis para distinguir ELA de síndromes que se assemelham a ela (ver Tabela 391.3) incluem hemograma completo e nível de cálcio sérico, testes de função tireoidiana, paratormônio, eletroforese de proteína sérica, Venereal Disease Research Laboratory (VDRL), nível de creatinoquinase, marcadores inflamatórios

Tabela 391.2 Critérios de consenso de Awaji-Shima para o diagnóstico da esclerose lateral amiotrófica.

O diagnóstico de ELA requer:
1. Evidências de perda de NMI (padrão de interferência reduzido na contração total e aumento da taxa de disparo)
2. Evidências de reinervação (unidades motoras de grande amplitude e maior duração)
3. Fibrilação e ondas agudas ou potenciais de fasciculação (fibrilação e ondas agudas são necessárias em músculos dos membros fracos)

Número de músculos afetados pela região:
Região cervical e lombossacral: mínimo de 2 músculos supridos por diferentes raízes e nervos
Bulbar e região torácica: mínimo de 1 músculo

Classificação diagnóstica: *Awaji-Shima Consensus Recommendations and the Revised El Escorial Criteria* (Recomendações do consenso de Awaji-Shima e critérios revisados de El Escorial):
ELA clinicamente definida:
evidências clínicas ou eletrofisiológicas de doença do NMI, bem como sinais do NMS na região bulbar e pelo menos 2 regiões da medula espinal, ou presença de sinais do NMI e NMS em 3 regiões da medula espinal
ELA clinicamente provável:
evidências clínicas ou eletrofisiológicas de doença do NMI e do NMS em pelo menos 2 regiões, com alguns sinais do NMS necessariamente rostrais (acima) aos sinais do NMI
ELA clinicamente possível:
sinais clínicos ou eletrofisiológicos de disfunção do NMI e NMS são encontrados em apenas 1 região, ou sinais do NMS são encontrados isoladamente em ≥ 2 regiões, ou sinais do NMI são encontrados rostrais aos sinais do NMS

ELA = esclerose lateral amiotrófica; NMI = neurônio motor inferior; NMS = neurônio motor superior.
Sinais do NMS: clônus, sinal de Babinski, ausência de reflexos abdominais, hipertonia, perda de destreza.
Sinais do NMI: atrofia, fraqueza. Se apenas fasciculação, pesquisar por eletromiografia a denervação ativa.
As regiões refletem os grupos de neurônios motores segmentares: bulbar, cervical, torácico e lombossacral.
Adaptada de Costa J, Swash M, de Carvalho M. Awaji criteria for the diagnosis of amyotrophic lateral sclerosis: a systematic review. *Arch Neurol.* 2012;69:1410-1416.

Tabela 391.3 Distúrbios que podem se assemelhar a esclerose lateral amiotrófica/doença do neurônio motor.

FORMA DA DOENÇA DO NEURÔNIO MOTOR	SÍNDROMES ASSEMELHADAS	CARACTERÍSTICAS CLÍNICAS
Atrofia muscular progressiva (AMP)/fenótipo predominante NMI	Neuropatia motora multifocal	Fraqueza desproporcional à atrofia muscular. Neurofisiologia identifica bloqueio de condução. Anticorpos anti-GM_1 podem estar elevados
	Doença de Kennedy	Ginecomastia, alterações sensitivas distais características, fasciculação perioral, progressão indolente
	Atrofia muscular espinal	AME pode ter início na idade adulta. Síndrome do NMI pura. Progressão mais lenta do que a AMP. Provavelmente sem história familiar
	Polirradiculopatia desmielinizante inflamatória crônica	A eletrofisiologia identifica desmielinização de nervos periféricos
	Síndrome de fasciculação-cãibra benigna	Predominantemente homens de meia-idade. Predominantemente com envolvimento da panturrilha. Sem progressão. Sem denervação ativa na EMG
	Síndrome pós-pólio	Síndrome do NMI pura. História pregressa familiar de doença compatível com a poliomielite. Progressão indolente
	Intoxicação por chumbo	Características clínicas extramotoras, por exemplo, constipação intestinal, sinais ungueais e bucais
	Neuropatia axonal motora aguda (AMAN – uma variante da síndrome de Guillain-Barré)	Início agudo, com progressão que cessa após algumas semanas. Exames de condução nervosa mostram alterações de axonopatia motora
	Neuropatias motoras hereditárias	Síndrome do NMI pura. História familiar, sinais clínicos que indicam cronicidade, progressão mais lenta
	Porfiria	Manifestações clínicas extramotoras, história familiar, exacerbações episódicas
	Neuropatias motoras compressivas focais	Os distúrbios motores puros podem ser resultantes da compressão de um ramo palmar profundo do nervo ulnar e do ramo interósseo posterior do nervo radial. Não há comprometimento além do território de um nervo. Eletrofisiologia com ou sem exames de imagem é útil
ELA	Compressão multinível da medula espinal e da raiz por discos, osteófitos ou tumor	Os sintomas sensitivos e dor são comuns. Sinais do NMS muitas vezes caudais aos do NMI
	Tireotoxicose	Sinais e sintomas sistêmicos
	Combinação da neuropatia periférica e mielopatia cervical	RM da coluna vertebral e eletrofisiologia farão a diferenciação
	Miosite de corpúsculos de inclusão	Mais raros do que na ELA. Padrão característico de fraqueza com o envolvimento precoce dos flexores longos dos dedos e quadríceps
	Síndromes paraneoplásicas, especialmente linfoma	História pregressa de malignidade ou características sistêmicas
	Síndrome de Sjögren	Sintomas não relacionados ao sistema motor
	Mielopatia por radiação	Histórico de radioterapia
	Lesões estruturais da região bulbar (p. ex., tumor da base da língua)	Dor, falta das características de extensão para fora do território bulbar
Esclerose lateral primária	Paraplegia espástica hereditária	História familiar. Os sintomas raramente se estendem além do território dos membros inferiores. Disfunção proeminente da bexiga urinária
	Esclerose múltipla	Sinais e sintomas não relacionados ao sistema motor (p. ex., envolvimento dos olhos, da bexiga urinária, do cerebelo e sensitivo)
	Compressão da medula espinal por disco ou tumor	Dor e envolvimento sensitivo geralmente presentes

AME = atrofia muscular espinal; ELA = esclerose lateral amiotrófica; EMG = eletromiografia; NMI = neurônio motor inferior; NMS = neurônio motor superior; RM = ressonância magnética.

(velocidade de hemossedimentação e proteína C reativa) e níveis de anticorpos antigangliosídeo GM_1 e antiglicoproteína associada à mielina (MAG). Outros exames, que são guiados pelos achados clínicos do paciente, poderiam incluir anticorpo contra receptor de acetilcolina; rastreamento de mutação em pacientes com doença familiar, suspeita de doença de Kennedy ou atrofia muscular espinal (AME); rastreamento para metais pesados; porfirinas urinárias; níveis séricos de hexosaminidase A e B; títulos de *Borrelia*; e teste para o vírus da imunodeficiência humana.

As características típicas da ELA na eletromiografia (EMG) incluem evidências de desnervação ativa (*i. e.*, ondas agudas positivas, fibrilação e potenciais de fasciculação) e desnervação crônica, conforme evidenciado por grandes potenciais de unidade motora que não podem ser explicados por um único nervo, raiz ou lesão do plexo. A neuroimagem do cérebro e da medula espinal geralmente é necessária para excluir patologia estrutural.

Os testes iniciais de função respiratória devem ser realizados em todos os pacientes. A biopsia muscular é indicada apenas em casos atípicos, quando a incerteza diagnóstica persiste.

TRATAMENTO

A ELA é mais bem tratada em centros especializados que oferecem atendimento multidisciplinar. As equipes incluem tipicamente um neurologista, um enfermeiro, um terapeuta ocupacional, um fisioterapeuta, um fonoaudiólogo e um nutricionista. Durante a evolução da doença, os pacientes frequentemente precisam ser encaminhados para colocação de um tubo de gastrostomia[9] e suporte respiratório.

Atualmente não há terapia que interrompa a progressão da ELA.[11] O riluzol, um bloqueador do canal de sódio cujo mecanismo de ação primário é reduzir a excitotoxicidade por meio da inibição da liberação de glutamato pré-sináptica, prolonga a sobrevida em aproximadamente 3 meses quando administrado na dose de 50 mg, 2 vezes/dia.[A1] Ele pode causar fadiga, náuseas e tontura, mas esses efeitos são frequentemente transitórios. Os testes de função hepática devem ser realizados no início do estudo e mensalmente durante os primeiros 3 meses de tratamento. Edaravona (uma injeção intravenosa, inicialmente diária durante 14 dias, depois 14 dias de intervalo e, em seguida, administrada em ciclos) é um antioxidante aprovado no Japão, na Coreia do Sul e nos EUA, que consegue retardar a progressão da doença em aproximadamente um terço em pacientes com ELA inicial e capacidade vital preservada.[A2] Outros estudos de fase III de terapias neuroprotetoras potenciais mostraram-se negativos até o momento. Novas abordagens experimentais incluem terapia genética e tecnologia de oligonucleotídio *antisense* para reduzir a expressão de genes causadores das doenças, pequenas moléculas para melhorar a contração muscular e terapia baseada em células, que visa principalmente proporcionar um ambiente de apoio para prolongar a sobrevivência dos neurônios motores endógenos.

O bom atendimento clínico precisa focar nos sintomas e na preservação da independência e qualidade de vida. Em um estudo randomizado, a mexiletina (300 mg/dia) resultou em grandes reduções dependentes da dose na frequência e gravidade das câibras musculares.[A3] Em pacientes com problemas bulbares progressivos, o posicionamento ideal, a atenção à consistência alimentar e líquida e as técnicas de proteção da deglutição são úteis. Nuedexta® (uma combinação de 20 mg de dextrometorfano e 10 mg de quinidina, 1 vez/dia) comprovadamente melhora os sintomas do afeto pseudobulbar (choro e risos inadequados) e também está atualmente em estudo para sintomas de deglutição e disfunção da fala.[A4] Se a perda de peso continuar, suplementos nutricionais de alto teor calórico são adicionados entre as refeições. Em pacientes com ELA que apresentam disfagia devido ao comprometimento do neurônio motor superior do esfíncter esofágico superior, a injeção local de toxina botulínica do tipo A consegue melhorar significativamente a disfagia e representar uma alternativa à gastrostomia endoscópica percutânea.[A5] A colocação de um tubo de gastrostomia por endoscopia ou por orientação radiológica é recomendada a pacientes nos quais há o desenvolvimento de desidratação, perda de peso de 10 a 15%, episódios frequentes de engasgos angustiantes, refeições prolongadas e cansativas ou pneumonia por aspiração. A colocação do tubo apresenta um risco maior em pacientes com insuficiência respiratória. O ideal é que os tubos sejam colocados antes que a capacidade vital forçada do paciente diminua para menos de 50% do esperado. Algumas evidências sugerem que a inserção do tubo de gastrostomia radiologicamente guiada é mais segura em pacientes frágeis nos estágios finais da ELA.

A fraqueza dos músculos respiratórios, que pode se desenvolver de modo insidioso durante a evolução da ELA, causa dispneia, ortopneia, sonolência diurna, cefaleias matinais e sono interrompido. O manejo precisa enfatizar a detecção e a prevenção de pneumonia por aspiração, assistência na redução de secreções por agentes para redução da produção de saliva (p. ex., fármacos anticolinérgicos, como glicopirrolato, 1 a 2 mg, 3 a 4 vezes/dia, ou injeções de toxina botulínica intrassalivar), fornecimento de um aspirador, uso de um agente mucolítico, como carbocisteína (em uma dose de até 750 mg, 3 vezes/dia), adoção de uma posição semiereta para dormir e antibioticoterapia agressiva para infecção torácica (ver Capítulos 90 e 91). Uma pequena dose de lorazepam sublingual (0,5 a 1 mg) pode ser útil se a dispneia for acompanhada por ansiedade extrema; terapia com opiáceos (p. ex., morfina, diamorfina, fentanila [ver Capítulo 27, Tabela 27.4]) pode ser administrada por via oral, transdérmica ou por infusão subcutânea para aliviar o desconforto respiratório durante os estágios avançados da doença.

À medida que a função respiratória piora, a ventilação não invasiva pode aliviar os sintomas de hipoventilação crônica, melhorar de maneira significativa a qualidade de vida e prolongar a sobrevida,[A6] especialmente em pacientes com ortopneia, hipercapnia diurna e dessaturação de oxigênio noturna. A ventilação total de 24 h por meio de traqueostomia é uma opção raramente escolhida por pacientes totalmente informados. A estimulação do músculo do diafragma parece piorar a evolução da doença na ELA.[A7] Uma pesquisa clínica em andamento está avaliando o valor dos dispositivos de auxílio à tosse, bem como a maneira ideal de controlar os sintomas respiratórios no final da vida. Uma interface experimental cérebro-computador totalmente implantada permitiu a comunicação com o equivalente a duas letras por minuto em um paciente internado com ELA. As equipes de cuidados paliativos e instituições de internação podem contribuir substancialmente para o cuidado de pacientes com ELA nos estágios mais avançados da doença. Na ausência de suporte ventilatório, os pacientes com essa doença quase sempre morrem durante o sono devido ao coma hipercápnico. Nas fases terminais (ver Capítulo 3), o objetivo do tratamento é garantir conforto por meio da prescrição de opiáceos e ansiolíticos, conforme necessário para aliviar o desconforto ou a angústia.

PROGNÓSTICO

As características clínicas associadas ao pior prognóstico incluem idade avançada no início dos sintomas, comprometimento precoce da função respiratória,[12] sintomas bulbares e necessidade mais rápida de atenção médica. A duração média a partir do início dos sintomas até a morte em pacientes com ELA esporádica varia de 27 a 43 meses. O tempo médio de sobrevida de 5 anos é de 25%, e aproximadamente 5% dos pacientes sobreviverão por mais de 10 anos. A causa comum de óbito é insuficiência respiratória, que pode ser acompanhada por broncopneumonia.

ATROFIAS MUSCULARES ESPINAIS

DEFINIÇÃO

O termo *atrofia muscular espinal* compreende um grupo de distúrbios do neurônio motor inferior puro que causam fraqueza muscular progressiva simétrica e atrofia. Como a musculatura bulbar é afetada, um termo alternativo foi proposto: *neuropatia motora hereditária*. O momento do início é variável e pode ocorrer desde a fase intrauterina até a vida adulta.

EPIDEMIOLOGIA E BIOPATOLOGIA

O tipo mais comum de AME é causado por mutações no gene de sobrevivência do neurônio motor (*SMN*) e é herdado como um distúrbio autossômico recessivo. A frequência estimada de portadores de uma mutação no *SMN* é de 1 em 50. AME tipo 1 (doença de Werdnig-Hoffmann) apresenta incidência de 1 em 8 mil nascimentos. A AME é dividida em subtipos I a IV, de acordo com a idade de início e a gravidade do fenótipo.

O gene *SMN* humano no cromossomo 5q13 existe sob duas formas, com diferenças de 5 pares de bases entre *SMN1* e seu homólogo centromérico *SMN2*. Uma alteração no éxon 7 de *SMN2* leva ao salto do éxon 7 e, como resultado, 80% da proteína codificada por *SMN2* é truncada e não funcional, em relação ao comprimento total. A maioria dos pacientes com AME apresenta ausência homozigótica do éxon 7 de *SMN1*, mas o *SMN1* pode ser substituído por uma cópia do *SMN2* durante a replicação do DNA por um processo conhecido como conversão gênica. Um indivíduo pode ter de uma a quatro cópias de *SMN2*, com aumento proporcional na quantidade de proteína SMN de comprimento total. Uma base molecular para a ampla variação na gravidade fenotípica da AME, que pode variar desde o início no útero (AME do tipo I) até o início na idade adulta (AME do tipo IV), é o número de cópias de *SMN2* e os níveis de proteína SMN, embora outros fatores modificadores da doença também tenham sido descritos.

A proteína SMN oligomeriza e se associa a outras para formar o complexo SMN, que, por sua vez, exerce um papel importante na montagem de pequenas ribonucleoproteínas nucleares spliceossomais que apresentam função no corte do pré-RNA mensageiro no núcleo. Uma vez que esses processos celulares são onipresentes, as características clínicas da AME podem ser causadas por uma suscetibilidade particular dos neurônios motores inferiores a defeitos no processamento de RNA ou a SMN pode exercer funções específicas no neurônio motor, incluindo o transporte axonal de moléculas de RNA mensageiro essenciais para a saúde do axônio distal. Trabalhos recentes destacaram o papel da desregulação da homeostase da ubiquitina e da sinalização da betacatenina, bem como dos genes envolvidos na sinaptogênese dos neurônios motores, na fisiopatologia da AME.

Na necropsia, os pacientes com AME apresentam atrofia da medula espinal, com perda de neurônios motores α e evidências de degeneração do neurônio motor e gliose. As raízes ventrais apresentam-se atróficas, e a atrofia muscular é evidente com sinais de desnervação e reinervação.

MANIFESTAÇÕES CLÍNICAS

AME do tipo I (doença de Werdnig-Hoffmann) caracteriza-se por fraqueza muscular generalizada grave e hipotonia ao nascimento ou até os 6 meses de vida; as crianças afetadas jamais sentam ou andam. O tipo II é uma forma intermediária, com um início de fraqueza muscular antes dos 18 meses; os pacientes conseguem se sentar, porém nunca conseguem andar sozinhos. A AME do tipo III (doença de Wohlfart-Kugelberg-Welander) surge após os 18 meses; os pacientes adquirem a capacidade de ficar em pé e caminhar, mas muitas vezes se tornam dependentes de cadeira de rodas na adolescência ou na vida adulta, embora a expectativa de vida seja normal. Os pacientes com AME do tipo IV apresentam início de fraqueza muscular na vida adulta.

DIAGNÓSTICO

O diagnóstico de AME causada por alterações no *SMN* é realizado por exames genéticos em um paciente com sinais e sintomas clínicos apropriados; 95% dos indivíduos afetados apresentam deleções de *SMN*. Já é possível fazer diagnóstico pré-natal. A eletrofisiologia e a biopsia muscular revelam evidências de desnervação.

Outros distúrbios que podem se manifestar na primeira infância como hipotonia e um padrão de fraqueza semelhante à AME relacionado com o *SMN* podem ser distinguidos pelas características clínicas associadas, como o desconforto respiratório precoce ou paralisia das cordas vocais, ou distribuição atípica das manifestações motoras, como envolvimento escapuloperoneal ou predominantemente do membro superior ou inferior. A relação etiológica desses distúrbios e a AME clássica pode ser esclarecida por exames para mutações de *SMN*.

É importante distinguir a AME tipo I do botulismo infantil, que pode se manifestar com um quadro clínico semelhante. A EMG com estimulação nervosa repetitiva de alta frequência mostra diminuição da amplitude no botulismo, e os exames para a presença de toxina botulínica podem confirmar o diagnóstico (ver Capítulo 280). Tanto a AME tipo II quanto a tipo III podem ser diferenciadas da polineuropatia desmielinizante inflamatória crônica (ver Capítulo 392) por meio da presença de proteína normal no líquido cefalorraquidiano e estudos de condução nervosa normais na AME. Os pacientes com AME tipo III podem exibir características clínicas semelhantes às de neuropatias sensitivas e motoras hereditárias, mas que podem ser diferenciadas por avaliação neurofisiológica e testes genéticos.

TRATAMENTO E PROGNÓSTICO

Abordagens para regular a expressão da proteína SMN incluem a infusão intravenosa de um vetor adenoviral que contém o DNA que codifica a SMN.[13] Nusinersena (um fármaco oligonucleotídio *antisense* que modifica o corte do RNA pré-mensageiro do gene *SMN2*) promove o aumento da produção da proteína SMN de comprimento total e melhora a função motora em bebês e crianças com atrofia muscular espinal A8,A9 por, pelo menos, 3 anos.[13b]

Crianças com AME podem se beneficiar de fisioterapia passiva e ativa, aparelhos leves, correção cirúrgica da escoliose e medidas de suporte respiratório. Pacientes com AME tipo I não tratados geralmente morrem por volta dos 18 meses, aqueles com AME tipo II não tratados geralmente sobrevivem até a adolescência e os com os tipos III e IV apresentam expectativa de vida normal. Novos tratamentos constituem a grande promessa para alterar esse prognóstico.[14]

ATROFIA MUSCULAR ESPINOBULBAR/ DOENÇA DE KENNEDY

EPIDEMIOLOGIA

A doença de Kennedy, ou atrofia muscular espinobulbar (AMEB), é um distúrbio degenerativo dos neurônios motores inferiores ligado ao X. Apesar de rara, é importante realizar o diagnóstico em decorrência das implicações genéticas para a família e a evolução mais benigna do que ocorre com a ELA. O diagnóstico deve ser considerado em qualquer paciente do sexo masculino com um distúrbio do neurônio motor inferior puro, particularmente quando a evolução da doença for relativamente indolente, se houver ginecomastia ou evidência de uma neuropatia sensitiva leve concomitante.

BIOPATOLOGIA

A AMEB é um distúrbio de repetição de trinucleotídios no qual há uma expansão de CAG que codifica uma sequência de poliglutamina no primeiro éxon do gene do receptor de androgênio no cromossomo Xq11-12. O receptor de androgênio, que contém três domínios funcionais, é transportado para o núcleo, onde se liga ao DNA e atua como fator de transcrição. A expansão da sequência de poliglutamina resulta na redução da transativação do gene-alvo, e a neurodegeneração ocorre quando a sequência de poliglutamina atinge um comprimento crítico de aproximadamente 40 repetições. A neurodegeneração em pacientes com AMEB é considerada o resultado de um ganho de função dependente de ligação tóxico da proteína do receptor de androgênio mutante. A perda completa de sua função, como encontrado na síndrome de feminização testicular (ver Capítulo 220), não leva à degeneração do neurônio motor. A toxicidade não foi totalmente caracterizada, mas a agregação de proteínas, o comprometimento das vias de degradação de proteínas, a interrupção da transcrição do gene, o comprometimento do transporte axonal e a alteração da sinalização do fator neurotrófico podem contribuir para tal.

O exame patológico revela atrofia medular leve, com gliose do corno ventral e perda de neurônios motores α. O dobramento incorreto da poliglutamina (Q)-proteína expandida leva à formação de inclusões nucleares que contêm os epítopos aminoterminais do receptor de androgênio mutante dentro dos neurônios motores e determinados tecidos não neuronais.

MANIFESTAÇÕES CLÍNICAS E DIAGNÓSTICO

A média de idade do início da AMEB é de 30 anos, com uma faixa etária de 15 a 60, e a gravidade da doença e sua idade no início se correlacionam com o tamanho da expansão repetida. Os sintomas iniciais consistem em tremores nas mãos, fasciculações e cãibras musculares, seguidos de fraqueza progressiva e atrofia do membro e músculos bulbares. A fraqueza muscular dos membros tende a ser proximal e envolve predominantemente os membros inferiores. Não há sinais clínicos de disfunção do neurônio motor superior. A fraqueza dos músculos faciais inferiores e da língua causa disartria, e a fraqueza mandibular pode causar a abertura da boca. A presença de fasciculações periorais com queixo trêmulo é uma característica evidente. O envolvimento da faringe pode causar disfagia, e a fraqueza dos músculos respiratórios desencadeia falta de ar. Alteração sensitiva distal leve está presente com frequência nos membros inferiores. Características de insensibilidade leve aos androgênios, com presença de ginecomastia, atrofia testicular e disfunção erétil, serão muitas vezes aparentes. Os portadores heterozigotos do sexo feminino da AMEB podem apresentar manifestações clínicas discretas da doença.

A EMG e a biopsia muscular, que costumam ser realizadas em virtude do nível de creatinoquinase, que tende a estar elevado, revelam evidências de desnervação crônica. O rastreamento genético para a expansão de repetições de CAG no éxon 1 do gene do receptor androgênico é diagnóstico.

TRATAMENTO E PROGNÓSTICO

Como não há tratamentos modificadores da doença estabelecidos para AMEB, a terapia atual consiste em cuidados de suporte para prevenir complicações. A evolução da doença é lentamente progressiva em comparação à ELA e compatível com uma expectativa de vida normal, embora alguns pacientes possam morrer devido à insuficiência respiratória. Os pacientes podem se tornar dependentes de cadeira de rodas por um período de 2 a 3 décadas, mas alguns permanecem deambulando até bem adiante na vida.

Grau A Recomendações de grau A

A1. Miller RG, Mitchell JD, Moore DH. Riluzole for amyotrophic lateral sclerosis (ALS)/motor neuron disease (MND). *Cochrane Database Syst Rev*. 2012;2:CD001447.

A2. Writing Group; Edaravone (MCI-186) ALS 19 Study Group. Safety and efficacy of edaravone in well defined patients with amyotrophic lateral sclerosis: a randomised, double-blind, placebo-controlled trial. *Lancet Neurol*. 2017;16:505-512.

A3. Weiss MD, Macklin EA, Simmons Z, et al. A randomized trial of mexiletine in ALS: safety and effects on muscle cramps and progression. *Neurology*. 2016;86:1474-1481.

A4. Smith R, Pioro E, Myers K, et al. Enhanced bulbar function in amyotrophic lateral sclerosis: the nuedexta treatment trial. *Neurother*. 2017;14:762-772.

A5. Restivo DA, Casabona A, Nicotra A, et al. ALS dysphagia pathophysiology: differential botulinum toxin response. *Neurology*. 2013;80:616-620.

A6. Radunovic A, Annane D, Rafiq MK, et al. Mechanical ventilation for amyotrophic lateral sclerosis/motor neuron disease. *Cochrane Database Syst Rev*. 2017;10:CD004427.

A7. Gonzalez-Bermejo J, Morélot-Panzini C, Tanguy ML, et al. Early diaphragm pacing in patients with amyotrophic lateral sclerosis (RespiStimALS): a randomised controlled triple-blind trial. *Lancet Neurol*. 2016;15:1217-1227.

A8. Finkel RS, Mercuri E, Darras BT, et al. Nusinersen versus sham control in infantile-onset spinal muscular atrophy. *N Engl J Med*. 2017;377:1723-1732.

A9. Mercuri E, Darras BT, Chiriboga CA, et al. Nusinersen versus sham control in later-onset spinal muscular atrophy. *N Engl J Med*. 2018;378:625-635.

REFERÊNCIAS BIBLIOGRÁFICAS

As referências bibliográficas, bem como os outros materiais suplementares deste livro, encontram-se no GEN-IO, nosso ambiente virtual de aprendizagem.

392 NEUROPATIAS PERIFÉRICAS

GORDON SMITH E MICHAEL E. SHY

ABORDAGEM DA NEUROPATIA PERIFÉRICA

O termo *neuropatia periférica* é usado para descrever um grupo de distúrbios que compartilham lesões comuns no sistema nervoso periférico, que abrange as vias terminais das funções motoras, sensitivas e autônomas.[1]

EPIDEMIOLOGIA

Coletivamente, as neuropatias periféricas estão entre as condições neurológicas mais encontradas na prática médica. A prevalência de neuropatia periférica aumenta com a idade: de 2 a 3% em indivíduos de 50 a 60 anos para 13% em indivíduos de 70 a 80 anos e mais de 30% naqueles com mais de 80. A prevalência de polineuropatia periférica na população ajustada por idade nos EUA é de 9%.[2] A causa mais comum de polineuropatia é o diabetes melito, que representa aproximadamente 50% dos casos. A maior parte dos casos restantes é de neuropatia periférica sensitiva criptogênica, embora mais de 50% dessa população apresente pré-diabetes. Outras causas comuns de neuropatia incluem etiologias genéticas, inflamatórias, metabólicas e tóxicas.[3]

BIOPATOLOGIA

Os neurônios motores se estendem a partir do seu corpo celular, localizado no corno ventral da medula espinal, passando pelas raízes nervosas ventrais e nervos periféricos, até chegar às junções neuromusculares no músculo que inervam. Os corpos celulares dos neurônios sensitivos primários encontram-se fora da medula espinal, nos gânglios da raiz dorsal, de onde se estendem perifericamente até os órgãos terminais sensitivos especializados, incluindo nociceptores (receptores de dor), termorreceptores e mecanorreceptores. As projeções centrais dos gânglios da raiz dorsal penetram na medula espinal, por meio das raízes dorsais, para transportar informações sensitivas para o sistema nervoso central (SNC). Em cada segmento medular espinal, as raízes ventrais, que carregam os axônios motores, e as raízes dorsais, que carregam os axônios sensitivos, unem-se para formar nervos sensorimotores mistos. Nas extremidades proximais superiores e inferiores, os nervos espinais mistos formam os plexos braquial e lombar, dos quais surgem os principais nervos dos membros anatomicamente definidos. Cada nervo misto é composto por um conjunto de fibras nervosas, cujos danos causam sinais e sintomas específicos, mas sobrepostos. As fibras mielinizadas de grande diâmetro são responsáveis pela função motora, propriocepção e sensação ao toque, enquanto os axônios ligeiramente mielinizados e os amielínicos de pequeno diâmetro são responsáveis pela dor e pela função autonôma. As fibras autonômas simpáticas pré-ganglionares iniciam-se na coluna intermediolateral da medula espinal e fazem sinapses nos gânglios do tronco simpático. As fibras parassimpáticas pré-ganglionares percorrem longas distâncias a partir dos corpos celulares no tronco encefálico ou na medula espinal sacral até alcançar os gânglios terminais próximos aos órgãos que as fibras parassimpáticas inervam.

Embora os sintomas sensitivos positivos ocorram quando há lesão de fibras de pequeno e grande diâmetros, sensações dolorosas intensas, particularmente queimação, costumam sugerir lesão preferencial de axônios de pequeno diâmetro. Como os axônios motores são capazes de reinervar fibras musculares desnervadas por meio de brotamento colateral, a fraqueza não se desenvolve em neuropatias axonais até que cerca de 50% dos axônios tenham sido lesionados.

MANIFESTAÇÕES CLÍNICAS

As características clínicas de uma neuropatia periférica dependem das regiões envolvidas. A maioria dos pacientes com neuropatia periférica apresenta polineuropatia sensitiva axonal crônica maior do que a polineuropatia periférica motora e apresenta sintomas sensitivos lentamente progressivos.

Os sintomas sensitivos e motores podem ser divididos em negativos (perda de função) e positivos (função anormal). Os sintomas sensitivos negativos comuns incluem sensação geral de dormência ou perda de sensibilidade, como a sensação de que os pés estão "andando sobre pedrinhas" ou "gelados", dificuldade em determinar se a água do banho está quente ou fria com o pé e perda de equilíbrio, especialmente no escuro, quando a compensação visual é difícil. Os sintomas positivos incluem disestesias dolorosas, como sensação de que os pés estão "em chamas", "em brasas" ou "espetados por alfinetes". Se forem graves, os sintomas podem chegar ao nível do joelho, ponto no qual os dedos podem ser envolvidos. Os sinais e sintomas motores são tipicamente leves e limitados a fraqueza sutil da extensão e flexão dos dedos dos pés, com atrofia dos músculos do pé. Pode haver leve instabilidade da marcha, que não exige o uso de dispositivos auxiliares. Não há ulceração do pé. O desequilíbrio da marcha em razão de ataxia sensitiva (com piora da instabilidade com os olhos fechados) indica grande envolvimento das fibras ou disfunção das colunas dorsais da medula espinal. A ataxia sensitiva que envolve as extremidades superiores se manifesta por comprometimento da coordenação e teste índex-nariz-índex pior com os olhos fechados, quando há frequentes contorções, movimentos "pseudoatetoides" dos dedos com os braços estendidos.

O envolvimento dos nervos motores resulta em fraqueza muscular e, com o tempo, atrofia. Nas polineuropatias periféricas, a fraqueza envolve os músculos distais das pernas mais do que os braços. Os músculos profundos e superficiais, inervados pelo nervo fibular, como os músculos tibial anterior e fibular curto e longo, geralmente são afetados primeiro. Como resultado, tropeçar em um tapete ou meio-fio e entorses de tornozelo são sintomas frequentes. Nas mãos, os sintomas geralmente envolvem os movimentos finos, como manusear botões ou zíperes e inserir e girar chaves em fechaduras.

Neuropatias periféricas que envolvem raízes nervosas (polirradiculopatias, como polirradiculoneuropatia desmielinizante inflamatória aguda, a causa mais comum da síndrome de Guillain-Barré) geralmente desencadeiam fraqueza muscular proximal que resulta na dificuldade de se levantar de uma cadeira, subir escadas ou trabalhar com os braços sobre a cabeça (p. ex., lavar ou pentear o cabelo). Sintomas motores positivos menos comuns incluem câibras e fasciculações, que são características de distúrbios com envolvimento do neurônio motor (p. ex., esclerose lateral amiotrófica), mas também podem ser observados em neuropatias periféricas.

O exame cuidadoso dos reflexos tendíneos profundos é uma parte importante do exame clínico. A ausência de reflexos costuma refletir uma neuropatia desmielinizante. Em pacientes com dormência ou fraqueza aguda, esse achado sugere síndrome de Guillain-Barré. A redução dependente do comprimento ou perda de reflexos (p. ex., nos tendões de Aquiles) é comum nas polineuropatias periféricas. Como os ramos aferentes e eferentes dos reflexos tendinosos profundos envolvem grandes fibras mielinizadas, os reflexos costumam estar normais em neuropatias que envolvem preferencialmente axônios de pequeno diâmetro levemente mielinizados e não mielinizados.

Os sintomas autônomos (ver Capítulo 390) são frequentes nas neuropatias associadas ao diabetes melito (ver Capítulo 216) ou à amiloidose (ver Capítulo 179) e incluem retenção ou incontinência urinária, anormalidades na sudorese, constipação intestinal alternada com diarreia e tontura ao ficar em pé. A disfunção erétil é frequente em homens.

DIAGNÓSTICO

Abordagem sistemática para pacientes com neuropatia

O diagnóstico das neuropatias periféricas baseia-se na localização neuroanatômica (Tabela 392.1). O padrão de envolvimento costuma ser detectado com anamnese cuidadosa. A forma mais comum de neuropatia é a polineuropatia periférica. As polineuropatias causam sintomas e sinais dependentes do comprimento do tipo "luva e bota". A maioria das polineuropatias é predominantemente sensitiva, embora algumas formas, particularmente as polineuropatias hereditárias, causem mais fraqueza do que perda sensitiva. Os sinais e sintomas motores e sensitivos predominantemente distais multifocais e assimétricos geralmente sugerem um distúrbio que envolve vários nervos periféricos individuais ("mononeurite múltipla"). As polirradiculopatias, que envolvem raízes nervosas múltiplas, causam sinais e sintomas motores e sensitivos não dependentes do comprimento que envolvem as localizações proximal e distal. O reconhecimento de um padrão específico pode sugerir um diagnóstico. Por exemplo, um paciente com desenvolvimento gradual de fraqueza distal assimétrica, dor e dormência provavelmente apresenta uma mononeurite múltipla, que, em geral, é causada por uma vasculite (ver Capítulo 134).

Aproximadamente 50% dos pacientes com polineuropatia periférica adquirida apresentam diabetes (ver Capítulo 216), e a maioria dos demais, neuropatia periférica sensitiva criptogênica. Mais da metade dos pacientes com neuropatia periférica sensitiva criptogênica tem pré-diabetes ou diabetes leve não reconhecido previamente, e até 80% apresentam síndrome metabólica. Todo paciente com esse padrão de polineuropatia deve ser avaliado para diabetes e pré-diabetes, paraproteinemia (ver Capítulo 178) e deficiência de vitamina B_{12} (ver Capítulo 205). Na ausência da evidência clínica de um distúrbio sistêmico ou histórico de exposição tóxica associada à polineuropatia periférica (ver Tabela 392.6), exames diagnósticos adicionais geralmente são inúteis.

Os distúrbios do sistema nervoso periférico costumam obedecer a um entre dez padrões, que refletem o padrão neuroanatômico subjacente do comprometimento da função sensitiva, motora e/ou autônoma causada pelo distúrbio específico. O reconhecimento de um padrão específico restringe o diagnóstico diferencial e concentra a avaliação diagnóstica (Tabela 392.2).

Qualquer padrão diferente de neuropatia típica ou a presença de qualquer "sinal de alerta" atípico (p. ex., início agudo sugestivo de causas inflamatórias, infecciosas ou tóxicas; envolvimento proximal; predominância motora; ataxia significativa; ou assimetria) deve levar à solicitação de exame diagnóstico adicional para avaliar a localização neuroanatômica, a fisiologia subjacente (desmielinizante *versus* axonal) e as alterações estruturais.

Estudos de condução nervosa e eletromiografia

Estudos de condução nervosa e eletromiografia (ver Capítulo 368) devem ser realizados em todos os pacientes com sinais de alerta ou padrões diagnósticos diferentes da polineuropatia distal, simétrica e sensitiva predominante. Em testes de condução nervosa, as polineuropatias axonais reduzem a amplitude do potencial de ação dos nervos sensitivos e, se houver envolvimento axonal motor, também a amplitude do potencial de ação muscular; no entanto, a velocidade e a latência de condução permanecem normais. As neuropatias desmielinizantes reduzem a velocidade de condução e prolongam as latências distais. As polineuropatias desmielinizantes genéticas desencadeiam lentidão da condução de modo uniforme, mas as neuropatias desmielinizantes adquiridas desencadeiam lentidão não uniforme.

Na eletromiografia, a atividade insercional e espontânea anormal, como fibrilações ou ondas agudas positivas, sugere lesão axonal aguda ou ativa. A presença de grandes unidades motoras polifásicas sugere reinervação parcial do músculo por axônios em regeneração (*i. e.*, um processo mais crônico). O recrutamento de unidades motoras (disparar muito poucas unidades motoras em uma frequência maior do que o normal) apresenta-se reduzido em pacientes com neuropatias desmielinizantes e axonais.

Biopsia do nervo e da pele

As indicações mais comuns para biopsia de um nervo sensitivo distal, geralmente o nervo sensitivo peroneal superficial ou sural, é a vasculite de nervo periférico (e-Figura 392.1). Uma biopsia muscular simultânea aumenta o rendimento diagnóstico em 15%. A segunda indicação mais comum para biopsia de nervo é a avaliação de suspeita de amiloidose de cadeia leve (ver Capítulo 179). Massas nervosas geralmente requerem uma biopsia para diagnosticar um tumor potencial. Raramente, a biopsia do nervo pode ser útil no diagnóstico de outros distúrbios infiltrativos ou inflamatórios.

Biopsias da pele são realizadas de modo rotineiro para confirmar a presença de uma neuropatia de fibras finas em pacientes com perda

Tabela 392.1 Tipos de neuropatias.

LOCALIZAÇÃO NO SISTEMA NERVOSO PERIFÉRICO	SISTEMAS ENVOLVIDOS	DISTRIBUIÇÃO ANATÔMICA	EXEMPLOS
Polineuropatia periférica adquirida	Sinais e sintomas sensitivos positivos; geralmente menor envolvimento motor	Perda sensitiva simétrica e dependente do comprimento ("luva e bota") e fraqueza	Diabetes, neuropatia periférica sensitiva criptogênica, neuropatia periférica induzida por quimioterapia
Polineuropatia periférica genética	Maior envolvimento motor do que sensitivo, com sintomas sensitivos principalmente negativos (dormência), pés arqueados e dedos em martelo	Fraqueza simétrica e dependente do comprimento ("luva e bota") e perda sensitiva	Doença de Charcot-Marie-Tooth
Mononeurite múltipla	Motor e sensitivo, muitas vezes dolorosa	Assimétrica, em geral, predominantemente distal	Vasculite (sistema nervoso periférico primário e sistêmico)
Polirradiculopatia	Maior envolvimento motor do que sensitivo	Proximal e distal; geralmente simétrica, mas pode ser assimétrica	Polirradiculoneuropatia desmielinizante inflamatória aguda ou crônica (simétrica); radiculoplexoneuropatia diabética (assimétrica)
Neuronopatia sensitiva (ganglionopatia da raiz dorsal)	Apenas sensitivo, geralmente com ataxia e muitas vezes dolorosa	Proximal e distal e assimétrica	Síndrome de Sjögren, paraneoplásica (anti-Hu), idiopática

A maioria das neuropatias periféricas são polineuropatias, que lesam as fibras nervosas mais longas, resultando em dormência e fraqueza dependentes do comprimento. Outros padrões sugerem diagnósticos diferentes, com tratamentos distintos.

Tabela 392.2 Dez padrões típicos dos distúrbios do sistema nervoso.

PADRÃO ANATÔMICO	LOCALIZAÇÃO NEUROANATÔMICA	DIAGNÓSTICO DIFERENCIAL
1. Fraqueza proximal e distal simétrica com perda sensitiva	Polirradiculoneuropatia	Polirradiculoneuropatia desmielinizante inflamatória aguda se o envolvimento for agudo e máximo nas primeiras 4 semanas, polineuropatia desmielinizante inflamatória crônica se for progressiva ao longo de > 8 semanas
2. Perda sensitiva distal simétrica com ou sem fraqueza distal	Polineuropatia periférica	Neuropatia periférica sensitiva criptogênica, diabetes ou outros distúrbios metabólicos, tóxicos, hereditários, como Charcot-Marie-Tooth
3. Fraqueza distal assimétrica com perda sensitiva	Mononeurite múltipla	Vasculite, neuropatia hereditária com predisposição a paralisias de pressão, neuropatia sensitiva e motora desmielinizante multifocal adquirida, infecções (p. ex., hanseníase)
	Mononeuropatia ou radiculopatia	Compressão, traumatismo ou tumor
4. Fraqueza proximal e distal assimétrica com perda sensitiva	Polirradiculopatia	Polirradiculopatia ou plexopatia devido ao diabetes (radiculoplexoneuropatia lombossacral diabética) ou um distúrbio meníngeo (carcinoma, linfoma, sarcoidose, infecção crônica)
5. Fraqueza distal assimétrica sem perda sensitiva	Neuronopatia motora com sinais do neurônio motor superior (reflexos vivos, espasticidade, sinal de Babinski)	Esclerose lateral amiotrófica
	Neuronopatia motora (neurônio motor inferior) ou neuropatia motora	Atrofia muscular progressiva, neuropatia motora multifocal, amiotrofia monomélica ("doença de Hirayama")
6. Perda sensitiva simétrica com arreflexia distal e achados de neurônio motor superior	Mielopatia mista e polineuropatia	Degeneração combinada grave decorrente de deficiência de vitamina B_{12} ou cobre ou doenças hereditárias (adrenomieloneuropatia, leucodistrofia metacromática, ataxia de Friedreich)
7. Fraqueza simétrica sem perda sensitiva	Neuronopatia motora Neuropatia motora	Proximal e distal: atrofia muscular espinal ou atrofia muscular progressiva Predominante distal: neuropatia motora hereditária
8. Fraqueza proximal da linha média focal	Neuronopatia motora, distúrbio da junção neuromuscular, miopatia	Fraqueza extensora do pescoço (queda da cabeça): esclerose lateral amiotrófica, miastenia *gravis*, miopatia Fraqueza bulbar: esclerose lateral amiotrófica, miastenia *gravis*
9. Perda sensitiva assimétrica com ataxia sensitiva sem fraqueza	Neuronopatia sensitiva Polirradiculoneuropatia sensitiva	Síndrome de Sjögren, paraneoplásica (anticorpo anti-Hu), idiopática Polirradiculoneuropatia sensitiva imune crônica
10. Sinais e sintomas autônomos	Neuropatia autônoma	Diabetes melito, amiloide, neuropatias autônomas autoimunes

sensitiva simétrica distal com dor neuropática (e-Figura 392.2), nos quais os estudos de condução nervosa são geralmente normais, com um anticorpo que se liga a todos os axônios (PGP 9.5). O diagnóstico de neuropatia de fibras finas baseia-se na demonstração da redução da densidade de fibras nervosas intraepidérmicas.

Exames laboratoriais

O nível de hemoglobina A_{1c} geralmente é o melhor teste inicial para todos os pacientes com polineuropatia simétrica distal, mas o exame de tolerância à glicose de 2 horas pode ser realizado quando a suspeita de pré-diabetes é alta (ver Capítulo 216). A paraproteinemia é mais facilmente avaliada pela medição dos níveis de globulina sérica e realização de eletroforese das proteínas séricas (ver Capítulo 178). O nível de vitamina B_{12} também deve ser medido; se estiver limítrofe, pode ser necessário medir o nível de ácido metilmalônico para confirmar a deficiência. Outros distúrbios comuns associados à polineuropatia incluem hepatite C (ver Capítulo 140) e vírus da imunodeficiência humana (HIV) (ver Capítulo 366). Os usuários que fazem uso excessivo de álcool (ver Capítulos 30 e 388) também correm risco de polineuropatia devido à combinação de toxicidade direta do etanol e deficiência de vitaminas associada, particularmente vitamina B_1 (tiamina).

Em determinados pacientes, exames eletrodiagnósticos sugerirão a necessidade de testar anticorpos específicos, como anticorpos que reagem ao gangliosídeo GM_1 (neuropatia motora multifocal) ou glicoproteína associada à mielina (MAG – neuropatia desmielinizante distal com fraqueza e tremor). O exame genético é mais econômico quando a seleção de genes candidatos se baseia nos exames de condução nervosa do paciente, padrão de herança e achados clínicos.

NEUROPATIAS HEREDITÁRIAS

As neuropatias hereditárias podem ser divididas naquelas que afetam o sistema nervoso periférico isoladamente, como a doença de Charcot-Marie-Tooth (CMT), e nas que envolvem vários sistemas de órgãos.[4]

Doença de Charcot-Marie-Tooth

EPIDEMIOLOGIA E BIOPATOLOGIA

A CMT exibe uma prevalência de 1:2.500 e é causada por mutações que afetam a formação da mielina. A CMT autossômica dominante é subdividida em formas desmielinizantes (CMT1) e axonais (CMT2) com base em critérios eletrofisiológicos. Muitos pacientes apresentam mutações *de novo*. As formas ligadas ao X (CMTX) e autossômica recessiva (CMT4) também são observadas. Cada tipo é ainda subdividido de acordo com a causa genética específica. A forma mais comum, CMT1A, é causada por uma duplicação de um fragmento do cromossomo 17 que contém o gene da proteína da mielina periférica de 22 kDa (*PMP22*). A forma mais comum de CMT2 é uma mutação no gene da mitofusina (CMT2A). No geral, CMT1A é responsável por 60 a 70% de CMT1, CMT1X por 10 a 20%, CMT1B por menos de 5% e CMT2 por 20%. No entanto, mutações foram identificadas em mais de 90 genes, número esse que provavelmente aumentará de maneira substancial no futuro. Em casos graves de hipomielinização congênita, a mielinização é interrompida durante o desenvolvimento embrionário.

MANIFESTAÇÕES CLÍNICAS

CMT1 e CMT2 causam fraqueza distal e perda sensitiva nas primeiras duas décadas. As crianças costumam correr lentamente e manifestam prejuízo no equilíbrio (p. ex., patinar, caminhar sobre um tronco). As órteses tornozelo-pé frequentemente são necessárias por volta da terceira década. Os movimentos finos das mãos (p. ex., girar uma chave ou manusear botões e zíperes) podem estar prejudicados. A maioria dos pacientes apresenta atrofia da perna distal ("garrafa de champanhe invertida") com pés arqueados (pés cavos) e dedos em martelo (e-Figura 392.3). No entanto, a maioria dos pacientes permanece ambulatorial ao longo da vida, bem como com uma expectativa de vida normal. Uma minoria de pacientes apresenta fenótipo mais grave com atrasos motores marcantes no início na infância (neuropatia de Dejerine-Sottas).

Pacientes com neuropatias motoras hereditárias às vezes apresentam anormalidades sensitivas leves, e aqueles com neuropatias sensitivas e autônomas hereditárias geralmente apresentam alguma fraqueza. As mesmas mutações no mesmo gene (*GARS*) causam CMT2D e neuropatia motora hereditária tipo V (Vídeo 392.1).

DIAGNÓSTICO

Testes moleculares clinicamente direcionados sugerem prováveis genes candidatos (www.geneclinics.org), mas nem todas as variantes genéticas identificadas são patogênicas. Em estudos de condução nervosa, CMT1 desencadeia velocidade de condução uniformemente lenta de cerca de 20 m/s, mas praticamente todas as formas de CMT1 desencadeiam perda axonal, bem como desmielinização. CMT2 caracteriza-se por perda axonal e redução do potencial de ação muscular composto reduzido ou das amplitudes do potencial de ação do nervo sensitivo. Na biopsia do nervo, geralmente se observa a característica de bulbos de cebola com lamelas concêntricas de células de Schwann, com perda de axônios mielinizados de pequeno e grande diâmetro.

Diagnóstico diferencial

As neuropatias hereditárias devem ser diferenciadas das neuropatias adquiridas. Outros distúrbios genéticos do SNC, como paraplegia espástica hereditária ou leucodistrofias, podem parecer com as neuropatias hereditárias, causando fraqueza distal, perda sensitiva e deformidades nos pés, como pés cavos; esses pacientes geralmente apresentam sinais do neurônio motor superior e não exibem evidências neurofisiológicas de neuropatia.

TRATAMENTO

O aconselhamento clínico e genético e o tratamento sintomático e reabilitador são importantes. Anamnese detalhada e exame dos membros da família podem ser necessários para prognóstico e aconselhamento genético. As órteses de tornozelo-pé podem devolver a marcha e o equilíbrio normal por anos. A cirurgia do pé ocasionalmente é uma opção para corrigir pés invertidos, pés cavos e dedos em martelo, a fim de melhorar a marcha, aliviar a dor nos pontos de pressão e evitar úlceras plantares. O ácido ascórbico, os antagonistas da progesterona e as injeções subcutâneas de neurotrofina 3 melhoraram os modelos animais de CMT1A, mas não se mostraram bem-sucedidos em estudos humanos.

Polineuropatia amiloide familiar

A polineuropatia amiloide familiar (ver Capítulo 179) é causada por mutações hereditárias dominantes em pelo menos três genes: transtirretina, apolipoproteína A1 e gelsolina. Mutações patogênicas na transtirretina causam uma mudança conformacional que desestabiliza seus tetrâmeros normais, resultando em agregados intracelulares que formam depósitos amiloides nos nervos periféricos, coração e outros tecidos.

A polineuropatia amiloide familiar tipicamente se apresenta como uma neuropatia sensitiva dolorosa na idade adulta até o fim da vida, com características autônomas proeminentes, incluindo disfunção sexual, distúrbios gastrintestinais e arritmias cardíacas, seguidas de fraqueza, perda de peso e inanição.[5] Determinadas mutações comumente causam neuropatia (Val30Met), enquanto outras (Val122Ile) geralmente desencadeiam cardiopatias.

O diagnóstico baseia-se em testes genéticos apoiados por evidências de tecido amiloide, porque as mutações nem sempre são penetrantes.

TRATAMENTO

Tafamidis (20 mg/dia) atua para estabilizar o polímero da transtirretina variante e prevenir sua dissociação e pode atrasar a progressão da polineuropatia.[A1] Outras opções efetivas para polineuropatia incluem patisirana (30 mg IV a cada 3 semanas)[A2] e inotersena (284 mg SC semanalmente).[A3] Diflunisal[a] (um anti-inflamatório não esteroide genérico aprovado pela Food and Drug Administration que se conjuga aos locais de ligação da tiroxina na forma tetramérica da transtirretina, a estabiliza e, portanto, inibe a liberação do monômero transtirético necessário para a amiloidogênese) a 250 mg, 2 vezes/dia, pode diminuir a velocidade de progressão da polineuropatia associada à amiloidose familiar.[A4]

PROGNÓSTICO

A morte ocorre tipicamente dentro de uma década após o diagnóstico devido a insuficiência cardíaca ou autônoma, a menos que os pacientes sejam submetidos a transplante de fígado. Outros tratamentos experimentais destinados a reduzir a expressão da transtirretina (oligonucleotídios *antisense*, RNA de interferência) podem melhorar ainda mais o prognóstico.

[a]N.R.T.: Segundo o Relatório de Avaliação/Processo de incorporação de tecnologias em saúde (de 09/09/2021), o medicamento diflunisal não possui registro sanitário no Brasil para nenhuma indicação terapêutica. Ver em https://eaud.cgu.gov.br/relatorios/download/1136405.

NEUROPATIAS INFLAMATÓRIAS E IMUNOLÓGICAS

Os distúrbios autoimunes do sistema nervoso periférico incluem neuropatias inflamatórias primárias (síndrome de Guillain-Barré e polineuropatia desmielinizante inflamatória crônica) e distúrbios relacionados com a vasculite e outros distúrbios autoimunes sistêmicos.

Síndrome de Guillain-Barré

DEFINIÇÃO

A síndrome de Guillain-Barré corresponde a uma polirradiculoneuropatia inflamatória adquirida de início agudo, com níveis elevados de proteína do líquido cefalorraquidiano (LCR) e contagens de células baixas (dissociação citoalbuminológica) com evolução monofásica.[6,7] A síndrome de Guillain-Barré é subdividida em variantes desmielinizantes (polirradiculoneuropatia desmielinizante inflamatória aguda) e axonais (neuropatia axonal motora e sensitiva aguda e neuropatia axonal motora aguda) e a síndrome de Miller-Fisher.

EPIDEMIOLOGIA

A incidência anual da síndrome de Guillain-Barré é de 1 a 2 a cada 100 mil, embora em algumas áreas a incidência possa ser maior. A polirradiculoneuropatia desmielinizante inflamatória aguda é responsável por 97% dos casos na América do Norte e na Europa, apresentando incidência de 0,6 a 1,9 caso por 100 mil. Os homens são mais frequentemente afetados do que as mulheres (1,4:1). Em 60% dos pacientes, uma infecção do trato respiratório ou gastrenterite precede a síndrome de Guillain-Barré. Pacientes com variantes axonais são particularmente propensos a desenvolver uma doença diarreica prévia por *Campylobacter jejuni*. Na Bélgica e na Holanda, 5 a 10% dos pacientes apresentam uma infecção por hepatite E anterior (ver Capítulo 139), enfatizando assim a variabilidade regional nos fatores desencadeantes infecciosos.[8] O vírus Zika (ver Capítulo 359) foi associado a um aumento significativo do risco de todos formas de síndrome de Guillain-Barré,[9] bem como um padrão de polineurite transitória de sintomas sensitivos distais leves (polineuropatia periférica aguda).

BIOPATOLOGIA

Todas as formas da síndrome de Guillain-Barré provavelmente resultam de mimetismo molecular pós-infeccioso, no qual o sistema imune ataca antígenos de nervos periféricos porque se assemelham a antígenos apresentados por microrganismos, em particular *C. jejuni*. Por exemplo, o sorotipo HS/0:19 de *C. jejuni* é comum em pacientes com a forma de neuropatia axonal motora aguda da síndrome de Guillain-Barré no norte da China e em outros países. No entanto, não está claro se o mimetismo molecular causa a polirradiculoneuropatia desmielinizante inflamatória aguda, que é a forma mais comum nos EUA e na Europa.

MANIFESTAÇÕES CLÍNICAS

A fraqueza é o sintoma inicial mais comum. Pode ser leve, como dificuldade para caminhar, ou grave, com tetraplegia total e insuficiência respiratória. A manifestação mais comum é fraqueza nas pernas que progride para os braços. A fraqueza facial bilateral ocorre em 50% dos pacientes e pode vir depois da fraqueza dos membros. Embora a síndrome de Guillain-Barré tenha sido descrita como "paralisia ascendente", a fraqueza proximal é comum e 5% dos pacientes apresentam envolvimento isolado de nervos cranianos que subsequentemente desce para os membros. Ocorre uma leve perda sensitiva na maioria dos pacientes e envolvimento do sistema nervoso autônomo em aproximadamente 65% dos casos.

A neuropatia axonal sensitiva motora aguda é clinicamente semelhante à polirradiculoneuropatia desmielinizante inflamatória aguda, exceto por ser tipicamente mais grave em decorrência de lesão primária dos axônios em vez da mielina. A disfunção autônoma é mais comum. A fraqueza sem perda sensitiva se desenvolve na neuropatia axonal motora aguda, incluindo envolvimento de nervos cranianos em cerca de 25% dos pacientes.

A síndrome de Miller-Fisher consiste na tríade de oftalmoplegia, ataxia e arreflexia. Fraqueza facial, ptose e anormalidades pupilares podem estar presentes. As velocidades de condução nervosa na síndrome de Miller-Fisher são normais, ao contrário da polirradiculoneuropatia desmielinizante inflamatória aguda.

DIAGNÓSTICO

O diagnóstico de polirradiculoneuropatia desmielinizante inflamatória aguda e neuropatia axonal sensitiva motora aguda baseia-se em anamnese, exame físico, avaliação do LCR e exames da condução nervosa. A fraqueza é simétrica, com diminuição ou ausência dos reflexos tendíneos profundos. A presença de outras anormalidades do SNC lança dúvidas sobre o diagnóstico.

A análise do LCR geralmente revela alto teor de proteína com escassez de leucócitos. O LCR deve apresentar menos de 5 células/mℓ; uma contagem de células no LCR superior a 50 células/mℓ sugere soroconversão do HIV (ver Capítulo 366) ou infecções, como a doença de Lyme (ver Capítulo 305). A polirradiculoneuropatia desmielinizante inflamatória aguda é distinguida da neuropatia axonal sensitiva motora aguda por estudos de condução nervosa. Como a proteína no LCR está elevada e os estudos de condução nervosa anormais podem não ser aparentes nos primeiros 7 a 10 dias da doença e a proteína no LCR permanece normal em até 10% dos casos, a decisão inicial do tratamento muitas vezes deve ser realizada com base no julgamento clínico. A maioria dos pacientes com síndrome de Miller-Fisher (> 85%) apresenta anticorpos policlonais que reagem ao gangliosídeo GQ_{1b}.

Diagnóstico diferencial

A síndrome de Guillain-Barré geralmente causa fraqueza proximal e distal simétrica com perda sensitiva mais leve que atinge a gravidade máxima em menos de 4 semanas. Vários sinais de alerta sugerem a realização de exames adicionais para um diagnóstico alternativo (Tabela 392.3). Outras causas de fraqueza aguda simétrica incluem neuropatias tóxicas agudas; miopatias fulminantes, particularmente miopatia necrosante imunomediada (o nível de creatinoquinase sérica está, em geral, acentuadamente elevado); e miastenia *gravis* (ptose, diplopia e disfagia/disartria; Capítulo 394). O botulismo (ver Capítulo 280) causa oftalmoplegia, pupilas não reativas, fraqueza bulbar, boca seca, constipação intestinal e hipotensão ortostática, sem sintomas sensitivos. Fraqueza assimétrica pode ser observada na encefalomielite viral (ver Capítulo 386). A poliomielite foi erradicada na América do Norte, mas outras doenças virais podem induzir síndromes semelhantes à poliomielite, incluindo ECHO 70, vírus Coxsackie (ver Capítulo 355) e vírus do oeste do Nilo (ver Capítulo 358). Embora muito rara, a raiva (ver Capítulo 386) também pode se manifestar como paralisia rapidamente progressiva. A paralisia do carrapato (ver Capítulo 359), causada por uma toxina desse aracnídeo, pode simular a síndrome de Guillain-Barré, principalmente em crianças. Normalmente, a remoção do carrapato está associada à melhora em algumas horas, embora possa ocorrer progressão, principalmente na Austrália, onde a toxina é diferente da encontrada na América do Norte.

Mielopatias agudas, como mielite transversa (ver Capítulo 383), neuromielite óptica e mielopatias vasculares (ver Capítulo 253), também podem causar fraqueza simétrica e perda sensitiva rapidamente progressiva. Reflexos vivos e um nível sensitivo costumam ser observados, e disfunções intestinais e da bexiga são aparentes. A meningite carcinomatosa ou linfomatosa também pode causar uma quadriparesia de desenvolvimento rápido devido a uma polirradiculopatia aguda.

Estudos de condução nervosa e eletromiografia são úteis na exclusão de miopatias e distúrbios da junção neuromuscular. Outras neuropatias agudas causam lesão axonal, portanto os achados neurofisiológicos compartilham características com variantes axonais da síndrome de Guillain-Barré. A análise do LCR pode ser útil para excluir causas infecciosas.

Tabela 392.3 Sinais de alerta sugestivos de diagnóstico alternativo em pacientes com suspeita da síndrome de Guillain-Barré.

SINAL DE ALERTA	DIAGNÓSTICO DIFERENCIAL
Predominantemente sensitiva	Neuronopatia sensitiva
Sintomas predominantemente intestinais e vesicais	Mielopatia
Perda sensitiva medular	Mielopatia
Fraqueza assimétrica persistente	Encefalomielite viral (enteroviral), mononeurite múltipla (vasculite), radiculoplexoneuropatia (amiotrofia diabética)
Fraqueza predominante distal e perda sensitiva (padrão de polineuropatia periférica)	Neuropatias tóxicas (p. ex., arsênico)
Progressão lenta	Polirradiculoneuropatia desmielinizante inflamatória crônica
LCR: > 50 leucócitos/μℓ	Soroconversão do HIV

HIV = vírus da imunodeficiência humana; LCR = líquido cefalorraquidiano.

PREVENÇÃO

Embora houvesse um risco aumentado de síndrome de Guillain-Barré após o programa de vacinação contra o vírus influenza H1N1 em 1977, estudos subsequentes demonstraram um risco significativamente reduzido nos indivíduos vacinados em comparação aos não vacinados. Dados mais limitados sugerem que o risco de síndrome de Guillain-Barré recorrente após a vacinação antigripal ou vacina pneumocócica é extremamente baixo.

TRATAMENTO

Pacientes com síndrome de Guillain-Barré necessitam de hospitalização devido ao risco de comprometimento respiratório, devendo a decisão de admitir um paciente na unidade de terapia intensiva se basear na evolução do quadro da função respiratória e na avaliação clínica. Uma capacidade vital de menos de 1 ℓ ou força inspiratória negativa de menos de –70 sugere a necessidade de suporte ventilatório (ver Capítulo 97) em unidade de terapia intensiva. A função autônoma e de deglutição também deve ser monitorada.

A síndrome de Guillain-Barré pode ser tratada nas 2 semanas a partir do início com imunoglobulina intravenosa (IVIG, 2 g/kg, divididos em 2 dias ou mais, se necessário, devido à função cardíaca do paciente ou ao estado de hidratação) A5 ou plasmaférese terapêutica de 5 volumes de plasma ao longo de 10 dias. A6 Uma vez que os pacientes apresentam uma probabilidade significativamente maior de concluir um ciclo completo de IVIG, esse tratamento é, em geral, preferido. Metilprednisolona (500 mg/dia durante 5 dias) mais IVIG tem uma ligeira vantagem inicial, mas nenhum benefício a longo prazo em comparação à IVIG sozinha; A7 dados os seus riscos, geralmente não é recomendado. O prognóstico da síndrome de Miller-Fisher é, de modo geral, excelente, havendo controvérsias quanto à necessidade de tratamento com IVIG ou plasmaférese.

PROGNÓSTICO

Cinquenta por cento dos pacientes evoluem para a incapacidade máxima em 2 semanas do início dos sintomas, 75% em 3 semanas e mais de 90% em 4 semanas. Com cuidados de suporte, a taxa de mortalidade é de 3% em 6 meses, principalmente em idosos e pacientes gravemente afetados, especialmente durante a fase de recuperação. Após um breve período de estabilização, a recuperação lenta ocorre ao longo de semanas a meses. A maioria dos pacientes se recupera completamente ou fica com pequenas sequelas; 20% apresentam uma deficiência persistente. O prognóstico é pior em pacientes com variantes axonais ou com polirradiculoneuropatia desmielinizante inflamatória aguda com perda axonal significativa, refletida por amplitudes reduzidas do potencial de ação muscular composto nas extremidades superiores. Outros preditores de mau prognóstico incluem idade avançada, doença diarreica anterior e gravidade da fraqueza.

Polirradiculoneuropatia desmielinizante inflamatória crônica

DEFINIÇÃO

Em geral, a polirradiculoneuropatia desmielinizante inflamatória crônica é lentamente progressiva, mas pode ser monofásica ou recidivante. Por definição, ela se desenvolve ao longo de pelo menos 2 meses e mais lentamente do que a polirradiculoneuropatia desmielinizante inflamatória aguda, à qual se assemelha.

EPIDEMIOLOGIA

A polirradiculoneuropatia desmielinizante inflamatória crônica[10] ocorre em todas as faixas etárias, com média de idade de 30 a 50 anos. As mulheres apresentam maior probabilidade de serem afetadas. Os eventos anteriores em cerca de 30% dos pacientes incluem infecções respiratórias superiores, infecções gastrintestinais, vacinações, cirurgia e traumatismo. Em alguns pacientes, é um fenômeno paraneoplásico, especialmente com linfoma não Hodgkin (ver Capítulo 176).[11]

BIOPATOLOGIA

A polirradiculoneuropatia desmielinizante inflamatória crônica é considerada uma doença autoimune com base em sua patologia e modelos experimentais, em que um distúrbio semelhante segue a imunização com componentes de mielina do sistema nervoso periférico e adjuvante de Freund. A biopsia do nervo demonstra desmielinização segmentar mediada por macrófagos, ocasionais infiltrados linfocíticos endoneurais de linfócitos T e edema endoneural. Os antígenos do complexo principal de histocompatibilidade classes I e II estão regulados positivamente e, em geral, há depósitos de imunoglobulinas e complemento nas membranas externas das células de Schwann ou nas bainhas de mielina. A polirradiculoneuropatia desmielinizante inflamatória crônica pode ser transferida passivamente para os animais pelo soro do paciente, mas nenhum autoantígeno claro foi identificado.

MANIFESTAÇÕES CLÍNICAS

Fraqueza e perda sensitiva começam de modo insidioso e progridem por um período de meses a anos. A fraqueza, que envolve os músculos proximais e distais, geralmente é simétrica. A ausência de fraqueza proximal sugere polineuropatia. Em geral, os pacientes necessitam de auxílio para deambulação. A perda de propriocepção devido a danos aos nervos sensitivos de grande diâmetro pode afetar o equilíbrio. Os reflexos tendíneos profundos geralmente estão ausentes ou acentuadamente diminuídos. Podem ocorrer fraqueza facial (15%), ptose ou oftalmoparesia (5%). As variantes incluem formas puras motoras, sensitivas puras e multifocais (neuropatia motora e sensitiva desmielinizante multifocal adquirida).

DIAGNÓSTICO

O diagnóstico baseia-se em sinais e sintomas clínicos, exame do LCR e exames eletrodiagnósticos. Os resultados do exame do LCR se assemelham aos da polirradiculoneuropatia desmielinizante inflamatória aguda: as contagens de leucócitos geralmente são menores que 10 células/$\mu\ell$ e as proteínas maiores que 60 mg/dℓ. A contagem de leucócitos no LCR maior que 50/$\mu\ell$ sugere outro diagnóstico, como infecção pelo HIV ou doença maligna hematológica.

A desaceleração não uniforme e assimétrica da velocidade de condução nervosa motora com latências prolongadas da onda F é típica. As amplitudes do potencial de ação do músculo composto geralmente estão reduzidas em função da degeneração axonal secundária e as amplitudes do potencial de ação do nervo sensitivo estão, em geral, reduzidas ou ausentes.

Muitos pacientes, entretanto, não atendem aos critérios eletrofisiológicos formais da polirradiculoneuropatia desmielinizante inflamatória crônica. A combinação de um início simétrico de fraqueza envolvendo todos os quatro membros, com fraqueza proximal em pelo menos um, tem uma precisão diagnóstica comparável (sensibilidade 83%, especificidade 97%). Diferentes padrões clínicos devem sugerir um diagnóstico diferencial mais amplo.

Um subconjunto de pacientes com deficiência grave e ataxia tem anticorpos reativos contra contactina ou neurofascina.[12] Esses anticorpos, que geralmente são do isótipo imunoglobulina (Ig) G4, ligam-se à região nodal e paranodal.

Diagnóstico diferencial

A polirradiculoneuropatia desmielinizante inflamatória crônica, que se distingue da polineuropatia desmielinizante aguda por seu tempo de evolução, pode estar associada a gamopatias monoclonais (ver Capítulo 178). No entanto, não parece estar relacionada com o diabetes.

TRATAMENTO

Uma abordagem-padrão é o uso de prednisona oral (1 mg/kg/dia) por 6 a 8 semanas, seguida da redução gradual ao longo de um período de 3 a 12 meses para um nível de manutenção de cerca de 0,1 mg/kg/dia.[A8] Uma resposta à prednisona pode levar meses para ocorrer, e alguns pacientes podem piorar antes de responder a ela. Outras alternativas constituem a dexametasona em pulsoterapia (6 ciclos de 40 mg/dia VO, por 4 dias) ou prednisolona a curto prazo (60 mg/dia durante 5 semanas, em seguida diminuindo para zero).

IVIG, na dose de 1 g/kg a cada 3 semanas, também é eficaz. A maioria dos pacientes responde nos primeiros três tratamentos; caso isso não aconteça, sugere-se uma baixa probabilidade de resposta futura. IVIG é mais frequentemente eficaz do que os corticosteroides inicialmente, mas pode ter um benefício menos durável.[A9] Embora a plasmaférese também seja eficaz, é difícil de usar como terapia crônica.

Em razão dos efeitos colaterais dos corticosteroides a longo prazo, azatioprina 2 mg/kg e micofenolato de mofetila 1.000 a 1.500 mg, em doses divididas 2 vezes/dia, são frequentemente usados como agentes poupadores de esteroides. Ciclosporina, ciclofosfamida, metotrexato, rituximabe e interferona-α ou β foram usados com sucesso variável em estudos não controlados.

Pacientes que apresentam anticorpos contra contactina ou neurofascina podem responder a corticosteroides ou IVIG. No entanto, foi descrito que alguns respondem melhor ao rituximabe, mais frequentemente administrado em uma dose de 325 mg/m² semanalmente por quatro doses.

Neuropatia motora multifocal

DEFINIÇÃO

A neuropatia motora multifocal é caracterizada por fraqueza progressiva, distal mais do que proximal, assimétrica dos membros, que afeta principalmente os membros superiores, com mínimo ou nenhum comprometimento sensitivo.

EPIDEMIOLOGIA

Estima-se que a prevalência da neuropatia motora multifocal seja de 2 a cada 100 mil. Os homens são frequentemente mais afetados do que as mulheres (2,6:1). Em 80% dos indivíduos, os sintomas iniciais se desenvolvem entre 20 e 50 anos, sendo a idade média de início de 40 anos.

BIOPATOLOGIA

A neuropatia motora multifocal é considerada uma neuropatia autoimune, tomando-se como base a ocorrência de melhora clínica com imunoterapia, a frequente reação de anticorpos séricos com o gangliosídeo GM_1 e porque esse título de anticorpos diminui durante o tratamento eficaz. GM_1 é altamente representado nas membranas neurais nos nódulos de Ranvier, na mielina compacta e na placa motora terminal na junção neuromuscular.

MANIFESTAÇÕES CLÍNICAS

O padrão usual é a manifestação de fraqueza progressiva, distal e assimétrica do braço, geralmente na distribuição de um único nervo. Em uma minoria de pacientes, a fraqueza pode se iniciar na parte proximal ou nas pernas. A neuropatia motora multifocal quase sempre afeta múltiplas distribuições de nervos, ocasionalmente com uma distribuição cruzada (*i. e.*, braço e perna contralateral). A assimetria e a predominância de fraqueza nos braços podem se tornar menos evidentes com o tempo. A atrofia muscular localizada, que pode ser leve ou ausente no início, torna-se proeminente mais adiante como resultado da degeneração axonal.

DIAGNÓSTICO

O diagnóstico é estabelecido pela presença de bloqueio da condução multifocal, persistente e parcial nos estudos de condução nervosa motora, mas não da sensitiva. Apesar de o bloqueio da condução ser difícil de encontrar, a neuropatia motora multifocal deve ser considerada em pacientes com um padrão clínico típico na ausência de sinais do neurônio motor superior. Os anticorpos antigangliosídeo GM_1 são detectáveis em 50% dos pacientes com neuropatia motora multifocal.

Diagnóstico diferencial

A neuropatia motora multifocal compartilha muitas características diagnósticas com a esclerose lateral amiotrófica (ver Capítulo 391), incluindo fraqueza e atrofia dos membros superiores distais de forma assimétrica. As principais características diferenciais incluem o tempo de evolução (a neuropatia motora multifocal é lentamente progressiva, enquanto a esclerose lateral amiotrófica progride rapidamente) e a ausência de fraqueza respiratória ou bulbar e de características do neurônio motor superior. Em pacientes com suspeita de neuropatia motora multifocal, mas sem bloqueio de condução aparente ou anticorpos GM_1, a ressonância magnética ou ultrassonografia de nervos periféricos pode ajudar a distinguir a neuropatia motora multifocal da esclerose lateral amiotrófica (ver

Capítulo 391).[13] A neuropatia motora multifocal também pode ser confundida com a polirradiculoneuropatia desmielinizante inflamatória crônica, que causa perda sensitiva, bem como fraqueza motora, e que está associada a anormalidades sensitivas mais graves em estudos de condução nervosa.

TRATAMENTO

IVIG (2 g/kg) é o tratamento inicial para neuropatia motora multifocal, com resposta em 1 semana por quase 80% dos pacientes. No entanto, como a melhora, em geral, é breve (3 a 6 semanas), tratamentos repetidos são necessários de maneira indefinida.[14] A melhora clínica costuma ser acompanhada por redução ou resolução do bloqueio da condução motora em alguns nervos, mas não se correlaciona consistentemente a uma redução nos títulos de GM_1. Em pacientes que podem eventualmente se tornar refratários à IVIG, pulsos de ciclofosfamida (1 g/m² mensalmente por 6 meses) ou rituximabe (p. ex., 375 mg/m² semanalmente por 4 semanas) foram eficazes em relatos de casos. O micofenolato e os corticosteroides são ineficazes.

NEUROPATIAS VASCULÍTICAS

As neuropatias vasculíticas tipicamente se apresentam como uma mononeurite subaguda dolorosa múltipla com perda motora e sensitiva aguda em várias áreas nervosas.

EPIDEMIOLOGIA

A neuropatia vasculítica sistêmica é mais comum do que a neuropatia vasculítica não sistêmica, mas cerca de 10% dos pacientes que inicialmente apresentam vasculite do nervo periférico não sistêmica desenvolvem vasculite sistêmica. O pico de idade de início de ambas está entre 40 e 70 anos, mas a vasculite pode ocorrer em qualquer época. A artrite reumatoide (ver Capítulo 248) evolui para vasculite reumatoide sistêmica em 5 a 15% dos pacientes, e a neuropatia vasculítica se desenvolve em cerca de 50% desses casos. Mais de 50% dos pacientes com síndrome de Churg-Strauss, 40 a 50% daqueles com granulomatose com poliangiite (ver Capítulo 254), 35 a 75% dos com poliarterite nodosa (ver Capítulo 254) e a maioria dos indivíduos com crioglobulinemia mista apresentam neuropatia. Pacientes com síndrome de Sjögren (ver Capítulo 252) costumam apresentar inicialmente neuropatias sensitivas. Em comparação, as neuropatias são incomuns em pacientes com lúpus eritematoso sistêmico (ver Capítulo 250).

BIOPATOLOGIA

Em pacientes com mononeurite múltipla, a degeneração axonal se desenvolve como resultado da isquemia do nervo. A inflamação e a necrose das paredes dos vasos sanguíneos obstruem o lúmen, resultando, assim, em dano isquêmico. As vasculites dos nervos periféricos podem ser divididas em vasculites que afetam arteríolas de grande diâmetro (75 a 300 μm), arteríolas de pequeno diâmetro (< 40 μm) e capilares. A vasculite sistêmica geralmente envolve as primeiras, e a vasculite de nervos periféricos não sistêmica, os últimos.

A inflamação imunomediada está associada a complexos antígeno-anticorpo depositados na parede do vaso. Os anticorpos também se ligam diretamente aos antígenos das células endoteliais. Em ambas as circunstâncias, o complemento é ativado. Fatores quimiotáticos então recrutam neutrófilos, que liberam enzimas proteolíticas e geram radicais livres de oxigênio tóxicos.

A neuropatia sensitiva da síndrome de Sjögren (ver Capítulo 252) provavelmente resulta da infiltração dos gânglios da raiz dorsal por linfócitos T citotóxicos. Alguns pacientes com vasculite sistêmica apresentam neuropatias simétricas em vez de mononeurite. A patogênese de tais casos não está definida.

MANIFESTAÇÕES CLÍNICAS

Os pacientes geralmente apresentam um início relativamente súbito de fraqueza dolorosa focal ou multifocal ou de perda sensitiva. Esses sintomas refletem isquemia em qualquer lugar ao longo do comprimento dos nervos, mais frequentemente nas extremidades inferiores. Até 30% dos pacientes apresentam um padrão de envolvimento simétrico e progressivo. Aqueles com vasculite sistêmica de grandes arteríolas costumam apresentar sintomas sistêmicos, incluindo fadiga, mialgia, febre e artralgia, além do envolvimento de órgãos típico no distúrbio específico (Tabela 392.4). Por exemplo, certas formas de vasculite podem afetar os nervos cranianos (poliangiite com granulomatose e síndrome de Sjögren) ou causar neuropatia autônoma (síndrome de Sjögren). A mononeurite múltipla pode ocorrer na vasculite sistêmica que envolve outros sistemas orgânicos, em associação à infecção viral subjacente, ou como uma vasculite de nervo periférico específica de um órgão (não sistêmica).

DIAGNÓSTICO

As características diagnósticas constituem o tempo de evolução subagudo e progressivo, bem como a presença de fraqueza distal e dor. O número de nervos envolvidos pode ser extenso o suficiente para dificultar a diferenciação entre a neuropatia multifocal e a neuropatia difusa, e muitos pacientes apresentam uma mononeurite múltipla confluente simétrica ou assimétrica.

A biopsia de nervos sensitivos clinicamente afetados (sural, fibular superficial ou radial superficial) é o padrão-ouro para o diagnóstico, especialmente porque pode ser necessária uma terapia agressiva a longo prazo. A adição de biopsia muscular pode potencializar o diagnóstico em 15%. Características histopatológicas do diagnóstico de vasculite são observadas em cerca de 60% dos pacientes, incluindo destruição do vaso e inflamação dentro de sua parede. Necrose fibrinoide, cicatrização da parede

Tabela 392.4 Achados clínicos e sorológicos de vasculite sistêmica e não sistêmica com envolvimento do sistema nervoso periférico.

DIAGNÓSTICO	CARACTERÍSTICAS SOROLÓGICAS	CARACTERÍSTICAS CLÍNICAS ASSOCIADAS	TIPO COMUM DE NEUROPATIA	PREVALÊNCIA DA NEUROPATIA
Artrite reumatoide (ver Capítulo 248)	FR (80 a 90%)	Artrite frequente; múltiplos órgãos frequentemente afetados	Mononeurite múltipla e neuropatia sensorimotora	50%
Granulomatose eosinofílica com poliangiite (anteriormente síndrome de Churg-Strauss) (ver Capítulo 254)	c-ANCA (< 30%), p-ANCA (< 50%), eosinofilia (100%), VHS elevada (85%)	Eosinofilia, asma, sinusite (60 a 80%), lesões cutâneas (50 a 70%)	Mononeurite múltipla	20%
Granulomatose com poliangiite (ver Capítulo 254)	c-ANCA (75 a 90%) p-ANCA (< 20%)	Envolvimento pulmonar e renal	Mononeurite múltipla	15%
Poliarterite nodosa	VHS elevada (85%), sorologia positiva, hepatite B (30%), ANCA (< 10%)	Vários órgãos (pele, articulações, rins, trato gastrintestinal)	Mononeurite múltipla	60%
Crioglobulinemia mista (ver Capítulo 178)	Hepatite C (80 a 90%), complemento reduzido (70 a 90%), FR (70 a 90%), VHS elevada (70%)	Pele (púrpura, livedo), articulações, fenômeno de Raynaud	Mononeurite múltipla	20 a 90%
Síndrome de Sjögren (ver Capítulo 252)	α-Ro/SS-A (60%), α-La/SS-B (50%)	Olhos e boca secos; 90% são mulheres	Vários padrões	25%
Vasculite nervosa periférica não sistêmica	VHS elevada (50%), FAN positivo (25%), complemento reduzido (5%)	Doença muscular (25%)	Mononeurite múltipla	100%

α-Ro/SS-A e α-La/SS-B = anticorpos para antígenos Ro/SS-A e La/SS-B; ANA = anticorpo antinuclear; FR = fator reumatoide; p- e c-ANCA = anticorpo contra citoplasma de neutrófilos, padrão perinuclear e citoplasmático; VHS = velocidade de hemossedimentação.

do vaso, recanalização, neovascularização e hemossiderina são características histopatológicas comuns, mas não essenciais.

Achados eletrofisiológicos também podem sugerir o diagnóstico. Por exemplo, os estudos de eletromiografia e de condução nervosa podem distinguir mononeurite múltipla de neuropatia simétrica.

A diferenciação entre vasculite sistêmica e isolada do sistema nervoso periférico depende da avaliação clínica e sorológica. A velocidade de hemossedimentação geralmente apresenta-se elevada na vasculite sistêmica, mas costuma estar normal na vasculite não sistêmica. Anticorpos contra citoplasma de neutrófilos, padrão perinuclear e padrão citoplasmático (p-ANCA e c-ANCA) sugerem granulomatose com poliangiite ou síndrome de Churg-Strauss (ver Capítulo 254). A hepatite C (ver Capítulo 140) geralmente está associada à crioglobulinemia. Níveis de complemento sérico, antígeno nuclear extraível, níveis da enzima conversora da angiotensina, eletroforese de proteínas séricas e sorologia para HIV são geralmente indicados. A análise do LCR pode ser necessária para excluir causas infecciosas (p. ex., doença de Lyme; Capítulo 305) ou outras causas inflamatórias.

Diagnóstico diferencial

A mononeurite múltipla aguda ou subaguda também pode ser resultante de radiculoplexoneuropatia lombossacral diabética e não diabética, que geralmente causa fraqueza proximal mais do que distal nas pernas, sarcoidose (ver Capítulo 89), doença de Lyme (ver Capítulo 305) e infiltração maligna dos nervos. A neuropatia motora multifocal e a neuropatia motora e sensitiva desmielinizante multifocal adquirida desencadeiam fraqueza assimétrica, mas nenhuma causa dor; além disso, a neuropatia motora multifocal não causa perda sensitiva. A perda sensitiva isolada assimétrica ocorre em algumas formas de neuronopatia sensitiva, que são causadas pela ganglionopatia da raiz dorsal (ver Capítulo 372).

TRATAMENTO

O tratamento da neuropatia vasculítica deve se basear na forma específica e no quadro clínico. Pacientes com vasculite sistêmica de grande arteríola correm risco de progressão rápida e incapacitante, portanto o tratamento deve ser mais agressivo, por exemplo, prednisona oral (1 mg/kg) ou metilprednisolona intravenosa (1.000 mg/dia durante 3 a 5 dias) como terapia de indução. A prednisona oral é mantida nessa dose por 1 a 2 meses antes da instituição de uma redução gradual. A ciclofosfamida de manutenção (1 g/m^2 IV ao mês, por 6 meses, ou 2 mg/kg/dia VO) geralmente é necessária por 3 a 6 meses. Se for necessário, a ciclofosfamida pode ser substituída por metotrexato oral (p. ex., iniciando com 7,5 a 15 mg/semana) ou azatioprina (p. ex., iniciando com 2 a 3 mg/kg/dia), com a dose finalmente diminuída se os tratamentos provarem ser eficazes. Pacientes com vasculite refratária podem se beneficiar de rituximabe (geralmente em uma dose de 325 mg/m^2 semanalmente por quatro doses), IVIG (geralmente 1 g/kg a cada 3 a 4 semanas) ou plasmaférese.

Como os pacientes com neuropatia vasculítica não sistêmica geralmente apresentam uma evolução mais benigna do que aqueles com vasculite sistêmica, o uso de prednisona oral em dias alternados (p. ex., 60 a 80 mg em dias alternados) costuma ser a terapia adequada. Azatioprina ou metotrexato semanal podem ser usados como agente poupador de glicocorticoides.

Os pacientes que apresentam vasculite nervosa periférica induzida por vírus, como a crioglobulinemia associada à hepatite C, exigem tratamento da doença viral subjacente. A neuropatia vasculítica clinicamente significativa pode ser tratada conforme descrito anteriormente.

PROGNÓSTICO

A maioria dos casos de vasculite sistêmica e não sistêmica responde pelo menos parcialmente ao tratamento. Para a neuropatia vasculítica sistêmica, o prognóstico está relacionado com o da doença causadora, enquanto a vasculite isolada do sistema nervoso periférico apresenta um prognóstico melhor.

NEUROPATIAS ASSOCIADAS A GAMOPATIAS MONOCLONAIS E MIELOMA MÚLTIPLO

Gamopatia monoclonal e mieloma múltiplo (ver Capítulo 178) estão associados a múltiplos padrões de neuropatia, incluindo polineuropatia distal simétrica; polineuropatia, síndrome de polineuropatia, organomegalia, endocrinopatia, proteína de mieloma e alterações cutâneas (POEMS); amiloidose de cadeia leve; e síndrome desmielinizante distal adquirida, que é uma variante da polirradiculoneuropatia desmielinizante inflamatória crônica, caracterizada pela presença de anticorpos contra a glicoproteína associada à mielina em 50% dos pacientes. A neuropatia motora multifocal pode ocorrer concomitante a gamopatias de IgM com especificidade para o gangliosídeo GM_1 (descrito anteriormente). Pacientes com polirradiculoneuropatia desmielinizante inflamatória crônica típica apresentam gamopatia monoclonal na ausência das síndromes específicas descritas posteriormente; entretanto, o tratamento e a resposta são semelhantes aos de pacientes sem gamopatia.

Gamopatia monoclonal de significância incerta

Gamopatia monoclonal indica a presença, na região β-γ da eletroforese de proteínas séricas, de um pico anormal (variavelmente denominado paraproteína, proteína monoclonal ou proteína M) que consiste em imunoglobulinas de mesmo isótipo, todas produzidas por um único clone de linfócitos/plasmócitos com proliferação anormal. Em alguns casos, a proteína M faz parte de uma doença linfoproliferativa maligna, como mieloma múltiplo, plasmocitoma solitário (IgG e IgA), macroglobulinemia de Waldenström (IgM) (ver Capítulo 178), leucemia linfocítica crônica (ver Capítulo 174), amiloidose primária (ver Capítulo 179) ou crioglobulinemia (ver Capítulo 178). Na maioria dos casos, no entanto, a gamopatia monoclonal não está inicialmente associada a nenhum desses distúrbios e é classificada como uma gamopatia monoclonal de significado incerto (GMSI; Capítulo 178), embora os pacientes com GMSI apresentem um risco de 1% ao ano de progredir para o mieloma ou outra doença hematológica.

EPIDEMIOLOGIA

A gamopatia monoclonal ocorre em 5 a 8% dos pacientes com neuropatia periférica de etiologia desconhecida. No entanto, a GMSI é frequente, sendo encontrada em 1% da população acima de 50 anos e em 3% da acima dos 70; a maioria dos indivíduos com GMSI não apresenta neuropatia. Em alguns casos, a ocorrência concomitante de neuropatia e proteína M pode ser uma coincidência.

A prevalência de neuropatia é maior em pacientes com proteínas M de IgM *versus* IgG ou IgA. A prevalência de neuropatia sintomática associada a gamopatia monoclonal IgM em pacientes com mais de 50 anos é de aproximadamente 20 em 100 mil. Em metade deles, a proteína M reage com o elemento de carboidrato HNK1 de MAG ou com outras glicoproteínas (MPZ, PMP22) e glicolipídios (sulfoglucuronilparaglobosídeo [SGPG] e lactosaminilparaglobosídeo [SGLPG]). As proteínas M IgM associadas à neuropatia também podem se ligar a outros antígenos neurais.

Em pacientes com gamopatia monoclonal IgG e neuropatia, a relação é menos clara do que com IgM. Embora cerca de 10% dos pacientes com mieloma múltiplo apresentem neuropatia, na maioria dos casos a proteína M não reage com um antígeno neural e os pacientes não melhoram com a imunoterapia (ver adiante).

BIOPATOLOGIA

A biopatologia subjacente da neuropatia associada a GMSI e mieloma múltiplo é desconhecida.

MANIFESTAÇÕES CLÍNICAS

Os pacientes com GMSI geralmente apresentam polineuropatia periférica simétrica distal lentamente progressiva, que é clinicamente indistinguível da neuropatia periférica sensitiva criptogênica. Pacientes com mieloma múltiplo também costumam ter polineuropatia lentamente progressiva mais sensitiva que motora, embora formas predominantemente motoras tenham sido descritas.

DIAGNÓSTICO

O diagnóstico se baseia na demonstração de uma gamopatia monoclonal à eletroforese de proteínas ou à imunoeletroforese sérica. A imunoeletroforese apresenta uma sensibilidade maior do que a eletroforese de proteínas séricas, mas esta é necessária para definir a cadeia pesada e leve da GMSI. Pacientes com gamopatia não IgG, anemia, sintomas constitucionais ou gamopatia de alto peso (> 15 g/ℓ) necessitam de uma avaliação hematológica completa (ver Capítulo 178). Pacientes com polineuropatia sensitiva simétrica distal, baixo nível de IgG ou IgM monoclonal e valores hematológicos normais podem ser acompanhados com medições anuais de paraproteína. A ocorrência de fraqueza distal, tremor, dor intensa, disfunção autônoma ou progressão rápida deve levar a uma investigação mais detalhada de outra causa de neuropatia, seja relacionada com a gamopatia monoclonal (p. ex., POEMS, ver mais à frente), seja como um distúrbio distinto.

TRATAMENTO

O tratamento da neuropatia GMSI é amplamente sintomático e o da gamopatia monoclonal subjacente não melhora a neuropatia. Em contrapartida, o tratamento do mieloma múltiplo pode melhorar a neuropatia.

PROGNÓSTICO

Em pacientes cujo mieloma responde ao tratamento, mais de 50% apresentam melhora da neuropatia. O prognóstico é quanto à própria mielite. Pacientes com GMSI geralmente apresentam uma evolução da doença semelhante à neuropatia periférica sensitiva criptogênica, com progressão lenta e incapacidade mínima.

Síndrome POEMS

As características que compõem a síndrome POEMS são *p*olineuropatia, *o*rganomegalia, *e*ndocrinopatia, proteína do *m*ieloma e alterações cutâneas (*skin changes*). A síndrome POEMS é uma neuropatia paraneoplásica rara associada ao mieloma osteosclerótico ou à doença de Castleman (ver Capítulos 176 e 366).[16]

EPIDEMIOLOGIA

Aproximadamente 50% dos pacientes com a forma osteosclerótica do mieloma manifestam neuropatia.

BIOPATOLOGIA

O mecanismo subjacente da neuropatia na síndrome POEMS é desconhecido, embora a elevação muito frequente de fatores de crescimento vasoativos, como o fator de crescimento endotelial vascular (VEGF, *vascular endotelial growth factor*), cujos níveis se correlacionam à gravidade da doença, sugira a permeabilidade vascular como um mecanismo que contribua para tal.

MANIFESTAÇÕES CLÍNICAS

Em geral, a neuropatia se manifesta com dormência distal e dor que progride para fraqueza, muitas vezes no padrão de uma polineuropatia dependente do comprimento. A natureza progressiva e a gravidade da fraqueza quase sempre sugerem polirradiculoneuropatia desmielinizante inflamatória crônica, embora a fraqueza proximal seja menos comum na POEMS. O exame físico geral deve avaliar possível organomegalia (hepatomegalia, esplenomegalia ou linfadenopatia), características de sobrecarga de volume (edema, ascite ou derrames pleurais), endocrinopatia (diabetes, hipotireoidismo, ginecomastia, amenorreia e hipogonadismo) e alterações cutâneas.

DIAGNÓSTICO

A proteína monoclonal geralmente apresenta uma cadeia leve lambda, e qualquer paciente com neuropatia progressiva ou suspeita de polirradiculoneuropatia desmielinizante inflamatória crônica com gamopatia monoclonal lambda deve ser cuidadosamente examinado e avaliado para síndrome POEMS, assim como os indivíduos em que se acredita a presença de polirradiculoneuropatia desmielinizante inflamatória crônica que não respondem à imunoterapia. Características diagnósticas importantes incluem alterações cutâneas comuns, como hiperpigmentação ou hipertricose, edema, ginecomastia e papiledema. No entanto, a maioria dos pacientes não manifesta todo o espectro sindrômico da POEMS (Tabela 392.5).[17]

Os estudos de condução nervosa costumam demonstrar algumas características de desmielinização, embora a perda de axônios seja comum. Os níveis sanguíneos de VEGF estão elevados para mais de 200 pg/mℓ em muitos pacientes (sensibilidade de 68% e especificidade de 95%) e a concentração aumenta à medida que a doença progride.

Tabela 392.5 Critérios para diagnóstico de síndrome POEMS.

Critérios principais obrigatórios (ambos devem estar presentes)	Polineuropatia Distúrbio proliferativo de plasmócitos monoclonais (quase sempre lambda)
Outros critérios principais (1 obrigatório)	Doença de Castleman Lesões ósseas escleróticas Fator de crescimento endotelial vascular elevado
Critérios menores (1 obrigatório)	Organomegalia (esplenomegalia, hepatomegalia ou linfadenopatia) Sobrecarga de volume extravascular (edema, derrame pleural, ascite) Endocrinopatia (diabetes melito, hipotireoidismo, ginecomastia, amenorreia e hipogonadismo) Alterações cutâneas (hiperpigmentação, hipertricose) Papiledema Trombocitose ou policitemia

POEMS = Polineuropatia, Organomegalia, Endocrinopatia, proteína do Mieloma, alterações da Pele (do inglês, *Skin*).

TRATAMENTO

O tratamento da síndrome POEMS é direcionado para combater a expansão clonal dos plasmócitos. As modalidades incluem radiação de lesões osteoscleróticas, quimioterapia sistêmica (ver Capítulo 178) e transplante autólogo de células-tronco. Os tratamentos tipicamente recomendados para polirradiculoneuropatia desmielinizante inflamatória crônica geralmente não são efetivos.

Amiloidose de cadeia leve

A amiloidose de cadeia leve (ver Capítulo 179), que compartilha muitas características com as formas hereditárias de amiloidose, afeta os nervos periféricos em cerca de 20% dos pacientes e comumente o coração e os rins.

EPIDEMIOLOGIA

A amiloidose de cadeia leve é mais comum em homens (proporção de 2:1), com média de idade inicial na sétima década de vida.

BIOPATOLOGIA

Cadeias leves monoclonais, lambda ou kappa, apresentam-se mal dobradas e agregadas em forma de folhas betapregueadas, depositando-se em tecidos suscetíveis. Os tecidos mais comumente envolvidos são rins, fígado, coração, túnel do carpo e sistema nervoso periférico.

MANIFESTAÇÕES CLÍNICAS

Os pacientes geralmente apresentam polineuropatia progressiva implacável, distal e simétrica muitas vezes dolorosa e associada a disfunção autônoma, quase sempre com fadiga e perda de peso inexplicada. A hipotensão ortostática é comum, e os homens costumam notar disfunção erétil. Uma minoria de pacientes apresenta neuropatia indolor ou não exibe sintomas autônomos proeminentes (ver Capítulo 390). Outros sistemas geralmente estão envolvidos, mais frequentemente levando à insuficiência renal e cardíaca.

DIAGNÓSTICO

A maioria dos pacientes com amiloidose de cadeia leve apresenta cadeias leves livres na urina. A confirmação exige diagnóstico de tecido, geralmente com biopsia de medula óssea e biopsia ou aspiração de tecido adiposo (ver Capítulo 179). A biopsia de outros tecidos afetados pode ser necessária.

TRATAMENTO

O tratamento (ver Capítulo 179) consiste em quimioterapia sistêmica e, para pacientes candidatos, transplante de células-tronco. Quando bem-sucedido, o tratamento pode resultar na estabilização da neuropatia.

Síndrome desmielinizante distal adquirida

A síndrome desmielinizante distal adquirida, que é uma variante da polirradiculoneuropatia desmielinizante inflamatória crônica, afeta preferencialmente os segmentos nervosos distais, onde há o desenvolvimento de fraqueza distal e dormência, frequentemente com tremor.

BIOPATOLOGIA

Em pacientes com proteínas M IgM que são imunorreagentes à MAG, a biopsia do nervo evidencia desmielinização segmentar com depósitos de proteína M e complemento. As lamelas de mielina costumam se apresentar alargadas nas biopsias do nervo sural, mas esse procedimento não é necessário para o diagnóstico. Altos títulos (> 1:10.000) de anticorpos anti-MAG IgM estão associados à neuropatia, e a injeção intraneural ou sistêmica de proteínas M anti-MAG IgM causa desmielinização dos nervos mediada pelo complemento em animais.

MANIFESTAÇÕES CLÍNICAS

A maioria dos pacientes com neuropatias anti-MAG são vistos inicialmente na sexta à sétima década de vida com disestesias e parestesias nas pernas e instabilidade ao caminhar devido à perda da propriocepção. Há subsequente desenvolvimento de fraqueza distal, e muitos pacientes desenvolvem um tremor de ação e postural evidente. A deficiência e a redução da qualidade de vida são determinadas pela fraqueza, tremor, ataxia e fadiga.[18] O exame físico mostra neuropatia sensitiva de grandes fibras dependente do comprimento.

DIAGNÓSTICO

Estudos de condução nervosa demonstram evidências de desmielinização distal com latências distais motoras acentuadamente prolongadas. Gamopatia monoclonal IgM com anticorpos anti-MAG de alto título é observada em 50% dos pacientes.

TRATAMENTO

Pacientes com neuropatia anti-MAG e síndrome desmielinizante distal adquirida não respondem tão bem à imunoterapia quanto aqueles com polirradiculoneuropatia desmielinizante inflamatória crônica típica. Um pequeno ensaio com uso de rituximabe não evidenciou melhora substancial. Muitos outros agentes já foram testados sem sucesso.[A10]

NEUROPATIAS PARANEOPLÁSICAS

DEFINIÇÃO

As neuropatias paraneoplásicas constituem um "efeito à distância do câncer" não causado pela invasão metastática do tecido neural; radioterapia ou quimioterapia; distúrbios metabólicos, vasculares ou hormonais; ou infecções oportunistas. Admite-se a hipótese de que sejam resultantes de respostas imunes do hospedeiro a um antígeno tumoral ou antígenos que também estão presentes em tecidos neurais.

EPIDEMIOLOGIA

As síndromes paraneoplásicas ocorrem em menos de 1% dos pacientes com câncer; a neuropatia periférica é apenas uma das síndromes paraneoplásicas. Embora mais de 25% dos pacientes com câncer apresentem neuropatia evidente no exame neurológico, a relação com a malignidade não está clara na maioria. A neuropatia paraneoplásica pode se desenvolver antes, durante ou após do diagnóstico do tumor. Em certos tumores, as neuropatias são diferenciais e devem levar a uma investigação completa do câncer. O câncer de pulmão de pequenas células é de longe a neoplasia subjacente mais comum, seguido do carcinoma de estômago, mama, cólon, reto, ovário e próstata.

BIOPATOLOGIA

A neuropatia sensitiva subaguda, a neuropatia paraneoplásica mais característica, resulta de uma ganglionite imunomediada que destrói os neurônios sensitivos nos gânglios da raiz dorsal. Infiltrados inflamatórios mononucleares compostos por linfócitos T $CD4^+$ e $CD8^+$ predominantes, juntamente com plasmócitos, são encontrados no estroma que circunda os neurônios ganglionares da raiz dorsal. Outros achados incluem atrofia das raízes dorsais; perda de neurônios sensitivos, que parecem ser substituídos por uma proliferação de células satélites (nódulo de Nageotte); degeneração axonal; e degeneração secundária da coluna dorsal da medula espinal. Infiltrados inflamatórios também podem ser encontrados em nervos periféricos ou músculos. A biopsia do nervo sural geralmente revela apenas perda de fibras nervosas mielinizadas, não sendo útil para o diagnóstico.

MANIFESTAÇÕES CLÍNICAS

A neuropatia sensitiva subaguda caracteriza-se por comprometimento progressivo subagudo de todas as modalidades sensitivas, está associada a ataxia sensitiva grave e arreflexia e pode preceder o diagnóstico do tumor em meses ou mesmo anos. No início, os pacientes podem sentir dor aguda e sensação de queimação. Outros sintomas incluem dormência, formigamento e perda sensitiva progressiva que pode ser assimétrica. Os sintomas geralmente progridem de maneira rápida, com o envolvimento dos quatro membros, o tronco e o rosto. Os achados podem então se estabilizar, embora a essa altura o paciente esteja totalmente incapacitado. Pacientes ocasionais apresentam evolução indolente.

O exame neurológico revela perda de reflexos tendinosos profundos e envolvimento de todas as modalidades de sensibilidade; modalidades de fibras grossas, como percepção vibratória e propriocepção, são as mais gravemente afetadas. A perda da noção de posição pode levar a ataxia sensitiva grave com movimentos pseudoatetoides das mãos e incapacidade de andar apesar da força normal. O envolvimento dos nervos cranianos inclui surdez neurossensitiva, perda do paladar e dormência facial. O padrão assimétrico dos sintomas às vezes sugere radiculopatia ou plexopatia.

Uma encefalomielite paraneoplásica caracterizada por perda neuronal multifocal irregular em regiões dos hemisférios cerebrais, sistema límbico, cerebelo, tronco encefálico, medula espinal e gânglios autônomos costuma se desenvolver em pacientes com neuropatia sensitiva subaguda. Os sintomas autônomos incluem disfunção erétil, xerostomia e constipação intestinal.

DIAGNÓSTICO

O diagnóstico baseia-se no reconhecimento da neuropatia típica no quadro de malignidade. Os resultados dos estudos laboratoriais de rotina geralmente estão normais. O diagnóstico é apoiado pela descoberta de anticorpos policlonais IgG anti-Hu séricos, também chamados de anticorpos antineuronais tipo 1, ou por imunofluorescência indireta ou imuno-histoquímica e confirmado por análise *Western blot*.

Neuropatia subaguda dolorosa, assimétrica ou neuronopatia em um paciente idoso deve levar à pesquisa de carcinoma de pulmão, porque o câncer de pulmão de pequenas células é responsável por mais de 80% dos tumores associados.[19] Neuropatia sensitiva subaguda também foi descrita em pacientes com adenocarcinoma de pulmão, mama, ovário, estômago, cólon, reto e próstata, bem como linfoma de Hodgkin e não Hodgkin. Em pacientes sem evidência de câncer, a detecção de anticorpos anti-Hu deve levar a um estudo de tomografia computadorizada do tórax, com atenção especial aos linfonodos mediastinais. O uso de tomografia por emissão de pósitrons de corpo inteiro com fluorodesoxiglicose tem sido defendido para o diagnóstico precoce em pacientes com anticorpos anti-Hu ou suspeita clínica de neuropatia sensitiva subaguda, pois pode revelar adenopatia neoplásica meses antes da tomografia computadorizada ou ressonância magnética.

TRATAMENTO

A neuropatia sensitiva subaguda responde mal à plasmaférese, à IVIG ou a medicamentos imunossupressores, mesmo quando esse tratamento é iniciado no início da evolução da doença. O tratamento bem-sucedido do tumor raramente induz a remissão da neuropatia sensitiva subaguda, mas pode estabilizar os sintomas.

NEUROPATIAS DIABÉTICAS

O diabetes melito causa um amplo espectro de neuropatias, que podem ser divididas em formas crônicas (polineuropatia simétrica distal e neuropatia autônoma) e agudas (amiotrofia diabética, mononeuropatias cranianas agudas e radiculopatia troncular e neuropatia induzida por tratamento do diabetes). Pacientes com pré-diabetes, obesidade e síndrome metabólica estão em risco de neuropatia periférica sensitiva criptogênica.

EPIDEMIOLOGIA

Diabetes melito (ver Capítulo 216) é a causa mais comum de neuropatia no mundo. A polineuropatia simétrica distal, que ocorre em cerca de 50% dos pacientes, é uma das complicações diabéticas mais dispendiosas e incapacitantes. A neuropatia autônoma também é comum (a disfunção erétil se desenvolve em 20 a 60% dos homens diabéticos), mas a disfunção autônoma generalizada (ver Capítulo 390) se desenvolve em menos de 5% dos pacientes.

Polineuropatia distal simétrica e neuropatia autônoma

BIOPATOLOGIA

A patogênese da polineuropatia distal simétrica e a neuropatia autônoma envolve anormalidades microvasculares e metabólicas. No diabetes melito do tipo 1, os níveis sanguíneos elevados de glicose estão claramente relacionados com o risco de neuropatia. No diabetes melito do tipo 2 (DM2), outras características metabólicas, incluindo hiperlipidemia e obesidade, são fatores importantes que contribuem para o risco de neuropatia. Mecanismos patogênicos específicos, que acabam levando à lesão mitocondrial e à perda de axônio em ambos os tipos de diabetes melito, incluem ativação da via do poliol, formação dos produtos finais de glicação avançada, atividade diacilglicerol/proteinoquinases alterada e estresse oxidativo.

MANIFESTAÇÕES CLÍNICAS

A polineuropatia simétrica distal pode ser sintomática ou assintomática.[20] Pacientes com sintomas desenvolvem dormência, formigamento e, em 20% dos casos, dor neuropática nos pés que, com o tempo, progride proximalmente em direção aos joelhos. No DM2, os axônios de pequeno diâmetro responsáveis pela sensação de dor são lesionados primeiro. Com o tempo, a lesão de fibras de maior diâmetro resulta em perda de propriocepção e tato, levando a instabilidade da marcha e risco de ulceração e amputação. Pacientes com neuropatia assintomática costumam apresentar mais adiante na doença neuropatia de grandes fibras e sensibilidade significativamente reduzida nos pés. A fraqueza é mínima, mesmo nos músculos distais do pé. Quando a dormência atinge os joelhos, os dedos e as mãos podem ser afetados. Os reflexos aquileus geralmente estão ausentes, embora os reflexos patelares possam estar presentes.

A neuropatia autônoma (ver Capítulo 390) tipicamente se apresenta após anos de diabetes com gastroparesia (ver Capítulo 127), constipação intestinal, que pode se alternar com diarreia, hipotensão ortostática, anidrose, arritmias cardíacas, e disfunção erétil. Anormalidades autônomas, que podem ser o componente mais incapacitante da neuropatia diabética, representam risco significativo de mortalidade cardíaca.

DIAGNÓSTICO

O diagnóstico baseia-se na combinação de sinais e sintomas de polineuropatia. A polineuropatia simétrica distal pode ser o primeiro sintoma de diabetes melito, com o diagnóstico aparente apenas após avaliação cuidadosa. Estudos de condução nervosa ou biopsia de pele podem confirmar o diagnóstico se houver incerteza diagnóstica, mas não são recomendados de modo rotineiro.

TRATAMENTO

O controle glicêmico agressivo reduz o risco de neuropatia no diabetes melito do tipo 1,[A11] mas não no DM2, no qual o controle de outros fatores de risco metabólicos é igualmente importante. Vários estudos sugerem que reeducação alimentar e exercícios físicos reduzem os sintomas neuropáticos, inclusive a dor, e retardam sua progressão.[21] Gabapentina (até 3.600 mg/dia, em doses divididas 3 a 4 vezes/dia), pregabalina (150 a 300 mg/dia, em 2 ou 3 doses divididas), duloxetina (60 a 120 mg/dia) e antidepressivos tricíclicos (p. ex., amitriptilina, desipramina ou nortriptilina, em doses de 25 a 100 mg/dia) podem ser parcialmente efetivos para o tratamento da dor neuropática.[A12,A13] Pacientes com perda do tato e da sensibilidade protetora correm o risco de ulceração e amputação do pé.

Radiculoplexoneuropatia lombossacral diabética

A radiculoplexoneuropatia lombossacral diabética, comumente referida como "amiotrofia diabética", se desenvolve de forma aguda ou subaguda, mais comumente no DM2, com dor proximal assimétrica na perna, que é tipicamente intensa. Seguem-se atrofia e fraqueza dos músculos proximais da coxa, e os sintomas costumam se espalhar para o lado contralateral. A fraqueza distal nas pernas é comum, e alguns pacientes desenvolvem fraqueza nas mãos. O diagnóstico baseia-se nas características clínicas. Estudos de condução nervosa e EMG mostram polirradiculoneuropatia axonal com frequente desnervação dos músculos paravertebrais. O exame do LCR revela elevação de proteína com contagens de células normais. Embora não seja necessária para o diagnóstico, a biopsia do nervo sensitivo cutâneo mostra vasculite de pequenos vasos, sugerindo, assim, uma etiologia autoimune. Metade dos pacientes necessita de analgesia com opiáceos e cadeira de rodas para auxiliar na deambulação. A recuperação espontânea é típica, embora até 50% dos pacientes não recuperem a função basal. Não está claro se a terapia imunossupressora pode alterar a história natural, embora um breve regime de corticosteroides (p. ex., 1 g de succinato sódico de metilprednisolona, 3 vezes/semana, com redução da dose ao longo de 12 semanas) possa melhorar a dor.

Neuropatia do diabetes induzida pelo tratamento

A neuropatia do diabetes induzida pelo tratamento se desenvolve após rápida correção da hiperglicemia grave. Os pacientes apresentam neuropatia dolorosa subaguda com características autônomas. A distribuição e a gravidade dos sintomas são proporcionais à magnitude do rápido declínio no nível de hemoglobina A_{1c}. Pacientes cuja hemoglobina A_{1c} reduz em 2 a 3% ao longo de 3 meses têm um risco de 20% de uma neuropatia dolorosa predominante distal, e aqueles com redução de 4% ou mais apresentam um risco de 80%, quase sempre com envolvimento mais proximal e dor intensa. A neuropatia do diabetes induzida pelo tratamento está frequentemente associada ao agravamento da retinopatia diabética, sugerindo um mecanismo microvascular comum, embora o tempo de evolução também seja compatível com uma etiologia inflamatória. A neuropatia melhora gradualmente, embora a maioria dos pacientes necessite de tratamento sintomático da dor.

Neuropatias focais agudas

A *radiculopatia troncular* caracteriza-se por início subagudo de dor focal e perda sensitiva em uma região do tronco, com alguns pacientes desenvolvendo fraqueza abdominal segmentar evidenciável como protuberância. Os sintomas são semelhantes aos da neuralgia pós-herpética. Tal como acontece na radiculoplexoneuropatia lombossacral diabética, muitos pacientes necessitam de manejo agressivo da dor e, pelo menos, melhora parcial ocorre após um período de meses.

As *neuropatias cranianas* classicamente se manifestam como paralisia do nervo oculomotor aguda na qual a dor retro-orbital é seguida de diplopia e ptose. As fibras pupilares costumam ser poupadas, distinguindo assim o distúrbio das lesões que comprimem o nervo oculomotor e causam dilatação da pupila. Achados semelhantes podem ocorrer nos nervos troclear ou abducente. A paralisia de Bell é mais frequente em pacientes diabéticos e com menos probabilidade de envolver o paladar do que naqueles sem a doença.

NEUROPATIAS INFECCIOSAS

Neuropatias associadas à infecção pelo HIV

O sistema nervoso periférico pode estar envolvido em todas as fases da infecção pelo HIV (ver Capítulo 366). A neuropatia periférica mais comum é uma polineuropatia axonal sensitiva dolorosa distal semelhante à neuropatia tóxica causada por inibidores nucleosídicos da transcriptase reversa (INTRs), incluindo zidovudina, zalcitabina, didanosina, estavudina e lamivudina. Quando há suspeita de neuropatia iatrogênica, a suspensão dos INTRs pode melhorar os sintomas. Por outro lado, a neuropatia causada pelo HIV pode se estabilizar ou melhorar com o tratamento antirretroviral.

Neuropatias inflamatórias, como polirradiculoneuropatia desmielinizante inflamatória aguda ou inflamatória, também podem ocorrer nos estágios iniciais da infecção pelo HIV no momento da soroconversão; a dissociação de citoalbumina no LCR geralmente observada nessas condições pode não ser evidente nesses pacientes devido a pleocitose mononuclear leve no LCR. A resposta dessas neuropatias à plasmaférese ou à IVIG geralmente é boa. Nos estágios avançados da infecção pelo HIV, o citomegalovírus (ver Capítulo 352) pode causar polirradiculopatia lombossacral aguda como resultado da invasão direta das raízes nervosas ou por mononeurite múltipla por meio de um mecanismo vasculítico.

Neuropatias associadas ao herpes-zóster

O vírus varicela-zóster (ver Capítulo 351) geralmente permanece latente nos gânglios cranianos ou espinais após a resolução de uma infecção sistêmica. A reativação, mais frequente em pacientes idosos e imunocomprometidos, provoca uma erupção cutânea vesicular acompanhada por prurido e disestesias. O herpes-zóster regride espontaneamente mas, com frequência, é seguido por neuralgia pós-herpética, que se caracteriza por dor intensa que persiste por mais de 6 semanas após o aparecimento da erupção. O tratamento precoce com aciclovir oral (800 mg, 5 vezes/dia, durante 7 dias) pode reduzir a duração da fase aguda e o risco de neuralgia pós-herpética. O uso concomitante de corticosteroides em associação com o aciclovir melhora a dor aguda sem exacerbar a disseminação viral, mas não reduz a incidência nem a gravidade da neuralgia pós-herpética. A vacinação com a vacina de subunidade herpes-zóster reduz o risco de neuralgia pós-herpética (ver Capítulo 351).A14

Neuropatia associada à doença de Lyme

Borrelia burgdorferi (ver Capítulo 305) causa uma doença com três estágios. No primeiro estágio, logo após e na mesma área da picada de carrapato, uma erupção cutânea não pruriginosa (eritema migratório) aparece e desaparece de maneira espontânea após algumas semanas. O segundo estágio está com frequência associado a complicações neurológicas, como meningite linfocítica e neuropatias periféricas e cranianas focais e multifocais; as manifestações características são paralisia facial unilateral ou bilateral e radiculite. O terceiro estágio está associado a complicações neurológicas graves, incluindo encefalopatia, encefalomielite e uma polineuropatia axonal predominantemente sensitiva. A pleocitose linfocítica no LCR e a demonstração de infecção por *B. burgdorferi* no soro ou no LCR são os principais achados laboratoriais. O tratamento é discutido no Capítulo 305.

Neuropatia associada à hanseníase

A hanseníase (ver Capítulo 310) é rara nos EUA, mas é uma causa comum de neuropatia periférica em alguns países em desenvolvimento. A hanseníase se apresenta sob diferentes formas, dependendo do sistema imunológico do hospedeiro. Pacientes com imunidade celular normal são mais propensos a desenvolver a forma tuberculoide, caracterizada por lesões cutâneas hipopigmentadas associadas à diminuição da sensibilidade. Os pacientes com imunidade celular anormal desenvolvem a forma virchowiana mais grave, com grandes lesões desfigurantes. Um padrão de mononeurite múltipla com perda sensitiva superficial proeminente é a manifestação clínica mais típica da hanseníase. Se tratada precocemente, as neuropatias na hanseníase melhoram. As recomendações da Organização Mundial da Saúde preconizam uma terapia combinada que inclua dapsona (50 a 100 mg/dia ou 200 a 250 mg/semana), rifampicina (600 mg por mês) e clofazimina (100 mg/dia).

Neuropatia associada à difteria

A vacinação tornou a difteria (ver Capítulo 276) rara em países desenvolvidos, mas é uma causa importante de neuropatia subaguda em países em desenvolvimento. Algumas cepas de *Corynebacterium diphtheriae* produzem uma neurotoxina potente que causa fraqueza palatina, déficits de acomodação do cristalino e paralisia extraocular. Essas manifestações agudas são seguidas de paralisia dos membros que se assemelha à polirradiculoneuropatia desmielinizante inflamatória aguda (ver anteriormente). A neuropatia causada pela neurotoxina geralmente regride com a resolução da infecção. O microrganismo causal da difteria pode ser erradicado pela antibioticoterapia, como eritromicina (2 g/dia IV, divididos 2 vezes/dia para adultos) ou penicilina (penicilina G procaína, 1,2 milhão de UI/dia IM dividido 2 vezes/dia durante 14 dias). No entanto, a neuropatia, assim como outras manifestações da doença, geralmente exige tratamento com antitoxina diftérica, um antissoro hiperimune produzido em cavalos. Dependendo da gravidade da doença, a antitoxina é administrada por via intramuscular ou intravenosa (80.000 a 120.000 unidades para doença extensa por 3 dias ou mais; ver Capítulo 276).

SÍNDROMES TÓXICAS E SÍNDROMES DE DEFICIÊNCIA

Nos países ocidentais, as neuropatias tóxicas frequentemente constituem efeitos colaterais de medicamentos,[22] e não o resultado da exposição ambiental (Tabela 392.6). Na maioria dos casos, a neuropatia iatrogênica se manifesta como uma neuropatia axonal dependente do comprimento ou degeneração na parte mais distal do axônio. O tratamento exige diagnóstico correto (ver Tabela 392.5) e a descontinuação do medicamento. A categoria mais comum de medicamentos associados à neuropatia são os agentes antineoplásicos (especialmente paclitaxel e oxaliplatina). Em alguns casos, a neuropatia progride por semanas após a interrupção da exposição (hexano e cisplatina), um fenômeno conhecido como "*coasting*", e a melhora frequentemente leva muitos meses.

O tratamento é sintomático. A duloxetina (30 mg VO, 1 vez/dia durante 1 semana, depois 60 mg/dia durante 4 semanas) melhora a dor na neuropatia periférica induzida pela quimioterapia.A15

A polineuropatia periférica também pode se desenvolver quando há deficiência de várias vitaminas e nutrientes (ver Capítulo 388). A deficiência de vitamina B_{12} resulta em degeneração combinada grave da medula espinal e dos nervos periféricos, acompanhada por formigamento nos pés e ataxia sensitiva. A deficiência de cobre (ver Capítulo 205), frequentemente devido à sobrecarga de zinco, desencadeia uma síndrome semelhante. A deficiência de vitamina E causa ataxia e um fenótipo semelhante à ataxia de Friedreich (ver Capítulo 382). A deficiência de vitamina B_1 (tiamina) pode causar neuropatia axonal sensitiva-motora grave, além da tríade clássica de encefalopatia de Wernicke (ataxia, oftalmoparesia e encefalopatia; Capítulo 388). A vitamina B_6 (piridoxina) é a única em que a neuropatia pode se desenvolver quando há deficiência ou sobrecarga. Doses excessivas de B_6 resultam em neuronopatia sensitiva que varia em gravidade, desde dormência distal leve e formigamento com exposição modesta a ataxia sensitiva grave nas doses mais altas.

Uma polineuropatia periférica sensorimotora axonal aguda com ataxia e arreflexia associada ao quadro de deficiência nutricional foi descrita em pacientes etilistas e naqueles que não seguem o plano de suplementação nutricional recomendado após cirurgia bariátrica (ver Capítulo 388). Alguns pacientes desenvolvem fraqueza significativa. Os níveis séricos de tiamina e vitamina B_6 costumam estar reduzidos,[23] e a maioria dos pacientes responde à reposição nutricional.

NEUROPATIA DA DOENÇA CRÍTICA

A polineuropatia da doença crítica é uma neuropatia axonal dependente do comprimento, aguda ou subaguda, que ocorre em pacientes criticamente enfermos com sepse. Quase sempre está associada à miopatia de doença crítica (ver Capítulo 393), o que resultou em alguma confusão a respeito da extensão em que os sintomas clínicos são atribuíveis à neuropatia ou à miopatia. Até 70% dos pacientes criticamente enfermos com sepse (ver Capítulo 100) desenvolvem algum grau de neuropatia de doença crítica, estando aqueles com a síndrome da resposta inflamatória sistêmica em risco particular. O tratamento é direcionado ao distúrbio sistêmico subjacente que levou à doença crítica e à sepse. A maioria dos pacientes

Tabela 392.6 Causas selecionadas de neuropatias tóxicas.

CATEGORIA DE TOXINA	AGENTES ESPECÍFICOS
Agentes antineoplásicos	Paclitaxel, cisplatina, oxaliplatina, bortezomibe, talidomida
Antimicrobianos	Cloroquina, dapsona, isoniazida, metronidazol, nitrofurantoína
Fármacos cardíacos	Amiodarona, per-hexilina,[b] hidralazina
Outros fármacos	Colchicina, sais de ouro, fenitoína, dissulfiram, piridoxina
Metais pesados	Chumbo (queda do punho), arsênio, tálio (alopecia), mercúrio
Solventes orgânicos	Hexano, acrilamida, Vacor (pirinuron)[c]

[b]N.R.T.: Medicamento não disponível no Brasil.
[c]N.R.T.: Rodenticida não usado no Brasil desde a década de 1970.

experimenta pelo menos algum grau de recuperação, com a incapacidade final determinada pelo grau de fraqueza persistente.

AMIOTROFIA NEURÁLGICA (PLEXITE BRAQUIAL IDIOPÁTICA)

A amiotrofia neurálgica, também conhecida como plexite braquial idiopática, geralmente se apresenta com dor aguda no ombro e no braço proximal, seguida de fraqueza e atrofia do braço rapidamente progressiva dentro de vários dias. A amiotrofia neurálgica hereditária é decorrente de mutações autossômicas dominantes no gene *SEPT9*, que codifica a proteína Septina 9. Acredita-se que a amiotrofia neurálgica idiopática seja inflamatória porque 50% dos pacientes descrevem uma infecção prévia.

Inicialmente considerada muito incomum, dados recentes sugerem que a incidência pode ser tão alta quanto 1:1.000.[24] Embora 70% dos pacientes tenham uma apresentação típica, o restante apresenta outras variantes focais, incluindo envolvimento de nervos periféricos de membros superiores individuais, incluindo o frênico e os nervos laríngeos. Episódios recorrentes ocorrem em 25% dos casos idiopáticos. O tratamento concentra-se no controle da dor neuropática (ver Capítulo 27).

MONONEUROPATIAS COMPRESSIVAS

Os nervos periféricos são vulneráveis à compressão em locais anatômicos específicos. As mais comuns são a compressão do nervo mediano no punho dentro do túnel do carpo (síndrome do túnel do carpo), compressão do nervo ulnar no cotovelo (síndrome do túnel cubital) e compressão do nervo fibular sobre a cabeça da fíbula lateral.

Síndrome do túnel do carpo

A síndrome do túnel do carpo, causada pela compressão do nervo mediano no punho, é a mononeuropatia compressiva mais comum. O túnel do carpo é delimitado pelos ossos do carpo e pelo ligamento do carpo e é atravessado pelo nervo mediano e pelos tendões flexores. Os fatores de risco incluem movimento repetitivo do punho e dos dedos, bem como anormalidades estruturais dentro do túnel, como osteoartrite, cistos sinoviais, mixedema e (raramente) deposição amiloide.[24b] A síndrome do túnel do carpo também é comum durante a gravidez, mas geralmente regride após o parto.

Os sintomas tipicamente incluem parestesias dos três primeiros dedos da mão, frequentemente à noite, e são aliviados por uma sacudida da mão ou pela elevação dela. Os pacientes também costumam apresentar dormência subjetiva em uma distribuição mais ampla, incluindo a parte medial da mão (distribuição ulnar) e tão proximal quanto o ombro. Em casos graves, os pacientes apresentam perda sensitiva objetiva na distribuição do nervo mediano, bem como atrofia e fraqueza dos músculos tenares inervados por ele (abdução e oposição). Manobras provocativas, como os sinais de *Tinel* (batendo no túnel do carpo) e *Phalen* (flexão sustentada do punho), têm pouca utilidade diagnóstica em comparação aos estudos de condução nervosa. A imobilização neutra do punho durante o sono é efetiva para a maioria dos pacientes. A neuropatia ou neuronopatia dolorosa subaguda e assimétrica em um paciente idoso deve levar à pesquisa de carcinoma do pulmão, porque o câncer de pulmão de pequenas células (ver Capítulo 182) é responsável por mais de 80% dos tumores associados. As injeções de metilprednisolona podem fornecer alívio temporário,[A16] assim como a injeção de glicose a 5%,[A17] mas os pacientes que não respondem ou cujos sintomas reaparecem geralmente obtêm alívio com cirurgia endoscópica ou descompressiva aberta.[25]

PARALISIA DE BELL

A paralisia facial unilateral de início agudo frequentemente ocorre de forma idiopática (paralisia de Bell). O diagnóstico é de exclusão. As paralisias do nervo facial também ocorrem no quadro de *herpes-zóster ótico* e estão associadas a otalgia e lesões variceliformes que afetam a orelha externa, o meato acústico ou a membrana timpânica. A paralisia facial do tipo de neurônio motor inferior pode ser causada por meningite carcinomatosa (ver Capítulo 384), sarcoidose (ver Capítulo 89), doença de Lyme (ver Capítulo 305) e infecção pelo HIV (ver Capítulo 366).

Os *tumores primários do nervo facial* podem causar paralisia facial de desenvolvimento rápido. A paralisia facial também pode ocorrer em *doenças do SNC* que afetam a junção bulbopontina, como acidente vascular encefálico ou esclerose múltipla (ver Capítulo 383).

MANIFESTAÇÕES CLÍNICAS E DIAGNÓSTICO

A maioria dos casos de paralisia facial é idiopática. Os pacientes notam tipicamente paralisia facial na inspeção no espelho pela manhã, a qual pode ser anunciada ou acompanhada por dor localizada retroauricular. A gravidade da paralisia é amplamente variável.

TRATAMENTO

Dez dias de corticosteroides orais (prednisolona 25 mg, 2 vezes/dia, por 10 dias) administrados no início da evolução aumentam o retorno da função facial de 63 para 83% em 3 meses em pacientes com paralisia de Bell idiopática.[A18] O aciclovir não apresenta nenhum benefício independente, mas adicioná-lo (em uma dose de 400 mg, 5 vezes/dia, por 7 dias, ou duas vezes essa dose para varicela-zóster) à terapia com corticosteroides parece melhorar os resultados em casos graves,[A19] nos quais é essencial proteção contra o ressecamento da córnea e ferimentos.

PROGNÓSTICO

A maioria dos pacientes melhora, mas cerca de 10% apresentam discreta recuperação. A regeneração aberrante do nervo facial pode causar sincinesias, como levantamento da pálpebra superior quando a mandíbula é abaixada ou lacrimejamento acompanhado por salivação ("síndrome das lágrimas de crocodilo").

NEURALGIA DO TRIGÊMEO (*TIC DOULOUREUX*)

A neuralgia do trigêmeo e outras neuralgias cranianas dolorosas são discutidas no Capítulo 370.

Grau A Recomendações de grau A

A1. Barroso FA, Judge DP, Ebede B, et al. Long-term safety and efficacy of tafamidis for the treatment of hereditary transthyretin amyloid polyneuropathy: results up to 6 years. *Amyloid*. 2017;24:194-204.
A2. Adams D, Gonzalez-Duarte A, O'Riordan WD, et al. Patisiran, an RNAi therapeutic, for hereditary transthyretin amyloidosis. *N Engl J Med*. 2018;379:11-21.
A3. Benson MD, Waddington-Cruz M, Berk JL, et al. Inotersen treatment for patients with hereditary transthyretin amyloidosis. *N Engl J Med*. 2018;379:22-31.
A4. Berk JL, Suhr OB, Obici L, et al. Repurposing diflunisal for familial amyloid polyneuropathy: a randomized clinical trial. *JAMA*. 2013;310:2658-2667.
A5. Hughes RA, Swan AV, van Doorn PA. Intravenous immunoglobulin for Guillain-Barré syndrome. *Cochrane Database Syst Rev*. 2014;9:CD002063.
A6. Chevret S, Hughes RA, Annane D. Plasma exchange for Guillain-Barré syndrome. *Cochrane Database Syst Rev*. 2017;2:CD001798.
A7. Hughes RA, Brassington R, Gunn AA, et al. Corticosteroids for Guillain-Barré syndrome. *Cochrane Database Syst Rev*. 2016;10:CD001446.
A8. Hughes RA, Mehndiratta MM, Rajabally YA. Corticosteroids for chronic inflammatory demyelinating polyradiculoneuropathy. *Cochrane Database Syst Rev*. 2017;11:CD002062.
A9. Oaklander AL, Lunn MP, Hughes RA, et al. Treatments for chronic inflammatory demyelinating polyradiculoneuropathy (CIDP): an overview of systematic reviews. *Cochrane Database Syst Rev*. 2017;1:CD010369.
A10. Lunn MP, Nobile-Orazio E. Immunotherapy for IgM anti-myelin-associated glycoprotein paraprotein-associated peripheral neuropathies. *Cochrane Database Syst Rev*. 2016;10:CD002827.
A11. Dy SM, Bennett WL, Sharma R, et al. AHRQ Comparative Effectiveness Reviews. Preventing complications and treating symptoms of diabetic peripheral neuropathy. Rockville (MD): Agency for Healthcare Research and Quality (US); 2017. https://www.ncbi.nlm.nih.gov/books/NBK442335/pdf/Bookshelf_NBK442335.pdf. Accessed May 29, 2019.
A12. Waldfogel JM, Nesbit SA, Dy SM, et al. Pharmacotherapy for diabetic peripheral neuropathy pain and quality of life: a systematic review. *Neurology*. 2017;88:1958-1967.
A13. Wiffen PJ, Derry S, Bell RF, et al. Gabapentin for chronic neuropathic pain in adults. *Cochrane Database Syst Rev*. 2017;6:CD007938.
A14. Cunningham AL, Lal H, Kovac M, et al. Efficacy of the herpes zoster subunit vaccine in adults 70 years of age or older. *N Engl J Med*. 2016;375:1019-1032.
A15. Smith EM, Pang H, Ye C, et al. Predictors of duloxetine response in patients with oxaliplatin-induced painful chemotherapy-induced peripheral neuropathy (CIPN): a secondary analysis of randomised controlled trial—CALGB/alliance 170601. *Eur J Cancer Care (Engl)*. 2017;26:1-19.
A16. Chesterton LS, Blagojevic-Bucknall M, Burton C, et al. The clinical and cost-effectiveness of corticosteroid injection versus night splints for carpal tunnel syndrome (INSTINCTS trial): an open-label, parallel group, randomised controlled trial. *Lancet*. 2018;392:1423-1433.
A17. Wu YT, Ke MJ, Ho TY, et al. Randomized double-blinded clinical trial of 5% dextrose versus triamcinolone injection for carpal tunnel syndrome patients. *Ann Neurol*. 2018;84: 601-610.
A18. Madhok VB, Gagyor I, Daly F, et al. Corticosteroids for Bell's palsy (idiopathic facial paralysis). *Cochrane Database Syst Rev*. 2016;7:CD001942.
A19. Gagyor I, Madhok VB, Daly F, et al. Antiviral treatment for Bell's palsy (idiopathic facial paralysis). *Cochrane Database Syst Rev*. 2015;11:CD001869.

REFERÊNCIAS BIBLIOGRÁFICAS

As referências bibliográficas, bem como os outros materiais suplementares deste livro, encontram-se no GEN-IO, nosso ambiente virtual de aprendizagem.

393

DOENÇAS MUSCULARES

DUYGU SELCEN

DEFINIÇÃO

As doenças musculares, também chamadas de miopatias, são distúrbios da estrutura ou função do músculo esquelético. As miopatias podem ser primárias e ocorrer isoladamente ou podem fazer parte de um distúrbio multissistêmico.

EPIDEMIOLOGIA

Muitas doenças musculares (Tabela 393.1) são herdadas como condições autossômicas dominantes, autossômicas recessivas, ligadas ao X ou maternas (mitocondriais).[1] Fatores ambientais que podem precipitar miopatias incluem infecção recente, viagens ao exterior, exposição a medicamentos como estatinas, e abuso de álcool (ver Capítulo 30). Os exercícios físicos comumente precipitam os sintomas em pacientes com miopatias metabólicas, enquanto a exposição ao frio e a alimentos ricos em carboidratos ou potássio pode precipitar fraqueza nas canalopatias musculares.

Estima-se que a prevalência da doença muscular seja de cerca de 1 a cada 1.000 pessoas, incluindo distúrbios agudos e transitórios (p. ex., miosite de a causas infecciosas ou tóxicas) e distúrbios inflamatórios ou genéticos crônicos que causam morbidade substancial ao longo de décadas ou ao longo da vida. As miopatias podem causar morte prematura em virtude da fraqueza neuromuscular e infecções respiratórias secundárias ou do envolvimento de outros órgãos em doenças multissistêmicas. O envolvimento miocárdico, que é particularmente comum em algumas doenças musculares, pode causar insuficiência cardíaca ou arritmias potencialmente fatais.

BIOPATOLOGIA

A doença muscular pode ser resultante de perturbação na anatomia ou em qualquer um dos processos fisiológicos necessários para a contração muscular ou nos genes que os controlam. O músculo esquelético é parte de uma unidade motora, que é definida como o corpo celular do corno anterior, seu axônio, a junção neuromuscular e as fibras do músculo esquelético inervadas por um axônio. A unidade motora é coordenada de maneira a permitir a contração e função muscular eficientes. O número de fibras musculares inervadas por cada unidade motora varia de apenas algumas (p. ex., em músculos que controlam movimentos muito precisos, como músculos extraoculares) a mais de 1.000 (p. ex., músculos grandes e de contração potente, mas menos precisos, como o músculo quadríceps femoral).

O músculo esquelético é composto por uma miríade de fibras musculares. As fibras musculares, que são células multinucleadas formadas pela fusão de mioblastos durante o desenvolvimento, são circundadas por uma membrana plasmática, o sarcolema, que é circundado por uma lâmina basal e tecido conjuntivo endomisial. Grupos de fibras musculares compõem os fascículos, que são circundados pelo perimísio, e os grupos de fascículos, por sua vez, são circundados pelo epimísio. Ramos nervosos, vasos sanguíneos, fusos musculares e adipócitos estão dentro do tecido conjuntivo do músculo.

Tabela 393.1 Classificação de miopatias hereditárias.

HEREDITÁRIAS
Distrofias musculares
Miopatias congênitas
Miotonia e canalopatias
Miopatias metabólicas
Miopatias mitocondriais
ADQUIRIDAS
Miopatias inflamatórias
Miopatias endócrinas
Miopatias associadas a doenças sistêmicas
Miopatias induzidas por substâncias/tóxicas

Adaptada de Goldman L, Schafer AI, eds. *Cecil Medicine*. 24th ed. Philadelphia: Elsevier; 2012.

Cada fibra muscular é composta por miofibrilas, que por sua vez são compostas por unidades de repetição com alguns mícrons de comprimento chamadas sarcômeros. O sarcômero consiste em uma rede de proteínas altamente organizada que proporciona à fibra muscular a aparência estriada característica. Cada sarcômero é delimitado por dois discos Z. Os discos Z são compostos por várias proteínas, incluindo alfa-actinina. Emanando do disco Z estão filamentos finos, compostos de actina, troponina e tropomiosina. Os filamentos espessos consistem em miosina. Outras estruturas constituem as organelas subcelulares, o que inclui as mitocôndrias, que compõem a principal fonte de energia, o retículo endoplasmático e os túbulos transversos que se comunicam com o espaço extracelular.

A função muscular (e-Figura 393.1) depende da energia química do trifosfato de adenosina (ATP). Nos primeiros 30 minutos de atividade sustentada, o ATP é produzido pela quebra do glicogênio (glicólise) e, após 30 minutos, o ATP é produzido pela betaoxidação de ácidos graxos e fosforilação oxidativa dentro da mitocôndria. O processo que leva à contração muscular inicia-se da geração do potencial de ação da fibra muscular (ver Capítulo 47), que inicia a contração muscular após sua propagação para o interior da fibra muscular através do sistema tubular transverso. A liberação de cálcio do retículo endoplasmático desencadeia uma série coordenada de eventos que levam ao acoplamento da excitação à contração. O cálcio se liga à troponina, que interage com a tropomiosina e resulta na ligação da actina-miosina. A formação e clivagem repetida de pontes cruzadas de actina-tropomiosina, em um processo dependente de ATP, resulta em deslizamento dos filamentos espessos e finos e no encurtamento do sarcômero.

A integridade estrutural da membrana da superfície da fibra muscular é mantida por uma rede de proteínas dentro do músculo. A distrofina é um componente chave do citoesqueleto do subsarcolema. Combinada a várias glicoproteínas chamadas sarcoglicanas (α, β, δ, γ), distroglicanas (α, β) e sintrofinas (α, $\beta 1$, $\beta 2$), que formam o complexo distrofina-sarcoglicana, ancora os elementos contráteis da fibra muscular ao sarcolema e à lâmina basal extracelular. A lâmina basal contém várias proteínas importantes, como colágeno, fibronectina e laminina, que inclui merosina e proteínas relacionadas. As proteínas de filamento intermediários, incluindo a desmina, conectam o disco Z e outras organelas ao citoesqueleto subsarcolemal.

MANIFESTAÇÕES CLÍNICAS

As doenças musculares frequentemente se manifestam por meio de fraqueza muscular localizada ou difusa, tolerância reduzida ao exercício, dor muscular em repouso ou induzida por exercício, aumento ou atrofia muscular, cãibras, relaxamento retardado ou, raramente, mioglobinúria. Esses sinais e sintomas podem ser mascarados por outras características neurológicas ou sistêmicas em pacientes com doenças multissistêmicas.

Anamnese

A avaliação de pacientes com doenças neuromusculares começa com a obtenção de uma anamnese cuidadosa, exame físico geral e exame neurológico detalhado. A idade de início, a velocidade de progressão e a natureza episódica, estática ou progressiva do distúrbio podem fornecer esclarecimentos importantes. Miopatias congênitas e de início na infância podem estar associadas a movimentos fetais reduzidos, parto pélvico, choro ou sucção fraca e retardo em alcançar marcos motores. Fraqueza é o sintoma inicial mais comum, mas outros sintomas de doença muscular incluem dor muscular, redução da intolerância a exercícios, alteração no volume muscular (hipertrofia ou atrofia), atividade muscular espontânea anormal, relaxamento retardado, fadiga ou mioglobinúria. A fraqueza pode ser relativamente estática como em algumas miopatias congênitas, progressiva como nas distrofias musculares, intermitente como na paralisia periódica, flutuante como nos distúrbios da junção neuromuscular (ver Capítulo 394) ou relacionada ao exercício como nas miopatias metabólicas. A distribuição mais comum de fraqueza é a proximal ou de cinturas (escapular e pélvica), que resulta em dificuldade para se levantar de cadeiras baixas, da banheira ou da poltrona de carro; subir e descer escadas; dificuldade de se levantar do agachamento; ou levantar-se do chão. A fraqueza proximal dos membros superiores se manifesta como dificuldade de alcançar prateleiras, lavar ou escovar os cabelos ou levantar os braços para vestir uma camisa. A fraqueza distal dos membros inferiores pode causar dificuldade para caminhar em superfícies irregulares, tropeçar em meios-fios, dificuldade em ficar na ponta dos pés ou arrastar os pés em razão de pés caídos. A fraqueza distal do membro superior resulta em dificuldade para abrir frascos, digitar em um teclado, escrever ou abotoar roupas. A fraqueza facial bilateral pode resultar em dificuldade para assobiar, encher balões ou beber com canudinho. O envolvimento predominante dos músculos oculares pode produzir ptose e diplopia. A fraqueza dos músculos bulbares se manifesta como dificuldades para falar e engolir, fraqueza no pescoço que pode causar queda de cabeça e fraqueza dos músculos respiratórios, o que pode desencadear sintomas sugestivos de hipoventilação noturna ou insuficiência respiratória. O reconhecimento precoce da insuficiência respiratória progressiva é essencial porque é tratável com ventilação não invasiva com pressão positiva.

A fadiga e a intolerância ao exercício podem ser sintomas característicos de doenças musculares, mas também podem ser multifatoriais e inespecíficas. Isolados, esses sintomas geralmente não indicam uma doença muscular primária.

A dor muscular é outro sintoma inespecífico que pode ser decorrente de muitas condições sistêmicas e psiquiátricas. Às vezes, os pacientes descrevem dor, rigidez, dormência ou queimação como dor. As doenças musculares raramente causam dores musculares difusas, generalizadas ou persistentes. Dor muscular sem fraqueza muscular costuma ser uma característica da fibromialgia (ver Capítulo 258) ou da síndrome da fadiga crônica. A mialgia difusa pode ocorrer em doenças musculares inflamatórias, como polimiosite ou dermatomiosite, vasculite ou miosite viral ou parasitária. A dor muscular precipitada pelo exercício geralmente sugere miopatia metabólica.

Cãibras musculares são contrações dolorosas involuntárias que podem ocorrer em indivíduos saudáveis. Desidratação, insuficiência renal (ver Capítulo 121) e desequilíbrios eletrolíticos (ver Capítulos 108, 109, 111 e 232) também podem produzir cãibras musculares. A rigidez muscular pode ocorrer em doenças inflamatórias, metabólicas e de canais iônicos, bem como em condições como esclerose múltipla (ver Capítulo 383), polimialgia reumática (ver Capítulo 255) e doenças do tecido conjuntivo (ver Capítulo 241).

As fasciculações são causadas por disparos espontâneos de fibras musculares que são inervadas por uma única unidade motora. As fasciculações podem ocorrer em pessoas normais e geralmente são exacerbadas pelo estresse e pelo aumento da ingestão de cafeína. Fasciculações associadas a fraqueza muscular sugerem doença das células do corno anterior.

A miotonia, frequentemente descrita como rigidez muscular, caracteriza-se por contração prolongada e relaxamento atrasado do músculo. A miotonia pode afetar os músculos faciais, dos membros ou bulbar e pode levar à contração muscular persistente dos membros, fechamento da pálpebra ou disfagia. A distrofia miotônica é a doença muscular mais comum associada à miotonia, mas os pacientes geralmente se queixam mais de fraqueza do que de miotonia. Por outro lado, a miotonia associada às canalopatias de sódio e cloreto pode ser incapacitante. Pacientes que descrevem o travamento das mãos, mas não apresentam miotonia objetiva, raramente têm uma explicação física para seus sintomas.

A tetania é a forma mais grave de contração muscular sustentada. Ela ocorre em pacientes com hipocalcemia e hipomagnesemia (ver Capítulo 111), e é agravada por alcalose metabólica ou respiratória (ver Capítulo 110).

A lesão muscular aguda grave, denominada rabdomiólise (ver Capítulos 105), resulta em mioglobinúria que se manifesta como urina marrom-escura ou vermelha. Essa descoloração deve ser diferenciada de outras causas de pigmentúria (ver Capítulo 106), como hemólise ou porfiria.

A história familiar detalhada deve incluir perguntas sobre doenças musculares, incluindo questionamentos específicos sobre o uso de bengalas, aparelhos ortopédicos ou cadeiras de rodas. Deve-se avaliar também se os membros da família apresentaram cardiomiopatia, morte súbita inesperada, diabetes ou catarata.

Exame físico

Um exame físico completo deve procurar sinais que possam sugerir alguma das doenças sistêmicas associadas às miopatias. O exame da pele pode fornecer indícios de doenças sistêmicas, como heliotropo (mácula eritematovinhosa e edematosa na região periorbital) característica da dermatomiosite (ver Capítulo 253).

Deve-se realizar um exame neurológico abrangente em todos os pacientes para descartar possíveis distúrbios do sistema nervoso central ou periférico (Tabela 393.2). O exame inicia-se assim que o paciente entra na sala de exames. A fraqueza muscular proximal da perna pode ser evidente se o paciente se levantar apoiando-se nas coxas ou andar bamboleando. Os pacientes devem ser examinados à procura de fraqueza ou perda muscular facial ou ptose ou características dismórficas características, como distrofia miotônica (Figura 393.1), que podem levar a um diagnóstico clínico imediato.

Os pacientes devem ser solicitados a se levantar da posição agachada e andar na ponta dos pés para avaliar possível fraqueza da panturrilha e nos calcanhares para avaliar a fraqueza da dorsiflexão do tornozelo. Os pacientes devem ser solicitados a ficar de pé para avaliar a postura e qualquer evidência de rigidez ou escoliose. As articulações devem ser movimentadas passivamente para avaliar contraturas.

Todos os grupos musculares devem ser inspecionados quanto a evidências de movimentos involuntários, atrofia ou hipertrofia. Os músculos devem ser palpados em busca de sensibilidade ou textura incomum. A miotonia pode ser avaliada pela incapacidade de relaxar o músculo após a percussão com um martelo de reflexos ou pela incapacidade de relaxar os dedos após preensão firme.

A força deve ser graduada (Tabela 393.3) em cada grupo muscular. Observar crianças e lactentes quando brincam com brinquedos e como se levantam e andam geralmente revela mais do que um teste manual formal de força muscular. O padrão de envolvimento muscular pode fornecer indícios diagnósticos de uma miopatia específica.

DIAGNÓSTICO

Os testes neurofisiológicos, a medição da creatinoquinase (CK) sérica, a biopsia muscular e os testes genéticos ajudam a orientar o diagnóstico de doenças musculares (Tabela 393.4).

Hemograma completo e níveis séricos de alanina aminotransferase, aspartato aminotransferase e creatinina conseguem avaliar o possível envolvimento sistêmico. Há elevação da velocidade de hemossedimentação ou do nível de proteína C reativa em algumas miopatias inflamatórias e é típica de distúrbios do tecido conjuntivo (ver Capítulos 241 e 242). Exames adicionais para avaliar pacientes com suspeita de miopatia inflamatória ou doença do tecido conjuntivo podem incluir anticorpos antinucleares, antiantígenos extraíveis nucleares, fator reumatoide,

Tabela 393.2 Achados clínicos que diferenciam doença muscular de doença neural.

ACHADOS	MIOPATIA	DOENÇA DA CÉLULA DO CORNO ANTERIOR	NEUROPATIA PERIFÉRICA	DOENÇA DE JUNÇÃO NEUROMUSCULAR
Distribuição	Geralmente proximal e simétrica, mas pode ser distal ou assimétrica no início	Proximal, assimétrica e bulbar	Distal, simétrica	Extraocular, bulbar, região proximal do membro, algumas vezes distal
Atrofia	Leve no início, marcante tardiamente	Acentuada inicialmente	Moderada	Ausente
Fasciculações	Ausente	Frequente	Algumas vezes ocorrem	Ausente
Reflexos	Perda tardia	Variável, pode ocorrer hiper-reflexia	Perda precoce	Normal ou hiporreflexia
Dor	Variável	Ausente	Variável, distal quando presente	Ausente
Cãibras	Raras	Frequente	Ocasional	Ausente
Perda sensorial	Ausente	Ausente	Geralmente presente	Ausente
Creatinoquinase sérica	Geralmente elevada	Ocasionalmente, ligeiramente elevada	Normal	Normal

Adaptada com revisão de Goldman L, Schafer AI, eds. *Cecil Medicine*. 24th ed. Philadelphia: Elsevier; 2012.

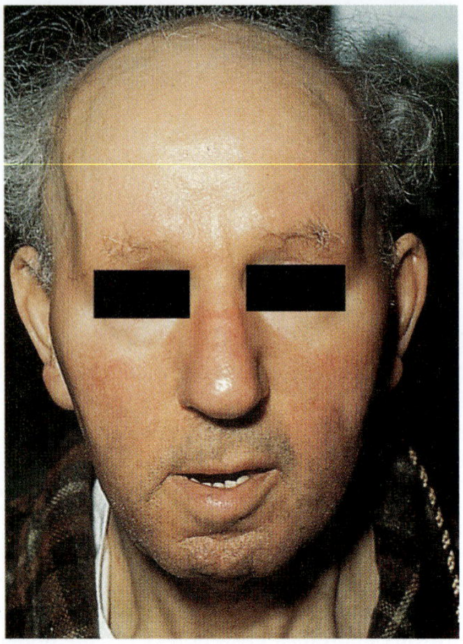

FIGURA 393.1 **Distrofia miotônica em um homem de 50 anos.** **Aparência típica que exibe fraqueza facial, atrofia dos músculos temporais e esternocleidomastóideos e calvície frontal, o que confere uma aparência de monge. (De Goldman L, Schafer AI, eds. *Cecil Medicine*. 24th ed. Philadelphia: Elsevier; 2012.)**

Tabela 393.3 Escala de pesquisa médica para força muscular.

GRAU	GRAU DE FORÇA
5	Força normal
4	Movimento ativo contra gravidade e resistência (frequentemente subdividida em 4–, 4, 4+)
3	Movimento ativo contra gravidade, mas não contra resistência
2	Movimento ativo com a eliminação da gravidade
1	Observa-se contração muscular, mas sem capacidade de iniciar o movimento
0	Sem contração

Adaptada de Goldman L, Schafer AI, eds. *Cecil Medicine*. 24th ed. Philadelphia: Elsevier; 2012.

anticorpos contra citoplasma de neutrófilos, anti-Jo-1, anti-Mi2, anti-MDA5, anti-3-hidroxi-3-metilglutaril-coenzima A redutase, ou anticorpos anti-partícula de reconhecimento de sinal (ver Capítulo 242).

A isoforma muscular (MM) da CK frequentemente está elevada em pacientes com doença muscular, embora um nível normal seja observado em miopatias metabólicas e em algumas miopatias crônicas. O aumento leve a moderado no nível sérico de CK pode ocorrer em pacientes com neuropatia periférica, radiculopatia e doenças das células do corno anterior. O nível sérico de CK está acentuadamente aumentado nas distrofinopatias, disferlinopatia, algumas das sarcoglicanopatias, alfadistroglicanopatias e durante a rabdomiólise (ver Capítulo 105). No entanto, pode diminuir mais tarde nas distrofias musculares à medida que a doença progride. Quando o nível de CK sérica excede o limite superior do normal em cerca de 10 vezes, os níveis de alanina aminotransferase, aspartato aminotransferase e lactato desidrogenase também podem estar elevados, e alguns pacientes podem inicialmente receber diagnósticos de hepatite (ver Capítulos 138 e 139) antes do nível sérico de CK ser medido. O nível de lactato sanguíneo pode ser aumentado em pacientes com miopatia mitocondrial, mas um valor normal não exclui esse diagnóstico. Em pacientes com dor muscular aguda e/ou fraqueza, testes de eletrólitos e função tireoidiana devem ser verificados.

Em pacientes com diagnóstico de dermatomiosite (ver Capítulo 253), a avaliação deve incluir a pesquisa de uma doença maligna subjacente. Em pacientes com suspeita de citopatia mitocondrial, um nível de lactato sérico ou liquórico deve ser obtido. Em pacientes com suspeita de defeitos de betaoxidação de ácidos graxos, o perfil de acilcarnitina no sangue pode ser útil para o diagnóstico.

Eletromiografia

A eletromiografia (EMG) consiste em estudos de condução nervosa, estimulação nervosa repetitiva e exame de músculos com agulha (ver

Tabela 393.4 Princípios de orientação para avaliação de doenças musculares.

1. Anamnese	
	Idade de início (a maioria dos distúrbios hereditários e adquiridos tem início em uma idade característica)
	Velocidade de progressão (aguda sugere uma causa adquirida, muitas vezes inflamatória)
	Fraqueza flutuante (pode indicar um distúrbio da junção neuromuscular, miopatia metabólica ou canalopatia)
	Relação com exercício ou esforço físico (pode indicar miopatia metabólica ou canalopatia)
	Dor muscular (pode indicar miopatia inflamatória ou metabólica)
	Envolvimento multissistêmico relevante (pode indicar citopatia mitocondrial ou distrofia miotônica)
	História familiar (pode indicar doença muscular crônica determinada geneticamente)
2. Padrão de fraqueza	
	A fraqueza das cinturas dos membros é relativamente inespecífica
	Os distúrbios hereditários costumam exibir padrões específicos de envolvimento muscular
	A fraqueza flutuante pode indicar um distúrbio da junção neuromuscular, miopatia metabólica ou canalopatia
3. Exames	
	A creatinoquinase sérica pode estar normal
	A eletromiografia costuma estar normal nas miopatias metabólicas
	Todos os pacientes com distrofia muscular devem fazer eletrocardiograma e ecocardiograma para verificar se há cardiomiopatia e/ou defeito de condução
	A ressonância magnética muscular está sendo cada vez mais usada para guiar a biopsia muscular, às vezes, revela padrões diagnósticos de envolvimento muscular
	Algumas doenças musculares hereditárias podem ser diagnosticadas clinicamente e confirmadas por testes genéticos sem a necessidade de outras investigações (p. ex., distrofia miotônica; distrofia de Duchenne, distrofia de Becker e distrofia facioescapuloumeral)
	A biopsia muscular revelará a causa na maioria dos casos; identifica miopatias inflamatórias específicas e distrofias musculares e frequentemente fornece características diagnósticas para outras doenças musculares e neurogenéticas

Adaptada com revisão de Goldman L, Schafer AI, eds. *Cecil Medicine*. 24th ed. Philadelphia: Elsevier; 2012.

Capítulo 368). Os estudos de condução nervosa (ver Capítulo 392) apresentam-se normais em pacientes com miopatias. Nas miopatias, o exame com agulha geralmente mostra potenciais de unidade motora complexos, polifásicos e de baixa amplitude. A miotonia é causada pela despolarização recorrente da membrana de superfície da fibra muscular e apresenta descargas rítmicas crescentes e decrescentes ou potenciais de fibrilação durante o exame com agulha em uma EMG. As contraturas são eletricamente silenciosas em EMGs, mas as câibras musculares estão associadas a surtos de alta amplitude e alta frequência da atividade da unidade motora. A EMG pode ser normal em algumas miopatias focais (como miosite inflamatória), em miopatias metabólicas e em algumas miopatias congênitas.

Testagem genética

A ampla disponibilidade de exames genéticos moleculares com painéis comerciais e o sequenciamento completo do exoma revolucionou a abordagem de pacientes com suspeita de doença muscular hereditária. O exame genético da distrofina pode identificar os defeitos da distrofina em 90 a 95% dos pacientes com distrofias musculares de Duchenne e Becker. A sensibilidade de todo o sequenciamento do exoma é maior se vários membros da família afetados e alguns não afetados e mais de uma família forem analisados ao mesmo tempo. Novos genes que causam distrofias musculares ainda estão sendo descobertos.

Biopsia muscular

Apesar dos avanços no campo da genética e da biologia molecular, a biopsia muscular continua sendo um componente essencial no diagnóstico da maioria das doenças musculares. O local da biopsia deve ser cuidadosamente escolhido em um músculo clinicamente afetado, mas não muito comprometido. Cortes recém-congelados das amostras devem ser usados para estudos histoquímicos porque mesmo alterações morfológicas marcantes podem não ser detectadas no tecido embebido em parafina. A localização imunocitoquímica de proteínas específicas é útil e diagnóstica em algumas formas de distrofias musculares. A histoquímica e a bioquímica de enzimas específicas podem ser usadas para miopatias metabólicas. A análise genética da amostra do músculo pode ser mais informativa do que as amostras de sangue para miopatias mitocondriais.

Exames de imagem

A tomografia computadorizada (TC) muscular e a ressonância magnética (RM) apresentam utilidade limitada na avaliação das doenças musculares, mas podem ser muito úteis na exclusão de anormalidades da medula espinal que podem causar fraqueza. Algumas miopatias hereditárias estão associadas a padrões de atrofia e substituição de músculo por tecido adiposo. Na miopatia inflamatória irregular ou focal, a RM pode guiar a biopsia muscular. A RM funcional às vezes é útil em pacientes com suspeita de distúrbios mitocondriais.

DOENÇAS MUSCULARES ESPECÍFICAS

Doenças musculares hereditárias

As quatro categorias principais de doenças musculares hereditárias são distrofias musculares (e-Tabela 393.1), miopatias congênitas (e-Tabela 393.2), distúrbios de canais iônicos musculares (e-Tabela 393.3) e miopatias metabólicas (e-Tabela 393.4). Alguns defeitos genéticos causam fenótipos específicos que são imediatamente reconhecíveis à beira do leito por um clínico experiente, mas fenótipos menos específicos podem ser causados por defeitos em mais de um gene. A abordagem sistemática é crítica para uma investigação eficiente e bem-sucedida desses distúrbios.

Distrofias musculares

O termo *distrofia muscular* refere-se à degeneração primária da fibra muscular, geralmente associada a um aumento do tecido conjuntivo fibroso e tecido adiposo.[1b] A apresentação clínica comum é a fraqueza muscular progressiva.[2]

DISTROFINOPATIAS

As distrofias musculares de Duchenne e Becker são causadas por mutações no gene da distrofina, que está localizado no cromossomo X. Portadoras do sexo feminino podem desenvolver fenótipos variáveis, incluindo uma apresentação semelhante à de Duchenne grave, fraqueza leve de início na cintura dos membros, elevação assintomática de CK e cardiomiopatia.

Distrofia muscular de Duchenne

A distrofia muscular de Duchenne é a doença muscular hereditária mais comum, com incidência de cerca de 1 em 5.000 nascimentos do sexo masculino. Cerca de um terço dos pacientes é portador de uma nova mutação sem história familiar. Na maioria dos pacientes, uma mutação *frameshift* (mutação de troca de leitura) no gene da distrofina resulta em ausência completa da proteína distrofina. A ausência da distrofina interrompe a ligação mecânica entre o sarcômero e o sarcolema, causando um vazamento de cálcio que leva à necrose das fibras musculares.

MANIFESTAÇÕES CLÍNICAS

A distrofia de Duchenne geralmente se manifesta em meninos entre 2 e 5 anos, com atrasos nos marcos motores, dificuldade para correr, quedas crescentes e panturrilhas aumentadas. O distúrbio é implacavelmente progressivo e pode causar uma cardiomiopatia (ver Capítulo 54) que leva à insuficiência cardíaca e arritmias fatais.[3] Déficit intelectual, transtornos de aprendizagem, autismo e transtorno de déficit de atenção/hiperatividade podem ser características associadas. Aos 12 anos, a maioria dos indivíduos afetados não consegue mais deambular. Aos 20 anos, a maioria dos pacientes já apresenta contraturas articulares e cifoescoliose que levam a um comprometimento respiratório adicional.

DIAGNÓSTICO

Os indivíduos afetados apresentam elevação de 20 a 100 vezes nos níveis séricos de CK. A confirmação do diagnóstico requer a análise do DNA do gene da distrofina. O exame genético é positivo em cerca de 90 a 95% dos pacientes. Se o exame genético for negativo, indica-se a realização de biopsia muscular. As características patológicas são típicas de miopatia crônica. A imunocoloração mostra ausência de distrofina, exceto em fibras revertentes que expressam distrofina (e-Figura 393.2).

TRATAMENTO

O manejo demanda a abordagem por uma equipe multiprofissional, que inclui fisioterapia para prevenir contraturas e o fornecimento oportuno de dispositivos e cadeiras de rodas apropriados.

Eteplirsen,[a] um oligômero fosforodiamidato morfolino projetado para ignorar o éxon 51 da DMD, retarda a velocidade de declínio na deambulação em um teste de caminhada de 6 minutos em comparação com o placebo em 3 anos de tratamento em comparação com controles não randomizados e foi aprovado pela Food and Drug Administration sob a posologia de 30 a 50 mg/kg/dia.[4] Prednisona (0,75 mg/kg/dia ou fim de semana 10 mg/kg/dia) prolonga a capacidade de deambular, apesar de seus efeitos colaterais significativos (ver Capítulo 32). Tanto a prednisona (0,75 mg/kg/dia) quanto o deflazacorte (0,9 mg/kg/dia) melhoram a força muscular, com menor ganho de peso com o deflazacorte. A prednisona[A1] também pode ajudar a função respiratória e retardar a progressão da escoliose. O atalureno não altera significativamente a distância de caminhada de 6 minutos em comparação com o placebo.[A2]

A cardiomiopatia geralmente é tratada com betabloqueadores e inibidores da enzima conversora da angiotensina (ver Capítulo 53), sendo que os últimos podem retardar a progressão da fibrose miocárdica,[A3] que, por sua vez, está associada a um pior prognóstico. Um cirurgião ortopédico deve ajudar no monitoramento da escoliose e fusão vertebral, se indicado. Um pneumologista deve avaliar e acompanhar a função respiratória, incluindo o início e o monitoramento da ventilação não invasiva.[5]

Abordagens adicionais de terapia gênica estão sendo desenvolvidas.[6] Por exemplo, a remoção da mutação no gene que codifica a proteína distrofina em camundongos usando a tecnologia CRISPR-Cas9 administrado ao músculo por um adenovírus associado consegue corrigir inicialmente cerca de 2% da proteína, mas depois aparentemente se espalha o suficiente para melhorar a força.

PROGNÓSTICO

Com suporte ventilatório, os pacientes muitas vezes vivem bem até a terceira ou até a quarta década de vida.. A insuficiência respiratória crônica é a principal causa de morte no final da terceira década de vida ou no início da quarta década de vida, com a maioria dos pacientes sucumbindo a pneumonia, insuficiência cardíaca ou arritmias.[8]

Distrofia muscular de Becker

A distrofia de Becker é uma forma mais branda de distrofia de Duchenne causada por uma mutação *inframe* no gene da distrofina.

MANIFESTAÇÕES CLÍNICAS E DIAGNÓSTICO

A distrofia de Becker pode se manifestar em meninos com mais de 5 anos, adolescentes ou mesmo em adultos. Os achados típicos são fraqueza proximal simétrica e hipertrofia proeminente da panturrilha. A insuficiência cardíaca é comum e pode ser a manifestação inicial em alguns pacientes. A CK está elevada, embora não no mesmo grau observado na distrofia de Duchenne. Os achados da biopsia muscular são semelhantes aos da distrofia de Duchenne, mas menos graves: a imuno-histoquímica mostra uma expressão diminuída da distrofina, e o *imunoblotting* revela expressão diminuída e/ou uma proteína distrofina de baixo peso molecular.

TRATAMENTO E PROGNÓSTICO

O manejo é essencialmente de suporte. Os corticosteroides raramente são usados. Semelhante à distrofia de Duchenne, o rastreamento da função respiratória e o monitoramento cardíaco são indicados. O transplante cardíaco (ver Capítulo 53) já foi realizado em pacientes com cardiomiopatia restritiva grave (ver Capítulo 54).

Muitos pacientes apresentam expectativa de vida normal, embora alguns desenvolvam insuficiência respiratória e tenham expectativa de vida mais curta em virtude de complicações respiratórias. Insuficiência cardíaca e arritmias ocorrem no final da evolução da doença.

[a]N.R.T.: Ver https://bvsms.saude.gov.br/bvs/publicacoes/padrao_descritivo_medicamentos_saude_2ed.pdf

Portadoras de distrofia de Duchenne ou de Becker

As mulheres portadoras de uma mutação no gene da distrofina geralmente são totalmente assintomáticas. No entanto, cerca de 2,5 a 10% das portadoras podem desenvolver sintomas, incluindo mialgias, fraqueza muscular proximal e cardiomiopatia. Raramente, elas apresentam um fenótipo de Duchenne em decorrência de um cariótipo XO (síndrome de Turner) ou inativação distorcida do cromossomo X. Se mutação específica for identificada na família, a análise de DNA direcionada pode confirmar o diagnóstico. A imunocoloração dos espécimes musculares exibe um padrão de mosaico, no qual algumas fibras expressam distrofina normalmente e outras apresentam expressão diminuída ou mesmo ausente. O manejo dos portadores sintomáticos é semelhante ao manejo dos pacientes com distrofia de Duchenne e Becker com gravidades de doença semelhantes.

Distrofia muscular facioescapuloumeral

A distrofia muscular facioescapuloumeral é uma doença autossômica dominante com penetrância variável.[9] É a terceira distrofia mais comum depois das distrofinopatias e distrofia muscular miotônica, com prevalência de cerca de 1 em 15.000. Cerca de 95% dos pacientes têm uma região de repetição em *tandem* D4Z4 truncada no cromossomo 4q35. Os outros 5% apresentam hipometilação da região D4Z4 junto com mutação no gene *SMCHD1*, que é essencial para a manutenção estrutural da proteína 1 contendo o domínio da dobradiça flexível do cromossomo.

MANIFESTAÇÕES CLÍNICAS

A distrofia muscular facioescapuloumeral apresenta penetrância altamente variável em uma mesma família. Alguns portadores de genes nunca têm sintomas ou sinais clínicos. A fraqueza muscular afeta inicialmente o rosto, onde causa dificuldade para sorrir ou assobiar. Os pacientes, então, desenvolvem fraqueza escapular, umeral, do tronco e nos membros inferiores, causando queda do pé. A escápula alada é uma característica típica. O envolvimento muscular costuma ser assimétrico.

Os sintomas associados podem incluir perda auditiva de alta frequência e telangiectasia retiniana. Raros pacientes com anormalidades vasculares da retina podem desenvolver exsudação retiniana o que desencadeia descolamento da retina (ver Capítulo 395). Bebês com diplegia facial grave também podem apresentar deficiência intelectual e epilepsia intratável.

DIAGNÓSTICO

O nível de CK varia de normal a ligeiramente elevado. A EMG mostra características miopáticas típicas. A biopsia muscular mostra alterações miopáticas crônicas, às vezes com exsudato inflamatório. O diagnóstico definitivo é baseado nos exames genéticos.

TRATAMENTO E PROGNÓSTICO

O tratamento é de suporte, e os corticosteroides não trazem benefícios. Os pacientes se beneficiam, no entanto, de fisioterapia para os movimentos da cintura escapular, órteses moldadas para tornozelo-pé para pés caídos, aparelhos auditivos para perda auditiva e cirurgia de fixação escapular para melhorar a amplitude de movimento do ombro. As características cardíacas não são proeminentes e a fraqueza dos músculos respiratórios é uma característica tardia. O prognóstico é altamente variável, dependendo da gravidade e da idade de início. Muitos pacientes têm uma vida normal.

Distrofias miotônicas

As distrofias miotônicas, que são a segunda doença muscular hereditária mais comum, afetam cerca de 1 em 8.000 da população. Os dois tipos, DM1 e DM2, são herdados de maneira autossômica dominante. Ambos causam doenças multissistêmicas e podem ser difíceis de distinguir um do outro. A DM1 é causada por uma expansão anormal das repetições do nucleotídio CTG em uma região não transcrita do gene da proteinoquinase da distrofia miotônica (*DMPK*) no cromossomo 19q. A DM2 é causada por uma expansão anormal das repetições do nucleotídio CCTG no íntron 1 do gene da proteína dedo de zinco 9 (*ZNF9*) no cromossomo 3q.

MANIFESTAÇÕES CLÍNICAS

Os pacientes geralmente apresentam calvície frontal, ptose e perda dos músculos temporal e masseter.[10] A fala torna-se nasalada, e os pacientes apresentam marcha escarvante decorrente de sua miopatia distal. No exame neurológico, a miotonia é observada na percussão (incapacidade de relaxar o músculo após percussão com um martelo de reflexos), após preensão (incapacidade de relaxar os dedos após uma pegada firme) e nas pálpebras (incapacidade de abrir as pálpebras após fechamento forçado). A fraqueza na DM1 afeta predominantemente os músculos faciais, orofaríngeos, flexores do antebraço e dorsiflexores do pé. Na DM2, a fraqueza é predominantemente proximal, embora os músculos flexores profundos dos dedos sejam frequentemente acometidos. Dor e rigidez muscular são comuns na DM2, mas também podem ser observadas na DM1. As características sistêmicas incluem catarata subcapsular prematura, atrofia testicular, deficiência intelectual, impotência e hipersonolência mediada por mecanismos centrais e neuromusculares. A disfunção endócrina é comum, incluindo diabetes melito e anormalidades da tireoide. Disfagia e constipação intestinal são comuns. Os defeitos de condução cardíaca progressivos podem levar à morte súbita. Os pacientes podem necessitar de suporte ventilatório após anestesia geral. Mulheres que transmitem a DM1 correm alto risco de ter um filho com uma forma congênita grave, incluindo hipotonia no nascimento, insuficiência respiratória, déficit de crescimento e atrasos globais no desenvolvimento com déficit intelectual de leve a grave.

DIAGNÓSTICO

A distrofia miotônica clássica, em geral, pode ser diagnosticada clinicamente pelas características faciais essencialmente patognomônicas de um paciente (ver Figura 393.1). A CK pode estar em nível normal ou ligeiramente elevada. A EMG, que é útil quando o diagnóstico não é suspeito ou claro, revela características miopáticas e descargas miotônicas. A análise genética molecular das repetições do nucleotídio confirma o diagnóstico.

TRATAMENTO

Todos os pacientes devem realizar anualmente um eletrocardiograma e monitoramento por Holter para detectar anormalidades no sistema de condução (ver Capítulo 56). O ecocardiograma deve ser realizado no momento do diagnóstico e repetido a cada 2 a 4 anos. O teste de função respiratória também é recomendado a cada 2 a 4 anos, e um estudo do sono é útil para detectar a hipoventilação noturna em pacientes sintomáticos.

Mexiletina (150 a 200 mℓ, 3 vezes/dia) é bem tolerada e pode melhorar o relaxamento muscular.[11] A hipersonolência (ver Capítulo 377) pode ser tratada com ventilação noturna com pressão positiva. O metilfenidato (20 mg/dia) pode ser preferível à modafinila (200 mg/dia) para a sonolência diurna excessiva, mas nenhum dos dois oferece resultados expressivos. A estimulação cardíaca, que é frequentemente necessária, pode reduzir a incidência de fibrilação atrial paroxística. A fisioterapia pode ajudar a prevenir contraturas.

OUTRAS DISTROFIAS MUSCULARES

As distrofias musculares cintura-membros são um grupo diverso de miopatias causadas por defeitos genéticos ou deficiências de proteínas musculares que são essenciais para o funcionamento normal da membrana celular do músculo e especialmente do complexo distrofina-sarcoglicana. A herança pode ser autossômica dominante ou recessiva. Embora a maioria dos pacientes apresente fraqueza muscular clássica de cinturas no início, alguns podem apresentar envolvimento dos músculos distais da perna, o que pode ser inicialmente diagnosticado como neuropatia sensorimotora. Algumas causas podem ser identificadas clinicamente por um médico experiente. No entanto, a EMG pode ajudar a diferenciar essas condições das neuropatias, e a biopsia muscular, os estudos de imuno-histoquímica e a análise genética são frequentemente necessários para a realização de um diagnóstico preciso.

A *miopatia miofibrilar* se manifesta por fraqueza muscular distal ou proximal progressiva e características morfológicas na biopsia muscular (e-Figura 393.3). Cardiomiopatia e neuropatia podem ser características associadas.

A *distrofia muscular de Emery-Dreifuss* é, originalmente, ligada ao X, e inicialmente se mostrou que era causada por mutações no gene *emerin*, que codifica uma proteína da membrana nuclear. No entanto, mutações em outros genes podem causar um fenótipo semelhante. Os pacientes apresentam um fenótipo distinto, que inclui contraturas articulares progressivas, fraqueza de distribuição escapuloperoneal e cardiomiopatia com distúrbio progressivo de condução cardíaca. A CK costuma estar elevada, mas pode estar normal. A função cardíaca precisa ser monitorada periodicamente. Tal como acontece com as distrofinopatias, as mulheres portadoras das formas ligadas ao X podem desenvolver fraqueza e doença cardíaca.

A *distrofia muscular oculofaríngea* é uma miopatia autossômica dominante causada por uma expansão da repetição de trinucleotídios no gene da proteína nuclear de ligação poli(A) (*PABPN1*). O início ocorre tipicamente na quinta ou sexta década de vida com disfagia e ptose acentuada. Fraqueza distal e proximal marcada ocorre mais tarde na evolução da doença. A correção cirúrgica da ptose frequentemente produz resultados excelentes, mas a disfagia pode ser mais difícil de controlar. Os pacientes têm, com frequência, expectativa de vida normal.

DISTROFIAS MUSCULARES CONGÊNITAS

As distrofias musculares congênitas (ver e-Tabela 393.2) constituem um grupo raro de doenças musculares autossômicas recessivas que se manifestam na primeira infância com hipotonia e fraqueza muscular. O principal diagnóstico diferencial é atrofia muscular espinal (ver Capítulo 391) e miastenia congênita (ver Capítulo 394). Lactentes afetados podem desenvolver contraturas nas articulações, que podem ser graves ao nascimento. Alguns apresentam um fenótipo muscular puro e sobrevivem até a idade adulta. Outros manifestam envolvimento ocular e do sistema nervoso central grave, associado à hipoglicosilação do alfadistroglicano, que pode ser fatal na primeira infância.

Miopatias congênitas

As miopatias congênitas (ver e-Tabela 393.2) são doenças musculares hereditárias raras, geralmente menos graves do que as distrofias musculares congênitas. A maioria dos pacientes manifesta, ao nascimento, hipotonia, fácies miopática e marcos motores atrasados. A fraqueza, de forma geral, é lentamente progressiva. Pode ocorrer fraqueza dos músculos respiratórios, e os pacientes podem apresentar insuficiência ventilatória ao nascimento ou de forma insidiosa na vida adulta. Os pacientes mais gravemente afetados apresentam, no útero, movimentos fetais reduzidos e polidrâmnio. A biopsia muscular é diagnóstica (e-Figuras 393.4 a 393.6). Pacientes com miopatia *central core* podem desenvolver hipertermia maligna (ver Capítulo 404).

Não há tratamentos específicos disponíveis. O manejo requer a abordagem por uma equipe multiprofissional semelhante às distrofias musculares.

Canalopatias iônicas

As canalopatias iônicas (ver e-Tabela 393.3) são distúrbios geneticamente determinados nos quais a membrana muscular funciona de maneira anormal. A prevalência combinada das várias canalopatias do músculo esquelético é de cerca de 1,1 por 100.000.[12] Cada uma tem uma causa molecular específica, mas os fenótipos se sobrepõem.

CANALOPATIAS DE CLORETO

Mutações no gene do canal de cloreto muscular *CLCN1* causam miotonia congênita autossômica dominante (Thomson) e autossômica recessiva (Becker). Os pacientes apresentam miotonia indolor, rigidez muscular que pode ser ligeiramente pior no frio e melhor com exercícios (fenômeno do aquecimento), hipertrofia muscular e miotonia de preensão e percussão. A EMG mostra descargas miotônicas. A miotonia responde à mexiletina (150 a 200 mg até 3 vezes/dia).[A4] Pacientes têm expectativa de vida normal.

CANALOPATIAS DE SÓDIO

Mutações no gene do canal do sódio controlado por voltagem *SCN4A* desencadeiam uma variedade de fenótipos autossômicos dominantes, incluindo paralisia periódica hiperpotassêmica, paramiotonia congênita e miotonia agravada por potássio. A paralisia periódica normalmente é precipitada por exercícios prolongados que levam à fraqueza durante o período de descanso, por alimentos ricos em potássio ou, às vezes, por estresse emocional ou frio. As crises podem persistir por horas, durante as quais o paciente pode ficar tetraplégico com reflexos tendíneos deprimidos, mas com sensibilidade, movimentos oculares e respiração normais. O nível de potássio sérico pode estar alto ou normal durante a crise. O exame físico geralmente é normal entre as crises, mas alguns pacientes desenvolvem fraqueza proximal fixa mais adiante na doença. Em pacientes com paramiotonia, a rigidez muscular aumenta paradoxalmente com o exercício e costuma ser dolorosa. A sensibilidade ao frio é tipicamente mais extrema do que a observada na miotonia congênita, e o frio pode precipitar a fraqueza muscular. O diagnóstico é realizado clinicamente, embora os pacientes com fraqueza muscular proximal fixa, que pode ser confundida com outras miopatias, apresentem alterações vacuolares e, às vezes, agregados tubulares na biopsia muscular. Para ambos os fenótipos, o tratamento envolve evitar fatores precipitantes, como frio ou exercícios extenuantes. Se a miotonia for incapacitante, medicamentos que atuam nos canais de sódio, como diclorfenamida (50 a 200 mg/dia), acetazolamida (250 mg, 2 vezes/dia), mexiletina (150 mg, 3 vezes/dia), fenitoína (300 a 600 mg/dia) e carbamazepina (400 a 800 mg/dia) podem ser considerados. A expectativa de vida é normal.

CANALOPATIAS DE CÁLCIO

A paralisia periódica hipopotassêmica geralmente é causada por mutações autossômicas dominantes no gene do canal de cálcio dependente de voltagem *CACNA1S*, mas em cerca de 10% dos casos é causada por mutações dominantes em *SCN4A*. As crises de fraqueza, que geralmente são mais graves e prolongadas do que na paralisia periódica hiperpotassêmica, geralmente persistem por horas ou dias antes de desaparecer gradualmente. As crises ocorrem espontaneamente ou durante o repouso prolongado após exercícios vigorosos e também podem ser precipitadas por uma refeição rica em carboidratos. O nível de potássio sérico é reduzido ou normal baixo durante o ataque. Evitar altas cargas de carboidratos e o tratamento com acetazolamida (125 a 1.000 mg/dia) ou diclorfenamida (50 a 200 mg/dia)[A5] são eficazes na paralisia periódica hipopotassêmica. Os pacientes podem desenvolver fraqueza muscular permanente se manifestarem crises frequentes.

OUTRAS FORMAS DE PARALISIA PERIÓDICA E RIGIDEZ MUSCULAR

A paralisia periódica pode ocorrer em uma ampla gama de distúrbios metabólicos e eletrolíticos (Tabela 393.5).[13] Mutações no gene *KCNJ2*, que codifica o canal retificador de potássio Kir2.1, causam a *síndrome de Andersen-Tawil*, uma síndrome autossômica dominante, geralmente com paralisia periódica hipopotassêmica associada a características faciais distintas, incluindo hipertelorismo e orelhas de implantação baixa, bem como propensão a arritmias cardíacas. O tratamento inclui acetazolamida (250 mg 2 vezes/dia) e diclorfenamida. Para pacientes com alergia à sulfa, podem ser usados diuréticos poupadores de potássio, como espironolactona (25 a 100 mg/dia) ou triantereno (25 a 100 mg/dia). Os pacientes devem ser tratados conforme indicado para arritmia cardíaca e intervalo QT prolongado (ver Capítulo 59). A *doença de Brody*, um

Tabela 393.5 Causas secundárias de paralisia periódica.

HIPOPOTASSÊMICAS
Tireotoxicose
Hiperaldosteronismo primário (síndrome de Conn)
Acidose tubular renal (p. ex., síndrome de Fanconi)
Hiperplasia do aparelho justaglomerular (síndrome de Bartter)
Perda de potássio pelo sistema digestório
Adenoma viloso
Tumores pancreáticos não secretores de insulina acompanhados de diarreia
Espru não tropical
Intoxicação por bário
Diuréticos depletores de potássio
Anfotericina B
Alcaçuz
Corticosteroides
Intoxicação por tolueno
Ácido p-aminossalicílico
Carbenoxolona
HIPERPOTASSÊMICAS
Doença de Addison
Hipoaldosteronismo
Suplementação excessiva de potássio
Diuréticos poupadores de potássio
Insuficiência renal crônica

De Goldman L, Ausiello DA, eds. *Cecil Textbook of Medicine*. 23rd ed. Philadelphia: Elsevier; 2008.

distúrbio autossômico recessivo causado por mutações no gene SR de cálcio ATPase (*ATP2A1*), é caracterizada por rigidez muscular induzida por exercício que é eletricamente silenciosa na EMG. Existem relatos de casos de tratamento com dantroleno, verapamil ou nifedipino com sucesso variável.

A *neuromiotonia* (síndrome de Isaac) é uma doença autoimune associada à hiperexcitabilidade do nervo periférico. É causada por anticorpos contra o canal de potássio dependente de voltagem e constitui parte de um espectro de doenças, que incluem a encefalite límbica. Terapia imunomoduladora oral, imunoglobulina intravenosa, plasmaférese e terapia sintomática com carbamazepina ou fenitoína têm sido usadas com resposta variável. A síndrome de irritabilidade muscular, que pode ser causada por mutações no gene *CAV3*, é caracterizada por músculos ondulantes desencadeados por exercícios ou percussão. A *síndrome de irritabilidade muscular* (do inglês, *rippling muscle syndrome*) e a neuromiotonia podem ser fenômenos paraneoplásicos, e a investigação de uma doença maligna deve ser considerada nesses pacientes.

Miopatias metabólicas

As miopatias metabólicas (ver e-Tabela 393.4) são causadas por defeitos enzimáticos que afetam os três estágios principais do metabolismo muscular: (1) distúrbios dos carboidratos em decorrência de um defeito no metabolismo da glicose-glicogênio; (2) distúrbios de oxidação de ácidos graxos; e (3) distúrbios de fosforilação oxidativa mitocondrial. A disfunção muscular pode ser aguda, recorrente e reversível, mas a intolerância ao exercício pode causar fraqueza progressiva ou até rabdomiólise (ver Capítulo 105).

DISTÚRBIOS DO METABOLISMO DO CARBOIDRATO

Como a glicose e o glicogênio são as principais fontes de energia para a contração muscular, qualquer defeito do metabolismo da glicose-glicogênio causa dores musculares, cãibras, contratura e fraqueza nos primeiros 30 minutos de exercício. A forma mais comum é a deficiência de miofosforilase (ver Capítulo 196), e outras formas são extremamente raras. A maioria desses distúrbios é hereditária autossômica recessiva, embora a deficiência de fosfoglicerato quinase seja ligada ao X. Os pacientes também percebem intolerância ao exercício e tornam-se descondicionados. Episódios graves estão associados a níveis muito elevados de CK, rabdomiólise e mioglobinúria.

Deficiência de fosforilase

A deficiência de fosforilase (doença de McArdle, glicogenose do tipo IV) geralmente se manifesta com dor muscular ou cãibras após curtos períodos de exercício. Alguns pacientes apresentam rabdomiólise recorrente. O exercício persistente por mais de 30 minutos leva ao fenômeno do "segundo folêgo", quando os ácidos graxos se tornam a principal fonte de energia muscular. O exame clínico e a CK podem estar normais entre os episódios, embora alguns pacientes desenvolvam fraqueza muscular proximal fixa com características miopáticas na EMG. A análise histoquímica e enzimática do músculo confirma o diagnóstico. Uma dieta hiperproteica e 37 g ou 75 g de sacarose oral pouco antes do exercício e exercícios graduais podem melhorar os sintomas, mas os pacientes correm o risco de desenvolver contraturas. A expectativa de vida é normal.

Deficiência de maltase ácida

A deficiência de maltase ácida (glicogenose do tipo II, α-1,4-glicosidase), também chamada de doença de Pompe, pode se manifestar na infância como uma doença muscular generalizada muito grave que é fatal antes dos 2 anos, como uma variante juvenil que causa fraqueza muscular e morte na segunda ou terceira década por insuficiência respiratória ou como uma forma, de início na idade adulta, que se apresenta com fraqueza muscular de cinturas ou às vezes com insuficiência respiratória (ver Capítulo 197). Em cada tipo, a EMG revela descargas miotônicas. Armazenamento anormal de glicogênio e vacúolos positivos para fosfatase ácida são observados na biopsia muscular. O distúrbio pode ser diagnosticado medindo-se a atividade enzimática em leucócitos ou no músculo, mas o uso de amostras de sangue seco para medir a atividade enzimática está se tornando cada vez mais a prática padrão. A análise de mutação também está clinicamente disponível. A terapia de reposição enzimática parece promissora em crianças e na forma de início tardio. A6

DISTÚRBIOS DO METABOLISMO DE ÁCIDOS GRAXOS

Após cerca de 30 minutos de exercício, quando as reservas de glicogênio muscular se esgotam, os ácidos graxos se tornam a principal fonte de energia muscular. O metabolismo dos ácidos graxos envolve o transporte de ácidos graxos do soro para o músculo e para as mitocôndrias, onde a carnitina e a carnitina palmitoiltransferase são componentes-chave da via de betaoxidação.

Os distúrbios de oxidação dos ácidos graxos podem se manifestar por meio de miopatia proximal, intolerância ao exercício, dor muscular, rabdomiólise e cardiomiopatia. Outras características podem incluir neuropatia, retinopatia pigmentar, hipoglicemia hipocetótica recorrente, convulsões e deficiência intelectual. Pode haver história familiar de síndrome de morte súbita inesperada. O defeito mais comum de oxidação de ácidos graxos é a *deficiência de acil-CoA desidrogenase (MCAD) de cadeia média*. A *deficiência de carnitina palmitoiltransferase I* manifesta-se na infância como encefalopatia e insuficiência hepática associadas a hipoglicemia e níveis elevados de amônia no sangue durante crises metabólicas. A deficiência de carnitina palmitoiltransferase II pode se manifestar como uma forma de início infantil fatal ou mais comumente, entre a primeira e a sexta década de vida, como dor muscular, intolerância a exercícios e mioglobinúria, normalmente após um longo período de jejum ou exercícios sustentados.

A deficiência de carnitina pode ser primária ou secundária. A *deficiência de carnitina primária* causa miopatia, cardiomiopatia e encefalopatia associada a hipoglicemia hipocetótica, embora apresentações musculares puras tenham sido descritas. O diagnóstico pode ser feito encontrando-se um nível baixo no sangue, embora a deposição proeminente de gordura no músculo seja outra pista. Outras miopatias metabólicas que podem causar deficiência secundária de carnitina incluem distúrbios de betaoxidação e fosforilação oxidativa mitocondrial e podem causar sintomas semelhantes aos da deficiência primária de carnitina. A análise de acilcarnitinas séricas, ácidos orgânicos na urina e acilglicinas na urina e ensaios enzimáticos específicos em fibroblastos podem ajudar a identificar o defeito enzimático.

TRATAMENTO

A abordagem geral do tratamento é evitar fatores precipitantes, como jejum prolongado ou exercícios prolongados. A ingestão de carboidratos é aconselhada antes do exercício, e os pacientes devem receber prescrição de uma dieta rica em carboidratos e baixa gordura, com alimentação frequente. Ambas as deficiências de carnitina primária e secundária respondem bem à reposição oral de carnitina (200 a 400 mg/kg/dia em doses divididas). Alguns pacientes apresentam deficiência múltipla de acil-coenzima A desidrogenase (também chamada de deficiência de enzima trifuncional ou acidúria glutárica do tipo II), que responde bem à riboflavina (100 mg/dia).

DISTÚRBIOS DA FOSFORILAÇÃO OXIDATIVA MITOCONDRIAL

Distúrbios de fosforilação oxidativa mitocondrial (ver e-Tabela 393.4), que estão entre as causas mais comuns de doenças metabólicas hereditárias, podem apresentar miopatia isolada, mas geralmente são multissistêmicos com envolvimento cardíaco, diabetes melito e características neurológicas centrais e periféricas. Fadiga anormal ou intolerância ao exercício é uma queixa frequente. As manifestações comuns do SNC incluem epilepsia, enxaqueca, episódios semelhantes a acidentes vasculares encefálicos (AVE), mioclonia, ataxia, neuropatia, retinopatia pigmentar, demência e regressão psicomotora.

A fosforilação oxidativa mitocondrial requer cinco complexos da cadeia respiratória que estão localizados na membrana mitocondrial interna. A disfunção mitocondrial resulta em déficits de energia, que podem levar à falência de órgãos. As proteínas mitocondriais podem ser codificadas pelo DNA mitocondrial (mtDNA), que é herdado pela mãe, e pelo DNA nuclear, que pode ser herdado de forma autossômica dominante, recessiva ou ligada ao X. A apresentação fenotípica dos defeitos do mtDNA depende da heteroplasmia, que é a quantidade e a distribuição tecidual do mtDNA mutante. Se a quantidade de heteroplasmia excede certo limite, os sintomas se tornam aparentes. Os distúrbios do DNA mitocondrial afetam a estrutura ou a quantidade das proteínas da cadeia respiratória, enquanto os distúrbios do DNA nuclear podem afetar as proteínas, a montagem da cadeia respiratória ou a manutenção do mtDNA.

MANIFESTAÇÕES CLÍNICAS

Doenças mitocondriais devem ser consideradas em todos os pacientes que têm miopatia multissistêmica complexa, especialmente pacientes com envolvimento neuromuscular, ocular e endócrino.[14]

A *encefalomiopatia mitocondrial com acidose láctica e episódios semelhantes a AVE* (MELAS) é frequentemente causada por uma mutação pontual do mtDNA (m.3243A>G). Os pacientes podem apresentar miopatia, cardiomiopatia, crises semelhantes a AVE e encefalopatia. Alguns pacientes apresentam uma ou apenas algumas dessas manifestações, alguns só apresentam diabetes melito e surdez e alguns somente cardiomiopatia.

A *epilepsia mioclônica com fibras vermelhas rotas* (MERRF) geralmente é causada por mutação pontual do mtDNA (m.8344A>G). Apresenta-se com miopatia proximal associada a ataxia lentamente progressiva, epilepsia, neuropatia periférica e mioclonia.

A *neuropatia óptica hereditária de Leber* (ver Capítulo 396) afeta predominantemente homens adultos jovens, mais de 95% deles apresentam mutações pontuais do mtDNA em m.3460G>A, m.11778G>A ou m.14484T>C. Os pacientes desenvolvem baixa acuidade visual bilateral subaguda em ambos os olhos em 2 a 3 meses.

Oftalmoplegia externa progressiva crônica com ptose e limitação gradual dos movimentos oculares é observada em até 20% dos distúrbios mitocondriais.[15] Cerca de 95% dos pacientes apresentam mutações pontuais ou deleções esporádicas do mtDNA, mas a doença pode ser herdada como um traço autossômico dominante ou recessivo.. Mutações no gene *POLG*, que codifica a polimerase mitocondrial γ, são as causas mais comuns de oftalmoplegia externa progressiva autossômica dominante ou recessiva. A *síndrome de Kearns-Sayre* (ver Capítulo 396) é caracterizada pela tríade de oftalmoplegia externa, retinite pigmentosa e início antes dos 20 anos e pelo menos mais um dos seguintes achados: bloqueio atrioventricular, ataxia cerebelar ou proteína do líquido cefalorraquidiano maior que 100 mg/dℓ. A síndrome de Kearns-Sayre geralmente é esporádica e causada por uma única deleção do mtDNA.

As *síndromes de depleção do DNA mitocondrial* podem se manifestar no período neonatal ou no primeiro ano de vida com encefalomiopatia necrosante subaguda (*síndrome de Leigh*), insuficiência hepatorrenal, cardiomiopatia e acidose láctica grave. Crianças com *síndrome de Pearson*, que é causada pelo acúmulo de deleções do mtDNA, apresentam tipicamente pancitopenia, anemia sideroblástica e insuficiência pancreática exócrina. A *deficiência da coenzima Q10 primária (ubiquinona)* é um distúrbio autossômico recessivo raro que pode se manifestar como encefalopatia, miopatia por armazenamento de lipídios, mioglobinúria, convulsões e ataxia cerebelar ou sob a forma de síndrome nefrótica isolada ou miopatia isolada.

DIAGNÓSTICO, TRATAMENTO E PROGNÓSTICO

A investigação da suspeita de doenças mitocondriais envolve rastreamento sistemático de complicações multissistêmicas, especialmente diabetes e cardiomiopatia; biopsia muscular para procurar fibras vermelhas rotas, deficiência de citocromo c oxidase ou evidência bioquímica de disfunção da cadeia respiratória; pesquisa de deleção ou depleção mitocondrial no músculo; e testes genéticos moleculares. Alguns defeitos primários do mtDNA não são detectáveis no sangue, então o músculo esquelético é frequentemente necessário para os exames bioquímicos e genéticos. Por exemplo, o diagnóstico da deficiência da coenzima Q10 (CoQ10) primária é realizado pela medição da CoQ10 no músculo, mas não no sangue.

Pacientes com deficiência primária de CoQ10 respondem notavelmente à suplementação de CoQ10 (30 mg/kg/dia em crianças e até 2.400 mg/dia em adultos em 3 doses divididas). Vitaminas e cofatores, incluindo tiamina, riboflavina e CoQ10, mostraram vários graus de benefício em diferentes doenças mitocondriais. O manejo consiste sobretudo em monitoramento e tratamento das complicações. O prognóstico varia de acordo com o fenótipo, variando desde a expectativa de vida relativamente normal com oftalmoplegia externa crônica até uma morte relativamente rápida na síndrome de Leigh.

OUTRAS MIOPATIAS METABÓLICAS E TÓXICAS

A miopatia pode complicar muitos distúrbios metabólicos como hipotireoidismo (ver Capítulo 213), doença de Addison (ver Capítulo 214), hiperaldosteronismo (ver Capítulo 214), hiperparatireoidismo (ver Capítulo 232), deficiência de vitamina D (ver Capítulo 231) e insuficiência hepática e renal (ver Capítulos 121 e 144). A miopatia costuma ser sutil, o nível de CK e a EMG costumam ser normais e a biopsia muscular pode apresentar anormalidades inespecíficas.

O álcool etílico (ver Capítulos 30 e 388)[16] e muitas outras substâncias causam miopatia (Tabela 393.6) com fraqueza muscular proximal, dor muscular e intolerância aos exercícios. A CK e a EMG podem estar normais e os achados da biopsia muscular podem ser inespecíficos. O diagnóstico pode depender da resolução dos sintomas após a remoção do agente tóxico. Talvez os medicamentos mais comumente descritos sejam as estatinas (ver Capítulo 195), que podem desencadear sintomas musculares leves ou miopatia autoimune grave com fraqueza proximal simétrica, mialgia, nível de CK acentuadamente elevado e, raramente, mioglobinúria. O achado de anticorpos anti-HMG-CoA redutase confirma o diagnóstico.[17] A miopatia induzida por esteroides (ver Capítulo 32) é caracterizada por fraqueza simétrica predominantemente dos músculos proximais.[18]

DOENÇAS MUSCULARES INFLAMATÓRIAS

Miopatias inflamatórias ou imunes constituem um grupo heterogêneo de doenças musculares adquiridas (e-Tabela 393.5) que geralmente se manifestam como fraqueza muscular e intolerância ao exercício, com ou sem dor (ver Capítulo 253).[19,20] Uma avaliação cuidadosa pode ajudar a distinguir entre as possíveis causas mais comuns (Tabela 393.7). A maioria dos pacientes apresenta nível de CK elevado e anormalidades na EMG. A biopsia muscular exibe um infiltrado inflamatório. No entanto, o processo inflamatório pode ser irregular e passar despercebido na EMG ou na biopsia muscular, especialmente se a amostra for pequena ou se um músculo clinicamente não afetado for biopsiado. Da mesma forma, um curto período de corticoterapia pode mascarar os achados. A orientação por ressonância magnética pode ajudar a identificar locais de alto rendimento para biopsia muscular.

As doenças sistêmicas associadas a miopatia inflamatória incluem polimiosite,[21] dermatomiosite, miosite com corpúsculos de inclusão[22] (ver Capítulo 253), lúpus eritematoso sistêmico (ver Capítulo 250), doença mista do tecido conjuntivo (ver Capítulo 68), síndrome de Sjögren (ver Capítulo 252), artrite reumatoide (ver Capítulo 248) e sarcoidose (ver Capítulo 89). Doenças virais sistêmicas e outros microrganismos infecciosos (Tabela 393.8) frequentemente causam dor muscular e elevação do nível de CK, que raramente são condições clínicas importantes.

Tabela 393.6 Miopatias tóxicas.

INFLAMATÓRIA	**HIPERTERMIA MALIGNA**
Cimetidina d-Penicilamina Procainamida L -Triptofano L -Dopa	Halotano Etileno Éter dietílico Metoxiflurano Cloreto de etila Tricloroetileno Galamina Succinilcolina
NECROSANTE NÃO INFLAMATÓRIA OU VACUOLAR	**MITOCONDRIAL**
Estatinas Cloroquina Colchicina Emetina Ácido ε-aminocaproico Labetalol Ciclosporina Tacrolimo Ácido isorretinoico (análogo da vitamina A) Vincristina Álcool etílico Inibidores de morte programada-1 (PD-1)	Zidovudina **MIOTONIA** Ácido 2,4-d-clorofenoxilacético Ácido carboxílico antraceno-9 Agentes hipolipemiantes Cloroquina Ciclosporina
RABDOMIÓLISE E MIOGLOBINÚRIA	**PERDA DA MIOSINA**
Estatinas Álcool etílico Heroína Anfetamina Tolueno Cocaína Ácido ε-aminocaproico Pentazocina Fenciclidina	Agentes bloqueadores neuromusculares não despolarizantes* Glicocorticoides intravenosos* **INDUZIDA POR CORTICOSTEROIDES**

*No contexto de doença crítica.
Adaptada com revisão de Goldman L, Ausiello DA, eds. Cecil *Textbook of Medicine*. 23rd ed. Philadelphia: Elsevier; 2008.

Tabela 393.7 Critérios que auxiliam o diagnóstico de miopatias inflamatórias.

CRITÉRIO	DERMATOMIOSITE	POLIMIOSITE	MIOPATIA NECROSANTE AUTOIMUNE	MIOSITE POR CORPÚSCULOS DE INCLUSÃO
Padrão de fraqueza muscular	Fraqueza proximal simétrica subaguda com lesão cutânea característica	Fraqueza proximal simétrica subaguda	Fraqueza proximal grave aguda ou subaguda	Início lento de fraqueza proximal e distal após os 50 anos; atrofia do músculo quadríceps femoral, dos músculos dos antebraços e dos músculos faciais; quedas frequentes
Nível de creatinoquinase	Geralmente elevado, até 50 vezes	Elevado em até 50 vezes	Elevado mais de 50 vezes	Geralmente elevado em até 10 vezes
Autoanticorpos	Anti-MDA-5, anti-Mi-2; anti-TIF-1 e anti-NXP-2 em dermatomiosite associada a câncer	Anticorpos antissintetase associados a doença pulmonar intersticial, artrite e febre	Anti-SRP e anti-HMGCR	Anti-cN1A
Eletromiografia	Unidades miopáticas ativas e crônicas	Unidades miopáticas ativas e crônicas	Unidades miopáticas ativas	Unidades miopáticas ativas e crônicas
Ressonância magnética	Pode mostrar inflamação ativa	Pode mostrar inflamação ativa	Pode mostrar inflamação ativa	Mostra envolvimento seletivo de alguns músculos
Biopsia muscular	Inflamação perivascular, perimisial e perifascicular; fibras necróticas em infartos cuneiformes; atrofia perifascicular; capilares reduzidos	Células CD8+ invadindo fibras saudáveis; expressão generalizada de antígeno MHC de classe I; sem vacúolos	Fibras necróticas com macrófagos; sem células CD8+ ou vacúolos; depósitos de complemento nos capilares	Células CD8+ invadindo fibras saudáveis; expressão generalizada de antígeno MHC de classe I; vacúolos autofágicos

Anti-cN1A = anti-5'-nucleotidase 1A citosólica; anti-HMGCR = anti-3-hidroxi-3-metilglutaril-coenzima A redutase; anti-MDA-5 = antiproteína associada à diferenciação de melanoma-5; anti-NXP-2 = antiproteína da matriz nuclear 2; anti-SRP = antipartícula de reconhecimento de sinal; anti-TIF-1 = antifator intermediário transcricional 1; MHC = complexo principal de histocompatibilidade.
Adaptada de Dalakas MC. Inflammatory muscle diseases. *N Engl J Med.* 2015;372:1734-1747.

Tabela 393.8 Classificação de miopatias inflamatórias.

IDIOPÁTICAS
Polimiosite
Dermatomiosite
Miosite com corpúsculos de inclusão
Síndromes sobrepostas a outras doenças do tecido conjuntivo (esclerodermia, lúpus eritematoso sistêmico, doença mista do tecido conjuntivo, síndrome de Sjögren, artrite reumatoide, poliarterite nodosa)
Sarcoidose e outras miosites granulomatosas
Doença de Behçet
Miopatias inflamatórias eosinofílicas
Polimiosite eosinofílica
Fasciite difusa com eosinofilia
Miosite focal
Miosite ossificante
INFECCIOSAS
Bacteriana: *Staphylococcus aureus*, estreptococos, *Escherichia coli*, *Yersinia* spp., *Legionella* spp., gangrena gasosa (*Clostridium welchii*), miosite na hanseníase, doença de Lyme (*Borrelia burgdorferi*)
Viral: miosite aguda após *influenza* ou outras infecções virais (adenovírus, vírus Coxsackie, vírus ECHO, vírus parainfluenza, vírus Epstein-Barr, arbovírus, citomegalovírus), miopatias relacionadas a retrovírus (HIV, HTLV-1), hepatite B e C
Parasitárias: triquinose (*Trichinella spiralis*), toxoplasmose (*Toxoplasma gondii*), cisticercose, sarcosporidiose, tripanossomíase (*Taenia solium*)
Fúngica: *Candida* spp., *Cryptococcus* spp., esporotricose, actinomicose, histoplasmose

HIV = vírus da imunodeficiência humana; HTML-1 = vírus linfotrópico de células T humanas tipo 1.
De Goldman L, Ausiello DA, eds. *Cecil Textbook of Medicine*. 23rd ed. Philadelphia: Elsevier; 2008.

Sarcopenia e perda muscular

A perda de massa muscular é comum em idosos (ver Capítulo 22), parcialmente relacionado a alterações hormonais e amplamente relacionado ao desuso. Pacientes em estado crítico perdem músculos rapidamente em razão da inatividade e da redução da síntese de proteínas;[23] a nutrição proteico-calórica tem algum potencial de retardar esse processo (ver Capítulo 103). A sarcopenia também é uma característica proeminente de muitos cânceres, insuficiência cardíaca em estágio terminal (ver Capítulo 52) e insuficiência renal (ver Capítulo 122) e transtornos alimentares (ver Capítulo 206).

Grau A Recomendações de grau A

A1. Griggs RC, Miller JP, Greenberg CR, et al. Efficacy and safety of deflazacort vs prednisone and placebo for Duchenne muscular dystrophy. *Neurology*. 2016;87:2123-2131.

A2. McDonald CM, Campbell C, Torricelli RE, et al. Ataluren in patients with nonsense mutation Duchenne muscular dystrophy (ACT DMD): a multicentre, randomised, double-blind, placebo-controlled, phase 3 trial. *Lancet*. 2017;390:1489-1498.

A3. Silva MC, Magalhaes TA, Meira ZM, et al. Myocardial fibrosis progression in Duchenne and Becker muscular dystrophy: a randomized clinical trial. *JAMA Cardiol*. 2017;2:190-199.

A4. Statland JM, Bundy BN, Wang Y, et al. Mexiletine for symptoms and signs of myotonia in nondystrophic myotonia: a randomized controlled trial. *JAMA*. 2012;308:1357-1365.

A5. Sansone VA, Burge J, McDermott MP, et al. Randomized, placebo-controlled trials of dichlorphenamide in periodic paralysis. *Neurology*. 2016;86:1408-1416.

A6. Case LE, Bjartmar C, Morgan C, et al. Safety and efficacy of alternative alglucosidase alfa regimens in Pompe disease. *Neuromuscul Disord*. 2015;25:321-332.

REFERÊNCIAS BIBLIOGRÁFICAS

As referências bibliográficas, bem como os outros materiais suplementares deste livro, encontram-se no GEN-IO, nosso ambiente virtual de aprendizagem.

394 DISTÚRBIOS DA TRANSMISSÃO NEUROMUSCULAR

AMELIA EVOLI E ANGELA VINCENT

DEFINIÇÃO

A transmissão neuromuscular depende da liberação de acetilcolina das vesículas sinápticas que estão armazenadas nos botões terminais do axônio do nervo motor (Figura 394.1). A invasão da terminação nervosa motora pelo potencial de ação desencadeia a abertura dos canais de cálcio dependentes de voltagem, resultando na liberação de acetilcolina dependente de Ca^{2+} no espaço sináptico. A acetilcolina liga-se aos canais iônicos dependentes de acetilcolina (receptores de acetilcolina [AChRs]) na membrana pós-sináptica, levando à abertura desses canais e à despolarização local, o potencial da placa terminal. Se o potencial da placa terminal exceder o limiar crítico de disparo, os canais de sódio dependentes de voltagem (localizados na parte inferior das pregas pós-sinápticas) se abrem para gerar o potencial de ação muscular que se propaga ao longo da fibra muscular e ativa a contração muscular. A ação da acetilcolina é encerrada por sua dissociação dos AChRs, que se fecham espontaneamente após 1 a 4 milissegundos, hidrólise da acetilcolina pela

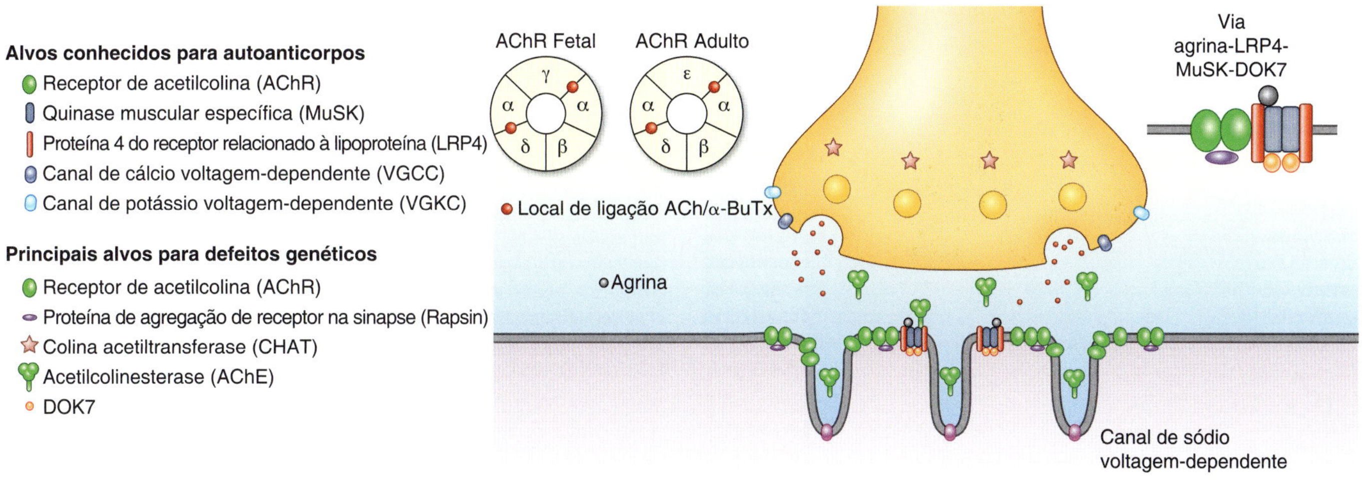

FIGURA 394.1 **Representação diagramática da junção neuromuscular, indicando os canais iônicos, receptores, enzimas e proteínas associadas que são os alvos mais frequentes de doenças autoimunes (esquerda) ou mutações em doenças genéticas (direita).** O receptor de acetilcolina (ACh) (AChR) existe sob isoformas fetais e adultas, conforme ilustrado no canto superior esquerdo. A substituição da forma fetal pela forma adulta ocorre no final da gestação em humanos. O receptor relacionado à via agrina-proteína-4 do receptor relacionado à lipoproteína-quinase músculo-específica-*downstream* da quinase 7 (DOK7) associada com AChRs na membrana pós-sináptica está ilustrado no canto superior direito. α-BuTx = α-bungarotoxina, a toxina de cobra que se liga com alta especificidade aos dois locais de ligação da ACh nos AChRs.

acetilcolinesterase e difusão da acetilcolina pela fenda sináptica. Enquanto isso, na terminação nervosa motora, os canais de cálcio dependentes de voltagem fecham-se espontaneamente e o potencial de membrana em repouso é restaurado através da abertura transitória dos canais de potássio dependentes de voltagem.

O quanto a amplitude do potencial da placa terminal excede o limiar para ativação dos canais de sódio dependentes de voltagem é chamado de fator de segurança. Em indivíduos saudáveis, a amplitude diminui durante a atividade repetida, mas não abaixo desse limiar; assim, a transmissão neuromuscular não é comprometida. No entanto, se a amplitude de potencial de placa terminal for anormalmente baixa, pode ocorrer falha na transmissão neuromuscular. As causas incluem defeitos na liberação de acetilcolina, a resposta pós-sináptica à acetilcolina ou o número ou sensibilidade dos canais de sódio dependentes de voltagem. Alterações morfológicas nos componentes pré-sinápticos ou pós-sinápticos, ou na lâmina basal entre eles, também podem influenciar a eficácia da transmissão. Embora a miastenia *gravis* e algumas intoxicações neurotóxicas (ver Capítulo 104) sejam os distúrbios mais comuns da transmissão neuromuscular, várias síndromes miastênicas genéticas também devem ser consideradas (Tabela 394.1).

DOENÇAS AUTOIMUNES

Miastenia *gravis*

EPIDEMIOLOGIA

A miastenia é o distúrbio mais comum da transmissão neuromuscular, com uma prevalência de cerca de 15 por 100.000 nos países ocidentais.[1] Pessoas de todas as raças podem ser afetadas, e pode ocorrer em qualquer idade a partir do primeiro ano. Há um pequeno pico de incidência em mulheres na terceira década e um pico maior, a maioria do sexo masculino, em idades mais adiantadas. A incidência anual aumenta para cerca de 5 por 100.000 acima dos 70 anos. É importante, portanto, diferenciar a miastenia *gravis* de outras causas de fraqueza dos membros ou músculos bulbares em idosos. A miastenia *gravis* também é uma complicação da terapia com inibidores de *checkpoint* imunológico.[2]

A miastenia *gravis* é um distúrbio heterogêneo e pode ser dividida em diferentes subtipos; a frequência relativa dessas diferentes formas não é conhecida, mas as formas infantis relativamente leves são frequentes nos países asiáticos. A miastenia *gravis* neonatal, decorrente da transferência placentária de anticorpos maternos anti-AChR ou antiquinase muscular específica (MuSK), pode afetar até um em cada oito recém-nascidos cujas mães tenham miastenia *gravis*. A miastenia *gravis* autoimune tem de ser diferenciada das síndromes miastênicas congênitas, que são causadas por mutações genéticas.

BIOPATOLOGIA

Fisiopatologia

A miastenia *gravis* resulta de um defeito na transmissão neuromuscular. A resposta pós-sináptica à acetilcolina, o potencial de placa terminal, é reduzida de forma que o limiar para ativação do potencial de ação muscular não é atingido. Em uma placa terminal gravemente afetada, essa deficiência pode ocorrer no início da contração, porém é mais comum durante a atividade repetitiva, quando a liberação de acetilcolina diminui naturalmente. Esse fenômeno, que ocorre em muitas placas terminais de um músculo, é responsável pelo decréscimo na amplitude do potencial de ação muscular composto na estimulação nervosa repetitiva, um achado que é diagnóstico de um distúrbio da transmissão neuromuscular.

Na miastenia *gravis*, a redução dos potenciais de placa terminal é resultante da perda de AChRs na membrana pós-sináptica e da simplificação das dobras pós-sinápticas, que contêm os canais de sódio dependentes de voltagem. Na maioria dos pacientes, essas alterações são causadas por anticorpos contra os AChRs. A fisiopatologia em pacientes que apresentam anticorpos contra outras proteínas pós-sinápticas, como MuSK e a proteína relacionada ao receptor de lipoproteína de baixa densidade 4 (LRP4), envolve vias intracelulares que são essenciais para a manutenção da junção neuromuscular e agrupamento de AChR. Como a maioria das sinapses, a junção neuromuscular é altamente regulada. Se o nervo for cortado, levando à perda da transmissão neuromuscular, o músculo responderá regulando positivamente a expressão de AChR que reverte para um fenótipo fetal (ver Figura 394.1). Alternativamente, se a atividade do músculo pós-sináptico diminuir, tanto o músculo quanto o nervo motor tentam compensar. Consequentemente, a síntese de AChRs na fibra muscular e a liberação de acetilcolina do nervo motor geralmente estão aumentadas na miastenia *gravis*.

Patogênese

A miastenia *gravis* está associada a outras doenças autoimunes, mais frequentemente doenças da tireoide (ver Capítulo 213). Pacientes mais jovens com anticorpos anti-AChR apresentam prevalência elevada dos haplótipos do antígeno leucocitário humano (HLA)-B8 e -DR3, que costuma estar associado à autoimunidade. Os anticorpos anti-AChR são imunoglobulinas G (IgG), de alta afinidade, altamente específicos para o AChR humano nativo e atuam por meio de três mecanismos principais (Figura 394.2). No primeiro mecanismo, alguns anticorpos inibem diretamente a ligação da acetilcolina ao AChR, causando, assim, um bloqueio de função semelhante ao farmacológico. Em segundo lugar, em razão de sua divalência, os anticorpos podem se ligar simultaneamente a dois AChRs adjacentes, por meio das subunidades α que estão presentes em duplicata em cada receptor, para formar complexos AChR-anticorpo que são

Tabela 394.1 Distúrbios da transmissão neuromuscular.

DOENÇAS	ALVO	BIOPATOLOGIA
AUTOIMUNES		
Miastenia *gravis*	AChRs	Anticorpos anti-AChR em 85% reduzem o número de AChR e a amplitude de EPP
	MuSK	Anticorpos anti-MuSK em 5 a 8% reduzem a ligação de MuSK-LRP4
	LRP4	Anticorpos anti-LRP4 em uma pequena proporção de pacientes reduzem a ligação LRP4-agrina
Miastenia neonatal transitória	AChRs, MuSK	Anticorpos maternos desencadeiam a doença transitória em neonatos
Artrogripose	AChR fetal	Anticorpos maternos que inibem a função de AChR fetal desencadeiam paralisia do feto no útero, levando a múltiplas contraturas articulares
Síndrome miastênica de Lambert-Eaton	VGCCs	Anticorpos anti-VGCC em 90% reduzem os números de VGCC, liberação de ACh e amplitude de EPP
Neuromiotonia adquirida	Complexo VGKC	Anticorpos anticomplexo VGKC (principalmente CASPR2) em 40% levam a liberação aumentada e espontânea de ACh
GENÉTICAS		
Pré-sináptica	ChAT, ChT, SYT2, SNAP25	Diferentes mutações (principalmente recessivas) reduzem a liberação de acetilcolina. Mutações ChAT são as mais comuns
Sináptica	ColQ, laminina β2	Mutações na cauda de colágeno (*COLQ*) que ancora AChE na junção neuromuscular causam ausência de AChE
		Mutações raras de LAMB2 reduzem a liberação de ACh e a amplitude do EP
	AChR	Mutações recessivas em subunidades AChR (principalmente na subunidade ε) causam expressão reduzida de AChR
Pós-sináptica	AChR	Mutações dominantes ou recessivas em subunidades AChR causam defeitos cinéticos – síndromes de canal "lento" e "rápido"
	$Na_v1.4$	As mutações do canal de sódio SCN4A reduzem a excitabilidade da fibra muscular
Defeitos no desenvolvimento e na manutenção da placa terminal	Rapsina, DOK7, agrina, MuSK, LRP4	Mutações recessivas causam alterações estruturais da placa terminal. Defeitos em DOK7 e rapsina são os mais comuns
Defeitos de glicosilação	GFPT1, DPAGT1, ALG2, ALG14	Mutações recessivas causam defeitos de glicosilação das proteínas da placa terminal. O defeito em GFPT1 é o mais comum
Artrogripose, pterígio múltiplo, síndrome de Escobar	Rapsina, AChR subunidades δ e γ, DOK7, MuSK, GFPT1	Mutações recessivas causam um defeito pré-natal da transmissão neuromuscular com acinesia fetal
NEUROTÓXICAS		
Botulismo	Proteínas SNARE (receptor SNAP)	A toxina botulínica ganha entrada no nervo motor pré-sináptico e cliva as proteínas envolvidas no mecanismo de liberação de ACh
Envenenamento após picadas de cobras, aranhas, escorpiões etc.	Diversos locais de ação	Neurotoxinas específicas para VGCCs, VGKCs, AChE, AChRs, canais de sódio dependentes de voltagem e outros alvos são frequentes em muitos venenos de animais e geralmente inibem a função
Fármacos e inseticidas	Diversos locais de ação	Relaxantes musculares e outros fármacos
		Muitos antibióticos e medicamentos relacionados à quinina podem alterar a transmissão neuromuscular em altas doses
		Os organofosforados bloqueiam a AChE e têm ações agudas e crônicas complicadas

AChE = acetilcolinesterase; AChR = receptor de acetilcolina; ALG2 = alfa-1,3-manosiltransferase; ALG14 = subunidade de difosfato de uridina-*N*-acetilglicosaminiltransferase; CASPR2 = proteína 2 associada à contactina; ChAT = colina acetiltransferase; ChT = transportador de colina de alta afinidade 1; ColQ = cauda semelhante ao colágeno da acetilcolinesterase; DOK7 = *downstream* da quinase 7; DPAGT1 = dolicil-fosfato *N*-acetilglicosaminafosfotransferase 1; EPP = potencial da placa terminal; GMPPB = guanosina difosfato manose pirofosforilase B; GFPT1 = glutamina frutose-6-fosfato transaminase; LRP4 = proteína 4 relacionada ao receptor de lipoproteína de baixa densidade; MuSK = quinase específica do músculo; $Na_v1.4$ = canal de sódio do músculo; SCN4A = subunidade alfa 4 do canal de sódio controlado por voltagem; SNAP25 = proteína 25 associada ao nervo sinaptossomal; SYT2 = sinaptotagmina 2; VGCC = canal de cálcio controlado por voltagem; complexo VGKC = canal de potássio controlado por voltagem e proteínas associadas.

internalizados e degradados, levando à perda de AChRs. Terceiro, a maioria dos anticorpos são da subclasse IgG1 que se ligam e ativam o complemento. O resultado é a ativação do complexo de ataque à membrana com destruição da membrana pós-sináptica e dano morfológico. Esses efeitos são estritamente limitados à junção neuromuscular; o restante da fibra muscular está essencialmente normal.

A produção de anticorpos específicos exige linfócitos T auxiliares que reconhecem epítopos do AChR. Acredita-se que o timo, que geralmente se apresenta anormal na miastenia, tenha um papel relevante na resposta imune. Em pacientes com doença de início precoce, o timo costuma ser o local de hiperplasia folicular, com infiltrados de linfócitos T e B em uma medula expandida. Esses infiltrados, que são muito semelhantes aos centros germinativos encontrados nos linfonodos, contêm linfócitos B que expressam imunoglobulinas de superfície específicas para AChRs e plasmócitos que sintetizam anticorpos anti-AChR. Na medula do timo, as células "mioides" semelhantes a fibras musculares apresentam AChRs em sua superfície, tanto em indivíduos normais quanto com miastenia; essas células podem ser um alvo inicial do complemento e dos anticorpos, proporcionando, assim, o estímulo antigênico responsável pela formação crônica do centro germinativo e uma proporção da produção de anticorpos.

Na miastenia *gravis* de início tardio e em pacientes com anticorpos anti-MuSK, o timo geralmente se apresenta normal para a idade. No entanto, alguns pacientes sem anticorpos anti-AChR ou MuSK em ensaios padrão apresentam hiperplasia tímica e anticorpos que se ligam a AChRs fortemente agrupados em células transfectadas.

Os timomas, que são tumores de células epiteliais, ocorrem em 10 a 15% dos pacientes com miastenia e quase sempre estão associados a anticorpos antiAChR. Os timomas associados à miastenia *gravis* correspondem principalmente aos tipos B1 e B2 da Organização Mundial da Saúde e são caracterizados por timopoese ativa (ou seja, a capacidade de promover a maturação e exportação de células T). As células epiteliais do timoma expressam antígenos musculares e subunidades do AChR, e acredita-se que sejam responsáveis pela seleção negativa defeituosa, resultando, assim, na exportação periférica de linfócitos T autorreativos. Raramente, a miastenia *gravis* surge após a remoção de um timoma.

Cerca de 40% dos pacientes negativos para anticorpos anti-AChR têm anticorpos contra MuSK. MuSK é ativada por agrina secretada pelo nervo por meio de seu correceptor LRP4. A fosforilação e a dimerização de MuSK induzem uma cascata de sinalização intracelular que leva ao agrupamento AChR. Em modelos animais, os anticorpos anti-MuSK causam perda de AChR e redução das dobras pós-sinápticas, bem como uma falta de aumento pré-sináptico compensatório na liberação de acetilcolina. Os anticorpos anti-MuSK, que são predominantemente IgG4, atuam principalmente por meio de interferência direta com a ligação de MuSK-LRP4, mas os anticorpos anti-MuSK IgG1, 2 e 3 coexistem e podem desempenhar um papel adicional.

Por último, um pequeno número de pacientes negativos para anticorpos anti-AChR e MuSK apresentam anticorpos séricos contra LRP4. Os anticorpos anti-LRP4 podem interferir na ligação LRP4-agrina e reduzir o agrupamento AChR *in vitro*.

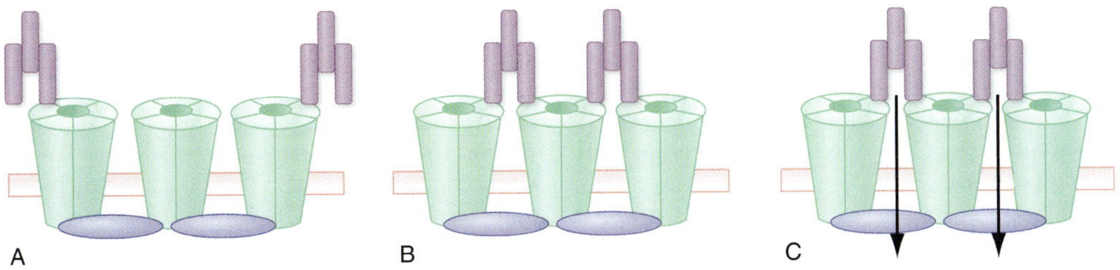

FIGURA 394.2 **Efeitos dos anticorpos contra o receptor da acetilcolina (AChR).** Na miastenia *gravis*, a lise dependente do complemento é, provavelmente, o mecanismo geral mais importante. Curiosamente, não há evidências de mecanismos dependentes de complemento na síndrome miastênica de Lambert-Eaton ou na neuromiotonia adquirida, na qual ligação cruzada dos respectivos canais iônicos com internalização aumentada parece ser o mecanismo principal.

MANIFESTAÇÕES CLÍNICAS

A miastenia *gravis* apresenta-se clinicamente com fraqueza muscular indolor que aumenta com atividade muscular e melhora após o repouso. Em muitos pacientes, a fraqueza se inicia nos músculos oculares, resultando em visão dupla e ptose (pálpebras caídas). Em outros, pode afetar primeiro os músculos bulbares ou os músculos dos membros (Figura 394.3). Praticamente qualquer músculo esquelético pode ser acometido à medida que a doença progride. Normalmente, a fraqueza varia em distribuição e gravidade de um dia para outro ou de uma semana para outra, e costuma piorar à noite. Pode aparecer primeiro após uma infecção. A fraqueza estabelecida pode aumentar com ansiedade, infecção ou período menstrual.

A ptose, que frequentemente é assimétrica, e a diplopia podem ser inicialmente transitórias e notadas pela primeira vez durante a condução de um veículo, por exemplo. A gravidade pode variar de ptose unilateral leve ou diplopia mínima até ptose bilateral grave combinada com oftalmoplegia quase completa. Os sintomas bulbares incluem fraqueza dos músculos faciais com dificuldade em fechar os olhos e um sorriso com "rosnado", dificuldade em mastigar, fala anasalada ou arrastada que pode deteriorar-se visivelmente à medida que a fala continua, dificuldade de engolir, às vezes associada a regurgitação nasal de líquido, movimentos reduzidos da língua, e queda da cabeça relacionada à fraqueza no pescoço.

O envolvimento dos músculos dos membros é comum, e os músculos proximais geralmente são mais acometidos do que os distais. A fraqueza dos membros inferiores pode levar a quedas ao caminhar e pode ser mal interpretada como um distúrbio funcional (psicogênico). Fraqueza na extensão do cotovelo e abdução dos dedos das mãos pode ser proeminente. Por outro lado, a dorsiflexão do tornozelo raramente é afetada, exceto na doença grave. A disfunção respiratória é menos comum, mas pode ser fatal, especialmente se associada à disfagia. O envolvimento seletivo do diafragma pode desencadear dispneia significativa no decúbito dorsal. Atrofia é incomum, mas pode afetar os músculos faciais e a língua, por exemplo, em doenças de longa data. Os reflexos tendinosos são, tipicamente vigorosos. Os distúrbios da bexiga são raros e sintomas sensitivos não ocorrem.

Subtipos de miastenia *gravis*

Vários subgrupos podem ser distinguidos com base em critérios clínicos e patológicos e podem ajudar a orientar o tratamento.

Miastenia gravis *ocular*

A miastenia *gravis* ocular está confinada aos músculos extraoculares; se permanecer localizada por pelo menos 2 anos, a generalização subsequente é improvável. Os níveis de anticorpos anti-AChR geralmente são baixos e indetectáveis em cerca de 50% dos pacientes. Este subgrupo raramente está associado a um timoma. A junção neuromuscular dos músculos oculares exibe diferenças estruturais e fisiológicas em comparação com os músculos apendiculares. A fraqueza ocular é, com frequência, a manifestação inicial não apenas na miastenia *gravis*, mas também no envenenamento por neurotoxina, por exemplo, botulismo (ver Capítulo 280). Assim, fatores fisiológicos ou acessibilidade das junções neuromusculares dos músculos oculares a fatores circulantes podem torná-los particularmente vulneráveis aos anticorpos na miastenia *gravis*.

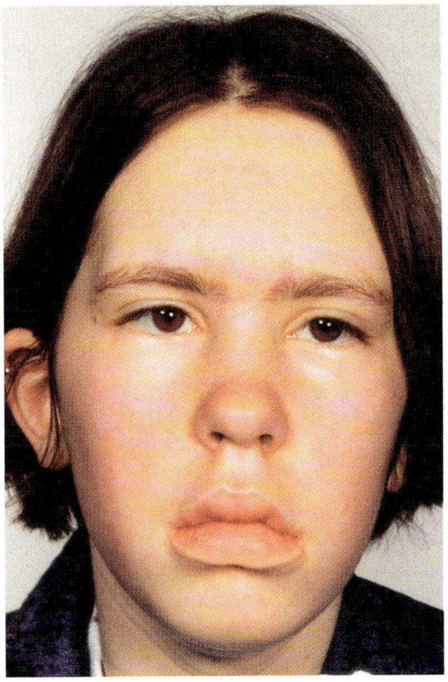

FIGURA 394.3 **Fraqueza muscular ocular e facial evidente em uma jovem com miastenia *gravis*.**

Miastenia gravis *generalizada com anticorpos contra receptores de acetilcolina*

Entre os pacientes com doença generalizada e anticorpos anti-AChR, há três subgrupos clínicos.[3] A miastenia *gravis* de início precoce é mais frequente em mulheres e se associa fortemente a HLA-A1, -B8, -DR3 e com hiperplasia tímica. Os títulos de anticorpos anti-AChR geralmente são altos e declinam em vários graus após tratamentos bem-sucedidos, incluindo timectomia.

A miastenia *gravis* de início tardio está se tornando cada vez mais comum com o envelhecimento da população e, quando associada à fraqueza bulbar, pode ser confundida com esclerose lateral amiotrófica (ver Capítulo 391) ou doença cerebrovascular do tronco encefálico. Entre os pacientes mais velhos, os homens são mais frequentemente afetados.

A miastenia *gravis* associada ao timoma é uma distinção importante porque a timectomia ou outra terapia específica para o tumor é necessária. A maioria dos pacientes com timomas e miastenia *gravis* apresenta idade entre 40 e 60 anos.

Miastenia gravis *com anticorpos contra quinase músculo-específica*

Cerca de 15% dos pacientes com miastenia com sintomas generalizados não apresentam anticorpos anti-AChR detectáveis. Até 40% desses pacientes apresentam anticorpos contra MuSK. Os anticorpos anti-MuSK estão ausentes ou são muito raros em pacientes que têm anticorpos anti-AChR e em pacientes com sintomas oculares persistentes. Em comparação com a miastenia *gravis* típica, a doença com anticorpos anti-MuSK positiva é caracterizada por alta prevalência em mulheres mais jovens, fraqueza predominante nos músculos bulbares, pescoço e respiratórios e atrofia muscular facial e lingual mais frequente. Não há evidências de um papel patogênico do timo em pacientes com anticorpos anti-MuSK.

Miastenia gravis *sem anticorpos contra o receptor de acetilcolina nem contra quinase músculo-específica*

Alguns pacientes com hiperplasia tímica e uma boa resposta ao tratamento, incluindo timectomia, podem apresentar anticorpos que se ligam apenas aos AChRs agrupados em células que expressam AChR. Alguns indivíduos, geralmente afetados com doença leve, apresentam anticorpos anti-LRP4 com patologia tímica obscura.

DIAGNÓSTICO

O diagnóstico é baseado nas características clínicas, teste sorológico para anticorpos específicos, eletromiografia (EMG) e, se a dúvida ainda persistir ou se não houver instalações especializadas disponíveis, a resposta clínica à medicação anticolinesterásica (Tabela 394.2).[4] Um exame de imagem do mediastino é necessário para excluir o timoma, especialmente em pacientes com anticorpos anti-AChR.

Se não houver anticorpos anti-AChR, especialmente em pacientes com sintomas generalizados, recomenda-se a realização do teste para anticorpos anti-MuSK. Os anticorpos anti-AChR e anti-MuSK são muito específicos, e sua detecção em pacientes sintomáticos confirma o diagnóstico.[5] Ainda não se sabe se o teste para anticorpos contra LRP4 ou "AChR agrupados", que são realizados apenas em centros especializados, melhorará o diagnóstico de miastenia.

A anormalidade eletrofisiológica é um decréscimo anormalmente grande (> 10%) na amplitude do potencial de ação muscular composto à estimulação nervosa repetitiva de baixa frequência (3 Hz) ou *jitter* aumentado na EMG de fibra única. Em pacientes com anticorpos contra MuSK, as anormalidades na EMG podem ser detectadas apenas nos músculos faciais. Essas alterações da EMG não são específicas para miastenia *gravis*, mas podem ocorrer em qualquer distúrbio que interfira na transmissão neuromuscular.

A administração intravenosa de até 10 mg de edrofônio (Tensilon®), um inibidor da colinesterase de ação curta, melhora temporariamente a fraqueza miastênica, mas requer um ambiente médico adequado, incluindo instalações de reanimação e a disponibilidade de atropina, em razão do risco de uma reação colinérgica grave, incluindo síncope. Um teste farmacológico alternativo em adultos é uma dose única de neostigmina subcutânea ou intramuscular (1 a 2,5 mg) ou de piridostigmina oral (60 mg). A administração de inibidores da colinesterase deve ser precedida pela administração de um placebo e apenas respostas claras e objetivas devem ser consideradas positivas.

Diagnóstico diferencial

As síndromes miastênicas congênitas (ver adiante) devem ser consideradas em pacientes que apresentam evidências clínicas e EMG de miastenia, mas são negativos nos testes de anticorpos. A síndrome miastênica de Lambert-Eaton quase sempre começa com dificuldade para andar; os sintomas oculares são raros, e testes laboratoriais específicos estão disponíveis (ver mais adiante). O envolvimento do músculo ocular que caracteriza a síndrome de Miller-Fisher é de início mais rápido do que o normal na miastenia *gravis* e está associado aos anticorpos GQ1b (ver Capítulo 392). A miopatia mitocondrial pode mostrar sinais semelhantes aos da miastenia *gravis* (p. ex., ptose assimétrica e limitação dos movimentos oculares), e pode haver *jitter* aumentado na EMG de fibra única, mas esta condição e a distrofia oculofaríngea podem ser diferenciadas da miastenia *gravis* pela fraqueza não flutuante e pela biopsia muscular (ver Capítulo 393). Na neurastenia e na síndrome da fadiga crônica (ver Capítulo 258), os exames laboratoriais para miastenia *gravis* são negativos.

TRATAMENTO

A maioria dos pacientes que apresentam anticorpos anti-AChR responde à piridostigmina oral, 30 a 60 mg, 4 ou 5 vezes/dia; em pacientes com doença leve, essa dose controla adequadamente os sintomas. Doses acima de 90 mg podem causar efeitos adversos gastrintestinais, cólicas abdominais e diarreia, que podem ser controladas com brometo de propantelina oral, 15 mg, ou loperamida, 2 mg. Pacientes com anticorpos anti-MuSK geralmente apresentam uma resposta insatisfatória. Em alguns desses pacientes, a piridostigmina, mesmo em doses baixas, pode aumentar a fraqueza e causar efeitos adversos nicotínicos (cãibras musculares e fasciculações difusas).

Miastenia *gravis* neonatal

A piridostigmina, 3 a 5 mg, pode ser administrada a cada 4 horas até cerca de uma hora antes da alimentação. Pode ser necessário monitoramento próximo e suporte respiratório em uma unidade especial.

Miastenia ocular

A diplopia às vezes é aliviada pelo uso de prismas. Os sintomas oculares que respondem de forma incompleta à piridostigmina geralmente

Tabela 394.2 Avaliação diagnóstica (excluindo neuromiotonia).

	AChR MG	MuSK MG	LRP4-MG SN-MG	MG NEONATAL	LEMS	CMS	BoTx	MM
Início ao nascimento, recuperação da força muscular em 2 meses	–	–	–	+	–	Mutações da subunidade γ do AChR, gravidade variável	–	–
Início ao nascimento com artrogripose	–	–	–	+	–	Rapsina, AChR subunidade δ, DOK7, mutações MuSK	–	–
Início em < 1 ano e persistente	–	–	–	–	–	Qualquer SMC DOK7, deficiência de rapsina e SCL podem se manifestar posteriormente	+	+/–
Apneia infantil	–	–	–	+/–	–	Síndrome do canal rápido, mutações em rapsina, ChAT, CHT		
Ac anti-AChR positivo	+	–	–	+/–	–	–	–	–
Ac anti-MuSK positivo	–	+	–	+/–	–	–	–	–
Ac anti-VGCC positivo	–	–	–	–	+	–	–	–
Diminuição de EMG > 10%	+	+/–	+/–	+	+	+	+/–	–
Jitter aumentado em EMG de fibra única	+	+ Especialmente músculos da face	+	+	+	+	+	+/–
Potenciação pós-tetânica	–	–	–	–	+	–	+	–
Resposta do inibidor de AChE	+	–	+	+	Muitas vezes fraca	Exceto mutações SCS, COLQ ou DOK7	+/–	–
Timoma	+/–	–	–	–	–	–	–	–

Ac = anticorpo; AChE = acetilcolinesterase; AChR = receptor de acetilcolina; BoTx = botulismo; ChAT = colina acetiltransferase; ChT = transportador de colina de alta afinidade 1; DOK7 = *downstream* da quinase 7; EMG = eletromiografia; LEMS = síndrome miastênica de Lambert-Eaton; LRP4 = proteína 4 relacionada ao receptor de lipoproteína de baixa densidade; MG = miastenia *gravis*; MM = miopatia mitocondrial; MuSK = quinase específica do músculo; SCL = síndrome do canal lento; SMC = síndromes miastênicas congênitas; SN = soronegativo para anticorpos AChR e MuSK; VGCC = canal de cálcio controlado por voltagem.

melhoram com terapia de prednisona em baixas doses (p. ex., 5 mg em dias alternados) aumentando em 5 mg em intervalos semanais até que os sintomas sejam completamente controlados ou até que uma dose máxima (p. ex., 1 mg/kg) seja alcançada. Quando a remissão for estabelecida, a dose poderá ser reduzida lentamente (p. ex., em 5 mg a cada 2 semanas) até a recidiva dos sintomas e, em seguida, ajustada para cima para definir a dose mínima efetiva. A suspensão total da prednisona geralmente é acompanhada por uma recidiva sintomática. A timectomia não é considerada benéfica para miastenia *gravis* ocular não timomatosa. Em pacientes que não respondem adequadamente à prednisona ou que são intolerantes ao medicamento, a adição de azatioprina (2 a 2,5 mg/kg de peso corporal) ou cirurgia do músculo ocular é uma opção. No entanto, o diagnóstico deve ser questionado em pacientes que não apresentam melhora com o tratamento com prednisona em altas doses.

Timoma

O timoma geralmente representa uma indicação de cirurgia, mas a remoção do tumor raramente melhora a fraqueza muscular. Se o tumor for localmente invasivo, radioterapia pós-operatória será indicada. Se a disseminação do tumor for mais extensa, a quimioterapia com regimes contendo cisplatina poderá ser considerada. A miastenia *gravis* associada ao timoma geralmente é grave, e a maioria dos pacientes precisa de tratamento imunossupressor a longo prazo.

Miastenia *gravis* generalizada não timomatosa

A infusão de imunoglobulina e plasmaférese são igualmente eficazes para fornecer melhora a curto prazo, geralmente persistindo em 4 a 6 semanas, e podem ser usadas na preparação para timectomia para cobrir o início da terapia com prednisona ou para controlar as exacerbações da doença. Uma infusão de imunoglobulina de 1 g/kg administrada apenas no dia 1 é tão eficaz quanto 1 g/kg administrado no dia 1 e novamente no dia 2.[A1] Em razão dos benefícios de curta duração dessas terapias, elas têm de ser acompanhadas por tratamento imunossupressor adicional.

Quando os sintomas generalizados são controlados de forma inadequada pela piridostigmina, a timectomia melhora os sintomas e reduz a necessidade de corticosteroides e de medicamentos imunossupressores em pacientes com idade entre 18 e 65 anos com miastenia *gravis* generalizada não timomatosa com menos de 5 anos de duração.[A2,A3] Em comparação, a timectomia não é benéfica em pacientes com anticorpos anti-MuSK e nos quais o timo geralmente está normal para a idade. Como regra geral, a timectomia, mesmo na presença de um timoma, nunca deve ser um tratamento de emergência, mas deve ser adiada até que um controle estável dos sintomas miastênicos seja alcançado.

A terapia imunossupressora com prednisona geralmente é administrada nas fases iniciais do tratamento em razão de seu efeito de curta latência. A maioria dos pacientes responde à prednisona em dias alternados, iniciada com uma dose baixa (p. ex., 10 mg em dias alternados) sendo aumentada para 5 a 10 mg por dose até 1,0 a 1,5 mg/kg. Como o início da prednisona pode exacerbar temporariamente a doença, os pacientes geralmente são mais bem tratados no hospital, especialmente se apresentarem envolvimento bulbar ou dos músculos respiratórios. Quando a remissão é estabelecida, a dose pode ser reduzida em 5 a 10 mg a cada 2 semanas (ou mais lentamente) até a dose mínima efetiva. O tratamento profilático para a osteoporose (ver Capítulo 230) e o acompanhamento cuidadoso para outros efeitos adversos são obrigatórios em todos os pacientes.

Para o tratamento a longo prazo, a medicação imunossupressora é necessária em pacientes que não respondem satisfatoriamente à prednisona ou que precisam de altas doses de manutenção.[6] Como esses agentes apresentam um longo período de latência de efeito, eles geralmente são combinados com prednisona (ver anteriormente) durante o tratamento inicial e então usados como monoterapia se os esteroides puderem ser suspensos ou se forem contraindicados. Azatioprina (2,5 mg/kg/dia) é o tratamento preferencial; em comparação com a prednisona isolada, o tratamento combinado é mais bem tolerado e associado a menos recidivas. A ciclosporina (3 a 5 mg/kg/dia) é eficaz como monoterapia ou combinada com corticosteroides e é usada como imunossupressor de segunda ou terceira escolha. Embora a eficácia do micofenolato de mofetila associado à prednisona seja questionada, esse agente na dose padrão de 2.000 mg/dia é usado em pacientes que não respondem ou são intolerantes à azatioprina. O tacrolimo é considerado um imunossupressor de terceira linha.[A4] Metotrexato (5 a 15 mg/semana) mostrou eficácia variável como agente poupador de esteroides.[A5] Quando a remissão for alcançada, as doses desses agentes podem ser reduzidas lenta e cuidadosamente; a retirada completa é provavelmente seguida de recidiva.

Ciclofosfamida intravenosa em alta dose (500 mg/m²/mensal) e rituximabe, um anticorpo monoclonal quimérico que esgota as células B circulantes (geralmente administrado a 375 mg/m²/1 vez/semana durante 4 semanas consecutivas),[7] foram usados com sucesso em pacientes com doença refratária.[8] Em um estudo randomizado, eculizumabe (um anticorpo monoclonal humanizado que se liga a C5 para prevenir a ativação do complemento, administrado como 1.200 mg IV a cada 2 semanas) também foi eficaz em pacientes positivos para anticorpos anti-AChR com doença refratária.[A6] Em um pequeno ensaio randomizado, efgartigimod, um fragmento Fc de IgG1 antirreceptor Fc neonatal (10 mg/kg em cada uma das quatro doses semanais), foi eficaz.[A6b]

PROGNÓSTICO

O uso crescente de terapias imunossupressoras, juntamente com os avanços nos cuidados intensivos, melhorou muito o prognóstico da miastenia *gravis*. Pacientes com crise miastênica apresentam alto risco de recorrências,[9] mas muitos pacientes alcançam o controle ideal dos sintomas com uma expectativa de vida normal. O prognóstico é pior, no entanto, em pacientes com timoma invasivo, que apresentam uma sobrevida de 5 anos de cerca de 80%, ou com carcinomas tímicos invasivos, cuja taxa de sobrevida de 5 anos é de apenas cerca de 40%.

Síndrome miastênica de Lambert-Eaton

DEFINIÇÃO E EPIDEMIOLOGIA

A síndrome miastênica de Lambert-Eaton, uma doença rara[10] que afeta todas as raças, pode ocorrer nas formas paraneoplásica e não paraneoplásica. A incidência da forma paraneoplásica é maior, mas sua menor sobrevida resulta em prevalência semelhante dos dois tipos. O tumor associado geralmente é um câncer de pulmão de pequenas células (cerca de 2% dos pacientes com câncer de pulmão de pequenas células desenvolvem síndrome miastênica de Lambert-Eaton) e, mais raramente, linfoma. A forma não paraneoplásica associa-se a HLA-A1, -B8 e -DR3, como na miastenia *gravis* de início precoce.

BIOPATOLOGIA

A síndrome miastênica de Lambert-Eaton é um distúrbio pré-sináptico mediado por anticorpos, caracterizado por um número reduzido de quanta (vesículas) de acetilcolina liberadas por cada impulso nervoso. Os potenciais de placa terminal registrados em biopsias de músculos intercostais são, consequentemente, muito reduzidos em amplitude. Durante a estimulação nervosa repetitiva de alta frequência, a amplitude do potencial da placa terminal aumenta, provavelmente porque o acúmulo de cálcio na terminação nervosa motora leva ao aumento da liberação de acetilcolina. Estudos de microscopia eletrônica de fratura por congelamento de terminações nervosas motoras mostram que as partículas da "zona ativa", que correspondem aos canais de cálcio dependentes de voltagem, estão reduzidas em número, bem como desorganizadas. Os anticorpos na síndrome miastênica de Lambert-Eaton ligam-se a terminação nervosa pré-sináptica nos locais de liberação da acetilcolina e parecem agir principalmente por meio da ligação cruzada dos canais de cálcio dependentes de voltagem, levando, assim, a sua agregação e internalização. Os anticorpos também interferem na liberação do transmissor dos neurônios simpáticos e parassimpáticos pós-ganglionares em camundongos injetados, fornecendo uma explicação para a disfunção autônoma observada em muitos pacientes.

MANIFESTAÇÕES CLÍNICAS

Quase todos os pacientes apresentam dificuldade de marcha,[11] exibindo uma oscilação característica. Fraqueza nos músculos oculares, bulbares e respiratórios é menos comum do que na miastenia *gravis*. A fraqueza afeta predominantemente os músculos proximais, que podem exibir aumento de força durante os primeiros segundos de uma contração máxima. Os reflexos estão ausentes ou deprimidos, mas podem aumentar após 10 segundos de contração máxima muscular (potencialização pós-tetânica). Sintomas autônomos, como boca seca, constipação intestinal e disfunção erétil, estão presentes na maioria dos pacientes. A ataxia cerebelar pode estar presente, geralmente associada ao câncer de pulmão de pequenas células (ver Capítulo 182). Pacientes com síndrome miastênica de Lambert-Eaton não paraneoplásica podem ter outras doenças autoimunes, notadamente o vitiligo.

DIAGNÓSTICO

O diagnóstico é baseado nas características clínicas, em um teste positivo para anticorpos contra o canal de cálcio controlado por voltagem séricos e nos achados EMG característicos (ver Tabela 394.2). Anticorpos específicos para o subtipo α1A (P/Q) de canais de cálcio dependentes de voltagem são encontrados em 90% dos pacientes, com e sem câncer de pulmão de pequenas células. Os pacientes podem não responder de forma convincente ao edrofônio intravenoso. Na EMG, a amplitude do potencial de ação muscular composto em repouso é reduzida; diminui ainda mais durante a estimulação nervosa repetitiva de baixa frequência, mas aumenta em mais de 100% imediatamente após 10 segundos de contração voluntária do músculo ou durante a estimulação nervosa de alta frequência (40 Hz).[12] A EMG de fibra única é menos específica, porque um *jitter* aumentado não distingue miastenia *gravis* de síndrome miastênica de Lambert-Eaton. Após o diagnóstico, uma extensa pesquisa de doença maligna é necessária. Todos os pacientes devem ser submetidos a tomografia computadorizada de tórax e tomografia por emissão de pósitrons com fluorodesoxiglicose (FDG-PET). Se o rastreamento do tumor for negativo, deve ser repetido periodicamente por pelo menos 2 anos após o início dos sintomas neurológicos.

Diagnóstico diferencial

O envenenamento botulínico (ver Capítulo 280) causa bloqueio da liberação do transmissor pré-sináptico na junção neuromuscular, bem como alterações na EMG semelhantes às da síndrome miastênica de Lambert-Eaton. O botulismo é detectado pelo achado da toxina no soro ou da bactéria *Clostridium botulinum* na ferida ou nas fezes. As doenças musculares (ver Capítulo 393) podem mimetizar a síndrome miastênica de Lambert-Eaton clinicamente, mas não ocorrem alterações autônomas e os achados de EMG são diferentes.

TRATAMENTO

A plasmaférese e a imunoglobulina intravenosa (1 g/kg por 2 dias) podem induzir uma resposta rápida em pacientes com doença aguda. O tratamento sintomático baseia-se no uso de 3,4-diaminopiridina (10 a 20 mg, 4 vezes/dia). Tanto a forma básica quanto a versão fosfatada do fármaco, que foi licenciada na Europa, são eficazes.[A7,A8] O tratamento imunossupressor com prednisona e azatioprina pode ser necessário em pacientes com fraqueza grave, usando doses semelhantes às prescritas para miastenia *gravis*. O rituximabe foi usado em poucos pacientes com fraqueza grave. Na forma paraneoplásica, o tratamento específico do tumor frequentemente leva à melhora do distúrbio neurológico.

PROGNÓSTICO

O prognóstico depende principalmente da doença maligna associada. Pacientes com síndrome miastênica de Lambert-Eaton paraneoplásica tendem a apresentar uma doença progressiva e resposta menos satisfatória ao tratamento.

NEUROMIOTONIA ADQUIRIDA

DEFINIÇÃO E EPIDEMIOLOGIA

A neuromiotonia, ou síndrome de Isaacs, é um distúrbio raro caracterizado principalmente por mioquimia (contrações musculares ondulantes espontâneas) que pode ser intermitente ou contínua e pode estar presente durante o sono ou anestesia geral. Resulta da hiperexcitabilidade dos nervos motores. Uma variante mais branda, a síndrome da câibra-fasciculação, é mais comum.

BIOPATOLOGIA

A neuromiotonia pode estar associada a outras doenças autoimunes ou outros autoanticorpos, e a análise do líquido cefalorraquidiano pode identificar bandas oligoclonais. Em cerca de 15% dos pacientes, é um distúrbio paraneoplásico, geralmente associado ao timoma e, mais raramente, ao câncer de pulmão. Ocasionalmente, a neuromiotonia ocorre após infecção ou reações alérgicas e pode melhorar espontaneamente em semanas a meses nesses casos.

Na neuromiotonia, a hiperexcitabilidade do nervo periférico é causada pela disfunção do canal de potássio dependente de voltagem (Kv1), cuja ativação, em milissegundos da despolarização do nervo, limita o pós-potencial despolarizante e evita a geração de descargas repetitivas.

MANIFESTAÇÕES CLÍNICAS

A apresentação clínica é variável: rigidez muscular, câibras, mioquimia, fasciculações, pseudomiotonia (p. ex., falha em relaxar após a primeira contração) e fraqueza. O aumento da transpiração é comum. Na síndrome câibra-fasciculação, os sintomas são mais leves e, em sua maioria, induzidos pelo esforço físico. Alguns pacientes apresentam sintomas sensitivos, incluindo dor do tipo neuropática ou parestesias menos graves, disestesia e dormência, e alguns têm sinais autônomos e do sistema nervoso central de encefalopatia, com insônia, alucinações, ideias delirantes e alterações de humor (síndrome de Morvan).

DIAGNÓSTICO

A EMG demonstra descargas espontâneas da unidade motora: disparos duplos, triplos ou múltiplos distintos com alta frequência intradisparos (40 a 300/s), disparos contínuos mais longos e contração pós-ativação. A atividade muscular anormal pode ser gerada em diferentes locais ao longo do comprimento do nervo, mas geralmente é distal. Muitos pacientes apresentam anticorpos séricos contra o complexo do canal de potássio dependente de voltagem (canal Kv1 e proteínas associadas), predominantemente para a proteína-2 associada à contactina, que é necessária para agrupar os canais Kv1 nas áreas justaparanodais. O diagnóstico diferencial inclui neuromiotonia causada por neuropatias adquiridas e herdadas e por mutações no gene do canal de potássio voltagem-dependente (Kv1.1) causando neuromiotonia e ataxia episódica.

TRATAMENTO E PROGNÓSTICO

A neuromiotonia pode ser melhorada com o uso de fármacos anticonvulsivantes, como a carbamazepina (até 800 a 1000 mg/dia), fenitoína (até 300 mg/dia) ou lamotrigina (até 100 mg/dia), que deprimem a função do canal de sódio e reduzem a hiperexcitabilidade de nervos. A plasmaférese e as imunoglobulinas intravenosas, usando o mesmo protocolo da miastenia *gravis*, podem ser acompanhadas de melhora a curto prazo. Medicamentos imunossupressores (como para miastenia *gravis*) são efetivos em alguns pacientes. A neuromiotonia é frequentemente uma doença monofásica que pode ser tratada com sucesso por meio de tratamento sintomático. Quando associada à miastenia *gravis*, a administração de piridostigmina exacerba os sintomas de hiperexcitabilidade do nervo motor. O prognóstico é menos favorável em casos com envolvimento do sistema nervoso central, mas os sintomas neurológicos frequentemente melhoram com medicamentos imunoduladores.

SÍNDROMES MIASTÊNICAS GENÉTICAS

As síndromes miastênicas congênitas são doenças hereditárias que resultam de mutações em genes que codificam proteínas-chave na junção neuromuscular. No Reino Unido, sua prevalência é de pelo menos 6 por 1 milhão de habitantes.

BIOPATOLOGIA

As síndromes miastênicas congênitas são classificadas de acordo com o local da proteína mutada (ver Tabela 394.1).[14] Os distúrbios pós-sinápticos são mais frequentes e mais comumente envolvem a subunidade ε do gene AChR, no qual substituições *missense* de nucleotídio único ou mutações *frameshift* resultam em perda de função da subunidade ε do AChR. Como essa subunidade substitui a subunidade γ do AChR por volta do momento do nascimento, os lactentes apresentam desenvolvimento normal, mas apresentam fraqueza durante a fase final da gestação e no período neonatal. A sobrevivência depende da expressão contínua da subunidade γ, enquanto as mutações homozigóticas nas outras subunidades são provavelmente letais. A deficiência de AChR também pode resultar de defeitos da rapsina, uma proteína citoplasmática necessária para o agrupamento dos AChRs, bem como de sinaptopatias (ver adiante) e defeitos de glicosilação. Alterações de nucleotídio único em subunidades de genes do AChR influenciam a afinidade pela acetilcolina e a eficiência do acoplamento, levando, assim, a defeitos cinéticos. Na síndrome do canal rápido (recessiva), as aberturas dos AChR são anormalmente breves, enquanto o oposto ocorre na síndrome do canal lento (dominante), em que o canal se abre por períodos prolongados, resultando no acúmulo subsináptico de cátions e alterações degenerativas com perda de AChR.

Mutações no gene *COLQ*, que codifica a cauda de colágeno que ancora a acetilcolinesterase na fenda sináptica, são menos comuns. A ausência de acetilcolinesterase é responsável pela redução da liberação de vesículas (quanta) e pela exposição contínua da membrana pós-sináptica à acetilcolina levando à sobrecarga de cátions e degeneração juncional. As mutações na colina acetiltransferase, a enzima responsável pela síntese da acetilcolina, nem sempre levam à disfunção em repouso; durante a atividade repetitiva, entretanto, a quantidade de acetilcolina em cada pacote diminui, com a consequente falha da transmissão neuromuscular. Mutações em *DOK7* causam uma "sinaptopatia" com junções neuromusculares pequenas e simplificadas. DOK7 liga MuSK, e acredita-se que as mutações prejudiquem a sinalização que mantém a estrutura sináptica. Outras mutações são muito menos comuns.

MANIFESTAÇÕES CLÍNICAS

As manifestações clínicas podem variar de morte *in utero* em casos graves a sintomas leves que se manifestam na idade adulta.[15] Embora a maioria dos casos se manifeste no primeiro ano de vida como ptose, hipotonia e dificuldades para alimentação e respiração, os padrões ligeiramente diferentes de fraqueza muscular são indícios do gene envolvido. A artrogripose múltipla congênita, indicativa de acinesia fetal, ocorre mais comumente com mutações em rapsina. A apneia episódica com risco de vida pode ocorrer quando há mutações da colina acetiltransferase ou rapsina ou nas síndromes de canal rápido. Oftalmoplegia grave ocorre na deficiência de acetilcolinesterase na placa terminal, deficiência de AChR decorrente de mutações de subunidades do AChR e síndromes de canal rápido, mas raramente é observada em outras síndromes genéticas. Os sintomas motores com mutações em *DOK7* geralmente aparecem por volta dos 2 anos, após a criança aprender a andar, e são caracterizados por fraqueza das cinturas associada a ptose e envolvimento dos músculos faciais e bulbares. Defeitos nas enzimas de glicosilação (particularmente GFPT1; Tabela 394.1) estão tipicamente associados à fraqueza das cinturas dos membros e agregados tubulares na biopsia muscular.

DIAGNÓSTICO

Uma síndrome miastênica congênita deve ser considerada quando os sintomas são evidentes no nascimento ou durante os primeiros meses de vida e outros membros da família são afetados. No entanto, uma história familiar negativa não exclui o diagnóstico, e o início pode ser mais tardio na síndrome do canal lento, em mutações da rapsina e de *DOK7*. A transmissão neuromuscular prejudicada pode ser detectada por uma resposta decrescente na estimulação nervosa repetitiva e *jitter* aumentado na EMG de fibra única. Nas síndromes de deficiência de canal lento e acetilcolinesterase, o potencial prolongado de placa terminal dura mais do que o período refratário da fibra muscular, e um único estímulo nervoso geralmente é seguido por um potencial de ação muscular composto repetitivo (resposta dupla) (ver Tabela 394.2).

A análise genética é essencial para confirmar o diagnóstico e ajudar no tratamento, prognóstico e aconselhamento, embora o gene defeituoso não tenha sido identificado em todas as famílias.

Os principais diagnósticos diferenciais constituem atrofia muscular espinal, botulismo infantil, neuropatias hereditárias e miopatias congênitas ou distrofias musculares. O início na primeira infância, adolescência ou idade adulta pode levar ao diagnóstico incorreto de miastenia *gravis* soronegativa.

TRATAMENTO E PROGNÓSTICO

Muitas das síndromes miastênicas congênitas respondem aos inibidores da acetilcolinesterase, como usados para a miastenia *gravis*, e à 3,4-diaminopiridina (1 mg/kg/dia em quatro doses divididas). Os pacientes com síndrome do canal lento respondem à quinidina (em doses correspondentes a níveis séricos de 1 a 2,5 mg/ℓ) ou à fluoxetina (60 a 100 mg/dia em adultos, embora alguns pacientes possam responder a doses tão baixas quanto 20 mg), mas o uso de fluoxetina em crianças ou adolescentes exige supervisão psiquiátrica. Para síndromes nas quais a junção neuromuscular esteja desestabilizada ou haja alterações degenerativas, como para DOK7 ou deficiência de acetilcolinesterase de placa terminal, o tratamento com efedrina (75 a 100 mg/dia em adultos, 3 mg/kg/dia em crianças) ou salbutamol (0,5 a 2 mg, 3 vezes/dia) pode ser extremamente efetivo. Os efeitos benéficos deste tratamento não são observados imediatamente, mas aumentam ao longo de um período de 6 meses ou mais.

Embora os distúrbios congênitos possam ser fatais durante o primeiro ano de vida, geralmente em razão de episódios de apneia durante infecções, a maioria tende a ser não progressiva ou mesmo pode melhorar durante a adolescência ou a vida adulta. As exceções são a síndrome do canal lento e a deficiência de acetilcolinesterase, que, pelo excesso de ativações do AChR, podem estar associadas a alterações degenerativas progressivas da placa terminal, embora esse risco seja mitigado com o tratamento.

Grau A

Recomendações de grau A

A1. Gajdos P, Chevret S, Toyka KV. Intravenous immunoglobulin for myasthenia gravis. *Cochrane Database Syst Rev*. 2012;12:CD002277.

A2. Wolfe GI, Kaminski HJ, Cutter GR. Randomized trial of thymectomy in myasthenia gravis. *N Engl J Med*. 2016;375:2006-2007.

A3. Wolfe GI, Kaminski HJ, Aban IB, et al. Long-term effect of thymectomy plus prednisone versus prednisone alone in patients with non-thymomatous myasthenia gravis: 2-year extension of the MGTX randomised trial. *Lancet Neurol*. 2019;18:259-268.

A4. Wang L, Zhang S, Xi J, et al. Efficacy and safety of tacrolimus for myasthenia gravis: a systematic review and meta-analysis. *J Neurol*. 2017;264:2191-2200.

A5. Pasnoor M, He J, Herbelin L, et al. A randomized controlled trial of methotrexate for patients with generalized myasthenia gravis. *Neurology*. 2016;87:57-64.

A6. Howard JF Jr, Utsugisawa K, Benatar M, et al. Safety and efficacy of eculizumab in anti-acetylcholine receptor antibody-positive refractory generalised myasthenia gravis (REGAIN): a phase 3, randomised, double-blind, placebo-controlled, multicentre study. *Lancet Neurol*. 2017;16:976-986.

A6b. Howard JF, Bril V, Burns TM, et al. Randomized phase 2 study of FcRn antagonist efgartigimod in generalized myasthenia gravis. *Neurology*. 2019;92:e2661-e2673.

A7. Oh SJ, Shcherbakova N, Kostera-Pruszczyk A, et al. Amifampridine phosphate (Firdapse®) is effective and safe in a phase 3 clinical trial in LEMS. *Muscle Nerve*. 2016;53:717-725.

A8. Sanders DB, Juel VC, Harati Y, et al. 3,4-Diaminopyridine base effectively treats the weakness of Lambert-Eaton myasthenia. *Muscle Nerve*. 2018;57:561-568.

REFERÊNCIAS BIBLIOGRÁFICAS

As referências bibliográficas, bem como os outros materiais suplementares deste livro, encontram-se no GEN-IO, nosso ambiente virtual de aprendizagem.

SEÇÃO 27

DOENÇAS DOS OLHOS, OUVIDOS, NARIZ E GARGANTA

395 DOENÇAS DO SISTEMA VISUAL

GEORGE A. CIOFFI E JEFFREY M. LIEBMANN

O olho é uma estrutura compacta e complexa (Figura 395.1) que é notavelmente estável ao longo da vida. Após o crescimento completo do olho, aproximadamente aos 7 a 8 anos, a estrutura do olho muda muito pouco nos 60 a 80 anos seguintes.

As pálpebras protegem o olho fisicamente. A trajetória da luz através do olho, denominada *eixo visual*, idealmente não contém estruturas opacas, como vasos sanguíneos. A luz atravessa o filme lacrimal, a córnea, o humor aquoso, o cristalino (lente segundo a Terminologia Anatômica), o humor vítreo e a retina interna, todos os quais, exceto o cristalino, permanecem essencialmente transparentes ao longo da vida. Estruturas intraoculares delicadas são protegidas por uma "parede ocular" colagenosa resistente composta por córnea e esclera. O nervo óptico, que é composto por axônios das células ganglionares da retina, é envolvido por dura-máter, aracnoide-máter e pia-máter, que são contíguas ao cérebro. O nervo óptico é longo o suficiente para possibilitar excursões livres do olho através de um arco de 100° sob a influência de seis músculos retos coordenados e situados de maneira determinante. Todos esses componentes funcionais estão alojados em uma cavidade óssea, a órbita, que protege o olho de lesões externas.

A pele da pálpebra, apenas frouxamente conectada às estruturas subjacentes, está entre as mais finas do corpo. A pálpebra é única porque contém a maior densidade de glândulas sebáceas do corpo. Essas glândulas meibomianas produzem um material sebáceo (lipídico) que é o principal retardador de evaporação do filme lacrimal. A direção errada da margem palpebral ou dos cílios (triquíase) pode causar cicatrizes na superfície anterior do olho, chegando ao ponto da cegueira, decorrente da diminuição da transparência da córnea. A pálpebra superior é aberta pela contração do músculo levantador. O tendão do músculo levantador da pálpebra superior tende a degenerar com o tempo, produzindo ptose mecânica ("pálpebras caídas"). O tecido mole da pálpebra é separado do tecido mole da órbita pelo septo orbital, uma barreira colagenosa importante que protege o tecido mole intraorbital da extensão da inflamação palpebral pré-septal. A extensão da inflamação da celulite pré-septal ou etmoidite pode causar celulite orbitária, resultando, assim, em consequências potenciais, como trombose do seio cavernoso. O tecido elástico que sustenta a pele da pálpebra anterior é reduzido com o tempo, causando blefarocálase ("pálpebras flácidas"). Tecido redundante pode ser em quantidade suficiente para restringir o campo visual, particularmente superiormente.

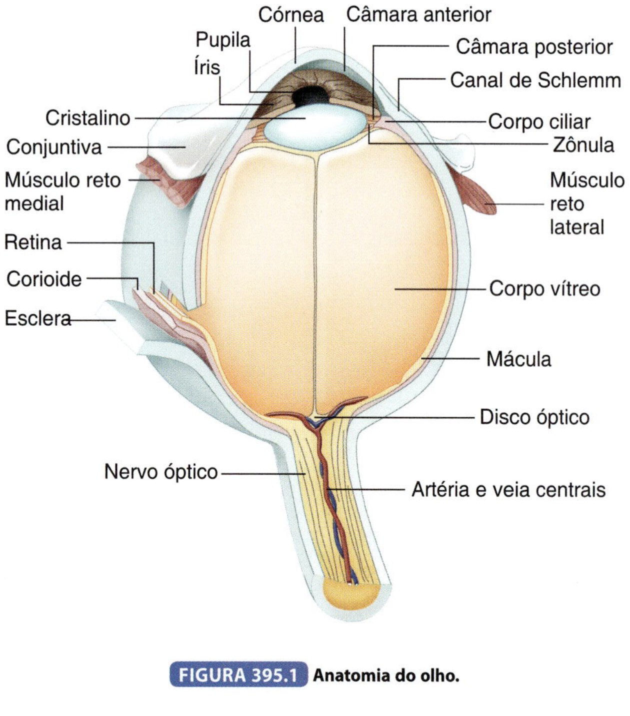

FIGURA 395.1 Anatomia do olho.

A conjuntiva é uma membrana mucosa com uma camada externa de epitélio escamoso estratificado, não queratinizante, que contém células caliciformes. O epitélio é sustentado por delicado tecido fibrovascular que contém canais linfáticos. O epitélio conjuntival também contém melanócitos. O carcinoma escamoso ou melanoma maligno originado na conjuntiva pode se estender por meio desses canais para os linfonodos regionais ou além. As células de processamento imunológico estão presentes no epitélio (células de Langerhans) e no estroma como coleções de linfócitos B e T não nodais. Os linfomas primários não nodais, que tendem a ter um curso indolente neste local, podem surgir desse tecido. A porção aquosa das lágrimas é formada constantemente por glândulas lacrimais acessórias na conjuntiva, bem como por ação reflexa da glândula lacrimal. Os sintomas de prurido e ardência, bem como distúrbios periódicos da visão, podem resultar de inadequações da camada de filme lacrimal.

As lágrimas drenam através de dois pontos localizados na margem da pálpebra nasal (um na pálpebra superior e um na pálpebra inferior) para o ducto nasolacrimal, que sai na cavidade nasal inferior sob a concha nasal inferior. O epitélio do ducto nasolacrimal também contém melanócitos e é sustentado por uma população de linfócitos em repouso. Neoplasias, como linfoma, concreções (dacriólitos) e lesão tecidual por traumatismo podem obstruir o ponto lacrimal e o sistema nasolacrimal em adultos.

A córnea é avascularizada e revestida anteriormente por células epiteliais e posteriormente por células endoteliais. A ausência de um filme lacrimal adequado (síndrome do olho seco) pode alterar seriamente a capacidade da córnea de transmitir luz, afetando a acuidade visual. O revestimento celular posterior da córnea é uma única camada de células endoteliais da córnea altamente modificadas que mantêm a desidratação do tecido. A ausência de bombeamento efetivo pelas células endoteliais possibilitará hidratação excessiva do estroma corneano, ou seja, edema corneano, o que diminui sua clareza. O estroma corneano é particularmente sensível à proteólise de colagenases encontradas em determinadas doenças inflamatórias, como queratite por herpes-vírus simples (HSV) e herpes-zóster. O efeito cumulativo de vários episódios de inflamação da córnea pode ser o afinamento da córnea e até a perfuração da córnea.

A pressão intraocular (PIO) é medida por tonometria. A pressão necessária para achatar a córnea central é proporcional à PIO.

A câmara anterior é delimitada pela superfície posterior da córnea, a superfície anterior da íris e a superfície anterior do cristalino no espaço pupilar. A câmara posterior é delimitada pela superfície posterior da íris, o corpo ciliar circunferencialmente e a superfície anterior do vítreo. O humor aquoso normalmente flui da câmara posterior para a anterior através da pupila e sai para a circulação geral através da malha trabecular e uma série de veias coletoras. A maioria das causas de PIO patologicamente aumentada e danos ao nervo óptico (p. ex., glaucoma) é decorrente de anormalidades de filtração através da malha trabecular. O cristalino está localizado inteiramente na câmara posterior.

O segmento anterior é composto pela córnea e pelas câmaras anterior e posterior. A maior parte do segmento anterior é derivado da pele e do tecido da crista neural. O segmento posterior é o restante do olho. A maioria das estruturas do segmento posterior são derivadas do sistema nervoso central e do tecido da crista neural.

Quando primeiramente formado, o cristalino é uma estrutura totalmente celular delimitada por membrana basal verdadeira. Ao longo da vida, as novas células que são continuamente adicionadas a partir da camada externa são células epiteliais que comprimem as células centrais, resultando, assim, em degeneração celular no centro (núcleo). O cristalino dobra de volume desde o nascimento até a idade de 70 anos, à custa da maleabilidade (presbiopia) e clareza (catarata). O cristalino é suspenso na câmara posterior por fibras (zônulas) presas ao corpo ciliar.

O corpo ciliar é composto pela camada média da parede do olho, a úvea. A úvea estende-se sob a retina como um plexo vascular, a corioide e a íris. As células superficiais do corpo ciliar produzem humor aquoso e seus músculos funcionam em acomodação.

O vítreo é composto principalmente de água e colágeno do tipo II. O vítreo constitui a maior parte do volume e do peso do olho. Ele funciona como um reservatório bioquímico e também para manter a fixação neural da retina. Com o passar do tempo, as dimensões do vítreo diminuem e o vítreo se separa da retina (descolamento posterior do vítreo). Opacidades vítreas condensadas, que projetam sombras na retina, são percebidas pelo paciente como "moscas volantes".

A retina é o local de conversão fotoquímica da luz em energia elétrica. As células ganglionares e seus axônios na retina interna agregam-se no disco óptico formando o nervo óptico. Apenas a metade interna da retina é suprida pelos vasos intrarretinianos que são observados por oftalmoscopia. A metade externa da retina é suprida por vasos capilares de grande calibre na corioide (a coriocapilar). Apenas uma área de 500 μm da retina posterior, a mácula central (cerca de 3 a 5% da retina total), tem a capacidade de determinar a resolução de imagens até 20/20. O restante da retina tem resolução de imagem muito menos sensível. Amplo suporte bioquímico e controle da luz dispersa são realizados pelo epitélio pigmentar da retina localizado entre as coriocapilares e os segmentos externos dos fotorreceptores. A barreira hematorretiniana, que protege a integridade bioquímica da retina, é composta por anexos anatômicos entre as células epiteliais pigmentares da retina vizinhas, bem como de anexos entre as células endoteliais vasculares da circulação retiniana. A retina é mantida no lugar por forças fisiológicas que podem ser comprometidas por orifícios na retina (descolamento retiniano regmatogênico) ou pelo acúmulo de líquido no espaço sub-retiniano sem um orifício retiniano (descolamento retiniano não regmatogênico).

O nervo óptico é composto por aproximadamente 1 milhão de axônios de células ganglionares da retina. Os axônios são separados em feixes por septos piais, que por sua vez são encerrados em uma camada aracnoide. A dura-máter é contígua à esclera posterior e ao periósteo do canal óptico. Vasos delicados que se estendem da dura-máter através da aracnoide até os septos piais irrigam o nervo óptico. A artéria retiniana central está presente na camada axial do nervo óptico perto do olho, mas não fornece sangue ao próprio nervo óptico. Os axônios do nervo óptico trafegam através de uma peneira colágena no plano da esclera posterior, a lâmina cribrosa. A corioide é a porção da úvea externa à retina. Essa camada é composta por vasos sanguíneos de diferentes calibres que, em última análise, fornecem sangue para as coriocapilares.

A esclera é composta de colágeno denso e relativamente desorganizado. É opaca em decorrência da estrutura heterogênea do colágeno e do grau de hidratação em relação à córnea. Existem múltiplos óstios esclerais para a passagem de artérias, veias e nervos, tanto posterior quanto anteriormente.

A órbita é composta por ossos do esqueleto facial. As suturas entre os ossos principais existem nos quadrantes nasal superior e temporal superior. Vários vasos e nervos estendem-se através do osso etmoidal fino a partir do tecido do seio nasal medialmente. O assoalho orbital, que é uma camada relativamente fina de suporte ósseo sobre o seio maxilar, pode se romper com o aumento da pressão intraorbital. O ducto nasolacrimal passa por uma parte do osso lacrimal. Porções do osso esfenoidal protegem o nervo óptico. Os principais nervos cranianos trafegam através da fissura orbital superior adjacente, também uma porção do osso esfenoidal. Não há tecido linfoide normal na órbita fora da glândula lacrimal. O músculo reto pode estar aumentado por inflamação na doença ocular da tireoide, mas a inserção tendínea na esclera geralmente não está inflamada no início do curso da doença.

MANIFESTAÇÕES CLÍNICAS E DIAGNÓSTICO

Os pacientes podem se queixar de visão diminuída, dor nos olhos, vermelhidão ou dor ao redor dos olhos. As causas podem ser principalmente oftálmicas (p. ex., catarata) ou sistêmicas (p. ex., retinopatia diabética). Um exame oftalmológico abrangente também deve avaliar possíveis anormalidades locais assintomáticas (p. ex., melanoma da corioide) ou sistêmicas (p. ex., retinopatia hipertensiva) em pacientes com acuidade normal e sem queixas subjetivas.

Avaliação funcional

A medida mais objetiva e comum da função ocular é a acuidade das letras das linhas, com visão normal (Tabela 395.1) definida como a capacidade de ver a 20 pés (6 m) o que uma pessoa normal vê a 20 pés, conhecida como visão 20/20 (e-Figura 395.1). Uma visão de menos de 20/20 pode ser causada por anormalidade em qualquer local, desde o filme lacrimal até o córtex visual no lobo occipital (ver Figura 395.1). Entretanto, a visão normal também inclui outras funções, como percepção de cor, movimento, contraste, brilho, campo e profundidade, para as quais há maior variação entre os indivíduos. A acuidade visual normal é potencialmente alcançável em essencialmente todos os indivíduos, seja naturalmente ou com a correção do erro refrativo. Embora existam tratamentos efetivos para erros de refração, catarata, glaucoma e outras doenças oculares, não há evidências de que o rastreamento rotineiro à procura de comprometimento da acuidade visual esteja associado a melhores desfechos visuais ou clínicos.[A1]

A correção da visão é baseada na refração da luz (Figura 395.2). A dioptria (D) é a unidade de medida da capacidade de um sistema óptico de refratar (curvar) a luz. O olho humano normal tem uma capacidade de refração de aproximadamente 60 D, que é realizada pela córnea e pelo cristalino. Essa capacidade refrativa é necessária para focar a luz na retina central, a mácula. Se o olho for muito curto, a luz será focada atrás do olho (hipermetropia). Se o olho for muito longo, a luz será focada no vítreo em frente à retina (miopia). Normalmente, uma pessoa consegue controlar involuntariamente o cristalino, alternando entre imagens próximas e distantes. Com aproximadamente 45 anos, o cristalino torna-se menos maleável e o olho perde a capacidade de alterar sua forma (presbiopia). Refração é o método de determinar a correção óptica (potência dos óculos) necessária para estabelecer uma visão 20/20 (6/6).

O exame da resposta pupilar avalia se a função neural se encontra íntegra (Figuras 396.2 e 396.4). A campimetria de confrontação (ver Figura 396.1 no Capítulo 396) deve ser realizado em cada olho para detectar de modo aproximado defeitos quadrânticos. A motilidade dos músculos extraoculares deve ser avaliada para excluir anormalidades nervosas ou musculares (Tabela 396.6). As placas de teste de visão de cores são um indicador sensível da função do nervo óptico e para detectar variações genéticas que resultam em deficiências na percepção das cores.

O exame diagnóstico durante um exame oftalmológico de rotina também inclui exame externo das pálpebras e anexos, tonometria de aplanação para determinar a pressão intraocular, biomicroscopia (exame de lâmpada de fenda) do segmento anterior e exame oftalmoscópico do fundo ocular (a retina e estruturas associadas). Outros exames incluem exoftalmometria (medição da proptose), campo visual e teste eletrofisiológico e imagem (angiografia com fluoresceína, principalmente em pacientes diabéticos;

Tabela 395.1 Acuidades visuais necessárias para tarefas diárias comuns.[a]

20/20	Visão fisiológica
20/30 a 20/100	Carteira de habilitação, varia de acordo com o estado (nos EUA)
20/50	Letra impressa no jornal
20/70	Revista *Reader's Digest* em letras grandes
20/100	Comprometimento visual
20/200	Cegueira legal
20/400	Visão funcional muito baixa

[a]N.R.T.: Ver conceito de visão subnormal no site da Sociedade Brasileira de Visão Subnormal – https://www.cbo.com.br/subnorma/conceito.htm

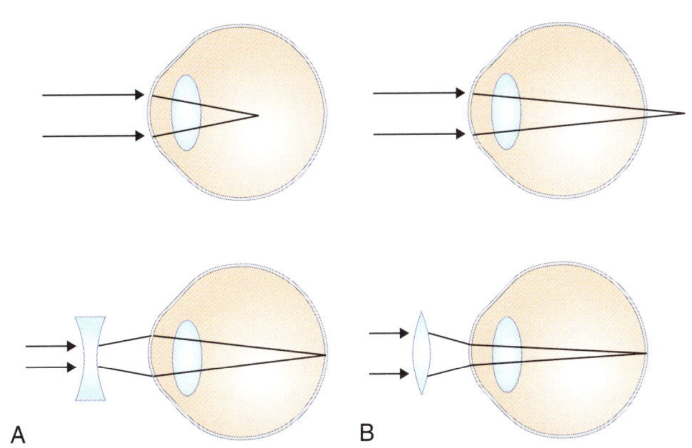

FIGURA 395.2 Miopia/hipermetropia. A. No olho míope, os raios de luz paralelos são focalizados anteriormente à retina. Uma lente divergente pode ser usada para compensar a incompatibilidade entre a potência de refração e o comprimento axial. **B.** O olho hipermétrope precisa de potência adicional de uma lente convergente para focalizar as imagens na retina.

tomografia de coerência óptica [OCT] para investigar doença retiniana e dano glaucomatoso); e topografia corneana.

A conjuntiva, a córnea, o cristalino e a câmara anterior são avaliadas usando um biomicroscópio com lâmpada de fenda. A lâmpada de fenda é composta por um microscópio binocular com ampliação variável (40× e 80×) em conjunto com fontes de luz ajustáveis. Um aumento da concentração de proteína pode ser detectado na câmara anterior em razão do efeito Tyndall (clarão), indicando incompetência vascular associada a inflamação ou isquemia. Mesmo células inflamatórias isoladas podem ser resolvidas com a lâmpada de fenda. Um filtro azul-cobalto pode ser usado para detectar corante de fluoresceína que se acumula em regiões de epitélio anormal (dendrito de queratite por HSV ou abrasão da córnea). A lâmpada de fenda é usada para examinar o cristalino para determinar a profundidade da câmara anterior e o grau de opacificação de uma catarata. Ao usar um filtro verde com a lente 90 D, os vasos retinianos e as anormalidades vasculares da retina, como o microaneurisma, podem ser observados em uma ampliação relativamente alta.

CONDIÇÕES CLÍNICAS COMUNS

Visão anormal crônica

MIOPIA

A miopia (Figura 395.2) geralmente é descoberta durante a infância, quando as crianças não conseguem realizar tarefas a distância na escola (ler no quadro negro) ou durante exame oftalmológico de rastreamento escolar. A miopia geralmente progride até os 20 a 25 anos. A miopia de progressão rápida durante a infância ou a qualquer momento após os 25 anos exige investigação de glaucoma juvenil, diabetes melito (alterações metabólicas reversíveis no cristalino), traumatismo (desenvolvimento de catarata) ou uso de corticosteroides (desenvolvimento de catarata). As formas não patológicas de miopia são geralmente totalmente corrigíveis com óculos ou lentes de contato, ou podem ser corrigidas permanentemente para uma acuidade visual de 20/40 ou melhor em 95% ou mais dos pacientes por várias formas de queratomileusia a *laser in situ* (LASIK). A2 As complicações da LASIK incluem sintomas de brilho, olho seco e hipocorreção ou hipercorreção.[1] Complicações raras, mas sérias, incluem crescimento epitelial para dentro, queratite difusa e deslocamento do retalho. Em pacientes submetidos à cirurgia de catarata subsequente, atenção especial é necessária para calcular os parâmetros da lente intraocular.

A miopia patológica é uma doença parcialmente hereditária que causa enfraquecimento progressivo da esclera posterior e aumentos resultantes no comprimento axial do olho. As áreas localizadas de deformação surgem onde há um aumento abrupto no raio posterior da curvatura do olho (estafiloma posterior). O comprimento axial de um olho normal é tipicamente entre 20 e 24 mm, enquanto pode aumentar para acima de 25 mm na miopia patológica e pode chegar a 40 mm em casos graves. Forças físicas anormais na miopia patológica podem levar à formação de orifícios retinianos, descolamento retiniano, neovascularização da corioide ou hemorragia intraocular. As condições sistêmicas associadas incluem trissomia do cromossomo 21, síndrome de Cornelia de Lange, síndrome de Stickler e síndrome de Marfan. A vigilância clínica é importante para identificar complicações tratáveis, como orifícios retinianos e descolamento. A miopia patológica é tratada paliativamente com óculos ou lentes de contato. Os procedimentos refrativos têm menos sucesso na miopia patológica em decorrência da gravidade dos erros refrativos e das anormalidades no segmento posterior. Podem ser necessários procedimentos cirúrgicos e *laser* para tratar lesões retinianas e corioidais.

HIPERMETROPIA

Na hipermetropia (hiperopia; consulte a Figura 395.2), ao contrário da miopia, o olho tende a ter um comprimento axial mais curto do que a média. Mecanismos compensatórios do cristalino podem corrigir funcionalmente pequenos graus de hipermetropia até os 40 anos, quando o cristalino perde sua maleabilidade. O par inicial de óculos pode ter que fazer a correção tanto para tarefas a distância como próximas (bifocais). Os procedimentos cirúrgicos refrativos podem corrigir até 5 D de hipermetropia.

PRESBIOPIA

A presbiopia tipicamente apresenta-se da quarta à sexta década de vida e se manifesta como diminuição progressiva na capacidade de focar claramente em objetos próximos. A presbiopia ocorre quando o cristalino perde sua maleabilidade, evitando, assim, que os raios de luz de objetos próximos se concentrem na retina. O cristalino é suspenso por fibras (zônulas) presas ao corpo ciliar. Na juventude, a musculatura do corpo ciliar, que atua através das zônulas, altera a forma do cristalino promovendo maior poder de foco próximo. À medida que o cristalino endurece e a presbiopia ocorre, os sintomas incluem dificuldade para ler letras pequenas, fadiga ocular, cefaleias e incapacidade de ler materiais, a menos que estejam mais distantes. O tratamento tipicamente é feito com óculos, como os bifocais, para fornecer ampliação adequada para repor a capacidade perdida do olho.

ASTIGMATISMO

O astigmatismo deriva de mudanças no raio de curvatura da córnea e do cristalino. Os sintomas são predominantemente visão embaçada com "sombreamento" e dificuldade para ver os detalhes. O astigmatismo regular não é um estado patológico, mas sim uma variação na anatomia; a maioria das pessoas tem algum grau de astigmatismo regular que pode ser corrigido com óculos ou lentes de contato. O astigmatismo irregular geralmente é decorrente de alterações na córnea (p. ex., cicatrizes em razão de infecções ou traumatismo) ou de tecido adjacente na córnea (p. ex., pterígio ou massas límbicas que induzem alterações na curvatura da córnea). Algumas formas de astigmatismo regular podem ser corrigidas com ablação a *laser* da córnea, mas o astigmatismo irregular geralmente requer correção com lentes de contato rígidas.

CERATOCONE

O ceratocone é um afinamento adquirido da córnea que induz irregularidades da superfície da córnea e astigmatismo irregular; sua causa é controversa, mas provavelmente é, em parte, genética. Esfregar os olhos cronicamente tem sido associado à doença progressiva. O início geralmente é durante a adolescência, e o processo geralmente evolui ao longo de 5 a 10 anos. A prevalência nos EUA é de aproximadamente 55 casos por 100.000, mas esse número pode subestimar os casos subclínicos. O mapeamento da superfície da córnea (videoqueratografia computadorizada e tomografia de Scheimpflug) possibilita um diagnóstico mais precoce e preciso.

Pacientes com ceratocone geralmente relatam piora progressiva da visão, às vezes grave. O distúrbio geralmente é bilateral, mas não simétrico. Graus leves de ceratocone inicial podem ser corrigidos com óculos ou lentes de contato. A doença é tipicamente progressiva, mas a reticulação do colágeno da córnea pode interromper a progressão em casos iniciais a moderados e promover melhora sustentada da visão. Para casos graves com fibrose corneana significativa e intolerância a lentes de contato, o transplante de córnea (enxerto) é a terapia primária.

ESTRABISMO

O controle da orientação simultânea dos dois olhos para garantir que os eixos visuais de ambos os olhos estejam alinhados não está completo até 6 a 12 meses após o nascimento. O desalinhamento dos dois olhos (estrabismo) pode ser resultado de anormalidades nos núcleos oculomotores centrais do cérebro, mau funcionamento de um ou vários nervos oculomotores ou anormalidades intrínsecas dos músculos reto ou oblíquo (Figura 396.6). Se os olhos não forem estimulados simultaneamente com as imagens do mesmo grau de clareza ou complexidade, existe o risco de apenas um olho desenvolver a visão normal (ambliopia). Na maioria dos casos, apenas a visão central é afetada. É provável que a visão periférica em ambos os olhos seja igual e normal. A visão binocular pode ser interrompida com ambliopia, com perda na percepção de profundidade que pode se tornar permanente se o alinhamento normal do olho não for restaurado.

A ambliopia também pode ser causada por uma diferença marcante no erro refrativo entre os dois olhos (ambliopia anisometrópica), catarata congênita ou ptose palpebral (ambliopia por privação). A ptose pode ser neurogênica ou mecânica (p. ex., hemangioma palpebral congênito). Para evitar ambliopia, é extremamente importante encaminhar a criança com estrabismo a um oftalmologista assim que o estrabismo for constatado.

As opções de tratamento incluem oclusão ou colírio de atropina (1%, tipicamente diariamente, mas eficaz se usado com menos frequência, como 2 vezes/semana) para embaçar o olho com melhor visão, fortalecendo, assim, o olho amblíope. Esses tratamentos demonstraram ser igualmente efetivos no fornecimento de boa visão se os pacientes forem tratados antes dos 7 anos. O desfecho do tratamento é mais favorável se a ambliopia for detectada antes dos 2 a 3 anos, mas pode ser bem-sucedida ocasionalmente na adolescência, dependendo da gravidade. O sucesso está diretamente relacionado com a adesão e o momento do diagnóstico.

Esotropia é um desvio de um olho para dentro ("olhos cruzados"). Embora a esotropia intermitente possa ser um achado normal na lactância, ela não deve estar presente após os 6 meses. Atraso na maturação facial (ponte nasal subdesenvolvida) pode dar o aspecto de esotropia, mesmo que os eixos visuais estejam alinhados corretamente. No estrabismo verdadeiro, o reflexo da luz da córnea estará no centro de uma córnea e descentralizado na outra.

A exotropia é o desvio de um olho para fora. A exotropia é frequentemente intermitente e tem menor probabilidade de resultar em ambliopia em comparação com a esotropia. Como a esotropia, a exotropia intermitente também pode ser um achado normal de desenvolvimento na lactância. Em alguns casos, a esotropia ou exotropia pode ser tratada com o uso de correções apropriadas de erro refrativo com óculos (ocasionalmente bifocais). É extremamente importante reconhecer que o estrabismo pode ser o sinal de apresentação de perda de visão decorrente de outras causas (p. ex., retinoblastoma). A cirurgia do músculo extraocular pode ser necessária para corrigir o alinhamento.

DIPLOPIA (VISÃO DUPLA)

O início agudo da diplopia é um sinal ameaçador sugestivo de paralisia dos nervos cranianos (*i. e.*, III, IV ou VI) ou patologia na órbita (Capítulo 396). Diplopia de qualquer tipo é geralmente um sintoma intolerável, que frequentemente é pior com desvios verticais do que horizontais.

ALTERAÇÕES DA VISÃO DE CORES

A maioria dos casos de daltonismo congênito são determinados geneticamente e não são detectados por muitos anos. A deficiência de cor adquirida em qualquer idade pode ser causada por catarata ou doença do nervo óptico.

MUDANÇA NA VISÃO

Se apenas um olho apresentar alteração na visão, o problema, como catarata ou descolamento de retina, é mais provável nesse olho. Se ambos os olhos apresentarem alteração na visão, o problema geralmente estará fora do olho, como hemianopia homônima (Capítulo 396). A melhora da visão de perto na meia-idade pode ser um sinal de catarata ("segunda visão") ou hiperglicemia. A perda de visão unilateral ou bilateral transitória, completa ou parcial, pode ser causada por anormalidades vasculares dentro ou fora do olho (Tabela 395.2).

Anormalidades oculares agudas

DOR

A dor ocular mais intensa (Tabela 395.3), tipicamente associada a hiperemia conjuntival, é causada por glaucoma agudo de ângulo fechado. Dor aguda e intermitente geralmente é causada por anormalidades da superfície ocular (p. ex., corpo estranho na córnea). A dor em caráter de queimação que desaparece com o piscar geralmente está relacionada com anormalidades do filme lacrimal (xeroftalmia). A dor profunda e constante geralmente está associada a uma anomalia ocular (p. ex., uveíte).

HIPEREMIA CONJUNTIVAL

Hiperemia conjuntival ou inflamação ocular ("olho vermelho") pode ser causada por conjuntivite, irite (uveíte anterior), glaucoma agudo, traumatismo da córnea ou infecção (Tabela 395.4).[2] Dessas causas, todas são tipicamente dolorosas, com exceção ocasional da conjuntivite.

METAMORFOPSIA

Metamorfopsia, que é a percepção de que as linhas retas são distorcidas ou curvadas, resulta de disfunção macular. As causas incluem líquido sob a retina; degeneração macular exsudativa, que tende a elevar a retina, e membrana epirretiniana, que tende a contrair a retina.

CEGUEIRA NOTURNA

A retinite pigmentosa, a deficiência de vitamina A e medicamentos sistêmicos como as fenotiazinas podem causar cegueira noturna verdadeira, na qual os pacientes têm dificuldade de ver estrelas no céu em uma noite sem nuvens e podem ser incapazes de deambular sem ajuda em um ambiente escuro. Pacientes com catarata podem ter dificuldade para dirigir à noite em decorrência do brilho excessivo e da distorção visual. A terapia gênica usando vetores de vírus adeno-associados carreando o gene *RPE65* comprovadamente aumenta a sensibilidade da retina e melhora a visão noturna em pacientes com retinite pigmentosa.

Tabela 395.2 Diagnóstico diferencial de perda visual súbita.

UNILATERAL	BILATERAL
Amaurose fugaz (estenose da artéria carótida ou oclusão vascular)	Eclâmpsia
Oclusão da artéria central da retina	Infarto vertebrobasilar
Infarto do lobo occipital	Traumatismo
Arterite temporal	
Neuropatia óptica isquêmica anterior não arterítica	
Hemorragia	
Pré-retiniana (grandes altitudes, Valsalva)	
Vítrea	
Aquosa (hifema)	
Traumatismo	

Tabela 395.3 Causas de dor ocular.

Abrasão da córnea	Glaucoma
Blefarite	Hordéolo (terçol)
Calázio	Irite
Canal lacrimal bloqueado	Neurite óptica
Ceratocone	Objeto estranho
Conjuntivite	Olhos secos
Ectrópio	Traumatismo
Entrópio	Uveíte
Esclerite	

Tabela 395.4 Diagnóstico diferencial de causas comuns de olho inflamado.*

CARACTERÍSTICA	CONJUNTIVITE AGUDA	IRITE AGUDA†	GLAUCOMA AGUDO‡	TRAUMATISMO OU INFECÇÃO DA CÓRNEA
Incidência	Extremamente comum	Comum	Incomum	Comum
Secreção	Moderada a abundante	Nenhuma	Nenhuma	Aquosa ou purulenta
Visão	Sem efeito na visão	Borramento leve	Borramento significativo	Geralmente borramento
Dor	Nenhuma	Moderada	Intensa	Moderada a intensa
Hiperemia da conjuntiva	Difusa: mais em direção aos fórnices	Principalmente circuncorneana	Principalmente circuncorneana	Principalmente circuncorneana
Córnea	Clara	Geralmente clara	Borrada	Mudança na claridade relacionada com a causa
Tamanho da pupila	Normal	Normal ou pequena	Moderadamente dilatada e fixa	Normal ou pequena
Resposta pupilar à luz	Normal	Normal ou reduzida	Nenhuma	Normal
Pressão intraocular	Normal	Variável	Elevada	Normal
Esfregaço	Microrganismos causadores	Sem microrganismos	Sem microrganismos	Microrganismos encontrados apenas em úlceras da córnea relacionadas com a infecção

*As causas menos comuns de hiperemia conjuntival ("olhos vermelhos") incluem endoftalmite, corpo estranho, episclerite e esclerite. †Uveíte anterior aguda. ‡Glaucoma de ângulo fechado.

FOTOPSIA

O início súbito de *flashes* (fotopsia) no campo visual periférico sugere tração do vítreo na retina periférica, às vezes com laceração retiniana resultante. Os *flashes*, que podem ser mais pronunciados no escuro e com movimentos rápidos dos olhos, podem estar associados ao aparecimento súbito de moscas volantes, que podem indicar detritos ou sangue na cavidade vítrea. Como uma laceração na retina pode levar ao descolamento de retina, é necessária uma consulta urgente com um oftalmologista.

A luz intermitente com enxaqueca (Capítulo 370) é descrita como cintilações ou luzes em zigue-zague que marcham pelo campo visual por alguns minutos ou até 30 min, às vezes associadas à perda transitória do campo visual. A cefaleia não é universal.

MOSCAS VOLANTES

As moscas volantes, que são causados por pequenos agregados ou opacidades na cavidade vítrea, resultam do envelhecimento normal do vítreo. O início agudo de moscas volantes do vítreo pode estar associado à uveíte ou ao início súbito de sangramento na cavidade vítrea decorrente de diabetes ou anemia falciforme. As moscas volantes agudas, contudo, particularmente se associadas a luzes piscando, podem indicar descolamento de vítreo posterior e/ou laceração da retina com descolamento de retina iminente. O encaminhamento oftálmico urgente é essencial.

FOTOFOBIA

Fotofobia, particularmente se associada a dor ocular, hiperemia conjuntival e visão reduzida, é um sintoma de inflamação intraocular (uveíte) por traumatismo ou outras causas. A fotofobia também é típica da enxaqueca aguda e da irritação meníngea. O encaminhamento oftalmológico imediato é prudente.

HALOS EM TORNO DE LUZES

Pacientes com catarata geralmente veem halos ao redor das luzes, principalmente ao dirigir à noite. Visão diminuída episódica, hiperemia conjuntival e halos ao redor das luzes podem ser manifestações de glaucoma de ângulo fechado decorrente do aumento da pressão intraocular com edema da córnea resultante e perda da clareza da córnea. Halos também podem ocorrer como uma complicação da cirurgia refrativa do olho.

SENSAÇÃO DE CORPO ESTRANHO

A sensação de corpo estranho é comumente causada por doenças da superfície ocular, como a síndrome do olho seco (ver mais adiante). Entrópio (Figura 395.3) ou cílios mal direcionados (triquíase) também podem causar sensação de corpo estranho. A maioria das abrasões da córnea causa dor intensa, mas pequenas abrasões da córnea podem estar associadas a uma sensação de corpo estranho em vez de dor intensa. Uma queimadura por arco elétrico de soldagem causa queratopatia corneana pontilhada e a sensação de corpo estranho pode ser um sintoma proeminente. Um verdadeiro corpo estranho conjuntival ou corneano também pode estar presente.

LACRIMEJAMENTO EXCESSIVO (EPÍFORA)

O lacrimejamento pode ocorrer em virtude da superprodução de lágrimas ou do comprometimento da drenagem lacrimal. Qualquer anormalidade na frouxidão, posição ou fechamento da pálpebra superior ou inferior pode prejudicar o sistema de bombeamento lacrimal. A obstrução do sistema de drenagem de lágrimas nasolacrimal decorrente de idade, inflamação, infecção ou neoplasia pode impedir a drenagem lacrimal adequada. Finalmente, irritantes da superfície ocular, como cílios triquiáticos tocando a córnea, podem estimular a produção excessiva de lágrimas. O tratamento depende da condição subjacente.

BLEFAROSPASMO

Qualquer irritação da conjuntiva ou da córnea pode fazer com que as pálpebras se contraiam. Os espasmos ocasionais das pálpebras geralmente estão associados a estresse ou estimulação adrenérgica. O blefarospasmo essencial benigno é um espasmo grave das pálpebras que leva ao comprometimento funcional. A esclerose múltipla (Capítulo 383) também pode causar espasmo palpebral.

CONJUNTIVITE

Qualquer inflamação ocular, como úlceras da córnea, glaucoma de ângulo fechado, endoftalmite e uveíte, pode estar associada à hiperemia conjuntival secundária. A conjuntivite geralmente envolve toda a conjuntiva, está associada a uma secreção e geralmente não está associada à dor (Tabela 395.4).

PTOSE (QUEDA PALPEBRAL)

Ptose (Figura 395.4) é tipicamente decorrente da desinserção relacionada com a idade do músculo levantador da pálpebra superior. No entanto, também pode ser causada por paralisia do terceiro nervo, síndrome de Horner, miastenia *gravis* (Capítulo 394) ou outros problemas neurológicos. A paralisia do terceiro nervo geralmente está associada a diplopia e pupila dilatada. Síndrome de Horner (Figura 396.5) está associada a uma pupila pequena e anidrose ipsilateral. Na miastenia *gravis* (Capítulo 394), outras características típicas de fraqueza muscular e fatigabilidade geralmente estão presentes ou podem ser induzidas. As causas não neurológicas de ptose incluem deiscência do músculo levantador relacionada com a idade.

PROPTOSE (EXOFTALMIA)

A proptose, ou globo proeminente, pode ser manifestação de doença ocular da tireoide, que por sua vez está associada a anormalidades da tireoide, especialmente a doença de Graves (Capítulo 213). Nesse cenário, a proptose pode ser subaguda e assimétrica. Qualquer inflamação orbital, infecção ou neoplasia pode causar proptose unilateral; no caso de inflamação ou infecção, o início da proptose é tipicamente agudo. Todos os processos orbitais podem acometer os nervos cranianos orbitais, com diplopia ou neuropatia óptica associada. A infecção orbital, ou celulite, tipicamente se manifesta como hiperemia conjuntival intensa, dor, sinusite e leucocitose (Figura 395.5). A inflamação orbitária idiopática pode causar proptose aguda, geralmente unilateral, com dor intensa, principalmente com o movimento dos olhos, e frequentemente com diminuição da visão. Um tumor do nervo óptico causa proptose unilateral crônica associada a início lento de perda de campo visual. A celulite aguda pode estar associada a proptose unilateral, hiperemia conjuntival intensa e dor moderada a intensa, comumente a sinusite e leucocitose.

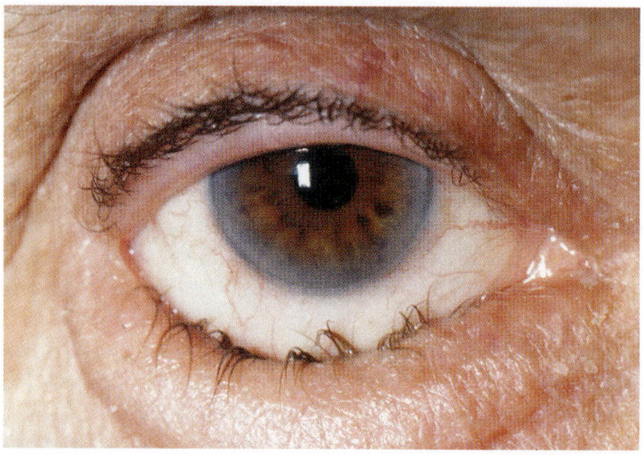

FIGURA 395.3 **Entrópio involutivo.** (De Palay DA, Krachmer JH. *Primary Care Ophthalmology*, 2nd ed. Philadelphia: Elsevier Mosby; 2005.)

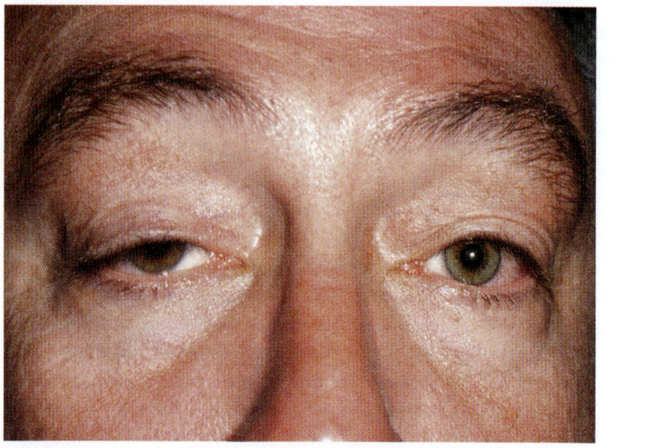

FIGURA 395.4 **Ptose da pálpebra superior direita.** (De Palay DA, Krachmer JH. *Primary Care Ophthalmology*, 2nd ed. Philadelphia: Elsevier Mosby; 2005.)

PUPILA PEQUENA

Uma pupila pequena unilateral é mais bem detectada no escuro. As causas incluem a síndrome de Horner, associada a ptose no mesmo lado; as pupilas de sífilis terciária bilateralmente pequenas e com reação fraca (pupilas de Argyll Robertson), que se acomodam com constrição normal a um objeto próximo; colírio miótico (p. ex., pilocarpina); irite traumática; uveíte; e cirurgia ocular recente.

PUPILA GRANDE

Qualquer agente alfa-adrenérgico ou anticolinérgico colocado no olho pode causar pupila dilatada. Com traumatismo ocular, o músculo esfíncter da íris pode ser danificado, resultando em uma pupila anormalmente grande. Lágrimas no esfíncter da íris às vezes podem ser percebidas no exame com lâmpada de fenda. A paralisia do terceiro nervo pode causar dilatação da pupila associada à ptose e diminuição da elevação, depressão e movimento do olho medial. A pupila de Adie (ver Figura 396.3) é uma pupila grande unilateral idiopática, que é hipersensível à estimulação colinérgica fraca. Cirurgia ocular recente, uveíte, um ataque agudo de glaucoma de ângulo fechado e irite traumática podem causar pupila dilatada.

LEUCOCORIA

Leucocoria (pupila branca) em uma criança pequena é criticamente importante porque pode ser um sinal de retinoblastoma. Algumas das doenças não retinoblastoma mais comuns que se apresentam com leucocoria (Tabela 395.5) incluem catarata, descolamento de retina, vasculatura fetal persistente (uma anomalia de desenvolvimento do vítreo que resulta em fibrose intraocular e descolamento de retina), doença de Coats (malformação vascular de desenvolvimento da retina que causa descolamento exsudativo da retina) e toxocaríase ocular (infecção parasítica por nematoide intraocular, que causa cicatriz intraocular e descolamento da retina).

Anormalidades da pálpebra

ECTRÓPIO E ENTRÓPIO

Um ectrópio é uma doença em que a pálpebra vira para fora, tipicamente a pálpebra inferior (Figura 395.6), com exposição da superfície inferior da pálpebra. As causas incluem envelhecimento, cicatrizes, massa na pálpebra e paralisia do sétimo nervo. Os sintomas comuns, decorrentes da exposição e ressecamento da córnea, incluem ardor, prurido, lacrimejamento e sensação de corpo estranho. O tratamento é cirúrgico, embora os sintomas leves possam ser tratados de maneira conservadora com lubrificação.

O entrópio, que é uma inversão da pálpebra (ver Figura 395.3), geralmente está relacionado com a idade e associado a irritação, ardência e sensação de corpo estranho porque os cílios tocam a córnea. Se causar triquíase, na qual os cílios esfregam ou esfolam a córnea, os cílios podem ser removidos com pinça ou cirurgia para corrigir o mau posicionamento das pálpebras. Pode-se injetar toxina botulínica no músculo orbicular para corrigir temporariamente o entrópio.

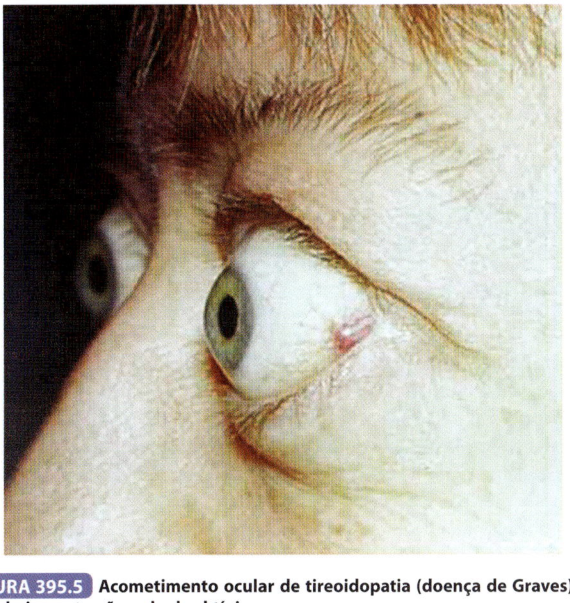

FIGURA 395.5 **Acometimento ocular de tireoidopatia (doença de Graves) com exoftalmia e retração palpebral típicas.**

CALÁZIO

Um calázio (Figura 395.7) é uma inflamação lipogranulomatosa localizada decorrente de uma glândula sebácea (meibomiana) ocluída. O material seboso retido e rico em lipídios atua como um material estranho que estimula uma reação inflamatória de corpo estranho lipogranulomatosa. Um nódulo imóvel indolor ou ligeiramente sensível se forma sob a pele da pálpebra. A maioria das lesões desaparece em dias ou semanas com compressas quentes ou sem tratamento específico. Se o calázio persistir, pode ser desbridado cirurgicamente. Alguns indivíduos podem ter calázios recorrentes. Um calázio recorrente no mesmo local pode apontar para um carcinoma subjacente.

HORDÉOLO (TERÇOL)

Um hordéolo (terçol) (Figura 395.8) é um abscesso extremamente doloroso em um folículo capilar ou ciliar ou em uma glândula sebácea. Os terçóis geralmente são infecções autolimitadas que respondem a compressas mornas e antibióticos tópicos (p. ex., pomada de bacitracina ou

Tabela 395.5 Diagnóstico diferencial de leucocoria.

Retinoblastoma
Catarata
Vítreo primário hiperplásico persistente
Retinopatia da prematuridade (fibroplasia retrolenticular)
Doença de Coats (telangiectasia retiniana)
Descolamento da retina
Toxocaríase
Vitreorretinopatia exsudativa familiar (VREF)

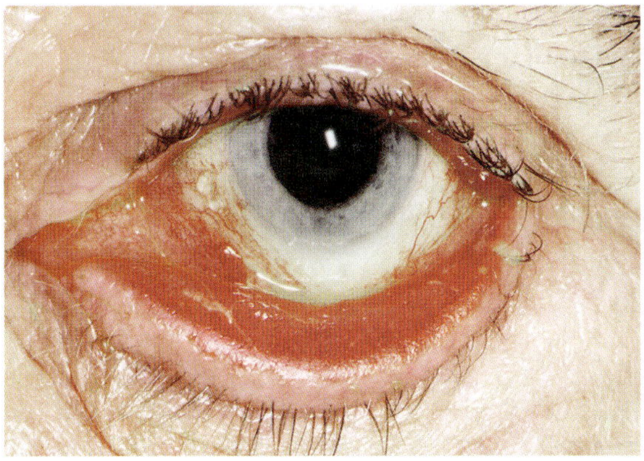

FIGURA 395.6 **Ectrópio involutivo.** (De Palay DA, Krachmer JH. *Primary Care Ophthalmology,* 2nd ed. Philadelphia: Elsevier Mosby; 2005.)

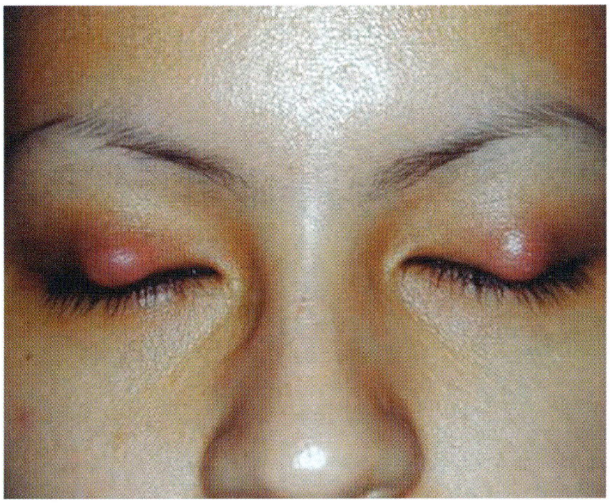

FIGURA 395.7 **Calázio bilateral nas pálpebras superiores.**

eritromicina ou gotas de moxifloxacino ou gatifloxacino). Um oftalmologista pode realizar incisão e drenagem se os sintomas não melhorarem em 48 horas.

BLEFARITE

A blefarite (Figura 395.9) é uma inflamação comum e inespecífica da margem palpebral ou da pele. O problema geralmente é bilateral e simétrico. A rosácea (Capítulo 410) é a afecção cutânea associada mais comum e o *Staphylococcus aureus* é o agente infeccioso mais comum. Se não for tratada, a blefarite torna-se crônica e pode causar inflamação da córnea e conjuntiva (blefaroconjuntivite). Os cuidados de suporte eficazes para a blefarite incluem compressas quentes e manutenção de uma boa higiene das pálpebras. Pomada antibiótica oftálmica (p. ex., bacitracina ou eritromicina) é mais eficaz do que colírio, mas antibióticos sistêmicos (p. ex., minociclina, 50 a 100 mg, ou doxiciclina, 100 mg, 1 vez/dia; tetraciclina, 250 mg, 2 vezes/dia; ou eritromicina, 250 mg, 3 vezes/dia) raramente podem ser recomendados, particularmente se houver qualquer evidência de inflamação da córnea ou conjuntiva.

Na blefarite seborreica, resíduos queratinosos esfoliados acumulam-se ao longo da margem palpebral, particularmente nos folículos dos cílios, e irritam a conjuntiva. O tratamento dessa condição crônica é direcionado à remoção mecânica dos resíduos de queratina, esfregando a pálpebra e os cílios diariamente com um detergente neutro ("xampu de bebê") em água morna aplicado com um pano macio.

NEOPLASIAS BENIGNAS DA PÁLPEBRA

Os acrocórdons, também conhecidos como papilomas escamosos, são as lesões benignas da pele mais comuns. Outras lesões cutâneas incluem queratite seborreica, queratite actínica, queratite folicular invertida e lesões benignas dos sistemas écrino e apócrino. A maioria dessas lesões benignas é curada por excisão simples.

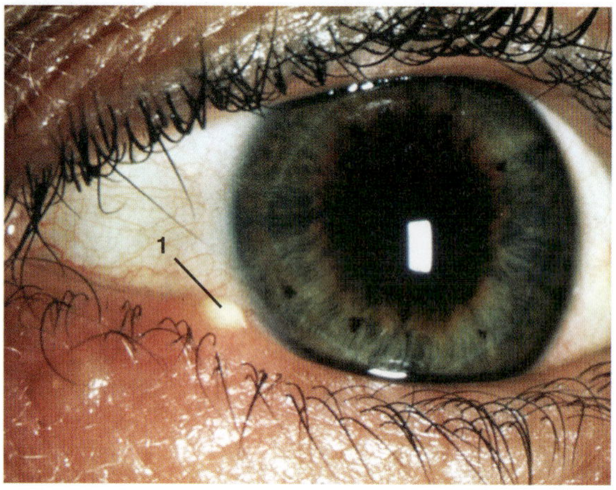

FIGURA 395.8 **Hordéolo na pálpebra inferior (*1*).** (De Palay DA, Krachmer JH. *Primary Care Ophthalmology*, 2nd ed. Philadelphia: Elsevier Mosby; 2005.)

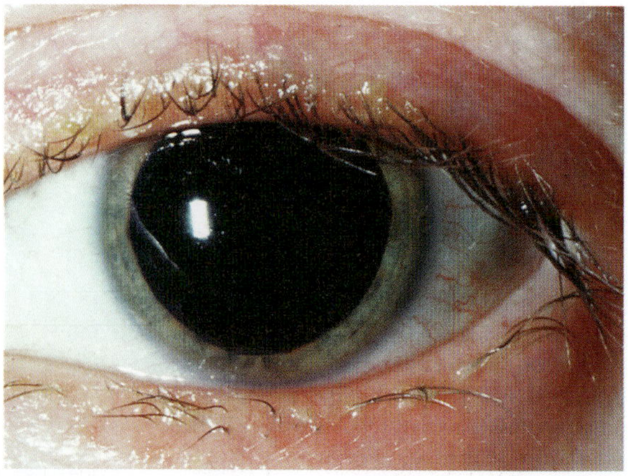

FIGURA 395.9 **Blefarite estafilocócica.** As margens das pálpebras estão muito vermelhas e, sob grande ampliação, demonstram ulcerações minúsculas. (De Palay DA, Krachmer JH. *Primary Care Ophthalmology*, 2nd ed. Philadelphia: Elsevier Mosby; 2005.)

CARCINOMA SEBÁCEO

O carcinoma sebáceo origina-se nas glândulas sebáceas da placa tarsal (glândula meibomiana) ou associado aos cílios (glândulas de Zeis) e é capaz de produzir metástases generalizadas que resultam em morte. A síndrome de Muir-Torre é uma síndrome de tumores sebáceos associados a neoplasia maligna visceral. Exceto na blefarite unilateral crônica, em razão do modo peculiar de disseminação desse tumor no plano do epitélio da pele (disseminação pagetoide) sem causar a formação de nódulos, poucos sintomas ocorrem no início do curso da doença. O tumor pode progredir envolvendo a conjuntiva tarsal, a conjuntiva bulbar e até mesmo o epitélio corneano. Um sinal característico é a perda regional dos cílios. Quando a massa se torna mais espessa, pode ter o aspecto de um calázio, e uma história de múltiplos calázios na mesma região da pálpebra é sugestiva de carcinoma sebáceo. O atraso no diagnóstico é comum porque a lesão geralmente apresenta apenas características clínicas modestas.

O tratamento é a excisão cirúrgica completa. Biopsias de mapeamento para determinar a extensão da disseminação do tumor podem ser úteis para o planejamento cirúrgico definitivo. A mitomicina C tópica tem sido sugerida como tratamento para a invasão pagetoide da conjuntiva. A crioterapia também pode ser um coadjuvante útil à cirurgia para lesões da pálpebra e da conjuntiva. Em casos avançados, a remoção de pálpebras, olhos e conteúdo orbital (exenteração) pode ser necessária. A realização de imagem para detecção de metástases locais e distantes é fundamental.

CARCINOMA BASOCELULAR

O carcinoma basocelular (e-Figura 395.2), que se origina da camada de células basais do epitélio, é a neoplasia maligna cutânea mais comum (Capítulo 193). A lesão, que geralmente é assintomática, frequentemente é um nódulo elevado e bem demarcado que pode ter uma região central de ulceração e finos canais vasculares cutâneos (telangiectasias). Ocasionalmente, as lesões podem ser mais sutis e se apresentarem apenas com espessamento da margem palpebral, perda focal ou rompimento dos cílios ou uma eversão leve (ectrópio) da pálpebra. Uma lesão cutânea benigna comum, às vezes confundida clinicamente com carcinoma basocelular, é a queratose seborreica (Capítulo 411), que tende a ser mole e parecer hiperpigmentada; o local mais comum é a pálpebra inferior, sobretudo no quadrante nasal. O carcinoma basocelular, particularmente próximo ao canto medial, pode se estender posteriormente para os tecidos moles da órbita. Exames de imagem antes da excisão cirúrgica para lesões cantais mediais podem ser necessários para determinar a verdadeira extensão do tumor. O carcinoma basocelular é tratado com excisão cirúrgica, usando a técnica de Mohs com avaliação histológica intraoperatória para determinar margens adequadas de excisão, se possível.

A metástase é extremamente rara. Com detecção precoce e excisão adequada da lesão local, o prognóstico é excelente.

CARCINOMA ESPINOCELULAR DA PÁLPEBRA

O carcinoma espinocelular da pálpebra, que é muito menos comum do que o carcinoma basocelular, origina-se no epitélio escamoso da superfície. A exposição à luz ultravioleta é o principal fator de risco. Ao contrário do carcinoma basocelular, o carcinoma espinocelular pode metastatizar, mais frequentemente para os linfonodos regionais. Também pode invadir a órbita e o seio cavernoso por meio da disseminação perineural de lesões não tratadas nas pálpebras. O tratamento é a excisão cirúrgica, frequentemente com a técnica cirúrgica micrográfica de Mohs. Exceto em circunstâncias raras, como em pacientes imunossuprimidos ou pacientes com xeroderma pigmentoso, o prognóstico é excelente.

Anormalidades da superfície ocular

CERATOCONJUNTIVITE SECA (XEROFTALMIA)

Mesmo pequenos distúrbios no filme lacrimal podem causar prurido, ardência, sensação de corpo estranho e alterações transitórias na visão.[3] Ceratoconjuntivite seca que causa hiperemia conjuntival sem secreção purulenta perturba muito alguns pacientes. Paradoxalmente, a diminuição do lacrimejamento pode resultar em irritação e aumento do lacrimejamento secundário (refluxo).

A maior parte da produção diária de lágrimas não é pela glândula lacrimal, mas por pequenas coleções de glândulas lacrimais, glândulas produtoras de muco e glândulas sebáceas localizadas em toda a conjuntiva, pálpebra e tecido mole orbital anterior. Com o tempo, especialmente em mulheres, a produção de filme lacrimal diminui. Como a produção do filme lacrimal é menor durante o sono, os pacientes frequentemente notam sintomas ao acordar, seguidos de resolução lenta ao longo de minutos ou horas. Ambientes com vento e baixa umidade, como em aviões comerciais, podem exacerbar os sintomas. A redução nos componentes aquosos das lágrimas está frequentemente associada a aumento compensatório na produção de muco, que tende a embaçar a visão até que o paciente pisque ou use lágrimas suplementares. Esses sintomas são particularmente proeminentes em pessoas com doenças autoimunes, como artrite reumatoide (Capítulo 248), síndrome de Sjögren (Capítulo 252), síndrome de Stevens-Johnson (Capítulo 411) e penfigoide cicatricial ocular.

A ceratoconjuntivite seca pode ser dividida pela etiologia em deficiência lacrimal aquosa e disfunção lacrimal evaporativa. A disfunção evaporativa da lágrima é mais comumente secundária à instabilidade do filme lacrimal e é resultado da disfunção da glândula meibomiana (Figura 395.10).

O tratamento não é definitivo e raramente é satisfatório. Nenhum medicamento aumenta a produção de lágrimas. Lágrimas artificiais de baixa viscosidade (p. ex., polietilenoglicol 400 0,4%), que não tendem a turvar a visão, mas têm curta duração de ação, são mais bem usadas durante tarefas visualmente importantes. Lágrimas de alta viscosidade (p. ex., carboximetilcelulose sódica) têm duração de ação maior, mas tendem a turvar a visão; elas são mais usadas na hora de dormir para manter a lubrificação da superfície ocular durante o sono. Quando as lágrimas artificiais não controlam os sintomas, a oclusão do ducto nasolacrimal com tampões sintéticos ou a oclusão cirúrgica permanente tende a reter as lágrimas que são produzidas. Imunomoduladores (p. ex., ciclosporina 0,05% em gotas, indefinidamente a cada 12 horas) podem preservar o tecido glandular que pode ser afetado pela inflamação local. Acredita-se que o lifitegraste tópico, administrado 2 vezes/dia indefinidamente, também seja um imunomodulador, inibindo a ativação dos linfócitos T. Para pacientes com doença sistêmica associada à ceratoconjuntivite seca, o tratamento efetivo da doença sistêmica às vezes melhora as anormalidades oculares.

PINGUÉCULA E PTERÍGIO

Uma pinguécula (Figura 395.11) consiste em um processo degenerativo conjuntival límbico (na junção da córnea e esclera) e bulbar provocado por danos causados pela luz ultravioleta ao tecido subepitelial. É muito comum e raramente causa sintomas. Se a degeneração do tecido de suporte se estender até a córnea, ela se torna um pterígio (Figura 395.12), que pode causar astigmatismo da córnea e exigir excisão cirúrgica. Cerca de 2 a 10% das pessoas com pterígio têm um carcinoma espinocelular coexistente, que muitas vezes é clinicamente insuspeito e diagnosticado apenas por exame histopatológico.

EROSÃO RECORRENTE

A erosão corneana recorrente geralmente se manifesta como reação retardada a uma abrasão corneana traumática menor. A abrasão cicatriza de maneira anormal, resultando em uma fraqueza da fixação epitelial ao tecido subjacente. Semanas a meses ou anos depois, o paciente acorda com dor ocular ao abrir o olho, às vezes com episódios recorrentes de dor todas as manhãs. O epitélio "grudou" na pálpebra superior subjacente e foi mecanicamente raspado. O problema é tratado com colírio e pomada hiperosmóticos. Se as erosões continuarem ocorrendo apesar do colírio e da pomada, as opções cirúrgicas incluem queratectomia superficial (em que o epitélio é desbridado mecanicamente), queratopatia fototerapêutica ou micropuntura estromal. Todas as três técnicas funcionam tentando cicatrizar ou aderir o epitélio fraco à córnea subjacente.

TRAUMATISMO ACIDENTAL

Em decorrência de traumatismo ocular, muitos tecidos do olho podem ser facilmente rompidos e os efeitos do traumatismo podem não se manifestar por meses ou até anos após o episódio. Se o episódio traumático romper a parede do olho (córnea e esclera), o reparo cirúrgico é necessário, geralmente com urgência. Se a parede do olho estiver íntegra, o tratamento cirúrgico geralmente não é necessário, pelo menos inicialmente.

ABRASÃO DA CÓRNEA

O epitélio corneano é muito delicado, e o contato de qualquer objeto pode resultar em cisalhamento ou irregularidade do epitélio. A abrasão da córnea é uma das formas mais comuns de lesão ocular. Os sintomas frequentemente são intensos e intoleráveis. A cicatrização (*i. e.*, reepitelização) da córnea ocorre em 24 a 48 horas. A ferrugem de fragmentos

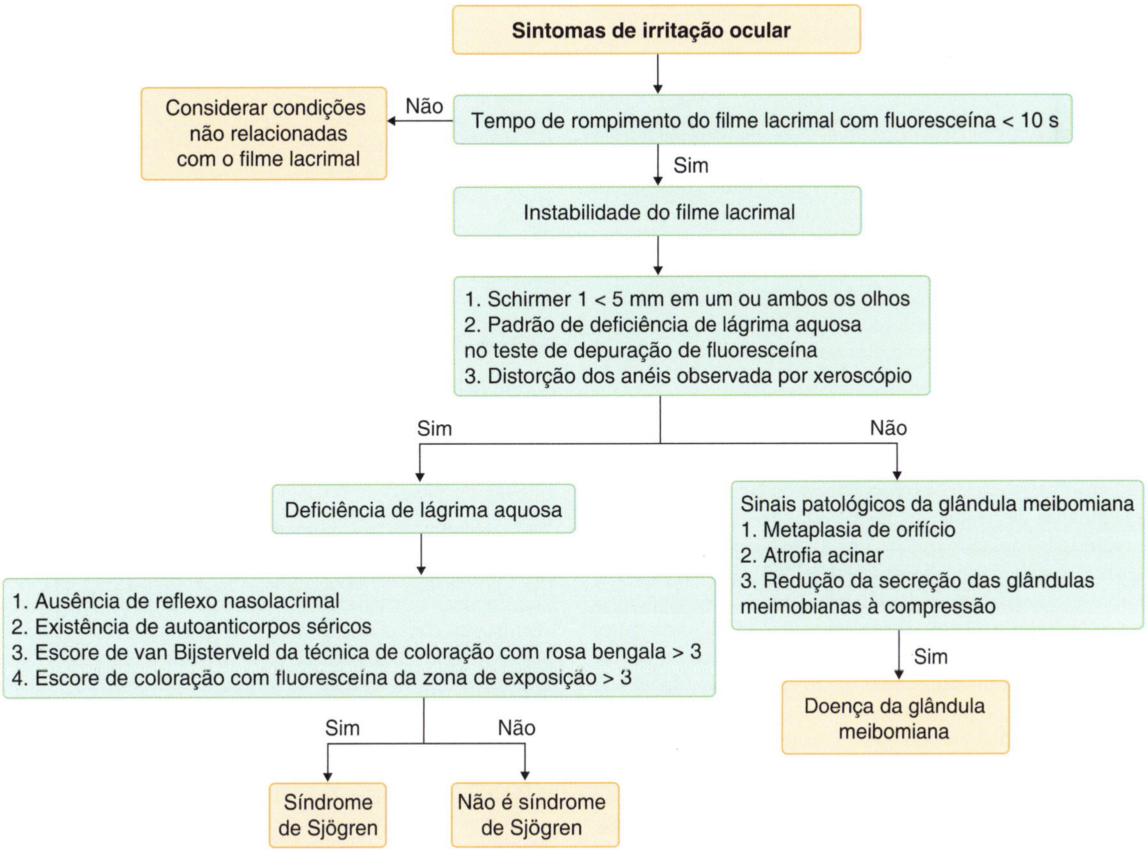

FIGURA 395.10 **Algoritmo de diagnóstico para irritação ocular.** (Modificada de Pflugfelder SC, Tseng SC, Sanabria O, et al. Evaluation of subjective assessments and objective diagnostic tests for diagnosing tear-film disorders known to cause ocular irritation. *Cornea.* 1998;17:38-56.)

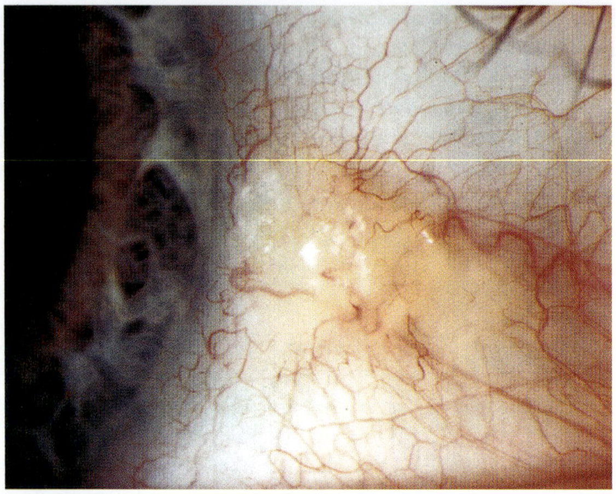

FIGURA 395.11 **Pinguécula.** Essas lesões são encontradas nas posições de 3 e 9 horas e são extremamente comuns, sobretudo em pacientes mais velhos. (De Palay DA, Krachmer JH. *Primary Care Ophthalmology,* 2nd ed. Philadelphia: Elsevier Mosby; 2005.)

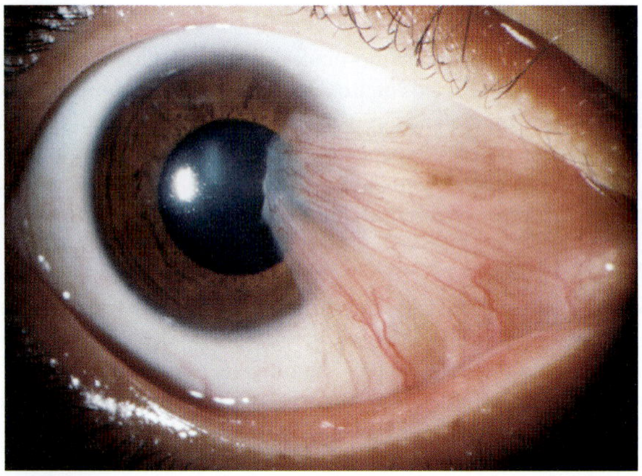

FIGURA 395.12 **Pterígio.** Essas lesões são encontradas no meridiano horizontal, mais comumente no quadrante nasal. (De Palay DA, Krachmer JH. *Primary Care Ophthalmology,* 2nd ed. Philadelphia: Elsevier Mosby; 2005.)

metálicos é tóxica para o epitélio e deve ser removida. Queratite bacteriana ou fúngica pode complicar as lesões provocadas pelas unhas ou matéria vegetal, como galhos de árvores. O tratamento geralmente consiste em um antibiótico tópico (p. ex., antibióticos fluoroquinolona ou pomada antibiótica, 4 vezes/dia durante 10 a 14 dias) para prevenir queratite bacteriana. A subsequente fibrose geralmente não ocorre, a menos que estruturas mais profundas, como a membrana de Bowman, sejam acometidas. Anestésicos tópicos nunca devem ser prescritos para controlar a dor, porque aumentam o risco de queratite microbiana e fibrose e podem retardar a cura.

TRAUMATISMO OCULAR IMPORTANTE

Hifema (Figura 395.13) é uma hemorragia na câmara anterior geralmente causada por traumatismo contuso. Se o paciente estiver em decúbito dorsal, como em uma unidade de terapia intensiva, o sangue se distribuirá uniformemente sobre a íris, causando o aparecimento de pigmentação aumentada da íris (heterocromia da íris). Se o paciente estiver sentado, o sangue pode se depositar pela gravidade, formando uma interface hematoaquosa com o sangue na porção mais baixa da câmara anterior. O hifema, que é um sinal de lesão ocular grave, pode causar glaucoma secundário e manchas de sangue na córnea. Exige avaliação imediata por um oftalmologista.

O local mais comum de ruptura do globo ocular é no limbo (junção da córnea e da esclera), onde massa pigmentada pode ser observada. A massa pode ser um coágulo sanguíneo ou a úvea deslocada anteriormente (geralmente íris). Qualquer manipulação do globo ocular pode forçar o tecido intraocular remanescente através da ferida e tornar a lesão irreparável. Geralmente se indica reparo cirúrgico de emergência.

Catarata e descolamento de retina não são comuns, exceto em traumatismos acidentais graves. Catarata unilateral ou glaucoma unilateral pode

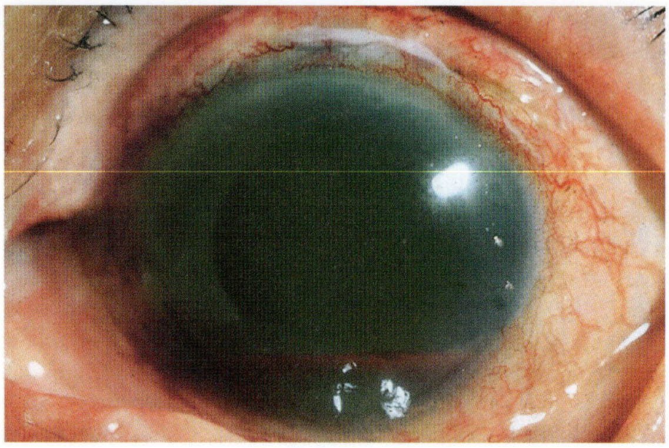

FIGURA 395.13 **Hifema após cirurgia de catarata.** (Cortesia do Dr. Myron Yanoff.)

ocorrer décadas após a lesão, mesmo quando a lesão é muito pequena para ser lembrada. Catarata traumática e glaucoma traumático são tratados da mesma maneira que outras formas dessas doenças.

DISTÚRBIOS INFLAMATÓRIOS OCULARES

Uveíte

A inflamação de qualquer parte ou partes da úvea (íris, corpo ciliar e corioide) pode ser chamada de uveíte anterior ou posterior, irite, iridociclite ou corioidite. Os sintomas incluem hiperemia conjuntival (ver Tabela 395.4), visão reduzida e fotofobia. A inflamação pode ser aguda ou crônica e uma causa sistêmica subjacente é encontrada em aproximadamente 50% dos casos. A uveíte acompanha muitas doenças autoimunes, muitas vezes sem correlação com a atividade da inflamação sistêmica. A uveíte anterior ou conjuntivite é quase universal em pacientes com artrite reativa (Capítulo 249). Cerca de 25% dos pacientes com espondilite anquilosante (Capítulo 249) desenvolvem uveíte anterior aguda e recorrente. Dois a 12% dos pacientes com doença inflamatória intestinal (Capítulo 132) desenvolvem uveíte anterior, que também é comum na artrite psoriática, mas não apenas na psoríase (Capítulos 249 e 409). O tratamento com corticosteroides tópicos (p. ex., acetato de prednisolona 1%, uma gota no olho acometido ou nos olhos a cada 1 a 6 horas enquanto acordado) frequentemente é suficiente para controlar a doença ocular, mas alguns pacientes precisam de terapia local mais agressiva, como injeções intravítreas ou perioculares de esteroides. Imunossupressão sistêmica[4] com corticosteroides orais (p. ex., 10 a 35 mg de prednisona por dia)[A3] ou agentes imunossupressores poupadores de esteroides (p. ex., metotrexato 25 mg por semana, micofenolato de mofetila 39 mg/dia,[A2b] ou adalimumabe 80 mg de dose de ataque e, em seguida, 40 mg a cada 2 semanas)[A4,A5] é uma alternativa efetiva que também pode ser necessária para reduzir exacerbações e perda visual em pacientes com doença crônica.

Endoftalmite

A endoftalmite é uma inflamação extensa dentro do olho por qualquer causa. A maioria dos casos de endoftalmite envolve uma fenda na parede do olho (córnea e esclera), associada a traumatismo acidental (incidência de aproximadamente 5%) ou procedimentos cirúrgicos (incidência de aproximadamente < 0,03%). O sintoma inicial geralmente é visão reduzida seguida de dor ocular contínua e de localização imprecisa. O sinal inicial frequentemente é evidência de células inflamatórias dentro do aquoso (uveíte anterior) ou dentro do vítreo (vitrite). As células podem ser observadas apenas por biomicroscopia com lâmpada de fenda. Organismos microbianos comuns incluem espécies gram-positivas produtoras de toxinas e espécies gram-negativas que estão frequentemente associadas a um curso destrutivo rápido. Outro organismo de virulência relativamente baixa, *Propionibacterium acnes* e *Staphylococcus epidermidis*, segue um curso mais indolente com menor potencial de destruição. A infecção por endoftalmite metastática de uma fonte primária fora do olho é uma causa incomum.

O diagnóstico é estabelecido por amostragem de líquido da câmara anterior ou de preferência líquido vítreo (torneira vítrea) e avaliação desse líquido por coloração de Gram e cultura. A profilaxia contra a endoftalmite inclui a instilação tópica pré-operatória de iodopovidona e injeção intracameral de antibiótico no final da cirurgia de catarata.

Os antibióticos sistêmicos geralmente não são eficazes. O manejo inicial é feito com antibióticos intravítreos[5] (p. ex., comumente usados, mas não limitados a, vancomicina 1 mg/0,1 mℓ e ceftazidima 2,25 mg/0,1 mℓ) e, em determinados pacientes, corticosteroides. Se houver sinais externos de infecção (p. ex., úlcera de córnea), antibióticos tópicos também são usados simultaneamente. Casos graves podem requerer citorredução cirúrgica da infecção (vitrectomia) para reduzir a carga de detritos microbianos e inflamatórios e para tratar patologia vitreorretiniana associada.

Conjuntivite alérgica

A conjuntivite alérgica (Tabela 395.6) está comumente associada a atopia, febre do feno e rinite alérgica.[6] Prurido, sensação de corpo estranho e secreção aquosa são comuns. O tratamento inclui compressas frias e agentes tópicos ou anti-histamínicos (p. ex., olopatadina, 1 a 2 vezes/dia até a resolução dos sintomas). O tratamento a longo prazo com estabilizadores de mastócitos (p. ex., colírio de pemirolaste, 4 vezes/dia durante a temporada alérgica) ou a combinação de um anti-histamínico mais um estabilizador de mastócitos (p. ex., colírio de olopatadina, 2 vezes/dia durante a temporada alérgica) pode ser extremamente eficaz no tratamento de sintomas crônicos. Os anti-histamínicos orais (p. ex., cetirizina 5 a 10 mg/dia até a resolução dos sintomas) também podem ser úteis.

DISTÚRBIOS OCULARES INFECCIOSOS

Celulite

Celulite pré-septal (Figura 395.14) é a inflamação do tecido mole da pálpebra anterior ao septo orbital. O septo orbital divide os tecidos moles da pálpebra dos tecidos moles da órbita. O tecido orbital é mais suscetível a danos pela inflamação do que o tecido pré-septal.

Os sinais clínicos da celulite pré-septal incluem inchaço dos tecidos moles, hiperemia e quemose conjuntival (edema). O movimento do olho não é restringido. A extensão da inflamação posterior ao septo orbital é indicada por proptose do globo e oftalmoplegia (movimento restrito). O tratamento da celulite pré-septal inclui antibióticos orais (p. ex., comumente usados, mas não limitados a, amoxicilina-clavulanato, 500 mg VO a cada 8 horas por 10 dias, ou trimetoprima-sulfametoxazol 500 mg VO, 2 vezes/dia para casos de suspeita de *S. aureus* resistente à meticilina [MRSA]). O tratamento da celulite orbitária, que pode causar neurite óptica séptica, disseminação intracraniana e trombose do seio cavernoso, pode exigir antibióticos intravenosos e drenagem cirúrgica de um abscesso paraorbital.

Conjuntivite por adenovírus

A conjuntivite viral (Figura 395.15) é comumente (Tabela 395.6) causada por adenovírus (especialmente os subtipos 7, 11 e 18). A doença é extremamente contagiosa por contato direto ou inalação de partículas respiratórias. Após um período de incubação de 3 a 7 dias, o paciente apresenta hiperemia conjuntival (Tabela 395.4), prurido, ardência, sensação de corpo estranho e, frequentemente, secreção, que persiste por 5 a 15 dias. O paciente pode apresentar linfadenopatia pré-auricular e o relato de infecção das vias respiratórias superiores é comum. A doença é autolimitada e o tratamento visa ao conforto do paciente. As compressas frias costumam aliviar o desconforto. Os pacientes são aconselhados a lavar as mãos com frequência. Antibióticos tópicos não são necessários.

Conjuntivite bacteriana

Menos de 5% dos casos de conjuntivite são causados por bactérias, principalmente espécies de *Staphylococcus*, *Haemophilus* ou *Streptococcus*. Os pacientes apresentam secreção mucoide ou purulenta (Figura 395.16), frequentemente com crostas e edema da conjuntiva (quemose) e pálpebras. A conjuntivite bacteriana responde a soluções ou pomadas antibióticas de amplo espectro (p. ex., pomada de eritromicina tópica 3 vezes/dia, durante 2 semanas) (Tabela 395.7).

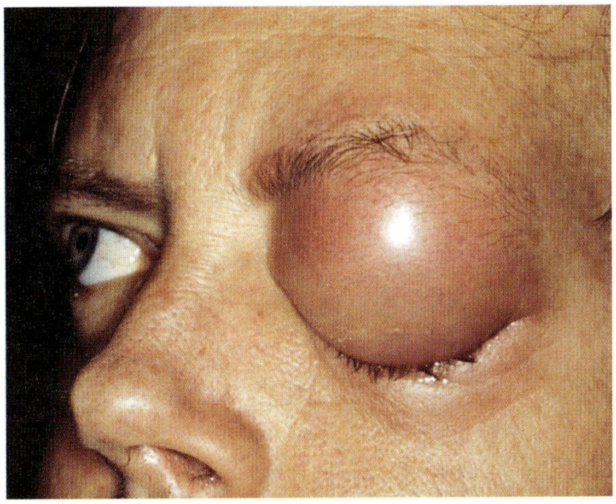

FIGURA 395.14 **Abscesso palpebral.** A celulite pré-septal, comumente resultante de um pequeno traumatismo penetrante, pode evoluir para um abscesso. O tratamento exige incisão e drenagem seguida por antibióticos sistêmicos.

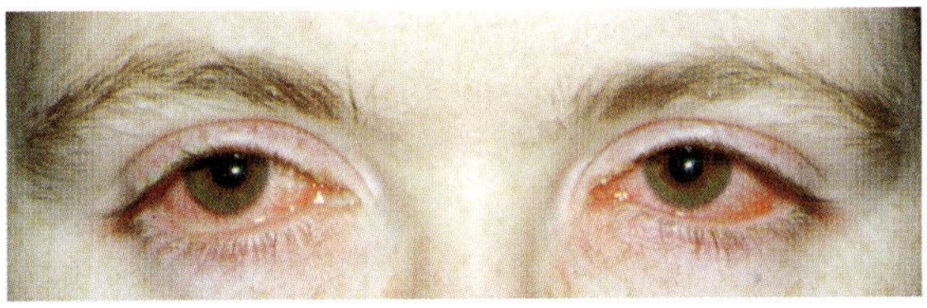

FIGURA 395.15 **Hiperemia conjuntival difusa associada à secreção aquosa é evidente nesse caso de conjuntivite viral.** (De Palay DA, Krachmer JH. *Primary Care Ophthalmology*, 2nd ed. Philadelphia: Elsevier Mosby; 2005.)

Tabela 395.6 Distúrbios oftálmicos associados à conjuntivite.

DISTÚRBIO	AGUDO OU CRÔNICO	UNILATERAL OU BILATERAL	SINTOMAS PRINCIPAIS	GRAU DE HIPEREMIA	TIPO DE SECREÇÃO	OUTRAS MANIFESTAÇÕES
Conjuntivite viral	Agudo	Bilateral, possivelmente assimétrica	Prurido, ardência, dor	4+	Aquosa	Linfadenopatia pré-auricular
Conjuntivite bacteriana	Agudo	Unilateral ou bilateral	Ardência	3+	Pesada, mucopurulenta	Pálpebras possivelmente aderidas
Conjuntivite por *Chlamydia*	Subagudo, crônico	Geralmente unilateral	Ardência, irritação	2+	Escassa, mucopurulenta	Ocorrência usual em adultos jovens sexualmente ativos
Conjuntivite por herpes-vírus simples	Agudo	Unilateral	Fotofobia, irritação	1 a 2+	Nenhuma	Úlcera dendrítica na córnea ou possíveis vesículas na pálpebra
Conjuntivite alérgica	Crônico	Bilateral	Prurido	2+	Viscosa, mucoide	Ocorrência usual em pessoas atópicas, possíveis sintomas sazonais
Blefarite	Crônico	Bilateral	Prurido, ardência, sensação de corpo estranho	1 a 2+	Em geral nenhum	Inflamação e formação de crostas nas margens das pálpebras
Xeroftalmia (queratoconjuntivite seca)	Crônico	Bilateral	Sensação de corpo estranho	1+	Mucoide em casos graves	Coloração pontilhada da córnea pela fluoresceína

De Palay DA, Krachmer JH. *Primary Care Ophthalmology*, 2nd ed. Philadelphia: Elsevier Mosby; 2005.

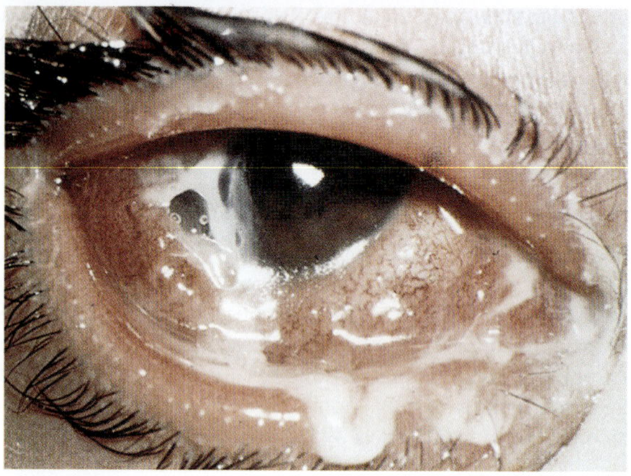

FIGURA 395.16 **Conjuntivite bacteriana. Secreção purulenta e hiperemia conjuntival sugerem conjuntivite bacteriana. A conjuntivite viral provoca secreção aquosa, sensação de corpo estranho, linfadenopatia pré-auricular e folículos conjuntivais observados no exame com lâmpada de fenda. (Reproduzida, com autorização, da American Academy of Ophthalmology.)**

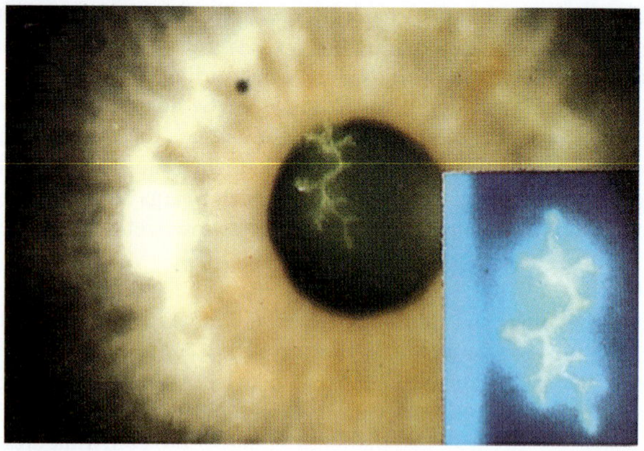

FIGURA 395.17 **Queratite epitelial da córnea por herpes-vírus simples (HSV) em luz difusa e na luz que atravessou um filtro azul-cobalto após coloração com fluoresceína (*detalhe*). Observe o padrão de coloração dendrítica típico do HSV.**

Tabela 395.7 Antibióticos tópicos para infecções oculares.

FÁRMACO	TIPO	CONCENTRAÇÃO	DOSE
Moxifloxacino	Gotas	0,5%	1 gota 2 vezes/dia durante 7 dias
Gatifloxacino	Gotas	0,5%	1 gota 2/2 h durante 24 h; então 4 vezes/dia durante 6 dias
Ciprofloxacino	Gotas	0,3%	1 gota 2/2 h durante 48 h; então 4/4 h durante 5 dias
Gentamicina	Gotas	0,3%	1 gota 4 vezes/dia
Ofloxacino	Gotas	0,3%	1 gota 2/2 h durante 48 h; então 4/4 h durante 5 dias
Bacitracina	Pomada	500 U/g	Aplicar no olho, por vários dias
Tobramicina	Pomada	0,3%	Aplicar no olho, por vários dias
Eritromicina	Pomada	0,5%	Aplicar no olho, por vários dias

Conjuntivite por clamídia

A conjuntivite de inclusão em adultos é uma conjuntivite crônica causada pela transmissão sexual de *Chlamydia trachomatis* (Capítulo 302). Os pacientes costumam ter linfadenopatia pré-auricular. A eritromicina oral (500 mg VO, 4 vezes/dia durante 7 dias) ou azitromicina (1 g VO, 2 vezes/dia durante 7 dias) é necessária. O tracoma, que é uma conjuntivite cicatricial crônica após infecções repetidas por clamídia (Capítulo 302), é a principal causa mundial de cegueira da córnea. Causa entrópio, inversão dos cílios (triquíase), vascularização da córnea e opacificação. Eritromicina ou tetraciclina tópicos, 2 vezes/dia durante 3 a 4 semanas, podem ser efetivos, mas a remoção capilar cirúrgica ou a reconstrução da pálpebra podem ser necessárias.

Queratite por herpes-vírus simples

A queratite por HSV é a causa mais comum de úlcera central da córnea (Figura 395.17). O HSV também pode causar dermatite vesicular da pálpebra. Inicialmente, os principais sinais de queratite primária por HSV são hiperemia conjuntival e úlcera dendrítica epitelial da córnea. Com terapia antiviral apropriada (p. ex., ganciclovir 0,15% gel oftálmico 5 vezes/dia durante pelo menos 1 semana ou aciclovir 800 mg VO 5 vezes/dia, durante 7 a 10 dias), a queratite geralmente cura sem deixar cicatrizes. A queratite por HSV pode reaparecer e se estender para o estroma da córnea e causar hiperemia conjuntival, desconforto ocular, borramento visual e cicatrizes na córnea. Pacientes com doença recorrente podem se beneficiar de antivirais crônicos de baixa dose (p. ex., aciclovir 800 mg/dia VO, indefinidamente) para supressão. O envolvimento do estroma é multifatorial e pode ser recalcitrante. O transplante de córnea é ocasionalmente necessário para a cura.

Herpes-zóster oftálmico

O herpes-zóster oftálmico (Capítulo 351) tende a envolver um ou mais ramos do nervo trigêmeo. O vírus também pode acometer a úvea e, em pacientes imunossuprimidos, a retina (ou seja, necrose retiniana aguda). Quando o nervo trigêmeo está envolvido, a propagação para o interior do olho (uveíte) é mais provável se houver vesículas no canto interno das pálpebras ou no nariz, especialmente na ponta do nariz (sinal de Hutchinson). Se a úvea não estiver envolvida, as lesões cutâneas melhoram com alguma fibrose, mas sem efeitos a longo prazo. Em pacientes com envolvimento cutâneo moderado a grave, o tratamento pode ser iniciado com aciclovir (800 mg VO, 5 vezes/dia durante 7 a 10 dias) ou valaciclovir (1 g, 3 vezes/dia durante 10 a 14 dias). Se ocorrer uveíte, o tratamento (p. ex., colírio de acetato de prednisolona a 1%, 4 vezes/dia e atropina a 1,0%, 1 ou 2 vezes/dia) pode ser prolongado e difícil. Assim como o HSV, o herpes-zóster pode acometer a córnea e os pacientes devem ser monitorados para doenças recorrentes.

Queratite por *Pseudomonas* e queratite gonocócica

A queratite, que é a inflamação do estroma corneano, pode ser causada pela disseminação de patógenos internamente a partir de uma úlcera corneana. *Pseudomonas aeruginosa* (Capítulo 290), que causa queratite particularmente virulenta, é o patógeno gram-negativo mais comum e é especialmente comum em pessoas que usam lentes de contato. Para evitar a disseminação intraocular, é necessário um tratamento antibiótico urgente e agressivo (p. ex., tobramicina fortificada [9 mg/mℓ] ou uma fluoroquinolona de quarta geração (p. ex., moxifloxacino), a cada hora por 3 a 7 dias. A dosagem e a duração do tratamento dependem da resposta.

Outra causa gram-negativa de queratite virulenta é *Neisseria gonorrhoeae* (Capítulo 282), especialmente em neonatos. A infecção da córnea é acompanhada por lacrimejamento abundante e secreção hiperpurulenta típica. O tratamento imediato com irrigação tópica (soro fisiológico para remover material mucopurulento) e penicilina G (100.000 unidades/kg/dia IV em quatro doses divididas por 7 dias) é essencial para prevenir a perfuração da córnea.[7]

Retinite por citomegalovírus

A retinite por CMV (Capítulo 352) é incomum, exceto em pacientes imunossuprimidos e na infecção pelo vírus da imunodeficiência humana (HIV), mas está aumentando em pacientes submetidos a transplante de órgãos sólidos ou células-tronco hematopoéticas. Clinicamente, uma retinocorioidite central é observada. O diagnóstico presuntivo é feito com base na típica reação intensa, retiniana, cuneiforme, com exsudatos e hemorragias consideráveis, dando à entidade os termos "retinite em pizza" e "retinite hemorrágica em queijo *cottage*". O tratamento é feito com medicamentos antivirais: ganciclovir (5 mg/kg IV, 2 vezes/dia, 2 a 3 vezes/semana), foscarnete (90 mg/kg IV, 2 vezes/dia, 2 vezes/semana) ou cidofovir (5 mg/kg IV, semanalmente durante 3 semanas) com manutenção de acompanhamento. As injeções intravítreas com uma dose adequadamente reduzida também são usadas em casos selecionados.

Queratite por *Acanthamoeba*

As espécies de *Acanthamoeba* (Capítulo 331) podem causar queratite grave e cegante. O uso de lentes de contato é um fator de risco importante. Um infiltrado anular estromal típico desenvolve-se e pode ocorrer uveíte. Quando os pacientes são examinados na fase inicial da doença, eles podem apresentar apenas leve epiteliopatia e dor desproporcional aos achados do exame. Nadar ou lavar o rosto com água da torneira durante o uso de lentes de contato muitas vezes é relatado. Usando um microscópio confocal, o parasita *Acanthamoeba* pode ser observado clinicamente como um cisto piriforme (11 a 15 μm). Existem vários protocolos de tratamento (p. ex., colírio de poli-hexametil biguanida 0,02% de hora em hora). A duração e a dose dependem da resposta. O transplante de córnea pode ser necessário em casos de fibrose significativa.

Retinite por *Toxoplasma*

Toxoplasma gondii (Capítulo 328) causa retinocorioidite congênita e adquirida, que é mais comum em pacientes imunossuprimidos. As lesões começam como uma retinite aguda que atrofia centralmente e exibe pigmentação periférica à medida que cicatriza. Os protozoários são encontrados nas formas livre e encistada na retina. A doença pode ser autolimitada e diagnosticada como um achado incidental curado que não precisa de tratamento. O tratamento padrão da toxoplasmose que ameaça a visão permanece motivo de controvérsia. Quando as lesões ativas estão na mácula ou uma vitreíte grave causa diminuição de pelo menos duas linhas da acuidade visual na tabela de Snellen, 4 a 6 semanas de terapia quádrupla (pirimetamina, dose de ataque de 200 mg VO, depois 25 mg/dia VO; ácido folínico, 10 mg VO em dias alternados; sulfadiazina, dose de ataque de 2 g VO, em seguida, 1 g, 4 vezes/dia; e corticosteroides orais, por exemplo, prednisona, 20 a 60 mg/dia VO começando pelo menos 24 horas após o início da antibioticoterapia e diminuindo gradualmente 10 dias antes de interromper os antibióticos) geralmente produzem bons resultados. Os esquemas alternativos podem incluir trimetroprima-sufametoxazol (800/160 mg VO, 2 vezes/dia), clindamicina (150 a 450 mg VO, 3 a 4 vezes/dia) ou atovaquona (1 g VO como dose de ataque e depois 500 mg/dia).

Endoftalmite fúngica

A endoftalmite fúngica é infrequente (7% dos casos de endoftalmite microbiana), mas é uma infecção potencialmente desastrosa do interior do olho, muitas vezes levando à cegueira. Os microrganismos primários são as espécies de *Candida, Coccidioides* e *Aspergillus*, que podem obter acesso dentro do olho por introdução traumática ou por disseminação hematogênica. O paciente apresenta moscas volantes e/ou visão reduzida. Em casos avançados, o paciente desenvolve hiperemia conjuntival e dor ocular. Abscessos múltiplos tendem a ser causados por fungos, enquanto um abscesso solitário é mais provavelmente causado por bactérias. Agentes antifúngicos sistêmicos (p. ex., fluconazol 100 a 200 mg/dia durante 2 meses) são frequentemente efetivos no tratamento de abscessos fúngicos localizados, mas se a infecção progredir para o corpo vítreo, a vitrectomia e terapias antifúngicas intravítreas são indicadas.

Tuberculose

Cerca de 1% dos pacientes com tuberculose pulmonar (Capítulo 308) apresentam envolvimento uveal, geralmente como iridociclite ou corioidite difusa. A perda visual progressiva sem dor é o sintoma mais comum. Podem ser observadas pequenas lesões amarelas na corioide e periflebite retiniana pode ocorrer secundariamente. O tratamento é como para a doença primária.

Sífilis

Cerca de 5% dos pacientes com sífilis secundária (Capítulo 303) desenvolvem uveíte anterior ou neurorretinite. Na sífilis terciária, a pupila miótica de Argyll Robertson reage mal à luz, mas rapidamente à acomodação. O tratamento é o mesmo prescrito para a doença sistêmica.

DISTÚRBIOS ESTRUTURAIS E RELACIONADOS COM A IDADE

Catarata

A catarata é uma opacificação do cristalino. O cristalino dobra de volume entre o nascimento e os 70 anos, à medida que novas "células de fibra" do cristalino são depositadas na parte externa do córtex do cristalino, abaixo da cápsula do cristalino. As fibras mais antigas no centro do cristalino não podem ser descamadas no aquoso circundante e, portanto, são comprimidas no centro do cristalino. Ao nascer, o cristalino é maleável e totalmente transparente. Aos 45 anos, o cristalino perde sua maleabilidade, o que compromete a visão de perto. Conforme o processo progride, o cristalino perde sua transparência, começando no centro do cristalino (esclerose nuclear). A alteração simultânea na densidade do núcleo do cristalino pode alterar as características ópticas do olho causando miopia adquirida ("segunda visão"). Finalmente, a catarata pode tornar-se tão densa que a cirurgia de catarata é necessária para restaurar a visão.

Os sintomas tipicamente são perda de visão, especialmente à noite, e claridade.[8] A cirurgia de catarata, realizada em ambulatório, é eletiva e depende de quanto a visão diminuída interfere no estilo de vida normal do paciente. Um implante de lente intraocular sintética é inserido no olho durante a cirurgia. O prognóstico para a restauração da visão é excelente, dependendo da função da retina. Em geral, a catarata desenvolve-se de maneira assimétrica. O olho pior (em termos de visão) deve ser submetido a uma cirurgia primeiro. À medida que a catarata do segundo olho piora, a diminuição da visão e a monocularidade são indicações para a cirurgia de catarata no segundo olho.

Glaucoma

O glaucoma é uma neuropatia óptica na qual o dano progressivo às células ganglionares da retina e seus axônios resulta na perda característica do tecido do nervo óptico e dano ao campo visual periférico e central.[9] O principal local de dano é na lâmina cribrosa, onde os axônios do nervo óptico deixam o olho.

O humor aquoso é produzido pelo epitélio ciliar não pigmentado da *pars plicata* do corpo ciliar. O líquido aquoso deixa o olho através da malha trabecular e das vias uveosclerais para a circulação venosa. Se a função de drenagem não corresponder à produção, a pressão intraocular aumenta. Se a pressão intraocular elevada for alta o suficiente ou estiver presente por tempo suficiente, as células ganglionares da retina serão danificadas, causando a perda de seus axônios. A perda de axônios pode ser mais bem avaliada clinicamente em sua saída normal do olho, o disco óptico. A perda volumosa de axônios levará ao aumento da escavação fisiológica, que é registrado como aumento da razão escavação fisiológica/disco óptico.

A pressão intraocular é o principal fator de risco para o aparecimento e progressão do glaucoma. Em geral, quanto maior a pressão, maior o risco. Uma pressão intraocular maior que 2 desvios padrão acima da média populacional (21 mmHg) é denominada *hipertensão ocular*, mas não há pressão intraocular totalmente protetora e muitos indivíduos desenvolvem glaucoma apesar de uma pressão intraocular estatisticamente normal. Fatores de risco adicionais para glaucoma incluem ancestralidade africana, idade avançada, pressão arterial baixa, predisposição genética, hemorragia de disco, miopia e anormalidades do segmento anterior e associações sistêmicas.

No glaucoma de ângulo aberto, há aparente acesso anatômico livre à malha trabecular. No glaucoma de ângulo fechado, há uma barreira anatômica absoluta ou relativa ao fluxo do humor aquoso. Para a maioria dos indivíduos, o glaucoma é assintomático até o estágio avançado da doença e a única maneira de detectá-lo é por meio de um exame oftalmológico.

GLAUCOMA DE ÂNGULO ABERTO PRIMÁRIO

O tipo mais comum de glaucoma em idosos é o glaucoma de ângulo aberto primário. Para muitos pacientes, o primeiro sintoma pode ser dificuldade de leitura, perda de sensibilidade ao contraste ou brilho intenso. Os campos visuais periféricos podem ser reduzidos consideravelmente antes que o paciente perceba a perda de função. A maioria dos casos de glaucoma primário de ângulo aberto é identificada durante exames oftalmológicos de rotina, seja pela descoberta de pressão intraocular anormalmente alta ou pela presença de alta razão escavação fisiológica/disco óptico (Figura 395.18). A pressão intraocular (PIO) média é geralmente igual ou inferior a 21 mmHg, mas existem exceções dependendo da espessura da córnea (causando artefatos de medição em pacientes com córneas excessivamente finas ou grossas) e da disposição genética. O diagnóstico de glaucoma é confirmado pela típica perda de campo visual, conforme determinado pela perimetria automatizada.

O objetivo do tratamento é reduzir a pressão intraocular, inicialmente com agentes farmacológicos: betabloqueadores (p. ex., colírio de betaxolol a 0,5%, 2 vezes/dia), inibidores da anidrase carbônica (p. ex., colírio de dorzolamida 2 ou 3 vezes/dia), alfa-agonistas (p. ex., colírio de brimonidina 2 ou 2 vezes/dia) e análogos da prostaglandina (p. ex., colírio de travoprosta[A6] 0,004% ou latanoprosta 0,005% 1 vez/dia). Geralmente,

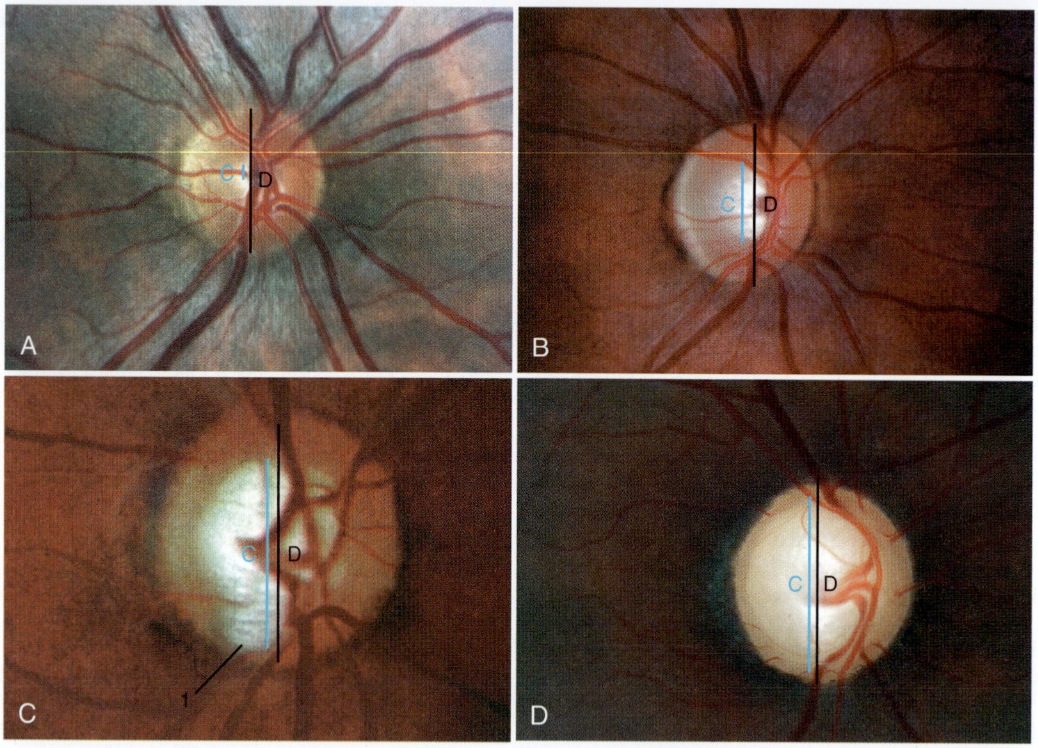

FIGURA 395.18 **Razões escavação fisiológica/disco óptico. A.** Razão escavação fisiológica-disco óptico (C/D) normal de 0,1. **B.** Razão C/D provavelmente normal de 0,5. **C.** Razão C/D de 0,8 verticalmente com incisura inferior (1) do nervo (alteração glaucomatosa). **D.** Razão C/D de 0,90 verticalmente (alteração glaucomatosa). C = escavação fisiológica; D = disco óptico. (De Palay DA, Krachmer JH. *Primary Care Ophthalmology,* 2nd ed. Philadelphia: Elsevier Mosby; 2005.)

os colírios são usados para o resto da vida. Aplicar energia às estruturas da malha trabecular com *laser* (trabeculoplastia a *laser*) frequentemente resulta em anos de controle da pressão intraocular, e esse procedimento pode tornar-se uma terapia de primeira linha porque pode manter a pressão normal sem medicamentos.[A7] Em casos resistentes, a filtração mecânica é realizada cirurgicamente contornando a malha trabecular, seja criando uma fístula (trabeculectomia) entre a câmara anterior e o tecido episcleral ou implantando um dispositivo de filtração sintética (um tubo de derivação)[A8] da câmara anterior através da esclera em reservatório de coleta localizado no equador do olho nos tecidos moles da órbita.

GLAUCOMA DE ÂNGULO ABERTO SECUNDÁRIO

Causas secundárias de pressão intraocular elevada também podem causar danos ao nervo glaucomatoso. A mais comum é a síndrome de pseudoesfoliação, uma anormalidade bioquímica determinada geneticamente da proteína da membrana basal, a fibrilina. A síndrome ocorre entre pessoas em todo o mundo, mas é especialmente proeminente em escandinavos e árabes sauditas. Os indivíduos acometidos são identificados pelo acúmulo de material fibrilogranular anormal (material esfoliativo) na superfície do cristalino, mais facilmente observado no espaço pupilar ou na borda pupilar. O glaucoma pseudoesfoliativo aumenta muito o risco de desenvolver glaucoma de ângulo aberto. O tratamento é como para o glaucoma de ângulo aberto.

GLAUCOMA DE ÂNGULO FECHADO

Um ataque agudo de glaucoma de ângulo fechado (Figura 395.19) pode ocorrer por um curto período e causar sintomas extremos e debilitantes. Como alternativa, os sintomas podem se desenvolver por um longo período com poucos sintomas específicos.

Os fatores de risco para glaucoma de ângulo fechado são baseados na configuração anatômica dos componentes da câmara anterior. Pessoas com hipermetropia têm o eixo anterior-posterior do olho encurtado, indicado clinicamente por uma câmara anterior rasa que pode ser observada com a iluminação da lanterna, mas frequentemente requer exame com lâmpada de fenda. Conforme o cristalino aumenta de volume com o tempo, a íris é deslocada anteriormente. Em algum ponto, a superfície posterior da íris pode entrar em contato relativamente firme com a superfície anterior do cristalino. O fluxo aquoso é restrito e o líquido se acumula na câmara posterior, onde desloca a íris periférica diáfana anteriormente.

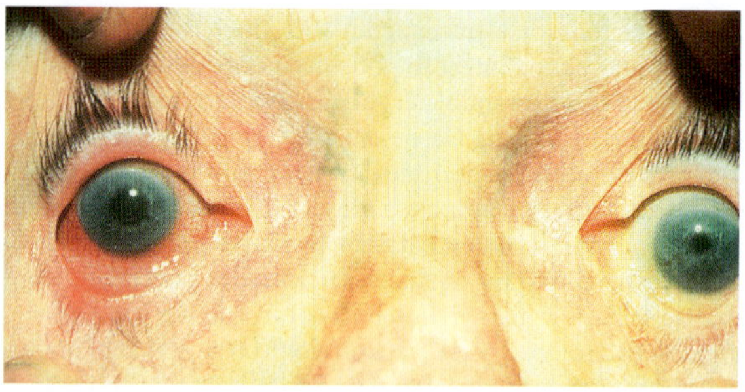

FIGURA 395.19 **Glaucoma agudo de ângulo fechado.** O olho esquerdo está normal. O olho direito apresenta hiperemia conjuntival e pupila não fotorreativa. (Cortesia do Dr. Myron Yanoff.)

Quando a íris periférica entra em contato com a córnea posterior, o ângulo da câmara anterior é repentinamente ocluído. O fechamento do ângulo agudo pode ser precipitado pela dilatação farmacológica da pupila. Pacientes com hipermetropia ou catarata devem ser dilatados com cuidado. A pressão intraocular pode aumentar de 21 mmHg para 50 a 70 mmHg (quase igualando a pressão arterial diastólica). Os sintomas do fechamento do ângulo agudo podem incluir dor extrema, que pode ser mal localizada no olho, náuseas e vômitos. O vômito persistente pode causar dor abdominal, simulando abdome agudo.

O tratamento inicial é com agentes de redução da pressão tópicos (p. ex., timolol 0,5% em uma dose) e sistêmicos (p. ex., acetazolamida carbônica, 250 a 500 mg IV, ou dois comprimidos de 250 mg VO em uma dose se o acesso intravenoso ou o medicamento não estiver disponível), seguido pela criação de uma fístula na íris periférica com um *laser* (iridectomia a *laser*) entre a câmara posterior e a câmara anterior para contornar a obstrução. A maioria dos pacientes requer uma iridectomia a *laser* profilaticamente no segundo olho para prevenir o glaucoma de ângulo fechado. Outra opção potencial é a extração do cristalino[A9] porque o crescimento relacionado com a idade no cristalino contribui para o fechamento do ângulo.

O glaucoma secundário também pode ocorrer após hemorragia intraocular, traumatismo intraocular e inflamação intraocular. Alguns glaucomas secundários relacionados com o desenvolvimento, como a síndrome endotelial iridocorneana, podem não se tornar evidentes até a idade adulta.

Descolamento da retina

Um descolamento de retina é uma separação da retina neural (sensorial) do epitélio pigmentar da retina subjacente. Os principais tipos são regmatogênicos, causados por uma laceração ou orifício na retina, como tipicamente ocorre com um descolamento de vítreo posterior; tracional, causada por fibrose, como na retinopatia diabética proliferativa avançada; ou seroso, quando o líquido se acumula sob a retina neural em razão da quebra da barreira hematorretiniana em condições como hipertensão maligna ou eclâmpsia da gravidez.

Os sintomas clássicos são uma sensação de *flashes* de luz, moscas volantes no olho envolvido decorrente do descolamento de vítreo causador e uma sombra no campo de visão. O tratamento urgente geralmente é necessário para prevenir o envolvimento ou deterioração macular. A maioria dos casos requer *buckle* escleral e/ou cirurgia vítrea, embora alguns casos possam ser tratados com sucesso por procedimentos em consultório, como fotocoagulação a *laser* e tamponamento pneumático. Este último envolve a injeção intravítrea de uma bolha de gás que, com o posicionamento adequado da cabeça do paciente, fecha efetivamente uma fenda retiniana; a vedação permanente da ruptura é realizada por fotocoagulação a *laser*. Em contrapartida, descolamentos serosos de retina geralmente desaparecem sem intervenção direta quando a causa subjacente é tratada com sucesso.

Degeneração macular relacionada com a idade

A DMRI é uma doença neurodegenerativa que afeta inicialmente o epitélio pigmentar da retina da mácula, principalmente na sexta à nona décadas de vida.[10] Cerca de 8,5% da cegueira mundial são causados por DMRI, principalmente nos países industrializados. Nos EUA, a DMRI acomete mais de 1,75 milhão de pessoas e sua prevalência aumenta a cada década após os 55 anos. A influência genética exata ainda não foi determinada, mas as anormalidades do fator H do complemento parecem desempenhar um papel. Fatores ambientais, como fumar, são conhecidos por acelerar esse processo degenerativo.

Existem duas formas predominantes de DMRI: a "seca" ou não exsudativa e a "úmida" ou neovascular. A forma seca geralmente precede a forma úmida, que geralmente causa a perda de visão mais profunda, sobretudo se não for tratada.

O primeiro sinal clínico de DMRI é um aspecto atenuado ou mosqueado do epitélio pigmentar da retina na mácula, geralmente acompanhado por *drusas*, que são depósitos anormais de lipoproteína no complexo da membrana basal epitelial pigmentar da retina (membrana de Bruch). A lipofuscina, uma mistura complexa composta principalmente de produtos de oxidação de ácidos graxos poli-insaturados e dímeros de vitamina A, acumula-se nas células epiteliais pigmentadas da retina estressadas. A DMRI significativa é tipicamente caracterizada por drusas moles maiores que 60 μm e que aparecem ao exame como manchas profundas e hipopigmentadas. Essa DMRI não exsudativa pode anteceder a alteração subjetiva na visão em anos a várias décadas.

Os sintomas de DMRI limitam-se à deterioração da função visual central, porque a retina periférica não está envolvida. À medida que o processo avança, os indivíduos com doença avançada serão capazes de andar pela rua sem dificuldade aparente (uma função retiniana periférica), mas não conseguirão reconhecer as características faciais das pessoas que encontrarem (uma função retiniana macular). Recursos visuais e outros dispositivos, como óculos especiais e aparelhos de televisão, muitas vezes possibilitam aos pacientes continuar com suas funções diárias e continuar a viver independentemente.

A velocidade de evolução da forma seca da DMRI é variável (meses a décadas), durante a qual os pacientes desenvolvem características retinais de perda de pigmento bem definida (atrofia retiniana geográfica; Figura 395.20). Não existe tratamento atual para a fase seca da DMRI, exceto para uma possível influência positiva de suplementos dietéticos (antioxidantes). A suplementação de vitaminas com vitaminas C e E, luteína, zeaxantina, zinco e cobre pode retardar a progressão da forma moderada de DMRI para a forma grave.A10 A suplementação de betacaroteno (um precursor da vitamina A) não é recomendada para tabagistas (cigarro) em razão do risco aumentado de câncer de pulmão. Abandono do tabagismo, controle da glicemia, controle da dislipidemia e controle da pressão arterial sistêmica são modificações comportamentais particularmente importantes. Pacientes com DMRI que correm maior risco de desenvolver neovascularização da corioide devem ser aconselhados a se monitorarem por meio da grade de Amsler ou estratégias de exame semelhantes e procurar tratamento urgente se novos sintomas visuais se desenvolverem.

Na "fase úmida" da DMRI (Figura 395.21), canais neovasculares frágeis originários do sistema vascular estabelecido da corioide podem se estender através de uma ruptura na membrana de Bruch para o espaço sub-retiniano (neovascularização sub-retiniana ou da corioide). A hemorragia espontânea dos vasos aumenta a perda de fotorreceptores. A hemorragia é acompanhada por perda aguda e frequentemente permanente da acuidade visual central (ou seja, a fase úmida da DMRI. Ambos os olhos são tipicamente acometidos de maneira semelhante. A neovascularização pode ser identificada por angiografia com fluoresceína e tomografia de coerência ocular. As injeções intraoculares de fatores de crescimento endotelial antivasculares (p. ex., ranibizumabe, bevacizumabe ou aflibercepte)A11 reduzem o risco de perda visual em pacientes com degeneração macular neovascular relacionada com a idade e podem resultar em ganhos de visão, especialmente quando administrados em um tempo hábil. Outros tratamentos incluem terapia fotodinâmica ou, em casos avançados, vitrectomia para remover hemorragia sub-retiniana maciça.

DOENÇAS SISTÊMICAS COM SINTOMAS OCULARES DURANTE A VIDA ADULTA

Diabetes melito

A retinopatia diabética é uma das principais causas de cegueira nos EUA. Mais de 75% dos cegos são mulheres. A retinopatia diabética de fundo, com microaneurismas, hemorragias, exsudatos (Figura 395.22) e edema macular é responsável pela maioria dos casos de visão diminuída, mas raramente causa perda de visão profunda. Na hiperglicemia aguda, o acúmulo de sorbitol pode causar inchaço do cristalino; erros de refração

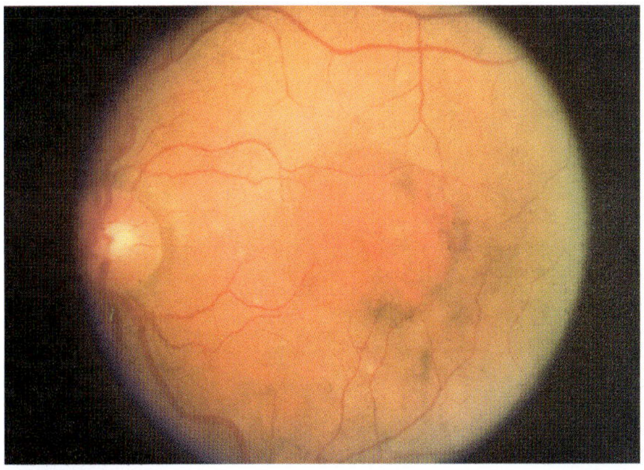

FIGURA 395.20 **Degeneração macular relacionada com a idade do tipo seco. Drusas são observadas no polo posterior em torno de uma grande área de atrofia geográfica do epitélio pigmentar da retina.**

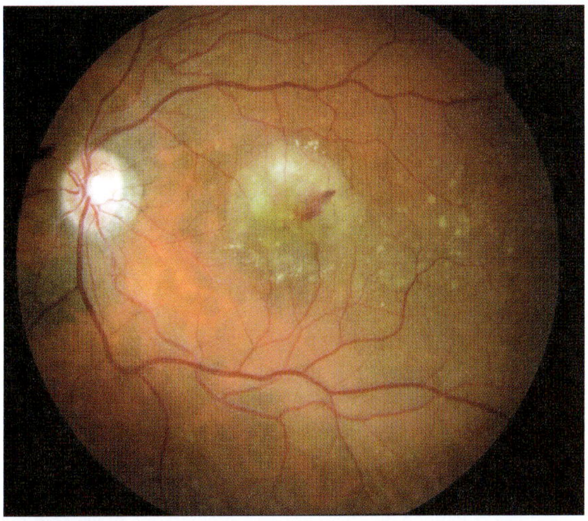

FIGURA 395.21 **Degeneração macular relacionada com a idade do tipo úmido. Membrana neovascular *cinza-escura* é observada sob a área macular central.**

secundários podem persistir por 6 a 8 semanas. A maioria dos pacientes diabéticos nunca desenvolve a retinopatia diabética proliferativa mais grave (Figura 395.23), que geralmente ocorre apenas após 15 anos ou mais de diabetes e causa perda profunda de visão.

A retinopatia diabética está estreitamente relacionada com a duração do diabetes melito (Capítulo 216). A prevalência de retinopatia diabética é de aproximadamente 27% entre os pacientes que tiveram diabetes tipo 1 há 5 a 10 anos, 70 a 90% entre os pacientes com diabetes há mais de 10 anos e 95% entre os pacientes com diabetes há 20 a 30 anos. Em pacientes com diabetes tipo 2 (Capítulo 216), a prevalência de retinopatia diabética é de cerca de 23% após 12 anos e 60% após 16 anos. O controle rígido da glicemia reduz muito o risco de desenvolvimento de retinopatia diabética.

O tratamento da retinopatia diabética inclui o controle do diabetes e de qualquer hiperlipidemia (Capítulo 195). A terapia intensiva para diabetes reduz o risco de cirurgia ocular futura no diabetes tipo 1.[A12] A terapia antiangiogênica (p. ex., ranibizumabe, bevacizumabe ou aflibercepte)[A13-A14b] é geralmente tão boa ou superior à terapia a *laser* para edema macular diabético e muitas vezes a substituiu como terapia de primeira linha.[11] No entanto, a fotocoagulação a *laser* continua particularmente útil para retinopatia diabética proliferativa, para edema macular clinicamente significativo que não envolve o centro foveal ou quando a terapia antiangiogênica não fornece uma resposta completa. A injeção intravítrea de esteroides também pode ser benéfica.

Hipertensão arterial sistêmica

Na hipertensão sistêmica crônica (Capítulo 70), os achados vasculares retinais característicos podem avaliar a gravidade da hipertensão. À medida que a gravidade aumenta, os pacientes desenvolvem estreitamento arterial, corte arteriovenoso (Figura 395.24), infartos da camada de fibras nervosas e hemorragias intrarretinianas. As arteríolas moderadamente esclerosadas têm um aspecto de "fiação de cobre", enquanto os vasos gravemente esclerosados apresentam "fiação de prata". A hipertensão aguda pode causar edema do nervo óptico ("papiledema"; Figura 395.25) e descolamentos serosos de retina que geralmente desaparecem sem sequelas significativas se a pressão arterial for controlada.

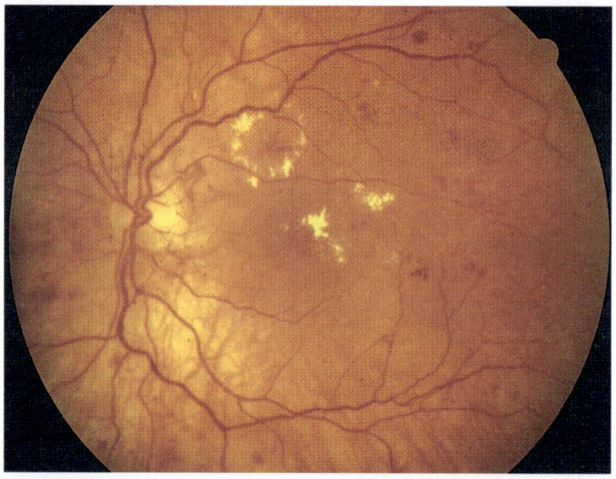

FIGURA 395.22 **Retinopatia diabética de fundo.** Exsudatos, microaneurismas e pequenas hemorragias são observados no polo posterior (olho esquerdo).

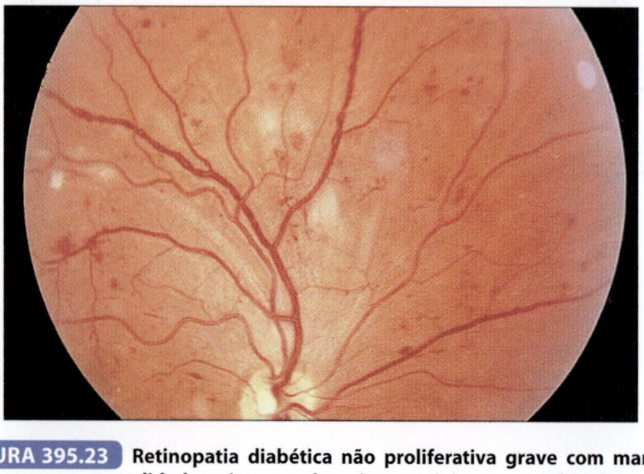

FIGURA 395.23 **Retinopatia diabética não proliferativa grave com manchas algodonosas, anormalidades microvasculares intrarretinianas e perolização venosa.** (De Yanoff M, Duker JS, eds. *Ophthalmology*. Philadelphia: Mosby Elsevier; 2009.)

Outras doenças sistêmicas

Na endocardite bacteriana (Capítulo 67), os êmbolos podem causar hemorragias retinianas ou a típica mancha de Roth (Figura 395.26). O acúmulo de cobre na córnea posterior pode ajudar no diagnóstico da doença de Wilson (Capítulo 200), embora seu diagnóstico clínico geralmente preceda o típico anel de Kayser-Fleischer (ver Figura 200.2), que

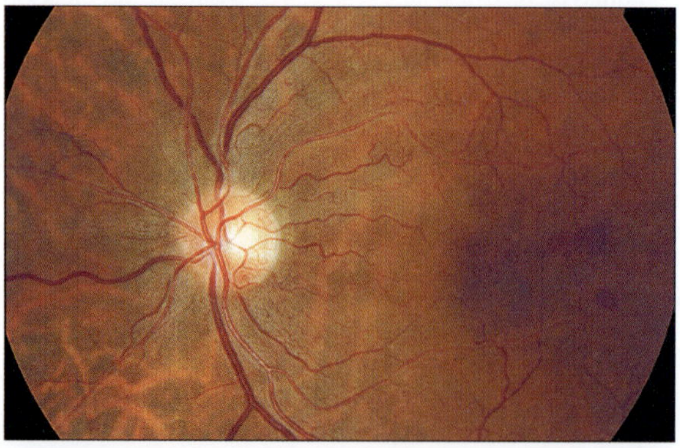

FIGURA 395.24 **Retinopatia hipertensiva com arteríolas estreitadas cujas paredes esclerosadas criam o aspecto de "entalhe" quando as arteríolas cruzam as vênulas.** (De Yanoff M, Duker JS, eds. Ophthalmology. Philadelphia: Mosby Elsevier; 2009.)

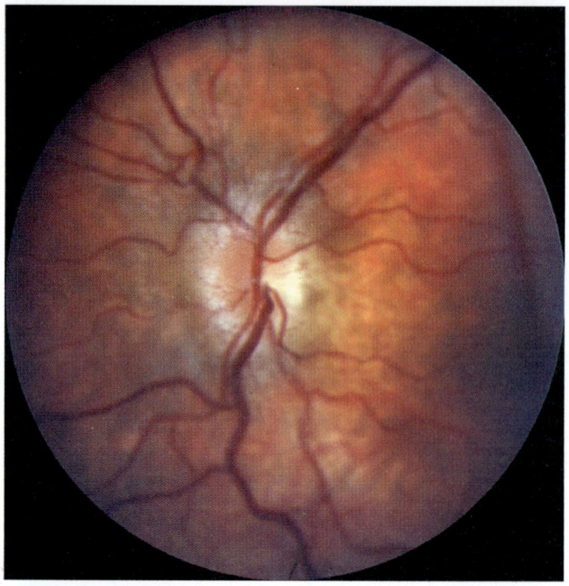

FIGURA 395.25 **Papiledema.** (Cortesia da Dra. Kathleen Digre.)

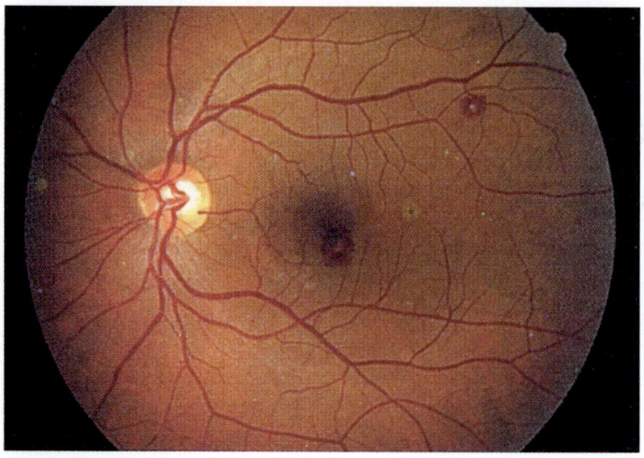

FIGURA 395.26 **Manchas de Roth.** Hemorragias múltiplas com centro branco em um homem com endocardite bacteriana subaguda recorrente. Hemorragias com centro branco também são observadas em pacientes com leucemia e diabetes melito. As pequenas cicatrizes brancas são provavelmente resíduos de episódios anteriores.

desaparece após o tratamento. As doenças de Tay-Sachs e Niemann-Pick (Capítulo 197) estão associadas à mancha vermelho-cereja foveal decorrente do acúmulo de gangliosídeos nas células ganglionares perifoveais. O pseudoxantoma elástico (Capítulo 244) é frequentemente associado a estrias angioides típicas da retina.

ANORMALIDADES VASCULARES DO OLHO

Os principais vasos da retina entram no olho em um ponto de constrição relativa nos tecidos da lâmina cribriforme do disco óptico. Em pessoas com doença vascular generalizada, sobretudo hipertensão arterial sistêmica, a oclusão da artéria ou veia pode provocar perda repentina de visão. A oclusão parcial da artéria ou veia está associada a menos perda visual, mas ainda aumenta o risco de desenvolver glaucoma neovascular.

Oclusão da artéria retiniana central (Figura 395.27) apresenta-se como perda de visão aguda indolor. A retina isquêmica geralmente tem aparência cinza-clara, exceto na fóvea, onde a cor normal é preservada (mancha vermelho-cereja). O aspecto clínico do edema desaparece com o tempo, mas a visão geralmente não se recupera.

A oclusão da artéria retiniana central (Figura 395.28) apresenta-se como perda de visão aguda indolor. O aspecto do fundo é caracterizado por extensas hemorragias intrarretinianas e um grau variável de isquemia retiniana. O edema macular é comum, mas as injeções intravítreas antifator de crescimento endotelial vascular podem promover melhora visual significativa e sustentada.[A15] A oclusão isquêmica da veia central é um importante fator de risco para o desenvolvimento de glaucoma neovascular secundário.

A arterite de células gigantes (arterite temporal [Capítulo 255]) pode obstruir o suprimento de sangue do disco óptico pela inflamação das artérias ciliares posteriores curtas. Essa oclusão causa perda de visão aguda e indolor. Os sintomas apresentados antes da perda visual frequentemente incluem sensibilidade no couro cabeludo ou claudicação da mandíbula, que podem ser acompanhadas por perda de peso e uma vaga sensação de fadiga. A suspeita diagnóstica é ainda levantada por velocidade de hemossedimentação ou nível de proteína C reativa elevados. A biopsia da artéria temporal mostrando inflamação granulomatosa na região da lâmina elástica interna confirma o diagnóstico. Em razão do risco significativo de perda visual no olho inicial e contralateral, mesmo antes de exames laboratoriais ou patológicos serem conhecidos, a terapia com corticosteroides sistêmicos (p. ex., prednisona oral 40 a 60 mg/dia) deve ser administrada por um período prolongado até a velocidade de hemossedimentação normalizar e os sintomas serem aliviados (Capítulo 255). Infelizmente, o tratamento geralmente não restaura a visão perdida no olho que apresenta o problema.

A neuropatia óptica isquêmica não arterítica é causada pela oclusão das artérias ciliares posteriores e infarto do disco óptico, resultando em perda de visão aguda, geralmente unilateral e indolor. Frequentemente, não há sintomas antecedentes, exceto aqueles sinais e sintomas sistêmicos associados à doença vascular não arterítica sistêmica, como hipertensão sistêmica. Acredita-se que a oclusão seja causada por aterosclerose ou algum outro mecanismo de comprometimento do lúmen. Nenhum tratamento restaura a visão. Existe o risco de o mesmo processo acometer o segundo olho.

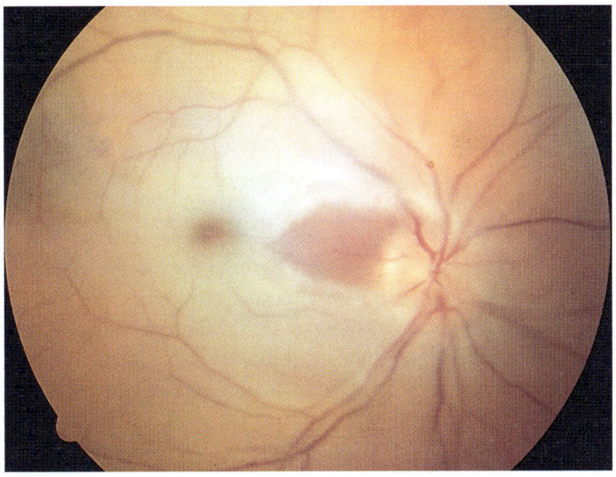

FIGURA 395.27 Oclusão da artéria retiniana central. A fotografia do fundo de olho mostra a fóvea, que não apresenta camadas retinianas internas, como uma mancha vermelho-cereja, em contraste com a retina extrafoveal, que está branca em razão do infarto retiniano interno. Nesse caso, uma pequena área de retina adjacente ao disco óptico é poupada, em razão de uma artéria ciliorretiniana.

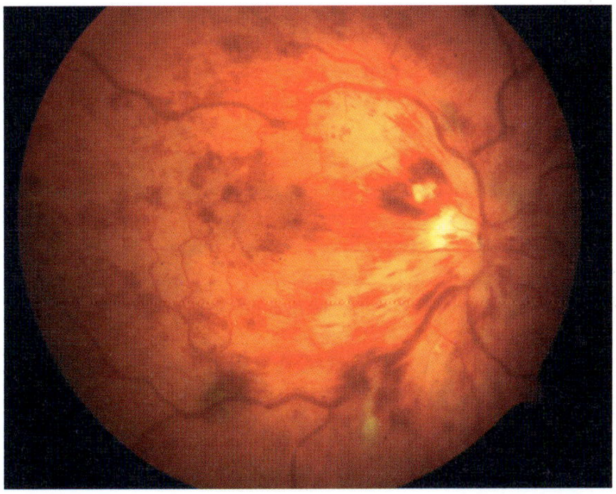

FIGURA 395.28 Oclusão da veia central da retina com hemorragias intrarretinianas difusas em todos os quatro quadrantes.

DISTÚRBIOS IDIOPÁTICOS INFLAMATÓRIOS E AUTOIMUNES

Os tecidos oculares ou perioculares podem ser o foco primário de inflamação idiopática ou autoimune isolada. A dor é comum e podem ocorrer alterações na visão.

Queratoconjuntivite seca

A queratoconjuntivite seca, ou xeroftalmia ou síndrome do olho seco, resulta da deficiência de qualquer uma das camadas do filme lacrimal. Os sintomas incluem sensações de corpo estranho, areia, ardência, fotofobia e diminuição da acuidade visual. A inflamação idiopática na queratoconjuntivite seca e xerostomia representa a síndrome de Sjögren (Capítulo 252). Erosão da córnea recorrente, queratite e opacificação da córnea podem ocorrer. Muitos medicamentos também podem causar xeroftalmia (Tabela 395.8).

Lágrimas artificiais, até 4 vezes/dia, e pomadas lubrificantes são úteis. Os corticosteroides (p. ex., colírio de loteprednol 0,5%, 4 vezes/dia) também são efetivos como tratamento inicial. Os colírios de ciclosporina (0,05%, uma gota em cada olho a cada 12 horas) são úteis quando outras medidas falham.

Esclerite

A episclerite, que é uma inflamação imediatamente subjacente à conjuntiva, é diferenciada da conjuntivite porque seus vasos orientados radialmente não se movem com a conjuntiva. Pode haver presença de dor leve.

Tabela 395.8 Lista parcial de medicamentos sistêmicos que causam olho seco.

MEDICAMENTO	CLASSE
Ibuprofeno	Anti-inflamatório não esteroide
Difenidramina	Anti-histamínico
Triprolidina	Anti-histamínico
Clorfeniramina	Anti-histamínico
Atenolol	Betabloqueador
Metoprolol	Betabloqueador
Propranolol	Betabloqueador
Clonidina	Alfa-agonista
Escopolamina	Anticolinérgico
Amiodarona	Antiarrítmico
Tiabendazol	Anti-helmíntico
Isotretinoína*	Retinoide

*Xeroftalmia (queratoconjuntivite seca) grave a longo prazo com início vários anos após o tratamento. Todos os outros tendem a diminuir com a interrupção do uso do medicamento. Extraída de Goldman L, Ausiello DA, eds. *Cecil Textbook of Medicine*, 23rd ed. Philadelphia: Saunders Elsevier; 2008:2852.

A episclerite é autolimitada. A instilação de fenilefrina a 10% é útil para fazer o diagnóstico, pois causa o branqueamento na episclerite, mas não na esclerite. Anti-inflamatórios não esteroides orais ou tópicos, como flurbiprofeno ou diclofenaco, podem acelerar a resolução.

A esclerite, que se apresenta como dor intensa e vermelhidão, está associada a doença infecciosa ou autoimune do tecido conjuntivo em cerca de 50% dos casos. A visão pode ser reduzida se a esclera posterior estiver envolvida. A hiperemia difusa ou setorial não é móvel e não branqueia com a instilação de fenilefrina. Podem ocorrer uveíte secundária e queratite. A avaliação diagnóstica inclui ultrassonografia ou ressonância magnética e exames laboratoriais para identificar possíveis doenças subjacentes. O tratamento pode exigir anti-inflamatórios não esteroides tópicos ou orais ou corticosteroides.

Úlcera de Mooren

A úlcera de Mooren é um afinamento periférico da córnea idiopático, progressivo, provavelmente autoimune. Pode ser unilateral ou bilateral e a dor é comum. Corticosteroides tópicos, mucolíticos e agentes citotóxicos têm sido usados. Lentes de contato terapêuticas e recessão ou avanço conjuntival também têm sido usados com sucesso variável.

Pseudotumor orbital

A inflamação orbital idiopática inespecífica envolvendo a glândula lacrimal (dacrioadenite), músculos extraoculares (miosite), gordura orbital, esclera ou bainha do nervo óptico (perineurite óptica) pode ser causada por pseudotumor orbital. Alguns dos casos de inflamação orbitária idiopática foram recentemente associados à doença autoimune da imunoglobulina G4. A dor é frequente. Os pacientes podem apresentar proptose, movimentos oculares limitados ou diminuição da acuidade. A ultrassonografia orbital ou a ressonância magnética excluem uma lesão de massa. Os pacientes respondem drasticamente aos corticosteroides sistêmicos em 24 h, mas os esteroides devem ser reduzidos gradualmente ao longo de meses para prevenir a recorrência.

Irite

A irite se manifesta como dor, fotofobia e borramento visual, com cerca de 50% dos casos relacionados com a doença sistêmica. O exame com lâmpada de fenda mostra células inflamatórias e exsudato de proteína na câmara anterior. O tratamento sintomático é com suspensão de acetato de prednisolona 1%, 4 vezes/dia; fármacos cicloplégicos (ciclopentolato 1 ou 2%, 2 vezes/dia) geralmente são eficazes, mas episódios repetidos requerem avaliação para causas autoimunes e infecciosas.

Artrite reumatoide

A artrite reumatoide juvenil (Capítulo 248) é a entidade infantil específica mais comum associada à uveíte. Em adultos, as manifestações oculares da artrite reumatoide acometem principalmente a parte anterior do olho, a córnea e a esclera. Quase 50% dos pacientes com queratite ulcerativa periférica da córnea apresentam doença sistêmica associada, principalmente colagenoses e, especialmente, artrite reumatoide. Da mesma maneira, quase metade dos pacientes com esclerite tem uma doença sistêmica associada, e cerca de 15% dessas são doenças do tecido conjuntivo. A escleromalacia perfurante, que é a necrose asséptica da esclera, está associada à artrite reumatoide em cerca de 46% das vezes.

Lúpus eritematoso sistêmico

O LES (Capítulo 250) causa manifestações oculares decorrentes da doença primária e de seu tratamento com derivados da cloroquina. Os pacientes podem ter vasculite retiniana e desenvolver neurite óptica isquêmica ou não isquêmica, podendo ambas resultar em perda de visão grave e permanente. A terapia com hidroxicloroquina pode causar degeneração retiniana tóxica, mas essa complicação é rara durante os primeiros 10 anos de uso e menor na dose de 5 mg/kg/dia. O rastreamento com campos visuais ou imagem da retina pode detectar toxicidade antes que o paciente reclame de perda visual ou quaisquer sinais sejam observados no exame do fundo de olho.

Sarcoidose

Cerca de 25% dos pacientes com sarcoidose (Capítulo 89) desenvolvem uveíte crônica. O sarcoide também pode envolver pálpebras, conjuntiva, nervo óptico, nervos cranianos e glândulas lacrimais. A uveíte anterior é tratada topicamente com acetato de prednisolona em doses decrescentes, dependendo do grau de inflamação, e com cicloplégicos diários (ciclopentolato 2%, atropina 1%). Uveíte posterior, dacrioadenite e manifestações neurológicas requerem corticosteroides sistêmicos, mas as doses não foram padronizadas.

Oftalmia simpática

A oftalmia simpática é uma doença autoimune caracterizada por uveíte granulomatosa bilateral após traumatismo em um olho. A doença é muito rara, ocorrendo em menos de 1 em cada 10.000 casos de procedimentos cirúrgicos oculares e 1 em cada 1.000 casos de traumatismo acidental.

Acredita-se que o antígeno identificado dentro do olho esteja localizado na parte externa da retina. A doença é reconhecida clinicamente por sinais de inflamação no olho não lesionado, geralmente 2 semanas ou mais após a lesão. Geralmente, a remoção do olho lesionado dentro dessas 2 semanas protegerá contra o desenvolvimento de oftalmia simpática no olho não lesionado, mas uma vez que o olho não lesionado esteja envolvido, a remoção do olho originalmente lesionado provavelmente não influenciará o processo. Se não for tratada, a inflamação pode destruir a função de ambos os olhos. Quando a oftalmia simpática estiver estabelecida, o paciente precisará de tratamento anti-inflamatório (p. ex., prednisolona, 1,0 a 1,5 mg/kg/dia VO), provavelmente por um período prolongado. A maioria dos pacientes mantém uma visão útil se tratada precocemente.

DOENÇAS GENETICAMENTE DETERMINADAS QUE PODEM SE TORNAR SINTOMÁTICAS DURANTE A VIDA ADULTA

Distrofia estromal da córnea

A maioria das distrofias corneanas é autossômica dominante e bilateral, evolui lentamente e acomete principalmente uma camada de córnea normal em outros aspectos. Os tipos comuns de distrofias são de membrana basal anterior, macular, granular, reticular e endotelial de Fuchs. Alguns resultam de mutações no mesmo gene. Por exemplo, o *BIGH3* em 5q31 está associado à distrofia granular e reticular e à distrofia corneana de Bowman. O principal sintoma, causado por depósitos opacos na córnea, é borramento visual. Se a visão subnormal interferir nas atividades da vida normal, um transplante de córnea pode ser realizado.

Distrofias da corioide

As distrofias da corioide são doenças hereditárias progressivas, caracterizadas por atrofia do epitélio pigmentar da retina e da corioide. As principais entidades são esclerose areolar central da corioide (autossômica dominante ou recessiva), atrofia girata (deficiência da enzima da matriz mitocondrial ornitina-δ-aminotransferase) e corioideremia (deficiência do componente A da Rab geranilgeranil transferase). Não existe tratamento para esclerose areolar central da corioide ou corioideremia. Uma dieta com restrição de arginina pode ser útil no tratamento da atrofia girata, e a tentativa de terapia gênica mostrou resultados promissores para a corioideremia.[12] Uma dieta com restrição de arginina também pode ser útil no tratamento da atrofia girata.

Retinite pigmentosa

A retinite pigmentosa (Figura 395.29) é bilateral e simétrica, começa no início da vida adulta e é progressiva. A retinite pigmentosa pode ser uma doença autossômica dominante ou recessiva, ligada ao X, digênica, mitocondrial ou esporádica. O defeito primário, de natureza apoptótica, parece estar nos receptores retinais neurais. Os principais achados consistem na tétrade de pigmentação retiniana ósteo-corpuscular; um nervo óptico pálido e ceroso; atenuação das arteríolas retinais; e uma catarata subcapsular posterior. A cegueira noturna é o principal sintoma. O eletrorretinograma geralmente não mostra evidências elétricas de função retiniana. A suplementação com palmitato de vitamina A (15.000 UI por dia) pode diminuir a taxa de progressão. A terapia gênica está sob investigação.

DOENÇAS PEDIÁTRICAS OU DE ADOLESCENTES QUE PODEM PERSISTIR NA VIDA ADULTA

Retinopatia da prematuridade

O desenvolvimento vascular da retina não está completo até as 40 semanas gestacional, portanto, um bebê prematuro corre o risco de desenvolver

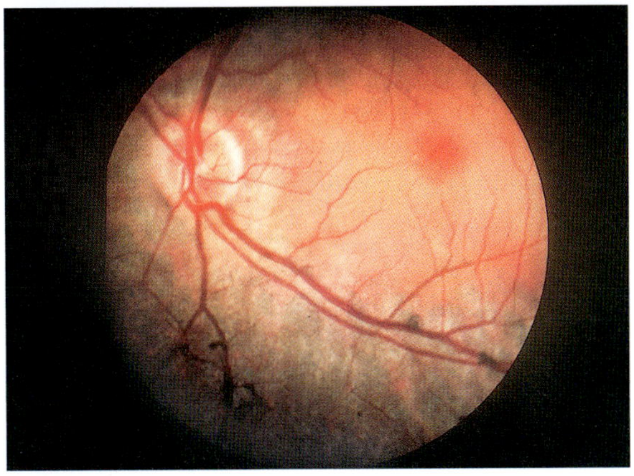

FIGURA 395.29 **Retinite pigmentosa. A fotografia do fundo de olho mostra a pigmentação em "espícula óssea" na parte média da periferia, palidez cérea do disco óptico e vasos retinianos atenuados, o achado mais consistente na retinite pigmentosa.** (Cortesia do Dr. John I. Loewenstein.)

retinopatia da prematuridade, na qual os vasos sanguíneos da retina imatura podem deixar o plano da retina e crescer para o corpo vítreo adjacente. As forças de tração resultantes podem causar descolamento retiniano total e irreversível e, em última instância, cegueira. Miopia, estrabismo e ambliopia também são sequelas da retinopatia da prematuridade. Os principais fatores de risco para retinopatia da prematuridade são idade gestacional inicial, baixo peso ao nascimento e o uso de oxigênio suplementar. O reconhecimento precoce e o tratamento (tipicamente com fotocoagulação a *laser*) da neovascularização retinal são essenciais para interromper a doença progressiva e prevenir a cegueira.

Hemangioma da pálpebra

O hemangioma da pálpebra é a malformação hamartomatosa (tecido normalmente encontrado na área) dos vasos nos tecidos moles da pálpebra. A lesão vascular anormal geralmente é insignificante ao nascimento, mas aumenta de tamanho ao longo dos primeiros meses de vida. O hemangioma em expansão pode causar astigmatismo ou ptose mecânica, colocando o lactente em risco de ambliopia. As lesões raramente crescem além de 1 ano e geralmente involuem com o tempo. Se os hemangiomas forem pequenos e não visualmente significativos, a observação é apropriada. O propranolol oral (1,5 a 3 mg/kg/dia em duas doses fracionadas por até 1 ano), que é o tratamento de escolha para lesões maiores ou com risco de causar ambliopia, pode resultar na regressão completa do hemangioma.

Catarata congênita

Cataratas congênitas, que podem ser herdadas como traço autossômico dominante, são opacificações do cristalino ao nascimento. Na rubéola congênita (Capítulo 344), a opacidade é relativamente limitada ao núcleo fetal e tem um aspecto perolado. A catarata da galactosemia (Capítulo 194) é potencialmente reversível com restrição alimentar de galactose. Podem ser observadas pequenas cataratas, enquanto a catarata densa que obstrui a visão deve ser excisada em idade precoce para evitar ambliopia.

TUMORES OCULARES

Retinoblastoma

O retinoblastoma, o tumor maligno intraocular mais comum da infância, resulta da proliferação descontrolada de retinoblastos, que são células neuroectodérmicas pluripotenciais que se diferenciarão em vários componentes da retina madura. Uma deleção genética do gene *Rb* (retinoblastoma) ocorre na região cromossômica 13q14. O tumor inicialmente prolifera no plano da retina, mas é capaz de envolver todas as estruturas do olho. O retinoblastoma pode se espalhar para o sistema nervoso central através do nervo óptico e da vasculatura para tecidos em locais distantes.

Aproximadamente 40% dos casos de retinoblastoma são tumores hereditários da linha germinativa, geralmente diagnosticados antes dos 12 meses. Em 80% dos retinoblastomas hereditários, os tumores são bilaterais e múltiplos em cada olho. Esses pacientes também apresentam um risco significativo de desenvolver tumor maligno primário secundário (p. ex., sarcoma osteogênico).

Os retinoblastomas esporádicos não hereditários surgem espontaneamente e representam cerca de 60% dos casos. A idade média de apresentação é de 24 meses e os pacientes geralmente apresentam apenas um tumor em um dos olhos. Exceto em pacientes com mosaicismo, a ausência de mutações na linha germinativa significa que o risco de retinoblastoma nas gerações seguintes é baixo e o risco de um segundo tumor primário é o mesmo que na população em geral.

O retinoblastoma é frequentemente descoberto pelos pais ou parentes que notam um reflexo de luz em um olho em relação ao outro (pupila branca ou reflexo de "olho de gato"; leucocoria). Crianças com retinoblastoma também podem apresentar estrabismo, pseudocelulite, neovascularização da íris, pupila fixa dilatada, glaucoma secundário ou acúmulo de tumor na câmara anterior (hipópio neoplásico). Os casos mais avançados podem apresentar sinais de inflamação intraocular ou globo rompido com extensão orbital. Em alguns casos de retinoblastoma de regressão espontânea, o único sinal clínico pode ser um pequeno tumor calcificado no plano da retina com cicatriz epitelial pigmentar da retina circundante. A ressonância magnética é o exame complementar de escolha.

Para a maioria das crianças é prescrita quimioterapia, às vezes associada com *laser* intraocular ou crioterapia. A enucleação é usada para casos avançados em olhos sem potencial visual.

Melanoma maligno

O melanoma maligno (Capítulo 193) da conjuntiva é raro. Os indivíduos em risco são de meia-idade e ligeiramente pigmentados. O melanoma da conjuntiva surge mais comumente de melanose adquirida primária, mas pode ocorrer como uma lesão original e, raramente, de um nevo conjuntival preexistente. As regiões de maior risco estão na conjuntiva no limbo (junção da córnea e esclera), no fórnice conjuntival (recessos periféricos profundos da conjuntiva) e na carúncula (nódulo elevado entre as margens da pálpebra nasal). Extensões na superfície da córnea ou formação de nódulo ou perda de pigmentação são indicações para biopsia excisional. A proliferação e a hiperpigmentação de melanócitos sem atipia nuclear ou celular não estão associadas à progressão para melanoma, enquanto a atipia nuclear ou celular associada, particularmente vinculada à atividade mitótica, está altamente ligada à progressão para melanoma. O melanoma franco com espessura de mais de 0,8 mm é um fator de risco para melanoma metastático. O tratamento é a excisão cirúrgica, frequentemente complementada com crioablação. O desfecho a longo prazo é menos favorável do que para o melanoma cutâneo porque o tumor pode metastatizar precocemente quando o tumor primário é muito pequeno (p. ex., 2 mm).

O melanoma maligno da úvea é a malignidade intraocular primária mais comum em adultos, mas sua incidência é de apenas 2 a 6 por 1 milhão por ano em populações de alto risco (pessoas de olhos azuis e pele clara). O tumor, que surge de nevos ou melanócitos dendríticos preexistentes em qualquer parte da úvea é quase sempre unilateral, unicêntrico e nodular e geralmente é diagnosticado em uma fase assintomática durante a fundoscopia de rastreamento com pupila dilatada. Os tumores sintomáticos surgem perto de porções sensíveis da retina (p. ex., a mácula) ou causam descolamento da retina ou edema macular cistoide. Os tumores de íris (Figura 395.30) são geralmente pigmentados e elevados acima do contorno circundante, onde são reconhecidos no início de seu curso. Os tumores posteriores podem ser completamente amelanóticos e, ocasionalmente, têm aspecto bilobado. A acurácia do diagnóstico de melanoma da úvea apenas por meios clínicos é superior a 98%. O tratamento é motivo de controvérsia; as opções incluem enucleação do olho, radioterapia com feixe de prótons e placa (iodo-125), ablação térmica a *laser*, terapia fotodinâmica e ressecção em bloco. A taxa de sobrevida pode ser de apenas 50% em 15 anos para lesões grandes. Os fatores de risco para metástases, mais comumente para o fígado, incluem tamanho do tumor, tipo de célula, mimetismo angiogênico, existência de monossomia 3 e outros marcadores genéticos.

Tumores orbitais

Os tumores primários na órbita de adultos incluem hemangioma cavernoso, schwannomas e várias proliferações de tecido fibroso (tumor fibroso solitário). O rabdomiossarcoma pode surgir de restos ectópicos do mesênquima, e não do músculo reto maduro. Os tumores orbitais geralmente são diagnosticados por técnicas de imagem. O tratamento consiste em exploração orbital e remoção cirúrgica.

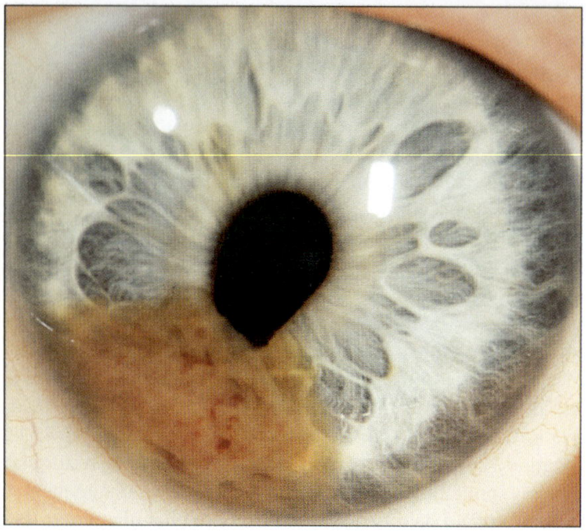

FIGURA 395.30 **Melanoma da íris com vasos sanguíneos intrínsecos proeminentes. Observe o pico da pupila em direção ao tumor.** (De Yanoff M, Duker JS, eds. *Ophthalmology.* Philadelphia: Mosby Elsevier; 2009.)

Linfoma

Os linfomas orbitais e conjuntivais geralmente são pequenos (linfomas de células B da zona marginal; Capítulo 176). Em última análise, cerca de 50% dos casos incluem doença sistêmica que pode não ser diagnosticada clinicamente. A radioterapia (RT) com feixe externo é prescrita para doença periocular isolada, enquanto quimioterapia sistêmica (Capítulo 176) é necessária para o envolvimento sintomático e sistêmico.

O linfoma de células B de grandes células pode se apresentar no olho como uma forma de vitreíte (células suspensas no vítreo) ou um infiltrado sub-retiniano ou intrarretiniano antes de ser descoberto no sistema nervoso central. O diagnóstico pode ser verificado por exame citológico de amostras de vitrectomia. Habitualmente o tratamento é sistêmico (Capítulo 176), mas o desfecho é, em geral, ruim.

É incomum o comprometimento ocular no mieloma múltiplo (Capítulo 178). Podem ocorrer hemorragias retinianas e opacificação do vítreo. Lesões osteolíticas periorbitárias podem ser encontradas.

Tumores da glândula lacrimal

A glândula lacrimal contém uma população de linfócitos quiescentes e é um local comum para linfomas. Neoplasias epiteliais podem surgir de componentes dos ácinos e ductos da glândula lacrimal. Os tumores epiteliais malignos (carcinoma adenoide cístico) podem metastatizar em um estágio inicial através dos espaços perineurais de grandes nervos periféricos para o osso adjacente. A maioria dos tumores epiteliais é tratada com remoção cirúrgica total da glândula lacrimal em razão do risco de recorrência e transformação maligna do tumor residual. O prognóstico para tumores malignos da glândula lacrimal é geralmente ruim.

Metástase ocular

Metástase para a órbita em adultos é muito incomum em decorrência de seu volume vascular relativamente pequeno. Metástases para os músculos retos manifestam-se como estrabismo de início na idade adulta. A metástase para a órbita é mais comum na leucemia em crianças do que em adultos.

A metástase para a úvea é comum, especialmente de tumores primários de mama e pulmão. As lesões metastáticas frequentemente crescem rapidamente e comprometem a função visual; descolamento seroso da retina é comum. O tratamento da neoplasia maligna subjacente pode ser efetivo nas lesões da corioide, mas radiação suplementar ou terapia fotodinâmica pode ser usada para tentar restaurar ou preservar a visão.

EFEITOS OCULARES DE MEDICAÇÕES SISTÊMICAS

Inúmeros medicamentos provocam efeitos colaterais oculares (Tabela 395.9). Portanto, os pacientes que tomam medicamentos sistêmicos geralmente precisam de vigilância periódica para identificar toxicidade ocular.

Tabela 395.9 Medicamentos sistêmicos com efeitos oculares.

AGENTE	EFEITO
Cloroquina	Discromatopsia, defeitos do campo visual
Hidroxicloroquina	Discromatopsia, defeitos do campo visual; maculopatia em olho de boi
Tioridazina	Borramento visual
Clorpromazina	Borramento visual
Digoxina	Visão amarela
Etambutol	Neurite óptica
Amiodarona	Microdepósitos espiralados na córnea, retinopatia pigmentar
Corticosteroides	Glaucoma, catarata
Tamoxifeno	Maculopatia
Neurolépticos	Nistagmo
Proclorperazina	Crise oculogírica
Vitamina A	Pseudotumor cerebral
5-fluoruracila	Estenose canalicular (lacrimejamento)
Isotretinoína	Xeroftalmia grave (efeito a longo prazo)

A causa mais comum de glaucoma fármaco-induzido é a aplicação tópica de corticosteroides por mais de 4 a 6 semanas nos 5 a 6% da população geneticamente predisposta. Fármacos não esteroides geralmente causam glaucoma de ângulo estreito. Os fármacos que contêm sulfa podem induzir glaucoma como uma reação idiossincrática em pessoas com configuração de câmara anterior estreita ou aberta. O tratamento é igual ao do glaucoma não induzido por fármacos.

Cloroquina e *hidroxicloroquina* em altas doses podem causar diminuição da visão das cores e defeitos do campo visual. Acredita-se que a toxicidade da cloroquina ocorra após uma dose cumulativa de 300 g, enquanto a hidroxicloroquina pode causar sintomas após a manutenção a longo prazo de 750 mg/dia. A porção macular do fundo de olho desenvolve um padrão típico de distúrbio de pigmentação em olho de boi. Podem ser observados depósitos espiralados na córnea compostos por pigmento intracelular epitelial. A perda de visão por toxicidade retiniana não é reversível e tende a progredir mesmo após a interrupção do tratamento com hidroxicloroquina. O exame de fundo de olho anual com testagem de cor, provas de função macular e campimetria visual automatizada estão indicados.

O etambutol é frequentemente usado para infecções pulmonares crônicas. A dose do etambutol depende do peso corporal. Neuropatia óptica tóxica é rara, mas sua incidência e seu desfecho são imprevisíveis. É necessário acompanhamento cuidadoso com vigilância clínica oftálmica rigorosa.

Qualquer um dos medicamentos comumente usados no tratamento da tuberculose pode causar neuropatia óptica, embora o *etambutol* seja o de maior risco. A resposta pupilar, a visão de cores, a acuidade e os campos visuais são os parâmetros clínicos usados para avaliar a função do nervo óptico.

A córnea verticilata pode ser observada em pacientes que tomam *amiodarona* em razão dos acúmulos lisossomais na membrana basal epitelial. A *doença de Fabry* provoca alterações semelhantes, assim como outros medicamentos. Os depósitos espiralados na córnea geralmente são reversíveis quando causados por fármacos e raramente interferem na visão.

Grau A Recomendações de grau A

A1. Chou R, Dana T, Bougatsos C, et al. Screening for impaired visual acuity in older adults: updated evidence report and systematic review for the US Preventive Services Task Force. *JAMA.* 2016;315:915-933.

A2. Wen D, McAlinden C, Flitcroft I, et al. Postoperative efficacy, predictability, safety, and visual quality of laser corneal refractive surgery: a network meta-analysis. *Am J Ophthalmol.* 2017;178:65-78.

A2b. Rathinam SR, Gonzales JA, Thundikandy R, et al. Effect of corticosteroid-sparing treatment with mycophenolate mofetil vs methotrexate on inflammation in patients with uveitis: a randomized clinical trial. *JAMA.* 2019;322:936-945.

A3. Kempen JH, Altaweel MM, Holbrook JT, et al. Association between long-lasting intravitreous fluocinolone acetonide implant vs systemic anti-inflammatory therapy and visual acuity at 7 years among patients with intermediate, posterior, or panuveitis. *JAMA.* 2017;317:1993-2005.

A4. Nguyen QD, Merrill PT, Jaffe GJ, et al. Adalimumab for prevention of uveitic flare in patients with inactive non-infectious uveitis controlled by corticosteroids (VISUAL II): a multicentre, double-masked, randomised, placebo-controlled phase 3 trial. *Lancet*. 2016;388:1183-1192.
A5. Jaffe GJ, Dick AD, Brezin AP, et al. Adalimumab in patients with active noninfectious uveitis. *N Engl J Med*. 2016;375:932-943.
A6. Lerner SF, Park KH, Hubatsch DA, et al. Efficacy and tolerability of travoprost 0.004%/timolol 0.5% fixed-dose combination for the treatment of primary open-angle glaucoma or ocular hypertension inadequately controlled with beta-blocker monotherapy. *J Ophthalmol*. 2017;2017:1-8.
A7. Gazzard G, Konstantakopoulou E, Garway-Heath D, et al. Selective laser trabeculoplasty versus eye drops for first-line treatment of ocular hypertension and glaucoma (LiGHT): a multicentre randomised controlled trial. *Lancet*. 2019;393:1505-1516.
A8. Tseng VL, Coleman AL, Chang MY, et al. Aqueous shunts for glaucoma. *Cochrane Database Syst Rev*. 2017;7:CD004918.
A9. Azuara-Blanco A, Burr J, Ramsay C, et al. Effectiveness of early lens extraction for the treatment of primary angle-closure glaucoma (EAGLE): a randomised controlled trial. *Lancet*. 2016;388:1389-1397.
A10. Chew EY, Clemons TE, Sangiovanni JP, et al. Secondary analyses of the effects of lutein/zeaxanthin on age-related macular degeneration progression: AREDS2 report No. 3. *JAMA Ophthalmol*. 2014;132:142-149.
A11. Gillies MC, Hunyor AP, Arnold JJ, et al. Effect of ranibizumab and aflibercept on best-corrected visual acuity in treat-and-extend for neovascular age-related macular degeneration: a randomized clinical trial. *JAMA Ophthalmol*. 2019;137:372-379.
A12. Aiello LP, Sun W, Das A, et al. Intensive diabetes therapy and ocular surgery in type 1 diabetes. *N Engl J Med*. 2015;372:1722-1733.
A13. Wells JA, Glassman AR, Ayala AR, et al. Aflibercept, bevacizumab, or ranibizumab for diabetic macular edema. *N Engl J Med*. 2015;372:1193-1203.
A14. Sivaprasad S, Prevost AT, Vasconcelos JC, et al. Clinical efficacy of intravitreal aflibercept versus panretinal photocoagulation for best corrected visual acuity in patients with proliferative diabetic retinopathy at 52 weeks (CLARITY): a multicentre, single-blinded, randomised, controlled, phase 2b, non-inferiority trial. *Lancet*. 2017;389:2193-2203.
A14b. Baker CW, Glassman AR, Beaulieu WT, et al. Effect of initial management with aflibercept vs laser photocoagulation vs observation on vision loss among patients with diabetic macular edema involving the center of the macula and good visual acuity: a randomized clinical trial. *JAMA*. 2019;321:1880-1894.
A15. Scott IU, VanVeldhuisen PC, Ip MS, et al. Effect of bevacizumab vs aflibercept on visual acuity among patients with macular edema due to central retinal vein occlusion: the SCORE2 randomized clinical trial. *JAMA*. 2017;317:2072-2087.

REFERÊNCIAS BIBLIOGRÁFICAS

As referências bibliográficas, bem como os outros materiais suplementares deste livro, encontram-se no GEN-IO, nosso ambiente virtual de aprendizagem.

396

NEURO-OFTALMOLOGIA

ROBERT W. BALOH E JOANNA C. JEN

Uma compreensão mecanicista do comprometimento visual, juntamente com distúrbios no controle pupilar e oculomotor é muito importante para o diagnóstico de distúrbios neurológicos.

VISÃO

Um dos dilemas diagnósticos mais difíceis é a perda de visão que não pode ser explicada por anormalidades evidentes do olho. Para avaliar esse paciente adequadamente, o médico examinador precisa estar familiarizado com a anatomia e a fisiologia do sistema visual aferente. As vias visuais aferentes cruzam os principais sistemas sensoriais ascendentes e motores descendentes dos hemisférios cerebrais e, em sua porção anterior, estão estreitamente relacionadas com as estruturas vasculares e ósseas da base do cérebro. Não surpreendentemente, a localização das lesões nas vias visuais aferentes tem grande valor no diagnóstico neurológico.

Anatomia das vias visuais

A luz que entra no olho incide nos bastonetes e cones da retina, que transduzem o estímulo em impulsos neurais a serem transmitidos ao cérebro. A distribuição da função visual pela retina assume um padrão de zonas concêntricas que aumentam de sensibilidade em direção ao centro, a fóvea. A fóvea consiste em um agrupamento central "sem bastonetes" de aproximadamente 100.000 cones delgados. As células ganglionares que atendem a esses cones enviam seus axônios diretamente para o aspecto temporal do disco óptico, onde formam o feixe papilomacular. Axônios originários de células ganglionares na retina temporal fazem uma curva acima e abaixo do feixe papilomacular e formam bandas arqueadas densas.

As artérias que irrigam o nervo óptico e a retina derivam de ramos da artéria oftálmica. A artéria retiniana central aproxima-se do olho ao longo de cada nervo óptico e perfura a parte inferior da bainha dural cerca de 1 cm atrás do globo entrando no centro do nervo. A artéria emerge no fundo, no centro da cabeça do nervo, de onde nutre os dois terços internos da retina por ramos superior e inferior. Ramos anastomóticos derivados das artérias ciliares coroidais e posteriores, o sistema ciliar, suprem a coroide, a cabeça do nervo óptico e as camadas retinais externas, incluindo os fotorreceptores. Em cerca de 10% da população, a mácula é irrigada por uma artéria retinociliar, um ramo do sistema ciliar. A drenagem venosa da retina e da cabeça do nervo ocorre principalmente pela veia central da retina, cujo trajeto de saída do olho é paralelo ao de entrada da artéria.

O que cada olho "vê" é denominado seu *campo visual* (Figura 396.1). O lado nasal da retina esquerda e o lado temporal da direita veem o lado esquerdo do mundo, e a metade superior de cada retina vê a metade inferior do mundo. Atrás dos olhos, os nervos ópticos passam pelo canal óptico formando o quiasma óptico. No quiasma, os nervos da metade nasal de cada retina decussam e se unem às fibras da metade temporal da retina contralateral. Do quiasma, os tratos ópticos passam ao redor dos pedúnculos cerebrais atingindo os gânglios geniculados laterais. A orientação do campo visual é girada 90° nos gânglios geniculados laterais de forma que as imagens do campo visual inferior se projetem para a metade medial, enquanto as imagens do campo visual superior se projetam para a metade lateral. A radiação geniculocalcarina inicialmente se espalha em projeções superolateral e inferolateral, sendo que esta última passa ao redor do ventrículo lateral e por uma curta distância no lobo temporal (alça de Meyer) antes de girar posteriormente para alcançar o córtex estriado do lobo occipital. No lobo occipital, o córtex estriado (área 17) encontra-se ao longo das bandas superior e inferior da fissura calcarina,

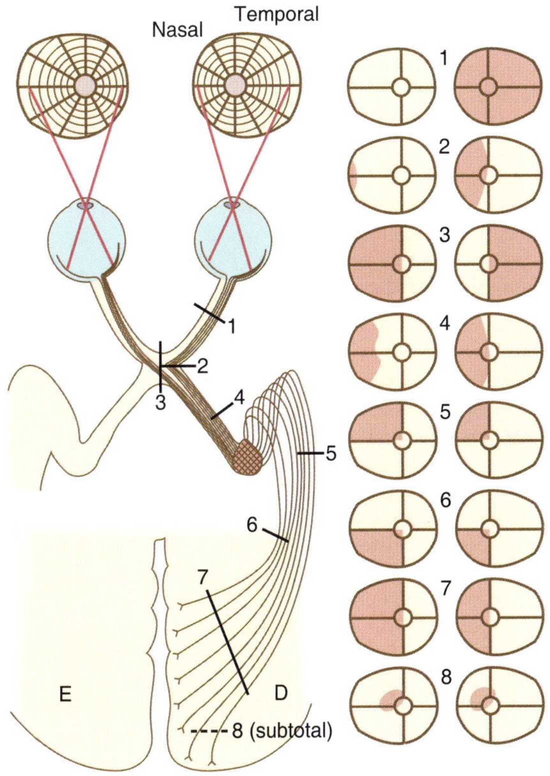

FIGURA 396.1 **Campos visuais que acompanham os danos às vias visuais.** *1*, Nervo óptico: amaurose unilateral. *2*, Quiasma óptico lateral: hemianopia homônima grosseiramente incongruente, incompleta (contralateral). *3*, Quiasma óptico central: hemianopia bitemporal. *4*, Trato óptico: hemianopia homônima incompleta, incongruente. *5*, Alça temporal (Meyer) da radiação óptica: quadrantanopia superior homônima congruente parcial ou completa (contralateral). *6*, Projeção parietal (superior) da radiação óptica: quadrantanopia inferior homônima parcial ou completa congruente. *7*, Interrupção parieto-occipital completa da radiação óptica: hemianopia homônima congruente completa com mudança psicofísica do ponto foveal, muitas vezes poupando a visão central e resultando em "preservação macular". *8*, Dano incompleto ao córtex visual: escotomas homônimos congruentes, geralmente invadindo pelo menos agudamente a visão central. E = esquerdo; D = direito.

com as fibras maculares projetando-se mais posteriormente ao polo occipital e as projeções retinianas mais periféricas situando-se mais anteriormente.

Localização de lesões nas vias visuais

A perda da visão monocular é decorrente de uma lesão em um olho ou nervo óptico. A perda visual binocular, por outro lado, pode resultar de doenças localizadas em qualquer parte das vias visuais, desde as córneas até os polos occipitais. Lesões envolvendo o quiasma óptico produzem anormalidades visuais não homônimas (p. ex., hemianopia bitemporal ilustrada pela lesão 3 na Figura 396.1). As anormalidades do trato óptico são comparativamente raras, mas provocam alterações visuais típicas. As fibras que atendem a pontos idênticos nos semicampos homônimos não se misturam totalmente no trato óptico; portanto, as lesões que danificam essa estrutura produzem hemianopia homônima incongruente. Lesões dos núcleos geniculados, das radiações ópticas ou do córtex visual provocam defeitos de campo hemianópico congruentes que podem não ser reconhecidos, a menos que a hemianopia interfira na visão macular. A perda visual pós-geniculada pode ser diferenciada da perda visual pré-geniculada por (1) aspecto fundoscópico normal, (2) reações pupilares à luz intactas e (3) lesões apropriadas na imagem cerebral.

Exame do sistema visual aferente

A função visual é mais comumente avaliada pela "melhor acuidade visual corrigida" (Capítulo 395). Se a acuidade visual não estiver normal, é preciso determinar se a acuidade pode ser melhorada com lentes corretivas ou pelo menos com o uso de um orifício estenopeico (*pinhole*). A referência normal é o reconhecimento de letras a uma distância idealizada de 6 metros, e os gráficos de acuidade visual são projetados com letras ainda maiores, normalmente reconhecidas em distâncias proporcionalmente maiores. Assim, se alguém lê letras a 6 metros (20 pés) não melhor do que as normalmente percebidas a 12 metros (40 pés), a visão é registrada como 20/40. Pequenos gráficos visuais que são facilmente carregados na maleta do médico possibilitam uma avaliação rápida e razoavelmente acurada da acuidade.

Os campos visuais podem ser testados à beira do leito por confrontação, e estimativas aproximadas de sua integridade podem ser feitas mesmo em pacientes com estado de alerta reduzido. Os campos visuais devem ser testados individualmente porque o padrão de defeitos do campo visual pode fornecer informações de localização importantes. Um exame rápido dos campos visuais pode ser realizado fazendo com que o paciente fixe o nariz do examinador e identifique o número de dedos colocados intermitentemente em cada um dos quatro quadrantes do campo visual.

Causas comuns de perda visual

Olho

A causa da perda de visão monocular secundária a lesões oculares e retinianas pode frequentemente ser detectada por exame oftalmoscópico ou por medição da pressão intraocular (Capítulo 395). O *glaucoma* causado pela absorção comprometida do humor aquoso resulta em pressão intraocular (PIO) elevada que geralmente provoca perda gradual da visão periférica, "halos" observados ao redor das luzes e, ocasionalmente, dor e vermelhidão no olho acometido. *Rupturas* e *descolamentos* de retina dão origem a distorções unilaterais da imagem visual, observadas como angulações repentinas ou curvas de objetos contendo linhas retas (metamorfopsia). *Hemorragias* no humor vítreo ou infecções ou lesões inflamatórias da retina podem provocar o aparecimento de escotomas que se assemelham àqueles resultantes de doença primária da via visual central.

A perda de visão binocular secundária à doença retiniana em indivíduos mais jovens é frequentemente causada por *doenças heredodegenerativas*. Doenças vasculares, diabetes melito (Capítulo 216) e degeneração macular relacionada com a idade são causas em pacientes mais velhos. Na maioria dos casos de *degeneração retiniana pigmentar*, a perda visual começa na periferia e evolui lentamente para o centro. Em contraste, a *degeneração macular* (Figuras 395.20 e 395.21) prejudica a visão central no início de seu curso. Uma variante comum no gene do fator H do complemento (*CFH*) está associada a um risco acentuadamente aumentado de desenvolvimento de degeneração macular relacionada com a idade (DMRI).

Nervo óptico

A perda de visão monocular aguda ou subaguda (Tabela 396.1) como resultado de doença do nervo óptico é mais comumente provocada por distúrbios desmielinizantes, obstrução vascular, neoplasia ou neuropatia óptica hereditária.[1,2] A doença desmielinizante da cabeça do nervo (*neurite óptica* ou *papilite*) provoca edema de disco óptico junto com perda da visão central apenas no olho acometido; escotomas não reconhecidos subjetivamente são, às vezes, encontrados no outro olho. A desmielinização do nervo óptico atrás do ponto onde a veia retiniana emerge (*neurite retrobulbar*) inicialmente deixa um disco óptico de aspecto normal, mas um escotoma central ou paracentral. Nos distúrbios desmielinizantes crônicos, o disco óptico torna-se pálido e atrófico.

A neurite óptica pode ser uma síndrome isolada ou manifestação de doenças sistêmicas.[3] A evolução clínica e a resposta terapêutica da neurite óptica dependem do mecanismo inflamatório subjacente. Em mais de 50% dos pacientes observados inicialmente com neurite óptica, há desenvolvimento subsequente de sinais e sintomas típicos de esclerose múltipla (Capítulo 383). A neurite óptica causada por esclerose múltipla não responde aos esteroides,[A1] mas a esclerose múltipla subjacente deve ser tratada imediatamente.[4] Alguns dados sugerem que a fenitoína pode ser neuroprotetora em pacientes com neurite óptica aguda quando usada em doses de 4 a 6 mg/kg/dia.[A2] A neurite óptica relacionada com o lúpus eritematoso sistêmico (Capítulo 250),[5] vasculite (Capítulo 254) ou sarcoidose (Capítulo 89) pode ser responsiva a esteroides.

Neurite óptica com mielite transversa associada é a característica clínica da neuromielite óptica,[6] que é uma doença desmielinizante grave frequentemente confundida com esclerose múltipla, mas agora reconhecida como causada por autoanticorpos antiaquaporina 4. As opções de tratamento incluem rituximabe (infusões de 1 g em um intervalo de 2 semanas) ou azatioprina (3 mg/kg/dia VO). Mais recentemente, tanto o satralizumabe (um anticorpo monoclonal humanizado direcionado ao receptor da interleucina-6 a 120 mg SC em 0, 2 e 4 semanas depois) e o esculizumabe (um inibidor terminal do complemento a 900 mg IV semanalmente por 4 doses seguidas por 1.200 mg a cada 2 semanas) demonstraram reduzir o risco de recidiva.[A2b,A2c] As doses devem ser ajustadas com base na resposta e na imunossupressão.

A oclusão arterial intraocular pode provocar perda visual central ou defeito no campo altitudinal (*neuropatia óptica isquêmica*). A neuropatia óptica isquêmica anterior não arterítica resulta da doença dos pequenos vasos que irrigam a porção anterior do nervo óptico. As doenças sistêmicas mais comuns associadas a ela são hipertensão arterial sistêmica (presente em 50% dos pacientes) e diabetes melito (presente em 25%). A neuropatia óptica isquêmica arterítica é mais comumente causada por arterite de células gigantes (Capítulos 69 e 255) e deve ser considerada em todos os pacientes com mais de 50 anos. Os glicocorticoides orais são a base do tratamento para a arterite de células gigantes, mas não são úteis em pacientes com neuropatia óptica isquêmica anterior não arterítica.[A3]

Tabela 396.1 Causas comuns de perda da visão monocular transitória.

CATEGORIA (DURAÇÃO TÍPICA)	CAUSAS	CARACTERÍSTICAS DIFERENCIAIS
Tromboembolismo (1 a 5 min)	Aterosclerose	Outra doença vascular aterosclerótica, hemiparesia contralateral associada, angiografia (ateroma de artéria carótida)
	Cardíaca	Valvopatia, trombos murais, fibrilação atrial, infarto do miocárdio recente
	Discrasia sanguínea	Exames de sangue positivos para anemia falciforme, macroglobulinemia, mieloma múltiplo, policitemia, outros
Vasospasmo (5 a 30 min)	Enxaqueca	Cefaleia ipsilateral, outra aura clássica, história familiar
Compressão vascular (alguns segundos)	Elevação da pressão intracraniana	Precipitado por mudança de posição, manobra de Valsalva ou ondas de pressão
	Tumor	Perda visual monocular associada lentamente progressiva
Vasculite (1 a 5 min)	Arterite temporal	Cefaleia associada, polimialgia reumática, artéria temporal palpável, velocidade de hemossedimentação elevada

Os tumores (Capítulo 180) que invadem o nervo óptico ou lesões expansivas comprimindo-o em qualquer lugar entre a órbita e o quiasma óptico causam diminuição gradual da visão central ou defeito setorial do campo visual periférico. Nessas lesões crônicas, o nervo óptico acometido torna-se visivelmente atrófico.

A perda aguda da visão binocular resultante de doença bilateral do nervo óptico é mais frequentemente causada por doença desmielinizante ou por fatores tóxicos (metanol, tabaco, isoniazida) ou nutricionais (deficiência de vitamina B, sobretudo tiamina; Capítulo 388). Em pessoas mais jovens e sem história clara de exposição tóxica predominam as lesões desmielinizantes. Os sintomas são de início abrupto ou subagudo com borramento visual, que pode evoluir rapidamente para cegueira em horas ou dias. Pode haver dor nos olhos, especialmente com movimento. A *neuropatia óptica de Leber*, causada por mutação no DNA mitocondrial, tipicamente começa sem dor e centralmente em um olho, com o segundo olho sendo acometido semanas a meses depois. A terapia gênica consegue melhorar a sensibilidade retiniana, embora modestamente, mas apenas por 3 anos ou mais.[7]

Papiledema é o edema de disco óptico secundário à elevação da pressão intracraniana (PIC) (Tabela 396.2). A visão é normal, exceto em uma das duas circunstâncias: (1) episódios agudos transitórios de amaurose com duração de alguns segundos e atribuíveis a elevações agudas da pressão intracraniana (ondas de platô); e (2) perda progressiva da visão periférica com papiledema grave de longa duração causado pela compressão da cabeça do nervo óptico. A hipertensão intracraniana idiopática (Capítulo 180) é comumente observada em mulheres com sobrepeso em idade fértil. A tomografia de coerência óptica (TCO) pode ajudar a estabelecer o diagnóstico e diferenciar o papiledema de outras anormalidades do disco óptico.[8] A perda de visão binocular subaguda ou crônica secundária à doença do nervo óptico pode resultar de causas *tóxicas* e *nutricionais* ou de *atrofia óptica hereditária*. A perda visual é indolor e acomete primariamente a visão central; a oftalmoscopia mostra atrofia óptica.

Quiasma óptico e trato óptico

Pacientes com lesões do quiasma óptico ou do trato óptico geralmente não percebem o comprometimento visual até que o déficit invada a visão central de um ou ambos os olhos. Neoplasias intrínsecas ou extrínsecas e aneurismas arteriais paraquiasmáticos são as lesões mais comuns nesta localização. Os gliomas que surgem no quiasma óptico ou no trato óptico são raros na idade adulta. Lesões extrínsecas que comprimem o quiasma ou trato óptico incluem *adenomas hipofisários* (Capítulo 211), *disgerminomas*, *craniofaringiomas*, *meningiomas* (Capítulo 180) e grandes *aneurismas* da artéria carótida ou basilar (Capítulo 380). O diagnóstico baseia-se no achado de anormalidades do campo visual típicas (hemianopia bitemporal no caso de lesão do quiasma óptico e hemianopia homônima incongruente no caso de lesões do trato óptico) e identificar a lesão com tomografia computadorizada (TC) ou ressonância magnética (RM). A apoplexia hipofisária secundária a hemorragia aguda para a glândula hipófise (Capítulo 211) pode resultar em perda repentina da visão; a intervenção neurocirúrgica imediata com cobertura de esteroides é necessária para a maioria dos pacientes.

Radiações visuais e córtex occipital

As lesões envolvendo as vias visuais pós-geniculadas resultam mais frequentemente de *danos vasculares, lesões traumáticas, neoplasias* ou, raramente, *distúrbios inflamatórios ou degenerativos* envolvendo a substância branca cerebral. Sua localização pode ser deduzida pelos defeitos do campo visual resultantes. A doença vascular dos lobos occipitais é a causa mais comum de defeitos de campo visual homônimos em pessoas de meia-idade e idosos. A *síndrome de Anton* refere-se à perda visual cerebral com negação de um defeito visual. Os pacientes acometidos não apenas negam que são cegos, mas também confabulam detalhes de seu ambiente visual de memória. A síndrome de Anton resulta de lesões bilaterais envolvendo os lobos parieto-occipitais ou no contexto de encefalopatia metabólica. A síndrome da *leucoencefalopatia posterior* reversível, que se caracteriza por cefaleia, convulsões, confusão e perda visual cortical, está associada a elevação abrupta da pressão arterial, como pode ser visto na eclâmpsia e na terapia imunossupressora após o transplante.

Tabela 396.2 Diferenciação da neurite óptica decorrente de papiledema.

	NEURITE ÓPTICA	PAPILEDEMA
Perda de visão centro-cecocentral	Presente	Ausente
Distribuição	Geralmente unilateral	Geralmente unilateral
Dor ocular ao movimento	Presente	Ausente
Reflexo luminoso direto	± Reduzido	Íntegro
TC e RM de crânio	Placas de substância branca	Tumor, oclusão venosa etc.
Respostas visuais evocadas	Anormal	Normal
Pressão de punção lombar	Normal	Elevada

TC = tomografia computadorizada; RM = ressonância magnética.

CONTROLE PUPILAR

Os neuromecanismos que controlam as dimensões e a reatividade da pupila são complexos, mas podem ser avaliados por procedimentos clínicos simples. O diâmetro da pupila é determinado pelas ações antagônicas do esfíncter da íris e dos músculos dilatadores, com este último desempenhando um papel menor. Se o músculo esfíncter for cortado ou rompido, ele não se retrai em direção a um quadrante, mas continua funcionando, exceto no segmento alterado. Portanto, a resposta pupilar pode ser avaliada mesmo se existirem danos significativos à íris.

Anatomia e localização de lesões nas vias pupilares

As dimensões das pupilas são governadas pelo equilíbrio tônico entre as inervações simpática e parassimpática dos músculos da íris. A estimulação simpática dilata a pupila, enquanto a estimulação parassimpática a contrai. No estado normal de repouso, a luz que entra no olho fornece o principal estímulo que rege as dimensões da pupila (Figura 396.2). A luz ativa os bastonetes e cones da retina, com sensibilidade máxima na área macular. As fibras do nervo óptico seguem as vias visuais cruzadas e não cruzadas até a porção pré-geniculada dos tratos ópticos, onde as fibras receptoras

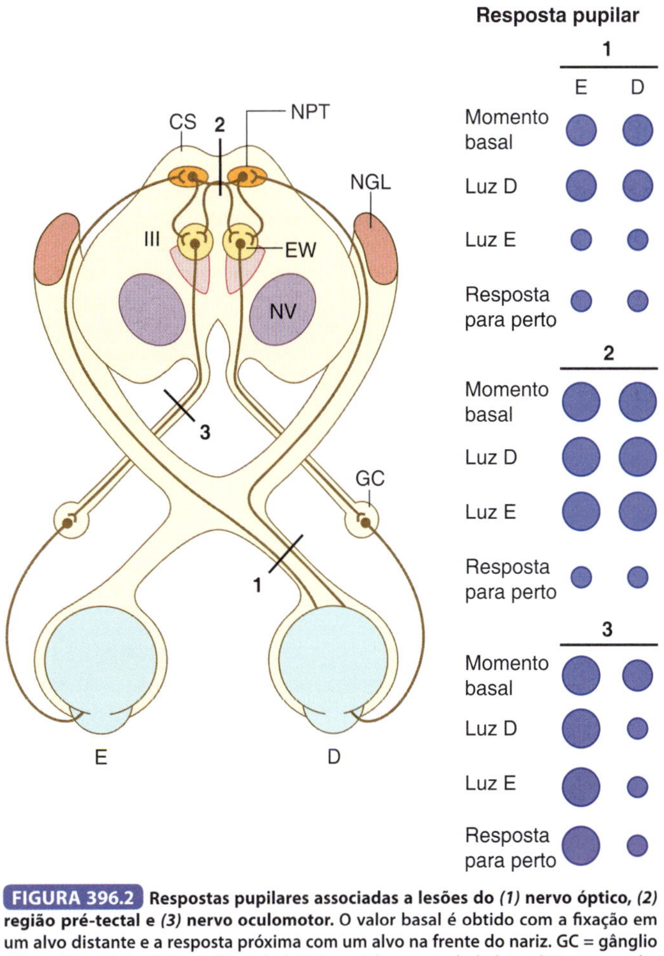

FIGURA 396.2 **Respostas pupilares associadas a lesões do *(1)* nervo óptico, *(2)* região pré-tectal e *(3)* nervo oculomotor.** O valor basal é obtido com a fixação em um alvo distante e a resposta próxima com um alvo na frente do nariz. GC = gânglio ciliar; EW = núcleo Edinger-Westphal; NGL = núcleo geniculado lateral; E = esquerdo; NPT = núcleo pré-tectal; NV = núcleo vermelho; D = direito; CS = colículo superior.

de luz divergem para o núcleo pré-tectal localizado na junção mesencéfalo-diencefálica. Os interneurônios projetam desse núcleo para os núcleos de Edinger-Westphal no topo do complexo nuclear do terceiro nervo do mesencéfalo de ambos os lados. A partir desse ponto, os eferentes parassimpáticos pareados deixam o mesencéfalo nos NC III, atravessam o espaço interpeduncular através do ligamento petroclinoide e borda do tentório, atravessam o seio cavernoso e, em seguida, entram na órbita através da fissura orbital superior. Na órbita, os eferentes parassimpáticos fazem sinapse no gânglio ciliar, a partir do qual os nervos ciliares entram no olho para alcançar os músculos pupilares.

O principal controle simpático da pupila origina-se no hipotálamo lateral ventral (neurônio de primeira ordem), de onde as fibras descem ipsilateralmente através do tegmento do tronco encefálico e daí para a medula espinal cervical, onde fazem sinapse com neurônios pré-ganglionares na coluna lateral intermédia dos três segmentos torácicos superiores. Fibras pré-ganglionares (neurônios de segunda ordem) emergem com as raízes ventrais de C8, T1 e T2 e ascendem no pescoço para fazer sinapses no gânglio cervical superior adjacente à base do crânio. Fibras pupilares pós-ganglionares (neurônios de terceira ordem) acompanham a artéria carótida interna através do crânio e a deixam seguir o ramo oftálmico do nervo trigêmeo para alcançar o músculo dilatador da pupila.

Exame da pupila

A resposta pupilar à luz deve ser examinada em uma sala com pouca iluminação, onde as pupilas ficam naturalmente dilatadas. Primeiro, as dimensões e a simetria das pupilas são avaliadas pelo direcionamento de uma luz fraca para a face a partir de baixo para que ambas as pupilas sejam observadas simultaneamente na iluminação indireta. Para testar a fotorreatividade, o olhar é direcionado para um objeto distante (de modo que a constrição secundária à convergência seja mínima), e primeiro uma e depois a outra pupila é iluminada com uma fonte de luz brilhante. Se uma pupila reagir mal à luz direta, isso é observado quando o olho oposto é iluminado (resposta consensual). As pupilas que reagem mal à luz devem ser testadas quanto à reatividade ao reflexo de perto, fazendo com que o paciente olhe primeiro para um objeto distante e depois fixe rapidamente em um objeto bem na frente de seu nariz. A *dissociação luz-proximidade* refere-se a uma pupila que *não* reage à luz, mas se acomoda e contrai para ver um objeto próximo.

Causas comuns de anormalidades pupilares

Na chamada dilatação pupilar benigna ou *anisocoria fisiológica*, há uma diferença de longa data das dimensões das duas pupilas com reações reflexas normais; a disparidade permanece constante durante a constrição e dilatação. Lesões que comprimem ou danificam a região pré-tectal interrompem o reflexo aferente de luz bilateralmente produzindo pupilas dilatadas e fixadas à luz (p. ex., lesão 2; Figura 396.2). A constrição pupilar à resposta próxima é preservada até os estágios finais. Os tumores da glândula pineal (p. ex., disgerminomas) e *infartos localizados* são as lesões mais comuns nesse local. *Pupila tônica de Adie* (Figura 396.3) é uma pupila de média a grande (3 a 6 mm) que contrai pouco ou nada à luz e muito lentamente à acomodação, mas contrai com a instilação de pilocarpina diluída (0,125%) (Figura 396.4). A condição geralmente afeta um olho (ocasionalmente ambos), é mais comum em mulheres de 25 a 45 anos e não tem implicações graves. Provavelmente resulta de denervação pós-viral dos músculos pupilares. Pupilas dilatadas unilaterais ou bilaterais inexplicáveis, como achado isolado, podem resultar da *instilação acidental ou intencional de fármacos midriáticos*. A escopolamina transdérmica é uma causa comum. A falha da pupila em contrair prontamente com pilocarpina (1%) confirma o diagnóstico se a anamnese não for clara. A interrupção do terceiro nervo craniano (NC III) emergente no mesencéfalo ventral ou ao longo da parte proximal de seu curso produz uma pupila dilatada de 6 a 7 mm de diâmetro. Causas importantes de compressão do NC III nessa região são *aneurismas* (Capítulo 380), *neoplasia* (Capítulo 180) e *hérnia cerebral* (Capítulo 180) como resultado da elevação da pressão intracraniana. Em quase todos os casos, o envolvimento pupilar está associado a outros sinais de envolvimento do NC III (ver texto a seguir).[9]

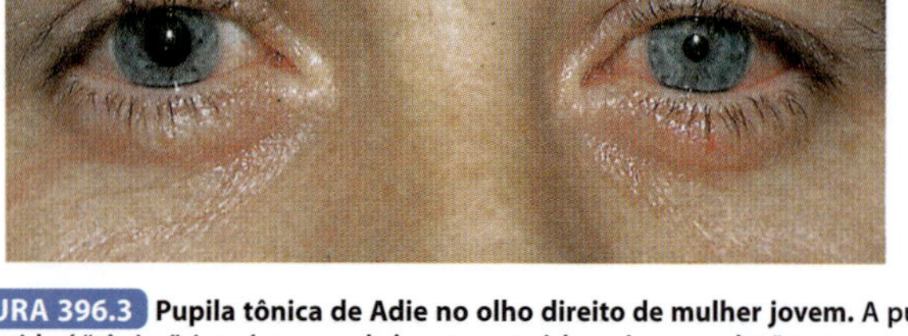

FIGURA 396.3 Pupila tônica de Adie no olho direito de mulher jovem. A pupila acometida é "tônica"; isto é, responde lentamente à luz e à acomodação, mas no teste rápido parece não responder. O local da lesão geralmente é obscuro, mas a doença é benigna. Pode haver arreflexia associada. (De Forbes CD, Jackson WF. *Color Atlas and Text of Clinical Medicine,* 3rd ed. London: Mosby; 2003.)

Paralisia simpática do olho com ptose, anidrose e miose (síndrome de Horner; Figura 396.5) pode resultar de lesões em qualquer lugar ao longo da inervação simpática para o olho (Tabela 396.3). O diagnóstico é, às vezes, feito pela identificação de sinais associados no tronco encefálico ou pescoço ou ao longo da artéria carótida. As *pupilas de Argyll Robertson* são pequenas (1 a 2 mm), desiguais, irregulares e fixas à luz; eles se contraem minimamente para acomodação. Sua principal causa é a neurossífilis terciária (Capítulo 303).

CONTROLE OCULOMOTOR

Os movimentos anormais dos olhos podem resultar de distúrbios em vários níveis. Os movimentos oculares desassociados resultam de lesões nos músculos oculares individuais, nas junções mioneurais, nos nervos oculomotores e seus três núcleos pareados no tronco encefálico e no fascículo longitudinal medial internuclear (FLM), que une os olhos em movimentos horizontais. Lesões supranucleares geralmente provocam distúrbios do olhar conjugado (paralisia do olhar).

Anatomia e localização de lesões nas vias oculomotoras

Vias nucleares e internucleares

O nervo abducente (NC VI) supre o músculo reto lateral. O envolvimento seletivo do nervo abducente em qualquer ponto ao longo de seu trajeto leva à fraqueza isolada da abdução do olho acometido. A destruição do núcleo abducente no tronco encefálico resulta em paralisia do olhar conjugado (ipsilateral) porque, além dos neurônios oculomotores, o núcleo contém interneurônios destinados ao núcleo do reto medial contralateral. O nervo troclear (NC IV) supre o músculo oblíquo superior contralateral, que gira para dentro e deprime o olho. Pacientes com fraqueza do músculo oblíquo superior apresentam piora da diplopia com a inclinação da cabeça em direção ao lado da fraqueza e frequentemente inclinam a cabeça no sentido oposto. Em repouso, há discreto desvio para cima do olho envolvido e o movimento para baixo é prejudicado quando o olho acometido está voltado para dentro. Os pacientes geralmente se queixam de diplopia ao ler ou descer escadas. O NC III (N. oculomotor) supre os músculos oculares restantes. O envolvimento do terceiro núcleo do nervo no mesencéfalo sempre produz pelo menos alguma fraqueza oculomotora bilateral; a divisão do reto superior do núcleo supre o músculo reto superior contralateral (todas as outras divisões suprem os músculos ipsilaterais). A paralisia do terceiro nervo periférico pode resultar de lesões que danificam a estrutura em qualquer lugar de seu curso no mesencéfalo ventral até onde ela entra na órbita através da fissura orbitária superior. Quando completa, a paralisia do NC III provoca dilatação pupilar significativa, ptose importante e desvio externo do olho que é mantido em posição por contração sem oposição do músculo reto lateral. Em tais condições, a ação troclear continuada se revela pela intorção do olho quando o indivíduo tenta olhar para baixo.

O FLM interconecta o núcleo abducente na ponte com o complexo nuclear oculomotor contralateral no mesencéfalo. Termina cefalicamente no núcleo intersticial no mesencéfalo rostral e pode ser rastreada caudalmente até a região toracocervical da medula espinal (coordenação do controle nucal-ocular). Lesões envolvendo o FLM caracteristicamente provocam oftalmoplegia internuclear, na qual os olhos são conjugados na posição primária, mas desconjugados no olhar lateral. Na oftalmoplegia internuclear totalmente desenvolvida na mirada lateral para longe do lado da lesão, o olho contralateral abduz e apresenta nistagmo, enquanto o olho adutor ipsilateral não se move nasalmente em decorrência da falha dos impulsos ascendentes em alcançar a divisão do reto medial do núcleo do NC III. De modo geral, a adução para convergência é relativamente preservada.

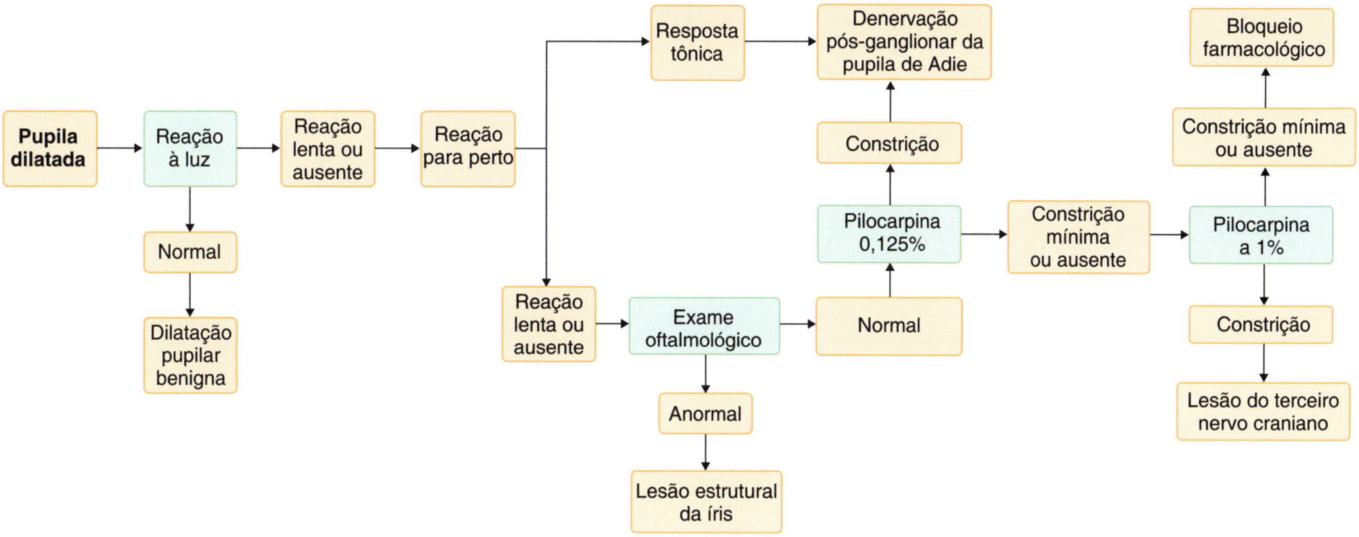

FIGURA 396.4 **Uso de pilocarpina para ajudar a diferenciar as diferentes causas de midríase.**

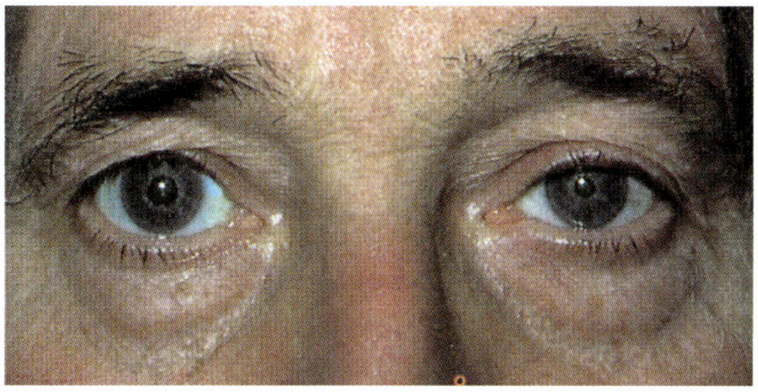

FIGURA 396.5 **Síndrome de Horner. Observe a ptose típica do olho esquerdo associada à constrição da pupila (miose). Este paciente tinha siringomielia, mas a síndrome de Horner tem muitas causas possíveis. (De Forbes CD, Jackson WF. *Color Atlas and Text of Clinical Medicine*, 3rd ed. London: Mosby; 2003.)**

Tabela 396.3 Resultados da síndrome de Horner de lesões em múltiplos locais.

LOCALIZAÇÃO DA LESÃO	NEURÔNIO ENVOLVIDO	TIPO DE LESÃO	SINAIS E SINTOMAS ASSOCIADOS
Tronco encefálico lateral	1ª ordem	Infarto, glioma	Vertigem, nistagmo, desequilíbrio, dormência, fraqueza
Ápice do pulmão	2ª ordem	Câncer de pulmão, traumatismo	Frequentemente nenhum
Pescoço	3ª ordem	Dissecção ou inflamação da artéria carótida	Dor, perda visual monocular, hemiparesia

Vias supranucleares

As vias que descem dos campos oculares frontais no lobo frontal através dos colículos superiores até o tronco encefálico contralateral regulam os movimentos oculares voluntários rápidos (*movimentos sacádicos*; e-Tabela 396.1).[10] As vias que descem das regiões parieto-occipital e frontal para o tronco encefálico ipsilateral realizam lento acompanhamento visual (acompanhamento uniforme – alvo foveal; optocinético – alvo de campo completo). Para o reflexo vestíbulo-ocular, neurônios aferentes primários na orelha interna fazem sinapses com os neurônios nos núcleos vestibulares que, por sua vez, fazem sinapses com os neurônios oculomotores apropriados provocando movimentos oculares compensatórios. O centro de *convergência* está localizado no mesencéfalo rostral-dorsal próximo ao centro do olhar vertical.

Exame dos movimentos oculares

A fixação e a sustentação do olhar são testadas fazendo com que o paciente olhe para o centro, à direita, à esquerda, para cima e para baixo. Cada posição deve ser mantida estável e inabalável com o observador documentando cuidadosamente movimentos anormais ou desconjugações oculares. Cada sistema de controle oculomotor supranuclear é examinado separadamente. Os *movimentos sacádicos* são testados fazendo com que o paciente fixe o olhar alternadamente em dois alvos, como o dedo e o nariz do examinador; a velocidade e a acurácia são anotadas. O *rastreio lento* é testado movendo-se lentamente um alvo para frente e para trás e para cima e para baixo e observando a capacidade do paciente de produzir movimentos de rastreio suaves. Se a velocidade-alvo for baixa, indivíduos normais devem ser capazes de acompanhar o objeto sem precisar de movimentos sacádicos de recuperação. O reflexo *vestíbulo-ocular* é avaliado com o teste de impulso cefálico (Capítulo 400). A *convergência* é testada fazendo com que o paciente siga um alvo que se move de longe para perto. O grau de convergência depende, até certo ponto, da cooperação do paciente. Um sinal claro de que o paciente está tentando convergir é a constrição pupilar simultânea.

Causas comuns de controle oculomotor anormal

Estrabismo (desalinhamento ocular)

Um estrabismo comitante (o mesmo em todas as direções do olhar) presente desde a infância é geralmente uma *doença congênita* benigna. O estrabismo congênito latente pode se manifestar na idade adulta em associação com uma doença sistêmica. Um desvio de inclinação adquirido (deslocamento vertical dos eixos oculares) indica uma lesão nas vias otólito-oculares (geralmente o tronco encefálico). O estrabismo incomitante pode resultar de doença restritiva da órbita ou da função anormal do músculo ou do nervo oculomotor. A restrição mecânica é confirmada pelo teste de ducção forçada (Figura 396.6; depois que um anestésico tópico é aplicado no olho, o oftalmologista segura a inserção do músculo com uma pinça grande de dentes rombos. A falha do olho em desviar completamente na direção puxada implica restrição). As causas comuns de *doença restritiva orbitária* incluem oftalmopatia distireoidiana (Capítulo 213), pseudotumor orbital, traumatismo e lesões de massa orbitária (Capítulo 395). Estrabismo variável e agravado por fadiga sugere *miastenia gravis* (Capítulo 394). Um teste com edrofônio geralmente confirma o diagnóstico (Figura 396.6). Se doença restritiva e miastenia *gravis* (Capítulo 394) forem excluídas, a maioria dos pacientes com estrabismo incomitante tem processos que afetam os núcleos oculomotores, seus fascículos ou os próprios nervos cranianos. As causas comuns de *paralisia isolada do terceiro nervo* em um adulto incluem aneurisma (Capítulo 380), doença oclusiva de pequenos vasos (incluindo diabetes melito [Capítulo 216]), traumatismo (Capítulo 371) e neoplasia. Tipicamente, as lesões do NC III secundárias à doença vascular poupam a pupila. A doença

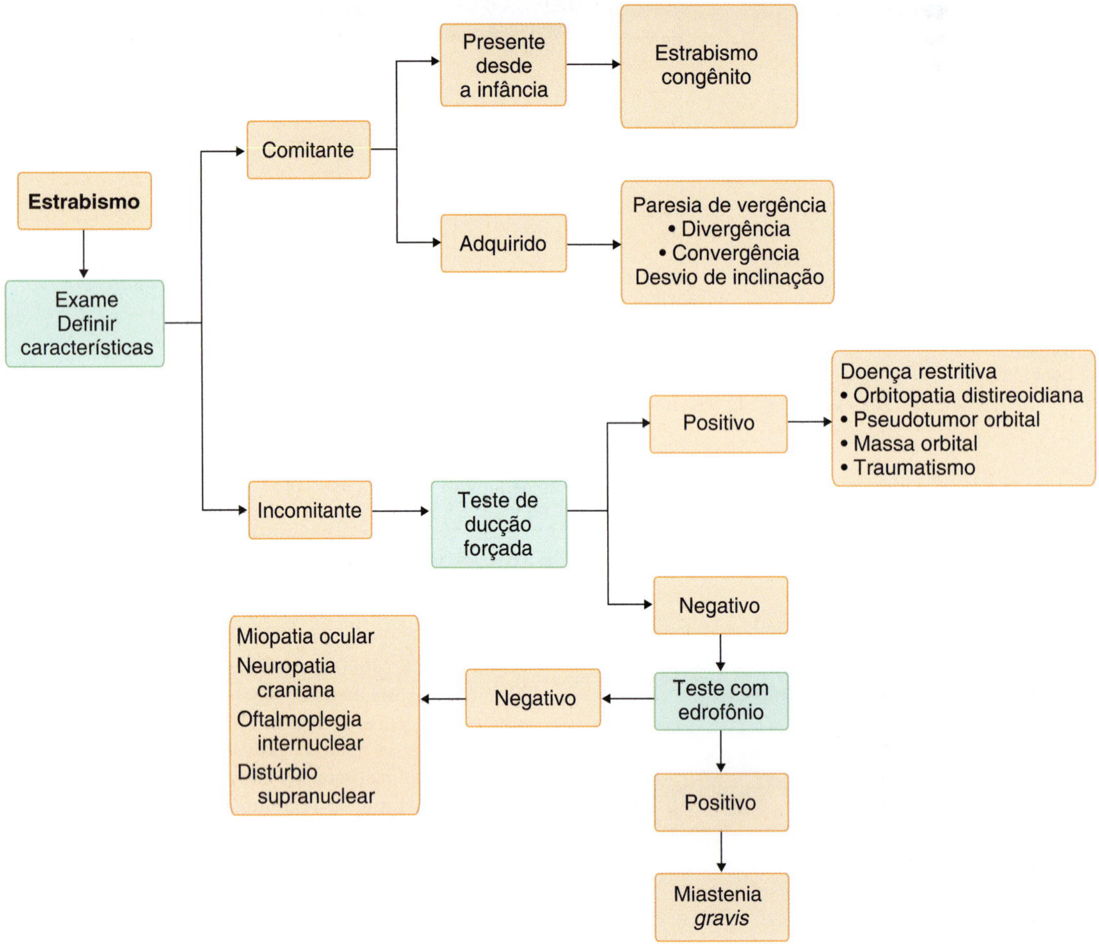

FIGURA 396.6 **Exames complementares que ajudam a diferenciar as causas comuns de estrabismo.**

vascular e o traumatismo são, sem dúvida, as causas mais comuns de *paralisia do nervo troclear isolada*. O nervo abducente (NC VI) é extremamente vulnerável ao envolvimento traumático isolado em razão de seu longo trajeto fora do tronco encefálico. Lesões que provocam elevação da pressão intracraniana (Capítulo 180) podem levar à disfunção do nervo abducente, independentemente da localização, e produzem um "sinal de localização falso". Outras causas comuns de *paralisia isolada do NC VI* são doença vascular (Capítulo 379), traumatismo (Capítulo 371) e neoplasia. A oftalmoplegia externa progressiva, com piora da ptose bilateral e redução difusa da motilidade ocular, é manifestação de miopatia mitocondrial.[11,12]

Oftalmoplegia internuclear

Oftalmoplegia internuclear (Figura 396.7) pode ser unilateral ou bilateral, parcial ou completa, dependendo da localização da lesão e do grau de lesão da FLM. *Lesões desmielinizantes* e pequenas *lesões vasculares* são as causas mais comuns de oftalmoplegia internuclear unilateral não acompanhada por outras paralisias oculares ou sinais do tronco encefálico. A miastenia *gravis* (Capítulo 394) pode provocar uma oftalmoparesia semelhante à oftalmoplegia internuclear, como resultado de maior envolvimento do músculo reto medial do que do músculo reto lateral. As doenças desmielinizantes (Capítulo 383) são as causas mais comuns de oftalmoplegia internuclear bilateral.

Distúrbios do olhar conjugado

Lesões agudas envolvendo um campo ocular frontal (p. ex., hemorragia ou infarto [Capítulos 379 e 380]) resultam em incapacidade transitória de direcionar os olhos para o lado oposto. Os movimentos oculares verticais não são acometidos por lesões unilaterais. Danos bilaterais nos campos oculares frontais ou em suas vias descendentes podem provocar incapacidade de mover os olhos voluntariamente (horizontal ou verticalmente), apesar dos movimentos oculares reflexos preservados, uma condição chamada *apraxia oculomotora*. Lesões envolvendo o centro do olhar horizontal na ponte provocam paralisia ipsilateral do olhar conjugado e desvio tônico

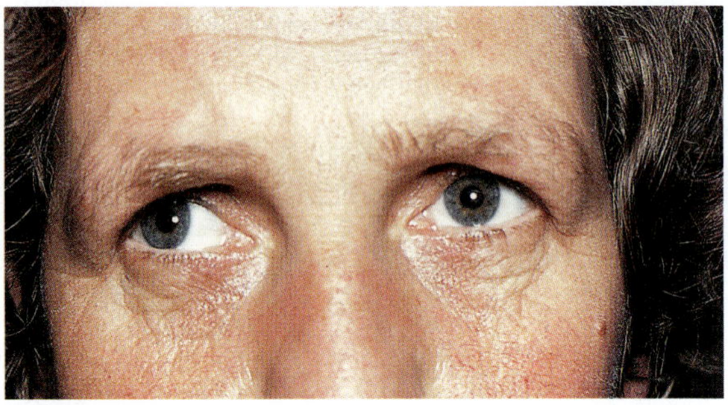

FIGURA 396.7 **A oftalmoplegia internuclear pode ser a manifestação inicial do envolvimento do tronco encefálico na esclerose múltipla. No olhar lateral para a direita, a adução do olho esquerdo está incompleta. Na convergência, o movimento dos olhos era normal. A lesão está no feixe longitudinal medial esquerdo, entre o núcleo da ponte e o terceiro núcleo do nervo do lado oposto. (De Forbes CD, Jackson WF. *Color Atlas and Text of Clinical Medicine,* 3rd ed. London: Mosby; 2003.)**

dos olhos para o lado contralateral (Capítulo 395). As lesões da região pré-tectal prejudicam seletivamente o olhar vertical, com o centro do olhar vertical para cima sendo discretamente rostral e dorsal ao centro do olhar vertical para baixo. Pacientes com a *síndrome do mesencéfalo dorsal* (síndrome de Parinaud) apresentam paresia do olhar fixo conjugado. Quando tentam fazer movimentos sacádicos para cima, desenvolve-se nistagmo de retração de convergência. Como observado anteriormente, a convergência comprometida e a dissociação perto da luz dos reflexos pupilares também fazem parte da síndrome. As causas mais comuns da síndrome do mesencéfalo dorsal incluem tumores da glândula pineal (Capítulo 210; disgerminomas), hidrocefalia (Capítulo 180) e infarto localizado.

Nistagmo

O *nistagmo espontâneo* pode ser congênito ou adquirido. O *nistagmo congênito* tipicamente tem uma frequência alta e forma de onda variável (geralmente pendular) e é altamente dependente da fixação. Geralmente permanece horizontal em todas as posições de olhar. A história ao longo da vida e a ausência de sintomas confirmam o diagnóstico. O nistagmo espontâneo resultante de uma lesão *vestibular periférica* (*i. e.*, no labirinto ou nervo vestibular) geralmente tem componentes horizontais e torcionais combinados (Tabela 396.4). O nistagmo desaparece alguns dias após a lesão aguda. O nistagmo espontâneo persistente adquirido indica uma lesão no tronco encefálico e/ou no cerebelo. Este último geralmente é puramente vertical, horizontal ou torcional. O *nistagmo descendente* espontâneo é comumente observado em lesões no cerebelo ou na junção cervicobulbar (p. ex., malformação de Arnold-Chiari [Capítulo 389]).

O *nistagmo evocado pelo olhar* está sempre na direção do olhar e geralmente ocorre com e sem fixação. É mais comumente provocado pela ingestão de *substâncias psicoativas* como fenobarbital, fenitoína, álcool etílico e diazepam (Capítulo 102). Também pode ocorrer em pacientes com condições variadas, como miastenia *gravis* (Capítulo 394), esclerose múltipla (Capítulo 383) e atrofia cerebelar. O nistagmo evocado pelo olhar horizontal assimétrico é causado por lesão estrutural do tronco encefálico ou do cerebelo (particularmente no ângulo pontocerebelar), com a lesão geralmente estando no lado do nistagmo de maior amplitude (nistagmo de Bruns). O *nistagmo de rebote* é um tipo de nistagmo evocado pelo olhar que desaparece ou inverte o sentido conforme a posição excêntrica do olhar é mantida. Quando os olhos voltam à posição primária, ocorre o nistagmo na direção do movimento sacádico de retorno. O nistagmo de rebote ocorre em pacientes com atrofia cerebelar e lesões estruturais focais do cerebelo; é a única variedade de nistagmo considerada específica para envolvimento cerebelar. O *nistagmo evocado pelo olhar desconjugado* mais comumente resulta de lesões no FLM (ver discussão anterior), mas também pode ocorrer com outras lesões do tronco encefálico envolvendo os núcleos oculomotores. O nistagmo posicional é discutido no Capítulo 400.

Outras oscilações oculares

O *bobbing ocular* consiste em um movimento rápido do olho conjugado para baixo, seguido por um lento retorno à posição primária. O fenômeno acompanha o deslocamento ou destruição grave da ponte ou, com menor frequência, depressão metabólica do SNC. A *mioclonia ocular* consiste em oscilações pendulares rítmicas contínuas, na maioria das vezes verticais, a uma taxa de um a três batimentos por segundo; frequentemente acompanha a mioclonia palatina e tem patogenia semelhante. Os *espasmos de onda quadrada* e o *flutter ocular* consistem em oscilações horizontais breves e intermitentes (movimentos sacádicos consecutivos) que surgem da posição primária do olhar. Esses tipos de oscilação ocular são mais comumente observados na doença cerebelar, mas também podem acompanhar distúrbios mais difusos do sistema nervoso central. *Opsoclonia* consiste em movimentos oculares sacádicos rápidos, caóticos, conjugados e repetitivos ("olhos dançantes"). Opsoclonia acompanha a disfunção cerebelar, com as variedades mais caóticas associadas à encefalite do tronco encefálico ou aos efeitos remotos da neoplasia sistêmica, especialmente neuroblastoma em crianças. *Dismetria ocular* refere-se a *overshooting* (movimento sacádico do olho além da posição do ponto luminoso) (movimento sacádico hipermétrico) e *undershooting* dos movimentos oculares sacádicos, frequentemente seguidos por várias tentativas de refixação. Reflete disfunção cerebelar.

Tabela 396.4 Principais características diferenciadoras de tipos periféricos e centrais de nistagmo espontâneo e posicional.

TIPO DE NISTAGMO	PERIFÉRICO (ÓRGÃO FINAL E NERVO)	CENTRAL (TRONCO ENCEFÁLICO E CEREBELO)
Espontâneo	Unidirecional, fase rápida afastada da lesão, torção horizontal combinada, inibida com fixação	Bidirecional ou unidirecional; geralmente horizontal, vertical ou torcional puro; *não* inibido com fixação
Estático posicional	Fixo ou mudança de direção, inibido com fixação	Fixo ou mudança de direção, *não* inibido com fixação
Posicional paroxístico	Vertical-torcional, ocasionalmente horizontal-torcional, vertigem proeminente, fatigabilidade, latência	Muitas vezes vertical puro, vertigem menos proeminente, sem latência, não fatigável

Grau A Recomendações de grau A

A1. Gal RL, Vedula SS, Beck R. Corticosteroids for treating optic neuritis. *Cochrane Database Syst Rev*. 2015;8:CD001430.

A2. Raftopoulos R, Hickman SJ, Toosy A, et al. Phenytoin for neuroprotection in patients with acute optic neuritis: a randomised, placebo-controlled, phase 2 trial. *Lancet Neurol*. 2016;15:259-269.

A2b. Yamamura T, Kleiter I, Fujihara K, et al. Trial of satralizumab in neuromyelitis optica spectrum disorder. *N Engl J Med*. 2019;381:2114-2124.

A2c. Pittock SJ, Berthele A, Fujihara K, et al. Eculizumab in aquaporin-4–positive neuromyelitis optica spectrum disorder. *N Engl J Med*. 2019;381:614-625.

A3. Saxena R, Singh D, Sharma M, et al. Steroids versus no steroids in nonarteritic anterior ischemic optic neuropathy: a randomized controlled trial. *Ophthalmology*. 2018;125:1623-1627.

REFERÊNCIAS GERAIS

As referências bibliográficas, bem como os outros materiais suplementares deste livro, encontram-se no GEN-IO, nosso ambiente virtual de aprendizagem.

397 DOENÇAS DA BOCA E DAS GLÂNDULAS SALIVARES

TROY E. DANIELS E RICHARD C. JORDAN

Mais de 200 lesões ou doenças primárias ocorrem na mucosa oral, na gengiva, nos dentes, na maxila e na mandíbula e nas glândulas salivares menores ou maiores. Além disso, as anormalidades secundárias da mucosa oral ou glândulas salivares podem ser causadas por doenças sistêmicas ou medicamentos. As mais comuns ou importantes dessas doenças podem ser observadas durante o exame físico.[1]

DOENÇAS DA MUCOSA ORAL

Ulcerações agudas

Ulcerações dolorosas e de curta duração podem ser causadas por traumatismo mecânico, mecanismos imunológicos ou infecções bacterianas ou virais (Tabela 397.1). Logo após a formação, as úlceras da mucosa oral tornam-se cobertas por uma pseudomembrana branca a cinza, análoga às crostas na epiderme seca. As úlceras cobertas por pseudomembrana distinguem-se das lesões hiperqueratóticas brancas por suas características clínicas: dor, superfície plana e periferia eritematosa. Úlceras traumáticas são caracteristicamente localizadas na língua ou na face interna das bochechas ou dos lábios, geralmente perto das superfícies de mastigação dos dentes.

ESTOMATITE AFTOSA

Essas úlceras recorrentes idiopáticas, que acometem até 20% da população, são encontradas em toda a mucosa não queratinizada: a mucosa bucal, a face ventral da língua, os lábios e a mucosa alveolar (Figura 397.1). As lesões são circulares, bem definidas e podem ser únicas ou múltiplas. Existem três formas clínicas: (1) menores, que são planas e com menos de 1 cm de diâmetro e duram de 5 a 10 dias; (2) maiores, que apresentam bordas elevadas, são maiores que 1 cm e frequentemente duram semanas ou meses; e (3) herpetiformes, que geralmente são aglomerados de úlceras muito pequenas que se assemelham a lesões herpéticas recorrentes, mas não são precedidas por vesículas e não ocorrem na mucosa queratinizada. A patogenia viral ou bacteriana não foi estabelecida para nenhuma dessas formas. Lesões clinicamente idênticas às aftas menores ocorrem na síndrome de Behçet (Capítulo 254). As aftas estão ocasionalmente associadas a anemias ou enteropatia sensível ao glúten e podem se tornar mais frequentes e graves em associação com a infecção pelo vírus da imunodeficiência humana (HIV) (Tabela 397.2).

Úlceras aftosas herpetiformes ou menores geralmente são autolimitadas em 1 ou 2 semanas e não exigem tratamento, a menos que ocorram

Tabela 397.1 Úlceras da mucosa oral.

TIPO/DOENÇA	MANIFESTAÇÕES CLÍNICAS
INÍCIO INSIDIOSO, CRÔNICO	
Múltiplas ou bilaterais	*Úlceras superficiais na mucosa e/ou na pele*
Pênfigo vulgar	Começam como bolhas de curta duração
Penfigoide de mucosa	Começam como bolhas de curta duração
Líquen plano	Lesões bilateralmente simétricas (brancas com ou sem eritema associado)
Lúpus eritematoso	Lesões assimétricas, com ou sem lúpus sistêmico (brancas com ou sem eritema associado)
Reação medicamentosa liquenoide	Lesões variáveis; história de uso de medicação
Epidermólise bolhosa	Começam como bolhas; surgem durante toda a vida
Solitárias	*Úlceras induradas ou com crateras*
Carcinoma espinocelular	Mais comuns na língua, na orofaringe, no lábio, no assoalho da boca
Adenocarcinomas, vários	Tumores salivares mais comuns; no palato, nas bochechas, no assoalho da boca
Tuberculose	Geralmente dolorosas
Actinomicose	Frequentemente associadas a fístulas com drenagem de secreção
Micoses profundas (sobretudo histoplasmose, coccidioidomicose)	Associadas a infecção sistêmica
Granuloma de linha mediana (letal)	Associadas à necrose, podem perfurar o palato; geralmente um linfoma de células NK/T ou granulomatose com poliangiite
Osteonecrose óssea	Associada a câncer anterior, radioterapia ou bifosfonato/uso de agente antirreabsortivo
INÍCIO AGUDO, FREQUENTEMENTE AUTOLIMITANTE	
Aglomeradas	*Úlceras geralmente pequenas e superficiais; história pregressa de bolhas*
Herpes-vírus simples primário	Qualquer local da mucosa oral, associadas a febre, mal-estar
Herpes-vírus simples recorrente	Unilaterais, apenas na mucosa queratinizada (gengiva, palato duro ou lábio)
Varicela-zóster	Lesões unilaterais ao longo da distribuição neural
Herpangina	Geralmente no palato mole
Sarampo	Precedem a erupção cutânea; associadas a febre, mal-estar
Solitárias ou múltiplas (sem agrupamento)	*Variável, geralmente sem histórico de bolhas*
Úlceras traumáticas	Geralmente solitárias; história pregressa de traumatismo
Estomatite aftosa	Circulares, muitas vezes múltiplas, apenas na mucosa não queratinizada
Síndrome de Behçet	Lesões orais semelhantes a aftas recorrentes
Eritema multiforme	Lesões múltiplas, frequentemente envolvem a mucosa labial inferior; podem ser recorrentes ou crônicas
Reação medicamentosa	História apropriada de uso de fármacos/substâncias
Sialometaplasia necrosante	Úlceras profundas, geralmente no palato
Sífilis primária	Solitárias, induradas, indolores, qualquer local
Gonorreia	Dolorosas, rodeadas por eritema, geralmente na orofaringe

Tabela 397.2 Lesões orais associadas à infecção pelo vírus da imunodeficiência humana.

Sarcoma de Kaposi (herpes-vírus humano do tipo 8)
Candidíase (lesões pseudomembranosas, hiperplásicas e/ou eritematosas)
Outras infecções fúngicas oportunistas (p. ex., histoplasmose ou coccidioidomicose)
Úlceras aftosas (aumento da frequência, da duração ou das dimensões)
Hiperplasias epiteliais associadas a vírus Leucoplaquia pilosa (vírus Epstein-Barr) Verruga oral (papilomavírus humano do tipo 11 e de outros tipos) Hiperplasia epitelial focal (doença de Heck) (papilomavírus humano dos tipos 13 e 32) Condiloma acuminado (papilomavírus humano dos tipos 6 e 11)
Herpes-zóster (vírus varicela-zóster)
Formas exageradas de gengivite e doença periodontal inflamatória
Diminuição da função da glândula salivar
Aumento da glândula parótida (lesão linfoepitelial)
Linfoma não Hodgkin (p. ex., linfoma plasmablástico)

com frequência. Os esteroides tópicos, como gel ou pomada de fluocinonida, conseguem reduzir a gravidade e a duração das lesões apenas se aplicados em pacientes com sintomas prodrômicos ou sinais iniciais. Uma suspensão de tetraciclina ou doxiciclina em água usada como enxaguante bucal no início dos sintomas também reduz a gravidade e a duração da doença.[A1] Infelizmente, nenhum desses tratamentos previne úlceras recorrentes.[2] Aftas maiores geralmente exigem tratamento com prednisona (p. ex., 40 mg/dia durante 3 dias); a ausência de resposta significativa deve levar à biopsia incisional para descartar a possibilidade de neoplasia. Infelizmente, nenhum tratamento cura um paciente com estomatite aftosa recorrente.[A2]

ÚLCERAS VIRAIS

Vários tipos de vírus (mais comumente herpes-vírus simples do tipo 1 [HSV-1]; Capítulo 350) causam múltiplas vesículas da mucosa oral que duram apenas algumas horas ou dias e depois se tornam úlceras superficiais irregulares. Na infecção inicial pelo HSV, geralmente em crianças, inúmeras vesículas podem aparecer em qualquer local da mucosa oral (gengivoestomatite herpética primária), acompanhadas de mal-estar, cefaleia, febre e linfadenopatia cervical. Pacientes previamente expostos a esse vírus podem desenvolver lesões recorrentes (secundárias) como aglomerados de pequenas vesículas, mais comumente nos lábios (herpes labial) e menos comumente na mucosa queratinizada da gengiva ou palato duro (Figura 397.2). Essas lesões contêm vírus vivos e tendem a reaparecer no mesmo local, mas com menos frequência com o aumento da idade.

Embora a vacinação generalizada tenha reduzido a incidência, vesículas mucosas semelhantes também podem acompanhar a infecção inicial pelo vírus varicela-zóster (VZV) em crianças com varicela (Capítulo 351), e lesões unilaterais podem ocorrer se o herpes-zóster (Capítulo 351) acometer ramos do nervo trigêmeo. Raramente, as úlceras da mucosa

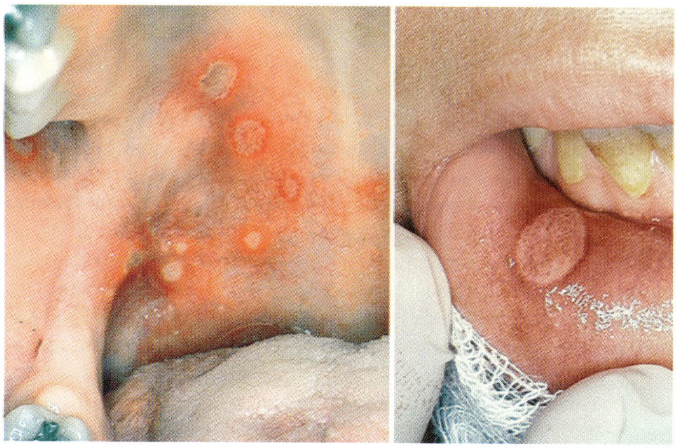

FIGURA 397.1 Úlceras aftosas. *À esquerda*, um aglomerado de aftas menores no palato mole e na mucosa bucal, há cerca de 1 semana. *À direita*, uma úlcera aftosa importante na mucosa labial, há cerca de 3 semanas.

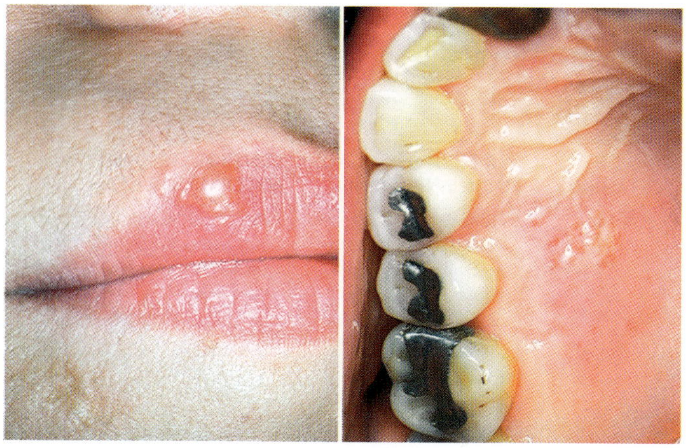

FIGURA 397.2 Aglomerados de vesículas de herpes-vírus simples recorrente. *À esquerda*, no lábio; à *direita*, no palato duro, há 2 a 3 dias, em pacientes diferentes.

oral são causadas por diferentes tipos de vírus Coxsackie (Capítulo 355), aparecendo em qualquer local da boca na doença mão-pé-boca ou no palato mole ou faringe na herpangina. Após a infecção pelo vírus do sarampo, pequenas úlceras (manchas de Koplik; ver Figura 343.2) formam-se na parte interna das bochechas 1 a 2 dias antes do desenvolvimento da erupção cutânea (Capítulo 343).

ERITEMA MULTIFORME

Nesta doença potencialmente recorrente, ulcerações dolorosas da mucosa oral se desenvolvem rapidamente, com ou sem lesões cutâneas em alvo. Pode estar associada a uma infecção viral anterior ou hipersensibilidade a um alimento ou medicamento. Os pacientes acometidos, geralmente adultos jovens com sintomas mínimos ou nenhum sintoma sistêmico, têm úlceras de formato irregular que podem ser pequenas e poucas ou envolver grandes áreas da mucosa; os locais mais comuns são a mucosa labial inferior e o vermelhão. No vermelhão dos lábios, a crosta hemorrágica bilateral é um achado típico. Essas lesões podem ser distinguidas das do herpes primário pela ausência de vesículas orais e sintomas sistêmicos ou pela existência de lesões cutâneas típicas (Capítulo 410). Uma variante importante desta doença é a síndrome de Stevens-Johnson, na qual lesões oculares, genitais e outras podem acompanhar as lesões orais.

INFECÇÕES VENÉREAS

A sífilis primária pode surgir como uma úlcera solitária, indurada e indolor na mucosa oral, que desaparece espontaneamente em 4 a 6 semanas (Capítulo 303). Raramente, *Neisseria gonorrhoeae* (Capítulo 283) provoca úlceras orais, geralmente na faringe, que podem ser confundidas com úlceras orais associadas a outras causas.

Carcinoma espinocelular oral

Cerca de 4% de todos os cânceres ocorrem na boca, comumente como carcinomas espinocelulares do epitélio da mucosa (Capítulo 181). O carcinoma oral ocorre geralmente na quinta década de vida ou depois, em homens com o dobro da frequência que em mulheres e está associado a tabagismo de longa data em mais de 80% dos casos.

O carcinoma oral geralmente surge como uma úlcera crônica, indurada, com cratera, mas lesões maculares brancas (leucoplaquia) e especialmente vermelhas (eritroplaquia) (Tabela 397.3; Figura 397.3) frequentemente exibem displasia pré-maligna ou carcinoma precoce. Os carcinomas orais se disseminam para os linfonodos cervicais. A taxa de sobrevida global em 5 anos é de cerca de 40%, mas o tratamento precoce de lesões pequenas e localizadas pode levar a taxas de sobrevida de até 90%. No entanto, as diretrizes atuais encontram evidências insuficientes para fazer recomendações a favor ou contra o rastreamento em adultos assintomáticos.

Nas últimas duas décadas, houve um rápido aumento em um tipo de câncer de cabeça e pescoço associado ao papilomavírus humano (HPV) do tipo 16 (Capítulo 349).[3] Ocorrendo principalmente na base da língua e na região tonsilar da orofaringe, esta forma de carcinoma espinocelular não queratinizante é observada em pacientes mais jovens, que tipicamente não têm história de tabagismo e etilismo o que tipicamente está associado a formas mais tradicionais de câncer oral. Outras características da doença incluem estágio avançado na apresentação e sua boa resposta à radioterapia e à quimioterapia (Capítulo 181). Na ausência de uso concomitante de tabaco, a taxa de sobrevida em 5 anos é superior a 80%.

Outras ulcerações crônicas

Os medicamentos prescritos que podem ser responsáveis por ulcerações crônicas da mucosa oral incluem barbitúricos, betabloqueadores, anti-inflamatórios não esteroides, alopurinol, isoniazida e muitos outros.[4] Várias doenças mucocutâneas podem causar lesões multifocais crônicas da mucosa oral compostas por áreas mal definidas de eritema e ulceração. Elas estão entre as lesões orais mais difíceis de diagnosticar e são discutidas posteriormente com as lesões vermelhas (Tabela 397.3). Várias infecções microbianas ou osteonecrose subjacente (p. ex., com o uso de bifosfonatos e outros medicamentos antirreabsortivos) podem causar ulcerações induradas crônicas na mucosa oral com sintomas moderados (Tabela 397.1).

Lesões brancas

Placas brancas são comumente encontradas na boca, mas, como as ulcerações, têm uma ampla variedade de causas e desfechos (Tabela 397.3). O termo descritor clínico *leucoplaquia* aplica-se a uma

Tabela 397.3 Lesões de mucosa brancas e vermelhas/azuis.

LESÕES BRANCAS (PLACAS)
Carcinoma espinocelular (inicial)
Queratose friccional (mucosa bucal na linha de oclusão dentária)
Leucoplaquia (com ou sem displasia associada)
Lesões associadas ao tabaco sem fumaça
Estomatite por nicotina (palato)
Líquen plano (tipos reticular e em placa)
Candidíase pseudomembranosa
Candidíase hiperplásica (leucoplaquia por *Candida*)
Leucoplaquia pilosa (frequentemente associada ao HIV; geralmente nas margens laterais da língua)
Língua geográfica
Placa mucosa ou condiloma plano da sífilis secundária
Úlceras cobertas por pseudomembrana (Tabela 397.1)
LESÕES VERMELHAS OU AZUIS (MACULARES, MACULOPAPULOSAS)
Carcinoma espinocelular (inicial)
Eritroplaquia (displasia epitelial)
Candidíase oral eritematosa (atrófica)
Glossite romboide mediana
Doenças mucocutâneas (Tabela 397.1)
Queilite angular
Telangiectasias e púrpuras (vermelho a azul)
Sarcoma de Kaposi (azul a roxo)

HIV = vírus da imunodeficiência humana.

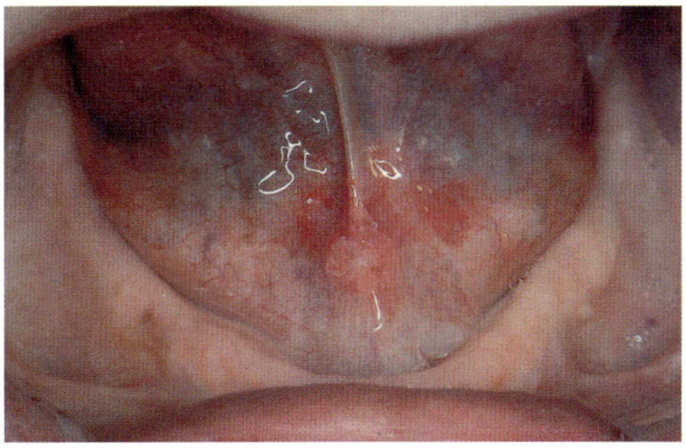

FIGURA 397.3 **Carcinoma espinocelular. A biopsia dessa área de eritroplaquia com induração leve no assoalho bucal anterior exibiu carcinoma espinocelular.**

placa branca que não pode ser raspada e cujo aspecto não indica outra doença. Leucoplaquia pode ocorrer em qualquer área da boca e, geralmente, exibe hiperqueratose benigna na biopsia. No acompanhamento a longo prazo, 2 a 6% dessas lesões sofrem transformação maligna em carcinoma espinocelular. As leucoplaquias que apresentam displasia na biopsia epitelial têm uma taxa maior de transformação em câncer do que aquelas que não apresentam, enfatizando, assim, o importante papel da biopsia para essas lesões. Áreas de leucoplaquia com superfície corrugada ou mescladas com áreas de eritema são frequentemente encontradas no vestíbulo labial ou bucal inferior de pacientes que usam tabaco sem fumaça.

As queratoses friccionais são, com frequência, encontradas posteriormente aos dentes molares inferiores como placas brancas irregulares e na mucosa bucal como linhas brancas adjacentes à oclusão dentária. Ao contrário da leucoplaquia, essas lesões raramente se tornam malignas.

LÍQUEN PLANO

Lesões orais de líquen plano (Capítulo 409) ocorrem em cerca de 1% da população, geralmente como múltiplas placas brancas reticulares, bilateralmente simétricas, com ou sem áreas adjacentes de eritema (atrofia ou erosão) ou úlceras irregulares (Figura 397.4). Atrofia, erosão ou ulceração da mucosa geralmente causam dor e sensibilidade a determinados alimentos. A maioria das lesões pode ser adequadamente controlada pela aplicação tópica de fluocinonida ou gel ou pomada de clobetasol (0,05%, 3 vezes/dia) por períodos de várias semanas,[A3] embora a recorrência seja comum.

CANDIDÍASE ORAL

Essa doença fúngica comum (Capítulo 318) tem três formas clínicas: pseudomembranosa, eritematosa (atrófica) e hiperplásica (leucoplaquia por *Candida*).[5] A candidíase pseudomembranosa, geralmente de duração relativamente curta, ocorre em qualquer local e consiste em placas fúngicas brancas que podem ser removidas, deixando uma base vermelha ou sangrante. As lesões da candidíase hiperplásica são brancas, apresentam hifas fúngicas nas camadas superficiais do epitélio hiperqueratótico, não se propagam e são mais frequentemente encontradas na mucosa bucal anterior ou na língua. A candidíase eritematosa é discutida em Lesões vermelhas. Todas as formas de candidíase oral representam crescimento excessivo ou infecção superficial por espécies de *Candida* da flora oral, induzido por várias causas, como supressão da flora bacteriana por antibióticos sistêmicos, disfunção salivar crônica, diabetes melito não controlado ou anemia e imunossupressão (especialmente em pacientes infectados pelo HIV). A condição pode ser tratada com agentes antifúngicos tópicos ou sistêmicos, embora possa ocorrer resistência adquirida à terapia com fluconazol (discutida posteriormente).

LEUCOPLAQUIA PILOSA

A lesão da leucoplaquia pilosa, que é causada pelo vírus Epstein-Barr, é uma placa branca que ocorre com mais frequência nas superfícies laterais da língua bilateralmente em pessoas imunossuprimidas, geralmente, mas nem sempre, infectadas pelo HIV (Figura 397.5). *Candida* pode ser encontrada nas camadas superficiais, mas a lesão não é eliminada por terapia antifúngica efetiva. O diagnóstico de leucoplaquia pilosa por biopsia deve levantar a suspeita de infecção pelo HIV ou outras formas de imunossupressão sistêmica ou local.

LÍNGUA GEOGRÁFICA

Também chamada de *glossite migratória benigna*, essa condição idiopática benigna acomete dorso da língua de cerca de 2% da população. É caracterizada por áreas bem definidas de papilas filiformes atrofiadas delimitadas por arcos de papilas filiformes normais ou hiperplásicas e por alterações graduais na localização dessas lesões ao longo do tempo (Figura 397.6). Não há associação com psoríase. O tratamento geralmente não é necessário.

SÍFILIS SECUNDÁRIA

A sífilis secundária pode se manifestar como uma placa branca bem definida na mucosa labial ou palatina, chamada de *condiloma plano* (ou "pápula dividida", em razão de sua periferia lobulada) ou como uma placa mucosa.

Lesões vermelhas

Máculas ou placas vermelhas solitárias (*eritroplaquia*) são menos comuns na boca do que lesões brancas, mas devem ser vistas com preocupação porque podem exibir displasia pré-maligna, carcinoma *in situ* ou carcinoma espinocelular (Tabela 397.3 e Figura 397.3). Uma exceção é a mácula vermelha que ocorre na linha mediana da parte posterior do dorso da língua, classificada como *glossite romboide mediana*, que é uma condição idiopática, mas uniformemente benigna, frequentemente associada ao crescimento excessivo localizado de espécies de *Candida*.

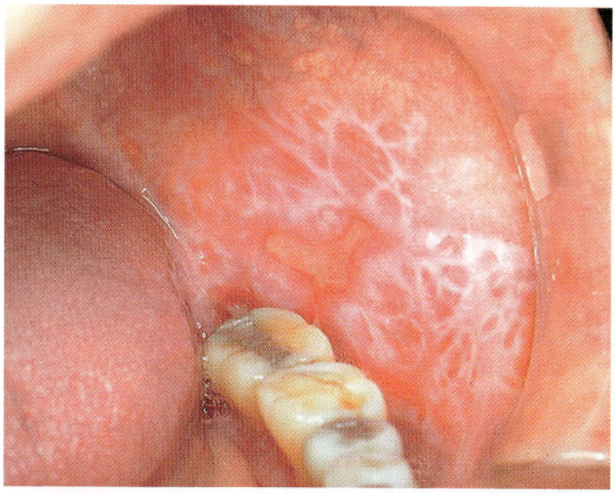

FIGURA 397.4 **Líquen plano.** Lesão de aspecto semelhante também é observada na mucosa bucal direita. Observe a ulceração central coberta por pseudomembrana.

CANDIDÍASE ORAL ERITEMATOSA (ATRÓFICA)

A *candidíase oral eritematosa (atrófica)* é uma condição crônica caracterizada por eritema e atrofia das papilas filiformes no dorso da língua ou por eritema irregular e mal definido no palato, língua ou mucosa bucal (Figura 397.7). Geralmente é acompanhada por sensação de queimação na mucosa oral e sensibilidade a alimentos picantes. Ela ocorre mais comumente em pacientes com hipofunção salivar crônica (p. ex., síndrome de Sjögren ou efeitos de fármacos anticolinérgicos), mas também ocorre em pacientes que usam próteses dentárias removíveis infectadas por *Candida*, nas quais o eritema da mucosa está restrito à área que sustenta a prótese dentária.

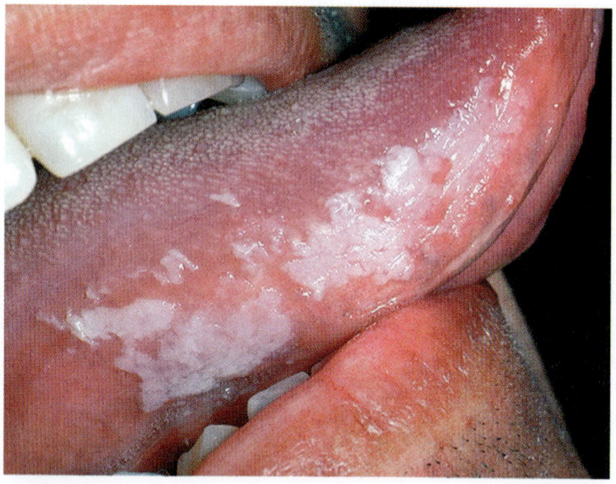

FIGURA 397.5 **Leucoplaquia pilosa.** Essas placas brancas foram o primeiro sinal visível de infecção pelo vírus da imunodeficiência humana.

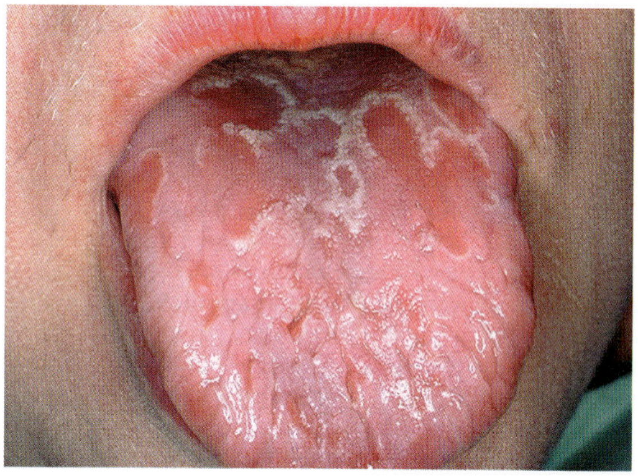

FIGURA 397.6 **Língua geográfica.** A distribuição dessas alterações no dorso da língua pode mudar com o tempo, mas são assintomáticas e diagnosticadas por seu aspecto característico.

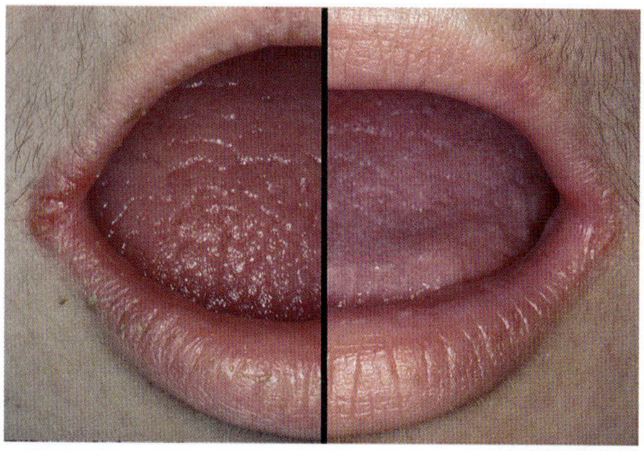

FIGURA 397.7 **Candidíase oral eritematosa.** *À esquerda,* candidíase eritematosa em mulher de 26 anos com síndrome de Sjögren primária, exibindo queilite angular sintomática, mucosite atrófica e atrofia papilar lingual. *À direita,* Mucosa assintomática e de aspecto normal após tratamento com antifúngicos tópicos apropriados (ver texto).

Para infecções orais agudas ou crônicas por *Candida*, são necessários antifúngicos tópicos ou sistêmicos para resolver as lesões associadas.[6] Para os pacientes com produção salivar clinicamente evidente, fluconazol (200 mg no primeiro dia, depois 100 mg todos os dias por 2 a 4 semanas) é o fármaco de escolha. No entanto, os antifúngicos sistêmicos podem não ser efetivos para pacientes com hipofunção salivar grave e saliva insuficiente para transportar o medicamento da corrente sanguínea para a mucosa oral. Nesses pacientes, com dentes naturais remanescentes, as preparações antifúngicas *orais* (comprimidos sublinguais ou pastilhas), todas contendo quantidades cariogênicas de sacarose ou glicose, *não devem ser usadas* para evitar o aumento da cárie dentária. Em vez disso, a dissolução oral lenta (15 a 20 minutos por 2 semanas) de comprimidos vaginais de nistatina (2 vezes/dia) ou comprimidos de miconazol (50 mg/dia), que contêm pouco ou nenhum carboidrato cariogênico, é segura e efetiva; os pacientes geralmente precisam beber água com frequência para ajudar na dissolução dos comprimidos. O tratamento tópico ou sistêmico efetivo melhora significativamente as manifestações orais. O tratamento da candidíase associada a próteses dentárias exige o tratamento concomitante dessas próteses.

O *endpoint* do tratamento é alcançado quando a sensação de queimação da mucosa cessa, o paciente consegue novamente tolerar alimentos ácidos ou condimentados e as papilas filiformes na parte dorsal da língua retornam ao normal; essa recuperação demora 2 a 12 semanas, dependendo da produção salivar do paciente e da adesão ao tratamento. A recorrência é comum em pacientes com hipofunção salivar crônica ou imunossupressão, que exige tratamento recorrente ou prolongado com um antifúngico tópico não cariogênico que proporcione duração suficiente de contato com a mucosa oral (p. ex., comprimidos de nistatina ou miconazol).

QUEILITE ANGULAR

Eritema ou crostas nos ângulos labiais geralmente são causados por espécies de *Candida* (Figura 397.7) e geralmente estão associados à candidíase intraoral. Nesses casos, o tratamento tópico da queilite angular com clotrimazol (creme a 1%) deve ser acompanhado de prescrição de antifúngico intraoral ou sistêmico, conforme descrito anteriormente.

DOENÇAS MUCOCUTÂNEAS

Doenças mucocutâneas (p. ex., pênfigo vulgar, penfigoide de mucosa, líquen plano atrófico ou erosivo e lúpus eritematoso) podem causar lesões orais de aspecto semelhante. Seu diagnóstico exige biopsia com obtenção de amostras para histopatologia de rotina e imunofluorescência direta com o propósito de identificar depósitos típicos de várias proteínas inflamatórias.

As primeiras lesões do pênfigo vulgar são geralmente vesículas da mucosa oral que se rompem rapidamente, deixando erosões ou ulcerações dolorosas. Seguem-se o desenvolvimento de lesões cutâneas. Raramente, as lesões permanecem restritas à boca (Capítulo 410).

As lesões do penfigoide de mucosa (cicatricial) geralmente estão restritas à mucosa oral ou às conjuntivas e ocorrem em pacientes com mais de 50 anos. Elas começam como vesículas que se rompem rapidamente, deixando úlceras crônicas, mas apenas moderadamente sintomáticas. O uso de fluocinonida ou clobetasol tópico (gel ou pomada a 0,05%, 3 vezes/dia, 4 a 12 semanas) por vários meses, conforme descrito para o líquen plano, às vezes é suficiente para tratar as lesões orais, mas muitos pacientes também precisam de tratamento sistêmico (Capítulo 410).

Lesões lúpicas na mucosa oral podem ocorrer em pacientes com lúpus eritematoso sistêmico (LES), em pacientes que não têm LES, mas desenvolvem posteriormente essa doença, ou em pacientes que não desenvolvem LES (Capítulo 250). Nesse último grupo, as lesões do lúpus na mucosa oral podem ser análogas às lesões cutâneas do lúpus discoide crônico. Elas adotam o formato de figuras reticulares hiperqueratóticas associadas ao eritema, frequentemente semelhantes ao líquen plano, mas, ao contrário do líquen plano, geralmente são solitárias ou bilateralmente assimétricas. Elas podem ser controladas por fluocinonida tópica (0,05%, 3 vezes/dia, 2 a 4 semanas) ou suspensão de triancinolona intralesional (5 mg/mℓ), ou responder ao tratamento sistêmico do LES.

Pigmentações

Máculas marrons ou preto-acinzentadas na mucosa oral são relativamente comuns e variam de benignas a extremamente malignas. Elas podem ser causadas por aumento localizado da produção de melanina, proliferação de células produtoras de melanina ou deposição de substâncias pigmentadas locais ou sistemicamente distribuídas (Tabela 397.4). A pigmentação da mucosa pode ocorrer após a administração por períodos prolongados de hidroxicloroquina, minociclina, cetoconazol, metildopa ou ciclofosfamida. Os melanomas malignos podem ocorrer em qualquer local da mucosa oral, mas cerca de 85% se desenvolvem na mucosa palatina dura e/ou gengiva. O diagnóstico de qualquer uma dessas condições é estabelecido por biopsia e pelo conhecimento das condições subjacentes relevantes.

As lesões do sarcoma de Kaposi associadas à infecção pelo HIV costumam aparecer primeiro na mucosa oral, especialmente no palato. Começam como máculas azuladas ou arroxeadas, quando têm de ser distinguidas da púrpura. Posteriormente, essas lesões se disseminam radialmente e se expandem no sentido vertical (Capítulo 366).

TUMORES DE TECIDO MOLE ORAL

Vários tipos de tumores benignos de tecidos moles orais devem ser tratados por biopsia excisional.

Hiperplasia do tecido conjuntivo

Os tumores de tecidos moles orais mais comuns são pequenas massas pedunculadas de tecido conjuntivo fibroso hiperplásico coberto por mucosa de aspecto normal (Tabela 397.5). Lesões solitárias geralmente são encontradas na parte interna das bochechas ou lábios. Lesões semelhantes podem ser encontradas na borda de uma prótese dentária mal ajustada ou podem ocorrer em grupos no palato duro sob uma prótese dentária mal ajustada (papilomatose palatina).

O aumento generalizado ou multifocal da gengiva (hiperplasia gengival) pode ser causado pela administração crônica de fenitoína, ciclosporina e muitos dos bloqueadores dos canais de cálcio (p. ex., diltiazem, verapamil ou nifedipino; Figura 397.8). Também pode estar associada a um defeito hereditário ou ser causada por infiltração de leucócitos atípicos em alguns tipos de leucemia (sobretudo leucemia monocítica aguda; Capítulo 173) ou por diabetes melito não controlado (Capítulo 216).

Hiperplasias reativas

Pequenas massas com superfícies ulceradas ou apenas parcialmente cobertas por mucosa de aspecto normal geralmente representam lesões reativas na forma de granulomas piogênicos (cuja frequência aumenta durante a gravidez), granulomas de células gigantes periféricas ou hiperplasia linfoide da língua ou outro tecido tonsilar. Os granulomas localizam-se com mais frequência na gengiva. Raramente, essas lesões representam uma neoplasia metastática.

Proliferações epiteliais

Massas epiteliais pequenas, brancas e verruciformes são comuns e podem ocorrer em qualquer área da mucosa oral (Figura 397.9). Ocasionalmente, são classificados como neoplasias epiteliais, mas a maioria não continua a crescer. Papilomavírus humanos dos tipos 2, 6, 11, 13, 32 e 57 já foram identificados nessas lesões verruciformes, que são geralmente classificadas como papilomas escamosos. Uma lesão verruciforme grande na mucosa oral deve levantar a suspeita de carcinoma verrucoso.

Tabela 397.4 Pigmentações da mucosa oral (cor marrom ou cinza-enegrecida).

AUMENTO DA PRODUÇÃO DE MELANINA (LESÕES PLANAS)
Mácula melanótica oral
Efélide (borda do vermelhão labial)
Doenças sistêmicas: doença de Addison, doença de von Recklinghausen da pele, síndrome de Albright, síndrome de Peutz-Jeghers
PROLIFERAÇÃO DE CÉLULAS PRODUTORAS DE MELANINA (LESÕES PLANAS OU ELEVADAS)
Nevos melanocíticos
Melanoma *in situ*
Melanoma maligno
PIGMENTAÇÃO NÃO MELANÍNICA
Pigmentação da gengiva por amálgama em restauração de cáries dentárias
Deposição focal de metal distribuído sistemicamente (chumbo, bismuto, mercúrio, outros), geralmente em locais de inflamação crônica
Medicamentos administrados sistemicamente (cloroquina, minociclina, cetoconazol, ciclofosfamida)

Tabela 397.5 Tumores de tecidos moles orais.

HIPERPLASIA DO TECIDO CONJUNTIVO (MUCOSA SOBREJACENTE COM ASPECTO NORMAL)
Fibroma de irritação
Hiperplasia associada à prótese dentária
Papilomatose palatal (hiperplasia papilar)
Hiperplasias gengivais generalizadas
Induzido por fármacos (fenitoína, nifedipino, ciclosporina)
Hereditário
HIPERPLASIA REATIVA (MUCOSA SOBREJACENTE ERITEMATOSA)
Granuloma piogênico/tumor de gravidez
Granuloma periférico de células gigantes
Hiperplasia gengival inflamatória
Tonsila lingual hiperplásica
MASSAS EPITELIAIS (GERALMENTE COM SUPERFÍCIE BRANCA IRREGULAR)
Papiloma/verruga oral
Carcinoma espinocelular
Carcinoma verrucoso
Hiperplasia epitelial focal (doença de Heck)
Condiloma acuminado (verruga venérea)
Ceratoacantoma (nos lábios)
OBSTRUÇÃO DO DUCTO SALIVAR (GLÂNDULAS SALIVARES MENORES)
Mucocele/rânula (geralmente flutuante)
Cálculo salivar (sialólito)
NEOPLASIAS SUBEPITELIAIS
Tecido conjuntivo primário ou tumores de glândula salivar
Lesões metastáticas (especialmente na mandíbula)
Linfoma (especialmente no palato ou na parte posterior da mandíbula)
Infiltrados leucêmicos focais ou generalizados na gengiva (especialmente com leucemia monocítica aguda)

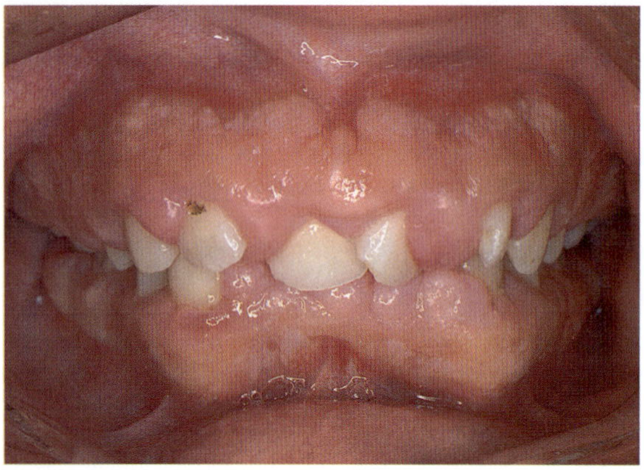

FIGURA 397.8 **Hiperplasia gengival induzida por fármacos.** Lesões clínicas semelhantes podem ocorrer com o uso prolongado de vários medicamentos ou como uma condição hereditária (ver texto).

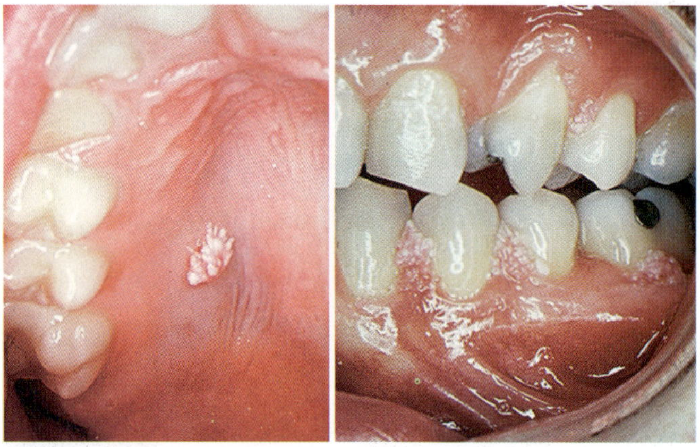

FIGURA 397.9 **Tumores epiteliais papilares.** *À esquerda,* papiloma escamoso solitário. *À direita,* papilomas gengivais múltiplos, ocorrendo em todos os quadrantes, a partir de condiloma acuminado, associado ao papilomavírus do subtipo 6 ou 11.

Lesões de retenção de muco (mucoceles)

As mucoceles são vesículas ou bolhas pequenas, crônicas ou recorrentes, que ocorrem comumente na parte interna das bochechas e lábios, no palato posterior e no assoalho da boca. São causadas por lesão de uma das muitas glândulas salivares menores da submucosa, resultando em extravasamento de muco, que causa inflamação granulomatosa ou bloqueio do ducto excretor, levando à formação de cisto. Ambos os tipos de lesões exigem excisão cirúrgica conservadora porque a incisão e a drenagem simples são geralmente seguidas por recorrência.

DOENÇAS DA GLÂNDULA SALIVAR

Doenças primárias das glândulas salivares

O aumento unilateral da glândula salivar maior que é acentuadamente doloroso ou doloroso à palpação e tem um exsudato purulento ou que não pode ser espremido do ducto sugere sialadenite bacteriana. Qualquer exsudato obtido deve ser submetido à cultura e o tratamento inicial deve ser com um antibiótico oral resistente à penicilinase, como cloxacilina ou dicloxacilina, 500 mg, a cada 6 horas.

A sialolitíase dolorosa geralmente ocorre nos ductos da glândula submandibular, menos comumente na glândula parótida e ainda menos comumente nas glândulas sublinguais e salivares menores.[7] O pico de incidência ocorre na terceira à sexta décadas de vida, quase sempre com dor, mas ocasionalmente com edema indolor. O diagnóstico é clínico, complementado por ultrassom ou tomografia computadorizada. Pequenos cálculos podem ser expressíveis ou tratados por litotripsia extracorpórea por ondas de choque ou remoção endoscópica. Os cálculos maiores exigem cirurgia incisional.

Mais de 20 tipos de neoplasias benignas ou malignas aparecem como aumento unilateral ou bilateral firme e indolor à palpação de uma glândula principal ou como um nódulo submucoso firme no palato ou na mucosa labial ou bucal (Tabela 397.6). Suas causas não são conhecidas, exceto pelo tumor de Warthin (cistoadenoma linfomatoso papilar), que apresenta forte associação com o tabagismo. Raramente, o aumento unilateral da glândula principal é reativo – por exemplo, sialadenite crônica por obstrução do ducto ou sialadenite bacteriana tratada de maneira inadequada.

Os tumores de glândulas salivares (Capítulo 181) são relativamente incomuns e geralmente se apresentam como tumefação em uma das glândulas salivares pareadas principais ou em uma das glândulas menores da boca.[8] A maioria ocorre nas glândulas principais, com desenvolvimento de aproximadamente 90% na parótida. O tumor benigno de glândula salivar mais comum é o adenoma pleomórfico. A maioria dos tumores na glândula parótida é benigna, ao contrário da glândula sublingual, onde mais de 90% são malignos. Aproximadamente metade dos tumores nas glândulas submandibulares e menores é maligna. De modo geral, os tumores

Tabela 397.6 Causas do aumento da glândula salivar.

GERALMENTE UNILATERAL
Neoplasias benignas ou malignas das glândulas salivares (mais de 30 tipos histopatológicos diferentes)
Infecção bacteriana
Sialadenite crônica (glândula única)
GERALMENTE BILATERAL E ASSOCIADO À HIPOFUNÇÃO SALIVAR
Infecção viral (caxumba, citomegalovírus, vírus influenza, vírus Coxsackie A)
Síndrome de Sjögren
Doenças granulomatosas crônicas (sarcoidose, tuberculose, hanseníase)
Parotidite recorrente da infância
Infecção pelo vírus da imunodeficiência humana/síndrome da imunodeficiência adquirida
AUMENTO DA PARÓTIDA BILATERALMENTE SIMÉTRICO, MOLE E INDOLOR À PALPAÇÃO
Sialadenose (aumento assintomático da parótida), idiopática ou associada a:
Diabetes melito
Hiperlipoproteinemia
Cirrose hepática
Anorexia/bulimia
Pancreatite crônica
Acromegalia
Hipofunção gonadal
Uso de fenilbutazona

benignos crescem lentamente, não se fixam à pele e não apresentam ulceração. As doenças malignas crescem, em geral, mais rapidamente, com frequência se fixam à pele ou às estruturas normais adjacentes e tendem a apresentar ulceração. O carcinoma adenoide cístico tem uma infiltração local característica por disseminação perineural. A detecção de qualquer lesão de massa nas glândulas salivares deve ser seguida por exames de imagem, citologia e biopsia apropriadas. Ambos os tumores benignos e malignos são geralmente tratados por cirurgia.

Doenças secundárias das glândulas salivares

AUMENTO BILATERAL DA GLÂNDULA SALIVAR E REDUÇÃO DA SECREÇÃO SALIVAR ASSOCIADA A DOENÇAS SISTÊMICAS

A causa mais conhecida do aumento bilateral das glândulas salivares é a infecção pelo vírus da caxumba (Capítulo 345) em crianças. No entanto, a prevalência da caxumba diminuiu nos EUA em mais de 98% após a introdução de uma vacina efetiva em 1967, e agora existem apenas algumas centenas a alguns milhares de casos por ano. Raramente, uma doença menos aguda semelhante à caxumba ocorre em adultos em associação com infecção por citomegalovírus (Capítulo 352), vírus influenza (Capítulo 340) ou vírus Coxsackie A (Capítulo 355).

Cerca de 15% dos pacientes que preenchem os critérios para a síndrome de Sjögren (Capítulo 252) podem desenvolver gradualmente um aumento bilateral crônico das glândulas salivares maiores, que parecem firmes e não sensíveis ou apenas ligeiramente sensíveis à palpação. Histologicamente, os tumores começam como uma lesão linfoepitelial benigna, mas após anos de cronicidade, alguns se transformam em um linfoma extranodal de zona marginal (Capítulo 176).

Na maioria dos pacientes com síndrome de Sjögren, a hipofunção salivar gradualmente progressiva pode prejudicar a fala e a deglutição e causar um padrão característico de cárie dentária progressiva que leva à perda excessiva dos dentes se não for evitada ativamente. Em casos graves, a mucosa oral torna-se seca e pegajosa, a saliva não é exprimível dos ductos principais e cerca de um terço dos pacientes apresenta sinais e sintomas de candidíase eritematosa crônica (ver discussão anterior e Figura 397.7).

O componente salivar da síndrome de Sjögren é diagnosticado em uma amostra de biopsia de glândula salivar labial que contém de três a cinco glândulas menores e exibe sialadenite linfocítica focal na ausência de sialadenite crônica inespecífica ou outra doença, como granuloma não caseoso. A xerostomia pode ser causada por uma ampla variedade de condições (Tabela 397.7).

Várias doenças granulomatosas crônicas, como sarcoidose (Capítulo 89), tuberculose (Capítulo 308) e hanseníase (Capítulo 310), podem causar aumento bilateral e diminuição da função das glândulas salivares. As características clínicas e sorológicas da sarcoidose ocasionalmente são muito semelhantes às da síndrome de Sjögren, e a distinção é mais bem feita por biopsia de glândula salivar menor.

Alguns pacientes adultos com infecção pelo HIV e a maioria das crianças infectadas no útero desenvolvem grande aumento das glândulas salivares e redução da secreção salivar, causados por infiltração linfocítica. O aumento da glândula parótida geralmente representa uma lesão linfoepitelial sólida ou cística (Tabela 397.2).

A *parotidite recorrente da infância* inclui episódios de aumento unilateral ou bilateral da parótida. Durante as crises desta doença, a secreção salivar pode ser reduzida, mas geralmente sem sinais ou sintomas secundários proeminentes. Essa condição, de causa desconhecida, geralmente desaparece após a puberdade.

Tabela 397.7 Causas de redução da secreção salivar.

TEMPORÁRIAS
Efeitos do uso por períodos curtos de alguns fármacos (p. ex., anti-histamínicos)
Infecções por vírus (p. ex., caxumba)
Desidratação
Condições psicogênicas (p. ex., ansiedade)
CRÔNICAS
Efeitos de medicamentos administrados cronicamente (sobretudo antidepressivos, inibidores da monoamina oxidase (IMAO), neurolépticos, parassimpaticolíticos, algumas combinações de anti-hipertensivos)
Doenças crônicas
Síndrome de Sjögren
Sarcoidose
Vírus da imunodeficiência humana ou infecção por vírus da hepatite C
Depressão
Diabetes melito (não controlado)
Amiloidose (primária ou secundária)
Doenças do sistema nervoso central
Outros efeitos do tratamento
Radiação terapêutica para a cabeça e pescoço
Doença enxerto *versus* hospedeiro (DEVH)
Glândulas ausentes ou malformadas (raro)

AUMENTO ASSINTOMÁTICO DA PARÓTIDA (SIALADENOSE, SIALOSE)

As glândulas parótidas podem desenvolver aumento bilateral simétrico mole e indolor à palpação e associado à função salivar normal (Tabela 397.6). O diagnóstico é estabelecido por esta apresentação clínica e pela existência de uma das doenças sistêmicas sabidamente associadas a ela: diabetes melito (Capítulo 216), hiperlipoproteinemia (Capítulo 195), cirrose hepática (Capítulo 144), anorexia ou bulimia (Capítulo 206), pancreatite crônica (Capítulo 135), acromegalia (Capítulo 211) e hipofunção gonadal. Também pode resultar do uso de fenilbutazona ou ser uma reação a contrastes iodados. A biopsia das glândulas acometidas não é indicada para o diagnóstico.

Secreção salivar comprometida sem aumento da glândula

O sintoma comum de xerostomia é, mais frequentemente, um efeito colateral de medicamentos administrados cronicamente.[9] Muitas classes de medicamentos reduzem a secreção salivar não estimulada por meio de mecanismos anticolinérgicos ou outros (Tabela 397.7). Os pacientes apresentam xerostomia logo após o início do uso do medicamento, mas produzem saliva suficiente durante uma refeição para mastigar e engolir normalmente. No entanto, a xerostomia e as cáries dentárias associadas são dose-dependentes e aumentam gradualmente com o uso prolongado do medicamento. As classes de fármacos que provocam os efeitos mais profundos são a maioria dos antidepressivos tricíclicos, a maioria dos neurolépticos, inibidores da monoamina oxidase (IMAO) e todos os anticolinérgicos. Uma combinação de medicamentos para o tratamento da hipertensão arterial sistêmica também pode causar xerostomia.

Diversas doenças sistêmicas afetam a secreção salivar. Conforme observado anteriormente, a maioria dos pacientes com síndrome de Sjögren, alguns com sarcoidose e alguns pacientes com infecção pelo HIV apresentam xerostomia em vários graus, com ou sem aumento associado das glândulas salivares. Além disso, os pacientes com *amiloidose* primária ou secundária com depósitos amiloides nas glândulas salivares podem desenvolver comprometimento da secreção. O sintoma de xerostomia é mais prevalente em indivíduos que apresentam sintomas de depressão, mesmo naqueles que não fazem uso de medicamentos para seu tratamento. Estudos realizados antes da disponibilidade de medicamentos antidepressivos mostraram que os sintomas de depressão estavam associados à diminuição da secreção salivar.

A irradiação da região da cabeça e pescoço para tratar um tumor maligno provoca, geralmente, xerostomia significativa durante seu uso. A capacidade secretora se recupera apenas ligeiramente nos meses após o tratamento para pacientes com tumores sólidos, mas se recupera significativamente naqueles com tumores multifocais (p. ex., doença de Hodgkin).

TRATAMENTO

Hipofunção salivar crônica significativa de qualquer causa produz um risco de cárie dentária em proporção aproximada ao comprometimento secretório, mas a cárie pode ser amplamente evitada se medidas apropriadas forem tomadas assim que a hipofunção começar. Os dentes remanescentes devem ser protegidos por um programa abrangente de prevenção de cárie dentária, monitorado por um dentista e incluindo a aplicação frequente de fluoretos tópicos apropriados, remoção de placa dentária, aconselhamento sobre o controle de carboidratos dietéticos cariogênicos e colocação de restaurações dentárias adequadas, conforme necessário.

O tratamento sintomático da hipofunção salivar leve a moderadamente grave pode incluir sialagogos, como balas ou gomas de mascar sem açúcar, goles regulares de água e uso de substitutos da saliva à noite, mas nenhuma terapia tópica é confiavelmente útil. Se não for contraindicada, os sintomas de hipofunção grave podem ser melhorados com a prescrição de pilocarpina (5 mg, 4 vezes/dia). Esse tratamento, por si só, não prevenirá a cárie dentária.

A candidíase oral eritematosa crônica é uma sequela frequente da hipofunção salivar crônica, e seu tratamento e retratamento, conforme mencionado antes, melhoram substancialmente os sinais/sintomas orais do paciente.

DOENÇA PERIODONTAL

As doenças periodontais são um grupo de infecções orais que acometem o periodonto, que são os tecidos duros e moles que sustentam e mantêm os dentes na maxila e na mandíbula. Trata-se de uma condição mundial, sendo a causa mais comum de perda dentária. A doença periodontal em sua forma mais prevalente está associada ao acúmulo excessivo de placa bacteriana nos dentes e raízes. A maioria dos casos de doença periodontal começa com inflamação da gengiva – denominada *gengivite* – que evolui para perda do osso de suporte ao redor das raízes dos dentes. Outros subtipos de doença periodontal são reconhecidos com fatores de risco e histórias naturais diferentes. A base do tratamento é a remoção de cálculos subgengivais e depósitos de biofilme usando métodos mecânicos (escovação dentária, fio dental, raspagem e alisamento radicular). O encaminhamento para atendimento odontológico adequado é indicado. Apesar das preocupações constantes, não há evidências atuais de que a doença periodontal seja um fator de risco independente para doença da artéria coronária (DAC).

INFECÇÕES DENTÁRIAS AGUDAS

As infecções dentárias localizadas respondem bem ao tratamento cirúrgico local. Analgesia e anti-inflamatórios não esteroides (AINEs) são úteis. Os antibióticos devem ser prescritos apenas em pacientes com sinais de disseminação local ou sistêmica ou em pacientes moderada ou gravemente imunocomprometidos. Amoxicilina (250 mg, 3 vezes/dia, durante 3 dias) é o medicamento de primeira escolha, e a clindamicina (150 mg, 4 vezes/dia, durante 3 dias) é uma alternativa para pacientes alérgicos à amoxicilina.[10] Infecções dentárias disseminadas exigem evacuação imediata de pus, incluindo a exploração de todos os espaços fasciais afetados e remoção de *debris* necróticos. Antibióticos parenterais de amplo espectro são indicados (p. ex., betalactâmico de amplo espectro, metronidazol ou gentamicina; ver Capítulo 263).

Grau A Recomendações de grau A

A1. Staines K, Greenwood M. Aphthous ulcers (recurrent). *BMJ Clin Evid*. 2015;2015:1-30.

A2. Nasry SA, El Shenawy HM, Mostafa D, et al. Different modalities for treatment of recurrent aphthous stomatitis. A randomized clinical trial. *J Clin Exp Dent*. 2016;8:e517-e522.

A3. Davari P, Hsiao HH, Fazel N. Mucosal lichen planus: an evidence-based treatment update. *Am J Clin Dermatol*. 2014;15:181-195.

REFERÊNCIAS BIBLIOGRÁFICAS

As referências bibliográficas, bem como os outros materiais suplementares deste livro, encontram-se no GEN-IO, nosso ambiente virtual de aprendizagem.

398

ABORDAGEM AO PACIENTE COM DISTÚRBIOS NO NARIZ, NOS SEIOS PARANASAIS E NAS ORELHAS

ANDREW H. MURR

Pacientes com doenças do nariz, dos seios paranasais (seios da face) e das orelhas podem ter inúmeras queixas principais. Os sintomas nasais estão mais comumente relacionados a rinorreia ou congestão, podendo ambas ter causas alérgicas, infecciosas, inflamatórias, neoplásicas ou estruturais. Os distúrbios dos seios paranasais, que comumente surgem como sensação de entupimento ou congestão, mas às vezes também se manifestam como dor ou até mesmo cefaleia (Capítulo 370), têm um conjunto de causas semelhante. As queixas comuns sobre a orelha incluem dor, zumbido, perda de audição (Capítulo 400) e sintomas vestibulares (Capítulo 400). A epistaxe, que é sangramento pelo nariz, geralmente é fácil de distinguir da hemoptise proveniente da árvore brônquica (Capítulo 77) ou da hematêmese oriunda do sistema digestório (Capítulo 126).

QUEIXAS NASAIS E SINUSAIS

Rinite e sinusite

DEFINIÇÃO

A rinite é geralmente definida como qualquer processo inflamatório no nariz, sendo o resultado comum a sensação de excesso de muco ou congestão nasal. A drenagem nasal anterior pode ser percebida pelo paciente como sendo acompanhada por uma atividade como comer (rinite gustativa) e pode ser visível para um observador. A drenagem nasal posterior é mais subjetiva, mas é muito comum e é chamada de gotejamento pós-nasal.

Em geral, rinite aguda e sinusite aguda descrevem condições inflamatórias do nariz e dos seios da face que duram menos de 4 semanas. A rinite e a sinusite crônicas persistem por mais de 12 semanas, apesar do tratamento. A rinite aguda e a sinusite recorrentes são definidas por episódios que ocorrem quatro ou mais vezes por ano e persistem por 7 a 10 dias por episódio, mas os sintomas desaparecem completamente entre os episódios. Rinite e sinusite subagudas definem os sinais/sintomas que persistem entre 4 e 12 semanas e desaparecem completamente com o tratamento.[1]

EPIDEMIOLOGIA

O motivo mais comum para um paciente procurar assistência médica nos EUA diz respeito a problemas relacionados com rinite e sinusite. Mais de 30 milhões de consultas de pacientes por ano são dedicadas a essa queixa e bilhões de dólares são gastos em medicamentos que supostamente melhoram o problema.

A rinite alérgica atinge entre 10 e 30% dos adultos e até 40% das crianças. A cada ano, quase 80 milhões de pessoas nos EUA apresentam 7 dias ou mais de sintomas nasais ou oculares como resultado da rinite alérgica. O impacto da rinite alérgica também reflete sua associação com várias comorbidades, como asma (Capítulo 81), sinusite aguda e crônica, polipose nasal, otite média secretora e transtornos do sono (Capítulo 377).

BIOPATOLOGIA

Os seres humanos normalmente produzem cerca de 2 ℓ de muco por dia a partir de seu revestimento nasal. O nariz funciona principalmente como um sistema de umidificação e filtração, com uma "manta" de muco nasal limpa e renovada que retém partículas e microrganismos. O revestimento nasal e dos seios da face consiste em epitélio respiratório ciliado; os cílios funcionam de maneira altamente organizada e ordenada em circunstâncias normais para transportar partículas presas na manta mucosa de um modo consistente para que o muco possa ser engolido, evitando, assim, a deposição nos brônquios. O nariz também serve como órgão do olfato (Capítulo 399) para possibilitar aos pacientes discernir sabores e evitar alimentos estragados que possam causar doenças.

O sistema nervoso parassimpático controla o tônus vascular e a produção de muco no nariz. Condições inflamatórias, como o resfriado comum, podem causar edema do revestimento nasal e dos seios da face, destacando o ciclo nasal regido pelo controle neural parassimpático. Em um estado normal, um lado do nariz está relativamente descongestionado e um lado está relativamente congestionado em decorrência do ingurgitamento vascular. Essa dilatação vascular possibilita umidificação e aquecimento do ar inspirado e também pode afetar a capacidade de discernir odores no processo de olfato. Durante a rinite, a inflamação exagera a comparação relativa normal entre os lados descongestionado e congestionado do nariz e pode ser percebida como uma obstrução nasal desconfortável que muda de um lado para o outro ao longo de várias horas.

A sinusite difere da rinite porque o termo implica uma causa infecciosa, e não uma disfunção fisiológica. No entanto, muitos mecanismos diferentes de inflamação, além da infecção, podem dar origem ao que atualmente é geralmente denominado sinusite.

Alergênios transportados pelo ar

As doenças respiratórias alérgicas resultam de uma reação imune de hipersensibilidade a alergênios transportados pelo ar (Tabela 398.1). A rinite alérgica perene pode ocorrer durante todo o ano. As causas mais comuns incluem fungos domiciliares, que estão relacionados a períodos de alta umidade interna; pelo de animais, particularmente gatos, mas roedores (camundongos, ratos, porquinhos-da-índia, furões, *hamsters*), coelhos, cães e pássaros também pode ser significativa; ácaros do gênero *Dermatophagoides*, que crescem em roupas de cama e travesseiros e são semissazonais, com níveis máximos de agosto a dezembro; e outros insetos (o mais bem estudado é a barata, mas mariposas-ciganas, grilos, joaninhas, aranhas e besouros podem ser localmente importantes). Os ácaros da poeira e os gatos produzem os alergênios internos mais importantes. Os ácaros crescem bem apenas com umidade relativa superior a 50%. A alergia aos ácaros da poeira é provavelmente relevante em todas as áreas com mais de 6 meses úmidos no ano.

Poucos minutos após a exposição ao alergênio, os mastócitos sensibilizados com imunoglobulina E (IgE) degranulam e liberam mediadores pré-formados e recentemente sintetizados, incluindo histamina, proteases (triptase e quimase), cisteinil leucotrienos, prostaglandinas, fator de ativação de plaquetas e citocinas. Alguns desses mediadores produzem os sintomas característicos da fase inicial da rinite alérgica, a saber, espirros, prurido, rinorreia e, até certo ponto, congestão. Outros mediadores estimulam a infiltração da mucosa nasal por células inflamatórias, como basófilos, eosinófilos, neutrófilos, mastócitos adicionais e células mononucleares. Essa infiltração de células inflamatórias e sua subsequente liberação de uma onda secundária de mediadores sustentam a reação inflamatória e produzem a resposta de fase tardia da rinite alérgica.

Os eosinófilos representam um componente importante da inflamação que se desenvolve na rinite alérgica. Os eosinófilos liberam uma ampla variedade de mediadores pró-inflamatórios que são os principais componentes da resposta alérgica crônica.

Tabela 398.1 Alergênios que causam rinite alérgica.

NOME COMUM	PERÍODO DO ANO (HEMISFÉRIO NORTE)
ALERGÊNIOS SAZONAIS	
Árvores	
Bétula	Março-Maio
Salgueiro	Abril-Maio
Olmo	Fevereiro-Maio
Cedro	Março-Maio
Carvalho	Maio-Junho
Bordo	Março-Maio
Gramíneas	
Poa pratensis (*Kentucky blue*)	Meados de maio a junho
Phleum pratense (*Timothy*)	Meados de maio a junho
Dactylis glomerata (*orchard grass*)	Meados de maio a junho
Anthoxanthum odoratum (*sweet vernal*)	Meados de maio a junho
Festuca (*fescue*)	Meados de maio a junho
Cynodon dactylon (*bermuda*)	Meados de maio a junho
Ervas daninhas	
Ambrosia artemisiifolia	Agosto-Setembro
Kochia *scoparia* L.	Julho-setembro
Salsola spp.	Julho-setembro
Sage (cruzamento de *Indica afghani* e *Sativa haze*)	Julho-setembro
Iva annua	Julho-setembro
Plantago lanceolata	Julho-setembro
Mofos externos	
Alternaria	Primavera-Outono
Cladosporium	Primavera-Outono
ALERGÊNIOS PERENES	
Alergênios domésticos	
Baratas (barata-germânica [*Blatella germanica*] e barata-americana [Blattidae])	
Ácaros: *Dermatophagoides farinae, D. pteronyssinus, Blomia tropicalis*	Mais ativos no verão e nos meses úmidos
Outros insetos (aranhas, joaninhas)	
Animais	
Gatos	
Cães	
Outros animais de estimação (porquinho-da-índia, furões, *hamsters*, cavalos)	
Roedores	
Mofos ambientais	
Aspergillus	
Cladosporium	
Penicillium	

MANIFESTAÇÕES CLÍNICAS

Quando a função normal da mucosa nasal é perdida, os pacientes geralmente se queixam de crostas ou obstruções nasais, hipersecreção ou gotejamento pós-nasal, tosse, pressão facial e fadiga. A obstrução nasal que muda de um lado para o outro durante o dia é comum em muitos tipos de rinite e pode ser considerada um exagero da fisiologia normal.

A *rinite* é caracterizada por espirros, que costumam ser paroxísticos; rinorreia com secreções claras e aquosas; congestão nasal; e prurido nas narinas e palato. Na rinite alérgica, esses sintomas geralmente estão associados à conjuntivite alérgica manifestada por prurido ocular, lacrimejamento e hiperemia conjuntival. A conjuntivite grave é menos comum na rinite alérgica perene do que na rinite alérgica sazonal. Letargia, fadiga, artralgias, mialgias e comprometimento cognitivo frequentemente acompanham a rinite alérgica. A febre não é uma característica da rinite alérgica, embora o termo leigo para essa condição seja a *febre do feno*, que reflete a natureza semelhante à influenza dessa doença. A história natural da rinite alérgica indica que os sinais/sintomas pioram inexoravelmente durante várias semanas na presença de exposição contínua ao alergênio. Os sinais/sintomas geralmente não atingem sua intensidade máxima até bem depois do pico das contagens de pólen e, então, persistem depois que as contagens de pólen diminuem.

As manifestações cardinais de *sinusite aguda* (Tabela 398.2) incluem drenagem nasal purulenta; obstrução nasal; e dor, sensação pressão ou plenitude na face.[2] Sinais e sintomas adicionais incluem febre, tosse, fadiga, olfato reduzido ou ausente, dor de dente e sintomas otológicos, como sensação de pressão e plenitude. O sinal de maior valor diagnóstico é secreção nasal purulenta ou secreção faríngea posterior. A drenagem nasal purulenta geralmente sustenta o diagnóstico de sinusite bacteriana aguda, mas a cultura da drenagem não se correlaciona necessariamente bem com as bactérias patogênicas reais encontradas na cultura direta dos seios da face.

A dor é uma queixa frequente na sinusite bacteriana aguda, mas infrequente na sinusite crônica quando não existem outros sinais e sintomas nasais. Pacientes com sinusite crônica geralmente observam uma pressão facial maçante que parece piorar com a dependência. Outros fatores que favorecem o diagnóstico de sinusite bacteriana em relação à sinusite viral incluem duração da doença além de 10 dias ou quando os sintomas de um paciente pioram em 10 dias após melhora inicial dos sintomas.

DIAGNÓSTICO

Anamnese

Uma anamnese completa deve investigar se os pacientes experimentaram medicamentos de venda livre ou prescritos, como anti-histamínicos, descongestionantes, mucolíticos, analgésicos, estabilizadores de mastócitos e até mesmo esteroides, e se eles ajudaram a melhorar a condição. Além disso, outros medicamentos prescritos têm efeitos colaterais que afetam a fisiologia nasal, como medicamentos anti-hipertensivos que causam vasodilatação sistêmica, ácido acetilsalicílico, esteroides e antibióticos. Perguntas específicas sobre alergias são importantes, como sazonalidade ou fatores ambientais, a presença ou ausência de animais de estimação, sensibilidades alimentares, mudanças recentes no ambiente e condições de vida, com foco em tapetes novos ou antigos, colchões, filtros de forno ou paredes internas recém-pintadas. O paciente deve ser questionado sobre testes cutâneos de alergia anteriores ou outros testes.

Tabela 398.2 Sintomas cardinais de sinusite aguda.

SINAIS/SINTOMAS CARDINAIS	OUTROS SINAIS/SINTOMAS
Dor, pressão ou plenitude facial	Hiposmia/anosmia
Obstrução nasal	Fadiga
Secreção purulenta nasal	Dor de dente
	Febre
	Tosse
	Sensação de pressão ou plenitude na orelha

Uma história recente de outros membros da família ou colegas de trabalho doentes com uma infecção viral das vias respiratórias superiores sugere um processo infeccioso e não ambiental. Uma história patológica pregressa cuidadosa possibilita determinar se condições relevantes, como cirurgia ou traumatismo nasal anterior, doenças granulomatosas, fibrose cística (Capítulo 83), condições reumatológicas, deficiências imunológicas (Capítulo 236) ou outros processos são fatores contribuintes. A congestão nasal unilateral suscita preocupação com uma anormalidade anatômica, como desvio de septo nasal, talvez relacionada com traumatismo prévio, um pólipo ou outra massa neoplásica, ou talvez até mesmo um corpo estranho.

Exame físico

O nariz deve ser inspecionado com um espéculo nasal para avaliar a anatomia do septo nasal (Figura 398.1), o aspecto mais caudal dos cornetos inferiores (Figura 398.2) e a possibilidade de grandes pólipos nasais (Figura 398.3) ou outras massas. Em pacientes com rinite alérgica, o exame físico pode revelar cornetos inferiores pálidos e inchados, enquanto secreções nasais abundantes são mais aparentes com infecções virais. Ao borrifar o nariz com um descongestionante tópico, como fenilefrina ou oximetazolina, o meato médio, que é o espaço de ar entre o corneto médio e a parede nasal lateral, pode frequentemente ser visualizado para avaliar a presença de pólipos nasais ou secreção purulenta. O exame da boca e orofaringe, como a parede posterior da faringe, com um abaixador de língua, se necessário, pode às vezes identificar um fluxo de secreção pós-nasal ou pus. A palpação e a transiluminação dos seios, embora façam parte da arte da medicina, não são suficientemente confiáveis para o diagnóstico. A capacidade do paciente de abrir a boca sem limitação ajuda a excluir o trismo, que às vezes pode ser causado por uma infecção dentária ou profunda no pescoço.

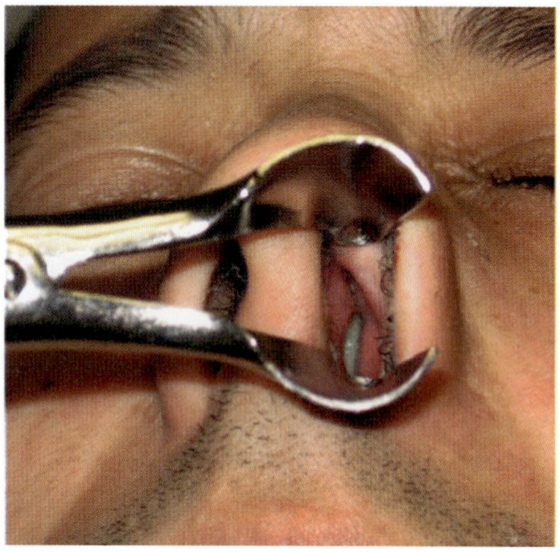

FIGURA 398.1 Drenagem purulenta do meato médio observada na rinoscopia anterior.

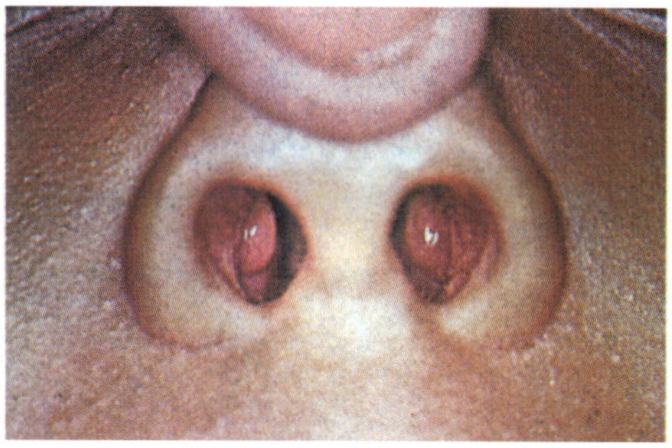

FIGURA 398.2 Cornetos inferiores edematosos que estreitam as vias respiratórias nasais em um paciente com febre do feno. Exame físico (Extraída de Dhillon RS, East CA, eds. *Ear, Nose and Throat and Head and Neck Surgery*, 2nd ed. Edinburgh: Churchill Livingstone; 1994:34.)

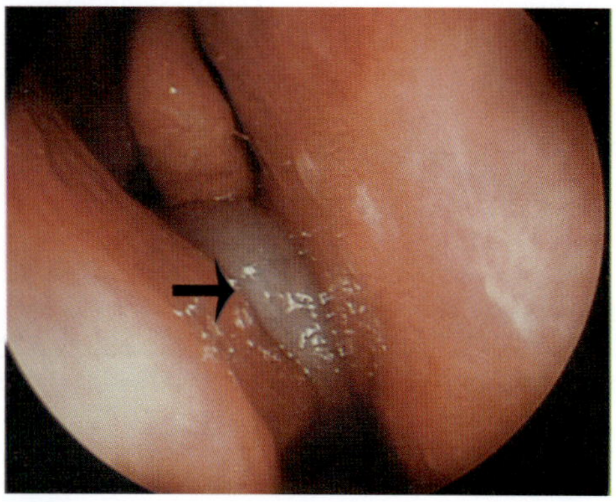

FIGURA 398.3 Pólipo nasal na cavidade nasal direita. Um pólipo é observado no lado direito, logo abaixo da concha média, próximo ao septo nasal. É mais pálido do que o tecido circundante.

Um exame completo da cabeça e pescoço deve ser realizado para procurar sinais de traumatismo recente ou antigo, como equimoses sob as pálpebras, edema dos tecidos moles da face ou desvio do dorso nasal. O pescoço deve ser palpado para detecção de adenopatia (Capítulo 159) ou outras massas.

Um exame oftalmológico básico deve ser realizado para avaliar a função pupilar, movimentos extraoculares e possível nistagmo (Capítulo 396). Um exame das orelhas deve ser realizado para avaliar as membranas timpânicas bilateralmente. Em pacientes com anormalidade da membrana timpânica ou queixas concomitantes de perda auditiva ou desequilíbrio (Capítulo 400), a pneumatoscopia com uso de um bulbo de ar acoplado ao otoscópio pode ser usada para insuflar o meato acústico e avaliar a mobilidade da membrana timpânica; a diminuição da mobilidade sugere derrame na orelha média. Teste de Weber e Rinne usando diapasão de 512 Hz rastreia a perda auditiva condutiva, especialmente a perda unilateral.

O exame endoscópico do nariz, quase sempre realizado por especialista, é o padrão-ouro para avaliação de rinite e sinusite. Um endoscópio de fibra óptica flexível ou rígido pode possibilitar a inspeção fina do septo, conchas, meato médio e recesso esfenoetmoide, bem como inspeção direta da nasofaringe, do óstio da tuba auditiva e da fossa de Rosenmüller (recesso faríngeo posterolateral), que é imediatamente rostral à tuba auditiva na nasofaringe e com frequência é o local de origem do carcinoma da nasofaringe (Capítulo 181). A endoscopia flexível pode ser usada para inspecionar mais minuciosamente a orofaringe, a laringe e a maior parte da hipofaringe (Capítulo 401).

Achados laboratoriais

Culturas

As culturas de material da narina ou da cavidade nasal inferior não são, tipicamente, úteis e não são recomendadas. A coleta de amostras para cultura, endoscopicamente guiada do meato médio por um especialista, ajuda a orientar o tratamento para pacientes imunocomprometidos com doença aguda, para pacientes com suspeita de rinossinusite bacteriana aguda, para pacientes com rinossinusite crônica refratária ou para aqueles cuja sinusite é suspeita de causar meningite secundária, abscesso epidural ou subdural, abscesso cerebral, envolvimento orbital ou trombose do seio cavernoso.

Outros exames

Um esfregaço nasal pode revelar eosinófilos, o que é compatível com rinite alérgica. Da mesma maneira, testes cutâneos ou ensaio radioalergossorvente podem ajudar a identificar os elementos desencadeadores ("gatilhos") da alergia (Capítulo 235). Em pacientes com sinusite aguda, o leucograma com contagem diferencial pode ser útil. Em pacientes com sinusite crônica, os níveis séricos de imunoglobulina podem ser úteis: níveis muito elevados de IgE podem levantar suspeita de sinusite fúngica alérgica, enquanto níveis baixos de IgG e outras subclasses sugerem imunodeficiência (Capítulo 236). Se o paciente tiver crostas nasais crônicas como queixa principal, podem ser solicitados exames sorológicos para rastreamento de sarcoide (Capítulo 89), granulomatose com poliangiite (Capítulo 254), linfomas de células T (Capítulo 176), sífilis (Capítulo 303), tuberculose (Capítulo 308), síndrome de Sjögren (Capítulo 252), e outras doenças inflamatórias crônicas. Infecções relativamente raras, como rinoscleroma, também podem ocorrer; portanto, biopsia e culturas podem ser indicadas para ajudar a revelar o diagnóstico. O uso de substâncias ilícitas deve ser considerado porque cocaína e outras drogas ilícitas podem causar crostas nasais crônicas. O rastreamento toxicológico pode ser útil se houver suspeita de abuso de substâncias psicoativas (Capítulo 31). Em um paciente com história de sinusite por toda a vida desde a infância, a fibrose cística também deve ser considerada (Capítulo 83).

Imagens

A tomografia computadorizada (TC) sem contraste é indicada para pacientes com rinite e sinusite conhecidas ou suspeitas. A TC geralmente é realizada para documentar a doença ou os efeitos do tratamento para melhorar a doença. A TC contrastada é solicitada para avaliar as complicações da sinusite. Finalmente, a TC é fundamental antes de qualquer tratamento cirúrgico dos seios da face em razão das informações anatômicas que fornece ao cirurgião. Opacificação ou outros achados na TC (Figura 398.4) às vezes possibilitam a diferenciação das várias causas de sinusite. Exames radiográficos simples têm pouca utilidade e geralmente não são recomendados. A ressonância magnética (RM) ocasionalmente é útil, especialmente na avaliação de tumores ou processos que corroem o osso e estão próximos ao cérebro ou aos olhos.

Diagnóstico diferencial

A rinite é principalmente um diagnóstico clínico com múltiplas causas específicas (Figura 398.5 e Tabela 398.3) com base nos sintomas e histórico de exposição. O exame físico revela mucosa nasal cianótica e edemaciada, com secreções claras.

O diagnóstico de *rinite alérgica* é confirmado pela demonstração de anticorpos IgE específicos reativos ao alergênio relevante por meio de respostas positivas de teste cutâneo de alergia ou imunoensaios de IgE (Vídeo 398.1). O teste cutâneo de leitura imediata é seguro, específico e rápido, e é o exame complementar preferido para identificar alergênios relevantes. Os imunoensaios de IgE são uma alternativa apropriada que pode ser usada por médicos de atenção primária que tratam de pacientes com rinite alérgica. No entanto, um imunoensaio de IgE negativo com uma forte suspeita clínica sugere a necessidade de encaminhamento para o especialista.

A *rinite viral* pode ser difícil de distinguir da rinite alérgica sazonal. Em contraste com a eosinofilia generalizada na rinite alérgica, a rinite viral produz secreções mais espessas e purulentas, com neutrófilos presentes no esfregaço nasal. Os sintomas conjuntivais são menos pronunciados e, ao exame físico, a mucosa nasal está eritematosa e inchada.

O uso abusivo de descongestionantes nasais tópicos (p. ex., oximetazolina), com vasodilatação reflexa crônica, tem sido historicamente a causa mais comum de rinite medicamentosa; entretanto, o uso abusivo de cocaína e narcóticos nasais é outra causa frequente dessa condição. O bloqueio nasal unilateral crônico sugere defeito anatômico, geralmente desvio ou fratura de septo nasal, mas esse bloqueio também pode resultar de pólipos,

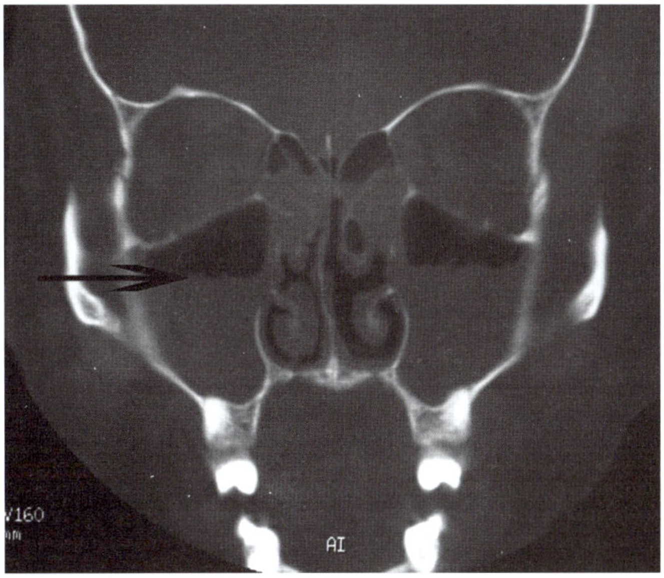

FIGURA 398.4 Tomografia computadorizada coronal mostrando pansinusite aguda bilateral. Existem níveis de líquido bilateralmente nos seios maxilares que, se aspirados, podem ser encaminhados para microbiologia.

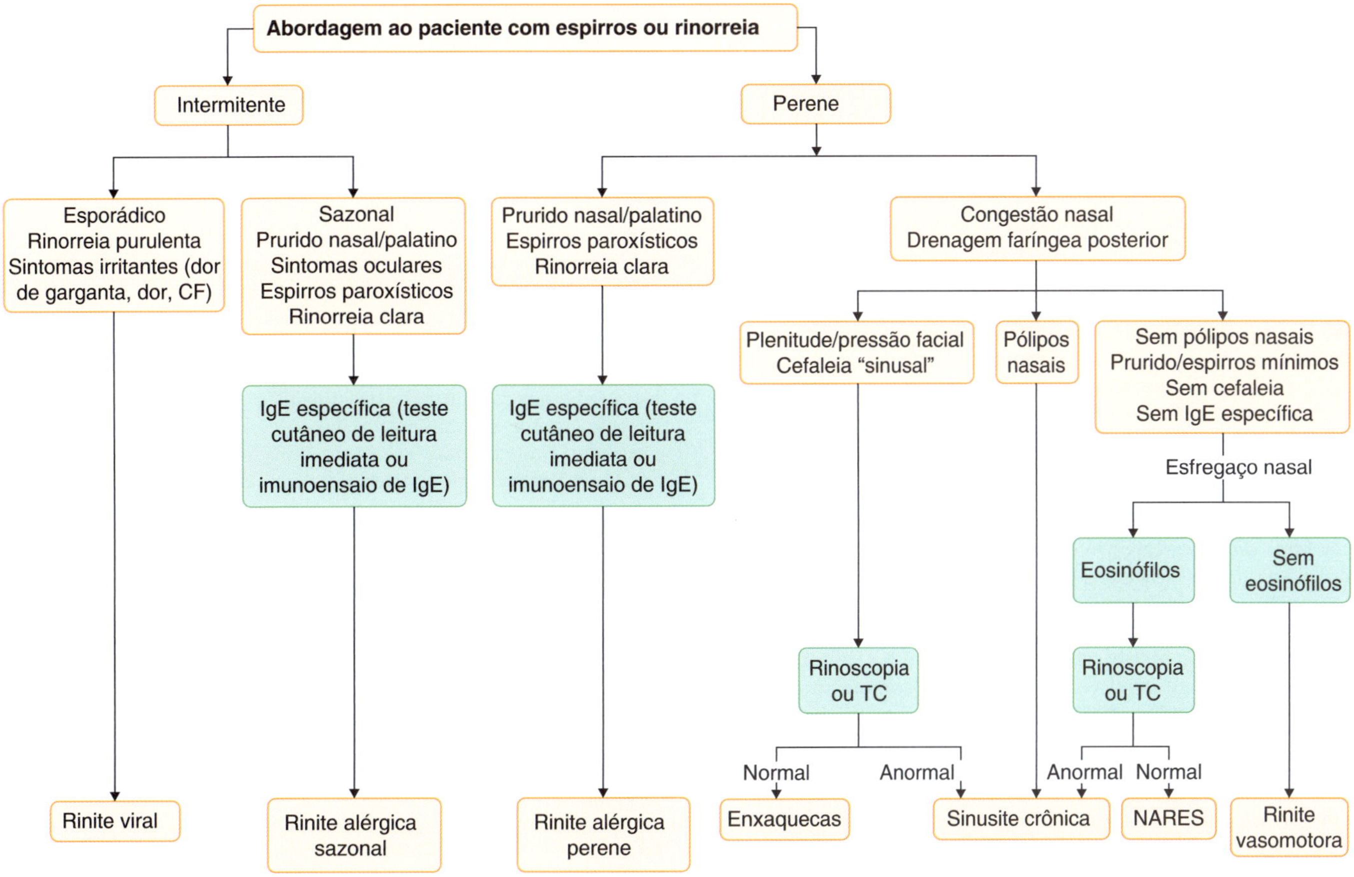

FIGURA 398.5 Abordagem ao paciente com sintomas de rinite. TC = tomografia computadorizada; CF = cefaleia; IgE = imunoglobulina E; NARES = rinite não alérgica com síndrome de eosinofilia.

Tabela 398.3 Diagnóstico diferencial de rinite.

ALÉRGICA
Rinite alérgica sazonal Rinite alérgica perene
INFLAMATÓRIA
Rinite infecciosa (viral) Rinite não alérgica com síndrome de eosinofilia Sinusite crônica com ou sem polipose nasal Refluxo laringofaríngeo
HORMONAL
Gravidez, anticoncepcionais orais, perimenopausa Hipotireoidismo Hipertireoidismo
RINITE MEDICAMENTOSA
Descongestionantes tópicos ou, menos comumente, orais Anti-hipertensivos Antidepressivos Cocaína
VASOMOTORA
Induzida por irritante (poluição, fumaça de cigarro) Induzida por ar frio Gustativa (induzido por comida)
ANATÔMICA
Desvio do septo nasal Tumor, neoplasia Corpo estranho Extravasamento de líquido cerebrospinal Atrófica (pós-cirurgia ou traumatismo)

corpos estranhos e tumores, que podem ser malignos. Essa história exige encaminhamento para rinoscopia (Vídeo 398.2) e, possivelmente, solicitação de TC do nariz e seios da face.

Uma resposta neurogênica anormal a irritantes (p. ex., ar frio, poluentes, fumaça de cigarro, odores fortes, álcool etílico, alimentos) é a característica predominante da rinite vasomotora. Pacientes com rinite vasomotora geralmente apresentam congestão nasal crônica e drenagem faríngea posterior, mas não apresentam espirros paroxísticos, rinorreia, prurido, conjuntivite e queixas sistêmicas típicas de pacientes com rinite alérgica. Além disso, os eosinófilos estão ausentes em seu muco nasal.

Uma causa cada vez mais reconhecida de congestão nasal perene e drenagem faríngea posterior que frequentemente ocorre em associação com tosse e rouquidão pode ser atribuída ao refluxo laringofaríngeo. Esses pacientes costumam ser assintomáticos em razão do refluxo gastresofágico ("silencioso") (Capítulo 129), tornando o reconhecimento um desafio. Como os sintomas podem não desaparecer antes de vários meses de tratamento agressivo de refluxo e porque os inibidores da bomba de prótons por si sós podem não prevenir o refluxo das enzimas digestivas (p. ex., pepsina) ou de outros irritantes derivados do estômago, o diagnóstico adequado pode ser desanimador.

A rinite atrófica é caracterizada por atrofia do epitélio nasal e está associada a queixas de congestão nasal e mau odor percebido. É observada em pacientes idosos, mas a causa mais comum é a desvascularização secundária a cirurgia nasal ou traumatismo.

Uma doença denominada *rinite não alérgica com síndrome de eosinofilia* apresenta sintomas semelhantes aos da rinite vasomotora. A síndrome é diagnosticada por meio da realização de um esfregaço nasal para eosinófilos; entretanto, uma TC ou rinoscopia é necessária para excluir sinusite crônica ou polipose nasal, pois essas condições podem ser minimamente sintomáticas. Em contraste com a rinite vasomotora, a rinite não alérgica com síndrome de eosinofilia é mais responsiva a cromoglicato intranasal e corticosteroides intranasais.

Diagnóstico diferencial, sinusite

A sinusite precisa ser diferenciada da rinite. A sinusite pode ser causada por alergia e por infecção viral, bacteriana ou fúngica (Tabela 398.4).

O aparecimento rápido de sinais/sintomas relacionados com os seios da face sugere uma infecção viral das vias respiratórias superiores, especialmente se o paciente também tiver sinais/sintomas sistêmicos típicos, como artralgia, mialgia, febre, calafrios, manifestações gastrintestinais e

Tabela 398.4 Heterogeneidade da sinusite crônica.

FENÓTIPO	CARACTERÍSTICAS
Infeccioso	Muito incomum como causa de sinusite crônica
Inflamatório	Desenvolve-se secundariamente à obstrução anatômica dos óstios sinusais; frequentemente desaparece após a correção cirúrgica Os biofilmes bacterianos contribuem para a existência e a gravidade associadas infrequentemente a pólipos nasais
Hiperplásico eosinofílico	Infiltrado eosinofílico proeminente com eosinofilia sistêmica Associação frequente a alergias e asma Geralmente associado a pólipos nasais
Fúngico alérgico	Frequentemente unilateral; apresenta-se como infiltrado expansivo e denso na TC Associado à elevação de IgE total e de IgE específica para fungos colonizadores
Doença respiratória exacerbada por AAS	Infiltração eosinofílica Geralmente associado a pólipos nasais e asma Exacerbações de doenças respiratórias superiores e inferiores (asma) após a ingestão de AAS e inibidores não seletivos da COX-1

AAS = ácido acetilsalicílico; COX-1 = ciclo-oxigenase 1; TC = tomografia computadorizada; IgE = imunoglobulina E.

tosse, além de congestão nasal, gotejamento pós-nasal e cefaleia. Em comparação, a rinossinusite bacteriana aguda causa sensação de pressão facial e secreção pós-nasal purulenta. A doença viral pode evoluir para uma infecção bacteriana secundária, que pode se tornar crônica. Um início agudo de alergia inalatória frequentemente é sazonal ou pode ser atribuído a um fator precipitante específico.

Sinusite crônica é um termo que engloba múltiplos mecanismos fisiopatológicos e implica um curso prolongado de sinais/sintomas relacionados aos seios paranasais que foram refratários ao tratamento sintomático por um período de pelo menos 3 meses. A sinusite crônica manifesta-se com congestão nasal, drenagem nasal, sensação de pressão facial e, às vezes, anosmia (ver Tabela 398.2). Ao contrário da sinusite aguda (infecciosa), as cefaleias são manifestação incomum de rinite perene (alérgica ou não alérgica) ou sinusite crônica, e praticamente todos os pacientes que se queixam de "cefaleias sinusais" sofrem de enxaquecas atípicas (Capítulo 370), cefaleias que ocorrem em uma distribuição bilateral envolvendo os ramos maxilares ou oftálmicos do nervo trigêmeo. Essa distribuição, especialmente quando combinada com sintomas vasomotores, como congestão nasal, rinorreia e hiperemia conjuntival, frequentemente levam ao diagnóstico incorreto de sinusite crônica ou rinite. Em razão dessa sobreposição de sintomas entre sinusite crônica, rinite perene e enxaquecas atípicas e suas influências sinérgicas entre si, a avaliação objetiva com TC ou rinoscopia é geralmente necessária para estabelecer o diagnóstico de sinusite crônica (Tabela 398.5).

As técnicas de cultura guiadas por endoscopia combinadas com a TC são a melhor maneira de diagnosticar ou excluir a possibilidade de sinusite *infecciosa*. A TC pode revelar mucoceles, que são seios da face individuais bloqueados que continuam secretando muco e podem corroer o osso lentamente, expandir-se envolvendo o olho e o cérebro ou tornar-se agudamente infectados. Um micetoma, que é uma "bola fúngica" isolada em um seio, tem uma hiperdensidade característica dentro de uma opacificação do seio.

Tabela 398.5 Critérios diagnósticos para sinusite crônica.

Sintomas por mais de 3 meses: • Drenagem nasal mucopurulenta • Obstrução nasal • Olfato reduzido • Sensação de pressão ou plenitude facial
Apoiados por um achado objetivo: • Pólipos nasais ou do meato médio • Edema ou purulência no meato médio • *Sinusite* paranasal na endoscopia ou na TC

TC = Tomografia computadorizada. Dados de Fokkens WJ, Lund VJ, Mullol J, et al. EPOS 2012: European position paper on rhinosinusitis and nasal polyps 2012. A summary for otorhinolaryngologists. *Rhinology.* 2012;50:1-12; Desrosiers M, Evans GA, Keith PK, et al. Canadian clinical practice guidelines for acute and chronic rhinosinusitis. *Allergy Asthma Clin Immunol.* 2011;7:1-38; Rosenfeld RM, Piccirillo JF, Chandrasekhar SS, et al. Clinical practice guideline (update): adult sinusitis. *Otolaryngol Head Neck Surg.* 2015;152:S1-S39.

Micetomas (Capítulo 322) não são invasivos, mas podem causar erosão óssea por meio de necrose de pressão por um longo período.

Os cistos de retenção de muco, frequentemente presentes no seio maxilar, manifestam-se como opacificação esférica; cerca de 10% da população tem um cisto de retenção de muco, que geralmente é assintomático.

TRATAMENTO

Tratamento clínico

Rinite

Os anti-histamínicos são considerados tratamento de primeira linha para rinite alérgica porque reduzem a rinorreia, embora geralmente não melhorem a congestão nasal. Os sinais/sintomas episódicos são tratados com anti-histamínicos H_1 orais ou nasais, com um descongestionante oral ou nasal, se necessário. Sintomas sazonais leves ou perenes devem ser tratados com um glicocorticoide intranasal, um anti-histamínico H_1 oral ou nasal ou um antagonista do receptor de leucotrieno. Os sinais/sintomas moderados a graves são tratados com um glicocorticoide intranasal, um glicocorticoide intranasal associado a um anti-histamínico H_1 nasal ou imunoterapia com alergênio.

O benefício dos anti-histamínicos diminui em pacientes com exposições contínuas a alergênios, como rinite alérgica perene causada por alergênios internos ou após vários dias de exposição contínua a alergênios sazonais; nesses ambientes, esses medicamentos muitas vezes revelam-se um pouco melhores do que o placebo.[3]

Os anti-histamínicos de segunda geração têm ação de longa duração e não sedativos. Esses agentes 1 vez/dia incluem cetirizina (10 mg), levocetirizina (5 mg), fexofenadina (180 mg), desloratadina (5 mg) e loratadina (10 mg). Os anti-histamínicos intranasais azelastina e olopatadina têm início de ação mais rápido do que os anti-histamínicos orais e também são efetivos para as formas não alérgicas de rinite.

Os *descongestionantes*, como a pseudoefedrina, tratam a congestão nasal, mas são estimulantes leves e, mesmo em formulações orais, podem provocar congestão e cefaleias de rebote. Esses medicamentos são geralmente usados em combinação com anti-histamínicos para controlar todo o espectro dos sintomas da rinite alérgica. Os anti-histamínicos e descongestionantes isolados geralmente não proporcionam alívio satisfatório em pacientes com rinite alérgica moderada a grave.

Corticosteroides intranasais, incluindo acetonido de triancinolona (duas pulverizações [55 µg] para cada lado do nariz todos os dias), furoato de mometasona (duas pulverizações [50 µg] para cada narina todos os dias), propionato de fluticasona (duas pulverizações [50 µg] para cada narina todos os dias) e budesonida (duas pulverizações [32 µg] para cada narina todos os dias) (Tabela 398.6), são os tratamentos de escolha para pacientes com rinite alérgica sazonal moderada a grave ou rinite alérgica perene.[A1] Os corticosteroides intranasais fornecem uma redução de 50 a 90% nos sintomas em comparação com 20 a 30% para os anti-histamínicos orais.

Os *modificadores de leucotrieno* (zileutona [1.200 mg, 2 vezes/dia], zafirlucaste [20 mg, 2 vezes/dia], montelucaste [10 mg, 1 vez/dia]) têm eficácia confirmada na rinite alérgica comparável à dos anti-histamínicos, mas melhoram significativamente os espirros, rinorreia, congestão nasal, sintomas oculares e qualidade de vida em pacientes com rinite alérgica sazonal e rinite alérgica perene.

A aplicação nasal de *cromoglicato* estabiliza os mastócitos e medeia atividades anti-inflamatórias adicionais. Embora não seja tão efetivo quanto os corticosteroides intranasais, o cromoglicato proporciona alívio em pacientes com sintomas leves a moderados. O valor do cromoglicato é atenuado pela necessidade de doses frequentes (quatro vezes/dia), pela falta de eficácia em cerca de 30 a 40% dos receptores e pela eficácia superior dos corticosteroides intranasais em estudos controlados. O cromoglicato é especialmente útil preventivamente (p. ex., imediatamente antes da exposição ao gato). O cromoglicato ocular tem sido especialmente útil no tratamento da conjuntivite alérgica. Nenhum efeito colateral significativo está associado ao seu uso.

Tabela 398.6 Corticosteroides intranasais.*

NOME GENÉRICO	DOSE (POR APLICAÇÃO)	IDADE MÍNIMA APROVADA	DOSAGEM USUAL
Beclometasona aquosa	42 µg	6 anos	Duas vezes/dia
Beclometasona HFA	80 µg	12 anos	1 vez/dia
Flunisolida	25 µg	6 anos	2 vezes/dia
Triancinolona	55 µg	2 anos	1 vez/dia
Budesonida	32 µg	6 anos	2 vezes/dia
Furoato de fluticasona	27,5 µg	2 anos	1 vez/dia
Propionato de fluticasona	50 µg	4 anos	1 vez/dia
Mometasona	50 µg	2 anos	1 vez/dia
Ciclesonida	50 µg	6 anos	1 vez/dia
Ciclesonida HFA	37 µg	12 anos	1 vez/dia

*Os corticosteroides intranasais geralmente são administrados em 2 pulverizações por narina.
HFA = hidrofluoroalcano (propelente).

Rinite e sinusite infecciosas

A rinite viral é tratada com cuidados de suporte, incluindo reposição volêmica e tratamento do componente febril da síndrome com paracetamol ou medicamentos anti-inflamatórios não esteroides. O vapor tem um efeito descongestionante suave e vitamina C e boa nutrição aceleram a resolução dos sinais/sintomas. Descongestionantes orais (p. ex., pseudoefedrina, 120 mg a cada 12 horas por vários dias), mucolíticos (p. ex., guaifenesina, 200 a 400 mg a cada 4 a 6 horas por vários dias) e brometo de ipratrópio (0,03 ou 0,06%, duas pulverizações em cada lado do nariz a cada 12 horas por vários dias) são potencialmente benéficos.

A sinusite maxilar bacteriana aguda confirmada por TC geralmente exige descompressão cirúrgica, assim como alguns casos de sinusite refratária em pacientes imunocomprometidos ou em UTI, onde a cultura direta pode orientar a antibioticoterapia. Para rinite purulenta aguda diagnosticada clinicamente ou rinossinusite aguda com menos de 10 dias de duração, os antibióticos são pouco benéficos porque um diagnóstico de rinossinusite bacteriana com base na anamnese e no exame físico não é muito acurado.[A2] Por exemplo, um curso de amoxicilina de 10 dias não reduz os sinais/sintomas no dia 3 ou 10 em comparação com o placebo entre pacientes com rinossinusite aguda e melhora apenas ligeiramente os sintomas no dia 7.[A3]

Como os potenciais efeitos colaterais dos antibióticos não são triviais, eles devem ser reservados para pacientes com alta probabilidade de infecção bacteriana.[4] Os melhores preditores clínicos de rinossinusite bacteriana *aguda*, em vez de rinossinusite viral, incluem sintomas persistentes por 7 ou mais dias sem evidências de melhora clínica; febre alta (> 39°C) com secreção nasal purulenta ou dor facial por pelo menos 3 a 4 dias consecutivos; ou o início de piora dos sintomas mais de 5 dias após o início de uma infecção viral aparente das vias respiratórias superiores. Em pacientes que atendam a um ou mais desses três critérios, a antibioticoterapia empírica é recomendada,[5] de preferência com amoxicilina-clavulanato (875 mg/125 mg VO, 2 vezes/dia, aumentando para 2.000 mg/125 mg VO, 2 vezes/dia em pacientes com temperatura superior a 39°C, imunocomprometimento ou uso recente de antibióticos). Em pacientes alérgicos à penicilina, a melhor alternativa é a doxiciclina (100 mg VO, 2 vezes/dia), com uma fluoroquinolona (p. ex., levofloxacino 500 mg/dia VO ou moxifloxacino 400 mg/dia VO) reservada para pacientes que não conseguem tolerar ou que não respondem em razão de seus perfis de efeitos colaterais mais precários. Em comparação, macrolídios, sulfametoxazol-trimetoprima e cefalosporinas orais de segunda e terceira gerações não são recomendados em razão dos altos níveis de resistência. O curso normal da terapia é de 5 a 7 dias, independentemente da medicação escolhida. Irrigações salinas intranasais, usando solução salina fisiológica ou hipertônica, podem ser coadjuvantes úteis em pacientes com rinossinusite bacteriana aguda, mas nem descongestionantes tópicos nem anti-histamínicos são úteis. Se os pacientes piorarem apesar de 72 horas de tratamento ou não melhorarem após 5 a 7 dias, uma avaliação adicional deve incluir TC para localizar a infecção e detectar complicações e culturas – seja por aspiração direta dos seios da face ou culturas guiadas por endoscopia do meato médio; outras culturas não são confiáveis.

Rinossinusite crônica

A base do tratamento dos sintomas da rinossinusite crônica são os corticosteroides, seja como *spray tópico* (p. ex., acetonido de triancinolona, duas pulverizações de 55 µg em cada lado do nariz todos os dias; furoato de mometasona, duas pulverizações de 50 µg para cada narina todos os dias; propionato de fluticasona, duas pulverizações de 50 µg para cada narina todos os dias; ou budesonida, duas pulverizações de 32 µg para cada narina todos os dias) por 6 semanas ou uma *dose oral gradual* (prednisona 40 mg/dia durante 5 dias, seguidos por 30 mg/dia durante 5 dias, seguidos por 20 mg/dia durante 5 dias, seguidos por 10 mg/dia durante 5 dias; ou comprimidos de metilprednisolona de 4 mg começando com 24 mg no primeiro dia e diminuindo em 4 mg cada dia subsequente por 6 dias).[A4] A irrigação com solução salina hipertônica pode ser de alguma ajuda,[A5] mas cursos de antibióticos orais são de pouco valor.[A6] Culturas obtidas endoscopicamente do meato médio podem ajudar a definir quais pacientes podem melhorar com o tratamento antibiótico guiado por cultura. Os agentes antifúngicos, como itraconazol em forma oral ou aerossol e anfotericina B em aerossol, não parecem benéficos no tratamento da sinusite crônica típica.

Tratamento cirúrgico

Pacientes com sintomas graves, que não respondem à terapia ou com infecções incomuns, resistentes ou recorrentes devem ser enviados a um especialista para avaliação e tratamento adicionais (Tabela 398.7). A cirurgia é recomendada em pacientes com neoplasias benignas, mucoceles, angiofibroma nasofaríngeo juvenil e alguns tipos de doenças malignas. A cirurgia pode corrigir desvios septais e obstrução nasal anatomicamente relacionada.[A6b] A cirurgia nos cornetos inferiores pode ser benéfica para a rinite refratária. A cirurgia endoscópica funcional, que é projetada para preservar a função mucociliar e é realizada com endoscópios através da narina sem incisões na pele, pode ser útil para sinusite aguda recorrente e rinossinusite crônica.

PREVENÇÃO

Prevenção e controle ambiental

Quando possível, evitar ou eliminar a fonte do alergênio é o tratamento de escolha para pacientes com rinite alérgica. A prevenção de ácaros de poeira envolve a remoção de reservatórios para o crescimento de ácaros (ou seja, usar colchões e fronhas impermeáveis a alergênios), mantendo a umidade relativa do ar inferior a 50%, lavando a roupa de cama em água quente (54°C) para matar os ácaros e usando uma máscara simples quando a poeira estiver sendo mexida. Muitas das medidas sugeridas para ácaros também são úteis para fungos, especialmente a desumidificação. Janelas, cortinas de chuveiro e plantas de interior são locais importantes para o crescimento de fungos e podem ser tratados com fungicidas suaves (alvejante doméstico diluído).

Em algumas casas, e particularmente em blocos de apartamentos urbanos, existe um grande número de baratas e a sensibilidade ao IgE é comum. Embora possa ser difícil matar baratas em um apartamento, geralmente é possível manter uma casa livre de baratas usando *sprays* químicos e armadilhas. O uso de ar-condicionado com janelas fechadas é útil para reduzir os alergênios sazonais, e a desumidificação fornecida pelo ar-condicionado também atenua a carga de ácaros e fungos ambientais.

Animais de estimação, especialmente cães e gatos, são a fonte mais evitável de doenças alérgicas. O alergênio dominante de roedor é uma proteína urinária, e roedores, como ratos e camundongos, podem depositar grandes quantidades de alergênio em uma casa.

Imunoterapia

A *imunoterapia subcutânea* diminui a gravidade da rinite alérgica, reduz a necessidade de farmacoterapia e melhora significativamente a qualidade de vida. Os pacientes normalmente devem passar por pelo menos uma estação de pólen completa antes de considerar a imunoterapia. A eficácia depende da via de administração do antígeno correto, injeções regulares por 3 a 5 anos e administração de uma dose adequada do alergênio (10 a 15 μg, uma dose muito maior do que a usada historicamente). A imunoterapia está associada a um pequeno risco de anafilaxia fatal (cerca de 3 mortes/ano nos EUA, de 2 milhões de pessoas recebendo essa forma de tratamento) e deve ser administrada em um local onde equipamentos de reanimação e pessoal treinado estejam disponíveis.

A imunoterapia é indicada principalmente em pacientes com rinite refratária ou naqueles que apresentem efeitos colaterais inaceitáveis de medicamentos convencionais. Os efeitos da imunoterapia persistem por muitos anos após a interrupção de um curso de tratamento de 3 a 5 anos, e podem durar toda a vida.

Tabela 398.7 Quando encaminhar um paciente com presumida rinossinusite bacteriana para o otorrinolaringologista.

- Temperatura > 39°C; edema orbital; cefaleia forte, distúrbio visual, estado mental alterado, sinais meníngeos
- Ausência de resposta a mais de dois cursos de terapia antimicrobiana
- Infecção nosocomial, anormalidades anatômicas
- Imunocomprometimento ou múltiplas comorbidades
- Patógenos incomuns ou resistentes
- Sinusite fúngica ou doença granulomatosa
- Episódios recorrentes sugerindo sinusite crônica

Adaptada de Chow AW, Benninger MS, Brook I, et al. IDSA clinical practice guideline for acute bacterial rhinosinusitis in children and adults. *Clin Infect Dis.* 2012;54:e72-e112.

A imunoterapia sublingual oferece benefício clínico significativo, juntamente com a necessidade reduzida de terapia farmacológica para vários alergênios, como grama, ambrosia e ácaros.[A7] Por exemplo, a administração de um comprimido de imunoterapia sublingual com alergênio de ácaro da poeira doméstica (6 ou 12 unidades de desenvolvimento) é uma opção experimental para reduzir as exacerbações da asma em pacientes alérgicos aos ácaros do pó doméstico.[A8] Em comparação com a administração subcutânea, a imunoterapia sublingual é suficientemente segura para permitir a administração domiciliar. Tal como acontece com a imunoterapia subcutânea, benefícios clínicos a longo prazo são observados após sua descontinuação, embora as recorrências sejam comuns após 5 a 10 anos e alguns tratamentos preventivos sublinguais possam perder eficácia em 3 anos.[A9]

Pólipos nasais

Durante a avaliação dos sintomas de rinite ou sinusite, o exame físico pode revelar pólipos nasais. Os pólipos nasais costumam manifestar-se com sintomas de obstrução nasal e anosmia, juntamente com sintomas típicos de rinite. Quando os pólipos estão presentes, a congestão nasal costuma ser implacável. Às vezes, os pacientes com sintomas prolongados apresentam massa visível nas narinas. Raramente, a assimetria facial ou envolvimento orbital será o sinal de apresentação de pólipos nasais há muito ignorados. Pacientes com pólipos nasais podem ter maior probabilidade de se queixar de dor facial ou otalgia do que pacientes com rinite sem pólipos.

Os pólipos nasais tipicamente começam perto dos seios etmoidais no meato médio e estendem-se até o nariz, onde bloqueiam as vias respiratórias nasais e/ou os seios da face. Os pólipos nasais podem ser causados por inflamação crônica e também costumam ocorrer como parte de um raro distúrbio metabólico do metabolismo do ácido araquidônico desencadeado pela ingestão de ácido acetilsalicílico exógeno – conhecido como doença respiratória exacerbada pelo ácido acetilsalicílico. Também conhecido historicamente como tríade de Samter, os pacientes com essa síndrome têm asma que é exacerbada pela ingestão de ácido acetilsalicílico, erupção cutânea precipitada pelo ácido acetilsalicílico e frequentemente têm polipose nasal crônica de difícil controle. Acredita-se que essa constelação de sintomas seja causada pela inflamação provocada pelos leucotrienos, que são regulados positivamente pelo bloqueio da prostaglandina causado pelo ácido acetilsalicílico e, às vezes, por outros anti-inflamatórios não esteroides. O papilomavírus humano (Capítulo 349) pode causar um papiloma invertido, que se apresenta como um pólipo que causa obstrução nasal unilateral. Essa neoplasia inicialmente benigna responde à excisão cirúrgica, mas pode se transformar em neoplasia maligna evidente. Os pólipos também são observados em pacientes com fibrose cística, especialmente pacientes com a mutação delta F508 (Capítulo 83). Eles também são observados na sinusite fúngica alérgica, que se manifesta por um nível elevado de IgE, culturas de fungos positivas (geralmente para aspergilose), cristais de Charcot-Leyden na histopatologia, densidades características na TC e polipose nasal que é frequentemente, mas não sempre, unilateral. Os pólipos coanais antrais podem se estender para a cavidade nasal ou nasofaringe e causar obstrução.

Os pólipos nasais serão visíveis em um exame cuidadoso (Figura 398.3 e e-Figura 398.1), e sua extensão pode ser mostrada em uma TC (Figura 398.6). A polipose nasal unilateral é sugestiva de pólipos coanais antrais, neoplasia maligna, papiloma invertido ou sinusite fúngica alérgica; a biopsia precoce é recomendada.

Os pólipos nasais inflamatórios benignos frequentemente respondem aos esteroides orais, seja em uma dose intermitente reduzida ou, em casos raros, em pequenas quantidades tituladas de esteroides orais diários, como a prednisona (40 mg/dia durante 5 dias, seguidos de 30 mg/dia durante 5 dias, seguidos por 20 mg/dia durante 5 dias, seguidos por 10 mg/dia durante 5 dias) ou metilprednisolona (começando com 24 mg no primeiro dia e diminuindo em 4 mg a cada dia subsequente por 6 dias).[5b] A combinação de sistêmica esteroides com doxiciclina (p. ex., 100 mg, 2 vezes/dia) pode ser ainda mais eficaz, e o antagonista de leucotrieno montelucaste (10 mg 1 vez/dia) também pode ser útil.[A10] Os esteroides tópicos também são eficazes no tratamento de pólipos nasais.[A11] Em adultos com sintomas de sinusite crônica e pólipos nasais refratários aos corticosteroides intranasais, a adição de dupilumabe subcutâneo (dose de ataque de 600 mg seguida de 300 mg por semana) a um *spray* nasal de corticosteroide pode reduzir a carga de pólipos endoscópicos após 16 semanas em comparação com um *spray* de corticosteroide isolado[A12] e pode se tornar uma terapia útil.

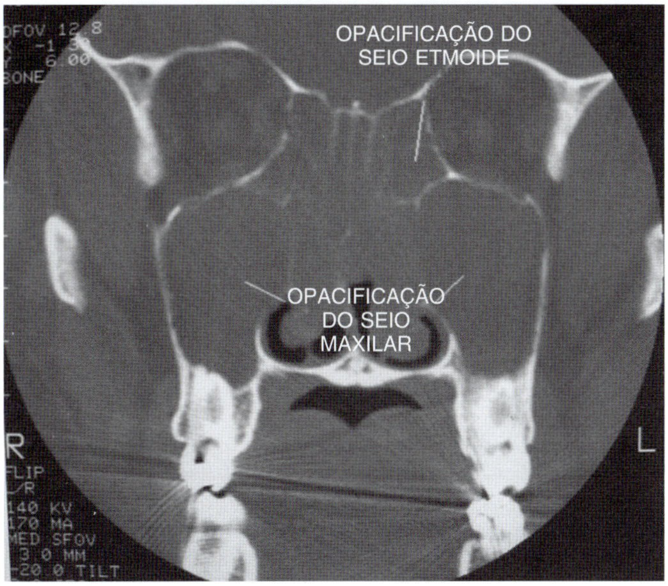

FIGURA 398.6 **Tomografia computadorizada mostrando polipose nasal bilateral de natureza crônica.**

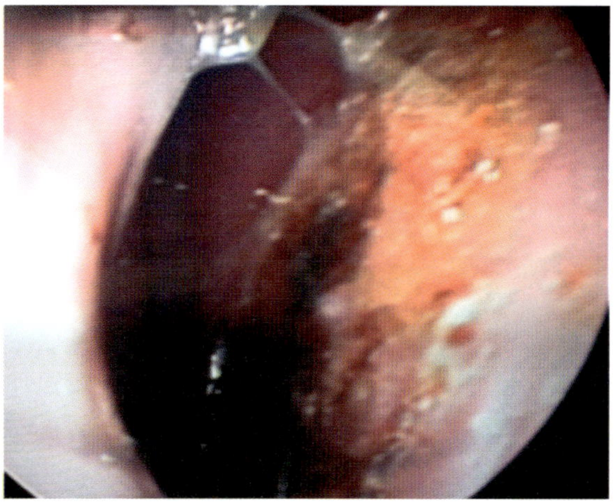

FIGURA 398.7 **Vasos nasais dilatados e crostas típicas de um paciente com epistaxe.**

A cirurgia para polipose nasal benigna pode melhorar o controle sintomático e reduzir a necessidade de esteroides orais. A cirurgia é sempre recomendada para papilomas invertidos, pólipos coanais antrais e mucoceles, e a cirurgia provavelmente será útil se a sinusite aguda tiver causado complicações do sistema nervoso central, como abscesso cerebral (Capítulo 385), meningite (Capítulo 384), abscesso epidural, abscesso subdural ou abscesso orbital. Ocasionalmente, a cirurgia será necessária quando um pólipo não tratado e de crescimento agressivo causar erosão orbital ou da base do crânio. A sinusite fúngica alérgica frequentemente é tratada com uma combinação de cirurgia, corticosteroides e, às vezes, imunoterapia.

Epistaxe

Para um paciente com epistaxe, é fundamental determinar a gravidade da perda de sangue. O sangramento persistente pode resultar de varfarina, agentes antiplaquetários ou qualquer plaqueta subjacente (Capítulos 163 e 164) ou deficiência de coagulação (Capítulo 165). O exame físico deve concentrar-se na inspeção do septo anterior, que é o ponto de origem mais frequente da epistaxe. Frequentemente, os vasos sanguíneos dilatados no septo caudal podem ser observados com a rinoscopia anterior (Figura 398.7 e e-Figura 398.2). A combinação de otite média unilateral, epistaxe, congestão nasal e massa cervical seria preocupante para o carcinoma nasofaríngeo. Os tumores raros que podem surgir com sangramento incluem angiofibromas nasofaríngeos juvenis em pacientes do sexo masculino.

A epistaxe pode ser tratada por pressão local, tamponamento (usando esponjas nasais, balões ou gaze impregnada com vaselina de 1,27 cm por 18 cm), umidificação e hidratação.[6] A hospitalização e a transfusão raramente são necessárias. Os medicamentos agressores devem ser reduzidos em dose ou descontinuados temporariamente, se possível.[7] Medicamentos vasoconstritores tópicos, como *spray* de oximetazolina, duas pulverizações em cada lado do nariz a cada 12 horas por 3 dias, podem ajudar a prevenir a epistaxe persistente. Agentes hemostáticos, como produtos combinados de Gelfoam®-trombina, também podem ser úteis no tratamento de epistaxe refratária ou epistaxe na presença de coagulopatia. No entanto, bevacizumabe tópico, estriol e ácido tranexâmico não são eficazes para reduzir a frequência de epistaxe em pacientes com telangiectasia hemorrágica hereditária. Ocasionalmente, *lasers* ou outros tipos de cautério são usados para melhorar o problema. Às vezes, a clipagem arterial cirúrgica ou oclusão arterial neurorradiológica intervencionista pode ser direcionada para uma área de sangramento específica.

OTALGIA

DEFINIÇÃO

Otalgia (Tabela 398.8) é o desconforto percebido por um paciente na área do osso temporal. Embora o desconforto muitas vezes possa ser localizado pelo paciente, às vezes a causa do desconforto pode na verdade estar distante do local onde a dor é sentida. Essa dor referida pode ser decorrente de problemas na cavidade oral, orofaringe, hipofaringe ou laringe.

Tabela 398.8 Causas de otalgia.

CAUSAS DE OTALGIA	ORELHA EXTERNA	ORELHA MÉDIA	VIAS RESPIRATÓRIAS E DIGESTÓRIAS SUPERIORES
Provável	Otite externa Herpes-zóster ótico Condrite Corpo estranho	Otite média aguda Perfuração aguda do tímpano Barotraumatismo Otite média crônica com complicação iminente	Tonsilite Abscesso de tonsila Abscesso profundo do pescoço Tumor (especialmente na base da língua, na tonsila, na hipofaringe, na laringe, na nasofaringe)
Improvável	Otite externa maligna Tumor	Tumor	

BIOPATOLOGIA

A orelha é bem suprida de nervos sensoriais e posicionada na lateral do crânio. A orelha é dividida em orelha externa, ou pavilhão auricular, e canal auditivo; orelha média, que engloba a membrana timpânica e os ossículos (Figura 398.8); e orelha interna, que consiste na cóclea e nos canais vestibulares, como o utrículo e o sáculo. Em geral, a otalgia é causada por problemas na orelha externa ou média. O nervo trigêmeo inerva o quadrante anterossuperior do pavilhão auricular, enquanto os nervos cutâneos cervicais C2 e C3 inervam o restante da maior parte da orelha externa. No entanto, há contribuições do 9º e 10º nervos no canal auditivo e até mesmo um pequeno retalho de inervação sensorial pelo 7º nervo no canal auditivo posterior superior. É a sobreposição na distribuição dos 9º e 10º nervos cranianos que estabelece a base anatômica para a referida otalgia nas doenças da cavidade oral, orofaringe e laringe. Além disso, a otalgia pode ser causada por distúrbios da articulação mandibular temporal, que está localizada logo anterior ao meato acústico externo. Portanto, a otalgia pode ser causada por condições inflamatórias da pele da orelha externa, do meato acústico ou da orelha média, ou pode ser decorrente de processos mórbidos não relacionados à própria orelha.

MANIFESTAÇÕES CLÍNICAS

Pacientes com otalgia geralmente apresentam queixas relacionadas diretamente à própria orelha. Em casos de otite externa, eritema francamente óbvio e edema da pele do canal auditivo podem estar presentes. Mesmo a manipulação física minúscula da orelha pode ser dolorosa. Na condrite do pavilhão auricular, que pode estar relacionada a distúrbios reumatológicos, infecção ou traumatismo, todo o pavilhão auricular pode estar inchado e dolorido (e-Figura 398.3). A perda auditiva que acompanha a otalgia pode indicar doença da orelha média, especialmente otite média.

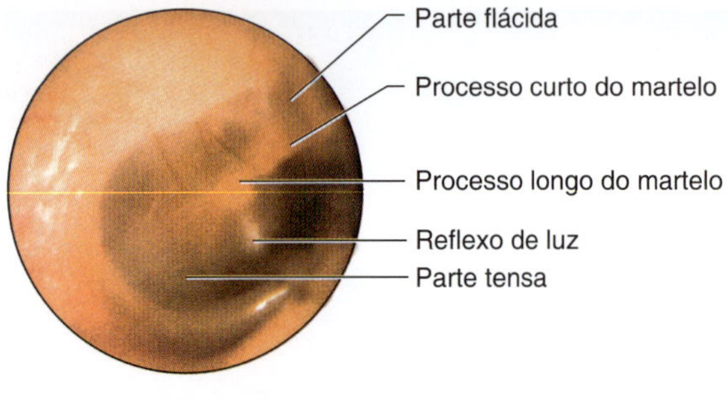

FIGURA 398.8 **Membrana timpânica normal.** (De Dhillon RS, East CA, eds. *Ear, Nose and Throat and Head and Neck Surgery*, 2nd ed. Edinburgh: Churchill Livingstone; 1994:2.)

Os pacientes às vezes se queixam de otalgia após uma viagem aérea ou dirigindo de uma região montanhosa. Mudanças rápidas na pressão, como as encontradas no mergulho autônomo, podem indicar barotraumatismo (Capítulo 88), no qual a tuba auditiva é incapaz de compensar com rapidez suficiente as mudanças encontradas na pressão. A dor também pode ser um sintoma pós-traumático de lesão por percussão relativamente pequena, traumatismo cranioencefálico mais grave ou lesão por percussão relacionada a uma explosão. A dor relacionada à exposição ao ruído também pode indicar danos à orelha média ou mesmo à orelha interna. A dor maçante e profunda na área temporal acompanhada de dor retro-orbital pode ser decorrente da doença do ápice petroso, como apicite petrosa.

DIAGNÓSTICO

Anamnese

Um paciente com otalgia deve ser solicitado a revelar a localização do desconforto, a duração dos sintomas e quaisquer atividades relacionadas com o início do quadro. Por exemplo, natação recente tornaria a otite externa mais provável, ao passo que uma infecção respiratória superior recente com perda auditiva sugeriria otite média. As perguntas devem abordar possível perda auditiva, vertigem, otorreia, rouquidão, alteração da voz, disfagia, odinofagia, dispneia, hemoptise, hematêmese e perda de peso. Uma história social com concentração específica no uso de tabaco e álcool deve ser obtida. Uma possível história familiar de carcinoma nasofaríngeo e nas vias respiratórias e digestórias superiores deve ser pesquisada. A história patológica pregressa pode revelar cirurgia de orelha ou garganta.

Exame físico

É necessário um exame completo de cabeça e pescoço, incluindo avaliação geral para traumatismo e um exame oftalmológico básico. A orelha externa deve ser examinada primeiro. O meato acústico deve primeiro ser palpado e depois inspecionado. Um otoscópio com conexão de bulbo pneumático é fundamental para estabelecer se existe derrame na orelha média. A inspeção da membrana timpânica deve ser realizada com anotações feitas sobre perviedade e perfuração, translucidez do tímpano, posição e definição do martelo e a mobilidade do tímpano com o canal auditivo vedado e um sopro de ar fornecido pelo bulbo pneumático (pneumotoscopia). As anormalidades podem ser causadas por infecção (Figura 398.9) ou barotraumatismo (Figura 398.10). O exame com um diapasão de 512 Hz deve ser realizado para determinar a lateralização do som (teste de Weber) e se a condução aérea é superior à condução óssea (teste de Rinne). A função do nervo facial deve ser avaliada (Capítulo 368) determinando se o paciente pode levantar as sobrancelhas, fechar os olhos, enrugar o nariz e franzir os lábios. A presença ou ausência de nistagmo deve ser registrada. A inspeção do nariz, cavidade oral, orofaringe e pescoço deve ser acompanhada pelo exame dos nervos cranianos (Capítulo 368). A palpação da língua e das amígdalas é especialmente importante se a otalgia for intensa e persistente. Um exame cuidadoso do pescoço deve ser realizado para procurar massas. As infecções da cavidade oral (Capítulo 397), como um abscesso periamigdaliano ou amigdalite grave, podem surgir como otalgia, e o exame físico deve revelar trismo, eritema, efeito expansivo e outros sinais comuns de faringite.

Exames complementares

A audiometria pode avaliar a perda auditiva (Capítulo 400). O timpanograma mede a complacência do sistema da orelha média e é um método preciso para o diagnóstico de otite média. As culturas raramente são realizadas porque exigem timpanocentese, e as culturas da orelha externa podem revelar uma grande variedade de microrganismos que muitas vezes são tratados empiricamente com antibióticos. Se houver febre e derrame na orelha média e rigidez do pescoço for constatada no exame físico, a punção lombar raramente pode ser recomendada em decorrência da pequena chance de a otite média causar complicações no sistema nervoso central, como meningite.

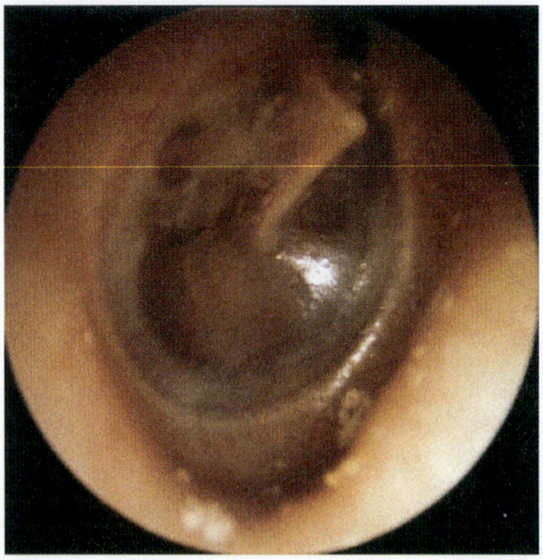

FIGURA 398.9 **Aspecto otoscópico na otite média com derrame. O manúbrio e o processo curto do martelo são realçados pela retração do tímpano. Há um aspecto ligeiramente amarelado do tímpano relacionado com o derrame na orelha média.** (De Dhillon RS, East CA, eds. *Ear, Nose and Throat and Head and Neck Surgery*, 2nd ed. Edinburgh: Churchill Livingstone; 1994:7.)

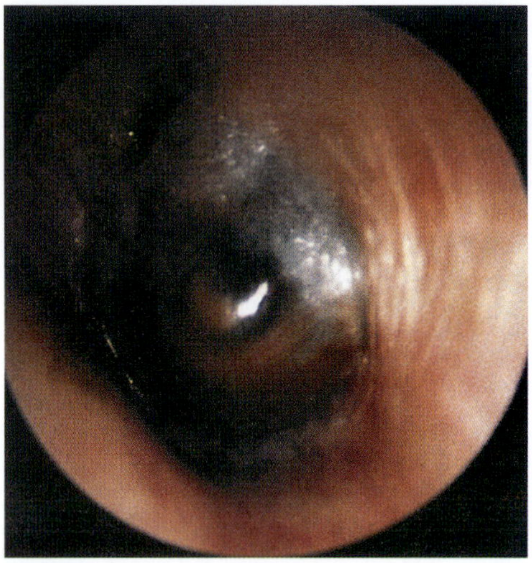

FIGURA 398.10 **Sangue na orelha média (hemotímpano). As causas incluem barotraumatismo otológico, otite média secretora e bulbo jugular alto.** (De Dhillon RS, East CA, eds. *Ear, Nose and Throat and Head and Neck Surgery*, 2nd ed. Edinburgh: Churchill Livingstone; 1994:26.)

Exames de imagem

Em geral, os exames de imagem são indicados se houver suspeita de complicações de otite média aguda ou crônica ou para procurar causas ocultas de otalgia nas vias respiratórias e digestórias superiores. Se houver suspeita de meningite, abscesso epidural ou subdural, abscesso cerebral ou trombose do seio sagital em um paciente, o exame de imagem com contraste é obrigatório. O exame de imagem também é útil para o planejamento cirúrgico em pacientes com otite média crônica ou (raramente) para avaliar a existência de tumores na orelha média ou externa.

Diagnóstico diferencial

A otite externa, uma infecção da pele do meato acústico, frequentemente ocorre em razão da manipulação da orelha após nadar ou da tentativa de coçar um canal auditivo que apresenta prurido decorrente de irritação da pele. Os pacientes apresentam eritema da pele do meato acústico e dor extrema à manipulação do canal auditivo. Na existência de neuropatias cranianas concomitantes, especialmente em pacientes diabéticos ou imunocomprometidos, deve-se suspeitar de otite externa maligna com osteomielite. A inspeção da membrana timpânica pode revelar líquido compatível com otite média; o exame do diapasão deve comprovar a presença de perda auditiva condutiva. Vesículas na porção das conchas do pavilhão auricular, especialmente quando acompanhadas de paralisia do nervo facial, sugerem fortemente herpes-zóster ótico com síndrome de Ramsay Hunt (Capítulo 351). A perfuração do tímpano sugere otite média aguda ou crônica, perfuração traumática ou possivelmente colesteatoma (Capítulo 400) se a perfuração for no quadrante posterossuperior. Otorreia crônica com drenagem de longa data com dor profunda e maçante e perfuração da membrana timpânica sugerem complicação de otite média.

Se os achados no exame da orelha e dos nervos cranianos forem negativos, mas as queixas de otalgia do paciente forem persistentes, um esforço especial deve ser feito para visualizar as vias respiratórias e digestórias superiores, incluindo a nasofaringe, a cavidade oral, a orofaringe, a laringe e a hipofaringe, para certificar-se de que não exista infecção ou tumor nessas áreas difíceis de examinar. A nasofaringoscopia com fibra óptica flexível é um exame padrão nessas circunstâncias, e exames de imagem como a ressonância magnética (RM) com contraste também podem ser muito úteis.

TRATAMENTO

A otite externa costuma ser tratada com aspiração de *debris* em consultório ao microscópio e aplicação de gotas otológicas de antibiótico (ciprofloxacino, tobramicina, neomicina, polimixina B), com ou sem hidrocortisona em várias combinações.[8] Frequentemente, um pequeno chumaço de tecido ou esponja é colocado no meato acústico para ajudar a manter a perviedade do meato e possibilitar a aplicação fácil dos medicamentos (Figura 398.11).[9]

Para otite média, o tratamento com antibióticos orais é direcionado para a erradicação de *Haemophilus influenzae, Moraxella catarrhalis, Streptococcus pneumoniae e Staphylococcus aureus* com amoxicilina ou eritromicina como para sinusite.[10] O benefício é notável para crianças de 2 anos ou menos com otite média bilateral e para crianças mais velhas com otite associada à otorreia, enquanto outros pacientes podem ser observados sem antibióticos. Em geral, os antibióticos fornecem desfechos um pouco melhores a curto prazo, mas à custa de ocorrência significativamente maior de diarreia e erupções cutâneas. Em pacientes com derrames na orelha média, o tratamento antimicrobiano consegue reduzir efetivamente a duração do derrame, mas não se sabe se melhora a audição.[A13] Curiosamente, a história natural da otite média aguda é a perfuração aguda do tímpano, que geralmente resulta em otorreia e alívio de dor. A maioria dos casos de derrames na orelha média desaparece espontaneamente em 3 meses, independentemente de serem tratados. A maioria das perfurações do tímpano causadas por traumatismo cicatrizam sem intervenção cirúrgica, mas se a perfuração do tímpano persistir por mais de cerca de 3 meses, o fechamento cirúrgico e o uso de timpanoplastia com ou sem mastoidectomia podem ser considerados. Perfurações com drenagem crônica, especialmente se localizadas no quadrante posterossuperior da membrana timpânica, podem pressagiar a presença de colesteatoma e podem exigir cirurgia timpanomastoide. O cerume, que pode causar redução da audição (Capítulo 400) ou otalgia, pode ser tratado com a remoção da cera e agentes ceruminolíticos de venda livre.[11]

Em pacientes com suspeita de herpes-zóster, o aciclovir pode ser iniciado com 800 mg VO, 5 vezes/dia durante 7 dias, com ou sem prednisona (Capítulo 351). As complicações intracranianas da otite média frequentemente precisam ser tratadas cirurgicamente.

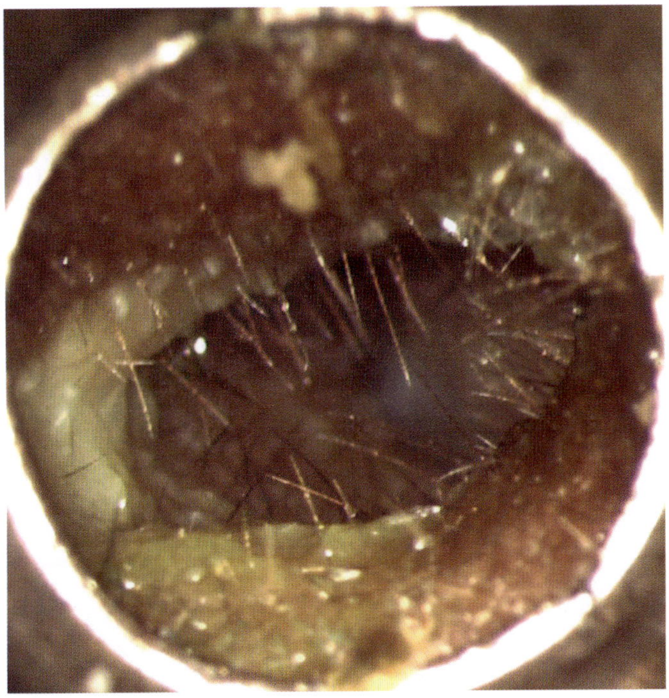

FIGURA 398.11 **Otite externa.** Otite externa na orelha esquerda de um paciente com a membrana timpânica visualizada no fundo. Existem exsudato e eritema. O meato acústico é bastante dolorido e uma gaze pode ser necessária para manter a desobstrução do meato acústico externo.

Grau A Recomendações de grau A

A1. Juel-Berg N, Darling P, Bolvig J, et al. Intranasal corticosteroids compared with oral antihistamines in allergic rhinitis: a systematic review and meta-analysis. *Am J Rhinol Allergy*. 2017;31:19-28.
A2. Kenealy T, Arroll B. Antibiotics for the common cold and acute purulent rhinitis. *Cochrane Database Syst Rev*. 2013;6:CD000247.
A3. Garbutt JM, Banister C, Spitznagel E, et al. Amoxicillin for acute rhinosinusitis: a randomized controlled trial. *JAMA*. 2012;307:685-692.
A4. Chong LY, Head K, Hopkins C, et al. Intranasal steroids versus placebo or no intervention for chronic rhinosinusitis. *Cochrane Database Syst Rev*. 2016;4:CD011996.
A5. Chong LY, Head K, Hopkins C, et al. Saline irrigation for chronic rhinosinusitis. *Cochrane Database Syst Rev*. 2016;4:CD011995.
A6. Head K, Chong LY, Piromchai P, et al. Systemic and topical antibiotics for chronic rhinosinusitis. *Cochrane Database Syst Rev*. 2016;4:CD011994.
A6b. Van Egmond MMHT, Rovers MM, Hannink G, et al. Septoplasty with or without concurrent turbinate surgery versus non-surgical management for nasal obstruction in adults with a deviated septum: a pragmatic, randomised controlled trial. *Lancet*. 2019;394:314-321.
A7. Di Bona D, Plaia A, Leto-Barone MS, et al. Efficacy of grass pollen allergen sublingual immunotherapy tablets for seasonal allergic rhinoconjunctivitis: a systematic review and meta-analysis. *JAMA Intern Med*. 2015;175:1301-1309.
A8. Virchow JC, Backer V, Kuna P, et al. Efficacy of a house dust mite sublingual allergen immunotherapy tablet in adults with allergic asthma: a randomized clinical trial. *JAMA*. 2016;315:1715-1725.
A9. Scadding GW, Calderon MA, Shamji MH, et al. Effect of 2 years of treatment with sublingual grass pollen immunotherapy on nasal response to allergen challenge at 3 years among patients with moderate to severe seasonal allergic rhinitis: the GRASS randomized clinical trial. *JAMA*. 2017;317:615-625.
A10. Rudmik L, Soler ZM. Medical therapies for adult chronic sinusitis: a systematic review. *JAMA*. 2015;314:926-939.
A11. Head K, Chong LY, Hopkins C, et al. Short-course oral steroids as an adjunct therapy for chronic rhinosinusitis. *Cochrane Database Syst Rev*. 2016;4:CD011992.
A12. Bachert C, Mannent L, Naclerio RM, et al. Effect of subcutaneous dupilumab on nasal polyp burden in patients with chronic sinusitis and nasal polyposis: a randomized clinical trial. *JAMA*. 2016;315:469-479.
A13. Tapiainen T, Kujala T, Renko M, et al. Effect of antimicrobial treatment of acute otitis media on the daily disappearance of middle ear effusion: a placebo-controlled trial. *JAMA Pediatr*. 2014;168:635-641.

REFERÊNCIAS BIBLIOGRÁFICAS

As referências bibliográficas, bem como os outros materiais suplementares deste livro, encontram-se no GEN-IO, nosso ambiente virtual de aprendizagem.

399 OLFATO E PALADAR

ROBERT W. BALOH E JOANNA C. JEN

Milhões de pessoas sofrem de distúrbios do paladar e do olfato,[1] mas esses distúrbios são frequentemente negligenciados porque não são fatais e, ao contrário das anormalidades de visão e audição, não são consideradas deficiências graves.

DEFINIÇÃO

O receptor sensorial do paladar, o botão gustativo, é composto por 50 a 150 células organizadas para formar um órgão piriforme. A vida útil dessas células é de 10 a 14 dias, e elas são constantemente renovadas a partir das células epiteliais em divisão ao redor do botão. As papilas gustativas estão localizadas na língua, no palato mole, na faringe, na laringe, na epiglote, na úvula e no terço superior do esôfago. As papilas gustativas localizadas nos dois terços anteriores da língua e no palato são inervadas pelo ramo da corda do tímpano do NC VII. O nono nervo craniano (NC IX) supre o terço posterior da língua. O NC IX e o NC X suprem as papilas gustativas na faringe e laringe. Sinais aferentes das papilas gustativas projetam-se para o núcleo do trato solitário no bulbo e, em seguida, por meio de uma série de retransmissores para o tálamo e córtex cerebral somatossensorial pós-central (ipsilateral primário). As terminações nervosas livres do nervo trigêmeo (NC V) são encontradas na língua e na cavidade oral, e as lesões envolvendo essas vias também podem alterar a percepção do paladar.

Os receptores olfatórios localizam-se em uma área de epitélio pigmentado especializado do tamanho aproximado de uma moeda de um centavo que se arqueia ao longo da face superior de cada lado da mucosa nasal. Células sensoriais bipolares especializadas nessa região empurram pelos receptores curtos para a mucosa sobrejacente para detectar moléculas aromáticas à medida que elas se dissolvem. Como as papilas gustativas, a porção receptora especializada do neurônio bipolar passa por renovação contínua, com a renovação ocorrendo aproximadamente a cada 30 dias. Os delicados axônios dos neurônios bipolares atravessam pequenos orifícios na lâmina cribriforme do osso etmoide formando conexões no bulbo olfatório sobreposto na superfície ventral do lobo frontal. A partir daí, neurônios de segunda e de terceira ordens projetam-se direta e indiretamente para o córtex pré-piriforme e partes do complexo amigdaloide de ambos os lados do cérebro, que representa o córtex olfatório primário.

BIOPATOLOGIA

Os distúrbios do paladar interferem na digestão porque os estimulantes do paladar alteram os fluxos salivar e pancreático, as contrações gástricas e a motilidade intestinal. O olfato também contribui para a antecipação e ingestão de alimentos porque muito do que é saboreado é derivado da estimulação olfatória durante a ingestão e a mastigação. A incapacidade de detectar gostos e odores nocivos pode resultar em intoxicação por alimentos ou gases, principalmente em idosos. Em casos extremos, os distúrbios quimiossensoriais podem levar a um estresse avassalador, anorexia e depressão. Os genes que codificam proteínas quimiorreceptoras pertencem à superfamília de receptores acoplados à proteína G, que representa até 1% dos genomas de mamíferos. A diversidade de sequência nesses genes codifica motivos estruturais únicos que se ligam a diferentes ligantes sinalizando diferentes odores e sabores. Células receptoras de sabor distintas e dedicadas expressam receptores únicos para detectar cada um dos cinco sabores básicos: doce (detectado pelos heterodímeros T1R1 e T1R3), umami (detectado pelos heterodímeros T1R2 e T1R3), amargo (detectado por cerca de 30 T2Rs), ácido (detectado por PKD2L1, com carbonatação de detecção de anidrase carbônica IV ligada à membrana) e salgado (canal de sódio epitelial). As células receptoras gustativas transformam e transmitem informações aos aferentes primários por meio de vários nervos cranianos (NC VII, IX e X) que se projetam para o núcleo do trato solitário no tronco encefálico, com retransmissão no tálamo e, em seguida, para o córtex primário (Figura 399.1).

Os distúrbios do paladar e do olfato podem ser divididos em categorias locais, sistêmicas e neurológicas (Tabela 399.1). As papilas gustativas e a porção receptora especializada das células olfatórias bipolares estão constantemente sendo renovadas, e o processo de renovação pode ser afetado por estados nutricionais, metabólicos e hormonais, bem como por radiação terapêutica, fármacos/substâncias e idade. Por exemplo, com a interrupção da mitose por agentes antiproliferativos, o retorno da função gustativa normal leva no mínimo 10 dias, enquanto o retorno da função olfatória normal leva mais de 30 dias. Os diuréticos podem bloquear os canais iônicos apicais em uma papila gustativa, e os medicamentos antifúngicos inibem as enzimas dependentes do citocromo P-450 no nível dos receptores.[2] Inúmeras doenças locais, como resfriados e alergias, sinusite crônica e polipose nasal, podem influenciar o sentido do olfato, restringindo a permeabilidade das vias respiratórias. Golpes acidentais na cabeça podem seccionar os delicados axônios dos neurônios olfatórios bipolares e resultar em perda do olfato. Lesões do quinto, sétimo (corda do tímpano) e nono nervos podem levar a uma sensação gustativa desordenada. Os distúrbios olfatórios e gustativos podem ser importantes sinais

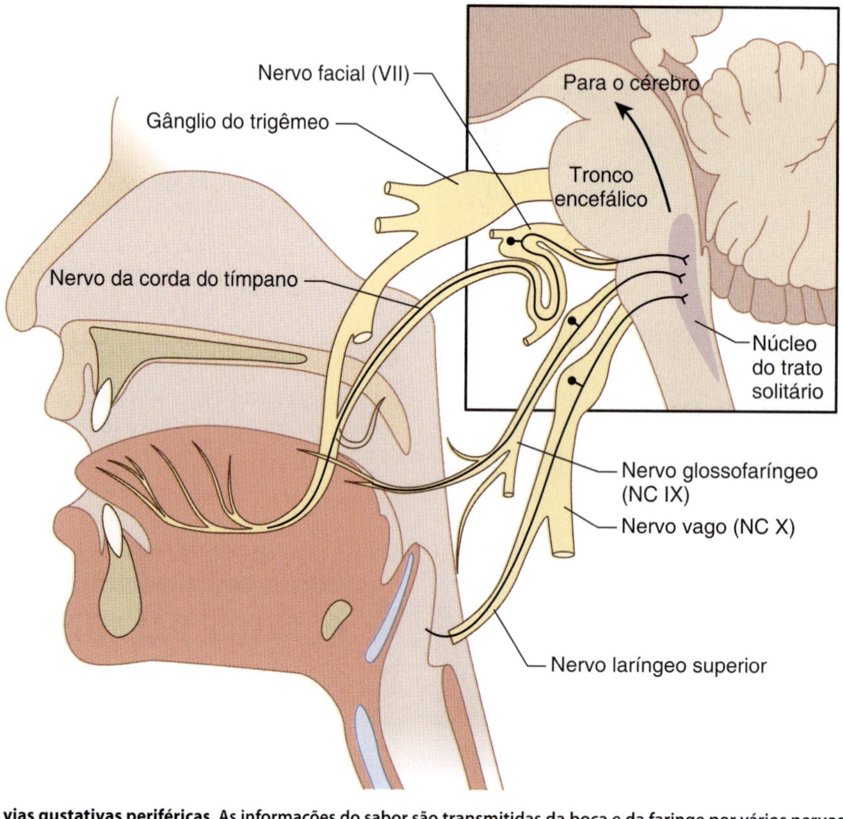

FIGURA 399.1 **Anatomia das vias gustativas periféricas.** As informações do sabor são transmitidas da boca e da faringe por vários nervos cranianos que se projetam para o núcleo do trato solitário no tronco encefálico, com retransmissão no tálamo antes de chegar ao córtex. (Copyright 1999-2000 David Klemm. Reproduzida de Bromley SM. Smell and taste disorders: a primary care approach. *Am Fam Physician.* 2000;61:427-436, 438.)

Tabela 399.1 Causas comuns de perda de paladar e olfato.

	PALADAR	OLFATO
Locais	Radioterapia, infecções orais, dentaduras, procedimentos odontológicos	Rinite alérgica, sinusite, polipose nasal, infecção nas vias respiratórias superiores
Sistêmicas	Câncer, insuficiência renal, insuficiência hepática, deficiência nutricional (vitamina B_3, zinco), síndrome de Cushing, hipotireoidismo, diabetes melito, infecção (viral), medicamentos (antirreumáticos e antiproliferativos, por exemplo, corticosteroides, cisplatina, carboplatina, ciclofosfamida, doxorrubicina e metotrexato)	Insuficiência renal, insuficiência hepática, deficiência nutricional (vitamina B_{12}), síndrome de Cushing, hipotireoidismo, diabetes melito, infecção (hepatite viral, gripe), medicamentos (*sprays* nasais, anti-histamínicos, descongestionantes, antibióticos e medicamentos antirreumáticos e antiproliferativos que afetam o paladar)
Neurológicas	Paralisia de Bell, disautonomia familiar, esclerose múltipla	Traumatismo cranioencefálico, esclerose múltipla, doença de Parkinson, doença de Alzheimer, tumor do lobo frontal

diagnósticos de lesões neurológicas focais (p. ex., tumores do lobo frontal). Alucinações de olfato e paladar ocorrem em pessoas com lesões epileptogênicas que acometem o lobo temporal mesial e a região insular, respectivamente. Finalmente, distúrbios olfatórios e alucinações ocorrem em vários transtornos psiquiátricos (sobretudo depressão e esquizofrenia).

MANIFESTAÇÕES CLÍNICAS

Anosmia ou diminuição do olfato ocorre em 3 a 20% da população.[3] As causas mais frequentemente encontradas para a anosmia são doenças obstrutivas locais, infecções virais, lesões cranianas (Capítulo 371) e envelhecimento normal (Capítulo 22). Os pacientes podem perder o olfato não apenas em razão de alergias crônicas e sinusite[4] (Capítulo 398), mas também em virtude dos *sprays* e gotas nasais usados para tratar essas doenças.

As causas mais comuns de perda do paladar são infecções virais e ingestão de fármacos, sobretudo antirreumáticos e antiproliferativos (Tabela 399.1). Muitos dos distúrbios sistêmicos listados na Tabela 399.1 provavelmente exercem seus efeitos diminuindo a taxa de renovação dos receptores sensoriais na língua e no epitélio olfatório. Na gravidez (Capítulo 226), o paladar costuma ser alterado, talvez porque as papilas gustativas expressem receptores para hormônios que são alterados durante a gravidez.[5]

Os distúrbios de olfato e paladar em pacientes desnutridos podem ser causados por deficiências específicas de vitaminas e minerais, como o zinco. Doenças virais, como gripe (Capítulo 340), hepatite viral (Capítulo 139) e rinite alérgica, são as causas mais comuns de perda do paladar e do olfato. Distúrbios neurológicos multifocais, como esclerose múltipla (Capítulo 383) e traumatismo cranioencefálico (Capítulo 371), podem afetar as vias olfatórias e gustativas centrais em vários níveis; como resultado, anormalidades no paladar e no olfato são comuns nesses pacientes. A perda do olfato está sendo cada vez mais reconhecida na quinta década de vida[6] e especialmente em pacientes com depressão[7] e nos estágios iniciais de muitos distúrbios neurodegenerativos, como doença de Parkinson, doença do neurônio motor, doença de Huntington, doença de Alzheimer[8] e até mesmo comprometimento cognitivo leve.[9] Uma lesão irritativa decorrente de um processo neoplásico,[10] inflamatório ou desmielinizante pode provocar distúrbio persistente em vez de perda do paladar.

DIAGNÓSTICO

O olfato pode ser testado de modo rudimentar à beira do leito com alguns odores facilmente reconhecidos, como café, chocolate e o aroma parecido com rosa do composto álcool feniletílico. Irritantes nasais devem ser evitados. Cada narina é testada separadamente para determinar se a condição é unilateral ou bilateral. A sensação gustativa é tipicamente testada com soluções fracas de açúcar, sal e ácido acético ou vinagre. O paciente precisa manter a língua para fora da cavidade oral e responder às perguntas acenando com a cabeça ou apontando nomes de sabores escritos em cartões. Os dois terços anteriores e o terço posterior da língua devem ser testados separadamente.

TRATAMENTO E PROGNÓSTICO

O tratamento da disfunção olfatória secundária à doença nasal visa desobstruir as vias respiratórias enquanto preserva o epitélio olfatório (Capítulo 398). Esteroides intranasais para rinossinusite (Capítulo 398), antibióticos conforme necessário para sinusite e terapias para alergias sazonais são úteis em casos selecionados. Fármacos que acometem o paladar ou o olfato (Tabela 399.1) devem ser descontinuados para um teste. As terapias com vitaminas e sais minerais não têm benefícios comprovados.A1 A identificação comprometida do odor, particularmente na faixa anósmica, está associada ao aumento da taxa de mortalidade em adultos mais velhos,[10b] mesmo após o controle de demência e comorbidades clínicas.

Grau A Recomendação de grau A

A1. Kumbargere Nagraj S, George RP, Shetty N, et al. Interventions for managing taste disturbances. *Cochrane Database Syst Rev.* 2017;12:CD010470.

REFERÊNCIAS BIBLIOGRÁFICAS

As referências bibliográficas, bem como os outros materiais suplementares deste livro, encontram-se no GEN-IO, nosso ambiente virtual de aprendizagem.

400 AUDIÇÃO E EQUILÍBRIO

ROBERT W. BALOH E JOANNA C. JEN

DISTÚRBIOS DO SISTEMA AUDITÓRIO

DEFINIÇÃO

A orelha normal consegue detectar frequências de som que variam entre 20 e 20.000 Hz; a faixa superior diminui rapidamente com o avanço da idade. A orelha é mais sensível entre 500 e 4.000 Hz, que corresponde aproximadamente à faixa de frequência mais importante para a compreensão da fala. O nível de audição nessa faixa tem várias implicações práticas em termos do grau de deficiência e do potencial de correção útil com amplificação. Um nível de audição de 30 a 40 dB na faixa de fala comprometeria a conversa normal, enquanto um nível de audição de 80 dB tornaria a comunicação auditiva diária quase impossível (a definição social de surdez).

EPIDEMIOLOGIA

Cerca de 5% da população mundial sofrem de perda auditiva incapacitante (definida pela Organização Mundial da Saúde como maior que 40 dB na orelha com melhor audição em adultos e maior que 30 dB na orelha com melhor audição em crianças). A prevalência de perda auditiva incapacitante é duas vezes maior nos países mais pobres do que nos países mais ricos. A prevalência aumenta a cada década de idade e é maior nos homens do que nas mulheres em todas as décadas de idade. Mesmo a perda auditiva subclínica está independentemente associada a declínio cognitivo acelerado,[1b] comprometimento cognitivo incidente e maior risco de lesão acidental[1] em idosos residentes na comunidade.

BIOPATOLOGIA

Localização das lesões nas vias auditivas

A *perda auditiva condutiva* resulta de lesões que envolvem a orelha externa ou média. É tipicamente caracterizada por perda de audição aproximadamente igual em todas as frequências e por discriminação de fala bem preservada quando o limiar de audição é excedido. Pacientes com perda auditiva condutiva podem ouvir a fala em um ambiente barulhento melhor do que em um ambiente silencioso, porque eles conseguem entender a fala em voz alta tão bem quanto qualquer pessoa.

A *perda auditiva neurossensorial* resulta de lesões da cóclea e/ou divisão auditiva do NC VIII (nervo vestibulococlear). Na perda auditiva neurossensorial, os níveis de audição para frequências diferentes de som são geralmente desiguais, resultando em audição melhor para tons de baixa frequência do que para tons de alta frequência. Pacientes com perda auditiva neurossensorial geralmente têm dificuldade em ouvir a fala que se mistura com o ruído de fundo e podem ficar incomodados com a fala alta. Três importantes manifestações de lesões neurossensoriais são diplacusia, recrutamento e diminuição do tônus. A diplacusia e o recrutamento são comuns nas lesões cocleares; a queda do tônus geralmente acompanha o envolvimento do NC VIII.

Os *distúrbios auditivos centrais* resultam de lesões das vias auditivas centrais. Pacientes com lesões centrais não apresentam, em geral, deficiência auditiva para tons puros e conseguem compreender a fala desde que seja inteligível em ambiente silencioso. Se a compreensão do ouvinte se torna mais difícil com a introdução de ruído de fundo ou mensagens concorrentes, o desempenho se deteriora mais acentuadamente em pacientes com lesões centrais do que em indivíduos normais.

DIAGNÓSTICO

Avaliação

Exame à beira do leito

Um teste rápido para perda auditiva na faixa da fala é observar a resposta aos comandos falados em diferentes intensidades (sussurro, conversa, grito). Os testes com diapasão possibilitam uma avaliação aproximada do nível de audição para tons puros de frequência conhecida. O médico pode usar seu próprio nível de audição como padrão de referência. No teste de Rinne, a condução nervosa é comparada com a condução óssea segurando um diapasão (de preferência 512 Hz) contra o processo mastoide do osso temporal até que o som não possa mais ser ouvido. Em seguida, é colocado a 2,5 cm da orelha e, em indivíduos normais, pode ser ouvido por cerca de duas vezes mais tempo pelo ar do que pelos ossos. Se a condução óssea for melhor do que a condução aérea, a perda auditiva é condutiva, mas é preciso tomar cuidado para garantir que a condução óssea não seja ouvida na orelha normal. No teste de Weber, o diapasão é colocado na testa ou nos dentes superiores do paciente. Normalmente, esse som é referido para o centro da cabeça. Se for referido para o lado da perda auditiva, a perda auditiva é condutiva; se for referida para longe do lado da perda auditiva, então, a perda é neurossensorial.

Audiometria

A *testagem de tons puros* é a base da maioria dos exames auditivos. Tons puros em frequências selecionadas são apresentados por meio de fones de ouvido (condução de ar) ou um vibrador pressionado contra a parte mastoide do osso temporal (condução óssea), e o nível mínimo que o indivíduo consegue ouvir (limiar) é determinado para cada frequência. Dois testes de fala são usados rotineiramente. O *limiar de recepção da fala* é a intensidade em que o paciente consegue repetir corretamente 50% das palavras apresentadas. O limiar de recepção de fala é um teste de sensibilidade auditiva para fala e deve refletir o nível de audição para tons puros na faixa de fala. O *teste de discriminação de fala* é uma medida da capacidade do paciente de compreender a fala quando é apresentada em um nível que é facilmente ouvido. Em pacientes com lesões do NC VIII, os escores de discriminação da fala podem ser substancialmente reduzidos, mesmo quando os limiares de tom puro forem normais ou quase normais; em comparação, em pacientes com lesões cocleares, a discriminação tende a ser proporcional à magnitude da perda auditiva.

As *respostas evocadas auditivas do tronco encefálico* podem ser registradas a partir de eletrodos no couro cabeludo em 0 a 10 ms (início), 10 a 50 ms (meio) e 50 a 500 ms (tardio) após um clique (um estímulo de alta frequência). Os potenciais iniciais refletem a atividade elétrica na cóclea, no NC VIII e no tronco encefálico; os últimos potenciais refletem a atividade cortical. A média computadorizada das respostas a 1.000 a 2.000 cliques separa o potencial evocado do ruído de fundo. As respostas evocadas precocemente podem ser usadas para estimar a magnitude da perda auditiva e para diferenciar entre lesões da cóclea, do NC VIII e do tronco encefálico.

Diagnóstico diferencial

Perda auditiva condutiva

A anamnese, o exame físico e a audiometria geralmente fornecem os principais recursos diferenciais para identificar as causas comuns de perda auditiva (Figura 400.1). Perda auditiva assimétrica em adultos geralmente é idiopática.[2]

A *otosclerose* comumente provoca perda auditiva condutiva progressiva ao imobilizar o estribo com novo crescimento ósseo na frente e abaixo da janela oval. A perda auditiva é tipicamente condutiva, embora em algumas pessoas a cóclea possa ser invadida por focos de osso otosclerótico, produzindo perda auditiva neurossensorial adicional. A otosclerose geralmente se estabiliza quando o nível de audição atinge 50 a 60 dB e raramente evolui para surdez.

A causa mais comum de perda auditiva condutiva reversível é *cerume impactado* no meato acústico externo. Essa condição benigna geralmente é notada pela primeira vez após o banho ou natação, quando uma gota d'água fecha a pequena passagem restante. A causa grave mais comum de perda auditiva condutiva é a inflamação da orelha média, *otite média*, seja infecciosa (supurativa; ver Figura 398.9) ou não infecciosa (serosa). A otite média crônica com perfuração da membrana timpânica pode resultar em invasão da orelha média e de outras áreas pneumatizadas do osso temporal por meio da queratinização do epitélio escamoso (*colesteatoma*). O colesteatoma pode provocar erosão dos ossículos da audição e do

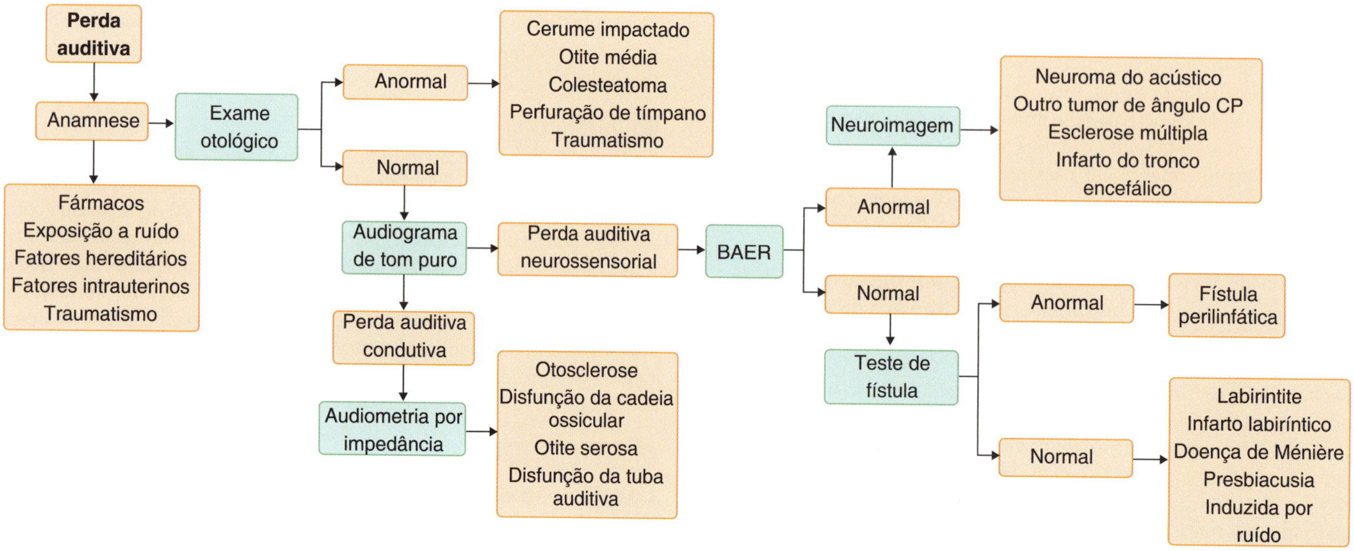

FIGURA 400.1 **Avaliação da perda auditiva.** BAER = resposta evocada auditiva do tronco encefálico; CP = cerebelopontino.

labirinto ósseo, resultando em perda auditiva mista condutiva e neurossensorial. O barotraumatismo na orelha média surge com otalgia e perda auditiva e pode estar associado ao derrame seroso ou hematotímpano (ver Figura 398.10). Outras causas de perda auditiva condutiva incluem traumatismo, malformações congênitas das partes externa e média da orelha e paragangliomas (glomo).

Perda auditiva neurossensorial

Surdez hereditária[a]

A surdez geneticamente determinada, geralmente decorrente de aplasia ou deterioração das células ciliadas, pode existir desde o nascimento ou pode se desenvolver na idade adulta. O diagnóstico de surdez hereditária baseia-se na descoberta de uma história familiar positiva. Mutações na conexina 26, um componente crucial das junções comunicantes na orelha interna, são responsáveis pela maioria dos casos de surdez hereditária recessiva. *Fatores intrauterinos* que resultam em perda auditiva congênita incluem infecção (especialmente rubéola); distúrbios tóxicos, metabólicos e endócrinos; e anoxia associada a incompatibilidade de Rh e partos difíceis.

Dano coclear

A surdez unilateral aguda geralmente tem uma base coclear. *Infecções bacterianas ou virais do labirinto*, *traumatismo cranioencefálico* com fratura ou hemorragia na cóclea ou *oclusão vascular* de um ramo terminal da artéria cerebelar inferior anterior podem danificar extensamente a cóclea e o labirinto vestibular. Presume-se que a perda auditiva neurossensorial unilateral súbita isolada reflita infecção viral da cóclea e das terminações do nervo coclear. Esteroides em altas doses seguidos por redução rápida são recomendados (ver Tratamento).

A perda auditiva unilateral súbita frequentemente associada a vertigem e tinido pode resultar de uma *fístula perilinfática*. Essas fístulas podem ser congênitas ou podem ocorrer após cirurgia do estribo ou traumatismo cranioencefálico (TCE).

Fármacos

Fármacos causam deficiência auditiva bilateral aguda e subaguda. Salicilatos, furosemida e ácido etacrínico têm o potencial de provocar surdez transitória quando ingeridos em altas doses. Mais tóxicos para a cóclea são os antibióticos aminoglicosídeos (gentamicina, tobramicina, amicacina, canamicina, estreptomicina e neomicina). Esses agentes podem destruir as células ciliadas da cóclea em relação direta com suas concentrações séricas. Alguns agentes quimioterápicos antineoplásicos, sobretudo a cisplatina, causam ototoxicidade grave.

Doença de Ménière

A surdez coclear recidivante subaguda ocorre com a *doença de Ménière*, uma condição associada a perda auditiva flutuante e tinido, episódios recorrentes de vertigem abrupta e frequentemente grave e sensação de plenitude ou pressão na orelha. Acredita-se que a hipertensão endolinfática recorrente (hidropisia) seja a causa dos episódios. No exame anatomopatológico, o saco endolinfático está dilatado e as células ciliadas tornam-se atróficas. A surdez resultante é sutil e reversível nos estágios iniciais, mas subsequentemente torna-se permanente e é caracterizada por diplacusia e recrutamento de intensidade. O distúrbio é geralmente unilateral, mas em cerca de 20 a 40% dos pacientes, acaba ocorrendo envolvimento bilateral.

Presbiacusia

A perda auditiva gradual, progressiva e bilateral comumente associada ao avanço da idade é chamada de presbiacusia. A presbiacusia não é uma doença distinta, mas representa vários efeitos do envelhecimento no sistema auditivo. Pode incluir disfunção condutiva e central, embora o efeito mais consistente do envelhecimento seja nas células sensoriais e neurônios da cóclea. O audiograma típico da presbiacusia é uma perda auditiva simétrica de alta frequência que se inclina gradualmente para baixo com o aumento da frequência. O achado patológico mais consistente associado à presbiacusia é a degeneração das células sensoriais e fibras nervosas na base da cóclea.

Ruído

O traumatismo recorrente da *perda auditiva induzida por ruído* acomete aproximadamente a mesma região da base da cóclea e também é comum, principalmente entre aqueles expostos a explosivos altos ou ruídos industriais. A música alta, estridente e moderna tornou-se um agressor recente. A perda quase sempre começa em 4.000 Hz e não afeta a discriminação do discurso até tarde dentro do processo da doença. Com apenas uma breve exposição a ruído alto (horas a dias), pode haver apenas mudança temporária de limiar, mas com a exposição contínua, começa a lesão permanente. A duração e a intensidade da exposição determinam o grau de lesão permanente, mas as estimativas sugerem que quase 25% dos adultos americanos tenham algum grau de dano ou perda auditiva induzida por ruído.[3]

Neuroma do acústico

A perda auditiva unilateral progressiva, que surge insidiosamente, inicialmente nas altas frequências, e piora em graus quase imperceptíveis, é característica das neoplasias benignas do ângulo cerebelopontino, mais comumente *neuromas do acústico*. Em cerca de 10% dos casos, a perda auditiva pode ser aguda, aparentemente em razão de hemorragia no tumor ou compressão da vasculatura labiríntica. A ressonância magnética (RM) com contraste identifica de maneira confiável pequenos neuromas do acústico.

Perda auditiva central

A perda auditiva central é unilateral apenas se resultar de dano aos núcleos cocleares pontinos em um lado do tronco encefálico em decorrência de condições como *infarto isquêmico* do tronco encefálico lateral (p. ex., oclusão da artéria cerebelar inferior anterior [Capítulo 379]), uma placa de *esclerose múltipla* (Capítulo 383) ou, raramente, invasão ou compressão da ponte lateral por uma *neoplasia* ou *hematoma* (Capítulos 180 e 371). A *degeneração* bilateral dos núcleos cocleares acompanha alguns dos raros distúrbios hereditários recessivos da infância. Como observado, a perda auditiva unilateral clinicamente importante nunca resulta de doença neurológica que surge rostral ao núcleo coclear. Embora a perda auditiva bilateral possa, em teoria, resultar da destruição bilateral das vias auditivas centrais, na prática isso é raro porque o envolvimento de estruturas vizinhas no tronco encefálico ou hemisfério em geral produziria uma incapacidade neurológica avassaladora.

TRATAMENTO

Se um distúrbio subjacente ainda não destruiu o sistema auditivo e pode ser melhorado clínica ou cirurgicamente, a audição pode ser melhorada ou preservada.[4] A maioria dos pacientes com otosclerose responde à estapedectomia. O fechamento de uma fístula perilinfática melhora a audição. O tratamento antibiótico e descongestionante da otite média (Capítulo 398) deve prevenir a perda auditiva permanente.

Um curso breve de esteroides em altas doses é comumente prescrito para pacientes com surdez neurossensorial unilateral súbita idiopática, mas as evidências para apoiar essa abordagem são limitadas. O tratamento com corticosteroide intratimpânico (quatro doses de 40 mg/mℓ de metilprednisolona durante 2 semanas) não é inferior ao tratamento oral (60 mg/dia de prednisona oral seguidos por redução gradual de 5 dias) para perda

---

[a]N.R.T.: No Brasil, em 2010, a realização de rastreamento auditivo neonatal se tornou obrigatória em maternidades e hospitais com a promulgação da Lei nº 12.303.

Em 2019, o Comitê Misto de Audição Infantil (Joint Committee on Infant Hearing) publicou as novas diretrizes de rastreamento auditivo precoce e programas de intervenção para atualizar as diretrizes publicadas em 2007.

O "teste da orelhinha", também conhecido como Rastreamento Auditivo Neonatal ou emissões otoacústicas, é o primeiro exame que o recém-nascido deve fazer para avaliação da acuidade auditiva. Além de ser um procedimento rápido, indolor e que não tem contraindicação, é muito importante para descartarmos alterações auditivas que possam comprometer o desenvolvimento e, caso sejam identificadas, devem ser realizados os devidos encaminhamentos para que o tratamento seja iniciado precocemente.

Deve ser realizado após o nascimento, de preferência antes da alta hospitalar, e, no máximo, até o primeiro mês de vida; possibilita verificar, de maneira rápida, a integridade das células ciliadas externas, responsáveis pela captação primária e transmissão elétrica da informação sonora dentro do orelha interna (cóclea). Consiste na colocação de um fone no meato acústico do recém-nascido, que emitirá sons e captará o registro do funcionamento dessas células.

auditiva neurossensorial súbita idiopática,[A1] e a combinação de terapia oral e intratimpânica pode ser melhor do que qualquer uma delas sozinha.[A2] Dieta hipossódica e diuréticos são efetivos em casos selecionados de doença de Ménière. A suplementação de ácido fólico parece reduzir a taxa de perda auditiva em idosos. As próteses auditivas amplificam o som, geralmente com a meta de tornar a fala inteligível. Pacientes com perda auditiva condutiva precisam de amplificação simples, mas aqueles com perda auditiva neurossensorial frequentemente precisam de amplificação seletiva de frequência para tornar as próteses auditivas úteis. Os implantes cocleares podem ajudar significativamente os pacientes de todas as idades com perda auditiva profunda se eles ainda tiverem algumas fibras do nervo coclear íntegras.[5] É necessário um intenso treinamento de reconhecimento de fala no período pós-operatório.

PREVENÇÃO

A perda auditiva induzida por ruído pode ser evitada com o uso de tampões de ouvido e outras intervenções de redução de ruído.[A3] Evidências recentes também sugerem que o ebseleno (antioxidante sintético que imita e induz a glutationa peroxidase 1, na dose de 400 mg, 2 vezes/dia 2 dias antes e 2 dias após um teste de ruído) pode prevenir danos induzidos por ruído.[A4]

Tinido

DIAGNÓSTICO

Até 10% dos adultos norte-americanos se queixam de tinido. A avaliação das causas comuns de tinido (Figura 400.2) começa com uma anamnese cuidadosa para identificar fármacos agressores comuns.[6]

Tinido objetivo

No tinido objetivo, o paciente ouve um som proveniente de fora do sistema auditivo, um som que geralmente pode ser auscultado pelo examinador com um estetoscópio. O tinido objetivo geralmente tem causas benignas, como ruído das articulações temporomandibulares (ATM), abertura das tubas auditivas ou contrações musculares repetitivas. Às vezes, em uma sala silenciosa, o paciente consegue escutar o fluxo pulsátil na artéria carótida ou um zumbido contínuo (*venous hum*) do fluxo sanguíneo normal na veia jugular. Este último pode ser obliterado pela compressão da veia jugular ou por rotação lateral extrema do pescoço. O tinido objetivo patológico ocorre quando os pacientes ouvem um fluxo turbulento em anomalias vasculares ou tumores (p. ex., glomo jugular).[b] O tinido objetivo também pode ser um sinal precoce de aumento da pressão intracraniana. Esse tinido, que provavelmente surge do fluxo turbulento em estruturas venosas comprimidas na base do cérebro, geralmente é obscurecido por outras anormalidades neurológicas.

Tinido subjetivo

O tinido subjetivo pode surgir de locais em qualquer parte do sistema auditivo. Os sons relatados com mais frequência são toque metálico; zumbido; sopro; rugido; ou, com menos frequência, estrondos estridentes, estalos ou batimento não rítmico. O tinido percebido como um toque metálico fraco e moderadamente agudo pode ocorrer em quase qualquer pessoa que concentre a atenção em eventos auditivos em uma sala silenciosa. Tinido mais alto e sustentado acompanhado por evidências audiométricas de surdez ocorre em associação com perda auditiva condutiva e neurossensorial. O tinido na otosclerose tende a ser descrito como rugido ou sibilo ou rumorejante, e aquele associado à doença de Ménière geralmente produz sons que variam amplamente em intensidade com o tempo e em suas características, às vezes incluindo rugidos ou clangor. Tinido com lesões do nervo coclear tende a ser mais agudo e de caráter ressonante. Os testes audiométricos e de resposta evocada do tronco encefálico podem ajudar a distinguir entre lesões envolvendo o aparelho condutor, a cóclea e o nervo coclear. Tinido sem surdez observável aparece esporadicamente e por períodos variáveis de tempo em muitas pessoas, sem outras evidências de um processo patológico em andamento.

TRATAMENTO

A maioria dos pacientes com zumbido pode ser ajudada por uma avaliação cuidadosa para excluir condições subjacentes graves e por tranquilização subsequente, quando apropriado.[7] Frequentemente, fatores exacerbantes, como ansiedade crônica e depressão, podem ser tratados. Nos pacientes

[b]N.R.T.: O glomo jugular é um paraganglioma (quemodectoma) neuroendócrino de crescimento lento que se origina no forame jugular e está localizado no osso temporal. Os paragangliomas são benignos e se originam de derivados da crista neural, conhecidos como paragânglios. Ver mais detalhes em https://pubmed.ncbi.nlm.nih.gov/32809324/

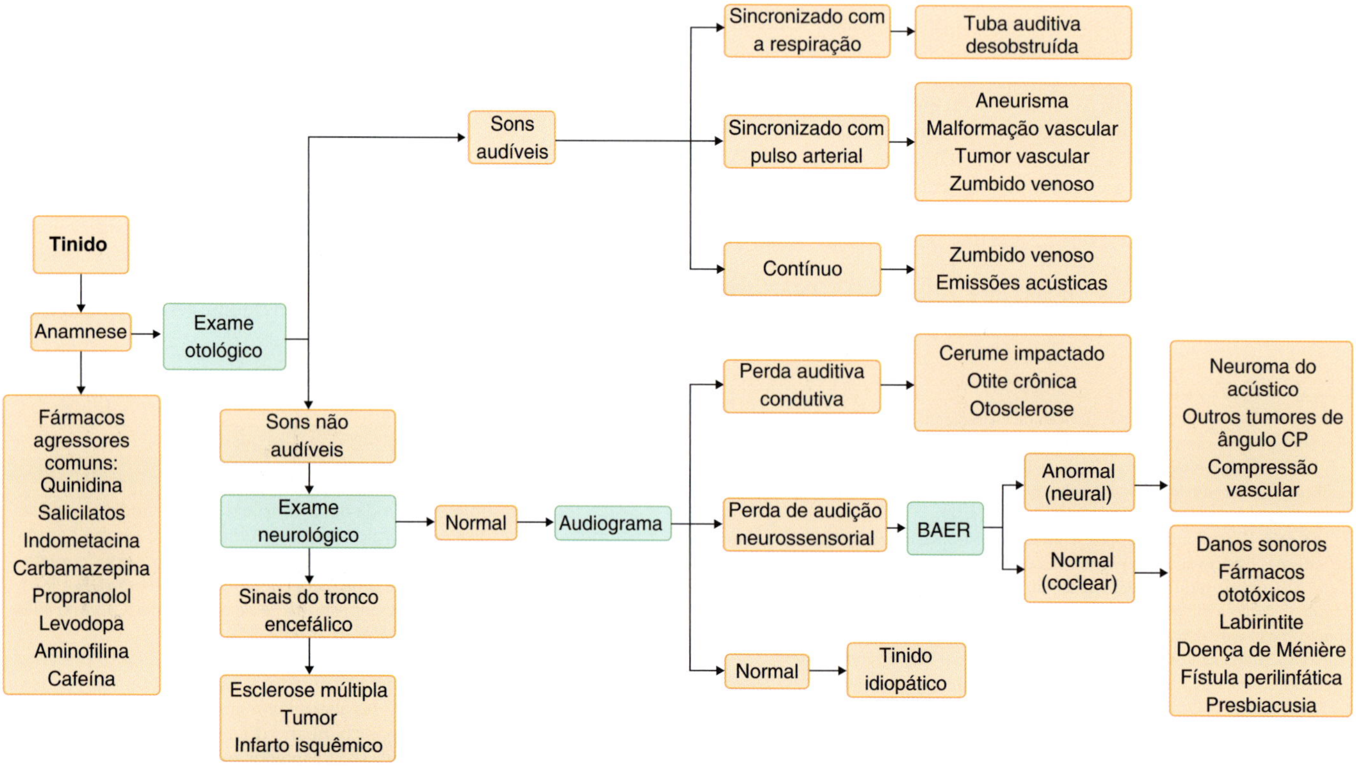

FIGURA 400.2 **Avaliação do tinido.** BAER = resposta evocada auditiva do tronco encefálico; CP = cerebelopontino.

com perda auditiva e tinido, uma prótese auditiva reduz o tinido porque a amplificação do som ambiente mascara efetivamente o tinido. Esse mecanismo provavelmente explica a observação frequente de que a remoção de cerume do meato acústico externo para melhorar a audição ambiente também melhora o tinido. Além disso, quando o cerume está aderido à membrana timpânica, o tinido pode resultar de efeitos mecânicos locais no sistema condutor. Para pacientes que consideram seu tinido mais intrusivo ao tentar dormir, sons gravados de mascaramento (p. ex., ruído branco, chuva, riacho da montanha) podem ser úteis. Um histórico cuidadoso de medicamentos deve ser obtido (ver Figura 400.2), e um período de teste sem fármacos deve ser considerado quando possível.

Nenhum medicamento é aprovado pela FDA para o tratamento do tinido nos EUA ou na Europa. Benzodiazepínicos (p. ex., diazepam, 2 a 5 mg a cada 8 horas) ou aminas tricíclicas (p. ex., amitriptilina, 25 a 75 mg na hora de dormir) podem proporcionar alívio sintomático temporário do tinido, mas terapia cognitivo-comportamental, que pode ser administrada pessoalmente ou via Internet, é uma abordagem a longo prazo mais eficaz que pode diminuir significativamente o tinido e melhorar a qualidade de vida relacionada à saúde.[A5,A6] Além disso, alguns pacientes apresentam graus variados de melhora espontânea.[8] Em pacientes com perda auditiva neurossensorial bilateral profunda concomitante, os implantes cocleares conseguem melhorar a audição e, frequentemente, diminuir o tinido.

EQUILÍBRIO: SISTEMA VESTIBULAR

BIOPATOLOGIA

Anatomia e fisiologia do sistema vestibular

Os órgãos terminais vestibulares pareados ficam nos ossos temporais próximos à cóclea. Cada órgão consiste em três canais semicirculares que detectam a aceleração angular e duas estruturas otólitas, o utrículo e o sáculo, que detectam a aceleração linear (inclusive gravitacional). Como a cóclea, esses órgãos apresentam células ciliadas que atuam como transdutores de força, convertendo as forças associadas à aceleração da cabeça em impulsos nervosos aferentes. As células ciliadas dos três canais semicirculares, cada um orientado perpendicularmente aos outros, estão localizadas na crista, onde seus cílios estão embutidos em massa gelatinosa chamada *cúpula*. O movimento da cabeça faz com que a endolinfa flua em direção à cúpula ou na direção contrária a ela, dobrando os cílios e, dependendo da direção dos movimentos endolinfáticos, excitando ou inibindo os nervos aferentes na base das células ciliadas. As células ciliadas do utrículo e do sáculo estão localizadas em uma área chamada *mácula*. A mácula do utrículo encontra-se aproximadamente no plano do canal horizontal, e a mácula do sáculo está aproximadamente no plano do canal anterior. Os cílios das células ciliadas estão embutidos em uma membrana que contém cristais de carbonato de cálcio ou otólitos; a densidade dos otólitos é consideravelmente maior do que a da endolinfa. As acelerações lineares da cabeça combinam-se com a aceleração linear da gravidade para distorcer a membrana do otólito, dobrando, assim, os cílios das células ciliadas e modulando a atividade dos terminais nervosos aferentes na base das células ciliadas.

Os nervos vestibulares aferentes têm seus corpos celulares no gânglio de Scarpa. As fibras nervosas trafegam na porção vestibular do oitavo nervo craniano contígua à porção acústica. Fibras de diferentes órgãos receptores terminam em diferentes núcleos vestibulares na junção pontobulbar. Existem também conexões diretas com muitas porções do cerebelo, sendo a maior representação no lobo floculonodular, o chamado cerebelo vestibular.

DIAGNÓSTICO

Avaliação

Anamnese

A maioria dos distúrbios vestibulares apresentados ao médico é episódica e, frequentemente, não há sinais ou sintomas quando o médico examina o paciente. A anamnese, portanto, pode se tornar fundamental para identificar a disfunção vestibular. A anamnese deve tentar distinguir a vertigem (a ilusão de movimento no espaço) de outros tipos de tontura (ver mais adiante).

Cerca de 12% dos pacientes com vertigem têm uma causa central e cerca de 88% têm problemas com o aparelho vestibular periférico. Em geral, a vertigem periférica é mais grave, tem maior probabilidade de estar associada à perda auditiva e ao tinido e, muitas vezes, leva a náuseas e vômitos. O nistagmo associado à vertigem periférica geralmente é inibido pela fixação visual. A vertigem central é, geralmente, menos grave do que a vertigem periférica e frequentemente está associada a outros sinais de doença do sistema nervoso central.[9] O nistagmo da vertigem central não é inibido pela fixação visual e frequentemente é proeminente quando a vertigem é leve ou ausente.

Causas comuns de vertigem

Vertigem fisiológica

A vertigem fisiológica inclui distúrbios comuns que ocorrem em pessoas saudáveis, como *cinetose, síndrome de adaptação ao espaço* e *vertigem de altura* (Figura 400.3). Nessas condições, a vertigem (definida como uma ilusão de movimento) é mínima, enquanto os sintomas autônomos predominam. Na vertigem de altura, os pacientes podem apresentar ansiedade aguda e reação de pânico. Indivíduos com cinetose e enjoo espacial tipicamente desenvolvem sudorese, náuseas, vômitos, aumento da salivação, bocejos e mal-estar generalizado. A motilidade gástrica é reduzida e a digestão prejudicada. Até a visão ou o cheiro da comida são angustiantes. A hiperventilação é um sinal comum e a hipocapnia resultante leva a alterações no volume sanguíneo, com acúmulo nas partes inferiores do corpo predispondo a hipotensão postural e síncope. Uma variante incomum da tontura induzida por movimento ocorre quando o indivíduo retorna às condições estacionárias após uma exposição prolongada ao movimento (*síndrome do mal de desembarque*). Tipicamente, os pacientes acometidos relatam que têm a sensação persistente de balanço de um barco muito

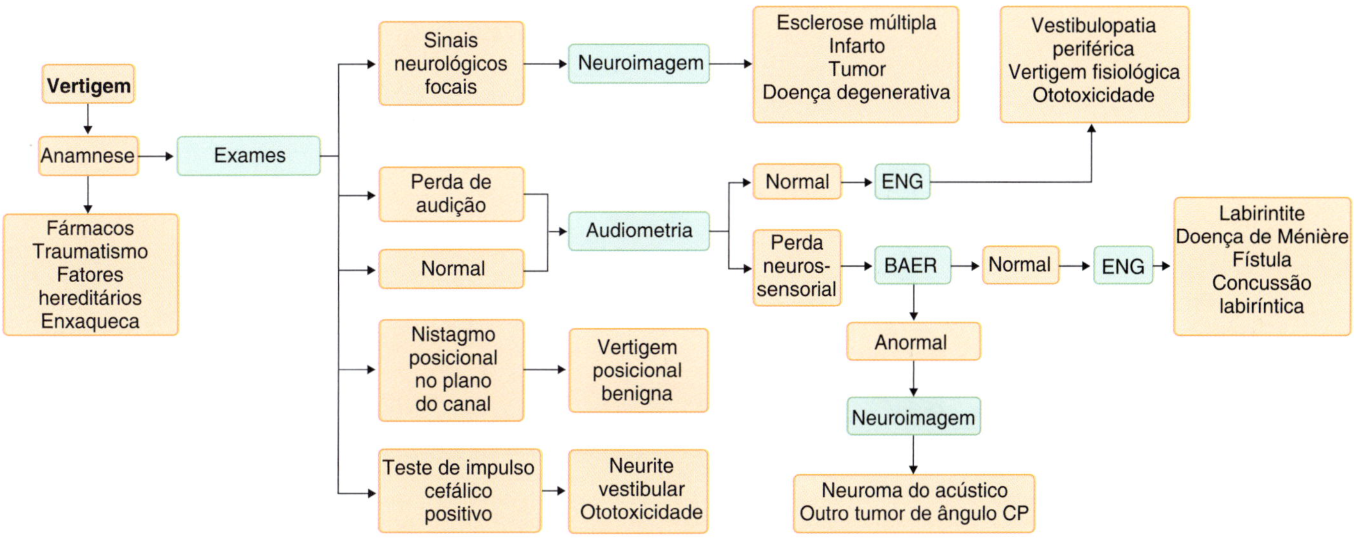

FIGURA 400.3 **Avaliação de vertigem.** BAER = resposta evocada auditiva do tronco encefálico; CP = cerebelopontino. ENG = eletronistagmografia.

depois de retornar ao solo firme. Raramente, a síndrome perdura por meses a anos após a exposição ao movimento e pode até ser incapacitante. A causa é desconhecida.

A vertigem fisiológica pode muitas vezes ser suprimida pelo fornecimento de pistas sensoriais que ajudam a combinar os sinais provenientes de diferentes sistemas sensoriais. Assim, o enjoo do movimento, que é causado por uma incompatibilidade de sinais visuais e vestibulares, é exacerbado quando se senta em um espaço fechado ou lê (dando ao sistema visual a impressão de que o ambiente está estacionário). Pode ser melhorado olhando para o horizonte. A vertigem de altura, causada por uma incompatibilidade entre a sensação de oscilação normal do corpo e a falta de sua detecção visual, muitas vezes pode ser aliviada sentando-se ou fixando-se visualmente um objeto estacionário próximo.

Vertigem posicional paroxística benigna (canalitíase)

A vertigem posicional paroxística benigna é, sem dúvida, a causa mais comum de vertigem.[10] Pacientes com essa condição desenvolvem breves episódios de vertigem (menos de 1 minuto) com mudança de posição, geralmente ao virar na cama, entrar e sair da cama, curvar-se e endireitar-se ou estender o pescoço para olhar para cima (a chamada vertigem da prateleira superior). A vertigem posicional paroxística benigna ocorre quando os resíduos do otólito inadvertidamente entram em um dos canais semicirculares. Pode ocorrer após traumatismo cranioencefálico ou infecção da orelha interna, porém mais comumente ocorre espontaneamente em pessoas idosas e particularmente em mulheres idosas com osteoporose. O diagnóstico baseia-se no achado de nistagmo posicional característico no plano do canal acometido (ver adiante). É importante reconhecer essa síndrome porque, na maioria dos pacientes, ela pode ser curada por simples manobras à beira do leito (Figura 400.4). Se a história ou os achados forem atípicos, a doença deve ser diferenciada de outras causas de vertigem posicional que podem ocorrer com tumores ou infartos da fossa posterior.

Vestibulopatia periférica aguda (neurite vestibular)

Uma das síndromes neurológicas clínicas mais comuns em qualquer idade é o início agudo de vertigem, náuseas e vômitos que dura vários dias e não está associado a sintomas auditivos ou neurológicos. Suspeita-se de uma origem viral, mas as tentativas de isolar um agente não tiveram sucesso, exceto por achados ocasionais de infecção por herpes-zóster. Estudos anatomopatológicos que mostram atrofia de um ou mais troncos nervosos vestibulares, com ou sem atrofia de seus órgãos dos sentidos associados, são evidências de uma localização do nervo vestibular e, provavelmente,

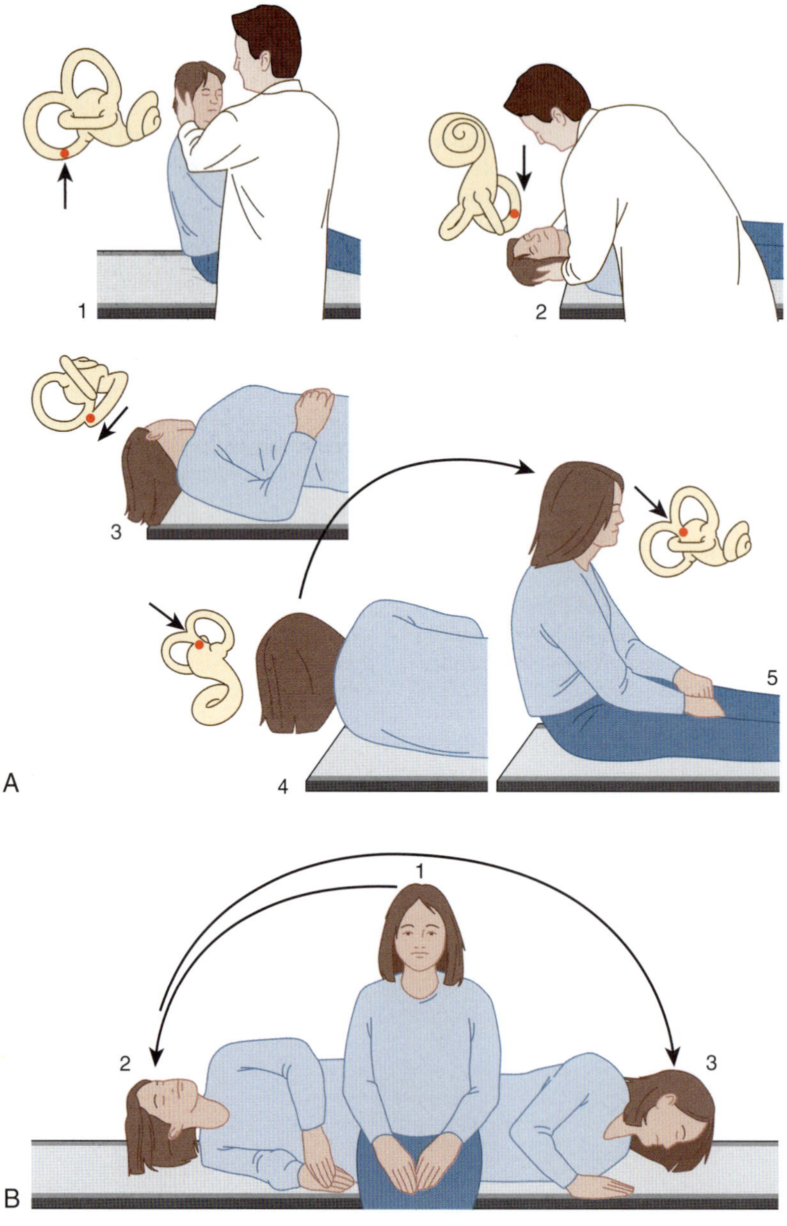

FIGURA 400.4 Manobras modificadas de Epley (A) e Semont (B) para vertigem posicional benigna que acomete o canal semicircular posterior direito. O procedimento deve ser revertido para tratar o canal semicircular posterior esquerdo. A sequência inteira deve ser repetida até que nenhum nistagmo seja desencadeado. (De Fife TD, Iverson DJ, Lempert T, et al. Practice parameter: therapies for benign paroxysmal positional vertigo [an evidence-based review]: report of the Quality Standards Subcommittee of the American Academy of Neurology. *Neurology.* 2008;70:2067-2074.)

causa viral para a maioria dos pacientes com essa síndrome. Os pacientes melhoram gradualmente durante 1 a 2 semanas, mas a tontura e o desequilíbrio residuais podem persistir por meses.

Doença de Ménière
A doença de Ménière (ver anteriormente) é responsável por cerca de 10% de todos os pacientes com vertigem.[11] O diagnóstico é fundamentado na documentação de ataques episódicos graves acompanhados por níveis de audição flutuantes em testes audiométricos começando nas frequências baixas.

Enxaqueca
Vertigem é um sintoma comum da enxaqueca (Capítulo 370). Pode ocorrer com cefaleias ou em episódios isolados separados e pode ser anterior ao início da cefaleia. A chamada vertigem paroxística benigna da infância costuma ser o primeiro sintoma da enxaqueca. O mecanismo da vertigem com a enxaqueca não é claro, mas os tipos de nistagmo periférico e central podem ocorrer com as crises. Alguns desenvolvem características típicas da doença de Ménière.

Vertigem pós-traumática
Vertigem, perda auditiva e tinido costumam seguir-se a TCE (Capítulo 371) que não resulta em fratura do osso temporal, chamada de *concussão labiríntica*. Golpes na região occipital ou no processo mastoide do osso temporal apresentam particular probabilidade de provocar dano labiríntico. As fraturas transversais do osso temporal tipicamente atravessam o vestíbulo da orelha interna, rasgando o labirinto membranoso e lacerando os nervos vestibular e coclear. A perda completa da função vestibular e coclear é a sequela usual, sendo o nervo facial (NC VII) interrompido em aproximadamente 50% dos casos. O exame da orelha frequentemente revela hemotímpano (ver Figura 398.10), mas o sangramento da orelha raramente ocorre porque a membrana timpânica geralmente permanece íntegra. Conforme observado anteriormente, a *vertigem posicional paroxística benigna* também é uma sequela comum de TCE. As *fístulas* das janelas oval e redonda podem resultar de ruído muito alto (impactante), mergulho em águas profundas, esforço físico intenso ou TCE contuso sem fratura do crânio. Clinicamente, a ruptura leva ao início súbito de vertigem ou perda auditiva, ou ambos. A exploração cirúrgica da orelha média é justificada quando há uma relação clara entre o início da vertigem ou perda auditiva, ou ambos, e o início de esforço intenso, alteração barométrica, TCE ou ruído impactante.

Síndrome pós-concussão
A chamada síndrome pós-concussão refere-se a uma vaga tontura (não vertigem) associada a ansiedade, dificuldade de concentração, cefaleia e fotofobia induzida por TCE que resulta em concussão (Capítulo 371). Ocasionalmente, sintomas semelhantes, mas menos pronunciados, estão associados a TCE leve considerado trivial na época. A causa não é conhecida, mas estudos em animais indicam que pequenas lesões cerebrais multifocais (petéquias) comumente ocorrem após lesão cerebral por concussão.

Outras causas periféricas de vertigem
A vertigem pode estar associada à *otomastoidite bacteriana crônica*, seja pela invasão direta da orelha interna por bactérias ou pela erosão do labirinto por um colesteatoma. Estudos radiográficos do osso temporal identificam prontamente esses distúrbios. A *doença autoimune da orelha interna* tipicamente surge com vertigem episódica e níveis de audição flutuantes semelhantes à doença de Ménière; contudo, é mais fulminante quando há envolvimento bilateral precoce. Pode ocorrer isoladamente ou com outras manifestações sistêmicas de doença autoimune. Cerca de dois terços dos pacientes apresentam anticorpos dirigidos contra a proteína de choque térmico 70. Os aminoglicosídeos estreptomicina e gentamicina são notavelmente seletivos para ototoxicidade vestibular. O paciente pode sofrer vertigem aguda se o efeito tóxico for assimétrico. Mais frequentemente, há perda simétrica progressiva da função vestibular levando ao desequilíbrio, mas não à vertigem. Infelizmente, muitos pacientes em tratamento com medicamentos ototóxicos ficam inicialmente acamados e somente desconhecem o comprometimento vestibular quando se recuperam de sua doença aguda e tentam andar. Eles então descobrem que não têm firmeza nos pés e que o ambiente tende a balançar na frente de seus olhos (*oscilopsia*). O diagnóstico pode ser feito à beira do leito com um teste de impulso cefálico (sacadas corretivas bilaterais; ver mais adiante). Os testes calóricos e rotacionais podem confirmar a perda vestibular. O melhor tratamento é a prevenção. Se o medicamento for interrompido precocemente durante o curso dos sintomas, o distúrbio pode se estabilizar ou melhorar.

Insuficiência vascular
A insuficiência vertebrobasilar é uma causa comum de vertigem em pessoas idosas. Nem sempre se sabe se a vertigem se origina da isquemia do labirinto, do tronco encefálico ou de ambas as estruturas, porque o suprimento de sangue para o labirinto, o NC VIII e os núcleos vestibulares se originam da mesma fonte, a circulação vertebral basilar (Capítulo 378). A vertigem com *insuficiência vertebrobasilar* tem início abrupto, geralmente durando vários minutos, e frequentemente está associada a náuseas e vômitos. Os sintomas associados resultantes de isquemia no território remanescente fornecido pela circulação posterior incluem ilusões e alucinações visuais, episódios de queda e fraqueza, sensações viscerais, defeitos do campo visual, diplopia e cefaleia. Esses sintomas ocorrem em episódios em combinação com a vertigem ou isoladamente. A vertigem pode ser um sintoma inicial isolado de isquemia vertebrobasilar, mas episódios repetidos de vertigem sem outros sintomas devem sugerir outro diagnóstico. A insuficiência vertebrobasilar é geralmente causada por aterosclerose das artérias subclávia, vertebral e basilar. A RM do cérebro geralmente é normal porque a insuficiência vascular é transitória e a função retorna ao normal entre os episódios. A angiografia por ressonância magnética pode identificar doenças vasculares oclusivas que envolvem mais comumente a junção vertebrobasilar.

A vertigem é um sintoma comum com *infarto do tronco encefálico lateral* ou do *cerebelo* (Capítulo 379), ou ambos. O diagnóstico geralmente é claro, com base na história aguda típica e no padrão de sintomas associados e achados neurológicos. Ocasionalmente, o infarto cerebelar ou hemorragia surge com vertigem, vômitos e ataxia graves, sem sinais e sintomas do tronco encefálico associados que possam sugerir o diagnóstico errôneo de um distúrbio vestibular periférico agudo. O principal diferencial é o achado de sinais cerebelares claros (membros e ataxia da marcha); mudança de direção, nistagmo evocado pelo olhar; e um teste de impulso cefálico normal. Esses pacientes devem ser observados cuidadosamente por vários dias, porque podem desenvolver disfunção progressiva do tronco encefálico decorrente de compressão por um cerebelo inchado.

Tumores de ângulo cerebelopontino
A maioria dos tumores que crescem no ângulo cerebelopontino (p. ex., *neuroma do acústico, meningioma, cisto epidérmico*) cresce lentamente, possibilitando ao sistema vestibular acomodar-se de maneira que eles provoquem apenas uma vaga sensação de desequilíbrio, em vez de vertigem aguda (Capítulo 180). Ocasionalmente, entretanto, a vertigem episódica ou vertigem posicional anuncia um sinal de um tumor do ângulo cerebelopontino. Em praticamente todos os pacientes, há perda auditiva retrococlear, mais bem identificada por meio de testes audiométricos. A RM com contraste é o estudo diagnóstico mais sensível para a identificação de tumor do ângulo cerebelopontino.

Outras causas centrais de vertigem
A vertigem aguda pode ser o primeiro sintoma de *esclerose múltipla* (Capítulo 383), embora apenas uma pequena porcentagem de pacientes jovens com vertigem aguda desenvolva eventualmente esclerose múltipla. A vertigem na esclerose múltipla é geralmente transitória e, com frequência, associada a outros sinais neurológicos de doença do tronco encefálico, em particular, oftalmoplegia internuclear ou disfunção cerebelar. A vertigem também pode ser um sintoma de *encefalomielite parainfecciosa* ou, raramente, *polineurite craniana parainfecciosa*. Nesse caso, os sinais neurológicos associados estabelecem o diagnóstico. A *síndrome de Ramsay Hunt* (SRH, também conhecida como herpes-zóster ótico, é causada pela reativação do vírus varicela-zóster no gânglio geniculado do nervo facial) é caracterizada por vertigem e perda auditiva associadas à paralisia facial e, às vezes, otalgia. As lesões típicas do herpes-zóster (Capítulo 351), que podem acompanhar o aparecimento de sinais neurológicos, são encontradas no meato acústico externo e no palato em alguns pacientes. Raramente o herpes-zóster é responsável pela vertigem na ausência da síndrome completamente desenvolvida. *Meningite granulomatosa* (Capítulo 384)

ou *metástase leptomeníngea* e *vasculite* cerebral ou sistêmica (Capítulo 254) podem envolver o NC VIII (nervo vestibulococlear), provocando vertigem como sintoma inicial. Nesses distúrbios, a análise do líquido cerebrospinal geralmente sugere o diagnóstico (Capítulo 368). Pacientes que sofrem de *epilepsia do lobo temporal* (Capítulo 375) ocasionalmente apresentam vertigem sob a forma de aura. A vertigem na ausência de outros sinais ou sintomas neurológicos nunca é causada por epilepsia ou outras doenças dos hemisférios cerebrais.

Exames à beira do leito

Hiperventilação

Se o relato não for elucidador, manobras realizadas à beira do leito para promover o sintoma podem ajudar a fazer um diagnóstico biopatológico. A hiperventilação, que reduz a pressão arterial parcial do dióxido de carbono ($Paco_2$) e diminui o fluxo sanguíneo cerebral, causa uma sensação de tontura associada à síncope. Pacientes com lesões compressivas do nervo vestibulococlear, como neuroma do acústico ou colesteatoma, ou com desmielinização da zona de entrada da raiz do nervo vestibular podem desenvolver vertigem e nistagmo após hiperventilação. Presumivelmente, as alterações metabólicas associadas à hiperventilação acionam o nervo parcialmente danificado para disparar de maneira inadequada.

Função vestibulospinal

Os testes à beira do leito da função vestibulospinal são frequentemente insensíveis porque a maioria dos pacientes pode usar a visão e os sinais proprioceptivos para compensar qualquer perda vestibular. Pacientes com lesões vestibulares periféricas unilaterais agudas podem ultrapassar ou cair em direção ao lado da lesão, mas dentro de alguns dias, o equilíbrio volta ao normal. Pacientes com perda vestibular periférica bilateral têm mais dificuldade de compensação e geralmente apresentam algum desequilíbrio nos testes de Romberg e testes de marcha *tandem* (Capítulo 368), principalmente com os olhos fechados.

Testes de olho de boneca e impulso cefálico

O reflexo vestíbulo-ocular pode ser testado à beira do leito com os testes de olho de boneca e de impulso cefálico. Em um ser humano alerta, girar a cabeça para frente e para trás no plano horizontal induz movimentos oculares horizontais compensatórios que dependem dos sistemas visual e vestibular. O teste do olho da boneca é um teste da função vestibular em um paciente comatoso (Capítulo 376) porque esses pacientes não podem gerar componentes rápidos de acompanhamento ou corretivos. Nesse cenário, os movimentos oculares compensatórios conjugados indicam vias vestíbulo-oculares de funcionamento normal. Como o reflexo vestíbulo-ocular tem uma faixa de frequência muito maior do que o sistema de perseguição suave, um teste qualitativo da função vestibular à beira do leito pode ser feito com o *teste de impulso cefálico*. É realizado segurando a cabeça do paciente e aplicando impulsos cefálicos rápidos, de pequena amplitude e alta aceleração, primeiro para um lado e depois para o outro. O paciente fixa-se no nariz do examinador e este observa os sacádicos corretivos, que são um sinal de fase lenta compensatória inadequada.

Teste calórico

A prova calórica induz fluxo endolinfático no canal semicircular horizontal e nistagmo horizontal criando um gradiente de temperatura de um lado ao outro do canal. Com um estímulo calórico frio, a coluna de endolinfa mais próxima da orelha média cai em razão de sua densidade aumentada. Isso faz com que a cúpula se afaste do utrículo (fluxo ampulofugal) e produza nistagmo horizontal com a fase rápida direcionada para longe da orelha estimulada. Um estímulo quente produz o efeito oposto, causando fluxo da endolinfa ampulopetal e nistagmo direcionado para a orelha estimulada (um mnemônico em inglês é COWS, que significa frio oposto, quente igual – *cold opposite, warm same*). Em razão de sua disponibilidade, água gelada (aproximadamente 0°C) pode ser usada para teste calórico à beira do leito. Para trazer o canal horizontal para o plano vertical, o paciente deita-se em decúbito dorsal com a cabeça inclinada 30° para frente. A infusão de 1 a 3 mℓ de água gelada induz uma explosão de nistagmo que geralmente dura cerca de um minuto. A assimetria maior que 20% na duração do nistagmo sugere uma lesão do lado da resposta diminuída. A prova calórica com água gelada é uma forma útil de testar a integridade das vias oculomotoras em um paciente comatoso. Nesse caso, a água gelada induz apenas um lento desvio tônico em direção ao lado da estimulação.

Testes posicionais

O exame de nistagmo vestibular patológico deve incluir uma pesquisa de nistagmo espontâneo e posicional (Tabela 396.4). Como o nistagmo vestibular secundário a lesões vestibulares periféricas é inibido com a fixação, o rendimento é aumentado ao prejudicar a fixação com lentes +30 (óculos de Frenzel) ou gravações de vídeo infravermelho. Dois tipos de teste posicional são tipicamente realizados: mover o paciente da posição sentada para a posição de cabeça para a direita e cabeça para a esquerda (teste de Dix-Hallpike) e virar a cabeça para a direita e para a esquerda enquanto o paciente está deitado em decúbito dorsal.[12] O nistagmo posicional induzido pode ser paroxístico ou persistente e pode estar na mesma direção em todas as posições ou mudar de direção em diferentes posições. A causa mais comum de nistagmo posicional são resíduos de otólitos nos canais semicirculares, flutuando livremente (paroxística) ou presos à cúpula (persistente). Esse tipo de nistagmo sempre ocorre no plano do canal acometido – torção vertical para os canais verticais e torção horizontal para o canal horizontal. Em contrapartida, o nistagmo posicional central frequentemente é vertical ou horizontal puro e não pode ser explicado pela estimulação de um único canal semicircular.

Nistagmografia

A nistagmografia testa o controle oculomotor induzindo e registrando os movimentos oculares. Uma bateria de teste padrão inclui (1) testes de controle ocular visual (movimentos sacádicos, rastreio lento e nistagmo optocinético), (2) uma busca cuidadosa por nistagmo patológico com fixação e com os olhos abertos na escuridão, e (3) a medição de nistagmo vestibular por indução (calórico e rotacional). A nistagmografia pode ser útil para identificar uma lesão vestibular e localizá-la nas vias periférica e central.

Avaliação de paciente "tonto"

A história é fundamental porque determina o tipo de tontura (Tabela 400.1), sintomas associados (neurológicos, audiológicos, cardíacos, psiquiátricos), fatores precipitantes (mudança de posição, traumatismo, estresse, ingestão de fármacos) e doença predisponente (infecção viral sistêmica, doença cardíaca, doença cerebrovascular).[13] A história fornece orientação tanto para o exame quanto para a avaliação diagnóstica. Quando sinais neurológicos focais são encontrados, a neuroimagem geralmente leva a um diagnóstico específico. Quando a vertigem está presente sem sinais ou sintomas neurológicos focais, o impulso cefálico e o teste posicional são essenciais para localizar a lesão no labirinto ou oitavo nervo.[14] Audiometria e nistagmografia são úteis se a causa da vertigem não for clara após a história e o exame. Pacientes com tontura psicogênica (também chamada de tontura subjetiva crônica ou tontura perceptivo-postural persistente) devem ser identificados precocemente para que testes desnecessários não

Tabela 400.1 Descrição, mecanismo e foco da investigação diagnóstica de tipos comuns de tontura.

TIPO DE TONTURA	DESCRIÇÃO	MECANISMO	FOCO DA AVALIAÇÃO DIAGNÓSTICA
Vertigem	Sensação que o ambiente se move, inclinação, sensação de "embriaguez"	Desequilíbrio na atividade vestibular tônica	Sistemas auditivo e vestibular
Quase desmaio	Tontura, natação	Diminuição do fluxo sanguíneo para todo o cérebro	Sistema circulatório
Psicogênico	Dissociado do corpo, girando por dentro (ambiente parado)	Integração central comprometida de sinais sensoriais	Avaliação psiquiátrica
Desequilíbrio	Desequilibrado, instável nos pés	Perda da função vestibulospinal, proprioceptiva, cerebelar ou motora	Avaliação neurológica

sejam realizados. Uma avaliação cardíaca detalhada (incluindo monitoramento de alça) frequentemente identifica a causa do quase desmaio episódico (Capítulos 45 e 56). Óculos de vídeo-oculografia em miniatura experimentais podem registrar nistagmo espontâneo e posicional durante um ataque vertiginoso e ajudar a distinguir entre vertigem posicional paroxística benigna, doença de Ménière e enxaquecas vestibulares.[14b]

TRATAMENTO

O tratamento da vertigem pode ser dividido em três categorias gerais: específico, sintomático e reabilitador. Quando possível, o tratamento deve ser direcionado ao distúrbio subjacente (Tabela 400.2). As terapias específicas incluem manobras de reposicionamento de partículas (as manobras de Epley e Semont; ver Figura 400.4) para vertigem posicional paroxística benigna.[A7] Para neurite vestibular, os esteroides (p. ex., metilprednisolona, 1 mg/kg/dia durante 5 dias, depois diminuídos durante os 15 dias seguintes) são efetivos, pelo menos a curto prazo, mas os agentes antivirais, não. Para a doença de Ménière, uma dieta hipossódica e diuréticos (p. ex., 25 mg de hidroclorotiazida e 50 mg de triantereno por dia) são efetivos em alguns casos. A metilprednisolona intratimpânica pode reduzir significativamente os ataques vertiginosos em pacientes com doença de Ménière unilateral refratária.[A8] Outra opção é a gentamicina intratimpânica, que também consegue reduzir significativamente a vertigem em pacientes com doença de Ménière unilateral refratária, mas sua ototoxicidade causará um defeito vestibular permanente. O bloqueio do ducto endolinfático é uma opção potencial para a doença de Ménière clinicamente refratária.[A9]

Em muitos casos, entretanto, o tratamento sintomático é combinado com terapia específica ou é o único tratamento disponível. Descobriu-se que muitas classes diferentes de fármacos têm propriedades antivertiginosas e, na maioria dos casos, o mecanismo de ação exato é incerto. Todos esses agentes exercem efeitos colaterais potencialmente desagradáveis, e a decisão sobre qual medicamento ou combinação usar é baseada em suas complicações conhecidas e na gravidade e duração da vertigem. Um episódio de vertigem intensa e prolongada é um dos sintomas mais angustiantes que um paciente pode experimentar. Os pacientes acometidos preferem ficar imóveis com os olhos fechados em um quarto silencioso e escuro. Fármacos antivertiginosos, como dimenidrinato (25 mg) ou diazepam (5 mg), podem ser úteis. Supositórios de prometazina (25 mg) são úteis em pacientes com vômitos.

Em doenças vertiginosas mais crônicas, quando o paciente está tentando manter a atividade normal, medicamentos antivertiginosos menos sedativos, como meclizina (25 mg) ou escopolamina transdérmica (0,5 mg a cada 3 dias), podem fornecer alívio. O uso crônico desses fármacos deve ser evitado.

Os exercícios de reabilitação vestibular são elaborados para ajudar o paciente a compensar a perda permanente da função vestibular.[A10] À medida que o estágio agudo de náuseas e vômitos diminui, o paciente deve tentar focar os olhos e movê-los e segurá-los na direção que provoca mais tontura. Um exercício útil envolve olhar para um alvo visual enquanto oscila a cabeça de um lado para o outro ou para cima e para baixo, primeiro devagar e depois rápido. O paciente deve tentar ficar em pé e caminhar, primeiro em contato com a parede ou com um assistente, e fazer giros apoiados lentos. Conforme a melhora ocorre, os movimentos da cabeça devem ser adicionados enquanto a pessoa está em posição ortostática e deambulando.

Tabela 400.2 Tratamento de síndromes de vertigem comuns.

SÍNDROME	TRATAMENTO
Vertigem posicional benigna	
Variante do canal posterior	Manobra de Epley (ver Figura 400.4)
Variante do canal horizontal	Manobra de Lempert com o rosto voltado para o lado normal (lado com menos nistagmo), dormir com a orelha normal para baixo
Neurite vestibular	Metilprednisolona, 100 mg × 3 dias, redução gradual durante 22 dias (é preciso instituir nos primeiros 3 dias após o aparecimento do quadro)
Doença de Ménière	
Clínico	Dieta hipossódica (1 a 2 g de sal/dia) *e* hidroclorotiazida 25 a 50 mg/dia *ou* hidroclorotiazida 25 mg/dia mais triantereno 50 mg/dia
Cirúrgico	Gentamicina intratimpânica, secção do nervo vestibular

PROGNÓSTICO

A vertigem frequentemente regride, seja porque os pacientes se tornam verdadeiramente assintomáticos ou se ajustam a sintomas ocasionais. Entre os pacientes com diagnóstico de causa periférica de vertigem, o risco de lesão acidental em 30 dias é inferior a 0,2%, assim como o risco de acidente vascular encefálico (AVE) em 30 dias.[15]

Grau A Recomendações de grau A

A1. Qiang Q, Wu X, Yang T, et al. A comparison between systemic and intratympanic steroid therapies as initial therapy for idiopathic sudden sensorineural hearing loss: a meta-analysis. *Acta Otolaryngol.* 2017;137:598-605.

A2. Han X, Yin X, Du X, et al. Combined intratympanic and systemic use of steroids as a first-line treatment for sudden sensorineural hearing loss: a meta-analysis of randomized, controlled trials. *Otol Neurotol.* 2017;38:487-495.

A3. Tikka C, Verbeek JH, Kateman E, et al. Interventions to prevent occupational noise-induced hearing loss. *Cochrane Database Syst Rev.* 2017;7:CD006396.

A4. Kil J, Lobarinas E, Spankovich C, et al. Safety and efficacy of ebselen for the prevention of noise-induced hearing loss: a randomised, double-blind, placebo-controlled, phase 2 trial. *Lancet.* 2017;390:969-979.

A5. Zenner HP, Delb W, Kroner-Herwig B, et al. A multidisciplinary systematic review of the treatment for chronic idiopathic tinnitus. *Eur Arch Otorhinolaryngol.* 2017;274:2079-2091.

A6. Beukes EW, Andersson G, Allen PM, et al. Effectiveness of guided internet-based cognitive behavioral therapy vs face-to-face clinical care for treatment of tinnitus: a randomized clinical trial. *JAMA Otolaryngol Head Neck Surg.* 2018;144:1126-1133.

A7. Zhang X, Qian X, Lu L, et al. Effects of Semont maneuver on benign paroxysmal positional vertigo: a meta-analysis. *Acta Otolaryngol.* 2017;137:63-70.

A8. Patel M, Agarwal K, Arshad Q, et al. Intratympanic methylprednisolone versus gentamicin in patients with unilateral Ménière's disease: a randomised, double-blind, comparative effectiveness trial. *Lancet.* 2016;388:2753-2762.

A9. Saliba I, Gabra N, Alzahrani M, et al. Endolymphatic duct blockage: a randomized controlled trial of a novel surgical technique for Ménière's disease treatment. *Otolaryngol Head Neck Surg.* 2015;152:122-129.

A10. McDonnell MN, Hillier SL. Vestibular rehabilitation for unilateral peripheral vestibular dysfunction. *Cochrane Database Syst Rev.* 2015;1:CD005397.

REFERÊNCIAS BIBLIOGRÁFICAS

As referências bibliográficas, bem como os outros materiais suplementares deste livro, encontram-se no GEN-IO, nosso ambiente virtual de aprendizagem.

401 DISTÚRBIOS DA FARINGE

PAUL W. FLINT

Quase todas as doenças sistêmicas e infecciosas resultam em manifestações de cabeça e pescoço; a maioria acomete as partes superiores dos sistemas respiratório e digestórios. As doenças que acometem as partes superiores dos sistemas respiratório e digestório incluem infecções (agudas e crônicas; viral, bacteriana e fúngica), doenças sistêmicas e neoplasias (Capítulo 181); algumas delas exigem atendimento urgente ou encaminhamento a um otorrinolaringologista.[1b]

Anormalidades de deglutição, função respiratória, voz e fala são influenciadas pelo local anatômico envolvido, o estado imunológico do hospedeiro e a resposta inflamatória, a gravidade do processo da doença e a presença ou ausência de envolvimento neurológico.

Em um paciente com rouquidão, as diretrizes atuais da prática clínica recomendam a visualização da laringe quando os pacientes apresentam sintomas que persistem por 3 meses ou mais; entretanto, sinais de alerta de uma doença potencialmente grave ou de emergência na garganta justificam o encaminhamento, independentemente da duração. Essas condições incluem dor de garganta persistente com ou sem trismo, dificuldade para engolir, dificuldade para respirar, hemoptise e otalgia com exame otológico normal.

As opções de exames complementares, que incluem exame de fibra óptica, exames de imagem, provas de função pulmonar (PFP) e exames laboratoriais, são direcionadas pela anamnese, pelos sintomas e pelos achados físicos.

ANATOMIA DAS PARTES SUPERIORES DOS SISTEMAS RESPIRATÓRIO E DIGESTÓRIO

A faringe é dividida em três regiões anatômicas (Figura 401.1). A *nasofaringe* é a região acima do palato mole e da úvula. Seus componentes anatômicos incluem as adenoides, as aberturas das tubas auditivas, a fossa de Rosenmüller na junção das paredes posterior e lateral e a face posterior dos cornetos inferiores da cavidade nasal. As doenças da nasofaringe tipicamente produzem poucos sintomas até que o processo esteja bem avançado e cause obstrução nasal (Capítulo 398), epistaxe (Capítulo 398), dor de ouvido (Capítulo 398), cefaleia (Capítulo 370) ou anormalidades dos nervos cranianos decorrentes da extensão para a base do crânio. A *orofaringe* começa no nível do palato mole e estende-se inferiormente até a ponta da epiglote. Essa região inclui as tonsilas fauciais, a base da língua, as tonsilas linguais, o palato mole, a úvula e parte da parede posterior da faringe. A *hipofaringe*, que se estende da ponta da epiglote ao esôfago superior (o músculo cricofaríngeo) abaixo, inclui a laringe (epiglote, aritenoide, glote ou pregas vocais verdadeiras), os seios piriformes (pregas faríngeas laterais à laringe) e a parede posterior da faringe. A ponta da epiglote pode ser visualizada por um examinador experiente com o uso de um espelho laríngeo ou às vezes até em um exame oral de rotina com apenas uma lanterna e abaixador de língua. A nasofaringe e a hipofaringe são mais bem visualizadas com um nasofaringoscópio de fibra óptica flexível.

DOENÇAS INFECCIOSAS DO SISTEMA AERODIGESTÓRIO SUPERIOR

Os distúrbios infecciosos das partes superiores dos sistemas respiratório e digestório tipicamente se manifestam como dor de garganta (faringite), alterações na voz (laringite) ou ambos.[1] A avaliação clínica deve diferenciar entre infecções bacterianas (geralmente estreptococos [Capítulo 274]), virais e outras infecções e causas sistêmicas (Tabela 401.1). A diferenciação clínica da dor de garganta é crítica para os cuidados primários e o manejo de emergência das vias respiratórias.

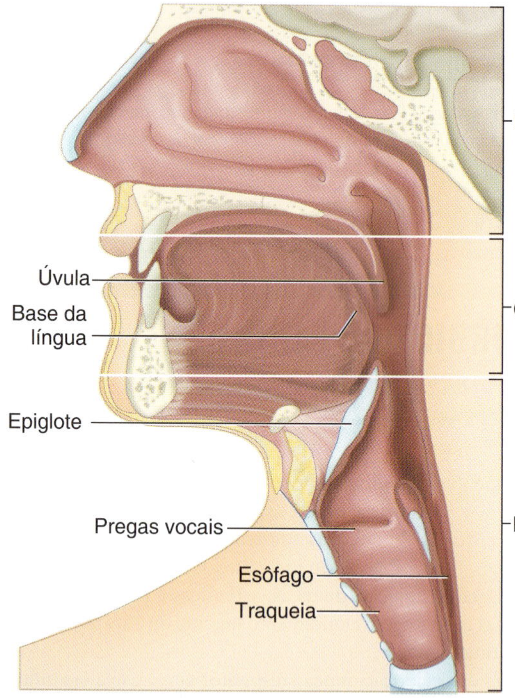

FIGURA 401.1 **A faringe (garganta) é tipicamente dividida em três regiões anatômicas distintas (nasofaringe, orofaringe e hipofaringe).** (Cortesia do Dr. Thomas A. Tami.)

Faringite

A infecção bacteriana é responsável por aproximadamente 5 a 10% das faringites em adultos, em comparação com 30 a 40% em crianças. Infelizmente, até dois terços dos adultos com dor de garganta recebem prescrição de antibióticos.

INFECÇÕES ESTREPTOCÓCICAS

Streptococcus pyogenes beta-hemolítico do grupo A (Capítulo 274) é a causa mais comum de faringite bacteriana em adultos, embora seja responsável por apenas 10% de todas as faringites em adultos. A infecção manifesta-se com o início rápido de dor de garganta, frequentemente acompanhada por odinofagia, febre, calafrios, mal-estar, cefaleia, leve rigidez de nuca e anorexia. Tonsilas hipertróficas com exsudatos, mau hálito e adenopatia cervical dolorosa à palpação são achados marcantes. Alguns pacientes apresentam petéquias palatinas ou erupção cutânea escarlatiniforme. Rinorreia, rouquidão, tosse, conjuntivite, diarreia e lesões orais ulcerativas são menos comuns.

A faringite por *S. pyogenes* beta-hemolítico do grupo A não tratada geralmente regride em 3 a 7 dias. A administração de antibióticos em 24 a 48 horas reduz a dor em aproximadamente 1 dia,[A1] enquanto os antibióticos imediatos e tardios reduzem o risco de complicações supurativas.[A2] Antibióticos também reduzem o período de contágio de 2 semanas para 24 horas após a administração. Para prevenção da febre reumática (Capítulo 274), a antibioticoterapia deve ser iniciada nos 10 dias seguintes ao aparecimento dos sintomas. O risco de glomerulonefrite pós-estreptocócica aguda (Capítulo 113), entretanto, não é afetado pelos antibióticos.

Para minimizar os potenciais efeitos colaterais e custos de antibióticos desnecessários, a antibioticoterapia deve ser baseada no achado de febre, adenopatia cervical anterior dolorosa à palpação, edema ou exsudato tonsilar, idade e ausência de tosse. Um teste rápido de antígeno deve ser obtido em pacientes com três ou mais (ou talvez dois ou mais) critérios (Tabela 401.2),[2] e um resultado negativo é suficientemente acurado para evitar o uso de antibióticos desnecessários.[3] Se o resultado do teste rápido de antígeno for negativo, mas a suspeita clínica permanecer alta, uma amostra para cultura da garganta deve ser obtida para confirmação antes de iniciar antibióticos.

As opções de antibióticos (Capítulo 274) incluem penicilina (penicilina VK, 250 mg, 3 vezes/dia; ou 500 mg, 2 vezes/dia durante 5 a 10 dias), que geralmente é escolhida para tratar faringite bacteriana aguda,[A3] embora axetilcefuroxima (250 mg, 2 vezes/dia durante 5 a 10 dias) seja ainda mais efetiva para o tratamento primário e pode ser efetiva para infecções persistentes. Em pacientes com infecções recorrentes comprovadas, recomenda-se clindamicina (300 mg VO, 3 vezes/dia durante 10 dias) ou amoxicilina-ácido clavulânico (875 mg VO, 2 vezes/dia ou 500 mg, 3 vezes/dia durante 10 dias). Para pacientes alérgicos à penicilina, a azitromicina (500 mg/dia durante 3 dias) é outra alternativa. As evidências também sugerem que uma única dose de corticosteroides por via oral ou intramuscular administrada no início do tratamento reduzirá a dor da faringite grave, especialmente em crianças.[A4] Em pacientes com episódios sintomáticos recorrentes, apesar da terapia antimicrobiana apropriada, a tonsilectomia pode diminuir futuras infecções de garganta, pelo menos a curto prazo em comparação com a observação contínua.[A5]

As infecções por estreptococos beta-hemolíticos não pertencentes ao grupo A (Capítulo 274), como os grupos B, C e G, podem causar faringite aguda com um quadro clínico semelhante ao da faringite por

Tabela 401.1 Diferenciação clínica de doenças comuns que surgem como dor de garganta.

CARACTERÍSTICA	FARINGITE VIRAL	TONSILITE BACTERIANA	ABSCESSO PERITONSILAR	EPIGLOTITE
Aumento das tonsilas	Usual	Frequente	Nenhum	Não
Exsudatos tonsilares	Ocasional (mononucleose infecciosa)	Usual	Frequente	Não
Assimetria tonsilar	Não	Não	Usual	Não
Trismo (incapacidade de abrir a boca)	Não	Não	Usual	Não
Adenopatia cervical	Ocasional	Usual (dor à palpação)	Usual (dor à palpação)	Não
Laringe dolorida	Rara	Não	Não	Usual

De Tami TA. Throat disorders. In: Goldman L, Schafer AI, eds. *Goldman's Cecil Medicine.* 24th ed. Philadelphia: Elsevier Saunders; 2012.

estreptococos beta-hemolíticos do grupo A. A glomerulonefrite é uma sequela conhecida, ao passo que a febre reumática, não. A penicilina ou clindamicina, conforme prescrito para estreptococos beta-hemolíticos do grupo A, fornece cobertura adequada.

FARINGITE BACTERIANA NÃO ESTREPTOCÓCICA

Várias bactérias, além dos estreptococos, podem infectar a faringe. Por exemplo, a faringite positiva para *Fusobacterium necrophorum*, que clinicamente se assemelha à faringite estreptocócica, ocorre com mais frequência do que a faringite positiva para estreptococo beta-hemolítico do grupo A em uma população de estudantes.[4] Infecções por *Staphylococcus aureus* (Capítulo 272), sejam elas causadas por cepas resistentes à meticilina (MRSA) ou sensíveis à meticilina (MSSA), geralmente manifestam-se com rouquidão crônica. Cerca de 30% dos pacientes com laringite bacteriana terão infecção por MRSA.[5] A laringoscopia tipicamente revela pregas vocais eritematosas espessadas com edema, detritos esbranquiçados e crostas, que podem se assemelhar à leucoplaquia (Figura 401.2). Sulfametoxazol-trimetoprima (160 mg/800 mg, 2 vezes/dia durante 2 a 4 semanas) é geralmente efetivo, mas o tratamento deve ser orientado pelos resultados dos antibiogramas.

As infecções por *Bordetella pertussis* (Capítulo 297) tornaram-se mais comuns em adultos em razão da perda gradual da proteção imunológica após a vacinação. Os adultos tipicamente apresentam tosse, frequentemente, mas nem sempre, acompanhada por sintomas respiratórios superiores inespecíficos, febre e leucocitose. Um título de imunoglobulina G sérica de *B. pertussis* superior a 27 UI/mℓ é altamente preditivo de infecção recente. O tratamento com eritromicina (500 mg, 4 vezes/dia durante 14 dias) ou azitromicina (dose única de 500 mg VO no dia 1, a seguir 250 mg/dia nos dias 2 a 5) é efetivo.

Neisseria gonorrhoeae (Capítulo 283) pode causar gengivite, estomatite, glossite e faringite sexualmente transmissíveis, sobretudo em homens que fazem sexo com homens. O tratamento é igual ao da doença urogenital e deve incluir o tratamento para *Chlamydia*. As opções incluem ceftriaxona, 250 mg IM em dose única; azitromicina, 1 g VO em dose única; e doxiciclina, 100 mg VO, 2 vezes/dia durante 7 dias. *Treponema pallidum* (Capítulo 303) pode causar ulcerações orais e orofaríngeas que envolvem os lábios, a língua e tonsilas. O tratamento é o mesmo recomendado para doenças sistêmicas. *Chlamydia* (Capítulo 302), comumente associada a pneumonia e bronquite, também pode causar faringite e rouquidão, às vezes como sinais iniciais. *Mycoplasma pneumoniae* (Capítulo 301), que frequentemente é responsável por 15 a 20% dos casos de pneumonias adquiridas na comunidade, também pode causar dor de garganta, congestão nasal e coriza. O tratamento das infecções por *Chlamydia* e *Mycoplasma* com tetraciclinas, macrolídios e quinolonas é igual ao das pneumonias que elas causam (Capítulos 301 e 302).

Francisella tularensis (Capítulo 295) é um bacilo gram-negativo que causa tularemia. O envolvimento orofaríngeo está associado a febre, eritema faríngeo, tonsilite exsudativa e linfadenopatia sensível. Um resultado de IgM e IgG falso-positivo e linfocitose atípica podem mimetizar mononucleose infecciosa. O microrganismo é sensível a macrolídios, fluoroquinolonas e tetraciclinas.

A infecção por *Corynebacterium diphtheriae* (Capítulo 276) envolve as superfícies mucosas das vias respiratórias superiores, onde causa uma pseudomembrana cinza-escura irregular na nasofaringe, orofaringe, laringe e traqueia. Cerca de 75% dos pacientes queixam-se de dor de garganta. Obstrução das vias respiratórias e disfagia grave são sequelas potencialmente fatais. A antitoxina é administrada em combinação com penicilina, eritromicina, tetraciclina, clindamicina ou rifampicina.

Arcanobacterium haemolyticum (Capítulo 276) é um bacilo gram-positivo que pode causar pneumonia, meningite, osteomielite, abscesso cerebral e abscesso peritonsilar em pacientes normais e imunocomprometidos. A faringite não complicada pode ser tratada com eritromicina (250 mg VO, 4 vezes/dia). As infecções complicadas demandam administração intravenosa de vancomicina, clindamicina ou cefalexina, com ou sem gentamicina (Tabela 271.4 no Capítulo 271).

ABSCESSO PERITONSILAR E INFECÇÕES DO ESPAÇO PROFUNDO

Apenas cerca de 1% dos pacientes com faringite bacteriana aguda desenvolvem complicações supurativas graves.[6] Os melhores preditores são inflamação tonsilar grave e dor de ouvido grave, mas a maioria das complicações ocorre em pacientes sem nenhum desses achados. Os abscessos peritonsilares geralmente podem ser diagnosticados no exame físico (Figura 401.3) e tratados por um otorrinolaringologista (ORL) em um ambiente ambulatorial por drenagem cirúrgica, drenagem com agulha ou terapia clínica. Em pacientes não complicados sem trismo, a terapia

Tabela 401.2 Diretrizes para o manejo de faringite.

ESCORE CENTOR	PORCENTAGEM POSITIVA PARA INFECÇÃO POR *STREPTOCOCCUS*	DIRETRIZES DE ACP/CDC
0	7%	Não testar, não tratar
1	12%	Não testar, não tratar
2	21%	Tratar se o resultado do exame rápido for positivo
3	38%	
4	57%	

*Calculado da seguinte maneira: 1 ponto cada para temperatura > 38°C, ausência de tosse, linfonodos cervicais anteriores edemaciados e doloridos à palpação, edema ou exsudato tonsilar, ou idade de 3 a 14 anos; e −1 ponto para idade ≥ 45 anos. †Ver Harris AM, Hicks LA, Qaseem A. Appropriate antibiotic use for acute respiratory tract infection in adults: advice for high-value care from the American College of Physicians and the Centers for Disease Control and Prevention. *Ann Intern Med.* 2016;164:425-434. ACP = American College of Physicians; CDC = Centers for Disease Control.

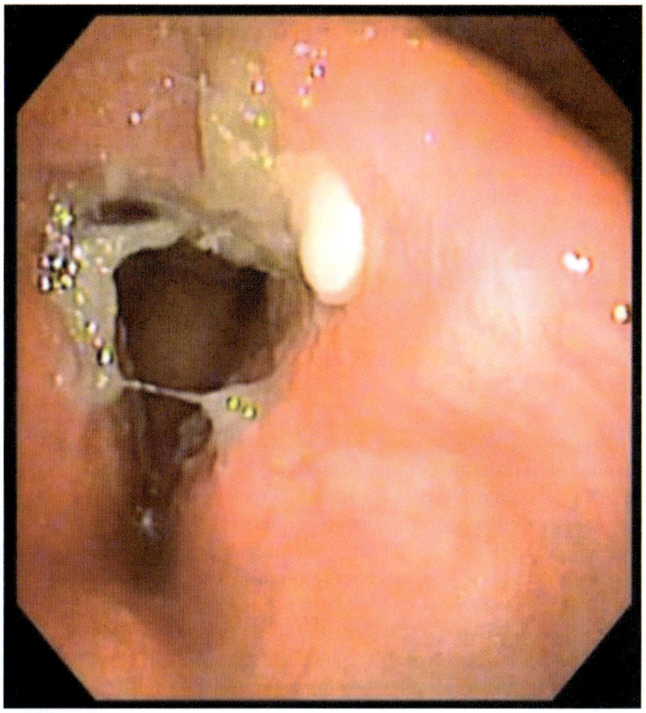

FIGURA 401.2 **Laringoscopia por fibra óptica demonstrando laringite crônica secundária à infecção por *Staphylococcus aureus* sensível à meticilina.** O diagnóstico é fundamentado em cultura e biopsia.

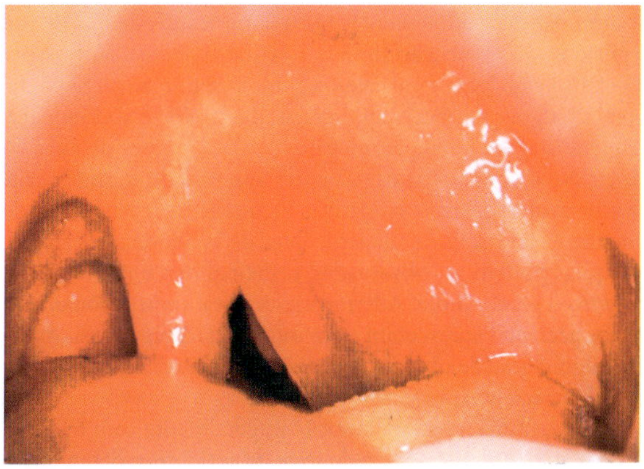

FIGURA 401.3 **Abscesso peritonsilar esquerdo identificado por pilar anterior abaulado e palato mole com desvio da linha média.** (Cortesia do Dr. Thomas A. Tami.)

medicamentosa parece ser igualmente segura e eficaz. Os pacientes tratados com terapia clínica também sentem menos dor, usam menos opioides e faltam menos dias ao trabalho.[7] Antibióticos orais, como penicilina (1 milhão de UI, 3 vezes/dia durante 7 dias), amoxicilina (500 mg VO, 2 vezes/dia durante 10 dias), clindamicina (300 a 600 mg, 3 vezes/dia durante 14 dias) ou amoxicilina-clavulanato (875 mg VO, 2 vezes/dia durante 10 dias), são recomendados. A adição de metronidazol não adiciona benefício em adultos saudáveis que são tratados com incisão e drenagem, e pode aumentar os eventos adversos.[A6]

Em comparação, os pacientes com abscessos cervicais profundos geralmente apresentam inchaço do pescoço externo, trismo, torcicolo e até mesmo uma via respiratória comprometida em decorrência da infecção que se espalhou para os planos fasciais do pescoço e do tórax. Essas infecções requerem avaliação urgente, geralmente com uma tomografia computadorizada com realce de contraste. O manejo agressivo inclui incisão e drenagem, bem como antibióticos intravenosos de amplo espectro que cobrem bactérias aeróbias e anaeróbias (p. ex., clindamicina, 600 mg IV a cada 8 horas; ampicilina-sulbactam, 3 g a cada 6 horas; ou penicilina G, 2 milhões de unidades a cada 4 horas mais metronidazol 500 mg a cada 6 horas).

Infecções graves da faringe podem causar tromboflebite séptica da veia jugular interna (síndrome de Lemierre), uma complicação incomum, mas grave. Os pacientes geralmente apresentam febre persistente, dificuldade em engolir, dor no pescoço e massa cervical decorrente de um abscesso peritonsilar, retrofaríngeo ou parafaríngeo subjacente. O diagnóstico é mais bem estabelecido com uma tomografia computadorizada com contraste do pescoço. Essa condição potencialmente fatal está quase sempre associada à infecção anaeróbia, especialmente por *F. necrophorum* ou *A. haemolyticum* (Capítulo 281). A infecção pode se estender para a vasculatura intratorácica e os pacientes podem desenvolver bacteriemia e êmbolos pulmonares sépticos. O tratamento deve ser direcionado para cobertura anaeróbia (p. ex., clindamicina, 600 mg a cada 8 horas, ou metronidazol, 500 mg a cada 6 horas). A anticoagulação com heparina é motivo de controvérsia e geralmente reservada para êmbolos sépticos persistentes. A intervenção cirúrgica inclui a drenagem do abscesso. Ligadura ou excisão da veia jugular pode ser indicada para êmbolos sépticos persistentes que não respondem ao tratamento clínico. As taxas de mortalidade podem chegar a 5%.

INFECÇÕES VIRAIS

Em adultos, o resfriado comum (Capítulo 337) causa 30 a 60% dos casos de faringite, com rinovírus (Capítulo 337), e é responsável pela maioria dos casos, seguido por coronavírus (Capítulo 342) e parainfluenza (Capítulo 339) (Tabela 401.2). Os adultos americanos apresentam média de 2,5 episódios por ano de infecções respiratórias superiores diferentes de gripe, cada uma com duração média dos sintomas de 7,4 dias. Para toda a população dos EUA, esses 500 milhões de episódios custam cerca de 40 bilhões de dólares anualmente, em parte em razão dos sinais/sintomas sistêmicos associados, como febre, tosse e sinusite, e em parte em virtude de exacerbações associadas de alergias, asma e doença pulmonar obstrutiva crônica.

A infecção viral que tem mais probabilidade de ser confundida com uma infecção bacteriana é a mononucleose. A mononucleose é causada pelo vírus Epstein-Barr (Capítulo 353), que tem uma soroprevalência de 67% em crianças e adolescentes norte-americanos de 6 a 19 anos. Após um período de incubação de 3 a 7 semanas, os pacientes apresentam mal-estar inicial, febre e calafrios seguidos de dor de garganta, febre e da anorexia.[8] Alguns pacientes apresentam desconforto abdominal em razão da esplenomegalia ou hepatomegalia, cefaleia, rigidez de nuca e erupção cutânea. No exame físico, os pacientes apresentam faringite eritematosa com hipertrofia tonsilar exsudativa (Figura 401.4), tonsilas linguais proeminentes e hipertrofia de adenoide (anel de Waldeyer). Ulcerações aftosas e petéquias podem ser observadas, principalmente na junção do palato duro com o palato mole. Adenopatia cervical impressionante é típica e 50% dos pacientes apresentam esplenomegalia. A hiperplasia linfoide pode causar algum grau de obstrução das vias respiratórias superiores em cerca de 5% dos pacientes.

Um hemograma mostrará linfocitose, geralmente com mais de 10% de linfócitos atípicos. O resultado do teste de anticorpos heterófilos costuma ser positivo, e os testes de anticorpos específicos do vírus Epstein-Barr confirmam o diagnóstico. Os antibióticos betalactâmicos, que podem ser

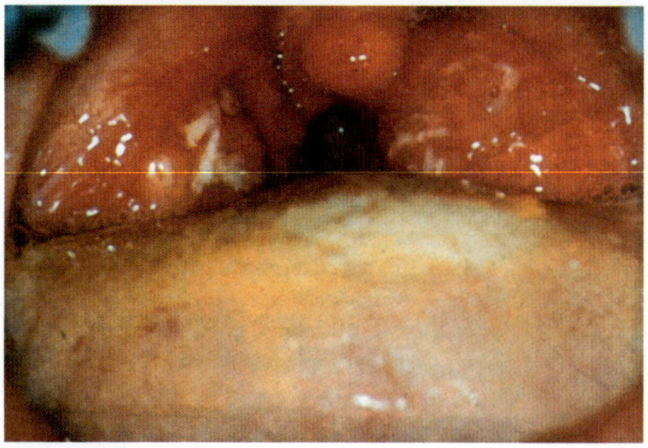

FIGURA 401.4 **Mononucleose com tonsilite exsudativa simétrica.** (Cortesia do Dr. Thomas A. Tami.)

prescritos erroneamente, causarão erupção cutânea maculopapular em 95% dos pacientes. A obstrução laríngea pode exigir hospitalização e corticosteroides intravenosos (p. ex., dexametasona, 8 a 10 mg IV, 3 vezes/dia).

A infecção pelo vírus influenza pode incluir faringite não exsudativa, mas os sintomas predominantes são traqueobrônquicos, geralmente acompanhados de febre, cefaleia, rinorreia, tosse e mialgia, sem linfadenopatia. O adenovírus (Capítulo 341) pode causar faringite associada a febre, tosse seca, congestão nasal, mialgia, cefaleia, náuseas, vômitos e diarreia, especialmente em surtos, como entre recrutas militares ou em pacientes imunocomprometidos.

A infecção primária pelo herpes-vírus simples (HSV) (Capítulo 350) é caracterizada por faringite com ou sem estomatite gengival. Os sintomas incluem dor de garganta, febre e mal-estar; os achados físicos incluem eritema e hipertrofia das tonsilas com exsudatos, frequentemente com linfonodos cervicais aumentados e sensíveis. Pode ser difícil distinguir clinicamente da faringite causada por estreptococos beta-hemolíticos do grupo A, a menos que os pacientes tenham lesões herpéticas na cavidade oral ou na orofaringe.

A infecção pelo vírus da imunodeficiência humana (Capítulo 360) pode manifestar-se como uma síndrome retroviral aguda que simula a mononucleose infecciosa e desaparece em 1 a 2 semanas. O diagnóstico deve ser considerado em pacientes febris com fatores de risco conhecidos. Uma vez estabelecida a infecção, as ulcerações infecciosas orais e orofaríngeas podem ser causadas por HSV, citomegalovírus (CMV), *Treponema pallidum*, *Cryptococcus*, *Histoplasma* ou micobactérias. Úlceras aftosas grandes, dolorosas e não infecciosas também podem envolver a fossa tonsilar, o assoalho da boca, a hipofaringe e a epiglote (Capítulo 397). Em adultos com dor de garganta que não justifica a prescrição de antibióticos, uma dose oral única de 10 mg de dexametasona não melhora os sintomas em 24 horas, mas melhora modestamente os sintomas em 48 horas.[A7]

INFECÇÕES FÚNGICAS

A infecção fúngica mais comum da orofaringe e laringe é, sem dúvida, a candidíase. *Candida* (Capítulo 318) é um microrganismo comensal normal da cavidade oral e orofaringe, mas pode ser um agente infeccioso oportunista em pacientes imunocomprometidos, pacientes que receberam irradiação anterior de cabeça e pescoço, pacientes com xerostomia ou diabetes melito e pacientes imunocompetentes que foram tratados com antibióticos ou com esteroides sistêmicos ou inalatórios. A infecção por *Candida* manifesta-se como dor de garganta, queimação na boca e na língua, disgeusia, disfagia e rouquidão. Pseudomembranas brancas características (Figura 401.5) podem ser encontradas na cavidade oral, na orofaringe, na hipofaringe, na laringe e no esôfago. O tratamento inclui higiene oral, antibióticos e antifúngicos tópicos (Capítulo 318). O fluconazol (200 mg VO, 1 vez/dia durante 14 a 21 dias) é indicado para acometimento laríngeo e esofágico e para doenças recorrentes. Em pacientes que não respondem ao fluconazol, *Candida albicans* resistente e espécies não *albicans* de *Candida* são as causas prováveis e devem ser tratadas com itraconazol (200 mg VO, 1 vez/dia durante 14 a 21 dias).[9]

Outras infecções fúngicas podem acometer a orofaringe e a laringe isoladamente ou como parte de uma infecção sistêmica. A *blastomicose* (Capítulo 316) envolve a laringe em menos de 5% dos casos, nos quais

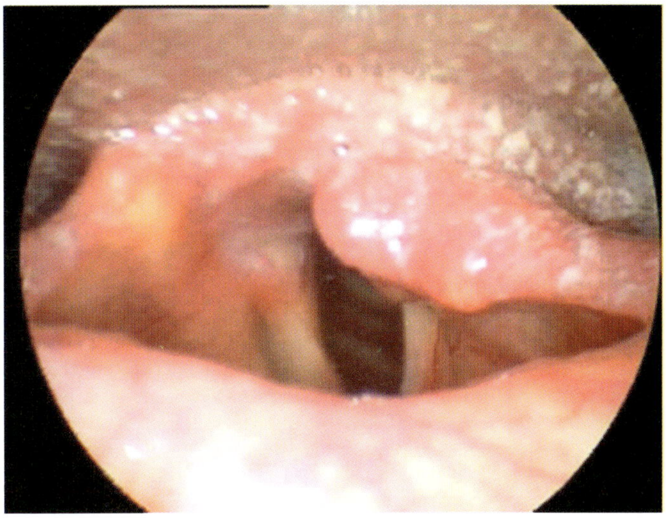

FIGURA 401.5 Laringoscopia por fibra óptica demonstrando eritema característico e pseudomembrana branca secundária à infecção por *Candida*.

produz hiperplasia pseudoepiteliomatosa e assemelha-se clinicamente ao carcinoma de células escamosas. A *histoplasmose* (Capítulo 316), que é endêmica dos vales dos rios Ohio e Mississippi, pode envolver a cavidade oral, orofaringe e laringe em pacientes imunocomprometidos. A *criptococose* (Capítulo 317) pode envolver a laringe e ocorre com mais frequência em um hospedeiro imunocomprometido, no qual pode ocorrer hiperplasia pseudoepiteliomatosa.

A *paracoccidioidomicose* (Capítulo 316) é a principal causa de laringite fúngica na América do Sul, especialmente em agricultores. Causa hiperplasia pseudoepiteliomatosa que pode ser diagnosticada inicialmente como carcinoma espinocelular. A *coccidioidomicose* (Capítulo 316), que é endêmica no sudoeste dos EUA, pode envolver a laringe, resultando em rouquidão e dor de garganta, podendo evoluir para obstrução das vias respiratórias. Para cada uma dessas doenças fúngicas, o tratamento é semelhante ao recomendado para a doença disseminada (Capítulo 315) que geralmente acompanha as doenças faríngeas e laríngeas.

INFECÇÕES MICOBACTERIANAS

O risco de que a infecção por *Mycobacterium tuberculosis* (Capítulo 308) envolva a orofaringe e a laringe é baixo, com apenas cerca de 1 a 1,5% dos pacientes com tuberculose (TB) infectados tendo envolvimento das tonsilas ou da laringe. O envolvimento tonsilar, que ocorre mais frequentemente na doença sistêmica, manifesta-se como dor de garganta com tonsilite exsudativa e adenopatia cervical. Outras doenças que podem ter uma apresentação clínica semelhante incluem linfoma (Capítulo 176), carcinoma espinocelular (Capítulo 181) e sarcoidose (Capítulo 89). A tuberculose na laringe tem maior probabilidade de envolver as pregas vocais e a supraglote (pregas vocais falsas), manifesta-se com rouquidão e odinofagia, e suas lesões mimetizam o carcinoma espinocelular. Aproximadamente 50% dos casos ocorrem na doença disseminada ativa, cerca de um terço ocorre com doença inativa e os outros 15% ocorrem como doença laríngea primária.

Em contrapartida, a infecção por *Mycobacterium leprae* (Capítulo 310) manifesta-se com doença laríngea em um terço dos pacientes com doença sistêmica. O quadro clínico é indistinguível da tuberculose laríngea. Micobactérias atípicas raramente envolvem a laringe, e a infecção mais frequentemente manifesta-se como adenopatia cervical.

TONSILITE CRÔNICA

Os pacientes podem desenvolver criptas tonsilares profundas que acumulam debris, como alimentos ou mucosa descamada, proporcionando um ambiente ideal para o crescimento de bactérias, especialmente anaeróbios. Esses pacientes comumente se queixam de pedaços esbranquiçados ou amarelos de detritos semissólidos nas tonsilas ou emanando delas. Esses tonsilitos costumam ter gosto e odor desagradáveis e podem causar halitose. Alguns pacientes têm dor de garganta crônica em razão da infecção persistente. O tratamento inclui gargarejos frequentes com enxágue bucal com peróxido de hidrogênio e, ocasionalmente, a extração manual desses resíduos da amígdala. A amoxicilina a longo prazo (500 mg, 3 vezes/dia durante 21 dias) ou clindamicina (300 mg VO, 3 vezes/dia durante 21 dias) pode ser efetiva; no entanto, o achado de *Actinomyces*, um microrganismo comensal da cavidade oral e orofaringe, é indicativo de infecção crônica que exige tonsilectomia porque é improvável que mesmo o uso prolongado de antibióticos seja efetivo. Episódios múltiplos de tonsilite aguda, especialmente se acompanhados por um abscesso peritonsilar, também podem ser uma indicação para cirurgia.[10] A adenotonsilectomia diminui o número de episódios de dor de garganta e dias com dor de garganta em crianças no primeiro ano após a cirurgia,[A8] mas sua efetividade em adultos é menos clara; muitos adultos melhoram espontaneamente, e o benefício potencial da cirurgia deve ser avaliado em relação aos seus riscos, incluindo hemorragia e dor – esta última, mais prevalente em adultos.

Epiglotite

Epiglotite (supraglotite) é incomum em adultos e tornou-se ainda menos comum em crianças em razão da vacinação infantil de rotina contra *Haemophilus influenzae* (Capítulos 15 e 284). Em adultos, *Streptococcus pneumoniae* (Capítulo 273) é agora o microrganismo mais comum, e os adultos apresentam forte dor de garganta, odinofagia, febre e voz de "batata quente". A obstrução das vias respiratórias ocorre com menos frequência do que em crianças, embora deva ser considerada uma possibilidade.[11] A palpação ou o movimento da laringe causa dor significativa. Na laringoscopia de fibra óptica transnasal, a laringe tipicamente revela edema, eritema e, ocasionalmente, exsudato da epiglote e outras estruturas supraglóticas. Pacientes com diagnóstico confirmado de epiglotite precisam de antibióticos intravenosos (p. ex., cefotaxima, 2 g a cada 6 horas ou ceftriaxona, 1 a 2 g/dia) e devem ser observados em uma unidade de terapia intensiva até que os sintomas melhorem em razão do risco de obstrução rapidamente progressiva das vias respiratórias.[12]

FARINGITE NÃO INFECCIOSA

Refluxo laringofaríngeo

Pacientes com doença do refluxo gastresofágico (Capítulo 129) podem desenvolver refluxo laringofaríngeo com rouquidão intermitente, tosse noturna ou crônica, gotejamento pós-nasal, sensação de "globo", doença reativa das vias respiratórias, halitose e gosto salobro ou ácido na parte posterior da boca e garganta. Os achados da laringoscopia, embora inespecíficos, podem incluir laringite posterior, com cartilagens aritenoides edemaciadas e eritematosas, espessamento das pregas vocais, edema interaritenóideo e espessamento da mucosa. Em casos graves, o espasmo ou espessamento do músculo cricofaríngeo, também conhecido como esfíncter esofágico superior (Capítulo 129), pode causar disfagia como resultado de esvaziamento faríngeo insuficiente ou mesmo derramamento de secreções na laringe com aspiração.

O tratamento deve abordar a mudança dietética, a modificação comportamental, a elevação da cabeceira da cama à noite e uma tentativa terapêutica de um inibidor da bomba de prótons por até 3 meses (Capítulo 129). O tratamento empírico sem laringoscopia é razoável em pacientes com sintomas clássicos, mas pacientes que não respondem em 3 meses ou pacientes com sinais de alerta (p. ex., otalgia, trismo ou odinofagia) precisam de laringoscopia para descartar causas mais graves de rouquidão. Em pacientes com sintomas persistentes e uma sonda de pH positiva ou com evidências de esofagite de Barrett, um procedimento antirrefluxo (Capítulo 129) deve ser fortemente considerado.

DOENÇAS SISTÊMICAS DA FARINGE E LARINGITE

Cerca de 80% dos pacientes com *pênfigo* (Capítulo 410) terão sinais/sintomas que afetam a cavidade nasal, a cavidade oral e a orofaringe, e metade desses pacientes terá envolvimento laríngeo. Ulcerações superficiais com material fibrinoso e eritema circundante são típicos. Lesões bolhosas são menos prováveis de serem observadas porque a camada epitelial descama durante a deglutição. O envolvimento laríngeo pode resultar em estenose com obstrução das vias respiratórias em decorrência do tecido cicatricial fibrótico. O envolvimento das partes superiores dos sistemas respiratório e digestório ocorre em 35% dos pacientes com *penfigoide* (Capítulo 410), e 50% desses pacientes terão envolvimento laríngeo. O tratamento em ambos os distúrbios consiste em esteroides em altas doses (prednisona, 75 a 100 mg/dia VO até a remissão do quadro) durante a fase de ataque e, em seguida, reduzida para uma dose de manutenção. Outros medicamentos imunossupressores, como azatioprina, ciclofosfamida ou ciclosporina (Capítulo 32), podem ser necessários na fase de manutenção. Injeções de acetonida de triancinolona perilesional ou intralesional são recomendadas durante a fase de manutenção para novas lesões.

Granulomatose com poliangiite (Capítulo 254) inclui envolvimento laríngeo em 20% dos pacientes, com predileção pela subglote (e-Figura 401.1). Os sinais/sintomas iniciais incluem rouquidão, tosse, dispneia, respiração sibilante e estridor. O volufluxograma[a] é útil e exibe achatamento das alças inspiratórias e expiratórias típicas de obstrução extratorácica fixa. Os pacientes que apresentam obstrução das vias respiratórias requerem intervenção cirúrgica. A doença ativa com tecido de granulação que exige controle das vias respiratórias é tratada com dilatação endoscópica e injeção de esteroides. A imunossupressão sistêmica não é efetiva para o tratamento do envolvimento laríngeo; portanto, a ressecção a céu aberto pode ser necessária, porque a doença se torna crônica com a deposição de tecido fibroso.

A *policondrite recidivante* envolve a cartilagem na orelha, no nariz e nas vias respiratórias superiores e inferiores, bem como nas articulações e na cartilagem costal. Cerca de 50% dos pacientes desenvolverão dispneia, tosse, rouquidão, estridor ou sibilos decorrentes da destruição da cartilagem e da perda resultante do suporte estrutural das vias respiratórias (e-Figura 401.2). A obstrução das vias respiratórias pode exigir implante de *stent* ou traqueostomia.

Cerca de 25 a 30% dos pacientes com artrite reumatoide (Capítulo 248) desenvolvem rouquidão, globo faríngeo e dificuldade para engolir. Rouquidão pode resultar de inflamação aguda ou formação nodular crônica. O envolvimento da articulação aritenoide bilateral pode prejudicar a movimentação das pregas vocais e causar obstrução das vias respiratórias com estridor. A intervenção cirúrgica pode ser necessária para abrir as vias respiratórias. O valor dos esteroides (sistêmicos ou injetáveis) para a estenose das vias respiratórias na artrite reumatoide não foi estabelecido.

Cerca de 1 a 5% de todos os pacientes com *sarcoidose* (Capítulo 89) desenvolvem envolvimento laríngeo, geralmente manifestado como rouquidão. Conforme a doença evolui, no entanto, pode causar estenose cônica decorrente do espessamento dos tecidos moles (e-Figura 401.3). A paralisia laríngea pode ser causada por um efeito de massa ou por adenopatia com compressão do nervo periférico ao longo do trajeto do nervo vago ou do nervo laríngeo recorrente. O envolvimento das pregas vocais responde à injeção intralesional de esteroides, mas a excisão endoscópica a *laser* é recomendada em pacientes com sintomas das vias respiratórias.

A proteína *amiloide* (Capítulo 179) pode se depositar em qualquer parte das partes superiores dos sistemas respiratório e digestório. Em pacientes com amiloidose de cadeia leve de imunoglobulina localizada, o local mais comum é a laringe (cerca de 14% dos casos).[13] Rouquidão e tosse são as manifestações mais comuns em pacientes com envolvimento laríngeo (e-Figura 401.4), mas o envolvimento da faringe pode estar associado à dor. A obstrução das vias respiratórias é rara. A citorredução cirúrgica com ou sem radioterapia de feixe externo pode aliviar os sintomas e até mesmo eliminar as lesões. Infelizmente, os relatos são informais e não existem grandes séries para apoiar as opções de tratamento.

TRANSTORNOS NEUROLÓGICOS QUE ACOMETEM A FARINGE

Os transtornos neurológicos da orofaringe, hipofaringe e laringe podem ser decorrentes de doenças focais ou ser manifestação local de doença neurológica generalizada. As manifestações de cabeça e pescoço de transtornos neurológicos e neuromusculares são classificadas como hiperfuncionais e hipofuncionais. Os transtornos hiperfuncionais incluem disfonia por tensão muscular, distonia (Capítulo 382), tremor essencial (Capítulo 382), mioclonia e gagueira. Os transtornos neurológicos hipofuncionais incluem doença de Parkinson (Capítulo 381), esclerose múltipla (Capítulo 383), distúrbios neuromusculares (Capítulos 391 e 394), síndrome pós-poliomielite (Capítulo 355), miopatias (Capítulo 393), transtornos bulbares e paralisia laríngea. Dada a variedade de transtornos com manifestações de cabeça e pescoço, é fundamental identificar e classificar os achados físicos e os sintomas associados. Por exemplo, um paciente que se queixa do som da voz pode, na verdade, ter uma voz normal, mas, apresentar disartria e hipernasalidade graves secundárias à esclerose lateral amiotrófica. O local da lesão associada ao transtorno neurológico resultará em achados físicos característicos e facilitará o estabelecimento de um diagnóstico correto (Tabela 401.3).

Transtornos neurológicos hiperfuncionais

Na *distonia* (Capítulo 382), a disfonia espasmódica flutua de um momento para outro e de um dia para outro. Os espasmos dos músculos adutores das pregas vocais resultam em voz tensa e estrangulada com quebras de tom. Os espasmos dos músculos abdutores produzem quebras de palavras hipofônicas. Sons não falados (risos) e vozes cantadas podem ser normais. Essa condição responde bem às injeções de toxina botulínica.

A *disfonia por tensão muscular*, que pode ser difícil de distinguir da distonia, pode ocorrer secundariamente à fraqueza subjacente (paresia, envelhecimento) com hiperfunção compensatória. A fala tem uma qualidade tensa e áspera, talvez com quebras de tom e não oscila de momento a momento. Geralmente responde à terapia com fonoaudióloga.

Tremor vocal ocorre em 30% dos pacientes com *tremor essencial* (Capítulo 382) e pode estar associado à distonia espástica. Os pacientes apresentam voz trêmula e hesitante, com ou sem tremor associado de cabeça ou mão. Em razão do envolvimento dos músculos faríngeos e laríngeos, a toxina botulínica não é efetiva.

Mioclonia (Capítulo 382) causa contração rítmica do palato, da faringe ou da laringe em uma frequência de uma ou duas contrações por segundo. Os pacientes podem apresentar cliques audíveis na tuba auditiva ou na laringe. A voz pode ou não ser afetada. Palato e pregas vocais podem ser tratados com toxina botulínica.

A *paralisia pseudobulbar* (Capítulos 376 e 391) causa espasticidade e hiper-reflexia dos músculos bulbares (faringe, palato, lábios, língua e laringe). Os pacientes desenvolvem disartria, hipernasalidade e voz tensa e estridente, que é mais espástica do que espasmódica.

Transtornos neurológicos hipofuncionais

A doença de Parkinson afeta a fala e a deglutição em mais de 80% dos pacientes. Os pacientes apresentam disartria, prosódia da fala, hipofonia, taquifemia, tom monótono e ausência de tremor vocal.

O exame laríngeo mostra arqueamento bilateral das pregas vocais com fechamento glótico incompleto. Na doença avançada, o movimento das pregas vocais torna-se hipocinético. O acúmulo de secreções ocorre à

Tabela 401.3 Correlação de local da lesão com achados físicos nos transtornos neurológicos que acometem a faringe.

LOCAL DA LESÃO	SINAIS
Córtex	Afasia Afonia Disartria Disfonia Estridor
Sistema extrapiramidal	Tensão vocal e quebras de tom Tremor Hipofonia/taquifemia Movimentos espasmódicos Distonia focal, regional ou generalizada
Cerebelo	Ataxia Dismetria Tremor Incoordenação
Tronco encefálico	Paralisia flácida Déficit sensorial denso associado
Periférico	Paresia ou paralisia focal Outro nervo craniano ± Envolvimento do palato define a localização

Modificada de Blitzer A, Alexander RE, Grant NN. Neurologic disorders of the larynx. In: Flint PW, Haughey BH, Lund VJ, et al., eds. *Cummings: Otolaryngology–Head and Neck Surgery*. 6th ed. Philadelphia: Mosby Elsevier; 2015.

[a]N.R.T.: O volufluxograma fornece essencialmente as mesmas informações que a espirometria, porém é mais conveniente para medição de fluxos específicos. A forma e os fluxos aéreos máximos durante a expiração com volumes grandes são esforço-dependentes e refletem a função das vias respiratórias maiores. A expiração independente de esforço ocorre com volumes baixos e reflete a resistência das vias respiratórias de pequeno calibre. São imagens típicas a forma expiratória côncava da alça em paciente com doença pulmonar obstrutiva crônica e a curva inspiratória achatada no paciente com obstrução fixa.

medida que a disfunção da deglutição evolui. Os pacientes se beneficiam da intervenção precoce de fonoaudiólogos para tratar os sintomas de voz e de deglutição. Na *paralisia supranuclear progressiva*, os sintomas bulbares evoluem mais rapidamente, com fala pronunciada e dificuldade para engolir (Capítulo 381). Na *atrofia de múltiplos sistemas* (Capítulo 381), a obstrução progressiva das vias respiratórias decorrente do comprometimento da mobilidade bilateral das pregas vocais pode exigir traqueostomia. Na *miastenia gravis* (Capítulo 394), a fala hipernasalada, a fraqueza palatal e a hipofonia podem ser acompanhadas por dificuldades para engolir e respirar. Alguns pacientes com *esclerose lateral amiotrófica* (Capítulo 391) apresentam sintomas bulbares que resultam de fraqueza bucolabial-lingual, que provoca disfunção de fala e deglutição, antes que o diagnóstico definitivo seja feito. Na *esclerose múltipla* (Capítulo 383), disfonia e disartria são comuns.

NÓDULO NA FARINGE

A sensação de "bolo na garganta", denominada *globo faríngeo*,[14] deve levar a anamnese e exame físico cuidadosos por um otorrinolaringologista para descartar um diagnóstico sério. Quando nenhuma doença anatômica subjacente for encontrada, as possíveis causas incluem refluxo gastresofágico e espasmo do músculo cricofaríngeo. A terapia cognitivo-comportamental pode ser útil.

ROUQUIDÃO

Rouquidão, também chamada de disfonia, é caracterizada por alteração das características, do tom e do volume da voz ou esforço vocal. Dados relevantes da anamnese incluem tabagismo, ocupação e procedimentos recentes envolvendo o pescoço ou o nervo laríngeo recorrente. O tratamento sintomático deve ser considerado para pacientes com evidências sugestivas de um processo infeccioso bacteriano recente ou refluxo gastresofágico sem dados da anamnese, como otalgia, disfagia ou odinofagia, ou achados no exame físico como adenopatia ou lesões orais sugestivos de tumor. Além disso, não há evidências para apoiar o uso de antibióticos ou corticosteroides orais em pacientes com rouquidão, a menos que indicado de outra maneira para uma causa específica. Rouquidão que não desaparece em 4 semanas, ou dados da anamnese ou achados no exame físico sugestivos de uma causa grave, deve levar ao encaminhamento a um otorrinolaringologista para laringoscopia.[15]

O sintoma de rouquidão invariavelmente aponta para a laringe como o local da doença. Lesões benignas são mais comuns, como nódulos vocais (nódulos do gritador), cistos das pregas vocais, granulomas das pregas vocais (geralmente resultantes de traumatismo de intubação ou hiperfunção laríngea) e papilomas das pregas vocais. Deve-se suspeitar de neoplasias malignas (Capítulo 181), especialmente em pacientes com forte histórico de tabagismo.[16]

Dos tumores malignos que podem ocorrer na hipofaringe e laringe, o carcinoma espinocelular é o mais comum e geralmente está associado tabagismo e etilismo. No entanto, a incidência de carcinoma espinocelular de orofaringe relacionado com papilomavírus humano (HPV) está aumentando e deve ser considerado na população de não fumantes. O carcinoma espinocelular (Capítulo 181) pode ocorrer essencialmente em qualquer superfície da mucosa da cabeça e do pescoço. Os sintomas podem variar de leve dor de garganta a rouquidão, disfagia grave e odinofagia. A dor geralmente é referida à mandíbula ou à orelha. O aumento dos linfonodos cervicais associados também é comum na doença avançada. O sucesso do tratamento depende da detecção precoce por meio de um exame cuidadoso das partes superiores dos sistemas digestório e respiratório, biopsia com exame histopatológico e tratamento agressivo com base no estágio clínico e no local da lesão.

PARALISIA LARÍNGEA

A paralisia laríngea mais frequentemente manifesta-se como paralisia unilateral como resultado de um tumor mediastinal; traumatismo durante cirurgia da tireoide, da artéria carótida ou da coluna cervical anterior; traumatismo contuso ou penetrante; aneurisma aórtico; doença neurológica progressiva; ou causas virais ou idiopáticas. A gravidade do comprometimento pode ser determinada a partir de critérios subjetivos com base nos sintomas do paciente, como respiração ruidosa, aspiração e intolerância aos esforços.

A paralisia unilateral das pregas vocais com prognóstico favorável ocorre após traumatismo fechado, intubação endotraqueal, paralisia idiopática das pregas vocais e paralisia associada a patógenos virais (síndrome de Ramsay Hunt). Nesse cenário, gravidade da aspiração, disfonia e achados eletromiográficos podem ser usados para determinar a escolha do procedimento e o momento da intervenção. A medialização temporária com injeção de colágeno é justificada em pacientes com paralisia unilateral e um bom prognóstico. Pacientes com mau prognóstico de recuperação incluem aqueles com lesão após secção completa do nervo durante uma ressecção cirúrgica de tumor, invasão de nervos cranianos por um tumor, paralisia associada a aneurisma torácico ou paralisia decorrente de transtornos neurológicos progressivos. Em pacientes com baixa probabilidade de recuperação, justifica-se a medialização permanente da prega vocal paralisada.

O comprometimento bilateral da mobilidade das pregas vocais, menos comum, tem as mesmas causas. Seu manejo é mais frequentemente direcionado para a melhora das vias respiratórias porque o sintoma predominante é a obstrução das vias respiratórias.

Grau A Recomendações de grau A

A1. Spinks A, Glasziou PP, Del Mar CB. Antibiotics for sore throat. *Cochrane Database Syst Rev*. 2013;11:CD000023.
A2. Spurling GK, Del Mar CB, Dooley L, et al. Delayed antibiotic prescriptions for respiratory infections. *Cochrane Database Syst Rev*. 2017;9:CD004417.
A3. van Driel ML, De Sutter AI, Habraken H, et al. Different antibiotic treatments for group A streptococcal pharyngitis. *Cochrane Database Syst Rev*. 2016;9:CD004406.
A4. Sadeghirad B, Siemieniuk RAC, Brignardello-Petersen R, et al. Corticosteroids for treatment of sore throat: systematic review and meta-analysis of randomised trials. *BMJ*. 2017;358:1-10.
A5. Morad A, Sathe NA, Francis DO, et al. Tonsillectomy versus watchful waiting for recurrent throat infection: a systematic review. *Pediatrics*. 2017;139:1-11.
A6. Wiksten JE, Pitkaranta A, Blomgren K. Metronidazole in conjunction with penicillin neither prevents recurrence nor enhances recovery from peritonsillar abscess when compared with penicillin alone: a prospective, double-blind, randomized, placebo-controlled trial. *J Antimicrob Chemother*. 2016;71:1681-1687.
A7. Hayward GN, Hay AD, Moore MV, et al. Effect of oral dexamethasone without immediate antibiotics vs placebo on acute sore throat in adults: a randomized clinical trial. *JAMA*. 2017;317:1535-1543.
A8. Burton MJ, Glasziou PP, Chong LY, et al. Tonsillectomy or adenotonsillectomy versus non-surgical treatment for chronic/recurrent acute tonsillitis. *Cochrane Database Syst Rev*. 2014;11:CD001802.

REFERÊNCIAS BIBLIOGRÁFICAS

As referências bibliográficas, bem como os outros materiais suplementares deste livro, encontram-se no GEN-IO, nosso ambiente virtual de aprendizagem.

SEÇÃO 28

CONSULTORIA MÉDICA

402 PRINCÍPIOS DA CONSULTORIA MÉDICA

GERALD W. SMETANA

ABORDAGEM PARA A CONSULTORIA MÉDICA

Um médico generalista ou um médico subespecialista pode receber a solicitação para a realização de uma consultoria[a] por uma diversidade de propósitos. Em algumas situações, uma única consulta será solicitada, ou o parecerista determinará que necessita de apenas uma visita, seja no ambiente hospitalar ou ambulatorial. Mais comumente, a abordagem incluirá uma ou mais visitas de acompanhamento para atender aos objetivos da consultoria sob o ponto de vista do médico, do paciente e do parecerista. O parecerista (consultor) geralmente assume uma das quatro funções: consultor cognitivo, consultor de procedimentos, cogerenciador de cuidado compartilhado ou cogerenciador de cuidado principal. O consultor que atua como cogerenciador continua a cuidar das necessidades do paciente de maneira contínua, tendo o cuidado de coordenar esse comanejo com o papel contínuo do médico solicitante. Por fim, em algumas situações, pode ser mais apropriado que o médico que inicialmente solicitou o parecer não desempenhe mais um papel ativo no cuidado do paciente, mas transfira o cuidado contínuo exclusivamente ao médico consultor.

Sob uma perspectiva prática, consultar colegas, sejam eles generalistas ou subespecialistas, enquadra-se na modalidade de consultoria em um número relativamente limitado de situações.[1] Os cirurgiões podem solicitar uma consultoria médica pré-operatória para avaliar o risco cirúrgico e obter recomendações sobre cuidados peroperatórios (Capítulo 403) ou pós-cirúrgicos, para buscar ajuda no manejo de complicações pós-operatórias específicas ou auxiliar no manejo do paciente a longo prazo. Tanto os médicos clínicos-gerais quanto os subespecialistas procuram a ajuda de um subespecialista com conhecimento específico em problemas fora de sua área de especialização para esclarecer dúvidas. Às vezes, essas solicitações são para procedimentos médicos específicos, mas as solicitações geralmente buscam orientação cognitiva também. Por fim, os não internistas podem demandar consultorias por outras razões que não sejam relacionadas ao cuidado peroperatório. Por exemplo, um psiquiatra pode solicitar um parecer para ajudar a determinar se os sintomas somáticos de um paciente representam condições médicas importantes (Capítulo 406). Na situação de periparto, complicações gestacionais específicas podem exigir uma consultoria médica sofisticada (Capítulo 226).

Cada um desses quadros apresenta desafios diferentes para o médico parecerista. Entretanto, em todas as situações, uma série de princípios gerais se aplicam e podem melhorar a eficácia das consultas. A comunicação entre médicos e demais membros da equipe é crítica para o processo de consultoria em todos os ambientes. O crescente movimento de segurança do paciente desenvolveu as melhores práticas para "transferências" que podem ser aplicadas às consultas.

QUESTÕES RELACIONADAS A CONSULTORIAS ESPECÍFICAS

Um consultor eficaz deve reconhecer o contexto em que um parecer é solicitado e ter o conhecimento necessário. No entanto, vários estudos demonstraram que o médico solicitante e o consultor frequentemente têm opiniões substancialmente diferentes sobre os motivos pelos quais um parecer foi solicitado, e essa desconexão inicial, se houver, tende a condenar qualquer consultoria médica.

Consulta cirúrgica pré-operatória

No quadro de pré-operatório, o médico parecerista não deve "liberar" o paciente para a cirurgia e deve evitar a tentação de fazê-lo, mesmo se solicitado. A liberação pode sugerir incorretamente que o procedimento não tem risco ou que o médico parecerista assumirá a responsabilidade por ter "iludido" o paciente e o cirurgião. Em vez disso, esse profissional deve ajudar a determinar o risco inerente associado ao procedimento proposto ao paciente específico, se o paciente está nas melhores condições possíveis para a cirurgia e se quaisquer intervenções genéricas ou específicas ao paciente reduziriam o risco (Capítulo 403). Uma consultoria eficaz também requer uma base de conhecimento especializada, seja enfocando um sistema de órgão específico ou no risco peroperatório geral (Capítulo 403). Os atributos mais importantes de uma consulta médica pré-operatória são anamnese e exame físico cuidadosos. O exame diagnóstico desempenha apenas um papel secundário nesse contexto. O consultor pode ajudar a evitar testes pré-operatórios desnecessários e repetitivos, que são caros e essencialmente sem nenhum benefício.[2] A interação prejudicada entre parecerista e paciente pode ter um efeito negativo substancial na confiança do paciente no tratamento planejado.

Consulta cirúrgica pós-operatória

Os cirurgiões geralmente solicitam uma consultoria médica pós-operatória quando surge uma complicação que esteja além de sua área de especialização (Capítulo 405). Esses problemas são comumente urgentes, então o objetivo é uma consultoria rápida para a realização de uma intervenção imediata. O manejo desses problemas geralmente não é diferente do manejo em ambientes não cirúrgicos. Outro motivo para a realização de uma consultoria pós-operatória é obter assistência nos cuidados pós-hospitalização ou para facilitar o planejamento de alta sem interrupções. Os consultores devem ajudar na transição para o ambiente ambulatorial ou de cuidado a longo prazo, assumindo funções primárias ou consultivas, conforme apropriado.

Pareceres médicos de clínicos

Consultas complementares entre médicos subespecialistas ou entre um médico subespecialista e um generalista, em qualquer direção, são exemplos de colaboração.[3] Para consultorias de subespecialidade, o objetivo é fornecer o conhecimento e o benefício solicitados sem ultrapassar o domínio de conhecimento do médico solicitante.

O cuidado compartilhado, definido como a participação verdadeiramente conjunta entre médicos da atenção primária e médicos especialistas na prestação de cuidados aos pacientes com doenças crônicas, pode melhorar os resultados de hipertensão, depressão e outras condições médicas.[A1] Por exemplo, um ensaio clínico randomizado de cuidado compartilhado para pacientes com hipertensão arterial e doença renal crônica demonstrou pressão arterial mais baixa e melhor uso de medicamentos hipolipemiantes no grupo de cuidado compartilhado. A consulta de doenças infecciosas também está associada à melhor adesão às medidas de qualidade, redução da mortalidade hospitalar,[4] bacteriemia e outras doenças infecciosas.[5]

Um exemplo crescente de consultoria médica é a situação em que um hospitalista assume a responsabilidade pela internação de um paciente e retorna o paciente ao médico da atenção primária após a alta hospitalar. Nessa interação consultiva, a comunicação direta é crucial, pois a responsabilidade primária pelo cuidado do paciente foi transferida do médico ambulatorial para o médico hospitalar. Essa transferência de responsabilidade não é diferente daquela que ocorre quando um paciente é submetido aos cuidados de um subespecialista para procedimentos como cateterismo cardíaco ou endoscopia gastrintestinal. Problemas semelhantes também surgem quando um paciente criticamente doente, com uma condição como infarto agudo do miocárdio (IAM) complicado (Capítulo 64) ou choque (Capítulos 98, 99 e 100), é tratado principalmente por um especialista médico de cuidados intensivos e, então, espera-se que retorne aos cuidados do médico primário após a alta hospitalar. No entanto, a principal diferença é que o médico hospitalista, ao contrário do consultor subespecialista, normalmente não terá um papel de comanejo contínuo. Em razão do maior risco de descontinuidade, a comunicação efetiva no momento da hospitalização, sempre que surgirem questões-chave durante a hospitalização e no momento da alta, é ainda mais importante no modelo hospitalista do que em outros quadros em que subespecialistas podem assumir mais de uma função de cogerenciamento. Resumos eficazes e abrangentes no momento da alta hospitalar melhoram a continuidade e reduzem o potencial de erros e responsabilidade médico-legal.

---

[a]N.R.T.: No Brasil, o processo de consultoria se denomina *referência* (quando um médico solicita um parecer) e *contrarreferência* (quando o parecerista responde ao médico solicitante).

Equipes de resposta rápida

Uma iniciativa recente de melhoria da qualidade foi o desenvolvimento de equipes de resposta rápida. Essas equipes têm como objetivo reduzir a "falha no resgate", que geralmente precede uma transferência não planejada para uma unidade de terapia intensiva (UTI) ou uma parada cardíaca não UTI. Nesse modelo, uma equipe de consulta pré-especificada atende pacientes hospitalizados com urgência quando uma anormalidade de "gatilho" indica complicações graves potencialmente iminentes. Os gatilhos de ativação para as equipes de resposta rápida variam um pouco entre as instituições, mas há um consenso substancial sobre o que constitui um gatilho apropriado (Tabela 402.1). As equipes de resposta rápida diferem das tradicionais equipes de "código azul" em vários aspectos; o mais importante deles é seu objetivo de resgatar os pacientes antes que ocorra uma situação de crise (Tabela 402.2).

Embora a implementação dessas equipes não tenha reduzido consistentemente a mortalidade hospitalar, a maioria dos ensaios clínicos mostrou redução nas transferências não planejadas para a UTI e no tempo de permanência no hospital. Em uma revisão sistemática, as equipes de resposta rápida reduziram a mortalidade hospitalar em 11% e a mortalidade inesperada em cerca de 50%.[A2]

Essa estratégia de consulta combina especialidades e pode incluir medicina interna geral, medicina hospitalar e médicos de cuidados intensivos, bem como intensivista pulmonar e enfermeiros de UTI. Quando uma consulta de emergência é gerada por um evento desencadeador, o relacionamento do consultor é principalmente com o paciente, e não com o médico de referência.

Tabela 402.1 Gatilhos: critérios para mobilizar um serviço de resposta rápida intra-hospitalar.

SINAIS VITAIS

Frequência cardíaca
- Frequência cardíaca < 40 bpm, especialmente se houver sintomas
- Frequência cardíaca > 140 bpm

Pressão arterial
- Pressão arterial sistólica < 90 mmHg ou > 30 a 40 mmHg abaixo da pressão arterial estável usual do paciente
- Pressão arterial sistólica > 200 mmHg por > 30 min
- Pressão arterial diastólica > 110 mmHg com sintomas

Frequência respiratória
- Frequência respiratória < 8 respirações/min ou > 35 respirações/min
- Início de dispneia acentuada, via respiratória comprometida, cianose

Oxigenação
- Saturação de O_2 < 85% por > 5 min (exceto pacientes com hipoxemia crônica grave)
- Necessidade de O_2 suplementar a 100% ou máscara de não reinalação de O_2

Temperatura
- Temperatura corporal > 39°C ou associada à descompensação aguda

ESTADO NEUROLÓGICO
- Alteração aguda no estado mental
- Novos achados focais
- Convulsões prolongadas ou repetidas
- ≥ 2 pontos de declínio na Escala de Coma de Glasgow

ESTADO GERAL
- Hemorragia incontrolável
- Diminuição da diurese em < 50 mℓ por 4 h

Baseado em critérios de The Joint Commission e em outras fontes. bpm = batimentos por minuto.

Tabela 402.2 Características das equipes de resposta rápida e equipes de códigos tradicionais.

CARACTERÍSTICA	EQUIPE DE CÓDIGO TRADICIONAL	EQUIPE DE RESPOSTA RÁPIDA
Critérios para chamar a equipe	Sem pulso, pressão arterial ou esforço respiratório; não responsivo	Pressão arterial baixa, frequência cardíaca acelerada, dificuldade respiratória, alteração no estado mental
Condições típicas	Parada cardíaca, parada respiratória, obstrução das vias respiratórias	Sepse, edema pulmonar, arritmias, insuficiência respiratória
Composição típica da equipe	Anestesiologista, médico UTI, equipe de medicina interna, enfermagem UTI	Médico UTI, enfermagem UTI, intensivista pulmonar, equipe de medicina interna
Taxa típica de chamadas (número por mil internações)	0,5 a 5	20 a 40
Mortalidade hospitalar	70 a 90%	0 a 20%

UTI = unidade de terapia intensiva. Modificada de Jones DA, DeVita MA, Bellomo R. Rapid-response teams. *N Engl J Med.* 2011;365:139-146.

Consultas para populações especiais

Ao solicitar consultas psiquiátricas ou relativas ao período periparto, o consultor requer conhecimentos especiais para compreender as diferentes expressões dos sinais e sintomas em populações específicas, além de como e quando modificar recomendações médicas típicas em razão de circunstâncias especiais (Capítulos 226 e 406). Embora essas consultas ocasionalmente resultem em comanejo a longo prazo, mais comumente elas giram em torno da resolução de um problema isolado. Além disso, o médico consultor não deve fazer suposições sobre a base de conhecimento do médico solicitante em relação às questões médicas específicas que geram a consulta. O relatório escrito e as comunicações verbais devem ser abrangentes e incluir mais conteúdo médico básico e recomendações específicas do que pode ser típico de uma consulta de um médico subespecialista.

As consultas de subespecialidade solicitadas por médicos da atenção primária podem ser para aconselhamento, procedimento técnico ou cogerenciamento contínuo (Tabela 402.3). Consultorias de clínicos gerais ou médicos de família geralmente seguem as mesmas diretrizes daquelas para internistas. No entanto, uma vez que tanto o treinamento quanto as práticas contínuas de tais médicos podem ou não incluir o mesmo espectro e complexidade da doença encontrada por internistas gerais típicos, o consultor de subespecialidade deve usar o julgamento em relação à consulta inicial e à conveniência de cogerenciamento contínuo.

ESTRATÉGIAS PARA UMA CONSULTORIA EFICAZ

É fundamental que os médicos solicitantes e consultores concordem sobre o motivo da solicitação de consulta. Por exemplo, a natureza da avaliação de um médico consultor pré-operatório é substancialmente diferente se a solicitação for (1) de rotina, (2) para aconselhamento sobre o manejo da insulina peroperatória em um paciente com diabetes tipo 1, ou (3) para auxiliar na determinação de riscos e benefícios de proceder à cirurgia vascular em um paciente de alto risco com doença da artéria coronária e um acidente vascular encefálico (AVE) prévio. Uma comunicação eficaz no momento da solicitação aumentará o valor da consulta e esclarecerá a questão. Quando houver dúvida quanto ao motivo da consulta, o consultor deve falar diretamente com o médico responsável antes de concluir e documentar a avaliação do paciente.

Razões habituais para consultoria médica incluem avaliação do risco peroperatório; interpretação de uma anormalidade laboratorial; ajudar na realização de um procedimento, na obtenção de conselhos ou na seleção de tratamento; e auxílio na prestação de cuidados a longo prazo. Estratégias profiláticas (tromboembolismo venoso, endocardite e infecção de sítio cirúrgico) raramente levam a solicitações de consultoria médica porque são comumente padronizadas para estar em conformidade com as diretrizes práticas das instituições individuais.

Tabela 402.3 Motivos para considerar uma consulta de subespecialidade.

Para fornecer comanejo contínuo, tornando-se um parceiro de cuidados de internação
- Para um problema agudo e instável
- Para uma condição crônica

Para realizar um procedimento (ou aconselhar sobre a possibilidade de realização)
- Diagnóstico
- Terapêutico

Para fornecer aconselhamento ocasional ou periódico
- Orientação de diagnóstico
- Orientação terapêutica
- Tranquilização
- Questões médico-legais

Determinar a questão também ajudará a estreitar o escopo do parecer do consultor e minimizar o número de recomendações. A adesão do médico solicitante a qualquer uma das recomendações feitas pelo consultor é maior para consultas com menos recomendações. Outra estratégia para minimizar o número de recomendações é restringir o parecer a questões pertinentes no momento, de preferência por ordem de importância. Por exemplo, um consultor solicitado para auxiliar no cuidado de uma paciente gestante gravemente doente com síndrome HELLP (hemólise, enzimas hepáticas elevadas e contagem de plaquetas baixa) (Capítulos 151 e 226) não deve fazer também recomendações sobre a importância da cessação do tabagismo (Capítulo 29), embora essa questão seja pertinente depois que a mãe e o filho sobreviveram ao evento agudo.

Os médicos solicitantes também são mais propensos a aderir às recomendações quando o paciente está mais doente, quando a consulta é realizada imediatamente, quando a recomendação é fornecida para instituir terapia específica em vez de realizar mais testes diagnósticos, quando o consultor escreve notas de acompanhamento frequentes e quando os sistemas computadorizados de apoio à entrada de pedidos são usados para transmitir recomendações. Ao fornecer um parecer sobre medicamentos, os consultores devem indicar as doses específicas e a duração do tratamento. Se uma recomendação soar controversa (p. ex., adiar a cirurgia), é sempre preferível falar diretamente com o médico solicitante antes de escrever um boletim da consulta, na esperança de que uma conversa direta forneça uma oportunidade para desenvolver consenso que possa, então, ser refletido no boletim formal. Em um estudo com 323 médicos, os três elementos concebidos como de maior importância em uma solicitação de consulta de alta qualidade foram enquadrar a pergunta, indicar claramente para quem ligar para dar resposta e estabelecer a urgência.

Os consultores devem ter o cuidado de restringir seu parecer à sua área de especialização. Por exemplo, a menos que um medicamento antipsicótico seja contraindicado em razão de um problema médico (Capítulo 406), é mais sensato adiar a tomada de decisão a respeito do tratamento psiquiátrico para o psiquiatra. Um boletim de consulta com palavras fortes, que desaconselha uma estratégia específica, colocará outro médico em uma posição médico-legal difícil se for diferente da prática usual ou recomendada do médico.

Os atributos mais importantes de uma função consultiva são recomendações simples e concisas e uma justificativa claramente definida para a tomada de decisões. O diagnóstico diferencial detalhado é menos importante e o suporte da literatura geralmente é desnecessário.

Relatórios de consulta oportunos melhoram a satisfação do médico e o atendimento ao paciente. Por exemplo, os médicos de atenção primária observam que a falha em receber relatórios dos consultores limita sua capacidade de fornecer cuidados de alta qualidade.

Salerno et al. propuseram modificações dos "Dez Mandamentos" originais de Goldman para consultas eficazes (Tabela 402.4). Essas recomendações servem como um guia útil para os consultores melhorarem a adesão aos seus conselhos e, como resultado, melhorar os resultados dos pacientes. O treinamento interativo específico sobre os princípios da consulta pode aumentar a eficácia da comunicação consultiva.

Tabela 402.4 Diretrizes para ajudar a tornar as consultas eficazes.

Determinar se a meta é obter aconselhamento (e, se for o caso, especificamente para quê) ou ajudar no comanejo contínuo (Tabela 402.2)
Entender a urgência da consulta para que ela seja realizada em tempo hábil, de modo a atender às necessidades do médico solicitante e do paciente
Realizar uma anamnese e um exame físico focados, mas cuidadosos – não confiar nas informações coletadas por outras pessoas
Não reformular as informações em uma nota excessivamente detalhada – enfatizar as questões-chave que sua avaliação reforçou ou descobriu
Certificar-se de que suas recomendações estejam listadas de maneira clara e devidamente detalhadas – por exemplo, indicar medicamentos específicos, doses e durações
Limitar o número total de recomendações para melhorar a adesão.
Indicar como monitorar a eficácia às suas recomendações e como entrar em contato com você com urgência se surgirem problemas
Ajustar seu envolvimento (conselho *versus* comanejo) conforme apropriado, em conjunto com o médico solicitante
Atuar como um colega – ensinar conforme apropriado, mas também procurar aprender
Lembrar-se de que o contato pessoal com o médico solicitante, mesmo que seja breve, pode ser muito mais útil do que as melhores anotações por escrito
Não desaparecer – acompanhar o paciente com a frequência apropriada, em conjunto com o médico solicitante

Para uma discussão mais completa sobre este tópico, ver Goldman L, Lee T, Rudd P. Ten commandments for effective consultations. *Arch Intern Med.* 1983;143:1753-1755; e Salerno SM, Hurst FP, Halvorson S, et al. Principles of effective consultation: an update for the 21 st-century consultant. *Arch Intern Med.* 2007;167:271-275.

SITUAÇÕES DE CONSULTA ESPECIAIS

Consultas de corredor

As consultas informais são comumente chamadas de consultas "de corredor". Hoje em dia, o acesso imediato a referências médicas *online* pode reduzir potencialmente as solicitações de corredor. Consultas em especialidades "cognitivas", como infectologia, reumatologia e endocrinologia, fornecem uma quantidade desproporcional de consultas informais (em comparação com as formais). As consultorias informais podem ocorrer por telefone, por e-mail ou pessoalmente. A consultoria de corredor está arraigada na estrutura da assistência médica.

Tanto os médicos generalistas quanto especialistas participam de uma média de três a quatro consultas de corredor por semana. Essas consultas geralmente envolvem perguntas sobre testes de diagnóstico, planos de tratamento e o valor potencial de uma consulta formal (que sucede cerca de um terço das consultorias de corredor). Para serem eficazes, as consultas de corredor devem ser breves, envolver uma única pergunta e não exigir exame direto do paciente ou registros médicos.

Uma limitação importante das consultas de corredor é que o consultor deve confiar em informações limitadas e de segunda mão do médico solicitante, em vez de dados primários da avaliação direta do paciente. Os consultores relatam que essas informações indiretas são imprecisas em até metade das consultas de corredor. Essa realidade, aliada à falta de compensação financeira, leva a um grau maior de insatisfação com o processo de corredor por parte dos consultores do que dos médicos solicitantes. Os consultores assalariados podem ver um pedido de consulta de corredor mais favoravelmente do que aqueles cujo sustento depende de um modelo de remuneração pago por serviço.

Embora os médicos solicitantes possam perceber um risco médico-legal reduzido quando obtêm e até documentam uma consulta no corredor, os consultores podem temer o risco de responsabilidade por negligência ao oferecerem tal conselho. No entanto, os tribunais têm constatado consistentemente que os consultores de corredor não têm responsabilidade, porque não existe uma relação médico-paciente direta. Em vez disso, a relação é apenas entre o médico solicitante e o consultor.

Consultas eletrônicas

Cada vez mais, os médicos estão usando a comunicação eletrônica, seja como parte de um prontuário eletrônico compartilhado ou por e-mail, para complementar os pedidos de consulta formal.[5b,5c] Uma vantagem óbvia dessa abordagem é que o médico solicitante e o médico consultor podem se comunicar em seus próprios horários. Os benefícios potenciais incluem economia de tempo, redução de custos e melhora da continuidade e do acesso a cuidados especializados. No entanto, a falta de reembolso por essas atividades pode ser uma barreira para as consultas eletrônicas.

Consultas obrigatórias

Em algumas situações, as consultas obrigatórias podem ajudar a impor um padrão de atendimento. Por exemplo, consultas obrigatórias intra-hospitalares para doenças infecciosas com internação obrigatória, como parte de um programa de administração de antimicrobianos, podem melhorar o uso racional de agentes antimicrobianos no hospital e após a alta. Da mesma maneira, instituir consultas de rotina para pacientes com certas condições-sentinela, como diabetes melito, pode melhorar os resultados.

Comanejo

Uma consultoria que começa com um encontro inicial ou um número limitado de visitas de acompanhamento pode evoluir para um comanejo contínuo. Em tal arranjo, o médico consultor torna-se pelo menos igual ao médico solicitante na prestação de cuidados contínuos. Em algumas situações, o consultor pode, de fato, tornar-se o médico principal. Esse arranjo é óbvio em situações em que a consulta foi solicitada especificamente para a prestação de cuidados contínuos. Outros exemplos incluem situações em que um oncologista assume o cuidado principal de um paciente com uma doença maligna ou um nefrologista assume o cuidado principal de um paciente com doença renal em estágio terminal que está sendo mantido em diálise. Em algumas dessas situações, um clínico geral que inicialmente solicitou a consulta pode, então, tornar-se o consultor e proporcionar conselhos sobre cuidados preventivos e ajuda ocasional com problemas médicos intercorrentes.

O comanejo também é cada vez mais comum no ambiente hospitalar. Os consultores médicos podem se tornar cogerentes de pacientes cirúrgicos pós-operatórios, com potencial para melhorar os resultados. Em um ensaio inicial randomizado de pacientes peroperatórios, o comanejo formal, no qual um médico assumia a responsabilidade pelo manejo dos problemas médicos em vez de atuar como consultor, reduziu as complicações pós-operatórias; além disso, enfermeiros e cirurgiões preferiram esse modelo. No entanto, nem todos os estudos mostraram que o comanejo melhora os resultados dos pacientes. Em um estudo de cogerenciamento em um serviço de neurocirurgia, por exemplo, a equipe de enfermagem percebeu melhora substancial na qualidade do atendimento ao paciente e os custos foram reduzidos, mas não houve diferenças na mortalidade, taxas de readmissão ou tempo de internação. Em algumas instituições, a cogestão de pacientes ortopédicos ou cirúrgicos tornou-se rotina e não exige uma solicitação específica de consulta. Os internistas atualmente gerenciam mais de um terço dos pacientes cirúrgicos internados em alguns hospitais.

Em alguns ambientes, o médico da atenção primária ambulatorial pode manter um papel de cogestão, mesmo que um cardiologista cuide de um paciente com IAM, um pneumologista cuide de um paciente na UTI, um hospitalista cuide de um paciente no ambiente médico geral, ou um não internista trate de um problema específico.

RESPONSABILIDADES DO CONSULTOR

O consultor pode ser responsabilizado por duas partes: o paciente e o médico solicitante. Uma abordagem paternalista não é desejável. O consultor não deve limitar sua comunicação ao médico solicitante nem deve negar discussões e recomendações ao paciente. No entanto, o consultor não deve usurpar o papel do médico solicitante, que permanece responsável por reunir informações e conselhos de fontes variadas, bem como por desenvolver um plano integrado com o paciente. Por exemplo, no quadro pré-operatório, o consultor não deve expressar uma opinião final sobre a adequação de prosseguir para a cirurgia sem antes discutir todas as considerações relevantes com o cirurgião de referência. No modelo deliberativo trilateral, o paciente, o médico solicitante e o consultor têm responsabilidades e restrições inerentes aos seus relacionamentos (e-Figura 402.1). Acima de tudo, o papel do consultor é melhorar o atendimento ao paciente e os resultados.

IMPACTO DAS CONSULTORIAS NO RESULTADO PARA O PACIENTE

Poucos estudos controlados investigaram o impacto das consultorias médicas nos resultados. Em um pequeno estudo na década de 1990, uma consulta médica ambulatorial pré-operatória reduziu as hospitalizações desnecessárias (aquelas que não resultaram em cirurgia) em comparação com o tratamento usual (consulta com paciente internado a critério do cirurgião). No ambiente ambulatorial, cerca de 20% dos diagnósticos realizados por consultores especializados podem ser distintamente diferentes daqueles feitos por médicos solicitantes.[6] Outros relatórios indicam que de 5 a 50% das consultas médicas pré-operatórias resultam em alterações no manejo do paciente. Uma consulta geriátrica pré-operatória abrangente também pode reduzir as complicações pós-operatórias e o tempo de internação.[A3]

Grau A Recomendações de grau A

A1. Smith SM, Cousins G, Clyne B, et al. Shared care across the interface between primary and specialty care in management of long term conditions. *Cochrane Database Syst Rev.* 2017;2:CD004910.

A2. De Jong A, Jung B, Daurat A, et al. Effect of rapid response systems on hospital mortality: a systematic review and meta-analysis. *Intensive Care Med.* 2016;42:615-617.

A3. Partridge JS, Harari D, Martin FC, et al. Randomized clinical trial of comprehensive geriatric assessment and optimization in vascular surgery. *Br J Surg.* 2017;104:679-687.

REFERÊNCIAS BIBLIOGRÁFICAS

As referências bibliográficas, bem como os outros materiais suplementares deste livro, encontram-se no GEN-IO, nosso ambiente virtual de aprendizagem.

403 AVALIAÇÃO PRÉ-OPERATÓRIA

STEVEN L. COHN

A cada ano, nos EUA, mais de 25 milhões de procedimentos cirúrgicos de pacientes internados e 25 milhões de procedimentos ambulatoriais adicionais são realizados. Embora mais de um terço desses pacientes cirúrgicos tenham mais de 65 anos, a morbidade e a mortalidade gerais são relativamente baixas, em parte em decorrência de modernas técnicas anestésicas e cirúrgicas. Um aspecto crucial da segurança é a avaliação pré-operatória cuidadosa do paciente, não apenas pelo cirurgião e anestesiologista, mas também, em muitos casos, por um médico consultor geral ou médico subespecialista.

AVALIAÇÃO DE RISCO CIRÚRGICO

Os componentes do risco peroperatório incluem aqueles relacionados ao paciente, ao procedimento, ao cirurgião e à anestesia. O risco anestésico é baixo, com mortalidade inferior a 0,03% em um paciente normal e saudável – classe 1 da American Society of Anesthesiology (ASA) – mas aumentando para 0,2% na classe ASA-2 (doença sistêmica leve), 1,2% na classe 3 (doença sistêmica grave), 8% na classe 4 (doença sistêmica grave que seja uma ameaça constante à vida) e 34% na classe 5 (um paciente moribundo sem expectativa de sobreviver por 24 horas sem cirurgia). Entre os pacientes adultos submetidos à cirurgia não cardíaca de grande porte, morte por todas as causas peroperatórias, infarto agudo do miocárdio (IAM) ou acidente vascular encefálico (AVE) isquêmico agudo ocorrem em 3% das hospitalizações em todo o país.[2] Metanálise sugere que, quando viável, a anestesia regional (seja ela raquidiana ou epidural) pode reduzir as complicações pós-operatórias em comparação com a anestesia geral (Capítulo 404), mas as decisões sobre a técnica anestésica devem ser de responsabilidade do anestesiologista e não fazer parte da consulta médica pré-operatória. Em relação ao cirurgião, os dados apoiam uma "curva de aprendizagem", com melhores resultados quando os procedimentos são realizados por cirurgiões mais experientes e com maior volume de procedimentos.

AVALIAÇÃO DO RISCO GERAL

História clínica e exame físico

A história clínica e o exame físico são os componentes mais importantes na avaliação do risco cirúrgico de um paciente. A consulta deve enfocar os problemas médicos pertinentes, particularmente os sintomas cardiopulmonares e as doenças que estão associadas ao risco e que podem influenciar o manejo peroperatório (Capítulo 402). A importância da história cirúrgica pregressa é determinar se o paciente foi capaz de se submeter a uma cirurgia de grande porte no passado recente ou se apresentou qualquer complicação peroperatória médica ou anestésica que poderia ocorrer novamente. A história social deve avaliar e quantificar a quantidade, a duração e o último uso de tabaco, álcool ou substâncias ilícitas. É importante documentar alergias a medicamentos, alimentos e látex, bem como obter uma lista precisa da prescrição atual do paciente e dos medicamentos sem receita, incluindo doses e adesão. A história familiar é relevante principalmente para verificar quaisquer complicações geneticamente associadas, como hipertermia maligna ou distúrbio hemorrágico. A revisão dos sistemas deve incluir a presença ou ausência de dor torácica e dispneia e a capacidade de exercício do paciente. O exame físico deve incluir sinais vitais, avaliação das vias respiratórias e do estado respiratório, exame cardiovascular e documentação de qualquer déficit neurológico.

Exames pré-operatórios

Os resultados dos exames pré-operatórios de rastreamento em indivíduos saudáveis são geralmente normais e, mesmo quando anormais, raramente afetam o manejo (geralmente < 1%) (Tabela 403.1).[3] As anormalidades mais significativas podem ser previstas a partir das informações clínicas obtidas, que orientam a seleção de exames com base na história, nos achados físicos e no tipo de cirurgia planejada e da anestesia. A maioria dos pacientes submetidos à cirurgia de baixo risco com anestesia regional não requer exames pré-operatórios. A repetição dos exames deve ser evitada se os resultados recentes (dentro de 3 meses) estiverem normais, a menos que a condição ou os medicamentos do paciente tenham se alterado.

Medicamentos peroperatórios

As decisões sobre a continuação de um medicamento no período peroperatório devem considerar a farmacocinética do medicamento (Capítulo 26), bem como seus efeitos sobre a doença primária e risco peroperatório, incluindo potenciais interações com agentes anestésicos. A continuidade de alguns medicamentos é essencial (p. ex., medicamentos cardíacos e corticosteroides), enquanto outros devem ser descontinuados (p. ex., agentes hipoglicemiantes orais) ou ter sua dose alterada (p. ex., insulina e anticoagulantes). Outros medicamentos devem ser iniciados profilaticamente para minimizar o risco peroperatório (p. ex., anticoagulantes para profilaxia contra tromboembolismo venoso [Capítulo 74] e profilaxia antibiótica para infecção de sítio cirúrgico ou endocardite [Capítulo 67]). Frequentemente, os dados são insuficientes ou conflitantes. A Tabela 403.2 resume brevemente as recomendações peroperatórias de "consenso" para as principais classes de medicamentos.

AVALIAÇÃO DO RISCO CARDÍACO

Uma proporção significativa de pacientes que se submetem à cirurgia apresenta doença da artéria coronária conhecida ou fatores de risco para ela, e as complicações cardíacas pós-operatórias ficam atrás apenas das complicações cirúrgicas diretas como causa de mortalidade peroperatória. O objetivo é estratificar os pacientes clinicamente e determinar se testes adicionais, novos medicamentos ou intervenções cardíacas serão benéficos.[4,5]

História clínica e exame físico

Informações importantes incluem qualquer história de doença cardíaca anterior (IAM, angina, insuficiência cardíaca, arritmias, doença valvar), intervenções cardíacas (p. ex., cirurgia de revascularização do miocárdio; intervenção coronária percutânea, incluindo data, indicação, tipo e número de *stents* colocados), avaliação cardíaca (teste não invasivo, angiografia), fatores de risco (hipertensão, diabetes melito, dislipidemia, tabagismo) e doenças associadas (doença arterial periférica, AVE, doença renal crônica e doença pulmonar obstrutiva crônica [DPOC]). O estado atual em relação a dor torácica ou dispneia, capacidade funcional[6] e medicamentos deve ser avaliado. O exame físico serve para confirmar achados no histórico de saúde, bem como para avaliar a gravidade e o controle da doença (p. ex., insuficiência cardíaca, hipertensão, doença valvar). O eletrocardiograma pré-operatório raramente altera o manejo, a menos que demonstre evidências de um IAM recente ou silencioso, mas pode ser útil como base de comparação para os traçados pós-operatórios.

Índices de risco cardíaco

Ao longo dos anos, diversos índices de risco foram propostos para auxiliar a avaliação cardíaca pré-operatória. O mais amplamente utilizado, o índice de risco cardíaco revisado (RCRI; Tabela 403.3), foi desenvolvido a partir da avaliação de vários milhares de pacientes, foi validado em milhares de outros e incorporado às diretrizes de consenso desenvolvidas pelo American College of Cardiology (ACC) e pela American Heart Association (AHA). Essas diretrizes, que são atualizadas periodicamente, usam uma estratégia gradual com base em fatores de risco clínicos, risco específico à cirurgia e capacidade de exercício, combinada com uma abordagem sistemática de teste peroperatório e tratamento em pacientes com doença cardíaca conhecida ou suspeita (Figura 403.1). Como o RCRI pode subestimar o risco em cirurgia vascular de grande porte e não incluir muitos tipos de cirurgias de baixo risco (Tabela 403.4), novos índices de risco foram desenvolvidos. Embora essas alternativas não tenham sido amplamente validadas, as diretrizes atuais recomendam o RCRI ou a calculadora de risco cirúrgico do American College of Surgeons (ACS) (https://riskcalculator.facs.org/RiskCalculator/) ou o MI/cardiac arrest risk calculator derivado do banco de dados National Surgical Quality Improvement (NSQIP) (e-Tabela 403.1).[7] Os níveis pré-operatórios de troponina e de peptídio natriurético cerebral (BNP) são preditores independentes de complicações cardíacas pós-operatórias. Embora não esteja claro como usar esses biomarcadores e se qualquer intervenção baseada nesses números melhorará o resultado, as diretrizes da Canadian Cardiovascular Society (CCS)[8] recomendam medir um nível de BNP em pacientes que têm pontuação RCRI maior que 1 ou qualquer outro fator de risco, e também recomendar 2 a 3 dias de níveis de troponina 1 vez/dia no pós-operatório se o nível de BNP estiver elevado (e-Figura 403.1).

Testes não invasivos

Uma ênfase das diretrizes atuais é minimizar os exames cardíacos, a menos que os resultados possam alterar o manejo. Um ecocardiograma em repouso (Capítulo 49) é indicado para avaliar orovalvopatia em pacientes com

Tabela 403.1 Recomendações de exames laboratoriais pré-operatórios.

EXAME	% ANORMAL	% INFLUÊNCIA NO MANEJO	INDICAÇÕES
Hemoglobina	1,8	0,1	Grande perda de sangue esperada, sintomas de anemia, doença renal crônica
Contagem de leucócitos	0,7	0	Suspeita de infecção, distúrbio mieloproliferativo, medicamentos mielotóxicos
Contagem de plaquetas	0,9	0,02	Diátese hemorrágica, neoplasia mieloproliferativa, medicamentos mielotóxicos
Tempo de protrombina/RNI	0,3	0	Diátese hemorrágica, doença hepática, desnutrição, uso de antibióticos, anticoagulantes
Tempo de tromboplastina parcial (TTPa)	6,5	0,1	Diátese de sangramento, uso de anticoagulante
Eletrólitos	12,7	1,8	Doença renal, medicamentos que afetam os eletrólitos (p. ex., diuréticos, digoxina, inibidor da ECA, BRAs)
Glicose	9,3	0,5	DM conhecido, esteroides, obesidade mórbida
Função renal	8,2	2,6	Doença renal, DM, hipertensão, cirurgia de grande porte, idade avançada, medicamentos que afetam a função renal
Testes de função hepática	0,4	0,1	Doença hepática conhecida, nível de albumina se houver risco de nutrição parenteral pós-operatória
Urinálise	19,1	1,4	Sem indicação, a menos que os sintomas de GU ou instrumentação planejada (embora muitas vezes solicitada antes da substituição da articulação ou cirurgia da coluna)
Eletrocardiograma	29,6 (19,7)	2,6	Cirurgia vascular; cirurgia de risco intermediário com pelo menos um fator de risco RCRI; não indicado em pacientes assintomáticos submetidos a procedimentos de baixo risco ou apenas com base na idade
Radiografia de tórax	21,2 (4,9)	3,0	Suspeita de doença cardiopulmonar aguda com base na história e exame físico

ECA = enzima de conversão da angiotensina; BRA = bloqueador do receptor da angiotensina; DM = diabetes melito; GU = geniturinário; RNI = razão normalizada internacional; RCRI = índice de risco cardíaco revisado (1 ponto cada para doença da artéria coronária; insuficiência cardíaca; acidente vascular encefálico anterior ou ataque isquêmico transitório; diabetes melito sob insulina; creatinina > 2; e cirurgia vascular abdominal, torácica ou suprainguinal) (Tabela 403.3). Modificada de Smetana GW, Macpherson DS. The case against routine preoperative laboratory testing. *Med Clin North Am.* 2003;87:7-40.

Tabela 403.2 Manejo peroperatório das medicações.

CLASSE DE MEDICAMENTOS	RECOMENDAÇÕES
Anticoagulantes (heparinas, varfarina NOACs [novos anticoagulantes orais])*	Manter para uma pequena cirurgia Descontinuar em um intervalo apropriado antes de uma grande cirurgia Considerar anticoagulação "em ponte" para pacientes com alto risco de trombose temporário (Capítulo 76)
Medicamentos antiplaquetários	Manter para uma pequena cirurgia Descontinuar clopidogrel e ticagrelor pelo menos 5 dias antes da cirurgia e prasugrel pelo menos 7 dias antes da cirurgia, exceto em pacientes com implante de *stent* coronário recente Se for interromper o ácido acetilsalicílico (AAS), fazer de 3 a 7 dias antes da cirurgia
Medicamentos cardiovasculares	Continuar a maioria dos agentes Considerar iniciar betabloqueadores em pacientes selecionados com alto risco de morbidade cardíaca peroperatória Suspender os diuréticos na manhã da cirurgia, especialmente se houver sinais de depleção de volume Considerar interromper os inibidores da ECA ou BRAs pelo menos 12 h antes da cirurgia, a menos que o paciente tenha insuficiência cardíaca ou hipertensão não controlada Suspender a tansulosina antes da cirurgia de catarata (síndrome da íris flexível)
Agentes hipolipemiantes	Manter *estatinas* Descontinuar outros agentes
Agentes pulmonares	Manter
Agentes gastrintestinais	Manter
Agentes antidiabéticos (ver texto)	Suspender agentes hipoglicemiantes orais na manhã da cirurgia; reiniciar quando o paciente voltar a comer Para diabetes melito tipo 1, manter alguma forma de insulina (de ação prolongada ou intravenosa) em todos os momentos Para diabetes melito tipo 2, diminuir a dose matinal de insulina intermediária; manter 80 a 100% da insulina basal
Agentes tireoidianos (hipotireoidismo e hipertireoidismo) (ver texto)	Manter a reposição tireoidiana Manter a medicação antitireoidiana e adiar a cirurgia até que o hipertireoidismo seja controlado
Contraceptivos orais, reposição hormonal e SERMs	Podem ser descontinuados 3 semanas antes da cirurgia apenas em pacientes com alto risco de tromboembolismo venoso peroperatório; caso contrário, manter
Corticosteroides (ver texto)	Manter corticosteroides crônicos; aumentar a dosagem para compensar o estresse cirúrgico
Agentes psicotrópicos	Manter ISRSs Manter os antidepressivos tricíclicos, benzodiazepínicos, lítio e antipsicóticos Geralmente, descontinuar os IMAOs 10 a 14 dias antes da cirurgia
Opioides crônicos	Manter; substituir doses equianalgésicas ou maiores para dor cirúrgica
Agentes reumatológicos	Manter metotrexato Descontinuar outros DMARDs e anticitocinas cerca de 2 semanas antes da cirurgia Manter agentes hipouricêmicos
Agentes neurológicos	Manter os medicamentos anticonvulsivantes Manter os agentes antiparkinsonianos Manter os agentes para miastenia *gravis*
Agentes fitoterápicos	Descontinuar todos

*Consultar também as Tabelas 403.5 e 403.6 para obter mais detalhes. BRA = bloqueador do receptor da angiotensina; ECA = enzima de conversão da angiotensina; DMARD = medicamento antirreumático modificador da doença; IMAO = inibidor da monoaminoxidase; SERM = modulador seletivo do receptor de estrogênio; ISRS = inibidor seletivo da recaptação da serotonina. Modificada de Cohn SL, Macpherson DS. Perioperative medication management. In: Cohn SL, Smetana GW, Weed HG, eds. *Perioperative Medicine: Just the Facts*. New York: McGraw-Hill; 2006.

sopros clinicamente suspeitos e para avaliar a função ventricular esquerda em pacientes com insuficiência cardíaca. Exceto para a avaliação da estenose aórtica (ver mais adiante), a ecocardiografia de repouso não é um preditor confiável de eventos cardíacos peroperatórios.

Teste de estresse farmacológico

O teste de estresse farmacológico (dipiridamol ou adenosina com imagem nuclear [Capítulos 50 e 62] ou ecocardiografia com dobutamina [Capítulos 49 e 62]) está indicado quando um paciente que precisa de um teste de estresse não consegue realizar exercícios adequados (ver Tabela 62.5 e Figura 62.6 no Capítulo 62). Ambos os testes têm sensibilidade semelhante para prognosticar complicações isquêmicas peroperatórias, embora a ecocardiografia de estresse apresente menos resultados falso-positivos. No entanto, a experiência local geralmente influencia a seleção do teste. O dipiridamol e a adenosina podem causar broncospasmo e devem ser evitados em pacientes com asma grave ou sintomática ou doença pulmonar obstrutiva, mas são preferidos em pacientes com bloqueio de ramo esquerdo, nos quais a ecocardiografia de esforço ou exercício tem maior probabilidade de apresentar resultados falso-positivos. Quantitativamente, o número e a extensão dos defeitos de reperfusão ou anormalidades do movimento da parede se correlacionam com a gravidade da doença, probabilidade de complicações e necessidade de avaliação adicional por angiografia.

Os pacientes cujas condições clínicas justificam o teste de estresse independentemente da cirurgia planejada devem fazê-lo antes das cirurgias eletivas. Caso contrário, o teste de estresse é recomendado apenas em pacientes com risco elevado de cirurgia não cardíaca e com capacidade funcional ruim (definida como a incapacidade de caminhar dois a quatro quarteirões a 5 a 6,5 km/h em solo nivelado ou subir um lance de escada; ver Tabela 45.5 no Capítulo 45) se os resultados alterarem o manejo do paciente.

Estratégias de redução de risco para doença cardíaca isquêmica

Terapia farmacológica

Os betabloqueadores podem reduzir o risco de IAM peroperatório, mas com o efeito colateral de aumentar o risco de AVE e sem evidências de redução da mortalidade geral. Em pacientes que não apresentam risco muito alto de IAM peroperatório, os betabloqueadores provavelmente aumentam o risco.[A1-A3] Não há dados suficientes que comprovem ser útil iniciar betabloqueadores antes da cirurgia em pacientes com isquemia de risco intermediário a alto em teste de estresse ou com três ou mais fatores de risco RCRI desconhecidos. Além disso, é mais provável observar quaisquer benefícios quando os betabloqueadores são iniciados pelo menos 1 semana antes da cirurgia em uma dose baixa e titulada para uma frequência cardíaca de 55 a 70 bpm. Até que mais evidências estejam disponíveis, parece prudente evitar iniciar a administração de betabloqueadores imediatamente antes da cirurgia e evitá-los em cirurgias de emergência, doença cerebrovascular prévia ou sepse, mas continuar com os betabloqueadores em pacientes que já os estejam tomando.

Nem a clonidina[A4] nem o AAS[A5] são benéficos para reduzir eventos cardíacos peroperatórios, exceto que a continuação do AAS parece ser benéfica para pacientes que implantaram *stent* coronário previamente e pacientes submetidos à endarterectomia carotídea.[9,10] Dados limitados sobre antagonistas de cálcio profiláticos ou nitratos não mostraram benefícios relevantes na prevenção de complicações após cirurgia não cardíaca. As estatinas (Capítulo 195) reduzem a inflamação endovascular e estabilizam a placa endotelial. Os dados atuais sugerem que elas podem estar associadas à redução das complicações cardíacas pós-operatórias, devem ser continuadas no peroperatório e devem ser iniciadas no pré-operatório em pacientes que preencham os critérios para o uso contínuo (Capítulo 195).[A6] O manejo agressivo de fluidos para otimizar o débito cardíaco é controverso e estudos recentes não mostram nenhuma vantagem clara quando adicionados à terapia medicamentosa padrão.[A7]

Terapias invasivas

A revascularização coronária profilática em pacientes que apresentam sintomas cardíacos estáveis, sem estenose aórtica e que não atendam aos critérios padrão para o procedimento (Capítulo 62) não reduz o IAM peroperatório, morte em 30 dias ou mortalidade a longo prazo em média de 2,7 anos em pacientes que recebem tratamento médico adequado. A

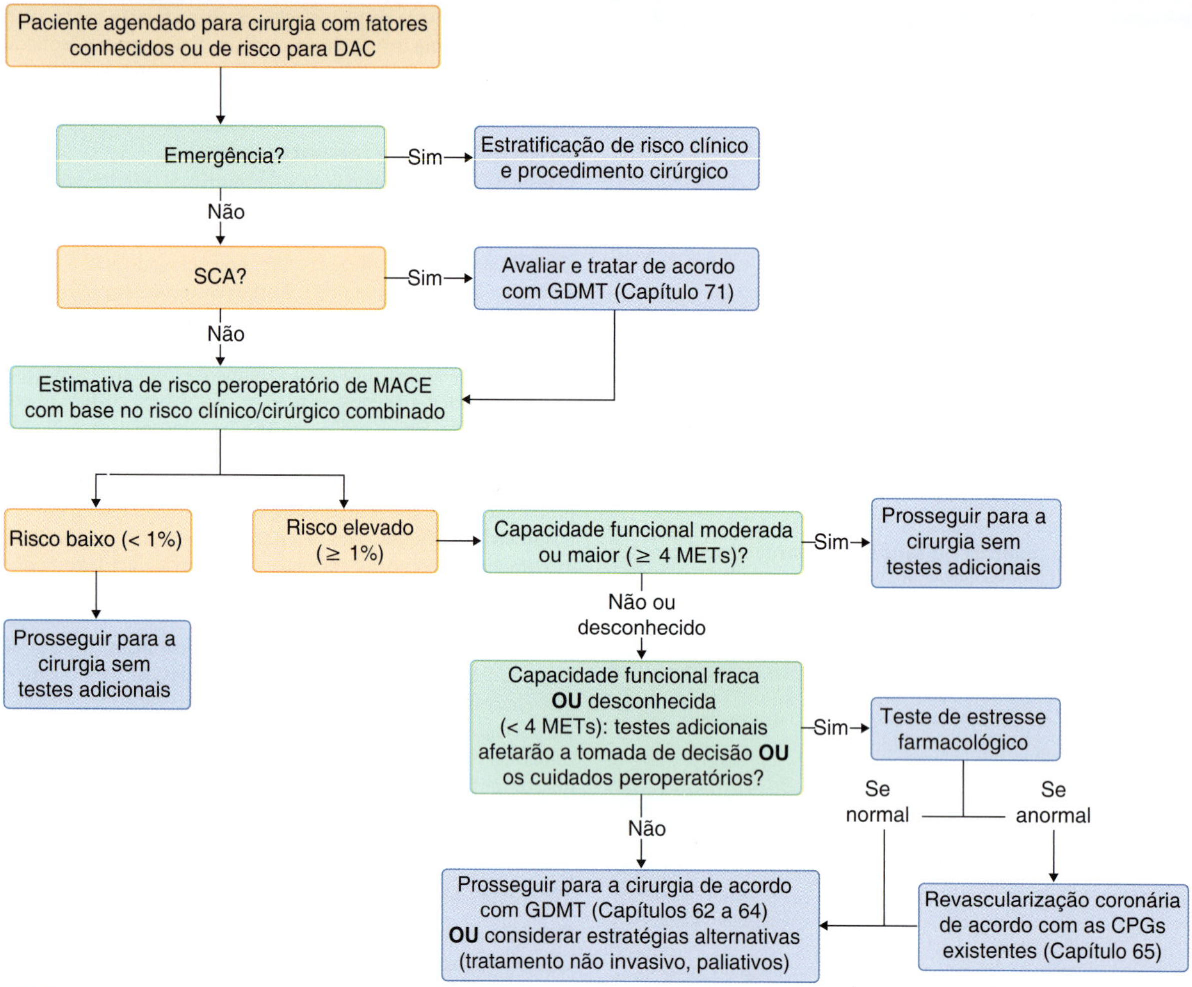

FIGURA 403.1 **Abordagem em etapas para avaliação cardíaca peroperatória para doença da artéria coronária (DAC).** SCA = síndrome coronariana aguda (Capítulo 63); CPGs = diretrizes de prática clínica; GDMT = terapia médica orientada por diretrizes; MACE = evento cardíaco adverso maior; METs = equivalentes metabólicos. Os investigadores do estudo METS relataram que o uso de pontuações no *Duke Activity Status Index* (DASI) é mais preciso para avaliação de risco pré-operatório do que uma avaliação clínica subjetiva pelo médico (Wijeysundera DN, Pearse RM, Shulman MA, et al.; METS study investigators. Assessment of functional capacity before major non-cardiac surgery: an international, prospective cohort study. *Lancet*. 2018;391:2631-2640.). (Modificada de Fleisher LA, Fleischmann KE, Auerbach AD, et al. 2014 ACC/AHA guideline on perioperative cardiovascular evaluation and management of patients undergoing noncardiac surgery: executive summary: a report of the American College of Cardiology/American Heart Association Task Force on Practice Guidelines. *J Am Coll Cardiol*. 2014;64:2373-2405.)

Tabela 403.3 Fatores clínicos importantes na avaliação do risco cardíaco peroperatório.

CRITÉRIOS DO ÍNDICE DE RISCO CARDÍACO REVISADO*
Cardiopatia isquêmica definida como histórico de infarto agudo do miocárdio, teste ergométrico positivo, queixa atual de dor torácica considerada secundária à isquemia miocárdica, uso de terapia com nitrato ou ondas Q patológicas no eletrocardiograma
Ou pelo menos dois dos seguintes:
Insuficiência cardíaca definida como presença de B_3 (terceira bulha) ou estertores bilaterais no exame físico ou edema pulmonar na radiografia de tórax
Doença cerebrovascular definida como história de ataque isquêmico transitório ou história de acidente vascular encefálico (AVE)
Diabetes melito insulinodependente
Insuficiência renal crônica definida como creatinina basal de 2 mg/dℓ ou superior
Cirurgia de alto risco definida como cirurgia vascular intratorácica, intra-abdominal ou suprainguinal

*Lee TH, Marcantonio ER, Mangione CM, et al. Derivation and prospective validation of a simple index for prediction of cardiac risk of major noncardiac surgery. *Circulation*. 1999;100:1043-1049.

Tabela 403.4 Riscos de vários procedimentos cirúrgicos.

RISCO ALTO (MUITO ELEVADO) (RISCO CARDÍACO > 5%)
Cirurgia vascular de grande porte
Cirurgias emergenciais de grande porte
Procedimentos prolongados com grandes deslocamentos de fluidos ou perda significativa de sangue
RISCO INTERMEDIÁRIO (MAS ELEVADO) (RISCO CARDÍACO 1 a 5%)
Procedimentos intraperitoneais ou intratorácicos
Endarterectomia carotídea
Correção endovascular de aneurisma de aorta
Cirurgia de cabeça e pescoço
Procedimentos ortopédicos
Cirurgia de próstata
BAIXO RISCO (RISCO CARDÍACO < 1%)
Cirurgias superficiais
Cirurgia de catarata
Cirurgia de mama
Cirurgia ambulatorial

revascularização coronariana pré-operatória é indicada apenas se o paciente atender aos critérios para angiografia coronariana ou revascularização independente da necessidade de cirurgia.

Em pacientes com *stent* coronário recente, o risco incremental de um evento cardíaco aumenta em 3,5% e diminui para 1% em 6 meses e permanece estável depois disso, com a maior parte do risco mais alto no primeiro mês após a colocação do *stent*. Para pacientes com *stents* convencionais, os dados sugerem que a cirurgia eletiva deve ser adiada por 4 a 6 semanas após o implante do *stent* em razão do risco de trombose intra-*stent* quando a terapia antiplaquetária dupla com AAS e um inibidor P2Y12 é interrompida precocemente ou em decorrência do risco alternativo para sangramento se a cirurgia for realizada em pacientes que fazem uso de terapia antiplaquetária (Capítulo 65). Para *stents* farmacológicos, a cirurgia eletiva deve ser adiada por, pelo menos, 3 meses (se o risco de adiamento da cirurgia for maior do que o de trombose do *stent*) e de preferência 6 meses, se possível, para que os pacientes possam concluir um regime ininterrupto de terapia antiplaquetária dupla.[11] Os *stents* de nova geração apresentam risco menor de eventos cardíacos, e durações mais curtas da terapia antiplaquetária dupla estão sendo avaliadas. No entanto, o risco é maior para *stents* colocados em função de um IAM, e a terapia antiplaquetária dupla deve ser continuada por 12 meses nesse cenário. Para angioplastia com balão sem implante de *stent*, geralmente recomenda-se um retardo de 2 semanas. Se for necessário descontinuar a terapia antiplaquetária, o clopidogrel geralmente é descontinuado 5 a 7 dias antes do procedimento não cardíaco, o prasugrel é interrompido 7 dias antes e o ticagrelor interrompido 5 dias antes, enquanto o AAS é continuado, se possível. Se o AAS também precisar ser descontinuado, geralmente é interrompido aproximadamente 5 a 7 dias antes da cirurgia, mas durações mais curtas estão sendo avaliadas.[12]

Outras doenças cardiovasculares

Insuficiência cardíaca

A *insuficiência cardíaca*, um importante fator de risco para cirurgia não cardíaca hospitalar ou ambulatorial,[12b] requer tratamento e otimização antes da cirurgia (Capítulo 53). Pacientes com insuficiência cardíaca sistólica, fração de ejeção reduzida ou sintomas de insuficiência cardíaca apresentam maior risco. O uso rotineiro de *cateteres de artéria pulmonar* não reduz a morbidade ou mortalidade em pacientes submetidos à cirurgia não cardíaca eletiva. Embora um nível elevado de BNP seja um fator de risco, não há evidências de que o tratamento para diminuir o nível de BNP ou o uso de betabloqueadores reduzirá as complicações pós-operatórias em pacientes com insuficiência cardíaca.

Cardiopatia valvar

Pacientes com *estenose aórtica sintomática*, que atendem aos critérios para troca valvar (Capítulo 66), independentemente da necessidade de cirurgia, devem ser submetidos à troca valvar antes da cirurgia não cardíaca eletiva. No entanto, os pacientes geralmente sobrevivem à cirurgia não cardíaca com cuidados intensificados se recusarem a troca valvar ou se o tempo não permitir.[13] Uma área valvar aórtica assintomática de 1 a 1,5 cm^2 acarreta um risco mais alto de complicações peroperatórias, mas é uma indicação para monitoramento mais cuidadoso do que exigir cirurgia pré-operatória valvar. Pacientes com regurgitação da valva mitral grave também apresentam maior risco de complicações cardiovasculares pós-operatórias. A profilaxia para endocardite (Capítulo 67) é apropriada para pacientes com valvas cardíacas mecânicas, endocardite prévia, cardiopatia congênita complexa ou doença valvar em um receptor de transplante cardíaco submetido a procedimentos invasivos dentários ou respiratórios superiores (Capítulo 67).

Hipertensão arterial

Hipertensão com pressão arterial inferior a 110 mmHg diastólica ou 180 mmHg sistólica sem lesão significativa de órgão-alvo não aumenta o risco de complicações cardíacas peroperatórias mais significativas. Mesmo quando a pressão arterial diastólica pré-operatória é mais alta, dados limitados sugerem que a cirurgia é segura após terapia anti-hipertensiva adicional.

Arritmias cardíacas

Embora os pacientes com arritmias tenham risco peroperatório mais alto, o risco é maior porque as arritmias geralmente são marcadores de doenças cardíacas mais graves ou causam problemas hemodinâmicos. Os pacientes com taquiarritmias e bradiarritmias hemodinamicamente significativas geralmente devem ser tratados fora do contexto cirúrgico (Capítulos 58 e 59), exceto pela circunstância especial de anticoagulação no ambiente peroperatório (Capítulo 76).

AVALIAÇÃO DO RISCO PULMONAR

As complicações pulmonares pós-operatórias são tão comuns quanto as cardíacas e estão associadas a morbidade e mortalidade significativas. As principais complicações incluem insuficiência respiratória (p. ex., reintubação, ventilação mecânica prolongada), pneumonia, atelectasia que demanda broncoscopia e, em menor grau, broncospasmo ou exacerbação da DPOC exigindo tratamento e tempo de internação prolongado. Muitas complicações pulmonares pós-operatórias decorrem de exageros das adaptações usuais pós-operatórias da função pulmonar: volumes pulmonares diminuídos, disfunção diafragmática, incompatibilidades ventilação-perfusão e *shunt*, hipoventilação, hipoxemia e mecanismos de defesa prejudicados. Os fatores de risco pulmonar podem ser divididos em fatores relacionados ao paciente e relacionados ao procedimento; entre os últimos, inclui-se tipo de cirurgia, anestesia e fatores relacionados.[14] Vários índices de risco foram desenvolvidos para prever complicações pulmonares pós-operatórias, incluindo ARISCAT (e-Tabela 403.2), mas não são amplamente usados.

Fatores relacionados ao paciente

A *DPOC* (Capítulo 82) aumenta o risco de complicações pulmonares pós-operatórias em aproximadamente duas vezes, dependendo da sua gravidade, enquanto a asma bem controlada (Capítulo 81) não aumenta o risco. Os tabagistas ativos apresentam risco mais alto, principalmente relacionado ao número de maços de cigarros fumados; parar de fumar pelo menos 4 a 8 semanas antes da cirurgia pode reduzir o risco. A *apneia obstrutiva do sono* (Capítulo 377), tipicamente associada à obesidade, confere risco mais alto de complicações das vias respiratórias, incluindo hipercapnia e hipoxemia. Pacientes obesos apresentam risco aumentado de atelectasia. Os pacientes devem ser rastreados no pré-operatório para apneia obstrutiva do sono usando uma abordagem como STOP-BANG (acrônimo, em inglês, de ***s**noring, **t**iredness, **o**bserved apnea, **p**ressure, **BMI**, **a**ge, **n**eck circumference, **g**ender*) (e-Tabela 403.3). Uma pontuação de 5 ou mais sugere apneia obstrutiva do sono moderada a grave e risco aumentado de hipoventilação e complicações pós-operatórias.[15,16] Idade avançada, estado funcional ruim, hipertensão pulmonar, estado mental alterado e estado imunológico suprimido decorrente do uso crônico de esteroides, uso abusivo de álcool ou diabetes melito também podem aumentar o risco de complicações pulmonares pós-operatórias.

Fatores relacionados ao procedimento

Os preditores mais importantes de complicações pulmonares pós-operatórias são o tipo de cirurgia e a proximidade da incisão cirúrgica com o diafragma. A função pulmonar diminui em aproximadamente 50% após procedimentos intratorácicos e abdominais superiores, e não retorna totalmente ao normal por várias semanas. A cirurgia abdominal inferior está associada à diminuição de 25% na função pulmonar. Os procedimentos laparoscópicos podem estar associados a taxas mais baixas de complicações pulmonares pós-operatórias e menor tempo de internação do que os procedimentos abertos. A anestesia neuroaxial (seja peridural ou raquidiana) pode estar associada à diminuição do risco quando comparada à anestesia geral, mas a decisão sobre o tipo de anestesia a ser usado cabe ao anestesiologista. Cirurgia de emergência, duração prolongada da anestesia ou cirurgia (> 2 a 6 horas) e o uso de sonda nasogástrica pós-operatória de rotina aumentam o risco de complicações pulmonares pós-operatórias.

Testes de função pulmonar

Em geral, os testes de função pulmonar (Capítulo 79) não são melhores preditores de complicações pulmonares do que a avaliação de risco clínico. Esses testes podem ser mais úteis na avaliação do risco de cirurgia de ressecção pulmonar, quando podem predizer a função da massa pulmonar remanescente. No entanto, mesmo um volume expiratório forçado previsto pós-operatório no primeiro segundo (VEF_1) de menos de 800 mℓ para ressecção pulmonar, o que pressupõe risco muito alto de morte ou ventilação mecânica prolongada, não é uma contraindicação absoluta para a cirurgia. A avaliação da gasometria arterial pré-operatória também é pouco benéfica na previsão de complicações pulmonares pós-operatórias. O teste de esforço cardiopulmonar para consumo máximo de oxigênio é útil para avaliar pacientes de alto risco antes da cirurgia de ressecção pulmonar.

Estratégias de redução de risco

Infelizmente, muitos dos fatores de risco para complicações pulmonares pós-operatórias não podem ser modificados. Broncodilatadores inalatórios (beta-agonistas e anticolinérgicos) e esteroides podem otimizar o estado respiratório de pacientes com DPOC e asma. Antibióticos de amplo espectro devem ser usados para tratar exacerbações causadas por infecção bacteriana. A fisioterapia respiratória torácica e o treinamento muscular inspiratório podem ser úteis, principalmente para cirurgia torácica.A8 O tabagismo deve ser interrompido pelo menos 8 semanas antes da cirurgia, se possível.

As manobras de expansão pulmonar (espirometria de incentivo ou exercícios de respiração profunda) podem melhorar a função pulmonar, minimizar a atelectasia e reduzir o risco, especialmente para cirurgia torácica e abdominal superior. O controle da dor (Capítulo 27) melhora a função pulmonar, permitindo uma respiração mais profunda. A analgesia peridural e a analgesia intravenosa controlada pelo paciente reduzem as complicações pulmonares pós-operatórias e, quando possível, são preferíveis aos narcóticos parenterais. Os bloqueadores neuromusculares de longa ação devem ser evitados, e o uso seletivo, em vez do rotineiro, de uma sonda nasogástrica também pode diminuir o risco.

CONDIÇÕES ENDÓCRINAS

Diabetes melito

Os principais riscos associados à cirurgia em pacientes diabéticos são complicações cardíacas e infecções da ferida. As complicações provavelmente estão mais relacionadas a doenças associadas e envolvimento de órgãos-alvo (doença da artéria coronária, doença renal crônica e neuropatia autonômica) do que ao nível glicêmico propriamente dito. Níveis significativamente elevados de glicose podem prejudicar a cicatrização de feridas e interferir nos mecanismos de defesa dos leucócitos. No entanto, as recomendações atuais sugerem um nível-alvo de glicose de 140 a 180 mg/dℓ em vez de um controle peroperatório rígido.

Pacientes cujo diabetes melito é controlado por dieta requerem apenas monitoramento peroperatório da glicemia (punção digital para checar glicemia capilar) com cobertura de insulina de curta ação conforme a necessidade. Os pacientes que tomam hipoglicemiantes orais (Capítulo 216) não devem tomá-los na manhã da cirurgia e devem ser monitorados com cobertura de insulina em escala progressiva conforme a necessidade. Os pacientes que fazem uso de insulina geralmente recebem de metade a dois terços da sua insulina de ação intermediária usual na manhã da cirurgia e, em seguida, recebem insulina de ação curta em uma escala progressiva de reposição e a dose de correção com base no monitoramento digital (Capítulo 216). A insulina intravenosa contínua, que proporciona controle glicêmico mais rígido, mas está associada a mais episódios de hipoglicemia e requer um ambiente monitorado, normalmente é usada em pacientes submetidos à cirurgia cardíaca e em pacientes criticamente enfermos. Em geral, a insulina basal de ação prolongada deve ser continuada, mas sua dose pode ser reduzida em pacientes com controle rígido, hipoglicemia prévia ou doença renal crônica. Independentemente do modo de tratamento, o monitoramento frequente do nível de glicose é essencial.

Corticosteroides exógenos e insuficiência suprarrenal

O estresse da cirurgia ativa o eixo hipotálamo-hipófise-suprarrenal (HPSR), que, por sua vez, estimula a liberação do hormônio adrenocorticotrófico (ACTH) e a secreção subsequente de cortisol (Capítulo 214), mas um paciente que esteja recebendo corticosteroides exógenos pode apresentar supressão do eixo HPSR e não ser capaz de responder adequadamente a esse estresse. Como resultado, podem ocorrer hipotensão e choque.

Em geral, uma dose diária equivalente a 5 mg ou menos de prednisona (Capítulo 214), terapia de ação curta em dias alternados ou corticosteroides administrados por menos de 3 semanas não causam supressão de HPA clinicamente significativa; portanto, nenhuma terapia suplementar está indicada. Por outro lado, doses superiores a 20 mg/dia de prednisona por mais de 3 semanas geralmente suprimem o eixo HPSR e demandam corticosteroides suplementares peroperatórios. Em pacientes que estão sob regimes de dosagem intermediários ou que fizeram uso de grandes doses no último ano, mas não estão recebendo corticosteroides ou estão usando doses mais baixas atualmente, as opções são realizar um teste de estimulação com ACTH (cosintropina [cortrosina]), se o tempo permitir, e tratar apenas os pacientes com uma resposta inadequada (Capítulo 214) ou prescrever corticosteroides suplementares empiricamente.

Quando o uso de corticosteroides suplementares é considerado apropriado, a terapia a curto prazo adaptada ao nível de estresse esperado pode fornecer proteção sem efeitos adversos na cicatrização de feridas e com problemas a curto prazo de intolerância à glicose e retenção de fluidos. Para procedimentos menores ou anestesia regional, a abordagem recomendada é fornecer a dose usual ao paciente antes da cirurgia, sem suplementação adicional. Para estresse cirúrgico moderado (p. ex., colecistectomia aberta, cirurgia vascular de membro inferior), uma abordagem razoável é 50 mg de hidrocortisona por via intravenosa (IV) antes da cirurgia, seguida de 25 mg a cada 8 horas por 1 a 2 dias e, em seguida, a dose usual do paciente. Para grande estresse cirúrgico, os pacientes geralmente recebem 75 a 100 mg de hidrocortisona IV antes da indução da anestesia, seguidos de 50 mg a cada 8 horas por 1 a 3 dias até a redução do período estressante e, em seguida, sua dose habitual.

Tireopatias

Um paciente com hipertireoidismo não tratado ou diagnosticado de maneira inadequada está potencialmente em risco de tempestade tireoidiana no pós-operatório. A cirurgia eletiva deve ser adiada em pacientes sintomáticos ou com taquicardia em repouso até que estejam eutireóideos. O tratamento de um paciente tireotóxico submetido à cirurgia urgente ou de emergência inclui uma combinação de betabloqueadores, agentes antitireoidianos e iodo para controlar a frequência cardíaca em repouso para menos de 90 bpm, bem como suplementação profilática de corticosteroide, conforme usado para tempestade tireoidiana (Capítulo 213). Por outro lado, os pacientes com hipotireoidismo leve a moderado toleram a cirurgia razoavelmente bem.[17] Pacientes com hipotireoidismo acentuadamente sintomáticos devem ser tratados com levotiroxina (T_4) oral por várias semanas antes da cirurgia eletiva. Para cirurgia de emergência, liotironina intravenosa (T_3) ou T_4 (200 a 300 μg IV, depois 50 a 100 μg/dia) e corticosteroides suplementares (hidrocortisona, 100 mg IV, depois 25 a 50 mg a cada 6 horas) devem ser administrados. O coma mixedematoso é uma complicação rara da cirurgia.

DOENÇA HEPÁTICA

O teste pré-operatório de rotina da função hepática não é recomendado, mas a cirurgia eletiva deve ser evitada em pacientes com hepatite viral aguda, alcoólica ou induzida por substâncias. Pacientes com hepatite crônica leve estável toleram bem o processo cirúrgico.

Pacientes com doença hepática alcoólica ou cirrose apresentam risco de complicações pós-operatórias, incluindo sangramento, infecção, má cicatrização de feridas e delírio. A gravidade da doença, de acordo com a avaliação dos critérios de Child-Turcotte-Pugh e a pontuação MELD (Modelo para Doença Hepática em Estágio Terminal) (Capítulo 145), pode ser usada para estimar o risco; a escala MELD é considerada mais preditiva do resultado. A classe C de Child e a pontuação MELD maior que 15 são preditores de risco muito alto, e a cirurgia eletiva geralmente é contraindicada. O tratamento agressivo da coagulopatia, da ascite e da encefalopatia é indicado antes da cirurgia.

PROBLEMAS HEMATOLÓGICOS

A anemia pré-operatória, mesmo em grau leve, está independentemente associada a um risco mais alto de morbidade e mortalidade em 30 dias em pacientes submetidos à cirurgia não cardíaca de grande porte, mas os pacientes operados geralmente toleram níveis de hemoglobina tão baixos quanto 7 g/dℓ. A transfusão pré-operatória não deve ser executada apenas pelo nível de hemoglobina, mas também deve-se considerar a perda de sangue esperada do procedimento cirúrgico e as condições de comorbidade do paciente. Para pacientes com doença cardiopulmonar, no entanto, a meta de 9 a 10 g/dℓ pode ser apropriada para cirurgia de grande porte. A9

Pacientes sem história pessoal ou familiar de sangramento anormal não requerem exames pré-operatórios da função de coagulação, mas aqueles com esse histórico devem ser avaliados. Idealmente, o tempo de protrombina deve estar dentro de 3 segundos do controle (razão normalizada internacional < 1,5), o tempo de tromboplastina parcial dentro de 10 segundos do controle e a contagem de plaquetas acima de, pelo menos, 50 mil, dependendo do tipo de cirurgia.

A abordagem da anticoagulação peroperatória para prevenir o tromboembolismo é descrita no Capítulo 76. Para pacientes que já fazem uso de anticoagulação com varfarina para fibrilação atrial, a ponte peroperatória com heparina de baixo peso molecular para a prevenção de tromboembolismo arterial não reduz o risco de tromboembolia arterial, mas aumenta significativamente o risco de sangramento de grande porte. A10 Recomendações peroperatórias para pacientes de alto risco (p. ex., valva protética mecânica ou AVE, ataque isquêmico transitório ou embolia sistêmica nas 12 semanas anteriores) dependem dos riscos a curto prazo de tromboembolismo e sangramento (Tabela 403.5),[18] mas, mesmo assim, a necessidade de terapia de transição tem sido questionada, pois o risco de sangramento com anticoagulação pós-operatória precoce pode superar qualquer benefício potencial.[18b] O uso de novos anticoagulantes orais (dabigatrana, rivaroxabana, apixabana e edoxabana) evita a necessidade de terapia de transição em razão da meia-vida mais curta e início de ação mais rápido em comparação com a varfarina (Tabela 403.6). Eles podem ser interrompidos mais perto do momento da cirurgia, mas devem ser iniciados no pós-operatório somente após a hemostasia adequada ter sido estabelecida, geralmente 48 a 72 horas após a cirurgia de grande porte. Idarucizumabe (duas infusões IV consecutivas com 2,5 g ou dois bólus IV consecutivos de 2,5 g cada) é um antídoto eficaz para dabigatrana, enquanto andexanet (administrado como um bólus mais uma infusão) pode reverter com segurança a atividade anticoagulante de apixabana e rivaroxabana em minutos em pacientes com sangramento com risco à vida (Capítulo 76).

DISTÚRBIOS RENAIS

A doença renal crônica é um fator de risco independente para eventos cardiovasculares e morte no pós-operatório. Pacientes com doença renal crônica geralmente apresentam outras comorbidades e também podem manifestar anormalidades hídricas e eletrolíticas, anemia e diáteses hemorrágicas, que devem ser tratadas e otimizadas antes da cirurgia. Nem AAS nem clonidina administrada no peroperatório reduzem o risco de lesão renal aguda.[A11] Pacientes mantidos em diálise devem ser submetidos à diálise preferencialmente no dia anterior à cirurgia para otimizar seu *status* de volume, prevenir hiperpotassemia e minimizar alterações agudas no equilíbrio ácido-básico.

Tabela 403.5 Abordagem sugerida para anticoagulação no peroperatório.

PACIENTE
Baixo risco tromboembólico/baixo risco de sangramento
• Continuar a terapia anticoagulante com RNI na faixa terapêutica
Alto risco tromboembólico
• Suspender o AVK (varfarina) 5 dias antes do procedimento (assumindo RNI 2 a 3)
• Iniciar a terapêutica com HBPM 2 vezes/dia ou HNF IV 36 a 48 h após a interrupção da varfarina
• Administrar a última dose de HBPM pelo menos 24 h antes ou de HNF IV pelo menos 4 a 6 h antes da cirurgia
• Retomar HBPM ou HNF na dose pré-procedimento 24 a 72 h após o procedimento, dependendo do risco de sangramento
• Retomar a terapia anticoagulante com AVK 12 a 24 h após a cirurgia, de acordo com o estado hemostático
• Continuar com HBPM ou HNF até que a RNI retorne aos níveis terapêuticos
Risco tromboembólico intermediário
• Individualizar a necessidade de anticoagulação de ponte

AVK = antagonista da vitamina K; HBPM = heparina de baixo peso molecular; RNI = razão normalizada internacional; IV = via intravenosa; HNF = heparina não fracionada. Modificada de Douketis JD, Spyropoulos AC, Spencer FA, et al. Perioperative management of antithrombotic therapy: antithrombotic therapy and prevention of thrombosis, 9th ed. American College of Chest Physicians Evidence-Based Clinical Practice Guidelines. *Chest.* 2012;141:e326S-350S e Doherty JU, Gluckman TJ, Hucker WJ, et al. 2017 ACC expert consensus decision pathway for periprocedural management of anticoagulation in patients with nonvalvular atrial fibrillation: a report of the American College of Cardiology Clinical Expert Consensus Document Task Force. *J Am Coll Cardiol.* 2017;69(7):871-898.

PROBLEMAS NEUROLÓGICOS E GERIÁTRICOS

O risco de AVE pós-operatório em pacientes não selecionados após cirurgia geral é inferior a 0,5%, mas pacientes com história de AVE ou fibrilação atrial, pacientes idosos e aqueles submetidos à cirurgia vascular, especialmente cirurgia cardíaca e da carótida, têm maior risco.[19] Pacientes com sopro carotídeo sintomático requerem investigação adicional e possível intervenção antes da cirurgia eletiva (Capítulo 379). Não há evidências que apoiem a intervenção pré-operatória em pacientes com sopros assintomáticos antes de cirurgia não cardíaca. A recomendação geral é adiar a cirurgia eletiva por, pelo menos, 1 a 3 meses após o AVE, embora alguns dados sugiram esperar até 9 meses.

Os idosos correm maiores riscos de apresentar diversos resultados pós-operatórios ruins. Comprometimento cognitivo (Capítulos 24 e 25), fragilidade (Capítulo 21), desnutrição e institucionalização prévia estão todos associados a um pior prognóstico.[20]

Grau A Recomendações de grau A

A1. Wijeysundera DN, Duncan D, Nkonde-Price C, et al. Perioperative beta blockade in noncardiac surgery: a systematic review for the 2014 ACC/AHA guideline on perioperative cardiovascular evaluation and management of patients undergoing noncardiac surgery: a report of the American College of Cardiology/American Heart Association Task Force on practice guidelines. *J Am Coll Cardiol.* 2014;64:2406-2425.

A2. Blessberger H, Kammler J, Domanovits H, et al. Perioperative beta-blockers for preventing surgery-related mortality and morbidity. *Cochrane Database Syst Rev.* 2018;3:CD004476.

A3. Hajibandeh S, Hajibandeh S, Antoniou SA, et al. Effect of beta-blockers on perioperative outcomes in vascular and endovascular surgery: a systematic review and meta-analysis. *Br J Anaesth.* 2017;118:11-21.

A4. Devereaux PJ, Sessler DI, Leslie K, et al. Clonidine in patients undergoing noncardiac surgery. *N Engl J Med.* 2014;370:1504-1513.

A5. Devereaux PJ, Mrkobrada M, Sessler DI, et al. Aspirin in patients undergoing noncardiac surgery. *N Engl J Med.* 2014;370:1494-1503.

A6. Antoniou GA, Fisher RK, Georgiadis GS, et al. Statin therapy in lower limb peripheral arterial disease: systematic review and meta-analysis. *Vascul Pharmacol.* 2014;63:79-87.

A7. Pearse RM, Harrison DA, MacDonald N, et al. Effect of a perioperative, cardiac output-guided hemodynamic therapy algorithm on outcomes following major gastrointestinal surgery: a randomized clinical trial and systematic review. *JAMA.* 2014;311:2181-2190.

A8. Katsura M, Kuriyama A, Takeshima T, et al. Preoperative inspiratory muscle training for postoperative pulmonary complications in adults undergoing cardiac and major abdominal surgery. *Cochrane Database Syst Rev.* 2015;10:CD010356.

A9. Docherty AB, O'Donnell R, Brunskill S, et al. Effect of restrictive versus liberal transfusion strategies on outcomes in patients with cardiovascular disease in a non-cardiac surgery setting: systematic review and meta-analysis. *BMJ.* 2016;352:1-11.

A10. Douketis JD, Spyropoulos AC, Kaatz S, et al. Perioperative bridging anticoagulation in patients with atrial fibrillation. *N Engl J Med.* 2015;373:823-833.

A11. Garg AX, Kurz A, Sessler DI, et al. Perioperative aspirin and clonidine and risk of acute kidney injury: a randomized clinical trial. *JAMA.* 2014;312:2254-2264.

REFERÊNCIAS BIBLIOGRÁFICAS

As referências bibliográficas, bem como os outros materiais suplementares deste livro, encontram-se no GEN-IO, nosso ambiente virtual de aprendizagem.

Tabela 403.6 Manejo pré-operatório dos anticoagulantes orais mais recentes.

FÁRMACOS	DEPURAÇÃO DA CREATININA (mℓ/min)	MEIA-VIDA (h)	QUANDO INTERROMPER O ANTICOAGULANTE ANTES DA CIRURGIA: RISCO CIRÚRGICO DE SANGRAMENTO PADRÃO	QUANDO INTERROMPER O ANTICOAGULANTE ANTES DA CIRURGIA: RISCO CIRÚRGICO DE GRANDE SANGRAMENTO*
Dabigatrana	> 50	13 a 15	1 dia†	2 dias†
	31 a 50	18	2 dias	3 dias
	≤ 30	27	3 dias	4 dias
Rivaroxabana	> 30	7 a 11	1 dia	2 dias
	≤ 30	?	2 dias	3 dias
Apixabana	> 30	8 a 14	1 dia	2 dias
	≤ 30	?	2 dias	3 dias
Edoxabana	> 50	10 a 14	1 dia	2 dias
	≤ 50	?	2 dias	3 dias

*Os exemplos incluem neurocirurgia e cirurgia da coluna, cardíaca, abdominal e vascular. †Isso significa 1 dia inteiro ou 2 dias inteiros. Por 1 dia inteiro, a última dose é administrada 36 horas antes da cirurgia; por 2 dias inteiros, seria administrada 60 horas antes da cirurgia; e assim por diante, nesta Tabela.

404

CONSIDERAÇÕES GERAIS SOBRE ANESTESIA

JEANINE P. WIENER-KRONISH E LEE A. FLEISHER

Anualmente, nos EUA, mais de 40 milhões de procedimentos, incluindo procedimentos ambulatoriais, que requerem anestesia são realizados. Além disso, muitos procedimentos invasivos fora da sala de cirurgia, como na endoscopia gastrintestinal e salas de eletrofisiologia, são realizados com sedação profunda ou anestesia geral. Com técnicas modernas, a anestesia causa ou contribui para a mortalidade de cerca de 1 em cada 20 mil pacientes saudáveis. Embora a mortalidade peroperatória mundial atribuível à anestesia tenha diminuído em mais de 90% nas últimas décadas, a taxa geral de mortalidade pós-operatória de pacientes internados permanece em torno de 4%, com grandes variações mesmo entre países desenvolvidos. Embora a mortalidade diretamente atribuível à anestesia seja baixa, o manejo peroperatório ideal e as estratégias de redução de risco podem minimizar as complicações relacionadas à doença primária do paciente e ao estresse da cirurgia. Os protocolos para melhorar a recuperação após a cirurgia são um exemplo de estratégias de redução de risco.

AVALIAÇÃO PRÉ-OPERATÓRIA

Aspectos importantes da avaliação do risco pré-operatório incluem o tipo de cirurgia a ser realizada, a condição médica subjacente do paciente e as demandas específicas de anestesia (Capítulo 403). Além disso, uma série de outras questões são relevantes para o manejo e a avaliação anestésica.

Avaliação das vias respiratórias

A avaliação das vias respiratórias é sempre necessária, mesmo que estejam previstos anestesia regional ou cuidados de monitoramento da anestesia (anestesia regional com sedação), pois complicações inesperadas ou comprometimento dos reflexos das vias respiratórias podem levar à necessidade de suporte ventilatório de emergência. O dispositivo de máscara laríngea para vias respiratórias permite que muitos pacientes sejam ventilados facilmente, mas é importante avaliar a capacidade de intubação do paciente, bem como a capacidade de ventilar. A prevalência de intubação difícil é de cerca de 6% para pacientes não obesos e as razões para a dificuldade incluem patologia das vias respiratórias (p. ex., tumores, cirurgia anterior), mobilidade reduzida da coluna cervical, apneia obstrutiva do sono ou a relação anatômica entre a laringe e a traqueia. Embora o videolaringoscópio ofereça visualizações aprimoradas da laringe e seja usado em muitos pacientes que precisam de intubação difícil ou de emergência,[A1] o dispositivo não melhora o sucesso em mãos inexperientes, assim como seu uso evita complicações.[A2] As intubações difíceis podem ser mais bem realizadas por médicos especialistas em vias respiratórias e que podem personalizar a escolha entre os vários métodos de intubação.[A3] Os critérios para extubação em pacientes pós-operatórios são semelhantes aos de outros pacientes que recebem ventilação mecânica (Capítulo 97). Pacientes idosos com comorbidades mais graves, especialmente doença cardíaca ou pulmonar de base, são mais propensos a necessitar de reintubação pós-operatória, que está associada a um aumento de nove vezes na mortalidade.

REAÇÕES MEDICAMENTOSAS

Hipertermia maligna

A hipertermia maligna (Capítulo 406) caracteriza-se por hiperpirexia aguda, que se desenvolve durante ou imediatamente após a anestesia geral. Os canais que regulam a duração e a amplitude do efluxo de cálcio do retículo sarcoplasmático são os receptores de rianodina, que existem sob três isoformas. Mutações de ganho de função que afetam RyR1, o receptor expresso principalmente no músculo esquelético, estão presentes em 1 em cada 15 mil a 50 mil pessoas e estão associados a maior sensibilidade ao halotano e à cafeína, rabdomiólise por esforço (Capítulo 105),[2] hipertermia maligna e doença núcleo central e anomalias hemorrágicas. Mais de 80 mutações distintas foram detectadas, e a mutação do canal de sódio do músculo esquelético adulto (SCN4A) também pode causar essa síndrome. Pacientes com mutações que predispõem à hipertermia maligna funcionam normalmente em condições de repouso, mas a exposição a anestésicos voláteis, incluindo halotano, isoflurano, enflurano, desflurano e sevoflurano, ou exposição a um relaxante muscular despolarizante, succinilcolina, pode precipitar contraturas musculares potencialmente fatais, aumento da frequência cardíaca e da temperatura corporal, rabdomiólise, mioglobinúria e acidose metabólica. A taxa de mortalidade é de 80% em pacientes não tratados, mas de cerca de 5% com o tratamento atual. Observa-se que a succinilcolina causa liberação de mioglobina do músculo em pequenas quantidades, mesmo em pacientes normais. Os pacientes com hipertermia maligna não respondem de modo previsível aos agentes desencadeantes, e alguns pacientes com hipertermia maligna apresentaram sintomas mais leves de hipertermia maligna após a administração de agentes não desencadeantes. Atualmente, a hipertermia maligna ocorre frequentemente em formas silenciadas, provavelmente em razão da redução do uso de succinilcolina pelos anestesiologistas, a consciência diagnóstica de hipertermia maligna por anestesiologistas, o uso rotineiro de monitores de dióxido de carbono para que aumentos no dióxido de carbono expiratório sejam detectados rapidamente e a disponibilidade de dantroleno. Se houver suspeita de hipertermia maligna por meio da obtenção de uma história familiar de eventos adversos com a administração de anestesia ou quando um paciente tem uma reação suspeita de hipertermia maligna, uma biopsia muscular geralmente é obtida para teste de contratura *in vitro*, que avalia as respostas de contratura muscular à cafeína ou ao halotano. Investigações genéticas também são recomendadas, mas a hipertermia maligna não pode ser excluída apenas com base em exames genéticos, em razão da diversidade de mutações e genes que podem estar envolvidos nessa síndrome. A Malignant Hyperthermia Association of the United States (http://www.mhaus.org) está disponível para informações ao público e, nos EUA, e toda a equipe médica pode obter informações 24 horas por dia na linha direta de hipertermia maligna, 1-800-MHHYPER ou 1-800-644-9737.

Duas outras miopatias congênitas raras associadas a mutações do RyR1 constituem a doença do núcleo central e doença *multiminicore*. Pacientes com doença do núcleo central apresentam hipotonia infantil; uma biopsia muscular é necessária para o diagnóstico definitivo. A doença *multiminicore* é uma miopatia congênita não progressiva na qual os bebês apresentam hipotonia, oftalmoplegia e artrogripose. Essas crianças desenvolvem escoliose e, eventualmente, podem necessitar de ventilação crônica. Aconselha-se evitar agentes desencadeadores para essas síndromes e para pacientes com outras miopatias. Acredita-se que a hipertermia maligna e a doença do núcleo central sejam herdadas como doenças autossômicas dominantes, mas uma extensa análise genética revelou fenótipos sobrepostos.

TRATAMENTO

Dantroleno é o fármaco de escolha para prevenir e reverter os sintomas da hipertermia maligna.[3] Esse fármaco diminui a sensibilidade muscular à cafeína, reduz a liberação de cálcio do retículo sarcoplasmático e produz fraqueza muscular. O dantroleno vem em frascos de 20 mg e deve ser dissolvido em água estéril; a dose recomendada é 2,5 mg/kg administrada rapidamente até 10 mg/kg, repetida a cada 5 a 10 minutos até o desaparecimento dos sintomas. Outros tratamentos para hipertermia maligna incluem descontinuar o uso de qualquer anestésico volátil; hiperventilar o paciente e administrar oxigênio a 100%; administração de bicarbonato para acidose grave; controlar febre e manter a temperatura abaixo de 39°C sem causar hipotermia, usando fluidos gelados, resfriamento de superfície e de cavidades corporais, se necessário. A temperatura e os sinais vitais do paciente, o débito urinário, as enzimas musculares, a glicose, os exames de coagulação, o equilíbrio ácido-básico e as trocas gasosas devem ser monitorados por 48 horas e observados por 72 horas para garantir que não haja recrudescência.

Inibidores da monoaminoxidase e toxicidade da serotonina

Os anestesiologistas costumam perguntar se os pacientes estão recebendo inibidor da monoaminoxidase (IMAO) em razão de suas muitas interações medicamentosas com analgésicos em pacientes peroperatórios. A toxicidade da síndrome serotoninérgica tem características semelhantes às da hipertermia maligna e deve ser diferenciada dela. A toxicidade serotoninérgica é caracterizada como uma tríade de hiperatividade neuromuscular (tremor, clônus, mioclonia, hiper-reflexia e rigidez piramidal), hiperatividade autonômica (diaforese, febre, taquicardia e taquipneia) e estado mental alterado (agitação, excitação e confusão). Pode ser precipitada pela coadministração de IMAO e inibidores seletivos da recaptação da serotonina (ISRS). Os pacientes que estão usando ISRSs apresentam mortalidade peroperatória geral mais alta, taxa de readmissão mais alta em 30 dias e maior probabilidade de sangramento. Rigidez, aumento dos níveis de dióxido de carbono arterial e febre acima de 38,5°C estão associados à toxicidade potencialmente fatal. O *ecstasy*, ou 3,4-metilenodioximetanfetamina (MDMA), combinado com os IMAOs, incluindo a moclobemida, pode ser fatal, porque atua como liberador de serotonina. Tramadol, usado para o alívio da dor, e venlafaxina, um antidepressivo, agem como liberadores de serotonina e estão associados à toxicidade quando usados em pacientes que fazem uso concomitante de IMAO.

Anafilaxia no período peroperatório

A incidência de reações de hipersensibilidade potencialmente fatais durante a anestesia é de 1:4 mil a 1:25 mil. A anafilaxia é causada por reações mediadas por imunoglobulina E (IgE) (Capítulo 238), enquanto as reações anafilactoides produzem o mesmo quadro clínico, mas não são mediadas por IgE. A anafilaxia durante a anestesia pode se manifestar como colapso cardiovascular, obstrução das vias respiratórias, rubor ou edema da pele, isoladamente ou combinados; portanto, uma história cuidadosa de quaisquer reações alérgicas anteriores a medicamentos e a natureza da reação devem ser obtidas pelo anestesiologista e outros membros da equipe peroperatória. Agentes bloqueadores neuromusculares, como succinilcolina, e analgésicos opioides podem causar liberação não imune de histamina partir dos mastócitos e produzir uma síndrome clínica semelhante. Antibióticos, protamina e transfusões de sangue (Capítulo 167), todos administrados rotineiramente durante as cirurgias, também podem provocar diversas reações sistêmicas. Cerca de 75% das reações de hipersensibilidade peroperatória parecem surgir em virtude de relaxantes musculares, especialmente rocurônio e vecurônio, com uma taxa de mortalidade de 3 a 6%. Em pacientes com reações alérgicas aparentes, geralmente o teste cutâneo é realizado e os níveis de IgE normalmente são obtidos para determinar se o paciente teve uma reação alérgica a um medicamento peroperatório.

Alergias ao látex

Para pacientes sensibilizados (Capítulo 238), a exposição mesmo a pequenas quantidades de partículas contendo látex é suficiente para induzir uma reação anafilática grave. Um ambiente cirúrgico sem látex, no qual não são usadas luvas de látex ou acessórios de látex, é fundamental para pacientes com alergia conhecida. Os testes cutâneos com extratos de látex devem ser considerados em pacientes com alto risco de alergia ao látex. O tratamento agressivo precoce com epinefrina é crítico se ocorrer anafilaxia grave.

MANEJO INTRAOPERATÓRIO

Existem três classes gerais de anestesia: anestesia geral, anestesia regional e cuidados monitorados. Os mesmos medicamentos frequentemente são usados para anestesia geral e cuidados monitorados da anestesia; o alcance das duas condições diferentes requer conhecimento da farmacocinética dos medicamentos (Tabela 404.1).

Anestesia geral

A anestesia geral pode ser obtida com um regime medicamentoso equilibrado que induz a perda de consciência, que pode variar de uma sedação profunda, exigindo apenas suporte das vias respiratórias, a estados que exigem suporte ventilatório total em decorrência da fraqueza e de perda do impulso respiratório. Tanto fármacos intravenosos[4] quanto inalatórios podem ser usados para induzir e manter a anestesia geral. Em contraste, os cuidados monitorados da anestesia denotam um estado no qual os pacientes ainda podem controlar suas vias respiratórias, não precisam de suporte ventilatório, mas ficam sonolentos, têm menos dor e podem ficar amnésicos. A quantidade de anestesia necessária para atingir a inconsciência varia de acordo com a função cerebral do paciente e pode ser titulada usando eletroencefalografia.

De modo geral, não há evidências de que os principais eventos cardíacos pós-operatórios sejam diferentes dependendo se os pacientes de cirurgia não cardíaca recebem anestesia geral, raquidiana ou epidural.A4

Tabela 404.1 Abordagens anestésicas comuns para vários tipos de cirurgia em órgãos intra-abdominais ou intratorácicos.

CIRURGIA EM ÓRGÃOS INTRA-ABDOMINAIS OU INTRATORÁCICOS
Exemplos: cirurgia cardíaca, ressecções pulmonares, *bypass* gástrico Anestesia geral geralmente administrada porque a ventilação mecânica é frequentemente necessária Os medicamentos incluem pré-medicação para ansiedade com midazolam, anestesia geral com anestésicos voláteis (desflurano, sevoflurano, óxido nitroso), bloqueio neuromuscular e analgésicos opioides* Anestesia e analgesia peridural também usadas; exemplos incluem ropivacaína, lidocaína, com fentanila
CIRURGIA EM MEMBROS
Exemplos: prótese de quadril, joelho, cirurgia de pé ou braço Pode ser realizado com anestesia peridural ou raquidiana (raquianestesia), dependendo do membro. Exemplos de medicamentos incluem tetracaína, lidocaína, ropivacaína e fentanila ou morfina Pode realizar bloqueio axilar ou escaleno; exemplos incluem lidocaína e ropivacaína Para controle da dor pós-operatória: pode realizar bloqueios regionais, que deixam o cateter posicionado, incluindo bloqueio do nervo femoral, bloqueio do nervo axilar
CIRURGIA DE CATARATA – ANESTESIA REGIONAL NO OLHO COM OU SEM SEDAÇÃO
Exemplos de medicamentos usados para sedação incluem midazolam e fentanila

*Inclui o uso de opioides administrados no intraoperatório com efeitos que se estendem até a unidade de recuperação pós-anestésica (URPA) ou período pós-operatório, opioides administrados na URPA ou opioides administrados ou destinados a serem administrados após a alta da URPA.

No entanto, o manejo cuidadoso do paciente hipertenso,[5] tanto pela individualização da manutenção da pressão arterial sistólica dentro de 10% da pressão arterial sistólica de repouso do paciente como pelo uso de norepinefrina intraoperatória, pode reduzir o risco de disfunção orgânica pós-operatória em casos de pacientes de risco alto.A5

Propofol

Propofol, um alquilfenol, possivelmente é o anestésico intravenoso mais frequentemente usado para indução da anestesia e é frequentemente usado para manutenção da anestesia durante procedimentos curtos ou para obter sedação profunda durante os cuidados monitorados de anestesia. É lipossolúvel e rapidamente eliminado do compartimento central, por isso é eliminado rapidamente mesmo após longos períodos de infusão contínua. No entanto, a depuração do propofol é alterada por sexo (os homens apresentam taxas de depuração mais baixas do que as mulheres), tamanho (crianças requerem doses mais altas), idade (pacientes idosos têm taxas de depuração diminuídas e são mais afetados pelo fármaco) e narcóticos, que diminuem sua eliminação. Em razão de sua predileção por causar apneia, o propofol deve ser administrado apenas por alguém com experiência no manejo das vias respiratórias. O propofol também diminui a pressão arterial; a injeção é dolorosa e pode precipitar a mioclonia. Grandes quantidades de propofol podem causar a síndrome de infusão de propofol, que está associada a cardiomiopatia, acidose metabólica, miopatia esquelética, hiperpotassemia, hepatomegalia e lipemia. Apesar desses problemas, o propofol é frequentemente usado porque sua recuperação ocorre em minutos, mesmo após ser administrado como infusão contínua prolongada, em contraste com a duração mais longa dos efeitos do medicamento observada após a administração de outros sedativos intravenosos.

O propofol foi sugerido como o agente preferencial para pacientes ambulatoriais saudáveis submetidos à colonoscopia, porque leva a alta mais precoce e maior satisfação do paciente em comparação com outros agentes.A6 No entanto, a grande variabilidade das práticas anestésicas para endoscopia levou a questões sobre o custo-benefício dessa prática.[6]

Midazolam

O midazolam, um benzodiazepínico que produz relaxamento muscular por meio de um mecanismo central, é hipnótico, sedativo, ansiolítico, amnésico e anticonvulsivante. Seus efeitos amnésicos e anticonvulsivantes são mediados por receptores de ácido gama-aminobutírico A ($GABA_A$) contendo subunidade α_1, e o relaxamento ansiolítico e muscular é mediado por receptores $GABA_A$ contendo subunidade α_2. Apenas 20% da ocupação do receptor são necessários para produzir ansiólise, enquanto a inconsciência requer 60%. A administração de benzodiazepínicos a longo prazo produz tolerância, que parece diminuir a ligação e a função do receptor. Os benzodiazepínicos causam depressão dose-dependente do sistema respiratório, com efeito de pico em 3 minutos e depressão significativa persistindo por 60 a 120 minutos. A taxa de administração do medicamento afeta o início da depressão: quanto mais rápido o medicamento é administrado, mais rapidamente ocorre a depressão respiratória. Os benzodiazepínicos e os opioides parecem produzir depressão respiratória cumulativa, incluindo apneia. Ao contrário do propofol, os benzodiazepínicos usados isoladamente diminuem a pressão arterial apenas modestamente. Outros medicamentos, particularmente os que afetam a enzima 3A4 do citocromo P-450 (incluindo antifúngicos azólicos, inibidores de protease do vírus da imunodeficiência humana [HIV] e bloqueadores dos canais de cálcio), afetam a depuração do midazolam e prolongam sua meia-vida significativamente. Existem vários relatos de amnésia prolongada em pacientes com HIV que receberam midazolam para sedação consciente. O midazolam também apresenta um metabólito ativo e é frequentemente associado ao delírio em pacientes idosos (Capítulo 25), por prejudicar a memória implícita e relacional.

Opioides

Os opioides são classificados como de ocorrência natural (morfina, codeína), semissintéticos (heroína) e sintéticos (metadona, fentanila, remifentanila). Eles podem ser administrados por via intravenosa e no espaço neuroaxial (epidural ou espinal). Existem quatro receptores opiáceos (mu, kappa, delta e receptores nociceptina), que são receptores acoplados à proteína G. A exposição crônica a agonistas leva a mecanismos de adaptação celular que provavelmente estão envolvidos em tolerância, dependência e abstinência. Clinicamente, os agonistas mu são usados quase exclusivamente; os agonistas mu incluem morfina, fentanila e meperidina. Os analgésicos opioides são administrados para aliviar a dor, mas têm outros efeitos importantes, incluindo depressão respiratória, diminuição do esvaziamento gástrico, náuseas e vômitos, sedação, constipação intestinal, prurido, dependência e tolerância, quando administrados repetidamente. Quando os opioides são administrados com propofol ou benzodiazepínicos, há um efeito depressivo sinérgico na respiração, daí a razão para monitorar pacientes que recebem medicamentos para sedação consciente. A taxa de uso prolongado de opioides após a cirurgia é de aproximadamente 3%, e as características associadas ao uso prolongado incluem idade mais jovem, menor renda familiar, diabetes melito, insuficiência cardíaca e doença pulmonar. O recente foco no tratamento da dor como um marcador da satisfação do paciente e da suposta qualidade do hospital pode ser um dos impulsionadores da recente crise de opioides. Por exemplo, 70% dos pacientes virgens de opioide que se submetem a procedimentos cirúrgicos de baixo risco preenchem uma receita de hidrocodona/paracetamol ou oxicodona/paracetamol dentro de 7 dias após a alta ou a data do procedimento.[7] Os médicos devem ter cuidado para evitar prescrições de opiáceos desnecessárias e limitar as prescrições a alguns dias. Essas limitações das prescrições de opioides peroperatórias tornaram-se prioridade tanto para os sistemas de saúde quanto para os reguladores estaduais.

Quetamina

A quetamina é singular entre os agentes intravenosos, pois apresenta propriedades analgésicas e diminui a tolerância aos opiáceos. O metabolismo da [RS]-quetamina para [2,6R]-hidroxinorquetamina [HNK] é necessário e suficiente para exercer ações antidepressivas em camundongos; seus efeitos antidepressivos são independentes do receptor *N*-metil-D-aspartato (NMDA), mas envolvem a ativação precoce e sustentada dos receptores do ácido α-amino-3-hidroxi-5-metil-4-isoxazol-propiônico (AMPA). A quetamina produz analgesia relacionada à dose, que pode ser profunda mesmo quando os pacientes conseguem manter os olhos abertos, respirar espontaneamente e proteger suas próprias vias respiratórias com deglutição conservada e reflexo da tosse. Os efeitos colaterais incluem aumento do lacrimejamento, salivação e tônus muscular. A quetamina aumenta o fluxo sanguíneo cerebral, pode aumentar a atividade convulsiva e pode produzir reações psicológicas indesejáveis; esses efeitos adversos estão relacionados à dose e podem ser minimizados pelo uso concomitante de benzodiazepínicos. A quetamina também é um relaxante do músculo liso brônquico e pode prevenir o broncospasmo induzido experimentalmente. A quetamina geralmente está associada a aumento da pressão arterial, frequência cardíaca e débito cardíaco. Essas características tornam a quetamina um fármaco útil para sedar pacientes com instabilidade hemodinâmica e depressão.[8] Infusões de quetamina (22 mg/h por 4 dias ou 0,35 mg/kg/h por 4 horas diárias por 10 dias) podem ser usadas como adjuvante para reduzir a necessidade de opioides pós-operatórios.[9]

Dexmedetomidina

A dexmedetomidina é um α_2-agonista altamente seletivo, que está associado a menos depressão respiratória e a um comportamento mais cooperativo do que o propofol. A dexmedetomidina também causa hipnose, analgesia, simpatólise e inibição da secreção de insulina. A dexmedetomidina induz sedação com padrão respiratório e alterações eletroencefalográficas semelhantes ao sono natural. Mesmo altas concentrações de dexmedetomidina estão associadas à preservação da respiração espontânea; no entanto, quando a dexmedetomidina é administrada em combinação com agentes simpatolíticos ou colinérgicos, há alto risco de bradicardia extrema e parada sinusal. A dexmedetomidina está associada a menos amnésia do que os benzodiazepínicos. Embora propofol e benzodiazepínicos comumente tenham sido usados em pacientes criticamente enfermos para conseguir sedação para procedimentos ou para manutenção de ventilação mecânica, a dexmedetomidina parece apresentar vantagens significativas sobre os benzodiazepínicos, pois pode fornecer mais conforto com um perfil de segurança semelhante e diminuir o tempo que pacientes de cuidados intensivos ficam na ventilação mecânica.

Anestésicos gasosos inalatórios

Os anestésicos gasosos inalatórios incluem desflurano, sevoflurano, isoflurano e óxido nitroso, bem como halotano, que atualmente é raramente usado nos EUA. Os anestésicos gasosos inalatórios são absorvidos pelo epitélio respiratório e pelas membranas mucosas do sistema respiratório, e são excretados principalmente pela expiração. O acesso à circulação é quase instantâneo em razão da grande superfície pulmonar. Os efeitos farmacológicos desses anestésicos dependem principalmente da ventilação alveolar, da relação ventilação-perfusão, gases coadministrados, fluxo de gases e das propriedades físico-químicas do gás anestésico, e não da quantidade do fármaco administrado, extensão e taxa de absorção, ligação proteica, excreção, secreção ou metabolismo. Com base nas evidências disponíveis, nenhum agente inalatório parece ser superior a outro.

Todos os agentes inalatórios, com exceção do óxido nitroso, causam depressão cardiovascular dependente da dose. Hepatotoxicidade grave, que resultou em descontinuação do uso dos anestésicos clorofórmio, tetracloreto de carbono e tricloroetileno, leva à necrose hepática fatal em 1 em 10 mil pacientes anestesiados com halotanos. Esse problema parece ocorrer com muito menos frequência com isoflurano e desflurano. A hepatotoxicidade leve por halotano é autolimitada e pode ocorrer com uma única exposição, enquanto a hepatite fulminante por halotano ocorre somente após múltiplas exposições ao medicamento, apresenta alta taxa de mortalidade (50%) e está associada a anticorpos para antígenos alterados pelo halotano.

O óxido nitroso, que é o único agente não halogenado ainda usado, não é metabolizado em tecidos humanos. Oxida irreversivelmente o átomo de cobalto da vitamina B_{12}, inibindo a atividade da enzima metionina sintase dependente da cobalamina. Indivíduos com deficiência de vitamina B_{12} ou com mutações da metionina sintase podem apresentar risco de lesão neurológica por óxido nitroso, que não deve ser usado em pacientes sob risco. A exposição a altas concentrações de mais de 10^3 ppm pode estar associada ao aumento da incidência de abortos e à diminuição da fertilidade; portanto, a exposição deve ser evitada em pacientes de risco. O óxido nitroso é seguro em grandes cirurgias não cardíacas. A anestesia geral pode ser alcançada apenas administrando-se combinações de fármacos junto com óxido nitroso para atingir os efeitos desejados. Com base nas evidências disponíveis, nenhum anestésico geral parece ser superior ao outro.

Bloqueadores neuromusculares

Os bloqueadores neuromusculares são usados para paralisar os músculos para facilitar a intubação endotraqueal e a ventilação mecânica, para diminuir os tremores durante a hipotermia induzida ou para melhorar as condições para uma cirurgia ideal. A succinilcolina causa despolarização prolongada da junção neuromuscular, resultando na falha em gerar um potencial de ação. Dentro de 9 a 13 minutos após 1 mg/kg de succinilcolina, 90% da força muscular é restaurada. O início muito rápido e o rápido retorno da função muscular tornam a succinilcolina um fármaco útil para intubações difíceis. Os efeitos adversos da succinilcolina incluem hiperpotassemia, mialgia, espasmo do masseter, bradicardia sinusal e ritmos nodais e aumento da pressão intraocular.

A maioria dos outros agentes neuromusculares usados pelos anestesiologistas não é despolarizante, pois compete com a acetilcolina pela junção neuromuscular e pode ser revertida com o aumento da quantidade de acetilcolina. Esses fármacos são categorizados por sua composição química: compostos esteroidais, compostos de benzilisoquinolínio e outros compostos químicos. Clinicamente, um medicamento é frequentemente escolhido pela duração da sua ação. Os agentes intermediários, que agem por 20 a 50 minutos e são usados com mais frequência, incluem vecurônio, rocurônio, atracúrio e cisatracúrio. Esses agentes apresentam diferentes vias metabólicas, de modo que a escolha depende, em parte, da presença de doença coexistente. A injeção de sugamadex é um antagonista direto aprovado pela Food and Drug Administration (FDA), dos EUA, que reverte os efeitos do bloqueio neuromuscular induzido por brometo de rocurônio e brometo de vecurônio.

A administração crônica de agentes bloqueadores neuromusculares está associada à paralisia prolongada, particularmente em pacientes que usaram corticosteroides concomitantemente. Outras interações notáveis com agentes não despolarizantes incluem os antibióticos, que podem aumentar o bloqueio neuromuscular; o sulfato de magnésio potencializa o bloqueio neuromuscular; o lítio pode potencializar o bloqueio neuromuscular com succinilcolina e com pipecurônio; os medicamentos antiepilépticos causam resistência ao bloqueio muscular não despolarizante, de modo que doses maiores devem ser administradas para atingir a paralisia; e os pacientes que recebem anticonvulsivantes recuperam-se mais rapidamente do bloqueio neuromuscular.

Anestesia regional

A anestesia regional envolve a deposição de anestésicos locais perto dos nervos, incluindo a deposição de anestésicos locais no espaço epidural e no líquido cerebrospinal (LCE). Os anestésicos locais, que são aminoésteres ou aminoamidas, afetam a função cardíaca, bem como a função do sistema nervoso central quando administrados sistemicamente.

A ligação do anestésico local aos canais de sódio no axoplasma impede a abertura dos canais e a condução dos impulsos nervosos. As taxas de início e recuperação do bloqueio nervoso são controladas pela difusão do anestésico local para dentro e para fora de todo o nervo.

Exemplos de anestesia regional incluem técnicas neuroaxiais, deposição de anestésicos locais perto do plexo braquial para anestesiar os braços (bloqueios axilares ou intraescalênicos), deposição perto dos nervos femoral ou ciático para anestesiar as pernas, deposição perto dos nervos ulnares ou radiais para bloqueios do braço, deposição próximo aos nervos pudendos para procedimentos na virilha e deposição de anestesia regional no espaço caudal para cirurgias na virilha. Os dentistas empregam essa técnica com frequência quando injetam anestésico local perto de vários nervos da cavidade oral. Muitas cirurgias, incluindo cirurgia de carótida e colocação de fístulas para diálise, podem ser realizadas com anestesia regional. Esses anestésicos também podem exigir suplementação com sedação ou anestesia geral. A anestesia regional pode diminuir a dor pós-operatória e o uso de opioides, bem como melhorar os resultados pulmonares.

Os perigos da anestesia regional incluem a injeção de anestésico local na circulação sistêmica. A toxicidade sistêmica se manifesta como convulsões e depressão respiratória, que podem exigir ventilação assistida. Zumbido, distúrbios visuais e auditivos e tontura são sinais de toxicidade do sistema nervoso central mais branda. A toxicidade cardíaca pode ser manifestada por diminuições da frequência cardíaca, tempos de condução prolongados e efeitos inotrópicos negativos. A toxicidade da bupivacaína está associada à fibrilação ventricular. Intralipídio 20% em várias doses (1,5 mℓ/kg em bólus rápido [aproximadamente 100 mℓ no adulto médio] seguido por infusão de 0,25 mℓ/kg/min por 10 minutos) foi descrito em relatos de casos e em estudos com animais para reverter os efeitos tóxicos, embora a dosagem ideal ainda não tenha sido determinada. Além disso, a duração prolongada de muitos dos anestésicos locais pode exigir a instituição de circulação extracorpórea até que os medicamentos sejam metabolizados.

Anestesia e analgesia neuroaxial (espinal e epidural)

A raquianestesia constitui a instilação de anestésicos locais no LCE. A anestesia peridural é a instilação de grandes volumes de anestésicos locais no espaço peridural, que é o espaço potencial que existe imediatamente antes do LCE. A raquianestesia está associada ao aumento da incidência de cefaleia em pacientes mais jovens; portanto, a anestesia peridural é frequentemente usada em pacientes mais jovens. As complicações da anestesia epidural e espinal (raquidiana) e da analgesia incluem bloqueios malsucedidos, cefaleias pós-punção e toxicidade dos anestésicos locais. Outra grande preocupação da anestesia neuroaxial é que os pacientes em uso de agentes antiplaquetários podem desenvolver hematomas epidurais, embora o hematoma epidural continue sendo um evento raro, que ocorre em menos de 1 em 150 mil cirurgias, mesmo na presença de agentes antiplaquetários potentes. Outras complicações mais raras dos anestésicos epidural e espinal, além dos efeitos da anestesia regional descritos anteriormente, incluem hematoma subdural intracraniano, mielite transversa, hipotensão e parada cardíaca.

A analgesia peridural pós-operatória, na qual o anestésico local e os narcóticos são instilados no espaço peridural para o controle da dor pós-operatória, está associada a maior controle da dor, doses mais baixas de opioides, melhora da mobilidade intestinal, tempo de permanência ligeiramente reduzido na unidade de terapia intensiva (UTI) e uma sutil diminuição na necessidade de ventilação mecânica. A infusão intravenosa contínua de lidocaína peroperatória também pode reduzir a dor e as náuseas, especialmente no período pós-cirúrgico inicial, mas não é tão bem estudada quanto a anestesia peridural.[A7] A anestesia geral peridural combinada fornece melhor controle dos níveis de açúcar no sangue em comparação com a anestesia geral isolada.[11]

ANESTESIA GERAL *VERSUS* REGIONAL

A decisão sobre que tipo de anestesia a ser administrada geralmente depende das necessidades cirúrgicas. Por exemplo, a cirurgia laparoscópica requer anestesia geral porque a insuflação de gases prejudica a capacidade de respirar adequadamente. A anestesia geral também é necessária em cirurgias nas vias respiratórias ou tórax, pois a ventilação mecânica geralmente é necessária para manter a respiração adequada. Volumes correntes baixos são preferidos, e a pressão expiratória final positiva baixa é tão eficaz quanto pressões mais altas, mesmo em pacientes obesos.[A7b] Os procedimentos que não permitem qualquer movimento (p. ex., procedimentos precisos no cérebro) muitas vezes requerem anestesia geral e paralisia. Para pacientes nos quais a técnica intraoperatória pode incluir anestesia geral, anestesia regional ou uma combinação das duas, a anestesia regional pode minimizar as complicações pulmonares e encurtar modestamente o tempo de internação hospitalar, mas atualmente não há evidências de que afete a mortalidade.

Os efeitos adversos da anestesia geral dependem dos medicamentos usados para obter a anestesia, se o bloqueio neuromuscular é administrado e se a ventilação mecânica é usada. As complicações da intubação endotraqueal incluem dor local, traumatismo nas vias respiratórias, edema, paralisia das cordas vocais, aumento do broncospasmo e morte por colocação inadequada. Os anestésicos voláteis estão associados à atelectasia pós-operatória (Capítulo 84), ao passo que a anestesia regional ajuda a preservar a dinâmica respiratória. A disfunção cognitiva pós-operatória (Capítulo 25) não parece depender do tipo de anestesia administrada, mas pode depender da profundidade da sedação associada e da gravidade das comorbidades.

NÁUSEAS E VÔMITO

Náuseas e vômitos pós-operatórios são mais prováveis com anestésicos voláteis, mas também são comuns quando opioides peroperatórios são administrados. Ondansetrona, dexametasona e droperidol profiláticos reduzem náuseas e vômitos pós-operatórios, independentemente, em cerca de 25%, com o principal preditor de eficácia sendo o risco do paciente para náuseas e vômitos. Deve-se observar que o droperidol recebeu uma advertência de "tarja preta" da FDA, por isso não é usado com muita frequência nos EUA. A anestesia intravenosa total com propofol reduz as náuseas e vômitos pós-operatórios em apenas cerca de 20%, geralmente porque os narcóticos ainda são administrados. O uso de raquianestesia ou anestesia peridural pode diminuir a incidência de náuseas e vômitos. Além da anestesia geral, os fatores de risco para náuseas e vômitos pós-operatórios incluem sexo feminino, história prévia de náuseas e vômitos, história de enjoo, não fumar e administração pretendida de opioides para analgesia pós-operatória. Se três ou mais fatores de risco estiverem presentes, os pacientes geralmente são recomendados a receber pelo menos dois agentes antieméticos farmacológicos profiláticos de diferentes classes (p. ex., selecionados entre ondansetrona ou outro antagonista 5-HT_3, droperidol, dexametasona, escopolamina ou fenotiazidas) no pré-operatório para prevenção de náuseas e vômitos.[12] Amissulprida, um antipsicótico atípico que reduz a sinalização por meio do receptor D_2 da dopamina, é segura e eficaz para o tratamento de náuseas e vômitos pós-operatórios quando administrada como uma dose única intravenosa de 5 ou 10 mg em pacientes que receberam ou não outras terapias profiláticas.[A8,A9]

Grau A Recomendações de grau A

A1. Pieters BMA, Maas EHA, Knape JTA, et al. Videolaryngoscopy vs. direct laryngoscopy use by experienced anaesthetists in patients with known difficult airways: a systematic review and meta-analysis. *Anaesthesia.* 2017;72:1532-1541.

A2. Lascarrou JB, Boisrame-Helms J, Bailly A, et al. Video laryngoscopy vs direct laryngoscopy on successful first-pass orotracheal intubation among ICU patients: a randomized clinical trial. *JAMA.* 2017;317:483-493.

A3. Lewis SR, Butler AR, Parker J, et al. Videolaryngoscopy versus direct laryngoscopy for adult patients requiring tracheal intubation: a Cochrane Systematic Review. *Br J Anaesth.* 2017;119:369-383.

A4. An R, Pang QY, Chen B, et al. Effect of anesthesia methods on postoperative major adverse cardiac events and mortality after non-cardiac surgeries: a systematic review and meta-analysis. *Minerva Anestesiol.* 2017;83:749-761.

A5. Futier E, Lefrant JY, Guinot PG, et al. Effect of individualized vs standard blood pressure management strategies on postoperative organ dysfunction among high-risk patients undergoing major surgery: a randomized clinical trial. *JAMA.* 2017;318:1346-1357.

A6. Wang D, Chen C, Chen J, et al. The use of propofol as a sedative agent in gastrointestinal endoscopy: a meta-analysis. *PLoS ONE.* 2013;8:1-12.

A7. Kranke P, Jokinen J, Pace NL, et al. Continuous intravenous perioperative lidocaine infusion for postoperative pain and recovery. *Cochrane Database Syst Rev.* 2015;7:CD009642.

A7b. Bluth T, Serpa Neto A, Schultz MJ, et al. Effect of intraoperative high positive end-expiratory pressure (PEEP) with recruitment maneuvers vs low PEEP on postoperative pulmonary complications in obese patients: a randomized clinical trial. *JAMA.* 2019;321:2292-2305.

A8. Candiotti KA, Kranke P, Bergese SD, et al. Randomized, double-blind, placebo-controlled study of intravenous amisulpride as treatment of established postoperative nausea and vomiting in patients who have had no prior prophylaxis. *Anesth Analg.* 2019;128:1098-1105.

A9. Habib AS, Kranke P, Bergese SD, et al. Amisulpride for the rescue treatment of postoperative nausea or vomiting in patients failing prophylaxis: a randomized, placebo-controlled phase III trial. *Anesthesiology.* 2019;130:203-212.

REFERÊNCIAS BIBLIOGRÁFICAS

As referências bibliográficas, bem como os outros materiais suplementares deste livro, encontram-se no GEN-IO, nosso ambiente virtual de aprendizagem.

405 CUIDADO PÓS-OPERATÓRIO E COMPLICAÇÕES

DONALD A. REDELMEIER

CUIDADOS PÓS-OPERATÓRIOS

Visão geral

As complicações médicas pós-operatórias são comuns, potencialmente fatais e variáveis em diferentes contextos. Mais de 99% das mortes peroperatórias ocorrem após a cirurgia e quase a metade está relacionada a sangramento importante, lesão miocárdica ou sepse.[1b] Grandes estudos nacionais mostram uma diferença de cerca de duas vezes no risco de mortalidade entre hospitais de *ranking* mais alto e mais baixo. No entanto, as análises discordam sobre o quanto essas diferenças refletem maior incidência de cada complicação (falha da prevenção no período da cirurgia), letalidade elevada de cada complicação (falha no resgate pós-cirúrgico) ou diferenças na gravidade da doença ou habilidade cirúrgica. Independentemente da explicação, o objetivo da consultoria médica é aliviar o sofrimento humano por meio de prevenção, detecção e correção de complicações pós-operatórias. A principal limitação é que o consultor frequentemente limita o contato direto contínuo com o paciente antes ou após o período peroperatório.

Trabalho eficaz de equipe

No período pós-operatório, o médico consultor (parecerista) (Capítulo 402) deve ter conhecimento da medicina e de psicologia de trabalho de equipe, o que pode melhorar os resultados dos pacientes. Ao contrário de outros contextos, o internista não é o líder da equipe, muitas vezes não mantém um relacionamento contínuo com o paciente e não tem a autoridade do médico responsável. Além disso, os pacientes podem estar dispersos por diversos serviços cirúrgicos, cada um com sua própria orientação e cultura. Os desafios de coordenação e comunicação são enormes, principalmente em razão dos muitos outros profissionais de saúde envolvidos em casos cirúrgicos complexos. Muitas vezes, é necessário um tato considerável para evitar antagonismos com o cirurgião, interrupção da dinâmica da equipe ou indução de uma série de exames inoportunos e incômodos. O desenvolvimento e o uso de listas de verificação de segurança podem ser uma maneira eficaz de aprimorar o trabalho em equipe para melhorar os resultados.

Foco na recuperação

Facilitar a recuperação do paciente cirúrgico difere conceitualmente de manejar pacientes com descompensações agudas ou doenças crônicas. No contexto pós-operatório, muitas terapias devem ser interrompidas em algum momento porque o paciente recuperou-se, como a retirada de um cateter urinário, uma vez que o paciente agora pode urinar espontaneamente, ou a suspensão de um tranquilizante porque o paciente já está orientado e lúcido. A descontinuação de muitas outras intervenções requer um discernimento substancial, como a decisão de quando interromper o acesso intravenoso, oxigênio suplementar e laxantes intermitentes. Muito depende da experiência e reconsideração da situação individual do paciente de modo regular.

Leitura do relatório anestésico no prontuário

Uma revisão focada do registro da anestesia é essencial, uma vez que o médico consultor raramente está presente durante a cirurgia. Talvez a informação mais básica a ser identificada seja a data da cirurgia, porque o tempo decorrido ajuda a interpretar o estado atual de recuperação do paciente. Às vezes, a data não é imediatamente evidente se mais de uma cirurgia foi realizada, se uma cirurgia planejada foi cancelada ou algumas citações incorretas surgiram. Dados sobre duração da cirurgia, tipo de anestesia (p. ex., regional, neuraxial ou geral [Capítulo 404]) e eventos intraoperatórios importantes podem ajudar a estabelecer expectativas razoáveis sobre a futura evolução do paciente, bem como a possibilidade de complicações específicas (p. ex., hematoma epidural após raquianestesia). Compartilhar alguns dados básicos com o paciente costuma ser útil, pois muitos indivíduos se beneficiam da repetição ou são informados pela primeira vez.

Padrões de erros

Erros médicos (Capítulo 10) que surgem no período pós-operatório muitas vezes parecem sem importância em análises retrospectivas, mas podem ser letais se não detectados. Alguns padrões de erros têm a característica de um "duplo problema", como quando um paciente apresenta um nível de potássio de 2 mEq/ℓ e uma razão normalizada internacional de 2, mas o cuidado se concentra em apenas uma dessas duas anormalidades. Outros erros ocorrem porque um problema surge em momento inoportuno, como um paciente que desenvolve dispneia aguda enquanto outro paciente está tendo uma convulsão. Outros erros ainda estão relacionados à falibilidade da memória e da atenção humana, como quando um valor normal de glicose no sangue pela manhã leva os médicos a presumir que o nível ainda está normal à noite. Esses erros podem resultar em danos substanciais, falhas dos médicos em aprender com os erros do passado e reações não profissionais relacionadas ao constrangimento persistente. Nenhum desses padrões é exclusivo do cuidado pós-operatório, mas a natureza rápida e desconhecida dos contextos cirúrgicos pode tornar até mesmo os erros simples difíceis de serem evitados.

Verificação das prescrições

O primeiro método para reduzir os erros após a cirurgia é verificar as prescrições pós-operatórias já realizadas para o paciente. Essa verificação dupla é uma tarefa tediosa e os médicos, muitas vezes, direcionam atenção insuficiente a essa revisão, por acreditarem que a maior parte do trabalho já está feita. Ironicamente, verificar as prescrições deixadas por outro médico requer mais do que a atenção habitual em razão dos desafios de acompanhar legibilidade, sequência e preferências de outra pessoa. O conjunto de prescrições pode precisar ser lido duas vezes: uma para erros de ação (p. ex., um bloqueador do canal de cálcio prescrito na dose errada) e uma vez para erros de omissão (p. ex., um betabloqueador inadvertidamente não reordenado após a cirurgia). Um erro clássico nas prescrições pós-operatórias é a falha em seguir as intervenções iniciadas imediatamente antes da cirurgia (p. ex., profilaxia para *delirium tremens*). Uma questão particularmente enfadonha é a necessidade de reverificação repetida nos dias subsequentes (p. ex., novas prescrições de medicamentos sedativos).

Profilaxia recomendada

Algumas complicações são suficientemente frequentes e graves para merecer a profilaxia de rotina no contexto pós-operatório. Por exemplo, a anticoagulação sistêmica é indicada para pacientes com risco de trombose venosa profunda pós-operatória (Capítulos 74 e 76). A supressão do ácido gástrico (Capítulo 130) é justificada para pacientes com alto risco de sangramento gástrico pós-operatório. Os antibióticos parenterais são indicados para pacientes submetidos à substituição protética da articulação. Em contraste, a profilaxia antibiótica é indicada apenas para pacientes selecionados que apresentam alto risco de endocardite (Capítulo 67). O método ideal para avaliar se um paciente está em alto risco para cada complicação é controverso e, portanto, apresenta variações nos padrões de prática em diferentes configurações.

Prevenção de agravos futuros

Um consultor médico pós-operatório que mantém a comunicação, facilita a recuperação do paciente e evita erros pós-operatórios também tem a chance de iniciar intervenções médicas para cuidados médicos gerais. Essas oportunidades de prevenção podem incluir vacinação contra gripe, rastreamento do câncer de cólon e redução do colesterol. A principal vantagem desse cuidado integral é que ele se enquadra no ideal de prestar todos os serviços possíveis ao indivíduo. A principal desvantagem desse atendimento abrangente é o potencial de criar caos, confusão ou prescrição incorreta (Capítulo 402). Essas consequências não intencionais distraem a equipe cirúrgica do objetivo principal e também apresentam algum risco de efeitos adversos no momento em que o paciente está tentando se recuperar da cirurgia. Muitos consultores pós-operatórios eficazes delegarão essas oportunidades de prevenção para os médicos ambulatoriais, que assumem a responsabilidade a longo prazo pelo cuidado do paciente.

COMPLICAÇÕES

Sintomas

Dor torácica

A dor torácica é um problema comum após a cirurgia e tem amplo diagnóstico diferencial (Capítulo 45). No contexto pós-operatório, a consideração imediata é um evento miocárdico isquêmico agudo. O diagnóstico de um infarto agudo do miocárdio (IAM) peroperatório difere um pouco do IAM adquirido na comunidade (Tabela 405.1). A interpretação dos sintomas, achados de exames e eletrocardiograma de um paciente muitas vezes é problemática em razão de mudanças relacionadas à cirurgia e à anestesia. Em particular, o diagnóstico depende fortemente de biomarcadores, como um nível elevado de troponina,[1] especialmente porque muitos IAMs pós-operatórios são indolores. Entre os pacientes submetidos à cirurgia não cardíaca, o pico do nível de troponina pós-operatória durante os primeiros 3 dias após a cirurgia está significativamente associado à mortalidade em 30 dias, mesmo que os pacientes não tenham nenhuma outra evidência de um IAM.[2,3] As prioridades de tratamento incluem suplementação de oxigênio, controle da frequência cardíaca e correção de anemia grave. A terapia trombolítica frequentemente é contraindicada, mas a intervenção coronária percutânea pode ser considerada, especialmente em razão da alta taxa de mortalidade em 30 dias para IAM no pós-operatório, embora faltem dados sobre seus benefícios. Dabigatrana (110 mg, 2 vezes/dia) pode reduzir o risco de complicações vasculares mais graves sem aumentar o sangramento em pacientes que desenvolveram evidências de lesão miocárdica após cirurgia não cardíaca.[A1] Caso

Tabela 405.1 Critérios para diagnóstico de infarto agudo do miocárdio pós-operatório.

O diagnóstico de IAM peroperatório requer qualquer um dos seguintes critérios:
Critério 1: aumento típico no nível de troponina ou queda típica em um nível elevado de troponina detectado no seu pico após a cirurgia em um paciente sem explicação alternativa documentada para um nível elevado de troponina (p. ex., embolia pulmonar) Este critério exige que um dos seguintes critérios seja atendido: Sinais ou sintomas de isquemia (p. ex., desconforto no peito, braço ou mandíbula; falta de ar; edema pulmonar) Desenvolvimento de ondas Q patológicas no ECG Alterações no ECG indicativas de isquemia Intervenção da artéria coronária Anormalidade de movimento da parede cardíaca nova ou presumida na ecocardiografia ou defeito fixo novo ou presumido na imagem com radionuclídeo
Critério 2: achados patológicos de agudo IAM ou em cicatrização
Critério 3: desenvolvimento de novas ondas Q patológicas em um ECG caso os níveis de troponina não tenham sido obtidos ou tenham sido obtidos em momentos que poderiam ter perdido o evento clínico

ECG = eletrocardiograma; IAM = infarto agudo do miocárdio. Modificada de Devereaux PJ, Goldman L, Yusuf S, et al. Surveillance and prevention of major perioperative ischemic cardiac events in patients undergoing noncardiac surgery: a review. *CMAJ*. 2005;173:779-788.

contrário, terapias com ácido acetilsalicílico (AAS), clopidogrel, nitratos, estatinas e inibidores da enzima de conversão da angiotensina devem ser usadas caso a caso (Capítulo 64).

Dispneia

A dispneia (Capítulo 77) após a cirurgia tem um extenso diagnóstico diferencial (Tabela 405.2). As três principais considerações são sobrecarga de fluido por insuficiência cardíaca (Capítulo 52), embolia pulmonar (Capítulo 74)[4] e doença do espaço aéreo (um espectro que abrange atelectasia [Capítulo 84], bronquite [Capítulo 90], aspiração [Capítulo 88], obstrução mucosa e pneumonia). A distinção entre essas considerações deve focar na velocidade do surgimento, o tempo de desenvolvimento em relação à cirurgia, as anormalidades dos sinais vitais, os achados na oximetria e o exame físico (Capítulo 77). A sobrecarga de líquidos é mais comumente observada logo após a interrupção da ventilação com pressão positiva ou analgesia vasodilatadora. Também é comum 3 a 5 dias após a cirurgia, quando o fluido retido no "terceiro espaço (interstício)" é mobilizado para o compartimento intravascular. As intervenções que são seguras na maioria das situações incluem a administração de oxigênio e a suspensão da sedação. O uso de ventilação não invasiva pode reduzir a taxa de reintubação em pacientes pós-operatórios hipoxêmicos em comparação com o uso de oxigênio sozinho.[A2] Outras intervenções que podem ser úteis ou prejudiciais, dependendo da situação, incluem diuréticos, opioides, exames de imagem elaborados e fisioterapia vigorosa. Apesar de seu uso comum, a espirometria de incentivo tem pouco ou nenhum benefício.[A3]

Anorexia

A perda de apetite (Capítulo 123) após a cirurgia tem um amplo diagnóstico diferencial, que pode ser reduzido substancialmente se o paciente ingeria alimentos adequadamente antes da cirurgia. A prioridade imediata é procurar e corrigir fatores subjacentes que contribuem para tal ocorrência. O suporte oral, enteral ou parenteral não é a prioridade inicialmente, embora possa eventualmente se tornar necessário. A toxicidade medicamentosa é um fator particularmente comum que contribui para a anorexia pós-operatória, é facilmente detectada quando considerada e rapidamente reversível. Anormalidades anatômicas geralmente são evidentes por exames de imagens. Fatores metabólicos comuns de contribuição incluem anormalidades nos eletrólitos, cálcio, fósforo e magnésio. A colecistite acalculosa (Capítulo 146) é uma complicação pós-operatória importante que deve ser considerada em um paciente com dor no quadrante superior direito. A constipação intestinal é outro aspecto que frequentemente contribui e que, às vezes, justifica o uso de laxantes profiláticos.

Vômito

O vômito é a forma extrema de náuseas no cenário pós-operatório e os dois sintomas compartilham o mesmo diagnóstico diferencial. Na maioria dos pacientes, o vômito é inesperado e merece atenção imediata. O manejo inicial visa garantir que as vias respiratórias do paciente estejam

Tabela 405.2 Diferenciação entre causas comuns de dispneia pós-operatória aguda.

	FLUIDO DO ESPAÇO AÉREO PULMONAR	SOBRECARGA/ INSUFICIÊNCIA CARDÍACA	TROMBO-EMBOLISMO PULMONAR
CARACTERÍSTICAS DA TEMPORALIDADE			
Dias desde a cirurgia	1 a 7 dias	0 a 5 dias	5 a 28 dias
Velocidade de início	1 a 3 dias	1 a 24 h	1 a 5 min
HISTÓRICO PRÉVIO			
Doença pulmonar anterior	++		
Insuficiência cardíaca anterior		++	
Trombose venosa anterior			++
SINAIS VITAIS ANORMAIS			
Temperatura			
Frequência cardíaca	+	+	+
Pressão arterial	+	+	++
Frequência respiratória	+	++	+
Oximetria	++	+	+
EXAME FÍSICO			
Distensão venosa jugular		+	+
Estertores pulmonares	+	++	
Galope de B_3		++	
RESPOSTA AO TRATAMENTO			
Oxigênio	+	+	+
Broncodilatadores anticolinérgicos	+	+	+
Retirada de sedativos	+	+	+
Fisioterapia agressiva	++		
Diuréticos que reduzem a pós-carga		++	

protegidas, descontinuar os medicamentos orais (e encontrar substitutos parenterais, se necessário) e considerar a inserção de uma sonda nasogástrica. Em pacientes após cirurgia gastrintestinal, as considerações prioritárias incluem a possibilidade de um vazamento anastomótico, abscesso peritoneal ou outra anormalidade anatômica. Em pacientes após cirurgias de outras partes do corpo, as considerações prioritárias são medicamentos emetogênicos (como quimioterapia pós-operatória) e gastroparesia associada à neuropatia autônoma e impactação fecal. Vários medicamentos anti-heméticos estão disponíveis para alívio sintomático (p. ex., proclorperazina, ondansetrona, dexametasona, droperidol) e atuam de maneira aditiva quando são usados em combinação (p. ex., proclorperazina 5 mg IM mais ondansetrona 4 mg IM). Se nenhum contribuinte reversível for identificado, o diagnóstico padrão é íleo paralítico idiopático prolongado e pode-se considerar uma prova terapêutica por meio de neostigmina IV (p. ex., neostigmina 2,5 mg IV durante 5 minutos).

Diarreia

A diarreia (Capítulo 131) é rara após a cirurgia e envolve um número limitado de possibilidades se o peristaltismo intestinal do paciente era normal antes da cirurgia. Nesses casos, a situação representa uma diarreia de início agudo, que geralmente é de natureza secretora. A prioridade imediata é excluir o megacólon tóxico, que é uma emergência potencial causada pelo crescimento excessivo de *Clostridium difficile* toxigênico. A avaliação clínica para megacólon tóxico requer avaliação de taquicardia, hipotensão, delírio e outros sinais de sepse, em vez de esperar pelos estudos iniciais das fezes para a confirmação da infecção por *C. difficile*. Os fatores de risco para diarreia associada a antibióticos incluem idade avançada, uso de antibióticos de amplo espectro (p. ex., cefalosporinas de terceira geração) e fatores de suscetibilidade do hospedeiro desconhecidos (p. ex., episódios anteriores de colite pseudomembranosa). Frequentemente, um diagnóstico definitivo nunca é estabelecido e o tratamento se concentra em alimentar o paciente com uma dieta sem lactose, evitando paralisia intestinal. A resolução completa é típica, desde que sejam mantidos níveis adequados de fluido e eletrólitos.

Fraqueza

A fraqueza generalizada após a cirurgia é quase inevitável, mas a fraqueza focal, às vezes, pode refletir lesão neural causada pelo posicionamento intraoperatório (p. ex., lesão do nervo facial após endarterectomia carotídea) e raramente indica um novo evento intracraniano (p. ex., sangramento intracerebral [Capítulo 380] secundário à anticoagulação). Os déficits neurológicos costumam passar despercebidos durante o intervalo pós-operatório inicial e podem se tornar aparentes apenas após o paciente recuperar a força em outras partes do corpo. Por outro lado, novos déficits que são evidentes logo após a cirurgia e resolvem-se rapidamente depois disso podem refletir o desmascaramento de um AVE antigo, que foi totalmente compensado em circunstâncias menos estressantes. Exames de imagem do cérebro são úteis se não houver explicação aparente na avaliação inicial. A fraqueza não focal geralmente se deve ao descondicionamento e normalmente responde à fisioterapia.

Delírio

Alterações no estado mental após a cirurgia são comuns, especialmente em pacientes idosos (Capítulo 25), e podem ser extremamente difíceis de corrigir.[5] As prioridades imediatas são determinar se o comprometimento é agudo ou crônico e detectar fatores de contribuição facilmente reversíveis (como infecção, hipoglicemia e alcalose). Uma avaliação completa frequentemente é desnecessária se o paciente tinha estado mental normal antes da cirurgia, porque muitas síndromes demenciais são excluídas (como deficiência de vitamina B_{12}, sífilis terciária e doença de Alzheimer). As interações multicomponentes que podem ajudar a prevenir delírio em pacientes hospitalizados incluem a descontinuação de medicamentos (p. ex., anticolinérgicos, narcóticos e tranquilizantes) e a presença contínua de amigos ou familiares que podem fornecer orientação frequente e atenção constante.[A4] Em um ensaio clínico randomizado, dexmedetomidina IV (0,1 μg/kg por hora, desde a admissão na unidade de terapia intensiva [UTI] no dia da cirurgia até as 8 horas no dia pós-operatório 1) diminuiu a ocorrência de *delirium* em cerca de dois terços durante os primeiros 7 dias após cirurgia.[A5]

Paciência é necessária porque o delírio raramente se resolve instantaneamente. O benefício de neurolépticos de baixa dose (p. ex., risperidona, 0,5 mg VO, 2 vezes/dia) permanece incerto. O delírio após a cirurgia está associado a um declínio significativo na capacidade cognitiva durante o ano seguinte, com trajetória caracterizada por um declínio inicial e comprometimento prolongado.

Convulsões

O desenvolvimento de convulsões descontroladas (Capítulo 375) após a cirurgia é raro. As prioridades imediatas são excluir o estado epiléptico, descobrir qualquer história anterior de convulsões e identificar fatores desencadeantes. Os pacientes neurocirúrgicos normalmente são submetidos a um protocolo de tratamento padronizado, incluindo esteroides e exames de imagem. Outras condições que podem causar movimentos motores anormais devem ser excluídas, como calafrios sépticos, *delirium tremens*, doença de Parkinson, psicopatologia importante, tremores hipotérmicos e asterixia hipercápnica. As considerações adicionais incluem detecção e correção de anormalidades metabólicas subjacentes, como hipocalcemia, hipoxemia, hiponatremia, hipofosfatemia e toxicidade por substâncias prescritas ou ilícitas. O tratamento se concentra principalmente na reversão da causa precipitante subjacente e no fornecimento de cuidados inespecíficos com benzodiazepínicos, fenitoína e monitoramento contínuo.

Sinais

Hipertensão arterial

A hipertensão arterial pode refletir uma variedade de distúrbios e deve ser tratada de maneira que nem se reaja de maneira exagerada nem insuficiente à situação. A hipertensão é particularmente comum após procedimentos neurocirúrgicos ou endarterectomia carotídea. A avaliação inicial concentra-se em determinar se o paciente tem hipertensão crônica com base na história pregressa, eletrocardiograma atual ou achados na fundoscopia. Outras causas potenciais incluem dor subtratada, delírio com agitação, sobrecarga de volume, abstinência alcoólica e descontinuação inadvertida de medicamentos anti-hipertensivos crônicos. Em casos incertos, a analgesia sistêmica frequentemente é útil, juntamente com nitratos (p. ex., nitroglicerina, 0,4 mg/hora por via transdérmica) e betabloqueadores (p. ex., metoprolol, 5 mg IV). A principal complicação do tratamento é o potencial de hipercorreção e hipotensão inadvertida; tais erros são particularmente comuns em pacientes sem evidência de hipertensão anterior.

Hipotensão arterial

A hipotensão arterial (Capítulo 7) após a cirurgia geralmente é uma emergência e a preocupação imediata é a hemorragia interna, especialmente após operações intra-abdominais ou quando a anticoagulação é usada para prevenir a trombose venosa. Os estágios iniciais da hipotensão frequentemente não são reconhecidos em razão das respostas autônomas ao estresse por parte dos pacientes, da negação psicológica dos médicos e da atribuição incorreta ao uso concomitante de analgesia. A hipotensão precoce é particularmente fácil de ignorar se o paciente apresentar hipertensão crônica coexistente e a pressão arterial aparentemente "normal" for descartada como patológica. A ecocardiografia imediata quase sempre pode encontrar a causa da instabilidade hemodinâmica não diagnosticada.

O tratamento geralmente envolve suplementação de volume, vasopressores conforme necessário (Capítulos 99 e 100), avaliações seriadas e uma busca pelas causas subjacentes. Às vezes, um diagnóstico diferencial extenso precisa ser considerado se nenhuma causa anatômica relacionada à cirurgia for evidente (Capítulo 98). O uso rotineiro de cateteres de artéria pulmonar para orientar a terapia não é útil, e a terapia com fluidos direcionada não reduz a mortalidade em comparação com o tratamento padrão.[A6]

Hipoxemia

A hipoxemia pós-operatória é comum após cirurgia não cardíaca, com cerca de 20% dos pacientes apresentando saturação de oxigênio abaixo de 90% em média nas primeiras 48 horas e cerca de um terço dos pacientes tendo saturação de oxigênio abaixo de 90% por uma hora ou mais. Muitos desses eventos não são diagnosticados clinicamente, mas podem ser detectados por monitoramento contínuo. As implicações clínicas dessa hipoxemia não diagnosticada são incertas, mas pode contribuir para taquicardia, delírio e sequelas cardíacas.[6] O tratamento geralmente requer oxigênio suplementar, estímulo à respiração profunda e busca por fatores contribuintes subjacentes.

Taquicardia

A taquicardia após a cirurgia pode ser causada por uma miríade de arritmias (Capítulos 58 e 59) e pode contribuir para a isquemia cardíaca pós-operatória. A distinção entre taquicardia recentemente detectada e recém-incidente às vezes pode ser realizada determinando se o paciente reclama ou não de palpitações. Uma avaliação inicial também requer revisão do eletrocardiograma para distinguir a fibrilação atrial de outros distúrbios. O objetivo do tratamento é identificar e corrigir os fatores desencadeadores, como dor, perda de sangue, hipoxia, anormalidades eletrolíticas, sobrecarga de fluidos, depleção de volume, embolia pulmonar e suspensão de medicamento. A maioria das arritmias responde à correção da anormalidade subjacente. O tratamento antiarrítmico específico, quando necessário, é geralmente semelhante ao usado no contexto não cirúrgico (Capítulos 58 e 59). Para fibrilação atrial, a anticoagulação às vezes é contraindicada; em tais situações, a cardioversão em 48 horas deve ser considerada. A fibrilação atrial pós-operatória pressagia um risco aumentado de AVE isquêmico a longo prazo.

Febre

Febre (Capítulo 264) após uma cirurgia é comum, frequentemente preocupante e multifatorial. Possibilidades mais preocupantes incluem reações transfusionais (Capítulo 167), pneumonia adquirida no hospital (Capítulo 91), infecção do sistema urinário (Capítulo 268), sepse associada ao cateter (Capítulo 266) e infecção de feridas. Em muitos casos, nenhuma causa definitiva é encontrada; o paciente se recupera espontaneamente e o diagnóstico padrão é atelectasia. A avaliação detalhada, quando necessária, requer cultura da urina, do sangue e da ferida cirúrgica para identificar organismos microbiológicos específicos. A seleção de antibióticos empíricos geralmente baseia-se nos padrões da prática local e ecologia hospitalar, com a desvantagem de criar organismos resistentes. Hidratação, nutrição e cuidados gerais de suporte são medidas importantes, mas frequentemente negligenciadas para pacientes com febre prolongada. A descontaminação seletiva do sistema digestório e da orofaringe parece ser benéfica, mas a clorexidina não.[A7]

Edema

O edema periférico (Capítulo 45), que geralmente é percebido pela primeira vez pela equipe de enfermagem após a cirurgia, raramente apresenta risco à vida, a menos que seja tratado com diuréticos em excesso. A causa geralmente é multifatorial e inclui aumento da pressão hidrostática (incluindo insuficiência cardíaca e gravidade do posicionamento intraoperatório), diminuição da pressão oncótica (relacionada à hipoalbuminemia por diminuição da produção hepática ou aumento de perdas) e vazamento capilar acentuado (potencialmente causado por medicamentos ou reações teciduais). O tratamento se concentra na correção de anormalidades subjacentes, manutenção da nutrição, uso criterioso de diuréticos, monitoramento da função renal, fornecimento de anticoagulação sistêmica contra trombose venosa profunda e esforços para a mobilização do paciente. Uma dieta pobre em sal, redução da pós-carga e antagonistas da aldosterona (p. ex., espironolactona 25 mg VO, 1 vez/dia) podem ser úteis em pacientes nos quais a insuficiência cardíaca (Capítulo 53) seja o mecanismo predominante.

Alterações laboratoriais

Leucocitose

A contagem elevada de leucócitos (Capítulo 158) pode ter muitas causas, mas a prioridade imediata é excluir um processo séptico potencialmente fatal (Capítulos 98 e 100). O exame microscópico direto do esfregaço de sangue periférico (Capítulo 148) pode ser útil para verificar se há granulações tóxicas (ver Figura 148.18), corpos de Döhle (ver Figura 148.19) e desvio à esquerda. Muitos casos ocorrem por causas não infecciosas, incluindo tecido infartado (pele, coração, sistema digestório), condições inflamatórias (insuficiência renal, cetoacidose diabética, lúpus eritematoso sistêmico) e reações de desmarginação leucocitária pelo estresse (desidratação, corticosteroides sistêmicos, medicamentos inotrópicos). Na ausência de evidência direta, alguns médicos podem iniciar antibioticoterapia empírica, enquanto outros podem optar por esperar. Controvérsias substanciais permanecem sobre a duração adequada de um regime de antibioticoterapia empírico quando nenhuma causa é descoberta e o paciente está se recuperando.

Anemia

A anemia (Capítulo 149) é comum e às vezes subestimada porque a depleção de volume coexistente faz com que a concentração de hemoglobina no sangue subestime o grau de perda sanguínea. A hemorragia peroperatória principal está associada a AVE e IAM subsequentes em pacientes submetidos à cirurgia não cardíaca e não neurológica. A prioridade inicial é diferenciar o sangramento no local da cirurgia de outras causas. Em muitos casos, a causa exata não é clara e pode surgir incerteza substancial sobre a necessidade de iniciar a terapia de supressão do ácido gástrico ou de interromper a anticoagulação sistêmica contra a trombose venosa. Em um grande estudo randomizado, a transfusão com um limiar de hemoglobina de 10 g/dℓ não foi melhor do que a transfusão para sintomas de anemia ou, a critério do médico, para um nível de hemoglobina abaixo de 8 g/dℓ. As diretrizes para a terapia de transfusão dependem da reserva cardíaca do paciente, bem como do estoque de sangue disponível no centro médico específico. A meta razoável é manter um nível de hemoglobina de 7 mg/dℓ ou superior, exceto em pacientes com doença cardiovascular, nos quais a meta de hemoglobina de 8 a 9 mg/dℓ é razoável.[A8] O intervalo pós-operatório imediato geralmente não é o momento apropriado para iniciar a eritropoetina, reposição oral de ferro ou avaliações detalhadas para outras anormalidades hematológicas.

Anormalidades na contagem de plaquetas

Os pacientes costumam apresentar contagens de plaquetas anormais após a cirurgia, mas raramente requerem avaliação ou tratamento adicional.[7] Na maioria dos casos, a trombocitopenia é leve, não requer terapia de transfusão, regride em algumas semanas e não é um sinal de um distúrbio grave (p. ex., sepse ou trombocitopenia induzida por heparina). As transfusões de plaquetas estão indicadas se a diminuição na contagem de plaquetas for extrema, acompanhada por evidências de grande perda de sangue ou relacionada à cirurgia recente no sistema nervoso central (incluindo o olho). A trombocitose também é comum após a cirurgia e ocasionalmente é extrema. No entanto, mesmo a trombocitose pós-operatória superior a 1 milhão/mℓ raramente necessita de tratamento, não predispõe os pacientes a complicações de coagulação indesejadas e geralmente se resolve espontaneamente após algumas semanas.

Concentração anormal de sódio

Tanto a hiponatremia quanto a hipernatremia (Capítulo 108) são complicações frequentes no pós-operatório. As prioridades imediatas são avaliar volemia intravascular do paciente e corrigir a possível depleção de volume. As causas da hiponatremia são multifatoriais, incluindo o uso excessivo de diuréticos, altos níveis de hormônio antidiurético intrínseco (como resultado de fatores como medicamentos, dor e ventilação mecânica) e substâncias não mensuradas (p. ex., agentes de contraste intravenosos). O risco de hiponatremia pós-operatória pode ser reduzido pela administração de solução salina isotônica em substituição à restrição hídrica. Uma vez que a hiponatremia se desenvolva, os antagonistas da vasopressina (Capítulo 108) são eficazes para a hiponatremia hipervolêmica e euvolêmica. A hipernatremia ocorre sempre por deficiência de água livre, o que pode indicar comprometimento cognitivo grave ou outros fatores que interferem na capacidade de expressar sede ou de ingerir água. A correção é semelhante à do contexto não cirúrgico. As anormalidades na concentração de sódio requerem acompanhamento cuidadoso, podem ocorrer a qualquer momento após uma cirurgia, mas raramente constituem a causa da incapacidade de um paciente se recuperar da cirurgia.

Concentração anormal de potássio

A hiperpotassemia e a hipopotassemia (Capítulo 109) também são complicações pós-operatórias frequentes. A prioridade imediata é avaliar e estabilizar os achados eletrocardiográficos do paciente. A hiperpotassemia geralmente ocorre por alterações celulares, insuficiência renal e destruição de tecidos (incluindo hemólise). A hiperpotassemia costuma ser corrigida por meio de tratamentos que transferem o potássio para dentro das células (p. ex., glicose IV com ou sem insulina) e aumentam a excreção total (p. ex., agentes de ligação gastrintestinal). A hipopotassemia geralmente ocorre por ingestão inadequada, perda excessiva ou alterações celulares. Geralmente é corrigida por meio de terapia de reposição e raramente necessita de antagonismo à aldosterona. Ambas as anormalidades normalmente podem ser tratadas em ambiente não operatório (Capítulo 109). O prognóstico é favorável se o eletrocardiograma do paciente não mostrar arritmias importantes e se a função renal estiver preservada.

Alcalose

A alcalose sistêmica (Capítulo 110) geralmente requer suplementação de volume porque a causa costuma ser a depleção de volume intravascular. Em alguns casos, pode ser necessária a determinação de gases sanguíneos para excluir a possibilidade de retenção concomitante de dióxido de carbono com alcalose metabólica compensatória. Se não tratada, a alcalose pode resultar em alteração do estado mental, arritmias cardíacas e retardo na mobilização. A maioria dos pacientes que apresenta alcalose pós-operatória não requer inibidores da anidrase carbônica ou ácido intravenoso. O prognóstico geralmente é favorável, com correção gradual durante o período de vários dias. A correção rápida da alcalose, ao contrário da correção rápida da hiponatremia, não é conhecida por causar lesão neurológica.

Uremia[a]

A avaliação inicial da concentração elevada de creatinina sérica (Capítulo 106) concentra-se na revisão dos valores anteriores (para distinguir a insuficiência renal aguda da crônica) e identificar fatores contribuintes (como depleção de volume pré-renal, nefrotoxinas intrarrenais ou obstrução uretral pós-renal). Um teste de fluidos intravenosos pode ser útil tanto para o diagnóstico quanto para a terapêutica. O tratamento é o mesmo que do contexto não cirúrgico. O monitoramento subsequente sempre é necessário, com medições de creatinina sérica obtidas diariamente. Medições seriadas de volume urinário e peso corporal, bem como cultura da urina, ocasionalmente são úteis em casos selecionados. O prognóstico depende dos fatores subjacentes e é menos favorável após a cirurgia cardíaca.

Hiperbilirrubinemia

Elevações na bilirrubina sérica (Capítulo 138) são raras após a cirurgia, embora as anormalidades nos níveis de enzimas hepáticas ocorram com frequência após anestesia geral. A explicação mais benigna é a síndrome de Gilbert, mas a prioridade imediata é avaliar uma possível insuficiência hepática (especialmente em pacientes que receberam agentes voláteis). Como no quadro não cirúrgico, o tratamento envolve a retirada de potenciais hepatotoxinas, suporte ao paciente e tempo para permitir que a função hepática se recupere (Capítulo 144). O tratamento da encefalopatia hepática é particularmente importante em razão da constipação intestinal concomitante e do estado catabólico generalizado, que também ocorre após uma cirurgia de grande porte. O monitoramento deve incluir a medição em série da função hepática diariamente, porque cada componente (p. ex., bilirrubina, albumina, tempo de protrombina) pode ser alterado por fatores não relacionados ao fígado. O prognóstico é desfavorável se a função hepática do paciente não se recuperar rapidamente.

Hipoalbuminemia

Reduções na albumina sérica são comuns após a cirurgia e são um achado prognóstico ruim. A causa raramente é a diminuição da produção se a redução no nível de albumina ocorrer rapidamente. Possíveis explicações incluem síndrome nefrótica, vazamento capilar em espaços extravasculares e catabolismo oculto em locais não reconhecidos. O tratamento com infusões de albumina geralmente não normaliza a anormalidade bioquímica e não parece melhorar a sobrevida do paciente. As principais prioridades são continuar o suporte nutricional, preservar a integridade da pele, minimizar o uso de diuréticos sistêmicos, corrigir quaisquer fatores contribuintes e considerar deficiências de proteínas séricas correlacionadas (como níveis reduzidos de imunoglobulinas ou antitrombina III). A hipoalbuminemia também pode causar danos indiretos pela perda de proteínas carreadoras, o que predispõe os pacientes a uma potencial toxicidade medicamentosa. O prognóstico a longo prazo é favorável para os sobreviventes, porque o nível de albumina sérica voltará ao normal.

Anormalidades da glicemia

Em pacientes com diabetes melito (Capítulo 216), as concentrações séricas de glicose no sangue frequentemente tornam-se instáveis após a cirurgia em decorrência de ingestão alimentar alterada, diminuição da atividade física e liberação de hormônios contrarreguladores. A prioridade é evitar hipoglicemia, hiperglicemia grave, cetoacidose diabética, lesão cerebral e eventos repetidos. O controle intensivo do nível da glicose sanguínea aumenta o risco de hipoglicemia grave e morte; portanto, recomenda-se um nível de glicose-alvo de cerca de 140 a 200 mg/dℓ. A reversão rápida da sepse ou infecção focal pode levar a uma queda abrupta nas necessidades de insulina; nesses casos, é necessário acompanhamento, porque a hipoglicemia não suspeitada pode causar danos permanentes ou ser fatal em um paciente que pode parecer estar dormindo. Os pacientes precisam ser avisados de que podem ser necessárias doses temporárias de insulina subcutânea, mas não o obrigue a fazer terapia crônica com insulina. O monitoramento envolve a medição seriada da glicemia até que o paciente comece a ingerir alimentos de maneira confiável.

Níveis de troponina e peptídio atrial natriurético

O nível de troponina pós-operatório de pico durante os primeiros 3 dias após cirurgia não cardíaca está significativamente associado à mortalidade em 30 dias em pacientes com mais de 45 anos, mesmo em pacientes sem evidência de um evento isquêmico.[8] No entanto, a utilidade potencial dos níveis de troponina pós-operatórios de rotina para o tratamento do paciente permanece incerto. Da mesma maneira, o rastreamento e o monitoramento dos níveis de peptídios atriais natriuréticos cerebrais são favorecidos em algumas diretrizes e não em outras.

[a]N.R.T.: O termo uremia, apesar de usual, é impróprio. Na verdade, significa insuficiência renal aguda (avaliada pela creatinina), embora, formalmente, uremia se refere à dosagem de ureia no sangue.

Situações especiais

Multiplicidade de queixas

Algumas complicações pós-operatórias são difíceis de classificar, uma vez que não há um problema predominante aparente pelos sintomas, sinais ou resultados de exames laboratoriais. Em vez disso, os pacientes podem manifestar vários problemas que precisam ser tratados simultaneamente. O objetivo imediato é estabelecer prioridades e evitar a tentação de buscar eliminar todas as possibilidades no primeiro dia. O propósito é continuar a verificar o progresso durante os dias subsequentes, necessários para o diagnóstico completo e a terapia bem-sucedida. Como tantas preocupações requerem atenção no intervalo pós-operatório, o risco é que os médicos percam o controle de um problema secundário e cometam um erro que parece óbvio em uma análise retrospectiva.

Redundância de opiniões médicas

As complicações pós-operatórias às vezes geram várias consultorias com médicos que têm habilidades sobrepostas. Um exemplo pode ser um paciente com febre pós-operatória que exige consultorias de especialistas em pneumologia, nefrologia, dermatologia, medicina geral e doenças infecciosas. Em teoria, reunir um contingente de médicos especialistas deve aumentar a probabilidade de um diagnóstico preciso, tratamento oportuno e acompanhamento infalível. Na realidade, entretanto, a coordenação e a comunicação nunca são perfeitas. Rivalidades pessoais, difusão de responsabilidade e muitos outros fatores psicológicos podem impedir as interações dos consultores. As chances de falha de comunicação podem ser ainda maiores se o paciente tiver um diagnóstico raro que atraia de modo especial a atenção do médico (p. ex., feocromocitoma). Discutir na frente do paciente, diante de outros profissionais ou no prontuário pode ser desmoralizante. A prioridade é comunicar-se de modo eficaz com a equipe cirúrgica responsável pelo paciente e incentivá-la a tomar as decisões finais.

Ambiguidade de expectativas

Outro incômodo ocorre quando uma solicitação urgente não está conectada a uma justificativa clara (Capítulo 402). É necessário diplomacia para estabelecer se a solicitação reflete uma preocupação médico-legal em vez de uma alteração biológica no paciente.

Às vezes, o estímulo para a consulta pode ser mais bem atendido fornecendo-se garantias e confirmação. Muitas vezes, o motivo é um distúrbio preexistente obscuro (p. ex., doença de Moyamoya) e a equipe cirúrgica não tem experiência ou tempo para investigar como essa condição médica não relacionada pode influenciar a recuperação após a cirurgia. Às vezes, o motivo é um desejo não verbal de transferir o cuidado de um paciente complicado de um médico para outro. O médico consultor deve desenvolver uma compreensão de como interagir com outros médicos sob tais circunstâncias ambíguas.

Definição de prioridades

Os pedidos de consultoria muitas vezes chegam fora do horário convencional de trabalho, geralmente são tingidos com um senso de urgência e, às vezes, agrupam-se para abranger mais de um paciente. O desenvolvimento de um método eficaz para priorizar os pacientes é uma habilidade clínica crucial. Uma estratégia de comunicação é fornecer um tempo estimado de chegada para a solicitação inicial da equipe cirúrgica. Uma estratégia de tratamento frequentemente útil é fazer algumas sugestões seguras no momento da solicitação inicial para que recomendações claras possam ser instituídas durante o intervalo antes que o paciente seja visto, e usadas posteriormente para ajudar a avaliar o estado e o curso do paciente.

Resultados

Em muitos casos pós-operatórios, o motivo original da consulta pode ser resolvido e nenhum problema maior permanece. A situação atual oferece oportunidade de revisar o paciente, particularmente quanto ao uso apropriado de medicamentos não relacionados. O consultor frequentemente pode detectar medicamentos excessivos que eram apropriados no início da internação, mas deixaram de ser necessários no momento, justificando sua interrupção (p. ex., diuréticos, antibióticos, broncodilatadores). A suspensão de medicamentos que se tornaram supérfluos requer iniciativa e conhecimento, e o erro comum é prolongar medicamentos desnecessários em pacientes estáveis sob o argumento de "não mexer em time que está ganhando". A capacidade de observar o paciente por várias horas ou por 1 ou 2 dias geralmente representa uma oportunidade ideal para a retirada segura de medicamentos. Ironicamente, interromper um tratamento às vezes requer mais habilidade, tempo e iniciativa do que iniciá-lo.

Grau A Recomendações de grau A

A1. Devereaux PJ, Duceppe E, Guyatt G, et al. Dabigatran in patients with myocardial injury after non-cardiac surgery (MANAGE): an international, randomised, placebo-controlled trial. *Lancet*. 2018;391:2325-2334.

A2. Jaber S, Lescot T, Futier E, et al. Effect of noninvasive ventilation on tracheal reintubation among patients with hypoxemic respiratory failure following abdominal surgery: a randomized clinical trial. *JAMA*. 2016;315:1345-1353.

A3. Pantel H, Hwang J, Brams D, et al. Effect of incentive spirometry on postoperative hypoxemia and pulmonary complications after bariatric surgery: a randomized clinical trial. *JAMA Surg*. 2017;152:422-428.

A4. Siddiqi N, Harrison JK, Clegg A, et al. Interventions for preventing delirium in hospitalised non-ICU patients. *Cochrane Database Syst Rev*. 2016;3:CD005563.

A5. Su X, Meng ZT, Wu XH, et al. Dexmedetomidine for prevention of delirium in elderly patients after non-cardiac surgery: a randomised, double-blind, placebo-controlled trial. *Lancet*. 2016;388:1893-1902.

A6. Som A, Maitra S, Bhattacharjee S, et al. Goal directed fluid therapy decreases postoperative morbidity but not mortality in major non-cardiac surgery: a meta-analysis and trial sequential analysis of randomized controlled trials. *J Anesth*. 2017;31:66-81.

A7. Price R, MacLennan G, Glen J. SuDDICU Collaboration. Selective digestive or oropharyngeal decontamination and topical oropharyngeal chlorhexidine for prevention of death in general intensive care: systematic review and network meta-analysis. *BMJ*. 2014;348:1-15.

A8. Docherty AB, O'Donnell R, Brunskill S, et al. Effect of restrictive versus liberal transfusion strategies on outcomes in patients with cardiovascular disease in a non-cardiac surgery setting: systematic review and meta-analysis. *BMJ*. 2016;352:1-11.

REFERÊNCIAS BIBLIOGRÁFICAS

As referências bibliográficas, bem como os outros materiais suplementares deste livro, encontram-se no GEN-IO, nosso ambiente virtual de aprendizagem.

406 CONSULTORIA MÉDICA EM PSIQUIATRIA

PETER MANU E RAJESH GUPTA

ESTADO DE SAÚDE DE PACIENTES PSIQUIÁTRICOS

A saúde física dos pacientes psiquiátricos é precária, com elevado risco de morte em idade mais jovem do que aqueles sem doença mental. Pobreza, negligência social, assistência médica precária, hábitos de vida pouco saudáveis e complicações de tratamentos psiquiátricos são os principais fatores que contribuem para o aumento da morbidade e mortalidade de pacientes com transtornos psiquiátricos crônicos, que apresentam um declínio médio de 20 anos na expectativa de vida. Modelos de cuidados integrados, que coordenam cuidados médicos gerais com cuidados psiquiátricos, podem ajudar a atender às necessidades de pacientes com problemas psiquiátricos crônicos.[1,2]

Os internistas são frequentemente chamados para fornecer consultas para pacientes em unidades de internação psiquiátrica. Até 15% dos pacientes que são admitidos para tratamento psiquiátrico podem ser transferidos para um hospital geral em razão de condições médicas que surgem ou pioram durante a internação para o tratamento psiquiátrico. Doenças febris, alterações neurológicas agudas e quedas são responsáveis por quase metade das transferências (Tabela 406.1). Quase metade dos pacientes internados por demência com distúrbio comportamental desenvolverá uma complicação médica durante internação psiquiátrica, taxa que é duas a três vezes maior do que para outros pacientes psiquiátricos. Insuficiência renal, anemia, estado nutricional ruim e idade avançada também são preditores independentes de deterioração médica. A deterioração médica pode ter consequências adversas importantes para

Tabela 406.1 Razões comuns para transferir pacientes psiquiátricos institucionalizados com complicações médicas agudas para um hospital geral.

Febre	17%
Deficiências neurológicas, convulsões, alteração de consciência	14%
Queda, traumatismo craniano	13%
Dor abdominal, sangramento gastrintestinal	10%
Dispneia, hipoxia	10%
Dor torácica	8%
Retenção urinária, azotemia, desequilíbrio eletrolítico	7%
Arritmia, hipotensão, síncope	6%
Edema, celulite	5%
Todos os outros	10%

De Manu P, Asif M, Khan S, et al. Risk factors for medical deterioration of psychiatric inpatients: opportunities for early recognition and prevention. *Compr Psychiatry.* 2012;53:968-974.

pacientes psiquiátricos hospitalizados. Em primeiro lugar, pode levar a complicações com risco à vida se a condição não for rapidamente diagnosticada e tratada. Segundo, interrompe as intervenções comportamentais e pode exigir a descontinuação do tratamento com fármacos psicotrópicos ou da eletroconvulsoterapia (ECT). Terceiro, prolonga o tempo de internação e pode adicionar despesas consideráveis ao episódio de doença psiquiátrica, especialmente quando os pacientes são transferidos de unidades psiquiátricas para um hospital geral, no qual requerem observação constante por pessoal qualificado.

AVALIAÇÃO DA QUEIXA PRINCIPAL

A consultoria médica para pacientes psiquiátricos cria desafios únicos na avaliação da queixa principal. Muitos pacientes com transtornos psiquiátricos ambulatoriais apresentam sintomas somáticos, como fadiga, fraqueza, tontura, cefaleia, insônia, dor generalizada e constipação intestinal. Na maioria desses pacientes, as doenças mentais subjacentes são transtornos de humor (depressão unipolar e distimia), transtornos de ansiedade (transtorno de pânico e transtorno de ansiedade generalizada), transtornos somatoformes, transtornos de uso de substâncias (mais frequentemente álcool, opiáceos, cocaína e benzodiazepínicos) e transtorno de personalidade *borderline*. Como um grupo, esses pacientes apresentam muitas queixas físicas e resistem a uma explicação psicológica para seus sintomas, mesmo quando a avaliação médica não consegue identificar anormalidades objetivas. Abordagens de rastreio padronizadas podem ajudar médicos e pacientes. Após cuidadosas avaliações interdisciplinares, os pacientes cujos sintomas somáticos inexplicáveis são diagnosticados como hipocondria podem responder ao tratamento com fluoxetina (Tabela 369.5) e terapia cognitivo-comportamental.A1

COMPLICAÇÕES MÉDICAS DOS TRATAMENTOS PSIQUIÁTRICOS

As classes de medicações comumente usadas em psiquiatria incluem antidepressivos (inibidores seletivos da recaptação da serotonina [ISRS], inibidores da recaptação da serotonina-norepinefrina [IRSN], moduladores da serotonina, tricíclicos, inibidores da monoaminoxidase [IMAOs] e antidepressivos atípicos), antipsicóticos (antipsicóticos de primeira geração, também conhecidos como neurolépticos, antipsicóticos convencionais ou típicos; antipsicóticos injetáveis de longa ação e antipsicóticos de segunda geração, também conhecidos como antipsicóticos atípicos [p. ex., clozapina]) e ansiolíticos (ISRSs, IRSNs, benzodiazepínicos). Pacientes com mania secundária ao transtorno afetivo bipolar podem fazer uso de lítio, anticonvulsivantes (mais comumente valproato), antipsicóticos e benzodiazepínicos. A consultoria médica em psiquiatria deve ser informada com base no conhecimento sobre as complicações graves provocadas por essas medicações (Tabela 406.2).

Síndrome metabólica induzida por antipsicóticos

A síndrome metabólica é prevalente (variação de 29 a 63%) em pacientes esquizofrênicos e outros pacientes psiquiátricos tratados com antipsicóticos de segunda geração, especialmente clozapina, mas também olanzapina, risperidona e quetiapina, pois estes induzem ganho de peso substancial.

Tabela 406.2 Principais complicações médicas das medicações psicotrópicas.

CARDIOVASCULARES	
Cardiomiopatia	Clozapina
Hipertensão	IMAO, venlafaxina
Miocardite	Clozapina
Hipotensão ortostática	Tricíclicos, trazodona, antipsicóticos
Tromboembolismo venoso	Clozapina, risperidona, fenotiazinas, antipsicóticos
QTc prolongado*	Antipsicóticos, tricíclicos, inibidores da recaptação da serotonina
RESPIRATÓRIAS	
Choque	Antipsicóticos, tricíclicos
Laringospasmo	Antipsicóticos
Depressão respiratória	Benzodiazepínicos, barbitúricos, metadona, antidepressivos, antipsicóticos atípicos
GASTRINTESTINAIS	
Obstrução intestinal	Tricíclicos, antipsicóticos
Disfagia	Tricíclicos, antipsicóticos
Insuficiência hepática	Carbamazepina, ácido valproico, fenotiazinas, mirtazapina, nefazodona, quetiapina, olanzapina, clozapina, IMAO, naltrexona
Pancreatite	Carbamazepina, ácido valproico, clozapina, olanzapina, risperidona
RENAIS E DO SISTEMA URINÁRIO	
Insuficiência renal	Lítio, clozapina
Retenção urinária	Antipsicóticos, tricíclicos
ENDÓCRINAS	
Hiperprolactinemia	Antipsicóticos de primeira geração, risperidona
Hipotireoidismo	Lítio, quetiapina
Secreção inadequada de ADH	Inibidores de recaptação de serotonina, metadona, tricíclicos
Síndrome metabólica	Clozapina, olanzapina, risperidona, quetiapina
HEMATOLÓGICAS	
Leucocitose	Lítio
Neutropenia	Clozapina, olanzapina, risperidona, carbamazepina, valproato, mirtazapina
Trombocitopenia	Carbamazepina, valproato
MUSCULOESQUELÉTICA	
Rabdomiólise	Antipsicóticos, inibidores da recaptação da serotonina, IMAO
CUTÂNEA	
Síndrome de Stevens-Johnson	Lamotrigina, carbamazepina, barbitúricos
OUTRAS	
Febre†	Antipsicóticos, inibidores da recaptação da serotonina, IMAO
Convulsões	Bupropiona, IMAO, tricíclicos, fenotiazinas, clozapina

*Ver também Tabela 406.3. †Inclui a síndrome neuroléptica maligna e a síndrome serotoninérgica (ver também Tabelas 406.4 e 406.5). ADH = hormônio antidiurético; IMAO = inibidores da monoaminoxidase.

O mecanismo de ganho de peso está centrado na afinidade da medicação pelo receptor de histamina-1 (H1) e nos mecanismos neurobiológicos que regulam o apetite e o metabolismo, por meio da produção e atividade de serotonina, leptina e fator de necrose tumoral-α. Como resultado, até 40% dos pacientes que fazem tratamento a longo prazo com antipsicóticos têm tolerância à glicose diminuída e cerca de 10% têm diabetes.[3,4] Como a intolerância à glicose frequentemente observada em pacientes tratados com agentes antipsicóticos ocorre por resistência à insulina (Capítulo 216), é mais bem tratada com redução agressiva de peso (Capítulo 207), aumento da atividade física (Capítulo 13) e metformina (Capítulo 216) ou uma combinação destes. Por exemplo, em estudos randomizados, a metformina (850 mg, 2 vezes/dia) reduziu significativamente o ganho de peso e reverteu as anormalidades metabólicas associadas ao início de medicamentos antipsicóticos de segunda geração,A2 e uma dose única diária de 750 mg pode prevenir o ganho de peso se iniciada no começo do tratamento com olanzapina. Outra opção é a alteração de olanzapina, quetiapina ou risperidona para aripiprazol,A3 que é menos provável causar ganho de peso. A administração de liraglutida, agonista do receptor do peptídio-1 semelhante ao glucagon (começando com uma dose de 0,6 mg administrada por via subcutânea diariamente e aumentando para 1,2 mg/dia após 1 semana e para 1,8 mg/dia na terceira semana), para pacientes com sobrepeso ou obesos tratados com a olanzapina ou a clozapina, pode levar a perda de peso, diminuição da circunferência da cintura e dos níveis de colesterol de lipoproteína de baixa densidade e melhor tolerância à glicose.[A4]

Efeitos adversos cardiovasculares de medicamentos antipsicóticos

Pacientes psiquiátricos apresentam maior taxa de morte cardíaca súbita em parte em decorrência dos efeitos adversos cardiovasculares de medicamentos antipsicóticos.[5,6] Miocardite e cardiomiopatia induzidas por antipsicóticos (Capítulo 54) são mais comuns em pacientes tratados com clozapina (0,9%) e flufenazina (0,4%). Em contraste, o risco para essas complicações é de apenas 0,1% em pacientes que fazem uso de haloperidol, tioridazina e risperidona. A explicação fisiopatológica aceita para miocardite é uma reação de hipersensibilidade aguda mediada por imunoglobulina E, semelhante à miocardite alérgica produzida por penicilinas, sulfonamidas e metildopa. Em um pequeno número de pacientes, uma hipótese concorrente propõe que a clozapina induza miocardite hipereosinofílica, colite, hepatite, pancreatite, alveolite e nefrite intersticial. Não pode ser excluído um efeito cardiotóxico direto dos metabólitos do medicamento. Em pacientes nos quais a miocardite se desenvolve, a taxa de mortalidade chega a 50%, com quase metade das mortes ocorrendo repentina e inesperadamente. A duração média da exposição à clozapina antes do diagnóstico ou morte é de 21 dias, e a faixa de dosagem é de 50 a 725 mg/dia. Os sintomas comuns são febre (48%), dispneia (35%), doença semelhante à gripe (30%), dor no peito (22%) e fadiga (17%). As características laboratoriais incluem hipocinesia ventricular esquerda ou fração de ejeção reduzida (48%) ou efusão pericárdica (17%) na ecocardiografia, anormalidades inespecíficas da repolarização na eletrocardiografia (35%), eosinofilia periférica (35%), níveis elevados de creatinoquinase e troponina (22%) e evidência radiográfica de insuficiência cardíaca (13%). O diagnóstico pode ser confirmado por biopsia endomiocárdica, que mostra degeneração dos miócitos e infiltrados perivasculares com eosinófilos degranulados. Entre os sobreviventes, os sintomas regridem ou melhoram substancialmente após a descontinuação da clozapina e do tratamento com corticosteroides em altas doses (p. ex., prednisona, 1 mg/kg/dia durante 4 dias, reduzida para 0,33 mg/kg/dia nos 4 dias seguintes).

A cardiomiopatia dilatada induzida por clozapina pode ser causada por miocardite em evolução ou por lesão crônica mediada por radicais livres, semelhante à miocardite produzida pela doxorrubicina (Capítulo 54). As características demográficas são semelhantes às da miocardite, mas a duração média do tratamento antes do diagnóstico é muito mais longa (9 meses *versus* 3 semanas), e a taxa de mortalidade é menor (22% *versus* 51%). Os pacientes apresentam evidência clínica ou ecocardiográfica de disfunção ventricular esquerda sem eosinofilia ou evidência enzimática de necrose miocárdica.

O prolongamento significativo do intervalo QTc (Capítulo 59) levando a taquiarritmias ventriculares e morte cardíaca súbita (Capítulo 57) pode ocorrer após o tratamento antipsicótico com as doses usuais de tioridazina, haloperidol e sertindol.[7] Repolarização miocárdica anormal foi observada durante o tratamento com a maioria dos medicamentos antipsicóticos e após superdosagens intencionais ou acidentais de antidepressivos tricíclicos, lítio e metadona (Capítulo 102). Os antipsicóticos afetam o canal de potássio cardíaco, bloqueando o componente de ativação rápida da corrente retificadora de potássio (Capítulo 55). Esse efeito se traduz em um aumento dependente da dose na duração da fase 3 do potencial de ação. Em comparação com os não usuários de medicamentos antipsicóticos, o risco de morte súbita é duas vezes maior em usuários atuais de antipsicóticos convencionais (primeira geração) e 2,25 vezes maior para usuários atuais de antipsicóticos atípicos (segunda geração). Antipsicóticos que não prolongam o intervalo QT estão disponíveis (p. ex., aripiprazol, paliperidona, lurasidona).

Todos os pacientes que estão prestes a iniciar medicamentos antipsicóticos devem ser questionados sobre história pessoal de síncope e história familiar de síndrome do QT longo ou morte súbita em idade jovem. Um eletrocardiograma de linha de referência e valores de eletrólitos séricos devem ser obtidos antes do início da terapia com medicamentos antipsicóticos, antidepressivos tricíclicos e metadona. Os eletrocardiogramas de intervalo devem ser obtidos após cada aumento na medicação em pacientes mais velhos, pacientes com doença cardíaca conhecida e aqueles que estão iniciando outros medicamentos que produzem prolongamento QTc ou hipopotassemia (Tabela 406.3; Capítulo 59). Um intervalo QTc de 500 milissegundos ou mais requer a interrupção de todos os medicamentos que afetam a repolarização da membrana. Intervalos QTc maiores que 450 milissegundos em homens e 470 milissegundos em mulheres, dispersão de QTc (diferença entre o QTc mais longo e o mais curto em um eletrocardiograma de 12 derivações) maior que 100 milissegundos e aumento na duração de QTc de mais de 60 milissegundos em comparação com o da medição inicial deve levar a uma reavaliação dos riscos e benefícios associados aos medicamentos em questão.

Tabela 406.3 Medicações psiquiátricas associadas ao QT prolongado.

MAIOR RISCO
Amissulprida
Ziprasidona
Iloperidona
RISCO INTERMEDIÁRIO
Risperidona
Olanzapina
Quetiapina
Haloperidol
SEM RISCO
Paliperidona
Aripiprazol
Lurasidona

Modificada de Lahijani SC, Harris KA. Medical complications of psychiatric treatment: an update. *Crit Care Clin.* 2017;33:713-734.

Asfixia e distonia laríngea

Mortes por asfixia por engasgo ocorrem a uma taxa de 0,8% por mil pacientes psiquiátricos a cada ano, uma frequência que é mais de 100 vezes maior do que na população em geral.[8] Além disso, a videofluoroscopia demonstra aspiração silenciosa em 38% dos pacientes psiquiátricos que sobrevivem a um incidente de engasgo. Metade dos pacientes psiquiátricos com disfagia apresenta uma síndrome *fast-eating* (comer rápido) observada associada a inquietação, dificuldade na mastigação, retenção de comida nas bochechas e déficits de atenção que caracterizam transtornos psicóticos e retardo mental. A disfagia bradicinética, que é observada em 25% dos pacientes psiquiátricos com episódios de engasgo, deve-se aos efeitos antidopaminérgicos e anticolinérgicos dos medicamentos psicotrópicos. Essa condição, que apresenta redução da amplitude de movimento lingual, aumento do tempo de trânsito oral, diminuição do peristaltismo faríngeo e início tardio do reflexo da deglutição, é observada em pacientes com características neurológicas de parkinsonismo induzido por medicamentos (Capítulo 381). A disfagia discinética (7% dos casos de engasgo), que geralmente ocorre em pacientes mantidos com medicação antipsicótica a longo prazo, faz parte do espectro clínico da discinesia tardia (Capítulo 382). O exame revela contrações involuntárias da língua e da musculatura perioral, descoordenação dos movimentos voluntários da língua e propulsão não contínua do bolo alimentar na fase oral. Nos demais pacientes, a disfagia é decorrente de doença cerebrovascular (11%) ou doença faríngea ou esofágica (7%). A distonia laríngea, que é uma complicação potencialmente fatal da terapia com medicamentos antipsicóticos, principalmente com haloperidol e fenotiazinas, é produzida pela contração espasmódica aguda dos músculos adutores da laringe. Os sintomas incluem dificuldade respiratória, disfonia e estridor. O broncospasmo induzido por neurolépticos pode preceder o início do estridor. Os pacientes geralmente exibem desconforto subjetivo extremo, segurando sua área cervical anterior. A maioria dos pacientes também apresenta outras distonias envolvendo a cabeça e o pescoço, incluindo torcicolo, distonia cervical (retrocolo), trismo, protrusão da língua e desvio dos olhos (para cima, para baixo ou lateralmente). Em geral, os sintomas e sinais se desenvolvem na primeira semana após o início ou aumento rápido da dose de medicamentos neurolépticos. Uma redução na dose do medicamento anticolinérgico ou antiparkinsoniano usado para evitar ou tratar sintomas extrapiramidais também pode precipitar distonia laríngea. A sialorreia noturna, um efeito adverso comum da clozapina e um fator de risco para pneumonia por aspiração, responde ao tratamento anticolinérgico com doses diárias de 2 mg de glicopirrolato VO.[A5] Para discinesia tardia induzida por fármacos, deutetrabenazina (12 a 48 mg/dia) e valbenazina (12,5 a 100 mg/dia)[A6] são tratamentos eficazes.[9]

Neutropenia e agranulocitose induzidas por medicamentos

Neutropenia induzida por medicamentos com contagens absolutas de neutrófilos inferiores a 1.500/μℓ foi observada durante o tratamento com a maioria dos antipsicóticos de segunda geração (clozapina, olanzapina, risperidona e quetiapina) e estabilizadores de humor (carbamazepina, ácido valproico e lamotrigina), bem como com alguns medicamentos antidepressivos (antidepressivos tricíclicos e mirtazapina). A neutropenia induzida por clozapina ocorre em 4 a 5% dos pacientes dentro de 6 meses após o início do tratamento e progride para agranulocitose em 10% ou mais dos pacientes neutropênicos se o medicamento for continuado. *In vitro*, a toxicidade da clozapina requer peróxido e peroxidase, e o defeito na oxidação está relacionado a anormalidades no gene *NQO2* (quinona oxidorredutase) envolvido na desintoxicação de medicamentos. O tratamento com clozapina deve ser iniciado apenas se a contagem absoluta de neutrófilos basal for superior a 1.500/μℓ. O uso concomitante de carbamazepina, inibidores da enzima de conversão da angiotensina, sulfonamidas, propiltiouracila e mirtazapina deve ser evitado, pois podem produzir neutropenia e aumentar o risco de agranulocitose. A clozapina deve ser interrompida e o paciente avaliado imediatamente se manifestar febre, ulcerações orais e sintomas ou sinais de infecção. Devem ser obtidos hemogramas completos 1 vez/semana nas primeiras 26 semanas e a cada 2 semanas a partir de então, e a clozapina deve ser interrompida e todos os medicamentos reavaliados se a contagem absoluta de neutrófilos cair para menos de 1.500/μℓ. A agranulocitose relacionada à clozapina foi tratada com sucesso com fatores estimuladores de colônias (fator estimulador de colônias de granulócitos ou granulócitos-macrófagos). A neutropenia também foi associada a olanzapina, risperidona e quetiapina em pacientes que nunca receberam clozapina. O tratamento com estabilizadores de humor anticonvulsivantes, particularmente carbamazepina, está associado a neutropenia dependente da dose e trombocitopenia em aproximadamente 10% dos pacientes nos primeiros 6 meses de tratamento e deve ser monitorado com hemogramas completos duas vezes por mês durante esse período.

Síndrome neuroléptica maligna

A síndrome neuroléptica maligna (Capítulo 105), que ocorre em aproximadamente 0,2% dos pacientes que fazem uso de neurolépticos, deve fazer parte do diagnóstico diferencial de febre e rabdomiólise (Tabela 406.4). A condição é rara e os agentes antipsicóticos atípicos mais recentes, como o aripiprazol, apresentam menor probabilidade de causar a síndrome. Os antipsicóticos atípicos mais recentes (p. ex., aripiprazol, risperidona e quetiapina) estão associados a menor incidência da síndrome neuroléptica maligna, apresentações clínicas mais brandas e menos resultados letais em comparação com medicamentos antipsicóticos de primeira geração. Os principais critérios diagnósticos são temperatura elevada (superior a 40°C em 40% dos pacientes) e rigidez muscular difusa (desde hipertonia leve até rigidez extrema). Além disso, dois ou mais dos seguintes achados são necessários para o diagnóstico definitivo: (1) instabilidade autonômica (taquicardia, pressão arterial elevada ou lábil, hipotensão postural, diaforese, sialorreia e incontinência urinária); (2) alterações no estado mental (variando de confusão a mutismo ou coma); (3) leucocitose (até 20 mil/mℓ); e (4) creatinoquinase elevada (até 100 mil UI/ℓ).[10] Outras manifestações clínicas incluem bradicinesia, coreia, distonias, disfagia, disartria ou afonia, convulsões e tremor. A gravidade da rabdomiólise se correlaciona ao nível de creatinoquinase e à presença de mioglobinemia, mioglobinúria, acidose metabólica e azotemia. O eletroencefalograma mostra desaceleração inespecífica em pouco mais da metade dos pacientes.

O intervalo de tempo desde o início do tratamento medicamentoso até o início da síndrome neuroléptica maligna geralmente é curto, com 30% dos casos se desenvolvendo em 48 horas e 96% no primeiro mês de tratamento. A exceção parece ser a síndrome neuroléptica maligna associada à clozapina, que apresenta um atraso médio de 50 dias. A síndrome neuroléptica às vezes é confundida com catatonia grave (Capítulo 369), mas os sinais catatônicos na síndrome neuroléptica maligna geralmente se restringem a mutismo e acinesia. Além disso, hipertermia, rigidez, tremor e rabdomiólise não estão presentes em pacientes com catatonia. No entanto, o acompanhamento médico rigoroso de pacientes gravemente catatônicos é garantido porque eles apresentam risco muito alto (22%) de síndrome neuroléptica maligna.

Se não tratada, a síndrome neuroléptica maligna apresenta uma taxa de mortalidade de 10 a 20%[11] como consequência de insuficiência renal aguda, pneumonia por aspiração, síndrome do desconforto respiratório agudo, coagulação intravascular disseminada e degeneração neuronal cerebelar. A maioria das fatalidades é evitável se o diagnóstico for feito precocemente, o agente neuroléptico for descontinuado rapidamente e o paciente for imediatamente transferido para uma unidade de terapia intensiva para tratamento específico e de suporte.[12] Em casos leves a moderados, os benzodiazepínicos (p. ex., lorazepam, 1 a 2 mg VO ou IM a cada 4 a 6 horas) deve ser usado para aliviar os sintomas. A bromocriptina (começando com 2,5 mg VO ou via sonda nasogástrica 2 ou 3 vezes/dia, e aumentando a dose em 2,5 mg/dia até um máximo de 45 mg/dia; contraindicada em pacientes com hipertensão não controlada) ou amantadina (100 mg, 2 vezes/dia) deve ser usada em casos moderadamente graves e continuada até que a rigidez muscular e as anormalidades metabólicas tenham melhorado significativamente. O relaxante muscular esquelético dantroleno deve ser adicionado à bromocriptina ou à amantadina em pacientes com características hipermetabólicas fulminantes e naqueles com rigidez muscular persistente, apesar do tratamento com agonistas da dopamina.

Tabela 406.4 Diagnóstico diferencial de síndrome neuroléptica maligna.

Infecção do sistema nervoso central
Infecção em pacientes com parkinsonismo induzido por medicamentos
Superdosagem de medicamentos (psicoestimulantes, antidepressivos, lítio, anticolinérgicos)
Abstinência de álcool ou outras substâncias (benzodiazepínicos, barbitúricos, fármacos antiparkinsonianos)
Efeitos adversos de medicamentos não psicotrópicos depletores de dopamina (reserpina, metoclopramida, proclorperazina, prometazina)
Rebote colinérgico
Síndrome serotoninérgica
Tireotoxicose
Hipertermia maligna

Síndrome serotoninérgica

A síndrome da serotoninérgica (Capítulo 404) é uma reação adversa a medicamentos produzida principalmente por excesso de agonismo serotoninérgico do sistema nervoso central (SNC) e receptores periféricos de serotonina por medicamentos selecionados (Tabela 406.5). Em estudos de acompanhamento pós-comercialização dos antidepressivos mais recentes, a síndrome apresentou incidência de 4 casos a cada 10.000 pacientes-mês em pacientes que começam a fazer uso de nefazodona, uma medicação que inibe a captação neuronal de serotonina e norepinefrina, e também atua como antagonista do receptor 5-hidroxitriptamina tipo 2 (5-HT2). A síndrome também ocorre em 15% dos pacientes com superdosagem intencional de ISRS. A síndrome serotoninérgica é causada pela superestimulação de 5-HT1A e possivelmente também dos receptores 5-HT2 por excesso de precursores ou agonistas da serotonina, aumento da liberação de serotonina, redução da captação de serotonina e diminuição do metabolismo da serotonina. Casos graves da síndrome foram relatados com mais frequência em pacientes tratados com IMAO, que fizeram uso de dextrometorfano ou a metilenodioximetanfetamina ilegal (*ecstasy*) ou que iniciaram o tratamento com inibidores da recaptação da serotonina, meperidina ou antipsicóticos atípicos como o aripiprazol.

Essa síndrome potencialmente fatal caracteriza-se por alterações no estado mental (variando de agitação a confusão e coma), instabilidade autônoma (taquicardia, labilidade da pressão arterial, diaforese e diarreia), anormalidades neuromusculares (mioclonia, midríase, clônus ocular, rigidez, hiper-reflexia, tremores e calafrios) e hipertermia. Os sintomas ocorrem nas primeiras 24 horas e, às vezes, minutos após o início do uso da medicação, alteração da dose, adição de um novo medicamento ou tentativa de superdosagem. A morte pode ocorrer como consequência de rabdomiólise com insuficiência renal, hiperpotassemia, coagulação intravascular disseminada e síndrome do desconforto respiratório agudo. O diagnóstico diferencial inclui síndrome neuroléptica maligna, meningite ou encefalite viral ou bacteriana, insolação (Capítulo 101), síndrome tóxica por anticolinérgicos (Capítulo 102) e abstinência de drogas (Capítulo 31) ou álcool (Capítulo 30).

Tabela 406.5 Classes de medicações que produzem a síndrome serotoninérgica em pacientes psiquiátricos.
Inibidores seletivos da recaptação da serotonina
Inibidores da monoaminoxidase
Antipsicóticos atípicos
Antidepressivos heterocíclicos
Trazodona
Inibidores duais de recaptação (IRSN)
Psicoestimulantes
Buspirona
Estabilizadores de humor
Analgésicos
Antieméticos
Antitussígenos
Suplementos dietéticos

O tratamento geral inclui interrupção imediata dos medicamentos serotoninérgicos, terapia de suporte abrangente e benzodiazepínicos para controle da agitação e mioclonia. A terapia específica depende do uso de cipro-heptadina (um antagonista do receptor H1 com propriedades antisserotoninérgicas e anticolinérgicas) e clorpromazina (um antagonista dos receptores 5-HT1A e 5-HT2).

Hiperprolactinemia induzida por antipsicóticos

A hiperprolactinemia induzida por medicamentos é produzida por medicamentos antipsicóticos de primeira geração e pela risperidona, mas é rara com outros antipsicóticos atípicos, como aripiprazol, olanzapina e ziprasidona. Em pacientes tratados com medicamentos antipsicóticos que aumentam a prolactina, os níveis hormonais estão acima do limite normal em 60% das mulheres e 40% dos homens. A hiperprolactinemia sintomática (Capítulo 209) ocorre em cerca de um terço desses pacientes e geralmente está associada a um aumento de 10 vezes acima dos níveis basais. O excesso de prolactina leva à disfunção dos tecidos-alvo (galactorreia, oligomenorreia e amenorreia, infertilidade, disfunção sexual e ginecomastia), bem como a um risco mais alto de desenvolver câncer de mama, osteoporose e doenças cardiovasculares.

Polidipsia psicogênica e hiponatremia induzida por medicamentos

A hiponatremia é um motivo comum para encaminhamento de pacientes de unidades de internação psiquiátrica. A ingestão de água acima de 3 a 4 ℓ/dia e a secreção inadequada de hormônio antidiurético (ADH) relacionada à medicação são as causas mais comuns de hiponatremia em pacientes psiquiátricos internados. Pacientes com polidipsia psicogênica geralmente apresentam hipo-osmolaridade sérica e urina diluída ao máximo (osmolaridade urinária menor que 100 mOsm/ℓ). A incidência de polidipsia é de 20% e a incidência de intoxicação por água é de 5% em hospitais psiquiátricos. A incontinência urinária e a enurese noturna podem fazer parte da manifestação clínica. O mecanismo do aumento da sede é pouco compreendido, mas pode envolver a supressão incompleta do ADH pelo hipotálamo, bem como a resposta à secura da boca produzida pelo efeito anticolinérgico de muitos psicotrópicos. Medidas rigorosas para restringir a ingestão hídrica geralmente são eficazes, mas difíceis de implementar em pacientes com psicose grave. Em pacientes esquizofrênicos com intoxicação refratária por água, uma resposta favorável foi observada após a troca do regime antipsicótico para clozapina (cuidadosamente titulada até 600 mg/dia e continuada por até 6 meses). A síndrome do hormônio antidiurético inadequado (SIADH) induzida por fármacos é predominantemente relacionada aos ISRSs,[13] e experimentos em animais sugeriram que o excesso de serotonina estimula a liberação de ADH e leva à hiponatremia, desde que a ingestão hídrica seja suficiente. Outros medicamentos que são comumente usados por pacientes psiquiátricos e que podem produzir SIADH incluem inibidores de recaptação de serotonina-norepinefrina (p. ex., venlafaxina e duloxetina), agentes antipsicóticos de segunda geração com propriedades serotoninérgicas (particularmente aripiprazol, olanzapina e risperidona) e estabilizadores de humor (p. ex., carbamazepina/oxcarbazepina, valproato e lamotrigina). Pacientes idosos, pacientes com índice de massa corporal mais baixo e aqueles com um nível basal de sódio plasmático inferior a 138 mEq/ℓ estão em maior risco. Os ISRSs podem ser continuados com monitoramento cuidadoso enquanto o paciente é colocado em restrição supervisionada de fluidos. Para pacientes que não toleram a restrição de fluidos ou têm hiponatremia sintomática com níveis séricos de sódio inferiores a 125 mEq/ℓ, o uso de tolvaptana, um antagonista do receptor V2 da vasopressina, é eficaz (Capítulo 108).

Reexposição após efeitos adversos potencialmente fatais da clozapina

A clozapina é amplamente prescrita para a esquizofrenia refratária ao tratamento, mas seu uso é limitado por muitos efeitos adversos potencialmente fatais. A reintrodução após essas complicações é segura e bem-sucedida em cerca de 60% dos pacientes, mas geralmente não é segura em pacientes que desenvolvem agranulocitose, pancreatite ou insuficiência renal após a exposição inicial.[14]

Grau A Recomendações de grau A

A1. Fallon BA, Ahern DK, Pavlicova M, et al. A randomized controlled trial of medication and cognitive-behavioral therapy for hypochondriasis. *Am J Psychiatry*. 2017;174:756-764.

A2. Chen CH, Huang MC, Kao CF, et al. Effects of adjunctive metformin on metabolic traits in nondiabetic clozapine-treated patients with schizophrenia and the effect of metformin discontinuation on body weight: a 24-week, randomized, double-blind, placebo-controlled study. *J Clin Psychiatry*. 2013;74:e424-e430.

A3. Stroup TS, Byerly MJ, Nasrallah HA, et al. Effects of switching from olanzapine, quetiapine, and risperidone to aripiprazole on 10-year coronary heart disease risk and metabolic syndrome status: results from a randomized controlled trial. *Schizophr Res*. 2013;146:190-195.

A4. Larsen JR, Vedtofte L, Jakobsen MSL, et al. Effect of liraglutide treatment on prediabetes and overweight or obesity in clozapine- or olanzapine-treated patients with schizophrenia spectrum disorder: a randomized clinical trial. *JAMA Psychiatry*. 2017;74:719-728.

A5. Man WH, Colen-de Koning JC, Schulte PF, et al. The effect of glycopyrrolate on nocturnal sialorrhea in patients using clozapine: a randomized, crossover, double-blind, placebo-controlled trial. *J Clin Psychopharmacol*. 2017;37:155-161.

A6. Solmi M, Pigato G, Kane JM, et al. Treatment of tardive dyskinesia with VMAT-2 inhibitors: a systematic review and meta-analysis of randomized controlled trials. *Drug Des Devel Ther*. 2018;12:1215-1238.

REFERÊNCIAS BIBLIOGRÁFICAS

As referências bibliográficas, bem como os outros materiais suplementares deste livro, encontram-se no GEN-IO, nosso ambiente virtual de aprendizagem.

SEÇÃO 29

DOENÇAS CUTÂNEAS

407

ABORDAGEM DAS DOENÇAS CUTÂNEAS

CHRISTINE J. KO

Um exame cutâneo minucioso é sobre *sape vedere*, "saber ver" a pele. Embora muitos médicos não dermatologistas se sintam limitados para distinguir um tumor de um processo neoplásico, é importante que todos os médicos reconheçam doenças cutâneas comuns, bem como lesões graves e potencialmente fatais.[1]

A American Cancer Society e a American Academy of Dermatology preconizam o rastreamento de câncer de pele de rotina para adultos anualmente, mas a U.S. Preventive Services Task Force não o faz,[2,3] nem mesmo para indivíduos de alto risco. O exame direcionado à lesão de anormalidades identificadas pelo paciente e o rastreamento de pessoas com nevos atípicos ou mais de 50 nevos podem ser um meio-termo razoável.[4] Independentemente da frequência do exame cutâneo corporal geral de rotina, todos os médicos devem reconhecer lesões de pele que exigem investigação, incluindo lesões marrons/pretas/azuis/vermelhas que sejam assimétricas e irregulares, lesões que pareçam diferentes das outras em determinado paciente e novas lesões que não cicatrizem em 3 a 4 semanas (Capítulo 193).

ESTRUTURA E FUNÇÃO DA PELE

O conhecimento básico sobre a estrutura e a função da pele fornece um suporte para a organização das doenças cutâneas. As funções da pele incluem proteção física e mecânica, termorregulação, vigilância imune e sensibilidade. Para cumprir essas metas, a pele é composta por epiderme, derme e tecido subcutâneo. A epiderme é complexa, composta primariamente por queratinócitos em camadas diferenciadas (e-Figura 407.1). Além da epiderme, as células epiteliais formam estruturas importantes, incluindo folículos pilosos, glândulas écrinas, glândulas apócrinas, unhas e pelos/cabelo. Outros tipos de células residentes na pele incluem melanócitos, células de Merkel e células do sistema imune. Os melanócitos são essenciais para proteção contra danos da luz ultravioleta. As células de Langerhans são células imunes residentes que apresentam antígenos às células imunes circulantes, que entram e saem da pele de maneira mais transitória. Na derme, o fibroblasto é a principal célula responsável pela formação de colágeno, que é a proteína estrutural-chave. Os vasos e nervos na derme são importantes para o fluxo sanguíneo e a sensibilidade adequados.

ABORDAGEM DE UM DISTÚRBIO CUTÂNEO

Qualquer alteração cutânea recente deve ser categorizada como tumor ou um processo não neoplásico (erupção cutânea).[5] Embora essa distinção seja frequentemente simples, uma vez que tumores tendem a ser solitários e as erupções cutâneas sejam mais difusas com lesões múltiplas, há muitas exceções. Por exemplo, a tinha corporal pode aparecer como uma placa solitária, descamativa, rosada, assim como o carcinoma basocelular superficial ou carcinoma espinocelular *in situ* (e-Figura 407.2). O linfoma cutâneo de células T pode se apresentar como manchas e placas rosadas múltiplas e assintomáticas, e pode ser facilmente confundido com uma erupção cutânea benigna (e-Figura 407.3). O conhecimento dessas armadilhas pode ajudar a evitá-las, quando há um baixo limiar para biopsia conforme indicação clínica.

EXAME CUTÂNEO

Uma lista de verificação de observações (Tabela 407.1) ajuda a orientar o exame da pele, que é auxiliado por iluminação ideal, incluindo a iluminação lateral. A ampliação pode ser útil e uma lente manual simples pode ser usada. As lupas polarizadas (dermatoscópios) e uma lupa manual simples são, às vezes, úteis para médicos com treinamento e experiência suficientes.

Paciente

Devem ser observadas as características gerais e mais específicas do paciente. Idade, sexo e tipo de pele podem ajudar a direcionar o diagnóstico diferencial. O tipo de pele pode ser classificado (e-Tabela 407.1) e a cor do cabelo e dos olhos também deve ser observada. Cabelo ruivo está associado a mutações no receptor de melanocortina-1 e a um risco mais alto (cerca de duas vezes) de melanoma (Capítulo 193). Marcas ocupacionais (p. ex., queimaduras lineares nos braços de um padeiro) são, às vezes, indícios de doenças relacionadas ao trabalho ou atividades de lazer.

Distribuição

A distribuição corporal das lesões e a camada de pele (epiderme, derme, subcutânea) envolvida pode ser útil na criação de um diagnóstico diferencial (e-Figura 407.4; Tabela 407.2). Por exemplo, o envolvimento de grande parte do rosto, braços e parte superior do tórax em distribuição associada à exposição à luz solar (poupando a pele sob o nariz, meio do queixo, dobras corporais, áreas cobertas) pode apontar para doenças exacerbadas pelo sol, como lúpus eritematoso (Capítulo 250) ou uma reação medicamentosa fotoinduzida (Capítulo 26). Uma distribuição linear e unilateral de vesículas no trajeto do dermátomo é muito sugestiva de herpes-zóster (Capítulo 351). É extremamente improvável que vermelhidão e edema bilaterais das pernas sejam celulite (Capítulo 412), que geralmente é uma doença unilateral (Figura 407.1).

Tabela 407.2 Localização de lesões cutâneas como indício diagnóstico.

LOCALIZAÇÃO	POSSIBILIDADE DAGNÓSTICA	
Unilateral	Herpes-zóster Herpes-vírus simples Trombose venosa profunda	Dermatite de contato onde há exposição Celulite Fasciite necrosante Malignidades solitárias da pele
Bilateral, disseminada	Processo de disseminação hematogênica Erupção medicamentosa grave Infecção viral, bacteriana ou fúngica disseminada Vasculite Doença autoimune	Psoríase Linfoma cutâneo de células T Escabiose Urticária Dermatite atópica (eczema) Outras erupções medicamentosas
Bilateral, localização limitada	Dermatite de estase Dermatite de contato irritante	Vasculite Eritema multiforme Lipodermatosclerose

Tabela 407.1 Lista de verificação na observação.

QUEM?	ONDE?	O QUÊ?	QUANDO?
O paciente • Aspecto geral • Idade, grau de dano solar • Gênero • Tipo de pele, cor do cabelo/olhos • Marcas ocupacionais	**Distribuição geral e local** **Profundidade afetada** (pode usar palpação) • Epidérmica • Dérmica • Subcutânea	**Morfologia da lesão primária** • Mácula (plana, < 1 cm) • Mancha (plana, > 1 cm) • Pápula (elevada, < 1 cm) • Placa (elevada, > 1 cm) • Nódulo (mais profundo que a pápula, < 1 cm) • Tumor (mais profundo do que a pápula, > 1 cm) • Vesícula (preenchida com líquido < 1 cm) • Bolhas (preenchidas com líquido, > 1 cm) • Pústula (cheia de pus, < 1 cm) **Configuração/padrão** **Coloração** **Alterações secundárias**	**Duração** • Aguda • Crônica • Fixa *versus* transitória

Uma lista de verificação observacional pode ajudar a orientar o exame geral da pele (ver texto).

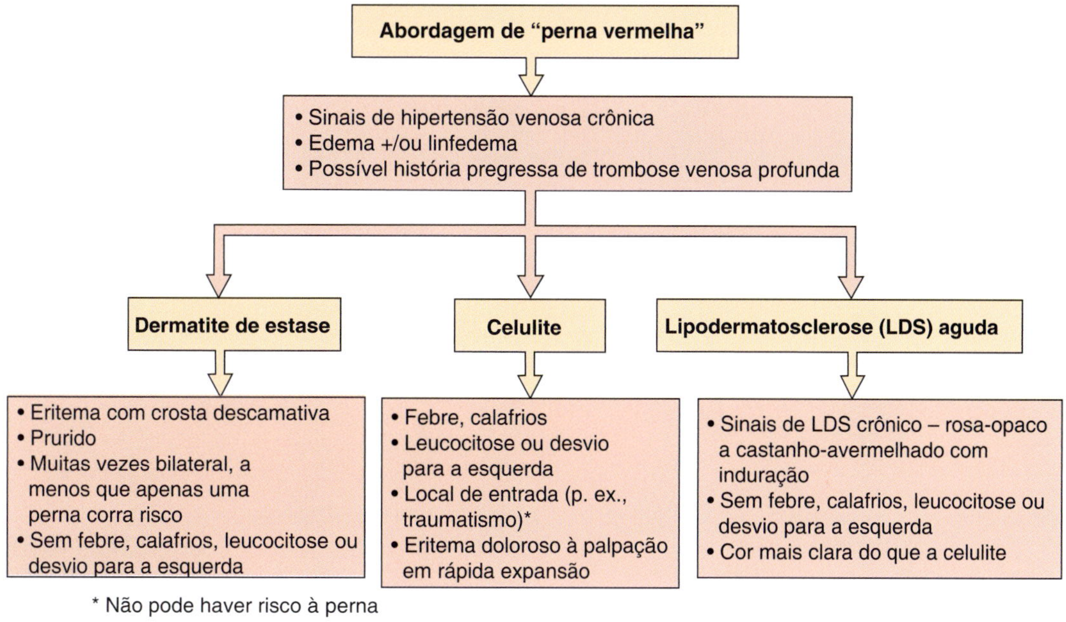

FIGURA 407.1 **Abordagem de "perna vermelha".** (De Bolognia JL, Jorizzo JL, Schaffer JV. *Dermatology*. 3rd ed. Philadelphia: Saunders; 2012.)

Palpação

A palpação das lesões consegue identificar a profundidade do envolvimento, se a lesão é mais superficial (epidérmica), mais profunda (dérmica) ou ainda mais profunda (subcutânea) (Tabela 407.3). Fibrose, calor, aspereza, ondulações e firmeza também podem ser palpados. Os processos epidérmicos podem ter escamas associadas. Os distúrbios dérmicos podem apresentar uma superfície de aspecto normal (um indício de que o processo não é epidérmico) ou também apresentar alterações epidérmicas sobrepostas. Da mesma forma, distúrbios subcutâneos podem afetar apenas o tecido subcutâneo (p. ex., eritema nodoso [Capítulo 411], que é a paniculite mais comum, geralmente afetando apenas o tecido adiposo) ou podem afetar também a epiderme e/ou derme (p. ex., lúpus profundo, no qual as alterações epidérmicas e dérmicas são semelhantes às do lúpus eritematoso discoide [Capítulo 250], com necrose e inflamação linfocítica no tecido adiposo).

Morfologia

A dermatologia tem seu próprio vocabulário e os termos mais básicos incluem os morfológicos (Tabela 407.4; ver Tabela 407.1). As descrições mais importantes incluem mácula, mancha, pápula, placa, nódulo, tumor, vesícula, bolha e pústula. Se o médico não tiver certeza, a linguagem descritiva (p. ex., "protuberância firme e elevada com cerca de 0,4 cm de diâmetro" no lugar de "pápula firme") também é efetiva para a comunicação entre especialistas.

A púrpura (Figura 407.2), que é causada pelo extravasamento de eritrócitos para a pele, resulta em coloração avermelhada a roxa-escura a preta. Lesões purpúricas pequenas e puntiformes são denominadas petéquias. Áreas maiores de púrpura são chamadas de equimoses. Quando a púrpura é palpável, sugere vasculite leucocitoclástica de pequenos vasos (Capítulo 410). A vasculite sistêmica de vasos maiores (Capítulo 254), bem como a oclusão de vasos menores, podem provocar púrpura retiforme, que pode ser um sinal de um distúrbio com risco à vida. As bordas da púrpura retiforme formam anéis ou redes incompletas, em um contorno côncavo em vez do contorno mais liso, convexo, recortado e arredondado da púrpura palpável.

Configuração

O arranjo ou configuração – linear, em alvo, anular/serpiginoso, exógeno, reticulado pequeno ou reticulado grande – das lesões primárias é a característica diagnóstica principal, assim como sua topografia – topo plano, cupuliforme lisa, filiforme, pedunculada, verrucosa ou umbilicada (Tabela 407.5). Cada um desses padrões fornece indícios diagnósticos.

Coloração

A cor pode ser um guia importante para o diagnóstico diferencial e, às vezes, para um diagnóstico (Tabela 407.6). É importante ressaltar que a cor de fundo da pele pode influenciar substancialmente a cor dentro de uma lesão. Por exemplo, a inflamação, que geralmente deixa uma cor rosada a avermelhada à pele, pode ser mascarada na pele com tonalidades mais escuras em comparação com os tipos de pele mais claras (e-Figura 407.5). A pele mais clara apresenta maior risco de câncer de pele.

Alterações secundárias

A pele normal não produz descamação visível. A descamação indica que o estrato córneo está anormal e diferentes tipos de descamação são indícios para o diagnóstico correto (e-Tabela 407.2). A descamação é um componente importante de doenças como psoríase, tinha e pitiríase rósea (Capítulo 409). Outras características secundárias incluem crostas, fissuras, erosão, ulceração, escoriação, atrofia e liquenificação (e-Tabela 407.3). Determinados achados secundários são esperados para determinada doença – por exemplo, liquenificação na dermatite atópica (Capítulo 409) e atrofia no líquen escleroso (Capítulo 411).

ANAMNESE

Como o diagnóstico dermatológico, na maior parte, baseia-se em achados visuais, o exame de pele frequentemente precede a anamnese – ou os dois podem ser realizados simultaneamente. Fatores importantes (Tabela 407.7) a serem considerados incluem início/duração do problema, sintomas sistêmicos e sintomas lesionais, incluindo prurido e/ou dor. O história patológica pregressa (HPP), a lista de medicamentos e agentes de contato, especialmente se recentes ou novos, são importantes, assim como uma revisão dos sistemas (Capítulo 6).

A confiança em um diagnóstico aumenta quando a anamnese e os achados cutâneos apontam coerentemente para uma única entidade diagnóstica. Por exemplo, dermatite alérgica de contato (Capítulo 409) parece ser muito provável no caso de uma nova erupção cutânea eczematosa escoriada que é vista nas margens do couro cabeludo e se estende discretamente para a testa, sobretudo se estiver associada a prurido e mudança recente de cabeleireiro e uso de tintura de cabelo diferente da habitual. O diagnóstico diferencial inclui dermatite seborreica (Capítulo 409), que comumente afeta o couro cabeludo, embora com menos frequência a testa, e comumente também é pruriginosa. Neste exemplo específico, o teste de contato (em que adesivos com alergênios específicos são colocados nas costas do paciente por 24 a 48 horas antes da remoção) e a resposta à evitação da tintura de cabelo podem ajudar a diferenciar os dois distúrbios.

Tabela 407.3 Diagnósticos representativos com base na profundidade da lesão cutânea.

PROFUNDIDADE	CARACTERÍSTICAS	DISTÚRBIOS		EXEMPLO CLÍNICO
Epidérmica	Margens distintas, até mesmo nítidas Descamação Espessamento epidérmico Ausência de induração Pode haver eritema leve também (algum envolvimento dérmico)	Queratose seborreica Verrugas Carcinoma espinocelular *in situ* (doença de Bowen) Ictiose Impetigo bolhoso Carcinoma basocelular superficial Acantose *nigricans*	Pitiríase rósea Tinha versicolor Tinha corporal Queratose actínica	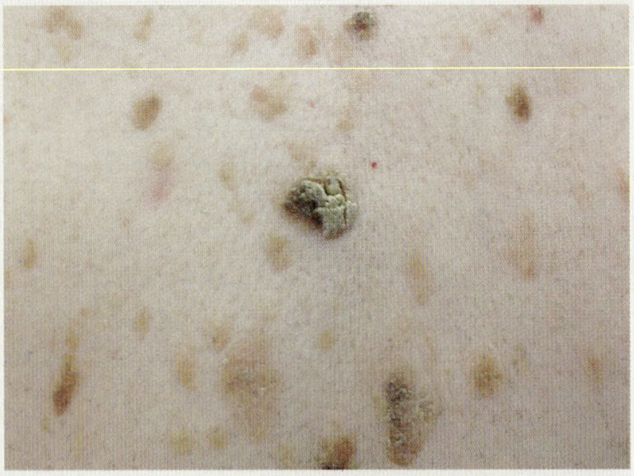 Queratose seborreica
Epidérmica e dérmica A maioria das doenças de pele terá algum grau de envolvimento da derme e epiderme	Margens moderadamente bem definidas Descamação pode ocorrer Inflamação (eritema) Lesões geralmente palpáveis (elevadas)	Líquen plano Lúpus eritematoso sistêmico Lúpus cutâneo crônico Dermatite numular (discoide) Micose fungoide Pioderma gangrenoso	Dermatite atópica Sífilis secundária Carcinoma basocelular nodular Carcinoma espinocelular Melanoma A maioria das doenças vesiculobolhosas (HSV, autoimune)	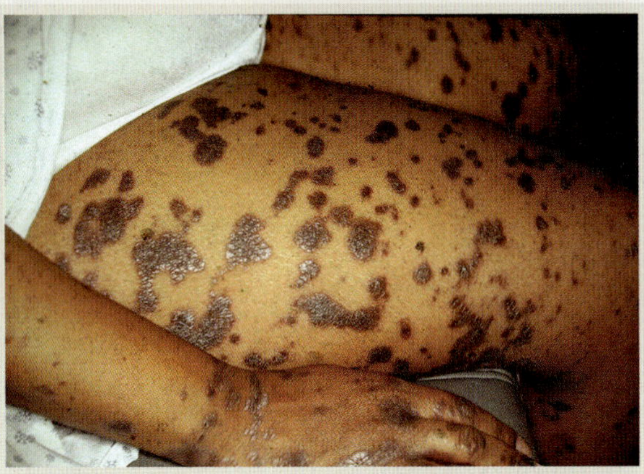 Líquen plano
Dérmica Doenças com envolvimento apenas dérmico geralmente consistem em infiltrados com células inflamatórias ou malignas que não influenciam a função epidérmica	Margens moderadamente definidas Sem descamação Superfície lisa Sem úlcera Inflamação variável Geralmente palpável	Urticária Sarcoidose Granuloma anular Hanseníase Necrobiose lipoídica Morfeia Esclerodermia	Metástases cutâneas A maioria dos cistos Nevos melanocíticos dérmicos Mixedema pré-tibial Outros linfomas cutâneos	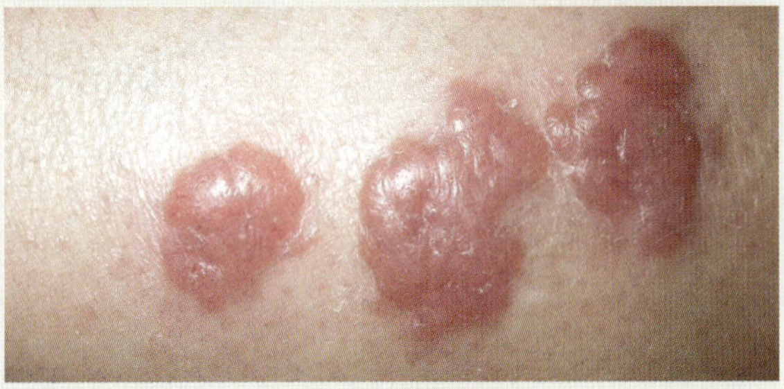 Sarcoidose: coleções de histiócitos na derme superior
Tecido adiposo subcutâneo	Margens subcutâneas arredondadas e/ou mal definidas Inflamação variável Pele lisa sobreposta	Lipoma Eritema nodoso Paniculite de qualquer etiologia Alguns linfomas		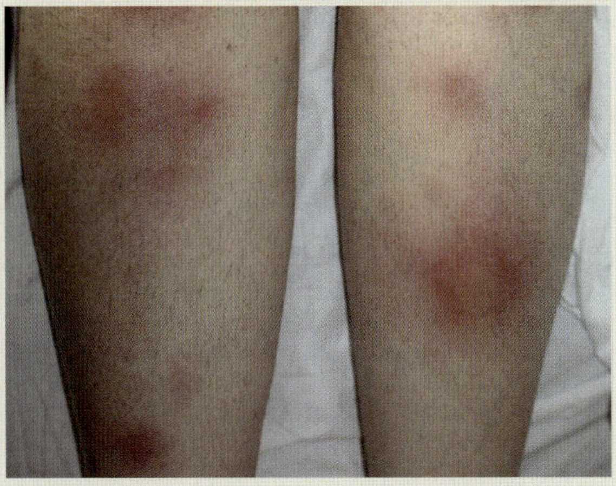 Eritema nodoso

HSV = herpes-vírus simples. Cortesia de James C. Shaw.

Tabela 407.4 Termos morfológicos para lesões primárias.

Mácula: plana, impalpável, < 1 cm de diâmetro

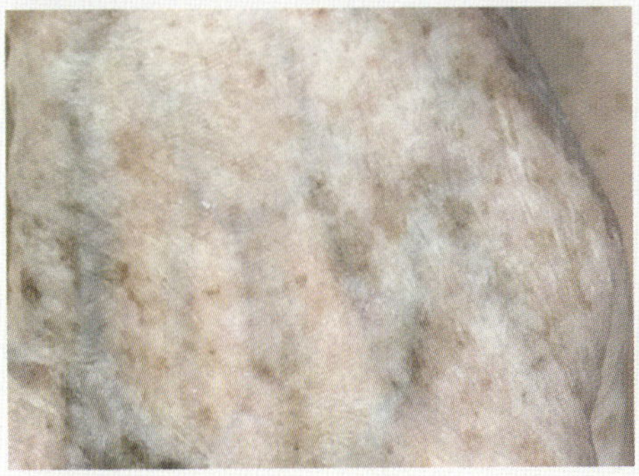

Lentigos. Máculas castanho-claras.

Pápula: superficial, elevada, palpável, < 1 cm de diâmetro

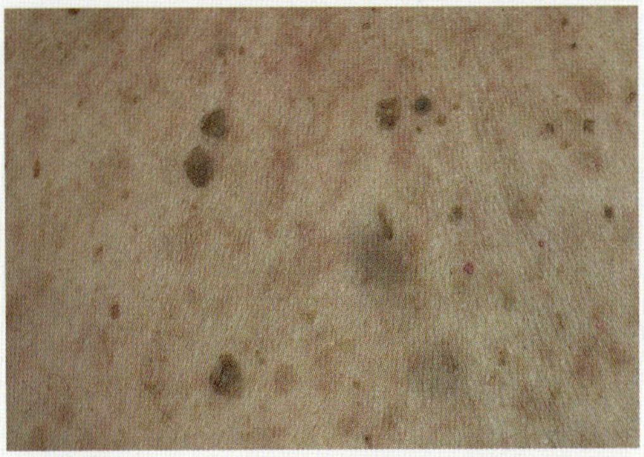

Queratoses seborreicas. Pápulas coalescentes castanho-acinzentadas.

Mancha: máculas grandes, > 1 cm de diâmetro

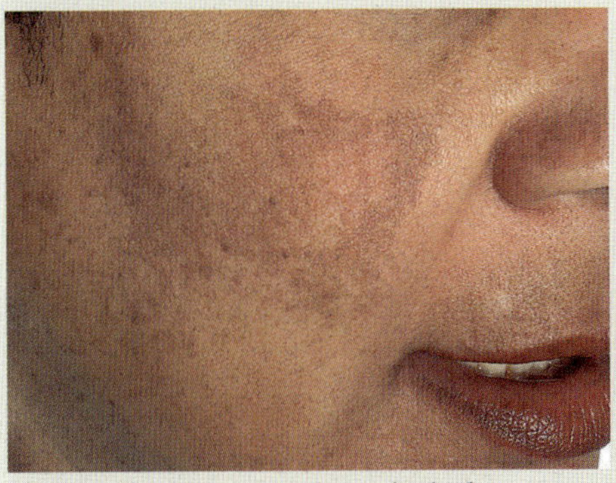

Melasma. Mancha castanho-clara na bochecha

Placa: elevada, palpável, > 1 cm de diâmetro

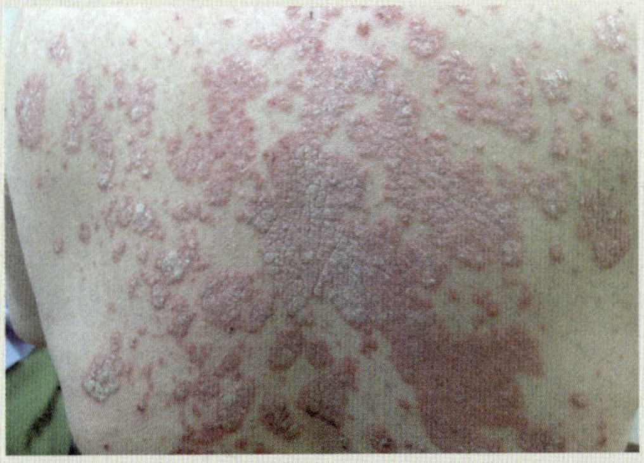

Psoríase. Placas rosa-avermelhadas bem demarcadas com descamação aderente.

Nódulo: mais profundo do que uma pápula, geralmente < 1 cm de diâmetro

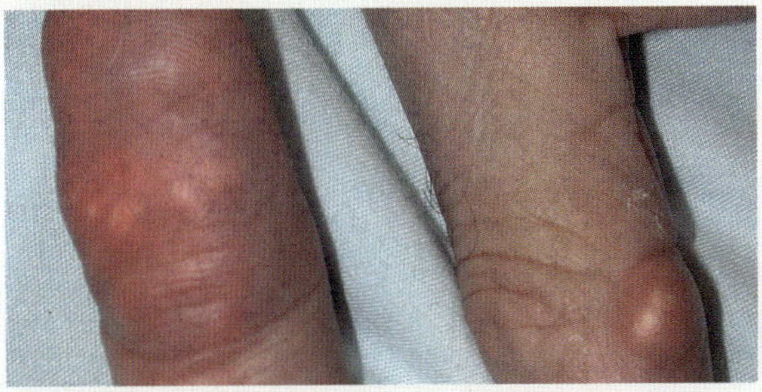

Gota. Nódulos rosa-amarelados sobre articulações e em seu redor.

Tumor: grande nódulo, > 1 cm de diâmetro

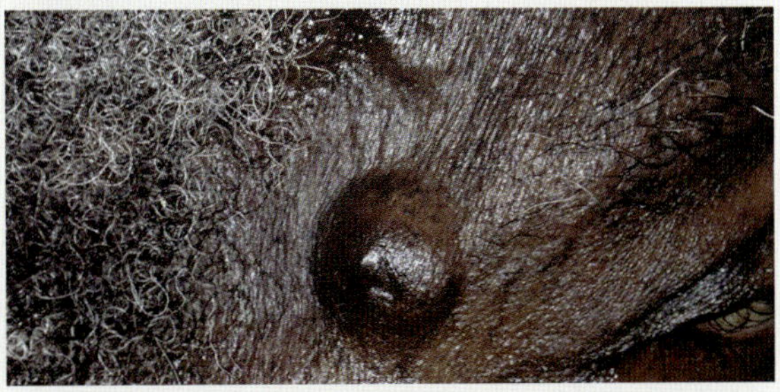

Cisto epidermoide. Tumor com base na derme com um poro central.

Vesícula: < 1 cm cheia de líquido, pode ser umbilicada ou conter pus ou sangue

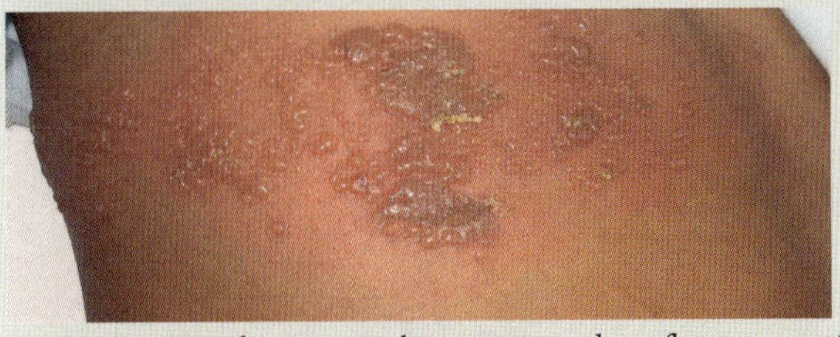

Herpes-zóster. Vesículas pequenas, algumas se tornando confluentes, com eritema de fundo. As vesículas e o eritema são unilaterais em uma distribuição ao longo do dermátomo.

Bolha: > 1 cm, preenchido com líquido claro, pus ou sangue

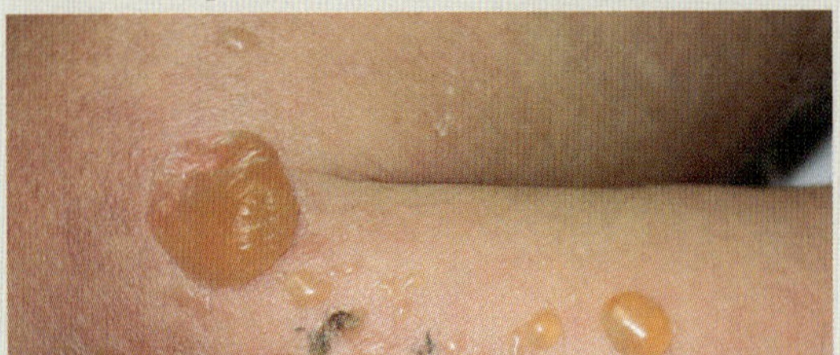

Penfigoide bolhoso. Bolhas tensas (e algumas vesículas) em um fundo rosado.

Pústula: branca, cheia de pus, pequena, elevada, < 1 cm de diâmetro

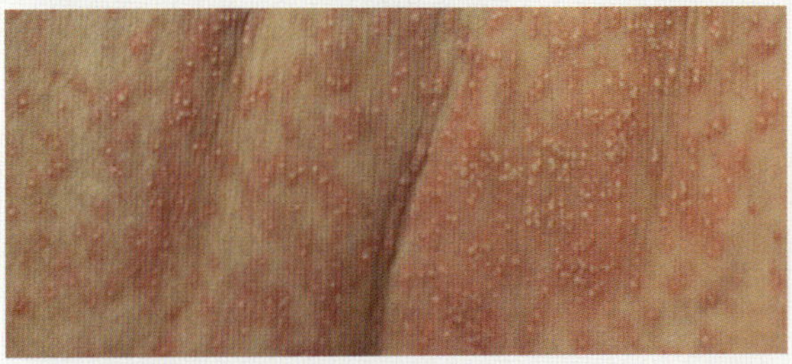

Pustulose exantemática generalizada aguda (um tipo de reação medicamentosa). Pequenas pústulas sobre eritema confluente.

De Ko CJ. *Dermatology: Visual Recognition*. Elsevier; 2017, Bolognia JL, Jorizzo JL, Schaffer JV. *Dermatology*. 3rd ed. London: Saunders; 2012; Yale Dermatology Residents' Collection; e NYU Slide Collection.

Tabela 407.5 Configuração/padrão.

CONFIGURAÇÃO/PADRÃO/EXEMPLO

Linear
- Induzido externamente
- Dermátomo
- Vascular
- Blaschkoide

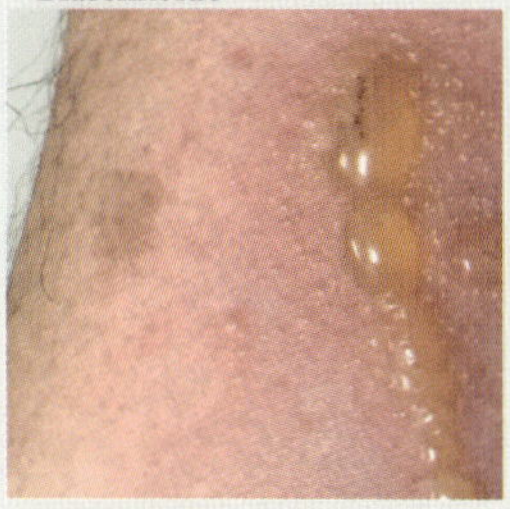

Dermatite induzida por hera venenosa

Exógena

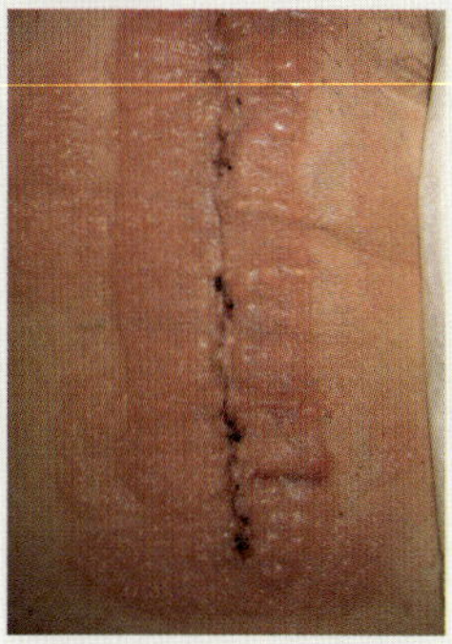

Dermatite por alergia de contato

Reticulada

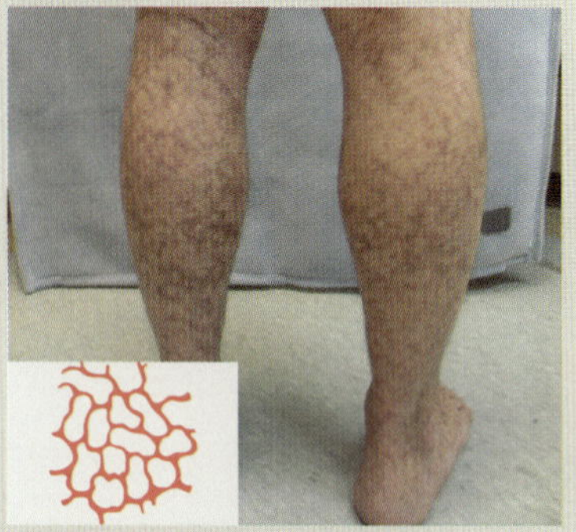

Livedo reticular

Reticulado grande, irregular e incompleto

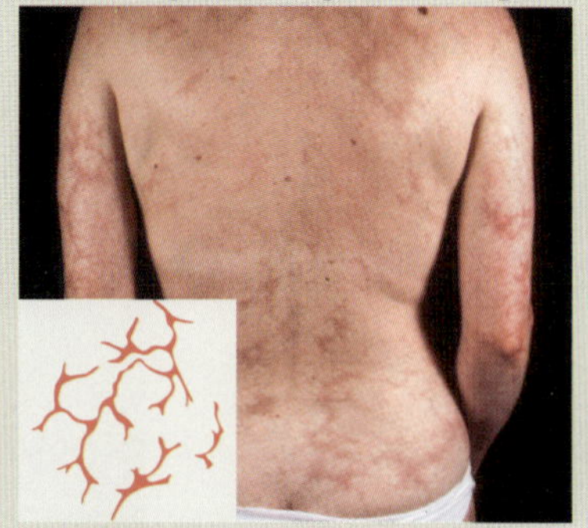

Levedo racemoso

Alvo (3 zonas de coloração)

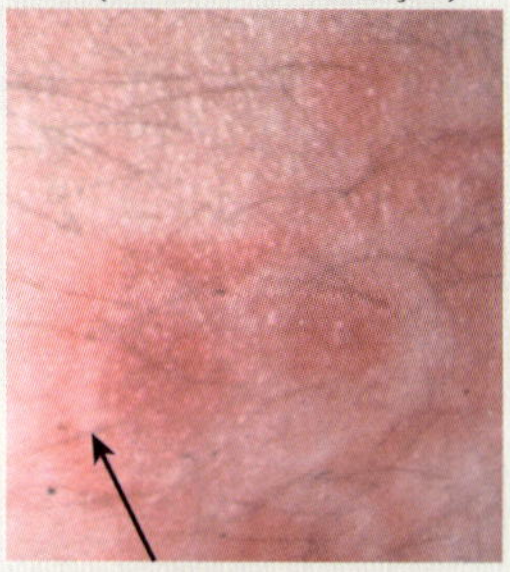

Eritema multiforme

Anular/serpiginosa

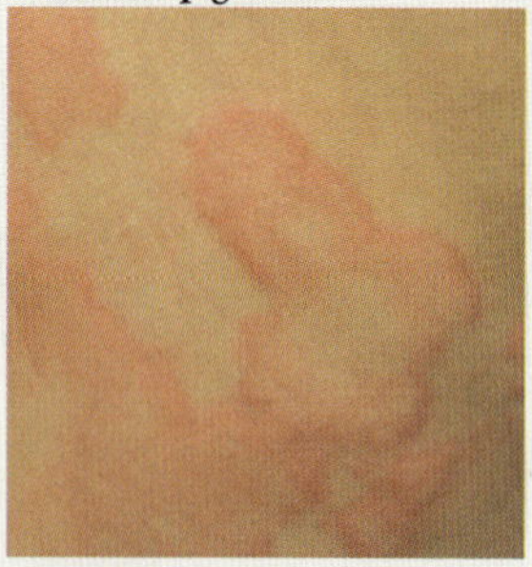

Urticária

Topografia

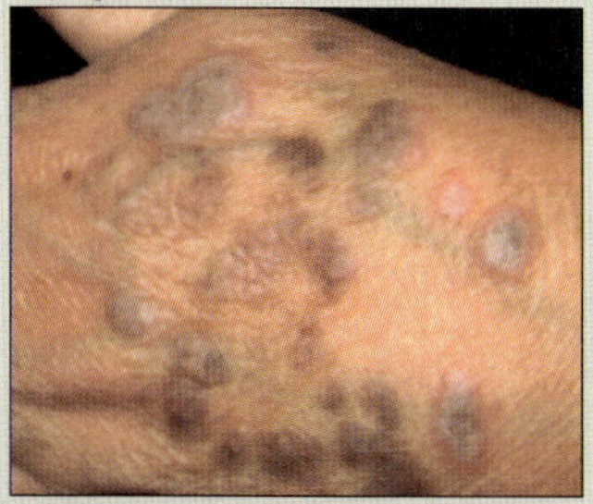

Plana

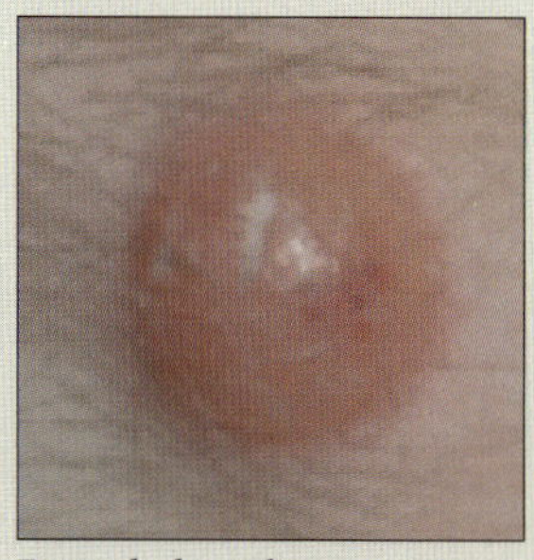

Forma de domo, lisa

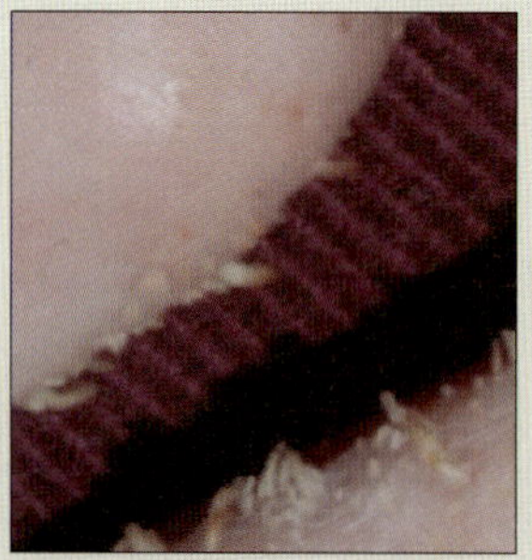

Filiforme

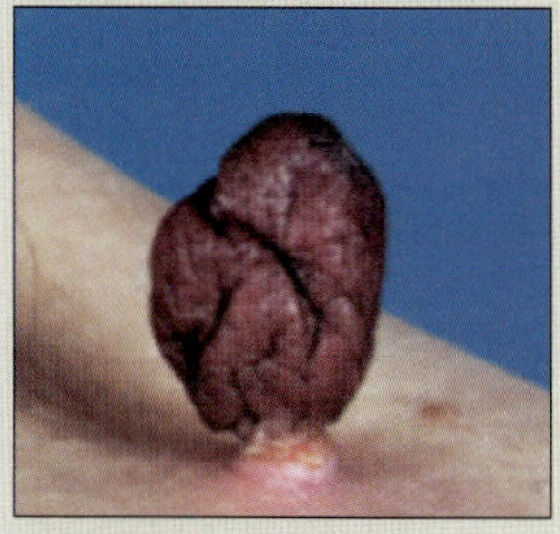

Pedunculada

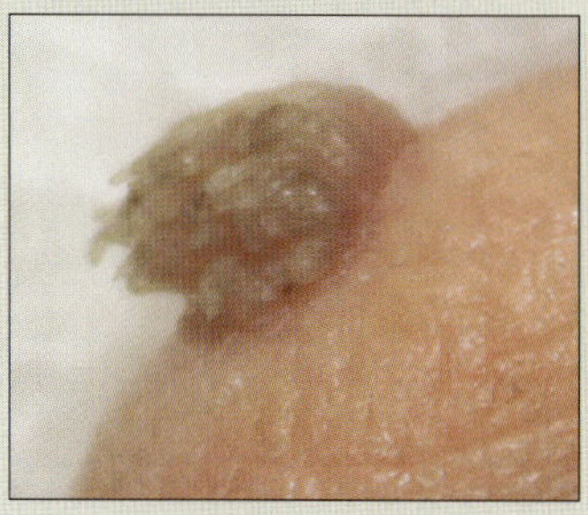

Verrucosa

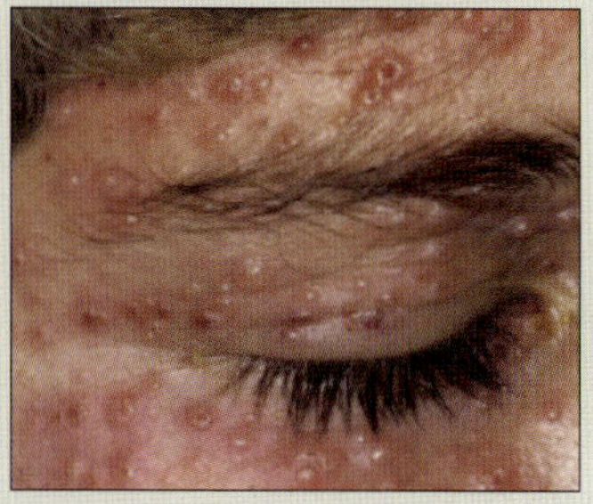

Umbilicada

Adaptada de Bolognia JL, Schaffer JV, Duncan KO, Ko CJ. *Dermatology Essentials*. Elsevier; 2014. Fotografias de Ko CJ. *Dermatology: Visual Recognition*. Elsevier; 2017; Bolognia JL, Jorizzo JL, Schaffer JV. *Dermatology*. 3rd ed. London: Saunders; 2012; Yale Dermatology Residents' Collection; e Dr. Kalman Watsky, Dr. Peter Heald, Christopher Baker, e Robert Kelly.

Tabela 407.6 Guia de cor no diagnóstico das doenças cutâneas.

COLORAÇÃO

Negra

Melanina
Eritrócitos (púrpura)
Necrose (pode ser cinza no início)
Vasos ocluídos
Inflamação

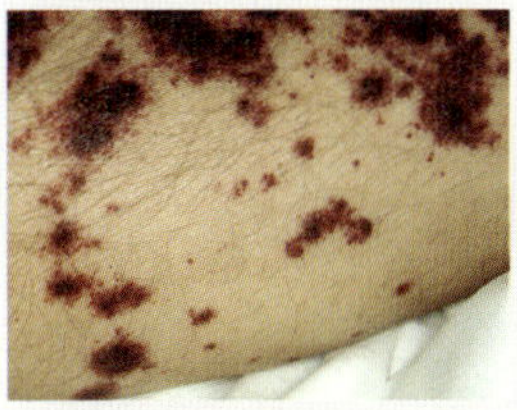

Púrpura palpável. Vasculite de pequenos vasos com pápulas coalescendo em uma placa maior.

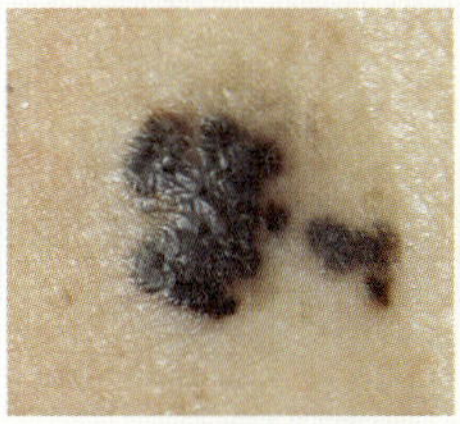

Melanoma. Pápulas negras de formato irregular.

COLORAÇÃO

Marrom
Melanina
Hemossiderina

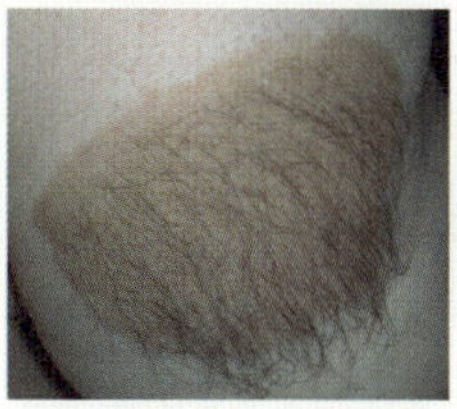

Nevo congênito de tamanho médio no braço

Branca

Melanina diminuída
Vasospasmo
Deposição (p. ex., cálcio)
Queratina (p. ex., descamação, cisto)
Esclerose/cicatriz

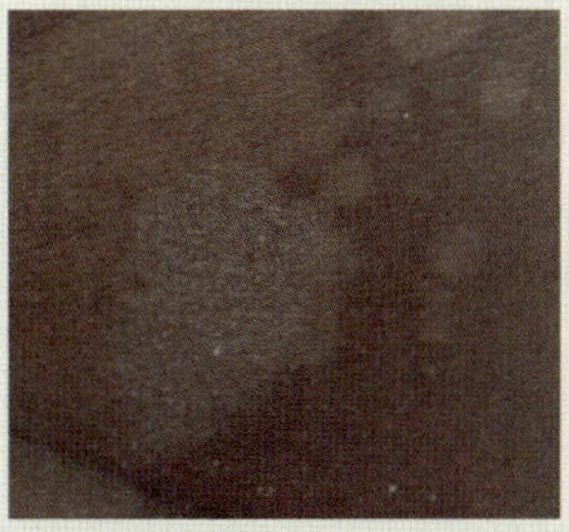

Tinha versicolor. Descamação branca pulverulenta é típica à raspagem leve. As lesões são placas e pápulas delgadas, hipopigmentadas.

Azul
Melanina
Vasos

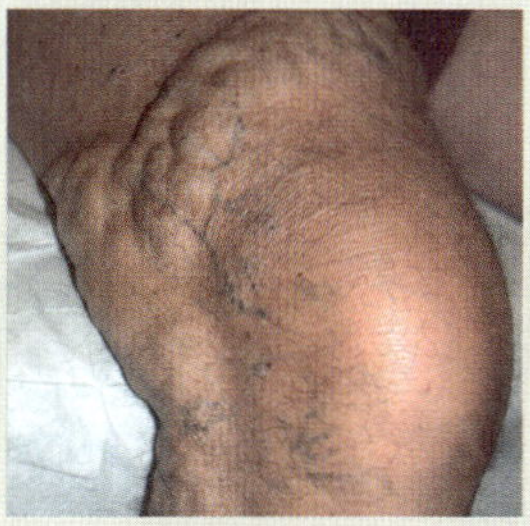

Veias varicosas. Pápulas e cordões lineares azulados

Variações de rosa
Rosada
Vasodilatação
Inflamação

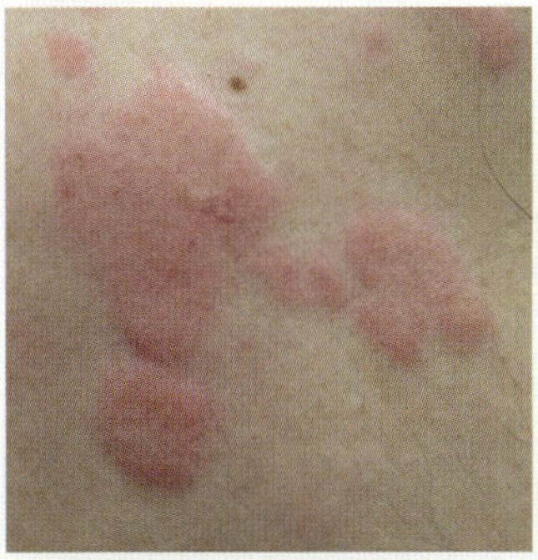

Urticária. Pápulas rosa-claros

Vermelho-rosado (na pele mais clara)
Inflamação
Vasodilatação

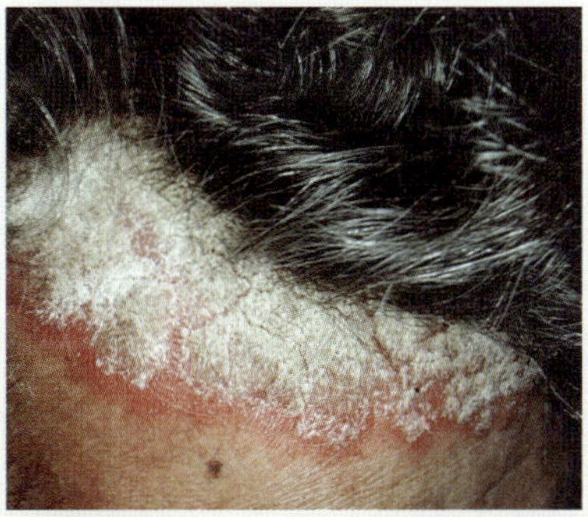

Psoríase. Placa rosa-avermelhada bem demarcada com descamação prateada e aderente.

Vermelho-alaranjado
Inflamação

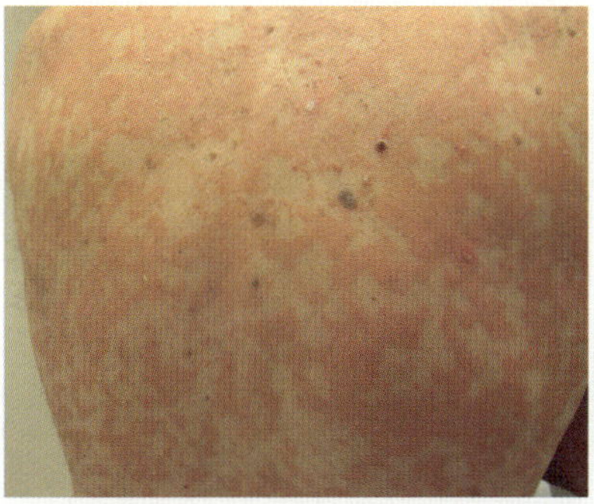

Pitiríase rubra pilar. Placas laranja-rosadas com áreas de pele íntegra no dorso.

Vermelho/castanho-rosado
Inflamação mais densa, muitas vezes não apenas linfócitos (p. ex., linfócitos e plasmócitos na sífilis secundária, distúrbios granulomatosos/histiocíticos)

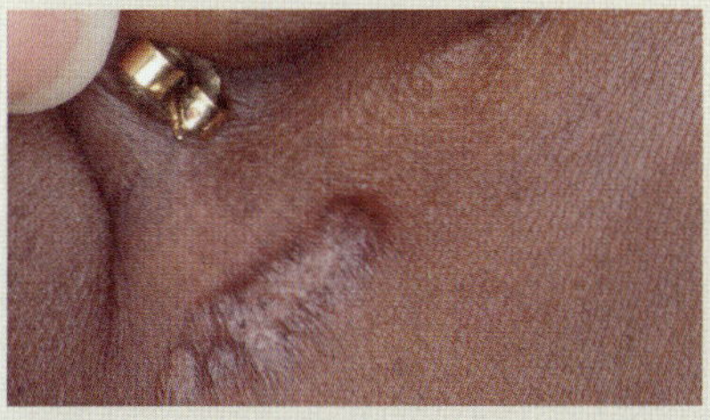

Sarcoidose. Nódulos confluentes rosa-amarronzados

Amarelo a rosa-amarelado
Certos tipos de células (p. ex., granulomatosas/histiocíticas)
Queratina (p. ex., cisto)
Lesão sebácea
Tecido conjuntivo
Lipídio
Deposição (p. ex., urato na gota, hemossiderina na contusão)

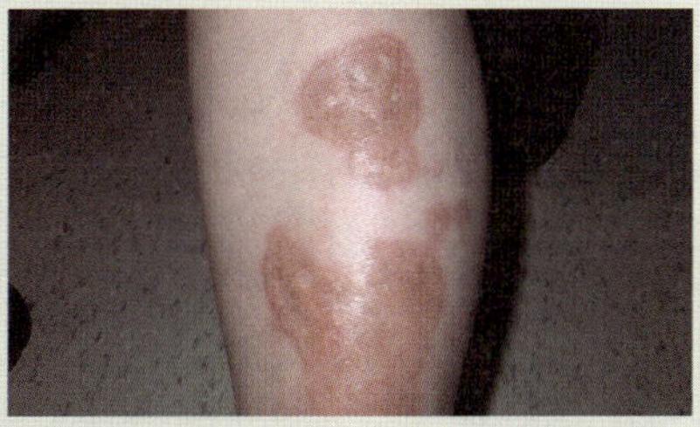

Necrobiose lipoídica. Placas na face anterior da perna com discreta coloração amarelada característica).

Rosa violáceo
Linfócitos densos
Lesões vasculares

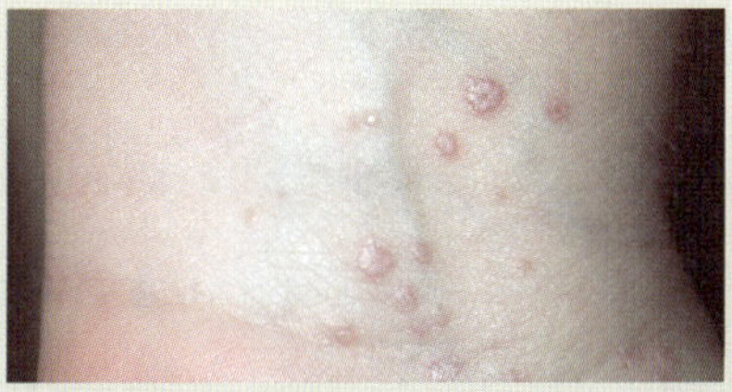

Líquen plano (pápulas poligonais violáceas pruriginosas; o punho é um local comumente afetado).

Fotografias de Ko CJ. *Dermatology: Visual Recognition*. Elsevier; 2017, Bolognia JL, Jorizzo JL, Schaffer JV. *Dermatology*. 3rd ed. London: Saunders; 2012, e Yale Dermatology Residents' Collection.

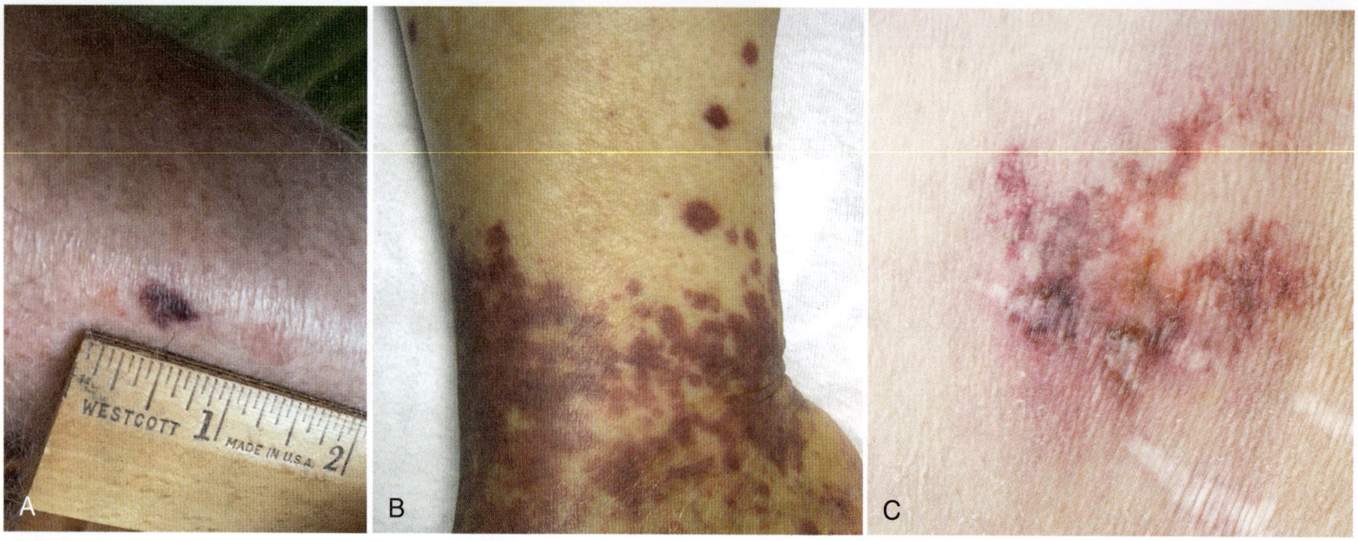

FIGURA 407.2 **A púrpura representa os eritrócitos extravasados na pele. A.** Púrpura solar. Hematomas na pele exposta ao sol de indivíduos mais velhos são muito comuns. **B.** Púrpura palpável, que geralmente corresponde a vasculite leucocitoclástica na biopsia. **C.** Púrpura retiforme na calcifilaxia inicial. Observe os contornos irregulares e reticulados. Esse tipo de púrpura está, frequentemente, associado a vasculite sistêmica de vasos maiores ou coagulopatia. (**B.** Cortesia de Yale Dermatology Residents' Slide Collection. C, De Ko CJ. *Dermatology: Visual Recognition*. Elsevier; 2017.)

Tabela 407.7 Indícios importantes da anamnese e do estado geral de saúde.

INDÍCIOS	POSSÍVEIS DIAGNÓSTICOS	
Prurido (coceira)	Dermatite atópica (eczema) Dermatite de contato alérgica Urticária Escabiose	Penfigoide bolhoso Líquen plano Dermatite herpetiforme Tinha do pé inflamatória
Ausência de prurido	Acne vulgar Rosácea Sífilis	Malignidades da pele Lúpus eritematoso Pênfigo vulgar Eritema multiforme
Dor	Herpes-zóster Necrose isquêmica de todas as causas Celulite Furunculose	Carbúnculos Pioderma gangrenoso Doenças sistêmicas graves
Medicação (especialmente novas)	Erupções medicamentosas graves Erupções medicamentosas fixas Erupções medicamentosas morbiliformes Imunossupressão	Lúpus cutâneo subagudo Exacerbação da psoríase Urticária Queda de cabelo fármaco-induzida
Caquexia/desnutrição	Dermatoses paraneoplásicas Malignidade cutânea Psoríase exacerbada pelo álcool	Deficiências nutricionais Doença metastática Transtornos alimentares que levam a deficiências nutricionais
Obesidade ou perda de peso	Dermatoses do diabetes melito Doença da tireoide Doença de Cushing Síndrome do ovário policístico Acne	Hirsutismo Estrias Acantose *nigricans* Xantomas eruptivos
Higiene insatisfatória	Infecções bacterianas cutâneas Infestações	Abuso de substâncias
Doença psiquiátrica	Doença cutânea autoinfligida	Dermatoses fármaco-induzidas

EMERGÊNCIAS POTENCIALMENTE FATAIS

A ocorrência de febre aguda e erupção cutânea deve levar à exclusão de doenças potencialmente fatais (Tabela 407.8; Figuras 407.3 a 407.8). Fasciite necrosante (Capítulo 280) também é uma emergência potencialmente fatal que parece estar limitada a um membro. Púrpura retiforme disseminada, incluindo em locais acima da cintura, em um paciente com aspecto doente, deve sugerir imediatamente coagulação intravascular disseminada (Figura 407.9; Capítulo 166), que é observada em infecções sistêmicas graves, como meningococemia (Capítulo 282). A distribuição generalizada em um paciente com aspecto de doença sistêmica está em nítido contraste com a púrpura localizada, que é menos preocupante e aponta para distúrbios de coagulação, incluindo reações a varfarina ou heparina, ou púrpura palpável de vasculite leucocitoclástica de pequenos vasos (ver Figura 407.2). Mosqueamento persistente da pele, sobretudo nos dedos das mãos e dos pés, é um sinal de má circulação em um paciente em estado crítico e está associada a aumento da taxa de mortalidade.[6] Prurido intenso que acompanha uma erupção bolhosa aguda é sugestivo de penfigoide bolhoso ou dermatite de contato alérgica (Figuras 407.10 e 407.11; Capítulo 409) em vez de necrólise epidérmica tóxica (Capítulo 411).

EXAMES COMPLEMENTARES

Pressionar a pele com algo transparente (denominado diascopia), como uma lâmina ou tubo de vidro, ajuda a confirmar as condições dos vasos, que normalmente branqueiam e depois recuperam a coloração habitual. A diascopia de eritema vermelho-rosado pode confirmar que a cor é de

Tabela 407.8 Abordagem ao adulto com febre aguda e erupções cutâneas.*

CATEGORIA	DOENÇAS	DICAS NO EXAME CUTÂNEO
Infecciosa	Infecção sistêmica potencialmente fatal (viral, bacteriana, fúngica,† protozoário)† • Herpes-zóster disseminado ou herpes-vírus simples† (ver Figura 407.3) • Meningococcemia (ver Figura 407.4) • Síndrome do choque tóxico (ver Figura 407.5) • Doenças fúngicas disseminadas† Candidíase (ver Figura 407.6) Histoplasmose Criptococose • Protozoários† Estrongiloidíase Habitualmente, sem risco à vida imediato • Exantemas causados por enterovírus, HHV-6, adenovírus; HIV, varicela; erupção variceliforme de Kaposi • Bacteriana: síndrome da pele escaldada estafilocócica, sífilis secundária, eritema migratório disseminado (doença de Lyme)	Lesões múltiplas (> 2 a 3 até centenas), bem-definidas, espalhadas pelo corpo, sugerindo disseminação hematogênica **Herpes-vírus**: lesão primária é a vesícula **Meningococemia**: púrpura retiforme que afeta múltiplos locais diferentes do corpo, incluindo acima da cintura **Síndrome do choque tóxico**: eritema agudo das palmas das mãos/solas dos pés **Estrongiloidíase**: púrpura periumbilical
Inflamatória	Potencialmente fatal • Necrólise epidérmica tóxica (ver Figura 407.7) Normalmente, sem risco à vida imediato • Reações medicamentosas (reações medicamentosas graves): morbiliforme, reação semelhante à doença do soro, DRESS, PEGA, eritrodermia • Eritema multiforme • Distúrbios cutâneos primários (p. ex., psoríase pustulosa) • Distúrbios reumatológicos (p. ex., LES, vasculite, doença de Still) • Doença do enxerto *versus* hospedeiro	Eritema confluente, descamação em lâminas, necrose da pele (áreas cinzentas), bolhas disseminadas, mucosite grave (ver Figura 407.8) **DRESS:** edema facial
Outras	Potencialmente fatal • Coagulação intravascular disseminada (ver Figura 407.9) Habitualmente, sem risco à vida imediato • Neoplásica (p. ex., linfoma) • Hereditária (p. ex., síndromes de febre periódica)	Púrpura retiforme disseminada, incluindo acima da cintura

*Não ocorre em um único local, como na celulite ou fasciite necrosante. †Mais provavelmente em pacientes imunocomprometidos. PEGA = pustulose exantemática generalizada aguda; DRESS = reação medicamentosa com eosinofilia e sintomas sistêmicos (também denominada como DIHS = síndrome de hipersensibilidade fármaco-induzida); HHV = herpes-vírus humano; HIV = vírus da imunodeficiência humana; LES = lúpus eritematoso sistêmico. Adaptada de Bolognia JL, Schaffer JV, Duncan KO, Ko CJ. *Dermatology Essentials*. Elsevier; 2014.

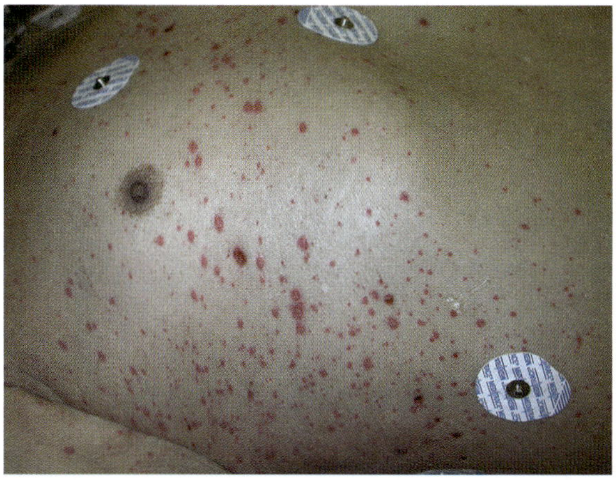

FIGURA 407.3 **Vírus varicela-zóster disseminado.** Pápulas e vesículas individuais generalizadas, muitas com hemorragia. Observe a ausência de coalescência nas bolhas maiores.

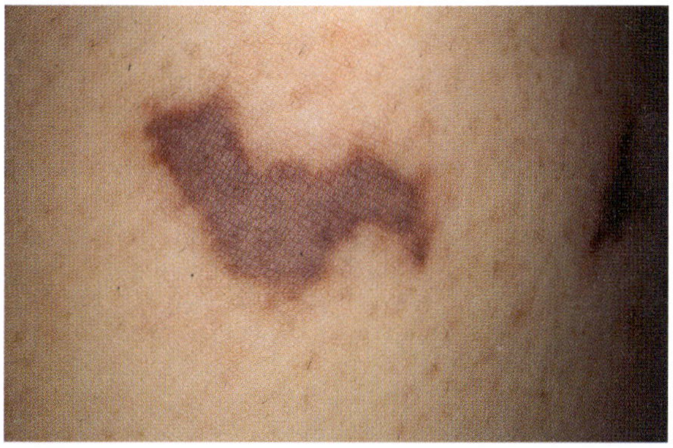

FIGURA 407.4 **Meningococemia aguda.** Púrpura retiforme com contorno irregular e cor vermelho-acinzentada. (Cortesia do Dr. Kalman Watsky. De Bolognia JL, Jorizzo JL, Schaffer JV. *Dermatology*. 3rd ed. Philadelphia: Saunders; 2012.)

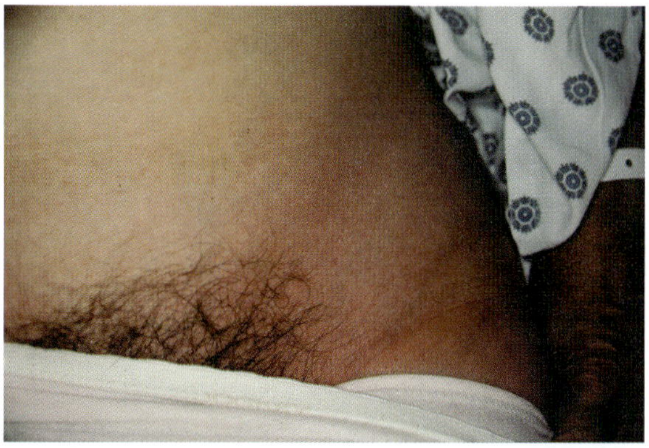

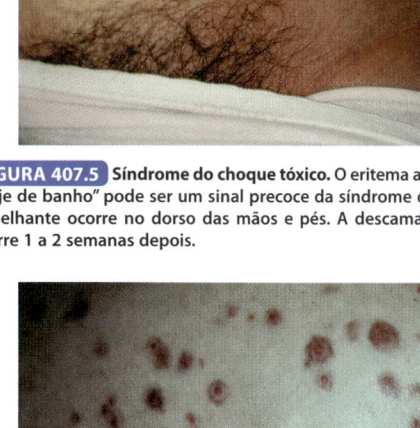

FIGURA 407.5 **Síndrome do choque tóxico.** O eritema agudo em uma distribuição "traje de banho" pode ser um sinal precoce da síndrome do choque tóxico. Eritema semelhante ocorre no dorso das mãos e pés. A descamação da pele nessas áreas ocorre 1 a 2 semanas depois.

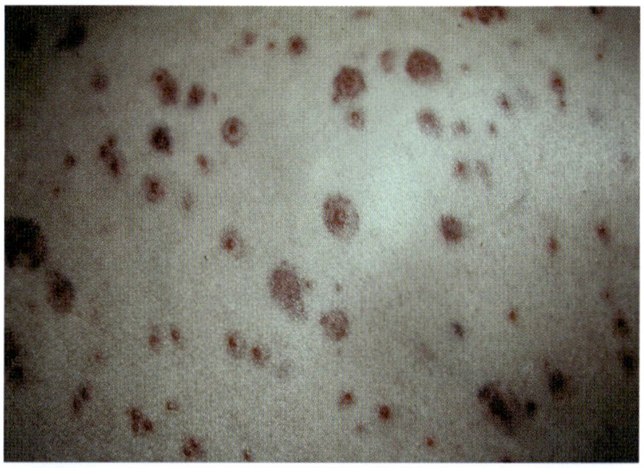

FIGURA 407.6 **Candidíase disseminada.** Múltiplas pequenas lesões individuais, principalmente pápulas, algumas com púrpura circundante, consistentes com doença de disseminação hematogênica.

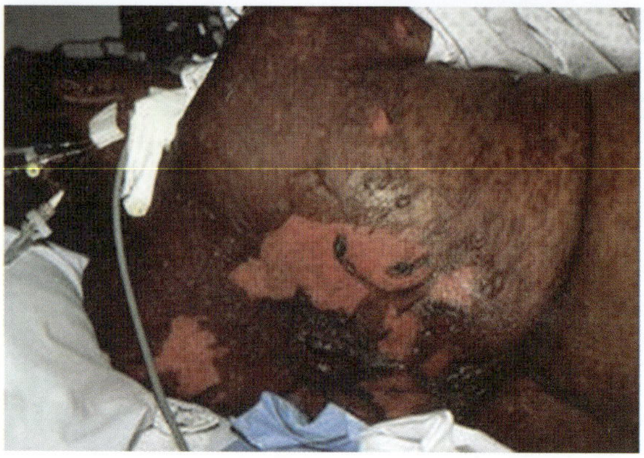

FIGURA 407.7 **Bolhas (necrólise epidérmica tóxica).** Descolamento de grandes camadas de epiderme necrolítica (> 30% da área de superfície corporal), levando a extensas áreas de pele desnudada. Ainda existem algumas bolhas intactas. (De Bolognia JL, Jorizzo JL, Schaffer JV. *Dermatolog*. 3rd ed. Philadelphia: Saunders; 2012:328, Figura 20.10A.)

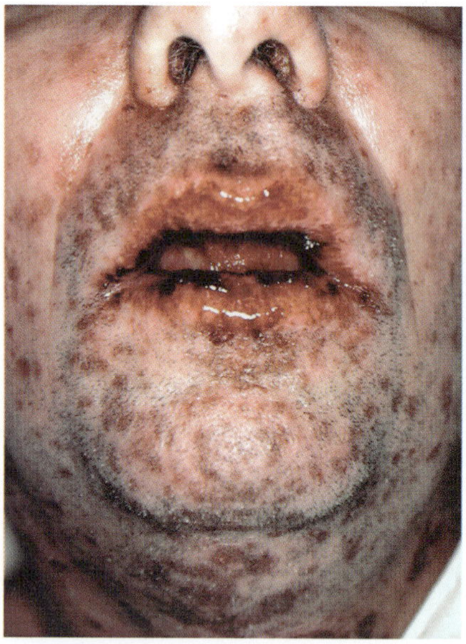

FIGURA 407.8 **Mucosite (síndrome de Stevens-Johnson).** Alterações erosivas extensas nos lábios e na mucosa oral são muito sugestivas de erupção medicamentosa grave, como a síndrome de Stevens-Johnson ou necrólise epidérmica tóxica.

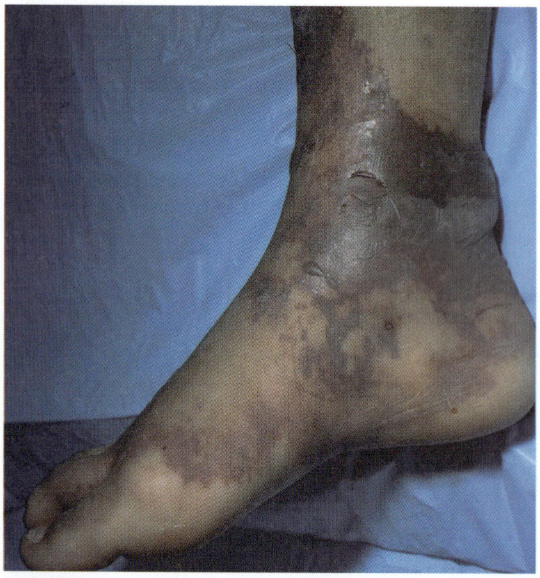

FIGURA 407.9 **Coagulação intravascular disseminada.** Púrpura retiforme não inflamatória (sem eritema subjacente), bem como bolhas hemorrágicas em um paciente com coagulação intravascular disseminada (CIVD). (Cortesia da Dra. Judit Stenn. De Bolognia JL, Jorizzo JL, Schaffer JV. *Dermatology*. 3rd ed. Philadelphia: Saunders; 2012.)

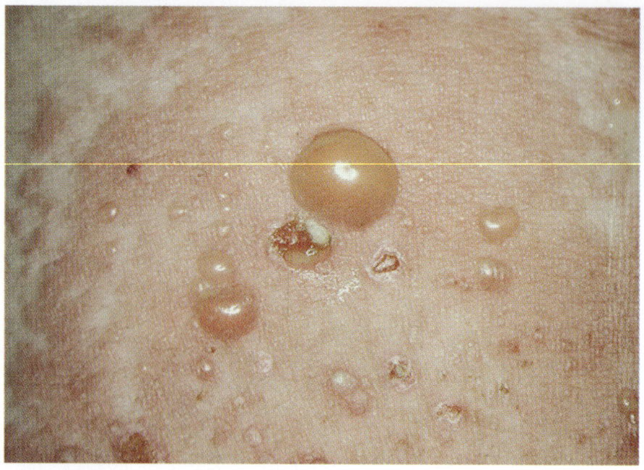

FIGURA 407.10 **Vesículas e bolhas (penfigoide bolhoso).** Bolhas grandes, bem como bolhas menores e vesículas em um fundo de eritema urticariforme.

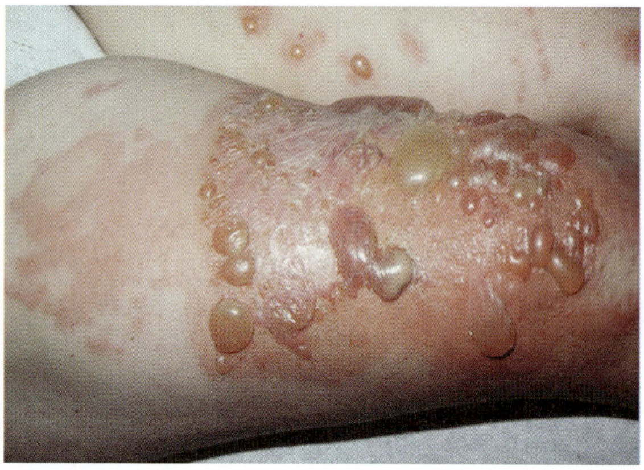

FIGURA 407.11 **Dermatite de contato alérgica grave.** Bolhas e vesículas em um fundo de eritema. Casos graves como esse podem ser confundidos com penfigoide bolhoso, doença autoimune.

origem inflamatória – a cor vermelho-rosada deve desaparecer completamente com a pressão. Esse achado contrasta com a púrpura (sangue na pele), que tem uma cor vermelho-escura a roxa até preta que não clareia com a pressão.

A descamação sempre pode ser raspada delicadamente em uma lâmina de vidro com uma lâmina de bisturi ou mesmo com outra lâmina microscópica. Uma solução a 10% de hidróxido de potássio (KOH) pode ser aplicada na descamação, então uma lamínula pode ser colocada sobre as escamas e a solução, com a parte inferior da lâmina colocada brevemente sobre uma chama (de um isqueiro ou até mesmo um fósforo). O KOH dissolve a queratina, com o calor acelerando a reação, fazendo com que as estruturas não queratinizadas, como hifas fúngicas, fiquem proeminentes no exame microscópico (e-Figura 407.6). Se houver suspeita de escabiose (Figura 104.2), as lesões cutâneas podem ser raspadas suavemente, com a descamação e as crostas colocadas em uma lâmina coberta por um pouco de óleo mineral (e-Figura 407.7).

O diagnóstico rápido da infecção por herpes-vírus (sem especiação) é possível por meio do esfregaço de Tzanck, pelo qual as vesículas são abertas, com raspagem delicada da base da lesão. O material coletado é espalhado em uma lâmina microscópica e brevemente aquecido, com subsequente aplicação de qualquer coloração nuclear (azul de metileno, alanina, hematoxilina etc.). Depois que a lâmina é enxaguada e corada, o exame microscópico consegue identificar os queratinócitos multinucleados patognomônicos (e-Figura 407.8). Outros exames incluem coloração direta de anticorpo fluorescente, reação em cadeia da polimerase, microscopia eletrônica e cultura viral; os padrões de prática local frequentemente preconizam qual teste é preferido. A coloração de Gram para procurar bactérias é semelhante: o material pustular é espalhado e brevemente aquecido em uma lâmina; em seguida, quatro colorações diferentes são aplicadas e enxaguadas (cristal violeta, iodo, álcool, safranina) em ordem. A lâmina é enxugada, montada sob imersão ou óleo mineral e examinada em grande ampliação.

Uma biopsia de pele envolve a retirada de um pequeno pedaço de pele para fixação e exame microscópico. Em geral, o centro do tecido lesional deve ser biopsiado; a periferia da lesão deve ser biopsiada apenas no caso de úlceras, bolhas e pele normal para estudos de imunofluorescência direta.

PRURIDO

Prurido é o termo médico para coceira. O prurido, especialmente o prurido crônico, pode ser comparado à dor (Capítulo 27) porque pode ser extremamente perturbador e influenciar a vida do paciente. Tanto o prurido quanto a dor são mediados pelas mesmas fibras nervosas, fibras C amielínicas. O prurido pode se originar na pele (p. ex., doenças inflamatórias da pele, como dermatite atópica e psoríase, são as causas mais comuns de coceira crônica),[7] nervos aferentes (p. ex., prurido braquiorradial) ou sistema nervoso central (p. ex., insuficiência renal ou hepática, distúrbios linfoproliferativos, malignidade, ideias delirantes de parasitose). Ao abordar um paciente com prurido e sem sinais de um distúrbio cutâneo específico, uma abordagem diagnóstica abrangente é indicada (Tabela 407.9) para detectar causas de prurido tão diversas como doenças cutâneas ocultas (escabiose), medicamentos (especialmente bloqueadores de canais de cálcio, inibidores da bomba de prótons, narcóticos e anfetaminas), insuficiência renal (Capítulo 106), doença hepática colestática (Capítulo 146), hipertireoidismo (Capítulo 213), distúrbios mieloproliferativos (Capítulo 157), parasitoses, diabetes melito (Capítulo 216) e doença celíaca (Capítulo 131). Ansiedade e depressão estão frequentemente associadas a prurido crônico.[8]

Tabela 407.9 Abordagem ao paciente com prurido generalizado e sem doença cutânea específica óbvia.

HISTÓRIA
Anamnese e revisão dos sistemas
• Considerar os fatores de risco para sarna (p. ex., residente em casa de repouso, contato próximo com pessoa com diagnóstico recente, sintomas em contatos domiciliares)
• Perguntar sobre dermografismo (tendência exagerada de desenvolver vergões quando a pele é arranhada – um tipo de urticária física), xerose, irritantes, exposições ocupacionais
• Revisar todos os medicamentos (prescritos, de venda livre, suplementos, substâncias ilícitas)
EXAME FÍSICO
Exame completo da pele
Exame de linfonodos
EXAMES LABORATORIAIS DE RASTREAMENTO
Hemograma completo com contagem diferencial e plaquetas
VHS e LDH
TSH
Ureia/creatinina
Provas de função hepática
AVALIAÇÃO ADICIONAL (COMO INDICADO POR IDADE, ANAMNESE, COMORBIDADES E EXAMES DE RASTREAMENTO)
Exames de sangue adicionais
• Glicose sérica em jejum e HbA_{1c}
• Níveis séricos de cálcio e fosfato
• Nível de albumina
• Ferritina, estudos de ferro
• Anticorpos antitransglutaminase tecidual
• Marcadores de hepatite
• Teste de HIV
Outros exames
• Radiografia de tórax
• Exames de rastreamento de câncer adequados à idade
• Pesquisa de ovos e parasitas nas fezes
• Endoscopia

*Prurido fármaco-induzido: os principais agentes causadores incluem bloqueadores dos canais de cálcio, inibidores da bomba de prótons, narcóticos e anfetaminas. VHS = velocidade de hemossedimentação; Hb = hemoglobina; HIV = vírus da imunodeficiência humana; LDH = lactato desidrogenase; TSH = hormônio tireoestimulante. Adaptada de Bolognia JL, Schaffer JV, Duncan KO, Ko CJ. *Dermatology Essentials*. Elsevier; 2014

Tabela 407.10 Tratamento do prurido.

AGENTES TÓPICOS
Emolientes/hidratantes
Eucerin®, CeraVe®, Aveeno®, conforme necessário diariamente
Pomada de corticosteroide (os corticosteroides devem ser descontinuados após a resposta clínica; esteroides de média a alta potências não devem ser usados continuamente por mais de 2 semanas)
Baixa potência: creme de hidrocortisona 2,5%, 1 a 2 vezes/dia, conforme necessário
Potência média: creme de desoximetasona 0,05%, 1 a 2 vezes/dia conforme necessário
Alta potência: creme de clobetasol 0,05%, 1 a 2 vezes/dia, conforme necessário
Inibidores de calcineurina
Pomada de tacrolimo 0,03% e 0,1%, 1 a 2 vezes/dia, conforme necessário
Creme de pimecrolimo 1%, 1 a 2 vezes/dia, conforme necessário
Agentes anestésicos (podem ser especialmente úteis para prurido neuropático)
Creme de capsaicina 0,025%, 4 vezes/dia
Loção de pramoxina 1% hidrocortisona 2,5%, creme ou pomada, 1 a 2 vezes/dia, conforme necessário
MEDICAMENTOS SISTÊMICOS
Anti-histamínicos
Hidroxizina, 10 a 50 mg, 4 vezes/dia
Cetirizina 10 mg/dia
Fexofenadina, 60 a 180 mg/dia
Antidepressivos
Mirtazapina,15 mg VO na hora de dormir
Opioides
Naltrexona, 50 mg/dia VO para prurido colestásico
Anticonvulsivantes
Gabapentina, 300 mg, 3 vezes/semana após a diálise para prurido em pacientes em diálise renal
Radiação ultravioleta B, 1 a 3 vezes/semana (6 a 8 sessões)

VO = via oral.

O tratamento do prurido pode ser adaptado de acordo com sua causa provável.[9] Por exemplo, gabapentina é o tratamento preferido para o prurido da insuficiência renal,[A1] e ondansetrona (4 mg IV) é efetiva para o prurido induzido por morfina refratário.[A2] O prurido secundário a ressecamento da pele, como eczema (Capítulo 409), icterícia colestática (Capítulo 146),[10] hipotireoidismo (Capítulo 213) ou doenças mieloproliferativas (Capítulo 157), pode responder a emolientes de venda livre (Tabela 407.10). A base do tratamento da inflamação da pele que causa prurido consiste em corticosteroides tópicos ou inibidores da calcineurina tópicos. A urticária, uma doença inflamatória cutânea com liberação de histamina dos mastócitos na derme, pode ser tratada com anti-histamínicos orais. Outras formas de prurido podem não responder diretamente aos anti-histamínicos, mas os anti-histamínicos ajudam o paciente em razão de seus efeitos sedativos. Para o prurido que se origina nos nervos aferentes, a capsaicina pode ser útil a longo prazo porque esgota os peptídios estimuladores neurais. O prurido de causa mais central pode responder a medicamentos orais, como naltrexona ou gabapentina, e a mirtazapina pode ser útil para pacientes nos quais depressão ou ansiedade tem participação importante.[11] Para doenças inflamatórias cutâneas, bem como causas sistêmicas de prurido, terapia à base de luz ultravioleta também pode ser útil.

Grau A Recomendações de grau A

A1. Simonsen E, Komenda P, Lerner B, et al. Treatment of uremic pruritus: a systematic review. *Am J Kidney Dis*. 2017;70:638-655.

A2. Wang W, Zhou L, Sun L. Ondansetron for neuraxial morphine-induced pruritus: a meta-analysis of randomized controlled trials. *J Clin Pharm Ther*. 2017;42:383-393.

REFERÊNCIAS BIBLIOGRÁFICAS

As referências bibliográficas, bem como os outros materiais suplementares deste livro, encontram-se no GEN-IO, nosso ambiente virtual de aprendizagem.

408 PRINCÍPIOS DO TRATAMENTO DE DOENÇAS CUTÂNEAS

VICTORIA P. WERTH

A meta terapêutica é melhorar uma condição cutânea com a abordagem menos tóxica e mais específica. Como muitos tratamentos ou medicamentos podem ser aplicados diretamente na pele, a opção por medicação tópica é atraente para muitas doenças dermatológicas. No entanto, muitas doenças precisam de tratamento sistêmico, sobretudo quando o envolvimento cutâneo é disseminado ou a doença não pode ser melhorada com terapia tópica. As terapias melhoram a função de barreira, removem escamas, modificam a inflamação na pele, alteram o fluxo sanguíneo, exercem efeitos antimicrobianos ou afetam células em proliferação. Avanços recentes na compreensão da biologia cutânea não têm sido rotineiramente acompanhados por documentação baseada em evidências dos benefícios de muitas terapias específicas.

PRINCÍPIOS DO TRATAMENTO TÓPICO

Compressas e curativos

Água ou soro fisiológico aplicados por meio de compressas e curativos úmidos podem ser benéficos para muitas condições cutâneas, incluindo úlceras, porque promovem a cicatrização da epiderme e o desbridamento de crostas. Gaze umedecida é aplicada nas áreas envolvidas por 15 a 30 minutos várias vezes ao dia, e deve-se tomar cuidado para não permitir que a gaze seque e se torne aderente. Caso ocorra aderência, a gaze deve ser umedecida antes da retirada do curativo. O uso de soluções antissépticas fortes, incluindo peróxido de hidrogênio, não é recomendado em razão da toxicidade para as células. A ação rotatória pode melhorar o desbridamento. Quando grandes áreas da pele estão envolvidas, os banhos são maneira conveniente de tratar a pele com medicamentos que reduzem o prurido e a inflamação. A melhor hora para aplicar hidratantes que ajudam a reter a água nas camadas superiores da pele é imediatamente após o banho ou ducha.

Curativos úmidos-secos raramente são usados, exceto quando é necessário desbridamento inicial vigoroso da ferida. O uso contínuo após a desbridamento das feridas é traumático e retarda a cura. A cicatrização úmida das feridas, que muitas vezes é ideal, pode ser realizada por meio de antibiótico tópico, como uma combinação de polimixina B e bacitracina ou mupirocina, gaze impregnada com vaselina ou um curativo de hidrocoloide oclusivo. Poucas evidências indicam que as enzimas de desbridamento sejam benéficas. A compressão com bota de Unna ou multicamadas, que inclui atadura elástica autoaderente como Coban®, pode diminuir o edema local e facilitar a cicatrização de feridas. Compressas de bacitracina zíncica e sulfato de polimixina B/vaselina ou curativos oclusivos são colocados por baixo, uma abordagem que é útil para úlceras venosas crônicas, diabéticas e de pressão, bem como para feridas agudas. Curativos úmidos fechados, nos quais a gaze é embebida e depois coberta com um material impermeável, podem ajudar quando a maceração e a retenção de calor são necessárias. Os curativos biológicos com substitutos de pele ou queratinócitos podem ser benéficos para feridas resistentes à cicatrização. Enxertos de pele também viabilizam a cura de feridas que não cicatrizam. O fator de crescimento derivado das plaquetas, aprovado pela FDA para uso em úlceras diabéticas, consegue melhorar modestamente a cicatrização de feridas.

Medicamentos tópicos

Os medicamentos tópicos são uma mistura de princípios ativos com conservantes, agentes emulsificantes (ou surfactantes) e uma base ou veículo apropriado. A absorção sistêmica varia entre pacientes, locais e veículos utilizados. Os medicamentos aplicados topicamente são absorvidos mais facilmente pela pele fina e inflamada. A base pode ser qualquer uma das seguintes: um *pó*, que promove o ressecamento e reduz a maceração em áreas intertriginosas; uma *loção*, que é uma suspensão de óleo em água; uma *solução*, que inclui água, álcool e propilenoglicol, mas não óleo; um *gel*, que é sólido à temperatura ambiente, mas derrete em contato com a pele; um *creme*, que é uma emulsão de óleo em água que deixa uma fina camada de óleo à medida que a água evapora; uma *pomada*, que combina óleos, como vaselina, com pequenas quantidades de água e que é mais oclusiva e, portanto, aumenta a absorção da medicação, mas também resulta em uma aparência mais oleosa; uma *pasta*, que é uma mistura de pó a pomada; ou um *spray*. Loções, soluções e géis fornecem menos penetração do que as pomadas, mas são especialmente úteis para o tratamento de áreas pilosas, como o couro cabeludo, onde a oleosidade é desagradável. Os cremes são menos gordurosos do que as pomadas e são úteis para o rosto, a região inguinal e as áreas intertriginosas. As pomadas são, com frequência, mais efetivas para condições secas e descamativas, como eczema e psoríase, e são úteis em áreas com pele espessa, como palmas das mãos e solas dos pés, mas devem ser evitadas em áreas infectadas ou intertriginosas. A escolha da base é determinada pela condição da pele e a localização. Fitas impregnadas são outro método de liberação para fornecer oclusão e proteger a pele da manipulação.

AGENTES ANTI-INFLAMATÓRIOS

Glicocorticoides

Os glicocorticoides tópicos são efetivos em razão de seus efeitos na vasoconstrição, proliferação, imunossupressão e inflamação. Estudos relacionados à capacidade de vasoconstrição e ensaios clínicos de eficácia permitiram que os glicocorticoides fossem divididos em várias classes com base na potência (Tabela 408.1). Esses medicamentos normalmente são usados 2 vezes/dia. Os efeitos colaterais incluem atrofia da pele, telangiectasias, púrpura, estrias, infecções locais da pele (p. ex., foliculite, tinha e candidíase), hipopigmentação, hipertricose, supressão suprarrenal sistêmica quando esses agentes são usados em pelo menos 20% da superfície da pele e glaucoma quando são usados ao redor do olho. Os efeitos adversos são especialmente prevalentes quando os corticosteroides fluorados são usados na pele fina (p. ex., rosto, região inguinal ou escroto), e o uso prolongado no rosto pode resultar em dermatite facial, acne e uma erupção semelhante à acne rosácea que é frequentemente exacerbada quando o uso do esteroide é interrompido. Certas condições são mais responsivas aos esteroides, e a potência do esteroide escolhido deve ser baseada na condição e sua localização (Tabela 408.2). Os agentes superpotentes de classe I devem ser restritos a pacientes com dermatoses graves e seu uso normalmente não deve ultrapassar 2 semanas. Os pacientes que recebem esses agentes potentes precisam de acompanhamento frequente e devem ser avaliados cuidadosamente quanto à necessidade de continuar com esteroides tópicos fortes. O uso de qualquer esteroide fluorado na face demanda diagnóstico exato e deve ser limitado na extensão da aplicação e na duração do uso. Os glicocorticoides intralesionais podem ser injetados em lesões individuais para melhorar a administração do medicamento, e este método é comumente usado para tratar pacientes com cistos de

Tabela 408.1 Classificação dos esteroides tópicos mais comumente utilizados de acordo com a potência.

Super potência	Propionato de clobetasol (pomada e creme), dipropionato de betametasona (creme e pomada), diacetato de diflorasona (pomada), propionato de halobetasol (pomada)
Alta potência	Ancinonida, pomada de furoato de mometasona, diacetato de diflorasona, creme de halcinonida 0,1%, fluocinonida, desoximetasona, triancinolona acetonida, pomada e creme de diacetato de diflorasona, dipropionato de betametasona e benzoato e valerato de betametasona
Média potência	Propionato de fluticasona; creme de furoato de mometasona; pomada de halcinonida 0,25%; creme e loção de triancinolona acetonida 0,1%; creme de fluocinolona acetonida 0,05% e 0,1% e pomada 0,1% e 0,25 e solução 0,5%; pomada e creme de valerato de hidrocortisona 0,2%; pomada de dipropionato de alclometasona 0,5%; loção de dipropionato de betametasona 0,5%; creme de butirato de hidrocortisona 0,1%; creme de benzoato de betametasona 0,25%; creme e loção de valerato de betametasona 0,1% e 0,5%; creme de pivalato de flumetasona a 0,3%; creme de desonida 0,5%
Baixa potência	Creme de hidrocortisona 1%

Tabela 408.2 Aplicações clínicas de glicocorticoides tópicos.

Superpotência e alta potência	Placa e psoríase palmoplantar, líquen plano, eczema disidrósico (desidrose), líquen simples crônico, granuloma anular, sarcoidose
Média potência	Dermatite: de contato alérgica, atópica, neurodermatite
Baixa potência	Intertrigo, prurido anal, dermatite seborreica

acne, cicatrizes hipertróficas, queloides, alopecia areata, granuloma anular, lúpus eritematoso discoide e paniculite lúpica ou lúpus eritematoso profundo (Capítulo 250), psoríase e líquen simples crônico. A acetonida de triancinolona é o mais frequentemente usado, seguido por hexacetonida de triancinolona de ação mais longa. É importante usar diluições adequadas, como 2,5 mg/mℓ na face e 5 mg/mℓ em outros locais, para evitar atrofia local da pele. Nos EUA, como esses medicamentos variam muito de preço e frequentemente não são ressarcidos pelo plano de saúde,[1] os médicos podem ajudar ao informar os preços aos pacientes.

Os glicocorticoides sistêmicos são usados para condições agudas e crônicas em dermatologia, mas devem ser evitados, se possível, ou minimizados em razão de seus efeitos adversos bem conhecidos (Capítulo 32). As condições agudas que comumente exigem prescrição de esteroides sistêmicos incluem dermatite de contato grave, como dermatite provocada por hera venenosa, fotodermatite, dermatite atópica grave e urticária aguda. Muitas condições cutâneas, como psoríase e eczema, são exacerbadas quando o uso de corticosteroides é reduzido gradualmente; portanto, os corticosteroides devem ser evitados sempre que possível nessas condições. A dose dos corticosteroides deve ser individualizada de acordo com a condição e sua gravidade. Agentes poupadores de esteroides, como os imunossupressores, podem ser usados para minimizar o uso de esteroides a longo prazo para determinadas condições.

Agentes anti-inflamatórios não esteroides

Tratamentos para psoríase

Alcatrão e antralina são usados para psoríase (Capítulo 409). Alcatrão é mais comumente usado em conjunto com luz ultravioleta B (UVB). Alcatrão também é usado em xampus e óleos de banho para tratar seborreia e psoríase. A antralina é uma hidroxiantrona sintética que inibe a proliferação de queratinócitos; essa medicação mancha e pode ser irritante, mas pode ser efetiva (Capítulo 409).

Calcipotriol

O calcipotriol é um derivado da vitamina D com efeitos antiproliferativos e imunomoduladores na pele. Hipercalcemia pode ocorrer se mais de 100 g/semana forem usados, portanto, este agente não pode ser usado para doença disseminada. É aplicado 2 vezes/dia, pode ser irritante em peles finas e leva de 6 a 8 semanas para ser eficaz.

Retinoides

Os retinoides constituem um grupo de compostos que incluem a vitamina A e seus derivados. Seus efeitos são mediados por várias classes diferentes de receptores, e o complexo receptor-fármaco tem efeitos sobre outras proteínas regulatórias que afetam os fatores de crescimento, oncogenes, queratinas ou transglutaminases. Os retinoides afetam o crescimento, a diferenciação e a morfogênese das células; inibir a promoção tumoral e o crescimento de células malignas; exercem efeitos imunomoduladores; e alteram a coesão celular.

Os retinoides tópicos incluem o ácido todo-*trans*-retinoico (tretinoína), que é aprovado pela FDA para acne e fotoenvelhecimento (creme a 0,05%) e também é útil para hiperpigmentação, atrofia induzida por esteroides e estrias precoces. A tretinoína está disponível como um creme (0,025%, 0,05%, 0,1%), um gel (0,01%, 0,025%) e uma solução (0,05%). O adapaleno (gel a 0,1%) e o tazaroteno são usados para a acne (Capítulo 410). O tazaroteno também é usado para a psoríase, frequentemente em combinação com esteroides tópicos para minimizar a irritação e o fotodano crônico. Bexaroteno gel a 1% é usado para o tratamento tópico de lesões cutâneas em pacientes que apresentam linfoma cutâneo de células T em estágio IA ou IB refratário ou persistente. Os retinoides tópicos podem ser irritantes e frequentemente causam exacerbação antes da melhora. No entanto, eles devem ser usados regularmente em pele com tendência a lesões para produzir melhora. Pode ser necessário o uso de hidratantes para minimizar os efeitos do ressecamento.

Os retinoides sistêmicos comumente usados para a pele incluem isotretinoína, acitretina e bexaroteno. Eles têm muitas aplicações, porém mais frequentemente a isotretinoína é usada para acnes cística e conglobata, acitretina para psoríase grave (especialmente as formas eritrodérmica e pustular) e bexaroteno para linfoma cutâneo de células T. A isotretinoína e a acitretina também têm sido usadas para tratar várias formas de ictiose e lúpus eritematoso e para a quimioprevenção de cânceres de pele, particularmente em receptores de transplantes imunossuprimidos. Os muitos efeitos adversos dos retinoides sistêmicos incluem teratogenicidade, queilite, queda de cabelo, cefaleias, hiperlipidemia, níveis anormais de enzimas hepáticas, hiperostose vertebral, calcificação de tendões e ligamentos, osteoporose e hipotireoidismo central com bexaroteno. A gravidez deve ser evitada e o uso de retinoides em mulheres em idade fértil, portanto, requer monitoramento cuidadoso. O tratamento da acne é reservado para casos de acne cística que não respondem a terapias menos tóxicas; neste quadro, um esquema de 4 a 5 meses de isotretinoína 0,5 a 1 mg/kg/dia, é curativo em 85 a 90% dos pacientes.

Outros agentes

Brimonidina e cloridrato de oximetazolina

O gel de brimonidina é um agonista seletivo do receptor α_2-adrenérgico. O cloridrato de oximetazolina é um agonista do receptor α_1-adrenérgico. Ambos exercem atividade vasoconstritora e são usados topicamente para rosácea.[A1] Crisaborol é um inibidor da fosfodiesterase 4 à base de boro que aumenta os níveis de cAMP intracelular. É aplicado como uma pomada para tratar a dermatite atópica.

Antimaláricos e antiparasitários

As aminoquinolinas incluem hidroxicloroquina, quinacrina e cloroquina. Esses agentes exercem efeitos inibitórios na produção de citocinas pró-inflamatórias, na replicação do DNA e na quimiotaxia. Eles são úteis em pacientes com doenças do tecido conjuntivo, erupção polimórfica à luz, sarcoidose (Capítulo 89), porfiria cutânea tardia (Capítulos 199 e 410), doenças esclerosantes e vasculite. Os efeitos adversos incluem diarreia, cefaleia, irritabilidade, psicose, despigmentação da pele e, raramente, retinopatia. A retinopatia é rara se as doses de cloroquina forem de 3,5 mg/kg/dia ou menos e as doses de hidroxicloroquina forem de 6,5 mg/kg/dia ou menos com base no peso corporal ideal para quem não está abaixo do peso ou 2,3 mg/dia para cloroquina e 5 mg/kg/dia para hidrocloroquina com base no peso corporal real. As combinações de hidroxicloroquina ou cloroquina com quinacrina são frequentemente úteis quando um agente único é inadequado. A combinação de hidroxicloroquina e cloroquina não deve ser usada em razão do risco aditivo de retinopatia. O creme de ivermectina é um agente antiparasitário de amplo espectro usado para a rosácea.[A2]

Dapsona

A dapsona é uma sulfona que inibe a resposta dos neutrófilos e possivelmente dos eosinófilos aos estímulos quimiotáticos. É útil para dermatite herpetiforme (Capítulo 410), vasculite cutânea (Capítulo 411), pioderma gangrenoso (Capítulo 411), lúpus eritematoso bolhoso (Capítulo 250), doença de Behçet (Capítulo 254) e doenças bolhosas autoimunes (Capítulo 410). O gel tópico a 5% é aprovado pela FDA para uso em acne. O uso sistêmico pode estar associado a efeitos colaterais que incluem hemólise, metemoglobinemia, neuropatia periférica, agranulocitose e, raramente, uma síndrome de hipersensibilidade com hepatite, febre e erupções cutâneas. O nível de glicose-6-desidrogenase deve ser verificado antes de iniciar o medicamento, e é comum que pacientes com nível normal de glicose-6-desidrogenase apresentem redução de 2 g/dℓ dos níveis de hemoglobina após atingirem doses terapêuticas de 100 a 200 mg/dia.

Talidomida e lenalidomida

A talidomida e a lenalidomida têm efeitos anti-inflamatórios potentes por meio de seus efeitos sobre dois fatores de transcrição que se ligam à proteína cereblon.[a] Elas também modificam moléculas de adesão em

[a]N.R.T.: A proteína cereblon é responsável por produzir as enzimas responsáveis pelo desenvolvimento dos membros nos fetos.

leucócitos circulantes. A talidomida é um teratógeno potente, e os pacientes devem cumprir controle de natalidade e monitoramento rigorosos. É efetiva na dose de 50 a 100 mg/dia, com a melhora iniciando em 2 semanas e uma resposta clínica completa observada em 2 a 3 meses em pacientes com lúpus eritematoso cutâneo grave (Capítulo 250), eritema nodoso hansênico (Capítulo 409), aftas, doença de Behçet (Capítulo 254), escleromixedema, prurigo actínico, doença do enxerto *versus* hospedeiro crônica (Capítulo 168), mieloma múltiplo (Capítulo 178) e várias outras dermatoses inflamatórias. Além da teratogênese, os principais efeitos adversos incluem neuropatia periférica, constipação intestinal, sedação e, raramente, amenorreia.

Colchicina

Colchicina, geralmente na dose de 0,6 mg, 2 vezes/dia, é usada para vasculite leucocitoclástica (Capítulo 410) e doença de Behçet, bem como alguns pacientes com epidermólise bolhosa adquirida. O principal efeito adverso dessa baixa dose oral é a diarreia.

AGENTES ANTIMICROBIANOS

Antibacterianos

Os antibióticos tópicos são usados para tratar doenças superficiais da pele, como acne e foliculite, bem como feridas e úlceras na pele. Eles diminuem a quimiotaxia de neutrófilos e outros mecanismos anti-inflamatórios. Soluções tópicas, géis, compressas e pomadas estão disponíveis, dependendo do agente, e os antibióticos incluem eritromicina, clindamicina, tetraciclina e metronidazol.[2] O peróxido de benzoíla também tem propriedades antibacterianas e é bastante eficaz para acne leve a moderada, ao mesmo tempo que minimiza a resistência bacteriana quando antibióticos tópicos também são usados (Capítulo 410). Pomadas contendo bacitracina ou a combinação de sulfato de polimixina B com bacitracina zíncica tipicamente são usadas para feridas, mas podem causar hipersensibilidade de contato; a neomicina deve ser evitada em razão da alta incidência de reações alérgicas. A mupirocina é especialmente efetiva contra *Staphylococcus* e *Streptococcus* spp., e pode ser usada no nariz para portadores de estafilococos. Antibióticos sistêmicos, como penicilinas, cefalosporinas e eritromicina são usados em pacientes com infecções de tecidos moles, como impetigo, foliculite, furúnculos, carbúnculos, celulite, ectima, erisipela, infecções de feridas pós-operatórias e fasciite necrosante. Tetraciclina, doxiciclina e minociclina são usadas para acne, rosácea e dermatite perioral. Fluoroquinolonas, como ciprofloxacino, são úteis para o tratamento de infecções dos tecidos moles por microrganismos gram-negativos.

Antifúngicos

Agentes antifúngicos tópicos são usados em pacientes com infecções fúngicas superficiais limitadas da pele (Capítulo 409). Os numerosos antifúngicos tópicos disponíveis incluem os azóis (clotrimazol, econazol, cetoconazol, oxiconazol e miconazol), que estão disponíveis na forma de cremes e loções aplicadas 1 ou 2 vezes/dia. Os cremes tendem a ser mais efetivos. Os agentes tópicos usados para dermatófitos, mas não para *Candida*, são haloprogina e tolnaftato. Os novos antifúngicos alilamina, naftifina e terbinafina, têm efeitos fungicidas. Ciclopirox a 8%, efinaconazol e tavaborol são usados topicamente para tratar e prevenir recidivas de onicomicose, mas não são tão eficazes quanto a terapia sistêmica (Capítulo 413).A3 Cremes, suspensões orais e comprimidos vaginais de nistatina são efetivos para o tratamento de infecções por *Candida*. A combinação de antifúngicos com esteroides tópicos potentes, como o dipropionato de betametasona, não é recomendada em razão do aumento dos efeitos colaterais do esteroide e à diminuição da eficácia do antifúngico como resultado do esteroide concomitante.

Os agentes antifúngicos sistêmicos incluem griseofulvina, terbinafina (alilamina), cetoconazol (imidazol), itraconazol e fluconazol. Esses agentes são usados para micoses cutâneas superficiais extensas ou graves (Capítulo 409) causadas por dermatófitos, *Candida* ou *Malassezia furfur* ou para infecções locais não responsivas a medicamentos tópicos, como as encontradas nas unhas e couro cabeludo. Itraconazol e terbinafina são os únicos antifúngicos orais aprovados nos EUA para o tratamento de onicomicose,A4 e griseofulvina é o único agente oral aprovado pela FDA para tinha da cabeça. É melhor ingerir griseofulvina com uma refeição gordurosa para aumentar a absorção e é o único antifúngico que não exige monitoramento regular das enzimas hepáticas. Griseofulvina mostra fraca afinidade pela queratina e, portanto, deve ser usada por 18 meses para onicomicose das unhas dos pés e 6 meses para as unhas para atingir taxas de cura ainda relativamente baixas. A terbinafina é o único medicamento fungicida; os outros são fungistáticos. O número de interações com medicamentos é menor com terbinafina do que com antifúngicos triazólicos e cetoconazol porque a terbinafina não inibe ou induz a isoenzima hepática citocromo P (CYP3A4) (Capítulo 26). No entanto, a terbinafina afeta a CYP2D6, outra isoenzima hepática, por isso é relativamente contraindicada em pacientes que estão tomando ciclosporina ou rifampicina. O itraconazol e o fluconazol têm sido usados em esquemas de pulsoterapia para onicomicose. Fluconazol e terbinafina não são dependentes da acidez gástrica para absorção gastrintestinal ideal. Em geral, os efeitos adversos dos agentes antifúngicos sistêmicos são semelhantes e incluem cefaleia e manifestações gastrintestinais (griseofulvina, terbinafina), náuseas e vômitos (itraconazol, fluconazol, cetoconazol), hepatite e síndromes semelhantes ao lúpus (terbinafina).

Antivirais

As verrugas são tratadas com várias modalidades destrutivas, incluindo soluções de ácido dicloroacético e ácido tricloroacético 50 a 80%, resina de podofilina e podofiloxina. Pacientes imunossuprimidos podem se beneficiar do tratamento com cidofovir intralesional. Cremes antivirais tópicos, como penciclovir e aciclovir, não encurtam significativamente o tempo de evolução da infecção por HSV. Os medicamentos antivirais sistêmicos incluem aciclovir, valaciclovir, fanciclovir e foscarnete, que são usados para tratar herpes simples primário e recorrente (Capítulo 350) e herpes-zóster (Capítulo 351). Esses agentes bloqueiam especificamente a função da DNA polimerase do herpes-vírus. O valaciclovir e o fanciclovir estão disponíveis apenas por via oral nos EUA, mas sua meia-vida intracelular prolongada permite uma dosagem menos frequente do que o aciclovir. Pacientes com herpes-zóster precisam de doses mais altas do que pacientes com herpes simples. Os efeitos adversos incluem náuseas e cefaleia. A vacina contra varicela-zóster diminuiu significativamente a incidência de herpes-zóster em indivíduos com mais de 50 anos, e a recomendação atual é para vacinação após os 50 anos com Shingrix®[b] (Capítulo 15). Se possível, deve ser administrado antes do início de agentes imunossupressores orais.

Antiparasitários

Agentes antiparasitários tópicos são usados para tratar a pediculose capilar, a pediculose púbica e a escabiose. Além disso, o metronidazol tópico tem propriedades anti-inflamatórias e é usado para tratar a rosácea. Para pediculose e escabiose, roupas e lençóis devem ser lavados e todos os membros da família devem ser tratados. O tratamento efetivo inclui hexacloreto de gamabenzeno a 1%, um pesticida de hidrocarboneto clorado (organoclorado[c] que não deve ser usado em crianças, gestantes ou lactantes. Não é efetivo contra lêndeas e, portanto, tem de ser reaplicado após 1 semana. Permetrina creme a 5% para escabiose ou creme de enxágue a 1% é particularmente eficaz para piolhos e exige apenas uma aplicação; crotamiton a 10% e unguentos tópicos de enxofre a 5% são menos efetivos. O malation é um inseticida organofosforado moderadamente tóxico, mas tem de ser aplicado durante a noite para tratar piolhos.[d] Os piretroides devem ser utilizados duas vezes, com intervalo de 1 semana, para tratar piolhos e lêndeas.

---

[b]N.R.T.: É uma vacina recombinante de vírus inativado, que inclui um antígeno, glicoproteína E e um adjuvante, administrada em duas doses com intervalo de 8 semanas entre elas.

[c]N.R.T.: Os organoclorados podem ser encontrados nos agrotóxicos utilizados nos alimentos como pesticidas, nas tintas, no plástico, no verniz, entre outros. Eles se dividem pelos grupos toxafeno, hexaclorocicloexano, dodecacloro, clordecona, DDT e ciclodienos. Os organoclorados são lipossolúveis e a persistência no corpo humano é grande; são potencialmente nefrotóxicos, cardiotóxicos, mielotóxicos e hepatotóxicos, além de terem o potencial de lesionar o córtex suprarrenal, o DNA e o sistema genital, provocando óbito fetal, aborto espontâneo e diminuição do peso e do tamanho dos recém-nascidos.

[d]N.R.T.: No Brasil, o malation, um organofosforado, só é usado como agrotóxico e no "fumacê" para controle de mosquitos e para evitar a transmissão de doenças como dengue, Zika ou chikungunya. O efeito dura até 30 min quando liberado no ar, atingindo principalmente mosquitos adultos que estejam voando. Os criadouros não são afetados. A distribuição é feita apelas pelo Ministério da Saúde. Geralmente, a dose usada em uma aplicação é segura para a saúde humana; no entanto, se a aplicação for muito frequente, o agrotóxico se acumula no corpo, com comprometimento do sistema nervoso.

AGENTES ANTIPRURIGINOSOS OU ANESTÉSICOS

Analgésicos tópicos

A capsaicina, um ingrediente ativo da pimenta-caiena e de outras plantas do gênero *Capsicum*, é usada para neuralgia pós-herpética e outras condições dolorosas relacionadas ao nervo. Causa excitação de fibras C aferentes neurais e reduz os níveis de substância P. A capsaicina causa sensação de queimação e é aplicada 4 ou 5 vezes/dia durante 5 a 6 semanas. A mistura eutética de anestésico local (EMLA) é uma mistura de lidocaína e prilocaína usada sob oclusão para induzir anestesia cutânea antes de um procedimento. A lidocaína pode ser usada como anestésico tópico, mas a benzocaína deve ser evitada por ser um sensibilizador.

Agentes antipruriginosos

A doxepina creme a 5% é usada para prurido localizado. O mentol é um álcool vegetal de terpeno cíclico usado para prurido não relacionado à liberação de histamina. O cloridrato de pramoxina é um anestésico tópico usado para prurido leve a moderado. Os anti-histamínicos orais são importantes no controle do prurido em muitas condições cutâneas (Tabela 408.3), especialmente aquelas mediadas por histamina, como urticária, angioedema e urticária pigmentosa. As propriedades sedativas e anticolinérgicas de muitos anti-histamínicos do receptor H_1 provavelmente são responsáveis por parte de sua eficácia. Os anti-histamínicos do receptor H_1 constituem os pilares da terapia de rotina e, se um agente de um grupo de anti-histamínicos do receptor H_1 não for efetivo, um agente de uma classe diferente deve ser administrado ou combinado. Os anti-histamínicos do receptor H_1 de segunda geração são menos sedativos e são usados se os pacientes não tolerarem ou não melhorarem após tomar os agentes de primeira geração. A combinação de dois anti-histamínicos diferentes do receptor H_1 pode ser usada quando um único agente não funciona; em particular, o uso de um anti-histamínico sedativo à noite e de um anti-histamínico de segunda geração durante o dia pode ser útil. A pele contém receptores H_1 e H_2 e, ocasionalmente, a combinação de antagonistas dos receptores H_1 e H_2 pode ser benéfica. Habitualmente, os agentes de primeira geração (p. ex., hidroxizina, 10 a 25 mg a cada 6 horas) são iniciados em doses baixas e aumentados conforme tolerado, e recomenda-se uma dosagem contínua regular. O antidepressivo tricíclico doxepina, normalmente iniciado com 10 a 25 mg na hora de dormir, tem atividade antirreceptor H_1 e H_2, mas interage com substâncias metabolizadas pela via do CYP450. Os efeitos colaterais dos anti-histamínicos de primeira geração comumente usados incluem sedação, xerostomia, borramento visual, constipação intestinal e retenção urinária, e doses mais baixas podem ser necessárias em pacientes idosos. A dose recomendada para anti-histamínicos de segunda geração (p. ex., fexofenadina, 60 mg, 2 vezes/dia) não deve ser excedida.

Tabela 408.3 Revisão de anti-histamínicos.

GRUPO DE ANTI-HISTAMÍNICO	NOME GENÉRICO	DOSE MÉDIA ORAL DO ADULTO
ANTI-HISTAMÍNICOS DO TIPO H_1 DE PRIMEIRA GERAÇÃO		
Alquilamina	Bronfeniramina	4 mg, a cada 4 a 6 h
	Clorfeniramina	4 mg, a cada 4 a 6 h (curta ação); 8 a 12 mg, a cada 8 a 12 h (longa ação)
Aminoalquil éter (etanolamina)	Fumarato de clemastina	1,34 mg, 2 vezes/dia ou 2,68 mg, 1 a 3 vezes/dia
	Difenidramina	25 a 50 mg, a cada 4 a 6 h
Etilenediamina	Pirilamine	30 mg, 2 vezes/dia
Fenotiazina	Prometazina	10 a 12,5 mg, 4 vezes/dia
	Trimeprazina	2,5 mg, 6/6 h
Piperidina	Azatadina	1 a 2 mg, a cada 8 a 12 h
	Cipro-heptadina	4 mg, 8/8 h
	Difenilpiralina	2 mg, 3 a 4 vezes/dia
Piperazina	Hidroxizina	25 a 100 mg, 3 a 4 vezes/dia
ANTI-HISTAMÍNICOS DO TIPO H_1 DE SEGUNDA GERAÇÃO		
Alquilamina	Acrivastina (combinada a pseudoefedrina na medicação para alergia)	8 mg, 4 vezes/dia
Piperidina	Astemizol	10 mg, 1 vez/dia
	Loratadina	10 mg, 1 vez/dia
	Fexofenadina	60 mg, 2 vezes/dia ou 180 mg 1 vez/dia
Piperazina	Cetirizina	5 a 10 mg/dia
ANTI-HISTAMÍNICOS DO TIPO H_2		
	Cimetidina	400 mg, 2 vezes/dia
	Ranitidina	150 mg, 2 vezes/dia
	Famotidina	10 mg, 2 vezes/dia
	Nizatidina	300 mg, na hora de dormir
ANTI-HISTAMÍNICOS DOS TIPOS H_1 e H_2		
	Doxepina	10 a 25 mg, na hora de dormir

AGENTES QUE MELHORAM AS FUNÇÕES DE SUPERFÍCIE (LUBRIFICAÇÃO, DESCAMAÇÃO)

Hidratantes

Os hidratantes reduzem a descamação e aumentam o teor de água. Eles geralmente contêm misturas de água e substâncias gordurosas, como vaselina, lanolina, derivados de lanolina e alcoóis graxos. Hidratantes gordurosos tendem a funcionar melhor, mas são menos aceitáveis cosmeticamente.

Queratolíticos

Os alfa-hidroxiácidos (ácido láctico, ácido glicólico, ácido cítrico, ácido glicurônico, ácido pirúvico) são queratolíticos extremamente efetivos. Eles são úteis no tratamento de distúrbios de queratinização e fotoenvelhecimento, bem como acne. O propilenoglicol, usado em soluções aquosas de 40 a 60%, consegue diminuir a descamação. O ácido salicílico, que diminui a adesão dos queratinócitos e hidrata as queratinas, é usado em várias concentrações com muitas bases diferentes para remover descamação, para amolecer o estrato córneo ou como terapia destrutiva para remover verrugas e calosidades. Ureia é usada em concentrações variáveis para tratar a descamação.

IMUNOTERAPIAS

Terapias hormonais

Terapias sistêmicas para modular a produção de andrógenos podem ser benéficas em pacientes com acne e hidradenite supurativa. Esses tratamentos para acne moderada incluem espironolactona e, em mulheres, anticoncepcionais orais combinados aprovados pela FDA (US Food and Drug Administration), como a combinação de norgestimato e etinilestradiol, acetato de noretindrona e etinilestradiol e drospirenona e etinilestradiol, porque já seriam prescritos para contracepção (Capítulo 225).[4]

Agentes imunossupressores

Os medicamentos citotóxicos tópicos incluem 5-fluoruracila, mecloretamina (mostarda nitrogenada), carmustina (BCNU), bleomicina e os inibidores da calcineurina tacrolimo e pimecrolimo. A 5-fluoruracila tópica interfere no metabolismo e na ação da pirimidina e bloqueia a síntese de DNA. É usada para tratar queratose actínica, câncer basocelular superficial, doença de Bowen, papulose bowenoide, queilite actínica e verrugas. O uso tópico não causa toxicidade sistêmica, mas os efeitos adversos esperados incluem irritação local, eritema e dor. A mostarda nitrogenada e a BCNU, que apresentam agentes alquilantes que inibem a síntese de DNA, RNA e proteínas, são usadas para tratar o linfoma cutâneo de células T (Capítulo 176); podem causar reações cutâneas e mielossupressão, e a mostarda nitrogenada comumente causa uma reação de hipersensibilidade cutânea.

Bleomicina intralesional, que interrompe a síntese de DNA, tem sido usada para tratar verrugas. Tacrolimo e pimecrolimo tópicos são macrolídios imunossupressores que atuam nos linfócitos T para inibir a transcrição da interleucina-2 (IL-2), são usados para dermatite atópica, dermatite de contato alérgica, psoríase e várias outras condições cutâneas inflamatórias. Esses agentes causam frequentemente sensação de queimação na pele; embora a absorção sistêmica seja mínima, estudos em andamento estão avaliando se o risco de câncer aumenta com seu uso tópico. Imunossupressores sistêmicos, como metotrexato, azatioprina, tioguanina, hidroxiureia, micofenolato, ciclofosfamida, clorambucila, rapamicina e ciclosporina, são usados para muitas condições cutâneas inflamatórias ou imunomediadas, sobretudo psoríase disseminada

(Capítulo 409), e como agentes poupadores de glicocorticoides (Capítulo 409) para doenças bolhosas autoimunes.

Terapias imunomoduladoras

O imiquimode, disponível em creme a 5%, é uma imidazoquinolinamina com atividade antitumoral e antiviral. Essa medicação induz a produção local de gamainterferona é usada para tratar verrugas e cânceres de pele superficiais. O diclofenaco tópico a 3% em ácido hialurônico, que bloqueia a ciclo-oxigenase-2 (COX-2) induzida encontrada em lesões pré-cancerosas, é aprovado pela FDA para tratar queratose actínica. Atualmente, muitos imunomoduladores sistêmicos são usados na dermatologia. Estes incluem interferonas e inibidores do fator de necrose tumoral α (TNF-α), como etanercepte, adalimumabe e infliximabe. A terapia com anti-IL-12/23, anti-IL-17 e receptor anti-IL-17 é efetiva para psoríase (Capítulo 409). A terapia com inibidor de PDE4[A5] em pacientes com psoríase está associada a um risco cerca de 2,2 vezes maior de infecção grave em comparação com outros tratamentos para psoríase.[5]

Os anticorpos anti-CD20 têm sido efetivos no tratamento de doenças autoimunes causadoras de bolhas cutâneas, e o rituximabe é aprovado pela FDA para o pênfigo vulgar.[A6] Imunoglobulina intravenosa, que é usada para tratar certas doenças autoimunes da pele, incluindo pênfigo vulgar, penfigoide cicatricial e dermatomiosite, provavelmente atua por meio da modulação do receptor Fc e interações anti-idiotípicas. O dupilumabe é um antagonista do receptor da IL-46 usado na dermatite atópica.[A7]

Interferona alfa-2b é usada intralesional e subcutaneamente para tratar verrugas genitais, melanoma de alto risco, sarcoma de Kaposi, hemangiomas, linfoma cutâneo de células T, queloides, doença de Behçet e crioglobulinemia (Capítulo 178), e, talvez, carcinomas basocelular e espinocelular. As doses totais de interferona são geralmente de 3 milhões de UI ou menos por sessão e as doses sistêmicas são geralmente administradas 3 dias por semana. Os efeitos colaterais incluem sinais/sintomas gripais, leucopenia, anemia e hepatite. Denileucina diftitox é uma proteína de fusão que consiste em um fragmento da toxina da difteria geneticamente fundida a IL-2. Tem como alvo os receptores de IL-2 na superfície das células malignas e é aprovada pela FDA para uso em pacientes com linfoma cutâneo de células T resistente ou recorrente.

A inibição da histona desacetilase aumenta a acetilação dos resíduos de lisina que formam o cerne octomérico de histona da cromatina, diminuindo, assim, a capacidade das histonas de se ligarem ao DNA. Essa ligação diminuída possibilita a expansão da cromatina, favorecendo a transcrição dos genes supressores de tumor. No entanto, os inibidores da histona desacetilase afetam a acetilação globalmente e podem ter efeitos mais amplos em várias funções celulares. Dois inibidores (vorinostate e romidepsina) são aprovados pela FDA para uso em pacientes com linfoma cutâneo de células T.

A fotoquimioterapia extracorpórea (fotoférese), que combina 8-metoxipsoraleno e irradiação ultravioleta A (UVA) de linfócitos, é usada para a síndrome de Sézary, a forma leucêmica do linfoma cutâneo de células T (Capítulo 176). A plasmaférese, combinada com outras terapias imunossupressoras, consegue remover autoanticorpos e imunocomplexos de pacientes nos quais a doença autoimune ou a crioglobulinemia é resistente a outras terapias.

TRATAMENTO PARA CÂNCER DE PELE (VER CAPÍTULO 193)

Fototerapia e *laser*

Os tratamentos com luz ultravioleta são administrados com diferentes comprimentos de onda, dependendo da condição e da resposta ao tratamento. Atualmente, os médicos usam UVB de banda larga (290 a 320 nm), UVB de banda estreita 311 nm, PUVA (psoraleno com UVA de 320 a 400 nm) e UVA1 (340 a 400 nm). Ambas as formas de UVB e PUVA são usadas para psoríase e vitiligo, mas outras condições, como dermatite numular e atópica, prurido resultante de uremia e linfoma cutâneo de células T, são tratadas dessa forma. UVA1 em alta dosagem é usada, principalmente na Europa, para tratar dermatite atópica, esclerodermia localizada e mastocitose. PUVA está associado a risco aumentado de câncer de pele, incluindo melanoma. Atualmente, os riscos relacionados à terapia com UVA a longo prazo são desconhecidos, mas o fotoenvelhecimento está associado à radiação UVA, e há relatos de aumento de melanoma associado ao uso de camas de bronzeamento, nas quais grande parte da exposição é à radiação UVA. A laserterapia é usada para tratar lesões vasculares, como manchas vinho do Porto, tatuagens, psoríase, tumores benignos da pele e fotodanos, bem como para remover pelos. A terapia fotodinâmica envolve a ativação de um fotossensibilizador por luz visível, o que leva à destruição tecidual fotoquímica ou imunomodulada. A terapia fotodinâmica pode ser prescrita para queratose actínica,[7] doença de Bowen e carcinoma basocelular superficial, causando necrose tecidual seletiva e destruição do tumor. Os *lasers* fracionados têm sido usados com sucesso para o tratamento de queratoses actínicas, fotodano e cicatrizes.

Cirurgia dermatológica

Embora abordagens como dessecação e curetagem possam ser usadas para alguns tumores de pele, outros exigem cirurgia excisional ou cirurgia micrográfica de Mohs para garantir a remoção completa das lesões. Se os tumores forem recorrentes, de um tipo histopatológico que aumente a probabilidade de recorrência, ou de grandes proporções que exijam eliminação completa do tumor antes do reparo, a abordagem de Mohs pode fornecer um mapa rápido para remoção completa, poupando tanto tecido normal quanto possível. Após as margens do tumor serem removidas, retalhos e enxertos podem ser usados imediatamente para o reparo dos defeitos resultantes.

Os pacientes com extenso dano actínico que resultam em grande número de queratoses actínicas ou fotodano podem ser tratados por meio de várias abordagens ablativas que usam *peelings* químicos ou *resurfacing* com o *laser* de dióxido de carbono. Os *peelings* químicos podem ser realizados em diferentes profundidades e intensidades, e os agentes podem incluir ácido glicólico, ácido acético ou mesmo fenol. *Lasers* usados para remover lentigos induzidos pelo sol incluem comutação Q de *lasers* (*Q-switched lasers*) como o de neodímio:ítrio-alumínio-granada, rubi e de alexandrita. Muitos pacientes procuram o tratamento das rítides (rugas) com preenchimento com colágeno humano e ácido hialurônico ou um relaxante muscular, como a exotoxina botulínica do tipo A.

Os transplantes capilares são uma abordagem cirúrgica para a queda de cabelo. O processo inclui a coleta de fios de cabelo da parte posterior do couro cabeludo e a enxertia dos mesmos nas áreas de alopecia.

Protetor solar

Os filtros solares transparentes absorvem fótons de luz. Eles são classificados de acordo com o fator de proteção solar (FPS), que é determinado pela razão entre a exposição à luz ultravioleta necessária para causar eritema na pele protegida *versus* a pele não protegida. A maioria dos filtros solares funciona na faixa de UVB ou comprimentos de onda UVA mais curtos. Exemplos de compostos que absorvem UVB incluem aminobenzoatos, cinamatos, salicilatos e benzofenonas. Os compostos que absorvem UVA de comprimento curto de onda incluem benzofenonas e antranilatos. O melhor agente bloqueador de UVA nos EUA é a avobenzona, que pode ser combinada com filtros UVB. Alguns filtros solares são resistentes à água ou à prova d'água, o que é determinado pela substantividade[e] do filtro solar, e esses agentes fornecem proteção contínua após sudorese ou

---

[e]N.R.T.: Um material tem substantividade quando adere ao estrato córneo da pele. Substantividade elevada é crucial, em particular, para produtos fotoprotetores que, por exemplo, apresentam ativos extremamente tóxicos que não podem permear a pele e atingir a corrente sanguínea. Para ser usado com segurança, todo cosmético (inclusive filtros solares) precisa agir somente na pele e não apresentar o risco de permeá-la. A substantividade de uma formulação pode estar ligada ao ativo, mas, em geral, também se relaciona com o veículo utilizado. A adição de substâncias poliméricas formadoras de filme ou aderentes ao veículo pode levar ao aumento da retenção dos ativos na pele, causando até mesmo efeito de resistência à água. Materiais poliméricos têm a propriedade de interagir com as proteínas e com lipídios presentes na pele. Algumas características do polímero utilizado influenciam nessa interação, como:

– **Hidrofobicidade do polímero:** grupamentos hidrofóbicos, como ácidos graxos, presentes na estrutura do polímero, aumentam as interações hidrofóbicas deste com as áreas hidrofóbicas da proteína queratina que compõem a pele

– **Massa molar do polímero:** quanto maior a massa molar, maior será a substantividade em relação à pele, com formação de filme. Quanto menor for a massa molar do polímero, maior será a possibilidade de que este permeie a pele através do estrato córneo

– **Natureza dos agentes tensoativos na fórmula ao redor do polímero:** o polímero pode interagir com os tensoativos por meio das cargas elétricas destes ou de interações hidrofóbicas. Pode ocorrer também uma competição entre tensoativos e polímero pelas regiões de ancoragem presentes na pele. Em ambos os casos, a deposição e a adsorção do polímero na superfície da pele são comprometidas.

natação. Os filtros solares podem causar irritação e, raramente, reações alérgicas de contato. Os filtros solares físicos, como óxido de zinco e dióxido de titânio, refletem a luz da pele e incluem pós micronizados refletores mais recentes que fornecem proteção de amplo espectro (UVB e UVA). Os filtros solares diminuem os cânceres de pele e os fotodanos sem comprometer a síntese de vitamina D.[8] Embora alguns ingredientes ativos do filtro solar sejam absorvidos pela circulação sistêmica, atualmente não há evidências de que tais componentes representem um perigo para a saúde.[8b] A luz UVB é parcialmente refletida pela roupa, e roupas de proteção solar podem fornecer proteção significativa.

Cosméticos: camuflagem, clareadores e queda de cabelo

Pacientes com numerosas condições cutâneas se beneficiam dos cosméticos de camuflagem, que também podem causar hipersensibilidade de contato. Produtos como bases corretoras (Dermablend®) podem ser misturados para combinar com as cores da pele, são mais espessos, podem cobrir lesões desfigurantes e podem ser fixados com pó. Hidroquinonas, ácido retinoico tópico e ácido azelaico (inibe a tirosinase) são usados para tratar condições hiperpigmentadas, como melasma e lentigos; esses agentes podem ser irritantes e causar despigmentação. Minoxidil tópico, em solução a 2% (disponível como medicação de venda livre) e a 5%, é usado para alopecia androgênica e alopecia areata. A finasterida, um inibidor da 5α-redutase, é efetivo em homens que apresentam alopecia androgênica.

Grau A Recomendações de grau A

A1. Jackson JM, Fowler J, Moore A, et al. Improvement in facial erythema within 30 minutes of initial application of brimonidine tartrate in patients with rosacea. *J Drugs Dermatol.* 2014;13:699-704.
A2. Taieb A, Ortonne JP, Ruzicka T, et al. Superiority of ivermectin 1% cream over metronidazole 0.75% cream in treating inflammatory lesions of rosacea: a randomized, investigator-blinded trial. *Br J Dermatol.* 2015;172:1103-1110.
A3. Lipner SR, Scher RK, Part II. Onychomycosis: treatment and prevention of recurrence. *J Am Acad Dermatol.* 2019;80:853-867.
A4. Kreijkamp-Kaspers S, Hawke K, Guo L, et al. Oral antifungal medication for toenail onychomycosis. *Cochrane Database Syst Rev.* 2017;7:CD010031.
A5. Jabbar-Lopez ZK, Yiu ZZN, Ward V, et al. Quantitative evaluation of biologic therapy options for psoriasis: a systematic review and network meta-analysis. *J Invest Dermatol.* 2017;137:1646-1654.
A6. Joly P, Maho-Vaillant M, Prost-Squarcioni C, et al. First-line rituximab combined with short-term prednisone versus prednisone alone for the treatment of pemphigus (Ritux 3): a prospective, multicentre, parallel-group, open-label randomised trial. *Lancet.* 2017;389:2031-2040.
A7. Blauvelt A, de Bruin-Weller M, Gooderham M, et al. Long-term management of moderate-to-severe atopic dermatitis with dupilumab and concomitant topical corticosteroids (LIBERTY AD CHRONOS): a 1-year, randomised, double-blinded, placebo-controlled, phase 3 trial. *Lancet.* 2017;389:2287-2303.

REFERÊNCIAS BIBLIOGRÁFICAS

As referências bibliográficas, bem como os outros materiais suplementares deste livro, encontram-se no GEN-IO, nosso ambiente virtual de aprendizagem.

409 ECZEMAS, FOTODERMATOSES, DOENÇAS PAPULODESCAMATIVAS (INCLUINDO MICOSES) E ERITEMAS FIGURADOS

HENRY W. LIM

ECZEMA

Os eczemas mais comumente encontrados (Tabela 409.1) compartilham características histopatológicas semelhantes; apresentam edema na epiderme (espongiose) e infiltração da derme superficial composta por linfócitos e macrófagos.

Dermatite numular

A dermatite numular acomete com mais frequência pacientes entre 50 e 60 anos. Ambos os sexos são afetados e é mais frequente no inverno. A condição tende a ser mais frequente e grave em asiáticos. A patogênese não é clara, embora a xerose desempenhe um papel significativo.

Os pacientes apresentam máculas eritematosas pruriginosas, em formato de moeda, com algumas escamas e, ocasionalmente, vesículas de 1 a 2 mm de diâmetro (Figuras 409.1 e 409.2). As lesões podem ser escoriadas e liquenificadas (ou seja, pele espessada com acentuação das marcas cutâneas). Membros inferiores e braços são comumente afetados, e o tronco é envolvido com menos frequência; o envolvimento facial é incomum. Todos os pacientes devem aprender sobre o uso de emolientes e sabonetes hidratantes e como evitar banhos longos e quentes. O uso tópico de pomadas de corticosteroides (p. ex., pomada de triancinolona, 0,1% 2 vezes/dia durante 1 a 2 semanas) é útil para lesões ativas, e anti-histamínicos orais (p. ex., fexofenadina, 180 mg todas as manhãs e hidroxizina 25 a 50 mg na hora de dormir) são úteis para o prurido. Em casos graves, são opções benéficas a fototerapia com ultravioleta B (UVB) de banda estreita, um esquema breve de corticosteroides orais (prednisona, 0,5 a 1 mg/kg/dia, com uma dose máxima de 60 mg/dia, por 1 a 2 semanas, depois diminuindo gradualmente em 10 a 14 dias) ou a hospitalização por 1 dia para terapia tópica intensiva e aplicação de UVB de banda estreita.

Tabela 409.1 Eczemas.
Dermatite numular
Desidrose
Dermatite atópica
Dermatite seborreica
Dermatite de contato alérgica
Dermatite de contato irritativa

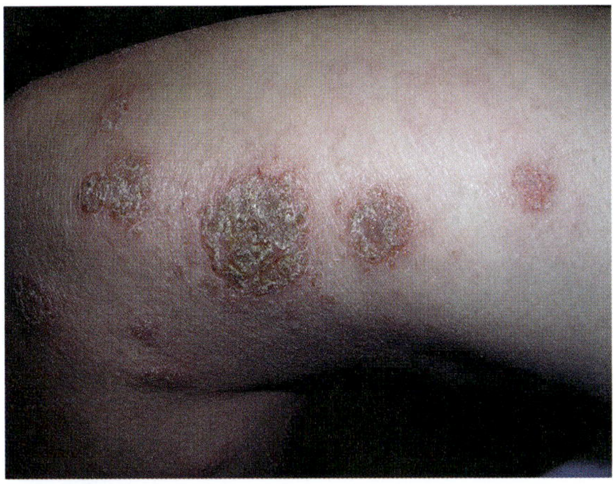

FIGURA 409.1 **Dermatite numular.** Placas eritematosas em forma de moeda.

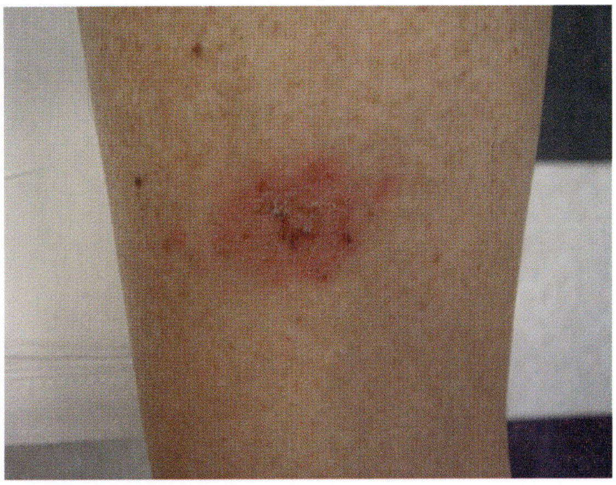

FIGURA 409.2 **Dermatite numular.** Placas eritematosas em forma de moeda.

Desidrose

A desidrose se manifesta como vesículas pruriginosas, profundas e com 1 a 2 mm de diâmetro, mais comumente ao longo das laterais dos dedos das mãos (Figuras 409.3 e 409.4). Outras características incluem xerose, descamação e fissuras. Em casos graves, as palmas das mãos e solas dos pés também podem estar envolvidas. Desidrose é observada em indivíduos que lavam as mãos com frequência, como trabalhadores da indústria alimentícia e mulheres com lactentes pequenos. O tratamento segue uma ordem sequencial: (1) substituição da lavagem das mãos com água e sabão por higienizadores para as mãos, (2) uso liberal de emolientes, (3) corticosteroides tópicos (p. ex., pomada de fluocinonida, 0,05% 2 vezes/dia durante 2 semanas), e (4) anti-histamínicos orais (mesmo esquema da dermatite numular).

Dermatite atópica

A dermatite atópica é mais comumente observada em crianças pequenas, mas pode persistir até a idade adulta ou mesmo começar na vida adulta.[1,2] A prevalência foi estimada entre 15 e 23%. Os pacientes geralmente apresentam xerose, máculas eritematosas descamativas, pequenas vesículas, escoriações, crostas e, não raramente, impetiginização (Figura 409.5). Em pacientes de pele escura, uma variante papular é comumente encontrada (Figura 409.6). Ocorrem hiperpigmentação e liquenificação decorrentes do prurido e da fricção crônica. Os locais comumente afetados incluem a área periorbital e as áreas flexoras, como pescoço, fossa antecubital e fossa poplítea. Em casos graves, toda a superfície da pele está envolvida. O diagnóstico é realizado pela morfologia típica, pela distribuição das lesões e pelas histórias familiar e pessoal de atopia. As etapas terapêuticas consistem em (1) emolientes; (2) corticosteroides tópicos (p. ex., pomada de triancinolona, 0,1% 2 vezes/dia durante 2 a 4 semanas) ou inibidores de calcineurina tópicos (pomada de tacrolimo, 0,1% por 3 a 4 semanas, ou creme de pimecrolimo, 1% por 3 a 4 semanas); (3) anti-histamínicos orais (p. ex., fexofenadina, 180 mg todas as manhãs, e hidroxizina, 25 a 50 mg ao deitar, conforme necessário); e (4) fototerapia com UVB de banda estreita.[3] As opções mais recentes para doença pouco responsiva incluem crisaborol (um inibidor da fosfodiesterase 4) pomada a 2% aplicada 2 vezes/dia,[A1] e dupilumabe (um antagonista do receptor de interleucina-4 [IL-4] α) em 300 mg SC a cada 2 semanas.[A2,A3] Outros tratamentos sistêmicos tradicionais incluem prednisona oral (0,5 a 1 mg/kg/dia), ciclosporina (3 a 5 mg/kg/dia) e micofenolato de mofetila (1 a 2 g/dia). Nemolizumabe (um anticorpo contra receptor A da IL-31) é um agente experimental eficaz.[A4]

Dermatite seborreica

A dermatite seborreica é uma condição comum que se apresenta como máculas eritematosas com descamação fina de aspecto oleoso na área zigomática, na parte média da testa, na parte média do tórax e no couro cabeludo (Figura 409.7). Em indivíduos de pele escura, as lesões podem ser hipopigmentadas (Figura 409.8). A patogênese não é conhecida, embora se acredite que *Pityrosporum ovale* participe do processo. As lesões são comuns em pacientes infectados pelo vírus da imunodeficiência humana (HIV) (Capítulo 366). O diagnóstico é feito clinicamente. Corticosteroides tópicos (p. ex., creme de hidrocortisona 2,5%, 2 vezes/dia durante 1 a 2 semanas para lesões faciais, solução de acetonida de fluocinolona 0,01% para o couro cabeludo, 2 vezes/dia durante 3 a 4 semanas) conseguem reduzir rapidamente a inflamação; então, o creme tópico de cetoconazol a 2%, 2 vezes/dia, conforme necessário (ou xampu a 2%

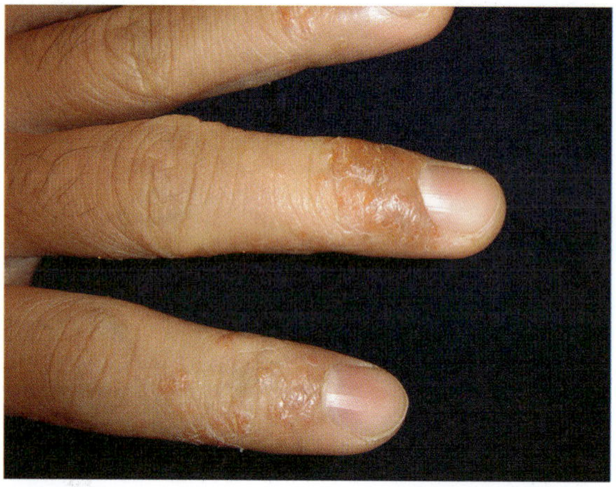

FIGURA 409.3 Desidrose. Vesículas profundas e descamação nos dedos das mãos.

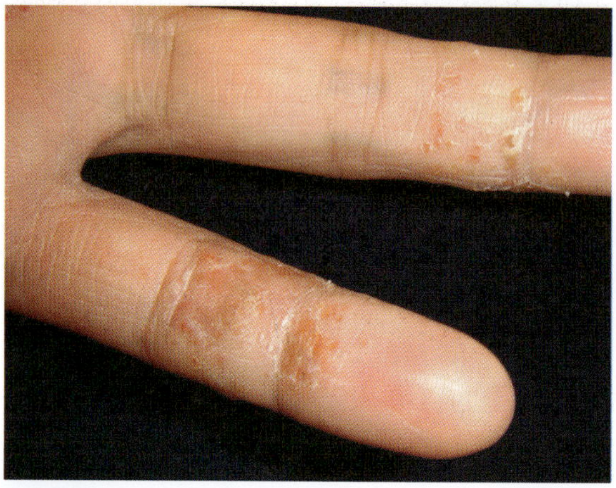

FIGURA 409.4 Desidrose. Vesículas profundas e descamação nos dedos das mãos.

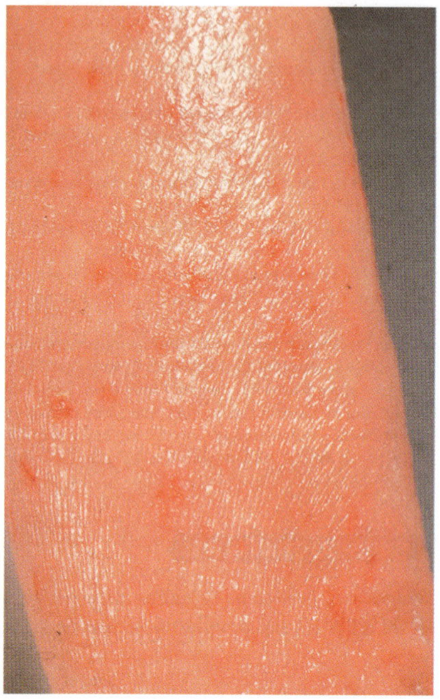

FIGURA 409.5 Dermatite atópica. Observe o eritema, a escoriação e a liquenificação.

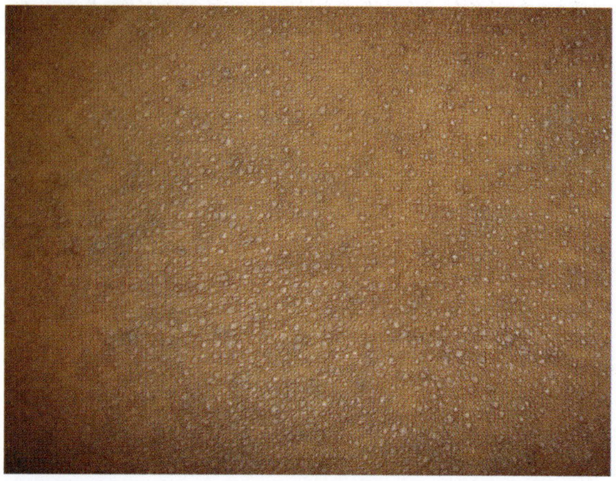

FIGURA 409.6 Dermatite atópica em paciente de pele escura. Observe a variante papular típica comumente observada em indivíduos de pele escura.

diariamente ou em dias alternados para o couro cabeludo), é seguro para o tratamento a longo prazo.[4]

Dermatite de contato alérgica e dermatite de contato irritativa

A dermatite de contato alérgica é uma resposta de hipersensibilidade tardia a alergênios externos, enquanto a dermatite de contato irritativa é uma resposta tóxica inespecífica a irritantes de contato. Em ambas as condições, as lesões ocorrem na área exposta. Em casos graves, entretanto, áreas não expostas podem estar envolvidas, embora com menor intensidade. A dermatite de contato alérgica se manifesta com pápulas e vesículas eritematosas pruriginosas. As lesões apresentam descamação fina. Hiperpigmentação pós-inflamatória pode ser observada. Histopatologicamente, são observados edema epidérmico e infiltrados histiocíticos dérmicos. A morfologia da dermatite de contato irritativa é semelhante à da dermatite de contato alérgica. No entanto, a dermatite de contato irritativa geralmente está associada à sensação de queimação, e não ao prurido. Hiperpigmentação pós-inflamatória frequentemente é observada. As alterações histopatológicas consistem em queratinócitos necróticos, necrose epidérmica e infiltrados neutrofílicos. O manejo inclui a identificação e a remoção do agente agressor, bem como tratamentos sintomáticos, como corticosteroides tópicos e anti-histamínicos orais.

FOTODERMATOSES

Fotodermatoses são erupções cutâneas secundárias à exposição à luz solar (Tabela 409.2). Por convenção, a radiação eletromagnética na região UV é dividida em UVC (200 a 290 nm), UVB (290 a 320 nm), UVA-2 (320 a 340 nm) e UVA-1 (340 a 400 nm). A luz visível se estende de 400 a 760 nm. Como a UVC emitida pelo sol é absorvida pelo ozônio na estratosfera, a UVC não atinge a superfície da Terra. UVB, UVA e, menos frequentemente, luz visível são os espectros relevantes nas fotodermatoses.

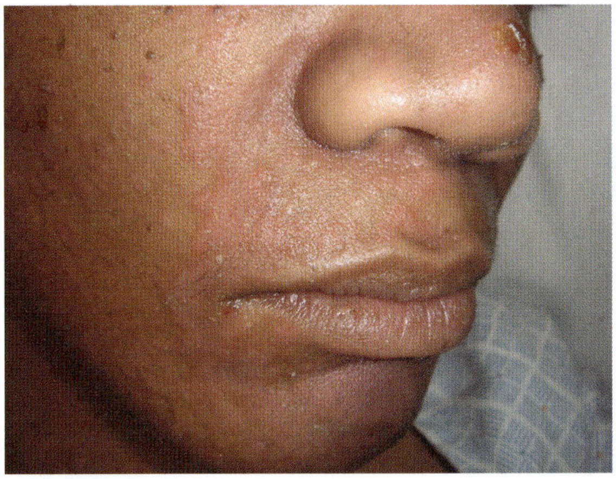

FIGURA 409.7 **Dermatite seborreica apresentando-se como máculas eritematosas e placas com escamas finas na área malar de um paciente HIV-positivo.**

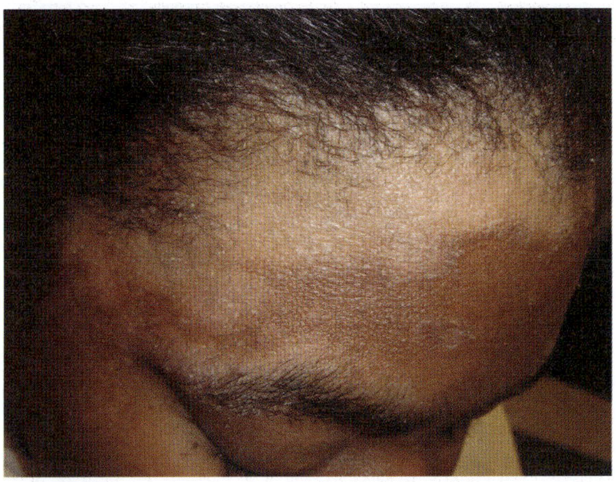

FIGURA 409.8 **Dermatite seborreica.** Hipopigmentação com escamas finas na testa e no couro cabeludo.

Erupção polimórfica à luz solar

A erupção polimórfica à luz solar é a fotodermatose imunomediada mais comum, ocorrendo em 10 a 20% da população geral. Geralmente é observada em adultos jovens, tem leve predominância no sexo feminino e já foi descrita em todo o mundo. Os indivíduos afetados são menos suscetíveis à fotoimunossupressão cutânea e, portanto, apresentam resposta exacerbada aos neoantígenos induzidos pela luz UV na pele. As lesões geralmente ocorrem no início da primavera, algumas horas após a exposição à luz solar. As lesões são discretamente pruriginosas e se manifestam como pápulas em cabeça de alfinete com 1 a 2 mm de diâmetro (comuns em pacientes de pele escura), pápulas, papulovesículas ou, menos comumente, vesículas (Figura 409.9). Elas persistem por vários dias e regridem espontaneamente. A condição tende a melhorar à medida que aumenta a radiação solar, um fenômeno conhecido como tolerância.

A evolução é crônica; apenas 11% dos pacientes apresentam resolução completa da doença em 16 anos e 24% em 32 anos. O diagnóstico baseia-se na anamnese e na morfologia típicas da lesão. Quando as lesões ocorrem principalmente na face, o diagnóstico de lúpus tem de ser excluído. O manejo consiste em evitar o sol e usar filtros solares de amplo espectro com fator de proteção solar (FPS) de pelo menos 30, corticosteroides tópicos e anti-histamínicos orais. Em casos graves, o tratamento de dessensibilização com UVB de banda estreita tem sido bem-sucedido. A dessensibilização geralmente é realizada no início da primavera, expondo os pacientes a doses crescentes de UVB de banda estreita 3 vezes/semana durante 15 tratamentos.

Dermatite actínica crônica

A dermatite actínica crônica é uma fotodermatose crônica que ocorre mais comumente em homens na faixa dos 60 e 70 anos.[5] Ela ocorre em pacientes de todos os grupos étnicos, mas nos EUA é mais comumente observada em indivíduos de pele escura. É observada em 5 a 17% dos pacientes encaminhados para avaliação de fotossensibilidade. Postulou-se que essa condição represente uma resposta de hipersensibilidade tardia a um antígeno não identificado.

Os pacientes apresentam placas liquenificadas nas áreas expostas ao sol (Figuras 409.10 e 409.11). Tipicamente, as áreas protegidas do sol,

Tabela 409.2 Fotodermatoses selecionadas.

Erupção polimórfica à luz
Dermatite actínica crônica
Fototoxicidade e fotoalergia
Porfirias

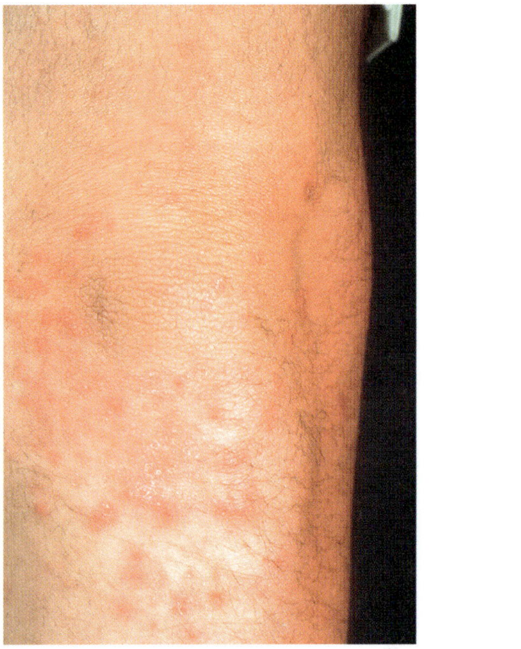

FIGURA 409.9 **Erupção polimórfica à luz.** Pápulas eritematosas algumas horas após a exposição à luz solar.

como a área pós-auricular, a área abaixo do queixo, a área acima dos olhos e o tronco, são poupadas. Histopatologicamente, um infiltrado linfo-histiocítico dérmico é observado e células mononucleares atípicas podem ser observadas. Na fototestagem, os pacientes apresentam sensibilidade aumentada aos raios UVA, UVB e/ou luz visível. Em um estudo de 178 casos, 10% regrediram em 5 anos e 50% em 15 anos. Foi relatada uma associação com a infecção pelo HIV (Capítulo 366).

O diagnóstico baseia-se na anamnese, na morfologia e na distribuição das lesões do paciente. É confirmado por fototestagem.

O tratamento é um desafio. A fotoproteção rigorosa é imprescindível: permanecer na sombra, usar protetores solares de amplo espectro com FPS 50 ou mais e usar roupas fotoprotetoras, óculos escuros e chapéu de aba larga. Outras modalidades de tratamento, em ordem sequencial aproximada, são corticosteroides tópicos (pomada de fluocinonida 0,05%, 2 vezes/dia), pomada de tacrolimo (0,1%, 2 vezes/dia), micofenolato de mofetila oral (1 a 2 g/dia), ciclosporina oral (3 a 5 mg/kg/dia) e azatioprina (até 2 a 2,5 mg/kg/dia). O tratamento com corticosteroides orais (p. ex., prednisona, 1 mg/kg/dia) pode ser necessário para crises agudas. Em casos recalcitrantes, doses baixas de PUVA ou UVB de banda estreita em conjunto com corticosteroides orais podem ser úteis.

Fototoxicidade e fotoalergia

Os termos *fototoxicidade* e *fotoalergia* referem-se ao desenvolvimento de lesões cutâneas após exposição combinada a um fotossensibilizador oral ou tópico e à radiação eletromagnética. A fototoxicidade é uma reação tóxica cutânea inespecífica, enquanto a fotoalergia é uma resposta de hipersensibilidade tardia. Para todos os fotossensibilizadores, o espectro de ação para ambos se encontra na faixa UVA (Tabela 409.3).

Porfirias

A forma mais comum de porfiria cutânea é a tardia, na qual os pacientes apresentam fragilidade cutânea e formação de bolhas nas áreas expostas ao sol, mais comumente no dorso das mãos e nos antebraços (Figura 409.12; Capítulo 199).[6] Os pacientes apresentam hipertricose periorbital e, menos frequentemente, hiperpigmentação e hipopigmentação periorbital mosqueada. Alterações esclerodermoides da pele podem ocorrer tanto em áreas expostas ao sol quanto em áreas protegidas. A enzima defeituosa é a uroporfirinogênio descarboxilase. A porfiria cutânea tardia está associada a ingestão excessiva de álcool etílico, exposição a estrogênios, infecção pelo vírus da hepatite C (Capítulo 140), infecção pelo HIV (Capítulo 366) e hemocromatose (Capítulo 201). Os pacientes invariavelmente apresentam nível elevado de ferritina e frequentemente apresentam níveis elevados de enzimas hepáticas.

O diagnóstico é sugerido pelo aspecto clínico típico e é confirmado pelo perfil de porfirina característico de níveis elevados de 8-, 7-, 6-, 5- e 4-carboxil porfirinas no soro e urina, e isocoproporfirina nas fezes (Capítulo 199). O manejo consiste em evitar fatores precipitantes (álcool etílico, polivitamínicos contendo ferro, anticoncepcionais orais contendo estrogênio) e flebotomia semanal. Em pacientes anêmicos (p. ex., aqueles com infecção pelo HIV), a hidroxicloroquina em baixas doses (200 mg/semana) é benéfica (Capítulo 140). Em pacientes com hepatite C crônica concomitante (Capítulo 140), que é um fator de suscetibilidade para sintomas clínicos, o tratamento antiviral efetivo da hepatite C consegue reduzir a taxa de recidiva das manifestações cutâneas.[7]

DOENÇAS PAPULODESCAMATIVAS (INCLUINDO MICOSES)

As doenças papulodescamativas comuns estão listadas na Tabela 409.4.

Psoríase

EPIDEMIOLOGIA

A psoríase ocorre em 2 a 3% da população geral, com variação considerável em diferentes partes do mundo. Afeta igualmente homens e mulheres e aproximadamente um terço dos pacientes apresenta história familiar positiva. A psoríase tem um pico bimodal de início aos 22,5 anos e novamente aos 55 anos.

Tabela 409.3 Fototoxicidade e fotoalergia.

CARACTERÍSTICAS	FOTOTOXICIDADE	FOTOALERGIA
Lesões após a primeira exposição	Sim	Não
Início	Minutos após a exposição ao sol	Tardia (24 a 48 h após a exposição ao sol)
Agentes agressores comuns	Medicamentos sistêmicos	Filtros solares
Morfologia	Vesículas, bolha, hiperpigmentação	Eczematosa (eritema, descamação)
Tratamento	Sintomático (corticosteroides tópicos, anti-histamínicos)	Remoção do agente agressor

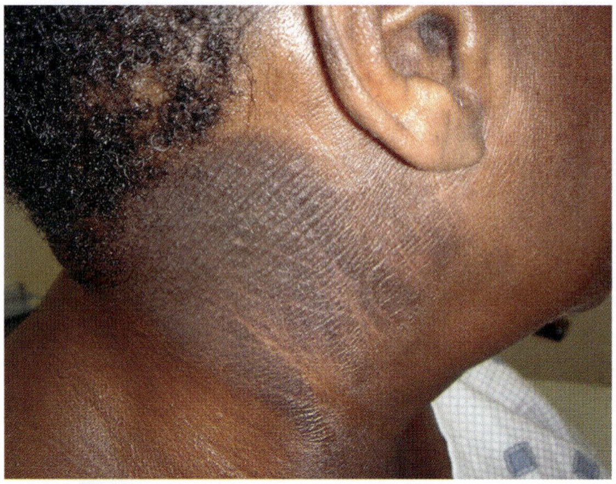

FIGURA 409.10 Dermatite actínica crônica. Hiperpigmentação e liquenificação; observe a preservação das áreas do pescoço e infra-auricular protegidas do sol.

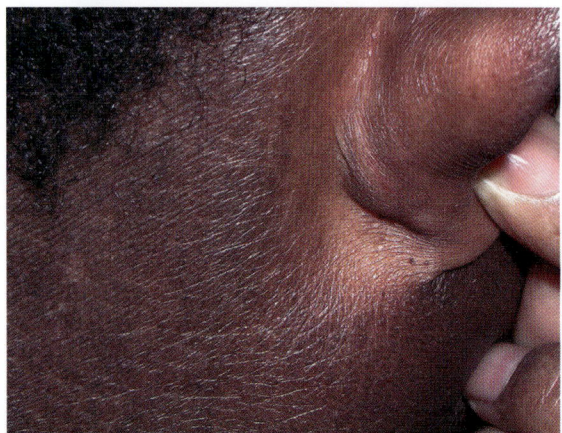

FIGURA 409.11 Hiperpigmentação e liquenificação em paciente com dermatite actínica crônica. Observe a preservação da área pós-auricular protegida do sol.

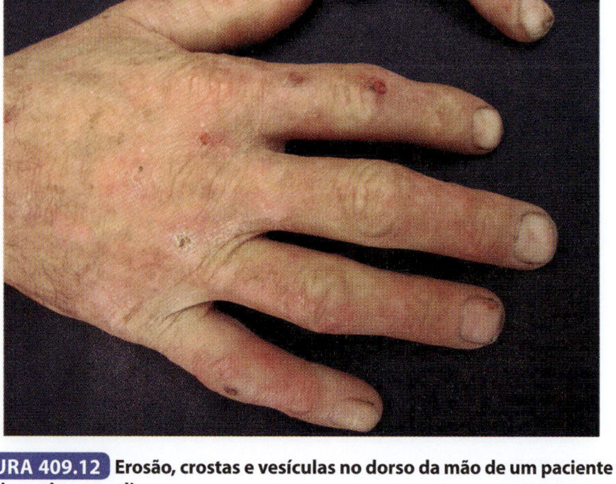

FIGURA 409.12 Erosão, crostas e vesículas no dorso da mão de um paciente com porfiria cutânea tardia.

BIOPATOLOGIA

A psoríase envolve os sistemas imunológico inato e adaptativo, com proliferação anormal de queratinócitos. Os fatores que participam na patogênese incluem a ativação de células apresentadoras de antígenos e o desenvolvimento de linfócitos T_H1 e T_H17. Os mediadores incluem IL-12, IL-17, IL-23, fator de necrose tumoral-α (TNF-α) e gamainterferona.

A psoríase tem uma herança poligênica complexa. A psoríase cutânea está fortemente associada ao antígeno leucocitário humano-Cw6 (HLA-Cw6), enquanto a artrite psoriática pode estar associada a HLA-Cw6, HLA-B38/39 ou HLA-B27. Até o momento, estudos de associação genômica ampla (GWAS) identificaram mais de 85 *loci* de complexos de histocompatibilidade não principais que podem aumentar o risco de psoríase.

MANIFESTAÇÕES CLÍNICAS

São reconhecidas várias formas distintas de psoríase. A *psoríase vulgar*, o tipo mais comum, aparece como pápulas e placas eritematosas descamativas prateadas persistentes, mais comumente nos cotovelos, joelhos e couro cabeludo (Figura 409.13). A *psoríase gutata* geralmente ocorre após uma infecção viral ou bacteriana (mais comumente estreptocócica); aparece como pápulas pequenas, eritematosas e descamativas espalhadas por uma grande área do corpo em distribuição de gotas de chuva. *Psoríase invertida* refere-se à psoríase que ocorre em áreas de dobras cutâneas, como virilha, axila e pregas inframamárias. Tem a aparência de mancha eritematosa, um tanto brilhante; em razão do atrito constante nas áreas envolvidas, a descamação está ausente. A *psoríase ungueal* inclui depressões ungueais, máculas amareladas sob a lâmina ungueal (sinal de "gota de óleo") e espessamento da unha (onicodistrofia) (Figura 409.14). A *psoríase eritrodérmica* se apresenta como uma eritrodermia disseminada com finas escamas prateadas. A *psoríase palmoplantar* se manifesta como máculas escamosas queratóticas e placas nas palmas das mãos e solas dos pés, muito frequentemente com fissuras associadas. A *psoríase pustulosa de von Zumbusch* é uma variante rara da psoríase que ocorre com pústulas generalizadas de 2 a 3 mm de diâmetro (Figura 409.15) e associada ao início da febre.

Dos pacientes com psoríase, 5 a 30% também podem apresentar artrite psoriática, que pode preceder o aparecimento de lesões cutâneas (Capítulo 249). A psoríase também está associada a doença renal crônica, doença inflamatória intestinal, doença hepática, algumas doenças malignas, infecções e transtornos do humor.[8] A associação da psoríase com a infecção pelo HIV (Capítulo 366) foi bem documentada.

Tabela 409.4 Doenças papulodescamativas.

Psoríase
Pitiríase rubra pilar
Pitiríase rósea
Líquen plano
Líquen nítido
Sífilis secundária
Pitiríase liquenoide
Parapsoríase
Micose fungoide
Acroqueratose paraneoplásica de Bazex
Eritema acral necrolítico
Dermatofitose
Tinha versicolor

DIAGNÓSTICO

O diagnóstico geralmente pode ser feito com base apenas na anamnese e no exame físico. No entanto, em pacientes com psoríase eritrodérmica, a biopsia de pele é necessária para excluir outras causas de eritrodermia generalizada, como erupção medicamentosa, linfoma cutâneo de células T (Capítulo 176) e pitiríase rubra pilar.

TRATAMENTO

As modalidades começam com terapia tópica e, a seguir, terapia baseada em UV, sucedida por terapia sistêmica tradicional, um inibidor da fosfodiesterase oral ou agentes biológicos (Tabela 409.5).[9] Para muitos pacientes, no entanto, os biológicos são rotineiramente mais efetivos do que o placebo ou a terapia sistêmica tradicional e os produtos biológicos mais recentemente aprovados – ixecizumabe, tildraquizumabe, guselcumabe, risanquizumabe e brodalumabe – parecem ser mais efetivos do que ustequinumabe, etanercepte e adalimumabe.[A5-A8b]

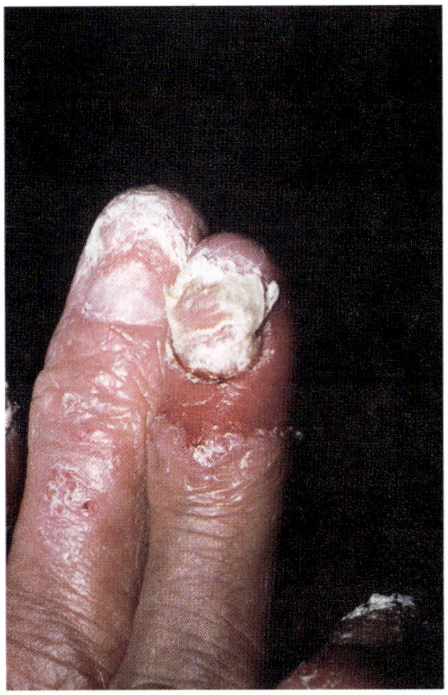

FIGURA 409.14 **Psoríase.** Espessamento e desagregação da lâmina ungueal (onicodistrofia). Observe as manchas eritematosas com escamas prateadas na área periungueal.

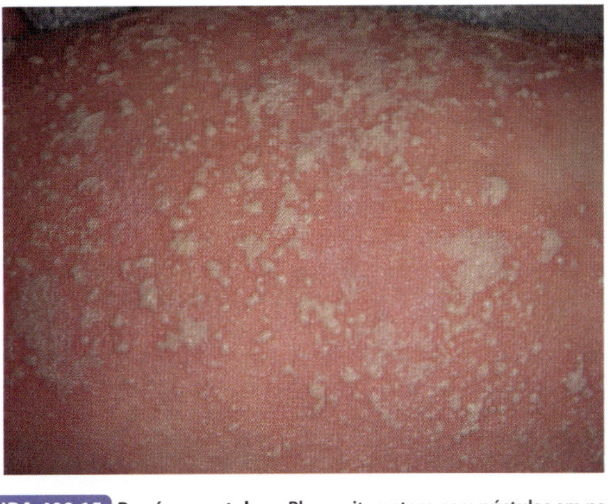

FIGURA 409.15 **Psoríase pustulosa.** Placa eritematosa com pústulas em paciente com doença ativa.

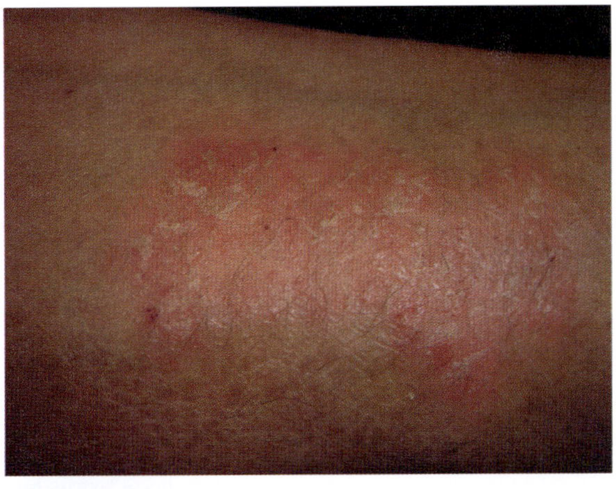

FIGURA 409.13 **Psoríase.** Placas eritematosas com escamas prateadas.

Tabela 409.5 Abordagem terapêutica sequencial na psoríase.

Agente tópicos	Corticosteroides (p. ex., pomada de triancinolona 0,1%) Análogos de vitamina D (p. ex., creme de calcipotrieno 0,005%) Retinoides (p. ex., creme de tazaroteno 0,1%)
Fototerapia	Ultravioleta B de banda estreita (3 vezes/semana)
Terapia sistêmica tradicional	Metotrexato (10 a 20 mg/sem) Ciclosporina (3 a 5 mg/kg/dia) Acitretina (25 a 50 mg/dia)
Inibidor de fosfodiesterase-4 oral	Apremilaste (30 mg, 2 vezes/dia)
Biológicos	Inibidores de TNF-α • Etanercepte (50 mg/semana SC) • Adalimumabe (40 mg a cada 2 semanas SC) • Infliximabe (5 a 10 mg/kg a cada 8 semanas IV) Anti-IL-12/23 • Ustequinumabe (45 a 90 mg a cada 12 semanas SC) Anti-IL-17 • Secuquinumabe (300 mg/semana por 5 semanas, seguido por 300 mg a cada 4 semanas SC) • Ixequizumabe (160 mg na semana 0, seguido por 80 mg a cada 2 semanas por 12 semanas, depois 80 mg a cada 4 semanas SC) Anticorpo antirreceptor de IL-17 • Brodalumabe (210 mg nas semanas 0, 1, 2, depois a cada 2 semanas SC) Anti-IL-23 • Guselcumabe (100 mg nas semanas 0, 4, depois a cada 8 semanas SC) • Tildraquizumabe (100 mg nas semanas 0, 4 e, em seguida, a cada 12 semanas SC) • Risanquizumabe (150 mg nas semanas 0, 4, depois a cada 12 semanas SC)
Possíveis tratamentos futuros*	Inibidor de Janus quinase oral • Tofacitinibe

IL = interleucina; IV = via intravenosa; SC = via subcutânea; TNF = fator de necrose tumoral.
*As doses podem mudar se e quando aprovadas pela U.S. Food and Drug Administration.

Os corticosteroides orais não devem ser usados porque a psoríase pode piorar quando são descontinuados. Todos esses medicamentos aumentam o risco de infecções graves em cerca de três vezes.[10] Para o tratamento da artrite psoriática, consultar o Capítulo 249.

Pitiríase rubra pilar

EPIDEMIOLOGIA

A pitiríase rubra pilar ocorre igualmente em homens e mulheres; a incidência varia de 1 em 5.000 novos pacientes dermatológicos na Grã-Bretanha a 1 em 50.000 na Índia. Esta doença ocorre mais frequentemente na forma adquirida, embora uma forma familiar (autossômica dominante com expressão variável) tenha sido relatada ocasionalmente. O metabolismo anormal da vitamina A e a autoimunidade foram postulados como possíveis precipitantes.

MANIFESTAÇÕES CLÍNICAS

A forma mais comum de pitiríase rubra pilar é o tipo I, que se caracteriza por placas generalizadas de cor salmão com descamação fina, ilhas de preservação, descamação no couro cabeludo, queratodermia cerosa nas palmas das mãos e solas dos pés e hiperqueratose folicular (Figuras 409.16 e 409.17). Em pacientes adultos, a condição geralmente começa na face e se move para os membros inferiores; na forma juvenil, geralmente começa na metade inferior do corpo. Podem ocorrer ectrópio e prurido.

DIAGNÓSTICO

O diagnóstico baseia-se na apresentação clínica e nos achados histopatológicos característicos de paraqueratose vertical e horizontal alternada no estrato córneo.

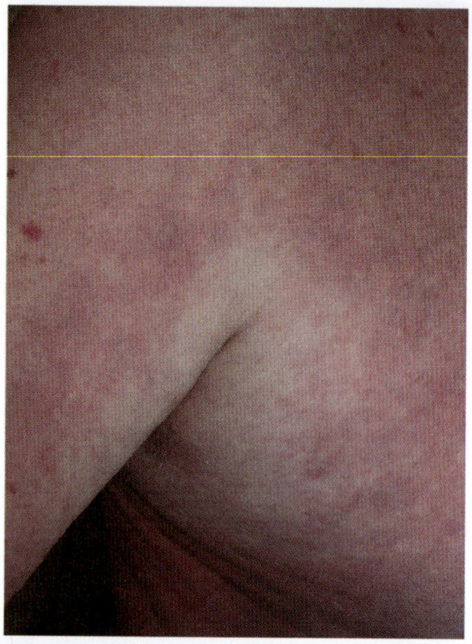

FIGURA 409.16 **Pitiríase rubra pilar.** Observe as placas alaranjadas eritematosas com ilhas de preservação.

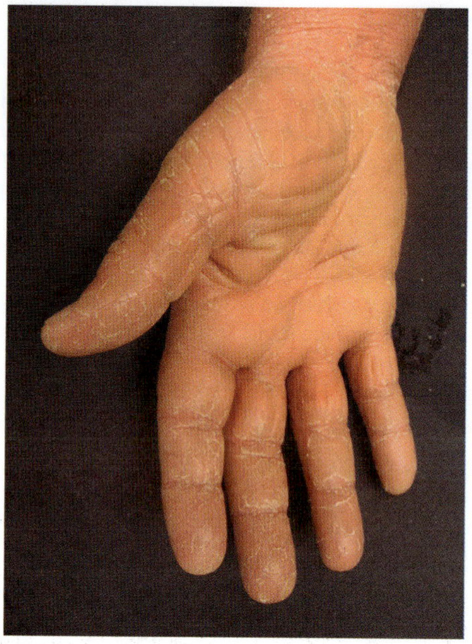

FIGURA 409.17 **Pitiríase rubra pilar.** Hiperqueratose palmar com descamação cerosa.

TRATAMENTO

O tratamento mais efetivo é com retinoides orais (acitretina, 25 a 50 mg/dia durante 2 a 4 meses). Alguns pacientes se beneficiam do uso de metotrexato (7,5 a 15 mg/semana) ou ciclosporina (3 a 5 mg/kg/dia). Os antagonistas do TNF e o apremilaste, usados nas mesmas doses prescritas para psoríase, são úteis para pacientes com doença do tipo I recalcitrante. Agentes queratolíticos tópicos, como loção de lactato de amônio a 12%, 2 vezes/dia, são úteis como terapia adjuvante.

Pitiríase rósea

EPIDEMIOLOGIA E BIOPATOLOGIA

A incidência de pitiríase rósea tem sido relatada como de 3 a 30 a cada 1.000 pacientes. Ocorre em todos os grupos étnicos, mais comumente nas terceira e quarta décadas de vida, com leve predomínio no sexo feminino. Foi relatada uma possível associação com herpes-vírus humanos dos tipos 6 e 7.

MANIFESTAÇÕES CLÍNICAS

Em 50 a 90% dos pacientes, a pitiríase rósea inicia-se como uma lesão primária (placa precursora ou "medalhão" ou "placa mãe"), que é uma mancha oval eritematosa descamativa com alguns centímetros de diâmetro (Figura 409.18). Essa lesão geralmente é sucedida dentro de alguns dias por manchas descamativas eritematosas menores, minimamente pruriginosas, no tronco, menos comumente nas extremidades proximais. Em geral, as palmas e as solas dos pés são poupadas. A distribuição da erupção, principalmente no dorso, tende a seguir as linhas de clivagem da pele, resultando em uma distribuição em "árvore de natal". A erupção é autolimitada e regride em 6 a 8 semanas. Em casos raros, as lesões persistem.

DIAGNÓSTICO

O diagnóstico geralmente é clínico. O diagnóstico diferencial mais importante é a sífilis secundária, que, ao contrário da pitiríase rósea, geralmente envolve as palmas das mãos e solas dos pés. Testagem sorológica para descartar sífilis (Capítulo 303) é aconselhável.

TRATAMENTO

O tratamento é primariamente sintomático, incluindo corticosteroides tópicos e anti-histamínicos orais. Foi relatado que o aciclovir (400 mg, 3 vezes/dia, por 7 dias) é efetivo.[11]

Líquen plano

EPIDEMIOLOGIA

O líquen plano ocorre mais comumente em pacientes entre 30 e 60 anos. As mulheres são afetadas com mais frequência do que os homens. A prevalência é de aproximadamente 1%.

BIOPATOLOGIA

Histopatologicamente, o líquen plano caracteriza-se por um denso infiltrado de linfócitos T na junção dermoepidérmica, sugerindo o papel patogênico da imunidade mediada por células. Como o líquen plano ou erupções semelhantes ao líquen plano podem ocorrer após a exposição a fármacos ou produtos químicos (p. ex., reveladores de filme colorido), o papel dos medicamentos e produtos químicos na indução de uma resposta mediada por linfócitos T contra a epiderme foi postulado. O líquen plano pode estar associado à infecção pelo vírus da hepatite C (Capítulo 140).

MANIFESTAÇÕES CLÍNICAS

Os pacientes apresentam pápulas eritematosas a violáceas pruriginosas de topo achatado, geralmente com linhas brancas reticuladas (estrias de Wickham) nos punhos, nos antebraços e na genitália (Figura 409.19). O *líquen plano oral* ocorre como linhas reticuladas brancas, mais comumente ao longo da linha de mordida na mucosa bucal. Lesões semelhantes podem ser vistas na língua (Figura 409.20) e na mucosa genital. Pode ocorrer erosão dolorosa. O *líquen plano hipertrófico* geralmente ocorre nos membros inferiores como placas violáceas liquenificadas e pruriginosas.

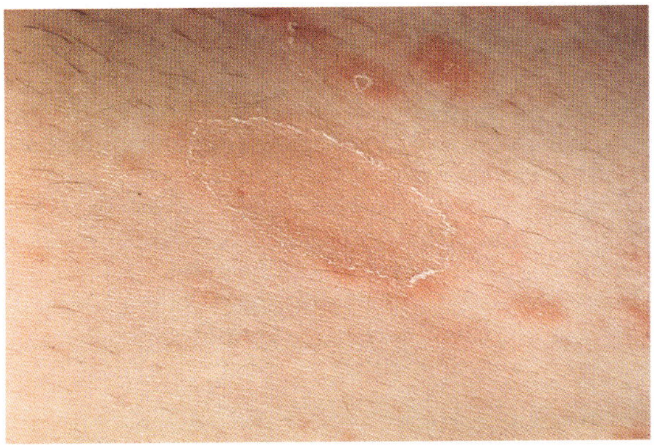

FIGURA 409.18 Pitiríase rósea. Grande mácula oval eritematosa (lesão precursora) acompanhada por máculas eritematosas menores.

DIAGNÓSTICO

O diagnóstico é realizado clinicamente e confirmado pelos achados histopatológicos característicos.

TRATAMENTO

As opções terapêuticas dependem da localização das lesões (Tabela 409.6). Sem tratamento, as lesões cutâneas geralmente regridem em aproximadamente 1 ano, enquanto as lesões orais e hipertróficas tendem a ser muito mais crônicas, persistindo em média 4,5 anos e 8,5 anos, respectivamente.

Líquen nítido

O líquen nítido é uma condição bastante incomum que geralmente acomete crianças ou adultos jovens de pele escura. Estima-se uma incidência de 3,4 casos por cada 10.000 pessoas. A etiologia não é clara.

As lesões são assintomáticas, com 1 a 2 mm, pápulas discretas da cor da pele, brilhantes, às vezes com descamação discreta superficial, que ocorrem mais comumente na genitália ou nos antebraços e ocasionalmente no tronco (Figura 409.21). Histopatologicamente, um infiltrado linfocítico focal denso é visto na derme superficial e na junção dermoepidérmica.

O diagnóstico pode ser confirmado pela aparência clínica típica e pelas alterações histopatológicas características. A condição tende a regredir espontaneamente em alguns anos. A terapia com corticosteroides tópicos (p. ex., pomada de triancinolona 0,1%, 2 vezes/dia durante 2 semanas)

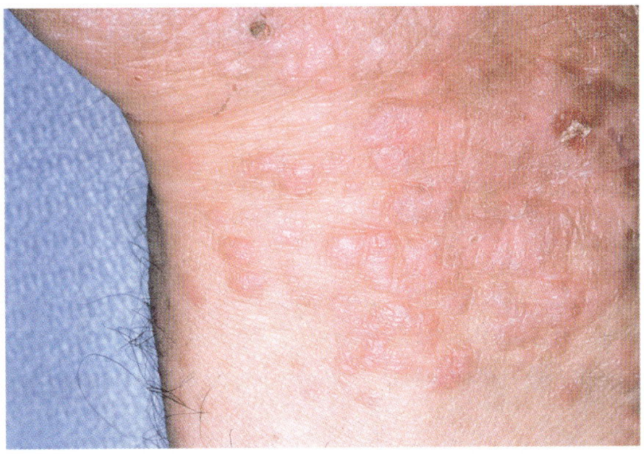

FIGURA 409.19 Líquen plano. Pápulas eritematosas achatadas no punho.

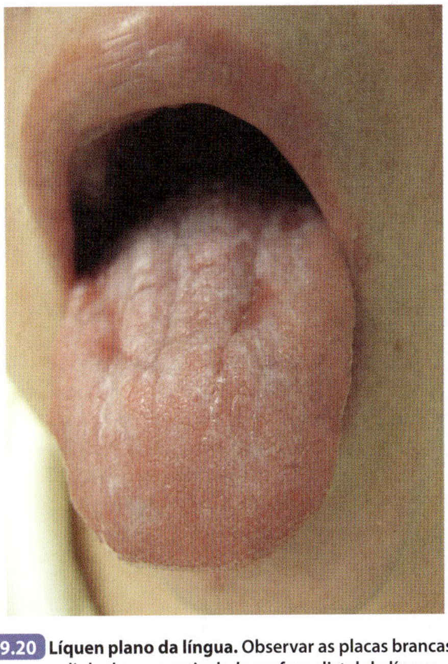

FIGURA 409.20 Líquen plano da língua. Observar as placas brancas na superfície dorsal da língua, com linha branca reticulada na face distal da língua.

Tabela 409.6 Opções terapêuticas para líquen plano.

LESÕES CUTÂNEAS
Corticosteroides tópicos (pomada de triancinolona 0,1%, 2 vezes/dia)
LESÕES HIPERTRÓFICAS
Corticosteroides intralesionais (suspensão de triancinolona 3 a 5 mg/mℓ)
LESÕES ORAIS
Pasta de corticosteroide (pasta de triancinolona 0,1%, 2 vezes/dia) ou solução de ciclosporina (100 mg/mℓ, 2 mℓ, 2 vezes/dia, bochechar e cuspir)
LÍQUEN PLANO GENERALIZADO, EROSÕES ORAIS/GENITAIS DOLOROSAS, DOENÇA RECALCITRANTE
Fototerapia com UVB de banda estreita (2 a 3 vezes/semana) Prednisona oral (0,5 a 1 mg/kg/dia, redução gradual em 6 a 8 semanas) Micofenolato de mofetila (1 a 2 g/dia) Ciclosporina (3 a 5 mg/kg/dia) Inibidores do fator de necrose tumoral-α (ver Tabela 409.5) Apremilaste (ver Tabela 409.5)

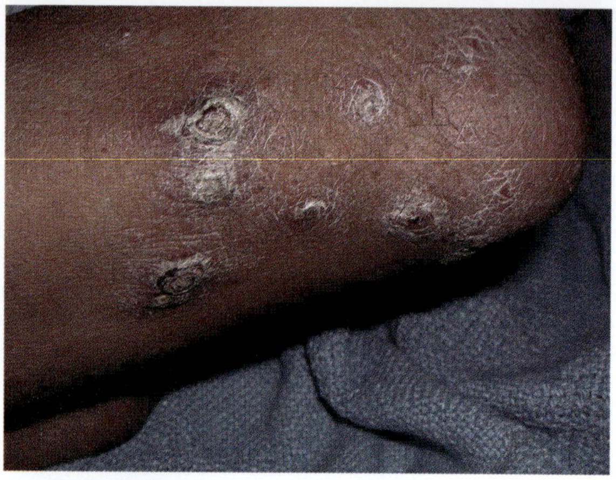

FIGURA 409.22 Sífilis secundária. Pápulas com crosta no cotovelo.

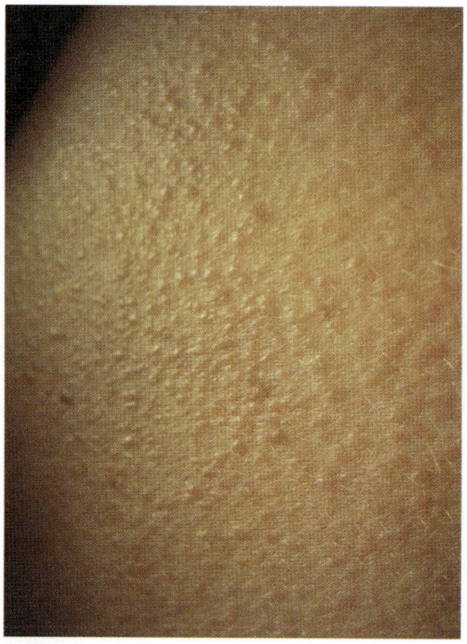

FIGURA 409.21 Líquen nítido. Observe as pápulas delgadas da cor da pele na parte superior do dorso.

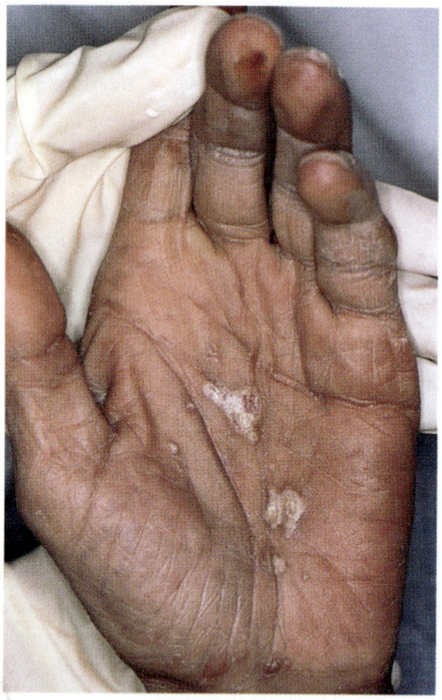

FIGURA 409.23 Sífilis secundária. Pápulas e placas descamativas na palma da mão.

e anti-histamínicos orais (p. ex., fexofenadina, 180 mg todas as manhãs e hidroxizina, 25 a 50 mg na hora de dormir, conforme necessário) deve ficar reservada para casos sintomáticos.

Sífilis secundária[a]

As lesões geralmente ocorrem 1 a 2 meses após o desenvolvimento do cancro primário (Capítulo 303). No entanto, até 25% dos pacientes não se lembram de terem desenvolvido um cancro. Uma vez que a erupção ocorre, dura de 1 a 3 meses.

Clinicamente, a sífilis secundária pode aparecer como máculas eritematosas (roséola sifilítica), pápulas ovais ou circulares eritematosas a hiperpigmentadas e placas cobertas por escamas ou erupção maculopapular (Figura 409.22). Ocasionalmente, também ocorre uma erupção nodular. As lesões tendem a ser generalizadas e as palmas das mãos e solas dos pés frequentemente estão envolvidas (Figura 409.23). O diagnóstico é realizado com base na anamnese, no exame físico e na sorologia positiva. A biopsia de pele mostra a proliferação de células endoteliais na derme e um infiltrado dérmico denso contendo muitos plasmócitos. Atualmente, penicilina G benzatina intramuscular (2,4 milhões de unidades IM em dose única) é o tratamento recomendado.

[a]N.R.T.: No Brasil, ver *Protocolo Clínico e Diretrizes Terapêuticas para Atenção Integral às Pessoas com Infecções Sexualmente Transmissíveis* (IST) nº 3, 2018, em http://conitec.gov.br/images/Relatorios/2018/Recomendacao/Relatrio_PCDT_IST.pdf.

Pitiríase liquenoide

A pitiríase liquenoide ocorre como pápulas eritematosas que são minimamente pruriginosas e cobertas por escamas, espalhadas por todas as partes do corpo. Na forma aguda (pitiríase liquenoide e varioliforme aguda [PLEVA]), a parte central das lesões apresenta vesículas, pústulas e hemorragias, com inevitável formação de crostas nas lesões. A forma crônica (pitiríase liquenoide crônica [PLC]) ocorre como pápulas eritematosas a hiperpigmentadas assintomáticas e placas cobertas por escamas finas; o tronco e os membros são locais comuns. Histopatologicamente, PLEVA e PLC são caracterizadas por densos infiltrados linfocíticos na derme, com linfócitos CD8 predominando na PLEVA e linfócitos CD4 na PLC.

PLEVA geralmente regride em alguns meses, embora possa persistir. PLC geralmente dura alguns anos. Ambos os distúrbios afetam pacientes de todas as idades, com leve predominância no sexo masculino.

O tratamento geralmente segue uma ordem sequencial: (1) corticosteroides tópicos (p. ex., pomada de triancinolona 0,1%, 2 vezes/dia durante 1 a 2 semanas) e anti-histamínicos, (2) doxiciclina (100 mg, 2 vezes/dia), (3) fototerapia com UVB de banda estreita (3 vezes/semana durante 8 a 10 semanas com doses crescentes de UVB de banda estreita),[12] e (4) metotrexato (7,5 a 15 mg/semana).

Parapsoríase

As duas variantes comuns de parapsoríase são parapsoríase em grandes placas e parapsoríase em pequenas placas. O pico de incidência ocorre na quinta década de vida, embora casos raros comecem na infância. A parapsoríase em grandes placas apresenta-se como máculas e manchas minimamente pruriginosas, ovais a circulares, eritematosas a hiperpigmentadas com escamas finas e atrofia superficial espalhadas por todas as partes do corpo (Figura 409.24). Essas lesões geralmente são maiores que 5 cm. A parapsoríase em grandes placas é considerada por alguns como uma variante da micose fungoide (ver adiante). A parapsoríase em pequenas placas apresenta-se como manchas circulares a ovais, eritematosas a hiperpigmentadas ou placas minimamente elevadas, com lesões menores que 5 cm de diâmetro e geralmente cobertas por descamação discreta. Uma variante distinta é a dermatose digitiforme, na qual as lesões aparecem ao longo das linhas de clivagem, geralmente na face lateral do tronco no formato de impressões digitais. Histopatologicamente, a parapsoríase em grandes placas caracteriza-se por um infiltrado linfocítico dérmico, que pode se estender para a epiderme, enquanto a parapsoríase em pequenas placas caracteriza-se por dermatite espongiótica, com um infiltrado linfocítico superficial leve na derme. Em até um terço dos pacientes, a parapsoríase em placas grandes evolui para micose fungoide. Como resultado, o tratamento da parapsoríase em grandes placas é semelhante ao da micose fungoide em estágio inicial: corticosteroides tópicos de alta potência, fototerapia com UVB de banda estreita e psoraleno e UVA (PUVA). Em comparação, os pacientes com parapsoríase em pequenas placas apresentam evolução benigna e o manejo deve ser apenas sintomático, com emolientes, corticosteroides tópicos e, se necessário, fototerapia com UVB de banda estreita.

Micose fungoide

Essa é a variante mais comum do linfoma cutâneo de células T (LCCT) (Capítulo 176).[13] Os quatro tipos de manifestações cutâneas são máculas, placas, tumor e eritrodermia. A doença em estágio de mácula se manifesta como máculas assintomáticas da cor da pele ou minimamente eritematosas com enrugamento delicado em "papel de cigarro" na epiderme (Figura 409.25); lesões hiperpigmentadas ou hipopigmentadas são frequentemente vistas em pacientes de pele escura. As manchas podem variar de alguns milímetros a alguns centímetros de diâmetro; são mais comuns em áreas protegidas do sol, como as nádegas. As lesões podem existir há anos. À medida que a doença progride, algumas das manchas podem se tornar mais endurecidas e podem evoluir para placas (Figura 409.26). Lesões nodulares podem ocorrer em pacientes sem manchas ou placa, embora mais comumente essas lesões ocorram associadas às manchas e placas. A micose fungoide eritrodérmica ocorre como eritrodermia generalizada com descamação e prurido significativos. Hiperqueratose das palmas das mãos e solas dos pés e fissuras nas mãos e nos pés são bastante comuns.

O diagnóstico é confirmado pela demonstração histopatológica de células mononucleares atípicas tanto na epiderme quanto na derme, além de marcadores imunofenotípicos demonstrando a predominância de linfócitos CD4 no infiltrado. As opções de tratamento estão resumidas na Tabela 409.7.[14]

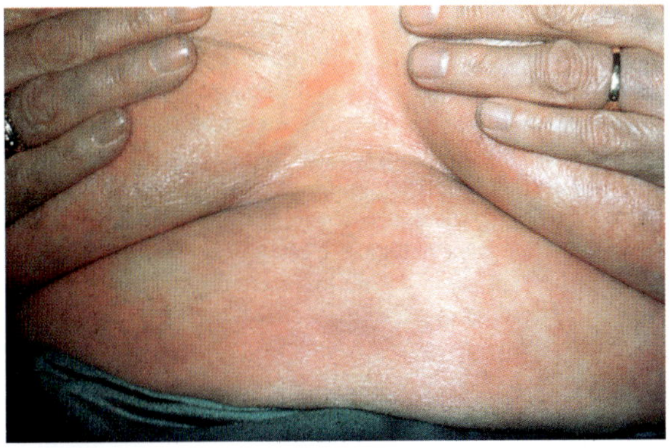

FIGURA 409.24 **Parapsoríase em grandes placas.** Manchas eritematosas com escamas finas.

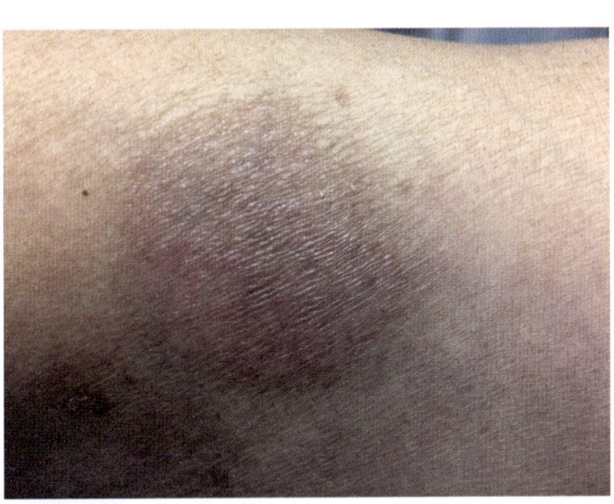

FIGURA 409.25 **Micose fungoide.** Placa eritematosa minimamente elevada com enrugamento em "papel de cigarro" da epiderme.

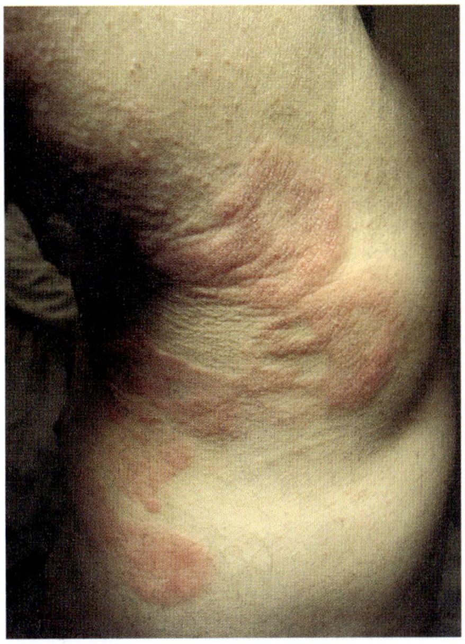

FIGURA 409.26 **Micose fungoide.** Doença em estágio de placa.

Tabela 409.7 Tratamento para micose fungoide.

TIPO CLÍNICO	TRATAMENTO
Mancha e placa localizada	Corticosteroides tópicos (p. ex., pomada de triancinolona 0,1%, 12/12 h) Retinoides tópicos (p. ex., gel de bexaroteno 1%, 1 a 4 vezes/dia) UVB de banda estreita (2 a 3 vezes/semana)
Placas extensas e tumores	Psoraleno e UVA (PUVA; 2 a 3 vezes/semana Bexaroteno oral (300 mg/m²/dia) Metotrexato (15 a 25 mg/semana) Interferona-α2A peguilada ou alfapeginterferona 2A, 180 μg SC, semanalmente Irradiação corporal total com elétrons (TSI) Inibidores da histona desacetilase: vorinostate (400 mg/dia VO); romidepsina (14 mg/m² IV nos dias 1, 8 e 15 de um ciclo de 28 dias) Pralatrexato em dose baixa (15 mg/m² IV, semanalmente por 6 semanas em um ciclo de 7 semanas) Brentuximabe vedotina (1,2 a 1,8 mg/kg, dose máxima: 150 mg IV a cada 3 semanas) Gencitabina (750 a 1.000 mg/m² IV, semanalmente por ciclos de 3 semanas) Doxorrubicina lipossomal peguilada (20 mg/m² IV, a cada 2 a 4 semanas)[b] Radioterapia para tumores localizados
Eritrodérmica	Fotoférese extracorpórea (2 dias consecutivos a cada 2 a 4 semanas)

IV = via intravenosa; VO = via oral; SC = via subcutânea; UVA = ultravioleta A; UVB = ultravioleta B.
[b]N.R.T.: No Brasil, é comercializada como suspensão injetável de liberação prolongada e cada frasco-ampola de 10 mℓ contém 20 mg de cloridrato de doxorrubicina lipossomal peguilada. Não deve ser usada em gestantes.

Síndrome de Bazex e eritema acrolítico necrolítico

Pacientes com síndrome de Bazex (acroqueratose neoplásica) apresentam placas hiperqueratóticas simétricas, descamativas, eritematosas a violáceas nas áreas acrais, como dedos, palmas das mãos, solas dos pés, nariz e orelhas. Quase todos têm envolvimento das orelhas e cristas ungueais. A síndrome de Bazex está associada à malignidade, especialmente de lábios, língua, laringe, faringe e esôfago, talvez em razão da reatividade cruzada entre antígenos tumorais e antígenos queratinocíticos normais.

O eritema acral necrolítico é um marcador de infecção crônica pelo vírus da hepatite C (HCV) (Capítulo 140). Manifesta-se como placas liquenificadas hiperqueratóticas bem definidas no dorso das mãos e dos pés (Figura 409.27). Níveis séricos baixos de zinco foram relatados em alguns pacientes cuja doença melhorou após a terapia oral com zinco.

Dermatofitoses

As infecções fúngicas que ocorrem como erupções papulodescamativas incluem tinha do corpo, tinha das mãos, tinha crural e tinha dos pés. A *tinha do corpo* se manifesta como uma placa eritematosa descamativa policíclica com bordas elevadas, constituída por pápulas e pústulas; a borda da lesão avança centrifugamente. O tronco é o local de acometimento mais comum. *Tinha crural* apresenta morfologia semelhante, exceto por estar localizada nas pregas inguinais (Figura 409.28). *Tinha das mãos* apresenta-se como uma placa eritematosa descamativa com uma borda ativa expansiva, geralmente localizada no dorso das mãos, ou pode ocorrer como placas descamativas difusas com hiperqueratose leve envolvendo parte ou toda a superfície da palma da mão e a face palmar dos dedos das mãos. *Tinha dos pés* pode ocorrer como lesões maceradas descamativas com eritema entre os dedos dos pés, ou como descamação irregular ou difusa na sola do pé que se estende para as faces medial e lateral do pé (distribuição em mocassim). A última apresentação pode estar associada à descamação difusa de uma, mas não ambas as palmas, uma condição conhecida como a "síndrome de uma mão e dois pés". O diagnóstico pode ser confirmado por exame de raspados de pele usando preparação de hidróxido de potássio a 10% ou culturas fúngicas. O tratamento consiste em agentes antifúngicos tópicos ou orais (p. ex., creme de clotrimazol 1%, 2 vezes/dia durante 2 a 4 semanas, ou terbinafina, 250 mg por 2 a 12 semanas), dependendo do local envolvido. O envolvimento das unhas (Capítulo 413) é mais bem tratado com agentes sistêmicos, embora agentes tópicos também possam ser úteis.

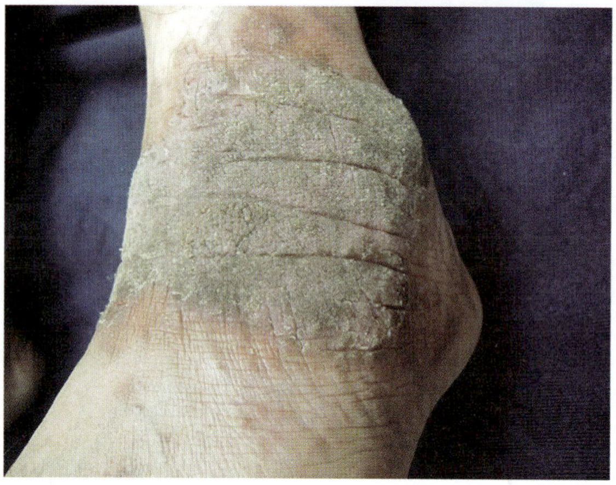

FIGURA 409.27 **Eritema acral necrolítico.** Placas liquenificadas com escamas finas na face anterolateral do tornozelo.

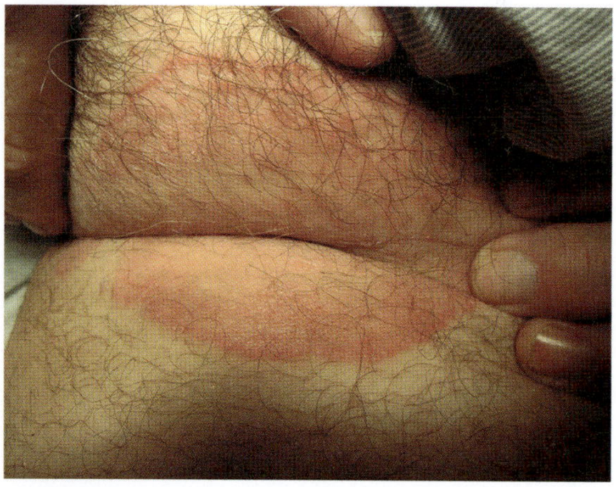

FIGURA 409.28 **Tinha crural.** Placa eritematosa com pápulas eritematosas e descamação periférica.

TINHA VERSICOLOR

Tinha versicolor é uma infecção fúngica da pele causada por *Malassezia furfur*. Ela ocorre em indivíduos jovens saudáveis, especialmente em ambientes quentes e úmidos durante o verão. Estima-se uma prevalência de 2 a 8% nos EUA e até 50% nos países tropicais. Clinicamente, apresenta-se como máculas assintomáticas e manchas com descamação muito fina; as lesões podem ser hipopigmentadas, da cor da pele, minimamente eritematosas ou castanho-claras (Figura 409.29). As lesões começam como máculas perifoliculares, sendo a região média do tórax e a região média do dorso os locais mais comuns. O diagnóstico é confirmado pelo aparecimento característico dos elementos fúngicos em uma preparação de hidróxido de potássio a 10%: levedura em cachos de uva e hifas curtas septadas ramificadas (aspecto de "espaguete com almôndegas"). O tratamento é feito com xampu de sulfeto de selênio a 2,5% (aplicado por 10 minutos e depois lavado, 5 vezes/semana durante 4 a 6 semanas), formulações antifúngicas tópicas (p. ex., creme de clotrimazol 1%, 2 vezes/dia durante 4 semanas), ou administração oral de cetoconazol por um ciclo 1 de 3 dias (200 mg/dia).

ERITEMAS FIGURADOS

Os eritemas figurados (que incluem eritema anular centrífugo, eritema *giratum repens* e eritema crônico migratório) aparecem como placas eritematosas circulares ou policíclicas com clareamento central e, frequentemente, uma borda de migração centrífuga. Ocasionalmente, descamação fina também é observada. Os membros são os locais mais comuns. O diagnóstico pode ser realizado frequentemente pelo relato típico e pelas características morfológicas.

O *eritema anular centrífugo* é mais comumente idiopático; no entanto, também pode ser a manifestação de resposta de hipersensibilidade a medicamentos. O manejo inclui a identificação do agente precipitante (se possível) e o tratamento com corticosteroides tópicos ou sistêmicos. O *eritema gyratum repens* (EGR) ocorre como placas eritematosas concêntricas com descamação finas, assemelhando-se a um padrão de "veios da madeira". Esta forma incomum de eritema figurado tem sido associada a doenças hematológicas malignas e a carcinomas da mama, pulmão, sistema digestório, próstata e colo do útero. O tratamento da doença maligna subjacente resulta na resolução da lesão cutânea em alguns meses. O *eritema crônico migratório* é manifestação cutânea da doença de Lyme e é causado pelo espiroqueta *Borrelia burgdorferi* (Capítulo 305); aparece como um anel concêntrico de eritema que progride de forma centrífuga a partir do local da picada de um carrapato. Ocasionalmente, manifesta-se como uma mácula eritematosa circular. O diagnóstico é realizado pelo relato de picada de carrapato, lesão cutânea característica ou anticorpos séricos elevados direcionados para *B. burgdorferi*. O manejo é igual ao da doença de Lyme.

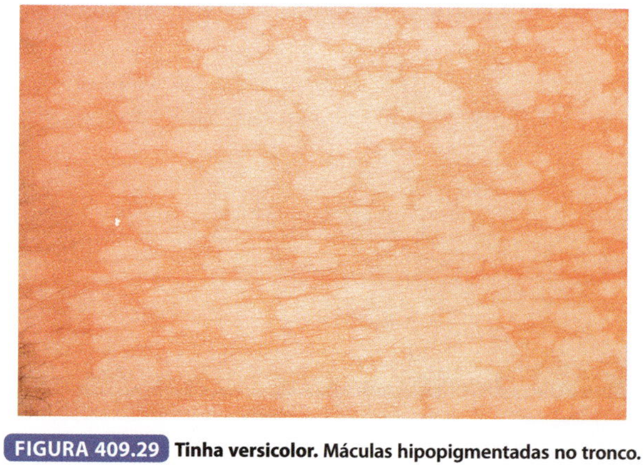

FIGURA 409.29 **Tinha versicolor.** Máculas hipopigmentadas no tronco.

Recomendações de grau A

A1. Paller AS, Tom WL, Lebwohl MG, et al. Efficacy and safety of crisaborole ointment, a novel, nonsteroidal phosphodiesterase 4 (PDE4) inhibitor for the topical treatment of atopic dermatitis (AD) in children and adults. *J Am Acad Dermatol*. 2016;75:494-503.
A2. Simpson EL, Bieber T, Guttman-Yassky E, et al. Two phase 3 trials of dupilumab versus placebo in atopic dermatitis. *N Engl J Med*. 2016;375:2335-2348.
A3. Blauvelt A, de Bruin-Weller M, Gooderham M, et al. Long-term management of moderate-to-severe atopic dermatitis with dupilumab and concomitant topical corticosteroids (LIBERTY AD CHRONOS): a 1-year, randomised, double-blinded, placebo-controlled, phase 3 trial. *Lancet*. 2017;389:2287-2303.
A4. Ruzicka T, Hanifin JM, Furue M, et al. Anti-interleukin-31 receptor A antibody for atopic dermatitis. *N Engl J Med*. 2017;376:826-835.
A5. Reich K, Pinter A, Lacour JP, et al. Comparison of ixekizumab with ustekinumab in moderate-to-severe psoriasis: 24-week results from IXORA-S, a phase III study. *Br J Dermatol*. 2017;177:1014-1023.
A6. Reich K, Papp KA, Blauvelt A, et al. Tildrakizumab versus placebo or etanercept for chronic plaque psoriasis (reSURFACE 1 and reSURFACE 2): results from two randomised controlled, phase 3 trials. *Lancet*. 2017;390:276-288.
A7. Reich K, Armstrong AW, Foley P, et al. Efficacy and safety of guselkumab, an anti-interleukin-23 monoclonal antibody, compared with adalimumab for the treatment of patients with moderate to severe psoriasis with randomized withdrawal and retreatment: results from the phase III, double-blind, placebo- and active comparator-controlled VOYAGE 2 trial. *J Am Acad Dermatol*. 2017;76:418-431.
A8. Lebwohl M, Strober B, Menter A, et al. Phase 3 studies comparing brodalumab with ustekinumab in psoriasis. *N Engl J Med*. 2015;373:1318-1328.
A8b. Reich K, Gooderham M, Thaçi D, et al. Risankizumab compared with adalimumab in patients with moderate-to-severe plaque psoriasis (IMMvent): a randomized, double-blind, active-comparator-controlled phase 3 trial. *Lancet*. 2019;394:576-586.

REFERÊNCIAS BIBLIOGRÁFICAS

As referências bibliográficas, bem como os outros materiais suplementares deste livro, encontram-se no GEN-IO, nosso ambiente virtual de aprendizagem.

410 DOENÇAS MACULARES, PAPULARES, PURPÚRICAS, VESICOBOLHOSAS E PUSTULARES

DANIELA KROSHINSKY

EXANTEMAS MACULARES E PAPULARES

O exantema, que é uma erupção cutânea generalizada aguda, pode ser escarlatiniforme ou morbiliforme. As erupções escarlatiniformes consistem em eritema esbranquiçado confluente que se assemelha a inúmeras pápulas pequenas. As erupções morbiliformes são máculas e pápulas eritematosas que se assemelham à erupção do sarampo. As erupções morbiliformes podem ser causadas por infecções virais ou por reações de hipersensibilidade a medicamentos (Capítulo 411) (Tabela 410.1).

Erupções escarlatiniformes

ESCARLATINA

A escarlatina é, geralmente, uma sequela de infecção causada por estreptococos beta-hemolíticos (Capítulo 274) das orelhas, do nariz, da garganta ou da pele, embora ocasionalmente *Staphylococcus aureus* (Capítulo 272), *Haemophilus influenzae* (Capítulo 284) ou *Clostridium* spp. (Capítulo 280) sejam os agentes etiológicos. As lesões cutâneas geralmente são acompanhadas por febre, cefaleia, mal-estar, calafrios, dor de garganta e vômitos.

No exame físico, as mucosas geralmente são eritematosas com petéquias. Membrana branca frequentemente é observada recobrindo a língua e pode haver amigdalite (tonsilite). A erupção cutânea, que aparece após a febre, é tipicamente formada por pápulas eritematosas finas, que iniciam na parte superior do tronco e se espalham. Caracteristicamente há rubor da face com palidez perioral. A erupção persiste por 4 a 5 dias e é seguida por descamação.

O tratamento é realizado com administração de penicilina V (500 mg VO, 2 a 3 vezes/dia, durante 10 dias) ou uma dose única de penicilina G benzatina intramuscular (1,2 milhão de unidades). A recuperação clínica geralmente leva apenas 4 a 5 dias, mas a erupção cutânea demora, tipicamente, várias semanas para desaparecer.

Tabela 410.1 Exantemas.

ERUPÇÕES ESCARLATINIFORMES
Escarlatina (ver adiante)
Síndrome do choque tóxico (Capítulo 274)
Doença de Kawasaki (Capítulo 254)
ERUPÇÕES DE MORBILIFORMES
Sarampo (Capítulo 343)
Rubéola (Capítulo 344)
Eritema infeccioso (Capítulo 347)
Roséola (Capítulo 350)

SÍNDROME DO CHOQUE TÓXICO

A síndrome do choque tóxico é uma doença febril aguda, geralmente causada por *S. aureus* produtor de toxinas (Capítulo 272), mas às vezes causada por *Streptococcus* spp. (síndrome semelhante ao choque tóxico [Capítulo 274]). A maioria dos casos ocorre em adultos previamente saudáveis entre 20 e 50 anos.

MANIFESTAÇÕES CLÍNICAS

As manifestações clínicas da síndrome do choque tóxico resultam da liberação maciça de fator de necrose tumoral-α (TNF-α) e interleucina-1: febre, eritema macular difuso (Figura 407.5 no Capítulo 407), grave envolvimento conjuntival e eritema das mucosas dos pulmões, fígado, tubo gastrintestinal e rins.[1] As hemoculturas são positivas em cerca de 5 a 15% dos pacientes com síndrome do choque tóxico estafilocócico e em cerca de 50% dos pacientes com síndrome semelhante ao choque tóxico estreptocócico.

TRATAMENTO

Para a síndrome do choque tóxico estafilocócico causada por microrganismos sensíveis à meticilina, o tratamento é oxacilina ou nafcilina (2 g IV a cada 4 horas) ou cefazolina (2 g IV a cada 8 horas) em caso de alergia verdadeira à penicilina mais clindamicina (900 mg IV a cada 8 horas). Para a síndrome do choque tóxico estafilocócico decorrente de *S. aureus* resistente à meticilina (MRSA), o tratamento é a vancomicina (15 a 20 mg/kg a cada 8 a 12 horas, não deve exceder 2 g por dose) mais clindamicina (900 mg IV a cada 8 horas).

A síndrome do choque tóxico estreptocócico deve ser tratada empiricamente com clindamicina (900 mg IV a cada 8 horas) mais penicilina G (4 milhões de unidades IV a cada 4 horas) até a chegada dos resultados dos antibiogramas. As alternativas à penicilina são ceftriaxona (1 a 2 g IV a cada 12 horas), cefazolina (1 a 2 g IV a cada 8 horas), vancomicina (30 mg/kg/dia IV em duas doses divididas) ou daptomicina (6 mg/kg IV a cada 24 horas)

PROGNÓSTICO

A descamação da pele das palmas das mãos e solas dos pés ocorre tipicamente 1 a 2 semanas após o início do repouso. A síndrome do choque tóxico estafilocócico tem mortalidade de 5 a 15%, enquanto a taxa de mortalidade da síndrome semelhante ao choque tóxico estreptocócico pode ser cinco vezes maior.

DOENÇA DE KAWASAKI

A doença de Kawasaki (Capítulo 254), uma vasculite sistêmica de etiologia desconhecida, é essencialmente uma doença de crianças com menos de 5 anos, mas também pode ocorrer em adultos. É muito mais comum em indivíduos do nordeste da Ásia (China, Japão, Mongólia, Coreia do Norte, Rússia, Coreia do Sul e Taiwan) do que em caucasianos.

MANIFESTAÇÕES CLÍNICAS

Os pacientes apresentam tipicamente febre muito alta e erupção cutânea escarlatiniforme, morbiliforme, urticariforme ou em alvo. Outras manifestações incluem congestão conjuntival, lábios fissurados, ressecados e hemorrágicos, "língua de morango" e linfadenite cervical. Podem ocorrer artralgias, artrite franca, uretrite, diarreia, pneumonite e meningite asséptica; contudo, as complicações mais graves em pacientes não tratados são aneurismas da artéria coronária e miocardite.

DIAGNÓSTICO

Nenhum exame complementar é útil; portanto, o diagnóstico é clínico e baseia-se na erupção cutânea típica e no desenvolvimento de miocardite.

TRATAMENTO

O tratamento agudo é uma infusão IV única de 2 g/kg de gamaglobulina administrada em 8 a 12 horas 5 a 10 dias após o início da febre.[2] A administração de ácido acetilsalicílico (AAS) de 30 a 50 mg/kg/dia, dividida em quatro doses, também é indicada. Pacientes com maior risco de resistência a gamaglobulina IV também devem receber corticosteroides intravenosos suplementares por 15 dias: uma dose de prednisona de 2 mg/kg nos primeiros 5 dias, 1 mg/kg nos 5 dias seguintes e 0,5 mg/kg nos últimos 5 dias, com conversão para terapia VO, 1 dia antes da alta.

FIGURA 410.1 Eritema macular reticulado na coxa de um paciente com eritema infeccioso. (Cortesia do Dr. Neil J. Korman.)

Erupções morbiliformes

As infecções virais agudas que podem causar erupções cutâneas morbiliformes incluem sarampo (Capítulo 343), rubéola (Capítulo 344), eritema infeccioso (Capítulo 347) e roséola (Capítulo 350). No sarampo, o enantema (manchas de Koplik; ver Figura 343.2 no Capítulo 343) precede o exantema (Figura 343.3 no Capítulo 343) em 1 a 2 dias e persiste por 2 a 4 dias. O exantema começa no quarto ou quinto dia, tipicamente com pápulas na face e atrás das orelhas, com disseminação subsequente para o tronco e os membros. O exantema da rubéola (Figura 344.1 no Capítulo 344) inicia-se como máculas e pápulas faciais rosadas que se espalham para o tronco e os membros e persistem por apenas 1 a 3 dias. No eritema infeccioso (Capítulo 347), um eritema vermelho-vivo se desenvolve repentinamente nas bochechas (Figura 347.1 no Capítulo 347), seguido em 1 a 4 dias por uma erupção eritematosa morbiliforme nos membros (Figura 410.1). Na roséola (Capítulo 350), 2 ou mais dias de pápulas rosadas ou eritema macular que clareiam à compressão tipicamente seguem a defervescência da febre alta.

Esses vírus são tipicamente diagnosticados com base nas evidências clínicas, mas a reação em cadeia da polimerase é sensível e específica.[3,4] Para cada um desses vírus, o tratamento é de suporte porque nenhum tratamento antiviral é eficaz.

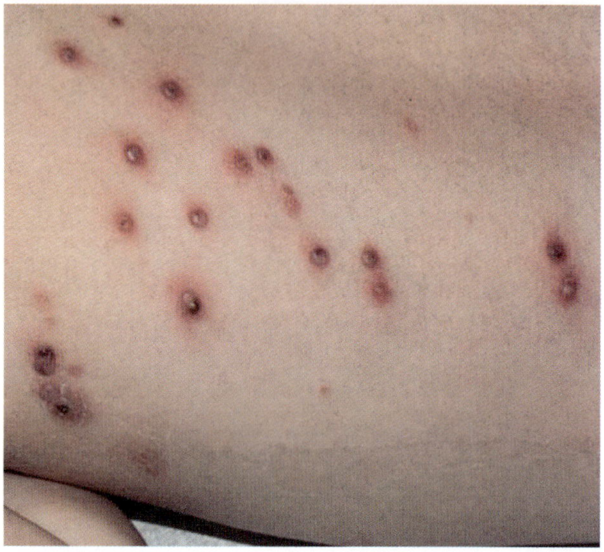

FIGURA 410.2 Apresentação pustulosa de molusco contagioso inflamado. Uma cultura revelou apenas flora normal da pele. (De Mancini AJ, Shani-Adir A, Sidbury, R. Other Viral Diseases. In: Bolognia JL, Schaffer JV, Cerroni L, eds. *Dermatology*. 4th ed. Elsevier; 2018:1440.)

Erupções papulares

ERUPÇÕES INFECCIOSAS

Molusco contagioso

No molusco contagioso, os pacientes desenvolvem pápulas individuais, agrupadas ou amplamente disseminadas que são firmes, lisas, frequentemente umbilicadas e geralmente com 2 a 6 mm de diâmetro (Figura 410.2). Em pacientes infectados pelo vírus da imunodeficiência humana (HIV), podem ser observadas centenas de lesões (Capítulo 366). O diagnóstico é clínico.

As opções de manejo incluem crioterapia com nitrogênio líquido, curetagem, cantaridina, podofilina e cimetidina.

Verrugas

As verrugas são proliferações benignas da pele e da mucosa causadas por mais de 150 tipos de papilomavírus humano (HPVs) (Capítulo 349). As verrugas comuns, que podem ocorrer em qualquer parte do corpo, são pápulas firmes e hiperqueratóticas que variam em tamanho de 1 mm a mais de 1 cm (Figura 410.3). Outras variantes incluem verrugas genitais, verrugas planas e verrugas palmoplantares profundas. O diagnóstico é clínico, mas lesões maiores ou atípicas devem ser biopsiadas para excluir transformação maligna. Os tratamentos tópicos comuns incluem: nitrogênio líquido, cantaridina ou podofilina, bem como ácido salicílico, imiquimode ou 5-fluoruracila. O nitrogênio líquido de venda livre não é tão frio e, como resultado, não é tão efetivo quanto o tratamento ambulatorial.

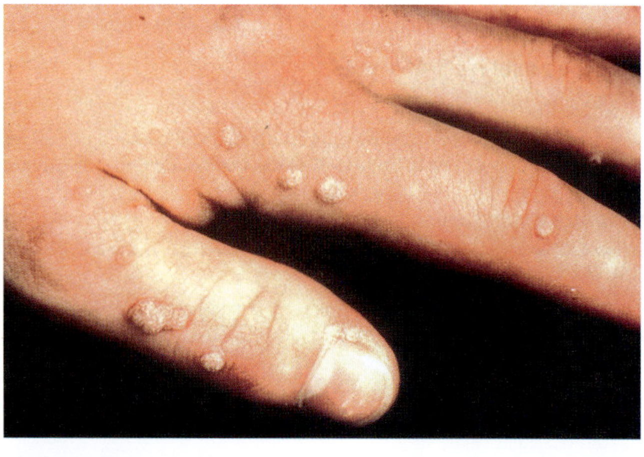

FIGURA 410.3 Mão de um paciente com verruga vulgar revelando muitas pápulas verrucosas. (Cortesia do Dr. Neil J. Korman.)

Erupções purpúricas

As erupções purpúricas, que ocorrem quando o extravasamento de sangue resulta em pele visível ou hemorragia da mucosa, são classificadas com base em seu tamanho como petéquias (≤ 4 mm; Tabela 410.2; Figura 410.4), púrpura macular (> 4 a 10 mm; Figura 410.5), ou equimoses (> 10 mm); e em sua morfologia como púrpura palpável (Tabela 410.3) e púrpura retiforme inflamatória e não inflamatória (Tabela 410.4).

PÚRPURA IMPALPÁVEL

Petéquias

Uma causa comum de petéquias é a doença de Schamberg, na qual as petéquias resultam de capilarite idiopática. Observada com mais frequência em adultos de meia-idade a idosos, a doença de Schamberg apresenta-se como manchas amarelo-acastanhadas na parte inferior dos membros inferiores com sobreposição de petéquias de coloração de pimenta-caiena. As lesões ocasionalmente são encontradas no tronco, nas nádegas, nos braços e nas coxas. As lesões tornam-se hiperpigmentadas e, depois, desaparecem, e novas lesões surgem com o passar do tempo. Esteroides tópicos (ver Tabela 407.10), ácido ascórbico (500 mg, 2 vezes/dia), com ou sem rutosídeo (50 mg, 2 vezes/dia), podem ser úteis.

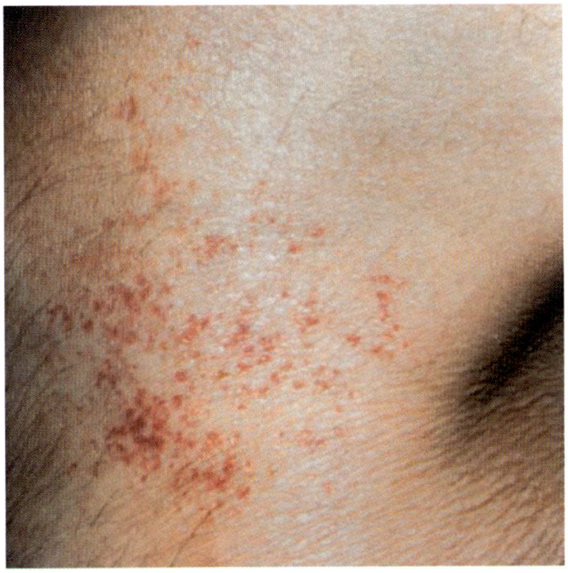

FIGURA 410.4 Petéquias redondas a ovais, < 3 mm de diâmetro. (De Piette WW. Purpura: mechanisms and differential diagnosis. In: Bolognia J, Schaffer J, Cerroni L, eds. *Dermatology*. 4th ed. Elsevier; 2018:377.)

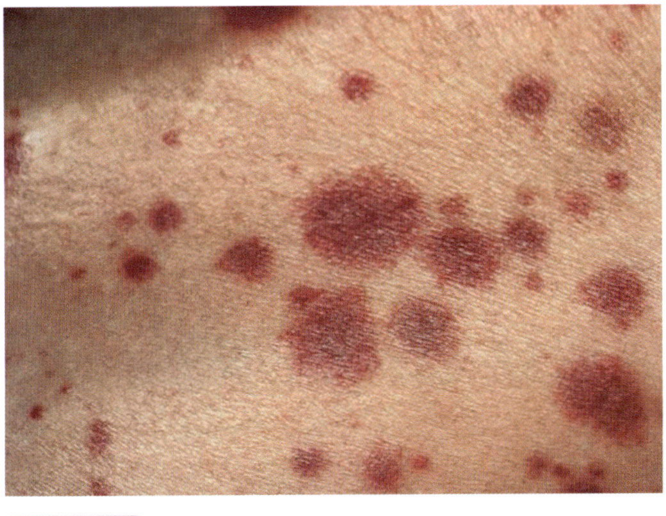

FIGURA 410.5 Púrpura palpável decorrente de vasculite cutânea de pequenos vasos (inflamação mais hemorragia). (De Piette WW. Purpura: mechanisms and differential diagnosis. In: Bolognia J, Schaffer J, Cerroni L, eds. *Dermatology*. 4th ed. Elsevier; 2018:377.)

As doenças sistêmicas que podem resultar em petéquias incluem púrpura trombocitopênica idiopática (Capítulo 163), doenças causadas por trombocitopenia ou medicamentos que reduzem a produção de plaquetas (Capítulo 163), função plaquetária anormal como resultado de insuficiência renal ou hepática (Capítulos 121 e 144) e anormalidades do fator de coagulação (Capítulo 165). O tratamento é direcionado para a doença subjacente.

Púrpura macular

A macroglobulinemia de Waldenström (Capítulo 178) aparece como petéquias recorrentes e púrpura macular nos membros inferiores, tipicamente associada a prurido, sensação de ardência ou queimação associada ao quadro de hipergamaglobulinemia policlonal e altos títulos de fator reumatoide de imunoglobulina G (IgG) ou IgA. Alguns pacientes desenvolvem subsequentemente doença autoimune do tecido conjuntivo, especialmente síndrome de Sjögren (Capítulo 252) ou linfoma (Capítulos 176 e 177).

Tabela 410.2 Diagnóstico diferencial de petéquias maculares, púrpura e equimoses.

PETÉQUIA MACULAR (≤ 4 mm DE DIÂMETRO)
Trombocitopenia (plaquetas < 50.000/μℓ) (Capítulo 163)
Pressão venosa aumentada
Traumatismo (Capítulo 103)
Deficiência de vitamina C (Capítulo 205)
Erupções purpúricas pigmentadas
Macroglobulinemia de Waldenström (Capítulo 178)
PÚRPURA MACULAR (5 A 9 mm)
Macroglobulinemia de Waldenström (Capítulo 178)
Trombocitopenia com infecção ou inflamação (Capítulo 163)
Vasculite cutânea de pequenos vasos (Capítulo 254)
EQUIMOSES MACULARES (≥ 1 cm)
Anticoagulação (Capítulo 76)
Insuficiência hepática (Capítulos 153 e 154)
Deficiência de vitamina K (Capítulo 166)
Coagulação intravascular disseminada (Capítulo 166)
Púrpura actínica (solar, senil)
Terapia com corticosteroides, tópica ou sistêmica
Deficiência de vitamina C (Capítulo 205)
Amiloidose sistêmica (Capítulo 179)
Síndrome de Ehlers-Danlos (Capítulo 244)
Trombocitopenia (Capítulo 163)
Defeitos da função plaquetária (p. ex., doença de von Willebrand; Capítulo 164)

Tabela 410.3 Púrpura palpável: púrpura palpável inflamatória com eritema inicial proeminente.

VASCULITE LEUCOCITOCLÁSTICA COM DOENÇA POR IMUNOCOMPLEXO
Somente pequenos vasos
Idiopática, associada a infecção ou associada a medicamentos
Macroglobulinemia de Waldenström (Capítulo 178)
Vasculite urticariforme
Vasculite pustulosa
Vasos de pequeno e médio calibres
Crioglobulinemia mista (Capítulo 178)
Lúpus eritematoso sistêmico (Capítulo 250)
Artrite reumatoide (Capítulo 248)
Síndrome de Sjögren (Capítulo 252)
VASCULITE LEUCOCITOCLÁSTICA PAUCI-IMUNE
Poliangiite microscópica
Granulomatose com poliangiite (Capítulo 254)
Granulomatose eosinofílica com poliangiite (Capítulo 254)
Eritema elevado *diutinum*
Síndrome de Sweet
OUTROS
Eritema multiforme (ver adiante)
Pitiríase liquenoide e varioliforme aguda
Erupções purpúricas pigmentadas (ver anteriormente)
Macroglobulinemia de Waldenström (Capítulo 178)

Tabela 410.4 Diagnóstico diferencial de púrpura retiforme (angulada ou ramificada).

PÚRPURA RETIFORME NÃO INFLAMATÓRIA
Deficiência de proteína C ou proteína S (Capítulo 73)
Necrose por varfarina (Capítulo 76)
Necrose por heparina
Trombocitose decorrente de neoplasias mieloproliferativas (Capítulo 157)
Púrpura trombocitopênica trombótica (Capítulo 163)
Hemoglobinúria paroxística noturna (Capítulo 151)
Crioaglutininas (Capítulo 151)
Crioglobulinemia (Capítulo 178)
Criofibrinogenemia (Capítulo 72)
Fungos invasores de vasos sanguíneos
Ectima gangrenoso (Capítulo 412)
Estrongiloidose disseminada (Capítulo 335)
Púrpura fulminante pós-infecciosa (ver anteriormente)
Anticorpo antifosfolipídio (Capítulo 73)
Vasculopatia livedoide
Papulose atrófica maligna
Êmbolos de colesterol (Capítulo 72)
Êmbolos tumorais
Endocardite marântica (Capítulo 54)
Doença falciforme (Capítulo 154)
Malária (Capítulo 324)
Calcifilaxia cutânea (Capítulo 121)
Picada de aranha *Loxosceles reclusa* (Capítulo 104)
Linfoma de células B (Capítulo 176)
PÚRPURA RETIFORME INFLAMATÓRIA
Vasculite
Lúpus eritematoso sistêmico (Capítulo 250)
Poliarterite nodosa (Capítulo 254)
Artrite reumatoide (Capítulo 248)
Crioglobulinemia mista (Capítulo 178)
Granulomatose com poliangiite (Capítulo 254)
Granulomatose eosinofílica com poliangiite (Capítulo 254)
Geladura (Capítulo 72)
Pioderma gangrenoso (Capítulo 407)

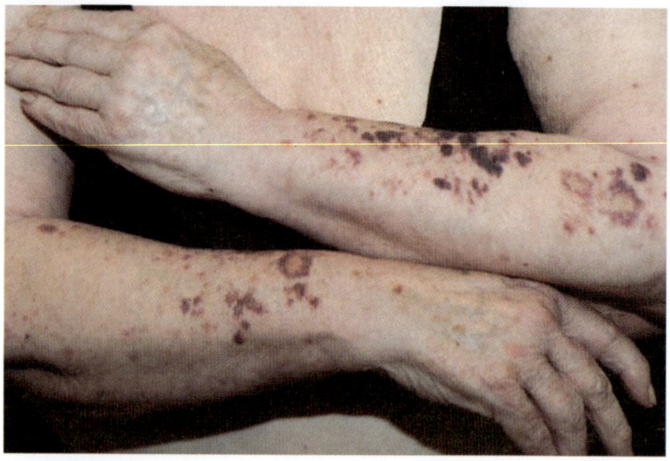

FIGURA 410.6 **Púrpura solar (actínica) em locais de lesão actínica e traumatismo.** (Cortesia do Dr. Kalman Watsky. De Piette WW. Purpura: Mechanisms And Differential Diagnosis. In: Bolognia J, Schaffer J, Cerroni L, eds. *Dermatology*. 4th ed. Elsevier; 2018:377.)

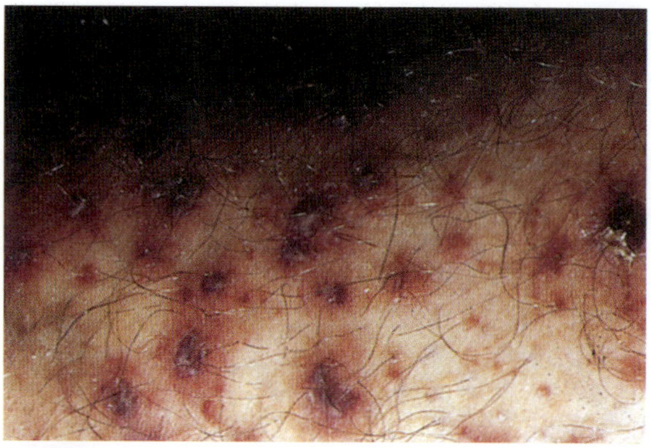

FIGURA 410.7 **Púrpura palpável.** A vasculite leucocitoclástica comumente causa lesões purpúricas e ulceradas elevadas nos membros inferiores. (Cortesia do Dr. Neil J. Korman.)

Equimoses

Microtraumatismos em indivíduos que perderam o tecido conjuntivo dérmico circundando o tecido vascular sanguíneo podem resultar em equimoses maculares. A púrpura solar (Figura 410.6), que é causada pelo envelhecimento e pela exposição crônica ao sol, é comumente observada nos antebraços. A púrpura do esteroide, que está relacionada ao tratamento prolongado com corticosteroides tópicos ou sistêmicos, pode se desenvolver em qualquer parte da pele (Capítulo 32). Exemplos sistêmicos semelhantes incluem amiloidose sistêmica (Capítulo 179), escorbuto (Capítulo 205) e síndrome de Ehlers-Danlos (Capítulo 244).

PÚRPURA PALPÁVEL

Vasculite

A púrpura palpável é causada por lesão inflamatória nos vasos pequenos ou pequenos e médios, e os achados clínicos dependem das dimensões do vaso afetado. A vasculite leucocitoclástica, que é a forma mais comum de vasculite de pequenos vasos (Figura 410.7), pode ser idiopática, mas também pode estar associada a infecção, reações a medicamentos, doenças do tecido conjuntivo, crioglobulinemia e doença maligna subjacente. A biopsia é, com frequência, necessária para confirmar o diagnóstico clínico (e-Figura 410.1). As amostras de biopsia de pele retiradas das lesões nas primeiras 48 horas após seu aparecimento revelam um padrão granular de depósitos de C3, IgG, IgM e/ou IgA nas paredes dos vasos sanguíneos na imunofluorescência direta.

Pacientes com púrpura de Henoch-Schönlein, que geralmente ocorre após infecção estreptocócica ou estafilocócica em adultos, apresentam depósitos perivasculares de IgA e C3 na biopsia de pele. Os pacientes podem apresentar febre, artralgias e dor abdominal, e correm risco de vasculite renal (Capítulo 113).

A vasculite urticariforme ou hipocomplementêmica (Capítulo 254) geralmente persiste por mais de 24 horas e está associada a artrite, edema facial e laríngeo e baixos níveis de complemento sérico. Alguns pacientes desenvolvem lúpus eritematoso sistêmico (Capítulo 250).

Devem ser solicitadas urinálise e provas de função renal e hepática. Exames específicos devem ser solicitados com base na causa suspeita (ver Tabela 410.3).

TRATAMENTO

O tratamento é baseado no diagnóstico. Para vasculite leucocitoclástica idiopática, as opções de tratamento oral incluem: colchicina (0,6 mg, 2 vezes/dia); prednisona (1 mg/kg/dia); ou dapsona (até 200 mg, 1 vez/dia). Para os casos graves, as opções imunossupressoras incluem: micofenolato de mofetila (até 45 mg/kg); azatioprina (até 2,5 mg/kg); ou ciclofosfamida (até 2,5 mg/kg) continuada até que a doença se torne inativa.

PÚRPURA RETIFORME

A púrpura retiforme é definida como grandes manchas purpúricas, cada uma com uma borda em forma de rede ou angulada. A púrpura retiforme pode ser inflamatória ou não inflamatória, mas normalmente não é elevada.

Púrpura retiforme inflamatória

A púrpura retiforme inflamatória é caracterizada por púrpura estrelada ou ramificada, mas as lesões iniciais também demonstram eritema circundante proeminente (Figura 410.8). As lesões cutâneas podem estar associadas com poliangiite microscópica (Capítulo 254), granulomatose com poliangiite (Capítulo 254) e granulomatose eosinofílica com poliangiite (Capítulo 254).

Na granulomatose com poliangiite, púrpura palpável e ulcerações orais são as lesões mais comuns, mas os pacientes também podem desenvolver nódulos subcutâneos dolorosos e úlceras que mimetizam o pioderma gangrenoso. Na granulomatose eosinofílica com poliangiite, a doença cutânea geralmente se manifesta como púrpura palpável com necrose nos membros inferiores, embora possam ocorrer púrpura retiforme, urticária, nódulos subcutâneos, livedo racemosa e lesões papulonecróticas.

A biopsia de pele é, com frequência, crucial para o diagnóstico dessas doenças e o tratamento é direcionado para a doença sistêmica (Capítulo 254). As lesões cutâneas geralmente regridem se a doença sistêmica responder ao tratamento.

Púrpura retiforme não inflamatória

Êmbolos cutâneos

Êmbolos cutâneos, especialmente êmbolos de colesterol (Capítulo 72) e êmbolos infecciosos (Capítulo 67), podem causar púrpura retiforme e palpável. Êmbolos de colesterol, que tendem a afetar pacientes idosos com doença aterosclerótica avançada, podem ocorrer espontaneamente após a fragmentação de uma placa ateromatosa ou, com maior frequência, agudamente após o cateterismo, horas a dias após a trombólise, ou meses após o início da anticoagulação sistêmica. Outros sintomas e sinais podem incluir febre, estado mental alterado, mialgias, perda de peso, lesão renal aguda (Capítulo 116) e hipertensão arterial nova ou agravada. Além do início agudo da púrpura retiforme, os pacientes também podem desenvolver cianose (Figura 410.9), livedo reticular distal, nódulos, ulceração e até gangrena. Até 80% dos pacientes apresentam eosinofilia periférica.

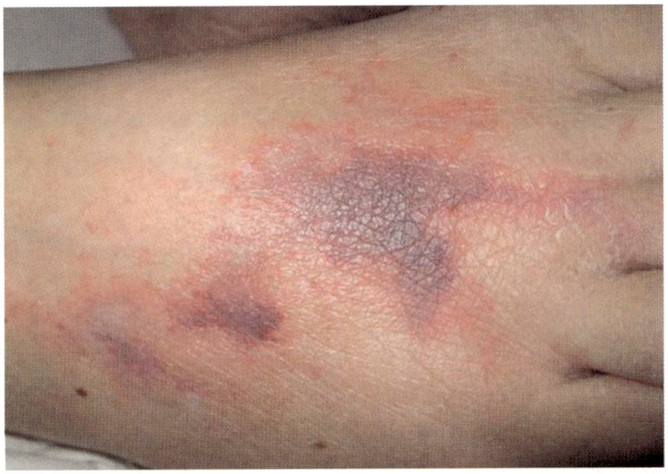

FIGURA 410.8 Poliarterite nodosa. Púrpura retiforme no dorso do pé de um paciente com poliarterite nodosa sistêmica. (De Wetter DA, Dutz JP, Shinkai K, et al. Cutaneous vasculitis. In: Bolognia JL, Schaffer JV, Cerroni L, eds. *Dermatology*. 4th ed. Elsevier; 2018:435.)

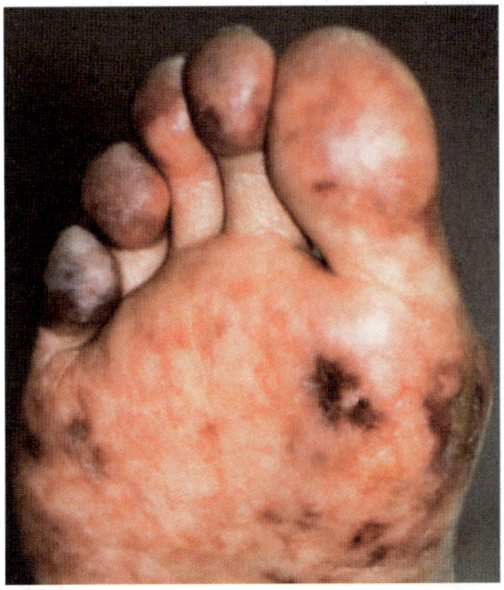

FIGURA 410.9 Êmbolos de colesterol. Tanto o livedo reticular quanto a púrpura retiforme são vistos distalmente. (Cortesia do Dr. Norbert Sepp. De Piette WW. Cutaneous manifestations of microvascular occlusion syndromes. In: Bolognia JL, Schaffer JV, Cerroni L, eds. *Dermatology*. 4th ed. Elsevier; 2018:399.)

Êmbolos com púrpura retiforme ou palpável podem ser vistos em pacientes com endocardite infecciosa (Capítulo 67) e são mais comumente observados na meningococemia aguda (Figura 282.3 no Capítulo 282) e na infecção gonocócica disseminada (Figura 283.3 no Capítulo 283). No ectima gangrenoso, os pacientes infectados por *Pseudomonas aeruginosa* (Capítulo 290) ou, menos comumente, *Klebsiella* spp. (Capítulo 289), *Escherichia coli* (Capítulo 288) ou *Serratia* spp. (Capítulo 289) desenvolvem pápulas e placas eritematosas com púrpura central e necrose hemorrágica. Infecções fúngicas também foram implicadas em pacientes imunocomprometidos.

Outros êmbolos que podem causar petéquias ou púrpura incluem êmbolos de gordura após traumatismo ósseo (Capítulos 74 e 103), êmbolos de mixoma atrial (Capítulo 54) ou trombo ventricular e êmbolos de endocardite trombótica não bacteriana (Capítulo 54).

Trombos

Púrpura retiforme não inflamatória pode ocorrer quando pacientes com coagulação intravascular disseminada (CID) (Capítulo 166), púrpura trombocitopênica trombótica (Capítulo 163), crioglobulinemia monoclonal (Capítulo 178) e reações à varfarina (Capítulo 76) desenvolvem trombos *in situ*. A CID também pode estar associada a bolhas hemorrágicas e púrpura fulminante (Figura 410.10). A crioglobulinemia (Capítulo 178) pode estar associada a leucemia, linfoma, mieloma múltiplo e macroglobulinemia de Waldenström (Capítulo 178).

Outra causa trombótica de púrpura é a púrpura trombocitopênica trombótica (Capítulo 163).

A necrose cutânea por varfarina (Capítulo 76), que é uma complicação incomum que tipicamente ocorre entre o terceiro e o décimo dias de terapia em pacientes que não estavam recebendo anticoagulação por heparina, apresenta-se como placas dolorosas eritematosas a purpúricas (especialmente em mamas, coxas e nádegas) que podem progredir para bolhas hemorrágicas. A evolução da doença não depende da continuação da terapia com varfarina.

DOENÇAS VESICOBOLHOSAS

As vesículas são lesões claras e cheias de líquido com menos de 1 cm de diâmetro, enquanto bolhas são lesões semelhantes com mais de 1 cm de diâmetro. As causas das lesões vesicobolhosas incluem condições genéticas e imunológicas, infecções, reações de hipersensibilidade, distúrbios metabólicos ou físicos e defeitos genéticos hereditários (Tabela 410.5).[5]

Doenças bolhosas imunomediadas

As doenças bolhosas imunomediadas são causadas por autoanticorpos que se ligam a componentes do desmossomo epidérmico (penfigoide) ou hemidesmossoma (pênfigo), onde ativam o complemento e precipitam a inflamação. As proteases celulares inflamatórias podem degradar as proteínas da membrana basal, levando à formação de bolhas subepidérmicas (penfigoide) ou intraepidérmicas (pênfigo).

Doenças bolhosas subepidérmicas

PENFIGOIDE BOLHOSO

No penfigoide bolhoso, que é uma doença bolhosa autoimune observada principalmente em indivíduos idosos, os pacientes desenvolvem vesículas

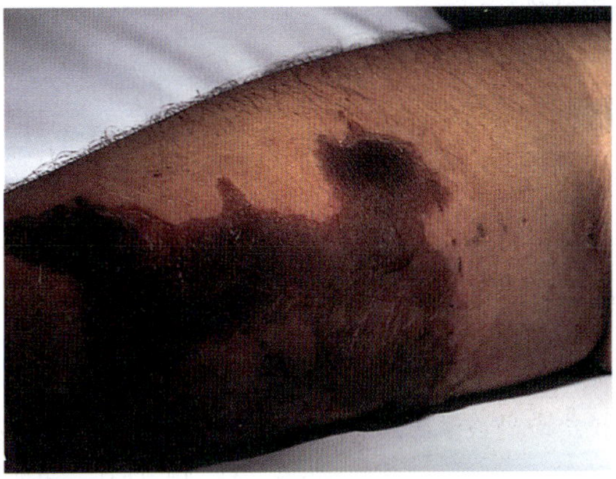

FIGURA 410.10 Púrpura fulminante. Púrpura e bolhas hemorrágicas são observadas no braço desse paciente.

tensas e pruriginosas, bolhas e placas urticariformes ou eczematosas no tronco e nos membros, incluindo as palmas das mãos e solas dos pés. Até 30% dos pacientes (Figura 410.11) também desenvolvem lesões orais.[6]

Na biopsia de pele, as bolhas subepidérmicas apresentam infiltrado eosinofílico com depósitos lineares de IgG e C3 na membrana basal e anticorpos IgG no lado epidérmico.

TRATAMENTO

Um esteroide tópico ultrapotente (classe 1) pode ser usado para pacientes com envolvimento limitado, enquanto a prednisona oral (1 mg/kg/dia) é rapidamente efetiva em pacientes com doença moderada e grave. Agentes poupadores de esteroides devem ser iniciados para possibilitar a redução gradual dos esteroides ao longo de várias semanas após a cessação da formação de novas lesões; opções efetivas incluem: dapsona (até 200 mg/dia), metotrexato (até 25 mg/semana), azatioprina (até 2,5 mg/kg conforme orientado pelo nível de tiopurina metiltransferase do paciente) e micofenolato de mofetila (até 4 g divididos em duas doses diárias). Casos refratários ou pacientes que apresentam efeitos adversos a esses tratamentos padrão podem se beneficiar de gamaglobulina IV (2 g/kg divididos em 2 a 3 dias) ou rituximabe (375 mg/m²/semana durante 4 semanas ou 1.000 mg administrados em 2 semanas). A duração da terapia é orientada pela atividade da doença e sua resposta à medicação.

Tabela 410.5 Doenças vesicobolhosas.

GENÉTICAS E IMUNOLÓGICAS
Penfigoide bolhoso
Penfigoide gestacional
Penfigoide de mucosas
Epidermólise bolhosa adquirida
Dermatite herpetiforme
Dermatose bolhosa por imunoglobulina A linear
Pênfigo
Vulgar
Foliáceo
Paraneoplásico
DOENÇAS INFECCIOSAS
Impetigo bolhoso
Herpes-vírus simples
Varicela
Herpes-zóster
HIPERSENSIBILIDADE
Eritema multiforme
Síndrome de Stevens-Johnson
Necrólise epidérmica tóxica
METABÓLICAS/FÍSICAS
Porfiria cutânea tardia
Pseudoporfiria
Bolha do coma
Bolhose diabética

Cortesia do Dr. Neil J. Korman.

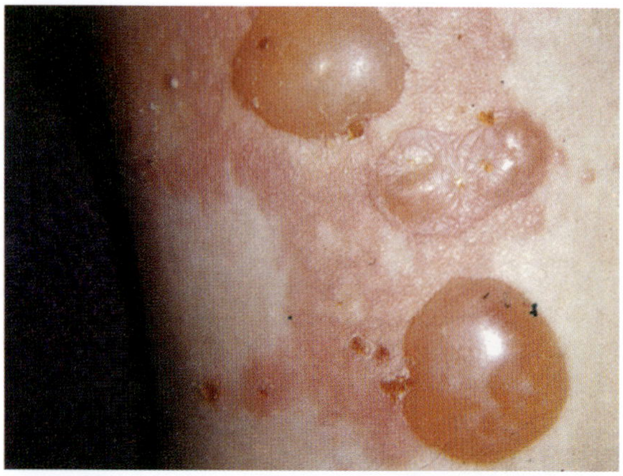

FIGURA 410.11 Penfigoide bolhoso. Bolhas subepidérmicas tensas são vistas sobre uma base eritematosa. (Cortesia do Dr. Neil J. Korman.)

PROGNÓSTICO

Na maioria dos pacientes, o tratamento suprime a doença até que o processo regrida totalmente vários anos depois. Se não for tratado, o penfigoide bolhoso geralmente sofre remissões e exacerbações espontâneas com alto risco de infecção.

Penfigoide gestacional

O penfigoide gestacional é uma dermatose autoimune rara que surge predominantemente no final da gravidez e/ou imediatamente após o parto, embora possa ocorrer a qualquer momento durante a gestação. Placas urticariformes periumbilicais intensamente pruriginosas, que se propagam perifericamente, evoluem e se tornam vesículas e bolhas (Figura 410.12). O rosto, as palmas das mãos, as solas dos pés e as mucosas são, tipicamente, poupadas. A biopsia da pele revela antígeno II do penfigoide bolhoso e deposição linear de C3 na membrana basal.

TRATAMENTO

Os pacientes com doença leve devem ser tratados com corticosteroides tópicos de potência moderada ou alta (ver Tabela 407.10) aplicados 2 vezes/dia nas áreas afetadas. Os corticosteroides sistêmicos (p. ex., prednisona, 0,5 a 1 mg/kg, 1 vez/dia) devem ser reservados para pacientes com doença extensa – geralmente 1 a 2 semanas de terapia com doses plenas, seguido por redução gradual para a menor dose efetiva. Os anti-histamínicos podem ser úteis no controle do prurido. As mulheres devem ser tratadas por obstetras experientes em virtude do maior risco de trabalho de parto prematuro e de parto de recém-nascidos pequenos para a idade gestacional (PIG).

Penfigoide de mucosas

O penfigoide de mucosas manifesta-se como bolhas nas superfícies bucal, nasofaríngea, ocular, laríngea, anogenital e esofágica. As cicatrizes associadas à sua cura podem causar grande morbidade (Figura 410.13).

Alguns pacientes com penfigoide de mucosas têm autoanticorpos IgG circulantes contra laminina 332 no lado dérmico da pele, outros apresentam doença ocular pura com anticorpos IgG contra integrina β4, outros têm lesões mucosas e cutâneas e outros ainda manifestam lesões orais, mas não cutâneas. A biopsia demonstra bolha subepidérmica com depósitos lineares de IgG, IgA e C3 na membrana basal, enquanto anticorpos IgG e/ou IgA circulantes são observados na imunofluorescência indireta.

TRATAMENTO

O tratamento para a doença leve consiste em corticosteroides tópicos potentes aplicados 2 vezes/dia (ou corticosteroides intralesionais em pacientes com doença apenas oral). Para doença ocular ou oral

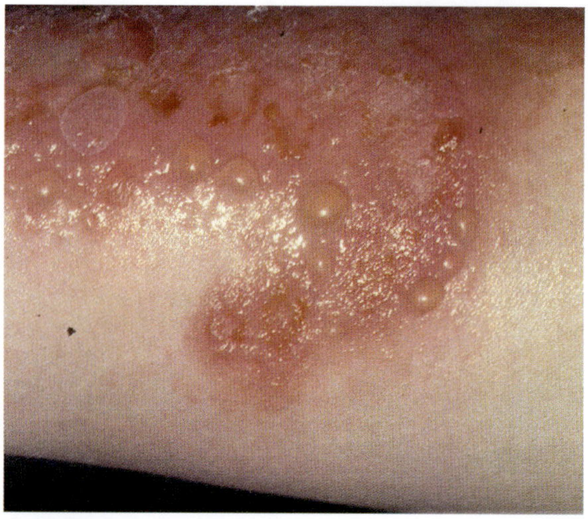

FIGURA 410.12 Penfigoide gestacional. Várias bolhas tensas e erosões sobre uma base eritematosa são observadas. (Cortesia do Dr. Neil J. Korman.)

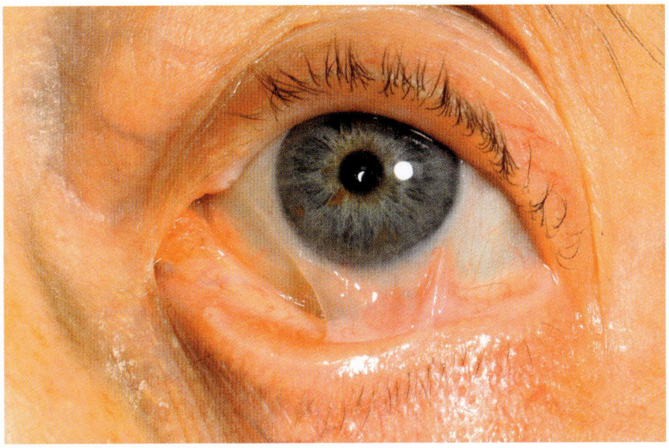

FIGURA 410.13 Penfigoide de mucosa (cicatricial). Envolvimento ocular típico manifestado por trajetos fibrosos, representando simbléfaro parcial ou incompleto. (De Bernard P, Borradori L. Pemphigoid group. In: Bolognia J, Schaffer J, Cerroni L, eds. *Dermatology*. 4th ed. Elsevier; 2018:521.)

significativa, prednisona (1 mg/kg/dia), ciclofosfamida (até 2,5 mg/kg/dia), rituximabe (375 mg/m² por semana durante 4 semanas ou 1.000 mg administrados com 2 semanas de intervalo) e gamaglobulina IV (2 g/kg administrados durante 2 a 3 dias) pode ser necessário.

O penfigoide de mucosas é uma condição crônica e a doença ocular não tratada pode levar à cegueira.

EPIDERMÓLISE BOLHOSA ADQUIRIDA

A epidermólise bolhosa adquirida, que é uma doença bolhosa autoimune adquirida, geralmente ocorre na meia-idade. Pode se manifestar como bolhas acrais não inflamatórias, que cicatrizam com fibrose, ou como uma doença vesicobolhosa inflamatória generalizada. A biopsia mostra bolhas subepidérmicas com depósitos lineares de IgG na membrana basal que visam ao colágeno VII.

TRATAMENTO

A epidermólise bolhosa adquirida é uma condição crônica e pode ser refratária ao tratamento. Os tratamentos padrão, que têm sucesso apenas ocasionalmente, incluem colchicina (0,6 mg, 2 vezes/dia), dapsona (até 200 mg/dia), azatioprina (até 2,5 mg/kg) ou ciclofosfamida (2,5 mg/kg/dia) sozinha ou combinada com prednisona (60 mg/dia). Para doença grave ou refratária, as opções incluem ciclosporina (até 5 mg/kg), rituximabe (375 mg/m² semanalmente por 4 semanas ou 1.000 mg administrados com 2 semanas de intervalo), gamaglobulina IV (2 g/kg administrados em 2 a 3 dias), plasmaférese e fotoférese extracorpórea.

DERMATITE HERPETIFORME

A dermatite herpetiforme é uma doença vesicular imunomediada que ocorre na meia-idade, quase sempre em pacientes que apresentam enteropatia sensível ao glúten clinicamente conhecida ou subclínica (Capítulo 131). As lesões cutâneas, que são muito pruriginosas, podem ser vesículas, pápulas ou erosões agrupadas no couro cabeludo, na região posterior do pescoço, nas nádegas e nas superfícies extensoras dos cotovelos e joelhos (Figura 410.14).[7] Muitos pacientes apresentam outras doenças autoimunes, como diabetes melito ou doenças da tireoide. A biopsia exibe depósitos de IgA granulares papilares dérmicos e microabscessos neutrofílicos. Na maioria dos pacientes, o diagnóstico é estabelecido pelo achado de anticorpos IgA circulantes contra transglutaminase tecidual.

TRATAMENTO

As lesões cutâneas são, às vezes, controladas apenas com dieta, mas a condição persiste por toda a vida. As opções de tratamento também incluem esteroides tópicos de alta potência aplicados 2 vezes/dia (ver Tabela 407.10) e dapsona (até 200 mg/dia) administrados cronicamente.

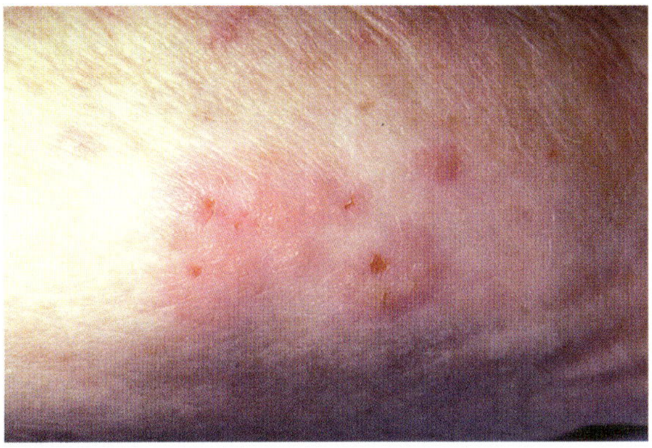

FIGURA 410.14 Dermatite herpetiforme. O cotovelo do paciente apresenta pápulas e papulovesículas eritematosas e erodidas. (Cortesia do Dr. Neil J. Korman.)

DERMATOSE BOLHOSA POR IMUNOGLOBULINA A LINEAR

A dermatose bolhosa por IgA linear é uma doença bolhosa autoimune adquirida, geralmente associada a medicamentos, especialmente vancomicina. Vesículas e bolhas primárias se desenvolvem principalmente nas regiões flexurais, mas podem envolver as mucosas bucais e se tornarem generalizadas. A biopsia exibe uma vesícula subepidérmica com predominância de neutrófilos e IgA linear específica para uma porção do antígeno II do penfigoide bolhoso na membrana basal. Os anticorpos circulantes IgA são detectados por imunofluorescência indireta.

TRATAMENTO

Os pacientes geralmente respondem à interrupção do medicamento desencadeador e à dapsona (até 200 mg/dia). Se as lesões não responderem, deve ser adicionada prednisona VO (1 mg/kg, 1 vez/dia).

Doenças bolhosas intraepidérmicas

PÊNFIGO

O termo pênfigo refere-se a um grupo de doenças bolhosas autoimunes intraepidérmicas que afetam a pele e as membranas mucosas.[8] O pênfigo é observado mais comumente em adultos de meia-idade.

No *pênfigo vulgar*, os autoanticorpos têm como alvo a desmogleína III. No *pênfigo foliáceo*, os autoanticorpos têm como alvo a desmogleína I. No *pênfigo paraneoplásico*, os anticorpos circulantes reagem com um complexo de proteínas, incluindo desmoplaquinas I e II, desmogleínas I e III, antígeno I de penfigoide bolhoso, envoplaquina e periplaquina.

Pacientes com pênfigo vulgar apresentam bolhas e erosões flácidas, que podem ser pruriginosas, na orofaringe (Figura 410.15), na cabeça, no pescoço e no tronco. Pacientes com pênfigo foliáceo apresentam tipicamente eritema, descamação e crostas no couro cabeludo, na face e na parte superior do tronco. O pênfigo paraneoplásico caracteriza-se por bolhas e erosões oculares e bucais, bem como por lesões cutâneas polimórficas que podem se assemelhar ao líquen plano, eritema multiforme ou penfigoide. As neoplasias associadas incluem linfoma não Hodgkin (40%; Capítulo 176); leucemia linfocítica crônica (30%; Capítulo 174); doença de Castleman (10%; Capítulos 176 e 366); timomas (6%; Capítulo 394); sarcomas (6%; Capítulo 192); e macroglobulinemia de Waldenström (6%; Capítulo 178). Alguns pacientes desenvolvem bronquiolite obliterante grave.

No pênfigo vulgar, a biopsia exibe acantólise suprabasilar e depósitos de IgG contra desmogleína III. No pênfigo foliáceo, a biopsia mostra acantólise subcórnea com IgG contra desmogleína I. Em pacientes com pênfigo paraneoplásico, a biopsia demonstra acantólise suprabasilar e queratinócitos disceratóticos, bem como anticorpos para proteínas de plaquina e anticorpos IgG que são indistinguíveis daqueles vistos no pênfigo vulgar.

TRATAMENTO

O tratamento depende do subtipo e da extensão do pênfigo, bem como da velocidade de progressão da doença e da idade do paciente.[9] A

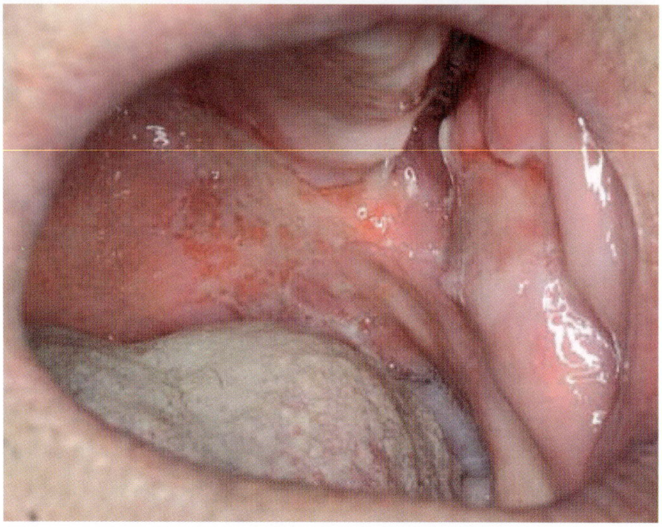

FIGURA 410.15 **Pênfigo vulgar – envolvimento oral. Essencialmente, todos os pacientes desenvolvem erosões dolorosas da mucosa oral. Os locais mais comuns são as mucosas bucal e palatina, mas as lesões também podem se desenvolver na gengiva e na língua. (Cortesia do Dr. Lorenzo Cerroni. De Amagai M. Pemphigus. In: Bolognia JL, Schaffer JV, Cerroni L, eds. *Dermatology*. 4th ed. Elsevier; 2018:499.)**

prednisona oral (p. ex., 1 mg/kg 1 vez/dia) é indicada para o tratamento inicial do pênfigo vulgar; corticosteroides tópicos (p. ex., pomada de fluocinonida a 0,05% aplicada 2 vezes/dia nas áreas afetadas) às vezes conseguem controlar o pênfigo foliáceo. O acréscimo de rituximabe (375 mg/m^2 semanalmente durante 4 semanas ou 1.000 mg IV com intervalos de 2 semanas) à prednisona por períodos curtos (3 a 6 meses) parece ser mais seguro e mais efetivo do que o uso prolongado de prednisona apenas,[A1] especialmente para a doença extensa ou recalcitrante. Os agentes poupadores de esteroides para o pênfigo vulgar incluem azatioprina (até 2,5 mg/kg), micofenolato de mofetila (35 a 45 mg/kg/dia divididos em duas doses diárias), ciclofosfamida (até 2,5 mg/kg), ciclosporina (3 a 5 mg/kg/dia) e metotrexato (até 25 mg/semana). A plasmaférese também foi relatada como eficaz.

O tratamento sistêmico do pênfigo foliáceo inclui todos esses agentes, bem como dapsona (até 200 mg/dia) e hidroxicloroquina (total de < 6 mg/kg de massa corporal magra em duas doses diárias divididas). A duração do tratamento varia conforme o nível de atividade da doença.

Quando o pênfigo paraneoplásico[10] é causado por tumores benignos, como a doença de Castleman,[11] pode ser curado pela remoção do tumor (Capítulo 176). Pacientes com tumores malignos associados devem ser submetidos ao tratamento de sua condição subjacente, mas podem apresentar doença recalcitrante. A melhora foi relatada com doses pulsadas de corticosteroides (metilprednisolona, 1.000 mg/dia durante 3 dias consecutivos) ou ciclofosfamida (500 a 1.000 mg/mês durante 6 meses a 1 ano, frequentemente com doses variáveis de prednisona), rituximabe (quatro doses semanais de 375 mg/m^2), plasmaférese e doses imunoablativas de ciclofosfamida (50 mg/kg/dia durante 4 dias).

A morbidade e a mortalidade estão relacionadas às complicações da terapia imunossupressora. Em pacientes com tumores malignos, o prognóstico geralmente é ruim.

Reações de hipersensibilidade que causam bolhas

ERITEMA MULTIFORME

O eritema multiforme é uma reação de hipersensibilidade autolimitada que envolve a pele e, às vezes, as superfícies mucosas em resposta a uma infecção ou, mais raramente, a uma medicação.[12] Os achados primários são as lesões em alvo, que consistem em máculas eritematosas a violáceas com três zonas distintas: dois círculos concêntricos e um profundamente eritematoso a centro escuro ou violáceo. As lesões em alvo estão predominantemente concentradas nas partes distais dos membros (Figura 410.16). As lesões podem se tornar bolhosas ou erosivas e, em casos mais graves, ocorrem erosões nas mucosas bucal, ocular e/ou genital. As causas infecciosas mais comuns de eritema multiforme são herpes-vírus simples (HSV; Capítulo 350) e *Mycoplasma pneumoniae* (Capítulo 301), seguidos por *Histoplasma capsulatum* (Capítulo 316).

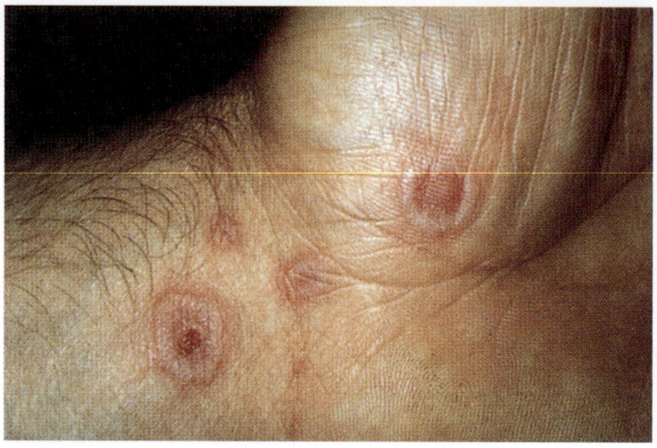

FIGURA 410.16 **Eritema multiforme. As lesões anulares em alvo ou "olho de boi" com vesículas e bolhas centrais são características do eritema multiforme. (Cortesia do Dr. Neil J. Korman.)**

A biopsia revela necrose inespecífica de queratinócitos; portanto, o diagnóstico é clínico.

TRATAMENTO

Os casos leves de eritema multiforme podem ser tratados sintomaticamente. Casos graves podem exigir corticosteroides sistêmicos (p. ex., prednisona 0,5 a 1 mg/kg/dia).

As lesões evoluem, tornam-se fixas em até 7 dias e, depois, desaparecem em 2 a 3 semanas. Pode haver episódios recorrentes. Para o eritema multiforme recorrente por HSV, o tratamento é de pelo menos 6 meses de tratamento antiviral com aciclovir, valaciclovir ou fanciclovir (Capítulo 336).

Doenças metabólicas que causam bolhas

PORFIRIA CUTÂNEA TARDIA

Pacientes com porfiria cutânea tardia apresentam fragilidade na pele exposta ao sol, ocorrendo erosões e bolhas principalmente na face e na superfície dorsal das mãos (Figura 410.17) e antebraços. A causa é a perda da atividade da uroporfirinogênio descarboxilase (Capítulo 199).[13] A cura está associada a cicatrizes, manchas atróficas, hiperpigmentação e hipopigmentação. A hipertricose comumente é encontrada nas áreas malar e temporal. O diagnóstico baseia-se nos níveis elevados de porfirina urinária. A biopsia, embora não seja necessária para o diagnóstico, mostra infiltrado dérmico mínimo, vesículas subepidérmicas e deposição de imunoglobulina e complemento na membrana basal e nos capilares dérmicos.

TRATAMENTO

Dependendo do tipo e da causa, as opções terapêuticas incluem flebotomia (titulada de modo que o nível de ferritina sérica reduza para o limite inferior à faixa normal), hidroxicloroquina (100 mg) ou cloroquina (125 mg) VO, 2 vezes/semana até que a excreção de porfirina permaneça normal por vários meses.

PSEUDOPORFIRIA

A pseudoporfiria, que é clínica e histopatologicamente semelhante à porfiria cutânea tardia mas não apresenta anormalidades da porfirina, pode estar associada à insuficiência renal crônica (Capítulo 121) ou hemodiálise (Capítulo 122). Também pode ocorrer como uma reação a medicamentos, como anti-inflamatórios não esteroides (AINEs), anticoncepcionais orais, furosemida, tetraciclina, ciprofloxacino, isotretinoína, amiodarona, ciclosporina, dapsona, isotretinoína, 5-fluoruracila, anticoncepcionais orais e flutamida. Quando o agente agressor é descontinuado, o prognóstico é bom, mas as lesões cutâneas podem persistir ou recorrer por vários meses.

BOLHOSE DIABÉTICA

Pacientes com diabetes melito (Capítulo 216) podem desenvolver bolhas em suas extremidades distais. A biopatologia não é compreendida e não há relação das lesões cutâneas com a gravidade, a duração ou as complicações do diabetes melito. As lesões surgem espontaneamente como bolhas grandes, tensas, não inflamatórias, frequentemente com formas irregulares. As lesões podem perder seu topo, deixando erosões. As lesões devem ser deixadas no local ou lancetadas e drenadas, deixando a cúpula das mesmas no local para servir como curativo fisiológico estéril para reduzir o risco de infecção secundária. A condição é autolimitada.

Doenças infecciosas que causam bolhas

IMPETIGO BOLHOSO

O impetigo, que é uma infecção bacteriana epidérmica, pode ser causado por *S. aureus* (Capítulo 272) e estreptococos beta-hemolíticos do grupo A (Capítulo 274). As toxinas esfoliativas A e B têm como alvo a proteína epidérmica desmogleína 1 e causam clivagem abaixo ou dentro do estrato granuloso. O impetigo bolhoso apresenta-se como vesículas e bolhas superficiais que se rompem facilmente, resultando em um colarinho de escamas (Figura 410.18). As lesões são comumente na face, tronco, axilas e períneo. O diagnóstico é clínico, com cultura das lesões confirmando a bactéria causadora.

TRATAMENTO

Lavagem delicada é recomendada para remover quaisquer crostas. Casos limitados podem ser tratados com pomada tópica de mupirocina a 2%. Antibióticos VO (p. ex., dicloxacilina 500 mg, 4 vezes/dia ou cefalexina 500 mg, 3 vezes/dia) por 7 dias são indicados para doença extensa e para pacientes que não respondem aos antibióticos tópicos.

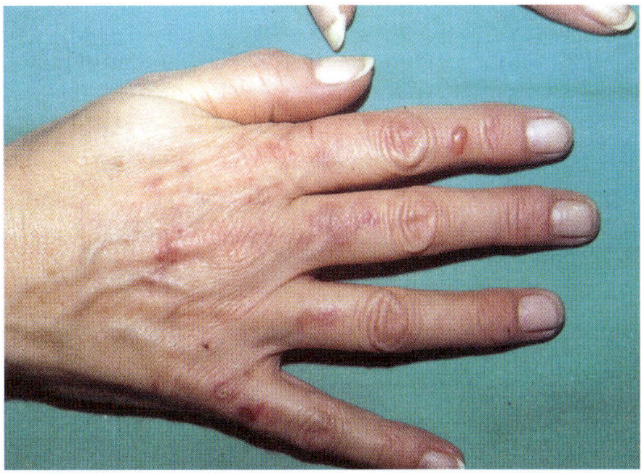

FIGURA 410.17 Porfiria cutânea tardia. Uma bolha e erosões são observadas na superfície dorsal da mão. (Cortesia do Dr. Neil J. Korman.)

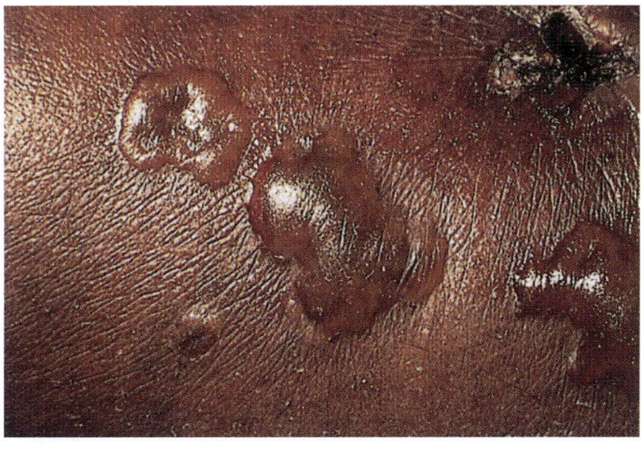

FIGURA 410.18 Impetigo bolhoso. Várias bolhas são observadas no tronco desse paciente.

SÍNDROME DA PELE ESCALDADA ESTAFILOCÓCICA

A disseminação hematogênica de toxinas esfoliativas estafilocócicas A e B pode resultar na síndrome da pele escaldada estafilocócica (Capítulo 272). Em adultos, geralmente é observada com insuficiência renal (Capítulo 121) ou imunossupressão sistêmica. Os pacientes apresentam início súbito de febre acompanhada de eritema evanescente e doloroso à palpação que inicia na face, no pescoço e nas áreas intertriginosas e, em seguida, generaliza-se rapidamente. Ao contrário da síndrome do choque tóxico, as palmas das mãos, as solas dos pés e as mucosas não são afetadas. Bolhas flácidas, que se desenvolvem em 1 a 2 dias, descamam em grandes lâminas e deixam a pele superficialmente desnudada (Figura 410.19). A biopsia de pele pode ajudar a distinguir a formação de crostas e fissura periorificial da síndrome da pele escaldada estafilocócica da necrólise epidérmica tóxica, que causa separação subepidérmica da pele e envolvimento da mucosa.

TRATAMENTO

O tratamento da síndrome da pele escaldada estafilocócica grave é nafcilina IV ou oxacilina IV 1 a 2 g a cada 4 horas durante 7 a 14 dias, a menos que os pacientes tenham MRSA, quando devem ser tratados com vancomicina IV (começando com 1 g a cada 12 horas, então ajustado com base na depuração [*clearance*] da creatinina). Para doença leve, a dicloxacilina oral (500 mg, 4 vezes/dia) por 10 a 14 dias costuma ser efetiva, mas os MRSA precisam de antibióticos que se mostraram efetivos nos antibiogramas.

INFECÇÃO POR HERPES-VÍRUS SIMPLES

A infecção por HSV (Capítulo 350) comumente se manifesta como erupção vesicular recorrente sobre uma base eritematosa (Figura 410.20). A localização é, tipicamente, oral e perioral na infecção pelo HSV-1, mas genital ou sacral na infecção pelo HSV-2.

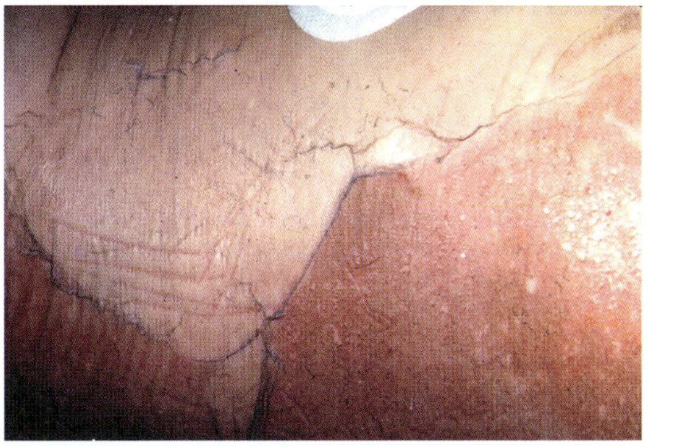

FIGURA 410.19 Síndrome da pele escaldada estafilocócica. Eritema confluente com esfoliação da pele é observado no tronco. (Cortesia do Dr. Neil J. Korman.)

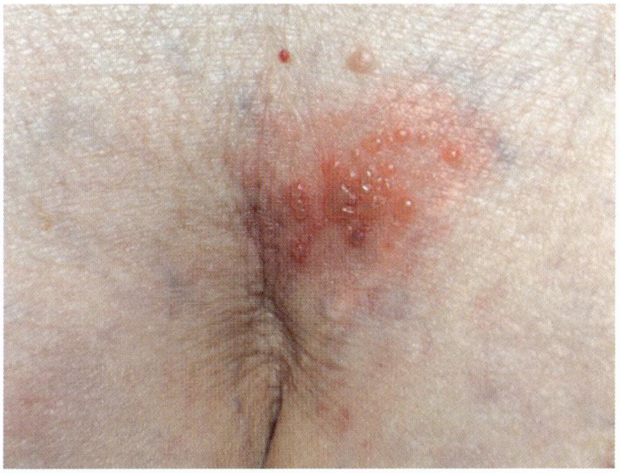

FIGURA 410.20 Herpes genital recorrente. Vesículas agrupadas e/ou vesicopustulosas intactas sobre base eritematosa acima da fenda glútea. (Cortesia do Dr. Kalman Watsky. De Downing C, Mendoza N, Sra K, et al. Human herpesvirus. In: Bolognia JL, Schaffer JV, Cerroni L, eds. *Dermatology*. 4th ed. Elsevier; 2018:1404.)

As áreas traumatizadas podem aparecer como erosões com bordas recortadas. A erupção cutânea recorrente pode ser precipitada por outras infecções que suprimem o sistema imune, frio ou calor, traumatismo cutâneo e menstruação. Pacientes imunocomprometidos podem desenvolver úlceras erosivas crônicas.

O esfregaço de Tzanck da base de uma vesícula raspada ou erodida pode ser útil para confirmar rapidamente o diagnóstico, identificando células gigantes multinucleadas com moldagem nuclear e marginação (ver Figura 407.8 no Capítulo 407), mas o padrão-ouro de diagnóstico é cultura viral ou a imunofluorescência direta com anticorpos específicos contra antígenos do varicela-zóster (VZV). A imunofluorescência direta apresenta sensibilidade e especificidade elevadas, consegue produzir resultados no mesmo dia e distinguir HSV-1, HSV-2 e VZV.

TRATAMENTO

A infecção por HSV é autolimitada em indivíduos saudáveis. O tratamento antiviral com aciclovir, valaciclovir ou fanciclovir (ver Tabela 336.1 no Capítulo 336) pode encurtar o episódio inicial e prevenir recorrências. A dose e a duração da terapia antiviral dependem de a infecção ser disseminada ou limitada e de o paciente estar imunossuprimido.

VARICELA

A varicela (catapora) causada pelo VZV (Capítulo 351) geralmente ocorre na infância, e é mais grave quando ocorre na idade adulta. Máculas eritematosas na face, no couro cabeludo, no tronco e na parte proximal dos membros progridem rapidamente para pápulas, vesículas, pústulas e crostas (Figura 410.21) 10 a 21 dias após a exposição. O diagnóstico geralmente é realizado clinicamente, com a confirmação baseada na imunofluorescência direta com anticorpos específicos direcionados para o VZV porque os resultados da cultura costumam ser tardios e menos sensíveis. O esfregaço de Tzanck pode ser útil, mas não distingue o HSV do VZV.

TRATAMENTO

Adultos imunocompetentes podem ser tratados com valaciclovir oral (1 g, 3 vezes/dia) ou aciclovir oral (800 mg, 5 vezes/dia) por 5 a 7 dias com esquemas prolongados em casos de crostas tardias e ajustes posológicos conforme necessário para função renal reduzida. A vacina contra varicela é extremamente efetiva quando administrada uma vez a crianças ou duas vezes (com um intervalo de 4 a 8 semanas) em pessoas com mais de 13 anos não vacinadas anteriormente (Capítulo 15).

HERPES-ZÓSTER

O herpes-zóster (Capítulo 351), que é causado pela reativação do VZV a partir de varicela primária prévia ou após vacinação contra a varicela, ocorre mais frequentemente em indivíduos mais velhos ou imunocomprometidos. Os pacientes geralmente desenvolvem vesículas agrupadas sobre uma base eritematosa em uma distribuição de acordo com o dermátomo (Figura 410.22). A erupção cutânea geralmente é precedida por dor, prurido, formigamento ou hiperestesia. A disseminação cutânea, definida como mais de 20 vesículas fora dos dermátomos primários ou adjacentes e/ou envolvimento visceral, ocorre mais comumente em pacientes imunocomprometidos. Disestesia no dermátomo afetado pode persistir em até 20% dos pacientes após a resolução das lesões cutâneas (neuralgia pós-herpética).

TRATAMENTO

Adultos imunocompetentes podem ser tratados com valaciclovir (1.000 mg, 3 vezes/dia durante 7 dias), aciclovir (800 mg, 5 vezes/dia durante 7 dias) ou fanciclovir (500 mg, 3 vezes/dia durante 7 dias). Para pacientes imunocomprometidos ou com doença disseminada ou visceral, indica-se aciclovir intravenoso (10 mg/kg a cada 8 horas por 7 a 10 dias). O início da gabapentina com terapia antiviral também consegue diminuir a incidência de neuralgia pós-herpética. A vacinação contra varicela reduz substancialmente a incidência de herpes-zóster e neuralgia pós-herpética (Capítulo 351).

ERUPÇÕES PUSTULARES

Acne vulgar

A acne vulgar afeta até 85% dos adolescentes, mas pode persistir até a idade adulta ou mesmo se desenvolver *de novo* em adultos.[14] O fluxo de sebo, que é estimulado por andrógenos, é fisicamente obstruído por queratinização anormal no canal pilossebáceo. O resultado é a formação de "comedões", que podem ser abertos e expostos ao ar ambiente ("cravos pretos") ou cobertos pela epiderme ("cravos brancos"). A proliferação de *Propionibacterium acnes* no interior do comedão pode levar à ruptura da unidade pilossebácea, com resultante extravasamento de seu conteúdo para a derme, criando assim pápulas inflamatórias, pústulas e lesões nodulocísticas.

A acne pode ser exacerbada ou precipitada por cosméticos de base oleosa, preparações para o cabelo, corticosteroides sistêmicos e hormônios androgênicos. Outros medicamentos envolvidos incluem fenitoína, fenobarbital, lítio e isoniazida. Condições endocrinológicas (p. ex., doença do ovário policístico e tumores ovarianos ou suprarrenais) também podem precipitar ou piorar a acne.

TRATAMENTO

A doença leve pode ser tratada topicamente com peróxido de benzoíla, eritromicina ou clindamicina e/ou um retinoide tópico (p. ex., adapaleno, tretinoína ou tazaroteno). Peróxido de benzoíla e retinoides tópicos podem ajudar a normalizar a queratinização folicular, enquanto os antibióticos tópicos ajudam a controlar as pápulas e pústulas inflamatórias. Para doenças mais graves, doxiciclina ou minociclina oral (50 a 100 mg, 2 vezes/dia) podem ser úteis.[15] Nas mulheres, os contraceptivos orais (contendo etinilestradiol mais norgestimato ou etinilestradiol mais drospirenona) e/ou espironolactona podem ser úteis sobretudo no tratamento da acne

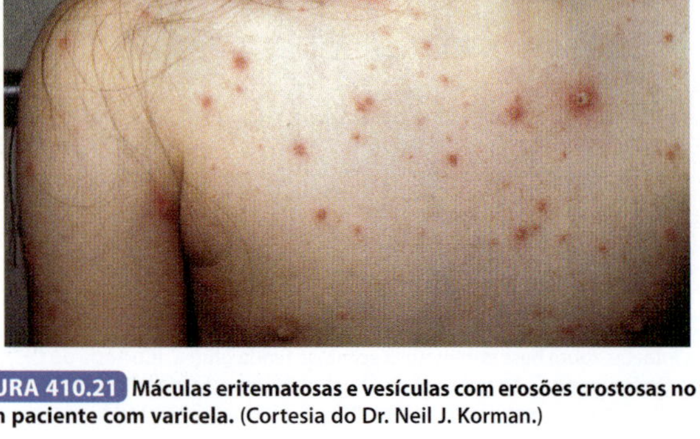

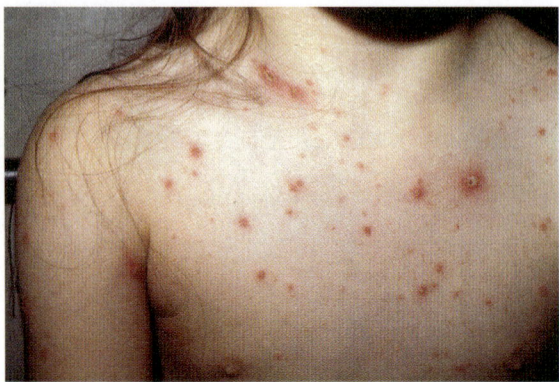

FIGURA 410.21 Máculas eritematosas e vesículas com erosões crostosas no tórax de um paciente com varicela. (Cortesia do Dr. Neil J. Korman.)

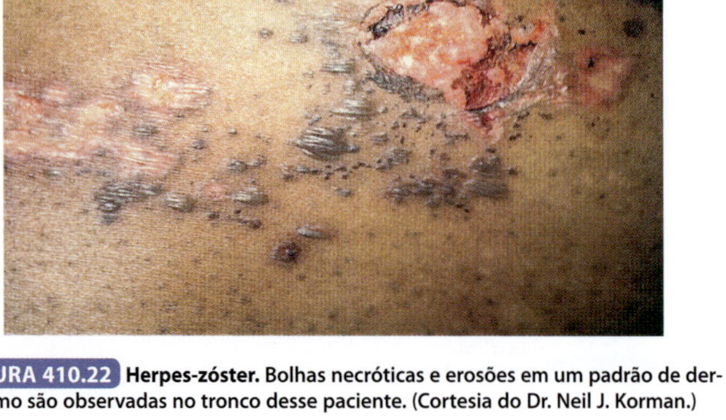

FIGURA 410.22 Herpes-zóster. **Bolhas necróticas e erosões em um padrão de dermátomo são observadas no tronco desse paciente.** (Cortesia do Dr. Neil J. Korman.)

hormonal que afeta predominantemente a parte inferior da face, a mandíbula e parte superior do pescoço. A isotretinoína (1,5 mg/kg administrada por 5 a 6 meses) diminui o tamanho das glândulas sebáceas, bem como sua produção de sebo e é útil para doenças resistentes, casos inflamatórios graves ou formação generalizada de comedões.[16]

ROSÁCEA

A rosácea, que é uma doença inflamatória crônica, afeta as unidades pilossebáceas faciais e os vasos sanguíneos, geralmente na meia-idade.[17] Os quatro principais tipos de rosácea são eritematotelangiectásica, papulopustular, fimatosa e ocular. A rosácea eritematotelangiectásica é caracterizada por eritema facial central persistente e telangiectasias. A rosácea papulopustular é caracterizada por pápulas e pústulas eritematosas na ausência de comedões. A rosácea fimatosa é caracterizada por pele espessada e poros dilatados, geralmente do nariz (rinofima), mas às vezes da testa, do queixo, das orelhas e das pálpebras (Figura 410.23). A rosácea ocular é caracterizada por sensação de ressecamento, prurido ou granulação nos olhos, conjuntivite, blefarite e calázio, devendo ser tratada por um oftalmologista. A rosácea é mais comum em pacientes com tendência a rubor facial, o que pode ser causado pela exposição ao sol ou por outros estímulos (p. ex., álcool, alimentos condimentados, líquidos quentes ou emoção).

TRATAMENTO

Recomenda-se evitar as causas precipitantes, especialmente a exposição ao sol, para todos os tipos de rosácea. Antibióticos tópicos (p. ex., creme de ivermectina 1%, gel de ácido azelaico 15% ou metronidazol 1% creme) são úteis na doença leve,[A2] enquanto uma dose baixa de doxiciclina (20 mg, 2 vezes/dia) é útil para casos mais inflamatórios.[18] Para casos graves de rosácea, doxiciclina em dose plena (100 mg, 2 vezes/dia) ou minociclina (100 mg, 2 vezes/dia) são eficazes, assim como a isotretinoína em dose baixa (0,25 mg/kg).[A3]

DERMATITE PERIORIFICIAL

Na dermatite periorificial, os pacientes desenvolvem pápulas e papulopústulas eritematosas superficiais minúsculas, acompanhadas de manchas descamativas ocasionais ao redor da boca, dos olhos e do nariz (Figura 410.24). Os pacientes frequentemente relatam intolerância a agentes tópicos e cosméticos, e muitos usam corticosteroides tópicos crônicos de maneira inadequada. A descontinuação do corticosteroide promove, com frequência, a regressão da erupção, mas um esquema de 2 a 4 semanas de antibióticos orais (p. ex., doxiciclina 50 a 100 mg, 2 vezes/dia, minociclina 50 a 100 mg, 2 vezes/dia, eritromicina tópica ou 500 mg, 2 vezes/dia, ou azitromicina 500 mg, 1 vez, seguidos por 250 mg por 4 dias administrados com 2 semanas de intervalo) também elimina as lesões.

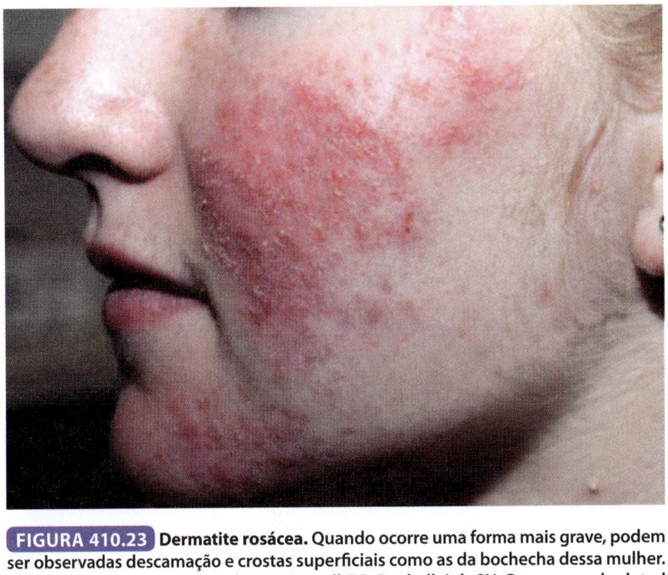

FIGURA 410.23 **Dermatite rosácea.** Quando ocorre uma forma mais grave, podem ser observadas descamação e crostas superficiais como as da bochecha dessa mulher. (Cortesia do Dr. Kalman Watsky. De Powell FC, Raghallaigh SN. Rosacea and related disorders. In: Bolognia JL, Schaffer JV, Cerroni L, eds. *Dermatology*. 4th ed. Elsevier; 2018:607.)

PUSTULOSE EXANTEMÁTICA AGUDA GENERALIZADA

A pustulose exantemática generalizada aguda é mais frequentemente causada por antibióticos (especialmente macrolídios e betalactâmicos), bloqueadores dos canais de cálcio e agentes antimaláricos. Eritema edematoso e febre aparecem tipicamente 2 dias após o início do medicamento, sugerindo sensibilização prévia ao agente causador. Posteriormente, pequenas pústulas estéreis se desenvolvem na face ou em áreas flexurais e podem se disseminar rapidamente (Figura 410.25). Descamação superficial ocorre em seguida e, em geral, a condição regride espontaneamente em 2 semanas.

PSORÍASE PUSTULOSA

A psoríase pustulosa é uma variante da psoríase (Capítulo 409) que é desencadeada por gestação, infecção, redução rápida de corticosteroides, hipocalcemia e medicamentos, como o lítio. Pode ser generalizada (Figura 410.26), localizada nas palmas das mãos e solas dos pés, anular ou aguda e associada a febre e dor cutânea. Corticosteroides tópicos e/ou calcipotrieno podem ser suficientes, mas ciclosporina sistêmica ou inibidores de TNF-α são frequentemente necessários para casos graves (Capítulo 409).

FOLICULITE

A foliculite, inflamação dos folículos pilosos causada por infecção, apresenta-se como pústulas perifoliculares sobre uma base eritematosa. A

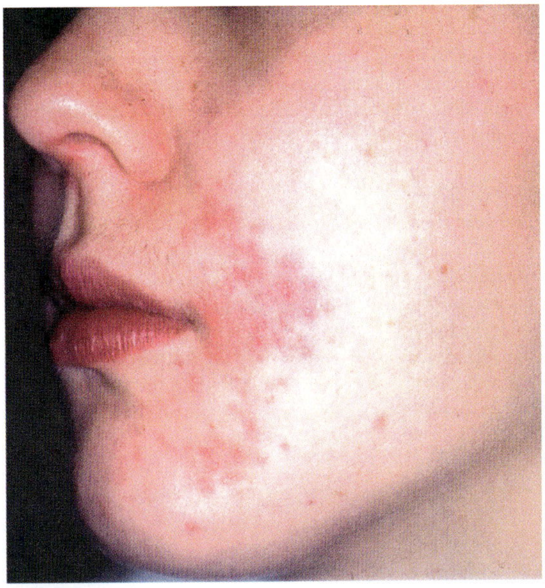

FIGURA 410.24 **Dermatite perioral.** Pápulas eritematosas e pústulas puntiformes são evidentes ao redor da boca. (Cortesia do Dr. Neil J. Korman.)

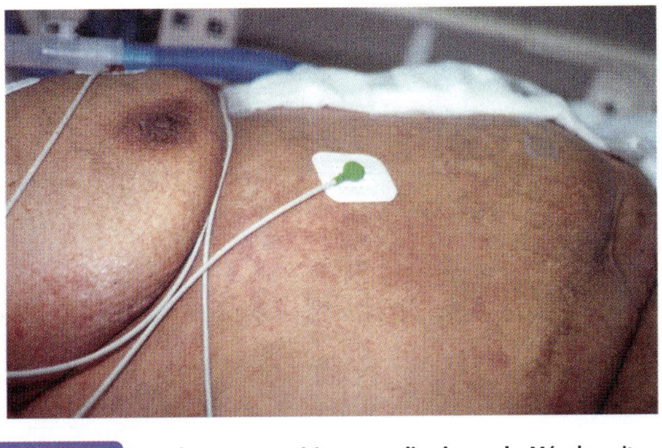

FIGURA 410.25 **Pustulose exantemática generalizada aguda.** Máculas eritematosas e numerosas pústulas superficiais são observadas no tronco desta paciente. (Cortesia do Dr. Neil J. Korman.)

causa mais comum é infecção estafilocócica, mas a flora cutânea e bastonetes gram-negativos podem estar envolvidos. Além disso, podem ocorrer foliculites viral (HSV, VZV) e fúngica. A foliculite ocorre mais comumente em pacientes obesos, imunocomprometidos ou com diabetes melito. Afeta mais comumente os folículos do couro cabeludo, da axila, do tronco, das coxas e da área inguinal, mas também pode se estender mais profundamente para a derme, onde pode causar furúnculos eritematosos maiores ou carbúnculos. A avaliação inclui a cultura do conteúdo ou da base da pústula. Antibióticos tópicos (p. ex., solução de clindamicina 2 vezes/dia durante pelo menos 2 semanas) e sabonetes antibacterianos são eficazes para as doenças leves, mas antibióticos (p. ex., cefalexina 500 mg, 2 vezes/dia durante 14 dias) são necessários para infecção mais extensa.

Foliculite por *Pseudomonas*

A foliculite por *Pseudomonas* se manifesta 1 a 2 dias após o uso de banheiras de hidromassagem ou piscinas aquecidas contaminadas por *P. aeruginosa* (Capítulo 290). Os achados típicos são pápulas e pústulas pruriginosas, principalmente no tronco e acentuadas em qualquer área da pele ocluída por roupa de banho (Figura 410.27). A condição geralmente é autolimitada em indivíduos saudáveis, mas pode ser tratada com sabonete antibacteriano. Ciprofloxacino (500 mg, 2 vezes/dia durante 10 a 14 dias) geralmente cura a infecção.

Foliculite por *Pityrosporum*

A foliculite por *Pityrosporum ovale* é uma erupção pruriginosa acneiforme que se desenvolve na face, na parte superior do tórax e nos braços. É mais frequentemente observada em adultos jovens, sobretudo em climas quentes, após suar e em indivíduos imunossuprimidos. As lesões aparecem como pápulas foliculares pruriginosas e, às vezes, pústulas no tronco e nos ombros. As formas de levedura são identificáveis em uma preparação de hidróxido de potássio (KOH). O tratamento consiste em creme antifúngico tópico, xampu de sulfeto de selênio diariamente por 1 mês ou itraconazol oral (200 mg/dia durante 1 semana) ou fluconazol (100 a 200 mg/dia durante 1 a 4 semanas ou 300 mg, 1 vez/semana durante 1 a 2 meses).

Foliculite pustulosa eosinofílica

A foliculite pustulosa eosinofílica, observada em pacientes HIV-soropositivos, é uma foliculite estéril, mas intensamente pruriginosa, geralmente observada na face e no tronco (Capítulo 366). É acompanhada por eosinofilia periférica. A biopsia da pele demonstra eosinófilos dentro e ao redor dos folículos. As opções de tratamento incluem anti-histamínicos, corticosteroides tópicos (ver Tabela 407.10) e tacrolimo tópico. As opções sistêmicas incluem indometacina (50 mg/dia), minociclina (100 mg, 2 vezes/dia), dapsona (100 a 200 mg/dia), corticosteroides sistêmicos e colchicina (0,6 mg, 2 vezes/dia). A fototerapia com luz ultravioleta B de banda estreita também pode ser útil.

HIDRADENITE SUPURATIVA

Hidradenite supurativa, uma doença inflamatória crônica e recorrente, é caracterizada por nódulos e abscessos dolorosos e profundos resultantes da oclusão do infundíbulo folicular seguida por inflamação.

A hidradenite pode começar na puberdade; contudo, ocorre mais comumente no início da terceira década de vida, com sua incidência diminuindo substancialmente após os 50 anos. Há predominância feminina de 3 mulheres:1 homem. A patogênese é mal compreendida, mas parece ser uma doença inflamatória ou imunológica. Tabagismo (cigarros) e obesidade são fatores de risco. A biopsia mostra atrofia das glândulas sebáceas, inflamação linfocítica da unidade pilossebácea, destruição dos folículos pilosos e granulomas.

A evolução clínica é crônica, com períodos de exacerbações e remissões. A apresentação típica consiste em nódulos inflamados dolorosos e abscessos estéreis na axila ou na virilha, mas as lesões também ocorrem frequentemente nas áreas inframamária, genital e perineal.[19] Trajetos fistulosos podem se desenvolver e estar associados à drenagem purulenta ou sanguinolenta; as lesões podem curar deixando cicatrizes, às vezes em formato de cordão. As exacerbações estão, com frequência, relacionadas à menstruação. As lesões recorrem, tipicamente, no mesmo local ou em locais próximos, apesar de incisão e drenagem anteriores e/ou uso prévio de antibióticos orais (Figura 410.28).

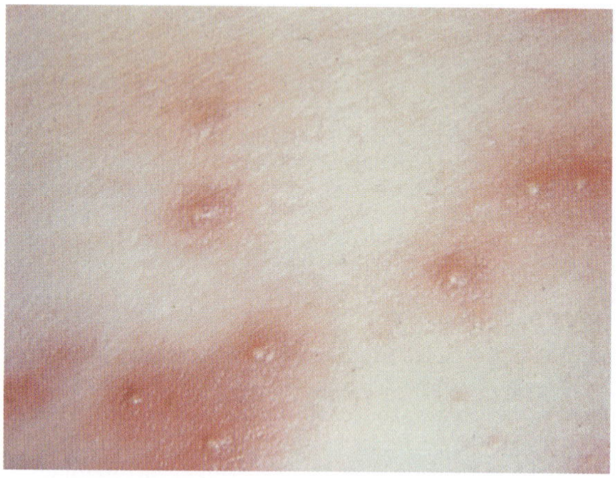

FIGURA 410.27 Foliculite por espécies de *Pseudomonas*. O tronco deste paciente apresenta numerosas pústulas sobre base eritematosa. (Cortesia do Dr. Neil J. Korman.)

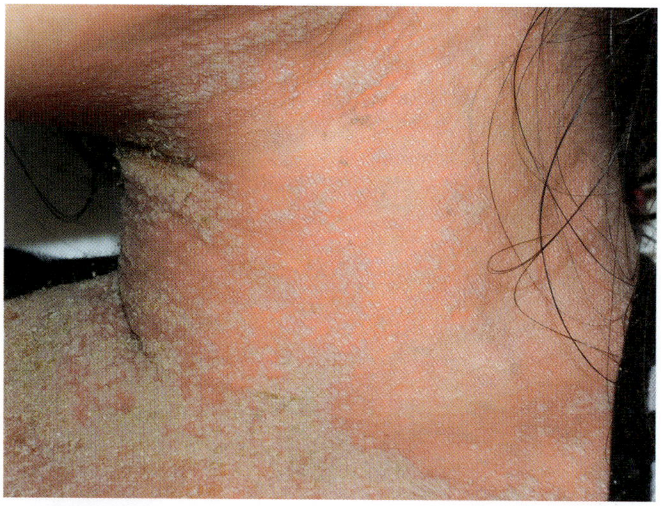

FIGURA 410.26 Psoríase pustulosa generalizada. Extensas áreas de eritema com numerosas pústulas e formação de coleções de pus. (Cortesia da Dra. Julie V. Schaffer. De van de Kerkhof PCM, Nestlé FO. Psoriasis. In: Bolognia JL, Schaffer JV, Cerroni L, eds. *Dermatology*. 4th ed. Elsevier; 2018:145.)

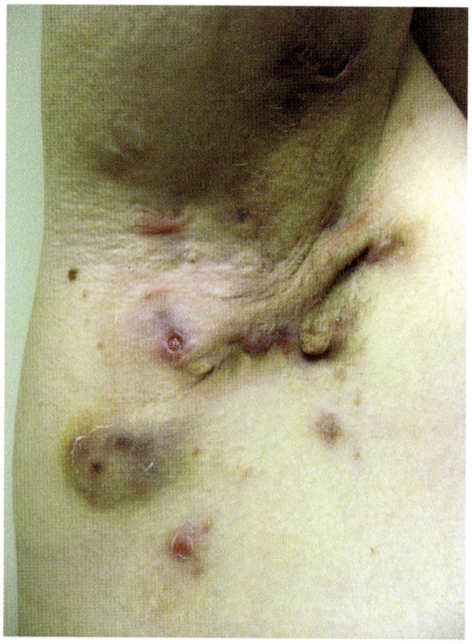

FIGURA 410.28 Hidradenite supurativa. A axila deste paciente apresenta vários nódulos eritematosos com trajetos fistulosos de drenagem. (Cortesia do Dr. Neil J. Korman.)

TRATAMENTO

As opções de tratamento têm sucesso variável. A perda de peso e o abandono do tabagismo são incentivados. A redução da umidade pelo uso de cloreto de alumínio tópico ou pós, e roupas largas pode ser útil. Sabonetes antissépticos e antibióticos tópicos (p. ex., lavagens com peróxido de benzoíla ou clorexidina ou combinações de clindamicina/peróxido de benzoíla) podem ser benéficos para doença precoce ou moderada. As injeções intralesionais de triancinolona conseguem reduzir a inflamação nos nódulos iniciais. As terapias sistêmicas incluem antibióticos orais (doxiciclina, minociclina, clindamicina, rifampicina, dapsona, sulfametoxazol-trimetoprima), terapias hormonais (etinilestradiol mais acetato de ciproterona, espironolactona, finasterida), inibidores da fosfodiesterase-4, por exemplo, inibidor da fosfodiesterase-α, apremilaste e adalimumabe 40 mg semanais ou infliximabe).[A4-A6]

SÍNDROME DE SWEET

A síndrome de Sweet é uma dermatose neutrofílica febril aguda caracterizada por: febre, neutrofilia periférica, e pápulas, nódulos ou placas edematosas e dolorosas. A síndrome de Sweet pode ser idiopática, embora seja observada mais frequentemente em associação a uma condição subjacente ou à exposição a medicamentos.[20] Em adultos, a síndrome de Sweet está mais comumente associada a uma doença maligna hematológica, especialmente leucemia mieloide aguda (Capítulo 173). Também é observada em associação a doença inflamatória intestinal (Capítulo 132), infecções, gravidez e exposição a medicamentos como o ácido todo-*trans*-retinoico e o fator estimulador de colônias de granulócitos. A síndrome de Sweet manifesta-se clinicamente como múltiplas pápulas, papulovesículas ou nódulos de consistência firme, dolorosos à palpação, profundamente eritematosos a violáceos, que podem se transformar em placas edematosas. Os locais mais comuns de acometimento são cabeça, pescoço e membros superiores e inferiores (Figura 410.29 e Capítulo 411). O fenômeno de patergia, que é o desenvolvimento de lesões inflamatórias em locais de lesão dérmica, pode ser observado em pontos de inserção IV e punção venosa. Quando a doença está ativa, os pacientes podem apresentar febre, artralgias, artrite e mialgias, bem como leucocitose neutrofílica. A biopsia mostra edema superficial e infiltrado neutrofílico denso mais profundo.

TRATAMENTO

As lesões cutâneas respondem rapidamente aos corticosteroides orais (p. ex., prednisona, 1 mg/kg/dia). As opções poupadoras de esteroides incluem dapsona (100 a 200 mg/dia), colchicina (0,6 mg, 3 vezes/dia), iodeto de potássio (300 mg, 3 vezes/dia), ciclosporina e inibidores do TNF-α. Episódios recorrentes podem ser um sinal de câncer recidivante.

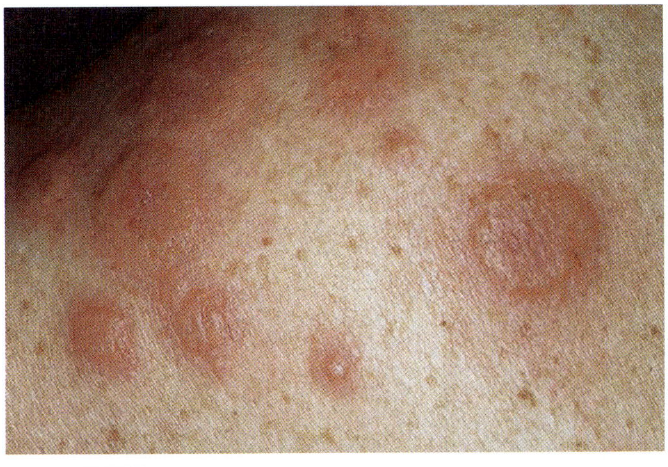

FIGURA 410.29 **Síndrome de Sweet.** O edema pode ser bastante acentuado, como visto nessas lesões na parte superior do dorso. (Cortesia do Dr. Kalman Watsky. De Davis MDP, Moschella SL. Neutrophilic dermatoses. In: Bolognia JL, Schaffer JV, Cerroni L, eds. *Dermatology*. 4th ed. Elsevier; 2018:456.)

Recomendações de grau A

A1. Joly P, Maho-Vaillant M, Prost-Squarcioni C, et al. First-line rituximab combined with short-term prednisone versus prednisone alone for the treatment of pemphigus (Ritux 3): a prospective, multicentre, parallel-group, open-label randomised trial. *Lancet*. 2017;389:2031-2040.
A2. McGregor SP, Alinia H, Snyder A, et al. A review of the current modalities for the treatment of papulopustular rosacea. *Dermatol Clin*. 2018;36:135-150.
A3. Sbidian E, Vicaut E, Chidiack H, et al. A randomized-controlled trial of oral low-dose isotretinoin for difficult-to-treat papulopustular rosacea. *J Invest Dermatol*. 2016;136:1124-1129.
A4. Kimball AB, Kerdel F, Adams D, et al. Adalimumab for the treatment of moderate to severe hidradenitis suppurativa: a parallel randomized trial. *Ann Intern Med*. 2012;157:846-855.
A5. Kimball AB, Okun MM, Williams DA, et al. Two phase 3 trials of adalimumab for hidradenitis suppurativa. *N Engl J Med*. 2016;375:422-434.
A6. Vossen A, van Doorn MBA, van der Zee HH, et al. Apremilast for moderate hidradenitis suppurativa: results of a randomized controlled trial. *J Am Acad Dermatol*. 2019;80:80-88.

REFERÊNCIAS BIBLIOGRÁFICAS

As referências bibliográficas, bem como os outros materiais suplementares deste livro, encontram-se no GEN-IO, nosso ambiente virtual de aprendizagem.

411 URTICÁRIA, ERUPÇÃO DE HIPERSENSIBILIDADE A MEDICAMENTOS, NÓDULOS, TUMORES E DOENÇAS ATRÓFICAS

MADELEINE DUVIC

URTICÁRIA

DEFINIÇÃO E EPIDEMIOLOGIA

A urticária é um dos padrões de reação cutânea mais comuns (Figura 411.1). É desencadeada por uma ampla variedade de antígenos ou estímulos físicos, incluindo frio, pressão e luz solar (Tabela 411.1). A urticária é um espectro que varia desde pápulas simples até angioedema. A distinção clínica entre as formas aguda e crônica de urticária é importante para o diagnóstico e tratamento. A urticária crônica é definida pela recorrência em um período de 6 semanas ou mais e, com frequência, sua etiologia é desconhecida.

A urticária é comum em todo o mundo e ocorre em pessoas de todas as idades, embora determinados tipos de urticária apresentem predileção por determinadas faixas etárias. Por exemplo, enquanto a urticária aguda é frequentemente observada em crianças com dermatite atópica e a urticária crônica atinge seu máximo na quarta década.

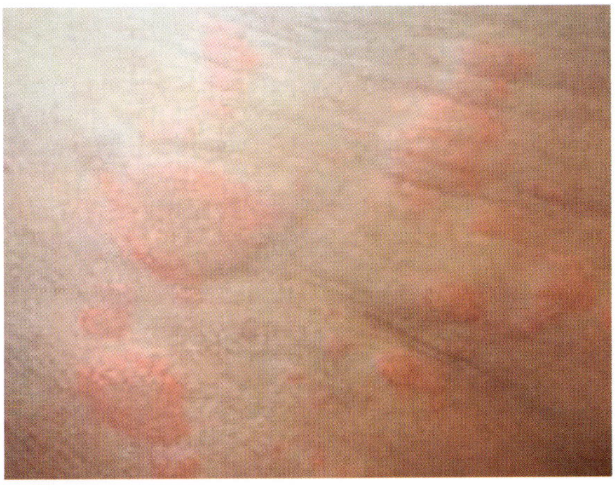

FIGURA 411.1 **Urticária.** De DermNet. Urticaria; 2014. http://www.dermnetnz.org/reactions/urticaria.html. Acesso em 23 de outubro, 2014.)

Tabela 411.1 Causas comuns de urticária.

URTICÁRIA PODE SER ACOMPANHADA POR ANGIOEDEMA E ANAFILAXIA
Hemoderivados: eritrócitos, plaquetas, gamaglobulina
Fármacos/substâncias
Antibióticos: penicilinas, cefalosporinas, sulfonamidas, isoniazida
Ácido acetilsalicílico: salicilatos, benzoatos, fenilbutazona
Anticonvulsivantes: hidantoína
Quimioterapia: doxorrubicina, daunorrubicina, L-asparaginase, clorambucila, ciclofosfamida, melfalana, metotrexato, mostarda nitrogenada, procarbazina
Dextrana
Anti-inflamatórios não esteroides
Opiáceos
Quinidina
Contrastes radiológicos, iodo
Ambientais: pelos ou proteínas de animais, formaldeído, pólen, mofo, plantas, látex, tubos de plástico, exercício, calor, frio, luz solar, vibração dérmica
Alimentos: frutas vermelhas, ovos, leite, frutas oleaginosas, tomates, mariscos, soja
Aditivos alimentares: benzoato de sódio, tartrazina (corante amarelo # 5)
Hormônios
Infecções: estreptocócica, estafilocócica, sinusite ou abscessos, hepatite viral, mononucleose por vírus Epstein-Barr, *Candida* spp.
Picadas de insetos ou veneno: himenópteros, mosquitos, ácaros, escabiose
Estímulos mecânicos (dermografismo, angioedema vibratório, urticária de pressão tardia)
Vacinas
ERUPÇÕES URTICARIFORMES E ERITEMAS REATIVOS
Eritema multiforme: herpes simples, vírus de DNA, *Mycoplasma pneumoniae*, medicamentos
Eritema marginado: febre reumática estreptocócica
Artrite reumatoide juvenil
Eritema crônico migratório: infecções por *Borrelia* spp.
Eritema anular centrífugo: tinha, fármacos
Eritemas figurados: eritema *repens* (frequentemente com carcinoma subjacente)
Urticária pigmentosa (mastocitose)

BIOPATOLOGIA

A urticária pode ser causada por reações imunológicas (autoimunes, imunoglobulina E [IgE]-dependente, mediada por imunocomplexo, dependente do complemento e cininas) ou não imunológicas (agentes liberadores diretos de mastócitos, estímulos vasoativos, fármacos). A degranulação local dos mastócitos com liberação de histamina e outros fatores, como substância de reação lenta da anafilaxia, precipita a urticária. Os autoanticorpos IgG funcionais, que liberam histamina dos mastócitos e basófilos, são comumente encontrados no sangue de pacientes com urticária crônica. Além disso, os basófilos são recrutados para as pápulas, onde sustentam a resposta liberando histamina. Os eosinófilos também contribuem por meio da ação de leucotrieno C_4 (LTC_4), leucotrieno D_4 (LTD_4), leucotrieno E_4 (LTE_4) e proteína básica principal. A urticária é tipicamente transitória e autolimitada, sem extravasamento de células sanguíneas para a pele ou danos aos vasos sanguíneos. O extravasamento de plasma para a derme a partir dos capilares e de pequenas vênulas pós-capilares se correlaciona clinicamente com o desenvolvimento de uma lesão demarcada, rósea e elevada (colmeia).

MANIFESTAÇÕES CLÍNICAS

As lesões da urticária variam de rosadas a vermelho-claras, tornam-se esbranquiçadas à pressão e elevam-se da superfície da pele. O centro das lesões é mais pálido do que a borda expansiva. Por definição, as pápulas individuais aparecem e desaparecem em 24 horas. Uma picada de mosquito (Capítulo 238) é o arquétipo da urticária. As urticárias individuais podem coalescer em placas gigantes ou anéis chamados urticária gigante, como é visto na doença do soro, na qual são acompanhadas por artralgias e febre. A urticária confluente também pode ser acompanhada por edema dos tecidos moles subjacentes ou das mucosas (angioedema), bem como por anafilaxia com edema da laringe, uma emergência potencialmente fatal. Em indivíduos normais, a pressão ou vibração na pele causará liberação local espontânea de histamina, o que induz uma reação alérgica imediata conhecida como dermatografismo. Edema profundo se desenvolve no local da pressão sustentada e pode persistir por dias em uma condição conhecida como urticária de pressão tardia. Os indivíduos afetados podem desenvolver lesões em razão de roupas apertadas, sapatos, meias ou relações sexuais.

Outros estímulos físicos como frio, calor, sol ou exercícios podem induzir a urticária. A urticária ao frio pode ser precipitada colocando-se um cubo de gelo na pele; o intervalo até o desenvolvimento da urticária e a duração da mesma se correlacionam com a gravidade da condição, que pode ser fatal se o paciente for subitamente imerso em água fria. Calor, exercício ou esforço podem ser acompanhados por pequenas lesões urticariformes de 2 a 3 mm em uma condição chamada urticária colinérgica. A anafilaxia induzida por exercício pode ser hereditária, mas o defeito é desconhecido. Pacientes com angioedema vibratório desenvolvem edema e eritema poucos minutos após a exposição a um estímulo vibratório. As lesões persistem por cerca de 30 minutos. Outras formas de urticária induzida fisicamente incluem urticária solar e urticária aquagênica (urticária causada pela exposição ao sol e à água, respectivamente).

A anafilaxia induzida por alimentos e exercícios é uma síndrome na qual alguns minutos de exercícios físicos após a ingestão de alimentos específicos resulta em angioedema ou anafilaxia. A causa dessa síndrome ainda é motivo de controvérsia, mas a redução da secreção de ácido gástrico pode estar envolvida na anafilaxia induzida por alimentos e exercícios.

DIAGNÓSTICO

Uma anamnese detalhada (duração, profissão, medicamentos, frequência de episódios, doenças associadas) é crítica. A urticária resulta, tipicamente, da exposição ao antígeno alguns minutos a algumas horas antes do início das lesões. Em muitos casos, o prurido precede o início da erupção. Os fatores deflagradores mais comuns de urticária mediada por IgE são medicamentos (especialmente penicilina, sulfa, antibióticos e contrastes), alimentos (ostras, salicilatos presentes em frutas silvestres, tomates, fermento e penicilina em queijo azul), aditivos alimentares (benzoato de sódio), frutas oleaginosas (especialmente amendoim), látex e picadas de insetos. Os mediadores não imunológicos da urticária incluem ácido acetilsalicílico (AAS) e opiáceos, bem como agentes físicos que atuam pela via da prostaglandina ou pela desgranulação de mastócitos.

A urticária aguda também pode ser desencadeada pelo contato da pele com um antígeno, como o látex, e pode progredir para anafilaxia. Além disso, a urticária pode ser um sinal ou pródromo de infecção latente, especialmente faringite estreptocócica em crianças ou hepatite viral em adultos. A urticária migratória que acompanha a febre reumática, eritema marginado (Figura 411.2), é caracterizada por lesões evanescentes e de contorno recortado que mudam de localização com o passar das horas.

Quando as lesões de urticária persistem por mais de 24 horas, deve-se suspeitar de vasculite urticariforme subjacente. Uma biopsia de pele é necessária para distinguir a vasculite urticariforme da urticária sem dano aos vasos sanguíneos. Quando há dano vascular, a lesão é denominada *vasculite leucocitoclástica*, a expressão mais grave das reações de hipersensibilidade que envolvem os vasos sanguíneos cutâneos.

A urticária crônica pode ser causada por infecções ocultas (sinusite, doença da vesícula biliar, *Helicobacter pylori*, infecções por fungos, abscessos dentários ou hepatite silenciosa), bem como por colagenoses e tumores, especialmente linfoma de Hodgkin. A deficiência do inibidor da C1 esterase pode se manifestar como urticária crônica com angioedema. Recomenda-se a realização de testes de alergia se a anamnese não for reveladora. Se as lesões persistirem por mais de 24 horas, a biopsia de pele é indicada para determinar se existe vasculite ou mastocitose. Se houver suspeita de

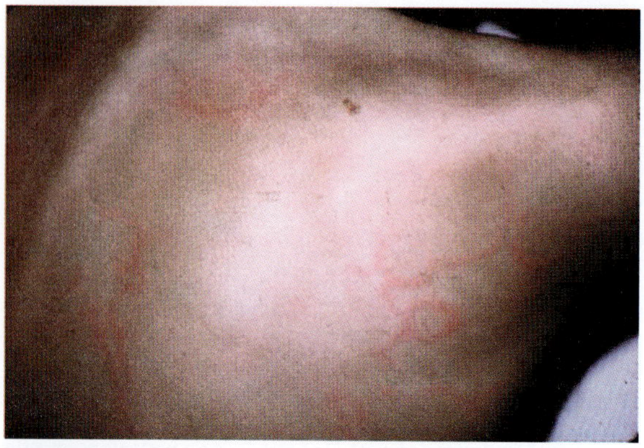

FIGURA 411.2 **Eritema marginado.** (De Medscape. Urticaria; n.d. http://www.medscape.com/content/1998/00/41/73/417394/art5649.fig2.jpg.http://www.dermnetnz.org/reactions/urticaria.html. Acesso em 23 de outubro, 2014.)

infecção, colagenose ou tumor, uma avaliação sorológica completa deve ser realizada. Embora uma avaliação médica completa possa ajudar no diagnóstico, a causa da urticária crônica pode permanecer incerta. Quando não existe um antígeno conhecido, o estresse é frequentemente invocado como causa subjacente da urticária idiopática recorrente crônica.

A mastocitose sistêmica[1] (Capítulo 240) pode ser acompanhada por lesões urticariformes e sinais/sintomas gastrintestinais. Na forma de mastocitose conhecida como *urticária pigmentosa*, a fricção das lesões provoca urticária, conhecida como sinal de Darier. Uma biopsia de pele mostra aumento do número de mastócitos dérmicos. Os níveis séricos de triptase e histamina podem estar elevados durante uma crise.

TRATAMENTO

O tratamento da urticária depende de sua gravidade e da duração do distúrbio[2] (Capítulo 237). Para urticária leve limitada à pele, anti-histamínicos orais tradicionais (difenidramina) ou não sedativos mais recentes (terfenadina, cetirizina, loratadina) podem ser administrados intermitentemente conforme necessário (Tabela 411.2). A1,A2 A urticária aguda costuma ser tratada com difenidramina VO. Se a urticária for grave, podem ser usados corticosteroides a curto prazo, até 1 mg/kg. Para urticária associada a sibilos ou anafilaxia, epinefrina subcutânea, corticosteroides intravenosos (IV) e oxigênio devem ser administrados imediatamente.

Encontrar a causa e remover o antígeno que induz urticária recorrente crônica é extremamente preferível à administração crônica de corticosteroides ou anti-histamínicos. O paciente deve evitar compostos com ácido acetilsalicílico e outros medicamentos que poderiam ser a causa.

Para urticária espontânea crônica persistente, omalizumabe, um anticorpo monoclonal anti-IgE (300 mg SC, 1 vez por mês), A3 ou ciclosporina (em doses de 3 mg/kg ou mais por 8 a 16 semanas), é efetivo em 65 a 70% de pacientes que não respondem aos anti-H_1. Os anti-histamínicos H_2 e antagonistas de leucotrieno não são mais recomendados. A prednisona deve ser evitada em razão da toxicidade a longo prazo.

FARMACODERMIA

DEFINIÇÃO

Os medicamentos têm sido associados a todos os tipos de padrões de reações cutâneas, desde leves e autolimitadas até graves e potencialmente fatais. Urticária e erupções exantemáticas são manifestações comuns de reações cutâneas a medicamentos. Menos comumente são observados reações fixas, liquenoides, pustulares, fototóxicas, bolhosas ou vasculíticas e o espectro do eritema multiforme, síndrome de Stevens-Johnson e necrólise epidérmica tóxica (NET).

BIOPATOLOGIA

As erupções cutâneas induzidas por medicamentos (farmacodermia), que resultam de toxicidade, superdosagem, interações medicamentosas ou produtos do metabolismo, podem ser causadas por mecanismos imunológicos ou não imunológicos. Fármacos ou seus metabólitos podem atuar como haptenos e induzir respostas humorais ou mediadas por células. Os mecanismos incluem anafilaxia dependente de IgE e urticária, reações citotóxicas que desencadeiam trombocitopenia e petéquias, doença do soro mediada por imunocomplexos e hipersensibilidade do tipo tardio levando a erupções exantemáticas ou fixas, ou síndrome de Stevens-Johnson.

MANIFESTAÇÕES CLÍNICAS E DIAGNÓSTICO

As erupções cutâneas medicamentosas são imediatas (urticária) ou reações de hipersensibilidade tardia (exantemas). Reações imediatas como prurido, urticária, angioedema e anafilaxia ocorrem minutos a algumas horas após a administração do medicamento. A erupção cutânea mais comum relacionada ao medicamento (Tabela 411.3) é a reação de hipersensibilidade

Tabela 411.2 Tratamento da urticária.

1. Evitar o agente desencadeador!
2. Medicamentos com base na gravidade A. Urticária aguda, leve a moderada • Anti-H_1 oral, por exemplo, difenidramina, 10 a 50 mg VO, 12/12 h, ou hidroxizina, 10 a 25 mg VO, 8/8 h; alternativas não sedativas incluem cetirizina, 5 a 10 mg/dia, ou loratadina, 10 mg/dia • Omalizumabe (um anticorpo anti-IgE) a 300 mg SC mensal
B. Urticária grave associada ou não a angioedema • Anti-H_1, por exemplo, difenidramina, 25 a 50 mg VO a cada 6 a 8 h ou 10 a 50 mg IV a cada 2 a 4 h; não deve exceder 400 mg/24 h • Corticosteroides, por exemplo, prednisona, 10 a 60 mg VO todas as manhãs com redução gradual ao longo de um período de 2 semanas; triancinolona, uma dose de 40 mg IM; ou dexametasona, 0,6 a 0,75 mg/m²/dia IV em doses divididas a cada 6 a 12 h, dependendo da gravidade
C. Anafilaxia • A – Vias respiratórias (intubação) • B – Ventilação (oxigênio) • C – Circulação: epinefrina aquosa parenteral, 1:1.000 IV, solução salina ou expansores de volume • Corticosteroides IV (p. ex., metilprednisolona, 125 mg) • Antagonistas da histamina H_1 e H_2 (50 mg de difenidramina e 50 mg de ranitidina)
D. Urticária idiopática crônica – terapia combinada • Anti-H_1 não sedativo: cetirizina, 10 mg/dia ou fexofenadina, 30 a 180 mg, 2 vezes/dia, como monoterapia ou com montelucaste, 10 mg/dia, ou antagonistas H_1 e H_2 (50 mg de difenidramina e 50 mg de ranitidina) e/ou corticosteroides em baixa dose (se inevitável) • Omalizumabe (anticorpo monoclonal anti-IgE) a 300 mg SC, 1 vez/mês e ciclosporina (doses de 3 mg/kg ou mais por 8 a 16 semanas)

IM = intramuscular; IV = intravenosa; VO = via oral.

Tabela 411.3 Farmacodermia tardia por categoria.

EXANTEMAS MACULOPAPULARES – QUALQUER MEDICAMENTO PODE PROVOCAR ERUPÇÃO CUTÂNEA 7 A 10 DIAS APÓS A PRIMEIRA DOSE
Alopurinol Antibióticos: penicilina, sulfonamidas Antiepilépticos: fenitoína, fenobarbital Anti-hipertensivos: captopril, diuréticos tiazídicos Contrastes: iodo Sais de ouro Agentes hipoglicemiantes Meprobamato Fenotiazinas Quinina
FARMACODERMIA ASSOCIADA COM EOSINOFILIA E SINAIS/SINTOMAS SISTÊMICOS (DRESS)
Anticonvulsivantes: fenitoína, fenobarbital, valproato, lamotrigina Antibióticos: sulfonamidas, minociclina, dapsona, ampicilina, etambutol, isoniazida, linezolida, metronidazol, rifampicina, estreptomicina, vancomicina Anti-hipertensivos: anlodipino, captopril Antidepressivos: bupropiona, fluoxetina Alopurinol Celecoxibe Ibuprofeno Fenotiazinas
ERITEMA MULTIFORME/SÍNDROME DE STEVENS-JOHNSON/NECRÓLISE EPIDÉRMICA TÓXICA
Sulfonamidas, fenitoína, barbitúricos, carbamazepina, alopurinol, amicacina, fenotiazinas Necrólise epidérmica tóxica: mesmos agentes do eritema multiforme, mas também acetazolamida, ouro, nitrofurantoína, pentazocina, tetraciclina, quinidina
PUSTULOSE EXANTEMÁTICA GENERALIZADA AGUDA (PEGA)
Antibióticos: penicilinas, macrolídios, cefalosporinas, clindamicina, imipeném, fluoroquinolonas, isoniazida, vancomicina, minociclina, doxiciclina, linezolida Antimaláricos: cloroquina, hidroxicloroquina Antifúngicos: terbinafina, nistatina Anticonvulsivantes: carbamazepina Bloqueadores do canal de cálcio Furosemida Corticosteroides sistêmicos Inibidores de protease
REAÇÕES SEMELHANTES AO LÚPUS OU A COLAGENOSES
Procainamida, hidralazina, fenitoína, penicilamina, trimetadiona, metildopa, carbamazepina, griseofulvina, ácido nalidíxico, contraceptivos orais, propranolol
ERITEMA NODOSO
Contraceptivos orais, penicilina, sulfonamidas, diuréticos, ouro, clonidina, propranolol, opiáceos Reações medicamentosas fixas: fenolftaleína, barbitúricos, ouro, sulfonamidas, meprobamato, penicilina, tetraciclina, analgésicos

mediada por linfócitos T CD8+ que se manifesta como um exantema macular róseo-brilhante a cor de salmão que aparece entre 7 e 10 dias e até 14 dias após a primeira administração medicamentosa.[3] As reações de hipersensibilidade tardia podem ser exantemas maculares ou papulares (ou ambos), erupções morbiliformes, eritema anular ou eritema confluente (Figura 411.3). Após a sensibilização a determinado medicamento, a readministração do mesmo medicamento pode desencadear uma erupção em 24 a 72 horas. As reações de hipersensibilidade a medicamentos são, tipicamente, simétricas. Iniciam-se caracteristicamente na face e na parte superior do tronco e progridem para os membros inferiores, onde podem se tornar purpúricas. Exantemas secundários a fármacos se tornam, mais frequentemente, máculas eritematosas confluentes após vários dias.

Prurido é o sintoma mais comum. O diagnóstico diferencial para erupções medicamentosas inclui exantemas virais (Capítulo 410), doença do enxerto *versus* hospedeiro (DEVH) ou erupção cutânea de recuperação de leucócitos após transplante de medula óssea alogênica, exantemas eritematosos que acompanham infecções estreptocócicas (escarlatina [Capítulo 274]) ou estafilocócicas (síndrome do choque tóxico [Capítulo 272]) e a manifestação aguda de colagenoses. Um exantema semelhante ocorre quando a ampicilina é administrada a pacientes com mononucleose infecciosa. Uma história medicamentosa cuidadosa é crítica para o diagnóstico e o tratamento.

TRATAMENTO E PROGNÓSTICO

Após o medicamento agressor ser descontinuado, as reações de hipersensibilidade tardia desaparecem em cerca de 1 semana. A terapia é principalmente de suporte. Os corticosteroides, como o creme de triancinolona a 0,01%, aplicados várias vezes ao dia na área afetada e os anti-histamínicos administrados por via oral, 3 a 4 vezes/dia ajudam a reduzir o prurido e abreviam a evolução do quadro.

Síndromes específicas

ERUPÇÃO MEDICAMENTOSA ASSOCIADA COM EOSINOFILIA E SINAIS/SINTOMAS SISTÊMICOS

Uma erupção cutânea de *hipersensibilidade especialmente grave com eosinofilia e sinais/sintomas sistêmicos* (DRESS) é mais frequentemente observada com sulfonamidas e anticonvulsivantes[4] (Figura 411.4). Acredita-se que essa condição seja causada por uma alteração no metabolismo do medicamento. Os linfócitos T ativados liberam interleucina-5 (IL-5), levando à eosinofilia característica. DRESS pode ser de início tardio, de 2 a 6 semanas, e persistir por mais tempo que as erupções medicamentosas clássicas e se tornar generalizada e grave mesmo quando o uso do agente é interrompido. Tipicamente, inicia como uma erupção morbiliforme, que posteriormente evolui para erupção pustulosa edematosa com eritrodermia e púrpura. A erupção cutânea começa na face, na parte superior do tronco e nos membros e posteriormente se generaliza. A administração continuada do medicamento pode desencadear eritrodermia esfoliativa, necrólise tóxica e hipersensibilidade sistêmica, incluindo hepatite (50%), nefrite (10%) ou linfocitose atípica e linfadenopatia simulando mononucleose ou linfoma de células T. Pneumonite, miocardite e pericardite ocorrem menos comumente. Quando há envolvimento visceral, há uma taxa de mortalidade de 10%, geralmente por insuficiência hepática. A etapa inicial do tratamento é a retirada imediata do medicamento suspeito. Corticosteroides sistêmicos (p. ex., prednisona oral a 1,0 mg/kg/dia e reduzida ao longo de 3 a 6 meses ou metilprednisolona IV a 30 mg/kg por 3 dias) devem ser iniciados o mais cedo possível. Para pacientes que desenvolvem dermatite esfoliativa, a internação em uma unidade especializada, como unidade de tratamento de queimados ou unidade de terapia intensiva, é essencial.

ERITEMA MULTIFORME, SÍNDROME DE STEVENS-JOHNSON E NECRÓLISE EPIDÉRMICA TÓXICA

A síndrome de Stevens-Johnson e a necrólise epidérmica tóxica (NET) representam um espectro da mesma doença, da qual o eritema multiforme (ver Figura 410.16 no Capítulo 410) é o menos grave. A síndrome de Stevens-Johnson é definida como envolvimento da mucosa com menos de 10% de envolvimento da superfície corporal. A NET é definida como necrose cutânea em mais de 30% da área de superfície corporal.[5] Eritema multiforme, um híbrido de urticária e vasculite, consiste em máculas ou pápulas vermelhas simetricamente distribuídas que evoluem para lesões em alvo ou olho de boi clássicas com centros vermelhos profundos e bordas urticariformes rosadas. O eritema multiforme comumente é precipitado por infecções por herpes-vírus simples (HSV), outros vírus de DNA ou medicamentos. A síndrome de Stevens-Johnson caracteriza-se pelo grave envolvimento da mucosa com lesões purpúricas. A necrose epidérmica generalizada resultante da apoptose celular é observada na necrólise epidérmica tóxica. Os medicamentos quase sempre estão envolvidos quando a síndrome de Stevens-Johnson ou a necrólise epidérmica tóxica ocorre em adultos (Figura 411.5). Os medicamentos comumente envolvidos incluem anti-inflamatórios não esteroides (AINEs), paracetamol, alopurinol, fenitoína e sulfa, especialmente sulfametoxazol-trimetoprima. Alterações no metabolismo da medicação (ou seja, acetiladores lentos de sulfonamidas) estão frequentemente implicadas. A necrose de

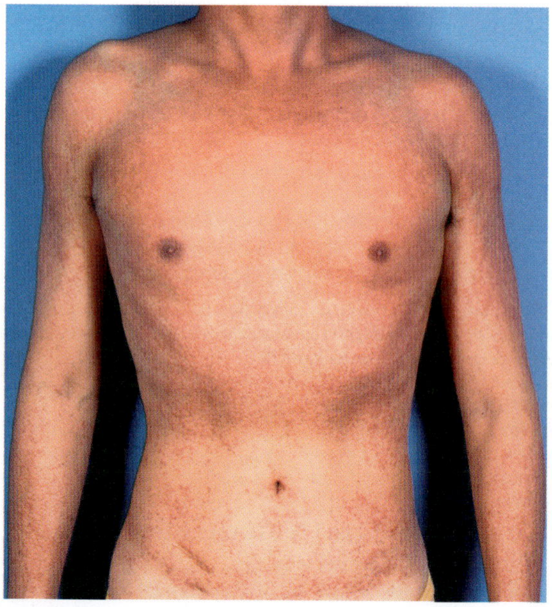

FIGURA 411.3 **Erupção medicamentosa morbiliforme causada por sulfametoxazol-trimetoprima (SMX-TMP).** Este homem jovem soropositivo para o vírus da imunodeficiência humana (HIV) desenvolveu uma erupção generalizada composta por máculas e pápulas eritematosas que esmaeciam à compressão 8 dias após o início do uso de SMX-TMP. Observar a coalescência na parte superior do tronco. (De Bolognia. *Dermatology*, 4th ed.)

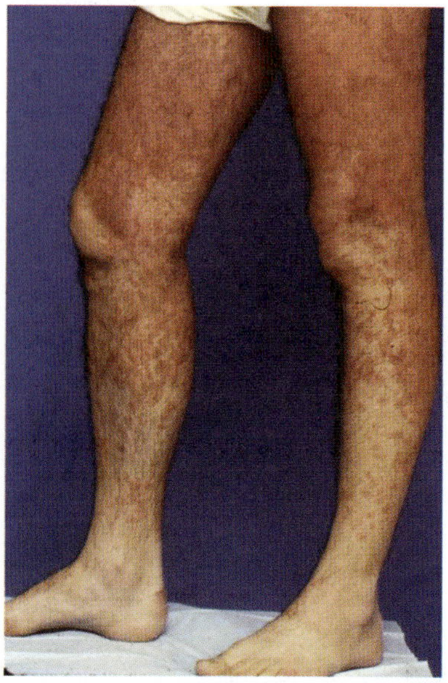

FIGURA 411.4 **Erupção cutânea de hipersensibilidade causada por fenitoína.**

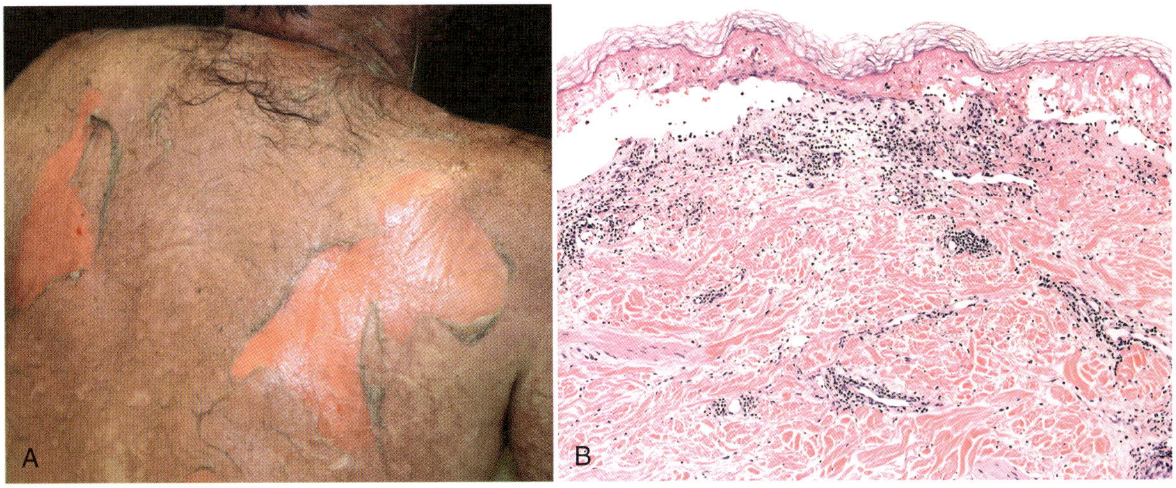

FIGURA 411.5 **Necrólise epidérmica tóxica. A.** Descolamento da epiderme necrolítica, levando a grandes áreas de pele desnudada. As áreas brilhantes constituem a derme exposta. **B.** A morte celular epidérmica de espessura total resulta em uma separação subepidérmica. O estrato córneo normal aponta para a natureza aguda do processo da doença. Na derme, há infiltrado inflamatório linfo-histiocítico misturado a alguns eosinófilos. (De Bologna. *Dermatology*, 4th ed.)

queratinócitos de espessura total ou apoptose celular leva à separação na junção dermoepidérmica.

Cada uma dessas condições pode começar como uma erupção cutânea morbiliforme e progredir para necrose cutânea. Os sinais/sintomas incluem febre, dor intensa ou, às vezes, astenia. A condição pode progredir rapidamente, por isso é fundamental determinar e descontinuar o agente causador imediatamente. A superinfecção e os desequilíbrios hidreletrolíticos podem levar à morte em 5% dos casos de síndrome de Stevens-Johnson e 30% dos casos de necrólise epidérmica tóxica.

O manejo inclui cuidados de suporte, como reposição hidreletrolítica, transferência para uma unidade de tratamento de queimados e avaliação oftalmológica. O uso de corticosteroides na síndrome de Stevens-Johnson e na NET permanece motivo de controvérsia. Na síndrome de Stevens-Johnson, os corticosteroides (p. ex., metilprednisolona IV 60 mg a cada 6 horas ou 1 a 2 mg/kg em um esquema curto) são frequentemente usados e podem diminuir a duração da febre e das lesões cutâneas. Na NET, entretanto, estudos retrospectivos sugerem que os corticosteroides podem aumentar a taxa de mortalidade. Imunoglobulina IV e inibidores do fator de necrose tumoral-α, como o infliximabe, reduzem a gravidade da NET, mas nenhum ensaio clínico randomizado foi realizado até o momento. Os preditores de desfechos ruins incluem idade avançada, malignidade e insuficiência renal.

VASCULITE LEUCOCITOCLÁSTICA

As reações medicamentosas graves também podem se manifestar como vasculite, erupções neutrofílicas e ulcerações. A vasculite é posteriormente categorizada pelo tamanho do vaso envolvido e pela natureza da reação celular e dos imunocomplexos. A vasculite leucocitoclástica, que é a forma mais comum de vasculite fármaco-induzida, manifesta-se como púrpura palpável, geralmente nos membros inferiores (ver Figuras 410.4 e 410.5 no Capítulo 410).

REAÇÕES NEUTROFÍLICAS A MEDICAMENTOS

As reações medicamentosas neutrofílicas incluem iododermas, bromodermas, pustulose exantemática generalizada aguda e foliculite acneiforme. A síndrome de Sweet (dermatose neutrofílica febril aguda; ver mais adiante) também pode estar relacionada aos medicamentos. Os inibidores do receptor do fator de crescimento epidérmico e os inibidores da proteinoquinase causam erupção acneiforme facial ou torácica associada a medicamentos (Figura 411.6). A pustulose exantemática generalizada aguda é caracterizada por numerosas (> 100), pequenas (< 5 mm) pústulas subcórneas não foliculares que surgem na pele eritematosa, geralmente começando nas dobras da pele ou na face. Febre alta e neutrofilia periférica podem preceder ou acompanhar a erupção. As pústulas são estéreis, presentes por 5 a 10 dias, seguido de descamação. Eles geralmente aparecem menos de 2 dias após a administração do medicamento causador. Noventa por cento dos casos são causados por medicamentos, mais comumente antibióticos betalactâmicos, macrolídios e bloqueadores dos canais de cálcio. Essa síndrome também é chamada de erupção cutânea pustulosa a medicamentos, psoríase pustulosa após a retirada dos corticosteroides e pustulodermia tóxica. Quando grave, pode ser confundida com NET, mas a taxa de mortalidade é de apenas 1 a 2%. O teste de contato frequentemente é positivo.

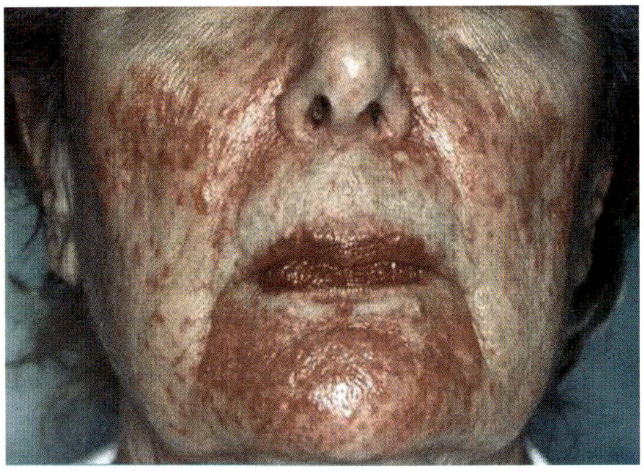

FIGURA 411.6 **Erupção cutânea associada ao inibidor do receptor do fator de crescimento epidérmico.**

ERUPÇÕES MEDICAMENTOSAS FIXAS

Uma reação medicamentosa fixa aparece no mesmo local 1 a 2 semanas após a primeira exposição ao medicamento e dentro de 24 horas após a repetição da exposição. Lábios, mãos, face, pés e genitália são os locais mais comumente envolvidos. A lesão pode começar como eritema e então tornar-se acinzentada, acastanhada ou violácea. Sulfametoxazol-trimetoprima, AINEs, tetraciclinas e pseudoefedrina são causas comuns.

REAÇÕES DE FOTOSSENSIBILIDADE

A luz combinada com medicamentos/substâncias (Tabela 411.4) pode provocar reações de fotossensibilidade que podem ser bastante graves e se assemelhar a uma queimadura solar. A radiação ultravioleta (UV) interage com uma substância ou seu metabólito para gerar espécies reativas de oxigênio, levando a lesões celulares. Tetraciclinas, sulfa, AINEs e fluoroquinolonas estão frequentemente envolvidos nas reações de fotossensibilidade. Medicações fotossensibilizantes podem exacerbar o lúpus eritematoso (Capítulo 250) ou a porfiria cutânea tardia (Capítulo 199).

DERMATITE DE CONTATO

A dermatite de contato alérgica é uma reação de hipersensibilidade tardia mediada por linfócitos T que ocorre após a aplicação de medicamentos tópicos ou exposição a hera venenosa, carvalho ou sumagre. Essa dermatite se manifesta por eritema e microvesiculação e pode se espalhar para além da área de aplicação (reação ide). Sensibilizadores de contato comuns incluem Neosporin® (polimixina B, neomicina e bacitracina), bacitracina,

Tabela 411.4 Medicamentos associados à sensibilidade à luz solar.

FOTOTÓXICA
Clorpromazina
Hidralazina
Levofloxacino
Procainamida
Psoralenos
Porfirinas
Sulfonamidas
Tetraciclinas
Diuréticos tiazídicos
FOTOALÉRGICA
Clorotiazida
Griseofulvina
Medicamentos hipoglicemiantes
Prometazina

difenidramina, doxepina, lidocaína, lanolina, mercúrio, hena, etil cianoacrilato (adesivo para cílios postiços), níquel, tinturas de cabelo, látex e ácido *p*-aminobenzoico.

PÁPULAS, NÓDULOS E TUMORES BENIGNOS

A pele é heterogênea, composta por epiderme, derme, compartimentos subcutâneos e vasos sanguíneos. A pele abriga várias células migratórias (Capítulo 407), todas as quais podem originar tumores benignos ou malignos. As lesões que se originam dos queratinócitos epidérmicos são geralmente pápulas (verrugas, hiperplasia sebácea) ou placas (psoríase, doença de Bowen). Os nódulos são lesões mais profundas que podem ser dolorosas à palpação ou assintomáticas e únicas ou múltiplas, e se decompõem para formar úlceras. Os nódulos são classificados como inflamatórios (granulomas, vasculite ou paniculite), infecciosos, vasculares ou metabólicos; eles podem ser tumores benignos ou malignos que surgem a partir de células da pele ou células migratórias (Tabela 411.5). Nódulos menores e simétricos têm maior probabilidade de ser benignos do que lesões que crescem rapidamente, são maiores ou invadem o tecido circundante. Qualquer nódulo cutâneo que apresente alterações rápidas deve ser investigado com uma biopsia excisional até o nível de gordura e enviado para exame histológico, bem como para culturas bacterianas, fúngicas e acidorresistentes.

Tumores epidérmicos benignos

A camada superior da pele é a epiderme avascular composta por queratinócitos que sofrem apoptose do estrato córneo. Melanócitos, células de Langerhans e células inflamatórias podem entrar na epiderme. As células-tronco epidérmicas formam os fâneros (anexos da pele), como folículos pilosos e glândulas sebáceas, écrinas e apócrinas, que podem dar origem a tumores.

QUERATOSES ACTÍNICAS

As queratoses actínicas são máculas descamativas rosadas constituídas por queratinócitos danificados pelo sol e são precursoras de carcinomas espinocelulares *in situ* (doença de Bowen) ou carcinomas espinocelulares invasivos (Capítulo 193). As queratoses actínicas apresentam de 0,1 cm a 1,0 cm de largura e são encontradas em áreas expostas ao sol, como antebraços, mãos, face e couro cabeludo (Figura 411.7). Lesões com induração, crostas espessas, ulceração ou dor são excisadas para biopsia para descartar a possibilidade de carcinoma espinocelular invasivo. O manejo das queratoses actínicas inclui crioterapia e fluoruracila tópica, retinoides,[A4,A5] imiquimode ou gel de mebutato de ingenol.[A6] Para tratar e prevenir queratoses actínicas, as áreas expostas ao sol podem ser tratadas topicamente com creme de 5-fluoruracila (5%) aplicado diariamente por 2 semanas ou 2 vezes/semana por 8 semanas.

QUERATOSES SEBORREICAS

As queratoses seborreicas são pápulas epidérmicas verrucosas ou de superfície irregular de várias cores (Figura 411.8). Elas são comumente observadas com o avanço da idade, mas podem surgir repentinamente (sinal de Leser-Trélat) associadas a uma doença maligna interna. As queratoses seborreicas consistem em um único clone de queratinócitos e são

Tabela 411.5 Tumores e nódulos da pele.

Tumores e nódulos benignos não pigmentados Epidérmicos: verrugas, acrocórdons, tricolemomas, hiperplasia sebácea Anexos cutâneos (fâneros): cistos epidérmicos, siringomas, cistos foliculares, pilomatricoma, adenomas apócrinos ou écrinos Dérmicos e subcutâneos: lipomas, angiolipomas, neurofibromas, liomiomas
Tumores e nódulos pigmentados benignos Epidérmicos: queratoses seborreicas Nevos compostos melanocíticos (nevos juncionais são planos) Nevo de Spitz Nevo azul Dermatofibromas
Tumores e nódulos malignos não pigmentados Carcinoma basocelular (nodular, superficial, morfeaforme, pigmentado) Carcinoma espinocelular (queratoses actínicas, doença de Bowen, ceratoacantomas) Linfomas de células T e B cutâneos Melanomas amelanóticos Carcinomas de células de Merkel Carcinomas de glândulas sebáceas e apócrinas
Tumores e nódulos malignos pigmentados Carcinoma basocelular pigmentado Melanoma maligno: *in situ*, disseminação superficial, nodular, lentiginoso acral Dermatofibrossarcoma protuberante
Nódulos inflamatórios sobre as articulações Pápulas de Gottron (dermatomiosite) Tofos gotosos Nódulos de Heberden (osteoartrite) Retículo-histiocitose multicêntrica (síndrome paraneoplásica) Nódulos reumatoides Granuloma anular
Nódulos inflamatórios em membros inferiores Paniculite Vasculite: periarterite nodosa
Nódulos metabólicos da pele Amiloidose Tofos gotosos Xantomas, xantogranuloma necrobiótico Xantelasma
Lesões vasculares Benignas: nevo flâmeo, angioceratomas, hemangiomas aracneiformes, hemangiomas capilares, hemangiomas cavernosos, síndrome de Bean,[a] granulomas piogênicos Malignas: sarcoma de Kaposi, angiossarcoma

[a]N.R.T.: A síndrome de Bean, ou *Blue Rubber Bleb Nevus Syndrome* (BRBNS), é um distúrbio vascular raro, caracterizado por malformações venosas multifocais que podem acometer, virtualmente, qualquer parte do corpo. A maioria dos casos ocorre de maneira esporádica; no entanto, muitos casos familiares levam a crer que há uma relação genética.

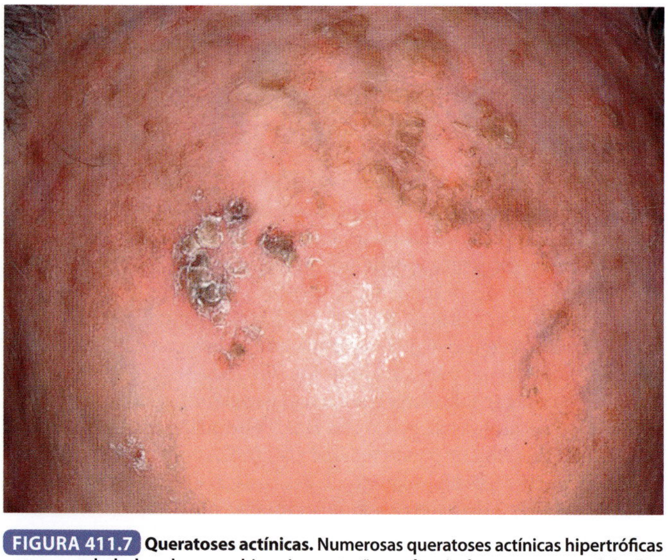

FIGURA 411.7 Queratoses actínicas. Numerosas queratoses actínicas hipertróficas no couro cabeludo calvo, com hipopigmentação em locais de tratamento prévio. (De Bolognia. *Dermatology*, 4th ed.)

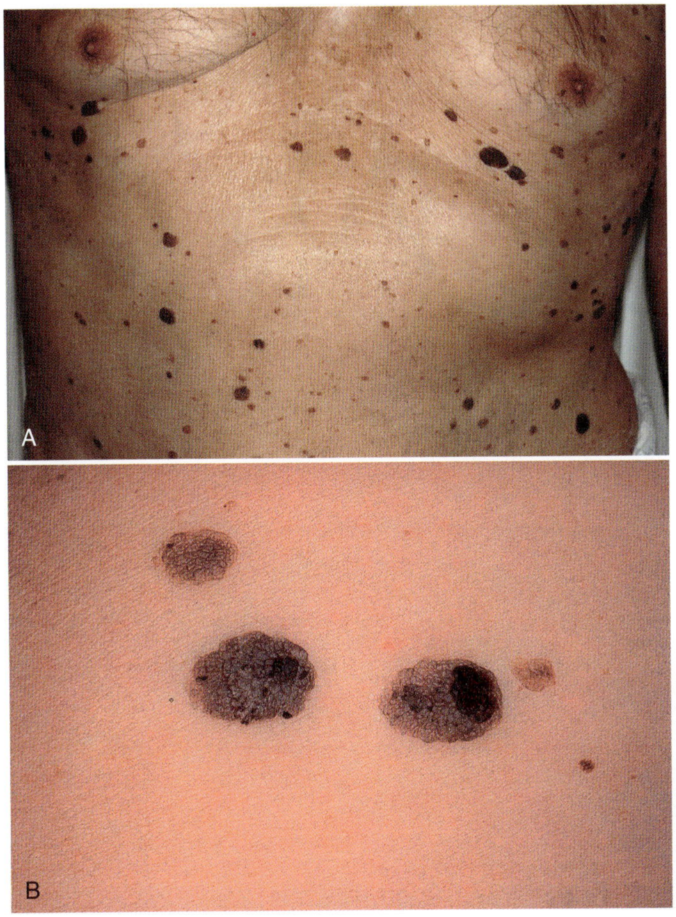

FIGURA 411.8 **Queratoses seborreicas. A.** Múltiplas queratoses seborreicas na parte anterior do tronco que variam em tamanho e coloração. **B.** Pápulas e placas pigmentadas bem demarcadas com superfície papilomatosa e pseudocistos córneos. Observe o aspecto irregular. (De Bolognia. *Dermatology*, 4th ed.)

herdadas como traço autossômico dominante. As queratoses seborreicas apresentam mutações em *FGFR3, PIK3CA, KRAS, EGFR, HRAS* e *AKT*, mas permanecem clinicamente benignas. Sua superfície pode ser friável e as lesões podem ser raspadas. As queratoses seborreicas poupam as palmas das mãos, as plantas dos pés e as superfícies mucosas. Embora benignas, as queratoses seborreicas têm de ser diferenciadas de nevos melanocíticos, melanomas e carcinoma basocelular pigmentado, geralmente pelo achado de cistos córneos brancos a amarelos em sua superfície, mais bem avaliados com dermatoscopia.[6]

LESÕES VERRUCOSAS

Pápulas epidérmicas incluem as verrugas comuns (ver Figura 410.2 no Capítulo 410) causadas pelo papilomavírus humano (HPV). O HPV também pode ser detectado em carcinomas espinocelulares que aparecem nos dedos e nos queratoacantomas, que são pápulas ou nódulos em forma de cúpula de baixo grau, bem demarcados, que crescem rapidamente e involuem espontaneamente em 6 a 8 semanas. A acrodermatite verruciforme é caracterizada por múltiplas verrugas com aparecimento de queratoses seborreicas nas extremidades dorsais e origina carcinomas espinocelulares. O molusco contagioso (Capítulo 348) (Figura 411.9), causado por um vírus DNA, é uma pápula pequena, brilhante, cupuliforme, de 1 a 5 mm com uma depressão central. Lesões do molusco contagioso são comuns em crianças e pacientes imunocomprometidos. O tratamento com inibidores da proteinoquinase serina/treonina BRAF pode causar pápulas verrucosas, queratoacantomas e queratose pilar eruptiva.

A síndrome de Cowden (Capítulo 184), causada por mutações no gene *PTEN*, está associada a pápulas verrucosas (tricolemomas; Figura 411.10); pápulas em disposição semelhante a "calçada de paralelepípedos" nas gengivas e na língua; pápulas fibrosas e vários hamartomas envolvendo a mama, a tireoide, os intestinos, os ovários e o cerebelo.

TUMORES DE ANEXOS CUTÂNEOS (FÂNEROS)

Esses tumores originam-se de folículos capilares ou glândulas e são comumente encontrados na face ou no couro cabeludo. Os tricoepiteliomas se assemelham aos carcinomas basocelulares. A hiperplasia sebácea consiste em pequenas pápulas amarelas com uma depressão central. Tumores anexiais de origem sebácea, incluindo adenomas sebáceos e carcinomas sebáceos, também podem ocorrer na face, onde podem ser marcadores da síndrome de Muir-Torre, do câncer de mama e cólon familiar. Os cistos epidérmicos ou sebáceos, que são encontrados na acne ou como nódulos únicos firmes com um poro central, são preenchidos com sebo ou queratina. Os tumores epidermoides do couro cabeludo e história familiar de câncer de cólon levantam suspeitas sobre o diagnóstico de síndrome de Gardner (Capítulo 184).

DERMATOFIBROMAS E COLAGENOMAS

Os fibroblastos, células residentes da derme, produzem colágeno, elastina e mucopolissacarídeos. O acúmulo desses produtos resulta em esclerose, pápulas ou nódulos. Os fibroblastos em pequenos e densos aglomerados formam pápulas firmes de cor marrom ou bronze, conhecidas como dermatofibromas. Dermatofibromas são cicatrizes hipertróficas comumente encontradas nos membros e que podem se formar após picadas de insetos ou traumatismos. São pápulas firmes e bem demarcadas e a pele contrai quando aplicada pressão lateral. Dermatofibromas podem ser tratados, mas pode ocorrer aumento do tecido cicatricial (fibrótico). A contraparte maligna é o dermatofibroma sarcoma protuberante, que é um tumor dérmico maligno pouco delimitado e de expansão rápida. Eritema ou hiperpigmentação sobrejacentes são achados frequentes.

Alguns indivíduos apresentam formação de cicatriz hipertrófica mais pronunciada, conhecida como queloide, com padrão de herança autossômica dominante ou autossômica recessiva. Os queloides (Capítulo 412), que são brilhantes e de aspecto firme, resultam de superprodução de colágeno. Eles são especialmente comuns na parte anterior do tórax, no pescoço e nos lóbulos das orelhas e podem exigir tratamento antineoplásico, como interferona-alfa-2b, mitomicina C, bleomicina e 5-fluoruracila (Capítulo 169) e laserterapia.

Colagenomas e tumores elásticos com aparência de pequenas pápulas brancas a amarelas são encontrados na pele e nos ossos de pacientes com síndrome de Buschke-Ollendorff. O *pseudoxantoma elástico* (Capítulo 244), um distúrbio autossômico recessivo, manifesta-se tipicamente como placas cutâneas amarelas no pescoço ou na fossa antecubital decorrente do tecido de elastina danificado. Os cistos de mucina são nódulos redondos acinzentados, brilhantes, bem demarcados, que geralmente se originam na mucosa ou nos dedos, onde podem exibir uma conexão subjacente com o espaço articular.

TUMORES DE CÉLULAS DA CRISTA NEURAL

Tumores benignos na derme decorrentes de células da crista neural incluem neurofibromas (pápulas moles da cor da pele; Figura 411.11), schwannomas (placas ou tumores subcutâneos maiores e de consistência mole; Figura 411.12) e lesões melanocíticas. Embora neurofibromas solitários possam ocorrer, lesões múltiplas associadas a manchas café com leite (máculas castanhas) ou efélides axilares (sinal de Crowe) são diagnósticas de neurofibromatose do tipo I, um distúrbio autossômico dominante causado por mutações na neurofibromina (Capítulo 389). Os schwannomas podem se tornar malignos e se manifestar como nódulos dérmicos. O carcinoma de células de Merkel, que é um carcinoma neuroendócrino cutâneo, é um tumor de pequenas células particularmente agressivo que se origina a partir das terminações nervosas cutâneas ou dos corpúsculos de Meissner. O poliomavírus das células de Merkel está associado ao desenvolvimento de carcinoma das células de Merkel.[7] O carcinoma das células de Merkel pode se apresentar como uma pápula solitária cupuliforme rosa a roxa na cabeça ou pescoço (Figura 411.13). A biopsia do linfonodo sentinela é recomendada em todos os pacientes com carcinoma das células de Merkel primário. O manejo exige excisão completa, radioterapia e, frequentemente, quimioterapia porque o câncer tende a recorrer e metastatizar. Para o carcinoma de células Merkel avançado, o pembrolizumabe (2 mg/kg a cada 3 semanas) fornece uma taxa de resposta objetiva de cerca de 60% em tumores positivos para vírus e cerca de 45% em tumores negativos para vírus.[8]

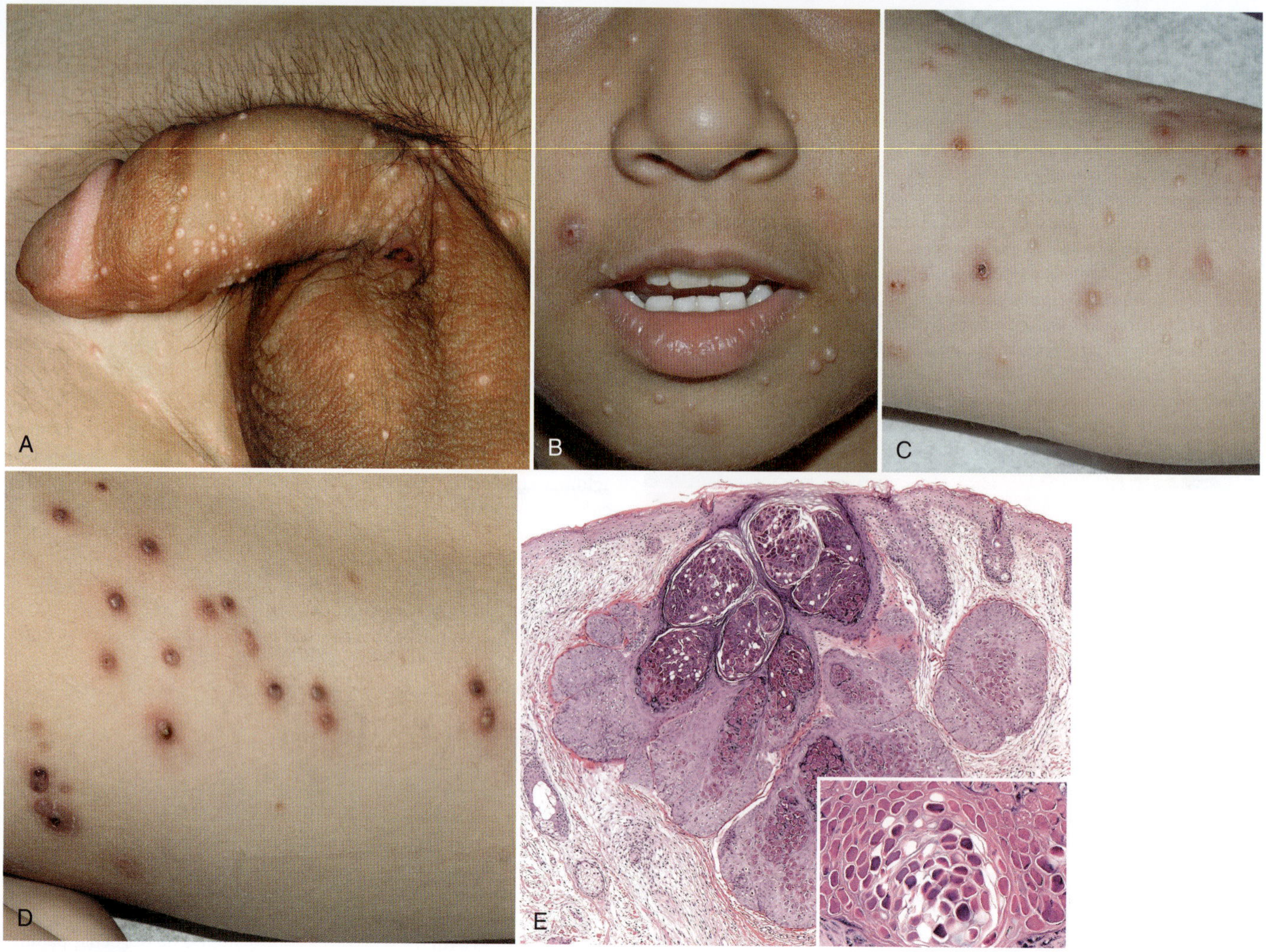

FIGURA 411.9 **Molusco contagioso.** Múltiplas pápulas umbilicadas peroladas na região genital (**A**) e na face (**B**); observe a lesão inflamada na bochecha direita. As reações inflamatórias são um sinal da resposta imune do hospedeiro ao vírus. **C.** Lesões inflamadas circundadas por "dermatite de molusco". **D.** Apresentação pustulosa de um molusco contagioso inflamado; a cultura revelou apenas flora normal da pele. **E.** A avaliação histológica mostra vários corpos de molusco (detalhe). A demonstração desses corpos em uma preparação salina de conteúdos lesionais expressos é uma técnica para fazer um diagnóstico à beira do leito. (**B** a **D.** Cortesia da Dra. Julie V. Schaffer. **E.** Cortesia do Dr. Lorenzo Cerroni.)

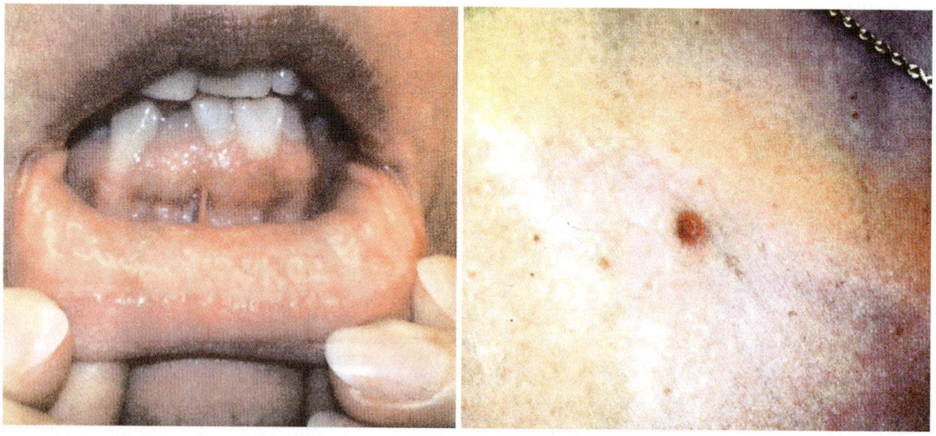

FIGURA 411.10 **Síndrome de Cowden: gomas em "calçada de paralelepípedo" (esquerda) e tricolemoma (direita).**

Lesões melanocíticas

Nevos melanocíticos benignos são nichos bem-definidos de melanócitos adquiridos durante a infância e a idade adulta jovem, estimulados pela exposição ao sol. Nevos são benignos e constituídos por melanócitos (Capítulo 193). Eles regridem com a idade e mudam de cor durante a gestação. Os nevos melanocíticos benignos são formados por nichos de melanócitos na junção epidérmica (nevos juncionais), na derme (nevos intradérmicos) ou em ambos os compartimentos (nevos compostos). Seu aspecto depende do tipo e da idade da lesão. Os nevos juncionais (Figura 411.14) são pequenos, planos e a cor varia de castanho-claro a castanho-escuro. Os nevos intradérmicos são pápulas moles, cor da pele a rosadas, com bordas e superfícies regulares e lisas. Os nevos compostos são pápulas globulares com pigmentação castanha. Os nevos azuis (Figura 411.15) são planos, azul-acinzentados e

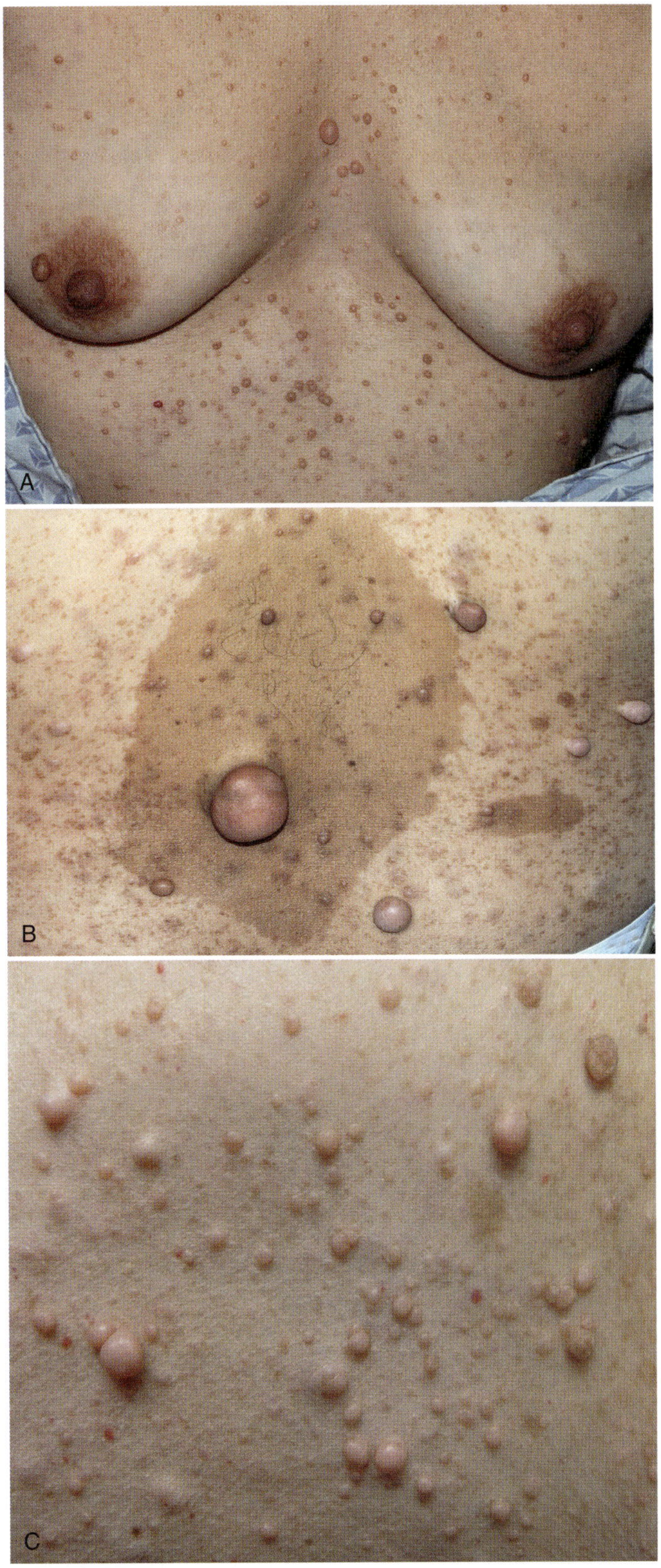

FIGURA 411.11 **Neurofibromas cutâneos múltiplos.** Em pacientes com neurofibromatose, podem ocorrer pápulas e nódulos bem demarcados de vários tamanhos (**A** a **C**) macios, da cor da pele a castanho-rosado, cupuliformes ou polipoides. Os neurofibromas podem estar sobrepostos a manchas café com leite e lentigos (**B**, **C**). (**A** e **B**. Cortesia da Dra. Julie V. Schaffer.)

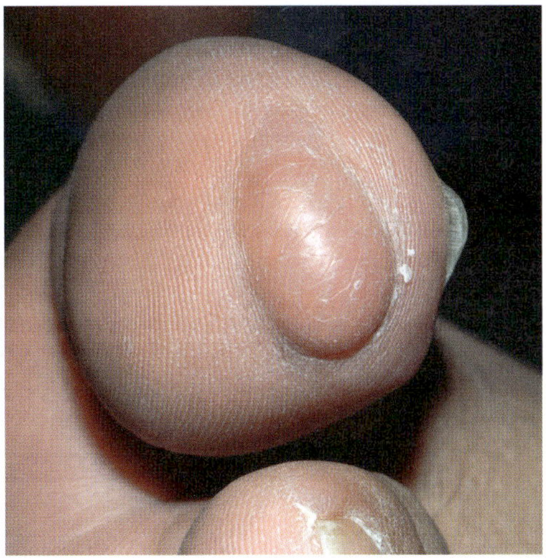

FIGURA 411.12 **Schwannoma solitário.** Nódulo da cor da pele na superfície plantar do hálux. (Cortesia da Dra. Julie V. Schaffer.)

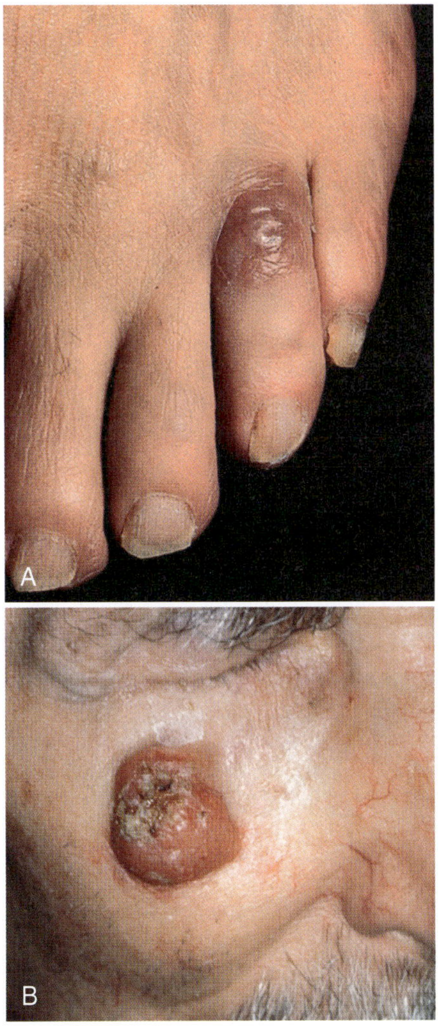

FIGURA 411.13 **Carcinoma de células de Merkel (carcinoma neuroendócrino primário). A.** Nódulo violáceo de crescimento rápido no dedo do pé. **B.** Nódulo grande, erodido e eritematoso originando-se na pele da bochecha danificada pelo sol. (**B.** Cortesia do Dr. Lorenzo Cerroni.)

regulares. Os nevos congênitos pequenos são nevos displásicos de cor castanho-escura, (Figura 411.16), apresentam cores variadas e podem se transformar em melanoma. O achado de mais de 10 nevos grandes e atípicos com bordas e cores irregulares confere maior risco de desenvolver melanoma, sobretudo se a história familiar for positiva. Outros fatores de risco reconhecidos para melanoma incluem mais de 50 nevos pequenos, cabelo ruivo ou loiro ou pele clara que queima e história de queimaduras solares com bolhas na infância. Pacientes que correm maior risco de melanoma devem ser monitorados e devem ser realizados exames regulares da pele.

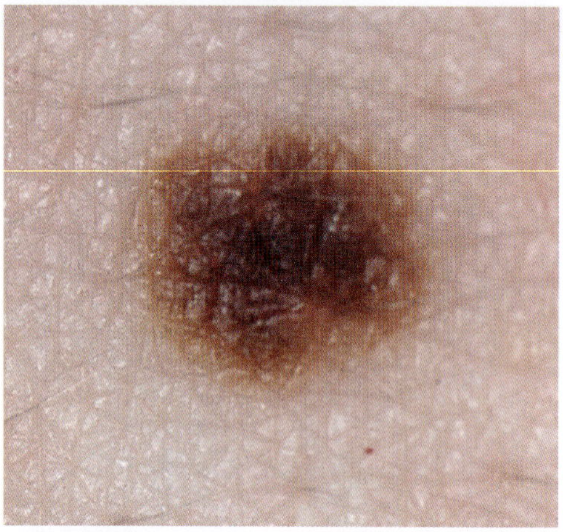

FIGURA 411.14 **Nevo juncional.** (De Bolognia. *Dermatology*, 4th ed.)

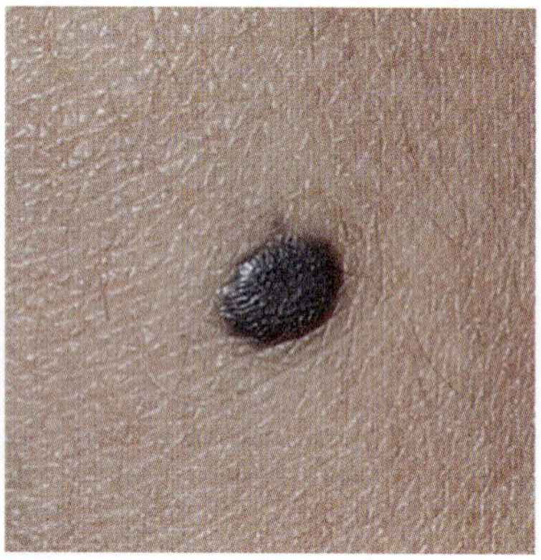

FIGURA 411.15 **Nevo azul benigno.** Pápula plana azul-escura bem circunscrita. (De Bolognia. *Dermatology*, 4th ed.)

Histiocitose das células de Langerhans

A vigilância da pele é mediada por células apresentadoras de antígeno: células de Langerhans, células dendríticas dérmicas e linfócitos T com origem na pele.[9] A proliferação de células de Langerhans é chamada de histiocitose. A histiocitose X infantil se manifesta como dermatite seborreica grave no couro cabeludo e nas áreas glúteas com púrpura subjacente e pode resultar na síndrome hemofagocítica. Em adultos, as lesões aparecem nas áreas intertriginosas (Figura 411.17). Pacientes com histiocitose de células não Langerhans apresentam envolvimento ósseo lítico (granulomas eosinofílicos) ou diabetes insípido (síndrome de Hand-Schüller-Christian).

Lesões vasculares

HEMANGIOMAS

Os hemangiomas capilares benignos, ou angiomas-cereja, são pápulas vermelho-cereja a arroxeadas, geralmente com menos de 5 mm de diâmetro. Eles aparecem no tronco com o avanço da idade e podem ser numerosos (Figura 411.18). Os granulomas piogênicos podem se assemelhar aos hemangiomas, mas contêm leucócitos polimorfonucleares, são friáveis e sangram com facilidade. Vários granulomas piogênicos são observados na angiomatose bacilar infecciosa em hospedeiros imunocomprometidos (Capítulo 299). Os hemangiomas cavernosos ou em morango também podem aparecer no período neonatal como tumores vasculares de crescimento rápido; eles podem obstruir o olho ou a faringe antes de regredir. Propranolol 2 a 3 mg/kg/dia em duas ou três doses divididas por 6 meses pode diminuir o volume, cor e elevação do hemangioma em crianças menores de 5 anos.[A7] Corticosteroides, interferona ou fatores antiangiogênicos também podem tratar essas lesões se o propranolol não for bem-sucedido. Os hemangiomas cavernosos são mais profundos e com menos probabilidade de regredir do que as lesões menores. Quando há hemangiomas capilares associados a consumo de plaquetas (trombocitopenia), é feito o diagnóstico de síndrome de Kasabach-Merritt (Capítulo 162).

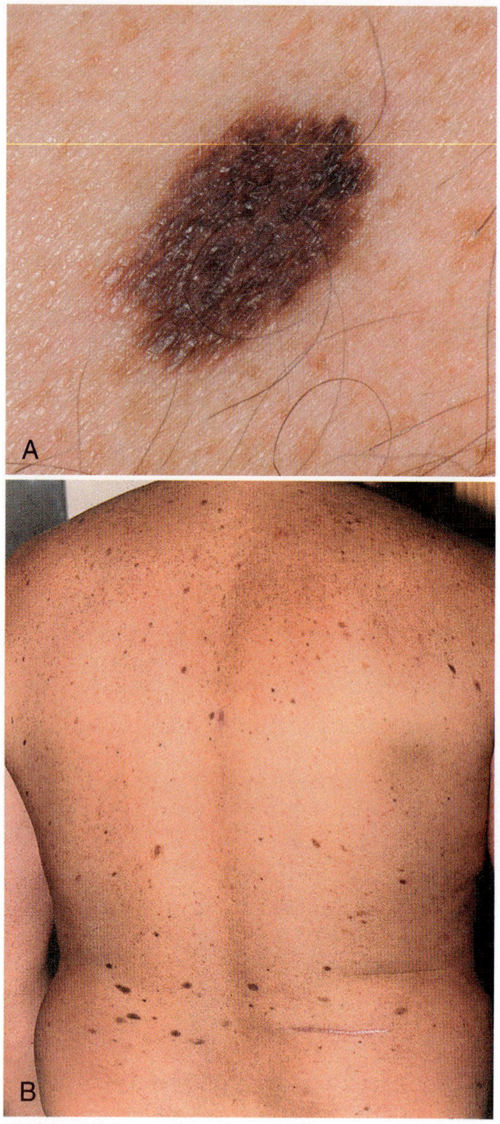

FIGURA 411.16 **Nevos melanocíticos atípicos. A.** Há assimetria e vários tons de marrom, simulando as características clínicas do melanoma cutâneo. **B.** Além de vários nevos atípicos, os pacientes podem apresentar numerosos nevos típicos. (De Bolognia. *Dermatology*, 4th ed.)

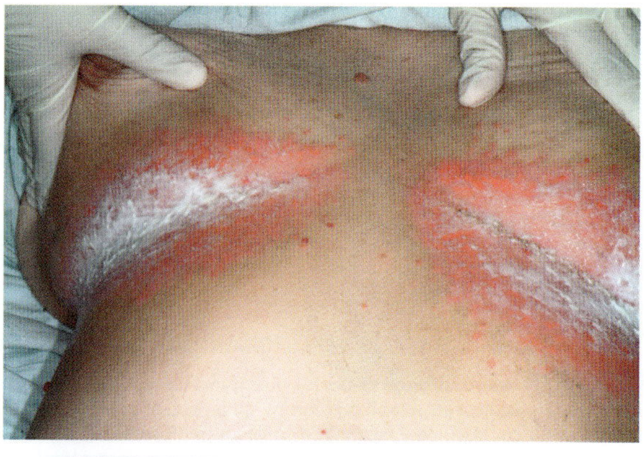

FIGURA 411.17 **Histiocitose X em áreas intertriginosas.**

SARCOMAS

O sarcoma de Kaposi (Capítulo 366) é uma angiomatose disseminada que se origina a partir da produção de IL-8 pelo herpes-vírus 8.[10] As lesões são máculas, pápulas, nódulos ou úlceras de coloração roxa, vermelha, acinzentada ou acastanhada e de distribuição simétrica (Figura 411.19). O envolvimento da mucosa é mais comum na doença avançada. O sarcoma de Kaposi em jovens adultos africanos e o sarcoma de Kaposi associado à infecção pelo vírus da imunodeficiência humana (HIV) costumam apresentar evolução mais agressiva do que o sarcoma de Kaposi em homens idosos de origem mediterrânea, cuja doença é indolente e frequentemente confinada aos membros inferiores. O tratamento da doença do HIV com agentes antirretrovirais foi associado a acentuada diminuição da incidência e da gravidade do sarcoma de Kaposi associado ao HIV.

Angiossarcomas são nódulos tumorais vasculares malignos de coloração púrpura a vermelha, mais comuns em idosos ou nos membros de pacientes com linfedema crônico. Para ajudar a distinguir angiossarcomas cutâneos de lesões semelhantes que exibem histopatologia benigna, a coloração imuno-histoquímica para ERG, um fator de transcrição da família ETS, é um marcador específico e sensível de diferenciação endotelial.

Pápulas e tumores inflamatórios e hematopoéticos

As doenças inflamatórias da pele envolvem os vasos superficiais ou dérmicos ou o tecido subcutâneo. Infiltrados inflamatórios podem ser mistos ou de natureza restrita. Linfócitos, leucócitos polimorfonucleares, histiócitos, eosinófilos e plasmócitos estão envolvidos nas reações inflamatórias mais comuns. As neoplasias malignas hematológicas podem se manifestar com lesões cutâneas secundárias, incluindo máculas, nódulos, pápulas ou lesões vasculíticas. Os linfócitos T $CD4^+$ cutâneos originam linfomas cutâneos de células T. As lesões da micose fungoide (Capítulo 176) são máculas ou placas pleomórficas rosadas, brancas ou castanhas, com alopecia ou eritrodermia difusa com envolvimento sanguíneo (síndrome de Sézary). A mácula/placa da forma inicial da micose fungoide é indistinguível da dermatite eczematosa ou psoriasiforme crônica. Os tumores ocorrem tardiamente na micose fungoide e podem se transformar em um fenótipo de linfoma de células grandes, com ou sem expressão de CD30. Os linfomas cutâneos periféricos de células T também podem ser encontrados no tecido subcutâneo como lesões paniculíticas. A papulose linfomatoide é caracterizada por grumos de pápulas vermelhas a rosadas autorregressivas com achados histopatológicos semelhantes aos do linfoma anaplásico de grandes células (Capítulo 176), incluindo a expressão do antígeno CD30. Clinicamente, a papulose linfomatoide se apresenta como pápulas autorregressivas e os linfomas anaplásicos de células T $CD30^+$ pode se apresentar como tumores e os pacientes com micose fungoide $CD30^+$ transformada apresentam inicialmente doença em estágio de mancha ou placa antes de desenvolver os tumores. O tratamento da papulose linfomatoide consiste em corticosteroides tópicos, metotrexato ou bexaroteno. Para o linfoma anaplásico de células T $CD30^+$, as opções terapêuticas incluem radioterapia, metotrexato, bexaroteno, brentuximabe vedotina e quimioterapia (Capítulo 176). Os linfomas de células T *natural killer*, os linfomas imunoblásticos e os tumores de células dendríticas plasmocitoides aparecem como nódulos dérmicos castanhos a roxos, frequentemente com púrpura.

Os linfomas cutâneos de células B apresentam-se como pápulas ou tumores rosados, infiltrativos e brilhantes em forma de cúpula. Enquanto o linfoma folicular de células B está comumente localizado na face, no couro cabeludo ou na parte superior do dorso, os tumores de células B associados à mucosa são mais comuns no tronco. Com exceção do linfoma de grandes células B, os linfomas de células B cutâneos de tecido linfoide folicular ou de tecido linfoide associado à mucosa (MALT) são indolentes. Os linfomas MALT cutâneos (Figura 411.20) foram associados a infecção por *Borrelia* spp. (Capítulo 305), infecção por *Helicobacter pylori* e inflamação crônica. Os plasmocitomas podem surgir na pele, nos ossos, associados ao mieloma múltiplo (Capítulo 178) ou de forma independente. Hematopoese extramedular ou endometriose pode estar associada a nódulos vermelhos ou castanhos na derme.

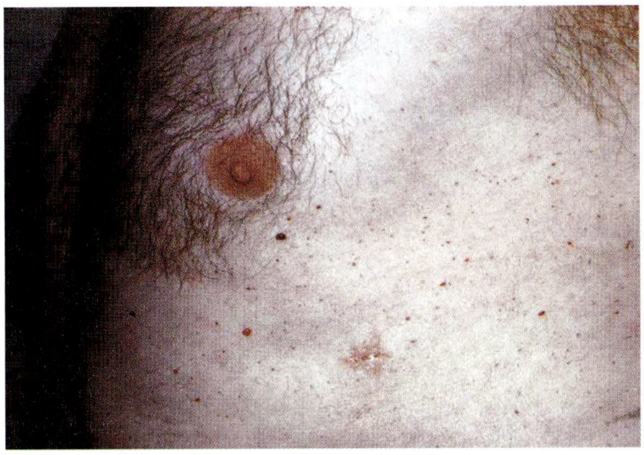

FIGURA 411.18 Hemangioma capilar benigno.

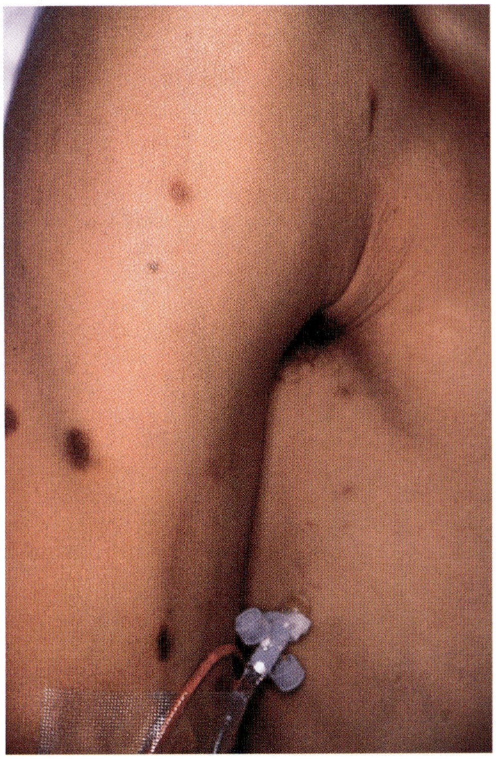

FIGURA 411.19 Sarcoma de Kaposi em paciente com AIDS. Pápulas ou nódulos vermelho-violeta são, frequentemente, ovais a lanceolados e, em geral, estão mais amplamente distribuídos do que no sarcoma de Kaposi clássico. (De Bolognia. Dermatology, 4th ed.)

Doenças granulomatosas

A sarcoidose é um processo inflamatório granulomatoso que se manifesta como ictiose, pápulas, placas ou tumores com coloração de geleia de maçã (Figura 411.21). Pacientes com hanseníase virchowiana também podem apresentar placas histiocíticas ou tumores (Figura 411.22); o tratamento da hanseníase pode induzir uma reação inflamatória chamada eritema nodoso hansênico. A micose fungoide granulomatosa, que é uma variante do linfoma cutâneo de células T, é difícil de diagnosticar e tratar. A inflamação

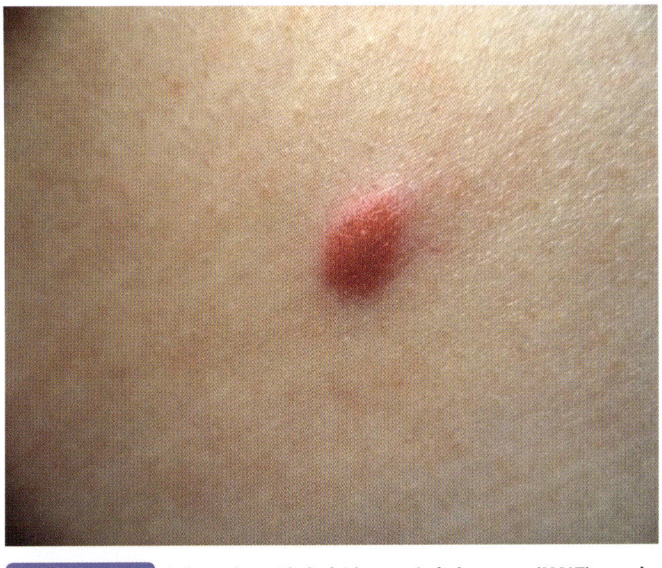

FIGURA 411.20 Linfoma do tecido linfoide associado à mucosa (MALT) na pele.

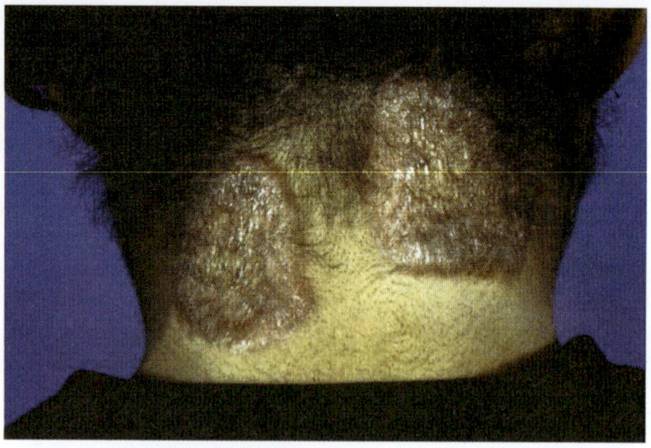

FIGURA 411.21 **Sarcoidose cutânea.**

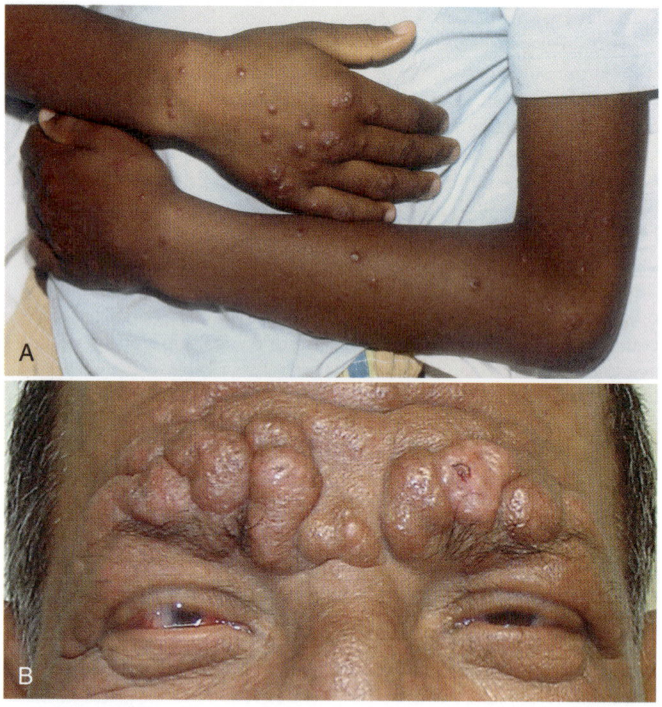

FIGURA 411.22 **Hanseníase virchowiana. A. Numerosas pápulas e nódulos eritematosos nos antebraços e mãos. B. Nódulos infiltrados coalescendo na testa com fácies leonina e madarose. Observe o envolvimento ocular.**

granulomatosa na derme pode resultar em danos ao colágeno, como observado no granuloma anular (lesões infiltradas anulares, de coloração rósea a vermelha, com frequência nas mãos ou cotovelos), nódulos reumatoides na superfície extensora dos braços e necrobiose lipoídica na face anterior das pernas de pacientes com diabetes melito. As três lesões incluem, tipicamente, depósitos de fibrina nos vasos sanguíneos dérmicos. A retículo-histiocitose multicêntrica é uma síndrome paraneoplásica rara na qual nódulos histiocíticos se formam sobre as articulações com artrite.

Lesões cutâneas e nódulos inflamatórios

Os nódulos cutâneos inflamatórios originam-se de vasos sanguíneos inflamados (vasculite) ou tecido adiposo (paniculite). Ambos podem surgir em resposta a infecção subjacente ou estimulação do antígeno com influxo de células inflamatórias. A vasculite é classificada de acordo com o tamanho do vaso e imunocomplexos circulantes. Danos aos vasos sanguíneos resultam em extravasamento de eritrócitos e desenvolvimento de púrpuras (lesões não evanescentes de coloração vermelha a púrpura; Capítulo 254).

A síndrome de Sweet, também chamada de dermatose neutrofílica febril (Figura 411.23), é acompanhada por febre, leucocitose e placas cutâneas avermelhadas e dolorosas à palpação.[11] Alguns pacientes também apresentam artralgia. A biopsia mostra camadas de leucócitos preenchendo a derme superior sem infecção. Pode ser idiopática, induzida por medicamentos ou associada a uma doença subjacente, tipicamente uma infecção estreptocócica, leucemia mieloide aguda, outras doenças malignas, doença

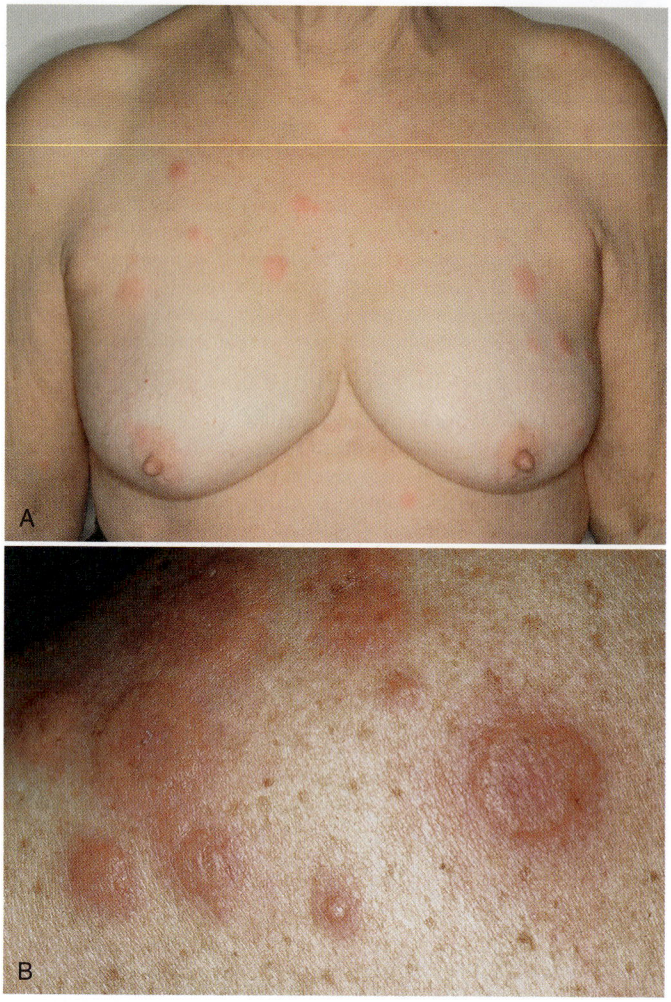

FIGURA 411.23 **Síndrome de Sweet. A. Pápulas e placas rosadas, edemaciadas e dolorosas à palpação, dispersas no tórax. B. O edema pode ser bastante acentuado, conforme visto nessas lesões na parte superior do dorso. (B. Cortesia do Dr. Kalman Watsky.)**

inflamatória intestinal ou artrite reumatoide. O uso de fatores de crescimento hematopoéticos também pode precipitar a síndrome de Sweet. A síndrome Sweet, mas não o eritema *elevatum diutinum*, é altamente responsiva aos corticosteroides (prednisona oral 1 a 2 mg/kg/dia gradualmente reduzida ao longo de 6 semanas a 3 meses) ou indometacina (150 mg/dia durante 1 semana; depois, 100 mg/dia durante 2 semanas), mas a dapsona oral (100 a 200 mg/dia) melhora ambas as condições.

O eritema *elevatum diutinum* se manifesta como pápulas ou nódulos múltiplos, infiltrados de cor rosa, amarela, vermelha ou violácea, que podem ser dolorosos ou assintomáticos. As lesões podem coalescer para formar lesões policíclicas no dorso das mãos ou superfícies extensoras semelhantes ao granuloma anular. O eritema *elevatum diutinum* está associado a infecções das vias respiratórias superiores (especialmente por *Streptococcus* spp.), infecção pelo HIV e doença inflamatória intestinal. Clinicamente, as lesões são semelhantes às lesões da síndrome de Sweet, mas sua histopatologia subjacente (uma vasculite necrosante com neutrófilos e hialinização dos vasos) pode ser distinguida dos neutrófilos observados na derme superior na biopsia de pacientes com síndrome de Sweet.

Poliarterite nodosa e paniculite

A poliarterite nodosa (PAN) (Capítulo 254) surge em grandes arteríolas e pode estar associada a infecção por vírus da hepatite C, aneurismas mesentéricos, crioglobulinemia, ulceração cutânea e livedo reticular. A PAN é distinta da vasculite leucocitoclástica de pequenos vasos, que se caracteriza por áreas menores (alguns milímetros) de púrpura.

Clinicamente, a paniculite ocorre com mais frequência do que a vasculite nodular. O diagnóstico de vasculite *versus* paniculite septal ou lobular requer uma biopsia excisional, incluindo tecido adiposo, com culturas e colorações apropriadas.

O eritema nodoso (Figura 411.24) é uma paniculite septal caracterizada por nódulos dolorosos de 1 a 2 cm de diâmetro com epiderme quente e rosada sobreposta. Eles aparecem em diferentes estágios de desenvolvimento nos membros. Existe infiltrado inflamatório perivascular ao redor de pequenos vasos intralobulares sem vasculite. O eritema nodoso surge frequentemente em resposta à sarcoidose (Capítulo 89), várias infecções, doença inflamatória intestinal ou uso de medicamentos e menos comumente em pacientes com pancreatite induzida por azatioprina ou cirrose biliar primária. Frequentemente, entretanto, a causa subjacente permanece desconhecida (Tabela 411.6).

A paniculite lobular acompanhada por necrose e púrpura é chamada de vasculite nodular ou eritema indurado.[12] A vasculite nodular é caracterizada por nódulos dolorosos e crônicos recorrentes na face anterior das pernas ou nas coxas que se tornam azulados, ulceram e cicatrizam com fibrose. O eritema indurado (Figura 411.25) é exacerbado pela exposição ao frio e, às vezes, está associado ao *Mycobacterium tuberculosis* (Capítulo 308). A paniculite lobular verdadeira, com ou sem necrose gordurosa, é mais frequente em homens com pancreatite subjacente (Capítulo 135) e pode preceder o câncer pancreático (Capítulo 185). As lesões têm predileção pela face anterior das pernas e podem ser flutuantes em decorrência da necrose gordurosa. A *paniculite lúpica*, ou lúpus profundo, que acomete o tecido adiposo, é diagnosticada pela deposição de imunocomplexo granular sobreposta de IgM ao longo da junção dermoepidérmica e geralmente é difícil de distinguir do linfoma de células T paniculítico subcutâneo. O linfoma de células T paniculítico γ/δ subcutâneo é mais agressivo e tem prognóstico ruim em comparação com o linfoma de células T paniculítico α/β. A paniculite lúpica da mama, que pode ser confundida com adenocarcinoma, é tratada com antimaláricos ou corticosteroides. A paniculite lobular com calcificação das pequenas arteríolas, que ocorre em pacientes com insuficiência renal associada a hiperparatireoidismo, é chamada de calcifilaxia (Capítulo 121). A paniculite lobular granulomatosa também pode ocorrer em pacientes com esquistossomose (Capítulo 334), síndrome de Sjögren (Capítulo 252), doença de Crohn (Capítulo 132), sarcoidose (Capítulo 89), ruptura de cistos epidérmicos, infecção por micobactérias atípicas (Capítulo 309) ou tuberculose (Capítulo 308).

Infeções fúngicas

Em pacientes imunocomprometidos, a paniculite lobular necrótica ou granulomatosa pode ser causada por infecções disseminadas por *Candida* spp., *Sporothrix schenckii*, *Cryptococcus* spp., *Histoplasma* spp., *Nocardia* spp., *Rhizopus* spp., *Aspergillus* spp., *Fusarium* spp. ou cromomicose. Os micélios fúngicos invadem as paredes dos vasos, onde provocam lesões purpúricas e dolorosas que ulceram. Os nódulos de Osler, que são lesões vasculíticas nodulares dolorosas nos membros, ocorrem em pacientes com endocardite bacteriana (Capítulo 67). A sepse estafilocócica ou estreptocócica pode se manifestar como pústulas, pápulas ou lesões paniculíticas.

LESÕES ATRÓFICAS E ESCLERÓTICAS

Lesões atróficas

Lesões atróficas resultam de adelgaçamento ou perda das camadas epidérmica e dérmica (Tabela 411.7). Os exemplos são fotoenvelhecimento causado pela perda de espessura epidérmica e colágeno, lúpus discoide e distúrbios genéticos de produção de colágeno (p. ex., síndrome de Ehlers-Danlos; Figura 411.26). O enrugamento epidérmico pode resultar em aspecto de "papel de cigarro" com proeminência dos vasos sanguíneos subjacentes. Os corticosteroides tópicos de alta potência causam perda de colágeno, resultando em atrofia. Na síndrome de Cushing (Capítulo 214), as estrias aparecem como estrias vermelhas ou roxas porque a derme subjacente pode ser vista através da epiderme.

O envelhecimento da pele é mais pronunciado nas áreas expostas ao sol, mas o envelhecimento intrínseco que começa logo aos 30 anos é caracterizado por anormalidades na formação de fibras de elastina. O envelhecimento

Tabela 411.6 Fatores desencadeantes associados ao eritema nodoso.

Infecções	
	Bacterianas: *Streptococcus* spp., tuberculose, hanseníase, *Mycoplasma* spp., *Yersinia* spp., *Salmonella* spp., leptospirose, tularemia
	Fúngicas: coccidioidomicose, blastomicose, histoplasmose, dermatofitose
	Vírus e *Chlamydia*: paravaccínia, vírus Epstein-Barr, linfogranuloma venéreo, doença da arranhadura do gato, psitacose, hepatite B
Medicamentos: sulfonamidas, brometos, anticoncepcionais orais	
Doenças malignas: linfoma, leucemia, carcinoma, após radioterapia de tumor	
Inflamatórias: colite ulcerativa, doença de Crohn, doença de Whipple, síndrome de Behçet, síndrome de Sweet, colagenoses	
Gestação	

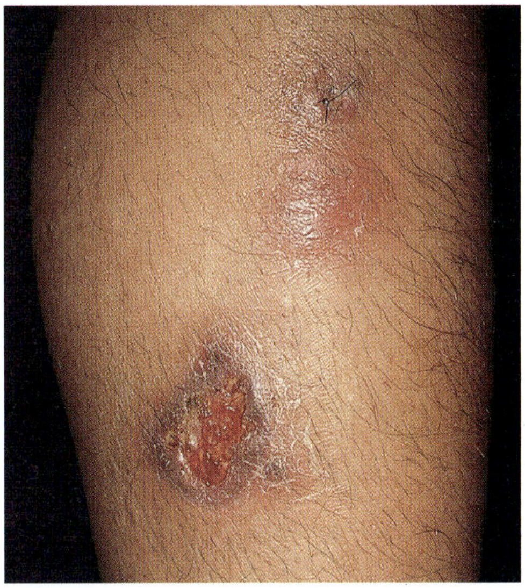

FIGURA 411.25 **Eritema indurado – aspecto clínico.** Lesões nodulares inflamadas na perna, com evidências de ulceração. (Cortesia do Dr. Kenneth E Greer.)

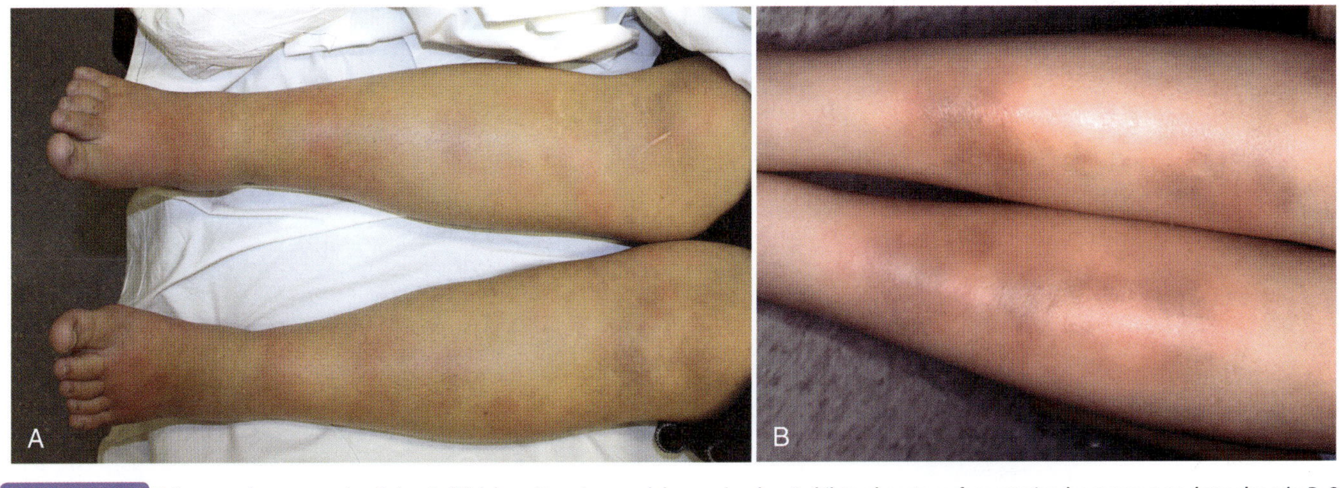

FIGURA 411.24 **Eritema nodoso – aspecto clínico. A.** Nódulos eritematosos e dolorosos à palpação bilateralmente na face anterior das pernas e no dorso dos pés. **B.** Os nódulos e placas podem desenvolver um aspecto semelhante a uma equimose. (**A.** Cortesia do Dr. Ian Odell, PhD. **B.** Cortesia do Dr. Kalman Watsky.)

da pele é acompanhado por diminuição das interdigitações da epiderme e da derme e pela diminuição da circulação. A luz solar envelhece a pele por meio da indução de enzimas proteolíticas que degradam o colágeno e a elastina subjacentes (rugas). Além disso, a exposição ao sol induz incontinência pigmentar (efélides), aumento dos nevos juncionais e proliferação de queratinócitos benignos (queratoses seborreicas).

A atrofia também pode ser resultante de processos inflamatórios ininterruptos que causam cicatrizes, como colagenoses ou micose fungoide. As formas cutâneas e discoides do lúpus eritematoso (Capítulo 250) se manifestam como placas descamativas com atrofia ou alopecia nas áreas expostas ao sol; a forma sistêmica é caracterizada por erupção malar, urticária ou lesões vasculíticas. A dermatomiosite (Capítulo 253) pode estar associada a colagenose ou doença maligna; sufusão periorbital, telangiectasia do leito ungueal e pápulas de Gottron ou lesões descamativas nas articulações são as manifestações cutâneas. Anetodermas são lesões escleróticas localizadas (Figura 411.27) com manifestações clínicas distintas de inflamação subjacente.

A *fasciite eosinofílica* é acompanhada por nódulos ou esclerose nos membros inferiores, miopatia, doença pulmonar e eosinofilia. Essa síndrome, que ocorre após a ingestão de L-triptofano ou de seus contaminantes, assemelha-se à paniculite observada na esclerose sistêmica, na qual os lóbulos gordurosos são substituídos por novas formações de colágeno. A celulite eosinofílica, ou síndrome de Wells, manifesta-se como nódulos, pápulas ou lesões ulcerativas, bem como placas vermelhas nas quais eosinófilos infiltram a área entre as fibras de colágeno.

Tabela 411.7 Condições cutâneas com fibrose, ulcerações ou telangiectasia.

ATROFIA
Epidérmica: uso crônico de corticosteroides, fotoenvelhecimento, micose fungoide
Elastina dérmica: anetoderma, cútis laxa, envelhecimento intrínseco
Colágeno dérmico: síndrome de Ehlers-Danlos, envelhecimento
Subcutânea: pele flácida granulomatosa (variante da micose fungoide)
Lipodistrofia (perda de tecido adiposo)
FIBROSE OU ATROFIA COM TELANGIECTASIAS
Lúpus eritematoso cutâneo discoide e subagudo
Dermatomiosite
Formação de queloide
Parapsoríase de grande placa (poiquilodermia vascular e atrófica variante de micose fungoide)
Fotoenvelhecimento
Necrobiose lipoídica diabética
Dermatite da radiação
Porfirias
Queimaduras térmicas (eritema *ab igne*)
ESCLEROSE OU PROCESSOS INFILTRATIVOS
Amiloidose
Esclerose sistêmica, esclerodermia
Esclerose localizada, morfeia
Líquen escleroso e atrófico
Líquen mixedematoso ou mucinose papular (deposição de mucopolissacarídeo com paraproteinemia)
Mixedema (depósitos de mucina com anticorpos contra o receptor do hormônio tireoestimulante [TSH])
ULCERAÇÕES
Degradação secundária de qualquer bolha ou nódulo: processo infeccioso, processo inflamatório, tumor, vasculite
Úlcera de decúbito ou de pressão
Úlceras genitais: sífilis, herpes-vírus simples, cancroide, linfogranuloma venéreo, síndrome de Behçet
Pioderma gangrenoso, síndrome de Sweet

Lesões escleróticas

Lesões escleróticas são acompanhadas por maior produção de colágeno, o que resulta em pele de aspecto brilhante.[13] A esclerose também pode ser resultante do acúmulo de mucopolissacarídeos no escleromixedema (líquen mixedematoso) ou de depósitos amiloides. Mucinose papular, líquen mixedematoso (Figura 411.28) e escleromixedema são um espectro de doenças causadas pela deposição de ácido hialurônico. Uma entidade associada à insuficiência renal e exposição ao gadolínio, a dermopatia nefrogênica de fibrose (Figura 411.29), também é caracterizada por fibrose acral e deposição de hialuronato na pele. Na esclerodermia (Capítulo 251), o aumento da deposição de colágeno pode estar associado a síndrome de Raynaud, calcinose e telangiectasia. Uma forma localizada de esclerodermia, denominada morfeia, pode ocorrer no centro da face (golpe de sabre) ou sob a forma de placas nas extremidades (Figura 411.30), após exposição à radiação ou infecção por *Borrelia* spp. O líquen esclerótico e atrófico é uma morfeia inflamatória superficial caracterizada por manchas atróficas brancas, principalmente na região genital. A esclerose sistêmica disseminada também pode ocorrer após o transplante de medula óssea no quadro de doença do enxerto *versus* hospedeiro (DEVH) crônica.

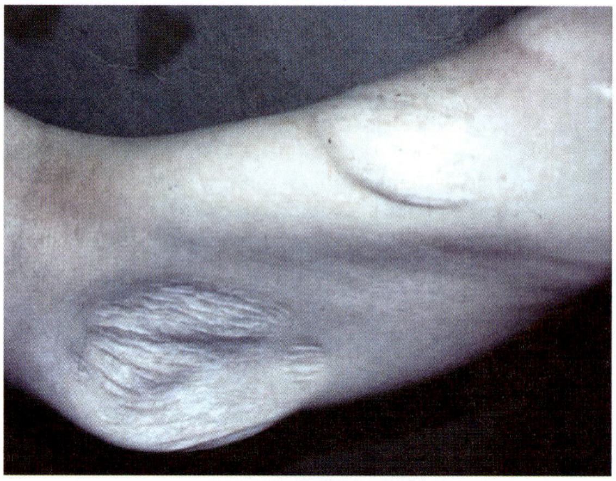

FIGURA 411.27 **Anetoderma.**

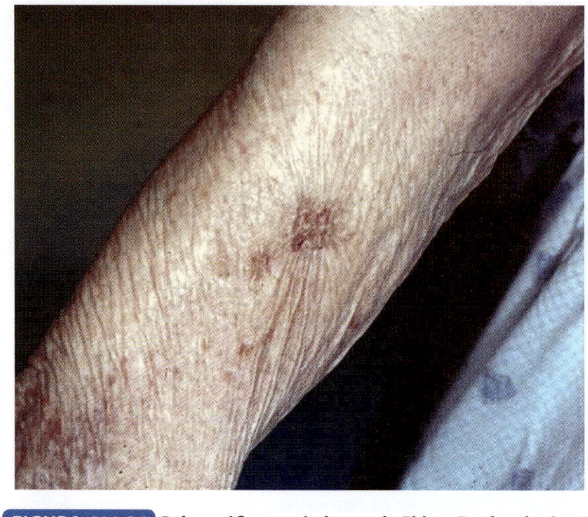

FIGURA 411.26 **Pele atrófica na síndrome de Ehlers-Danlos do tipo 2.**

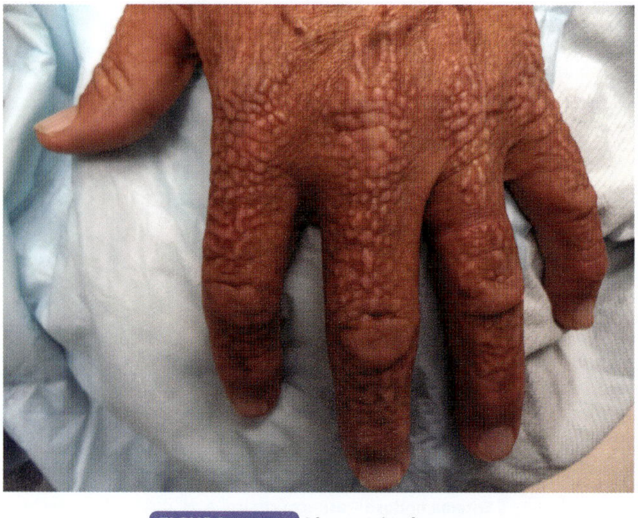

FIGURA 411.28 **Líquen mixedematoso.**

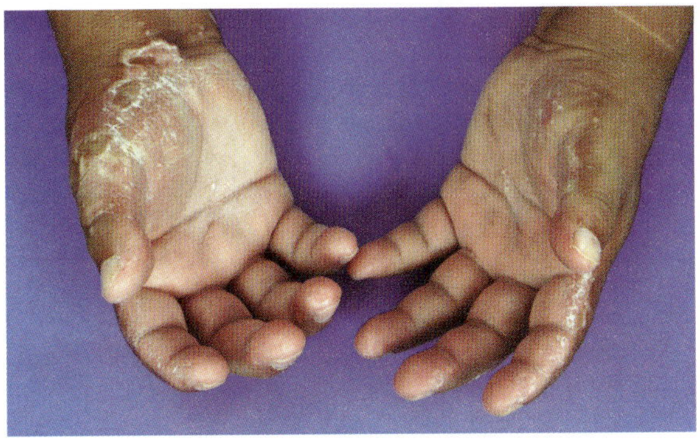

FIGURA 411.29 Fibrose sistêmica nefrogênica.

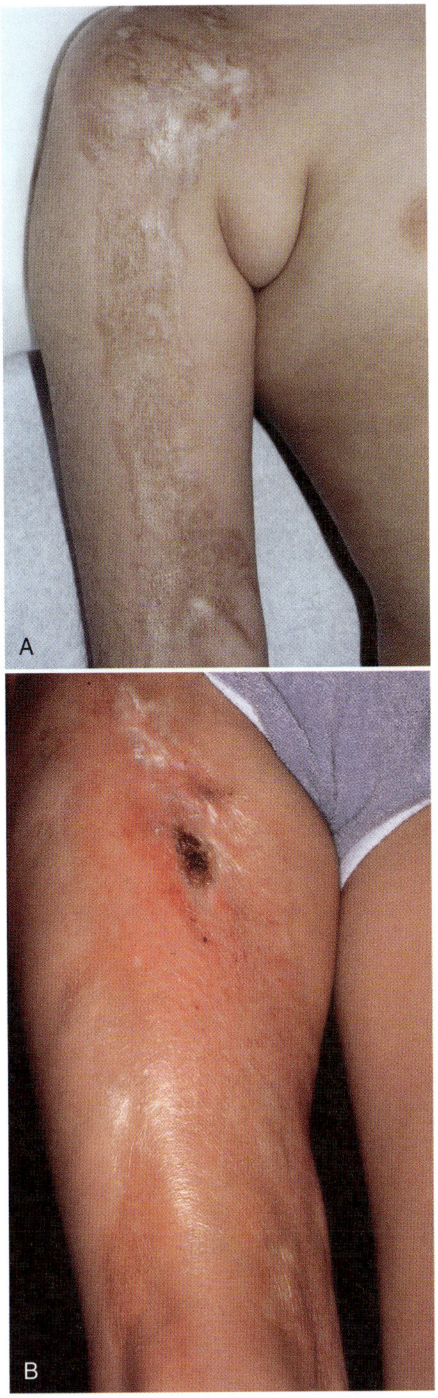

FIGURA 411.30 Morfeia linear em membros superior e inferior. A. Faixa esclerótica linear do braço com hiperpigmentação e hipopigmentação. A maioria dos pacientes com morfeia linear apresenta envolvimento unilateral. B. Fase mais inflamatória com ulceração além de induração. (A. Cortesia da Dra. Julie V. Schaffer.)

Telangiectasia

A telangiectasia é a proeminência dos vasos sanguíneos da pele que frequentemente acompanha os processos atróficos e escleróticos e é comum na pele fotoenvelhecida e após radioterapia. A telangiectasia das mucosas é encontrada na síndrome de Osler-Weber-Rendu (Capítulo 164), e as aranhas vasculares são encontradas na deficiência de α_1-antitripsina e na doença hepática alcoólica. O achado de telangiectasia, hiperpigmentação e hipopigmentação (poiquilodermia) em áreas do corpo protegidas pelo sol deve alertar o médico para o diagnóstico de micose fungoide precoce.

Úlceras

Úlceras são lesões cutâneas secundárias que podem ser causadas por traumatismo, perda de suprimento sanguíneo adequado, envelhecimento, vasculite, formação de bolhas, infecção ou neoplasia subjacente. As úlceras podem ser erosões superficiais (perda da epiderme) ou podem ser mais profundas e envolver a derme e estruturas subcutâneas subjacentes. As úlceras aparecem mais comumente nos membros inferiores, como resultado de dermatite de estase e insuficiência venosa, insuficiência arteriolar, neuropatia diabética ou vasculite. O pioderma gangrenoso é uma úlcera induzida por traumatismo que faz parte do espectro da síndrome de Sweet, acompanha outras condições e pode exigir terapia imunossupressora. O diagnóstico demanda biopsia de pele, culturas e testes sorológicos para outras doenças associadas. O tratamento com prednisolona (0,75 mg/kg/dia, máximo de 75 mg/dia) ou ciclosporina (4 mg/kg/dia, máximo de 400 mg/dia) é igualmente efetivo.[A8] Por outro lado, as úlceras de decúbito exigem desbridamento, eliminação da pressão local e atenção à nutrição.

Grau A Recomendações de grau A

A1. Sharma M, Bennett C, Carter B, et al. H1-antihistamines for chronic spontaneous urticaria: an abridged Cochrane Systematic Review. *J Am Acad Dermatol.* 2015;73:710-716.
A2. Guillen-Aguinaga S, Jauregui Presa I, Aguinaga-Ontoso E, et al. Updosing nonsedating antihistamines in patients with chronic spontaneous urticaria: a systematic review and meta-analysis. *Br J Dermatol.* 2016;175:1153-1165.
A3. Zhao ZT, Ji CM, Yu WJ, et al. Omalizumab for the treatment of chronic spontaneous urticaria: a meta-analysis of randomized clinical trials. *J Allergy Clin Immunol.* 2016;137:1742-1750.
A4. Kulthanan K, Chaweekulrat P, Komoltri C, et al. Cyclosporine for chronic spontaneous urticaria: a meta-analysis and systematic review. *J Allergy Clin Immunol Pract.* 2018;6:586-599.
A5. Jansen MHE, Kessels J, Nelemans PJ, et al. Randomized trial of four treatment approaches for actinic keratosis. *N Engl J Med.* 2019;380:935-946.
A6. Pei S, Kaminska ECN, Tsoukas MM. Treatment of actinic keratoses: a randomized split-site approach comparison of sequential 5-fluorouracil and 5-aminolevulinic acid photodynamic therapy to 5-aminolevulinic acid photodynamic monotherapy. *Dermatol Surg.* 2017;43:1170-1175.
A7. Léauté-Labrèze C, Hoeger P, Mazereeuw-Hautier J, et al. A randomized, controlled trial of oral propranolol in infantile hemangioma. *N Engl J Med.* 2015;372:735-746.
A8. Ormerod AD, Thomas KS, Craig FE, et al. Comparison of the two most commonly used treatments for pyoderma gangrenosum: results of the STOP GAP randomised controlled trial. *BMJ.* 2015;350:1-8.

REFERÊNCIAS BIBLIOGRÁFICAS

As referências bibliográficas, bem como os outros materiais suplementares deste livro, encontram-se no GEN-IO, nosso ambiente virtual de aprendizagem.

412 INFECÇÕES, HIPERPIGMENTAÇÃO E HIPOPIGMENTAÇÃO, DERMATOLOGIA REGIONAL E LESÕES DISTINTIVAS NA PELE NEGRA

JEAN BOLOGNIA

INFECÇÕES, INCLUINDO CELULITE

As infecções cutâneas podem ser divididas em quatro categorias principais: bacterianas, fúngicas (Capítulo 409), virais e parasitárias (Tabela 412.1).

Tabela 412.1 Infecções cutâneas.

DOENÇAS BACTERIANAS
Impetigo
Ectima
Foliculite
Furúnculo/carbúnculo
Abscesso
Erisipela
Celulite
Fasciite necrosante
Ectima gangrenoso
Outros
Cocos gram-negativos: meningococemia, gonococcemia
Bacilos gram-positivos: eritrasma, celulite anaeróbia
Espiroquetas: doença de Lyme, sífilis, treponematoses endêmicas
Infecções micobacterianas
Riquetsioses
DOENÇAS VIRAIS
Herpes-vírus simples (HSV): oral, genital, digital (panarício)
Papilomavírus humano (HPV): verrugas comuns, condiloma acuminado
Poxvírus: molusco contagioso
Vírus varicela-zóster (VZV)
Exantemas virais (p. ex., enterovírus, sarampo, rubéola, parvovírus, vírus Epstein-Barr, adenovírus, vírus da dengue, vírus Zika, vírus chikungunya, vírus da imunodeficiência humana [soroconversão])
DOENÇAS FÚNGICAS
Candidíase
Tinha (dermatofitoses): dos pés, corporal, crural, da mão, da cabeça
Pitiríase (tinha) versicolor
Êmbolos (p. ex., *Aspergillus*, *Mucor* spp.)
ECTOPARASITAS/PARASITAS
Escabiose
Piolhos: couro cabeludo, púbico, corpo
Leishmaniose
Esquistossomose humana e animal
Oncocercose
Estrongiloidíase
Gnatostomíase
Amebíase
Tripanossomíase
Infecções por ancilóstomos, humanas e animais
Filariose
Acantamebíase

Infecções bacterianas

Entre as infecções bacterianas cutâneas, o impetigo, a foliculite, os furúnculos e a celulite são os mais comumente encontrados.

IMPETIGO

O impetigo, que é causado por *Staphylococcus aureus* ou estreptococos beta-hemolíticos do grupo A, geralmente é observado como crostas melicéricas (Figura 412.1); menos frequentemente, há bolhas subcórneas (superficiais). Esta infecção é mais comumente encontrada na face em crianças, mas pode se desenvolver em qualquer local onde a barreira cutânea tenha sido rompida (p. ex., áreas de dermatite, locais de traumatismo ou picadas de artrópodes). Uma infecção bacteriana mais profunda, embora menos comum, da pele é o ectima, que é mais frequentemente de origem estreptocócica; caracteriza-se por espessas crostas hemorrágicas que recobrem erosões ou ulcerações, geralmente de 0,5 a 1,5 cm de diâmetro. Essas lesões acometem mais os membros, principalmente associadas ao quadro de linfedema. O ectima não deve ser confundido com o ectima gangrenoso, que representa um fenômeno embólico mais comumente causado por bacteriemia por bacilos gram-negativos. Embora os casos leves de impetigo geralmente respondam à mupirocina tópica a 2%, 3 vezes/dia ou a 1% de retapamulina, 2 vezes/dia, o impetigo mais grave e o ectima exigem antibióticos orais que sejam ativos contra *S. aureus* (p. ex., dicloxacilina, 250 mg por via oral [VO], 4 vezes/dia, ou cefalexina, 250 mg VO, 4 vezes/dia). Em comparação com furúnculos e abscessos, o impetigo é menos frequentemente causado por *S. aureus* resistente à meticilina (MRSA).

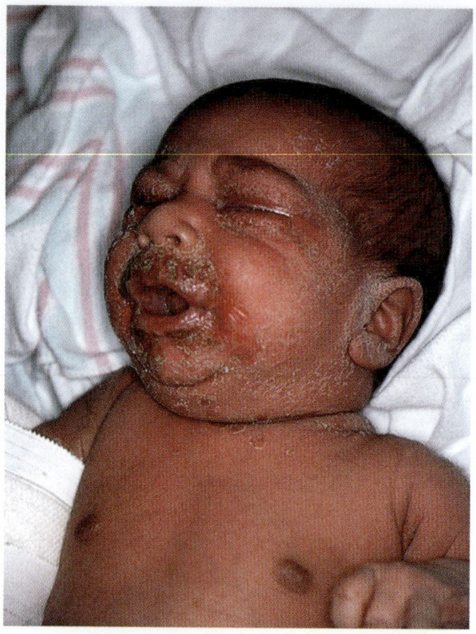

FIGURA 412.1 **Impetigo em lactente e envolvimento acentuado da face com crostas melicéricas e erosões superficiais.** (Cortesia de Yale Dermatology Residents' Slide Collection.)

FOLICULITE

As lesões iniciais da foliculite são pústulas foliculares que frequentemente são circundadas por um halo eritematoso (Capítulo 410). A cultura do conteúdo pustular produz flora normal com mais frequência do que *S. aureus* ou bacilos gram-negativos. A foliculite por *Pseudomonas*, que acomete o tronco, geralmente está associada ao uso de banheiras de hidromassagem ou piscinas aquecidas porque suas temperaturas mais altas (*versus* piscinas frias) tornam a erradicação de *Pseudomonas* mais difícil (ver Figura 410.27 no Capítulo 410).

FURÚNCULOS

Os furúnculos representam infecções cutâneas por *S. aureus* localizadas principalmente na derme. Em contraste com a foliculite, as lesões são maiores e se manifestam como nódulos eritematosos sensíveis (Figura 412.2). Uma estrutura folicular central pode ser observada, assim como uma pústula central. Como o furúnculo é um abscesso, o tratamento preferido é por incisão e drenagem seguidas por antibióticos antiestafilocócicos orais (p. ex., dicloxacilina, 250 mg VO, 4 vezes/dia, ou cefalexina, 250 mg VO, 4 vezes/dia); se for provável MRSA (p. ex., uso de instalações de saúde, como unidades de diálise, participação em esportes de contato, prevalência elevada de estafilococos resistentes à meticilina isolados na comunidade local), o antibiótico deve ser alterado para clindamicina (300 a 600 mg VO, 3 vezes/dia), doxiciclina (100 mg VO, 2 vezes/dia), minociclina (100 mg VO, 2 vezes/dia), sulfametoxazol-trimetoprima (160 mg/800 mg VO, 2 vezes/dia),[A1] linezolida (600 mg VO, 2 vezes/dia), ou omadaciclina (450 mg VO no dia 1, em seguida, 300 mg, 1 vez/dia),[A1b] dependendo dos padrões de sensibilidade locais.[1] A duração da terapia é geralmente de 10 a 14 dias. Os carbúnculos, que são versões maiores, mais complexas e mais extensas dos furúnculos, podem ser acompanhados por manifestações sistêmicas, como febre. Além de incisão e drenagem, eles exigem antibioticoterapia mais prolongada.

CELULITE

A celulite é uma infecção cutânea razoavelmente comum que ocorre com mais frequência nos membros inferiores. Localmente, se manifesta como eritema, edema, calor e dor à palpação; os achados sistêmicos incluem febre, mal-estar e leucocitose. A maioria dos casos é de origem bacteriana, mas alguns são causados por infecções fúngicas (p. ex., *Cryptococcus* spp.) ou reações químicas (p. ex., oxacilina ou sais de cálcio extravasados). A celulite bacteriana é mais comumente causada por estreptococos beta-hemolíticos do grupo A e *S. aureus*, e os estreptococos são associados à variante necrosante mais grave. Curiosamente, o microbioma da pele nas proximidades da infecção tende a ser muito semelhante ao microbioma contralateral, mas ambos os microbiomas tipicamente diferem daqueles dos pacientes de controle. Em pacientes com diabetes melito ou

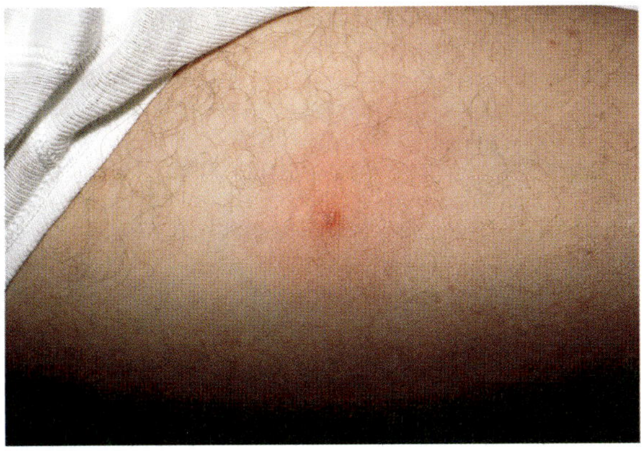

FIGURA 412.2 **Furúnculo com celulite circundante.** Essa apresentação comum de *Staphylococcus aureus* resistente à meticilina deve ser tratada com incisão e drenagem, além da administração de antibióticos sistêmicos. (Cortesia de Yale Dermatology Residents' Slide Collection.)

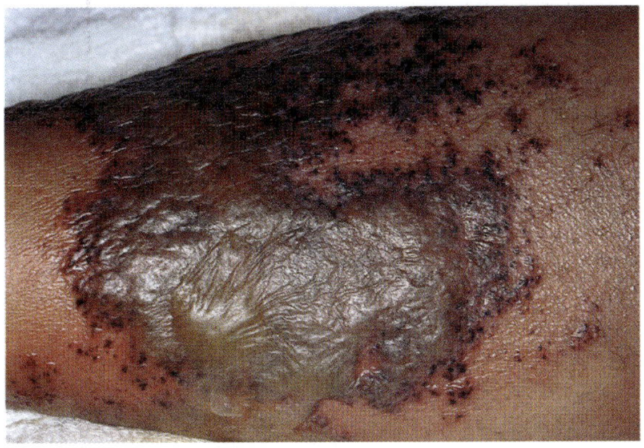

FIGURA 412.3 **Celulite bolhosa e hemorrágica da face anterior da perna.** (Cortesia de University of Southern California Dermatology Residents' Slide Collection.)

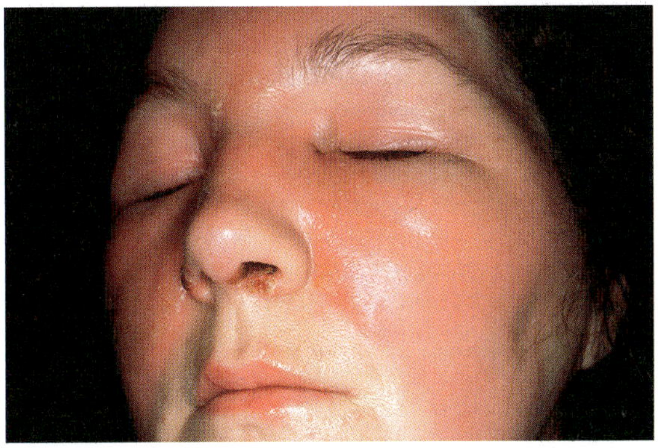

FIGURA 412.4 **Erisipela da face com placas eritematosas bem demarcadas.** (Cortesia de Yale Dermatology Residents' Slide Collection.)

imunocomprometidos, a celulite pode ser causada por bacilos gram-negativos ou micobactérias atípicas. Os fatores de risco incluem soluções de continuidade na barreira cutânea, edema secundário à hipertensão venosa, linfedema e episódios anteriores de celulite.

Embora o diagnóstico de celulite geralmente seja bastante direto (Figura 412.3), às vezes é difícil em pacientes com edema crônico de membros inferiores, especialmente naqueles que estão afebris e apresentam alteração persistente da coloração. Uma complicação do edema crônico de membros inferiores é a lipodermatosclerose (ou seja, inflamação seguida por fibrose do tecido adiposo subcutâneo), que é observada agudamente como eritema, calor e dor à palpação e facilmente é confundida com celulite. A pele acima do maléolo medial costuma ser o local inicial de envolvimento da lipodermatosclerose, mas a inflamação pode se estender até a face anterior da perna e a panturrilha. A fase crônica da lipodermatosclerose é caracterizada por indução, coloração permanente de castanho-avermelhado a violeta da pele e aparência de "garrafa de vinho invertida" na extremidade distal do membro inferior. É importante que o médico perceba que em pacientes com lipodermatosclerose crônica e celulite superposta, a pele nunca mais voltará à cor de pele não envolvida, mesmo após antibioticoterapia adequada.

A menos que haja bacteriemia associada, o diagnóstico de celulite é basicamente clínico. Em hospedeiros imunocomprometidos, uma injeção de solução salina seguida de aspiração e cultura pode ser útil. Histopatologicamente, a celulite caracteriza-se por infiltrado de neutrófilos na derme. A biopsia cutânea possibilita a exclusão de distúrbios que possam ser confundidos com celulite, como dermatite de contato, eritema migratório, carcinoma inflamatório, eritema tóxico da quimioterapia e síndrome de Wells (um distúrbio idiopático no qual eosinófilos infiltram a derme).

A celulite posiciona-se no ponto médio de um *continuum* de infecções de tecidos moles que inclui erisipela (mais superficial e mais bem demarcada; Figura 412.4) em uma extremidade e fasciite necrosante (mais profunda, necrótica e debilitante) na outra extremidade do espectro. Em adultos saudáveis, a erisipela pode ser tratada com penicilina oral (200.000 unidades, 4 vezes/dia) ou, se *S. aureus* sensível à meticilina (MSSA) for motivo de preocupação, dicloxacilina oral (500 mg, 4 vezes/dia) por um período de 10 dias.

O tratamento para celulite deve sempre ser ativo contra *Streptococcus* e MSSA, com cobertura para MRSA recomendada para crianças, atletas, residentes em instituições de longa permanência, recrutas militares, pessoas encarceradas, pacientes com exposição anterior a MRSA, homens que fazem sexo com homens e usuários de drogas intravenosas.[2] Em geral, os esquemas de antibióticos orais são tão efetivos quanto os esquemas intravenosos.[A2] As opções incluem cefalexina oral (250 a 500 mg, 4 vezes/dia, por 10 a 14 dias), clindamicina (300 mg, 3 vezes/dia durante 10 dias) ou sulfametoxazol-trimetoprima (800 mg/160 mg, 2 vezes/dia durante 10 dias),[A3] dependendo dos patógenos suspeitos, do hospedeiro e da gravidade da toxemia sistêmica. A penicilina (250 mg, 2 vezes/dia) pode ser efetiva na prevenção da celulite recorrente. A vancomicina intravenosa associada a ceftazidima intravenosa (15 mg/kg, 2 vezes/dia e 0,5 a 1 g, 3 vezes/dia, respectivamente, até que a resposta clínica permita a transição para medicamentos orais) é reservada para infecções graves. Iclaprim (180 mg por via intravenosa [IV], 2 vezes/dia durante 5 a 14 dias) parece ser igualmente efetivo, mas não é atualmente aprovado pela Food and Drug Administration (FDA) dos EUA para esta indicação.[A4]

A fasciite necrosante geralmente é causada por vários microrganismos, incluindo estreptococos anaeróbios; seu diagnóstico exige alto índice de suspeita e tem de ser considerado quando houver áreas de induração violácea dolorosa ou secreção de odor fétido. Desbridamento cirúrgico imediato e antibióticos sistêmicos de amplo espectro (p. ex., betalactâmico/inibidor betalactamase, como piperacilina-tazobactam IV, 4,5 g a cada 6 horas até um total de 18 g/dia [16 g de piperacilina/2 g de tazobactam]) durante pelo menos 2 semanas, são obrigatórios; a adição de ciprofloxacino (500 mg VO ou 400 mg IV, 2 vezes/dia), metronidazol (500 mg IV, 3 vezes/dia) e vancomicina (15 mg/kg IV, 2 vezes/dia) depende dos patógenos suspeitos. A menos que apenas um único microrganismo seja observado na coloração de Gram e isolado na cultura, a cobertura com antibióticos de amplo espectro deve ser continuada em razão da natureza polimicrobiana da fasciite necrosante e da dificuldade de cultura de anaeróbios.

Embora *Clostridium perfringens* (bacilo anaeróbio) possa causar celulite e gangrena gasosa, a infecção cutânea mais comum por bacilos gram-positivos é o eritrasma, que se manifesta como maceração interdigital nos pés associada com fissuras, bem como manchas castanho-avermelhadas brilhantes ou descamativas nas axilas e na região inguinal. A última é frequentemente confundida com tinha crural (Capítulo 409) e dermatite seborreica. Um achado diagnóstico é fluorescência coral (laranja-rosa) na iluminação por lâmpada de Wood (ultravioleta A). O microrganismo responsável é *Corynebacterium minutissimum*. As opções de tratamento incluem eritromicina oral e tópica (p. ex., 333 mg, 3 vezes/dia durante 7 a 14 dias).

ERITEMAS TÓXICOS

Erupções cutâneas causadas pela liberação de toxinas (p. ex., toxinas esfoliativas ET-A e ET-B, toxina eritrogênica) produzidas por *S. aureus* e estreptococos incluem a síndrome da pele escaldada estafilocócica (Capítulos 272 e 410), escarlatina (Capítulo 274) e síndrome do choque tóxico

(Capítulo 410). A síndrome da pele escaldada estafilocócica (ver Figura 410.19 no Capítulo 410) caracteriza-se por grandes áreas de eritema doloroso com desenvolvimento de descamação superficial e crostas em uma disposição radial ao redor da boca. As áreas de eritema são estéreis; a conjuntiva, a nasofaringe ou um local distante na pele é o local comum da infecção estafilocócica primária. Um indício diagnóstico de escarlatina é língua em morango com papilas vermelhas proeminentes. O manejo envolve o tratamento da infecção sistêmica (Capítulos 272 e 410).

INFECÇÕES POR *NEISSERIA*

Tanto a gonococcemia (Capítulo 283) quanto a meningococcemia (Capítulo 282) podem se manifestar como lesões cutâneas. A primeira origina um pequeno número de vesicopústulas em uma base eritematosa, geralmente acral na localização (Figura 412.5); essas lesões representam êmbolos sépticos e são acompanhadas por febre, artrite e tenossinovite. As primeiras lesões de meningococcemia aguda podem ser sutis (áreas maculares de eritema), mas logo se seguem hemorragia central (petéquias e púrpura) e necrose (cor cinza-metálico) (Figura 412.6). Quando acompanhadas por coagulação intravascular disseminada (CID), grandes áreas de púrpura retiforme e isquemia periférica grave podem se desenvolver. O envolvimento cutâneo na meningococcemia crônica é um reflexo da vasculite linfocítica ou leucocitoclástica. O manejo é por tratamento sistêmico (Capítulos 282 e 283).

INFECÇÕES POR *PSEUDOMONAS*

As infecções cutâneas por *Pseudomonas* variam da foliculite da "banheira de hidromassagem" (Capítulo 410) a infecções de tecidos moles da orelha externa. As infecções interdigitais dos pés que iniciam como uma tinha dos pés simples podem ser complicadas pela infecção por *Pseudomonas* sobreposta e resultar em eritema, edema, dor e drenagem. Dependendo da gravidade, o tratamento varia de antissépticos tópicos a fluoroquinolonas orais ou intravenosas (p. ex., ciprofloxacino, 500 mg VO, 2 vezes/dia durante 7 a 14 dias). Em hospedeiros imunocomprometidos, *Pseudomonas* e outros bacilos gram-negativos podem desencadear celulite, bem como êmbolos sépticos secundários na pele. Esse último inicia-se como púrpura ou bolhas purpúricas nas quais há o desenvolvimento de necrose central. Essas lesões, que resultam de infarto isquêmico da pele, são denominadas ectima gangrenoso. O manejo consiste no tratamento da doença sistêmica por *Pseudomonas* (Capítulo 290).

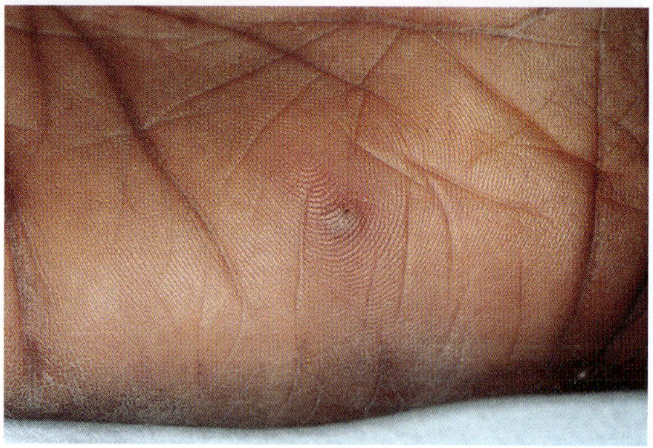

FIGURA 412.5 Infecção gonocócica disseminada com pústula acral sobre uma base violeta-vermelha. (Cortesia de Yale Dermatology Residents' Slide Collection.)

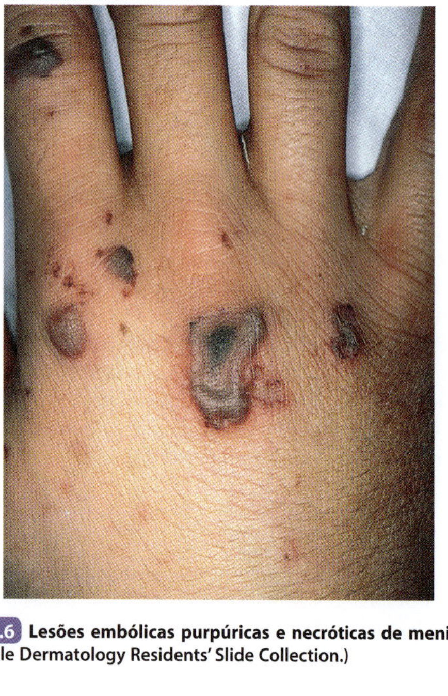

FIGURA 412.6 Lesões embólicas purpúricas e necróticas de meningococcemia. (Cortesia de Yale Dermatology Residents' Slide Collection.)

ESPIROQUETAS

As espiroquetoses apresentam uma ampla gama de achados cutâneos, desde eritema migratório secundário a *Borrelia burgdorferi* (Capítulo 305), a treponematoses endêmicas, como bouba e pinta (Capítulo 304), às manifestações cutâneas dos três estágios da sífilis (Capítulo 303). As lesões sifilíticas incluem uma ulceração firme e geralmente indolor (cancro) na sífilis primária; erupção papulodescamativa generalizada com alopecia, úlceras bucais e condilomas planos na sífilis secundária; e placas espessas e úlceras na doença terciária (Capítulo 409). O manejo envolve o tratamento da doença sistêmica.

INFECÇÕES POR MICOBACTÉRIAS

As infecções por *Mycobacterium tuberculosis* e outras micobactérias (micobactérias atípicas) estão associadas a lesões cutâneas, incluindo pápulas verrucosas ou crostosas, nódulos eritematosos, placas granulomatosas cicatriciais e úlceras com secreção. Em hospedeiros imunocompetentes em países de alta renda, *Mycobacterium marinum* (Capítulo 309) está mais comumente associado a doenças de pele, geralmente se manifestando em um padrão linfocutâneo (ou seja, esporotricoide). A furunculose nos membros inferiores decorrente de micobactérias atípicas pode ocorrer após lava-pés pré-pedicure, e injeção de tinta de tatuagem contaminada por *Mycobacterium chelonae* pode causar pápulas eritematosas. O tratamento da doença cutânea causada por micobactérias é igual ao da doença sistêmica (Capítulos 308 e 309).

Infecções virais

As infecções virais mais comuns da pele são verrugas (ver Figura 410.3 no Capítulo 410), herpes-vírus simples oral e genital recorrente (Capítulos 350 e 410), molusco contagioso (ver Figura 411.9 no Capítulo 411) e exantemas (Capítulo 410). Varicela e herpes-zóster são vistos com menos frequência (Capítulo 351).

Infeções fúngicas

Vários tipos de infecções fúngicas envolvem a pele e as unhas e são mais comumente causados por dermatófitos (tinha), *Candida* spp. e *Malassezia* spp. (pitiríase versicolor, também conhecida como tinha versicolor) (Capítulo 409; ver também Tabela 412.1). Embora as infecções por dermatófitos e pitiríase versicolor estejam associadas à descamação, a candidíase cutânea caracteriza-se por eritema, aspecto mais erosivo e pústulas satélites. O tratamento é descrito no Capítulo 409.

Os êmbolos sépticos causados por *Candida* ou outros fungos oportunistas, como *Aspergillus* (Capítulo 319) ou *Fusarium*, costumam apresentar um aspecto clínico semelhante ao do ectima gangrenoso secundário a bacilos gram-negativos, como *Pseudomonas*. Os microrganismos responsáveis podem ser detectados histopatologicamente em amostras de biopsia ou em raspados dérmicos coletados à beira do leito; a cultura confirma o microrganismo específico. Embora raras, as placas cutâneas secundárias a *Pneumocystis jiroveci* favorecem o meato acústico externo. O tratamento é para a infecção fúngica subjacente.

Ectoparasitas e parasitas

ECTOPARASITAS: ESCABIOSE E PIOLHOS

As infestações cutâneas ectoparasitárias mais comuns são (1) escabiose da variante humana do ácaro *Sarcoptes*; e (2) piolhos, dos quais existem três subtipos: cabeça, corpo e púbico. A escabiose caracteriza-se por prurido associado a pápulas, papulovesículas e túneis lineares, bem como sinais de coçadura, como escoriações e áreas de dermatite. Os locais de predileção incluem punhos, tornozelos, dedos das mãos e dos pés (incluindo os espaços interdigitais), aréolas e genitais (especialmente o pênis) (Figura 412.7). O número de ácaros que vivem no estrato córneo é limitado em hospedeiros imunocompetentes; quando raspadas e examinadas microscopicamente, os túneis lineares fornecem o maior rendimento de ácaros e ovos. Em pacientes idosos e imunossuprimidos, uma forma de escabiose conhecida como escabiose crostosa (antes denominada sarna norueguesa) se manifesta como várias áreas de descamação e crostas com numerosos ácaros.

Infestações por piolhos do couro cabeludo são vistas mais comumente em crianças, que podem ser assintomáticas ou apresentar prurido acentuado. Além dos piolhos, várias cápsulas de ovo ("lêndeas") estão presas às porções proximais dos fios de cabelo. Em países de alta renda, os piolhos corporais são vistos principalmente na população em situação de rua; os pacientes geralmente apresentam múltiplas pápulas eritematosas nos locais das picadas, bem como sinais de coçadura. Os piolhos e seus ovos são encontrados nas roupas do paciente. Os piolhos púbicos às vezes são chamados de "chatos" porque seus corpos são mais curtos e mais largos do que os piolhos do couro cabeludo ou do corpo e, portanto, têm o formato de um caranguejo. Em razão do comprimento das pernas, esses piolhos residem principalmente nos pelos púbicos e com menos frequência nos pelos axilares ou cílios.

Os tratamentos de primeira linha aprovados pela FDA para piolhos, piolhos púbicos e escabiose são loção ou gel de malation tópico a 0,5%, creme de permetrina a 5%; cada um desses medicamentos tópicos é aplicado por 8 a 12 horas nos dias 1 e 8. A loção tópica de ivermectina 0,5% também é aprovada pela FDA para o tratamento de piolhos.[3] Para escabiose crostosa, surtos epidêmicos de escabiose (p. ex., em casas de repouso), ou piolhos difíceis de tratar, ivermectina oral (250 a 400 μg/kg; uso *off-label*) consegue erradicar a infestação. O tratamento de piolhos corporais envolve o descarte de roupas infestadas de ovos e piolhos; para piolhos, fontes potenciais de reinfecção, como escovas de cabelo, devem ser descartadas. Contatos sexuais e domiciliares de pacientes com piolhos púbicos e escabiose, respectivamente, têm de ser tratados de forma semelhante ao paciente que apresenta os sintomas.

OUTROS PARASITAS

Lesões cutâneas são observadas na leishmaniose (Capítulo 327), na amebíase (Capítulo 331), na esquistossomose (Capítulo 334), na oncocercose (Capítulo 335), na estrongiloidíase (Capítulo 335) e em infecções por ancilóstomos (Capítulo 335). A exposição à água infestada com cercárias de esquistossomas animais resulta em múltiplas pápulas eritematosas, que ocorrem mais comumente nos pés e são chamadas de *dermatite cercariana*. As infecções por ancilóstomos de cães e gatos causam a larva *migrans* cutânea, com lesões eritematosas serpiginosas que correspondem ao trajeto de migração das larvas dos ancilóstomos em locais onde houve contato direto com areia infectada, mais comumente os pés. Ambas as infecções são autolimitadas porque o ciclo de vida do parasita não pode ser concluído nos seres humanos. Em hospedeiros imunocomprometidos, placas cutâneas podem ocasionalmente se desenvolver a partir de amebas de vida livre, como *Acanthamoeba*.

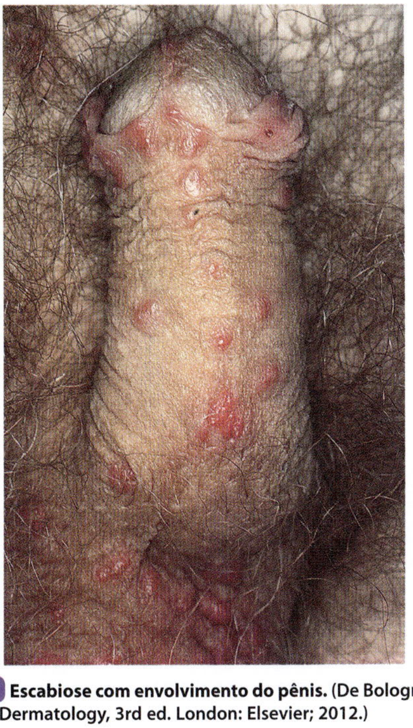

FIGURA 412.7 Escabiose com envolvimento do pênis. (De Bolognia JL, Jorizzo JL, Schaffer JV, eds. Dermatology, 3rd ed. London: Elsevier; 2012.)

DISTÚRBIOS DE HIPOPIGMENTAÇÃO E HIPERPIGMENTAÇÃO

Os distúrbios da pigmentação podem ser divididos em quatro categorias principais: difusa, linear, circunscrita e reticulada (no caso de hiperpigmentação) ou gutata (no caso de hipopigmentação) (Tabela 412.2).

Hipopigmentação

ALBINISMO

O distúrbio primário de hipopigmentação difusa é o albinismo oculocutâneo, um distúrbio autossômico recessivo no qual há alteração pigmentar

Tabela 412.2 Distúrbios de pigmentação.

HIPOPIGMENTAÇÃO
Difusa (diluição pigmentar)
Albinismo oculocutâneo
Síndrome de Hermansky-Pudlak
Síndrome de Chédiak-Higashi
Vitiligo generalizado (total)
Erros inatos do metabolismo (p. ex., fenilcetonúria)
Circunscrita
Diminuição do pigmento
Adquirida: hipopigmentação pós-inflamatória (p. ex., dermatite atópica, sarcoidose, lúpus eritematoso cutâneo subagudo, micose fungoide), pitiríase (tinha) versicolor secundária à infecção por *Malassezia* spp.
Congênita: nevo despigmentado, máculas hipopigmentadas de esclerose tuberosa
Ausência de pigmento
Adquiridas: vitiligo, leucodermia induzida por produtos químicos ou medicamentos, leucodermia da esclerodermia, leucodermia do melanoma*
Congênito: piebaldismo
Linear
Hipopigmentação nevoide linear, distúrbio de pigmentação segmentar
Gutata
Hipomelanose gutata idiopática
Máculas confete de esclerose tuberosa
HIPERPIGMENTAÇÃO
Difusa
Reações a medicamentos (p. ex., ciclofosfamida, bussulfano)
Doença de Addison
Produção de ACTH ectópico (p. ex., câncer de pulmão de células pequenas)
Hemocromatose
Esclerodermia
Cirrose biliar primária
Hipertireoidismo
Deficiência de vitamina B_{12} ou folato
Síndrome POEMS (ver Tabela 412.3)
Melanose secundária ao melanoma metastático
Argiria (tonalidade cinza)
Circunscrita
Hiperpigmentação pós-inflamatória (p. ex., acne vulgar, picadas de artrópodes, dermatite, líquen plano)
Melasma
Pitiríase (tinha) versicolor
Mastocitose
Reações fixas a medicamentos
Depósitos de fármacos e seus metabólitos
Linear
Exposição a plantas contendo psoraleno (p. ex., limas) mais luz ultravioleta A
Reações medicamentosas (p. ex., bleomicina)
Hiperpigmentação nevoide linear
Genodermatoses (p. ex., incontinência pigmentar)
Reticulada
Eritema *ab igne*
Genodermatoses
Papilomatose confluente e reticulada

*Frequentemente referido como *vitiligo* na literatura oncológica.

das estruturas que contêm melanina (*i. e.*, os olhos, cabelo e pele). O fenótipo varia desde a ausência total de pigmento melanina até uma diminuição sutil, cujo reconhecimento exige comparação com parentes de primeiro grau; a densidade dos melanócitos na pele é normal, mas sua capacidade de produzir pigmentos está ausente ou diminuída. Noventa por cento dos pacientes com albinismo oculocutâneo apresentam mutações nos genes que codificam a tirosinase (tipo I) ou a proteína P (tipo II). As complicações do albinismo oculocutâneo incluem diminuição da acuidade visual, nistagmo, fotofobia e aumento de carcinomas cutâneos, especialmente carcinoma espinocelular. Esses sinais e sintomas são mais graves naqueles que produzem menos pigmento e têm a maior quantidade de exposição solar cumulativa. O diagnóstico diferencial inclui vitiligo total (ausência de melanócitos histopatologicamente) e alguns erros inatos do metabolismo (p. ex., fenilcetonúria). O tratamento consiste em cuidados oftalmológicos longitudinais e minimização da exposição solar.

HIPOPIGMENTAÇÃO LINEAR

Os distúrbios de hipopigmentação linear consistem principalmente em condições nevoides causadas por mosaicismo somático (p. ex., hipopigmentação nevoide linear, distúrbio de pigmentação segmentar), nos quais estrias de hipomelanose seguem as linhas de Blaschko ou os pacientes apresentam uma configuração em bloco de manchas hipopigmentadas. Minoria de pacientes apresenta anormalidades do sistema nervoso central, musculoesqueléticas ou oculares associadas.

HIPOPIGMENTAÇÃO CIRCUNSCRITA (MANCHAS)

Vitiligo

De modo geral, vitiligo (Figura 412.8) progride lentamente e ocorre sobretudo nas áreas periorificiais (ao redor dos olhos, nariz, lábios, genitália) e nas mãos, pés, superfície flexora dos punhos, tornozelos, cotovelos e joelhos e nas principais dobras corporais. O vitiligo, que é causado pela perda de melanócitos na pele, também está associado a endocrinopatias autoimunes e alopecia areata.[4]

O diagnóstico diferencial é principalmente leucodermia química secundária a compostos que sejam citotóxicos para melanócitos (p. ex., catecóis, fenóis), leucodermia induzida por fármacos (p. ex., causada por imatinibe), leucodermia de melanoma (um bom sinal prognóstico se observada em associação com imunoterapia, mas uma indicação para excluir metástases se ocorrer espontaneamente) e leucodermia da esclerodermia com retenção da pigmentação perifolicular. Os linfócitos T que reconhecem antígenos na superfície dos melanócitos (e células de melanoma) são encontrados na pele e no sangue periférico. O tratamento inclui corticosteroides tópicos, imunomoduladores tópicos (p. ex., tacrolimo) e fototerapia.[A5] As combinações de suspensões de células-tronco foliculares e epidérmicas são uma abordagem experimental para doenças de difícil tratamento.[A6,A7]

Hipopigmentação gutata

A hipomelanose (hipopigmentação) gutata idiopática, na qual existem máculas hipopigmentadas bem demarcadas, que geralmente medem entre 2 e 4 mm de diâmetro, é a causa mais comum de leucodermia gutata (Figura 412.9). Os locais preferenciais desse distúrbio comum relacionado à idade, que pode estar relacionado à exposição crônica ao sol, são a face anterior das pernas e a superfície extensora dos antebraços.

Outras causas adquiridas

A hipomelanose circunscrita é observada em pacientes com pitiríase (tinha) versicolor (ver Figura 409.29 no Capítulo 409) e hipopigmentação pós-inflamatória. Embora a hipopigmentação pós-inflamatória esteja mais frequentemente associada à dermatite atópica, ela também pode ocorrer com sarcoidose (Capítulo 89), lúpus eritematoso cutâneo (Capítulo 250) e micose fungoide (Capítulo 176).

Causas congênitas

As áreas congênitas circunscritas de hipomelanose incluem o nevo despigmentado, uma "marca de nascença" castanha comum observada em 1 em 50 bebês nos quais há diminuição parcial do pigmento; piebaldismo, um distúrbio autossômico dominante incomum com áreas de ausência completa de pigmento causada por mutações no gene *KIT*; nevo anêmico, uma área localizada de vasoconstrição; e as *manchas em folha* da esclerose tuberosa (Capítulo 389), com diminuição parcial do pigmento.

Hiperpigmentação

HIPERPIGMENTAÇÃO DIFUSA

A hiperpigmentação difusa é mais comumente consequente ao uso de fármacos (p. ex., ciclofosfamida, zidovudina) e endocrinopatias associadas a níveis circulantes aumentados de hormônio adrenocorticotrófico (ACTH) (p. ex., doença de Addison [Capítulo 214], produção de ACTH ectópico por tumores como o carcinoma pulmonar de pequenas células [Capítulo 182]). O ACTH, assim como o hormônio estimulador dos melanócitos, pode se ligar e ativar os receptores de melanocortina-1 nos melanócitos, resultando em aumento da produção de melanina. Causas adicionais incluem hemocromatose (Capítulo 201), esclerodermia (Capítulo 251), cirrose biliar primária (Capítulo 146), síndrome POEMS (*p*olineuropatia, *o*rganomegalia, *e*ndocrinopatia, proteína *m*onoclonal, alterações cutâneas [*skin*]) (Tabela 412.3) e hipertireoidismo (Capítulo 213). A exposição sistêmica à prata (argiria; Capítulo 19) pode resultar em coloração cinza-ardósia.

HIPERPIGMENTAÇÃO LINEAR E RETICULADA

Estrias lineares de hiperpigmentação podem ser causadas por condições nevoides que refletem o mosaicismo cutâneo, como na hipopigmentação linear (ver anteriormente) e várias genodermatoses (p. ex., incontinência pigmentar, que é um distúrbio dominante ligado ao X causado por mutações no gene *NEMO*), ou podem ocorrer pela exposição a psoralenos

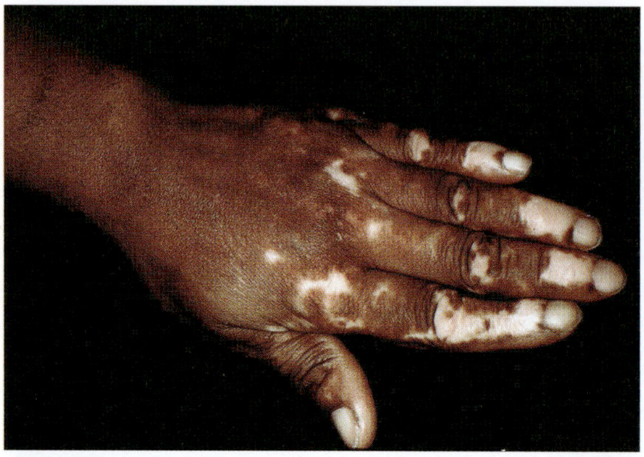

FIGURA 412.8 Leucodermia marcante da mão em paciente com vitiligo. Em lesões bem desenvolvidas, a pele é branca, não bronzeada, em decorrência da perda completa de melanina.

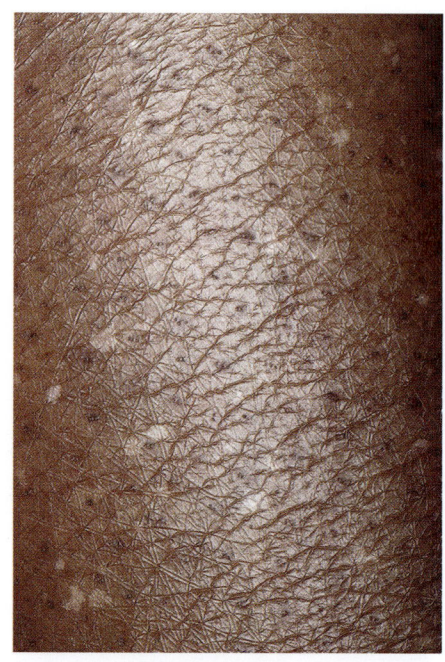

FIGURA 412.9 Hipomelanose gutata idiopática com pequenas máculas hipopigmentadas bem demarcadas na face anterior da perna.

derivados de plantas (p. ex., de limas) mais irradiação ultravioleta A ou bleomicina sistêmica (pigmentação flagelada). A hipermelanose reticulada também é observada em várias genodermatoses (p. ex., disqueratose congênita) e após exposição crônica ao calor (eritema *ab igne*). Este último corresponde ao plexo venoso cutâneo e é observado mais comumente na região lombossacral, onde almofadas térmicas foram aplicadas, ou na parte anterior das coxas em usuários de *laptops*.

HIPERPIGMENTAÇÃO CIRCUNSCRITA

As causas mais comuns de hipermelanose circunscrita são pitiríase (tinha) versicolor (que pode se apresentar tanto como hipopigmentação quanto hiperpigmentação, daí seu nome), hiperpigmentação pós-inflamatória e melasma. A hiperpigmentação pós-inflamatória (Figura 412.10) é observada com mais frequência em indivíduos com pele de pigmentação escura e frequentemente ocorre após acne vulgar, picadas de artrópodes, dermatite crônica e líquen plano. Outras causas de escurecimento circunscrito da pele são mastocitose cutânea (urticária pigmentosa; Capítulo 240), depósitos de medicamentos como antimaláricos e minociclina (coloração azul-acinzentada) e medicamentos que provocam reações fixas a medicamentos, mais frequentemente sulfametoxazol-trimetoprima e anti-inflamatórios não esteroides. No melasma (Figura 412.11), manchas hiperpigmentadas simétricas são observadas na face lateral da testa, parte superior da bochecha e área mandibular. Pelo menos 90% dos pacientes com melasma são mulheres. As lesões são exacerbadas pela luz ultravioleta e pelo estrogênio (contraceptivos orais, gestação). O melasma é tratado diariamente com filtros solares de amplo espectro mais agentes clareadores, como hidroquinona (creme a 4%) e ácido retinoico (creme de 0,025 a 0,1%) por 3 a 4 meses, frequentemente em combinação com corticosteroides tópicos leves para reduzir a irritação; se houver irritação, os cremes são descontinuados temporariamente e reiniciados com frequência reduzida.

LESÕES DISTINTAS DA PELE NEGRA

Embora algumas doenças sejam mais comuns em pacientes afrodescendentes (p. ex., tinha da cabeça, pseudofoliculite da barba, celulite dissecante), outras são simplesmente mais perceptíveis (p. ex., vitiligo e hipopigmentação pós-inflamatória) (Tabela 412.4). A explicação para o aumento da incidência é especulativa na maioria dos casos, com exceção dos pelos encaracolados que levam à pseudofoliculite da barba. Pelos muito encaracolados geralmente são raspados em um ângulo oblíquo, o que resulta em uma ponta afiada na extremidade distal da haste do cabelo que possibilita a penetração da pele adjacente ao folículo piloso e a subsequente inflamação. O paciente pode evitar a raspagem da barba ou fazer depilação a *laser*. Alguns distúrbios cutâneos são menos comuns na pele negra (p. ex., acne rosácea e escabiose).

Tabela 412.3 Achados cutâneos na síndrome POEMS.

Hiperpigmentação difusa
Tumores vasculares, incluindo hemangiomas glomeruloides
Edema periférico
Induração (esclerodermoide)
Hipertricose
Hiperidrose
Acrocianose
Baqueteamento digital e/ou leuconiquia
Lipoatrofia facial adquirida
Livedo reticular

POEMS = *p*olineuropatia, *o*rganomegalia, *e*ndocrinopatia, proteína *m*onoclonal (M), alterações cutâneas (*skin*).

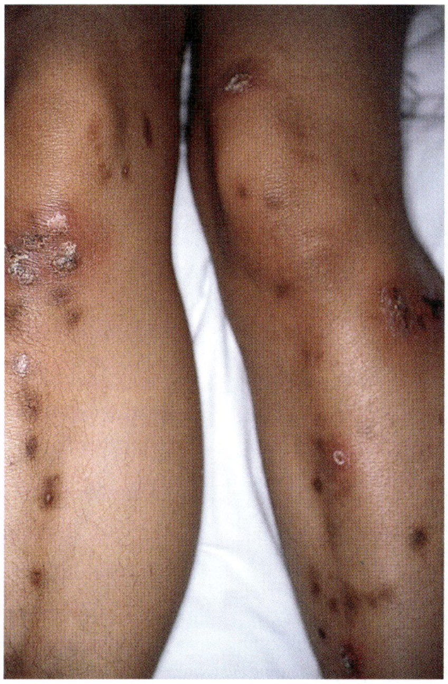

FIGURA 412.10 Hiperpigmentação pós-inflamatória secundária a picadas de artrópodes. (Cortesia de Yale Dermatology Residents' Slide Collection)

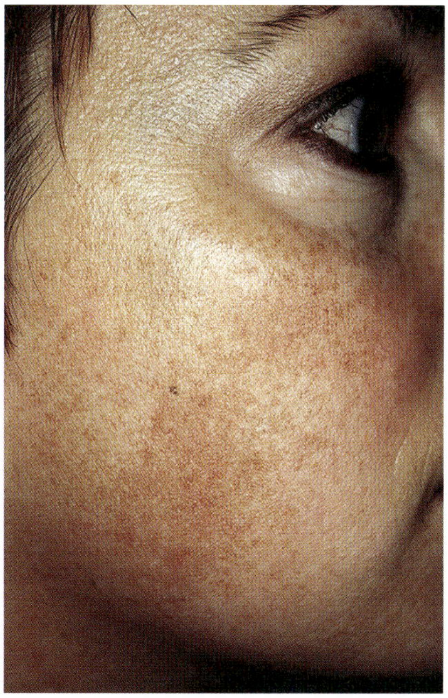

FIGURA 412.11 Manchas hiperpigmentadas na bochecha em paciente com melasma.

Tabela 412.4 Distúrbios observados mais comumente em pacientes afrodescendentes.

CABEÇA E PESCOÇO
Foliculite decalvante/celulite dissecante
Tinha da cabeça causada por *Trichophyton tonsurans*
Alopecia por tração
Alopecia cicatricial centrífuga central*
Foliculite queloidiana da nuca
Pseudofoliculite da barba
Acne secundária ao uso de pomada
Dermatose papulosa nigra
Lentiginose hereditária padronizada
Melasma
Lúpus eritematoso discoide
PALMAR
Queratose punctata das pregas palmares
MEMBROS INFERIORES
Úlceras secundárias à anemia falciforme
GENERALIZADOS
Queloides
Sarcoidose cutânea
Eczema papular e inflamação de base folicular

*Também denominada *síndrome de degeneração folicular* ou alopecia *"do pente quente"*.

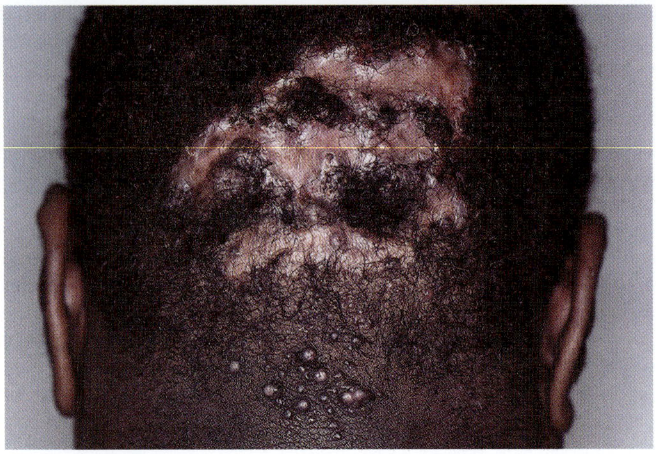

FIGURA 412.12 **Foliculite queloidiana do couro cabeludoem um homem afro-americano.** (Cortesia do Dr. Kalman Watsky.)

Outra entidade observada mais comumente em indivíduos afrodescendentes são os queloides (Figura 412.12). Os queloides geralmente aparecem em locais de traumatismo (p. ex., perfuração da orelha), mas ocasionalmente desenvolvem-se espontaneamente, sobretudo no tronco. Na primeira situação, acredita-se que representem uma resposta exagerada à cicatrização de feridas, com aumento da formação de colágeno não apenas no local do traumatismo (como nas cicatrizes hipertróficas), mas também na pele adjacente, previamente não envolvida. As opções de tratamento incluem corticosteroides intralesionais, interferona intralesional, *laser* de corante pulsado (*pulsed dye laser*) ou excisão seguida por radioterapia.

DERMATOSES REGIONAIS

Algumas dermatoses comuns apresentam predileção por locais anatômicos específicos (Figura 412.13 e Tabela 412.5). Esses locais podem ajudar a estreitar o diagnóstico diferencial e orientar a solicitação de outros exames complementares e a terapia em muitos pacientes.

Um exemplo de dermatose regional é a acantose *nigricans* (Figura 412.14). Em razão de suas implicações sistêmicas potenciais, é necessária avaliação clínica cuidadosa (Tabela 412.6).

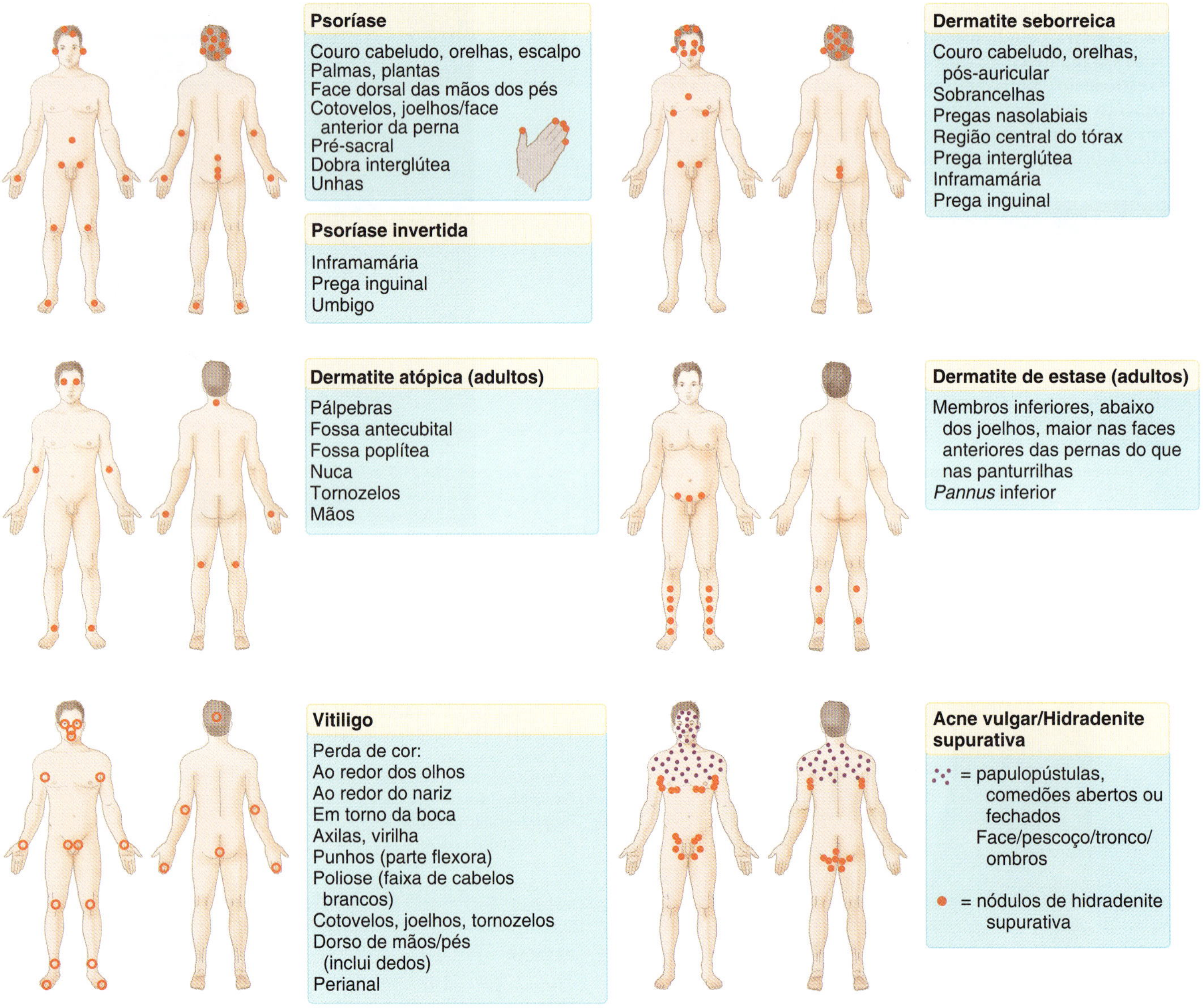

Psoríase
Couro cabeludo, orelhas, escalpo
Palmas, plantas
Face dorsal das mãos dos pés
Cotovelos, joelhos/face anterior da perna
Pré-sacral
Dobra interglútea
Unhas
Psoríase invertida
Inframamária
Prega inguinal
Umbigo
Dermatite seborreica
Couro cabeludo, orelhas, pós-auricular
Sobrancelhas
Pregas nasolabiais
Região central do tórax
Prega interglútea
Inframamária
Prega inguinal
Dermatite atópica (adultos)
Pálpebras
Fossa antecubital
Fossa poplítea
Nuca
Tornozelos
Mãos
Dermatite de estase (adultos)
Membros inferiores, abaixo dos joelhos, maior nas faces anteriores das pernas do que nas panturrilhas
Pannus inferior
Vitiligo
Perda de cor:
Ao redor dos olhos
Ao redor do nariz
Em torno da boca
Axilas, virilha
Punhos (parte flexora)
Poliose (faixa de cabelos brancos)
Cotovelos, joelhos, tornozelos
Dorso de mãos/pés (inclui dedos)
Perianal
Acne vulgar/Hidradenite supurativa
= papulopústulas, comedões abertos ou fechados
Face/pescoço/tronco/ombros
= nódulos de hidradenite supurativa

FIGURA 412.13 **Envolvimento regional de doenças cutâneas específicas.**

Tabela 412.5 Dermatologia regional.

REGIÃO DA PELE	TIPOS DE LESÃO	PROCESSO DE DOENÇA
Couro cabeludo	Papulodescamativas e eczematosas	Dermatite seborreica, psoríase, tinha da cabeça, eczema (atópico, contato [especialmente linha de implantação do cabelo])
	Pustulares	Foliculite pustulosa, quérion[a]
	Papulonodulares	Nevos melanocíticos papulonodulares, queratoses seborreicas, cistos pilares, verrugas, angiomas-cereja (angioma rubi), queratoses actínicas (couro cabeludo calvo)
Face	Pustulares	Acne, rosácea, foliculite (barba), tinha
	Papulodescamativas e eczematosas	Dermatite seborreica, psoríase (linha de implantação do cabelo), dermatite de contato (p. ex., cosméticos), dermatite atópica, impetigo, lúpus eritematoso sistêmico, fotodermatite
	Vesiculares	Herpes-vírus simples, herpes-zóster, impetigo bolhoso
	Papulonodulares	Nevos melanocíticos, queratoses actínicas, queratoses seborreicas, hiperplasia sebácea, carcinomas basocelulares, carcinomas espinocelulares, melanomas
	Atrófica e telangiectásica	Lúpus eritematoso discoide
Tronco	Papulodescamativas e eczematosas	Psoríase, dermatite atópica, dermatite de contato, tinha versicolor, pitiríase rósea, escabiose, sífilis secundária, lúpus cutâneo subagudo (parte superior do tronco)
	Vesicobolhosas	Herpes-zóster, penfigoide bolhoso, pênfigo, eritema multiforme, síndrome de Stevens-Johnson
	Maculopapulares	Reações morbiliformes a fármacos/substâncias, exantemas virais
	Papulonodulares	Nevos melanocíticos, queratoses seborreicas, angiomas-cereja (angioma rubi), lipomas, cistos de inclusão epidermoide, carcinomas basocelulares e espinocelulares, queloides, neurofibromas, melanoma
	Pustulares	Acne, foliculite
	Urticariantes	Urticária, reações a medicamentos, herpes-zóster precoce
Braços e antebraços	Papulodescamativas e eczematosas	Dermatite de contato (p. ex., plantas), dermatite atópica, psoríase, líquen plano, fotodermatite (medicamentos/substâncias químicas, contactantes, dermatomiosite, lúpus cutâneo subagudo)
	Papulonodulares	Nevos melanocíticos, verrugas, queratoses seborreicas, queratoses actínicas, carcinomas espinocelulares, erupção polimórfica à luz, nódulos reumatoides (cotovelos), xantomas (cotovelos)
	Purpúrica	Púrpura actínica (solar)
	Anulares	Granuloma anular, lúpus cutâneo subagudo
Membros inferiores	Papuloescamosas e eczematosas	Dermatite de estase, eczema craquelé (eczema esteatótico ou xerótico), dermatite de contato, dermatite atópica, psoríase, líquen plano
	Papulonodulares	Nevos melanocíticos, dermatofibromas, eritema nodoso, melanoma, xantomas (joelhos, tendão do calcâneo), sarcoma de Kaposi
	Anulares	Tinha, granuloma anular
	Purpúricas	Capilarite, vasculite
	Ulcerativas	Úlceras de estase, insuficiência arterial, pioderma gangrenoso, traumatismo, vasculopatia livedoide, carcinoma espinocelular, angiomatose dérmica difusa
Genitália e região inguinal	Papuloescamosas e eczematosas	Dermatite seborreica, tinha, candidíase, psoríase, dermatite de contato, líquen simples crônico, escabiose, artrite reativa (síndrome de Reiter), eritrasma, líquen plano
	Vesicobolhosa	Herpes-vírus simples
	Ulcerativas	Herpes-vírus simples, traumatismo, sífilis, cancroide, doença de Behçet, carcinoma espinocelular
	Papulonodulares	Angioqueratomas, cistos de inclusão epidermoides, molusco contagioso, condiloma acuminado, hidradenite supurativa, carcinoma espinocelular
	Pustulares	Foliculite, candidíase, hidradenite supurativa
Mãos	Papuloescamosas e eczematosas	Dermatite de contato irritativa e alérgica, dermatite atópica, tinha, escabiose, sífilis secundária
	Vesicobolhosas, pustulares	Eczema disidrótico, psoríase (palmar), doença mão-pé-boca[b] (palmar), panarício herpético, dactilite bolhosa, porfiria cutânea tardia (dorsal), eritema multiforme, epidermólise bolhosa adquirida
	Papulonodulares	Verrugas, queratoses actínicas (dorsais), cistos mucosos digitais (face dorsal dos dedos das mãos), carcinomas espinocelulares (dorsais), granuloma anular, granuloma piogênico
	Despigmentação	Vitiligo, leucodermia química
	Telangiectasias cuticulares	Esclerodermia, dermatomiosite, lúpus eritematoso sistêmico, doença de Osler-Weber-Rendu
Pés	Papuloescamosas e eczematosas	Tinha, psoríase, dermatite de contato, dermatite atópica, sífilis (plantar)
	Vesicobolhosas	Tinha, picadas de artrópodes, epidermólise bolhosa (hereditária e adquirida), eritema multiforme, doença mão-pé-boca (plantar)
	Pápulas	Verrugas (plantares), cornos,[c] perniose
	Ulcerativas	Úlceras neuropáticas (plantares)

[a]N.R.T.: Quérion (ou *kerion*) é uma infecção fúngica inflamatória dos folículos do couro cabeludo e da pele ao redor, com aumento de linfonodos regionais. É causada frequentemente por fungos geofílicos e zoofílicos, porém há casos descritos por dermatófitos antropofílicos. Caracteriza-se por placa dolorosa, provocada por intensa reação inflamatória com aparecimento de supuração.
[b]N.R.T: Segundo o *Documento Científico Departamento Científico de Dermatologia* e o Departamento Científico de Infectologia (2019-2021), a doença ou síndrome mão-pé-boca (MPB) é uma enfermidade de alta contagiosidade, de transmissão fecal-oral e respiratória, causada pelo vírus coxsackie (ver https://www.sbp.com.br/fileadmin/user_upload/_22039 d-DocCient_-_Sindrome_Mao-Pe-Boca.pdf).
[c]N.R.T.: Em Dermatologia, o termo corno descreve uma excrescência cutânea circunscrita e elevada formada por queratina, enquanto calosidade consiste em hiperqeratose circunscrita em áreas de pressão ou fricção nos pés e mãos.

Tabela 412.6 Indícios de condições sistêmicas subjacentes associadas a acantose *nigricans* de aparecimento na vida adulta.

Síndrome dos ovários policísticos (SOP)	Mulheres com acne, hirsutismo e/ou irregularidades menstruais
Doenças malignas	Início súbito, perda de peso, queratoses seborreicas inflamadas, paquidermatóglifos (acantose palmar)
Endocrinopatias	Considerar diabetes melito do tipo 2, síndrome de Cushing (estrias, hipertensão arterial sistêmica, obesidade central, giba de búfalo), hipotireoidismo
Fármaco-induzida	Especialmente niacina, hormônio de crescimento humano, anticoncepcionais orais, corticosteroides, inibidores de protease

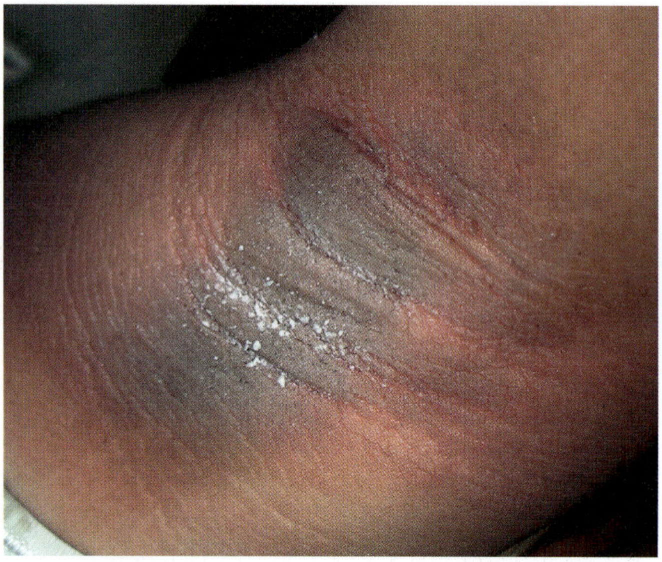

FIGURA 412.14 **Acantose nigricans da axila. (Cortesia de Yale Dermatology Residents' Slide Collection.)**

Grau A Recomendações de grau A

A1. Talan DA, Mower WR, Krishnadasan A, et al. Trimethoprim-sulfamethoxazole versus placebo for uncomplicated skin abscess. *N Engl J Med.* 2016;374:823-832.
A1b. O'Riordan W, Cardenas C, Shin E, et al. Once-daily oral omadacycline versus twice-daily oral linezolid for acute bacterial skin and skin structure infections (OASIS-2): a phase 3, double-blind, multicenter, randomized, controlled, non-inferiority trial. *Lancet.* 2019;19: 1080-1090.
A2. Aboltins CA, Hutchinson AF, Sinnappu RN, et al. Oral versus parenteral antimicrobials for the treatment of cellulitis: a randomized non-inferiority trial. *J Antimicrob Chemother.* 2015;70:581-586.
A3. Miller LG, Daum RS, Creech CB, et al. Clindamycin versus trimethoprim-sulfamethoxazole for uncomplicated skin infections. *N Engl J Med.* 2015;372:1093-1103.
A4. Huang DB, O'Riordan W, Overcash JS, et al. A phase 3, randomized, double-blind, multicenter study to evaluate the safety and efficacy of intravenous iclaprim vs vancomycin for the treatment of acute bacterial skin and skin structure infections suspected or confirmed to be due to gram-positive pathogens: REVIVE-1. *Clin Infect Dis.* 2018;66:1222-1229.
A5. Bae JM, Jung HM, Hong BY, et al. Phototherapy for vitiligo: a systematic review and meta-analysis. *JAMA Dermatol.* 2017;153:666-674.
A6. Razmi TM, Kumar R, Rani S, et al. Combination of follicular and epidermal cell suspension as a novel surgical approach in difficult-to-treat vitiligo: a randomized clinical trial. *JAMA Dermatol.* 2018;154:301-308.
A7. Thakur V, Kumar S, Kumaran MS, et al. Efficacy of transplantation of combination of non-cultured dermal and epidermal cell suspension vs epidermal cell suspension alone in vitiligo: a randomized clinical trial. *JAMA Dermatol.* 2019;155:204-210.

REFERÊNCIAS BIBLIOGRÁFICAS

As referências bibliográficas, bem como os outros materiais suplementares deste livro, encontram-se no GEN-IO, nosso ambiente virtual de aprendizagem.

413 DOENÇAS CAPILARES E UNGUEAIS

ANTONELLA TOSTI

DISTÚRBIOS CAPILARES

Cabelo normal

A haste do cabelo é uma estrutura totalmente queratinizada produzida pelo folículo piloso. Toda a pele, com exceção das regiões palmares e plantares, contém folículos pilosos. Os folículos pilosos são de dois tipos: folículos terminais e folículos velos. Os folículos terminais, que alcançam a hipoderme, produzem pelos terminais, que são longos, grossos (60 a 80 μm) e pigmentados. Pelos terminais estão presentes desde o nascimento no couro cabeludo, sobrancelhas e cílios e, posteriormente, se desenvolvem após a puberdade nas axilas, púbis e região da barba nos homens. Os folículos do tipo velo são pequenos e localizados na derme superficial e camada média da derme, onde produzem pelos velos, que são finos (< 30 μm), curtos (< 2 cm) e não pigmentados e cobrem toda a pele glabra.

O folículo piloso é formado por uma porção permanente superior e uma porção transitória dinâmica inferior que migra durante o ciclo capilar. A porção transitória inclui o bulbo capilar, que é circundado pela papila dérmica e contém a matriz capilar que produz a haste do pelo e suas bainhas. A divisão anatômica entre a porção permanente e a transitória fica logo abaixo da região abaulada, que corresponde à inserção do músculo eretor do pelo. A intumescência contém as células-tronco epiteliais que regeneram o folículo a cada ciclo de crescimento do pelo; seus danos resultam na destruição das células-tronco e na alopecia cicatricial.

Ciclo do pelo

Os folículos pilosos apresentam atividade cíclica, caracterizada por períodos alternados de produção da haste do pelo e períodos de repouso (anágeno, catágeno, telógeno). Durante a fase anágena, os folículos produzem a haste do pelo. A duração do anágeno, que no couro cabeludo varia de 2 a 7 anos, determina o comprimento da haste do cabelo. O comprimento máximo e a taxa de crescimento do cabelo terminal variam nas diferentes regiões do corpo. Os pelos do couro cabeludo crescem aproximadamente 0,4 mm/dia e podem atingir um comprimento de mais de 1 m. O comprimento máximo do cabelo diminui com a idade. Durante o telógeno, a produção do pelo está ausente, mesmo que a haste permaneça dentro do folículo para se desprender somente quando, após 3 meses, o folículo entrar novamente na fase anágena.

O ciclo piloso dos folículos adjacentes do couro cabeludo não é sincronizado. Em condições normais, aproximadamente 85 a 90% dos folículos estão na fase anágena e 10 a 15% na fase telógena.

Queda de cabelo e alopecias

A perda de cabelo incomoda muitas pessoas, independentemente de sua gravidade e padrão. Em alguns casos, o decréscimo na qualidade de vida atribuível à queda de cabelo é comparável ao causado pelas principais doenças crônicas. Como algumas causas da queda de cabelo são prontamente tratáveis,[1] um diagnóstico acurado é fundamental.

A primeira etapa do diagnóstico é avaliar a história familiar, ingestão de medicamentos/substâncias, doença sistêmica e gravidade e duração da queda de cabelo (Tabela 413.1). A segunda etapa é estabelecer se a densidade capilar está normal ou diminuída. A terceira etapa é avaliar se a taxa de queda de cabelo está normal ou aumentada. A queda de cabelo aguda e significativa é típica de doenças que interrompem a atividade mitótica dos folículos na fase anágena (medicamentos, alopecia areata). A densidade normal de cabelo sugere eflúvio telógeno, que pode ser agudo ou crônico. A densidade capilar reduzida pode envolver todo o couro cabeludo (alopecia difusa), pode se manifestar com áreas de calvície (alopecia irregular) ou pode estar limitada a regiões específicas do couro cabeludo (alopecia androgenética, alopecia marginal). Em alopecias de distribuição irregular, o couro cabeludo pode apresentar áreas de alopecia completamente desprovidas de cabelo (alopecia areata, alopecia cicatricial) ou apresentar cabelos curtos quebrados (tricotilomania, distúrbios da haste do pelo). A dermatoscopia é uma técnica rápida e não invasiva que melhora muito o diagnóstico clínico de alopecias e distúrbios da haste capilar em adultos e crianças (Tabela 413.2).

EFLÚVIO TELÓGENO

Eflúvio telógeno agudo

O eflúvio telógeno agudo resulta de eventos nocivos que precipitam a entrada de um grande número de folículos na fase de repouso (telógeno). As possíveis causas incluem doenças sistêmicas, medicamentos (Tabela 413.3), febre, estresse, perda de peso, parto, deficiência de ferro e distúrbios inflamatórios do couro cabeludo. No caso de medicamentos, a gravidade da queda de cabelo depende do medicamento, de sua dosagem e da suscetibilidade do paciente.

A queda de cabelo começa aproximadamente 3 meses após o evento causador, período que corresponde à duração da fase telógena. Os fios de cabelo telógenos são retidos dentro do folículo durante o telógeno, para serem eliminados quando o folículo promove crescimento de novo cabelo anágeno. A perda de cabelo é grave quando 100 a 200 fios de cabelo são perdidos diariamente. O paciente geralmente se lembra exatamente quando o aumento da queda começou. O eflúvio telógeno agudo geralmente não provoca alopecia visível porque aproximadamente 50% dos fios de cabelo precisam ser perdidos antes que a redução da densidade do cabelo seja evidente.

Tabela 413.1 Causas de perda de pelos.

ALOPECIA DIFUSA
Eflúvio telógeno (p. ex., após doença ou estresse)
Eflúvio anágeno (p. ex., após quimioterapia ou radioterapia)
Medicamentos (ver Tabela 413.3)
Deficiência nutricional
Tratamentos de cabelo
Alopecia androgenética (em mulheres)
Alterações hormonais (p. ex., menopausa, descontinuação de contraceptivos orais, hipotireoidismo)
ALOPECIA DE DISTRIBUIÇÃO IRREGULAR
Alopecia areata (provavelmente autoimune)
Alopecia cicatricial (cicatricial) (p. ex., líquen planopilar, lúpus eritematoso discoide, foliculite decalvante, alopecia cicatricial centrífuga central)
Alopecia por tração (p. ex., alisamento ou tranças excessivas do cabelo)
Tricotilomania
Infecção do couro cabeludo (p. ex., micose)
ALOPECIA MARGINAL
Alopecia por fibrose frontal
Alopecia de tração
Alopecia areata (variante ofiásica)

Tabela 413.2 Sinais dermatoscópicos em distúrbios do cabelo e do couro cabeludo.

Alopecia areata	Pontos amarelos, fios de cabelo em ponto de exclamação, fios de cabelo quebrados
Alopecia androgenética	> 20% de variabilidade no diâmetro do fio de cabelo
Líquen planopilar/alopecia fibrosante frontal	Moldes peripilares; perda de aberturas foliculares
Tricotilomania	Fios de cabelo quebrados, fios de cabelo em ponto de interrogação
Tinha da cabeça	Fios de cabelos em vírgulas, fios de cabelo em saca-rolha
Lúpus eritematoso discoide	Pontos vermelhos, tampões foliculares
Foliculite decalvante	Tufos de cabelo
Psoríase do couro cabeludo	Capilares espiralados
Dermatite seborreica	Arborização de vasos

TRATAMENTO E PROGNÓSTICO

O eflúvio telógeno agudo regride espontaneamente alguns meses após a remoção do agente causador. Pode, entretanto, desmascarar ou agravar a alopecia androgenética.

Eflúvio telógeno crônico

O eflúvio telógeno crônico afeta principalmente mulheres de meia-idade e frequentemente permanece inexplicado. A queda diária é leve (< 100 fios por dia), mas os pacientes ficam angustiados e se queixam de afinamento temporal progressivo, bem como diminuição da massa e do volume do cabelo. Dor no couro cabeludo (tricodinia) é frequentemente relatada. Pacientes com alta densidade de cabelo podem trazer envelopes de cabelos

Tabela 413.3 Medicamentos relacionados à perda de cabelos.

Acetato de glatirâmero	IECA (captopril, enalapril, moexipril, ramipril)
Ácido nicotínico	Imunoglobulinas
Alopurinol	Indanedionas
Amiodarona	Indinavir*
Analgésicos, anti-inflamatórios (ibuprofeno, indometacina, naproxeno)	Inibidores da aromatase (fadrozol, formestano [4-OHA], vorozol)*,‡
Andrógenos*,‡	Inibidores de recaptação de serotonina (fluoxetina, fluvoxamina, paroxetina, sertralina)*
Anfetaminas*,†	Interferonas*,†
Anticoagulantes (cumarina, dextrana, heparina/heparinoides apixabana, dabigatrana, rivaroxabana)*,†	Leflunomida*
Antidepressivos tricíclicos (amitriptilina, desipramina, doxepina, imipramina, maprotilina)	Levodopa
Antiepilépticos (carbamazepina, hidantoína, lamotrigina, troxidona, ácido valproico, vigabatrina)*,†	Lítio*
Antipsicóticos (decanoato de flupentixol, decanoato de flufenazina)	Maprotilina
Benzimidazóis (albendazol, mebendazol)	Medicamentos antitireoidianos (carbimazol, iodo, tiouracila)*
Betabloqueadores (levobunolol, metoprolol, nadolol, propranolol, timolol)*	Mesalazina
Bromocriptina	Metildopa
Buspirona	Metirapona
Bussulfano§	Metisergida
Butirofenonas	Minoxidil¶
Cantaridina	Nitrofurantoína
Cidofovir	Octreotida
Cimetidina	Olanzapina
Clonazepam	Pentosana polissulfato
Cloranfenicol	Piridostigmina
Clotrimazol	Piroxicam
Colchicina	Placitaxel§
Colestiramina	Radiação (< 700 Gy)*,‖
Contraceptivos (orais)	Ranelato de estrôncio*,†
Danazol	Retinoides (acitretina, etretinato, isotretinoína)*,†
Diazóxido	Retinol (vitamina A)*
Diclofenaco	Risperidona
Dixirazina	Sais de ouro
Docetaxel§	Salicilatos
Espironolactona	Sonidegibe*,†
Etambutol	Sorafenibe
Etionamida	Sulfassalazina
Fator estimulador de colônia de granulócitos	Supressores de apetite
Fenindiona	Tamoxifeno
Fibratos (clofibrato, fenofibrato)	Terbinafina
Gefitinibe‖	Terfenadina
Gentamicina	Tianfenicol
Glibenclamida	Tiocianato de potássio
Haloperidol	Tiroxina
Hidrazida de ácido isonicotínico	Tocoferol (vitamina E)
	Trazodona
	Triazóis (fluconazol, itraconazol)
	Trimetadiona
	Triparanol
	Vasopressina
	Vismodegibe*,†

*Estabelecido por vários relatórios ou comprovado por desafio. †Queda de cabelo geralmente significativa. ‡Pode causar alopecia androgenética. §Pode provocar alopecia permanente. ‖Pode provocar eflúvio anágeno. ¶Pode provocar eflúvio telógeno 3 meses após a descontinuação. IECA = inibidores da enzima conversora da angiotensina

perdidos para comprovar a magnitude da queda de cabelo. Não existe tratamento efetivo. O eflúvio telógeno crônico apresenta uma evolução crônica com exacerbações periódicas.

ALOPECIA DIFUSA

Eflúvio anágeno

A queda aguda do cabelo que leva à alopecia difusa é um efeito colateral típico da quimioterapia do câncer e da irradiação do couro cabeludo. A queda de cabelo é aguda e significativa, incluindo a maior parte dos cabelos do couro cabeludo, sobrancelhas e cílios; outros pelos corporais são menos comumente envolvidos. A queda de cabelo geralmente inicia 4 a 6 semanas após a ingestão da medicação, com até 1.000 fios de cabelo perdidos diariamente. O recrescimento geralmente é rápido após a interrupção da terapia, mas o formato e a cor do cabelo podem ser diferentes. Alopecia permanente pode ocorrer com radioterapia com alta dose e certos esquemas medicamentosos, como bussulfano e docetaxel.[2]

A hipotermia do couro cabeludo previne ou reduz a queda de cabelo durante a quimioterapia, exceto em pacientes tratados com o esquema combinado de docetaxel, doxorrubicina e ciclofosfamida.[A1,A2] O minoxidil tópico acelera o crescimento do cabelo, mas não evita a perda.

Alopecia androgenética

A alopecia androgenética, que é a forma mais comum de queda de cabelo, afeta até 80% dos homens e 50% das mulheres ao longo da vida. A alopecia androgenética é causada por redução progressiva no diâmetro, comprimento e pigmentação do cabelo. O afinamento do cabelo não é difuso, mas limitado às áreas frontal, temporal e de vértice, onde os folículos pilosos são sensíveis aos efeitos do metabólito da testosterona di-hidrotestosterona (DHT). Essa sensibilidade à DHT, que requer as enzimas 5α-redutase, é determinada geneticamente. Nos homens, a alopecia androgenética envolve as áreas frontotemporais e o vértice, seguindo um padrão que corresponde à escala de Hamilton-Norwood. Nas mulheres, a alopecia androgenética provoca afinamento difuso da região da coroa com manutenção da linha do cabelo frontal (padrão de Ludwig), um padrão que pode ser facilmente visualizado por meio de uma divisão central e comparando-se a densidade do cabelo na parte superior com a densidade do cabelo na região occipital. Antes da menopausa, a alopecia androgenética pode ser um sinal de hiperandrogenismo, juntamente com hirsutismo e acne. Na maioria das mulheres, entretanto, ocorre sem evidências bioquímicas e clínicas de excesso de andrógenos e pode ser consequente à sensibilidade folicular excessiva aos andrógenos. Os dados também mostram que os pacientes com alopecia androgenética correm maior risco de morrer de diabetes melito e doenças cardíacas.

A alopecia androgenética é uma doença progressiva que tende a piorar com o tempo. Os tratamentos clínicos incluem minoxidil tópico 2% em mulheres e minoxidil tópico 5% e/ou finasterida oral, 1 mg/dia, em homens.[A3] A dutasterida oral,[a] 0,5 mg, aprovada em alguns países, é mais efetiva do que finasterida com perfil de segurança semelhante.[A4] A melhora clínica deve-se principalmente ao espessamento do cabelo preexistente. Alguns homens relatam uma síndrome caracterizada por disfunção sexual persistente e depressão após o tratamento com inibidores da 5α-redutase.

Os tratamentos para a alopecia androgenética devem ser continuados por pelo menos 6 meses antes de avaliar a eficácia, e o uso regular de medicamentos é obrigatório para a manutenção dos resultados. A interrupção do minoxidil provoca eflúvio telógeno agudo, que se torna evidente 3 a 4 meses após a interrupção e não pode ser evitado pelo tratamento concomitante com finasterida. A interrupção da finasterida é seguida por queda gradual do cabelo, com retorno ao estado de pré-tratamento após 1 ano. O implante ou transplante capilar é uma boa opção para homens com alopecia androgenética grave, e o tratamento com finasterida, 1 mg/dia, melhora os resultados da cirurgia a longo prazo. O implante ou transplante capilar em mulheres é mais complicado porque o enfraquecimento dos fios de cabelo costuma ser difuso nas regiões parietal e occipital; portanto, não há uma boa área doadora de cabelo.

[a]N.R.T.: A dutasterida é comercializada no Brasil na forma de cápsulas moles com 0,5 mg.

ALOPECIA DE DISTRIBUIÇÃO IRREGULAR

Alopecia areata

Alopecia areata é uma forma comum de perda de cabelo geralmente não cicatricial, de distribuição irregular, que afeta até 2% da população.[3] A etiologia não é conhecida, mas as evidências são consistentes com uma doença autoimune para a qual tanto a predisposição genética quanto os fatores ambientais contribuem. Em indivíduos geneticamente predispostos, vários fatores desencadeantes causam uma reação autoimune de linfócitos T do tipo T_H1, predominantemente dirigida por CD8, contra os folículos pilosos, resultando, assim, em queda aguda de cabelo.

A alopecia areata pode começar em qualquer idade, mas as formas graves geralmente iniciam durante a infância e são mais frequentes no sexo masculino.[4] O exame clínico revela uma ou várias áreas lisas e bem circunscritas de ausência de cabelo sem cicatrizes que aumentam de forma centrífuga (Figura 413.1). As margens das áreas geralmente mostram cabelos quebrados de 3 mm de comprimento com uma ponta pigmentada (fios em ponto de exclamação), o que indica progressão da doença.

A alopecia areata pode afetar todas as áreas do corpo com pelos, incluindo as sobrancelhas e os cílios (Figura 413.2). As formas graves envolvem todo o couro cabeludo (alopecia total) ou todos os pelos do corpo (alopecia universal). O envolvimento das margens do couro cabeludo (ofiásica) está associado a mau prognóstico. A alopecia areata pode estar associada a outras doenças autoimunes, mais comumente doenças da tireoide (Capítulo 213). Outras associações possíveis incluem doença celíaca (Capítulo 131), vitiligo (Capítulo 412) e atopia (Capítulo 409). Anormalidades ungueais são comuns, especialmente em crianças.

A história natural da alopecia areata é imprevisível. Estudos indicam que 34 a 50% dos pacientes se recuperarão em 1 ano e 15 a 25% progredirão para alopecia total/universal, uma condição da qual a recuperação completa é de apenas 10%. Até o momento, os tratamentos disponíveis podem induzir o crescimento temporário dos pelos/cabelo, mas não alteram o prognóstico a longo prazo.[5]

As recidivas ocorrem em uma alta porcentagem de pacientes, mesmo durante o tratamento. A pulsoterapia com altas doses de corticosteroides é efetiva na alopecia areata aguda, mas não é útil na variante ofiásica ou na alopecia total/universal de longa duração. Esteroides intralesionais podem ser usados em áreas localizadas, incluindo as sobrancelhas. Os esteroides tópicos de alta potência são comumente utilizados e podem ser aplicados sob oclusão em doenças agudas ou graves. A imunoterapia tópica com difenilciclopropenona (DPCP) ou dibutiléster do ácido esquárico (SADBE), que não são aprovados pela Food and Drug Administration (FDA) dos EUA, constituem uma opção efetiva na alopecia areata crônica. Os esteroides tópicos de média e baixa potências e o minoxidil tópico são provavelmente apenas tratamentos placebos. Dados recentes indicam que os inibidores orais da Janus quinase, ruxolitinibe e tofacitinibe, são altamente efetivos na indução do recrescimento do cabelo na alopecia areata grave, mas recidivas podem ocorrer com a interrupção do medicamento.[6]

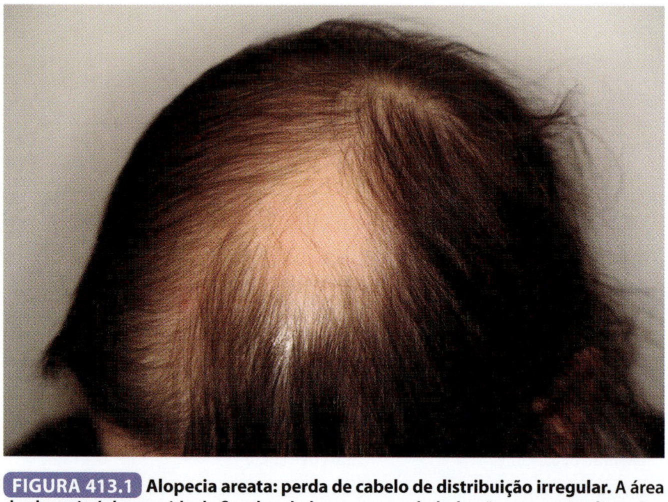

FIGURA 413.1 **Alopecia areata: perda de cabelo de distribuição irregular. A área de alopecia é desprovida de fios de cabelo e o couro cabeludo não apresenta alterações inflamatórias. Observe o afinamento difuso do couro cabeludo ao redor da área.**

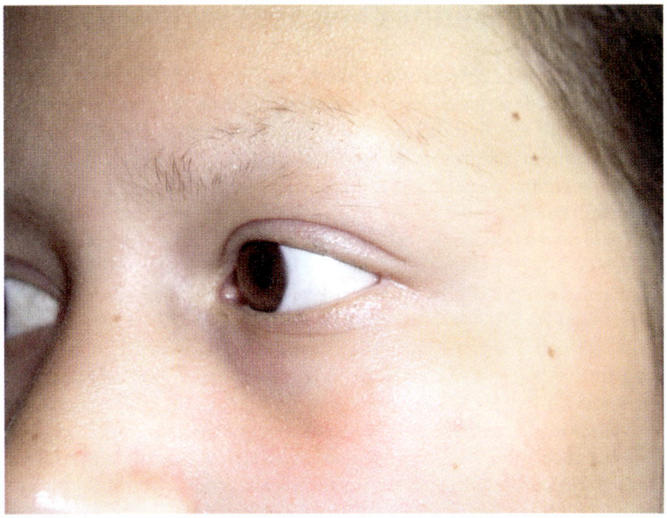

FIGURA 413.2 **Alopecia areata: perda de pelos de distribuição irregular.** A perda de pelos envolve os cílios e as sobrancelhas.

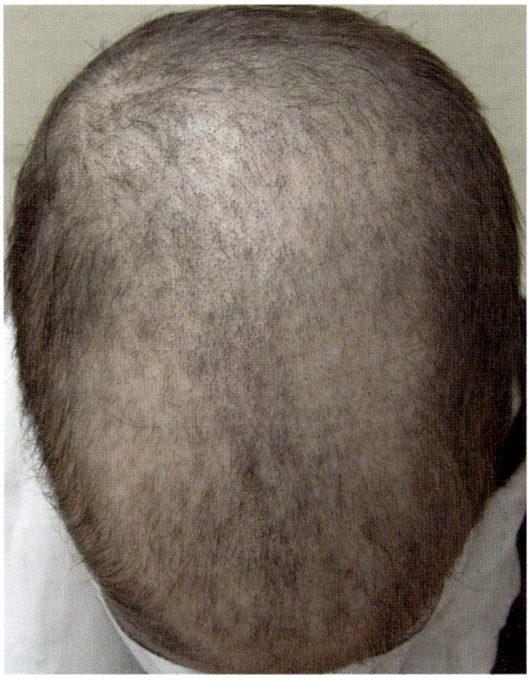

FIGURA 413.3 **Tricotilomania: perda de cabelo irregular.** Áreas irregulares de alopecia com fios de cabelo quebrados em comprimentos diferentes.

Tricotilomania

A tricotilomania é um transtorno compulsivo mais comum em crianças. Arrancar e puxar o cabelo repetidamente provoca manchas de alopecia irregular. O couro cabeludo não fica completamente calvo, mas mostra fios de cabelo quebrados de vários comprimentos (Figura 413.3). As partes frontal, parietal e occipital do couro cabeludo são as mais comumente afetadas, mas outros pelos terminais podem estar envolvidos, sobretudo os cílios superiores.

Ocasionalmente, os pacientes desenvolvem o hábito de mastigar ou comer os fios de cabelo arrancados. Pacientes com tricotilomania frequentemente não admitem seu hábito, e os pais de crianças afetadas podem ser resistentes em aceitar o diagnóstico. O encaminhamento para o psiquiatra é indicado para adultos.

Alopecia cicatricial

A característica das alopecias cicatriciais é a perda dos óstios foliculares. As alopecias cicatriciais incluem doenças que afetam primariamente os folículos pilosos e doenças que afetam a derme e, secundariamente, causam destruição folicular.

As alopecias cicatriciais primárias são classificadas como linfocíticas ou neutrofílicas, com base no principal tipo de célula inflamatória observada no exame histopatológico. As alopecias cicatriciais linfocíticas incluem líquen planopilar, alopecia por fibrose frontal e lúpus eritematoso discoide. As alopecias cicatriciais neutrofílicas incluem foliculite decalvante e celulite dissecante.

As alopecias cicatriciais secundárias são resultantes de distúrbios que causam fibrose difusa na derme, incluindo queimaduras, radiação, infecções cutâneas graves, esclerodermia localizada e tumores no couro cabeludo. O diagnóstico de alopecia cicatricial primária exige biopsia do couro cabeludo, que deve ser executada em áreas com evidências ativas de inflamação, porque a biopsia do couro cabeludo atrófico geralmente mostra apenas fibrose folicular ou dérmica. Nas alopecias cicatriciais, a queda de cabelo é permanente; o tratamento pode evitar a progressão, mas não induz o crescimento do cabelo.

LÍQUEN PLANOPILAR/ALOPECIA FIBROSANTE FRONTAL

No líquen planopilar, que é a forma mais comum de alopecia cicatricial, os folículos pilosos ao redor das áreas de alopecia apresentam eritema perifolicular e descamação. O paciente geralmente se queixa de prurido intenso. Uma variante do líquen planopilar é a alopecia frontal fibrosante, que geralmente afeta mulheres após a menopausa,[7] na qual causa recessão da linha frontotemporal de implantação do cabelo, frequentemente associada à perda das sobrancelhas e pelos dos braços e pernas (Figura 413.4). A alopecia frontal com fibrose está se tornando cada vez mais comum em todo o mundo. Nenhum tratamento é consistentemente efetivo, mas estudos retrospectivos indicam que os inibidores da 5α-redutase efetivamente interrompem a progressão da doença em uma alta porcentagem de pacientes.

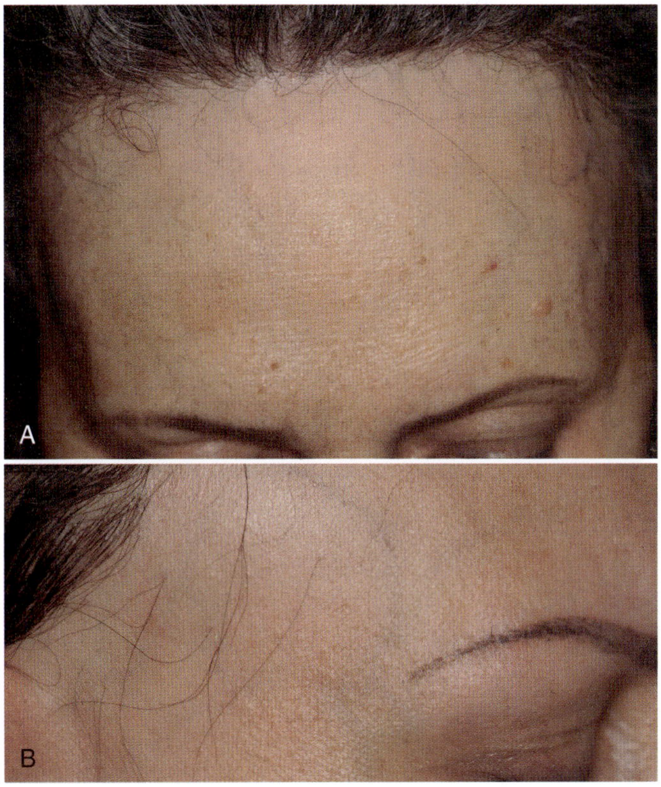

FIGURA 413.4 **A. Alopecia fibrosante frontal.** Alopecia cicatricial da margem do cabelo com recessão da linha frontal de implantação do cabelo. A área de alopecia pode ser facilmente distinguida porque não apresenta fotoenvelhecimento em comparação com a testa normal. **B.** Observe a alopecia das sobrancelhas e pápulas faciais.

LÚPUS ERITEMATOSO DISCOIDE

No lúpus eritematoso discoide, a área da alopecia exibe inflamação ativa com eritema, edema, descamação e obstrução folicular, bem como atrofia com graus variáveis de telangiectasia e despigmentação (Figura 413.5).

A doença é mais comum em mulheres afro-americanas. Aproximadamente 5 a 10% dos adultos com lúpus eritematoso discoide desenvolverão lúpus eritematoso sistêmico (Capítulo 250), especialmente aqueles com lesões discoides disseminadas. Para lesões localizadas, o tratamento com esteroides tópicos de alta potência (ver Tabela 408.1) geralmente é efetivo. Os antimaláricos são um tratamento de segunda linha. O crescimento do cabelo pode ocorrer quando o tratamento é iniciado imediatamente. A estratégia terapêutica deve incluir fotoproteção da área envolvida.

FOLICULITE DECALVANTE

Na foliculite decalvante, o couro cabeludo exibe lesões papulopustulosas que frequentemente coalescem para formar áreas com crostas exsudativas que resultam em alopecia cicatricial. Um achado típico é a foliculite em tufos, na qual tufos de 6 a 15 fios de cabelo emergem juntos do couro cabeludo (Figura 413.6). A causa não é conhecida, mas a condição pode refletir uma resposta anormal do hospedeiro aos antígenos bacterianos. *Staphylococcus aureus* geralmente é isolado de lesões ativas. A foliculite decalvante responde a antibióticos orais (p. ex., sulfametoxazol-trimetoprima [800 mg/160 mg/dia] ou clindamicina [300 mg, 2 vezes/dia] com ou sem rifampicina [300 mg, 2 vezes/dia] durante 8 a 10 semanas), mas geralmente recidiva após a interrupção da terapia.

CELULITE DISSECANTE

A celulite dissecante do couro cabeludo é um distúrbio de oclusão folicular que evolui para alopecia cicatricial. Os pacientes geralmente se queixam de nódulos dolorosos multifocais recorrentes na área de alopecia, placas de consistência pastosa e fístulas com drenagem. Os possíveis tratamentos incluem antibióticos sistêmicos, isotretinoína e inibidores do fator de necrose tumoral α, mas os dados são limitados a pequenas séries de casos.

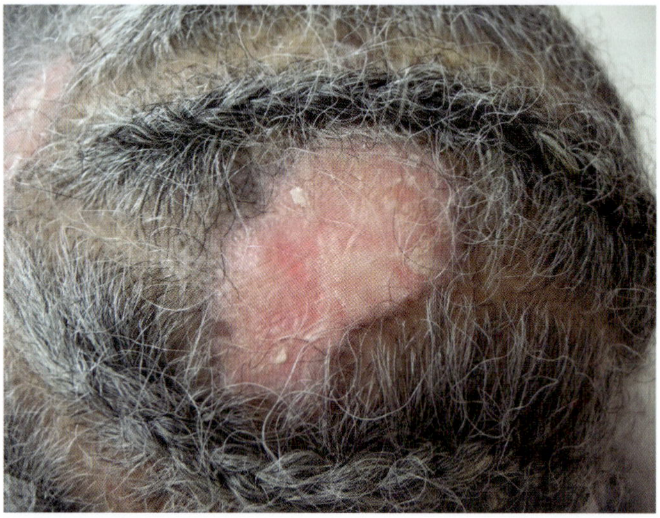

FIGURA 413.5 Lúpus eritematoso discoide. A área da alopecia exibe eritema, descamação e despigmentação.

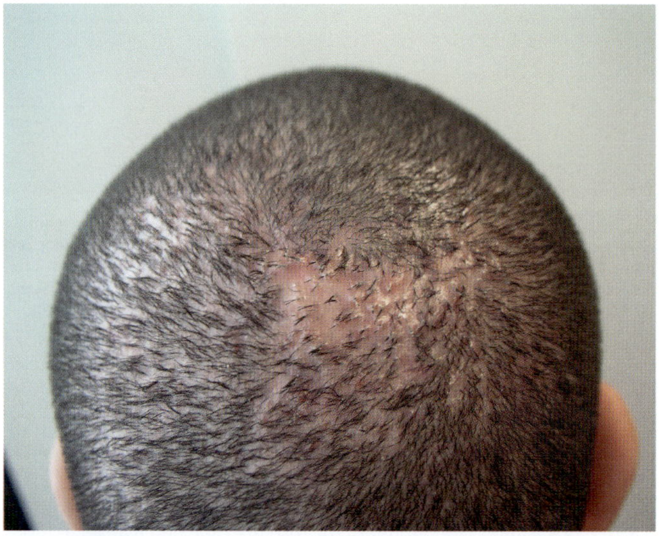

FIGURA 413.6 Foliculite decalvante. Alopecia cicatricial com foliculite em tufos.

TRANSTORNOS CAPILARES EM CRIANÇAS

As alopecias hereditárias e congênitas existem desde o nascimento ou aparecem nos primeiros anos de vida. Aplasia congênita da cútis é a forma mais comum de alopecia focal em recém-nascidos.

Anormalidades hereditárias da haste do pelo associadas à fragilidade capilar aumentada produzem alopecia difusa ou irregular que aparece durante a infância. O distúrbio hereditário da haste do pelo mais comum é a moniletrix, no qual a fragilidade da haste do pelo está associada à hiperqueratose folicular. O cabelo é opaco e frágil e se quebra facilmente, especialmente na nuca e nas áreas occipitais. O diagnóstico é confirmado na dermatoscopia ou no exame microscópico pelo achado de cabelo em contas.

A alopecia triangular congênita geralmente é notada até os 6 anos como uma área irregularmente triangular de alopecia com cabelos do tipo velo na região frontotemporal.

A síndrome do cabelo anágeno frouxo é caracterizada por ancoragem defeituosa do cabelo ao folículo, resultando em cabelos que são arrancados do couro cabeludo com facilidade e sem dor. A condição é típica da infância e pode se manifestar com perda de cabelo irregular decorrente do puxão do cabelo durante uma brincadeira.

A síndrome do cabelo anágeno curto é uma doença congênita caracterizada por cabelos finos curtos (< 6 cm) e aumento da queda de cabelo. A condição é causada pela diminuição da duração da fase anágena.

DIFERENÇAS RACIAIS

A frequência e os aspectos clínicos dos distúrbios do cabelo variam em diferentes raças. A alopecia androgenética, por exemplo, é mais frequente em caucasianos do que em afrodescendentes e asiáticos, enquanto os cabelos de afrodescendentes e asiáticos são mais suscetíveis às agressões químicas e físicas e à fragilidade.

A haste do cabelo de negros apresenta formato plano, extremamente contorcida e difícil de manejar sem produtos químicos fortes ou procedimentos de modelagem de cabelo, que muitas vezes causam danos consideráveis. O alisamento e a trança afro são responsáveis pela alopecia de tração, que é comum e tipicamente provoca alopecia cicatricial nas margens frontal e lateral (Figura 413.7). A alopecia cicatricial centrífuga central é uma causa muito comum de alopecia cicatricial em mulheres negras (Figura 413.8). Ela se manifesta como perda de cabelo cicatricial lentamente progressiva no vértice ou coroa que se espalha em um padrão centrífugo.

Nos asiáticos, a haste do cabelo é arredondada, espessa, robusta e reta. O cabelo de pessoas asiáticas é muito difícil de pentear e tingir e costuma ser danificado pelo tratamento com altas concentrações ou longa exposição a produtos químicos.

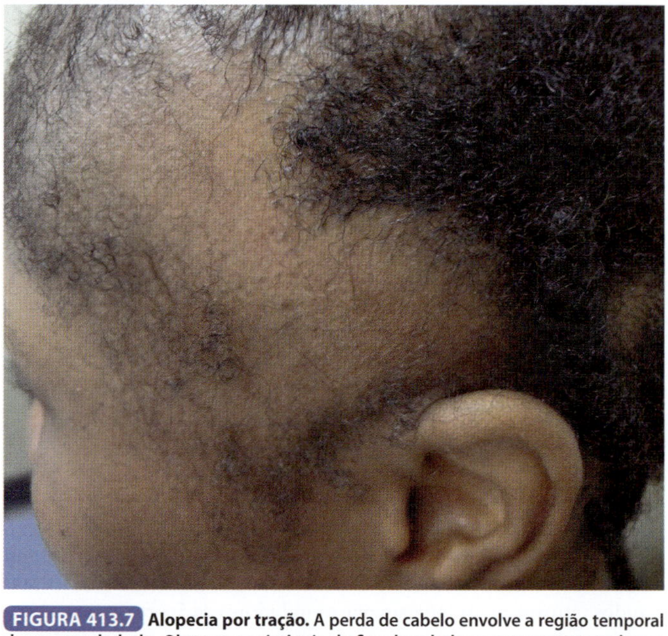

FIGURA 413.7 Alopecia por tração. A perda de cabelo envolve a região temporal do couro cabeludo. Observe a existência de fios de cabelo remanescentes ao longo da linha de implantação do couro cabeludo (sinal da franja).

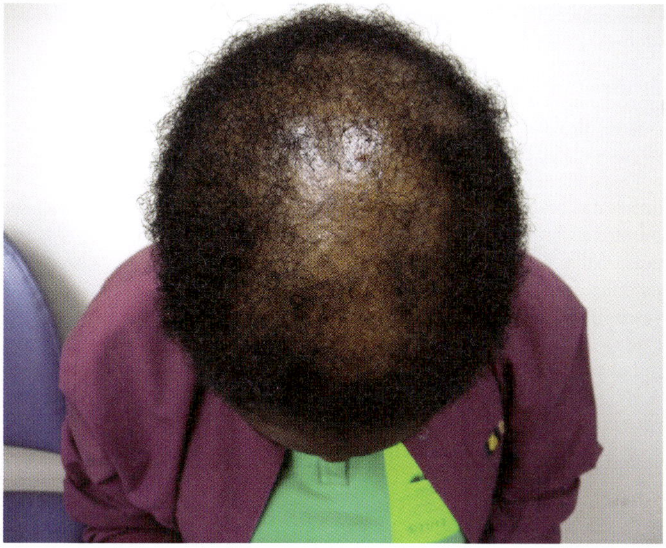

FIGURA 413.8 Alopecia cicatricial centrífuga central. A área de alopecia envolve a porção central do couro cabeludo e se expande centrifugamente.

CRESCIMENTO EXCESSIVO DE PELOS

O hirsutismo descreve excesso de pelos terminais com distribuição masculina na mulher. O hirsutismo deve ser diferenciado da hipertricose, que se caracteriza pelo excesso de pelos em uma área não dependente de andrógenos.

Hirsutismo

O hirsutismo é uma condição comum que afeta até 10% das mulheres e é mais frequente em mulheres hispânicas e mediterrâneas. O hirsutismo pode estar associado a hiperandrogenismo e síndrome do ovário policístico (Capítulos 222 e 223), mas é idiopático em aproximadamente 15% dos casos.[8] Os tratamentos efetivos incluem anticoncepcionais orais, flutamida (250 mg, 2 vezes/dia) e espironolactona (100 mg/dia) para casos graves.[A5]

Hipertricose

A hipertricose resulta de pelos terminais em áreas anatômicas que normalmente são caracterizadas por pelos do tipo velo. As hipertricoses podem ser congênitas ou adquiridas, localizadas ou generalizadas. As hipertricoses adquiridas são mais comumente iatrogênicas, metabólicas (p. ex., síndrome de Cushing, porfiria, hipertireoidismo), nutricionais (p. ex., anorexia nervosa) ou paraneoplásica (Capítulo 169).

DISTÚRBIOS UNGUEAIS

Unha normal

A lâmina ungueal é uma estrutura dura queratinizada produzida pela matriz ungueal, que é um epitélio especializado localizado acima da falange distal do dedo. Em cortes longitudinais, a matriz consiste em uma porção dorsal, uma apical e uma ventral. A matriz proximal (porção dorsal e ápice) produz a lâmina ungueal dorsal (dois terços da lâmina superior), e a matriz distal (porção ventral) produz a lâmina ventral (um terço da lâmina inferior). A lâmina ungueal é produzida continuamente ao longo da vida. As unhas crescem lentamente e a lâmina ungueal pode refletir doenças que ocorreram vários meses antes. A substituição completa leva aproximadamente 6 meses para as unhas das mãos e 12 a 18 meses para as unhas dos pés. Muitos medicamentos (p. ex., anticonvulsivantes, neurolépticos, antifúngicos), substâncias psicoativas (p. ex., anfetaminas, cocaína, *doping*) e substâncias tóxicas (p. ex., mercúrio, arsênico) são retidos nas unhas, cujos fragmentos podem ser usados para monitorar exposição anterior.

As anomalias ungueais podem ser congênitas ou adquiridas e podem ser causadas por distúrbios de desenvolvimento, traumáticos, inflamatórios, infecciosos e neoplásicos ou por medicamentos.[9] O diagnóstico de distrofias ungueais geralmente depende de um exame clínico cuidadoso e de uma anamnese acurada, mas investigação radiográfica ou por ressonância magnética do dedo e da patologia pode ser necessária para orientar o tratamento.

Coiloníquia

Na coiloníquia (Figura 413.9) há depressão central da lâmina ungueal com elevação das bordas, conferindo aspecto de colher. Coiloníquia é fisiológica em crianças. Em adultos, pode ser ocupacional ou, mais raramente, um sinal de deficiência de ferro (Capítulo 150).

Baqueteamento digital

O baqueteamento digital (Figura 413.10) se desenvolve quando o aumento do tecido mole da parte distal do dedo faz com que esta se torne bulbosa com uma lâmina ungueal aumentada e curvada. O ângulo entre a prega ungueal proximal e a lâmina ungueal (ângulo de Lovibond) é maior que 180°. O baqueteamento digital pode ser congênito (ou seja, em cardiopatias congênitas; Capítulo 61) ou adquirido. Outras causas de baqueteamento digital adquirido incluem neoplasias intratorácicas (Capítulo 182) e gastrintestinais (Capítulos 183 a 186), doença intratorácica supurativa crônica (Capítulo 84), doença inflamatória intestinal (Capítulo 132) e distúrbios hepáticos.[11]

Linhas de Beau e onicomadese

Linhas de Beau (Figura 413.11) e onicomadese ocorrem pela redução temporária ou pela interrupção do crescimento das unhas. As linhas de Beau aparecem como sulcos transversais de várias profundidades; onicomadese como um sulco transversal de espessura total da lâmina ungueal proximal. As causas incluem traumatismo, doenças de pele envolvendo a lâmina ungueal proximal e a matriz, medicamentos e doenças sistêmicas (Tabela 413.4). Neste último caso, as linhas de Beau ou onicomadeses envolvem todas as unhas e estão localizadas no mesmo nível.

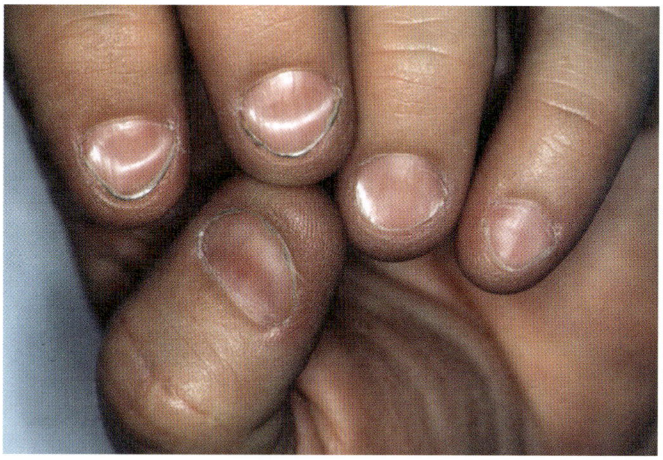

FIGURA 413.9 Coiloníquia.

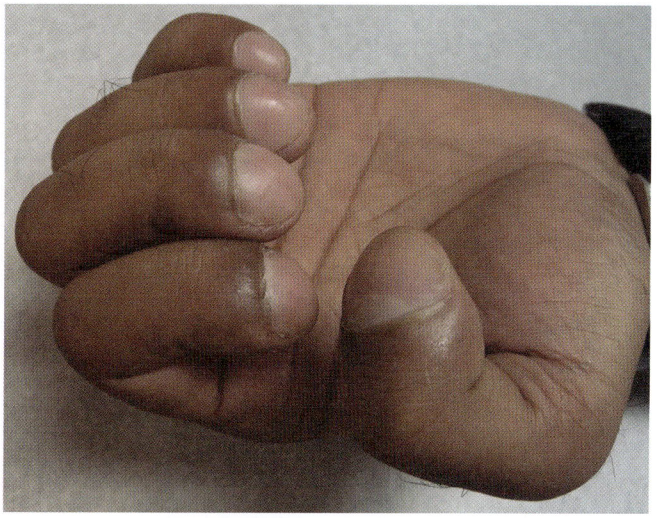

FIGURA 413.10 Baqueteamento digital.

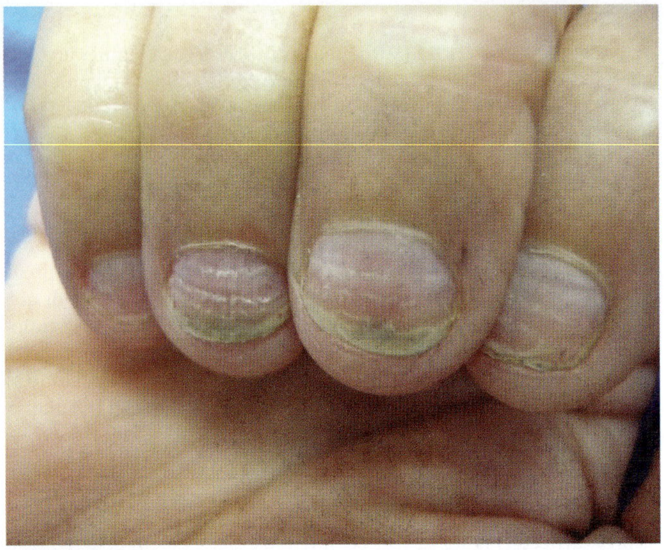

FIGURA 413.11 **Linhas de Beau decorrente de quimioterapia. As linhas afetam as unhas no mesmo nível.**

Tabela 413.4 Causas de linhas de Beau e onicomadese.

SISTÊMICAS
Acrodermatite enteropática
Estresse metabólico grave
Febre alta
Infecções virais (doença de Kawasaki, sarampo, síndrome mão-pé-boca)
Tifo
Síndrome de Stevens-Johnson
Fármacos
Distúrbios bolhosos (pênfigo, penfigoide)
Saturação profunda, grandes altitudes
Hemodiálise
Infarto do miocárdio
LOCAIS
Traumatismo (incluindo manicure)
Paroníquia
Desalinhamento congênito (unhas dos pés grandes)

Pitting ou dedo em dedal

Pitting ou dedo em dedal (Figura 413.12) aparece como depressões puntiformes da lâmina ungueal dorsal, com tamanho e profundidade variáveis. É causado por doenças inflamatórias da pele, como psoríase (Capítulo 409), alopecia areata e eczema (Capítulo 409).

Sulcos longitudinais e estrias

As unhas normais mostram, com frequência, sulcos longitudinais finos superficiais que aumentam em número com o envelhecimento. As fissuras longitudinais profundas, que indicam dano à matriz proximal, podem ser causadas por líquen plano ungueal, insuficiência vascular, traumatismo e tumores envolvendo ou comprimindo a matriz.

Leuconiquia

Leuconiquia descreve coloração esbranquiçada da unha, que pode ocorrer pela persistência de núcleos nas células da lâmina ungueal ventral (leuconiquia verdadeira) ou por palidez do leito ungueal (leuconiquia aparente). A leuconiquia verdadeira, incluindo as linhas de Mees de exposição ao arsênio (Capítulo 19), não desaparece à compressão e se desloca distalmente com o crescimento das unhas; é mais comumente desencadeada por traumatismo. A leuconiquia evidente, que não segue o crescimento das unhas e desaparece com a pressão, pode ser um sinal de doenças sistêmicas, como cirrose hepática (unhas de Terry; Capítulo 137), doenças renais crônicas (unhas meio a meio,[b] caracterizadas por leuconiquia evidente da metade proximal da unha; Capítulo 121), hipoalbuminemia (Capítulo 113) e quimioterapia sistêmica (linhas de Muehrcke; Figura 413.13).

Síndrome da unha amarela

A síndrome da unha amarela é um distúrbio crônico das unhas caracterizado pela interrupção ou redução do crescimento das unhas, resultando em espessamento e endurecimento das unhas e coloração amarelada. As unhas das mãos e dos pés são excessivamente curvadas de um lado para o outro e não há cutículas (Figura 413.14). A síndrome da unha amarela ocasionalmente é paraneoplásica (Capítulo 169). A patogênese da síndrome da unha amarela não é conhecida, mas uma anormalidade congênita dos vasos linfáticos pode estar envolvida. Casos típicos apresentam-se associados ao linfedema ou aos distúrbios respiratórios. As anomalias das unhas melhoram com o tratamento das doenças respiratórias associadas. A vitamina E oral (1.200 mg/dia durante vários meses) é útil em alguns casos.

Hemorragias subungueais

As hemorragias subungueais (ver Figura 45.10) aparecem como linhas longitudinais finas castanho-avermelhadas de comprimento variável. As hemorragias subungueais geralmente estão localizadas na porção distal da unha e são comumente observadas em doenças inflamatórias, incluindo eczema (Capítulo 409), psoríase (Capítulo 409) e onicomicose (Tabela 413.5).[12] Hemorragias subungueais localizadas na lâmina ungueal proximal pode ser um sinal de doenças sistêmicas, incluindo endocardite infecciosa ou marântica (Capítulo 67), triquinose (Capítulo 335) e síndrome antifosfolipídio.

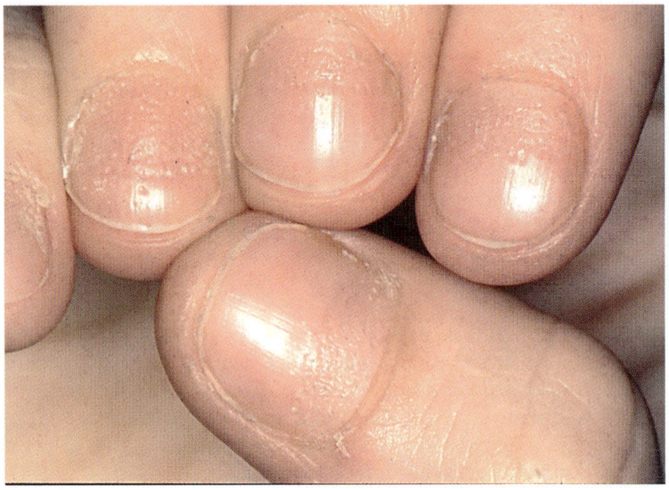

FIGURA 413.12 **Depressão. Depressões pontilhadas múltiplas na superfície da lâmina ungueal.**

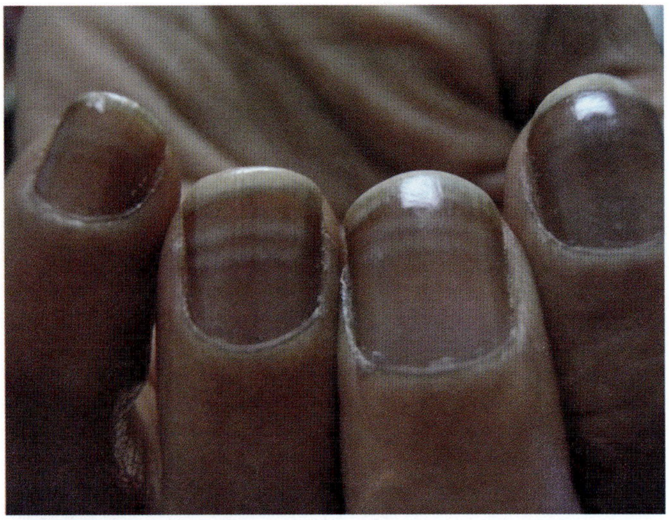

FIGURA 413.13 **Linhas de Muehrcke. Observe as duas linhas paralelas de leuconiquia evidente.**

[b]N.R.T.: Também conhecidas como unhas de Lindsay. É uma das mais características (embora não seja patognomônica) onicopatias observadas em pacientes com insuficiência renal crônica.

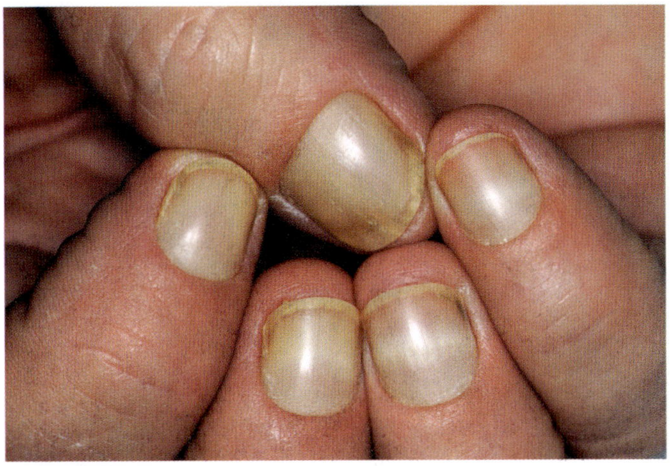

FIGURA 413.14 **Síndrome da unha amarela.** As unhas são amareladas, excessivamente curvadas e não crescem.

Tabela 413.5 Condições associadas a hemorragias subungueais.

DERMATOSES
Psoríase Líquen plano Eczema
VASCULITES
Síndrome antifosfolipídio Tromboangiite obliterante Granulomatose com poliangiite Outras vasculites de vasos pequenos e médios
MEDICAMENTOS
Inibidores da quinase antiangiogênica (p. ex., sunitinibe, sorafenibe)
INFECÇÕES
Endocardite infecciosa Psitacose Histoplasmose Meningococemia
OUTRAS
Insuficiência renal Pessoas idosas Amiloidose Endocardite marântica Síndrome hipereosinofílica Histiocitose de células de Langerhans Onicomatricoma

Onicólise

Onicólise (Figura 413.15) descreve o descolamento da lâmina ungueal do leito. O descolamento geralmente ocorre nas margens laterais livres da unha. A área onicolítica é branca em razão do ar, mas pode adquirir uma coloração verde-acastanhada se o espaço for colonizado por bactérias, como *Pseudomonas aeruginosa*.

A onicólise nos dedos das mãos é um sinal comum de psoríase ungueal (Capítulo 409). Também pode ocorrer pelo contato prolongado e frequente com água, detergentes ou irritantes (onicólise idiopática). A onicólise nos dedos dos pés é quase exclusivamente causada por traumatismo ou onicomicose. Quando a onicólise é limitada a um dedo, a possibilidade de um tumor ungueal sempre deve ser aventada.

Paroníquia

Paroníquia, que descreve a inflamação aguda ou crônica das pregas ungueais proximal e lateral, é comum nas unhas em qualquer idade. Na paroníquia aguda, o dedo afetado apresenta-se dolorido, com eritema, edema e secreção de pus localizada em um canto da prega ungueal proximal. A paroníquia aguda geralmente ocorre após traumatismo na lâmina ungueal, como em crianças que arrancam ou mordem as cutículas ou em mulheres após manicure.

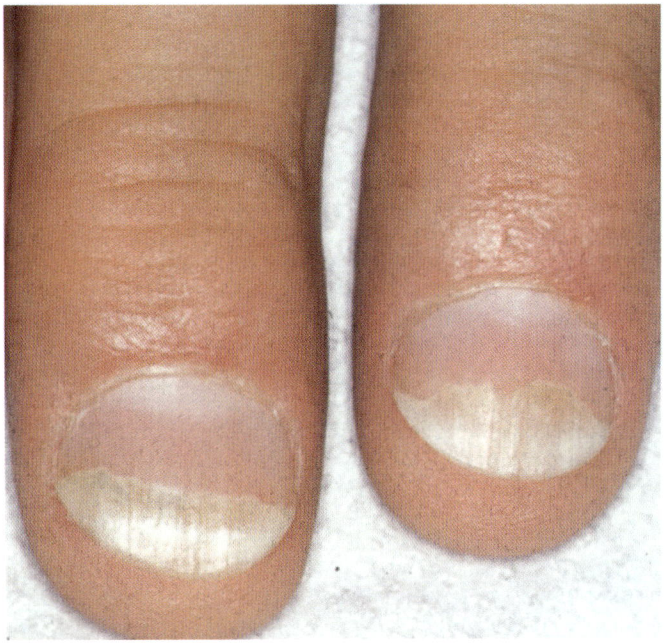

FIGURA 413.15 **Onicólise.** Lâmina ungueal descolada apresenta coloração esbranquiçada.

Na paroníquia crônica, o traumatismo mecânico ou ambiental prolongado (como contato com água e irritantes) danifica a cutícula, possibilitando a penetração de sujeira, bactérias e outras partículas sob a prega ungueal proximal. O resultado é uma reação inflamatória da prega ungueal proximal e da matriz ungueal, com edema e vermelhidão da prega, ausência de cutículas, linhas de Beau e anormalidades na superfície da lâmina ungueal. O tratamento inclui medidas de proteção, como o uso de luvas de algodão e borracha para evitar o contato com irritantes, além de esteroides e antimicrobianos tópicos. A paroníquia aguda, frequentemente associada a lesões semelhantes ao granuloma piogênico periungueal, é um efeito colateral comum do tratamento com inibidores do receptor do fator de crescimento epidérmico (EGFR).

Onicomicose

As onicomicoses afetam mais comumente as unhas dos pés de pessoas adultas. Dermatófitos (sobretudo *Trichophyton rubrum*) são responsáveis pela maioria das infecções.[14] A apresentação clínica varia dependendo da modalidade de invasão ungueal. Na onicomicose subungueal distal, a forma mais comum, os fungos se espalham da pele plantar e invadem o leito ungueal. A unha afetada exibe hiperqueratose subungueal, onicólise e estrias amarelas (Figura 413.16). Na onicomicose superficial branca, que afeta apenas as unhas dos pés, os fungos colonizam a superfície da lâmina ungueal, onde causam várias manchas brancas friáveis (Figura 413.17). A onicomicose subungueal proximal provoca leuconiquia verdadeira em razão das hifas fúngicas nas camadas profundas da lâmina. Onicomicose subungueal proximal causada por *T. rubrum* é típica em pacientes imunossuprimidos. O diagnóstico de onicomicose deve ser sempre confirmado por exame micológico. O tratamento depende do tipo clínico, do número de unhas afetadas e da gravidade do envolvimento ungueal. Um tratamento sistêmico é preferido para onicomicose subungueal proximal e para onicomicose subungueal distal envolvendo a unha proximal. Terbinafina (250 mg/dia) por 2 meses (unhas) ou 3 meses (unhas dos pés) é o tratamento mais efetivo para dermatofitoses.[A6] O efinaconazol[A7] tópico e o tavaborol,[A8] geralmente usados diariamente por 6 meses, são aprovados pela FDA para onicomicose leve/moderada das unhas dos pés, mas esses medicamentos antifúngicos não são tão efetivos quanto a terbinafina oral.

Onicocriptose

A onicocriptose (unha encravada) é uma condição comum, especialmente em pacientes jovens; ocorre mais comumente em um ou ambos os hálux e está relacionada a fatores genéticos, hiperidrose e sapatos mal ajustados. De modo geral, é precipitada pelo corte incorreto da unha, com formação

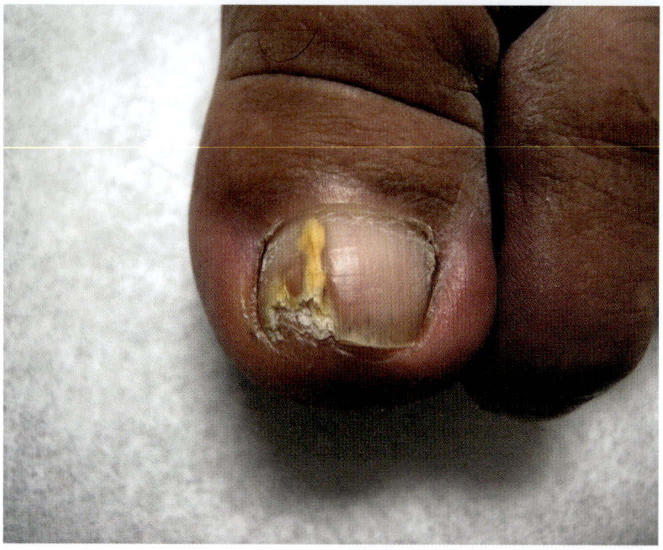

FIGURA 413.16 **Onicomicose subungueal distal.** A unha exibe hiperqueratose subungueal e uma faixa amarela.

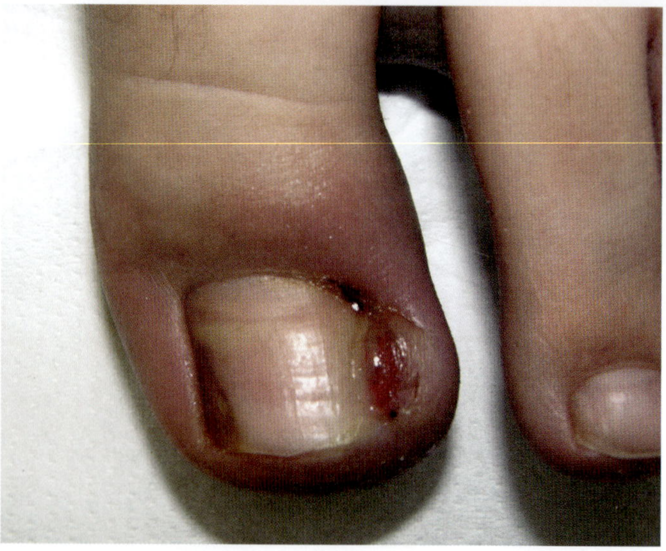

FIGURA 413.18 **Onicocriptose.** A penetração da espícula ungueal causa inflamação e reação granulomatosa.

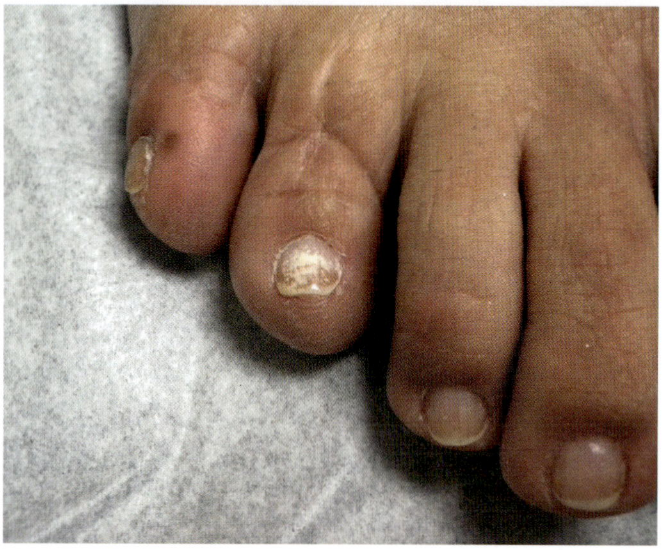

FIGURA 413.17 **Onicomicose superficial branca.** A unha afetada exibe manchas superficiais brancas.

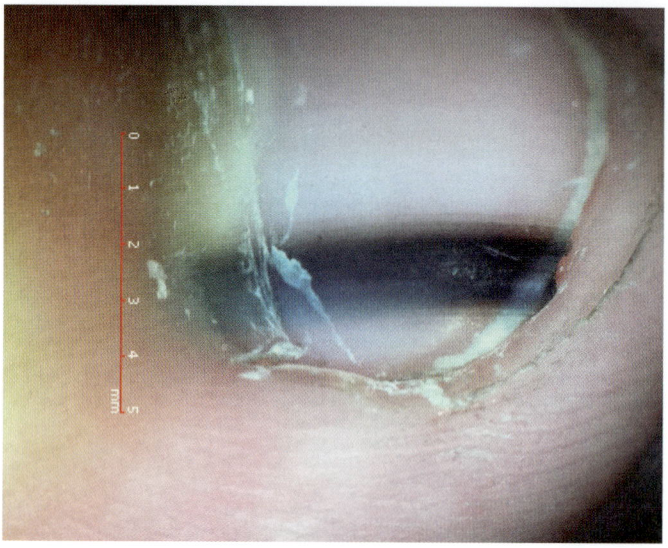

FIGURA 413.19 **Melanoniquia longitudinal.** Faixa pigmentada longitudinal preta se estendendo da dobra proximal da unha para a borda livre.

de uma borda afiada (espícula) da lâmina ungueal lateral que penetra e lesa os tecidos moles da prega ungueal lateral (Figura 413.18). Dependendo da gravidade, o tratamento varia desde o simples desencaixe da espícula até a destruição química da matriz ungueal lateral por fenolização.

Pigmentação ungueal

A pigmentação das unhas é geralmente causada por coloração de agentes externos, como nicotina ou tinturas de cabelo. Raramente ocorre pela deposição do medicamento na lâmina ungueal ou no leito ungueal (ou seja, antimaláricos) ou doenças sistêmicas (argiria). Nesses casos, a margem proximal da pigmentação segue o formato da lúnula.

Melanoniquia

A melanoniquia é definida pela existência de melanina na lâmina ungueal. Ele aparece mais frequentemente como uma faixa castanho-enegrecida longitudinal que se inicia na matriz e se estende até a borda livre da lâmina ungueal (Figura 413.19).

A melanoniquia resulta da produção de melanina pelos melanócitos da matriz ungueal. A melanoniquia apresenta três causas principais: ativação melanocítica simples, proliferação de melanócitos benignos (lentigo, nevo) e proliferação de melanócitos malignos (melanoma; Capítulo 193).

Causas comuns de melanoniquia longitudinal por ativação melanocítica incluem distúrbios inflamatórios e traumáticos das unhas, medicamentos (quimioterapia, azidotimidina, antimaláricos ou psoraleno e terapia com radiação ultravioleta A [PUVA]) e doenças sistêmicas (síndrome da imunodeficiência adquirida [Capítulo 366]; doença de Addison [Capítulo 214]).

O melanoma das unhas é raro e ocorre mais frequentemente no hálux de indivíduos na meia-idade. O diagnóstico costuma ser tardio e a taxa de sobrevida em 5 anos é de apenas 15%. O sinal de Hutchinson, extensão da pigmentação para as partes proximais ou laterais das pregas ungueais, é um indicador importante de melanoma ungueal (Figura 413.20).

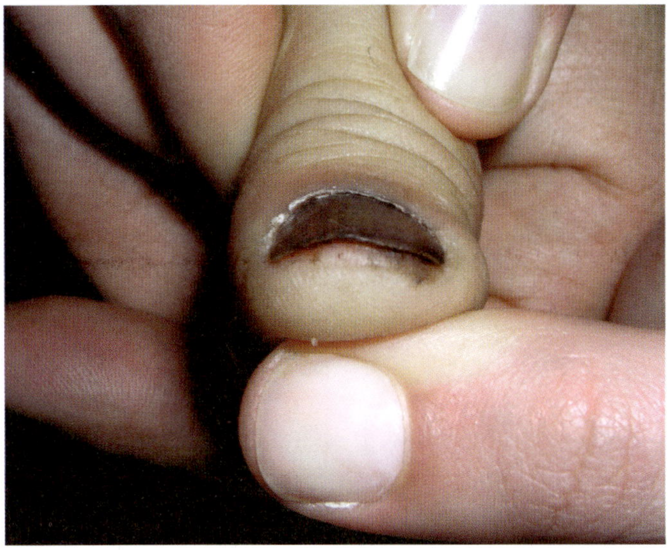

FIGURA 413.20 **Melanoma na unha.** Melanoniquia e pigmentação periungueal (sinal de Hutchinson).

Recomendações de grau A

A1. Rugo HS, Klein P, Melin SA, et al. Association between use of a scalp cooling device and alopecia after chemotherapy for breast cancer. *JAMA.* 2017;317:606-614.

A2. Nangia J, Wang T, Osborne C, et al. Effect of a scalp cooling device on alopecia in women undergoing chemotherapy for breast cancer: the SCALP randomized clinical trial. *JAMA.* 2017;317:596-605.

A3. Adil A, Godwin M. The effectiveness of treatments for androgenetic alopecia: a systematic review and meta-analysis. *J Am Acad Dermatol.* 2017;77:136-141.

A4. Shanshanwal SJ, Dhurat RS. Superiority of dutasteride over finasteride in hair regrowth and reversal of miniaturization in men with androgenetic alopecia: a randomized controlled open-label, evaluator-blinded study. *Indian J Dermatol Venereol Leprol.* 2017;83:47-54.

A5. Barrionuevo P, Nabhan M, Altayar O, et al. Treatment options for hirsutism: a systematic review and network meta-analysis. *J Clin Endocrinol Metab.* 2018;103:1258-1264.

A6. Kreijkamp-Kaspers S, Hawke KL, van Driel ML. Oral medications to treat toenail fungal infection. *JAMA.* 2018;319:397-398.

A7. Gupta AK, Elewski BE, Rosen T, et al. Onychomycosis: strategies to minimize recurrence. *J Drugs Dermatol.* 2016;15:279-282.

A8. Elewski BE, Aly R, Baldwin SL, et al. Efficacy and safety of tavaborole topical solution, 5%, a novel boron-based antifungal agent, for the treatment of toenail onychomycosis: results from 2 randomized phase-III studies. *J Am Acad Dermatol.* 2015;73:62-69.

REFERÊNCIAS BIBLIOGRÁFICAS

As referências bibliográficas, bem como os outros materiais suplementares deste livro, encontram-se no GEN-IO, nosso ambiente virtual de aprendizagem.

ÍNDICE ALFABÉTICO

A

B

C

D

G

H

M

N

S

T

U

V

W

X

Y

Z

10 1 2 3 4 5 6 7 8 9
2022

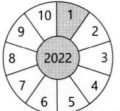